# Modern Oncology

# 现代肿瘤学

(第三版)

主 编 汤钊猷
副主编 蒋国梁 邵志敏 樊 嘉 钦伦秀 熊思东

复旦大學 出版社

**主　编**　汤钊猷

**副主编**　蒋国梁　邵志敏　樊　嘉　钦伦秀　熊思东

**编写者**（以姓氏笔画为序）

| | | | | | | | |
|---|---|---|---|---|---|---|---|
| 丁　强 | 于尔辛 | 马学军 | 王文平 | 王正敏 | 王吉耀 | 王亚农 | 王华英 |
| 王　坚 | 王国民 | 王建华 | 王胜资 | 王炳生 | 王　鲁 | 王　群 | 王碧芸 |
| 王德辉 | 毛　颖 | 方祖军 | 左传涛 | 叶青海 | 叶定伟 | 叶胜龙 | 申宗侯 |
| 印季良 | 成文武 | 冯　炎 | 朱世亮 | 朱延军 | 朱　桔 | 朱雄增 | 师英强 |
| 刘天舒 | 刘银坤 | 刘鲁明 | 汤钊猷 | 汤　洁 | 许小平 | 孙益红 | 孙惠川 |
| 孙　璐 | 严文洪 | 杜　祥 | 杨文涛 | 杨毕伟 | 杨秉辉 | 杨焕军 | 李　进 |
| 李鹤成 | 严福华 | 肖现民 | 吴小华 | 吴开良 | 吴文川 | 吴　毅 | 何少琴 |
| 邱双健 | 余　龙 | 余　耀 | 应红梅 | 沈　俊 | 沈铭昌 | 沈镇宙 | 张小健 |
| 张仁元 | 张　文 | 张　立 | 张　烁 | 张博恒 | 张锦生 | 迟放鲁 | 陆箴琦 |
| 陈飞雁 | 陈海泉 | 陈梦如 | 陈　颐 | 邵志敏 | 林果为 | 林　原 | 林祥通 |
| 罗志国 | 金泰廙 | 周良辅 | 周康荣 | 周　梁 | 郑频频 | 相加庆 | 胡夕春 |
| 胡仁明 | 胡振娟 | 胡超苏 | 郝　模 | 查锡良 | 钟　平 | 钦伦秀 | 姜建元 |
| 洪小南 | 姚伟强 | 姚旭东 | 袁正宏 | 莫善兢 | 夏　军 | 钱　江 | 钱　浩 |
| 倪　逴 | 徐　鹏 | 徐　薇 | 徐　飚 | 郭小毛 | 郭海宜 | 黄峰平 | 黄　啸 |
| 黄煌渊 | 曹军宁 | 常建华 | 章　真 | 康晓楠 | 蒋国梁 | 蒋知节 | 嵇庆海 |
| 傅小龙 | 傅　华 | 傅　红 | 靳大勇 | 蔡三军 | 蔡则骥 | 臧荣余 | 谭黎杰 |
| 熊思东 | 樊　旼 | 樊　嘉 | 穆丽娜 | 潘　力 | | | |

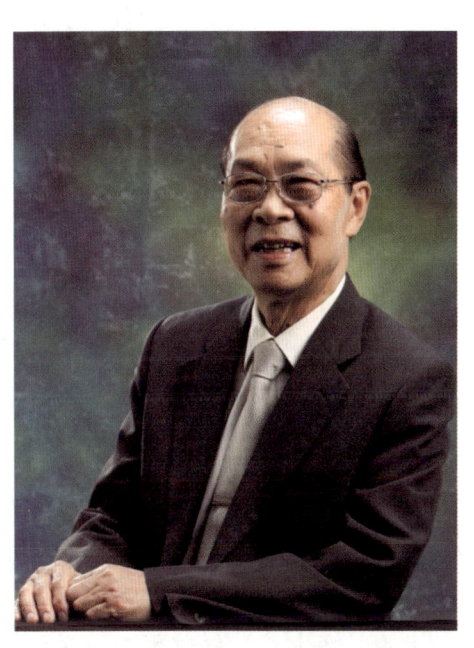

## 主编简介

中国工程院院士，肿瘤外科教授。1930年生，1954年上海第一医学院（现复旦大学上海医学院）医本科毕业。曾任上海医科大学校长，国际抗癌联盟（UICC）理事，中国工程院医药卫生学部主任，中华医学会副会长，中国抗癌协会肝癌专业委员会主任委员。现任复旦大学肝癌研究所所长。最早解决肝癌早诊早治的关键，提出"亚临床肝癌"概念，大幅度提高肝癌疗效。国际肝病学奠基人 Hans Popper 认为"亚临床肝癌概念是人类认识和治疗肝癌的重大进展"。获1979年美国癌症研究所"早治早愈"金牌奖和1985年国家科技进步一等奖。近年从事肝癌的转移研究，最早建成"高转移人肝癌模型系统"，全球推广，筛选了抗转移药物，使病人受益。2006年获第二个国家科技进步一等奖，还获得何梁何利科技进步奖、中国医学科学奖、中国工程科技奖和吴阶平医学奖。曾获全国五一劳动奖章和白求恩奖章。两次担任国际癌症大会肝癌会议主席、共同主席，在国际会议作特邀演讲90次，组办7次上海国际肝癌肝炎会议并任主席。担任9本国际医学杂志编委，其中2本任亚太区主编。当选美国和日本外科学会名誉会员（均为大陆唯一）。主编专著8本，英文版《亚临床肝癌》被誉为肝癌的里程碑著作。连续三版为国际抗癌联盟《临床肿瘤学手册》撰写肝癌章。发表SCI/SCI-E论文266篇（第一/通讯作者117篇），其中肝癌研究论文229篇，在肝癌领域全球排名第三（大陆第一），这些论文被他人引用4 493次。培养博士研究生中有4人获全国优秀博士论文奖。

# 内容提要

《现代肿瘤学》第一版在1993年出版,获1998年国家科技进步三等奖。第二版于2000年出版,仍受广大读者欢迎。2011年出版的第三版继续遵循"新、全、实用、精炼、高质"的总体思路,但副主编和编写人员基本上更换为目前正在临床第一线的专家,为此各章节绝大部分是重写的,尽量充实2000年以来的国内外进展,包括作者本身的成果,以及相关文献,故有较多的内容更新。另外,此次采用彩色印刷,版面新颖,图片清晰。内容虽增加,但仍印成一册。

第三版内容有如下特点:

基础篇:在第二版的基础上,增加或突出了最新进展。由于吸烟与癌症关系越来越受到关注,故专门列出《吸烟与肿瘤》章。现在人们逐步认识到癌症是全身性疾病,其中神经、免疫、内分泌是3个主要调节系统,为此除已有的《免疫与肿瘤》外,增加《内分泌与肿瘤》。基因组和蛋白组学对癌症的基础研究起关键作用,故专门列出《肿瘤基因组学》和《肿瘤蛋白质组学》。癌症的转移研究已成为热点,其中血管生成是关键,而肿瘤微环境,尤其是免疫炎症微环境已被认为是癌症形成的又一特征,故列出《肿瘤血管生成与肿瘤微环境》章。癌症的转移研究需要模型,为此专门设《肿瘤的细胞与动物模型》等。

临床总论篇:同样也增加或突出了新近的进展。在诊断方面,近年转移预测和预后指标的研究发展迅速,包括分子分型等受到广泛关注,故增加《肿瘤标记与分子诊断》。由于早期发现和早期诊断的进步,已可能发现更多小癌,加上肿瘤生物学观念的更新,微创治疗已成为肿瘤外科的一个新趋势,故增加了《肿瘤的微创外科治疗》。20世纪90年代以来,肝移植在肝癌治疗的地位已得到肯定,为此设《器官移植在肿瘤治疗中的应用》章。同样,由于早期诊断的进步,小癌增多,各种癌局部治疗的应用日益广泛,故将各种局部治疗合并为《肿瘤的局部治疗》章。大家关注的分子靶向治疗,由于仍在快速发展中,故未单独列出,而与化疗等治疗合并为《肿瘤的药物治疗》章,并反映在各种癌的治疗中。当前循证医学已成为临床肿瘤学进步的必由之路,为推进这方面的研究,特设《循证医学在肿瘤临床研究中的应用》章。癌症防治与预后和社会发展密切相关,为此《肿瘤与社会》也不可少。

常见肿瘤篇:第二版至今,11年过去,恶性肿瘤无论在发病率、死亡率方面又有不少变化。尤其我国在经济有所发展的同时,癌症谱也在悄悄改变。第二版常见肿瘤篇中,除鼻咽癌、食管癌、胃癌、原发性肝癌、宫颈癌、白血病等外,已包括我国近年发病率明显上升的肺癌、大肠癌和乳腺癌,第三版中增加了发病率上升较快的胰腺癌和前列腺癌。

其他肿瘤篇:除将胰腺癌和前列腺癌划到常见肿瘤篇外,在章节安排上没有太大改变,而主要是内容的更新。

# 第三版前言

《现代肿瘤学》第一版在1993年出版,有幸获1998年国家科技进步三等奖。第二版于2000年出版,仍受广大读者欢迎。

10年过去,恶性肿瘤无论在发病率、死亡率方面又有不少变化。尤其我国在经济有所发展的同时,癌症谱也在悄悄改变。分子生物学的研究也已到了收获期,分子靶向治疗的出现就是明证。过去一个世纪旨在消灭肿瘤的努力获得了明显进步,但距攻克癌症则还有很大距离,从而引起人们对过去抗癌战略的反思。

最新数据表明,全球和我国的癌情均未可乐观。全球2008年有760万人死于癌症,乳腺癌为女性首位癌症死因,与吸烟密切相关的肺癌为首位男性癌症死因(*CA Cancer J Clin*,2011)。我国1973~1975年的调查,恶性肿瘤占人口死亡原因的第三位;1990~1993年的调查上升为第二位,但死亡率明显低于第一位的呼吸系统疾病;2004~2005年的调查虽仍为第二位,但死亡率几乎与第一位的脑血管病持平。我国前5位恶性肿瘤的构成,在城市变为肺癌、肝癌、胃癌、食管癌和大肠癌,在农村则为肝癌、肺癌、胃癌、食管癌和大肠癌。当然,癌症在临床诊断和治疗方面也有不少进展,癌转移的研究也日益受到人们的重视。

上述这些构成了出版《现代肿瘤学》第三版的想法。这一版仍然遵循"新、全、实用、精炼、高质"的总体思路。但有如下特点:副主编和编写人员基本上更换为目前正在临床第一线的专家,各章节基本上是重写的;尽量充实2000年以来的内容和文献;内容上增加或突出了最新进展,如吸烟与肿瘤、血管生成与肿瘤微环境、分子诊断、微创外科治疗、局部治疗、循证医学等;常见肿瘤篇中增加了在我国发病率有所上升的胰腺癌和前列腺癌等;全书改用优质纸,彩色印刷。内容虽增加,但仍印成一册。

希望第三版对读者有帮助,更希望读者提出意见。

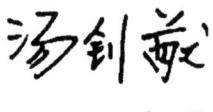

2011年2月

# 第二版前言

《现代肿瘤学》第一版于1993年6月出版后受到全国肿瘤工作者的欢迎,不得不在短期内多次印刷。在此期间,本书获得第八届中国图书奖(1994年)、卫生部科技进步一等奖(1996年)、国家科技进步三等奖(1998年)等多项奖项,这对本书的编写者和出版者来说是一个很大的鼓舞。但《现代肿瘤学》第一版主要反映20世纪80年代的进展,而癌症的防治与研究在90年代又有了不少新的进步。为此,如能在2000年(即第一版的7年后)再版,可能跟上90年代的部分重要进展。特别是在世纪之交,对我国如何思考21世纪的癌症防治研究,将有参考意义。

这里不可能将20世纪90年代癌症防治研究中的重要事件一一列举,但确有一些值得重视的动态。如70年代我国恶性肿瘤仅占死亡原因的第3位,而90年代则上升为第2位;我国恶性肿瘤死亡率与20年前(1973~1975年)相比,增长了29.4%,消除年龄构成不同的影响,增长率仍为11.6%;癌症谱也有了很大改变。据估计,21世纪全球的癌症发病率将比20世纪高。另一方面,由于基础研究与新技术的应用,20世纪人类与癌症的斗争还是取得了令人鼓舞的成果。1998年美国的统计首次看到癌症死亡率有下降趋势,而5年生存率在多数癌症均继续有所改善。90年代在肿瘤临床方面,如医学影像学的突飞猛进,癌症局部治疗的重新兴起,"适形放疗"的应用,生物治疗成为癌症的第四大疗法,等等,都值得重视。90年代不仅出现了一些新的治癌方法,而且还出现了一些治癌的新思路。例如,针对"分子靶"而设计抗癌药物的新思路,诱导分化和诱导凋亡疗法,抗肿瘤血管生成以控制转移的战略,新型活性细胞——树突状细胞的潜在应用前景,基因治疗的研究,造血干细胞工程等,对癌症的防治都有重要意义。历史事实证明,基础研究是临床肿瘤学进步的源泉。90年代启动的"人类基因组计划",被认为是20世纪与原子弹计划、阿波罗登月计划同等重要的三大计划,这个计划的实施,无疑将对攻克癌症产生深远影响。

所有上述这些构成了《现代肿瘤学》再版的想法。再版仍然遵循"新、全、实用、精炼、高质"的总体思路。为了达此目的,读者可以看到,再版中的大部分章节是全部重写的。当然现代知识更新之快,已难以使再版达到全部更新的目的,我们只能尽力而为。编排上仍保持第1版的风格,仅作了小的改动。篇幅虽有所增加,但仍印成一册。希望这个再版本对读者有帮助,更希望读者对再版本提出意见。

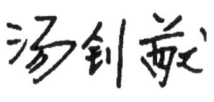

2000年1月

# 第一版前言

癌症是严重危害人民生命、健康的常见多发病，我国每年癌症发病人数约160万。癌症正超过心脑血管病成为致死原因的第1位。为此，癌症的防治与研究正成为全世界科学家日益关注的课题。

近年全世界的癌症防治与研究进展甚快，已初步摸清了各种癌症的流行情况，癌症的病因研究尤其在环境因素方面已颇深入。由于肿瘤标记、内镜、影像学等技术的应用，不少癌症已进入到亚临床癌的诊断阶段。生物疗法已成为继手术治疗、放射治疗、化学治疗后的又一新疗法，基因治疗已进入临床试验。基础研究由于分子生物学等进步而突飞猛进。

我国癌症研究50年代由临床起步；60年代临床与基础并进；70年代出现了临床、基础与现场相结合的特征，逐渐形成了我国的特色；80年代在改革开放形势推动下，通过国家"六五"与"七五"攻关，我国癌症防治研究与国际水平的差距已明显缩短。近30年来，我国在鼻咽癌、食管癌、肝癌、宫颈癌等的防治研究中已逐渐形成特色，受到国际学术界的关注。近10年中基础研究正向世界先进水平靠近。70年代通过全国性调查出版了《中华人民共和国恶性肿瘤地图资料集》，对我国多种常见癌症的地理分布有了初步了解，成为世界上少见的珍品。

我国较早较全面的肿瘤学专著当推1978年由人民卫生出版社出版的、由全国专家撰写的《实用肿瘤学》，惜由于种种原因至今尚未再版。为了满足国内日益增长的需要，上海医科大学以全国重点学科"肿瘤学科"为基础，组织了校内从事癌症临床与基础研究的有关学科共百余专家、教授，以自己的工作为基础，结合国内外进展，撰写成本书。全书分为基础篇、临床总论篇、常见肿瘤篇与其他肿瘤篇，其中常见肿瘤篇详细论述了9种我国常见肿瘤。在编排上以实用为主，重点突出，不拘泥于教科书的格局。为力求资料不失时效，本书在1年内写成。限于时间与经验，不足之处尚祈读者指正。

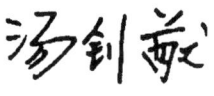

**1993年4月**

# 目 录

1 绪论 / 1

## 基 础 篇

2 肿瘤流行病学 / 15

3 病毒与人类肿瘤 / 36

4 理化因素与肿瘤 / 52

5 吸烟与肿瘤 / 65

6 遗传与肿瘤 / 75

7 免疫与肿瘤 / 86

8 内分泌与肿瘤 / 125

9 肿瘤基因组学 / 140

10 肿瘤蛋白质组学 / 160

11 肿瘤分子生物学 / 186

12 肿瘤细胞生物学 / 219

13 肿瘤病理学 / 243

14 肿瘤的侵袭与转移 / 258

15 肿瘤血管生成与肿瘤微环境 / 278

16 肿瘤预防 / 303

17 肿瘤的细胞与动物模型 / 318

## 临床总论篇

18 肿瘤的早期发现 / 343

19 肿瘤标记与分子诊断 / 350

20 肿瘤的影像学诊断 / 383

21 肿瘤的内镜诊断与治疗 / 446

22 肿瘤病理学诊断 / 473

23 肿瘤的外科治疗 / 491

24 肿瘤的微创外科治疗 / 500

25 器官移植在肿瘤治疗中的应用 / 512

26 肿瘤的局部治疗 / 530

27 肿瘤的放疗 / 565

28 肿瘤的药物治疗 / 593

29 肿瘤的中医治疗 / 611

30 肿瘤的生物治疗 / 620

31 肿瘤姑息治疗 / 643

32 副瘤综合征 / 662

33 肿瘤并发症及其处理 / 672

34 抗肿瘤治疗的不良反应及处理 / 704

35 循证医学在肿瘤临床研究中的应用 / 719

36 肿瘤与社会 / 728

37 肿瘤患者的护理与康复 / 739

## 常见肿瘤篇

38 鼻咽癌 / 753

39 食管癌 / 792

40 胃癌 / 845

41 原发性肝癌 / 890

42 胰腺肿瘤和壶腹周围肿瘤 / 935

43 大肠癌 / 954

44 乳腺癌 / 1019

45 肺癌 / 1070

46 宫颈癌 / 1123

47 前列腺癌 / 1170

48 白血病 / 1198

## 其他肿瘤篇

49 口腔癌 / 1247

50 涎腺肿瘤 / 1278

51 鼻腔与鼻窦恶性肿瘤 / 1294

52 喉癌 / 1314

53 耳部肿瘤 / 1330

54 眼部肿瘤 / 1343

55 甲状腺肿瘤 / 1370

56　纵隔肿瘤 / 1384

57　胸壁、胸膜肿瘤 / 1394

58　小肠肿瘤 / 1405

59　胆道肿瘤 / 1419

60　腹膜后肿瘤 / 1430

61　肾细胞癌 / 1444

62　肾上腺肿瘤 / 1465

63　膀胱肿瘤 / 1481

64　睾丸肿瘤 / 1499

65　阴茎癌 / 1511

66　子宫内膜癌 / 1518

67　卵巢癌 / 1543

68　恶性滋养细胞肿瘤 / 1572

69　外阴癌与原发性阴道癌 / 1587

70　恶性淋巴瘤 / 1602

71　多发性骨髓瘤 / 1642

72　软组织肿瘤 / 1658

73　骨肿瘤 / 1685

74　皮肤及附件肿瘤 / 1721

75　恶性黑色素瘤 / 1729

76　神经系统肿瘤 / 1749

77　小儿肿瘤 / 1819

附录　常用化疗药物剂量表 / 1859

# 1 绪论

1.1 肿瘤的概念
1.2 临床肿瘤学的发展概要
 1.2.1 肿瘤诊断研究的发展
 1.2.2 肿瘤治疗研究的发展
 1.2.3 肿瘤病因与基础研究的发展
 1.2.4 21世纪以来肿瘤基础研究动向
1.3 我国肿瘤防治与研究概述
 1.3.1 流行病学与病因调查
1.3.2 癌症的预防
1.3.3 癌症的早期发现、早期诊断与早期治疗
1.3.4 临床研究概要
1.3.5 基础研究动态
1.4 21世纪临床肿瘤学的问题与展望
 1.4.1 临床肿瘤学面临的主要问题
 1.4.2 由"病理学基础"到"病理-生物学基础"的转变将加速

  恶性肿瘤是一个古老的疾病,至少可追溯到3000年前。然而,现代肿瘤学则主要是在显微镜应用后才逐渐形成的,基本是建立在病理学的基础上。当前,心脑血管病和癌症已成为人类死亡的前两位原因,特别是在发达国家,我国也不例外。据2004~2005年全国第三次死因调查,我国居前5位疾病死亡顺位为脑血管病、恶性肿瘤、呼吸系统疾病、心脏病、损伤和中毒;其中男性恶性肿瘤居首位;城市也是恶性肿瘤居首位[1]。据2005年的报道,在2002年,全球有1 090万新癌症患者(我国占20.3%),有670万人死于癌症,共有2 460万癌症患者;在诊断的癌症中,居发病率前3位的为肺癌、乳腺癌和结直肠癌;居癌症死因前3位的为肺癌、胃癌和肝癌;发达国家常见的是结直肠癌、乳腺癌和前列腺癌,其预后均较好;而发展中国家常见的是肝癌、胃癌和食管癌,其预后均较差[2]。我国恶性肿瘤发病率居前5位的依次为肺癌、胃癌、肝癌、食管癌和乳腺癌;男性恶性肿瘤发病率居前5位的为肺癌、胃癌、肝癌、结直肠癌、食管癌;女性恶性肿瘤发病率居前5位的为乳腺癌、肺癌、胃癌、肝癌、食管癌[3]。尽管人类与癌症的斗争已取得了可喜成果,但要攻克癌症,则还有很长的路要走。

## 1.1 肿瘤的概念

  上皮性恶性肿瘤称为癌,占恶性肿瘤的90%以上。几乎全身各种组织器官均可生癌。癌细胞不同于正常细胞,一是不受控制地生长增殖,二是侵犯邻近正常组织并转移到远处的组织器官。

  从病理学角度,恶性肿瘤是一种细胞的异常增生。肿瘤细胞来自正常细胞,但不同于正常细胞,两者在结构、功能和代谢等方面均有明显区别。肿瘤细胞具有超过正常细胞的增生能力,这种增生与机体不相协调;它与非肿瘤性增生不同,后者常有明显的刺激因素,且增生限于一定程度和一定时间,一旦此因素消除,即不再增生。

  从分子生物学角度,恶性肿瘤基本上是一种遗传性疾病[4],其核心是细胞遗传特性的改变。细胞遗传特性主要取决于细胞核内的染色体,由脱氧核糖核酸(DNA)构成的染色体内有无数基因。基因是由不同核苷酸连起来的序列,基因可产生特定的蛋白质去完成其特定的生理功能。各种内、外因素,如化学致癌物、放射线等,可改变细胞内某些基因,一旦基因发生突变,将改变其编码的蛋白质的数量或功能。通常细胞内有两套基因:一类是参与细胞的生长代谢,促进与调节细胞增殖和分化的,如原癌基因(proto-oncogenes)。原癌基因一旦被激活,可变成癌基因,有些癌基因使细胞产生过多的生长因子,导致细胞生长与增殖。另一类是抑制生长增殖的,如肿瘤抑制基因(tumor suppressor genes)。肿瘤抑制基因发生突变,即失去抑制细胞增殖的作用。两方面的紊乱加在一起,细胞将无限制地增殖。而所有这些,又牵涉到细胞内和细胞间的信号传递。正常细胞都有一定的寿命,届时即"凋亡",而癌细胞则可一直增殖下去。癌的发生,实际上也是"细胞增殖与

凋亡失调"的结果。凋亡同样与某些基因有关。染色体的末端还有一个结构，称为"端粒"。染色体每复制一次，细胞每分裂一次，端粒即缩短一点，缩到一定程度，细胞即进入"老年"。而癌细胞可通过某些基因产生端粒酶（正常细胞则无），不断补充端粒的长度，使癌细胞得以无止境地增殖。一个正常细胞变成有侵袭性的癌细胞要经过几年到几十年的过程。由于细胞遗传特性的改变，持续刺激生长信号，抑制细胞凋亡，阻断细胞分化，使其停留在具有自我更新能力的未成熟表型。其中，DNA 甲基化等均可改变基因表达而导致上述结果。

Hanahan 和 Weinberg 曾提出癌症的 6 大标志：失控的复制、促血管生成、逃脱凋亡、自身有足够的生长信号、对生长抑制剂不敏感以及侵袭转移。最近有人认为还应加一条：癌相关炎症。因炎症微环境是促癌转移的重要因素[5]。

癌的发生与发展是一个多因素、多基因参与，多阶段形成复杂渐进的过程，不仅有外因，还有遗传因素、免疫状态等宿主因素。最初发生遗传特性改变的细胞在形态上看不出任何异常，随着遗传特性改变的增加，出现过度增生（hyperplasia），然后发生不典型增生（dysplasia），进一步发展成原位癌（in situ cancer）。原位癌发展缓慢，经过几年甚至更长的时间才变成侵袭性癌（invasive cancer）。侵袭性癌不断增大，侵犯和破坏正常组织器官，直至生命必需的器官受到严重破坏，病人便死亡。

当前我们正面临癌症研究的新纪元，从分子水平看癌症，将改进癌的早期发现、癌的分类、癌的监测和治疗水平，为此需要更深入地从生物学角度了解并应用到临床[6]。

## 1.2　临床肿瘤学的发展概要

在原始人的骨骼上曾发现肿瘤。自有文字记载以来，即有肿瘤的叙述。殷墟出土的甲骨文中已有"瘤"字。我国最早的医书《内经》中，有不少类似肿瘤的记载。如"积聚"（可能含现代的腹部肿瘤如肝癌等）、"噎膈"（可能含现代的食管癌）、"乳岩"（可能含现代的乳腺癌）等。"癌"字最早见于宋代《卫济宝书》(1171 年) 中。在西方，"cancer"（癌）一词出现较 "medicine"（医学）早。"cancer" 来源于"crab"（蟹），已形象地表述癌症的侵袭转移。用"癌"来翻译 "cancer" 乃 19 世纪末的事。

1543 年，《人体结构》一书是医学进入器官水平的标志，1858 年 Virchow 的《细胞病理学》使医学进入细胞水平，1931 年的电子显微镜又使医学提高到亚细胞水平，1949 年第一个分子病镰状细胞贫血的发现则是进入分子水平的一个事例。同样，显微镜奠定了肿瘤学的病理基础，《细胞病理学》一书对肿瘤已有基本论述，并随之进入亚细胞水平，以及目前的分子生物学和系统生物学的新阶段。

百余年来，由于病理学、生物化学、免疫学、细胞生物学、物理新技术、分子生物学和系统生物学等学科的发展，使现代肿瘤学有了长足的进步。细胞培养、杂交瘤、基因工程等技术，裸鼠人癌模型、转移癌模型等的建立，是成为现代肿瘤学进步的重要背景。基础研究有力推动临床肿瘤学的进步：细胞病理学奠定了癌的病理诊断基础；酶学和免疫学推动了肿瘤标记的研究；单克隆抗体提高了癌的诊疗水平；解剖学和病理生理学奠定了肿瘤外科的基础；细胞动力学和药代动力学促进了化学治疗（简称"化疗"）的进步；免疫学与生物学技术促进了生物治疗的出现；物理新技术与电子计算机的结合，促进了影像医学和肿瘤局部治疗的快速发展，肿瘤的微创技术和放射治疗（简称"放疗"）技术也从中受益；分子生物学的发展则导致分子靶向治疗的出现；当前肿瘤干细胞的研究以及癌症与炎症关系的研究也将为临床带来具有重要意义的前景。世界范围内癌症的流行病与病因研究已初步弄清了一些主要癌症的地区分布和主要的相关因素，吸烟引起前所未有的重视；癌症的一级预防已有实例，二级预防也取得了实效。

### 1.2.1　肿瘤诊断研究的发展

一个多世纪前，细胞病理学奠定了癌的现代诊断基础。除手术切除标本和活组织检查以外，20 世纪 40 年代出现了脱落细胞学；50 年代电子显微镜的应用，使肿瘤诊断提高到亚细胞水平；其后还有组织化学、免疫组织化学等；脱落细胞学又发展到电子计算机控制图像识别；电镜又有扫描电镜、免疫电镜等新的发展。内镜的应用及其光纤内镜的发展，X 线和造影剂的进步，放射性核素扫描技术、选择性血管造影技术的问世等，使肿瘤临床诊断水平有了实质性提高。60 年代免疫学的进步，导致以甲胎蛋白 (AFP) 为代表的肿瘤标记的研究热潮，出现了针对消化道肿瘤的癌胚抗原 (CEA) 及糖抗原 19-9 (CA19-9) 等，针对前列腺癌的前列腺特异性抗原 (PSA)，针对鼻咽癌的病毒壳蛋白抗原 (VCA) 和胚胎抗原 (EA) 等。70～80 年代计算机与新技术的结合,导致电子计算机断层扫描(CT)、超声显像、磁共振成像(MRI)、数字减影血管造影(DSA)、单光子发射计算机断层扫描(SPECT)、正电子发射断层显像(PET)等新的检查技术的出现,使肿瘤诊断进入"亚临床期诊断",1 cm 的内脏癌症已不难被检出。近年还出现一种可测量体积的 CT(volumetric CT),有助于比较治疗前后肿瘤血管生成情况[7]。

分子生物学的进步,使癌症的诊断由"病理学基础"向"病理-生物学基础"迈进。在指标上,过去主要是"诊断"指标,今后将加上"预后"指标;过去只需回答癌的"是与否",今后还需更准确地回答癌的"好与坏"(恶性程度);过去主要是细胞和蛋白水平的肿瘤标记,今后将增加分子水平的癌生物标记(cancer biomarkers)[8];诊断的核心过去是癌的特异性,今后将强调癌的生物学特性。实际上,今年文献已逐步反映从生物学角度看癌症在诊断方面的变化。基因组学与蛋白质组学等技术的应用,不仅有可能找到肿瘤早期诊断的新指标,而且也可能找到预测预后的基因谱和蛋白谱,一个 70 基因的表达谱有助于预测乳腺癌的预后[9]。2004 年,*Hepatology* 有一篇编者按指出,用基因表达谱作肝癌的分子分型,"为肝癌提供了一个新视野"[10]。又如,50 个基因的表达谱可预测早期肺腺癌的预后[11]。小 RNA(microRNA)表达谱与慢性淋巴细胞白血病预后有关[12]。值得一提的是,除癌相关分子指标外,免疫相关指标与预后的关系又重新得到重视,如发现通过观察结直肠癌内浸润的免疫细胞的种类、密度与位置可预测预后[13]。此外,癌的分子影像学(molecular imaging)呼之欲出,它将大大增加解剖影像学的潜能,不仅可了解肿瘤部位,还可了解肿瘤生物学特性和治疗效果,从而有助于对癌的早期发现、个体化治疗、药物研制和癌变机制的研究[14]。

## 1.2.2 肿瘤治疗研究的发展

治癌的 3 大方法——手术、放疗和化疗,建立于 19 世纪和 20 世纪前半段;而生物治疗,即肿瘤的第 4 大疗法,则出现在 20 世纪 80 年代。近年肿瘤的局部治疗兴起,也许能成为肿瘤的第 5 大疗法。

1)现代恶性肿瘤的手术治疗 可追溯到 19 世纪初,如 1809 年 McDowell 切除卵巢肿瘤,1846 年 Warren 切除颌下腺癌,1881 年 Billroth 开展胃癌部分胃切除术,1885 年 Weir 切除结肠癌,1894 年 Halsted 做乳癌根治术,1904 年 Young 做根治性前列腺癌切除术,1906 年 Wertheim 做根治性子宫肿瘤切除术,1908 年 Miles 创经腹会阴直肠癌切除术,1910 年 Cushing 开展脑肿瘤手术,1913 年 Torek 成功切除胸段食管癌,1930 年 Churchill 做肺癌的肺叶切除,1935 年 Whipple 做胰腺癌的胰十二指肠切除,1952 年 Lortat-Jacob 做规则性右肝切除。至此,人体多数脏器的常见癌症,均可能采用手术切除。由于早期诊断的发展和肿瘤生物学概念的认识,近年手术治疗的一个趋势是微创外科观念的兴起。例如早期乳腺癌的保乳手术、小肝癌的局部切除、结肠癌的腹腔镜手术等。多中心研究提示,结肠癌的腹腔镜手术和开腹手术相比,复发率相仿,故前者可供选用[15]。对早期乳腺癌的保乳手术和乳房根治术随机对照研究的 20 年随访提示其生存率相仿[16]。综合治疗进一步提高了外科治疗的作用。如通过综合治疗,使部分不能手术切除的肝癌获得降期后切除。对ⅢB期非小细胞肺癌,经化疗和放疗后部分病人获得手术切除,与单纯放化疗相比较,其生存率提高。

2)放疗的历史 1895 年 Roentgen 发现 X 线,1898 年 Curie 发现镭,并于 20 世纪初开始临床应用。1922 年,Coutard 和 Hautant 报道喉癌的放疗获得疗效。长期以来放疗是不少癌症的主要治疗方法,放疗技术也不断改进,如荟萃分析提示超分割放疗明显提高头颈部癌的疗效[17]。近年由于精确放疗技术的进步(如三维适形放疗)、质子放疗以及 $^{90}$Y 微球等的应用,放疗对某些癌症已成为可能获得治愈的治疗方法[18]。

3)化学药物治癌 化学药物治癌可追溯到远古,我国古代即用"砒"、"雄黄"、"轻粉"等治疗癌症一类疾病。1865 年西方用砷剂治疗白血病。正规的化疗始于 20 世纪的 40~50 年代。例如,1941 年用性激素治疗激素依赖性肿瘤,1945 年氮芥用于临床,1948 年应用抗代谢类化学药物。在其后的半个世纪中,化疗有了很大的发展。如氟尿嘧啶前体药卡培他滨可作为Ⅲ期结肠癌的辅助化疗[19]。

4)恶性肿瘤的局部治疗 由于早期诊断的进步,肿瘤的局部治疗又重新得到重视。如介入放射学(interventional radiology)乃 1967 年 Margolis 所提出,其技术则可追溯到 1953 年 Seldinger 的经皮穿刺股动脉插管技术。通过对供应癌的血管灌注化疗药物,或用栓塞剂阻断癌的血供,已成为肝癌等多种癌症的重要疗法。除放射介入外,还有超声介入疗法,如在肝癌的瘤内注射无水乙醇等。应用物理技术的局部治疗也蓬勃发展,如冷冻治疗、射频消融、微波固化、激光治疗、高功率聚焦超声等,也都在 20 世纪 70 年代以后兴起。

5）肿瘤生物治疗　肿瘤生物治疗是在肿瘤免疫治疗基础上发展起来的。百余年前Coley即已使用混合菌苗（Coley toxin）使肿瘤退缩。近年由于生物技术的发展，使肿瘤免疫治疗在理论上、内容上、方法上增添了不少新的内涵。1975年，美国国立癌症研究所（NCI）提出生物应答调节剂（biological response modifier, BRM）的概念。后来的生物治疗概念已扩展为"任何生物学物质或生物制剂的治疗性应用"，其主要内容包括细胞因子、免疫活性细胞、单克隆抗体及其交联物、抗血管生成剂、肿瘤疫苗、基因治疗等。过继免疫治疗继续得到重视，有人报道转输遗传工程淋巴细胞后黑色素瘤转移灶消退，转输的细胞1年后在血液循环中仍存在[20]。生物治疗将成为21世纪人类攻克癌症具有战略意义的研究方向。

6）器官移植在癌症治疗中的地位　器官移植已成为某些癌症治疗的手段之一，主要是肝癌。但常用的免疫抑制剂可促进癌的复发。最近有报道，雷帕霉素（rapamycin）既有免疫抑制作用，又可通过抗血管生成抑制肿瘤的生长[21]。

7）分子靶向治疗　分子生物学的进步，找到了不少肿瘤相关的"靶"分子，针对这些分子出现了应用单克隆抗体或其他抑制剂的"分子靶向治疗"，其中针对酪氨酸激酶的抑制剂是重要方面[22,23]。美国FDA在1997～2006年间已批准9个抗体药物，此外还有一些针对靶分子的抑制剂。但目前多数靶向治疗剂多与放疗、化疗联合应用。例如，针对Her-2阳性乳腺癌的曲妥珠单抗（trastuzumab），连续治疗1年，经多中心随机对照试验的2年随访，提示可明显提高辅助化疗后的总生存率[24]。对伴转移的结肠癌，贝伐珠单抗（bevacizumab）可提高化疗的疗效[25]。索拉非尼（sorafenib）可延长晚期肝癌患者中位生存期3个月[26]。对伴转移的肾癌，舒尼替尼（sunitinib）的疗效优于干扰素α[27]。对非小细胞肺癌，紫杉醇加卡铂化疗合并贝伐珠单抗的生存期比单纯化疗好，但增加治疗相关死亡率[28]。西妥昔单抗（cetuximab）与放疗合用可降低头颈部鳞癌死亡率[29]。对多发性骨髓瘤的治疗，硼替佐米（bortezomib）优于大剂量地塞米松[30]。对人直肠癌的应用证明，针对VEGF的贝伐珠单抗可迅速抑制血管（Willett等，*Nat Med*, 2004）。抗血管生成剂不仅本身可供癌症治疗之用，而且还可能是化疗的增敏剂[31]。由于对不同病人肿瘤的相关基因进行检测（如Her-2阳性的乳腺癌病人适合应用曲妥珠单抗），人们期望已久的个体化治疗已日益临近[32]。

### 1.2.3　肿瘤病因与基础研究的发展

1889年，在大鼠体内诱发出肿瘤，从而建立了实验动物肿瘤学的基础。20世纪初，发现某些肿瘤有家族史，认为肿瘤的发生可能与遗传有关，并认识到煤灰、鼻烟可致癌。1902年，Freiben报道放射科医生因辐射诱发皮肤癌，这是关于肿瘤病因的较早记载。1911年发现了Rous肉瘤病毒，55年后Rous等因此获诺贝尔奖（1966）。1914年，Boveri提出染色体异常与肿瘤有关。1914年，Yawagiwa和Ichikawa提出慢性机械或化学刺激可致癌，次年用煤焦油成功地在兔耳诱发皮肤癌，开创了化学诱癌的实验研究。1916年还发现雌激素致癌。1928年，Muller证明X线对果蝇的诱变作用而于1946年获诺贝尔奖。1930年，发现从煤焦油中提取的二苯蒽可致癌。1931年，Martland报道了发光涂料与骨肉瘤、白血病有关，是肿瘤流行病学研究较早的例子。1944年，Rous提出致癌包括启动过程和促癌过程。1947年，发现氨基偶氮染料可诱发大鼠肝癌，后者成为重要的肝癌模型。

20世纪50年代初，吸烟是肺癌的主要病因已得到证明。1952年，Boyland发现致癌物主要作用于DNA，著名的Hela细胞株——人宫颈癌细胞株也在同年建立。次年发现了两种DNA肿瘤病毒，即Gross的多瘤病毒和Rowe的腺病毒。1953年的里程碑发现乃Watson和Crick的DNA双螺旋结构，为其后肿瘤分子生物学研究打下基础。著名的"接触抑制"现象在1954年被发现，成为正常细胞和恶性细胞的重要行为区别。组织培养也在50年代奠定了基础。免疫监视是抑制肿瘤发展的一个重要因素也在50年代末被提出。

20世纪60年代，在慢性粒细胞白血病患者细胞中发现了第一个特异的异常染色体——"费城染色体"（Ph）。1962年，发现了病毒引起的伯基特（Burkitt）淋巴瘤。次年发现了放线菌素D对Rous肉瘤病毒生长的影响。目前广泛用于癌基因转染研究的3T3细胞来自1963年由Todaro和Green所建成的小鼠胚胎细胞系。与鼻咽癌有密切联系的EB（Epstein-Barr）病毒由Epstein于1964年在伯基特淋巴瘤细胞培养液中所发现。1969年，Huebner与Todaro发现RNA肿瘤病毒的癌基因是产生肿瘤的重要因素，而致癌物、辐射和衰老过程均可能激活这些基因。

20世纪70年代，Baltimore、Dulbecco和Temin因

发现在 RNA 肿瘤病毒中有反转录酶而于 1975 年获诺贝尔奖。1972 年制备出第一个重组 DNA 分子,这使肿瘤实验研究产生了革命性变化。先天性免疫缺陷裸鼠肿瘤模型为在活体上研究人癌创造了条件,但 Stutman 发现 3-甲基胆蒽在裸鼠诱发肿瘤,其发生率并不高于正常鼠,使免疫监视学说受到冲击。近年来常用的以检测潜在致癌物的 Ames 试验乃 1975 年 Ames 创用的沙门菌测定法。目前广为应用的单克隆抗体则是 1975 年 Kohler 和 Milstein 所建立的,并因此获得 1984 年诺贝尔奖。日益受到重视的疱疹病毒与人类肿瘤的关系也有了较全面的认识。1976 年,Bishop 与 Varmus 发现 src 癌基因序列而于 1989 年获得诺贝尔奖。

20 世纪 80~90 年代,病毒与癌变的关系成为研究热点,如乙型肝炎病毒(HBV)与肝癌关系的分子水平研究、人乳头瘤病毒(HPV)与宫颈癌关系的研究等。癌细胞分子生物学研究有了重大进展,由于癌基因/抑癌基因和生长因子(Cohen 与 Levi-Montalcini 于 1986 年因此获得诺贝尔奖)及其受体的研究,使癌变分子机制的研究更加深入,尤其是在癌基因激活和抑癌基因失活方面有了新的认识。近年由于细胞跨膜信号转导机制的研究进入肿瘤领域,使癌基因/抑癌基因和生长因子及其受体在癌变中的作用得到进一步解析,它从细胞膜与细胞核间的联系通路及其调节机制入手,进一步揭示了细胞转化和恶性演变的本质。1972 年,Kerr 等提出的细胞"凋亡"(apoptosis),近年又重新受到重视,它使癌变机制获得新的解析,也为控制癌症提出了新的思路,为此,进行了凋亡相关基因的研究。糖蛋白糖链结构异常与癌症关系的研究也受到重视。这期间"端粒和端粒酶"(telomeres and telomerase)的发现,进一步揭示了为何癌细胞可以"永生"。自 1990 年 Wilms 肿瘤的基因被克隆以来,还有一些癌的基因被克隆,如神经纤维瘤 I 型基因。结肠癌中染色体 18q 的基因亦获得鉴定,反映肿瘤基础研究在染色体基因水平已经有所深入。肿瘤细胞对化疗的耐药也深入到耐药基因(MDR)的研究。近年,癌转移的分子机制及其防治的基础研究已成为越来越热的领域,其中肿瘤血管的研究是突出的热点,并找到一些抑制血管生成的药物。

关于病因研究,分析 2001 年全球死于癌症 700 万病人的结果提示:约 35% 与 9 种危险因素有关;吸烟、嗜酒、水果和蔬菜摄入不足为全球和中低收入国家的主要危险因素;而高收入国家则以烟、酒、肥胖为最主要因素;在中低收入国家的妇女中,性传播人乳头状病毒是宫颈癌的主因。对这些危险因素的预防,将减少很多癌症病人的死亡[33]。多吃十字花科蔬菜、青菜、绿花椰菜等对谷胱甘肽 S 转移酶 $M_1$(GSTM$_1$)和(或)谷胱甘肽 S 转移酶 $T_1$(GSTT$_1$)阴性人群患肺癌有明显的保护作用[34]。

## 1.2.4　21 世纪以来肿瘤基础研究动向

1) 肿瘤干细胞的研究　研究提示可能所有的癌症均存在一小群具有自我更新能力并成瘤的细胞,对这些肿瘤干细胞的研究将有助于揭示癌变机制和制订治疗策略[35,36];有资料提示,干细胞失去极性的不对称分裂可能导致癌变[37];干细胞 Wnt 信号传递通路的激活可能与癌变有关[38]。有报道称人结肠癌始动细胞(干细胞)可在免疫缺陷鼠形成肿瘤,这种 CD133 阳性细胞只占人结肠癌细胞中的极少数,而占大多数的 CD133 阴性细胞均不能成瘤,从而有望成为治疗靶点[39]。于 1960 年最早报道干细胞标志性特征(具有自我更新和分化能力)的 McCullock 和 Till 因此获 2005 年的 Lasker 奖(仅次于诺贝尔奖)[40]。

2) 癌症与炎症关系的研究　癌症与炎症关系的研究正日益受到重视[41];肿瘤微环境的炎症有促肿瘤作用,有助于细胞的增殖与生存,促血管生成与转移,干预免疫反应,改变对激素和化疗的效应[42]。慢性炎症与癌症有密切关系,其调节机制十分相似,发现白细胞介素-23(IL-23)可促进炎症反应,如上调基质金属蛋白酶 9(MMP9)、促血管生成,但可降低 $CD8^+$ T 细胞浸润(免疫监护),从而促进肿瘤的发生和生长[43]。

3) 胚胎发生与肿瘤发生的相似性[44]　发现胚胎发育保持基因组稳定所必需的核磷蛋白(nucleophosmin, NPM)的失活与癌变有关[45]。

4) 肿瘤血管的研究　例如使肿瘤血管正常化达到抗血管生成的新概念[46],以及用疫苗对抗新生血管的新途径[47]。

5) 小 RNA(microRNA, miRNA)的研究　小 RNA 可调控发育、增殖、凋亡和应激反应的基因表达。现已证明,有些小 RNA 基因的改变参与癌变与癌的进展[48]。用 RNA 干扰、用小 RNA 以阻断肿瘤的癌基因将提供癌特异性治疗的新希望[49,50]等,将为临床肿瘤学的发展带来新的前景。

6) 癌转移研究的新见解　复旦大学肝癌研究所的研究提示,癌转移的潜能来自原发癌,而不完全是癌进展过程通过克隆筛选而逐步获得的[51];采用基因组和蛋白质组学技术提示,癌转移相关分子可从癌细胞中寻找[52],还可从肿瘤血管内皮寻找[53],甚至在癌周围的正常组织(如肝癌周围的正常肝脏)中找到[54]。近年认为基质成纤维细胞对癌变与癌进展的作用比以前想象的要大,从而提示另一个治疗靶点[55]。实验研究发现,其可影响神经、内分泌和免疫的慢性应激,可促进肿瘤生长和血管生成[56]。缺氧可诱导肿瘤转移已受到重视,而赖氨酸氧化酶与之有关[57]。已发现与乳腺癌靶向转移到肺的有关基因[58]。

7)任何事物都有两面性的思维 如"血管生成抑制剂有时会促进肿瘤播散"[59]。既然炎症常是癌症的先导,但"细菌兵团又参与抗癌之战"[60],甚至认为有些无害的持续细菌感染对机体还可能起保护作用[61]。有报道常用的癌症疗法(放疗、化疗)可能诱导恶性肿瘤[62]。最近还有报道,基因治疗试验所用的治疗基因 $IL$-$2RG$ 可诱发 T 细胞淋巴瘤[63]。

8)方法学的进步正推动研究的深入 蛋白质组学技术是继基因组技术后的又一重大技术进步[64]。如小 RNA 表达谱也有助于划分人类癌症[65],三维细胞培养模型可帮助了解细胞与细胞外基质的相互作用[66],以及纳米技术的应用等[67]。但诸如基因组和蛋白质组等新技术也面临挑战,如存在可重复性、统计方法等问题[68]。

9)对旧事物的新认识 对一些早年发现的基因,近年又有新的认识。如 $p53$ 还有调节肿瘤不可缺少的糖代谢的重要作用[69];已有研究提示,恢复 $p53$ 的功能可能导致肿瘤消退(Ventura 等,*Nature*,2007)。在炎症中具有重要作用的巨噬细胞,是微环境中促进癌侵袭转移的重要角色[70]。

10)分子靶向治疗的前景与问题 分子靶向治疗的思路日益扩大,细胞周期的正常调控受到破坏是癌的核心问题,包括复杂的网络、癌微环境与 DNA 损伤产生的各种应激信号,最终决定细胞的增殖或死亡,所有这些环节的相关分子都可考虑作为治疗靶点[71]。如凋亡基因家族相关蛋白的抑制剂[72],针对 DNA 修复缺陷的相关基因 BRCA 有助于设计毒性较小的靶向治疗剂[73]。随着分子靶向治疗的应用,一些负面问题也逐步呈现,如抗血管生成治疗导致局部侵袭和远处转移的增加[74]。

## 1.3　我国肿瘤防治与研究概述

1931 年在上海建立了镭锭医院,开展了肿瘤临床治疗。经过大半个世纪的努力,我国已建成较完整的肿瘤防治机构、肿瘤医院和基础研究基地,形成了防治结合、基础与临床结合、中西医结合等具有我国特色的肿瘤防治与研究体系。

20 世纪 50 年代,我国已积累了较多临床经验,并召开了全国性的肿瘤会议。60 年代临床与基础并进,我国较早建立起肝癌细胞系,以及较大系列的肿瘤临床、手术与病理资料,并在 1962 年第 8 届国际癌症大会上交流。1968 年,周恩来总理发出"征服癌症"的号召,有力推动了我国肿瘤事业的发展。70 年代采用现场、临床与基础研究相结合,开展了肿瘤流行病等和病因研究,开展了肿瘤的早期发现、早期诊断和早期治疗,尤其在食管癌、肝癌、鼻咽癌等方面做了大量具有我国特色的工作,受到国际学术界的重视。改革开放的政策促进了我国肿瘤事业的深入发展。通过从"六五"到"十五"的国家科技攻关,"973"和"863"等计划的实施,使我国的肿瘤临床与基础研究与国际先进水平的差距已明显缩小。我国肿瘤研究领域中,食管癌、肝癌、鼻咽癌、胃癌、乳腺癌、绒癌等的临床和基础研究都曾获国家级奖。

### 1.3.1　流行病学与病因调查

20 世纪 70 年代通过全国性调查,出版了《中华人民共和国恶性肿瘤地图集》。在此基础上,在常见癌症高发区建立了 60 个相应机构,开展现场肿瘤防治,进行癌发病率和死亡率的监测。如江苏启东县的肝癌、河南林县的食管癌、广东中山县的鼻咽癌、浙江海宁县的大肠癌、山东临朐县的胃癌、云南个旧县的肺癌等。我国年癌死亡数已由 70 年代的 70 万增长至 2005 年的 140～150 万,年经济损失达 140 亿元人民币以上[75]。据 2004～2005 年全国第三次死因调查,我国恶性肿瘤粗死亡率比 1973～1975 年第一次死因调查上升 83.13%,比 1990～1992 年第二次死因调查上升 25.51%;标化死亡率比第一次死因调查上升 20.69%,比第二次死因调查降低 3.31%;我国前 5 位恶性肿瘤死亡顺位为肺癌、肝癌、胃癌、食管癌、结直肠癌[1]。目前我国肿瘤流行病学的主要特点是,既有发展中国家贫困人群的常见肿瘤(如肝癌、食管癌、宫颈癌和胃癌等),也有发达国家富裕人群的常见肿瘤(如肺癌、结直肠癌和乳腺癌等)[75]。

在肿瘤病因方面也有所发现:河南林县食管癌高发区观察到亚硝胺与某些霉菌因素;辽宁庄河胃

癌高发区证实居民自腌猪肉（亚硝胺）有致突变作用；肝癌与乙型和丙型肝炎病毒感染、黄曲霉毒素的摄入和饮水污染（证实微囊藻毒素是促肝癌物）有关；鼻咽癌与EB病毒有关；肺癌与吸烟有关，最近香港研究发现炊烟明显增加非吸烟女性肺癌发病率[76]；中国医学科学院基础研究所的大宗病例-对照研究发现吸烟还可增加食管癌的风险[77]；宫颈癌与人乳头瘤病毒（HPV）相关。最近有报道，15~59岁城市女性人群的HPV感染率高达16.8%，与多性伙伴或其配偶有婚外性关系等密切相关[78]。有些研究已深入到分子水平。

### 1.3.2 癌症的预防

通过流行病学调查而进行预防，如肝癌高发现场的"改水、防霉、防肝炎"，由饮沟塘水改为饮深井水或自来水，主粮由玉米改为大米，特别是乙型肝炎疫苗的新生儿接种。广西隆安乙型肝炎疫苗接种14年后，0~19岁肝癌发病率由1969~1988年的3.27/10万降至1996~2002年的0.17/10万，降低95%[79]。食管癌高发区的综合预防，中国医学科学院肿瘤研究所与美国国立癌症研究所（NCI）合作研究提示，补充核黄素和烟酸复方营养素可能降低食管癌的发病率14%；为食管上皮增生患者补充多种维生素/矿物质复方营养素，可使其增生发生逆转；补充β胡萝卜素、维生素E及硒复方营养素，能降低恶性肿瘤死亡率13%和胃癌死亡率21%，可降低子宫内膜癌和乳腺癌的发病率，但对肺癌无明显作用[80-83]。另外，发现绿茶有抑制多种致癌物的致癌作用，降低乳腺癌、胆囊癌、卵巢癌、前列腺癌及胃癌（通过修饰易感基因）的发生[84-86]。

早在20世纪70年代即发现棉纺织工人患肺癌风险较低，是因为棉粗纺纤维和棉尘中的细菌内毒素可通过免疫系统发挥保护作用。通过对上海267 400名纺织女工的研究证实，长期、高剂量地暴露于这种细菌内毒素，可明显降低肺癌的发生风险（40%）[87]。北京肿瘤医院的临床随机对照试验发现，抗幽门螺杆菌治疗可降低胃癌癌前病变的发生率，可能降低胃癌的发生[88]。香港大学也证实，去除幽门螺杆菌可明显降低无癌前病变患者的胃癌发生率[89]。

### 1.3.3 癌症的早期发现、早期诊断与早期治疗

癌症的"三早"也在宫颈癌、肝癌、鼻咽癌、胃癌、大肠癌、乳腺癌中取得进展。如复旦大学肝癌研究所随机对照肝癌普查试验提示，普查组与对照组比较，小肝癌分别占45.3%和0%，获得切除为46.5%对7.5%，5年生存率为46.4%对0%，肝癌死亡率为83.2/10万对131.5/10万。从而认为在高危人群每6个月采用AFP和超声检查监测，可有效查出小肝癌并降低其死亡率。但条件是对查出的对象作出诊断要早，治疗要及时和充分[90]。应用血清学普查（ICA/VCA和EA），也使鼻咽癌早期诊断率从20%~30%提高到80%~90%。手术切除后5年生存率，在早期宫颈癌、乳腺癌达90%以上，早期胃癌、食管癌达80%以上，小肝癌也达60%左右。

### 1.3.4 临床研究概要

以肝癌为例，20世纪60年代我国已积累了世界上最大系列的肝癌切除病例；吴孟超等于1999~2003年切除6 446例肝癌，5年生存率为53.2%。70年代小肝癌研究成为我国的一个特色，它成倍提高了肝癌切除的5年生存率[91]。80年代肝癌复发的再切除和不能切除肝癌的降期（缩小）后切除，使大肝癌疗效有所提高。90年代转移复发的研究也紧紧跟上国际上的最新发展。其他实体瘤不仅积累了较大系列的病例，其5年生存率也进入世界先进行列。

在肿瘤临床上有重大创新的应推"肿瘤的诱导分化和凋亡疗法"，王振义、陈竺等开创性使用全反式维A酸治疗急性早幼粒细胞白血病（APL），通过分化诱导，有85%完全缓解，加上化疗，5年生存率达70%左右；还发现三氧化二砷可诱导细胞凋亡，治疗APL完全缓解的比例达到70%~80%[92]。从2000年以来获国家科技进步二等奖的项目来看，有我国鼻咽癌防治的系列研究、胃癌"三早"与外科治疗、乳腺的临床与基础研究、大肠癌高危人群防治的基础与临床研究、直肠癌全直肠系膜切除微创化保肛术与肿瘤微转移的临床应用研究、喉癌的研究、影像学和介入放射学新技术在肝癌诊断和治疗中的系列研究等均有特色；肿瘤治疗和中药研究也有进展，如肝癌放射免疫靶向药物及其靶分子的研究和应用、薏苡仁酯的抗癌研究、逆向动态适形调强放疗系统的研发与推广应用、肿瘤放疗增敏药甘氨双唑钠。此外，与肝癌肝移植有关的"成人右叶活体肝移植"，因开创性使用含肝中静脉的右半肝供肝而获2005年国家科技进步一等奖。

## 1.3.5 基础研究动态

20世纪60年代我国建成人肝癌细胞系,其后各种肿瘤细胞系相继建成。70年代建立了多种肿瘤动物模型,80年代又陆续建成裸鼠人癌模型,90年代建成一些转移模型,为基础研究提供了平台。

病因、发病机制方面,食管癌建立了用甲基苄基亚硝胺诱发的食管癌细胞系。陆士新认为,食管癌的发生是由于多因素、多阶段、多种癌基因和抑癌基因的改变而引起;化学致癌物如甲基苄基亚硝胺,使原癌基因激活和抑癌基因失活,使食管上皮细胞产生癌变。肝癌发病的分子机制方面,1984年顾健人等发现 N-ras 为肝癌转化基因,其后提出了肝癌的基因谱,发现反义 N-ras 可抑制肝癌细胞生长。胃癌的研究针对亚硝胺、亚硝酰胺和幽门螺杆菌感染等进行。鼻咽癌发病的分子机制主要针对EB病毒,不仅建立了多株鼻咽癌细胞株,且测出有EB病毒 LMP1 基因存在。曾毅认为遗传因素和免疫力是鼻咽癌发生的基础,证实EB病毒感染人胎鼻咽黏膜组织,在促癌物的协同下可诱发淋巴瘤和鼻咽癌。姚开泰等在EB病毒诱发鼻咽癌的机制方面也做了大量工作。宫颈癌的发病围绕人乳头瘤病毒,构建了 HPV16、E6E7 反转录病毒质粒,并转化了 NIH3T3 细胞等,还证实 E6E7 反义基因质粒有抑制转化的功能。近年的研究进展反映在获国家科技进步二等奖的有:恶性肿瘤流行趋势分析及预防的研究、鼻咽癌分子遗传学研究、胃癌及其癌前病变分子病理学机制与临床应用研究、单核苷酸多态与肿瘤的研究、恶性肿瘤磷酸化调控的信号转导研究等。

恶性肿瘤的侵袭、转移已成为当前肿瘤研究的热点。例如,在癌变过程中糖蛋白糖链结构的改变,肿瘤发生与发展的分子遗传学、免疫调节及基因调控,肿瘤基因治疗的研究,癌细胞的逆转,耐药基因等研究均有不少进展。2004年,深圳SiBiono基因公司的"重组 p53 腺病毒注射液"(gendicine)在我国获准上市[93];近年上海Sunway生物技术公司的修饰溶瘤腺病毒H101完成头颈部肿瘤的临床Ⅰ~Ⅲ期试验;2005年我国批准了溶瘤病毒基因疗法(Onyx-15)用于头颈部肿瘤病人的治疗[94,95];2006年复旦大学肝癌研究所因"转移性人肝癌模型系统的建立及其在肝癌转移研究中的应用"获国家科技进步一等奖。

## 1.4 21世纪临床肿瘤学的问题与展望

过去百余年临床肿瘤学的进展在不同时期有不同的背景。在19世纪和20世纪初,病理学的进步奠定了临床肿瘤学的科学基础。20世纪上半世纪,解剖学的进步,导致各种癌症根治性手术的出现。60~70年代免疫学的进步,是器官移植得以开展的基础;并导致以甲胎蛋白为代表的肿瘤标记研究热潮,一些实体瘤因而得以早诊早治。80年代物理学的进步使影像医学、癌的局部治疗和微创外科得以发展。90年代分子生物学和21世纪初系统生物学的进步,预示生物学将成为影响临床肿瘤学发展的关键。

### 1.4.1 临床肿瘤学面临的主要问题

21世纪初,临床肿瘤学仍面临一系列问题:①癌症患者将继续增加。全球死于癌症的人数,1985年为500万,2002年为670万,预期2020年将达1000万。发展中国家癌症增加更多,主要是污染工业向发展中国家的转移,并与人口的增长和老龄化有关。未来上升的癌症可能是肺癌、大肠癌、乳腺癌、胰腺癌和前列腺癌。②20年前第12届国际癌症大会认为:"80%的癌症来自呼吸的空气、喝的水和吃的食物。"这句话至今仍然适用,其中吸烟已被列为重点。第16届国际癌症大会时预测,21世纪癌症的危险因素中与烟相关的癌约占30%,与饮食相关的癌约占35%,与感染相关的癌占10%以上。而这些问题仍远未解决。③国际抗癌联盟(UICC)至今仍认为癌症的早期发现可挽救生命,并在多种实体瘤的研究结果中得到证明,但推广仍面临诸多问题。④癌的转移复发仍是各种治疗进一步提高疗效难以逾越的屏障,即使早期发现、早期治疗也不例外。⑤传染病多为单一因素引起,而癌的发生与发展则是多因素、多基因参与,多阶段形成的,成为肿瘤防治战略制订的大难题。

### 1.4.2 由"病理学基础"到"病理-生物学基础"的转变将加速

百余年来临床肿瘤学的研究基本上是建立在"病理学基础"上,预期21世纪将向"病理-生物学基础"转变。预期外科、放疗、化疗和局部治疗仍是常规疗法,但都重视与肿瘤生物学的结合。例如,肿瘤干细胞的研究将为抗癌药物的发展提供崭新的思路;生物治疗将使其他疗法获得新的生命力,并在转移复发的防治上具有战略意义。

1) 从病理学和生物学看肿瘤的异同 从病理学和生物学角度看肿瘤有明显不同:诊断的重点前者重形态,后者重生物学特性(侵袭性、转移潜能和转移靶向等);治疗目标前者在于消灭肿瘤,后者旨在改变其侵袭性、降低转移潜能;应用手段前者有手术、放疗、化疗和局部治疗等,后者则注重生物治疗;预后指标,前者重形态相关的生物学特性(如血管侵犯),后者则为基因谱/蛋白谱相关的生物学特性(分子分型等)。

2) 肿瘤生物学特性的核心——侵袭转移 ①近年的研究提示肿瘤侵袭性的强弱在原发瘤阶段(或微小癌)即已存在。如国际抗癌联盟最新版(2002年)的肝癌 TNM 分期,将旧版(1997年)中所有大于或小于 2 cm 的字样删去,而保留血管有无侵犯。说明肿瘤大小曾经是(将来仍然是)影响预后的因素,但根本因素是肿瘤的生物学特性。②肿瘤侵袭转移特性不仅表现在癌细胞,而且在全身都有反映,还可表现在肿瘤血管内皮细胞、微环境甚至癌周的正常组织。已证明微环境可影响癌细胞的转移潜能和转移靶向。③机体免疫更是癌转移研究不可忽视的重要环节。已有报道,在癌周肝组织发现17个免疫相关基因也能预测肝癌转移。这些均说明肿瘤的侵袭转移特性,即在体外受环境致癌物的影响,而在体内则可能是机体(神经、内分泌、免疫、代谢)、微环境与癌细胞三者互动的结果。从这点出发,治疗肿瘤的视野应更为宽广,不仅可从消灭肿瘤入手(这是过去几十年的重点),而且还可从提高机体抗癌能力和改造癌的微环境等入手。

3) 从"病理学基础"向"病理-生物学基础"转变的临床意义 首先是肿瘤防治的总思路。过去认为,转移复发是晚期癌症的问题,是否应将重点放在病因预防和"三早"上。实际上这是我国肿瘤防治过去30多年所走过的路,而且也取得了一些成效。但是,几种主要的癌症,如肺癌、胃癌和肝癌,目前的5年生存率多不超过30%,其根本原因就是高转移复发率。即使早期手术,5年复发率仍高。说明早期诊断、早期治疗曾经是(将来仍然是)影响预后的重要因素,但根本的因素是肿瘤的生物学特性,而转移复发正是癌生物学特性最集中的表现,是攻克癌症中无法回避的问题。其次是治疗的选择。过去肿瘤的治疗选择主要取决于癌的大小、数目与范围,而从生物学角度,则还要考虑癌的生物学特性;过去治疗方案的决定主要考虑如何尽可能多地消灭肿瘤,今后则还要多考虑如何平衡消灭肿瘤和保存机体这两个方面。第三是干预策略。从生物学角度,生物治疗在干预癌侵袭转移方面将起关键作用。deVita 的新版《肿瘤学》在《癌症治疗新探索》一篇中列举了6类新探索,其中5类属于生物治疗,即基因治疗、肿瘤瘤苗、细胞转输治疗、抗血管生成剂和基因表达的反义抑制。生物治疗具有战略意义,但并不否定手术、放疗、化疗、局部治疗和器官移植等,相反可使这些疗法获得新的生命力。如果说21世纪将是生命科学世纪,那么从生物学角度看肿瘤,将提供一个新的视野。癌转移复发的研究是当前癌症研究的大课题,是提高所有癌症疗效的关键,而且在不同癌症转移复发的研究中,很多是共性的东西,对各种实体瘤都有参考价值。

最近已悄悄出现值得关注的对癌症治疗战略的争论:有人认为"消灭肿瘤实际上加速癌抵抗和复发的出现"[96];那么对癌症究竟应寻找并消灭之,还是让其生存[97]。从癌症治疗的角度,在向"病理-生物学基础"转变的大背景下,将强调在最大限度消灭肿瘤(手术、放疗、化疗、局部治疗)的同时,重视对少量残余肿瘤的调变(如生物治疗、中医中药),争取其改邪归正(降低侵袭转移潜能)。相信消灭肿瘤和调变肿瘤的优化结合,将进一步延长病人的生存期。

(汤钊猷 钦伦秀)

# 主要参考文献

[1] 陈竺主编.全国第三次死因回顾抽样调查报告.北京:中国协和医科大学出版社,2008:10-29.
[2] Parkin DM, Bray F, Ferlay J, et al. Global cancer statistics, 2002. CA Cancer J Clin, 2005, 55:74-108.
[3] 全国肿瘤防治研究办公室,全国肿瘤登记中心,卫生部疾病预防控制局编.中国肿瘤登记年报2004.北京:中国协和医科大学出版社, 2008:31-82.
[4] Vogelstein B, Kinzler KW. Cancer genes and the pathways they control. Nat Med, 2004,10:789-799.
[5] Mantovani A. Cancer inflaming metastasis. Nature,2009,457:36-37.
[6] Varmus H. The new era in cancer research. Science, 2006,312:1162-1165.
[7] Kiessling F, Greschus S, Lichy MP, et al. Volumetric computed tomography (VCT): a new technology for noninvasive, high-resolution monitoring of tumor angiogenesis. Nat Med, 2004,10:1133-1138.
[8] Dalton WS, Friend SH. Cancer biomarkers — an invitation to the table. Science, 2006,312:1165-1168.
[9] van de Vijver MJ, He YD, van't Veer LJ, et al. A gene-expression signature as a predictor of survival in breast cancer. N Engl J Med, 2002,347:1999-2009.
[10] Locker J. A new way to look at liver cancer (editorials). Hepatology, 2004, 40:521-523.
[11] Beer DG, Kardia SL, Huang CC, et al. Gene-expression profiles predict survival of patients with lung adenocarcinoma. Nat Med, 2002,8:816-824.
[12] Calin GA, Ferracin M, Cimmino A, et al. A microRNA signature associated with prognosis and progression in chronic lymphocytic leukemia. N Engl J Med, 2005,353:1793-1801.

[13] Galon J, Costes A, Sanchez CF, et al. Type, density, and location of immune cells within human colorectal tumors predict clinical outcome. Science, 2006, 313:1868-1869.

[14] Weissleder R. Molecular imaging in cancer. Science, 2006, 312:1168-1171.

[15] Clinical Outcomes of Surgical Therapy Study Group. A comparison of laparoscopically assisted and open colectomy for colon cancer. N Engl J Med, 2004, 350:2050-2059.

[16] Veronesi U, Cascinelli N, Mariani L, et al. Twenty-year follow-up of a randomized study comparing breast-conserving surgery with radical mastectomy for early breast cancer. N Engl J Med, 2002, 347:1227-1232.

[17] Bourhis J, Overgaard J, Audry H, et al. Hyperfractionated or accelerated radiotherapy in head and neck cancer: a meta-analysis. Lancet, 2006, 368:843-854.

[18] Hawkins MA, Dawson LA. Radiation therapy for hepatocellular carcinoma: from palliation to cure. Cancer, 2006, 106:1653-1663.

[19] Twelves C, Wong A, Nowacki MP, et al. Capecitabine as adjuvant treatment for stage III colon cancer. N Engl J Med, 2005, 352:2746-2748.

[20] Morgan RA, Dudley ME, Wunderlich JR, et al. Cancer regression in patients after transfer of genetically engineered lymphocytes. Science, 2006, 314:126-129.

[21] Guba M, von Breitenbuch P, Steinbauer M, et al. Rapamycin inhibits primary and metastatic tumor growth by antiangiogenesis: involvement of vascular endothelial growth factor. Nat Med, 2002, 8:128-135.

[22] Shawver LK, Slamon D, Ullrich A. Smart drugs: tyrosine kinase inhibitors in cancer therapy. Cancer Cell, 2002, 1:117-123.

[23] Baselga J. Targeting tyrosine kinases in cancer: the second wave. Science, 2006, 312:1175-1178.

[24] Smith I, Procter M, Gelber RD, et al. 2-year follow-up of trastuzumab after adjuvant chemotherapy in Her2-positive breast cancer: a randomised controlled trial. Lancet, 2007, 369:3-5.

[25] Hurwitz H, Fehrenbacher L, Novotny W, et al. Bevacizumab plus irinotecan, fluorouracil, and leucovorin for metastatic colorectal cancer. N Engl J Med, 2004, 350:2335-2342.

[26] Llovet JM, Ricci S, Mazzaferro V, et al. Sorafenib in advanced hepatocellular carcinoma. N Engl J Med, 2008, 359:378-390.

[27] Motzer RJ, Hutson TE, Tomczak P, et al. Sunitinib versus interferon alfa in metastatic renal-cell carcinoma. N Engl J Med, 2007, 356:115-124.

[28] Sandler A, Gray R, Perry MC, et al. Paclitaxel-carboplatin alone or with bevacizumab for non-small-cell lung cancer. N Engl J Med, 2007, 356:318.

[29] Bonner JA, Harari PM, Giralt J, et al. Radiotherapy plus cetuximab for squamous-cell carcinoma of the head and neck. N Engl J Med, 2006, 354:567-578.

[30] Richardson PG, Sonneveld P, Schuster MW, et al. Bortezomib or high-dose dexamethasone for relapsed multiple myeloma. N Engl J Med, 2005, 352:2487-2498.

[31] Kerbel RS. Antiangiogenic therapy: a universal chemosensitization strategy for cancer? Science, 2006, 312:1171-1175.

[32] Hayden EC. Personalized cancer therapy gets closer. Nature, 2009, 458:131-132.

[33] Danaei G, Vander Hoorn S, Lopez AD, et al. Causes of cancer in the world: comparative risk assessment of nine behavioral and environmental risk factors. Lancet, 2005, 366:1784-1793.

[34] Brennan P, Hsu CC, Moullan N, et al. Effect of cruciferous vegetables on lung cancer in patients stratified by genetic status: a mendelian randomisation approach. Lancet, 2005, 366:1558-1560.

[35] Reya T, Morrison SJ, Clarke MF, et al. Stem cells, cancer, and cancer stem cells. Nature, 2001, 414:105-111.

[36] Polyak K, Hahn WC. Roots and stems: stem cells in cancer. Nat Med, 2006, 12:296-300.

[37] Wodarz A, Gonzalez C. Connecting cancer to the asymmetric division of stem cells. Cell, 2006, 124:1241-1253.

[38] Reya T, Clevers H. Wnt signalling in stem cells and cancer. Nature, 2005, 434:843-850.

[39] O'Brien CA, Pollett A, Gallinger S, et al. A human colon cancer cell capable of initiating tumour growth in immunodeficient mice. Nature, 2007, 445:106-110.

[40] Sharkis SJ. Canadian stem cell scientists take the prize. Cell, 2005, 122:817-819.

[41] Coussens LM, Werb Z. Inflammation and cancer. Nature, 2002, 420:860-867.

[42] Mantovani A, Allavena P, Sica A, et al. Cancer-related inflammation. Nature, 2008, 454:436-444.

[43] Langowski JL, Zhang X, Wu L, et al. IL-23 promotes tumour incidence and growth. Nature, 2006, 442:461-465.

[44] Lee JT, Herlyn M. Embryogenesis meets tumorigenesis. Nat Med, 2006, 12:882-884.

[45] Grisendi S, Bernardi R, Rossi M, et al. Role of nucleophosmin in embryonic development and tumorigenesis. Nature, 2005, 437:147-153.

[46] Hellmann K. Recognition of tumor blood vessel normalization as a new antiangiogenic concept. Nat Med, 2001, 7:987-989.

[47] Rafii S. Vaccination against tumor neovascularization: promise and reality. Cancer Cell, 2002, 2:429-431.

[48] Croce CM, Calin GA. miRNAs, cancer, and stem cell division. Cell, 2005, 122:6-7.

[49] Borkhardt A. Blocking oncogenes in malignant cells by RNA interference — new hope for a highly specific cancer treatment? Cancer Cell, 2002, 2:167-168.

[50] Dykxhoorn DM, Lieberman J. Knocking down disease with siRNAs. Cell, 2006, 126:231-235.

[51] Ye QH, Qin LX, Forgues M, et al. Predicting hepatitis B virus-positive metastatic hepatocellular carcinomas using gene expression profiling and supervised machine learning. Nature Med, 2003, 9:416-423.

[52] Ding SJ, Li Y, Tan YX, et al. From proteomic analysis to clinical significance — overexpression of cytokeratin 19 correlates with hepatocellular carcinoma metastasis. Mol Cell Proteomics, 2004, 3:73-81.

[53] Zhang T, Sun HC, Xu Y, et al. Overexpression of platelet-derived growth factor α in endothelial cells of hepatocellular carcinoma associated with high metastatic potential. Clin Cancer Res, 2005, 11:8557-8563.

[54] Budhu A, Forgues M, Ye QH, et al. Prediction of venous metastases, recurrence, and prognosis in hepatocellular carcinoma based on a unique immune response signature of the liver microenvironment. Cancer Cell, 2006, 10:1-13.

[55] Bhowmick NA, Neilson EG, Moses HL. Stromal fibroblasts in cancer initiation and progression. Nature, 2004, 432:332-337.

[56] Thaker PH, Han LY, Kamat AA, et al. Chronic stress promotes tumor growth and angiogenesis in a mouse model of ovarian carcinoma. Nat Med, 2006, 12:939-944.

[57] Erler JT, Bennewith KL, Nicolau M, et al. Lysyl oxidase is essential for hypoxia-induced metastasis. Nature, 2006, 440:1222-1226.

[58] Minn AJ, Gupta GP, Siegel PM, et al. Genes that mediate breast cancer metastasis to lung. Nature, 2005, 436:518-524.

[59] Hayden EC. Cutting off cancer's supply lines (special report). Nature, 2009, 458:686-687.

[60] Sinha G. Bacterial battalions join war against cancer. Nat Med, 2003, 9:1229.

[61] Falkow S. Is persistent bacterial infection good for your health? Cell, 2006, 124:699-702.

[62] Chao RC, Pyzel U, Fridlyand J, et al. Therapy-induced malignant neoplasms in Nf1 mutant mice. Cancer Cell, 2005, 8:337-348.

[63] Woods NB, Bottero V, Schmidt M, et al. Gene therapy: therapeutic gene causing lymphoma. Nature, 2006, 440:1123.

[64] Tyers M, Mann M. From genomics to proteomics. Nature, 2003, 422:193-197.

[65] Lu J, Getz G, Miska EA, et al. MicroRNA expression profiles classify human cancers. Nature, 2005, 435:834-838.

[66] Jacks T, Weinberg RA. Taking the study of cancer cell survival to a new dimension. Cell, 2002, 111:923-925.

[67] Ruoslahti E. Antiangiogenics meet nanotechnology. Cancer Cell, 2002, 2:97-98.

[68] Tinker AV, Boussioutas A, Bowtell DD. The challenges of gene expression microarrays for the study of human cancer. Cancer Cell, 2006, 9:333-339.

[69] Green DR, Chipuk JE. p53 and metabolism: inside the TIGAR. Cell, 2006, 126:30-33.

[70] Condeelis J, Pollard JW. Macrophages: obligate partners for tumor cell migration, invasion, and metastasis. Cell, 2006, 124:263-266.

[71] Sawyers C. Targeted cancer therapy. Nature, 2004, 432:294-297.

[72] Oltersdorf T, Elmore SW, Shoemaker AR, et al. An inhibitor of Bcl-2 family proteins induces regression of solid tumours. Nature, 2005, 435:677-681.

[73] Farmer H, McCabe N, Lord CJ, et al. Targeting the DNA repair defect in BRCA mutant cells as a therapeutic strategy. Nature, 2005, 434:917-921.

[74] Paez-Ribes M, Allen E, Hudock J, et al. Antiangiogenic therapy elicits malignant progression of tumors to increased local invasion and distant metastasis. Cancer Cell, 2009, 15:220-231.

[75] Wen C. Chinese government urged to tame cancer threat. Lancet Oncol, 2005, 6:453-455.

[76] Yu IT, Chiu YL, Au JS, et al. Dose-response relationship between cooking fumes exposures and lung cancer among Chinese nonsmoking women. Cancer Res, 2006, 66:4961-4967.

[77] Jiang JM, Zeng XJ, Chen JS, et al. Smoking and mortality from esophageal cancer in China: a large case-control study of 19 734 male esophageal cancer deaths and 104 846 living spouse controls. Int J Cancer, 2006, 119:1427-1432.

[78] Li LK, Dai M, Clifford GM, et al. Human papillomavirus infection in Shenyang city, People's Republic of China: a population-based study. Br J Cancer, 2006, 95:1593-1597.

[79] 李荣成, 杨进业, 龚健, 等. 乙型肝炎疫苗接种预防乙型肝炎和肝癌效果. 中华流行病学杂志, 2004, 25:385-387.

[80] Greenwald P, Anderson D, Nelson SA, et al. Clinical trials of vitamin and mineral supplements for cancer prevention. Am J Clin Nutr, 2007,85:314S-317S.

[81] Tao MH, Xu WH, Zheng W, et al. A case-control study in Shanghai of fruit and vegetable intake and endometrial cancer. Br J Cancer, 2005,92:2059-2064.

[82] Wu C, Ray RM, Lin MG, et al. A case-control study of risk factors for fibrocystic breast conditions: Shanghai nutrition and breast disease study, China, 1995-2000. Am J Epidemiol, 2004,160:945-960.

[83] Kamangar F, Qiao YL, Yu B, et al. Lung cancer chemoprevention: a randomized, double-blind trial in Linxian, China. Cancer Epidemiol Biomarkers Prev, 2006,15:1562-1564.

[84] Zhang M, Holman CD, Huang JP, et al. Green tea and the prevention of breast cancer: a case-control study in southeast China. Carcinogenesis, 2007, 28:1074-1078.

[85] Zhang XH, Andreotti G, Gao YT, et al. Tea drinking and the risk of biliary tract cancers and biliary stones: a population-based case-control study in Shanghai, China. Int J Cancer, 2006,118:3089-3094.

[86] Mu LN, Lu QY, Yu SZ, et al. Green tea drinking and multigenetic index on the risk of stomach cancer in a Chinese population. Int J Cancer, 2005,116: 972-983.

[87] Astrakianakis G, Seixas NS, Ray R, et al. Lung cancer risk among female textile workers exposed to endotoxin. J Natl Cancer Inst, 2007,99:357-364.

[88] You WC, Brown LM, Zhang L, et al. Randomized double-blind factorial trial of three treatments to reduce the prevalence of precancerous gastric lesions. J Natl Cancer Inst, 2006,98:974-983.

[89] Wong BC, Lam SK, Wong WM, et al. Helicobacter pylori eradication to prevent gastric cancer in a high-risk region of China: a randomized controlled trial. JAMA, 2004,291:187-194.

[90] Zhang BH, Yang BH, Tang ZY. Randomized controlled trial of screening for hepatocellular carcinoma. J Cancer Res Clin Oncol, 2004,130:417-422.

[91] Tang ZY, ed. Subclinical hepatocellular carcinoma. Berlin: Springer, 1985.

[92] 王振义,陈竺主编. 肿瘤的诱导分化和凋亡疗法. 上海:上海科学技术出版社,1998.

[93] Pearson S, Jia H, Kandachi K. China approves first gene therapy. Nat Biotechnol, 2004,22:3-4.

[94] Yu W, Fang H. Clinical trials with oncolytic adenovirus in China. Curr Cancer Drug Targets, 2007,7:141-148.

[95] Garber K. China approves world's first oncolytic virus therapy for cancer treatment. J Natl Cancer Inst, 2006,98:298-300.

[96] Gatenby RA. A change of strategy in the war on cancer. Nature, 2009,459: 508-509.

[97] Andre N, Pasquier E. For cancer, seek and destroy or live and let live? Nature, 2009,460:324.

# 基础篇

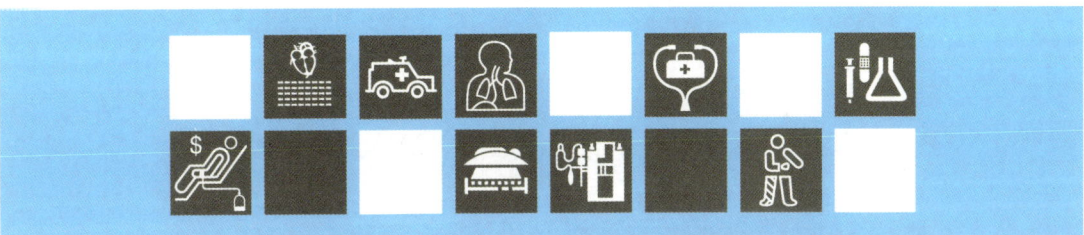

- 2 肿瘤流行病学
- 3 病毒与人类肿瘤
- 4 理化因素与肿瘤
- 5 吸烟与肿瘤
- 6 遗传与肿瘤
- 7 免疫与肿瘤
- 8 内分泌与肿瘤
- 9 肿瘤基因组学
- 10 肿瘤蛋白质组学
- 11 肿瘤分子生物学
- 12 肿瘤细胞生物学
- 13 肿瘤病理学
- 14 肿瘤的侵袭与转移
- 15 肿瘤血管生成与肿瘤微环境
- 16 肿瘤预防
- 17 肿瘤的细胞与动物模型

# 2 肿瘤流行病学

2.1 概述
2.2 肿瘤流行病学研究方法
　2.2.1 描述流行病学研究
　2.2.2 分析流行病学研究
　2.2.3 实验流行病学研究
2.3 恶性肿瘤的流行状况
　2.3.1 时间趋势
　2.3.2 地区分布特点
　2.3.3 人群分布特点
　2.3.4 我国主要恶性肿瘤的流行趋势
2.4 恶性肿瘤危险因素研究进展
　2.4.1 烟草与宿主遗传因素的交互作用
　2.4.2 慢性炎症
　2.4.3 肥胖
2.5 肿瘤分子流行病学
　2.5.1 概述
　2.5.2 肿瘤分子流行病学的研究方法
　2.5.3 肿瘤分子流行病学的研究特点
　2.5.4 肿瘤分子流行病学研究的局限性
2.6 其他常见的肿瘤流行病学研究方法
　2.6.1 环境流行病学
　2.6.2 营养流行病学
　2.6.3 职业流行病学
2.7 肿瘤病因学因果推断原则
2.8 肿瘤的预防策略

## 2.1 概述

经济发展、社会进步和医疗服务的改善使过去严重威胁人群健康的传染性疾病在世界多数国家和地区得到了有效的控制，发达国家已经进入了以心脑血管疾病、恶性肿瘤等非感染性疾病和骨质疏松等退行性疾病为主的疾病流行模式。而发展中国家在与HIV/AIDS、疟疾和结核病等感染疾病抗争的同时，正面临着沉重的非感染性疾病负担。恶性肿瘤是当今全球突出的公共卫生问题，目前已成为威胁人类健康的最严重疾病之一。

近10年来，恶性肿瘤总体发病情况在世界各国呈上升趋势，但其中个别癌种在部分国家和人群中有所下降。据国际癌症研究中心（International Agency for Research on Cancer，IARC）2002年的数据（GLOBOCAN）表明：2002年全球恶性肿瘤新发病例为1 086.3万，其中男性患者约580万，女性患者约506万；新发恶性肿瘤总数比1975年的587万上升了71.4%，比1990年的807万上升了24.7%。2002年全球恶性肿瘤死亡病例约为672万，其中男性病例379万，女性病例293万（表2-1）[1]。无论从发病（135万）还是死亡（118万）来看，肺癌都是全球最主要的癌症，且病死率极高，死亡发病比可达0.9。发病率排在肺癌之后的癌种依次为乳腺癌、结直肠癌和胃癌；以死亡率排序则依次为肺癌、胃癌、肝癌及结直肠癌。从5年现患病例数来看，现患存活病例数最高的为乳腺癌，其后依次为结直肠癌、前列腺癌和胃癌，全球估计约有2 240万癌症患者在获得诊断后存活满5年。世界不同地区癌症的发病率明显不同（图2-1,2-2），北美、澳大利亚、新西兰及西欧报道的发病率最高，而西非最低。65岁前全球平均患癌症的风险概率约为10%。

早在20世纪90年代初期，我国的恶性肿瘤就已成为城市人口的第1位死因，农村为第2位主要死因。我国每年死于恶性肿瘤的病例约为130万，发病数估计为160万。2000年，我国恶性肿瘤新发病例为189万，占全球发病总数的18.8%，死亡人数为140~150万，恶性肿瘤已经成为我国的主要疾病负担。

表 2-1　2002 年全球主要癌症发病、死亡例数

| 部　位 | 发　病 | | | 死　亡 | | |
|---|---|---|---|---|---|---|
| | 男性 | 女性 | 合计 | 男性 | 女性 | 合计 |
| 口腔 | 175 916 | 98 373 | 274 289 | 80 736 | 46 723 | 127 459 |
| 食管 | 315 394 | 146 723 | 462 117 | 261 162 | 124 730 | 385 892 |
| 胃 | 603 419 | 330 518 | 933 937 | 446 052 | 254 297 | 700 349 |
| 结直肠 | 550 465 | 472 687 | 1 023 152 | 278 446 | 250 532 | 528 978 |
| 肝 | 442 119 | 184 043 | 626 162 | 416 882 | 181 439 | 598 321 |
| 肺 | 965 241 | 386 891 | 1 352 132 | 848 132 | 330 786 | 1 178 918 |
| 乳腺 | — | 1 151 298 | 1 151 298 | — | 410 712 | 410 712 |
| 前列腺 | 679 023 | — | 679 023 | 221 002 | — | 221 002 |
| 白血病 | 171 037 | 129 485 | 300 522 | 125 142 | 97 364 | 222 506 |

（资料来源：GLOBOCAN, 2002）

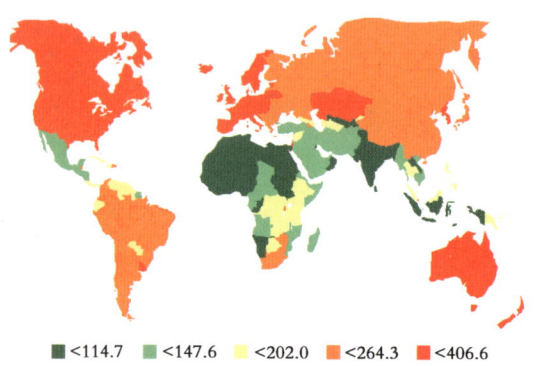

图 2-1　全球男性恶性肿瘤标准化发病率地区分布图（1/10 万）

（资料来源：GLOBOCAN, 2002）

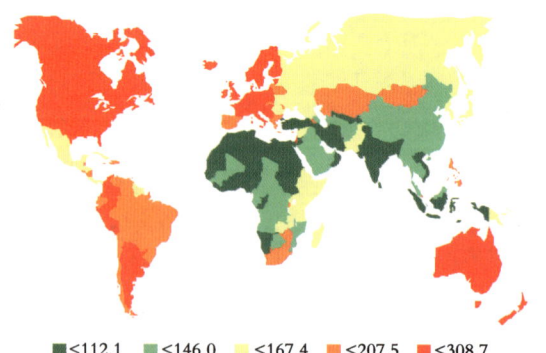

图 2-2　全球女性恶性肿瘤标准化发病率地区分布图（1/10 万）

（资料来源：GLOBOCAN, 2002）

## 2.2 肿瘤流行病学研究方法

肿瘤流行病学是流行病学的一门分支学科。肿瘤流行病学研究以人群为对象，以描述、分析和实验流行病学方法为基本手段，在开展对肿瘤病因学研究的同时，探索和评价人群中早期发现、预防和干预恶性肿瘤的方法，并与临床医学相结合，研究和评价恶性肿瘤的治疗措施和效果，为恶性肿瘤防治策略的制定提供了极其重要的线索和依据。由于恶性肿瘤的发病率和死亡率日趋增高，严重影响了人类的生存质量和期望寿命，造成人力和社会资源的损耗，还给患者及其家庭带来不可估量的精神和物质损失，因此，开展恶性肿瘤病因和防治策略研究具有重要的科学价值和社会效益。

恶性肿瘤流行病学的主要研究领域可归纳为5个方面：①阐明影响恶性肿瘤发病率或死亡率的地区间差别和时间趋势的因素；②研究不同社区人群间恶性肿瘤发病率与人们生活方式和环境间的相互关系；③比较患恶性肿瘤和不患恶性肿瘤人群之间可疑危险因素的暴露情况，比较暴露和未暴露可疑危险因素人群的恶性肿瘤发病情况；④对恶性肿瘤危险因素实施干预并评价干预效果；⑤对恶性肿瘤发病机制和模型进行定性和定量研究，阐明其发病机制。

### 2.2.1 描述流行病学研究

描述恶性肿瘤在不同时间、空间和人群间的分布是肿瘤研究的基础。描述流行病学通过常规监测系统或专项调查获取有关恶性肿瘤分布的资料，包括人口学资料，发病、死亡和疾病进展信息，实验检查结果和有关危险因素暴露信息，然后从历史变迁、地区分布和人群特征角度描述恶性肿瘤的分布，进而初步分析影响恶性肿瘤分布的因素，寻找病因线索，为分析性研究提供病因假设。

建立健全的健康信息系统（health information system，HIS）是完整描述恶性肿瘤分布和流行趋势的科学、有效的途径。世界很多国家和地区，都将恶性肿瘤发病和死亡登记报告列为其HIS的一个重要组成部分。肿瘤登记报告系统可分为以人群为基础的肿瘤登记和以医院为基础的肿瘤登记。以人群为基础的肿瘤登记报告可以系统性地收集、积累资料，代表性好，能全面反映当地的恶性肿瘤发病和死亡水平，反映人群肿瘤疾病负担，并可为肿瘤病因学研究和干预提供目标人群。以医院为基础的肿瘤登记机构分布在不同等级的医院内，主要用于记录医院内肿瘤患者的治疗、预后和转归信息，可对肿瘤临床过程进行回顾总结，并可为恶性肿瘤的早期诊断和治疗、提高生存率等提供基础资料。

自1924年丹麦全国和1934年美国Connecticut州先后实行肿瘤登记报告以来，肿瘤的登记报告已有了很大的发展，遍及五大洲的166个人群，已建立的恶性肿瘤登记处共有135个，其中欧洲68个、北美洲25个、南美洲10个、亚洲22个、非洲3个、大洋洲7个。国际癌症登记协会（International Cancer Registry Association，ICRA）和国际癌症研究中心（IARC）共同定期发布全球肿瘤数据库（GLOBOCAN），出版恶性肿瘤发病资料汇编，为研究世界肿瘤的分布情况提供了极其重要的资料。我国的上海、天津、启东等城市和部分肿瘤高发地区已成为ICRA和IARC成员，定期报告相应地区的恶性肿瘤发病和死亡数据。1990年我国成立了中国肿瘤登记协作组，还出版了《中国肿瘤登记试行规范》一书。由全国肿瘤防治办公室牵头的国家"九五"攻关项目"常见恶性肿瘤发病死亡与危险因素监测方法研究"分析了上海、北京、哈尔滨等几大城市和江苏启东、广西扶绥、河南林县等肿瘤高发现场10年的肿瘤发病和死亡数据。

描述流行病学研究的主要内容包括现况调查、筛检和生态学研究等，监测也是一种长期、连续的描述性研究。

（1）现况调查

又称为横断面调查（cross-sectional study），它可用于描述肿瘤在特定时间、地区和人群中的分布，描述某些环境和遗传因素与肿瘤之间的关系，为病因分析提供线索。现况研究是肿瘤监测的重要组分，还可用于评价肿瘤防治措施的效果。

（2）筛检

筛检（screening）是指应用快速的试验、检查和其他方法，从表面健康的人群中查出某病的可疑患者。筛检阳性或可疑阳性者应获得进一步的诊断检查，以确认是否发生了恶性肿瘤。如子宫颈癌的筛检试验可采用宫颈脱落细胞检查，当受检者脱落细胞检查阳性时，应该获得进一步的检查如宫颈活体组织病理切片检查等。由于恶性肿瘤的疾病进程较快、治疗方法尚不充分，通常仅对那些有较长的临床前期、检出后也有有效的治疗方法、早期发现和治疗可以明显延长生存时间的肿瘤进行筛检，如宫颈癌、乳腺癌、前列腺癌等。

#### （3）生态学研究

生态学研究（ecological study）是在群体水平上研究人群对某些因素暴露水平与肿瘤发生频率间的相关性。常用的生态学研究方法有生态比较研究和生态趋势研究两种。

肿瘤监测有助于观察特定人群肿瘤发病的长期趋势。如江苏省扬中市是我国胃癌和食管癌高发地区，1991~2003年共登记12 691例新发肿瘤患者，其中70%以上是胃癌和食管癌。13年的监测资料显示当地人群胃癌发病率明显下降，世界人口调整男性胃癌发病率从1991年的232/10万降至145/10万，女性从114/10万降至75/10万，年递减率分别为2.96%和2.86%。食管癌发病率下降幅度略低于胃癌，1993年食管癌发病率男女性分别为121/10万和100/10万，2003年则分别为94/10万和74/10万，年递减率为1.39%和2.18%[2]。

### 2.2.2 分析流行病学研究

描述流行病学在充分了解肿瘤分布的基础上，可以形成或建立某种（些）可疑危险因素与肿瘤发生间联系的假设，分析流行病学研究则可用于检验上述病因假设。恶性肿瘤分析流行病学研究主要包括病例-对照研究和队列研究。需要注意的是，不论是否接受原先形成的假设，分析流行病学研究都可以提出新的假设或对原来的假设提出补充或修改意见，再进一步的分析和验证。

#### （1）病例-对照研究

病例-对照研究（case-control study）是肿瘤病因学研究的常用方法之一，对于一些发病率很低的罕见肿瘤，病例-对照研究有时是唯一的方法。通过比较患某种肿瘤的病例和不患某种肿瘤的对照相对于所研究因素的暴露情况差异，提出该因素是否可能是相应肿瘤的可疑危险因素。病例-对照研究可以人群为基础，也可以医院为基础；可以在一个地区或人群中实施，也可以是大规模、多中心的研究。肿瘤的病例-对照研究已经发现了大量有价值的危险因素线索，如吸烟与肺癌、乙型肝炎病毒感染与肝癌、高脂肪膳食与大肠癌等。在江苏省扬中市进行的一项以人群为基础的病例-对照研究，有355例食管癌患者为病例，配以408例人群对照，结果发现食用陈米与男性食管癌联系的OR达9.05[3]。但是，由于肿瘤是复杂多基因疾病，在解释病例-对照研究的结果时必须充分考虑可能存在的偏倚、混杂和基因-基因及基因-环境的交互作用。

#### （2）队列研究

队列研究（cohort study）包括前瞻性和回顾性队列研究。基于长期的肿瘤登记系统或职业人群，队列研究常常可利用已有的登记资料和暴露信息来开展回顾性队列研究。国内、外都曾报道过职业人群中联苯胺暴露与膀胱癌危险性的回顾性队列研究结果。上海南汇、江苏启东和海门地区对不同饮水类型与肝癌关系的回顾性队列研究发现，饮用宅沟水可能与原发性肝癌的发生有关。英国著名的流行病学家Doll和Hill自20世纪50年代开始在英国医生中进行的吸烟与肺癌关系的研究，迄今已持续50余年，这项研究为证实吸烟与肺癌的病因学联系作出了重要贡献。

队列研究以暴露为观察起点，以癌症发病或死亡为结局变量，在推断暴露因素与结局的病因学关系时具有明确的时序性，因此，具有较强的因果推断能力。值得注意的是，队列研究往往需要观察较长时间，其有效性可能受到对象失访、对癌症结局的错误判断和混杂因素的影响，因此，特别要注意暴露资料和结局变量的可靠性，要以同样的标准方案对暴露组和非暴露组进行随访，要尽量保持队列中对象的随访率。在资料分析时可用分层或多变量分析等方法来估计和控制混杂因素的影响，并充分考虑变量间的交互作用。

### 2.2.3 实验流行病学研究

肿瘤的实验流行病学研究，不但有助于干预或预防肿瘤的发生，而且能为肿瘤病因学研究提供有关危险因素或病因的进一步佐证。当试验组或干预组的肿瘤发病率下降且与对照组显著不同时，往往证明所干预因素是相应肿瘤的一个危险因素。近二三十年来，我国已开展了多项肿瘤病因学干预研究，如在肝癌高发地区大范围开展的新生儿乙型肝炎疫苗免疫接种、在河南林县开展的"食管癌营养干预试验"等。

实验流行病学应用最广泛的就是随机对照临床试验，另外还有社区干预实验和现场实验等。在肿瘤治疗和预防的随机对照临床试验中，一个重要的原则是比较，即必须设立对照组。只有比较才能将观察到的效果归因于所试验的方法或药物。实验研究的另一个要素是随机化，研究对象一定要随机地分配到试验组和对照组，在样本足够大的情况下，随机化可以确保所比较的两组对象在人口学特征、疾病特征(如严重程度、病程等)和其他可能存在的混杂因素方面均衡可比,并由此反映出所研究药物或干预措施的真正效果。目前,对癌症治疗和延长癌症患者生存期的研究正在获得突破性的进展,而所有新疗法、新措施的应用都需要经过严格的实验流行病学评价,因此,实验流行病学研究将在恶性肿瘤的防治中发挥重要作用。

## 2.3 恶性肿瘤的流行状况

### 2.3.1 时间趋势

据世界卫生组织专家预测,2020年全球癌症新发病例将达2 000万,死亡将达1 200万,癌症将是新世纪人类的第一杀手,并成为全球最大的公共卫生问题。过去10多年间,全球癌症的发病及死亡增长了约22%,尽管在不同国家和地区、不同癌种的变化幅度和趋势可能不同。近10年来,由于全球控烟行动的开展,欧美发达国家的肺癌死亡率逐渐趋于平稳,在年轻男性人群中,肺癌发病率更是呈现出下降趋势,美国男性肺癌发病率1974~1978年为92.7/10万,1999~2003降为80.9/10万;相反,在此期间,女性肺癌由26.6/10万上升为51.6/10万(表2-2)[4]。世界范围内,美国的癌症流行趋势尤其引人瞩目。从1990年代开始,美国癌症总死亡率呈下降趋势,其中男性肺癌、前列腺癌和结直肠癌发病率和死亡率均下降,女性乳腺癌死亡率也明显下降[5]。

**表2-2 1974~2003美国国家癌症中心(SEER)项目男女性主要癌症年龄别调整发病率(1/10万)**

| 部 位 | 男 性 | | | | 女 性 | | | |
|---|---|---|---|---|---|---|---|---|
| | 1974~1978 | 1979~1983 | 1989~1993 | 1999~2003 | 1974~1978 | 1979~1983 | 1989~1993 | 1999~2003 |
| 全部 | 476.5 | 508.9 | 615.1 | 565.2 | 365.8 | 373.5 | 412.5 | 418.4 |
| 鼻咽 | 0.6 | 0.7 | 0.7 | 0.4 | 0.2 | 0.3 | 0.2 | 0.1 |
| 胃 | 17.2 | 16.6 | 14.0 | 11.3 | 8.1 | 7.5 | 6.2 | 5.4 |
| 结直肠 | 71.3 | 75.1 | 72.1 | 61.9 | 54.0 | 55.5 | 50.2 | 45.7 |
| 肝 | 4.0 | 4.3 | 6.3 | 8.7 | 1.7 | 1.7 | 2.4 | 3.2 |
| 肺 | 92.7 | 99.1 | 96.6 | 80.9 | 26.6 | 34.7 | 48.5 | 51.6 |
| 乳腺 | — | — | — | — | 104.1 | 105.7 | 130.6 | 134.1 |
| 宫颈 | | | | | 13.9 | 11.4 | 10.2 | 7.6 |
| 膀胱 | 34.4 | 36.1 | 37.5 | 37.5 | 9.1 | 9.3 | 9.6 | 9.6 |
| 白血病 | 17.2 | 17.4 | 17.1 | 16.4 | 10.0 | 10.0 | 9.8 | 9.8 |

(资料来源:Matthew J, et al. 2007)

在发展中国家,癌症发病率和死亡率呈持续上升态势,尤其是与感染相关的恶性肿瘤如宫颈癌、胃癌和肝癌等构成了发展中国家的主要癌症负担。

在我国,根据全国肿瘤防治办公室20年恶性肿瘤死亡率趋势研究,我国的恶性肿瘤粗死亡率由20世纪70年代的83.65/10万上升为90年代的108.26/10万,上升率达29.42%;调整死亡率由70年代的84.58/10万上升为90年代的94.36/10万,上升率达11.56%。上升的主要恶性肿瘤是肺癌、乳腺癌和白血病,下降的主要恶性肿瘤是宫颈癌、鼻咽癌和食管癌。其中肺癌上升了111.85%(男性上升了120.93%,女性上升了90.41%),宫颈癌下降了69.00%。宫颈癌发病率1980年曾列世界女性恶性肿瘤第1位,但1985年后下降为第2位,发病率下降了6%,其中主要是由中国下降了44%所致。

造成世界各地大部分恶性肿瘤发病率和死亡率上升趋势的主要原因如下。

**(1)人口构成和居民健康状况的变化**

全球经济发展、医疗条件改善和居民营养保健水平的提高,导致死亡率降低,人群的平均期望寿命延长,加上不少国家伴随有出生率的下降,人口老龄化趋势日益明显。以我国为例,根据2000年全国第5次人口普查数据,全国人口平均寿命已经由1957年的57.0岁上升为2000年的71.4岁(男性69.6

岁,女性73.3岁),65岁以上人口由1964年的3.52%上升到2000年的6.96%。人口老龄化现象在各大城市尤其明显,65岁以上人口甚至接近或达到17%。恶性肿瘤粗发病率和死亡率上升与人口老龄化和平均寿命延长密切相关(图2-3)。

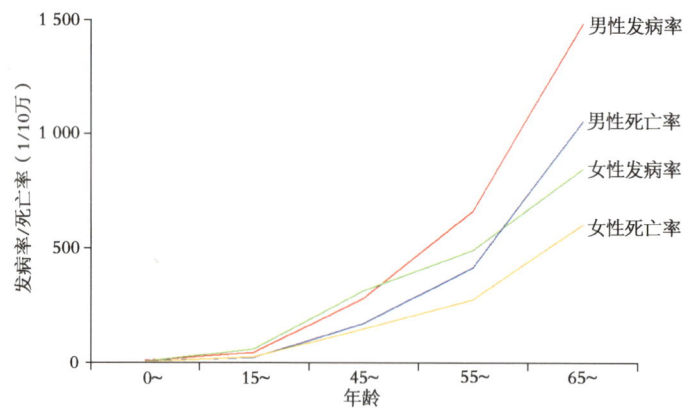

图2-3　全球恶性肿瘤年龄别发病率和死亡率(2002年)示意图

(2) 行为方式的变化

随着社会经济的发展,人们的生活模式、食物结构、饮食习惯和行为方式都会发生相应的变化,如吸烟、酗酒、高脂肪饮食、焦虑和紧张等,这些变化可导致部分恶性肿瘤发病的危险性上升。而随着健康知识的普及和医疗服务的改善,人们对自身健康的关注日益增强,进而可表现为某些恶性肿瘤发病的危险性下降。

(3) 环境的改变

工业化及城市化的过程,往往伴随着生态环境的变化,空气、水、土壤的污染,臭氧层的日益缩小和自然生态平衡的破坏等导致的各种危险因素使人群恶性肿瘤发病的危险性增加。

(4) 其他

医疗诊断技术的提高和监测报告系统的完善等也可能使恶性肿瘤发病率出现上升,但往往表现为与特定的诊断技术变化和系统发展阶段相关联。而癌症治疗的迅速发展会使部分癌症死亡率下降,表现为现患病人增加。

从死因顺位可见,恶性肿瘤在发达国家和发展中国家的部分城市已成为第1位死因。我国部分城市居民前10位主要死因中,恶性肿瘤已位居死亡原因的首位[6]。

## 2.3.2 地区分布特点

(1) 恶性肿瘤在世界范围内的分布

在我国不同地区恶性肿瘤死亡率也表现出明显的地区差异(图2-4,2-5)。不同国家、不同地区和不同民族各类恶性肿瘤的发病率和死亡率有很大差别,且癌症流行趋势和变化幅度也有所不同(表2-3)[7]。

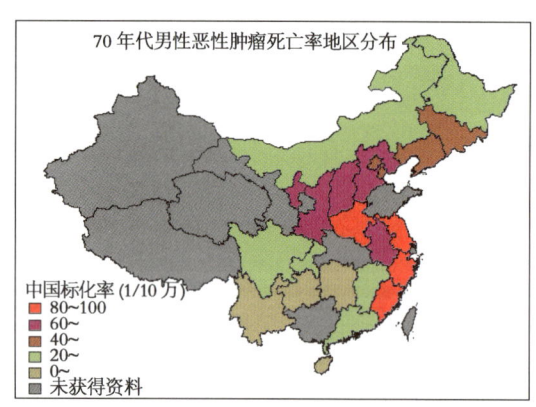

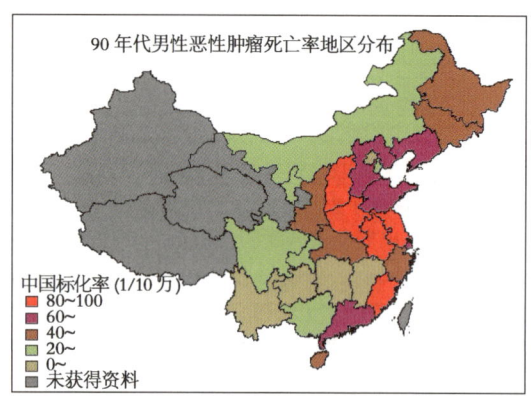

图2-4　20世纪70年代、90年代中国男性恶性肿瘤死亡率地区分布图

(资料来源:http://cancernet.cicams.ac.cn/)

即使是同一类肿瘤也表现出地区分布差异,据世界卫生组织报道,肺癌标化发病率在北美可高达73.6/10万,而西非仅为2.5/10万;胃癌标化发病率最高的是日本,男女性分别达74.8/10万和35.2/10万,而西非仅为6.0/10万和3.9/10万。大部分癌症在高、低发地区的差别可达10倍左右,我国则以胃癌、肺癌和肝癌最为高发。

(2) 同一类肿瘤在不同地区的分布

各类肿瘤在各地区和国家的分布是不同的,常有明显的高发区和低发区。有些肿瘤有非常明显的地区性分布特点,这可能与其病因学危险因素分布特征有关。如肝癌的高发区在亚非地区,部分高发点死亡率可达100/10万以上,而欧美较少见,约为2/10万。肝癌在我国的分布也有其特点,南方高于北方,东部高于西部,沿海高于内地,以长江三角洲地区和沿海岛屿为多发,提示环境地理、气候和生物因素可能与肝癌的发病有关。

肿瘤的地区分布差异往往提示其人群危险因素分布的差异。在发展中国家,有些与环境和生物因素相关的肿瘤呈现出较高的危险性(表2-4)[8]。

(3) 恶性肿瘤城乡分布

恶性肿瘤的分布呈现明显的城乡差别。2000年,我国部分城市和农村肺癌的死亡率分别为42.1/10万和21.1/10万;肝癌为22.2/10万和26.1/10万;女性乳腺癌为4.3/10万和2.1/10万。其中肺癌的城乡差别尤为显著,城市高于农村。胃癌等

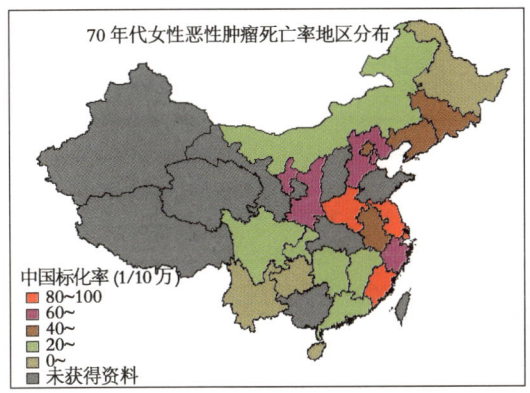

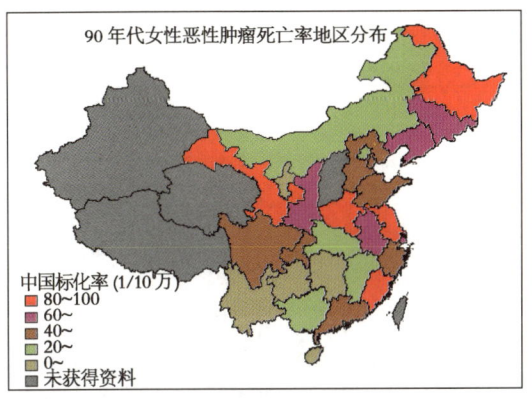

**图2-5　20世纪70年代、90年代中国女性恶性肿瘤死亡率地区分布图**

(资料来源:http://cancernet.cicams.ac.cn/)

**表2-3　2000年全球不同地区癌症发病率**

| 地 区 | 年龄标化率(1/10万) | | 0~64岁癌症患病风险 | |
|---|---|---|---|---|
| | 男性 | 女性 | 男性 | 女性 |
| 南非 | 217.5 | 153.7 | 9.4 | 8.7 |
| 西非 | 81.2 | 94.1 | 4.8 | 6.6 |
| 南美 | 201.4 | 201.8 | 9.3 | 11.2 |
| 北美 | 357.4 | 281.5 | 16.2 | 15.3 |
| 东亚 | 205.3 | 126.6 | 10.5 | 7.3 |
| 东南亚 | 131.1 | 120.1 | 7.0 | 7.8 |
| 西亚 | 151.1 | 111.3 | 8.0 | 6.9 |
| 东欧 | 290.0 | 197.2 | 16.2 | 12.4 |
| 北欧 | 263.4 | 235.1 | 10.9 | 13.0 |
| 西欧 | 318.7 | 230.6 | 14.9 | 13.2 |
| 澳大利亚/新西兰 | 358.6 | 283.2 | 15.6 | 15.8 |
| 发达国家 | 301.0 | 218.3 | 14.4 | 12.5 |
| 发展中国家 | 153.6 | 127.9 | 8.2 | 8.0 |
| 全球 | 201.9 | 157.8 | 10.0 | 9.2 |

(资料来源:Parkin DM, et al, 2001)

表 2-4　发展中国家环境危险因素与癌症危险性

| 部位 | 高发地区 | 环境危险因素 |
|---|---|---|
| 宫颈 | 亚洲、非洲、拉丁美洲 | HPV |
| 肝 | 埃及、东亚、非洲 | HBV、HCV、黄曲霉毒素 |
| 口腔 | 印度、东南亚 | 咀嚼槟榔、咀嚼烟草 |
| 胃 | 中国、日本、韩国、智利 | 盐、腌制食物、幽门螺杆菌 |
| 肺 | 中国、印度 | 氡暴露、室内污染、吸烟 |
| 甲状腺 | 印度 | 放射线暴露 |

（资料来源：Kanavos P, 2006）

表 2-5　1991 年及 2000 年我国部分地区主要癌症死亡率（1/10 万）变化

| 部位 | 城市 | | | 农村 | | |
|---|---|---|---|---|---|---|
| | 1991 | 2000 | 变化率（%） | 1991 | 2000 | 变化率（%） |
| 全部 | 123.92 | 146.61 | 18.31 | 101.39 | 112.57 | 11.03 |
| 鼻咽 | 2.17 | 2.14 | -1.38 | 1.70 | 1.78 | 4.71 |
| 食管 | 8.94 | 9.06 | 1.34 | 16.32 | 15.24 | -6.62 |
| 胃 | 19.69 | 19.94 | 1.27 | 22.55 | 20.94 | -7.14 |
| 结直肠 | 8.53 | 11.19 | 31.18 | 5.14 | 6.04 | 17.51 |
| 肝 | 19.63 | 22.22 | 13.04 | 22.25 | 26.06 | 17.21 |
| 肺 | 32.53 | 42.08 | 29.38 | 14.29 | 21.11 | 47.73 |
| 乳腺 | 3.11 | 4.32 | 38.91 | 1.51 | 2.11 | 39.73 |
| 宫颈 | 1.49 | 1.08 | -27.52 | 2.31 | 1.91 | -17.32 |
| 膀胱 | 1.83 | 2.26 | 23.50 | 0.89 | 1.11 | 19.82 |
| 白血病 | 3.60 | 3.82 | 6.11 | 3.31 | 3.18 | -3.93 |

（资料来源：全国卫生统计年报资料汇总）

消化系统癌症通常农村高于城市（表 2-5）。各主要癌症的死亡率变化趋势也有所不同[9]。

### 2.3.3　人群分布特点

（1）年龄

恶性肿瘤可发生在任何年龄，但不同的恶性肿瘤其高发年龄不同，一般随着年龄增长，癌症发病风险增加（表 2-6），老年人发生癌症的危险性最高[4]。各年龄组有其特有的高发癌症，如儿童期死亡最多的是白血病、脑瘤和恶性淋巴瘤，青壮年最常见的是肝癌、白血病和胃癌等，肝癌的发病高峰在 40 岁左右，平均发病年龄约为 56 岁。从壮年至老年，肺癌、食管癌以及胃癌、肝癌等都常见。

表 2-6　根据 2001～2003 年美国 SEER 癌症年龄别发病率估计的一生癌症发病风险

| 部位 | 年龄段（岁） | 男性 | | | 女性 | | |
|---|---|---|---|---|---|---|---|
| | | +10 岁 | +30 岁 | 一生 | +10 岁 | +30 岁 | 一生 |
| 全部 | 0 | 1/580 | 1/140 | 1/2 | 1/650 | 1/128 | 1/3 |
| | 45 | 1/26 | 1/3 | 1/2 | 1/22 | 1/4 | 1/3 |
| | 65 | 1/5 | 1/2 | 1/2 | 1/8 | 1/3 | 1/3 |
| 前列腺 | 0 | — | — | 1/6 | — | — | — |
| | 45 | 1/103 | 1/8 | 1/5 | — | — | — |

续表

| 部位 | 年龄段(岁) | 男性 +10岁 | +30岁 | 一生 | 女性 +10岁 | +30岁 | 一生 |
|---|---|---|---|---|---|---|---|
|  | 65 | 1/11 | 1/6 | 1/6 | — | — | — |
| 乳腺 | 0 | — | — | — | — | — | 1/8 |
|  | 45 | — | — | — | 1/49 | 1/12 | 1/8 |
|  | 65 | — | — | — | 1/26 | 1/12 | 1/12 |
| 肺 | 0 | — | — | 1/14 | 1/280 | 1/27 | 1/16 |
|  | 45 | 1/221 | 1/20 | 1/14 | 1/41 | 1/19 | 1/19 |
|  | 65 | 1/28 | 1/13 | 1/13 | — | — | 1/19 |
| 结直肠 | 0 | — | — | 1/17 | — | — | 1/19 |
|  | 45 | 1/231 | 1/30 | 1/17 | 1/287 | 1/39 | 1/18 |
|  | 65 | 1/44 | 1/19 | 1/18 | 1/63 | 1/21 | 1/21 |
| 膀胱 | 0 | — | — | 1/28 | — | — | 1/87 |
|  | 45 | 1/571 | 1/52 | 1/26 | — | 1/182 | 1/86 |
|  | 65 | 1/71 | 1/28 | 1/27 | 1/272 | 1/98 | 1/95 |

(资料来源:Matthew J, et al. 2007)

恶性肿瘤的年龄别发病率有以下变动类型。

1)婴儿期高峰型 发病率以婴幼儿为多,以后明显下降。如肾母细胞瘤。

2)持续升高型 发病率随年龄持续升高。如胃癌、食管癌,提示致癌因素在人生过程中持续存在。

3)上升后下降型 发病率上升至一定年龄后下降。如目前肺癌的死亡率在75岁以后有所下降,提示致癌因素在不同时期其作用强度不同,可能有定群作用,或老年人对此类癌症的易感性有所降低。

4)双峰型 发病率可出现两个年龄高峰。如乳腺癌,一个高峰在青春期,另一个高峰在更年期,提示绝经前乳腺癌和绝经后乳腺癌的致癌因素可能不同,需加以探索。

(2) **性别**

恶性肿瘤在男女性的发病率有所不同,除女性特有肿瘤外,通常为男性高于女性,尤以消化道癌症及肺癌、膀胱癌为甚。肝癌的性别比在高发区可达(4~6):1,低发区为(2~3):1。肺癌性别比为(1.5~3):1。1994年,我国城市地区肺癌的男女性标化死亡率分别为47.0/10万和20.5/10万,农村地区为25.0/10万和9.6/10万。

肿瘤的性别差异,不仅可见于不同肿瘤,也可见于不同地区,高、低发区肿瘤的性别差异大小常有不同。

(3) **婚育状况**

早婚多育妇女宫颈癌多发,未婚者及犹太妇女中罕见,提示宫颈癌的发生与性行为和性传播疾病有关。乳腺癌的发生在有哺乳史的妇女中明显少于无哺乳史者,生育、哺乳等造成的生物学和内分泌变化可能与之有关。

(4) **种族**

不同种族间某些癌症的分布可能不同。例如,鼻咽癌多见于中国的广东方言人群,原发性肝癌多见于非洲班图人,皮肤癌和不同人种皮肤色素沉着的多少有关。癌症的种族差异提示人群的生活习惯和遗传特征可能与其对某种肿瘤的易患性有关。

(5) **职业**

癌症的职业分布与职业性致癌因素的分布一致。职业性膀胱癌多发生在染料、橡胶、电缆制造业;职业性肺癌常有石棉、砷、铬、镍以及放射性矿开采史;职业性皮肤癌往往多见于煤焦油和石油产品行业。

(6) **移民**

移民是一类特殊人群,具有相对稳定的遗传性和与原籍不同的新环境。在新环境中,其生活习惯和饮食类型也可发生变化,因此,可用移民流行病学来比较同类人群生活在不同地区或不同人群生活在同一地区的恶性肿瘤发病率或死亡率,从而进一步探讨恶性肿瘤的环境因素和遗传因素的作用。

例如,我国在世界各地的华侨,尤其是广东方言者,不管是在东南亚还是北美,其鼻咽癌的发病率远较当地人为高,且在移民后代中仍保持鼻咽癌的高发特性。

又如日本胃癌高发,美国肠癌高发,日本胃癌死亡率与美国比较相差约为5倍,而美国肠癌死亡率与日本相比相差也约为5倍。移民流行病学研究发现,美籍日本人中胃癌死亡率下降,尤其是第二代移民,其胃癌死亡率更低。而肠癌恰恰相反,日本人的肠癌死亡率逐渐上升。研究结果提示,这两种癌的发生与环境因素关系密切,而与遗传因素关系较小。

## 2.3.4 我国主要恶性肿瘤的流行趋势

2001年,我国城市恶性肿瘤死亡率为135.59/10万,农村为105.36/10万。城市居民前5位恶性肿瘤死因依次为肺癌、肝癌、胃癌、结直肠癌和食管癌,而农村依次为肝癌、肺癌、胃癌、食管癌和结直肠癌。目前我国恶性肿瘤的发病谱和死因谱中,肺癌和消化系统癌仍占主要地位;过去在我国高发的食管癌和宫颈癌有了明显下降,胃癌的发病和死亡趋于稳定;过去在欧美国家高发的癌种如肺癌、乳腺癌、胰腺癌、结直肠癌等在我国出现明显的上升。值得注意的是,在女性癌症患者中,乳腺癌已经成为城市女性发病率最高的肿瘤。上海市具有长期连续的肿瘤发病报告系统,表2-7为2002年上海市城区男女性肿瘤发病率顺位,在一定程度上可以反映我国城市人群恶性肿瘤的流行现状[10]。

表2-7　2002年上海市城区男女肿瘤发病率顺位(世界人口标化率1/10万)

| 顺位 | 男性 | | 女性 | |
|---|---|---|---|---|
| | 部位 | 标化率 | 部位 | 标化率 |
| 1 | 肺癌 | 56.14 | 乳腺癌 | 26.47 |
| 2 | 胃癌 | 46.50 | 胃癌 | 21.00 |
| 3 | 肝癌 | 28.19 | 肺癌 | 18.21 |
| 4 | 食管癌 | 12.52 | 结肠癌 | 10.78 |
| 5 | 结肠癌 | 12.22 | 肝癌 | 9.83 |
| 6 | 直肠癌 | 9.31 | 直肠癌 | 7.34 |
| 7 | 膀胱癌 | 6.87 | 卵巢癌 | 5.78 |
| 8 | 胰腺癌 | 6.31 | 食管癌 | 4.83 |
| 9 | 鼻咽癌 | 4.46 | 胰腺癌 | 4.12 |
| 10 | 非霍奇金淋巴瘤 | 4.28 | 子宫体癌 | 3.68 |

(资料来源:上海市疾病预防控制中心肿瘤监测数据)

### (1) 肺癌

与美国等发达国家男性肺癌发病率和死亡率下降的趋势不同,我国的肺癌发病率和死亡率呈明显上升趋势,在男性中尤其明显。如上海市城区男女性肺癌调整发病率已由1972~1974年的51.0/10万和18.5/10万[11]上升至2002年的56.1/10万和18.2/10万。

城市和工业发达地区肺癌发病率一般高于农村,且城乡差异明显。我国肺癌死亡率最高的是上海、北京和天津。90年代我国城市肺癌调整死亡率男女性分别为43.42/10万和16.35/10万,占肿瘤死因第1位;农村为24.30/10万和9.94/10万,占肿瘤死因第4位[12];城乡死亡率之比调整后约为1.7:1。值得注意的是,肺癌的城乡差别有逐步缩小的趋势。

我国肺癌死亡率水平与各省、市、自治区的地理位置有一定关联,呈由东北向南、由东向西逐步下降的趋势。肺癌死亡率最高的3个点依次为:云南个旧市93.85/10万、重庆市中区87.74/10万、广州荔湾区80.56/10万,均为全国水平的3倍以上。

肺癌发病率和死亡率随年龄而上升,10岁前罕见,40岁前后迅速上升,70岁左右达高峰,随后有所下降。男女性年龄别死亡率都随年龄逐步上升,男性大于女性,差异随年龄增大。男性肺癌死亡率上升早,速度快,幅度大,在80岁以后,因男性肺癌死亡率有所下降,男女性肺癌死亡率差异才略有减少。

### (2) 消化道肿瘤

消化道恶性肿瘤在所有恶性肿瘤的发病和死亡中占据前列,其中部分肿瘤如肝癌、胰腺癌和胆囊癌的预后非常差,严重危害着人类的生命和健康。

胃癌是消化道恶性肿瘤中最常见的一种癌症,男性胃癌的高发地区是亚洲一些国家,尤其是日本,用世界标准人口调整的发病率(以下简称"标化率")最高约为90/10万,女性胃癌的高发地区与男性相同,但标化率最高者不到男性的一半,约40/10万。我国上海和启东的男女性胃癌标化率处于世界高发行列,约排在前10位。

肝癌是消化道恶性肿瘤中另一种最常见的癌症,世界范围内的高发地区仍然是亚洲地区或亚裔人群,非洲也有一些高发点。男女性肝癌标化率排在最前列的是泰国的Khon Kaen,男性标化率接近100/10万,女性接近40/10万。我国的江苏启东肝癌发病率,男性仅次于泰国,列第2位,女性列第3位;上海和天津的男女性肝癌发病率则位列第10位及以后。但由于纳入IARC的资料汇编我国只有上海、香港、天津和江苏启东四地,实际上我国癌症现况更为严峻。

胃癌和肝癌可以发生于任何年龄,以40~49岁居多,青少年发病较少。发病者中男性居多,男女性比例大致为(2~3):1。我国胃癌在地区之间的分布有较大的差别,一般北方比南方高,沿海比内地高,以西北地区的甘肃、青海、宁夏最高,以湖南、广东及广西等地最低。我国每年约有12万人死于肝癌,占全球肝癌死亡总数的45%,发病率以江苏启东和广西扶绥两地最高。

### (3) 乳腺癌

乳腺癌是女性最常见的肿瘤之一,在我国占各种肿瘤的7%~10%。近年来乳腺癌的发病率逐年上升,已取代宫颈癌上升至全球女性恶性肿瘤顺位的首位。我国部分城市女性乳腺癌的发病率已跃居各种癌症中的首位。仅以上海市为例,1972~1974年乳腺癌的标化发病率为18.8/10万,1990~1992年标化发病率上升至27.2/10万[13],而2000年上海市乳腺癌标化发病率为38.2/10万,从1971年的女性肿瘤第3位上升成为女性第1位肿瘤。

除日本外,乳腺癌是所有发达地区最常见的肿瘤。发病率最高的是北美(113.1/10万)、西欧(99.1/10万)、北欧(89.2/10万),其次是澳大利亚/新西兰(73.2/10万)、南欧(65.2/10万)。此外,东欧、南美、北非、前苏联等国家和地区的乳腺癌发病率也相当高。乳腺癌发病率增长最快的是中国,2002年乳腺癌发病率上升为18.7/10万,而1990~1992年前的发病率仅为3.53/10万。

20岁前乳腺癌发病少见,20岁后发病率迅速上升,45~50岁较高,绝经后发病率继续上升,可能与老年女性雌酮水平较高有关。月经初潮年龄早、绝经年龄晚、不孕及初次足月产的年龄与乳腺癌的发病均有关。一级亲属中有乳腺癌病史者发病危险是普通人群的2~3倍。另外,生活水平的提高使发达城市的乳腺癌发病率比农村的发病率高。

就死亡率而言,乳腺癌在我国的死亡率仍较高,而美国的乳腺癌死亡率呈明显下降趋势,1995~1998年,年递减率达3.4%。这一下降趋势主要归功于乳腺癌早期筛检技术的广泛应用及治疗方法的改进。早期筛检主要采用常规乳腺摄影。由于早期发现及早期诊断,可使50~69岁妇女乳腺癌的死亡率降低25%~30%。新近美国国家癌症中心建议乳腺癌筛检应从40岁开始,以进一步降低妇女的乳腺癌死亡危险性。

综上所述,我国癌症流行趋势具有如下特点:①在过去的30年间,我国癌症死亡率呈明显上升趋势,但首要影响因素是人口年龄结构的变化。随着我国人口年龄结构更趋老龄化以及由于已暴露于不良生活方式(如吸烟等)及环境的人口基数过大,在未来的20~30年间,我国癌症死亡率将继续上升,并将成为疾病防治中的主要问题。②在过去30年间,我国高发癌谱呈明显变化趋势。1970年主要癌症死亡率顺位为胃癌、食管癌、肝癌、肺癌及宫颈癌,2000年演变为肺癌、肝癌、胃癌、食管癌及结直肠癌。死亡率下降最明显的为宫颈癌,上升最明显的为肺癌,结直肠癌及乳腺癌的上升趋势亦不容忽视。我国正处于由发展中国家高发癌谱向发达国家高发癌谱过渡的时期,可能形成两种癌谱并存的局面,从而增加了防治的难度。③我国农村癌症死亡率的上升趋势明显高于城市,在农村高发区癌症的危害尤为显著,是当地农民因病致贫及因病返贫的重要原因,值得重视。

根据估算,2000年我国癌症死亡人数占城市居民死亡人数的24.38%,占农村居民死亡人数的18.30%,合计约为20%,即每死亡5人中即有1人死于癌症。以0~64岁累积死亡率计算,癌症死因超过25%,即0~64岁每死亡4人即有1人死于癌症。而且,由于40~64岁为癌症高发年龄,癌症发病和死亡已严重影响劳动力人口的健康,同时引发沉重的社会经济负担。据估算,我国每年用于癌症患者的医疗费用约800亿元,约占卫生总费用的20%,远高于其他慢性病的医疗费用,是卫生总费用上涨的重要因素。世界银行曾报道,1990年我国因癌症造成的失能调整生命年损失巨大,占总失能调整生命年的9.2%,高于脑血管病(6.3%)、缺血性心脏病(2.1%)及其他慢性病。全国因癌症损失的失能调整生命年为185.1万人年,以此估算的经济损失高达1 432.3亿元。

## 2.4 恶性肿瘤危险因素研究进展

早在20世纪80年代,流行病学已经在恶性肿瘤危险因素研究方面取得了重要的成就,建立了烟草、乙醇、工作场所化学物质、电离辐射、紫外线辐射、外源性激素、某些药物、营养过度和微量元素缺乏等暴露与癌症发病的联系,形成了关于宫颈癌和性传播疾病、乳腺癌与生殖相关激素间联系的病因学假设。近30年来,肿瘤流行病学与分子生物学、免疫学、病毒学、病理学、毒理学和生物统计学等学科相互依托、相互联系,在癌症病因学研究方面又取得了快速的发展。如在宫颈癌病理发展过程中识别了人乳头瘤病毒(HPV)的肿瘤基因型;紫外线暴露模式与恶性黑色素瘤的病因学联系及其与宿主易感因素(影响皮肤色素沉着、免疫反应和DNA复制修复等)间的交互作用。

### 2.4.1 烟草与宿主遗传因素的交互作用

烟草烟雾中含有4 000多种化学物质,目前识别的与烟草致癌有关的化学物质有50余种,如芳香烃类(PAHs)、亚硝胺类、芳香胺类、乙醛类、其他有机物(如苯)、非有机化合物(如砷和钋)等[15]。在很多国家开展的有关烟草致癌的流行病学研究发现,吸烟者发生口腔癌、鼻咽癌、喉癌、肺癌、食管癌、胃癌、胰腺癌、肝癌、结直肠癌、肾癌、膀胱癌和宫颈癌的危险性上升[16]。2000年,美国国家卫生调查估计有大概22.5%的成年人为当前吸烟者,在18~24岁人群中这一比例达28.5%。我国国家卫生服务调查显示,我国男性吸烟比例高达60%以上,上海的一项研究报告有61%的男性被调查者为当前吸烟者。在中国男性死亡中由烟草导致的死亡约占20%,其中1/3死于肺癌。美国1995~1999年男性人群中烟草与癌症死亡的人群归因危险度百分比发病为:口腔和鼻咽癌(75%)、喉癌(83%)、肺癌(88%)、食管癌(73%)和膀胱癌(48%)。

**(1) 烟草和乙醇类酒精的交互作用**

在呼吸道和上消化道癌症发病自然史上酒精类饮料通常可以与烟草共同作用引起癌症。在美国,75%~85%的口腔癌、鼻咽癌、喉癌和食管癌是由烟草和乙醇类酒精暴露所致。烟草和乙醇类酒精的交互作用可使喉癌的危险性比预计增加50%[17]。

乙醇类酒精与烟草的交互作用可能是由于乙醇(酒精)的溶剂作用增加了烟草中有毒物质的溶解吸收,也可能是细胞色素P450微粒体激活酶的作用所致,增加的修复增殖可能引起细胞结构的损伤。乙醇摄入也可加剧抗氧化微量元素的缺乏,进而使细胞调节免疫反应发生紊乱或影响DNA修复机制。乙醇氧化代谢可产生乙醛,乙醛可以影响蛋白质加合物的形成、干扰DNA修复、耗竭谷胱甘肽等。个体的遗传易感性也可能影响代谢酶的活化。

**(2) 遗传因素的交互作用**

流行病学针对烟草暴露与遗传因素交互作用的研究主要关注那些能够活化或消除烟草中的致癌物质的基因,不同的癌症其环境和遗传因素交互作用的分子病理生理学机制可能各异。基因对癌症易感性的影响可能只是由于某个位点的等位基因的多态性,但也可能是多个位点等位基因多态性共同作用的结果[18]。基因与外源性物质的交互作用机制可能是环境物质改变了参与调节细胞周期、细胞内信号和细胞凋亡的基因表达;或者是由于与DNA修复、DNA复制、基因组稳定性和免疫完整性相关基因的遗传易感性;也可能与影响诱导有机体突变的物质或亲电子物质解毒能力的代谢多态性或遗传药理学机制有关[19]。

肿瘤分子流行病学已经对诸如细胞色素P450酶系、谷胱甘肽酶系等基因多态性做了大量研究。需要注意的是有关单个多态性的研究结果往往不一致,可能存在假阴性或假阳性结果,这与研究方法学上的局限性有关。任何一个单独酶系的表达都必须从活化和解毒酶系总体角度考虑,并充分关注个体间对潜在致癌物质代谢的差异[20]。

### 2.4.2 慢性炎症

长期以来,流行病学研究一直关注慢性炎症与恶性肿瘤间的关系。表2-8归纳了与恶性肿瘤发病有关的慢性炎症及相应的病原体[21]。

### 表 2-8 慢性炎症与人类恶性肿瘤

| 病原体和(或)慢性炎症 | 癌症类型 |
| --- | --- |
| 幽门螺杆菌(HP)和慢性胃炎 | 胃腺癌,B细胞淋巴瘤 |
| EB病毒感染 | 非霍奇金淋巴瘤,霍奇金病,鼻咽癌 |
| 人乳头瘤病毒(HPV) | 肛门与生殖器癌,口咽部癌 |
| 乙型肝炎和丙型肝炎病毒(HBV、HCV) | 肝细胞肝癌,卡波西肉瘤 |
| 胃食管反流 | 食管腺癌和胃贲门癌 |
| 溃疡性大肠炎 | 大肠腺癌 |
| 慢性阻塞性肺病(COPD)和慢性肺部炎症 | 肺癌 |
| 慢性胆囊炎 | 胆囊癌 |
| 前列腺炎性萎缩 | 前列腺癌 |

(资料来源:Schottenfeld D,2005)

#### (1) 微生物感染

肿瘤基因对病毒、细菌和寄生虫等感染的反应受到慢性炎症相关机制的调节。如果没有有效的免疫反应,病原体可以在宿主体内长期驻留,形成慢性炎症。

丙型肝炎病毒(hepatitis C virus,HCV)是一种RNA病毒,有55%~85%的感染者会发展成慢性病毒性肝炎。在感染后20~30年,有2%~4%的慢性丙型肝炎患者可发生肝细胞肝癌[22]。

有多项流行病学研究报道乙型肝炎病毒(hepatitis B virus,HBV)与肝细胞肝癌有关。肝细胞肝癌在中国、东南亚和亚撒哈拉非洲地区流行,在中国和非洲,HBV—肝癌的人群归因危险度百分比可达65%~70%,慢性乙型肝炎感染者一生累积风险估计为10%~25%[23]。

从感染到发生肝细胞肝癌的潜伏期可长达20~50年。HBV和HCV均可通过母婴传播,婴儿或儿童期获得感染可使肝细胞肝癌的危险性增加;HBV、HCV和HIV合并感染,慢性酒精暴露,黄曲霉毒素暴露,烟草暴露和遗传易感性也可以增加肝细胞肝癌的发病危险性[24]。T细胞和感染的肝细胞的相互作用,可使细胞损伤、凋亡、坏死和增殖不断重复;此外,HBV DNA与宿主细胞基因组可以随机结合,可能促发感染肝细胞的遗传不稳定性并在HBV感染和肝癌发生间起重要的促进作用。与炎症相关的氧化应激也可能引起DNA的结构破坏,或阻止DNA的修复过程。

另一个重要的致癌病原体是人乳头瘤病毒(HPV),在其90多种基因型中,可以引起人类肿瘤的主要有HPV16、18、31、33、35、39、45、51、52、56、58、59和68。HPV经性活动或密切接触传播,当前全球新发宫颈癌中约有50%由HPV16感染所致[25],HPV感染还可能是一些生殖道、生殖器黏膜及上皮基底层癌症的病因。感染持续时间、HPV基因型和HPV病毒载量可用于预测个体发生相应恶性肿瘤的危险性,而合并其他性传播感染、吸烟、持续使用类固醇类避孕药、抗氧化微量元素缺乏和免疫功能障碍等均可能增加恶性肿瘤发生和发展的危险性。

幽门螺杆菌(HP)是一种生存与胃肠道上皮的革兰阴性菌,它具有在胃的酸性环境下生存的能力。HP感染已经被公认为是慢性胃炎、消化道溃疡和胃体部腺癌的主要原因,胃癌的地域分布差异可能与不同地区人群HP感染率不同有关。HP感染通常在很小年龄时就已发生,在贫困、居住条件拥挤的人群中尤其常见。HP细胞解毒相关基因 *Cag A* 阳性的对象发生弥漫型和肠型胃癌的危险性均增高[26,27]。

#### (2) 胃食管反流与食管癌

食管癌最引人关注的特征之一是其明显的地域分布差异。在大多数国家,男性食管癌发病率为2.5/10万~5.0/10万,女性为1.5/10万~2.5/10万。但是,在亚洲与里海东部和北部的某些地区,食管癌发病率可高达100/10万。在印度、南非的特兰斯凯和伊朗北部,女性的食管癌发病率甚至高于男性。全球每年报告的食管癌死亡中60%以上来自中国,食管癌是中国的一个主要癌症。

既往的报告提示90%以上的食管癌为鳞癌,但最近20多年来,尤其是在美国男性白种人中,食管腺癌上升非常明显。食管腺癌通常位于食管的下1/3段,与Barrett's肠上皮化生(食管鳞状上皮细胞由柱状上皮细胞或黏液分泌杯状细胞取代)有关,长期的胃食管反流所致的慢性炎症损伤是 Barrett's 肠上皮化生的组织学机制。正常情况下,胃食管的过渡结构、吞咽蠕动和上食管括约肌可以形成屏障,防止胃液反流。

具有 Barrett's 现象的人群食管腺癌发病率是一般人群的 30~125 倍[28]。其癌症发生的病理过程可能依次为慢性食管炎、黏膜溃疡伴部分上皮细胞再生和修复、Barrett's 肠上皮化生、高度发育异常和癌症发生。除慢性炎症外,流行病学研究报道的其他与食管腺癌相关的危险因素有吸烟、肥胖和使用某些松弛或改变胃食管过渡结构平滑肌的药物等。

**(3) 慢性阻塞性肺病(COPD)与肺癌**

尽管吸烟是 COPD 的主要原因,至少有 10 余项流行病学队列研究发现,慢性阻塞性肺病是肺癌的一个独立的危险因素,还有很多研究报道成年人哮喘、肺结核和肺纤维化可以增加肺癌发生的危险性[29]。

慢性吸烟妨碍了鼻黏膜纤毛清除异物颗粒和呼吸道分泌物,同时引发炎症反应,并伴随呼吸细支气管纤维化增厚,引起气道黏液腺肿大、增生。COPD 的表现预示着支气管和肺结构功能损伤,这些损伤是烟草毒性物质持续暴露和人体易感性交互作用的结果,因此,COPD 可以被看作是烟草累积暴露剂量和组织易感性的生物标记。肺癌的自然史过程中包括多基因突变,这些基因突变决定了癌症的发生和发展进程,并影响癌细胞的克隆行为和形态学特征。支气管的慢性炎症是发生阻塞性症状的重要原因,同时为修复增殖反应过程中产生的氧化应激和自由基的形成提供了动态环境。

### 2.4.3 肥胖

据 WHO 估计,全球有 10 亿以上成年人体重超重,3 亿以上为肥胖。美国的一项长达 30 年(1971~2000)的研究提示,女性的能量摄入量日增 22%,男性为 10% 以下,其中尤其值得注意的是这些增加的能量主要来自碳水化合物[30]。

美国癌症协会癌症预防项目Ⅱ在 900 052 名志愿者中进行的前瞻性研究发现,超重与癌症死亡归因危险度的联系因癌症部位而异。以该队列估计的人群归因危险度为基础,避免超重(保持 BMI<25)可以预防女性癌症死亡的 15%~20% 和男性癌症死亡的 10%~14%,或每年 90 000 例癌症死亡[31]。

肥胖可以被理解为能量吸收(卡路里)、摄食控制机制以及能量消耗或者生热作用发生了功能性失调。向心性肥胖的代谢结果包括胰岛素抵抗、高胰岛素血症、糖耐量异常或 2 型糖尿病、三酰甘油水平以及胆酸盐代谢改变、内源性生物合成性类固醇激素增加等。胰岛素水平与肝、脂肪细胞和其他器官合成胰岛素样生长因子-I 水平相关,胰岛素样生长因子-I 可激发促细胞增殖活性和抗凋亡作用,而后者与实体器官肿瘤发病危险有关[32]。

## 2.5 肿瘤分子流行病学

### 2.5.1 概述

以往的肿瘤流行病学主要关心暴露与发病之间的关系,但对癌变过程及其机制研究甚少。随着研究的深入,流行病学逐渐认识到,再好的问卷调查也难以研究人类肿瘤发生的机制;同时,实验动物学家也认识到,从实验动物结果外推到人类还存在许多的局限性。人类肿瘤分子流行病学研究的开展为直接研究人群暴露、个体易感性与癌症发生之间的关系提供了平台。

分子流行病学(molecular epidemiology)是将分子生物学有关理论和技术应用于流行病学调查研究,从分子水平阐明疾病在人群中分布规律和影响因素的学科。它是流行病学的一门分支学科,是传统流行病学与新兴的生物学技术,尤其是分子生物学技术之间的一门交叉学科,它将群体研究与个体研究、宏观研究与微观研究的方法有机地结合起来,将传统流行病学推向了一个新境界。

1982 年,Perera 和 Weinstein 首次提出肿瘤分子流行病学(molecular cancer epidemiology),我国约在 20 世纪 90 年代中期广泛开展了这一领域的研究。目前认为,肿瘤分子流行病学把流行病学方法与分子遗传学、细胞遗传学等先进的实验技术相结合,开发、验证和应用反映人类癌症发生过程的各类生物标记,鉴定癌症危险因素,并根据个体暴露与遗传等易感因素的相互作用确定危险度,筛选对特定致癌因子敏感的个体和亚群,为进一步阐明癌变机制,改善风险评价和预防策略提供理论依据和方法。与普通流行病学相比较,肿瘤分子流行病学强调了分子生物学和分子遗传学的方法,在与传统的环境暴露和肿瘤表型检测及诊断的基础上,建立各种肿瘤标记与肿瘤的发生、发展、分型和预后的相关性。

随着 2000 年国际人类基因组计划草图的绘制完成,以及后续延伸计划如环境基因组计划(environmental genome project,EGP)、国际人类基因组单倍型计划(HapMap)和人类基因组流行病学(human genome epidemiology,HuGE)项目等的顺利实施,肿瘤分子流行病学得到了快速的发展。Perera 提出第二代肿瘤分子流行病学研究,即应用自动化分析技术,多种高通量、大规模的平行研究方法如基因芯片等,开展大规模学科间的协作研究,确定生物标记的预测能力,检测基因与环境的相互作用,以及易感性与环境的相互作用,并促进研究结果转化为肿瘤危险性评价和预防的政策[33,34]。

传统流行病学与分子流行病学和基因组流行病学的比较见表2-9[35]。

**表2-9 传统流行病学与分子和基因组流行病学的比较**

| 特征 | 传统流行病学 | 分子流行病学 | 基因组流行病学 |
| --- | --- | --- | --- |
| 推动力 | 公共卫生 | 现代科学 | 基因组流行病学 |
| 研究水平 | 人群 | 个体/器官组织/细胞/分子 | 基因组及各相关水平 |
| 研究方式 | 现场流行病学研究,结合人口统计学/社会科学 | 实验研究,结合分子生物学等 | 高通量平行研究,结合生物信息学等 |
| 预测水平 | 人群 | 个体 | 个体,群体 |

## 2.5.2 肿瘤分子流行病学的研究方法

癌变过程的复杂性和对致癌因素反应的个体差异,是肿瘤分子流行病学考虑的基本问题。癌变的复杂性体现在它是一个多因素、多基因和多途径的过程。癌变过程的中心生物学事件是癌基因的激活和抑癌基因的灭活,引起这些改变的除 DNA 序列变化外,目前认为发育遗传学改变也起重要的作用。以往认为,癌变按启动、促进和演变3个阶段的模式发生。从目前大肠癌等研究结果来看,癌变模式可能更为复杂,不同癌种甚至同一种癌的独立起源的癌灶间,所发生遗传学改变的关键基因种类、数目和序列都可能是不同的,提示可能存在多种途径导致癌变。

肿瘤分子流行病学的研究对象是存在于细胞、组织和体液中的生物标记,一般将其分为以下3类。

1)暴露生物标记 包括内剂量(如体液中的致癌物质或者代谢产物的浓度)、效应剂量(如 DNA 加合物)等。内暴露剂量标记能够反映个体在暴露于环境因素后对暴露因素吸收、代谢、生物浓集和排泄方面的差异,表明环境化学物在机体和目标组织中的确切浓度,显示进入体内的实际暴露水平。如血浆、尿液和唾液中的尼古丁、可的宁(cotinine)水平可以很稳定地反映近期的香烟暴露。

致癌剂残基与 DNA 共价结合形成的加合物,作为效应剂量生物标记,可提供特殊致癌剂暴露和原始 DNA 损伤的证据,其中 PAH-DNA 加合物和 AFB1-DNA 加合物被成功地用来证明 PAH 和 AFB 分别为肺癌和肝癌的危险因素或病因。

2)生物效应生物标记 一些生物标记能够反映环境致癌剂进入宿主机体后与机体组织发生的生物学相互作用,测量这类生物标记有助于促进对环境致癌剂与相应肿瘤关系的病因学研究,此时测得的生物标记水平称为生物效应剂量。如由香烟引起的各种组织或血液来源的蛋白和染色体加合物[如特异性苯并芘环氧二醇(BPDE)-DNA 加合物],目前正被用于判断吸烟水平及作为肿瘤危险性的标记。又如包括 DNA 链断裂、交联、碱基改变(脱嘌呤、脱嘧啶等)的 DNA 损伤,癌基因激活或抑癌基因失活等可以反映许多化学致癌物与细胞相互作用的分子水平的后果,包括早期生物学改变如染色体畸变、微核核基因突变等,以及形态结构功能改变等。早期的临床前期生物学效果标记还可作为高危人群化学预防的阶段性标记,或肿瘤早期诊断的重要指标。

突变谱是指经诱变剂处理后基因内突变体的分布情况,主要是由突变热点所决定。如在 $p53$ 基因内的错义突变为非随机分布,在不同类型的人类癌症中发现了突变热点。若一种致癌因子诱发的肿瘤总产生同样的突变谱,则支持该因子起病因作用。

3)易感性生物标记 易感性标记可以反映机体先天具有或后天获得的对暴露于某种特定的致癌物质的反应能力。例如,先天性免疫缺陷者、免疫抑制剂使用者和 HIV 感染者患非霍奇金淋巴瘤的危险性明显升高,其原因可能在于激活了患者体内潜隐的 EB 病毒,包括遗传多态性等。

随着肿瘤分子生物学、细胞遗传学和分子流行病学的发展,人们对恶性肿瘤的遗传危险因素的认识日益深入。原癌基因的激活和抑癌基因的失活在癌变过程中起着关键性的生物学作用;在遗传性肿瘤中,癌相关基因的种系突变决定了该家族的肿瘤遗传易感性;而与个体暴露于环境危险因素后作用相关基因的遗传多态性决定了个体对环境危险因素的易感性。

肿瘤易感基因包括高危险易感基因和低危险易感基因。其中高危险易感基因具有高度的外显性,即有此突变基因的人患肿瘤的危险性高(如携带 *brca1/brca2* 基因突变的个体具有很高的发生乳腺癌和卵巢癌的危险性)。但此类基因在一般人群中的频率很低,环境暴露和此类基因产生交互作用的可能性较小,所以人群的归因危险度较低。对高危险基因突变的检测可用来评估个体发生肿瘤的危险性,有利于采取有针对性的预防措施,也可用于遗传咨询。而低危险性易感基因(低共显基因)一般都具有基因多态性,每个基因发生的致癌危险性较小,主要通过多个基因与环境危险因素的协同作用或交互作用使患肿瘤的危险性增高。尽管此类基因的外显率较低,但人群的基因多态性频率较高,故人群归因危险性较高。

值得注意的是,基因的外显率由很多因素决定,最主要的是序列的改变影响了编码蛋白的表达或活性。但即使是高外显率基因,其外显率还受到其他基因、环境和基因环境两者间交互作用的影响。例如,带有相同 *brca1/brca2* 基因突变个体的乳腺癌危险度不仅和突变本身有关,还和其他内分泌信号通路上基因的多态性以及激素相关暴露等有关。

单核苷酸多态性(single nucleotide polymorphism, SNP):单核苷酸多态性是人类长期进化过程中环境选择的结果,作为功能基因组学的重要内容,是疾病遗传易感性的分子基础,也是研究恶性肿瘤遗传易感性的重要策略和内容。SNP 具有标记密度高、客观、稳定和易于检测的优势,发生在重要基因结构中的 SNP 导致个体对环境因素特别敏感,因此,SNP 与肿瘤的遗传易感性、肿瘤的预后和对化疗药物的敏感性都有密切的关系。SNP 与肿瘤发生与发展的关系是目前国内外研究的热点,以 SNP 为基础的研究策略正被应用于研究和建立肿瘤预警系统。

美国环境卫生研究所已启动环境基因组计划,旨在应用人类基因组计划所使用的方法,发现和鉴定与环境相关疾病的易感基因多态性,并建立基因多态性的中心数据库,进而服务于肿瘤分子流行病学中环境与基因相互作用的研究。目前,列入研究项目中的基因包括异源生物体代谢和解毒基因、激素代谢基因、受体基因、DNA 修复基因、细胞周期相关基因、细胞死亡控制基因、参与免疫和感染反应的基因、参与营养过程的基因、参与氧化损伤过程的基因以及信号转导有关的基因等,同时还致力于发现新的易感性基因或定位易感染色体片段。这些基因多态性可以作为恶性肿瘤的易感性生物标记,广泛应用于肿瘤分子流行病学研究中。

近年来,分子生物学高新技术和基因多态性高通量检测技术的快速发展,以及 2005 年人类基因组单体型(haplotype map of the human genome, HapMap)计划的完成及其数据库的共享,大大推进了肿瘤分子流行病学研究的进程。美国国家癌症研究所近期启动了癌症基因组计划,计划通过从同一病例身上取得的癌细胞和正常细胞染色体的比较来直接鉴别大多数常见的致癌突变基因。在受累亲属间和肿瘤患者与对照之间进行大样本的序列或单核苷酸多态性的对比,可以用来详细阐明这些基因多态性或遗传缺陷的联合作用,展现多等位基因的连锁效应,并以此估计人群中存在的对某一肿瘤的一生累计平均危险度。

## 2.5.3 肿瘤分子流行病学的研究特点

**(1)足够的样本量**

肿瘤发病率较低,通过医院病例的积累虽然也可以获得较大的样本满足关联分析的要求,但是每年报道的文献缺乏一致性,甚至矛盾的现象较为普遍,其中一个重要的原因就是目前大部分的研究样本量都较小。大样本的需求不仅可以避免小样本的误差,使分析结果更加可信,能够更准确地分层,研究基因单倍型及其组合、基因与基因、基因与环境的相互作用。为了进行可能由 SNP 起主要效应的研究,开始时一般建议要有 300 对以上的对子。如要进行相乘或相加交互作用的分析,一般需要 1 000 对以上的对子。目前,国外已经开始通过多中心联合研究的方法来设计并进行研究[36]。

**(2)多中心合作**

肿瘤大样本的获得除了需要研究单位长期积累以外,还需要多中心合作,从而更客观地评价肿瘤标记预测肿瘤危险性的能力;另一方面,多中心合作亦有利于比较不同人群、不同环境之间的差异。如公共群体基因组计划(public population projects in genomics, P3G)就是多中心合作典范。P3G 通过共享所有生物样本库(biobanks)、技术设备和研究获得的数据资料,为流行病学研究提供一个公开、透明、有利的国际合作环境,形成国际性的基因组学研究团队,促进国内外学术的交流,提高分析基因与环境关系的统计效力[37]。

**(3) 基因选择**

据估计,人类30亿碱基中大约有数百万个SNP位点[38]。因此,在肿瘤分子流行病学研究中进行基因多态性研究时基因的选择尤为重要。其原则是:①应着重研究参与肿瘤发生发展具有共性的基因;②候选基因的选择要具有明确的病理生理学或生物化学基础,也即要有明确的科研假设;③候选基因多态性具有潜在的功能影响,即所谓的功能性SNP;④如所研究的目标基因SNP位点较多时,可以单倍型域(haplotype block)为单位,以连锁不平衡的原理在每个区域选择1~2个有代表性的频率相对较高的标签SNP位点(tagSNP),每个基因5~10个位点,且可以覆盖整个基因。

**(4) 从单个SNP位点到一个基因多个位点**

肿瘤通常为多基因疾病,是由多因素、多基因的共同作用所致,因此,需要全面分析每个候选基因的多态位点。随着SNP基因分型方法的发展,任意基因多态分型已经成为可能,因而多位点、多基因的基因分析已经成为发展趋势。尤其是随着国际HapMap计划的实施,可在单倍型中选择标签SNP来捕获标签相邻区域的遗传多态性。这种方法工作量小,且更为有效,便于迅速设计和找到目的信息。

**(5) 从单基因到整个基因整条通路直至全基因组**

多基因病的相关基因研究方法需要充分意识到肿瘤的复杂性和多基因特性,需要从基因网络与肿瘤形成和转移的生物学通路上展开研究。目前,备受研究者关注的与环境应答有关的通路,主要包括调控有毒物质分布和代谢的受体基因、代谢基因、抗氧化基因、叶酸代谢基因、DNA损伤修复基因、细胞周期和凋亡调控基因以及细胞内信号转导基因等,此外还涉及肿瘤发生发展中的各种通路和网络,如肿瘤免疫、炎症反应、血管生成和肿瘤转移等。同时,应根据不同疾病可能的发病机制,选择同一通路的多个候选基因或相互关联不同通路的候选基因进行联合分析,既要研究某一基因某一SNP位点的作用,更重要的是要对同一基因不同位点以及不同位点候选基因之间交互作用的整体影响进行分析[39]。

**(6) 高通量、大规模的基因分型技术**

大量SNP数据的产生和生物信息学资源爆炸性的积累,推动了SNP基因分型新技术的发展。传统的RFLP分型技术,对于小样本、引起酶切位点改变的SNP位点虽然是一种可行的研究方法,但效率低下,费时费力。近几年,如DHPLC、SNP shot、SNP lex、Tagman探针、Illumina芯片等SNP基因分型方法飞速发展,这些方法可以在一天内自动分析数十万至数百万的SNP。

**(7) 基因-环境因素的相互作用**

目前,环境致癌因素与肿瘤易感基因交互作用的研究,已成为最为活跃的前沿研究领域之一。个体遗传多态性的作用是复杂的,肿瘤的发生发展主要是由于基因与环境的交互作用。除少数例外,它们的效应常受到基因的相互作用、环境暴露、健康与营养状态及其他宿主因素的影响。因此,分子流行病的研究不应过分强调基因SNP或者其他分子标记的作用,而忽略环境因素的影响,应同样注意收集准确可靠的暴露因素信息和宏观流行病学资料,以综合评价。这就需要研究基因-环境的相互作用,包括物理、化学和生物性的环境暴露,如烟草、环境污染和多环芳烃(PAHs)与肺癌相关的研究,暴露于电、磁场后诱发的儿童白血病和脑恶性肿瘤的相关研究,藻类毒素与肝癌,HPV与子宫颈癌,HP与胃癌的相关性研究。基因-营养的交互作用,如水果蔬菜、大蒜、维生素C的摄入与减少胃癌发生的研究,适量硒的补充与减少胃癌、食管癌、肝癌、大肠癌和乳腺癌发生的研究。

## 2.5.4 肿瘤分子流行病学研究的局限性

目前进行的研究通常是在外源水平上评价暴露状况,或根据个人监测仪的测量结果,或根据调查问卷方式获得的与暴露源相关的资料进行评价。这些方法在精确性和可靠性上存在着较大的局限性。这样研究获得的许多生物标记,虽尚可用来评价暴露、剂量和对被检人群的潜在风险,但不足以预测疾病和定量估计个体风险。

此外,由于不同的研究地点使用不同地域的人群作为研究对象,研究结果往往不尽相同,甚至相反。可能的原因有:①样本量不足;②群体和种族差异;③统计分析时,对实验数据结果过于强调分层分析;④所研究基因的外显率很低;⑤观察性研究本身所具有的局限性;⑥发表偏倚。

在分子流行病学研究中,偏倚和混杂会严重地影响分析结果的正确性。目前统计学上在这一领域尚薄弱。在确认所发现的任何基因时,应强调一致性和重复性,确保同一组 SNP 在具有相同疾病或条件的不同人群中分别进行了独立的研究,且均提示相似结果。为控制偏倚,必须对实验设计、暴露评估指标、混杂因素鉴别等方面进行严格把关。需要注意的是,当研究发现某一危险因素与某一肿瘤相关时,即使统计学上有显著意义,仍然需要考虑生物学上的合理性。

实验室基因型的分类错误(misclassification)也是引起错误结论的可能原因。在实验室进行基因型检测时,采用不同灵敏度和特异度的方法(如 PCR-RFLP、PCR-SSCP 或直接测序等)均有可能导致基因型不同程度的误分类,导致假阳性或假阴性的结果[40]。准确的实验方法和实验室质量控制一方面可以通过盲法分型和一定比例(如 10%)样本的重复实验来获得;另一方面可采用以明确基因型的样本作为内对照,以减少实验室的系统误差。

## 2.6 其他常见的肿瘤流行病学研究方法

### 2.6.1 环境流行病学

环境流行病学是应用传统流行病学方法,结合环境与人群健康关系的特点,从宏观上研究外环境与人群健康的关系。Higginson(1969)从肿瘤患病率的地区差异与环境化学污染的相关性出发,认为60%~90% 的人类肿瘤是环境化学污染所致[41]。从环境致癌物质暴露到机体发病之间的内在变化是一个连续性渐变的过程,一旦出现了较为明显的症状往往已成为不可逆的损伤,并造成严重的健康后果。环境暴露剂量的测定是环境流行病学最基本也是最重要的研究内容。暴露测量包括环境暴露测量、内暴露剂量测量和生物有效剂量的测量。

(1) 环境暴露测量

环境暴露测量即外环境测量,通常是测定人群接触的环境介质(如水、空气)中某种环境因素的浓度或含量,根据人体接触的特征(如接触的时间、途径等),估计个体的暴露水平。这方面的研究有环境污染与肺癌等恶性肿瘤发病率的关系、饮沟水与肝癌危险性关系等。

(2) 内暴露测量

测量机体内已吸收的污染物的剂量,如血铅、血汞的含量分别代表铅和汞的暴露剂量,血尼古丁或可的宁的含量作为香烟暴露的暴露剂量。内暴露剂量能真实地反映暴露水平,不仅能反映多种途径暴露的总水平,而且能避免由外暴露剂量估计暴露水平时个体吸收率差异的问题。

(3) 生物有效剂量测量

生物有效剂量是指经吸收、代谢活化、转化最终到达器官、组织、细胞、亚细胞或分子等靶部位或替代性靶部位的污染物量。

### 2.6.2 营养流行病学

食物与营养在人类癌症发生和发展中的作用一直是癌症研究的重点,特别是在癌症的预防方面,人们对合理膳食、适宜营养的作用寄予很大希望。1981 年,英国肿瘤流行病学家 Doll 和 Peto 在《癌症的原因》专著中首先提出:"在因癌症而死亡的美国人中,约有 35% 与膳食有关";而合理的膳食可使胃癌和结肠癌的死亡率降低 90%,使子宫内膜癌、胆囊癌、胰腺癌、宫颈癌、口腔癌、咽癌和食管癌的死亡率降低 20%,并使癌症的总死亡率降低 10%。营养流行病学研究各种营养素、膳食、食品添加剂、天然毒素与恶性肿瘤的关系,通常使用食物频度重量询问法进行调查。

大量的营养流行病学研究证实了多种肿瘤的发生与饮食营养有关。如肥胖、高脂饮食与乳腺癌、胰腺癌和结肠癌的关系,食用受黄曲霉毒素污染的食物与肝癌的关系,喜食腌制食品与胃癌、食管癌的关系等。也有研究报道,有些食物是多种癌症的保护因素。据估计,如果能做到每人每天摄入 400~800 g 新鲜蔬菜和水果,可使肺癌和胃癌的发生减少50%。

世界癌症研究组织/美国癌症研究协会(WCRF/AICR)的《膳食、营养与癌症预防》一书在以食物为主的膳食指南方面作出了典范。该专家组提出了 14 条防癌膳食建议[42]:①食物多样,选择富含各种蔬菜和水果、豆类的植物性膳食,并选用粗粮。②维持正常体重,避免体重过低或过重,整个成人期的体重增加限制在 5 kg 以内。③坚持适当的体力活动,如果工作时缺少体力活动,应每日进行 1 h 快步行走或类似运动。④全年每日多吃蔬菜和水果,目标为每日 400~800 g。特别注意维生素 A 和维生素 C 的摄入要充足。⑤每日摄入多种谷类、豆、根茎类食物,目标为每日 600~800 g,并尽量多吃粗加工的谷类。⑥建议不饮酒。如要饮酒,则每日男性限制在 2 杯以内,女性限制在 1 杯以内(1 杯酒相当于 250 ml 啤酒或 100 ml 葡萄酒或 25 ml 白酒)。⑦控制肉的摄入量,特别是红肉,应限制在每日80 g以内。最好选择鱼、禽肉取代红肉(牛肉、羊肉、猪肉)。⑧限制脂肪含量高特别是动物性脂肪含量高的食物。选择植物油,特别是单不饱和脂肪酸含量高、氢化程度低的油。⑨限制腌制食物和食盐摄入量。⑩避免食用被霉菌毒素污染而在室温长期储藏的食物。⑪注意易腐败食物的冷藏。⑫注意食物的加工方法。不吃烧焦的食物,少吃直接在火上烧烤的鱼和肉。⑬限制食品添加剂的使用。对食品添加剂、食品污染物及有害残留物质应制定限量标准并监测其含量。⑭营养补充剂的选用。对于遵循本建议的人来说,不需要食用营养补充剂。

特别要指出的是,尽管吸烟不是膳食的一部分,但是任何预防癌症的膳食都强调"不吸烟"。

### 2.6.3 职业流行病学

职业流行病学是研究工作环境作为职业人群疾病危险因素的学科,是流行病学基本原理在职业医学学科中的实际应用。在工作环境中长期接触致癌因素,经过较长时间潜伏期而发生的肿瘤称为职业性肿瘤或职业肿瘤。1775年,英国外科医生Percival Pott首次报道了扫烟囱工的阴囊癌高发危险性后,国际上至今已发现了20多种公认的职业致癌因素。在我国,确定的职业病中有8种职业肿瘤,即联苯致膀胱癌,石棉致肺癌、间皮瘤,苯致白血病,氯甲醚致肺癌,砷致肺癌、皮肤癌,氯乙烯致肝血管肉瘤,焦炉逸散物致肺癌,铬酸盐制造业致肺癌。

## 2.7 肿瘤病因学因果推断原则

流行病学病因学研究是识别和判定肿瘤危险因素和病因的重要方法学。在进行肿瘤病因学推断时,除了注意所研究因素与肿瘤发生间联系的有效性和精确性外,还需遵循以下因果推断原则。

**(1) 关联的强度**

流行病学通过相对危险度(relative risk, RR)或比值比(odds ratio, OR)来估计暴露因素与疾病结局间的联系及其联系强度。从因果关联角度而言,关联的强度越大,因素与疾病间存在因果关联的可能性也越大。弱的关联往往是由于一些未被识别的偏倚所致。

**(2) 关联的时间顺序**

可疑因素出现在前,癌症结局(发病或死亡等)出现在后,也就是逻辑上的前因后果,是因果关联的必要条件。从流行病学研究的设计上来看,实验流行病学和队列研究的设计方向是由暴露至结局,具有前瞻性,可反映因素与疾病发生的先后顺序。病例-对照研究和某些生态学研究由于在研究开始时结局已经发生,因此在提供关联的时序性方面有较大的局限性。而横断面研究因其对暴露与结局的观察和测量发生于同一时点或时段,其反映因果联系的能力最弱。

**(3) 实验证据**

当流行病学实验证实去除了可疑危险因素可以带来疾病发病率或死亡率下降或消灭,则可认为有终止效应发生,这是因果关联的一个强有力的证据。

**(4) 关联的分布一致性**

关联的分布一致性指的是因素与疾病两者在时间、空间和(或)人群间的分布相符合。

**(5) 关联的重复一致性**

关联的重复一致性是指因素与疾病(癌症)间的联系,在不同地区、由不同研究者进行研究均能获得同样或类似的结果。多数研究结果的一致性或可重复性增强了因果联系的可能性。但有时少数或个别研究结果的不一致性并不能简单地用以反驳因果假设,而需要仔细探讨差异的缘由。

**(6) 关联的剂量-反应关系**

关联的剂量-反应关系指的是当研究的暴露因素可以定量或分等级时,疾病的发生频率随着对因素暴露量的变化而变化。剂量-反应关系的成立意味着因素和疾病间存在因果关联的可能性较大。尽管剂量-反应关系的存在加强了因素与疾病之间存在有因果联系的可能性,但流行病学研究是在人群中的研究,因素与疾病间的剂量-反应关系并不一定可以用已知的直线或曲线模型去模拟,在特定的研究人群中也并不一定能观察到剂量反应。

**(7) 关联的特异性**

随着对疾病的充分病因的认识,单病因学说已经难于解释疾病的因果关联了。因此,若研究发现有关联的特异性存在,可加强因果关联的可能性;若不能,也并不能因此而否定因果关联的存在。

**(8) 关联的生物学合理性**

疾病是发生在生物体的结构和功能变化。一个因素与疾病的关联,应该具有生物学上的合理性,应该符合疾病的自然史和生物学原理。

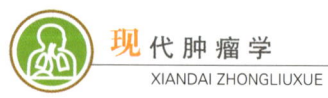

## 2.8 肿瘤的预防策略

尽管肿瘤的诊治水平有了很大的提高,但是癌症发病率在多数国家仍在逐年增高,治疗只能降低死亡率,预防才能降低发病率。世界卫生组织提出1/3 的癌症是可以预防的,1/3 的癌症如果能够早期诊断是可以治愈的,1/3 的癌症经过治疗可以减轻痛苦,延长寿命。与此同时,世界卫生组织还期望通过全球的共同努力在 21 世纪减少 40% 的癌症。因此,为了提高人类的生存质量,减少肿瘤的发生率、致残率,肿瘤的预防工作刻不容缓。

我国癌症的防治工作始于 20 世纪 50 年代,经过几代人的共同努力,目前已建立较为完善的癌症监测系统。根据《中国癌症预防与控制规划纲要(2004—2010)》,我国癌症防治的目标如下。

**(1)近期(2010年)目标**

为控制全国癌症死亡率的上升奠定基础。主要工作包括:建立及完善癌症信息系统;控制吸烟;控制乙型肝炎为主的感染;推行癌症早诊早治计划;倡导"健康生活方式及饮食防病"计划。各项工作应有具体计划及指标,以便实施及评价。

**(2)远期(2030年)目标**

全国癌症死亡率出现下降。工作重点为:继续完善癌症信息系统;继续控制吸烟;控制与感染有关的癌症;扩大癌症早诊早治规模,并不断引入新的有效技术;继续倡导健康的生活方式。

就全球而言,为了控制癌症流行,各个国家和地区应该制定相应的癌症控制规划。癌症控制的优先领域应该包括:①杜绝吸烟;②限制饮酒;③避免暴露于太阳光辐射;④有效控制经性、血液传播和密切接触传播的癌症相关感染;⑤采用健康饮食,摄入丰富的蔬菜水果,保持能量摄入和常规体育锻炼之间的平衡[43]。

目前,全球癌症死亡的 16% 可以归因于烟草。在发展中国家,20%~25% 的癌症死亡与感染有关,这一比例在发达国家为 7%~10%。如果有效的干预能够消除吸烟和环境烟草烟雾暴露,降低乙醇(酒精)消耗,逆转肥胖率的上升趋势,则经过几十年的努力,全球癌症发病率和死亡率有可能明显下降。

肿瘤的预防分为 3 级:第一级预防,是对危险因素进行干预;第二级预防,着重于早期发现、早期诊断和早期治疗;第三级预防,主要针对改善肿瘤患者的生命质量和预后。

(徐 飚 陈梦如)

## 主要参考文献

[1] Parkin DM, Bray F, Ferlay J, et al. Global cancer statistics, 2002. CA Cancer J Clin, 2005, 55:74-108.

[2] Wang JM, Xu B, Hsieh CC, et al. Longitudinal trends of stomach cancer and esophageal cancer in Yangzhong County: a high-incidence rural area of China. Eur J Gastroenterol Hepatol, 2005, 17:1339-1344.

[3] Wang JM, Xu B, Rao JY, et al. Diet habits, alcohol drinking, tobacco smoking, green tea drinking, and the risk of esophageal squamous cell carcinoma in the chinese population. Eur J Gastroenterol Hepatol, 2007, 19:171-176.

[4] Hayat MJ, Howlader N, Reichman ME, et al. Cancer statistics, trends, and multiple primary cancer analyses from the Surveillance, Epidemiology, and End Results (SEER) Program. Oncologist, 2007, 12:20-37.

[5] Howe HL, Wingo PA, Thun MJ, et al. Annual report to the Nation on the status of cancer (1973 through 1998), featuring cancers with recent increasing trends. J Natl Cancer Inst, 2001, 93:824-842.

[6] He J, Gu D, Wu X, et al. Major causes of death among men and women in China. N Engl J Med, 2005, 353:1124-1134.

[7] Parkin DM, Bray F, Ferlay J, et al. Estimating the world cancer burden: Globocan 2000. Int J Cancer, 2001, 94:153-156.

[8] Kanavos P. The rising burden of cancer in the developing world. Ann Oncol, 2006, 17(suppl 8): viii 15-viii 23.

[9] 董志伟,乔友林,李连弟,等. 中国癌症控制策略研究报告. 中国肿瘤, 2002, 11: 250-260.

[10] 上海市疾病预防控制中心. 2003 年上海市市区恶性肿瘤发病率. 肿瘤, 2006, 26:694.

[11] 金凡,周淑贞,陶蓉芳,等. 上海市区恶性肿瘤发病趋势 1972~1994 年. 肿瘤, 1999, 19:255-258.

[12] 李连弟,鲁凤珠,张思维,等. 中国恶性肿瘤死亡率 20 年变化趋势和近期预测. 中华肿瘤杂志, 1997, 19:3-10.

[13] 金凡. 上海市区 1972~1992 年乳腺癌发病趋势. 中国肿瘤, 1996, 5: 6-8.

[14] 鲍萍萍,郑莹,李新建,等. 利用 GM 模型分析上海市区女性乳腺癌和卵巢癌发病率. 中国卫生统计, 2005, 22:299-300.

[15] Hecht SS. Cigarette smoking and lung cancer: chemical mechanisms and approaches to prevention. Lancet Oncol, 2002, 3:461-469.

[16] IARC. Tobacco smoke and involuntary smoking. IARC monographs on the evaluation of carcinogenic risks to humans. Lyon: IARC, 2004: 83.

[17] Flanders WD, Rothman KJ. Interaction of alcohol and tobacco in laryngeal cancer. Am J Epidemiol, 1982, 115:187-193.

[18] Mucci LA, Wedren S, Tamini RM, et al. The role of gene-environment interaction in the aetiology of human cancer: examples from cancers of the large bowel, lung and breast. J Intern Med, 2001, 249:477-493.

[19] Spitz MR, Wei Q, Dong Q, et al. Genetic susceptibility to lung cancer: the role of DNA damage and repair. Cancer Epidemiol Biomarkers Prev, 2003, 12:689-698.

[20] Miller DP, Liu G, De Vivo I, et al. Combinations of the variant genotypes of GSTP1, GSTM1 and $p53$ are associated with an increased lung cancer risk. Cancer Res, 2002, 62:2819-2823.

[21] Schottenfeld D, Beebe-Dimmer JL. Advances in cancer epidemiology: understanding causal mechanisms and the evidence for implementing interventions. An Rev Public Health, 2005, 26:37-60.

[22] El-Serag HB, Mason AC. Rising incidence of hepatocellular carcinoma in the United States. N Engl J Med, 1999, 340:745-750.

[23] McGlynn KA, Tsao L, Hsing AW, et al. International trends and patterns of primary liver cancer. Int J Cancer, 2001, 94:290-296.

[24] Stern MC, Umbach DM, Yu MC, et al. Hepatitis B, aflatoxin B(1), and $p53$ codon 249 mutation in hepatocellular carcinomas from Guangxi, People's Republic of China, and a meta-analysis of existing studies. Cancer Epidemiol Biomarkers Prev, 2001, 10:617-625.

[25] Villa LL. Human papillomaviruses and cervical cancer. Adv Cancer Res, 1997, 71:321-341.

[26] Enroth H, Kraaz W, Engstrand L, et al. Helicobacter pylori strain types and risk of gastric cancer: a case-control study. Cancer Epidemiol Biomarkers Prev, 2000, 9:981-985.

[27] Plummer M, Vivas J, Fauchere JL, et al. Helicobacter pylori and stomach cancer: a case-control study in Venezuela. Cancer Epidemiol Biomarkers Prev, 2000, 9:961-965.

[28] Wild CP, Hardie LJ. Reflux, Barrett's oesophagus and adenocarcinoma: burning questions. Nat Rev Cancer, 2003, 3: 676-684.

[29] Santillan AA, Camargo CA Jr, Colditz GA. A meta-analysis of asthma and risk of lung cancer (United States). Cancer Causes Control, 2003, 14:327-334.

[30] MMWR. Trends in intake of energy and macronutrients-United States, 1971—2000. MMWR Morb Mortal WKly Rep, 2004, 53:80-82.

[31] Calle EE, Rodriguez C, Walker-Thurmond K, et al. Overweight, obesity, and mortality from cancer in a prospectively studied cohort of U. S. adults. N Engl J

Med,2003,348:1625-1638.
[32] Lukanova A, Lundin E, Zeleniuch-Jacquotte A, et al. Body mass index, circulating levels of sex-steroid hormones, IGF-I and IGF-binding protein-3: a cross-sectional study in healthy women. Eur J Endocrinol, 2004, 150:161-171.
[33] Perera FP. Molecular epidemiology: on the path to prevention. J Natl Cancer Inst,2000,92:602-612.
[34] Perera FP, Weinstein IB. Molecular epidemiology: recent advances and future directions. Carcinogenesis, 2000, 21:517-524.
[35] 薛开先. 肿瘤分子和基因组流行病学的研究进展. 国外医学·遗传学分册,2002,20:185-188.
[36] 沈洪兵. 基因多态性与疾病易感性的分子流行病学研究:问题与对策. 中华流行病学杂志,2004,25:766-768.
[37] 卢大儒,刘艳红. 肿瘤分子流行病学研究趋势和特点. 实用肿瘤杂志,2006,21:197-200.
[38] Sachidanandam R,Weissman D,Schmidt SC, et al. A map of human genome sequence variation containing 1.42 million single nucleotide polymorphisms. Nature,2001,409:928-933.
[39] Fu YP, Yu JC, Cheng TC, et al. Breast cancer risk associated with genotypic polymorphism of the nonhomologous end-joining genes: a multigenic study on cancer susceptibility. Cancer Res,2003,63:2440-2446.
[40] Rothman N, Garcia-Closas M,Steward WT,et al. The impact of misclassification in case-control studies of gene-environment interactions. IARC Sci Publ, 1999,148:89-96.
[41] Higginson. Present trends in cancer epidemiology. Proc Can Cancer Conf, 1969, 8; 40-75.
[42] WCRF/AICR. 陈君石,闻芝梅主译. 食物、营养与癌症预防. 上海:上海医科大学出版社,1997.
[43] Colditz GA, Samplin-Salgado M, Ryan CT, et al. Harvard report on cancer prevention. Volume 5: fulfilling the potential for cancer prevention: policy approaches. Cancer Causes Control, 2002, 13:199-212.

# 3 病毒与人类肿瘤

3.1 概述
   3.1.1 肿瘤病毒病因学的提出
   3.1.2 病毒致肿瘤机制概述
3.2 HTLV 与成人 T 细胞白血病
   3.2.1 HTLV 的生物学特性
   3.2.2 HTLV 引起成人 T 细胞白血病的机制
3.3 乙型肝炎病毒与肝细胞肝癌
   3.3.1 乙型肝炎病毒的生物学特性
   3.3.2 乙型肝炎病毒蛋白致肝细胞肝癌的机制
3.4 丙型肝炎病毒与肝细胞肝癌

3.4.1 丙型肝炎病毒的生物学特性
   3.4.2 丙型肝炎病毒致肝细胞肝癌的机制
3.5 EB 病毒与伯基特淋巴瘤、鼻咽癌
   3.5.1 EB 病毒的生物学特性
   3.5.2 EB 病毒致伯基特淋巴瘤、鼻咽癌的发病机制
3.6 人乳头瘤病毒与宫颈癌
   3.6.1 人乳头瘤病毒的生物学特性
   3.6.2 人乳头瘤病毒致宫颈癌的发病机制
3.7 问题与展望

## 3.1 概述

肿瘤所表现出的临床症状多种多样,肿瘤的发生则是一个极其复杂的过程,涉及单独或相互协调引起机体细胞的遗传物质变异或表达异常,包括体内遗传异常或基因缺陷,体外物理性、化学性和生物性因素等。不同的因素在肿瘤发生和发展过程中所起的作用不同,有些是导致肿瘤发生的启动因素,有些则属于促发因素。生物性致肿瘤因素可包括病毒、细菌、寄生虫等,其中病毒的作用比较肯定。

### 3.1.1 肿瘤病毒病因学的提出

19 世纪以前,人们普遍认为肿瘤只是一种遗传性疾病,与微生物无关。直至 1908 年,丹麦生物学家维赫尔姆·埃勒曼(Vilnelm Ellermann)和奥勒夫·班格(Oluf Bang)将患白血病鸡的血液和器官浸出液接种到健康鸡的身上发生了白血病以后,才在人类历史上首次证明动物肿瘤可由病毒引起。其后的众多研究进一步提示动物肿瘤可由病毒引起。1909 年,美国纽约洛克菲勒研究所的佩顿·劳斯(Peyton Rous)将患有肉瘤鸡的肿瘤细胞移植到另一些健康鸡身上,发现可使其中有些鸡也发生了肉瘤。他又将除去肿瘤细胞的肿瘤滤液进行移植试验,也获得了同样的结果。因此他提出鸡肉瘤的发生与其滤液中存在的病毒有关。后来,他还发现了几种鸟类肿瘤病毒。劳斯的研究开辟了肿瘤病因学的一个新领域,奠定了肿瘤病毒病因学的实验基础。1966 年 12 月,已 87 岁高龄的劳斯获得了诺贝尔生理学或医学奖。

1933 年,理查德·毕肖普(Richard Bishope)发现了第一个 DNA 肿瘤病毒即兔乳头瘤病毒。1953 年,路德维克·格罗斯(Ludwik Gross)等分离到一种能引起多类组织(腮腺、肾、骨、乳腺)发生肿瘤的病毒,称之为多瘤病毒。这种多瘤病毒不仅可引起小鼠和田鼠患肿瘤,还可引起兔、海猪、黄鼠狼等动物患肿瘤。1960 年又从猴肾细胞中找到一种猴空泡病毒 40(SV40)。后来将这 3 种病毒统归属于乳多空病毒科。这些病毒主要感染鳞状上皮细胞和黏膜组织,引起多种疣和纤维瘤等,一般为良性,但少数可转变成癌。1970 年,美国人巴尔的摩(Baltimore)与特明(Temin)对鲁斯肉瘤病毒研究后查明,该病毒的遗传信息是一条 RNA,体内酶系为反转录酶。这个发现证明了致癌性 RNA 病毒侵入宿主细胞后,先经反转录酶的作用,将 RNA 反转录成与该 RNA 互补的 DNA (cDNA),然后再整合到宿主细胞染色体中,使后者转化为癌细胞。他们的研究奠定了肿瘤病毒病因学机制的实验基础,两位癌病毒专家荣获了 1975 年诺贝尔生理学或医学奖。

目前,已发现有 30 多种动物的某些肿瘤是由病

毒引起的,这些病毒接种至动物脑内可诱发出肿瘤。常见的致瘤病毒有腺病毒、肉瘤病毒、脱氧核糖核酸病毒、核糖核酸病毒、多瘤病毒及猴空泡病毒等。这些病毒可诱发脑膜瘤、松果体瘤、肉瘤、星形细胞瘤、胶质母细胞瘤、室管膜瘤、脉络丛乳头状瘤和髓母细胞瘤等。

有关病毒与人类肿瘤究竟有什么关系,在很长一段时间内无明确结论。近20年来,流行病学调查和分子生物学的研究表明,两者之间确实存在着密切的关系。1980年,发现人T细胞白血病病毒(HTLV)可引起人某些淋巴细胞白血病,使RNA病毒与人肿瘤病毒病因学的关系获得巨大突破。1989年,世界上一些著名的病毒学家和肿瘤学家在智利圣地亚哥举行的"DNA病毒在人肿瘤中的作用"国际研讨会上,首次确定了至少有3种病毒与人肿瘤的密切关系。这就是肝炎病毒(HBV、HCV)与肝细胞肝癌,爱泼斯坦-巴尔病毒(EB病毒)与伯基特(Burkitt)淋巴瘤、鼻咽癌,人乳头瘤病毒(HPV)与宫颈癌有直接关联。除HCV外,均为DNA病毒。近10年开展的预防病毒感染可降低肿瘤发生的实验证据进一步证实病毒与人类肿瘤密切相关。目前比较明确与人类肿瘤密切相关的病毒有4种DNA病毒和2种RNA病毒,前者包括EB病毒、高危型人乳头瘤病毒、乙型肝炎病毒及人疱疹病毒8型,后者有HTLV和丙型肝炎病毒。本文将对其中的5种进行重点介绍。

总结已有的研究结果,现一般认为凡能引起人或动物发生肿瘤或体外能使细胞转化为恶性表型的病毒均可称为致肿瘤病毒。确定为肿瘤病毒则必须符合以下6条标准:①先有病毒感染,后发生癌变;②新分离的肿瘤组织内存在病毒的核酸和蛋白质;③体外组织培养中能转化细胞;④分类学上同属的病毒可引起动物肿瘤;⑤存在流行病学证据;⑥用病毒或病毒的组织成分免疫高危动物或人群,其肿瘤发病率下降。

### 3.1.2 病毒致肿瘤机制概述

人类肿瘤病毒引起人类癌症的机制和动物肿瘤病毒引发动物肿瘤是不同的,前者的感染一般具有长期潜伏和隐蔽的特点,通常与宿主处于"和平共处"状态,对宿主无害。只在偶然情况下,在宿主体内、外因素作用下才激活病毒的致肿瘤性。例如,在激素、代谢产物或辐射等的作用下,这些病毒才引起宿主肿瘤或白血病的发生。

因此,在人肿瘤发生的多基因改变和多阶段的过程中,有些病毒可能是导致肿瘤发生的启动因素,也有些病毒属于促发因素。一般认为,病毒引起肿瘤的机制是它们进入细胞后,主要涉及对宿主细胞遗传信息的改变,包括DNA突变、染色体异常、对DNA的后天性修饰和组蛋白的各种修饰等(epigenetics,表观遗传学变化),以及蛋白质与蛋白质间的交互作用。某些病毒,特别是DNA病毒和反转录病毒在感染中可将基因整合于细胞染色体中,随细胞分裂而传给子代,导致宿主的DNA发生突变,染色体异常,引起肿瘤。某些病毒主要通过病毒蛋白与基因蛋白之间的作用对细胞多方面发生多种作用,包括:①作用于细胞膜,有的病毒基因产物为生长因子或其受体类似物,可不断刺激细胞进行增殖;②跨膜信号传导,有的病毒基因产物具有类似G蛋白的作用,虽不能有效地调节信号输入,但可使细胞处于持续信号传入状态;③作用于细胞质,有的病毒基因产物本身为蛋白激酶,通过胞质蛋白激酶的磷酸化而影响细胞第二信使的产生;④作用于细胞核,正常细胞核内存在核蛋白和核受体,一些病毒基因本身为核蛋白、核受体或转录因子,参与转录及DNA合成的改变。病毒基因产物作用于细胞多个部位而改变细胞代谢,以致细胞发生癌变,因此称为病毒癌基因多效性作用。

另一方面,人类机体在进化过程中形成了完善的免疫系统,具有抵御和清除因病毒作用而产生的少数癌变细胞的能力,能够消灭肿瘤细胞于萌芽状态。只有当机体免疫力降低或被破坏时,肿瘤病毒使宿主细胞异常增生而发生癌变才成为可能。因此,机体是否能有效免疫监视在肿瘤发生、发展中起了重要作用,结果只有少数人群感染病毒后产生肿瘤,并且一般需要有较长的潜伏期。

## 3.2 HTLV 与成人 T 细胞白血病

研究发现,在RNA肿瘤病毒中,人T细胞白血病病毒(human T cell leukemia virus,HTLV)与成人T细胞白血病(adult T cell leukemia,ATL)的发生有病因学上联系[1,2]。HTLV病毒分为1型和2型(HTLV-1、HTLV-2)。HTLV-1已公认是ATL的致病因素,但尚未肯定HTLV-2与人类何种疾病有关。

## 3.2.1 HTLV 的生物学特性

1980年，美国人 Gallo 首先从皮肤型T细胞淋巴瘤（CTCL）患者分离出一种C型反转录病毒，称为人T细胞白血病病毒（HTLV）。1976年，日本学者发现 ATL 病例。1981年，Miyoshi 等将 ATL 细胞与人脐血淋巴细胞共同培养而建成 MT-1、MT-2 等细胞系，证明其表达T细胞标记，并观察到病毒颗粒也呈C型，命名为成人T细胞白血病病毒（adult T cell leukemia virus，ATLV）。1982年，通过血清流行病学调查和分子杂交技术等研究证明 HTLV 和 ATLV 是同一种病毒，1983年美国冷泉港会议将其定名为 HTLV-1。

HTLV-1 基因组由 9 032 个核苷酸组成。有关复制的基因是完整的，并具有编码功能，具体来说主要包含以下基因（图3-1）：*gag*、*pro*、*pol* 和 *env* 基因为病毒结构基因，*tax* 和 *rex* 为非结构基因。

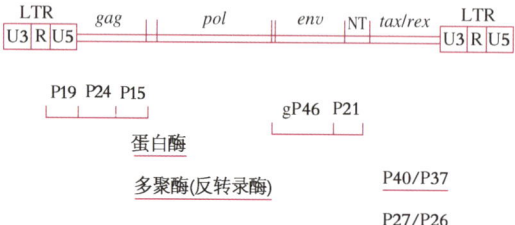

图 3-1 HTLV-1 基因组结构及其编码产物

1）*gag* 基因　也称主要结构核心抗原。先编码一种多聚蛋白前体，进而被酶解产生不同分子量的病毒结构蛋白 P19、P24 和 P15，其中 P24 是主要的结构核心蛋白。

2）*env* 基因　编码病毒胞膜糖蛋白 gP46 和穿膜糖蛋白 P21，为病毒胞膜的特异性蛋白。

3）*pol* 基因　主要编码病毒的反转录酶，由 986 个氨基酸组成。此外还编码整合酶、核酸酶 H，共同参与病毒 RNA 反转录生成 DNA 的过程。因此，HTLV-1 属于无缺陷反转录病毒。该病毒的结构特点是在 *env* 基因与 3′端末端重复序列（LTR）之间有一段由 1 500 多个核苷酸组成的区域，称为 pX 区或 X 区。近年发现，在 pX 区内存在 *tax* 和 *rex* 两个新的基因。

4）*tax* 基因　编码 Tax 蛋白，称为转录激活蛋白（P40），分布于 HTLV 感染细胞核内。P40 是一种反式作用因子，能够与 ATF/CREB 蛋白家族成员相互作用，后者通过 HTLV-1LTR 中的 3 个不完全 cAMP 反应元件（CRE）而促进病毒基因的转录[3]。

同时 Tax 可以激活不同的信号通路，上调其他细胞基因，刺激血清效应因子（SRF）以及 NF-κB/Rel 等转录因子。此外，Tax 还可以通过碱性螺旋-环-螺旋蛋白家族抑制某些细胞基因的转录，导致细胞功能异常。

5）*rex* 基因　编码 Rex 蛋白，称为转录后调节蛋白。编码 P27$^{rex}$ 和 P21$^{x}$，均为磷酸化蛋白，分布在感染细胞核内，主要在转录后水平调节病毒的表达，在未拼接和未完成拼接的病毒 RNA 核内运出过程中起重要作用，具有调节病毒 mRNA 单-双拼接与非拼接之间的平衡功能[4-6]。

## 3.2.2 HTLV 引起成人T细胞白血病的机制

目前研究认为 ATL 的发病涉及多种因素，包括病毒本身的特性、宿主细胞的状态以及宿主的免疫系统等。所以 HTLV-1 感染者在经过相当长的潜伏期后，将有一小部分发展成为 ATL，感染者中的年发病率为 5%～10%。HTLV-1 可能是通过病毒调控蛋白 Tax 和 Rex 的表达，使细胞的代谢发生改变，从而容易发展成 ATL，紧接着细胞原癌基因的重排或改变表达成为 ATL 的第 2 个因素（图3-2）。研究发现携带了 HTLV-1 *tax* 基因的转基因鼠容易发展成相似的血液疾病。

（1）Tax 蛋白的作用

研究表明，在 HTLV-1 致病过程中 Tax 介导的细胞转化起重要作用[3]。Tax 蛋白在 HTLV 感染机体的早期已经开始表达，并且主要发挥反式激活病毒基因表达的作用，这主要是通过激活 cAMP 反应元件结合蛋白（cAMP response element binding protein，CREB/ATF）、核因子κB（NF-κB）、活性蛋白-1（activation protein-1，AP-1）和血清反应因子（serum response factor，SRF）这 4 条信号通路实现的。其中，Tax/CREB 启动子形成的三元体复合物的形成在招募糖类结合蛋白（CBP）/P300 以及它们的细胞共活化因子 P/染色质装配因子（chromatin assembly factor，CAF）发挥关键的作用[7]。CBP/P300 与 P/CAF 可以和 Tax/CREB 形成复合体，从而影响 TATA 盒结合蛋白（TBP），最终促进病毒基因的转录。而 Tax 蛋白也能引起细胞内基因表达失控，这主要是通过激活 NF-κB 通路实现的。这也被认为是 Tax 反式激活细胞癌基因表达的主要机制。目前认为 Tax 激活 NF-κB 主要通过活化 IKK 通路，包括激活丝裂原活化激酶激酶-1（mitogen activated kinase kinase-1）、

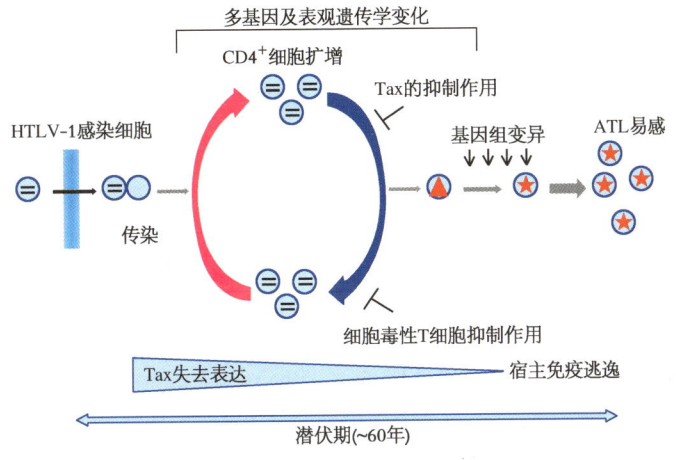

图 3-2 HTLV-1 感染导致 ATL 发病的自然过程示意图

IKKγ 亚单位调节分子、NF-κB 单体前体 P50、P105[8,9]。

除了反式激活作用,Tax 还可以通过抑制 β-DNA 多聚酶基因、lck、bax、p53、P18$^{ink4c}$、细胞周期蛋白 1A、细胞周期蛋白 D3 和 myb 的转录来影响细胞周期。这主要是通过修饰 bHLH 因子、NF-κB 或是 Tax,与限制 CBP/P300 入核的胞内转录因子竞争性地结合而实现的[10]。所以,Tax 可以通过加快细胞通过 G1-S 限制点而促进细胞增殖。Tax 也可以抑制细胞周期。与未感染的 T 细胞相比,HTLV-1 感染的 T 细胞系呈现独特的细胞周期调节蛋白表达模式,即细胞周期蛋白 D1、D2 和 P16$^{ink4}$、P21$^{cip1/waf1}$ 过表达。P21$^{cip1/waf1}$ 是 CDK 的抑制剂,参与形成细胞周期蛋白 D1/CDK2/PCNA 复合物。Tax 通过促进 P21$^{cip1/waf1}$ 的转录,抑制细胞周期限制点 G1 和 G2[11]。此外,Haoudi[12] 等利用慢病毒载体表达的 Tax 进行研究,发现 Tax 可以与抑癌基因 chk2 相互作用而使细胞周期停留在 G2-M 期。

此外,Tax 的表达还可以引起细胞毒性 T 细胞(CTL)的免疫反应。被感染的 T 细胞通过缺失富含启动子 5′-LTR 序列、tax 基因发生无意或错意突变以及使 DNA 超甲基化、组氨酸修饰沉默阻断病毒基因转录来抑制 tax 的表达,从而逃逸宿主的免疫监视作用。在 HTLV-1 感染的细胞处于潜伏期状态时,Tax 蛋白对被感染细胞的持续增生具有重要作用。而 tax 在基因水平发生的上述改变最终导致被感染细胞不依赖 tax 的增生以及逃逸宿主的免疫监视作用[13-15]。

(2) Rex 蛋白的作用

Rex 蛋白由 rex 基因编码,分子量为 27 000。P27$^{rex}$ 分布于细胞核内,可调控 HTLV 的表达,与病毒复制密切相关。但并不直接调节 RNA 的转录,为转录后调节因子。其功能是减少病毒 mRNA 的剪切,降低拼接的 pX mRNA 水平,增加未拼接病毒 mRNA 水平,导致 tax 基因表达下降,引起 gag、pol、env 和 pX 等基因转录降低。P27$^{rex}$ 蛋白介导了 HTLV-1 基因表达的反馈性调控,在一定程度上限制了 HTLV-1 的增殖。由于这种调控作用,形成了 P40$^{tax}$ 蛋白在 RNA 转录水平显示阳性,P27$^{rex}$ 蛋白在 RNA 加工水平显示阴性的反式调节过程,以致 HTLV-1 感染成为慢性状态。

(3) HBZ 蛋白的作用

HTLV-1 碱性亮氨酸控链蛋白(HTLV-1 basic leucine zipper protein, HBZ)定位于 HTLV-1 负链,于 2002 年作为 CREB-2 的相互作用蛋白被首次发现。HBZ 具有抑制 Tax 介导的反式激活功能[16]。Yasunaga[17] 等发现 HBZ 由 3′-LTR 转录而成,并且在研究的所有 ATL 细胞中都有表达。研究发现利用 HBZ 的小干扰 RNA 能够抑制 ATL 细胞的增殖,HBZ 基因过表达可以促进人 T 细胞系增殖。此外,HBZ 还被发现能够结合 c-Jun 和 JunB,从而阻断 AP-1 诱导的基因表达。但是到目前为止,HBZ 在细胞中发挥作用的具体分子机制还没有十分明确的答案。

## 3.3 乙型肝炎病毒与肝细胞肝癌

肝细胞肝癌(hepatocellular carcinoma, HCC)是常见的恶性肿瘤,HCC 发病率在男性肿瘤中居第 5 位,女性肿瘤中居第 8 位,估计每年有 5 000~10 000

新增病例。与大部分其他肿瘤的发展过程相似，HCC 的形成是个长期的、逐渐演变的过程，其中包括最终导致肝细胞恶性转化的基因改变。随着越来越多的肿瘤靶基因和基因网络被广泛研究，人们对肿瘤的形成和治疗有了更进一步的认识，乙型肝炎病毒（HBV）感染与 HCC 之间的联系日益受到重视。研究表明，超过 80% 的 HCC 患者都有感染 HBV 的病史，在经历数十年的慢性 HBV 感染后，有 30%～40% 的患者进展为肝硬化，而这些肝硬化的患者中每年又有 1%～5% 随后发展为 HCC[18]。流行病学资料表明，慢性 HBsAg 携带者患肝癌的危险度比非感染人群高 25～37 倍[19]。

### 3.3.1 乙型肝炎病毒的生物学特性

现已确认人乙型肝炎病毒（HHBV）是一种独特的病毒，被称为嗜肝 DNA 病毒。近年发现鸭乙型肝炎病毒（DHBV）、土拨鼠肝炎病毒（WHV）和地松鼠肝炎病毒（GSHV）等的形态和 DNA 基因组组成与 HBV 十分相似，在生物学作用方面存在共同的特性：①均对肝细胞有亲嗜性；②被感染的肝细胞可产生大量无感染性病毒包膜颗粒和完整的感染病毒，在血液中浓度甚高；③肝细胞和血液持续性感染可维持多年。

HHBV 有 3 种不同的颗粒，即小球形颗粒、长管形颗粒和 42 nm 直径的球形具双层膜结构的 Dane 颗粒。前两种颗粒无核酸成分，是病毒复制过程中过剩的衣壳，无感染性。上述 3 种病毒颗粒的包膜均携有乙型肝炎病毒表面抗原（HBsAg）。Dane 颗粒用 NP40 处理去除病毒包膜，其内即为乙型肝炎核心抗原（HBcAg），后者含有 DNA、DNA 多聚酶和 e 抗原（HBeAg）。HBsAg 决定病毒吸附至易感细胞受体，其产生的抗体对机体有保护作用。HBcAg 和 HBeAg 也可引起体液和细胞免疫反应。目前认为 HBcAg 诱发的免疫反应无保护作用，而抗 HBeAg 抗体是否有保护作用尚有不同意见。

HBV 基因组约 3 200 bp，编码 4 个基因（$S$、$C$、$X$、$P$），分别有部分重叠。HBV 基因组存在明显的异质性，定义为不同的基因型，目前已确定了 8 个基因型（A～H）和几个亚型。HBV 基因型之间在编码开放阅读框（open reading frame, ORF）长度上有所差异（表 3-1）[20]。除此之外，HBV 不同基因型对产生肝细胞肝癌的影响也是有区别的。东亚和东南亚的大部分研究表明，感染 HBV C 型的患者更容易发展成肝细胞肝癌[21]。队列研究也证实 HBV C 型以及高血清浓度的 HBV DNA 是肝细胞肝癌的一个独立的预后因素[22]。

表 3-1　HBV 基因组的功能特征及基因型之间的差异

| 基因型 | 基因组长度（bp） | ORF |
| --- | --- | --- |
| A | 3 221 | 在 HBc 插入 153、154 位氨基酸 |
| B | 3 215 | |
| C | 3 215 | |
| D | 3 182 | 在前 S1 缺少 1～11 位氨基酸 |
| E | 3 212 | 在前 S1 缺少第 11 位氨基酸 |
| F | 3 215 | |
| G | 3 248 | 在 HBc 插入第 12 位氨基酸 |
| H | 3 215 | 在前 S1 缺少第 11 位氨基酸 |

HBV 结构基因含有 4 个公认的 ORF——$S$、$C$、$P$、$X$ 和新发现的 2 个 ORF——前-前 S 区、前 X 区，以及众多启动子和增强子等转录调节元件，分别编码不同的蛋白（图 3-3）。

1）$S$ 基因（表面基因）　编码外膜蛋白，分为 S 区（nt 155～835）、前 S1 区（pre-S1, nt 2848～3204）、前 S2 区（pre-S2, nt 3205～154）。前 S1 区的 5′端因基因型不同而异，B 型和 C 型均始于 nt 2848，编码产物为 226aa、55aa、119aa。在 $S$ 基因中有 3 个起始密码子 ATG，分别位于 nt 155、nt 3172、nt 2848；共用一个终止子。经转录翻译得到 3 种蛋白：主蛋白即 S 蛋白（HBsAg）、中蛋白及大蛋白。前 S1 区是 HBV 与肝细胞膜直接结合位点。正常人的肝细胞膜上存在 HBV 前 S1 抗原受体，该受体与 HBV 的结合点定位于前 S1 蛋白的 21～47 位氨基酸上。前 S2 区编码的 55 个外膜蛋白具有很强的免疫原性，其 120～145 位氨基酸残基是 HBV 的重要免疫原性决定区，可诱导中和抗体的产生，并可能与 HBV 对肝细胞的特异性侵入有关。

2）$C$ 基因（核心基因）　分为 C 区（nt 1901～

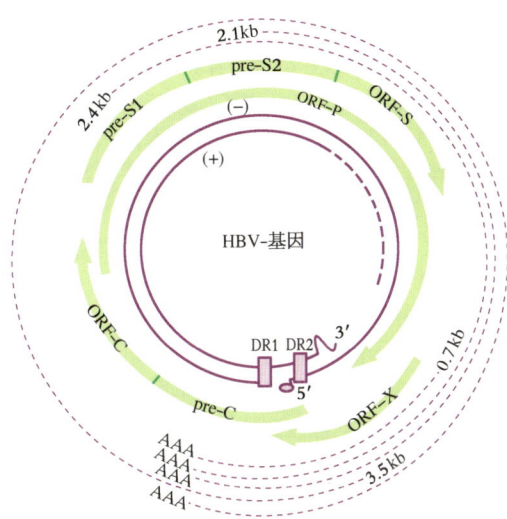

图 3-3　HBV 基因简图

2452）和前 C 区（pre-C，nt 1814～1900），编码病毒核心抗原（HBcAg）、多肽（P22）和 e 抗原（HBeAg）。HBcAg 和 HBeAg 由同一基因编码，其序列大部分相同，都是抗病毒免疫的重要靶位。HBcAg 抗原性强，诱导 T 细胞依赖性和非依赖性的免疫应答，而 HBeAg 诱导 T 细胞依赖性的免疫应答。HBcAg 除了组装成壳核、促进病毒颗粒成熟外，还可以作为其他病毒抗原的载体分子如汉坦病毒等，构建无感染源性的病毒样颗粒，为新一代疫苗的合成提供了基础。HBeAg 不参与乙型肝炎病毒的包装、传染和复制，是一种免疫调节蛋白，具有致免疫和致耐受的双重功能，可诱导免疫耐受和交叉调节 Th1/Th2 应答。临床观察和鼠类实验研究表明，HBeAg 通过多种诱导免疫耐受的机制如克隆清除、克隆无能等，下调宿主 T 细胞对 HBcAg 的应答，导致乙型肝炎病毒的持续性感染。

3）P 基因（多聚酶基因）　P 基因是 HBV 最长的基因，横跨 80% 的基因组，与 3 个其他的基因重叠，位于 nt 2307～3215 及 nt 1～1620，长约 2 529 bp。由于基因型不同，其大小有所差异，含有 834～845 个密码子，编码分子量为 90 000 的多聚酶（P）蛋白。P 蛋白也由 pgRNA 翻译而来，具有多功能性，且是病毒复制所必需的蛋白。

4）X 基因　X 基因位于 HBV nt 1374～1835，长 462 bp，编码 154 个氨基酸大小的 HBx 蛋白。HBx 蛋白不同于外膜蛋白和核壳蛋白，属于一种多功能的调节蛋白。很多研究证明，HBx 蛋白对一些病毒和细胞基因的转录有激活作用。Keasler 等[23]进一步从体内实验证明，HBx 蛋白参与 HBV 的复制，异位表达的 HBx 蛋白可以在一定程度上刺激 HBV 的转录和复制。Leupin 等[24]研究证明，HBx 蛋白在细胞核内与 DDB1 结合，以提高病毒 mRNA 水平来刺激 HBV 的复制。

### 3.3.2　乙型肝炎病毒蛋白致肝细胞肝癌的机制

关于 HBV 感染最终导致肝细胞肝癌的具体机制还不是十分清楚。总体而言，目前认为有两条主要的途径：①炎症导致的慢性坏死，即肝细胞发生炎症反应，导致细胞损伤，进而细胞有丝分裂、肝细胞增生发生重构，这个过程最终导致一系列突变在体内累积。②HBV 通过与宿主基因整合顺式激活或通过病毒蛋白反式激活细胞基因组而具有直接致癌作用，这个过程与被整合的宿主基因的持续复制有关（图 3-4）[19]。

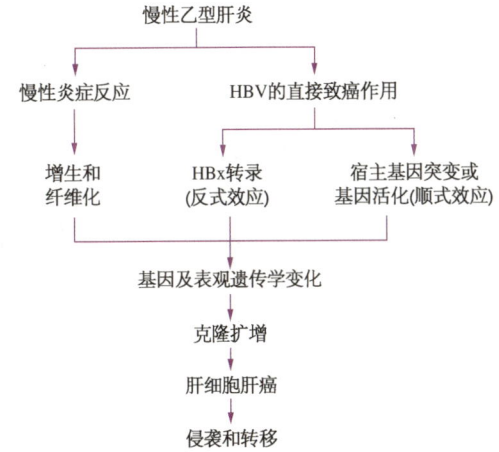

图 3-4　HBV 导致 HCC 产生的通路

(1) HBx 与 HCC

虽然 HBx 的多种功能已经在各种实验研究中被广泛报道，对于 HBx 基因在肝细胞肝癌发生中的具体作用，目前研究并不充分。HBx 能结合宿主的多种靶基因并介导多种细胞功能，包括细胞周期、细胞凋亡以及信号转导通路的调控等，还能参与编码细胞骨架蛋白、细胞黏附分子、癌基因以及抑癌基因。

研究表明，HBx 经蛋白-蛋白相互作用而发挥效应。HBx 可结合 cAMP 反应元件结合蛋白（CREB）、活化转录因子 2（ATF-2）、TATA 结合蛋白、RNA 聚合酶的亚单位 RPB5、Oct-1、bZip 等多种转录因子和转录的基本元件，直接或间接作用于基因启动子或增强子，继而进行转式激活，促进病毒复制。

胞质中的 HBx 参与许多信号转导通路如 ras/raf/丝裂原激活蛋白（MAP）激酶、JNK、JAK/STAT，以及蛋白激酶 C 通路，导致许多细胞基因（包括生长因子、血管因子及癌基因）的转录上调（图 3-5）。HBx 激活 Src 以及 Ras/Raf/ERK 通路，从而导致转录反式激活以及静止期细胞转化。有研究表明，HBx 对 Src 激酶的上游调节分子黏着斑激酶（focal adhesion kinase, FAK）有激活作用。

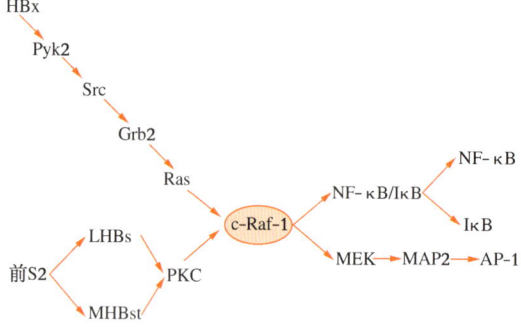

**图 3-5　HBV 的 HBx 蛋白及前 S2 在细胞中参与的主要信号通路**

此外，HBx 能够与抑癌基因 $p53$ 的 C 端形成相互作用的复合物，从而使 $p53$ 丧失大部分的功能，其中包括促进细胞凋亡。HBx 能够干扰 $p53$ 与普通转录子 ERCC3 的结合。HBx 与 $p53$ 结合，通过 AFP 启动子上的 $p53$ 结合位点可抑制 AFP 的阻遏作用。此外，HBx 还能下调 $p53$ 的表达水平。研究发现，肝细胞肝癌的患者中有 30%~60% 存在 $p53$ 突变。HBx 能够使胞质中的 $p53$ 失活，从而阻止其向胞核的转位。在 $p53$ 缺失情况下，HBx 对 $p21$ 转录的抑制可促进快速失控性细胞增殖，从而使原癌基因或肿瘤抑制基因突变累积，最终导致肝癌的发生[25,26]。

HBx 通过加速细胞周期 G1-S 和 G2-M 限制点而促进细胞周期进程。HBx 提高细胞周期依赖性激酶-2（CDK2）的活化速度及活化水平，以及与它们各自相互作用的细胞周期蛋白（cyclin E、A 及 B）。也有研究报道 HBx 能够促进细胞周期蛋白 D1 的表达。关于 HBx 致癌的机制目前发现还包括：HBx 激活肝癌细胞端粒酶，导致细胞异常增殖；HBx 提高细胞内钙离子水平，诱导细胞凋亡；HBx 能促进异常中心粒和多极纺锤体的形成，增多的中心体导致异常有丝分裂以及染色体传代错误的概率增大；HBx 促进肝癌细胞的侵袭与转移，等等。

**（2）HBV 的基因整合与 HCC**

几乎所有 HBV 相关的 HCC 肝细胞基因组中都可检测到 HBV DNA 整合，而且发生整合的位点也是千变万化的。有趣的是，HBV DNA 与细胞基因组的整合对病毒本身的复制没有关键的作用，只是保护 HBV 基因组在细胞中的持续表达。在通常情况下，病毒基因组的整合通常伴随着本身基因组的缺失或重排。HBV DNA 整合会导致感染细胞染色体的缺失。正因为如此，目前研究认为，HBV 基因组与感染细胞的 DNA 整合会破坏调节细胞周期主要分子的功能[27-29]。

HBV DNA 整合后可能通过两种途径参与 HCC 的发生，即顺式激活和反式激活：①顺式激活。HBV DNA 片段插入宿主原癌基因或抑癌基因内或附近，顺式改变它们的功能或直接破坏相应的蛋白编码序列。然而，到目前为止，在与 HBV 感染相关的肝细胞肝癌中还没有发现 HBV 基因组的整合位点位于主要的致癌基因附近[30]。②反式激活。与顺式激活相比，HBV DNA 整合片段编码产物的反式激活作用在 HCC 的发生中可能更为重要。研究表明，感染 HBV DNA 编码的前 S/S 蛋白和 HBx 蛋白具有反式激活作用，通过改变宿主基因组的表达模式，导致 HCC 的发生[31]。

**（3）HBV 致 HCC 的其他机制**

研究发现，3′端缺失的前 S2 及 S(前 S2/S) 编码的 HBV 截短型中分子表面蛋白（MHBst）是 HBV 的另一种反式激活蛋白，1/3 HCC 来源的整合 HBV DNA 能够表达 MHBst。这表明前 S2 活化家族在 HCC 的发生、发展过程中具有重要作用。此外，有研究证明，HBV 大分子表面蛋白（LHBs）具有转录激活功能，能够激活多种启动子元件。LHBs 可以通过 PKC-依赖性激活 c-Raf-1/MEK/ERK 信号通路，进而激活转录因子 AP-1 和 NF-κB。与 HBx 不同，这种激活途径不依赖 ras 癌基因的激活，并且伴随细胞激酶如 c-Raf 和 MAP2 的活化[32-34]。有学者发现 LHBs 转基因的小鼠容易发生肿瘤。进一步的研究表明，这种小鼠除了有 LHBs 的过量表达外，还伴随组织的玻璃样病变。因此，LHBs 可能与 HCC 的发生有关，当然还需要进一步的证实。有学者研究了 HBV 与谷胱甘肽-S-转移酶 P1、E-钙黏蛋白基因甲基化的关系，认为 HBV 感染可能会维持以上两种蛋白启动子的甲基化而影响其抑癌作用[35]。也有研究表明 HBcAg 可刺激蛋白酶降解 HBx，并和 HBx 协同抑制 HepG2 细胞 $p53$ 启动子的活性，抑制 $p53$ 肿瘤抑制基因的表达[35]。

综上所述，HBV 的感染与 HCC 的发生密切相关。近年来就 HBV 致 HCC 机制的研究已取得了很大进展，HBV DNA 的整合、HBx 蛋白的多种作用等都可能影响病毒本身和宿主细胞的生物功能,从而导致宿主细胞的直接转化或增加其对多种致癌因素的敏感性,进而发生转化和癌变。

## 3.4 丙型肝炎病毒与肝细胞肝癌

丙型肝炎病毒(HCV)于 1989 年被发现,目前 HCV 感染在世界范围都有分布,至少有 1.7 亿人感染,约占全球人口的 3%。HCV 的传播途径主要有输血传播、母婴传播及性传播等。HCV 的急性感染期可出现流感样症状,但通常无任何表现,80% 左右的急性感染者会导致慢性感染,HCV 的慢性感染最终会导致肝硬化,甚至肝细胞肝癌[36]。HCV 感染诱导的慢性炎症反应、细胞因子以及肝细胞的再生在肝癌的发病过程中起重要作用。越来越多的证据表明,HCV 可以直接通过影响某些细胞内重要蛋白或通路来促进细胞的恶性转化。因此,HCV 被认为是一种 RNA 肿瘤病毒。

### 3.4.1 丙型肝炎病毒的生物学特性

根据世界各地分离的 HCV 毒株,可将 HCV 分为 6 种基因型、11 个亚型。在世界不同地方有不同的优势基因型,欧、美各国流行株多为 I 型,我国以 II 型为主,东南亚等以 III、IV 型为主。这种多基因型可能缘于慢性感染过程中病毒经历了核酸序列变化,基因的多样性与临床疾病的差异有关。

HCV 属于黄病毒科,是一种单正链 RNA 病毒,直径 30~60 nm,有包膜,基因组长约 9.6 kb,仅含有单一的 ORF,由 9 个基因区组成,几乎跨越整个基因组。其基因组编码的多聚蛋白可以被宿主及其本身的蛋白酶剪切为 10 种成熟蛋白质,包括结构蛋白(core、E1、E2、P7)和非结构蛋白(NS2、NS3、NS4A、NS4B、NS5A、NS5B)。另外,在基因组的 5' 和 3' 端各有一段非编码序列(图 3-6)[37-39]。

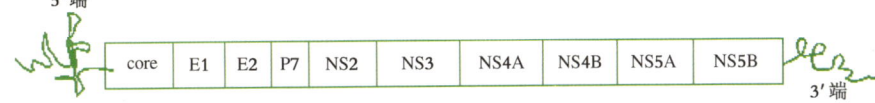

**图 3-6 HCV 全基因组模式图**

1) HCV 的核心蛋白(core) 负责包装 HCV 的核酸形成核衣壳,在病毒的感染、增殖、释放中发挥重要作用。有诸多证据表明它可以直接参与 HCV 的致病过程(详见本章 3.4.2)。

2) E1、E2 蛋白 是病毒的两个包膜糖蛋白,在病毒生活周期的多个环节发挥重要作用,如参与 HCV 入胞和病毒颗粒的合成[40]。

3) P7 在病毒的多聚蛋白中是连接结构蛋白和非结构蛋白的多肽,并可被胞内多肽酶剪切。P7 是一个有两个跨膜结构域的小蛋白,其 N 端和 C 端都面对内质网腔。现已证明它不参与 HCV 的复制过程[41]。

4) NS2 也是一个跨膜蛋白,不参与 HCV 的复制。该蛋白成熟之后的功能尚不清楚,但它在多聚蛋白中可与 NS3 一起作为蛋白酶切割其他蛋白。

5) NS3 是一个多功能蛋白。其 N 端具有丝氨酸蛋白酶活性,C 端具有解旋酶和 NTP 酶活性。NS3 发挥其蛋白酶活性时需要有 NS4A 的辅助,并定位在内质网膜上。有证据表明 NS3 与肝细胞肝癌的发生有关系。

6) NS4A 其疏水 N 端与内质网和 NS3 结合,具有稳定蛋白酶的作用。

7) NS4B 是一个高度疏水的非结构蛋白,有 4 个跨膜结构域,其 N 端和 C 端定位在胞质。已知 NS4B 的功能是参与胞内膜结构的重构,为 HCV 复制提供场所。

8) NS5A 为膜相关蛋白,其 N 端可锚定在膜上(内质网膜)。NS5A 在 HCV 的复制中发挥重要作用。该蛋白可拮抗干扰素的抗病毒作用以及破坏多个信号通路,还可以直接和细胞内蛋白相互作用(详见本章 3.4.2)。

9) NS5B 也是膜相关蛋白,体外培养提示其 C 端的跨膜结构域对 RNA 复制是必需的。NS5B 是 RNA 依赖的 RNA 聚合酶,它能以 RNA 为模板重新合成新的 RNA,而且 RNA 的合成也都在内质网膜上进行[42]。

HCV 感染宿主后,通过 E2 蛋白与细胞膜上的 CD81 等(已报道的 HCV 受体还包括 SR-BI、claudin-1 等)受体结合,进入宿主细胞。对于 HCV 的复制机制,一般认为与其他黄病毒属成员及单正链 RNA 病毒相似,即病毒进入细胞并脱衣壳之后,首先在胞质或胞质特定膜结构内翻译产生病毒蛋白,这些病毒蛋白再通过与宿主细胞蛋白的相互作用并对宿主的特定膜结构进行改造,形成膜相关的复制复合体。HCV 复制复合体的形成从高尔基复合体及内质网膜上起始,由 HCV 的非结构蛋白与宿主细胞蛋白形成多蛋白体,同时引起宿主膜结构的变化,形成一种泡膜结构(membranous web)。这种泡膜结构能保护病毒的 RNA 及蛋白质不被核酸酶及蛋白酶降解。病毒基因复制完成后与病毒包膜蛋白等结合组装成病毒颗粒而释放到细胞外。HCV 主要的复制部位在肝脏,肝脏中 HCV 的浓度比血液中高 100 倍。HCV 在血液中浓度很低,可能与 HCV 在血液中半衰期较短有关。

### 3.4.2 丙型肝炎病毒致肝细胞肝癌的机制

慢性 HCV 感染所引起的肝细胞损伤来自于病毒特异性及非特异性免疫反应。正常的肝细胞处于静息期,其半寿期超过 100 天;而在 HCV 慢性感染的患者体内,依病毒的感染情况和肝细胞的损伤程度,肝细胞半寿期会显著缩短,发生持续的再生与增殖。肝细胞在这样的环境中极易发生基因突变,从而使细胞的成长脱离正常的调控,导致肿瘤发生。

根据对 HCV 致病性的研究和对肿瘤发生的认识,关于 HCV 致癌的模式如图 3-7[43]。

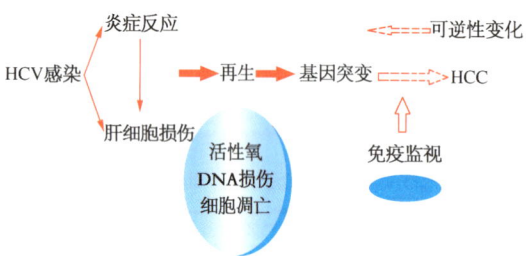

图 3-7　HCV 致癌机制模式图

综合目前的研究,可以认为 HCV 的一些蛋白质与宿主细胞的相互作用在 HCV 致癌过程中发挥着直接的作用。这些相互作用可以干扰正常的细胞因子分泌,影响细胞周期,使癌基因上调或抑癌基因功能丧失等,这些因素的叠加可能导致肿瘤形成。部分 HCV 蛋白与宿主之间的相互作用总结如下。

(1) HCV core 蛋白

有报道称 HCV core 蛋白与 PKR(一种双链 RNA 激活的蛋白激酶)存在相互作用[44],而 PKR 所参与的调控机制对细胞凋亡和细胞生长都起重要作用。core 蛋白与 PKR 的结合可以改变 PKR 的活性,从而抑制细胞凋亡等。另据报道,core 蛋白可以与抑癌基因 $p53$、$p73$ 等结合,同样可以抑制细胞凋亡,使细胞周期紊乱,有利于病毒复制等[45]。core 蛋白还可以通过抑制 TGF-β 通路来促进细胞增殖等。

(2) HCV E2 蛋白

E2 蛋白是一种糖蛋白,可以与细胞表面分子 CD81 结合,从而激活 MAPK/ERK 通路,促进细胞增殖。

(3) HCV NS3 蛋白

NS3 蛋白的丝氨酸蛋白酶结构域本身就能使细胞发生转化,虽然详细机制还不清楚。据报道,NS3 蛋白也能与 $p53$ 相互作用;还可以与蛋白激酶 A(PKA)作用,抑制其核内转移及其催化活性;NS3 蛋白还可以作为 PKC 的底物,与 PKC 的正常底物竞争[46,47]。

(4) HCV NS5A 蛋白

已报道 NS5A 蛋白可以行使多种功能,包括凋亡、信号转导、转录、细胞转化等。NS5A 蛋白也作为 PKR 的抑制剂[48]。NS5A 蛋白与 hVAP-A 的相互作用,使其锚定在细胞的膜结构上,为病毒复制提供便利。另外,NS5A 蛋白可以与 TATA 盒结合蛋白(TBP)及 $p53$ 相互作用,与它们组成复合物,从而阻止 TBP 及 $p53$ 与它们相应的 DNA 结合,破坏细胞的损伤修复功能。

以上总结了 HCV 蛋白与宿主蛋白间相互结合在 HCV 致癌过程中的作用,由于大部分结果来自于单个病毒蛋白在细胞内的研究,故常有矛盾。近年成功建立的具有完整 HCV 基因组,能在细胞中完成复制周期并释放有感染性病毒颗粒的细胞系统[49]的应用将有助于克服上述局限性。

## 3.5　EB 病毒与伯基特淋巴瘤、鼻咽癌

1964 年 Epstein 和 Barr 首先从伯基特淋巴瘤培养成功两株淋巴瘤细胞系,在电镜下观察到其形态与疱疹病毒相同,血清学及生物学研究证明是一种独特的疱疹病毒,称为爱泼斯坦-巴尔(Epstein-Barr)病毒(EB 病毒,EBV)。已知 EBV 与伯基特淋巴瘤、鼻咽癌、霍奇金淋巴瘤、传染性单核细胞增多症(IM)等有密切的关系。长期以来,随着人们利用血清学、流行病学、分子生物学等方法对 EBV 的深入研究,其与恶性肿瘤的关系日趋受到重视(表 3-2)。

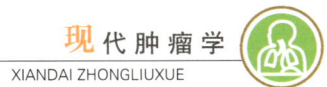

表 3-2　EBV 相关疾病潜伏感染类型及基因表达[50]

| 潜伏型 | 基因表达 | | | | | | | 相关疾病 |
|---|---|---|---|---|---|---|---|---|
| | EBER | EBNA-1 | EBNA-2 | EBNA-3 | EBNA-5 | LMP-1 | LMP-2 | |
| 潜伏ⅠA | + | + | − | − | + | − | − | 伯基特淋巴瘤 |
| 潜伏ⅠB | + | + | − | − | + | − | − | 胃癌 |
| 潜伏Ⅱ | + | + | − | − | + | + | + | 霍奇金淋巴瘤、鼻咽癌、T/NK 细胞淋巴瘤 |
| 潜伏Ⅲ | + | + | + | + | + | + | + | 传染性单核细胞增多症 |

## 3.5.1　EB 病毒的生物学特性

EBV 属于 γ 疱疹病毒科，其形态与其他人类单纯疱疹病毒属相似。成熟的病毒颗粒为球形，直径为 150~180 nm。有一个蛋白囊膜，至少含有 4 个蛋白质，其中 3 个为糖蛋白。囊膜内是 20 面体的核衣壳，由 162 个核衣壳蛋白组成。核衣壳内是直径约 45 nm 的致密体，主要携带病毒基因组的线状双链 DNA，分子量为 $10^8$。其基因组已被克隆，序列总长度为 172 282 bp，G + C 含量为 58%~60%。基因组分为：① 5 种特异性序列（unique sequence）U1~U5；② 内部重复序列（internal repeat sequence）IR1~IR4；③ 末端重复序列（terminal repeat sequence，TR）。该基因组编码约 80 种蛋白，包括 6 种 EBV 核抗原（EBNA-1~6）、2 种早期抗原、2 种 RNA 转录片段（EBER）和 3 种潜伏期膜蛋白（LMP-1、LMP-2、LMP-3）等。其中，EBNA-1、2、5、6 和 LMP-1 在细胞转化过程中有重要作用。

EBV 主要侵犯 B 细胞，对人的 B 细胞、咽上皮细胞和腺细胞有亲和力。过去认为只有 B 细胞表面有 EBV 受体，但最近发现在腮腺管、咽以及宫颈外的某些上皮细胞亦有 EBV 受体，因此 EBV 亦可以感染上皮细胞。一旦感染，EBV 将长期潜伏在人的 B 细胞中，受感染者将成为终身带病毒者[51,52]。病毒基因组持续存在于细胞内，仅有少量病毒蛋白表达，没有病毒的复制。但在某些未明因素的作用下，或在体外应用病毒活化诱导剂，可使病毒周期进入增殖期，最后产生病毒颗粒。在产生病毒的复制周期中，各种抗原分别在不同阶段出现，其顺序是 EBV 核抗原（EBNA）、淋巴细胞检测的膜抗原（LMA）、病毒 DNA 复制、EBV 衣壳抗原（VCA）、晚期膜抗原（LMA），最终释放病毒颗粒。

根据潜伏状态，EBV 抗原性可分为以下两大类[53-55]。

(1) EBV 增殖感染相关的抗原

1) EBV 早期抗原（EBV early antigen，EA）是病毒 DNA 复制前出现的非结构性蛋白，有两种亚型：弥散分布于细胞核和细胞质的称为弥散型，即 D 型（EA-D）；在细胞质内成团块状出现者称为限制型，即 R 型（EA-R）。EA 的生物学作用可能与抑制宿主细胞 DNA 复制过程、促进病毒 DNA 表达有关。该抗原的重要性在于，其出现表明体内 EBV 复制的开始。急性 EBV 感染或慢性活动性 EBV 感染的患者，可产生针对 EA 的抗体。但这种抗体在曾感染过 EBV 的健康者血清中消失。

2) EBV 衣壳抗原（EBV capsid antigen，VCA）是病毒增殖后期合成的结构蛋白，存在于胞质和胞核内。宿主细胞 VCA 的出现和 EBV 的形成是一致的，也是最晚出现的 EBV 抗原。EBV 感染后出现抗 VCA 抗体，并可在宿主体内终身存在，故是研究 EBV 流行病学的重要标记。VCA IgG 普遍存在于人群的血清中，但是 VCA IgA 则多见于鼻咽癌患者。一般认为，患者 VCA IgA 水平的高低可反映肿瘤的发展、预后和疗效。

3) EBV 膜抗原（EBV membrane antigen，MA）位于病毒感染的细胞膜上，病毒的囊膜上也有这种抗原，是 EBV 的中和抗原，其中的糖蛋白 gP340 能诱导出中和抗体。VCA 和 MA 属于 EBV 的结构抗原。

(2) EBV 潜伏感染时表达的抗原

它们包括 EBV 核抗原、EBV 潜伏期膜蛋白等。由于它们与病毒的致肿瘤作用关系密切，故在本章 3.5.2 中描述。

## 3.5.2　EB 病毒致伯基特淋巴瘤、鼻咽癌的发病机制

关于 EBV 在伯基特淋巴瘤发病中的具体机制目前尚未完全清楚，不断累积的证据表明在伯基特淋巴瘤的恶性表型中 EBV 的确有着持续性的贡献，

多种病毒抗原发挥重要作用(表 3-2),其作用机制可能包括染色体异位引起 $c$-$myc$ 表达失控、细胞分化被阻滞和 EBV 持久刺激细胞生长等。

### (1) EBV 核抗原

EBV 核抗原(EBNA)是 EBV 感染细胞早期出现的抗原,所有 EBV 感染和转化的 B 细胞核内都可检出这种核抗原。EBNA 的出现表明宿主细胞携带 EBNA 基因组,且已整合到细胞 DNA 中。主要包括 EBNA-1、EBNA-2、EBNA-3A、EBNA-3B、EBNA-3C 和主导蛋白(leader protein,LP)。

1) EBNA-1 为磷酸化的 DNA 结合蛋白,也是 EBV 相关恶性肿瘤细胞唯一始终表达的蛋白。EBNA-1 的功能与 EBV 基因组复制和稳定性有关,是细胞转化所必需,也是 EBV 游离体 DNA 复制的必需蛋白。通过与病毒 DNA 直接作用而发挥其功能,在 I 型潜伏期感染中其表达受细胞周期调控。

2) EBNA-2 是由富含脯氨酸的 483 个氨基酸残基组成的核蛋白,与其他细胞或病毒的转录因子无同源性。一般认为 EBNA-2 是 B 细胞转化的必需蛋白,它可反式调控 LMP-1 和 $c$-$myc$,并刺激 CD23、CD21、$c$-$fgr$ 等产生。

3) EBNA-3 包括 EBNA-3A、3B、3C。EBNA-3C 可诱导 CD21 表达,可能参与 EBV 感染细胞的转化过程。EBNA-3A 也与 B 细胞转化有关,而 EBNA-3B 则不是细胞转化所必需的。

4) EBNA-4 又称主导蛋白(LP)。已发现 LP 能激发 B 细胞永生化,能与 EBNA-2 协同诱导细胞周期蛋白 D2 和推动细胞周期进程。通过与 EBNA-2 酸性反式激活结构域相互作用,LP 可大大增加 EBNA-2 反式激活 LMP-1 表达的作用。

5) EBNA-5 近年研究发现,EBV 感染 B 细胞 6~12 h 即可有 EBNA-5 的表达,后者能与 Rb、P53 蛋白结合,从而消除了 Rb、P53 蛋白的抑癌作用,导致细胞的转化。

6) EBNA-6 为 BERF 的 ORF 编码,近年了解到这也是 EBV 转化细胞必需的基因。

### (2) EBV 潜伏期膜蛋白

LMP 是病毒潜伏期感染增殖转化 B 细胞时出现的膜抗原,包括 LMP-1、LMP-2A、LMP-2B。LMP-1 是诱导 B 细胞转化的主要因子,是目前唯一证实的 EBV 恶性转化基因,能调控某些基因的表达,如上调表皮生长因子受体(EGFR)、干扰素调节因子(IRF)-2 和 -7、CD23、CD40、CD54 等,下调 CD10 等表达,激活细胞黏附分子 LFA-1 等的表达。LMP-2 是细胞酪氨酸激酶的底物,其蛋白功能与 LMP-1 介导的激活作用有关,可能是 LMP-1 功能的一个辅助成分。在潜伏期感染及细胞恶变中的作用尚不清楚。

$c$-$myc$ 表达失控是伯基特淋巴瘤最主要的恶性决定因子,在所有类别的伯基特淋巴瘤中都存在着 $c$-$myc$ 基因的转位及基因表达失调。鉴于 EBV 具有很强的生长转化能力,可通过在初期扩大那些具有转位危险的细胞群或者促进转位阳性不完全恶性克隆的生存率或增生而发挥作用。上述情形发生于一些早期或者间期淋巴瘤的 III 型潜伏期感染中,之后随着细胞变化的积累,病毒转为 I 型潜伏期感染状态,也使细胞生长不再依赖于病毒的转化蛋白(例如 EBNA-2 和 LMP-1)。$c$-$myc$ 表达失控不可避免地将使细胞变得容易凋亡,而 EBV 在伯基特淋巴瘤病程中的另一个重要作用就是对抗这种凋亡敏感性。有研究表明,与对照细胞相比,表达有 EBV 多种蛋白(包括 EBNA-3A、3B、3C)的 I 型潜伏期感染细胞对多种凋亡诱导剂显示出明显增强的耐受能力[56]。除了 $c$-$myc$ 转位,在伯基特淋巴瘤细胞中显然还有其他细胞基因改变发生。有研究发现,在许多地方性和散发性伯基特淋巴瘤中 ARF-MDM2-$p53$ 肿瘤抑制通路失活[57,58]。

### (3) 鼻咽癌的发生

除 EBNA 的转化作用外,还与 LMP 基因有关。研究表明,LMP-1 是一种跨膜蛋白,具有降低接触抑制和停泊依赖性生长作用,可增强肿瘤细胞表型的产生。这种蛋白不仅是 B 细胞生长转化所必需,也是非淋巴细胞转化所必需的基因产物。EBNA-2 和 LMP-1 可特异地引起 B 细胞激活抗原的表达。LMP-1 是 EBV 引起细胞增殖最重要的媒介物,其作用是保护细胞避免凋亡。研究证实,LMP-1 可激起 B 细胞 bcl-1 基因的活动而延迟凋亡,导致转化。此外,还可通过对 $p53$ 的作用而影响细胞的正常代谢,导致细胞转化恶变。LMP 为 EBV 的转化基因,从而成为 EBV 致癌的重要一环。

迄今,已有大量研究结果证明 EBV 与伯基特淋巴瘤、鼻咽癌、霍奇金淋巴瘤、传染性单核细胞增多症等多种疾病相关,并能在体外培养条件下使 B 细胞永生化,这充分显示了 EBV 的致癌潜能。但从现有的研究结果分析,还不能认为 EBV 是鼻咽癌发生的唯一病因。EBV 在世界范围对广大人群有传染性,而鼻咽癌的发病率却有明显的地理差异,表现出人类种族的特性。经研究发现,鼻咽癌患者 HLA-A 位点出现 A2、HLA-B 位点出现 Sin-2(BW-46)的频率增加;长期移居国外的华人经过几代以后,鼻咽癌发病率可以下降;芳香烃和亚硝酸胺类等化合物能在动物身上诱发出鼻咽癌。这些结果提示,在鼻咽癌的发生中除 EBV 的作用外,还应该考虑到机体的遗传性因素、环境中化学因素的作用也可能是很重要的。

## 3.6 人乳头瘤病毒与宫颈癌

人乳头瘤病毒(human papilloma virus,HPV)可通过人体间密切接触而传播,导致感染者发生皮肤寻常疣或生殖器尖锐湿疣等疾病。1995 年,国际癌症研究中心(IARC)证实 HPV 与宫颈癌密切关联,从而确定 HPV 为 DNA 肿瘤病毒。

### 3.6.1 人乳头瘤病毒的生物学特性

HPV 是一类无包膜球状小 DNA 病毒,属于乳多空病毒科,可导致人类皮肤与黏膜异常增生,并引起组织疣状病变及乳头状瘤。其环状双链 DNA 基因组由 7 200~8 000 bp 构成。目前已鉴定出 HPV 有 100 多种基因型[59,60],其中有大约 40 种可感染生殖道黏膜。根据 HPV 基因型与女性生殖道恶性肿瘤发生危险性高低的相关性,HPV 又可分为低危型和高危型。低危型(如 HPV-6、11、41、42、43 等)主要引起尖锐湿疣等良性病变;高危型(如 HPV-16、18、31)与宫颈癌等肿瘤密切相关,90% 以上的宫颈癌与 HPV-16、18、31 有直接因果关系[61,62]。

HPV DNA 基因组虽为环状双链,但只有其中一条 DNA 链具有编码功能,包括 3 个功能区,即早期转录区、晚期转录区和上游调控区(URR)[63]。早期转录区约占 4 kb,含有 6 个开放阅读框,编码 E1、E2、E4、E5、E6、E7 病毒蛋白(图 3-8),具有参与病毒 DNA 复制、转录、翻译、调控和细胞转化等功能(表 3-3)。其中 E6、E7 是最有效的病毒癌蛋白,与病毒的细胞转化功能及致癌性有关。E6 蛋白能与细胞内 E6 相关蛋白(E6-associated protein,E6AP)形成复合物,从而间接与 P53 抑癌蛋白结合,使 P53 降解失活,导致细胞周期失控。研究发现,它还可通过激活端粒酶使正常细胞永生化。E7 则可与视网膜母细胞瘤(Rb)抑癌蛋白结合。晚期转录区也称为 L 区,由约 3 000 bp 构成,有两个主要的开放阅读框,分别编码 L1、L2 病毒蛋白。L1 区编码主要衣壳蛋白,为主要的种特异性抗原;L2 区编码次要衣壳蛋白,是型特异性抗原。上游调控区(URR)又称为长控制区(LCR)或非编码区(NCR),由约 1 000 bp 构成,位于早期转录区、晚期转录区之间,其功能尚不明确,可能对病毒复制及转录具有调节作用[64]。

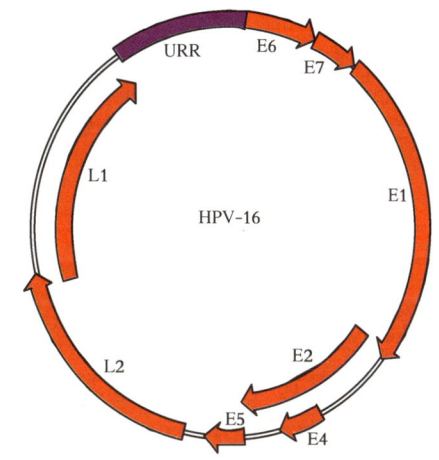

图 3-8 HPV-16 基因组

表 3-3 HPV 基因产物、调控区及其功能

| 基 因 | 功 能 |
| --- | --- |
| E1 | 病毒 DNA 复制 |
| E2 | 转录调节、病毒 DNA 复制 |
| E4 | 尚不明确,可能参与成熟病毒颗粒释放 |
| E5、E6、E7 | 细胞转化 |
| L1 | 主要衣壳蛋白 |
| L2 | 次要衣壳蛋白 |
| URR | 病毒 DNA 复制、转录调节 |

### 3.6.2 人乳头瘤病毒致宫颈癌的发病机制

自从 Harald zur Hausen(2008 年诺贝尔生理学或医学奖获得者)首先在宫颈癌中分离出 HPV-16、18 DNA 以来,大量的生物学及流行病学研究确认了 HPV 与宫颈癌的直接因果关系。高危型 HPV-16、18 是导致宫颈癌的主要亚型。现已知 HPV 引起宫颈癌是一个多步骤的过程,包括:①HPV 侵入细胞及其基因的表达;②HPV 持续性感染的建立;③HPV 有关基因编码产物与宿主细胞基因产物相互作用;④宿主细胞功能紊乱,导致细胞转化。其中病毒癌蛋白 E6、E7 在 HPV 诱发宫颈癌的机制中发挥了关键作用。

Ziegert 等[65]研究发现,HPV DNA 在宿主细胞中以两种方式存在:一种是整合状态;另一种是染色体外的附加体形式。良性或癌前病变中的 HPV 一般以游离态存在,而在恶性肿瘤中则为整合状态。整合部位常发生在 E1~E5、L2 区,这些区域的 DNA 片段随整合而丢失,而 E6、E7 则整合于宿主基因组中发挥作用。其中 E6、E7 蛋白的过量表达在宫颈癌变中起关键作用。E6、E7 蛋白的促转化作用受 E2 蛋白的调控,E2 蛋白和 URR 内的增强子(enhancer)结合,反馈性调节基因转录,HPV DNA 整合进宿主基因组往往引起病毒 E2 片段的缺失,导致 E6、E7 基因失控而过量表达[66]。研究发现 E6、E7 可与许多重要细胞蛋白结合,并使其降解,从而影响细胞周期、细胞增殖及凋亡的调控。E6 通过结合泛素蛋白连接酶 E6AP 进而结合 p53,从而使 p53 泛素化,随之被 26S 蛋白酶体降解,导致细胞凋亡抑制以及细胞基因突变蓄积[67]。近期发现 E6 诱导的 p53 降解还可下调 notch 1 表达,导致基因组完整性降低[68]。E6 通过 E6AP 还可降解人端粒酶(telomerase)抑制蛋白 NFX1-91,从而活化端粒酶[69]。高危型 HPV E6 蛋白含有 PDZ 基序[X-(S/T)-X-(V/L/I)],此基序对于 E6 的转化活性与致癌性至关重要,目前发现许多含 PDZ 基序的细胞蛋白为 E6 靶蛋白。由于含 PDZ 基序的细胞蛋白在维持细胞极性、细胞黏附、多蛋白信号复合物支架中发挥作用(图 3-9),所以 E6 可能通过这些细胞靶蛋白影响细胞极性,从而导致细胞转化和发生癌症。

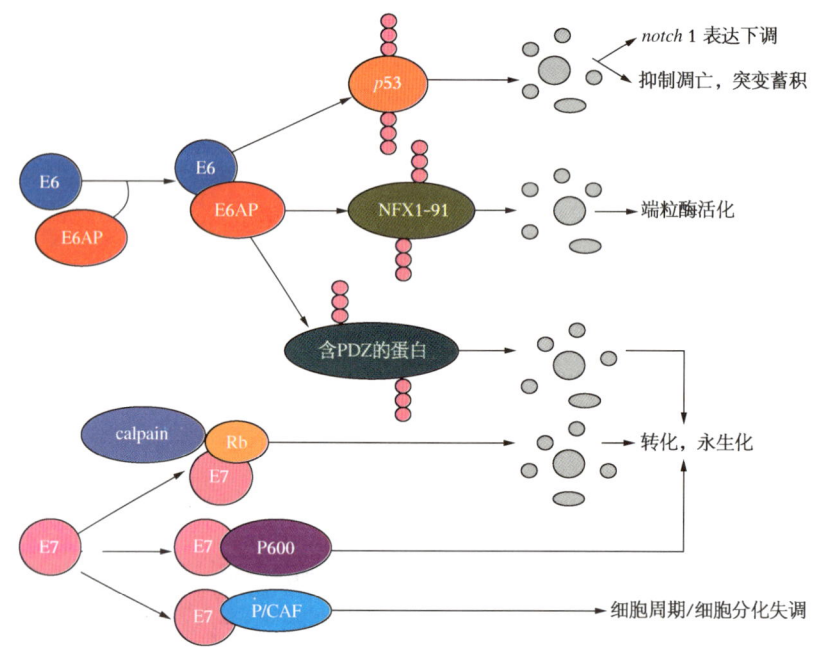

**图 3-9 高危型 HPV E6、E7 作用的细胞靶蛋白及其结果**

E7 通过与众多细胞靶蛋白结合发挥其癌蛋白功能。E7 蛋白通过钙离子活化的钙蛋白酶(calpain)裂解并灭活抑癌蛋白 Rb,使得正常状态下与 Rb 结合的转录因子 E2F-1 解离出来,导致细胞周期激酶抑制因子 P16$^{INK4a}$ 过量表达,从而引起细胞周期失调[70]。研究还发现 E7 可与 Rb 结合因子(P600)结合,从而促进细胞转化[71]。另外,E7 与转录辅助激活因子 P300、P300 结合因子(P/CAF)结合,降低其乙酰转移酶活性,导致 Rb 乙酰化降低,从而干扰 Rb 控制的细胞周期及细胞分化[72]。P/CAF 也是控制 p53 转录表达的转录辅助激活因子,因而 E7 可能通过 P/CAF 间接抑制 p53 的表达,从而降低 p53 功能。E7 结合细胞 PP2A 磷酸酶,诱导 Akt 活化,也可能促进 E7 的转化能力[73]。

基因组失稳定性在许多癌症发生、发展中具有重要作用,研究表明高危型 HPV E6、E7 都能诱导基因组稳定性丧失。E7 通过作用于细胞周期蛋白 A 和细胞周期蛋白 E/CDK2,在相对较短的时间内可诱导中心体过度复制,并伴随有多极性纺锤体孔形成;而 E6 的作用发挥较慢,很可能通过失活 p53,干扰有丝分裂和(或)有丝分裂后检测点控制,使得在中心体异常的情况下仍然允许细胞进行有丝分裂并完成 DNA 复制[74]。E6、E7 还可上调参与 G2-M 期转换及有丝分裂进程的基因表达,如 aurora-A、plk1、生存素(survivin)和 CENP-E[75]。因此,E6、E7 很可能利用多种途径引起细胞基因组稳定性的丧失。

HPV 持续性感染致癌的首要前提是病毒必须有效逃逸宿主免疫防御。研究表明高危型 HPV E6、E7 能有效抑制宿主先天免疫防御。E6 与干扰素调节因子-3(interferon regulatory factor-3，IRF-3)结合，抑制其反式激活功能。而 E7 结合 IRF-1，从而抑制 IFN-β 启动子活性。同时，E6、E7 也可抑制 IFN-α 的抗病毒和抗增生活性。

尽管激素在宫颈癌中的作用仍存在争议，但在 HPV E6、E7 转基因小鼠中的研究表明，雌激素可促进 HPV 所致宫颈癌的发生[76]。1/3 的宫颈癌组织中负责将雄激素转换为雌激素的芳香酶(aromatase)表达水平高于癌前或正常宫颈组织，并且在 HPV 阳性宫颈癌细胞中外转芳香酶可上调雌激素受体活性，促进细胞增生和锚定非依赖性生长(anchorage-independent growth)[77]。另外，E6、E7 可直接与肿瘤抑制蛋白 BRCA1 结合，导致 BRCA1 抑制雌激素诱导的转录活性减弱[78]。这些结果提示，在 HPV E6、E7 诱发宫颈癌的过程中，雌激素、芳香酶和雌激素应答基因可能也发挥了促进作用。

## 3.7 问题与展望

与确定病毒与动物肿瘤相关已经有百年的历史相比，明确病毒与人类肿瘤密切相关还只是近 30 多年的事，主要原因如下。

**(1) 人类肿瘤从病毒感染到最后发生肿瘤所需要的时间特别长**

动物病毒引起肿瘤一般仅需几周或几个月，而人类肿瘤一般要在病毒感染后数年，甚至几十年才能发现，如 HPV 感染高峰在 20 岁左右，而宫颈癌的发病高峰则在 40～50 岁，中间经过了 20 多年的潜伏演变期。乙型肝炎病毒引起的肝癌也是如此。因此，判定疫苗预防病毒感染后对阻止肿瘤发生的效果比较困难，需要更长的时间。如尽管美国 FDA 已批准 HPV4 价预防性疫苗(HPV-6、11、16、18)进入Ⅲ期临床试验，并显示对 HPV 感染具有 70% 的保护率，但对宫颈癌的预防效果还需进一步确认[79]。

**(2) 人类肿瘤病毒本身不足以引起肿瘤的发生**

许多动物病毒接种动物后病毒本身即可引起肿瘤，而人肿瘤病毒常需要与其他致肿瘤及促发因子共同作用才能诱发肿瘤，对病毒致人肿瘤的研究进程直接依赖于我们对人体生物学本质及其他致肿瘤及促发因子的认识水平。如尽管 HPV 在宫颈癌的发生、发展中发挥了重要作用，但 HPV 感染只是宫颈癌发生的必要条件，而非充分条件，HPV 诱导宫颈癌的发生还需要环境和遗传因素的参与。因此，在深入研究 HPV 生活周期及致病机制的同时进一步明确环境和遗传因素仍然具有重要意义。

**(3) 许多人肿瘤病毒缺乏理想的动物实验模型**

人肿瘤病毒一般均具有严格的宿主范围和组织特异性，体外常难于通过培养的方法获得大量的病毒颗粒，又难于在体内进行病毒感染的致瘤实验。如 HCV 被发现的 20 多年间，已对其流行病学、分子生物学以及致病方面的特点和机制有了一定的了解，但仍存在很多缺陷。如大量的试验来自于体外，并且多为单个或几个蛋白质，与 HCV 的整体感染情况相差很大。研究 HCV 最大的障碍是缺乏高效的、稳定的、可靠的细胞模型，动物模型也仅限于黑猩猩等灵长类。迄今，虽然利用一株来自于日本暴发型肝炎患者的病毒株(JFH-1，基因型为 2a)成功建立了具有完整的 HCV 基因组，能在细胞中完成复制周期并释放有感染性病毒颗粒的细胞系统，但复制水平仍较低，并尚未建立相应的动物模型。

近年来，由于科技的发展，人类对自身的认识有了质的飞跃，人类基因组的解密为我们认识病毒致肿瘤的遗传等因素提供了根本性的保证，表观遗传学的快速发展给我们认识病毒致肿瘤的机制提供了新的技术和视角。我们相信随着对病毒和人类研究的不断深入，对病毒致癌机制一定会有一个更清晰的认识，高滴度、传染性病毒细胞和动物模型的建立，将大大促进人类肿瘤病毒的相关研究及防治药物和疫苗的开发。

(袁正宏)

## 主要参考文献

[1] Uchiyama T. Human T cell leukemia virus type 1 (HTLV-1) and human disease. Annu Rev Immunol, 1997, 15: 15-37.

[2] Uchiyama T, Yodoi J, Sagawa K, et al. Adult T-cell leukemia: clinical and hematologic features of 16 cases. Blood, 1997, 50: 481-492.

[3] Jeang KT. Functional activities of the human T-cell leukemia virus type 1 Tax oncoprotein: cellular signaling through NF-κB. Cytokine Growth Factor Rev, 2001, 12: 207-217.

[4] Heger P, Rosorius O, Hauber J, et al. Titration of cellular export factors, but not heteromultimerization, is the molecular mechanism of trans-domain HTLV-1 rex mutants. Oncogene, 1999, 18: 4080-4090.

[5] Heger P, Rosorius O, Koch C, et al. Multimer formation is not essential for nuclear export of human T-cell leukemia virus type 1 Rex trans-activator protein. J Virol, 1998, 72: 8659-8668.

[6] Susova Olu, Gurtsevich VE. The role of region pX in the life cycle of HTLV-1 and in carcinogenesis. Mol Biol (Mosk), 2003, 37: 392-403.

[7] Ross TM, Narayan M, Fang ZY, et al. Human T-cell leukemia virus type 2 tax mutants that selectively abrogate NF-κB or CRNE/ATF activation fail to trans-

form primary human T cells. J Virol, 2000, 74: 2655-2662.
[8] Wu X, Sun SC. Retroviral oncoprotein Tax deregulates NF-kappaB by activating Tak1 and mediating the physical association of Tak1-IKK. EMBO Rep, 2007, 8: 510-515.
[9] Mukherjee S, Negi VS, Keitany G, et al. In vitro activation of the I kappaB kinase complex by human T-cell leukemia virus type-1 Tax. J Biol Chem, 2008, 283: 15127-15133.
[10] Terme JM, Wencker M, Favre-Bonvin A, et al. Cross talk between expression of the human T-cell leukemia virus type 1 Tax transactivator and the oncogenic bHLH transcription factor TAL1. J Virol, 2008, 82: 7913-7922.
[11] Sieburg M, Tripp A, Ma JW, et al. Human T-cell leukemia virus type 1 (HTLV-1) and HTLV-2 Tax oncoproteins modulate cell cycle progression and apoptosis. J Virol, 2004, 78: 10399-10409.
[12] Haoudi A, Semmes OJ. The HTLV-1 Tax oncoprotein attenuates DNA damage induced G1 arrest and enhances apoptosis in p53 null cells. Virology, 2003, 305: 229-239.
[13] Kannagi M, Ohashi T, Harashima N, et al. Immunological risks of adult T-cell leukemia at primary HTLV-1 infection. Trends Microbiol, 2004, 12: 346-352.
[14] Koiwa T, Hamano-Usami A, Ishida T, et al. 5′-long terminal repeatselective CpG methylation of latent human T-cell leukemia virus type 1 provirus in vitro and in vivo. J Virol, 2002, 76: 9389-9397.
[15] Taniguchi Y, Nosaka K, Yasunaga J, et al. Silencing of human T-cell leukemia virus type 1 gene transcription by epigenetic mechanisms. Retrovirology, 2005, 2: 64.
[16] Gaudray G, Gachon F, Basbous J, et al. The complementary strand of the human T-cell leukemia virus type 1 RNA genome encodes a bZIP transcription factor that down-regulates viral transcription. J Virol, 2002, 76: 12813-12822.
[17] Yasunaga J, Matsuoka M. Human T-cell leukemia virus type 1 induces adult T-cell leukemia: from clinical aspects to molecular mechanisms. Cancer Control, 2007, 14: 133-140.
[18] Liu CJ, Kao JH. Hepatitis B virus-related hepatocellular carcinoma: epidemiology and pathogenic role of viral factors. J Chin Med Assoc, 2007, 70: 141-145.
[19] Park NH, Song IH, Chung YH. Chronic hepatitis B in hepatocarcinogenesis. Postgrad Med J, 2006, 82: 507-515.
[20] Schaefer S. Hepatitis B virus taxonomy and hepatitis B virus genotypes. World J Gastroenterol, 2007, 13: 14-21.
[21] Orito E, Ichida T, Sakugawa H, et al. Geographic distribution of hepatitis B virus (HBV) genotype in patients with chronic HBV infection in Japan. Hepatology, 2001, 34: 590-594.
[22] Chan HL, Hui AY, Wong ML, et al. Genotype C hepatitis B virus infection is associated with an increased risk of hepatocellular carcinoma. Gut, 2004, 53: 1494-1498.
[23] Keasler VV, Hodgson AJ, Madden CR, et al. Enhancement of hepatitis B virus replication by the regulatory X protein in vitro and in vivo. J Virol, 2007, 81: 2656-2662.
[24] Leupin O, Bont ron S, Schaeffer C, et al. Hepatitis B virus X protein stimulates viral genome replication via a DDB1-dependent path way distinct from that leading to cell death. J Virol, 2005, 79: 4238-4245.
[25] Ahn JY, Chung EY, Kwun HJ, et al. Transcriptional repression of p21(waf1) promoter by hepatitis B virus X protein via a p53-independent pathway. Gene, 2001, 275: 163-168.
[26] Lee SG, Rho HM. Transcriptional repression of the human p53 gene by hepatitis B viral X protein. Oncogene, 2000, 19: 468-471.
[27] Paterlini-Bréchot P, Saigo K, Murakami Y, et al. Hepatitis B virus-related insertional mutagenesis occurs frequently in human liver cancers and recurrently targets human telomerase gene. Oncogene, 2003, 22: 3911-3916.
[28] Murakami Y, Saigo K, Takashima H, et al. Large scaled analysis of hepatitis B virus (HBV) DNA integration in HBV related hepatocellular carcinomas. Gut, 2005, 54: 1162-1168.
[29] Tamori A, Yamanishi Y, Kawashima S, et al. Alteration of gene expression in human hepatocellular carcinoma with integrated hepatitis B virus DNA. Clin Cancer Res, 2005, 11: 5821-5826.
[30] Singh M, Kumar V. Transgenic mouse models of hepatitis B virus associated hepatocellular carcinoma. Rev Med Virol, 2003, 13: 243-253.
[31] Pang R, Tse E, Poon RT. Molecular pathways in hepatocellular carcinoma. Cancer Lett, 2006, 240: 157-169.
[32] Hildt E, Munz B, Saher G, et al. The preS2 activator MHBs(t) of hepatitis B virus activates c-raf-1/Erk2 signaling in transgenic mice. EMBO J, 2002, 21: 525-535.
[33] Murakami S. Hepatitis B virus X protein: structure, function and biology. Intervirology, 1999, 42: 81-99.
[34] Lupberger J, Hildt E. Hepatitis B virus-induced oncogenicity. World J Gastroenterol, 2007, 13: 74-81.
[35] Su PF, Lee TC, Lin PJ, et al. Differential DNA methylation associated with hepatitis B virus infection in hepatocellular carcinoma. Int J Cancer, 2007, 121: 1257-1264.
[36] Meyer K, Basu A, Ray R. Functional features of hepatitis C virus glycoproteins for pseudotype virus entry into mammalian cells. Virology, 2000, 276: 214-226.
[37] Penin F, Dubuisson J, Rey FA, et al. Structural biology of hepatitis C virus. Hepatology, 2004, 39: 5-19.
[38] Itakura J, Sakamoto N, Enomoto N. Structure and functions of HCV nonstructural proteins. Nippon Rinsho, 2004, 62: 64-68.
[39] Penin F. Structural biology of hepatitis C virus. Clin Liver Dis, 2003, 7: 1-21.
[40] Cocquerel L, Voisset C, Dubuisson J. Hepatitis C virus entry: potential receptors and their biological functions. J Gen Virol, 2006, 87: 1075-1084.
[41] Carrère-Kremer S, Montpellier-Pala C, Cocquerel L, et al. Subcellular localization and topology of the p7 polypeptide of hepatitis C virus. J Virol, 2002, 76: 3720-3730.
[42] Gurtsevitch VE. Human oncogenic viruses: hepatitis B and hepatitis C viruses and their role in hepatocarcinogenesis. Biochemistry (Mosc), 2008, 73: 504-513.
[43] Liang TJ, Heller T. Pathogenesis of hepatitis C-associated hepatocellular carcinoma. Gastroenterology, 2004, 127: S62-S71.
[44] Spaziani A, Alisi A, Sanna D, et al. Role of p38 MAPK and RNA-dependent protein kinase (PKR) in hepatitis C virus core-dependent nuclear delocalization of cyclin B1. J Biol Chem, 2006, 281: 10983-10989.
[45] Alisi A, Mele R, Spaziani A, et al. Thr 446 phosphorylation of PKR by HCV core protein deregulates G2/M phase in HCC cells. J Cell Physiol, 2005, 205: 25-31.
[46] Borowski P, Oehlmann K, Heiland M, et al. Nonstructural protein 3 of hepatitis C virus blocks the distribution of the free catalytic subunit of cyclic AMP-dependent protein kinase. J Virol, 1997, 71: 2838-2843.
[47] Aoubala M, Holt J, Clegg RA, et al. The inhibition of cAMP-dependent protein kinase by full-length hepatitis C virus NS3/4A complex is due to ATP hydrolysis. J Gen Virol, 2001, 82: 1637-1646.
[48] Khabar KS, Polyak SJ. Hepatitis C virus-host interactions: the NS5A protein and the interferon/chemokine systems. J Interferon Cytokine Res, 2002, 22: 1005-1012.
[49] Wakita T, Pietschmann T, Kato T, et al. Production of infectious hepatitis C virus in tissue culture from a cloned viral genome. Nat Med, 2005, 11: 791-796.
[50] 张琛. EB 病毒与鼻咽癌的研究进展. 现代实用医学, 2007, 19: 926-928.
[51] Borza CM, Hutt-Fletcher LM. Alternate replication in B cells and epithelial cells switches tropism of Epstein-Barr virus. Nat Med, 2002, 8: 594-599.
[52] Thorley-Lawson DA. Epstein-Barr virus: exploiting the immune system. Nat Rev Immunol, 2001, 1: 75-82.
[53] Lee MA, Diamond ME, Yates JL. Genetic evidence that EBNA-1 is needed for efficient, stable latent infection by Epstein-Barr virus. J Virol, 1999, 73: 2974-2982.
[54] Kaiser C, Laux G, Eick D, et al. The proto-oncogene c-myc is a direct target gene of Epstein-Barr virus nuclear antigen 2. J Virol, 1999, 73: 4481-4484.
[55] Harada S, Kieff E. Epstein-Barr virus nuclear protein LP stimulates EBNA-2 acidic domain-mediated transcriptional activation. J Virol, 1997, 71: 6611-6618.
[56] Kelly GL, Milner AE, Tierney RJ, et al. Epstein-Barr virus nuclear antigen-2 (EBNA-2) gene deletion is consistently linked with EBNA-3A, -3B, and -3C expression in Burkitt's lymphoma cells and with increased resistance to apoptosis. J Virol, 2005, 79: 10709-10717.
[57] Lindstrom MS, Wiman KG. Role of genetic and epigenetic changes in Burkitt lymphoma. Semin Cancer Biol, 2002, 12: 381-387.
[58] Wilda M, Bruch J, Harder L, et al. Inactivation of the ARF-MDM-2-p53 pathway in sporadic Burkitt's lymphoma in children. Leukemia, 2004, 18: 584-588.
[59] Hebner CM, Laimins LA. Human papillomaviruses: basic mechanisms of pathogenesis and oncogenicity. Rev Med Virol, 2006, 16: 83-97.
[60] de Villiers EM, Fauquet C, Broker TR, et al. Classification of papillomaviruses. Virology, 2004, 324: 17-27.
[61] Mumoz N, Bosch FX, de Sanjose S, et al. Epidemiologic classification of human papillomavirus types associated with cervical cancer. N Engl J Med, 2003, 348: 518-527.
[62] Walboomers JM, Jacobs MV, Manos MM, et al. Human papillomavirus is a necessary cause of invasive cervical cancer worldwide. J Pathol, 1999, 189: 12-19.
[63] Yugawa T, Kiyono T. Molecular mechanisms of cervical carcinogenesis by high-risk human papillomaviruses: novel functions of E6 and E7 oncoproteins. Rev Med Virol, 2009, 19: 97-113.
[64] Howley PM, Lowy DR. Papillomavirus. In: Knipe DM, Howley PM, eds. Fields virology. Vol 2. Philadelphia: Lippincott Williams and Wilkins, 2007: 2299-2354.
[65] Ziegert C, Wentzensen N, Vinokurova S, et al. A comprehensive analysis of HPV integration loci in anogenital lesions combining transcript and genome

based amplification techniques. Oncogene, 2003, 22: 3977-3984.
[66] Woodman CB, Collins SI, Young LS. The natural history of cervical HPV infection: unresolved issues. Nat Rev Cancer, 2007, 7: 11-22.
[67] zur Hausen H. Papillomaviruses and cancer: from basic studies to clinical application. Nat Rev Cancer, 2002, 2: 342-350.
[68] Yugawa T, Handa K, Narisawa-Saito M, et al. Regulation of *notch* 1 gene expression by *p53* in epithelial cells. Mol Cell Biol, 2007, 27: 3732-3742.
[69] Gewin L, Myers H, Kiyono T, et al. Identification of a novel telomerase repressor that interacts with the human papillomavirus type-16 E6/E6-AP complex. Genes Dev, 2004, 18: 2269-2282.
[70] Munger K, Basile JR, Duensing S, et al. Biological activities and molecular targets of the human papillomavirus E7 oncoprotein. Oncogene, 2001, 20: 7888-7898.
[71] Huh KW, de Masi J, Ogawa H, et al. Association of the human papillomavirus type 16 E7 oncoprotein with the 600-kDa retinoblastoma protein-associated factor, P600. Proc Natl Acad Sci USA, 2005, 102: 11492-11497.
[72] Avvakumov N, Torchia J, Mymryk JS. Interaction of the HPV E7 proteins with the pCAF acetyltransferase. Oncogene, 2003, 22: 3833-3841.
[73] Pim D, Massimi P, Dilworth SM, et al. Activation of the protein kinase B pathway by the HPV-16 E7 oncoprotein occurs through a mechanism involving interaction with PP2A. Oncogene, 2005, 24: 7830-7838.
[74] Duensing S, Lee LY, Duensing A, et al. The human papillomavirus type 16 E6 and E7 oncoproteins cooperate to induce mitotic defects and genomic instability by uncoupling centrosome duplication from the cell division cycle. Proc Natl Acad Sci USA, 2000, 97: 10002-10007.
[75] Patel D, Incassati A, Wang N, et al. Human papillomavirus type 16 E6 and E7 cause polyploidy in human keratinocytes and up-regulation of G2-M-phase proteins. Cancer Res, 2004, 64: 1299-1306.
[76] Brake T, Lambert PF. Estrogen contributes to the onset, persistence, and malignant progression of cervical cancer in a human papillomavirus-transgenic mouse model. Proc Natl Acad Sci USA, 2005, 102: 2490-2495.
[77] Nair HB, Luthra R, Kirma N, et al. Induction of aromatase expression in cervical carcinomas: effects of endogenous estrogen on cervical cancer cell proliferation. Cancer Res, 2005, 65: 11164-11173.
[78] Zhang Y, Fan S, Meng Q, et al. BRCA1 interaction with human papillomavirus oncoproteins. J Biol Chem, 2005, 280: 33165-33177.
[79] Satyaprakash A, Creed R, Ravanfar P, et al. Human papillomavirus vaccines. Dermatol Ther, 2009, 22: 150-157.

# 4 理化因素与肿瘤

4.1 化学因素与肿瘤
    4.1.1 化学致癌物
    4.1.2 化学致癌物的检出和鉴定
    4.1.3 化学致癌作用原理
    4.1.4 人类生活方式与肿瘤
    4.1.5 职业与肿瘤
4.2 物理因素与肿瘤
    4.2.1 电离辐射与肿瘤
    4.2.2 紫外线诱发肿瘤
    4.2.3 电磁波诱发肿瘤

## 4.1 化学因素与肿瘤

接触化学物能引起癌症已知甚久。早在 18 世纪，毒理学奠基人 Ramazzini 就将修女中乳腺癌发病率高的原因归于她们独身的生活方式。1775 年，Pott 发现烟囱打扫童工成年后阴囊癌发病率高，首次将阴囊癌与烟囱打扫工的职业性接触化学物相联系，认为致癌物质是煤燃烧后产生的煤焦油和煤炱。后者于 1918 年经日本学者山极和市川在用煤焦油涂抹兔耳的动物实验中得到证实。1922 年，英国 Kennway 从煤焦油中分离出多种多环芳烃，其中有几种可诱发动物皮肤癌。1934 年，Kennway 分离得到煤焦油、沥青中的二甲基苯蒽、苯并芘、二苯蒽等纯化学成分，证实其为煤焦油、沥青引起实验动物肿瘤的化学物质。1953 年，英国 Case 对童工进行大规模的流行病学调查，肯定了联苯胺、乙萘胺、甲萘胺是人的致癌物。

近几十年来，化学致癌问题引起了广泛的关注。国际癌症研究中心（IARC）在 1970 年左右指出，80%～90% 的人类癌症和环境因素有关，其中主要是化学因素，占 90% 以上。Doll 和 Peto 于 1981 年报道的归因于环境因素的癌症死亡中，化学因素约占 77%[1]。化学致癌（chemical carcinogenesis）是指化学物质引起正常细胞发生恶性转化并发展成肿瘤的过程，具有这种作用的化学物质称为化学致癌物（chemical carcinogen）。虽然高科技和新技术的发展使接触化学物维持在较低水平，但由于目前每年仍有 3 亿吨（10 万种）有机化学物进入环境，所以化学致癌为人们所关注。

### 4.1.1 化学致癌物

由于化学致癌物种类繁多，性质与作用机制多样，致癌作用强度又相差悬殊，故分类困难。

1）烷化剂类 ①直接烷化剂，如芥子气、氯甲醚、甲醛、环氧乙烷、硫酸二乙酯。②间接烷化剂，如氯乙烯、苯、丁二烯、致癌烷化剂类药物。

2）稠环芳烃类 苯并芘、二甲基苯蒽、二苯蒽、3-甲基胆蒽等及煤焦油、沥青。

3）芳香胺类 联苯胺、乙萘胺、硝基联苯。

4）金属和类金属 砷、镍、铬、铍、镉。

5）真菌和植物毒素类 黄曲霉毒素、微囊藻毒素（microeystin）等。

6）亚硝胺类及亚硝酸胺类。

7）石棉及二氧化硅。

8）嗜好品 卷烟、烟草、槟榔、过量乙醇和饮料。

9）食物的热裂解产物。

10）药物（包括某些激素）。

11）其他 某些植物成分，如千里光属植物所含双稠吡咯碱、蕨菜中的未详物质等。

12）促癌物 有些化学物仅有促癌作用，应归于此类，如巴豆油及其提纯物佛波醇酯。有的促癌物还兼有启动作用。

### 4.1.2 化学致癌物的检出和鉴定

要检出（detect）、识别（recognize）和确定（define）一个或一类致癌物是件相当不容易的事情，不仅需要时间,而且需经充足的研究和取得肯定的证据。即使如此,有时还会反复,有些结论会随新的发现而改变。

化学致癌物在检出前主要靠临床医学或流行病学调查得到线索,经过严密的流行病学调研获得证实,然后在实验动物中验证。这样以人群材料为证据即使确实无误,也需等待和观察30~40年,此时一般不采取特殊的防护措施,对人类的损失太大。加之调查周期长,难以复验。可见,这不利于及早控制对人类具有致癌危害的化学物。

对于新化学物的致癌性了解,用短期遗传毒性测试(short term genotoxic test,STT)做初步筛选,再经长期实验动物喂饲试验找出致癌性,然后推测其对人的致癌危害。这样的策略看起来似乎很好,实际上却存在很多问题。主要包括:①现有短期遗传毒性测试初步筛选结果与动物致癌性的联系还仅是经验性的、不全面的,这种联系的敏感性和特异性仅为50%~60%。据此会漏掉不少致癌物,也会错定一些非致癌物为致癌物。②长期实验动物喂饲试验费时、费力、费钱,加之现有认可的实验结果阳性率太高(>50%),有时难以解释。这可能与测试用高剂量、最大耐受剂量(maximal tolerable dose,MTD)有关。③由于存在实验动物的种属和品系差异,与实验动物数相比较,相应人群数终究很少,要将动物实验结果推理到人群十分困难。尽管现在有许多数学模式,但是没有一种是在各种情况下都可通用的。所以科学的临床观察和有计划、有目的地进行人群的流行病学调查仍不能少,对于接触有致癌可疑化学物的人群采取强化和严密的医学监护既有必要也有意义,这些措施对于检出和鉴定致癌物仍然具有重要作用。

化学致癌物的鉴定比其检出更为严谨。证据着重在于人群的流行病学调查,必须具备两项以上由不同学者于不同地点及对象严格设计与实施,用不同调研方法得到与结论相符的证据。必须以分析性流行病学的证据为主,描述性流行病学的证据一般只能提供线索与提出假说。如果研究中偏倚与混杂未能有效控制,结论的成立会受到质疑。如果存在对立意见,又无法给出解释,则阳性结论也不能成立。其次,动物实验证据也要求至少有两项按现行常规设计进行,符合药品实验室管理规范(good laboratory practice,GLP)和标准作业程序(standard operation procedure,SOP),在不同种属动物中所得的结果一致的动物致癌物鉴定资料。

早年的不少实验,由于动物数目少,给予化学物的方法不当(如注射化学物),观察时间不够长或有其他种种疑点,都不足以成为评定的证据。以往在实验动物中能引起和诱发新生物的物质就被认为是化学致癌物。目前认为必须在实验处理的动物中引起一种或多种组织类型的新生物,与相应实验处理的动物的自发新生物发生率相比,在统计学上有明显差别的物质,才能被认为是动物化学致癌物。

这两类证据经过严格评审后,可分为:①证据充足;②证据有限;③证据不足,即无致癌性的证据。模棱两可、含糊不清等不合格证据均应放弃不用。短期遗传毒性初步筛选测试结果仅作参考,不能单独用以评定化学物的致癌性。

现行主要的国际性评定致癌物系统详见表4-1。

表4-1 国际性致癌物评定系统

| 证据类别 | 级别 | IARC | EPA | NTP |
|---|---|---|---|---|
| 人的证据 | 充足 | 1 | A | ++ |
|  | 有限 | 2-A | B-1 | + |
| 动物的证据 | 充足 | 2-A/2-B | B-2 |  |
|  | 有限 | 2-B | C |  |
| 证据不足 |  | 3 | D |  |
| 无致癌性证据 |  | 4 | E | − |

注:IARC:1 对人致癌;2-A 对人可能致癌;2-B 对人或许致癌;3 对人致癌性未定;4 对人或许不致癌;人群资料有限为 2-A,如无则为 2-B。

美国环境保护署(EPA):A 人致癌物;B-1 人可能致癌物,有人群的有限资料;B-2 人可能致癌物,动物资料充足;C 人可能致癌物;D 不能归类;E 有人非致癌物证据。

美国国家毒理研究计划署(NTP):++已知人致癌物;+有理由推测为致癌物。

IARC 及 EPA 的分类较细,划出的类别较多,能够满足科研工作及实际管理应用的需要。但是对于一般人来说,则以 NTP 的划分简明易懂。然而 NTP 所评定的化学物太少,不能满足实际应用的需要。一般通俗报刊和书籍所述及的致癌或不致癌,其定义并不明确,各家所依靠的证据也不一致,在科学讨论范围内应避免引用,以免混淆。

IARC 专家组于 2004 年 7 月 22 日报道对 900 种环境因子和类别、混合物及暴露环境与人类癌症关系评价结果[2]。其中,组 1 有 95 种,如砷、石棉、苯、联苯胺、二氯甲醚、铬、焦油、沥青、氯乙烯、对-氯-邻-甲苯胺等;组 2-A 有 66 种,如丙烯腈、铍、镉、环氧氯丙烷、环氯乙烷、甲醛、多氯联苯等;组 2-B 有 241 种,如丁二烯、四氯化碳、氯仿、苯乙烷等;组 3 有 497 种,如吡啶、5-氯-邻-甲苯胺、三乙醇胺等;组 4 有 1 种。

### 4.1.3 化学致癌作用原理

肿瘤的病因按传统学科的划分,至少可相对地归纳为化学、生物、物理3类。在终极机制上,3类因素有密切的相互作用。如化学致癌物除诱发基因突变致癌外,也可能形成自由基而致癌;反之,物理因素形成的自由基又以化学变化而固定其短暂的物理性致癌效应;癌基因的作用也必须通过DNA、RNA或蛋白质、介体等化学物的作用而实现。

目前,肿瘤发生机制提示,肿瘤主要是致癌因素作用于有遗传先决条件的个体而产生。这一概念将近年来分子遗传学对癌基因和抑癌基因的研究,致癌物在体内代谢的多型性(遗传因素决定或诱导增强)与外环境和内生性化学致癌物的作用统一起来,改变了以往将遗传与环境因素单独、对立地看待,或仅强调外因(环境致癌因素)的观点。

估计95%以上的化学致癌物进入人体后必须经过代谢活化或生物转化才有致癌作用,这种致癌物即间接致癌物(indirect carcinogen)。不需经过代谢活化就能致癌的称为直接致癌物(direct carcinogen),此类较易发现,但为数很少。

化学致癌作用有明显的致癌对象种属、品系、家族、个体差异,以及器官与细胞特异性,其主要原因是由于代谢活化和受体的不同,而且还受遗传因素及环境因素的决定或影响。

**(1) 化学致癌作用机制的学派**

对化学致癌作用的机制研究已有多年的历史,并形成了一些学派,主要有遗传机制学派(genetic theory)和表观遗传机制学派(epigenetic theory)。遗传机制学派认为,外来致癌因素引起细胞基因的改变或外来基因整合到细胞基因中,从而导致癌变。表观遗传机制学派认为,癌症的发生是由于非基因改变机制引起的。随着分子生物学、生物化学及遗传学等基础学科的迅速发展,目前对致癌作用机制的研究逐步深入,鉴于致癌物的多样性和致癌过程的复杂性,遗传机制和表观遗传机制可能是相辅相成的,在致癌作用的不同阶段中起作用。化学致癌机制重要的学说有亲电子剂学说、体细胞突变学说、癌基因学说和癌变的阶段学说。

**(2) 化学致癌作用与过程**

目前认为,正常细胞经过遗传学改变的积累,才能转变为癌细胞。癌症的发生是多阶段过程,至少包括引发、促进、演变3个阶段。

1) 引发(initiation) 是指化学致癌作用的第一步,即不可逆地将正常细胞转变为肿瘤细胞的起始步骤。一般认为是细胞增殖分裂过程中,基因受致癌因素作用发生突变,而这种突变又经细胞分裂增殖被固定,并能代代传。激发剂一般被认为具有基因毒性(或遗传毒性)。

2) 促进(promotion) 是指促进激发阶段形成的肿瘤细胞分裂生长的作用阶段,其特点是单独作用无效,必须在激发之后间隔数周给予,才能使肿瘤出现加速生长。促进作用具有可逆性、剂量-效应关系及阈剂量。现已发现一些促癌物,如巴豆油及其提纯的有效成分佛波醇酯、烟草中的儿茶酚类化合物、卤代烃类对肝癌的促进作用。皮肤癌、肝癌、膀胱癌、肺癌、甲状腺癌、肾癌等都有相对特异的促癌物,作用也呈多样性。有的学者认为,促进作用的主要机制是促癌剂作用于膜表面的受体,激活蛋白激酶C。蛋白激酶C是增强许多组织细胞生长的共同因素。由于促癌物具有阈剂量,且其作用是可逆的,故认为这是肿瘤形成过程中较易受干扰的阶段,最有可能取得预防成效。

3) 演变(progression) 是指肿瘤形成过程的促进阶段之中或之后,细胞表现出不可逆的基因组合,在形态或生物行为方面,如生长加速、侵袭性、转移能力及生化、免疫性能改变等获得了肿瘤细胞的特性。演变可能涉及遗传物质的重大改变,如染色体的结构改变、易位、丢失或嵌入。由于细胞恶变有时可自发产生,以致对演变物质(或因素)尚缺乏足够的研究。

化学致癌物按其作用的阶段或机制可分为激发剂(能激发正常细胞转变为肿瘤细胞的化学物)、促进剂(能引起激发细胞或细胞群增殖的化学物)、恶变剂(能引起激发细胞或促进过程中的细胞转变为潜在恶性细胞的化学物)。如果能诱导正常细胞转化恶变为肿瘤细胞,兼具引发、促进和演变3种作用的化学致癌剂则称为完全致癌物。

**(3) 化学致癌作用的靶基因**

化学因素等作用于机体细胞,通过基因毒或非基因毒作用,可使细胞发生癌变。化学物与DNA反应可导致加合物形成、DNA链断裂等类型的损伤。在多数情况下,损伤可被修复,受损细胞被清除,否则将导致可遗传性的改变,最终诱发癌症[3-5]。DNA修复缺陷诱发癌症的典型例子是白化病患者,这种患者缺乏DNA切除修复功能,对紫外线特别敏感,受紫外线照射后易发皮肤癌。作为癌症激发阶段的靶基因主要有两类,即原癌基因和抑癌基因。

1) 原癌基因突变 原癌基因是一类高度保守

的基因,主要涉及细胞生长、信号传递和核转录的蛋白质,包括生长因子、生长因子受体、细胞间信号传递因子(如 G 蛋白和蛋白激酶)、核转录因子等。在生长因子或激素的作用下,原癌基因正常的、暂时的表达产物增加对机体的生长、发育和组织分化是必要的。但其持续激活、过度表达将导致癌症。遗传毒性化学致癌剂常诱发原癌基因突变,即成为癌基因,编码突变的蛋白质。若该蛋白质具有更强的活性,则可引发细胞癌变。如 Ras 蛋白即是一个分子量为 21 000 的家族,位于细胞膜表面,能与 GTP/GDP 结合,功能是调控细胞对生长因子作用的敏感性。

2) 抑癌基因突变 抑癌基因编码的蛋白质在细胞分裂周期中起抑制作用,突变的抑癌基因编码的蛋白质则失去该功能。如在多种诱发肿瘤中存在 $p53$ 基因的突变,缺乏 $p53$ 基因的小鼠多在 6~9 月龄时生癌致死。

遗传毒性化学物和 γ 线所致 DNA 损伤的细胞中,$p53$ 基因编码的蛋白质水平大幅度升高,这种蛋白质可阻断细胞分裂的 G1 期,使细胞 DNA 在复制前修复或诱发凋亡。凋亡对已激发的细胞克隆性增长有很强的作用,前肿瘤细胞或突变细胞比正常细胞更易凋亡。凋亡可使肿瘤消退,如对激素依赖性肿瘤用抗性激素药物可抑制肿瘤生长,似与性激素抑制凋亡有关;凋亡抑制在人 B 细胞淋巴瘤发生、发展中起主要作用。

有丝分裂促进剂和细胞凋亡抑制剂等化学物质不与 DNA 反应或诱发突变,但是长期接触后也会致癌,这些化学物称为非遗传毒性致癌剂,包括外源性有丝分裂剂(酚巴比妥、佛波醇酯类等)、内源性有丝分裂剂(生长因子等)和作用于特殊细胞能促使有丝分裂的激素(如 TSH、LH),以及慢性投药可致细胞损伤的化学物(如氯仿)。这些物质大多数可促进被遗传性毒物激发的肿瘤细胞的生长,所以称为促进剂。以前认为促进剂本身不能诱发肿瘤,但现在的研究表明,长时间接触后促进剂也能诱发肿瘤。

非遗传毒性致癌剂可促进自发或诱发突变细胞的癌变,可能与通过增加有丝分裂过程中自发突变的频率及抑制凋亡而增加 DNA 损伤细胞和突变细胞的数量进而致癌有关。

## 4.1.4 人类生活方式与肿瘤

已知有上百种与人类密切相关的化学致癌物,其中绝大部分存在于人们的日常生活中,如室内空气、饮食以及与生活方式有关。例如含乙醇(酒精)饮料(食管癌、肝癌、喉癌)、烟草(口腔癌、咽喉癌、肺癌、食管癌、膀胱癌)、槟榔(口腔癌)、日常饮食摄取的脂肪和能量(乳腺癌、结肠癌、胆囊癌)、黄曲霉毒素(肝癌)以及女性生育史(乳腺癌、卵巢癌)等。其中,含乙醇饮料、黄曲霉毒素和日常饮食摄取的致癌物作用与个体营养状况有关。

(1) 烟草的致癌作用

估计美国 85%~90% 的肺癌源于吸烟,美国和英国 30% 的肿瘤与烟草有关[6]。根据 30 多年的调查研究,吸烟与呼吸道、上消化道、胰腺、肾盂和膀胱的癌症有关,使用鼻烟及咀嚼烟草则与口腔、鼻腔、肾和膀胱的癌症有关。

烟草的致癌作用可以分为燃烧烟草的卷烟和雪茄烟雾吸入,以及不经燃烧的鼻烟和咀嚼烟草两大类。

燃烧一支卷烟产生的主流烟雾(main stream, MS)中的气溶胶有 400~500 mg,每立方厘米有百亿颗粒,其直径为 0.1~1.0 μm。其中约 22.5 mg 湿重为颗粒物质,凝集后含焦油 12~14 mg,烟碱 1 mg,从中可检测到 3 500 种化学物质。主要致癌物(1、2 类人致癌物)包括稠环芳烃类(苯并芘、苯蒽、二苯蒽等)、芳香胺类(亚硝胺,特别是亚硝烟碱和亚硝新烟碱)、酚类(儿茶酚类较多)、酮类、醛类(甲醛、乙醛、巴豆醛等)、喹啉、吡啶、偏二四基肼、氨基甲酸乙酯等有机物,以及砷、镍、铬、镉、铅等无机物。其种类多,但量较微。对这些化合物的单独致癌作用已有所了解,但其联合与复合的作用,如协同致癌和共致癌作用,尚知之甚微。其与卷烟烟雾中出现较多的气体成分 CO 的联合作用,常使吸烟的实验动物中毒早死,在致癌过程中的确切作用还不清楚。$k$-$ras$ 原癌基因的活化是人体肿瘤形成中最早出现的现象,已经知道吸烟的肺癌患者中 $k$-$ras$ 基因检出比例很高(44%),而在不吸烟的肺癌患者中则很少。这些化合物的作用,如对代谢活化/降解酶系的诱导或抑制,与突变作用的协同或拮抗,对 DNA 损伤修复作用的影响,对靶细胞的增殖生长与分化,甚至对整个机体的肿瘤免疫调节的作用等,都已有所研究,但远未阐明。烟草在加工制作过程中还要加入不少香料、调味剂等辅助剂,各种不同牌号、批号的烟草产品所应用的材料也千变万化,且有商业保密性,经加工处理或燃烧产生一些有问题的化学物,其详情目前还不是很清楚。

具有特殊性并值得注意的烟草致癌化学物称为烟草特殊亚硝胺(tobacco specific N-ni-trosamines,

TSNA)类化合物,即在烟草加工、干燥、发酵、熟化等过程中,使最主要的"效能物质"烟碱和新烟碱类化学物被亚硝化和还原而产生的衍化物,现已检出4种致癌物(NNN、NNK、NAB、NNAL)。在大鼠实验中,使用低剂量的NNN和NNK溶液作口腔涂抹,可引起相当数目的动物发生口腔癌及肺癌,表明这类化学物属于很活泼的接触致癌物。NNK的致癌作用很强,而且有很高的肺亲和性。另外两个化学物NAB和NNAL的致癌性还有待作深入的生物测试。TSNA类化学物为烟草所特有,且含量较多,在卷烟燃烧产生的烟雾中含量甚高,一支卷烟可产生425 ng的NNK。吸烟40年的积累可达250 mg,剂量为3 mg/kg。在动物实验中已经证实NNK能诱发肺、气管、咽喉、鼻腔的肿瘤,且作用很强。一次给予1mg,可使金黄色仓鼠(6只/20只)发生呼吸道癌。TSNA类化合物在烟草致癌中的作用很受重视,目前研究较多。所有的烟草燃烧产物中都含有自由基,主要是一些具有高度活性的以碳、氧为中心的自由基,它们在烟草致癌中的具体作用有待研究。

烟草的非燃烧性致癌作用是指使用不经燃烧的鼻烟、咀嚼烟草等。前述TSNA类化合物在不经燃烧的鼻烟、咀嚼烟草中都起到重要的作用。鼻烟中的NNK和NNN含量可达67 μg/g。一天使用10 g鼻烟即受到670 μg NNK的作用。美国对个别亚硝胺在啤酒和咸肉中的限量为5 μg/kg,但使用鼻烟及咀嚼烟卷所摄取的亚硝胺则要高许多倍。

烟草的非燃烧性致癌作用,有许多与咀嚼槟榔有关。咀嚼的槟榔中除了烟草丝外,还有一些亚硝胺化合物,包括亚硝基四氢烟素(nitrosoguvacine,NGC)、亚硝基四氢烟酸甲酯(nitrosoguvacoline,NG)、3-甲亚硝氨基丙腈(3-methyl-nitrosamino-propionitrile)等。IARC收集近年来在全世界范围的流行病学调查结果,并作全面评价,已确定烟草为人类的肯定致癌物,不论其使用方式如何均具致癌性。被动吸烟者虽然吸入的是卷烟燃烧时的边流烟雾(side stream,SS),但因为经过边流的空气较少,燃烧不完全,且温度较低,适合于稠环芳烃的热合成,所以后者含量反而较主流烟雾为高。可见吸入边流烟雾所致危害并不轻。

**(2) 含乙醇饮料的致癌作用**

人类饮酒已有几千年历史。人类的长期经验早已熟知少量饮酒能增强血液循环,轻度兴奋神经系统,活络关节肌肉。近年来的医学研究证明,少量饮酒可以减少心血管疾病和肿瘤的死亡率,以及缓解某些病痛。但在法国及日本等大量饮酒的国家所作调查研究发现,过量饮酒使某些癌症的发生率与死亡率升高[7-9]。这一结论对于我国具有相当重要的现实意义:①我国沿海及北方地区民间饮酒量很大,虽然以全国平均水平来衡量酒的消耗与世界各国相比并不高,但是在相当大的人群范围里却是很高的;②已证实与饮酒有关的肝癌、食管癌在我国许多地区高发;③近年来我国人群特别是经常赴宴者中的饮酒量增加很快,与世界饮酒总趋势减少正相反,估计以后会产生不良后果。

含乙醇(酒精)饮料可分为3类:啤酒、葡萄酒、白酒。这3类含乙醇饮料的制造、来源、化学组成有很大区别,但是其致癌作用如折算为乙醇则大体相当。饮酒量每天超过乙醇40 g就为过量或大量饮酒。

酒类饮料的化学成分极其复杂,除乙醇外还有上千种成分,主要包括羰基化合物(乙醛、丙醛、异丁醛等)、甘油类、有机酸、酯类、芳香醛类、酮类及具有香气和滋味的添加物等。一般这些成分含量很低,但是乙醛的含量较多,如在葡萄酒中含量为50～100 mg/L,最高可达600 mg/L。

酒中夹杂的危害物可能包括亚硝胺类化合物、霉菌毒素、氨基甲酸乙酯、石棉及原料果品上附带的残留农药或砷剂,这些都是明确的致癌物。本文所指的是质量好的酒,已排除这些混杂成分。

过量饮酒与肿瘤关系的流行病学证据已经很充分。与饮酒有联系的肿瘤包括口腔和喉肿瘤、咽癌、食管癌、肝癌、胃癌、结肠癌、胰腺癌等。在过量饮酒引起的咽喉癌、食管癌、肝癌患者中,吸烟具有协同联合作用,在前两者为相乘交互作用。乙型肝炎病毒感染、黄曲霉毒素与过量饮酒在肝癌发病中有明显的协同增强作用。

过量饮酒者可查到乙醇毒效应,如外周淋巴细胞染色体畸变、非整倍体及姊妹染色单体互换增加等。此外,怀孕妇女过量饮酒对胎儿有发育毒性及致畸作用。在动物实验中,曾有个别报道给予乙醇后肿瘤发病数增加,但还不足以证明乙醇是致癌物。乙醇在人体的代谢物乙醛已被评定为有足够证据的动物致癌物。短期饮酒者的乙醇毒理测试结果为阴性,但乙醛的许多项目测试结果则为明确的阳性。乙醇作为溶剂或辅助剂,能够促进其他致癌物作用。乙醇对已经明确的致癌物,如亚硝胺化合物、氯乙烯等都有增强作用。

为预防肿瘤,对策是推广低度酒和提倡适量饮酒,对已知含明显致癌物的某种酒应予禁饮。应当强调,不同类别的酒,如啤酒、葡萄酒、米酒和白酒,凡过量饮用,在致癌作用上并无区别。因为酒的主要成分是乙醇,主要致癌物是其代谢产物乙醛。绝大多数东方人,由于酶系的关系,饮酒后肝脏及血液内乙醛的浓度较高,且持续较久,故其致癌危害性更大。

**(3) 食物的热裂解产物的致癌作用**

烹调食物所产生的热裂解产物(pyrolysates)[10,11]是另一类重要的致癌因素。1977年,日本学者Sugimura报道了从煎烤或烟熏的牛肉、鱼的表面切下的焦痂物质有很强的致突变性,远远超过苯并芘或稠环芳烃化合物致突变作用。该项发现很快被其他学者所证实。全世界很多实验室集中力量做了研究,最初检出了色氨酸热裂解产物1和2(Trp-p-1,Trp-p-2)、谷氨酸热裂解产物Ⅰ和Ⅱ,以后又鉴定出数十种具有强突变作用的食品热裂解产物,并开展了系统的研究。

这类热裂解产物总称为杂环胺类化合物(heterocyclic amines)。又可分为4种:喹啉(auino-line)、喹喔啉(quinoxaline)、吡啶(pyridine)的衍化物,以及"含氧化物"。这类物质在煎烤的动物性蛋白质如牛肉、猪肉、羊肉、鸡肉、鱼肉、蛋品及加工产品咸肉、火腿等都能检出,而非脊椎动物肉类蛋白质如豆类、豆腐制品和乳酪等经过相同的烹调加工则无明显的这类物质。在模拟实验中已经了解到,肌酸和肌酐,加上一些氨基酸,有时需要有糖的存在,加热到200℃以上4 min后,这类物质即大量形成。烹调时加进牛奶,特别是奶粉,则致突变产物也大增。上述化学物以纯成分混合加热时,在128℃就足以形成杂环胺类化合物。

肌酸和肌酐是产生杂环胺类化合物的决定性原料,但需加入葡萄糖或果糖,干热和湿热类同,说明虽然原料都是水溶性的,但是水分不是形成这类强突变产物的关键材料。烹调器具上的残汁也带有强突变物。根据这类物质的产生条件,微波炉短时间烹调和较低温的水煮是避免或减少形成杂环胺类化合物的实用预防办法。

已经做了10多种杂环胺类化合物的小鼠终生喂饲实验,以及7种杂环胺类化合物的大鼠终生喂饲实验和异喹啉(IQ)在猴子中的致癌实验。实验动物中发生了许多脏器和部位的肿瘤,为小鼠的肝、前胃、肺、造血器官和血管,大鼠的肝、大肠、小肠、皮肤、口腔、乳腺、耳道腺等。肝脏是大鼠及小鼠病变的主要靶器官。猴中观察到IQ所引发的也是肝细胞肝癌,提示可能对人也有危害。此外,长期注射给药可引起大鼠和仓鼠的皮下肉瘤,给新生小鼠一次注射,可引起肺癌和肝癌。其活化原癌基因或使抑癌基因失活的作用也已有实验证实。

经典的二阶段致癌实验结果表明,少数杂环胺类化合物在致癌作用中主要是激发作用而无促进作用。在大鼠实验中,部分肝切除,给苯巴比妥和奶油黄等都能促进由杂环胺类化合物激发的动物高发肝癌和甲状腺癌。实验动物所接受的剂量为一般人摄入量的千倍以上,其致癌强度属中等。以半数致癌剂量($TD_{50}$)来衡量,杂环胺类化合物的致癌强度大体相当于二甲基亚硝胺和二苯蒽。但是这仅仅是单个化学物,许多不同的杂环胺类化合物的联合作用还不清楚,有可能存在大幅度协同增强的作用。

杂环胺类化合物长期喂饲实验动物致癌的结果存在剂量-效应关系,0.000 06%和0.002%剂量组的肝癌发生均为0,提示可能有阈限存在;但在各种器官组织DNA加成物含量测定中,用0.000 04%剂量喂饲1周后,仍可检测出微量的DNA加成物,则又提示无阈限存在。在人类,进食时摄入一点杂环胺类化合物后是能够产生少量DNA加成物的。从现有最新资料作为致癌危害的预测,对人证明可能有不良作用。从利弊权衡来看,今后的烹调与食品加工工艺必须严格防止或减少这类杂环胺类化合物的形成。在大部分情况下,这是有可能做到的。

**(4) 黄曲霉毒素的致癌作用**

肝癌是世界上最常见的癌症之一,它的主要病因是HBV感染和黄曲霉毒素的暴露(在美国,酗酒是一个重要因素)[12]。饮食中黄曲霉毒素的暴露是肝癌的一个危险因素。黄曲霉毒素(aflatoxins)是由污染花生、高粱和大米等的黄曲霉(*aspergillus plavus*)和寄生曲霉(*aspergillus parasticus*)产生的。常见的黄曲霉毒素有4种:黄曲霉毒素$B_1$、$B_2$、$G_1$和$G_2$。大部分研究注重黄曲霉毒素$B_1$,因为它是最强的致肝癌物质。患肝细胞肝癌的危险度与某一地域[13]黄曲霉毒素的污染程度相关。由黄曲霉毒素暴露引起的加合物主要在鸟嘌呤N-7位,这在体外实验[14]、实验动物研究[15]及人群研究[16]中均已得到证实。

许多不同的动物模型证实黄曲霉毒素可致肝癌[17]。通过大鼠实验已获得剂量-效应关系[15]。数据显示黄曲霉毒素与啮齿动物肝脏、血清α蛋白和白细胞的DNA加合物相关。在一些实验动物和人体内均发现*p53*肿瘤抑制基因突变。感染HBV的转基因鼠模型说明肝癌发病率随黄曲霉毒素的暴露剂量增高而增高。

人群黄曲霉毒素$B_1$的代谢活性有很大的个体

差异。代谢反应通过微粒体环氧化水解酶和谷胱甘肽-S-转移酶结合至谷胱甘肽的途径解毒，其产物可能丧失毒性。目前已建立多种测定黄曲霉毒素加合物和代谢物的方法。免疫学方法证明，尿中黄曲霉毒素的水平依地域的不同而不同，这取决于当地饮食中黄曲霉毒素的暴露量。尤为重要的是，尿中黄曲霉毒素水平与肝细胞肿瘤的发病率相关。在分子流行病学的前瞻性研究中发现[18]，暴露黄曲霉毒素的人发展为肝癌的相关危险性（RR）为 3.4，而同时检出 HBsAg 阳性者，RR 就上升为 59.4。黄曲霉毒素诱导的特异性碱基改变是 G:C→T:A 转换，这种转换可由体外实验证实。暴露黄曲霉毒素的人肝细胞[19]的 $p53$ 肿瘤抑制基因有明显损伤，尤其是第 249 位密码子。人类肝癌研究也表明，黄曲霉毒素的结合位点是特异的。针对居住在黄曲霉毒素污染严重地区的非癌症患者肝脏研究发现[20]，基因突变的发生较正常地区明显增加。

研究者同时关注肝癌的预防，包括免疫接种和应用化学预防制剂。如中国正在进行广泛的肝炎疫苗接种计划。至于化学性保护，奥替普拉是一种有希望的药物，在中国已被应用于肝癌预防。实验动物研究发现，联合应用奥替普拉可抑制黄曲霉毒素-DNA 加合物及肝癌的形成。这种药物能诱导谷胱甘肽-S-转移酶解毒途径，能调节多种基因的表达，并与肝癌的化学性预防高度相关[21]。事实上，去除食物中的黄曲霉毒素、接种乙型肝炎疫苗等公共卫生措施，将有可能在降低肝癌发病率方面发挥重要作用。

### 4.1.5 职业与肿瘤

IARC 从 20 世纪 70 年代开始做了大量的工作，列举了一些有可能引起癌症的工业化学物和化学生产过程，包括一些有足够证据的人类致癌物和在人类证据不足但有足够动物资料的可疑人类致癌物（表 4-2）。

表 4-2 工作场所接触的化学致癌物

| 化学物 | 生产过程 | 人体受影响的部位 |
| --- | --- | --- |
| 确定的致癌物 | | |
| 对氨二酚 | 化工生产 | 膀胱 |
| 石棉 | 建筑、石棉厂矿 | 胸膜、腹膜、支气管 |
| 砷 | 铜矿和冶炼厂 | 皮肤、支气管、肝 |
| 烷化物 | 化工生产 | 支气管 |
| 苯 | 化工橡胶生产、石油冶炼 | 骨髓 |
| 联苯胺, β 萘胺 | 染料和纺织生产 | 膀胱 |
| 铬 | 制革、色素制造 | 鼻窦、支气管 |
| 异丙乙醇 | 化工生产 | 鼻窦 |
| 镍 | 冶炼 | 鼻窦、支气管 |
| 环芳香烃 | 烟囱清扫 | 皮肤、阴囊、支气管 |
| 氯乙烯 | 化工生产 | 肝 |
| 木屑粉尘 | 家具生产 | 鼻窦 |
| 可疑的致癌物 | | |
| 丙烯腈 | 化工、塑料 | 肺、结肠、前列腺 |
| 铍 | 铍生产、飞机制造、电子工业 | 支气管 |
| 镉 | 冶炼、电池制造、电焊 | 支气管 |
| 氧化乙烯 | 医院、医院用品的生产 | 骨髓 |
| 乙醛 | 塑料、纺织和化工生产、卫生保健 | 鼻窦、支气管 |
| 合成矿物纤维 | 制造和保存 | 支气管 |
| 苯氧乙酸 | 农田和除草剂 | 软组织肉瘤 |
| 聚氯代二酚 | 电气设备的生产和制造 | 肝 |
| 有机磷农药 | 农药生产和应用 | 骨髓 |
| 二氧化硅 | 铸造、采矿 | 支气管 |

在工作环境中长期接触致癌因素，最常见的是化学致癌物，经过较长的潜伏期而患某种特定的肿瘤，称为职业性肿瘤。我国在重点调查研究的基础上，在新修订的职业病病名中列入的职业性肿瘤有8种，即联苯胺所致的膀胱癌，石棉所致的肺癌、间皮瘤，苯所致的白血病，氯甲醚所致的肺癌，砷所致的肺癌和皮肤癌，氯乙烯所致的肝血管瘤，焦炉逸散物所致的肺癌，以及铬酸盐制造业的肺癌等。

职业性肿瘤由于致癌因素比较明确，有可能采取相应措施得以预防。为此需要加强对职业性致癌因素的控制和管理，限制对职业致癌剂的使用，健全医学监护制度，加强健康教育，注意个人卫生，逐步建立职业性致癌危险性预测制度。

医疗和诊断过程中有些化学物可以引起人类肿瘤，如人工合成雌激素、己烯雌酚用于治疗习惯性流产，疗效虽好，但可以引起阴道透明细胞癌；含有合成甾体成分的口服避孕药，可以引起肝癌和乳腺癌；长期使用治疗恶性贫血的雄性激素可能引起肝癌。人类使用某些药物和激素，是一个利弊两方面均要考虑的问题，特别是有些用于治疗癌症的药物。从表4-3中可见烷化剂就是一种致癌剂[22]。最明显的例子是用化疗和放疗治疗霍奇金病后发生的继发性肿瘤。

表4-3 与医疗和诊断有关的化学因素及其致癌作用

| 化学物或药物 | 肿瘤 | 致癌证据 |
| --- | --- | --- |
| 烷化剂 | 膀胱癌、白血病 | 足够 |
| 无机砷 | 皮肤癌、肺癌 | 足够 |
| 硫唑嘌呤 | 淋巴瘤、视网膜细胞肉瘤、皮肤癌 | 足够 |
| 氯萘肼 | 膀胱癌 | 足够 |
| 氯霉素 | 白血病 | 不足 |
| 己烯雌酚 | 阴道透明细胞癌 | 足够 |
| 雌激素（经前） | 肝细胞腺瘤 | 足够 |
| 雌激素（经后） | 子宫内膜癌 | 不足 |
| 甲氧与紫外线 | 皮肤癌 | 足够 |
|  | 肝癌 | 不足 |
| 非那西丁 | 肾盂癌 | 足够 |
| 苯妥因 | 淋巴瘤、神经母细胞瘤 | 不足 |
| 氯乙烯 | 肝血管瘤 | 足够 |

另一个常见的由化学治疗引起的继发性肿瘤是急性粒细胞白血病。在目前用联合化疗治疗的小细胞性肺癌，治疗后存活4年以上的患者中继发性肿瘤的发生率是1/8。同时，一些不同情况造成的免疫抑制状态，如先天性免疫抑制、治疗性免疫抑制、晚期肿瘤或艾滋病引起的免疫抑制，也与若干继发肿瘤有关，这是由于宿主失去了对肿瘤细胞生长的抑制能力之故。

## 4.2 物理因素与肿瘤

环境中存在的与健康相关的物理因素有气象条件、生产性噪声与振动、辐射、紫外线及电磁波等。而常见的物理性致癌因素中，最主要的是电磁辐射和紫外线，电磁波的致癌可能性研究也渐渐增多，皮肤癌是人类认识到的第一个放射性肿瘤。长期的热辐射可导致皮肤癌和软组织肿瘤，例如生活在某严寒地区的人有长期使用腹部烤炉取暖的习惯，该地区居民腹部软组织恶性肿瘤的发病较多。长期机械性刺激是另一种潜在的危险因素。例如因损伤形成的尖锐牙齿，或不合适的义齿托的长期摩擦可能引起舌癌或颊黏膜癌。

但对于物理因素致癌研究得较多且较系统的主要是辐射和紫外线致癌。生活中有可能接触到的辐射，大体可以分为紫外线、电离辐射、射频辐射、微波辐射和低频非电离辐射。一次大剂量放射线照射后很可能诱发白血病，长期小剂量放射后可能诱发肝癌、肺癌、乳腺癌以及其他软组织的恶性肿瘤。除此之外，发现与辐射有关的肿瘤还有甲状腺肿瘤、骨肿瘤、多发性骨髓瘤和淋巴及颅内肿瘤等。紫外线照射可以产生皮肤的基底细胞癌和鳞状细胞癌。普通人群所接触的电离辐射主要是放射科检查和进行核医学的诊断和治疗，人类对于电离辐射最敏感的器官是骨髓、甲状腺和乳腺。对弱电磁场和低频率电磁波诱发肿瘤目前尚缺乏有力证据，因此还存在争议。

## 4.2.1 电离辐射与肿瘤

辐射，包括电离辐射及非电离辐射。近年来通讯设备及技术的发展迅速，世界上几乎每人都暴露在范围为0～300 MHz的混合电磁场中，电磁辐射已经成为最普遍的环境污染因素之一。极低频电磁场是指0～300 MHz的电磁场，频率为300 MHz ～300 GHz的电磁波称为微波。国际上将频率为10 MHz～300 GHz的电磁辐射定义为射频辐射。由于射频辐射的量子能量<12电子伏（eV），其量子能量水平不足以引起物质产生电离，故属于非电离辐射。凡能引起物质电离的辐射称为电离辐射。如属于电磁波谱的X线和γ线，属粒子型辐射的α线、β线、中子、质子等。

1945年，日本的广岛和长崎遭受了原子弹的袭击，当时两座城市化为一片焦土，短期内死亡人数达20多万，而幸存者在事后的数年间，白血病、乳腺癌、肺癌、骨肉瘤、甲状腺癌、皮肤癌等的发病率明显地较其他地区高。至今已50年过去了，辐射致癌的影响仍很明显。1979年美国三里岛压水堆核电站燃料原件损坏事故，以及1986年前苏联切尔诺贝利沸水堆核电站事故都导致大量放射性物质外泄，后者除了引起不少人因急性放射病死亡外，目前受查人群中的癌症发病率比普通人群高7倍。当射线足以引起体内细胞的损伤而细胞不能修复其遗传物质DNA时，便可能发生突变，引起癌症。

除以上意外事故的中、高剂量照射引起的危害外，低剂量辐射对人群健康影响评价的问题正越来越引起各国政府及公众的关注，而在科学界对此问题则存在着长期的争论。争论的焦点是，根据对原子弹爆炸幸存者等受中等及以上剂量照射人群的观察资料按一定模型外推所得的结果，能否反映低剂量照射条件下的真实情况。这类人群包括核工业受照人群、医学受照人群、核爆炸和核设施周围受照人群，以及受天然放射性高本底辐射照射的居民。而职业性接触也是重要的接触途径，如从事开采放射性矿（例如铀矿）和矿井中含有放射性物质（如氡）的矿，可引起矿工肺癌的发病率比无井下工作史的职工高数倍至数十倍；从事医用X线工作者恶性肿瘤的发病率明显增高等。

国内外一系列研究证实，核工业生产中以铀矿的氡及氡子体的辐射危害最为严重，铀矿工肺癌死亡率的增高与井下吸入氡和氡子体有关。关于氡致肺癌的研究，目前公认的观点是由于氡和氡子体在缺乏有效通风的铀和非铀矿井下坑道的累积，使矿工呼吸道上皮细胞受到氡的短寿命子体的照射，从而诱发了矿工肺癌，这是职业性照射诱发肺癌的最典型的事例[23]。

中国医学科学院总结和分析了我国24个省、直辖市、自治区在职的27 011名医用X线工作者和同期25 782名非放射科室医务人员在1950～1995年间恶性肿瘤发病的资料，用回顾剂量学方法估算其累积受照剂量。研究发现[24,25]：X线工作者恶性肿瘤的发病率明显高于对照组医务人员，相对危险度（RR）为1.2；危险明显增加的肿瘤是白血病、皮肤癌、女性乳腺癌、肺癌、肝癌、膀胱癌和食管癌，其RR分别为2.2、4.1、1.3、1.2、1.2、1.7、2.8。对X线工作者患恶性肿瘤相对危险与开始从事X线工作后的年限、开始从事X线工作时的年龄和年代、累积受照剂量进行分析表明，X线工作者的白血病、皮肤癌、妇女乳腺癌，可能还有甲状腺癌的危险增高与职业X线照射有关。当累积剂量达到一定水平时，这些肿瘤的危险明显增高。还首次发现了医用诊断X线工作者肺癌和膀胱癌的相对危险明显增高。

国内医用诊断X线工作者白血病危险明显增高的特点与英国和美国放射学医师、日本原子弹爆炸幸存者及英国强直性脊椎放疗患者白血病发病情况基本一致，女性X线工作者乳腺癌RR显著增高。队列内病例-队列研究表明累积剂量是一个显著的危险因素，两个剂量组间（相差100 mGy）比值比为1.73，而且分次照射并不明显减弱辐射致癌的作用。18例皮肤癌中，13例是发生在手臂上，其中大多数是发生在开始放射工作后15年，且发生皮肤癌前手部有慢性放射性皮炎史，皮肤癌多是在操作过程中受到较大剂量X线直接照射的结果。

已知甲状腺癌可由大剂量急性外照射所诱发，特别是儿童、青少年时受照，如头、颈部疾病受医疗照射儿童和日本原子弹爆炸幸存者。此次调查发现，白血病和甲状腺癌的最高RR出现于开始放射工作时<20岁和25岁的X线工作者，且RR随着开

始放射工作时年龄的增大而降低。乳腺癌和膀胱癌的最高 RR 见于 25～29 岁开始放射工作者。就实体癌的总体而言,其 RR 与开始放射工作时的年龄关系不大。同时还发现放射组肺癌 RR 显著增高,且 RR 增高可能与照射以外的危险因素有关,如吸烟等。

已知肝癌可由内照射诱发,新近报道日本原子弹爆炸幸存者原发性肝癌的危险明显增加。Matanoski 曾报道,美国放射学医师的肝转移癌明显增加。而国内发现 X 线工作者肝癌 RR 显著增加,但因无病理资料,难以区分原发性肝癌和肝转移癌。另有发现,HBV 感染和电离辐射的复合作用可能是国内 X 线工作者肝癌危险增高的重要原因。

辐射危害评价的主要内容,是在长期低剂量照射的条件下对人体健康的随机性效应,即遗传和致癌效应,而辐射致癌是目前唯一得到确认的致命性健康危害。对辐射致癌危险度的计算,是基于特定肿瘤的危险预测模型[26]。美国 EPA 于 1994 年在日本原子弹爆炸幸存者和其他研究资料的基础上,采用了年龄和性别特异性的辐射致癌危险模型。最近,对这些模型中使用的一些参数进行了改进。对一种特定的肿瘤有两种危险预测模型,即绝对危险预测模型和相对危险预测模型,它们分别是相加模型和相乘模型的发展。

绝对危险预测模型:$\in(x, x_e) = \alpha(x_e)\zeta(t)$

式中,$\alpha(x_e)$ 为此类模型的危险系数,它取决于暴露时的年龄和性别,表示某一年龄受到一定剂量照射后死于癌症的潜在危险水平。为了与一般的辐射致癌危险系数相区别,将其命名为"模型危险系数"。$\zeta(t)$ 可为 0 或 1,取决于暴露后的时间长短。$t = x - x_e$,表示致癌发生过程中的潜伏期。

相对危险预测模型:

$$\in(x, x_e) = \mu(x) \times \eta(x, x_e)$$

式中,$\mu(x)$ 为年龄 $x$ 时肿瘤发生率或死亡率的基线水平;$\eta(x, x_e)$ 是年龄为 $x_e < x$ 时受到的单位吸收剂量对年龄 $x$ 时造成的相对危险。其计算公式为:

$$\eta(x, x_e) = \beta(x_e)\zeta(t, x_e)$$

式中,$\beta(x_e)$ 为相对危险的模型危险系数,其含义同上;$\zeta(t, x_e)$ 为年龄为 $x_e$ 时暴露,其后不同时间的相对反应程度。

以上两种模型在对白血病与实体瘤应用时,尚需根据实际情况调整参数。

因辐射诱发的与自然发生的很难区别,仅以统计超自然发生率作为基础。目前,国际应用放射病流行病学的调查资料和合适的统计学模型可以得出辐射致癌诱因概率表,用以计算辐射致癌诱因概率(PC)。PC 定义为:在年龄为 e 时受到剂量为 d 的照射,经过 t 年之后,潜伏期为 L 的某种癌症的年龄别超额绝对危险即 $\Delta\gamma(a,t,L,s)$ 与相同条件下该癌症的总的年龄别危险 $\gamma(a,t,d,s)$ 之比。其中,a 为发病或检出癌症时的年龄;受照时的年龄为 e = a - t;s 为性别。

ERR(a,t,d,s) 称为癌症年龄别超额相对危险。定义为:癌症年龄别超额绝对危险 $\Delta\gamma(a,t,d,s)$ 与年龄别癌症基线发生率 $\gamma_0(a,s)$ 之比。因此,辐射诱因概率 PC = ERR(a,t,d,s)/[1 + ERR(a,t,d,s)]。由此可见,辐射致癌归因概率只依赖于超额相对危险。

辐射致癌危险预测模型可用于评价急性暴露群体的个人平均危险度或慢性终生暴露条件下个体的平均危险度。该类模型主要用于预测低剂量暴露,即急性吸收剂量 < 0.2 Gy 或低剂量率 < 0.1 Gy 的人群致癌危险,因为只有在剂量足够低的条件下,生存函数才不会受到年龄别辐射致癌死亡人数的影响。

辐射所致肿瘤的发生非常复杂[27,28],与其他因素诱发肿瘤过程相比,既有共性,也有其特殊性。其共性表现在肿瘤的形成均经历启动、促进、进展等几个阶段;其特殊性在于诱发肿瘤的分子机制可能有区别,但具体机制目前尚不十分清楚。一般认为,辐射造成细胞核 DNA 分子的严重损伤,使某些受照体细胞中特定的基因或染色体发生突变,其中涉及原癌基因的激活和抑癌基因的失活或突变,双链断裂容易引起细胞内 DNA 错配损伤修复反应,细胞增殖失控以及信号转导通路的改变等因素的综合作用。一些研究还表明,辐射诱导的基因不稳定性、细胞质受到照射所致的突变以及辐照引起的细胞群旁效应等在肿瘤的发生中同样有着重要的作用。

辐射引起的 DNA 损伤修复常涉及重组和切除两种修复方式。重组修复可分为同源重组和非同源重组两种形式,前者是细菌和酵母等低等真核细胞的修复形式,而后者是哺乳动物修复 DNA 辐射损伤的主要手段。直接辐射诱导的基因结构的改变谱明显不同于自发的突变,后者中点突变占有主要地位,而前者以大片段的改变为主。辐射导致的 DNA 双链断裂易导致错误修复,是形成染色体异常和基因突变的重要因素,并可能进而引起细胞的突变和恶性转化。细胞 DNA 双链断裂修复水平是细胞辐射敏感性的一个决定因素,在体外细胞研究中已有大量资料说明,DNA 双链断裂修复水平低下与高敏感性的一致性。通常用两种参数来表示修复：一是修复速率、半修复时间；另一个是照射后经一定时间修复后的残余损伤。

肿瘤发生过程中伴有遗传学变化，包括原癌基因的激活和抑癌基因的失活、细胞增殖失控、基因剂量和显性负效应改变以及染色体缺失与重排等；癌基因的激活多是由点突变或是染色体移位引起，而抑癌基因可通过点突变、缺失、插入等方式失活。一般来讲，辐射引起的基因改变多以大片段缺失为主，因此抑癌基因的改变在辐射诱发的肿瘤中更具有重要意义。在辐射致癌分子机制研究中，相当一部分集中在 p53。野生型 p53 是一种抑癌基因，而它的突变型则是一种癌基因。p53 在信号转导过程中的作用实际上是一个转录调节因子，调节一系列其他基因的表达。在氡子体射线诱发的铀矿工人肺癌中，有 3/7 例的肿瘤存在 p53 突变。由 γ 线诱发的小鼠骨肉瘤中，有 18/31 例的肿瘤存在 p53 突变。由射线诱发的 12 例骨肉瘤病人中，发现有 10 例发生 p53 突变。

ret 基因是 1985 年发现的一个原癌基因，因为是在肿瘤 DNA 转化正常细胞时发生重排而称为 ret。ret 基因发生在乳头状甲状腺瘤的较高频率的重排变异，以及射线所致甲状腺癌患者的基因重排。在近 2 年从切尔诺贝利事故污染地区儿童甲状腺癌的调查看，发病率与 ret 基因变异有一定关系，放射性尘埃污染地区甲状腺癌发生率呈增长趋势，其中 60% 以上的癌症患者发生 ret 基因重组。

脆性组氨酸三联体（fhit）基因是与多种恶性肿瘤的发生、发展有关的抑癌基因。Dano 等发现，在吸入性氡气所致的大鼠肺癌中频繁地发生 fhit 基因缺失；林亚华等在研究 γ 线体外诱发小鼠白血病时发现，辐照组大约 50% 出现异常转录本，异常转录本经测序证实多涉及 fhit 基因两个重要功能区外显子 5 和 8 不同程度的缺失，可影响其蛋白的表达。

在辐射诱发的动物或人群的肺癌标本中，发现 k-ras 的改变较多。Suzuki 等的研究也表明，辐射诱发 SHE 细胞恶性转化过程中，ras 和 mos 癌基因出现异常增高的表达。

对辐射致癌中是否具有特异性或是关键作用的癌基因和抑癌基因是科学家们特别感兴趣的，但到目前为止还没有取得确切的结果。

蛋白质磷酸化是细胞信号转导过程中的重要事件，蛋白质酪氨酸磷酸化被认为与细胞转化以及肿瘤的发生、发展密切相关。在辐射诱发细胞恶性转化的早期阶段，src、raf、abl、fgr、fgs、ras、fms、mos 等癌基因的活化均导致细胞中蛋白质酪氨酸磷酸化水平的显著增高。电离辐射作为特殊的胞外刺激因素，不仅有由 DNA 损伤触发的经 DNA 依赖性激酶（DNA-PK）、ATM 和 P53 蛋白介导的信号转导的参与，还有以细胞膜为靶分子，激活通常起源于细胞膜或细胞质的信号转导通路，启动类似于膜受体激活后引发的磷酸化级联反应，最终引起细胞结构和功能的变化，导致细胞生长、增殖和分化等改变，其中癌变是最严重的后果之一。

关于细胞增殖调控异常有关的辐射信号转导途径是否参与辐射致癌过程，目前有少量文献报道。如只有 PKCD（PKC 的亚型）能通过 JNK 激酶在人甲状腺细胞株中对电离辐射起反应，而 PKC 其他亚型并未参与；在 ras/ERK 途径中，Shimada 等发现，X 线诱发的 B6C3F1 小鼠胸腺淋巴瘤中，有大约 20% 的 k-ras 发生突变；国内有实验室则发现了 ERK1/2 在 γ 线诱发的小鼠白血病中有异常升高等。

p53 基因是抑癌基因，被认为是人类肿瘤最常见的基因改变。p53 的缺陷会导致 G1 期与 S 期间节点的缺乏，这种现象存在于 Hela 等许多肿瘤细胞系中。p53 是 G1 期阻滞的调控基因，发生在辐照后细胞中可逆的 G1 期阻滞和不可逆的 G1 期捕获，大多依赖于野生型 p53 的表达，以及 p53 下游的效应因子 P21 蛋白的激活。细胞受到照射以后可以诱导 p53 依赖的 14-3-3 sigma 的表达，引起辐射细胞出现 G2 期阻滞。肿瘤细胞内尚存在 p53 非依赖性 G2 期阻滞途径。细胞受到辐射后，ATM 蛋白能诱导 G2 期阻滞的发生。如 Bulavin 等在研究中发现细胞受照射后，ATM 依赖性激活 Chk1 和 Chk2，最终诱发了 G2 期阻滞。

辐射诱导的基因不稳定性是指辐射诱发受照细胞可遗传的基因不稳定性，它可持续存在于细胞复制的子代中，使子代细胞中自发突变的频率增加。Little 发现辐照细胞培养后大约有 10% 的单细胞子代克隆中，显示出一个频率持续增加的新发突变，增加的突变频率可延续到 30 代。辐射旁效应是指通过细胞接触或细胞间通讯，将直接受辐射细胞的应答传递给周围未受辐射的细胞，后者也表现出与辐射细胞类似的生物学效应，包括细胞凋亡或延迟死亡、基因不稳定性、基因突变以及细胞生长异常等。首次用来研究辐射旁效应的实验模型是用低流量的 A 粒子照射单层培养细胞，实际只有 0.1%～1% 的细胞直接受 α 粒子轰击，但结果引起 30%～50% 细胞的姊妹染色单体交换频率增加。实验发现，直接的细胞核辐射不是产生重要基因改变的唯一旦必需的原因。因此,细胞质效应和旁细胞效应可能在人体内也同样存在。

影响辐射致癌的因素可分为与患者本身有关的因素、与射线有关的因素及混杂因素,以及因素间的相互作用[29]。

核爆炸幸存者中对白血病而言,10岁以下和50岁以上受到照射后均有最大危险度。20岁左右女性激素发生变化,乳腺发育,此时乳腺显示最大危险度。肺、胃、小肠肿瘤发生率也随受照年龄而增加,甲状腺癌同样被证明与年龄有关。X线工作者白血病和甲状腺癌的最高RR出现于开始放射工作时小于20岁和25岁,且RR随着开始放射工作时年龄的增大而降低。说明从事放射工作的年代越早、开始工作时年龄越小,发生恶性肿瘤的危险就越大,发病年龄也越轻。乳腺癌和膀胱癌的最高RR见于25～29岁开始放射工作者。就实体癌的总体而言,其RR与开始放射工作时的年龄关系不大。医用X线工作者的白血病平均发病年龄为39.1岁,比对照组小约10岁。白血病和甲状腺癌的RR明显增高见于40岁之前,肺癌、肝癌为50～59岁,女性乳腺癌见于40岁之前和50岁之后,皮肤癌和食管癌增高见于各个年龄组。就总体实体癌而言,RR在50～59岁最高。

统计辐射诱发人类乳腺癌和甲状腺癌的危险度,女性高于男性3倍。也有证据说明,辐射诱发的白血病中男性比女性略高。

人群中存在着对癌易感的或辐射敏感的高危亚群,癌的易感性和辐射致癌敏感性是既有联系又各不相同的。前者为个体因遗传或获得因素(如健康状况、生活习惯、疾病、营养等)而具有易于患癌的倾向,分别称为遗传易感性和获得易感性;而后者则为个体在电离辐射作用下所表现出来的对电离辐射致癌作用反应的强弱[30]。具有癌遗传易感性的个体可能具有增高的辐射致癌敏感性。如对共济失调性毛细血管扩张症(AT)患者亲属中的乳腺癌病例和非乳腺癌对照曾经接受过的辐射照射情况进行了比较(乳腺癌为该症最常见的实体瘤),结果发现接受过辐射照射的病例组显著高于对照组,辐射所致的超额危险前者是后者的5～6倍,AT患者的血缘亲属对辐射致乳腺癌非常敏感。在对20岁前受照的原子弹爆炸幸存者乳腺癌的研究中发现,35岁以前发病者的辐射致癌超额相对危险为13/Sv,而35岁以后发病者为2/Sv,辐射致癌效应竟相差了6倍。提示在受照群体中可能有易感遗传学亚群的存在,该亚群对辐射致乳腺癌高度敏感。如本身携带不稳定基因患者(如家族性视网膜母细胞瘤、基底细胞癌综合征、AT等),不仅增加了原发肿瘤的发生率,也增加了放疗后辐射致癌的发生率。这种基因不稳定性可导致损伤修复过程中容易造成错误修复,或者影响细胞周期,使得损伤保存下来。

与射线有关的因素包括不同类型射线、剂量率、剂量大小等。混杂因素包括细胞毒药物、天然致癌化学物(例如黄曲霉毒素)及矿物燃料的燃烧产物等。与混杂因素比较,电离辐射为相对弱的致癌源。其他因素的存在可能加强了辐射的致癌效应,使辐射致癌敏感性增高。Shore等人对电离辐射与乳腺癌其他危险因素之间的协同作用进行了研究,发现"首胎生育后"与电离辐射照射有很强的协同作用。首胎后受照,乳腺癌的发生危险比随后几次生育后受照均高,协同指数(synergism index)为3.21（$P=0.02$）。说明生育第一胎后乳腺组织对电离辐射有很高的敏感性。

有人认为肿瘤患者的生活习惯(吸烟、嗜酒、嚼槟榔等)和(或)基因易感性可能比辐射本身更加有产生第二原发肿瘤的危险性。对于放疗患者,因为化疗也有致癌作用,且常与放疗合用,成为判断辐射致癌的重要混淆因素。如乳腺癌治疗后的急性非淋巴细胞白血病危险与放疗相关（RR=2）,也和烷化剂化疗相关（RR=10）,而那些暴露于两种致癌因素的危险（RR=17）则具有倍增作用。

目前公认的辐射致癌标准是:①患肿瘤前有明确的放疗史,肿瘤常发生在射野内或射野边缘。②从放疗到第二原发肿瘤发生有足够的潜伏期。联合国科学效应委员会(UNSCEAR)1986年报道推荐的辐射诱发肿瘤潜伏期平均时间为20～30年,白血病的潜伏期至少2年(平均8年),实体瘤最少10年,骨肉瘤平均20年,某些实体瘤甚至更长。③第二原发肿瘤的病理不同于原来的肿瘤病理,排除放疗后复发或转移的可能。④所患癌症必须是能够由辐射所引起,即在辐射敏感器官发生(至今尚未发现与辐射致癌有关的器官有输尿管、尿道、前列腺、胆管等)。

### 4.2.2　紫外线诱发肿瘤

据世界气象组织报道,由于现时的臭氧层破坏,即使控制了氟氯烃排放,在几十年内人类还将暴露在强紫外线下,估计要到2050年后情况才会好转。过量的紫外线暴露引起皮肤老化、免疫抑制及皮肤癌,将是人类共同面临的重要健康威胁。皮肤癌主要是鳞状细胞癌和基底细胞癌,在白色人种中的发病率居各种肿瘤之首,终身危险性超过 50%,且近年来其发病率仍在增加,在黄色人种中也有增加趋势。瑞典癌症委员会肯定 75% 的舌癌、黑色素瘤和皮肤鳞状细胞癌与紫外线照射有关。

紫外线是一个完全的致癌因子。它既能引发突变,又有促发、促长作用。紫外线致癌表现为多作用位点、多阶段的复杂过程。紫外线可直接或经过生成活性氧间接作用于 DNA、蛋白、细胞膜这些生物大分子,其中 DNA 的改变与致癌最密切。紫外线可使 DNA 形成二聚体、光产物、链断裂及与蛋白交联等多种变化。DNA 损伤中形成嘧啶二聚体(CPD)占 60%,光产物为 35%,胸腺嘧啶乙二醇 3%~4%,胞嘧啶水合物、链断裂以及 DNA 与蛋白交联各为 1%。由此可见,嘧啶二聚体是 DNA 损伤的主要形式[9]。一般认为紫外线诱发肿瘤的机制主要涉及嘧啶二聚体的形成、$p53$ 抑癌基因诱变、细胞凋亡、鸟氨酸脱羧酶活性和端粒酶活性增高、免疫抑制,以及活性氧间接引发及促发癌的生成等方面。

### 4.2.3 电磁波诱发肿瘤

对弱电磁场和低频率电磁波诱发肿瘤至今尚存争论。世界卫生组织所属的国际癌症研究组织提出,电磁波有致癌的可能性。世界卫生组织从 1996 年起就开始了为期 10 年的"国际电磁波项目"研究,其中对是否有导致癌变的可能性评价则由国际癌症研究组织担任。调查表明,儿童生活在低于 0.4 μT 磁场环境,白血病患儿无增加趋势;但居住环境的电磁波辐射超过 0.4 μT 时,白血病患儿的数量就增加 2 倍。国际癌症研究组织把电磁波致癌分为有致癌性、可能性高和可致癌等级别。从统计学分析来看,电磁波有致癌可能的证据是清楚的,但目前动物实验的证据尚不足。

全世界的很多相关机构在对手机电磁波的影响进行研究,初步成果显示不能排除手机电磁波可能会对人体造成危害。但目前仍缺乏确切证据证明手机电磁波会对人体健康产生危害。

电磁场能否诱发肿瘤还需经过长期的流行病学随访和观察,以及进行实验研究等大量的工作加以确认。

(金泰廙)

## 主要参考文献

[1] Doll R, Peto R. The causes of cancer: quantitative estimates of avoidable risks of cancer in the United States today. J Natl Cancer Inst, 1981, 66: 1191-1308.
[2] IARC. Overall evaluations of carcinogenicity: an updating of IARC monographs. Lyon: IARC Press, 2004: 201-261.
[3] Bishop JM. Molecular themes in oncogenesis. Cell, 1991, 64: 235-248.
[4] Ames BN, Shigenaga MK, Gold LS. DNA lesions, inducible DNA repair and cell division: three key factors in mutagenesis and carcinogenesis. Environ Health Perspect, 1993, 101: 35-44.
[5] Ames BN, Gold LS. Chemical carcinogenesis: too many rodent carcinogens. Proc Natl Acad Sci USA, 1990, 87: 7772-7776.
[6] IARC. Tobacco smoking. Monographs on the evaluation of carcinogenic risk to humans. Vol 38. Lyon: IARC Press, 1987: 359-362.
[7] IARC. Alcohol drinking. Biological data relevant to the evaluation of carcinogenic risk to humans. Vol 44. Lyon: IARC press, 1988: 101-152.
[8] Thomas DB. Alcohol as a cause of cancer. Environ Health Perspect, 1995, 103: 153-160.
[9] Blot WJ. Alcohol and cancer. Cancer Res, 1992, 52: 2119s-2123s.
[10] Ward E. Overview of preventable industrial causes of occupational cancer. Environ Health Perspect, 1995, 103: 197-203.
[11] Henderson BE, Ross RK, Pike MC. Hormonal chemo prevention of cancer in women. Science, 1993, 259: 633-638.
[12] Kirk GD, Bah E, Montesano R. Molecular epidemiology of human liver cancer: insights into etiology, pathogenesis and prevention from the Gambia, West Africa. Carcinogenesis, 2006, 27: 2070-2082.
[13] Groopman JD, Cain LG, Kensler TW. Aflatoxin exposure in human populations: measurements and relationship to cancer. Crit Rev Toxicol, 1988, 19: 113-145.
[14] Essigmann JM, Croy RG, Nadzan AM, et al. Structural identification of the major DNA adduct formed by aflatoxin 1B *in vitro*. Proc Natl Acad Sci USA, 1977, 74: 1870-1874.
[15] Croy RG, Essigmann JM, Reinhold VN, et al. Identification of the principal aflatoxin B1-DNA adduct formed *in vivo* in rat liver. Proc Natl Acad Sci USA, 1978, 75: 1745-1749.
[16] Scholl P, Musser SM, Kensler TW, et al. Molecular biomarkers for aflatoxins and their application to human liver cancer. Pharmacogenetics, 1995, 5: S171-S176.
[17] Wogan GN. Aflatoxins as risk factors for hepatocellular carcinoma in humans. Cancer Res, 1992, 52: 2114s-2118s.
[18] Qian GS, Ross RK, Yu MC, et al. A follow-up study of urinary markers of aflatoxin exposure and liver cancer risk in Shanghai, People's Republic of China. Cancer Epidemiol Biomarkers Prev, 1994, 3: 3-10.
[19] Aguilar F, Harris CC, Sun T, et al. Geographic variation of $p53$ mutational profile in nonmalignant human liver. Science, 1994, 264: 1317-1319.
[20] Aguilar F, Hussain SP, Cerutti P. Aflatoxin $B_1$ induces the transversion of G→T in codon 249 of the $p53$ tumor suppressor gene in human hepatocytes. Proc Natl Acad Sci USA, 1993, 90: 8586-8590.
[21] Piton A, Le Ferrec E, Langouet S, et al. Oltipraz regulates different categories of genes relevant to chemoprevention in human hepatocytes. Carcinogenesis, 2005, 26: 343-351.
[22] IARC. Pharmaceutical drugs. Monographs on the evaluation of carcinogenic risk to humans. Vol 50. Lyon: IARC Press, 1990: 47-67.
[23] 温晋爱, 姜如意, 常学奇, 等. 1958~1997 年湖南 A 铀矿矿工死亡原因的流行病学调查. 辐射防护, 2002, 22: 44-50.
[24] 王继先, 李本孝, 赵永成, 等. 中国医用诊断 X 射线工作者 1950~1995 年恶性肿瘤危险分析. 中华放射医学与防护杂志, 2002, 22: 234-238.
[25] 王继先, 张良安, 李本孝, 等. 中国医用 X 射线工作者恶性肿瘤危险评价. 中国医学科学院学报, 2001, 23: 65-72.
[26] 童建. 辐射致癌危险预测模型的改进. 国外医学·放射医学核医学分册, 2005, 29: 121-126.
[27] 李雨, 韩玲, 蔡建明. 辐射致癌研究进展. 国外医学·肿瘤学分册, 2000, 27: 219-221.
[28] 蔡建明, 程天民. 辐射致癌分子机制研究的现状与展望. 第二军医大学学报, 2003, 24: 697-701.
[29] 周卫兵, 冯炎. 放疗的致癌作用. 中华放射肿瘤学杂志, 2005, 14: 370-372.
[30] 贾卫华. 癌的易感性辐射敏感性与辐射致癌. 中华放射医学与防护杂志, 1999, 19: 171-173.

# 5 吸烟与肿瘤

5.1 吸烟的流行病学
5.2 烟草的主要成分
5.3 吸烟与肿瘤
    5.3.1 吸烟与肺癌
    5.3.2 吸烟与口腔癌和咽癌
    5.3.3 吸烟与食管癌
    5.3.4 吸烟与胰腺癌
    5.3.5 吸烟与膀胱癌和肾癌
    5.3.6 吸烟与胃癌
    5.3.7 吸烟与急性白血病
    5.3.8 吸烟与宫颈癌
    5.3.9 吸烟与其他肿瘤
    5.3.10 吸烟和其他危害因素的交互作用
5.4 被动吸烟与肿瘤
    5.4.1 被动吸烟与肺癌
    5.4.2 被动吸烟与其他肿瘤
5.5 戒烟的方法

## 5.1 吸烟的流行病学

烟草的使用是全球面临的最严重的公共卫生问题之一。仅仅针对癌症一项,控烟被世界卫生组织确立为能够预防死亡的首项措施。吸烟还可导致包括呼吸系统和心血管系统在内的多种疾病。

烟草的直接受害者就是主动吸烟者(active smokers)。全球大约有1/3的成年人,即11亿人吸烟。其中约80%生活在中低收入国家。到2025年,这一数字预计将超过16亿。全球男性平均吸烟率为47%,女性为12%。这个比例在不同的国家和地区差异很大。例如在非洲,男性吸烟率为29%,女性为4%。而在西太地区,男女性的吸烟率分别为60%和8%。在一些工业化国家,男性的吸烟率正迅速下降。例如,20世纪初期在欧洲和北美有70%的男性吸烟,而这个比例在近年来已明显降低。在这些国家,戒烟者越来越多,尤其在老年人中多见。与男性相反,从20世纪中叶起,女性的吸烟率呈现上升的趋势。虽然在部分国家如英国,女性的吸烟率近年来有所下降,但在大部分工业化国家,这个比例仍然在不断上升。

根据发达国家的经历,吸烟的流行病学和烟草引起的死亡可以分为几个阶段:第一阶段主要为男性吸烟率的上升,但此时与吸烟相关的死亡仍处于较低的水平。第二阶段为女性吸烟率的上升,同时男性的吸烟率达到峰值。第三阶段,也就是当男性吸烟率达到高峰后30年,男性吸烟引起的死亡率达到峰值。第四阶段,女性吸烟的死亡率达到峰值。

中国是世界上最大的烟草生产和消费大国,超过60%的男性为吸烟者,占了全球吸烟者的1/3,女性的吸烟率目前仍处于较低水平。2002年全国吸烟流行病学的调查结果显示,女性吸烟率为3%[1]。尽管如此,近年来女性的吸烟率有上升的趋势。根据发达国家的历程,中国男性的吸烟率已经达到高峰并正在处于平台期,可以推断,目前中国的烟草流行正处在第一阶段末期。因此,中国的控烟形势非常严峻。

非吸烟者同样是烟草的受害者。关于环境烟雾暴露和疾病(肺癌等肿瘤、心脑血管疾病)的关系已经得到广泛证实。环境烟雾暴露(environmental smoking exposure)又被称为二手烟(secondhand smoking)、被动吸烟(passive smoking)或非自愿吸烟(involuntary smoking)。环境烟雾已被美国环境保护署和国际癌症研究署确定为人类A类致癌物质。被动吸烟可以造成非吸烟者早死和疾病。长期被动吸烟是造成肺癌、心血管疾病、慢性呼吸系统等疾病的重要原因。据世界卫生组织估计,全球大约有7亿儿童呼吸的空气遭受二手烟雾污染,这种情况在家庭环境中尤甚。在不同的国家,由于吸烟率的不同和控烟政策的差异,被动吸烟情况也有所差别。美国自1986年起,被动吸烟率逐步下降。

中国居民被动吸烟率仍然处于较高水平。我国参与的"全球青少年烟草调查"的结果显示,青少年在家中和公共场所受被动吸烟危害的比例分别为43.9%和55.8%[2]。与发达国家相比,中国女性吸烟率并不高,但由于男性吸烟率居高不下,超过一半的女性生活在二手烟雾环境中,成为被动吸烟的主要受害人群。家庭、公共场所和工作场所都是接触二手烟的主要场所。2002年全国流行病学调查显示,在被动吸烟者中,82%在家庭、67%在公共场所、35%在工作场所遭受被动吸烟[1]。而2010年的全球成人吸烟调查结果显示,2010年,公共场所已经是二手烟暴露最高的地方(72.7%),其次为家庭和工作场所[3]。

## 5.2 烟草的主要成分

卷烟在全球烟草制品中占据最大份额,其中机制卷烟是最常见的烟草形式。

卷烟点燃时会产生极高温度(900℃),产生的烟草烟雾中含有4 000多种化学物质,如一氧化碳、一氧化二氮、甲醛、乙醛、甲烷、甲苯、氢化氰、铅、铝、锌、镁等,其中多种物质具有致癌性。

到2000年为止,卷烟中共发现69种致癌物,其中有11种已经被国际癌症研究中心(IARC)定为Ⅰ类致癌物。包括多环芳烃(PAH),烟草特异性亚硝胺(tobacco specific $N$-nitrosamines,TSNA),1,3-丁二烯,氨基甲酸乙酯,氧化乙烯,镍,铬,镉,钋-210,砷和联胺。这些物质至少在一种动物诱发肿瘤。

从来源上看,烟草致癌物的来源主要包括:①烟草在燃烧过程中由于缺氧燃烧产生的致癌化合物,主要有多环芳烃、芳香族及其胺类、亚硝胺、酚、喹啉等;②烟草本身含有的肼、砷、镍、铬、镉、铅等无机物;③在生产加工运输过程中产生的亚硝胺类化合物(TSNA),主要包括 $N$-亚硝基降烟碱(NNN)、4-甲基亚硝胺-1-3-吡啶基-1-丁酮(NNK)、$N$-亚硝基新烟碱(NAT)和 $N$-亚硝基新烟草碱(NAB)。

## 5.3 吸烟与肿瘤

目前,全球每天有13 000多人死于烟草。按照该速度计算,到2030年,每年死于烟草的人数将上升到1 000万[4]。癌症是烟草造成疾病和早死的重要原因(图5-1)。目前已经证明了吸烟与肺癌、口腔癌、咽癌、喉癌、食管癌、胰腺癌、胃癌、膀胱癌、子宫颈癌、急性非淋巴细胞白血病之间的因果联系。在男性肿瘤病例中,有25%可以归因于吸烟,而女性中有4%可以归因于吸烟。女性归因的危险度低于男性的主要原因是女性的吸烟率较低。根据目前女性吸烟率变化的趋势可以预测,在未来,女性肿瘤归因于吸烟的比例将有所上升。总的来说,在发达国家有16%的癌症可以归因于吸烟,而在发展中国家这个比例占10%左右[5]。

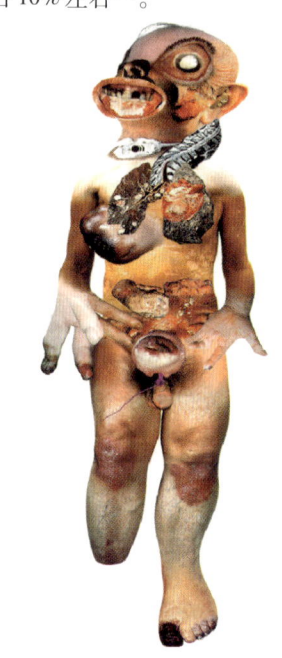

**图5-1 吸烟伤害身体每一个组织**
(资料来源:世界卫生组织资料)

烟草包括多种类型,除机制卷烟外,还包括自卷烟、雪茄、水烟、咀嚼烟、丁香烟等。无论什么形式的烟草都具有成瘾性和致癌性。吸雪茄、烟斗、水烟等烟草的人与吸机制卷烟的人同样面临恶性后果,而食用咀嚼烟的人更容易患上口腔癌,特别是唇癌、舌癌和咽癌。

### 5.3.1 吸烟与肺癌

吸烟是导致肺癌的最常见原因。早在1964年,美国卫生总署报告(Surgeon General's Report)就已经明确吸烟是肺癌的发生原因,而此后又有多项病例对照或者前瞻性研究进一步分析了吸烟与肺癌的关系。总的说来,由于所有研究结果的一致性,尤其是在暴露和疾病之间一致的阳性联系以及剂量-反应关系,现有的证据已经证明吸烟与肺癌的因果效应。在美国、欧洲、日本的研究表明,男性肺癌中有

83%~92%、女性肺癌中有57%~80%与吸烟有关。

**(1) 烟草致肺癌的分子机制**

1) 烟草中的致癌物　烟草中的NNK是一种非常强的肺致癌物,无论以何种方式给予,均可在3种啮齿类动物中诱发肺肿瘤。NNK对肺具有高度亲和性,主要引起腺瘤和腺癌[6]。它们可通过不同机制诱发DNA损害,导致DNA错误的复制和突变,如苯并芘可以与鸟嘌呤结合形成芽孢状DNA,特异性导致G→T突变。

多环芳烃和NNK是烟草中重要的肺致癌物,直接参与吸烟导致肺癌的起始过程。此外,烟草中含有大量不稳定的氧化剂和自由基,使吸烟者机体长期处于过度氧负荷状态,消耗体内的抗氧化物质和抗氧化酶类,使其耗竭或失代偿。过量自由基及诱发的连锁反应可产生更多的自由基,造成对生物大分子如DNA、RNA、蛋白质和脂肪的损伤是癌症启动和促进的基础[7]。

2) 烟草致肺癌的机制　烟草致癌机制一般认为是其化学致癌原经代谢活化为亲电代谢物,后者可与靶细胞中生物大分子DNA、RNA及蛋白质中的亲核结构结合,尤其是与DNA生成加合物,从而作为诱变原使癌基因活化。在这个过程中,很多因素能够影响个体对吸烟导致肺癌的敏感性,包括致癌物的量、代谢的活化作用和解毒、DNA的修复能力、凋亡、基因的不同功能如信号转导通路以及细胞循环的规则。生物体对致癌物暴露的反应与对外界物质或对药物的反应相似。

细胞色素P450可促进氧原子与致癌物的结合,增加其水溶性。细胞色素P450与致癌物相互作用的中间体具有活性,中心通常带负电,这种中间产物或代谢产物能够与DNA反应,形成DNA加合物[8]。DNA加合物可被细胞内的DNA修复系统(如核苷酸切除修复、碱基切除修复等)所清除[9]。DNA复制时,如果未修复的DNA损伤仍然存在,DNA聚合酶将于该处停止复制,从而阻止受损DNA的复制或致细胞死亡。倘若DNA聚合酶越过DNA加合物,即可能产生碱基错配而导致基因突变。苯并芘的主要加合物可引起GC→TA突变,由N-亚硝胺,NNK,氧化乙烯,1,3-丁二烯产生的7-甲基脱氧鸟苷易于去嘌呤化而产生无碱基区,当DNA复制经过该无碱基区时主要产生GC→TA突变[10]。

研究表明,吸烟所致肺癌患者有多种原癌基因和抑癌基因发生突变。其中研究最多的是ras基因。肺癌中最常见的ras基因突变为k-ras,通常为密码子12上G→T的点突变。k-ras基因突变主要发生于肺腺癌。正常人支气管上皮P21蛋白含量较低,而呼吸性支气管上皮细胞却呈高分泌状态,故有学者认为致癌因素易作用于小气道上皮激活k-ras基因产生突变,使细胞分化成分泌型细胞,容易转化为腺癌细胞[11]。k-ras基因突变热点主要在第12、13、61位密码子,而吸烟者第12位密码子突变最常见,这提示密码子12可能是烟草致癌物的特异性作用位点。k-ras基因突变也以G→T颠换最为常见。

在肺癌发生过程中有多种抑癌基因发生突变而失活,其中最主要的抑癌基因为p53和Rb基因。p53基因的生物学功能为G1期DNA损坏的检查点,它的非磷酸化状态可阻断细胞进入S期,抑制细胞增殖和转化,阻止癌变倾向基因的恶变细胞的产生。吸烟与p53基因突变关系非常密切[12]。p53突变在肺癌组织中甚为常见,90%的小细胞肺癌和40%~70%的非小细胞肺癌出现p53突变。肺癌中p53突变主要为G→T颠换,这与其他肿瘤中的p53突变不同。G→T颠换被认为是吸烟导致肺癌的特征性改变,其发生频率在吸烟致肺癌中大大高于非吸烟所致肺癌。烟草中的多环芳烃主要引起G→T颠换,许多来自于烟草致癌物质代谢产物的DNA加合物也可产生G→T颠换。p53突变的热点部位为157、158、245、248和273密码子,而DNA加合物也常形成于这些部位密码子的鸟嘌呤上。

Rb基因是第一个被识别出的肿瘤抑制基因,参与调节细胞周期和细胞凋亡。Rb蛋白质在G1期处于次磷酸化状态,在G1/S转换过程中先后被细胞周期蛋白D-CDK4/6和细胞周期蛋白E-CDK2磷酸化,导致Rb蛋白质自E2F/DP杂二聚体中游离出来,而使后者处于转录激活状态。E2F/DP杂二聚体的激活与细胞增殖、细胞周期进程以及细胞分化与发育、凋亡等过程有关。几乎所有(90%以上)的小细胞肺癌均出现Rb改变。在非小细胞肺癌中,Rb蛋白质的表达缺失相对少见(15%~30%),其发生频率肿瘤晚期高于早期,提示Rb蛋白表达缺失可能与肿瘤进展有关。

概括来说,烟草中含有的致癌物质主要通过DNA加合物的形成而引起基因突变,包括癌基因(如RAS、MYC、ERB-B等)和抑癌基因(如p53、Rb等)突变,导致正常的细胞生长、分化和凋亡等过程失调,从而诱发肺癌等肿瘤(图5-2)[13]。

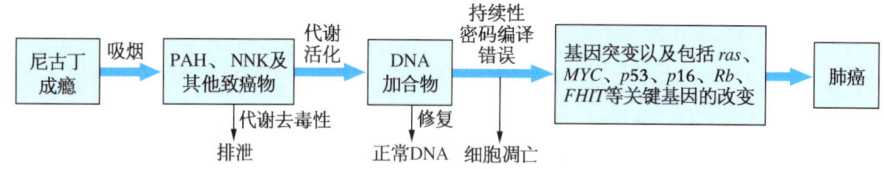

图 5-2 吸烟致癌的机制

**（2）吸烟与肺癌的流行病学研究**

吸烟者发生肺癌的危险性究竟有多大？美国癌症协会的两项前瞻性研究结果表明，在死亡的吸烟者中，可以归因于吸烟的死亡在男性占41%~57%，在女性占17%~47%，而肺癌在所有吸烟归因死亡中占有重要比例[13]。

在影响吸烟危险性的3项主要因素（每日吸烟量、烟龄、开始吸烟年龄）中，每日吸烟量是最重要的影响因素。吸烟没有安全水平，即便是很小的吸烟量，也能导致肺癌危险性的上升。而且在吸烟量上升与肺癌增加之间存在着线性甚至更强的联系。烟龄也是癌症的重要危险因素，例如，同样是55~64岁每天吸烟量在21~39支的男性吸烟者，在15岁就开始吸烟的人发生肺癌的危险性是25岁开始吸烟的3倍。

女性的吸烟率从总体上说低于男性，因此肺癌的发生率也较男性低。但这并不意味着女性吸烟对肺癌不敏感。从易感性上说，女性吸烟发生肺癌可能性至少不低于男性。而且，随着吸烟流行病学的变化，男性肺癌的发病率从总体上开始下降，但在女性中并没有这样的趋势。在女性肺癌患者中，腺癌和鳞癌更为常见，甚至在控制了吸烟这一因素之后仍然体现上述特点。一些研究结果提示，女性吸烟后更可能导致发生肺腺癌和小细胞癌危险性的上升。一些研究表明，在相似的每日吸烟量条件下，女性的肺组织里含有更多的DNA加合物，提示发生肺癌的可能性也高于男性。但是，还没有足够的证据能够证明女性发生肺癌的危险性高于男性[14]。

**（3）卷烟性质对肺癌危险性的影响**

除了前述原因外，对烟草烟雾的暴露强度也能够影响发生肺癌的危险性。这取决于卷烟本身的性质和吸入的"深度"。与非过滤嘴高焦油卷烟相比，带过滤嘴低焦油卷烟能够降低发生肺癌的危险。然而，按照联邦贸易委员会检测方案（Federal Trade Commission's test protocol，FTC），通过机器测定的尼古丁和焦油浓度与吸烟者的吸入状况有很大差别，很多吸烟者在抽吸这种低焦油卷烟时，会采取一些补偿措施如增加吸烟量或者更深地吸入，因此这样的卷烟并不能有效降低吸烟危害性，甚至提高了危险性。一些采用烟草暴露的生物标记进行测定的研究也证实了这一点。在烟草的生物标记（如唾液中可的宁水平）与按照FTC方案测定的尼古丁和焦油的释放量之间并不存在统计学关联[15]。还有研究证实，吸烟者平均每次吸入的烟雾容积和吸入频率高于FTC方案，因此所摄入的尼古丁和焦油的量也高于在烟盒上标注的含量。因此，在最近50年，尽管按照FTC方案测定的尼古丁和焦油含量已经有明显下降，但是发生肺癌的危险性并没有明显改变。

必须明确，"安全"的卷烟是不存在的，吸烟也不存在安全水平。所有的烟草制品都包含有致癌物。而且，采用这种卷烟来降低肺癌危险性的效果远远不及戒烟的效果。

**（4）吸烟与肺癌组织类型之间的关系**

肺癌包括多种组织类型，而其中最常见的4种为鳞癌、腺癌、大细胞癌、小细胞癌。这4种类型占美国所有肺癌类型的90%以上。研究表明，吸烟与这几种肺癌类型有关，但剂量-反应关系有所不同，在小细胞癌中这种剂量-反应关系最强。

在吸烟引发肺癌发病出现的早期，鳞癌在吸烟者中最为常见，其次为小细胞癌。从20世纪70年代后期开始，腺癌的发病率不断上升，目前已经成为吸烟者发生肺癌最主要的组织类型。目前在美国，男性肺癌的发病率和死亡率正在不断下降，而尤其以鳞癌和小细胞癌的下降更为明显。而在女性，鳞癌、小细胞癌和大细胞癌的发病率已经进入平台期，而腺癌的发病呈上升的趋势。

有假设认为在肺癌的病理类型变化中，烟草的剂量、致癌成分的变化起了重要作用。例如为了促进烟草燃烧，卷烟内硝酸盐的水平有所上升。虽然充分燃烧有利于减少多环芳烃的浓度，但氮氧化物的增加也增加了烟草特异性亚硝胺的浓度，其中NNK被认为是导致肺腺癌的危险因素。无论以何种方式给予小鼠，都可以引起肺腺癌，这可能成为目前肺腺癌上升的原因之一。

**（5）戒烟与肺癌**

对于吸烟者而言，有效降低吸烟危害的唯一方法就是完全戒烟。目前已经明确，戒烟能够有效降低吸烟带来的风险。Peto等通过病例-对照研究比较不同人群发生肺癌的危险性。研究表明,在没有其他独立致病原因的情况下,持续吸烟者在75岁时死于肺癌的危险性为16%。而戒烟可以使这种危险性下降,60岁戒烟可以使75岁死于肺癌的危险性降到10%。戒烟年龄越早,这种危险性的降低越明显[16]。

虽然随着戒烟年限的增加,发生肺癌的危险性降低,但是发生肺癌的危险性仍然高于从不吸烟者(图5-3)。在戒烟后发生肺癌的绝对危险性并不能

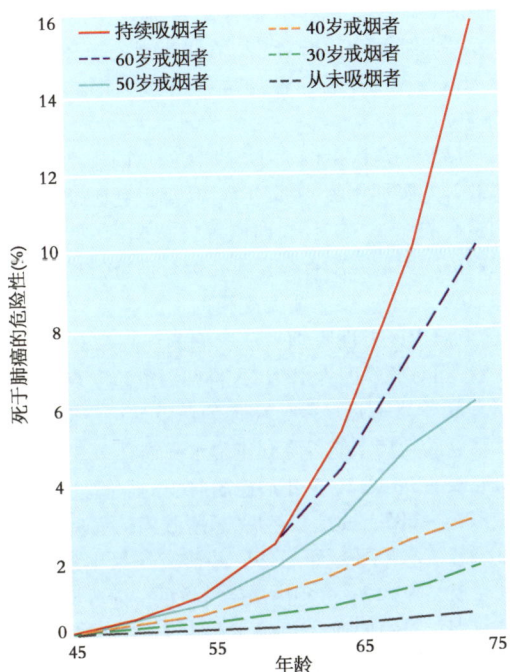

**图5-3　戒烟年限的增加对发生肺癌危险性的影响(男性)**

下降,但是由于继续吸烟而产生的危险却能够得以避免。在美国对戒烟的退伍军人一项为期40年的追踪研究表明,与从不吸烟者相比,戒烟小于5年死于肺癌的危险性为不吸烟者的10.2倍;戒烟5~9年,死于肺癌的危险性降为6.4倍;戒烟10~14年,这种危险性为3.3倍;在戒烟15年后,戒烟者死于肺癌的危险性仍然比不吸烟者高出50%[17]。1990年美国卫生总署报告亦指出,与不吸烟者相比,随着戒烟年限的增加,发生肺癌的相对危险度也在下降。这种趋势在男性和女性、在吸食过滤嘴和非过滤嘴烟,以及所有肺癌的组织类型都是一致的。然而,在戒烟者中,即使经过几十年,发生肺癌的危险性仍然高于从未吸烟者。部分研究表明,戒烟者在戒烟的前5年内,发生肺癌的危险性甚至有所上升,这被称为"戒烟-意愿"效应,可能是由于有疾病的吸烟者更加倾向于戒烟所致。

简而言之,肺癌是癌症死亡的重要原因,而吸烟是发生肺癌的最重要危险因素。从遏制肺癌流行的角度,烟草的预防与控制是最重要的干预策略。而所有降低烟草焦油和尼古丁的措施都不能对降低肺癌的危险性产生效果。戒烟能够降低吸烟者发生肺癌的危险性,戒烟越早,对于降低危险性越有效。在戒烟20年后,戒烟者发生肺癌的危险性进入平台期,但仍然高于从不吸烟者。最有效的措施是预防吸烟,以降低肺癌的发病率。

### 5.3.2　吸烟与口腔癌和咽癌

从1964年起,多期美国卫生总署报告都将卷烟、咀嚼烟作为口腔癌和咽癌的发病因素。目前的结论是,所有形式的烟草都能导致除了唾液腺外的口腔和咽部肿瘤。口腔和咽部作为与烟草、烟雾直接接触的部位,有害的物质可直接进入口腔黏膜上皮,破坏黏膜上皮。通过长期慢性刺激,使局部形成一种慢性炎症过程,机体产生一种防御性的增生反应。同时,这些致癌物还可以直接作用于上皮细胞的遗传物质,通过长期作用使上皮细胞的分化失去控制,发生癌变[18]。

前瞻性研究和回顾性研究都已经证实了在男性和女性中口腔癌与烟草使用的关系,这里包括了不同形式的烟草,如卷烟、雪茄、咀嚼烟、水烟、鼻烟等。使用上述形式的烟草发生口腔癌的危险性基本相近。流行病学研究证实,在现在吸烟者中,男性发生口腔癌和咽癌的可能性是不吸烟者的10倍,女性是不吸烟者的5倍。并且随着每日吸烟量的增加,危险性上升;而在戒烟后,危险性得以下降。这种下降在戒烟后的前10年里尤为明显。两项大的病例-对照研究表明,在戒烟者中,口腔癌危险性的下降比咽癌缓慢。每日吸烟量和发生口腔癌危险性的剂量-反应关系也已经得到证实。在美国1985年所有死于口腔癌的患者中,男性有92%,女性有61%可以归因为吸烟。一些研究提示口腔癌的复发与持续吸烟有关。烟和酒协同作用,进一步增加了发生口腔癌的危险性。

### 5.3.3　吸烟与食管癌

吸烟一直被认为是食管癌的危险因素。现在吸烟者发生食管癌的危险性高于戒烟者,而戒烟者的危险性仍高于不吸烟者。同时,每日吸烟量和发生食管癌危险性之间的剂量-反应关系也在多项研究中得以证实。刘伯齐等采用死因调查的病例-对照

方法,在中国103个地区吸烟与食管癌风险研究结果表明,每日吸烟<10、10~19、>20支的相对危险度分别为1.42、1.82、2.22[19]。而戒烟后,发生食管癌的风险迅速下降。从组织学分型上,吸烟与鳞癌和腺癌都有关。但一些研究提示,吸烟与鳞癌的关系比腺癌更加明显,并且吸烟与鳞癌的关系在欧美国家比在食管癌高发的中国更明显。

当吸烟的同时饮酒,尤其是大量饮酒,可使发生食管癌的危险性成倍上升。多项研究证实了吸烟、饮酒以及吸烟与饮酒的交互作用是食管癌的重要危险因素。

研究提示烟草对各亚部位癌致癌作用的潜在机制可能不同。研究还把焦点集中在吸烟与食管癌 p53 基因突变之间的关系。我国学者对国内14篇相关研究进行 Meta 分析的结果表明,吸烟与 P53 蛋白高表达、p53 基因突变的合并相对危险度为1.99,证实了吸烟与 p53 基因突变之间的显著关联[20]。

在美国的食管癌死亡病例中,男性中有78%,女性中有75%与吸烟有关。因此,控烟是食管癌防治中的重要策略。据估计,仅在美国,实施控烟每年可以阻止12 300例新发食管癌病例的发生,同时可以避免12 100例食管癌死亡。

### 5.3.4 吸烟与胰腺癌

吸烟是胰腺癌发病的重要危险因素已经在多项研究中得以证实,在吸烟与胰腺癌发病之间存在着因果联系。一般来说,吸烟者发生胰腺癌的危险性是从不吸烟者的2倍。女性与男性吸烟者发生胰腺癌的危险性相近。

动物实验结果表明,在对小鼠喂食烟草的特殊亚硝胺 NNK 后,小鼠出现了类似的胰腺肿瘤。在胰腺癌实验动物的模型中出现部分 k-ras 基因突变。很多证据显示,k-ras 基因突变是胰腺癌早期而关键的病理改变。如前所述,由于吸烟能够引起 k-ras 基因突变,这可能是吸烟导致胰腺癌病理机制的基础。同时烟草中的芳香胺通过代谢活化,形成 DNA 加合物,也成为胰腺癌的诱发因素。

流行病学证据表明,在每日吸烟量和胰腺癌发病危险性之间存在着剂量-反应关系,每天吸烟1包以上重度吸烟者发生胰腺癌的相对危险度为3~5。一些研究表明在戒烟10年后,戒烟者发生胰腺癌的危险性和从不吸烟者基本相似。

由于胰腺癌的预后不良,因此,预防吸烟和戒烟是减少胰腺癌的最重要的措施。

### 5.3.5 吸烟与膀胱癌和肾癌

大约30项病例-对照研究和10项队列研究证实,吸烟是膀胱癌的致病因素之一。流行病学研究结果显示,吸烟与膀胱癌的相对危险度为2~10。

由于烟草中的很多致癌物质需通过尿液排出体外,因此肾和膀胱直接暴露于这些致癌因子和它们的代谢产物中。烟雾中亚硝基二甲胺已在多种动物模型中证实可以引起肾癌。在吸烟者的诱导突变物质的浓度高于非吸烟者,可能会导致上皮细胞 DNA 的改变。

膀胱癌危险度的大小与烟草的不同制品和类型以及开始吸烟年龄、吸烟年限、吸烟量和吸烟深度等因素有关[21]。在美国、西欧等发达国家,吸烟对膀胱癌的归因危险度百分比男女性分别为25%~60%和20%~33%。一项大规模的前瞻性队列研究发现,上海市区男性吸烟者膀胱癌的死亡率高于不吸烟者,相对危险度为1.91,人群归因危险度百分比为33.4%[22]。戒烟后发生癌症的危险性可下降,但对膀胱癌的发病率能否降到正常水平尚存争议。一些研究表明,戒烟2~4年后患膀胱癌的危险性可以减少30%~60%;戒烟多年后,患膀胱癌的危险性与不吸烟者基本持平。而另外一些研究结果则显示,吸烟者仅在戒烟2~4年内患膀胱癌的危险性降低,随着戒烟年限的增加,这种危险性并不持续降低[22]。

### 5.3.6 吸烟与胃癌

越来越多的证据表明吸烟是胃癌的危险因素。吸烟者发生胃癌的概率是不吸烟者的1.5倍,并随着每日吸烟量和吸烟年限的上升,发生胃癌的危险性也在上升。

烟草中的尼古丁和其他有害物质成为胃癌发病的重要危险因素。吸烟可增加胃-十二指肠反流的机会,减少胃液和胰液的分泌,增加自由基的产生和抗利尿激素的分泌。和不吸烟者相比,现在吸烟者血清和血浆的β胡萝卜素和维生素 C 的水平低于吸烟者,而这些维生素对胃癌的发生起保护作用。因为这些物质在吸烟者体内代谢更为迅速,专家建议吸烟者应该比不吸烟者摄入更多的上述保护性物质。另一个重要的原因是,吸烟可增加幽门螺杆菌感染的概率。一些研究表明,吸烟者中幽门螺杆菌的阳性率高于非吸烟者,同时吸烟也会影响药物对于幽门螺杆菌的治疗效果。一项在中国的胃癌高发区的研究表明,吸烟者发生癌前病变的比例高于不吸烟者。吸烟者更容易发生肠上皮化生或异常增生。发生胃炎的人群中,不吸烟者的浅表性胃炎和萎缩性胃炎也往往比吸烟者症状要轻[23]。

每日吸烟支数和胃癌的发病危险之间存在剂量-反应关系,每天吸烟20支以上的吸烟者发生胃癌的概率为不吸烟者的2~5倍。对10篇国内近年来吸烟与胃癌研究结果的Meta分析表明,吸烟是胃癌的危险因素;男性吸烟与胃癌的相对危险度为1.70,但女性吸烟与胃癌之间的关系还需进一步证实[24]。在国外的研究中也出现了类似的结果,男性吸烟者的相对危险度为1.6,女性的研究结果并不一致。

研究表明,男性戒烟者胃癌的发病率和死亡率低于持续吸烟者。与不吸烟者相比,戒烟者发生胃癌的相对危险度为1.2。戒烟者发生胃癌的危险性随着戒烟年限的增加而下降,在戒烟20年后,戒烟者发生胃癌的概率和非吸烟者接近。

也有一些流行病学研究对不同的胃癌类型进行分型。有两个病例-对照研究表明,吸烟和贲门癌的联系强于吸烟和非贲门癌的联系。但是,由于大部分流行病学研究没有对胃癌进行分型,因此,吸烟和胃癌类型之间关系的证据非常有限。可以说,目前的证据能够证明吸烟与胃癌之间的因果关系,但对于吸烟和非贲门性胃癌的关系,目前的研究只能够提示,还不足以证明。

根据美国的研究,1990年由于胃癌而死亡的人群中,有3 573例死于吸烟。这种吸烟对胃癌死亡的影响在一些胃癌高发的发展中国家则更大。

### 5.3.7 吸烟与急性白血病

2004年,美国卫生总署报告明确提出,在吸烟与急性非淋巴细胞白血病之间存在因果关系,并且发病的概率随着每日吸烟量和吸烟年限的上升而上升。

烟草中含有几种目前明确的能够致白血病的物质,包括苯、钋-210,铅-210(能够释放离子辐射)。而苯和离子辐射都是急性非淋巴细胞白血病的致病因素,同时辐射还能够在儿童中引起急性淋巴细胞白血病。苯是最强的白血病致病因子,苯与白血病的关系已经在职业暴露人群和动物实验模型中得以证实。对于吸烟者而言,90%的苯暴露来自于吸烟。

Doll和Peto经过40年的随访,证明在吸烟量与急性非淋巴细胞白血病之间存在剂量-反应关系,每天吸烟25支以上的男性发生急性非淋巴细胞白血病的可能性是非吸烟者的2倍。戒烟能够使这种危险性降低,但戒烟后发生急性白血病的危险性仍然高于非吸烟者,戒烟者发生急性白血病的危险性是非吸烟者的1.3~1.5倍[25]。

研究推断,在急性非淋巴细胞白血病导致的死亡中,有12%~58%可归因于吸烟。

### 5.3.8 吸烟与宫颈癌

在女性肿瘤的发病和死亡中宫颈癌居于首位。目前已经明确,在吸烟与宫颈癌发病之间存在着因果关系。随着每日吸烟量上升和吸烟年限的延长,发生宫颈癌的危险性也有所上升。在吸烟量和发病危险间存在剂量-反应关系。

目前有很多证据提示了吸烟与宫颈癌发病之间的可能机制。吸烟者的宫颈分泌物中含有尼古丁、NNK等诱导突变的物质。在吸烟者的宫颈活检中查到的DNA加合物的含量高于不吸烟者。对人类正常细胞与感染人乳头瘤病毒(HPV-16)的上皮细胞进行比较,发现后者DNA加合物含量高于正常人。在病毒实验中已经证实吸烟能够加速由HPV感染发展为宫颈癌的进程。

### 5.3.9 吸烟与其他肿瘤

1) 大肠癌 目前虽然没有充足的证据能够证实吸烟与肠癌的因果关系,但现有的研究结果仍然提示,吸烟与肠腺瘤、肠息肉以及结直肠癌之间可能存在因果关系。

2) 肝癌 目前的研究能够提示,但还不能够证明吸烟与肝癌之间的因果关系。

3) 成人脑部肿瘤 目前研究结果提示吸烟与成人脑部肿瘤不存在因果关系。

4) 前列腺癌 目前研究结果提示吸烟与前列腺癌不存在因果关系。

5) 乳腺癌 目前的研究结果提示吸烟与乳腺癌不存在因果关系,因此不能认为吸烟女性发生乳腺癌的风险高于一般人群。目前也不能证明,吸烟可以增加具有 BRCA1 和 BRCA2 突变基因的女性发生乳腺癌的风险。

### 5.3.10 吸烟和其他危害因素的交互作用

饮酒、石棉暴露、电离辐射等与吸烟之间存在交互作用。当吸烟和饮酒两个危险因素同时存在时，发生喉癌、食管癌和口腔癌的危险性远远高于单独危险因素的作用。虽然吸烟并非石棉肺的独立危险因素，但当石棉工人吸烟时，会产生相乘作用，发生肺癌和石棉肺的危险成倍增加。

## 5.4 被动吸烟与肿瘤

环境烟雾包括两个部分：由吸烟者呼出的烟雾称为主流烟雾，烟草直接燃烧生成的烟雾称为侧流烟雾。侧流烟雾要占吸烟者所产生烟雾的85%。由于燃烧的温度较低，含有比主流烟雾更大危险性的气体：侧流烟雾中一氧化碳、烟碱和强致癌性苯并芘、亚硝胺的含量分别为主流烟雾含量的5倍、3倍、4倍和50倍。IARC指出，二手烟雾中含有4 000多种已知的有毒物质，69种致癌物，包括甲醛、苯、氯乙烯、砷、氨和氢氰酸等。每毫升烟草烟雾里含有$10^{10}$个微粒。每燃烧一支卷烟所形成的烟草烟雾中含有的苯并芘高达180 ng。这在一个30 m³容积的居室内就会形成6 ng/m³浓度，超过卫生标准的6倍。有研究报道，在通气条件极差的环境下，暴露在充满烟草烟雾的房间内仅1 h，被动吸烟者血液中碳氧血红蛋白从平均1.6%升至2.6%，大致相当于吸1支焦油含量中等的卷烟。

如前所述，吸烟能够导致多种器官的肿瘤。因此被动吸烟者经常、长期吸入烟草烟雾后能够引起癌症。目前，在动物实验中已经证实了二手烟暴露和部分肿瘤之间的因果关系。研究表明，2002年我国因被动吸烟死亡的人数超过10万。其中，11 000人因被动吸烟而死于肺癌[26]。

### 5.4.1 被动吸烟与肺癌

早在1986年就已经明确证实被动吸烟与肺癌有关。被动吸烟导致肺癌的机制和主动吸烟者相似，但由于暴露剂量相对较低，导致肺癌的危险性小于吸烟者。大量在不同的国家、地区、种族之间的研究都已证明环境烟雾暴露与肺癌之间的关系，而在被动吸烟程度和肺癌发病危险之间也存在剂量-反应关系。

与吸烟者同住可以使不吸烟者发生肺癌的危险性增加20%～30%。吸烟者配偶发生肺癌的危险性是非吸烟者配偶的1.29倍，其中男性的相对危险度为1.37，女性为1.22。而这个数值在亚洲为1.43，高于欧洲和美洲地区的研究（分别为1.16和1.15）。但大部分针对儿童期被动吸烟和成年肺癌的研究都没有得到阳性结果。可能的原因是，当一个成年人在近期烟草的暴露导致高危险时，童年暴露所带来的危险就显得非常微弱了。

总的来说，降低非吸烟者在家庭、工作场所以及公共场所的二手烟暴露对于肺癌的预防具有重要意义。

### 5.4.2 被动吸烟与其他肿瘤

(1) 被动吸烟与乳腺癌

关于被动吸烟与乳腺癌的研究没有达成一致的结果，目前的证据仅能提示但不足以说明被动吸烟与乳腺癌之间的因果关系。在大部分病例-对照研究中证实了被动吸烟与绝经期患乳腺癌之间的阳性联系。一般认为在生命早期会对致癌物质更加敏感，因此目前还很难解释为什么仅仅在绝经期后发生乳腺癌的女性中发现与被动吸烟的联系。在开展更加深入的研究之前，仍然鼓励妇女避免被动吸烟，以减少乳腺癌以及其他方面的危害。

(2) 被动吸烟与鼻窦肿瘤和鼻咽癌

当环境烟雾中有害气体和微粒随着上呼吸道进入人体后，鼻腔、鼻窦、鼻咽部就成为直接与致癌物质接触的部位。目前的研究能够提示但还不足以证明二手烟暴露与鼻窦恶性肿瘤以及鼻咽癌之间的关系。1999年，美国国立癌症研究所（NCI）指出，吸烟和被动吸烟与鼻窦癌的危险性之间存在正向联系，并提示它们之间可能存在因果关系。但是由于目前发表的一些相关文章其样本量很小，还需要更多的研究来证明。

(3) 被动吸烟与宫颈癌

目前的研究还不能够证明在二手烟与宫颈癌发病之间存在因果关系。

## 5.5 戒烟的方法

有关控烟的策略和措施将在本书第16章详细介绍，这里针对吸烟者介绍戒烟的方法。

吸烟是一种最广泛的药物依赖和滥用。烟草中的尼古丁是一种可以产生生理依赖的作用强烈的药物。出现烟草依赖后最常见的表现是强烈的渴求、耐受和戒断症状[27]。正因为如此，吸烟很容易上瘾，戒烟又非常困难。

针对个体的戒烟干预主要包括两个部分:一部分是基于心理社会学模式,强调强化自控能力,如阶段变化模型、自我效能理论和社会认知理论;另一部分基于医学模式,强调控制戒烟后症状来促进戒烟成功,主要为药物治疗。

阶段变化理论主要包含对行为变化阶段的描述,把吸烟的行为分为几个阶段:思考前期、思考期、准备期、行动期、维持期、终止期,在不同的阶段使用不同的干预策略。以阶段变化理论为指导,1996年,美国国立癌症研究所(NCI)制订了医生劝导吸烟者的"5A 计划"(图 5-4)。具体包括:Ask(询问),通过询问确定病人中的吸烟者,并在病历上做明显标记;Advise(建议),强烈建议吸烟病人戒烟,并根据病人的具体情况提出建议;Assess(评价),评价病人的戒烟意愿,对不愿意戒烟者进行戒烟动机干预;Assist(帮助),和病人一起确定戒烟日期,并采用药物、技能教授等方法帮助病人戒烟;Arrange(随访),在病人戒烟后进行随访。其中,在病历首页,将病人的吸烟情况纳入血压、体温等重要健康指征中,并对吸烟者设置明显标记这一做法受到专家推崇。

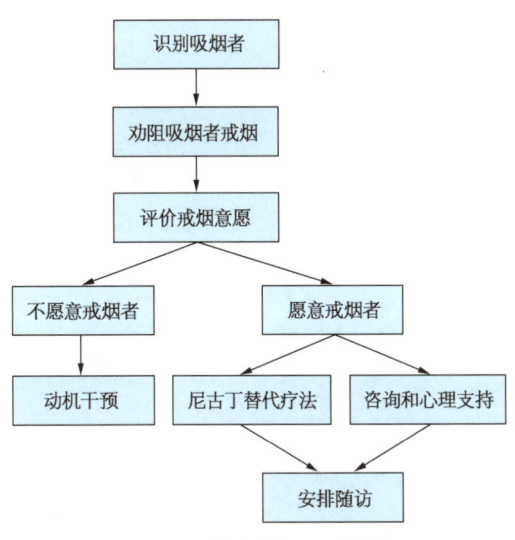

**图 5-4 临床戒烟干预步骤**

由于尼古丁的半衰期仅为 30 min 左右,因此成瘾性高的吸烟者在晨起后会感到不适。戒烟后由于体内尼古丁浓度的突然下降,吸烟者会出现戒断症状。尼古丁替代疗法就是针对戒烟者这一特点,补充外源性的尼古丁,避免戒烟者体内尼古丁水平的剧烈波动,达到帮助戒烟的目的。由于尼古丁自身并不具有致癌性,所以采用这一方法不会增加戒烟者发生恶性肿瘤的危险性。尼古丁替代药物包括尼古丁口香糖、尼古丁贴片、尼古丁鼻喷剂和吸入剂等。其不良反应通常比较轻微,主要为局部反应,如尼古丁口香糖引起的颊肌酸痛、口腔刺激;尼古丁贴剂引起的皮肤局部发痒或烧灼感等。除了孕妇、哺乳期妇女和青少年外,美国卫生服务部门建议所有的吸烟者都接受尼古丁替代疗法。

第一线的戒烟药物除了以上的尼古丁替代疗法所使用的药物外,安非他酮(bupropion)也作为戒烟首选药物。安非他酮本是抗抑郁药,在戒烟治疗上取得良好效果。1988 年,安非他酮主要以立即释放(immediate-release)的形式上市,1996 年,FDA 批准了缓释药片的使用。缓释药片减少了诱发癫痫等不良反应。目前主要的不良反应为失眠、口干、头痛等。

对由于禁忌证不能使用第一线药物的病人或一线药物无效者可以考虑使用二线药物。推荐的二线药物包括可乐定(clonidine)和去甲替林(nortriptyline)。综合分析表明,与不进行任何干预相比,安非他酮的 OR 值为 2.1,95% CI 为 1.5~3.0。尼古丁口香糖 OR 值为 1.5(1.3~1.8),吸入剂为 2.5(1.7~3.6),鼻喷剂为 2.7(1.8~4.1),贴片为 1.9(1.7~2.2)。在二线药物中,可乐定的 OR 值为 2.1,95% CI 为 1.4~3.2;去甲替林 OR 值为 3.2(1.8~5.7)[28]。对于重度吸烟者来说,鼻腔喷雾或吸入剂成为首选。但总的来看,尼古丁贴剂的使用更为广泛。在临床上也将尼古丁制剂与安非他酮等药物进行联合应用,并已经证明联合试验优于单独治疗的效果[29]。

酒石酸盐(varenicline)作为选择性的尼古丁乙酰胆碱受体的部分激动剂,作用于 $\alpha_4\beta_2$ 尼古丁受体。国外临床试验结果表明,酒石酸盐治疗烟草依赖明显优于目前传统的治疗。目前,该药已经正式上市并在国内戒烟门诊中广泛应用。

(郑频频 傅 华)

# 主要参考文献

[1] 杨功焕,马杰民,刘娜,等. 中国人群 2002 年吸烟和被动吸烟的现状调查. 中国流行病学杂志,2005,26;77-83.
[2] The GTSS Collaborative Group. A cross country comparison of exposure to secondhand smoke among youth. Tob Control, 2006, 15 (suppl 2); ii4-ii19.
[3] 杨功焕,胡鞍钢,控烟与中国未来:中外专家中国烟草使用与烟草控制联合评估报告. 北京:经济日报出版社,2011;113-116.
[4] The World Bank. Curbing the epidemic; governments and the economics of tobacco control. Washington DC;a world bank publication,1999;6.
[5] Parkin DM, Pisani P, Lopez AD, et al. At least one in seven cases of cancer is caused by smoking. Global estimates for 1985. Int J Cancer, 1994, 59;494-504.
[6] Hecht SS. Biochemistry, biology, and carcinogenicity of tobacco-specific-N-nitrosamines. Chem Res Toxicol,1998, 11; 559-603.
[7] Pousen HE, Prieme H, Loft S. Role of oxidative DNA damage in cancer initia-

tion and promotion. Eur J Cancer Prev,1998,7:5-16.
[8] 杨杰,姜丽娜,袁振丽,等. 吸烟致肺癌机制及其预防策略. 中国慢性病预防与控制,2005,13:189-190.
[9] Hoeijmakers JH. Genome maintenance mechanisms for preventing cancer. Nature, 2001, 411: 366-374.
[10] 亓凤丽.吸烟致肺癌分子机制的研究进展.预防医学情报杂志,2004,20:270-272.
[11] Rodenhuis M, Marcus L, Wetering B, et al. Mutational activation of the *k-ras* oncogene: a possible pathogenetic factor in adenocarcinoma of the lung. N Engl J Med, 1987, 317: 929-935.
[12] 薄其付,李若葆,李洪先. 吸烟与肺癌 *p53* 及 *k-ras* 基因突变关系的研究进展. 解剖科学进展, 2005, 11: 70-73.
[13] Department of health and human service. The health consequence of smoking: a report of the surgeon general. Washington DC: US Government Printing Office, 2004:39-266.
[14] IARC. Monographs on the evaluation of carcinogenic risk to human beings tobacco smoke and involuntary smoking. Lyon:IARC Press,2004:161-172.
[15] Stewart BW, Kleihues P. World cancer report. Lyon: IARC Press, 2003: 68-83.
[16] Peto R, Darby S, Deo H, et al. Smoking, smoking cessation, and lung cancer in the UK since 1950: combination of national statistics with two case-control studies. BMJ, 2000, 321: 323-329.
[17] Enstrom JE. Smoking cessation and mortality trends among two United States populations. J Clin Epidemiol,1999,52:813-825.
[18] 关晓兵,孙正,王建滨. 口腔白斑癌变与吸烟关系的初步探讨. 北京口腔医学,2001,9:123-125.
[19] 刘伯齐,姜晶梅,陈铮鸣,等. 中国103个地区吸烟与食管癌风险研究:死因调查中的病例对照方法学研究. 中华医学杂志, 2006,86:380-384.
[20] 汪波,张艳,徐德忠,等. 吸烟、饮酒与 *p53* 食管癌基因改变的Meta分析. 中华流行病学杂志,2004,25:775-778.
[21] 张薇,项永兵,高玉堂. 膀胱癌的非职业性危险因素. 肿瘤防治研究,2003,30:439-441.
[22] 高玉堂,邓杰,项永兵,等. 上海市居民吸烟与癌症及有关疾病十年前瞻性研究. 中华预防医学杂志,1999, 33:528-530.
[23] Kneller RW, You WC, Chang YS, et al. Cigarette smoking and other factors for progression of precancerous stomach lesions. J Natl Cancer Inst,1992,84:1261-1266.
[24] 刘云霞,王洁贞. 吸烟与胃癌关系的Meta分析. 中国医学科学院学报, 2002,24:559-563.
[25] Doll R, Peto R, Wheatley K, et al. Mortality in relation to smoking: 40 year's observations on male British doctors. BMJ, 1994, 309:901-911.
[26] Gan Q, Hammond SK, Jiang Y, et al. Estimating the burden of disease from passive smoking in China in 2002-preliminary results. Indoor Air, 2005, 15: 87-89.
[27] Rice PL. 胡佩诚译. 健康心理学. 北京:中国轻工业出版社, 2000:177-180.
[28] Hopkins DP, Husten CG, Fielding JE, et al. Evidence reviews and recommendations on interventions to reduce tobacco use and exposure to environmental tobacco smoke: a summary of selected guidelines. Am J Prev Med, 2001, 20: 67-87.
[29] Jorenby DE, Leischow SJ, Nides MA, et al. A controlled trial of sustained-release burpropion, a nicotine patch, or both for smoking cessation. N Engl J Med,1999,340:685-691.

# 6  遗传与肿瘤

6.1 肿瘤的家族聚集性
  6.1.1 罕见综合征及其相关肿瘤
  6.1.2 常见肿瘤在极少数家庭的家族聚集性
  6.1.3 人群水平肿瘤的家族聚集现象
6.2 肿瘤发生的遗传机制
  6.2.1 与癌症发生有关的基因
  6.2.2 致癌假说——两次突变和多次突变假说
  6.2.3 遗传的不稳定性
6.3 肿瘤发生的表观遗传机制
  6.3.1 表观遗传与致癌

6.3.2 基因组印记及丢失
6.4 遗传易感性和环境的交互作用与肿瘤
  6.4.1 基因多态和 SNP
  6.4.2 高危易感基因和低危易感基因
  6.4.3 代谢酶基因多态性
  6.4.4 DNA 修复基因多态性
6.5 肿瘤遗传的研究方法
  6.5.1 分离分析
  6.5.2 连锁分析
  6.5.3 关联分析

近 10 几年来,生物技术的进步、基因组计划(HUGO)的完成以及其带来的大量信息,使人类发现肿瘤遗传基因的步伐大大加快,肿瘤遗传学研究方法也有了革命性的进展。越来越多的证据表明肿瘤在一定意义上是一种遗传性疾病,许多肿瘤的患病倾向可以从父母传给子女,恶性表型则从细胞传递到细胞。本章将从常见的肿瘤遗传现象、遗传机制和肿瘤遗传学研究方法等方面探讨遗传与肿瘤的关系。

## 6.1  肿瘤的家族聚集性

在人群中我们观察到不同类型的肿瘤家庭聚集现象,包括罕见综合征有关的肿瘤家庭聚集、常见肿瘤的家庭聚集等。

### 6.1.1 罕见综合征及其相关肿瘤[1-2]

一些罕见综合征的患者,若同时携带突变型基因,患肿瘤的危险显著上升,且所患均为罕见肿瘤。通过该类疾病在家族中的发生模式体现遗传的重要性。这些综合征的发生通常提示基因突变的发生,携带者具有异常的患病危险(表6-1)。但是,在一般人群中具有该种倾向的个体非常少。

这些罕见综合征的共同特点:在这些家族内部都有某一个基因的突变发生,因此家族内的亲属中,或者发生某个特定肿瘤,或者发生表 6-1 中列出的其他肿瘤中的一种。累及亲属间的遗传关系形成一个可识别的模式,提示相应基因的行为方式。例如,某些罕见综合征有以下特征:父母中一方患病,平均有一半的后代也会同样患病,但每个家庭患病的准确人数是变化的。祖父母中一方患病而父母未患病的个体则患病概率非常低。这样的遗传模式提示:该疾病是源于家庭中遗传的单个基因,因为累及的个体和是否携带突变基因是一致的,突变的携带者具有极高的患病风险。我们称这些综合征为高外显性综合征。这些综合征可导致正常人群中罕见肿瘤的发生,所以较容易被鉴别出来,尤其当近亲中观察到这样的综合征。比如,儿童期视网膜母细胞瘤是罕见的肿瘤,仅累及大约 1/20 000 的儿童。但是,由于遗传易感性导致的视网膜母细胞瘤中,约 90% 的突变基因携带者会患病,父母携带者 45% 的子女会发展为该疾病。在其他的例子中,一些综合征有关的表型也非常明显。这些综合征的特征本身可能是导致恶性肿瘤易感性的直接原因。比如,家族性腺样息肉病是一种显性遗传疾病,携带者可能在肠道发生成百上千个息肉,一般发生于 20 岁以后。随着息肉大小和数量的增长,有病的肠不得不切除。腺瘤本身尽管是良性的,但是被认为是结直肠癌的癌前病变,携带者在 50 岁后可能发展为结直肠癌。在活产胎儿中大约 1/8 000 携带该遗传病。以上的遗

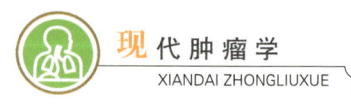

表 6-1 罕见综合征及其相关肿瘤

| 综合征 | 肿瘤/癌 | 患病危险 | 频率 | 遗传模式 | 基因位置/名称 |
|---|---|---|---|---|---|
| 纤维神经瘤 1 型 | 丛状纤维神经瘤 | <4% | 1/3 000 | 显性 | 17q/NF1 |
|  | 视神经胶质瘤 | <15% |  |  |  |
| 家族性大肠息肉 | 结直肠癌 | 100% | 1/8 000 | 显性 | 5q21/APC |
|  | 十二指肠癌 | NA |  |  |  |
| 希-林(von Hippel Lindau)综合征 | 小脑血管母细胞瘤 | 84% | 1/35 000 | 显性 | 3p/VHL |
|  | 视网膜血管瘤 | 70% |  |  |  |
|  | 肾细胞癌 | 69% |  |  |  |
| 共济失调性毛细血管扩张综合征 | 淋巴瘤 | 60% | 1/40 000 | 隐性 | 11q22-q23/ATM |
|  | 白血病 | 27% |  |  |  |
| 多发性内分泌瘤 | 甲状腺髓样癌 | 70% | 1/300 000 | 显性 | 10q 11.2/RET |
|  | 嗜铬细胞瘤 | 50% |  |  |  |

传现象提示,该种遗传性综合征携带一个突变的同源染色体就具有足够的患病倾向。

我们还必须提到另外一种综合征,其共同特征是:不能很好地应对 DNA 损伤,可能表现为对有毒物质的敏感性增强,也可能对 DNA 损伤的修复能力减弱。这种综合征多数是隐性遗传,意味着必须携带该基因两个突变的同源染色体,患癌的危险性才会上升。该种隐性遗传的特征遗传模式是:在这些家族中,病例的兄弟/姐妹发病风险较高,而父母子女本质上不会有疾病的表现。比如共济失调性毛细血管扩张综合征就是一种常染色体隐性遗传性疾病,大约 40 000 个活产的胎儿中有一个,这些个体中 10%~20%会发展为恶性肿瘤,如淋巴瘤、白血病、老年期的皮肤癌等。

## 6.1.2 常见肿瘤在极少数家庭的家族聚集性

一些家族中聚集了多个某种肿瘤病例。尽管这些是一般人群的常见肿瘤,但在这些家族中的发病率远超过一般人群,且发病年龄早,家族成员癌前病变的发生率高。结直肠癌和乳腺癌是最为典型的该类肿瘤(表 6-2)。

表 6-2 常见肿瘤及其相关综合征

| 综合征 | 恶性肿瘤 | 患癌危险 | 基因位置 | 基因名称 |
|---|---|---|---|---|
| 黑色素瘤 | 黑色素瘤 | 67% | 9p13-p22 | CDKN2A |
| 乳腺/卵巢综合征 | 乳腺癌 | 50%~97% | 17q21 | BRCA1 |
|  | 卵巢癌 | 25%~45% | 13q12 | BRCA2 |
| 遗传性非息肉性结直肠癌(HNPCC) | 结直肠癌 | 50%~90% | 2p2q | hMSH2 |
|  | 子宫内膜癌 |  | 3p7q,5q | hMlh1,MSH6 |
| Muri-Torre 综合征 | HNPCC 及皮肤损害,脑瘤 | 75%~90% | 17p13 | TP53 |
| 利弗芬梅尼(Li-Fraumeni)综合征 | 早期乳腺癌,实体瘤,肾上腺皮质癌 |  |  |  |

Lynch 博士及他的同事对于结直肠癌研究作出了杰出的贡献。根据大量家系的观察，Lynch 提议把这种综合征分为两种类型：Lynch Ⅰ型，只有发展为结直肠癌的倾向；而 Lynch Ⅱ型可发展为结直肠癌及子宫内膜癌（该类型也被称为癌症家庭综合征）。乳腺癌的家系观察中，也有两种类型：一种家庭中的女性易感基因的携带者可发生乳腺癌或者卵巢癌；而另一种家庭中只发生乳腺癌。但是，目前还不是完全清楚这确实是两种类型的综合征，或者是一些家族中偶然只有乳腺癌的发生。

### 6.1.3 人群水平肿瘤的家族聚集现象

在人群水平上，肿瘤患者亲属患同种肿瘤的风险及患其他肿瘤的风险较高。该种家族聚集性可能是因为家族成员具有共同的遗传特征，也可能是家族成员具有同样的环境暴露，同样也可能是遗传与环境的交互作用。我们将在遗传-环境交互作用中讨论。

## 6.2 肿瘤发生的遗传机制

分子遗传领域这些年的发现对于人类癌症的起源和发展中的遗传事件提供了越来越多也越清楚的证据。

### 6.2.1 与癌症发生有关的基因[3-4]

一些参与细胞和组织正常发展及保持的基因，在特定的环境下，参与到癌症的启动和进展中。这些基因被分为 3 类，即原癌基因、抑癌基因和 DNA 修复基因，这些基因的突变可能导致癌症的发生。突变可能来源于生殖传递或者外源性体细胞损伤。

(1) 原癌基因

原癌基因是在组织正常的生长和保持过程中调控细胞复制的未突变等位基因。当原癌基因发生突变会阻止其正常的调控，变得过度活跃并不受控制地刺激细胞复制。这种原癌基因过度活跃的突变等位基因称为癌基因。

(2) 抑癌基因

抑癌基因在无正常有丝分裂信号时，阻止细胞生长。尽管基因的名字——癌症抑制基因提示具有抑制癌症初始的功能，但这些基因在组织正常的发展过程中也参与调控生长。抑癌基因的功能突变导致生长抑制机制的缺失，抑癌基因功能的修复可抑制癌细胞的生长。

(3) DNA 修复基因

DNA 修复基因与原癌基因和抑癌基因不同，DNA 修复基因不刺激或者抑制细胞的复制，而是具有感受和修复 DNA 突变的功能，因而被称为"基因组的看守"。DNA 修复基因的突变会导致基因表型的改变，加速突变的原癌基因或抑癌基因的积累，可促进癌症的启始和进展。发生修复缺损的细胞，DNA 修复基因功能的恢复不会影响其生长，但是可能减缓其突变累积的进程。

目前比较多的证据来自于病毒与人类肿瘤关系的研究。病毒感染在实验系统中被作为肿瘤起源的模式，它直接和几种人类的肿瘤有关。大约有 20% 的肿瘤与病毒有关，和人类癌症有关的肿瘤包括：EB 病毒、HBV/HCV、人 T 细胞白血病病毒 1 型、人乳头瘤病毒以及其他。这些病毒之所以和肿瘤有关，是因为它们模拟了细胞癌基因或者干扰了各种原癌基因、抑癌基因的表达和活性。

### 6.2.2 致癌假说——两次突变和多次突变假说

(1) 两次突变假说

在细胞水平，原癌基因突变是显性的。因为一个细胞中，只要原癌基因的两个等位基因之一发生突变，就会形成突变基因的产物而影响下游细胞的增殖。同样在细胞水平，肿瘤抑制基因的突变是隐性的，两个等位基因均失活，细胞才能克服原有的肿瘤抑制基因产生机制。DNA 修复基因的突变也是隐性的。DNA 修复基因两个等位基因连续的突变失活才会促进癌症的发展。Amitage 和 Doll 首次提出了"致癌两阶段打击理论"。该理论认为，在同源染色体的生长控制区域发生两次连续的突变打击对于细胞的转化是必要的。随后，Knudson 等经过对视网膜母细胞瘤（Rb）患者的分析，预测儿童视网膜母细胞瘤的发展是由于两次遗传打击，如肿瘤抑制基因 *Rb* 两个等位基因的突变。家系分析鉴别出家族性和散发的 Rb 病例，发现家族性的通常发病早，发生多个肿瘤，而且发生于双侧。Knudson 在家族数据中发现,该肿瘤是常染色体显性遗传的疾病,进而通过家族性病例和散发病例的比较提出并形成了"两次打击理论"。在遗传病例中,继承了一次突变,而后在易感的细胞型中又获得了一次突变,而后发展为肿瘤。已经有癌前细胞的肿瘤易感人群发生一次散发突变事件的概率相对较高,因此遗传性病例比散发病例易发生多个肿瘤,且发病早。因为散发病例需要两次突变都发生在分化前窗口期的同一细胞,而同一细胞发生两次突变的机会比较少。且散发病例通常是单个肿瘤发生在单侧,且发病晚。这些特征可以为判断肿瘤是否为家族遗传提供证据。

### (2) 多次突变假说

突变导致的单个原癌基因过度激活或者单个肿瘤抑制基因失活,还不足以使癌症起始。细胞能利用无数的检查和平衡而抑制由于单个失活信号导致的失控生长,癌症的起始需要各通路发生的多个遗传损伤。这种认为癌症的发生需要多个遗传异常连续累积的理论被称为"致癌的多阶段理论"。该理论相信,基因突变的多次打击对于癌症的发展是必要的。癌症发生所需要的突变打击次数是不同的,依赖于影响的信号通路和调控水平。突变的累积不仅导致细胞从正常转化为癌细胞,而且在起始转化事件发生后,肿瘤的恶性程度也增高。

我们这里要提到的是两种不同 DNA 的突变:种系 DNA 的突变和体细胞 DNA 的突变。前者是从父母继承并可遗传给后代所有细胞 DNA 序列的不同。种系细胞突变而引起的癌症被认为是遗传起源的。相反,在癌症进展过程中发生的突变通常局限于癌组织,被称为体细胞突变。主要由体细胞突变而引起的癌症通常是散发的。

## 6.2.3 遗传的不稳定性[5]

在分子水平上,癌症是复杂的。细胞转化、肿瘤的生长来自于多个遗传和表遗传的改变。人类癌症细胞包括了大量染色体异常,即染色体数量及结构完整性的改变。

### (1) 染色体数量异常

整个染色体的获得或丢失引起染色体数的变更最为常见,涉及大量基因的变异,包括染色体凝集、姊妹染色体黏着、着丝点结构和功能中心体(或微管)形成与动力学、各种蛋白翻译后修饰的调控通路以及检测细胞周期正确运行的关卡基因等。非整倍体是许多癌症细胞共有的特征,是染色体不稳定的结果之一。

### (2) 染色体结构的不稳定

染色体结构的不稳定包括 DNA 序列不稳定、染色体易位等。DNA 序列不稳定多数是 DNA 聚合或修复机制缺陷导致的碱基置换、碱基切除、核苷酸的缺失或插入。可能有错配修复导致的微卫星不稳定(instability of microsatellite repeat sequence)以及核酸切除修复有关的不稳定等。

染色体易位可能是不同染色体的融合以及单一染色体中正常情况下非相邻片段的融合。这些异常导致总染色体的异常,其特征为基因的不稳定性。基因的不稳定性导致这些人群中各种异常的发生,包括癌症发病率的升高,如共济失调性毛细血管扩张综合征、Bloom 综合征、Warner 综合征、Fanconi 贫血症等。这些是非常罕见的隐性遗传疾病。

1) 突变及易感性　基因 DNA 序列的异常可能改变编码蛋白的功能。这种改变可能发生在有家族癌症患病倾向个体的生殖细胞,也可能发生在生命过程中单个体细胞的突变。这些异常包括核苷酸丢失、插入、置换。核苷酸的插入或者缺失如果 <3 个碱基会导致移码突变,即在 RNA 翻译为正常蛋白时移动了编码区 3 个碱基的读取结构。移码突变可能导致错误的氨基酸链或者引入终止密码子,导致蛋白缩短。在编码区,碱基对的替换可能是沉默突变,不改变编码氨基酸;也可能是错义突变,导致氨基酸的改变;还有可能是无意突变,出现终止密码子,使翻译过程中的蛋白提前终止。一些突变是致命的,其他一些则可能导致疾病患病率的上升。不是所有的遗传改变都会导致表型的改变。当在肿瘤或者生殖细胞中发现突变时,需要检验哪些是具有生物学关联的。

2) 杂合性缺失　肿瘤细胞的某个染色体区域丢失一个等位基因,而对于该个体正常细胞来说这一区域是杂合性的,肿瘤细胞的这种现象称为杂合性丢失(LOH)。可以用区分两等位基因的多态标记来检测杂合性丢失。DNA 多态标记的杂合性丢失有助于确定与其紧密连锁的抑癌基因的存在并精确定位。

在两阶段打击理论提出之后,Gallie、Cavenee 等通过杂合性缺失分析对该理论给以了强有力的支持。他们发现,即使在有两个拷贝染色体 13 的肿瘤中,60%~70% 的病例在 13q14 上是纯合型的。包含正常基因区域的缺失导致隐性突变的"暴露",有利于恶性表型的发展,并结合体细胞杂交的研究,提出了"肿瘤抑制基因"。因为这些基因（如 *Rb*）的正常拷贝可以保护细胞的恶性转化。此后，在多种类型的肿瘤研究中，发现那些染色体区有肿瘤易感基因的遗传性肿瘤中，大多数有 LOH 的存在。由于 LOH 现象存在的一致性，使人们期望在散发病例中能鉴别 LOH 区域，从而发现有肿瘤抑制基因的常染色体区域。学者也对导致 LOH 的机制进行了研究，包括单个染色体整个拷贝的缺失，关键区域的中间缺失，姊妹染色单体的互换，即染色体在有丝分裂期的异常分离，导致细胞的纯合性。70% 有 LOH 的肿瘤携带了纯合突变，而那些仍然保留杂合性的肿瘤在基因的外显子携带两个不同的突变。LOH 对于肿瘤抑制基因的鉴别非常有效，尤其对某些特殊的肿瘤。

3）微卫星不稳定 错配修复（mismatch repair, MMR）通过修复 DNA 的复制错误和抑制同源序列的重组而在保持基因组稳定中具有重要作用。微卫星是一类新的多态信息容量高的分子标记。由于 DNA 错配修复缺陷而产生的 DNA 改变导致微卫星不稳定性，这种改变使微卫星不能正常地发挥调控作用。微卫星不稳定性广泛参与了肿瘤的发生与发展，是肿瘤常见的遗传改变之一。而且错配修复基因精细胞的突变和遗传性非息肉性结肠癌（HNPCC）有关，85% 的 HNPCC 患者有微卫星不稳定。

4）细胞防御系统 当 DNA 发生损伤或抑癌基因失去控制功能，细胞本身具有的防御功能可以使细胞发生坏死或者凋亡。细胞凋亡是遗传调控的具有一系列细胞间分子事件的细胞死亡形式。细胞形态的改变可以区别凋亡与其他形式细胞死亡的不同。

## 6.3 肿瘤发生的表观遗传机制[6]

### 6.3.1 表观遗传与致癌

表观遗传是指在基因表达水平发生的可遗传的无 DNA 序列变化的改变。可表现为 DNA 甲基化或组蛋白乙酰化的变化。基因可以因非突变机制而沉默或关闭，沉默的基因仍然显示在基因组中，但是不表达，因此在功能上等同于表达突变产物的基因或者完全缺失的基因。

DNA 甲基化是癌症的表观遗传异常中研究最多的一种，其改变可影响基因的稳定性。甲基化是 DNA 的共价修饰，是在胞嘧啶甲基转移酶的作用下，使一个甲基团从 S-腺苷甲硫氨酸转移到胞嘧啶的 C-5 位置。通常是在决定表达的启动子区 CpG 岛高甲基化，使基因失活，改变那些保持染色体稳定性或者最少化点突变产生的基因表达。肿瘤抑制基因的高甲基化导致该基因不能生成正常产物。因而，在一个拷贝的基因中，遗传的或者获得的突变可能导致基因产物的完全缺失。原癌基因的表型从细胞到后代细胞的传递依赖于染色质水平的表观遗传改变，在机制上可能与 DNA 甲基化水平有关，也可能是相互独立的。

DNA 水平表观遗传的改变在致癌过程中至关重要，如 5-甲基胞嘧啶分布的改变（在不同基因组序列中胞嘧啶甲基化的上升或下降）。癌症中甲基化水平的降低比甲基化的上升更普遍，这种下降会导致基因组 5-甲基胞嘧啶的净缺乏。短序列 DNA 重复是常见亚甲基化，尤其在着丝粒附近，在各种癌症中都有利于染色体重排或者干扰正常染色体分离。也有散的和非重复序列的亚甲基化，可使该区域发生重组，可能参与 DNA 甲基化、组蛋白修饰、非组氨酸染色质蛋白的交互作用。

癌症的表观遗传改变首先在结直肠癌和腺癌中被发现，有遗传倾向的患者其正常结肠黏膜存在广泛分布的亚甲基化、高甲基化。体内和体外动物实验显示，整体 DNA 的亚甲基化导致染色体的不稳定，提高了肿瘤发生的频率。基因特异性亚甲基化与原癌基因的激活有关，如胃癌中的 R-ras、胰腺癌中的细胞周期蛋白 D2 和 Maspin 蛋白。此外，肿瘤抑制基因受高甲基化和染色质调节基因沉默的影响，如 *Rb* 肿瘤抑制基因以及许多其他的肿瘤抑制基因，包括 *p16*、VHL、E-钙黏蛋白等。去甲基化药物能够激活基因表达的实验证实，DNA 甲基化是使基因保持沉默表观遗传状态的原因。

在致癌的过程中，这些表观遗传修饰补充遗传的改变在细胞水平上被继承下来，有时候也会是个体水平上。和致癌有关的遗传和表观遗传的改变在癌细胞中比正常细胞中发生的频率更高，两种类型的改变认为与肿瘤的进展有关。在总染色体水平上，染色体组不稳定性包括了染色体组进展性的改变对细胞群的影响。在局部突变的水平，肿瘤进展和突变表型的累积有关。肿瘤的进展可以伴随 DNA 甲基化的扩展或者频率的增高，并且癌症可以呈现与突变表型类似的高甲基化表型。一些基因启动子的高甲基化随年龄而增长，可以部分地解释为什么许多肿瘤都与年龄有关。也更容易理解环境和内源性原因可导致的基因失活及癌细胞生成。

### 6.3.2 基因组印记及丢失

来自双亲的某些等位基因,在子代表达不同,有些只有父源的基因有转录活性,而母源的同一基因则始终处于沉默状态,另外一些基因的情况则相反。这是由于源自双亲的等位基因或所在的染色体发生了表观遗传修饰,导致不同亲本来源的两个等位基因在子代细胞中的表达不同。在基因组中这类现象就是基因组印记(genomic imprinting)。这是由于组氨酸修饰(包括乙酰化、甲基化、磷酸化)以及组蛋白的其他修饰所致。虽然"中心法则"已经阐述了遗传的作用原理,但是始终无法证明环境因素作用于基因表达过程的分子机制。而基因组印记对此给予了合理的解释:环境变化可以促成基因表观修饰,表观修饰可能引起基因突变。这种变化可发生在生殖细胞,并传递给下一代,从而解释了环境危险因素对肿瘤遗传的影响。

首个遗传印记与癌症有关的分子证据是非直接的。研究发现,在肾母细胞瘤(Wilms tumor)、胚胎横纹肌肉瘤中,染色体11p15等位基因杂合的丢失总是发生在从母体遗传的等位基因。首次发现的基因组印记异常显示,IGF-Ⅱ基因印记的丢失(LOI),导致遗传的沉默拷贝被激活,表达双倍剂量的生长因子。此外,在肾母细胞瘤中,LOI第一次在儿童肾癌中发现,LOI定义了一个特异的病理类型。之后许多常见成人肿瘤中发现了类似的异常,IGF-Ⅱ的LOI常见于肺癌、乳腺癌、卵巢癌、前列腺癌以及神经胶质瘤。其他基因的印记缺陷包括乳腺癌的ARHI,嗜铬细胞瘤、肾母细胞瘤的DLK1/GTL2,乳腺癌和肺癌的PEG1/MEST,神经胶质瘤的PEG3等。

## 6.4 遗传易感性和环境的交互作用与肿瘤

遗传在肿瘤的发病中具有重要作用,但是也观察到携带同样遗传信息的个体只有部分发病,提示肿瘤的发生机制中,环境因素的暴露同样具有重要作用。也就是说,肿瘤是机体内因(遗传)和外因(环境)交互作用的结果。基因-环境之间的交互作用是指某些基因的功能突变需要在特定的环境下才表达,即生物学上的相关,可能由于功能突变影响到代谢通路同时依赖于环境提供的底物或传递环境信号转移因子与多态性导致功能的不同。

许多外源性致癌物或前致癌物经体内代谢后可引起遗传损伤,例如几种外源性致癌物导致体细胞突变的例子,包括化学物质(如PAH、黄曲霉毒素等)、物理因子(如紫外线、放射线)等。尽管外源性致癌物通过各种机制诱导了突变,一个统一的结果是干扰了DNA复制的稳定性,导致基因的突变序列。当这些突变发生在癌基因上时,癌症发生的危险度增高。在通常情况下不导致DNA损伤的许多化学物质,经体内代谢转化,其致癌活性被诱导,导致遗传损伤。各种代谢通路负责解毒或者活化化学致癌物。这些结果使人们相信,活化或者解毒酶的序列或者表达量的不同,可能部分地决定个体对致癌物的易感性。因此,参与代谢途径的内源性化合物及其在DNA损伤中扮演的角色受到关注。

### 6.4.1 基因多态和SNP[7,8]

在人群同源染色体上突变的频率高于1%的称为多态性,体现传递生物表型的一个范围。多数的多态性发生在非编码序列,不会改变蛋白的氨基酸序列。然而,多态性对于不同或者同种族人群表型的差异具有重要的作用。常作为候选基因,评价其与复杂性多病因疾病的联系。单核苷酸多态(SNP)是最为常见的基因遗传多态。近10多年来,大规模的研究致力于发现SNP。随着人类基因组计划的实现,200万个SNP位点被发现。此外,大规模拷贝数的多态也被发现与肿瘤的易感性有关。目前,遗传变异对肿瘤易感性影响的评价主要集中在外源性突变剂的代谢和DNA修复,以及与免疫功能和细胞周期循环等有关的基因。

通过研究机构与政府、私人机构的合作而建立的SNP位点数据库,成为所有研究者都可以获得的网络资源数据库。基因注解倡议(Genetic Annotative Initiative, GAI)是美国国家癌症研究所的一个项目,对候选基因进行测序,探测基因的变异,并通过应用可获得表达的序列标记(expressed sequence tag, EST)数据,发展信息工具检测人群中的多态性。通过GAI检测并获得确认的SNP位点被收录在美国国家生物技术信息中心和国家人类遗传研究所合作的数据库里。另外,还有由美国国家环境健康科学研究所资助,通过环境基因项目而建立的SNP位点数据库。该项目的目的是在环境疾病有关的基因中鉴别易感性基因,评价SNP的生物学功能。SNP协会也建立了 SNP 位点数据库，由 Cold Spring Harbor 图书馆维护，包括整个基因组约 100 万个 SNP 位点。人类遗传双等位基因序列数据库(HGBASE)是以欧洲为基础的数据库，总结了基因组所有已知的序列变异。所有这些快速发展的数据库提供了人群中候选基因变化的丰富资源，遗传流行病学家利用这些数据库将其与癌症联系起来。

## 6.4.2 高危易感基因和低危易感基因

遗传的不同影响个体肿瘤发生的易感性。按照基因与疾病的联系，将与肿瘤易感性有关的基因分为高危易感基因和低危易感基因。

高危易感基因具有高的外显率、高的相对危险度、高的归因危险度、低的基因频率(<1%)和低的人群归因危险度。高危易感基因与环境因素的交互作用相对较少，常通过以家庭为基础的连锁分析进行研究。*BRCA1* 和 *BRCA2* 是高危易感基因中研究最多的两个，携带者中有 2%~5% 发生乳腺癌。在 40 岁以上的女性中，携带 *BRCA1* 者患乳腺癌的危险是一般人群的 20 倍，终生患病的机会是 60%~85%。她们在一般人群中的频率是 1/200~1/1 000。高危易感基因和环境危险因素的交互作用不明显，主要通过家系方法进行研究。

低危易感基因则外显率低、相对危险度低、归因危险度低，但人群中基因频率较高(1%~99%)，人群归因危险度高，与环境危险因素关系密切，常通过以人群为基础的联系分析进行研究。由于低危易感基因在人群中的基因频率高，对人群的发病影响大，而且与环境因素关系密切。将人群按照不同的基因型分类，结合环境和生活方式的暴露，能更好地将人群定义为对某肿瘤易感或者不易感的亚组，加深认识某种暴露和某种疾病之间的联系。该类研究成为目前进行高危人群筛检和针对性预防中研究的热点。

## 6.4.3 代谢酶基因多态性

致癌物和药物在人体内的代谢依赖于两种类型的酶，即Ⅰ相代谢酶和Ⅱ相代谢酶。内源或外源性致癌物一般先由Ⅰ相代谢酶氧化、还原、水解等作用，改变毒物的功能基团，使其降解或转变为亲电子基团而具致癌作用；Ⅱ相代谢酶则催化毒物或Ⅰ相代谢酶的代谢产物与其极性基团结合，增加其水溶性，利于排出体外，或者被活化为亲电子致突变剂或致癌剂。尽管通常情况下，Ⅰ、Ⅱ相代谢酶能够解毒药物或者环境化学物质。但是，当代谢酶基因的多态性导致其激活或者解毒活性改变后，致癌物可能在体内累积，形成蛋白质或 DNA 加合物，使基因突变及肿瘤发生的概率增高。

(1) Ⅰ相代谢酶基因

细胞色素 P450 酶家族是主要的Ⅰ相代谢酶，占Ⅰ相代谢酶的 90%。人的细胞色素 P450 酶系包括 8 个基因家族 13 个亚基的 25 个基因，较重要的是 CYP a、b、c、d、e 等。细胞色素 P450 活性有明显的种族和组织差异，其功能是催化外来化合物进入体内的氧化反应。对于化学致癌物来说，可把无活性的前致癌物激活转变为电子化合物，亲电子化合物可攻击细胞内的生物大分子，与 DNA 或蛋白质形成加合物，最终引起癌基因和抑癌基因的改变，导致癌变。细胞色素 P450 酶家族的酶基因根据其功能的不同，主要分为以下两类。一类包括 *CYP1a1*、*CYP1a2*、*CYP2e1* 和 *CYP3a4*。这些基因没有重要的功能多态，对前致癌物和药物都具有重要的代谢活性。如 *CYP2e1* 负责催化许多前致癌剂的单氧化物，包括乙烯氯、乙烯溴、亚甲基亚硝胺、二乙基亚硝胺、丙烯腈、聚氨酯、苯乙烯、苯、四氯化碳、氯仿、三氯乙烯。丙酮是 *CYP2e1* 的体内底物，乙醇、丙酮及禁食可以诱导该酶的活性。有研究显示 *CYP2e1* 的多态性和鼻咽癌有关。*CYP1a1* 可以羟基化许多多环芳烃化合物(如烟草、炭烤肉类、柴油尾气等)成为致癌的中间产物，在多个研究中显示与吸烟引起的肺癌有关。*CYP1a2* 的底物包括食物来源的杂环胺。*CYP1a1* 则参与遗传毒性化合物的代谢，如多环芳烃化合物、烟草中的致癌物。*CYP1a1* 的多态性已经在不同种族、多个肿瘤中(如肺癌、乳腺癌、结肠癌等)被鉴别出来，结合吸烟一起进行了研究。*CYP2a6* 代谢一系列与烟草有关的前致癌物，如 N-亚硝胺、黄曲霉毒素 B1 等，同时也代谢一些临床重要的药物。另一类包括 *CYP2b6*、*CYP2c9*、*CYP2c19* 和 *CYP2d6*。这些基因具有高频率的多态性，主要对药物代谢具有活性。*CYP2b6* 的主要底物是环磷酰胺、异环磷酰胺、塞替派等，与白血病、淋巴瘤、视网膜母细胞瘤、神经细胞瘤、宫颈癌、乳腺癌等有关，也可激活黄曲霉毒素 B1、4-(甲基亚硝胺)-1-(3-吡啶)-1-丁酮等。

(2) Ⅱ相代谢酶基因

谷胱甘肽-S-转移酶(GST)、N-乙酰转移酶(NAT)是Ⅱ相代谢酶中主要的酶基因家族，它们与环境、饮食的交互作用及对癌症易感性的影响被广泛研究,是基因-环境交互作用的例证。GST 是负责被激活致癌物进行解毒的酶,该家族具有广泛的亲电子底物,如黄曲霉毒素 B1、转二苯乙烯氧化物、碳氢化合物的硝基或亚硝基衍生物、苯并芘、卤化烷羟和卤化烯羟等。GSTM1、GSTT1、GSTP1 基因有普遍的多态性。如 GSTM1 基因多态性和吸烟具有交互作用而影响肺癌、膀胱癌的危险度。有研究显示,个体 GSTM1 等位基因纯合缺失型和白细胞 PAH-DNA 加合物的浓度有关。

N-乙酰转移酶包括 NAT1、NAT2 等。NAT2 主要参与药物和致癌物的代谢,如芳香或杂环胺类等。NAT2 突变的等位基因编码活性降低的 NAT。在职业芳基胺暴露和吸烟的人群中,发现乙酰化作用状态和膀胱癌有中度的联系。此外,乙酰化状态和红肉(杂环胺的来源)的摄入具有交互作用而影响结直肠癌、乳腺癌的危险度。

### 6.4.4 DNA 修复基因多态性

暴露于各种环境危险因素如化学物质、毒素、污染、紫外线、离子辐射等,使染色体的完整性随时受到损伤的威胁。DNA 的修复通路有感受 DNA 突变并进行修复的功能,在保持基因组完整性中具有重要的作用。目前有大约 150 个 DNA 修复基因被发现。DNA 修复基因的多态性因其功能改变可能导致突变的原癌基因或者抑癌基因的积累。DNA 修复的类型包括直接颠倒、碱基切除修复、核酸切除修复、错配修复、重组修复等。

（1）直接颠倒

直接颠倒（direct reversal, DR）的途径主要负责修复由烷基化物引起的 DNA 损伤。MGMT 是主要的修复基因。

（2）碱基切除修复

碱基切除修复（base excision repair, BER）负责修复由各种饮食和环境致癌物引起的 DNA 损伤,包括重金属、柴油排气颗粒中的有机成分和其他的特殊成分、杀虫剂、吸烟烟雾、离子辐射、细胞代谢活性反应的氧粒子等。基因包括 XRCC1、LIG1、LIG3、MBD4、MPG、MUTHY、NTHL1、OGG1、OGG2、NEIL1、NEIL2、NEIL3、SMUG1、TDG、UNG1、UNG2、APEX 等。研究发现这类修复基因的缺陷与头颈部肿瘤、肺癌、结直肠癌、胰腺癌、子宫内膜癌等有关。

（3）核酸切除修复

核酸切除修复（neclotide excission repair, NER）可以识别和去除由紫外线、吸烟、食物污染物、多环芳烃、芳香胺等导致的大量加合物。有关基因包括 XPA、XPC、ERCC4、ERCC5（XPG）、ERCC1、LIG1、ERCC2（XPD）、RAD23A 等。如儿童着色性干皮病（XP）者各种肿瘤的发病率是一般人群的 2 000 倍。这些基因缺陷与皮肤癌、肺癌、胃癌、脑癌等多种癌症有关。

（4）错配修复

错配修复（mismatch repair, MR）负责修复无意错误,包括碱基-碱基错配、插入/缺失、异体构造等。这些主要发生在 DNA 的复制和重组及由化疗药物引起的 DNA 加合物。MMR 引起的基因组不稳定与遗传性非息肉结肠癌有关。

（5）重组修复

重组修复（recombinational repair, RR）包括同源重组修复（HR）和非同源尾端连接（NHEJ）。主要参与由离子辐射引起的双链断裂的修复。相关基因包括 RAD5、XRCC1、XRCC5、BRCA2、MUS81、G22P1、KAPP1、XRCC4、LIG4、RAD50 等。如 BRCA2 的缺陷导致不能修复断裂的 DNA 双链,与乳腺癌、卵巢癌的易感性有关。

## 6.5 肿瘤遗传的研究方法[9,10]

基因外显性的高低决定与遗传突变有关的癌症危险度。低外显性基因有关的危险度可被基因-环境的交互作用所修饰。遗传性癌症与一般癌症不同的特征是:家族不同代的亲属有显著上升的癌症危险度,家系中具有孟德尔的遗传模式,癌症的发生较早、多发、双侧。鉴别家族癌症易感基因染色体位置的遗传流行病学方法包括分离分析（segregation analysis）、连锁分析（linkage analysis）、等位基因共享分析（allele-sharing methods）、关联分析（association analysis）。

### 6.5.1 分离分析

分离分析的目的是确定家系中疾病发病模式是否与某种遗传模式符合,如孟德尔显性、隐性遗传、常染色体或者性染色体遗传等。分离分析可以提供经典连锁分析所需要的基因外显率和等位基因频率的参数估计。不仅仅是单基因孟德尔遗传模式（简单分离分析）受惠于统计学方面的进步,还可以评价更多更复杂的模型（复合分离分析）,包括多基因模型、环境危险因素的影响、家族成员发病起始年龄等。分离分析主要用于未知基因的分析,因此随着DNA直接分析技术的发展,分离分析已不再是遗传流行病学研究的主要方法,而是被直接的检测技术所取代。

## 6.5.2 连锁分析

基于分离分析建立的模型,在倾向于发生癌症的家族全基因组范围内寻找患癌的家族成员携带频率高于非患癌成员的染色体,定位含致病基因的染色体区域。

**(1) 连锁不平衡**

基因是通过父母染色体的遗传而传递给后代,生殖细胞在减数分裂过程中,染色体独立地分离。如果两基因位点在不同的染色体上,则一个位点等位基因的传递独立于另一个位点(两个位点的重组率 θ=1/2)。但如果两个位点位于同一条染色体上且距离非常近时,父亲或母亲同一条染色体的这两个位点的等位基因就会倾向于一起传递给子女,这种现象称为连锁(linkage)。两个位点越接近,等位基因互换的可能性就越小。这时,两个连锁位点的重组率要小于1/2。而距离越远的位点,越可能在减数分裂中被重组或者交叉。如果两个位点的等位基因是随机组合的,就称这两个位点处于连锁平衡状态。反之,称这两个位点处于连锁不平衡状态(linkage disequilibrium,LD)。

**(2) 单体型**

单体型(haplotype)是一条染色体上一组紧密连锁在一起的等位基因标记,该组基因倾向于共同被遗传,而不易被重组。一些单体型可能是连锁不平衡的。全球包括中国北方基因中心在内的多个组织共同进行了人类单体型图(HapMap)计划的研究,旨在解释为什么存在个体差异的根本机制,研究人类基因组的热点区及其单体型图、单体型块(hapblocks)的特征,了解人类疾病,以及人类进化的分子机制。

**(3) 参数连锁分析**

对数优势记分法(log odds,LODs)是基于最大似然比检验的连锁分析方法,也是基于模型的连锁分析方法,即在分析前要已知所研究性状的遗传模式、等位基因的数目及每种基因型的外显率。该方法在家系中评价遗传连锁的指标是 LOD 分数,即一个以 log10 测量的可能性比值:特定的连锁和遗传重组水平上观察到两个位点的遗传模式可能性,除以假设两个位点间没有连锁的可能性。如果 LOD 分数大于3,提示标记和致病基因的连锁可能性比较大,强烈支持寻找与标记相邻的致病基因。

$$LOD(\theta) = \log 10 [L(\theta)/L(1/2)]$$

式中,$L(\theta)$ 是观察到的标记和疾病表型间遗传模式的可能性。这种分析对于确认癌症易感基因的位置非常重要,比如视网膜母细胞瘤、结肠癌、乳腺癌、多发性神经纤维瘤、MEN等,有足够大的家系来获得需要的 LOD 分数。用这种方法,依赖所应用的标记基因的染色体定位,可以将疾病有关的基因限制在非常小的染色体区域中。这种分析可以用来追述家系中突变等位基因的分离。LOD 连锁分析在单基因或具有主基因效应的疾病基因定位研究中卓有成效。

单倍体的鉴别中,LD 的估计主要应用两个指标:$D'$ 和 $r^2$。$D'$ 应用较普遍,但是在小的研究样本中会导致向上偏移。而应用 $r^2$ 研究检测 LD,避免了样本量大小的不同而导致的偏移,在研究之间的可比性更强。单倍体 LD 的判别中常用 Haploview 等软件进行分析。

$$D' = D/D_{Max}, \quad D = P_{AB} - P_A P_B$$
$$r^2 = D^2/P_A P_a P_B P_b$$

式中,$P_A$ 是 $A$ 等位基因在位点1的频率;$P_B$ 是 $B$ 等位基因在位点2的频率;$P_a$ 是 $a$ 等位基因在位点1的频率;$P_b$ 是 $b$ 等位基因在位点2的频率。$P_{AB}$ 是在两个位点 $A$ 和 $B$ 的频率;$D_{Max}$ 是 $D$ 的理论最大值。

**(4) 非参数连锁分析**

非参数连锁分析主要包括患病同胞对分析(affected sib pairs, ASP)和患病家系成员分析(affected pedigree member, APM)。ASP 分析不需知道遗传方式,仅仅分析患者。但如具有双亲资料,可以准确判断患病同胞相同等位基因是否来自双亲中同一等位基因,即血缘一致性分析(identical by descent, IBD),效率高于仅有受累子代资料的状态一致性分析(identical by state, IBS)。ASP 分析检出易感位点的能力依赖于该位点对疾病影响的大小。此外,为排除遗传异质性的影响,需要收集几百甚至上千受累同胞对。近年来,ASP 法在多基因疾病研究中应用很多。APM 分析的原理与 ASP 相同,只是可把分析对象扩展到任何有确定关系的亲属,从而解决大部分家系资源缺乏的问题。

## 6.5.3 关联分析

尽管连锁分析对于鉴别高外显性的基因非常有效,但只有5%~10%的癌症与高外显性基因有关,而大多数癌症通常由高流行率的突变或者多基因的多态,结合非遗传暴露而共同导致。连锁分析对于发现这类低危险基因的效率是比较低的。而关联分析灵敏度高,可以发现相对危险度为2的弱关联。还可以用于研究基因-基因及基因-环境之间的交互作用。基因-基因之间的交互作用是指一个基因多态性对疾病的影响因另一个基因多态性的存在与否而不同,参与同一代谢过程或信号通路的基因易发生相互作用。关联分析的重要缺陷之一是这种实验设计很难保证研究对象(如病例组和对照组)来自遗传背景完全相同的群体,可能导致虚假的结论。此外,对关联分析发现的统计学相互作用,应阐明相应的分子机制,以区别于公共卫生意义上的相互作用。和连锁分析定位疾病位点不同,流行病学的关联分析是通过相对危险度来定量已知基因改变对疾病的影响,用来评价基因型和癌症的联系,以及与环境因素结合的影响。具体方法包括病例-对照研究、队列研究、以家系为基础的病例-对照研究、家系队列研究、单纯病例研究等。

**(1) 病例-对照研究**

多数评价基因型和癌症危险度关系的研究都是病例-对照研究,其中对照是无亲属关系的对照,比较病例组和非病例组某等位基因频率的不同。通常用比值比(odds ratio)作为相对危险度的测量。一般病例-对照研究中设计、实施和分析需要的程序、原则等也同样适用于该类研究中,只是其中的暴露是危险基因型。比如该类研究同样需要选择合适的对照,减少或者排除偏移。对照应该选自能够代表病例产生的人群,关键的潜在偏移是对照可能来自不同的种族背景。如果病例选自一个比对照种族研究基因的等位基因频率高的种族,则可能导致该基因型与疾病有关的错误结论。遗传学家也把这种现象称为人群分层。根据传统流行病学的说法:人群分层使偏移形成,这样的对照不能代表病例产生人群的随机样本。

任何遗传的研究中,混杂是一个需要考虑的因素。比如,是否可能基因型和疾病都分别独立地和另外一个变量有关。种族是最为重要的一个混杂因素,因为癌症的发病率和等位基因的发现都与种族有关。该混杂可以通过在研究设计阶段匹配病例、对照组的种族,或者将研究人群限制在某一个种族的人群中。当然也可以在分析阶段,通过分层分析而排除混杂的影响,前提是具有研究对象的种族信息。然而模拟研究也提示,种族因素对研究发生严重混杂影响的前提是研究基因型的频率和研究人群的种族在病例组和对照组有显著的不同。和患病率比较,我们通常更愿意应用发病率,除非有证据表明基因型和生存时间无关。如果基因型的流行率在现患病例中的分布与总的病例群体不同,可造成生存偏移。

另外,基因型的错分也会导致基因型和疾病间关系的错误结论。通常,我们对所研究的基因多态性的生物学功能还不完全清楚。在候选基因内或者靠近候选基因的多态位点可以作为临近连锁的有功能的变量标记。如果非功能性的标记和确有功能的变量间有高度的连锁不平衡,则基因和疾病间的关系可能被低估。发现候选基因的非功能性多态性和特异癌症之间有关,还远远不能认为该基因和该癌症的病因有关。但是,这样的阳性结果可以引起学者的兴趣,可以进一步设法发现染色体上该基因或者其附近真正的具有功能的变量。

**(2) 队列研究**

在设计良好的队列研究中进行巢式病例-对照研究或者病例-队列研究是评价基因和疾病关系中比较好的研究方法,前提是研究中需要有足够的病例数来提供分层分析的把握度。传统的病例-对照研究中,病例的人群常常难以定义,因此给对照的选择带来了困难。而巢式研究是在一个事先确定好的队列进行随访观察的基础上进行病例-对照研究,因此对照选自明确定义的同源人群,这样的研究可能提供前瞻性的信息,而没有潜在混杂因素或者效应修饰因子的回忆偏移。但是,这类的研究同样还受到其他潜在遗传研究特有的偏移的影响,比如种族、基因型错分、潜在的连锁不平衡等。此外,这样的研究相对于病例-对照研究费用较高,要求足够数量的研究对象(通常至少1万人),并且长期的随访,还要保证高的研究对象的参与率,从而减少可能的选择偏移。

**(3) 以家系为基础的联系研究**

在病例-对照研究中,应用非传统的对照来进行基因型和疾病联系的研究。一种方法是从先证者中选择病例,然后在其未患病的兄弟姐妹中或者其表兄弟姐妹中选择对照。这种以家族为基础的研究可减少传统病例-对照研究中由于人群分层造成的偏移或者环境因素造成的混杂影响而导致的错误联系。一种备选的综合方法是病例-父母-对照研究,也称作传递不平衡检验(TDT)。传递给后代的等位基因和那些携带了非传递父母等位基因的假定对照比较。该方法的明显限制是,必须能检测父母的基因型,而这点常常很难做到。此外,单体型相对风险分析(HRR)是基于家系的病例-对照研究方法,即通过传统的病例-对照研究,比较标记等位基因和基因型频率在传递组与未传递组是否有差异。

### (4) 家系队列研究

该方法用来评价常染色体显性遗传的突变外显率。一个有或者没有疾病的先证者被检测基因型,随后从参与者中评价其一级亲属的疾病史。通过该方法可以计算出畸变携带者患病的累计风险,如曾经被用来在德系犹太人中评价终生患乳腺癌以及其他与 *BRCA1*、*BRCA2* 有关的癌症风险。这种亲属队列对于偏移非常的敏感,包括选择偏移,如先证者的患病亲属可能更倾向于参与。若结果完全依赖于先证者的再收集,亲属中疾病状态可能发生错分。

### (5) 单纯病例研究

单纯病例设计是评价基因-环境交互作用中非常有效的研究设计,前提是研究人群的暴露和携带的基因型是相互独立的。该设计由于只用病例,因此避免了对照选择中可能的偏移等问题。这是一种在携带或不携带易感基因的病例间比较某因素暴露率,从而提供交互作用的参数,以衡量与基因-环境相乘交互作用的距离,即环境暴露和基因的联合效应除以两因素各自的效应($RR_{11}/R_{01}R_{10}$)。由于没有对照,基因和环境暴露在非病例中的流行率是未知的,因此在这样的研究设计中,基因和环境暴露各自的效应是不能评价的。

(穆丽娜)

# 主要参考文献

[1] Weber W. The UICC familial cancer and prevention project. In: Joji U, John J, Mulvihill W, eds. Familial cancer and prevention, molecular epidemiology: a new strategy toward cancer control. Philadelphia: Lippincott Williams & Wilkins, 2005: 5-6.

[2] Acton RT, Nabell LM. Assessing genetic risk of cancer. In: Ellis CN, ed. Inherited cancer syndromes: current clinical management. New York: Springer-Verlag, 2004: 1-29.

[3] Ecsedy J, Hunter D. The origin of cancer. In: Han-Olov A, David H, Dimitrios T, eds. Textbook of cancer epidemiology. Oxford: Oxford University Press, 2002: 154-172.

[4] Song YR, Danielle ST, van Dyke T. Cancer: a conceptual framework. In: Vincent T, de Vita Jr, Samuel H, et al, eds. Cancer, principles & practice of oncology. Philadelphia: Lippincott Williams & Wilkins, 2000: 4-13.

[5] Venkatesan RN, Locb LA. The multiplicity of mutations in human cancers. In: Erich AN, ed. Genome instability in cancer development. Netherlands: Springer Science, 2005: 3-43.

[6] Jones PA, Baylin SB. The epigenomics of cancer. Cell, 2007, 23, 128: 683-692.

[7] Reszka E, Wasowicz W, Gromadzinska J. Genetic polymorphism of xenobiotic metabolising enzymes, diet and cancer susceptibility. Br J Nutr, 2006, 96: 609-619.

[8] Frank SA. Genetic predisposition to cancer — insights from population genetics. Nat Rev Genet, 2004, 5: 764-772.

[9] Crowell JK. Basic principle in cancer genetics. In: Crowell JK, ed. Molecular genetics of cancer. Oxford: Bios Scientific Publishers Limited, 2001: 1-32.

[10] Christopher H, David H. Genetic epidemiology of cancer. In: Han-Olov A, David H, Dimitrios T, eds. Textbook of cancer epidemiology. Oxford: Oxford University Press, 2002: 54-72.

# 7 免疫与肿瘤

- 7.1 概述
- 7.2 肿瘤抗原
  - 7.2.1 肿瘤特异性抗原
  - 7.2.2 肿瘤相关抗原
  - 7.2.3 不同因素诱发的肿瘤抗原
  - 7.2.4 肿瘤抗原产生的机制
- 7.3 抗肿瘤固有免疫
  - 7.3.1 重要的抗肿瘤固有免疫细胞 NK 细胞和 γδT 细胞
  - 7.3.2 固有免疫分子 HMGB-1 在肿瘤免疫中的作用
- 7.4 抗肿瘤适应性免疫
- 7.5 NK 细胞与抗肿瘤免疫
  - 7.5.1 NK 细胞的天然肿瘤免疫监视功能
  - 7.5.2 基于 NK 细胞的肿瘤防治新策略
- 7.6 NKT 细胞与抗肿瘤免疫
- 7.7 γδT 细胞与抗肿瘤免疫
- 7.8 树突状细胞与抗肿瘤免疫
- 7.9 巨噬细胞极化与抗肿瘤免疫
  - 7.9.1 经典激活型和替代激活型巨噬细胞
  - 7.9.2 肿瘤相关巨噬细胞与肿瘤发生及侵袭
  - 7.9.3 替代激活型巨噬细胞在肿瘤发生发展中的作用
- 7.10 B 细胞及抗体应答在抗肿瘤中的作用
  - 7.10.1 B 细胞介导的免疫抑制和促进肿瘤生长作用
  - 7.10.2 抗体在抗肿瘤免疫中的作用
  - 7.10.3 单克隆抗体在抗肿瘤免疫治疗中的作用
- 7.11 T 细胞应答在抗肿瘤中的作用
  - 7.11.1 Th1、Th2、Th17 细胞极化与抗肿瘤免疫
  - 7.11.2 CTL 与抗肿瘤免疫
- 7.12 调节性 T 细胞对抗肿瘤免疫的调节作用
  - 7.12.1 调节性 T 细胞促进肿瘤的发生发展
  - 7.12.2 调节性 T 细胞在肿瘤局部富集并发挥抑制功能
- 7.13 趋化因子在肿瘤侵袭转移及抗肿瘤免疫中的作用
  - 7.13.1 趋化因子在肿瘤转移侵袭中的重要作用
  - 7.13.2 CXCR4-SDF-1 轴参与肺癌等肿瘤的转移侵袭过程
  - 7.13.3 基于干预 CXCR4 肿瘤防治策略的设计与应用
- 7.14 免疫耐受与肿瘤的发生发展
  - 7.14.1 不成熟 DC 诱导的肿瘤抗原特异性 T 细胞免疫耐受
  - 7.14.2 MDSC 介导的肿瘤抗原免疫耐受
  - 7.14.3 色氨酸、精氨酸分解代谢途径介导的 T 细胞耐受
- 7.15 肿瘤逃避免疫识别与应答的机制
  - 7.15.1 肿瘤逃避免疫识别的机制
  - 7.15.2 肿瘤逃避免疫应答及攻击的机制
- 7.16 抗肿瘤免疫生物治疗
  - 7.16.1 基于 T 细胞的抗肿瘤免疫生物治疗
  - 7.16.2 基于 DC 的抗肿瘤免疫生物治疗
  - 7.16.3 基于巨噬细胞的抗肿瘤免疫生物治疗
  - 7.16.4 基于共刺激分子的抗肿瘤免疫生物治疗
- 7.17 新型肿瘤疫苗的研制
  - 7.17.1 传统肿瘤疫苗
  - 7.17.2 DC 肿瘤疫苗
  - 7.17.3 肿瘤 DNA 疫苗
  - 7.17.4 共刺激分子的佐剂作用
  - 7.17.5 新型治疗性肿瘤疫苗的研制
- 7.18 免疫治疗与放化疗的有机结合
  - 7.18.1 化疗药物的免疫增强作用
  - 7.18.2 放化疗导致的淋巴细胞减少时期进行免疫重建有利于增强疫苗效果
- 7.19 问题与展望

## 7.1 概述

生物体内细胞的更新与死亡是一个动态平衡过程，每种细胞均有有限的生存期，其数目保持相对恒定。这种自稳状态受免疫系统的严格监视，正常情况下发生凋亡的细胞，将通过若干免疫受体被巨噬细胞等摄取和清除，同时促进相应干细胞增殖、分化予以补充；而当细胞发生突变而恶性生长时，免疫系统将立即启动固有免疫和适应性免疫应答，迅速予以清除，防止癌变的发生，维持自我稳定。肿瘤的发生、发展是一个复杂的生物过程，其诱导的外界因素包括照射、毒物等对细胞的诱变；其发生的本质因素是自身控制细胞生长、发育的原癌基因和抑癌基因发生突变而导致细胞发生失控的恶性增殖；而其发展的免疫因素在于人体正常状态下存在的强大的免疫监视功能（及时通过免疫识别和免疫应答清除发生突变的自身细胞的功能）发生缺陷或缺失，导致肿瘤发生早期机体未能及时将初始肿瘤细胞扼杀，致使肿瘤持续发展；而肿瘤转移的机制更涉及多种免疫因素，包括趋化因子网络对器官特异性肿瘤转移的调控、肿瘤相关巨噬细胞及树突状细胞分泌多种细胞因子对血管发生及肿瘤侵袭转移的促进作用、调节性T细胞对肿瘤浸润淋巴细胞杀伤功能的抑制等。可以说，肿瘤的发生、发展、侵袭转移整个过程无一不涉及免疫应答和免疫调节。

免疫，即机体为维持自身稳定、免除危险因素（外界感染、损伤和内部突变）可能导致的机体损伤，由复杂的免疫系统发挥长期的、多方位的免疫监视，免疫识别和应答及免疫清除危险物质的系统功能。免疫功能的缺陷，将直接促进肿瘤的发生、发展；而人工免疫生物治疗的介入，将有助于肿瘤患者清除已发生的肿瘤细胞、抑制肿瘤转移、加速肿瘤的消退。

阐明肿瘤发生、发展的关键免疫机制，是根据这些机制设计相应免疫防治策略、有效防治肿瘤的重要前提。然而，尽管肿瘤免疫学在过去的10年中已发生突飞猛进的发展，多种免疫治疗手段及新型肿瘤疫苗被设计应用于动物实验，甚至已进入临床试验。然而令人遗憾的是，目前除了黑色素瘤的免疫防治外，并无突破性进展。认识肿瘤的发生机制及机体抗肿瘤免疫机制仍然是一个漫长的过程。

目前对于成功的抗肿瘤免疫机制已有了长足的总体认识，主要包括：①肿瘤抗原本质为自身抗原，通过诱导肿瘤抗原特异性免疫应答来清除肿瘤抗原，必须有效打破对自身抗原的免疫耐受。②在抗肿瘤免疫中，一直认为肿瘤特异性T细胞应答特别是$CD8^+$T细胞（CTL）对于肿瘤细胞的杀伤是至关重要的免疫保护机制。现有的实验证据提示，肿瘤特异性$CD4^+$T细胞分泌的IFN-γ以及肿瘤抗原特异性IgG抗体也承担了重要的清除肿瘤的功能；抗体通过Fc与NK细胞等表面的Fc受体（FcR）结合，发挥重要的抗体依赖细胞介导的细胞毒作用（antibody-dependent cell-mediated cytotoxicity，ADCC）。③肿瘤局部浸润淋巴细胞（tumor infiltrating lymphocyte，TIL）中的$CD8^+$T细胞之所以不能有效杀伤肿瘤细胞，缘于肿瘤微环境可导致肿瘤在发展过程中逐步富集具有广谱抑制功能的调节性T细胞（Treg），因此选择性地下调或清除肿瘤局部Treg细胞，可恢复TIL对肿瘤的有效杀伤功能。④肿瘤发生是一个长期过程，且发生机制多样，预防免疫的靶点难以明确。同时，预防免疫力通常只能维持1年至几年时间，因此对肿瘤的预防性免疫意义很小。基于上述原因，有效的肿瘤疫苗必须能够诱导足够的免疫记忆，否则需要多次加强免疫。

## 7.2 肿瘤抗原

肿瘤细胞中诱导肿瘤特异性免疫应答的抗原称为肿瘤抗原。肿瘤抗原是在正常细胞恶变过程中出现的新的或异位表达（表达上调）抗原的总称。由于肿瘤细胞来源于正常细胞，因此肿瘤抗原成分复杂，包含正常细胞抗原、胚胎发育期抗原、易位抗原、突变抗原和新产生抗原等。并且，各种肿瘤的肿瘤抗原在基因定位、细胞学定位、免疫原性和免疫特异性等方面各不相同。肿瘤抗原主要分为肿瘤特异性抗原（tumor specific antigen，TSA）和肿瘤相关抗原（tumor associated antigen，TAA）。有效的肿瘤免疫诊断和免疫治疗的前提都依赖于肿瘤特异性抗原的鉴定。然而，迄今人类的肿瘤特异性抗原尚未完全阐明。

### 7.2.1 肿瘤特异性抗原

肿瘤特异性抗原（TSA）是指肿瘤细胞特有的，而正常组织细胞上不表达的抗原。通过实验动物的肿瘤移植实验，证实了肿瘤特异性移植抗原（tumor specific transplantation antigen，TSTA）的存在。而后，通过制备肿瘤细胞随机肽库、cDNA 文库等分子生物学手段和技术,或者克隆特异性 CTL 筛选肿瘤抗原技术,希望克隆和鉴定肿瘤特异性抗原。遗憾的是,迄今为止,仅在黑色素瘤中发现和鉴定了黑色素瘤特异性抗原 gp100、MAGE、MART 等,大量其他肿瘤特异性抗原仍未能发现和鉴定。

### 7.2.2 肿瘤相关抗原

肿瘤相关抗原(TAA)系指正常组织细胞低表达而肿瘤细胞高表达的抗原。

TAA 并非肿瘤细胞所特有,但在细胞癌变时表达增加。由于 TAA 是正常细胞表达的抗原,因此免疫原性很低。有些 TAA 在正常细胞分化的某个特定阶段表达,在成熟阶段不表达,在肿瘤细胞上调表达;有些 TAA 在某特定正常组织细胞表达,而肿瘤发生时在其他部位异位表达。

1)癌胚抗原(CEA) 是 TAA 的典型代表,它在胚胎阶段表达,但在出生后逐渐丧失表达,细胞恶变后又重新出现表达。82% 的结直肠癌患者 CEA 增高。甲胎蛋白(AFP)由正常胎肝细胞和卵黄囊细胞分泌,出生后消失至微量。肝细胞癌变时血清 AFP 水平显著升高,成为肝癌早期诊断指标之一。

2)分化和种系特异性抗原 如 B1 细胞标记 CD5 在人慢性淋巴细胞白血病中高表达于 B 细胞。

3)突变原癌基因/抑癌基因编码抗原 正常细胞内含有若干控制细胞生长的基因,如生长因子受体基因、信号基因等,称为原癌基因。当这些基因突变成为癌基因,细胞生长将失控癌变。相应的,细胞内抑制细胞生长的抑癌基因,可有效调控原癌基因的活动,而一旦发生突变失活,也可导致正常细胞的癌变。例如,抑癌基因 p53 的突变与肿瘤发生密切相关;而癌基因 ras 作为胞内信号传导的 GTP 酶,其突变与肿瘤发生相关;Her-2/neu 蛋白则是细胞的生长因子受体,在乳腺癌高表达。

### 7.2.3 不同因素诱发的肿瘤抗原

1)理化因素诱发的肿瘤抗原 化学致癌剂或物理射线照射等因素,可诱导正常细胞基因发生随机突变而导致肿瘤。这种肿瘤抗原特异性高,而抗原性弱,并具有高度个体特异性。同一种理化因素在不同个体诱发的肿瘤特异性抗原也不尽一致。

2)病毒感染诱导的肿瘤抗原 已证实若干病毒感染可通过整合宿主基因组等方式直接导致肿瘤发生,如人乳头瘤病毒(HPV)与人宫颈癌的发生相关,乙型肝炎病毒(HBV)感染与人原发性肝癌相关,人 T 细胞白血病病毒-1(HTLV-1)可导致成人 T 细胞白血病(ATL)的发生。同一病毒诱发的不同类型肿瘤,均可表达相同的抗原性较强的病毒肿瘤相关抗原。例如,EB 病毒诱发 B 细胞淋巴瘤和鼻咽癌的 EBNA-1 抗原,HPV 诱发人宫颈癌的 E6 和 E7 抗原等。

3)自发性肿瘤抗原 肿瘤自发的因素非常多且复杂,可表达胚胎抗原或分化抗原,也可表达肿瘤特异性抗原。其中,癌基因的活化和抑癌基因的失活是肿瘤自发产生的重要因素之一,其产物也是肿瘤抗原。

4)胚胎抗原或分化抗原 胚胎抗原是胚胎组织特定分化发育阶段表达的正常成分,在出生后几乎不表达,细胞癌变时可重新大量表达,也称为分化抗原。例如,前列腺癌患者的前列腺特异性抗原(prostate-specific antigen, PSA)和乳腺癌患者的 Her-2/neu 等。肝癌细胞分泌的甲胎蛋白(AFP)与结肠癌细胞表达的癌胚抗原(CEA)是两种人类肿瘤的胚胎抗原,由于曾在胚胎期出现,已诱导产生免疫耐受,因此抗原性均很弱。有些胚胎抗原,在机体出生后仍有表达,但限于睾丸或卵巢,在多种肿瘤上调表达,称为肿瘤睾丸抗原。

### 7.2.4 肿瘤抗原产生的机制

肿瘤抗原产生的分子机制多种多样,包括细胞癌变过程中新蛋白的合成,病毒感染细胞后的特殊转化产物,原癌基因/抑癌基因突变的蛋白产物,糖基化修饰改变产生的异常蛋白,正常情况下处于隐蔽状态的抗原的异常暴露,蛋白分子的异常聚集或组装,胚胎抗原或分化抗原的异常或异位表达。

## 7.3 抗肿瘤固有免疫

抗肿瘤免疫按照人体免疫的发生规律和时间顺序依次分为抗肿瘤固有免疫(innate immunity)和抗肿瘤适应性免疫(adaptive immunity)。

固有免疫是生物体长期进化过程中发展出来的先天具有、具有泛特异性抗原识别、在感染和肿瘤早期发挥功能的免疫应答,包括免疫屏障、固有免疫细胞和固有免疫分子三大组成部分。免疫屏障包括血脑屏障、胎盘屏障,可天然阻滞危险生物和分子对器官的入侵。固有免疫细胞有多种，包括巨噬细胞、自然杀伤细胞（natural killer cell，NK 细胞）、NKT 细胞、γδT 细胞、B1 细胞、树突状细胞（dendritic cell，DC）等，这些细胞大多丰富聚集于生物体的黏膜和皮肤下方，如呼吸道、胃肠道和生殖道，是最早遭遇感染性病原体和危险分子的细胞，因此有利于及时对感染和危险作出快速初级的反应，使相应的感染和危险在短时间内（通常 96 h 内）迅速呈数量级降低。更为重要的是，固有免疫细胞中的巨噬细胞和DC 通过表面的多种病原识别受体（pathogen recognition receptor，PRR），如 Toll 样受体（Toll like receptor，TLR），可对一大类病原体所普遍具有的分子特征——病原相关分子模式（pathogen associated molecular pattern，PAMP），如革兰阴性菌的脂多糖、革兰阳性菌的肽聚糖等予以识别并被激活，从而上调表达表面的 MHC-II 类分子和 B7 分子，同时分泌多种促炎性细胞因子如 IL-12、TNF-α 等。这一过程也就是巨噬细胞和 DC 作为抗原呈递细胞（APC）的成熟过程，从而为激活适应性免疫中的 T 细胞提供必不可少的第二信号和第三信号。在被激活的同时，巨噬细胞和 DC 可摄取、降解病原体或肿瘤细胞，进行 MHC-I 类和 MHC-II 类抗原呈递，提供 T 细胞激活的第一信号。在第一信号和第二信号同时具备的情况下，适应性免疫的主角——T 细胞首先被 APC 进行抗原特异性的激活，而后 CD4$^+$Th 细胞再为抗原特异性 B 细胞和 CD8$^+$T 细胞提供辅助，从而活化抗原特异性 T 细胞和 B 细胞，产生效应性 CTL 和抗体，诱生重要的适应性免疫，发挥强大的特异性免疫攻击能力，清除病原体、危险分子或肿瘤细胞。

由此可见，固有免疫是在感染或肿瘤发生早期迅速发生的缺乏特异性的广谱初级免疫反应，尽管其效应远低于适应性免疫，但是，首先它在感染或肿瘤发生的最早期和最初部位予以及时反应，使危险降低；其次，固有免疫细胞对抗原予以呈递，提供抗原特异性 T 细胞第一和第二信号，是激活适应性免疫的重要前提；再者，固有免疫细胞被激活后所分泌的多种细胞因子和趋化因子，有效地调节适应性免疫的方向和特征。因此，固有免疫构成了生物体抵御感染和肿瘤的重要的第一道防线（first line of defense）。

## 7.3.1　重要的抗肿瘤固有免疫细胞 NK 细胞和 γδT 细胞

NK 细胞是具有天然的肿瘤杀伤功能的固有免疫细胞，具有重要的免疫监视功能。NK 细胞虽然只占外周血淋巴细胞的 10%～15%，对肿瘤细胞发生非特异性杀伤效应，却对控制肿瘤的天然发生起到重要的作用。在小鼠和人类由于基因缺失而产生 NK 细胞缺陷，可导致一种叫 Beige 的小鼠和人类 Chediak-Higashi 综合征，其发生肿瘤的概率显著增高。

NK 细胞主要通过 3 种机制杀伤肿瘤细胞：①经典的类似于 CTL 的杀伤机制，即通过释放穿孔素/颗粒酶或通过膜表面的 FasL 与肿瘤细胞表面的 Fas 结合，从而诱导肿瘤细胞发生凋亡；②通过抗体依赖细胞介导的细胞毒效应（ADCC）机制，它依赖适应性免疫的诱导，即肿瘤特异性 B 细胞分泌的肿瘤特异性抗体 IgG，其 Fab 端可结合肿瘤细胞，而其 Fc 端可通过与巨噬细胞和 NK 细胞表面的 FcR 受体结合，从而拉拢 NK 细胞和巨噬细胞，对肿瘤细胞进行调理杀伤；③NK 细胞被肿瘤细胞释放的危险信号（目前认为是结晶形态的尿酸）所激活，分泌大量 IFN-γ，后者具有激活 T 细胞和巨噬细胞杀伤功能的作用。肿瘤细胞具有低表达 MHC-I 类分子的特征，而有核细胞均可表达 MHC-I 类分子。而 NK 细胞通过其表面的抑制性受体（killer inhibitory receptor，KIR）识别 MHC-I 类分子，仅杀伤低表达或不表达 MHC-I 类分子的肿瘤细胞，从而避免杀伤正常机体细胞。

巨噬细胞被激活后，同样具有肿瘤杀伤效应，但其机制主要通过上述的 ADCC 机制，即通过表面的 FcR 识别结合了 IgG 的肿瘤细胞，而其杀伤主要依赖分泌杀伤性的酶类和反应性氧、氮中间物如 NO 等。此外，巨噬细胞可分泌大量 TNF-α，具有强大的肿瘤破坏作用。

γδT 细胞作为不同于常规 αβT 细胞的 T 细胞亚群，占外周血淋巴细胞的 1%～10%，也具有肿瘤杀伤作用。γδT 细胞与 NK 细胞相似的是，通过一种叫 NKG2D 的监视受体，识别肿瘤细胞表面上调表达的 MHC-I 类分子相关链 A/B（MHC class I-related chain A/B，MICA/B）等，从而发挥肿瘤杀伤功能。此外，γδT 细胞还可分泌 IFN-γ 和 TNF-α，发挥抗肿瘤作用。

关于 NK 细胞和 γδT 细胞在抗肿瘤免疫中的作用和机制详见本章 7.5 和 7.7。

## 7.3.2　固有免疫分子 HMGB-1 在肿瘤免疫中的作用

高迁移率组盒-1（high mobility group box-1，

HMGB-1)是有核细胞表达的在哺乳动物间高度同源的核蛋白。作为核蛋白,它可与DNA的小沟结合,从而介导DNA与其他蛋白如P53、NF-κB等的相互作用。有些细胞膜表达HMGB-1,而膜表面HMGB-1可介导神经轴突的生长及肿瘤细胞的侵袭。而肿瘤细胞凋亡后释放的胞外游离HMGB-1则具有与抗肿瘤免疫更为密切的作用。简言之,HMGB-1具有双重作用:一方面,促进肿瘤血管发生和转移;另一方面,通过招募DC,促进DC成熟,激活肿瘤特异性T细胞,具有抗肿瘤作用。该分子在肿瘤免疫中的重要作用正受到关注[1]。

如图7-1所示,坏死细胞会大量释放HMGB-1至细胞外,从而作为一种警告,激活和启动适应性免疫,执行组织修复等自稳功能。而实体肿瘤细胞在持续缺氧情况下也释放大量HMGB-1,可招募巨噬细胞和内皮细胞到达局部,两者均有促进肿瘤内部血管发生的作用,同时促进肿瘤生长。而高分化增殖的肿瘤细胞增高表达HMGB-1,从而释放更多的HMGB-1,即正反馈放大这一效应,促进肿瘤生长和转移。

而在另一种情形下,HMGB-1则发挥完全相反的促进抗肿瘤免疫功能:当肿瘤接受放化疗后,凋亡肿瘤细胞也释放大量HMGB-1(也称为损伤相关分子模式,damage associated molecular pattern,DAMP)至细胞外,首先招募DC至局部,而后通过与DC表面的TLR4相互作用,促进DC内吞肿瘤抗原,并进行抗原呈递,同时激活和促进DC成熟,上调其表面MHC-Ⅱ类分子和B7表达,并促进炎性细胞因子分泌,增强的肿瘤抗原呈递可促进分泌IFN-γ的Th1细胞的分化增殖,进一步促进CTL分化和杀伤肿瘤的功能。

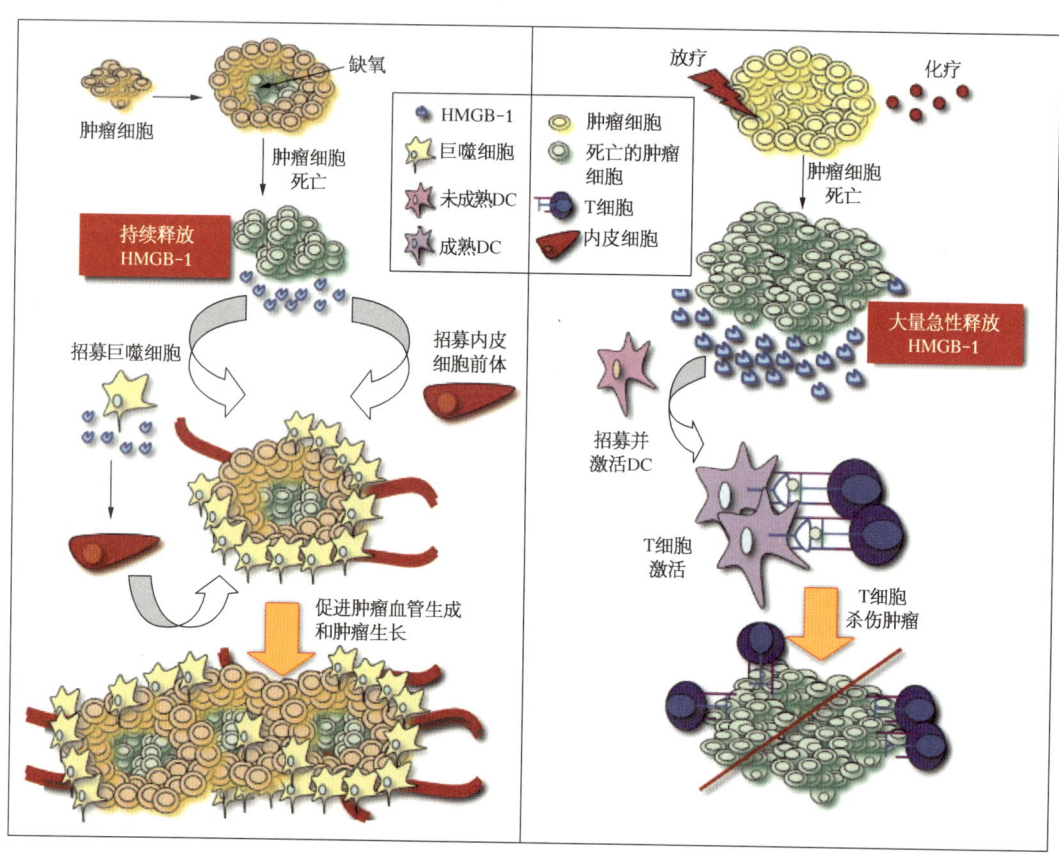

**图7-1 固有免疫分子HMGB-1的双重作用**

注:实体肿瘤内部长期缺氧可释放HMGB-1,通过招募炎性巨噬细胞和内皮细胞前体,HMGB-1激活一系列组织修复过程,促进肿瘤血管发生、肿瘤生长和肿瘤侵袭转移(左图)。相反,放化疗等抗肿瘤治疗后,肿瘤细胞急性释放HMGB-1,可促进DC有效摄入并降解凋亡肿瘤细胞,最终更有效激活肿瘤特异性T细胞和抗肿瘤免疫(右图)。

## 7.4 抗肿瘤适应性免疫

肿瘤抗原激活免疫系统诱导的适应性(特异性)免疫应答是清除肿瘤的主要和决定性力量。适应性免疫主要由抗体介导的体液免疫和T细胞介导的细胞免疫两条重要分支组成。正确评价体液免疫和细胞免疫在抗肿瘤免疫中的作用和意义十分重要,也是阐明抗肿瘤免疫的关键。

虽然目前对于肿瘤发生的免疫机制和控制肿瘤的免疫机制尚未完全阐明,然而近年细胞与分子免疫学的飞速发展和对肿瘤的深入研究,对于抗肿瘤免疫的理解已有了长足的进展。目前的证据显示,特异性体液免疫和细胞免疫在抗肿瘤免疫中均发挥关键作用。虽然CTL对于肿瘤细胞的特异杀伤起决定性作用,然而这一效应的发挥必须依赖$CD4^+$ Th1细胞的激活及相应Th1细胞因子,特别是IFN-γ的大量分泌;同时,肿瘤抗原特异性抗体的诱导及其介导的ADCC作用,即通过Fc段调理巨噬细胞和NK细胞到达肿瘤部位,对肿瘤细胞进行杀伤,对于持久的抗肿瘤效应也是必需的。

肿瘤特异性T细胞应答和B细胞应答均发生在肿瘤引流淋巴结(TDLN)内,其中,肿瘤浸润DC摄取携带肿瘤抗原到达TDLN,呈递肿瘤抗原,通过MHC-肽复合物提供的第一信号和共刺激分子第二信号及分泌的IL-12等细胞因子,首先激活肿瘤特异性Th0细胞,使其分化为Th1细胞,而后DC呈递抗原并激活$CD8^+$ T细胞,同时借助Th1分泌的IL-2和IFN-γ,使其分化为效应性CTL,最后Th1和CTL可迁移至肿瘤局部发挥抗肿瘤杀伤作用。肿瘤特异性B细胞通过BCR直接识别肿瘤抗原B细胞表位,借助Th2细胞的辅助,分化为浆细胞,分泌特异性抗体IgG等,介导对肿瘤表面抗原的封闭和促进ADCC作用而杀伤肿瘤细胞。

## 7.5 NK细胞与抗肿瘤免疫

### 7.5.1 NK细胞的天然肿瘤免疫监视功能

NK细胞具有非常重要的天然肿瘤免疫监视功能。它对肿瘤细胞的杀伤经由表面激活受体NKG2D介导,相应的配体表达于肿瘤细胞或经病毒感染而转化的上皮细胞,在人类该配体是MICA/B和UL16结合蛋白(UL16-binding protein, ULBP);在小鼠为ULBP的同源蛋白维甲酸早期转录因子1(retinoic acid early transcript 1, RAET1)。NKG2D作为肿瘤的天然免疫监视受体,不仅表达于NK细胞,还表达于NKT细胞、γδT细胞、$CD8^+$ αβT细胞等。NKG2D缺陷小鼠发生侵袭性前列腺癌的概率高出正常小鼠3倍之多,且肿瘤出现时间提前[2]。NK细胞对肿瘤细胞的杀伤与$CD8^+$ CTL的杀伤机制相似,即通过分泌穿孔素/颗粒酶诱导凋亡,或通过死亡受体/配体如fas/FasL诱导肿瘤细胞发生凋亡。此外,肿瘤特异性抗体介导的ADCC作用也是NK细胞杀伤肿瘤的重要机制,如目前有较好肿瘤治疗效果的抗CD20单克隆抗体,其作用机制之一即是通过抗体Fc调理NK细胞接近并杀伤肿瘤细胞。

NK细胞通过下述机制执行天然肿瘤免疫监视功能(图7-2):当上皮细胞或其他组织细胞发生恶性转化具有肿瘤细胞特性后,会上调表达MICA/B等NKG2D配体,而NK细胞以及γδT细胞等通过表面NKG2D识别配体并激活后发挥杀伤效应,防止肿瘤的发生。而当人肿瘤细胞大量生长、持续表达MICA/B等分子后,可通过分泌蛋白酶Erp5将MICA从肿瘤细胞表面切除;游离MICA/B不仅可封闭NK细胞表面的监视受体NKG2D,还可下调NK细胞表达该受体,再加上肿瘤细胞低表达MICA/B,从而抑制宿主的免疫监视功能,导致肿瘤逃逸。

综上所述,NKG2D不仅是NK细胞重要的肿瘤监视分子和杀伤启动分子,还是其他表达NKG2D的γδT细胞杀伤肿瘤的重要监视分子。上调表达NK细胞等表面的NKG2D成为重要的抗肿瘤防治策略。近期研究表明,放疗及抗肿瘤药物的治疗效果均与上调了NK细胞表面的NKG2D有关;而环磷酰胺、组蛋白脱乙酰酶等的抗肿瘤效果则与上调肿瘤细胞表面的NKG2D配体表达相关。此外,最新研究表明IL-15不仅是维持NK细胞生长、分化和功能的生理性促生长因子,还可增强NK细胞的抗肿瘤功能。这一增强作用通过上调NK细胞表面的NKG2D分子表达,以及上调NK细胞的杀伤效应分子如穿孔素和肿瘤坏死因子相关凋亡诱导配体(TRAIL)的表达而实现。IL-12也可通过上调NKG2D的表达而上调NK细胞的杀伤肿瘤功能[2]。

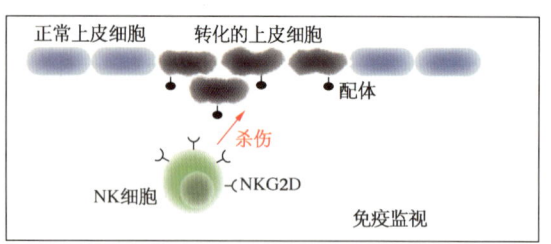

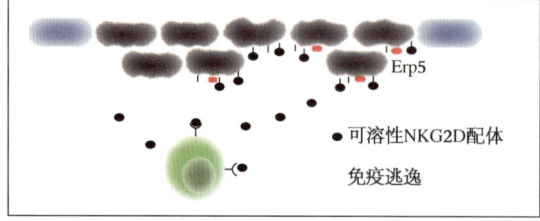

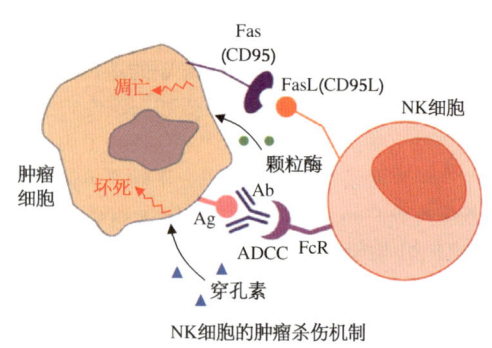

图 7-2　NK 细胞的抗肿瘤固有免疫功能

已知 NK 细胞不杀伤自身细胞的机制不同于免疫耐受，目前将这一机制命名为 NK 教育（NK education）。NK 教育避免自我杀伤的机制尚未完全明确，已知的有两种：①表达一系列抑制性受体（inhibitory receptor），如 NKG2A，识别自身抗原肽，特别是自身 MHC-Ⅰ类分子，发挥抑制 NK 细胞功能作用。②通过抑制性受体调节激活性受体 NKG2D。仅当靶细胞不表达或低表达 MHC-Ⅰ类分子，抑制性受体的抑制功能解除后，激活性受体 NKG2D 识别相应配体的激活功能才能发挥（图 7-3）。

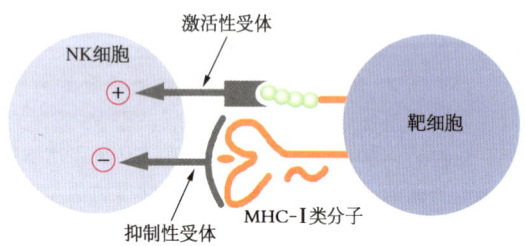

图 7-3　NK 细胞的激活性受体和抑制性受体

### 7.5.2　基于 NK 细胞的肿瘤防治新策略

目前基于 NK 细胞的肿瘤防治策略主要有两大类。第一类是激活内源性 NK 细胞功能策略，可通过以下方法实现：①阻断 NK 细胞表面的抑制性受体；②通过 TLR 配体及其他合成物质激活 DC 和 pDC，而 DC 可进一步激活 NK 细胞功能；③通过阻断或抑制 Treg 细胞和髓系抑制细胞（MSC），解除它们对 NK 细胞的抑制；④通过给予 IL-2、IL-15、IL-21 等细胞因子，激活 NK 细胞功能；⑤给予可上调肿瘤细胞表面表达 NKG2D 配体的药物；⑥蛋白酶 Erp5 的抑制剂可抑制肿瘤细胞对其表面 MICA/B 的剪切；⑦游离 MICA/B 的单克隆抗体中和游离 MICA/B，解除其对 NKG2D 受体的抑制。第二类策略是外源转输功能性 NK 细胞，或转输其他功能分子的 NK 细胞[3]。

## 7.6　NKT 细胞与抗肿瘤免疫

NKT 细胞是兼具 T 细胞和 NK 细胞表面标志的固有免疫细胞，除了具有 NK 细胞类似的肿瘤杀伤作用外，还发挥非常重要的肿瘤免疫调节功能。小鼠 NKT 细胞绝大多数为 $CD4^+$，少数为 $CD4^-CD8^-$。NKT 细胞的表面标记是同时表达 TCRαβ 和 NK1.1，但其 TCR 的 α 链仅有一种，在小鼠为 Vα14Jα18，在人为 Vα24Jα18。其 TCRβ 链也仅有少数多样性，因此属于固有免疫细胞。NKT 细胞仅识别由 CD1d 呈递的糖脂抗原，包括自身抗原成分。在体外研究中，NKT 细胞可高度识别一种具有抗肿瘤作用的半乳糖神经酰胺（α-galactosylceramide，α-GalCer）。

NKT 细胞分为两个亚群，Ⅰ型 NKT 细胞和Ⅱ型 NKT 细胞，其功能不同。Ⅰ型 NKT 细胞识别 α-GalCer 等抗原后，迅速分泌大量的 Th1（IFN-γ）和 Th2（IL-4、IL-13）细胞因子，因此在抗感染免疫、自身免疫和肿瘤免疫中发挥重要的免疫调节功能。Ⅱ型 NKT 细胞不表达 NK1.1，其 TCRαβ 取用、糖脂特异性也不同于Ⅰ型 NKT 细胞，表面标记尚不明确，同样分泌 Th1 和 Th2 细胞因子,在 HBV 介导肝炎和溃疡性结肠炎中发挥作用,系一种促炎性细胞。也有研究认为,Ⅱ型 NKT 细胞可抑制 Th1 细胞和 Th17 细胞介导的自身免疫性疾病,如实验性变态反应性脑脊髓炎(experimental allergic encephalomyelitis,EAE)等[4]。

在抗肿瘤免疫应答中,Ⅰ型和Ⅱ型 NKT 细胞发挥截然不同的调节功能(图 7-4)。Ⅰ型 NKT 细胞主要分泌 IFN-γ 激活 NK 细胞和 CD8+ CTL 的杀伤功能;同时激活 DC 分泌 IL-12,促进 Th1 应答的诱导,促进抗肿瘤免疫。而Ⅱ型 NKT 细胞则主要通过分泌 IL-13,进一步激活髓系抑制细胞(MSC)分泌 TGF-β,从而抑制 CTL 的杀伤肿瘤功能,并与Ⅰ型 NKT 细胞互为调节。由于 NKT 细胞反应非常迅速,因此数量虽少,却具有重要的免疫调节功能。同时实验证明Ⅰ型 NKT 细胞具有重要的天然肿瘤免疫监视功能,Jα18−/− 或 CD1d−/− 基因敲除小鼠被发现经甲基胆蒽诱导的自发成瘤率和肿瘤生长速率显著上升,而转输 NKT 细胞则可改善肿瘤的发生。对于结直肠癌和神经母细胞瘤患者的临床分析也证实,肿瘤浸润Ⅰ型 NKT 细胞的数目与存活率呈正相关,提示Ⅰ型 NKT 细胞发挥重要的天然免疫监视功能。

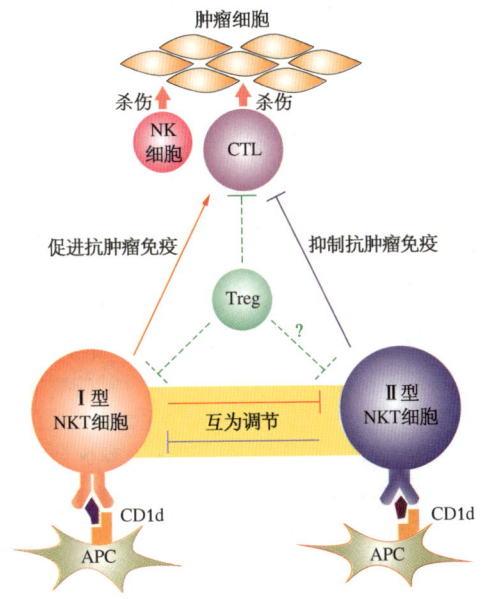

图 7-4 NKT 细胞对抗肿瘤免疫的调节

## 7.7 γδT 细胞与抗肿瘤免疫

同 NK 细胞类似,γδT 细胞同样是执行肿瘤免疫监视的重要的固有免疫细胞,是人体免疫防御的第一道防线。并且,γδT 细胞可表达激活受体 NKG2D,也以与 NK 细胞类似的机制识别肿瘤细胞表面相应配体,发挥非特异性肿瘤杀伤作用。

γδT 细胞是执行固有免疫的 T 细胞,其 TCR 肽链取用多样性较低的 γ 和 δ 链。在胸腺 T 细胞发育过程中,γδT 细胞出现在 αβT 细胞之前;而进入外周后,αβT 细胞主要定居于淋巴器官,而 γδT 细胞则绝大部分位于人体的表皮和黏膜下,参与对入侵病原体等的第一道防御。如小鼠中定居表皮的 Vγ3Vδ1 细胞,定居肺部和血液循环的 Vγ1Vδ5/6 细胞。小鼠 γδT 细胞主要识别自身和非自身的磷酸化抗原,包括热休克蛋白 HSP65 等,目前详细情况还不十分明确。在人类,80%~90% γδT 细胞为外周血 Vγ9Vδ2 细胞,上皮内还有一部分 Vδ1 细胞。人 γδT 细胞识别来于自身的甲羟戊酸循环或病原体的 5-磷酸 1-脱氧 D-木酮糖(DOXP)循环的磷酸单酯(phosphor-monoester)抗原。

γδT 细胞在抗感染免疫和抗肿瘤免疫中多发挥固有免疫早期防御作用。体外研究已证实,人的 Vδ2 和 Vδ1 细胞对感染了细菌、病毒、寄生虫的细胞或肿瘤细胞具有抵抗作用。体内研究则显示,在结核杆菌、麻风杆菌及疟原虫等感染情况下,人外周血 Vγ9Vδ2 细胞主要识别异戊烯焦磷酸(isopentenyl pyrophosphate,IPP)抗原,大量扩增并活化而发挥抗感染作用;而 Vδ1 细胞主要在 HIV 等感染中发挥作用。这两种人 γδT 细胞均可识别和破坏造血细胞肿瘤和实体肿瘤细胞。而 γδT 细胞抗感染和抗肿瘤功能的发挥通常与分泌高水平 IFN-γ 相关[5]。

γδT 细胞还具有与 DC 细胞相互作用和激活的重要功能。将磷酸抗原激活的 γδT 细胞与未成熟 DC 共育,γδT 细胞分泌的 TNF-α 和 IFN-γ 可激活 DC 成熟(图 7-5),即上调表达 MHC-Ⅰ和Ⅱ类分子、CD86 及 IL-12 的分泌,同时 γδT 细胞也被激活,上调表达 CD25 和 CD69,分泌更多的 TNF-α 和 IFN-γ,发挥更有效的抗感染功能,并促进适应性免疫应答的诱导。

最新研究表明,人 Vγ9Vδ2 细胞对多种不同类型肿瘤细胞的杀伤不仅借助于激活性受体 NKG2D,同时与 TCRγ 链密切联系。在杀伤体系中若加入抗

瘤特异性 CD4$^+$ 和 CD8$^+$ T 细胞。同时，肿瘤内部浸润具有抑制免疫作用的替代激活型巨噬细胞（TAM，M2），同时髓系来源的抑制细胞（MDSC）也通过细胞因子或直接接触抑制肿瘤局部 DC 的功能，因此，肿瘤局部 DC 的表型通常处于"未成熟"（immature）状态，即低表达 MHC-Ⅱ类分子，低表达 B7、CD40 等重要的共刺激分子。基于 DC 的肿瘤免疫生物防治策略是抗肿瘤免疫研究的前沿和热点，而总体出发点建立在如何充分激活 DC，使其充分发挥免疫激活功能，有效诱导抗肿瘤 Th1 细胞的免疫应答。

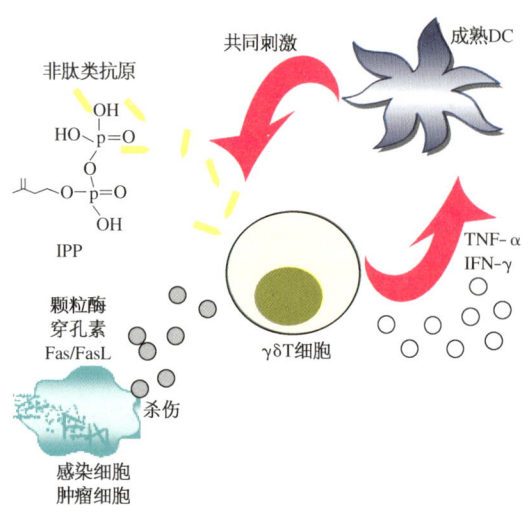

**图 7-5　γδT 细胞的抗肿瘤功能**

注：人 γδT 细胞识别 IPP 等磷酸抗原，同时通过分泌 TNF-α 和 IFN-γ 激活 DC 细胞，而后者提供 γδT 细胞激活的共刺激信号（如 IL-12 等），γδT 细胞可能通过激活受体 NKG2D 识别感染细胞或肿瘤细胞上的相应抗原，启动杀伤。

TCRVγ9 抗体或抗 NKG2D 抗体，均可使 γδT 细胞的杀伤显著降低，而同时使用两种抗体具有叠加效应，提示 γδT 细胞对肿瘤细胞的杀伤同时依赖 NKG2D 和 TCR。

## 7.8　树突状细胞与抗肿瘤免疫

树突状细胞（dendritic cell，DC）是功能最强大的抗原呈递细胞（APC），在肿瘤特异性免疫应答的启动、程序和调控中均发挥中心性的关键作用。由于目前已知 DC 分为多种不同亚群，如常规 DC（conventional DC，cDC）、类浆细胞样 DC（plasmacytoid DC，pDC）、髓系来源 DC 等，有些性质较为明确，而有些是初步发现，具体功能及机制尚未阐明。因此，目前尚未全面理解 DC 亚群在抗肿瘤免疫中的功能和意义。而设计真正有效的肿瘤免疫生物治疗策略必然涉及特异性 T 细胞应答的增强，而 T 细胞应答的诱导和调节在很大程度上依赖于 DC 亚群与 T 细胞之间的相互作用。在肿瘤微环境中，肿瘤细胞分泌的多种抑制性细胞因子通常不利于 DC 的成熟与活化（图 7-6），则 DC 不能充分活化肿

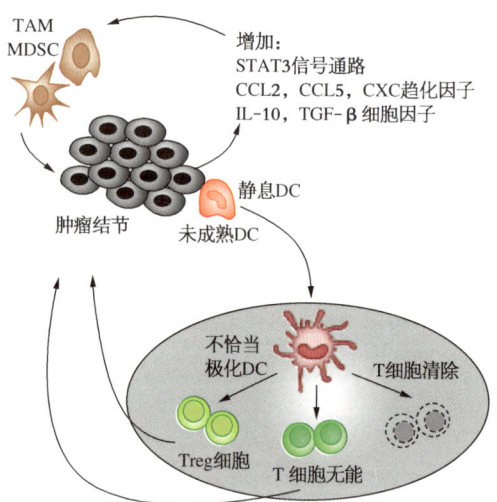

**图 7-6　肿瘤局部 DC 的不成熟状态和免疫抑制功能**

在患者或是小鼠肿瘤局部及引流淋巴结中均已证实，肿瘤局部 DC 的表型主要处于未激活的"未成熟"状态。在数量方面，并非肿瘤局部 DC 数目越多，其抗肿瘤免疫效果越好。许多临床调查数据表明，肿瘤浸润 DC 增多，反而与生存率降低显著相关。在人乳腺癌中也发现成熟 DC 的浸润，而且这些成熟 DC 的功能明显改变，主要激活分泌 IL-13 的 CD4$^+$ Th2 细胞，促进而非抑制肿瘤的生长。总体而言，肿瘤细胞主导的呈免疫抑制状态的微环境，通常不影响或微量影响 pDC，而降低其中常规 cDC 的数量，同时抑制 cDC 的成熟，导致未成熟或半成熟状态的 cDC 通过分泌 TGF-β，抑制激活肿瘤局部或引流淋巴结的特异性 T 细胞功能，并促进 Treg 细胞增殖和免疫抑制功能，从而促进肿瘤进展[6]。

## 7.9 巨噬细胞极化与抗肿瘤免疫

### 7.9.1 经典激活型和替代激活型巨噬细胞

单核-吞噬细胞系统包括骨髓前单核细胞、外周血单核细胞和组织巨噬细胞(MΦ)，是一类分布广泛、参与和调节固有免疫和适应性免疫的重要细胞群体。目前将激活的 MΦ 分为两类：促进炎症的经典 MΦ(M1)和抑制炎症的 II 型 MΦ(M2／替代激活型 MΦ)。M1 和 M2 在细胞表型、受体、效应功能、细胞因子分泌等方面具有截然不同的性质。M1 在接受病原体信号如 LPS 刺激和 IFN-γ 作用下，分泌 IL-12、IL-23、TNF-α、IP-10(CXCL10)、MIG(CXCL9)、MIP-1α(CCL3)，合成 NO、iNOS 等发挥杀伤病原体及肿瘤细胞效应，并分泌大量炎性细胞因子促进炎症效应；其次借助表面甘露糖受体或 Fc 受体，发挥吞噬病原体效应。在发挥上述固有免疫的同时，上调细胞表面 MHC-II 类分子、B7 分子，呈递抗原，有效激活特异性免疫应答，并促进 Th1 细胞极化。如将 M1 细胞作为提供特异性免疫应答正信号(激活信号)的始动者，M2 则可被视为提供负信号(抑制信号)的另一群巨噬细胞，由抗体交联 M 细胞表面 FcγR 传递抑制信号，分泌高水平的 IL-10、TGF-β、CCL24、CCL18 和 MDC(CCL22)趋化因子，促进 Th2 型免疫应答，可有效抑制急性炎症反应，并参与组织修复[7]。

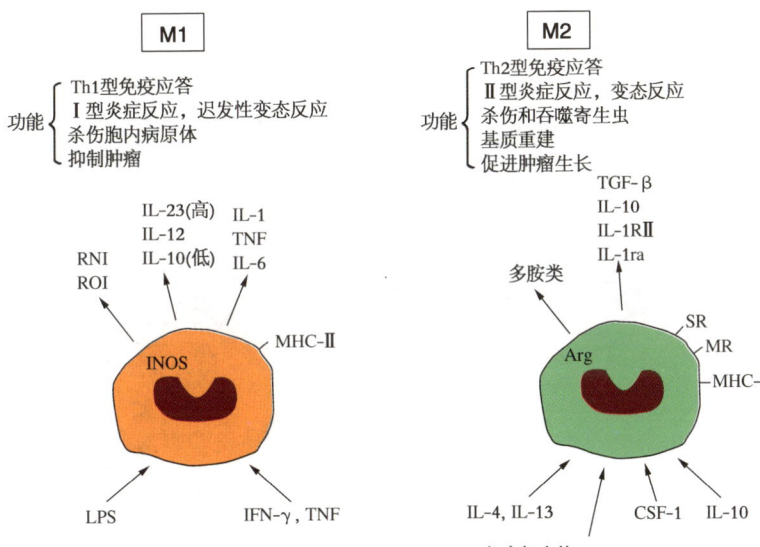

图 7-7 巨噬细胞 M1 和 M2 的抑制和促进肿瘤功能机制

因此 MΦ 对免疫应答具有双向调节作用(图 7-7)。M1 通过提呈抗原、激活 T 细胞、分泌促炎细胞因子 IL-1、IL-12、TNF-α 实现正调节；M2 通过分泌 IL-10、TGF-β 等抑制 T 细胞活化，甚至直接损伤淋巴细胞，从而抑制抗感染免疫，发挥负调节功能。体外试验表明，M1/M2 作为 APC 可决定 T 细胞应答的偏向，激活 T 细胞分泌的细胞因子格局由 M1/M2 所分泌的细胞因子格局决定，即使再接受其他刺激，其细胞因子分泌格局也不易改变。M1 分泌 IL-12 将决定激活 T 细胞分泌 IFN-γ；而 M2 分泌 IL-10 决定 T 细胞分泌 IL-4。卵清蛋白(OVA)是诱导 Th1 型应答的强抗原，当以 OVA 和激活的 M2 同时给予小鼠，可逆转单独 OVA 诱导的强 T 细胞免疫应答，而使抗体 IgG1 分泌大为增强。提示：MΦ 作为专职 APC，可分泌大量细胞因子和趋化因子，极化 M1 时可活化 Th1 细胞，而极化 M2 时可活化 Th2 细胞，因此在很大程度上可影响 T 细胞应答的偏向，以及抗感染免疫的结局。

### 7.9.2 肿瘤相关巨噬细胞与肿瘤发生及侵袭

已知在多数肿瘤实体内部浸润有大量巨噬细胞(图 7-8)，称为肿瘤相关巨噬细胞(tumor-associated macrophage，TAM)。作为重要的抗原呈递细胞和炎性细胞,TAM 在肿瘤发生发展的多个方面显著影响肿瘤特性以及抗肿瘤免疫效应。许多研究表明,TAM 的特性更加接近 M2 巨噬细胞类型,可促进肿瘤发展,具有促进血管发生、基质重塑以及抑制适应性免疫应答的多种功能。临床病例资料的相关性分析已证实,肿瘤实体内巨噬细胞的高含量与患者较差预后呈正相关。而长期使用非类固醇类抗炎药物如阿司匹林则有利于降低多种肿瘤的发生危险[7]。

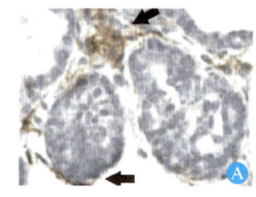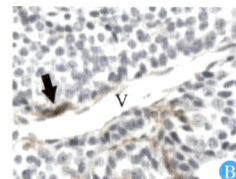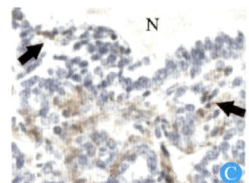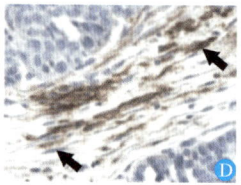

**图 7-8　小鼠乳腺癌组织中的 TAM（F4/80 染色）**

注：TAM 可表达于肿瘤的多个部位,如肿瘤灶向周围组织转移侵袭的先头位置(A)、血管周围(B)、肿瘤坏死缺氧部位(C)和肿瘤间质(D)。

如图 7-9 所示,TAM 主要从 4 个方面促进肿瘤的发生与侵袭：①促进组织侵袭,TAM 分泌金属蛋白酶(matrix metalloproteinases,MMP),破坏肿瘤局部的基质细胞(ECM),并重塑 ECM,为肿瘤侵袭做准备;②促进血管生成,肿瘤细胞分泌 G-CSF,促进肿瘤内巨噬细胞增殖,而后肿瘤细胞和 TAM 均分泌 VEGF 等血管生长因子,促进肿瘤部位的血管增生,以提供更多氧和原料供肿瘤生长;③免疫抑制,TAM

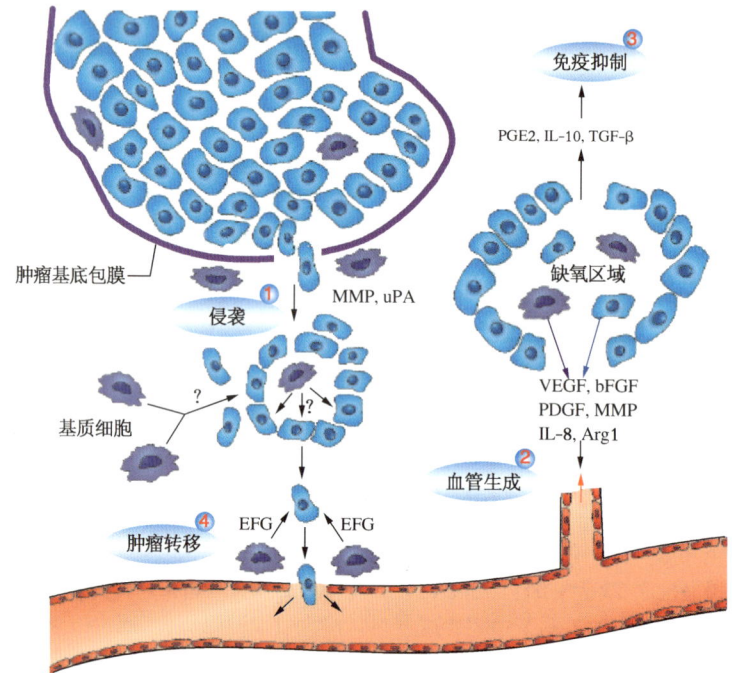

**图 7-9　TAM 在肿瘤侵袭和转移中的作用**

注：1. 侵袭:TAM 分泌蛋白酶(如 MMP 等),破坏肿瘤基底包膜,从而使肿瘤细胞散落于基质中。

2. 血管生成:在肿瘤内部的坏死缺氧区域内,TAM 与肿瘤细胞共同合作,分泌促血管生长细胞因子和酶类,弥散至附近血管区域,使血管内皮细胞增殖分化延伸至肿瘤部位,形成新生血管。

3. 免疫抑制:TAM 分泌 IL-10、TGF-β 等,抑制肿瘤内 T 细胞杀伤效应。

4. 促进肿瘤转移:与肿瘤内血管相关的 TAM 分泌 EGF 等,指导肿瘤细胞从基质跨越血管进入血液,实现远处转移。

分泌 IL-10、TGF-β、吲哚胺双加氧酶(indoleamine 2, 3-dioxygenase, IDO)等抑制肿瘤局部的 T 细胞应答,从而促进肿瘤生长；④促进肿瘤转移,TAM 分泌大量 IL-1、IL-18 和 TNF-α,促进血管内皮细胞上调表达黏附分子 VCAM-1、ECAM-1 和 E-选择素,通过与肿瘤细胞的相互作用,促进肿瘤细胞跨越血管内皮细胞向远处转移[8]。

### 7.9.3 替代激活型巨噬细胞在肿瘤发生发展中的作用

肿瘤相关巨噬细胞(TAM)的类型在肿瘤发生发展中是否发生类型转换呢？有学者通过研究 BALB/c乳腺癌细胞系 4T1 细胞在体内成瘤生长过程中不同时期 TAM 的类型,证实随肿瘤的发生发展,肿瘤局部的 TAM 细胞经历了明确的 M1 向 M2 转化的过程。如图 7-10 所示,肿瘤的发生发展经历 3 个阶段,即被监控、与免疫平衡、免疫逃逸(肿瘤进展)。在这一过程中,虽然肿瘤细胞自身原癌基因、抑癌基因的突变是癌变的本质原因,但是,肿瘤的发生与 TAM 向 M2 渐进式转化密切相关。在肿瘤尚在免疫控制内的早期阶段,TAM 表型倾向于 M1,合成杀伤性反应性氧中间物(ROI)、反应性氮中间物(RNI),分泌促炎细胞因子,本身即有杀伤肿瘤功能,更有助于激活 NK 细胞、Th1 细胞和 CTL 的效应功能,可有效控制肿瘤细胞的生长；随着肿瘤细胞与免疫力量的消长,肿瘤微环境向有利于肿瘤细胞的方向变化时,TAM 发生渐进性表型及功能的改变,其杀伤和促进免疫功能逐渐转化为抑制功能,这一过程伴随着巨噬细胞内 NF-κB 活性的逐渐抑制；到最后阶段,M2 型巨噬细胞在肿瘤局部居于主导地位,分泌抑制性 IL-10、TGF-β 等,显著抑制肿瘤局部 T 细胞效应,并诱导 Treg 细胞的富集,促进肿瘤加速增殖、侵袭和转移[9]。

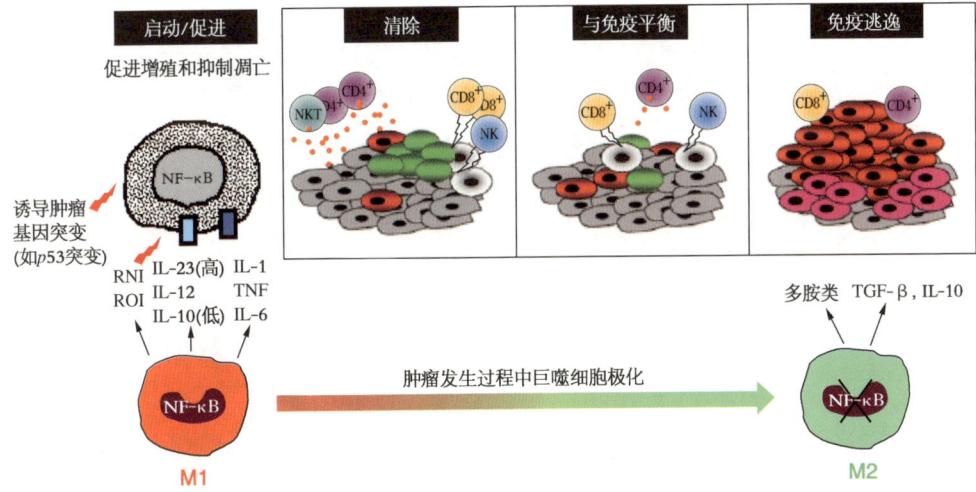

**图 7-10　M2 对肿瘤发生发展的作用**

注:肿瘤的发生发展经历 3 个阶段,即被监控、与免疫平衡、免疫逃逸。肿瘤的发生过程与 TAM 由 M1 向 M2 渐进式转化密切相关。最后 M2 在肿瘤局部居于主导,分泌抑制性 IL-10、TGF-β 等,抑制肿瘤局部 T 细胞效应,并促进肿瘤增殖、侵袭和转移。

## 7.10　B 细胞及抗体应答在抗肿瘤中的作用

B 细胞免疫是适应性免疫应答中除 T 细胞免疫外的另一个重要分支,通过分泌抗体、细胞因子以及抗原呈递作用发挥免疫效应功能。

### 7.10.1　B 细胞介导的免疫抑制和促进肿瘤生长作用

在肿瘤发生发展中,认为 B 细胞本身起到了抑制 Th1 细胞和 CTL 应答、促进肿瘤生长的作用。B 细胞缺失小鼠,可抵抗多种原发小鼠肿瘤的发生,同时伴随 Th1 型细胞因子水平提高和 CTL 活性的增强；转输 B 细胞(而非血清或抗体)则可抑制这一效应。在小鼠肺腺癌模型中去除 B 细胞,可显著增强化疗加 IL-15 的免疫治疗效果。并且,B 细胞抑制或缺失还可通过增强 T 细胞应答显著增强黑色素瘤肿瘤疫苗的免疫治疗效果。

### 7.10.2 抗体在抗肿瘤免疫中的作用

效应 B 细胞的主要功能是分泌抗体。最初,抗体被认为具有抗肿瘤效应,但是,目前对其功能产生了争论。临床分析表明,患者抗体增高常与肿瘤预后不良相关。如在慢性感染诱导肿瘤的情况下,Th2 细胞被优势诱导,则 Th1 细胞及 CTL 应答下调,而 Th2 细胞可诱导持续的体液免疫应答,此时肿瘤浸润 T 细胞也倾向分泌 Th2 型细胞因子,有助于肿瘤微环境趋向和激活更多的固有免疫细胞,分泌多种细胞因子,调节组织重塑和血管生成,从而促进肿瘤发生(图7-11)。如肿瘤患者体内通常可检测到抗肿瘤相关抗原 c-myc、Her-2/neu、p53 的抗体,而这些自身抗体检出通常与肿瘤预后不良和生存率降低相关。其原理与抗体 Ig 渗入肿瘤间质、形成免疫复合物(IC)、发挥促炎性效应相关。在乳腺癌、头颈癌等均发现外周循环 IC 水平增加与肿瘤发展和预后不良相关[10]。

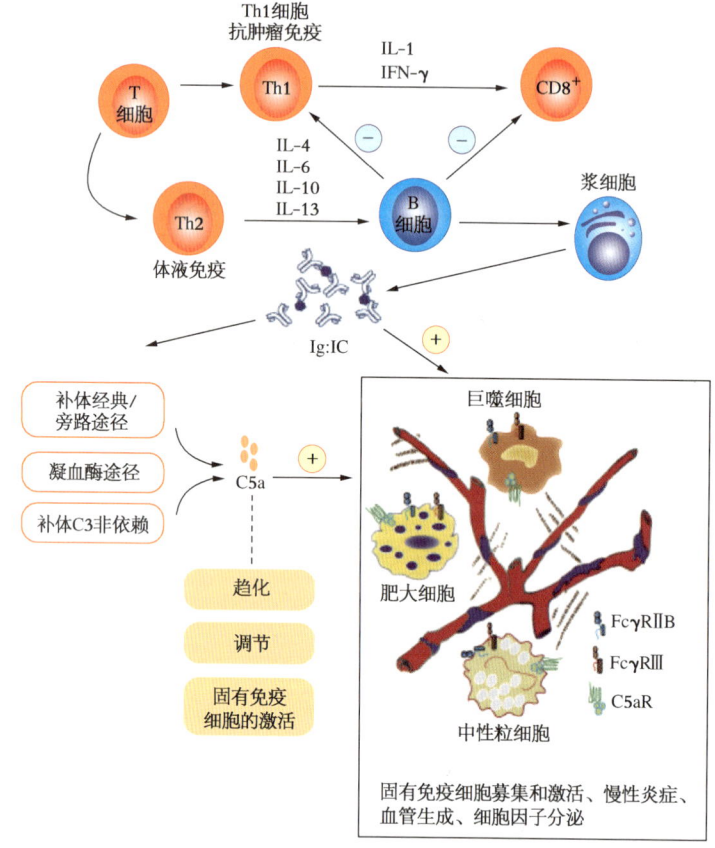

**图 7-11 体液免疫在抗肿瘤免疫中的作用**

注:肿瘤组织通常产生 Th2 型细胞因子(IL-4、IL-10、IL-13),促进 B 细胞激活并分泌抗体,同时 Th2 细胞可抑制 Th1 细胞分化及 CTL 的激活。激活 B 细胞分泌的抗体容易在血清和肿瘤间质中形成 IC,启动促炎效应,通过调理素 C5aR 和 FcγR 招募多种固有免疫细胞如巨噬细胞、中性粒细胞和肥大细胞,通过分泌大量炎症细胞因子发挥促肿瘤炎症作用,并促进肿瘤血管生成。

需要说明的是,慢性感染性疾病通常与增高的肿瘤危险性相关,如慢性 HBV 感染和肝癌的发生。此外,B 细胞应答亢进导致的自身免疫性疾病也与肿瘤发生相关,如风湿性关节炎与肺癌发病率增高相关,系统性红斑狼疮(SLE)与肺癌和肝胆管癌发病率增高相关。

## 7.10.3 单克隆抗体在抗肿瘤免疫治疗中的作用

尽管与慢性感染相关的抗体水平增高可能通过促进IC浸润肿瘤发挥炎症促瘤作用,但针对肿瘤细胞生长相关因子及肿瘤相关抗原的若干单克隆抗体进行人工输注证实具有抗肿瘤免疫治疗作用,特别是在淋巴瘤、乳腺癌和结直肠癌的治疗方面已显示了疗效。抗体对于肿瘤的杀伤作用主要依赖于补体依赖细胞毒作用(CDCC)和抗体依赖细胞介导的细胞毒作用(ADCC),即通过抗体Fc段调理巨噬细胞和NK细胞到达肿瘤局部并杀伤肿瘤。抗体还可以靶向运送细胞毒物质直接杀伤肿瘤细胞。著名的抗CD20抗体利妥昔单抗(rituximab)通过杀伤B细胞,在治疗急性淋巴细胞白血病(acute lymphoblastic leukaemia,ALL)中已发挥疗效。

用于人类肿瘤临床治疗的单克隆抗体主要有3种类型:①直接针对肿瘤细胞特异表达的肿瘤抗原或肿瘤细胞高表达(正常细胞也表达)的分化抗原的单克隆抗体。前者如针对乳腺癌表达的Her-2/neu(生长因子受体)的单克隆抗体,后者如抗CD20、CD52、CD19的单克隆抗体。其抗肿瘤机制有3种:中和生长因子效应或诱导肿瘤细胞凋亡;通过经典途径激活补体裂解肿瘤细胞;通过ADCC途径吸引巨噬细胞和NK细胞到达肿瘤局部,杀伤肿瘤细胞。②针对支持肿瘤细胞生长的基质细胞,如抗血管内皮生长因子(VEGF)单克隆抗体。VEGF促进血管生成,从而供应肿瘤生长所需的高水平的氧和原料。通过中和VEGF可抑制血管发生,使肿瘤缺氧。此外,还有针对VEGF受体或肿瘤侵袭所需的金属蛋白酶和黏附分子的单克隆抗体。③专门促进抗肿瘤免疫应答效应(图7-12)。

已知肿瘤通过多种机制逃逸免疫应答的攻击,其中之一是肿瘤微环境可诱导具有抑制免疫功能的调节性T细胞(Treg细胞)的产生和富集,可严重抑制肿瘤局部的抗肿瘤T细胞应答。这类肿瘤局部富集的Treg细胞高表达CD25、CTLA-4和PD1。因此,针对这3种分子的单克隆抗体可能通过抑制Treg细胞来增强抗肿瘤免疫。然而,抗CTLA-4单克隆抗体的临床治疗试验在证实增强抗肿瘤免疫的同时,发现可增加自身免疫应答的发生,这是由于Treg细胞同时具有抑制自身免疫、维持免疫自稳的重要功能[11]。

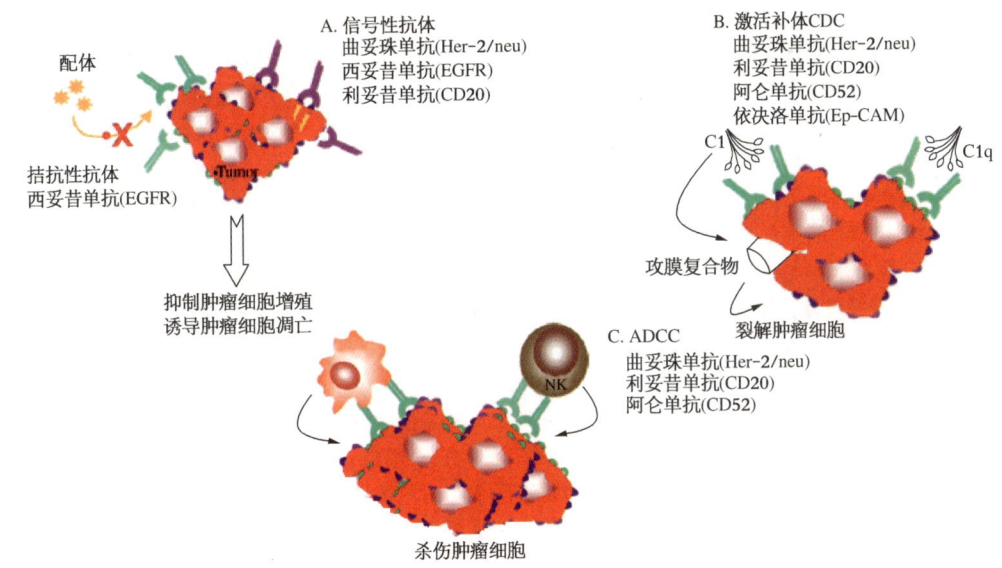

**图7-12 单克隆抗体抗肿瘤的作用机制**

肿瘤治疗是抗体药物研发最活跃的领域,1997年美国批准第一个抗肿瘤抗体药物利妥昔单抗治疗非霍奇金淋巴瘤。目前上市的抗体药物有10种用于肿瘤治疗,在临床试验Ⅱ期或Ⅲ期的数十种候选抗体药物中有40%是抗肿瘤的(表7-1)。疗效确切的当属贝伐珠单抗(bevacizumab,Avastin)和西妥昔单抗(cetuximab,Erbitux)。贝伐珠单抗用于治疗结肠癌,正在成为实体瘤治疗的金标准。

表7-1 已应用于临床治疗的抗肿瘤单克隆抗体

| 药物 | 靶点 | 适应证 | 上市时间 |
|---|---|---|---|
| 利妥昔单抗（rituximab） | CD20 | 非霍奇金淋巴瘤 | 1997 |
| 曲妥珠单抗（trastuzumab） | Her-2 | 早期或进展期乳腺癌 | 1998 |
| 吉妥珠单抗（gemtuzumab ozogamicin） | CD33 | 急性髓系白血病 | 2000 |
| 阿仑单抗（alemtuzumab） | CD52 | 慢性淋巴细胞白血病 | 2001 |
| 西妥昔单抗（cetuximab） | EGFR | 晚期结直肠癌，局部进展期头颈癌 | 2004 |
| 贝伐珠单抗（bevacizumab） | VEGF | 转移结直肠癌、转移非小细胞肺癌、进展期肾癌、进展期乳腺癌 | 2004 |
| 帕尼单抗（panitumumab） | EGFR | 进展期结直肠癌 | 2006 |
| 替伊莫单抗（ibritumomab tiuxetan） | CD20 | 非霍奇金淋巴瘤 | 2002 |
| 托西莫单抗（tositumomab） | CD20 | 非霍奇金淋巴瘤 | 2003 |

## 7.11 T细胞应答在抗肿瘤中的作用

相对抗体在抗肿瘤免疫中作用的争议，T细胞应答毫无疑问地对于肿瘤清除发挥更为关键的作用。不仅全身性T细胞免疫应答（外周血T细胞）活性与抗肿瘤密切相关，肿瘤浸润淋巴细胞（TIL）特别是肿瘤浸润T细胞比例与肿瘤的预后密切相关。2003年，关于近200例卵巢癌患者的肿瘤标本检测证实，肿瘤内浸润有T细胞的患者5年生存率达到38%，肿瘤内未检出T细胞的患者5年生存率仅为4.5%，其肿瘤无进展时期分别为22.4和5.8个月，而手术切除后预后较好的比例分别为67%和29%。此外，乳腺癌、肝癌、淋巴瘤、食管癌等患者也发现类似现象。因此强烈提示，肿瘤患者T细胞应答与临床预后和结局密切正相关。然而，TIL中包含若干细胞亚群，常见的有细胞毒性T细胞（CTL）、NK细胞和调节性T细胞（Treg细胞）。前两者与抗肿瘤免疫效果相关，而Treg细胞则发挥相反的抑制作用（本章7.12节中将详细阐述Treg细胞在肿瘤微环境中对TIL的抑制功能）。因此在不同肿瘤以及肿瘤发生的不同阶段，CTL/NK细胞与Treg细胞的对比关系均发生变化，特别是在肿瘤晚期，Treg细胞在肿瘤局部发生富集，产生对CTL/NK细胞的强烈抑制作用，加速肿瘤进展。

### 7.11.1 Th1、Th2、Th17细胞极化与抗肿瘤免疫

在上皮细胞等癌变过程中，由于外界刺激因素或感染炎症因素导致关键的细胞生长调节基因发生突变，从而导致细胞的增生及恶性转化（图7-13）。在癌变的诱发期，APC如DC和巨噬细胞，将摄取肿瘤细胞或脱落的肿瘤相关抗原（TAA），经过加工处理，呈递至细胞表面，激活初始$CD4^+$Th0细胞。在这一过程中，根据诱导条件或感染所致炎症微环境中的细胞因子不同，$CD4^+$T细胞被激活并向4种不同的方向发生极化，即Th1、Th2、Th17和Treg细胞，它们均为$CD4^+$T细胞，但具有不同的细胞表面分子以及功能特性。已知Th1细胞由IL-12诱导分化，特征性分泌IL-2、IFN-γ等，辅助$CD8^+$CTL分化并促进CTL的肿瘤杀伤活性，有助于肿瘤消退。Th1细胞同时通过分泌IFN-γ，促进IgG2a的分泌，从而介导NK细胞和巨噬细胞的ADCC肿瘤杀伤功能。Th2细胞由IL-4诱导分化，细胞分泌IL-4、IL-5、IL-13等，主要促进B细胞介导的体液免疫应答。由于抑制Th1细胞分化，因此通常不利于CTL激活，有助于肿瘤生长。Th17细胞在IL-6和TGF-β水平较高的情况下诱导，并被IL-23所激活，分泌IL-17，可促进炎症反应。通常在自身免疫应答中介导炎症病理，在肿瘤发生中则具有类似Th2细胞的特性，可促进肿瘤生长。而Treg细胞则在TGF-β水平较高环境下诱导。天然Treg（nTreg）细胞和诱导性Treg（iTreg）细胞被肿瘤细胞分泌的趋化因子招募至肿瘤局部后，可显著抑制TIL的抗肿瘤免疫

应答。在慢性感染情况下，体内 Th2/Th17 细胞极化较为显著，其分泌的细胞因子微环境趋化 DC 和 Treg 细胞，并使局部 DC 成为成熟度较低的 MSDC 类型，可促进细胞外基质（ECM）的重塑、血管发生和肿瘤细胞增殖，从而促进肿瘤进展[12]。

因此对于肿瘤的预防或者治疗，原则上应优先考虑应用各种手段促进 Th1 细胞极化和功能激活，如应用 Th1 型细胞因子 IL-12、IFN-γ，Th1 细胞佐剂如 CpG、灭活结核分枝杆菌等，通过优势极化 Th1 细胞，使肿瘤微环境的主导性细胞因子转为 Th1 类型（IL-2、IFN-γ），才可有效激活 DC 成熟，进而促进 CTL 的分化和杀伤功能，最终实现从根本上调节宿主的免疫功能低下和 Th2 细胞优势极化导致的免疫抑制状态，使其自发地产生有效的抗肿瘤免疫，促进肿瘤的消退。这一策略有助于激发宿主的主动免疫，因此将优于被动免疫（输注细胞因子或细胞）的免疫防治效果。

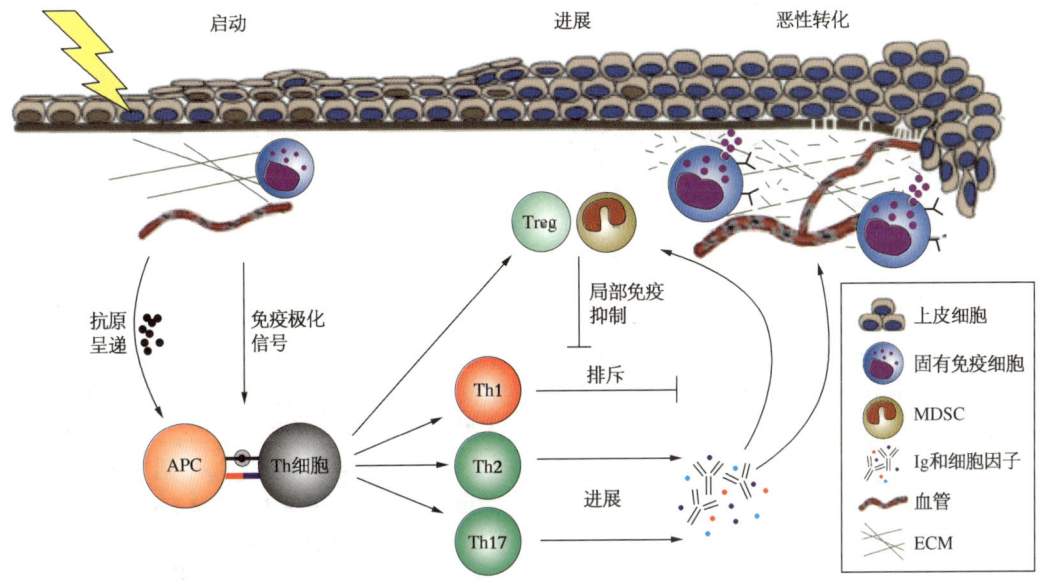

图 7-13　肿瘤发生过程中的 Th1/Th2/Th17/Treg 细胞的极化与免疫效应

## 7.11.2　CTL 与抗肿瘤免疫

已知细胞内抗原经蛋白酶剪切成为若干肽以后，经 TAP 通道进入内质网，相应的 CTL 肽与新合成的 MHC-I 类分子相结合，经 β2m 辅助结合，形成 MHC-I-肽复合物，并运输至 APC 表面，供特异性 $CD8^+$ T 细胞识别，经共刺激分子及 IL-12 等充分活化后，后者分化为具有效应功能的 CTL，发挥特异性杀伤肿瘤细胞作用。然而，肿瘤抗原是如何进入 APC 内的呢？对于肿瘤抗原，交叉呈递（cross-presentation）即外源性抗原进入细胞内后进入内源性抗原呈递途径是肿瘤抗原被 MHC-I 类分子呈递的唯一途径。肿瘤抗原经过以下多种方式进入 APC：①凋亡或坏死肿瘤细胞的小体或碎片被 APC 摄取；②可溶性肿瘤抗原直接被吞饮进入 APC；③可溶性肿瘤抗原与热休克蛋白等伴侣蛋白结合后，与 APC 表面的清道夫受体结合，启动受体介导的内吞；④肿瘤细胞释放的含有肿瘤抗原的外切体（exosome）与 APC 胞膜融合；⑤坏死肿瘤细胞含有的 MHC-I-肽复合物直接被 APC 摄取或转移至 APC 胞膜表面。肿瘤抗原进入 APC 后再进入胞质，经蛋白酶-内质网途径进行Ⅰ类呈递，最终激活 $CD8^+$ T 细胞。在这一呈递过程中，肿瘤细胞凋亡及坏死所释放的足量抗原，或肿瘤细胞表达足够量的可溶性肿瘤蛋白抗原是激活 CTL 的前提。

DC 捕获肿瘤抗原后，需要经历成熟过程，而后进入引流淋巴结激活 $CD8^+$ T 细胞。在病原体感染过程中，病原体的病原相关分子模式（PAMP）如脂多糖（LPS）、CpG 等提供危险信号，通过固有免疫识别受体如 Toll 样受体（TLR）等活化 DC，使 DC 分化成熟。与之不同的是，肿瘤细胞凋亡或坏死过程中释放的尿酸、热休克蛋白、HMGB1 蛋白等，可能作为肿瘤的内源性危险信号，通过 DC 表面的相应受体（如 HMGB1 通过 TLR2、TLR4）激活 DC，DC 上调表达 MHC-Ⅱ类分子、共刺激分子后，分泌 IL-12 等 Th1 型细胞因子，变为成熟 DC，才可能在引流淋巴结中充分激活肿瘤抗原特异性 $CD8^+$ T 细胞。这一过程还需要 CD4$^+$Th1 细胞在细胞因子水平（IL-2、IFN-γ）和共刺激分子水平的辅助。

高水平的肿瘤抗原特异性 CTL 的激活，才可能更有效地特异性杀伤肿瘤细胞，实现对肿瘤的有效抑制。其中，肿瘤抗原的足量释放、DC 的充分活化成熟、Th1 细胞的激活及其细胞因子的大量释放，对于肿瘤特异性 CTL 的诱导和杀伤效应都是十分重要的。

## 7.12 调节性 T 细胞对抗肿瘤免疫的调节作用

### 7.12.1 调节性 T 细胞促进肿瘤的发生发展

CD4$^+$CD25$^+$调节性 T 细胞（Treg 细胞）是对整个正向免疫应答（包括 B 细胞、T 细胞、APC 等功能）起负调控作用的 CD4$^+$ T 细胞亚群，在生理情况下，严密监视并抑制外周自身反应性 T、B 细胞的功能，防止自身免疫性疾病的发生。而在免疫抑制性疾病如慢性感染和肿瘤情况下，Treg 细胞的数量及功能显著上调，是导致免疫抑制、抗感染免疫和抗肿瘤免疫失效的关键因素。Treg 细胞可分为天然 Treg 细胞（nTreg 细胞）和诱导性 Treg 细胞（iTreg 细胞）或适应性 Treg 细胞（aTreg 细胞）。

1）nTreg 细胞　由胸腺天然发育而成（图 7-14），占外周 CD4$^+$ T 细胞的 10%～15%，表型为 CD4$^+$CD25$^+$FoxP3$^+$。FoxP3 是决定 Treg 细胞发育的决定性转录因子。nTreg 细胞主要依赖细胞接触方式发挥抑制作用，执行重要的外周耐受功能，防止自身免疫性疾病的发生。天然缺失 CD4$^+$CD25$^+$FoxP3$^+$Treg 细胞的男性在年幼时即自发产生 X 性连锁严重自身免疫性疾病（IPEX），这是一种致死性自身免疫性疾病。nTreg 数目的增高可削弱、杀伤自身突变肿瘤细胞的免疫监视功能，从而促进肿瘤发生。

2）iTreg 细胞　经特异性抗原诱导由初始 CD4$^+$T 细胞发育而成，表型为 CD4$^+$CD25$^+$FoxP3$^+$/low。主要通过分泌抑制性细胞因子 IL-10 和 TGF-β 以及接触抑制发挥对抗原特异性 T 细胞、B 细胞、APC 等的抑制功能，是负调节特异性免疫应答的重要亚群。

Treg 细胞抑制 APC 和 T 细胞功能的主要机制（图 7-15）：①通过 Treg 细胞表面表达的 CTLA-4 依赖的方式下调 DC 表面重要的共刺激分子 CD80/86，从而抑制 DC 等 APC 的成熟和抗原呈递功能，通过

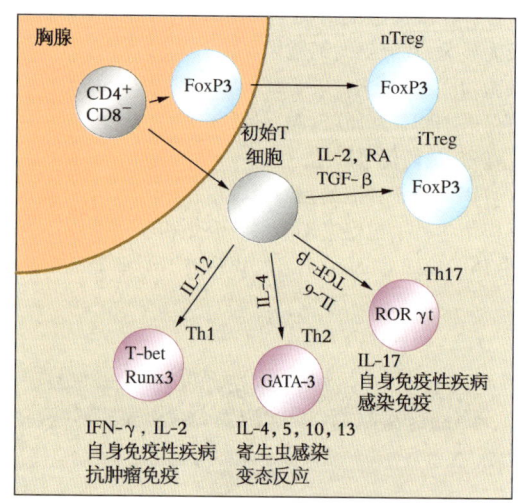

图 7-14　Treg 细胞的分类及胸腺和外周发育

抑制 DC 功能间接抑制 T 细胞的活化。②可通过类似于 CTL 的杀伤机制分泌穿孔素/颗粒酶，对 DC 和 T 细胞直接杀伤。③通过分泌抑制性细胞因子 IL-10 和 TGF-β，广谱抑制抗原特异性 T 细胞、B 细胞及 APC 等的功能[13]。

临床证据充分证实，Treg 细胞与肿瘤的发生发展密切相关。利用抗 CD25 单克隆抗体在体内将 CD4$^+$CD25$^+$Treg 细胞清除后，可观察到肿瘤特异性 T 细胞应答的增强和黑色素瘤的消退。肿瘤细胞通过抑制 DC 的成熟度来诱导 Treg 细胞的分化和增殖，而 Treg 细胞则进一步抑制 TIL，特别是 T 细胞的杀伤功能，而促进肿瘤生长。因此，可以说肿瘤细胞与 Treg 细胞相辅相成[14]。

### 7.12.2 调节性 T 细胞在肿瘤局部富集并发挥抑制功能

笔者在小鼠乳腺癌动物模型中发现[15]，随着荷瘤时间的延长，肿瘤局部和引流淋巴结内 Treg 细胞的比例和数量显著升高，其特征分子 FoxP3 表达也显著增加。CD4$^+$CD25$^{high}$FoxP3$^+$Treg 细胞在荷瘤早期（10 天）和晚期（28 天）占 CD4$^+$T 细胞的比例分别为 10% 和 20%（图 7-16）。其他研究小组也证实了卵巢癌患者和肺癌患者在晚期肿瘤局部有明显的 Treg 细胞富集现象。

肿瘤局部 T 细胞应答直接影响机体的抗肿瘤效应，因此检测 TIL 的增殖和杀伤功能发现，随着肿瘤的发展，TIL 的特异性杀伤和增殖能力明显减弱。而肿瘤局部 Treg 细胞能显著抑制抗原特异性 CD4$^+$T

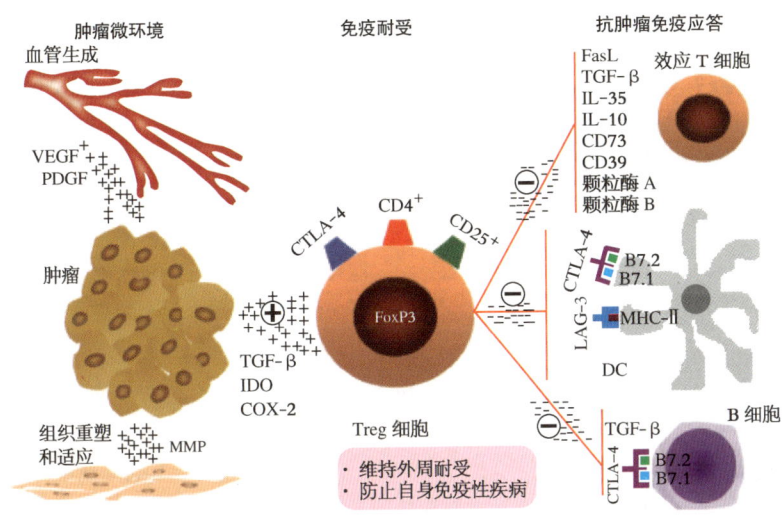

**图 7-15　Treg 细胞在肿瘤环境中发挥对 T 细胞、B 细胞、DC 的免疫抑制功能机制**

注：在肿瘤微环境下，CD4$^+$CD25$^{high}$FoxP3$^+$Treg 细胞发挥促进肿瘤生长、转移和抑制抗肿瘤特异性 T、B 细胞的双重抑制作用。Treg 细胞通过分泌细胞因子和穿孔素/颗粒酶等对 T、B 细胞可直接抑制或杀伤，或通过 CTLA-4 或 LAG-3 抑制性共刺激分子的作用抑制 DC 的抗原呈递功能，间接抑制 T 细胞功能。

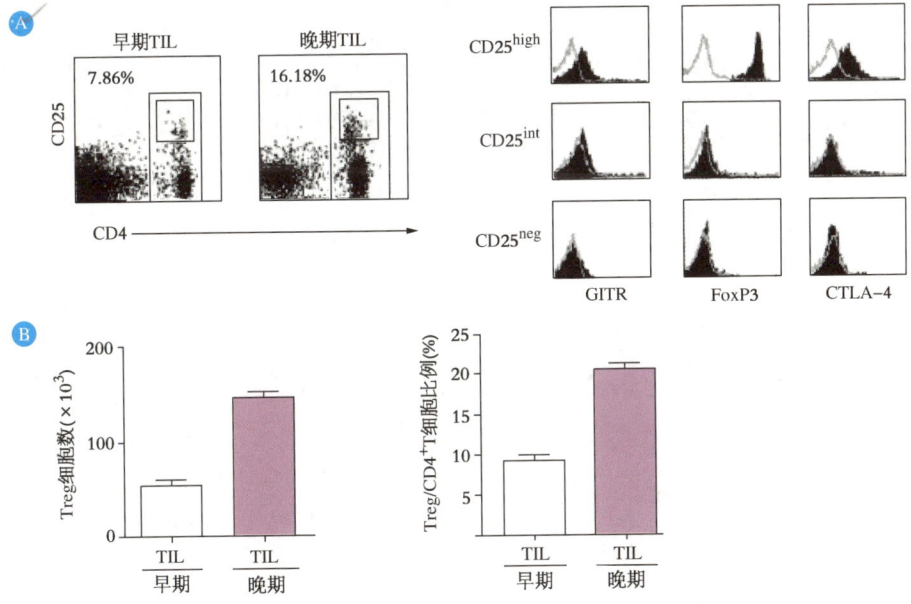

**图 7-16　小鼠乳腺癌发展过程伴随 CD4$^+$CD25$^{high}$FoxP3$^+$Treg 细胞在肿瘤局部的富集**

注：A. 4T1 乳腺癌接种小鼠 10 天（早期）和 28 天（晚期），分离 TIL，用流式细胞仪分析 CD4$^+$CD25$^{high}$ Treg 细胞的比例，将其分选，进一步检测 FoxP3 和 CTLA-4 的表达，证实所选 CD4$^+$CD25$^{high}$ 细胞为 Treg 细胞。B. 分析肿瘤发生早期和晚期 Treg 细胞的绝对数量和比例，发现在晚期显著上调。

细胞、CD8$^+$T 细胞的增殖和分泌 IFN-γ。

为证实局部 Treg 细胞对局部 TIL 的抑制功能，分选荷瘤小鼠 TIL，体外经分选去除 CD4$^+$CD25$^{high}$ Treg 细胞，得到去除了 Treg 细胞的 TIL（ΔTIL）。而后对荷瘤 7 天的小鼠予以转输 ΔTIL 或者 ΔTIL + Treg（2∶1），观察小鼠荷瘤大小和生存率（图 7-17A）。发现转输了去除 Treg 细胞的 TIL 可使小鼠肿瘤消退，生存期延长。分析其机制发现，在肿瘤局部去除 Treg 细胞后，肿瘤局部 CD4$^+$ 和 CD8$^+$ TIL 分泌 IFN-γ 的水平显著上升（图 7-17B）。同时，肿瘤局部 CD8$^+$ TIL 的增殖水平和杀伤功能均显著上调（图 7-17C）[15]。

笔者的研究提示：小鼠乳腺癌的生长过程，伴随着 CD4$^+$CD25$^{high}$FoxP3$^+$Treg 细胞在肿瘤局部和引流淋巴结的逐步富集，使肿瘤局部 T 细胞免疫逐步削弱。而通过人为去除 Treg 细胞，转输 TIL 的抗肿瘤功能可显著提高。提示肿瘤局部富集的 Treg 细胞显著抑制了肿瘤局部的效应性 T 细胞的杀伤功能，从而导致了肿瘤的免疫逃逸。而靶向 Treg 细胞的策略如去除肿瘤局部 Treg 细胞、抑制 Treg 细胞功能，或转输去除了 Treg 细胞的 TIL 等都已经成为肿瘤免疫生物治疗极有前景的重要策略。

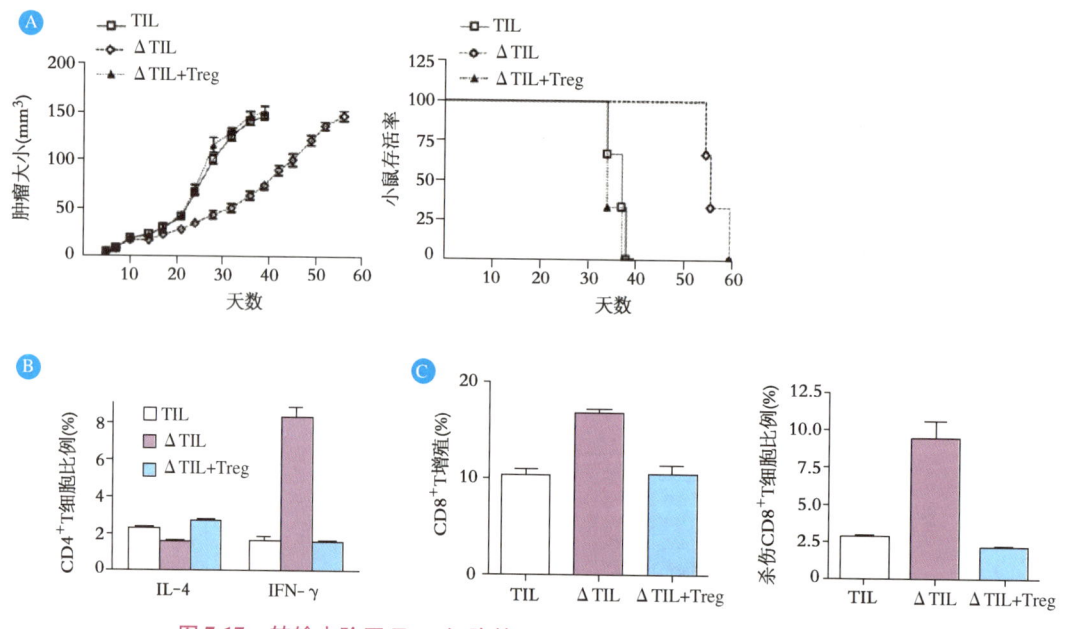

**图 7-17 转输去除了 Treg 细胞的 TIL（ΔTIL）可使荷瘤小鼠肿瘤缩小**

注：A. 从 4T1 乳腺癌荷瘤小鼠的肿瘤局部分离 TIL，通过流式细胞仪分选去除 CD4$^+$CD25$^{high}$Treg 细胞，获得去除了 Treg 细胞的 TIL（ΔTIL），而后对荷瘤 7 天的小鼠转输 ΔTIL 或者 ΔTIL + Treg 细胞（2∶1），观察小鼠荷瘤大小和生存率。

B. 回输 ΔTIL 10 天后，分析肿瘤局部 CD4$^+$TIL 分泌 IFN-γ 的水平显著上升。

C. 回输 ΔTIL 5 天后，分析肿瘤局部 CD8$^+$TIL 的增殖水平（Brdu 掺入）和杀伤功能（表达颗粒酶）均显著上调。

## 7.13 趋化因子在肿瘤侵袭转移及抗肿瘤免疫中的作用

### 7.13.1 趋化因子在肿瘤转移侵袭中的重要作用

肿瘤转移是恶性肿瘤发展的重要标志，也是目前影响肿瘤患者 5 年生存率的重要决定因素，因此成为肿瘤治疗的难点和重点。肿瘤转移是一个连续和非随机的主动过程，不同肿瘤细胞具有不同器官特异性转移，如肺癌细胞优先向骨和脑部转移。趋化因子（chemokines）具有募集淋巴细胞、促进淋巴细胞活化、增强黏附分子表达、促进淋巴细胞跨血管内皮细胞迁移和血管生成等多种功能，在为肿瘤细胞提供迁移信号、使之活化、定向移动并使之准确定位中扮演着至关重要的角色。

趋化因子及其受体是一大类小分子量（8 000～12 000）的分泌性蛋白质，通过蛋白梯度浓度作用介导淋巴细胞移动和功能激活。根据 N 端前两个半胱氨酸残基的数目和相对位置不同，分为 CC、CXC、XC、CX3C 4 个家族。趋化因子受体属于 G 蛋白偶联的 7 次跨膜蛋白，依据其结合的趋化因子类型不同，相应划分为 CCR、CXCR、XCR 和 CX3CR。最初人们对趋化因子及其受体的认识只限于炎症效应领域,作为免疫系统中白细胞移行的驱动者,趋化因子及其受体参与了炎症中白细胞的滚动、黏附和跨内皮迁移等一系列过程。肿瘤转移和炎症细胞浸润有着相似的形成过程,均涉及细胞滚动、黏附和跨内皮迁移等。鉴于趋化因子在提供炎症细胞迁移信号并使之活化,启动炎症细胞移动并使之准确定位中扮演着至关重要的角色,提示可能通过相似机制参与了肿瘤的进展和侵袭转移。近来众多实验证据表明,许多肿瘤细胞可以限定性地表达某些趋化因子或趋化因子受体,在肿瘤发生发展中发挥了重要作用。趋化因子及其受体通过以下几个方面参与肿瘤的转移侵袭和发展。

(1) 趋化因子调控肿瘤中淋巴细胞的浸润

实体肿瘤中浸润的白细胞与肿瘤细胞和基质细胞局部产生的趋化因子有关。研究表明,乳腺癌细胞产生较高水平的 CCL2、CCL5,与巨噬细胞积聚、MT1-MMP 的水平、血管生长因子胸苷磷酸化酶和微血管密度有关,从而影响乳腺癌的进程。霍奇金淋巴瘤也存在着复杂的趋化因子网络,包括募集 Th2 细胞的趋化因子,例如 CCL17、CCL11、CCL22,以及募集 Th1 细胞的趋化因子 CXCL10、CXCL9、CCL2、CCL3、CCL5、CXCL1。另外,卵巢肿瘤中浸润的巨噬细胞和 CD8$^+$T 细胞,也与卵巢肿瘤上皮区表达较高水平的 CCL2、CCL5 有关。腹腔积液是卵巢肿瘤的普通现象,它含有不同类型的细胞如肿瘤细胞、巨噬细胞和 CD4$^+$T 细胞,这些细胞的存在与腹腔积液细胞中 CCL2、CCL3、CCL4、CCL5、CCL8、CCL22 等表达有关。因此,肿瘤局部微环境中存在多种趋化因子浓度梯度,吸引表达特定趋化因子受体的白细胞,从而决定了肿瘤组织中不同类型白细胞的浸润,而肿瘤浸润淋巴细胞的数量和功能决定了抗肿瘤免疫的结局。

(2) 趋化因子参与细胞转化和肿瘤生长

肿瘤相关的细胞转化是导致肿瘤发展的必要条件。卡波西肉瘤(Kaposi's sarcoma)疱疹病毒能编码与趋化因子受体 CXCR2 相似的人 G 蛋白偶联受体(KSHV-GPCR)。KSHV-GPCR 通过与 CXC 趋化因子如 CXCL8 和 CXCL1 的结合转导信号而导致细胞恶性转化,而 KSHV-GPCR 单独过表达也能导致与卡波西肉瘤相似病变的发展。表明某些细胞表达的 CXCR2 在特异性 CXC 趋化因子的持续刺激下能促进癌前细胞向肿瘤细胞转化。

趋化因子如 CXCL1、CXCL2、CXCL3 和 CXCL8 被证明在直接刺激肿瘤生长中起着重要作用。CXCL1最早从恶性黑色素瘤细胞的上层培养液中纯化、鉴定,并认为是黑色素瘤的自分泌生长因子。在体外用特异性抗体封闭 CXCL1 或 CXCR2,可以抑制黑色素瘤的生长。与此相反,CXCL1、CXCL2、CXCL3 在各种黑色素细胞的过度表达可提高黑色素细胞在培养基上形成克隆的能力和在裸鼠中的免疫原性。

(3) 趋化因子调节血管生成

趋化因子对肿瘤生长的另一个主要作用是调节肿瘤组织中新生血管的形成。CXC 家族依据其第一个半胱氨酸残基之前是否有 Glu-Leu-Arg(ELR) 基序划分为 ELR$^+$ CXC 型和 ELR-CXC 型亚家族。ELR$^+$ CXC家族成员如 IL-8、ENA78、GRO、GCP-2,在它们的 N 末端含有潜在的血管生成启动子,具有趋化内皮细胞和促进血管生成的作用;而 ELR-CXC 家族成员如 PF-4、Mig、IP-10 具有抑制血管生成的作用。肿瘤组织内这两类趋化因子水平的消长和偏移决定了是否有血管生成。肿瘤细胞及其周围募集来的有核细胞可分泌较多的 ELR$^+$ CXC 型趋化因子,可促进新生血管的生成。

CXCL12 是 CXC 家族比较特殊的一个趋化因子,它不含 ELR 基序,但是可刺激血管生成,与内皮细胞上 CXCR4 结合后,可以诱导其发生趋化作用。VEGF 和碱性成纤维细胞生长因子(bFGF)可以上调人内皮细胞上 CXCR4 mRNA 的表达。CXCL12 也能诱导内皮细胞 VEGF 表达,VEGF 又反过来上调 CXCR4 的表达。由此提示 CXCL12 和 VEGF 可能以叠加或协同的方式增强血管生成。

除 CXC 亚家族趋化因子,CC 趋化因子中的 CCL1 和 CCL11 也被证实可在体内诱导血管生成。兔角膜和鸡胚尿囊膜实验发现,CCL1 能与内皮细胞结合并刺激血管生成。在大鼠的主动脉环实验中,CCL11 可诱导血管生成,表明其直接的促血管生成活性。

(4) 趋化因子在肿瘤侵袭和转移中的作用

肿瘤转移是个复杂和动态的进程,分为几个连续的生物学步骤:单个肿瘤细胞从原发的肿瘤脱落,侵袭至周围的基质,进入血液循环或淋巴系统,分布到远处器官,并停留在远处器官的最小血管。随后,它们积极地离开脉管系统并且侵入到靶器官。趋化因子在上述过程中发挥着不同的作用。

1) 在细胞外基质(ECM)降解中的作用 许多研究已证明,肿瘤细胞的侵袭转移能力与其诱导产生降解 ECM、基底膜蛋白酶的能力密切相关,其中金属基质蛋白酶(MMP)是最为重要的一种。肿瘤细胞产生的趋化因子可以募集大量的单个核细胞,在局部分泌大量的蛋白酶,有助于肿瘤细胞降解周围的 ECM;同时肿瘤细胞本身产生的趋化因子可以上调 MMP 的活性。研究表明黑色素瘤细胞表达大量的 IL-8,它可以诱导肿瘤细胞内 *MMP-2* 基因的表达,提高其胶原酶活性,促进肿瘤细胞的侵袭和转移。另外,研究发现前列腺癌高转移细胞株中 IL-8 过表达,其 MMP-9 的活性高于低转移细胞株;将正义和反义 IL-8 cDNA 转染至高、低转移潜能的细胞内,发现其 MMP-9 的活性分别增强和抑制。提示趋化因子通过调控与肿瘤转移密切相关的某些酶的活性参与肿瘤的侵袭转移。

2) 在肿瘤细胞迁移中的作用 肿瘤细胞的迁移是导致转移病灶形成的一个关键性步骤,研究表明高转移潜能的肿瘤细胞比非转移性肿瘤细胞的运动能力强。人乳腺癌细胞 MCF-7 对多种 CC、CXC 家族趋化因子产生趋化效应,其中趋化因子 MIP-1α、MIP-1β 处理后的 MCF-7 细胞内 F-肌动蛋白(F-actin)含量增加,促进了其伪足形成和浸润至周围组织。

3) 在器官特异性转移中的作用 肿瘤细胞的运动不是随意的,不同类型的肿瘤细胞具有不同的转移目的地,即具有器官特异性。目前有 3 种观点来解释这种特异性:一是"种子-土壤"学说,认为肿瘤细胞随意性分布于全身,在产生合适的细胞生长因子处选择性存活下来并增殖;二是"机械"学说,认为特定器官血管床上的内皮细胞表达某些黏附分子,可特异性地捕获循环中的肿瘤细胞;三是"归巢"学说,认为器官特异性的某些趋化分子可促进肿瘤细胞归巢至特定的部位。Muller 等研究表明,CXCR4 和 CXCL12 是乳腺癌转移的趋化调控因子,并决定了其最终转移形式,从而为归巢理论提供了有力的证据。研究发现黑色素瘤细胞株表达 CCR7 和 CCR10,而在其主要的转移部位皮肤和淋巴结则选择性表达 CCR7 和 CCR10 的配体。肿瘤器官特异性转移机制尚未被完全阐明。不同肿瘤可能具有不同的趋化因子受体表达谱,从而在其特异性器官转移中发挥着一定的作用,因此确定特定肿瘤的趋化因子受体表达谱,有助于阐明其转移的机制。

(5) 肿瘤产生的趋化因子有助于免疫抑制

肿瘤浸润白细胞不但通过产生 MMP、促生长因子、血管生成因子、免疫抑制因子等促进肿瘤生长,而且被趋化因子吸引到肿瘤周围的细胞可产生一个免疫抑制的微环境。Th2 细胞常在肿瘤中占优势,逆转 Th2 细胞极化是增强抗肿瘤应答的策略之一。例如,霍奇金淋巴瘤是以 NF-κB 组成性活化、Th2 型细胞因子和募集 Th2 细胞、嗜酸性粒细胞趋化因子的过度产生为特征的一种恶性肿瘤,这些募集来的

细胞不仅有助于恶性细胞的增殖和生存,而且可以抑制机体细胞免疫功能。另外,肿瘤微环境中高浓度的趋化因子还可以促进 M2 的活化并释放免疫抑制性的 IL-10 和 TGF-β。不成熟 DC 更容易诱导耐受而不是免疫反应,肿瘤细胞可以抑制 DC 的迁移和功能,从而抑制特异性免疫应答的诱导。卵巢肿瘤细胞产生的 CXCL12 通过吸引和滞留 $CXCR4^+$ 前 DC2 细胞削弱特异性免疫,且可改变前 DC1 的分布。

另外,研究发现荷瘤鼠脾 T 细胞对趋化因子的趋化能力降低。肿瘤细胞产生高浓度的趋化因子,使周围免疫细胞表面的受体下调、内在化或磷酸化,使 T 细胞反而向远离高浓度趋化因子的方向移动。由于缺乏肿瘤特异性 T 细胞,宿主抗肿瘤免疫能力降低,是趋化因子参与肿瘤的侵袭转移的另一个机制。

(6) 趋化因子和肿瘤特异性免疫

趋化因子在肿瘤中发挥着"双刃剑"的作用,除了在肿瘤的发生、发展和侵袭转移中扮演着重要的角色外,趋化因子还可以激发肿瘤特异性免疫应答而抑制肿瘤生长。理论上,凡是能够趋化 T 细胞、NK 细胞、DC 以及巨噬细胞的趋化因子都能激发肿瘤特异性免疫应答。作为专职的 APC,DC 在特异性免疫应答中发挥中心作用,不成熟的 DC 高表达吞噬受体而发挥较强的抗原摄取能力,同时表达多种趋化因子受体如 CCR1、CCR2、CCR5、CCR6、CCR9 和 CXCR4。不成熟的 DC 经抗原活化后,趋化因子受体表达谱发生改变,上调 CCR7 向引流淋巴结迁移,迁移中上调表达协同刺激分子和细胞因子,DC 逐步成熟,抗原呈递能力增强,因此在淋巴结中可有效呈递抗原并激活 T 细胞。趋化因子还参与抗原特异性记忆 T 细胞再循环,如 CCL27/CCR10 和 CCL17/CCR4 的相互作用与记忆性 T 细胞皮肤归巢有关,CCL25/CCR9 的相互作用与记忆性 T 细胞进入小肠有关。

将趋化因子应用于增强抗肿瘤免疫应答的策略包括:向肿瘤细胞转导趋化因子基因;肿瘤注射趋化因子重组蛋白;给予联合肿瘤抗原和趋化因子的融合蛋白;向 DC 或基质细胞转染趋化因子基因。趋化因子的过表达可导致宿主肿瘤周围特定类型白细胞的浸润,有助于抗肿瘤。趋化因子尤其是 CC 家族的某些成员,例如 CCL1、CCL2、CCL3、CCL5、CCL16、CCL19、CCL20、CCL21,能够激活肿瘤特异性免疫应答。肿瘤免疫治疗手段之一是在体外诱导分化 DC 并以肿瘤特异性抗原负载,然后回输给患者,增强其抗肿瘤免疫。CCL20 可在体外诱导未成熟 DC 分化,

将编码 CCL20 的腺病毒注入不同来源的肿瘤模型（C26 结肠腺癌、B16 黑色素瘤、路易斯肺癌）的皮下肿瘤内，可显著抑制已建立的肿瘤生长，而且可增加患者的生存率。这与 CCL20 导致 CD8$^+$T 细胞的局部积聚，活化肿瘤特异性 CTL，从而增强肿瘤攻击有关。用 CCL21 基因修饰的 DC 治疗肿瘤显示比单独用 DC 或单独使用 CCL21 具有更好的抑制作用；用肿瘤裂解产物刺激 CCL21 基因修饰的 DC 疫苗，在体内可诱导 T 细胞募集，产生较强的抗肿瘤免疫。除此之外，C 趋化因子 XCL1 对 CD4$^+$ 和 CD8$^+$T 细胞和 NK 细胞具有趋化作用，是实验性抗肿瘤免疫治疗的另一个候选策略。转染 XCL1 的 SP2/0 骨髓瘤细胞在 BALB/c 小鼠中消退，且引起 CD4$^+$、CD8$^+$ T 细胞和中性粒细胞的浸润。SP2/0-XCL1 肿瘤的消退与 CD4$^+$、CD8$^+$ T 细胞激活分泌的 Th1 型细胞因子有关。

综上所述，趋化因子及其受体构成了一个复杂的网络系统，肿瘤细胞可以限定性地表达某些趋化因子或受体，选择性导致趋化因子信号途径失调控，积极参与肿瘤的发展和转移。肿瘤内趋化因子及其受体网络的失衡可赋予肿瘤细胞的高转移能力，肿瘤转移取决于肿瘤表达的若干趋化因子受体及靶器官所表达的若干趋化因子谱系的相互作用。肿瘤微环境趋化因子表达谱在肿瘤发展过程中从早期的 Th1 型趋化因子向 Th2 型趋化因子转化。早、晚期肿瘤内和靶器官内出现不同趋化因子及受体占据主导地位，不同肿瘤其趋化因子和趋化因子受体的表达谱也各异，因此阐述全部趋化因子及其受体在不同肿瘤的功能谱尚须大量研究。趋化因子及其受体通过不同机制参与肿瘤的发生和侵袭转移，提示它们在肿瘤免疫干预治疗中的潜在应用价值。

### 7.13.2　CXCR4-SDF-1 轴参与肺癌等肿瘤的转移侵袭过程

CXCR4 及其配体 SDF-1 所构成的趋化因子轴（CXCR4-SDF-1 axis）是目前研究发现的与多种肿瘤转移密切相关的趋化因子。CXCR4 是 G 蛋白偶联的 7 次跨膜蛋白受体，主要表达于粒细胞、T 细胞、B 细胞和 DC 上，通过和其配体 SDF-1 的相互作用，在炎症细胞浸润和淋巴细胞移行、归巢中发挥着重要作用。近年研究发现，CXCR4 和配体 SDF-1 相互作用构成机体内一个重要的反应轴，参与多种肿瘤的转移和进展。

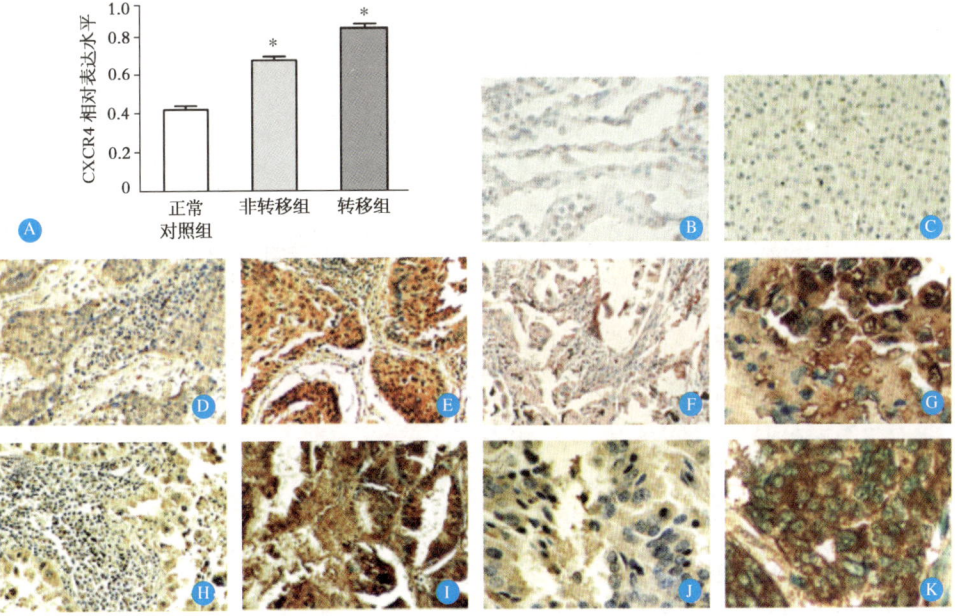

**图 7-18　肺癌临床标本的 CXCR4 表达情况**

注：A. 采用 RT-PCR 检测组织 CXCR4 的表达情况，$*P<0.05$。
B~K. 采用免疫组织化学检测肺癌组织标本中 CXCR4 的表达情况：B. 正常肺组织（10×10）；C. CXCR4 不表达的肺癌组织（10×20）；D 和 E. 肺鳞癌（+~++，+++，10×20）；F 和 G. 小泡型肺癌（+~++，+++，10×40）；H 和 I 肺腺癌（+~++，+++，10×20）；J 和 K. 肺良性肿瘤（+~++，+++，10×40，10×20）。其中 E、G、I、K 为有转移的患者标本。

肺癌是近年来发生率呈逐渐上升趋势,而5年生存率相对非常低的一种恶性肿瘤,发现时通常为晚期(已转移),肺癌转移成为影响肺癌患者5年生存率的决定性因素。在探讨CXCR4表达与肺癌临床病理特征和转移的关系中发现,与癌旁的正常肺组织相比,几乎所有癌组织(鳞癌、腺癌及其类癌等)都表达较高水平的CXCR4,提示CXCR4在一定程度上与肺癌的发生有关,CXCR4上调可能是肺癌的一个普遍特征(图7-18)。同时,CXCR4的高表达与肺癌患者的年龄、性别、肺癌组织类型和分化程度无关,而与临床转移(淋巴结转移和局部浸润)有关($P<0.05$),故推测CXCR4可能参与了肺癌的转移。

笔者利用具有低转移特性的95C和高转移特性的95D肺癌细胞株,在体外和体内成瘤模型中研究了CXCR4在肺癌转移中的重要作用[16,17]。首先在体外研究了CXCR4-SDF-1轴如何调控肺癌细胞的迁移、侵袭和黏附功能。经流式细胞仪检测发现,低转移肺癌株95C低表达CXCR4,而高转移株95D则显著上调CXCR4的表达(图7-19),相应的迁移、侵袭和黏附功能95D细胞株均显著高于95C细胞。

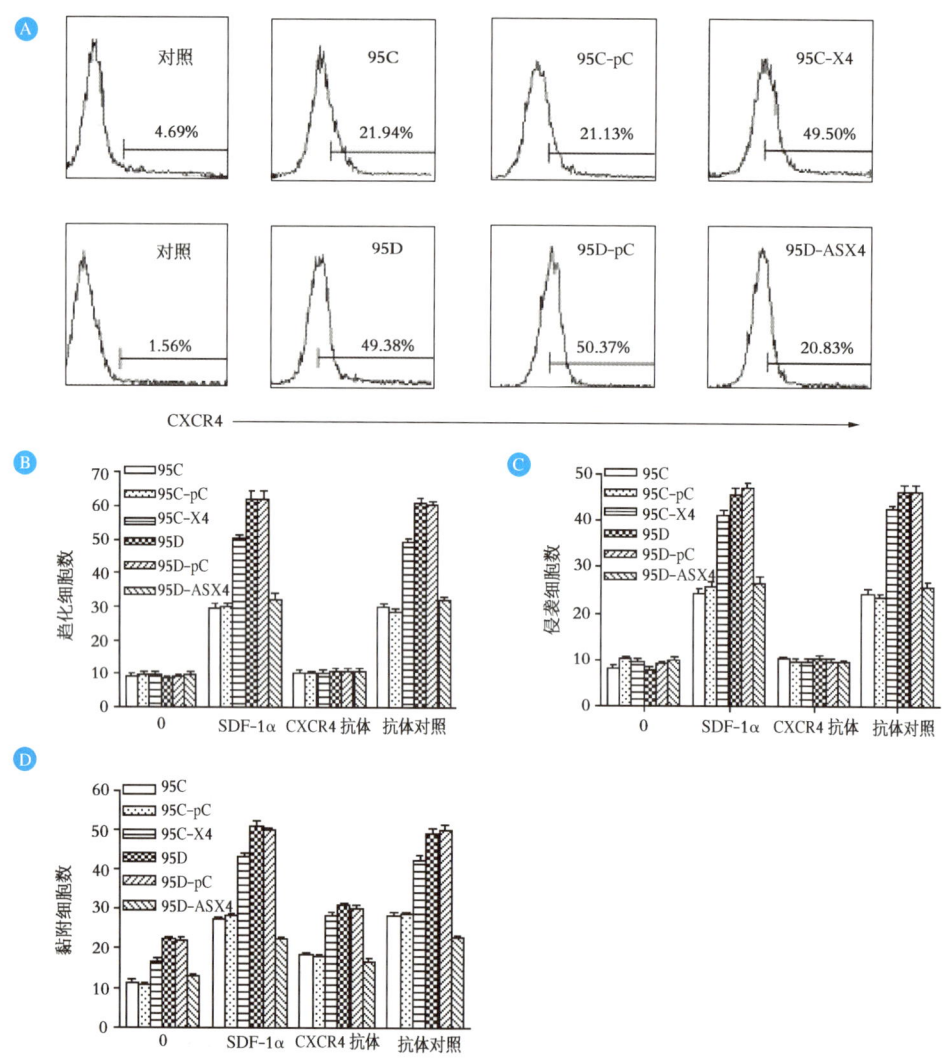

**图7-19 CXCR4参与调控肺癌细胞株的迁移、侵袭和黏附**

注:A. 95C、95D和稳转CXCR4正义及反义质粒的95C-X4、95D-ASX4细胞株经抗CXCR4单克隆抗体和FITC-IgG2b标记,而后采用流式细胞仪检测CXCR4的表达水平。

B. 趋化试验:48孔趋化池内,以SDF-1α(100 ng/ml)趋化肺癌细胞穿膜。

C. 侵袭试验。

D. 黏附试验:96孔板铺ECV-304细胞,而后加入钙黄绿素(calcein)标记的肺癌细胞株、SDF-1α(100 ng/ml)或抗CXCR4抗体,洗去未黏附细胞后检测。

为研究 CXCR4 调控肺癌细胞的可能作用,构建了 CXCR4 正义和反义质粒,分别命名为 pX4 和 pASX4,而后转染 95C、95D 获得稳定转染株 95C-X4 和 95D-ASX4,转染了质粒空载体的对照命名为 95C/D-pC。如图 7-19 所示,低转移特性的 95C 株在人为高表达 CXCR4 后,其迁移、侵袭和黏附功能均显著增强,为高转移株 95D 的 80%~90%。而高转移特性的 95D 株在人为降低 CXCR4 表达后,上述功能均显著降低至 95C 株的水平。提示 CXCR4 确实可调控肺癌细胞株的体外转移侵袭功能[16,17]。

### 7.13.3 基于干预 CXCR4 肿瘤防治策略的设计与应用

基于上述 CXCR4 在肿瘤转移侵袭中的重要调控作用,利用分子生物学手段干预肿瘤细胞表面 CXCR4 的表达水平,可能抑制肿瘤的转移。因此,利用 95C、95D 细胞的低、高转移特性,以及稳转 CXCR4 正义和反义质粒的 95C-X4、95D-ASX4 细胞株,进行裸鼠的成瘤试验。如图 7-20 所示,95C 和 95C-

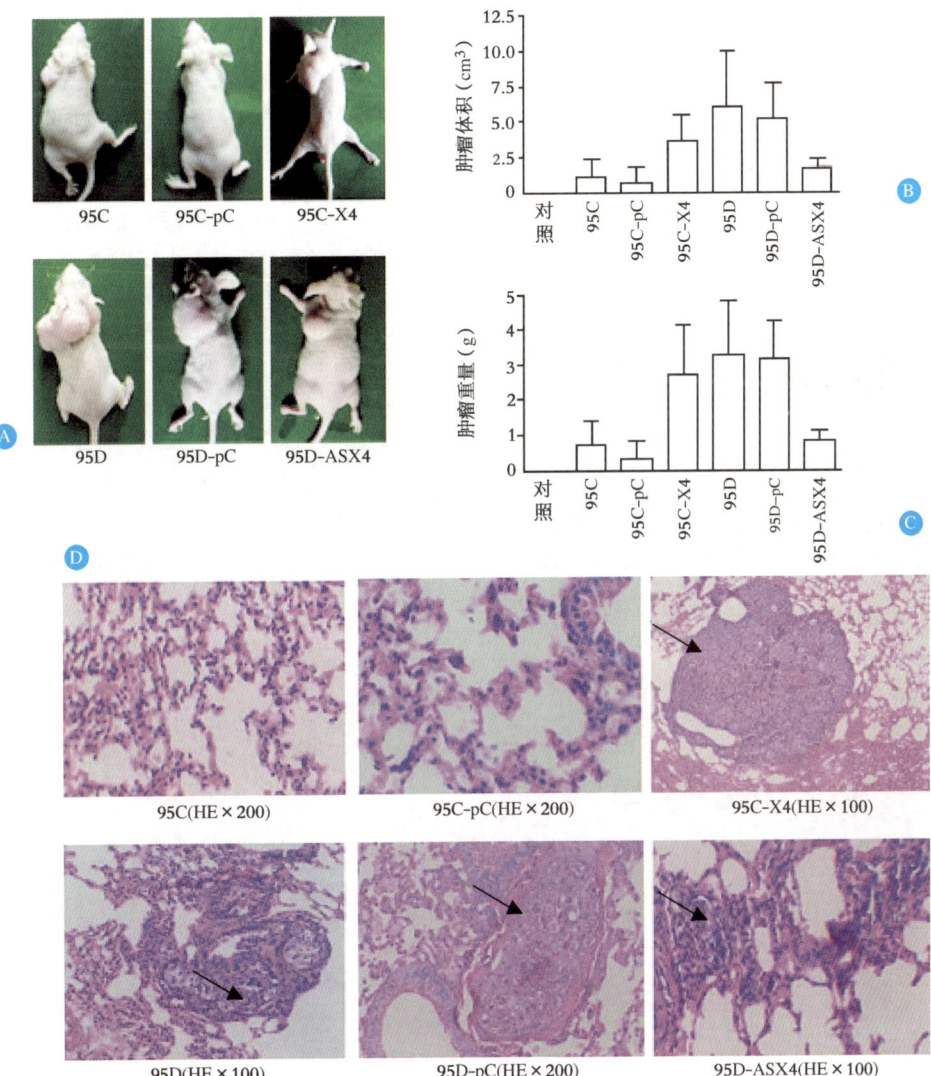

**图 7-20 干预 CXCR4 的表达可抑制裸鼠体内人肺癌细胞的成瘤与转移**

注:BALB/C(nu-nu)裸鼠两侧腋下皮下接种 95C、95C-X4、95D、95D-ASX4 肺癌细胞株,10 周后处死小鼠,对肿瘤外观、大小、重量和转移情况进行 HE 染色并检测。A. 外观;B. 肿瘤体积;C. 肿瘤重量;D. 肺组织 HE 染色显示肺转移病灶。

pC 接种小鼠肿瘤体积小、重量轻,无肺转移特征,而 95D 和 95D-pC 株接种小鼠成瘤体积和重量显著增高,肺转移灶多且大,并致死。有意义的是,当 95C 株稳转了 CXCR4 后,其成瘤特性明显增高,近似于高转移株 95D 的特性;而当 95D 细胞株被人为下调 CXCR4 表达后,其成瘤体积和重量显著降低,肺转移显著降低,且转移灶变小。提示基于趋化因子受体 CXCR4 的干预策略在肿瘤防治手段或疫苗设计中的重要作用[16,17]。

## 7.14 免疫耐受与肿瘤的发生发展

肿瘤抗原是发生改变的自身抗原,而肿瘤细胞分泌细胞因子等构成的微环境可抑制机体正常的抗肿瘤免疫应答,诱导 T 细胞对肿瘤抗原的免疫耐受,因此即使给予肿瘤患者以普通肿瘤抗原,也不能够诱导针对肿瘤抗原的特异性 T 细胞免疫应答。阐明肿瘤免疫耐受的机制、设计针对打破肿瘤免疫耐受相关分子的策略,可能从根本上调动机体的特异性免疫应答功能,重新获得针对肿瘤抗原的有效的 T 细胞免疫应答。

### 7.14.1 不成熟 DC 诱导的肿瘤抗原特异性 T 细胞免疫耐受

如前所述,肿瘤适应性 T 细胞应答发生在肿瘤引流淋巴结(TDLN)内,肿瘤浸润 DC 摄取、呈递的肿瘤抗原,通过 MHC-肽第一信号和共刺激分子第二信号及分泌的 IL-12 等细胞因子,首先激活肿瘤特异性 Th0 细胞分化为 Th1 细胞,而后激活 $CD8^+$ T 细胞,同时借助 Th1 细胞分泌 IL-2 和 IFN-γ,使其分化为效应 CTL(Teff 细胞),最后 Th1 细胞和 CTL 可迁移至肿瘤局部发挥其抗肿瘤杀伤作用。因此,在肿瘤特异性 T 细胞应答的诱导中,DC 发挥极为关键的作用。

研究表明,肿瘤特异性 T 细胞耐受主要由 DC 的不成熟状态所诱导。如图 7-21 所示,DC 根据摄取抗原及抗原所含危险信号(PAMP)的激活程度,可分为 3 种激活类型,即不成熟 DC(低表达 MHC-Ⅱ、CD80/86,分泌 IL-10)、半成熟 DC(中度表达 MHC-Ⅱ、CD80/86,分泌大量 IL-10 和少量 IL-12)、成熟 DC(高表达 MHC-Ⅱ、CD80/86,分泌大量 IL-12)。其中,仅有成熟 DC 具有激活 Th1 细胞和 CTL、发挥抗肿瘤免疫的积极功能,而不成熟和半成熟 DC 也可称为耐受 DC(tolerogenic DC),不仅不利于激活 Th1 细胞和 CTL,反而可诱导 Th0 细胞分化为 Treg 细胞,从而抑制 Th1 细胞和 CTL 应答,诱导肿瘤特异性 T 细胞的无能(耐受)状态[18]。

更加细化的机制是:初始 T 细胞遭遇负载肿瘤抗原的不成熟 DC 后,细胞周期停滞,很快发生无能或凋亡;遭遇半成熟 DC 后(耐受 DC),通过交叉凋亡机制诱导了半激活的无能(耐受)$CD8^+$ T 细胞,发生短暂增殖后凋亡;仅在成熟 DC 呈递的肿瘤抗原的刺激下,可分化为充分激活的效应 Th1 细胞或

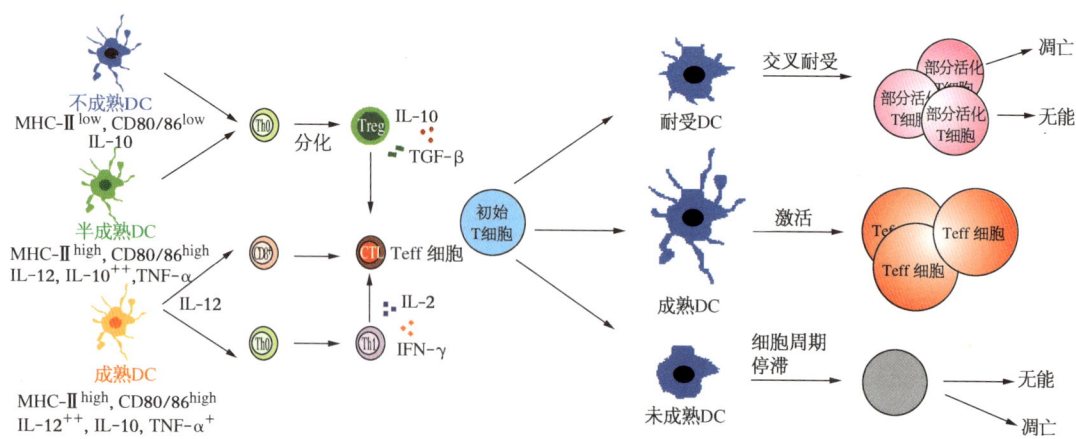

图 7-21 不(半)成熟 DC 通过诱导 Treg 细胞,抑制 Teff 细胞功能,诱导 T 细胞耐受

CTL,发挥抗肿瘤免疫功能。经交叉耐受机制,凋亡的 T 细胞不经由 Fas 途径(ACID),而主要经由 Bcl-2 家族介导的活化 T 细胞自发凋亡(ACAD)。

### 7.14.2 MDSC 介导的肿瘤抗原免疫耐受

肿瘤的生长通常伴随着特异性 T 细胞应答的减弱和两类细胞在肿瘤内的显著增加,即 Treg 细胞和髓系来源抑制细胞(MDSC)。Treg 细胞随着肿瘤的发展逐渐在肿瘤内富集,发挥对 $CD8^+$ CTL 杀伤功能的抑制。而 MDSC 是近年来特别受到关注的一群细胞,已被证实对于肿瘤发挥的免疫抑制功能、诱导 Treg 细胞发生、诱导免疫耐受具有重要的作用。

肿瘤患者或在小鼠肿瘤发展过程中,所分泌的趋化因子和细胞因子可招募多种属于固有免疫范畴的细胞,如肿瘤相关巨噬细胞(TAM)、NKT 细胞和 MDSC 到达淋巴器官及肿瘤。MDSC 的表型为 $Gr1^+Mac-1^+(CD11b^+)$,是一群异质性细胞,包含多形核细胞和单核细胞两类(如单核-吞噬细胞、粒细胞、DC),均具有早期髓系细胞的分化标记,并低表达 MHC-Ⅱ 和 B7 等共刺激分子。其中,单核细胞类型的 MDSC 表面还具有 IL-4R,循环 MDSC 可在肿瘤微环境中分化为 $F4/80^+$ 的 TAM。MDSC 具有显著的免疫抑制功能。MDSC 可分泌大量的 ROS 如 $H_2O_2$,以及 RNS 如亚硝酸盐,并通过精氨酸酶(ARG)和一氧化氮合成酶(NOS)的作用,通过多种机制对肿瘤特异性 $CD8^+$ T 细胞发挥抑制作用:①IFN-γ 依赖的 NO 生成机制;②Th2 细胞分泌 IL-4/IL-13 依赖的精氨酸酶Ⅰ途径;③ROS 依赖的细胞裂解途径;④通过 IFN-γ 和 IL-10 依赖的途径诱导 Treg 细胞的产生等。

MDSC 通过什么机制诱导肿瘤特异性 T 细胞免疫耐受呢？首先,中枢和脾来源的 MDSC 的前体细胞被肿瘤细胞分泌的抑制因子(TDSF)所动员,向肿瘤组织浸润,它们摄取肿瘤相关抗原(TAA),进行抗原呈递,而后移行至肿瘤引流淋巴结(TDLN),与 $CD8^+$ T 细胞相互作用,通过 RNS 对 TCR 复合物的硝化作用诱导小部分 T 细胞无能并凋亡,导致早期的少量免疫耐受。肿瘤的生长进一步富集更多的 MDSC,MDSC 抑制功能增强,可以 MHC 不依赖方式(上调 RNS 和 ROS)抑制特异性 T 细胞和 APC；同时,分泌细胞因子激活肿瘤中的 Treg 细胞和 Th17 细胞,共同诱导 T 细胞的免疫耐受。到了肿瘤晚期,MDSC 的功能放大,可发挥全身性的对肿瘤抗原及其他抗原特异性 $CD4^+$ 和 $CD8^+$ T 细胞功能的抑制作用,导致对肿瘤和感染性抗原的免疫耐受[19]。

基于以上机制,通过阻断 MDSC 生长所必需的干细胞因子(stem cell factor,SCF)或 SCF 受体的基因或蛋白,可有效减少 MDSC 在肿瘤内部的聚集,恢复 TIL 的增殖和杀伤功能,打破肿瘤特异性免疫耐受,并延长小鼠存活。或者,通过阻断 MDSC 发挥作用的主要酶类 ARG 和 NOS,可显著增强对肿瘤的免疫治疗作用。此外,MDSC 可促进肿瘤基质细胞分泌 VEGF 而促进血管发生,因此,仅给予抗 VEGF 抗体治疗通常不能取得良好疗效,而同时给予抗 MDSC 和抗 VEGF 抗体,则肿瘤治疗效果显著提高。

### 7.14.3 色氨酸、精氨酸分解代谢途径介导的 T 细胞耐受

**(1) IDO 介导的色氨酸代谢途径诱导的 T 细胞耐受**

色氨酸分解代谢途径中的限速酶为吲哚胺双加氧酶(IDO)。在肿瘤微环境中,肿瘤细胞、肿瘤相关巨噬细胞、Treg 细胞和肿瘤浸润 DC 均可上调分泌 IDO,在缺乏色氨酸及色氨酸分解产物的环境中,激活 T 细胞被停滞于 M1 中期,不能合成 DNA,并且对 Fas 介导的凋亡极为敏感。IDO 介导的 T 细胞凋亡及耐受特别针对 Th1 细胞。

**(2) iNOS 和 ARG 介导的精氨酸代谢途径诱导的 T 细胞耐受**

MDSC、巨噬细胞等则通过精氨酸代谢途径诱导 T 细胞耐受。MDSC 和巨噬细胞可表达诱导性一氧化氮合酶(iNOS)和精氨酸酶Ⅰ/Ⅱ(arginase Ⅰ/Ⅱ,ARG Ⅰ/Ⅱ)来分解精氨酸。在 iNOS 作用下,精氨酸被分解为瓜氨酸和氧化亚氮(NO),发挥主要的 T 细胞抑制及杀伤作用；在 ARG 作用下,精氨酸分解为鸟氨酸和尿素,也可抑制 CTL。具体的机制有待进一步阐明[18,19]。

## 7.15 肿瘤逃避免疫识别与应答的机制

### 7.15.1 肿瘤逃避免疫识别的机制

**(1) 肿瘤下调表达肿瘤抗原**

特异性免疫应答的基础和前提是对肿瘤抗原的免疫识别,而为了逃避 TCR 免疫识别 MHC-Ⅰ/Ⅱ

抗原肽,需要足够数量的 MHC-Ⅰ/Ⅱ抗原肽位于 APC 或靶细胞的表面。肿瘤通过下调表达肿瘤特异性抗原或相关抗原,逃避 T 细胞的特异性免疫识别;或者下调表达 NK 细胞等固有免疫细胞表面监视受体 NKG2D 识别的 PAMP 如 MICA/B 等,逃避固有免疫细胞如 NK 细胞和 γδT 细胞的固有识别和杀伤。

**(2) 肿瘤下调抗原呈递途径涉及的相关分子**

肿瘤特异性 CD8+ T 细胞识别肿瘤抗原从而被激活以及对肿瘤细胞进行特异性杀伤均依赖于 TCR 对 MHC-Ⅰ-肽复合物的特异性识别与结合。为了有效逃逸免疫识别,肿瘤细胞不仅低表达肿瘤抗原,同时,有 75%～90% 的肿瘤细胞 MHC-Ⅰ类分子的表达显著下调。然而,肿瘤细胞不会完全丢失 MHC-Ⅰ类分子,MHC-Ⅰ 的缺失将去除 NK 细胞的抑制,诱导 NK 细胞对肿瘤细胞的天然杀伤作用。

**(3) PD-1/PD-L1 途径介导 T 细胞耗竭导致肿瘤免疫逃逸**

共刺激分子作为 T 细胞抗原识别特异性抗原的第二信号,是激活 T 细胞必不可少的分子。已知 T 细胞识别抗原最重要的第二信号是 CD28,通过与 APC 表面的 B7 分子相互作用,传递除特异性抗原激活传递信号之外的激活信号,突破 T 细胞激活的信号阈值。实际上,第二信号并非只有这一对共刺激分子。广义而言,对于不同亚群的 T 细胞,在 T 细胞激活并发挥效应的不同阶段,有一系列的共刺激分子先后或分别参与 T 细胞与 APC 之间的相互作用,促进 T 细胞的激活、增殖、分化、效应、存活功能,或者在 T 细胞执行完毕其效应功能后,发挥对 T 细胞的抑制、诱导凋亡等功能。因此,广义的共刺激分子具有在不同阶段,从分子水平上调节 T 细胞包括激活或抑制在内的所有功能,参与 T 细胞的正向应答和负向应答,实现 T 细胞的激活、增殖及效应以及 T 细胞无能、耗竭及耐受。具有抑制功能的共刺激分子又称共抑制分子(co-inhibitory molecule)。

近年发现的 PD-1/PD-L1 途径是重要的介导 T 细胞耗竭导致肿瘤免疫逃逸的共刺激分子途径(图 7-22)。程序性死亡配体-1(programmed death receptor-ligand 1,PD-L1,CD274)又名 B7-H1,顾名思义是 B7 家族成员之一。其受体是程序性死亡受体-1(programmed death receptor-1,PD-1,CD279)。在生理状态下,PD-L1 具有介导外周耐受的作用,PD-L1$^{-/-}$ 基因敲除小鼠可自发狼疮样自身免疫性疾病,提示 PD-L1 途径可天然抑制自身反应性 T 细胞。PD-L1 还在母胎界面上强烈表达,介导母胎耐受,预防流产发生。PD-L1 常规表达于 T 细胞、B 细胞、DC、巨噬细胞、内皮细胞和心肌细胞等细胞表面,同时在多种肿瘤实体中表达,且在 IFN-γ 作用下上调表达 PD-L1。大量临床肿瘤研究证实,肾癌、食管癌、胃癌、乳腺癌、非小细胞肺癌等肿瘤细胞表面 PD-L1 的表达水平与肿瘤患者的预后及生存率明显相关。对超过 300 例肾癌患者的研究发现,就肾切除手术后 1、5、10 年的生存率而言,PD-L1 肾组织阳性表达患者分别是 77.3%、41.9%、36.7%,而 PD-L1 阴性表达患者则高达 94.6%、82.9%、77.4%,具有显著性差异。PD-L1 肾组织阳性表达患者死于肾细胞癌的概率 4 倍于阴性表达患者,强烈提示了 PD-1/PD-L1 途径参与肿瘤免疫逃逸[20]。

深入的分子免疫学研究已证实,肿瘤细胞表面表达的 PD-L1 与 T 细胞表面的 PD-1 相互作用后,介

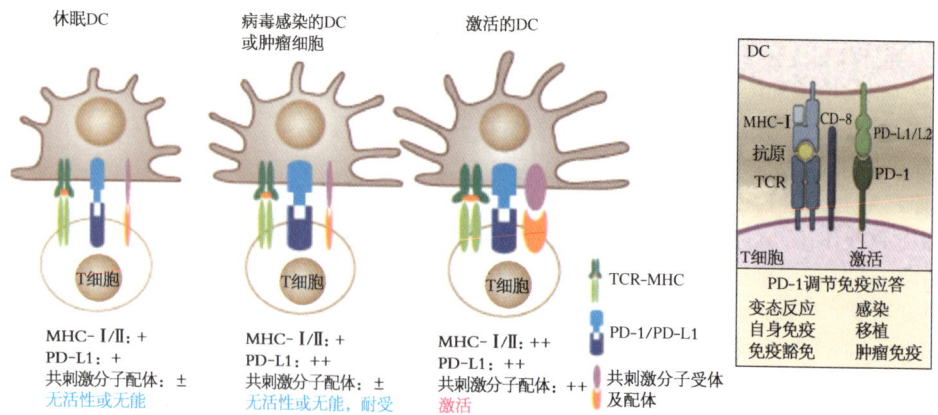

**图 7-22 DC 或肿瘤细胞表面表达的 PD-L1 和共刺激分子(B7-1、B7-2)的平衡决定了 T 细胞激活的命运**

导对 T 细胞增殖、细胞因子分泌的抑制作用，并且显著抑制肿瘤特异性 CD8⁺ T 细胞的杀伤功能。在多种动物肿瘤模型中，阻断 PD-1/PD-L1 途径可有效抑制肿瘤进展。特别在慢性乙型肝炎病毒感染过程中，发现该途径介导了慢性感染中 HBV 特异性 CD8⁺ T 细胞的耗竭，而阻断 PD-L1 可恢复 T 细胞的数目和功能。这提示针对肿瘤的被动转输 T 细胞治疗可通过阻断 PD-1/PD-L1 途径增强效果。然而，阻断 PD-1/PD-L1 途径在增强抗肿瘤免疫的同时，仍可能有两个未充分阐明的负面效应：其一是 PD-L1 具有介导外周耐受、维持自稳的生理功能，阻断其通路是否会诱导自身免疫性疾病的发生？其二是 PD-1 具有 2 个配体，PD-L1（B7-H1）和 PD-L2（B7-DC），而通过后者产生的效应是激活还是抑制尚未明确，阻断 PD-L1 是否会代偿性激活 PD-L2 的功能而产生不良效果也尚未明确[21]。

（4）肿瘤分泌若干抑制性细胞因子

肿瘤在发生发展过程中会分泌多种抑制性因子，如 TGF-β、IL-10、前列腺素 E2（PGE2）等，对浸润淋巴细胞和单核细胞发挥广谱的抑制功能，辅助肿瘤免疫逃逸。

（5）肿瘤细胞膜表达若干抑制性免疫分子可抑制免疫细胞功能或诱导其凋亡

肿瘤细胞可同时上调表达于细胞膜表面的若干凋亡相关受体或抑制性共刺激分子，如 Fas、TRAIL、CTLA-4 配体等，与免疫细胞表面相应的 FasL、DR-1、B7 分子相互作用后，可诱导免疫细胞的凋亡或者抑制免疫细胞的激活及功能。

### 7.15.2 肿瘤逃避免疫应答及攻击的机制

已知肿瘤特异性 CD8⁺ T 细胞（CTL）的诱导是清除肿瘤的关键。肿瘤细胞通过何种机制逃避 CTL 的识别与杀伤呢？CTL 对肿瘤的特异性杀伤首先需要通过 TCR 特异性识别肿瘤细胞表面 MHC-I 类分子呈递的肿瘤抗原肽，肿瘤细胞通常下调表达其肿瘤特异抗原，并且下调表达膜表面 MHC-I 类分子以及细胞内的 MHC-I 类抗原加工（内源性抗原呈递）呈递的效率来逃避 CTL 的识别。75%～90% 的人类肿瘤细胞下调表达 MHC-I 类分子，但不会完全丢失 MHC-I 类分子，否则将激活 NK 细胞的天然杀伤机制。因此，肿瘤细胞通过这一手段同时逃避 CTL 和 NK 细胞的杀伤[22]。

## 7.16 抗肿瘤免疫生物治疗

### 7.16.1 基于 T 细胞的抗肿瘤免疫生物治疗

已知肿瘤抗原特异性 T 细胞应答包括 CTL 的杀伤和 CD4⁺ Th1 细胞分泌的 IFN-γ 和 TNF-α，对于清除肿瘤细胞均具有非常关键的作用。因此，如何在体内激活 Th1 类型免疫，促进 CTL 的诱导和杀伤效应，成为肿瘤免疫生物治疗的关键。

基于激活 Th1 细胞应答和 CTL 的抗肿瘤免疫生物治疗策略有多种，主要的思路包括：①通过激活 DC 的成熟和抗原呈递能力，同时给予 Th1 型细胞因子如 IL-12、IFN-γ 等，以促进 Th1 细胞应答和 CTL 的诱导。激活 DC 可以通过给予 DC 表面 TLR 的配体如 CpG（TLR9 配体），或者给予共刺激分子的单克隆抗体如抗 CD40 抗体等，或者给予 DC 的生长分化因子如 Flt3L 等手段。目前发现激活 TLR3、TLR4、TLR7、TLR9 均可激活 DC 成熟，促进 Th1 细胞极化。如经过放化疗的肿瘤细胞因凋亡可释放大量 HMGB1（内源性危险信号），可通过 TLR4 激活 DC 和 Th1 细胞，因此具有激活 Th1 细胞、促进 CTL 杀伤肿瘤的效果。②通过各种手段或非特异性激活 Th1 细胞和 CTL 的功能，如给予细胞因子 IL-2、IL-12、IL-15、IFN-γ 等，或给予共刺激分子的单克隆抗体如抗 CD3 抗体、抗 CD28 抗体等。③分离患者外周血甚至肿瘤局部的 TIL，在体外进行最优化的培养，加入肿瘤抗原、多种生长因子和 Th1 型细胞因子，体外诱导特异性 T 细胞的大量增殖和效应功能成熟，而后予以回输。这种个体化治疗策略早已有之，即 20 世纪 80～90 年代风行的"LAK 疗法"。④分离患者 TIL 后，体外选择性剔除 Treg 细胞，再予以回输，则如试验结果所示，将显著上调 TIL 的杀伤功能，促进肿瘤消退。⑤体内去除或减少外周血或肿瘤局部 Treg 细胞，主要通过注射抗 CD25 单克隆抗体和抗 TGF-β 单克隆抗体等手段实现。但很难特异性靶向 Treg 细胞，CD25 也是活化 CD4⁺ T 细胞的标记。⑥通过合理设计和构建多种新型肿瘤疫苗注射，体内激活肿瘤特异性 Th1 细胞免疫应答。其中，新型 DC 疫苗、DNA 疫苗、减毒病毒载体疫苗等，辅助以 Th1 细胞佐剂如 CpG、灭活结核杆菌、IL-12 等，发挥相对更好的激活 T 细胞应答的效果。总而言之，基于 T 细胞的抗肿瘤免疫生物治疗策略非常多样，目前正在进行广泛的实验室研究,甚至临床试验当中。

## 7.16.2 基于 DC 的抗肿瘤免疫生物治疗

如前所述,DC 作为功能最强大的 APC,在呈递肿瘤抗原、激活肿瘤抗原特异性 Th1 细胞和 CD8$^+$T 细胞、发挥有效的抗肿瘤细胞免疫中起着最为核心和关键的作用,因此,基于 DC 的抗肿瘤免疫生物治疗策略是目前肿瘤免疫生物治疗的热点和前沿[23]。

**(1) 体内激活 DC 功能的策略**

在荷瘤动物体内,DC 的数量特别是成熟度受到肿瘤分泌细胞因子微环境的抑制,通常处于不成熟和半成熟状态,不足以激活肿瘤特异性 T 细胞应答。如何在免疫抑制的情况下激活 DC 成熟呢?目前已发展了相当多的策略:①肿瘤原位注射 TLR 配体(CpG/TLR9 配体、LPS/TLR4 配体、polyI:C/TLR3 配体),通过与肿瘤局部 DC 表面 TLR 受体的相互作用,增强 DC 成熟度;②原位注射共刺激分子 CD40 等的单克隆抗体,与 DC 表面 CD40 作用后,具有有效的 DC 激活作用;③原位注射 DC 的生长因子或趋化因子(如 Flt3L 是 DC 的促分化生长因子),注射 Flt3L 可有效促进体内 DC 的分化和成熟。为将 DC 靶向至肿瘤局部,还可注射肿瘤相关的趋化因子,使表达相应受体的 DC 趋化至肿瘤局部。

**(2) 化疗激活肿瘤局部 DC 的策略**

若干种化疗药物在对肿瘤细胞发挥毒性的同时具有激活 DC 的独特功能,如化疗药物 anthracyclins,系 DNA 破坏蒽环类抗生素,在体内可诱导 Ⅰ 类抗原呈递途径中涉及的钙调蛋白迅速转位至肿瘤细胞表面,促进 DC 对肿瘤细胞的吞噬和抗原处理,促进 DC 激活和免疫原性。另一种常见化疗药物环磷酰胺(Cy),也具有多种抗肿瘤免疫功能。Cy 可促进肿瘤细胞死亡并释放结晶状尿酸,后者作为 DC 的固有免疫原,可激活 DC 成熟及功能;同时 Cy 可促进 IFN-γ 的分泌,促进 DC 成熟;Cy 还可选择性去除 Treg 细胞。更重要的是,化疗可导致某种程度的淋巴细胞减少,从而促进内源自稳性淋巴细胞的增生,特别是 CD8$^+$T 细胞的增生,联合疫苗免疫或免疫活性细胞转输,具有增强肿瘤治疗的效果。

除此以外,冷冻消融和加热治疗策略有助于增强 DC 的交叉呈递以激活 CD8$^+$T 细胞。有人报道,以液氮对肿瘤进行冷冻消融,有助于增强 DC 对肿瘤抗原的交叉呈递;而肿瘤抗原若先经 42℃加热处理再与 DC 孵育制备 DC 疫苗,可上调肿瘤细胞表达 HSP70 蛋白,从而促进 DC 对肿瘤抗原的交叉呈递;而患者体温过高可促进肿瘤相关抗原 MAGEB3/B4 等的表达,促进抗原呈递。

**(3) 体外 DC 激活策略**

已知体内的肿瘤微环境具有强烈的 DC 抑制效应,因此将患者外周血 DC 分离,在体内给予肿瘤抗原的负载以及其他共刺激分子、细胞因子的激活,使 DC 摄取肿瘤抗原并激活成为成熟状态,再予以回输,则有助于激活体内肿瘤特异性 T 细胞应答。实际上这种策略即肿瘤抗原负载的 DC 疫苗策略(tumor antigen-loaded DC)。该策略一经提出便获得广泛的关注,在小鼠实验基础上,进入多项临床试验。目前,世界首个基于 DC 激活的肿瘤治疗性疫苗 Sipuleucel-T( provenge® ) 已被 FDA 批准用于前列腺癌治疗。然而,仍存在以下问题:①固有肿瘤微环境的阻挠。尽管 DC 在体外被活化回输,然而,在体内肿瘤微环境影响下的多种抑制性细胞如 MDSC、Treg 细胞以及抑制性细胞因子仍可迅速抑制 DC 功能;即使回输 DC 激活特异性 T 细胞应答,肿瘤血管微环境仍可阻挠激活的 DC 及 T 细胞进入肿瘤局部。②何种肿瘤抗原才可真正有效活化 DC 尚无统一定论。首先,目前缺乏肿瘤特异性抗原;其次,已鉴定的某些肿瘤抗原肽具有 HLA 限制性,通常为某些特定的 HLA-A2(MHC-I),仅能激活个别的 CD8$^+$T 细胞。目前几乎没有发现 MHC-Ⅱ 类分子限制的肿瘤抗原肽,意味着由此激活的 DC 不能有效激活 CD4$^+$T 细胞,而 CD8$^+$T 细胞的激活必须有 CD4$^+$T 细胞的辅助。因此,理论上 DC 在体外应予以尽可能多的 MHC-Ⅰ类、Ⅱ类分子限制的肿瘤肽抗原的刺激,才可能在体内同时有效激活 CD4$^+$ 和 CD8$^+$T 细胞。以肿瘤抗原及其特异性抗体(免疫复合物)体外激活 DC,可能是一种双效激活 DC 的策略,因为 DC 还可经由 IgG Fc 受体被激活[23]。

**(4) DC 靶向策略**

在体外或体内,如何使肿瘤抗原直接靶向至 DC 发挥最大的功效呢?目前主要的策略是针对 DC 表面的若干 C 型凝集素受体设计靶向策略。DC 表面的 C 型凝集素受体包括 DEC205、DC-SIGN 等,可制备抗这些受体的单克隆抗体,与肿瘤抗原偶联,再与 DC 孵育,则肿瘤抗原通过靶向 C 型凝集素受体被 DC 更好地摄取,进行 Ⅰ 类和 Ⅱ 类抗原呈递。但这种策略只能靶向而不能充分激活 DC,因此同时偶联 TLR 配体,可同时靶向和激活 DC,甚至进行体内的 DC 激活也可以获得很好的效果,可取代昂贵的 DC 体外激活。

## 7.16.3 基于巨噬细胞的抗肿瘤免疫生物治疗

有确切的临床和实验证据表明,肿瘤相关巨噬细胞(TAM)在肿瘤的发生、发展及转移侵袭中发挥非常重要的促进肿瘤血管生成、侵袭、转移和抑制抗肿瘤免疫的功能,因此,将 TAM 作为靶点的免疫生物治疗也成为肿瘤治疗的一个新热点。

**(1) 基于调控 TAM 生长分化功能相关因子的免疫生物治疗策略**

已知 TAM 优先增殖和聚集于肿瘤的缺氧、无血管区域,这是由缺氧诱导的一系列促血管生成因子如 VEGF、FGF、CXCL18 上调表达实现的,而这些因子的转录由转录因子 HIF-1 和 HIF-2 所控制。敲除这一缺氧反应性转录因子可削弱巨噬细胞的移动和杀伤功能,提示缺氧-HIF-1 途径对于募集 TAM 进入肿瘤实体和激活其功能具有重要作用。缺氧状态通过上调 TAM 的 CXCR4 表达可影响 TAM 的定位和功能,而 HIF-1 激活可诱导 CXCR4 的配体 SDF-1 表达,因此,靶向 HIF-1 的干预策略可通过影响 HIF-1-CXCR4 途径来干预肿瘤内 TAM 的聚集。

CSF-1 是显著影响 TAM 浸润和转移的细胞因子,乳腺上皮细胞若转基因表达 CSF-1,会加速晚期肿瘤的生长与转移。因此,靶向 CSF-1/CSF-1R 的干预策略也将具有治疗效应。

还发现 TAM 内部的 NF-κB 途径缺陷,导致 TAM 的 NF-κB 依赖的炎症功能(分泌 IL-1、IL-12、TNF-α)和杀伤功能(合成 NO 等)丧失。因此,上调 TAM 的 NF-κB 活性也成为一种重要策略,有助于恢复 TAM 本该具有的炎症功能和杀伤肿瘤功能[24]。

**(2) 基于干预 M1/M2 型巨噬细胞极化的免疫生物治疗策略**

2005 年,Guiducci 等率先试图通过重塑肿瘤局部的 TAM 和 TADC 来增强抗肿瘤免疫的治疗效果。该小组采用 3 种 M1 型巨噬细胞相关因子联合注射策略,即腺病毒表达的 CXCL16 + CpG + anti-IL-10R。其中,CXCL16 有助于巨噬细胞和 DC 募集至肿瘤局部,CpG + anti-IL-10R 联合使用可迅速使 M2 型巨噬细胞重新转化为 M1 型巨噬细胞,或使 M0 分化为 M1 型巨噬细胞。结果显示,对荷乳腺癌或结肠癌小鼠进行治疗,可使小鼠 60 天存活率从 0 上升至 75%~80%,30 天时的肺转移灶几乎全部消失。这一治疗效果与肿瘤浸润 TAM 分泌 IL-12、NO 水平的增加、肿瘤浸润 DC 的 APC 功能增强(包括表面 CD80/86、MHC-II 类分子、CD40、激活 T 细胞分泌 IL-12 及 TNF-α 能力增强),以及 CD4+T 细胞辅助的固有免疫和 CD8+T 细胞功能上调密切相关[25]。

而一种 STAT6-/- 基因缺失 BALB/c 小鼠,有 60% 可自发抵抗转移性乳腺癌并存活,研究其抗肿瘤机制发现,与该小鼠肿瘤内 TAM 主要为合成 NO 的 M1 型巨噬细胞,在切除原发肿瘤后其 MDSC 降低至正常水平有关。

笔者在基于 M1 型巨噬细胞极化的肿瘤治疗研究中,通过在体外用 LPS 刺激 RAW264.7 巨噬细胞诱导 M1 型巨噬细胞,IL-4 诱导 M2 型巨噬细胞,分别与 4T1 细胞按 1:2 的比例共同皮内注射给小鼠,使小鼠荷瘤。结果表明,与 4T1 肿瘤相比,M2 型巨噬细胞转输组小鼠肿瘤出现的时间略早,并且肿瘤在 24 天后生长速度超过其他各组;而 M1 型巨噬细胞转输组在 12 天开始显示其治疗作用,使 24 天后的肿瘤体积显著缩小,而其他各组小鼠最终死亡。探索其治疗机制发现:其一,M1 型巨噬细胞转输组在肿瘤晚期(28 天)显著增加了小鼠脾 CD4+T 细胞(32%)和 CD8+T 细胞(16%)比例,显著高于 4T1 对照组(18% 和 7%)和 M2 型巨噬细胞转输组(8% 和 5%)。其二,更重要的是,M1 型巨噬细胞转输策略显著增强了肿瘤早、晚期特别是晚期的特异性 CD8+T 细胞杀伤肿瘤活性。如图 7-23 所示,4T1 对照组在肿瘤早期(7 天)和晚期(28 天)CTL 杀伤活性为 83% 和 30%;M2 型巨噬细胞转输组在肿瘤早、晚期的杀伤活性为 45% 和 41%;而 M1 型巨噬细胞转输组虽然在 7 天的特异性杀伤活性有所降低,但在 28 天时的肿瘤杀伤活性高达 78%,因此可发挥有效的治疗作用[26]。

## 7.16.4 基于共刺激分子的抗肿瘤免疫生物治疗

已知肿瘤特异性 T 细胞的激活必须有 T 细胞与 APC 的共刺激分子的相互刺激作用,同时抑制性 Treg 细胞也通过抑制性共刺激分子如 PD-1L/PD-1 对 T 细胞及 DC 等发挥抑制功能。因此,基于一些关键共刺激分子的免疫生物治疗也成为肿瘤治疗的重要策略之一。

CTLA-4 是 T 细胞表达的重要的膜表面抑制性共刺激分子,在初始 T 细胞激活过程中,T 细胞首先通过组成型表达的 CD28 与 APC 表面的 B7 分子相互作用,获得激活信号,通过 CD28 分子胞内的 ITAM 基序传递激活信号,促使 T 细胞在接受特异性抗原的情况下发生有效活化,这就是 T 细胞活化的第二信号。在 T 细胞充分活化并增殖后,为有效控制 T 细胞效应,T 细胞随后上调表达 CD28 的同源类似物 CTLA-4,通过更高的亲和力,竞争结合 B7 分子,通过 ITIM 基序传递抑制信号,使 T 细胞发生抑制,这是 T 细胞自身的反馈抑制机制。不仅如此,CTLA-4 是 Treg 细胞高表达的抑制性膜分子,以相同原理抑制 APC。因此,通过制备抗 CTLA-4 单克隆抗体注射于肿瘤个体,可解除 T 细胞的自反馈抑制,在小鼠和患者中均可有效激活更多的 CD4$^+$ 和 CD8$^+$ T 细胞,获得治疗效果。当然这一策略可能带来自身免疫应答增高的副作用。目前已开发了两种针对 CTLA-4 的人源化单克隆抗体,可有效阻止 CTLA-4 高亲和结合 CD80/86,并有效激活 DC 和 T 细胞。

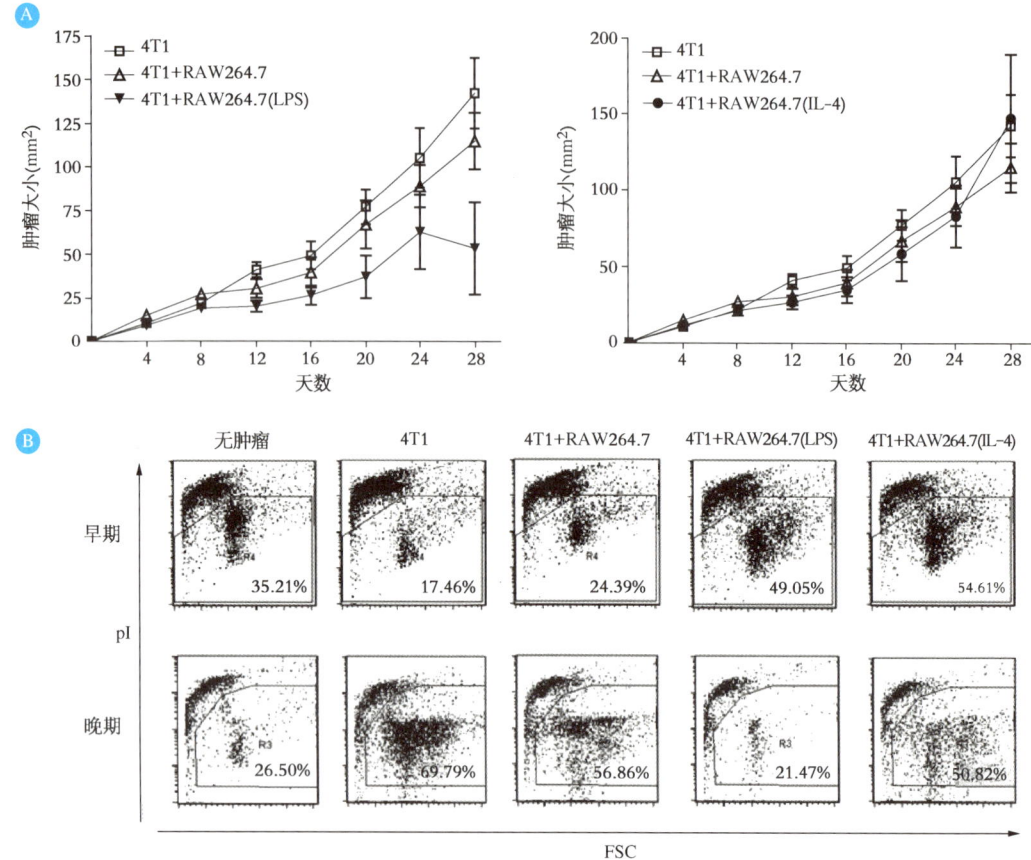

图 7-23  转输 M1 型巨噬细胞对荷瘤小鼠的治疗作用及增强特异性 CTL 杀伤活性

注:BALB/c 小鼠腹部接种 $8\times10^5$ 4T1 乳腺癌细胞成瘤,同时注射 $4\times10^5$ 的巨噬细胞 RAW264.7 及 IFN-γ 或 IL-4 体外极化诱导的 M1 型巨噬细胞或 M2 型巨噬细胞,观察早期(7 天)和晚期(28 天)的成瘤情况(A)及 T 细胞应答(B)。特异性 CTL 活性以 FITC/PI 法流式细胞仪检测,小鼠 T 细胞以 CFSE 染色,与 4T1 细胞(40:1)共育 6 h,再以 PI 染色,以 FITC-细胞设门,FACS 检测 PI 表达。

此外,一个重要的共刺激分子(功能为共抑制分子)是 PD-L1。如前所述,肿瘤细胞表达的 PD-L1 与 T 细胞表面的 PD-1 相互作用后可介导对 T 细胞增殖、细胞因子分泌的抑制作用,并且显著抑制肿瘤特异性 CD8$^+$ T 细胞的杀伤功能。因此,阻断 PD-1/PD-L1 通路可有效抑制肿瘤进展。肿瘤局部 DC 高表达 PD-L1 和 PD-1,发挥类似的耗竭特异性 T 细胞的功能。因此,制备抗 PD-L1 单克隆抗体,予以全身或局部注射,可抑制 PD-L1 发挥的共抑制作用,解除对肿瘤特异性 T 细胞的抑制,获得肿瘤治疗效果。

## 7.17 新型肿瘤疫苗的研制

从宏观而言,疫苗可分为预防性疫苗与治疗性疫苗。肿瘤预防性疫苗即先给予疫苗的若干次接种,而后以致瘤剂量的肿瘤细胞予以攻击。在这方面,许多新型疫苗在动物实验中均获得良好的效果。然而,与抗感染免疫不同的是,人体肿瘤的发生,多数是在外界条件影响下的自身细胞无规律突变的结果,而不是感染性病原体入侵感染的结果,因此通过预防性疫苗注射,诱导抗某一特定肿瘤细胞的特异性免疫应答来预防这一肿瘤的发生,对于人体肿瘤的预防几乎没有意义。对于人体而言,在肿瘤已经发生的情况下进行治疗性疫苗的注射,通过诱导针对已发生肿瘤的特异性免疫,使肿瘤消退,具有真正的临床意义。

每年均有数百例的临床肿瘤疫苗试验在美国进行,然而,其结果并不如动物实验结果一样理想。其根本原因是肿瘤的发生涉及多方面因素,如外界的诱导因素、自身的原癌基因和抑癌基因突变因素,以及免疫监视功能的下调等,其关键机制尚未被完全阐明。目前认为,仅依赖治疗性疫苗不可能达到完全治疗的目的,必须同时联合肿瘤化疗、放疗、抗血管生成治疗、其他免疫生物治疗等多种手段,才可能实现对肿瘤的完全治愈。

### 7.17.1　传统肿瘤疫苗

传统肿瘤疫苗包括全细胞瘤苗和蛋白肿瘤疫苗等。全细胞瘤苗由于抗原成分复杂,混杂了大量自身抗原及抑制性抗原和抑制性蛋白,因此免疫原性不确定,效果有限。通过基因工程重组得到的肿瘤蛋白抗原,抗原性质稳定、免疫原性强,然而,已明确的肿瘤特异性抗原几乎没有,而肿瘤相关抗原由于正常组织亦表达,故诱导的免疫应答具有自身攻击性。因此,传统肿瘤疫苗类型已不能适应新型肿瘤疫苗的要求。

### 7.17.2　DC 肿瘤疫苗

已知 DC 是功能最强大的 APC,DC 通过 PRR 感受来自内部或外部的"危险信号",即来自病原体的病原体相关分子模式(pathogrn-associated molecular pattern,PAMP)、肿瘤细胞或其他有害物质的危险相关分子模式(danger-associated molecular pattern,DAMP),通过信号激活,上调表达 MHC-Ⅱ类分子和共刺激分子如 B7(CD80/86),同时分泌相关的细胞因子,发挥固有免疫效应。更重要的是,上述的固有免疫识别可启动 DC 对病原体或肿瘤抗原的内吞,启动抗原加工处理和抗原呈递,通过 MHC-抗原肽复合物以及共刺激分子、细胞因子的作用,激活特异性 T 细胞应答,因此,DC 是重要的联系固有免疫和适应性免疫的纽带。

在抗感染免疫和抗肿瘤免疫中,机体适应性免疫应答的类型(Th1/Th2/Th17/Treg)将决定和影响整个免疫应答的结局。已有证据表明,DC 的亚类、DC 的成熟状态、DC 的微环境(或者 DC 遭遇的抗原类型),将共同决定 DC 呈递抗原激活 T 细胞应答的类型和强度,从而决定感染的解决或慢性化、肿瘤的消退或发展。

因此,基于 DC 的肿瘤疫苗策略在很早就被提出,如最初的 LAK 免疫疗法,即通过体外激活 PBMC(内含 DC 和 T 细胞),非特异性增殖后再回输患者,具有短期的缓解效应。20 世纪 90 年代发展了个体化的 DC 分离、体外培养并负载肿瘤抗原的 DC 疫苗策略,即从肿瘤个体中分离 PBMC 或骨髓来源 DC 前体细胞,体外经 GM-CSF 等细胞因子培养扩增诱导分化为成熟 DC 后,与肿瘤抗原孵育,进行体外抗原处理和呈递,而后输注给肿瘤患者,则肿瘤机体内被抑制的不成熟 DC 由于在体外恢复了成熟特性,并且人为地予以抗原激活,因此回输后可有效激活肿瘤特异性 T 细胞应答,发挥增强杀伤肿瘤效应。这一策略被广泛应用于多种肿瘤的小鼠治疗实验中,取得了良好结果,并已进入临床试验[27]。

自 1996 年起的 10 年间,已有超过 60 余项 DC 肿瘤疫苗进入临床试验,其中绝大多数用于治疗黑色素瘤,并已取得了相当的成效。例如,在 HLA-A2.1$^+$、gp100$^+$ 和酪氨酸激酶$^+$(tyro)的黑色素瘤患者的治疗中,采用分离外周血单核细胞来源的 DC 前体细胞,以 MCM、TNF-α 和 PGE2 刺激人 DC 的体外成熟,而后以肿瘤相关抗原 gp100 肽和酪氨酸激酶孵育,同时负载钥孔戚血蓝素(KLH)蛋白用作 Th1 佐剂,使 DC 有效呈递肿瘤抗原,而后通过静脉输注给患者,每 2 周输注 1 次,共计 3 次,最后以多肽疫苗加强免疫 1 次。结果表明,患者诱导了针对 KLH 强烈的 T 细胞和 B 细胞应答(图 7-24),提示 DC 肿瘤疫苗可改变患者免疫功能低下、增强免疫功能。同时,在接受治疗的 10 例转移性肿瘤Ⅳ期患者中,有 3 例肿瘤发生部分消退,有 1 例在切除肿瘤后完全缓解存活超过 7 年。目前该方法已用于治疗 200 名Ⅳ期黑色素瘤患者,虽然使晚期患者生存率超过 1 年的治疗率仍只有 10%~15%。但是,该 DC 疫苗策略已在 60% 的淋巴结转移患者和 30% 的器官转移患者中检测到成功诱导的肿瘤特异性 T 细胞应答,且诱导了 T 细胞应答的患者均显著提高了无肿瘤进展的生存时间[27]。

为了更好地提高 DC 肿瘤疫苗的临床试验效果,有关 DC 疫苗本身的几个重要问题仍然需要思考和改进:①肿瘤特异性抗原的确定,这是限制肿瘤 DC 疫苗的关键因素。以确定的强免疫原性的肿瘤抗原激活 DC,才可能诱导特异性 T 细胞免疫,有效杀伤肿瘤。②DC 如何有效的分离和体外刺激培养,目前的培养策略仍未达到最佳条件,限制了培养速度和质量,且代价昂贵。③选取特定 DC 亚群,已知体内 DC 有多种不同来源的不同亚群,如淋巴系来源 DC、pDC、髓系来源 DC 等,其表面标记、特性、功能具有差别,有的 DC 亚群如 pDC 甚至具有免疫抑制作用。因此对于肿瘤患者而言,哪种 DC 亚群最适于用作疫苗仍有待进一步确认。④输注 DC 的途径,如肌内注射、静脉注射或皮下注射等方式,免疫途径显著影响特异性免疫应答的质和量。

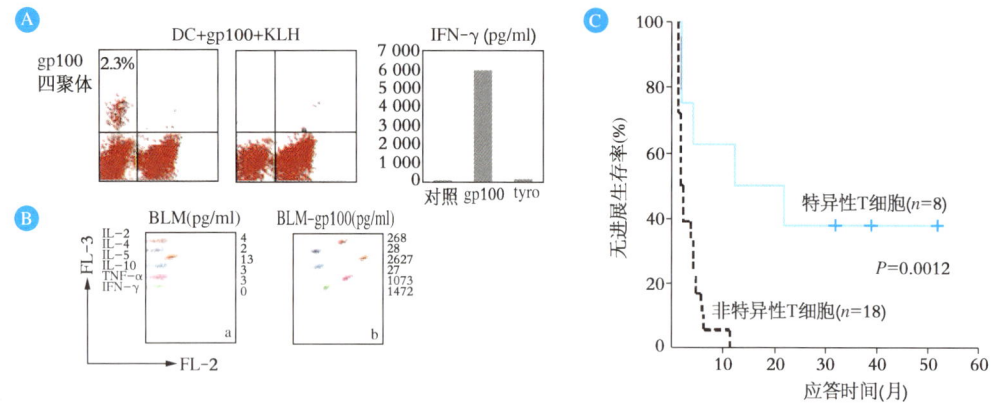

**图 7-24　肿瘤抗原负载 DC 疫苗诱导的 gp100 特异性 T 细胞应答、分泌 IFN-γ 与肿瘤进展的相关性**

注:A. Ⅲ 期黑色素瘤患者以体外培养并负载 gp100 和 KLH 佐剂的 DC 肿瘤疫苗免疫,从患者对 KLH 发生 DTH 反应的活检组织分离 T 细胞,以 gp100-MHC-Ⅰ四聚体方法,采用流式细胞仪检测 gp100 特异性 T 细胞比例,可由 0% 显著升至 2.3%;且该 T 细胞在 gp100 刺激下,分泌高水平 IFN-γ。

B. 以 CBA 试剂盒标记该 T 细胞,采用流式细胞仪检测在转染了 gp100 的 BLM 细胞体外刺激后分泌 Th1/Th2 细胞因子的情况,发现可大量分泌 IL-2 和 IFN-γ。

C. 患者诱导肿瘤抗原特异性 T 细胞与无进展生存率呈高度正相关。

除此以外,必须考虑的问题还有:①患者自身的免疫完整度和功能极大影响疫苗效果,末期患者诱导的 T 细胞应答低于 30%,而淋巴结转移患者则超过 75% 可诱导 T 细胞应答,而 T 细胞应答与治疗效果呈正相关。②患者的抑制性局部免疫微环境极大影响了免疫应答的诱导,即使诱导了 T 细胞应答,T 细胞也不分泌 IFN-γ、发挥杀伤作用,因此如何调理患者的局部免疫微环境十分重要。③DC 必须迁移至引流淋巴结才能激活 T 细胞。为证实这一点,DC 体外培养并负载肿瘤抗原后,以超顺磁材料 SPIO 标记 DC 以便体内磁共振(MRI)检测,或者以放射性核素 $^{111}$ 铟标记 DC 以便体内示踪,将两种 DC 共同注射到淋巴结。结果发现,淋巴结成功注射率仅 50%,而 DC 的淋巴结迁移仅在成功注射淋巴结后才会发生,提示 DC 的准确定位对于疫苗功效的重要性。因此,合适的注射途径,以及如何通过黏附分子或趋化因子的参与促进 DC 向引流淋巴结迁移,也是提高 DC 肿瘤疫苗的策略之一。

## 7.17.3　肿瘤 DNA 疫苗

DNA 疫苗又称基因疫苗,由 Wolff 教授于 1990 年将编码目的蛋白的质粒 DNA 直接注射于小鼠股四头肌用于检测基因治疗的表达效率时发现,注射的质粒不仅在注射局部长期表达(最长至 2 年),更重要的是,表达的蛋白在体内同时诱导了抗原特异性体液免疫和细胞免疫,尤其是在诱导 Th1 型 T 细胞应答方面具有优势。DNA 疫苗的优势在于基因的操作、保存和运输的方便及制备成本的低廉性。虽然仍有质疑关于基因体内注射的安全性问题,但迄今为止,尚无外源质粒基因整合宿主基因组的报道。DNA 疫苗自发现起,被迅速应用于多种病原体、肿瘤等的预防及治疗性疫苗的设计,并且在小动物实验中均取得了非常有效的防治效果,成为第三代疫苗的代表。然而,当 DNA 疫苗试验进入非人灵长类和人体临床试验时,遭遇了免疫原性非常低的重大问题,认为是质粒在体内的摄取或转染效率过低(<1%)、无法有效表达的缘故。目前,经生物公司开发的体内电转染技术(in vivo electroporation)通过在质粒肌内注射的同时,给予肌肉一定脉冲,使细胞膜出现若干穿孔,可显著促进质粒的细胞摄取效率,使肌肉局部目的蛋白的表达增加上百倍,从而显著提高了 DNA 疫苗的免疫原性和效果。

DNA 疫苗体内诱导体液和细胞免疫的原理(图 7-25):肌内局部注射的质粒 DNA 被肌肉细胞摄取并表达,这些蛋白经中枢来源的 DC 细胞摄取后,其中的 Th 抗原表位经外源性呈递途径,与 MHC-Ⅱ类分子结合并呈递于 DC 表面,激活 CD4$^+$ Th 细胞;而其中的 CTL 表位,经交叉呈递途径(cross-priming)与 MHC-Ⅰ类分子结合,呈递于 DC 表面,激活 CD8$^+$ T 细胞。然而,更重要的另一条途径是:注射质粒 DNA 被中枢来源的 DC 直接摄取,而后经外源、交叉呈递通路,激活 CD4$^+$ 和 CD8$^+$ T 细胞。实验证据显示,虽然肌肉中 DC 的数量非常有限,但其具有非常高效的抗原呈递和 T 细胞激活能力[28]。

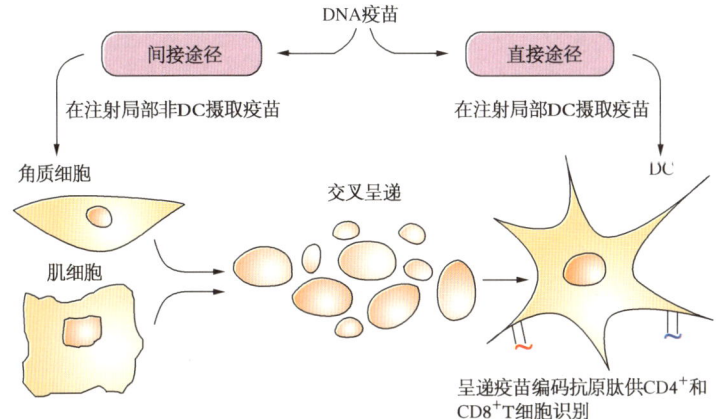

**图 7-25　DNA 疫苗的原理**

DNA 质粒骨架(backbone)大多来源于细菌等原核生物,具有很强的非特异性佐剂功能。研究表明,质粒骨架中含有大量细菌来源的低甲基化 CpG 基序,CpG 作为 PAMP 的一种,可通过小鼠 DC、巨噬细胞、B 细胞表面的 TLR9 受体识别,激活固有免疫信号通路,上调 DC 等 APC 表面的 MHC-Ⅱ类分子和共刺激分子 B7 的表达,并刺激 APC 分泌促炎细胞因子 IL-12 等。而这些信号的加强恰好为 T 细胞的激活提供了增强的第一、第二和第三激活信号,因此可显著增强抗原特异性 T 细胞应答。而人的髓系来源经典 DC 不表达 TLR9,仅浆细胞样 DC(plasmatoid DC,pDC)表达 TLR9,这可能是 DNA 疫苗在人体应用中效果降低的原因之一。

在肿瘤 DNA 疫苗的设计中,必须考虑以下几个关键问题:①肿瘤抗原不同于病原体来源抗原。肿瘤抗原是自身来源抗原,目前已鉴定的肿瘤特异性抗原(TSA)仅为少数,而大量的肿瘤相关抗原(TAA)在正常细胞也有表达,因此针对 TAA 的外周免疫耐受在 T 细胞发育时就已建立。如何打破对自身来源肿瘤相关抗原的免疫耐受,一直以来成为肿瘤疫苗和肿瘤生物治疗的难点,DNA 疫苗也不例外。可利用 DNA 疫苗基因操作的低廉和佐剂基因组合的灵活性,增加多种具有激活 DC 成熟度、激活 Th 细胞功能、促进 DC 定向迁移等的细胞因子或趋化因子的融合基因或佐剂 DNA 质粒,实现对免疫的增强。②肿瘤局部 Treg 细胞的优势富集以及外周 Treg 细胞的上调,可广谱抑制 APC 的抗原呈递功能、Th 细胞的辅助功能和 CTL 的效应功能,是导致肿瘤患者免疫抑制的主要机制之一,严重影响了疫苗的免疫效果。DNA 疫苗的设计必须同时考虑 Treg 细胞的削减策略。然而,nTreg 细胞的去除又带来自身免疫病发生的危险。因此,如何在去除 Treg 细胞又避免自身免疫的发生之间建立平衡是又一个关键。

**(1) Her-2 DNA 疫苗的发展和现状**

在所有肿瘤 DNA 疫苗中,针对 Her-2(即 erbB-2)肿瘤抗原的 DNA 疫苗是发展最快、研究最全面、已进入临床试验的 DNA 疫苗之一。Her-2 抗原(在人和大鼠称为 Her-2/neu 抗原)是受体酪氨酸激酶家族成员,在正常细胞有微弱表达,而在肿瘤细胞有高表达。它与相应 erb 家族成员作用后,启动细胞内酪氨酸激酶磷酸化途径,刺激细胞增殖、黏附和转化,因此与肿瘤的发生和转移密切相关。20%～30% 的乳腺癌患者高表达 Her-2,并与抵抗化疗、恶性进展和低生存率密切相关。编码小鼠 Her-2 抗原的 DNA 疫苗给小鼠肌内注射,可诱导强烈的特异性细胞免疫和体液免疫,并有效保护肿瘤的攻击。因此,该疫苗很快进入临床试验。然而,人 Her-2/neu 的自身抗原耐受性及基因表达的低效性,使试验遭遇瓶颈。为改进疫苗构成和免疫策略,首先,人 Her-2 及 HLA-DR3(与多种自身免疫性疾病的发生相关)转基因小鼠被制备并用于研究如何有效打破人 Her-2 抗原免疫耐受的疫苗设计。应用多种疫苗设计策略,结果发现,在免疫前以抗 CD25 单克隆抗体去除 Treg 细胞,同时辅助以体内电转染技术,并注射 GM-CSF 编码质粒,可有效打破对自身 Her-2 抗原的免疫耐受,诱导免疫保护。虽然 Her-2 的自身耐受打破未能导致 DR3 相关的自身免疫的发生,但是同一策略针对另一自身抗原——小鼠甲状腺球蛋白(mTg)的 DNA 疫苗则在 DR3 Tg 小鼠中诱导了强烈的自身免疫性甲状腺炎。提示把握削弱 Treg 细胞功能与诱导自身免疫之间的平衡尺度,对于 DNA 疫苗设计仍然十分重要。

进一步的,Her-2 DNA 疫苗联合 CD25 单克隆抗体去除 Treg 细胞策略又在不同品系小鼠中予以实验,观察基因背景水平对该 DNA 疫苗的调控。结果发现,在 Treg 细胞完整情况下,BALB/c Her-2 转基因小鼠的免疫效果最佳,具有肿瘤保护作用,而 C57BL/6 Tg 小鼠则效果很低;而当 Treg 细胞被清除之后,F1 小鼠抗肿瘤免疫显著上调,分泌特异性 IgG1、IgG2a,产生分泌 IFN-γ 的 T 细胞应答;然而,BALB/c 小鼠免疫效果不变,而 C57 小鼠免疫效果略增加。提示个体的遗传背景尤其是 MHC 的多态性极大影响了肿瘤 DNA 疫苗诱导免疫应答的效果,这在肿瘤患者临床治疗上更应加以考虑[29]。

### (2) DNA 融合基因疫苗的设计

为有效打破对肿瘤抗原的免疫耐受,有效激活 CD4+Th 细胞是另一个重要策略。已知在肿瘤微环境导致的免疫抑制情况下,DC 的 APC 功能和 TIL 的杀伤效应功能均受到严重抑制。而 CD4+Th 细胞通过与 APC 和 CD8+T 细胞的相互作用,通过表面共刺激分子 CD40L 及 CD28 与 APC 表面的 CD40 及 B7 的相互作用,并通过分泌 IL-2、IL-12、IFN-γ 等促炎细胞因子,可显著激活 DC 功能,相似机制可显著激活 CD8+T 细胞和 CTL 分化。若缺乏 Th 细胞,CD8+T 细胞将经历激活诱导的细胞凋亡,并不能分化为记忆 CD8+T 细胞。因此,想要打破肿瘤抗原免疫耐受不可忽视对于 CD4+Th 细胞的激活。相当多的策略可用于活化 CD4+Th 细胞,如给予抗 CD40 抗体。

一种针对 B 细胞淋巴瘤的 DNA 融合基因疫苗的设计策略如下:B 细胞淋巴瘤的抗体(Ig)分泌失控,其可变区的独特型表位(idiotope, Id)是肿瘤特异性抗原,将可变区的 $V_H$ 和 $V_L$ 序列克隆并直接连接,构成 scFv(单链可变区),然而其免疫原性非常微弱。为提供有效的 CD4+Th 细胞刺激信号,选择来自破伤风类毒素的 C 片段基因(FrC,通用的强 Th1 细胞佐剂),与 scFv 基因的 C 端连接,最后构建为 DNA 融合基因肿瘤疫苗。如图 7-26 所示,FrC 基因的融合,目的在于提供激活 CD4+Th 细胞的强抗原,其体内表达并分泌后,可被 Id 特异性 B 细胞及 DC 摄取,有效激活 FrC 特异性 CD4+Th 细胞。而 Th 细胞通过共刺激分子或分泌细胞因子实施的辅助作用,非特异性地传递给 scFv(Id)特异性 B 细胞,可极大增强原本弱免疫原性的 Id 抗原表位的免疫原性,有效激活 B 细胞分泌 Id 特异性抗体 IgG,并阻断 B 细胞淋巴瘤的生长[28]。

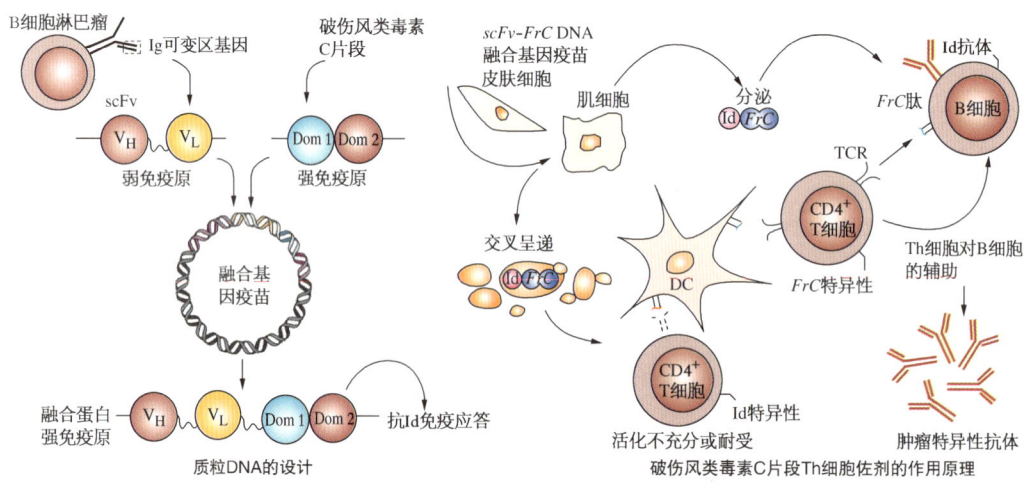

**图 7-26　淋巴瘤 Id 特异性 DNA 融合基因疫苗的设计和作用原理**

### (3) 增强 CTL 应答的 DNA 疫苗的设计

已知 Th1 型免疫应答的诱导及 CD8$^+$ CTL 的激活对于杀伤肿瘤、提供免疫保护最为关键。因此，基于增强 CD8$^+$ T 细胞和 CTL 激活的 DNA 疫苗策略非常受关注。策略的设计必须密切考虑 DC 的 MHC-I 类抗原呈递途径，可针对以下几个方面设计靶点：①促进抗原的内体释放，实现交叉呈递。DNA 疫苗注射机体在局部表达后被 DC 摄取，或直接被 DC 摄取进入内体，而这种外源性抗原的摄取方式将直接导致 MHC-Ⅱ 类抗原呈递。因此，外源摄取抗原必须及时从内体中逸漏，进入胞质，才可能进入多功能蛋白酶体介导的 MHC-I 类呈递途径。目前已发现多种天然来源于流感病毒、鼻病毒等的内体破坏多肽，将其基因连接于靶基因 5′端，可发挥这一功能，促进交叉呈递，激活 CD8$^+$ T 细胞。②MHC-I 类呈递的第 2 个限速步骤是蛋白酶体。有研究显示胞质的蛋白经伴侣蛋白等护送后有利于蛋白酶体的降解，因此有人利用 HSP65 等与肿瘤基因偶联促进蛋白降解。③第 3 个限速步骤是部分降解的靶抗原肽段必须进入内质网（ER），与新合成的 MHC-I 和 β2 组装成 MHC-I-抗原肽复合物。这一跨膜步骤依赖 ER 膜中的 TAP 复合物，更依赖信号肽。有部分设计将 MHC-I 类分子的信号肽以及 ER 定位蛋白的信号肽基因连接于靶基因 5′端，可实现靶蛋白的 ER 定向运输。④CD8$^+$ T 细胞的激活同时依赖 CD4$^+$ Th 细胞的激活，因此，如前所述，将破伤风类毒素的 C 片段蛋白（FrC）中的 p30 表位（MHC-Ⅱ-结合 Th 表位）基因与恒定链（Ii）基因相连，置于启动子之下，与置于另一启动子之后的肿瘤靶 CTL 表位基因共同构建在同一质粒 DNA 中，进行基因免疫。其原理是：DNA 体内转染 DC 后，或表达蛋白被 DC 摄取后，肿瘤 CTL 表位和 Th 表位各自表达，其中，p30-Ii 与 MHC-Ⅱ 类分子在 MⅡC 小体或内质网中结合，而后 Ii 链被剪切，p30 呈递于 DC 表面，有效激活 CD4$^+$ Th 细胞，后者辅助同时激活肿瘤特异性 CD8$^+$ T 细胞，产生效应 CTL。⑤多种促进 Th1 应答和 CTL 佐剂的应用。候选的细胞因子、趋化因子和激活因子非常多，如 IL-12、IL-18、RANTES、CpG 等。佐剂与靶抗原的组合方式很多，连接构建于同一质粒载体，置于同一质粒的不同启动子之后，也可分别构建质粒，共同免疫。⑥DNA 疫苗及佐剂效果还依赖于给予途径。已知肌内注射和皮下注射均有利于诱导 Th1 型免疫应答。病毒载体递送的基因疫苗由于模拟天然感染过程，更加有利于长期表达抗原，诱导特异性 CTL 应答。

## 7.17.4 共刺激分子的佐剂作用

共刺激分子作为 T 细胞激活的第二信号，对于有效激活肿瘤特异性 T 细胞必不可少。由于肿瘤具有下调共刺激分子表达、逃避免疫攻击的特性，因此肿瘤疫苗的设计中，通常需要引入共刺激分子作为肿瘤疫苗的佐剂。共刺激分子通常以 3 种形式作为肿瘤疫苗佐剂：①脱离肿瘤疫苗，分开给予，形式为蛋白或 DNA；②通过基因工程被整合于肿瘤细胞中，使肿瘤细胞上调表达关键共刺激分子，为此提高肿瘤疫苗的免疫原性；③通过基因工程被整合于 DC 细胞中，使 DC 等 APC 高表达共刺激分子，从而增强肿瘤抗原的呈递，激活抗肿瘤免疫。最新应用的具有代表意义的共刺激分子佐剂包括以下两个方面。

### (1) 阻断 CTLA-4 介导的免疫抑制

CTLA-4 是 CD28 高度同源的分子，但与 B7 的亲和力高于 CD28。T 细胞被抗原特异性激活的过程中，APC 上的 B7 与初始 T 细胞表面的 CD28 作用，提供 T 细胞激活的不可或缺的第二信号。在 T 细胞活化的后期，T 细胞上调表达 CTLA-4，从而竞争性与 B7 结合，取代 CD28，发挥抑制 T 细胞激活效应，因此是适应性免疫负调节分子。同时，Treg 细胞表面也高表达 CTLA-4，通过细胞接触，与 DC、B 细胞等 APC 细胞表面的 B7 结合，发挥抑制 APC 功能，从而诱导 T 细胞功能抑制和免疫耐受。因此，基于阻断 CTLA-4 的策略有助于在肿瘤免疫防治中激活 APC 功能，打破免疫耐受，激活肿瘤特异性 T 细胞杀伤功能。目前，将抗 CTLA-4 抗体与肿瘤疫苗联合，对前列腺癌、肾癌等患者进行的临床试验已经启动，发现可促进肿瘤抗原特异性 T 细胞的扩增和杀伤功能。但是，可能由于抑制了天然 Treg 细胞维持外周耐受的功能，有诱发自身免疫应答的倾向。

### (2) OX40 参与效应 T 细胞的增殖与功能及记忆 T 细胞的生成

OX40（CD134）是膜表达的肿瘤坏死因子超家族成员，主要表达于激活的 CD4$^+$ T 细胞表面，在 B7-CD28 共刺激作用之后，如 T 细胞表面的 OX40 与 APC 表面的 OX40L 或合成的 OX40L 或拮抗剂作用后，可激活 T 细胞大量分泌炎性细胞因子，促进效应 T 细胞功能及迁移，促进记忆 T 细胞的分化与存活（图 7-27），有助于打破肿瘤免疫耐受，因此成为有效的肿瘤疫苗佐剂[30]。

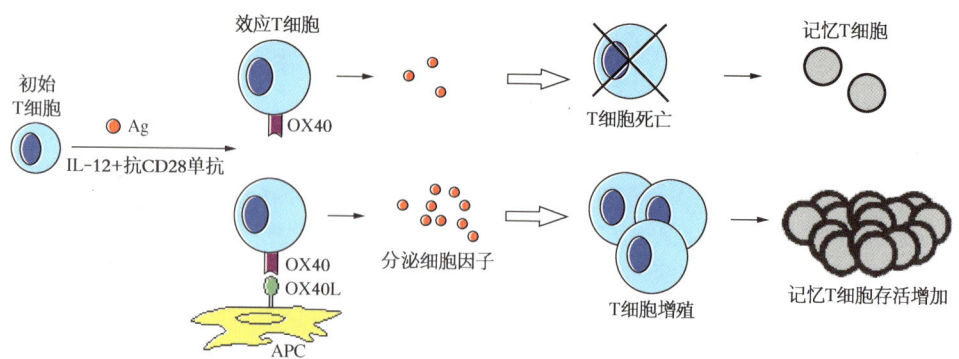

图 7-27　OX40 在 CD4[+]T 细胞增殖、分化、存活中的作用

## 7.17.5　新型治疗性肿瘤疫苗的研制

治疗性疫苗即在已发生肿瘤的个体给予疫苗免疫，通过激活肿瘤特异性免疫应答清除肿瘤。治疗性肿瘤疫苗的研制对于目前大部分肿瘤尚无有效特异性治疗手段的状况而言具有重要意义。然而，由于肿瘤患者通常处于免疫抑制状态，肿瘤微环境往往诱导具有抑制功能的 Treg 细胞的产生和富集，因此在肿瘤患者进行常规的疫苗免疫，通常无法有效地诱导特异性免疫应答。目前大量的实验证据和临床试验证据提示，将免疫治疗（如多种新型肿瘤疫苗）与常规的化疗、放疗及抗血管生成治疗进行有机结合，可能产生最好的治疗效果[31]。

## 7.18　免疫治疗与放化疗的有机结合

放疗和化疗是目前临床肿瘤治疗中行之有效的抗肿瘤策略，然而，由于缺乏肿瘤特异性，因此在损伤肿瘤细胞的同时，也严重损伤患者机体的免疫系统功能，这也是肿瘤放化疗的最大缺点。从免疫学理论角度而言，有效激活宿主的主动的肿瘤特异性免疫应答，才是实现从根本上清除肿瘤的关键。因此从长远趋势而言，免疫生物治疗策略与放化疗的有机结合才是肿瘤防治的最理想策略。

### 7.18.1　化疗药物的免疫增强作用

肿瘤化疗药物包括常规的环磷酰胺、多柔比星等，以及紫杉醇及其衍生物等，其抗肿瘤机制在于通过化学机制阻断肿瘤的生长、信号传递等。越来越多的证据显示，化疗药物同时具有免疫调节作用，并且有利于免疫应答的激活。如多柔比星，可促进单核-巨噬细胞系的激活和分化，激活 T 细胞应答，促进上述细胞分泌 IL-1、IL-2、TNF-α，还可促进 NK 细胞的杀伤功能。多柔比星和吉西他滨（gemcitabine）还具有促进肿瘤细胞凋亡、促进 DC 进行 MHC-I 类抗原呈递，从而促进 CTL 的扩增和增加 TIL 的数目等功能[32]。

### 7.18.2　放化疗导致的淋巴细胞减少时期进行免疫重建有利于增强疫苗效果

常规观点认为，放化疗由于无选择性地非特异性杀死肿瘤细胞和正常细胞，因此对免疫具有抑制作用。然而，这一观点已发生了根本性改变。2000年前后研究放化疗对免疫的影响发现，常规放化疗药物确实在动物体内造成周期性淋巴细胞减少（lymphopenia），通常在药物给予的 5~7 天，淋巴细胞降至最低点。然而，颠覆常规理论的是：这一药物诱导的淋巴细胞减少反而促进了随后的淋巴细胞库的重建（reconstitution of lymphocyte pools），通过照射或敲除 RAG 重组基因，造成供体鼠的淋巴细胞减少，而后给予外源同系初始 T 细胞，发现初始 T 细胞通过识别 MHC-I/II 类分子呈递的自身抗原肽发生大量增殖，新生的 CD4[+] 和 CD8[+] T 细胞增殖功能和效应功能大大增强，并且具有记忆 T 细胞和效应 T 细胞的特征（分泌 IFN-γ，高表达 CD44）[33]。

2002 年，Fox 教授小组据此创新性地提出假设：如在放化疗导致的抗原非特异性免疫重建时期给予荷瘤动物以肿瘤抗原，淋巴细胞是否会发生肿瘤抗原特异性的大量增生和效应功能增强而获得更有效的治疗效果？实验研究证实了这一大胆假设。给予 RAG$^{-/-}$ 小鼠外源正常初始 T 细胞，在重建淋巴细胞库的同时免疫肿瘤疫苗，8 天后小鼠的 CD4$^+$ 和 CD8$^+$ T 细胞经肿瘤抗原刺激后分泌的 IFN-γ 水平非常显著地高于非免疫重建的小鼠，且诱导的 CTL 杀伤功能增强 4 倍。将这些体外激活的效应 T 细胞转输给荷瘤小鼠，则小鼠可完全不发生肿瘤转移，且具有细胞剂量依赖效应。同时发现免疫重建和肿瘤疫苗免疫必须同时进行，若疫苗免疫滞后 1 周，则治疗效果显著降低。在此基础上，以照射方式导致小鼠淋巴细胞减少，而后外源输入正常初始 T 细胞诱导免疫重建，同时免疫高致死性 F10 黑色素瘤细胞。结果作为对照的正常小鼠存活率仅 16%，而免疫重建小鼠的保护率显著提高至 63%（图 7-28）。保护依赖于 CD8$^+$ T 细胞，且免疫重建显著诱导了记忆 T 细胞（CD44$^{high}$ CD62L$^{low}$）。将该研究推广至化疗药物如紫杉醇等诱导淋巴细胞减少，也获得类似结果。上述研究提示，在免疫重建的淋巴细胞减少的个体（reconstituted lymphopenic hosts，RLH；如放化疗肿瘤患者）体内进行肿瘤疫苗免疫，可更有效地激活抗肿瘤 T 细胞免疫，显著提高肿瘤治疗效果[34]。

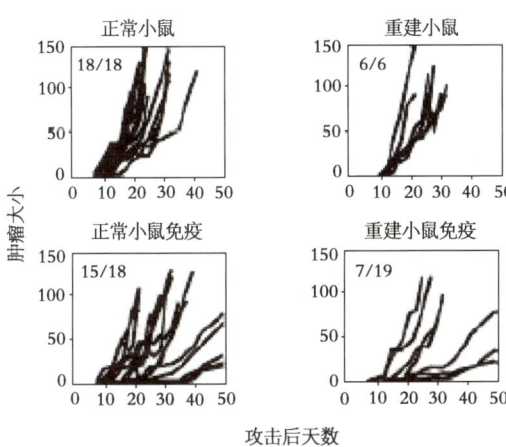
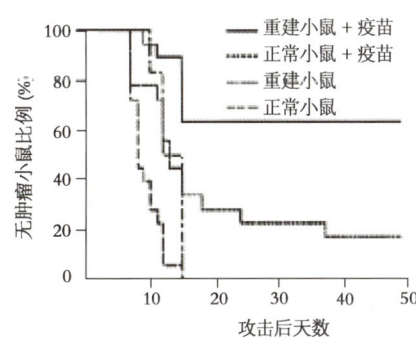

**图 7-28** 免疫重建的淋巴细胞减少的个体进行肿瘤疫苗免疫可增强保护效应

注：C57BL/6 小鼠经 500 cGy 射线照射，而后输入 2×10$^7$ 同系正常脾细胞进行免疫重建，同时免疫 6×10$^6$ 灭活 F10 黑色素瘤细胞（疫苗），14 天后以 6×10$^6$ 活 F10 细胞攻击小鼠，观察小鼠肿瘤生长情况和存活率。RLM：免疫重建的淋巴细胞减少小鼠（reconstituted lymphopenic mice）。

## 7.19 问题与展望

肿瘤是机体免疫监视功能，特别是固有免疫细胞 NK 细胞、γδT 细胞、NKT 细胞等功能低下后，放任自身突变细胞恶性增殖的结果；而肿瘤细胞发生后进一步侵袭和器官转移，是肿瘤特异性免疫应答，特别是 CD8$^+$ T 细胞应答未能充分激活和发挥效应，同时调节性 T 细胞（Treg）上调诱导并发挥免疫抑制功能的结果，也是肿瘤细胞通过多种机制抑制免疫系统进行免疫逃逸的结果。因此，肿瘤发生、发展和转移是一个涉及多种免疫细胞、固有免疫和适应性免疫同时参与的复杂的免疫生物学过程。肿瘤的手术切除能在肿瘤早期发挥积极作用，肿瘤的放化疗措施同样在早期配合手术治疗可起积极的治疗效果。而对于中晚期肿瘤患者而言，手术切除和大剂量的放化疗治疗的效果不显著，甚至有严重的副作用。揭示肿瘤特异性抗原，阐明肿瘤抗原经 APC 呈递、特异性激活肿瘤特异性 CD4$^+$ T 细胞和 CD8$^+$ T 细胞以及 B 细胞的机制，从根本上激活患者的免疫功能、去除肿瘤发生导致的免疫抑制状态，充分激活患者自主的抗肿瘤特异性免疫，发展多种基于 APC、基于 T 细胞、基于单克隆抗体、基于趋化因子和共刺激分子、基于佐剂等的多种肿瘤抗原特异性免疫生物治疗手段[35-41]，同时适当结合放化疗手段，可能是肿瘤免疫治疗发挥最有效作用的积极和长远的策略。

（熊思东　徐　薇）

# 主要参考文献

[1] Campana L, Bosurgi L, Rovere-Querini P. HMGB1: a two-headed signal regulating tumor progression and immunity. Curr Opin Immunol, 2008, 20:518-523.
[2] BrycesonYT, Ljunggren HG. Tumor cell recognition by the NK cell activating receptor NKG2D. Eur J Immunol, 2008, 38:2957-2961.
[3] Vivier E, Tomasello E, Baratin M, et al. Functions of natural killer cells. Nat Immunol, 2008, 9:503-510.
[4] Terabe M, Berzofsky JA. NKT cells in immunoregulation of tumor immunity: a new immunoregulatory axis. Trend Immunol, 2007, 28, 4:491-496.
[5] Casetti R, Martino A. The plasticity of γδT cells: innate immunity, antigen presentation and new immunotherapy. Cell Mol Immunol, 2008, 5:161-170.
[6] Melief CJ. Cancer immunotherapy by dendritic cells. Immunity, 2008, 29:372-383.
[7] Mantovani A, Sica A, Locati M. Macrophage polarization comes of age. Immunity, 2005, 23:344-346.
[8] Sica A, Larghi P, Mancino A, et al. Macrophage polarization in tumour progression. Semin Cancer Biol, 2008, 18:349-355.
[9] Lewis CE, Pollard JW. Distinct role of macrophages in different tumor microenvironments. Cancer Res, 2006, 66:605-612.
[10] Tan TT, Coussens LM. Humoral immunity, inflammation and cancer. Curr Opin Immunol, 2007, 19:209-216.
[11] Fridman WH. Principles of the therapeutic use of monoclonal antibodies in oncology. C R Biol, 2006, 329:255-259.
[12] Johansson M, Denardo DG, Coussens LM. Polarized immune responses differentially regulate cancer development. Immunol Rev, 2008, 222:145-154.
[13] Sakaguchi, S, Yamaguchi T, Nomura T, et al. Regulatory T cells and immune tolerance. Cell, 2008,133:775-780.
[14] Cruz-Merino L, Grande-Pulido E, Albero-Tamarit A, et al. Cancer and immune response: old and new evidence for future challenges. Oncologist, 2008,13:1246-1254.
[15] Xu L, Xu W, Jiang Z, et al. Depletion of CD4$^+$CD25$^{high}$ regulatory T cells from tumor infiltrating lymphocytes predominantly induces Th1 type immune response in vivo which inhibits tumor growth in adoptive immunotherapy. Cancer Biol Ther, 2009,8:66-72.
[16] Su L, Zhang J, Xu H, et al. Differential expression of CXCR4 is associated with the metastatic potential of human non-small cell lung cancer cells. Clin Cancer Res, 2005,11:8273-8280.
[17] 苏丽萍,张进平,徐焕宾,等. CXCR 在肺癌转移中的作用及其机制研究. 中华医学杂志,2005,85:1190-1194.
[18] Lu B, Finn OJ. T-cell death and cancer immune tolerance. Cell Death Differ, 2008, 15: 70-79.
[19] Marigo I, Dolcetti L, Serafini P, et al. Tumor-induced tolerance and immune suppression by myeloid derived suppressor cells. Immunol Rev, 2008, 222:162-179.
[20] Blank C, Mackensen A. Contribution of the PD-L1/PD-1 pathway to T-cell exhaustion: an update on implications for chronic infections and tumor evasion. Cancer Immunol Immunother, 2007, 56:739-745.
[21] Okazaki T, Honjo T. The PD-1/PD-L1 pathway in immunological tolerance. Trends Immunol, 2006,27:195-201.
[22] Lollini PL, Cavallo F, Nanni P, et al. Vaccines for tumour prevention. Nat Rev Cancer, 2006, 6:204-216.
[23] Palucka AK, Ueno H, Fay JW, et al. Taming cancer by inducing immunity via dendritic cells. Immunol Rev, 2007,220: 129-150.
[24] Sinha P, Clements VK, Ostrand-Rosenberg S. Reduction of myeloid-derived suppressor cells and induction of M1 macrophages facilitate the rejection of established metastatic disease. J Immunol, 2005,174:636-645.
[25] Guiducci C, Vicari AP, Sangaletti S, et al. Redirecting in vivo elicited tumor infiltrating macrophages and dendritic cells towards tumor rejection. Cancer Res, 2005, 65:3437-3446.
[26] 郭强,李康,徐林,等. 4T1 荷瘤小鼠肿瘤相关巨噬细胞(TAM)的表型及吞噬功能的研究. 中国免疫学杂志,2009,25:225-228.
[27] Aarntzen EH, Figdor CG, Adema GJ, et al. Dendritic cell vaccination and immune monitoring. Cancer Immunol Immunother, 2008, 57:1559-1568.
[28] Rice J, Ottensmeier CH, Stevenson FK. DNA vaccines: precision tools for activating effective immunity against cancer. Nat Rev Cancer, 2008,8:108-120.
[29] Radkevich-Brown O, Jacob J, Kershaw M, et al. Genetic regulation of the response to Her-2 DNA vaccination in human Her-2 transgenic mice. Cancer Res, 2009, 69,212-218.
[30] Weinberg AD, Evans DE, Thalhofer C, et al. The generation of T cell memory: a review describing the molecular and cellular events following OX40 (CD134) engagement. J Leukoc Biol, 2004,75, 962-972.
[31] Vergati M, Intrivici C, Haen NY, et al. Stratego for cancer vaccine development. J Biomed Biotechnol, 2010, pii:596432.
[32] Mihich E. Cellular immunity for cancer chemoimmunotherapy — an overview. Cancer Immunol Immunother, 2003, 52:661-662.
[33] Hu HM, Poehlein CH, Urba WJ, et al. Development of antitumor immune responses in reconstituted lymphopenic hosts. Cancer Res, 2002, 62: 3914-3919.
[34] Ma J, Urba WJ, Si L, et al. Antitumor T cell response and protective immunity in mice that received sublethal irradiation and immune reconstitution. Eur J Immunol, 2003, 33: 2123-2132.
[35] Yang XL, Chu YW, Wang Y, et al. Targeted in vivo expression of IFN-gamma-inducible protein 10 induces specific antitumor activity. J Leukoc Biol, 2006, 80:1434-1444.
[36] Chu Y, Xia M, Lin Y, et al. Th2-dominated antitumor immunity induced by DNA immunization with the genes coding for a basal core peptide PDTRP and GM-CSF. Cancer Gene Ther, 2006, 13:510-519.
[37] Chu Y, Yang X, Xu W, et al. In situ expression of IFN-gamma-inducible T cell alpha chemoattractant in breast cancer mounts an enhanced specific antitumor immunity which leads to tumor regression. Cancer Immunol Immunother, 2007, 56:1539-1549.
[38] Guan QD, Wang Y, Chu YW, et al. The distinct effects of three tandem repeats of C3d in the immune responses against tumor-associated antigen hCGbeta by DNA immunization. Cancer Immunol Immunother, 2007, 56:875-884.
[39] Yang X, Chu Y, Wang Y, et al. Vaccination with IFN-inducible T cell alpha chemoattractant (ITAC) gene-modified tumor cell attenuates disseminated metastases of circulating tumor cells. Vaccine, 2006, 24:2966-2974.
[40] Yu N, Xu W, Jiang Z, et al. Inhibition of tumor growth in vitro and in vivo by a monoclonal antibody against human chorionic gonadotropin. Immunol Lett, 2007, 114:94-102.
[41] Cao QH, Xu W, Wen ZK, et al. An anti-double-stranded DNA monoclonal antibody induced by tumor cell-derived DNA inhibits the growth of tumor in vitro and in vivo via triggering apoptosis. DNA Cell Biol, 2008, 27:91-100.

# 8 内分泌与肿瘤

8.1 概述
    8.1.1 激素的种类
    8.1.2 细胞内外的信息传递
8.2 类固醇激素
    8.2.1 类固醇激素的结构与分类
    8.2.2 类固醇激素的转运
    8.2.3 类固醇激素的受体
    8.2.4 类固醇激素受体的检测技术
    8.2.5 类固醇激素与生长因子的相互作用
8.3 激素与肿瘤
    8.3.1 乳腺癌相关的危险因素
    8.3.2 前列腺癌相关的危险因素
8.4 激素与致癌基因之间的相互关系
    8.4.1 *Her-2/neu/c-erbB-2* 原癌基因
    8.4.2 *Int-2* 和 *PRAD-1* 致癌基因
8.5 激素在肿瘤中的应用
    8.5.1 乳腺癌的治疗
    8.5.2 内分泌治疗的抵抗
    8.5.3 前列腺癌的治疗
    8.5.4 前列腺癌与雄激素抵抗
8.6 总结

## 8.1 概述

### 8.1.1 激素的种类

在多细胞的有机体内,构成机体生理功能并协助机体内部完成信息传递的主要有以下3个系统:①神经系统,包括电信号及化学信号的传导,该系统主要通过反射回路完成大脑与外周组织、器官或器官间的信息传递。②免疫系统,该系统通过细胞因子和抗体进行细胞间的信息传递,从而保护有机体免受外源(入侵的病原体)或内源(恶性肿瘤或应激)因素的威胁。③内分泌系统,该系统通过分泌成百上千种激素来完成其相应的生理功能。在这些系统中,所有的器官与细胞都参与基因的表达,并且分泌相应的物质以协同完成细胞间的信号传导。虽然各个系统有其各自不同的特征,但是多细胞有机体的生长与生存均有赖于上述各系统间正常的协同合作。

经典的内分泌系统理论认为,内分泌系统是由独立的内分泌腺组成。但是后来人们发现,除了这些内分泌腺以外,其他器官也可以表达和分泌激素,因此有了目前广义的内分泌系统这一名称。例如,类固醇激素中的雌激素主要是由卵巢产生,但是其他组织如胎盘和脂肪细胞也可以产生雌激素。

激素可以调控生长因子、癌基因、抑癌因子、细胞因子,以及其他涉及信号转导、细胞周期调控及细胞死亡(凋亡)的相关因子[1],因此激素在细胞增殖和分化过程中的作用十分活跃。激素表达的异常可以直接或间接地导致肿瘤的发生与发展。

激素从结构上可以分为两大类,即非类固醇激素和类固醇激素。非类固醇激素包括肽和氨基酸的衍生物,范围从复杂的多肽如黄体生成素,到小分子多肽如血管紧张素以及单个氨基酸的衍生物(儿茶酚胺)。非类固醇激素不能直接穿过细胞膜进入细胞,而是通过细胞膜上的受体及信号转导机制间接地发挥调节细胞的作用。非类固醇激素与细胞表面受体结合后可以产生或增加第二信使,如 cAMP、二酯酰甘油,或钙-钙调蛋白的表达水平,这些分子又可以激活蛋白激酶,启动信号转导通路,最终达到修饰细胞核内 DNA 结合蛋白及调节靶基因 mRNA 转录的目的。相对于非类固醇激素的作用机制而言,类固醇激素(由于其亲脂性较强)一般可以通过单纯扩散而进入细胞;也可以与特殊的受体结合,并将其激活,然后类固醇激素受体复合物转移入细胞核并与 DNA 结合,从而发挥调节 mRNA 转录的作用。

### 8.1.2 细胞内外的信息传递

激素发挥作用的方式主要包括内分泌、外分泌、旁分泌、自分泌及胞分泌等。内分泌系统信息的传递主要通过以下方式：独立的内分泌腺产生激素后，通过血液循环被转运到不同的靶细胞，靶细胞与激素结合后被激活，从而发挥相应的生理功能。而外分泌系统则为向体外的分泌，如出汗、泌乳或胆汁排泄等，上述物质由腺体产生后，在激素的刺激下由管腔排到体外。旁分泌是指细胞分泌的物质可以直接影响邻近的细胞。旁分泌对维持内环境的稳定非常重要，例如旁分泌可以促使组织在受到损伤或应激时开始增殖。旁分泌所释放的激素（如细胞因子或生长因子）异常表达与肿瘤的发生、发展密切相关。旁分泌还有另外一种作用方式，即该细胞膜上的激素可与相邻细胞膜上的受体直接作用，称为临分泌。如果某种细胞受到自身释放的激素或同类型细胞释放激素的调控，则称为自分泌。很多生长因子都通过此种方式发挥作用，例如在细胞培养的过程中，细胞自身可以合成、释放生长因子促进其生长。如果细胞合成的激素不经释放，直接在该细胞内发挥作用，则称为胞分泌。上述所有方式共同发挥着调控组织以及器官生长的作用，例如乳腺就受到了内分泌激素、乳腺间质细胞旁分泌激素以及乳腺上皮细胞自分泌激素的调控[2]。

同种激素可以通过多种作用方式完成细胞间的信息传递。儿茶酚胺类激素，如多巴胺、去甲肾上腺素以及肾上腺素既可以作为神经递质，通过旁分泌方式作用于邻近细胞，又可以作为内分泌激素作用于远处的靶细胞和组织。此外，表皮生长因子（EGF）被认为是一种多肽激素，可以与相邻细胞膜上的受体结合，通过直接接触作用于相邻细胞；然而，EGF还可以释放入血液，以内分泌的作用方式调控远处的靶细胞。

值得注意的是，一种激素可以作用于多个靶器官；相反，某一器官若要发挥功能同样也需要多种不同激素的调控。例如，睾酮可以诱导男性中肾管的分化，促进男性生殖器官和泌尿道的生长，诱导精子的发生，促进胡子和毛发的生长等。而对于泌乳这一过程来说，至少需要7种激素即催乳素、胎盘催乳素、糖皮质激素、甲状腺素、雌激素、黄体酮和催产素的作用。这一过程受到程序化的调节，使不同细胞在不同的发展阶段与不同激素结合，从而发挥相应的作用。

乳腺肿瘤和前列腺肿瘤与类固醇激素高度相关，因此本章将以这两类肿瘤为例，详细阐述类固醇激素在细胞的生长与分化、肿瘤的发生与发展以及肿瘤治疗与预防中的作用，还将讨论导致激素抵抗的分子机制。

## 8.2 类固醇激素

### 8.2.1 类固醇激素的结构与分类

类固醇激素是在肾上腺皮质、性腺（睾丸和卵巢）及胎盘某些特定细胞内的滑面内质网中合成的，其前体均为胆固醇。类固醇激素合成后即被释放到细胞外。所有体内合成的类固醇激素均含有一个共同的化学结构，即类固醇核心环。类固醇核心环与其他不同的化学结构相结合则决定了糖皮质激素、盐皮质激素、孕激素、雌激素及雄激素等不同激素的特定生物学功能。在此，将简单介绍上述几种类固醇激素，重点是与乳腺肿瘤及前列腺肿瘤发生、发展和治疗密切相关的雌激素与雄激素。

#### （1）糖皮质激素

糖皮质激素具有多种生理学功能，其中皮质醇是最主要的糖皮质激素，其在下丘脑-垂体-肾上腺轴的调控下由肾上腺皮质合成。简单地说，当机体处于应激情况时，可刺激中枢神经系统的边缘区，该区又可将信号传递给下丘脑，使其分泌促肾上腺皮质激素释放激素（CRH）。随后CRH刺激腺垂体释放促肾上腺皮质激素（ACTH），ACTH经血液循环到达肾上腺皮质，促进肾上腺皮质束状带合成、分泌皮质醇。反过来，皮质醇也可以直接通过负反馈作用调节下丘脑CRH和腺垂体ACTH的释放。

一些糖皮质激素如氢化可的松、泼尼松和地塞米松常用于治疗肿瘤患者，这些激素具有直接抑制肿瘤的作用（抑制淋巴细胞），可用于治疗淋巴细胞白血病、骨髓瘤和淋巴瘤等肿瘤；它们还可以减少T细胞的数量（可能通过抑制T细胞生长因子IL-2的基因转录而发挥作用），以及抑制B细胞的活性与增生。糖皮质激素介导的免疫抑制可能与NF-κB有关，NF-κB可以调控与免疫系统及炎性反应相关基因的转录。有研究证实地塞米松能够促进IκBα的转录，IκBα是存在于细胞质内的NF-κB抑制剂，因此地塞米松可以抑制NF-κB易位到细胞核，使其不能发挥生物学功能。细胞核内NF-κB的减少将导致细胞因子分泌的下降，从而降低免疫系统的活性[3]。若肿瘤出现脑转移，糖皮质激素还可以缓解脑水肿。糖皮质激素可直接作用于中枢神经系统的呕吐中枢，因此常用于化疗后，以预防恶心和呕吐。

#### （2）盐皮质激素

盐皮质激素是维持机体电解质平衡以及细胞外

液容量必需的一种激素。其中，醛固酮是最主要的盐皮质激素，由肾上腺皮质产生，主要作用于远端肾小管，促进钠的重吸收。实体瘤（如乳腺癌、肺癌等）的转移可导致肾上腺皮质的破坏，因此有时可导致醛固酮生成的减少。

**（3）孕激素**

孕激素的主要功能是为子宫受孕和乳腺泌乳做好准备，同时对乳腺的正常发育也起到了重要的作用。最主要的孕激素是黄体酮。黄体酮由卵巢分泌，受下丘脑-垂体轴的调控，其在月经周期中发挥重要作用。此外，黄体酮还可以诱导组织和细胞的分化（如子宫），抑制雌激素刺激细胞增生的作用。在乳腺中，黄体酮可促进乳腺腺泡的增生、肥大。由于孕激素在乳腺正常发育以及促使乳腺在妊娠、哺乳时期发生相应变化的过程中发挥了重要作用，因此孕激素对于细胞的生长和分化非常重要。孕激素及孕激素拮抗剂常用于治疗肿瘤（如子宫内膜癌和乳腺癌）。

**（4）雌激素**

雌激素与女性第二性征的发育有关。最主要的雌激素为17β-雌二醇，主要由卵巢滤泡旁细胞分泌。雌激素的分泌受下丘脑-垂体轴的调控，黄体生成素（LH）和卵泡刺激素（FSH）的协同作用可促进雌激素的合成与分泌；同时，雌激素又可通过负反馈抑制LH和FSH的分泌。

LH可刺激卵巢间质细胞持续合成雄烯二酮（雌激素的前体），而FSH则刺激这些前体在滤泡旁细胞内完成向雌激素的转化。由于雌激素含有一个芳香环结构，因此由前体转化为雌激素的过程涉及前体的芳香化，催化这一过程的酶因而被命名为芳香化酶。

妇女绝经后，卵巢停止合成雌激素。此时雌激素主要来源于肾上腺合成的雄激素，雄激素在外周组织经过芳香化转化成为雌酮，雌酮又可转化为17β-雌二醇。因此，绝经后妇女的血浆雌酮水平要高于17β-雌二醇。此外，肥胖的绝经后妇女血浆雌酮水平更容易偏高，这可能由于脂肪细胞是主要的芳香化场所[4]。因此肥胖引起的雌激素水平升高，增加了绝经后妇女患乳腺癌的风险。

雌激素通过刺激特定细胞的增殖和生长，以促进、维持乳腺与子宫的生长、发育。雌激素还可促进黄体酮受体（PR）的表达。雌、孕激素可以共同调节如生长因子、细胞周期相关基因的表达以促进细胞的增殖。目前认为，这两种激素在乳腺肿瘤的发生和发展过程中起着重要的作用。

**（5）雄激素**

雄激素主要与男性第二性征的发育有关。雄激素大多数来源于睾丸，少数（血液循环中雄激素总量的10%~15%）肾上腺合成。雄激素中最主要的激素是睾酮，主要由睾丸间质赖迪（Leydig）细胞合成。雄激素的合成受下丘脑-垂体轴的控制。此外，LH可刺激睾酮的合成与分泌。虽然血浆中LH水平可上下波动，但是在成年男性中，睾酮的水平是非常平稳的。

在大多数雄激素的靶细胞内，睾酮可被5α-还原酶转化为活性更强的双氢睾酮（DHT），DHT在某些组织中发挥重要的作用。例如，DHT对前列腺正常的生长发育、功能维持以及男性第二性征的发育都起了一定的作用。肾上腺分泌的雄激素主要是脱氢表雄酮（DHEA）及其硫酸盐（DHEA-S），同时还产生少量的雄烯二酮。虽然肾上腺产生的这些雄激素作用较弱，但是它们可在腺外组织中转化为睾酮。肾上腺合成的雄激素可促进青春期发育。雄激素可刺激前列腺肿瘤的生长，因此，抑制雄激素或抑制其作用对前列腺肿瘤的治疗非常关键。

## 8.2.2　类固醇激素的转运

类固醇激素为疏水分子，一经合成即被释放入血。血液循环中的类固醇激素以游离的形式或者与血浆转运蛋白结合的形式存在，半衰期为30~90min。血浆中游离激素与结合激素的含量呈动态平衡，受血浆中类固醇激素的含量、结合蛋白的数量以及结合蛋白与激素亲和力的调控。例如，血液循环中大多数17β-雌二醇是与性激素结合球蛋白（SHBG；37%）和白蛋白（63%）相结合的，因为在血浆中这些蛋白有足够的含量，仅有1%~2%的17β-雌二醇处于游离状态。类固醇激素与血浆转运蛋白结合后，其半衰期和活性均可发生变化。虽然在某些细胞中，被摄入的结合形式的激素可以发挥一定作用，但是目前仍认为，游离的激素才是具有生物活性的。

影响SHBG水平的因素可间接地调控结合17β-雌二醇与游离17β-雌二醇的含量，因此也可改变激素所发挥的生物学作用。例如，雌激素可刺激SHBG的合成，而肥胖、雄激素和孕激素则会抑制SHBG的产生[5]。抗雌激素药物他莫昔芬和某些食物如亚麻籽已被证实有增加SHBG含量的作用[6]。结合17β-雌二醇与游离17β-雌二醇含量的变化提示上述物质可应用在乳腺癌的治疗与预防中。与激素竞争转运蛋白的药物可以通过增加游离激素的含量,提高激素的生物学活性。

### 8.2.3 类固醇激素的受体

虽然有些细胞是通过主动转运摄取类固醇激素,但类固醇激素主要还是通过扩散的方式进入细胞。在靶细胞内,激素与相应的受体相结合,而受体一般是位于细胞质和细胞核的大分子蛋白。类固醇激素受体是核受体蛋白超家族成员。目前,该家族已有150多个受体,而且这些受体涵盖了多种动物种属,从蠕虫到昆虫再到人类都存在该受体。这些受体拥有共同的结构以及保守的功能区域,其中最重要的保守功能区域是 DNA 结合区。受体的这段 DNA 结合区通过与 DNA 上的激素调节元件(HRE)结合,将靶基因与受体连在一起。DNA 结合区有66~68个氨基酸,包括9个半胱氨酸残基,其中8个半胱氨酸残基参与2个锌指结构的组成,即每个锌离子与两对残基相连接,因此这个区域不易形成结构二聚体。类固醇激素受体还包括不同的 N 端区域,目前认为该区可调节转录活性;不同的铰链区域,含有必需的核转位信号,使受体转运至细胞核内;保守的配体结合区域,与配体结合可激活受体活性,该区还可以结合热休克蛋白以及参与受体的二聚体化;受体还有不同的 C 端区域,该区没有特殊的功能。

静止状态下,类固醇激素受体与热休克蛋白(以分子量90 000大小为主)相结合,以多聚体的形式存在于细胞质。热休克蛋白可以屏蔽 DNA 结合区域,阻止受体与 DNA 上的激素调节元件相结合。当激素与受体结合后,热休克蛋白解离,从而受体被激活。类固醇激素与相应受体结合后可改变受体的结构,即发生二聚体化,受体因此从静止构象转变为激活构象。被激活的类固醇-受体复合物与 DNA 上的激素调节元件有很强的亲和力,一旦复合物与 HRE 相结合即导致基因的激活,如可增强基因的转录(图8-1)。但是在某些情况下,受体与基因结合后,可降低基因的活性。

细胞内类固醇受体的数量非常重要,可以影响靶细胞对激素的反应。例如,前列腺和子宫都含有黄体酮、雌激素及雄激素的受体,但是各种受体的含量在两种组织中差异很大,子宫主要是黄体酮和雌激素的靶器官,而前列腺则主要受雄激素的调控。细胞内受体含量的增加或减少由受体 mRNA 的水平决定。例如,蛋白激酶 C(PKC)可降低雌激素受体(ER)mRNA 的表达水平,因此,如果用 PKC 激活剂

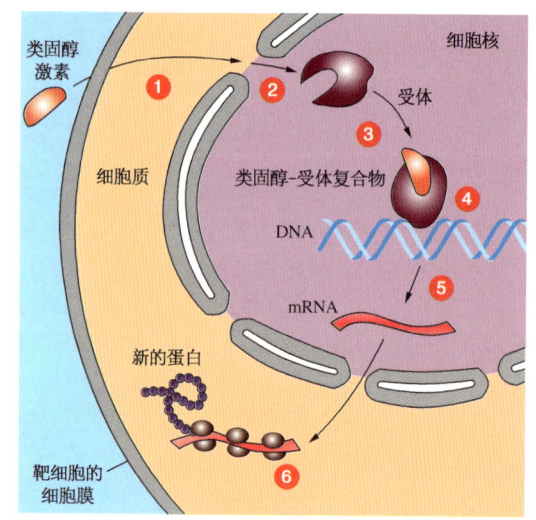

图 8-1 类固醇激素的作用机制

刺激 ER 为阳性的乳腺癌细胞,可导致 ER 的 mRNA 水平下降[7]。

此外,上调类固醇激素受体的含量对肿瘤的临床治疗有一定意义。例如,T 细胞受到糖皮质激素刺激后会出现程序性死亡,即凋亡。当 T 细胞与激素接触时,细胞内类固醇激素受体含量增加,这主要是由激素水平的变化所致。而子宫内膜细胞在月经初期之所以会发生死亡,也是因为体内黄体酮和17β-雌二醇水平的下降。除此以外,类固醇激素还可以调节自身受体以外其他类固醇激素的受体。例如,17β-雌二醇可以通过增加黄体酮 mRNA 的含量,使相应蛋白质合成增加,从而上调黄体酮激素的受体。然而,黄体酮却可以抑制雌激素受体(ER)的合成,以此调节自身受体的含量。

受体上与配体结合区域的特异性决定了能够与该受体相结合的激素种类。由于有些受体之间的配体结合区域同源性很高,因此这些受体可以与不同种类的激素发生不同程度的交叉反应。例如,孕激素常常会表现出雄激素样的作用,这就是由于孕激素可以与雄激素受体相结合,且亲和力很高。此外,受体上的 DNA 结合区域还可以通过 DNA 上的激素调节元件发挥调控作用,该区域的特殊氨基酸序列可以决定被激活的靶基因。有时,受体间也会形成嵌合体,如17β-雌二醇受体上的配体结合区域可以与糖皮质激素受体上 DNA 结合区域相结合形成嵌合体。17β-雌二醇激活该嵌合体之后可导致糖皮质激素相关基因的转录,而不是雌激素相关基因的转录[8]。由于黄体酮受体和糖皮质激素受体上 DNA 结合区域之间的高度同源性,目前认为这两种受体

可以激活相同的激素调节元件。

受体发生突变可以改变激素的活性,从而也会影响靶器官的功能,这对癌症的发生、发展以及治疗有着重要的意义。例如,Taplin等[9]证实,10例雄激素非依赖性前列腺癌伴转移的患者中有5例存在着雄激素受体基因的点突变,而且所有突变都发生在受体与配体结合区域。深入研究显示,其中两个雄激素突变受体可以被黄体酮和雌激素激活。

## 8.2.4 类固醇激素受体的检测技术

在乳腺癌的患者中测定雌激素受体(ER)和黄体酮受体(PR)具有一定的临床意义,因为评估这些受体有助于预测患者对内分泌治疗的反应与疗效[10]。例如,在雌激素受体和黄体酮受体均为阳性的乳腺癌患者中,约有70%的患者对早期的内分泌治疗有效。相反,雌激素受体和黄体酮受体均为阴性的患者中,仅有≤10%的患者对该治疗有效。同样,绝经后的ER为阳性的原发肿瘤患者通常都会接受他莫昔芬(一种抗雌激素药物)的辅助治疗,在这种情况下,他莫昔芬可以提高疗效和患者总的生存率[11]。

### (1) 放射配体检测法

放射配体检测法是目前应用最广泛的传统的检测类固醇激素受体含量的方法,也称葡聚糖包被活性炭检测法。该方法先将肿瘤组织进行匀浆处理,之后将所得的匀浆进行超速离心,最后留取上清液即为细胞溶质。将所得上清液与$^3$H标记的激素共同孵育,使得有放射性标记的激素与相应受体充分结合,之后再加入由葡聚糖包被的活性炭将未被结合的激素吸附、沉淀下来,而受体-放射性标记的激素复合物则仍然留存在上清液中,通过测定上清液中$^3$H的浓度反映受体的含量。虽然不同的实验室阳性受体定义的域值范围不同,范围在3~20 fmol/mg细胞溶质蛋白。但是,如果所测得的受体含量>10 fmol/mg细胞溶质蛋白,一般则认为该肿瘤组织中雌激素受体和(或)黄体酮受体为阳性。由于受体阳性的定义域值不同,从而造成不同的实验室检测出的肿瘤组织中所含受体的数量也不尽相同。例如,有的实验室测出肿瘤中某个受体为阳性,而另外的实验室则认为该肿瘤的某个受体为阴性。这也可以解释为什么有些"受体为阴性"的肿瘤患者对激素治疗也有一定的疗效。相对来讲,这种放射配体检测法需要较大量的新鲜或新鲜冷冻组织,而且不能辨别出受体的细胞来源。此外,如果被检测的组织中受体为阳性的肿瘤细胞含量较少,由于非肿瘤组织相对较多,该方法可导致假阴性结果。放射配体检测法还可被内源或外源性受体结合物假性抑制。

### (2) 免疫细胞化学检测法

免疫细胞化学检测法现已成为常规的类固醇激素受体检测法。免疫细胞化学检测法相对于放射配体检测法有以下几个优势:只需要少量的组织样本,检测过程更快速,也不需要使用放射性复合物。同样,也不会由于受体被他莫昔芬或雌激素所占据而出现假阴性的结果。由于该法的基本原理是抗体与抗原决定簇的结合,所以免疫细胞化学检测法不像放射配体检测法那样只能检测出有功能的类固醇激素受体。

有一种利用单克隆抗体的免疫细胞化学检测法为雌激素受体(ER)的酶免测定法。该法先将肿瘤组织进行匀浆处理,将所得匀浆进行超速离心,之后留取上清液即为细胞溶质。然后将由ER抗体包被的珠子与制备好的细胞溶质共同孵育,ER则可以与表面包被了ER抗体的珠子相结合、沉淀,然后将剩下的上清液丢弃。接下来再加入结合了色原体(即媒染料的一种,遇到显影剂后可以出现颜色改变)的ER抗体,该抗体也可以与ER结合。在去除了多余的含有色原体的ER抗体后,将最后得到的结合了抗体珠和含色原体抗体的ER复合物与显影剂共同孵育。溶液颜色的深浅会随着样品中ER的含量而变化,经过分光光度计的测定,与标准曲线相比较后便得到样品中ER的浓度。同样,如果所测组织中的受体含量<10 fmol/mg细胞溶质蛋白,通常被认为该受体为阴性。免疫细胞化学检测法所得到的ER和PR含量结果与传统的生化检测法(放射配体检测法)相类似,因此,有着同样的缺陷,即由于需要肿瘤组织的匀浆,所以无法获知肿瘤细胞相关的形态学。

### (3) 免疫组织化学方法

免疫组织化学方法可以直接观察到肿瘤组织上受体的状态及其组织学特征。最常用的方法为抗生物素蛋白-生物素-过氧化物酶法。首先活检组织样本先经甲醛溶液固定,然后经石蜡包埋、切片后得到组织切片,将所得的组织切片与相关的特异性类固醇激素单克隆抗体(一抗)共同孵育(单克隆抗体可以从生物公司提供的试剂盒得到),经过孵育后一抗与受体形成复合物。之后再将切片与生物素化的二抗共同孵育。二抗是一抗的特异性抗体,因此可以与一抗特异性结合。最后再加入抗生物素蛋白-过氧化物酶复合物,以及色原体,因此类固醇激素受体即可显示出颜色以供观察(图8-2~8-6)[12]。

当然,还有其他"三明治式"的免疫组织化学方法。这种方法主要是染细胞核,并且可以检测石蜡包埋的体积较小的肿瘤组织,以及由细针从肿瘤组织中抽吸出来的细胞学标本。该方法的优点是可以明确肿瘤细胞上是否存在被检受体,同时还可以显示肿瘤组织中受体的异质性。ER 免疫细胞化学检测法的结果虽然涉及半定量,但是通常只能简单地提示受体为阳性或是阴性。而免疫组织化学法结果中若有 10% 以上的细胞核染色为阳性即提示受体为阳性,这与放射配体检测法中 10 fmol/mg 细胞溶质蛋白的阈值相类似。

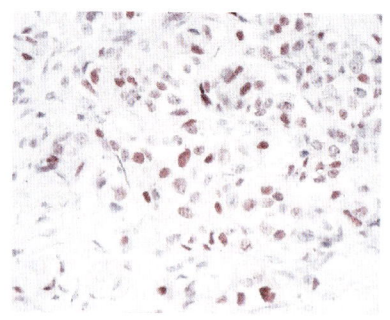

图 8-5　雌激素受体表达相对较低的乳腺癌(×400)

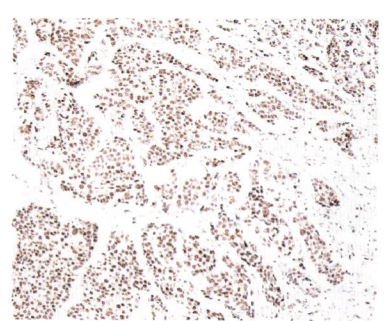

图 8-2　雌激素受体表达相对较多的乳腺癌(×100)

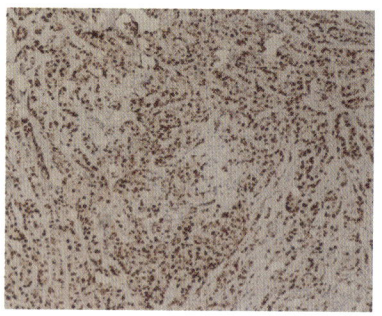

图 8-6　孕激素受体表达相对较多的乳腺癌(×100)

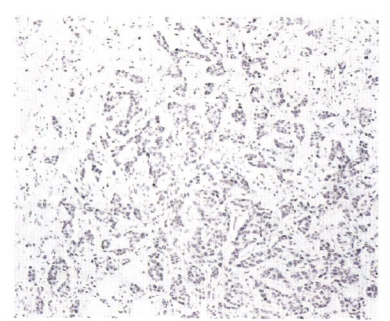

图 8-3　雌激素受体为阴性的乳腺癌(×100)

### 8.2.5　类固醇激素与生长因子的相互作用

本节将以乳腺肿瘤为例,探讨类固醇激素与生长因子在肿瘤发生、发展过程中所发挥的作用。在乳腺组织中主要包含 3 种不同的分化细胞:间质的成纤维细胞、肌上皮细胞和上皮细胞。大多数有关乳腺生长发育、增生以及分化的研究都集中在上皮组织。这主要是由于在绝经前的妇女中,上皮组织呈动态变化,不断地重复着增生与凋亡的过程。ER 与 PR 按一定的比例存在于上皮细胞上,有种假说认为雌激素、孕激素共同调节乳腺组织的生长,其中部分作用机制是刺激自分泌/胞分泌/旁分泌的生长因子释放通路[13]。雌激素还可以增加乳腺癌细胞合成具有自体刺激作用的丝裂原如 TGF-α、EGF、IGF-Ⅰ 等。此外,雌激素还能抑制生长因子 TGF-β 的合成。在正常情况下,TGF-β 可抑制乳腺癌上皮细胞的增殖,同时还能刺激间质细胞的生长。雌激素、孕激素以及生长因子之间的复杂关系与正常乳腺组织的生长以及肿瘤的发生均有密切的关系。

乳腺肿瘤组织上除了存在类固醇激素受体之外,还经常表达 EGF 受体。EGF 是转化生长因子(如 TGF-α)家族的成员,双向调节因子可以与 EGF

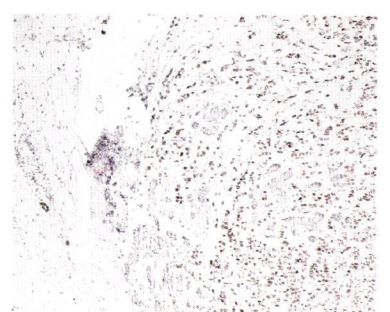

图 8-4　雌激素受体表达相对较低的乳腺癌(×100)

受体结合,从而激活受体内的酪氨酸激酶,促进细胞内的信号转导功能。乳腺肿瘤组织中 EGF 受体的高表达通常提示患者的预后较差,并常伴随 ER 的减少,甚至是缺失。这也提示 EGF 受体与激素受体之间的关系。有趣的是,雌激素可以调节乳腺上皮细胞对 EGF 的反应能力。另外,研究还发现在 ER 为阳性的乳腺癌细胞系中,双向调节因子的含量较 ER 为阴性的细胞系高,而雌激素的治疗也可以增加双向调节因子的含量。目前,在肿瘤组织中还发现了 EGF 受体的同源受体,如 Her-2/neu[14](图 8-7)或者 c-erbB-2 受体,并且这些受体的表达在近 30% 的乳腺癌患者中都有所增加。通常这些肿瘤患者对激素治疗不敏感(ER 及 PR 阴性),并且具有高度的增生性和侵袭性,提示其预后较差[15]。

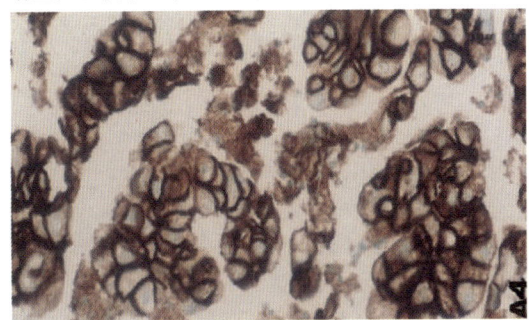

图 8-7 Her-2/neu 受体为阳性的乳腺癌

雌激素可以通过合成蛋白酶而刺激肿瘤的生长,蛋白酶还可以激活其他生长因子的前体,如 TGF-α。由于雌激素受体拮抗剂他莫昔芬可以阻断 TGF-α 表达的增加,提示雌激素在体外诱导 TGF-α 表达增加的作用是受 ER 调节的[16]。TGF-α 表达的增加与内分泌抵抗有关,但是这一现象的相关作用机制尚不清楚。有研究显示,肿瘤活检组织中另一种转化生长因子 TGF-β 的过度表达可刺激局部组织基质膜和胞间基质成分的改变,从而促使乳腺肿瘤细胞进一步浸润、生长。虽然在体外利用 TGF-β 干预上皮组织(恶性或正常的)常常可以抑制组织的生长,但是在一些恶性肿瘤细胞中却发现 TGF-β 可以刺激细胞的生长。

有研究发现,在 ER 阴性以及药物治疗无效的乳腺癌中,细胞蛋白激酶 C(PKC)的表达是增加的。蛋白激酶可以使细胞内蛋白磷酸化,而 ER 上特殊位点的磷酸化可导致 ER 功能的失活。PKC 激动剂治疗 ER 阳性的乳腺癌可以下调 ER 的表达。也有一些研究提示,ER 和 PR 上其他不同位点的磷酸化也可以激活该受体,而这种磷酸化可以由生长因子激活,如胰岛素样生长因子 I(IGF-I)[17]。由此可见,乳腺组织生长与分化的调控机制是十分复杂的,故激素与生长因子之间的相互作用机制,以及它们在恶性肿瘤发生、发展过程中所发挥的作用尚需深入研究。

## 8.3 激素与肿瘤

激素对肿瘤的发生起到了一定的作用,目前已知它们对细胞的分化具有重要的影响。异常的激素信号传导通路可以刺激细胞的增殖,导致细胞内基因水平表达的异常,如促进有丝分裂、DNA 的复制以及细胞的分裂等,这些变化都可以在 DNA 完成自我修复之前发生。因此,虽然激素本身并不具有遗传毒性,但是它们却可以增加基因突变的发生。目前,对于激素促进相关肿瘤发生的作用机制已有深入细致的研究,如乳腺癌与前列腺癌。

### 8.3.1 乳腺癌相关的危险因素

现将乳腺癌相关的危险因素总结如表 8-1[18]。

表 8-1 乳腺癌相关的危险因素

| 危险因素 | 低风险 | 高风险 | 相对危险度 |
|---|---|---|---|
| 性别 | 男性 | 女性 | 18.3 |
| 卵巢切除术年龄 | <35 岁 | 无 | 2.5 |
| 月经初潮年龄 | ≥14 岁 | ≤11 岁 | 1.5 |
| 生育年龄 | <20 岁 | ≥30 岁 | 1.9 |
| 经产数 | ≥5 | 未经产 | 1.4 |
| 自然绝经年龄 | <45 岁 | ≥55 岁 | 2.0 |
| 肥胖(BMI) | <22.9 | >30.7 | 1.6 |
| 口服避孕药物 | 无 | 有 | 1.0 |
| 雌激素替代治疗 | 无 | 有 | 1.4 |
| 乳房 X 线摄片密度增高 | 无 | ≥75% | 5.3 |

注:相对危险度以低风险组为对照。

(1) 月经初潮年龄

月经初潮年龄过早(≤11 岁)以及绝经年龄过晚(≥55 岁)均可轻微增加患乳腺癌的风险。这主要是由于月经初潮年龄过早以及绝经年龄过晚均延长了卵巢释放的激素对乳腺的作用时间。一项以芬兰女孩为随访对象的队列研究,从女孩青春期开始一直随访到其成年,研究发现月经初潮年龄过早

(12岁以前)可以显著增加青春期雌二醇的水平,并且初潮年龄过早的女性在其21~31岁时,卵泡期(非黄体期)雌二醇的水平也显著增加[19]。此外,在初潮年龄过早的妇女中,性激素结合球蛋白(SHBG)水平较那些初潮年龄在13岁以后的妇女低30%。

**(2) 生育史**

妇女首次妊娠的年龄越早,患乳腺癌的风险也就越小。足月妊娠也可以降低发生乳腺癌的风险。然而上述现象的发生机制目前尚不十分清楚。在妊娠早期,乳腺导管、腺泡以及乳腺小叶组织均呈现超常增生的状态。此外,在乳腺的终导管及乳腺小叶还存在干细胞的分化。这种干细胞的分化、诱导可能降低乳腺发生癌变的风险,因此妊娠可能起到了"预防"乳腺癌的作用。有调查数据显示,生育次数可影响体内雌激素的水平或雌激素的生物利用度。Bernstein等[20]比较了修女和那些经产姐妹的血、尿激素水平,发现经产的妇女月经周期较短,并且其月经周期第11天的血浆雌二醇水平较修女的低22%。该研究还发现,在绝经前的妇女中,经产妇女SHBG的结合能力比那些无生育史的妇女高10%~12%。但是并未发现SHBG与生育次数之间有相互的关联。而在绝经后的妇女中,生育史对SHBG的水平并无影响。

**(3) 肥胖**

肥胖可增加绝经妇女患乳腺癌的风险,这可能是由于脂肪细胞是主要的芳香化场所,因此肥胖的妇女可以产生较多的雌激素。由于肥胖可以减少SHBG的含量,因此肥胖的绝经后妇女患乳腺癌风险的增加也可能与相关激素的生物利用度增加有关。

**(4) 年龄**

乳腺癌的发病率随年龄的增加而逐渐增长,但是妇女在50岁以前发病率的增长速度相对较快。这主要与卵巢的功能有关,卵巢可以合成、释放性激素,从而在月经周期促进乳腺细胞的增殖。绝经后,乳腺癌的发病率虽然也随年龄的增加而增长,但是增长的速度则会减缓。

**(5) 种族**

已有研究评估乳腺癌患病率较低的人群(如亚洲的一些地区)体内雌激素水平是否也相对较低。在研究中比较了绝经前的西方妇女与亚洲妇女(中国和日本)体内的雌激素水平,结果发现亚洲妇女雌激素水平普遍较低。然而,当从乳腺癌患病率较低的国家移民到西方国家之后,其乳腺癌的患病率也渐渐达到了西方国家的患病率水平,这也提示饮食对患病率的影响。近年来有报道提示,在非洲裔美国妇女的尿液中雌激素活性代谢产物的含量要高于高加索美国妇女[21],因此,非洲裔美国妇女乳腺癌的发病率较高加索美国妇女要高。

**(6) 乳房X线摄片密度增高**

研究显示[22],乳房X线摄片上显示密度增高的妇女患乳腺癌的风险增加。雌激素可以影响乳腺密度的理论已经被证实,而且雌激素水平下降后可以降低乳腺的密度[23]。因此,乳房X线摄片密度增高与雌激素水平之间的相互作用,对于解释乳房X线摄片密度增高可以增加患乳腺癌的风险有十分重要的意义。

**(7) 饮食成分**

1)脂肪 不同国家的乳腺肿瘤患者的死亡率是不同的,其与饮食中脂肪之间的关联让我们得出这样一个假设,即高脂肪饮食可以增加患乳腺癌的风险。

2)膳食纤维 针对不同国家的病例-对照研究结果显示,饮食中高含量的纤维可以降低患乳腺癌的风险,这可能与雌激素的作用有关。例如,高纤维饮食可以通过减少雌激素的肝肠循环,从而降低血液循环中雌激素的含量。

3)亚麻籽和木聚糖 有研究发现在哺乳动物的肠道内,由植物前体合成的木聚糖和植物雌激素可以影响激素的代谢,从而对乳腺癌的发生起到保护作用。哺乳动物体内的木聚糖是亚麻籽的前体在肠道菌群的作用下而生成的,主要包括肠内酯和肠二醇。这些化合物在结构上与他莫昔芬、已烯雌酚和雌二醇相类似。这些木聚糖具有广泛的生物学活性,包括刺激SHBG的合成、抑制生长和抑制增殖的作用。此外,木聚糖还可以与雌激素受体相结合,具有抑制芳香酶的活性、抑制血管生成以及抗氧化作用。因此,亚麻籽及木聚糖可以拮抗雌激素的生物活性,从而可能在乳腺癌的预防与治疗中发挥潜在的作用。

**(8) 口服避孕药**

大量的病例-对照研究以及一些前瞻性研究已经评估了口服避孕药与乳腺癌患病风险之间的关系。由于不同避孕药所含的激素成分不同,且使用方式也有所差异,因此使得评估工作变得很复杂。然而,并没有确凿的证据提示口服避孕药可以增加患乳腺癌的风险。口服避孕药主要是通过抑制促性腺激素的分泌而起到避孕作用,进而可以减少卵巢合成性激素。但是这一潜在的保护性作用可以被口服避孕药中的性激素成分所抵消。

### （9）激素替代治疗

激素替代治疗（HRT）主要用于绝经后的妇女，以减轻更年期的症状，同时降低发生骨质疏松和心血管疾病的风险。有关 HRT 的流行病学研究显示，HRT 确实可以增加乳腺癌的患病风险，是正常对照的 1.3～2 倍[24]。研究主要是从以下几个方面进行患病风险的评估，即用药时间、患者年龄和绝经后的状态。研究显示妇女服用 0.625 mg 雌激素后，与雌激素结合的 SHBG 含量增加，大约是未经激素替代治疗妇女的 2 倍。有乳腺癌家族史的妇女经激素替代治疗后，患乳腺癌的风险则会更高，为正常的 4～6 倍。目前有关雌激素、孕激素联合使用的替代治疗的数据尚不充足，但是黄体酮可以促进乳腺组织的增生，因此推测联合用药可能使妇女患乳腺癌的风险增加。

如果激素发挥作用的通路异常可以直接或间接导致癌症的发生，那么性激素的拮抗剂则可以阻断雌激素诱导乳腺细胞的增生，通过抑制或延迟癌症的发生、发展来减少乳腺癌的发病率。例如，抗雌激素药物他莫昔芬不仅在治疗转移的乳腺癌和减少癌症复发方面有疗效，而且还可以降低患者对侧乳腺发生癌变的概率。

编码人芳香酶的基因（CYP19）主要在卵巢、胎盘和脂肪组织中表达，并且每种组织都有各自不同的启动子区域。乳腺组织中，在不同象限的脂肪组织内，芳香酶的活性与肿瘤发生的部位及人类 CYP19 基因的突变有关。芳香酶在转基因老鼠乳腺内的过表达可诱发乳腺的异常增生及细胞核的异常，这些现象均提示为癌前病变。因此，对乳腺组织中芳香酶基因的调控在乳腺肿瘤发生的过程中也起着非常重要的作用。

## 8.3.2 前列腺癌相关的危险因素

研究结果提示雄激素与前列腺癌的发生有关。

### （1）阉割

在青春期前睾丸就被切除的男性是不会患前列腺癌的，这提示完整的激素环境对于前列腺癌的发生、发展极为重要[25]。而那些体内雌激素水平较高的男性，如肝硬化的患者，前列腺癌的患病率也相对较低。肝硬化患者的肝脏内雌激素代谢活动减少，且常伴有睾丸萎缩和乳腺发育。

### （2）性行为

首次性行为的年龄较早，有多个性伴侣或者有性传播疾病病史的男性患前列腺癌的风险轻度升高，分别为正常人的 1.3 倍、1.2 倍和 1.9 倍。虽然感染性因素也可能起到了一定的作用，但是这些现象提示性行为的增加以及刺激素（雄激素）释放的增多与前列腺癌之间的关系。

### （3）输精管切除术

Key 等[26]通过对 9 个临床研究的 Meta 分析后发现，行输精管切除术的男性前列腺癌的风险是正常对照人群的 1.54 倍。但是由于研究结果不一致，所以输精管切除术是否增加患病风险的结论目前仍有争议。有研究发现输精管切除术后，体内激素水平可以发生改变，但此结果尚需更多循证医学证实。

### （4）年龄

前列腺癌的患病率随年龄的增长而上升。随着年龄的增长，男性血清睾酮水平逐渐下降，而前列腺良性增生的患病率逐渐增加，但是这两种因素似乎均与前列腺癌的发生无关。

### （5）种族

不同种族中前列腺癌的患病率有所差异。在非裔美国人中，前列腺癌的患病率和死亡率均高于高加索美国人。相关的流行病学调查显示，与白种人相比，黑种人前列腺癌患者的发病年龄相对较轻，且病情较重，存活率显著下降[27]。这些现象支持了黑种人具有比较特殊的前列腺癌生物学特征的这一说法。一些研究发现黑种人体内睾酮水平高于白种人，但是这种种族间激素水平的差异似乎与年龄相关。与白种人相比，年轻的黑种人体内睾酮水平较高，但是 40～50 岁的人群，两个种族的激素水平相似。因此，在前列腺癌高发的年龄，黑种人与白种人的睾酮水平基本上是相同的。这也不能排除早期暴露在高水平的睾酮环境增高黑种人前列腺癌患病率的可能性。

### （6）饮食

有一些研究显示高脂肪饮食与前列腺癌有一定的相关性。例如，日本和我国台湾地区男性前列腺癌的患病率要明显低于西方国家的男性，提示饮食可能会影响前列腺癌的发生。有研究显示减少饮食中脂肪的摄入，可以降低体内雄激素的水平。

### （7）肥胖

肥胖可以轻微增加患前列腺癌的风险，约为正常对照人群的 1.3 倍。这可能是由于肥胖患者在生理学方面对性激素代谢存在一定的影响，并且他们可能有着某种特殊的饮食习惯。

### （8）性激素水平

目前，有关评价性激素水平与前列腺癌之间相互关系的数据尚不一致。一些评估血清中激素水平的研究发现,低水平的双氢睾酮(DHT)、高比值的睾酮/双氢睾酮,以及高水平的雄烯二酮可以增加患前列腺癌的风险[28]。由于血浆中的激素水平与前列腺中的激素水平相关性不强,因此血浆中睾酮/双氢睾酮的比值只能为人们预测前列腺内激素的活性提供间接的信息。但是,另外有一些研究并未肯定激素与前列腺癌之间的关系。人们通过测定雄激素的代谢产物可以获知5α-还原酶(该酶可以将睾酮转化为双氢睾酮)的活性。有研究观察到5α-还原酶活性在不同的人群中存在差异,年轻的黑种人与白种人的雄激素代谢产物水平要明显高于年轻的日本男性。

#### (9) 吸烟

吸烟与前列腺癌之间的关系也是具有争议的。一篇总结了20项临床研究的综述(其中有10项研究显示吸烟可以增加患前列腺癌的风险)提示,吸烟者患前列腺癌的风险是正常对照人群的1.16倍[26]。在吸烟的中年男性体内,外周循环中睾酮的含量较高。

## 8.4 激素与致癌基因之间的相互关系

肿瘤的发生可能受到激素的间接影响,但亦可能是由于基因的变化导致激素依赖性肿瘤的发生。

### 8.4.1 Her-2/neu/c-erbB-2 原癌基因

10%~30%的乳腺癌组织中有上述原癌基因的过表达。Her-2/neu 的产物是细胞膜酪氨酸激酶受体,该受体与EGF受体存在同源性。Her-2/neu 的增加被认为是乳腺癌早期病变的发生,这与ER和PR的缺失有关,可预测乳腺癌的侵袭性。Olsson 等[29]报道,在20岁以前或晚育龄期口服避孕药可使 Her-2/neu 增加,从而增加患乳腺癌的风险。首次妊娠年龄偏大亦可能因 Her-2/neu 的表达过高而增加患肿瘤的风险。

### 8.4.2 Int-2 和 PRAD-1 致癌基因

Int-2 基因的增加或过表达与肿瘤的ER为阳性、侵袭性强且预后较差相关。Int-2 基因是纤维生长因子家族成员,在4%~23%的乳腺癌患者中均有增加。既然 Int-2 基因并非在大多数的乳腺癌患者中增加,那么另一个相关基因(例如与 Int-2 在同一条染色体上的相邻基因)则可能更为重要,这个基因为 PRAD-1。PRAD-1 基因的产物是细胞周期蛋白D1(cyclin D1),该蛋白在细胞周期控制中起重要的作用。由于在 MCF-7 细胞株中雌二醇能够诱导细胞周期蛋白D1的产生,而雌激素拮抗剂则可下调细胞周期蛋白D1的表达,因此可以推断细胞周期蛋白D1的表达是受雌激素调控的。这些研究结果再一次提示激素可能影响这些基因的表达。

## 8.5 激素在肿瘤中的应用

### 8.5.1 乳腺癌的治疗

早在1896年就有研究发现,将乳腺癌患者的卵巢切除后能够使皮肤上的转移灶萎缩,由此开始了乳腺癌的内分泌治疗。很多因素都预示了内分泌治疗可能是有效的,其中,激素受体是最为重要的因素。在ER阳性或PR阳性的乳腺癌患者中,激素治疗的有效性约为70%;而激素治疗在受体为阴性的乳腺癌患者中,其有效性仅为10%。因此受体的含量对预测疗效是很重要的。然而,激素对肿瘤的疗效与肿瘤受体阳性之间并不存在绝对的关系。这种偏差可能与受体的变异有关,目前已经发现ER受体有众多的变异体。有研究分析了大约3 000例原发性乳腺癌患者的病理标本,发现64%绝经前的患者和79%绝经后的患者ER为阳性。除此之外,62%年龄在50岁以下的患者和80%年龄在50岁以上的患者ER为阳性。目前认为年龄与月经因素是很好的预测ER阳性的预测因子。同时研究还发现有58%绝经前的患者和53%绝经后的患者PR为阳性。研究并没有提示PR与年龄及月经存在相关性。然而,PR阳性可能与原发性肿瘤的体积大小有关。

#### (1) 去除卵巢功能

去除卵巢的功能能够减少与受体相结合的雌激素的数量,从而减少雌激素诱导的基因转录,可抑制肿瘤的生长。卵巢功能的去除包括外科去势(卵巢切除术)、放疗、应用LHRH类似物进行生化去势(亮丙瑞林、布舍瑞林)。这些治疗可用于那些绝经前对内分泌治疗可能有效的女性。

#### (2) 雌激素拮抗药物

雌激素拮抗药物可以与雌激素受体(ER)竞争

性结合，从而抑制雌激素诱导的细胞增殖。雌激素拮抗药物按照结构可以分为两类：非类固醇类和类固醇类。

他莫昔芬是非类固醇类雌激素拮抗药物。虽然目前尚未阐明其所有的作用机制，但是已知他莫昔芬可以与循环中的雌激素竞争性结合ER，从而激活受体。虽然他莫昔芬-雌激素受体复合物可以与靶基因上的雌激素调节元件(ERE)结合，但无法介导基因转录，从而抑制细胞的生长。他莫昔芬-雌激素受体-雌激素调节元件复合物的作用机制可能与转录因子有关，也可能与改变雌激素与ER的相互作用有关。他莫昔芬还具有轻微的雌激素激动剂的作用，诸如在子宫和骨骼组织中。由于这些组织中存在其他功能更强的影响转录活动的蛋白，因此他莫昔芬的雌激素激动作用则相对较强。目前认为他莫昔芬与ER结合后，能够通过位于受体上的A/B结构域的转录激活位点AF-1加强转录，即使在雌激素缺失的情况下，AF-1仍可以被激活。另一个位于配体结合域的转录激活位点AF-2可以被雌激素激活，而受他莫昔芬的抑制。人们发现在对激素敏感的人乳腺癌细胞中，他莫昔芬可以降低正性的生长因子水平（如TGF-α）。在应用他莫昔芬治疗乳腺癌后，生长抑制物TGF-β1的表达被诱导增加。

由于他莫昔芬毒性较低，因此常常作为一线药物治疗对激素敏感的转移性乳腺癌，用于绝经前和绝经后的妇女。他莫昔芬治疗肿瘤的有效率与应用其他内分泌治疗手段所取得的效果相当。但是，他莫昔芬的应用却增加了患子宫内膜癌的风险，为正常人的2～3倍。研究已表明他莫昔芬能够刺激人子宫内膜癌的生长，这可能与他莫昔芬在子宫内膜组织发挥雌激素激动剂的作用有关。新的非类固醇类抗雌激素药物，诸如托瑞米芬(toremifine)、屈洛昔芬(droloxifene)、曲沃昔芬(trioxifene)与他莫昔芬不同，具有拮抗剂的作用。

类固醇类雌激素拮抗药物已被合成，例如雌二醇7α长链类似物，人们期待新的类固醇类药物的出现，可以减少应用非类固醇类药物如他莫昔芬所产生的不良反应。这些化合物可以阻断雌激素受体，阻止受体形成二聚体以及与DNA的结合，还能促进雌激素受体的降解。这样，通过减少雌激素受体的数量，类固醇类雌激素拮抗药物发挥了单纯的在靶组织上拮抗雌激素的作用，从而达到抑制肿瘤生长的目的。

### (1) 黄体酮/黄体酮拮抗剂

黄体酮与肿瘤间的相互作用机制目前尚不清楚，可能直接作用于乳腺癌细胞或是间接地通过下丘脑-垂体-卵巢轴和垂体-肾上腺轴起作用。在分子水平上，黄体酮与其受体(PR)结合以后，被激活的复合物可以结合到靶基因的黄体酮反应元件(PRE)上，从而诱导基因转录。目前已知雌激素可以上调PR的表达，而PR的存在则可以增加激素对肿瘤的疗效。最常用于治疗乳腺癌的孕激素是甲地黄体酮和甲羟黄体酮。在随机研究中，这些药物治疗肿瘤的有效率达到20%～40%，与他莫昔芬等其他内分泌治疗的疗效相同。但是，由于存在诸如体重增加、体液潴留的不良反应，甲地黄体酮一般作为进展性肿瘤的二线或三线治疗药物。

人们发现黄体酮拮抗药物RU486(米非司酮)能够与PR结合，被激活的复合物可以与靶基因上的黄体酮反应元件(PRE)结合。然而，RU486-PR-PRE复合物与黄体酮复合物不同，并不能诱导基因的转录。在一项有28例未接受治疗的转移性乳腺癌患者参与的临床研究中显示，RU486对其中3例患者存在一定的疗效，且毒性反应很轻微，但数据并不支持RU486可单独用于乳腺癌的治疗。

Murphy等[13]证明黄体酮和黄体酮拮抗药物都能够抑制培养人乳腺癌细胞株T-47D的生长。研究提示这些物质对诸如c-myc、c-jun和c-fos等基因的表达有不同程度的调节，已知这些基因在细胞生长和分化中有着重要的作用。既然jun和fos基因家族的产物可形成包含AP-1转录因子的同源物或异源二聚体，那么黄体酮和黄体酮拮抗物质则可能不同程度地影响AP-1转录因子复合物的表达。除此之外，黄体酮能够短暂地增加c-myc的mRNA水平，c-myc是与生长调节和分化相关的原癌基因。黄体酮拮抗药物能够抑制黄体酮对c-myc的作用。这些研究结果表明，黄体酮和黄体酮拮抗药物都能抑制T-47D细胞株生长，是通过结合到PR而起作用，但作用机制有所不同。

### (2) 芳香酶抑制剂

芳香酶抑制剂的作用机制是通过抑制芳香酶复合物而减少雌激素的合成。主要用于绝经后女性，这些女性体内的雌激素主要在外周组织中由肾上腺分泌的雄激素经过芳香化所产生。被研究最广泛的芳香酶抑制剂是氨鲁米特，虽然其毒性较大，但是治疗肿瘤的有效率与其他内分泌治疗相当。氨鲁米特还可通过阻断20、22碳链(裂解)酶而抑制胆固醇向孕烯醇酮的转化。由于这种抑制作用发生在类固醇生物合成通路的早期，因此必须补充氢化可的松以预防肾上腺功能不全的发生。

氨鲁米特不良反应较大,因此已被特异性和效价更高的芳香酶抑制剂如阿纳托唑、伏氯唑、来曲唑、福美坦等所取代。其他如利阿唑也可能对乳腺癌的治疗有效,该物质不仅可以抑制芳香酶,同时还能抑制与睾酮和维A酸代谢相关的羟化酶的合成。利阿唑的毒性中等,类似维A酸,不良反应主要是皮疹。芳香酶抑制剂不用于绝经前妇女,这主要是因为下丘脑-垂体轴能够增加促性腺激素的分泌,导致雌激素水平的升高,从而抵消了芳香酶抑制剂的作用。促性腺激素水平的升高可导致卵巢增大和卵巢功能过激。

## 8.5.2 内分泌治疗的抵抗

针对内分泌治疗抵抗的研究大多数集中在雌激素拮抗药物他莫昔芬上。发生他莫昔芬治疗抵抗的机制,无论是内源性的还是获得性的,目前尚不清楚,可能有多种机制参与了这一现象的发生。

乳腺肿瘤中存在的ER或PR能够预测肿瘤对内分泌治疗的有效性。然而,这种联系并不是绝对的。ER阳性的肿瘤从一开始可能就对内分泌治疗不敏感,这种抵抗被认为是内源性的抵抗。即使是那些一开始对内分泌治疗有效的肿瘤,也会随着时间的推移变成对内分泌治疗抵抗的肿瘤,时间从数周到数年不等。这种抵抗则被认为是获得性抵抗。在少数病例中,这种抵抗是由于ER阳性细胞的丢失,但在大多数病例中,ER的表达仍然保留。因此人们提出假设,乳腺癌细胞具有不同的亚群,如含有正常的ER和含有变异的ER亚群。在应用他莫昔芬等内分泌治疗时,ER正常的肿瘤生长被抑制,而ER变异的肿瘤不受影响。因此,随着时间的推移,那些对内分泌治疗无反应或他莫昔芬可以刺激其生长的亚群就会出现,并且增加。激素治疗本身提供了选择性的压力,最终造成对临床内分泌治疗的抵抗。

人们已在乳腺癌活检组织和乳腺癌细胞株中发现了ER不同的变异体。例如,Fuqua等[30]发现了一种在配体结合结构域缺少一个区域的ER变异体(ERδE5)。而另一个变异体(ERδE3)则缺失外显子3,这个外显子编码DNA结合结构域的第二个锌指结构。人们还发现了PR的变异体,但该变异对激素疗效的影响目前还不清楚。Roodi等[31]通过检测不同的ER阳性和ER阴性乳腺癌的ER基因,研究ER阴性表型是否由于ER基因编码区的变异所致。他们发现基因变异很少,提示ER阴性可能是由于基因转录或转录后ER表达缺陷造成的。

### (1) 他莫昔芬的代谢

他莫昔芬在细胞内主要转化成为两种代谢产物,即4-羟基他莫昔芬(4HT)和N-去甲氯他莫昔芬(NDT)。4HT是有效的雌激素拮抗物质,与ER亲和力高,但是4HT的稳定性较差,容易发生异构化而使效价降低。相对而言,NDT抗雌激素的作用较弱。在乳腺癌细胞中,他莫昔芬的代谢发生了变化,主要的变化包括自身的排出增加或生成的代谢产物活性较弱,从而降低其治疗效果。该理论是通过研究在被他莫昔芬激活和抑制的肿瘤中该药及其代谢产物的表达水平而提出的。在这个研究中,人乳腺癌细胞MCF-7被种植到去胸腺BALB/c的小鼠身上,然后给予他莫昔芬治疗,由此建立了研究获得性对他莫昔芬抵抗的动物模型。研究显示在被他莫昔芬激活的肿瘤中,该药物的表达水平要远远低于可以被他莫昔芬抑制的肿瘤。然而,其他研究者并未能重复研究结果。

### (2) 雌激素受体的丢失与突变

当他莫昔芬与ER结合以后,形成的复合物能够与雌激素反应元件相互作用,但是并不能激活基因的转录,从而起到竞争抑制雌激素与受体结合的作用。而ER的变异则可能导致他莫昔芬-ER复合物激活基因的转录过程,从而造成他莫昔芬抵抗。Catherino和Jordan[32]于1995年应用密码子351突变的ER(来源于被他莫昔芬激活的人乳腺癌细胞株)转染ER阴性的人乳腺癌细胞株MDA-MB-231,从而证明这种突变的ER能够被4-羟基他莫昔芬(他莫昔芬类似物)或雌二醇激活。虽然目前已经发现了众多的ER变异体,但是由于这些突变在人乳腺癌中比较罕见,因此这并不能说明ER变异是导致他莫昔芬抵抗的主要机制。不过,这些结果能够揭示偶尔在他莫昔芬撤药后肿瘤发生退化的潜在机制。

### (3) ER翻译后加工的异常

ER基因A/B结构域N端上特异性丝氨酸残基磷酸化可激活受体与激素的结合、受体与细胞内DNA的结合以及基因的转录。这种磷酸化可被雌二醇和4-羟基他莫昔芬所诱导,也可被PKA和PKC的激动剂所诱导。发生他莫昔芬治疗抵抗也可能是由于ER磷酸化障碍或变异所致,这也许与蛋白磷酸酶的异常有关。蛋白磷酸酶通路的激活能够增加他莫昔芬-ER复合物的激动剂活性,提高细胞内cAMP水平,而增加的cAMP水平则可能导致他莫昔芬刺激细胞的生长。

### 8.5.3 前列腺癌的治疗

前列腺癌的激素治疗是基于其对雄激素去除的敏感性,最初是由 Huggins 和 Hodges[25]提出的,他们发现通过外科或药物方法的去势治疗可以使肿瘤体积缩小,患者的临床症状从而得到好转。目前所有前列腺癌内分泌治疗的目标就是去除雄激素。

**(1) 去势治疗**

去势治疗可以减少能够与受体结合的雄激素数量,从而减少雄激素诱导的基因转录,继而发挥抑制肿瘤生长的作用。有 70% ~ 80% 的前列腺癌患者在发病初期对去势治疗有效,平均持续有效时间约 1 年。去势治疗包括外科的睾丸切除术以及内科的药物去势治疗(应用促性腺激素、LHRH 类似物)。双侧的睾丸切除能够在术后最初的 24 h 内将血清睾酮水平降低 95%。在应用 LHRH 类似物(例如亮丙瑞林、戈舍瑞林、布舍瑞林)后最初的 4~5 天内,药物可刺激垂体促性腺激素的分泌,此后促性腺激素的分泌则受到抑制。这一过程导致睾酮水平最初是上升的,随后开始下降,血浆中低水平的睾酮可持续 2~3 周。雄激素拮抗药物常常应用于肿瘤治疗的最初几周,以预防这个时期疾病的加重。连续应用 LHRH 类似物可抑制 LH 和 FSH 的分泌,从而抑制睾酮的分泌,疗效与外科去势相当。

雌激素主要通过负反馈抑制下丘脑-垂体轴的活动而起到治疗作用。雌激素可以降低 LH 的分泌,从而降低睾丸内睾酮的合成与释放,睾酮在 10~14 天内达到去势水平。此外,雌激素还可以直接作用于前列腺肿瘤,这是由于在高浓度的条件下,雌激素能够抑制前列腺肿瘤细胞中 DNA 的合成。雌激素的疗效与外科去势以及 LHRH 类似物的疗效相当。但是,由于其不良反应(特别是心血管系统的病变),目前已不再广泛使用。己烯雌酚是最常用于治疗前列腺癌的合成雌激素。

**(2) 非类固醇类雄激素拮抗药物**

雄激素拮抗药物通过与雄激素(睾酮、双氢睾酮)竞争性结合雄激素受体,而发挥抑制雄激素的作用。由于非类固醇类雄激素拮抗药物如氟他米特、尼鲁米特、比卡鲁胺没有其他内分泌的不良反应,因此一直认为是单纯的雄激素拮抗药物。当这些药物与受体的配体结合域结合后,受体被灭活,并与细胞内的 DNA 结合,但并不能激活基因的转录。由于这些物质可以与下丘脑及其他靶器官的雄激素受体结合,抑制下丘脑-垂体轴的负反馈,使 LH 分泌增加,从而升高睾酮水平。这一点虽然可以使患者保留性功能,但是睾酮水平的升高也抵消了雄激素拮抗药物的竞争性阻断作用,刺激肿瘤的生长。因此,非类固醇类雄激素拮抗药物的单药治疗受到了一定的限制。

**(3) 类固醇类雄激素拮抗药物**

类固醇类雄激素拮抗药物如环丙黄体酮,具有双重的作用机制。这些药物既可以与雄激素受体竞争性结合(如上所述),也具有孕激素的作用,能够抑制 LH 的分泌,因此可降低睾酮水平。

**(4) 最大限度去除雄激素**

这种方法在前列腺癌的治疗中尚存在争议。这种理念支持联合治疗的方法(例如睾丸切除术或 LHRH 类似物加上雄激素拮抗药物),以达到同时抑制睾丸和肾上腺生成雄激素的目的。前列腺组织能够将从肾上腺释放的类固醇激素(脱氢表雄酮、DHEA、DHEA 硫酸盐)转化成为双氢睾酮。一些随机试验提示接受联合治疗的患者生存率要高于单纯的睾丸切除术或应用 LHRH 类似物的方法,但是另外的对 22 个随机试验的 Meta 分析并没有显示联合治疗与单法治疗总的生存率之间存在显著差异。由于该 Meta 分析所包括的随机试验采用了不同的雄激素拮抗药物(非类固醇类、类固醇类)和剂量,因此其方法学上还存在一些疑问。

**(5) 直接抑制雄激素的合成**

能够抑制一种或多种合成睾酮所需限速酶活性的药物已被应用于前列腺癌的治疗中,包括氨鲁米特和酮康唑。酮康唑是一种广谱的抗真菌药物,大剂量的酮康唑能够干扰与类固醇合成相关的细胞色素 P450 系统,从而抑制睾丸和肾上腺合成雄激素。在其他内分泌治疗无效时,酮康唑能够取得短时的疗效。氨鲁米特可阻断 20-22 碳链(裂解)酶从而抑制胆固醇转化为孕烯醇酮(一种类固醇前体)。此外,氨鲁米特还是芳香酶抑制剂。该药物可同时抑制糖皮质激素、盐皮质激素和性激素的合成。应用氨鲁米特治疗的同时必须给予患者糖皮质激素的替代治疗。泼尼松、氢化可的松等药物可以负反馈抑制前列腺癌患者的 ACTH 水平,从而降低对肾上腺皮质的刺激,减少肾上腺合成的雄激素水平。

**(6) 5α 还原酶抑制剂**

5α 还原酶可以将睾酮转化为更具活性的双氢睾酮。非那雄胺(非那司提)和依立雄胺都是 5α 还原酶抑制剂,这些药物能够缩小前列腺体积,常用于良性前列腺增生的治疗,但是这些药物对前列腺癌的疗效较差。

### 8.5.4 前列腺癌与雄激素抵抗

大约有 20% 的前列腺癌患者对去除雄激素的治疗无效。前列腺癌细胞雄激素受体的异常可能与肿瘤的进展有关。前列腺肿瘤可能由雄激素依赖型细胞与雄激素非依赖型细胞共同组成。因此，内分泌治疗可能导致雄激素非依赖型肿瘤细胞的选择性生长。动物模型研究结果支持此种假设。

此外，人们已在前列腺癌中发现了变异的雄激素受体。例如，Culig 等[33]早在 1993 年就发现了雄激素受体的变异体，该变异体在配体结合域第 715 位点发生突变，此突变导致受体可被黄体酮、脱氢表雄酮、雄烯二酮激活。Taplin 等[9] 在 1995 年分析了 10 例雄激素非依赖型前列腺癌转移患者的雄激素受体基因，结果发现所有肿瘤中的雄激素受体基因都呈高水平转录状态，因此雄激素非依赖型肿瘤与雄激素受体的丢失无关。研究还发现其中 5 例患者存在受体的点突变，且所有突变都发生在配体结合域。功能性研究用两个突变的雄激素受体(Thr-Ser)877 和 (His-Tyr)874 转染细胞株，结果发现两种突变受体能够被雌二醇和黄体酮激活，而正常的或野生型雄激素受体只能被雄激素特异性激活，雌二醇和黄体酮等对其激活的作用则十分微弱。

上述的研究结果提示在一些雄激素非依赖型前列腺癌患者中存在雄激素受体突变基因，导致受体的功能发生变化。当然还可能存在其他机制，例如原癌基因 bcl-2 或 p53 的突变，也可能与雄激素非依赖型前列腺癌的发生相关。

研究显示如果在选择性条件下培养细胞(应用抗雄激素治疗)，细胞则可能通过增加雄激素受体基因的转录或增加雄激素受体与类固醇的亲和力来适应低雄激素环境。那些对低浓度雄激素呈高度敏感的前列腺癌患者可以通过调节雄激素的浓度而取得疗效，而原来接受过激素治疗又复发的患者也可能从这种治疗中获益。

节元件结合，调控基因的转录。类固醇类激素由胆固醇合成，它们都有一个相同的固有化学结构，即甾体核。主要的性激素包括雌激素、孕激素和雄激素。类固醇类激素在血液循环中以游离形式或与转运蛋白结合的形式存在，它们的半衰期和生物活性均受其与转运蛋白之间的相互作用调节。游离的激素具有生物学活性。类固醇激素受体属于核受体蛋白超家族，具有共同的结构以及保守的功能结构域，自 N 端向 C 端依次包括：A/B，反式激活区域；C，DNA 结合区域；D，铰链区；E，配体结合区域；F，变化区。受体的突变可改变其对激素信号的反应。

乳腺的生长与发育是一个复杂的调控过程。目前已知雌激素对乳腺细胞具有直接的作用，但同时雌激素也可通过自分泌或旁分泌，以刺激或抑制生长因子来调控乳腺的生长、发育。内分泌治疗的目标是去除激素对肿瘤的刺激，从而抑制肿瘤的生长。这一目的主要是通过减少与受体结合的激素数量或阻止激素与受体的结合来实现。针对乳腺癌，可以通过切除卵巢(手术切除或生化去除如应用 LHRH 拮抗剂)、应用雌激素拮抗药物(如他莫昔芬能够与雌激素受体竞争性结合，从而阻断雌激素的作用)、孕激素制剂(直接或间接地作用于下丘脑-卵巢轴)，或者芳香酶抑制剂(抑制雌激素的合成)以达到治疗的目的。针对前列腺癌，可以通过去除睾丸(手术或生化去除如应用促性腺激素、LHRH 类似物)、应用雌激素(减少 LH 释放，从而减少睾酮的合成与分泌)、雄激素拮抗药物(阻断睾酮或双氢睾酮与雄激素受体的结合)以达到治疗的目的。

无论是内源性的还是获得性的内分泌治疗抵抗，目前研究最多的是雌激素拮抗药物他莫昔芬。现有多种假设，包括雌激素拮抗药物的代谢变化，雌激素受体的丢失、突变或翻译后修饰的异常，其他转录因子或雌激素受体相关蛋白以及雌激素反应元件的异常。了解激素抵抗的复杂机制有助于促进激素相关肿瘤如乳腺癌和前列腺癌的预防与治疗。

(张 烁 胡仁明)

## 8.6 总结

激素与细胞的增殖和分化相关，一种激素可能具有多种功能，而一种功能可能需要多种激素来共同实现。非类固醇类激素通过信号转导(第二信使)激活受体，而类固醇类激素通过渗入细胞内与特异性受体结合后将其激活，并与特异性基因的激素调

### 主要参考文献

[1] Amanatullah DF, Zafonte BT, Pestell RG. The cell cycle in steroid hormone regulated proliferation and differentiation. Minerva Endocrinol, 2002, 27:7-20.

[2] Dickson RB, Lippman ME. Growth factors in breast cancer. Endocr Rev, 1995, 16:559-589.

[3] Scheinman RI, Cogswell PC, Lofquist AK, et al. Role of transcriptional activation of I kappa Bα in mediation of immunosuppression by glucocorticoids. Science, 1995, 270:283-286.

[4] Hong SC, Yoo SW, Cho GJ, et al. Correlation between estrogens and serum adipocytokines in premenopausal and postmenopausal women. Menopause, 2007,

14:835-840.

[5] Maggio M, Lauretani F, Basaria S, et al. Sex hormone binding globulin levels across the adult lifespan in women- the role of body mass index and fasting insulin. J Endocrinol Invest, 2008, 31:597-601.

[6] Morisset AS, Blouin K, Tchemof A. Impact of diet and adiposity on circulating levels of sex hormone-binding globulin and androgens. Nutr Rev, 2008, 66: 506-516.

[7] de Servi B, Hermani A, Medunjanin MD. Impact of PKCdelta on estrogen receptor localization and activity in breast cancer cells. Oncogene, 2005, 24: 4946-4955.

[8] Green S, Chambon P. A superfamily of potentially oncogenic hormone receptors. Nature, 1986, 324:615-617.

[9] Taplin ME, Bubley GJ, Shuster TD, et al. Mutation of the androgen-receptor gene in metastatic androgen-independent prostate cancer. N Engl J Med, 1995, 332:1393-1398.

[10] Rastelli F, Crispino S. Factors predictive of response to hormone therapy in breast cancer. Tumori, 2008, 94:370-383.

[11] Guth U, Huang DJ, Schotzau A, et al. Target and reality of adjuvant endocrine therapy in postmenopausal patients with invasive breast cancer. Br J Cancer,2008, 99:428-433.

[12] Rhodes A, Jasani B, Balaton AJ,et al. Study of interlaboratory reliability and reproducibility of estrogen and progesterone receptor assays in Europe. Am J Clin Pathol, 2001,115:44-58.

[13] Murphy LC, Alkhalaf M, Dotzlaw H, et al. Regulation of gene expression in T-47D human breast cancer cells by progestins and antiprogestins. Hum Reprod, 1994, 9 (suppl 1):174-180.

[14] Press MF, Slamon DJ, Flom KJ, et al. Evaluation of Her-2/neu gene amplification and overexpression: comparison of frequently used assay methods in a molecularly characterized cohort of breast cancer specimens. J Clin Oncol, 2002, 20: 3095-3105.

[15] Klijn JG, Berns PM, Schmitz PI, et al. The clinical significance of epidermal growth factor receptor(EGF-R) in human breast cancer: a review on 5 232 patients. Endocr Rev, 1992, 13:3-17.

[16] Buck MB, Knabbe C. TGF-beta signaling in breast cancer. Ann N Y Acad Sci, 2006, 1089:119-126.

[17] Aronica SM, Katzenellenbogen BS. Stimulation of estrogen receptor-mediated transcription and alteration in the phosphorylation state of the rat uterine estrogen receptor by estrogen, cyclic adenosine monophosphate, and insulin-like growth factor-1. Mol Endocrinol, 1993,7:743-752.

[18] Eliassen AH, Hankinson SE. Endogenous hormone levels and risk of breast, endometrial and ovarian cancers: prospective studies. Adv Exp Med Biol, 2008, 630:148-165.

[19] Vihko R, Apter D. Endocrine characteristics of adolescent menstrual cycles: impact of early menarche. J Steroid Biochem, 1984,20:231-236.

[20] Bernstein L, Pike MC, Ross RK, et al. Estrogen and sex hormone-binding globulin levels in nulliparous and parous women. J Natl Cancer Inst, 1985,74: 741-745.

[21] Taioli E, Garte SJ, Trachman J, et al. Ethnic differences in estrogen metabolism in healthy women. J Natl Cancer Inst, 1996, 88:617-620.

[22] Gill JK, Maskarine CG, Pagano I, et al. The association of mammographic density with ductal carcinoma in situ of the breast: the multiethnic cohort. Breast Cancer Res, 2006,8:R30.

[23] Spicer DV, Ursin G, Parisky YR, et al. Changes in mammographic densities induced by a hormonal contraceptive designed to reduce breast cancer. J Natl Cancer Inst,1994, 86:431-436.

[24] Cuzick J. Hormone replacement therapy and the risk of breast cancer. Eur J Cancer, 2008,44:2344-2349.

[25] Huggins C, Hodges CV. Studies of prostatic cancer. I. The effect of castration, of estrogen and of androgen injection on serum phosphatases in metastatic carcinoma of the prostate. J Urol, 2002, 168:9-12.

[26] Key T. Risk factors for prostate cancer. Cancer Surv, 1995, 23: 63-77.

[27] Morton RA Jr. Racial differences in adenocarcinoma of the prostate in North American men. Urology, 1994,44:637-v645.

[28] Wigle DT, Turner MC, Gomes J, et al. Role of hormonal and other factors in human prostate cancer. J Toxicol Environ Health B Crit Rev, 2008, 11:242-259.

[29] Olsson H, Borg A, Ferno M, et al. Her 2/neu and INT2 proto-oncogene amplification in malignant breast tumors in relation to reproductive factors and exposure to exogenous hormones. J Natl Cancer Inst, 1991, 83:1483-1487.

[30] Fuqua SA, Fitzgerald SD, Chamness GC, et al. Variant human breast tumor estrogen receptor with constitutive transcriptional activity. Cancer Res, 1991, 51:105-109.

[31] Roodi N, Bailey LR, Kao WY, et al. Estrogen receptor gene analysis in estrogen receptor-positive and receptor-negative primary breast cancer. J Natl Cancer Inst, 1995, 87:446-451.

[32] Catherino WH, Jordan VC. Nomegestrol acetate, a clinically useful 19-norprogesterone derivative which lacks estrogenic activity. J Steroid Biochem Mol Biol, 1995,55:239-246.

[33] Culig Z, Hobisch A, Cronauer MV, et al. Mutant androgen receptor detected in an advanced-stage prostatic carcinoma is activated by adrenal androgens and progesterone. Mol Endocrinol, 1993, 7:1541-1550.

# 9 肿瘤基因组学

9.1 肿瘤基因组与肿瘤基因组学
 9.1.1 肿瘤的发生具有遗传背景
 9.1.2 肿瘤是一种多基因病
 9.1.3 肿瘤基因组学概念
9.2 肿瘤基因组的基本特征
 9.2.1 碱基突变
 9.2.2 染色体畸变
 9.2.3 端粒异常
 9.2.4 微卫星不稳定性
 9.2.5 表观遗传学效应
9.3 肿瘤基因组学的研究方法

9.3.1 激光捕获显微切割
9.3.2 高通量DNA测序
9.3.3 基因表达谱芯片技术
9.3.4 高密度单核苷酸多态性芯片技术
9.3.5 DNA甲基化检测技术
9.3.6 染色质免疫共沉淀技术
9.3.7 比较基因组杂交技术
9.3.8 组织芯片技术
9.4 肿瘤基因组学研究展望
 9.4.1 肿瘤基因组学计划
 9.4.2 从肿瘤基因组到临床医学

## 9.1 肿瘤基因组与肿瘤基因组学

### 9.1.1 肿瘤的发生具有遗传背景

  肿瘤的发生具有遗传背景这一个概念是现代肿瘤研究的基石。1890年,由德国病理学家David von Hansemann首先认识到肿瘤发生与细胞遗传的关系。他在观察了13种不同肿瘤样本中细胞的有丝分裂象之后,发现每个样本都存在细胞有丝分裂异常的现象,如多极分裂和染色体的不平衡分布。1914年,德国动物学家Theodor Boveri详细研究了细胞有丝分裂异常和恶性肿瘤之间的关系。他选用海胆卵作为实验材料,使海胆两个精子同时受精于一个海胆卵子,诱导多极分裂,使得染色体分离出现异常,产生非整倍体的海胆。后来这种海胆进一步出现发育畸形,其细胞分裂类似于Hansemann描述的恶性肿瘤的病理性核分裂象。他认为细胞异常分裂导致染色体不平衡分离,在多数情况下是有害的。偶然的染色体的不正确分离会产生能够遗传的有无限增殖能力的恶性细胞。1944年,McCarty证实DNA是遗传物质[1]。1954年,Watson和Crick解析了DNA的双螺旋结构[2]。这大大加速了肿瘤的遗传学研究,提示DNA可能是各种致癌因素攻击的目标,而DNA的突变可能是肿瘤发生的潜在原因。随着各种染色体分析技术的迅速发展,对肿瘤细胞染色体的精细分析表明,特定的染色体异常和某些肿瘤密切相关。1973年,有研究发现慢性粒细胞白血病的9号和22号染色体存在费城染色体易位[3]。人们还发现将肿瘤细胞的DNA转入表型正常的小鼠NIH3T3细胞,可使其发生恶性转化[4]。1982年,通过分离得到可导致NIH3T3恶性转化的特定DNA片段,发现 H-RAS 基因的第12位密码子发生了一个G-T的碱基替换,一个保守的甘氨酸突变为缬氨酸,H-RAS 被组成性激活[5,6]。这是第一个被鉴定出的肿瘤基因突变,这一发现标志着肿瘤研究新纪元的诞生。自此以后,寻找导致肿瘤的各种遗传突变,一直处于肿瘤研究的中心地位。

### 9.1.2 肿瘤是一种多基因病

  目前认为,肿瘤是由于基因组发生遗传改变而引起的疾病。因为通常突变发生在体细胞基因组,而不是生殖细胞基因组,所以癌症一般不具有遗传性。和其他单基因遗传疾病不同的是,大多数肿瘤是涉及多个基因的复杂性疾病,在肿瘤发生、发展过程中,癌基因(oncogene)和抑癌基因(tumor suppressor gene)相互协调,发挥着至关重要的作用。

癌基因是细胞内控制细胞生长的基因,在异常表达时,其产物可以使细胞持续增殖。存在于病毒基因组中的癌基因称为病毒癌基因(v-onc),某些病毒基因组的编码基因可使宿主细胞持续增殖。在正常细胞中存在与病毒癌基因具有高度同源性的肿瘤相关基因,称为原癌基因(proto-oncogene)。它们属于正常的调节基因,不具有致癌能力,只有当其表达或结构发生改变时才会变成癌基因。因此原癌基因有时也称为细胞癌基因(c-onc),以区别于病毒来源的同类类似物——病毒癌基因。

原癌基因在进化过程中高度保守,是生命活动的基础,很多原癌基因产物都是细胞生长、增殖、发育与分化的调控因子,被激活后可引起生长因子受体活化、信号转导、基因转录和细胞周期等多方面的改变。在肿瘤发生中,癌基因 DNA 序列的碱基突变可导致表达产物在质和量上发生变化。基因调节区的改变可使基因产物发生量变;编码区的突变则可产生质变。此外,原癌基因还可被染色体畸变所激活。染色体畸变可导致正常蛋白的表达水平发生变化或产生一个新的嵌合基因,表达具有异常功能的融合蛋白。染色体畸变通常发生在癌症的发展过程中。

抑癌基因是一类具有潜在抑癌作用的基因,往往在细胞的生长过程中扮演"刹车"的作用。当它失活后,可能使癌基因充分发挥作用而导致肿瘤的发生和发展。它编码的蛋白主要参与细胞的周期调控、凋亡、分化、信号转导、基因组稳定性的监控、DNA 错误修复和细胞间的黏附等广泛功能。根据抑癌基因参与的生物学功能,可将其分为两类:①gatekeepers 基因,这类基因主要控制细胞的增殖和凋亡,如 p53、Rb1 和 $p16^{ink4a}$ 等;②caretakers 基因,这类基因主要是参与基因组稳定性的监控、DNA 链的错误碱基修复。如果这类基因发生突变,很可能造成基因组不稳定。但对细胞的增殖和凋亡没有直接的作用,其功能失活会导致其他基因的突变频率增加,起到间接影响的作用[7]。

确定抑癌基因应满足以下两个基本条件:①该基因在癌组织中的表达相对于癌旁正常组织显著下调,或是发生结构性失活;②将该基因的野生型导入该基因异常的肿瘤细胞内,可部分或全部改变其恶性表型。

一般来说,与癌基因不同,抑癌基因突变是隐性的,即只有当两个等位基因都突变失活时才能够阻遏蛋白的功能。最早解释抑癌基因失活导致肿瘤的模型是 1971 年 Knudson 提出的"二次打击"学说。

Knudson 通过对儿童视网膜母细胞瘤发病率的分析,认为此病的发生是两次突变的结果。家族性患者第一次突变发生于生殖细胞,第二次突变发生于出生后的体细胞。"二次打击"的实质是使 Rb1 的一对等位基因均发生突变。在遗传性病例中,由于生殖细胞已有一个 Rb1 基因失活,出生后只需一次体细胞性 Rb1 基因失活即可形成肿瘤,因此发病较早;而在散发性病例,需经两次体细胞性 Rb1 基因失活才能形成肿瘤,因此发病较晚。

但是在某些情况下,某些肿瘤抑制基因只要有一个等位基因失去作用就可促进肿瘤发生:①单倍体剂量不足(haploinsufficiency)。一个等位基因突变后,另一个等位基因能正常表达,只有正常水平 50% 的蛋白质是不足以维持细胞正常的生理功能的。这类基因有 Tip60、ASPP2 和 Fbxw7 等。②显性负效应(dominant negative effect)。肿瘤抑制基因仅有一个等位基因突变,但此突变的定位基因表达的蛋白质会使另一个正常的等位基因表达的蛋白质不能作用,基因完全失去活性。以 p53 为例,肿瘤中 p53 基因的突变大多发生在其中的一个等位基因。但 p53 蛋白是以四聚体的形式发挥作用,绝大多数 p53 突变发生在 DNA 结合的结构域,而不是寡聚化结构域,因此突变体 p53 可以和野生型 p53 寡合,干扰野生型 p53 的功能。

肿瘤的形成通常是多阶段、多步骤的过程,需要多种癌基因或抑癌基因协同作用。肿瘤的形成究竟涉及多少基因的遗传改变,不同类型的肿瘤是否存在差异,迄今为止还没有定论。从正常细胞体外细胞转化模型的研究中,我们可以得到一些启示:只需要转入两个癌基因如 E1A 和 H-RAS,或 MYC 和 H-RAS,就可以使小鼠正常成纤维细胞发生恶性转化。但是,要使人正常成纤维细胞发生恶性转化,则至少需 6 种遗传改变,包括抑癌基因 p53 和 Rb1 失活、端粒酶激活、蛋白磷酸酶 PP2A 失活、癌基因 BRAF 和 Ral-GEF 激活。另外,成纤维细胞、正常胚胎肾细胞、乳腺上皮细胞等不同组织来源的细胞发生恶性转化的分子条件也存在着一定的差异[8]。

已知 p53 和 Rb1 的失活以及端粒酶的激活是人体正常细胞获得永生化的必要条件,正常细胞永生化后即获得无限增殖的能力,但它们没有恶性转化的表型特征。在永生化的基础上发生更多的突变事件如癌基因的活化、抑癌基因的失活、表观遗传学改变等,这些突变在细胞中不断累积,达到一定的程度后,细胞就可能发生恶性转化。

另一个更有力的例子是大肠癌形成的分子机制

研究。Vogelstein等分析了从正常上皮组织到肿瘤之间不同病理阶段样本的遗传改变(图9-1),发现在不同的阶段,相继有癌基因和抑癌基因的突变。其中,APC基因失活是大肠癌最早期的遗传改变,其在早期腺瘤中的突变率为25%~60%。这些突变可能是大肠癌变的启动因素,且稳定保持此状态于肿瘤发生、发展的全过程。APC的失活突变会导致结肠癌中的腺瘤性息肉。k-ras基因的激活突变在早期腺瘤中为7%,中期腺瘤为57%,因此k-ras基因的激活突变发生在早期腺瘤向中期腺瘤转化的阶段,可能是大肠腺恶性转化的驱动基因。大肠癌删除基因(deleted in colorectal carcinoma,DCC)是一个肿瘤抑制基因,编码产物为分子量190 000的跨膜蛋白,参与细胞和细胞间或细胞与胞外基质间的相互作用,在晚期腺瘤中突变率为50%,而早、中期的突变率很低。p53则在由腺瘤向肿瘤转化过程中起着关键的作用,p53在大肠癌的突变率达到75%。因此,在大肠癌发生、发展过程中,有一系列的遗传改变贯穿始终[9]。

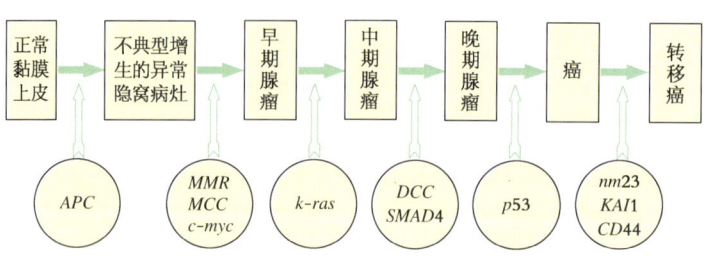

**图9-1 大肠癌发生、发展的分子机制路线图**

但是,其他上皮来源的肿瘤还没有像大肠癌那样清晰的肿瘤形成的分子机制路线图。事实上,上述模型也不能解释部分大肠癌发生、发展过程的遗传机制。肿瘤形成的分子机制是复杂的,也是多样的,阐明每一种肿瘤发生、发展的遗传改变是最终解决肿瘤问题的必要前提,也是肿瘤学研究的中心目标之一。

值得注意的是,虽然所有肿瘤都源于肿瘤细胞基因组不稳定性而获得的遗传改变,但这并不意味着肿瘤基因组中所有的遗传改变都与肿瘤的发生、发展有关。事实上,有可能很多体细胞突变对肿瘤的形成没有作用。为了区分,有学者提出了"司机突变"(driver mutation)和"乘客突变"(passenger mutation)这两个概念[10]。"司机突变"参与了肿瘤的发生和发展,通常这类遗传改变有利于肿瘤细胞的克隆生长,并在肿瘤发生、发展的某一个时期,在组织微环境条件下被进化选择出来。相反,"乘客突变"没有被进化选择,也对肿瘤细胞的克隆生长无任何优势,因此对肿瘤的发生、发展没有作用。细胞在有丝分裂过程中,基因组DNA在复制过程中都会发生一定概率的突变。如果携带有"司机突变"的肿瘤细胞被选择出来并最终形成肿瘤,原来基因组中的"乘客突变"也会被顺带选择出来并呈现在所有的肿瘤细胞基因组中。目前的主流观点认为,肿瘤基因组中"乘客突变"的数量可能要远大于"司机突变"。因此,肿瘤基因组学研究的目的是寻找并确定携带"司机突变"的癌基因和抑癌基因,并能将其与"乘客突变"有效地区分开来,这也是目前的研究难点。

### 9.1.3 肿瘤基因组学概念

人类基因组学是指对所有人类基因进行基因组作图、基因定位、核苷酸序列分析和基因功能分析的一门科学。近10多年来,肿瘤学研究最显著的变化是肿瘤基因组研究全面兴起,以基因组为对象来研究肿瘤问题,有利于克服以往研究模式所带来的片面性或局限性,因为机体的基因组中各类基因的作用并非是独立的,而是相互分工协作、密切相关的统一体。

肿瘤基因组学是指研究肿瘤发生、发展过程中基因组结构改变和功能改变规律的一门学科。目前肿瘤基因组学研究的重点主要有:肿瘤遗传不稳定性和肿瘤基因组不稳定性,肿瘤易感基因的筛查和鉴定,肿瘤相关基因与肿瘤的分子分型、预后和治疗方案的关系,应用相应的技术手段发现和鉴定肿瘤标记、药物治疗的分子靶标等。

## 9.2 肿瘤基因组的基本特征

肿瘤细胞的一个主要特征是基因组不稳定性

(genomic instability)。基因组不稳定性可以发生在不同水平,如单核苷酸、基因、染色体高级结构,甚至整条染色体。基因组不稳定性表现为各种类型的异常改变,如碱基突变、染色体畸变、微卫星不稳定性、端粒异常、染色体畸变和表观遗传学效应。另外,在某些和病毒密切相关的肿瘤中,肿瘤基因组中还可能整合有外源的 DNA,如 EB 病毒、HBV 等的 DNA 序列。

## 9.2.1 碱基突变

碱基突变(nucleotide mutation)指的是 DNA 序列发生的碱基替换,一般包括少量碱基的插入或缺失,又称为点突变(point mutation)。按突变对基因功能的影响,碱基突变可以划分为的错义突变、无义突变、同义突变、移码突变、剪接位点突变和基因调控序列突变等。

1)错义突变(missense mutation) 指编码某种氨基酸的密码子经碱基替换以后,变成编码另一种氨基酸的密码子,从而使多肽链的氨基酸种类和序列发生改变。这类突变在所有类型的碱基突变中频率是最高的。关键氨基酸的突变可改变蛋白的结构和功能,影响蛋白的稳定性或细胞的定位等。癌基因发生的碱基突变绝大多数是错义突变,抑癌基因也会发生大量错义突变。比如以最早发现的 *h-ras* G12V 突变为例,Ras 蛋白是膜结合型的 GTP/GDP 结合蛋白,它在传递细胞生长分化信号方面起重要作用,它通过 GTP 与 GDP 之间的相互转化来调节信息的传递。正常情况下 *h-ras* 和 GDP 结合,处于失活状态。当细胞外的生长分化因子把信号传导到胞膜内侧,增强了 *h-ras* 与 GTP 结合活性,使之成为激活状态。当信号关闭时,*h-ras* 有内在 GTP 酶活性,可使 GTP 水解成 GDP。*h-ras* 重新和 GDP 结合,回到失活状态。*G12V* 突变不影响 *h-ras* 和 GTP/GDP 的结合,但降低了 *h-ras* 自身的 GTP 酶活性,使其水解 GTP 的能力大为降低,从而使 *h-ras* 始终处于活化状态,引起信号的持续激活效应,导致细胞大量增殖,发生恶性转化。

2)无义突变(nonsense mutation) 指编码某种氨基酸的密码子经碱基替换以后,变成一个终止密码子。所产生的后果是:异常的 mRNA 被细胞的 mRNA 监测系统识别并降解,肽链提前终止合成,所产生的蛋白质大多失去活性或丧失正常功能。这类突变多发生在抑癌基因。

3)同义突变(samesense mutation) 指基因中碱基对发生替换,密码子改变。但由于密码子的简并性,编码的氨基酸没有改变,所以蛋白质仍具有野生型的功能。一般认为这类突变对肿瘤的形成没有影响,但是在极少数情况下,同义突变也可能是有作用的,比如突变的位点可能会影响与调控性 microRNA 的结合,影响 mRNA 的稳定性和 mRNA 的三维结构,进而对蛋白的翻译产生一定的影响。比如最近有一篇文章报道,多药耐药因子-1(multidrug resistance-1,MDR-1)基因所翻译的蛋白 P-gp,可将化疗药物泵出癌细胞外,抑制药物作用。在人类肿瘤细胞中经常可以见到频繁的同义突变。其中,*MDR-1* 基因的 C3435T 同义突变和其他两个常伴随 C3435T 出现的突变(一个是同义突变,另一个是对蛋白的功能没有影响的非沉默突变),所翻译的蛋白能够更好地将药物排出细胞外,具有更强的耐药性。*MDR-1* 基因产物的结构分析表明,多个同义突变形成了一串稀有密码子,影响核糖体的工作,翻译氨基酸序列的速度减慢,蛋白序列三维折叠的速度下降,最终产物的蛋白量降低。这个例子有力地说明,有些同义突变对肿瘤具有正向作用[11]。

4)移码突变(frameshift mutation) 指 DNA 链上插入或丢失 1 个、2 个甚至多个碱基(但不是密码子及其倍数)。在翻译时,由于原来的密码子移位,导致在插入或丢失碱基部位以后的编码发生相应改变。所产生的后果是:异常的 mRNA 被细胞的 mRNA 监测系统识别而降解;多肽链延长或缩短,取决于移码后终止密码子推后或提前出现。由于移码突变,造成基因表达丧失或是产生结构异常蛋白。这类突变大多发生在抑癌基因,但癌基因也可能发生移码突变。比如,部分急性 T 细胞白血病,*Notch*1 基因 C 末端发生移码突变,产生一个截短型蛋白,蛋白的活性不变,但由于移码突变破坏了 C 末端的 PEST 结构域,增强了蛋白的稳定性,造成 *Notch*1 的过度活跃而促进肿瘤的形成[12]。

5)剪接位点突变(splice site mutation) 在蛋白质翻译之前,前体 mRNA 需要通过剪接才能形成成熟的 mRNA。mRNA 的正确剪接需要内含子的 5'端剪接位点、3'端剪接位点和剪接分支位点。这些位点的突变会造成:mRNA 剪接时相邻外显子的连接效率降低,使得外显子之间的内含子被切除效率下降,出现内含子滞留的现象;外显子丢失,又称为外显子跳跃(exon skipping);在内含子中创造一个异常的剪接位点,将内含子的某一段加入到相邻的外显子中。据统计,剪接位点突变大约占肿瘤总突变数的 7%。突变的后果有:异常的 mRNA 被细胞的 mRNA 监测系统识别而降解,氨基酸的插入和缺失,或移码突变。这类突变多发生在抑癌基因。

6)基因调控序列突变 在细胞内,一个基因的表达是受到紧密调控的,有多种重要的调节元件如启动子、增强子、沉默子、边界元件和绝缘子等协同性地控制基因转录的水平。在肿瘤中,如果这些 DNA 元件发生突变,可能会对基因的表达调控发生影响。最近的一篇文献报道了肝细胞生长因子(HGF)的调控区在肿瘤发生突变[13]。HGF 是一种多功能细胞因子,HGF 通过与 c-met 受体结合激活受体酪氨酸蛋白激酶活性而调节细胞的分裂、增殖、分化、迁移等。HGF 在终末端分化的乳腺上皮细胞中表达是受抑制的,但在乳腺癌的细胞株中是高表达。研究发现,在正常组织中 HGF 基因启动子区-754~-783 bp 处,有一串(A)$_{30}$核苷重复序列。但在肿瘤组织中这串重复序列出现不同程度的碱基缺失,变成(A)$_{25}$、(A)$_{16}$、(A)$_{18}$、(A)$_{19}$等。实验结果表明,这段序列是 HGF 表达的抑制性元件,突变后转录激活因子 C/EBP-β 和 PARP 与启动子的结合能力增强,转录活性上升。这就解释了乳腺癌中 HGF 基因调控序列的突变可导致表达上调,进而促进肿瘤生长的分子机制。目前已报道的发生基因调控序列突变占肿瘤总突变数的 1% 不到。究其原因,基因的表达调控机制非常复杂,肿瘤基因调控序列突变和基因表达的关系较难建立。但鉴于其重要性,这类突变和肿瘤的关系值得引起重视。

截至目前,据文献报道共有 3 000 多个人类基因在不同类型的肿瘤中检测到突变。但是大部分基因只在个别类型肿瘤中检测到,并且样本数量也较少,和肿瘤之间的联系还没有得到确证。推测只有一小部分的基因属于携带"司机突变"的肿瘤相关基因[10]。目前共有 350 个基因有强有力的证据支持和肿瘤的发生、发展密切相关,约占人类基因组编码蛋白基因(约 22 000 个)的 1.6%[14]。只有 40 多个基因是在大部分类型的肿瘤中检测到 10 个以上突变,这些基因基本上都是位于主要信号通路的成分或调节因子。如 MAPK 信号通路的 k-ras、n-ras、h-ras 和 BRAF, IGF-AKT 信号通路的 PTEN、PI3KCA, wnt 信号通路的 β-连环蛋白, TGF-β 信号通路的 SMAD4,细胞周期调控蛋白 P16$^{INK4a}$、Rb1,细胞应激和凋亡调控蛋白 P53。以上信息说明这些基因的突变对肿瘤的发生具有普遍的意义。而有些癌基因和抑癌基因的突变则有一定的组织特异性,APC 突变常见于胃肠道肿瘤,如大肠癌、胃癌和胰腺癌等;EGFR 的突变主要见于肺癌;WT1 是一个和泌尿系统发育有关的转录因子,则主要在肾癌中发生突变[10]。

同一基因在不同种类的癌症中突变的频率不同,突变的位点也存在差异。以肿瘤中突变频率最高的 p53 基因为例,p53 基因是迄今发现与人类肿瘤相关性最高的抑癌基因,它是高效转录因子,在细胞的代谢、周期阻滞、凋亡、自噬、血管生成等方面发挥重要的调控作用[15]。分析大量的肿瘤样本,发现大约有一半的肿瘤在 p53 基因上存在突变,80% 的突变属于错义突变,其中近 97% 的突变发生在序列特异性 DNA 结合结构域。实际上,这一区域的每个氨基酸都在肿瘤中发现突变,然而突变的分配不是随机的。有 6 个突变热点加起来占所有 p53 错义突变的 40%,它们分别是 R175、G245、R248、R249、R273 和 R282[15](图 9-2)。实际上所有肿瘤来源的 DNA 结合结构域的氨基酸突变都使 p53 丧失了与 DNA 元件特异性结合的能力。对不同类型肿瘤的 p53 突变分析表明,肺癌、结肠癌、头颈肿瘤、卵巢癌和膀胱癌中 p53 突变频率较高,为 60%~70%;而乳腺癌、白血病突变频率则相对较低,为 20%~30%。p53 在肝癌中的平均突变率大约为 50%,但是呈现出非常明显的地域差异,即从北美的 20% 到非洲的 67%,中国人群 p53 基因的突变频率在 50% 左右。p53 基因在肝癌中的突变除了频率有地域差异外,其突变类型也呈现出明显的地域差异,其不同地区特征性 p53 突变谱可能提示其特定的致癌剂的暴露。如在亚洲和非洲,p53 呈现特征性的密码子 R249 的 G→T 替换(图 9-3),而该突变在美国、澳大利亚等地的频率却非常低。流行病学和实验的证据提示,该突变热点可能是黄曲霉毒素暴露和同时伴有 HBV 感染的结果[16]。

目前发现几乎所有细胞信号通路均有某些成分发生突变。比如,经典的 MAPK-ERK 信号通路,其信号上游分子发生突变主要集中在一些受体酪氨酸激酶,比如 EGFR、ERBB2、FGFR1/2、PDGFRA;下游信号分子发生突变主要是一些胞质信号复合体成分,如 NF1、PTPN11、h-ras、k-ras、n-ras 和 BRAF 等[14]。最近对神经胶质细胞瘤基因组的高通量测序发现,基本上每个肿瘤样本中至少有一个信号转导成分发生了突变。说明无论突变发生在信号通路的哪个成分,其结果均会导致 MAPK-ERK 通路的异常激活。又比如,p53 通路失活对于肿瘤的形成可能是必需的。除了 p53 本身会发生较高频率的突变之外,在那些 p53 野生型的肿瘤中,p53 的一个重要激活因子 ARF 也会发生一定频率的突变[17]。

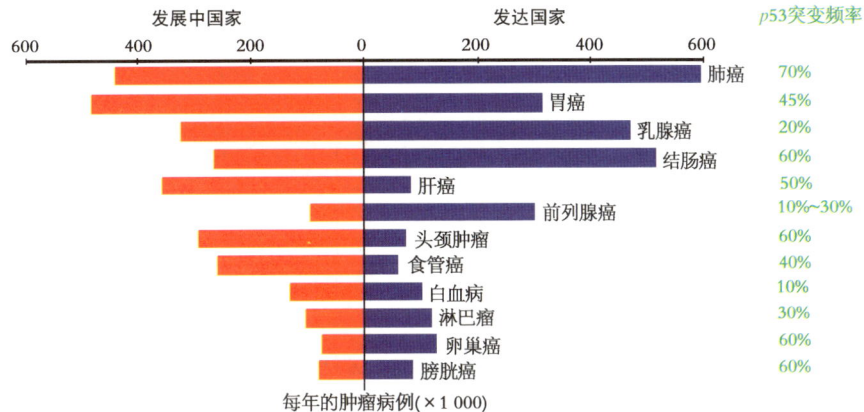

图 9-2 全世界范围内肿瘤和 p53 突变的频率统计

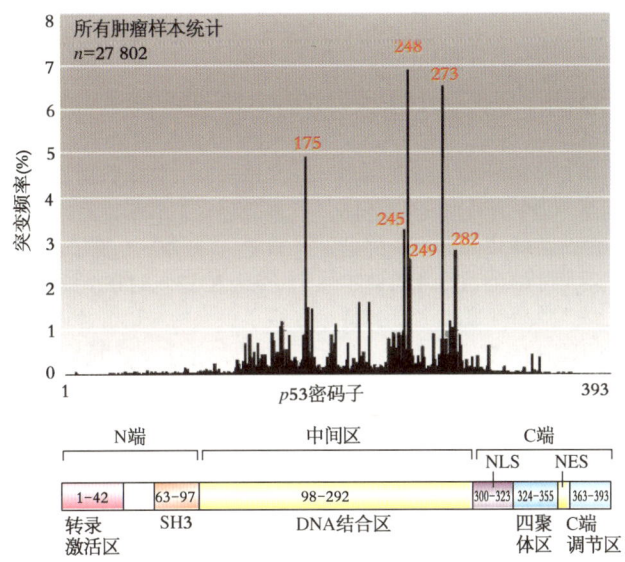

图 9-3 所有肿瘤 p53 突变位点的频率统计

## 9.2.2 染色体畸变

染色体畸变（chromosomal abnormalities）是肿瘤细胞的主要特征之一。人类染色体的畸变包括染色体不平衡和染色体重排两大类。染色体不平衡包括单条、多条染色体的增减和染色体片段的扩增、缺失。而染色体重排则是指染色体发生断裂，并以异常的组合方式重新连接。其畸变类型有倒位、易位等。截至目前，克隆性的染色体畸变几乎在所有主要的肿瘤类型中被发现，而且不同的肿瘤细胞有不同的染色体异常，同一种肿瘤细胞的染色体异常也往往各异。从染色体数目上看，肿瘤细胞一般都是非整倍体，数目变动幅度很大，为高度不平衡的核型。染色体结构上的改变也是多种多样的。目前，导致肿瘤染色体畸变的原因还不太清楚。从各种白血病的研究结果表明，遗传因素、环境因素和化疗药物的治疗可以导致染色体异常。但对大部分肿瘤相关的染色体异常，还没有发现确定性的影响因素[18]。

**（1）染色体不平衡**

肿瘤基因组染色体不平衡（chromosomal imbalances）是染色体片段的扩增或缺失，范围很广，大至整条染色体，小到单基因的扩增和缺失。和染色体重排不同，后者可使受影响的基因表达失调，其功能影响可以通过分析染色体断裂位点较容易得到鉴别。大部分染色体片段的扩增或缺失，对肿瘤的功能作用还不太清楚，但推测基因组片段的重复扩增或缺失很可能是通过增强或消除该片段内特定基因的表达来发挥促肿瘤作用[18]（图9-4）。

145

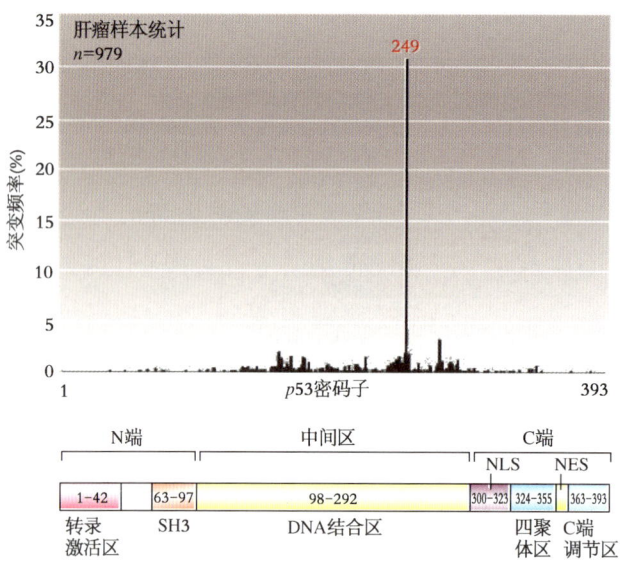

图9-4　肝癌 p53 突变位点的频率统计

可以将基因组片段扩增粗略地分为大范围和小范围基因扩增两类。基因组片段扩增是由于染色体不分离和不平衡易位造成的,可导致部分或全部的染色体三体现象,或是不同尺寸的染色体片段的扩增。目前文献报道,在不少类型的肿瘤中观察到特定的大范围基因组片段扩增(表9-1)。比如,在原发性肝癌、乳腺癌和肾母细胞瘤等多种肿瘤中观察到1号染色体长臂1q扩增。因为这类扩增会影响染色体区段内相当数目的基因,因此从中找出和肿瘤发生、发展有关的基因是相当困难的。有一种方法是,通过筛选扩增的染色体片段内基因群中某些在mRNA或蛋白水平发生变化的基因,而这些基因可能促进肿瘤的恶性转化。通过这种策略,已经成功地在恶性黑色素瘤的染色体3p14.2-p14.1和6p25-p24上鉴定了 MITF 和 NEDD9 两个原癌基因[19,20],在肝癌中鉴定了位于染色体11q13和11q22的 YAP1 和 BIRC2 两个原癌基因,其他类型的肿瘤也有成功的报道[21]。

目前的研究发现,肿瘤细胞中较小范围基因组片段扩增的频率要低于大范围基因组片段扩增。现在通过各种高分辨率的技术手段,如比较基因组杂交、高密度单核苷酸多态性(SNP)阵列等,可以通过扫描肿瘤基因组发现DNA拷贝数的变化。目前已经有了一些成功的例子,如对一小部分乳腺癌患者肿瘤基因组进行扫描,发现在6q25.1有一个DNA片段的扩增。而这个片段内包含有雌激素受体 ESR1 基因,这个片段的扩增可导致雌激素受体蛋白水平上升。临床数据显示 ESR1 基因的扩增增加了乳腺癌对抗雌激素药物他莫昔芬(tamoxifen)的敏感性[22]。另外一个例子是通过高分辨率的SNP芯片方法,在12%的非小细胞肺癌患者染色体14q13发现了一个约480 kb片段的重复扩增。后续的功能研究鉴定出这一区域内编码的肺特异性转录因子 NKX2-1 表达水平的上升,很可能对非小细胞肺癌具有促进作用[23]。

肿瘤中频繁出现基因扩增的癌基因,可以作为抗肿瘤药物研发的潜在靶点。比如,在30%的乳腺癌患者肿瘤基因组中,位于17q21.1的受体蛋白酪氨酸激酶 ERBB2(HER2)发生基因组片段扩增,增强了ERBB2表达水平[24]。人源化单克隆抗体——曲妥珠单抗(trastuzumab)就是针对ERBB2在乳腺癌中的高水平表达。曲妥珠单抗可与ERBB2受体特异性结合,影响生长信号的传递,同时促进ERBB2受体蛋白的内化和降解。曲妥珠单抗对于ERBB2高表达的乳腺癌患者具有较好的疗效[25]。

同样,可以将基因组片段缺失粗略地分为大范围和小范围基因缺失两类,比如完全或部分的染色体单体现象,或是单基因或基因内部的微小片段缺失。大部分基因组缺失可能是通过降低特定基因的表达水平来促进肿瘤的恶性转化。

大量的基因组大范围缺失在各种肿瘤发生的概率是相当频繁的。由于同时影响了许多基因,也给后续的功能分析造成巨大困难。一个经典的寻找抑癌基因的方法是通过比较多种肿瘤特定染色体的缺

### 表 9-1 染色体不平衡与肿瘤

| 遗传物质改变 | 影响的基因 | 肿瘤类型 | 靶向分子治疗 |
|---|---|---|---|
| 基因组片段扩增 | | | |
| 靶基因已知 | | | |
| +1q | ? | 多种肿瘤 | |
| +7 | ? | 胶质母细胞瘤 | |
| +12 | ? | 慢性淋巴细胞白血病 | |
| +12p | ? | 睾丸精细胞肿瘤 | |
| +17q | ? | 多种肿瘤 | |
| 靶基因未知 | | | |
| amp(1)(q32.1) | IKBKE | 乳腺癌 | |
| amp(2)(p24.1) | MYCN | 神经母细胞瘤 | |
| amp(3)(p14.2-p14.1) | MITF | 恶性黑色素瘤 | |
| amp(6)(q25.1) | ESR1 | 乳腺癌 | 他莫昔芬 |
| amp(7)(p12) | EGFR | 多种肿瘤 | 西妥昔单抗、吉非替尼 |
| amp(11)(q13-q22) | YAP1, BIRC2 | 肝癌 | |
| amp(12)(p12.1) | k-ras | 多种肿瘤 | |
| amp(13)(q12.3) | CDX2 | 急性粒细胞白血病 | |
| amp(17)(q21.1) | ERBB2 | 多种肿瘤 | 曲妥珠单抗 |
| 基因组片段缺失 | | | |
| 靶基因未知 | | | |
| del(1p) | ? | 神经母细胞瘤 | |
| del(3p) | ? | 多种肿瘤 | |
| del(6q) | ? | 多种肿瘤 | |
| del(11q) | ? | 多种肿瘤 | |
| 靶基因已知 | | | |
| del(3p26-p25) | VHL | 肾细胞癌 | |
| del(4)(q12) | REST | 结直肠癌 | |
| del(9)(p13) | PAX5 | 急性淋巴细胞白血病 | |
| del(10)(q23.3) | PTEN | 多种肿瘤 | 西罗莫司 |
| del(11)(q22-q23) | Rb1 | 视网膜母细胞瘤 | |
| del(17)(q11.2) | NF1 | 多种肿瘤 | |
| del(X)(q11.1) | FAM123B | 肾母细胞瘤 | |

失,确定最小范围的共同缺失区域,然后筛选这一区域内基因的缺失、突变和甲基化失活等。通过这种策略,成功找到了一些重要的抑癌基因,如 Rb1 (13q4.2)、p53(17p13.1)、APC(5q21-22)、NF1 (17q11.2)、PTEN(10q23.3)等。但是,对于其他一些重要的缺失如肾母细胞瘤的染色体 1p 缺失[26]、肺癌的 3p 缺失[27]等,其中关键的抑癌基因还没有鉴定出来。随着新的基因组分析技术的发展,鉴定缺失片段内功能基因的方法已经得到极大的改善。例如,高通量 RNAi 干扰技术与比较基因

组杂交的联合应用,成功地在结直肠癌鉴定出一个位于染色体 4q12 抑癌基因 REST[28]。从另一方面来说,无论抑癌基因是否被发现,有些特定染色体片段的缺失已经在肿瘤预后分析和设计治疗方案中显示了重要的应用价值,如急性粒细胞白血病的 5q 缺失、少突胶质细胞瘤中的 1p 和 17p 共缺失等[18]。

**(2) 染色体重排**

染色体重排(chromosomal rearrangements)所造成的功能影响主要有两种:①形成了一个新的嵌合基因,表达出来的蛋白质具有新的或改变的功能,目前发现参与形成融合蛋白的基因主要是蛋白酪氨酸激酶和转录因子;②受影响基因的表达蛋白结构正常,但基因的表达调控方式发生变化(图 9-5)。

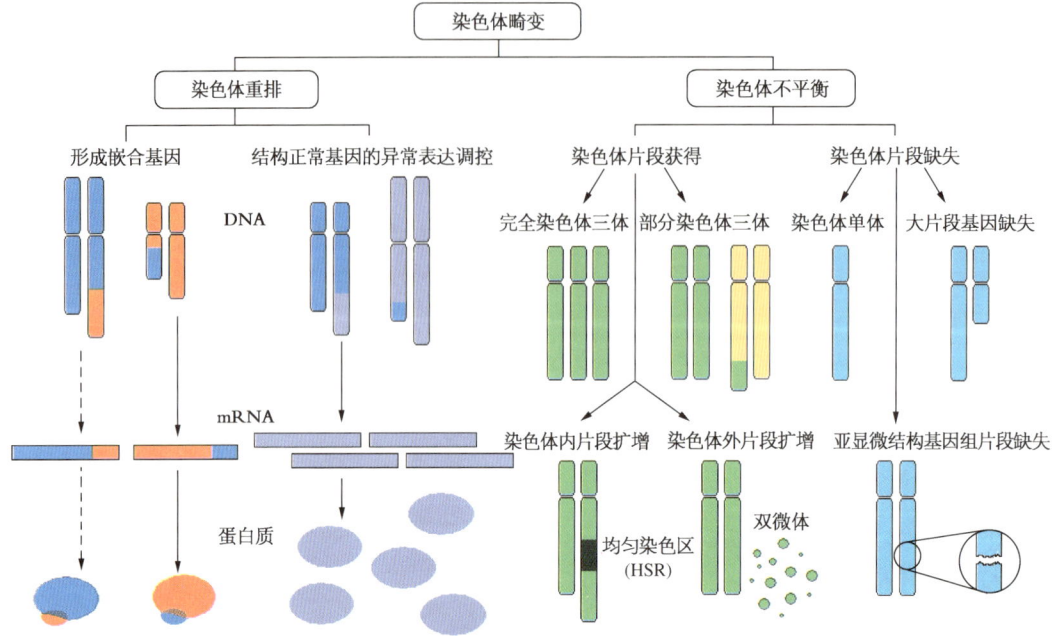

**图 9-5 染色体畸变和肿瘤**

以往认为,这类结构重排形成融合蛋白现象常见于血液相关的肿瘤和间充质来源的肿瘤。比如,大部分慢性粒细胞白血病(CML)是由 9 号染色体的原癌基因 C-ABL1 与第 22 号染色体的 BCR 基因易位形成 BCR-ABL1 融合基因,其编码的 P210/BCR-ABL1 蛋白具有增强的酪氨酸激酶及转化活性,是引起 CML 的主要致病因子[29]。最近的研究表明,两个基因间的染色体重排现象可能在一些上皮来源的肿瘤,如前列腺癌、非小细胞肺癌等的发生、发展中也起重要的作用。如在 6.7% 的非小细胞肺癌患者中检测到 EML4-ALK 嵌合基因,涉及蛋白酪氨酸激酶 ALK 和微管相关蛋白 MEL4。EML4 和 ALK 基因分别位于 2p21 和 2p23,2 号染色体这一区段的倒位导致了嵌合基因的产生。实验表明,EML4-ALK 具有促进正常细胞发生恶性转化的能力[30](表 9-2)。

染色体结构的重排还可能导致组织特异性调控元件的异常改变,若某种组织特异性强表达基因的启动子或增强子被移置于一个原癌基因蛋白编码序列的上游,将会导致原癌基因表达异常增高。例如,某些伯基特淋巴瘤,染色体间的易位导致一个免疫球蛋白基因的增强子元件置于原癌基因 MYC 的上游,驱动 MYC 组成性的高水平表达,导致肿瘤发生[31]。以往认为这类事件主要发生在 T 细胞和 B 细胞来源的肿瘤,而在其他非淋巴来源的肿瘤是非常少见的。这个观点因最近的研究结果受到挑战,比如在前列腺癌中,一个染色体重排事件导致了前列腺特异性表达的基因 TMPRSS2 的启动子置于转录因子 ERG 或 ETV1 基因蛋白编码序列上游。TMPRSS2 基因的启动子有一雄激素调节元件,驱动 ERG 或 ETV1 在前列腺的异常高水平表达。实验结果表明,在 29 例前列腺肿瘤标本中有 23 例发生了变化,证明这一事件并非罕见[32]。

推测染色体重排可能还在其他类型的实体瘤中起着重要的作用,只是由于目前技术的局限,还难以开展系统性的研究。

表9-2 染色体重排与肿瘤

| 遗传物质改变 | 基因融合 | 肿瘤类型 | 靶向分子治疗 |
| --- | --- | --- | --- |
| 形成嵌合基因 | | | |
| 涉及蛋白酪氨酸激酶 | | | |
| inv(2)(p22-p21p23) | EML4-ALK | 非小细胞肺癌 | |
| t(2;5)(p23;q35) | ALK-NPM1 | 间变性大细胞淋巴瘤 | |
| t(4;14)(p16.3;q32.33) | WHSC1-IGHG1 | 多发性骨髓瘤 | |
| t(9;22)(q34.1;q11.23) | BCR-ABL1 | 慢性淋巴细胞白血病、急性淋巴细胞白血病、急性粒细胞白血病 | 伊马替尼、达沙替尼、埃罗替尼 |
| inv(10)(q11.2q21) | RET-CCDC6 | 甲状腺乳头状癌 | |
| t(12;15)(p13;q25) | ETV6-NTRK3 | 多种肿瘤 | |
| 涉及转录因子 | | | |
| t(2;3)(q12-q14;p25) | PAX8-PPARG | 滤泡性甲状腺癌 | |
| t(9;11)(p22;q23) | MLL-MLLT3 | 急性粒细胞白血病 | |
| t(11;22)(q24.1-q24.3;q12.2) | FLI1-EWSR1 | 尤文肉瘤 | |
| t(12;21)(p13;q22.3) | ETV6-RUNX1 | 急性淋巴细胞白血病 | |
| t(15;17)(q22;q21) | PML-RARA | 急性早幼粒细胞白血病 | 全反式维A酸、三氧化二砷 |
| inv(16)(p13.11q22.1) | CBFB-MYH11 | 急性粒细胞白血病 | |
| t(21;22)(q22.3;q12.2) | ERG-EWSR1 | 尤文肉瘤 | |
| 结构正常基因的异常表达 | | | |
| t(8;14)(q24.21;q32.33) | MYC-IGHG1 | 伯基特淋巴瘤 | |
| t(11;14)(q13;q32.33) | CCND1-IGHG1 | 套细胞淋巴瘤 | |
| t(12;13)(p13;q12.3) | ETV6-CDX2 | 急性粒细胞白血病 | |
| t(14;18)(q32.33;q21.3) | IGHG1-BCL2 | 滤泡淋巴瘤 | |
| del(21)(q22.3q22.3) | TMPRSS2-ERG | 前列腺癌 | |

## 9.2.3 端粒异常

端粒(telomere)是指位于真核细胞线性染色体末端的一种特殊结构，由富含GC的DNA重复序列和端粒结合蛋白所构成的一种核蛋白复合体。人和其他哺乳动物的端粒DNA由5′-TTAGGG-3′重复序列组成，是一种结构成分，不具有编码蛋白质的功能。目前认为端粒主要的功能是：①保护染色体末端防止被核酶降解或是被化学修饰、端-端融合以及非正常重组，维持其稳定性；②与端粒结合蛋白共同参与染色体的定位和复制，使得细胞得以正常的分化和繁殖；③端粒长度反映细胞分裂的能力和寿命[33]。

人类端粒长度约为15 kb，细胞每分裂一次约缩短50~200个核苷酸。随着细胞分裂次数的增加，端粒进行性缩短，缩短到一定程度则失去其染色体稳定作用，细胞因而发生增殖性衰老。端粒酶(telomerase)是一种能合成端粒重复序列以维持端粒长度的核糖核酸蛋白酶，能使细胞避免增殖性衰老而永生化。端粒酶具有反转录酶活性，能以自身的RNA为模板5′-CUAACCCUAAC-3′，通过反转录合成端粒重复序列并连接到染色体末端，以补偿细胞分裂时端粒的缩短，使细胞获得无限增殖能力[33]。

在正常人体细胞中，端粒随着细胞的分裂及年龄的增长而逐渐变短，端粒长度的变化是细胞分裂与衰老的一个分子生物钟。但在基因突变、细胞永生及肿瘤形成时,端粒可表现缺失、融合和序列缩短等异常。这提示在肿瘤发生的早期端粒序列以缩短为主要特征,但当缩短达一定程度时将导致染色体不稳定,或激活癌基因而引发肿瘤。当端粒随着细胞分裂而明显缩短达一定程度时,端粒酶在某种因子作用下被激活,持续合成端粒 DNA 序列,使细胞能绕过因端粒缩短引发的细胞老化,而获得无限增殖的能力,导致肿瘤发生。端粒酶为目前已知的最为广谱的肿瘤标记之一。研究表明,端粒酶的激活是恶性肿瘤发生过程中的一个后期现象,使肿瘤细胞的端粒不再进行性缩短而得以维持,避免了细胞正常复制衰亡机制的制约而获得了"永生性",这是恶性肿瘤细胞显著的生物学特征之一,是癌变机制中十分重要的环节[34]。

### 9.2.4 微卫星不稳定性

微卫星(microsatellite, MS)是基因组中由 1~6 个核苷酸组成的简单串联排列的 DNA 重复序列,是一类高度多态性的遗传标记。人类基因组中包含数万个微卫星位点,微卫星序列可定位于基因的启动子、基因编码区、内含子及其与外显子交界区。但位于基因组非编码区较多,在人群中呈现高度多态性[35]。微卫星不稳定性(microsatellite instability, MSI)是基因组不稳定性的重要分子标志之一。微卫星不稳定性表现在同一微卫星位点在不同个体之间或同一个体的正常组织和异常组织之间,微卫星位点的重复单位数目不同,在不同个体间相差很大。

微卫星不稳定性最先发现于大部分遗传性非息肉性大肠癌(hereditary non-polyposis colorectal cancer, HNPCC),患者的肿瘤细胞中广泛存在 DNA 重复序列长度的改变,其重复序列长度越长,突变频率越高。产生微卫星不稳定性的原因主要是 DNA 复制过程中滑动或修复时滑动链与互补链碱基错配,导致一个或几个重复单位的插入或缺失。由于重复拷贝数发生大的变化,使某些重要功能基因发生功能变化,其中涉及的重要基因是错配修复相关基因,如 hMLH1、hMSH2 和 hMSH6 等。这类基因的功能是纠正因环境因素所致的 DNA 复制过程出现的错误,确保复制过程的"保真性"。当这些 DNA 损伤修复基因由于碱基突变或甲基化沉默失活后,DNA 在复制过程发生微卫星重复拷贝变化时,DNA 修复系统就不能及时地加以修复。如果这些复制错误发生在一些功能上与细胞的增殖、分化和凋亡相关的重要基因时,可造成基因杂合性丢失、基因表达失活或下降、编码蛋白产物活性降低或丧失,这些变化可促进肿瘤的产生[35]。比较典型的例子是部分结肠癌肿瘤细胞中发现的 TGF-βRⅡ、BAX 基因外显子因微卫星不稳定而出现移码突变。在 TGF-βRⅡ 编码基因的外显子中有两个重复拷贝序列(A)$_{10}$和(GT)$_3$,分别位于第 4、8 号外显子。在带有微卫星不稳定性的细胞株和肿瘤标本(replication errors, RER$^+$)中,分别检测到 1 个 GT 的插入和 1~2 个 A 的缺失。这些突变造成了阅读框的移码突变,产生没有活性的基因产物。而在不带有微卫星不稳定性的细胞株和肿瘤标本(RER$^-$)中,则没有检测到类似的突变[36]。另外,在 BAX 编码蛋白的第 3 号外显子有一个(G)$_8$重复拷贝序列,在细胞株和肿瘤标本中分别检测到 1 个 A 的插入或缺失,造成基因移码突变。同样,这一突变只见于 RER$^+$细胞株和肿瘤标本[37]。

### 9.2.5 表观遗传学效应

经典遗传学不能完全解释种群中的表型多样性,也不能解释为什么同卵双生子或克隆动物,尽管具有完全相同的基因组序列,却有不同的表型和对某类疾病的不同易感性。表观遗传学这一概念能够部分解释这类生物学现象。表观遗传学效应(epigenetic effects)被定义为"在基因组序列不变的情况下,可以决定基因表达与否,并可稳定遗传下去的调控密码"。以往认为肿瘤是一种由原癌基因、抑癌基因突变和染色体畸变驱动的进行性遗传疾病,但随着肿瘤研究的不断深入,人们意识到几乎所有的肿瘤都是由遗传改变和表观遗传学异常共同引起和促进的。通过比较肿瘤细胞和正常细胞,人们发现了大量的表观遗传学异常,主要包括 DNA 甲基化、基因组印记、组蛋白修饰。这些变化相互关联,密不可分。

**(1) DNA 甲基化**

DNA 上胞嘧啶的甲基化是一种共价的 DNA"后天性"修饰。DNA 甲基化是由 DNA 胞嘧啶甲基转移酶(DNA methyltransferases, DNMTs)来承担的,目前已经发现的有 DNMT1、DNMT2 和 DNMT3a/3b。胞嘧啶甲基转移酶可将甲基从一个 S-腺苷甲硫氨酸上转移到胞嘧啶的 C-5 位置上。DNA 甲基化几乎特异地发生在 CpG 核苷处,CpG 核苷在基因组中并不是随机分布的,相反,基因组中存在着 CpG 核苷富集的区域,称为 CpG 岛。在人类基因组的重复序列和许多基因5'端的调控区域都存在这样的 CpG 岛。CpG 岛的甲基化对于控制基因的时空表达和基因组重复序列的沉默具有至关重要的作用[38]。

DNA甲基化是控制某些组织特异性基因表达的重要环节,比如黑色素瘤抗原基因家族(melanoma antigen, MAGE)是一类在非睾丸的正常组织中几乎不表达,但在恶性肿瘤中却高丰度表达的基因。它们的特异性表达是受DNA甲基化控制的,基因组印记同样需要将等位基因中的一个拷贝甲基化沉默。

DNA甲基化的生物学意义在于基因表达的时空调控,以及保护基因组稳定性。例如,有些基因在发育早期甲基化,发育晚期被诱导去甲基化,使基因在不同发育时期特异性表达,女性X染色体随机失活;管家基因的低甲基化、印记基因的高甲基化及抑癌基因的病理性甲基化造成基因沉默;甲基化还可以抵御转座子沉默和病毒入侵,使某些基因转录抑制等。在肿瘤中出现的DNA甲基化异常主要有以下4个方面。

1) 重复序列的低甲基化 早在1983年就观察到肿瘤组织基因组的甲基化水平要比正常组织低得多,现在发现这主要是由于基因组重复序列低甲基化造成的。研究发现肿瘤基因组的重复序列存在着广泛的低甲基化现象。在正常细胞到恶性增生细胞、再到肿瘤细胞的恶性转化的过程中,这种低甲基化水平随着细胞表型变化而不断上升。基因组重复序列的低甲基化对肿瘤的促进作用主要有:染色体不稳定、被沉默转座因子的重新激活。基因组重复序列的低甲基化有利于有丝分裂期DNA同源重组,使得染色体更易于发生片段的易位和丢失,促进染色体重排。研究发现在正常细胞中敲除DNMTs可导致基因组低甲基化,同时细胞出现非整倍体核型。这一发现支持了基因组低甲基化促进染色体不稳定性的结论。另外,低甲基化可重新激活重复序列如L1和Alu元件等,使得转座子可以被转录出来并转座到基因组的其他位置,破坏正常的染色体结构。比如在某些视网膜母细胞瘤病人中,用DNA印迹分析发现,$Rb$基因区域由于插入Alu重复序列而失活[39]。

2) 抑癌基因的高甲基化 抑癌基因5'端启动子区CpG岛的高甲基化导致的基因表达失活是许多类型肿瘤发生、发展过程中的一个主要事件。$Rb1$基因是第一个被发现在某些视网膜母细胞瘤中启动子高甲基化的抑癌基因,随后几乎所有的抑癌基因都被发现在各种类型肿瘤中存在启动子高甲基化现象,如$VHL$、$p16^{ink4a}$、$BRCA1$、$E$-钙黏蛋白和$hMLH1$等。受启动子高甲基化影响的抑癌基因功能往往涉及细胞周期调控、DNA损伤修复、致癌化合物的生化代谢、细胞凋亡和血管生成等,也就是说涉及肿瘤发生、发展的所有方面。不同类型的肿瘤可能有特定的一群抑癌基因高甲基化,即有一个特定的"高甲基化组"(hypermethylome)。最近随着甲基化检测方法的成熟,对各种肿瘤的高甲基化图谱绘制结果表明,一种特定肿瘤的基因组中有100~400个启动子高甲基化位点[39]。

高甲基化可以发生在肿瘤发生、发展的不同时期,并且和遗传改变紧密联系。最近的研究表明,抑癌基因的高甲基化很可能驱动肿瘤发生早期恶性转化前细胞的增殖,使之在后期更易于发生遗传改变。比如,正常乳腺上皮细胞中$p16^{ink4a}$的甲基化失活,使细胞避免衰老,导致基因组不稳定性和其他肿瘤细胞的表型。另外,DNA损伤修复基因$hMLH1$、$BRCA1$、$MGMT$和$WRN$等在肿瘤的高甲基化失活,也可能造成DNA损伤修复途径出现缺陷,导致细胞内基因突变和染色体畸变的概率上升,促进细胞的恶性转化[38]。

现在有证据表明,早期的表观遗传学改变很可能在遗传学改变以前就已经出现。比如,抑癌基因$APC$是一个重要的wnt通路负调控因子,$APC$基因的突变造成wnt通路的异常激活被认为是大肠癌发生的必须起始步骤。最近对结肠癌早期病变——异变腺窝病灶(aberrant crypt foci, ACF)的研究表明,有些病例样本中的细胞没有发生$APC$的失活突变,但wnt通路仍然是异常激活的。这可能是由于$SFRPs$基因的高甲基化失活造成的。$SFRPs$基因编码的蛋白可分泌到细胞表面,阻断wnt信号通路的级联反应。$SFRPs$的表达失活使得wnt通路异常激活,进而促进上皮干细胞或前体细胞的异常增殖,为后续wnt信号通路下游基因发生基因突变创造了条件。在肿瘤后期,$SFRPs$的高甲基化仍然存在,并和发生基因突变的下游因子如APC、β-连环蛋白(β-catenin)等一起,共同促进肿瘤的恶性增殖[38]。

抑癌基因的高甲基化和遗传改变可协同性灭活抑癌基因。比如,在结肠癌细胞株HCT116中,抑癌基因$hMLH1$和$p16^{ink4a}$是完全失活的。其机制是其中一个等位基因发生基因突变而功能失活,另一个野生型等位基因则发生启动子高甲基化而表达失活。因此,遗传改变和表观遗传学效应可协同性失活抑癌基因[38]。

3) 原癌基因的低甲基化 与抑癌基因启动子高甲基化而沉默不同的是,原癌基因可以因为启动子区的低甲基化而激活表达。正常的终端分化细胞不表达的基因可在肿瘤中被激活表达,其中很多是通过启动子的去甲基化而实现的,如肿瘤-睾丸抗原($CT$)基因。这类基因已被确认的有40余种,通常仅在人类生殖系统中表达,但可以在多种肿瘤如黑色素瘤、膀胱癌、肺癌和肝癌中高水平表达。其他的还有乳腺癌中雌激素受体基因[39]、肾细胞癌的 MN/CA9 基因[40]、甲状腺癌中的 Mapsin 基因[41]、结肠癌中的 S100A4 基因[42]等水平升高,也与这些基因区域的 DNA 低甲基化存在很大的相关性。

4) microRNA 的 DNA 高甲基化　microRNA 是一类长度为 18～25 nt 的非编码 RNA,它通过与 mRNA 中特定的互补位点结合来调节蛋白编码基因的表达和翻译,调控一系列重要的生命过程,在肿瘤发生和发展中也发挥了重要的作用。已有研究发现,正常组织和肿瘤组织中 microRNA 的表达谱是不同的。某些 microRNA 在肿瘤中的下调也受到启动子高甲基化的影响。如癌症细胞中 miR-124a 的表达沉默可以导致细胞增殖相关激酶 CDK6 的激活,因为 CDK6 是 miR-124a 抑制的靶基因[43]。类似的还有 miR-203,是一个可以调控原癌基因 ABL1 和 BCR-ABL1 的 microRNA,在多种血液肿瘤中被甲基化沉默,从而上调 ABL1 和 BCR-ABL1 的表达水平,促进肿瘤的生长[44]。

（2）基因组印记

基因组印记(genomic imprinting)是指体细胞来源于不同亲代的一对等位基因发生的差异性表达,即机体仅表达来自亲代一方的等位基因,而不表达或很少表达来自另一方的等位基因。基因组印记遍布整个基因组,在人基因组中存在 100 多个印记基因,这些基因参与了广泛的生物学过程。基因组印记部分是由基因内部或附近区域的不同甲基化状态维持。在正常情况下,这种甲基化状态在传给下一代时重新编码。

基因印记的异常可能以下述 3 种形式参与肿瘤的发生:①印记基因的杂合性丢失(loss of heterozygosity,LOH)、单亲二倍体(uniparental disomy,UPD)或突变失活可能会导致仅有的表达基因丢失或不表达;②印记基因的 LOI 或 UPD 导致两个等位基因都表达;③印迹控制中心(imprinting control region,ICR)的突变性失活,可能导致某个染色体印记区域的多个印记基因的不正常表达。

胰岛素样生长因子 2(IGF2)是重要的胚胎生长因子,可通过旁分泌和自分泌的方式作用于细胞表面的 IGF2 受体,促进细胞的增殖。IGF2 是一个印记基因,只在来源于父系的等位基因上获得表达。在多种肿瘤中观察到 IGF2 杂合性丢失导致的 IGF2 双等位基因表达现象。IGF2 基因产物的倍增促进了肿瘤细胞的增殖和抑制外界刺激诱导的凋亡,从而促进肿瘤的生长[45]。其他的肿瘤中基因印记异常的例子还包括抑癌基因 PEG3。PEG3 也只在来源于父系的等位基因上获得表达[46]。在神经胶质瘤细胞中,PEG3 因 DNA 甲基化沉默使得表达的等位基因失活。抑癌基因 ARHI 也是一个印记基因,其等位基因的在乳腺癌中表达也因 DNA 甲基化而沉默[47]。

（3）组蛋白修饰

组蛋白修饰(histone modification)在基因的时空表达调控方面处于中心地位。核小体由组蛋白和 DNA 构成,是染色质的基本结构单位。包括 4 种组蛋白 H2A、H2B、H3 和 H4,每一种组蛋白各有两个分子,形成一个组蛋白八聚体。约 200 bp 的 DNA 分子盘绕在组蛋白八聚体构成的核心结构外面,形成一个核小体。另外,连接相邻 2 个核小体的 DNA 分子上结合了另一种组蛋白 H1,帮助染色质的包装。

组蛋白 H3、H4 氨基端的残基,组蛋白 H2A、H2B 的氨基端和羧基端,对许多翻译后修饰非常敏感,这些修饰包括赖氨酸的乙酰化、赖氨酸和精氨酸的甲基化、丝氨酸和苏氨酸的磷酸化、赖氨酸的泛素化和 SUMO 化、谷氨酸的 ADP 核糖基化等(图 9-6)。这些不同的修饰组合所形成的各种组蛋白密码(histone code)决定了该区域的基因被转录激活或是抑制,即在一个或多个组蛋白氨基尾端的多种修饰状态,可以互相协同或依次地被特定的蛋白酶或其他复合体识别与结合而起作用,为发动或抑制基因转录的染色质相关蛋白提供结合位点。目前发现组蛋白修饰与肿瘤发生和发展密切相关[39]。

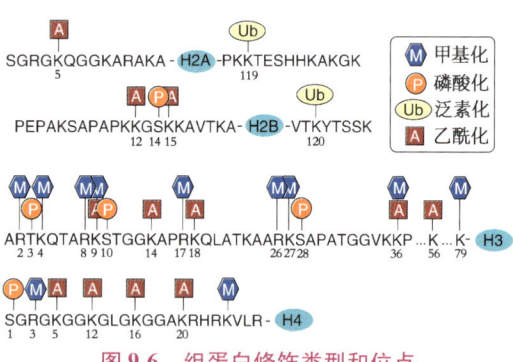

图 9-6　组蛋白修饰类型和位点

参与组蛋白修饰的蛋白共有 3 类:①组蛋白修饰酶,能够将某些化学基团特异性地连接到组蛋白的某个氨基酸残基上;②组蛋白去修饰酶,能够将氨基酸残基上的修饰基团特异性地移除;③组蛋白修饰结合蛋白,这些蛋白能识别并结合被修饰的组蛋白残基,识别组蛋白密码[48]。

组蛋白是带正电荷的碱性蛋白质,通常能与带负电荷的 DNA 分子紧密结合,抑制转录。当组蛋白 N 端赖氨酸进行乙酰化修饰后,可中和其正电荷,从而减少了组蛋白尾端和带负电荷的 DNA 骨架的亲和性,引发启动子周围染色质构象的改变。而染色质构象的改变可使转录因子易于与 DNA 结合,进而促进转录起始复合体的形成。近年来,发现大量与转录有关的调控因子能修饰组蛋白,其中 P300、CBP、PCAF、SRC-1 和 TAFⅡ250 等都具有组蛋白乙酰转移酶的活性。相反,组蛋白去乙酰化酶可催化组蛋白的去乙酰化,它们通常与一些辅抑制因子形成大的转录抑制复合体而发挥作用。去除修饰组蛋白的乙酰基,使组蛋白尾端带正电荷的赖氨酸残基更加暴露,而带正电荷的组蛋白尾部与 DNA 之间的相互作用则限制了核小体在 DNA 上的移动,使启动子不易接近转录调控元件,从而导致特异性转录抑制。目前发现的组蛋白去乙酰化酶有 HDAC1-10、SIRT1-7 等。通常,组蛋白高乙酰化是基因转录激活的一个标志。组蛋白在转录活性区域被乙酰化,使之相结合的基因处于转录激活的状态,而去乙酰化的组蛋白与转录受抑制的基因区域结合。因此,该过程是一个与基因活性诱导和抑制密切相关的动态过程[39]。

组蛋白甲基化是另外一种重要的组蛋白修饰。与乙酰化不同,组蛋白 N 端甲基化修饰比较复杂,这是由于甲基化的位点(赖氨酸或精氨酸)及甲基化的程度(单甲基化、二甲基化和多甲基化)所决定的。催化这些位点甲基化的修饰酶主要有 3 类,分别是精氨酸甲基转移酶(PRMTs)和催化赖氨酸的甲基转移酶家族,后者包括含有 SET 结构域的甲基转移酶亚家族和不含 SET 结构域的甲基转移酶亚家族(如 DOT1/DOT1L)等。另外,还有可以行使去甲基化功能的组蛋白去甲基化酶,如 LSD1 和含 JmjC 结构域的蛋白家族。人类基因组中组蛋白甲基修饰酶数量庞大,它们介导的转录调节功能也不尽相同,某些可以激活基因的转录,而另外一些则会抑制基因的转录。如 H3-K9、H3-K27 和 H4-K20 三甲基化常见于异染色质,而 H3-K4、H3-K36 和 H3-K79 单甲基化则常见于常染色质。精氨酸甲基转移酶 CARM1 和 PRMT1 催化 H3-R17 和 H4-R3 的甲基化,激活基因转录;LSD1 作为辅抑制因子复合物成员,能催化 H3-K4 的去甲基化,抑制基因转录等[48]。

同样,组蛋白的泛素化、磷酸化等修饰也在基因表达调控中起了重要的作用。

还有一类参与组蛋白修饰的蛋白是一些能识别组蛋白某种特异性修饰并与其结合的蛋白质,这些蛋白一般含有某些特征结构域,如 bromo 结构域、chromo 结构域和 PHD 结构域等,可分别结合乙酰化和甲基化的组蛋白。一般认为,组蛋白的乙酰化可改变核小体的结构,某些染色质区域的结构从紧密变得松散,开放某些基因的转录,增强其表达水平。但另一方面,组蛋白的乙酰化可作为一个结合的平台,招募一些含有 bromo 结构域的蛋白,如乙酰化酶、染色体结构重塑因子,这些蛋白也参与转录起始复合体的组装。HP1 是一个 chromo 结构域蛋白,可识别 H3-K9 甲基化,并与之结合,进而和其他蛋白结合参与抑制基因转录。这些蛋白可以说是组蛋白密码的识别者[39]。

组蛋白的各种修饰之间存在着相互协同和拮抗的关系。如组蛋白 H3-S10 的磷酸化可促进 H3-K4 的单甲基化和 H3-K14 的乙酰化,导致染色体处于开放结构,促进转录;H3-K9 位点可被乙酰化或甲基化,H3-K9 的乙酰化可以抑制该位点的甲基化。H3-K9 的乙酰化可促进基因转录,而 H3-K9 的甲基化则抑制基因转录[39]。

目前研究还发现,DNA 甲基化和组蛋白的修饰之间存在密切联系,如组蛋白去乙酰化酶 HDACs,可以和各种 DNA 甲基化酶 DNMTs 相互作用;而甲基化 CpG 结合结构域蛋白如 MeCP-1、MeCP-2,又可以和 HDACs 相互作用。这种作用方式提示,两种方式中任何一种的存在都可以引起另一种修饰方式的起始。比如,在某些抑癌基因因启动子甲基化而被沉默时,通常伴有组蛋白 H3 和 H4 的去乙酰化和高甲基化[39]。

由于组蛋白的修饰态与基因表达有着密切的关系,因此肿瘤细胞也存在各种组蛋白修饰的异常,不少组蛋白修饰相关的酶类和结合蛋白在肿瘤组织中可发生结构或表达水平的变化。比如,混合连锁白血病因子(mixed linkage leukemia 1, MLL1)是组蛋白 H3-K4 甲基转移酶。*MLL1* 基因异常见于 5.2% 急性粒细胞白血病、22% 急性淋巴细胞白血病及某些淋巴瘤。*MLL1* 可以通过染色体易位与 *AF2*、*AF9* 和 *ENL* 等 10 多种基因形成嵌合基因,产生融合蛋白,使得原先受 MLL1 调控的基因如 *HOX* 基因家族表达水平异常,影响造血细胞的发育,引起白血病[49]。*EZH2* 是 *PCG* 基因家族的一员,具有 H3-K27 甲基转移酶的功能。研究显示,*EZH2* 表达的异常增高与前列腺癌、乳腺癌、淋巴瘤等恶性肿瘤的浸润和转移有关[50]。

人生长抑制因子(inhibitor of growth, ING)也是

一类可介导生长抑制、细胞老化和凋亡的抑癌基因。ING蛋白含有PHD结构域，能识别H3-K4三甲基化修饰并与之结合。在乳腺癌、胃癌、黑色素瘤、头颈肿瘤等多种肿瘤中已被观察到存在 *ING* 基因表达下调或突变，突变的ING蛋白丧失了识别H3-K4甲基化能力[51]。

最近在一项大规模的肿瘤样本组蛋白甲基化修饰相关蛋白的突变筛查中，发现了一个组蛋白去甲基化酶UTX在多种肿瘤中发生基因组片段缺失或碱基突变，提示UTX很可能是一个抑癌基因。UTX是组蛋白H3-K27去甲基化酶，而H3-K27的甲基化和异染色质、转录抑制高度相关[52]。

## 9.3 肿瘤基因组学的研究方法

在肿瘤基因组学的研究中，各种方法层出不穷，方法学的改进极大地促进了肿瘤基因组学的发展。

### 9.3.1 激光捕获显微切割

肿瘤组织病理形态表现极具异质性，同一种组织的肿瘤其不同病例的病理变化呈多样性，甚至同一切片视野中的肿瘤细胞成分与形态也表现出复杂的多态性。因此在肿瘤基因组学研究中，首先是要获得尽可能纯净的肿瘤组织和细胞，为此发展了一系列的肿瘤组织纯化技术。从各种手工显微切割纯化技术，到借助各种机械手段并经显微切割纯化肿瘤组织，再发展到激光技术在组织纯化领域内的全面应用，有力地推动了肿瘤基因组学研究的发展。激光捕获显微切割（laser capture microdissection，LCM）技术可以从复杂组织中快速准确地高选择性地分离、纯化单一类型细胞群，甚至单个细胞，解决了组织细胞的异质性问题，使各种研究结果更为准确可靠。这种技术在肿瘤研究中显示了极大的优越性。

### 9.3.2 高通量DNA测序

30年前，由Sanger和Gilbert分别创立了双脱氧法的化学降解法测序技术。1980年，Sanger和Gilbert由于这一贡献，共同荣获诺贝尔化学奖。双脱氧法测序依赖于电泳，而电泳设备的体积又限制了双脱氧法测序向更高通量的发展。通过研究人员的多年努力，创立了多种高通量DNA测序（high throughput DNA sequencing）技术，这是对传统测序方法的一次革命性改变，可以一次对几十万到几百万条DNA分子进行序列测定，又称为第二代测序技术。高通量测序平台的代表是Roche公司的454测序技术（Roche GS FLX sequencer）、Illumina公司的Solexa技术和ABIlity公司的SOLidD技术等。

在以往的肿瘤研究中，往往只能同时对少数几个基因进行DNA突变检测，无法达到更高通量。随着高通量DNA测序技术的成熟，今后可对肿瘤标本的整个基因组和转录组水平的几万条基因进行DNA序列的突变分析[53]。例如，最近有文章报道对恶性胸膜间皮瘤组织的cDNA文库进行高通量测序，发现了15个新的基因突变，这些突变很可能参与了恶性胸膜间皮瘤的发生和发展[14]。

### 9.3.3 基因表达谱芯片技术

基因表达谱芯片（gene microarray）是基因芯片的一种，它可以实现在mRNA水平上同时平行研究成千上万条基因的表达关系。其原理为，在经特殊处理后的有多聚赖氨酸包被的硅片上或其他固相支持物（如玻璃片、硅片、聚丙烯膜、硝酸纤维素膜、尼龙膜等）上，将生物分子探针（Oligo、cDNA或基因组）以大规模阵列的形式排布，形成可与带有标记的不同组织或细胞的目的分子（如荧光染料Cy3、Cy5标记的反转录cDNA）相互作用的固相表面，在激光的顺序激发下标记荧光，根据杂交反应情况分别呈现不同的荧光发射谱征，电压耦合元件相机或激光共聚焦显微镜采集荧光信号并进行信息处理及分析，得出这些基因在不同组织或细胞中的表达图谱，从而获知这些基因在不同组织中表达差异的重要信息。操作流程包括样品制备、点样和探针标记、杂交与清洗、芯片扫描、图像采集、数据分析。其中很多步骤都有配套的商品化试剂盒，操作起来比较方便。

基因表达谱芯片技术具有高通量、高并行、灵敏、快速、样品需要量少和定量分析准确等优点，可用于疾病的分子医学基础研究、疾病分型与诊断的分子指标研究、药物药理及毒性毒理研究等领域。特别是可利用基因表达谱芯片分析肿瘤组织、正常组织及转移灶组织的基因表达谱之间的差别，发现其中的相关性，从而对肿瘤的发生、发展机制作出推断。目前，基因表达谱芯片已被广泛应用于肿瘤的分子生物学研究中。现已有几十家公司专门从事基因表达谱芯片的研究和开发工作，商业化开发相对成熟，使用最为广泛的是美国的Affymetrix公司开发的各类芯片及其检测设备。

## 9.3.4 高密度单核苷酸多态性芯片技术

单核苷酸多态性（single nucleotide polymorphism, SNP）是由单个核苷酸的变异所引起的DNA序列多态性。作为第三代遗传诊断标记，SNP在基因组中具有高密度和高保守的特点，近年来被广泛应用于生物医学研究的诸多领域。尤其是芯片技术的应用，使SNP研究进入一个新的阶段。高密度单核苷酸多态性芯片技术（high-density SNP arrays）就是利用目标DNA分子与芯片上的寡核苷酸探针进行等位基因特异结合反应，根据反应后信号的有无和强弱筛查高密度SNP，寻找新的SNP位点，并实现在基因组中的精确定位。

近年来，为了适应不同目的、规模和条件的基因分型，包括基于核酸杂交、单碱基延伸、等位基因特异性引物延伸、"一步法"、引物连接、限制性内切酶、蛋白-DNA结合及荧光分子-DNA结合等多种反应原理的SNP芯片被陆续开发出来。在肿瘤研究领域，具有高并行、高通量、微型化和自动化特点的高密度单核苷酸多态性芯片技术的应用，为连锁分析肿瘤易感基因、肿瘤全基因组关联分析以及肿瘤杂合性丢失分析提供了有效的研究手段，从而为阐明病因、早期诊断及个性化治疗等提供了方法学基础。

## 9.3.5 DNA甲基化检测技术

DNA甲基化调控已经成为肿瘤基因组学研究的热点之一。基因启动子、外显子及其附近区域内CpG岛甲基化是众多基因实现表达沉默和基因印记的重要途径，DNA甲基化水平变化已被公认为是人类肿瘤的一种特征性改变。其甲基化状态的改变往往出现于细胞恶性增殖早期，并伴随恶性肿瘤的发生发展而变化。因此，DNA甲基化水平的检测对肿瘤的诊断、预后及肿瘤发生发展的分子机制研究都至关重要。

近年来，DNA甲基化检测技术有了很大的发展和完善[54]，目标是能将基因组DNA的未甲基化胞嘧啶和甲基化胞嘧啶完全区分开来。目前，甲基化检测技术主要有以下3种。

1）酶切法　该法是检测基因组DNA甲基化水平的一种常用方法。提取基因组DNA，采用对胞嘧啶甲基化敏感的限制性核酸内切酶作用于基因组DNA。对于不存在甲基化的DNA标本，核酸内切酶会在识别序列处切断DNA双链；对于存在甲基化的DNA标本，则不能切断DNA。然后，以琼脂糖凝胶电泳检测酶切结果。

2）免疫沉淀法　免疫沉淀法是利用特殊的单克隆抗体能与甲基化胞嘧啶发生特异性反应的原理而建立的。

3）亚硫酸氢盐预处理法　目前使用的大多数检测方法都是以亚硫酸氢盐预处理使胞嘧啶转变为尿嘧啶为基础的。在此基础上，发展了甲基化特异PCR（MSP-PCR）、结合亚硫酸盐限制性分析（CO-BRA）、高效液相层析（HPLC）、甲基化敏感的单核苷酸引物延伸法（MS2SNuPE）等多种方法。比如MSP-PCR的原理是DNA经亚硫酸氢钠处理后，非甲基化胞嘧啶转变为尿嘧啶，而甲基化胞嘧啶保持不变。在PCR反应时，有两套不同的引物对。其一引物序列来自经处理后的甲基化DNA链，若用该对引物能扩增出片段，说明该检测位点发生了甲基化；另一引物来自经处理后的非甲基化DNA链，若用该对引物能扩增出片段，说明该检测位点没有甲基化。

值得注意的是，最近这3种方法都和高通量平台相结合，发展出第二代的DNA甲基化检测技术，能够在基因组层面上大范围检测DNA的甲基化状态，同时又保证了灵敏性和特异性。

## 9.3.6 染色质免疫共沉淀技术

染色质免疫共沉淀技术（chromatin immunoprecipitation, CHIP）是基于体内分析发展起来的方法，也称为结合位点分析法，在过去10年已经成为表观遗传学研究的主要方法之一。这项技术不仅可以检测体内转录因子与DNA的动态作用，还可以检测基因组某一特定位置出现的组蛋白修饰，用来研究组蛋白修饰与基因表达调控之间的关系。它能真实完整地反映结合在DNA序列上的调控蛋白，是目前确定与特定蛋白结合的基因组区域或确定与特定基因组区域结合蛋白质的一种很好的方法。其基本原理是：在生理状态下把细胞内的蛋白质和DNA交联在一起，超声波将其打碎为一定长度范围内的染色质小片段，然后通过所要研究的目的蛋白质特异性抗体沉淀此复合物，特异性地获得目的蛋白结合的DNA片段。通过对目的片段的纯化与检测，从而获得蛋白质与DNA相互作用的信息。近年来，这种技术得到不断的发展和完善，如CHIP和基因芯片相结合建立的chip-on-chip方法已广泛用于肿瘤基因组中组蛋白修饰的检测[55]。

### 9.3.7 比较基因组杂交技术

比较基因组杂交技术(comparative genome hybridization,CGH)是在荧光原位杂交的基础上建立起来的一种细胞-分子遗传学技术,是荧光原位杂交技术的延伸与重大飞跃。它突破了原先荧光原位杂交探针对一个点或一个区的理解,将其技术覆盖面扩大到整个基因组。检查异常染色体或染色体片段,面临的首要问题是探针的选择。常规的染色体描绘技术只能显示一至几条染色体,逐一进行杂交,不仅工作量大,费用高,而且对整个基因组来说,确定未知特定区域的扩增或重复,使用常规荧光原位杂交方法几乎是不可能实现的。比较基因组杂交是通过单一的一次性杂交可对某一肿瘤整个基因组的染色体拷贝数量的变化进行检查。其基本原理是:用不同的荧光染料通过缺口平移法分别标记肿瘤组织和正常细胞或组织的DNA制成探针,并与正常人的间期染色体进行共杂交,以在染色体上显示的肿瘤与正常对照的荧光强度的不同来反映整个肿瘤基因组DNA表达状况的变化,再借助于图像分析技术,可对染色体拷贝数量的变化进行定量分析。比较基因组杂交常应用于肿瘤遗传学研究,以寻找肿瘤细胞的染色体片段缺失与重复,具有重要的应用价值[56]。

### 9.3.8 组织芯片技术

组织芯片技术(tissue chip)又叫组织微阵列(tissue microarray,TMA),是指数十个至成百上千个不同的小圆柱形样本,按照一定的规律在单位面积的载体上排列成微阵列。这样,可以在同一实验条件下进行无数组织样品的一次性免疫组织化学检测、DNA和mRNA的原位杂交实验,也可以进行肿瘤标本和正常组织之间蛋白质或基因表达的差异检测。这种技术不但大大节省了试剂,而且最大限度地保证了试验条件的一致性,消除了不同批次试验之间的误差。因此,该技术在肿瘤研究中已得到广泛应用。

## 9.4 肿瘤基因组学研究展望

### 9.4.1 肿瘤基因组学计划

最早提出人类基因组测序这一设想的是美国肿瘤生物学家、诺贝尔奖获得者 Renato Dulbecco。1986年3月7日,他在 Science 上发表了一篇题为《癌症研究的转折点——人类基因组的全序列分析》的短文,他指出包括癌症在内的人类疾病的发生,都与基因直接或间接有关。因此,我们面临两种选择:要么大家各自研究自己感兴趣的基因;要么从整体上研究人类的基因组,分析整个人类基因组的序列[57]。经过3年多的讨论,1990年10月,美国政府启动了"人类基因组计划"(human genomic project,HGP)。2001年,Celera Genomics 公司和HGP协作组报道了结果相似的人类基因组;2003年,HGP协作组宣布完成了人类基因组的测序,从而为生命科学开启了后基因组学时代。HGP的完成,为人类生命科学的研究提供了"蓝图",对人类基因组有了基于序列基础的正确认识。随着人类基因组测序的完成和各种基因组研究技术的广泛而有效的应用,肿瘤遗传学和肿瘤基因组学的研究获得长足进步。可以更系统和更大规模地利用人体肿瘤样本,从全基因组水平认识肿瘤发生发展的分子机制,并促进相关研究成果向临床应用转化。

在人类基因组计划完成后不到3年,美国又率先发起了肿瘤基因图谱(the cancer genome atlas,TCGA)计划。该计划将借鉴人类基因组计划和单体型图计划(HapMap)的成功经验,试图通过应用先进的基因组分析技术,特别是采用大规模的基因组高通量测序,将人类全部肿瘤(近期目标为50种肿瘤及其亚型)的基因组变异图谱绘制出来,找到肿瘤基因组的所有体细胞突变,并整合肿瘤转录组学、表观遗传学的有关数据进行系统分析,全面了解肿瘤发生发展的分子机制,在此基础上设计新的诊断和治疗方法,力图最终提出完整的新型"预防肿瘤的新策略"[58]。

该计划在3年探索初期,绘制出3种类型的肿瘤基因组图谱。目前已经确实将先研究肺癌、神经胶质细胞瘤和卵巢癌这3种肿瘤的基因组图谱,从而了解整个TCGA项目的可行性,这项工作称为TCGA先导项目(TCGA pilot project)。之所以选择这3种肿瘤,是因为这3种癌症发病率和死亡率较高,可以获得严格满足TCGA科学、技术以及伦理要求的高质量患者肿瘤组织样本,而且这3种癌症的预后较差。TCGA先导项目的实施,为科学家进一步从全基因组水平探明癌症相关的基因变异及其他基因组变化奠定基础。这项工作所涉及的问题包括改进基因组的鉴定和DNA测序技术、制定样品处理的规范和质控标准、提高数据分析的精确性和评估数据的效用。在计划后期,预计可以完成目前所发现的200多种类型肿瘤的基因变异图谱的绘制。

对肿瘤基因组的高通量测序是首次对人类疾病状态下基因组的无偏倚系统性分析,最近报道的几项肿瘤基因组高通量测序的重大发现为认识肿瘤中的突变提供了新的视野。2006年,Science杂志首次报道了结肠癌和乳腺癌部分蛋白编码基因的突变序列图谱[59]。该研究对11例乳腺癌患者和11例结肠癌患者肿瘤组织中的13 000多个基因(约占人类基因数目的一半)进行了序列分析,鉴定出1 149个体细胞突变,然后利用这两种肿瘤各24个新样本,确定了189个候选肿瘤相关基因。这些候选基因中,少数为已知,多数为首次发现,在数量上超出预期。表明大规模的突变分析对筛选未知肿瘤相关基因是十分有效的手段。2008年,Science杂志报道了对22例神经胶质细胞瘤患者肿瘤组织中2万多个基因序列分析,以期发现可能的突变[60]。他们发现了多种新的基因突变,而这些突变以前并没有被发现与胶质母细胞瘤的发生发展有关。特别有趣的是发现了 IDH1 基因存在高频率的突变,它是编码异柠檬酸盐脱氢酶1(isocitrate dehydrogenase 1,IDH1)的基因,是三羧酸循环的一个组成酶。后续的样本扩大分析发现,在由低度神经胶质瘤分化而来的肿瘤如 WHOⅡ、WHOⅢ的星状细胞瘤,WHOⅡ、WHOⅢ的寡树突胶质瘤和神经胶质瘤中有高达70%的132位赖氨酸的突变。而没有 IDH1 突变的样本中,常有 IDH1 的一个同源基因 IDH2 的172位赖氨酸的突变。在其他的非神经系统肿瘤中还没有发现突变[61]。IDH1 突变会导致酶与底物结合能力下降,并且突变的 IDH1 还能与野生型 IDH1 竞争性结合底物。突变的 IDH1 与底物结合形成二聚体,进而阻断 IDH1 的活性。IDH1 可减少酶产物 α-酮戊二酸($\alpha$-ketoglutarate,$\alpha$-KG)的形成,增加低氧诱导因子亚基 HIF-1α 的表达,促进肿瘤的发生[62]。

## 9.4.2 从肿瘤基因组到临床医学

### (1) 肿瘤的遗传易感性

目前,肿瘤易感基因的筛查和鉴定已经成为肿瘤基因组学的研究重点之一,某些肿瘤表现出遗传易感性,其中典型的是称为"高外显综合征"(highly penetrant syndrome)。提示在肿瘤的形成过程中,除了体细胞突变,生殖细胞基因变异起了一定的作用。越来越多的证据表明肿瘤的遗传易感性和某些变异有关。利用突变基因作为标记识别肿瘤的高危人群已有成功的先例。比如,BRCA1 和 BRCA2 基因的突变能导致患乳腺癌和卵巢癌的比例大大增加。又如,DNA 错配修复基因(hMLH1、hMSH2 和 hMSH6 等)与遗传性非息肉性大肠癌,APC 基因和家族性腺瘤性息肉病,携带这些突变基因的患者患相应癌症的风险显著增加。对上述高危人群实施监视、给予预防性药物和进行预防性器官切除已经证明是有效的。

目前,随着人类基因组计划和单体型图计划的成功实施,高通量基因分型技术的改进,位点连锁分析、单体型分析、全基因组关联分析以及标签选点等多种分析方法的成熟,为肿瘤的遗传易感性分析提供了多方面的有利因素。2007年,Nature Genetics 杂志同时报道了两篇全基因组关联分析研究前列腺癌易感性的论文[63]。目前,通过肿瘤基因组学的方法鉴定其他类型肿瘤易感性位点也不断有成功的报道。肿瘤遗传易感性的研究可以帮助发现肿瘤的易感标记,筛选肿瘤易感人群,通过对易感人群进行健康教育,改变不良的生活习惯或生活方式,并采取有效的措施进行早期干预,最终达到预防肿瘤发生的目的。同时也有助于进一步深入研究肿瘤的发病机制,确定肿瘤治疗靶标,开发肿瘤治疗新药,为打破肿瘤研究和治疗的僵局提供了新的途径。

### (2) 肿瘤的分子分型

肿瘤是一类分子水平上异质性很高的疾病,组织学形态相同的肿瘤,其遗传改变也不尽一致,从而导致肿瘤治疗和预后的差别。传统病理形态学诊断已不能适应现代肿瘤诊治的需要。肿瘤基因组技术的发展,可为肿瘤分类提供更多的信息,从而使肿瘤分类的基础从形态学转向以分子特征为基础的新的分类体系。可以依据分子遗传学改变或表观遗传学差异进行分型,也可根据基因表达谱水平(mRNA)的差异实施分型,这是目前肿瘤分子分型研究的主要手段。肿瘤基因组的不稳定性常引起基因结构的变化,进而引起基因表达谱的变化,导致肿瘤细胞和临床表型的改变,因此可以建立起肿瘤的基因表达谱和临床表型之间的对应关系。

将肿瘤的基因表达谱应用到肿瘤分子分型最早的范例是白血病。1999年发表在 Science 杂志上的一篇论文,率先报道了用基因芯片对72例确诊的急性淋巴细胞白血病(ALL)和急性粒细胞白血病(AML)进行的基因组表达谱分析[64]。结果表明,ALL 和 AML 有各自特征的表达谱,两者明显不同,可以加以区分。这项研究开创了用基因表达谱研究肿瘤分子分型的先河。随后在肺癌、恶性黑色素瘤、乳腺癌和膀胱癌等肿瘤研究中都清楚地表明存在肿瘤的分子亚型。肿瘤分子分型将使得多方面的工作得以改进，比如在肿瘤的治疗中，将能够有针对性地开发和验证治疗措施，有的放矢，最终开发和选择特征性的靶向药物，实现个性化治疗。

### (3) 抗肿瘤药物的研发

通过肿瘤基因组学研究，可以为抗肿瘤药物的研究与开发提供更多新的作用靶标。寻找和发现关键性药靶是新药研发的瓶颈，对现有药物作用机制认识的局限性是造成药物毒副作用的主要原因，基因组学的发展为这两个问题的解决提供了机会。由于基因突变所导致的持续激活的癌基因有可能成为药物设计的靶标。而对于某些肿瘤抑制基因，因突变导致活性减弱或丧失，自身不能作为靶标，但它的抑制蛋白可以作为药物的靶标分子。

作为一个潜在的抗肿瘤药物设计的靶标，应满足以下条件：①在肿瘤的发生或维持其生物学特征（抗凋亡、促增殖、促血管生成等）中起关键作用；②在正常组织中不表达或低表达；③在肿瘤细胞中激活或过表达，并且和肿瘤的恶性特征密切相关；④抑制其表达或活性可显著抑制肿瘤的各种恶性特征；⑤具有可成药性，易于通过高通量筛选获得小分子抑制剂或抗体，如激酶、细胞表面受体等。因此要满足以上苛刻条件，可以通过肿瘤基因组学的方法，寻找到关键的肿瘤相关基因，从中挑选出合适的靶点进入下一步的筛选和开发。

另外，值得注意的是，从治疗的角度来讲，肿瘤相关基因这一定义要更加宽泛，有些基因在肿瘤中并不发生遗传改变，体内、体外实验也不支持有促进细胞恶性转化的能力。但针对它们的分子靶向治疗有时却有疗效。这一事实可用一种类似于"合成致死"（synthetic lethality）的理论解释。两个基因的"合成致死"指的是两个基因，只突变一个不影响细胞的存活，但同时突变两个就会导致细胞死亡。应用到肿瘤的治疗，体内某些正常基因和癌基因的突变存在"合成致死"关系。当这些基因被抑制后，就会导致肿瘤细胞的死亡，但对正常细胞没有影响[65]。其中一个有力的例子是热休克蛋白Hsp90。大量癌基因的激活突变虽然可以促进Hsp90的活性，但突变后可能会造成蛋白结构的不稳定。Hsp90可以帮助突变体进行折叠，促进其功能。Hsp90对大量的癌基因如突变的BRAF、EGFR的活性存在是必要的。因此，Hsp90的抑制剂格尔德霉素（geldnamycin）以及它的衍生化合物17AAG和17DMAG都能有效地诱导细胞凋亡[66]。其他的例子还包括针对热休克蛋白转录因子HSF1和蛋白酶体所开发的相应抑制剂。鉴于发现越来越多的肿瘤相关基因发挥作用需依赖于细胞内某些基因的正常功能，而它们不是经典的癌基因，传统的肿瘤基因组学的研究手段还无法有效地对它们加以鉴别，因此还应和其他功能基因组学的研究技术如高通量RNAi文库筛选等手段结合起来[67]。

总之，可以预期，肿瘤基因组学将在抗肿瘤药物的研发中发挥越来越重要的作用。

（余　龙）

## 主要参考文献

[1] Avery OT, MacLeod CM, McCarty M. Studies on the chemical nature of the substance inducing transformation of pneumococcal types induction of transformation by a desoxyribonucleic acid fraction isolated from pneumococcus type Ⅲ. J Exp Med, 1944, 79: 132-137.

[2] Watson JD, Crick FH. Molecular structure of nucleic acids — a structure for deoxyribose nucleic acid. Nature, 1953, 171: 737-738.

[3] Rowley JD. New consistent chromosomal abnormality in chronic myelogenous leukemia identified by quinacrine fluorescence and Giemsa staining. Nature, 1973, 243: 290-293.

[4] Krontiris TG, Cooper GM. Transforming activity of human-tumor DNAs. Proc Natl Acad Sci USA, 1981, 78: 1181-1184.

[5] Reddy EP, Reynolds RK, Santos E, et al. A point mutation is responsible for the acquisition of transforming properties by the T24 human bladder carcinoma oncogene. Nature, 1982, 300: 149-152.

[6] Santos E, Tronick SR, Aaronson SA, et al. T24 human bladder carcinoma oncogene is an activated form of the normal human homolog of BALB and Harvey-MSV transforming genes. Nature, 1982, 298: 343-347.

[7] Vogelstein B, Kinzler KW. Gatekeepers and caretakers. Mol Biol Cell, 1999, 10: 351a.

[8] Rangarajan A, Hong SJ, Gifford A, et al. Species and cell type-specific requirements for cellular transformation. Cancer Cell, 2004, 6: 171-183.

[9] Lengauer C, Kinzler KW, Vogelstein B. Genetic instabilities in human cancers. Nature, 1998, 396: 643-649.

[10] Yeang CH, McCormick F, Levine A. Combinatorial patterns of somatic gene mutations in cancer. FASEB J, 2008, 22: 2605-2622.

[11] Kimchi-Sarfaty C, Oh JM, Kim IW, et al. A "silent" polymorphism in the MDR1 gene changes substrate specificity. Science, 2007, 315: 525-528.

[12] Weng AP, Ferrando AA, Lee W, et al. Activating mutations of NOTCH1 in human T cell acute lymphoblastic leukemia. Science, 2004, 306: 269-271.

[13] Ma J, deFrances MC, Zou C, et al. Somatic mutation and functional polymorphism of a novel regulatory element in the HGF gene promoter causes its aberrant expression in human breast cancer. J Clin Invest, 2009, 119: 478-491.

[14] Stratton MR, Campbell PJ, Futreal PA. The cancer genome. Nature, 2009, 458: 719-724.

[15] Petitjean A, Mathe E, Kato S, et al. Impact of mutant p53 functional properties on TP53 mutation patterns and tumor phenotype: lessons from recent developments in the IARC TP53 database. Hum Mutat, 2007, 28: 622-629.

[16] Hussain SP, Schwank J, Staib F, et al. TP53 mutations and hepatocellular carcinoma: insights into the etiology and pathogenesis of liver cancer. Oncogene, 2007, 26: 2166-2176.

[17] Sherr CJ. The INK4a/ARF network in tumour suppression. Nat Rev Mol Cell Biol, 2001, 2: 731-737.

[18] Frohling S, Dohner H. Chromosomal abnormalities in cancer. N Engl J Med, 2008, 359: 722-734.

[19] Garraway LA, Widlund HR, Rubin MA, et al. Integrative genomic analyses identify MITF as a lineage survival oncogene amplified in malignant melanoma. Nature, 2005, 436: 117-122.

[20] Kim M, Gans JD, Nogueira C, et al. Comparative oncogenomics identifies NEDD9 as a melanoma metastasis gene. Cell, 2006, 125: 1269-1281.

[21] Zender L, Spector MS, Xue W, et al. Identification and validation of oncogenes in liver cancer using an integrative oncogenomic approach. Cell, 2006, 125: 1253-1267.

[22] Holst F, Stahl PR, Ruiz C, et al. Estrogen receptor alpha (ESR1) gene amplification is frequent in breast cancer. Nat Genet, 2007, 39: 655-660.

[23] Weir BA, Woo MS, Getz G, et al. Characterizing the cancer genome in lung

adenocarcinoma. Nature, 2007, 450: 893-898.
[24] Sharma SV, Bell DW, Settleman J, et al. Epidermal growth factor receptor mutations in lung cancer. Nat Rev Cancer, 2007, 7: 169-181.
[25] Tolaney SM, Krop IE. Mechanisms of trastuzumab resistance in breast cancer. Anticancer Agents Med Chem, 2009, 9: 348-355.
[26] Okawa ER, Gotoh T, Manne J, et al. Expression and sequence analysis of candidates for the 1p36.31 tumor suppressor gene deleted in neuroblastomas. Oncogene, 2008, 27: 803-810.
[27] Zabarovsky ER, Lerman MI, Minna JD. Tumor suppressor genes on chromosome 3p involved in the pathogenesis of lung and other cancers. Oncogene, 2002, 21: 6915-6935.
[28] Westbrook TF, Martin ES, Schlabach MR, et al. A genetic screen for candidate tumor suppressors identifies REST. Cell, 2005, 121: 837-848.
[29] Quintas-Cardama A, Cortes J. Molecular biology of bcr-abl1-positive chronic myeloid leukemia. Blood, 2009, 113: 1619-1630.
[30] Soda M, Choi YL, Enomoto M, et al. Identification of the transforming EML4-ALK fusion gene in non-small-cell lung cancer. Nature, 2007, 448: 561-566.
[31] O'Neil J, Look AT. Mechanisms of transcription factor deregulation in lymphoid cell transformation. Oncogene, 2007, 26: 6838-6849.
[32] Tomlins SA, Rhodes DR, Perner S, et al. Recurrent fusion of TMPRSS2 and ETS transcription factor genes in prostate cancer. Science, 2005, 310: 644-648.
[33] Riethman H. Human telomere structure and biology. Annu Rev Genomics Hum Genet, 2008, 9: 1-19.
[34] Deng Y, Chan SS, Chang S. Telomere dysfunction and tumour suppression: the senescence connection. Nat Rev Cancer, 2008, 8: 450-458.
[35] Imai K, Yamamoto H. Carcinogenesis and microsatellite instability: the interrelationship between genetics and epigenetics. Carcinogenesis, 2008, 29: 673-680.
[36] Markowitz S, Wang J, Myeroff L, et al. Inactivation of the type-II TGF-beta receptor in colon-cancer cells with microsatellite instability. Science, 1995, 268: 1336-1338.
[37] Rampino N, Yamamoto H, Ionov Y, et al. Somatic frameshift mutations in the BAX gene in colon cancers of the microsatellite mutator phenotype. Science, 1997, 275: 967-969.
[38] Baylin SB, Ohm JE. Epigenetic gene silencing in cancer — a mechanism for early oncogenic pathway addiction? Nat Rev Cancer, 2006, 6: 107-116.
[39] Esteller M. Molecular origins of cancer: epigenetics in cancer. N Engl J Med, 2008, 358: 1148-1159.
[40] Cho M, Uemura H, Kim SC, et al. Hypomethylation of the MN/CA9 promoter and upregulated MN/CA9 expression in human renal cell carcinoma. Br J Cancer, 2001, 85: 563-567.
[41] Ogasawara S, Maesawa C, Yamamoto M, et al. Disruption of cell-type-specific methylation at the Maspin gene promoter is frequently involved in undifferentiated thyroid cancers. Oncogene, 2004, 23: 1117-1124.
[42] Nakamura N, Takenaga K. Hypomethylation of the metastasis-associated S100A4 gene correlates with gene activation in human colon adenocarcinoma cell lines. Clin Exp Metastasis, 1998, 16: 471-479.
[43] Pierson J, Hostager B, Fan R, et al. Regulation of cyclin dependent kinase 6 by microRNA 124 in medulloblastoma. J Neurooncol, 2008, 90: 1-7.
[44] Bueno MJ, Perez de Castro I, Gomez de Cedron M, et al. Genetic and epigenetic silencing of microRNA-203 enhances ABL1 and BCR-ABL1 oncogene expression. Cancer Cell, 2008, 13: 496-506.
[45] Chao W, D'Amore PA. IGF2: epigenetic regulation and role in development and disease. Cytokine Growth Factor Rev, 2008, 19: 111-120.
[46] Kohda T, Asai A, Kuroiwa Y, et al. Tumour suppressor activity of human imprinted gene PEG3 in a glioma cell line. Genes Cells, 2001, 6: 237-247.
[47] Yu YH, Xu FJ, Peng HQ, et al. NOEY2 (ARHI), an imprinted putative tumor suppressor gene in ovarian and breast carcinomas. Proc Natl Acad SCI USA, 1999, 96: 214-219.
[48] Marmorstein R, Trievel RC. Histone modifying enzymes: structures, mechanisms, and specificities. Biochim Biophys Acta, 2009, 1789: 58-68.
[49] Hess JL. Mechanisms of transformation by MLL. Crit Rev Eukaryot Gene Expr, 2004, 14: 235-254.
[50] Simon JA, Lange CA. Roles of the EZH2 histone methyltransferase in cancer epigenetics. Mutat Res, 2008, 647: 21-29.
[51] Soliman MA, Riabowol K. After a decade of study-ING, a PHD for a versatile family of proteins. Trends Biochem Sci, 2007, 32: 509-519.
[52] van Haaften G, Dalgliesh GL, Davies H, et al. Somatic mutations of the histone H3K27 demethylase gene UTX in human cancer. Nat Genet, 2009, 41: 521-523.
[53] Mardis ER. Next-generation DNA sequencing methods. Annu Rev Genomics Hum Genet, 2008, 9: 387-402.
[54] Callinan PA, Feinberg AP. The emerging science of epigenomics. Hum Mol Genet, 2006, 15: R95-R101.
[55] Jiang CZ, Pugh BF. Nucleosome positioning and gene regulation: advances through genomics. Nat Rev Genet, 2009, 10: 161-172.
[56] Forozan F, Karhu R, Kononen J, et al. Genome screening by comparative genomic hybridization. Trends Genet, 1997, 13: 405-409.
[57] Dulbecco R. A turning point in cancer research: sequencing the human genome. Science, 1986, 231: 1055-1056.
[58] Hampton T. Cancer genome atlas. JAMA, 2006, 296: 1958-1968.
[59] Sjoblom T, Jones S, Wood LD, et al. The consensus coding sequences of human breast and colorectal cancers. Science, 2006, 314: 268-274.
[60] Parsons DW, Jones S, Zhang XS, et al. An integrated genomic analysis of human glioblastoma multiforme. Science, 2008, 321: 1807-1812.
[61] Yan H, Parsons DW, Jin GL, et al. IDH1 and IDH2 mutations in gliomas. N Engl J Med, 2009, 360: 765-773.
[62] Zhao SM, Lin Y, Xu W, et al. Glioma-derived mutations in IDH1 dominantly inhibit IDH1 catalytic activity and induce HIF-1 alpha. Science, 2009, 324: 261-265.
[63] Witte JS. Prostate cancer genomics: towards a new understanding. Nat Rev Genet, 2009, 10: 77-82.
[64] Golub TR, Slonim DK, Tamayo P, et al. Molecular classification of cancer: class discovery and class prediction by gene expression monitoring. Science, 1999, 286: 531-537.
[65] Kaelin WG Jr. The concept of synthetic lethality in the context of anticancer therapy. Nat Rev Cancer, 2005, 5: 689-698.
[66] Isaacs JS, Xu WP, Neckers L. Heat shock protein 90 as a molecular target for cancer therapeutics. Cancer Cell, 2003, 3: 213-217.
[67] Tonon G. From oncogene to network addiction: the new frontier of cancer genomics and therapeutics. Future Oncol, 2008, 4: 569-577.

# 10 肿瘤蛋白质组学

10.1 蛋白质组学
 10.1.1 蛋白质组学的主要研究内容
 10.1.2 蛋白质组学的研究方法
 10.1.3 蛋白质组学研究方法的进展
10.2 蛋白质的翻译后修饰
 10.2.1 蛋白质的糖基化修饰和糖组学
 10.2.2 蛋白质的磷酸化修饰
 10.2.3 蛋白质的泛素化修饰
 10.2.4 蛋白质的其他翻译后修饰
 10.2.5 蛋白质翻译后修饰的意义

10.3 蛋白质组学在肿瘤生物标记和药靶筛选及鉴定中的应用
 10.3.1 肿瘤标记的定义和分类
 10.3.2 血清蛋白质组学筛选肿瘤生物标记
 10.3.3 细胞和组织蛋白质组学筛选肿瘤生物标记
10.4 肿瘤标记研究的蛋白质组学
 10.4.1 消化系统肿瘤
 10.4.2 生殖内分泌系统肿瘤
 10.4.3 血液系统肿瘤

  蛋白质是生命体各种代谢和调控途径的主要执行者,其翻译后修饰使蛋白质功能更完善、调节更精细、作用更专一。蛋白质是致病因素对机体作用的最重要靶点,也是疾病进程的标记和调控点。蛋白质组学技术平台具有的高通量、高分辨率与高效的特点,能全景式对疾病发生发展过程中、各种病理生理状况下蛋白质表达谱及其改变进行精细的定性和定量检测,为揭示疾病过程的蛋白质基础,探讨疾病的分子病理机制,提供了科学、系统的研究策略和强有力的技术途径[1-9]。

## 10.1 蛋白质组学

### 10.1.1 蛋白质组学的主要研究内容

  蛋白质组学可分为表达蛋白质组学和比较蛋白质组学[10]。前者目的在于建立蛋白质表达谱和修饰谱的数据库,以及细胞定位图、蛋白质作用连锁图,探索和阐明生命现象的本质。后者通过比较分析不同生理、病理条件下细胞、组织或体液中表达的蛋白质异同,筛选出许多具有临床标记意义的蛋白质关键分子,例如可用于早期诊断、治疗和转归判别的肿瘤标记分子、肿瘤新药靶分子或信号转导中的关键分子[11-14]。蛋白质组表达信息与基因组信息有效结合,既可通过蛋白质组信息来显示蛋白质翻译后加工修饰过程,又可通过基因分析克服分离蛋白质与理论蛋白质不一致的局限,从而使病理生理机制的解释更为完全和准确。蛋白质组分析的技术流程如下。

  1) 蛋白质样本的制备及分离 寻找较好的方法,尽可能完全地抽提细胞或组织中的全部蛋白质(包括疏水性蛋白质、低丰度蛋白质、高丰度蛋白质、极性蛋白质等),是比较蛋白质组学研究的重要前提。

  2) 蛋白质图像的差异对比分析 基于双向电泳(2-dimensional electrophoresis,2-DE)所获得的凝胶图谱,用图像分析软件进行分析比对;或基于双向液相色谱-质谱分析(2-DLC-MS)所获得的图谱进行分析比对,发现差异性表达的分子。

  3) 差异蛋白斑点肽段的鉴定 将上述异常点进行蛋白质的肽段鉴定。常用的方法为基质辅助激光解析电离-飞行时间质谱分析(MALDI-TOF-MS)和电喷雾质谱分析(ESI-MS),或表面增强激光解析电离-飞行时间质谱分析(SELDI-TOF-MS)。

  4) 蛋白质数据库的搜索分析 蛋白质数据库是属性化的数据库,搜索蛋白质数据库以分析和确定该蛋白质的性质特征。若搜索不到,可能为新蛋白。

  5) 蛋白质功能的研究和生物信息学分析。

## 10.1.2 蛋白质组学的研究方法

### (1) 蛋白质组表达谱

复杂蛋白质组分的良好分离和低丰度蛋白质的检测是进行蛋白质组学研究的关键。可以分为两大类：以双向电泳为基础和以非双向电泳为基础的蛋白质分离和比较。图 10-1 为比较蛋白质组主要研究方法。

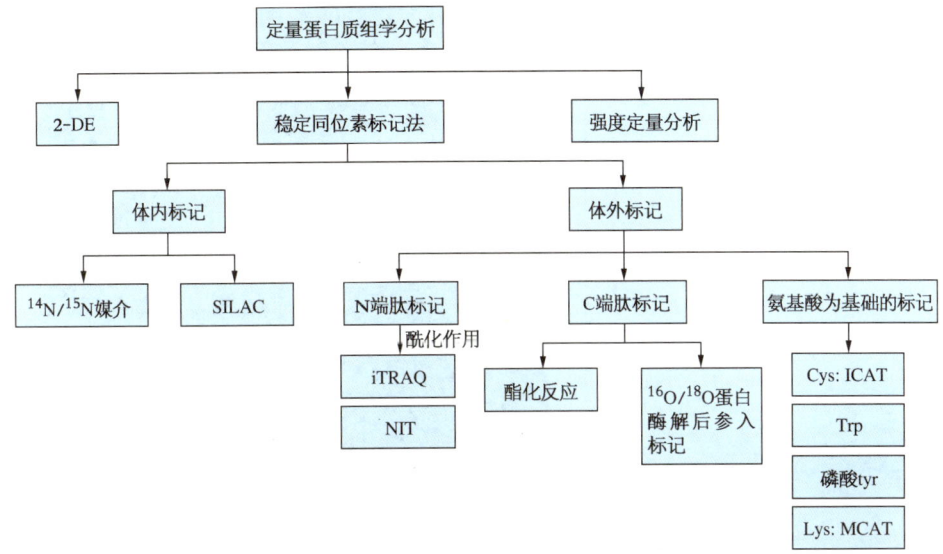

**图 10-1 比较蛋白质组研究方法与策略**

1）双向电泳(2-DE)　2-DE 中蛋白质的分离是基于两个独立的物化参数——电荷和分子大小。包括将蛋白质混合物在第一个方向上按照等电点的高低进行分离的等电聚焦电泳，和在第二个方向上按照分子量大小对蛋白质进行分离的 SDS-PAGE 电泳。

2-DE 的显示方法：应用于凝胶染色的试剂是染料(如考马斯亮蓝)、金属试剂(如银染试剂)或专一性染总蛋白、糖蛋白或磷酸化蛋白的试剂。染色方法的敏感性取决于结合在蛋白质上染料的量、着色密度以及凝胶背景色度。此外，蛋白质还可经蛋白印迹(Western blotting)方法转移到膜上，进行免疫学检测或其他分析。

2-DE 功能蛋白质表达谱的比对研究：目前使用的凝胶扫描设备为密度扫描仪、磷屏或荧光扫描仪。染色后的凝胶依据显色方法选择某种设备扫描后，利用图像分析软件(如 Gel-Image、PDQuest 等)来进行包括蛋白质斑点的寻找、量化、背景扣除、点的匹配在内的一系列分析。

差异凝胶电泳(DIGE)[15]：DIGE 荧光差异蛋白表达分析系统在传统双向电泳技术的基础上结合了多重荧光分析的方法，在同一块胶上共同分离多个分别由不同荧光标记的样品，并第一次引入了内标的概念。用于标记的荧光基团在化学结构上相似，分子量也基本相同，都带有正电荷，所以在与肽链的赖氨酸残基反应时，保证了所有的样品可以移至相同的位置，极大地提高了结果的准确性、可靠性和重复性。该方法的灵敏度可与银染和 SYPRO 宝石红蛋白凝胶染色(SYPRO Ruby)相媲美，可检测到 100~200 pg 的蛋白质(图 10-2)。

2）基于非双向电泳的蛋白质表达谱技术　双向液相色谱-质谱分析(2-DLC-MS)[16]：为了弥补双向电泳与质谱联用技术对于低丰度、疏水性、偏碱性、极大和极小蛋白不能很好显示的不足，可采用与质谱联用的多维色谱分离技术。2-DLC-MS 是先将混合蛋白酶解，经过适当的色谱分离手段之后，对肽段进行串联质谱分析(MS-MS)并据此实现蛋白的鉴定(俗称鸟枪法，shotgun)。目前最具代表性的是强阳离子交换(strong cation exchange, SCX)色谱-反相(reverse phase, RP)色谱分析。肽段首先根据静电作用在 SCX 柱上分组，然后利用阶梯梯度将从 SCX 柱上流出的组分直接上样到反相柱上，按照肽段与反相基团疏水作用力的大小从色谱柱上洗脱下来，最后用质谱检测肽段。

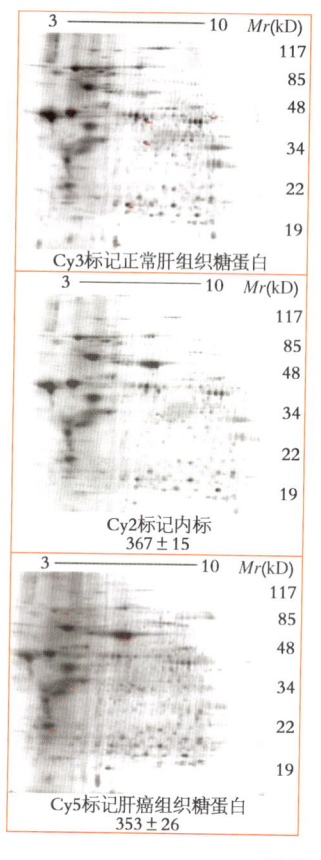
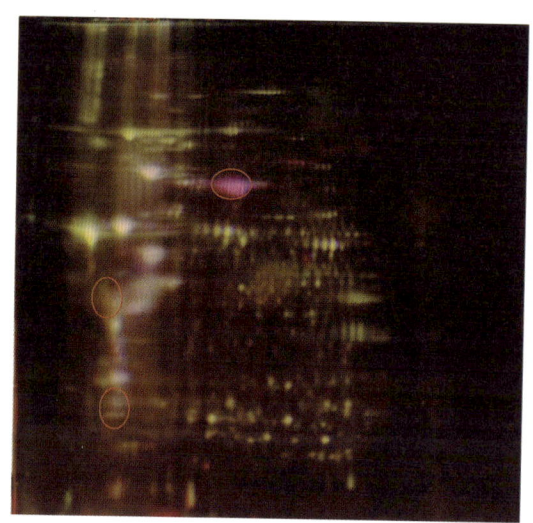

凝集素DSA亲和层析的蛋白(50μg)
匹配:276;不匹配:41
pH 3~10,非线性13cm等电聚焦条
12% SDS-PAGE

**图10-2 人肝癌组织差异凝胶电泳**

表面增强激光解析电离-飞行时间质谱分析(SELDI-TOF-MS)[17,18](图10-3):由蛋白质芯片、飞行质谱和分析软件3部分组成。蛋白质芯片可分为化学表面芯片和生物表面芯片。化学表面芯片又可分为疏水表面芯片、亲水表面芯片、弱阳离子交换表面芯片、强阴离子交换表面芯片、金属离子螯合表面芯片、特异结合表面芯片等。生物表面芯片又可分为抗原-抗体、受体-配体、DNA-蛋白质、酶等芯片。化学表面芯片所采用的样品用量少,还可直接用于血清、体液和尿液等的分析,易于高通量自动化操作,对低丰度疏水性蛋白有较好鉴定作用等优点,但不能直接得到肽序。

同位素标记亲和标签技术(ICAT)[19]:ICAT的核心技术在于同位素标记试剂的应用和独特分析仪器的使用。标记试剂的结构为生物素标签-接头-反应基团。其中,生物素标签是为了分离肽段而设计;接头可分为两种,重链试剂D8-ICAT中的接头为氘标记,轻链试剂D0-ICAT中的接头则为氢(未标记);反应基团则可与肽段中的半胱氨酸残基的SH基连接。将ICAT试剂(D8或D0)分别与等量被分析的蛋白质反应,得到ICAT-蛋白,将其等量混合后进行蛋白酶解,获得的肽段混合物经亲和素柱纯化后得到ICAT标记肽;通过质谱分析D8-ICAT和D0-ICAT肽的分子量和强度的比值(D0/D8),从而比较不同样品中相同肽段的差异程度。此外,也可用MS-MS对差异表达的肽进行测序分析。

氨基酸代谢标记技术(AACT)[20]:基本原理同ICAT技术。主要的区别在于AACT是在分析的细胞培养基中加入稳定同位素标记的氨基酸,即通过生物合成的方法使合成的蛋白带上质量标签。然后,与用正常的氨基酸培养的细胞等量混合后酶解,最后用质谱分析不同样品中相同肽段的差异程度。该技术可提高MALDI-TOF-MS质谱仪对于肽段序列分析的准确性。

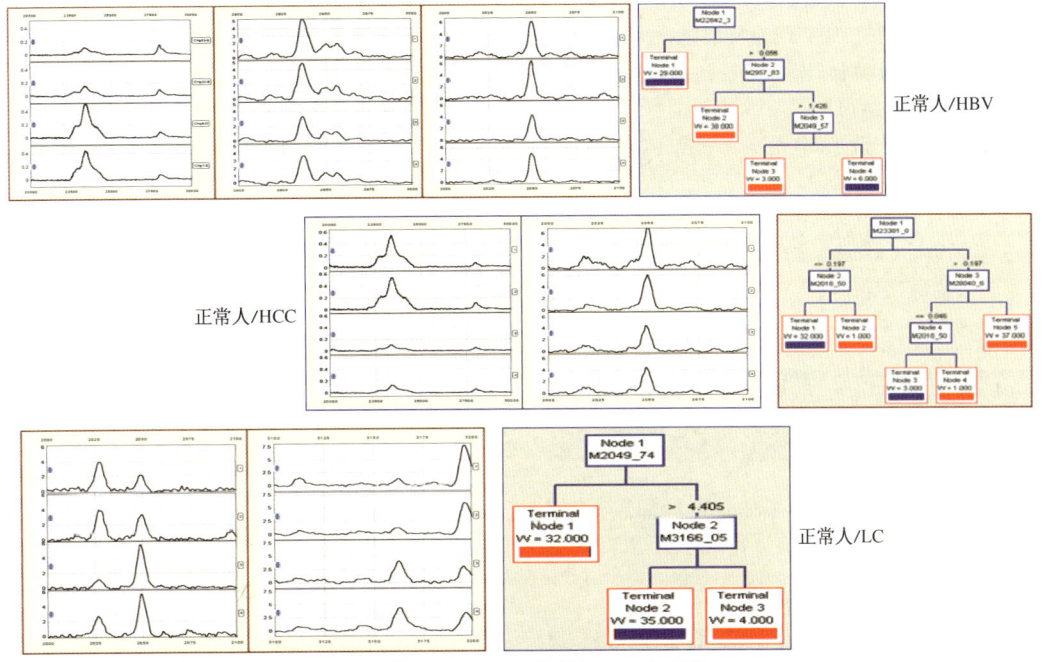

总有效率：87%；阳性预测率：90%；阴性预测率：80%；敏感性>85%；特异性>85%

**图 10-3** 表面增强激光解析电离-飞行时间质谱分析正常人以及肝炎、肝硬化（LC）、肝细胞肝癌（HCC）患者血清蛋白指纹图谱

**（2）蛋白质的鉴定和特征分析**

1）蛋白质的鉴定

蛋白酶解和肽段的分离：从 2-DE 电泳得到的蛋白质比较大，难于直接进行后续的测序，通常需要进行有限酶解或利用特异性蛋白裂解制剂将大的蛋白质消化成较小的肽段。根据后续质谱分析的要求，酶解的肽段还可进一步分离纯化，常用的技术有高效液相色谱法（HPLC）、快速蛋白质液相色谱法（FPLC）、反相柱层析等。

肽段的氨基酸序列分析：常用的蛋白质肽段鉴定的方法有质谱技术（包括 ESI-MS、MALDI-TOF-MS、LC-ES-IT-MS、MS-MS 等）、Edman 化学降解法、氨基酸组分分析等。MALDI-TOF-MS 是一种软电离技术，测量的分子量范围较大（>450 000），需求样品量少，缓冲液和盐的影响相对较小，分析速度快，灵敏度高，且操作、维护简单。ESI-MS 基本原理和一般质谱相同，仅仅离子流的产生是用电喷雾的方式获得。

蛋白质组学中另外一种常见的是微量蛋白质的序列分析[21]，它是基于 Edman 化学降解法的原理，将异硫氰酸苯酯（PITC）在一定条件下与多肽的 N 端氨基酸反应生成 PITC-多肽，经有限水解后最终产生 PTH-氨基酸，通过气相色谱分析进行鉴定。如此反复进行上述的反应，就可以得到多肽 N 端氨基酸的序列。

2）蛋白质的免疫分析

蛋白印迹检测（Western blotting）[22]：在 SDS-PAGE 电泳结束后，将蛋白质转移到作为固相支持物的膜（如硝酸纤维素膜或 PVDF 膜）上后进行免疫检测、染色和其他固相分析。对于修饰性蛋白例如糖蛋白，可用显色法和凝集素结合法、糖蛋白荧光检测法等检测，检测水平依赖于蛋白的糖基化程度。如果是磷酸化蛋白，可用相应的抗磷酸丝氨酸、磷酸苏氨酸和磷酸酪氨酸的抗体进行检测。

免疫沉淀法：基本原理是抗体-抗原反应。分为免疫沉淀、免疫共沉淀和串联亲和纯化（TAP）技术。免疫共沉淀基本步骤同免疫沉淀，只是在前处理上有所差别。TAP 可用于纯化蛋白质复合体。其原理是将作为诱饵蛋白质的基因与两个标签基因连接成融合蛋白基因，然后转染酵母菌或哺乳动物细胞株，该融合蛋白表达后用与标签蛋白结合的蛋白胶柱进行二次色谱纯化。用于在接近天然条件下蛋白质复合物的分离纯化和后续蛋白质-蛋白质相互作用的研究[23]。

3）蛋白质功能鉴定 蛋白质功能鉴定的主要方法是基因操作，包括基因补偿和基因删除。基因补偿是通过蛋白质基因表达载体的构建和转染,然后观测基因表达调控、细胞代谢及细胞行为的改变;抑或用基因的定点整合(knock in)制备转基因动物和模式生物,从整体水平了解转基因生物的各种变化。基因删除包括应用反义核酸、RNA干扰(RNAi)、核酶和能与基因启动子结合的寡核苷酸,在转录和转录后水平上"取消和减弱"基因的表达,或通过基因敲除(knock out)制作基因缺陷生物,研究"取消和减弱"后细胞、生物的基因调控、信号途径和代谢的变化。

## 10.1.3 蛋白质组学研究方法的进展[24-30]

蛋白质组学的技术平台主要是基于蛋白质的分离、鉴定和功能及作用机制的研究,并进行数据的生物信息学分析和系统生物学的综合发掘。其主要技术有以下几个方面。

1) 高丰度蛋白的去除和低丰度蛋白的富集技术。

2) 蛋白质翻译后修饰的新技术、新方法 包括磷酸化、糖基化、泛素化、乙酰化等。其主要特点:①应用亲和与免疫学原理,高选择性地富集修饰蛋白质和修饰肽;②规模化分离修饰肽/蛋白质的平台技术,发展基于多维色谱的高通量分离分析修饰肽的方法和多级质谱分析确定修饰位点的技术与方法;③高通量、高效率和低成本的蛋白质修饰的定性与定量分析新技术;④与结构分析技术的联用。

3) 蛋白质动态相互作用 研究蛋白质-蛋白质相互作用的传统方法有GST融合蛋白、免疫共沉淀、化学交联、酵母双杂交、噬菌体展示、基因敲除法等,在灵敏度、准确性、通量化等方面均有各自明显的不足。目前,发展的新方法有串联亲和纯化(TAP)与质谱联用技术,可生物素化肽段标签和稳定同位素标记生物质谱新技术、蛋白质芯片生物质谱-模式识别融合技术、蛋白质适配体筛选技术、SPR技术分子荧光互补分析技术、荧光共振能量转移(FRET)技术和多标交叉FRET技术、荧光相关光谱技术。

4) 蛋白质相关的适配体技术 指数富集的配体系统进化(SELEX)技术是核酸研究与应用上的里程碑。利用SELEX技术筛选获得的适配体分子(aptamer)识别模式与蛋白质类抗体相似,适配体-靶分子间可达到很高的结合力,甚至高于抗原-抗体间的结合;适配体甚至能够识别单克隆抗体不能区分的相似物质,比抗体具有更高的特异性。这些特性使得适配体在生命科学、医学、药学、化学等研究领域得到实际应用,成为不可缺少的有力工具。

5) 细胞内蛋白质分子的可视化和动态三维成像技术 随着多模式光学成像方法和分子光学标记技术的发展,有望从组分-相互作用-网络调控-系统行为等不同层次多角度地获取分子事件信息。

## 10.2 蛋白质的翻译后修饰

### 10.2.1 蛋白质的糖基化修饰和糖组学

随着人类基因组计划的完成,发现人类编码蛋白质的基因数量仅为线虫的1.5倍,同时在蛋白质组学研究中发现,同一蛋白质有"蛋白质群"的2-DE表现,提示蛋白质翻译后修饰的重要性,糖基化修饰是其中的重要形式之一。

糖蛋白的糖链可分为 $N$-糖链、$O$-糖链和含糖磷脂酰肌醇(glycophosphatidylinositol, GPI)蛋白3类。其合成由糖基转移酶调控;糖链作为信息分子,影响蛋白质的构象、聚合、降解和功能表达;参与糖蛋白的分拣、投送、分子细胞识别和功能表达;在控制细胞的分裂和分化、调节生长和衰老、肿瘤生长和转移等病理过程中发挥作用。寡糖激发和增强非特异免疫反应在治疗学上亦有广泛的应用。

蛋白质糖基化修饰的研究是翻译后修饰(post translational modification, PTM)的重要内容,分为糖蛋白质组学(glycoproteomics)和糖组学(glycomics)。前者研究组织细胞的糖蛋白的全部表达,涵盖糖蛋白的经典分类、蛋白质的氨基酸序列、聚糖的单糖组成,以及连接键、糖基化位点、修饰方法(包括糖基转移酶和糖苷酶谱的作用)和蛋白质糖链的结构推断,建立糖蛋白质的数据库及其与生理和病理过程的关系。后者包括组织、细胞表达的全部寡糖(oligosaccharides)或聚糖(glycan)的结构分类(如高甘露糖型、复杂型和杂合型糖链结构及特殊的糖结构),糖链结构的宏观和微观的不均一性,糖链与蛋白质、核酸的相互识别和作用与其功能的联系,建立寡糖数据库。糖组学主要解决的问题是:①编码糖蛋白的基因(基因信息);②在潜在的糖基化位点中的真正糖基化位点(糖基化位点信息);③聚糖的结构(结构信息);④糖基化的功能和效用(功能信息)。

研究蛋白质糖基化修饰的共性研究平台技术包括以下几个方面[31-42]。

1) 糖蛋白及糖肽的分离和富集技术　主要依赖与糖蛋白糖链能相互识别与亲和结合的凝集素，以及糖链抗原特异性抗体的亲和实验。

2) 糖蛋白及糖肽的分离和显示技术　目前仍然是以双向电泳(2-DE)和多维液相色谱(如2-DLC)为主的分离技术。在糖蛋白的显示技术中，发展了酶标记抗体或酶标记凝集素的印迹技术，更多的是荧光糖标记技术(如MP技术)和稳定同位素标记技术。

3) 蛋白质糖基化位点的质谱鉴定技术的发展　已经发展的质谱鉴定聚糖结构(单糖组成和连接键)、糖基化位点的技术有鉴定可靠的特点，但仅能对纯化的糖蛋白进行鉴定。

4) 凝集素芯片和糖芯片技术(图10-4)　荧光辅助的凝集素芯片主要用于聚糖谱(glycan profiling)的分析，具有高敏感性、实时定量的特点。糖芯片是将聚糖作为固定相，用标记的凝集素、聚糖、蛋白和细胞与其相互作用得到的图谱，可判别寡糖或聚糖与蛋白质和细胞相互作用的特征性，筛选能与聚糖相结合的蛋白质。

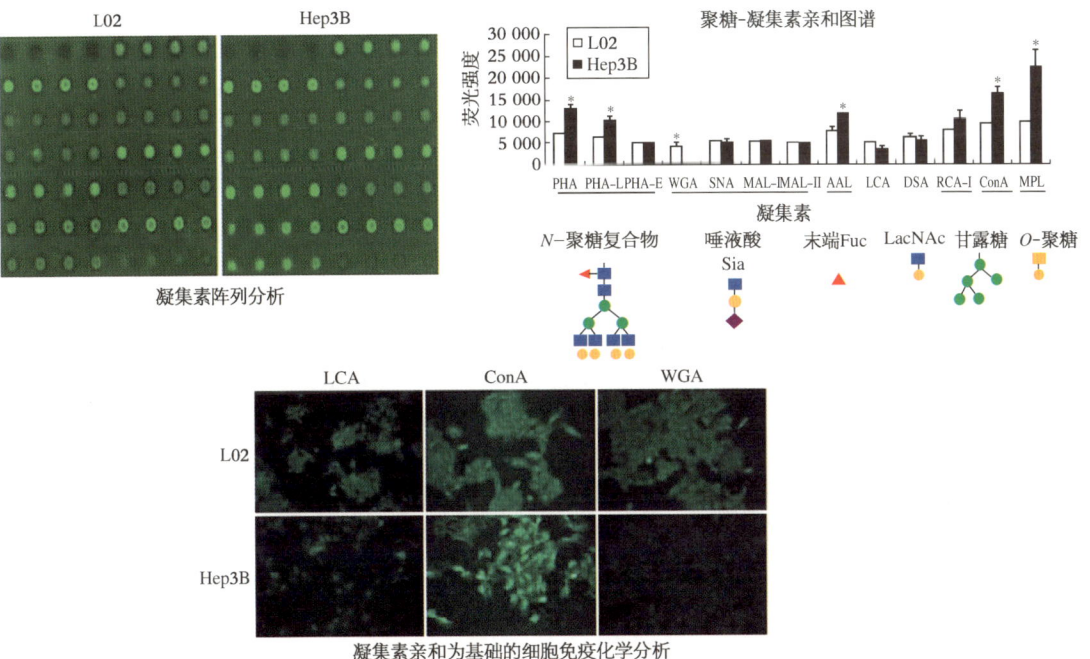

**图10-4　凝集素芯片分析肝细胞膜蛋白差异图谱**

5) 糖蛋白的结构和功能研究　目前多采用糖基转移酶基因敲除和转基因动物，或用基因转染和RNAi技术观察细胞的功能改变，分析其生理和病理意义。另外，还可采用糖基化位点的定位点突变，观察特定位点糖蛋白的糖基化缺失对蛋白功能的转换和生物学功能的影响。

6) 对糖蛋白所含的糖链进行实时、高通量分析

进行糖信息学、糖生物学和糖工程研究组成的系统糖生物学研究，建立基因组-蛋白质组-糖组的整体概念。

从某种意义上讲，疾病的生物学行为异常和糖蛋白及相关糖链结构的改变有很大的关联。已知肿瘤糖蛋白糖链的改变有：①天线数增加(如人肝癌GGT和Tf、消化道癌AFP、恶性葡萄胎或绒毛膜上皮癌hCG)；②$N$-乙酰氨基乳糖重复序列出现或增加(如人肝癌GGT)；③核心岩藻糖(core fucose)增多(如人肝癌Tf和AFP、绒毛膜上皮癌hCG)；④出现偏二天线(如人肝癌GGT、绒毛膜上皮癌hCG)；⑤平分型$N$-乙酰氨基葡萄糖(Bi-sect)增加(如人肝癌GGT、卵黄囊肿瘤AFP、化学诱发大鼠肝癌ALP)；⑥外链岩藻糖增多(如人肝癌Tf)、末端唾液酸变化(如肝癌、绒毛膜上皮癌hCG)、末端唾液酸连接键改变(如人肝癌Tf和AFP)；⑦高甘露糖型(high mannose type)出现或增加(如人肝癌和大鼠AH66肝癌GGT)等。

糖链类型和结构的改变与转换提供的"糖标记"可能成为疾病诊断、预测以及药物作用的靶点，尤其是为传统指标阴性和不能检测病例的诊断提供了切实可行的指标。例如，AFP水平≤200 ng/ml时，检测肝细胞肝癌(HCC)的敏感性为68%，特异性为

96%,灵敏度为77%。应用 AFP L3 + P4 异质体检测,可大大提高 HCC 检出率(敏感性为80%,灵敏度为97%,特异性为99.7%),并可鉴别 HCC 和慢性肝病。

### 10.2.2 蛋白质的磷酸化修饰

蛋白质磷酸化是蛋白质翻译后共价修饰的一种方式,几乎参与生命活动的所有过程,包括细胞的增殖和分化、细胞凋亡、细胞骨架重排、肌肉收缩、神经活动、新陈代谢以及肿瘤发生等,在调节细胞信号转导过程中占据极其重要的地位[43]。蛋白质的磷酸化和去磷酸化是受蛋白激酶和磷酸酶的协同控制的可逆过程。在哺乳动物细胞中,有1/3以上的蛋白质发生磷酸化修饰;脊椎动物基因组中,有5%的基因编码蛋白激酶和磷酸酯酶[44]。在人体内控制蛋白质磷酸化作用的蛋白激酶和磷酸酶将近1 000种[45]。真核细胞的蛋白质磷酸化位点主要发生在丝氨酸、苏氨酸和酪氨酸残基侧链的羟基上,结构序列有规律,但没有统一的模序(motif)[46]。

(1) 研究蛋白质磷酸化修饰的意义

异常的蛋白质磷酸化修饰是许多人类疾病的起因抑或是疾病所致的后果。如 Rb 基因编码的 Rb 蛋白有磷酸化和非磷酸化两种形式。磷酸化形式称为活性型,能促进细胞分化,抑制细胞增殖。其磷酸化程度与细胞周期密切相关。处于静止状态的淋巴细胞仅表达非磷酸化的 Rb 蛋白,在促有丝分裂剂诱导下,淋巴细胞进入 S 期,Rb 蛋白磷酸化水平增高。而终末分化的单核细胞和粒细胞仅表达高水平的非磷酸化 Rb 蛋白,即使在生长因子诱导下,Rb 蛋白也不发生磷酸化,细胞也不出现分裂,细胞生长停止。说明 Rb 蛋白的磷酸化修饰对细胞生长、分化起着重要的调节作用。

用蛋白质组学的理论和分析方法研究蛋白质磷酸化修饰,即磷蛋白质组学(phospho-proteomics),可以从一个全新的研究视角和整体观察细胞或组织中磷酸化修饰的状态及其变化。

(2) 磷酸化蛋白鉴定技术

蛋白质磷酸化分析的要点是磷酸化蛋白的鉴定与确认磷酸化位点和数目。蛋白质磷酸化的化学计量值很低,从高丰度的背景离子中检测到少量的磷酸化肽是成功检测的关键。目前用来选择性富集磷酸肽的首选技术就是免疫固定化金属亲和色谱分析(immunobilized metal affinity chromatography,IMAC),常用的金属离子是 $Fe^{3+}$、$Ga^{2+}$ 或 $Cu^{2+}$,利用带负电荷的磷酸基团与带正电荷的固相化金属离子的结合而被富集。IMAC 主要用于磷酸化肽段的富集和纯化,尚不能用于富集磷酸化蛋白质。其次是磷酸基团亲和取代(或称化学修饰法),即将磷酸肽上的磷酸基团用另一种亲和配基取代,再用亲和提取的方法从混合物中分离富集磷酸肽。例如,使磷酸基团在碱性条件下发生 β 消除,然后由硫基乙醇取代原磷酸基团,继而连接上生物素,生物素取代的磷酸肽由亲和素色谱柱分离。但这种方法只适合于磷酸化丝氨酸和磷酸化苏氨酸磷酸肽的富集[47]。另一种方法是通过化学反应在磷酸基团上连接一个硫乙胺基团,修饰的磷酸肽用固相化的碘乙酰凝胶亲和提取。这种方法适合于各种磷酸化氨基酸修饰肽[48]。

蛋白质电泳分离后,用抗磷酸化氨基酸抗体与磷酸化蛋白质进行蛋白印迹来检测磷酸化蛋白质,这是常用的鉴定方法。免疫沉淀可富集纯化酪氨酸、丝氨酸和苏氨酸磷酸化蛋白,然后通过单向电泳比较差异条带,进行质谱分析鉴定。

(3) 磷酸化位点确定技术

1) 同位素标记法 是研究蛋白质磷酸化的传统方法,是将同位素 $^{32}P$ 标记到磷酸化蛋白质上,经单向或双向凝胶电泳进行分离,然后通过放射自显影来检测磷酸化蛋白质。若要分析磷酸化位点,则要通过蛋白酶解消化,再通过 Edman 降解或采用质谱对肽段进行测序。此方法灵敏度高,其局限性为样本量大,需要同位素 $^{32}P$,可能检测不到磷酸转换速率较低的磷酸化蛋白质。

2) MALDI-TOF-MS 结合磷酸酯酶水解法是鉴定磷酸化蛋白质的常用手段。样品经过单向/双向凝胶电泳,或者是高效液相色谱等技术的预分离,然后通过肽指纹图谱来鉴定蛋白质。若要进一步确定磷酸化的肽段和数目,可与磷酸酯酶水解相结合。首先将磷酸化蛋白质用蛋白水解酶裂解,再用磷酸酯酶处理肽段,使其脱去磷酸基团。磷酸化氨基酸残基脱去磷酸后,相应肽段的质量数发生变化。采用质谱分析磷酸酯酶作用前后肽段质谱的差异来确定磷酸化位点。

3) 串联质谱(tandem mass spectrometry,MS-MS) 通过串联质谱仪的前体离子扫描、中性丢失扫描等检测方式,分析含磷酸基团的肽段产生的特征离子,可直接从肽混合物中寻找到磷酸肽。磷酸肽经碰撞诱导解离(collision induced dissociation,CID)后会产生磷酸基团的特异性片段,丢失分子量为 80($HPO_3$)和 98($H_3PO_4$)的子离子,检测所产生的全部碎片离子,根据碎片离子质量数来推断肽段序列和磷酸化位点。该法优点是高选择性、高灵敏度。但由于受极性的影响，不适合于联机使用。

4）电子捕获解离（elect ron capture dissociation，ECD）结合傅立叶交换离子回旋加速共振（Fourier transform ion cyclot ron resonance，F-ICR）质谱技术　是最新发展的鉴定磷酸化蛋白质的技术。该技术因可对酶切消化的肽骨架进行测序，保留磷酸化氨基酸的完整性，从而可以绘制出磷酸化蛋白质的真实谱图。

5）液相色谱-串联质谱结合 SEQUEST 运算法则　可进一步降低样品的复杂性，从而对低丰度磷酸化蛋白质进行鉴定。

6）表面增强激光解析电离（suface-enhanced laser desorption/ ionization，SELDI）　也逐步被应用到磷酸化蛋白质的研究中。近年来有学者基于蛋白质含有的 SH2 结构域能结合不同种类的酪氨酸磷酸化配体的特点，结合蛋白印迹技术，建立了一种简单、快捷、灵敏的 SH2 分析方法[49]。这种方法只需相对少量的蛋白质粗提物，不需预先纯化和富集，克服了以往低丰度蛋白检测灵敏度不高的缺点。

(4) 蛋白质磷酸化程度的定量研究技术

通常情况下，蛋白质磷酸化时，蛋白质丰度并不发生变化，因此磷酸化程度的定量研究在探讨磷酸化蛋白质的功能时尤为重要。

1）稳定同位素标记法　用稳定同位素如 $^{15}N$ 标记一种细胞蛋白质，与不同处理的细胞蛋白质混合，提取细胞蛋白质后分离磷酸化蛋白质，并酶解、提取肽段，经质谱分析比较 $^{14}N$ 和 $^{15}N$ 的峰值，可以确定相对磷酸化肽的含量。$^{14}N/^{15}N$ 的同位素丰度比可以体现两种细胞来源的蛋白质表达量的相对水平，据此来进行磷酸化程度的相对定量。

2）磷酸化蛋白质同位素标记亲和标签技术（phosphoprotein isotope coded affinity tag，PhICAT）即将磷酸化蛋白质或肽通过 β2 消除反应形成双键，再分别用两种质量数不同的同位素（$^1H$ 和 $^2H$）标记的生物素亲和标签发生加成反应而被标记。样品混合后，可利用亲和素对生物素的高亲和力作用对目标蛋白质进行富集，酶解后进行质谱分析。因为掺入了不同的质量标签，在质谱图中来自不同样品的相同磷酸肽会产生一对峰，可根据其强度对磷酸化肽进行定量分析。Goshe 等后来在此基础上又建立了磷酸化蛋白质同位素标记固相标签技术（phosphoprotein isotope coded solid phase tag，PhICST）[50-52]。

因为蛋白质的磷酸化与其生物学功能密切相关，研究其表达量和活性的动态变化极具挑战性。特别是与临床紧密联系，寻找肿瘤转移前后磷酸化蛋白质的变化差异，可为疾病的早期诊断提供分子水平的依据，并为药物开发提供新的靶标。

## 10.2.3　蛋白质的泛素化修饰

泛素（ubiquitin）是一个由 76 个氨基酸组成的，只存在于真核细胞的一种多肽，主要介导蛋白质降解的泛素-蛋白酶体途径。蛋白质的泛素化修饰（protein ubiquitination）对细胞周期进程、细胞增生与分化，以及信号传导等多种细胞生理过程起着十分重要的调节作用。泛素化修饰的主要功能是介导泛素标记的蛋白质通过 26S 蛋白酶体降解，这是细胞对那些受组成性和环境刺激产生的蛋白质水平的基本调节方式。其次，泛素化也可像磷酸化一样，可以改变被修饰蛋白的活性、功能和在胞内的分布。其底物蛋白在细胞内广泛存在[53-55]。

泛素活化酶（ubiquitin activating enzyme，E1）、泛素聚集酶（ubiquitin conjugating enzyme，E2）、泛素连接酶（ubiquitin ligase，E3）是蛋白质发生泛素化的 3 种关键酶。泛素通过其 C 端与 E1 中具有活化作用的半胱氨酸形成高能硫脂键从而得到活化，然后 E2 从 E1 接受活化的泛素，并在 E3 的介导下将其偶联到相应底物蛋白赖氨酸的 ε 氨基上。其中 E3 决定底物的特异性，负责把各种各样的底物蛋白募集到携有泛素的 E2 上。目前哺乳动物细胞中只发现一种 E1[56]。

蛋白质的泛素化及去泛素化的改变与多种肿瘤的发生密切相关。例如，一些泛素-蛋白酶体系统的底物是生长因子，如果它们不能正常地从细胞内降解，就会引发肿瘤；泛素可结合 n-myc、c-myc、c-fos、c-jun、Src 和 EGFR；抑癌基因产物如 P53 和 P27 蛋白等的异常降解也和肿瘤的发生发展密切相关。人乳头瘤病毒（HPV）高风险株宫颈癌中 P53 蛋白水平非常低，P53 的泛素化降解是通过 HPV 高风险株的癌蛋白 E6 介导的。在直肠癌、前列腺癌和乳腺癌中，泛素介导的细胞周期抑制蛋白 P27$^{kip1}$ 降解增加。在静止细胞中，P27$^{kip1}$ 水平相当高，细胞受丝裂原刺激后，P27$^{kip1}$ 迅速被泛素化途径降解，从而驱动细胞从 G1 期进入 S 期。有人用 P27 的水平作为评估肿瘤治疗预后的参考因子，其表达水平低提示预后较差。如果 P27 降低，同时伴随 F-box 蛋白 Skp2 水平的增高，同样提示肿瘤恶性程度高和预后不佳。因为 Skp2 协助参与 P27 的泛素化。在动物实验中也观察到，Skp2 的异常表达同样可引发恶性肿瘤。

在真核细胞内,除了泛素以外,还存在一类类似于泛素的小分子多肽。这些小分子多肽也通常由数十个氨基酸组成,并且与泛素分子具有相似的三维结构,同样能通过泛素 C 末端的甘氨酸对底物蛋白的特定赖氨酸进行共价修饰,被称为泛素类似物(ubiquitin-like modifiers,Ubls)[57]。目前已经发现的泛素类似物包括 Sumo、NEDD8、Fub、Apg12 和 ISG15 等。它们通过与泛素相似的机制,即通过各自的 E1、E2 和 E3 来对底物蛋白进行修饰。与泛素不同的是:①这些泛素类似物常常只以单体的形式进行修饰,而不像泛素那样形成单链多聚体修饰。②泛素类似物并不像泛素那样介导蛋白质的降解,而是通过改变其底物蛋白的活性及功能,在细胞的生理过程中发挥重要作用。

泛素及 Ubls 的蛋白质组学研究最基本的策略是:①从细胞或组织中纯化出被泛素及 Ubls 修饰的蛋白;②用蛋白质组学的方法鉴定出这些蛋白的成分。

泛素底物蛋白种类繁多,在多种泛素化的过程中由于结合不同数量的泛素,所以同一个底物常常在单向或者双向凝胶上形成许多信号。与以凝胶为基础的研究方法相比,鸟枪法测序(shotgun sequencing)更适合泛素的研究。如何从细胞或组织中纯化分离出这些发生泛素化及类泛素化修饰的蛋白质是至关重要的步骤。直接的方法就是在泛素及其类似物的 N 端人为加上一个多肽标签,然后利用所加标签的特性来纯化泛素及泛素化蛋白。此方法的缺点是结合的标签蛋白有可能影响其与泛素化/Ubls 修饰酶及底物蛋白的结合;外源性泛素/Ubls 基因转染细胞后,使细胞内泛素/Ubls 的表达量增加,呈现过度泛素化/类泛素化状态。利用可以与泛素特异性结合的泛素抗体或者是泛素结合蛋白来纯化泛素底物,则可以避免上述问题。这两种方法不需要在泛素/Ubls 上融合多肽标签,可以从细胞内、组织中及病理样本中直接大规模地纯化泛素/Ubls 底物蛋白。例如,Matsumoto 等[58]成功制备了一种能够特异性识别偶联在底物蛋白上的泛素单克隆抗体,并利用它从 HEK293 细胞中大规模纯化,然后使用鸟枪法测序鉴定了 345 个泛素底物蛋白。Weekes 等[59]利用在原核细胞中表达的泛素结合蛋白——S5a,从动物组织中纯化分离泛素修饰的蛋白质。

泛素及 Ubls 修饰位点的识别用于研究其对细胞生理功能的影响十分重要,而利用质谱技术来直接鉴定翻译后修饰位点则为这一手段提供了重要的线索和方向。不同的修饰基团会使相应的底物氨基酸残基在质谱中产生特殊信号,这是利用质谱来鉴定蛋白质修饰位点的基本依据。确定磷酸化位点的质谱方法也被应用于泛素/Ubls 修饰位点的研究。与磷酸基团不同的是,泛素基团本身即为一个多肽分子。在使用蛋白酶将底物蛋白酶解成肽段的过程中,泛素基团也同时被酶解,酶解后残留在底物肽段上的支链肽段就是质谱识别修饰位点的重要依据。含有泛素修饰位点的肽段有以下特征:①发生修饰的赖氨酸被泛素基团所保护,而不被胰酶所酶切。②经过酶切后泛素将剩下 2 个甘氨酸残基组成的小肽段偶联在发生修饰的赖氨酸上,导致相应赖氨酸的分子量增加。相同的特征也存在于 Ubls。根据每个 Ubls 序列的不同,在底物赖氨酸上会留下不同大小的支链肽段。Peng 等[60]利用泛素的这种特征进行了大规模修饰位点的鉴定。他们通过质谱分析共鉴定出 72 个蛋白质中的 110 个泛素化修饰位点。而 Hitchcock 等[61]在有关膜蛋白的泛素化研究中也利用质谱鉴定出 29 个蛋白中的 34 个泛素化修饰位点。对于泛素及 Ubls 来说,已经鉴定出了大量底物蛋白(表 10-1)。

蛋白质组学研究方法可以帮助人们从整体层面对泛素及 Ubls 修饰系统进行了解,为细胞如何通过蛋白质的降解与细胞功能相适应的分子机制和具体功能的研究指明了方向,同样为全面认识异常的泛素及 Ubls 修饰对肿瘤发生、发展及转归的影响提供线索。

表 10-1 蛋白质组学研究方法鉴定的泛素/Sumo 的底物

| 修饰基团 | 细胞 | 反应体系 | 底物鉴定数目 | 修饰位点数目 | 纯化标签 |
| --- | --- | --- | --- | --- | --- |
| 泛素 | 酵母 | 体内 | 1 075 | 110 | 6×His |
| 泛素 | 酵母(膜蛋白) | 体内 | 211 | >30 | 6×His |
| 泛素 | HEK293 | 体内 | 21 | 4 | 6×His |
| 泛素 | HEK293T | 体内 | 345 | 18 | 特异性抗体纯化 |

续表

| 修饰基团 | 细胞 | 反应体系 | 底物鉴定数目 | 修饰位点数目 | 纯化标签 |
|---|---|---|---|---|---|
| 泛素 | Hela | 体外 | 36 | | 6×His |
| Sumo | 酵母 | 体内 | 159 | 6 | 6×His, Flag |
| Sumo | 酵母 | 体内 | 271 | | 8×His |
| Sumo | 酵母 | 体内 | 138 | | 蛋白A |
| Sumo 1 | HEK293T | 体内 | 21 | | HA |
| Sumo 2 | Hela | 体内 | 8 | | 6×His |
| Sumo 1,3 | HEK293 | 体内 | 62,34 | | 6×His, S-tag |

### 10.2.4 蛋白质的其他翻译后修饰

**(1) 蛋白质的乙酰化修饰**

乙酰化是细胞内蛋白质翻译后修饰的一种重要形式。发生于蛋白质赖氨酸残基的 ε-NH2 位。其靶分子主要分为3类:组蛋白、转录因子(约40种)和其他蛋白乙酰化修饰物(30多种)。蛋白质的赖氨酸残基乙酰化是一个动态的可逆过程[62,63]。

组蛋白乙酰化修饰的研究比较深入。染色体的高级结构和基因的转录调控都与组蛋白密切相关,核心组蛋白含有"信号位点",常被组蛋白乙酰转移酶、组蛋白磷酸转移酶、组蛋白甲基转移酶所作用。组蛋白乙酰化主要由组蛋白乙酰化酶(histone acetylases, HATs)和组蛋白去乙酰化酶(histone deacetylases, HDACs)催化完成[64,65]。

组蛋白的乙酰化和去乙酰化能打开或关闭某些基因,增强或抑制某些基因的表达。比如,H3-K9的乙酰化在组蛋白的堆积和染色质的装配中起了关键作用,而这种作用最终可影响基因的表达。通常,高水平的组蛋白乙酰化与基因表达增强相关。组蛋白的乙酰化导致核染色质包裹的减少,从而增加启动子的可接近性,促进转录调节因子和 RNA 聚合酶的结合。许多序列特定的转录因子可直接和间接募集 HATs 到特定的启动子,从而增加目标启动子区域的组蛋白乙酰化。例如, CBP 是一个通用的转录共激活因子,能与许多特定序列的转录因子结合。CBP 自身有 HATs 活性。反之,转录共抑制因子通常招募 HDACs 来抑制特定基因的表达。这些观察阐明了组蛋白乙酰化在基因表达中的重要性。目前研究发现,催化组蛋白乙酰化的 HATs(如 p300/CBP、pCAF、ACTR 等)或催化组蛋白去乙酰化的 HDACs 可与一些癌基因和抑癌基因产物相互作用,从而修饰或介导这些产物对与细胞分化和细胞增殖有关的基因转录作用[66-69]。

除了组蛋白,还发现许多蛋白质受乙酰化的调节。大多数的已知乙酰化蛋白质在核内有功能,如转录因子或非组蛋白核染色质蛋白。研究发现高迁移率团蛋白的乙酰化能够调节核小体的结合。有意义的是,乙酰化可调节许多特定序列的转录因子。例如,抑癌基因 p53 的乙酰化可增加与 DNA 结合的亲和力和转录共激活因子的联系。NF-κB 和 CREB 转录因子的乙酰化可增强 DNA 结合和转录活性。β-连环蛋白(β-catenin)的乙酰化可增强与共激活因子 TCF 的相互作用,从而增加 β-连环蛋白在 Wnt 信号通路中的功能。反之,FOXO3 转录因子的乙酰化导致蛋白质的降解和抑制转录活性。因此,转录因子的种类和乙酰化的位点不同,乙酰化之后的效应可能是活化或抑制。

乙酰化蛋白结构与功能的研究是当前蛋白质组学发展后的重要延伸领域。Harel-Bellan 详细介绍了乙酰化和去乙酰化过程中的异常所导致的疾病[70]。到目前为止,国际上蛋白质乙酰化修饰谱的大规模、高通量分析方法的研究未见实质性启动和报道。只有极少数的高通量研究乙酰化蛋白质分离鉴定的报道,研究尚未深入,并且还没有真正地在蛋白质组学中应用。

**(2) 蛋白质的甲基化修饰**

蛋白质的甲基化修饰是在甲基转移酶催化下,于赖氨酸或精氨酸侧链氨基上进行的甲基化。甲基化可增加立体阻力,并取代氨基的氢,影响氢键的形成,故甲基化在调控分子间和分子与目标蛋白的相互作用过程中占有重要地位。蛋白质精氨酸甲基转移酶(protein arginine methyltransferase, PRMT)可催化甲基从 S2 腺苷甲硫氨酸向精氨酸中胍基氮的转移,催化形成单甲基精氨酸和非对称(或对称)双甲基精氨酸。催化赖氨酸甲基化的酶被通称为含 SET 结构域家族。SET 结构是一个包含约110个氨基酸的基序,其功能不明[71]。

组蛋白上也存在甲基化修饰。组蛋白赖氨酸和精氨酸的甲基化与转录调节和异染色体的形成有关。组蛋白甲基化修饰的结果可以是转录增强或转录抑制。组蛋白 H3-K9、H3-K27、H4-K20 的甲基化与染色体的纯化过程有关,而 H4-K9 的甲基化可能与大范围染色质水平的抑制有关。H3-K4、H3-K36、H3-K79 的甲基化与染色体转录激活过程有关,其中 H3-K4 的单甲基化修饰可以对抗 H4-K9 甲基化所导致的基因抑制[72,73]。胺氧化酶的核同源物 LSD1(KIAA0601)可作为组蛋白去甲基化酶和转录共抑制因子。LSD1 可专一地使组蛋白 H3 Lys4 去甲基化。赖氨酸去甲基化反应通过氧化反应发生,产生甲醛。重要的是,LSD1 经 RNAi 抑制后,引起 H3 Lys4 甲基化的增加和相应目标基因的抑制,表明 LSD1 可通过组蛋白去甲基化抑制转录。这个研究揭示组蛋白甲基化是通过组蛋白甲基化酶和去甲基化酶进行动态调控的[74,75]。组蛋白精氨酸甲基化位点为 H3-R2、H3-R4、H3-R17、H3-R26,它们都可以增强转录。Ong 等[76]采用免疫沉淀方法,同时结合细胞培养过程中稳定同位素标记氨基酸(stable isotope labeling by amino acid in cell culture,SILAC)对甲基化修饰进行定量,鉴定得到了 59 个甲基化位点。Iwabata 等[77]采用双向电泳与蛋白印迹结合的方法对鼠脑和骨骼肌的赖氨酸甲基化、赖氨酸乙酰化进行分析,发现不同器官的赖氨酸甲基化、乙酰化的蛋白质类型有很大差别。

### (3) 蛋白质的氧化还原修饰

活性氧和氮类可以对特定蛋白质进行各种各样的化学修饰。如果这种修饰不可逆,则常与蛋白质功能的永久丧失相关,可导致损害蛋白质的消除或积累。可逆修饰,特别是发生在半胱氨酸残基上的,可以起到保护半胱氨酸避免发生不可逆氧化修饰和调节蛋白功能的双重作用[78,79]。基于蛋白质氧化还原状态进行研究的蛋白质组学方法主要有以下几种。

1)酪氨酸硝化  一般来说,硝化是在酪氨酸残基酚环上加上 1 个硝基($—NO_2$),是细胞内过氧化亚硝酸根离子($—ONOO—$)形成的结果。目前,大部分酪氨酸硝化的蛋白质组学研究是在某种刺激条件下,以酪氨酸硝化抗体为基础进行的。Aulak 等[79]研究与炎症相关的硝化蛋白质,采用双向电泳与蛋白印迹相结合的方法,鉴定了 40 多个酪氨酸硝化免疫阳性的蛋白质。Kanski 等[80]采用连续的溶液等电聚焦进行样品体系的简化,再对粗分离的组分进行 SDS-PAGE 分离、蛋白印迹检测,目标蛋白质经 LC-LCQ 串联质谱分析鉴定出 11 个硝化蛋白质。

2)S2 亚硝酰化  S2 亚硝酰化是在硫原子上加上一个亚硝基双原子基团($—NO$)。S2 亚硝酰化蛋白质的研究策略主要是以"biotin-switch"方法为基础的[81]。大致包括以下几个步骤:①封闭所有自由巯基;②选择性还原 S—NO 键;③还原产生的新自由巯基通过形成杂和二硫键引入生物素标签,从而对蛋白质进行质量标记及亲和标记;④通过固相的抗生物素蛋白富集目标蛋白质[82]。Hao 等[83]对该方法进行了发展,先用胰酶把蛋白质酶解再进行抗生物素蛋白富集,然后结合液相色谱-串联质谱进行蛋白质鉴定。

3)谷胱甘肽化  谷胱甘肽化(glutathionylation)即谷胱甘肽(GSH)在氧化还原蛋白酶的催化下与蛋白质的半胱氨酸形成二硫键。该过程是可逆的。Lind 等[84]采用与 S2 亚硝酰化相似的分析方法,在生物素标记蛋白富集前对蛋白进行酶解,富集谷胱甘肽化肽段,从而鉴定发生修饰的位点。人们发现,日本裂体吸虫分泌的谷胱甘肽 2S2 转移酶可以结合 S2 谷胱甘肽化蛋白的谷胱甘肽簇。为此,Cheng 等[85]将谷胱甘肽 2S2 转移酶用生物素标记后,采用一种类似免疫印迹的方法检测谷胱甘肽化蛋白。

4)半胱氨酸氧化-还原  半胱氨酸在氧化条件下可形成二硫键、亚氧硫基($—SOH$)、亚硫酸基($—SO_2H$)、硫酸基($—SO_3H$),其中亚硫酸基和硫酸基是半胱氨酸的不可逆氧化形式,可能与生物活性的丧失有关。为了系统地研究细胞的氧化还原调节,Yano 等[86]采用硫醇特异性荧光标记,并结合两种类型的双向电泳(2-DE 和 IEFP SDS-PAGE),成功鉴定到花生中受硫氧化还原蛋白调控的 20 多个蛋白。Lee 等[87]对一种植物中含有二硫键的蛋白质进行了研究,采用硫醇亲和色谱富集目的蛋白,共鉴定到 65 个公认的含二硫键的蛋白。Le Moan 等[88]则采用双标记的方法对啤酒酵母中的硫醇氧化蛋白分别进行富集和定量,共鉴定了 64 个蛋白。

总之,对氧化还原修饰的研究还处于初始阶段,大部分的研究工作是基于 MALDI-TOF 的蛋白质鉴定,对修饰位点的研究却很少。相信随着科学家越来越多的关注,会有更多更有效的方法出现,从而能更深刻地理解氧化还原修饰的功能。

### (4) 蛋白质的小泛素相关修饰物修饰

小泛素相关修饰物(small ubiquitin-related modifer,SUMO)是泛素类蛋白质家族的重要成员之一。尽管 SUMO 的生化反应途径与泛素相似,但不像泛素那样诱导底物蛋白降解。SUMO 能够使蛋白质更加稳定,进而调节许多关键的细胞活动。SUMO 是由多个成员组成的蛋白质家族[89]。酵母和果蝇各有 1 个 SUMO 编码基因;哺乳动物至少有 3 个,分别表达 SUMO1、SUMO2 和 SUMO3;植物可能表达 8 种 SUMO。SUMO 含有 100 个左右氨基酸残基,其 C 端与泛素蛋白有 18% 同源性,并且两者的 4 级结构都具有典型的"泛素蛋白折叠"。与泛素蛋白不同的是,SUMO 的 N 端有一段长度可变的无序区,大概含有 15~20 个氨基酸残基,可能参与介导蛋白质之间的相互作用。

蛋白的 SUMO 修饰,即 SUMO 的 C 端 Gly 与靶蛋白 Lys 侧链 ε2NH2 共价连接的过程。P53 上的 SUMO 化位点是 Lys386,SUMO-P53 的作用还存在争议。尽管有 SUMO 可增加 P53 转录激活活性的报道,但另外一些研究却发现 SUMO 可抑制 P53 的转录及凋亡活性[90]。

迄今为止,已经被证实的 SUMO 靶蛋白多数分布在细胞核内及核膜上,少数存在于细胞质内。SUMO 与靶蛋白共价连接后,可能对许多生理过程产生重要作用。例如,通过调节蛋白质与蛋白质之间的相互作用,影响靶蛋白在细胞内的分布;阻碍泛素蛋白对靶蛋白的共价修饰,提高靶蛋白的稳定性。此外,SUMO 还借助各种方式参与 DNA 复制和修复,以及转录调控过程[91-94]。

**(5) 蛋白质的脂基化**

蛋白质脂基化为长脂肪链通过 O 或者 S 原子与蛋白质缀合得到蛋白缀合物的过程,通常是蛋白质分子中半胱氨酸残基的 S 键被棕榈酰基乙酰化,或者被法尼基烷基化。这两种脂肪链通常共同修饰同一个蛋白质分子,通过脂肪链与生物磷脂膜良好的相溶性,将蛋白质固定在细胞膜上[95]。脂基化类型有 4 种:十四酰化(myristoylation,$C_{14}H_{26}O$)、十六化(palmitoylation,$C_{16}H_{30}O$)、异戊烯化 P 法尼基化(S2 prenylation P farnesyl,$C_{15}H_{25}$)、香叶基香叶基化(geranylgeranyl,$C_{20}H_{33}$)。其中,法尼基化的蛋白组学研究已有报道。Kho 等[96]采用通过底物标记(tagging-via-substrate)的策略,将叠氮法尼基类似物加入到细胞的培养基中,利用细胞自身的代谢途径将叠氮法尼基连接到特定的脂基化位点,法尼基上的叠氮基团可与连有不同标记(如生物素)的三芳基磷脂反应,然后通过检测标记确定修饰蛋白的存在。运用这种方法,Kho 等鉴定了 COS21 细胞中的 18 个法尼基化蛋白。

脂基化对于生物体内的信号转导过程起着非常关键的作用,脂基化蛋白相当于细胞信号转导的开关。非正常修饰的脂蛋白,会影响信号转导过程。在 30% 的人体肿瘤中都发现了 Ras 蛋白的变体,其中 80% 的肿瘤为恶性[97]。

## 10.2.5 蛋白质翻译后修饰的意义

人体的各种生理反应都是由蛋白质参与和调节的。蛋白质的表达既有转录水平的,也有翻译水平的。其活性的调节同样有转录后和蛋白质翻译后的修饰调节。蛋白质的修饰调节有多种形式,包括磷酸化-去磷酸化、乙酰化-去乙酰化、羧基化、甲基化、糖基化等。修饰(乙酰化、磷酸化和甲基化)所引起的结构变化同样能影响基因的开关,并且这种变化也调控着基因的转录,影响基因的表达。这种多水平、多方面的调节构成了人体内庞大而复杂的调节体系,精确地调节体内的各种生理、生化反应。

人类基因组计划的测序工作已基本完成,使人们对信息载体基因组的结构有了比较清楚的认识,也为研究人类基因活性与疾病的相关性提供了有力证据。然而,由于基因表达往往是通过转录、表达产生蛋白质前体,然后进行加工、修饰才成为一个具有生物活性的功能蛋白质。经过这些复杂的环节,同样的一个基因可能会有几种,甚至几十种对应的蛋白质,任何一个环节发生细微的差错即可导致机体发生疾病。这种情况不能从其基因编码序列中预测,只能通过对其最终的功能蛋白质进行分析才能了解蛋白质在机体中发挥的不同作用。因此,人们越来越认识到要揭示基因功能首先要弄清相关的翻译后修饰,蛋白质的翻译后修饰已成为蛋白质组学研究中的一个重要课题。

在体内,各种翻译后修饰过程不是孤立存在的。在很多细胞活动中,需要各种翻译后修饰的蛋白质共同作用。例如在信号转导过程中,位于细胞膜外侧的细胞外信息受体和相应的响应器(一般都是糖基化蛋白质)与相应的配体结合,这些糖蛋白会将细胞所处环境中的刺激信号导入细胞膜,即首先转导到这类与膜结合的脂蛋白上,而后再通过脂蛋白向下级的蛋白质或激酶转导。同时,在绝大多数的信号转导过程中,脂蛋白是另外一系列蛋白质磷酸化的开端,这些磷酸化过程分别受到特定的激酶调节,是信号转导过程中的主体。对于同一个蛋白质可以拥有一种以上的后修饰过程,各种翻译后修饰形式相互影响、相互协调。

蛋白质的磷酸化与糖基化的过程具有相似性,

尤其是动力学特点和在细胞内普遍存在的特点,如在转录因子、致癌产物、酶中都存在。数据显示,N-乙酰氨基葡萄糖基的加成和脱去,在细胞中可以当作一种调节机制。蛋白质磷酸化与糖基化的关系如同"阴阳"关系。例如,RNA 聚合酶Ⅱ在控制基因表达过程中,磷酸化和糖基化对修饰起到了不同的作用。RNA 聚合酶 C 端区域是高度糖基化的,聚合酶从进入细胞核到与转录因子作用的过程中,蛋白质会在迅速发生去糖基化的同时磷酸化。又如,微管结合蛋白 Tau 蛋白也多是糖基化的,在这个蛋白上有超过 12 个的糖基化位点,每个分子一般含有 4 个 GlcNAc 修饰位点。在阿尔茨海默病(AD)患者的脑中 Tau 蛋白形成一种过度磷酸化的双螺旋缠丝,阻碍其糖基化。可以猜测这个位置的非正常磷酸化是由于糖基化的缺失而产生的[98]。

组蛋白同时可以被甲基化和乙酰化共同修饰[99]。组蛋白上乙酰化和甲基化的主要作用位点是组蛋白 H3 和 H4 末端保守的赖氨酸残基。组蛋白乙酰化修饰贯穿整个细胞周期,而甲基化修饰多发生在 G2 期以及异染色质组装过程。有实验显示,组蛋白末端赖氨酸的乙酰化和甲基化具有修饰的特殊关联性,这种关联性可能具有对抗或者协同的生物学功能。例如制备具有转录活性的染色质时,高乙酰化的 H4 是甲基化组蛋白 H3 的优先作用底物,说明这些修饰形式可能共同作用以促进转录。但是它们的作用机制目前尚不明了。

由于蛋白质翻译后修饰并不是直接由基因决定的,研究蛋白质翻译后修饰对蛋白质组学的研究具有更重要的意义,有助于理解翻译后修饰在生命过程中的重要作用,加深对蛋白质生物功能多样性的认识以及体内信号网络通路的理解,还对未来的药物开发提供了保证。可以预见,蛋白质翻译后修饰的模拟物在蛋白疗法中将是新的热点,它将成为 21 世纪有力的医疗武器[100]。

## 10.3 蛋白质组学在肿瘤生物标记和药靶筛选及鉴定中的应用

### 10.3.1 肿瘤标记的定义和分类

恶性肿瘤是一种多基因参与的复杂疾病,其基因表达分析涉及转录组及蛋白质组学方法。由于蛋白质的表达或功能具有转录到翻译后修饰的多点调控特征,转录的 mRNA 丰度与翻译的蛋白质数量的相关性不明显。因此,用蛋白质组学方法从整体上研究肿瘤的发病机制,寻找肿瘤诊断和预后的特异性标记以及药物治疗的靶标,已成为近期研究的热点[101,102]。

肿瘤标记通常是指肿瘤组织自身特有的可反映肿瘤存在和生长的物质,可在肿瘤患者组织、体液和排泄物中检出。现已发现的肿瘤标记包括肿瘤特异性抗原及相关抗原、激素类受体、酶、癌基因、抗癌基因及其产物等。应与肿瘤的大小、分期及治疗预后相关,采用高灵敏的方法可定性或定量地检测。

据其生物化学及免疫特性,将肿瘤标记分为蛋白质类、糖类、神经节苷脂类、酶类、激素类。亦有根据肿瘤标记的来源、分布和与肿瘤的关系分为:①原位性肿瘤相关物质,如癌变时迅速增加的酶类;②异位性肿瘤相关物质,如异位性激素、神经元特异性烯醇化酶;③胎盘和胎儿性肿瘤相关物质,包括 AFP、CEA 等;④病毒性肿瘤相关物质,如 HTL-1 病毒与 T 细胞白血病,EB 病毒与伯基特淋巴瘤,乙型肝炎病毒与肝癌;⑤癌基因、抗癌基因及其产物。

### 10.3.2 血清蛋白质组学筛选肿瘤生物标记

肿瘤血清标记可以分为两大类:一类是异常肿瘤抗原刺激机体免疫而产生的自身抗体;另一类是肿瘤衍生的与肿瘤发生发展密切相关的蛋白标记分子。针对这两大类性质迥然不同的肿瘤血清标记,可分别采用蛋白质组学中的 SERPA 技术和双向电泳-质谱技术筛选血清中的肿瘤相关抗体及肿瘤蛋白。

(1) SERPA 技术

SERPA 技术即血清蛋白组分析技术,是蛋白质组学与免疫学结合产生的一种高通量筛选、鉴定肿瘤抗原及其抗体的新技术[103,104]。此技术不必构建表达文库,可分析大量患者的血清样品,同时可统计肿瘤抗体的发生频率,更重要的是可以发现经过各种翻译后修饰的蛋白抗原。故此技术一经发明,立即被广泛应用于肾癌、肺癌及乳腺癌等多种肿瘤抗原的筛选及鉴定[105,106]。Le Naour 等[107]采用该技术发现 8 种蛋白在超过 10% 的肝癌患者血清中存在肿瘤特异性抗体。

SERPA 技术的基本原理是利用双向电泳分离肿瘤组织或细胞的总蛋白后将其转膜,再与肿瘤患者的血清免疫杂交而显色,通过质谱鉴定双向凝胶上对应的反应点而确定肿瘤抗原。笔者的研究小组应用 SERPA 方法在转移性肝癌血清中鉴定得到了抗 CK18、CK19、CK20、CK8、核纤层蛋白 A/C(lamin A/C)、烯醇酶(enolase)、HSC70、β-微管蛋白的自发抗体[107]。

### (2) 血清双向电泳-质谱分析筛选与肿瘤相关的蛋白标记分子

血清双向电泳-质谱分析存在诸多困难。首先血清中蛋白丰度的巨大差异,可达 $10^{12}$ 数量级。如仅白蛋白和免疫球蛋白两种蛋白就占血清蛋白总量的 60%~97%,而潜在可作为疾病相关标记的蛋白所占比例不足 1%[108]。高丰度蛋白的存在不仅限制了双向电泳上样量,而且还遮盖了电泳图谱中邻近的低丰度蛋白。所以,有效去除血清中的高丰度蛋白成为对血清进行双向电泳-质谱分析的首要问题。血清双向电泳-质谱分析的另一个困难是血清样品的个体差异大,受干扰因素多。对此,可采用预先混合同组血清的方法,既避免了图像分析的难度和工作量,又保证了组间差异的可靠性。最后再采用蛋白印迹对筛选出的蛋白标记作进一步的验证,以保证结果的可靠性。

笔者的研究小组应用双向电泳-质谱技术筛选血清中的肿瘤相关抗体及肿瘤蛋白[109],在去除了高丰度的白蛋白和球蛋白后的 2-DE 图谱上比较研究了正常人、HBV 患者和肝癌患者蛋白质的差异性表达,发现至少 8 种差异性蛋白质,其中 HSP27 为肝癌所特有(图 10-5)。

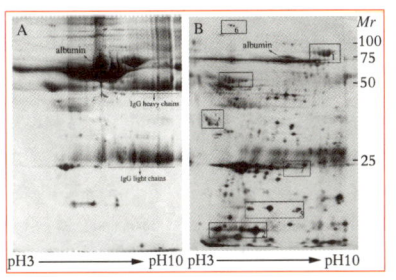
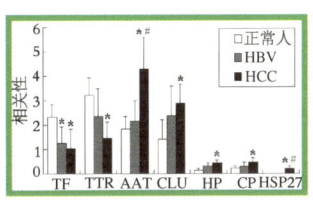
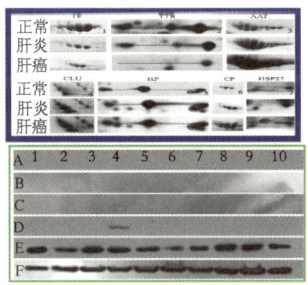

血清蛋白质组学分析

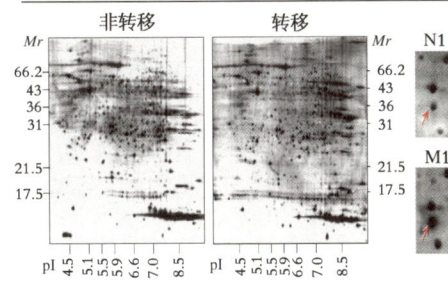
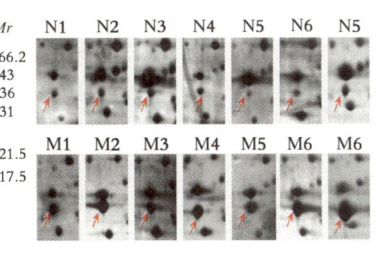

外科标本(HCC 转移/非转移)

**图 10-5  血清及组织蛋白质组学研究并验证 HSP27 可以作为潜在肝癌相关生物标记**

通过分别尝试蛋白质组学中的 SERPA 技术和双向电泳-质谱技术筛选血清中的肿瘤相关抗体及肿瘤蛋白,笔者发现蛋白质组学技术确实是一种高通量的有效筛选手段。通过适当的样品预处理和(或)技术调整,蛋白质组学技术可成为强有力的筛选疾病相关血清标记的工具。相信随着技术方法学的不断发展与完善,血清蛋白质组学研究可为肿瘤的基础研究以及临床诊治提供更多的启示和帮助。

### (3) SELDI-TOF-MS

SELDI-TOF-MS 技术目前已广泛应用于肿瘤、新药开发、传染病、神经和精神疾病等领域。2002 年美国 FDA 和 NCI 合作研究将该方法应用于卵巢癌的早期诊断[110],与传统的 CA125 单项指标相比(阳性预测值仅 35%),仅蛋白质指纹图谱的多项指标诊断模型的敏感性达 100%,阳性预测值高达 94%。现该方法已用于研究小细胞肺癌[111]、前列腺癌[112]、肾癌[113]、乳腺癌[114]、头颈部肿瘤[115]。目前国内已开展此项技术,如用于膀胱癌[116]、神经胶质瘤、胰腺癌、血液病、慢性肝病(包括肝炎、肝硬化和肝癌及其转移复发)[117]、结肠癌等的研究。

### 10.3.3 细胞和组织蛋白质组学筛选肿瘤生物标记

细胞和组织的比较蛋白质组学的目的在于比较肿瘤组织及正常组织、肿瘤组织和癌旁组织蛋白质表达谱的差异,或在疾病发生发展各阶段和进程中蛋白质表达连续的动态变化和差异,明确差异性分子的修饰状态、组织分布、组织特异性、检测敏感性;同时需要进行较大规模回顾性和前瞻性研究差异性蛋白质分子作为肿瘤标记的可能性,并与血清蛋白质组学研究相对比。以下以 HSP27 为例说明[109,118]。应用双向凝胶电泳(2-DE)对 6 例临床和病理上均有转移的肝细胞肝癌(HCC)组织和 6 例未发生转移的 HCC 组织蛋白进行分离(图 10-5),用 Image Master 软件匹配分析两组 2-DE 图谱的异同性,寻找≥3 倍以上存在的差异蛋白点,应用 MAL-DI-TOF-MS 和数据库搜索鉴定出差异显著的 16 个蛋白点,包括 S100 钙结合蛋白(S100)、HSP27、角蛋白 18(CK18)等。对在 6 例转移性 HCC 组织中表达均显著高于 6 例非转移性 HCC 组织的 HSP27,应用蛋白印迹分析进一步验证了 2-DE 结果。功能分析表明其表达水平的高低与肝癌转移潜能密切相关,血清蛋白质组学研究进一步验证了 HSP27 可以作为潜在肝癌相关的生物标记。

## 10.4 肿瘤标记研究的蛋白质组学

蛋白质组学在医学方面的研究重点在于研究人类疾病的发病机制、早期诊断及治疗,主要是通过比较分析正常组织与异常组织细胞,以及同一疾病在不同发展时期细胞内整体蛋白质的差异表达,对差异表达的蛋白进行鉴定、定量分析,寻找与疾病相关的标记,为人类疾病研究提供新的手段和依据,并可作为肿瘤治疗的靶点。

### 10.4.1 消化系统肿瘤

#### (1) 食管癌

食管鳞癌(esophageal squamous cell carcinoma, ESCC)是一种具有高发性和高死亡率的疾病。

Emmert-Buck 等[119]利用蛋白质芯片对 2 例食管鳞癌及接近正常鳞状上皮的蛋白质表达谱进行比较,发现肿瘤和正常组织中蛋白质表达有高度相似性,但有 17 种蛋白为肿瘤特异性改变,其中 10 种只存在肿瘤组织中。选择两种肿瘤特异性改变的蛋白进行测序,发现肿瘤组织中细胞 CK1 表达增加,而钙依赖磷脂结合蛋白(annexin)表达减少。

Wlad 等用 SELDI-TOF-MS 技术将术前和术后食管鳞癌患者血清样本及正常对照者的血清进行了分析,发现术前、术后及正常对照者的血清样本之间有多种质谱峰都有明显的不同,此研究结果对于食管癌的早期诊断以及手术效果的评价等具有一定的意义[120]。

夏书华[121]对 ESCC 及癌旁组织标本的冷冻切片进行显微切割,提取细胞总蛋白,通过 2-DE 得到 ESCC 及癌旁上皮的蛋白表达谱,并采用质谱技术鉴定肿瘤表达异常的蛋白,发现 11 个蛋白在食管癌中表达明显异常,其中 HSP27 在 3 例 ESCC 中表达上调;钙依赖磷脂结合蛋白 1 在正常食管黏膜存在 3 种分子量基本相同、等电点彼此相差为 1 的异构体(isoforms),这 3 种钙依赖磷脂结合蛋白 1 的异构体在 5 例食管癌中表达均下调。提示 HSP27 和钙依赖磷脂结合蛋白 1 的表达失调是食管癌发生过程中的频发事件。此外,An 等[122]对食管鳞癌手术前后和正常人的血液蛋白质表达谱进行研究,发现术后有 6 种蛋白表达增加,1 种蛋白表达下降;用 MALDI-TOF-MS 技术发现其中 3 种蛋白增加明显,即血清淀粉 A(SAA)、淀粉相关血清蛋白、结合珠蛋白可能与食管鳞癌的发生有关。

Zhou 等[123]为寻找食管癌特异性抗原,运用 DIGE 技术检测了食管癌细胞和正常上皮细胞的蛋白质表达位点,结果在癌细胞裂解物中发现 1 038 个蛋白质位点,在正常细胞中发现 1 088 个蛋白质位点。癌细胞蛋白质位点中有 58 个蛋白质位点呈 3 倍以上上调表达,107 个蛋白质位点呈 3 倍以上下调表达。

#### (2) 胃癌

胃癌的发病率在我国居恶性肿瘤之首,而且近年来发病有明显年轻化趋势。因此,寻找早期诊断胃癌的特异性方法是目前临床亟待解决的难题。

Ha 等[124]应用胃组织可溶蛋白肽指纹图谱,发现 243 个蛋白质位点,丰富了胃组织 2-DE 数据库,为胃癌的早期诊断和治疗提供了强有力的支持。

Ryu 等[125]对 11 例胃癌患者的组织标本、正常组织和边缘组织(距原发灶 5 cm)进行 2-DE 分析,发现了 1 500 个差异表达的位点;对其中的 140 个差异蛋白质位点进行质谱鉴定,发现有 7 种蛋白质

[NSP3、胶转蛋白(transgelin)、抑制素(prohibitin)、HSP27、蛋白质二硫化物异构酶 A3、未命名蛋白质产物和葡萄糖调节蛋白]在癌组织中表达上调,载脂蛋白 A-1、P20、核苷二磷酸异构酶 A、α1-抗胰蛋白酶 E、肌丝蛋白、血后蛋白、血清转铁蛋白在癌组织中低表达。这些研究结果为胃癌的早期诊断和治疗提供了潜在的靶点。

通过对人胃癌组织与正常胃黏膜的蛋白质表达进行对比,He 等[126]发现了一些差异表达的蛋白质:①细胞骨架蛋白、CK8 及原肌球蛋白异构体的表达明显上调,CK20 表达下调;②糖酵解相关酶(磷酸丙糖异构酶、烯醇化酶等)在癌组织中表达联合上调,活性明显增加;③应激蛋白及急性期蛋白,如 CCT、HSP60、HSP70、PDⅠ、EF-Tu 表达上调,α-AT 和 AproA 表达下调;④细胞增殖分化蛋白、GMP 还原酶 2、CK-β 和 SeBP 表达下调,抑制素表达上调;⑤代谢相关蛋白及一些特异蛋白,如 CAⅠ、CAⅡ和 AMP-18 表达下调。进一步对这些蛋白质全面鉴定后将可能得到一系列特异性生物标记。

Krah 等[127]对 30 例感染幽门螺杆菌的十二指肠溃疡和 30 例胃癌患者的血清蛋白进行 2-DE 分离,通过图像和统计分析,发现两组疾病间有 14 种抗原蛋白的识别明显不同。认为 GroEL、HyuA、GroES 和 AtpA 蛋白是对胃癌检测有用的血清标记,但需要前瞻性研究来评价它们的预测价值。

Ebert 等[128]用单克隆上皮特异性抗体 BerEP4 与磁珠相连来分别纯化 10 例胃癌患者的原发肿瘤与正常组织,获得 191 个差异表达的蛋白质。经质谱鉴定,组织蛋白酶 β(cathepsin β)在 60% 的胃癌患者中表达上调。蛋白印迹分析证实其以活性形式在胃癌细胞中呈过度表达,在胃癌患者中的阳性率为 98%。组织蛋白酶 β 的活性表达与肿瘤的进展、转移和预后有关,组织蛋白酶 β 的血清表达水平与肿瘤 T 分期、远处转移及患者生存率有关。

蛋白质组学研究发现,健康人胃液中胃蛋白酶 A,B 及胃脂酶为主要检测到的蛋白,而在胃癌及慢性萎缩性胃炎患者的胃液中并没有检测到。相反,胃癌患者的 α1-抗胰蛋白酶明显升高,仅 5% 慢性萎缩性胃炎患者有其表达,在肠上皮化生、管状腺瘤、增生性息肉及胃癌中检出率分别为 1/4、2/7、1/1、18/30。发现在胃液中 α1-抗胰蛋白酶分子量减少了 4 000,α1-抗胰蛋白酶在胃液中以裂解物的形式存在,是新发现的分子量为 60 000 蛋白水解酶作用的结果。α1-抗胰蛋白酶、分子量为 60 000 蛋白水解酶在胃癌及高危人群胃液中的表达上调,可为疾病的

诊断提供信息[129]。

### (3) 肝癌

在我国,城市肝癌的死亡率仅次于肺癌和胃癌,居第 3 位,在农村则仅次于胃癌而居第 2 位。当前诊断肝癌主要依靠影像学技术,但是当肝癌结节 <2 cm 时,影像学技术则难以区别是良性还是恶性肿瘤。有肝硬化时,螺旋 CT 诊断肝癌的灵敏度不足 70%。早期肝癌预后较好,但因患者早期常无明显症状,而辅助诊断方法有限。蛋白质组学研究关键在于寻找肝癌特异性的早期生物学标记。

Ding 等对比研究两种具有不同转移潜能的肝细胞癌细胞系 MHCC97-H 和 MHCC97-L,鉴定出 14 种转移相关蛋白质,发现细胞 CK19 是预测肿瘤转移的理想标记[130,131]。Cui 等分析有不同转移潜力渐次增高的 3 个肝癌细胞系:Hep3B、MHCC97L、MHCC97H,测到 1 000 个蛋白质位点。分析了其中 26 种差异表达的蛋白质,包括钙黏蛋白 1 和 S100A4 等。有 16 种蛋白质在 MHCC97H 和 MHCC97L 中高表达,10 种蛋白质低表达[132]。Seow 等研究了 HBV 阳性的肝癌细胞系(HCCM)的蛋白质表达谱,获得了近 2 000 个蛋白质位点,对其中的 408 个位点进行了质谱分析。这些被鉴定的蛋白质分别为管家蛋白、乙醇脱氢酶、α 烯醇酶、天冬酰胺合成酶、异柠檬酸脱氢酶和葡萄糖-6-磷酸脱氢酶。鉴定出与肝细胞癌发生有关的蛋白质表达谱,包括钙依赖磷脂结合蛋白、抑制素和硫氧还原蛋白过氧化物酶[133]。俞利荣对人肝癌细胞系 BEL-7404 和正常肝细胞系 L-02 进行 2-DE 质谱鉴定,发现 BEL-7404 中 GSTP1-1、HSP27、内质网钙结合蛋白等表达上调,NK 细胞增强子 B 和 β1-微管蛋白下调[134]。

肝细胞癌的发生与 HBV 和 HCV 感染有关,但目前对肝细胞肝癌和慢性肝病的鉴别比较困难。Poon 等对 38 例原发性肝癌和 20 例癌胚抗原 < 500 μg/L 的慢性肝病(不伴肝癌)患者的血清应用 IMAC3 联合 WCX2 两种蛋白质芯片进行研究,发现了 250 种差异表达蛋白,其中肝癌组中 88 种蛋白峰明显高于对照组,162 种蛋白峰明显低于对照组,特异性为 90%,灵敏度为 92%[135]。Le Naour 等研究了肝细胞癌患者和慢性乙型肝炎(丙型肝炎)患者的血清,发现了 8 种差异表达蛋白,其中 4 种蛋白存在于肝癌而非依赖于肝炎,认为其中钙网蛋白(calreticulin)及其截短形式(Crt32)可能有助于肝炎相关肝癌的早期诊断[136]。Wang 等用 SELDI 蛋白质芯片技术建立人工血清蛋白质智能网络模型,并用此模型进行盲法验证,证实了 m/z 3015 和 5900 的两个蛋白

峰模型能区分肝癌与正常人，m/z 7759 和 13134 的两个蛋白峰模型可区分肝癌与肝炎患者，敏感性为 88.2%，特异性为 100%[137]。

宋海燕等对有转移的 HCC 组织和未发生转移的 HCC 组织进行蛋白质组学分析，发现 16 种差异表达蛋白，包括 S100 钙结合蛋白、HSP27、CK18 等。对在转移的 HCC 组织中明显高表达的 HSP27 又经蛋白印迹分析在蛋白水平上验证了 2-DE 的结果，免疫组织化学显示 HSP27 主要位于肝细胞胞质内。提示 HSP27 可能为肝癌转移的潜在分子标记或控制转移的治疗靶点[138]。

Liang 等通过 2-DE 和生物质谱分析了肝细胞肝癌患者肝组织的蛋白质组学，从正常组织和病变组织中分别分离出与肝脏解毒/氧化应激和新陈代谢有关的 6 种和 42 种蛋白质。3 种与代谢相关的酶（甲硫氨酸腺苷基转移酶、甘氨酸-N-甲基转移酶和甜菜碱高半胱氨酸 S-甲基转移酶）表达下调，其中甲硫氨酸腺苷基转移酶主要影响 S-腺苷基蛋氨酸（AdoMet）水平，而肝脏中 AdoMet 的渐渐缺乏最终将导致脂肪肝和肝细胞肝癌的发生[139]。

Lim 等观察了肝细胞肝癌患者肝脏中分离出的 3 种不同组织（正常肝组织、肝硬化组织及肿瘤组织）中蛋白质组的变化。通过两两对比，有 21 种蛋白质的表达水平明显异常。其中肌氨酸脱氢酶、肝脂酶、肽酰脯氨酰基异构酶 A 及核纤层蛋白 B1，尤其是核纤层蛋白 B1 表达水平在肝硬化组织中较正常组织明显升高，对肝细胞肝癌的发生可能有一定特异性[140]。

Zeindl-Eberhart 等将人 HCC 样品经 2-DE 分离，找到 6 个变异体蛋白，它们都属于呋喃酮还原酶超家族，分别为醛糖还原酶、人醛糖还原酶样蛋白（hARLP）1～5。经蛋白印迹和免疫组织化学分析，95% 的 HCC 样品对 hARLP 家族反应呈阳性，提示 hARLP 可以作为 HCC 诊断的免疫组织化学标记[141]。

**（4）胰腺癌**

胰腺癌是一般恶性疾病中最致命的疾病，无论手术、化疗或者两者联合，其 5 年生存率均不足 20%。如果胰腺癌患者早期能够得到外科治疗，其存活率将会明显提高；肿瘤<1cm 时确诊，切除率可达 90%～100%，5 年生存率可达 70%～100%。胰腺癌早期诊断的血清学标记包括黏蛋白（mucins，MUC）、糖链抗原（CA199、CA50、CA242 等）、胰癌胚抗原、胰弹性蛋白酶、胰岛淀粉样肽等。但是，迄今为止尚未找到一种对胰腺癌的诊断敏感性和特异性都十分满意的标记。

Sinha 等[142]通过分析人胰腺腺瘤细胞系 EPP85-181P，发现丝切蛋白（cofilin）在其 2 个亚细胞系中均有过量表达，这为胰腺腺瘤的早期诊断提供了新的靶点。

Rosty 等[143]用蛋白质芯片技术和 SELDI-TOF-MS 对胰腺癌患者和对照的胰液进行分析，发现分子量 16 000 的差异表达蛋白在胰腺癌患者中的阳性率为 67%，而非胰腺癌患者的阳性率仅为 17%。经蛋白芯片免疫测定后发现这种蛋白为肝癌-肠-腺瘤/胰腺炎相关蛋白 I（HIP/PAP-I）。经 ELISA 量化表明，HIP/PAP-I 在胰腺癌患者胰液和血清中的表达量远远高于对照组，且胰液中的表达为血清的 1 000 倍；胰液中 HIP/PAP-I 水平超过 20 μg/ml，患胰腺癌的危险性是低于 20 μg/ml 者的 21.9 倍，预测胰腺癌的敏感性和特异性分别为 75% 和 87%，提示其可作为胰腺癌诊断的标记。Honda[144]等用 SELDI 蛋白质芯片技术分析了胰腺癌患者和正常对照者的血清样本，发现质荷比为 8766、17272、28080、14779 的 4 个质谱峰，用这 4 个峰的组合在一个验证组中对胰腺癌诊断的敏感性达 90.9%，特异性达 91.1%；再结合 CA19-9，胰腺癌的检出率可达 100%。Koopmann 等[145]应用 SELDI 蛋白质芯片技术及病例-对照分析，在所有蛋白组高峰中有 2 组最具鉴别力，敏感性是 78%，特异性是 97%。这 2 种肿瘤标记明显优于当前标准的血清标记（$P<0.05$）。同样，在从胰腺疾病组与健康人群组中区分胰腺癌个体，联合 3 个 SELDI 标记与 CA19-9 优于单独应用 CA19-9 组。在鉴定胰腺癌与胰腺炎性疾病方面，SELDI 标记也比 CA19-9 更好。从而也证实 SELDI 技术可用于胰腺癌与胰腺其他疾病和正常人群的准确区分。

Gronborg 等[146]对胰腺肿瘤患者分泌的胰液进行液质联用（LC-MS/MS）分析，发现 170 种差异表达蛋白。如一种与 HIP/PAP-I 具有 85% 相似性的蛋白 PAP-2，可以直接作为胰腺肿瘤检测的生物标记。

Shekouh 等[147]应用激光捕获显微切割与 2-DE 结合，发现胰腺管腺癌差异调节蛋白，经非恶性与恶性管上皮细胞差异比较查出 9 个蛋白质位点。其中有 5 个上调，4 个下调。证明 S100A6 可以作为检测胰腺导管癌的特异性标记。

Shen 等[148]对胰腺癌、癌相邻正常组织、胰腺炎和正常胰腺组织样品进行双向电泳和质谱分析，得到 40 种蛋白质，包括抗氧化酶类、钙调蛋白类和胞外基质蛋白类等。其中有 5 种蛋白质在基因表达研究中已证实与胰腺疾病相关，还有 α-烯醇酶、组织蛋白酶D、S100A8和TM2等9种蛋白质在肿瘤组织中特异性过量表达。

此外,Imamura等[149]联合应用2-DE和MALDI-TOF质谱技术,对敲除Smad 4基因的胰腺癌细胞和未经处理的胰腺癌细胞进行了比较蛋白质组学研究,发现了10种新的蛋白质。它们是TGF-β作用的新靶点,具有调节细胞骨架、细胞周期及氧化应激的作用,有望为胰腺癌提供新的治疗靶点。

### (5) 结直肠癌

我国结直肠癌发病率呈上升趋势,5年生存率仅为50%,其原因是缺乏特异性高的早期诊断方法。目前,对结直肠癌诊断尚无敏感性和特异性均较高的血清学诊断指标,CEA和CA19-9是临床上常用的两个结肠癌标记,主要用于评价治疗效果和监测晚期肿瘤复发,对于结肠癌早期筛选并无重要意义。因此,发现新的肿瘤标记仍然十分必要。

Shiwa等[150]在结肠癌细胞株中发现了分子量为12 000的蛋白质,应用质谱技术将其鉴定为α-胸腺素原。结果显示,α-胸腺素原有可能成为结肠癌诊断有意义的生物标记。

Lawrie等[151]对结肠癌细胞系LIM1215进行了蛋白质组学分析,鉴定了92种膜蛋白,并提出鉴定低丰度蛋白的靶离子(target ion)技术。Simpson等[152]同样分析了LIM1215,并建立了膜蛋白数据库,有助于进一步研究结直肠癌的发生、发展。

Ahmed等[153]在对具有高转移性的结肠癌细胞系HCT116研究后发现,血浆尿激酶型纤溶酶原激活剂(uPA)及其受体(uPAR)可能是造成结肠癌恶化或转移的重要因素,不仅可以建立uPAR介导的信号分子蛋白质组数据库,更有望成为结肠癌诊断和治疗的新手段。

Stierum等[154]分析了结直肠癌细胞系Caco-2蛋白质组,检测到11种与其增殖和分化有关的蛋白质。研究还发现FABL、CH60、GTA1、TCTP和NDKA蛋白与结直肠癌的发生密切相关,这将有助于进一步探明结直肠癌发生、发展的分子机制。

Xu等[155]用SELDI蛋白质芯片分析了各期结直肠癌患者的血清样本,建立了7个模型,每个模型由多个特征性蛋白峰组成,对术前病人的分期准确率最低达到78.72%,最高达到86.67%。Roboz等[156]选择疏水性芯片(H4),发现质荷比(m/z)8 942蛋白在结直肠癌患者中高表达,m/z 9 300蛋白呈低表达。同样,Petricoin等[157]对比研究结直肠癌和息肉,找到一个分子量为13 800的蛋白质。该蛋白在结直肠癌和息肉中均有表达,对结直肠癌作出早期筛查有潜在意义。

Friedman等[158]对12例结直肠肿瘤组织和正常组织样本进行DIGE分析,得到1 500多个特征蛋白位点,质谱鉴定发现52种表达异常的蛋白质,包括细胞角蛋白、膜联蛋白Ⅳ、肌酸激酶、脂肪酸结合蛋白等,大大丰富了结直肠肿瘤蛋白质数据库。

Chaurand等[159]对正常结肠和结肠癌变黏膜进行分析,发现癌组织中钙结合蛋白家族中的S100A8、S100A9和S100A11表达上调,提示这3种蛋白质可能是结肠癌特异性标记。

Stulik等[160,161]发现EF-2、Mn-SOD和nm23在结肠癌中特异性高表达;还发现有9种蛋白在癌组织和腺瘤组织中的变化相同,分别为L-银屑病相关蛋白、碳酸酐酶表达减少;S100A11、PPIASE碱性变异体、附加素Ⅲ和Ⅵ、DDA-H、CK18和抑制素表达增加。说明这些蛋白的变化与结肠癌的发生、发展相关。

Roblick等[162]通过2-DE、肽质量指纹图谱(peptide mass fingerprinting,PMF)和质谱分析了散在乙状结肠癌患者的正常组织、腺瘤组织、癌组织和转移瘤组织样本,并在患者内和患者之间进行了比较,发现112个蛋白质位点异常表达。其中有72种蛋白质被鉴定,46种在癌发展中上调,26种下调。

裴海平等[163]发现差异表达蛋白载脂蛋白A1(apolipoprotein A1,Apo A1)、钙网蛋白(calreticulin)、谷胱甘肽S转移酶、肝型脂肪酸结合蛋白、HSP27可能作为大肠癌早期诊断的候选生物标记。

安萍等[164]的结果提示,钙调蛋白联合体、糖核酸酶262前体蛋白、α-甘露糖苷酶Ⅰ表达缺失以及前阿朴脂蛋白增强表达与结直肠癌的发生和肝转移有关。

Tachibana等[165]对于结肠癌的原发性肿瘤和转移性肿瘤进行蛋白质组学分析,得到一类蛋白质Apo A1。进一步利用RT-PCR和免疫组织化学研究发现,在原发瘤中Apo A1的表达水平远低于转移瘤,Apo A1的表达与结肠腺癌的恶性程度相关。因此,可以将Apo A1作为肿瘤侵袭力加强的潜在标记。

## 10.4.2 生殖内分泌系统肿瘤

### (1) 乳腺癌

乳腺癌作为威胁女性健康的致命性疾病,其发病率占女性恶性肿瘤的30%,死亡率占女性恶性肿瘤死亡人数的20%,仅次于肺癌,迫切需要新技术诊断从而治疗早期阶段乳腺癌。

Cicek 等[166]在高转移乳腺癌细胞株 MDA-MB-435 中转染乳腺癌转移抑制因子 1 基因 (*BRMS*1)获得低转移细胞株,继而对两株细胞比较蛋白质组研究,鉴定出 5 种蛋白,包括膜联蛋白Ⅰ和 α、β-晶状体球蛋白。进一步研究发现这两种蛋白在已发生 MDA-MB435 细胞肺转移灶中表达,而在正常肺组织中不表达,因此膜联蛋白Ⅰ和 α、β-晶状体球蛋白是 *BRMS*1 抑制转移作用中重要的细胞内蛋白。

Chen 等[167]将多柔比星(doxorubicin,DOX,抗肿瘤药)加入培养的人乳腺癌 MCF27 细胞,发现 DOX 显著降低 3 个 HSP27 异构体表达水平,而对其他蛋白影响不明显。提示 HSP27 可能为乳腺癌治疗的潜在靶标。

Vlahou 等[168]用 SELDI 蛋白质芯片技术分析了 134 例女性治疗前血清样本(45 例乳腺癌、42 例乳腺良性疾病和 47 例正常人血清),通过对这些标本差异蛋白质表达谱的统计学分析处理得到的分类法,可以把乳腺癌、乳腺良性疾病和正常人分开。联合应用两种不同的蛋白质芯片表达谱,敏感性和特异性分别达到 90%和 93%。

Li 等[169]对 103 例乳腺癌、25 例良性乳腺瘤和 41 例健康女性进行血清蛋白测定,先用免疫金属亲和色谱-镍芯片(IMAC-Ni chip)进行捕获,最后用 ProPeak Software 软件进行分析,发现 3 种分子量分别为 43 000、8 100 和 8 900 的特异性蛋白质,对乳腺癌诊断的敏感性和特异性分别为 93%和 91%,其浓度与肿瘤大小、淋巴结转移无关。

RuiZ 等[170]用 2-DE 和 MALDI-TOF-MS 分析 54 例正常和 76 例乳腺癌患者血清,结果发现乳腺癌患者血清中 HSP27 上调,而多功能调节蛋白 14-3-3ζ 下调。联合这两个生物标记可正确区分鉴定对照组 69 例患者(其中 35 例非恶性,34 例非癌症),提示这两个蛋白生物标记也可以作为进一步研究药物设计和乳腺癌治疗的靶标。

除了血清,临床标本乳头吸液(nipple aspirate fluid,NAF)也可用于蛋白质组学分析。Sauter 等[171]应用 SELDI-TOF-MS 和蛋白质芯片技术对 NAF 进行蛋白质组学分析,研究成果显示在乳腺癌和正常乳腺的 NAF 中有 5 种差异表达的蛋白质,其分子量分别为 6 500、8 000、15 940、28 100 和 31 770,其中 6 500 和 15 940 的蛋白质敏感性和特异性最好,在乳腺癌患者中阳性率为 25%~84%,而正常人中阳性率仅为 0~9%。将 NAF 的 SELDI 蛋白质芯片技术与乳腺 X 线和物理检查相结合,可大大提高乳腺癌的早期诊断率。

Paweletz 等[172]研究 12 例乳腺癌患者和 15 例健康妇女的 NAF,发现癌与非癌之间有 3 个蛋白峰的差异,敏感性达 92%,特异性达 82%。利用 SELDI 蛋白质芯片技术对 NAF 进行的分析是迅速的和可重复的,有助于早期、快速发现乳腺癌标记,并可鉴别乳腺良、恶性疾病。

此外,Hudelist 等[173]利用高通量蛋白质芯片技术鉴定出许多在乳腺癌组织中表达上调的蛋白质,如酪蛋白激酶Ⅰe、P53 蛋白、膜联蛋白Ⅺ、CDC25C、真核起始因子 4E 和丝裂原活化蛋白激酶 7。相反,多功能调节蛋白 14-3-3ζ 则表达下调。

Adam 等[174]应用 2-DE 技术对 8 例正常乳腺组织和 25 例乳腺癌组织标本进行比较蛋白质组学研究,发现一种分子量为 32 000 的药物代谢酶芳基胺 *N*-醋酸基转移酶-1(arylamine N-acetyltransferase-1,NAT-1)蛋白在浸润性导管癌及浸润性小叶癌中高表达。随后将 NAT-1 转染正常乳腺上皮细胞株 HB4a 后发现,HB4a/NAT-1 细胞比空载体转染细胞增殖快,同时可降低抗癌药物依托泊苷的敏感性。提示 NAT-1 不仅参与乳腺癌的发生机制,而且与乳腺癌多药耐药性有关。

**(2) 卵巢癌**

卵巢癌发病率居女性生殖器官肿瘤的第 2 位,占妇科恶性肿瘤的 25%。因其早期症状不明显,不易早期诊断。目前,最广泛使用的卵巢癌生物标记是肿瘤抗原 CA125。尽管 80%的晚期卵巢癌患者 CA125 浓度不正常,但是仅有 50%~60%的Ⅰ期卵巢癌患者 CA125 浓度增高。CA125 单独作为标记的阳性预测值不到 10%,加上超声检查,阳性预测值增加至 20%,寻找新的标记是必然的。利用蛋白质组学方法已经发现了许多特异性的肿瘤标记,对临床的诊断与治疗产生了重大影响。

Zhang 等[175]用 SELDI 蛋白质芯片技术分析了 31 例原发性卵巢癌、19 例卵巢良性疾病和 25 例健康对照者的血清样本,建立了由 4 个特征性蛋白峰组成的模型,对卵巢癌诊断的敏感性达 90.8%,特异性达 93.5%。用这个模型盲法分析 43 例新发卵巢癌病例,诊断敏感性达 87%,特异性达 95%,明显高于 CA125。此外,为了探索治疗诱导的血清蛋白质改变,对 16 例手术后患者化疗前和化疗后的血清样本分别进行了分析,发现其中有 12 例(75%)化疗后血清中出现了一个质荷比为 4 475 的蛋白峰,而化疗前此峰是没有的。这些蛋白峰所代表的蛋白质有望成为卵巢癌早期诊断和监测治疗反应的肿瘤标记。

Bandera 等[176]检测 80 例卵巢癌和 91 例健康妇女的血清,发现肿瘤患者结合珠蛋白 α 链水平高于非肿瘤患者 2 倍多,其敏感性达 84%,与 CA125 联合检测其敏感性增加到 94%,特异性为 100%。

Petricoin 等[177]选择了 50 例不同分级的卵巢癌妇女作为实验组和 50 例健康妇女作为对照组,采用 SELDI-TOF-MS 方法对她们的血清进行了研究。然后结合聚类分析(cluster pattern)及遗传算法(genetic algorithms)得到一个蛋白质组模式(proteomic pattern)。这个蛋白质组模式由几个未知蛋白组成,然后把演算结果独立运用到 116 份双盲血清样本(50 例卵巢癌,66 例卵巢良性肿瘤)中检验,结果对卵巢癌诊断的灵敏度达 100%,特异性达 95%。Kozak 等[178]用强阴离子交换芯片和另一种不同于 Petricoin 的统计方法检测了 184 份血清标本(其中卵巢癌患者 109 例,良性瘤 19 例,健康对照者 56 例),他们发现了 3 组标记,其中的 4~5 个蛋白质峰与 Petricoin 的报道不同。这 3 组标记从 22 例卵巢癌患者中正确鉴定出了 21 例,其中 10/11 为早期(Ⅰ/Ⅱ期),11/11 为晚期(Ⅲ/Ⅳ期);而对照组 6 例低恶性分化被全部正确鉴定;6 例良性瘤成功鉴定出 5 例,10 例正常人标本正确鉴定出 9 例,灵敏度和特异性分别为 72% 和 95%。

Conrads 等[179]用 SELDI 四极杆串联飞行时间质谱(Q-TOF-MS)对 43 例健康妇女和 68 例卵巢癌患者血清标本进行分析,发现在 m/z 为 7 060.121 和 8 605.678 的特征峰可以正确地诊断卵巢癌,18 例卵巢癌Ⅰ期患者的阳性率达到 100%,灵敏度和特异度均达到 100%。

Rai 等[180]用免疫金属亲和色谱-镍芯片(IMAC-Ni chip)检测卵巢癌患者的血浆,得到 94% 的灵敏度和特异性。在该研究中,认为有重要鉴别诊断价值的生物标记有:转铁蛋白(m/z 79 000)、珠蛋白前体片段(m/z 9 200)、免疫球蛋白重链(m/z 54 000)。值得注意的是,这些都是血浆中高丰度表达的蛋白质。

Zhang 等[181]应用 SELDI-TOF-MS 分析了 153 例卵巢癌患者,42 例其他癌,166 例良性盆腔疾病,142 例健康人。发现载脂蛋白 A1、末端水解的转甲状腺素表达下调,内酪氨酸抑制剂重链片段 H4 表达上调,其敏感性达 83%,特异性达 94%,明显高于 CA125。

Alaiya 等[182]报道,卵巢癌组织中 PCAN、HSP90、OP18 等 8 种蛋白高表达,原肌凝蛋白 1、2 和 CK8 等 9 种蛋白质表达下调;恶性肿瘤中有 5 种以上同时变化,良性肿瘤变化的蛋白质数少于 3 种,交界性则为 0~6 种。故蛋白质的变化类型与恶性变有关。对上述分子标记采用多参数分析,建立了一种分类模式,使近 80% 的恶性和交界性卵巢癌得到正确分类。

Jones 等[183]用 2-DE 分离 LCM 获得的侵袭性卵巢癌和非侵袭性低度恶性卵巢癌的上皮细胞标本,发现 FK506 结合蛋白、Roh G 蛋白分离抑制因子和乙二醛酶 1 在侵袭性卵巢癌中明显高于非侵袭性低度恶性卵巢癌,认为这些蛋白有可能成为侵袭性卵巢癌的诊断标记和治疗靶点。

Ahmed 等[184]采用荧光染色比较不同病理分级的卵巢癌患者血清中的差异性表达蛋白质,从中筛选鉴定出一种肝糖蛋白——结合球蛋白 1 前体的异构体(HAP1),免疫组织化学染色卵巢癌上皮和间质为阳性,而在黏液癌间质血管表达强阳性,在正常卵巢表皮为阴性。因此,HAP1 很可能是卵巢癌的早期诊断标记。

**(3)前列腺癌**

前列腺癌是欧洲及美国男性常见的肿瘤之一,在西方国家是癌症相关死亡居第 2 位的疾病。但发病机制所知甚少,且大多数前列腺癌早期症状不明显,因此常常是晚期才得以确诊。前列腺特异性抗原(PSA)是目前前列腺癌的特异性标记,但在区分前列腺癌和良性疾病时鉴别能力有限。前列腺癌患者 PSA 升高,但约有 2% 正常人和 41%~47% 前列腺增生患者 PSA 也可增高。如何提高前列腺癌筛查试验的特异性,成为亟待解决的问题。

Pan 等[185]采用 SELDI 蛋白质芯片技术分析了 83 例前列腺癌患者和 95 例正常对照者血清样本,通过比较病例组和对照组,发现了 18 个血清差异蛋白峰,其中 4 个蛋白峰在前列腺癌患者血清中水平升高,14 个蛋白峰在前列腺癌患者血清中水平下降,利用统计学分析软件诊断的敏感性达 92%,特异性达 96.7%。

Hlavaty 等[186]鉴定了患者血清中前列腺癌特异性表达的蛋白质,结果发现一个蛋白质峰在癌样品中表达,而对照组中不表达,检测这些患者的血清 PSA 水平,发现 24% 前列腺癌的患者在 PSA 水平上无法检测。Adam 等[187]用 SELDI 技术分析了 167 例前列腺癌、77 例良性前列腺增生和 82 例健康老年男性的血清标本,结合人工智能分析,用血清蛋白质指纹图谱从良性前列腺增生和健康者中区分出前列腺癌,检测的灵敏度为 83%,特异性为 97%,阳性预测值为96%。目前正在进行纵向分析,追踪5~10年的前列腺癌患者血清标本,有望将前列腺癌的诊断较PSA提前5年以上。Brynmor等[188]通过对36例患有前列腺癌的男性血清和健康对照组血清样品的分析,发现了前列腺癌特异性表达的蛋白质——分子量为50 800蛋白,而用传统的PSA方法检测这些前列腺癌患者时,有8例患者未被检测出。说明利用SELDI技术筛选出的标记50 800蛋白比PSA方法具有更高的检测率,有助于前列腺癌的早期诊断。Banez等[189]检测106例前列腺癌患者和56例非前列腺癌对照组的血清,在研究组中利用决策树显示单用WCX和IMAC3芯片,前列腺癌的检出率为67%和42%,而联合两种芯片的敏感性和特异性均达85%。

Liu等[190]通过蛋白质组定量分析发现组织金属蛋白酶抑制剂-1在前列腺癌中表达下调,免疫组织化学检测定位于分泌细胞中,很可能成为前列腺癌特异性标记。

Alaiya等[191]报道,前列腺癌组织中钙网蛋白、PCNA、HSP90、OP18、GST、SOD和磷酸丙糖异构酶有明显积累,而原肌球蛋白-1、2,CK2/8则比良性前列腺增生表达明显减少。这些新的标记也可能用于前列腺癌的辅助诊断。

Belov等[192]将184种不同的抗体固化在水凝胶和聚赖氨酸修饰的玻片上,与用不同的荧光素直接标记的33例前列腺癌患者血清、20份可控制的血清样本和标准品反应,筛选前列腺癌的肿瘤标记。结果筛选出5种对前列腺癌的检测意义重大的蛋白质:血管内皮因子、IGM、IGG、绒毛蛋白、甲胎蛋白-抗胰凝乳蛋白酶。这5种蛋白质与PSA不具有明显的相关性,可以与PSA联合用于检测前列腺癌。

### 10.4.3 血液系统肿瘤

**(1) 白血病**

白血病的发病机制十分复杂,至今尚不完全清楚。

为鉴别白血病中特殊表达蛋白,Ota等[193]从13例白血病患者骨髓中提取AC133表型阳性细胞造血干细胞样片段,采用2-DE检测发现11个差异性表达的蛋白位点,检测出10种特异性蛋白质,包括有丝分裂器相关的膜蛋白(NuMA)、热休克蛋白、氧化还原调节蛋白,并且白血病细胞高丰度NuMA表达与核型异常密切相关,提示NuMA等在肿瘤演进方面起重要作用。

Melhem等[194]对117例儿童白血病研究发现,Op18的磷酸化程度与肿瘤负荷明显相关,并与S期的细胞数相关。Op18是一种参与信号转导的含量丰富的胞质磷蛋白,影响细胞增殖,其不同磷酸化形式决定儿童白血病的不同分期,复发患者非磷酸化Op18减少,而磷酸化Op18升高。另外,P19(nm232H1)的表达在白血病中亦增高,P19也与细胞增殖活性相关。因此对Op18磷酸化和P19表达的调节,可抑制白血病细胞的增殖,作为白血病治疗的切入点。此外,在婴儿急性淋巴细胞白血病和慢性B细胞白血病中均发现HSP27磷酸化形式的改变。

Hanash等[195]用蛋白质组学技术鉴别了急性淋巴细胞白血病各亚型之间、急性淋巴细胞白血病和急性髓性白血病之间差异表达的12种肽段,并通过质谱分析得出小分子HSP27可作为急性淋巴细胞白血病的表面标记,还发现婴儿急性淋巴细胞白血病患者的磷酸化HSP27表达显著低于儿童急性淋巴细胞白血病患者。

Harris等[196]针对急性早幼粒细胞白血病治疗中全反式维A酸诱导的生长抑制和骨髓细胞分化的分子机制进行了蛋白质组学研究,发现死亡相关蛋白5和急性早幼粒细胞白血病蛋白的异构体1表达上调,而一些真核起始和延长因子——hnRNP、snRNP、核孔蛋白肿瘤增强区段和蛋白磷酸化酶2A表达下调。可见,全反式维A酸诱导的生长抑制是由于激活转录后抑制通路网络的结果。

Kwak等[197]进行急性粒细胞白血病(AML)的早期检测、复发监测和血中残余病理细胞的检测,对其血清蛋白作了蛋白质组学分析。通过2-ED和SELDI-TOF-MS对12例AML和12例健康对照进行了比较,结果表明RBP4基因产物SP-40、α-2-HS-糖蛋白和脂蛋白C-Ⅲ等可作为AML的低创伤诊断与监测生物标记。

Voss等[198]用2-DE研究了24例慢性B细胞白血病细胞蛋白表达水平,并结合临床资料进行分析,在1例缺乏 *p53* 表达的慢性B细胞白血病细胞中,发现低表达谷胱甘肽-S-转移酶、硫氧化还原蛋白过氧化物酶Ⅰ,HSP27高表达,并且低表达硫氧化还原蛋白过氧化物酶Ⅰ和蛋白质二硫化物异构酶与患者生存期缩短相关,推测这些蛋白可能参与形成抗药性。

Boyd等[199]对白血病的亚细胞结构进行了蛋白质组学分析,他们应用2-DE和质谱分析的方法对慢性淋巴细胞白血病的细胞膜蛋白进行了分析。许多已知的 B 细胞表面抗原被检测出来,同时检测出表达于 B 细胞的其他抗原,包括细胞表面受体、膜表面相关酶和分泌蛋白及一些完全未知的蛋白,提示 B 细胞特异性血浆膜蛋白是小分子药物或抗体治疗的潜在靶点。

白血病细胞多药耐药产生的机制十分复杂,目前已知的有关基因是多药耐药基因及其编码的蛋白质 P710、多药耐药相关蛋白基因、bcl-2 基因及其编码的 P26 高表达。Qi 等[200]通过蛋白质组学分析证明,抗药蛋白在白血病多药耐药和细胞凋亡中起重要作用。

Verrills 等[201]采用蛋白质组学技术鉴定对长春碱敏感以及对长春新碱和长春碱耐药的人白血病细胞系 CCRF-CEM 在药物处理后的蛋白质表达,结果发现与敏感组比较,耐药组有 10 种蛋白质表达改变,其中有 7 种蛋白质与微管蛋白/肌动蛋白骨架相关,表明微管和微丝系统与长春碱耐药有关。

(2) 淋巴瘤

1994 年,Mohammad 等较系统地比较了 B 细胞淋巴瘤细胞系 REH、BALL-1 和 T 细胞淋巴瘤细胞系 CCRF-CEM、HPB-ALL 的蛋白质组学差异,以及非霍奇金淋巴瘤(NHL)细胞系 SK-DHL2B、WSU-DLCL2、WSU-N HL、WSU-FSCCL 和 EB 病毒转化正常 B 细胞系 SKLN1 的蛋白质组学差异。结果显示 T、B 细胞淋巴瘤和 NHL 细胞系蛋白表达相似,但具有各自的特异性蛋白表达,SKLN1 与以上各型表达均不同。遗憾的是他们未能进行下一步的蛋白鉴定工作。

Poirier 等[202]对 5′-azycytidine 治疗前后的 B 细胞淋巴瘤细胞系 DG75 进行蛋白质组学分析,确定了治疗后 21 种表达降低的肽段和 14 种表达增高的肽段。

Muller 等[203]不仅建立了伯基特淋巴瘤 BL-60 细胞蛋白质的 2-DE 数据库,而且成功地鉴定了 33 种 BL-60 相关蛋白质,其中 3 种为未知蛋白质。

Antonucci 等[204]利用 2-DE 结合免疫检测,鉴定出了重要的白细胞分化和肿瘤标记(例如 CD3 和 CD5),以及重要的细胞周期调节分子如细胞周期依赖性激酶(特别是 CDK6),并发现淋巴瘤患者细胞中 CD5 表达水平显著增高,是对照组的 10 倍以上。Antonucci 等[205]还以淋巴瘤、反应性肿大淋巴结和正常淋巴结为研究对象,通过差异蛋白质组学比较,将淋巴瘤中的蛋白分为 3 类:①在肿瘤中较常见的蛋白;②反映细胞代谢的蛋白;③T 细胞淋巴瘤特异性蛋白,如 Op18 和 TCL1。它们在反应性肿大淋巴结和正常淋巴结中无表达。

由此可见,蛋白质组学研究能动态、整体、定量地考察肿瘤发生和发展过程中蛋白质种类及数量的改变,为深入阐明肿瘤发病的分子机制提供新的思路,有助于研究者寻找肿瘤诊断的特征性标记以及肿瘤药物治疗的靶标,具有重要的理论和实践意义。

(刘银坤 康晓楠 孙 璐)

# 主要参考文献

[1] 贺福初. 蛋白质组(proteome)研究——后基因组时代的生力军. 科学通报, 1999, 44:113.

[2] Abbott A. And now for the proteome. Nature, 2001, 409:747.

[3] Fields S. Proteomics in genomeland. Science, 2001, 291:1221-1224.

[4] Pandey A, Mann M. Proteomics to study genes and genomes. Nature, 2000, 405:837-846.

[5] Slonczewski JL. Proteomics is getting easier in some ways. Nature, 2000, 402:478.

[6] Bhasin VK. Proteomics could be key in battle against malaria. Nature, 2000, 403:698.

[7] Grünenfelder B, Rummel G, Vohradsky J, et al. Proteomic analysis of the bacterial cell cycle. Proc Nat Acad Sci USA, 2001, 98:4681-4686.

[8] Dove A. Proteomics: translating genomics into products. Nat Biotechnol, 1999, 3:233-236.

[9] Szallasi Z. Bioinformatics. Gene expression patterns and cancer. Nat Biotechnol, 1998, 16:1292-1293.

[10] Hille JM, Freed AL, Watzig H. Possibilities to improve automation, speed and precision of proteome analysis: a comparision of two-dimensional eletrophoresis and alternatives. Electrophoresis, 2001, 22:4035-4052.

[11] Yu LR, Zeng R, Shao XX, et al. Identification of differentially expressed proteins between human hepatoma and normal liver cell lines by two-dimensional eletrophoresis and liquid chromatography-ion trap mass spectrometry. Electrophoresis, 2000, 21:3058-3068.

[12] Stastny J, Prasad R, Fosslien E. Tissue proteins in breast cancer, as studied by use of two-dimensional eletrophoresis. Clin Chem, 1984, 30:1914-1918.

[13] Steiner S, Witzmann FA. Proteomics: applications and opportunities in preclinical drug development. Electrophoresis, 2000, 21:2099-2104.

[14] Soskic V, Gorlach M, Poznanovic S, et al. Functional proteomics analysis of signal transduction pathways of the platelet-derived growth factor β receptor. Biochemistry, 1999, 38:1757-1764.

[15] Mayrhofer C, Krieger S, Allmaier J, et al. DIGE compatible labeling of surface proteins on vital cells in vitro and in vivo. Proteomics, 2006, 6:579-585.

[16] Choi KS, Song L, Park YM. Analysis of human plasma proteome by 2-DE and 2D nanoLC-based mass spectrometry. Prep Biochem Biotechnol, 2006, 36:3-17.

[17] Hutchens TW, Yip TT. New desorption strategies for the mass spectrometric analysis of macromolecules. Rapid Commun Mass Spectrom, 1993, 7:576-580.

[18] Seibert V, Wiesner A, Buschmann T, et al. Surface-enhanced laser desorption ionization time-of-flight mass spectrometry (SELDI-TOF-MS) and protein chip technology in proteomics research. Pathol Res Pract, 2004, 200:83-94.

[19] Fauq AH, Kache R, Khan MA, et al. Synthesis of acid-cleavable light isotope-coded affinity tags (ICAT-L) for potential use in proteomic expression profiling analysis. Bioconjug Chem, 2006, 17:248-254.

[20] Shui WQ, Liu YK, Fan HZ, et al. Enhancing TOF-TOF-based de novo sequencing for high thoughput identification with amino acid coded mass tagging. J Proteome Res, 2005, 4:83-90.

[21] Charbonneau H. Strategies for obtaining partical amino acid sequence data from small quantities (<5 nmol) of pure or partially purified proteins. In: Matsudaira PT, ed. Practical guide to protein and peptide purification for microsequencing. San Diego: Academic Press Inc, 1989:17-29.

[22] Ledue TB, Garfin D. Immunofixation and immunoblotting. In: Rose NR, Conway ME, Folds JD, et al,eds. Manual of clinical laboratory microbiology. 5th ed. Washington DC: American Society for Microbiology Press, 1997:54-64.

[23] Puig O, Caspary F, Rigaut G, et al. The tandem affinity purification (TAP) method: a general procedure of protein complex purification. Nat Methods, 2001, 24:218-229.

[24] McKinsey TA, Olson EN. Cardiac histone acetylation-therapeutic opportunities abound. Trends Genet, 2004, 20:206-213.

[25] Iwafune M, Kakizaki I, Nakazawa H, et al. A glycomic approach to proteoglycan with a two-dimensional polysaccharide chain map. Anal Biochem, 2004, 325:35-40.

[26] Mhopadhyay R. Aptamers are ready for. Anal. Chem, 2005, 77:115A-118A.

[27] Tombelli S, Minunni M, Mascini M. Analytical applications of aptamers. Biosens Bioelectron, 2005, 20:2424-2434.

[28] Meyer T, Teruel MN. Fluorescence imaging of signaling networks. Trends Cell Biol, 2003, 13:101-106.

[29] Jares-Erijman EA, Jovin TM. FRET imaging. Nat Biotechnol, 2003, 21:1387-1395.

[30] Yang J, Zhang Z, Lin J, et al. Detection of MMP activity in living cells by a genetically encoded surface-displayed FRET sensor. Biochim Biophys Acta, 2007, 1773:400-407.

[31] Angeloni S, Ridet JL, Kusy N,et al. Glycoprofiling with microarrays of glycoconjugates and lectins. Glycobiology, 2005, 15:31-41.

[32] Callewaert N, Contreras R, Mitnik-Gankin L, et al. Total serum protein N-glycome profiling on a capillary electrophoresis-microfluidics platform. Electrophoresis, 2004,25;3128-3131.

[33] Iwafune M, Kakizaki I, Nakazawa H, et al. A glycomic approach to proteoglycan with a two-dimensional polysaccharide chain map. Anal Biochem, 2004, 325:35-40.

[34] Fukui S, Feizi T, Galustian C, et al. Oligosaccharide microarrays for high-throughput detection and specificity assignments of carbohydrate-protein interactions. Nat Biotechnol, 2002,20;1011-1017.

[35] Mechref Y, Novotny MV. Glycomic analysis by capillary electrophoresis-mass spectrometry. Mass Spectrom Rev, 2009, 28;207-222.

[36] Hirabayashi J, Arata Y, Kasai K. Glycome project: concept, strategy and preliminary application to caenorhabditis elegans. Proteomics, 2001, 1;295-303.

[37] Taniguchi N, Ekuni A, Ko JH, et al. A glycomic approach to the identification and characterization of glycoprotein function in cells transfected with glycosyltransferase genes. Proteomics, 2001,1;239-247.

[38] Kuster B, Krogh TN, Martz E, et al. Glycosylation analysis of gel-separated proteins. Proteomics, 2001,1;350-361.

[39] Hirabayashi J. Lectin-based structural glycomics: glycoproteomics and glycan profiling. Glycoconjugate J, 2004, 21, 35-40.

[40] Kuno A, Uchiyama N, Koseki-Kuno S, et al. Evanescent-fild fluorescence-assited lectin microarray: a new strategy for glycan profiling. Nat Methods, 2005, 2;851-856.

[41] Angeloni S,Ridet JL, Kusy N, et al. Glyprofiling with microarray of glycoconjugates and lectins. Glycobiology, 2005, 15;31-41.

[42] Hirabayashi J, Kasai K. Separation technologies for glycomics. J Chromatogr B Analyt Technol Biomed Life Sci, 2002,11; 67-87.

[43] Hunter T. Signaling-2000 and beyond. Cell,2000,100; 113-127.

[44] 王京兰, 钱小红. 磷酸化蛋白质分析技术在蛋白质组研究中的应用. 分析化学,2005,33;1029-1035.

[45] Venter JC, Adams MD, Myers EW, et al. The sequence of the human genome. Science, 2001, 291; 1304-1351.

[46] Yan JX, Packer NH, Gooley AA, et al. Protein phosphorylation: technologies for the identification of phosphoamino acids. J Chromatogr A, 1998, 808; 23-41.

[47] Oda Y, Nagasu T, Chait BT. Enrichment analysis of phosphorylated proteins as a tool for probing the phosphoproteome. Nat Biotechnol, 2001, 19; 379-382.

[48] Zhou H, Watts JD, Aebersold R. A systematic approach to the analysis of protein phosphorylation. Nat Biotechnol,2001, 19; 375-378.

[49] Nollau P, Mayer BJ. Profiling the global tyrosine phosphorylation state by Src homology 2 domain binding. Proc Natl Acad Sci USA, 2001, 98; 13531-13536.

[50] Goshe M B, Conrads TP,Panisko EA,et al. Phosphoprotein isotope-coded affinity tag approach for isolating and quantitating phosphopeptides in proteome-wide analyses. Anal Chem,2001,73;2578-2586.

[51] Goshe MB, Veenstra TD, Panisko EA,et al. Phosphoprotein isotope-coded affinity tags: application to the enrichment and identification of low abundance phosphoproteins. Anal Chem,2002,74;607-616.

[52] Qian WJ, Goshe MB, Camp DG, et al. Phosphoprotein isotope-coded solid-phase tag approach for enrichment and quantitative analysis of phosphopeptides from complex mixtures. Anal Chem, 2003, 75; 5441-5450.

[53] Hershko A, Ciechanover A. The ubiquitin system. Annu Rev Biochem, 1998, 67; 425-479.

[54] Pickart CM. Mechanisms underlying ubiquitination. An Rev Biochem, 2001, 70; 503-533.

[55] Shcherbik N, Haines DS. Ub on the move. J Cell Biochem, 2004, 93; 11-19.

[56] Fang S, Weissman AM. A field guide to ubiquitylation. Cell Mol Life Sci, 2004, 61; 1546-1561.

[57] Schwartz DC, Hochstrasser M. A superfamily of protein tags: ubiquitin, SUMO and related modifiers. Trends Biochem Sci, 2003, 28; 321-328.

[58] Matsumoto M, Hatakeyama S, Oyamada K, et al. Large-scale analysis of the human ubiquitin-related proteome. Proteomics, 2005, 5; 4145-4151.

[59] John W, Karen M, Anthony M, et al. Hyperubiquitination of proteins in dilated cardiomyopathy. Proteomics, 2003, 3; 208-216.

[60] Peng J, Schwartz D, Elias JE, et al. A proteomics approach to understanding protein ubiquitination. Nat Biotechnol, 2003, 21; 921-926.

[61] Hitchcock AL, Auld K, Gygi SP, et al. A subset of membrane-associated proteins is ubiquitinated in response to mutations in the endoplasmic reticulum degradation machinery. Proc Natl Acad Sci USA, 2003, 100; 12735-12740.

[62] Vidali G, Gershey EL, Allfrey VG. Chemical studies of histone acetylation. The distribution of epsilon-N-acetyllysine in calf thymus histones. J Biol Chem, 1968, 243, 6361-6366.

[63] Gu W, Roeder RG. Activation of p53 sequence-specific DNA binding by acetylation of the p53 C-terminal domain. Cell, 1997, 90; 595-606.

[64] Kouzarides T. Histone acetylases and deacetylases in cell proliferation. Curr Opin Genet Dev, 1999, 9;40-48.

[65] Hubbert C, Amaris G, Shao R, et al. HDAC6 is a microtubule associated deacetylase. Nature, 2002, 417; 455-458.

[66] Panagopoulos I, Fioretos T, Isaksson M, et al. Fusion of the MORF and CBP genes in acute myeloid leukemia with the t(10;16)(q22;p13). Hum Mol Genet, 2001, 10; 395-404.

[67] Yang XJ, Ogryzko VV, Nishikawa J, et al. A p300/CBP-associated factor that competes with the adenoviral oncoprotein E1A. Nature, 1996, 382; 319-324.

[68] Bordoli L, Netsch M, Luthi U, et al. Plant orthologs of p300/CBP: conservation of a core domain in metazoan p300/CBP acetylt ransferase 2 related proteins. Nucleic Acids Res, 2001,29; 589-597.

[69] Somech R, Izraeli SJ, Simon A. Histone deacetylase inhibitors — a new tool to treat cancer. Cancer Treat Rev, 2004, 30; 461-472.

[70] Bodai L, Pallos J, Thompson LM, et al. Altered protein acetylation in polyglutamine diseases. Curr Med Chem, 2003, 10; 2577-2587.

[71] Trievel RC, Beach BM, Dirk LM, et al. Structure and catalytic mechanism of a SET domain protein methyltransferse. Cell, 2002, 111;91-103.

[72] Sims RJ, Nishioka K, Reinberg D. Histone lysine methylation: a signature for chromatin function. Trends Genet,2003,19;629-639.

[73] Tamaru H, Selker EU. A histone H3 methyltransferase controls DNA methylation in Neurospora crassa. Nature,2001,414;277-283.

[74] Jackson JP, Lindroth AM, Cao XF, et al. Control of CpNpG methylation by the KRYPTONITE histone H3 methyltransferase. Nature, 2002, 416; 556-560.

[75] Shi Y, Lan F, Matson C, et al. Histone demethylation mediated by the nuclear amine oxidase homolog LSD1. Cell, 2004, 119;941-953.

[76] Ong SE, Mittler G, Mann M. Identifying and quantifying in vivo methylation sites by heavy methyl SILAC. Nat Methods, 2004, 1; 119-126.

[77] Iwabata H, Yoshida M, KomatsuY. Proteomic analysis of organ-specific post-translational lysine-acetylation and methylation in mice by use of anti-acetyllysine and methyllysine mouse monoclonal antibodies. Proteomics, 2005, 5; 4653-4664.

[78] Ghezzi P, Bonetto V. Redox proteomics: identification of oxidatively modified proteins. Proteomics, 2003, 3; 1145-1153.

[79] Aulak KS, Miyagi M, Yan L, et al. Proteomic method identifies proteins nitrated in vivo during inflammatory challenge. Proc Natl Acad Sci USA, 2001, 98; 12056-12061.

[80] Kanski J, Hong SJ, Scheneich C. Proteomic analysis of protein nitration in aging skeletal muscle and identification of nitrotyrosine containing sequences in vivo by nanoelectrospray ionization tandem mass spectrometry. J Biol Chem, 2005, 280; 24261-24266.

[81] Jaffrey SR, Erdjument-Bromage H, Ferris CD, et al. Protein S-nitrosylation: a physiological signal for neuronal nitric oxide. Nat Cell Biol, 2001, 3; 193-197.

[82] Rhee KY, Erdjument-Bromage H, Tempst P, et al. S-nitroso proteome of mycobacterium tuberculosis: enzymes of intermediary metabolismand antioxidant defense. Proc Natl Acad Sci USA, 2005, 102; 467-472.

[83] Hao G, Derakhshan B, Shi L, et al. SNOSID, a proteomic method for identification of cysteine S-nitrosylation sites in complex protein mixtures. Proc Natl Acad Sci USA, 2006, 103;1012-1017.

[84] Lind C, Hamnell-Pamment Y, Palmberg C, et al. Determination of site-specificity of S-glutathionylated cellular proteins. Biochem Biophys Res Commun, 2005, 332; 362-369.

[85] Cheng G, Ikeda K, Iuchi Y, et al. Detection of S-glutathionylated proteins by glutathione S-transferase overlay. Arch Biochem Biophys, 2005, 435; 42-49.

[86] Yano H, Wong JH, Lee YM, et al. A strategy for the identification of proteins targeted by thioredoxin. Proc Natl Acad Sci USA, 2001, 98; 4794-4799.

[87] Lee K, Lee J, Kim Y, et al. Defining the plant disulfide proteome. Electrophoresis, 2004, 25; 532-541.

[88] Le Moan N, Clement G, Le Maout S, et al. The Saccharomyces cerevisiae proteome of oxidized protein thiols: contrasted functions for the thioredoxin and glutathione pathways. J Biol Chem, 2006, 281;10420-10430.

[89] Dohmen RJ. SUMO protein modification. Biochim Biophys Acta, 2004, 1695;

113-131.
[90] Muller S, Ledl A, Schmidt D. SUMO: a regulator of gene expression and genome integrity. Oncogene, 2004, 23: 1998-2008.
[91] Wang J, Feng XH, Schwarz RJ. SUMO-1 modification activated GATA4-dependent cardiogenic gene activity. J Biol Chem, 2004, 279: 49091-49098.
[92] Pichler A, Gast A, Seeler JS, et al. The nucleoporin RanBP2 has SUMO1 E3 ligase. Cell, 2002, 108: 109-120.
[93] Pichler A, Knipscheer P, Saitoh H, et al. The RanBP2 SUMO1 E3 ligase is neither HECT-nor RING-type. Nat Struct Mol Biol, 2004, 11: 984-991.
[94] Ghioni P, D'Alessandra Y, Mansueto G, et al. The protein stability and transcrip tional activity of p63α are regulated by SUMO-1 conjugation. Cell Cycle, 2005, 4: 183-190.
[95] Casey PJ. Protein lipidation in cell signaling. Science, 1995, 268: 221-225.
[96] Kho Y, Kim SC, Jiang C, et al. A tagging-via-substrate technology for detection and proteomics of farnesylated proteins. Proc Natl Acad Sci USA, 2004, 101: 12479-12484.
[97] Peters C, Wagner M, Völkert M, et al. Bridging the gap between cell biology and organic chemistry: chemical synthesis and biological application of lipidated peptides and proteins. Naturwissenschaften, 2002, 89: 381-390.
[98] 钱慰, 刘飞, 朱俐, 等. 蛋白质 O-GlcNAc 糖基化修饰对 tau 蛋白磷酸化修饰的影响. 生物化学与生物物理进展, 2003, 30: 623-628.
[99] Rice JC, Allis CD. Histone methylation versus histone acetylation: new insights into epigenetic regulation. Curr Opin Cell Biol, 2001, 13: 263-273.
[100] Benjamin GD. Mimicking posttranslational modifications of proteins. Science, 2004, 303: 480-482.
[101] Srinivas PR, Kramer BS, Srivastava S. Trends in biomarker research for cancer detection. Lancet Oncol, 2001, 2: 698-704.
[102] Lindblom A, Liljegren A. Tumour markers in malignancies. BMJ, 2000, 320: 424-427.
[103] Lichtenfels R, Kellner R, Bukur J, et al. Heat shock protein expression and anti-heat shock protein reactivity in renal cell carcinoma. Proteomics, 2002, 2: 561-570.
[104] Brichory FM, Misek DE, Yim AM, et al. An immune response manifested by the common occurrence of annexins I and II autoantibodies and high circulating levels of IL-6 in lung cancer. Proc Natl Acad Sci USA, 2001, 98: 9824-9829.
[105] Le Naour F, Misek DE, Krause MC, et al. Proteomics-based identification of RS/DJ-1 as a novel circulating tumor antigen in breast cancer. Clin Cancer Res, 2001, 7: 3328-3335.
[106] Pratt WB, Toft DO. Regulation of signaling protein function and trafficking by the HSP90/HSP70-based chaperon machinery. Exp Biol Med, 2003, 228: 111-133.
[107] Le Naour F, Brichory F, Misek DE, et al. A distinct repertoire of autoantibodies in hepatocellular carcinoma identified by proteomic analysis. Mol Cell Proteomics, 2002, 1: 197-203.
[108] 冯钜涛, 刘银坤, 代智, 等. 血清蛋白质组分析技术筛选肝癌自身抗体. 中华肝脏病杂志, 2005, 13: 832-835.
[109] Feng JT, Liu YK, Song HY, et al. Heat shock protein 27: a potential biomarker for hepatocellular carcinoma identified by serum proteome analysis. Proteomics, 2005, 5: 4581-4588.
[110] Petricoin EF, Ardekani A, Hitt P, et al. Use of proteomic patterns in serum to identify ovarian cancer. Lancet, 2002, 359: 572-577.
[111] Yanagisawa K, Shyr Y, Xu BJ, et al. Proteomic patterns of tumor subsets in non-small-cell lung cancer. Lancet, 2003, 362: 433-439.
[112] Ornstein, DK, Rayford W, Fusaro VA, et al. Serum proteomic profiling can discriminate prostate cancer from benign prostates in men with total prostate specific antigen levels between 2.5 and 15.0 ng/ml. J Urol, 172: 1302-1305.
[113] Junker K, Gneist J, Melle C, et al. Identification of protein pattern in kidney cancer using protein chip arrays and bioinformatics. Int J Mol Med, 2005, 15: 285-290.
[114] Hudelist G, Pacher-Zavisin M, Singer CF, et al. Use of high-throughput protein array for profiling of differentially expressed proteins in normal and malignant breast tissue. Breast Cancer Res Treat, 2004, 86: 281-291.
[115] Soltys SG, Le QT, Shi G, et al. The use of plasma surface-enhanced laser desorption/ionization time-of-flight mass spectrometry proteomic patterns for detection of head and neck squamous cell cancers. Clin Cancer Res, 2004, 10: 4806-4812.
[116] Chen YD, Zheng S, Yu JK, et al. Artificial neural networks analysis of surface-enhanced laser desorption/ionization mass spectra of serum protein pattern distinguishes colorectal cancer from healthy population. Clin Cancer Res, 2004, 10, 8380-8385.
[117] 黄成, 樊嘉, 周俭, 等. 肝细胞癌门静脉癌栓形成相关的血清蛋白质分子标志研究. 中华医学杂志, 2005, 85: 781-785.
[118] Song HY, Liu YK, Feng JT, et al. Proteomic analysis on metastasis-associated proteins in human hepatocellular carcinoma tissues. J Cancer Res Clin Oncol, 2006, 132: 92-98.
[119] Emmert-Buck MR, Gillesoie JW, Paweletz CP, et al. An approach to proteomic analysis of human tumors. Mol Carcinog, 2000, 27: 158-165.
[120] Kusnezow W, Hoheisel JD. Antibody microarrays: promises and problems. Biotechniques, 2002, 22: 14-23.
[121] 夏书华, 胡海, 胡莉萍, 等. 食管鳞状上皮癌中表达失调蛋白的研究. 癌症, 2002, 21: 11-15.
[122] An JY, Fan ZM, Zhuang ZH, et al. Proteomic analysis of blood level of proteins before and after operation in patients with esophageal squamous cell carcinoma at high incidence area in Henan province. World J Gastroenterol, 2004, 10: 3365-3368.
[123] Zhou G, Li H, de Camp D, et al. 2D differential in-gel elrophoresis for the identification of esophageal scans cell cancer specific protein markers. Mol Cell Proteomics, 2002, 1: 117-124.
[124] Ha GH, Lee SU, Kang DG, et al. Proteome analysis of human stomach tissue: separation of soluble proteins by two-dimensional polyacrylamide gel electrophoresis and identification by mass spectrometry. Electrophoresis, 2002, 23: 2513-2524.
[125] Ryu JW, Kim HJ, Lee YS, et al. The proteomics approach to find biomarkers in gastric cancer. J Korean Med Sci, 2003, 18: 505-509.
[126] He QY, Cheung YH, Leung SY, et al. Diverse proteomic alterations in gastric adenocarcinoma. Proteomics, 2004, 4: 3276-3287.
[127] Krah A, Miehlke S, Pleissner KP, et al. Identification of candidate antigens for serologic detection of helicobacter pyloric 2 infected patients with gastric carcinoma. Int J Cancer, 2004, 108: 456-463.
[128] Ebert MP, Kruger S, Fogeron ML, et al. Overexpression of cathepsin B in gastric cancer identified by proteome analysis. Proteomics, 2005, 5: 1693-1704.
[129] Lee K, Kye M, Jang JS, et al. Proteomic analysis revealed a strong association of a high level of alpha1-antitrypsin in gastric juice with gastric cancer. Proteomics, 2004, 4: 3343-3352.
[130] Ding S, Li Y, Shao X, et al. Proteome analysis of hepatocellular carcinoma cell strains, MHCC97-H and MHCC97-L, with different metastasis potentials. Proteomics, 2004, 4: 982-994.
[131] Ding S, Li Y, Tan YX, et al. From proteomic analysis to clinical significance: overexpression of cytokeratin 19 correlates with hepatocellular carcinoma metastasis. Mol Cell Proteomics, 2004, 3: 73-81.
[132] Cui JF, Liu YK, Pan BS, et al. Differential proteomic analysis of human hepatocellular carcinoma cell line metastasis — associated proteins. J Cancer Res Clin Oncol, 2004, 130: 615-622.
[133] Seow TK, Ong SE, Liang RC, et al. Two-dimensional electrophoresis map of the human hepatocellular carcinoma cell line, HCC2M, and identification of the separated proteins by mass spectrometry. Electrophoresis, 2000, 21: 1787-1813.
[134] 夏其昌, 徐永华, 吴高德, 等. 人肝癌细胞系 BEL-7404 和正常肝细胞系 L-02 表达的蛋白质组双向凝胶电泳分析. 科学通报, 2000, 45: 170-178.
[135] Poon TC, Yip TT, Chan AT, et al. Comprehensive proteomic profiling identifies serum proteomic signatures for detection of hepatocellular carcinoma and its subtypes. Clin Chem, 2003, 49: 752-760.
[136] Le Naour F, Brichory F, Misek DE, et al. A distinct repertoire of autoanibodies in hepatocellular carcinoma identified by proteomic anaysis. Mol Cell Protcomics, 2002, 1: 197-203.
[137] Wang JX, Zhang B, Yu JK, et al. Application of serum protein fingerprinting coup led with artificial neural network model in diagnosis of hepatocellular carcinoma. Chin Med J (Engl), 2005, 118: 1278-1284.
[138] 宋海燕, 刘银坤, 崔杰峰, 等. 人肝细胞性肝癌组织转移相关分子的比较蛋白质组学研究. 中华肝脏病杂志, 2005, 13: 331-334.
[139] Liang CR, Leow CK, Neo JC, et al. Proteome analysis of human hepatocellular carcinoma tissues by two-dimensional difference gel electrophoresis and mass spectrometry. Proteomics, 2005, 5: 2258-2271.
[140] Lim SO, Park SJ, Kim W, et al. Proteome analysis of hepatocellula carcinoma. Biochemphys Res Commun, 2002, 291: 1031-1037.
[141] Zeindl-Eberhart E, Haraida S, Leibmann S, et al. Detection and identification of tumor associated protein variants in hepatocellular carcinoma. Hepatology, 2004, 39: 540-549.
[142] Sinha P, Hutter G, Kottgen E, et al. Increased expression of epidermal fatty acid binding protein, cofilin, and 14-3-3-sigma (stratifin) detected by two-dimensional gel lectrophoresis, mass spectrometry and microsequencing of drug-resistant human adenocarcinoma of the pancreas. Electrophoresis, 1999, 20: 2952-2960.
[143] Rosty C, Christa L, Kuzdzal S, et al. Identification of heptocarcinoma-intestine-pancreas/pancreatitis-associated protien 1 as a biomarker for pancreatic ductal adenocarcinoma by protein biochip technology. Cancer Res, 2002, 62: 1868-1875.
[144] Honda K, Hayashida Y, Umaki T, et al. Possible detection of pancreatic cancer by plasma protein profiling. Cancer Res, 2005, 65: 10613-10622.
[145] Koopmann J, Zhang Z, White N, et al. Serum diagnosis of pancreatic adenocarcinoma using surface-enhanced laser desorption and ionizaion mass spectrometry. Clin Cancer Res, 2004, 10: 860-868.
[146] Gronborg M, Bunkenborg J, Kristiansen TZ, et al. Comprehensive proteomic

analysis of human pancreatic juice. J Proteome Res, 2004, 3:1042-1055.

[147] Shekouh AR, Thompson CC, Prime W, et al. Application of laser capture microdissection combined with two-dimensional electrophoresis for the discovery of differentially regulated proteins in pancreatic ductal adenocarcinoma. Proteomics, 2003,3:1988-2001.

[148] Shen J, Person MD, Zhu J,et al. Protein expression profiles in pancreatic adenocarcinoma compared with normal pancreatic tissue and tissue affected by pancreatitis as detected by two-dimenional gel electrophoresis and mass spectrometry. Cancer Res, 2004, 64;9018-9026.

[149] Imamura T, Kanai F, Kawakami T, et al. Proteomic analysis of the TGF-beta signaling pathway in pancreatic carcinoma cells using stable RNA interference to silence Smad 4 expression. Biochem Biophys Res Commun, 2004, 318: 289-296.

[150] Shiwa M, Nishimura Y, Wakatabe R, et al. Rapid discovery and identification of a tissue specific tumor biomarker from 39 human cancer cell lines using the SELDI protein chip platform. Biochem Biophys Res Commun, 2003, 309:18-25.

[151] Lawrie LC, Curran S, McLeod HL, et al. Application of laser capture microdissection and proteomics in colon cancer. Mol Pathol, 2001, 54:253-258.

[152] Simpson RJ, Connolly LM, Eddes JS, et al. Proteomic analysis of the human colon carcinoma cell line (LIM1215): development of a membrane protein database. Electrophoresis, 2000, 21:1707-1732.

[153] Ahmed N, Oliva K, Wang Y, et al. Proteomic profiling of proteins associated with urokinase plasminogen activator receptor in a colon cancer cell line using an antisense approach. Proteomics, 2003,3:288-298.

[154] Stierum R, Gaspari M, Dommels Y, et al. Proteome analysis reveals novel proteins associated with proliferation and differentiation of the colorectal cancer cell line Caco22. Biochim Biophys Acta, 2003, 1650:73-91.

[155] Xu WH, Chen YD, Hu Y, et al. Preoperatively molecular staging with CM10 protein chip and SELDI-TOF-MS for colorectal cancer patients. J Zhejiang Univ Sci B, 2006, 7:235-240.

[156] Roboz J, Mal H, Sung M, et al. Protein profiles of serum in colon cancer by SELDI-TOF mass spectrometry. Proeomic; Poster Session AACR, 2002;190.

[157] Petricoin EF, Liotta LA. SELDI-TOF-based serum proteomic pattern diagnostics for early detection of cancer. Curr Opin Biotechnol, 2004, 15:24-30.

[158] Friedman D, Hill S, Keller J, et al. Proteome analysis of human colon cancer by two-dimensional difference gel electrophoresis and mass spectrometry. Proteomics,2004, 4:793-811.

[159] Chaurand P, DaGue BB, Pearsall RS, et al. Profiling proteins from azoymethane induced color tumors at the molecular level by matrix 2 assisted laser desorption / ionization mass spectrometry. Protemics, 2001, 1:1320-1326.

[160] Stulik J, Koupilova K, Osterreicher J, et al. Protein abundance alterations in matched sets of macroscopically normal colon mucosa and colorectal carcinoma. Electrophoresis, 1999, 20:3638-3646.

[161] Stulik J, Hernychova L, Porkertova S, et al. Proteome study of colorectal carcinogenesis. Electrophoresis, 2001, 22:3019-3025.

[162] Roblick UJ, Hirschberg D, Habermann JK, et al. Sequential proteome alterations during genesis and progression of colon cancer. Cell Mol Life Sci, 2004, 61:1246-1255.

[163] 裴海平, 朱红, 曾亮, 等. 应用二维电泳和质谱技术筛选大肠癌与正常肠组织的差异表达蛋白. 中国普通外科杂志, 2005,10: 748-752.

[164] 安萍, 于洁, 李世拥, 等. 大肠癌发生和肝转移的蛋白质组学研究. 中华外科杂志,2004,42:668-671.

[165] Tachibana M, Ohkura Y, Kobayashi Y, et al. Expression of apolipoprotein A1 in colonic adenocarcinoma. Anticancer Res, 2003, 23:4161-4167.

[166] Cicek M, Samant RS, Kinter M, et al. Identification of metastasis associated proteins through protein analysis of metastatic MDA-MB-435 and metastasis-suppressed BRMS1 transfected MDA-MB-435 cells. Clin Exp Metastasis, 2004,21;149-157.

[167] Chen ST, Pan TL, Tsai YC, et al. Proteomics reveals protein profile canges in doxorubicin-treated MCF-7 human breast cancer cells. Cancer Lett, 2002, 181:95-107.

[168] Vlahou A, Laronga C, Wilson L, et al. A novel approach toward development of a rapid blood test for breast cancer. Clin Breast Cancer, 2003, 4: 203-209.

[169] Li J, Zhang Z, Rosenzweig J, et al. Proteomics and bioinformatics approaches for identification of serum biomarkers to detect breast cancer. Clin Chem,2002,48;1296-1304.

[170] Rui Z, Jian GJ, Yuan PT, et al. Use of serological proteomic mathods to find biomarkers associated with breast cancer. Proteomics, 2003, 3:433-439.

[171] Sauter ER, Zhu W, Fan XJ, et al. Proteomic analysis of nipple aspirate fluid to detect biologic markers of breast cancer. Br J Cancer, 2002, 86:1440-1443.

[172] Paweletz CP, Trock B, Pennanen M, et al. Proteomic pattern nipple aspirate fluids obtained by SELDI-TOF: potential for biomarkers to aid in the diagnosis of breast cancer. Dis Markers, 2001 ,17:301-307.

[173] Hudelist G, Pacher-Zavisin M, Singer CF, et al. Use of high-throughput protein array for profiling of differentially expressed proteins in normal and malignant breast tissue. Breast Cancer Res Treat,2004, 86：281-291.

[174] Adam PJ, Beny J, Loader JA, et al. Arylamine N-acetyltransferase-1 is highly expressed in breast cancers and conveys enhanced growth and resistane to etoposide in vitro. Mol Cancer Res, 2003, 1;826-835.

[175] Zhang H, Kong B, Qu X, et al. Biomarker discovery for ovarian cancer using SELDI-TOF-MS. Gynecol Oncol, 2006, 3;61-66.

[176] Bandera CA, Ye B, Mok S. New technologies for the identification of markers for early detection of ovarian cancer. Curr Opin Obstet Gynecol, 2003, 15: 51-55.

[177] Petricoin EF, Ornstein DK, Paweletz CP, et al. Serum proteomic patterns for detection of prostate cancer. J Natl Cancer Inst, 2002, 94: 1576-1578.

[178] Kozak KR, Amneus MW, Pusey SM, et al. Identification of biomarkers for ovarian cancer using strong anion 2 exchange protein chips; potential use in diagnosis and prognosis. Proc Natl Acad Sci USA, 2003, 100: 12343-12348.

[179] Conrads TP, Fusaro VA, Ross S, et al. High-resolution serum proteomic features for ovarian cancer detection. Endocr Relat Cancer, 2004, 11: 163-178.

[180] Rai AJ, Zhang Z, Rosenzweig J, et al. Proteomic approaches to tumor marker discovery. Arch Pathol Lab Med, 2002, 126;1518-1526.

[181] Zhang Z, Bast RC, Yu Y, et al. Three biomarkers identified from serum proteomic analysis for the detection of early stage ovarian cancer. Cancer Res, 2004, 64: 5882-5890.

[182] Alaiya AA, Franzen B, Auer G, et al. Cancer proteomics; from identification of novel markers to creation of artificial learning models for tumor classification. Electrophoresis, 2000, 21: 1210-1217.

[183] Jones MB, Krutzsch H, Shu H, et al. Proteomic analysis and identification of new biomarkers and therapeutic targets for invasive ovarian cancer. Proteomics, 2002, 2;76-84.

[184] Ahmed N, Barker G, Oliva K, et al. Promeotic-based identification of haptoglobin-1 precursor as a novel ciredating biomaker of ovarian cancer. Br J Cancer,2004,91;129-140.

[185] Pan YZ, Xiao XY, Zhao D, et al. Application of surface-enhanced laser desorption / ionization time-of-flight-based serum proteomic array technique for the early diagnosis of prostate cancer. Asian J Androl, 2006, 8: 45-51.

[186] Hlavaty J, Partin AW, Kusinitz F, et al. Mass spectroscopy as a discovery tool for identifying serum markers for prostate cancer. Clin Chem, 2001, 47: 1924-1926.

[187] Adam BL, Qu Y, Davis JW, et al. Serum protein fingerprinting coup led with a pattern-matching algorithm distinguishes prostate cancer from benign prostate hyperplasia and healthy men. Cancer Res, 2002, 62; 3609-3614.

[188] Brynmor W, Robert S, Shannon B. 分析血清蛋白进行早期癌症的诊断. 中国实验室,2003, 1;26-32.

[189] Banez LL, Prasanna P, Sun L, et al. Diagnostic potential of serproteomic patterns in prostate cancer. J Urol, 2003, 170;442-446.

[190] Liu A, Zhang H, Sorensen A, et al. Analysis of prostate cancer by proteomics using tissue specimens. J Urol, 2005, 173;73-78.

[191] Alaiya AA, Franzn B, Auer G, et al. Cancer proteomics; from identification of novel markers to creation of artificial learning models for tumor classification. Electrophoresis, 2000, 21: 1210-1217.

[192] Belov L, de la Vega O, dos Remedios CG, et al. Immunophenotyping of leukemias using a cluster of differentiation antibody microarray. Cancer Res, 2001, 61:4483-4489.

[193] Ota J, Yamashita Y, Okawa K, et al. Proteomic analysis of hematopoietic stem cell-like fractions in leukemic disorders. Oncogene, 2003, 22: 5720-5728.

[194] Melhem R, Hailat N, Kuick R, et al. Quantitative analysis of Op18 phosphorylation in childhood acute leukemia. Leukemia, 1997,11;1690-1695.

[195] Hanash SM, Madoz-Gurpide J, Misek DE. Identification of novel targets for cancer therapy using expression proteomics. Leukemia, 2002, 16;478-485.

[196] Harris M, Ozpolat B, Abdi F, et al. Comparative proteomic analysis of all-trans-retinoic acid treatment reveals systematic posttranscriptional control mechanisms in acute promyelocytic leukemia. Blood, 2004, 104;1314-1323.

[197] Kwak JY, Ma TZ, Yoo MJ, et al. The comparative analysis of serum proteomes for the discovery of biomarkers for acute myeloid leukemia. Exp Hematol, 2004, 32;836-842.

[198] Voss T, Ahorn H, Haberl P, et al. Correlation of clinical data with proteomics profiles in 24 patients with B-cell chronic lymphocytic leukemia. Int J Cancer, 2001, 91;180-186.

[199] Boyd RS, Adam PJ, Patel S, et al. Proteomic analys is of the cell-surface membrane in chronic lymphocytic leukemia; identification of two novel proteins, BCNP1 and MIG2B. Leukemia, 2003, 17;1605-1612.

[200] Qi J, Liu N, Zhou Y, et al. Overexpression of sorcin in multidrug resistant human leukemia cells and its role in regulating cell apoptosis. Biochem Biophys Res Commun, 2006, 349;303-309.

[201] Verrills NM, Walsh BJ, Cobon GS, et al. Proteome analys is of vinca alkaloid response and resis tance in acute lymphoblastic leukemiareveals novel cytoskeletal alterations. J Biol Chem, 2003, 278;45082-45093.

[202] Poirier F, Pontet M, Labas V, et al. Two-dimensional database of a Burkitt

lymphoma cell line (DG 75) proteins: protein pattern changes following treatment with 5′-azycytidine. Electrophoresis, 2001, 22:1867-1877.

[203] Muller E. Study of Burkitt lymphoid cell line proteins by high resolution two-dimensional gel electrophoresis and nanoelectrospray mass spectrometry. Electrophoresis,1999, 20:320-333.

[204] Antonucci F, Chilosi M, Parolini C, et al. Two-dimensional molecular profiling of mantle cell lymphoma. Electrophoresis, 2003, 24:2376-2385.

[205] Antonucci F, Chilosi M, Santacatterina M, et al. Proteomics and immunomapping of reactive lymphnode and lymphoma. Electrophoresis, 2002, 23: 356-362.

# 11 肿瘤分子生物学

11.1 癌基因
    11.1.1 病毒癌基因
    11.1.2 细胞癌基因
11.2 抑癌基因
    11.2.1 抑癌基因的发现
    11.2.2 抑癌基因定义及举例
    11.2.3 DNA 修复基因
11.3 癌基因、抑癌基因与细胞周期及细胞凋亡
    11.3.1 癌基因、抑癌基因与细胞周期
    11.3.2 癌基因、抑癌基因与细胞凋亡
    11.3.3 癌基因、抑癌基因在肿瘤发生中的协同作用
11.4 整联蛋白介导的信号转导及对细胞周期的调控机制
    11.4.1 整联蛋白参与细胞增殖的信号转导途径
    11.4.2 细胞周期及整联蛋白对细胞周期的调节作用
    11.4.3 ECM 或整联蛋白对细胞分裂、分化状态的影响
    11.4.4 锚定非依赖性细胞生长
    11.4.5 整联蛋白对细胞增殖的抑制性调节
11.5 黏着斑激酶研究进展
    11.5.1 FAK 的活化机制
    11.5.2 FAK 分子中的 FERM 结构域相互作用蛋白
    11.5.3 FAK 参与黏着斑形成
    11.5.4 FAK 与细胞侵袭
    11.5.5 FAK 磷酸化与表达 $EGFRv\,III$ 胶质瘤细胞的侵袭能力相关
11.6 细胞周期抑制性调控因子 $P27^{kip1}$ 和 $P21^{cip}$ 蛋白研究进展
    11.6.1 $P27^{kip1}$ 分子结构、功能及其表达的调控
    11.6.2 P21 蛋白
11.7 整联蛋白和 E-钙黏蛋白信号通路的相互作用
    11.7.1 Rho 家族与细胞骨架
    11.7.2 Rho 家族与整联蛋白或 E-钙黏蛋白的关系
    11.7.3 E-钙黏蛋白或整联蛋白通过其他蛋白与细胞骨架相互作用
    11.7.4 钙离子对整联蛋白和 E-钙黏蛋白两者的调控作用
    11.7.5 阳性表达 E-钙黏蛋白对整联蛋白及其下游信号分子的影响

    恶性肿瘤细胞的典型生物学特征是细胞的异常增殖与低分化，导致其异常增殖与低分化的分子机制至今仍是肿瘤基础与应用研究的关键问题。引起肿瘤细胞发生、发展直至转移的原因众多，其中癌基因与抑癌基因的表达和调控异常是重要原因之一。已知，癌基因与抑癌基因表达的适量产物常是维持细胞正常增殖与分化的必要条件，一旦癌基因与抑癌基因表达与调控失衡，可引起肿瘤细胞增殖与分化的异常。

    如果视癌基因与抑癌基因表达和调控失衡为细胞自身原因的话，那么微环境对肿瘤细胞发生、发展乃至转移的影响将是细胞外部的重要原因之一，近年来这一领域的研究颇受重视。体内肿瘤细胞微环境所涉及的范畴较广，包括肿瘤微血管、免疫细胞及其所分泌的各种因子、肿瘤细胞外基质成分等。此外，细胞接触抑制现象消失也是导致肿瘤细胞异常增殖的原因之一，其本质为肿瘤细胞与基质之间黏附异常。肿瘤细胞与基质之间黏附的重要分子——整联蛋白（integrin），通过信号转导途径，影响细胞周期、生长与分化，在肿瘤细胞异常增殖和低分化中起了重要作用。

    因此，本章着重在"癌基因与抑癌基因"与"整联蛋白介导的信号转导与细胞周期、生长与分化"两个方面，围绕肿瘤细胞异常增殖与低分化这一关键问题，从分子生物学层面展开并介绍最新进展。

    细胞的增殖与死亡是相反的过程。受精卵生长发育为胚胎，幼体长大为成体。在成体中，细胞的增殖与死亡达成平衡。机体内细胞增殖和死亡由多种

调节因子相互作用而精确地调控。癌症中上述两种过程失调。目前认为癌症起源于体细胞中调控细胞增殖基因的突变,随着突变的积累,正常细胞的形态及生物学行为逐步改变,最终成为癌细胞。近年来,分子生物学的进展已确定了癌症发生与发展中主要涉及3类基因,即癌基因(oncogenes)、抑癌基因(tumour-suppressor genes,TSG)和DNA修复基因(DNA repair genes)。癌基因的产物转导正调节信号:促进细胞生长与增殖,阻止细胞发生终末分化。抑癌基因的产物起负调节作用:抑制细胞增殖,促进细胞分化、成熟和衰老,最后细胞死亡。DNA修复基因的种类较多,其基因产物起着修复DNA损伤及修复DNA复制过程中发生的碱基错配,对包括癌基因、抑癌基因等所有的基因均有作用,能维持遗传的稳定性。癌基因的活化,抑癌基因和DNA修复基因的失活,均能使正常细胞增殖过程失调,导致癌变。

## 11.1 癌基因[1-4]

癌基因可分为两大类:一类存在于反转录病毒中,称为病毒癌基因(viral oncogene,v-onc);另一类存在于细胞中,称为细胞癌基因(cellular oncogene,c-onc)或原癌基因(proto-oncogene)。

### 11.1.1 病毒癌基因

**(1) 反转录病毒的垂直传递和水平传播**

反转录病毒的外部有包膜(envelope),由来自宿主细胞的细胞膜和病毒糖蛋白组成;包膜包裹病毒衣壳蛋白(capsid)构成核心,核心内部是病毒基因组和反转录酶及整合酶(图11-1A)。病毒基因组由两条相同的mRNA组成。mRNA的5'端有帽子,3'端有聚合酶A,中间是编码序列,分别为衣壳蛋白基因 *gag*、反转录酶基因 *pol* 和病毒糖蛋白基因 *env*(某些反转录病毒中还有癌基因)。在编码序列的两侧有调控序列,5'端为R序列和特异序列$U_5$,3'端为特异序列$U_3$和R序列。因两端的R序列相同,R序列又称末端冗余(图11-1B)。反转录病毒感染宿主细胞后,病毒携带的反转录酶以病毒RNA为模板,合成互补的DNA链。反转录酶有RNA酶H的功能,可以水解DNA-RNA杂合链中的RNA链,反转录酶再以DNA链为模板合成第二条DNA链。在上述病毒双链DNA合成过程中,两末端各增加另一端的特异序列U,因此在双链DNA中两末端为$U_3RU_5$构成的长末端重复(long terminal repeat,LTR)序列,其中含有病毒的启动子和增强子(图11-1C)。病毒DNA在病毒携带的整合酶作用下,随机整合在宿主细胞的基因组中,成为前病毒(provirus)。前病毒可随着宿主细胞DNA的复制而复制,随着细胞分裂而传代给子代细胞,称为反转录病毒的垂直传递。前病毒也可作为转录模板,合成病毒RNA。该RNA既可作为病毒基因组,又可作为翻译模板,合成病毒蛋白质,包装出病毒颗粒。病毒颗粒以生芽萌发的方式离开宿主细胞,又可感染健康细胞,这是反转录病毒的水平传播。一种反转录病毒在同一种宿主细胞内往往并不具有两种不同的生活史。不同的生活史是由病毒及宿主细胞相互作用决定,某些反转录病毒主要是垂直传递,而另一些反转录病毒主要是水平传播。

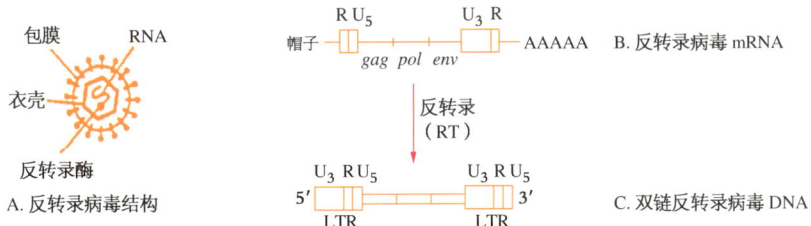

图11-1 反转录病毒的结构、mRNA和双链反转录病毒DNA

**(2) Rous 发现病毒癌基因**

1911年,Rous用鸡肉瘤组织匀浆的无细胞滤液注射于健康鸡,在健康鸡中诱发出肉瘤,并在无细胞滤液中分离出病毒,称为Rous肉瘤病毒(Rous sarcoma virus,RSV),从而确定了鸡肉瘤的病毒病因,Rous因此于1996年获得诺贝尔奖。以后证明RSV是反转录病毒,病毒基因组中除了有前述结构基因 *gag*、*pol* 和 *env* 外,还有一个特殊的结构基因 *src*(sarcoma-causing gene,致肉瘤基因)。含有 *src* 基因的RSV能使禽类患肉瘤,在体外培养中能使宿主细胞转化,相应的无 *src* 基因的肉瘤病毒并不能在短时期内使宿主细胞恶变。此外,还发现了含有对温度敏感的 src 基因的 RSV。在 30℃ 时 src 基因有活性，该 RSV 能转化宿主细胞。但在 39℃ 时 src 基因失活，该 RSV 不能使宿主细胞转化为癌细胞。上述研究结果证实 src 基因与病毒的生活史无关，它不是病毒的必需基因，但可使宿主细胞转化，是 RSV 中导致鸡患肉瘤的癌基因。目前已发现的病毒癌基因有 100 多种。部分反转录病毒及其携带的癌基因见表 11-1。

表 11-1　反转录病毒及其携带的癌基因

| 反转录病毒 | 病毒癌基因 | 癌基因编码蛋白 | 同源的细胞蛋白 |
| --- | --- | --- | --- |
| 猴肉瘤病毒 | sis | P28sis | PDGF-β |
| 禽类红母细胞增多症病毒（AEV） | erbB | gP65-erbB | EGF 受体 |
| Rous 肉瘤病毒 | src | P60src | 胞质酪氨酸蛋白激酶 Src |
| 3611-MuSV | raf | P75gag-raf | 丝/苏氨酸蛋白激酶 Raf |
| Harvey 小鼠肉瘤病毒 | h-ras | P21H-ras | H-Ras 蛋白 |
| Kirsten 小鼠肉瘤病毒 | k-ras | P21K-ras | K-Ras 蛋白 |
| 禽类红母细胞增多症病毒（AEV） | erbA | P75gag-erbA | 甲状腺素受体 |
| 禽类髓细胞增生病毒（AMV）MC29 | myc | P100gag-myc | 转录因子 |
| 禽类肉瘤病毒 17（ASV17） | jun | P65gag-jun | 转录因子 |
| FBJ 小鼠骨肉瘤病毒 | fos | P55fos | 转录因子 |

**（3）病毒癌基因起源于宿主细胞**

如上所述，病毒癌基因并非反转录病毒固有的基因。根据反转录病毒生活史中有病毒 DNA 整合在宿主细胞基因组中的必要环节，推测病毒癌基因起源于宿主细胞。1976 年，Bishop 等以 v-src 作为探针，用分子杂交方法证实了正常鸡的基因组中存在着与 v-src 同源的基因。不仅如此，以后还证明了 v-src 同源基因还存在于其他脊椎动物的基因组中，因此，将正常细胞中存在的与病毒癌基因同源的基因称为原癌基因或细胞癌基因。例如，与 v-src 相应的原癌基因为 c-src。由于 v-src 的源头是 c-src，可以将反转录病毒中发现的病毒癌基因作为探针，在细胞基因组中筛选原癌基因。由于对细胞癌基因研究的贡献，Bishop 获得了诺贝尔奖。反转录病毒从细胞获得癌基因的过程推测如下：反转录病毒的生活史中有病毒 DNA 整合进入宿主基因组的环节，前病毒 DNA 可与细胞 DNA 重组，因而原癌基因可出现于前病毒 DNA 中。掺入在反转录病毒基因组中的原癌基因经过突变，最终活化为病毒癌基因（图 11-2）。

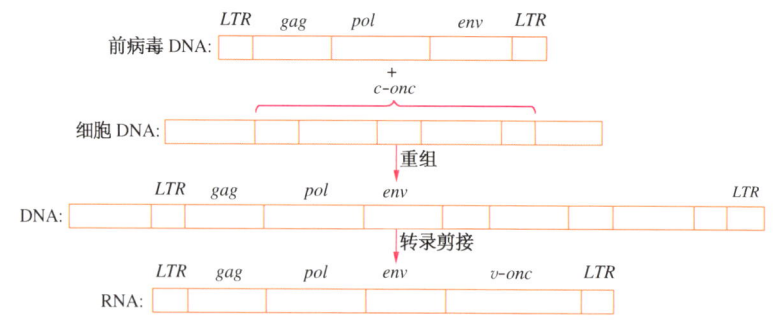

图 11-2　反转录病毒从宿主细胞获得癌基因的过程

## 11.1.2　细胞癌基因

**（1）细胞癌基因与病毒癌基因的差别**

细胞癌基因是真核结构基因，有内含子。相应的病毒癌基因均无内含子。推测其原因是由于整合在宿主细胞基因组中的前病毒获得细胞癌基因后，在基因表达的 RNA 水平经过 RNA 转录后加工，将内含子切除，因此包装在病毒颗粒中的病毒 RNA 基因组的 v-onc 已无内含子。以外，病毒癌基因还存在编码序列的点突变或缺失突变,因此表达的蛋白质功能有差别,即病毒癌基因表达的蛋白质有较强的细胞转化活性,而细胞癌基因的产物可正性调节细胞增殖。

**(2) 细胞癌基因调控细胞生长增殖**

细胞癌基因是细胞必需基因,生物活性由它们表达的蛋白质体现。根据这些蛋白质的功能及在细胞内存在的部位可分为:细胞分泌的生长因子、位于细胞膜的生长因子受体、位于胞质的信号转导途径成员(G蛋白、胞质蛋白激酶和信号转导途径中的连接蛋白等)以及细胞核内的受体和转录因子等几大类。

1) sis 及其基因产物　v-sis 发现于猴肉瘤病毒中,产物为 P28sis 蛋白,与 c-sis 编码的血小板衍生生长因子(PDGF)的 B 链(PDGF-2)十分相似。PDGF 由血小板分泌,有 A 和 B 两条肽链,能与靶细胞膜上的 PDGF 受体特异结合,通过信号转导促进靶细胞,尤其是涉及损伤愈合的间质细胞的生长与增殖。P28sis 蛋白是以二聚体的形式发挥作用,它能使具有 PDGF 受体的细胞转化成癌细胞。

2) erbB 及其基因产物　v-erbB 发现于禽类红母细胞增多症病毒,表达产物为 gP65-erbB,与 EGF 受体的氨基酸序列同源程度很高。EGF 受体是跨细胞膜受体,胞外部有配体结合域,胞内部有酪氨酸蛋白激酶域。受体与 EGF 结合后形成二聚体,酪氨酸蛋白激酶域变构活化,起着将细胞外信号跨膜转导进入细胞的作用。gP65-erbB 缺失胞外部的配体结合域,它不需与 EGF 结合就能表现很强的酪氨酸蛋白激酶活性,可促进细胞无限制地生长增殖。

3) ras 家族及基因产物　ras 包括 h-ras、k-ras 和 n-ras。c-ras 产物 Ras 蛋白是位于细胞膜胞质面的一种鸟苷酸结合蛋白,能与 GDP 及 GTP 结合。与 GTP 结合的 Ras 蛋白有活性,具有转导细胞生长及增殖等信号的功能。在转导信号的同时 Ras 蛋白的 GTPase 活性也被激活,GTP 分解为 GDP,与 GDP 结合的 Ras 蛋白无活性。v-ras 产物 P21ras 与 Ras 蛋白有相同的功能,但不具有 GTPase 活性,因此结合 GTP 后持续活化。

4) src 家族及其基因产物　v-src 是最早发现的癌基因,家族成员中包括 src、fgr、yes、lck、nck、fym、fes、fps、lym、tkl、abl。其基因产物都是酪氨酸蛋白激酶。v-src 编码 P60src 蛋白,该蛋白质中 416 位的酪氨酸残基是磷酸化的,具有很强的转化活性。c-src 产物也是分子量为 60 000 的胞质酪氨酸蛋白激酶,是胞质内信号转导途径的成员,它的下游有磷脂酰肌醇 3 激酶(PI3K)、磷脂酰肌醇特异的磷脂酶 $C\gamma$(PI-PLC$\gamma$)及 Ras 蛋白等。

5) myc 家族及其基因产物　myc 家族包括 c-myc、n-myc 和 l-myc。v-myc 发现于禽类髓细胞增生病毒中。c-myc 基因编码分子量为 49 000 的蛋白质,位于细胞核内,是一种转录因子。它的羧基端有亮氨酸拉链、螺旋-环-螺旋和碱性区 3 种模序(motif),是 DNA 结合区,氨基端有转录激活区。C-myc 蛋白与 Max 蛋白形成异源二聚体后,再与特异的 DNA 序列(CACGTG)结合,从而活化靶基因转录。

6) jun 与 fos 及其基因产物　v-jun 发现于禽类肉瘤病毒 17(ASV17),可使禽类患纤维肉瘤及转化体外培养的禽类胚胎成纤维细胞。v-fos 存在于 FBJ 小鼠骨肉瘤病毒中,可使小鼠致骨肉瘤。c-jun 和 c-fos 的产物均为转录因子,两者形成的异二聚体称为 AP-1。AP-1 受到生长因子转导的信号而活化,例如 PDGF 与靶细胞膜上的特异受体结合后,启动一连串的生化反应,其中包括激活蛋白激酶 C(PKC)。活化的 PKC 能磷酸化其底物蛋白质,其中包括 AP-1。活化的 AP-1 与靶基因中特异性顺式作用元件结合,促进它们的转录,表达出的产物有利于细胞增殖。

细胞癌基因广泛存在于生物界,从酵母到人类各级进化程度不同的生物中都有细胞癌基因,并且在进化过程中基因序列高度保守,功能也相同。它们是细胞中的必需基因,对维持细胞正常生理功能、调节细胞生长与增殖起重要作用。例如酵母中有两个 ras 基因,若两者都突变失活则可致死。但是动物的 ras 基因可替代它们,挽救 ras 致死突变的酵母。细胞癌基因在某些因素的作用下发生变化,表达产物的质和量改变或时空表达的方式改变时,有可能使细胞转化。

**(3) 细胞癌基因有多种活化机制**

从正常的原癌基因转变为具有使细胞转化功能的癌基因的过程称为癌基因的活化,是功能获得的过程(gain of function)。在癌细胞中寻找及鉴定活化的原癌基因可用基因转染检测法(gene transfection assay)。其基本过程如下:①DNA 转染。提取癌细胞 DNA,用限制性内切酶切割成片段,转染小鼠 NIH3T3 成纤维细胞。通过转染得到活化原癌基因的小鼠细胞可发生转化。②转化细胞的鉴定。转化细胞体外培养的生物学行为与非转化细胞不同,接种动物后可产生肿瘤,从而得到鉴定。③活化原癌基因的分离及鉴定。提取上述转化的 NIH3T3 细胞 DNA,用 λ 噬菌体为载体制作 g-文库。由于人类

DNA 中基因旁侧常有 Alu 重复序列，因此可用 Alu 探针杂交法从 g-文库中筛选克隆人类重组 DNA。然后，可用已知的癌基因探针与其分子杂交进行鉴定及分析。许多活化的原癌基因如 *h-ras*、*erbB*-2 等都是用这种方法克隆及鉴定的。

由于基因转染检测法比较繁琐，目前常用等位基因特异性寡核苷酸探针（allele specific oligonucleotide，ASO）杂交法以及 PCR 结合 DNA 测序检测癌细胞中活化的原癌基因。

原癌基因活化的机制有以下几种。

1）点突变　基因在放射线或化学致癌物作用下可发生单个碱基的替换，称为基因的点突变（point-mutation）。点突变有可能造成基因编码蛋白质中氨基酸残基的替换，氨基酸残基的替换有可能使蛋白质的功能改变，因而原癌基因的点突变可导致活化，例如用上述基因转染检测法克隆得到 EJ 膀胱癌细胞株中活化的 *c-h-ras*，它与正常的 *c-h-ras* DNA 序列只有一个碱基不同：正常的基因中编码 Ras 蛋白 12 位氨基酸残基的密码子 GGC 点突变为 GTC 后，Ras 蛋白的甘氨酸残基就被替换为缬氨酸残基，成为 Ras$^D$ 蛋白，其功能也发生改变。Ras$^D$ 蛋白与 GTP 结合后，因 GTP 不易被分解而能持续活化。点突变导致原癌基因活化的例子还有 *c-fms* 等。

2）基因扩增（gene amplification）　正常的基因扩增发生在卵子形成中，如爪蟾卵母细胞发育中有 rRNA 基因扩增，扩增机制涉及染色体中这些基因的 DNA 不断地起始复制。在体外培养的肿瘤细胞也有用药物诱导某些基因扩增的例子，如抗癌药甲氨蝶呤（MTX）是一种叶酸类似物，可竞争性抑制二氢叶酸还原酶，使叶酸不能还原成二氢叶酸及四氢叶酸，从而抑制嘌呤核苷酸乃至核酸的合成。但是 MTX 的使用还能诱导肿瘤细胞的二氢叶酸还原酶的基因扩增，肿瘤细胞合成二氢叶酸增加而产生抗药性。二氢叶酸还原酶基因的扩增分为基因在染色体上原位扩增及形成独立的无着丝点的双小染色体（double-minute chromosome）。在癌细胞中也发现有原癌基因扩增，机制不明。原癌基因通过基因扩增，增加其基因拷贝数，原癌基因产物表达过多，可使细胞转化。例如，在小细胞肺癌中发现 *l-myc* 扩增，胰腺癌中发现 *c-k-ras* 扩增，乳腺癌中有 *c-erbB*-2 原位基因扩增等。

3）DNA 重排（DNA rearrangement）　局部的 DNA 重排可导致原癌基因序列缺失或与周围的基因序列交换。例如，原癌基因 *trk* 的产物是跨细胞膜的受体酪氨酸蛋白激酶。基因附近有非肌肉原肌球蛋白（non-muscle tropomyosin）基因，DNA 重排后 *trk* 基因的 5′被非肌肉原肌球蛋白基因的 5′端取代，表达产物 N 端为非肌肉原肌球蛋白的 N 端，N 端的替换使产物不再转运到细胞膜，而是保留在胞质中，并且由于非肌肉原肌球蛋白 N 端肽链的相互作用形成二聚体，使酪氨酸蛋白激酶域持续活化（图 11-3）。这一例子发现于结肠癌。

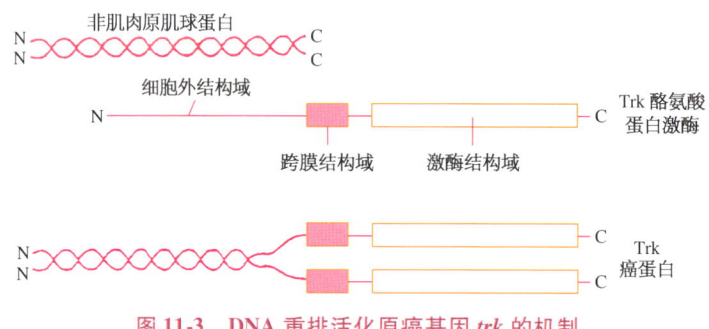

**图 11-3　DNA 重排活化原癌基因 *trk* 的机制**

4）染色体易位（chromosomal translocation）　不同的染色体断裂后重新连接时产生的不正确连接造成染色体易位。易位可导致原癌基因与强启动子连接或受增强子调控，从而表达增强，产物过多，使细胞转化。例如伯基特（Burkitt）淋巴瘤中含有 *c-myc* 的 8 号染色体易位，与 2 号、14 号或 22 号染色体连接，靠近免疫球蛋白肽链的基因。由于淋巴细胞中免疫球蛋白基因高表达，使易位后的 *c-myc* 活化。类似的例子还有慢性髓细胞白血病中 9 号染色体上的 *c-abl* 易位，与 22 号染色体上的 *bcr* 基因连接，形成杂合基因，使 *c-abl* 活化。染色体 9：22 易位形成的杂合染色体称为费城（Ph）染色体。

5）病毒基因启动子及增强子的插入　反转录病毒感染细胞后，前病毒 DNA 随机插入宿主细胞基因组，若该反转录病毒携带 *v-onc*，体外培养的几天内就可将宿主细胞转化，动物实验在较短时间内就可诱发肿瘤。这一类携带 v-onc 的病毒称为急性转化病毒（acute transforming viruses）。然而，不携带 v-onc 的反转录病毒如果其前病毒 DNA 随机整合在细胞癌基因附近，也可能在宿主中诱发肿瘤，但所需时间较长，因此这一类不携带 v-onc 的反转录病毒称为慢性转化性病毒（slowly transforming viruses）。例如，禽类白细胞增多症病毒（ALV）的前病毒 DNA 整合在 c-myc 基因附近后，c-myc 的表达不再受到细胞的正常机制的调节，而是受到前病毒 LTR 中的启动子或增强子的作用，持续表达过量产物，最终可诱发肿瘤（图 11-4）。

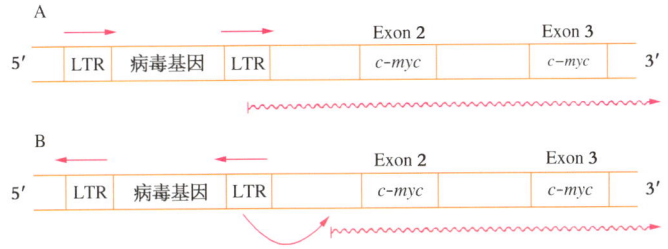

图 11-4　前病毒 LTR 中的启动子（A）或增强子（B）插入原癌基因 c-myc

反转录病毒在水平传播中前病毒 DNA 整合在 c-myc 等原癌基因附近是随机事件，突变的积累也需要时间，慢性转化病毒感染宿主后诱发肿瘤需较长时间。禽类及小鼠的慢性转化性病毒比急性转化性病毒常见得多，推测病毒 LTR 的插入诱发肿瘤比 v-onc 更常见。

6）癌基因的协同作用　上述各种原癌基因活化机制并未表明哪一种活化机制是使细胞转化的必要条件。事实上，在肿瘤细胞中常发现两种或多种原癌基因的活化。例如，白血病细胞株 HL60 中含有扩增的 c-myc 和活化的 n-ras；某些伯基特淋巴瘤细胞株中有重排的 c-myc 和活化的 n-ras。实验也证明癌基因的协同作用可使细胞转化。例如，原代培养的大鼠胚胎成纤维细胞传代 50 次左右就会死亡，转染重排的 c-myc 可使它永生化，但细胞表型仍属正常，也无恶性行为；上述原代细胞如果转染给活化的 ras 基因，细胞形态则发生改变，但不能无限传代，也不能在实验动物中形成肿瘤。大鼠胚胎成纤维细胞如果转染了上述两种基因，就会转化，发生永生化及形态改变，在动物中致瘤。两种或更多的原癌基因活化具有协同作用，原癌作用的活化与抑癌基因的失活也可产生协同作用。

## 11.2　抑癌基因

早在 20 世纪 20 年代，Boveri 就提出正常细胞中存在特异的抑制细胞增殖的措施，并假定与染色体有关，肿瘤细胞失去了某种抑制性染色体而能无限增殖。经过半个多世纪的研究，发现了抑癌基因（tumor suppressor genes）。

### 11.2.1　抑癌基因的发现

（1）体细胞遗传学研究表明细胞中存在抑癌基因[5]

20 世纪 60 年代，Harris 开创了杂合细胞致癌性研究。将癌细胞株与正常细胞融合得到的杂合细胞接种于动物，通常并不产生肿瘤，提示正常细胞中的基因能抑制癌细胞致肿瘤作用。用化学物质、致癌病毒等诱发的肿瘤及自发产生的肿瘤细胞与正常细胞制备杂合细胞也可重复上述结果，并且与肿瘤的组织起源无关，表明上述结果有普遍意义。将不具致癌性的杂合细胞体外培养传代，可从中分离出具有致癌性的子代细胞。比较两种杂合细胞，发现致癌性的子代杂合细胞丢失了来自正常细胞的一条或几条染色体。将正常的人类细胞的单条染色体逐一融合在肿瘤细胞中，也可分离到无致癌性的杂合细胞（表 11-2）。

表 11-2　单条人类染色体导入肿瘤细胞观察得到的抑癌作用

| 肿瘤细胞株 | 抑癌作用的染色体 |
| --- | --- |
| 宫颈癌 | 11 号 |
| 视网膜母细胞瘤 | 13 号 |
| 肾细胞癌 | 3 号 |
| Wilms 肿瘤 | 11 号 |
| 结直肠癌 | 5、17、18 号 |
| 黑色素瘤 | 6 号 |
| 神经母细胞瘤 | 17 号 |
| 纤维肉瘤 | 1、11 号 |
| 子宫内膜癌 | 1、6、8 号 |

上述结果说明细胞中含有各种不同的抑癌基因,它们是隐性基因,分布在不同的染色体上,可以分别抑制不同组织起源的癌细胞的致癌作用。根据这些结果,将不同的癌细胞株融合也可获得不具有致癌作用的杂合细胞,从而提示癌细胞中存在着由于突变而失去功能的抑癌基因。不同的癌细胞中失活的抑癌基因可能不同,因而不同的癌细胞可有基因互补,产生无致癌性的杂合细胞。

（2）Knudson的两次突变假说能解释抑癌基因失活导致细胞癌变[6]

视网膜母细胞瘤是婴幼儿的恶性肿瘤。Knudson在研究该肿瘤的流行病学时发现婴幼儿所患肿瘤常常是双侧多发性,并且有家族史;没有家族史的患儿往往年龄较大,而且是单侧性肿瘤。他假定遗传性和散发性的肿瘤都只与一个基因(即以后命名为 *Rb* 基因)有关,并且肿瘤的发生需要该基因位点两次突变。早发的双侧肿瘤患者从父母获得的一对等位 *Rb* 基因中,只有一个是正常的(野生型)基因,另一个是失活的,并且由于是胚系突变(germline mutation),患儿的体细胞中都有同样的 *Rb* 基因突变。因此,只要野生型 *Rb* 基因突变失活, *Rb* 基因的功能就会丧失,导致视网膜母细胞瘤产生。迟发的单侧瘤患者从父母获得的一对等位 *Rb* 基因都是有功能的,只有它们都各自突变失活才可能使 *Rb* 基因的功能丧失而生长肿瘤。

（3）肿瘤分子生物学研究证明细胞中存在抑癌基因[7]

在分子生物学研究中发现一些视网膜母细胞瘤染色体有13q14缺失,患儿正常的视网膜母细胞13号染色体长臂的DNA限制性内切酶片段长度呈现多态性(RFLP),表明它存在来自双亲的一对等位基因。13q14有缺失的肿瘤细胞DNA用相同的限制性内切酶的分析,不再出现RFLP,称为杂合性丧失(loss of heterozygosity,LOH)。在视网膜母细胞瘤中,LOH丢失的总是 *Rb* 基因的野生型等位基因,因此使遗传获得的等位基因隐性突变失活暴露无遗(图11-5)。

用分子生物学技术也证明了双侧肿瘤患者的正常视网膜母细胞中的一对 *Rb* 基因中,一个是野生型

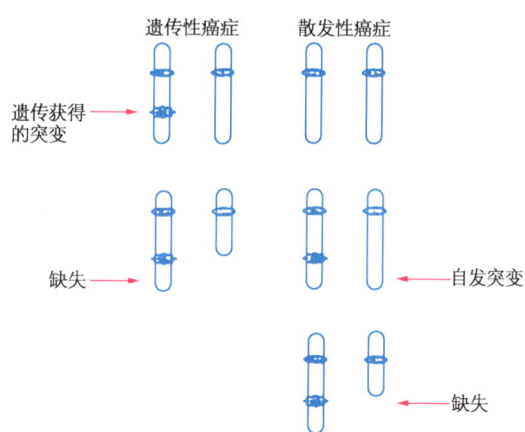

图11-5 家族遗传性及散发性癌症中抑癌基因失活或丢失示意图

注:家族遗传性癌症中一个等位基因的突变来自遗传获得的胚系突变,另一个等位基因由于体细胞突变而失去功能;散发性癌症中一对等位基因因体细胞突变而失活或丢失。

的,另一个是突变的;单侧肿瘤患者的正常视网膜母细胞中有一对野生型等位基因;视网膜母细胞瘤中的一对 *Rb* 等位基因都是突变的。将野生型 *Rb* 基因转染给视网膜母细胞瘤细胞,转染后的细胞接种动物后不能在动物中形成肿瘤,表明 *Rb* 基因是抑癌基因。

癌细胞的核型分析及LOH研究可以用于确定抑癌基因在染色体上的分布,近年来还用微卫星多态性分析法在许多人类的肿瘤中找到了相关的抑癌基因。微卫星(microsatellite)是广泛分布在基因组中的简单串联重复DNA序列(tandemly repeated DNA),例如二核苷酸序列CA可重复10多次至几百次形成微卫星。微卫星是非编码序列,核苷酸的组成不受遗传选择的影响,并且在DNA复制时也不易高度保真。因此微卫星具有高度多态性,可以作为遗传连锁分析中的标记。近10多年来利用微卫星连锁分析法,结合其他细胞遗传学方法已克隆了许多家族性遗传性肿瘤中的相关抑癌基因(表11-3),还采用转基因及基因敲除动物方法鉴定及研究抑癌基因。

表11-3 已克隆的家族性肿瘤的相关抑癌基因

| 肿瘤综合征 | 主要的肿瘤类型 | 抑癌基因 | 部位 | 克隆年代 |
|---|---|---|---|---|
| 遗传性视网膜母细胞瘤 | 视网膜母细胞瘤,骨肉瘤 | *Rb* | 13q14 | 1986 |
| 遗传性Wilms瘤 | Wilms瘤 | *wt*1 | 11p13 | 1990 |
| Li-Fraumeni综合征 | 骨肉瘤,乳房及脑肿瘤 | *p*53 | 17q13 | 1990 |

续表

| 肿瘤综合征 | 主要的肿瘤类型 | 抑癌基因 | 部位 | 克隆年代 |
|---|---|---|---|---|
| 神经纤维瘤增生1 | 神经纤维瘤,脑肿瘤 | *nf*1 | 17q11 | 1991 |
| 家族性多发性腺瘤 | 结肠癌 | *APC* | 5q21 | 1993 |
| 神经纤维瘤增生2 | 听神经瘤,脑膜瘤 | *nf*2 | 22q12 | 1993 |
| von Hippel-Lindau 综合征 | 肾癌,嗜铬细胞瘤,血管瘤 | *VHL* | 3p25 | 1993 |
| 结节性硬化2 | 肾癌,脑肿瘤 | *TCS*2 | 16p13 | 1993 |
| 遗传性非息肉病性结直肠癌(HNPCC)1 | 结直肠癌,子宫内膜癌,胃癌 | *MSH*2 | 2p16-21 | 1993 |
| 遗传性非息肉病性结直肠癌(HNPCC)2 | 结直肠癌,子宫内膜癌,胃癌 | *MLH*1 | 3p21 | 1994 |
| 遗传性非息肉病性结直肠癌(HNPCC)3 | 结直肠癌,子宫内膜癌,胃癌 | *PMS*1 | 2q32 | 1994 |
| 遗传性非息肉病性结直肠癌(HNPCC)4 | 结直肠癌,子宫内膜癌,胃癌 | *PMS*2 | 7p22 | 1994 |
| 遗传性黑色素瘤 | 黑色素瘤 | *p*16 | 9p21 | 1994 |
| 遗传性乳腺癌1 | 乳腺癌,卵巢癌 | *BRCA*1 | 17q21 | 1994 |
| 共济失调性毛细血管扩张综合征 | 乳腺癌,淋巴瘤 | *ATM* | 11q22 | 1995 |
| 遗传性乳腺癌2 | 乳腺癌 | *BRCA*2 | 13q12-13 | 1995 |
| Gorlin 综合征 | 基底细胞癌,髓母细胞瘤 | *PTC* | 9q22 | 1996 |
| 结节样硬化1 | 肾癌,错构瘤 | *TCS*1 | 9q34 | 1997 |
| Cowden 病 | 错构瘤,甲状腺癌,乳腺癌 | *PTEN* | 10q23 | 1997 |

## 11.2.2 抑癌基因定义及举例

### (1) 抑癌基因的定义[8,9]

经典的抑癌基因定义包括两个条件:①它必须是癌细胞中的一对等位基因都失活的基因,例如家族性遗传的肿瘤患者从双亲一方获得了失活的等位基因,从另一方获得的野生型等位基因在肿瘤细胞中也是失活的;散发性肿瘤患者中也是癌细胞中相关的一对等位基因失活。②将上述基因的野生型基因导入肿瘤细胞,体外培养中可抑制受体细胞的恶性表型及生长增殖,在动物接种中能抑制受体细胞增殖进展为肿瘤。符合上述两条规律的有 *Rb*、*p*53、*p*16、*wt*1 等基因。随着越来越多抑癌基因的发现,上述定义也进行了修改,但定义中的第一条标准保留不变。目前的定义是,抑癌基因必须是一对等位基因明确地都失去功能,并且由于该基因失去功能 (loss of function),细胞过度生长增殖,导致肿瘤形成。

### (2) 抑癌基因举例[10,11,12-18]

目前已确定的抑癌基因有10多种,产物分布于细胞各个部位,根据它们的功能可分为:调节细胞周期,如 *Rb*、*p*16 等基因;调节基因表达,如 *p*53、*wt*1 等基因;涉及信号转导途径和细胞骨架,如 *APC*、*nf*1、*nf*2 等;与细胞生长及迁移有关的基因,如 *PTEN* (表 11-4)。

表 11-4 抑癌基因及其功能

| 基因 | 功 能 |
|---|---|
| *Rb* | 细胞周期检查点负调节 |
| *p*53 | 应答 DNA 损伤,细胞周期停顿及细胞凋亡 |
| *p*16 | 细胞周期检查点负调节 |
| *p*19 | 细胞周期检查点负调节 |
| *wt*1 | 转录因子 |
| *nf*1 | GTPase 活化蛋白 |
| *nf*2 | 细胞骨架重建 |
| *APC* | 细胞黏附及信号转导 |
| *VHL* | 细胞中泛素化途径的成员 |
| *PTEN* | 双特异性磷蛋白磷酸酶及脂类磷酸酶 |

1) *Rb* 基因 *Rb* 基因于 1986 年克隆,它位于 13q14,全长 200 kb,含 27 个外显子。

*Rb* 基因失活不仅与视网膜母细胞瘤及骨肉瘤有关,在许多散发性肿瘤,如 50%~85% 小细胞性肺癌,10%~30% 乳腺癌、膀胱癌和前列腺癌中都发现

Rb 基因失活。Rb 基因在各种组织中普遍表达,产物是位于细胞核内分子量为 105 000 的蛋白质 PRb105。PRb105 只有一条肽链,肽链中部有一个可折叠成口袋状的 AB 口袋结构域(AB pocket domain),它能与一些病毒蛋白质及细胞蛋白质结合,肽链中还有可磷酸化修饰的位点(图 11-6)。PRb 的磷酸化状态及与其他蛋白质的结合与它的功能密切相关。

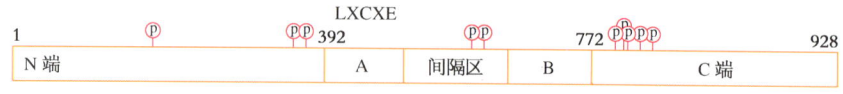

图 11-6　PRb 肽链结构

将 Rb 基因导入或微注射 PRb 进入 Rb 基因失活的细胞中可使 G1 期的细胞维持在 G1 期,S 期及 M 期的细胞可进展到 G1 期,然后停留在 G1 期,因此 PRb 是对 G1 期有作用的蛋白质。当细胞从 G1 期进入 S 期时可发现 PRb 磷酸化程度增加,细胞通过 M 期进入 G1 期时 PRb 迅速去磷酸化,使细胞停留在 G1 期,因此低磷酸化的 PRb 使细胞不能通过 G1-S 检查点。此外也发现许多种类的细胞分化与低磷酸化的 PRb 增加有关。导入 Rb 基因或 PRb 抑制细胞增殖的现象可被导入细胞周期蛋白 D1(cyclin D1,cyc D1)基因消除,导入该基因后 PRb 磷酸化程度增加。因此,低磷酸化的 PRb 被 G1 期特异的依赖于细胞周期蛋白 D1 的激酶 CDK4 磷酸化,是细胞从 G1 期进入 S 期的关键。对能和 PRb 结合的蛋白质的鉴定和研究阐明了 Rb 基因负调节细胞周期是通过与转录因子 E2F-1 结合实现的,低磷酸化 PRb 的口袋结构域能与 E2F-1 结合使之失活,高磷酸化的 PRb 不能与 E2F-1 结合,E2F-1 与 DP1 蛋白形成的复合物与靶基因中的应答元件 TTT(C/G)(C/G)CGC 结合,促进靶基因转录,合成 S 期必需的基因产物如二氢叶酸还原酶、胸苷激酶、DNA 聚合酶 α 等(图 11-7)。PRb 和 E2F 都有家族,上文提到的 PRb105,它能与 E2F-1、E2F-2 和 E2F-3 结合,调控 G1 期到 S 期的过渡;PRb107 和 PRb130 与 E2F-4 和 E2F-5 相互作用调节 G0 期到 G1 期的过渡。

2) p53 基因　p53 基因位于 17p13.1,全长 20 kb,含有 11 个外显子,编码分子量 53 000 肽链,4 条相同的肽链聚合成具有活性的四聚体。在 50%~60% 的自发人类肿瘤,如肺、膀胱、乳腺、结肠、肝、胃、食管、骨、脑、卵巢、前列腺及淋巴系统等肿瘤中发现 p53 基因突变。家族遗传性癌综合征如 Li Fraumeni 综合征中发现有胚系 p53 突变。p53 胚系突变和在癌细胞中的 p53 体细胞突变(somatic mutation)常常是一对等位基因中只有一个发生错义突变(missense mutation),造成 P53 蛋白中单个氨基酸残基替换。突变的 P53 蛋白不仅自身失去功能,它还能与野生型等位基因表达的 P53 蛋白聚合成无功能的四聚体。这种突变基因作用的方式属于显性负突变(dominant-negative mutation)。在肉瘤及一些淋巴瘤中 P53 基因的突变常常是等位基因双缺失、基因重排或剪接错误,导致 P53 蛋白缺失。

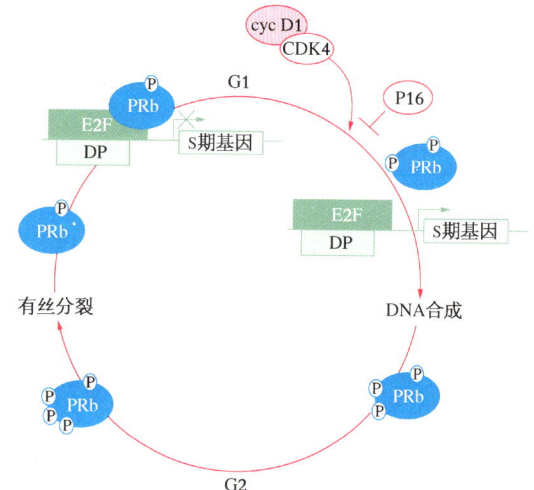

图 11-7　PRb 的磷酸化与细胞周期

P53 蛋白是位于细胞核内的一种转录因子,肽链从 N 端到 C 端分别为转录激活结构域(序列 1~43),可与 TBP 结合,活化基础转录复合物;脯氨酸丰富域(PXXP,序列 61~64)可与含有 SH3 结构域的蛋白质结合,可能参与信号转导;DNA 结合域(序列 110~290)与靶基因中特异性序列结合,绝大多数 p53 基因突变都发生在编码该结构域的序列中;序列 313~323 是 P53 蛋白的核定位序列,其下游的序列 323~355 是负责 P53 肽链聚合的寡聚结构域;最后的 C 端(序列 370~393)是碱性区,能和 DNA 损伤后产生的 DNA 单链以及错配部位结合,这种结合无 DNA 序列特异性。当 P53 蛋白与损伤的 DNA 结合后,可激活 P53 蛋白的 DNA 结合域,活化的 P53 蛋白与损伤区解离后可与靶基因中特异性顺式作用元件结合,促进基因转录。P53 肽链的 N 端及 C 端特异部位的丝氨酸残基可被磷酸化(图 11-8)。

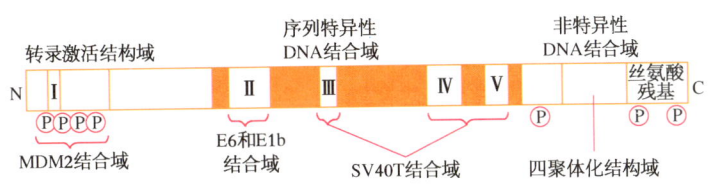

图 11-8　P53 肽链结构

p53 基因在各种组织中普遍表达,野生型 P53 蛋白的半衰期很短,在细胞内含量低。细胞受射线辐射或化学试剂作用导致 DNA 损伤时 P53 蛋白水平增高,与 P53 蛋白的半衰期延长及 P53 蛋白活化有关。例如射线(紫外线或 γ 线)辐射后,P53 蛋白中特异位点丝氨酸残基磷酸化,使 P53 蛋白稳定性增加,射线导致的 DNA 损伤可活化 P53 蛋白,活化的 P53 蛋白的 N 端与转录辅助活化因子 P300/CBP 结合,促进靶基因转录。靶基因 p21 表达的产物 P21 蛋白是 G1 期特异的细胞周期抑制物(cell cycle inhibitor,Cki),阻止细胞通过 G1/S 检查点,使它停留在 G1 期。另一种靶基因 GADD45 的产物是 DNA 修复蛋白。P21 蛋白与 GADD45 蛋白的共同作用能使 DNA 受损的细胞不再分裂,并且修复损伤而维持基因组的稳定性。P53 的另一个功能是促进细胞凋亡。当 DNA 损伤发生在已通过 G1/S 检查点的细胞时,P53 蛋白可通过促进 bax 基因、胰岛素样生长因子结合蛋白 3(IGF-BP3)及 Fas 受体基因的转录,表达出的产物 BAX 蛋白可与 Bcl2 蛋白结合,阻断它抑制凋亡的作用;产物 IGF-BP3 可使胰岛素样生长因子失活,从而抑制与之有关的抗凋亡信号的转导;Fas 受体表达增加,有利于 Fas 介导的细胞凋亡。p53 基因通过上述两种途径,即细胞周期停顿及促细胞凋亡,起着稳定基因组和抑制突变细胞产生,都与抑制肿瘤有关。

P53 蛋白的活化及半衰期也与其靶基因 Mdm2 有关。Mdm2 属于原癌基因,它的扩增可使细胞转化。P53 蛋白能活化 Mdm2 基因转录,产物 Mdm2 蛋白能与 P53 蛋白 N 端结合,从而阻断其转录活化作用。此外,Mdm2 蛋白还促进 P53 蛋白通过泛素-蛋白酶体途径降解。

3) APC 基因　家族性多发性腺瘤样息肉病(familial adenomatous polyposis,FAP)是一种遗传性疾病,患者在 20～30 岁时结肠及直肠内生长多发性良性腺瘤样息肉,随着疾病的进展,息肉可转变为腺瘤,最终转变为癌。该病与结肠多发性腺瘤样息肉病(adenomatous polyposis coli,APC)基因失活有关。

APC 基因位于 5q21,编码含有 2 843 个氨基酸残基、分子量为 300 000 的蛋白质。FAP 患者携带一个胚系突变而失活的等位基因,另一个野生型等位基因在癌细胞中因体细胞突变而失活。APC 基因失活不仅与 FAP 有关,在 80% 的散发性结肠癌患者中也发现 APC 基因突变失活。胚系突变好发于基因的 1 061 及 1 309 位密码子,体细胞突变常集中在 1 286～1 513 密码子之间的区域。

APC 蛋白含有好几个不同的结构域(图 11-9),从 N 端到 C 端分别为介导 APC 蛋白聚合的寡聚功能域、犰狳重复序列(armadillo repeats,因与果蝇中的 armadillo 蛋白同源,故名)、β-连环蛋白(β-catenin)结合域、20 个氨基酸残基为单位的重复序列(可形成 α 螺旋,介导蛋白质-蛋白质相互作用的结构域)及 C 端的碱性结构域(介导 APC 蛋白与细胞骨架微管蛋白结合)。

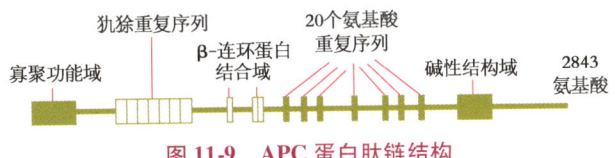

图 11-9　APC 蛋白肽链结构

APC 蛋白的抑癌机制与负调节癌基因产物β-连环蛋白密切相关。β-连环蛋白有两大功能,作为细胞内的结构蛋白,它起着连接上皮细胞 E-钙黏蛋白(E-cadherin)的作用;另一方面,β-连环蛋白又是 wnt 信号途径中的成员。wnt 是细胞间的信息分子,本质是糖蛋白,与靶细胞的跨膜受体 frizzeled 结合后,能活化胞内的 disheveled 蛋白,后者抑制糖原合酶激酶 3β(glycogen synthase kinase-3β,GSK-3β)。GSK-3β 活化时能磷酸化与 APC 蛋白结合的 β-连环蛋白,磷酸化的 β-连环蛋白通过蛋白酶体途径而降解。wnt 途径的活化可抑制 GSK-3β，因此 β-连环蛋白在胞质内积累，过量的 β-连环蛋白能与 TCF 蛋白结合，进入胞核作为转录因子活化靶基因的转录，包括 c-myc、细胞周期蛋白 D1、过氧化体增殖因子活化的受体 δ（peroxisome-proliferator-activated receptor-δ，PPAR-δ）、纤连蛋白的基因，这些靶基因的产物均与细胞增殖分化有关。

APC 蛋白通过两种机制来负调节 β-连环蛋白，一是促进 β-连环蛋白降解。有两条途径：①APC 与 β-连环蛋白及一些其他的蛋白质形成复合物，使 β-连环蛋白成为 GSK-3β 的底物而被磷酸化，从而促进 β-连环蛋白通过泛素-蛋白酶体而降解；②P53 活化后能介导 Siah 蛋白等与 APC 及 β-连环蛋白形成复合物，通过蛋白酶体途径降解。但此途径不涉及 GSK-3β 及 β-连环蛋白的磷酸化。其次，APC 蛋白能在细胞核-细胞质之间穿梭（nuclear-cytoplasmic shuttling），当 wnt 途径活化，GSK-3β 失活，导致 β-连环蛋白增多而进入细胞核，APC 蛋白能将核内的 β-连环蛋白转运回细胞质而被降解。APC 基因的失活及原癌基因 β-连环蛋白的活化均能导致细胞增殖，乃至转化（图 11-10）。

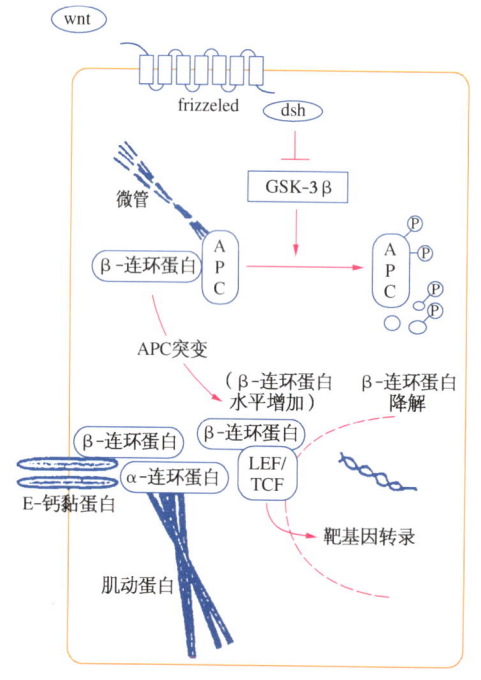

图 11-10　APC 蛋白介导的信号途径

4）$p16^{ink4a}$ 和 $p19^{arf}$ 基因　$p16^{ink4a}$ 基因产物是分子量为 16 000 的蛋白质，是一种 cdk4 和 cdk6 的抑制物。$p19^{ARF}$ 编码分子量为 19 000 蛋白质。两个抑癌基因都位于 9p21。事实上它们是重叠在一起的，p16 使用下游启动子，mRNA 中包含外显子 1α、外显子 2 及部分外显子 3；p19 使用上游启动子，mRNA 中包含外显子 1β、外显子 2 的部分及外显子 3（图 11-11）。p16 及 p19 基因有共同外显子 2 和 3，但阅读框架不同，因此 p19 全称为 $p19^{arf}$（alternative reading frame，ARF）。两个重叠基因编码的蛋白质完全不同。ink4a/arf 位点的缺失突变可累及 p16 和 p19 两个基因，常见于神经胶质瘤、非小细胞性肺癌、白血病和黑色素瘤。p16 基因由于启动子甲基化而失活见于乳腺癌和结直肠癌。p16 基因点突变失活也较常见于各种类型的癌症，但 p16 启动子甲基化及累及 p16 的点突变常常不影响 p19 基因的活性。

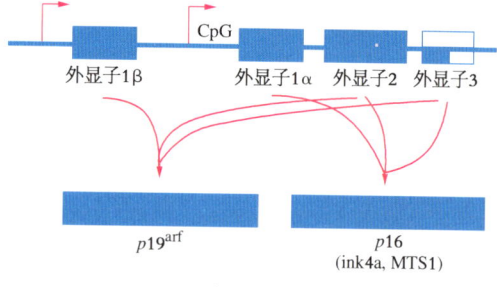

图 11-11　$p16^{ink4a}$ 和 $p19^{arf}$ 基因结构

P16 蛋白作用于 PRb 上游。如前所述 PRb 的磷酸化是细胞通过 G1/S 检查点的关键，由于 P16 蛋白能抑制 cdk4/6，因此能使 PRb 保持低磷酸化，细胞停滞于 G1 期，起抑制细胞增殖的作用。P19 蛋白作用于 P53 蛋白的上游，它能与 Mdm2 蛋白结合，促进 Mdm2 蛋白降解，并阻断 Mdm2 蛋白与 P53 蛋白的相互作用，导致 P53 蛋白的降解。

5）PTEN 基因　PTEN 基因全称为磷酸酶和细胞骨架张力蛋白同源物从 10 号染色体缺失（phosphatase and tensin homolog deleted from chromosome 10），又称 MMAC1（mutated in multiple and advanced cancers）和 TEP1（TGF-β-regulated and epithelial cell-enriched phosphatase）。位于 10q23.3。已于 1997 年克隆，含 9 个外显子，编码区全长 1 209 bp，产物具有磷酸酶结构域和细胞骨架张力蛋白同源结构域。PTEN 基因的体细胞突变包括缺失及点突变发现于多种肿瘤，胚系突变与 3 种综合征有关。3 种综合征有相似的病理特征，如多发性良性肿瘤、易患乳腺癌和甲状腺癌。

PTEN 蛋白的功能广泛，其磷酸酶结构域有类似于可使磷酸化的酪氨酸及丝/苏氨酸残基去磷酸化的双特异性磷酸酶（dual-specificity phosphatases，DSPs）的特征，事实上确实能使黏着斑激酶（focal adhesion kinase，FAK）和 shc 蛋白去磷酸化。但

PTEN 的磷酸酶结构域与其他 DSPs 的磷酸酶结构域有区别，它容纳底物的"口袋"较大，并且催化部位有 3 个碱性氨基酸残基，因此它的主要底物不是磷酸化的氨基酸残基，而是酸性较强的磷脂酰肌醇三磷酸（$PI_{3,4,5}P3$），使底物的 D-3 位去磷酸化，生成 $PI_{4,5}P2$。

PTEN 蛋白的诱导凋亡及负调节细胞功能与它的脂类去磷酸化相关。$PI_{3,4,5}P3$ 是第二信使，在静息的细胞内含量很低。当生长因子及胰岛素等与靶细胞的跨膜受体结合后，可活化磷脂酰肌醇 3 激酶（PI3K），后者使细胞膜上的 $PI_{4,5}P2$ 磷酸化为 $PI_{3,4,5}P3$。$PI_{3,4,5}P3$ 能募集细胞质中的蛋白激酶 B（PKB，又称 Akt），PKB 通过 N 端的 PH 结构域（pleckstrin homology domain）与 $PI_{3,4,5}P3$ 结合，并被一些蛋白激酶磷酸化而活化。活化的 PKB 可阻断线粒体释放细胞色素 C，使促凋亡因子 BAD、胱冬肽酶 9（caspase 9）及叉头状转录因子（forkhead transcription factor, FKHR）磷酸化而失活，从而阻断 FKHR 活化 fasL 基因的表达。这些过程都与细胞存活及抗凋亡有关。活化的 PKB 还能使 GSK-3β 磷酸化而失活，阻断 GSK-3β 介导的细胞周期蛋白 D1 降解，从而使细胞周期蛋白稳定；活化的 PKB 能下调 p27 基因表达，因 P27 蛋白是细胞周期蛋白 E/cdK2 的抑制物，PKB 下调 p27 的表达可间接活化细胞周期蛋白 E/cdK2 复合物，上述过程可促进细胞增殖。PTEN 蛋白通过使 $PI_{3,4,5}P3$ 去磷酸化而拮抗 PI3K，阻断 PKB 活化是它抑癌的重要机制（图 11-12）。

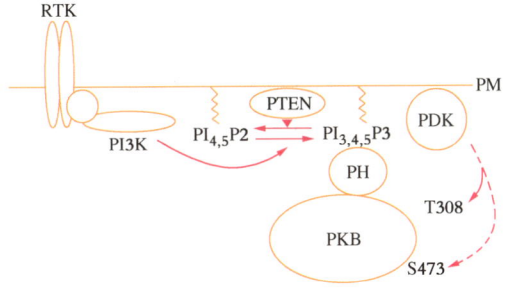

**图 11-12　PI3K-PKB 活化途径及 PTEN 作用位点**

注：RTK：受体酪氨酸蛋白激酶；PI3K：磷脂酰肌醇 3 激酶；PKB：蛋白激酶 B；PH：蛋白激酶 B 的 PH 结构域；PDK：磷脂酰肌醇三磷酸依赖的蛋白激酶；PM：细胞膜。T308、S473 分别表示可被磷酸化的苏氨酸及丝氨酸位点。

PTEN 还可通过 FAK 和 Shc 蛋白的去磷酸化而抑制由整联蛋白介导的细胞铺展和迁移，因而 PTEN 的失活也与癌细胞的转移密切相关。

### 11.2.3　DNA 修复基因[19,20]

DNA 修复基因（DNA repair genes）也属于抑癌基因，但是它们与前述抑癌基因有所不同。前述 Rb、p53、APC、p16 等基因有主动调节细胞增殖的功能，但 DNA 修复基因并无这种直接的调节作用。DNA 修复基因失活可导致细胞内其他基因突变频率增加，当突变涉及原癌基因活化或抑癌基因失活，才会影响细胞的生长增殖。因此，DNA 修复基因失活导致的细胞增殖及转化并不能用导入相应的野生型 DNA 修复基因来纠正。近年来发现的一些抑癌基因如错配修复基因 MSH2、MLH1、PMS1、PMS2 和 GTBP/MSH6，以及乳腺癌易患基因 BRCA1 和 BRCA2 都属于 DNA 修复基因。

**（1）DNA 复制中的错配由 DNA 错配修复基因修复**

生物体的错配修复基因（DNA mismatch repair genes）可溯源至大肠埃希菌。大肠埃希菌 DNA 复制时偶尔产生的错配核苷酸可被 mut H、mut L 和 mut S 基因产物形成的复合物识别，在新合成的子链错配部位的一侧产生单链切口（nick），然后由 DNA 外切酶、mut L 和 mut S 蛋白、DNA 聚合酶和连接酶等去除包括错配核苷酸在内的一段单链，并合成与模板链互补的子链。人类的错配修复基因 MSH2 和 GTBP/MSH6 与 mut S 同源，MLH1、PMS1 和 PMS2 与 mut L 同源。DNA 错配修复过程也与细菌类似。在人类 DNA 复制时也有错配现象，但存在由 2~3 个核苷酸重复序列形成的微卫星 DNA 复制时，DNA 聚合酶打滑，新合成子链滑脱形成突环。有一种主要的错配修复模式是 MSH2 和 GTBP/MSH6 蛋白识别这些部位并与它们结合，募集 MLH1 和 PMS2 蛋白，在 DNA 外切酶、解链酶、DNA 聚合酶和连接酶的作用下修复错配（图 11-13）。

**（2）DNA 错配修复基因失活与遗传性非息肉型结直肠癌**

DNA 错配修复基因突变失活后，DNA 复制产生的错配以及错配可能造成的突变会随着细胞的分裂而逐渐在细胞中积累，因此文献中将 DNA 错配修复基因失活产生的表型称为突变子表型（mutator phenotype）。突变子表型中最突出的是微卫星不稳定（microsatellite instability, MI），这是由于微卫星复制时产生的错配突环不能修复。同一个体的突变子表型细胞的微卫星与其正常细胞的微卫星相比，长度差别很大，并且高度多态性。事实上，MSH2 和

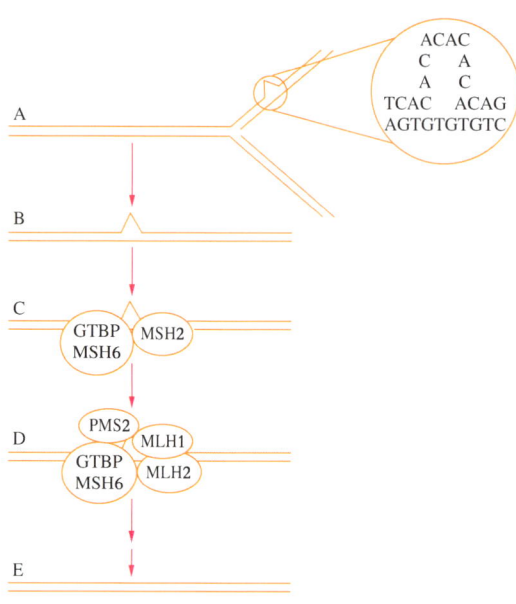

**图 11-13　人类细胞中 DNA 错配修复模式**

*MLH*1 基因就是通过 MI 连锁分析在遗传性非息肉型结肠癌（HNPCC）细胞中找到的，以后才阐明它们是 DNA 错配修复基因。HNPCC 发病率比 FAP 高，占全部结直肠癌的 5%～7%，其中 *MSH*2 突变占 HNPCC 的 30% 左右，*MLH*1 突变占 HNPCC 的 35% 左右。DNA 错配修复基因失活除与 HNPCC 有关外，还与散发性的子宫内膜癌、胰腺癌、胃癌、卵巢癌和乳腺癌有关。

## 11.3　癌基因、抑癌基因与细胞周期及细胞凋亡

### 11.3.1　癌基因、抑癌基因与细胞周期

细胞周期可概括为 4 个时期，G1、S、G2 和 M 及两个检查点（check point，又称关卡）。G1 期是细胞合成大量基因产物，包括核苷酸生物合成的各种酶以及 DNA 聚合酶等，为 DNA 复制做准备，准备就绪后才能通过 G1/S 检查点，进入 S 期复制 DNA。与此类似，在 G2 期做好各种有丝分裂的准备，包括微管蛋白的合成和聚合等，才能通过 G2/M 检查点，进入 M 期，从一个亲代细胞分裂为两个子细胞。因此细胞周期调控决定了细胞增殖速度。细胞周期受到以细胞周期蛋白（cyclins）和依赖于细胞周期蛋白的蛋白激酶（CDK）为核心的蛋白质复合物的调控。不同的细胞周期蛋白表达量在不同的细胞周期时期形成高峰：细胞周期蛋白 D、E、A 和 B 分别在 G1 早期、临近 G1/S 检查点、S 期和邻近 G2/M 检查点时含量最高，它们能与相应的 CDK 形成活性复合物。因此，在细胞周期的每一时期均有该时期特异的细胞周期蛋白-CDK 复合物。它们的活性还受到其他蛋白质的调控。例如，G1 期细胞周期蛋白 D1 与 CDK4 复合物能磷酸化 P*Rb*，使它释放 E2F1；E2F1 与 Dp1 形成复合物，作为转录因子活化 *c-myc* 基因；为 DNA 复制做准备的一系列基因以及 *p*16 基因的表达，结果使细胞通过 G1/S 检查点，进入 S 期。进入 S 期后不需要细胞周期蛋白 D1-CDK4 发挥作用，*p*16 基因表达产物可反馈抑制 CDK4，细胞周期蛋白 D1 也会降解。因此在 G1 期 E2F1，细胞周期蛋白 D1 和 CDK4 是正调因子，P*Rb* 和 P16 是负调因子。细胞周期蛋白 D1、CDK4 和 Dp1 都是原癌基因产物，原癌基因活化，例如细胞周期蛋白 D1 基因扩增，CDK4 基因点突变等可促进细胞异常增殖。*Rb* 基因和 *p*16 基因是抑癌基因，它们失去功能也可导致细胞异常增殖。细胞周期还受到细胞所在的内外环境的调控，例如细胞必须整合各种生长因子转导的信号才能在 G1 期做好准备，通过 G1/S 检查点。原癌基因及抑癌基因产物直接或间接参与信号转导，从而对细胞周期及细胞增殖进行调控。细胞本身的基因组属于细胞内环境，基因组的完整性和稳定性也是细胞从 G1 期通过检查点进入 S 期的决定因素。当射线及化学试剂损伤 DNA 时，细胞停留在 G1 期，进行 DNA 修复。该过程涉及抑癌基因 *p*53、*p*21 及 *p*19，它们突变失去功能可导致细胞异常增殖。

### 11.3.2　癌基因、抑癌基因与细胞凋亡

组织中细胞数量保持稳定状态不仅与细胞增殖有关，还与细胞死亡有关。细胞增殖受癌基因及抑癌基因的正、负调节，细胞死亡受促进凋亡和抗凋亡两种相反过程的影响。组织中细胞数量的增加可以是因为癌基因和抗凋亡基因（antiapoptotic genes）活性增强或抑癌基因和促凋亡基因（proapoptotic genes）活性降低，因此正常细胞转化为恶性细胞是由于正调节细胞周期的原癌基因活化或负调节细胞周期的抑癌基因失活，以及抗凋亡基因活性增强或促凋亡基因活性减弱的综合结果。现已证实，某些抗凋亡基因就是细胞癌基因如 *c-akt*、*bcl-*2 等，而一些抑癌基因如 *p*53、*Rb* 既能负调节细胞周期，又有促凋亡作用。细胞凋亡减

弱可能是肿瘤发生中的关键步骤，例如用DNA肿瘤病毒及转基因动物研究肿瘤发生时，发现肿瘤起始时往往是涉及细胞增殖的基因突变，其中包括抑癌基因RB丧失功能或原癌基因c-myc过量表达。然而，这些基因突变导致的细胞增殖增强往往也导致细胞凋亡增加，因此肿瘤组织中细胞数量并未增加。如果在这些细胞群中某个细胞p53基因丧失功能，导致细胞凋亡减弱或bcl-2基因表达增加而抗凋亡增强，就可抑制因细胞增殖增强而导致的细胞凋亡的增加，因此这种增殖增强而又逃逸凋亡的细胞不断增殖，细胞数量不断地增加，并进一步发生遗传学变化，逐渐进展为具有侵袭和转移能力的肿瘤。

### 11.3.3 癌基因、抑癌基因在肿瘤发生中的协同作用

肿瘤的发生（tumorigenesis）是多步骤的过程。这种多步骤过程在家族性多发性腺瘤样息肉病（FAP）和甲状腺癌中研究得很详细，从多发性腺瘤样息肉转变为结肠癌可能需要7次或更多次的基因突变。例如FAP中因胚系突变，APC基因的一个等位基因已失活，另一个野生型等位基因如果也发生突变，就能使抑癌基因APC丧失功能，导致结肠上皮细胞增生。在此基础上，如果基因突变而使DNA甲基化程度降低，上皮细胞增生可转变为早期腺瘤。原癌基因k-ras的活化进一步促进腺瘤生长，抑癌基因DCC丧失功能后腺瘤进展到晚期，抑癌基因p53失活后腺瘤转变为腺癌。在结肠癌发生过程中，上述基因突变的顺序也可能会有变化，在其他的肿瘤发生过程中涉及的基因突变也不局限于上述基因，包括了癌基因及抑癌基因的协同作用导致的细胞增殖增强与细胞凋亡受到抑制的概念适合于各种肿瘤。

## 11.4 整联蛋白介导的信号转导及对细胞周期的调控机制

在真核生物的生命活动中，细胞之间的信息交流显得非常重要。除了自分泌、旁分泌，以及神经分泌的激素作用于靶细胞在转导信号产生生物学效应外，细胞间的接触是完成细胞间交流的又一重要方式。一般而言，细胞间的接触是借助于细胞表面的黏附分子完成的。细胞黏附分子的种类颇多，往往一种细胞由多种黏附分子来完成细胞间的信号转导[21,22]。

整联蛋白是一类分布广泛的细胞表面黏附分子，由α、β两种跨膜亚基组成异源二聚体分子，介导细胞-细胞或细胞-细胞外基质的黏附。整联蛋白所介导的细胞黏附不是单纯起到细胞间机械连接的作用，更重要的是发挥了信号转导功能，促进细胞间的信息交流，从而参与正常细胞或肿瘤细胞的增殖、分化、凋亡，以及细胞铺展与迁移。

整联蛋白的信号转导系统涉及双向过程，即由细胞外向细胞内转导（outside-in signaling）和由细胞内向细胞外转导（inside-out signaling）。近年来，肿瘤细胞整联蛋白介导的信号转导的途径、参与的信号分子，以及对细胞周期的调控方面均有较深入的研究，涉及整联蛋白介导的信号转导分子可通过多种方式对细胞周期中重要分子进行调控。

### 11.4.1 整联蛋白参与细胞增殖的信号转导途径

**（1）FAK/Src信号转导系统**

一般而言，整联蛋白介导的信号转导起始于黏着斑复合体（focal adhesion complex，FAC）。FAC是细胞-基质黏附结构（matrix adhesion）中一种最大的组织形式。这种细胞-基质黏附结构是整联蛋白聚集及其参与信号转导的特定位点。在相应配体如FN、LN的结合下，整联蛋白聚集于局部位点，通过自身的β亚基胞内肽段构象的改变，直接与质膜下细胞骨架中的一种结合蛋白——踝蛋白（talin）发生相互作用，踝蛋白则与黏着斑蛋白（vinculin）和桩蛋白（paxillin）相互结合。然后，黏着斑蛋白通过α-辅肌动蛋白（α-actinin）等微丝结合蛋白与肌动蛋白（actin）结合，参与细胞骨架的组装。同时，黏着斑蛋白可以借助于桩蛋白分子，或黏着斑激酶（focal adhesion kinase，FAK）蛋白氨基端与整联蛋白β亚基相互作用，促使FAK激活并磷酸化自身的Tyr397位点，从而募集具有SH2（Src homology 2）模体的Src蛋白家族成员。这样，Src蛋白通过自身的SH3模体结合并磷酸化相应的底物蛋白，如c-Jun激酶、桩蛋白、张力蛋白和P130$^{cas}$等（图11-14）。另外，P130$^{cas}$通过一种衔接蛋白（adapter protein）Crk（主要含有SH2、SH3模体），并经C3G（一种GEF蛋白，Crk的SH3模体可以结合C3G的脯氨酸富集区）激活R-Ras蛋白，介导c-Jun激酶（c-Jun kinase，JNK）活化，从而激活转录因子c-Jun和AP-1等[21,23-25]。

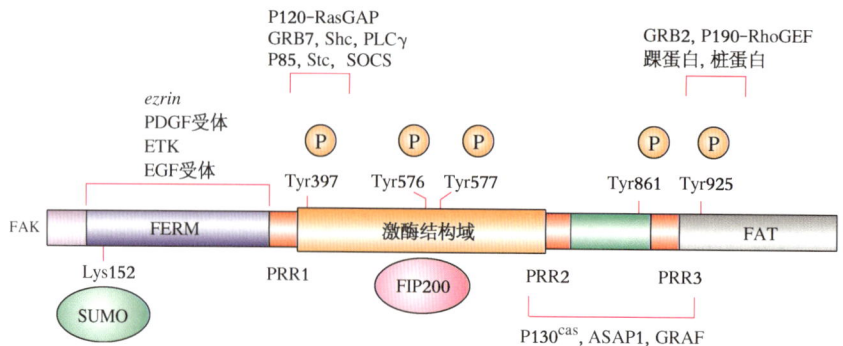

图 11-14　黏着斑激酶分子结构示意图

注:PRR:脯氨酸富集区;FAT:黏着斑定位区;SUMO:苏素化。

就 FAK 来说,这种蛋白可以直接或间接(也即通过 Src 蛋白)与 PI3K 的 P85 亚基脯氨酸富集区结合并使其磷酸化,从而激活 PI3K/PKB 信号通路。随后,活化的 PKB 蛋白通过对一系列底物分子的磷酸化作用,促进细胞增殖或抑制细胞凋亡。这些底物主要包括 GSK3β、胱冬肽酶-9(caspase-9)、BAD、CREB、FKHR/AFX、mTOR/FRAP、P21$^{cip1}$ 和 P27$^{kip1}$ 等,均与细胞周期和细胞凋亡的调控密切关联[24,26,27]。

另外,FAK 蛋白对 Src 激活以后,Src 蛋白反过来可以磷酸化 FAK 的 Tyr925 位点。此位点的磷酸化可以介导 FAK 蛋白与一种 SH2 模体分子 Shc 结合,然后通过 Grb2/mSOS 复合物活化 Ras-MAPK 信号通路,从而促使细胞增殖。

(2) Fyn/Shc 信号转导系统

除了激活 FAK 以外,部分整联蛋白 β1 或 α 亚基可以通过一种寡聚跨膜蛋白分子——小窝蛋白(caveolin-1)激活 Fyn 激酶,然后通过其 SH3 功能域与 Shc 结合并使其磷酸化,与 Grb2/mSos 蛋白复合物相互作用,同样参与 Ras-MAPK 信号通路的活化。

实验发现,如果 Shc 相联的整联蛋白与 ECM 结合,那么 FAK 和 Shc 可能共同促进 Ras-MAPK 活化。这里,Shc 蛋白可能与 ERK 的起始活化有关。然而 FAK 的活化较慢而持久,主要参与 ERK 的活性维持。但是,不能激活 Shc 的整联蛋白,一般不能活化 ERK 或促进增殖。图 11-15 汇总了整联蛋白介导信号转导所涉及的信号分子与途径。

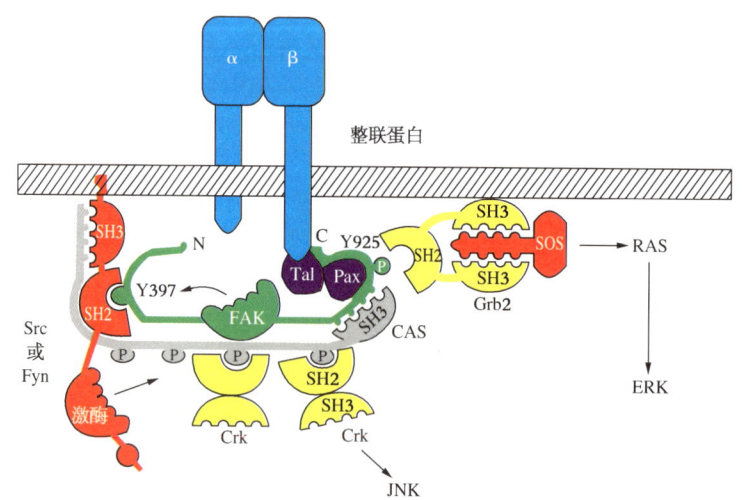

图 11-15　整联蛋白介导信号转导所涉及的信号分子与途径

(3) ILK 信号转导系统

整联蛋白偶联激酶(integrin-linked kinase,ILK)是一种丝/苏氨酸蛋白激酶,主要与整联蛋白 β1 和 β3 亚基的胞内域相互作用。在其分子结构中,主要含有 4 个锚蛋白重复序列（ankyrin-like repeats）和一个公认的肌醇磷脂结合模体（phosphoinositide phospholipid-binding motif），也就是 PH 功能域。ILK 蛋白通过 C 端部分与 β1、β3 亚基胞内域作用，N 端中的锚蛋白重复序列则与 PINCH 蛋白（只有 LIM 功能域，即脯氨酸富集区）相互作用。另外，Nck-2 蛋白（一种 SH2、SH3 模体分子）可以结合 PINCH，从而偶联 ILK 和生长因子受体介导的信号通路。ILK 蛋白的活化依赖于 PI3K 的作用；反过来，ILK 可以磷酸化 PI3K 下游靶分子 PKB 的 Ser473 位点（PKB 的 Thr308 位点由 PDK-1 磷酸化）。

除了辅助激活 PKB 外，ILK 可以抑制 GSK3β（通过磷酸化作用），下调 E-钙黏蛋白的表达，促进 β-连环蛋白的转位和激活。ILK 对这些信号分子的调控，有助于细胞生长和细胞周期进展。近来发现，PTEN 是一种重要的肿瘤抑制因子，具有蛋白磷酸酶和脂质磷酸酶活性。此蛋白可以通过 PI3K 途径抑制 ILK 的活化，这样，ILK 也参与 PTEN 对细胞增殖的负性调控过程。

## 11.4.2　细胞周期及整联蛋白对细胞周期的调节作用

**（1）细胞周期概述**

目前，关于细胞周期调控存在两种观点：一是"qualitative model"，即细胞周期的不同时相需要特异性细胞周期蛋白（cyc）调节；二是"quantitative model"，也就是不同时相的 cyc/CDK 没有本质的差异，只是激酶活性的强度不同而已。就哺乳动物细胞周期而言，倾向于前一观点。最近，Geng 等人利用基因敲除/基因敲入（knockout/knockin）模型小鼠，在 cyc D1 基因位点移入 cyc E 编码序列（cyclin E→D1 knockin）。结果发现，cyc E 并未取代 cyc D1 的功能，而是绕过这一环节，直接发挥 cyc E 作用。因此，这一结果也说明 cyc D1、cyc E 在细胞周期中是顺序作用的，并且 cyc E 是 cyc D1 下游的主要靶分子。

在 G1 期，cyc D1-CDK4/6、cyc E-CDK2 依次作用于 PRb 蛋白，共同参与 G1 限制点（restriction point）的调控。cyc D1 较不稳定，半衰期较短，基因表达的诱导与蛋白的合成依赖于持续性丝裂原信号的刺激，所以 cyc D1 可以充当细胞生长的感受器。cyc D1 的作用有二：一是与 CDK4/6 组装形成 cyc D1-CDK4/6 复合物，然后磷酸化 E2F 位点结合性的 HDAC-PRb-hSWI/SNF 或 PRb-hSWI/SNF 复合物中的 PRb 蛋白，分别诱导 cyc E、cyc A 等相关基因的表达；二是在组装过程中可以募集和禁锢 CIP/KIP 蛋白家族成员，从而促进 cyc E-CDK2 活化，有助于 G1/S 期的转换。这样，在 PRb 蛋白磷酸化过程中，蛋白激酶就从丝裂原依赖性的 cyc D1-CDK4/6 复合物过渡到丝裂原非依赖性的 cyc E-CDK2 复合物，这可能就是细胞在限制点处丧失对细胞外生长信号依赖的原因。

此外，CDK 活性的调控受到两类细胞周期蛋白依赖性激酶抑制因子（cyclin-depedent kinase inhibitors, CKI）的影响：一类是 INK4 蛋白家族（包括 P16、P15、P18、P19），主要以二元复合物的形式特异性抑制 CDK4/6 的激酶活性；另一类是 CIP/KIP 蛋白家族，如 P21、P27 等。值得注意的是，早期认为 CIP/KIP 是广谱性抑制因子。但目前越来越多的证据表明，这类蛋白是 cyc D1-CDK4/6 的组装因子，而不是抑制因子，但是可以特异性抑制 cyc E-CDK2 的激酶活性。例如，在 G0 期细胞中，P27 蛋白水平通常较高。但当细胞周期启动后，cyc D1 和 CDK4/6 积聚，P27 等即被捕获至 cyc D1-CDK4/6 复合物中，从而解除其对 cyc E-CDK2 的抑制，有利于 cyc E-CDK2 的活化。一旦 cyc E-CDK2 激活，则通过 SCF 复合物（一种 E3）途径磷酸化 P27，并促进其降解。

最近，PTEN 对细胞周期的抑制性调节作用也已得到阐明，但是对其自身的表达调控仍在进一步研究中。

**（2）整联蛋白对细胞周期的调节**[27-29]

绝大多数类型细胞的增殖依赖于生长因子信号和细胞黏附行为的协同作用。生长因子主要通过受体酪氨酸蛋白激酶（receptor tyrosine protein kinase）激活 Ras-MAPK 途径，活化的 MAPK 中的 ERK1/2 转位入细胞核，磷酸化 TCF 转录因子诱导 *c-fos* 基因表达，参与 cyc D1 的表达控制。但是，这一途径的效应似乎是短暂的，单纯的生长因子信号并不足以引起细胞增殖。那么，细胞黏附在细胞增殖中的作用又是如何呢？据推测，可能存在如下情况。

其一，通过 Fyn/Shc 对 Ras-MAPK 信号通路的补充。例如 α1β1、α5β1、αVβ3 等通过 α 亚基与小窝蛋白-1（caveolin-1）结合，激活 Fyn/Shc，继而活化 Ras-MAPK。另外，也可通过 FAK 蛋白磷酸化最终促进 MAPK 的激活。虽然在细胞增殖过程中，Ras-MAPK 信号通路似乎是富余性的，但有证据显示不能活化 Shc 的整联蛋白一般都是 ERK 和细胞增殖的微弱激活剂。在悬浮的成纤维细胞中，生长因子只能诱导短暂的 ERK 活性，而只有在黏附的成纤维细胞中才能产生稳定持续的 ERK 活性，并诱导 cyc D1 表达。所以，整联蛋白介导的细胞黏附可能通过对持续性 ERK 活性的诱导而参与细胞的增殖调控。

其二，整联蛋白对 JNK 的激活。如前所述，JNK 活化需要 FAK、Src 和 P130$^{cas}$ 的相互作用，并经由 Crk 等使其激活。活化的 JNK 转位入细胞核，磷酸化转录因子 c-Jun，其与 c-Fos 结合形成 AP-1 蛋白，调控 cyc D1 的表达。因为大多数生长因子不能很好地活化 JNK，所以整联蛋白对 JNK 的激活可以部分地解释正常细胞增殖对黏附的依赖。

其三，细胞骨架重组对细胞增殖的影响。细胞对 ECM 的黏附可以启动整联蛋白信号转导途径，同时激活整联蛋白依赖的细胞骨架微丝系统的重组（cytoskeletal organization），在细胞水平上至少表现为细胞铺展和细胞迁移。最近，在对 β4 亚基胞内域缺失的基因敲除小鼠研究中发现，这种无尾（tail-less）α6β4 仍能有效地结合层粘连蛋白 5，但却不能与胞骨架整合。虽然这种小鼠的小肠上皮前体细胞仍与基膜相黏附，但细胞数量明显降低，同时也见分裂后细胞中的 P27 蛋白水平升高。已有研究发现，在 α5 反义转染的正常小鼠肾（normal rat kidney，NRK）或纤维细胞中，细胞铺展较弱，弹性纤维形成不足，但是皮质肌动蛋白（cortical actin）数量增多。当把这些反义细胞接种于胶原表面时，细胞铺展和 F-肌动蛋白形成可以完全恢复，但仍不能增殖。可见，细胞铺展虽不与细胞增殖相联系，但是与细胞铺展相伴的骨架重组对 NRK 成纤维细胞的增殖非常重要。

（3）整联蛋白与细胞周期的交叉连接[30,31]

黏附依赖性细胞增殖（anchorage-dependent cell proliferation）在于对细胞铺展及与之相关的骨架重组的需求，而不是黏附行为本身。这种需求与生长因子信号系统协同调控 cyc D1 的表达，在某些情况下，可能也参与生长抑制因子的表达调控。例如，生长因子及其受体介导的 ERK 活化可以诱导 p21 的起始表达，但是随后的细胞黏附则以 ERK 独立性方式促进 p21 表达下调。而且，早期的 p21 表达由瞬时性活化的 ERK 介导。这种 p21 表达的黏附依赖性调控对 cyc E-CDK2 的活化比较重要。

目前研究显示，整联蛋白介导的黏附可以在不同水平调节细胞增殖信号。例如，野生型 FAK 过度表达可以促进 G1/S 期的转换，这主要通过 Src 或 Fyn 途径，同时诱导 p21 表达下调，cyc D1 表达升高。在 ERK 水平，发现细胞黏附对生长因子刺激下的 ERK 活性维持是必需的。在细胞周期调控因子方面，cyc D1 的表达需要生长因子刺激和整联蛋白依赖性的细胞黏附行为，因为由此激活的 JNK 和 ERK 可以协同调控 cyc D1 启动子的行为。另外，ILK 可以促进 β-连环蛋白转位，使之调节 cyc D1 的表达。P70 S6 蛋白激酶可以促进 cyc D1 翻译。细胞黏附可以诱导生长因子依赖的 PRb 和 P107 蛋白的磷酸化，促进 cyc A 表达，诱导 p21、p27 表达下调。而且，也可通过促进 cyc D1-CDK4/6 的活性来禁锢 p21、p27，间接达到取消 p21、p27 对 cyc E-CDK2 活性的抑制，有助于细胞周期进展。

### 11.4.3　ECM 或整联蛋白对细胞分裂、分化状态的影响

我们知道，细胞周期是细胞基本生命活动的枢纽，涉及细胞的增殖、分化或凋亡。但是，目前在 ECM（或整联蛋白）对细胞增殖和分化转换的调控机制方面了解甚少，其中相对比较明确的观点大致如下。

（1）ECM 及其受体对细胞增殖与分化的作用

ECM 不同组分和其受体相互作用可以调控细胞的增殖或分化，例如成肌细胞接种于 FN 表面时可以诱导增殖，但若生长于 LN 上则分化成为肌管；乳腺上皮细胞也需在 LN 上才能诱导分化。在基底细胞中，角质干细胞（keratinocyte stem cells，KSC）和短暂扩增细胞（transit amplifying cells，TAC）高效表达 α6、β1（α6β4 参与半桥粒形成，介导永久性基膜黏附，α2β1、α3β1 可以介导细胞-细胞黏附）。但是，在分裂后的分化细胞（如棘细胞等）中 α6 表达下调，β1 表达水平仍然较高，说明 α6β1 在维持干细胞特性方面具有不可替代的作用。

对鹌鹑成肌细胞的研究发现，整联蛋白 α 亚基特性和其胞内域可以控制细胞周期阻滞和起始终末分化。其中，α5（特别是胞内域的 GFFKR 模体）促进细胞增殖，而 α6 则有利于细胞分化起始。继而又发现 α5 胞内域对增殖途径具有许可作用，而 α6 胞内段 C 端可以抑制增殖、促进分化，并且这些效应依赖于 α 亚基对 β1 亚基介导的信号途径的调控。例如，α5 表达可以增强桩蛋白和 MAPK 的表达与活性，但不影响 FAK 活性；相反，α6 表达能够抑制 FAK、MAPK 活性，而不影响桩蛋白功能。最近发现，α5 亚基（如 α5β1、α1β1）通过小窝蛋白-1（caveolin-1）作用于 Fyn/Shc，从而激活 Ras-MAPK 通路，促进

细胞增殖；α6亚基（如α6β1、α3β1，配体都是LN，即基膜中的一种重要成分）与4次跨膜蛋白（TM4 protein）相互作用，TM4蛋白结合PI4K（phosphatidylinositol-4-OH kinase），从而偶联整联蛋白与肌醇磷脂信号途径，有助于重塑细胞骨架微丝系统。而且，TM4蛋白可以提供一个PKC的停靠位点（docking site），PKC反过来可以磷酸化α6（或α3）C端残基。这些信号分子的相互作用可能提供一种解释整联蛋白在细胞增殖、分化、铺展和迁移中的作用机制。

一般而言，细胞分裂和分化是相互排斥的。有资料显示，cyc D-CDK4/6在促进细胞增殖的同时，可以抑制成肌性（myogenic）转录因子MyoD的功能，从而抑制成肌细胞分化。而MyoD在诱导肌肉分化过程中，可以同时诱导P21CIP1蛋白的表达，以维持分化细胞的周期阻滞。这样，不能有效活化FAK或Shc（促进细胞增殖）的整联蛋白，可能通过诱导细胞周期阻滞（撤离）而参与分化的调控。

**(2) 整联蛋白对细胞分化的调节作用**

已知整联蛋白可调节细胞分化，但可能与其协同生长因子促进细胞增殖一样，需在可溶性分化诱导因子（如组织特异性转录因子）作用下才能诱导分化。例如，在研究人正常支气管上皮细胞（normal human bronchial epithelial cells，NHBE）分化机制时发现，ECM对细胞的（长时程）黏附提供了一种抑制EGF-MAPK活性的信号，主要在于抑制Shc磷酸化及与Grb2的结合，以及阻断raf的激活。在这种条件下，维A酸与其受体RAR/RXR结合并作用于相关基因的RARE元件，诱导RARβ（NHBE的分化标记）基因表达，促进NHBE分化。

最近在研究细胞分裂和分化转换的分子机制方面有所突破。Opitz等在研究角膜鳞状上皮分化过程中，利用角蛋白4（keratin 4, K4）作为分化标记基因（接受SP1转录因子的正性调控），结果发现SP1对K4启动子的转录激活受到cyc D1的抑制，而异位表达的PRb蛋白可以逆转这一抑制作用。进一步研究发现SP1可以分别与细胞周期调控蛋白cyc D1和PRb相互结合，从而调控细胞分裂和分化的转换。

## 11.4.4 锚定非依赖性细胞生长

正常细胞的增殖需要生长因子信号和细胞黏附的协同刺激。但是，肿瘤细胞或细胞系的一个重要特征就是黏附非依赖性，即表型转化（phenotypic transformation）。如前所述，整联蛋白参与的基质黏附于协同丝裂原信号途径，从而调控许多细胞周期蛋白的活性。所以，当正常成纤维细胞或许多细胞系在悬浮状态下培养，即使在最适浓度的丝裂原信号存在的情况下，也不能诱导cyc D1的表达或下调P21和P27蛋白水平。相反，肿瘤细胞或癌基因转化细胞的增殖并不需要外源性生长因子或丝裂原非依赖性及黏附非依赖性生长。对于丝裂原非依赖性生长，已知肿瘤细胞可以分泌生长因子信号，所以可以自泌性或旁泌性生长，或者癌基因突变累及生长因子（如sis、int-2、hst、fgf-5等）或生长因子受体（如trk、kit、erbB、fms等），以及它们参与的信号通路（如ras、raf、c-fos、c-jun等），这样可以很大程度地解决丝裂原的依赖性问题。但是对于黏附非依赖性生长，即肿瘤细胞的遗传学改变为什么取消了正常细胞增殖必需的黏附行为，尚不十分清楚。最近，Assoian实验室发现，虽然TGF-β对许多细胞，特别是上皮细胞来说是一种增殖抑制因子，但在一些成纤维细胞系，特别是NRK成纤维细胞，主要诱导细胞的黏附非依赖性生长。也就是TGF-β可以诱导NRK细胞表达α5β1，从而消除了正常细胞α5β1表达对细胞黏附的需求。这种TGF-β对α5β1的诱导表达是其诱导黏附非依赖性所必需的。Zhu等进一步提示，TGF-β诱导的黏附非依赖性与cyc D1表达对细胞黏附的需求丧失有关。因此，cyc D1表达及其相关激酶活化无需细胞黏附刺激是黏附非依赖性生长的一个重要原因[24,32]。

据此可以推测，与上述丝裂原非依赖性的实质相似，黏附非依赖性的主要原因可能就是细胞增殖对黏附依赖的不同环节中不同成分的表达或其作用丧失了依赖性，核心部分可能就是cyc D1表达的黏附依赖性丧失。例如，Cdc42蛋白GTPase活性缺失突变体（G12V）过度表达或组成性表达活性突变体（F28L），均可导致黏附非依赖性生长，主要就在于其仍然可以向下游传递信号以调控细胞骨架组装和细胞的有丝分裂，从而协同刺激cyc D1的表达。这样，对于部分癌细胞或癌基因转化细胞的黏附依赖性降低可以给予合理的解释。

## 11.4.5 整联蛋白对细胞增殖的抑制性调节

如前所述，在一般情况下，整联蛋白主要是促进细胞增殖的。但是目前已有一些证据显示，在某些条件下，整联蛋白的作用可能主要是抑制细胞的增殖，甚至诱导细胞凋亡，如β1C、β1D。在肝癌细胞系

SMMC-7721 中,整联蛋白 α5β1 过表达,可以抑制细胞增殖,并降低此细胞系在裸鼠中的成瘤性。另外,还有一个重要的实例就是 αVβ3 的拮抗剂可以抑制血管生成,甚至促进细胞凋亡,如血管生成抑素(angiostatin)、内皮抑素(endostatin)和肿瘤抑素(tumstatin)等。这些多肽多数来自于细胞外基质成分的降解片段,并与相应的整联蛋白结合,从而抑制这些整联蛋白在促进细胞增殖方面的作用。例如,肿瘤抑素就是Ⅳ型胶原的一个片段,分子量是 28 000,具有抑制血管生成和促进细胞凋亡的作用。这些功能的发挥,必须依赖于其和 αVβ3 整联蛋白相互作用,然后抑制 FAK、PI3K/PKB 以及 mTOR 的活性等,并且可以抑制真核细胞起始因子 4E(eIF4E)蛋白与 4E 结合蛋白(4EBP1)的解离,从而诱导生长抑制。

关于整联蛋白抑制细胞生长的机制,目前主要有两种情况:一是整联蛋白介导的生长抑制或凋亡(integrin-mediated death,IMD),即没有配体饱和的整联蛋白可以促进细胞凋亡。二是整联蛋白反式抑制效应(trans-dominant integrin inhibition)。换句话说,整联蛋白与其一种配体结合,可能抑制另外一种整联蛋白的功能。目前对于这方面的了解并不是很多,仍在进一步研究中。

## 11.5　黏着斑激酶研究进展[23,25]

细胞表面的整联蛋白分子与其配体结合后,可激活胞内位于细胞膜上的黏着斑激酶(FAK),产生一系列信号转导,乃至细胞生物学效应的发生。FAK 是 1992 年发现的一个高度酪氨酸磷酸化的蛋白,位于细胞内整联蛋白富集的黏着斑连接处。FAK 活性受整联蛋白和生长因子信号途径的调节。FAK 活化后,促使 Src 同源体 2(SH2)结构域介导的 Src 家族蛋白酪氨酸激酶(PTKs)与 FAK Tyr-397 磷酸化位点周围的模体结合,所形成的 FAK-Src 复合体促使底物(桩蛋白、P130$^{cas}$)酪氨酸磷酸化,还能激活多种蛋白激酶级联效应。早期研究认为活化的 FAK 参与形成细胞-基膜连接,而近年来的基因敲除实验发现 FAK 缺失的成纤维细胞的黏着斑增加,并且细胞运动能力存在缺陷。进一步研究发现 FAK-Src 信号能够促进细胞迁移。体内、外研究表明,FAK 表达量和活性的增加与肿瘤高度恶性、转移表型密切相关。由于 FAK 介导的信号通路可能参与肿瘤发生并促进肿瘤发展,因此人们对 FAK 活化机制的研究越来越感兴趣。

### 11.5.1　FAK 的活化机制

尽管最早人们发现整联蛋白成簇聚集能活化 FAK,但是由于 FAK 能被多种信号分子以不同的方式活化,所以 FAK 活化的具体机制仍在研究之中。从人到果蝇、线虫,FAK 激酶结构域的中心区非常保守。FAK 氨基末端包含一个 FERM 同源区,羧基端包含两个脯氨酸富集区,与各种有 SH3 结构域的蛋白结合,如 P130$^{cas}$ 接头蛋白、Graf Rho-GTPase 活化蛋白(GAP)和 ASAP1 Arf-GAP。FAK 羧基端还包含黏着斑定位区(FAT),该区包括与整联蛋白连接的踝蛋白和桩蛋白的结合部位。由于整联蛋白成簇聚集可活化 FAK,因此在不表达桩蛋白的成纤维细胞中,被层粘连蛋白激活的 FAK 的活性下降。体内、外研究发现,FAK 氨基末端缺失可以导致 FAK 信号通路的活化。*ezrin* 与 FAK 氨基末端结合也可以活化 FAK 通路,并且 *ezrin* 过表达能够促进 FAK 不依赖黏附的 Tyr-397 磷酸化。同样,SH3 介导的 Trio 与 FERM 区相邻的脯氨酸区结合也可提高 FAK 的催化活性。ATP 连接的 e 结构域的晶体结构研究表明,活化的环形区处于无序状态,这提示 FAK 激酶结构域空间构象的变化是 FAK 达到最大活性所必需的,FAK 突变体的构象发生变化也会引起 FAK 活性的增加。所以,FAK 激酶活性环的 578 位和 581 位的精氨酸用谷氨酸替代后将产生"super FAK",它可以提高黏附依赖性靶蛋白,如桩蛋白的磷酸化,但是对细胞运动能力仅稍有提高。

与 FAK 激酶活性区结合的蛋白能抑制 FAK 活性,酪氨酸蛋白磷酸酶也可以激活或抑制 FAK 活性。非常引人注意的是,对 PTPa 缺失的成纤维细胞的研究发现整联蛋白激活 Src-PTK 需要 PTPa 的作用,而 Src-PTK 的活化是 FAK Tyr-397 磷酸化的上游事件,这与 Src 磷酸化 FAK 的分子内作用一致。所以,FAK 被认为是"可活化的脚手架蛋白",既可以通过内在的 Tyr-397 自身磷酸化激活,又可以通过转磷酸化激活,以启动活化的成核信号与 FAK 结合(图 11-14)。

### 11.5.2　FAK 分子中的 FERM 结构域相互作用蛋白

FAK 羧基末端与整联蛋白相互作用,其氨基末端 FERM 结构域则与其他许多蛋白在功能上相互作用。结构分析和序列比对提示 FERM 包含 3 个叶状结构,该结构中有多种与脂质和蛋白结合的位点。近来大量的研究工作集中于寻找 FAK-FERM 的靶基因,以及它们相互作用如何影响 FAK 的功能。比如,ezrin 与 FAK-FERM 结合能导致不依赖整联蛋白的 FAK 活化,FAK-FERM 与 Etk-PTK 结合能促进整联蛋白对 Etk 的活化。FAK-FERM 也介导与活化的 EGF 和 PDGF 受体信号复合物的相互作用,还介导生长因子促进细胞运动过程中对 FAK Tyr-397 磷酸化调节。活化的 EGF 受体复合物能快速使无激酶活性的全长 FAK 或外源性 FAK 的 FERM 结构域的 Tyr-397 磷酸化。当 FAK-FERM 与生长因子是否相互作用还值得进一步探讨时,细胞生物学研究已经表明这个相互作用对 EphA1 刺激引起的细胞黏附、铺展和骨架的重排非常重要。很明显,对 FAK-FERM 的结构研究及蛋白相互作用的研究将进一步阐述 FAK 与各种信号通路的关系。

## 11.5.3　FAK 参与黏着斑形成

许多以细胞为基础的生化研究集中在阐述黏着斑的调节及 FAK 如何参与调节。迄今为止,许多实验室发现 FAK 活性与桩蛋白酪氨酸磷酸化及随之形成的肌动蛋白弹性纤维、黏着斑的形成相关。这些事件常常与 Rho 家族 GTPase 活性相关。Rho 家族 GTPase 作为一个转换器,或为无活性的 GDP 连接或为有活性的 GTP 连接形式。鸟苷酸交换因子(GEF)刺激 GDP 转化成 GTP,并促进有活性的 Rho-GTPase 形成。凝血酶刺激后 FAK 能提高 Rho 持续活性,部分是通过增加 PDZ-RhoGEF 酪氨酸磷酸化或者白血病相关的 RhoGEF 磷酸化。

为了解 FAK 与 GEF 是否直接连接,研究人员通过双杂交和免疫共沉淀方法发现 FAK-FAT 可与 P190-RhoGEF 的螺旋结构直接作用。更重要的是,FAK 促进 P190-RhoGEF 酪氨酸磷酸化,提高整联蛋白和生长因子刺激 Neuro2A 细胞所引起的 P190-RhoGEF 介导的 RhoA 活化。在成纤维细胞中过表达 P190-RhoGEF,可以刺激肌动蛋白弹性纤维和黏着斑的形成。所以,FAK 磷酸化 RhoGEF 以及与它作用都能提高 RhoA 活性。与 GEF 相反,GTPase 激活蛋白(GAP)可增加 GTP 水解成 GDP,并促使形成失活的 Rho-GTPase。ASAP1 是 Arf 家族 GTPase 中的 GAP,通过 SH3 结构与 FAK 羧基末端结合。细胞中过表达 ASAP1,可以抑制生长因子和整联蛋白引起的细胞铺展,这种功能依赖 ASAP1 的 GAP 活性和 SH3 结构功能。因为细胞铺展需要形成新的黏着斑,所以 ASAP1 的 GAP 可能参与调节黏着斑动力学。有趣的是,ASAP1 的 SH3 也与 FAK 相关的脯氨酸富集的酪氨酸激酶 2(Pyk2)的 PTK 连接,Pyk2 介导的 ASAP1 酪氨酸磷酸化与抑制 ASAP1 的 GAP 活性有关。所以,抑制 GAP 活性能够潜在地增加活化 GTP 构象中 Rho 家族 GTPase 的水平。由于 FAK 不能磷酸化 ASAP1,这个潜在的 Pyk2 特异性的连接可能部分导致 FAK 缺失细胞中黏着斑结构的错误调节。FAK 也与有 GAP 活性的 Graf 连接。

综合上述研究,笔者认为 FAK 通过直接与细胞中各种 GAP 或 GEF 连接从多个方向调节 Rho 家族的 GTPase,参与调节黏着斑动力学。

## 11.5.4　FAK 与细胞侵袭[24,25,33]

肿瘤细胞运动能力增加,细胞外基质被蛋白酶水解,导致肿瘤细胞穿过细胞外基质和组织屏障进行侵袭。尽管人的浸润性肿瘤 FAK 表达增加,但是评估肿瘤细胞中 FAK 的功能常常依赖于两维空间细胞运动,而不是三维空间细胞侵袭。Src 介导的细胞转化研究提示,自然发生的 v-Src 的 SH3 结构域突变能提高与 FAK 连接和 FAK 磷酸化,而这个相互作用可以促进细胞穿过重建的基膜屏障。

值得注意的是,细胞侵袭的变化不依赖细胞运动和细胞转化。细胞侵袭表型与 v-Src-FAK 信号复合物的聚集相关,表现为细胞向整联蛋白和基质金属蛋白水解酶(MMP)富集区延伸。在肺鳞癌和肺腺癌细胞中过度表达 FAK 能促进细胞侵袭。为进一步研究 v-Src-FAK 的相互作用,将 v-Src 转化 FAK 缺失和 FAK 重建的细胞。令人吃惊的是,FAK 缺失的 v-Src 转化株对整联蛋白刺激引起细胞运动的提高与 FAK 表达的 v-Src 转化株一致。v-Src 和 FAK 共同的靶分子是酪氨酸磷酸化的 P120-RhoGAP,它与 Rho 活性下降和黏着斑解聚相关。而且,这个结果还支持 Src 活性在克服 FAK 缺失的细胞运动缺陷中起的重要作用。然而,FAK 缺失的 v-Src 转化株与 FAK 表达株的 v-Src 转化株的侵袭能力不一致。这个结果提示血清刺激后,FAK 可促进 v-Src 引起的细胞侵袭作用,而与逆转整联蛋白刺激 FAK 缺失细胞运动缺陷信号的作用不同。此外,FAK 显性负性抑制功能能够阻断 v-Src 引起的细胞侵袭和裸鼠转移瘤,而不影响细胞体外运动。抑制 FAK 活性能降低 MMP 基因转录,这与细胞侵袭表型选择性丢失相关。反义 FAK 处理肿瘤细胞后,MMP 的表达也降低。这些研究说明,FAK 可能通过不同机制来促进细胞运动和细胞侵袭。

对于细胞运动，FAK 信号可以调节黏着斑的形成和解离；对于细胞侵袭，FAK 信号能改变 MMP 的表达，提高细胞侵袭能力。活化的 FAK（Tyr-397、576、577 都发生磷酸化）选择性地富集在伸缩的伪足，所以肿瘤细胞的侵袭突起有可能包括许多同种信号组成定位于薄层的突起或伪足。在 FAK 缺失的 v-Src 转化株中，FAK 激酶活性、Tyr-397 位点磷酸化以及 FAK 与整联蛋白结合的羧基末端脯氨酸富集区 SH3 结合位点都是细胞获得侵袭表型所必需的。FAK 促进 v-Src-P130$^{cas}$-Crk-Dock180 信号复合物的形成，选择性地提高 Rac GTPase 和 JNK 活性，从而增加 MMP2 活性和 MMP9 表达。有趣的是，FAK、P130$^{cas}$、Crk 和 Rac 常常参与伪足的生长和细胞的侵袭。而伪足收缩过程中，Crk 与 P130$^{cas}$ 的解离不依赖于 FAK 活性变化，Crk 再与 P130$^{cas}$ 结合并不是调节 FAK 介导的细胞侵袭的转换器。这些区别有可能是由于 P130$^{cas}$ 各种结构域在调节细胞迁移、骨架重排以及在 Src 介导的细胞转化过程中所起的作用不同。所以，FAK 促进细胞侵袭的作用并不适用于转化细胞。

胎儿的胎盘细胞必须穿过母体的子宫以求获得血供，具有侵袭能力的胎儿细胞称为细胞营养母细胞，表达高水平 Tyr-397 位点磷酸化的 FAK，而且 FAK 聚集在子宫壁表面的细胞营养母细胞中。Tyr-397 位点磷酸化的 FAK 集中在侵袭突起顶部，采用反义 FAK 腺病毒载体处理细胞营养母细胞后，可严重破坏细胞的侵袭能力。总之，这些研究表明 FAK 既能促进正常发育过程中细胞的侵袭，也能促进肿瘤细胞的侵袭。

## 11.5.5 FAK 磷酸化与表达 EGFRvⅢ 胶质瘤细胞的侵袭能力相关

抑癌基因 PTEN 在胶质瘤中突变率达 20%~40%。40%~50% 的胶质瘤细胞存在表皮生长因子受体（EGFR）异常增高，并且常伴随基因突变。其中最常见的突变形式是表皮生长因子受体突变体Ⅲ（EGFRvⅢ）。而 PTEN 缺失和 EGFRvⅢ 同时存在 13% 或 26% 的 EGFR 表达的胶质瘤组织中。PTEN 通过直接与 FAK 作用并降低其酪氨酸磷酸化来抑制肿瘤细胞铺展、迁移与侵袭。EGFRvⅢ 表达、PTEN 缺失都是肿瘤细胞侵袭性增加的原因之一。

我们研究发现，PTEN 以及有蛋白磷酸酶活性而无脂质磷酸酶活性突变体 PTEN（G129E）均能抑制 EGFRvⅢ 引起的细胞侵袭，而无蛋白磷酸酶和脂质磷酸酶活性突变体 PTEN（C124A）不能抑制 EGFRvⅢ 引起的细胞侵袭。对 FAK 通路的研究发现，EGFRvⅢ 可增加 FAK-Tyr-397 磷酸化，而将 FAK 突变体 Y397F（促进 FAK 活化的 397 酪氨酸自身磷酸化位点突变成苯丙氨酸）转入 U87ΔEGFR（有 EGFRvⅢ 表达）细胞可降低 FAK-Tyr-397 磷酸化，同时伴随细胞侵袭的下降。这些提示，FAK 参与 EGFRvⅢ 促进肿瘤细胞侵袭的分子机制，而 PTEN 和 PTEN（G129E）却能够抑制 FAK-Tyr-397 磷酸化，当 FAK 转入 U87ΔEGFR-PTEN 细胞后，被 PTEN 降低的 FAK 磷酸化增加，并伴随细胞侵袭的增加。而且，当 FAK 突变体 Y397F 转入 U87ΔEGFR 细胞后，FAK 的磷酸化下调，并伴随细胞侵袭的下降，模拟 PTEN 抑制细胞侵袭的作用。这些提示，PTEN 通过调节 FAK 通路来抑制 EGFRvⅢ 引起的肿瘤细胞侵袭。所以，我们推测 FAK 是 EGFRvⅢ 和 PTEN 这两条通路在细胞侵袭运动中起作用的交叉点。

综上所述，在正常细胞和肿瘤细胞运动中 FAK 起的作用不同，但都很重要。FAK 既是一个脚手架蛋白，又具有激酶活性。那么，根据 FAK 催化活性的不同，采用药物抑制剂抑制 FAK，就可达到既不干扰正常细胞运动又能抑制恶性肿瘤细胞侵袭的效果。鉴定更多的 FAK 相互作用蛋白就会更好地了解 FAK 相关的多种、新的信号通路之间的关系，也需要更好的研究手段用来动态观察在黏着斑、薄层突起和侵袭突起中 FAK 活性的时空调节。利用 FAK 缺失的成纤维细胞进行 FAK 功能研究被证实是一个很好的模型，可以确定 FAK 在黏着斑形成和解聚中起的作用，确定 FAK 在细胞侵袭过程中的作用。由于在很多恶性肿瘤中 FAK 高表达而且活性增加，所以应用 FAK 缺失的细胞和抑制肿瘤细胞中 FAK 的表达、活性等手段，不仅有助于研究 FAK 在细胞运动、侵袭中的作用，而且也有助于研究 FAK 在肿瘤生长、存活、血管生成等过程中的作用。

## 11.6 细胞周期抑制性调控因子 P27$^{kip1}$ 和 P21$^{cip}$ 蛋白研究进展

有关整联蛋白 β1 亚基过表达对人肝癌细胞周期的调控及其机制也已被研究。已知整联蛋白可以调节许多基本的细胞功能，如细胞增殖、分化和凋亡等过程。一般来说,整联蛋白通过控制细胞-细胞外基质黏附结构的组装与生长,进而促进细胞增殖或抑制细胞凋亡。但是在一些实体肿瘤中,如肝癌细胞,其整联蛋白的表达水平通常较低。而且越来越多的实验证据显示,整联蛋白可能参与细胞周期的抑制性调节。因此,笔者拟从此方面着手探讨整联蛋白对细胞周期抑制性调控的作用及分子机制。首先,在肝癌细胞 SMMC-7721 中建立整联蛋白 α5 和(或)β1 亚基基因稳定表达株,观察 β1 族整联蛋白过度表达对细胞周期的影响。实验发现,在 β1 族整联蛋白过度表达细胞株 β1-7721 和 α5β1-7721 中,发生 S 期阻滞现象。随后,笔者进一步探讨了这种细胞周期阻滞的分子机制。结果显示,在 β1-7721 和 α5β1-7721 细胞中细胞周期蛋白 D1(cyc D1)和 CDK2 的蛋白含量没有明显变化,而细胞周期抑制性调控因子 P27$^{kip1}$ 和 P21$^{cip}$ 蛋白的表达水平明显增高。同时,在 α5β1-7721 和 β1-7721 细胞中,FAK 的蛋白含量及其磷酸化水平均无明显变化。PKB 蛋白含量虽无变化,但其磷酸化程度却降低。β1 族整联蛋白过度表达并不影响 P27 的 mRNA 水平。当应用 wortmannin 抑制 PI3K 活性,使 PKB 磷酸化水平降低时,P27 蛋白的表达呈上调趋势。当在细胞黏附存在下 PKB 磷酸化增加时,P27 蛋白水平却下降。由此笔者推测,在 β1 族整联蛋白过度表达引起 S 期阻滞的过程中,PKB 的活性变化起了重要作用[29,32,34]。

进一步研究发现,β1 族整联蛋白过度表达使 P21 蛋白水平增加的同时,其 mRNA 水平也上调。利用荧光素酶报道基因表达系统,观察 β1 族整联蛋白过度表达对 p21 启动子区的活性调节。结果发现,在 β1 族整联蛋白过度表达的细胞中,p21 基因 5′上游调控区近侧序列(-189~+28)的活性显著增强。同时,利用细胞松弛素 B 干扰细胞骨架的微丝系统,也能诱导 p2 启动子区活性升高。这些结果说明,β1 族整联蛋白过度表达可以调节 p21 基因的转录水平,而且这一现象可能与细胞骨架重排有关[35,36]。

如前所述,当整联蛋白稳定转染细胞株在没有纤连蛋白(fibronectin,FN)或层粘连蛋白(laminin,LN)包被情况下生长时,可以发现,在 β1 族整联蛋白过度表达的 α5β1-7721 和 β1-7721 细胞株中,PKB 蛋白磷酸化水平明显降低。有鉴于此,笔者拟研究 β1 族整联蛋白分子调控 PKB 活性与细胞-基质黏附的关系。研究发现,虽然在没有基质黏附存在的条件下,α5β1-7721 和 β1-7721 两种细胞铺展效果与对照细胞相差无几。但是,在存在基质黏附的条件下,β1 族整联蛋白过度表达的 α5β1-7721 和 β1-7721 细胞株的铺展效果明显强于对照细胞。同时,在黏附条件下,此两株细胞的 PKB 蛋白(包括 FAK)磷酸化水平也明显升高。这些结果显示,对 β1 整联蛋白转染细胞 α5β1-7721 和 β1-7721 来说,细胞外基质(如 FN 或 LN)黏附对 PKB 活性的调控可能十分重要。因此,对 α5β1-7721 和 β1-7721 细胞而言,黏附基质的相对不足,可能就是 PKB 磷酸化水平降低和细胞周期抑制的原因之一。据此推测,如果阻断亲本细胞 SMMC-7721 的黏附生长,也应出现类似的细胞周期变化模式和 PKB 活性改变。结果发现,当以 poly-HEME 阻断 SMMC-7721 细胞黏附,在 72 h 后,细胞周期变化模式与推测相同,而且 PKB 蛋白活性变化也很明显。

在利用细胞松弛素 B 干扰细胞骨架微丝系统的组装时,观察到了明显的 PKB 活性抑制现象,而且伴有一定程度的细胞凋亡。可见,细胞骨架的动态组装对 PKB 活性调节也很重要,可能影响 PKB 活化过程中的转位调节。与之相应的是,整联蛋白对微丝系统的调控,就是细胞与细胞外基质黏附过程中一个重要的调节事件。

### 11.6.1　P27$^{kip1}$ 分子结构、功能及其表达的调控[32,30,37]

大多数真核细胞经过一系列有序的事件,使细胞的染色体得以复制,并保证每个子细胞得到一套完整的染色体,这些有序的事件就构成细胞的细胞周期(cell cycle)。细胞周期受到多层次、多因子的精密调控。在哺乳动物细胞中,一系列细胞周期蛋白依赖激酶(CDK)和细胞周期蛋白(cyc)结合,催化细胞周期进程。而细胞周期蛋白依赖激酶抑制物(CKI)可抑制它们的活性或结合,是细胞周期的负调控因子。目前所知的 CKI 分为两个家族:Ink4 家族,包括 P16$^{ink4a}$、P15$^{ink4b}$、P18$^{ink4c}$ 和 P19$^{ink4d}$,可特异性抑制 CDK4/6 激酶和 cyc D 的结合;Cip/Kip 家族,包括 P21$^{cip1}$、P27$^{kip1}$ 和 P57$^{kip2}$,主要抑制 cyc/CDK 复合物。而 P27 的功能,除了参与细胞周期调控外,还参与细胞分化、凋亡、迁移等,并与肿瘤的发生、发展及预后关系密切。

(1) P27 的发现与 P27 分子结构

1994 年,Polyak 等在 TGF-β 和细胞接触抑制导致的静止细胞 Mv1Lu 抽提物中发现了一个热稳定蛋白质。此蛋白质以化学计量的方式紧密结合到

cyc E-CDK2 和 cyc D-CDK4 复合物,并可抑制它们的活性,称此蛋白质为 P27$^{kip1}$。然后,他们用亲和层析法分离了 P27,以自动 Edman 降解法获得了数个 P27 的肽段,用来设计寡聚核苷酸引物,然后用 RT-PCR 的扩增产物筛选 cDNA 文库,获得了貂、鼠和人的 P27cDNA。同年,Toyoshima 等则利用酵母双杂合系统研究与 cyc D/CDK4 相互作用的蛋白时,也克隆了鼠的 P27cDNA。

P27 定位于人染色体 12p13,包含两个外显子和两个内含子。人的 P27 cDNA 长 594 bp,编码 198 个氨基酸。P27 是高度保守的蛋白分子,在人、鼠、貂中,P27 的氨基酸序列非常相似,有 90% 的同源性。而且 P27 蛋白作为 CKI,与 P21 属于同一家族。它们在 N 端的 60 个氨基酸区域内有 44% 序列一致,在近 C 端都有一个双枝核定位信号(bipartite nuclear localization signal)。但与 P21 不同的是,P27 的 N 端有锌指结构,在 C 端多出的 23 个氨基酸中,包含 Thr 磷酸化位点,与其对 H1 组蛋白的磷酸化抑制作用有关,并可能与底物的反馈调节有关。

### (2) P27 的功能

1) P27 与细胞周期调控　体外实验证明,P27 主要是与 cyc 结合而发挥对 cyc/CDK 的抑制作用。一方面,P27 能抑制正常细胞中 cyc A/CDK2、cyc E/CDK2 和 cyc B1/cdc2 的组蛋白 H1 激酶的活性,也可抑制 cyc E/CDK2、cyc A/CDK2、cyc D2/CDK2 对 GST-Rb 融合蛋白的磷酸化。另一方面,P27 也能抑制 CDK 的激活过程。在体外,P27 与活化前的 cyc E/CDK2 复合物结合,抑制 CDK2 的 Thr160 磷酸化,从而抑制 CDK2 的激活。cyc E/CDK2 的浓度是细胞通过 G1/S 检查点的关键调节因素。在体内,P27 与 cyc D1/CDK4 及 cyc E/CDK2 复合物结合,特异性地抑制 cyc E/CDK2 激酶活性,使细胞不能通过 G1 期。p27 基因转染细胞后,过量表达的 P27 可强烈抑制细胞 DNA 的合成,阻止其从 G1 期进入 S 期。Zerfass-Thome 等研究发现,P27 可阻止 cyc E/CDK2 激酶与 E2F/P107 复合物的结合,从而阻断 cyc A 基因的转录激活,影响细胞周期。他们发现,cyc A 启动子的激活需要 cyc E/CDK2 激酶直接结合到 E2F/P107 复合物,在 cyc A 的启动子上形成 E2F 的结合位点,而这一结合可被 P27 阻止。P27 还具有抑制染色质中组蛋白 H1 磷酸化的作用。H1 组蛋白的磷酸化程度,随细胞周期由 G0→G1→S→G2→M 期的推进而增加,P27 的 C 末端能有效地抑制 H1 组蛋白磷酸化,使其在 DNA 合成启动阶段发挥有效的抑制作用。

此外,P27 还可作为胞外刺激信号的潜在媒介来调控细胞周期。处于 G1 期的细胞接受胞外信号刺激后,有两种结果:一是抗增殖信号,使其脱离细胞周期进入静止状态(G0 期);另一个是经丝分裂原刺激,使其通过 G1 期到 S 期,进入下一个细胞周期。P27 是胞外刺激信号和细胞周期状态之间的潜在媒介之一。P27 首先是在由 TGF-β 和细胞接触抑制诱导的静止细胞中发现的,Polyak 等发现这些因素可上调 P27 蛋白水平,阻止细胞由 G1 期进入 S 期。当细胞脱离接触抑制进入 S 期时,细胞抽提液中 P27 活性进行性下降,而这种作用能被在 G1 早期加入 TGF-β 而抑制。其中一种机制是由于在 TGF-β 阻滞的细胞中,P27 与 P15 竞争结合 cyc D1/CDK4。P15 蛋白水平的上调和 P15 与 CDK4 结合的增加,可使 P27/CDK4 结合减少,而增加 P27 与 cyc E/CDK2 的结合,导致 G1 期阻滞。实际上,P27 在许多 G0/G1 期停滞的细胞中都有积聚,除了 TGF-β 外,其他的生长抑制信号如 cAMP、西罗莫司、IFN-γ、IL-6 等的效应也与 P27 的升高有关。而在生长因子缺乏或高细胞密度造成停滞的细胞中,P27 的积聚是 G0/G1 期停滞的主要原因。Rivard 等以 P27cDNA 的反义核苷酸转染静止期的细胞,减少 P27 的合成。当 P27 减少 90% 时,可提高 cyc D1、cyc A、二氢叶酸还原酶的转录,使 DNA 合成重新开始。反义核苷酸过量表达可使细胞在仅含胰岛素和转铁蛋白的无血清培养基中生长几代。以上研究表明,细胞内游离 P27 的数量是控制细胞周期的关键因素。

2) P27 与细胞分化　正常哺乳动物的许多前体细胞增殖到一定的时候就停止分裂,开始分化。有人发现,P27 部分地参与停止细胞分裂和启动细胞分化的作用,而且此作用也与 P27 表达增加有关。研究发现,在 NT2/D1 细胞中,P27 的表达增加不仅可显著抑制细胞增殖,还能引起一些分化标记的产生。结肠癌细胞中 P27 的过量表达除了导致生长抑制外,还能增加细胞对诱导分化的敏感性。粒细胞集落刺激因子(G-CSF)可以通过活化转录因子 STAT3 而诱导 P27 的表达(因为 P27 的启动子区域有一个功能性的 STAT2 结合位点)。在 G-CSF 诱导的骨髓细胞分化中,至少部分是由于 P27 的上调引起的。Durand 等在对少突神经胶质细胞分化机制的研究时发现,P27 的水平在少突神经胶质细胞的前体细胞增殖时进行性增加,分化为少突神经胶质细胞时达到最高峰。他们认为,P27 的积聚部分地参与了决定前体细胞什么时候停止增殖、启动分化的内在监控机制(intrinsic counting mechanism),同时还部分参与了启动分化时使细胞周期停滞的效应剂机制(effector mechanism)。在视黄酸诱导分化的成神经瘤细胞中,也发现有P27蛋白表达的增加以及P27与CDK2结合的增加,这是由于视黄酸可以导致cyc D降解,从而将P27释放出来,增加其与CDK2的结合。如果在小鼠体内敲除p27基因,可使小鼠体积比野生型增大20%~30%,还伴有多器官过度增生。这些变化是由于细胞数量增多,即细胞分裂增多的结果。由此可见,P27可能参与多种细胞的增殖和分化。P27在分化中的作用有助于解释为什么在有些肿瘤中P27的低表达与肿瘤细胞分化差有关,并提示提高P27的表达可能有助于肿瘤的治疗。

3) P27与细胞凋亡 在细胞中,细胞的增殖、生长抑制和凋亡保持着一种平衡,共同调节细胞的数量。研究表明,在某些肿瘤中,细胞的凋亡与患者的生存率、临床预后有着密切联系。凋亡通常发生在G1期细胞,晚G1或S期阻滞可加速细胞的凋亡。因此,在G1期表达的P27与凋亡也有着密切联系。在乳腺癌细胞中发现,腺病毒载体介导的P27高表达不仅导致细胞周期阻滞,以及cyc/CDK活性的下降,还可引起细胞凋亡。胆管癌细胞株中P27的过度表达可诱导细胞凋亡,并发现在凋亡癌细胞中出现cyc B1下降及PART(多聚核酶)裂解。由此认为,P27促进凋亡的作用可能与其导致的PART裂解和cyc B1的降解有关。在肺癌和肾癌等肿瘤细胞中也发现,腺病毒载体介导p27基因的高表达可导致细胞凋亡。Naruse等发现,P27诱导的细胞凋亡24 h后可见,72 h达高峰,不同于P53诱导细胞凋亡高峰时间为转染后的24~48 h,这提示P27和P53诱导细胞凋亡的途径不同,P27蛋白诱导的细胞凋亡需要PRb存在。在一些实体肿瘤中,蛋白酶体抑制剂也可以诱导细胞凋亡,这是由于抑制了P27的降解所致。以上这些研究都表明,P27在肿瘤中有促凋亡的作用。

然而,也有一些研究报道P27具有抗凋亡作用。p27基因缺陷的成纤维细胞出现凋亡增加。而在HT29及白血病细胞中,p27可以阻止药物诱导的细胞凋亡。在白血病细胞中转染p27基因,可以抑制DNA损伤药物或抗Fas抗体所引起的细胞凋亡。这种抗凋亡的机制是由于胱冬肽酶-3(caspase-3)可以切割P27的N末端,使其产生P23和P15两个片段。而这两个裂解产物可以阻止前胱冬肽酶-3的活化,也可以阻止线粒体释放细胞色素C,从而抑制细胞凋亡。因此,P27对凋亡的调节视细胞的种类、细胞的状态(是否为转化细胞)、P27的裂解状态而有所

不同。在某些细胞中P27可以促进凋亡,而在另一些细胞中,P27可能抑制凋亡。

4) P27与细胞迁移 细胞的迁移(migration)依赖于细胞之间的黏附力及细胞外基质与细胞骨架之间的作用力。迁移是肿瘤细胞的一大特性,肿瘤细胞迁移所致的死亡率高于原发肿瘤引起的死亡。文献报道,细胞质中的P27在细胞迁移的调节中发挥了重要的作用。P27可以通过以Rac依赖的方式或通过抑制RhoA的活性引起肌动蛋白骨架的重排,进而促进小鼠胚胎成纤维细胞和肝癌细胞的迁移。但另有一些研究报道,P27也可以抑制内皮细胞和血管平滑肌细胞的迁移。这种P27对迁移作用的不一致,可能与不同细胞的胞质中P27的活性不同有关。最近有文献报道,一种微管调节蛋白——stathmin参与了P27对细胞迁移的抑制调节。stathmin是一种胞质中的磷蛋白,在细胞分裂间期和有丝分裂期调节微管的动态组装,stathmin的高表达可以促进细胞迁移。而P27可以通过直接结合抑制stathmin的表达,或通过间接机制影响stathmin的表达或活性,从而抑制细胞迁移。

**(3) P27表达的调控机制**[32,38,39]

在静止期及指数生长期的细胞中,P27的mRNA水平无变化,但P27蛋白水平随细胞周期改变而发生变化。静止期细胞P27蛋白水平最高,在丝裂原刺激下细胞进入细胞周期时(G1期)开始下降,在DNA合成达到最高时(S期),P27水平降至最低。随着细胞周期的完成,P27又重新开始合成,细胞再进入静止状态。与其他一些抑癌基因,如p53、pRb等不同,P27很少发现基因突变或染色体缺失。只有在个别种类、个别个体的肿瘤中存在p27基因的突变。例如,Morisetti等在1例T细胞淋巴瘤中发现密码子76位的无义突变,导致了截短的无功能p27的产生;在另1例B细胞淋巴瘤和另1例T细胞淋巴瘤中发现有p27基因的纯合缺失。Spirin等在66例乳腺癌中,只发现1例乳腺癌中p27的104位密码子的无义突变。Kawamata在140种不同的肿瘤和18种转化细胞株中,仅检测到p27的一个沉默突变和一个第109位密码子的多态性。由此可见,p27基因突变在多数肿瘤中是罕见的。p27的表达可受到转录水平、翻译水平及翻译后水平的调节,其中最为常见的是翻译后的调节。

1) P27在转录水平的调控 p27基因的启动子区域包含了几种转录因子的结合位点,如Sp1、CRE、Myb、NF-κB、AFX等。AFX是Forkhead转录因子家族的成员,AFX的激活可以上调P27的基因表达。

它可以通过 PI3K/PKB 以及 Ras/Ral 途径调节 P27 的转录。PKB 可使 AFX 磷酸化,阻止后者进入细胞核,从而抑制 AFX 介导的 P27 的基因表达。在抑癌基因 *PTEN* 缺失的细胞中,AFX 可诱导 p27 所致的细胞周期阻滞。另有文献报道,DNA 甲基化也可调节 p27 基因表达。Qian 等发现在小鼠 GH3、大鼠 GHRH-CL1 垂体瘤细胞株有 p27 缺乏现象。用一种能有效抑制 DNA-甲基转移酶的胞苷类似物 AZAdc 处理体外培养的垂体瘤细胞株,DNA 胞嘧啶甲基化数量减少,而诱导 P27 mRNA 的表达。研究表明,GH3、CHRH-CL1 细胞株中甲基化部位位于 p27 基因的第一外显子,DNA 甲基化程度与 p27 基因表达呈负相关,即增加 DNA 甲基化可以导致 p27 基因沉默,提示在某些垂体肿瘤或其他类型肿瘤中,p27 基因的失活可能为 DNA 甲基化所致。改变 p27 基因的甲基化或激活转甲基状态,可影响 p27 的表达。

2)P27 在翻译水平的调控  在一些乳腺、结肠和垂体肿瘤中,免疫组织化学与原位杂交的结果显示,P27 的 mRNA 水平与蛋白水平不一致。Agrawal 等发现在 PDGF 刺激的 BALB/C 3T3 细胞中,P27 的 mRNA 水平没有变化,但 P27 的蛋白表达显著下降。这种 P27 蛋白水平的下调并不是由于 P27 的降解增加,而是 P27 的合成速率减慢。Miskimins 等报道,P27 可以一种"cap"不依赖的方式翻译,因为在 G0 期细胞中,"cap"依赖的翻译活性很低,但 P27 仍能高表达。而 Millard 等在 HL-60 细胞中发现,在 G0 期 P27 的 mRNA 水平没有变化,而蛋白水平增加是由于 P27 的 mRNA 与核糖体的结合增加所致。最近他们又发现,在 P27 mRNA 的 5′端翻译区(UTR)发现一个新的反应元件,该元件对于 P27 的有效翻译是必需的。与该元件结合的一些蛋白如 HuR 和 hnRNPC1 是受细胞周期调控的,而 P27mRNA 的翻译也依赖于这些蛋白,因此 P27 的翻译也受到细胞周期调控,但具体的机制目前还不明确。

3)P27 在翻译后水平的调控  p27 虽然被看作是一种潜在的抑癌基因,但在肿瘤中却很少发生基因缺失或基因突变,因而 P27 的调节主要发生在翻译后水平,主要是对 P27 的降解以及 P27 细胞内分布的调节,而两者又密切相关。P27 在细胞质、细胞核的分布常影响 P27 的稳定性。

4)P27 降解的调节  介导 P27 降解的机制有多种,泛素-蛋白酶体介导的降解是 P27 降解的主要机制。Vlach 等报道,P27 的减少需激活的 cyc E/CDK2 复合物。cyc E/CDK2 可使 P27-T187 磷酸化,随后启动它的泛素化和降解。P27 可以高亲和力、低亲和力两种方式与 cyc E/CDK2 结合。开始,P27 作为底物以低亲和力与 cyc E/CDK2 结合,然后亲和力逐渐增加,P27 变为抑制剂,这样形成一个负反馈机制,使细胞由 G1 期进入 S 期。

多数靶蛋白为了被蛋白酶体识别而降解,先发生泛素化。在泛素化过程中需要 3 种酶(E1、E2、E3)的参与。E1 以 ATP 为底物,催化自身与泛素形成硫酯键,从而将泛素激活,然后 E2 通过其肽链上的一个 Cys 将激活的泛素从 E1 上接管过来。有一些 E2 可直接将泛素传给蛋白,而另一些需要泛素-蛋白连接酶 E3 的参与。E3 可特异识别底物蛋白的 N 末端,再与 E2 结合,形成泛素-E2-蛋白-E3 复合物。然后泛素从 E2 转移到蛋白,与蛋白内部的 Lys 共价连接。通过多轮的 E2、E3 相互作用,蛋白质被多聚泛素化,可被 26S 蛋白酶体识别,然后降解。

目前发现 E3 有两大家族:E6-AP 羧基端同源物(the homologous to E6-AP COOH terminus,HECT)家族与含有 RING-finger 的家族成员。前者如 E6-AP,可介导 P53 的泛素化;Nedd4,可介导 $Na^+$ 通道亚基的泛素化。后者如 Mdm2,可介导自身及 P53 的泛素化。SCF 复合物也属于 RING-finger 的家族成员,它的底物包括 G1 期细胞周期蛋白、CKI、β-连环蛋白等。

SCF 复合体可介导 P27 的泛素化。SCF 复合体一般由 4 个亚基组成:Skp1、cullin(Cul1)、F-box 蛋白(Fbp)、Roc1 蛋白(Rbx1),SCF 由此得名。其中 Fbp 是一个大家族,在人类已发现至少 38 种 Fbp。这些蛋白中都有一个大约由 40 个氨基酸残基构成的模序,称为 F-box,因为 cyc F 是第一个被确认的该家族蛋白而得名。Skp1 通过 F-box 与 Fbp 蛋白相互作用。Fbp 在 SCF 复合体中的作用是特异性识别物,而且识别磷酸化的底物。Fbp 与底物的相互作用区域是一些如 Leu 富集的重复序列和 WD-40 区域等。因此,SCF 的底物特异性是通过不同的 Fbp 来实现的。

S 期激酶相关蛋白 2(S-phase kinase associated protein 2,Skp2)是 Zhang 等于 1995 年从大量的恶变细胞中发现的一种能与 S 期激酶 cyc A/CDK2 相互作用的蛋白。随后通过荧光原位杂交,发现 Skp2 基因定位于人染色体 5p13。Skp2 由 F-box 序列、"Linker"序列、蛋白-蛋白相互作用模块[如亮氨酸重复结构域(leucine-rich repeat,LRR)和 WD 重复序列]依次连接而成。Skp2 与 Skp1 形成的复合体呈镰刀状,由 Skp1 和 Skp2 的 F-box 序列构成刀柄,由 LRR 构成弯曲的刀锋。复合体中 Skp2 氨基末端的 100

个氨基酸缺失,但功能与全长 Skp2 功能相同。Skp2 的 F-box 序列由 3 个螺旋体组成,H1 螺旋体和 H2-H3 反平行螺旋对成直角相连,其后为 70 个氨基酸组成的"Linker"序列,形成 3 个不规则的 LRR,与另外的 7 个 LRR 连接。每个 LRR 由 1 个 α 螺旋和 1 个 β 链组成,由这 10 个 LRR 折叠形成的弯曲结构与 F-box 序列直接相连。LRR 序列后是由 30 个氨基酸组成的 Skp2 的 C 末端,向第一个 LRR 反向延伸,疏松折叠在 LRR 序列形成的凹面,末端 β 短链插入 Skp1 和 Skp2 的连接面。

Skp2 是 Fbp 的成员,在晚 G1 期开始合成,主要存在于细胞核内,能特异识别 T187 磷酸化的 P27,因此 Skp2 是介导 P27 泛素化和降解的重要蛋白。此外,P27 的泛素化还依赖于泛素样蛋白 Nedd8 和酶的存在,酶催化 Nedd8 与蛋白聚合。cullin 可通过 Nedd8 增加 Skp2 与 p27 的结合。最近,Ganoth 等证实了 Skp2 介导的 P27 降解必须由辅助蛋白 Cks1 参与。Cks1 是高度保守的细胞周期调节蛋白 Suc1/Cks 家族成员之一。Skp2 羧基末端的第 331 位天冬氨酸是其与 Cks1 及 P27 结合并进行泛素化作用的部位,主要连接部位是 Aα2 和 α1 螺旋及附近区域。研究表明,无论在体内还是在体外,Skp2 只有结合了 Cks1 才能识别 P27,然后导致 P27 泛素化并降解。目前已明确,在泛素-蛋白酶体介导的 P27 降解途径中,泛素主要通过与 P27 的 134、153、165 位的赖氨酸残基结合而发挥降解作用。

但 Hara 等发现,在 Skp2 基因敲除的淋巴细胞中,在细胞周期的早、中 G1 期,P27 的泛素化及降解仍能正常进行,甚至 P27 第 187 位的 Thr 突变为 Ala 后,在细胞质仍能检测到突变体 P27 的多聚泛素化。而在 S~G2 期,P27 的降解减少。蛋白酶体抑制剂乳胞素(lactacystin)可以阻止 P27 在 G0~G1 期的降解,表明这种不依赖 Skp2 的降解是由蛋白酶体介导的。Sugiyama 等根据研究结果提出了"可能存在 Skp2 不依赖的 P27 降解途径"的观点。而 Foster 也报道,在乳腺癌细胞中,ERK 的激活可诱导 P27 由细胞核转位至细胞质,并引起 P27 蛋白水平的下调,阻断 ERK 通路则可阻止 P27 的出核及蛋白水平的下调,而且此 ERK 的作用不依赖 Skp2。Kamura 等 2004 年证实了这一机制的存在。他们在细胞质中发现了另一种不同于 SCF 的 E3 连接酶——kip1 泛素化促进复合物(kip1 ubiquitination-promoting complex,KPC),由 KPC1 和 KPC2 组成。KPC1 含有一个 RING-finger 结构域,KPC2 含有一个泛素样结构域(UBL)、两个泛素结合域(UBA)以及一个热休克分子伴侣结合域(STI1)。KPC2 通过这些结构域分别与 KPC1、蛋白酶体及泛素化的靶蛋白结合。KPC 存在于细胞质,可使细胞质中的 P27 发生泛素化,然后降解。KPC 过表达可促进 P27 降解,而转染显性失活的 KPC 则可延迟 P27 的降解。一个介导蛋白质出核的分子 CRM1 参与了 KPC 介导的 P27 降解。

以上这些研究表明,P27 泛素化依赖的蛋白酶体降解至少有两条途径,且与细胞周期相关:①发生在 G0 或早、中 G1 期,主要降解细胞质中的 P27,介导其泛素化的是 KPC,而 CRM1 介导的 P27 出核对于 KPC 的泛素化作用是必需的。②发生在晚 G1 或 S 期,主要介导细胞核内 P27 的降解,该降解途径依赖 P27-T187 的磷酸化及 Skp2。

此外,P27 也可通过泛素不依赖的蛋白酶体途径降解。在依赖 ATP 的条件下,P27 的 N 末端被快速水解,P27 的分子量由 27 000 变为 22 000,这种降解也主要发生在细胞周期的 S 期。另外,胱冬肽酶(caspase)也能介导 P27 的降解。胱冬肽酶-3 可以切割 P27 的 N 末端,使其产生 P23 和 P15 两个片段。这两个裂解产物不仅可以引起 G1 期细胞周期的阻滞,还可以阻止前胱冬肽酶-3 的活化,抑制线粒体释放细胞色素 C,从而抑制细胞凋亡。另外,在前脂肪分化细胞和脉络膜黑色素瘤细胞中,一种钙离子依赖的钙蛋白酶(calpain)也参与 P27 的降解。在脉络膜黑色素瘤细胞中,钙蛋白酶介导的 P27 降解需要 MAPK 信号通路的参与。

5)P27 细胞内分布的调节 除了降解,P27 在细胞内分布的调节也是翻译后调控的一个重要机制,很多分子可参与调节 P27 的出核、入核。P27 必须进入细胞核才能发挥细胞周期阻滞功能。一种核孔相关蛋白 mNPAP60 参与 P27 的入核。若 P27 与 mNPAP60 的结合位点(Arg90)被突变,则使入核的 P27 减少,细胞核内 P27-T187 磷酸化相应减少,P27 的降解也减少。但该结合位点的突变并不影响 P27 在细胞核内的泛素化。而由 Jab1 基因编码的一个 P38(JAB1)蛋白则可介导 P27 的出核。JAB1 是 COP9/信号分子复合体中的成员,有一段富含亮氨酸的出核信号序列。由于 P27 不含出核信号,故 JAB1 与 P27 结合,然后通过 CRM1 依赖的方式促进 P27 的出核及降解,此过程可能涉及接头蛋白 Grb2。在细胞质中 Grb2 与 P27 特异结合,可加速 JAB1 介导的 P27 在 G0~G1 期的降解。由此可见,JAB1 与 P27 的结合是 P27 降解所必需的,但此结合不依赖 P27-Thr187 的磷酸化。另外,CRM1/Ran 调节 P27 出核时,依赖 P27-Ser10 的磷酸化。P27-Ser10 的磷酸化占 P27 总磷酸化的 70%。在 G0 期，P27-Ser10 在细胞核内被磷酸化，然后在晚 G1 期这种磷酸化的 P27 与 CRM1 结合后，被运送到细胞质，从而可避免在晚 G1 期被 Skp2 依赖的蛋白酶体途径降解。因此认为，P27-Ser10 的磷酸化可增加 P27 的稳定性。

对于 P27 在细胞质、细胞核的分布，PKB 的活性变化也起着重要的调控作用。在正常细胞中，P27 主要定位于细胞核内；而在肿瘤细胞中，大部分 P27 位于细胞质中，这与肿瘤细胞中 PKB 活性增高有关。在肿瘤细胞中 PKB 活性增高，可使 P27-T157 发生磷酸化，从而将 P27 滞留于细胞质，但 PKB 并不影响 P27 蛋白表达水平。2004 年，Shin 等人揭示了 PKB 调节 P27 细胞内定位的机制。静息期，P27 主要位于细胞核内，hKIS 使 P27-Ser10 磷酸化，然后在其他一些运输分子如 CRM1、JAB1 的协助下，P27 出核。若在细胞质中 PKB 使 P27-T157 磷酸化，则会阻止 P27 与入核运输分子输入蛋白 α (importin α) 的结合，从而影响 P27 的重新入核。最近有报道，PKB 和 P90RPKS6 可介导 P27-T198 发生磷酸化，从而促进 P27 与 14-3-3 蛋白结合，使 P27 滞留于细胞质。另外，核孔复合体中的一个成分——Nup50/Npap50 也可与 P27 结合，介导 P27 入核，参与 P27-T157 的磷酸化及随后的降解。Baldassarre 等发现，P27 在细胞质的滞留也与 cyc D3 的过度表达相关。他们推测 cyc D3 可能存在一种特异的细胞质信号，可使 P27 的入核信号"失灵"。此外，癌基因 c-myc 可以通过调节 cyc D 和 cyc E 的蛋白水平而控制 P27 在细胞质、细胞核的分布。MAPK 和 PI3K/PKB 信号通路可以分别通过增加 c-myc 的稳定性或诱导 c-myc 的转录而参与对 P27 细胞质、细胞核分布的调节。

已知在一般情况下，整联蛋白通过控制细胞与细胞外基质黏附，促进细胞增殖或抑制细胞凋亡。但是在一些实体肿瘤，例如肝癌，其整联蛋白表达水平通常较低。而且越来越多的实验证据显示，整联蛋白可能参与细胞周期的抑制性调节，但机制尚未明确。笔者已有的研究结果发现，在肝癌细胞株 SMMC-7721 中，整联蛋白 α5β1 过度表达可以抑制细胞增殖，并降低此细胞株在裸鼠中的成瘤性。整联蛋白 β1 亚基过度表达可抑制 SMMC-7721 细胞增殖，并诱导细胞周期阻滞。通过进一步研究发现，此细胞周期阻滞现象与细胞周期抑制性调控蛋白 P21 和 P27 的表达密切相关，即 P21 的 mRNA 和蛋白质表达均上调，整联蛋白 β1 亚基表达可增强 p21 基因启动子活性；P27 的 mRNA 表达不变，而其蛋白质表达增加，其分子机制还不明了，可能与 P27 蛋白质的翻译后调控有关。

在实验中，笔者首先证实了整联蛋白 β1 亚基过表达可抑制肝癌细胞 SMMC-7721 的增殖，并且增加 P27 的蛋白表达。然后用实时荧光定量 PCR 方法进一步确认整联蛋白 β1 亚基过表达并不影响 P27 mRNA 的表达量，表明整联蛋白 β1 亚基过表达对 P27 的调节机制与 P21 不同。进而又发现在整联蛋白 β1 亚基过表达细胞中，P27 蛋白在细胞质和细胞核的表达都增加。通过分析 P27 蛋白表达与细胞周期的关系，笔者还发现整联蛋白 β1 亚基过表达所引起的 P27 蛋白表达增加主要发生在细胞周期的 G1 期。为了明确 P27 蛋白表达的上调与细胞增殖抑制的关系，采用 RNA 干扰技术抑制 P27 蛋白质的表达，然后观察对细胞增殖的影响。结果发现 P27 蛋白表达的下调可以恢复细胞的增殖能力，这表明 P27 蛋白表达的增加参与了整联蛋白 β1 亚基过表达所引起的细胞生长抑制。

进一步研究发现，整联蛋白 β1 亚基过表达可以延长 P27 蛋白的半衰期，增加 P27 蛋白的稳定性，表明整联蛋白 β1 亚基过表达可以在翻译后水平调节 P27 蛋白的表达。蛋白酶体参与了 SMMC-7721 细胞中 P27 蛋白质的降解。而整联蛋白 β1 亚基过表达可以通过下调 Skp2 的 mRNA 表达、P27 Thr187 的磷酸化及 P27 蛋白的多聚泛素化水平，从而抑制蛋白酶体依赖的降解，导致细胞核内 P27 的蛋白表达增加。整联蛋白 β1 亚基过表达通过抑制 PI3K 信号通路实现对 Skp2 依赖的 P27 蛋白质降解的调节。而 PI3K 的下游效应分子 PKB 的活性变化只调节 P27 蛋白在细胞质、细胞核的分布，并不改变 P27 的蛋白表达量。PKB 活性的增加可使 P27 蛋白滞留在细胞质。反之，PKB 活性下降可导致 P27 蛋白入核增多。这些结果提示：①整联蛋白 β1 亚基过表达及细胞中 PKB 活性的下降，也是导致 P27 蛋白在核内分布增加的原因；②PI3K 可能通过其他的下游信号分子调节 Skp2 介导的 P27 蛋白质的降解。

但 Skp2 依赖的 P27 降解途径的抑制及 PKB 活性的下降都只导致 P27 在细胞核内的蛋白表达增加。笔者进一步研究发现了钙蛋白酶 (calpain) 也可以参与 SMMC-7721 细胞中 P27 蛋白的降解。在整联蛋白 β1 亚基过表达细胞中，钙蛋白酶活性降低，表明整联蛋白 β1 亚基过表达通过抑制钙蛋白酶介导的 P27 降解，导致细胞质中 P27 的蛋白表达增加。

蛋白酶体和钙蛋白酶都可以介导 SMMC-7721 细胞中 P27 蛋白质的降解。Skp2 依赖的蛋白酶体途径主要发生在细胞核内，而钙蛋白酶介导的 P27

降解主要发生在细胞质中。笔者通过研究发现,这两条途径都发生在细胞周期的 G1 期,而钙蛋白酶介导的 P27 蛋白质降解可能发生在蛋白酶体途径之前。

综上所述,蛋白酶体和钙蛋白酶共同协调介导了 SMMC-7721 细胞中 P27 蛋白的降解。而整联蛋白 β1 亚基过表达正是通过抑制这两种降解机制,导致了 SMMC-7721 细胞中 P27 蛋白表达的上调。整联蛋白 β1 亚基表达还通过抑制 PKB 的活性,导致 P27 蛋白在细胞核内分布增加。总之,整联蛋白 β1 亚基过表达从蛋白质降解和蛋白质在细胞胞质、胞核的分布两个方面调控 P27,从而抑制 SMMC-7721 细胞的增殖。

**(4) 其他机制对 P27 翻译后的调节**

上述可见,P27 在细胞质、细胞核的分布与 P27 的降解是密切相关的。一些机制通过调节 P27 细胞质、细胞核的分布,可以影响 P27 的降解。如一些激酶信号转导通路可以通过使 P27 磷酸化而调节 P27 的降解。Ras 可以通过激活 MAPK 信号通路促进 P27 的降解。在生长因子或整联蛋白信号刺激下,Ras 可以通过激活 ERK 通路增加 cyc D 的表达,从而将 P27 扣留在细胞质,影响其降解;另一方面,Ras 也可以激活 RhoA,使 cyc E/CDK2 活性增加,促进 P27 降解。最近又有文献报道,Ras 在整个细胞周期中都参与了 P27 的降解,Ras 下游的不同信号通路在不同的细胞周期时相发挥作用。MEK 及 PI3K 的抑制剂使 P27 在 G1 期上调(作者认为 PI3K 是通过其他靶分子调节 P27 降解,而非 PKB),抑制 PKB,使 P27 在 S 期上调。Skp2 的表达也是 Ras 依赖的,Skp2 蛋白的减少可使 P27 在 G2 期增高。

此外,也有其他研究报道 PI3K 信号通过参与 P27 的降解调节。在活化 B 细胞的增殖过程中,PI3K 的激活对 P27 的降解是必需的,但此机制是 PKB 不依赖的。使用 PI3K 的抑制剂 LY294002 或转染 *PTEN* 基因(可抑制 PI3K 信号通路活性),可使 P27 的表达增加。PI3K 和 *PTEN* 对 P27 降解的调节是通过 Skp2 进行的。研究发现,在 *PTEN* 基因敲除的小鼠胚胎干细胞中,Skp2 的表达增加,而 P27 的表达下降。在 *PTEN* 缺失细胞内转入 *PTEN* 后,可观察到 Skp2 的 mRNA 水平下降,而 P27 的蛋白水平增加。LY294002 同样也可以下调 Skp2 的蛋白表达。此外,*PTEN* 和 LY294002 也可通过影响 Skp2 的稳定性调节 P27 的降解,因为 Skp2 的稳定性是细胞周期依赖的,在细胞静止期,Skp2 的降解速率为最大。已有文献报道,*PTEN* 和 LY294002 处理可以将细胞阻滞在 G0/G1 期。此外,forkhead 转录因子除了在转录水平调节 P27,还可以作为 *PTEN* 的下游分子参与 P27 蛋白水平的调节。*TSC2* 是一个抑癌基因,*TSC2* 的缺失可使 P27 滞留在细胞质,并降低 P27 的稳定性,这种作用并不依赖 P27-T187 的磷酸化。PKB 可以使 *TSC2* 磷酸化而失活,从而解除 *TSC2* 对 mTOR 的抑制作用。而 mTOR 活性被西罗莫司抑制时,可以增加 P27 的稳定性。因此,PKB 可以通过 TSC2/mTOR 促进 P27 的降解。而上述的 *PTEN* 及 LY294002 对 P27 稳定性的调节可能也是通过 PKB/TSC2 这一机制。但在有些肿瘤中,单有 PKB 的活化还不足以引起 P27 降解,比如在原发性乳腺癌中,PKB 活性的增加并不引起 P27 蛋白水平的下降。

**(5) *p27* 与肿瘤**[30,31,37,39]

*p27* 作为细胞周期负性调节因子,具有阻止细胞通过 G1/S 期转换的"关卡"作用,从而抑制细胞增殖,因此 *p27* 与肿瘤关系密切。由于 *p27* 基因突变在肿瘤中很罕见,因此普遍认为 P27 蛋白的表达下调或 *p27* 在细胞质、细胞核的异常分布与肿瘤发生、发展及预后有一定相关性。在小鼠体内敲除 *p27* 基因后,小鼠的无肿瘤存活率由原来的 >70 周下降到 40 周,并且增加了肿瘤的多发性。Jonuleit 等发现,转染癌蛋白 Bcr/Abl 激酶基因可以导致癌前 B 细胞白血病 Ba/F3 细胞和人巨核细胞白血病 M07 细胞中 P27 的下调,而过表达 P27 可以阻止 Bcr/Abl 诱导的 Ba/F3、M07 细胞增殖作用,可见 P27 蛋白水平降低与白血病发病有关,高表达 P27 蛋白对白血病有抑制作用。Kawa 等用莫法罗汀(mofarotene)上调 P27 的表达,可使胰腺癌细胞的生长受到抑制。

除了抑制肿瘤细胞的增殖,P27 的表达水平与肿瘤的分化、转移及预后也紧密关联。在星形细胞瘤细胞株中转入 *p27* 基因,使其过度表达时,能抑制瘤细胞株的恶性表型和减少非整倍体细胞的积聚。Singh 等在研究与 Barrett's 相关的食管腺癌(BAA)时发现,P27 蛋白水平下降与腺癌淋巴结转移,深部浸润、生存率低有关,与肿瘤细胞分化程度呈负相关。Tan 等报道,在早期乳腺癌中 P27 蛋白水平与预后相关,P27 蛋白低表达组的平均生存期为 139 个月(死亡率 17%),P27 蛋白高表达组平均生存期为 174 个月(死亡率 9%),他们认为在微小浸润性乳腺癌,P27 蛋白表达水平可作为判断患者预后的指标。在非小细胞肺癌的研究中发现,肺癌细胞 P27 蛋白表达水平与术后生存率密切相关,其中无 P27 蛋白表达的病例均在术后 30 个月内死亡。Yang 等对 86 例根治性切除的 Ⅰ~Ⅱ 期前列腺癌作

P27 蛋白表达水平检测，结果在 P27 蛋白低表达组中，50% 的病例肿瘤复发，而 P27 蛋白高表达组中仅 22.2% 的患者有肿瘤复发。Yasui 等研究发现 P27 蛋白高表达者，其胃癌恶性程度低、淋巴结转移较少，且在转移灶中 P27 蛋白表达显著低于原发癌灶中 P27 蛋白的表达，结果提示 P27 蛋白低表达的肿瘤细胞选择性转移到淋巴结或远处器官。

越来越多的研究表明，Skp2 在肿瘤中也发挥着重要的作用。大量研究显示 Skp2 的表达水平同组织的恶性程度呈正相关。Latres 等为了评价在体内 Skp2 对肿瘤的诱导生长情况，在转基因鼠体内导入 Skp2 基因，结果导致鼠的生存期缩短，肿瘤的发生率增加。Nelsen 等研究发现，在不存在丝裂原信号而只有生长抑制因子信号的情况下，cyc E 和 Skp2 的共转染可缩短肝细胞的 G1～S 期的过渡时间，并且发现转染 cyc E 和 Skp2 后可促使大量肝细胞的复制和肝组织的增生，证明了 Skp2 是一种参与 G1～S 期过渡调控的 F-box 蛋白，具有致癌基因的作用。Shigemasa 等用免疫组织化学方法对 134 例卵巢肿瘤分析（包括 20 例腺瘤，23 例卵巢低度恶性肿瘤，91 例腺癌），并对 32 例腺癌和 3 个细胞株半定量 PCR 分析 Skp2 的 mRNA 水平，发现在腺瘤和卵巢低度恶性肿瘤中无 Skp2 的表达，而 47.3% 腺癌都有 Skp2 高表达，并且晚期病例中 Skp2 表达与早期病例中表达差异显著，但与组织学类型无关。用 Log-rank 检验发现，Skp2 过度表达与患者生存时间呈显著负相关。大量研究表明，在很多恶性肿瘤中，Skp2 常呈高表达，而 P27 则呈低表达，两者呈负相关。在雌激素受体（ER）阴性的乳腺癌细胞中，Skp2 的表达高于 ER 阳性的乳腺癌细胞，这种 Skp2 的高表达与肿瘤的高分级、P27 的低表达相关。Fukuchi 等对食管早期鳞癌中 Skp2 和 P27 的表达及相关性研究中也发现，大部分 Skp2 和 P27 的表达呈负相关。Gstaiger 等通过免疫组织化学方法对正常口腔上皮组织、发育不良组织及各个病理阶段的口腔鳞癌中的 Skp2 和 P27 进行检测，发现口腔发育不良的上皮组织和恶性肿瘤中 Skp2 蛋白表达水平较口腔正常上皮组织增加，P27 蛋白的表达水平则降低；Skp2 的增加会促使口腔上皮细胞由正常向恶性转变，显示 Skp2 参与口腔上皮细胞的致癌作用。同时，研究还发现 Skp2 的表达虽然导致恶性肿瘤的表现增加，但是不会影响细胞的正常增殖。当然，除了 Skp2 高表达外，其他的机制也可以导致肿瘤细胞中 P27 的下调。

总而言之，P27 是一种细胞周期的负调控因子，P27 的低表达和肿瘤的不良预后有关，因此被认为是肿瘤的抑制蛋白。而 Skp2 是介导蛋白质泛素化 SCF 多功能复合体中的一种 F-box 蛋白，可以通过泛素-蛋白酶体途径降解 P27，在大量肿瘤中呈高表达，并与 P27 的表达呈负相关，被认为类似于癌基因。因此，对 P27 的降解机制以及 Skp2 和 P27 相关性的深入研究，将有助于进一步阐明细胞周期的调节机制，同时为肿瘤的发生、发展及预后的判断提供了有力的依据，为外源性 Skp2 和 p27 基因在临床中的应用提供了新的思路。

### 11.6.2　P21 蛋白[36,39]

P21 是一类 CDK 抑制因子，属于 CIP/KIP 蛋白家族，可以参与调节 cyc D1/CDK4/6、cyc E/CDK2 或 cyc A/CDK2 等蛋白激酶复合物的活性，并在细胞周期阻滞、分化、DNA 修复、细胞衰老和细胞凋亡方面发挥重要作用。笔者在研究整联蛋白对细胞周期抑制性调控的作用及分子机制时发现，在肝癌细胞 SMMC-7721 中，过表达 β1 族整联蛋白基因可影响细胞周期，即在 β1 族整联蛋白过表达细胞株 β1-7721 和 α5β1-7721 中，发生 S 期阻滞现象。随后，进一步探讨了这种细胞周期阻滞的分子机制，结果显示，在 β1-7721 和 α5β1-7721 细胞中 cyc D1 和 CDK2 的蛋白含量没有明显变化，而细胞周期抑制性调控因子 P27$^{kip1}$ 和 P21$^{cip}$ 蛋白表达水平明显增高。同时，在 α5β1-7721 和 β1-7721 细胞中，FAK 的蛋白含量及其磷酸化水平均无明显变化；PKB 蛋白含量虽无变化，但其磷酸化程度却降低。β1 族整联蛋白过表达并不影响 P27 的 mRNA 水平。当应用渥曼青霉素（wortmannin）抑制 PI3K 活性，使 PKB 磷酸化水平降低时，P27 蛋白表达呈上调趋势；当在细胞黏附存在下 PKB 磷酸化增加时，P27 蛋白水平却下降。由此推测，在 β1 族整联蛋白过表达引起 S 期阻滞的过程中，PKB 的活性变化起了重要作用。

笔者还观察到 β1 族整联蛋白过表达使 P21 蛋白水平增加的同时，其 mRNA 水平也上调。利用荧光素酶报道基因表达系统，观察 β1 族整联蛋白过表达对 p21 启动子区的活性调节。结果发现，在 β1 族整联蛋白过表达的细胞中，p21 基因 5′上游调控区近侧序列（-189～+28）的活性显著增强。同时，利用细胞松弛素 B 干扰细胞骨架的微丝系统也能诱导 p21 启动子区活性升高。这些结果说明，β1 族整联蛋白过表达可以调节 p21 基因的转录水平，而且这一现象可能与细胞骨架重排有关。

作为一种重要的细胞周期抑制性调控因子，*p21* 基因同样受到多种因素的影响，从而控制自身的表达水平。目前，许多细胞外因素可以通过一定的信号转导途径，作用于相应的转录因子；然后，在特定转录因子的协同控制下，激活或抑制 *p21* 基因表达。这些转录因子包括 P53、C/EBPαβ、RAR、STAT、Sp1、Smad、AP2/AP4、MyoD、Myc/Max、Myc/Miz-1 等，可以分别通过 P53 依赖性或其他方式调节 P21 的转录水平。例如 Sp1/Sp3 和 MyoD。在 DNA 损伤刺激下，P21 的转录主要由 P53 蛋白激活。然而，在很多情况下，特别是在一些有助于促进细胞生长阻滞或诱导分化的因素作用下，*p21* 基因转录主要通过第 2 种方式，即由其他转录因子调控，例如 Sp1、Sp3、STATs，以及 bHLH 家族成员 MyoD。这也可能是整联蛋白过表达诱导 *p21* 基因表达增强的一个主要机制。鉴于 Sp1 转录因子可以和很多细胞周期或分化调控蛋白相互作用，所以，笔者推测 Sp1 可能与其他转录因子协同参与了 β1 族整联蛋白过表达引起的 P21 表达升高。进一步研究发现，细胞周期抑制性调控基因 *p21* 启动子区的 -189～+28 区域是其启动子活性的重要部分。Gartel 等在 Caco-2 细胞中发现，*p21* 启动子活性可以被 Myc 转录因子抑制，主要是由于 Myc 蛋白与转录因子 Sp1/Sp3 相互作用所致。有趣的是，这种效应在 *p21* 启动子区近侧序列（-119～+16）与 2.3 kb 区（-2330～+16）中也基本相同。在肝癌细胞 HepG2 中，*p21* 的 5′ 上游调控区 -2300～+8 序列中的 -124～-61 序列也是体现启动子活性的必需部分，其中含有 4 个 GC 富集区，也是 Sp1/Sp3 转录因子的结合位点。另外，在 *p21* 的 5′ 上游调控区的远侧序列中，-2100～-1600 区段也是正向调节 *p21* 基因表达所必需的结构。而且，这两段序列可以协同调节 *p21* 的启动子活性。由此可见，*p21* 启动子近侧序列 -189～+28 区域在该基因转录水平的调控方面是必不可少的部分。

## 11.7　整联蛋白和 E-钙黏蛋白信号通路的相互作用[40,41]

各种肿瘤细胞基因型在细胞生理上有 6 大必要的改变：生长信号的自我满足，对生长抑制信号的不敏感，无限复制能力，持续的新血管生成能力，以及组织入侵和转移能力。在细胞获得转移和入侵能力时，受影响的蛋白包括细胞间黏附分子（CAM），主要包括免疫球蛋白、钙依赖的钙黏蛋白（两者介导细胞间黏附）和整联蛋白（将细胞与细胞外基质相连）。

E-钙黏蛋白是上皮细胞膜上专一表达的同源细胞间相互作用的信号分子。相邻细胞 E-钙黏蛋白偶联，并与细胞质中 β-连环蛋白形成的复合体，参与包括 Lef/Tcf 转录因子的信号转导，抑制生长和其他信号的传递。在多数上皮组织来源的肿瘤中，E-钙黏蛋白功能明显缺失，主要是由于 E-钙黏蛋白或 β-连环蛋白基因突变失活、转录抑制或钙黏蛋白细胞外功能区的蛋白酶水解。在体外培养的肿瘤细胞中过表达 E-钙黏蛋白，能削弱细胞的入侵和转移能力。上皮和心肌细胞富含特异化的钙黏蛋白形式——桥粒芯蛋白（desmogleins）和 desmocolins，它们形成桥粒结构，相对缺乏动力，但更结实。接受钙离子信号后，钙黏蛋白的细胞外结构域发生构象改变。这充分说明钙在细胞间黏附中的重要性。

获得入侵和转移能力细胞的整联蛋白的表达也发生了改变，整联蛋白 α 和 β 亚基的类型被改变，形成整联蛋白不同亚型，癌细胞将正常上皮细胞上与 ECM 亲和较好的整联蛋白亚型改变成其他亚型。过表达整联蛋白的亚型能诱导或削弱体外培养细胞的入侵和转移能力。整联蛋白介导的细胞与 ECM 之间以及 E-钙黏蛋白介导的细胞之间的信号转导必然发生频繁串话（cross-talk）。

### 11.7.1　Rho 家族与细胞骨架

整联蛋白和 E-钙黏蛋白共同参与细胞骨架的调控，但同时又受到与细胞骨架许多相关蛋白的调控。

Rho 家族是 GTPase 的 Ras 超基因家族成员，参与细胞形态、基因转录、细胞周期、细胞凋亡和癌变等过程。和其他的 GTPase 一样，Rho 家族蛋白在有活性的 GTP 结合状态和无活性的 GDP 结合状态之间转变。通常与 GDP-Rho 相关的 Rho GDP 解离抑制物（Rho GDP-dissaciation inhibitor，RhoGDI）是鸟嘌呤核苷酸转换因子（guanine nucleotide exchange factors，GNEF）的一个靶蛋白，随着 GDI 的解离，GNEF 帮助释放 GDP，允许 GTP 激活并活化 GTPase。GTPase 激活蛋白（GTPase activating proteins，GAP）的一个家族可增强内在的 RhoGTPase 活性，并将 Rho 恢复到 GDP 结合的无活性状态。活化的 Cdc 42 与多种靶蛋白结合，其中包括 P21 激活激酶（P21-activated kinases）、IQGAP1 和 Wiskott-Aldrich 综合征蛋白（Wiskott-Aldrich syndrome protein，WASP）。肌动蛋白细胞骨架的组织和重组被 Rho 家族的小

GTPase 所控制,其中包括 Rho、Rac 和 Cdc 42。这些蛋白参与了应激蛋白(stress protein)扁足(lamellipodia)和伪足的形成。

以志贺菌(Shigella)侵入上皮细胞过程为例,入侵结构包括几种肌动蛋白结合蛋白,如肌动蛋白丝束蛋白(plastin)、α-辅肌动蛋白(α-actinin)和皮肌动蛋白(cortactin),以及那些被认为给细胞骨架和膜提供连接的蛋白,如埃兹蛋白(ezrin)。志贺菌入侵伴随着依赖于 Src 的肌动蛋白结合蛋白皮肌动蛋白的磷酸化。Src 通过磷酸化 p190RhoGAP 来调节 Rho 功能。Src 拮抗 Rho 所依赖的张力蛋白形成。

## 11.7.2 Rho 家族与整联蛋白或 E-钙黏蛋白的关系

SH2-SH3 衔接蛋白(SH2-SH3 adapter proteins)如 Grb2,可将活化受体 TPK(包括 FAK)与 mSOS1(Ras 通路中的一个激活剂)相连。mSOS1 和 C3G 均为鸟嘌呤核苷酸转换因子(GNEF),能将无活性的 Ras-GDP 转化为有活性的 Ras-GTP。当细胞黏附于 Fn 时,Grb2 和 mSOS1 结合在 FAK 分子上,其中 Grb2 的 SH2 结构域能与 FAK 羧基端的磷酸化酪氨酸结合。C3G 通过 SH2 和结合于 FAK 另一端的磷酸化桩蛋白结合,可见整联蛋白通过 Grb2 和 C3G 借助 FAK、mSOS1 和桩蛋白,有效地和骨架蛋白与 Ras 信号通路联系起来。

在结肠癌细胞中,α6β4 整联蛋白与层粘连蛋白黏附后,RhoA 从细胞质移位到伪足边缘的膜皱褶中与 β1 整联蛋白结合。RhoA 的移位可被磷脂酶抑制,通过抑制 cAMP 依赖的蛋白激酶得到增强。3T3 成纤维细胞通过整联蛋白黏附于 Fn,Ras 通路下游的 MAPK 即被活化。此种激活依赖完整的细胞骨架。MAPK 可磷酸化转录因子使其激活,因此 MAPK 可能参与整联蛋白引起的基因表达的调控。

Rho 蛋白在所有真核细胞中控制肌动蛋白细胞骨架的组装,被认为是依赖于钙黏蛋白细胞间黏附的重要调控因子。IQGAP1 和 α-连环蛋白竞争结合 E-钙黏蛋白/连环蛋白,导致细胞间黏附被破坏。激活的 Cdc 42 可抑制 IQGAP1 的作用,因此推测 Cdc 42 和 IQGAP1 是钙黏蛋白的阳性和阴性分子开关。另外,E-钙黏蛋白能激活 PI3K,作用于 Cdc 42 的上游和下游。不管机制如何,E-钙黏蛋白可激活 Cdc 42,为 E-钙黏蛋白介导的从外到内的信号提供进一步的证据。

## 11.7.3 E-钙黏蛋白或整联蛋白通过其他蛋白与细胞骨架相互作用

钙黏蛋白结合 β-连环蛋白或 γ-连环蛋白,它们再结合 α-连环蛋白。α-连环蛋白是肌动蛋白结合蛋白,能与其他肌动蛋白结合蛋白相互作用,如 α-辅肌动蛋白、ZO-1 和黏着斑蛋白。这种相互作用使钙黏蛋白与肌动蛋白细胞骨架相联系,钙黏蛋白-连环蛋白复合物与肌动蛋白细胞骨架的结合对细胞结合活性很重要。如果细胞正常表达 E-钙黏蛋白但缺乏 α-连环蛋白,则细胞不能聚集,但转染 α-连环蛋白 cDNA 后又能恢复。

整联蛋白通过很多分子连接与细胞骨架连接。在大多数细胞中,踝蛋白结合 β 整联蛋白胞内域是早期重要的一步,也许提供了初步连接,并被随后的 α-辅肌动蛋白和黏着斑蛋白的结合加固。这些蛋白能将额外的一些 F-肌动蛋白带到黏附位点,再结合斑联蛋白(zyxin)、Mena/VASP 及肌动蛋白抑制蛋白(profilin)。WASP 和 Arp2/3 的利用也许导致进一步的肌动蛋白多聚化和重组。在基质黏附中,大量的肌动蛋白结合蛋白与整联蛋白之间的大量结构和功能的联系为整联蛋白控制细胞功能提供了重要的基础。

细胞骨架蛋白能直接调节整联蛋白-细胞骨架的连接,从而影响整联蛋白的活性。整联蛋白能结合除 ECM 外的其他细胞上的受体,整联蛋白的亲和力会被细胞骨架驱动的细胞间结合所影响。

## 11.7.4 钙离子对整联蛋白和 E-钙黏蛋白两者的调控作用

*(1) 钙离子与整联蛋白*

每个整联蛋白多聚体包括 3~5 个低亲和力的二价阳离子结合位点。从整体上来说,这些结合的二价离子能作为效应物,促进配体结合;作为拮抗剂,抑制配体结合;作为选择剂(selector),改变配体结合特异性。一种二价阳离子对整联蛋白功能的影响解释是配体和二价阳离子与配体享有共同的整联蛋白结合口袋,支持证据是 RGD 配体能替代二价离子,以及二价阳离子和 RGD 能与 β3 整联蛋白的一段多肽结合。β3 整联蛋白有两类离子结合位点:一类为配体结合前必须结合有二价阳离子的位点,即 LC 位点(ligand-competent sites);另一类为对配体的结合有抑制作用的 I 位点。甚至在配体很充足的情况下,I 位点也能与钙离子结合,给预先存在的细胞-基质接触的解离提供了有效的机制。

### (2) 钙离子与 E-钙黏蛋白

钙离子将 E-钙黏蛋白相互之间有排斥的羧酸侧链拉在一起,为二聚体接触面的形成提供有序的结构。二聚体的形成是形成细胞间黏附的前提条件。

钙离子结合 E-钙黏蛋白细胞外功能区,诱导构象改变,促进相邻细胞间 E-钙黏蛋白同源作用。E-钙黏蛋白的胞质区能与 β-或 γ-连环蛋白结合,α-连环蛋白通过肌动蛋白将细胞骨架和复合物相连接。另一种与 β-和 γ-连环蛋白不相关的蛋白 P120$^{ctn}$,能与 E-钙黏蛋白结合,被认为是区别于其他连环蛋白调节黏附。细胞黏附复合物蛋白组分对多步骤的调节是必要的,这些步骤包括细胞极性、细胞分离、形态发生和肿瘤侵入。

肌动蛋白细胞骨架在细胞间黏附处于中心位置,E-钙黏蛋白、α-连环蛋白和 β-连环蛋白组装成 Triton X-100 不溶解的结构,动力学与 AJs 的形成相似。在钙离子激活下,肾上皮细胞株(MDCK 和 NRK)中 AJ 抗体展示在细胞与细胞接触点或凹陷(punctum)处。有些报道提示,Pho 家族的一些小 GTPase 可能参与,因为 MDCK 细胞持续表达 Cdc 42,聚集了更多的肌动蛋白在细胞间黏附位点,在上皮细胞中 Rho 和 Rac 对肌动蛋白的重组和细胞间黏附在上皮细胞中有正作用和负作用。

IQGAP1 是通过 PCR 方法从人骨肉瘤组织中克隆得到的,是一种新的能与细胞骨架作用的 RasGAP 相关蛋白,能结合肌动蛋白、Rho 家族成员和 E-钙黏蛋白。钙调蛋白(calmodulin)与 IQGAP1 结合,并调节与 Cdc 42 和肌动蛋白的联系。钙调蛋白和 E-钙黏蛋白在体外和正常细胞环境下竞争结合 IQGAP1。哺乳动物 IQGAP1 能结合活化的 Cdc 42 和 Rac。

## 11.7.5 阳性表达 E-钙黏蛋白对整联蛋白及其下游信号分子的影响

细胞黏附是细胞行使多种生物学功能的基础。E-钙黏蛋白介导细胞间的黏附,整联蛋白介导细胞和细胞外基质(ECM)间的黏附。胚胎发育或正常生理活动中的细胞迁移,乃至肿瘤细胞的侵袭和转移都涉及细胞-ECM 和细胞-细胞的黏附,这一系列过程必然伴随着 E-钙黏蛋白和整联蛋白信号通路的相互串话(cross-talk)。笔者主要研究了 E-钙黏蛋白表达缺失的人乳腺癌细胞转染 E-钙黏蛋白后,对整联蛋白表达及其下游信号通路的影响。

将野生型 E-钙黏蛋白 cDNA 真核细胞表达质粒转染至 E-钙黏蛋白表达阴性的人乳腺癌细胞 MDA-MB-435 和 MDA-MB-231,建立阳性表达细胞株——E-cad-435 和 E-cad-231,同时转染空质粒载体 pcDNA3 作为阴性对照(Mock-435 和 Mock-231)。E-cad-435 和 E-cad-231 与对照细胞相比生长变慢,更多细胞停滞在 G0/G1 期,细胞之间更容易发生黏附,以及更容易发生凋亡。阳性表达 E-钙黏蛋白后,细胞对 ECM 的主要成分 FN 和 LN 黏附能力下降,尤其是 FN。整联蛋白 α5β1 是 FN 的主要受体,结果发现细胞膜上的整联蛋白 α5、β1 亚基的蛋白和 mRNA 水平都下降。在阳性表达细胞株 E-cad-435 和 E-cad-231 中,β-连环蛋白的蛋白量下降;其分布主要集中在细胞膜内侧和细胞质中,而在细胞核中基本消失。Mock-435 和 Mock-231 中的 β-连环蛋白主要集中在细胞核。

由于 β-连环蛋白是 wnt 信号通路的重要参与者,在细胞核中能与转录因子 TCF/LEF 家族成员结合,共同起始转录和调控很多基因。那么,E-钙黏蛋白是否能通过 β-连环蛋白来影响整联蛋白的表达呢? 为此,选用 GSK-3β 的抑制剂 LiCl,以抑制 β-连环蛋白的降解来观察整联蛋白的变化。结果显示,LiCl 处理细胞 36 h 后 β-连环蛋白明显增加,同时整联蛋白 α5、β1 亚基的蛋白量也随之增加。这说明 E-钙黏蛋白能通过 β-连环蛋白来影响整联蛋白 α5β1 的表达量。同时发现阳性表达 E-钙黏蛋白还能抑制 FAK、PKB 和 ILK 以及细胞周期蛋白 D1 的表达,并促进抑癌基因 *PTEN* 的表达。LiCl 处理细胞 36 h 后 FAK 和 PKB 的表达量也随着增加,同样说明 E-钙黏蛋白影响整联蛋白下游的信号分子 FAK 和 PKB 的蛋白量主要由 β-连环蛋白介导。

在转染丧失与 β-连环蛋白结合能力的突变 E-钙黏蛋白 cDNAΔ71 的细胞株研究中,发现突变 E-钙黏蛋白不能结合 β-连环蛋白,引起 β-连环蛋白的蛋白量下降,其分布主要集中在细胞质。进一步研究发现,突变 E-钙黏蛋白 cDNAΔ71 同样能抑制整联蛋白 α5、β1、亚基的蛋白量,尤其在 MDA-MB-435 细胞株中更加明显,α5 亚基蛋白基本消失。此结果提示,在 E-钙黏蛋白调节整联蛋白 α5β1 表达过程中,发挥作用的是游离 β-连环蛋白。

有文献报道,PKB 能磷酸化 GSK-3 并抑制其活性,进而抑制 β-连环蛋白的降解。用 PI3K 的抑制剂——渥曼霉素(wortmannin)处理细胞,发现渥曼青霉素能抑制 PKB 的 473 位 Ser 磷酸化。随着渥曼青霉素抑制浓度的增加,PKB Ser473 磷酸化程度呈现下降趋势,并且 β-连环蛋白的蛋白量也随之下降。说明在 MDA-MB-231 和 MDA-MB-435 细胞中降解 β-连环蛋白的系统完整,只是受到了 PKB 高表达的抑制,同时也说明 β-连环蛋白和 PKB 可相互影响。

此外还发现,阳性表达 E-钙黏蛋白能抑制乳腺癌细胞分泌雌激素的能力,已有文献报道雌激素能通过非受体途径 GPCR30 激活 PKB 来影响整联蛋白的表达,为 E-钙黏蛋白影响整联蛋白信号途径的解释又增加了一种选择。

整联蛋白及其参与的细胞黏附在细胞生命历程中具有举足轻重的地位,目前在许多方面已经有了初步认识,但是仍然存在一些较为关键的问题尚未解决。例如,整联蛋白参与的细胞骨架重组在细胞分裂调控过程中的作用,两者的相互关系如何?不同 ECM 成分或不同整联蛋白在细胞分裂与分化转换过程中的控制机制如何?表型转化的本质也需进一步证实。这些问题的解决将有助于更加深刻地理解细胞增殖、分化、凋亡等基本规律,以及细胞微环境对细胞基本生命现象的影响,从而揭示多细胞生物有机体的发生、发育机制。

(申宗侯 查锡良)

## 主要参考文献

[1] Benjamin Lewin. Genes Ⅷ. Oncogenes and cancer. Rewood City: Benjamin Cummings Publishing, 2004: 101-148.
[2] Lodish B, Zipursky M, Baltimore D, et al. Molecular cell biology. 5th ed. New York: WH Freemen and Company, 2004.
[3] Pecorino L. Molecular biology of cancer. 2nd ed. Oxford: Oxford University Press, 2008.
[4] Kastan M, Skapek S. Molecular biology of cancer. In: de Vita VT Jr, Hellman S, Rosenberg SA, eds. Cancer principles and practice of oncology. 6th ed. Philadelphia: Lippincott Williams & Wilkins Press, 2001.
[5] Harris H, Miller OJ, Klerin G, et al. Suppression of maliguancy by cell fusion. Nature, 1969, 223:363-368.
[6] Knudson AG Jr. Mutation and cancer: statistical study of retinoblastoma. Proc Natl Acad Sci USA, 1971, 68:820-823.
[7] Dunn JM, Phillips RA, Becker AJ, et al. Identification of germline and somatic mutations affecting the retinoblastoma gene. Science, 1988, 241:1797-1800.
[8] Levine AJ. The tumor suppressor gene. Ann Rev Biochem, 1993, 62:623-651.
[9] Haber D, Harlow E. Tumor-suppressor genes: evolving definitions in the genomic age. Nat Genet, 1997, 16:320-322.
[10] Huang HJ, Yee Jk, Shew JY, et al. Suppression of the neoplastic phenotype by replacement of the RB gene in human cancer cells. Science, 1988, 242:1563-1566.
[11] Groden J, Thliveris A, Samowite W, et al. Identification and characterization of the familial polyposis coli gene. Cell, 1991, 66:589-600.
[12] Nigro JM, Baker SJ, Preisinger AC, et al. Mutation is p53 gene occur in diverse human tumor types. Nature, 1989, 342:705-708.
[13] Vogelstein B, Kinzler KW. p53 function and dysfunction. Cell, 1992, 70: 523-526.
[14] Toker A, Newton AC. Cellular signaling pivoting around PDK1. Cell, 2000, 103:185-188.
[15] Cantley LC, Neel BG. New insights into tumor suppression: PTEN suppresses tumor formation by restraining the PI3K/Akt pathway. Proc Natl Acad Sci USA, 1999, 96:4240-4245.
[16] Rubinfeld B, Albert I, Porfiri E, et al. Binding of GSK3-β to the APC-β-catenin complex and regulation complex assembly. Science, 1996, 272:1023-1026.
[17] Henderson BR. Nuclear-cytoplasmic shuttling of APC regulation β-catenin subcellular localization and turnover. Nat cell Biol, 2000, 2:653-660.
[18] Matsuzawa SI, Reed JC. Siah-1, S1p and Ebi collaborate in a novel pathway for β-catenin degradation linked to p53 responses. Mol Cell, 2001, 7:915-926.
[19] Thibodeau SN, Bren G, Schaid D. Microsatellite instability in cancer of the proximal colon. Science, 1993, 260:816-819.
[20] Kinzler KW, Vogelstein B. Lessons from hereditary colorectal cancer. Cell, 1996, 87:159-170.
[21] Cox BD, Natarajan M, Stettner MR, et al. New concepts regarding focal adhesion kinase promotion of cell migration and proliferation. J Cell Biochem, 2006, 99:35-52.
[22] Hall A. Rho GTPases and the control of cell behaviour. Biochem Soc Trans, 2005, 33:891-895.
[23] Parsons JT. Focal adhesion kinase: the first ten years. J Cell Sci, 2003, 15: 1409-1116.
[24] Hanks SK, Ryzhova L, Shin NY, et al. Focal adhesion kinase signaling activities and their implications in the control of cell survival and motility. Front Biosci, 2003, 8:d982-d996.
[25] Mitra SK, Hanson DA, Schlaepfer DD. Focal adheson kinses:in command and control of cell motility. Nat Rev Mol Cell Biol, 2005, 6:56-68.
[26] McLean GW, Avizienyte E, Frame MC. Focal adhesion kinase as a potential target in oncology. Expert Opin Pharmacother, 2003, 4:227-234.
[27] Schlaepfer DD, Mitra SK, Ilic D. Control of motile and invasive cell phenotypes by focal adhesion kinase. Biochim Biophys Acta, 2004, 1692:77-102.
[28] Rossetti G, Collinge M, Bender JR, et al. Integrin-dependent regulation of gene expression in leukocytes. Immunol Rev, 2002, 186:189-207.
[29] Belletti B, Nicoloso MS, Schiappacassi M, et al. P27[kip1] functional regulation in human cancer: a potential target for therapeutic designs. Curr Med Chem, 2005, 12:1589-1605.
[30] Alkarain A, Slingerland J. Deregulation of p27 by oncogenic signaling and its prognostic significance in breast cancer. Breast Cancer Res, 2004, 6:13-21.
[31] Fu Y, Wang LY, Liang YL, et al. Integrin beta(1A) upregulates P27 protein amount at the post-translational level in human hepatocellular carcinoma cell line SMMC-7721. Acta Biochim Biophys Sin (Shanghai), 2006, 38:523-530.
[32] Kaldis P. Another piece of the P27[kip1] puzzle. Cell, 2007, 128:241-244.
[33] Juliano RL, Reddig P, Alahari S, et al. Integrin regulation of cell signalling and motility. Biochem Soc Trans, 2004, 32:443-446.
[34] Iancu-Rubin C, Atweh GF. P27[kip1] and stathmin share the stage for the first time. Trends Cell Biol, 2005, 15:346-348.
[35] Musgrove EA, Davison EA, Ormandy CJ. Role of the CDK inhibitor P27[kip1] in mammary development and carcinogenesis: insights from knockout mice. J Mammary Gland Biol Neoplasia, 2004, 9:55-66.
[36] Fang Z, Fu Y, Liang Y, et al. Increased expression of integrin beta1 subunit enhances P21[WAF1]/Cip1 transcription through the Sp1 sites and P300-mediated histone acetylation in human hepatocellular carcinoma cells. J Cell Biochem, 2007, 101:654-664.
[37] Nho RS, Sheaff RJ. P27[kip1] contributions to cancer. Prog Cell Cycle Res, 2003, 5:249-259.
[38] Pagano M. Control of DNA synthesis and mitosis by the Skp2-P27-Cdk1/2 axis. Mol Cell, 2004, 14:414-416.
[39] Jeannon JP, Soames JV, Aston V, et al. Molecular markers in dysplasia of the larynx: expression of cyclin-dependent kinase inhibitors p21, p27 and p53 tumour suppressor gene in predicting cancer risk. Clin Otolaryngol Allied Sci, 2004, 29:698-704.
[40] Oloumi A, McPhee T, Dedhar S. Regulation of E-cadherin expression and beta-catenin/Tcf transcriptional activity by the integrin-linked kinase. Biochim Biophys Acta, 2004, 1691:1-15.
[41] Foty RA, Steinberg MS. Cadherin-mediated cell-cell adhesion and tissue segregation in relation to malignancy. Int J Dev Biol, 2004, 48:397-409.

# 12 肿瘤细胞生物学

12.1 肿瘤细胞核及其特性
   12.1.1 染色体
   12.1.2 核仁
12.2 肿瘤细胞质及其特性
   12.2.1 微丝
   12.2.2 中丝
   12.2.3 微管
12.3 肿瘤细胞膜及其特性

12.3.1 细胞膜表面聚糖结构的改变
12.3.2 细胞膜表面其他黏附分子的改变
12.4 肿瘤细胞的生长特性
   12.4.1 肿瘤细胞增殖动力学
   12.4.2 肿瘤血管形成对肿瘤生长的影响
   12.4.3 肿瘤进展和异质性对肿瘤生长的影响
   12.4.4 肿瘤干细胞

肿瘤的基本生物学特征是细胞的异常生长,即使去除刺激生长的因素,这种过度增生状态仍能一直持续下去。肿瘤有良性与恶性之分。良性肿瘤分化好,通常无转移复发;恶性肿瘤绝大多数分化差,肿瘤细胞与对应的分化成熟的细胞在功能和形态上都有明显差异,并具有恶性的生物学行为,称为去分化,即间变(anaplasia)。间变是恶性肿瘤细胞标志性的生物学特征。以下讨论的内容主要是恶性肿瘤的细胞生物学。

恶性肿瘤细胞除少数肿瘤的形态分化与其生物学行为相背离外,即形态为良性肿瘤,而生物学行为则表现为恶性(如某些甲状腺滤泡状癌、肾上腺皮质腺癌、分化好的前列腺腺癌等),大多数肿瘤都有明显的异型性,如细胞体积常大于其周围正常细胞,外形不规则,核大深染。肿瘤细胞在超微结构上与正常细胞相比,主要为量的差异。肿瘤细胞形态分化和功能分化的关系,一般的规律是:肿瘤间变越明显、生长越快,其功能分化就越差。现以肿瘤细胞的基本组成细胞核、细胞膜、细胞质及肿瘤细胞生长特性来探讨其生物学特性。

## 12.1 肿瘤细胞核及其特性

细胞核是细胞最重要的组成部分,是遗传物质贮存及遗传信息复制和转录的场所,是细胞代谢、增殖及分化的控制中心。处于分裂间期的细胞核由染色体(质)、核膜、核基质和核仁组成。核内容物被核膜所围绕,核膜由两层单位膜组成,分别称为内、外核膜。两者之间有20~70 nm宽的间隙,称为核周间隙,与内质网的间隙相通。外层核膜的胞质面常附有核糖体颗粒。内、外核膜相隔一定距离互相融合,形成环状,直径为50~80 nm,即为核孔。每平方微米核膜上平均有35~65个核孔,核孔是核与胞质间的交通要道,大分子物质必须由核孔通过。核基质(nuclear matrix)在常规电镜标本制备时表现为无定形状态,主要由核骨架组成,后者为蛋白质(如细胞核特异性中丝蛋白)构成的网架系统,为DNA复制、转录提供支架。染色体是遗传信息的载体,由DNA和蛋白质组成。

核仁位于核内,无被膜,由3个部分组成:①纤丝中心,为rRNA基因的转录产物;②致密纤维带,在纤维中心周围,呈现直径为5~10 nm的致密纤维,可能是正在转录的RNA分子;③颗粒带,为直径15~20 nm的致密颗粒,是核糖体的前体,常在核仁的外围(图12-1)。

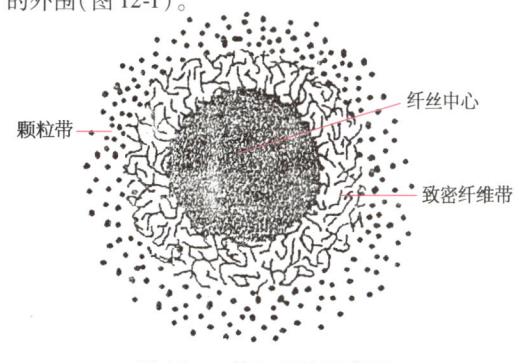

图12-1 核仁结构示意图

肿瘤细胞核与正常细胞者相比较,其体积大染色深。正常核质比例为1:4~6,肿瘤细胞核质比例常达到1:1。核的异形还表现在大小与形状的变异,可出现形状怪异的细胞和细胞核,有时可见肿瘤巨细胞(tumor giant cell)。这种细胞体积更大,拥有一个巨核或数个细胞核。肿瘤细胞核染色质常较粗,可凝集成块,核仁常明显。肿瘤细胞常有较多的核分裂象,且有异常核分裂象[1]。电镜下,肿瘤细胞核呈不规则形,体积大,核膜凹陷深浅不一,如平滑肌肉瘤细胞的核膜常有齿状凹陷。此外,还可出现分叶核、扭曲核、脑回状核、核裂沟、核袋等。肿瘤细胞核除形态怪异外,其包含的染色体(染色质)和核仁可出现明显异常。

## 12.1.1 染色体

染色体是遗传信息的载体。真核细胞中染色体结构的基本单位——核小体在组蛋白H1的辅助下进行第一次螺旋化,形成直径为30 nm的纤维绊环。细胞进入有丝分裂期时,后者进一步螺旋化形成直径为400 nm的超螺旋体,超螺旋体再次螺旋化和折叠则形成染色单体。正常人类二倍体细胞的染色体有23对,包括22对常染色体和1对性染色体,共46条染色体。根据1963年伦敦会议通过的Patau分组法,将22对常染色体分为7组,分别以A~G 7个字母表示。每条染色体都由两个染色单体在某点相互黏着而组成,该黏着点称为着丝粒(centromere),细胞分裂时纺锤丝的一端附于该点。着丝粒将染色体分为两段:长的一段称长臂,用q表示;短的一段称短臂,用p表示。染色体的两个末端称为端粒(telomere)。人单倍体染色体组含有DNA总量约$3 \times 10^9$ bp。染色体的改变与肿瘤尤其是恶性肿瘤之间的关系早在1890年就已受到学者的注意,肿瘤细胞染色体的改变包括数量和形态结构两个方面。

### (1) 染色体数量的改变

肿瘤细胞染色体数目变异极为常见,包括整倍体变异和非整倍体变异两类。前者指染色体数目成倍地发生变化,如单倍体、三倍体、四倍体等;后者指染色体数目非整倍地增减,又可分亚倍体及超倍体,如亚二倍体、亚三倍体、亚四倍体等和超二倍体、超三倍体、超四倍体等。Levan将上述两类染色体变异总称为异倍体现象。异倍体现象是细胞恶变的一个重要标志。

在肿瘤中具有最常见的染色体核型的细胞群体称为干系(stem line),干系是由突变细胞克隆性生长而形成的,同一干系内的细胞染色体核型是一致的。干系是肿瘤增殖的主体,而其他的细胞系均称为旁系或亚系。干系不是一成不变的,可因环境影响和时间推移而改变。

染色体数量的改变是由异常的有丝分裂引起的,导致染色体(或染色体片段)丢失或增加的原因有以下几种可能:①染色体落伍或不分离;②染色体不能形成中期相;③出现多极分裂;④染色单体易位,出现不均衡分离;⑤出现内复制或内有丝分裂;⑥出现C有丝分裂;⑦从中期或后期退回;⑧核有丝分裂后,细胞质不分开;⑨细胞融合;⑩染色体断裂和片段的丢失。

### (2) 染色体形态的变异

染色体形态的变异是染色体断裂和互换的结果。根据断裂和互换累及的部位,可分为以下3种类型。

1) 染色体型畸变　畸变发生在染色体两个单体相同的部位,如不同臂间,甚至不同染色体之间可发生互换。根据WHO的标准,在细胞学水平可以识别的染色体畸变有7种,即末端缺失,微小点,无着丝粒环,着丝粒环,臂间倒位,相互易位,多着丝粒体。

2) 染色单体型畸变　畸变发生在半个染色体即一个染色单体上,有单体断裂和单体互换。

3) 半染色单体型畸变　畸变发生在染色单体的亚单位上。染色体形态变异的类型与细胞分裂周期有密切关系。当细胞处于G1期时,染色体尚未复制,致突变因子作用于DNA双螺旋,由于双链彼此非常靠近,常导致双链同时损伤。如果这种损伤不及时修复或发生错误修复,DNA复制后则可产生染色体型畸变(图12-2)。处于S期的大多数细胞和处于G2期的所有细胞,染色体已经复制为两个单体,此时受到致突变因子作用只引起一个单体上的DNA双螺旋损伤,而另一条单体由于相距甚远而无影响,结果产生染色单体型畸变(图12-3)。处于分裂前期的细胞受到致突变因子作用时,只涉及半个染色单体或几个亚单位的断裂,导致半染色单体型畸变。

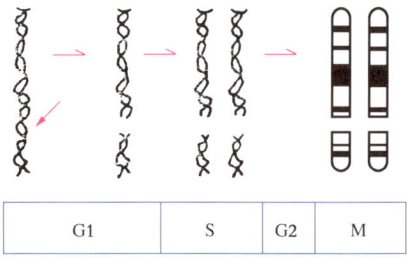

图12-2　染色体型断裂发生示意图

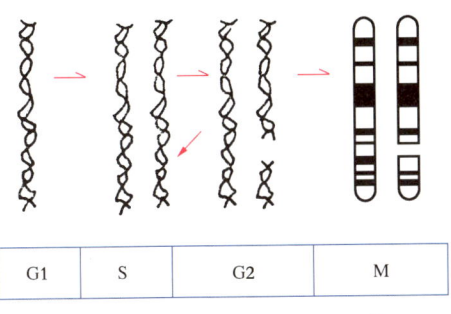

图 12-3　染色单体型断裂发生示意图

染色体形态的变异常引起畸变点基因座上有关基因的激活或抑制,如果涉及重要的癌基因、抑癌基因,则可能与肿瘤的发生有关[2]。淋巴瘤染色体畸变与有关基因和癌基因激活的关系是较典型的例子(表 12-1)。

此外,在人神经母细胞瘤,第 2 号染色体短臂(p24)上含癌基因 n-myc 的片段可整合到第 4、9、13 号染色体,形成所谓的均质染色区(homogeneous-staining region,HSR),或者由该片段形成过量的双微体(double minutes),结果导致 n-myc 癌基因的大量扩增。

染色体畸变除引起癌基因扩增外,还可以导致抑癌基因的抑制,典型例子是人的结肠肿瘤。在家族性结肠腺瘤病患者的腺瘤中除有 12p 上的 ras 癌基因突变外,还可出现第 5 号染色体长臂(5q22)部分缺失,该部位抑癌基因 APC 有纯合性缺失(homozygous loss)。当进一步发展为结肠癌时,染色体 17p、18q 也出现缺失,导致抑癌基因 p53 和 DCC 的纯合性缺失。

表 12-1　淋巴瘤常见的染色体异常及累及的有关基因[3]

| 染色体异常 | 常见的淋巴瘤类型 | 抗原受体基因 | 癌基因 |
| --- | --- | --- | --- |
| t(8;14)(q24;32) | 小无裂细胞淋巴瘤 | IgH | c-myc |
| t(2;8)(p12;q24) | Burkitt 与非 Burkitt 淋巴瘤 | Igκ | c-myc |
| t(8;22)(q24;q11) | 某些弥漫性大细胞淋巴瘤(B 细胞) | Igλ | c-myc |
| t(14;18)(q32;q21) | 滤泡性淋巴瘤,大 B 细胞淋巴瘤亚型 | IgH | bcl-2 |
| t(11;14)(q13;q32) | 套区细胞淋巴瘤 | IgH | bcl-1 |
| t(3;V)(q27;V) | 大细胞淋巴瘤 | IgH,Igκ,Igλ,其他 | bcl-6 |
| t(14;V)(q11;V) | 淋巴母细胞性淋巴瘤,成人 T 细胞白血病/淋巴瘤 | TcRα/TcRδ | 多种 |
| t(14;V)(q32;V) | 偶见小淋巴细胞淋巴瘤,弥漫性大细胞淋巴瘤及其他 | IgH | bcl-3,未知 |
| t(7;V)(q35;V) | 淋巴母细胞性淋巴瘤(T 细胞) | TcRβ | 多种 |
| t(2;5)(q23;q35) | 异型性大细胞淋巴瘤及其他 | 尚未知 | NPM-ALK 融合基因 |

(3) 标记染色体

所谓标记染色体是指在肿瘤细胞群中有相当数量的细胞都具有相同的异常染色体,标记染色体是肿瘤克隆性起源的一个证据,同时也是某些肿瘤诊断的参考依据。最著名的标记染色体是 Ph 染色体,由第 22 号染色体长臂断裂后,断端易位至第 9 号染色体长臂[t(9q;22q)]或其他染色体上而形成。约 90% 的慢性粒细胞白血病患者可找到 Ph 染色体,在发病 5 年前即可出现在骨髓细胞中,具有早期诊断价值。14q+ 是 Burkitt 淋巴瘤的标记染色体,由第 8 号与第 14 号染色体相互易位[t(8;14)]所致,14q+ 在 Burkitt 淋巴瘤中的发生率从 46.8%(欧洲)至 83.3%(美国)不等。14q+ 除了上述的易位外,还有 t(1;14)、t(5;14)、t(6;14)、t(11;14) 和 t(14;18) 等易位,可出现在 Burkitt 淋巴瘤及非 Burkitt 淋巴瘤中。其他的标记染色体还有 13q 缺失(视网膜母细胞瘤)、大环状染色体(红白血病)、2 号特大染色体(家族性乳腺癌)以及双微体(神经源性肿瘤)等[4]。

(4) 端粒及端粒酶

早在 20 世纪 30 年代,Muller 和 McClintock 已分别发现染色体末端结构对其稳定性起到重要作用,并将此末端结构命名为端粒(telomere)。人端粒的重复序列为 TTAGGG,此核苷酸序列重复千次以上,形成长 6~10 kb 的端粒 DNA。端粒 DNA 双链中核苷酸的分布是不对称的,其中一条链富含 G,按 5′→3′ 方向指向染色体末端,并比富含 C 的互补链长 12~16 个核苷酸,形成单链末端。在端粒 DNA 的内侧为中等重复序列,称为端粒相关 DNA。

端粒对稳定染色体具有重要作用，并能保护遗传信息不被丢失。这是因为 DNA 聚合酶在合成 DNA 时，需含 3′-OH 的 RNA 作为引物。该引物在 DNA 合成后即被降解，结果可使染色体 DNA 的 5′末端产生缺失。若无特殊机制克服此"末端复制问题"，染色体就会因每次复制而丢失一段 DNA，使结构和功能受到影响。端粒的存在解决了这一难题，它位于染色体末端，细胞 DNA 每次复制仅引起端粒 DNA 序列的缩短，而不会影响染色体内部的重要基因。人类染色体在细胞分裂过程中逐渐丢失末端的 TTAGGG 重复序列，皮肤和血细胞的端粒 DNA 平均每年缩短 15～40 bp，体外培养的成纤维细胞、T 细胞、胚肾细胞、胸腺上皮细胞和宫颈细胞每次倍增将失去 50～200 bp 的端粒 DNA。端粒的丢失相当于分子钟，计数细胞分裂次数，限制细胞的分裂，故端粒的缩短是细胞老化的一个信号。生殖细胞及肿瘤细胞与正常体细胞不同，其增殖过程无端粒的缩短，该现象被认为是端粒酶活化的结果。

端粒酶于 1985 年由 Greider 和 Blackburn 首次发现，为 RNA 和蛋白质组成的核糖核蛋白体（RNP），是一种特殊的反转录酶，能以自身 RNA 为模板，在染色体末端延伸富含 G 的端粒 DNA。端粒酶的激活可使细胞端粒的长度维持动态平衡。端粒酶从发现到如今虽说已有 20 余年的历史，但由于端粒酶在细胞内的含量极微，蛋白成分的分离极其困难，故对其蛋白组成、结构和功能的研究仍在深入之中。

肿瘤细胞具有相对无限制的生长能力，可能与基因调控失调有关，如编码生长因子、细胞周期调节因子的基因失调，但这些并不足以引起细胞的无限分裂。如前所述，端粒缩短是细胞无限分裂的障碍，是细胞老化的标志，其积极意义在于限制细胞自身分裂能力，从而降低癌变的概率。用某些病毒在体外通过转染可延长正常人细胞的寿命（正常时为 20 代），但其端粒酶阴性，随细胞分裂，端粒不断缩短，大多数细胞培养 100 代后发生死亡。仅有 $1/10^7$ 的概率永生化，此时细胞内端粒酶阳性，端粒长度恒定。这表明除病毒转染外，端粒酶的激活在细胞永生化中起着关键作用。由此，Greider 等人提出"端粒假设"，即端粒酶在配子发生或肿瘤发生过程中被激活，保持这些细胞的增殖活性；而在细胞分化过程中，酶的活性受到抑制，导致端粒 DNA 不断丢失，达到抑制点时，细胞即停止分裂。端粒、端粒酶与肿瘤的关系已日益受到人们的重视，几乎所有的晚期恶性肿瘤细胞的端粒酶都为阳性，其端粒长度有的虽比正常细胞短，但能保持恒定不变[5]。国内对人肿瘤组织的端粒酶活性做了不少研究，有关结果见表 12-2[6-27]。

表 12-2　人肿瘤组织端粒酶基因及活性

| 肿　瘤 | 测定方法 | 简要结果 | 作　者 |
| --- | --- | --- | --- |
| 肝细胞癌 | TRAP | 阳性率：癌 86.8%（32/38），肝硬化 16% 弱阳性（4/25） | 吴珊等（1998） |
| 食管癌，贲门癌 | RT-PCR，TRAP | 贲门及食管癌端粒酶 RNA 及活性均阳性 | 郑晓飞等（1998） |
| 胃癌 | TRAP | 阳性率：CAG 24.6%，IM 38.5%，DYS 37.5%，GC 92.3%，NT 0% | 杨仕明等（1998） |
| 大肠癌 | TRAP | 阳性率：癌 94.6%（35/37），癌旁及良性病变均阴性 | 赵东兵等（1998） |
| 肺癌 | PCR-ELISA | 阳性率：腺癌 81.8%（9/11），鳞癌 74.1%（20/27），大细胞癌 100%（1/1），小细胞癌 100%（5/5），腺鳞癌 83.3%（5/6），平均 80%（40/50），癌旁 6.2%（2/32） | 蔡春友等（1999） |
| 乳腺癌 | TRAP | 阳性率：癌 85.2%（75/88），良性病变 12.5%（2/16） | 杨文涛等（1999） |
| 膀胱癌 | TRAP | 阳性率：癌 76.2%（n=42），癌旁 26.2%（n=42），正常膀胱（n=5），膀胱炎（n=4）阴性 | 彭钧铮等（1997） |
| 肾恶性肿瘤 | PCR-ELISA | 阳性率：肾恶性肿瘤 80.6%（25/31），癌旁及正常肾组织为阴性 | 王逸民等（2003） |

续表

| 肿瘤 | 测定方法 | 简要结果 | 作者 |
| --- | --- | --- | --- |
| 前列腺癌 | TRAP | 阳性率:癌90.3%(28/31),癌旁10%(1/10),正常阴性 | 林毅等(2002) |
| 宫颈癌 | PCR-ELISA | 阳性率:癌78.9%(30/38),CIN 25%(4/16),正常阴性 | 奚玲等(2005) |
| 卵巢上皮性肿瘤 | hTERT-IH | 阳性率:恶性肿瘤94.4%(51/54),良性肿瘤21.1%(4/19),交界性肿瘤90.9%(30/33) | 高冬霞等(2003) |
| 子宫内膜癌 | ISH | 阳性率:内膜癌92.3%(48/52),单纯增生14.3%(2/14),复合增生50%(4/8),不典型增生80.0%(8/10) | 董颖等(2004) |
| 滋养细胞肿瘤 | | 阳性率:绒毛膜癌57.1%(4/7),侵蚀性葡萄胎55.5%(5/9),葡萄胎26.1%(6/23);正常绒毛组织:60天内80.0%(22/25),60天后4%(1/ | 张忠明等(2000) |
| 甲状腺癌 | PCR-ELISA | 阳性率:癌83.3%(10/12),腺瘤8.3%(1/12),增生结节12.5%(1/8),正常0%(0/12) | 刘红等(2003) |
| 鼻咽癌 | TRAP | 阳性率:癌88.1%(37/42),纤维血管瘤0%(0/8),正常鼻咽组织20%(2/10) | 彭宏等(2000) |
| 喉癌 | TRAP | 阳性率:癌78%(39/50),声带息肉8.3%(1/12) | 杜宝东等(2000) |
| 非霍奇金淋巴瘤 | hTERT-IH | 阳性率:淋巴瘤(65/65)和反应性淋巴结增生(11/11)均100%阳性,前者强阳性肿瘤细胞广泛分布,后者阳性细胞主要分布在生发中心 | 应建明等(2002) |
| 霍奇金淋巴瘤 | PCR-ELISA | 阳性率:霍奇金淋巴瘤78.6%(22/28),正常淋巴结20%(4/20) | 王翔等(2002) |
| 白血病 | TRAP | 阳性率:ALL 92.3%(12/14),AML 100%(8/8),对照9.1%(1/11) | 于亚平等(2004) |
| 骨肉瘤 | TRAP | 阳性率:骨肉瘤88.9%(80/90),良性骨肿瘤28.6%(16/56),瘤旁阴性 | 陈继革等(2003) |
| 多发性骨髓瘤 | TRAP | 阳性率:癌(活动)90.5%(19/21),癌(稳定)13.3%(2/15),缺铁贫血10%(1/10) | 陆敏秋等(2006) |
| 脑胶质瘤 | TRAP | 阳性率:胶质瘤82.5%(33/40),正常脑组织阴性 | 刘平等(2000) |

注:TRAP:端粒酶重复扩增法(telomeric repeat amplification protocol);hTERT-IH:人端粒酶催化亚单位免疫组织化学染色;ISH:原位核酸分子杂交;CAG:慢性萎缩性胃炎;IM:肠上皮化生;DYS:不典型增生;GC:胃癌;NT:正常胃组织;CIN:宫颈上皮内瘤;ALL:急性淋巴细胞白血病;AML:急性粒细胞白血病。

端粒、端粒酶与肿瘤的关系应该说是肯定的,但端粒酶活化的具体路线和机制仍不清楚,端粒、端粒酶与细胞凋亡的关系还需进一步探讨。端粒酶活化是否是正常细胞向肿瘤细胞转化的唯一途径,近来一些学者的实验结果对这个问题提出了挑战,无端粒酶的小鼠成纤维细胞用癌基因转化以后仍可形成肿瘤,提示肿瘤细胞可能还有另一种方式来维持染色体末端的完整[28]。大量研究表明,除了端粒酶外,至少还存在另一种使端粒延长的机制,称为端粒旁路延长(alternative lengthening of telomeres,ALT)。具有谷丙转氨酶表型的人肿瘤包括:肾上腺皮质癌、乳腺癌、黑色素瘤、肺癌、卵巢癌、骨肉瘤、肾癌等。该机制可能是通过端粒DNA重复序列内的重组使端粒获得延长。谷丙转氨酶相关的形态学表现是位于间期细胞核内的面包圈样的结构,称为"谷丙转氨酶相关早幼粒细胞白血病小体"(ALT-associated promyelocytic leukemia bodies,APBs)。该小体含有早幼粒细胞白血病蛋白、端粒DNA、能与端粒双链DNA结合的人端粒重复因子(telomere repeat factor,TRF)1和2以及与DNA合成和重组有关的蛋白,包括复制因子 A 和双链 DNA 断裂修复基因编码产物 RAD51 和 RAD52。但这些因子具体如何完成谷丙转氨酶尚不清楚,端粒酶与谷丙转氨酶之间究竟如何相互调节、在什么情况下谷丙转氨酶被激活、如何激活等一系列问题尚有待进一步澄清[29]。

### (5) 微卫星

所谓微卫星(microsatellite)就是散布在整个哺乳动物基因组中的简单序列串联重复的 DNA,其长度相对较短(＜100bp),重复的简单序列(又称重复单位)长度在 6bp 或以下。目前所知,人的重复简单序列≤4bp,其中 1bp 的(A)n·(T)n 和 2bp 的(AC)n·(TG)n 丰度最大,分别为 0.34 和 0.19。其他 2～4bp 的序列(共 19 种)为 0.01～0.05[30]。由于微卫星内简单序列重复的次数高度变异(微卫星长度多态性),每个人均为特定且可稳定遗传。同时,微卫星可用 PCR 方法简便而高效地加以检测,因此常作为标记(marker)用于遗传学的连锁分析和分离分析。现已完成微卫星标记在所有 22 条常染色体和 X 染色体上的图示[31,32]。利用微卫星标记和其他一些标记(如 RFLPs)进行全基因组扫描和连锁、分离分析,可为疾病基因或肿瘤相关基因的定位克隆提供有效的方法。

微卫星与肿瘤的关系主要表现在某些肿瘤细胞出现微卫星不稳定性(microsatellite instability, MSI 或 MI 或 MIN)。MSI 指微卫星中重复单位数量的增减,即简单序列重复次数的增减。MSI 因 DNA 复制错误引起,而复制错误的存在往往由错配修复基因突变后导致有关错配修复的酶受到抑制或失活所造成。在遗传性非息肉性结直肠癌综合征病人中,由于配子中 4 个错配修复基因即 *hMSH-2*、*hMLH-1*、*hPMS-1*、*hPMS-2* 发生突变,肿瘤细胞可在多位点上检出 MSI。以后发现 MSI 是肿瘤中一种较为普遍的现象[33],不仅在家族性的肿瘤综合征中存在,而且可在各种散发的肿瘤中检出[34-73]。MSI 附近涉及的编码基因也不仅限于错配修复基因,还包括不少抑癌基因。如位于染色体 5q21,发生 MSI 的位点 D5S346 涉及 *APC* 基因;位于染色体 17p12,发生 MSI 的位点 D17S520 涉及抑癌基因 *p53*;位于染色体 18q,发生 MSI 的位点 D18S34 涉及另一个抑癌基因 *DCC*。

除了 MSI 外,还可利用微卫星标记来推断肿瘤细胞染色体某位点的基因有无杂合性缺失(loss of heterozygosity, LOH)。无论是 MSI 还是 LOH,都与肿瘤的发生有较密切的关系,但 MSI 的发生率因检测位点的多少及覆盖基因组范围大小的不同相差甚大,MSI 发生率的差别也与肿瘤的种类有关。有的肿瘤其临床分期及预后还与 MSI 或 LOH 有一定关联。细胞的遗传不稳定性(MSI 及 LOH)不仅体现在肿瘤细胞中,而且在癌前期病变中已经出现[74-76],进一步提示癌变是这些遗传不稳定性逐步积累的结果。

### (6) 比较基因组杂交

染色体研究经典的方法包括染色体制备、染色体分带(G、C、R 分带)、脆性位点测定、姊妹染色单体交换(SCE)、双核细胞微核试验、荧光原位杂交(FISH)等。另外,从测定细胞核 DNA 相对含量来推断染色体核型的方法有流式细胞分析术(flow cytometry, FCM)和图像细胞分析术(image cytometry, ICM)。由于经典的染色体研究必须要对细胞进行培养,在刺激其分裂后,用秋水仙素处理使其停顿在分裂中期,这对淋巴造血系统肿瘤来说相对比较简单,而对实体肿瘤而言,就较繁复困难,故其临床应用受到一定限制。

20 世纪 90 年代初,Kallioniemi 等将分子生物学技术和细胞遗传学方法相结合建立了一种新的研究染色体上 DNA 序列拷贝数增减的方法,并命名为比较基因组杂交(comparative genomic hybridization, CGH)[77]。该方法的最大优点是只需要实体肿瘤细胞少量的 DNA(不到 1μg),而不必将其进行体外培养即可对实体肿瘤细胞染色体上 DNA 拷贝数核型(copy number karyotype)进行研究。另一个优点是 CGH 不但可用于肿瘤的新鲜材料,如手术切除标本或活检材料等,而且还可以用于肿瘤经甲醛溶液固定、石蜡包埋的材料,故适合对肿瘤病例进行回顾性研究。

CGH 的基本原理并不复杂,首先提取被测肿瘤细胞和参照细胞(一般用人胎盘细胞)的基因组 DNA,用酶切或机械剪切力将 DNA 断为 500～2 000 bp 的片段,用标有不同颜色荧光的脱氧核苷酸以缺口平移翻译法分别标记肿瘤细胞(红色荧光)和参照细胞(绿色荧光)的 DNA 片段。将标记好的两种细胞的 DNA 等量混合,在此混合体系中加入人 Cot-1DNA,加热变性后冷却进行预退火处理,以消除 DNA 重复序列的杂交信号。然后与人淋巴细胞经凝集素 PHA 刺激分裂后制备的分裂后期(metaphase)染色体进行原位杂交,最后在荧光显微镜下对染色体杂交信号进行图像分析。如果肿瘤细胞在染色体某一位点上 DNA 序列有扩增,该位点的红色荧光就会强于绿色荧光;相反,如果有 DNA 序列的丢失,那么该位点的绿色荧光就强于红色荧光

（图12-4）。

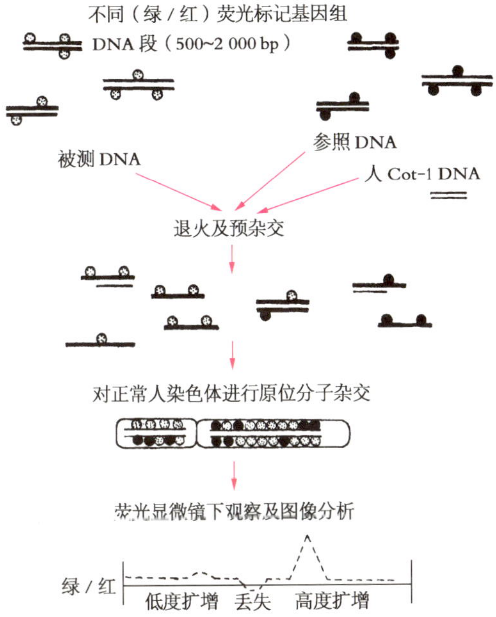

**图12-4 比较基因组杂交原理**

CGH由于其显而易见的长处，已被广泛用于淋巴造血系统肿瘤、各种实体肿瘤新鲜标本、肿瘤细胞株以及石蜡包埋肿瘤组织的细胞遗传学研究。但有时从石蜡包埋材料中提取的DNA质量较差，可采取变性引物（degenerate primer）对所提取的DNA进行广泛的扩增（DOP-PCR），以提高杂交信号即红色荧光的强度。应用CGH所涉及的肿瘤相当广泛，包括胃癌、肝癌、乳腺癌、大肠癌、食管癌、胰腺癌、肺小细胞癌、肺类癌、膀胱癌、前列腺癌、乳头状肾细胞癌、宫颈癌、恶性纤维组织细胞瘤、骨肉瘤、滑膜肉瘤、葡萄膜黑色素瘤、急性淋巴细胞白血病、淋巴瘤、神经母细胞瘤、脑膜瘤、星形细胞瘤、恶性胶质瘤、恶性间皮瘤、垂体腺瘤及甲状旁腺肿瘤等。

肿瘤细胞染色体某一位置DNA序列拷贝数增加，往往提示该位置可能包含已知或未知的癌基因有扩增，如果拷贝数减少或缺失则有可能该位置有已知或未知的抑癌基因发生丢失。对一组33例乳腺癌的CGH研究结果表明[78]，其中28例整条染色体或染色体臂或某分带显示拷贝数增多，1q、8q的改变与以往用其他细胞遗传学方法得到的结果相符。进一步用分子生物学方法证实染色体上DNA拷贝数增多的位置包含一些癌基因的扩增，如17q12上的 *ERBB*2，8q24上的 *MYC*，11q13上的 *PRAD*1/ *CCND*1，8p12上的 *FLG* 以及15q25上的 *IGFR*-1/*FES* 等。在17q22-24和20q13这两个位点DNA拷贝数增加10倍，其中可能包含未知的癌基因，值得进一步分离克隆。另一组23例胃腺癌，CGH显示DNA序列扩增的染色体有20q（10/23）、16p（7/23）、1q（4/23）和11号染色体（4/23）；显示有DNA序列丢失的有4q、5q、9p和21q，在23例中各占3例。值得注意的是，23例中有4例在染色体的2p23-p24、7q31-q32、8p21-p22、10q25-q26、11q13、17q11-q21及20q等位置的DNA序列有高度扩增。在这些位置用DNA印迹杂交找到有扩增的癌基因，包括 *MYCN*、*MET*、*WNT*2、*ERBB*2，其中前两者与胃癌的关系是新发现的[79]。

CGH不但可用于肿瘤发生与癌基因及抑癌基因关系的研究，或为搜寻新的癌基因及抑癌基因提供染色体定位和搜寻范围，而且在区别良、恶性病变或肿瘤临床预后的估计等方面也有一定的参考价值。如16例前列腺腺癌中CGH显示染色体异常者占81%，而5例前列腺良性增生的染色体则全部正常[80]。在67例肝细胞癌中，CGH显示DNA序列拷贝数增加的有1q（72%）、8q（48%）、20q（37%）、17q（30%）；DNA序列减少的有4q（43%）、8p（37%）、13q（37%）、16q（30%）；而12例癌周肝硬化肝组织的染色体则无异常。更有意思的是，染色体8q处DNA拷贝数增加存在于所有12例无肝硬化背景的肝癌中，而55例伴肝硬化的肝癌中仅20例有此改变，提示这两种肝癌在发生机制方面可能有所不同[81]。另一组53例淋巴结阴性的乳腺癌CGH资料表明，8q、11q13、17q、20q等处DNA拷贝数的增减与预后有一定关联[82]。对分化差的骨肉瘤而言，8q21.3-q22和（或）8cen-q13处DNA拷贝数增加容易发生远处转移，生存期较短[83]。

除此之外，CGH还可用于搜寻与肿瘤转移有关的新基因的座位，有人用CGH比较10例TNM Ⅰ~Ⅲ期的结肠原发癌灶与10例TNM Ⅳ期的结肠癌肝转移灶，结果表明，两者共有的染色体改变为+7q、+19q、+20q。但后者染色体的改变更为广泛，而且DNA缺失的染色体也多，其中染色体-9q、-11q、-17q的改变仅转移灶才发生，提示可能包含与转移有关的抑癌基因。如进一步作出物理图，并逐步缩小范围，有可能克隆出这些抑癌基因[84]。

CGH的广泛应用对全面了解肿瘤染色体遗传基因的改变有很大促进。但该方法本身也有一定的限制，尤其是敏感性还不够高。目前，在染色体某一带上只有当DNA序列扩增单位的大小在200万bp以上时才能被CGH检测到。对DNA序列的丢失来说，敏感性更低，只有当丢失的DNA大小在1 000

万~2 000万bp以上时才能被CGH显示。另外,建立一个稳定的重复性好的CGH方法需要优化每一个步骤。已有学者用DNA芯片(DNA array)技术来改进CGH,使其分辨率可望大幅度提高[85]。最近,高通量自动化的CGH仪(Array CGH, aCGH)已经问世,CGH的工作时间缩短(48 h可出结果),分辨率也明显提高,由原来的百万bp缩小到数百bp,大到50 kb的多基因缺失,小到1 kb的片段,甚至最小至50 bp的缺失均可检测到。不但如此,仪器的敏感度也极高,只要25 ng的基因组DNA就可获得结果[86]。因此,在临床上可望得到推广应用。

## 12.1.2 核仁

肿瘤细胞的核仁除了在形态上表现为大而明显以外,其核仁组成区的变化最引人注意。所谓核仁组成区(nucleolar organizer region, NOR),就是第13、14、15、21、22号染色体上核糖体基因(rDNA)区域伸展形成的DNA袢环,即核仁中央的浅染区——纤丝中心,是转录rRNA装配核糖体的场所。细胞从间期进入分裂期时,含rRNA基因的DNA环逐渐缩回到相应的染色体,致密纤维成分和颗粒成分都分散于核质中,整个核仁缩小直至消失。细胞分裂完毕,新生的子代细胞染色体上含核糖体基因的区段又重新松解和伸展,在这些DNA环周围又重组核仁。开始形成的是数个小核仁,接着小核仁可融合成一个或几个大核仁。

### (1) NOR研究方法

最早对NOR的研究是运用分子杂交方法,以后用银染色显示(Hendersdon, 1972)。发现人的Ag-NOR位于近端着丝粒染色体短臂的次缢痕区域。细胞化学证实,银与rDNA和rRNA均不结合,而是与NOR相关蛋白(NOR associated proteins, NORAP)结合,后者包括分子量为100 000的酸性非组蛋白,主要位于核仁的致密纤维复合物和颗粒带中,其他的NORAP有RNA多聚酶Ⅰ、核仁素(C23蛋白)、B23蛋白、80K蛋白和磷酸白pp135与pp105等。银离子可与这些蛋白中的羧基和巯基形成化学键而结合。银染反应的基本过程包括两个阶段:第一阶段,光镜下虽未能看见,但银已经沉淀在核仁的反应部位,称为核晶过程;第二阶段,在甲醛溶液等促进剂的催化下,更多的银沉淀下来,形成光镜下可见的黑色银颗粒。目前最常用的银染方法是Howell一步胶体银染法,用Chiu提出的火棉胶薄膜覆盖法可明显降低银染色的背景。其他显示NOR的试剂有汞二

溴荧光素和铋离子,它们都能与NORAP结合。此外,还可用免疫组织化学方法来研究NOR。常用的抗NORAP的抗体是针对RNA多聚酶Ⅰ的,由于结果重复性不够,故应用受到一定限制。

### (2) AgNOR的形态分类

根据1995年中国抗癌协会上海会议提出的标准化方案,光镜下AgNOR的形态可分为5种类型。

1) 单一型 为直径0.5~2.5 μm的境界清楚、边缘光滑的圆形颗粒,其周围常可见一空晕,颗粒位于细胞核中央或稍偏位;数量多为1个,也可见2~3个。此型良性病变多见。

2) 弥漫型 颗粒大小不一,在核质散在分布,数量可多达10~20个,甚至更多;颗粒形态多样化,可为圆点,也可为条块状或不规则形,有时可见颗粒相互重叠。此型恶性肿瘤多见。

3) 聚集型 颗粒大小不一,常聚集成团块、条索状或不规则形,无法明确计数。

4) 核仁内型 细胞核可见一个或数个核仁,大小不一,大者直径可达2.5~6 μm,核仁周围常有空晕,每个核仁内可见数量不等、境界清楚或不清楚的颗粒。

5) 混合型 即上述各型的混合,混合的比例大致相同。

### (3) AgNOR颗粒计数原则

除了形态,AgNOR颗粒的计数也非常重要。细胞核内AgNOR颗粒的数目取决于:①核仁内rDNA的转录活性;②近端着丝粒染色体的数目以及细胞所处的细胞周期。理论上,由于人细胞只有5对近端着丝粒染色体(第13、14、15、21、22号染色体),因此正常人二倍体细胞在S期后(相当于G2期)应该有10×2=20个AgNOR颗粒。在核分裂后即刻,每个子细胞含有10个AgNOR颗粒。由此产生10个小核仁。小核仁很快融合,所以间期的细胞往往只见到一个较大的核仁。

细胞AgNOR颗粒数的增加可由以下原因引起:①细胞增殖活跃,导致很多细胞的NOR结构回缩到染色体中,核仁消失。在此过程中,AgNOR可分散于细胞核内。②核仁融合过程有障碍,使AgNOR分散。③细胞染色体出现多倍体,使含有NOR的近端着丝粒染色体数量增加。④rDNA转录功能增强,使原本不明显的AgNOR重现[87]。AgNOR的计数对区别良、恶性病变有价值。但由于计数方法不统一,各家报道的结果可相差很大。如一组分化型胃癌Ag-NOR计数为11.98/细胞,对照的良性病变为5.53/细胞;而另一组低分化胃癌却仅为2.61/细胞,对照的

良性病变为0.95/细胞。

在1993年曾就此制订了"上海方案",希望能有一个统一标准。经1995年10月11日修订,该方案的计数原则为:①每例涂片至少计数50个细胞,切片至少计数100个细胞,计数细胞内一切可辨认的银颗粒;②最大直径2.5~2.9 μm的团块或颗粒按5个颗粒计量,5~10 μm的按10个颗粒计算,>10 μm的按15个颗粒计算;③核仁内型的颗粒计算根据核仁大小参照第②条标准进行计数;④最后求出单位细胞核内AgNOR颗粒的均数;⑤另需注明形态分类[88]。

**(4) AgNOR的诊断价值**

AgNOR代表rRNA及核糖体合成的水平,故间接反映了细胞蛋白质生物合成的高低。一切生长活跃的细胞,AgNOR不但计数升高,而且形态也有所改变。AgNOR可作为一个有价值的指标来区别良、恶性病变或判断肿瘤的预后。良性病变与恶性肿瘤（除甲状腺）之间AgNOR颗粒计数相差甚大,统计学有显著性意义(表12-3)[89-106]。在AgNOR的形态上,良、恶性病变之间也存在差异(表12-4)。一般而言,恶性肿瘤以弥散型为最多见(占78%),良性病变则以单一型的比例最高(92.85%),两者差别有统计学意义($P<0.001$)。值得注意的是,单依靠AgNOR颗粒计数有时无法区别良、恶性病变。如有一组报道,甲状腺瘤AgNOR颗粒计数为($1.72±0.38$)/细胞,与腺癌($1.75±0.38$)/细胞的差别无显著性意义,但形态上有差异[103,107]。因此,在计数的同时必须考虑AgNOR的形态,这样才能全面客观地反映AgNOR的诊断价值。此外,有些肿瘤AgNOR还与预后有一定关系。曾报道,子宫平滑肌肉瘤5年内死亡的AgNOR计数为($8.48±1.06$)/细胞,生存5年以上者为($6.64±1.17$)/细胞,两者差别有显著性意义($P<0.01$)。

**表12-3　良、恶性病变AgNOR颗粒计数**

| 恶性肿瘤及相关良性病变 | 例数 | AgNOR/细胞 | $P$值 | 作者 |
| --- | --- | --- | --- | --- |
| 皮肤 | | | | 许良中(1997) |
| 　恶性肿瘤 | 20 | $5.63±2.58$ | $<0.001$ | |
| 　良性肿瘤 | 40 | $1.14±0.04$ | | |
| 胃 | | | | Suarey V(1989) |
| 　胃癌 | 20 | $2.75±0.11$ | $<0.05$ | |
| 　胃溃疡 | 15 | $2.10±0.08$ | | |
| 食管 | | | | 李辉(1995) |
| 　腺癌 | 14 | $27.7±2.95$ | $<0.001$ | |
| 　Barrett食管 | 13 | $10.6±0.05$ | | |
| 结肠 | | | | Yang P(1990) |
| 　腺癌 | 21 | $7.35±1.89$ | $<0.005$ | |
| 　腺瘤 | 12 | $2.67±0.44$ | | |
| 胃肠道平滑肌 | | | | 汪筱娟(1994) |
| 　肉瘤 | 45 | $2.75±1.21$ | $<0.001$ | |
| 　肌瘤 | 44 | $1.39±0.26$ | | |
| 肝脏 | | | | 崔彦(1997) |
| 　肝细胞癌 | 45 | $7.92±3.01$ | $<0.05$ | |
| 　癌旁肝组织 | 45 | $3.58±0.78$ | | |
| 胆囊 | | | | Gupta N(2003) |
| 　胆囊癌 | 30 | $7.04±1.34$ | $<0.05$ | |
| 　慢性胆囊炎 | 40 | $1.89±0.96$ | | |
| 　胆囊上皮增生 | 30 | $3.99±1.03$ | | |

续表

| 恶性肿瘤及相关良性病变 | 例数 | AgNOR/细胞 | $P$ 值 | 作 者 |
| --- | --- | --- | --- | --- |
| 涎腺 | | | | Adeyemi BF (2006) |
|   恶性肿瘤 | 27 | 3.59 ± 0.55 | <0.05 | |
|   良性肿瘤 | 16 | 1.67 ± 0.11 | | |
|   慢性涎腺炎 | 6 | 1.67 ± 0.19 | | |
| 乳腺 | | | | 张文杰(1992) |
|   恶性肿瘤 | 35 | 6.10 ± 0.95 | <0.01 | |
|   良性病变 | 24 | 2.65 ± 0.96 | | |
| 子宫内膜 | | | | 彭文明(1992) |
|   腺癌 | | | <0.001 | |
|     高分化 | 19 | 6.79 ± 1.64 | | |
|     中分化 | 31 | 9.66 ± 1.18 | | |
|     低分化 | 14 | 15.68 ± 3.99 | | |
|   内膜增生 | 22 | 2.38 ± 0.71 | | |
| 子宫平滑肌 | | | | 袁而恩(1991) |
|   肉瘤 | 25 | 7.58 ± 1.58 | <0.001 | |
|   肌瘤 | 12 | 3.31 ± 1.55 | | |
| 卵巢上皮 | | | | 殷铁军(2002) |
|   癌 | 41 | 1.99 ± 0.36 | <0.01 | |
|   交界病变 | 19 | 1.63 ± 0.20 | | |
|   良性肿瘤 | 50 | 1.03 ± 0.17 | | |
| 膀胱 | | | | 徐燕杰(1991) |
|   移行细胞癌 | | | <0.01 | |
|     Ⅰ级 | 5 | 3.04 ± 0.21 | | |
|     Ⅱ级 | 15 | 3.17 ± 0.33 | | |
|     Ⅲ级 | 14 | 5.09 ± 0.15 | | |
|     Ⅳ级 | 2 | 5.66 ± 0.69 | | |
|   内生性乳头状瘤 | 4 | 2.14 ± 0.11 | | |
|   膀胱炎 | 6 | 1.48 ± 0.09 | | |
| 前列腺 | | | | 戴文森(1991) |
|   癌 | 15 | 5.05 ± 1.49 | <0.001 | |
|   前列腺增生 | 15 | 2.04 ± 0.53 | | |
| 甲状腺 | | | | Camargo RS (2006) |
|   恶性肿瘤 | 14 | 1.436 ± 0.414 | >0.05 | |
|   良性肿瘤 | 19 | 1.484 ± 0.265 | | |
| 咽喉 | | | | 郑美桦(2002) |
|   喉鳞癌(高～低分化) | 43 | 6.55 ± 0.60 ～ 9.28 ± 1.47 | <0.05 | |
|   良性喉肿瘤 | 9 | 3.05 ± 0.40 | | |
| 血管 | | | | 康永禄(1995) |
|   血管内外皮肉瘤 | 10 | 3.77 ± 0.05 | <0.01 | |
|   血管内皮瘤 | 10 | 1.49 ± 0.22 | | |
|   毛细血管瘤 | 10 | 1.24 ± 0.12 | | |
| 淋巴系统 | | | | 勇威本(2000) |
|   高度恶性非霍奇金淋巴瘤 | 12 | 5.47 ± 2.40 | <0.001 | |
|   中度恶性非霍奇金淋巴瘤 | 39 | 3.95 ± 2.07 | | |
|   低度恶性非霍奇金淋巴瘤 | 15 | 2.15 ± 0.78 | >0.05 | |
|   淋巴结良性病变 | 15 | 1.85 ± 0.50 | | |

表12-4　良、恶性病变AgNOR的形态分型

| 形态分型 | 良性病变 | | 恶性肿瘤 | |
|---|---|---|---|---|
| | 例数 | % | 例数 | % |
| 弥漫型 | 1 | 0.72 | 234 | 78 |
| 单一型 | 130 | 92.85 | 10 | 3.33 |
| 混合型 | 9 | 6.43 | 34 | 11.33 |
| 核仁内型 | 0 | 0 | 15 | 5 |
| 聚集型 | 0 | 0 | 7 | 2.33 |
| 合　计 | 140 | 100 | 300 | 100 |

(资料来源:许良中主编.实用肿瘤病理方法学)[30]

## 12.2　肿瘤细胞质及其特性

细胞质占细胞体积的大部分。在动物细胞,细胞质约占细胞的9/10,细胞核悬浮其中,通过核膜的核孔与细胞质进行物质和信息交流。细胞质基本上由细胞骨架(微管、微丝、中丝、非肌动蛋白微丝和微小梁网络结构等)、细胞器及细胞液(cytosol)组成。细胞液又称胞质溶胶,充满整个细胞核与细胞器之间的空间,含有数千种酶,参与各种生命活动的生物化学反应。细胞骨架是真核细胞的基本构架,它从内部支持细胞,以维持细胞的正常形状。细胞骨架还参与细胞运动和肌肉收缩。细胞骨架与细胞核、细胞器及细胞膜均有连接,故其与核和细胞器的定位及迁移有关,很可能还参与细胞器乃至整个细胞的代谢。细胞器包括线粒体、内质网、核糖体、高尔基复合体、溶酶体、微体(过氧化酶小体)、中心粒和中心体等。

恶性肿瘤细胞细胞器的数量和形态多有一定改变,往往可见较多的核糖体,说明蛋白合成旺盛,在肝细胞癌中还可见多聚核糖体(所谓的核糖体玫瑰花)。线粒体可表现为分布不均及外形改变,如出现分支,呈新月形、环形等。内质网的改变与肿瘤的分化程度有关,分化差的肿瘤细胞内质网往往减少,多发性骨髓瘤细胞的粗面内质网(RER)可呈板层状围绕核排列,纤维肉瘤细胞的RER呈分支状或扩张池状,肝细胞癌癌细胞RER可呈扩张池状或指纹状排列。滑面内质网在肿瘤细胞可呈同心圆排列,在肾上腺皮质腺癌和分化好的肝细胞癌滑面内质网常很发达。高尔基复合体的大小和数目虽也有一些变化,但不明显。一般而言,肿瘤细胞恶性程度高,细胞器数量减少,形态较幼稚,分化结构(如色素颗粒、分泌颗粒等)也少。细胞骨架在肿瘤中的应用主要在于诊断和鉴别诊断。现分述如下。

### 12.2.1　微丝

微丝(microfilament)或称肌动蛋白细丝,又名纤维肌动蛋白(F-actin),由球形肌动蛋白(G-actin)单体聚合而成。球形肌动蛋白分子量为42 000,等电点约5.4。球形肌动蛋白相当保守,其氨基酸序列在不同种系的真核细胞中同源性达97%～99%。依据等电点由小到大(由酸到碱),肌动蛋白可分为α、β、γ 3种;又依其组织分布的特异性,进一步分为α-心肌肌动蛋白、α-骨骼肌肌动蛋白、α-平滑肌肌动蛋白(α-SMA)、γ-平滑肌肌动蛋白以及非肌性β-肌动蛋白和γ-肌动蛋白6种亚型。各亚型的氨基酸最多可差25个残基,但不同种系之间同一种亚型其氨基酸序列却颇为一致。胚胎发育时,肌动蛋白亚型多有变化。如骨骼肌发育时,α-心肌肌动蛋白逐渐被α-骨骼肌肌动蛋白替代;鸡胃发育时,最先出现的是γ-肌动蛋白,随后是γ-平滑肌肌动蛋白,后者与前者之比随鸡胃发育成熟逐步提高。

球形肌动蛋白单体是细胞质内肌动蛋白的贮存形式,在结合了ATP和$Ca^{2+}$后,以共价键聚合成纤维肌动蛋白。后者排列具有方向性(极性),在细胞质内有4种不同的结构形式:①极性同向平行排列成束(见于小肠吸收上皮刷状缘和细胞的纤毛中);②极性异向平行排列成束(见于肌内);③立体交叉网状结构(存在于非肌性细胞的细胞膜下);④细胞膜下形成血影蛋白-肌动蛋白(spectrin-actin)网状构造(主要见于红细胞,也可能存在于神经元和成纤维细胞)。肌动蛋白与肌球蛋白作用后有收缩功能,非肌性细胞的肌动蛋白常涉及细胞的运动、吞噬、分泌和染色体迁移。抗肌特异性肌动蛋白的抗体可筛选

软组织中向肌肉分化的肿瘤,大部分平滑肌肉瘤的免疫组织化学染色表现为弥漫的肌动蛋白阳性反应,另有20%表现为灶性阳性反应,仅10%为阴性染色。就平滑肌肉瘤而言,肌动蛋白的阳性率仅次于结蛋白。肌特异性肌动蛋白在梭形细胞肉瘤的鉴别诊断中具有价值,阳性染色支持平滑肌肉瘤的诊断,阴性结果常为纤维肉瘤。至于横纹肌肉瘤,肌红蛋白较肌动蛋白更为特异[108]。目前尚未发现有肿瘤特异性的微丝,但其形态可改变,正常细胞微丝表现为长弹性纤维,肿瘤细胞(如人大细胞性肺癌细胞系HK2)则变为短纤维或斑点状,且有局部聚集现象,这些改变可能与肿瘤细胞形态变异有关[109]。

### 12.2.2 中丝

中丝(intermediate filaments,IF)因其直径介于微丝与微管之间而得名。各种细胞含有中丝的量不一,成纤维细胞的中丝占其蛋白总量的2%~4%,而表皮细胞可高达30%左右。中丝分为5种,即细胞角蛋白(cytokeratin,CK)、结蛋白(desmin,Dm)、波形蛋白(vimentin,Vm)、胶质纤维酸性蛋白(glial fibrillary acidic protein,GFAP)和神经微丝蛋白(neurofilament,NF)。它们同属一个家族,虽分别由各自的基因所编码,但这些基因的结构非常相似,尤其是内含子的顺序和位置高度一致,提示各种中丝的基因可能源于同一个原始基因。各种中丝不仅基因结构相似,且多肽链的结构也颇为一致,均为杆状,其中心是分子量为40 000左右的核心结构域(core domain),由数个α-螺旋结构串联组成,它们之间被非螺旋的短结构所隔。核心结构域两侧即N端和C端分别连有非螺旋结构的末端结构域(terminal domain),后者的长短决定各种中丝多肽分子量的大小(图12-5)。各中丝多肽核心结构域的同源性明显高于末端结构域。两条中丝多肽链单体必须依靠核心结构域才能交联成超螺旋双链二聚体,而末端结构域则是连接这些双链二聚体进一步形成8~12 nm的中丝纤维所必不可少的。中丝的高级结构的基本构成模式是相同的,即两条相同的(如在Vm、Dm、GFAP、NF-L分子中)或不同的(如在CK分子中)多肽链单体呈螺旋形交联缠绕形成二聚体,两个同样的二聚体进一步缠绕形成直径为2~3 nm的四聚体,称之为原细丝(protofilament),两股原细丝再形成直径为4.5 nm的原纤丝(protofibril),3~4股原纤丝最后缠绕成直径为10 nm的中丝纤维(图12-6)。中丝纤维在细胞质内常构建成三维网状结构,其中央的致密部常环绕细胞核,然后呈放射状延伸至细胞膜。但上皮细胞、平滑肌和横纹肌细胞的中丝构建比较特殊,在上皮细胞,中丝常附着在细胞之间的桥粒;在平滑肌,中丝和肌动蛋白都附在细胞质的密体上。如在横纹肌细胞的Z盘作一个横切面,可见中丝附在Z盘的周边,而肌动蛋白的附着点则位于Z盘内。

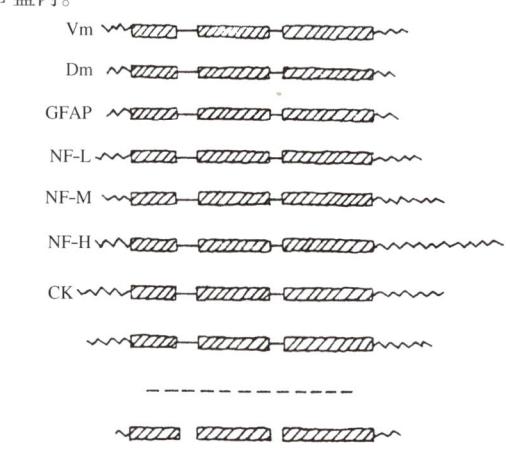

图12-5 中丝多肽分子模式图

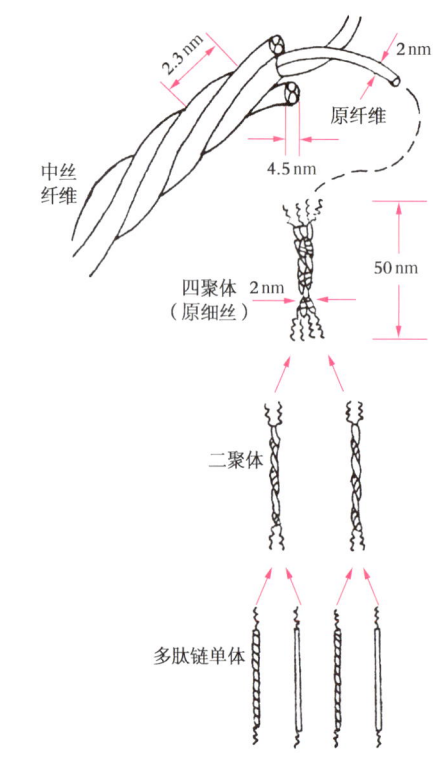

图12-6 中丝结构模式图

细胞中丝的三维网状结构并非一成不变。在细胞分裂时，Vm 或 CK 的网状结构可消失收缩成球形小体分散在分裂期细胞质内，分裂结束后新的中丝三维网状结构又重现。某一组织类型的细胞可稳定地表达特定的中丝，故中丝常作为这些细胞的标记，如 CK 是上皮细胞的标记，Vm、Dm、GFAP、NF 则分别是间叶细胞、肌细胞、星形胶质细胞和神经细胞的标记。但在胚胎时期，有的细胞可同时表达多种中丝，如人胚胎阶段绒毛的间充质细胞及 12~14 周的人胚间皮和间皮下间质细胞可同时表达 Vm、Dm 和 CK，表明这些细胞有向间叶细胞、肌细胞和上皮细胞分化的潜能。肿瘤细胞去分化，常出现胚胎细胞的一些特性，因此有些肿瘤可同时表达两种甚至两种以上的中丝。如有些上皮性肿瘤（甲状腺腺癌、肺腺癌、肺大细胞癌、子宫内膜癌、肾细胞癌和乳腺癌）除了表达上皮细胞的标记 CK 以外，还可表达 Vm。相反，有些非上皮性肿瘤，如平滑肌肉瘤、横纹肌肉瘤、恶性纤维组织细胞瘤、脂肪肉瘤、血管外皮瘤、血管肉瘤，甚至胶质瘤、淋巴瘤和黑色素瘤偶尔也可表达 CK。

**（1）细胞角蛋白**

细胞角蛋白（CK）是最复杂的一种中丝蛋白，有 30 种亚型。但在平面垂直双向电泳中只能分为 19 种亚型，分子量为 40 000~70 000。该 19 种 CK 又依它们的等电点分成两大亚族，等电点偏酸的为 Ⅰ 型，包括 CK9~19；偏碱的为 Ⅱ 型，由 CK1~8 组成。细胞角蛋白在形成二聚体时，由两条不同的多肽链配对组成，一条必须来自 Ⅰ 型亚族，另一条必须来自 Ⅱ 型亚族，后者的分子量常大于前者。除了上述 19 种 CK 外，Moll 等从人十二指肠黏膜绒毛提取得到分子量为 46 000 的一种 CK，其等电点比 Ⅰ 型亚族中所有的 CK 都要大，定名为 CK20。CK 亚型在各上皮组织中的分布有一定规律性，一般讲，上皮细胞的层数与 CK 的分子量成正比，单层上皮含低分子量的 CK，复层上皮含高分子量的 CK；在复层上皮，基底细胞的 CK 分子量最小，随细胞层次向表面推移，所含 CK 的分子量常逐渐增大。目前，抗 CK 的单克隆抗体按其识别范围大致可分为 3 组：①识别鳞状细胞癌，如 DAKO CK10/13；②识别所有的非鳞状细胞癌，如 DAKO CK8（35BH11）；③识别单层腺、管上皮来源的癌，如 DAKO CK19。AE1 单克隆抗体能识别分子量较小的 CK，而 AE3 单克隆抗体可识别分子量较大的 CK。应用抗 CK 的抗体，结合其他一些抗体，可区分上皮与非上皮性的恶性肿瘤（表 12-5）。

**表 12-5 上皮与非上皮性恶性肿瘤的鉴别**
（免疫组织化学染色结果）

| 肿瘤 | CK | Vm | LCA | S-100 |
|---|---|---|---|---|
| 癌 | + | -/+ | - | - |
| 肉瘤 | -/+ | + | - | -/+ |
| 淋巴瘤 | - | + | + | - |
| 黑色素瘤 | - | + | - | + |

注：LCA 表示白细胞共同抗原。

在恶性肿瘤的鉴别诊断中，如需确定其上皮来源，宜应用 AE1 和 AE3 单克隆抗体的混合液或 35BH11 和 34BE12（识别高 CK）单克隆抗体的混合液。如要进一步明确是低分化鳞状细胞癌还是低分化腺癌，则宜分别用 AE1、AE3 或 35BH11 及 34BE12 进行免疫组织化学标记，低分化鳞状细胞癌 AE3 或 34BE12 阳性，低分化腺癌 AE1 和 35BH11 阳性。有些抗 CK 单克隆抗体还有相对特异性，如 CK7、CK19 单克隆抗体可区分胆管细胞性肝癌（阳性）和肝细胞性肝癌（阴性）；CK20 单克隆抗体染色阴性而 CK7 单克隆抗体染色阳性则可排除结直肠癌；CK5 单克隆抗体可鉴别恶性间皮瘤与肺腺癌，前者为阳性，后者为阴性；CK20 单克隆抗体对识别移行细胞癌有特殊价值，结合 CK13 单克隆抗体，有助于与低分化鳞状细胞癌进行鉴别，移行细胞癌 CK20 阳性、CK13 阴性，低分化鳞状细胞癌 CK13 阳性、CK20 阴性。这些对确定淋巴结转移癌的原发部位具有重要的参考价值。

**（2）波形蛋白和结蛋白**

波形蛋白（Vm）分子量为 53 000，也有说是 57 000。只有一种多肽形式。最早从鸡胚成纤维细胞中提取而得。Vm 分布在间叶细胞，包括肌细胞和非肌性间叶细胞，后者如成纤维细胞、内皮细胞、巨噬细胞、淋巴细胞、软骨细胞、骨细胞、黑色素细胞等。Vm 和 CK 的抗体常作为肿瘤病理鉴别诊断的基本筛选抗体，以区分上皮性与非上皮性恶性肿瘤。单就 Vm 而言，作为间叶细胞肿瘤的标记其特异性尚不够，只有当 Vm 阳性而 CK 阴性才能表明肿瘤的间叶性质。前面已述，Vm 和 CK 有时可同时出现在同一种肿瘤细胞中。据 Azumi 报道，不同的癌，Vm 和 CK 同时阳性的出现率从 10%~57% 不等。黑色素瘤和乳腺癌出现 CK 和 Vm 双阳性，则意味去分化或上皮向间质转分化（EMT），黑色素瘤高表达 CK 时，其迁移侵袭能力明显增强，相反侵袭性鳞状细胞癌 CK 可丢失。Vm 还可与 GFAP 共同表达于星形胶质瘤细胞和外周神经鞘瘤细胞，Vm 的出现往往被认为是分化不成熟或反映了肿瘤重新获得胚胎时期的一些特性。

结蛋白（Dm）又名骨架素（skeletin），分子量为52 000，也有说为55 000，也只有一种多肽形式。Dm是肌细胞较为特异的标记之一。正常时，Dm分布在平滑肌、心肌和横纹肌细胞。在前者，Dm位于平滑肌细胞的密体处，在后两者，则主要位于Z盘及相对的细胞膜和细胞连接处，在心肌还可见于闰盘。Dm有异位表达，如人汗腺上皮也可表达Dm，此外大鼠星形胶质细胞也可表现Dm抗体染色阳性。Dm是肌源性肿瘤或混合性肉瘤中肌源性成分的标记，但横纹肌肉瘤和平滑肌肉瘤Dm阳性率各家报道相差甚远，可能与免疫组织化学染色方法标准化不够有关。单靠Dm无法区分是平滑肌还是横纹肌来源的肉瘤，还须结合肌红蛋白和α-骨骼肌肌动蛋白抗体的免疫组织化学染色才能鉴别（表12-6）。

**表12-6 肌源性肿瘤的免疫组织化学标记**

| 肿瘤 | Dm | Vm | 肌红蛋白 | α-骨骼肌肌动蛋白 |
|---|---|---|---|---|
| 平滑肌瘤 | +++ | + | − | − |
| 平滑肌肉瘤 | +++ | ++ | − | − |
| 横纹肌肉瘤 | +++ | ++ | ++ | ++ |

注：+++表示经常出现阳性；++表示较常出现阳性；+表示偶尔出现阳性；−表示阴性。

**（3）胶质纤维酸性蛋白和神经微丝**

1）胶质纤维酸性蛋白（GFAP） 其分子量约50 000，以中丝结构和可溶性蛋白两种形式存在于成熟的星形胶质细胞中，与星形胶质细胞突起的形成和维持有关。第15～18周的人胚室管膜细胞可一过性表达GFAP，似可解释室管膜肿瘤细胞为何可出现GFAP免疫组织化学染色阳性。表达GFAP的肿瘤细胞有：①星形胶质细胞瘤，包括星形细胞瘤、星形母细胞瘤、混合性胶质瘤、巨细胞性星形胶质细胞瘤、多形性黄色星形胶质细胞瘤、室管膜下巨细胞性星形细胞瘤、多形性胶质母细胞瘤中分化较好的瘤细胞及胶质肉瘤中的胶质成分。②中枢神经系统非星形胶质细胞来源的某些胶质细胞，如胶质纤维少突胶质细胞瘤，其阳性染色常位于核周细胞质。室管膜瘤，阳性染色的肿瘤常呈假菊团样排列。阳性染色还见于部分脉络丛乳头状瘤、松果体瘤等。③某些胚胎性肿瘤，如髓母细胞瘤、视网膜母细胞瘤具有向星形胶质细胞分化的成分。④有报道某些脑膜瘤、腮腺多形性腺瘤、唾液腺神经鞘瘤、会厌软骨瘤GFAP也可呈阳性，其意义不明。总之，GFAP主要应用于确认肿瘤的胶质来源，尤其是星形胶质细胞起源，借此与转移性肿瘤和脑膜瘤相鉴别。

2）神经微丝（NF） 有3种多肽链，其分子量分别为70 000、150 000、200 000，分别以NF-L、NF-M和NF-H表示。胚胎期神经元可一过性表达Vm，以后转阴而NF呈阳性（小脑颗粒细胞除外）。神经元体积越大，含有NF越多，故大脑Betz细胞、小脑Purkinje细胞含丰富的NF。NF在核周合成后经修饰以每天约1 mm的速度向轴索远端移动，故神经轴索所含NF的量，尤其是NF-H的量远较胞体者为高。NF翻译后的修饰主要是磷酸化，分子量越大，磷酸化程度越高，用胰糜蛋白酶或牛肠黏膜上皮酸性磷酸酶消化可获得去磷酸化NF，此时NF的分子量减少，电泳加快。市售抗NF抗体一般是指抗磷酸化NF，如抗NF-70，抗NF-150和抗NF-200等。另有抗去磷酸化NF的单克隆抗体，如SM132。NF是神经元来源肿瘤的标记，其染色强度与肿瘤分化程度呈正相关，分化越好，染色越强。NF阳性染色的肿瘤有：神经节母细胞瘤、脊神经节母细胞瘤、节细胞神经瘤、节细胞胶质瘤、神经母细胞瘤、松果体母细胞瘤、髓母细胞瘤、副神经节瘤，以及嗜铬细胞瘤、类癌、肺小细胞癌、胰岛细胞癌、皮肤Merkel细胞瘤等。神经内分泌肿瘤除表达NF外，还可表达神经元特异性烯醇酶（NSE）和CK，但后两者阴性并不能排除神经内分泌肿瘤。肿瘤细胞主要表达NF-L，故抗NF-70的染色阳性率最高[108]。

## 12.2.3 微管

微管是由α/β微管蛋白多聚体形成直径25 nm的中空管状结构，长度可达数微米，微管两端分别为正端和负端，负端通常锚定在中心体或微管组织中心（microtubules organizing center，MTOC），而游离的正端则可与胞质中多种靶分子结合。微管的动态改变在时空上受到严格的调控，这些调节因子包括核苷酸、微管相关蛋白（microtubule-associated proteins，MAP）、激酶、磷酸酶。微管还可与其他细胞骨架成分，如微丝、整联蛋白参与的黏着斑等相互作用。微管在很多细胞基本生命活动中起重要作用，如维持细胞形态、细胞有丝分裂、细胞信号转导、胞内小泡及细胞器的转运、产生并维持细胞极性、细胞运动等。微管的功能受抑制，细胞则无法生存。正因为如此，一些抗肿瘤药物常以微管作为其作用靶点[110]。肿瘤细胞的微管本质上与正常细胞并无明显的不同，但在一些肿瘤细胞，微管的形态和分布会有所改变。与正常细胞相比,肿瘤细胞(如人大细胞性肺癌 HK2 的瘤大细胞和乳腺癌细胞 Hs-578T)的微管含量增多,微管由正常细胞的网状交叉分布变为以细胞核为中心的放射状排列(图 12-7)[109]。

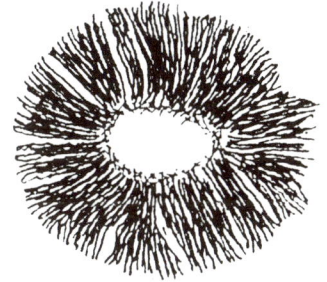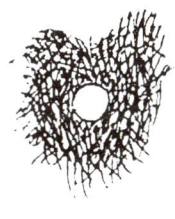

HK2-α-Tub　　　　　　BRL3A-α-Tub

**图 12-7　激光共聚焦显微镜下恶性肿瘤细胞微管形态的改变**

注：用标有 FITC 荧光的抗人 α 微管(α-Tub)抗体进行免疫荧光染色后,在激光共聚焦显微镜下观察,人大细胞肺癌 HK2 的瘤巨细胞的微管由正常细胞(大鼠肝上皮细胞株 BRL3A)的网状交叉分布变为以细胞核为中心的放射状排列。

## 12.3　肿瘤细胞膜及其特性

细胞膜也称质膜,厚度为 7.5～10 nm,由 3 层结构组成,每层厚 2.5～3 nm。内、外两层电子密度较高,中间较低。该 3 层结构的膜又称单位膜。细胞膜表面有一层由多糖、蛋白聚糖、糖蛋白、糖脂组成的膜相关复合物,称为糖萼或多糖被膜(glycocalyx),与细胞黏合、接触抑制、生长控制、细胞抗原性、营养吸收以及受体功能均有密切关系。细胞膜常有一些特殊分化的结构,以适应细胞与细胞之间的联系和交流：①细胞间连接构造,包括紧密连接(tight junction)、缝隙连接(gap junction)、中间连接(intermediate junction)、桥粒(desmosome)等,两种或两种以上的连接同时存在可组成连接复合体(junctional complex)。②细胞膜内陷,包括纵行排列的细胞膜内褶、滴状内陷形成胞饮小泡或吞噬空泡。③微绒毛,在肠吸收上皮细胞腔面的微绒毛形成纹状缘,该微绒毛表面覆有一层 7.5～20 nm 厚的糖萼外衣(external coat of glycocalyx)。肾远曲小管上皮细胞的微绒毛称为刷状缘,其糖萼外衣厚度平均为 7.5 nm。其他上皮细胞、结缔组织细胞、白细胞等微绒毛较短,数量也较少。④纤毛,是上皮细胞表面能活动的细长突起,长 5～10 μm,直径 0.3～0.5 μm。

根据肿瘤细胞质膜的特殊分化结构,可对一些肿瘤作出鉴别诊断。如在电镜下见到少数发育差的桥粒和细胞质中少量弹性原纤维,可诊断为鳞状细胞癌；如电镜下见到细胞间有微小腔隙,或细胞质内有微囊,腔面或囊面有微绒毛,则可诊断为低分化或未分化腺癌。一般来说,恶性肿瘤细胞的细胞间连接结构不但数量减少,而且发育差,其他特殊分化结构也是如此。肿瘤细胞的细胞膜除上述有形结构的改变外,其表面的糖萼及诸多的黏附分子均有变化,这些变化与肿瘤细胞的恶性行为如黏附、侵袭和转移有很大关系。

### 12.3.1　细胞膜表面聚糖结构的改变

肿瘤细胞表面糖萼中聚糖的结构常发生变化,表现在肿瘤细胞与凝集素结合特性的改变。凝集素(lectin)是一类糖结合蛋白,能专一地识别某一特定结构的单糖或聚糖中的糖基序列而与之结合。不少凝集素本身也是糖蛋白,含有共价结合的糖分子,糖的主要成分有甘露糖、葡萄糖、半乳糖,有些凝集素可含少量木糖、阿拉伯糖等。还有些凝集素却不含糖,如刀豆和麦胚凝集素。凝集素蛋白富含天冬氨酸、丝氨酸和苏氨酸,但麦胚凝集素半胱氨酸含量特别高。某些凝集素分子还含金属离子如 $Mn^{2+}$、$Ca^{2+}$ 等。虽然,已经纯化并明确其糖结合专一性的凝集素已不下 100 种,但真正搞清分子结构的还不多,仅刀豆、麦胚、蓖麻和相思豆等 10 多种凝集素。

凝集素可识别、结合不同的单糖和聚糖的类型、核心结构、天线数及其分布,以及外链的结构和取代糖基等。有人将细胞膜内能与凝集素结合的大分子称为凝集素受体。根据凝集素专一结合的糖基来分类,常用的凝集素可分为 5 组：①葡萄糖/甘露糖组,包括刀豆(ConA)、扁豆(LCA)、豌豆(PSA)凝集素；②N-乙酰氨基葡萄糖组,主要有麦胚(WGA)、曼陀罗(DSA)、美洲商陆(PWM)、荆豆(UEA-Ⅱ)凝集素；③N-乙酰氨基半乳糖/半乳糖组,如大豆(SBA)、双花扁豆(DBA)、花生(PNA)、蓖麻(RCA-Ⅰ)、槐(SJA)等凝集素；④L-岩藻糖组,如荆豆(UEA-Ⅰ)、百脉根(LTA)凝集素；⑤唾液酸组,有鲎(LPA)、蛞蝓(LEA)凝集素。其中,ConA 和 DSA 分别属于对 Man 和 GlcNAc 专一的凝集素,它们对 N-聚糖的天线数能严格识别,ConA 只结合 C2C2 二天线和单天线的聚糖；DSA 只结合多天线和偏二天线的聚糖,其中带有 C2C6 分支者为强结合,带有 C2,4C2 分支者为弱结合,但不结合 C2C2 二天线和单天线的聚糖。可见ConA和DSA对天线数的识别恰巧相反。由于天线末端有唾液酸(SA)时会干扰DSA对识别聚糖的结合,在用DSA分析聚糖结构时,需先去除末端的SA。WGA也是对GlcNAc专一的凝集素之一,与DSA相反,其结合的聚糖必须含有SA(或较多的SA),或者带有平分型GlcNAc的复杂型或杂合型聚糖,有N-乙酰氨基半乳糖重复序列的复杂型聚糖也能与WGA结合。另外,E型和L型红腰豆凝集素(E-PHA和L-PHA)为同工凝集素,都对GalNAc或GlcNAc单糖专一,但两者对N-聚糖识别专一性截然不同。L-PHA和DSA相似,也能结合有GlcNAcβ1,6分支的三、四天线N-聚糖,对平分型GlcNAc的存在与否无关紧要。而E-PHA则必须要有平分型GlcNAc的存在才能结合,且不能结合1,6臂上有GlcNAcβ1,6分支的N-聚糖。

利用凝集素对糖结合的专一性,可将其作为研究肿瘤细胞与相应正常细胞之间细胞膜结构差异的探针,阐明细胞恶变过程中膜结构的改变,用于肿瘤的病理诊断、鉴别诊断、发病机制和预后的研究。凝集素研究涉及的肿瘤很广泛,包括造血系统肿瘤(淋巴瘤、白血病)、消化系统(食管、胃、大肠、肝)肿瘤、乳腺肿瘤、女性生殖系统(卵巢、宫颈、子宫内膜)肿瘤、肺癌、甲状腺肿瘤、牙源性肿瘤和软组织肿瘤等。如用PNA对37例反应性滤泡增生和66例滤泡型淋巴瘤进行研究发现,64%的滤泡型淋巴瘤能与PNA结合,且阳性细胞弥漫分布整个滤泡,无明显极性;而反应性滤泡增生仅19% PNA阳性,阳性细胞不但稀少,且分布与滤泡极性有关。表明PNA对两者的鉴别有一定价值。凝集素受体表达与淋巴瘤的预后也有关系,弥漫性大细胞性淋巴瘤瘤细胞$RCA^+$、$PNA^-$的患者2年生存率明显高于$RCA^-$、$PNA^+$的患者。对179例胃黏膜腺体PHA受体表达的观察发现,胃癌与正常和炎症胃黏膜之间有极明显的差别,PHA阳性率胃癌为90.4%,炎性胃黏膜仅13.8%,正常者为阴性。3月胎龄前的胃黏膜PHA受体也阳性,说明胃癌PHA受体阳性是胚胎特性和该特性的重现。类似的情况还可见于大肠癌,正常结肠黏膜PNA受体少,主要分布于高尔基复合体,如用神经氨酸酶处理PNA阴性的正常结肠黏膜可使之转为阳性反应,表明正常黏膜细胞内含有唾液酸化的T-血型抗原(T-blood group antigen, Tag)。应用PNA标记大肠癌,79%呈阳性,受体分布在细胞的糖萼部位和顶质。结肠癌中大量PNA受体的出现,表明有丰富的唾液酸化的糖蛋白合成,与胚胎性大肠有类同表现。还有人报道,随结肠腺瘤→腺瘤癌变→腺癌的癌变次序,DBA和SBA受体呈递减改变,而PNA、SJA和UEA-I受体则呈递增趋势,进一步提示细胞癌变过程其细胞膜表面的寡糖链结构有明显的改变。在肝癌也可见到类同情况,正常肝细胞、不典型增生肝细胞到肝癌细胞的发展过程中,开始出现PHA、RCA和WGA受体,其数量在肝癌细胞明显增多。凝集素结合特性的改变与肿瘤细胞转移的关系更受到人们注意,如有局部淋巴结转移的食管鳞状细胞癌,PSA、PNA受体阳性率明显低于无局部淋巴结转移者。但在乳腺癌有转移倾向或已有转移者却具有PNA结合特性。在甲状腺乳头状腺癌,伴淋巴结转移组PNA和SJA标记的阳性率分别为58.8%和70.6%,明显高于无淋巴结转移组(23.1%和38.5%)。实验证明,转移潜力较高的SP1乳腺癌细胞,其表面GP130糖蛋白和L-PHA的结合力较高,说明有转移能力的乳腺癌细胞膜表面GlcNAcβ1,6分支的三、四天线N-聚糖明显增多。因此有人提出,带有GlcNAcβ1,6分支(C2 C2,6三天线或C2,4 C2,6四天线)以及N-乙酰氨基半乳糖重复序列的N-聚糖与恶性肿瘤的转移潜力有密切关系[111,112]。

MUC-1是存在于多种上皮细胞和癌细胞表面的黏液性糖蛋白,含有丰富的O-GalNAc聚糖。乳腺癌细胞与正常乳腺上皮细胞相比,O-GalNAc聚糖中所含糖基减少,分子量随之变小。同样,在结肠癌膜结合黏蛋白中,O-GalNAc聚糖数目减少,链缩短。

除此之外,选择素(selectin)与配体聚糖的结合和肿瘤转移也有密切关系。所谓选择素是一类动物凝集素,有白细胞(L-)、内皮细胞(E-)和血小板(P-)3种,都是Ⅰ型膜蛋白,N端有一个120~130个氨基酸残基的糖识别结构域(CRD)或凝集素域,紧接一个表皮生长因子(EGF)结构域和高度保守且数目不等的重复序列,称为补体调节域或补体结合蛋白域(CBP)。选择素的C端是跨膜结构域和很短的胞内结构域。L-、E-、P-选择素分子结构的差别主要在CBP这段,含有的重复序列分别是2、4~6和9。它们与聚糖配体的结合需$Ca^{2+}$的参与,故称为C类动物凝集素,以区别不需要$Ca^{2+}$参与但活性与巯基有关的S类动物凝集素。

L-、E-、P-选择素主要识别结合细胞膜上的聚糖配体,包括唾液酸化岩藻糖化的黏蛋白或唾液酸化岩藻糖化的乳糖胺,其中唾液酸可被硫酸取代,L-选择素和P-选择素还能结合硫脂、肝素、硫酸肝素蛋白聚糖、多聚岩藻糖及硫酸右旋多糖等[48]。3种选择素的共同配体中最典型的是唾液酸化的Lewis[a]、

Lewis$^x$(SLe$^a$,SLe$^x$)抗原及它们的衍生物 VIM-2 和双岩藻糖 SLe$^x$。由于肿瘤细胞表面表达较多的 Lewis 抗原,包括 SLe$^x$、双岩藻糖 SLe$^x$ 等,故肿瘤细胞能通过其表面的 Lewis 抗原与血小板和血管内皮细胞表面的 P-选择素和 E-选择素结合,增强其与内皮细胞之间的黏附,有利于肿瘤细胞穿透内皮细胞进入血流发生转移。有人报道,大量表达 SLe$^x$ 相关结构的膀胱癌细胞较不表达或少表达的更容易转移。大肠癌的肝转移灶中 SLe$^x$ 相关结构的表达也远高于原发灶者。这些说明选择素的配体 SLe$^x$ 相关结构与肿瘤转移有高度相关性[113]。

## 12.3.2 细胞膜表面其他黏附分子的改变

**(1) 整联蛋白**

整联蛋白(integrin)曾用名整联蛋白或整合素,是由 α、β 两个亚基组成的异二聚体,两个亚基都由较长的细胞外、跨膜和较短的细胞内 3 个片段组成。α 和 β 亚基都是 I 型跨膜糖蛋白,两者的 N 端胞外肽段相互以非共价键结合形成二聚体。α 和 β 亚基在 N 端形成豆瓣形状,构成了配体结合区。该配体结合区的活性依赖两个亚基同时存在,缺一不可。跨膜段是疏水的穿越磷脂双层的肽链。两者 C 端胞内肽段一般都很短,<50 个氨基酸,仅 β4 亚基例外,其胞内肽段可超过 1 000 个氨基酸。胞内肽段通过黏着斑蛋白(vinculin)、辅肌动蛋白(actinin)和踝蛋白(talin)与细胞骨架连接。α 亚基的分子量为 120 000～180 000,目前已知至少有 14 种亚型;β 亚基分子量为 90 000～110 000,至少有 8 种亚型。理论推算,14 种 α 亚基与 8 种 β 亚基排列组合可形成 100 种以上的异二聚体,而实际上存在的整联蛋白仅 20 余种。

整联蛋白的组织分布广泛,很多细胞,如成纤维细胞、上皮细胞、内皮细胞、肝细胞、白细胞、血小板等都表达整联蛋白。一种整联蛋白可在多种细胞表达,一种细胞又可表达多种整联蛋白。如 α5β1 可表达于成纤维细胞、成肌细胞、角质细胞等,而肝胞可表达 α1β1 和 α2β1。同时,一种配体可有多种整联蛋白性受体,如纤连蛋白(FN)的受体有 α5β1、α4β1、α3β1 和 αVβ1 等。按 β 亚基的功能,整联蛋白可分为 3 类:①β1 亚群(VLA 抗原),存在于淋巴细胞、肝细胞等许多细胞的表面,作为细胞外基质(ECM)的受体;②β2 亚群(LEU-CAMS 或 CD18 抗原),存在于白细胞表面,由 LFA-1 (αLβ2)、MAC-1 (αMβ2)、GP150、GP95 组成;③β3 亚群,由血小板的 GPⅡb/Ⅲa 和 αVβ3 组成。其他 β4～β8 的功能尚在研究之中。很多整联蛋白与 ECM 的结合依赖于某些 ECM 分子中的 RGD 序列。

整联蛋白广泛参与人体的多种生理和病理过程,包括炎症、血栓形成、淋巴细胞归巢、细胞凋亡、细胞黏附、细胞移动以及肿瘤发生和转移等。整联蛋白在细胞黏附时可与细胞骨架蛋白相互作用形成黏着斑(focal adhesion)和半桥粒体。整联蛋白介导细胞内外的信号转导,该信号转导往往由黏着斑复合物形成而启动,通过多种信号蛋白和转导途径将信号传到细胞核内,包括:①蛋白激酶、骨架蛋白和磷酸酶,其中黏着斑激酶(FAK)及相关的 FAK-B 和相关黏着斑酪氨酸激酶(RAFTK)尤其引人关注;②SH2-SH3 衔接蛋白;③Ras-MAPK 迪路[114,115]。

癌细胞整联蛋白的分布与正常上皮有明显的改变,主要是失去了整联蛋白分布的极性,如正常或良性上皮细胞 α6β4 分布在细胞底部的半桥粒中,而癌细胞则呈弥漫分布。当癌组织侵袭时,则又局部富集在侵袭的前缘部分[116]。大量研究结果表明,肿瘤细胞表面与稳固细胞间黏附和组织成形有关的整联蛋白亚基的表达下降甚至消失,但参与细胞移动的亚基的合成则可维持不变或上升。在乳腺癌细胞,整联蛋白 α2β1、α5β1、αVβ3、α6β4 均显著下降[117]。大肠癌中,α3β1、α3β4 表达下降,α6β1 却增加[118]。肺癌细胞多种整联蛋白亚基的表达也减少。曾用 RNA 印迹杂交和核酸原位杂交,对 15 例肝细胞肝癌(HCC)组织、5 例癌旁硬化组织、3 例正常肝组织中整联蛋白 α5、β1 亚基和 FN 的 mRNA 表达进行分析[119]。结果如下:高分化 HCC 组织 3 种 mRNA 表达水平与癌旁及正常肝组织相近,而低、中分化的 HCC 内均明显减少甚至消失($P<0.01$),HCC 伴肝内浸润和(或)转移组,癌组织中 3 种 mRNA 表达水平较无浸润转移组显著下降($P<0.05$)。如果将 α5、β1 的真核表达质粒共转染肝癌细胞株 SMMC7721,可获得过表达整联蛋白 α5β1 的肝癌细胞株,该细胞株在体外的增殖速率明显降低,说明整联蛋白的作用是复杂的[120]。然而,黑色素瘤细胞的整联蛋白 α4β1、α7β1、αⅡbβ3 可增加,在浸润转移时 α4β1 表达更强,后者能专一识别其配体——血管表达的黏附分子 VCAM-1,从而增强黑色素瘤细胞与靶组织血管内皮细胞的结合而达到归巢(homing)目的,以完成转移的最后阶段。

总之,恶性细胞表达整联蛋白亚基的类型与其相应的正常细胞有较大差别,不同的肿瘤细胞有不同的特点,且处于不同生物学行为状态的肿瘤细胞其整联蛋白亚基的表达也有变化。除一些整联蛋白在某些恶性肿瘤表达上调外(如鳞状细胞癌α6β4表达增强),总的趋势,整联蛋白表达在恶性肿瘤中是下调的,低分化癌以α2、α3、α6的下降更明显。在肿瘤生长的早期,整联蛋白表达下降,可降低肿瘤细胞表面整联蛋白与基膜或ECM的黏附力。当肿瘤细胞进入循环系统后,整联蛋白表达增强,可促进肿瘤细胞的种植、转移。整联蛋白参与肿瘤转移的另一机制可能是促进基质金属蛋白酶-2(MMP-2)的激活。对人乳腺癌细胞系MCF7的研究发现,pro-MMP-2的激活分两步:第一步,MT1-MMP 酶切 pro-MMP-2 的N端后形成中间产物;第二步,该中间产物C端中的血色素结合蛋白(Pex)结构域与细胞表面αVβ3结合,经自我催化变为完全激活的MMP-2[121]。在三维培养条件下,乳腺癌细胞产生分泌层粘连蛋白-5,与细胞表面的α6β4结合,通过Rac介导的通路,激活NF-κB,使其发生核转位,促进多种抗凋亡基因的转录,使癌细胞在转移早期脱离癌组织母体时,以及在淋巴或血液循环转移过程中不至于发生凋亡,有利于癌的转移[116]。

**(2) 层粘连蛋白受体**

层粘连蛋白受体(LN-R)较广泛地分布在各种细胞表面。目前已知的LN-R有17种之多。其中一部分本身即是整联蛋白,包括α1β1、α2β1、α3β1、α6β1、α7β1、α6β4、αVβ3、αⅢβ2等8种;另一部分是非整联蛋白,大多为糖结合蛋白,可识别LN分子中的聚糖,其与LN的亲和力普遍高于整联蛋白者。非整联蛋白的LN-R有9种,其中引起重视的是分子量67 000的LN-R和半乳糖基转移酶两种。前者广泛分布于正常上皮细胞、内皮细胞、外周神经细胞、巨噬细胞和大多数肿瘤细胞的表面,与LN亲和力高,属跨膜蛋白。其胞内肽段还可与细胞骨架蛋白结合,进而介导信号转导。后者属α1,4 Gal转移酶,位于细胞表面,活跃地参与细胞-细胞、细胞-ECM间的相互作用。正常细胞、病毒转化细胞以及转移癌细胞的许多生物学行为均与其有密切关系。

**(3) 钙黏蛋白**

钙黏蛋白(cadherin)或称为钙黏着素,是一类依赖钙的细胞与细胞的黏附分子,属跨膜蛋白,目前,至少发现有20余种成员组成一个家族。根据黏附特性及与结合细胞骨架蛋白的不同,又分为经典和非经典两个亚族。

经典亚族又可分为Ⅰ型和Ⅱ型,其中Ⅰ型根据组织分布又分为上皮(E-钙黏蛋白)、神经(N-钙黏蛋白)和胎盘钙黏蛋白(P-钙黏蛋白)。E-钙黏蛋白因在表皮细胞中发现而得名;N-钙黏蛋白出现于神经和肌肉组织,也可见于肺、心、骨骼肌、晶状体、胚胎中胚层和神经外胚层;P-钙黏蛋白最初见于胎盘,也可在滋养细胞、心、肺和小肠中表达。在成人几乎所有的表皮细胞都可合成E-、P-钙黏蛋白。Ⅱ型由钙黏蛋白5~12组成。这些钙黏蛋白的分子结构相似,均有含723~748个氨基酸的一级结构,为Ⅰ型膜蛋白,可分为信号肽、折叠为5个功能区的细胞外片段、由高度疏水区组成的跨膜片段和相当长的细胞内片段4个部分。胞外片段近N端的3个功能区含钙结合部位,最外侧的功能区中 His-Ala-Val 3肽与细胞间的黏附功能有关。胞内的C端借α、β、γ 3种连环蛋白(catenin)分子与肌动蛋白微丝相结合。由此可见,钙黏蛋白的功能主要也是通过胞内结构域与细胞骨架蛋白的相互作用来完成,类似整联蛋白。

非经典钙黏蛋白的细胞内片段不与连环蛋白相连,主要包括原钙黏蛋白、钙黏蛋白相关神经元受体(CNR)和桥粒钙黏蛋白。后者是角质上皮细胞主要的细胞黏附分子。钙黏蛋白是细胞-细胞黏附分子,是肿瘤浸润转移的抑制因子。一旦失去钙黏蛋白,肿瘤细胞变得松散,并倾向于浸润。

体外实验证实肺癌细胞中E-和P-钙黏蛋白降低,胃癌中也如此。但分化较好的胃癌可表达E-钙黏蛋白,故认为E-钙黏蛋白与分化程度有密切关系。但近来的研究发现,N-钙黏蛋白高表达可促进肿瘤如乳腺癌细胞侵袭转移。而Ⅱ型钙黏蛋白中的钙黏蛋白11高表达,可促进乳腺癌、前列腺癌转移到间质和骨组织,可能与通过钙黏蛋白11增强肿瘤细胞与成纤维细胞和骨细胞之间的黏附有关[122]。

**(4) 免疫球蛋白超家族**

免疫球蛋白超家族(Ig-SF)是一组细胞黏附分子,包括与细胞抗原性有关的分子,如组织相容性抗原、CD4、CD8和其他T细胞受体;与神经生长发育有关的分子,如神经细胞黏附分子(N-CAM);与白细胞投送有关的分子,如细胞间黏附分子(ICAM-1)、血管细胞黏附分子(VCAM-1)、血小板内皮细胞黏附分子(PECAM);与信号转导有关的分子,如集落刺激因子-1受体、PDGF受体等。此外还包括与肿瘤相关的一些抗原,如癌胚抗原(CEA)。

Ig-SF 分子通常由 70～110 个氨基酸组成,内含 7～9 个 β 折叠,两个相邻的 β 折叠结构借各种二硫键相连,此类细胞黏附分子均具有共同的免疫球蛋白样结构。有的 Ig-SF 分子几乎分布在体内每一个细胞,如主要组织相容性抗原和 ICAM-1;有的分布则较局限,如 CEA 主要分布于胃肠道,N-CAM 主要见于神经系统。有报道,过量的 CEA 可干扰正常的细胞-细胞黏附,但是否直接与肿瘤的恶性程度和转移有关,还需更多的证据。在神经或神经内分泌肿瘤表达增强的 N-CAM 分子中,多聚唾液酸含量明显升高,使黏附能力降低,可能与转移有关。但在小细胞肺癌却相反,N-CAM 表达下降,黏附能力上升。VCAM-1 主要在内皮细胞表达,可识别结合整联蛋白 α4β1。前面已述,黑色素瘤可高表达 α4β1,故内皮细胞上的 VCAM-1 在肿瘤血道转移环节中起一定作用[50]。近来,新发现免疫球蛋白超家族-11(IGSF-11)在肠型胃癌(7/8)、结肠癌(6/11)和肝细胞癌(12/20)中高表达,另外在睾丸和卵巢中也高表达,用 RNAi 技术抑制其高表达,可阻抑胃癌细胞的生长,故 IGSF-11 有可能成为这些肿瘤免疫治疗的新的靶点[115,123]。

**(5) CD44**

CD44 是一组分布广泛、分子量为 85 000～160 000、分子形式多样的膜蛋白。其含糖量很高。白细胞上分子量 90 000 的 CD44 分子与淋巴细胞归巢有关;分子量 150 000 以上的 CD44 分子主要见于表皮细胞和间皮细胞,充当透明质酸的受体。所有的 CD44 分子都有相同的胞外 N 端序列、跨膜结构域和胞内肽段。各 CD44 分子不同之处在于与跨膜结构域紧接的胞外序列。在非霍奇金淋巴瘤,高转移细胞含较高的 CD44,而不扩散的细胞 CD44 表达很低。同样情况也见于上皮细胞癌和黑色素瘤。在卵巢癌细胞,TNF-α 可上调 CD44 的表达,增强癌细胞的侵袭能力。大分子的 CD44 与转移的关系可能更密切,因其能与透明质酸结合,以利于肿瘤细胞植入。有证据表明,高转移肿瘤细胞 CD44 分子胞外有一段长 162 个氨基酸的额外片段,这一特殊的 CD44 胞外结构域直接介导了肿瘤的转移过程。经研究发现,CD44 的异质体与淋巴道转移有很大关系,如在所有转移的乳腺癌中均表达 CD44V6 异质体。但仅 CD44 异质体表达似乎还不足以形成转移,如皮肤基底细胞癌也表达 CD44 异质体,但很少有转移行为[115,124]。

## 12.4 肿瘤细胞的生长特性

细胞生长失控是肿瘤最基本的生物学行为,就这点而言,良性肿瘤与恶性肿瘤并无不同。但良性肿瘤失控的程度轻,在一定程度上还受机体或细胞本身的控制。恶性肿瘤则不然,其生长呈相对无限制性,晚期肿瘤患者出现严重的恶病质,全身营养状况极差,但肿瘤细胞照样生长不误。可以这样说,肿瘤细胞生长的失控是肿瘤一切恶性行为的生物学基础,因此研究肿瘤细胞的生长特征在肿瘤防治中具有极其重要的意义。

癌变是细胞发生多次遗传性状改变的过程,细胞癌变后,癌细胞分裂增殖产生的后代仍然是癌细胞,一个细胞从癌变后进行克隆性增殖到形成一个肿瘤瘤体是相当复杂的过程,受很多因素的影响。如果不考虑血供、肿瘤细胞丢失等因素,从理论上推算,一个直径 10 μm 的肿瘤细胞需要分裂 20 次才能形成直径 1 mm 的肿瘤实体;要形成直径 1 cm 的瘤体需要分裂 30 次,分裂 40 次后可达到重 1 kg 的瘤体。但实际上,肿瘤的生长受多种因素影响,包括肿瘤细胞增殖动力学、肿瘤血管的形成、肿瘤进展(progression)形成新的更为恶性的亚克隆[125]。

### 12.4.1 肿瘤细胞增殖动力学

**(1) 生长率**

所谓肿瘤细胞的生长率是指单位时间内肿瘤细胞增殖数。在肿瘤体积增长过程中,初期生长速度快,随肿瘤细胞数量的增多和体积的增大,往往出现指数性延迟。在显微镜下,肿瘤细胞的生长率往往根据细胞分裂象的多少来判定,恶性肿瘤每 1 000 个细胞有 20 及 20 个以上分裂象,而正常组织或良性肿瘤还不到 1 个。这种判断方法显然有其局限性。体内肿瘤生长率的测定可用瘤体的倍增时间(doubling time,TD)来表示,如测量一个肺部肿瘤,可先用 X 线、B 超或 CT 测出肿瘤的直径,一段时间后,以同样的方法再测一次。两次测得的直径可按 Gerstenberg 公式计算 TD 值:

$$TD = (0.1 \times t)/(\log Dt - \log D0)$$

式中,D0 为首次测得的肿瘤直径,Dt 为经过 t 时间后测得的直径(均以 cm 为单位)。假如某一肺部肿瘤 D0 = 2 cm,Dt = 4 cm,t = 90 天,则 TD = (0.1 × 90)/(log4 − log2) = 9/(0.6 − 0.3) = 30(天)。

从上述例子中可以知道,在 90 天中,当肿瘤直径增至原先的 2 倍时,体积却增至 8 倍。此外,肿瘤有效群体倍增时间(TD eff)是指肿瘤实际上细胞总数增长 1 倍所需时间,已将细胞丢失的因素考虑在内。肿瘤潜在倍增时间(TD pot)是指在没有细胞丢失的情况下,细胞群体总数增加 1 倍所需的时间。

在血供充分的条件下,肿瘤细胞的生长率取决于细胞周期时间、增殖组分、增殖细胞与丢失细胞之比等因素。

(2) 细胞周期时间

细胞周期时间(Tc)有人称为细胞倍增时间(the doubling time of tumor cell),是指肿瘤细胞分裂增殖经过一个周期所需时间的平均值,也就是 G1、S、G2、M 期所需时间的总和。细胞周期是由细胞周期蛋白(cyclins)及其激酶、Rb、p53、p16 等控制。不是所有的肿瘤细胞的 Tc 比相应正常分裂细胞短,实际上有些肿瘤细胞的 Tc 等于甚至长于相应正常分裂细胞。一般认为,一种肿瘤细胞的 Tc 是恒定不变的,事实上,同一种肿瘤其 Tc 可因各种因素的影响有所增减。进入细胞周期的肿瘤细胞也可暂时离开细胞增殖周期,维持在 G0 期。也有些可暂时停滞在 G2 期,处于休止状态,称为 G2 停留细胞(G2 arrest cells)。

(3) 增殖组分

肿瘤中并非所有的细胞都进入细胞周期进行分裂,所谓增殖组分(growth fraction 或 proliferative fraction,PF)即肿瘤中分裂增殖的细胞占肿瘤细胞总数的比例。如以 P 代表增殖的细胞群,Q 代表不增殖的细胞群,PF 可按以下公式计算:

$$PF = P/P+Q$$

临床和实验研究表明,在发生肿瘤的初期,即在显微镜下尚难以发现时,几乎所有的肿瘤细胞都进入增殖池(proliferative pool)。随着肿瘤生长,有越来越多的肿瘤细胞因凋亡、营养不足、走向分化或逆转至 G0 期而离开增殖池,PF 可比肿瘤初期时小,但仍大于正常组织,恶性肿瘤尤其如此(图 12-8)。这就很好解释为什么肿瘤细胞的 Tc 并不比正常细胞短,而恶性肿瘤的生长却很快。故 PF 更能反映肿瘤生长的快慢。一般而言,PF 值越小,肿瘤生长越慢,反之则生长快。经研究,当肿瘤长到能被临床发现时,肿瘤中的多数细胞并未进入增殖池。即使生长较快的肿瘤,其 PF 也仅在 20% 左右。在实际工作中,PF 常用标记指数来计算。所谓标记指数(labeling index,LI)就是用氚标记的 $^3$H-TdR 或者 5-溴脱氧尿嘧啶(5-BrdU)掺入增殖细胞 S 期的 DNA 中,再用放射自显影或抗 5-BrdU 单克隆抗体的免疫细胞化学或免疫组织化学显示标记的细胞核,在显微镜下进行标记细胞和总细胞的计数,即一次投入 $^3$H-TdR 或 5-BrdU 后,被标记的细胞(Ns)与细胞总数(N)的比值,LI = Ns/N。LI 虽然可受 S 期持续时间的长短或其他因素影响而变动,但仍不失为一个反映肿瘤生长速度的有用指标。

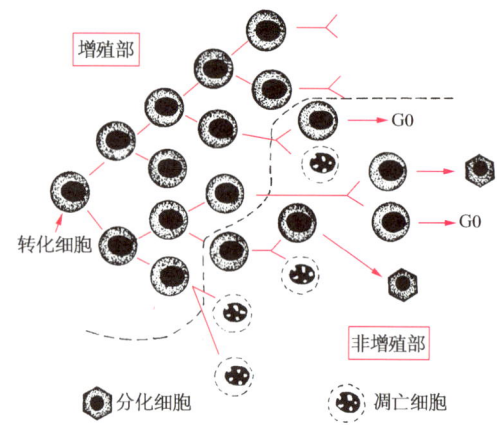

图 12-8 肿瘤生长示意图

(4) 丢失系数

在肿瘤生长过程中不断有新细胞生成,又不断有细胞通过坏死、凋亡而丢失,肿瘤实际的生长速度取决于两者的平衡。正常小肠黏膜上皮细胞虽以相当快的速度增殖,但由于增殖数与丢失数相当而处于平衡。肿瘤性生长即由于两者失去平衡,生成的细胞数远超过丢失数,故能以较快速度生长。肿瘤生长过程中的细胞生成率(KB)为每天新产生细胞的百分比,而细胞丢失率(KL)即每天丢失细胞的百分比。肿瘤细胞生长率(KG)为每天实际增加细胞的百分比,即前两者之差,KG = KB − KL。

所谓丢失系数(φ)就是 KL 与 KB 的比值。正常组织更新 φ 值接近于 1,生长快的肿瘤 φ 值较小。有人计算 Burkitt 淋巴瘤的 φ 值为 0.69,比生长相对较慢结肠癌的 φ 值 0.8 为小[125,126]。

(5) 治疗后的肿瘤细胞增殖动力学

在放疗、化疗或肿瘤部分切除以后,肿瘤体积缩小,当残存的肿瘤细胞再增殖的速度超过丢失时,肿瘤体积可重新增大。人体肿瘤被放射线照射后,由于大量处于静止期的肿瘤细胞进入增殖周期,残余肿瘤的 TD 缩短,表明治疗后存在一段加速增殖的时期,以后又逐渐恢复到治疗前水平,这一现象称为补偿增殖。实验肿瘤被放射线照射后,常在 10~20 h 后出现补偿增殖,可能是内分泌机制引发,且多伴有

(但并非绝对)Tc 的缩短;PF 先是增大,以后逐步下降,直至恢复到原有水平。

**(6) 肿瘤细胞增殖动力学的临床意义**

几乎所有的抗肿瘤化疗药物都是针对进入增殖周期的肿瘤细胞,因此有较高 PF 的肿瘤,如低分化淋巴瘤对化疗比较敏感;而大多数实体瘤如结肠癌等,由于 PF 较低,对化疗药物就不甚敏感。此时,可利用肿瘤细胞增殖动力学的一些原理制订有效的治疗方案。如可以先采取手术切除或放疗缩小肿瘤的体积,使更多的肿瘤细胞从 G0 期进入增殖周期,以增加对化疗的敏感性。此外,可根据肿瘤细胞的增殖状态来预测肿瘤对放疗的敏感性,采用流式细胞仪对肿瘤细胞进行 5-BrdU 标记指数测定,计算出肿瘤的 TDpot。TDpot = In 2 × Tm /MI,其中 In 2 是常数,约为 0.693;Tm 为 M 期经历的时间;MI 为有丝分裂指数。加上细胞 DNA 倍体、细胞增殖抗原(Ki-67)的测定,可以对肿瘤的放疗敏感性作出初步判断。曾有人报道,增殖快的宫颈癌放疗效果比增殖慢的好,但高增殖率的脑胶质瘤患者术后放疗的存活率却很低。淋巴细胞白血病中多倍体细胞高的放疗效果佳,而肠癌、头颈部癌中多倍体高的预后不好。通过这些指标的测定,发现高增殖的肿瘤可选择加速的放疗方案,有可能取得更好效果[127]。

## 12.4.2 肿瘤血管形成对肿瘤生长的影响

除了肿瘤细胞本身的增殖动力学外,肿瘤血供是影响肿瘤生长最重要的因素。如果没有肿瘤血管形成,肿瘤的直径或厚度至多不会超过 1~2 mm。另外,肿瘤血管形成也是肿瘤恶性行为如肿瘤转移所必需的。肿瘤血管形成的机制非常复杂,目前认为一系列促进血管生长的因子参与其中,这些因子由肿瘤细胞本身产生或由浸润在肿瘤组织中的炎症细胞(如巨噬细胞)分泌。其中最重要的是碱性成纤维细胞生长因子(bFGF)和血管内皮细胞生长因子(VEGF),由巨噬细胞分泌的 TNF-α 也起重要作用。

新近发现的 VEGF165 是 VEGF 的 mRNA 拼接异构体,其受体为 Fit-1 和 FLK-1。VEGF165 与 Fit-1 结合可促进血管内皮细胞向产生分泌 VEGF165 的局部迁移,而与 FLK-1 结合则可促使内皮细胞增殖。VEGF165 促肿瘤血管生成的作用是最强的,用 RNAi 技术下调 VEGF165 的表达可减少肿瘤血管的密度,抑制肿瘤生长[128]。实际上,肿瘤血管的形成是促进和抑制肿瘤血管生长的因子之间平衡失调的结果。抑制肿瘤血管生成的因子中以血小板反应蛋白(thrombospondin)和血管抑素(angiostatin)最引人注意。前者又受 p53 基因的调节,p53 基因如有丢失,肿瘤细胞会降低血小板反应蛋白的产生,使平衡向血管生成倾斜。

如前所述,血管形成不仅对肿瘤生长是必要的,而且与肿瘤转移关系密切,肿瘤内新形成的血管有利于肿瘤细胞进入血液循环。有报道,微血管密度低的小肝癌比密度高的小肝癌 5 年无癌生存率高 1 倍(74.6% 与 34.7%)[129]。乳腺癌内微血管的密度与患者的预后有关,血管密度高往往预示患者预后差[130]。

## 12.4.3 肿瘤进展和异质性对肿瘤生长的影响

临床上经常遇到有些肿瘤随着时间的延长,其侵袭性更强、恶性程度更高,这种情况是肿瘤又一次质变,不同于肿瘤细胞数目增多、体积增大等方面的改变。这种现象就是所谓的肿瘤进展(tumor progression)。肿瘤恶性程度增加(包括加速生长、侵袭及远处转移等行为)的生物学基础就是肿瘤内部不断出现具有不同表型的亚群(subpopulation),有的亚群有较快的生长速度,有的具有更强的侵袭性,有的具有更高的转移潜力,有的具有更弱的抗原性以逃避人体的免疫机制,有的亚群对激素和药物的敏感性以及对生长因子的依赖性都发生改变。由此可见,虽然多数肿瘤是单克隆(单中心)起源的,但肿瘤到了能被临床上发现时,其后裔细胞已出现明显的异质性。癌变细胞由于其遗传的不稳定性,可由 p53 基因的丢失、先天或获得的 DNA 修复酶基因的突变等原因,使该细胞在克隆性扩增时很容易自发地产生突变。这些突变积累到一定程度,就会获得新的生物学特性,这种细胞增殖后即形成新的亚群。在肿瘤的隐伏期,癌变细胞已经过多次分裂增殖,因此远在临床发现以前,肿瘤细胞的异质性就已经开始形成。不同的肿瘤,其突变亚群发生率不同,有些肿瘤如骨肉瘤,当患者就诊时,其具有转移潜力的亚群就已产生;而另一些肿瘤如混合唾液腺瘤,其具有侵袭性的亚群很少产生,即使有也是到了晚期才出现[125]。

## 12.4.4 肿瘤干细胞

与肿瘤异质性在肿瘤生长到一定时间后才出现的理论相反,另一种学说认为肿瘤的异质性在肿瘤刚形成时即已产生,即肿瘤干细胞学说。肿瘤干细胞是肿瘤细胞中占有很小比例(0.02%~0.1%)、具有无限增殖能力和不定分化潜能的肿瘤细胞,是肿瘤形成的起始细胞,并由其维持肿瘤的生长。肿瘤干细胞对放疗和化疗均不敏感,可能是肿瘤复发转移的根源。不同的肿瘤干细胞其表面标记也不相同,急性粒细胞白血病(AML)的干细胞标记为 $CD34^{++}$、$CD38^{-}$;实体肿瘤乳腺癌的干细胞标记是 $CD44^{+}$、$CD24^{-/low}$;而中枢神经系统的肿瘤干细胞标记是 $CD133^{+}$。

肿瘤干细胞的来源尚有不同看法,多数学者认为来源于组织干细胞突变,也有人提出非干细胞也可变为肿瘤干细胞。1997 年,Bonnet 等分离到 AML 白血病干细胞,并正式提出肿瘤干细胞学说以来,已有 10 多年的历史。肿瘤干细胞的研究可以说是方兴未艾,很多问题还有待解决,如肿瘤干细胞是否有特异性标记。目前分离到的肿瘤干细胞主要根据细胞的生长能力(体外软琼脂中克隆形成能力和裸鼠移植瘤形成能力)来确定。所谓的肿瘤干细胞标记常与正常干细胞有重叠,如白血病干细胞 $CD34^{++}$ 与造血干细胞重叠,中枢神经系统肿瘤干细胞 $CD133^{+}$ 与正常神经干细胞重叠等。因此,寻找肿瘤干细胞特异性标记意义重大。另外,肿瘤干细胞与复发转移的关系、与肿瘤多药耐药性的关系等也是今后研究的热点。相信随着肿瘤干细胞研究的深入,对肿瘤会有一个崭新的认识,会对肿瘤的治疗提供新的思路[131,132]。

(张锦生)

## 主要参考文献

[1] Kumar V, Cotran RS, Robbins SL. Basic pathology. 7th ed. Philadelphia: WB Saunders Co, 2003;168-170.
[2] Solomon E, Borrow J, Goddard AD. Chromosome aberrations and cancer. Science, 1991, 254;1153-1160.
[3] Warnke RA, Weiss LM, Chan JKC, et al. Tumors of the lymph nodes and spleen. Atlas of tumor pathology. 3rd series. Fascicle14. Washington DC: AFIP, 1995;36.
[4] 许良中. 染色体的检查. 见:许良中主编. 实用肿瘤病理方法学. 上海:上海医科大学出版社, 1997;522-523.
[5] Zakian VA. Telomeres: beginning to understand the end. Science, 1995, 270;1601-1607.
[6] 吴耀, 刘宗石, 孙宏明, 等. 人乳腺浸润性导管癌端粒酶活性的检测. 中华医学杂志, 1998, 78;515-516.
[7] 郑瓷飞, 王升启, 邢瑞云, 等. 人贲门癌、食管癌细胞端粒酶 RNA 和端粒酶活性检测. 军事医学科学院院刊, 1998, 22;122-124.
[8] 杨仕明, 房殿春, 罗元辉, 等. 胃癌及癌前组织中端粒酶活性的检测及其临床意义. 中华医学杂志, 1998, 78;207-209.
[9] 赵东兵, 张伟, 金顺钱, 等. 大肠癌组织中端粒酶活性的研究. 中华肿瘤杂志, 1998, 20;199-201.
[10] 蔡春友, 张维俗, 孙保存, 等. 肺癌端粒酶活性与临床相关性研究. 中国肿瘤临床, 1999, 26;462-463.
[11] 杨文涛, 许良中, 张泰明, 等. 乳腺癌端粒酶活性的研究. 中华肿瘤杂志, 1999, 21;278-280.
[12] 彭钧铮, 张元芳, 丁强. 膀胱癌组织中端粒酶活性. 中华泌尿外科杂志, 1997, 18;601-603.
[13] 王逸民, 张志根, 张微, 等. 端粒酶活性表达在肾恶性肿瘤中的临床意义. 中华泌尿外科杂志, 2003, 24;800-802.
[14] 林毅, 强万明, 李黎明, 等. 端粒酶活性检测在前列腺癌诊断中的作用. 中华泌尿外科杂志, 2002, 23;190.
[15] 奚玲, 朱涛, 吴鹏, 等. 人端粒酶逆转录酶在子宫颈癌组织中的表达变化及其意义. 中华妇产科杂志, 2005, 40;407-410.
[16] 高冬霞, 吕盛, 吕英志, 等. 端粒酶逆转录酶及其调节相关蛋白与增殖细胞核抗原在卵巢上皮性肿瘤中的表达及临床意义. 中华病理学杂志, 2003, 32;319-322.
[17] 董颖, 李挺, 梁英, 等. 子宫内膜癌中端粒酶与 $c$-$myc$ 基因、P53 蛋白及激素受体表达及相关性. 北京大学学报(医学版), 2004, 36;61-65.
[18] 张志明, 岩板刚, 郑鹏生, 等. 滋养细胞肿瘤和妊娠绒毛组织端粒酶的表达及意义. 中华肿瘤杂志, 2000, 22;495.
[19] 刘红, 王陈, 杨秀芳. 甲状腺肿瘤端粒酶活性的检测及临床意义. 复旦学报(医学版), 2003, 30;120-126.
[20] 彭宏, 王希军, 杨光彩, 等. 人类鼻咽癌端粒酶活性的研究及其临床意义. 中华耳鼻咽喉科杂志, 2000, 35;289-291.
[21] 杜宝东, 王萃, 刘钢, 等. 端粒酶 RNA 组分和端粒酶活性与喉癌的相关性研究. 临床耳鼻咽喉科, 2000, 14;390-392.
[22] 应建明, 张晓华, 李敏, 等. 端粒酶基因在恶性淋巴瘤和良性淋巴结病变中的表达. 中华血液病杂志, 2002, 23;432-433.
[23] 王翔, 靳振林. 儿童霍奇金病组织中 MDM2 和 P53 蛋白表达与端粒酶活性的相关性研究. 中华小儿外科杂志, 2003, 24;462-463.
[24] 于亚平, 虞伟, 杨继红, 等. 儿童白血病不同治疗阶段端粒酶活性及其意义. 中华血液学杂志, 2004, 25;47-48.
[25] 陈继革, 宋先舟, 陈玲. 端粒酶活性与良恶性骨肿瘤细胞分化程度的相关研究. 华中科技大学学报(医学版), 2003, 32;68-80.
[26] 陆敏秋, 陈世伦, 肖白, 等. 多发性骨髓瘤中端粒酶的动态研究. 中华内科杂志, 2006, 45;45-48.
[27] 刘平, 卢亦成, 夏放, 等. 脑胶质瘤端粒酶活性的表达及端粒长度的分析. 中华神经外科杂志, 2000, 16;316-319.
[28] Kelner KL. The importance of telomerase. Science, 1997, 278;600.
[29] Scheel C, Poremba C. Telomere lengthening in telomerase-negative cells: the ends are coming together. Virchows Arch, 2002, 440;573-582.
[30] Beckman JS, Weber JL. Survey of human and rat microsatellites. Genomics, 1992, 12;627-631.
[31] NIH/CEPH Collaborative Mapping Group. A comprehensive genetic linkage map of the human genome. Science, 1992, 258;67-86.
[32] Weissenbach J, Gyapay G, Dib C, et al. A second-generation linkage map of the human genome. Nature, 1992, 359;794-801.
[33] Brentnall TA. Microsatellite instability — shifting concepts in tumorigenesis. Am J Pathol, 1995, 147;561-563.
[34] Keller G, Rotter M, Vogelsang H, et al. Microsatellite instability in adenocarcinoma of the upper gastrointestinal tract. Relation to clinicopathological data and family history. Am J Pathol, 1995, 147;593-600.
[35] 时俊, 林庚金, 钱立平, 等. 胃癌及肠化生组织微卫星不稳定研究. 中华消化杂志, 2001, 21;680-683.
[36] 刘韬韬, 史耀舟, 沈锡中, 等. 中国人胃癌染色体 11p15.5 杂合性缺失分析. 复旦学报(医学版), 2003, 30;24-29.
[37] Ikeguchi M, Unate H, Maeta M, et al. Detection of loss of heterozygosity at microsatellite loci in esophageal squamous-cell carcinoma. Oncology, 1999, 56;164-168.
[38] Kim H, Jen J, Vogelstein B, et al. Clinical and pathological characteristics of sporadic colorectal carcinomas with DNA replication errors in microsatellite sequences. Am J Pathol, 1994, 145;148-156.
[39] 袁平, 孙孟红, 张锦生, 等. 肠窦窝异常病灶 2,3,5,11,17 和 18 号染色体部分位点的杂合子丢失. 中华病理学杂志, 2002, 31;485-490.
[40] Kondo Y, Kanai Y, Sakamoto M, et al. Genetic instability and aberrant DNA methylation in chronic hepatitis and cirrhosis — a comprehensive study of loss of heterozygosity and microsatellite instability at 39 loci and DNA hypermethylation on 8 CpG islands in microdissected specimens from patients with hepatocellular carcinoma. Hepatology, 2000, 32;970-979.
[41] 丛文铭, 张树辉, 冼志红, 等. 肝细胞癌肿瘤抑制基因的杂合性缺失和微卫星不稳定性研究. 中华病理学杂志, 2005, 34;71-74.
[42] Wilentz RE, Goggins M, Redston M, et al. Genetic, immunohistochemical, and clinical features of medullary carcinoma of the pancreas: a newly described and characterized entity. Am J Pathol, 2000, 156;1641-1651.
[43] 何立智, 谢敏, 赵会安. 胰腺癌微卫星不稳定性及其临床病理特点的研究. 中华医学杂志, 2000, 80;287-288.
[44] Yamamoto H, Itoh N, Nakamura H, et al. Genetic and clinical features of human pancreatic ductal adenocarcinoma with widespread microsatellite instability. Cancer Res, 2001, 61;3139-3144.
[45] Sekine I, Yokose, T, Ogura T, et al. Microsatellite instability in lung cancer patients 40 years of age or younger. Jpn J Cancer Res, 1997, 88;559-563.
[46] Kawanishi M, Kohno T, Otsuka T, et al. Allelotype and replication error phenotype of small cell lung carcinoma. Carcinogenesis, 1997, 18;2057-2062.
[47] Rush EB, Calvano JE, van Zee KJ, et al. Microsatellite instability in breast

cancer. Ann Surg Oncol,1997,4:310-315.
[48] 付琼,姚根有,汤绚丽,等.乳腺癌与癌前病变的微卫星不稳定性与3p杂合性缺失.中华肿瘤杂志,2007,29:34-40.
[49] 荣媛,吴绕峰,陈冠民,等.宫颈癌基因组 HLA-1类基因微卫星不稳定和杂合性缺失的研究.中华医学遗传学杂志,2004,21:342-346.
[50] Catasus L, Machin P, Matias-Guiu X, et al. Microsatellite instability in endometrial carcinomas: clinicopathologic correlations in a series of 42 cases. Hum Pathol, 1998, 29; 1160-1164.
[51] Lu Y, Liu XS, Wang YX, et al. Study of microsatellite instability in epithelial ovarian tumors. Beijing Da Xue Xue Bao, 2006,38:62-65.
[52] Dahiya R, Lee C, McCarville J, et al. High frequency of genetic instability of microsatellite in human prostatic adenocarcinoma. Int J Cancer, 1997, 72: 762-767.
[53] Goessl C, Heicappell R, Munker R, et al. Microsatellite analysis of plasma DNA from patients with clear cell renal carcinoma. Cancer Res, 1998,58: 4728-4732.
[54] Burger M, Burger SJ, Denzinger S, et al. Elevated microsatellite instability at selected tetranucleotide repeats does not correlated with clinicopathologic features of bladder cancer. Eur Urol, 2006, 50:770-776.
[55] 沈忠明,何志明,步星耀,等.肾母细胞瘤微卫星不稳定性与临床病理的关系.中华病理学杂志,1997,26:207-210.
[56] Miyakawa A, Wang XL, Nakanishi H, et al. Allelic loss on chromosome 22 in oral cancer: possibility of the existence of a tumor suppressor gene on 22q13. Int J Oncol, 1998,13:705-709.
[57] 黄庆,府伟灵,彭智培,等.视网膜母细胞瘤染色体基因组不稳定性的分析.中华眼底病杂志,2005,21:28-31.
[58] 徐先发,安倩,张建军,等.喉切割喉鳞状细胞癌9p13-23区域微卫星杂合性缺失的研究.中华耳鼻咽喉科杂志,2001,36:367-371.
[59] 郭颖,方臻,黄必军,等.鼻咽癌染色体11q13等位基因杂合性缺失的研究.中华肿瘤杂志,2001,23:132-134.
[60] 邓燕飞,田芳,卢永德,等.鼻咽癌染色体3p14的精细等位基因缺失分析.中国耳鼻咽喉颅底外科杂志,2001,7:165-168.
[61] 邓燕飞,田芳,杨新明,等.鼻咽癌基因FHIT区域的微卫星不稳定性研究.中华耳鼻咽喉科杂志,2000,35:222.
[62] Talwalkar VR, Scheiner M, Hedges LK, et al. Microsatellite instability in malignant melanoma. Cancer Genet Cytogenet, 1998, 104:111-114.
[63] Jacobovitz O, Nass D, de Marco L, et al. Carcinoid tumors frequently display genetic abnormalities involving chromosome 11. J Clin Endocrinol Metab, 1996,81:3164-3167.
[64] Martin SS, Hurt WG, Hedges LK, et al. Microsatellite instability in sarcomas. Ann Surg Oncol, 1998,5:356-360.
[65] 宋荆,陈丹,王玉彬.骨肉瘤的微卫星不稳定性研究.山东医药,2004,44:44-45.
[66] 魏中华,邓飞,刘小丽,等.B细胞淋巴瘤6号染色体微卫星不稳定性及杂合性.肿瘤防治杂志,2005,12:1686-1690.
[67] Mark Z, Toren A, Amariglio N, et al. Instability of dinucleotide repeats in Hodgkin's disease. Am J Hemat, 1998,57:148-152.
[68] 郭碧馨,曹励之,张朝霞,等.急性淋巴细胞白血病6q21区域微卫星缺失及其临床关系的研究.中华儿科杂志,2005,43:209-210.
[69] 吴春梅,管洪本,卢伟,等.慢性白血病微卫星不稳定性和杂合性缺失的研究.山东医药,2001,41:10-11.
[70] Leung SY, Chan TL, Chung LP, et al. Microsatellite instability and mutation of DNA mismatch repair genes in gliomas. Am J Pathol, 1998, 153:1181-1188.
[71] 胡杰,江澄川,吴浩强.等.胶质母细胞瘤1号染色体杂合性丢失的研究.上海医科大学学报,2000,27:360-363.
[72] 腾良珠,丁峰,罗静,等.脑膜瘤第1、10、14和22对染色体的LOH和MI与相关因素分析.中华神经外科杂志,2001,17:25-28.
[73] 殷晓路,许雁萍,朱建善.髓母细胞瘤第11号染色体的杂合性丢失分析.上海第二医科大学学报,2004,24:31-33.
[74] Augenlicht LH, Richards C, Corner G, et al. Evidence for genomic instability in human colonic aberrant crypt foci. Oncogene, 1996,12:1767-1772.
[75] Keller G, Rotter M, Vogelsang H, et al. Microsatellite instability in adenocarcinomas of the upper gastrointestinal tract. Am J Pathol, 1995,147:593-600.
[76] Hayami Y, Komatsu H, Iida S, et al. Microsatellite instability as a potential marker for poor prognosis in adult T cell leukemia/lymphoma. Leuk Lymphoma, 1999,32:345-349.
[77] Kallioniemi A, Kallioniemi OP, Sudar D, et al. Comparative genomic hybridization for molecular cytogenetic analysis of solid tumors. Science, 1992, 258:818-821.
[78] Kallioniemi A, Kallioniemi OP, Piper J, et al. Detection and mapping of amplified DNA sequences in breast cancer by comparative genomic hybridization. Proc Natl Acad Sci USA, 1994,91:2156-2160.
[79] Nessling M, Solinas-Toldo S, Wilgenbus KK, et al. Mapping of chromosomal imbalances in gastric adenocarcinoma revealed amplified protooncogenes MYCN, MET, WNT2 and ERBB2. Genes Chromosomes Cancer, 1998,23:307-316.
[80] Sattler HP, Rohde V, Bonkhoff H, et al. Comparative genomic hybridization reveals DNA copy number gains to frequently occur in human prostate cancer.
Prostate, 1999,39:79-86.
[81] Wong N, Lai P, Lee SW, et al. Assessment of genetic changes in hepatocellular carcinoma by comparative genomic hybridization analysis relationship to disease stage, tumor size, and cirrhosis. Am J Pathol, 1999,154:37-43.
[82] Hermsen MA, Baak JP, Meijer GA, et al. Genetic analysis of 53 lymph node negative breast carcinomas by CGH and relation to clinical, pathological, morphometric, and DNA cytometric prognostic factors. J Pathol, 1998,186:356-362.
[83] Tarkkanen M, Elomaa I, Blomqvist C, et al. DNA sequence copy number increase at 8q: a potential new prognostic marker in high-grade osteosarcoma. Int J Cancer, 1999,84:114-121.
[84] Paredes ZA, Kang JJ, Essig YP, et al. Analysis of colorectal cancer by comparative genomic hybridization: evidence for induction of the metastatic phenotype by loss of tumor suppressor genes. Clin Cancer Res, 1998,4:879-886.
[85] Pinkel D, Segraves R, Sudar D, et al. High resolution analysis of DNA copy number variation using comparative genomic hybridization to microarrays. Nat Genet, 1998,20:207-211.
[86] Maydan JS, Flibotte S, Edgley ML, et al. Efficient high-resolution deletion discovery in Caenorhabditis elegans by array comparative genomic hybridization. Genome Res, 2007, 17:337-347.
[87] 许良中.核仁组织区嗜银染色.见:许良中主编.实用肿瘤病理方法学.上海:上海医科大学出版社,1997:532-542.
[88] 许良中.关于核仁组织区(AgNOR)研究工作的标准化方案.实用肿瘤杂志,1996,11:193.
[89] 许良中.核仁组织区嗜银染色.见:许良中主编.实用肿瘤病理方法学.上海:上海医科大学出版社,1997:546-547.
[90] Suarez V, Newman J, Hiley C, et al. The value of NOR numbers in neoplastic and non-neoplastic epithelium of the stomach. Histopathology, 1989,14:61-66.
[91] 李辉,姚松朝,Stuart R,等.Barrett食管腺癌及其癌前病变中AgNOR和PCNA的表达及临床意义.中华肿瘤杂志,1995,17:286-288.
[92] Yang P, Huang GS, Zhu XS. Role of nucleolar organizer regions in differentiating malignant from benign tumours of the colon. J Clin Pathol, 1990,43:235-238.
[93] 汪筱娟,唐卫平,于佩良,等.102例胃肠道平滑肌肿瘤的研究.中华肿瘤杂志,1994,16:128-131.
[94] 崔彦,周金莲,赵欠增,等.肝癌和癌旁组织中核仁组成区嗜银蛋白表达的研究.临床肝胆杂志,1997,13:22-23.
[95] Gupta N, Kaur A, Pal S, et al. Study of nucleolar organizer regions (NORs) in lesions of gallbladder. Indian J Pathol Microbiol, 2003,46:371-374.
[96] Adeyemi BF, Kolude BM, Akang EE, et al. A study of the utility of silver nucleolar organizer regions in categorization and prognosis of salivary gland tumors. Oral Surg Oral Med Oral Pathol Oral Radiol and Endod, 2006, 102: 513-520.
[97] 张文杰,张素华,向巨才.AgNOR在乳腺病变穿刺涂片中的应用.实用癌症杂志,1992,7:74-75.
[98] 彭文明,方云光,郑秀玲,等.子宫内膜上皮良恶性病变AgNOR的研究.癌症,1992,11:151-152.
[99] 袁而恩,王美清,李素英,等.AgNOR在子宫平滑肌瘤中的定量研究及其诊断意义.实用肿瘤杂志,1991,6:98-99.
[100] 殷铁军,顾美皎.用形态测量学方法研究卵巢上皮性肿瘤的诊断与预后.癌症,2002,21:781-784.
[101] 徐燕杰,王一平,张玉芝.膀胱移行细胞癌核仁组成区变化的初步研究.中华泌尿外科杂志,1991,12:253-255.
[102] 戴文森,宋永谦,陈菊荣,等.前列腺癌细胞核中AgNOR的定量研究.实用肿瘤杂志,1991,6:77-78.
[103] Camargo RS, Shirata NK, di Loreto C, et al. Significance of AgNOR measurement in thyroid lesions. Anal Quant Cytol Histol, 2006, 28:188-192.
[104] 郑美桦,田晓东,李虎,等.咽喉鳞癌组织中增殖细胞核抗原和核仁组成区相关嗜银蛋白的研究.临床耳鼻咽喉杂志,2001,15:653-655.
[105] 康永禄,沈玮,吕纯义.血管肿瘤的AgNOR检测.中国肿瘤临床,1995,22:47.
[106] 勇威本,孟松娘,张运涛,等.非霍奇金淋巴瘤核仁组成区检测的临床意义.北京医学,2000,20:274-276.
[107] 蒋家康,韩守仁,鲍晓霞,等.AgNOR形态学改变在甲状腺良性和恶性肿瘤鉴别诊断中的意义.肿瘤,1993,13:60-62.
[108] 张锦生,叶诸榕.细胞骨架.见:许良中主编.实用肿瘤病理方法学.上海:上海医科大学出版社,1997:257-269.
[109] Manelli-Oliveira R, Machado-Santelli GM. Cytoskeletal and nuclear alterations in human lung tumor cells: a confocal microscope study. Histochem Cell Biol, 2001,115:403-411.
[110] Honore S, Pasquier E, Braguer D. Understanding microtubule dynamics for improved cancer therapy. Cell Mol Life Sci, 2005,62:3039-3056.
[111] 施达仁.亲和组织化学法的应用.见:许良中主编.实用肿瘤病理方法学.上海:上海医科大学出版社,1997:190-201.
[112] 陈惠黎.糖蛋白的聚糖.见:陈惠黎主编.生物大分子的结构和功能.上海:上海医科大学出版社,1999:355-362.
[113] Varki A. Selectin ligands. Proc Nal Acad Sci USA,1994,91:7390-7397.
[114] 周晓虹,张锦生.整合素的研究进展.国外医学·生理、病理科学与临床

分册,1995,15:84-86.
[115] 查锡良.细胞黏附分子.见:陈惠黎主编.生物大分子的结构和功能.上海:上海医科大学出版社,1999:123-142.
[116] Gilcrease MZ. Integrin signaling in epithelial cells. Cancer Lett, 2007, 247: 1-25.
[117] Gui GP, Wells CA, Yeomans P, et al. Integrin expression in breast cancer cytology: a novel predictor of axillary metastasis. Eur J Surg Oncol, 1996, 22: 254-258.
[118] Pignatelli M, Smith ME, Bodmer WF. Low expression of collagen receptors in moderate and poorly differentiated colorectal carcinomas. Br J Cancer, 1990, 61:636-638.
[119] 赵景民,翟为溶,张月娥,等.人肝细胞癌中整合素α5β1亚基和纤维连接蛋白 mRNA 的表达.中华病理学杂志,1998,27:94-98.
[120] 周国飞,范勤,冯晔,等.过表达整联蛋白α5β1的SMMC7721细胞株的建立和鉴定.上海医科大学学报,1999,26:161-164.
[121] Deryugina EI, Ratinikov B, Monosov E, et al. MT1-MMP initiates activation of pro-MMP-2 and integrin αvβ3 promotes maturation of MMP-2 breast carcinoma cells. Exp Cell Res, 2001, 263:209-223.
[122] Hazan RB, Qiao R, Keren R, et al. Cadherin switch in tumor progression. Ann N Y Acad Sci, 2004, 1014:155-163.
[123] Watanabe T, Suda T, Tsunoda T, et al. Identification of immunoglobulin superfamily 11 (IGSF-11) as a novel target for cancer immunotherapy of gastrointestinal and hepatocellular carcinomas. Cancer Sci, 2005, 96:498-506.
[124] Muthukumaran N, Miletti-Gonzalez KE, Ravindranath AK, et al. Tumor necrosis factor-alpha differentially modulates CD44 expression in ovarian cancer cells. Mol Cancer Res, 2006, 4:511-520.
[125] Kumar V, Cotran RS, Robbins SL. Basic pathology. 6th ed. Philadelphia: WB Saunders Co, 1997: 158-161.
[126] 鄂征.肿瘤细胞增殖动力学.见:张天泽,徐光炜主编.肿瘤学.天津:天津科学技术出版社,1996:198-201.
[127] 魏康.辐射敏感性.见:夏寿萱主编.放射生物学.北京:军事医学科学出版社,1998:255-257.
[128] Dave RS. RNAi and tumor angiogenesis, bridging the gap towards anti-cancer therapy. Leuk Res, 2007, 31:421-422.
[129] 汤钊猷,钦伦秀,孙惠川,等.肝癌复发转移的研究.中华普通外科杂志,2000,15:517-520.
[130] Folkman J. Clinical applications of research on angiogenesis. N Engl J Med, 1995,333:1757-1763.
[131] 田志强,吴孟超,卫立辛.肿瘤干细胞研究新进展.中国肿瘤临床,2006,33:1428-1431.
[132] 李开春,吴晴.肿瘤干细胞相关研究进展.中华肿瘤防治杂志,2007,14:311-314.

# 13 肿瘤病理学

13.1 肿瘤的一般形态学特征
  13.1.1 肿瘤的大体形态
  13.1.2 肿瘤的组织形态
13.2 良性肿瘤与恶性肿瘤的区别
  13.2.1 良性肿瘤
  13.2.2 恶性肿瘤
  13.2.3 交界性肿瘤

13.3 肿瘤的命名和分类
  13.3.1 肿瘤的命名
  13.3.2 肿瘤的分类
13.4 恶性肿瘤的病理分级和分期
  13.4.1 恶性肿瘤的病理分级
  13.4.2 恶性肿瘤的病理分期

    肿瘤病理学是研究肿瘤的病因、发病机制、病理变化和疾病转归的学科。从临床实践来看,肿瘤病理学是外科病理学的一个重要分支,其首要任务是对肿瘤患者作出准确的病理学诊断和组织学分型,为临床治疗和预后提供客观依据。本章将介绍肿瘤的一般形态学特征,良性肿瘤与恶性肿瘤的区别,肿瘤的命名和分类以及恶性肿瘤的病理分级和分期。

## 13.1 肿瘤的一般形态学特征[1,2]

### 13.1.1 肿瘤的大体形态

    除白血病外,绝大多数实体瘤都以形成肿块为其特点。肿瘤的形状、大小和数目、颜色、结构和质地、包膜和蒂等形态特点多种多样,但有规律可循,并在一定程度上可反映肿瘤的良、恶性(图13-1)。因此,仔细观察和准确描述肿瘤大体形态特征,无论在术中冷冻切片或术后常规切片病理诊断中都有重要价值。

(1) 形状

    实体瘤可呈结节状、圆球形、椭圆形、扁圆形、长梭形、哑铃状、葫芦状、分叶状、息肉状、蕈伞状、乳头状、斑块状、树枝状或溃疡状。膨胀性生长的肿瘤边缘整齐或有包膜。浸润性生长的肿瘤边缘不规则,伸入周围正常组织,呈犬牙交错状、蟹足状或放射状。

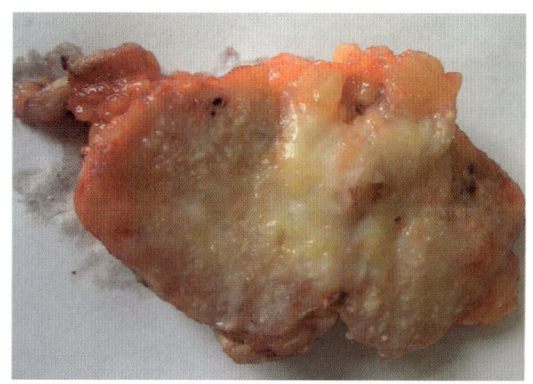

图 13-1 乳腺粉刺型导管癌大体形态

(2) 大小和数目

    肿瘤大小不一。微小癌和隐匿癌的体积小,直径<1 cm。心脏间皮瘤可能是人类最小的肿瘤,仅数毫米。位于体表或重要脏器(如脑和脊髓)的肿瘤、有功能的内分泌肿瘤以及高度恶性肿瘤通常体积较小。良性或低度恶性肿瘤生长在非要害部位时体积巨大,如卵巢囊腺瘤、脂肪肉瘤,直径可>50 cm,重量达100 kg以上。随着诊断技术的发展和医疗卫生知识的普及,临床和病理上能见到的肿瘤正在逐渐变小。

    肿瘤常为单个,有时可多发,常见的多发性肿瘤有家族性大肠腺瘤病(图13-2)、神经纤维瘤病、脂肪瘤、子宫平滑肌瘤、Kaposi肉瘤、骨软骨瘤、软骨瘤和骨髓瘤等。复发的肿瘤可在局部形成数个病灶,转移性肿瘤可形成多个转移灶,但非复发。

(3) 颜色

    肿瘤的颜色与其相应正常组织的颜色相近。多

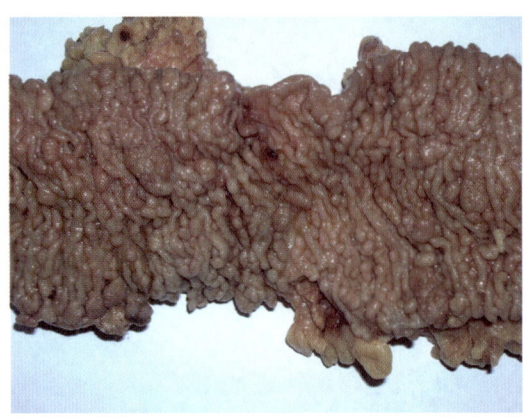

图13-2　家族性大肠腺瘤病

数肿瘤的颜色呈白色或灰白色,如大多数癌、平滑肌瘤等;脂肪瘤、神经鞘瘤呈黄色;大多数肉瘤呈灰红色;血管瘤和血管肉瘤、内分泌肿瘤呈红色或红褐色;恶性黑色素瘤、基底细胞瘤、婴儿色素性神经外胚层瘤呈灰黑色或黑色。此外,软骨性肿瘤呈浅蓝灰色,粒细胞肉瘤在新鲜标本上可呈淡绿色。肿瘤的继发性改变如坏死呈淡黄色,陈旧性出血呈铁锈色,黏液样变性呈暗灰色,含胆色素的肿瘤则呈黄绿色。

(4) 结构和质地

实体瘤由实质和间质组成。肿瘤实质是肿瘤的主要成分,肿瘤间质则为支持和营养实质细胞的结缔组织、血管和神经等。肿瘤的结构和质地取决于肿瘤实质和间质的成分和数量。

海绵状血管瘤、囊性畸胎瘤、囊腺瘤和囊腺癌的结构呈囊状;叶状囊肉瘤、管内乳头状瘤呈裂隙状。平滑肌瘤、纤维瘤病呈漩涡状;高度恶性肉瘤、恶性淋巴瘤则均匀一致。

癌的质地一般硬而脆,但实质细胞多的癌如乳腺髓样癌则较软。各种腺瘤、脂肪瘤、血管瘤的质地柔软,而平滑肌瘤、纤维瘤病则常坚韧。钙化上皮瘤、骨瘤、骨软骨瘤质地坚硬。高度恶性肉瘤软而嫩,似鱼肉状。肿瘤继发坏死,液化或囊性变者,质地往往变软。

(5) 包膜

包膜一般是良性肿瘤的特征,如脂肪瘤、神经鞘瘤、各种腺瘤和囊腺瘤等都有完整包膜。但良性肿瘤未必都有包膜,如乳头状瘤、平滑肌瘤、血管瘤、内生性软骨瘤等。凡有包膜的肿瘤,如肿瘤侵犯并穿透包膜,往往意味着是恶性肿瘤,如甲状腺滤泡状肿瘤包膜完整时为滤泡状腺瘤,瘤细胞穿破包膜则为滤泡状癌。恶性肿瘤通常无包膜,或仅有不完整的包膜或假包膜。所谓假包膜是指大体肉眼看到似有膜,镜下为增生的纤维组织,在这种"包膜"上或"包膜"外已有瘤细胞浸润。有些恶性肿瘤初起时可有包膜(如小肝癌),后期包膜被突破,瘤细胞浸润至包膜外。发生在具有较厚被膜器官中的肿瘤占据原有器官,原有器官的被膜可起到包膜的作用。

(6) 蒂

发生于真皮、皮下、黏膜下或浆膜下等部位的肿瘤有时有细长或粗短的蒂,如软纤维瘤、乳头状瘤、胃肠道息肉状腺瘤、骨软骨瘤等。带蒂的肿瘤大多为良性,恶性肿瘤很少有蒂,即使有蒂也短而粗。食管癌肉瘤常可有蒂。卵巢巨大肿瘤常以卵巢系膜和韧带为蒂,容易并发蒂扭转,使肿瘤组织淤血、水肿、出血、硬化可以导致急腹症。

## 13.1.2　肿瘤的组织形态

各种肿瘤的组织形态多样,但都由实质和间质两部分组成。构成肿瘤的瘤细胞和组织结构与其来源的正常组织相似,这是肿瘤组织学分型的基础。然而,肿瘤与其相应组织在瘤细胞大小、形状以及组织结构存在差异,这种差异称为异型性。良性肿瘤与其相应组织近似,恶性肿瘤与相应组织则偏离较远。

(1) 肿瘤的实质和间质

1) 实质　肿瘤实质(parenchyma)由瘤细胞组成,是肿瘤的主要成分,又称为主质。瘤细胞有不同的排列方式。由上皮细胞组成的肿瘤可呈现下列结构:腺管状、腺泡状、乳头状、栅状、小梁状、巢状、筛状、圆柱状和囊状等(图13-3)。由结缔组织、肌肉组织以及神经组织等成分组成的肿瘤可排列成漩涡状、编织状、轮辐状、栅栏状、裂隙状、菊形团、假菊形团、洋葱皮样、花冠状和波纹状等。由淋巴造血组织组成的肿瘤多呈弥漫状排列。

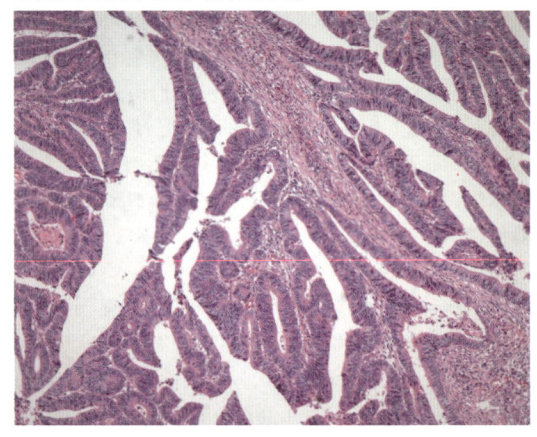

图13-3　直肠乳头状-管状腺癌

2）间质　肿瘤间质（stroma）由瘤细胞诱导产生，常介于瘤细胞之间和瘤细胞与正常细胞之间，对肿瘤的生长起重要作用。肿瘤的间质由结缔组织、血管和神经等构成。结缔组织含细胞、纤维及基质。肿瘤中的血管可为被侵犯组织的残留血管，也可为被肿瘤刺激诱发的新生血管。肿瘤中神经多为原有的，偶有再生的神经纤维。间质内还常存在数量不等的炎症细胞。

肿瘤间质中结缔组织的固有细胞是纤维细胞和成纤维细胞，还有未分化间充质细胞和巨噬细胞等。未分化间充质细胞大多分布在血管周围，具有多向分化的潜能，可分化为成纤维细胞、脂肪细胞、软骨细胞、骨细胞、组织细胞和肥大细胞等。结缔组织的纤维成分包括胶原纤维（主要为Ⅰ和Ⅲ型胶原，少数为Ⅳ型胶原）、弹性纤维和网状纤维。结缔组织的基质为黏多糖和蛋白质以及从血管内漏出的血浆和血浆蛋白（纤维素原和其他凝血因子）。不同肿瘤中间质（主要为结缔组织）的量和质存在很大差异，促结缔组织增生性肿瘤（desmoplastic tumor）如乳腺硬癌、胆管癌、促结缔组织增生性小圆细胞肿瘤中其间质成分超过肿瘤的90%（图13-4），髓样癌、大多数分化差的癌和肉瘤中其间质成分很少。增生的间质通常富含胶原纤维，硬癌中还有较多的弹性纤维，而网状纤维则多存在于间叶来源的肿瘤中，上皮性肿瘤中的网状纤维仅围绕在细胞巢周围。

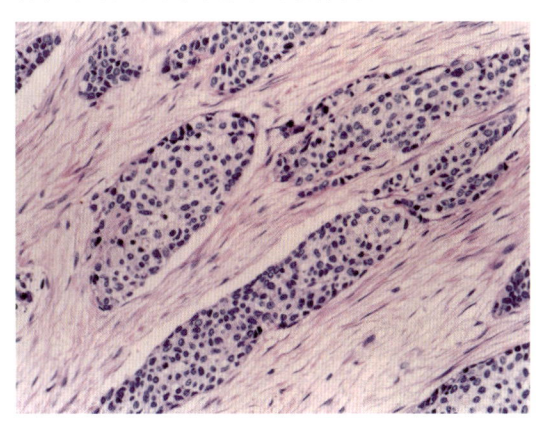

**图13-4　促结缔组织增生性小圆细胞肿瘤**

肿瘤间质中血管可多可少。良性肿瘤中血管一般较少，某些类型癌如乳腺硬癌和肺瘢痕癌中血管也很少。内分泌肿瘤、肝细胞癌、肾细胞癌、腺泡状软组织肉瘤、副神经节瘤中有丰富的血管或血窦。肿瘤中的新生血管大多为毛细血管，血管发育差，管腔口径不一，分布不均，肿瘤边缘的血供比肿瘤中央好，尤其恶性肿瘤中注入的血流多少不一，常常不能满足肿瘤生长和瘤细胞迅速代谢的需要，引起瘤细胞坏死和凋亡。实际上，存在肿瘤性坏死有助于区别恶性肿瘤与良性肿瘤。

肿瘤间质中常有数量不等炎症细胞浸润，包括淋巴细胞、浆细胞、嗜酸性粒细胞和中性粒细胞等。乳腺髓样癌、涎腺淋巴性乳头状囊腺瘤、鼻咽淋巴上皮癌中能见到大量淋巴细胞浸润，浆细胞常伴随淋巴细胞出现在肿瘤中。淋巴细胞在肿瘤间质中的大量出现，常表示机体对肿瘤有较强的免疫防御性反应。经典型霍奇金淋巴瘤、某些T细胞淋巴瘤、朗格汉斯（Langerhans）组织增生症和某些鳞状细胞癌中可见到嗜酸性粒细胞浸润。肿瘤坏死区常有中性粒细胞出现，有些炎症型软组织肿瘤，如炎性肌纤维母细胞瘤、黏液炎性纤维母细胞肉瘤、炎症型脂肪肉瘤、炎症型恶性纤维组织细胞瘤中可有较多中性粒细胞浸润，但肿瘤内并无坏死，其意义不明。

### （2）肿瘤的异型性

形态学上，肿瘤与其相应正常组织在瘤细胞大小、形状和组织结构上存在差异，这种差异称为肿瘤的异型性。肿瘤异型性的大小反映肿瘤的分化程度，是判断肿瘤的良、恶性以及恶性肿瘤恶性程度高低的主要组织学依据。

从胚胎到发育成熟过程中，原始的幼稚细胞能向各个方向演化为成熟的细胞、组织和器官，这一过程称为分化（differentiation）。肿瘤可以看成是细胞异常分化的结果，不同肿瘤中瘤细胞分化的水平也不同。良性肿瘤的瘤细胞分化成熟，而恶性肿瘤的瘤细胞分化不成熟。按照恶性肿瘤细胞分化程度可分为高分化（well differentiated）、中分化（moderately differentiated）和低分化（poorly differentiated）。少数肿瘤分化太差，以至于无法确定分化方向时，称为未分化（undifferentiated）肿瘤。偶尔，分化好的恶性肿瘤在发展过程中出现分化差的高度恶性区域，称为去分化（dedifferentiated）肿瘤。

实际上，分化差的瘤细胞并非由分化好的瘤细胞逆向分化而来，是肿瘤内未分化干细胞克隆性增生的结果。恶性肿瘤的瘤细胞失去分化又称为间变（anaplasia），相当于未分化。过去将"间变"视为"去分化"的同义词，严格地讲是错误的。现已知人类肿瘤中已分化的瘤细胞不会发生逆向分化。间变性肿瘤（anaplastic tumor）通常用来指瘤细胞异型非常显著的高度恶性未分化肿瘤（图13-5）。

1）瘤细胞的异型性　良性肿瘤的瘤细胞与其起源的正常细胞相似，异型性小，如甲状腺滤泡状腺瘤的滤泡上皮与正常甲状腺滤泡上皮非常相似，脂

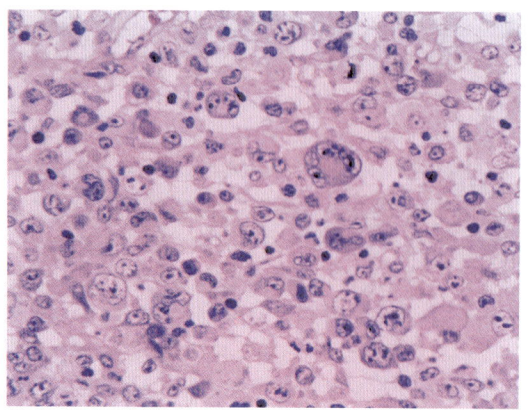

图 13-5　间变性大细胞淋巴瘤

## 13.2　良性肿瘤与恶性肿瘤的区别

根据肿瘤对人体危害轻重不同,可分为良性肿瘤和恶性肿瘤。良性和恶性肿瘤的区别主要依据肿瘤的分化程度。此外,复发和转移也是重要的判断依据,但这种区分均具有相对性。一般来说,无转移性的肿瘤属良性肿瘤,而有转移性的肿瘤属恶性肿瘤。肿瘤的分化程度大致与其生物学行为一致,但并非总是如此。有时良性肿瘤与恶性肿瘤之间的界限不能截然分开,组织形态学和生物学行为介于两者之间,在良性和恶性肿瘤之间存在一个"灰区",即交界性肿瘤。在病理学诊断工作中,要判断肿瘤的良、恶性绝非易事,需要长期工作的经验积累才能胜任。

### 13.2.1　良性肿瘤

良性肿瘤(benign tumor)通常生长缓慢,呈膨胀性扩展,边缘清楚,常有包膜。肿瘤分化程度高,色泽和质地接近相应的正常组织,组织结构和细胞形态变异较小,核分裂象不易见到。肿瘤完整切除后几乎都能治愈,一般不复发,也不转移,预后良好,对人体危害较小。肿瘤即使未能完全切除而复发时,也是以非破坏性方式生长。外科病理诊断实践中发现,在极其罕见的情况下(<1/50 000病例),形态学良性肿瘤可发生远处转移,如皮肤良性纤维组织细胞瘤、涎腺多形性腺瘤等,依据目前常规组织学检查完全无法预测这些良性肿瘤的生物学行为。某些良性肿瘤如不及时治疗,可能变为恶性肿瘤,称为恶变(malignant change),如结直肠腺瘤可恶变为腺癌,皮肤交界痣可恶变为恶性黑色素瘤。位于重要解剖部位(如心脏和颅脑)或者分泌过多激素(如去甲肾上腺素等)的良性肿瘤,可产生严重后果,甚至危及生命。

### 13.2.2　恶性肿瘤

恶性肿瘤(malignant tumor)通常生长迅速,呈浸润性扩展,破坏周围组织,无包膜或仅有假包膜。肿瘤分化程度低,组织结构和细胞形态与相应的正常组织相差甚远,显示明显异型性,瘤细胞排列紊乱或极向丧失,细胞核不规则、深染或空淡,核仁显著,核

脂肪瘤的脂肪细胞与正常成熟脂肪细胞也不容易区分。恶性肿瘤的瘤细胞则常具有明显异型性,表现为瘤细胞大小和形状不一,呈多形性(pleomorphism),细胞可增大,出现瘤巨细胞,也可较正常细胞小。瘤细胞核增大,不规则,染色不一。染色质常深染,呈粗颗粒状,核仁显著。可出现巨核、双核、多核和奇形核。核分裂象常增多,且有异常(病理性)核分裂。瘤细胞的胞质通常减少,致使核质比例(nuclei-cytoplasm ratio)增大,可接近1:1(正常为1:4~1:6)。细胞质由于核蛋白体增多而常呈嗜碱性。有些瘤细胞的细胞质内含有异常产物和分泌物(如黏液、糖原、脂质、色素和激素等)。

超微结构上,瘤细胞中特征性的细胞器和分泌产物如丰富的线粒体、张力微丝、肌微丝和密体、神经分泌颗粒等,对确定肿瘤的来源或分化方向有帮助,尤其是分化差恶性肿瘤的鉴别诊断。但目前尚缺乏能有效区别良、恶性肿瘤的特殊超微结构改变。

2)组织结构的异型性　肿瘤组织除在细胞学上异常外,在组织结构上也不同于相应正常组织。瘤细胞失去正常的排列结构,极向丧失,层次增多或密集重叠;瘤细胞与间质关系紊乱;间质可有明显的结缔组织增生,血管多少不一,分布不均;基质可发生水肿、黏液样变,偶尔出现化生(如软骨化生、骨化生、脂肪化生等)。恶性肿瘤或巨大肿瘤中还常有出血、坏死和囊性变。

良性肿瘤的组织结构异型性较小,而恶性肿瘤的组织结构异型性往往非常显著。例如,从腺上皮发生的腺瘤,其腺体大小和形状较规则,排列整齐,极向存在;而腺上皮发生的腺癌,其腺体大小和形状不规则,排列紊乱,极向消失,腺上皮细胞明显异型,排列层次增多或腺体消失,呈不规则簇状或分散在纤维间质中。

分裂象增多,且可出现异常核分裂。肿瘤浸润广泛,手术切除后常复发,且容易发生转移,危及生命。依据恶性肿瘤的异型性程度、局部复发率和远处转移率,可进一步分化为低度、中度和高度恶性肿瘤。例如,皮肤基底细胞癌、甲状腺乳头状癌、黏液样脂肪肉瘤等为低度恶性肿瘤,手术切除后易复发,但很少发生转移,患者可长期生存和完全治愈。皮肤或甲状腺未分化(间变性)癌、多形性横纹肌肉瘤、滑膜肉瘤等为高度恶性肿瘤,手术切除后复发率和转移率很高,大多数患者死于肿瘤。

## 13.2.3 交界性肿瘤

生物学行为介于良性和恶性肿瘤之间的肿瘤称为交界性肿瘤(borderline tumor)或中间性肿瘤(intermediate tumor),也有人将主观上难以区分良、恶性的肿瘤称为交界性肿瘤。属于交界性肿瘤的有:卵巢交界性浆液性或黏液性囊腺瘤、膀胱尿路上皮乳头状肿瘤、甲状腺非典型滤泡状腺瘤、非典型纤维黄色瘤、非典型脂肪瘤、炎性肌纤维母细胞瘤、侵袭性骨母细胞瘤等。

软组织肿瘤的世界卫生组织(WHO)新分类方法(2002年)将介于良性或恶性之间的中间性肿瘤分为两类[3]:局部侵袭性和罕有转移性。

1)局部侵袭性(locally aggressive)中间性肿瘤 常局部复发,伴有浸润性和局部破坏性生长方式,但无转移潜能。为了确保局部控制,需行广泛切除手术,切缘为正常组织。这类肿瘤有:韧带样纤维瘤病(图13-6)、非典型脂肪性肿瘤/高分化脂肪肉瘤、Kaposi样血管内皮瘤等。

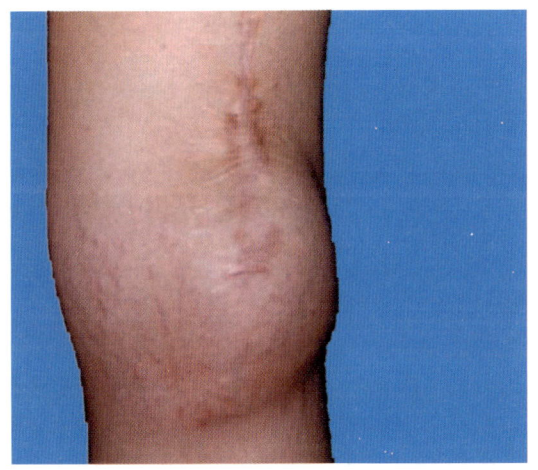
肿瘤发生于右下肢

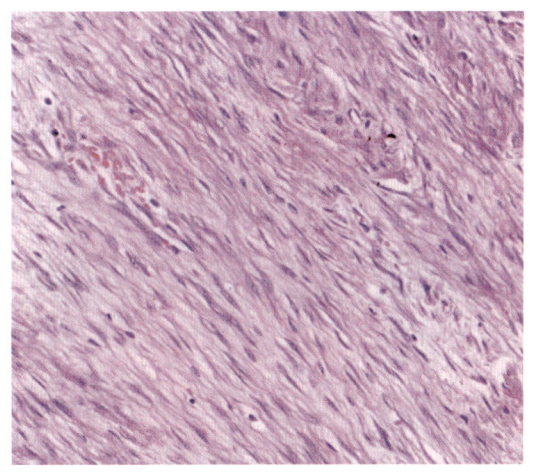
由成束的成纤维细胞和肌纤维母细胞所组成

图13-6 腹壁外韧带样纤维瘤病

2)罕有转移性(rarely metastasizing)中间性肿瘤 常局部复发,伴浸润性生长。此外,偶尔可发生远处转移,通常转移到淋巴结和肺(图13-7)。这种肿瘤的转移率<2%,且依据组织形态学表现无法预测是否会发生转移。这类肿瘤如孤立性纤维瘤、婴儿性纤维肉瘤、丛状纤维组织细胞瘤和Kaposi肉瘤等。低度恶性软组织肉瘤的转移率>10%,且在转移病灶中肿瘤的异型性常增大。

仔细的形态学观察和随访研究对肿瘤的生物学行为已有了更深入的了解,某些交界性肿瘤的诊断标准也随之发生了一些变化。例如,间质浸润一直被视为上皮性恶性肿瘤的特征性形态学改变。但WHO新分类方法将卵巢肿瘤中那些乳头"脱落"或"飘浮"在间质中非破坏性浸润的浆液性肿瘤和颈管型黏液性肿瘤归为交界性肿瘤,只有那些破坏性间质浸润的肿瘤才诊断为浆液性癌和黏液性癌[4]。又如,限于结直肠黏膜层内,形态学呈恶性特征的腺体(包括黏膜内浸润)现诊断为高级别上皮内瘤变,只有恶性腺体突破黏膜肌层侵犯到黏膜下层才能明确诊断为结直肠癌[5]。过去将高分化脂肪肉瘤归入恶性肿瘤,长期观察和研究证实,这种肿瘤手术切除后虽常可复发,但从来未出现转移,因此已将非典型脂肪瘤性肿瘤和高分化脂肪肉瘤看成发生部位不同的同一种肿瘤,在WHO新分类方法中列为局部侵袭性中间性肿瘤。上皮样血管内皮瘤曾归入中间性肿瘤。研究显示该肿瘤局部复发率为10%~15%,转移率20%~30%,死亡率10%~20%。因此,现已将该肿瘤视为血管内皮来源的低度恶性肿瘤[3]。

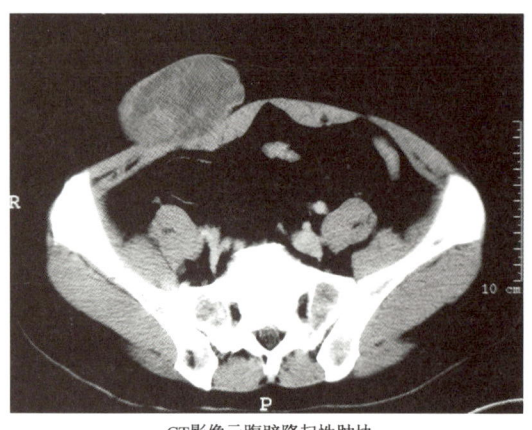
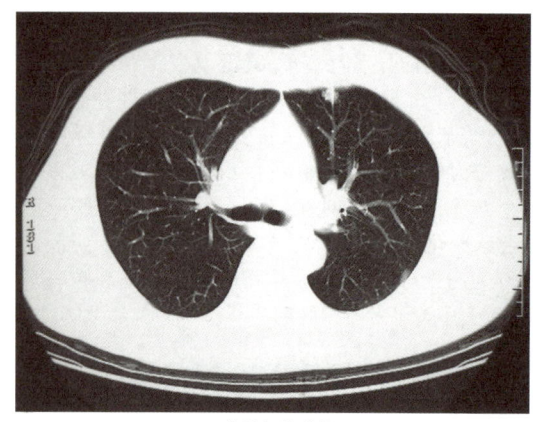

CT影像示腹壁隆起性肿块　　　　　　　左肺部转移灶

图13-7　腹壁隆突性皮纤维肉瘤

在肿瘤临床实践中，对于不熟悉或少见肿瘤，临床医师与病理医师必须加强沟通，切实了解所诊治肿瘤的生物学特性，制订最佳治疗方案，绝不能"望文生义"，导致治疗过头或治疗不足的不良后果。

## 13.3　肿瘤的命名和分类

### 13.3.1　肿瘤的命名

**(1) 一般命名法**

一般命名法是依据肿瘤组织来源和生物学行为予以命名，有时加上肿瘤的镜下或大体形态特征。组织来源表明肿瘤起源的细胞类型，而生物学行为则提供肿瘤的良性、交界性或恶性信息。

1) 良性肿瘤　命名原则是：组织来源＋(形态特征)＋瘤。"瘤"的英文后缀为-oma。起自脂肪或软骨的良性肿瘤分别命名为脂肪瘤(lipoma)或软骨瘤(chondroma)。起自上皮的良性肿瘤命名较复杂，常结合镜下或大体形态命名，现举例如下。

腺瘤(adenoma)：是腺上皮或分泌性上皮的良性肿瘤。肿瘤可有腺性或腺样结构，如结直肠管状腺瘤、甲状腺滤泡状腺瘤；也可无腺结构，如肝细胞腺瘤、肾上腺皮质腺瘤。

乳头状瘤(papilloma)：是向表面生长、镜下或大体呈指样突起的良性上皮性肿瘤。如鳞状上皮乳头状瘤、尿路上皮(移行细胞)乳头状瘤。

囊腺瘤(cystadenoma)：是大体上呈大小不等囊腔的腺瘤。如卵巢浆液性乳头状囊腺瘤。

需注意英文后缀-oma 的病名并非都是肿瘤之意。例如，granuloma(肉芽肿)是上皮样组织细胞聚集而成的炎症性病变，tuberculoma(结核球)是指结核病中形成大的纤维干酪性病变。

2) 交界性肿瘤　命名原则与良性肿瘤相同，但常在肿瘤前加上"交界性"(borderline)、"非典型性"(atypical)或"侵袭性"(aggressive)等，如卵巢交界性浆液性囊腺瘤、甲状腺非典型滤泡状腺瘤、侵袭性骨母细胞瘤。

3) 恶性肿瘤　上皮细胞来源的恶性肿瘤称为癌(carcinoma)。需注意的是，上皮细胞来源恶性肿瘤可起自所有3个胚层的任何一个胚层，如皮肤癌起自外胚层(鳞状细胞癌、基底细胞癌)；肾小管来源的癌起自中胚层(透明细胞肾细胞癌)；胃肠道衬覆上皮的癌起自内胚层(结直肠腺癌)。

间叶组织来源的恶性肿瘤称为肉瘤(sarcoma)。脂肪细胞或软骨来源的恶性肿瘤分别称为脂肪肉瘤(liposarcoma)或软骨肉瘤(condrosarcoma)。有时在肿瘤前加"恶性"，如恶性纤维组织细胞瘤、恶性间叶瘤。

癌症(cancer)泛指一切恶性肿瘤，包括癌和肉瘤，但常被用作癌(carcinoma)的同义词。当恶性肿瘤广泛播散，称为癌病(carcinomatosis, carcinosis)。

**(2) 特殊命名法**

1) 约定俗成或人名命名　例如白血病(leukemia)、蕈样肉芽肿(mycosis fungoides)、霍奇金淋巴瘤、Ewing 肉瘤、Wilms 瘤等。

2) 混合瘤(mixed tumor)　由一种以上实质细胞构成的肿瘤，通常源于一个胚层。例如，涎腺多形性腺瘤、乳腺纤维腺瘤、子宫恶性中胚叶混合瘤。如果由癌和肉瘤两种不同成分构成肿瘤，可称为癌肉瘤(carcinosarcoma);两种不同的肿瘤发生在同一部位则可称为碰撞瘤(collision tumor)。乳腺化生性癌(metaplastic carcinoma)也是由上皮和间叶两种成分构成的混合性肿瘤,上皮成分为浸润性癌,间叶成分可为良性表现的软骨和骨,或为恶性的肉瘤(软骨肉瘤、骨肉瘤、横纹肌肉瘤、脂肪肉瘤、纤维肉瘤)。

3) 畸胎瘤(teratoma) 发生在性腺(卵巢、睾丸)和性腺外中线部位(纵隔、骶尾部、松果体等),源于一个胚层以上,常由外、中、内3个胚层的胚细胞所构成。良性畸胎瘤常为囊性,细胞分化较成熟;恶性畸胎瘤多为实性,细胞分化不成熟或明显异型性。

4) 母细胞瘤(blastoma) 通常指组织学上相似于器官胚基组织所形成的恶性肿瘤。如起自肾上腺髓质神经节的神经母细胞瘤,起自视网膜胚基的视网膜母细胞瘤。母细胞瘤的瘤细胞偶可"成熟",如神经母细胞瘤偶尔可成熟为良性节细胞神经瘤。少数情况下,母细胞瘤也可起自某些幼稚细胞的良性肿瘤,如脂肪母细胞瘤、软骨母细胞瘤。

5) 错构瘤(hamartoma) 正常器官原有的两种或两种以上细胞增生且排列紊乱所形成的肿块。如肾脏血管平滑肌脂肪瘤、肺错构瘤、婴儿纤维性错构瘤等。分子病理学研究已证实这些肿瘤是真性肿瘤,具有克隆性增生的特性。

胚胎发育过程中,某些组织异位到其他部位增生形成的肿块,称为迷离瘤(choristoma)。例如,分化好的正常胰腺组织可异位到胃、十二指肠或小肠的黏膜下,形成小结节。这是一种先天性异常,"迷离瘤"这一术语不适当,最好称为异位残余(heterotopic rest)。

6) 囊肿(cyst) 一种衬覆上皮,充满液体的腔隙所形成的肿块。囊肿可为肿瘤性(如囊腺瘤),也可由其他原因引起,如先天性(甲状舌管囊肿)、寄生虫性(包虫囊肿)、潴留性或种植性。

7) 不遵守一般规律的命名 一些恶性肿瘤如淋巴瘤(lymphoma)、黑色素瘤(melanoma)、精原细胞瘤(seminoma)、间皮瘤(mesothelioma)易被误认为良性肿瘤。为避免临床误治,最好在这些命名前加上"恶性"两字,如恶性淋巴瘤、恶性黑色素瘤、恶性间皮瘤。涎腺淋巴瘤(adenolymphoma)又易与恶性淋巴瘤和另一种涎腺良性肿瘤——淋巴腺瘤(lymphadenoma)混淆。为避免临床误治,最好还是用人名术语——Warthin瘤。

英语后缀-emia是指血细胞的肿瘤性疾病,如白血病(leukemia)。但也有例外,如贫血(anemia)不是肿瘤。

表13-1列举了某些组织来源肿瘤的命名。

表 13-1 肿瘤的命名

| 组织来源 | 良性肿瘤 | 恶性肿瘤 |
| --- | --- | --- |
| (1) 一种肿瘤细胞构成的 | | |
| 1) 上皮组织肿瘤 | | |
| 鳞状上皮 | 鳞状细胞乳头状瘤 | 鳞状细胞癌 |
| 皮肤基底细胞或附件 | | 基底细胞癌 |
| 腺体或导管内衬上皮 | 腺瘤 | 腺癌 |
| | 乳头状腺瘤 | 乳头状腺癌 |
| | 囊腺瘤 | 囊腺癌 |
| 呼吸道上皮 | 支气管腺瘤 | 支气管腺癌 |
| 肾上皮 | 肾小管腺瘤 | 肾细胞癌 |
| 肝细胞 | 肝细胞腺瘤 | 肝细胞癌 |
| 尿路上皮 | 尿路上皮乳头状瘤 | 尿路上皮癌 |
| 胎盘上皮 | 水泡状胎块 | 绒毛膜上皮癌 |
| 卵巢或睾丸上皮(生殖细胞) | | 精原细胞瘤、胚胎性癌 |
| 2) 间叶组织肿瘤 | | |
| 结缔组织和衍生组织 | 纤维瘤 | 纤维肉瘤 |

续表

| 组织来源 | 良性肿瘤 | 恶性肿瘤 |
| --- | --- | --- |
|        | 脂肪瘤 | 脂肪肉瘤 |
|        | 软骨瘤 | 软骨肉瘤 |
|        | 骨瘤 | 骨肉瘤 |
| 3）内皮和相关组织 | | |
|    血管 | 血管瘤 | 血管肉瘤 |
|    淋巴管 | 淋巴管瘤 | 淋巴管肉瘤 |
|    滑膜 | | 滑膜肉瘤 |
|    间皮 | | 恶性间皮瘤 |
|    脑被膜 | 脑膜瘤 | 间变性脑膜瘤 |
| 4）血细胞和相关细胞 | | |
|    造血细胞 | | 白血病 |
|    淋巴组织 | | 恶性淋巴瘤 |
| 5）肌肉 | | |
|    平滑肌 | 平滑肌瘤 | 平滑肌肉瘤 |
|    横纹肌 | 横纹肌瘤 | 横纹肌肉瘤 |
| 6）黑色素细胞肿瘤 | 痣 | 恶性黑色素瘤 |
| (2) 一种以上肿瘤细胞构成的，通常源于一个胚层 | | |
| 混合性肿瘤 | | |
|    涎腺 | 多形性腺瘤（涎腺混合瘤） | 涎腺源性恶性混合瘤 |
|    肾胚基 | | Wilms 瘤（肾母细胞瘤） |
| (3) 一种以上肿瘤细胞构成的，通常源于一个以上胚层 | | |
| 畸胎源性肿瘤 | | |
|    性腺或胚胎残余中的多能细胞 | 成熟畸胎瘤、皮样囊肿 | 未成熟畸胎瘤、恶性畸胎瘤 |

（资料来源：Kumar V, Cotran RS, Robbins SL. Robbins basic pathology. 7th ed. Philadelphia：Saunders, 2003）

## 13.3.2 肿瘤的分类

肿瘤的种类繁多，其分类方法可按肿瘤的病因、组织发生、病理形态和发展阶段等进行分类。组织学分型是肿瘤分类的基础，恶性肿瘤还可按肿瘤的发展阶段分类。

### （1）肿瘤的组织学分类

为了有利于世界各国肿瘤工作者交流，促进临床、病理和流行病学研究资料的比较，WHO 从 20 世纪 60 年代开始，历时 10 年，完成了 WHO 肿瘤组织学分类。80 年代初，修订出版了 WHO 肿瘤组织学分类（第二版）。近 20 多年，肿瘤学发展迅速，尤其肿瘤分子生物学的研究更是突飞猛进，科学家已从基因和分子水平来阐明肿瘤的发生、发展规律，深刻了解到肿瘤细胞与正常细胞之间的差异，认识到肿瘤的本质是一种遗传性疾病，即绝大多数肿瘤是体细胞突变导致后天获得的遗传性疾病。这一观念对肿瘤的分类产生重大影响，每一种类型肿瘤不仅形态学不同于其他类型的肿瘤，而且临床表现、病理特点、免疫表型和遗传学特征均不同于其他类型肿瘤的独立病种（disease entity）。因此，自 2000 年起，WHO 肿瘤分类是以常规组织病理学为基础的组织学分型，并引入肿瘤的免疫组织化学、细胞和分子遗传学特征，更加强调了临床资料在肿瘤分类中的重要性。

最新的 WHO 肿瘤分类包括神经系统，消化系统，造血和淋巴组织，软组织和骨，乳腺和女性生殖器官,泌尿系统和男性生殖器官,肺、胸膜、胸腺和心脏,内分泌器官,头颈部以及皮肤共10个分册,已于2005年全部出齐。肿瘤分类中的每一个类型将尽可能用组织病理形态学、免疫表型、遗传学特征和临床特点予以确定,使肿瘤的每个类型成为一个独立的病种。WHO肿瘤新分类中各种独立病种作为高度一致性研究对象,使临床医师卓有成效地研究肿瘤治疗和预后判断成为可能,研究成果也必将具有更普遍的临床实践指导意义。表13-2列举了结直肠肿瘤的 WHO 组织学分类[5]。

### 表13-2 结直肠肿瘤 WHO 组织学分类

**上皮性肿瘤**
　恶性前瘤变
　　腺瘤
　　　管状
　　　绒毛状
　　　管状绒毛状
　　异型增生(上皮内瘤变),低级别
　　异型增生(上皮内瘤变),高级别
　　锯齿状瘤变
　　　增生性息肉
　　　无蒂锯齿状腺瘤/息肉
　　　传统锯齿状腺瘤
　错构瘤
　　Cowden 相关息肉
　　幼年性息肉
　　Peutz-Jeghers 息肉
　癌
　　腺癌
　　　筛状-粉刺状腺癌
　　　髓样癌
　　　微乳头癌
　　　黏液腺癌
　　　锯齿状腺癌
　　　印戒细胞癌
　　腺鳞癌
　　梭形细胞癌
　　鳞状细胞癌
　　未分化癌

**神经内分泌肿瘤**
　神经内分泌瘤(NET)
　　NET G1(类癌)
　　NET G2
　神经内分泌癌(NEC)
　　大细胞 NEC
　　小细胞 NEC
　混合性腺神经内分泌癌
　EC 细胞,分泌血清紧张素 NET
　L 细胞,产高血糖素样多肽和分泌 PP/PYY NET

**间叶性肿瘤**
　平滑肌瘤
　脂肪瘤
　血管肉瘤
　胃肠道间质瘤
　Kaposi 肉瘤
　平滑肌肉瘤

**淋巴瘤**

**继发性肿瘤**

(资料来源:Bosman FT, Carneiro F, Hruban RH, et al. WHO classification of tumours of the digestive system. Lyon: IARC, 2010)

有些肿瘤的组织来源相同,但在临床、病理和遗传学等方面均存在明显不同,此时应将不同亚型肿瘤看成不同类型的独立病种。例如,横纹肌肉瘤是起源于横纹肌母细胞的恶性肿瘤,免疫表型上表达横纹肌细胞相关抗原,如结蛋白、生肌蛋白(myogenin)和 myoD1。依据肿瘤的形态学、遗传学特征和临床特点,可分为3种不同亚型:胚胎性、腺泡状和多形性横纹肌肉瘤。腺泡状横纹肌肉瘤与胚胎性横纹肌肉瘤相比,前者发病年龄比后者大,为青少年而不是儿童;前者更好发于四肢,而不是头颈部;形态学上,前者瘤细胞小而圆,排列成腺泡状或实性巢状;易发生局部淋巴结转移,而非血道转移;细胞遗传学上大多数病例存在 t(2;13)(q35;q14)或 t(1;13)(p36;q14),涉及 *PAX3/FKHR* 或 *PAX7/FKHR* 基因融合,不同于胚胎性横纹肌肉瘤中存在 11p15 等位基因的缺失;腺泡状横纹肌肉瘤的预后也比胚胎性横纹肌肉瘤差。因此,腺泡状横纹肌肉瘤和胚胎性横纹肌肉瘤是两种不同的独立病种。多形性横纹肌肉瘤好发于中老年男性,以及下肢深部软组织,瘤细胞呈多形性,异型性显著,遗传学改变非常复杂,无规律可循。但均不存在 t(2;13) 或 t(1;13),无 11p15 异常,预后也很差,故不同于腺泡状或胚胎性横纹肌肉瘤,也是一种独立病种。由此可见,病理诊断时仅报告为"横纹肌肉瘤"已不能满足临床治疗的需要,应尽可能进一步区分出腺泡状、胚胎性或多形性横纹肌肉瘤[3]。

子宫内膜癌是女性生殖系统最常见恶性肿瘤之一,依据肿瘤是否依赖雌激素,可以分为两大类:Ⅰ型子宫内膜癌,占 80%~85%。形态学主要为低至中度恶性的内膜样腺癌,为雌激素依赖性肿瘤,常发生在内膜增生的基础上,多见于绝经前妇女,临床分期大多为Ⅰ或Ⅱ期,雌激素受体(ER)和(或)孕激素受体(PR)阳性,遗传学上有 *PTEN* 基因缺失或突变,肿瘤对激素治疗反应好,预后良好。Ⅱ型子宫内膜癌占 10%~15%,形态学主要为中度至高度恶性的浆液性癌和透明细胞癌,为雌激素不依赖性肿瘤,常发生在绝经后内膜萎缩的基础上,患者发病年龄较大,多在 60 岁以上,临床分期大多为Ⅲ或Ⅳ期,ER 和 PR 通常阴性,遗传学上有 *p53* 基因缺失或突变,免疫组织化学染色 P53 阳性,肿瘤对激素治疗反应差,预后不良[4]。因此,在作子宫内膜癌的病理诊断时,必须正确区分Ⅰ型(内膜样腺癌)和Ⅱ型(浆液性癌或透明细胞癌等),因为这是两种在临床、病理形态、免疫表型和遗传学特征不同的独立病种,正确诊断有助于临床医师作出合理治疗方案的选择和预后判断。

**(2)肿瘤的发展阶段分类**

肿瘤的发生和发展往往要经历漫长的演变过程。正常细胞在致瘤因子的刺激下,细胞内遗传物质会出现一系列改变。当调节细胞生长、增殖、分化和凋亡等基因发生突变、缺失或扩增,将导致基因表达调控失常,细胞的形态和功能发生改变,转化为肿瘤细胞。研究表明,肿瘤中的肿瘤细胞通常由正常组织中未分化干细胞突变而成,并非起自分化成熟细胞,突变细胞需经多次遗传学改变才会发生恶性转化,具有侵袭和转移能力。正常细胞在逐步演变为具有侵袭能力的恶性细胞过程中,形态学会发生一系列改变,经由异型增生、原位癌而进展为浸润癌。

1)癌前病变(precancerous lesion) 是恶性肿瘤发生前(即浸润前)的一个特殊阶段。所有恶性肿瘤都有癌前病变,但并非所有癌前病变都会发展成恶性肿瘤。当致瘤因素去除,癌前病变可以恢复到正常状态;如致瘤因素持续存在,癌前病变可以转变成恶性肿瘤。

广义地讲,癌前病变是指凡有可能发展为恶性肿瘤的所有病变和疾病,实际上这一概念包括了癌前状态(precancerous condition)。例如,慢性胃溃疡是一种癌前状态,并不一定发展成胃癌。但如果溃疡长期不愈或反复发作,溃疡边缘黏膜受刺激而增生,只有少数病例增生的腺体出现细胞学和组织结构异常,并不断演进,才会发展成胃癌。广义的癌前病变概念有可能加重患者的精神负担,又增加医师定期随访的工作量,甚至进行不必要的治疗。例如,20 世纪 50 年代对有些慢性宫颈炎伴鳞状上皮化生的患者行子宫全切除,以预防宫颈癌的发生;70 年代对慢性萎缩性胃炎的患者行胃大部切除,以预防胃癌的发生。现在已认识到,只有在这些病变中鳞状上皮或腺体出现重度异型增生(高级别上皮内瘤变)时才考虑手术治疗。

狭义的癌前病变是一个组织病理学概念,指癌变倾向较大的病变(异型增生和原位癌)。WHO 规定恶变可能性 >20% 的病变才属于癌前病变,但未加上病变发展的时间限制。

癌变过程往往比较缓慢。根据计算,从一个恶性细胞增殖到临床上能检测到的肿瘤(大小为 1~10g,1g 肿瘤约含 $10^9$ 个瘤细胞),需倍增 30 次。如果不加治疗,肿瘤还需倍增 10 次,增大到足以导致患者死亡[7]。按照人类肿瘤体积通常倍增 1 次约需 2 个月计算,肿瘤生长的潜伏期至少为 5 年,从致癌过程启动到临床上能检测到肿瘤病变,随访时间以 10 年或 10 年以上为宜。随访应定期、系统,否则难以估计病变开始日期,只能以活检确诊日期计算。癌前病变最终是经组织病理学确诊的。即组织已被切取,通过定期(0.5~1 年)随访和反复活检,最后才能确定是否能变为癌。由于取材间隔时间较长,取材很难完全一致,要确定前后因果关系需要在一定范围内各点病理改变基本同步化(同一时相)假设的基础上确定癌前病变。

癌前病变的结局随病变的轻重、范围、部位以及致癌因子是否消除等因素而有所差异。一般来说,病情进展、稳定和消退各占 1/3,或分别为 1/4、1/2 和 1/4。常见的癌前病变(包括癌前状态)有以下几种。

黏膜白斑:常发生在口腔、外阴等处黏膜,肉眼上呈白色斑块,镜下表现为鳞状上皮过度增生和角化过度,并出现一定的异型性。

慢性炎症:慢性萎缩性胃炎伴肠腺化生,尤其伴不完全结肠化生与肠型胃癌关系密切;幽门螺杆菌引起的慢性胃炎和淋巴组织增生与胃癌和黏膜相关淋巴组织（MALT）边缘区 B 细胞淋巴瘤的发生相关；慢性宫颈炎时，宫颈管内膜的单层柱状上皮在鳞状上皮化生基础上出现异型增生，可发展成鳞状细胞癌；慢性胆囊炎伴胆石症和某些类型慢性膀胱炎，也较容易发展成胆囊癌和膀胱癌。

慢性溃疡：慢性胃溃疡、溃疡性结肠炎和皮肤溃疡，溃疡边缘黏膜或鳞状上皮受刺激而增生和异型增生，少数病例可发展成胃癌、肠癌和皮肤癌。

乳腺纤维囊性病：乳腺小叶导管、腺泡上皮增生和乳头状增生、大汗腺化生以及导管囊性扩张，间质纤维可同时增生，偶尔在此基础上发生乳腺癌。

结肠多发性腺瘤性息肉病：本病有遗传性，约半数病例其息肉可恶变为腺癌。

结节性肝硬化：在肝硬化增生结节基础上，增生的肝细胞可恶变为肝细胞肝癌。

未降睾丸：位于腹腔内或腹股沟的未降睾丸易发生精原细胞瘤或其他肿瘤。

皮肤病：光化性角化病、着色性干皮病和色素痣等皮肤病，可发生表皮细胞或黑色素细胞增生或异型增生，继之可恶变为鳞状细胞癌或恶性黑色瘤。

2）异型增生（dysplasia）[6]　病理学上异型增生是指成熟细胞的大小、形状和结构改变。通常用于上皮组织，如子宫颈、胃、结直肠和喉等上皮细胞，表现为细胞学和结构异常。细胞学异常包括细胞核增大、不规则，核仁明显，核质比例增大，核分裂象增多；结构异常包括细胞排列紊乱，极向丧失。根据细胞异型和结构紊乱程度，可将异型增生分成轻、中和重度 3 级。上皮来源的癌前病变大多通过异型增生而进展为癌。

非典型（atypia，atypism）是指组织学上偏离典型的正常表现，可以是反应性改变或有时表示肿瘤前改变，后者相当于异型增生。非典型增生（atypical proliferation）可以指炎症、修复或肿瘤前的形态学改变。在肿瘤病理学上，atypia 也可理解为异型性，即肿瘤组织和细胞与其相应正常组织和细胞存在差异。

异型增生还可用来表示器官发育异常而依然处于原始胚胎性结构的状态，意为"发育异常"、"发育不良"和"结构不良"。为避免误解和误用，此时最好译为"分化不良"（maldifferentiation）或"发育不全"（dysgenesis）。

3）原位癌（carcinoma in situ）　指局限于皮肤和黏膜内，尚未突破基膜，细胞学和结构上具有所有恶性特点的上皮性肿瘤。又称为上皮内癌（intraepithial carcinoma）或浸润前癌（preinvasive carcinoma）。

原位癌最先用于浸润前的子宫颈鳞状细胞癌，以后扩展到其他部位如皮肤和喉的鳞状上皮、消化道黏膜的腺上皮。腺上皮的原位癌最常见于乳腺，可分为导管内癌和小叶原位癌两种类型。位于胃肠道的原位癌称为原位腺癌（adenocarcinoma in situ），如癌细胞突破基膜，仍位于黏膜固有层而无黏膜下层侵犯时，称为黏膜内癌（intramucosal carcinoma）。原位癌与重度异型增生的区别在于，前者累及上皮的全层，而后者累及上皮的 2/3 以上。

原位癌的结局与异型增生相似，对一些未经治疗的子宫颈原位癌病例长期随访结果显示，并非所有原位癌均发展为浸润癌。随访 5 年左右，仅少数病例进展为浸润癌，而多数可以消退或稳定；但随访 30 年以上，则许多病例进展为浸润癌。因此，对原位癌应争取及早治疗。

4）上皮内瘤变、上皮内瘤形成（intraepithelial neoplasia，IN）[6]　上皮性恶性肿瘤浸润前的肿瘤性改变，包括细胞学和结构两方面的异常。上皮内瘤变与异型增生的含义非常近似，有时可以互用。但前者更强调肿瘤形成的过程，后者更强调形态学改变；而且前者涵盖的范围更广些，除异型增生外，还包括原位癌。

宫颈上皮内瘤变（CIN）在 30 年前就已提出，并广泛应用，现已扩展到其他部位。过去，上皮内瘤变与异型增生一样，分为轻度、中度、重度 3 级。现在，有些部位的上皮内瘤变仍采用 3 级分类法，如宫颈、阴道和外阴等。然而，大多数部位将上皮内瘤变分为低级别（low grade）和高级别（high grade）两级。低级别上皮内瘤变的细胞学和结构异常较轻，仅累及上皮层的一半以下；高级别上皮内瘤变的细胞学和结构异常均非常显著，累及上皮层大部分或全部。许多研究显示，重度异型增生和原位癌在形态学上不易严格区分，长期随访证实两者进展为浸润癌的危险没有统计学差异，临床处理也相同。因此，WHO 分类中将重度异型增生和原位癌都归入高级别上皮内瘤变。例如，流行病学随访研究显示，浸润性食管鳞状细胞癌的癌前病变相对危险度（$RR$）分别为：基底细胞增生的 $RR=2.1$，轻度异型增生的 $RR=2.2$，中度异型增生的 $RR=15.8$，重度异型增生的 $RR=72.6$，原位癌的 $RR=62.5$[8]。

由于原位癌、异型增生和非典型增生等传统术语已被广泛接受，上皮内瘤变这一术语还未完全取代上述术语，WHO 肿瘤分类各分册中这些术语的应用也没有完全统一。例如，在喉、肺和膀胱的癌前病变仍采用异型增生和原位癌；又如，乳腺导管内增生性病变则将两套术语并列(表13-3)[4]。

**表13-3　乳腺导管内增生性病变的分类**

| 传统命名法 | 导管上皮内瘤变(DIN)命名法 |
|---|---|
| 普通型导管增生(UDH) | 普通型导管增生(UDH) |
| 扁平上皮非典型 | 导管上皮内瘤变1A级(DIN1A) |
| 非典型导管增生(ADH) | 导管上皮内瘤变1B级(DIN1B) |
| 导管原位癌1级(DCIS1) | 导管上皮内瘤变1C级(DIN1C) |
| 导管原位癌2级(DCIS2) | 导管上皮内瘤变2级(DIN2) |
| 导管原位癌3级(DCIS3) | 导管上皮内瘤变3级(DIN3) |

高级别上皮内瘤变(HGIN)这一术语代替原位癌,是因为后者在去除致癌因素后可以恢复至正常状态。随着诊断和治疗水平的不断提高,原位癌和微小浸润癌能完全治愈。"原位癌"的诊断既可能给患者和家属带来不必要的恐惧,也可能导致临床医师过度治疗。这在结直肠癌的诊断上尤为重要。在结直肠这一特殊部位,只有肿瘤穿透黏膜肌层侵犯黏膜下层才考虑为恶性。在结直肠的黏膜固有层内缺乏淋巴管,故具有腺癌形态学特征的病变限于上皮内或仅侵犯黏膜固有层,而没有穿透黏膜肌层侵犯黏膜下层,实际上无转移的危险。因此,"高级别上皮内瘤变"比"原位腺癌"更恰当,"黏膜内瘤变"比"黏膜内癌"更恰当,可避免过度治疗[5]。然而,上述标准在胃和其他部位不适用,如胃的黏膜固有层有肿瘤浸润时,仍应诊断为"黏膜内癌"。

应注意的是,高级别上皮内瘤变常与浸润性癌同时存在,临床医师和病理医师必须非常清楚地了解这一点。小块活检标本所作出的上皮内瘤变,尤其是高级别上皮内瘤变的诊断,并不表示患者不同时存在浸润性癌的可能性。活检时由于取材不当(如电灼或激光手术热损伤产生的人为现象,肿瘤周围组织或坏死组织等),肿瘤范围局限或深在组织没有包括在送检组织中,因此除整个病变的切除标本外,活检小标本的阴性结果不能排除浸润癌的存在。临床医师对于一个低级别上皮内瘤变患者,可以对症处理和密切随访;对于一个高级别上皮内瘤变患者需切除全部病变。如临床上不能排除浸润癌,应进一步检查,并及时与病理医师沟通,必要时再取活检,以明确诊断,作出正确处理。

5) 早期浸润癌[6]　癌细胞突破鳞状上皮或黏膜体的基膜,但对周围组织的侵犯局限在一定范围内,称为早期浸润癌。早期浸润癌的诊断标准一般以浸润深度为准,也有以浸润的范围(面积)来判断,不同器官或部位不完全一致。早期浸润癌转移危险小,绝大多数能完全治愈。

早期宫颈癌:一般指早期浸润性鳞状细胞癌的深度在距基膜 3 mm 以内。

早期食管癌:癌组织累及黏膜下层以上的浅表部位,而未浸及肌层,无淋巴结或远处转移。

早期胃癌:癌组织仅累及黏膜层和(或)黏膜下层,不论癌的大小和有无淋巴结转移。

早期大肠癌:癌组织累及黏膜下层以上的浅表部位,而未侵及肌层。但肿瘤如仅局限于黏膜固有层而未穿过黏膜肌层累及黏膜下层时,现仍包括在高级别上皮内瘤变中,一般无淋巴结转移。而浸润至黏膜下层的早期大肠癌则有5%~10%的患者出现局部淋巴结转移。

早期肝癌:单个癌结节或相邻两个癌结节直径之和 < 3 cm。

早期肺癌:经手术和病理证实的Ⅰ期(T1N0M0和T2N0M0)肺癌。

6) 瘤样病变(tumor-like lesion)[6]　指非肿瘤性增生所形成的肿块。有些瘤样病变如瘢痕疙瘩、男性乳腺增生、结节性肝细胞增生、各种囊肿、组织异位、错构瘤、疣、肉芽肿和炎性假瘤等在临床上,甚至肉眼观察时类似肿瘤,但镜下通常易与真性肿瘤区别。有些瘤样病变在形态学上与肿瘤相似,尤其有时与恶性肿瘤十分相似,但其本质为完全良性的非肿瘤性病变。例如,淋巴滤泡反应性增生易与滤泡性淋巴瘤混淆,结节性筋膜炎、增生性肌炎和骨化性肌炎非常容易误诊为纤维肉瘤、横纹肌肉瘤或骨肉瘤。对于这些假恶性的瘤样病变必须结合临床、X线、光镜形态和特殊组织技术加以鉴别。

过去文献上称为瘤样病变的一些病变如纤维瘤病、炎性肌纤维母细胞假瘤,其生物学行为表现为局部侵袭性生长,切除后常局部复发,但通常不发生转移,这些病变不应称 2 为瘤样病变,现已归入中间性肿瘤。最近,分子生物学研究表明,至少某些错构瘤,如肺错构瘤是真性肿瘤,而不是瘤样病变。

从组织病理学上正确区分瘤样病变与肿瘤,尤其假恶性病变与恶性肿瘤,具有非常重要的临床意义,可避免误诊,造成不必要的过度治疗,如化疗或根治性手术。

## 13.4 恶性肿瘤的病理分级和分期

### 13.4.1 恶性肿瘤的病理分级

根据恶性肿瘤的病理形态对肿瘤进行分级,可表明肿瘤的恶性程度,为临床治疗和预后判断提供依据。病理分级主要依据恶性细胞的分化程度、异型性和核分裂象。由于肿瘤形态的复杂性,目前尚无统一的方法进行病理分级。国际上普遍采用的是3级法,有些肿瘤采用4级、2级或不作进一步分级,有时对某种肿瘤采用特殊分级法,甚至将良性肿瘤和恶性肿瘤放在一起进行分级,其中良性肿瘤定位0级。

(1) Broders 分级法[9]

将鳞状细胞癌按未分化间变细胞的多少分成4级,代表由低到高逐步递增的恶性程度。

Ⅰ级:未分化间变细胞在25%以下。

Ⅱ级:未分化间变细胞在25%~50%。

Ⅲ级:未分化间变细胞在50%~75%。

Ⅳ级:未分化间变细胞在75%以上。

(2) 3 级法[10]

3级法目前应用最普遍,可用"Ⅰ"、"Ⅱ"和"Ⅲ"级表示,也可用"高分化"(well-differentiated)、"中分化"(moderately differentiated)和"低分化"(poorly differentiated)表示。

1) 鳞状细胞癌 以皮肤鳞状细胞癌为例。

Ⅰ级:癌细胞排列仍显示皮肤各层细胞的相似形态,可见到基底细胞、棘细胞和角化细胞,并有细胞间桥和角化珠。

Ⅱ级:癌细胞分化较差,各层细胞的区别不明显,仍可见到角化不良细胞。

Ⅲ级:癌细胞分化差,无细胞间桥,无角化珠,少数细胞略具鳞状细胞的形态。

2) 腺癌 依据癌细胞形态和腺管结构分级。

Ⅰ级:癌细胞相似于正常腺上皮,异型性小,且有明显腺管形成。

Ⅱ级:癌细胞异型性中等,有少量腺管形成。

Ⅲ级:癌细胞异型性大,无明显腺管形成,常呈巢状或条索状生长。

(3) 特殊分级法

1) 美国国立癌症研究所(NCI)的软组织肉瘤分级法[11] 该分级法按软组织(包括骨)肉瘤类型的恶性程度分级。

Ⅰ级:高分化的脂肪肉瘤、黏液样脂肪肉瘤、隆突性皮肤纤维肉瘤。

Ⅰ~Ⅱ级:平滑肌肉瘤、软骨肉瘤、恶性周围神经鞘膜瘤、血管外皮瘤。

Ⅱ~Ⅲ级:圆形细胞脂肪瘤、恶性纤维组织细胞瘤、透明细胞肉瘤、血管肉瘤、上皮样肉瘤、恶性颗粒细胞瘤、纤维肉瘤。

Ⅲ级:Ewing 肉瘤、骨肉瘤、横纹肌肉瘤、腺泡状软组织肉瘤、滑膜肉瘤。

上述肉瘤中Ⅱ级为无或仅有少量坏死(≤15%),Ⅲ级为有中等或显著坏死(>15%)。

2) 中枢神经系统肿瘤的 WHO 分级法[12] 该分级法也是按某一类型肿瘤的恶性程度分级。

Ⅰ级:肿瘤的增殖活性低,单独用手术切除能治愈。例如星形细胞肿瘤中的室管膜下巨细胞性星形细胞瘤和毛细胞性星形细胞瘤。

Ⅱ级:肿瘤的增殖活性低,但通常呈浸润性生长,手术切除后易复发。例如星形细胞肿瘤中的黏液样毛细胞性星形细胞瘤、弥漫性星形细胞瘤和多形性黄色星形细胞瘤。而且,有些Ⅱ级肿瘤如低度恶性弥漫性星形细胞瘤可进展为高度恶性的间变性星形细胞瘤或胶质母细胞瘤。

Ⅲ级:组织学有恶性证据,包括核的非典型性和核分裂活跃。例如星形细胞肿瘤中的间变性星形细胞瘤。Ⅲ级肿瘤患者需接受辅助放疗和(或)化疗。

Ⅳ级:细胞学恶性,核分裂活跃,常伴有坏死,肿瘤进展迅速,致死性。例如星形细胞肿瘤中的胶质母细胞瘤、巨细胞性胶质母细胞瘤和胶质肉瘤,以及大多数胚胎性肿瘤和许多肉瘤。有些Ⅳ级肿瘤广泛浸润周围组织,易在颅内和脊髓中播散。

3) 膀胱尿路上皮癌的 WHO 分类[13] 过去尿路上皮癌(移行细胞癌)可分为4级或3级,现不再使用分级法,而改为浸润性尿路上皮癌和非浸润性尿路上皮癌两类。后者再分为尿路上皮原位癌、低度恶性潜能非浸润性乳头状肿瘤、低级别和高级别非浸润性乳头状尿路上皮癌。

4) 前列腺癌的 Gleason 分级系统[14,15] 根据低倍镜下腺体结构与正常腺体差异程度分为5级,而不考虑核的非典型性。正常前列腺上皮细胞围绕腺腔排列;Gleason 1~3 级中,几乎所有腺体均有腺腔分化,且保留上皮的极向;在4级中,部分腺体失去腺腔分化,上皮的极向部分丧失;5级中只有个别腺腔分化,上皮极向几乎完全丧失。前列腺癌的形态学有明显异质性,常存在不止一种组织学图像,故将肿瘤中主要的和次要的组织学图像评分后相加，然后总计评分，如 Gleason 评分 3 + 4 = 7。如果肿瘤中只有一种组织学图像，则评分后加倍，再总计评分，如 Gleason 评分 3 + 3 = 6。大多数前列腺癌 Gleason 评分为 6 或 7，评分 2 或 3 很少见，4 分也很少见，评分 5 或 8 ~ 10 较少见。前列腺癌的 Gleason 分级系统能更正确反映肿瘤的生物学行为。

5）乳腺癌的 Elston 和 Ellis 分级系统[4]　主要依据腺管多少、核异型性和核分裂数 3 项指标评分后分级（表 13-4）。

**表 13-4　Elston 和 Ellis 的乳腺癌组织学分级半定量法**

| 评分指标 | | | 评分 |
| --- | --- | --- | --- |
| 腺管形成 | | | |
| 　多（>75%） | | | 1 |
| 　中等（10% ~ 75%） | | | 2 |
| 　少或无（<10%） | | | 3 |
| 核异型性 | | | |
| 　小 | | | 1 |
| 　中等 | | | 2 |
| 　显著 | | | 3 |
| 核分裂数 | | | |
| 　取决于显微镜视野面积 | | | 1 ~ 3 |
| 列举 3 种显微镜视野面积的核分裂数评分 | | | |
| 　视野直径（mm） | 0.44 | 0.59 | 0.63 |
| 　视野面积（mm²） | 0.152 | 0.274 | 0.312 |
| 　核分裂数 | | | |
| 　　1 分 | 0 ~ 5 | 0 ~ 9 | 0 ~ 11 |
| 　　2 分 | 6 ~ 10 | 10 ~ 19 | 12 ~ 22 |
| 　　3 分 | ≥11 | ≥20 | ≥23 |

依据上述 3 项指标评分后相加，分值为 3 ~ 9 分。Ⅰ级为高分化乳腺癌，3 ~ 5 分；Ⅱ级为中分化乳腺癌，6 ~ 7 分；Ⅲ级为低分化乳腺癌，8 ~ 9 分。该分级法也能更好反映肿瘤的生物学行为，主要用于乳腺的浸润性导管癌。

## 13.4.2　恶性肿瘤的病理分期

国际抗癌联盟（UICC）和美国癌症联合委员会（AJCC）建立了一套世界各国普遍接受的恶性肿瘤分期系统，即 TNM 分期系统[10]。该系统依据未治疗前原发性肿瘤的大小和浸润范围、区域淋巴结和远处转移进行分期，其目的是：①帮助临床医师制订治疗计划；②在一定程度上提供预后指标；③协助评价治疗结果；④便于交流信息。分期系统必须对所有不同部位的肿瘤都适用，而且在手术后取得病理报告的结果可予以补充。为此，针对每个部位均设立两种分期方法：临床分期（治疗前临床分期），又称为 TNM（或 cTNM）分期；病理分期（治疗后病理分期），又称为 pTNM 分期。

pTNM 分期是在治疗前获得的证据再加上手术和病理学检查获得新的证据予以补充和修正而成的分期。pT 能更准确地确定原发性肿瘤的范围、浸润深度和局部播散情况；pN 能更准确地确定切除的淋巴结有无转移，以及淋巴结转移的数目和范围；pM 可在显微镜下确定有无远处转移。

全身各个部位病理分期总的定义如下。

pT——原发肿瘤
　pTX　组织学上无法评价原发性肿瘤
　pT0　组织学上无原发性肿瘤的依据
　pTis　原位癌
　pT1、pT2、pT3、pT4　组织学上原发性肿瘤体积增大和（或）局部范围扩大

pN——区域淋巴结
　pNX　组织学上无法评价区域淋巴结
　pN0　组织学上无区域淋巴结转移
　pN1、pN2、pN3　组织学上区域淋巴结累及增多

注：①原发性肿瘤直接侵犯到淋巴结，归入淋巴结转移；淋巴引流区域的结缔组织中肿瘤结节直径 >3 mm 而无残留淋巴结的组织学证据时，归入 pN 作为区域淋巴结转移；肿瘤结节直径 ≤3 mm 则归入 pT，即为不延续的浸润。②当肿瘤转移的大小作为 pN 分级中的一个标准，如乳腺癌，应测量转移灶的大小，而不是整个淋巴结的大小。

pM——远处转移
　pMX　显微镜下无法评价远处转移
　pM0　显微镜下无远处转移
　pM1　显微镜下有远处转移

注：在许多部位应记录有无原发性肿瘤组织学分级的信息。

G——组织学分级
　GX　无法评价分化程度
　G1　高分化
　G2　中分化
　G3　低分化
　G4　未分化

注：G3 和 G4 有时可放在一起为 G3 ~ 4，表示低

分化或未分化。

[举例]以结直肠癌为例的 TNM 分期[5]。

T——原发性肿瘤
 TX 无法评价原发性肿瘤
 T0 无原发性肿瘤的依据
 Tis 原位癌：上皮内或固有层浸润
 T1 肿瘤侵犯黏膜下层
 T2 肿瘤侵犯固有肌层
 T3 肿瘤侵犯到浆膜下或侵犯到结直肠周围的非腹膜周组织
 T4 肿瘤穿破脏层腹膜直接侵犯其他器官或结构
  T4a 肿瘤穿破脏层腹膜
  T4b 肿瘤直接侵犯其他器官或结构

N——区域淋巴结
 NX 无法评价区域淋巴结
 N0 无区域淋巴结转移
 N1 1~3 个区域淋巴结转移
  N1a 1 个区域淋巴结转移
  N1b 2~3 个区域淋巴结转移
  N1c 肿瘤侵犯到浆膜下或结直肠周围外腹膜组织以卫星灶积聚而无区域淋巴结转移
 N2 ≥4 个区域淋巴结转移
  N2a 4~6 个区域淋巴结转移
  N2b ≥7 个区域淋巴结转移

M——远处转移
 M0 无远处转移
 M1 有远处转移
  M1a 限于 1 个器官转移
  M1b 超过 1 个器官或腹膜转移

依据上述标准，可将结直肠癌进行临床分期。

 0 期 Tis N0 M0
 Ⅰ 期 T1,T2 N0 M0
 Ⅱ 期 T3,T4 N0 M0
  Ⅱ A 期 T3 N0 M0
  Ⅱ B 期 T4a N0 M0
  Ⅱ C 期 T4b N0 M0
 Ⅲ 期 任何 T N1,N2 M0
  Ⅲ A 期 T1,T2 N1 M0
   T1 N2a M0
  Ⅲ B 期 T3,T4a N1 M0
   T2,T3 N2a M0
   T1,T2 N2b M0
  Ⅲ C 期 T4a N2a M0
   T3,T4a N2b M0
   T4b N1,N2 M0
 Ⅳ A 期 任何 T 任何 N M1a
 Ⅳ B 期 任何 T 任何 N M1b

恶性肿瘤的病理分期和临床分期对恶性肿瘤的预后判断有时比肿瘤的组织学分型和分级更有价值。例如，宫颈鳞状细胞癌的分期具有非常重要的评价预后的意义。鳞状细胞有微小浸润的间质浸润深度≤3 mm(T1a1)，其局部复发率和盆腔淋巴结转移率仅分别为 0.2% 和 0.3%；而间质浸润深度 3.1~5 mm(T1a2)，其局部复发率和盆腔淋巴结转移率分别达 5.4% 和 7.4%。后者的复发率和转移率比前者高约 25 倍之多，这表明宫颈鳞状细胞癌的分期，即使再细分亚期(T1a1 和 T1a2)，也显示出与预后关系十分密切[16]。有研究表明，任何临床分期中宫颈鳞状细胞癌的组织学分级对患者的存活期影响不大[17]。

（朱雄增）

# 主要参考文献

[1] Robbins SL. Neoplasia. In: Kumar V, Cotran RS, Robbins SL, eds. Robbins basic pathology. 7th ed. philadelphia: Saunders, 2003:165-210.
[2] 李甘地. 肿瘤. 见:陈杰, 李甘地主编. 病理学. 北京:人民卫生出版社, 2005;121-167.
[3] Fletcher CDM, Unni KK, Mertens F. World Health Organization classification of tumours. Pathology and genetics of tumours of soft tissue and bone. Lyon: IARC, 2002: 12-18, 146-154,173-175.
[4] Tavassoli FA, Deville P. World Health Organization classification of tumours. Pathology and genetics of tumours of the breast and female genital organs. Lyon: IARC, 2003: 13-59,63-73,119-129, 218-228.
[5] Hamilton SR, Aaltonen LA. World Health Organization classification of tumours of the digestive system. Lyon: IARC, 2010; 132-146.
[6] 朱雄增, 蒋国梁主编. 临床肿瘤学概论. 上海:复旦大学出版社,2005:1-5, 68-81.
[7] 孙燕,汤钊猷主译. UICC 临床肿瘤学手册. 北京:人民卫生出版社,2006; 1-14.
[8] Dawsey SM, Lewin KJ, Wang GQ, et al. Squamous esophageal histology and subsequent risk of squamous cell carcinoma of the esophagus. A prospective follow-up study from Linxian, China. Cancer, 1994, 74: 1686-1692.
[9] Broders AC. Carcinoma grading and practical applications. Arch Pathol Lab Med, 1926,2: 376-381.
[10] Sobin LH, Wittekind CH. UICC, TNM classification of malignant tumours. 5th ed. New York: Wiley-Liss, 1997:1-15.
[11] Costa J, Wesley RA, Glatstein E, et al. The grading of soft tissue sarcoma. Results of a clinicopathologic correlation in a series of 163 cases. Cancer, 1984, 53;530-541.
[12] Louis DN, Ohgaki H, Wiestler OD, et al. WHO classification of tumours of the central nervous system. Lyon: IARC, 2007: 10-11.
[13] Eble JN, Sauter G, Epstein JI, et al. World Health Organization classification of tumours. Pathology and genetics of tumours of the urinary system and male genital organs. Lyon: IARC, 2004: 93-120.
[14] Gleason DF, Mellinger GT. Prediction of prognosis for prostatic adenocarcinoma by combined histological grading and clinical staging. J Urol, 1974, 111: 58-64.
[15] Murphy GP, Busch C, Abrahamsson PA, et al. Histopathology of localized prostate cancer. Scand J Urol Nephrol Suppl, 1994, 162:7-42.
[16] Anderson MC. Premalignant and malignant squamous lesion of the cervix. In: Fox H, Wells M, eds. Obstertrical and gynaecological pathology. 4th ed. New York: Churchill Livingstone, 1995: 273-322.
[17] Sevin BU, Lu Y, Bloch DA, et al. Surgically defined prognostic parameters in patients with early cervical carcinoma. A multivariate survival tree analysis. Cancer, 1996, 78: 1438-1446.

# 14 肿瘤的侵袭与转移

14.1 肿瘤转移研究的历史与概念演变
14.2 肿瘤转移的过程与分子细胞生物学基础
 14.2.1 肿瘤在原发部位的增殖和扩展
 14.2.2 肿瘤血管生成
 14.2.3 肿瘤细胞的分离脱落
 14.2.4 肿瘤细胞的运动性和趋化性
 14.2.5 细胞外基质的黏附和降解
 14.2.6 肿瘤细胞侵入血液循环及转运机制
 14.2.7 肿瘤细胞的捕获与逸出
 14.2.8 肿瘤细胞逸出循环后的生长调控与器官选择性
 14.2.9 转移癌再转移
14.3 肿瘤转移的倾向性
 14.3.1 肿瘤淋巴系统的结构及功能特征
 14.3.2 淋巴转移与血行转移的关系
14.4 肿瘤转移的相关基因
14.5 宿主微环境
 14.5.1 肿瘤微环境的功能组成
 14.5.2 宿主-肿瘤细胞的相互作用
14.6 肿瘤转移研究值得关注的热点问题

  肿瘤转移是指恶性肿瘤细胞脱离原发肿瘤,通过各种方式,到达远处组织和器官后得以继续增殖生长,形成与原发肿瘤相同性质的继发肿瘤的过程。这是恶性肿瘤的基本生物学特征,是临床大多数肿瘤患者治疗失败和致死的主要因素[1,2]。肿瘤最初并不或并非所有肿瘤都具有侵袭转移能力,如果能在其发生转移播散之前早期发现,可以应用局部疗法治愈。癌症发展的最重要转折点是转移的形成。大多数肿瘤在其发生、发展过程中,逐步表现出其侵袭潜能,发展成真正的恶性表型。一旦肿瘤发展成侵袭性,即可通过各种渠道播散。无论是区域性浸润或远处转移,都难以达到根治,临床上约70%的侵袭性癌患者在初诊时已有转移。即使在筛查时发现较早的肿瘤患者,仍有30%左右的在初诊时已发生临床转移,另外30%~40%的存在隐秘性转移。

  尽管人们对侵袭转移过程的认识已有很多进展,但对肿瘤转移的生物学机制尚有许多不清之处。由于转移是"隐秘"(hidden)过程,在体内发生,很难观察。已发现许多因子与转移的发生有关。高通量技术的发展,促进了转移相关分子的研究。体内显微成像以及定量技术的发展,为研究这一"隐秘"过程带来了光明。

## 14.1 肿瘤转移研究的历史与概念演变

  对肿瘤侵袭转移的认识起始于并伴随着对肿瘤的认识及发展过程。早在1595年,Nicolas Abraham de la Framboisiere即已在其文献中描述了癌的播散。"转移"(metastasis)一词起源于希腊文 methistemi,意思是"迁移或获释、自由"。1780年,Tissot使用该词,提出疾病由身体的某一部分被转送到另一部分即称为转移。但主要针对感染,而非癌转移。

  对癌转移的早期客观认识多来自外科医师。1761年,Morgagni首先描述了"脾胃之间的两个腺状肿瘤,颜色和实质与其胃肿瘤不同"(可能是淋巴结转移,但他并不清楚其来源是胃肿瘤)。LeDran(1685~1770)、Bernard Peyrilhe(1735~1804)和Leake(1777)等提出并支持癌是由局限性病变进展为全身性疾病的观点。Sir Percivall Pott(1778)最先描述了阴囊癌的播散过程。Matthew Baillie(1793)描述了结直肠癌淋巴结转移。但这一阶段仅仅局限于一些现象的描述,对原发癌和转移癌之间的基本关系不了解。

  19世纪初人们才真正认识到原发癌与转移癌

的基本关系。1829年，Recamier最先应用"转移"一词描述癌的播散。在其1829年出版的专著中描述了一个乳腺癌患者的脑转移。Travers（1829）区分了血行转移和淋巴转移。1854年，Virchow指出细胞是至关重要的生命基础，创立了"细胞理论"，导致了细胞病理学概念的出现，后者成为现代转移理论的核心，而现代转移理论是细胞理论的延伸和扩展。细胞理论的广为接受，到证明癌细胞是转移形成的关键，其间经历了较长的时间。1874年，伦敦病理学会使转移的细胞学基础成为定论，转移理论逐渐由体液观念向细胞观念转变[3]。

早期理解原发瘤与转移灶之间的基本关系均是与淋巴系统相关。最初认为淋巴结转移是通过神经传导或沿淋巴管壁刺激等所致（Ferriar，1798），后来认为原发瘤的癌物质被吸收进入淋巴管内，这一观点到1790年被广为接受（Crawford），直到19世纪60年代（Sibley，1859；Dickinson，1863；Onuigbo，1972）。Virchow（1854）认为转移是通过血液或淋巴，将来自原发癌的感染性（化学性）物质或肿瘤毒素（tumor poisons）运送至远处，通过与结缔组织相互作用，从而形成转移。Bence-Jones（1867）认为被转运的物质可能是单个细胞，也可能是变为细胞核或颗粒。Billroth（1871）认为是含有特异性癌成分的小栓子。1869年，Arnott描述了组织间隙中充满癌细胞，淋巴管直接开口至肿瘤[3]。

1838年，Johannes Miller提出有原发瘤释放至血流的癌细胞或癌细胞核导致了转移。Langenbeck（1840）基于自己的观察，在其发表的文章中详细描述了这一现象。1842年，在Dunglinson医学词典中，将转移定义为"疾病座位的改变"（change in the seat of a disease）。Budd（1842）、Pepper（1884）和Hawthorne（1895）展示了血行播散的证据。由于对血行播散的认识，Onuigbo（1970）承认机械性损伤可促进转移，Gooch（1973）提出手术切除实体瘤过程中应轻柔操作的观点。此后，机械性损伤促进肿瘤转移的观点被广为接受[3]。1889年，Paget提出了"种子-土壤"学说，认为肿瘤转移是特殊的肿瘤细胞（种子）在适宜的"土壤"中生长和发展的结果[4]。后来，许多学者进行了大量的研究，提出相似结论，这一特殊的"亲和"现象已被公认[5-10]。1976年，Bross和Blumenson提出了著名的"转移瀑布"学说，即肿瘤的转移过程包括：肿瘤细胞从原发肿瘤脱落，降解周围基膜，通过迁移进入淋巴管、毛细血管、小静脉，存活的肿瘤细胞黏附于毛细血管内皮细胞或暴露的内皮下基膜，在远隔器官的毛细血管床滞留，侵袭器官的实质细胞，并

在远隔器官内生长。这是一个十分复杂、动态的连续生物学过程，该过程由数个相对独立的步骤组成[11]。

我国有关肿瘤转移的研究起步较晚，自20世纪70年代末期开始起步，80年代初期开始每年国家科技攻关均有专门项目资助肿瘤转移的基础与临床研究，2003年更是有国家重点基础研究发展规划（973）项目支持转移的基础研究。先后在北京、上海、大连等地形成有特色的肿瘤转移研究基地，有一批科研成果达到国际先进水平。2006年，复旦大学肝癌研究所的"人肝癌转移模型系统的建立与应用"成果更是获得国家科技进步一等奖。中国抗癌协会成立了"肿瘤转移专业委员会"，每两年一届的"全国肿瘤转移学术大会"已成为我国肿瘤转移基础与临床研究最新成果与经验的交流平台。

## 14.2 肿瘤转移的过程与分子细胞生物学基础

肿瘤进展早期，肿瘤细胞即已获得侵袭与转移表型，局部微浸润可能在明显的远处转移出现，甚至尚未发生转移之前即已发生。侵袭过程比转移过程的效率更高，每天有数百万细胞进入血液循环，但其中仅有不到0.01%的循环肿瘤细胞最终能形成转移灶。最近有证据表明，肿瘤血管生成以及浸润是重要的早期事件。血管生成的启动可能发生于真正恶性转化之前，是肿瘤生长与转移所必需的[1,2]。

侵袭和转移是恶性肿瘤发展过程中密不可分的相关过程。侵袭是指癌细胞侵犯和破坏周围正常组织，进入血液循环的过程，是肿瘤细胞黏附、基质降解、移动、基质内增殖等一系列过程的表现。转移是指侵袭的癌细胞迁移到特定组织器官并发展成为继发癌灶的过程。肿瘤转移步骤分为细胞脱离原发瘤体，通过浸润进入周围间质中生长，并与局部毛细血管和淋巴管内皮细胞密切接触并穿透其管壁，或突入管腔并转运到靶组织，并在基质中增殖，形成新的继发肿瘤。侵袭是转移的前奏、前提，转移是侵袭的结果。这是一个多步骤、多因素参与的极其复杂的过程，受到肿瘤细胞本身和宿主环境等多因素的影响，但最重要的是肿瘤细胞自身的分子表型及生物学特性[5-9]。

肿瘤的发生发展经历了一个异型增生、原位癌到侵袭癌的多阶段过程，其中每一个步骤都伴随一定的遗传学改变。在经过最初的恶性转化后，某些肿瘤细胞亚群继续发生进一步的遗传学改变（包括癌基因突

变、表观遗传异常或基因组异常），开始具有不同程度的转移潜能。已发现同一肿瘤中高转移细胞克隆较非转移细胞克隆具有更高的遗传学突变率，提示遗传不稳定性与转移的关系[10]。肿瘤细胞要转移必须具备自我更新、侵袭、运动等侵袭表型和能力。

肿瘤主要通过血行、淋巴、直接浸润及种植等途径转移。但不同细胞类型肿瘤转移的特异性和某些器官对转移癌的"易感性"，不能完全用解剖学的观点解释。Paget 提出的"种子-土壤"学说，即肿瘤转移是特殊的肿瘤细胞（种子）在适宜的"土壤"中生长和发展的结果。这一特殊的"亲和"现象已被公认，但其机制尚不完全清楚。

肿瘤转移是一个十分复杂、动态的连续生物学过程，该过程由数个相对独立的步骤组成。在每一个步骤中，肿瘤细胞之间、肿瘤细胞与宿主组织之间都会发生一系列的分子生物学及细胞生物学事件，使得整个转移过程得以完成，并最终形成转移瘤。同时，肿瘤细胞也必须完成整个过程中的每一个步骤，才会形成转移瘤，任何一个步骤的失败都将导致整个转移过程的停止。这也解释了为什么临床与基础研究都已证明，转移灶形成的效率非常低，进入血液循环的肿瘤细胞最终只有 0.01% ~ 0.05% 能形成转移灶[2,10]。以血行转移为例，转移过程大体可分为以下几个方面。

## 14.2.1　肿瘤在原发部位的增殖和扩展

肿瘤细胞的基本恶性表型之一是无限增殖。一般认为，增殖活性是肿瘤侵袭转移的基础和前提，随着细胞增殖导致肿瘤组织内部压力增高，这种压力有利于癌细胞向压力低的方向侵袭和转移。但侵袭与转移的实现还取决于癌细胞对正常组织的破坏能力、运动能力以及对侵袭转移过程中所遭遇环境的适应性及生存能力等因素。

研究发现，肿瘤持久成瘤潜能可能依赖于其中少数细胞具备干细胞相似的自我更新能力，此类细胞称为肿瘤干细胞[12]。目前仅有有限的证据支持"实体瘤中仅少数细胞具备自我更新的能力"，并发现激活自我更新机制的遗传学异常可增强肿瘤转移效能。但"肿瘤干细胞样细胞"与肿瘤转移的关系迄今尚不明确[13]。

肿瘤细胞增殖面临许多抑制肿瘤形成机制的挑战，包括细胞本身固有的（如癌基因毒性，生长抑制、凋亡和衰老通路的表达，以及端粒消耗等），以及来自癌细胞以外的外部压力（肿瘤微环境中限制肿瘤进展的因素包括细胞基质成分、基膜、活性氧成分、营养与氧的获得受限及免疫系统攻击等）。肿瘤细胞逃脱本身固有的抑制机制是必备的特征，但其应对外部因素并表现出转移潜能的机制非常复杂。例如，缺氧是促进恶性肿瘤细胞向外生长、对凋亡耐受的选择性压力，细胞对缺氧的反应包括增加缺氧诱导因子-1（HIF-1）转录复合物的稳定性，而 HIF-1 可激活并促进血管生成、无氧代谢、细胞生存和侵袭。许多 HIF-1 靶基因，包括趋化因子受体 CXCR4、赖氨酸氧化酶（LOX）、Met（HGF 受体）等，均可介导转移[13,14]。

尽管逃避凋亡是肿瘤细胞的基本特征，但进展至转移可能需要对微环境死亡刺激的进一步抵抗能力。营养缺乏和低氧、细胞外黏附的异常、侵袭过程中细胞形状的改变以及暴露于基质微环境等都可诱发细胞死亡。癌细胞中 bcl-2、bcl-xl 及 XIAP 等抗凋亡因子的异常过度表达，导致癌细胞高度耐受死亡刺激，可增加转移效能[15]。

## 14.2.2　肿瘤血管生成

在原发瘤生长早期，肿瘤细胞生长所需的养料通过邻近组织器官微环境渗透提供，这足以维持微小肿瘤的生长和扩展。当肿瘤直径达到或超过 1mm 时，经微环境渗透提供的营养已不能维持其继续生长，肿瘤细胞释放细胞因子，介导血管生成反应。肿瘤由无血管生成向有血管生成的转变称为血管生成启动（angiogenic switch），获得血管生成表型是实体瘤进展的关键步骤[1,2,5,16-18]。

### （1）肿瘤转移依赖于血管生成

许多临床和实验研究证实，肿瘤转移依赖于血管生成。转移细胞必须穿过几道屏障，需进入原发瘤的血管，在血液循环中存活，着床于靶器官的血管床，然后移出血管，在靶器官中生长并诱导血管生成。因此，血管生成至少在肿瘤转移过程的开始和结束时发挥重要作用。

原发肿瘤的血管生成是先于肿瘤细胞的脱落、扩散而发生的，没有血管生成的肿瘤难以继续其转移的步骤。因此，肿瘤血管生成是肿瘤生长及转移的限速步骤之一。新生毛细血管也同时为癌细胞进入血液循环提供通路。逸出的癌细胞为了生长并形成新的转移灶，也需形成新生血管。组织学及超微结构分析显示，肿瘤血管与正常组织中血管的细胞组成、基膜成分及完整性以及通透性等有明显的不同。由于其基膜的不连续性，肿瘤血管易渗漏，癌细胞易于穿透进入血液循环。因此，血管生成在转移过程的开始和结束时均是必需的。

肿瘤组织是一个异质体，由许多不同转移潜能的细胞亚群组成。高转移潜能的细胞亚群很可能就是一个具有极强诱导血管生成能力的克隆，在到达靶器官后，容易从无血管转变成多血管转移灶。

（2）血管生成促进肿瘤侵袭

无论肿瘤有无血管生成，肿瘤细胞均可表现出侵袭性。但当肿瘤出现大量新生血管后，细胞浸润的界面扩大，侵袭的可能也随之增加；另外，血管生成时通过的路径也使肿瘤细胞更易侵袭。血管生成因子如bFGF或VEGF等，在新生血管"出芽"时，能够显著增加内皮细胞Ⅳ型胶原酶等蛋白水解酶的表达，在利于内皮细胞的侵袭和迁移的同时，也促进肿瘤细胞的侵袭。血管生成过程与肿瘤细胞侵袭过程相似，活化的内皮细胞也表现出癌细胞播散过程中的黏附、蛋白降解及迁移等特征。许多肿瘤自泌生长因子也起到血管生成因子的作用，导致内皮细胞中对酶产生、迁移和（或）增殖的多向性反应。因此，血管生成本身可促进肿瘤侵袭。

（3）无血管生成的转移灶处于休眠状态

转移到靶器官的肿瘤如缺乏诱导血管生成的能力，体积可长期稳定在微结节状态，直径0.1～0.2 mm。用血管稳定素可使转移灶长期处于休眠状态。无血管生成能力的黑色素瘤细胞，转移到肺部后可长期休眠达1年以上。但轻微的创伤能够启动血管生成，加速转移灶的生长。现代肿瘤学概念认为，休眠期转移灶中的肿瘤细胞多是G0期细胞，分裂增殖停止。

（4）血管生成机制控制着转移的途径

临床上，肿瘤转移至少包括以下类型：①原发瘤切除，数月后转移灶出现；②原发瘤被发现时，转移灶已经出现；③首先发现转移灶，原发瘤未能被发现；④原发瘤切除或行其他治疗，5～10年后转移灶出现；⑤直到原发瘤切除，转移灶才出现。虽然这种现象容易被认识，但其生物学基础很难理解。随着对肿瘤血管生成及其作用的不断认识，大多数肿瘤的转移类型都可以用肿瘤组织中的血管密度加以解释。

近年来的研究也发现，在肿瘤发展过程中，还存在一些经典的血管生成以外的替代途径。如无血管的肿瘤可以利用组织中已有的宿主血管获得养分的供应[19]；恶性黑色素瘤细胞还可以形成"肿瘤隧道"（tumor channel），作为血管的类似替代物。所谓肿瘤隧道是指相互交联的细胞外基质内的一些中空管道，其内可有红细胞通过，但其表面并未覆盖血管内皮，故与真性血管不同[20]。

### 14.2.3 肿瘤细胞的分离脱落

肿瘤细胞从原发肿瘤脱落，是其转移过程的第一步。肿瘤细胞能分泌一种物质，降低肿瘤细胞间的同种黏附力，增加其运动能力，使其从原发肿瘤脱离形成游离细胞。癌细胞的分离倾向与细胞结构的变化和细胞间同种黏附能力的下调或丧失密切相关[21]。

从分子角度分析，肿瘤细胞间存在一些调控细胞与细胞间黏附作用的分子——钙黏蛋白（cadherin）家族。它们是一组钙依赖性跨膜黏附分子，具有同种分子的亲和性。由约30种黏附分子组成，其中关于E-钙黏蛋白与肿瘤关系的研究最为深入。E-钙黏蛋白是钙黏蛋白家族中最为重要的介导同种细胞黏附的黏附分子，它具有抑制肿瘤浸润、转移的作用[22]。细胞质内的钙黏蛋白与细胞连接蛋白结合，使其与细胞骨架紧密结合，形成钙黏蛋白-连接蛋白复合体，起到稳定肿瘤细胞间连接的作用[23]。此外，不依赖钙的免疫球蛋白超家族黏附分子介导的细胞间黏附也具有一定的作用，可能相关的分子包括神经细胞黏附分子（N-CAM）、癌胚抗原（CEA）、结直肠缺失蛋白（DCC），以及与N-CAM和CEA有关的细胞表面糖蛋白MUC-18等[24]。肿瘤细胞表面电荷增多以及细胞间隙压力的增加，可能促进癌细胞从原发肿瘤分离脱落。

### 14.2.4 肿瘤细胞的运动性和趋化性

肿瘤细胞由一个部位迁移到另外一个部位是转移的基础。肿瘤细胞必须具有活跃的运动能力，才能浸润宿主组织及血管，并最终形成转移灶。肿瘤细胞的运动是一个连续的过程，组织特异性趋化因子和结合趋化因子能增强癌细胞的运动性。但癌细胞的自身运动也是必需的。早在1863年，病理学家Virchow就提出肿瘤细胞具有阿米巴运动，现已被许多研究所证实。

癌细胞的运动与白细胞的运动方式相似，主要表现为伪足样伸展、膜流动性及向量转化等，包括细胞骨架的动态变化、细胞-间质的相互作用、局部蛋白分解、肌动-肌凝蛋白收缩以及局部接触的解体等。先形成伪足，并通过相应基膜上的受体与之黏附，拉动该部分胞体前移；随后胞体收缩，后部细胞释放黏附受体，使整个细胞移动。释放出的黏附受体通过细胞吞饮或囊泡转运吸收。这是一个重复而协调的过程,许多机制尚不清楚。研究发现其调控节点包括小 GTPase(如 Rho、Cdc42 和 Rac)、整联蛋白(integrin)局部黏附的装配与解体、分泌性或浆膜依附性蛋白酶,以及肌动-肌凝蛋白收缩调控机制等[13]。目前已知许多因子会促使肿瘤细胞运动,包括自分泌运动因子(AMF)、表皮生长因子(EGF)、胰岛素样生长因子(IGF)、肝细胞生长因子(HGF)、多种细胞因子(包括 IL-1、IL-3、IL-6 等)、转化生长因子(TGF)、干扰素等。这些运动因子影响肿瘤细胞表面受体的分布,调节肿瘤细胞运动过程中细胞与细胞之间、细胞和基质之间的结合,并启动和维持肿瘤细胞的运动及定向迁移。伪足对化学趋化因子(chemoattractant)的反应是多方面的,包括作为迁移细胞等感官器官,在寻找定向线索、分泌运动刺激因子、提供细胞移动推动力、诱发基质降解等方面发挥重要作用。另外,细胞定向运动取决于其内部功能性微管复合体的完整性,定向移动在恶性肿瘤侵袭过程中可能起主要作用[13,25-28]。

近年来人们逐渐认识到上皮-间质转变(epithelial-mesenchymal transition,EMT)可导致静止的内皮细胞转变为有运动能力的细胞,这一机制在肿瘤侵袭与运动中发挥重要作用。正常上皮细胞是有极性的,通过细胞间连接相互紧密相连,防止其运动。而间质细胞不能建立稳定的细胞间连接,具有移动能力。在 EMT 过程中,上皮细胞失去其细胞间连接,从其周围细胞游离,获得间质细胞样特性,可迁移离开其原发组织。EMT 是胚胎发育过程中正确器官发育所必需的。因此,进行 EMT 的细胞发生了明确的功能转变,包括与周围细胞分离,在周围组织内迁移。近年实验研究发现,恶性肿瘤细胞侵袭和转移的过程中也存在 EMT 现象。上皮性肿瘤细胞通过 EMT 过程失去彼此间的连接,丧失极性,细胞形态改变,迁移能力增强,从而获得侵袭和转移能力。

EMT 的分子特征包括:①E-钙黏蛋白和角蛋白(keratin)等上皮特征性分子表达减少或缺失,基质降解蛋白酶和间质相关蛋白如波形蛋白(vimentin)、N-钙黏蛋白和纤连蛋白(fibronectin,FN)的表达上调;②由 Rho 小 GTPase 介导的肌动蛋白细胞骨架重塑,激活细胞的运动体系;③调控 EMT 相关基因转录因子的表达上调和核迁移,包括 β-连环蛋白(β-catenin)和 Snail 家族成员及 ZEB 等成员。作用于肿瘤-基质界面的因素,包括生长因子及其受体(酪氨酸或丝氨酸-苏氨酸激酶受体)、细胞外基质(ECM)及其相关分子(胶原蛋白、整联蛋白、基质降解酶)以及癌基因信号转导通路(Ras、Src、β-连环蛋白)等,似乎在 EMT 过程中发挥重要作用。基质降解酶介导的细胞基膜水解,导致癌细胞与基质微环境的直接接触,上皮细胞暴露于基质胶原和基质生长因子,导致 EMT 启动。Ras、Src 或 β-连环蛋白通路的活化以及 Rho/GTPase、Cdc42、Rac 和 Rho 平衡的改变,进一步促进细胞分离的完成,导致细胞骨架重塑,以利于运动。相应地,细胞形态也向成纤维细胞等间质细胞样形态转变,肿瘤细胞因此从其周围细胞连接中分离出来,可迁移离开上皮,进入周围基质。一旦从原发肿瘤部位分离,来自 ECM 和生长因子的促运动微环境信号被整合和转化为调控细胞迁移的细胞内信号,以满足有效迁移、局部播散和转移。癌细胞的这种运动方式与 EMT 过程相似,因此,EMT 及其后来的侵袭性迁移可认为是连续过程中的不同阶段[29-31]。肿瘤细胞中 EMT 现象的存在,为进一步揭示肿瘤发生和进展的本质提供了一个崭新的视角,也为抗肿瘤治疗提供了新的思路。

### 14.2.5 细胞外基质的黏附和降解

细胞与细胞、细胞与基质间的相互作用在肿瘤侵袭过程中均发挥了重要作用。ECM 是组成间质和上皮-血管中基质的不溶性结构成分,它由蛋白质和蛋白聚糖组成网架结构,对组织和细胞起物理性支持作用,通过其细胞膜受体调节细胞的生物学行为,并参与组织生长分化、创伤修复、细胞衰老、癌变等过程。ECM 的组成成分包括胶原蛋白、弹性纤维及相关蛋白,非胶原糖蛋白如 FN、腱生蛋白(tenascin,TN)、波浪蛋白(undulin,UN)、骨桥蛋白(osteopontin,OPN)等,糖胺聚糖(glycosaminoglycan,GAG)及蛋白聚糖(proteoglycan,PG)等生物大分子,以及与 ECM 结合的细胞因子。这些 ECM 的重要组分对组成和稳定 ECM 蛋白与蛋白之间、多糖与蛋白之间的结合起关键作用。其功能是通过 ECM 和细胞膜上 ECM 受体结合来完成的。其受体主要为黏附分子。基膜是一种特化的 ECM,含 IV 型胶原、硫酸肝素、层粘连蛋白等组分。可通过 V 型胶原与基质直接连接,以保持组织间的相互作用。

在降解、穿过 ECM 之前,肿瘤细胞必须先与之发生接触,这一作用是由基质特异性的细胞表面受体介导的,其中以整联蛋白的作用最为重要。在播散及迁移过程中,细胞的极性及组织方式受整联蛋白家族介导的细胞与 ECM 蛋白之间以及跨膜钙黏蛋白介导的细胞与其他细胞之间相互作用的调节。激活这些细胞表面受体,将外部信号传入细胞内而指引细胞行为[32-34]。

ECM 是肿瘤转移的重要组织屏障,ECM 的改变和重塑是肿瘤侵袭和血管生成的基本条件。肿瘤对基膜和 ECM 的水解是多步骤、多种因子协同完成的,是肿瘤侵袭与转移的关键步骤。肿瘤细胞突破基膜和 ECM 后可向周围组织浸润或进入血液循环和淋巴系统,进行远处转移时再以同样方式分解血管内皮细胞的基膜和 ECM 出入血管,形成转移灶。几乎所有的肿瘤细胞及宿主环境均过度表达一种或多种此类酶。基膜的降解不仅取决于蛋白酶的量,还取决于活化蛋白酶及其抑制物的平衡。正常情况下,ECM 蛋白酶的活性是通过特异性局限性自动抑制及分泌组织抑制因子严格控制的。癌细胞则通过多种机制破坏这种调控,释放其蛋白酶活性,降解基膜和 ECM。除了促进肿瘤侵袭外,ECM 蛋白酶还可产生多种生物活性肽,调控细胞迁移、增殖以及血管生成等。此外,肿瘤细胞的一些代谢物如多肽、乳酸等也可进一步溶解小血管基膜,有助于肿瘤细胞侵入循环系统[35-38]。

ECM 降解酶有多种,这些酶及其抑制物和 ECM 本身一样在许多生理和病理过程中起重要作用。蛋白水解酶可分为水解 C 端肽键的外肽酶和水解内部肽键的内肽酶。内肽酶可根据其反应基团及对特异性抑制物的敏感性分成金属蛋白酶(metalloproteinase)、丝氨酸蛋白酶(serine proteinase)、半胱氨酸蛋白酶(cysteine proteinase)和天门冬氨酸蛋白酶(aspartic proteinase)4 类。其中研究较深入、与肿瘤侵袭转移最密切的是金属蛋白酶中的基质金属蛋白酶(matrix metalloproteinase,MMP)和丝氨酸蛋白酶中的尿激酶型纤溶酶原激活物(urokinase type plasminogen activator,uPA)[38]。

金属蛋白酶可分成 5 个超家族和 30 个亚家族,MMP 属于蛋锌蛋白酶(metzincin)超家族成员。目前已发现至少 25 种 MMP 成员,几乎可以降解所有的 ECM。其中,MMP2 和 MMP9 因能对构成肿瘤转移阻滞屏障的主要成分Ⅳ型胶原进行降解,又称Ⅳ型胶原酶,与肿瘤的侵袭与转移关系最为密切。

MMP 与组织金属蛋白酶抑制物(tissue inhibitor of metalloproteinase,TIMP)间的平衡维系着 ECM 的降解与重建,在肿瘤进展中具有重要意义。TIMP 的功能是抑制 MMP。目前发现 TIMP 家族有 4 个成员,根据发现的先后、分子结构同源性、功能相关性,分别命名为 TIMP-1、2、3、4。其中,TIMP-1、2、4 为可溶性分泌蛋白,TIMP-3 为结合 ECM 的非可溶性蛋白。TIMP 广泛分布于组织及体液中,主要由巨噬细胞和结缔组织产生。TIMP 的功能是拮抗 MMP 活性,制约其对 ECM 成分的水解作用。另外,TIMP 还通过抑制 MMP 对 ECM 以外其他蛋白的酶解,参与调节细胞增殖、分化、凋亡及血管生成等过程,抑制肿瘤的生长和转移。其中 TIMP-1 作用最强。TIMP 可抑制 MMP 水解 ECM 释放 VEGF,抑制 MMP 对内皮抑素(endostatin)的作用,从而抑制肿瘤血管生成。TIMP-2 可直接抑制 bFGF 诱导的内皮细胞增殖;TIMP-1、2、3 都能抑制内皮细胞的迁移和毛细血管管状化形成。然而,在另一些研究中发现 TIMP-1 的表达与肿瘤的侵袭转移呈正相关,具有促进转移的作用。这种相互矛盾的现象说明 TIMP 对肿瘤的作用为多重性,故倾向于把 TIMP 作为一种多功能的蛋白质肽分子。

丝氨酸蛋白酶类中与肿瘤转移和侵袭最为密切相关的是尿激酶型纤溶酶原激活物(uPA)和组织型纤溶酶原激活物(tPA)。两者可水解纤溶酶原转变为纤溶酶,后者可水解纤维蛋白(原),是 ECM 水解和肿瘤浸润转移的重要步骤。肿瘤细胞分泌的 uPA 是纤溶酶形成的启动因素,这一过程涉及 uPA 的受体(uPAR)和纤溶酶原激活物抑制剂(PAI),这些因素的相互作用共同调控纤溶酶的活化。纤溶酶除自身能水解 ECM 的成分如纤连蛋白、层粘连蛋白等,还能激活潜在的 MMP,促进胶原的水解[39]。

PAI 是一超家族,包括 PAI1、PAI2 和蛋白酶 NEXIN 等。PAI1 在体内有活性、潜在活性和复合物型 3 种形式。细胞合成时是有活性的,在细胞外被灭活,成为潜在活性 PAI1,与 uPA、tPA 结合可形成无活性的复合物。潜在活性 PAI1 在蛋白变性剂作用下可激活,形成有活性的 PAI1。PAI2 蛋白以活性形式存在于细胞表面,参与调节细胞表面 uPA 的活性。

## 14.2.6 肿瘤细胞侵入血液循环及转运机制

肿瘤细胞穿过 ECM 到达血管后,以上述相同的机制穿过血管外基膜,并借其活跃的运动能力,通过阿米巴样运动穿过管壁,进入血液循环。以前认为,进入血液循环的肿瘤细胞,由于本身的因素(细胞自身缺乏变形性以致不能顺利通过循环系统、细胞缺乏形成癌栓的能力、肿瘤细胞表面缺乏黏附分子等)和来自宿主的环境因素(包括机体的免疫系统、血流湍急、毛细血管的垂直压力、内皮细胞产生的 NO 非特异性杀伤),绝大多数在短期内死亡。这也曾被认为是造成绝大多数循环肿瘤细胞不能最终形成转移灶的主要原因。但 Chambers 等应用活体视频显微镜(intravital videomicroscopy, IVVM)技术对体内的肿瘤转移过程进行了一系列的研究,发现在进入血液循环的肿瘤细胞中,超过 80% 能够存活并在远隔部位穿出血管壁,表明这一步并不是转移灶形成的限速步骤[40]。

如果肿瘤细胞与血小板、白细胞、纤维蛋白沉积物等相互聚集形成微小癌栓,会有利于保护其免受机械性及免疫性损伤,停滞于毛细血管,从而提高转移成功率[13]。100 年前临床已发现肿瘤可诱导机体高凝状态。对人早期血行转移灶的组织病理学研究发现同时存在富含纤维蛋白原的血栓。实验模型中证实多种器官转移与肿瘤细胞和血小板间的相互作用有关,癌栓较裸癌细胞具有更高的转移潜能[41]。

了解肿瘤细胞与血小板间的黏附及其相互作用的机制,以及选择性地抑制其相互作用而不影响生理性凝血的途径,有望探索转移早期防治的理想手段。许多实验也表明,肝素可在一定程度上抑制肿瘤转移,认为是其抗凝作用所致。然而又有研究表明,作用机制与肝素不同的另一抗凝剂华法林却不能抑制肿瘤转移[42]。除了抗凝作用,肝素还有很多其他的生物学作用。最近的研究提示,肝素抗转移作用的机制可能是其对 P-选择素介导的血小板与肿瘤表面的黏蛋白配基间相互作用的抑制[43,44]。高转移潜能的肿瘤细胞才能逃逸上述种种易损因素,相互聚集形成微小癌栓并在循环系统中存活下来,通过循环系统到达继发脏器,锚定黏附、逸出血管,最终在继发脏器增殖生长,形成转移灶。

有关癌细胞如何逃避失去黏附后所导致的失巢凋亡(anoikis)的机制也备受关注。但有关失巢凋亡在转移过程中的作用尚未定论。在人类,肿瘤细胞从其原发肿瘤分离到毛细血管床以及与血管壁黏附,往往仅需几分钟。如果循环肿瘤细胞失去黏附的时间如此短暂,失巢凋亡可能并不足以阻碍转移过程。如前所述,对失去黏附所致细胞死亡的耐受可能与转移过程的早期有关。

## 14.2.7 肿瘤细胞的捕获与逸出

进入血液循环并幸存下来的肿瘤细胞随血液运行,最终将停滞并逸出转移靶器官的微血管。过去认为肿瘤细胞逸出血管壁的原理和过程与炎症反应中的白细胞类似,也要经过靠边、流速减慢、附壁翻滚、游出等步骤。Chambers 等[40]的研究提示,实体瘤细胞可能仅仅是由于其大小限制而被捕获于微小血管管腔内,阻断整联蛋白的功能并不能影响这一过程。同时发现,虽然被捕获于微循环中的肿瘤细胞会发生明显的机械变形,但并不像以前认为的那样大量肿瘤细胞会因此死亡。相反,超过 80% 的肿瘤细胞仍能保持其细胞膜的完整性并穿出血管壁。肿瘤细胞停滞于微循环中后,在其与血管内皮的接触中,黏附分子起着重要的作用(即"锚定黏附")。肿瘤细胞到达转移靶器官后必须牢固地附着在血管内皮层,这是逸出血管进入靶器官基质增殖生长的前期准备和必要条件。

快速寄宿于毛细血管及其与血小板的关系很可能是远处器官捕获肿瘤细胞的主要形式。毛细血管内皮细胞的周期性脱落更新,磨损或撕裂的内皮可形成暂时的裂隙,使基膜暴露在外。这种内皮的损伤和基膜的暴露为肿瘤细胞的成功附着提供基础。肿瘤细胞在循环系统转运过程中与血小板相互作用并绞结成簇,当血管内皮损伤时有助于血小板的黏附,内皮细胞修复早期形成的纤维蛋白原可增强血小板的黏附能力。肿瘤细胞-血小板簇可通过损伤内皮锚定黏附在内皮表面,这是肿瘤细胞在转移靶器官定位附着的关键环节。肿瘤细胞另一种锚定黏附的方式,可能是一些较大的癌栓被微小血管截获。高转移潜能细胞容易在循环系统形成较大癌栓,进而有较大机会在继发脏器着床存活,最终形成转移。这些高转移潜能的细胞会自身相互聚集形成同类癌栓,也可以与白细胞或血小板绞结成异类癌栓。癌栓可以在血管系统中通过楔入附着于血管壁上,任何生理性、生化性或由于缺氧等造成的内皮细胞损伤都有助于肿瘤细胞的锚定和附着。当肿瘤细胞与血管内皮黏附后,可诱导内皮细胞回缩,从而暴露 ECM。肿瘤细胞可与 ECM 的有机成分结合,这些有机成分包括纤连蛋白、层粘连蛋白和血小板反应素,它们会促进肿瘤转移定位在特异的脏器。而 ECM 中的多肽系列则可阻止血行转移的形成。

随后逸出血管壁的过程所涉及的原理和步骤与侵入基本一致。在肿瘤细胞逸出血管进入脏器基质的过程中,可分泌释放与侵入循环过程中相似的多种蛋白酶,水解和穿透血管基膜,促使肿瘤细胞穿过血管后在结缔组织中的移动。局部血管基膜的缺损通常伴有癌转移。硫酸乙酰肝素是血管的重要组分,在毛细血管中主要位于内皮下基膜,在肿瘤细胞的逸出过程中也需要被降解[44]。Chambers 等[40]还证实,不同转移能力的肿瘤细胞系在血管逸出方面并无差异,甚至正常的成纤维细胞都能顺利逸出血管壁,这进一步证明自血管逸出并不是影响转移效率的主要因素。

然而,也可能通过肿瘤细胞表面受体与不同转移靶部位配体间的相互黏附作用及所致的播散肿瘤细胞的归巢作用,已发现整联蛋白受体参与这种归巢作用[45]。除了黏附因子受体外,趋化因子及其受体也参与转移细胞靶器官的归巢过程。上述这些可解释不同原发肿瘤其转移的组织靶向性不同的原因。

转移细胞本身也释放某些信号,导致靶器官血管通透性增加。暴露于 VEGF 的内皮细胞 Src 家族激酶活化可导致内皮细胞连接的破坏,促进转移性癌细胞的逸出。Src 敲除可避免分泌 VEGF 的癌细胞发生肺转移[46]。对这一转移过程限速步骤分子调控机制的进一步研究将决定有无敏感的转移防治办法。

### 14.2.8 肿瘤细胞逸出循环后的生长调控与器官选择性

通过黏附作用特异性地锚定并穿透毛细血管壁,进入周围组织,这些癌细胞逃避宿主的局部非特异性免疫杀伤作用,在各类生长因子的作用下增殖生长,最终形成转移灶。

当肿瘤转移与继发脏器细胞接触时,可反应性地通过自分泌、旁分泌或内分泌方式产生多种信号分子,这些因子可单独或联合调控肿瘤细胞的增殖生长。此类因子包含正调节信号和负调节信号,并处于动态平衡状态。当正常组织受到损伤时,这些生长因子会产生并发挥正常修复效应,促进正常组织修复更新,但同时也刺激转移灶细胞的增殖生长。许多研究证明,肿瘤细胞逸出血管后,在转移部位黏附后的早期存活及微转移灶的形成是转移过程的关键步骤,其生长与调控也是造成效率低下的真正原因。

Luzzi 等将标记后的鼠 B16F1 黑色素瘤细胞注入小鼠的肠系膜上静脉,以观察肿瘤细胞在小鼠肝脏内形成转移灶的情况。结果发现在注入后的第 3 天,注入的细胞中有 80% 逸出血管,但其中只有 2.5% 形成了 4~16 个细胞的细胞团;注入后的第 13 天,只有约 1% 的细胞团形成了肉眼可见的转移灶。此时注入的黑色素瘤细胞中有 36% 仍是孤立的,而且绝大部分处于休眠状态[47]。靶器官的局部微环境对逸出肿瘤细胞的生长也会产生复杂的影响,称为原位效应(orthotopic effect)[48]。另外,与原发肿瘤相类似,继发肿瘤的血管生成可能也是造成其生长抑制的一个原因。如同原发肿瘤一样,当转移灶体积增长到一定程度时,新生毛细血管网也随之形成。

凋亡是调控转移细胞生长的重要机制。最近的资料表明调控转移的机制与原发肿瘤的生长明显不同,许多参与转移过程的蛋白也在细胞死亡调控中发挥作用。如研究表明 MMP 可特异性地将死亡受体(death receptor)从细胞表面分离,从而干扰死亡受体所诱导的细胞死亡,还可调控肿瘤细胞免疫逃逸。体内、体外研究证实,转移潜能与对凋亡耐受增加有关,调控凋亡或抗凋亡因子可影响转移效率。失巢凋亡(anoikis)和 amorphosis 是转移的重要屏障。失巢凋亡是由于细胞黏附和细胞-基质相互作用紊乱所致的细胞死亡;而 amorphosis 是由于细胞骨架结构丧失所致的细胞死亡[49]。

从血管逸出的肿瘤细胞大多数并不能在转移部位形成新的病灶,而是处于休眠状态(dormancy)。临床观察到经成功切除原发肿瘤多年后还会发生远处器官转移,在其形成明显转移前数年即在骨髓中检测到游离肿瘤细胞。这些肿瘤细胞可以单个或成簇种植和黏附在结缔组织并停留在细胞周期 G0 期,还可逃避机体的杀伤作用,在远期产生转移的机制尚不清楚。也可能这些细胞参加正常细胞周期循环,肿瘤细胞的分裂和死亡处于一种动态平衡,使得肿瘤细胞数目和体积保持稳定不变。目前认为,肿瘤血管生成缺如和机体正常的免疫功能状态是促使转移癌细胞长期保持休眠状态的两大主要因素。不能诱导血管生成可限制微转移灶的生长。但有些情况,存在血管生成能力,肿瘤细胞仍在微环境中处于休眠状态,其原因不清,可能是由于肿瘤细胞与其寄生土壤间不相容所致[50]。

肿瘤转移的器官分布并非随机的,不同肿瘤类型的靶向性特异性器官选择明显不同,其影响因素也非常复杂。目前认为至少有两类决定因素影响器官特异性转移生长:①必须在靶器官内形成转移前壁龛(premetastatic niche),有利于肿瘤细胞在不相容的靶器官中最初存活。②侵入的转移细胞必须具备可有效在新的部位形成新病灶的相应功能。作为对原发肿瘤释放的体液因子的反应,骨髓来源的造血原始细胞被动员并进入转移克隆形成的靶器官,这些细胞归巢可导致转移部位在肿瘤细胞从原发灶到达前发生"先期适应"(preconditioned)改变[51]。皮下种植肺癌细胞诱导这些骨髓来源的造血原始细胞仅聚集于肺,并只在该部位发生转移;而恶性黑色素瘤细胞可诱导这些原始细胞进入多个器官,并发生全身多处转移。因此,这些骨髓细胞的先期适应作用与器官特异性转移有关。研究发现,远处原发肿瘤诱导转移前肺的内皮细胞和巨噬细胞表达 MMP9 需要 VEGFR1 信号通路的参与。推测这种转移前的肺内 MMP9 表达的诱导,可改变肺微环境,使之有利于从循环到达的转移癌细胞的侵袭[52]。此外,阻断转移前壁龛成分可明显抑制肿瘤转移,表明转移前壁龛具有重要作用。

为了逃离休眠或在新的器官中完全形成新的病灶,播散肿瘤细胞必须能够与其新的微环境相互作用,以获得生长和生成优势。由于不同器官微环境可能对癌细胞形成转移灶具有独特的要求,介导器官特异性转移因子可能也是不同的。微环境中相关因子可直接影响肿瘤细胞,改变其细胞本身固有特性(如自我更新能力)或调控其他转移相关因子。肿瘤细胞也可表达归巢因子受体,识别转移微环境基质中的配体。转移细胞还可释放细胞外修饰效应因子,如蛋白酶等,改变周围环境状况,适应肿瘤细胞侵袭。肿瘤细胞还可释放生长因子,作用于局部或远处微环境的基质细胞。转移微环境中的基质细胞可主动参与这些机制。

### 14.2.9 转移癌再转移

当转移灶直径超过 1～2 mm 时,新生毛细血管生成并与肿瘤连通。癌细胞也可通过脱落、侵袭进入循环系统,通过上述相同机制可形成新的转移灶,即所谓的"转移之转移"。

总之,肿瘤可因不同器官来源、不同组织类型而存在明显的异质性,同一肿瘤又包含多种细胞亚群。这种异质性表现在遗传、生化、免疫以及生物学特征(如细胞表面受体、酶、核型、细胞形态、生长特性、对各种药物的反应以及侵袭和转移能力等)等方面,这就导致大小及组织学相同的肿瘤可能具有完全不同的转移潜能。此外,转移潜能受局部微环境、血管生成、基质-肿瘤相互作用以及局部组织细胞因子的调控等因素的影响,但最重要的是其自身的分子表型。肿瘤转移复杂过程的每一步骤是相对独立的,又是相互作用的;每个步骤具有频率限制特性,只要某一步骤未能完成,转移就不能得以实现。

目前还只是观察到了肿瘤转移过程中的一些具体情况,并认识到逸出血管后肿瘤细胞的生长调控是决定转移灶形成的主要因素,但其中包含的具体生物学事件及影响因素还远未明了。需要说明的是,肿瘤转移整个过程中的各个步骤虽然是相对独立的,但并不是截然分开的,相互之间有着紧密的联系,而且某些因素可以同时影响到其中的多个步骤,每一个步骤中所涉及的生物学事件也不是单一的,还未发现有所谓的"开关"因素存在。

## 14.3 肿瘤转移的倾向性

肿瘤细胞脱离原发肿瘤后,可能进入血管或淋巴管,但这两条播散途径均可进入静脉循环,因为淋巴汇流经胸导管进入血液循环。但肿瘤转移具有明显的倾向性,不同类型肿瘤的转移途径明显不同[53,54]。例如,癌和恶性黑色素瘤更易发生淋巴转移,而肉瘤更常发生血行转移。但迄今尚不清楚这种不同是否由于其进入血管和(或)生长能力的不同所致。

### 14.3.1 肿瘤淋巴系统的结构及功能特征

侵袭性肿瘤所处局部环境的物理条件是决定肿瘤细胞转移倾向(metastatic bias)的重要因素,尽管最近有人提出存在吸引肿瘤细胞进入特定类型脉管系统的主动机制。以下特征决定肿瘤细胞更易进入淋巴系统:①毛细淋巴管缺少毛细血管所具备的典型内皮间紧密连接,以及平滑肌细胞和基膜等[55],导致淋巴管较血管更易渗漏,对肿瘤细胞进入的屏障能力更低。②淋巴管内淋巴液流动的被动性及低剪切力等特征,更有利于肿瘤细胞的存活。

血管和淋巴管的可及性(accessibility)也是影响肿瘤转移途径倾向性的重要方面。肿瘤生长需诱导新生血管生成。由于血管和淋巴管的胚胎来源相同,并且受许多相同生长因子的调控,如 VEGF-A、VEGF-C、VEGF-D、FGF2、PDGF-B、HGF 等[56],肿瘤诱导血管生成的同时,理论上也伴有淋巴管的生成。但事实并非如此,其原因不清。可能存在抗淋巴管生成因子。尽管如此,肿瘤内淋巴管还是可能为肿瘤细胞提供逃离原发肿瘤、进入淋巴结的途径,并且发现抑制淋巴管生成可明显降低淋巴结转移的可能[57]。但有研究提示瘤内淋巴管是受压、无功能的,这些无功能的瘤内淋巴管可阻滞转移的发生。但事实上,许多肿瘤尽管缺少有功能的瘤内淋巴管,仍可发生局部淋巴结转移,可能是由于瘤周淋巴管介导了肿瘤细胞的播散[58,59]。

肿瘤细胞所采用的迁移运动形式(是单个阿米巴样运动或成纤维细胞样运动,还是集体巢迁移)、基质细胞在促进细胞运动极化中的作用以及血流动力学剪切力对细胞存活的影响等因素，均可影响肿瘤细胞是选择血管还是淋巴管转移。细胞的运动形式主要受 ECM 以及细胞-细胞连接完整性等因素的影响。当存在密集的基质网络结构，则有成熟的、含有整联蛋白的局部接触，出现间叶细胞样或成纤维细胞样的单个细胞迁移运动。而阿米巴样运动喜欢较小的黏附环境，多在缺乏局部接触的条件下发生[60]。由于淋巴管缺少基膜，且瘤周淋巴管的 ECM 网络结构较瘤内血管松散，这些均有利于肿瘤细胞以快速高效的阿米巴样运动进入淋巴循环。淋巴管的渗透性也可促进细胞聚集。此外，肿瘤细胞还可通过 EGF-EGFR 介导的趋化运动主动进入淋巴系统，因为邻近淋巴管也发现有巨噬细胞。此外，淋巴结分泌的一些趋化因子如 SCL/CCL21 和 CCL1 等，也可吸引表达 CCR7 和 CCR8 受体的肿瘤细胞[61]。

### 14.3.2 淋巴转移与血行转移的关系

有临床与实验研究证据强烈提示淋巴转移与血行转移的相关性。许多临床研究提示淋巴转移与血行转移间存在正相关，淋巴结阳性患者存在血行播散的可能性明显高于无局部淋巴结转移者。可能的原因：一是有些肿瘤不能直接渗入血管，必须首先在淋巴结中形成微转移，然后通过胸导管进入血液循环。另一个是原发肿瘤起初完全无侵袭性，若某些因素诱发转移，则同时通过淋巴和血行转移。局部淋巴结转移可作为进一步转移的"桥头堡"（bridgehead），淋巴液的低剪切力及将肿瘤细胞滤过进入一狭小空间（subcapsular sinus）可增加肿瘤细胞在淋巴结局部的集合浓度，从而增强转移的能力[62]。如果进入全身循环依赖于淋巴道，那么抑制淋巴结转移也应能抑制血行播散。但尚有争论。

总之，多种因素可影响原发肿瘤是通过血行还是淋巴转移，与肿瘤细胞如何进入全身循环的途径有关。血管和淋巴管的形态学差异肯定会影响转移的最初途径，因此，瘤周淋巴管被认为是那些不能通过血管内皮屏障的肿瘤细胞的默认途径。但也不能忽略主动吸引肿瘤细胞进入特定管道的因素。此外，炎症和宿主造血干细胞等在影响这一过程中的作用值得进一步研究。

## 14.4 肿瘤转移的相关基因

肿瘤转移是一个肿瘤细胞与宿主、肿瘤细胞与间质之间相互关系的多步骤、多因素参与的过程，并受宿主、肿瘤微环境等因素的影响，但其中最重要的也是最根本的是肿瘤细胞本身的生物学特性。肿瘤细胞生物学特性是转移的前提，与之相关的基因调变是其基础。最近研究发现基因先天多态性在癌进展中的重要作用，遗传性癌转移风险因素（或者称为转移可能生物标记）的存在对传统转移理论、临床预后判断以及相应的治疗策略都产生了明显影响[63]。一个基因产物不足以调控转移，而是一组促进与抑制基因参与调节的复杂过程，它们或被激活或被抑制，相互协同或拮抗，对肿瘤转移整个过程进行调控，涉及肿瘤细胞的遗传密码、表面结构、抗原性、侵袭力、黏附能力、产生局部凝血因子和血管形成的能力、分泌代谢功能等。探讨与肿瘤转移相关的因素，寻找预防和治疗的有效途径，是目前肿瘤分子遗传学研究的一项重要课题。

转移机制的研究经历了多个不同发展阶段：①20世纪50~60年代发展起来的形态学观察方法，通过研究肿瘤细胞组织类型、细胞形态、核分化程度等来评估肿瘤的转移倾向；②70年代末由于现代免疫学的发展，提供了机体免疫与肿瘤转移密切相关的证据，特别是局部免疫、间质浸润细胞免疫活性的针对性研究，推动了肿瘤转移研究的深入，至今仍是转移研究的重要方面。但这些研究仍停留在细胞水平，无法揭示肿瘤转移的分子生物学本质及其特性。③随着分子生物学技术的进步，提出了肿瘤转移机制的全新理论，即基因调控的多元体系[64]。已证实多种基因的调变可影响肿瘤细胞的转移特性。为了表现出转移表型，肿瘤细胞必须具备负调控因子的下降（功能丧失）及（或）正调控因子的增强（功能获得）。转移表现可能需要比导致增殖失控更多的遗传学异常。已发现两类转移抑制基因产物：一类作用于细胞外，阻断转移的关键步骤，如蛋白水解等；另一类在细胞内调控通路中发挥作用[65]。

人们一直在努力探索转移的分子机制。人类基因组计划（HGP）的顺利实施，cDNA 基因芯片（microarray）、比较基因组杂交（comparative genomic hybridization，CGH）、基因分型（genotyping）等新技术的发展，彻底改变了传统的单个基因研究模式，使人们能用一个简单的反应分析所有人类基因组的表达水平及其结构的改变，还能分析不同领域基因的相互作用网络、途径及调控机制。这些技术已成为功能基因组研究的重要手段，也使研究肿瘤转移过程中多基因改变的模式及其调控机制成为可能，为基因调控的多元体系研究提供了更多有利条件[66]。

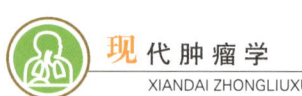

近年发展起来的蛋白质组学及代谢组学技术,也为肿瘤转移研究提供了新的手段。

肿瘤转移相关基因,顾名思义,就是与恶性肿瘤转移过程相关联的基因。包括两个方面的含义:一是某种基因确实与转移过程相关;二是该基因仅仅与转移过程相关,而与原发肿瘤的形成、进展等其他过程无关。人们常常提到的癌基因(oncogene),是指与细胞转换、癌变、生长等过程相关的基因。尽管也有研究证实这些基因与恶性肿瘤的转移能力有一定的相关性,却不能称其为真正意义上的肿瘤转移相关基因。根据肿瘤转移过程中肿瘤转移相关基因的生物学功能,肿瘤转移相关基因可分为转移促进基因(metastasis-enhancing gene)及转移抑制基因(metastasis-inhibiting gene)。

从含义上讲,确认一个肿瘤转移相关基因应包含以下内容:①能够证明该基因的表达水平在高、低转移潜能肿瘤细胞中存在明显差异;②把该基因转染至高或低转移潜能的肿瘤细胞内(理想状况是该基因在该细胞内的内源性表达水平相对较低),正常表达时能在体内明显抑制或促进细胞的转移潜能,且对原发肿瘤的生长无明显影响。

肿瘤转移是一个多因素、多步骤的过程,需要许多基因续贯而协调的表达,才能最终形成。因此,虽然不难证明某个基因与转移潜能有关,却很难证明哪一个基因是转移过程中不可或缺的;另一方面,转移过程中任何一个步骤的阻断都会导致转移的失败,如果某个转移抑制基因能够干预整个转移过程的某一步骤,即可显示出抑制转移的作用。所以,在转移相关基因的研究中,转移抑制基因比转移促进基因吸引了更多研究者的注意。

肿瘤转移相关基因和一般基因筛选策略相同,主要有两种:一是从染色体异常着手,应用分子遗传学及分子生物学手段获取与转移潜能相关的染色体异常,然后应用染色体步移等定位克隆方法获得转移基因。另一种是从不同转移潜能的细胞、动物模型或人实体原发肿瘤及相应转移灶的 mRNA 和蛋白表达差异入手,获得差异表达的基因,然后进行基因功能分析和生物信息学的研究,获得转移相关基因。这两组策略不是截然分开的,在实际应用中可以穿插使用多种不同方法达到目的。

目前已发现多种肿瘤转移抑制基因(表 14-1)。复旦大学肝癌研究所在发现染色体 8p 缺失与肝癌转移有关的基础上,成功克隆新的肝癌转移抑制基因 *HTPAP* 和 *MRSA*,并证明其可抑制肝癌的侵袭转移(图 14-1,表 14-2)[113,114]。

表 14-1 目前研究较多的几种肿瘤转移抑制基因

| 基因 | 全 称 | 发现者与年份 | 发现途径 | 染色体定位 | 产物及作用机制 | 肿 瘤 |
|---|---|---|---|---|---|---|
| *nm23* | 非转移性基因 23 (non metastatic gene 23) | Steeg 等[67],1988 | 不同转移株的差异显示 | 17q21.3 | 编码蛋白 NDPK,机制尚存争论:①*nm23-H1* 对肿瘤细胞移动能力的抑制作用与其组氨酸蛋白激酶的活性相关[68],还可下调溶血磷脂酸(lysophosphatidicacid)受体 EDG2 表达水平,而抑制肿瘤细胞的运动和转移[69]。②*nm23-H1* 与其配体 STRAP(TGF-β受体作用蛋白)结合,可从 *p53-Mdm2* 复合物中去除 *Mdm2*,增强 *p53* 的功能[70,71]。③cDNA 芯片技术研究发现,*nm23* 抑制转移可能通过下调细胞黏附、与运动相关因子(整联蛋白 α2、8,9,L,V,Ⅷ型胶原 α1,纤连蛋白 1,连环蛋白,TGF-β2,FGF7,MMP14、16,ErbB2)以及某些肿瘤转移抑制基因(SWI/SNF 相关的基质蛋白和 PTEN)的表达[72]。此外,敲除 *nm23-M1* 可促进肝癌模型的转移,进一步证明其抑制肿瘤转移的作用[73] | 在多种肿瘤中证实 |

续表

| 基因 | 全称 | 发现者与年份 | 发现途径 | 染色体定位 | 产物及作用机制 | 肿瘤 |
|---|---|---|---|---|---|---|
| kai-1 | 抗癌 | Barrett 与 Isaacs[74]，1995 | MMCT + cDNA文库差异筛选 | 11p11.2-13 | KAI-1（CD82）为细胞膜糖蛋白，具有4个高度保守的穿膜结构区，主要存在于白细胞和其他组织细胞表面，参与细胞增生调节，起到膜接头作用，与黏附分子、受体激酶、三磷酸鸟苷、磷酸酶及其他蛋白家族形成复合物。推测KAI-1可能是通过衰减信号转导来抑制转移性克隆的形成[75]。最近研究发现，KAI-1/CD82与HGF受体c-Met密切相关，CD82选择性降低c-Met的Ras-Cdc42/Rac信号通路及PI3K/Cdc42/Rac通路；而对PI3K/Akt和PI3K/MAPK的c-Met通路没有影响。CD82-c-Met复合物通过c-Met转换蛋白导致Rho家族GTP结合蛋白的失活，从而抑制HGF诱导的肿瘤细胞迁移[76] | 已经被证明在乳腺、食管、肺、子宫颈、卵巢、结肠及肝癌等多种肿瘤中存在转移抑制功能[77-84] |
| KiSS-1 | 转移抑素（metastin） | Welch[85]，1996 | MMCT + 消减杂交技术 | 6q16.3-q23？ | KiSS-1编码一个分泌型神经肽（metastin或kisspeptin）的前体。其抑制转移机制与抑制分泌型肽相关的信号通路有关[86]。最近发现DRIP-130（6q16.3-q23）是KiSS-1基因激活的关键调控因子[87] | 黑色素瘤以及膀胱、肝、食管、胃癌等[88-92] |
| BrMS-1 | 乳腺癌转移抑制基因-1（breast cancer metastasis suppressor-1） | Welch[93]，2000 | MMCT | 11q13 | BrMS-1抑制肿瘤转移的机制可能有：①与细胞间的信息传递有关，其过量表达可促进细胞间通过缝隙连接（gap junction）进行的信息交流。这一信号通路可以放大抑制转移灶克隆形成的相关信号[94]。②BrMS-1的表达可显著增加多种MHC基因的表达，降低多种蛋白定位及分泌相关基因的表达。提示其可能是通过增强免疫识别、改变转移相关蛋白的转送及（或）分泌而抑制转移[95]。③蛋白质组学研究发现BrMS-1过量表达可下调多种蛋白的表达，包括参与细胞生长、维持及细胞信号转导等，如Hsp27、α1蛋白酶抑制剂、丝切蛋白1（cofilin 1）、组织蛋白酶D（cathepsin D）以及膜联蛋白2（annexin 2）等[96]。④OPN是BrMS-1的重要下游调控靶标。最近的研究显示，BrMS-1通过抑制NF-κB活化，导致OPN转录水平表达[97]。⑤BrMS-1可能通过与mSin3-HDAC复合物的相互作用，参与转录调控。这可能是其抑制转移的另一种新机制[98] | 可抑制乳腺癌、黑色素瘤转移[99,100] |

续表

| 基因 | 全称 | 发现者与年份 | 发现途径 | 染色体定位 | 产物及作用机制 | 肿瘤 |
|---|---|---|---|---|---|---|
| MKK4 | 丝裂原激活蛋白激酶激酶4（mitogen-activated protein kinase kinase 4） | Yoshida[101]，1999 | MMCT | 17 | MKK4是MAKP和SAPK转导通路中末端JNK和P38的上游。P38通路是MKK4调控转移的重要通路[102,103] | 前列腺、卵巢、胃、胰腺癌[104-107] |
| RhoGDI2 | | Gildea等[108]，2002 | DNA芯片技术 | | 内皮素-1（ET-1）和神经调节肽U（NMU）为RhoGDI2信号通路的效应分子[109-111] | 膀胱癌[112] |

注：MMCT：微细胞介导染色体转移技术；STRAP：丝氨酸-苏氨酸激酶受体相关蛋白（serine-threonine kinase receptor-associated protein）；HGF：肝细胞生长因子；HDAC：组蛋白脱乙酰酶（histone deacetylase）；JNK：C-Jun N末端激酶。

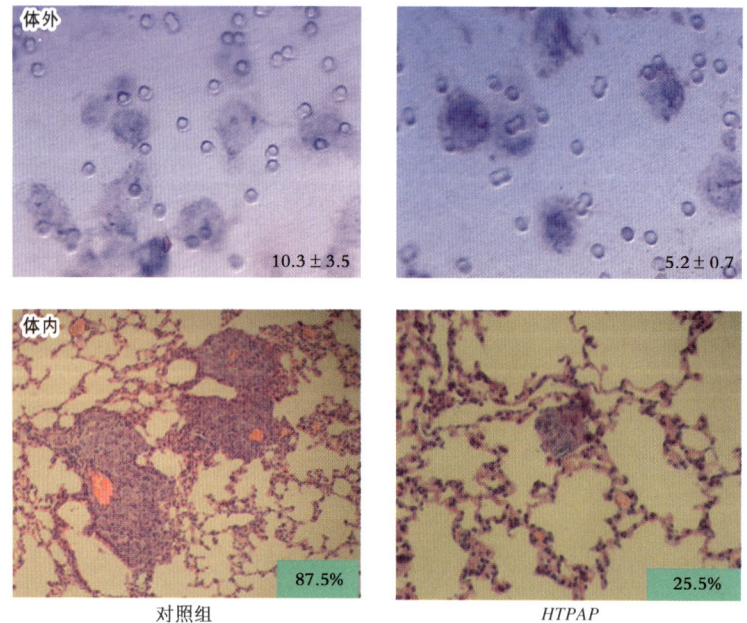

图 14-1　体外和体内研究证实 HTPAP 基因可抑制肝癌细胞的侵袭和肺转移能力

（资料来源：Wux, et al. Oncogene, 2006）

表 14-2　HTPAP 基因移植裸鼠人肝癌转移模型的肺转移

| 组别 | 例数 | 肺转移率（%） | 肺转移病灶数（克隆数/只鼠，$\bar{x} \pm s$） |
|---|---|---|---|
| PBS 对照 | 8 | 87.5 | 5.63±2.25 |
| pIRES2-EGFP | 7 | 85.7 | 4.86±2.27 |
| HTPAP | 8 | 25.0* | 0.63±1.19* |

\* $P<0.05$。

目前研究表明,至少有10余种癌基因可诱发和促进癌细胞的转移潜能(即肿瘤转移促进基因),如myc、ras、mos、raf、fes、fms、ser、fos、p53、erbB-2等。其中最具特征的是ras基因,其活化可使多种细胞在癌变的同时伴有诱导转移的活性。但明确的转移促进基因相对要少于抑制基因。研究较多的是转移相关基因1(metastasis-associate gene 1,mta1)。该基因是1993年Pencil等[115]用cDNA消减杂交首次在鼠乳腺癌细胞株中分离得到新的乳腺癌转移相关cDNA克隆;Toh等[116]测定该基因的核苷酸序列及其蛋白产物的氨基酸序列,命名为mta 1,并利用DNA印迹法(Southern blotting)找到其对应的人类同源物MTA1。MTA1促进转移的机制尚未明确。Nawa等[117]发现MTA1蛋白定位于细胞核,提示其功能与核定位有关;另外,研究显示参与染色质构型的一个重要的复合物,即核小体重塑组蛋白脱乙酰酶复合物(nucleosome remodeling histone deacetylase complex,NuRD复合物)中包含有MTA1蛋白或MTA1相关蛋白(MTA2)[118],具有核小体重塑和脱乙酰等多种作用。MTA1蛋白内含有潜在的锌指DNA结合序列和亮氨酸链序列[119],并富含SPXX序列,而这些序列都常见于基因调节或DNA结合蛋白中[120],提示mta1基因在这些方面可能具有比较重要的功能。Mishra等发现MTA1相互作用共刺激因子(MTA1-interacting coactivator,MICoA)可存在于相同的复合物中,提示其具有相互调控功能[121]。Talukder等应用mta1 C端编码区为诱饵,采用酵母双杂交系统,发现了mta1的结合蛋白MAT1。MAT1是一种细胞周期依赖激酶激活激酶(cyclin-dependent kinase-activating kinase,CAK),与转录因子TFⅡH相互作用[122]。mta1可促进癌细胞侵袭、黏附和运动,用RNAi阻断其表达可影响其他转移相关基因的表达,从而降低癌细胞的恶性表型[123]。mta1转染表达可促进胰腺癌细胞的运动和侵袭能力,对细胞的增殖生长无明显影响,转染细胞的角蛋白系统和细胞骨架相关蛋白的分布均发生改变。提示mta1表达通过修饰细胞骨架而促进肿瘤细胞的侵袭转移[124]。已发现mta1表达水平与乳腺[115,116,125]、胃肠道[126]、食管[127]、胰腺[124,128]等癌的侵袭转移有关。发现乳腺癌中杂合缺失(LOH)的比例较低,提示其主要受表观遗传学异常调控;免疫组织化学研究发现,MTA1蛋白过表达的淋巴结阴性乳腺癌患者其术后复发风险与淋巴结阳性者相近。多因素分析发现,MTA1蛋白过表达与淋巴结阴性患者术后复发率密切相关[125]。

近年来,另一个备受关注的肿瘤转移促进基因是骨桥蛋白(ostopontin,OPN)。人类编码OPN的基因——hOPN是一个单一编码基因,具有7个外显子,延伸至大约8 kb核苷酸序列,位于人染色体4q13。OPN蛋白为一种分泌型非胶原化糖蛋白,富含唾液酸,其部分生物学功能与趋化因子相似。许多组织细胞都表达OPN,例如骨、牙本质、牙骨质、增生的软骨、肾、血管组织、活化的巨噬细胞、淋巴细胞、乳腺导管上皮细胞;参与体内许多生理和病理过程,包括动脉粥样硬化、骨骼重塑、血管发生、组织损伤与修复、动脉内膜增生、心肌坏死、肾结石、肾间质纤维化和自身免疫性疾病等[129-132],并参与许多肿瘤的发生及演进[133,134]。人血液、乳汁、尿液、精液在某些生理和病理情况下也可检测到OPN,而血清OPN的水平升高常见于恶性肿瘤患者[135]。

OPN可与整联蛋白αVβ和CD44结合,参与肿瘤细胞的信号转导过程,促进细胞向恶性表型转化[136],增加其侵袭转移潜能。OPN还可诱导内皮细胞迁移,参与新血管的形成。VEGF可诱导微血管内皮细胞OPN和整联蛋白αVβ3受体的表达,并发现OPN的SVVYGLR序列可能直接介导血管的形成。OPN与整联蛋白结合可导致c-Src依赖的表皮生长因子受体(EGFR)活化,从而激活下游多个信号通路,例如PI3K、Ras-MAPK、磷脂酶C-γ和蛋白激酶C等[137,138]。

OPN可通过核因子诱导激酶(NIK)依赖的IKKα/β和MAPK途径激活NF-κB,导致uPA和MMP-9分泌增加[130,139]。NIK活化被认为是OPN影响肿瘤侵袭和转移的关键通路(gateway)。最近在研究前列腺癌时发现,OPN可通过PKCα/c-Src/IKK/NF-κB途径激活COX-2,从而促进肿瘤细胞的侵袭转移[140]。OPN还可通过NF-κB/IκBα/IKK信号途径,依赖PI3K/Akt的活性,诱导肿瘤细胞分泌uPA增加。此外,OPN还可特异性地与CD44V6/V7相互作用。已发现OPN与CD44结合后可激活Rac信号途径,促进H-Ras-V12细胞向恶性表型转化[141]。肿瘤细胞表达OPN还有利于其逃脱人体免疫监视系统及抑制肿瘤细胞凋亡,赋予肿瘤细胞存活优势,有利于肿瘤的发生发展。

已发现OPN在多种恶性肿瘤中高表达,包括乳腺癌、前列腺癌、恶性胶质瘤、骨肉瘤、鳞癌、黑色素瘤等[130],并且乳腺癌、前列腺癌和肺癌等患者的血清OPN水平明显升高[142],血清OPN水平可作为乳腺、头颈、食管和前列腺癌患者的独立预后指标[143]。用siRNA沉默OPN的表达可明显抑制结肠癌和食管癌细胞的转移力[144]，以及黑色素瘤细胞增殖力明显下降[145]。复旦大学肝癌研究所与美国国立癌症研究所合作，应用cDNA芯片技术比较研究40例伴或不伴肝内播散的HCC中9 180个基因表达谱的变化，经细胞及组织中表达水平分析，以及体外、动物体内干预实验等证实，OPN的表达水平升高与肝癌转移有关，阻断其表达可抑制肝癌细胞的侵袭转移；发现肝癌患者外周血OPN水平可预测术后转移复发和患者生存期。提示OPN可作为肝癌转移的预测指标和治疗靶点，且具有重要临床应用价值[146,147]。

## 14.5 宿主微环境

肿瘤的发生和转移过程都出现在肿瘤-宿主微环境中。肿瘤-宿主微环境主要由基质细胞及其分泌的细胞因子构成。其中基质细胞包括成纤维细胞、血管内皮细胞、巨噬细胞、淋巴细胞、自然杀伤细胞和中性粒细胞等。微环境与肿瘤细胞相互作用，形成内稳态，提供了肿瘤生存、增殖的土壤。微环境还可改变肿瘤细胞的增殖和侵袭行为[7]。这种影响在肿瘤生长的非常早期就已经出现。直径<1 mm的肿瘤和肉眼可见的大肿瘤一样可被视为一个微生态环境（microecological niche），其中重要的营养物质如氧、葡萄糖及乳酸、$H^+$等各种代谢物质，激素，细胞因子等按梯度排列，形成对肿瘤细胞的环境选择压力。在这种压力下，由于肿瘤细胞的异质性和基因的不稳定性，以及某些器官出现的对转移瘤的易感性，造成侵袭和转移的发生[148]。肿瘤细胞和微环境之间的相互作用（cross-talk），在肿瘤发生、迁移、基质降解、靶器官选择及血管生成等方面已引起广泛关注[149]。

### 14.5.1 肿瘤微环境的功能组成

肿瘤微环境有3个主要功能组成：非癌细胞成分、分泌型可溶性因子以及非细胞性固态结构成分。越来越多的证据提示这些功能分区的相互作用在肿瘤转移过程中发挥重要作用。

**（1）肿瘤微环境中的非癌细胞成分**

肿瘤微环境含有多种细胞成分，其中研究较多的包括癌相关成纤维细胞（CAF）、肿瘤上皮细胞、癌周细胞（pericyte）、骨髓来源的原始细胞以及多种免疫细胞（包括肿瘤相关巨噬细胞等）[150,151]。这些非癌细胞在促进或抑制转移因子的分泌和生物有效性等方面发挥重要作用，可促进或抑制肿瘤细胞的转移。例如，巨噬细胞、成纤维细胞以及癌周细胞可分泌生长因子、趋化因子及基质降解酶，以刺激细胞增殖、诱导血管生成、促进生存以及重塑ECM等[152]。而另一些非癌细胞的作用则相反，可抑制转移，如NK细胞和树突细胞可促进肿瘤细胞的杀灭，从而抑制肿瘤细胞转移[150,151]。这些调控因素平衡的偏移明显影响肿瘤细胞的转移过程。

浸润型肿瘤的进展需要肿瘤细胞与微环境中这些细胞间的共谋作用。肿瘤中能够将反应性基质浸润从动态平衡的保护者转变为同谋者的癌细胞，可在其原发瘤或转移部位获得选择性优势[153-155]。内皮细胞与间质细胞的相互作用是胚胎发育过程中形成恰当形态的基础，可增加癌的恶性表型。有证据表明促瘤间质转变具有促转移作用。介导慢性炎症反应的细胞和细胞因子可促进肿瘤的发生和转移进展，活化的巨噬细胞浸润肿瘤一般可促进侵袭[153]。肿瘤相关巨噬细胞被吸引进入缺氧或坏死区域，可通过分泌不同血管活性因子（如VEGF、IL-8和PGE2等）以及蛋白酶（如MMP-9和uPA等）诱导肿瘤血管生成[153]。此外，巨噬细胞还可释放多种生长因子（如EGF、PDGF和HGF等），促进肿瘤进展过程中的肿瘤细胞增殖、存活及侵袭等[153]。

**（2）肿瘤微环境中的分泌型可溶性因子**

除了细胞成分外，肿瘤微环境中还有一组分泌型可溶性因子可调控肿瘤转移，包括生长因子、趋化因子、蛋白酶及基质细胞蛋白（matricellular protein）等。一些生长因子（如VEGF等）以失活状态储存于ECM，经过蛋白酶裂解活化并释放[156]。趋化因子可参与调控细胞靶向性迁移及巨噬细胞、NK细胞、树突细胞等免疫细胞的浸润和转移重要过程[157]。MMP主要通过重塑ECM、释放基质稳定调控因子以及激活生长因子和细胞因子而促进肿瘤转移。但新近的研究提示，某些MMP如MMP-3和MMP-12可有相反的作用[158]。基质细胞蛋白是一组可结合于细胞表面受体、ECM组成及蛋白酶的分泌蛋白，但不是ECM的组成成分。血栓凝集素-1和2（TSP-1、2）、半胱氨酸酸性分泌蛋白（secreted protein acidic rich in cysteine，SPARC）及结缔组织生长因子（connective tissue growth factor，CTGF）等，这类因子既可促进也可抑制肿瘤转移[159]。

**（3）肿瘤微环境中的非细胞性固态结构成分**

肿瘤微环境中非细胞性固态结构成分或ECM在调控肿瘤转移方面发挥了重要作用。ECM主要包括松散的间质及基膜。ECM 由多种结构不同的脂蛋白和糖蛋白组成,除了胶原、层粘连蛋白及纤连蛋白等主要糖蛋白外,许多分泌型可溶性因子包括蛋白酶抑制剂、生长因子、细胞因子、趋化因子及基质细胞蛋白均嵌入于 ECM 的网状结构内。

已经认识到,肿瘤细胞与固态 ECM 成分间的信号传递可调控几乎所有细胞行为,包括细胞运动、周期、增殖及基因表达等过程。肿瘤细胞用于评估肿瘤微环境中独特的生化和分子信号的主要机制是通过细胞表面受体介导的。整联蛋白是负责将固态肿瘤微环境中的分子信号吸收并传递给肿瘤和非肿瘤细胞的主要细胞表面分子,这种杂合二聚体跨膜受体非常适合于与肿瘤微环境的双相信号传递[160]。整联蛋白受体既可以是特异性的,又可与多种配体结合,如整联蛋白 αVβ3 可与蛋白水解酶、生长因子受体、基质细胞蛋白以及多种 ECM 分子等多种配体结合,还可与多种调控血管生成和肿瘤进展的可溶性 ECM 成分、变性和蛋白水解后胶原等结构改变的 ECM 蛋白结合[200]。因此,整联蛋白在组织、传递来自肿瘤微环境中非细胞固态成分的重要信息,调控细胞对外源性刺激反应中发挥了重要作用。

总之,细胞与非细胞微环境间的双相信号传递是肿瘤细胞侵袭行为的重要调控点。因此控制肿瘤侵袭,既可针对细胞本身,又可通过调控肿瘤微环境。肿瘤细胞对外部刺激(如化疗和放疗)的反应,受控于细胞与 ECM 间的信号传递。可靶向性地应用 ECM 功能性决定簇,以干扰肿瘤微环境的共同信息通路。

### 14.5.2 宿主-肿瘤细胞的相互作用

人们很早就认识到肿瘤转移的器官特异性特征,如乳腺癌常转移至骨、肝、脑及肺等,前列腺癌常转移至骨,而结肠癌常转移至肝。1889 年,Paget 基于仔细研究大量肿瘤患者的尸检结果,在 Lancet 发表文章指出:不同类型肿瘤转移在器官之间并非随机分布的"机会性事件",而是有一定的特异性,即转移是肿瘤细胞(种子)在适宜器官环境(土壤)中生长的结果,也就是著名的"种子-土壤"学说。1929 年,Ewing 提出"解剖-机械因素"学说,认为转移是由血管系统解剖结构等机械因素所致。这是因为常见的局部转移可归因于周围的静脉循环或区域淋巴结的淋巴引流。循环系统的解剖无疑可影响肿瘤细胞的转移,肿瘤可以到达许多器官的微循环,而仅在某些特定的器官内生长,且与靶器官的血流量无关,如

乳腺癌的骨、脑转移,肾癌的甲状腺转移,前列腺癌的骨转移等。但血供丰富的肾脏、横纹肌很少有转移发生。Sugarbaker 回顾分析了临床恶性肿瘤患者继发瘤的好发部位,认为常见区域转移可归因于解剖和机械因素,如输出的静脉血循环、区域淋巴结的引流。但远隔器官来自不同类型癌细胞的转移瘤有自己的部位特异性[161]。事实上,这两个理论并非相互排斥,有证据显示其在转移过程中均发挥重要作用。实验研究也证实机械因素(即运送到某一器官的细胞数目)和种子-土壤相容性因素(即器官环境是否特异性支持或抑制特定类型癌细胞的生长)均影响特定类型肿瘤转移至特定靶器官的能力。

Fidler 认为目前"种子-土壤"学说的发展包含 3 个方面:①肿瘤的异质性,即肿瘤既包含肿瘤细胞成分,又含有宿主其他细胞成分,如上皮细胞、成纤维细胞、淋巴细胞等。并且肿瘤细胞是由具有不同血管生成、侵袭及转移能力的细胞亚群构成,并非所有亚型都能完成整个转移过程。②尽管在转移过程中有随机因素,但就整体而言,成功转移的肿瘤细胞其转移过程是选择性的,只有原发肿瘤中的特定细胞亚群能完成转移过程。因此转移有克隆起源,不同部位的转移瘤起源于不同单个细胞的增殖。③转移结局依赖于转移细胞及其宿主自稳态的相互作用。这种作用无疑会破坏机体的内平衡(内稳态),改变的微环境可影响肿瘤细胞的增殖和侵袭行为,促进肿瘤发展。因此,转移常发生于某特定器官(即器官特异性)[10]。

## 14.6 肿瘤转移研究值得关注的热点问题

**(1) 转移潜能的起源与预测**

转移是一部分肿瘤细胞的固有特征,还是后天获得性特征?过去经典肿瘤转移理论认为,转移是肿瘤细胞高度克隆选择的过程,在原发肿瘤中仅少数癌细胞具有转移潜能,而且转移发生在肿瘤晚期[10]。这些理论对指导肿瘤转移研究起到重要作用。在临床上常见肿瘤很小,但很早已出现远处转移,甚至有原发肿瘤隐匿不现而全身转移者,并且许多病理特征、临床分期相同的肿瘤患者具有完全不同的疾病过程和预后。这些都是经典肿瘤转移理论所难以解释的[162]。笔者应用 cDNA 基因芯片技术研究肝癌转移基因表达谱,发现肝癌转移基因改变在原发肿瘤阶段即已存在,提出"促使肝癌转移的基

因改变主要发生在原发肿瘤阶段"的新观点。对经典肿瘤转移理论作了有益的补充,也为肝癌转移复发的早期预测、诊断和防治奠定了理论基础[146]。这一观点也在乳腺癌等其他肿瘤中得到证实[163]。因此,转移潜能的获得是肿瘤进展过程中的早期事件。这一发现与原有的有关转移潜能是进展后期克隆选择而逐渐获得的经典理论不一致,如何理解这两种不同的结论尚未定论。此外,在转移分子标签中发现的许多基因来源于间质,也进一步证实宿主在转移过程中的作用[164]。

(2) 宿主微环境与肿瘤转移的靶向性

肿瘤转移具有明显的器官靶向性。Paget 提出"种子-土壤"学说有助于解释这种现象,近来的研究也进一步为这一学说提供了证据。肿瘤细胞可选择性地与特定组织的内皮细胞或基膜结合,更易侵犯,或对器官特异性生长因子反应等。宿主器官微环境及其与肿瘤细胞间的相互作用,在转移靶向性选择方面发挥了重要作用。已经非常清楚,转移潜能不仅仅是癌细胞本身的问题,还受微环境的显著影响。肿瘤细胞自己可诱导一个许可的环境(a permissive nich),除了诱导间质巨噬细胞和成纤维细胞的蛋白水解酶、刺激血管生成外,甚至可能提供一个选择性压力,促使间质细胞突变。人们正尝试破解肿瘤细胞与其微环境间相互作用的"语言密码",最终阻断其相互间的"对话"。最近研究发现,宿主遗传学背景可能影响转移潜能,因此还应重新认识宿主本身的遗传特质(host "climate")是转移发生的另一个重要决定因素[63]。

(3) 干细胞在肿瘤转移过程中的作用与地位

基于对胚胎器官发育及成体组织的自我更新能力的理解,设想可能存在特殊的干细胞亚群——可产生原发瘤和转移灶,并且这些细胞本身对传统疗法耐受[165]。但对肿瘤干细胞的识别及特征了解非常困难,特别是人类组织。转移的癌细胞与干细胞间有何关系[166]?人类实体瘤中是否有真正的干细胞?其特征如何?肿瘤干细胞是否来自正常干细胞?干细胞能否成为抗转移治疗的特异性靶标?目前的抗癌药物是否可杀死肿瘤干细胞?肿瘤干细胞与正常干细胞间是否有差异?靶向肿瘤干细胞治疗是否会损伤正常干细胞?

(4) 播散肿瘤细胞与转移灶形成的关系

近年来,由于相关检测循环中播散肿瘤细胞(DTC)技术的发展,逐渐认识到 DTC 的重要意义。越来越多的证据提示外周血、淋巴结或骨髓中存在肿瘤细胞是预后不良的指标。但是,DTC 的临床意义、游离的 DTC 是否应该等同于转移等问题仍存争论。目前尚不清楚这些稳定不变的细胞是休眠(即不分裂)还是仍有一定的繁殖能力。单个播散细胞与转移的区别对评价临床试验的效果具有重要意义。

(5) 分子靶向治疗与肿瘤转移防治

我们现正处于一个根据癌的分子病理学特征进行靶向治疗的时代。应考虑发展针对淋巴管生成、失巢凋亡(anoikis)、肿瘤-宿主/间质相互作用和细胞运动等分子通路的靶向疗法(药物)。特别是细胞运动,相对于细胞增殖,它更是转移癌区别于良性病变的重要特征[167]。

(6) 其他相关问题

进一步探究调控转移相关基因及其作用机制,如何更好地早期预测肿瘤转移潜能及发现转移?肿瘤的基因组学信息能否用于临床预测肿瘤转移的可能性和(或)转移部位?预防和治疗肿瘤转移的理想分子靶标是什么?转移一旦发生能否治愈?

(钦伦秀)

# 主要参考文献

[1] Liotta LA, Kohn KC. Invasion and metastases. In: Bast RC, Kufe DW, Pollock RE, et al, eds. Cancer medicine. 5th ed. Hamilton: BC Decker, 2000: 8-22.
[2] Fidler IJ. Cancer biology: invasions and metastasis. In: Abeloff MD, Armitage JO, Lichter AS, et al, eds. Clinical oncology. 2nd ed. Orlando: Harcourt Publishers Limited, 2001: 29-53.
[3] Weiss L. Metastasis of cancer: a conceptual history from antiquity to the 1990s. Cancer Metastasis Rev, 2000, 19: 193-213.
[4] Coppes-Zantinga AR, Coppes MJ. Sir James Paget (1814-1889): a great academic victorian. J Am Coll Surg, 2000,191:70-74.
[5] Kohn EC, Liotta LA. Molecular insights into cancer invasion: strategies for prevention and intervention. Cancer Res, 1995,51:1856-1862.
[6] Xie K, Huang S. Regulation of cancer metastasis by stress pathways. Clin Exp Metastasis, 2003,20:31-43.
[7] Fidler IJ. The organ microenvironment and cancer metastasis. Differentiation, 2002,70:498-505.
[8] Onn A, Herbst RS. Angiogenesis, metastasis, and lung cancer. An overview. Methods Mol Med, 2003,74:329-338.
[9] Bogenrieder T, Herlyn M. Axis of evil: molecular mechanisms of cancer metastasis. Oncogene, 2003, 22:6524-6536.
[10] Fidler IJ. The pathogenesis of cancer metastasis: the "seed and soil" hypothesis revisited. Nat Rev Cancer, 2003, 3:453-458.
[11] Welch DR, Rinker-Schaeffer CW. What defines a useful marker of metastasis in human cancer? J Natl Cancer Inst, 1999,91:1351-1353.
[12] Pardal R, Clarke MF, Morrison SJ. Applying the principles of stem-cell biology to cancer. Nat Rev Cancer, 2003,3: 895-902.
[13] Gupta GP, Massagué J. Cancer metastasis: building a framework. Cell, 2006, 127: 679-695.
[14] Harris AL. Hypoxia — a key regulatory factor in tumour growth. Nat Rev Cancer, 2002,2:38-47.
[15] Mehlen P, Puisieux A. Metastasis: a question of life or death. Nat Rev Cancer, 2006,6: 449-458.
[16] Folkman J. Tumor angiogenesis: therapeutic implications. N Engl J Med, 1971, 285: 1182.
[17] Holmgren L, O'Reilly MS, Folkman J. Dormancy of micrometastases: balanced proliferation and apoptosis in the presence of angiogenesis suppression. Nat Med, 1995, 1:49-53.
[18] Hanahan D, Folkman J. Patterns and emerging mechanisms of the angiogenic switch during tumorigenesis. Cell, 1996, 86: 353-364.

[19] Holash J, Maisonpierre PC, Compton D, et al. Vessel cooption, regression, and growth in tumors mediated by angiopoietins and VEGF. Science, 1999, 284:1994-1998.

[20] Maniotis AJ, Folberg R, Hess A, et al. Vascular channel formation by human melanoma cells in vivo and in vitro: vasculogenic mimicry. Am J Pathol, 1999, 155:739-752.

[21] Cavallaro U, Christofori G. Cell adhesion and signalling by cadherins and Ig-CAMs in cancer. Nat Rev Cancer, 2004,4:118-132.

[22] Bracke ME, van Roy FM, Mareel MM. The E-cadherin/catenin complex in invasion and metastasis. Curr Top Microbiol Immunol, 1996,213:123-161.

[23] Mareel M, Boterberg T, Noe V, et al. E-cadherin/catenin/cytoskeleton complex: a regulator of cancer invasion. J Cell Physiol, 1997,173:271-274.

[24] Johnson JP. Cell adhesion molecules of the immunoglobulin supergene family and their role in malignant transformation and progression to metastatic disease. Cancer Metastasis Rev, 1991,10:11-22.

[25] Ridley AJ, Paterson HF, Johnston CL, et al. The small GTP-binding protein rac regulates growth factor-induced membrane ruffling. Cell, 1992, 70:401-410.

[26] Michiels F, Habets GG, Stam JC, et al. A role for Rac in Tiam1-induced membrane ruffling and invasion. Nature, 1995,375:338-340.

[27] Keely PJ, Westwick JK, Whitehead IP, et al. Cdc42 and Rac1 induce integrin-mediated cell motility and invasiveness through PI3K. Nature, 1997,390:632-636.

[28] Yoshioka K, Nakamori S, Itoh K. Overexpression of small GTP-binding protein RhoA promotes invasion of tumor cells. Cancer Res, 1999, 59:2004-2010.

[29] Huber MA, Kraut N, Beug H. Molecular requirements for epithelial-mesenchymal transition during tumor progression. Curr Opin Cell Biol, 2005, 17:1-11.

[30] Thiery J P,Sleeman J P. Complex networks orchestrate epithelial-mesenchymal transitions. Nat Rev Mol Cell Biol, 2006,7:131-142.

[31] Guarino M. Epithelial-mesenchymal transition and tumour invasion. Int J Biochem Cell Biol, 2007,39:2153-2160.

[32] Lapis K, Paku S, Liotta LA. Endothelialization of embolized tumor cells during metastasis formation. Clin Exp Metast, 1988,6:73-89.

[33] Giancotti FG, Ruoslahti E. Integrin signaling. Science, 1999, 285:1028-1032.

[34] Hughes PE, Renshaw MW, Plaff M, et al. Suppression of integrin activation: a novel function of a Ras/Raf-initiated MAP kinase pathway. Cell, 1997, 88:521-530.

[35] Nagase H, Woessner JF. Matrix metalloproteinases. J Biol Chem, 1999, 274:21491-21494.

[36] Ray JM, Stetler-Stevenson WG. The role of matrix metalloproteinases and their inhibitors in tumour invasion, metastasis and angiogenesis. Eur Respir J, 1994,7:2062-2072.

[37] Chambers AF, Matrisian LM. Changing views of the role of matrix metalloproteinases in metastasis. J Natl Cancer Inst, 1997,89:1260-1270.

[38] Coussens LM, Fingleton B, Matrisian LM. Matrix metalloproteinase inhibitors and cancer: trials and tribulations. Science, 2002,295:2387-2392.

[39] Schwartz BS, Espana F. Two distinct urokinase-serpin interactions regulate the initiation of cell surface-associated plaminogen activation. J Biol Chem,1999, 274:15278-15283.

[40] Chambers AF, MacDonald IC, Schmidt EE, et al. Steps in tumor metastasis: new concepts from intravital videomicroscopy. Cancer Metastasis Rev, 1995, 14:279-301.

[41] Nash GF, Turner LF, Scully MF, et al. Platelets and cancer. Lancet Oncol, 2002, 3:425-430.

[42] Zielinski CC, Hejna M. Warfarin for cancer prevention. N Engl J Med, 2000, 342:1991-1993.

[43] Borsig L, Wong R, Feramisco J, et al. Heparin and cancer revisited: mechanistic connections involving platelets, P-selectin, carcinoma mucins, and tumor metastasis. Proc Natl Acad Sci USA, 2001,98:3352-3357.

[44] Vlodavsky I, Friedmann Y. Molecular properties and involvement of heparanase in cancer metastasis and angiogenesis. J Clin Invest, 2001, 108:341-347.

[45] Wang H, Fu W, Im JH, et al. Tumor cell alpha 3beta1 integrin and vascular laminin-5 mediate pulmonary arrest and metastasis. J Cell Biol, 2004, 164:935-941.

[46] Criscuoli ML, Nguyen M, Eliceiri BP. Tumor metastasis but not tumor growth is dependent on Src-mediated vascular permeability. Blood, 2005, 105:1508-1514.

[47] Luzzi KJ, MacDonald IC, Schmidt EE, et al. Multistep nature of metastatic inefficiency: dormancy of solitary cells after successful extravasation and limited survival of early micrometastases. Am J Pathol, 1998, 153:865-873.

[48] Naumov GN, Wilson SM, MacDonald IC, et al. Cellular expression of green fluorescent protein, coupled with high-resolution in vivo videomicroscopy, to monitor steps in tumor metastasis. J Cell Sci, 1999, 112:1835-1842.

[49] Mehlen P, Puisieux A. Metastasis: a question of life or death. Nat Rev Cancer, 2006, 6:449-458.

[50] Chambers AF, Groom AC, MacDonald IC. Dissemination and growth of cancer cells in metastatic sites. Nat Rev Cancer, 2002, 2:563-572.

[51] Kaplan RN, Riba RD, Zacharoulis S, et al. VEGFR1-positive haematopoietic bone marrow progenitors initiate the pre-metastatic niche. Nature, 2005,438:820-827.

[52] Hiratsuka S, Nakamura K, Iwai S, et al. MMP9 induction by vascular endothelial growth factor receptor-1 is involved in lung-specific metastasis. Cancer Cell, 2002,2:289-300.

[53] Wong SY, Hynes RO. Lymphatic or hematogenous dissemination: how does a metastatic tumor cell decide? Cell Cycle, 2006, 5:812-817.

[54] Friedl P, Wolf K. Tumour-cell invasion and migration: diversity and escape mechanisms. Nat Rev Cancer, 2003,3:362-374.

[55] Alitalo K, Carmeliet P. Molecular mechanisms of lymphangiogenesis in health and disease. Cancer Cell, 2002,1:219-227.

[56] Alitalo K, Tammela T, Petrova TV. Lymphangiogenesis in development and human disease. Nature, 2005,438:946-953.

[57] He Y, Kozaki K, Karpanen T, et al. Suppression of tumor lymphangiogenesis and lymph node metastasis by blocking vascular endothelial growth factor receptor-3 signaling. J Natl Cancer Inst, 2002,94:819-825.

[58] Padera TP, Kadambi A, di Tomaso E, et al. Lymphatic metastasis in the absence of functional intratumor lymphatics. Science, 2002,296:1883-1886.

[59] Padera TP, Stoll BR, Tooredman JB, et al. Pathology: cancer cells compress intratumour vessels. Nature, 2004,427:695.

[60] Sahai E, Marshall CJ. Differing modes of tumour cell invasion have distinct requirements for Rho/ROCK signalling and extracellular proteolysis. Nat Cell Biol, 2003,5:711-718.

[61] Homey B, Muller A, Zlotnik A. Chemokines: agents for the immunotherapy of cancer? Nat Rev Immunol, 2002,3:175-184.

[62] Glinsky VV, Glinsky GV, Glinsky OV, et al. Intravascular metastatic cancer cell homotypic aggregation at the sites of primary attachment to the endothelium. Cancer Res, 2003, 63:3805-3811.

[63] Hunter K. Host genetics influence tumour metastasis. Nat Rev Cancer, 2006, 6:141-146.

[64] Fidler IJ, Radinsky R. Search for genes that suppress cancer metastasis. J Natl Cancer Inst, 1996,88:1700-1703.

[65] Welch DR, Rinker-Schaeffer CW. What defines a useful marker of metastasis in human cancer? J Natl Cancer Inst, 1999,91:1351-1353.

[66] Yoshida BA, Sokoloff MM, Welch DR, et al. Metastasis-suppressor genes: a review and perspective on an emerging field. J Natl Cancer Inst, 2000, 92:1717-1730.

[67] Steeg PS, Bevilacqua G, Kopper L, et al. Evidence for a novel gene associated with low tumor metastatic potential. J Natl Cancer Inst, 1988,80:200-204.

[68] Salerno M, Ouatas T, Palmieri D, et al. Inhibition of signal transduction by the nm23 metastasis suppressor: possible mechanisms. Clin Exp Metastasis, 2003,20:3-10.

[69] Horak CE, Mendoza A, Vega-Valle E, et al. nm23-H1 suppresses metastasis by inhibiting expression of the lysophosphatidic acid receptor EDG2. Cancer Res, 2007,67:11751-11759.

[70] Jung H, Seong HA, Ha H. nm23-H1 tumor suppressor and its interacting partner STRAP activate p53 function. J Biol Chem, 2007, 282:35293-35307.

[71] Seong HA, Jung H, Ha H. nm23-H1 tumor suppressor physically interacts with serine-threonine kinase receptor-associated protein, a transforming growth factor-beta (TGF-beta) receptor-interacting protein, and negatively regulates TGF-beta signaling. J Biol Chem, 2007,282:12075-12096.

[72] Zhao H, Jhanwar-Uniyal M, Datta PK, et al. Expression profile of genes associated with antimetastatic gene: nm23-mediated metastasis inhibition in breast carcinoma cells. Int J Cancer, 2004, 109:65-70.

[73] Boissan M, Wendum D, Arnaud-Dabernat S, et al. Increased lung metastasis in transgenic NM23-Null/SV40 mice with hepatocellular carcinoma. J Natl Cancer Inst, 2005,97:836-845.

[74] Dong JT, Lamb PW, Rinker-Schaeffer CW, et al. KAI1, a metastasis suppressor gene for prostate cancer on human chromosome 11p11.2. Science, 1995, 268:884-886.

[75] Odintsova E, Sugiura T, Berditchevski F. Attenuation of EGF receptor signaling by a metastasis suppressor, the tetraspanin CD82/KAI-1. Curr Biol, 2000,10:1009-1012.

[76] Takahashi M, Sugiura T, Abe M, et al. Regulation of c-Met signaling by the tetraspanin KAI-1/CD82 affects cancer cell migration. Int J Cancer, 2007, 121:1919-1929.

[77] Liu FS, Chen JT, Dong JT, et al. KAI-1 metastasis suppressor gene is frequently down-regulated in cervical carcinoma. Am J Pathol, 2001, 159:1629-1634.

[78] Schindl M, Birner P, Breitenecker G, et al. Down-regulation of KAI-1 metastasis suppressor protein is associated with a dismal prognosis in epithelial ovarian cancer. Gynecolc Oncol, 2001,83:244-248.

[79] Yang X, Wei LL, Tang C, et al. Over-expression of KAI-1 suppresses in vitro invasiveness and in vivo metastasis in breast cancer cells. Cancer Res, 2001, 61:5284-5288.

[80] Miyazaki T, Kato H, Shitara Y, et al. Mutation and expression of the metastasis suppressor gene KAI-1 in esophageal squamous cell carcinoma. Cancer, 2000,89:955-962.

[81] Dong JT, Suzuki H, Pin SS, et al. Down-regulation of the KAI-1 metastasis suppressor gene during the progression of human prostatic cancer infrequently involves gene mutation or allelic loss. Cancer Res, 1996,56:4387-4390.

[82] Lombardi DP, Geradts J, Foley JF, et al. Loss of KAI-1 expression in the progression of colorectal cancer. Cancer Res, 1999,59:5724-5731.

[83] Guo XZ, Friess H, di Mola FF, et al. KAI-1, a new metastasis suppressor gene, is reduced in metastatic hepatocellular carcinoma. Hepatology, 1998, 28:1481-1488.

[84] Goncharuk VN, Del-Rosario A, Kren L, et al. Co-downregulation of PTEN, KAI-1, and nm23-H1 tumor/metastasis suppressor proteins in non-small cell lung cancer. Ann Diagn Pathol, 2004,8:6-16.

[85] Lee JH, Miele ME, Hicks DJ, et al. KiSS-1, a novel human malignant melanoma metastasis-suppressor gene. J Natl Cancer Inst, 1996,88:1731-1737.

[86] Ohtaki T, Shintani Y, Honda S, et al. Metastasis suppressor gene KiSS-1 encodes peptide ligand of a G-protein-coupled receptor. Nature, 2001, 411: 613-617.

[87] Mitchell DC, Stafford LJ, Li D, et al. Transcriptional regulation of KiSS-1 gene expression in metastatic melanoma by specificity protein-1 and its coactivator DRIP-130. Oncogene, 2007,26:1739-1747.

[88] Sanchez-Carbayo M, Capodieci P, Cordon-Cardo C. Tumor suppressor role of KiSS-1 in bladder cancer: loss of KiSS-1 expression is associated with bladder cancer progression and clinical outcome. Am J Pathol,2003,162:609-617.

[89] Nicolle G, Comperat E, Nicolaew N, et al. Metastin (KiSS-1) and metastin-coupled receptor (GPR54) expression in transitional cell carcinoma of the bladder. Ann Oncol, 2007,18:605-607.

[90] Schmid K, Wang X, Haitel A, et al. KiSS1 overexpression as an independent prognostic marker in hepatocellular carcinoma: an immunohistochemical study. Virchows Arch, 2007,450:143-149.

[91] Ikeguchi M, Yamaguchi K, Kaibara N. Clinical significance of the loss of KiSS-1 and orphan G-protein-coupled receptor (hOT7T175) gene expression in esophageal squamous cell carcinoma. Clin Cancer Res, 2004,10:1379-1383.

[92] Dhar DK, Naora H, Kubota H, et al. Downregulation of KiSS-1 expression is responsible for tumor invasion and worse prognosis in gastric carcinoma. Int J Cancer, 2004,111:868-872.

[93] Seraj MJ, Samant RS, Verderame MF, et al. Functional evidence for a novel human breast carcinoma metastasis suppressor, BRMS1, encoded at chromosome 11q13. Cancer Res, 2000,60:2764-2769.

[94] Saunders MM, Seraj MJ, Li Z, et al. Breast cancer metastatic potential correlates with a breakdown in homospecific and heterospecific gap junctional intercellular communication. Cancer Res, 2001,61:1765-1767.

[95] Champine PJ, Michaelson J, Weimer BC, et al. Microarray analysis reveals potential mechanisms of BRMS1-mediated metastasis suppression. Clin Exp Metastasis, 2007,24:551-565.

[96] Rivera J, Megias D, Bravo J. Proteomics-based strategy to delineate the molecular mechanisms of the metastasis suppressor gene BRMS1. J Proteome Res, 2007,6:4006-4018.

[97] Samant RS, Clark DW, Fillmore RA, et al. Breast cancer metastasis suppressor 1 (BRMS1) inhibits osteopontin transcription by abrogating NF-kappaB activation. Mol Cancer, 2007,6:6.

[98] Meehan WJ, Samant RS, Hopper JE, et al. Breast cancer metastasis suppressor 1 (BRMS1) forms complexes with retinoblastoma-binding protein 1 (RBP1) and the mSin3 histone deacetylase complex and represses transcription. J Biol Chem, 2004,279:1562-1569.

[99] Shevde LA, Samant RS, Goldberg SF, et al. Suppression of human melanoma metastasis by the metastasis suppressor gene, BRMS1. Exp Cell Res, 2002, 273:229-239.

[100] Lombardi G, di Cristofano C, Capodanno A, et al. High level of messenger RNA for BRMS1 in primary breast carcinomas is associated with poor prognosis. Int J Cancer, 2007,120:1169-1178.

[101] Yoshida BA, Dubauskas Z, Chekmareva MA, et al. Mitogen-activated protein kinase kinase 4/stress-activated protein/Erk kinase 1 (MKK4/SEK1), a prostate cancer metastasis suppressor gene encoded by human chromosome 17. Cancer Res, 1999,59:5483-5487.

[102] Robinson VL, Hickson JA, Vander-Griend DJ, et al. MKK4 and metastasis suppression: a marriage of signal transduction and metastasis research. Clin Exp Metastasis, 2003,20:25-30.

[103] Hickson JA, Huo D, Vander-Griend DJ, et al. The p38 kinases MKK4 and MKK6 suppress metastatic colonization in human ovarian carcinoma. Cancer Res, 2006,66:2264-2270.

[104] Yamada SD, Hickson JA, Hrobowski Y, et al. Mitogen-activated protein kinase kinase 4 (MKK4) acts as a metastasis suppressor gene in human ovarian carcinoma. Cancer Res, 2002,62:6717-6723.

[105] Kim HL, Vander-Griend DJ, Yang X, et al. Mitogen-activated protein kinase kinase 4 metastasis suppressor gene expression is inversely related to histological pattern in advancing human prostatic cancers. Cancer Res, 2001,61: 2833-2837.

[106] Cunningham SC, Kamangar F, Kim MP, et al. MKK4 status predicts survival after resection of gastric adenocarcinoma. Arch Surg, 2006,141:1095-1099.

[107] Xin W, Yun KJ, Ricci F, et al. MAP2K4/MKK4 expression in pancreatic cancer: genetic validation of immunohistochemistry and relationship to disease course. Clin Cancer Res, 2004,10:8516-8520.

[108] Gildea JJ, Seraj MJ, Oxford G, et al. RhoGDI2 is an invasion and metastasis suppression gene in human cancer. Cancer Res, 2002,62:6418-6423.

[109] Harding MA, Theodorescu D. RhoGDI2: a new metastasis suppressor gene: discovery and clinical translation. Urol Oncol, 2007,25:401-406.

[110] Titus B, Frierson HF Jr, Conaway M, et al. Endothelin axis is a target of the lung metastasis suppressor gene RhoGDI2. Cancer Res, 2005, 65: 7320-7327.

[111] Wu Y, McRoberts K, Berr SS, et al. Neuromedin U is regulated by the metastasis suppressor RhoGDI2 and is a novel promoter of tumor formation, lung metastasis and cancer cachexia. Oncogene, 2007,26:765-773.

[112] Theodorescu D, Sapinoso LM, Conaway MR, et al. Reduced expression of metastasis suppressor RhoGDI2 is associated with decreased survival for patients with bladder cancer. Clin Cancer Res, 2004,10:3800-3806.

[113] Pang JZ, Qin LX, Ren N, et al. Loss of heterozygosity at D8S298 is a predictor for long-term survival of patients with TNM stage I of hepatocellular carcinoma. Clin Cancer Res, 2007,13:7363-7369.

[114] Lei KF, Wang YF, Zhu XQ, et al. Identification of MSRA gene on chromosome 8p as a candidate metastasis suppressor for human hepatitis B virus-positive hepatocellular carcinoma. BMC Cancer, 2007,7:172.

[115] Pencil SD, Toh Y, Nicolson GL. Candidate metastasis-associated genes of the rat 13762NF mammary adenocarcinoma. Breast Cancer Res Treat, 1993,25: 165-174.

[116] Toh Y, Pencil SD, Nicolson GL. A novel candidate metastasis-associated gene, mta1, differentially expressed in highly metastatic mammary adenocarcinoma cell lines. cDNA cloning, expression, and protein analyses. J Biol Chem,1994,269:22958-22963.

[117] Nawa A, Nishimori K, Lin P, et al. Tumor metastasis-associated human MTA1 gene: its deduced protein sequence, localization and association with breast cancer cell proliferation using antisense phosphorothioate oligonucleotides. J Cell Biochem, 2000,79:202-212.

[118] Zhang Y, LeRoy G, Seelig HP, et al. The dermatomyositis-specific autoantigen Mi2 is a component of a complex containing histone deacetylase and nucleosome remodeling activities. Cell,1998,95:279-289.

[119] Vinson CR, Sigler PB, McKnight SL. Scissors-Grip model for DNA recognition by a family of leucine zipper proteins. Science,1989,246:911-916.

[120] Suzuki M. SPXX, a frequent sequence motif in gene regulatory proteins. J Mol Biol, 1989,207:61-84.

[121] Mishra SK, Mazumdar A, Vadlamudi RK, et al. MICoA, a novel metastasis-associated protein 1 (MTA1) interacting protein coactivator, regulates estrogen receptor-alpha transactivation functions. J Biol Chem, 2003, 278: 19209-19219.

[122] Talukder AH, Mishra SK, Mandal M, et ak. MTA1 interacts with MAT1, a cyclin-dependent kinase-activating kinase complex ring finger factor, and regulates estrogen receptor transactivation functions. J Biol Chem, 2003, 278: 11676-11685.

[123] Qian H, Lu N, Xue L, et al. Reduced MTA1 expression by RNAi inhibits in vitro invasion and migration of esophageal squamous cell carcinoma cell line. Clin Exp Metastasis, 2005,22:653-662.

[124] Hofer MD, Menke A, Genze F, et al. Expression of MTA1 promotes motility and invasiveness of PANC-1 pancreatic carcinoma cells. Br J Cancer, 2004, 90:455-462.

[125] Martin MD, Hilsenbeck SG, Mohsin SK, et al. Breast tumors that overexpress nuclear metastasis-associated 1 (MTA1) protein have high recurrence risks but enhanced responses to systemic therapies. Breast Cancer Res Treat, 2006,95:7-12.

[126] Toh Y, Oki E, Oda S, et al. Overexpression of the MTA1 gene in gastrointestinal carcinomas: correlation with invasion and metastasis. Int J Cancer, 1997,74:459-463.

[127] Toh Y, Kuwano H, Mori M, et al. Overexpression of metastasis-associated MTA1 mRNA in invasive oesophageal carcinomas. Br J Cancer, 1999, 79: 1723-1726.

[128] Iguchi H, Imura G, Toh Y, et al. Expression of MTA1, a metastasis-associated gene with histone deacetylase activity in pancreatic cancer. Int J Oncol, 2000,16:1211-1214.

[129] Denhardt DT, Noda M, O'Regan AW, et al. Osteopontin as a means to cope with environmental insults: regulation of inflammation, tissue remodeling, and cell survival. J Clin Invest, 2001, 107: 1055-1061.

[130] Panda D, Kundu GC, Lee BI, et al. Potential roles of osteopontin and alpha V beta 3 integrin in the development of coronary artery restenosis after angioplasty. Proc Natl Acad Sci USA, 1997, 94:9308-9313.

[131] Junaid A, Amara FM. Osteopontin: correlation with interstitial fibrosis in human diabetic kidney and PI3-kinase mediated enhancement of expression by

[131] glucose in human proximal tubular epithelial cells. Histopathology, 2004, 44:136-146.
[132] Ohyama Y, Nemoto H, Rittling S, et al. Osteopontin-deficiency suppresses growth of B16 melanoma cells implanted in bone and osteoclastogenesis in cocultures. J Bone Miner Res, 2004, 19:1706-1711.
[133] Weber GF. The metastasis gene osteopontin: a candidate target for cancer therapy. Biochim Biophys Acta, 2001, 1552:61-85.
[134] Rittling SR, Chambers AF. Role of osteopontin in tumor progression. Br J Cancer, 2004, 90:1877-1881.
[135] Kon S, Maeda M, Segawa T, et al. Antibodies to different peptides in osteopontin reveal complexities in the various secreted forms. J Cell Biochem, 2000, 77:487-498.
[136] Gardner HA, Berse B, Senger DR, et al. Specific reduction in osteopontin synthesis by antisense RNA inhibits the tumorigenicity of transformed Rat1 fibroblasts. Oncogene, 1994, 9:2321-2326.
[137] Das R, Mahabeleshwar GH, Kundu GC, et al. Osteopontin induces AP-1 mediated secretion of urokinase type plasminogen activator through c-Src dependent epidermal growth factor receptor transactivation in breast cancer cells. J Biol Chem, 2004, 279:11051-11064.
[138] Tuck AB. Osteopontin-induced migration of human mammary epithelial cells involves activation of EGF receptor and multiple signal transduction pathways. Oncogene, 2003, 22:1198-1205.
[139] Rangaswami H, Bulbule A, Kundu GC, et al. Nuclear factor inducing kinase plays a crucial role in osteopontin induced MAPK/IκB kinase dependent nuclear factor-κB mediated promatrixmetalloproteinase-9 activation. J Biol Chem, 2004, 279:38921-38935.
[140] Jain S, Chakraborty G, Kundu GC, et al. The crucial role of cyclooxygenase-2 in osteopontin-induced protein kinase C alpha/c-Src/I kappaB kinase alpha/beta-dependent prostate tumor progression and angiogenesis. Cancer Res, 2006, 66:6638-6648.
[141] Hidemi T. Autocrine activation of an osteopontin-CD44-Rac pathway enhances invasion and transformation by H-RasV12. Oncogene, 2005, 24:489-501.
[142] Fedarko NS, Jain A, Karadag A, et al. Elevated serum bone sialoprotein and osteopontin in colon, breast, prostate, and lung cancer. Clin Cancer Res, 2001, 7:4060-4066.
[143] Bramwell VH, Doig GS, Tuck AB, et al. Serial plasma osteopontin levels have prognostic value in metastatic breast cancer. Clin Cancer Res, 2006, 12:3337-3343.
[144] Denhardt D. Osteopontin expression correlates with melanoma invasion. J Invest Dermatol, 2005, 124:16-18.
[145] Ito T, Hashimoto Y, Tanaka E, et al. An inducible short-hairpin RNA vector against osteopontin reduces metastatic potential of human esophageal squamous cell carcinoma in vitro and in vivo. Clin Cancer Res, 2006, 12:1308-1316.
[146] Ye QH, Qin LX, Forgues M, et al. Predicting hepatitis B virus-positive metastatic hepatocellular carcinomas using gene expression profiling and supervised machine learning. Nat Med, 2003, 9:416-423.
[147] Zhang H, Ye QH, Ren N, et al. The prognostic significance of preoperative plasma levels of osteopontin in patients with hepatocellular carcinoma. J Cancer Res Clin Oncol, 2006, 132:709-717.
[148] Robert MS. Cell and environment interactions in tumor microregions: the multicell spheroid model. Science, 1988, 240:177-184.
[149] Liotta LA, Kohn EC. The microenvironment of the tumor-host interface. Nature, 2001, 411:375-379.
[150] Oppenheimer SB. Cellular basis of cancer metastasis: a review of fundamentals and new advances. Acta Histochem, 2006, 108:327-334.
[151] Witz IP, Levy-Nissenbraum O. The tumor microenvironment in the post-PAGET era. Cancer Lett, 2006, 242:1-10.
[152] Christofori G. New signals from the invasive front. Nature, 2006, 441:444-450.
[153] Condeelis J, Pollard JW. Macrophages: obligate partners for tumor cell migration, invasion, and metastasis. Cell, 2006, 124:263-266.
[154] de Visser KE, Eichten A, Coussens LM. Paradoxical roles of the immune system during cancer development. Nat Rev Cancer, 2006, 6:24-37.
[155] Kalluri R, Zeisberg M. Fibroblasts in cancer. Nat Rev Cancer, 2006, 6:392-401.
[156] Page-McCaw A, Ewald AJ, Werb Z. Matrix metalloproteinases and the regulation of tissue remodeling. Nat Rev Mol Cell Biol, 2007, 8:221-233.
[157] Kakinuma T, Hwant ST. Chemokines, chemokine receptors, and cancer metastasis. J Leukoc Biol, 2006, 79:639-651.
[158] Deryugina EI, Quigley JP. Matrix metalloproteinases and tumor metastasis. Cancer Metastasis Rev, 2006, 25:9-34.
[159] Bornstein P, Sage EH. Matricellular proteins: extracellular modulators of cell function. Curr Opin Cell Biol, 2002, 14:608-616.
[160] Larsen M, Artym VV, Green JA, et al. The matrix reorganized: extracellular matrix remodeling and integrin signaling. Curr Opin Cell Biol, 2006, 18:463-471.
[161] Sugarbaker EV. Cancer metastasis: a product of tumor-host interactions. Curr Probl Cancer, 1979, 3:1-59.
[162] Ramaswamy S, Ross KN, Lander ES, et al. A molecular signature of metastasis in primary solid tumors. Nat Genet, 2003, 33:49-54.
[163] Weigelt B, Peterse JL, van Veer LJ. Breast cancer metastasis: markers and models. Nat Rev Cancer, 2005, 5:591-602.
[164] Allinen M, Beroukhim R, Cai L, et al. Molecular characterization of the tumor microenvironment in breast cancer. Cancer Cell, 2004, 6:17-32.
[165] Wicha MS, Liu S, Dontu G. Cancer stem cells: an old idea — a paradigm shift. Cancer Res, 2006, 66:1883-1890.
[166] Brabletz T, Jung A, Spaderna S, et al. Opinion: migrating cancer stem cells — an integrated concept of malignant tumour progression. Nat Rev Cancer, 2005, 5:744-749.
[167] Eccles SA, Welch DR. Metastasis: recent discoveries and novel treatment strategies. Lancet, 2007, 369:1742-1757.

# 15 肿瘤血管生成与肿瘤微环境

15.1 肿瘤血管生成
    15.1.1 主要的血管生成调节因子
    15.1.2 循环内皮细胞
    15.1.3 抗血管生成治疗的临床经验和探索
15.2 肿瘤微环境中的免疫细胞
    15.2.1 T 细胞
    15.2.2 抗原呈递细胞
    15.2.3 B 细胞
    15.2.4 调节性细胞
    15.2.5 未成熟树突状细胞和髓系细胞
    15.2.6 固有免疫细胞
    15.2.7 微环境免疫细胞功能障碍机制
    15.2.8 髓系抑制性细胞及调节性 T 细胞
    15.2.9 肿瘤细胞的抗原性变异
    15.2.10 高通量信息时代的肿瘤免疫微环境研究
    15.2.11 治疗手段对微环境中免疫细胞的影响
    15.2.12 问题与展望
15.3 肿瘤微环境中的成纤维细胞
    15.3.1 肿瘤相关成纤维细胞的定义
    15.3.2 肿瘤相关成纤维细胞与肿瘤
15.4 肿瘤微环境与肿瘤细胞基因不稳定性
    15.4.1 肿瘤微环境对肿瘤细胞 DNA 直接损伤和基因不稳定性
    15.4.2 肿瘤微环境对 DNA 修复通路损伤和基因不稳定性

肿瘤微环境的思想最早可见于 100 多年前 Paget 提出的"种子-土壤"学说。狭义的肿瘤微环境的定义是肿瘤组织中的各种细胞和结构构成肿瘤微环境。但广义来说,肿瘤细胞所处的外部环境,或肿瘤组织所处的外部环境也可理解为肿瘤微环境。肿瘤就像一个社会,肿瘤细胞与周围"正常"细胞保持着相互斗争、相互利用、相互改造的关系。其实这种关系是生物体各种组织之间常见的合作方式,胚胎时的每个细胞包含同样的遗传信息,但某些细胞可分化为心肌细胞,另一些细胞分化为脑细胞,说明了环境因素对细胞分化的影响[1]。这套机制不过是被肿瘤细胞所利用了,因此肿瘤微环境的研究可借鉴胚胎发生方面的研究成果。

微环境直接参与了肿瘤发生阶段。大约 15% 的肿瘤可归因于慢性炎症[2],如慢性幽门螺杆菌感染、慢性肝炎、吸烟造成的肺部慢性炎症与胃癌、肝癌、肺癌的发生相关。研究发现,正常细胞不断破坏和修复导致 DNA 合成错误是肿瘤发生的一个重要原因。而微环境与肿瘤进展的关系更为密切。例如,肿瘤微环境中的巨噬细胞会帮助肿瘤细胞穿过基膜进入血管,从而促进转移[3];肝癌周围正常肝组织的炎性分子和免疫抑制分子可能促进肝癌转移[4]。

当肿瘤生长的速度超过氧和营养供应的速度,实体肿瘤组织就会存在缺氧区域。缺氧是双刃剑,一方面许多肿瘤细胞由于得不到足够的养分而死亡;另一方面缺氧会训练出侵袭性和生存能力更强的细胞亚群。肿瘤细胞会采用两个方法来适应缺氧环境:一是重新建立一套细胞内葡萄糖/能量代谢的方案;二是刺激血管生成来增加氧气的供应。这些变化主要是通过缺氧诱导因子 1α(hypoxia-inducible factor-1α,HIF-1α)在转录层面来调控的[5],后者可以诱导强烈的血管内皮生长因子(VEGF)表达上调。此外,肿瘤微环境可以影响肿瘤细胞的基因组不稳定性[6];微环境中的果糖生成酶——FX 控制着结肠癌细胞的黏附特性[7];微环境还可控制肿瘤细胞的进展,使之处于休眠(dormancy)状态,而改变微环境又可使肿瘤细胞再度活化[8]。

肿瘤微环境中包括成纤维细胞、脂肪细胞、淋巴管、血管以及一些血液中的细胞,如淋巴细胞、巨噬细胞、粒细胞、NK 细胞等。这些"正常"细胞既能对肿瘤细胞释放抑制信号,也能释放促进信号,包括生长因子、细胞因子、趋化因子、基质降解酶。此外,这些细胞成分还构成了肿瘤赖以生长的支架和屏障(microarchitecture)[9]。例如,微环境中的某些角落(niche)会为某些肿瘤细胞亚群提供一个庇护所,如骨髓就可成为某些血液肿瘤的庇护所,从而使这些肿瘤亚群对治疗产生天然的抵抗[10]。再者,肿瘤血管生成又可能为肿瘤细胞转移提供一条捷径。因此,针对微环境中非肿瘤成分的治疗联合传统的抗肿瘤细胞的治疗,不仅能取得更好的效果,而且这些细胞的基因组较为稳定,不易产生耐药。

研究肿瘤微环境的重点在于肿瘤细胞与正常细胞之间的关系,其难点是如何模拟这种环境。有人通过建立 3D 系统模拟肿瘤微环境[8,11],但如何改进,仍需更多的工作。另外,可采用激光显微切割分析微环境中的不同成分,然后再以高通量技术进行分析[12-15]。高分辨率荧光活体显微镜可清晰显示间质细胞和肿瘤的行为,也有助于更为直观地观察肿瘤微环境[16]。

肿瘤已不单是突变的肿瘤细胞,更是一个异常的组织或器官,治疗肿瘤也要扩展到治疗肿瘤微环境。肿瘤细胞总是可以不断变异,建立在特定环境中生存的能力,或转移到其他器官获得更多生存空间。实践证明,大多数情况下,只靠一种药物就能控制肿瘤已是"不可能的任务"[17],因此肿瘤微环境的研究具有重要的临床意义,抗血管生成治疗、免疫治疗、抗炎药物等在肿瘤防治中的地位也许会更加重要[18-20]。本章重点阐述肿瘤血管生成、微环境中的免疫细胞,以及以成纤维细胞为代表的非免疫细胞等方面的研究进展。

## 15.1 肿瘤血管生成

自 1971 年美国医师 Judih Folkman 首次提出肿瘤血管生成理论以来[21,22],该理论已逐渐被大多数人接受。2004 年,美国食品药品管理局(FDA)批准贝伐珠单抗(bevacizumab)[23]进入临床应用是一个里程碑,也是第一个依据肿瘤血管生成理论发展出的治疗肿瘤的药物;中国食品与药品监督管理局也在 2006 年 7 月批准了内皮抑素(endostatin)为抗肿瘤血管生成药物[24]。而且,后续还有若干抗肿瘤血管生成药物正在临床Ⅱ期或Ⅲ期试验,有望在不久的将来有一批抗血管生成药物可供临床使用[25],从而使抗肿瘤血管生成治疗成为肿瘤治疗的可选方案之一。

简单地说,肿瘤血管生成理论是肿瘤生长到 >1～2 mm³ 必须启动血管生成,刺激周围成熟的血管通过出芽(sprouting)的方式形成新的血管并进入肿瘤提供养分和带走代谢废物。而阻断新生血管生成将阻止肿瘤生长,甚至导致肿瘤缩小。肿瘤的生长依赖肿瘤细胞的增殖和活跃的血管生成,两者是相互独立的两个方面。通过增加血管生成刺激因子水平,或降低血管生成抑制因子水平,并不改变肿瘤的增殖能力,肿瘤也能迅速生长[26]。由于肿瘤血管生成可刺激血管生成因子水平的升高,因此抑制刺激因子的表达或功能可阻止新生血管生成。理论上讲,抗肿瘤血管生成的治疗不能彻底根除肿瘤,但可将肿瘤维持在 1～2 mm³[25,27,28]。

肿瘤血管生成相关的研究已经"开花结果",目前的研究已经从发现或阐明某个血管生成因子功能,发展到探索如何利用药物去干预特定血管生成相关因子,已从抗血管生成药物的临床使用或试验获得许多宝贵经验,同时也观察到了一些问题。

### 15.1.1 主要的血管生成调节因子

肿瘤血管生成的状态主要由刺激因子和抑制因子的平衡来决定。大多数刺激因子来自于肿瘤细胞,而抑制因子多为内源性,即来自宿主微环境。下面介绍一些研究较多的、具有诊断和治疗价值的调节因子。

**(1) 血管内皮生长因子**

VEGF 是最强的血管生成刺激因子之一。大约 60% 的人类肿瘤高表达 VEGF。VEGF 家族有 6 个成员,即 VEGF-A、VEGF-B、VEGF-C、VEGF-D、VEGF-E 和胎盘生长因子(placental growth factor,PGF),其受体为 VEGFR-1(Flt-1)、VEGFR-2(Flk-1/KDL)、VEGFR-3(Flt-4)等,都是跨膜的酪氨酸激酶受体。前两种受体主要位于血管内皮细胞表面,VEGFR-3 位于淋巴管内皮细胞的表面,因此与淋巴管生成有关[29,30]。VEGF 受体与不同种类的 VEGF 有不同的亲和力。VEGF-A 有 4 种同源异构体,包括 $VEGF_{121}$、$VEGF_{165}$、$VEGF_{189}$ 和 $VEGF_{206}$。后 3 种异构体多与细胞表面或细胞外间质的游离肝素或肝素蛋白多糖结合,而 $VEGF_{121}$ 多为游离状态,且分布广泛。VEGF 可诱导内皮细胞的分裂,而且新生血管的内皮细胞存活须有 VEGF 的持续刺激[31,32]。VEGF 主要由肿瘤细胞分泌,也可经蛋白酶作用由存在于细胞外间质的肝素蛋白多糖解离脱落。VEGF 表达最重要的刺激信号是细胞缺氧状态,后者导致细胞内 HIF-1α 上调,从而启动 VEGF 的转录。另外,还受到细胞外酸碱度和其他一些细胞因子的调控。在氧含量正常的状态下,VEGF 的表达还部分受到 *von Hippel-Lindau* 基因的调控,后者在正常情况下降解 HIF,

而当 von Hippel-Lindau 突变,其降解 HIF 的功能受损,导致 VEGF 的持续表达[33]。

在多数肿瘤中,VEGF 是最重要的诱导血管生成的分子。虽然大多数 VEGF 受体在血管内皮细胞表面表达,但某些肿瘤细胞表面也表达 VEGF 受体,可见 VEGF 通过自分泌作用直接促进血管细胞或肿瘤细胞的增殖,因此,阻断 VEGF/VEGF 受体作用通路可直接抑制肿瘤细胞的增殖[34,35]。Liu 等研究发现 VEGF 受体的拮抗剂 PTK787/ZK222584 可诱导 $p21^{WAF1/CIP1}$ 和 $p27^{KIP1}$ 的表达,导致肝癌细胞的 G1 期停滞和 G2/M 期停滞[36]。此外,最新的研究还发现,VEGFR 的拮抗剂帕唑帕尼(pazopanib)可抑制多发性骨髓瘤细胞中 $c$-$myc$ 的转录,从而抑制肿瘤细胞的增殖[37]。这些研究结果为抗血管生成治疗与常规化疗联合治疗提供了新的证据。

VEGF 潜在的临床应用价值还在于作为诊断指标、预测指标和监测抗血管生成治疗的效果,尽管已有许多探索,但 VEGF 尚不是美国 FDA 认可的检验指标,原因在于其特异性不够高。针对 VEGF 的治疗已获得许多进展,例如贝伐珠单抗(bevacizumab;VEGF 中和抗体)[23]和舒尼替尼(sunitinib;VEGFR 和 PDGFR 酪氨酸激酶抑制剂)[38]已先后获得美国 FDA 的批准进入临床使用,而大量的针对 VEGF/VEGF 受体的新药正在临床试验或临床前研究中。

(2) 碱性成纤维细胞生长因子

碱性成纤维细胞生长因子(bFGF)属于一个包括 22 个成员的肝素结合生长因子的大家族[39]。可与细胞膜表面的硫酸乙酰肝素蛋白聚糖(heparan-sulfate proteoglycan, HSPG)或酪氨酸激酶受体结合,促进包括内皮细胞在内的多种细胞有丝分裂。已发现的 FGF 受体有 4 种,分别是 FGFR1、FGFR2、FGFR3 和 FGFR4,但是 FGFR3 和 FGFR4 不表达在内皮细胞表面。虽然 FGF 家族成员众多,但研究最多的是 aFGF 和 bFGF。FGF 还可促进内皮细胞增殖、移动、分泌蛋白酶、表达整联蛋白(整合素)和钙黏蛋白受体等。

FGF 主要来自肿瘤细胞和间质细胞分泌或对细胞外间质的剪切,有人发现 bFGF 也可通过自分泌作用于内皮细胞[40],因此 FGF 可能参与了一些内皮细胞源性肿瘤的发生过程,如在 Kaposi 肉瘤和血管瘤。除了促进内皮细胞的功能外,FGF 最重要的功能也许是与 VEGF 的协同作用。有人发现阻断 VEGF 的功能也能同时阻断 VEGF 或 FGF 的作用[41],而 VEGF 诱导的内皮细胞成管实验则依赖于 bFGF 的存在[42]。除了与受体结合外,FGF 还会与其他物质包括细胞外基质(ECM)、FGF 结合蛋白、PDGF、血小板反应蛋白(thrombospondin)等结合,从而影响 FGF 在微环境中的总量,继而影响 FGF 调节肿瘤血管的功能。有人发现血液中处于结合状态的 bFGF 是游离状态 bFGF 的 100 万倍,因此 bFGF 的储存库主要在细胞外,其功能也与 FGF 的结合状态有关[43]。FGF 除了诱导肿瘤血管生成,还通过自分泌作用直接促进肿瘤的生长。有人发现 $fgf$ 敲除可通过抑制血管生成和非血管生成通路抑制小鼠前列腺癌的生长[44]。

已有许多研究报道 FGF 与肿瘤微血管密度(MVD)的关系,但两者之间的关系在不同肿瘤或同种肿瘤的研究结果都不尽一致。在黑色素瘤,绝大多数研究都证明 FGF 与微血管密度有关。这个结果也许与 FGF 多种状态有关,既增加了检测的难度,也反映了 FGF 分布的多样性。同样,体液中 FGF 浓度的临床意义也存在许多争议。研究发现血清 bFGF 浓度与肿瘤的进展程度有关[45,46],但其数值并不能反映乳腺癌的进展程度[47]。对于 bFGF 能否反映肿瘤微血管密度也存在不同结果[48,49]。也正是由于 FGF 的临床意义不够明确,针对 FGF 的治疗手段也很少。

(3) 血小板衍生生长因子

血小板衍生生长因子(PDGF)家族是由 4 个基因产物形成的 5 个二聚体,包括 PDGF-AA、PDGF-BB、PDGF-AB、PDGF-CC、PDGF-DD。前三者在胞内起信号转导作用,而后两者则被分泌到细胞外,由蛋白酶剪切后再变为活性产物。PDGF 可由许多种类的细胞分泌,并在胚胎形成中起重要作用。PDGF-A 可促进少突胶质细胞(oligodendrocyte)祖细胞的有丝分裂。在某些肿瘤细胞,PDGFR 可介导自分泌作用。PDGFRα 表达在增殖中的内皮细胞表面,PDGFRβ 则表达在血管平滑肌细胞和周细胞表面,因此 PDGF-B/PDGFRβ 主要参与调节血管的成熟和构建。$PDGF$-$B$ 或 $PDGFRβ$ 敲除小鼠在发育的晚期都会死于广泛的微血管出血,其原因在于这些血管周围缺乏成熟的血管平滑肌细胞和周细胞的保护[50]。在成人,PDGF 与多种疾病,包括动脉粥样硬化、纤维硬化病和恶性肿瘤有关。

许多证据表明 PDGF/PDGFR 系统可促进肿瘤血管生成。在缺氧条件下,肿瘤细胞可通过 PI3K/Akt 信号通路激活 PDGF 的分泌,肿瘤微环境中的低血糖还会促进肿瘤细胞表达 PDGFRβ[12];PDGF 可促进内皮细胞和血管平滑肌细胞的增殖和运动[51];表达 PDGFRβ 的内皮细胞还可调节 VEGF 的转录和分泌[52]。此外,PDGF/PDGFR之间的相互作用还通过诱导周细胞和血管平滑肌细胞从而促进肿瘤血管的成熟。通过比较不同转移潜能肝癌组织中的内皮细胞,笔者发现高转移潜能肝癌中内皮细胞表达更多的PDGFRα;而在裸鼠模型,还发现伊马替尼(imatinib)可抑制肝癌生长、肺转移,并可显著降低肿瘤微血管密度[53]。该研究提示肿瘤血管内皮细胞也可表达PDGFRα,而且PDGFRα也可成为治疗肝癌的一个攻击靶点。干扰素α(IFN-α)治疗肝癌的一个主要机制是可以下调肝癌细胞的VEGF表达,从而抑制肝癌诱导的血管生成。笔者最近的研究还发现,经过IFN-α治疗的肝癌,往往对再次IFN-α的治疗不敏感,其原因在于PDGFR表达的上调。因此PDGFRα也许是肿瘤逃避抗VEGF治疗的一个机制,因此也成为下一次攻击的主要靶点。

**(4)内皮抑素**

自1994年和1997年美国哈佛大学Judah Folkman实验室先后发现了两种内源性血管生成抑制物血管抑素(angiostatin)[54]和内皮抑素(endostatin)[55]后,全世界许多人曾乐观地认为人类已经找到了征服癌症的方法。尽管当时有大量的报道证实内皮抑素在动物实验中的抗肿瘤效果,但随后在美国进行的几个临床试验都未能重现内皮抑素的抗癌疗效[56,57],因此内皮抑素至今未能在美国获得FDA批准进入临床应用。中国学者修改了内皮抑素的结构,使之在血液更为稳定。临床试验证实恩度(endostar,重组人源性内皮抑素)能够延长非小细胞肺癌患者的生存[24],于2006年获得中国国家食品与药品监督管理局的批准。

内皮抑素是分子量为20 000的胶原酶Ⅷ C端的一个片段,其受体是一种内皮细胞表面的硫酸乙酰肝素蛋白多糖[58],还能与表达在增殖内皮细胞表面的整联蛋白α5β1结合[59]。多个临床研究发现,血清内皮抑素的浓度与肿瘤发生、发展有关。在结肠癌,血清内皮抑素升高往往伴随着肿瘤进展[60]。在肝癌,血清内皮抑素水平于肝癌发生阶段就开始升高,并与VEGF和bFGF的升高同步[61];血清内皮抑素水平与其在肝癌组织中的表达量相关[62]。内皮抑素在预测肝癌患者的预后方面存在不同的报道。有学者发现血清内皮抑素水平与肝癌患者的预后无关[63];另外的研究发现患者内皮抑素表达水平越高,其术后的生存越差[62,64]。笔者的研究也发现血清内皮抑素升高与肝癌患者的预后相关[65],该结果也获得其他研究的证实[62]。有学者报道内皮抑素与肝癌的血管密度相关,而且还提示内皮抑素可以作为判断抗血管

生成治疗的替代指标[62]。作为内皮抑素的前体,长型胶原酶Ⅷ几乎都在肝脏生成,研究发现长型胶原酶Ⅷ表达水平较低的患者,在术后两年内复发的机会高于其表达水平高的患者[66],也从另一个侧面证实了内皮抑素的作用。

在动物实验中,内皮抑素在包括乳腺癌、结直肠癌、黑色素瘤、胰腺癌、卵巢癌等在内的多种肿瘤显示出很好的抗癌效果,而其可能的机制是抑制内皮细胞的增殖和运动。在动物模型,笔者的研究也发现内皮抑素不仅可以抑制肿瘤生长[67],也可以抑制切除后的肝癌复发,而与化疗药物顺铂合用效果更好[68]。此外,内皮抑素和游离型Flt-1基因治疗也能明显抑制肿瘤生长[69]。尽管如此,内皮抑素在人体内的确切作用机制并不清楚[70],因此也无法确定何种指标可预测内皮抑素的治疗效果。

## 15.1.2 循环内皮细胞

血管生成时的内皮细胞来自局部的内皮细胞增殖和循环内皮细胞(circulating endothelial cell, CEC)。CEC的来源有两种,一种由成熟的血管壁脱落,其表面具有成熟血管内皮细胞的特征(CD34+),称为成熟循环内皮细胞(mature circulating endothelial cell, mature CEC);另一种来自骨髓,其表面具有干细胞的特征(CD117+,在人体为CD133+),称为循环内皮祖细胞(circulating endothelial progenitor, CEP)[71]。循环内皮细胞的共同标记是VEGFR2,但CEP具有更强的克隆形成能力[72-74]。两种CEC会受到肿瘤分泌的VEGF或外源性VEGF的刺激和趋化作用参与构建新生血管[75-79]。CEC/CEP参与构建肿瘤血管的直接证据来自Asahara的报道。小鼠经放射线照射抑制自身的骨髓造血功能后,移植来自lacZ+转基因小鼠的骨髓,且lacZ的表达受到内皮细胞特有的tie2启动子调控;将VEGF缓释载体接种到骨髓移植小鼠的角膜,可见到lacZ表达的细胞成分构建新生血管[75]。

外周血CEC/CEP可作为肿瘤诱导血管生成的替代标记,小鼠外周血CEC水平与肿瘤(人淋巴瘤)体积、肿瘤分泌VEGF浓度存在很好的相关性[74]。肿瘤诱导血管生成的能力越强,小鼠外周血CEC/CEP的数目越多[80];而采用血管破坏药物(vascular disrupting agent, VDA)破坏成熟血管,可诱发CEC集中到破坏区域的周围,参与重建新的血管;而采用VEGFR2的抗体DC101阻断CEC集中到血管破坏区域[80],可显著增强VDA抑制肿瘤血管的作用[81]。

其他一些抗血管生成药物如内皮抑素,也可以明显减少外周血 CEC 的数量和活性[72]。抗血管生成治疗可对 CEC/CEP 造成不同的影响。如 Beaudry 发现,ZD6474(VEGFR2 抑制剂)治疗 Lewis 肺癌小鼠,可减少总的外周血 CEC 数目,但会导致成熟 CEC 增加,提示肿瘤血管被破坏[79]。

来自肿瘤患者的研究也证实,乳腺癌和淋巴瘤患者外周血 CEC 的数目增高[82]。而在肝癌,外周血内皮祖细胞($CD34^+CD133^+VEGFR2^+$)的数目、患者血清甲胎蛋白(AFP)水平、VEGF 和 IL-8 水平呈正相关(图 15-1),不能切除肝癌患者外周血 CEC 数量高于可切除肝癌患者;在接受根治性切除患者,1 年复发患者外周血 CEC 水平高于 1 年内无复发的患者[83]。有人采用 CD146 免疫磁珠法富集患者外周血的 CEC,并比较了健康人 CEC 与转移性结肠癌患者 CEC 的基因表达谱,发现 *VWF*、*DTR*、*CDH5*、*TIE* 和 *IGFBP7* 等基因可以作为鉴别健康人和转移性结肠癌患者 CEC 的分子指标[84]。

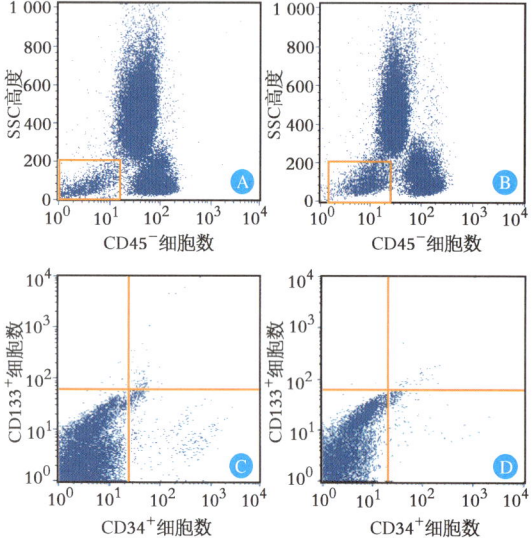

**图 15-1　流式细胞仪检测肝癌患者外周血内皮祖细胞(EPC)数量**

注:EPC 定义为 $CD45^-CD34^+CD133^+$。图中 A、C 和 B、D 分别来自两例肝癌患者,其中 C、D 的第一象限代表 EPC 的数量。

### 15.1.3　抗血管生成治疗的临床经验和探索

目前用于人体的抗血管生成药物主要是抑制 VEGF/VEGFR 的数量或功能,将很快大量进入临床应用。此外,采用传统抗癌药物治疗也能观察到抗血管生成的效果。针对受体的抗血管生成治疗已有较为完整的综述[85]。本节主要讨论抗血管生成药物的临床使用经验和存在的问题。

(1) 小剂量持续化疗的抗血管生成作用

经典化疗方案是采用最大可耐受剂量以求最大限度杀死肿瘤细胞,不仅不良反应很大,而且容易导致肿瘤耐药性。肿瘤血管内皮细胞由于增殖缓慢,对这种常规的冲击式化疗不敏感。Klement 等首次报道了小剂量持续化疗与常规冲击化疗的不同作用和机制[86],发现小剂量持续化疗不仅可杀死肿瘤细胞,与抗血管生成药物一样,还可促进肿瘤血管内皮细胞的凋亡,并减少肿瘤血管密度,可避免肿瘤的耐药性;thrombospondin 1 是介导小剂量持续化疗抑制肿瘤血管生成效果的重要因子[87,88]。

小剂量持续化疗同时具有抗肿瘤细胞和抗血管生成的作用,但往往不会导致肿瘤的迅速缩小。研究发现高剂量化疗导致小鼠外周血 CEP 的迅速升高,肿瘤很快产生耐药;而小剂量持续化疗则导致外周血 CEP 的持续下降,肿瘤血管生成被抑制,肿瘤体积也持续缩小[73]。而小剂量持续化疗与抗肿瘤血管治疗合用疗效更好[89],来自临床的报道也支持小剂量持续化疗的效果[90-92]。

从临床角度如何定义小剂量持续化疗仍然需要许多探索。目前能够确定的是长期使用 1/3 或 1/10 最高可耐受剂量的环磷酰胺属于较为典型的小剂量持续化疗[93]。但是对于其他抗癌药物,最佳剂量还不清楚。虽然 Shaked 报道可以通过监测外周血 CEC 数目确定最佳的化疗剂量[94]。但其应用还需要在临床证实。

(2) 抗血管生成治疗与抗血管生成的耐受

以往认为,抗血管生成治疗不会诱导耐药[95],原因在于抗血管生成治疗攻击的靶点是基因组较为稳定的内皮细胞[96]。但一些研究已开始发现抗血管生成治疗本身也会诱导肿瘤耐药[97]。目前发现的机制有以下几种:一是肿瘤分泌的血管刺激因子存在多样性。当肿瘤分泌的某种主要的血管生成因子(如 VEGF)受到抑制时,肿瘤细胞会分泌其他因子(如 bFGF)"避开"对 VEGF 的抑制[98]。研究还发现,当肿瘤对 EGFR 抗体治疗产生耐药后,加用 VEGF 抗体或 VEGFR 靶向治疗,可使肿瘤进一步缩小,提示肿瘤通过分泌其他生长因子"避开"对 EGFR 的抑制[99,100]。此外,VEGF/VEGFR 通路本身也存在异质性。尽管在大多数肿瘤中 $VEGF\text{-}A_{165}$/VEGFR2 是该通路中最主要的效应分子,证据表明其他种类的 VEGF 及其受体在某些肿瘤或某些情况下也可起主要作用。二是通过改进血管结构,抵御抗血管生成治疗。当肿瘤生长受到来自 VEGF/VEGFR 拮抗剂治疗时,肿瘤细胞会通过分泌 PDGF 吸引更多的周细胞以改善肿瘤血管的结构,从而对抗肿瘤血管的损伤[101]。三是肿瘤血管内皮细胞抵抗凋亡信号(如 VEGF/VEGFR 拮抗剂)。有研究发现,内皮细胞 p53 表达缺失会使内皮细胞抵抗抗血管生成治疗[102]。四是肿瘤血管内皮细胞在不同种类的肿瘤或不同个体之间存在多样性,甚至在同一个肿瘤中,不同的血管结构对 VEGF/VEGFR 拮抗剂的反应也不同[103],而且同一种药物进入不同的血管结构的能力也不同[104]。此外,某些肿瘤可能并不是通过诱导血管生成获得营养[105]。治疗效果也与肿瘤血管是否处于旺盛的生长状态有关,如果用 VEGF 拮抗剂治疗成熟血管的效果显然不如血管破坏药物(vascular disrupting agent)更有效。五是当肿瘤血管受到抑制时,肿瘤因受到环境中缺氧、低糖、酸中毒的影响,细胞中 GRP78 蛋白[一种主要的内质网伴侣蛋白(endoplasmic reticulum chaperone)]上调,从而提高肿瘤细胞对环境缺氧、低糖、酸中毒的耐受性[106]。

(3) 抗血管生成治疗效果的临床评价

现有的临床研究提示,采用常规判断化疗的方案不适用于判断抗肿瘤血管治疗的效果。抗肿瘤血管治疗往往很难使肿瘤缩小,而采用至肿瘤进展时间和患者生存时间更适合判断抗肿瘤血管治疗的效果。此外,临床上还很关心疗效的预测。

1) 抗血管生成药物的临床试验 由于抗血管生成治疗药物往往不存在最高可耐受剂量,一般也不会使肿瘤迅速缩小,其疗效主要体现在使肿瘤生长停止,或延长宿主的生存时间,因此不宜采用常规化疗药物的方案来评价抗血管生成药物。在设计时要考虑选择合适的首要治疗目标(primary endpoint)和给药方案。此外,在评价治疗结果时还必须采用新的方法。例如,如果没有选择随机中断试验(randomized discontinuation trial,RDT)方案[107,108],索拉非尼(sorafenib)不可能显示出抗肿瘤效果;如果没有选择肿瘤进展与患者生存时间作为评价,索拉非尼也不可能被 FDA 批准。

由于现有的大多数治疗药物都有较为明确的治疗靶点,理论上应选择治疗靶点阳性的患者。当然,如何判别某种靶点表达阳性与阴性也是一个技术难点。笔者的回顾性研究发现,干扰素临床试验的结果与患者肿瘤组织中 P48 蛋白表达水平相关,但如果要前瞻性判断 P48 的表达水平以确定某个特定患者是否应该入组将困难得多[109]。而基于绝大多数肿瘤生长依赖于肿瘤血管生成,目前的抗血管生成治疗并未要求入组前的筛选,回顾性分析疗效与治疗靶点之间的关系或许有助于下一步的研究或治疗。

此外,抗血管生成治疗也许更适合用于术后的辅助治疗,因此需要长期使用。如何判断其有效性将需要更长的观察时间,其中的变数更多。笔者曾进行了一项随机分组试验用于判断肝癌患者术后干扰素治疗能否降低患者复发率,提高患者生存。该研究耗时 7 年才完成[110]。

2) 疗效的替代标记(surrogate marker) 与常规的细胞毒性药物不同,判断抗血管生成药物的最佳剂量是临床实践中的难题之一。原因在于抗血管生成药物没有严重的毒性,往往不存在最高耐受剂量;更为重要的是,从目前大多数的临床试验结果看,这类药物不能用常规的完全有效(complete response)、部分有效(partial response)、轻度有效(minor response)等指标来判断。从已经获得的经验看,对患者生存时间的延长或许是更好反映其疗效的指标。另外,至肿瘤进展时间(time to progress,TTP)或无肿瘤进展生存期(progress-free survival)也是反映这类药物疗效的指标。实际上,最近美国 FDA 批准的贝伐珠单抗和索拉非尼都是基于其延长患者生存时间的作用。

但是,用患者生存时间作为判断疗效标准在临床使用时还存在一些问题。例如,医师和患者需要在病情严重恶化前就了解治疗是否有效。因此,必须找到其他的指标更早地反映其抗肿瘤的效果,这就需要疗效替代指标。从理论上来说,找到替代指标并不难,因为目前多数的抗肿瘤血管生成药物的机制都非常清楚。比如,可以检测肿瘤微血管密度变化是否因治疗而改变;如果采用 VEGFR 拮抗剂治疗,还可检测肿瘤组织中 VEGFR 的磷酸化水平。但这些检验方法在实际使用中还存在问题。有研究发现肿瘤微血管密度变化与抗血管生成治疗的效果并无关系;医师也不可能定期获得肿瘤组织,特别是对于肝癌、脑癌、结肠癌等深在而又容易出血的肿瘤。为此,利用影像学技术(如 MRI、CT、超声造影)判断抗血管生成治疗效果的技术已开始在临床或临床前探索[111-113](图 15-2)。有趣的是,抗血管生成治疗的不良反应可作为疗效的预测指标,比如高血压和皮肤损害往往发生在 VEGF 通路被阻断的患者。

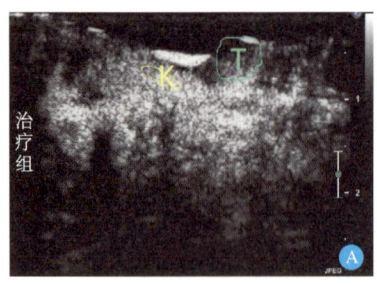
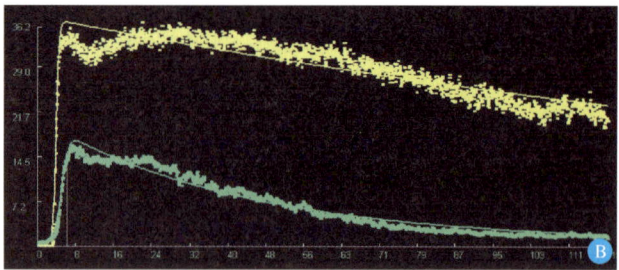
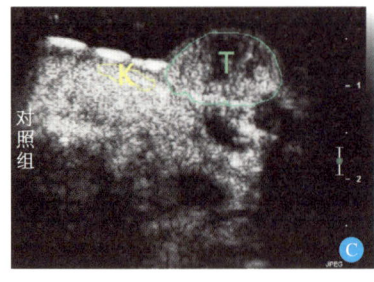
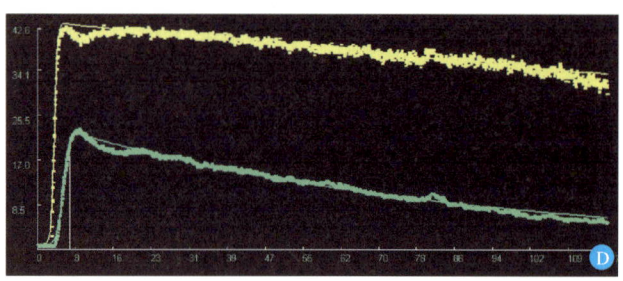

图15-2 通过超声观察接种于裸鼠皮下的人肝癌HCCLM3的生长情况,治疗组接受血管生成抑制剂(抑制VEGFR)的治疗

注:尾静脉注射超声微泡造影剂后连续采集2 min的超声图像,脱机应用定量软件分析,分别以整个肿瘤(绿色框)及其旁肾皮质(黄色框)为感兴趣区(A、C),获得整个肿瘤(绿色曲线)及其旁肾皮质(黄色曲线)时间强度曲线(B、D)。对比A、C可见治疗组的肿瘤较小,对比B、D可见肿瘤组织的曲线下面积减少,提示肿瘤组织中的血流灌注减少。

外周血CEC/CEP与肿瘤血管生成存在很好的相关性,而其变化程度也与治疗后肿瘤血管的变化存在相关性,因此有望成为评价抗血管生成治疗效果的替代指标[80,114]。而且已有证据发现,在接受贝伐珠单抗治疗后,所有6例结肠癌患者外周血CEC的数量都已减少[115]。此外,Shaked等也发现CEC是肝癌患者的预后指标[80,83]。外周血CEC/CEP水平不仅与抗血管生成治疗的效果有关,还可用于预测化疗的效果。已发现外周血CEC水平可预测淋巴瘤对化疗的反应[73,74]。研究发现对小剂量持续化疗治疗有效的患者,外周血成熟CEC水平升高(来自凋亡的成熟血管内皮细胞),并可预测接受小剂量持续化疗患者的生存[116]。

肿瘤血管生成和抗血管生成治疗的研究已有30余年历史,目前已经开始走入临床实践,并使部分患者受益。但要使抗肿瘤血管生成治疗真正成为一种标准的治疗方案,还需要临床与基础研究的更多探索。

## 15.2 肿瘤微环境中的免疫细胞

传统的肿瘤研究注重肿瘤细胞自身,试图从肿瘤细胞本身基因与表型改变来解释肿瘤。越来越多的研究表明,作为与肿瘤细胞密不可分的局部微环境对肿瘤进展起着不容忽视的重要作用[117]。除肿瘤细胞本身外,成纤维细胞、上皮细胞、固有及特异性免疫细胞、肿瘤血管和淋巴管结构的组成细胞、组织特异性间叶细胞及其表达代谢产物等,均是肿瘤微环境的重要组成部分。其与肿瘤细胞相互利用、合作,彼此共生共栖,从而实现恶性转化、生长和转移[118]。微环境中非肿瘤细胞,如成纤维细胞、内皮细胞及管周细胞等,对肿瘤生长和侵袭转移也起着明确的促进作用[119,120]。值得一提的是,被称为肿瘤"第七大标记性特征"的免疫微环境作为肿瘤微环境有机整体的重要组成部分,其所起的作用越发受到重视。局部免疫反应越强,越不利于肿瘤生长,反之,则越有利于肿瘤生长[121]。更有研究认为,对结直肠癌而言,肿瘤局部包括免疫细胞种类、密度、分布和功能状态4个方面在内的综合免疫学因素甚至是一个优于TNM分期、更为准确的独立预后指标[122-124]。应该看到,尽管肿瘤浸润淋巴细胞(tumor infiltrating lymphocyte, TIL)在肿瘤发生发展中起着不容忽视的重要作用,争议仍然存在,系统深入研究迫在眉睫。在不同肿瘤之间、同一肿瘤的不同个体之间,免疫细胞的分布、浸润程度、类型等存在着很大的差别。早期通过组织学和免疫组织学方法研究 TIL 与预后的关系,或没能证实 TIL 数目与预后关系,或得出截然相反的结果。随着方法学和研究手段的进步,通过对 TIL 表型与功能的研究,TIL 在肿瘤中的作用已渐露端倪、日新月异[125]。本文重点针对肿瘤微环境中的 T 细胞、抗原呈递细胞(antigen presenting cell, APC)、免疫调节细胞、固有免疫细胞以及 B 细胞的研究进展,并根据其功能特点进行分类综述。

## 15.2.1 T 细胞

T 细胞在形态上为小淋巴细胞,是一个相当复杂且异质性的群体,有诸多功能各异的亚群。由于研究对象和方法的差异,目前对 T 细胞亚群尚无统一的分类和命名。根据 T 细胞表面标记和功能,通常认为主要包括辅助性 T 细胞($CD4^+$)、细胞毒性 T 细胞($CD8^+$)和调节性 T 细胞等与肿瘤关系较密切的亚群以及其他少数亚群。在机体抗肿瘤免疫中,活性 T 细胞所介导的免疫应答居主导地位。目前认为 T 细胞激活至少需要双重信号,肿瘤抗原被 APC 加工形成 8~10 个氨基酸残基的多肽后与主要组织相容性复合物(MHC)特定位点结合并转运到细胞表面,与 T 细胞受体(TCR)形成三元复合体,此为第一信号系统。进一步在 APC 共刺激分子即第二信号系统帮助下激活 T 细胞。在第一信号系统中,T 细胞活化受 MHC 分子的限制。一般认为除特殊情况外,MHC-Ⅰ类分子呈递细胞内合成的抗原(即内源性抗原),激活 $CD8^+$ T 细胞;而 MHC-Ⅱ类分子呈递被 APC 内吞的细胞外源抗原(即外源性抗原),激活 $CD4^+$ T 细胞。在 $CD4^+$ T 细胞辅助下,活化的 $CD8^+$ 细胞毒性 T 细胞(cytotoxic T cell, CTL)是机体内的主要抗肿瘤效应细胞。CTL 通过分泌释放多种细胞因子和酶,如 IL-6、IFN-γ、TNFα/β、穿孔素、溶细胞素、颗粒酶(丝氨酸酯酶)等,直接杀伤肿瘤细胞或诱导凋亡。活化的 $CD8^+$ CTL 还可表达 FasL,与肿瘤细胞表面 Fas 结合,诱导肿瘤细胞凋亡。活化的 $CD4^+$ T 细胞主要通过分泌 IL-2、IL-4、IL-5、IL-6、IFN-γ 和 TNF 等细胞因子来激活 CTL、NK 细胞和巨噬细胞,或通过分泌 TNF 直接杀伤肿瘤细胞[126],协同发挥杀肿瘤作用。

在肿瘤细胞和免疫细胞的相互作用下,肿瘤局部积聚了大量不利于免疫反应发挥却有利于肿瘤生长的调节细胞和抑制因子[127],这使局部 T 细胞尽管表达激活表型,但实际上却存在与肿瘤负荷及其诱导的

免疫抑制程度相平行的功能缺陷。一些患者的 T 细胞可以表现出明显的效应细胞功能,而另一些,特别是来自肿瘤进展期或转移患者的 T 细胞则不然。与数量和表型异常相比,肿瘤局部 T 细胞的功能状态是与预后相关的更重要因素[125]。关于 T 细胞的研究,下述领域近来受到较多重视:①$CD4^+$ T 细胞功能的新认识[128]。$CD4^+$ T 细胞对维持 $CD8^+$ T 细胞活性、存活及记忆 T 细胞产生至关重要,除了可辅助肿瘤特异 CTL 产生、诱导抗肿瘤作用外,还能直接杀伤肿瘤。另外,可上调微环境中其他细胞 MHC-Ⅱ类抗原与细胞间黏附分子(ICAM)表达,增强机体抗肿瘤效应。②记忆 T 细胞的调节及激活机制研究[122,129,130]。被抗原活化的 T 细胞可分化为效应细胞和记忆细胞,后者是能识别特异性抗原的长寿群 T 细胞,表达 CD45RO,参与再次免疫应答。在微环境中 T 细胞表达激活的效应记忆细胞表型,但在功能上却为可逆的静止状态,在一定刺激条件下,可被重新激活而增殖、分泌 IFN-γ,发挥抗肿瘤功能。③调节性 T 细胞对于微环境的免疫反应调节非常重要,将在下文叙述。

## 15.2.2 抗原呈递细胞

抗原呈递细胞是指在免疫应答形成过程中向 T/B 细胞传递免疫信息的一类免疫细胞群体。它们的一个重要特征为细胞表面都有丰富的 MHC-Ⅱ类分子表达,通过与抗原多肽形成复合体,能有效地与 TCR-CD3 复合体结合而呈递抗原。

### (1) 树突状细胞

树突状细胞(dendritic cell, DC)是指具有树突状突起、分布广泛、能表达 MHC-Ⅱ类或 Ⅰ 类分子的一类抗原呈递细胞,在调节机体免疫反应中起关键作用,决定免疫反应的最终走向是激活免疫还是诱导耐受[131]。DC 的作用具有如下特点:①很少量 DC 可以激发强大的 T 细胞反应;②可以激活静息 T 细胞,这种作用与 DC-SIGN 分子有关;③在体内可以致敏 $CD4^+$ T 细胞和 $CD8^+$ T 细胞。因此,DC 在肿瘤免疫中的作用得到了广泛而深入的研究。笔者首次报道肝癌局部微环境 DC 数目、成熟状态与术后肿瘤复发转移的密切关系[132]:癌结节中浸润的成熟 DC 数目越多,复发转移的风险越低;如同时合并局部浸润较多的 $CD8^+$ CTL 或记忆 T 细胞,则复发转移的风险进一步降低,提示 DC 在抗肿瘤免疫中起了关键作用。就目前而言,肿瘤微环境中 DC 的数目和功能状态与临床预后之间的密切关系已无异议。

### (2) 巨噬细胞

巨噬细胞来源于骨髓单核细胞系列,是一种多

功能的细胞系统,能吞噬、降解、消化异物、处理和呈递抗原以诱发和增强免疫应答并表现免疫效应和调节功能。巨噬细胞在不同分化状态下,通过与淋巴细胞不同亚群及其效应物质间的相互作用,既可辅助或增强又能抑制免疫应答,发挥正、负两方面的调节作用[133]。在正向调节方面,巨噬细胞既能加工、呈递抗原,启动免疫应答,又能分泌不同的生物学活性物质以激活或促进免疫细胞增殖,增强免疫效应。在负向调节方面,巨噬细胞受到过度刺激后,会转变为抑制性巨噬细胞,通过分泌抑制性物质和产生的大量氧代谢产物,损害免疫细胞,以致不能建立免疫应答[134]。值得一提的是,利用巨噬细胞吞噬特性、结合肿瘤局部巨噬细胞数量与功能状态,使用能被网状内皮系统特异性识别而吞噬的磁共振造影剂——铁羧葡胺,可以有效地对肿瘤进行诊断[135]。

### 15.2.3 B 细胞

B 细胞既是抗体形成细胞,又是一种重要的抗原呈递细胞。虽无吞噬功能,但可通过非特异性吞饮作用摄取可溶性分子,通过细胞表面的特异性抗原识别受体 SmIg 来摄取特异性抗原分子,后者通过胞吞作用进入细胞内。B 细胞摄取的抗原在胞质内特定部位被处理,形成的多肽与细胞表面的 MHC-Ⅱ类分子结合,然后与 T 细胞表面 TCR-CD3 复合体结合而呈递抗原[18]。

### 15.2.4 调节性细胞

免疫调节是指机体对体内发生的免疫应答进行分子、细胞、整体等水平生理性反馈限制的作用,可最有效地维持内环境稳定。细胞水平的免疫调节,是通过被称为"免疫调节细胞"的这类扮演特殊角色的细胞亚群实现的。

肿瘤可在许多效应细胞浸润的情况下发生、发展,提示体内尽管存在抗肿瘤效应,但仍存在着有利于肿瘤的因素,免疫调节细胞就是其中的重要因素。传统上认为在诱导自身免疫耐受、阻止自身免疫发生方面起着重要作用的调节性细胞,在调节有效抗肿瘤反应方面也起着不容忽视的作用。主要的调节性细胞包括 $CD4^+CD25^+$ 调节性 T 细胞、Ⅰ型调节 T 细胞($CD4^+Tr1$)、自然杀伤 T 细胞(NKT 细胞)、不成熟的髓系细胞和 DC,它们均在负向免疫调节中发挥一定作用。值得说明的是,与 $CD4^+$ $CD25^+FOXP3^+$ 调节性 T 细胞相比,其他类型的调节性 T 细胞亚群,如 $CD4^+Tr1$、$CD4^+Th3$、$CD8^+CD28^-$、$TCR^+CD4^-CD8^-$ T 细胞和 NKT 细胞等更像是处于不同分化阶段的细胞群体,而不是一个特定的细胞系[136]。

**(1) T 调节细胞**

最具特征性的免疫调节细胞是 $CD4^+CD25^+$ 自然调节性 T 细胞(Treg),它们代表了一群在维持外周耐受中起决定作用的功能特殊的 T 细胞。与其他调节细胞最大的不同是 Treg 细胞在胸腺正常条件下分化为成熟的调节亚型,而不是在外周从初始 $CD4^+$ T 细胞诱导来的。Treg 细胞代表了 5%~10% 的外周 $CD4^+$ T 细胞,组成性表达 CD25(IL-2Rα)、糖皮质激素诱导的肿瘤坏死因子受体(GITR)、CTL 抗原 4(CTLA-4)和转录因子 FOXP3[137]。Treg 细胞作用的确切机制以及抗原识别特性仍然备受争议。近期研究提示 Treg 细胞能识别自体抗原,包括有高亲和力的肿瘤相关抗原,能抑制自主免疫、肿瘤免疫和免疫排斥。Treg 细胞可通过不同机制抑制一系列免疫反应,促使肿瘤细胞产生免疫耐受、逃逸。TCR 信号所激活的 Treg 细胞能抑制 $CD4^+CD25^-$ 和 $CD8^+$ T 细胞活化、增殖,还能抑制 NK 细胞增殖、细胞因子分泌和细胞毒作用,以及对单核-巨噬细胞、DC、B 细胞等起抑制或杀伤作用。Treg 细胞发挥作用的可能机制有[128,138]:①通过分泌 IL-10、TGF-β1 等抑制性因子和细胞接触依赖的途径,抑制免疫细胞;②通过与效应性 T 细胞竞争性结合 IL-2 或直接作用,抑制其增殖并致其无能;③通过表达颗粒酶、穿孔素直接杀伤免疫效应细胞;④诱导抗原呈递细胞向免疫耐受方向发展,赋予 APC 抑制抗肿瘤免疫的功能;⑤抑制免疫效应细胞向肿瘤微环境聚集。Treg 细胞的抑制作用既发生在淋巴组织,抑制效应细胞活化的最初启动阶段,又发生在肿瘤微环境等外周部位,抑制效应性细胞发挥杀伤作用的最终效应阶段。可见,Treg 细胞对抗肿瘤免疫的整个过程都起一定作用,微环境中聚集的 Treg 细胞是免疫抑制网络形成的重要机制,这一现象已在多数实体瘤如非小细胞肺癌、卵巢癌、胃癌及胰腺癌中得到证实[127]。同样地,笔者在肝癌中的研究发现,肝癌局部微环境中 Treg 细胞与 CTL 的比例关系是肝癌预后的一个独立指标,局部浸润的 Treg 细胞数目与肝癌血管侵犯及包膜不完整等高侵袭表型密切相关(图 15-3)。值得一提的是,除了大多数研究认为肿瘤局部浸润或外周血中 Treg 细胞数量与预后呈负相关外,仍有少部分报道认为其数目与预后呈正相关[139]。

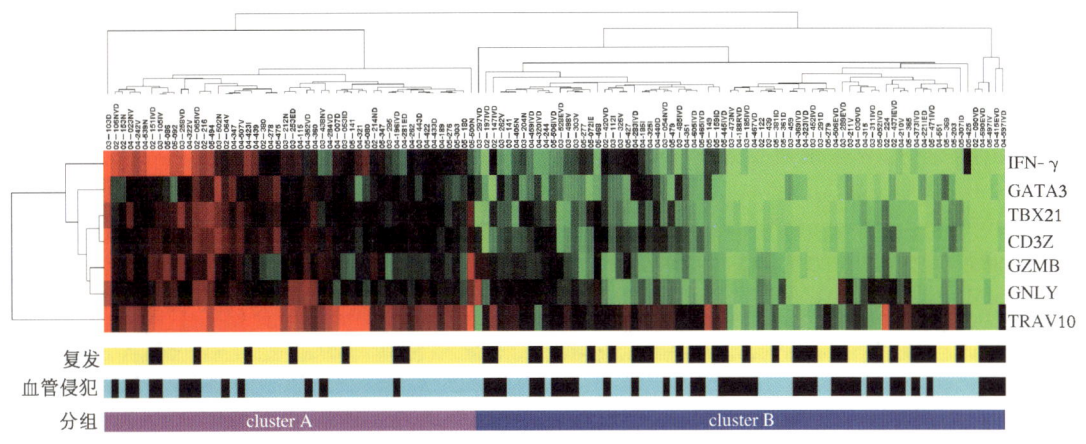

图15-3 免疫相关基因的非监督聚类(unsupervised hierarchical)分析

注:Real time PCR检测了7个免疫相关基因在122例肝癌患者中的表达水平,根据基因表达水平的非监督聚类将患者聚集成独立的两组。A组(cluster A)以红色为主(代表基因高表达),B组(cluster B)以绿色为主(代表基因低表达),B组中的癌栓及复发数显著多于A组。

(2) I 型调节性 T 细胞

I 型调节性 T 细胞(Tr1)包含 CD4$^+$T 细胞亚型,主要通过产生高水平 IL-10 和 TGF-β,诱导 T 细胞无反应性和免疫抑制,下调对自体抗原和病原体的免疫反应,诱导对环境致敏原的耐受[136]。

Tr1 细胞和肿瘤间关系的研究刚刚起步,有报道认为 Tr1 细胞与肿瘤相关,Tr1 细胞分泌免疫抑制性细胞因子,在塑造利于肿瘤细胞生长微环境的过程中起重要作用。在肿瘤患者分泌的血清高水平 IL-10 参与下,肿瘤抗原特异性 CD4$^+$T 细胞在长期 TCR 刺激下,为肿瘤微环境中 Tr1 细胞的诱导提供有利条件[140]。Tr1 细胞产生的两种主要效应物 IL-10 和 TGF-β 是强力免疫调节因子。IL-10 既可通过抑制 APC 上 MHC 及共刺激分子表达和细胞因子分泌来间接抑制 T 细胞反应,也能抑制 T 细胞增殖和细胞因子分泌直接调节 T 细胞,并与 T 细胞的活化诱导细胞死亡(activating-induced cell death,AICD)有关。TGF-β 在 T 细胞分化的所有阶段都起作用,能抑制 T 细胞增殖、细胞因子分泌和细胞毒作用[141]。还能通过抑制 APC 成熟和 IFN-γ 产生,诱导 MHC-II 类分子下调来干扰 APC 功能。

(3) iNKT 细胞

1987年,Fowlkes 首先报道胸腺内 CD4-CD8-双阴性细胞群中有一种特殊细胞群,既表达 T 细胞表型标记,又表达 NK 细胞表型标记,故称为 NKT 细胞。NKT 细胞最显著的特征是其 TCR 的 α 和 β 链具有极度取向性。α 链为单一恒定不变链,鼠的由 Vα14 和 Jα281 基因片段编码,人的为 Vα24 和 JαQ 基因编码;与之相连的 β 链常为 Vβ8.2,而人的为 Vβ11 和 Vβ13[142]。

NKT 细胞是肿瘤免疫的执行者,在机体免疫自稳和抗肿瘤免疫方面具有重要意义。iNKT 细胞被半乳糖酰基鞘氨醇(α-GalCer)激活后由 Th1 和 Th2 细胞因子快速分泌,导致一个看似很矛盾的现象:即 iNKT 细胞与抗肿瘤反应增强或抑制都有关[142]。iNKT 细胞激活后可以迅速产生 IFN-γ,触发 NK 细胞延长合成 IFN-γ,通过阻断血管生成和经 TNF 相关凋亡诱导配体(tumor necrosis factor-related apoptosis-inducing ligand,TRAIL)依赖机制诱导 NK 细胞对肿瘤的杀伤或通过增加 CD8$^+$T 细胞的抗肿瘤反应来抑制肿瘤生长;通过促进 DC 成熟、交叉呈递和 T 细胞致敏来增强抗肿瘤免疫。另一方面也观察到,跟健康人相比,肿瘤患者外周血的 iNKT 细胞水平经常是降低的,其应答 α-GalCer 的增殖能力下降,细胞因子极化过程中 Th1 因子缺乏,几乎不产生 IFN-γ,免疫反应倾向于产生 Th2 因子,但仍维持功能性 IL-4 和 IL-13 产生,诱导髓系 DC 产生 TGF-β$_1$,直接抑制 CD8$^+$CTL,从而不利于抗肿瘤效应的发挥。这与笔者在肝癌中观察到的现象基本一致[143]:肿瘤微环境 NKT 细胞数与癌栓等侵袭转移特性呈负相关,提示 NKT 细胞对肝癌的侵袭转移有抑制作用;小肝癌的 NKT 细胞数量高于大肝癌,可能是肿瘤晚期,细胞免疫受到抑制的结果。

## 15.2.5 未成熟树突状细胞和髓系细胞

对进展期肿瘤患者的研究表明,肿瘤源性的可溶性因子如 VEGF、巨噬细胞集落刺激因子(M-CSF)、粒细胞-巨噬细胞集落刺激因子(GM-CSF)、IL-6、IL-10 和神经节苷脂等能抑制髓系细胞(iMC)的分化,导致有功能活性的成熟 APC 水平下降,引起低表达 MHC-Ⅱ类分子、共刺激分子和 Th1 型细胞因子的未成熟树突状细胞(iDC)以及 iMC 的诱导分化和聚集[127,144]。癌症患者 iDC 经常表达低水平共刺激分子 CD80 和 CD86,且对 DC 成熟因子 TNF-α 或 CD40L 刺激不敏感[145]。由于 iDC 在 T 细胞启动过程中不能提供足够的共刺激、不能分泌 IL-12,导致 T 细胞无反应性以及艾滋病(AIDS),阻止 T 细胞介导的抗肿瘤免疫的有效启动。在肺癌、乳腺癌、头颈癌和食管癌患者中均可观察到血液中 iDC 比例增加。iMC 是一个异源群体,包括未成熟粒细胞和单核-巨噬细胞系,可通过抑制 IFN-γ 产生而介导免疫抑制反应[144]。类似于 iDC,iMC 的含量与疾病所处阶段、预后不良密切相关,手术切除可降低肿瘤患者外周血中本已增多的 iMC。

近来研究还表明,体内不同成熟状态骨髓细胞之间的平衡对自然发生和疫苗诱导的抗肿瘤 T 细胞反应都有显著影响,因此有效的免疫治疗需要纠正患者体内常见的异常 iMC 分化。

## 15.2.6 固有免疫细胞

固有免疫在个体出生时就具备,亦称非特异性免疫,是生物体在长期种系进化过程中形成的一系列防御机制,可对侵入病原体迅速应答,产生非特异抗感染免疫;亦可参与对体内损伤、衰老或畸变细胞的清除,同时在特异性免疫应答过程中也起抗原呈递等重要作用。本节主要介绍在其中起重要作用的巨噬细胞、NK 细胞和 B 细胞。

### (1) 巨噬细胞

巨噬细胞是一组形态、功能及结构各异的多功能细胞群。肿瘤相关巨噬细胞具有明显的两面性,活化的巨噬细胞在功能、形态及代谢等方面发生诸多变化,具有强大的抗瘤作用,主要表现在以下几个方面[146]:①作为效应细胞通过非特异吞噬杀伤肿瘤。②通过分泌包括氧化氮、过氧化氢、溶细胞蛋白酶以及 IL-1、TNF、IFN 等因子在内的 100 多种生物活性物质直接或间接地抑瘤或杀瘤。③作为抗原呈递细胞,吞噬肿瘤细胞或肿瘤抗原-抗体复合物,加工处理后呈递给 T 细胞,激发特异性 T 细胞免疫。而未活化或过度激活的巨噬细胞则促进肿瘤血管生成和基质降解、增强细胞运动能力而致肿瘤侵袭转移[147]。

### (2) NK 细胞

NK 细胞是具有多种免疫学功能的淋巴样细胞,其杀伤效应无 MHC 限制性,不需致敏即可杀伤多种肿瘤细胞和病毒感染细胞,是一类在肿瘤发生早期起作用的效应细胞[148]。NK 细胞对肿瘤的杀伤主要表现为直接溶解肿瘤和分泌细胞因子两个方面,既可通过分泌穿孔素直接溶解肿瘤,又可在细胞表面表达 FasL,通过类似于 CTL 的机制杀伤肿瘤细胞。

近来 NK 细胞杀伤活性与 MHC 分子间的关系受到关注,NK 细胞可依据识别 MHC 分子的差异(即 NK 受体的差异)而分为不同亚群。一些肿瘤对 NK 细胞杀伤敏感性与肿瘤 MHC 分子变化有关,可由于表达不为 NK 细胞识别的 MHC 分子而逃逸 NK 细胞的杀伤。

### (3) B 细胞

B 细胞在人实体瘤中并不常见,研究既不多,也不深入。有研究认为,在患者外周血中常可检测到由浆细胞分泌的随病情而变化的肿瘤特异性抗体:进展期显著高于早期患者,肿瘤切除后抗体效价下降,出现复发转移时效价又复上升。另有报道认为,浆细胞代表了明显的免疫细胞浸润情况,在乳腺髓样癌中发现浸润了大量的 B 细胞者其预后较好[149]。但肿瘤浸润 B 细胞来源的抗体在肿瘤生长侵袭中的作用尚无定论:抑制肿瘤生长或者促进肿瘤侵袭转移、血管生成、诱导局部免疫耐受均有报道,并与刺激抗体产生的抗原性质和来源密切相关[149,150]。上述结果提示,有可能将肿瘤特异性抗体作为标记,以利于肿瘤的早期发现和复发转移监测,并通过特异性抗体发现来鉴定特异性肿瘤抗原。

## 15.2.7 微环境免疫细胞功能障碍机制

长期以来,微环境免疫细胞被视为宿主免疫系统对肿瘤识别和攻击的最直接表现,并与预后关系密切。然而,它们并未能有效控制肿瘤生长、侵袭和转移,成为一群"战败者"或"战败者后裔",更有人怀疑他们只是肿瘤伴随的一种现象而无实际益处[151]。这提示肿瘤局部存在抑制机体抗瘤效应有效发挥的免疫抑制网络。近年来，各种导致微环境免疫活性细胞功能障碍的机制陆续被发现，对这些问题的深入理解和全面阐述，对于探索有效克服免疫抑制、激发抗肿瘤效应的策略、最终消灭肿瘤具有重要意义[152]。

### (1) 缺氧微环境

肿瘤局部的缺氧微环境导致无氧糖酵解为主的代谢方式，大量酸性代谢产物聚集，加上缺乏正常的血管分布不能及时运输代谢产物，造成局部呈偏酸性的间质环境[153]。而中性或偏碱性的环境更有利于诱发有效的免疫反应，在偏碱性环境下 NK 细胞的激活最为迅速[154]。肿瘤局部酸性微环境可抑制淋巴细胞增殖，降低其细胞毒作用，是造成免疫抑制的重要理化因素。

### (2) 慢性炎症

在全球范围内，感染造成的慢性炎症与超过 15% 的肿瘤密切相关，使用非甾体类抗炎药物可使某些癌症危险性下降。在慢性炎症状态下，免疫细胞的持续存在产生了易诱导周围上皮细胞癌变的微环境，这种微环境富含的生长因子、细胞因子、酶类及其信号转导通路既能够刺激突变的癌前细胞增殖，乃至发生癌变，还能使 NK 细胞早期激活不彻底，肿瘤相关抗原识别受抑制，抗原特异性 T 细胞反应不足，记忆 T 细胞无能，甚至发生 AIDS，使机体不能有效发挥抗肿瘤效应[155]。

固有免疫细胞在慢性炎症促癌过程中发挥着至关重要的作用。它们不仅是微环境中促进肿瘤发生发展的各种因子及酶类的主要来源，还通过直接的正反馈通路增强肿瘤细胞的侵袭转移潜能。临床及基础研究均证实，微环境固有免疫细胞对肿瘤血管生成的促进作用，参与了局部免疫抑制网络的营造，如肿瘤相关巨噬细胞可以产生特异性趋化因子，诱导 Treg 细胞聚集至肿瘤局部[156]，而肥大细胞则被认为是 Treg 细胞起作用的重要机制之一[157]。

### (3) 效应性 T 细胞功能缺陷

肿瘤局部存在结构异常，如组织间隙压力高、缺氧、pH 值异常、血管结构异常、淋巴管缺如等，以及局部抗原呈递细胞呈不成熟或耐受状态，因此肿瘤微环境并不是一个"合格的淋巴组织"，其产生的效应 T 细胞往往存在功能缺陷，主要表现在以下几个方面[125,151]：①抗原刺激的急性时相对于 T 细胞活化至关重要，涉及 NK 细胞充分激活以及抗原呈递细胞的成熟，乃至于整个固有免疫系统的启动。而肿瘤历时漫长，类似于慢性感染，导致抗原刺激的急性时相缺失、NK 细胞早期激活不彻底，最终造成肿瘤特异性 T 细胞反应不足。②在实体瘤转移前，肿瘤抗原被限制于局部，无法释放到引流淋巴结，使 T 细胞得不到应有刺激。当肿瘤进展至转移播散晚期，虽然释放的肿瘤抗原可有效活化效应 T 细胞，但此时免疫抑制网络已遍布全身，活化的免疫细胞仍不能发挥有效的抗肿瘤反应。③CD3 是转导 T 细胞活化的第一信号，肿瘤微环境 T 细胞 CD3ζ 链和 P56$^{Lak}$ 表达降低，而 CD8$^+$CD28$^-$ 细胞以及负性协同刺激分子增多。CD3 分子 ζ 链表达下调与 T 细胞增殖和细胞毒性缺失有关。P56$^{Lak}$ 是胞内参与 T 细胞活化信号转导的一种蛋白酪氨酸激酶，其降低提示 T 细胞活化能力下降。CD28 与 CD80/86 互为配体，为 T 细胞提供协同刺激信号，CD8$^+$CD28$^-$ 细胞增多提示 T 细胞活化障碍。B7-H1、B7-H2 和可诱导共刺激分子(inducible co-stimulator, ICOS)是 T 细胞活化协同刺激分子 B7 家族新成员。ICOS-B7-H 相互作用可诱导 IL-10 生成，参与细胞免疫的负调控，抑制抗肿瘤免疫应答。因此，T 细胞活化协同刺激分子、参与活化信号转导的蛋白酶类减少或缺失以及负性协同刺激信号途径的激活均可致 T 细胞活化障碍，抑制抗肿瘤免疫的产生。

### (4) 效应性细胞凋亡

肿瘤细胞可分泌可溶性因子，降低 T 细胞介导的反应程度，导致诸如 NK 细胞和 CTL 等细胞毒性的效应细胞凋亡。这体现在以下几个方面[151,158,159]：①不仅通过下调细胞表面的 Fas 来逃避杀伤细胞攻击，还能过表达 FasL，通过 FasL-Fas 通路诱导微环境中 Fas$^+$ 淋巴细胞凋亡；②分泌可溶性 HLA-I 类分子，与效应细胞表面受体结合，诱导其凋亡；③淋巴细胞在肿瘤所造成的慢性炎症环境中，受到肿瘤抗原反复刺激，相应的活化条件(细胞因子和共刺激分子)又不充分，结果导致 AIDS；④通过表达 TRAIL 诱导 IL-2 激活的 T 细胞凋亡，逃避免疫攻击；⑤释放可溶性抗原分子，与抗体结合形成复合物，通过抗体的 Fc 段与淋巴细胞、NK 细胞、巨噬细胞的 Fc 受体结合，封闭抗体依赖细胞介导的细胞毒效应；⑥分泌可溶性活化受体的配体，如 NK 细胞活化受体 NKG2D 的配体 MICA，下调免疫细胞表面活化受体的表达，使免疫效应细胞功能丢失或下降。

### (5) 效应性淋巴细胞无法到达局部微环境

抗肿瘤免疫反应的起效，除了必须有一定数量和活性的免疫细胞外，还要能够到达并有效进入肿瘤局部。肿瘤微环境内的高间质压力，是阻止淋巴细胞浸润的重要因素[154]。肿瘤血管内皮细胞上表

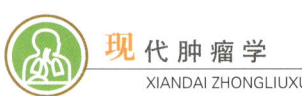

达的各种细胞黏附分子表达降低,也降低了免疫细胞在内皮细胞的黏附和跨内皮细胞迁移,使免疫细胞难以突破肿瘤血管内皮细胞的屏障[160]。

**(6) 肿瘤来源的致耐受性物质**

肿瘤细胞可自分泌或旁分泌一些免疫抑制性因子,抑制微环境免疫细胞分化、成熟及功能,或通过诱导免疫调节细胞削弱免疫系统对肿瘤的排斥效应。其中,具有代表性的包括以下几个方面[127,141,161]。

1)转化生长因子β 肿瘤分泌的异常高量TGF-β 与多种肿瘤的不良预后有关[162]。TGF-β 是介导肿瘤免疫逃逸最有效的抑制分子,可抑制微环境中各种免疫细胞浸润、增殖、分化、活化,通过下调 $bcl$-2 mRNA 的表达而诱导局部免疫细胞凋亡;抑制肿瘤细胞表面靶细胞识别抗原表达,诱导 HLA-Ⅱ类分子、B7-1、细胞间黏附分子低或不表达;抑制 Th1 型及炎性细胞因子产生及活性,促进向 Th2 漂移;封闭细胞因子启动的信号转导通路;抑制 CTL、NK 细胞 CD3、FcRⅢ分子中ζ链及胞质信号蛋白磷酸化,阻碍转录因子活化,导致穿孔素、颗粒酶 B 合成受阻;增强 CD94/NKG2A 在 T 细胞、NK 细胞中表达,下调活化受体 NKp30、NKG2D 的表达,影响 T 细胞、NK 细胞活化和抑制信号的平衡;抑制免疫球蛋白分泌,减少 B 细胞膜 IgM、IgG 表达。

2)血管内皮生长因子 VEGF 可由大多数肿瘤细胞、间质细胞和浸润的巨噬细胞释放。VEGF 可影响 DC 分化与成熟,阻碍其抗原呈递功能,影响 CTL 增殖、活化及肿瘤细胞对 CTL 杀伤的敏感性。

3)前列腺素 $E_2$(PGE$_2$) PGE$_2$ 可抑制 Th1 类细胞因子合成,促进肿瘤细胞产生 Th2 类因子,是 IL-10 的潜在诱导剂;阻断 IFN、TNF 和 IL-1 形成,通过不依赖 IL-10 的机制抑制巨噬细胞产生 IL-12,使 IL-10 与 IL-12 的平衡失调;直接抑制 T 细胞、B 细胞增殖,阻碍 NK 细胞、LAK、CTL 的抗瘤活性,诱导 FOXP3$^+$ 调节性 T 细胞分化;抑制巨噬细胞产生氧化亚氮及过氧化物,损伤巨噬细胞的免疫杀伤活性。

4)趋化因子[163] 肿瘤和黑色素瘤等分泌的趋化因子 CCL2/MCP-1、CCL5/RANTES、CCL3/MIP-1α 和 CCL20/MIP-3α,可趋化并聚集 iDC,使 T 细胞活化受阻。卵巢癌、黑色素瘤和头颈部鳞癌等的肿瘤细胞可以分泌 CXCL12/SDF-1,趋化表达 CXCL12 受体的异质性 DC(主要是 pDC)聚集,微环境中的 pDC 缺乏 TLR9 的表达,不能产生高水平 IFN-α,且诱导 T 细胞分泌高水平的 IL-10,抑制 CTL 功能。

5)干扰素[164] IFN 是一类具有抗肿瘤、抗病毒和免疫调节作用的糖蛋白,其双相作用已被认识。IFN-α 在低浓度具有抗肿瘤作用,但在较高浓度下反而促进肿瘤生长。IFN-α 通过上调肿瘤细胞 HLA-Ⅰ类分子表达而对 NK 细胞抗肿瘤效应发挥负性调节作用。IFN-α 和 IFN-γ 对 NKG2 受体系统具有相反的调节作用:IFN-γ 抑制 NKG2D 表达,促进 NKG2A 的表达,表现为 NK 细胞的负性调节作用。

6)肿瘤外分泌物(exosome)[165] 患者体内广泛存在着肿瘤细胞分泌的微颗粒,可以促进单核细胞分化成具有免疫抑制功能的细胞,有助于机体免疫耐受状态的维持,促进肿瘤发生与发展。

7)膜结合补体调节蛋白(mCRP) 肿瘤细胞可表达 mCRP,保护肿瘤细胞免受补体依赖的细胞毒作用。

8)B7-H1 是 B7 家族的新成员之一,肿瘤细胞表达的 B7-H1 与受体结合后,能抑制特异性细胞和体液免疫,参与肿瘤免疫逃逸。笔者的研究发现肝癌组织不同程度地表达 B7-H1 分子,其表达水平与肿瘤微环境中效应性 T 细胞呈负相关,与调节性 T 细胞呈正相关,并且是患者术后复发转移的独立预测指标。

9)CD44 是细胞表面的一种跨膜糖蛋白,主要参与细胞与细胞、细胞与基质间的黏附作用,发挥广泛的生物学功能。通过肿瘤细胞表达的结构异样、数量增加的 CD44 与基质成分如透明质酸的相互作用,能抑制肿瘤细胞 Fas 表达和 Fas 介导的凋亡,降低肿瘤细胞对 CTL 的敏感性和自身 CTL 产生干扰素,使肿瘤逃脱 Fas 介导的 CTL 杀伤。

## 15.2.8 髓系抑制性细胞及调节性 T 细胞

肿瘤细胞趋化髓系来源抑制性细胞(MDSC)及调节性 T 细胞至局部微环境,并促进其增殖、活化及诱导分化。MDSC 主要通过两种酶发挥抑制作用:①表达诱导型 NO 合酶(iNOS,IFN-γ 依赖的),通过 NO 及其相应的信号通路促使微环境中 T 细胞凋亡;②表达精氨酸酶-1(ARG1,IL-4/IL-13 依赖的),耗竭微环境中对 T 细胞活化及记忆功能具有重要作用的精氨酸。MDSC 还拥有类似调节性 T 细胞的通过抑制性因子或细胞接触依赖的机制,产生大量活性氧化物,下调微环境中 T 细胞的 CD3ζ 链,诱导 Treg 细胞分化、增殖等[144]。肿瘤微环境中聚集的 Treg 细胞是形成免疫抑制网络的重要细胞,如前所述,可通过抑制性因子如 TGF-β、IL-10 或者细胞接触依赖机制,负向调节局部抗肿瘤免疫,对抗肿瘤免疫反应的整个过程都起作用[127]。

### 15.2.9 肿瘤细胞的抗原性变异

CD8+T细胞对靶细胞的攻击需要TCR与其表面抗原肽-HLA-Ⅰ类分子复合物结合,肿瘤细胞常有经典的HLA-Ⅰ类抗原表达缺失,从而逃避T细胞的识别及杀伤[158]。HLA-Ⅰ类抗原分子表达可影响肿瘤微环境中浸润的免疫活性细胞数,两者呈正相关:HLA-Ⅰ类分子表达下降的癌组织中浸润免疫细胞总数、T细胞数均下降,下降显著者其临床分期晚,预后差。肿瘤细胞通过表达非经典的MHC-Ⅰ类抗原HLA-G来回避T细胞的攻击[166]。HLA-G还可与NK细胞KIR结合,诱导NK细胞抑制而逃避NK细胞的杀伤作用。HLA-Ⅱ类抗原表达异常,在肿瘤免疫逃避中也发挥一定的作用。

### 15.2.10 高通量信息时代的肿瘤免疫微环境研究

传统免疫学研究仅仅局限于某一种或少许细胞或基因(分子),不能同时进行相关的大规模研究,因此对机体存在的异常复杂的免疫网络以及多角度、多层次的癌与宿主相互作用很难从总体上、全方位地把握[167,168]。肿瘤微环境之所以日益受到重视,就是在传统研究不足基础上,强调癌与宿主互动的重要性。基因组学、转录组学、蛋白质组学、代谢组学以及其他高通量研究技术的兴起与日益完善,为肿瘤微环境研究提供了技术支撑与理论保证,既可对以往建立在现象观察基础上的假说进行验证,又可在大规模、无偏倚研究基础上提出新的理论与设想,从而大大推动研究的精确性与进程,成为目前肿瘤学研究的一个方兴未艾的热点,受到广泛关注[169,170]。

### 15.2.11 治疗手段对微环境中免疫细胞的影响

在临床实践中,肿瘤治疗手段包括手术切除、局部治疗(如射频消融、微波、冷冻治疗)、放疗、介入化疗、全身化疗、免疫生物治疗等。以往人们往往重视的是如何利用这些手段尽可能彻底地杀灭肿瘤,诚然,绝对意义上的根治性切除不仅彻底消灭了肿瘤,肿瘤局部免疫抑制网络及转移复发的根源亦不复存在,患者全身的免疫抑制状态也逐渐恢复正常。但实际上,由于肿瘤在很早期就存在微转移,上述意义的根治性切除很难做到。近来,临床医师逐渐认识到各种治疗特别是姑息性切除、放疗、化疗其实是"双刃剑",在杀灭肿瘤的同时,不可避免地对机体带来全身与局部两个层面的负面影响,涉及免疫功能、肿瘤侵袭性以及器官生理、生化、功能等多方面[152]。毁损性治疗如能有效地联合免疫干预,则对逆转肿瘤对治疗的抵抗、减轻免疫抑制程度、消灭少量残存肿瘤,特别是静止肿瘤细胞或肿瘤干细胞具有重要意义[171]。

对姑息性切除、放疗、化疗等以减瘤为主要目的的治疗而言,尽管肿瘤负荷的减少可能减少免疫抑制程度,肿瘤破坏释放的抗原在一定程度上有助于抗肿瘤免疫激活,但这些治疗对机体免疫系统的抑制则是肯定的,最终有利于免疫发挥的因素并不足以抗衡其带来的负面作用[172]。

以增强机体抗肿瘤免疫为根本的免疫治疗或干预措施对免疫系统的影响有以下4个方面值得关注:①以疫苗为主的免疫治疗可以激发系统与局部抗肿瘤反应,减少免疫调节细胞或因子的抑制作用,但也可能诱导负相物质产生。如接受负载肿瘤抗原DC的黑色素瘤患者,不仅抗原特异性CTL大量增殖,Treg细胞数目也同样增加,限制了DC瘤苗的疗效[138]。②一些化疗药物的免疫增强作用逐渐被发现,为免疫治疗、化疗带来了新的视野和思路。如传统的化疗药物环磷酰胺,一般为大剂量应用,不仅疗效有限,而且易导致肿瘤耐药、毒副作用和免疫抑制的进一步加重。临床实践表明,长期低剂量给予环磷酰胺,不仅肿瘤耐药和毒副作用大幅降低,而且能通过减少Treg细胞数目、抑制Treg细胞功能、降低Treg细胞增殖能力并促进其凋亡[173]。调控微环境中高表达于多种肿瘤细胞具有强烈免疫抑制作用的半乳糖凝集素1(galectin-1)的表达和功能[174],可改善患者免疫状态。③一些本身就以免疫调节为主的小分子活性物质,无论是全身还是局部应用,都能改善局部免疫效应,如瘤内给予GM-CSF/IL-12可以促进各种亚群的DC活化、成熟,从而激发有效的CTL反应,使肿瘤消退。但远期疗效有限,肿瘤复发难免,局部反复给药疗效逐渐减弱,并观察到复发瘤内浸润的Treg细胞进行性增加、细胞因子失衡加重(IL-10、TGF-β上调,IFN-γ下调)、肿瘤特异性的CTL浸润逐渐消失[175]。这就部分解释了长期免疫治疗逐渐遭遇抵抗的原因。④一些免疫调节因子由于使用剂量、疗程的不同而呈现不同效应。如大剂量 IL-2 治疗可使患者外周血中 Treg 细胞大量扩增，刺激 Treg 细胞表达趋化因子受体 CXCR4 和 CCR4，其相应的配体 CXCL12、CCL22 则高表达于肿瘤局部微环境，促进 Treg 细胞向肿瘤的特异性聚集[138]。在转移性黑色素瘤和转移性肾癌患者，大剂量 IL-2 治疗可使临床出现缓解的患者外周血中本已增加的 Treg 细胞数量降至正常，而病情恶化的患者 Treg 细胞数量仍继续增加。提示 IL-2 并不一定总是有助于抗肿瘤免疫，可能由于 Treg 细胞抵消部分 IL-2 的抗肿瘤效应，以致临床应用中仅观察到有限疗效[176]。

肿瘤临床治疗的另一个重要进展是新的局部治疗手段（如射频、冷冻、微波、高功率聚焦超声、瘤内注射等），由于既能有效地破坏肿瘤，全身干扰又小，所以得到广泛应用，这些治疗对微环境免疫状态的影响是不言而喻的。通过局部治疗直接毁损肿瘤，大量肿瘤抗原随之释放，可以显著地激活局部浸润的 DC，而不像凋亡抗原那样会诱导 DC 耐受。因此，接受此类治疗的患者，不仅微环境中大量 DC 和 T 细胞浸润，全身可以检测到强烈、特异性抗肿瘤 T 细胞反应，T 细胞记忆效应也大大增强[177]。

值得重视的是，分子靶向治疗是近年来肿瘤治疗的一个全新进展。由于肿瘤细胞内在的异质性很容易导致耐药，很多药物是以肿瘤微环境中的间质成分作为治疗靶点。包括以拮抗免疫耐受相关因素、重建免疫微环境的药物，如吲哚胺 2,3-双加氧酶（indoleamine 2, 3-dioxygenase, IDO）、精氨酸酶（arginase）、伊马替尼（imatinib）等。这些药物可以激活患者体内的 DC 和髓系来源抑制性细胞，阻断肥大细胞依赖的调节性 T 细胞的功能[55]。

### 15.2.12 问题与展望

肿瘤局部免疫细胞在肿瘤发生发展中具有极其重要的作用，已经成为肿瘤、免疫学研究的重要领域与方向。从临床角度看，笔者认为以下几个方面更值得重视[152]：①肿瘤局部淋巴细胞作为一个复杂的多细胞群体，它们之间及其与肿瘤细胞和局部其他细胞之间的相互作用，在肿瘤发生发展中起了十分重要的作用。只有通过综合评价免疫细胞类型、数量、分布以及功能状态才能更准确地把握局部免疫状态，更深刻地认识免疫逃逸机制。②肿瘤局部免疫细胞与肿瘤之间的关系，将不再局限于传统意义上的免疫细胞发挥监视作用及肿瘤通过一定机制逃避宿主的免疫攻击，免疫细胞还可以改变肿瘤的生物学特性，直接或间接地影响肿瘤的发生与发展，甚至可以增强肿瘤侵袭转移潜能，直接促进肿瘤复发转移。③肿瘤患者系统免疫状态并不能真正代表局部免疫状况，当前免疫治疗效果不理想的重要原因就是局部存在的负面因素抑制了免疫效应的发挥。因此，准确全面地掌握微环境中免疫细胞为主体的免疫状况，把握、机体全身以及肿瘤局部免疫状况的异同之处、作用特点，对于设计更加理想、有效的免疫治疗方案，提高免疫治疗效果至关重要。④免疫学基础理论的飞速发展为肿瘤免疫的研究提供了新的方向与基石。传统将免疫系统分为过继与固有免疫两大类的分法已不能适应新理论、新发现。一些兼具两者特性的细胞如 NKT 细胞、γδT 细胞等的发现，为更加深入研究微环境中的免疫细胞提供了可能[62]。⑤肿瘤微环境是一个动态的过程[63]，各种治疗手段对肿瘤局部微环境以及免疫细胞的影响将直接影响肿瘤的生物学特性，进而影响预后。⑥应用高通量技术，准确全面地评价免疫细胞与肿瘤间的相互作用，将有助于从细胞、分子、基因水平等多层次正确认识肿瘤，对于肿瘤分子诊断、分期分型、预后判断、选择合适的高危患者以及正确的干预靶点等个体化治疗将会产生深远影响。

## 15.3 肿瘤微环境中的成纤维细胞

过去 20 余年癌症的基础研究主要集中在癌细胞自身，发现上皮细胞基因受损可导致癌症的发生发展，这不仅增进人们对肿瘤形成的基本认识，而且该受损基因的靶向治疗丰富了癌症的治疗手段[178]。但癌症死亡率持续居高不下的事实让人们对癌症的本质和如何控制癌症有了更新的认识。多种间质细胞和 ECM 构成的肿瘤微环境在癌症的发生发展和转移中的作用日益受到重视[179-182]。微环境与肿瘤细胞之间是密不可分的功能整体。这一概念与著名 Paget 的"种子-土壤"学说不谋而合[183]。肿瘤的发生发展并非由上皮细胞或微环境单方面决定，而是由两者相互作用所构成的肿瘤-宿主界面微环境的平衡状态所决定的[13]。微环境已经成为预测肿瘤预后[184]和防治肿瘤[185]的新热点。

与正常上皮细胞一样，癌细胞也生长在由多种间质细胞和 ECM 组成的复杂的微环境中[186]。间质细胞包括各型成纤维细胞、内皮细胞、平滑肌细胞、中性粒细胞、T 细胞、B 细胞、巨噬细胞及抗原呈递细胞等。ECM 包括各型胶原蛋白、纤连蛋白、层粘连蛋白等。但肿瘤微环境不同于正常上皮细胞微环境，正常上皮细胞微环境仅含有少量的成纤维细胞及生理状态的ECM，而肿瘤微环境通常具有大量的成纤维细胞，更高密度的毛细血管，更多活化状态的ECM沉积，同时还存在着大量细胞生长因子、趋化因子以及血管生成因子等。成纤维细胞是肿瘤微环境内最主要的非炎症免疫细胞成分，分泌多种基质中的细胞因子，对肿瘤微环境的形成和调节具有重要作用。

## 15.3.1 肿瘤相关成纤维细胞的定义

肿瘤微环境中的成纤维细胞[187]，即肿瘤相关成纤维细胞（tumor-associated fibroblast，TAF），又称癌相关成纤维细胞（cancer-associated fibroblast，CAF）、肌成纤维细胞（myofibroblast），是指肿瘤间质中成纤维细胞群。它首先由病理学家在伴有结缔组织生成的实体瘤中如乳腺癌、恶性黑色素瘤、霍奇金病等间质内观察到。该细胞群形态相似，功能多样，又具有较大的异质性。主要表现为细胞体积较大，呈梭形或星形，有明显的胞质突起，细胞核常呈锯齿状，核仁明显；细胞质中有明显的嗜酸性或嗜双色性纤维，丰富的粗面内质网和发达的高尔基复合体。超微结构的特点是弹性纤维、纤维连接复合体和细胞连接。其最具特征性的标记是α-平滑肌肌动蛋白（α-smooth muscle actin，α-SMA）[188]，另外还表达波形蛋白（vimentin）、结蛋白（desmin）、平滑肌肌球蛋白重链、成纤维细胞活化蛋白（fibroblast activation protein，FAP）等。在肿瘤组织中，TAF分布于肿瘤侵袭前沿、肿瘤-间质界面或肿瘤间质中靠近肿瘤血管内皮细胞并围绕癌巢。TAF在肿瘤的发生、发展和转移中均具有重要作用。

## 15.3.2 肿瘤相关成纤维细胞与肿瘤

### (1) TAF在肿瘤发生中的作用

包括乳腺癌、恶性黑色素瘤、家族性结肠息肉病、视网膜母细胞瘤以及Wilms瘤中分离出的TAF，在体内的增殖活性增强[26]。过度表达转化生长因子-β（TGF-β）和（或）肝细胞生长因子（HGF）的鼠成纤维细胞能够诱导正常人乳腺上皮发生癌变[14,189]。Olumi等的研究表明[190]，将SV-40转化的表型"正常"的前列腺上皮细胞与TAF或正常的成纤维细胞植入小鼠体内，仅TAF诱导形成前列腺癌样病变；永生化的前列腺上皮细胞在TAF的作用下，在小鼠

体内形成生长迅速的肿瘤结节，而在正常成纤维细胞的影响下未形成肿瘤。这些研究表明，正常的成纤维细胞对于维持上皮细胞的稳态是必需的。

### (2) TAF在肿瘤进展中也具有重要作用

Orimo等[191]研究显示，TAF通过分泌SDF-1/CXCL12诱导骨髓来源的内皮细胞的移动，促进ras转化的MCF-7乳腺癌细胞的裸鼠皮下肿瘤形成新生血管，同时上调乳腺癌细胞的增殖能力。Lochter等[192]研究发现，TAF除分泌多种生长因子之外，还能产生细胞外基质降解酶，如基质金属蛋白酶（MMP）。其中TAF高表达MMP3，通过诱导上皮-间质转变（EMT）直接促使乳腺癌的迁移和浸润。

### (3) TAF对肿瘤的转移也具有一定的影响

与原发瘤部位的TAF相似，在转移瘤部位活化的TAF同样具有促进肿瘤生长的作用。Olaso等[193]研究表明，小鼠注射B16M黑色素瘤细胞后，甚至在肿瘤长至150μm前就在肝内形成转移灶，同时伴有肝星形细胞的活化。肝星形细胞对于黑色素瘤肝转移灶的形成和转移灶新生血管化是非常重要的[194]。Grum-Schwensen等[195]研究表明，FSP缺陷的小鼠，因其成纤维细胞运动能力下降，从而使生长在其上的肿瘤细胞生长减慢、转移能力下降。

### (4) TAF与肝细胞肝癌（HCC）的研究

研究表明[196]，在HCC内有α-SMA阳性细胞的浸润，分布在肿瘤血窦周围和纤维间隔、包膜内（图15-4）。体外实验研究表明[197]，人肝成纤维细胞通过分泌HGF及HGF特异性受体c-Met促进HCC的增殖和侵袭性。Mikula等[198]利用肿瘤性肝细胞的体外研究表明，活化的肝星形细胞能够诱导自分泌的TGF-β信号和核内β-连环蛋白（β-catenin）的积聚，通过TGF-β依赖的途径控制肝癌的发生。

与其他消化道恶性肿瘤不同，HCC与各种慢性肝病引起的肝纤维化、肝硬化直接相关，80%以上的HCC患者合并不同程度的肝硬化。而在纤维化、硬化的肝脏中存在着大量静息或活化状态的成纤维细胞，包括静息状态的肝星形细胞、门管区成纤维细胞、骨髓来源的成纤维细胞以及肝细胞或胆管上皮细胞经EMT转化形成的活化型肌成纤维细胞[199]。最近Zindy等[200]利用基因芯片研究表明，通过TGF-β信号通路调节肝纤维化基因网络的关键基因MEN1与HCC密切相关。这些与纤维化、硬化相关的成纤维细胞，尤其是HCC侵袭前沿的肝组织内的成纤维细胞与TAF相比，是否存在显著差别？是否具有促进肝癌侵袭、转移的潜能？在肝癌的术后复

发、转移中的作用如何？都值得深入的研究。

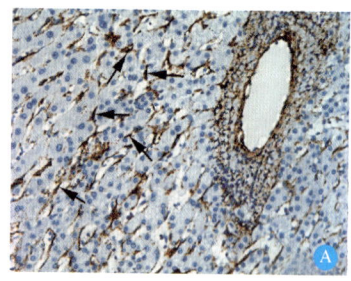 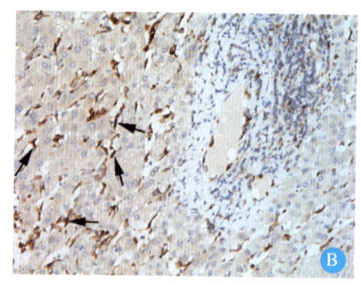 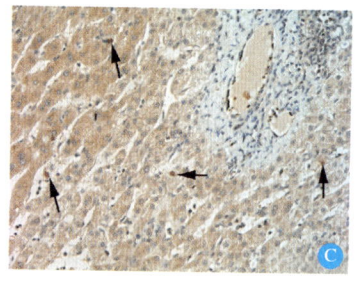

图 15-4　癌周肝组织的活化肝星形细胞（A）、巨噬细胞（B）和调节性 T 细胞（C）（×200）

注：星形细胞与调节性 T 细胞（$r = 0.285$，$P = 0.001$）和巨噬细胞（$r = 0.273$，$P = 0.029$）呈正相关。A、B 和 C 为同一病例，其 3 种细胞的表达水平均高。癌周肝组织的活化肝星形细胞单独检测，或联合调节性 T 细胞或巨噬细胞检测，具有预测预后的作用。

TAF 通过直接的细胞-细胞接触、可溶性因子的分泌和对 ECM 的修饰，对肿瘤微环境起着重要的调节作用，而且与肿瘤细胞相比，TAF 的基因组更加稳定[201]，因此 TAF 本身及其产生的细胞因子作为抗肿瘤治疗药物设计的靶点已成为可能。但是，目前缺少将 TAF 与肿瘤细胞作为整体同时进行两者交互作用的研究，此方面的深入研究将对肿瘤的发生、发展、侵袭、转移具有更全面的认识。

## 15.4　肿瘤微环境与肿瘤细胞基因不稳定性

经过几十年艰难曲折的肿瘤研究历程，人们已经初步认识到肿瘤本质上是一种基因组处于动态变化中的遗传性疾病[202,203]。基因组不稳定性与肿瘤发展进程密切相关，是恶性肿瘤发生发展的一个重要标记[6,204]。肿瘤在进展过程中会发生许多复杂的遗传学改变，如在染色体水平常发生非整倍体、染色体重组、染色体异位、染色体插入和缺失，而在 DNA 水平则常发生点突变如转换、颠换和移码等[205]。这些遗传学改变部分来自肿瘤细胞本身，而越来越多的证据则显示相当一部分基因的不稳定性由肿瘤周围微环境所引起[6,204-206]。

### 15.4.1　肿瘤微环境对肿瘤细胞 DNA 直接损伤和基因不稳定性

肿瘤微环境是一个由多种基质细胞、基质分泌的 ECM 及各种细胞因子组成的复杂系统，包括内皮细胞及其前身周细胞、成纤维细胞、平滑肌细胞、肌成纤维细胞、中性粒细胞和其他粒细胞（嗜酸性粒细胞和嗜碱性粒细胞）、肥大细胞、T 细胞、B 细胞、NK 细胞以及抗原呈递细胞（如巨噬细胞和树突状细胞）等[185]。而肿瘤微环境的特点是组织缺氧、pH 值降低和营养缺乏[207]，这些改变在实体瘤中更加明显。这主要与实体瘤血流灌注不足密切有关，而血流灌注不足又源于肿瘤的快速增长和脉管系统的极度紊乱[208]。因为肿瘤细胞的生长速度高于形成新生血管内皮细胞的生长速度，且肿瘤的新生血管有被重新破坏的可能，所以大多数的实体瘤，特别是肿瘤内部存在着供血不足的现象。血流灌注不足在实体瘤中会产生严重的急性和慢性缺氧，因为这一区域距离周围血管的距离大于氧及其他营养物的有效扩散距离[209]。而缺氧会诱导多种 DNA 损害和遗传学改变，导致基因组不稳定[6,204-206]。

除缺氧外，肿瘤血流灌注不足还会导致非生理性的 pH 值降低（酸中毒）、葡萄糖和其他营养物质缺乏、代谢毒素如乳酸增加等[210]，而这些又促使缺氧的肿瘤细胞由有氧呼吸转向无氧糖酵解，产生更多的二氧化碳，二氧化碳的形成又可进一步降低肿瘤微环境的 pH 值[211]。pH 值降低可以导致在 DNA 复制过程中起重要作用的 DNA 解螺旋酶和多聚酶等多种蛋白质结构和功能异常[211]，导致基因突变、DNA 损伤和基因组不稳定。

肿瘤微环境的这些特点和不利改变（特别是缺氧）是导致基因不稳定性的重要原因[206,212-214]。这种低氧、低 pH 值、低葡萄糖的微环境可通过一定的信号转导途径诱导某些基因的扩增和异常表达，从而改变肿瘤细胞及基质细胞的生物学特性。为适应肿瘤微环境的这些变化，肿瘤细胞也需要进行遗传和适应性改变，以便能进一步生存、增殖。Reynolds 等首次对由肿瘤微环境引起的 DNA 损伤和基因不稳定进行了定量评价,他们发现肿瘤体内生长的细胞突变频率是在培养基中生长的同种细胞突变频率的5倍[206]。其他实验室的许多研究也证实了实体瘤内生长的肿瘤细胞基因突变频率较体外培养的肿瘤细胞突变频率明显增加[12,215]。Paquette 等将 C3H/10T1/2 细胞进行电离辐射,然后将它们分别放在培养基或接种在同源鼠体内培养,结果发现接种在同源鼠体内培养的肿瘤细胞染色体(基因)重排明显增多[216]。这些研究进一步提供了肿瘤微环境导致肿瘤细胞基因显著不稳定性的证据。

(1) 肿瘤微环境与肿瘤细胞基因扩增

基因扩增是肿瘤细胞中最常见的改变之一,与多种癌基因过度扩增和肿瘤进展过程密切相关[217]。许多研究重点探讨了肿瘤微环境与肿瘤细胞基因扩增的关系,目前多数研究结果认为,微环境引起肿瘤细胞基因扩增的主要机制是缺氧-再氧合后所引发的 DNA 过度异常复制。在较早进行的一项研究中,Rice 等发现中国仓鼠卵巢细胞缺氧后再氧合时,二氢叶酸还原酶基因扩增导致对甲氨蝶呤的耐药性增强[218],因为在再氧合期相当一部分细胞内 DNA 过度复制,发生特异性基因扩增。这些遗传学变异的发生率非常高,缺氧24 h,72 h 后基因扩增的发生率可增加10~1 000倍。在利用多种细胞株进行的后续研究中证明,缺氧后多药耐药基因 P-糖蛋白扩增[219]。

而 Coquelle 等进行的缺氧诱发脆性位点的研究提出了缺氧引起染色体重排、基因扩增的新机制[220]。脆性位点是指染色体中特别容易断裂的区域,这些位点与多种染色体重排和癌基因扩增有关[221]。Coquelle 等研究发现脆性位点与染色体重排有关,脆性位点的激活可以启动断裂-融合周期(循环),导致双微体和同源染色区(匀染区)的形成,并定向重整到染色体的脆性位点[220]。最新的研究发现,在实验设计好的同源染色区(匀染区)内多重 DNA 双链断裂的选择性诱发可导致双微体和多种其他染色体重排(如染色体转换)等的发生。由复制抑制、阿非迪霉素和缺氧诱发的脆性位点能够引起相似的染色体重排[222]。简而言之,基因扩增是一个包括同源染色区(匀染区)和双微体互变的动态过程,导致复杂的染色体重排,而脆性位点的诱发是重要的推动力。

这些研究结果提示,肿瘤微环境特别是缺氧是导致肿瘤细胞基因扩增的一个强有力的诱因,缺氧是脆性位点的强力诱发因素,并为缺氧诱发基因扩增新机制的诠释提供了有力的证据。目前,大约90个脆性位点已经在人类染色体上得到了鉴定[223]。这些位于染色体不稳定区域的基因很容易发生缺失和重排,它们在肿瘤发生和进展过程中起了重要的作用[224,225]。

(2) 肿瘤微环境与肿瘤细胞基因突变和 DNA 合成异常

缺氧-再氧合损伤的另一个后果是 DNA 合成异常,导致 DNA 过度复制。DNA 合成中断与复制停顿有关,复制叉断裂后引起 DNA 单链和双链断裂[226]。许多研究显示缺氧后 DNA 过度复制[218]。严重缺氧(氧含量0.02%)会引起 S 期停止,而再氧合时迅速逆转[227]。其机制可能与缺氧抑制氧依赖酶导致脱氧核苷酸缺乏有关[228],也有人认为由细胞周期蛋白 A 降解所致[229]。也有证据显示缺氧引起 G1 期停止,尤其在 p53 缺失细胞[230]。Young 等研究发现,缺氧引起的 DNA 过度复制能够促进肿瘤的转移潜能[231]。

另外,缺氧还可以在点突变、微卫星不稳定和小片段缺失/插入等水平诱发基因突变。许多研究发现,肿瘤内生长的肿瘤细胞的突变频率明显多于体外培养的肿瘤细胞[12,206,232]。Reynolds 和 Papp-Szabo 等研究发现缺氧条件下培养细胞的点突变频率明显增加[206,232]。与含氧量正常的对照组相比,短暂的缺氧会导致基因突变频率的增加,而多个缺氧-再氧合循环的发生更会导致基因突变频率的明显增加。

(3) 肿瘤微环境与肿瘤细胞 DNA 损伤

肿瘤微环境的缺氧-再氧合会导致肿瘤细胞 DNA 损伤,这些损伤主要由增加的活性氧簇(reactive oxygen species, ROS)、抗氧化物酶和超氧化物歧化酶引起[233]。这些氧化应激可以引起多种碱基损伤,最常见的嘌呤和嘧啶改变是 8-氧鸟嘌呤和胸腺嘧啶乙二醇的形成[228]。而 8-氧鸟嘌呤特别重要,因为它能与胞嘧啶或腺嘌呤以几乎相等的效率配对,导致 GC-TA 颠换的发生[234]。这一可能的 DNA 损伤机制与肿瘤生物学特性密切相关,因为肿瘤微环境中缺氧的发生是短暂而无规律的,导致缺氧和再氧合过程频繁发生,以及肿瘤微环境 DNA 的严重损伤。

越来越多的证据显示缺氧和活性氧簇还与其他形式的 DNA 损伤有关,如 DNA 单链或双链断裂等,而双链 DNA 的完全修复对维持基因组的完整性至关重要,因为这些损害可能导致细胞内染色体异位、缺失和扩增[235]。研究表明缺氧后的再氧合能够引起明显的 DNA 损伤,相当于4~5 Gy 电离辐射引起的损伤程度[236]。另外,用自由基 NAC 预处理的细胞能够抑制再氧合引起的 P53 磷酸化,由此进一步证实 DNA 损伤(DNA 链断裂)由活性氧簇引起,而且主要发生在缺氧后的再氧合期。

除缺氧外,肿瘤微环境的其他因素如肿瘤组织营养缺乏和低 pH 值(酸中毒)等也能够诱导 DNA 损伤,导致基因不稳定性。Cuvier 等研究发现营养缺乏和酸中毒都能增强鼠肿瘤细胞的转移能力[237],这种肿瘤细胞转移能力的增强很可能也是因为缺氧导致肿瘤转移相关基因表达改变所致[214,238]。最新的研究表明,缺氧可能通过转录激活 met 原癌基因(此基因能够调控肿瘤细胞的生长和侵袭),促进肿瘤细胞的侵袭性生长[239]。肿瘤微环境的这些不利因素可能会损害细胞基因组的完整性,导致更高恶性表型的发展。Goncharova 等研究发现血清饥饿会诱发中国仓鼠卵巢细胞基因突变[240],当细胞培养基中血清浓度低于 0.25% 时,中国仓鼠卵巢细胞内大肠杆菌 gpt 报道基因的突变率增加近 5 倍,伴细胞内氧化剂增多;而加用抗氧化剂后此基因突变率显著降低。Li 等研究也发现血清饥饿导致 4T1 细胞基因不稳定性显著增加[12]。

## 15.4.2 肿瘤微环境对 DNA 修复通路损伤和基因不稳定性

肿瘤微环境的不利影响除了直接导致遗传突变和 DNA 链断裂等多种 DNA 损伤外,还会通过损害 DNA 修复通路的功能,间接导致基因组不稳定性,促进多步骤的肿瘤恶性进程[6,204,214]。许多研究表明,日积月累的内源性反应性代谢产物、复制错误会导致一系列 DNA 损伤和基因突变[234]。正常情况下这些引起基因不稳定的潜在致命危害会被机体内至少 130 个各种各样的 DNA 修复基因所抵消,它们通过各种不同的信号通路如 DNA 错配修复(mismatch repair,MMR)和核苷酸切除修复(nucleotide excision repair,NER)等保持基因组的完整性[241]。正常组织能够在 DNA 损伤和 DNA 修复之间保持动态平衡,但在肿瘤等病理情况下这些 DNA 修复通路受损,DNA 损伤与修复之间失去平衡,导致基因组不稳定。

(1) DNA 错配修复通路损伤与基因不稳定性

人体细胞存在着一个高度保守、特异性修复 DNA 碱基错配的酶体系,称错配修复(MMR)系统。迄今已在人体细胞中分离出 *hMSH2*、*hMSH3*、*hMSH6*、*Duc-1*、*hPMS1*、*hPMS2*、*hMLH17* 种人错配修复基因,它们在识别和修复 DNA 复制过程中出现的错配碱基、维持细胞 DNA 中微卫星乃至整个基因组的稳定性方面发挥了重要作用[242]。

DNA 错配源于 DNA 复制和修复错误[243],这些遗传变异通过错配修复通路进行修复。人类错配修复基因如 *MLH*1、*MSH*2、*MSH*6 等突变与遗传性和散发性肿瘤的发生均密切相关[244]。许多研究结果显示,缺血/缺氧会通过抑制这些基因的表达损害 DNA 修复通路的功能[245-247]。人类遗传性非息肉性结肠直肠癌就是因为错配修复基因突变引起的,其癌变机制与 DNA 错配修复功能丧失密切相关[243]。Mihaylova 等报道缺氧特异性地下调 *MLH*1 基因表达,*MLH*1 下调后其配体 PMS2 也随之失稳,导致 MutLα 错配识别功能减退,继之 DNA 错配修复功能失调[246]。Koshiji 等报道在人结肠癌细胞株 HCT116 中启动错配修复通路的 MutSα 基因 *MSH*2、*MSH*6 在缺氧情况下被 HIF-1α-Myc 通路特异性下调[245]。而 *MSH*2、*MSH*6 下调是 HIF-1α 和 P53 严格依赖的[247]。

也有证据显示错配修复因子可能参与 DNA 代谢的其他功能,包括转录耦合修复、重组和细胞分裂周期调控[248]。尽管错配修复功能失活经常涉及 *MLH*1 基因超甲基化,散发肿瘤也显示错配修复功能丧失[249]。许多研究结果发现当没有体细胞突变和启动子超甲基化时,错配修复蛋白表达水平降低[250]。相反,错配修复基因在哺乳动物细胞特定表达[251]。基于上述发现,Chang 等检测了缺氧后错配修复蛋白的表达情况,结果发现缺氧在转录水平可特异下调 *MLH*1 基因表达[252]。也有报道显示缺氧后 PMS2 蛋白表达水平继发性降低,推测可能由异源二聚体配体 *MLH*1 缺乏所引起。

这些发现描绘了一个缺氧下调关键 DNA 修复通路导致获得性基因不稳定性的特异信号通路。有趣的是,Chang 等后来研究发现,伴随氧化应激产生的活性氧簇可使错配修复系统的功能失活[253]。在这些研究中观察到氧化应激状态下某些关键错配修复蛋白表达方式发生改变。另外,也有报道显示错配修复功能低下的细胞缺氧明显[254]。因此,缺氧导致 DNA 错配修复通路抑制的机制可能是多方面的。

(2) 核苷酸切除修复通路损伤与基因不稳定性

核苷酸切除修复(NER)系统是修复各种因素所致 DNA 损伤的一个重要 DNA 修复系统,它不仅能修复碱基的甲基化或氧化等小的损伤,还可对大片段的 DNA 损伤如加合物或双链断裂予以修复,对维持整个基因组的完整性、保障基因的正常功能是必不可少的[242]。Yuan 等研究发现缺氧应激会抑制核苷酸切除修复通路功能,缺氧能抑制紫外线损伤质粒的复活,主要与紫外线促进细胞基因突变有关[255]。这一现象与缺氧时紫外线会加重基因突变相符。有趣的是,这些研究并未发现缺氧条件下 NER 通路相关蛋白表达水平下调。因此,这一信号通路失活的具体机制尚未明了。最近,Bindra 等采用基因芯片研究肿瘤细胞缺氧应激情况下的基因表达谱,结果也未能发现 NER 通路相关基因表达水平的明显变化[256,257]。这就提示缺氧诱导的三磷腺苷(ATP)减少可能损害 NER 通路相关蛋白酶的活性,导致 NER 修复通路功能减退[248]。

### (3) 双链断裂修复损伤与基因不稳定性

除了在核苷酸水平发生遗传学改变外,肿瘤细胞常在染色体水平发生不稳定性[203]。早期研究显示,短暂缺氧会诱导编码二氢叶酸还原酶和 P-糖蛋白的耐药基因过度复制和扩增。如前所述,Coquelle 等发现缺氧诱发脆性位点与染色体重排有关,脆性位点的激活可以启动断裂-融合周期(循环),导致双微体和同源染色区(匀染区)的形成,并定向重整到染色体的脆性位点[220]。这些研究结果提示缺氧在诱导 DNA 双链断裂中起了非常重要的作用。最近,许多研究发现缺氧下调 DNA 双链断裂修复基因,Kim 等发现缺氧能够下调多种肿瘤细胞 RAD21 基因的表达[258]。Meng 等研究了正常二倍体成纤维细胞、癌前病变细胞和前列腺癌细胞严重缺氧(0.2% $O_2$)处理后,一组同源性重组和非同源性末端结合相关基因的表达情况,结果发现正常成纤维细胞和前列腺癌细胞中许多同源性重组相关基因(RAD51、BRCA1、BRCA2)和非同源性末端结合相关基因(XRCC3、XRCC4、XRCC6 aka Ku70、LIG4)在 mRNA 表达水平均下调[259]。To 等报道 HIF-1α 可介导 NBS1 的缺氧抑制[260],而 NBS1 是在对缺氧损伤反应中起关键作用复合体 MRE11A-RAD50-NBS1 的重要组分,NBS1 下调对缺氧诱导的双链断裂起一定作用[261,262]。

过去几十年的研究结果表明,与肿瘤细胞自身生物学特性改变会促进肿瘤恶性进程一样,肿瘤微环境的各种因素也会引起严重的肿瘤细胞基因不稳定性,促进肿瘤发展及演进,甚至在实体瘤生长的早期肿瘤微环境对肿瘤的影响就已经显露。肿瘤微环境诱导的基因不稳定性很早就开始影响肿瘤的演进过程。因此,应该把肿瘤微环境与肿瘤作为一个整体,在对肿瘤细胞本身进行防治的同时,对肿瘤微环境也要及早干预,以进一步提高肿瘤的治疗效果[185]。

(孙惠川 邱双健 叶青海)

## 主要参考文献

[1] Bissell MJ, Labarge MA. Context, tissue plasticity, and cancer: are tumor stem cells also regulated by the microenvironment? Cancer Cell, 2005, 7: 17-23.
[2] Coussens LM, Werb Z. Inflammation and cancer. Nature, 2002, 420: 860-867.
[3] Balkwill F, Charles KA, Mantovani A. Smoldering and polarized inflammation in the initiation and promotion of malignant disease. Cancer Cell, 2005, 7: 211-217.
[4] Budhu A, Forgues M, Ye QH, et al. Prediction of venous metastases, recurrence, and prognosis in hepatocellular carcinoma based on a unique immune response signature of the liver microenvironment. Cancer Cell, 2006, 10: 99-111.
[5] Semenza GL. Targeting HIF-1 for cancer therapy. Nat Rev Cancer, 2003, 3: 721-732.
[6] Bindra RS, Glazer PM. Genetic instability and the tumor microenvironment: towards the concept of microenvironment-induced mutagenesis. Mutat Res, 2005, 569: 75-85.
[7] Zipin A, Israeli-Amit M, Meshel T, et al. Tumor-microenvironment interactions: the fucose-generating FX enzyme controls adhesive properties of colorectal cancer cells. Cancer Res, 2004, 64: 6571-6578.
[8] Alt-Holland A, Zhang W, Margulis A, et al. Microenvironmental control of premalignant disease: the role of intercellular adhesion in the progression of squamous cell carcinoma. Semin Cancer Biol, 2005, 15: 84-96.
[9] Potter JD. Morphogens, morphostats, microarchitecture and malignancy. Nat Rev Cancer, 2007, 7: 464-474.
[10] Hazlehurst LA, Landowski TH, Dalton WS. Role of the tumor microenvironment in mediating de novo resistance to drugs and physiological mediators of cell death. Oncogene, 2003, 22: 7396-7402.
[11] Beacham DA, Cukierman E. Stromagenesis: the changing face of fibroblastic microenvironments during tumor progression. Semin Cancer Biol, 2005, 15: 329-341.
[12] Paweletz CP, Charboneau L, Bichsel VE, et al. Reverse phase protein microarrays which capture disease progression show activation of pro-survival pathways at the cancer invasion front. Oncogene, 2001, 20: 1981-1989.
[13] Liotta LA, Kohn EC. The microenvironment of the tumour-host interface. Nature, 2001, 411: 375-379.
[14] Oh P, Li Y, Yu J, et al. Subtractive proteomic mapping of the endothelial surface in lung and solid tumours for tissue-specific therapy. Nature, 2004, 429: 629-635.
[15] Espina V, Milia J, Wu G, et al. Laser capture microdissection. Methods Mol Biol, 2006, 31:9213-9229.
[16] Hoffman RM, Yang M. Color-coded fluorescence imaging of tumor-host interactions. Nat Protoc, 2006, 1: 928-935.
[17] Loberg RD, Gayed BA, Olson KB, et al. A paradigm for the treatment of prostate cancer bone metastases based on an understanding of tumor cell-microenvironment interactions. J Cell Biochem, 2005, 96: 439-446.
[18] Jain RK. Normalization of tumor vasculature: an emerging concept in antiangiogenic therapy. Science, 2005, 307: 58-62.
[19] Ulrich CM, Bigler J, Potter JD. Non-steroidal anti-inflammatory drugs for cancer prevention: promise, perils and pharmacogenetics. Nat Rev Cancer, 2006, 6: 130-140.
[20] Atkins MB. Cytokine-based therapy and biochemotherapy for advanced melanoma. Clin Cancer Res, 2006, 12: 2353s-2358s.
[21] Folkman J. Tumor angiogenesis: therapeutic implications. N Engl J Med, 1971, 285: 1182-1186.
[22] Folkman J, Merler E, Abernathy C, et al. Isolation of a tumor factor responsible for angiogenesis. J Exp Med, 1971, 133: 275-288.
[23] Yang JC, Haworth L, Sherry RM, et al. A randomized trial of bevacizumab, an anti-vascular endothelial growth factor antibody, for metastatic renal cancer. N Engl J Med, 2003, 349: 427-434.
[24] 杨林,王金万,孙燕,等. 重组人血管内皮抑制素 YH-16 治疗晚期非小细胞肺癌的临床研究. 中华肿瘤杂志, 2006, 28: 138-141.
[25] Folkman J. Angiogenesis. Ann Rev Med, 2006, 518-511.
[26] Sund M, Hamano Y, Sugimoto H, et al. Function of endogenous inhibitors of angiogenesis as endothelium-specific tumor suppressors. Proc Natl Acad Sci USA, 2005, 102: 2934-2939.
[27] Li CY, Shan S, Huang Q, et al. Initial stages of tumor cell-induced angiogene-

[28] sis: evaluation via skin window chambers in rodent models. J Natl Cancer Inst, 2000, 92: 143-147.
[28] Kerbel RS. Tumor angiogenesis: past, present and the near future. Carcinogenesis, 2000, 21: 505-515.
[29] Paavonen K, Puolakkainen P, Jussila L, et al. Vascular endothelial growth factor receptor-3 in lymphangiogenesis in wound healing. Am J Pathol, 2000, 156: 1499-1504.
[30] Karpanen T, Wirzenius M, Makinen T, et al. Lymphangiogenic growth factor responsiveness is modulated by postnatal lymphatic vessel maturation. Am J Pathol, 2006, 169: 708-718.
[31] Rosen LS. Clinical experience with angiogenesis signaling inhibitors: focus on vascular endothelial growth factor (VEGF) blockers. Cancer Control, 2002, 9: 36-44.
[32] Carmeliet P. VEGF as a key mediator of angiogenesis in cancer. Oncology, 2005, 69 (suppl 3): 4-10.
[33] Kurban G, Hudon V, Duplan E, et al. Characterization of a von Hippel Lindau pathway involved in extracellular matrix remodeling, cell invasion, and angiogenesis. Cancer Res, 2006, 66: 1313-1319.
[34] Gaudio E, Barbaro B, Alvaro D, et al. Vascular endothelial growth factor stimulates rat cholangiocyte proliferation via an autocrine mechanism. Gastroenterology, 2006, 130: 1270-1282.
[35] Xia G, Kumar SR, Hawes D, et al. Expression and significance of vascular endothelial growth factor receptor 2 in bladder cancer. J Urol, 2006, 175: 1245-1252.
[36] Liu Y, Poon RT, Li Q, et al. Both antiangiogenesis and angiogenesis-independent effects are responsible for hepatocellular carcinoma growth arrest by tyrosine kinase inhibitor PTK787/ZK222584. Cancer Res, 2005, 65: 3691-3699.
[37] Podar K, Tonon G, Sattler M, et al. The small-molecule VEGF receptor inhibitor pazopanib (GW786034B) targets both tumor and endothelial cells in multiple myeloma. Proc Natl Acad Sci USA, 2006, 103: 19478-19483.
[38] Motzer RJ, Michaelson MD, Redman BG, et al. Activity of SU11248, a multitargeted inhibitor of vascular endothelial growth factor receptor and platelet-derived growth factor receptor, in patients with metastatic renal cell carcinoma. J Clin Oncol, 2006, 24: 16-24.
[39] Itoh N, Ornitz DM. Evolution of the Fgf and Fgfr gene families. Trends Genet, 2004, 20: 563-569.
[40] Gualandris A, Rusnati M, Belleri M, et al. Basic fibroblast growth factor overexpression in endothelial cells: an autocrine mechanism for angiogenesis and angioproliferative diseases. Cell Growth Differ, 1996, 7: 147-160.
[41] Tille JC, Wood J, Mandriota SJ, et al. Vascular endothelial growth factor (VEGF) receptor-2 antagonists inhibit VEGF and basic fibroblast growth factor-induced angiogenesis in vivo and in vitro. J Pharmacol Exp Ther, 2001, 299: 1073-1085.
[42] Tomanek RJ, Sandra A, Zheng W, et al. Vascular endothelial growth factor and basic fibroblast growth factor differentially modulate early postnatal coronary angiogenesis. Circ Res, 2001, 88: 1135-1141.
[43] Presta M, Dell'Era P, Mitola S, et al. Fibroblast growth factor/fibroblast growth factor receptor system in angiogenesis. Cytokine Growth Factor Rev, 2005, 16: 159-178.
[44] Polnaszek N, Kwabi-Addo B, Peterson LE, et al. Fibroblast growth factor 2 promotes tumor progression in an autochthonous mouse model of prostate cancer. Cancer Res, 2003, 63: 5754-5760.
[45] Dirix LY, Vermeulen PB, Pawinski A, et al. Elevated levels of the angiogenic cytokines basic fibroblast growth factor and vascular endothelial growth factor in sera of cancer patients. Br J Cancer, 1997, 76: 238-243.
[46] Nguyen M, Watanabe H, Budson AE, et al. Elevated levels of an angiogenic peptide, basic fibroblast growth factor, in the urine of patients with a wide spectrum of cancers. J Natl Cancer Inst, 1994, 86: 356-361.
[47] Poon RT, Fan ST, Wong J. Clinical implications of circulating angiogenic factors in cancer patients. J Clin Oncol, 2001, 19: 1207-1225.
[48] Li VW, Folkerth RD, Watanabe H, et al. Microvessel count and cerebrospinal fluid basic fibroblast growth factor in children with brain tumours. Lancet, 1994, 344: 82-86.
[49] Salgado R, Benoy I, Vermeulen P, et al. Circulating basic fibroblast growth factor is partly derived from the tumour in patients with colon, cervical and ovarian cancer. Angiogenesis, 2004, 7: 29-32.
[50] Hellstrom M, Kalen M, Lindahl P, et al. Role of PDGF-B and PDGFR-beta in recruitment of vascular smooth muscle cells and pericytes during embryonic blood vessel formation in the mouse. Development, 1999, 126: 3047-3055.
[51] Thommen R, Humar R, Misevic G, et al. PDGF-BB increases endothelial migration on cord movements during angiogenesis in vitro. J Cell Biochem, 1997, 64: 403-413.
[52] Fredriksson L, Li H, Eriksson U. The PDGF family: four gene products form five dimeric isoforms. Cytokine Growth Factor Rev, 2004, 15: 197-204.
[53] Zhang T, Sun HC, Xu J, et al. Overexpression of platelet-derived growth factor receptor alpha in endothelial cells of hepatocellular carcinoma associated with high metastatic potential. Clin Cancer Res, 2005, 11: 8557-8563.
[54] O'Reilly MS, Holmgren L, Shing Y, et al. Angiostatin: a novel angiogenesis inhibitor that mediates the suppression of metastases by a Lewis lung carcinoma. Cell, 1994, 79: 315-328.
[55] O'Reilly MS, Boehm T, Shing Y, et al. Endostatin: an endogenous inhibitor of angiogenesis and tumor growth. Cell, 1997, 88: 277-285.
[56] Kulke MH, Bergsland EK, Ryan DP, et al. Phase Ⅱ study of recombinant human endostatin in patients with advanced neuroendocrine tumors. J Clin Oncol, 2006, 24: 3555-3561.
[57] Whitworth A. Endostatin: are we waiting for Godot? J Natl Cancer Inst, 2006, 98: 731-733.
[58] Blackhall FH, Merry CL, Lyon M, et al. Binding of endostatin to endothelial heparan sulphate shows a differential requirement for specific sulphates. Biochem J, 2003, 375: 131-139.
[59] Wickstrom SA, Alitalo K, Keski-Oja J. Endostatin associates with integrin alpha 5 beta1 and caveolin-1, and activates Src via a tyrosyl phosphatase-dependent pathway in human endothelial cells. Cancer Res, 2002, 62: 5580-5589.
[60] Feldman AL, Alexander HR, Bartlett DL, et al. A prospective analysis of plasma endostatin levels in colorectal cancer patients with liver metastases. Ann Surg Oncol, 2001, 8: 741-745.
[61] Moriwaki H, Yasuda I, Shiratori Y, et al. Deletion of serum lectin-reactive alpha-fetoprotein by acyclic retinoid: a potent biomarker in the chemoprevention of second primary hepatoma. Clin Cancer Res, 1997, 3: 727-731.
[62] Dhar DK, Ono T, Yamanoi A, et al. Serum endostatin predicts tumor vascularity in hepatocellular carcinoma. Cancer, 2002, 95: 2188-2195.
[63] Poon RT, Ho JW, Tong CS, et al. Prognostic significance of serum vascular endothelial growth factor and endostatin in patients with hepatocellular carcinoma. Br J Surg, 2004, 91: 1354-1360.
[64] Hu TH, Huang CC, Wu CL, et al. Increased endostatin/collagen XVⅢ expression correlates with elevated VEGF level and poor prognosis in hepatocellular carcinoma. Mod Pathol, 2005, 18: 663-672.
[65] 孙惠川,汤钊猷,王鲁,等. 肝癌患者血浆 VEGF、sVCAM 和 bFGF 浓度的研究与术后短期复发的关系. 肿瘤, 2001, 21: 455-457.
[66] Musso O, Rehn M, Theret N, et al. Tumor progression is associated with a significant decrease in the expression of the endostatin precursor collagen XVⅢ in human hepatocellular carcinomas. Cancer Res, 2001, 61: 45-49.
[67] 孙惠川,张明,汤钊猷,等. Endostatin 抑制高转移性人肝癌皮下移植瘤的生长. 中华实验外科杂志, 1999, 16: 495-497.
[68] 孙惠川,张明,汤钊猷,等. Endostatin 抑制裸鼠移植性人肝癌切除后的复发转移. 中华肿瘤杂志, 2000, 22: 80-81.
[69] Graepler F, Verbeek B, Graeter T, et al. Combined endostatin/sFlt-1 antiangiogenic gene therapy is highly effective in a rat model of HCC. Hepatology, 2005, 41: 879-886.
[70] Abdollahi A, Hlatky L, Huber PE. Endostatin: the logic of antiangiogenic therapy. Drug Resist Updat, 2005, 8: 59-74.
[71] Lin Y, Weisdorf DJ, Solovey A, et al. Origins of circulating endothelial cells and endothelial outgrowth from blood. J Clin Invest, 2000, 105: 71-77.
[72] Capillo M, Mancuso P, Gobbi A, et al. Continuous infusion of endostatin inhibits differentiation, mobilization, and clonogenic potential of endothelial cell progenitors. Clin Cancer Res, 2003, 9: 377-382.
[73] Bertolini F, Paul S, Mancuso P, et al. Maximum tolerable dose and low-dose metronomic chemotherapy have opposite effects on the mobilization and viability of circulating endothelial progenitor cells. Cancer Res, 2003, 63: 4342-4346.
[74] Monestiroli S, Mancuso P, Burlini A, et al. Kinetics and viability of circulating endothelial cells as surrogate angiogenesis marker in an animal model of human lymphoma. Cancer Res, 2001, 61: 4341-4344.
[75] Asahara T, Takahashi T, Masuda H, et al. VEGF contributes to postnatal neovascularization by mobilizing bone marrow-derived endothelial progenitor cells. EMBO J, 1999, 18: 3964-3972.
[76] Rafii S, Lyden D, Benezra R, et al. Vascular and haematopoietic stem cells: novel targets for anti-angiogenesis therapy? Nat Rev Cancer, 2002, 2: 826-835.
[77] Ruzinova MB, Schoer RA, Gerald W, et al. Effect of angiogenesis inhibition by Id loss and the contribution of bone-marrow-derived endothelial cells in spontaneous murine tumors. Cancer Cell, 2003, 4: 277-289.
[78] Asahara T, Murohara T, Sullivan A, et al. Isolation of putative progenitor endothelial cells for angiogenesis. Science, 1997, 275: 964-967.
[79] Beaudry P, Force J, Naumov GN, et al. Differential effects of vascular endothelial growth factor receptor-2 inhibitor ZD6474 on circulating endothelial progenitors and mature circulating endothelial cells: implications for use as a surrogate marker of antiangiogenic activity. Clin Cancer Res, 2005, 11: 3514-3522.
[80] Shaked Y, Bertolini F, Man S, et al. Genetic heterogeneity of the vasculogenic phenotype parallels angiogenesis, Implications for cellular surrogate marker analysis of antiangiogenesis. Cancer Cell, 2005, 7: 101-111.
[81] Shaked Y, Ciarrocchi A, Franco M, et al. Therapy-induced acute recruitment of circulating endothelial progenitor cells to tumors. Science, 2006, 313: 1785-1787.

[82] Mancuso P, Burlini A, Pruneri G, et al. Resting and activated endothelial cells are increased in the peripheral blood of cancer patients. Blood, 2001, 97: 3658-3661.

[83] Ho JW, Pang RW, Lau C, et al. Significance of circulating endothelial progenitor cells in hepatocellular carcinoma. Hepatology, 2006, 44: 836-843.

[84] Smirnov DA, Foulk BW, Doyle GV, et al. Global gene expression profiling of circulating endothelial cells in patients with metastatic carcinomas. Cancer Res, 2006, 66: 2918-2922.

[85] Morabito A, de Maio E, di Maio M, et al. Tyrosine kinase inhibitors of vascular endothelial growth factor receptors in clinical trials: current status and future directions. Oncologist, 2006, 11: 753-764.

[86] Klement G, Baruchel S, Rak J, et al. Continuous low-dose therapy with vinblastine and VEGF receptor-2 antibody induces sustained tumor regression without overt toxicity. J Clin Invest, 2000, 105: R15-R24.

[87] Bocci G, Francia G, Man S, et al. Thrombospondin 1, a mediator of the antiangiogenic effects of low-dose metronomic chemotherapy. Proc Natl Acad Sci USA, 2003, 100: 12917-12922.

[88] Kerbel RS, Kamen BA. The anti-angiogenic basis of metronomic chemotherapy. Nat Rev Cancer, 2004, 4: 423-436.

[89] Yap R, Veliceasa D, Emmenegger U, et al. Metronomic low-dose chemotherapy boosts CD95-dependent antiangiogenic effect of the thrombospondin peptide ABT-510: a complementation antiangiogenic strategy. Clin Cancer Res, 2005, 11: 6678-6685.

[90] Kamat AA, Kim TJ, Landen CN, et al. Metronomic chemotherapy enhances the efficacy of antivascular therapy in ovarian cancer. Cancer Res, 2007, 67: 281-288.

[91] Kakolyris S, Samonis G, Koukourakis M, et al. Treatment of non-small-cell lung cancer with prolonged oral etoposide. Am J Clin Oncol, 1998, 21: 505-508.

[92] Bottini A, Generali D, Brizzi MP, et al. Randomized phase II trial of letrozole and letrozole plus low-dose metronomic oral cyclophosphamide as primary systemic treatment in elderly breast cancer patients. J Clin Oncol, 2006, 24: 3623-3628.

[93] Gasparini G. Metronomic scheduling: the future of chemotherapy? Lancet Oncol, 2001, 2: 733-740.

[94] Shaked Y, Emmenegger U, Man S, et al. Optimal biologic dose of metronomic chemotherapy regimens is associated with maximum antiangiogenic activity. Blood, 2005, 106: 3058-3061.

[95] Boehm T, Folkman J, Browder T, et al. Antiangiogenic therapy of experimental cancer does not induce acquired drug resistance. Nature, 1997, 390: 404-407.

[96] Folkman J, Hahnfeldt P, Hlatky L. Cancer: looking outside the genome. Nat Rev Mol Cell Biol, 2000, 1: 76-79.

[97] Soffer SZ, Kim E, Huang J, et al. Resistance of a VEGF-producing tumor to anti-VEGF antibody: unimpeded growth of human rhabdoid tumor xenografts. J Pediatr Surg, 2002, 37: 528-532.

[98] Casanovas O, Hicklin DJ, Bergers G, et al. Drug resistance by evasion of antiangiogenic targeting of VEGF signaling in late-stage pancreatic islet tumors. Cancer Cell, 2005, 8: 299-309.

[99] Ciardiello F, Bianco R, Caputo R, et al. Antitumor activity of ZD6474, a vascular endothelial growth factor receptor tyrosine kinase inhibitor, in human cancer cells with acquired resistance to antiepidermal growth factor receptor therapy. Clin Cancer Res, 2004, 10: 784-793.

[100] Du Manoir JM, Francia G, Man S, et al. Strategies for delaying or treating *in vivo* acquired resistance to trastuzumab in human breast cancer xenografts. Clin Cancer Res, 2006, 12: 904-916.

[101] Glade BJ, Cooney EM, Kandel JJ, et al. Vascular remodeling and clinical resistance to antiangiogenic cancer therapy. Drug Resist Updat, 2004, 7: 289-300.

[102] Yu JL, Rak JW, Coomber BL, et al. Effect of *p53* status on tumor response to antiangiogenic therapy. Science, 2002, 295: 1526-1528.

[103] Benjamin LE, Golijanin D, Itin A, et al. Selective ablation of immature blood vessels in established human tumors follows vascular endothelial growth factor withdrawal. J Clin Invest, 1999, 103: 159-165.

[104] Ton NC, Jayson GC. Resistance to anti-VEGF agents. Curr Pharm Des, 2004, 10: 51-64.

[105] Pezzella F, Pastorino U, Tagliabue E, et al. Non-small-cell lung carcinoma tumor growth without morphological evidence of neo-angiogenesis. Am J Pathol, 1997, 151: 1417-1423.

[106] Dong D, Ko B, Baumeister P, et al. Vascular targeting and antiangiogenesis agents induce drug resistance effector GRP78 within the tumor microenvironment. Cancer Res, 2005, 65: 5785-5791.

[107] Freidlin B, Simon R. Evaluation of randomized discontinuation design. J Clin Oncol, 2005, 23: 5094-5098.

[108] Rosner GL, Stadler W, Ratain MJ. Randomized discontinuation design: application to cytostatic antineoplastic agents. J Clin Oncol, 2002, 20: 4478-4484.

[109] Qian YB, Zhang JB, Wu WZ, et al. P48 is a predictive marker for outcome of postoperative interferon-alpha treatment in patients with hepatitis B virus infection-related hepatocellular carcinoma. Cancer, 2006, 107: 1562-1569.

[110] Sun HC, Tang ZY, Wang L, et al. Postoperative interferon alpha treatment postponed recurrence and improved overall survival in patients after curative resection of HBV-related hepatocellular carcinoma: a randomized clinical trial. J Cancer Res Clin Oncol, 2006, 132: 458-465.

[111] Hormigo A, Gutin PH, Rafii S. Tracking normalization of brain tumor vasculature by magnetic imaging and proangiogenic biomarkers. Cancer Cell, 2007, 11: 6-8.

[112] Meijerink MR, Van Cruijsen H, Hoekman K, et al. The use of perfusion CT for the evaluation of therapy combining AZD2171 with gefitinib in cancer patients. Eur Radiol, 2007, 17:1700-1713.

[113] McCarville MB, Streck CJ, Dickson PV, et al. Angiogenesis inhibitors in a murine neuroblastoma model: quantitative assessment of intratumoral blood flow with contrast-enhanced gray-scale US. Radiology, 2006, 240: 73-81.

[114] Bertolini F, Shaked Y, Mancuso P, et al. The multifaceted circulating endothelial cell in cancer: towards marker and target identification. Nat Rev Cancer, 2006, 6: 835-845.

[115] Willett CG, Boucher Y, di Tomaso E, et al. Direct evidence that the VEGF-specific antibody bevacizumab has antivascular effects in human rectal cancer. Nat Med, 2004, 10: 145-147.

[116] Mancuso P, Colleoni M, Calleri A, et al. Circulating endothelial-cell kinetics and viability predict survival in breast cancer patients receiving metronomic chemotherapy. Blood, 2006, 108: 452-459.

[117] Anderson AR, Weaver AM, Cummings PT, et al. Tumor morphology and phenotypic evolution driven by selective pressure from the microenvironment. Cell, 2006, 127: 905-915.

[118] Axelrod R, Axelrod DE, Pienta KJ. Evolution of cooperation among tumor cells. Proc Natl Acad Sci USA, 2006, 103: 13474-13479.

[119] Sung SY, Hsieh CL, Wu D, et al. Tumor microenvironment promotes cancer progression, metastasis, and therapeutic resistance. Curr Probl Cancer, 2007, 31: 36-100.

[120] Gupta GP, Massague J. Cancer metastasis: building a framework. Cell, 2006, 127: 679-695.

[121] Zitvogel L, Tesniere A, Kroemer G. Cancer despite immunosurveillance: immunoselection and immunosubversion. Nat Rev Immunol, 2006, 6: 715-727.

[122] Pages F, Berger A, Camus M, et al. Effector memory T cells, early metastasis, and survival in colorectal cancer. N Engl J Med, 2005, 353: 2654-2666.

[123] Galon J, Costes A, Sanchez-Cabo F, et al. Type, density, and location of immune cells within human colorectal tumors predict clinical outcome. Science, 2006, 313: 1960-1964.

[124] Galon J, Fridman WH, Pages F. The adaptive immunologic microenvironment in colorectal cancer: a novel perspective. Cancer Res, 2007, 67: 1883-1886.

[125] Coulie PG, Connerotte T. Human tumor-specific T lymphocytes: does function matter more than number? Curr Opin Immunol, 2005, 17: 320-325.

[126] 邱双健. 肿瘤免疫. 见: 李大金主编. 临床免疫. 上海: 复旦大学出版社, 2005: 370-381.

[127] Zou W. Immunosuppressive networks in the tumour environment and their therapeutic relevance. Nat Rev Cancer, 2005, 5: 263-274.

[128] Assudani DP, Horton RB, Mathieu MG, et al. The role of CD4+ T cell help in cancer immunity and the formulation of novel cancer vaccines. Cancer Immunol Immunother, 2007, 56: 70-80.

[129] Broderick L, Bankert RB. Memory T cells in human tumor and chronic inflammatory microenvironments: sleeping beauties re-awakened by a cytokine kiss. Immunol Invest, 2006, 35: 419-436.

[130] 蔡晓燕, 邱双健, 吴志全, 等. 肝癌局部树突状细胞和记忆T淋巴细胞与患者预后的关系. 中华医学杂志, 2005, 10: 671-675.

[131] Lanzavecchia A, Sallusto F. Regulation of T cell immunity by dendritic cells. Cell, 2001, 106: 263-266.

[132] Cai XY, Gao Q, Qiu SJ, et al. Dendritic cell infiltration and prognosis of human hepatocellular carcinoma. J Cancer Res Clin Oncol, 2006, 132: 293-301.

[133] Stein-Streilein J, Sonoda KH, Faunce D, et al. Regulation of adaptive immune responses by innate cells expressing NK markers and antigen-transporting macrophages. J Leukoc Biol, 2000, 67: 488-494.

[134] 余传霖. 免疫系统的组成. 见: 李大金主编. 临床免疫. 上海: 复旦大学出版社, 2005: 3-25.

[135] Tanimoto A, Wakabayashi G, Shinmoto H, et al. The mechanism of ring enhancement in hepatocellular carcinoma on superparamagnetic iron oxide-enhanced T1-weighted images: an investigation into peritumoral Kupffer cells. J Magn Reson Imaging, 2005, 21: 230-236.

[136] Jonuleit H, Schmitt E. The regulatory T cell family: distinct subsets and their interrelations. J Immunol, 2003, 171: 6323-6327.

[137] Williams LM, Rudensky AY. Maintenance of the Foxp3-dependent developmental program in mature regulatory T cells requires continued expression of

- [138] Zou W. Regulatory T cells, tumour immunity and immunotherapy. Nat Rev Immunol, 2006, 6: 295-307.
- [139] Carreras J, Lopez-Guillermo A, Fox BC, et al. High numbers of tumor-infiltrating Foxp3-positive regulatory T cells are associated with improved overall survival in follicular lymphoma. Blood, 2006, 108: 2957-2964.
- [140] Battaglia M, Gregori S, Bacchetta R, et al. Tr1 cells: from discovery to their clinical application. Semin Immunol, 2006, 18: 120-127.
- [141] Bierie B, Moses HL. Tumour microenvironment: TGFbeta: the molecular Jekyll and Hyde of cancer. Nat Rev Cancer, 2006, 6: 506-520.
- [142] Seino K, Motohashi S, Fujisawa T, et al. Natural killer T cell-mediated antitumor immune responses and their clinical applications. Cancer Sci, 2006, 97: 807-812.
- [143] 邱大鹏, 邱双健, 吴志全, 等. NKT 细胞在肝癌组织中的分布状况与肝癌局部免疫的研究. 中国临床医学, 2004, 11: 567-569.
- [144] Serafini P, Borrello I, Bronte V. Myeloid suppressor cells in cancer: recruitment, phenotype, properties, and mechanisms of immune suppression. Semin Cancer Biol, 2006, 16: 53-65.
- [145] 翁永强, 邱双健, 汤钊猷, 等. 乙型肝炎相关肝癌外周血树突状细胞负载肿瘤抗原前后免疫功能的变化. 中华肝脏病杂志, 2005, 13: 339-342.
- [146] Yao Z, Qiu S, Wang L, et al. Tripeptide tyroserleutide enhances the antitumor effects of macrophages and stimulates macrophage secretion of IL-1beta, TNF-alpha, and NO in vitro. Cancer Immunol Immunother, 2006, 55: 56-60.
- [147] Condeelis J, Pollard JW. Macrophages: obligate partners for tumor cell migration, invasion, and metastasis. Cell, 2006, 124: 263-266.
- [148] Hallett WH, Murphy WJ. Natural killer cells: biology and clinical use in cancer therapy. Cell Mol Immunol, 2004, 1: 12-21.
- [149] Hansen MH, Nielsen H, Ditzel HJ. The tumor-infiltrating B cell response in medullary breast cancer is oligoclonal and directed against the autoantigen actin exposed on the surface of apoptotic cancer cells. Proc Natl Acad Sci USA, 2001, 98: 12659-12664.
- [150] Aoki M, Saikawa Y, Hosokawa S, et al. A novel human monoclonal antibody derived from tumor-infiltrating lymphocytes in lung cancer inhibits cancer cell growth with morphological changes. Anticancer Res, 2005, 25: 3791-3798.
- [151] Chiou SH, Sheu BC, Chang WC, et al. Current concepts of tumor-infiltrating lymphocytes in human malignancies. J Reprod Immunol, 2005, 67: 35-50.
- [152] 邱双健, 叶胜龙, 汤钊猷. 肝癌免疫与肝癌转移复发. 见: 汤钊猷主编. 肝癌转移复发的基础与临床. 上海: 上海科技教育出版社, 2003:191-204.
- [153] Chaudary N, Hill RP. Hypoxia and metastasis. Clin Cancer Res, 2007, 13: 1947-1949.
- [154] Blankenstein T. The role of tumor stroma in the interaction between tumor and immune system. Curr Opin Immunol, 2005, 17: 180-186.
- [155] Bui JD, Schreiber RD. Cancer immunosurveillance, immunoediting and inflammation: independent or interdependent processes? Curr Opin Immunol, 2007, 19: 203-208.
- [156] Curiel TJ, Coukos G, Zou L, et al. Specific recruitment of regulatory T cells in ovarian carcinoma fosters immune privilege and predicts reduced survival. Nat Med, 2004, 10: 942-949.
- [157] Lu LF, Lind EF, Gondek DC, et al. Mast cells are essential intermediaries in regulatory T-cell tolerance. Nature, 2006, 442: 997-1002.
- [158] Whiteside TL. The role of immune cells in the tumor microenvironment. Cancer Treat Res, 2006, 130: 103-124.
- [159] Poggi A, Zocchi MR. Mechanisms of tumour escape: role of tumor microenvironment in inducing apoptosis of cytolytic effector cells. Arch Immunol Ther Exp (Warsz), 2006, 54: 323-333.
- [160] Fisher DT, Chen Q, Appenheimer MM, et al. Hurdles to lymphocyte trafficking in the tumor microenvironment: implications for effective immunotherapy. Immunol Invest, 2006, 35: 251-277.
- [161] Ben-Baruch A. Inflammation-associated immune suppression in cancer: the roles played by cytokines, chemokines and additional mediators. Semin Cancer Biol, 2006, 16: 38-52.
- [162] 王文清, 邱双健, 吴志全, 等. 肝细胞癌根治性切除术后复发转移与血清转化生长因子-β1 的关系. 中华实验外科杂志, 2005, 22:100-101.
- [163] Balkwill F. Cancer and the chemokine network. Nat Rev Cancer, 2004, 4: 540-550.
- [164] Smyth MJ. Type I interferon and cancer immunoediting. Nat Immunol, 2005, 6: 646-648.
- [165] Valenti R, Huber V, Iero M, et al. Tumor-released microvesicles as vehicles of immunosuppression. Cancer Res, 2007, 67: 2912-2915.
- [166] Rouas-Freiss N, Moreau P, Ferrone S, et al. HLA-G proteins in cancer: do they provide tumor cells with an escape mechanism? Cancer Res, 2005, 65: 10139-10144.
- [167] Mocellin S, Wang E, Panelli M, et al. DNA array-based gene profiling in tumor immunology. Clin Cancer Res, 2004, 10: 4597-4606.
- [168] Mocellin S, Lise M, Nitti D. Tumor immunology. Adv Exp Med Biol, 2007, 593:147-156.
- [169] Dave SS, Wright G, Tan B, et al. Prediction of survival in follicular lymphoma based on molecular features of tumor-infiltrating immune cells. N Engl J Med, 2004, 351: 2159-2169.
- [170] Hyatt M, Melamed R, Park R, et al. Gene expression microarrays: glimpses of the immunological genome. Nat Immunol, 2006, 7: 686-691.
- [171] Prendergast GC, Jaffee EM. Cancer immunologists and cancer biologists: why we didn't talk then but need to now. Cancer Res, 2007, 67: 3500-3504.
- [172] van Der Most RG, Currie A, Robinson BW, et al. Cranking the immunologic engine with chemotherapy: using context to drive tumor antigen cross-presentation towards useful antitumor immunity. Cancer Res, 2006, 66: 601-604.
- [173] Bracci L, Moschella F, Sestili P, et al. Cyclophosphamide enhances the antitumor efficacy of adoptively transferred immune cells through the induction of cytokine expression, B-cell and T-cell homeostatic proliferation, and specific tumor infiltration. Clin Cancer Res, 2007, 13:644-653.
- [174] Zacarias FMF, Rico MJ, Gervasoni SI, et al. Low-dose cyclophosphamide modulates galectin-1 expression and function in an experimental rat lymphoma model. Cancer Immunol Immunother, 2007, 56: 237-248.
- [175] Nair RE, Kilinc MO, Jones SA, et al. Chronic immune therapy induces a progressive increase in intratumoral T suppressor activity and a concurrent loss of tumor-specific CD8 + T effectors in her2/neu transgenic mice bearing advanced spontaneous tumors. J Immunol, 2006, 176: 7325-7334.
- [176] van Dervliet HJ, Koon HB, Yue SC, et al. Effects of the administration of high-dose interleukin-2 on immunoregulatory cell subsets in patients with advanced melanoma and renal cell cancer. Clin Cancer Res, 2007, 13: 2100-2108.
- [177] Zerbini A, Pilli M, Penna A, et al. Radiofrequency thermal ablation of hepatocellular carcinoma liver nodules can activate and enhance tumor-specific T-cell responses. Cancer Res, 2006, 66: 1139-1146.
- [178] Peters BA, Diaz LA, Polyak K, et al. Contribution of bone marrow-derived endothelial cells to human tumor vasculature. Nat Med, 2005, 11: 261-262.
- [179] Burger JA, Kipps TJ. CXCR4: a key receptor in the crosstalk between tumor cells and their microenvironment. Blood, 2006, 107: 1761-1767.
- [180] Fukumura D, Kashiwagi S, Jain RK. The role of nitric oxide in tumour progression. Nat Rev Cancer, 2006, 6: 521-534.
- [181] Li H, Fan X, Houghton J. Tumor microenvironment: the role of the tumor stroma in cancer. J Cell Biochem, 2007;101:805-815.
- [182] Pelham RJ, Rodgers L, Hall I, et al. Identification of alterations in DNA copy number in host stromal cells during tumor progression. Proc Natl Acad Sci USA, 2006, 103: 19848-19853.
- [183] Fidler IJ, Kim SJ, Langley RR. The role of the organ microenvironment in the biology and therapy of cancer metastasis. J Cell Biochem, 2006, 92: 601-606.
- [184] Bacac M, Provero P, Mayran N, et al. A mouse stromal response to tumor invasion predicts prostate and breast cancer patient survival. PLoS ONE, 2006, 1: e32.
- [185] Albini A, Sporn MB. The tumour microenvironment as a target for chemoprevention. Nat Rev Cancer, 2007, 7: 139-147.
- [186] Mueller MM, Fusenig NE. Friends or foes — bipolar effects of the tumour stroma in cancer. Nat Rev Cancer, 2004, 4: 839-849.
- [187] Desmouliere A, Guyot C, Gabbiani G. The stroma reaction myofibroblast: a key player in the control of tumor cell behavior. Int J Dev Biol, 2004, 48: 509-517.
- [188] Sappino AP, Skalli O, Jackson B, et al. Smooth-muscle differentiation in stromal cells of malignant and non-malignant breast tissues. Int J Cancer, 1988, 41: 707-712.
- [189] Kuperwasser C, Chavarria T, Wu M, et al. Reconstruction of functionally normal and malignant human breast tissues in mice. Proc Natl Acad Sci USA, 2004, 101: 4966-4971.
- [190] Olumi AF, Grossfeld GD, Hayward SW, et al. Carcinoma-associated fibroblasts direct tumor progression of initiated human prostatic epithelium. Cancer Res, 1999, 59: 5002-5011.
- [191] Orimo A, Gupta PB, Sgroi DC, et al. Stromal fibroblasts present in invasive human breast carcinomas promote tumor growth and angiogenesis through elevated SDF-1/CXCL12 secretion. Cell, 2005, 121: 335-348.
- [192] Lochter A, Galosy S, Muschler J, et al. Matrix metalloproteinase stromelysin-1 triggers a cascade of molecular alterations that leads to stable epithelial-to-mesenchymal conversion and a premalignant phenotype in mammary epithelial cells. J Cell Biol, 1997, 139: 1861-1872.
- [193] Olaso E, Santisteban A, Bidaurrazaga J, et al. Tumor-dependent activation of rodent hepatic stellate cells during experimental melanoma metastasis. Hepatology, 1997, 26: 634-642.
- [194] Olaso E, Salado C, Egilegor E, et al. Proangiogenic role of tumor-activated hepatic stellate cells in experimental melanoma metastasis. Hepatology, 2003, 37: 674-685.
- [195] Grum-Schwensen B, Klingelhofer J, Berg CH, et al. Suppression of tumor development and metastasis formation in mice lacking the S100A4 (mts1) gene. Cancer Res, 2005, 65: 3772-3780.
- [196] Enzan H, Himeno H, Iwamura S, et al. Alpha-smooth muscle actin-positive

perisinusoidal stromal cells in human hepatocellular carcinoma. Hepatology, 1994, 19: 895-903.
[197] Neaud V, Faouzi S, Guirouilh J, et al. Human hepatic myofibroblasts increase invasiveness of hepatocellular carcinoma cells: evidence for a role of hepatocyte growth factor. Hepatology, 1997, 26: 1458-1466.
[198] Mikula M, Proell V, Fischer AN, et al. Activated hepatic stellate cells induce tumor progression of neoplastic hepatocytes in a TGF-beta dependent fashion. J Cell Physiol, 2006, 209: 560-567.
[199] Henderson NC, Iredale JP. Liver fibrosis: cellular mechanisms of progression and resolution. Clin Sci (Lond), 2007, 112: 265-280.
[200] Zindy PJ, L'Helgoualch A, Bonnier D, et al. Upregulation of the tumor suppressor gene menin in hepatocellular carcinomas and its significance in fibrogenesis. Hepatology, 2006, 44: 1296-1307.
[201] Micke P, Ostman A. Tumour-stroma interaction: cancer-associated fibroblasts as novel targets in anti-cancer therapy? Lung Cancer, 2004, 45 (suppl 2): S163-S175.
[202] Hanahan D, Weinberg RA. The hallmarks of cancer. Cell, 2000, 100: 57-70.
[203] Vogelstein B, Kinzler KW. Cancer genes and the pathways they control. Nat Med, 2004, 10: 789-799.
[204] Huang LE, Bindra RS, Glazer PM, et al. Hypoxia-induced genetic instability — a calculated mechanism underlying tumor progression. J Mol Med, 2007, 85: 139-148.
[205] Yuan J, Glazer PM. Mutagenesis induced by the tumor microenvironment. Mutat Res, 1998, 400: 439-446.
[206] Reynolds TY, Rockwell S, Glazer PM. Genetic instability induced by the tumor microenvironment. Cancer Res, 1996, 56: 5754-5757.
[207] Rockwell S. Use of hypoxia-directed drugs in the therapy of solid tumors. Semin Oncol, 1992, 19(suppl 11): S29-S40.
[208] Vaupel P, Kallinowski F, Okunieff P. Blood flow, oxygen and nutrient supply, and metabolic microenvironment of human tumors: a review. Cancer Res, 1989, 49: 6449-6465.
[209] Jain RK. Determinants of tumor blood flow: a review. Cancer Res, 1988, 48: 2641-2658.
[210] Holm E, Hagmuller E, Staedt U, et al. Substrate balances across colonic carcinomas in humans. Cancer Res, 1995, 55: 1373-1378.
[211] Eckert KA, Kunkel TA. Effect of reaction pH on the fidelity and processivity of exonuclease-deficient klenow polymerase. J Biol Chem, 1993, 268: 13462-13471.
[212] Harris AL. Hypoxia — a key regulatory factor in tumour growth. Nat Rev Cancer, 2002, 2: 38-47.
[213] Hockel M, Vaupel P. Tumor hypoxia: definitions and current clinical, biologic, and molecular aspects. J Natl Cancer Inst, 2001, 93: 266-276.
[214] Subarsky P, Hill RP. The hypoxic tumour microenvironment and metastatic progression. Clin Exp Metastasis, 2003, 20: 237-250.
[215] Wilkinson D, Sandhu JK, Breneman JW, et al. Hprt mutants in a transplantable murine tumour arise more frequently in vivo than in vitro. Br J Cancer, 1995, 72: 1234-1240.
[216] Paquette B, Little JB. In vivo enhancement of genomic instability in minisatellite sequences of mouse C3H/10T1/2 cells transformed in vitro by X-rays. Cancer Res, 1994, 54: 3173-3178.
[217] Brison O. Gene amplification and tumor progression. Biochim Biophys Acta, 1993, 1155: 25-41.
[218] Rice GC, Hoy C, Schimke RT. Transient hypoxia enhances the frequency of dihydrofolate reductase gene amplification in Chinese hamster ovary cells. Proc Natl Acad Sci USA, 1986, 83: 5978-5982.
[219] Luk CK, Veinot-Drebot L, Tjan E, et al. Effect of transient hypoxia on sensitivity to doxorubicin in human and murine cell lines. J Natl Cancer Inst, 1990, 82: 684-692.
[220] Coquelle A, Pipiras E, Toledo F, et al. Expression of fragile sites triggers intrachromosomal mammalian gene amplification and sets boundaries to early amplicons. Cell, 1997, 89: 215-225.
[221] Hellman A, Zlotorynski E, Scherer SW, et al. A role for common fragile site induction in amplification of human oncogenes. Cancer Cell, 2002, 1: 89-97.
[222] Coquelle A, Rozier L, Dutrillaux B, et al. Induction of multiple double-strand breaks within an hsr by meganuclease I -Sce I expression or fragile site activation leads to formation of double minutes and other chromosomal rearrangements. Oncogene, 2002, 21: 7671-7679.
[223] Buttel I, Fechter A, Schwab M. Common fragile sites and cancer: targeted cloning by insertional mutagenesis. Ann N Y Acad Sci, 2004, 1028: 14-27.
[224] Arlt MF, Casper AM, Glover TW. Common fragile sites. Cytogenet Genome Res, 2003, 100: 92-100.
[225] Zhu Y, McAvoy S, Kuhn R, et al. RORA, a large common fragile site gene, is involved in cellular stress response. Oncogene, 2006, 25: 2901-2908.
[226] Helledey T. Pathways for mitotic homologous recombination in mammalian cells. Mutat Res, 2003, 532: 103-115.
[227] Hammond EM, Denko NC, Dorie MJ, et al. Hypoxia links ATR and p53 through replication arrest. Mol Cell Biol, 2002, 22: 1834-1843.
[228] Hammond EM, Green SL, Giaccia AJ. Comparison of hypoxia-induced replication arrest with hydroxyurea and aphidicolin-induced arrest. Mutat Res, 2003, 532: 205-213.
[229] Seim J, Graff P, Amellem O, et al. Hypoxia-induced irreversible S-phase arrest involves down-regulation of cyclin A. Cell Prolif, 2003, 36: 321-332.
[230] Green SL, Freiberg RA, Giaccia AJ. P21$^{Cip1}$ and P27$^{Kip1}$ regulate cell cycle reentry after hypoxic stress but are not necessary for hypoxia-induced arrest. Mol Cell Biol, 2001, 21: 1196-1206.
[231] Young SD, Hill RP. Effects of reoxygenation on cells from hypoxic regions of solid tumors: anticancer drug sensitivity and metastatic potential. J Natl Cancer Inst, 1990, 82: 371-380.
[232] Papp-Szabo E, Josephy PD, Coomber BL. Microenvironmental influences on mutagenesis in mammary epithelial cells. Int J Cancer, 2005, 116: 679-685.
[233] Welbourn CR, Goldman G, Paterson IS, et al. Pathophysiology of ischaemia reperfusion injury: central role of the neutrophil. Br J Surg, 1991, 78: 651-655.
[234] Slupphaug G, Kavli B, Krokan HE. The interacting pathways for prevention and repair of oxidative DNA damage. Mutat Res, 2003, 531: 231-251.
[235] Wiesmuller L, Ford JM, Schiestl RH. DNA damage, repair, and diseases. J Biomed Biotechnol, 2002, 2: 45-48.
[236] Hammond EM, Dorie MJ, Giaccia AJ. ATR/ATM targets are phosphorylated by ATR in response to hypoxia and ATM in response to reoxygenation. J Biol Chem, 2003, 278: 12207-12213.
[237] Cuvier C, Jang A, Hill RP. Exposure to hypoxia, glucose starvation and acidosis: effect on invasive capacity of murine tumor cells and correlation with cathepsin (L + B) secretion. Clin Exp Metastasis, 1997, 15: 19-25.
[238] Denko NC, Fontana LA, Hudson KM, et al. Investigating hypoxic tumor physiology through gene expression patterns. Oncogene, 2003, 22: 5907-5914.
[239] Pennacchietti S, Michieli P, Galluzzo M, et al. Hypoxia promotes invasive growth by transcriptional activation of the met protooncogene. Cancer Cell, 2003, 3: 347-361.
[240] Goncharova EI, Nadas A, Rossman TG. Serum deprivation, but not inhibition of growth per se, induces a hypermutable state in Chinese hamster G12 cells. Cancer Res, 1996, 56: 752-756.
[241] Wood RD, Mitchell M, Sgouros J, et al. Human DNA repair genes. Science, 2001, 291: 1284-1289.
[242] Yu Z, Chen J, Ford BN, et al. Human DNA repair systems: an overview. Environ Mol Mutagen, 1999, 33: 3-20.
[243] Kolodner R. Biochemistry and genetics of eukaryotic mismatch repair. Genes Dev, 1996, 10: 1433-1442.
[244] Buermeyer AB, Deschenes SM, Baker SM, et al. Mammalian DNA mismatch repair. Ann Rev Genet, 1999, 33:533-564.
[245] Koshiji M, To KK, Hammer S, et al. HIF-1alpha induces genetic instability by transcriptionally downregulating MutSalpha expression. Mol Cell, 2005, 17: 793-803.
[246] Mihaylova VT, Bindra RS, Yuan J, et al. Decreased expression of the DNA mismatch repair gene Mlh1 under hypoxic stress in mammalian cells. Mol Cell Biol, 2003, 23: 3265-3273.
[247] Shahrzad S, Quayle L, Stone C, et al. Ischemia-induced K-ras mutations in human colorectal cancer cells: role of microenvironmental regulation of MSH2 expression. Cancer Res, 2005, 65: 8134-8141.
[248] To KK, Koshiji M, Hammer S, et al. Genetic instability: the dark side of the hypoxic response. Cell Cycle, 2005, 4: 881-882.
[249] Yan T, Schupp JE, Hwang HS, et al. Loss of DNA mismatch repair imparts defective cdc2 signaling and )G2 arrest responses without altering survival after ionizing radiation. Cancer Res, 2001, 61: 8290-8297.
[250] Esteller M, Corn PG, Baylin SB, et al. A gene hypermethylation profile of human cancer. Cancer Res, 2001, 61: 3225-3229.
[251] Arita M, Zhong X, Min Z, et al. Multiple sites required for expression in 5'-flanking region of the hMLH1 gene. Gene, 2003, 30:657-665.
[252] Chang DK, Ricciardiello L, Goel A, et al. Steady-state regulation of the human DNA mismatch repair system. J Biol Chem, 2000, 275: 18424-18431.
[253] Chang CL, Marra G, Chauhan DP, et al. Oxidative stress inactivates the human DNA mismatch repair system. Am J Physiol Cell Physiol, 2002, 283: C148-154.
[254] Hardman RA, Afshari CA, Barrett JC. Involvement of mammalian MLH1 in the apoptotic response to peroxide-induced oxidative stress. Cancer Res, 2001, 61: 1392-1397.
[255] Yuan J, Narayanan L, Rockwell S, et al. Diminished DNA repair and elevated mutagenesis in mammalian cells exposed to hypoxia and low pH. Cancer Res, 2000, 60: 4372-4376.
[256] Bindra RS, Gibson SL, Meng A, et al. Hypoxia-induced down-regulation of BRCA1 expression by E2Fs. Cancer Res, 2005, 65: 11597-11604.
[257] Bindra RS, Schaffer PJ, Meng A, et al. Down-regulation of Rad 51 and decreased homologous recombination in hypoxic cancer cells. Mol Cell Biol, 2004, 24: 8504-8518.

[258] Sook KM, Hyen BJ, Bae MK, et al. Human *rad* 21 gene, hHR21(SP), is down-regulated by hypoxia in human tumor cells. Biochem Biophys Res Commun, 2001, 281: 1106-1112.

[259] Meng AX, Jalali F, Cuddihy A, et al. Hypoxia down-regulates DNA double strand break repair gene expression in prostate cancer cells. Radiother Oncol, 2005, 7: 168-176.

[260] To KK, Sedelnikova OA, Samons M, et al. The phosphorylation status of PAS-B distinguishes HIF-1alpha from HIF-2alpha in NBS1 repression. EMBO J, 2006, 25: 4784-4794.

[261] Carney JP, Maser RS, Olivares H, et al. The hMre11/hRad 50 protein complex and Nijmegen breakage syndrome: linkage of double-strand break repair to the cellular DNA damage response. Cell, 1998, 93: 477-486.

[262] D'Amours D, Jackson SP. The Mre11 complex: at the crossroads of DNA repair and checkpoint signalling. Nat Rev Mol Cell Biol, 2002, 3: 317-327.

# 16 肿瘤预防

16.1 恶性肿瘤的预防原则
  16.1.1 第一级预防
  16.1.2 第二级预防
  16.1.3 第三级预防
16.2 肿瘤的第一级预防
  16.2.1 加强防癌健康教育，改变不良生活行为方式
  16.2.2 合理膳食
  16.2.3 预防生物因素导致的肿瘤
  16.2.4 减少职业与环境致癌因素的暴露
  16.2.5 化学预防
16.3 肿瘤的第二级预防
16.4 肿瘤的第三级预防

正如前面章节所介绍的，恶性肿瘤一直是威胁人类健康最严重的疾病之一，并呈不断上升的趋势。如1980年，世界癌症新发病例数为635万，死亡数为400万；到1990年分别为850万和530万；到2000年分别为1 010万和620万；2000年存活的肿瘤病例数为2 240万。2000年与1990年相比，发病率和死亡率分别增加19%和18%。世界卫生组织（WHO）预计，由于人口老龄化以及目前居高不下的吸烟率和不良生活方式的现状，到2020年，新发病例数将上升50%，达1 500万。

由于肿瘤的发病潜伏期较长（长达几十年），又是多因素、多效应、高阶段、多基因致病，因此完全搞清肿瘤的病因目前仍有一定的困难。但目前的研究已证明，多数人类肿瘤是由环境因素与细胞遗传物质的相互作用所致，而不是简单地由遗传易感性所致，这就为肿瘤的预防提供了很好的科学基础。也就是说，如果我们采取合理有效的预防措施，就能够预防大部分肿瘤的发生。世界卫生组织指出：如果我们能很好地应用目前所掌握的知识，每年至少1/3的肿瘤是可以预防的[1]。

## 16.1 恶性肿瘤的预防原则

恶性肿瘤的预防措施也是遵循三级预防的原则。

一般而言，人的健康问题的出现，是一个从接触健康危险因素、机体内病理变化从小到大，最后导致临床疾病发生和发展的过程。根据疾病发生、发展过程以及健康决定因素的特点，把预防策略按等级分类，称为三级预防策略[2]。

### 16.1.1 第一级预防

第一级预防（primary prevention）又称病因预防。即在弄清楚肿瘤发病原因的基础上，针对其发病原因采取一些有效的措施，从而防止或减少肿瘤的发生。在第一级预防中，如果在疾病因子还没有进入环境之前就采取预防性措施，则称为根本性预防（primordial prevention）。它是从全球性预防战略和各国政府策略及政策角度考虑，建立和健全社会、经济、文化等方面的措施。如为了保障人民健康，从国家角度以法令或规程的形式，颁发了一系列的法律或条例，预防有害健康的因素进入国民的生活环境。第一级预防包括针对健康个体的措施和针对整个公众的社会措施。

1) 针对健康个体的措施 ①个人的健康教育，注意合理营养和体格锻炼，培养良好的行为与生活方式；②有组织地进行预防接种，提高人群免疫水平，预防疾病；③妇幼卫生，如做好婚前检查和禁止近亲结婚，预防遗传性疾病，做好妊娠和婴幼儿及儿童期的卫生保健；④个体防护措施，如采取职业有害因素的个人防护等；⑤某些疾病的高危个体服用药物来预防疾病的发生，即化学预防。

2) 针对公众健康所采取的社会和环境措施 如制定和执行各种与健康有关的法律及规章制度，有益于健康的公共政策，利用各种媒体开展的公众健康教育，防止致病因素危害公众的健康，提高公众

健康意识和自控能力。如提供清洁安全饮用水,针对大气、水源、土壤的环境保护措施,食品安全,公众体育场所的修建,禁止在公共场所吸烟,等等。

## 16.1.2 第二级预防

第二级预防(secondary prevention)即筛检癌前病变或早期癌症病例,在肿瘤的临床前期做好早期发现、早期诊断、早期治疗的"三早"预防工作,以中止或控制癌症的发展和恶化。早期发现癌症可通过普查、筛检、定期健康检查、高危人群重点项目检查及设立专科门诊等。达到"三早"的根本办法是民众的宣传发动、提高医务人员诊断水平和建立社会性高灵敏而可靠的疾病监测系统。对于某些有可能逆转、停止或延缓发展的疾病,则早期检测和预防性体格检查更为重要。如宫颈癌、乳腺癌、结肠直肠癌均有很好的第二级预防的方法。

## 16.1.3 第三级预防

第三级预防(tertiary prevention)即对已患某些疾病者,采取及时的、有效的治疗措施,防止病情恶化,预防并发症和伤残;对已丧失劳动力或残废者,主要促使功能恢复、心理康复,进行家庭护理指导,使患者尽量恢复生活和劳动能力,能参加社会活动并延长寿命。许多肿瘤患者通过合适的康复,都能很好地延长寿命和提高生活质量。

对不同类型的疾病,有不同的三级预防策略。但任何疾病或多数疾病,不论其致病因子是否明确,都应强调第一级预防。如肿瘤更需要第一级和第二级预防。尤其是一些病因明确而且是人为导致的癌症,如吸烟所致的肺癌、乙型肝炎病毒所致的肝癌、职业性肿瘤等,采取第一级预防较易见效。有些肿瘤的病因是多因素的,且通过筛检及早诊断和早期治疗会使预后较好,如宫颈癌、乳腺癌等,除针对其危险因素,致力于第一级预防外,还应兼顾第二级、第三级预防。对那些病因和危险因素都不明,又难以觉察预料的疾病,只有施行第三级预防的途径。对一些有传染性质的生物因子所致肿瘤的预防,如乙型肝炎疫苗接种预防肝癌,它除了针对个体的预防,同时也是针对公众的群体预防。因为个体免疫接种达到一定的人群比例后,就可以保护整个人群。

三级预防措施的落实,可根据干预对象是群体或个体,分为社区预防服务和临床预防服务。社区预防服务是以社区为范围,以群体为对象开展的预防工作。临床预防服务是在临床场所以个体为对象实施个体的预防干预措施。社区预防服务实施的主体是公共卫生人员,而临床预防服务的实施则是依靠临床医务人员。

## 16.2 肿瘤的第一级预防

### 16.2.1 加强防癌健康教育,改变不良生活行为方式

不良生活行为方式可以把多种致癌物带入机体。因此,通过健康促进和健康教育的方法,改变人们的不良生活行为方式,是预防肿瘤的首要措施。

#### (1) 烟草的控制

肿瘤的预防首先应该是控烟。据 WHO 估计,通过控烟,全球每年可预防癌症大约 156 万,其中肺癌占 2/3,约 100 万;其后分别为食管癌 15.8 万,口腔和咽部癌症为 15.5 万,喉癌为 11.6 万,膀胱癌为 9.6 万,胰腺癌 3.1 万。由于吸烟是包括肿瘤在内多种慢性病的重要致病因素,所以有效控烟还可以起到预防多种慢性病的作用。如果能把目前吸烟的状况减少 50%,在 2025 年全球将有 2 000 ~ 3 000 万人可避免因烟草导致的过早死亡,2050 年可达到 1.5 亿。

我国吸烟人数为 3.5 亿,居世界各国之首。根据研究推算,目前我国人群中遭受被动吸烟危害的人数高达 5.4 亿,其中 15 岁以下儿童有 1.8 亿。中国每年因与烟草有关的疾病而死亡的人数在 100 万左右。如果吸烟率保持不变,这个数字将在 2020 年前增长到 220 万[3]。

减少吸烟所致的全球疾病和经济负担是当前公共卫生领域面临的最大挑战之一,各国一致呼吁制定有效的控烟政策和公共卫生策略。因此,WHO 于 20 世纪 70 年代开始关注全球烟草危害与控制问题;1996 年 5 月,第 49 届世界卫生大会提出制定《烟草控制框架公约》动议并获联合国秘书长授权;1999 年 5 月,第 52 届世界卫生大会通过制定《烟草控制框架公约》的程序和时间表,决定启动《烟草控制框架公约》的谈判;2003 年 5 月 21 日,经历两次工作组会议和 4 年 6 轮的政府间谈判,第 56 届世界卫生大会 192 个成员国一致通过《烟草控制框架公约》(图 16-1);2005 年 2 月 27 日《烟草控制框架公约》正式生效。《烟草控制框架公约》的通过表明,健康已成为全世界和各国政府共同关注的社会经济协调

发展的主要标志。在全世界范围内,围绕着烟草的种植、生产、销售和吸烟与健康等问题展开了一场新的革命。《烟草控制框架公约》是 WHO 制定的第一部具有国际约束力的全球公约。许多国家政府为此制定和颁布了有关法律法规,为控制吸烟、减少环境污染、保护和促进健康翻开了新的一页,成为了公共卫生和控烟史上的里程碑。《烟草控制框架公约》包括 11 部分 38 条[4]。

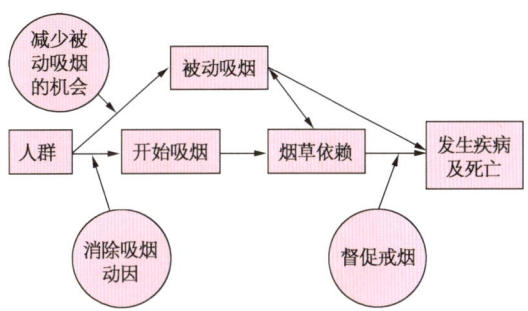

图 16-2　烟草使用人群的基本结构及干预策略

smoke,ETS)的机会,保护不吸烟者;②消除吸烟的促动因素,阻止新烟民的产生;③提高戒烟率。最终目标是预防和控制因吸烟所致的疾病和过早死亡。需强调的一点是,这 3 种控烟策略彼此之间并非相互独立。例如,戒烟者增加,也会减少不吸烟者被动吸烟的机会。同样,减少被动吸烟机会的措施也能促进吸烟者戒烟。这种策略间的相互促进提示,在实际工作中应充分利用这种相互促进作用,同时开展吸烟者戒烟及减少不吸烟者被动吸烟的工作。

（3）控烟的有效策略及措施

吸烟是最有可能预防的导致人类过早死亡或致残的因素,对吸烟者的干预比治疗任何慢性病的成本-效益都好,而实际工作中控烟效果却非常不理想。最主要的原因是人们把吸烟当作是个体行为来进行干预,忽视了吸烟行为的出现与坚持深深植根于特定的文化、习俗、社会经济环境影响之中。因此,提倡在社区或组织水平,以社区、学校、医院、工厂等场所为载体,以全部人群为干预对象,采取包括政策、环境改变为主的综合策略来开展控烟工作。如在健康保护方面,重点应该是提高烟草税(研究表明,提高烟草产品价格 10% 可有效减少吸烟者 8%),禁止向青少年出售烟草制品,限制烟草广告,在烟盒上印制"吸烟有害健康"的警语(图 16-3)等等。通过健康教育和健康促进,促使不吸烟者尤其是青少年不吸烟和吸烟者戒烟。另外,通过法律和有关的规章制度来保护不吸烟者免受被动吸烟的危害。针对群体而言,有利于吸烟者减少吸烟量的策略包括提高烟草价格、全面禁止烟草广告、严格执行在公共场所的禁烟法规等。世界卫生组织制定的《烟草控制框架公约》[4]第 8 条明确提出:各缔约方应积极促进采取和实行有效的立法、实施、行政和(或)其他措施,以防止在室内工作场所、公共交通工具、室内公共场所,适当时包括其他公共场所接触烟草烟雾。这对于肿瘤的预防和提高人们的健康水平具有积极的意义。

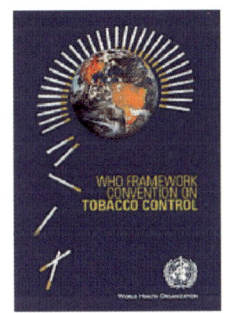

图 16-1　WHO《烟草控制框架公约》

序言

第 I 部分(1~2 条)引言:术语、本公约与其他协定和法律文书的关系

第 II 部分(3~5 条):目标、指导原则和一般义务

第 III 部分(6~14 条):减少烟草需求的措施

第 IV 部分(15~17 条):减少烟草供应的措施

第 V 部分(18 条):保护环境

第 VI 部分(19 条):与责任有关的问题

第 VII 部分(20~22 条):科学技术合作与信息通报

第 VIII 部分(23~26 条):机构安排与财务资源

第 IX 部分(27 条):争端解决

第 X 部分(28~29 条):公约的发展

第 XI 部分(30~38 条):最后条款

（2）烟草使用人群的基本结构及预防与控制目标

为了能全面有效地预防和控制烟草给人们带来的危害,首先必须明确烟草使用在人群中的分布、彼此间的逻辑顺序及基本结构。图 16-2 所示的结构图可帮助了解人群中不同烟草使用者的关系、烟草使用的主要类型及干预的主要策略和最终目标[5]。

从图 16-2 可知,烟草预防与控制的主要策略和目的为:①减少不吸烟者被动吸烟(或称暴露于环境中的烟草烟雾,exposure to environmental tobacco

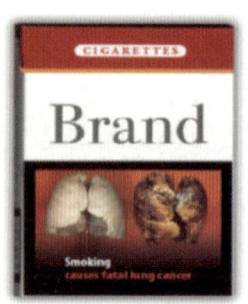

图 16-3　国外在烟盒上印制"吸烟有害健康"的警语

本章结合美国社区预防服务专家组(Task Force on Community Preventive Services)《关于减少烟草使用及接触环境烟草烟雾干预的建议》[6](recommendations regarding interventions to reduce tobacco use and exposure to environmental tobacco smoke)及美国卫生与人类健康服务部公共卫生服务署(US Department of Health and Human Services, Public Health Service)制定的《处理烟草使用及烟草依赖的临床服务指南》[7](clinical practice guideline:teating tobacco use and dependence),在此介绍一些有实际效果的控烟干预措施,这些措施归纳为:减少被动吸烟、减少新吸烟者以及促进吸烟者戒烟3个方面;根据适合的场所分为适用于社区的戒烟措施和临床场所戒烟措施。

1) 减少被动吸烟的策略及措施　在指定区域内禁止和限制吸烟的政策、规章制度和法律。

2) 减少新吸烟者的策略及措施　①提高烟草制品的单位价格(政府立法提高烟草税);②大众媒体教育,通过长期、反复使用简要的信息进行宣传,来提醒与敦促儿童与青少年远离烟草。

3) 适合于社区戒烟的策略及措施　①提高烟草制品的单位价格(政府立法提高烟草税);②大众媒体教育,通过长期、反复使用简要的信息进行宣传,来提醒与敦促吸烟者戒烟。

4) 适合于卫生保健系统水平上开展戒烟的系统策略及措施　①包括电话随访支持的多措施戒烟干预;②包括利用标签等醒目标志督促卫生保健服务提供者劝阻吸烟的提醒系统、卫生保健服务提供者控烟培训,以及有关疾病的健康教育等内容的多项戒烟干预;③每个医疗场所实施发现吸烟者及卫生保健服务提供者提醒系统;④减少患者接受有效戒烟治疗的自付费用;⑤临床医师提供戒烟治疗得到与治疗其他慢性病同样的补偿;⑥制定临床医师必须开展戒烟服务(简要劝阻、行为干预、戒烟药物治疗)的规章制度并进行考核;⑦提供培训、资源及反馈来促进卫生保健服务提供者进行戒烟干预;⑧医院制定政策支持为住院患者提供戒烟服务;⑨医保补偿戒烟治疗费用。

5) 临床场所医师日常诊疗时的戒烟策略及措施　吸烟因有成瘾性而被看作是一种慢性病,需要提供反复的干预服务。吸烟者每年有许多接触医师、护士、药剂师等卫生保健人员的机会。因此,医务人员特别是临床医师及牙医是对吸烟患者进行戒烟干预的最佳人选。但只有不到15%的吸烟者在就诊时得到医师对其戒烟的支持。一些策略及措施,能促进医师在临床场所的戒烟干预。这些策略及措施可以用如图16-4所示的模式来进行整合。该模式以"五A戒烟法"为主线,根据对求医者吸烟状况及戒烟意愿的评价将他们分为4种人,并给予相应的干预策略及措施:①现吸烟并愿意尝试戒烟的人;②现吸烟但目前不愿尝试戒烟的人;③曾经吸烟现已戒烟的人;④从未吸过烟的人。根据所需时间、资源的多少,这些干预措施又可分为快速干预(brief intervention)及强化干预(intensive intervention)两大类。

针对愿意戒烟者的快速干预策略及措施:即五A戒烟法(表16-1)。

表 16-1　五 A 戒烟法

| 步　骤 | 方　法 |
| --- | --- |
| 询问(ask)吸烟情况 | 对每一个患者、每一次就诊时了解和记录其吸烟情况 |
| 劝阻(advise)吸烟 | 以一种明确、语气肯定、个体化的方式督促每一个吸烟者戒烟 |
| 评估(assess)戒烟意愿 | 了解吸烟者这次是否愿意尝试戒烟 |
| 帮助(assist)尝试戒烟 | 帮助愿意戒烟者确定戒烟日、制订戒烟计划;提供咨询帮助及培训解决问题的技巧;帮助患者获得外部支持及提供戒烟材料等 |
| 安排(arrange)随访 | 确定随访时间表(至少开始戒烟后的第1周随访1次) |

五A戒烟法就是医务人员在日常诊所环境下进行戒烟干预的5个基本步骤。其中第一步"询问"(ask),是了解求医者吸烟状况及发现吸烟者的关

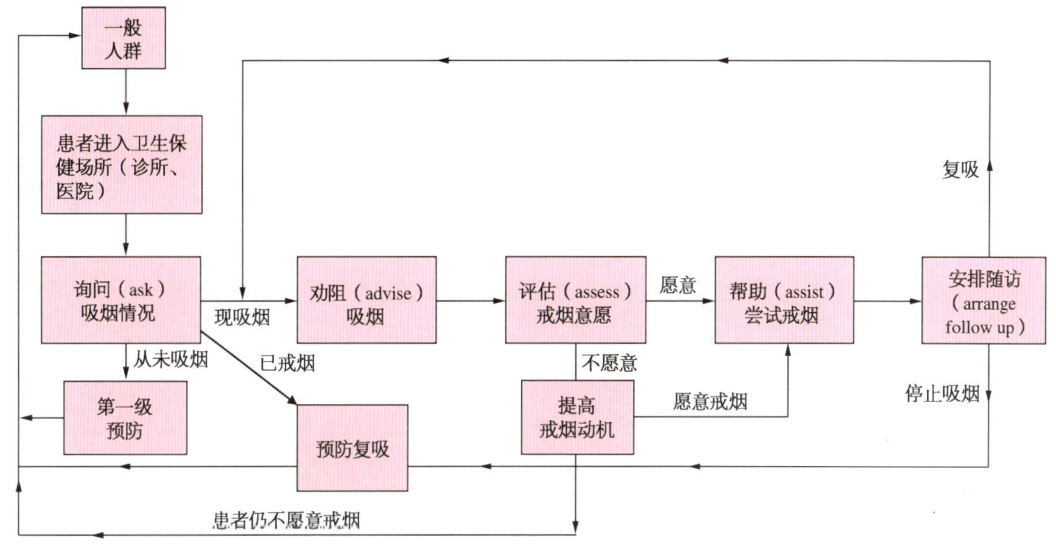

图 16-4　临床场所处理烟草使用和烟草依赖的模式

键,可帮助医务人员根据求医者吸烟状况及意愿来确定恰当的干预措施。需要强调的是,戒烟快速干预中,除了提供咨询、随访服务之外,所有吸烟者只要没有禁忌证,都应该鼓励使用戒烟药物治疗。

针对愿意戒烟者的强化干预策略及措施:目前有证据证实,戒烟干预的强度与戒烟效果之间有明显的剂量-反应关系,强度越大的干预,效果越好。因此,医务人员应尽量为愿意戒烟者提供戒烟强化干预服务。强化干预的标准为:为吸烟者提供 4 次或 4 次以上的干预服务(咨询、行为干预、药物等),每次持续 10 min 以上,与吸烟者接触的总时间在 30 min 以上。强化干预的基本要求见表 16-2。

表 16-2　强化戒烟干预的基本要求(组成)

| 干预策略 | | 措　施 |
|---|---|---|
| 评估 | | 评估吸烟者是否愿意接受强化干预措施,评估吸烟者的紧张程度、所患其他疾病等,为咨询、行为干预、选择戒烟药物提供信息 |
| 强化干预措施 | (1) 咨询及行为干预 | 提供解决所遇具体问题的咨询及解决问题技巧培训,医务人员对戒烟者提供心理社会支持,家人、朋友等治疗者之外对戒烟者的社会支持 |
| | (2) 药物治疗 | 一线药物:安非他酮(bupropion)、尼古丁口香糖、尼古丁吸入剂、尼古丁鼻腔喷雾剂、尼古丁贴片(戒烟贴)<br>二线药物(在一线药无效时):可乐宁(clonidine)、去甲替林(nortriptyline),鼓励吸烟者在药店自行购买戒烟贴 |
| 干预形式 | | 个体或小组形式的咨询,主动的电话咨询,为戒烟者提供自助阅读材料,定期随访、效果评价 |
| 干预人员 | | 尽可能包括不同专业的服务人员。如安排医务人员为戒烟者提供有关吸烟危害及戒烟益处的咨询,提供药物治疗服务;非医学专业人员提供社会-心理咨询或行为干预服务 |

针对不愿意戒烟者的快速干预策略及措施:对于目前还不愿意戒烟的人,干预的目的是帮助他们提高戒烟的动机。临床场所提高不愿意戒烟者戒烟动机的快速干预策略及措施可归纳为"五 R 戒烟法"(表 16-3)。

表 16-3　提高戒烟动机的快速干预策略及措施（五 R 戒烟法）

| 干预策略 | 措　　施 |
| --- | --- |
| 指出相关性（relevance） | 鼓励吸烟者指出自己戒烟的相关理由或原因，与自己的情况（如疾病、健康危害、家庭、社会关系）越密切越好 |
| 强调危险性（risks） | 鼓励吸烟者自己说出吸烟的不良后果。医务人员应强调与患者最相关的危害部分，并指出彻底戒烟是避免这些不良后果的唯一途径 |
| 认识回报（rewards） | 鼓励吸烟者说出戒烟可获得的潜在益处，并强调与患者最相关的回报 |
| 认清障碍（roadblocks） | 鼓励吸烟者说出阻碍其戒烟的理由，并告之能解决这些障碍的办法和措施 |
| 反复动员（repetition） | 动机干预应在无戒烟意愿的吸烟者每次看病时反复进行。对过去尝试戒烟失败者应告之许多戒烟成功者都是经历反复尝试多次之后才获得成功 |

针对最近已戒烟者的快速干预策略及措施：对于已戒烟者，干预的目的是预防复吸。一般预防复吸的干预可分为两类：基本干预（minimal practice）及规范干预（prescriptive intervention）。

基本干预：指面对一个最近戒烟者每次都要进行的干预，包括向每个戒烟者的成功表示祝贺并鼓励继续不吸烟；用开放式问题让戒烟者谈谈其戒烟后的感受；鼓励戒烟者主动讨论戒烟的各种益处、戒烟过程中所取得的成功、保持不吸烟所遇到的问题及可能面临的威胁。

规范干预：是指根据从戒烟者那里了解到的坚持不吸烟所遇到的实际问题及威胁，采取针对性的常规处理（表 16-4）。

表 16-4　戒烟者经常遇到的特定问题及应对措施

| 问　题 | 应 对 措 施 |
| --- | --- |
| 缺乏支持 | 制订患者随访日程表，帮助患者在其周围寻找支持资源，安排患者转到能提供戒烟咨询及支持的机构或单位 |
| 情绪悲观或抑郁 | 依据情况提供心理咨询或合适的药物治疗，也可将患者转给心理医师处理 |
| 强烈或持久的尼古丁撤退症状 | 依据情况考虑给患者延长使用尼古丁替代品的时间，或者增加（联合）应用多种药物来减少尼古丁的撤退症状 |
| 体重增加 | 建议开始增加体力活动，限制饮食；说服患者知道停止吸烟后体重有所增加是普遍情况，但体重上升幅度有限；强调合理膳食的重要性；让患者使用有减缓体重增加作用的药物治疗（如安非他酮、尼古丁替代疗法）；将患者转给有关专家或特定干预项目 |
| 动机逐渐下降 | 让患者明白这种感受非常普遍，推荐参加一些有益活动，检查以确保患者没有定期吸烟，强调又开始吸烟（哪怕一口）也将增加永久戒烟难度 |

针对从未吸烟者的快速干预策略及措施：在临床场所对从未吸烟者的干预一般是给予表扬并鼓励继续远离烟草。

临床场所戒烟干预应该成为社区控烟综合项目的重要组成部分，因为只有整合两个场所的资源，即医学专业人员及非医学专业人员通力协作才能促使吸烟者戒烟成功。临床场所医务人员戒烟干预的实施，必须有卫生保健系统水平上的改变（政策、环境、资源、培训），才能真正持久和富有成效。最后，具体干预特别是采用行为干预进行戒烟时，应根据特定情况、特定人群特点选择合理的健康促进理论来指导控烟工作，以保证干预措施的针对性及高效率。

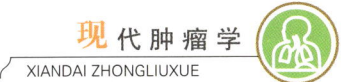

## 16.2.2 合理膳食

通过合理膳食和体力活动来预防癌症也是一项很有效的措施。WHO 以 1996 年的肿瘤发病率估计,通过膳食措施每年可预防的癌症总数可达 300 万～400 万。由于膳食变化的趋势,人口增长和老龄化,这个数字到 2025 年可能达到 450 万～600 万。为控烟预防癌症的 2～2.7 倍[1]。可通过膳食方法预防各种癌症以及减少的负荷见表 16-5[8]。

表 16-5 可以用膳食方法预防的癌症

| 部 位 | 全球排位（发病率） | 全球发病数（×10³） | 膳食因素（充分或很可能的） | 非膳食危险因素（已确定的） | 用膳食可以预防 | | | |
|---|---|---|---|---|---|---|---|---|
| | | | | | 低的估计（%） | 高的估计（%） | 低的估计（×10³） | 高的估计（×10³） |
| 口腔和咽鼻咽 | 5 | 575 | ↓蔬菜和水果<br>↑乙醇（酒精）<br>↑咸鱼 | ↑吸烟<br>↑槟榔<br>↑EB 病毒 | 33 | 50 | 190 | 288 |
| 喉 | 14 | 190 | ↓蔬菜和水果<br>↑乙醇 | ↑吸烟 | 33 | 50 | 63 | 95 |
| 食管 | 8 | 480 | ↓蔬菜和水果<br>↓缺乏食物 | ↑吸烟<br>↑Barrett 食管炎 | 50 | 75 | 240 | 360 |
| 肺 | 1 | 1 320 | ↑乙醇<br>↓蔬菜和水果 | ↑吸烟<br>↑职业 | 20 | 33 | 264 | 436 |
| 胃 | 2 | 1 015 | ↓蔬菜和水果<br>↓冷藏<br>↑食盐<br>↑咸的食物 | ↑幽门螺杆菌 | 66 | 75 | 670 | 761 |
| 胰腺 | 13 | 200 | ↓蔬菜和水果<br>↑肉、动物脂肪 | ↑吸烟 | 33 | 50 | 66 | 100 |
| 肝 | 6 | 540 | ↑乙醇 | ↑乙型和丙型肝炎病毒 | 33 | 66 | 178 | 356 |
| 结肠/直肠 | 4 | 875 | ↑污染的食物<br>↓蔬菜<br>↓体力活动<br>↑肉<br>↑乙醇 | ↑吸烟<br>↑基因<br>↑溃疡性结肠炎<br>↑S. Sinensis<br>↓非类固醇抗炎药 | 66 | 75 | 578 | 656 |
| 乳腺 | 3 | 910 | ↓蔬菜<br>↑早年生长迅速<br>↑月经初潮早<br>↑肥胖<br>↑乙醇 | ↓生殖<br>↑基因<br>↑辐射 | 33 | 50 | 300 | 455 |

续表

| 部位 | 全球排位（发病率） | 全球发病数（×10³） | 膳食因素（充分或很可能的） | 非膳食危险因素（已确定的） | 用膳食可以预防 ||||
|---|---|---|---|---|---|---|---|---|
| | | | | | 低的估计(%) | 高的估计(%) | 低的估计(×10³) | 高的估计(×10³) |
| 卵巢 | 15 | 190 | | ↑基因<br>↓生殖 | 10 | 20 | 19 | 38 |
| 子宫内膜 | 16 | 170 | ↑肥胖 | ↑雌激素<br>↓生殖 | 25 | 50 | 43 | 85 |
| 子宫颈 | 7 | 525 | ↓蔬菜和水果 | ↑人乳头瘤病毒<br>↑吸烟 | 10 | 20 | 53 | 105 |
| 前列腺 | 9 | 400 | ↑肉、肉脂、乳脂 | | 10 | 20 | 40 | 80 |
| 甲状腺 | | 100 | ↑碘缺乏 | ↑辐射 | 10 | 20 | 10 | 20 |
| 肾 | 17 | 165 | ↑肥胖<br>↑非那西丁 | ↑吸烟 | 25 | 33 | 41 | 54 |
| 膀胱 | 11 | 310 | | ↑吸烟<br>↑职业<br>↑埃及肝吸虫 | 10 | 20 | 31 | 62 |
| 其他 | | 2 355 | | | 10 | 10 | 236 | 236 |
| 总计(1996) | | 10 320 | | | 29.3 | 40.6 | 3 022 | 4 187 |

注：表中的箭头表示危险性减少(↓)或增加(↑)。

**（1）与恶性肿瘤有关的营养素[9]**

1）糖类（碳水化合物）、蛋白质和脂肪 食物中的三大类物质糖类、蛋白质和脂肪分别与肿瘤的关系没有明确的结果。有研究显示摄入单糖类可能与结直肠癌有关，多摄入动物脂肪可增加结直肠癌的危险性[10]。但已明确的是，膳食结构（富含动物脂肪和蛋白质的高能量食物）加上体力活动不足可明显增加直肠癌、乳腺癌、前列腺癌、子宫内膜癌和其他肿瘤的发病率。

2）膳食纤维 增加膳食中纤维的摄入如蔬菜、水果等，可降低口腔癌、咽喉癌、肺癌、食管癌、胃癌、子宫内膜癌的危险，蔬菜（但不是水果）可以降低结直肠癌的风险。膳食纤维可改变机体对雌激素的生物利用度，减少激素依赖性恶性肿瘤（如乳腺癌）的危险。膳食纤维前体可影响机体的雌激素水平，从而降低乳腺癌的发病风险[11]。

3）维生素 一般认为，维生素可通过抗氧化和甲基化作用影响肿瘤的发生和发展。有研究发现，血中胡萝卜素水平低的个体肺癌危险性增加。也有研究发现，胡萝卜素对食管癌、胃癌、结直肠癌、乳腺癌和宫颈癌有一定的保护作用。维生素 C 缺乏可增加胃癌、口腔癌、咽喉癌、食管癌，可能还包括肺癌和前列腺癌的危险性。尽管维生素 E 的抗癌作用还不明确，但有研究表明维生素 E 摄入不足可增加肺癌、宫颈癌和结直肠癌的危险性。然而，两个比较大的研究（ATBC 和 CARET）发现，接受 β 胡萝卜素（在 CARET 研究中是 β 胡萝卜素＋维生素 A）的对象肺癌分别增加 18% 和 28%，而在 ATBC 研究中接受维生素 E 可减少 34% 前列腺癌的发病，由于其增加了 2 倍的脑血管病死亡率，所以总死亡率没有改变[12]。大多数 B 族维生素作为机体酶的辅助因子参与细胞内蛋白质、脂肪和糖类的合成、分解以及相互转化。有研究表明，多摄入叶酸或血中叶酸含量高可减少结直肠癌的危险性。由于叶酸缺乏与高半胱氨酸累积有关，而高半胱氨酸的增加与缺血性心脏病和直肠癌有明显的关系[13]。

4）盐 食物中盐分增加、腌制食品以及加工食品中盐分增加均会增加胃癌、结直肠癌和鼻咽癌的发病率[14]。

### (2) 恶性肿瘤的营养防治原则[6]

1）足量的蛋白质　足量的蛋白质不仅能保证机体正常生长发育，还能增强机体免疫功能。但摄入量过高也会带来一些问题，增加结直肠癌、乳腺癌以及子宫内膜癌发病的危险性。因此，在保证蛋白质摄入量的同时，应注意动物性蛋白质与植物性蛋白质的适当比例。

2）限量的脂肪　在日常膳食中应控制总脂肪的摄入量，以不超过30%为宜，并调整动物性脂肪与植物性脂肪的比例，保证饱和脂肪酸与单不饱和脂肪酸、多不饱和脂肪酸之间的比例为1:1:1。多食用含不饱和脂肪的鱼类和脂肪含量相对较低的禽肉类，畜肉类中牛、羊肉脂肪含量较猪肉低。

3）足量的膳食纤维　糖类中的膳食纤维可以清除肠道中过多的外源性胆固醇，增加粪便的体积和重量，缩短粪便在肠道内的停留时间，减少有毒物质的重吸收，避免毒素造成的过氧化反应对细胞产生的损害。同时膳食纤维在肠道益生菌作用下发酵，使肠道内pH值下降，有益于营养素的消化吸收及有益菌群的繁殖。另外，一些研究结果表明淀粉也具有类似的防癌作用。

4）适当增加维生素和无机盐　日常饮食如能做到食物多样、新鲜，保证平衡膳食，这些营养素一般都不会缺乏。但癌症患者尤其是长期未进食者或肠外营养支持者，由于摄入量不足和（或）丢失量增加，易造成这些营养素的缺乏，应注意及时补充相应制剂。

5）充足的植物化学物　谷类、豆类、水果、蔬菜等植物性食物除了含有维生素和矿物质外，还含有多种微量的具有生物活性的成分，均具有一定的防癌抗癌作用，称为植物化学物。

我国卫生部为了指导国民合理膳食所制定的《中国居民膳食指南》，是指导国民合理膳食的技术性文件。在此基础上，根据《指南》的核心内容，结合中国居民膳食的实际状况，绘制了《中国居民平衡膳食宝塔》（图16-5），把平衡膳食的原则转化成了各类食物的重量，便于人们在日常生活中执行。膳食宝塔共分5层，包含每天应摄入的主要食物种类。膳食宝塔利用各层位置和面积的不同，反映了各类食物在膳食中的地位和应占的比重。谷类食物位居底层，每人每天应摄入250～400g；蔬菜和水果居第2层，每天应分别摄入300～500g和200～400g；鱼、禽、肉、蛋等动物性食物位于第3层，每天应摄入125～225g（鱼虾类50～100g，畜禽肉类50～75g，蛋类25～50g）；奶类和豆类食合居第4层，每天应吃相当于鲜奶300g的奶类及奶制品和相当于干豆30～50g的大豆及其制品；第5层塔顶是烹调油和食盐，每天烹调油不超过25～30g，食盐不超过6g。饮酒的问题在《指南》中也有说明。新的膳食宝塔增加了水和身体活动的形象，强调足量饮水和增加身体活动的重要性。水是膳食的重要组成部分，是一切生命必需的物质，其需要量主要受年龄、环境温度、身体活动等因素影响。在温和气候条件下生活的轻体力活动成年人每天至少饮水1 200 ml（约6杯），在高温或强体力劳动条件下应适当增加。饮水不足或过多都会对人体健康带来危害。饮水应少量多次，要主动，不应感到口渴时才喝水。目前我国大多数成年人身体活动不足或缺乏体育锻炼，应改变久坐少动的不良生活方式，养成天天运动的习惯，坚持每天多做一些消耗体力的活动。建议成年人每天进行累计相当于步行6 000步以上的身体活动，如果身体条件允许，最好进行30 min中等强度的运动。

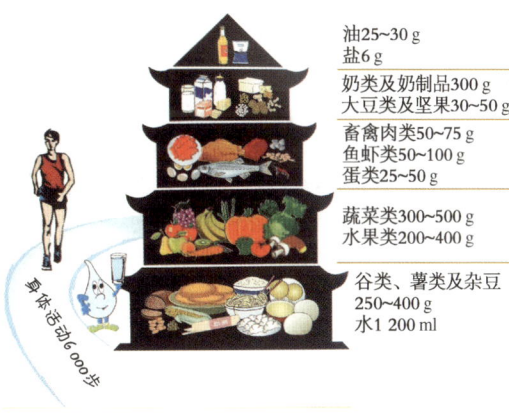

**图16-5　中国居民平衡膳食宝塔**

（资料来源：卫生部.中国居民膳食指南）

6）世界癌症研究基金会和美国癌症研究所提出的14条膳食预防癌症的建议如下。

**食物供应和进食**：使人群食用营养丰富和多样化并以植物性食物为主的膳食，选择富含各种蔬菜和水果、豆类以及粗粮加工的含淀粉主食的植物性食物。

**保持体重稳定**：人群平均体质指数（BMI）在成年期维持在21～23，个体的BMI维持在18.5～25；避免体重过低和超重，并限制成年期的体重增长在5 kg以内。

**坚持体力活动**：使人群终身坚持体力活动水平（physical activity level，PAL）。它是通过总能量消耗除以基础代谢率计算而来，这样可校正体型大小的不同)高于1.6,另选择时间参加较为剧烈的体力活动。如果职业性活动量较低或中等,每天快步走路或类似的运动1h,并且每周至少参加1h相对剧烈的活动。

蔬菜和水果:鼓励全年吃多种蔬菜和水果,使之提供的能量占总热能的7%以上。每天吃不同品种的蔬菜和水果达400~800g(豆类和富含淀粉类的蔬菜和水果以及富含淀粉的块根均不包括在内)。

其他植物性食物:食用不同品种的富含淀粉和蛋白质的植物来源的食物,最好只进行粗加工,使之提供总能量的45%~60%。限制摄入精制的糖,精制糖提供的能量在10%以下。一天吃多种谷物、豆、根茎和块茎类达600~800g,最好是粗加工的。

含乙醇(酒精)饮料:建议不要饮酒,尤其反对过度饮酒。饮酒的男性应限制乙醇的摄入量占总热能的5%以下,饮酒的女性限制在总热能的2.5%以下。如果饮酒,则男性一天少于2杯,女性少于1杯(孕妇、儿童和青少年不应饮酒。1杯酒的定义为啤酒250ml、果酒100ml、烈性酒25ml或与此相当的量)。

肉:如果吃肉,红肉的摄入量应占总热能的10%以下,即限制红肉的摄入量在每天80g以下。最好选用鱼、禽或非家养动物的肉以替代红肉(红肉指牛、羊和猪肉及其产品,不包括禽或鱼、野味,或非家养的动物和鸟类的肉)。

总脂肪和油:总脂肪和油提供的能量占总能量的15%~30%。限制含脂肪多的食物,尤其是动物来源脂肪较多的食物。最好选用氢化程度最低的单不饱和植物油。

食盐和盐腌的食品:各种来源食盐的量,成人应每天少于6g。限制食用盐腌的食品和在烹调及餐桌上的用盐量。

食品储藏:易腐败变质食品在储藏时应尽量减少霉菌污染。不要食用容易被毒菌、毒素污染而长期在室温储藏的食物。

食品保存:易腐败的食物,如不及时食用,应该冰冻或冷藏。购买的和家中的易腐败食物应该用冷藏和其他适当方法保存。

添加剂和残留物:对食品中的食品添加剂、农药和其他残留物的水平应得到适当的监督管理,制定其安全限量并进行监测。如未受到法规管理或使用不当,则对健康有害。

食物制备:吃肉和鱼时,鼓励用较低温烹调。烹调肉和鱼时应避免肉汁烧焦。最好不食用在火焰上直接烧烤的肉和鱼、熏制和烟熏的肉。不要吃烧焦的食物。

补品:膳食应符合减少癌症危险性的模式,如果按照上述所提的建议去做,则不必食用补品。

### (3) 体重控制与体力活动促进

国际癌症研究中心(IARC)于2002年对体重增加和体力活动减少与肿瘤的关系进行了评价。其结论是:控制体重增加,可有效地预防直肠癌、乳腺癌、子宫内膜癌、肾癌和食管癌;保持一定量和有规律的体力活动,可有效预防直肠癌和乳腺癌[15]。

因此,体重控制和促进人们有规律地保持一定量的体力活动对肿瘤的预防是相当重要的。而且,这不仅是肿瘤的预防,对其他的健康问题,如心脑血管疾病、糖尿病和其他慢性病的预防也都大有好处。

体重控制主要与膳食和体力活动有关。图16-6为开展静坐生活方式干预提供了理论框架[16]。针对各种可改变的决定因素,通过倡导全社会支持、采取综合性措施干预静坐生活方式的第一级预防,已证实有很好的成本-效益。根据美国社区预防服务专家组的建议,以干预涉及的3类不同决定因素(信息为基础的决定因素、社会和行为决定因素及环境和政策决定因素)分类,介绍能有效促进体力活动行为的有效策略及措施。

1)信息策略及措施  ①全社会宣传运动;②楼梯口、电梯旁定点宣传鼓励人们爬楼梯。

2)行为和社会策略及措施  ①学校体育课程;②社区内建立社会支持干预(如建立锻炼小组或彼此签订锻炼合约来完成一定量的体力活动);③个体化的健康行为改变。

3)环境和政策干预措施  可促使人们方便使用体力活动场所及获得相关信息。

在社区内进行增加体力活动的干预能够帮助社区所有人群普遍提高体力活动水平,是预防静坐生活方式的主要场所。上述干预措施中,有些内容比较单一,如鼓励爬楼梯、学校体育锻炼课程、建立社区体力活动支持资源、个体化的体力活动行为改变;有些干预措施本身就是综合性的,例如,全社会宣传运动通常包括大众媒体及社区健康巡展、工作场所危险因素筛检、群组健康教育课程等多种策略;建立及提高居民对体力活动场所使用也是综合性的,可包括建立自行车道、步行街、安装锻炼器材、免费开放体育锻炼场所等。

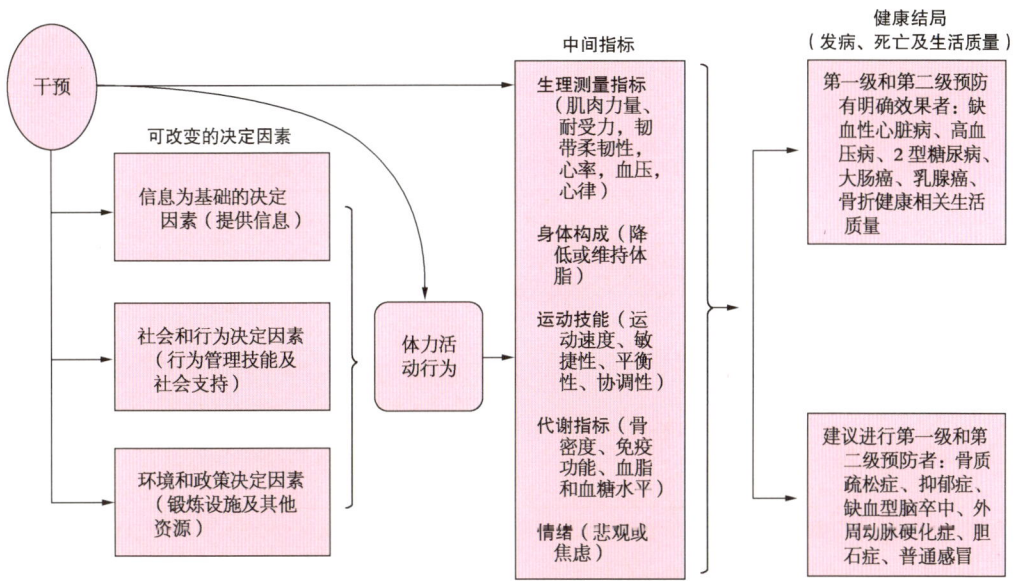

图 16-6　改变静坐生活方式,促进健康的理论框架

由于各种措施及策略之间有相互促进作用,一般建议社区开展体力活动促进时,应以开展多策略、多措施的综合性干预项目为首选。但在制定干预策略及选择干预措施之前,必须首先通过社区诊断(评价)充分了解社区情况。这是开展社区干预项目、提高社区居民体力活动水平的关键一步。这可以帮助项目设计者在选择上述干预策略及措施时充分考虑当地资源、人群特点、社区文化背景、个人及组织意愿、措施的可接受性等许多方面,从中挑选既符合社区人群需求及意愿,又与所在社区资源、社会经济相适应的干预策略及措施。

### 16.2.3　预防生物因素导致的肿瘤

感染性因素是癌症的一个主要原因。世界卫生组织估计约18%的癌症是由感染性因素所致,在发展中国家尤为明显(占23%),在西非、东非和中非有高达40%的女性肿瘤与慢性感染有关。最为常见的是乙型肝炎病毒和丙型肝炎病毒感染所致的肝癌、人类乳头瘤病毒(HPV)所致的宫颈癌和食管癌、EB病毒与鼻咽癌和淋巴瘤、幽门螺杆菌与胃癌[1]。

通过乙型肝炎疫苗的接种来预防乙型肝炎的发生及预防肝癌是一项具有非常高经济效益的措施,应用乙型肝炎疫苗诱发保护性抗体的成功率可达97%以上。我国在成功实施扩大免疫规划以来,在预防传染病方面取得了非常大的成就。2002年,我国决定将乙型肝炎疫苗接种纳入儿童计划免疫程序中[17]。这样,我国在对7周岁及7周岁以下儿童的计划免疫程序除了卡介苗、脊髓灰质炎活疫苗、百白破混合制剂和麻疹疫苗免疫接种使儿童获得对结核、脊髓灰质炎、百日咳、白喉、破伤风和麻疹的免疫力("接种四苗,预防六病")外,还包括了乙型肝炎疫苗免疫来预防乙型肝炎。对于HBsAg和HBeAg双阳性的孕妇,在妊娠后期(即妊娠7、8、9个月)每月注射1次高效价的抗乙型肝炎免疫球蛋白,可减少胎儿宫内感染乙型肝炎的概率。

宫颈癌主要与不洁性行为和人乳头瘤病毒感染有关。在发展中国家约91%的宫颈癌是由于人乳头瘤病毒的感染。目前,预防人乳头瘤病毒感染的新疫苗已经崭露头角,通过对4万多名女性接种疫苗的观察,结果发现疫苗可有效地预防HPV16和HPV18引起的高度宫颈前期癌和非侵入性宫颈癌[18,19],而由HPV16和HPV18引起的宫颈癌大约占总宫颈癌的70%(亚洲人为67%)。这两种疫苗有效预防人乳头瘤病毒感染达90%,对特定某株人乳头瘤病毒感染预防的有效率可达95%。结果还显示抗HPV16和HPV18疫苗是安全的。但是,对已经感染HPV16和HPV18的女性,这两种疫苗对防止其进一步发展的有效性不高(表16-6)。因此,WHO国际肿瘤研究所建议:①在性生活开始前进行免疫接种;②应使接种疫苗更有针对性,尤其是要提高针对那些高危人群的接种率;③要努力把免疫接种与宫颈癌筛检结合起来,以发挥更大的效果。2007年,美国、欧盟以及其他的一些国家已经同意在本国9~

26岁妇女接种这种疫苗[20]。另外,由于在男性中接种人乳头瘤病毒疫苗的效果还没有得到证明,以及在女性接种人乳头瘤病毒疫苗覆盖率提高后就有可能完全预防通过性传播人乳头瘤病毒的感染,所以目前没有在男性中推广应用人乳头瘤病毒疫苗的计划。针对宫颈癌第一级预防的另一手段是通过HPV DNA测试来检测宫颈内皮前期癌变的情况,能较早地发现问题并及早预防[21]。

表16-6 HPV疫苗对预防HPV感染和治疗的效果[18]

| 病 变 | 预 防 | 用于治疗 | |
|---|---|---|---|
| | HPV阴性(%) | 抗HPV16/18(%) | 抗其他HPV(%) |
| CIN2/3 或 AIS | 99 (93~100) | 44 (31~55) | 18 (7~29) |
| CIN2 | 100 (93~100) | 50 (34~62) | 21 (7~33) |
| CIN3 | 98 (89~100) | 39 (21~53) | 17 (-0.1~31) |
| AIS | 100 (31~100) | 54 (-30~86) | 57 (-19~87) |

注:CIN:宫颈内皮前期癌变;AIS:原位腺癌。括号内数字为可信区间(CI)。

尽管已明确幽门螺杆菌(HP)是胃癌的重要致病因子,但一般不建议在无症状的普通人群中进行HP的普查和对所有HP感染者进行根除HP的治疗。2005年,欧洲HP研究组[22]在新的HP感染处理指南中推荐必须接受根除性治疗HP感染者有4类:①消化性溃疡(包括活动性和非活动性)患者,以及有并发症(曾发生过消化道出血、穿孔)或接受过胃部手术的患者;②低度恶性的胃黏膜相关淋巴样组织(MALT)淋巴瘤;③萎缩性胃炎患者;④一级亲属(父母/兄弟姐妹)中有胃癌患者和HP患者。

有关针对HP、HCV和HIV的疫苗正在进行研制的过程中,目前还没有推广应用的科学依据。

## 16.2.4 减少职业与环境致癌因素的暴露

根据发达国家的研究资料[23],归因于职业性暴露的肿瘤大约占全部肿瘤的5%,归因于环境污染的肿瘤大约占全部肿瘤的1%。但缺乏发展中国家的资料。由于发展中国家的职业和环境污染问题日益严重,职业与环境致癌因素导致肿瘤的问题会更大。考虑职业与环境问题的另一个原因是这些有害的致癌因素是完全可以预防的,尤其是由于职业暴露引起的。原则上讲,每个人都不应该在工作场所受到由于职业性致癌因素的威胁。一般而言,预防职业与环境致癌因素的策略是:首先是鉴别可能导致肿瘤危险性增高的职业或环境特定的致癌物或条件;其次是通过有关法律或规章的实施来控制这些有害因素。

下面重点谈谈有关职业性肿瘤的预防。职业性肿瘤由于致癌因素比较清楚,有可能采取相应的措施加以预防,或将其危险度控制在最低水平。

(1)加强对职业性致癌因素的控制和管理

对目前已知的职业性致癌因素采取有效的控制和管理措施,是降低职业性肿瘤发病的重要手段。IARC根据全球研究的文献和专家的评议,确定了明确致癌物(group 1)的有88种,其中有36种(包括一些工艺流程)主要来自职业接触[24]。对这些明确的致癌物或工艺流程必须采取有效的措施进行控制和管理,包括建立致癌物管理登记制度;对环境中致癌物浓度进行经常性定期监测,准确估计人的接触水平;改革工艺流程,加强卫生技术措施,包括加强原料选用,降低和规定产品中致癌杂质的含量等。对于不能立即改变工艺路线或目前无法代替的致癌物,工业部门需采取严格的综合措施,控制工人的接触水平。如通过厂房建筑的设计、预防滴漏跑冒、加强通风系统等措施来降低致癌物浓度。

(2)加强个人防护措施

除了保证暴露工人有可靠信息的知情权外,应告诉工人在什么情况下应使用个体防护措施,以减少致癌物的摄入(图16-7)。另外,应特别强调的是:处理致癌物时,应严防污染厂外环境;工作服应集中清洗、去除污染,禁止穿回家;许多致癌物与吸烟有协同作用,应劝阻工人吸烟。

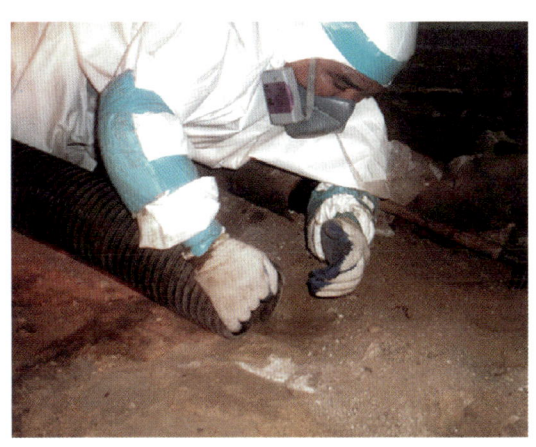

图 16-7 通过个人防护来防止身体接触致癌物
（资料来源：IARC. World cancer report, 2008）

### 16.2.5 化学预防

肿瘤的化学预防是指用化学药物或微营养素预防肿瘤的发生，或使肿瘤分化逆转，从而达到预防肿瘤的目的。肿瘤化学预防的生物学基础是：目前公认肿瘤的发生和发展是一个多阶段过程，须经过始发突变或启动、促癌和演变3个过程。突变细胞受促癌物刺激转变为癌前细胞，在人类则是一个持续数年至数十年的漫长过程，在这一过程中的任何时间内进行干预都可延缓癌症的发生。癌前细胞进一步演变就转变为癌细胞，这是癌发生的恶性转变阶段，也是化学预防药物实施干预的最后环节。因此，从理论上讲，癌症是可以通过一些药物来进行预防的，这属于第一级预防的范畴。

从目前来看，化学预防药物主要包括：非类固醇抗氧化药物（non-steroidal anti-inflammatory drug）、类胡萝卜素（carotenoid）、类维生素 A（retinoid）以及防晒剂等。从目前流行病学研究的结果看，乳腺癌治疗药物他莫昔芬有预防另外一侧乳腺发生癌症的作用，小剂量阿司匹林以及相关的非类固醇抗氧化药物有预防直肠癌的作用。而其他如类胡萝卜素和类维生素 A 等微量营养素的抗癌作用目前还很难下结论[1]。

## 16.3 肿瘤的第二级预防

由于许多肿瘤的第一级预防方法仍难以有效实施，因此第二级预防在肿瘤的预防中就显得尤为重要。肿瘤第二级预防的主要方法是筛检。筛检（screening）是运用快速的检查方法，从表面健康的人群中查出可能患有某病或缺陷者的方法。有时也称筛检为普查，用于筛检的各种检查方法称为筛检试验（screening test）。按照筛检的对象范围，可把筛检分为整群筛检（mass screening）和选择性筛检（selective screening）。整群筛检是指在疾病患病率较高的情况下，对一定范围内人群的全体对象进行普遍筛查，如对 35 岁以上妇女做阴道涂片筛检宫颈癌。选择性筛检是指选择高危人群进行筛检，如对石棉工人进行肺癌的筛检。

这里要指出的是，并不是所有的肿瘤都可以通过筛检来早期发现和早期治疗的。接受筛检者不仅人数众多，而且其中绝大多数人未患被筛检的肿瘤。这里既有科学技术的问题，也有伦理问题。

在科学技术方面，肿瘤的筛检应遵循如下原则：①所筛检的肿瘤在当地应该有一定的发病率；②用于所筛检肿瘤的方法必须是科学可靠，具备安全、简便、快捷和价格低廉的特点；③当地有进一步确诊的方法与条件；④筛检出来的肿瘤经确诊后有可行的治疗方法；⑤在经济学评价上预期有良好的筛检效益。

从伦理学的角度，在实施肿瘤的筛检时，必须尊重个人意愿和让被检者知情同意，有益无害和公平合理地对待每一个社会成员的伦理学原则。

因此，什么肿瘤应该采取什么方法来筛检，在决策时就显得尤为重要。下面，推荐几个经科学评价有效的肿瘤筛检策略[25]。

（1）乳腺癌的筛检

建议 30 岁以上妇女乳房自我检查，40 岁以上妇女应每年做一次临床检查，50～69 岁妇女每 1～2 年应进行乳房钼靶 X 线摄影检查或钼靶检查，每年 1 次临床检查相结合的筛检。已有可靠的科学证据表明，50～69 岁妇女接受乳房钼靶 X 线摄影检查可减少乳腺癌 25% 以上，有计划地组织 40～69 岁妇女接受乳房钼靶 X 线摄影检查可减少乳腺癌 40%～45%[26]。另外，应注意 30 岁以后初孕、12 岁以前月经初潮、50 岁以后绝经、肥胖症、高脂膳食者、有卵巢患病史及患子宫内膜炎等高危人群。因此，IARC 建议乳腺癌的筛检应该是以人群为基础的有组织的活动，才能保证取得理想的效果。

（2）宫颈癌的筛检

一切有性生活的妇女均有发生宫颈癌的危险，妇女从有性生活开始后 3 年内（一般在 25 岁后）每 3 年进行一次宫颈脱落细胞涂片检查（papanicolaou smear, Pap；图 16-8）。如果一直检查的结果均为阴性，在 65 岁以后可停止检查。但是，就目前的情况看，人群宫颈脱落细胞涂片的检查率仍比较低，这样就明显限制了这一方法的效果。由于性行为习惯问题的问及困难而难以确定高危人群，采取选择性筛检方法也同样难以实施。所以目前正在尝试应用人乳头瘤病毒检测发现高危人群，然后再进行宫颈脱落细胞涂片检查。

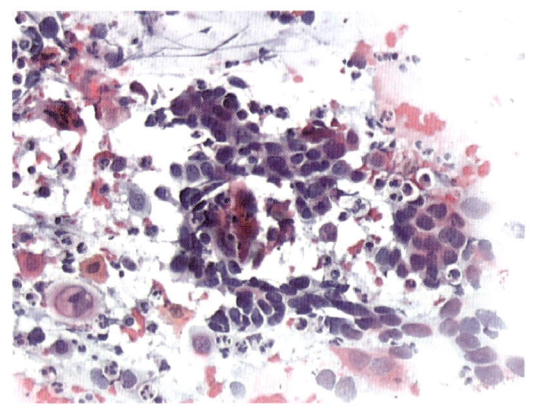

图 16-8　通过 Pap 检查筛检宫颈癌
（资料来源：IARC. World cancer report，2008）

**（3）结直肠癌的筛检**

目前建议 40 岁以上人群应每年进行 1 次肛门指检（仅限 7～8 cm 深度）。50 岁以上人群，特别是有家族肿瘤史、家族息肉史、息肉溃疡史及结直肠癌病史者，应每年进行 1 次大便隐血试验（fecal occult blood test）。如果结果一直阴性，可在 70 岁后停止检查。做大便隐血试验应注意药物、食物所致假阳性及腺癌、肠癌以外的消化道出血的干扰。由于大便隐血试验检查结直肠癌的敏感性和特异性不高，所以建议每隔 5～10 年做 1 次乙状结肠镜检查来发现结直肠癌。

**（4）胃癌筛检**

有关在人群中开展胃癌的筛检仍然有争议。在日本，50 岁以上的人群要求进行钡餐或胃内镜检查来早期发现胃癌，可增加早期发现率 50% 和改善预后。早期发现后及时进行手术治疗的 5 年生存率为 99.2%[27]。最近日本的一个队列研究也表明对胃癌进行筛检可有效地减少胃癌的死亡率[28]。但其他国家的研究结果很不一致[29]。目前认为，进行钡餐或胃内镜检查来早期发现胃癌可改善胃癌患者的生存率。但是，至今这些研究并不是临床随机对照研究，所得的结果还不能得到肯定[30]。因此，在胃癌高发地区，若经济条件许可可考虑应用这一方法来筛检胃癌。但是，在胃癌低发地区，一般不建议采取这一方法来筛检胃癌。

**（5）前列腺癌筛检**

这些年来，我国前列腺癌的发病率在明显上升。应用前列腺特异性抗原（prostate-specific antigen，PSA）的检测和直肠指检（digital rectal exam，DRE）的方法来早期发现前列腺癌在美国和其他一些发达国家已经开展多年。通过对这些筛检结果的综合分析后认为[31]，前列腺癌的筛检能早期发现前列腺癌，但还不清楚 PSA 的早期检出是否能改变其自然发展史和疾病的预后。如果人群 PSA 筛检后能有可靠的治疗手段（泌尿科的随访和治疗），PSA 筛检能减少前列腺癌的死亡率[32]。因此，在前列腺癌高发和有条件的地区，可考虑对 50 岁以上的人群每年进行 1 次 PSA 和 DRE 的检查来发现前列腺癌。

有关对肺癌和卵巢癌的筛检，IARC 认为目前还没有可靠的方法，因此不建议对这些肿瘤进行筛检[33]。

## 16.4　肿瘤的第三级预防

有关肿瘤的第三级预防在相关的临床章节将详细介绍。这里要提及的是，随着治疗手段的改善，目前肿瘤患者的存活期已明显增加。如在美国，20 世纪 70 年代中期癌症患者的 5 年生存率为 50%，到 1996 年上升到 66%。乳腺癌患者 5 年生存率达到 90%（2002 年）。而且，从目前研究现状来看，完全治愈肿瘤仍然很困难。但若能通过有效的药物治疗，同时处理好由于肿瘤发病带来的一系列问题，能充实和快乐地生活，这是可以追求得到的。因此，对肿瘤患者的第三级预防尤其是通过患者的自我管理来提高生活质量就显得非常重要。

肿瘤患者的自我管理指的是在卫生保健专业人员的协助下，肿瘤患者承担一些预防性或治疗性的卫生保健活动。从这个定义可以看出，自我管理并不是脱离专业保健的自我保健活动，只不过医师的作用不再如原来处理急性症状那样，负责选择及实施治疗方案，而是作为慢性患者的伙伴，与其协商治疗方案，支持其在日常生活中主要通过自己来管理所患的肿瘤疾患[34]。一方面需要开展肿瘤患者自我管理健康教育，提高患者自我管理所需的基本知识、技能和自信心，让患者有能力、有信心自己照顾自己；另一方面，通过在技术上（培训医师），以及政策、环境、资源上支持医师在日常诊疗时为患者提供帮助,支持其进行自我管理。通过在社区持续开展肿瘤患者自我管理健康教育项目,让每位肿瘤患者学习到自我管理的技能及信心后承担日常的疾病管理任务,加上来自医师及社区的自我管理支持和随访,能使肿瘤患者主要依靠自己控制所患疾病,过上健康、幸福的生活。卫生保健系统在系统水平上的改变及社区资源的动员与利用,再加上外部政策和环境的支持,能让患者的自我管理及医师的支持服务持续进行,最终提高慢性病保健服务的质量及效率,减少卫生服务的利用。

(傅 华 郑频频)

## 主要参考文献

[1] Stewart BW, Kleihues P. World cancer report. Lyon: IARC Press, 2003.
[2] 傅华主编. 预防医学(第四版). 北京:人民卫生出版社,2004.
[3] 卫生部履行《烟草控制框架公约》领导小组办公室. 2007年中国控制吸烟报告. http://www.moh.gov.cn/open/web_edit_file/20070529161216.pdf. 2007.6.
[4] WHO:世界卫生组织烟草控制框架公约. 2003. www.who.int. 2007.06.
[5] Hopkins DP, Briss PA, Ricard CJ, et al. Reviews of evidence regarding interventions to reduce tobacco use and exposure to environmental tobacco smoke. Am J Prev Med, 2001, 20: 16-66.
[6] Hopkins DP, Husten CG, Fielding JE, et al. Evidence reviews and recommendations on interventions to reduce tobacco use and exposure to environmental tobacco smoke: a summary of selected guidelines. Am J Prev Med, 2001, 20: 67-87.
[7] Fiore MC, Bailey WC, Cohen SJ, et al. Treating tobacco use and dependence. Clinical practice guideline. http://www.surgeongeneral.gov/tobacco. Accessed June 1, 2007.
[8] WCRF/AICR. Food, nutrition and the prevention of cancer: a global perspective. Washington DC: World Cancer Research Fund/American Institute of Cancer Research, 1997.
[9] WCRF/AICR. 陈君石主译. 食物、营养与癌症预防. 北京:中国协和医科大学出版社,2008.
[10] Trichopoulou A, Lagiou P, Kuper H, et al. Cancer and mediterranean dietary traditions. Cancer Epidemiol Biomarkers Prev, 2000,9:869-873.
[11] Burno-de-Mesquita HB, Ferrari P. Plant foods and the risk of colorectal cancer in Europe: preliminary findings. In: Riboli E, Lambert R, eds. Nutrition and lifestyle: opportunities for cancer prevention. Lyon: IARC Press, 2002: 28-130.
[12] Goodman GE. Prevention of lung cancer. Crit Rev Oncol Hematol, 2000, 33: 187-197.
[13] Choi SW, Mason JB. Folate and carcinogenesis: an integrated scheme. J Nutr, 2000, 130: 129-132.
[14] Palli D. Epidemiology of gastric cancer: an evaluation of available evidence. J Gastroenterol, 2000, 35 (suppl): 84-89.
[15] IARC. IARC handbooks of cancer prevention. Vol 6. Lyon: IARC Press, 2002.
[16] Zaza S, Briss PA, Harris KW. Task the guide to community preventive services. New York: Oxford University Press, 2005.
[17] 卫生部、财政部关于将乙肝疫苗纳入儿童计划免疫的通知. http://www.moh.gov.cn/newshtml/2349.htm.
[18] Ault KA. Effect of prophylactic human papillomavirus L1 virus-like-particle vaccine on risk of cervical intraepithelial neoplasia grade 2, grade 3, and adenocarcinoma in situ: a combined analysis of four randomized clinical trials. Lancet, 2007,369: 1861-1868.
[19] Paavonen J, Jenkins D, Bosch FX, et al. Efficacy of a prophylactic adjuvanted bivalent L1 virus-like-particle vaccine against infection with human papillomavirus types 16 and 18 in young women: an interim analysis of a phase Ⅲ double-blind, randomised controlled trial. Lancet, 2007,369: 2161-2170.
[20] Boyle P, Levin B. World cancer report 2008. Lyon: IARC Press, 2008: 276-279.
[21] Stemart BW, Kleihues P. World cancer report. Lyon: IARC Press, 2003:148-150.
[22] EHPSG. The Maastricht 3 consensus report: guidelines for the management of helicobacter pylori infection. http://www.helicobacter.org/index.html. 2007.06.
[23] Discoll T. The global burden of disease due to occupational carcinogens. Am J Indust Med, 2005, 48: 419-421.
[24] Boffetta P. Epidemiology of environmental and occupational cancer. Oncogene, 2004,23:6392-6403.
[25] AHRQ. Guide to clinical preventive services 2005. Washington DC: AHRQ Publish, 2005.
[26] Swedish Organised Service Screening Evaluation Group. Reduction in breast cancer mortality from organized service screening with mammography. 1. Further confirmation with extended data. Cancer Epidemiol Biomarkers Prev, 2006,15: 45-51.
[27] Hanazaki K, Sodeyama H, Wakamura N, et al. Surgical treatment of gastric cancer detected by mass screening. Hepatogastroenterology, 1997, 44: 1126-1132.
[28] Lee KJ, Inoue M, Otani T, et al. Gastric cancer screening and subsequent risk of gastric cancer: a large-scale population-based cohort study, with a 13-year follow-up in Japan. Int J Cancer, 2006, 118: 2315-2321.
[29] Pisani P, Parkin DM. Screening for gastric cancer. Cancer Treat Res, 1996, 86:113-119.
[30] Boyle P, Levin B. World cancer report 2008. Lyon: IARC Press, 2008: 308-309.
[31] Harris R, Lohr KN. Screening for prostate cancer: an update of the evidence for the US preventive services task force. Ann Intern Med, 2002, 137: 917-929.
[32] Steineck G, Helgesen F, Adolfsson J, et al. Quality of life after radical prostatectomy or watchful waiting. N Engl J Med, 2002,347: 790-796.
[33] Boyle P, Levin B. World cancer report 2008. Lyon IARC Press, 2008: 314-317.
[34] 傅华,傅东波主编. 慢性病人如何过上幸福生活. 上海:复旦大学出版社,2002.

# 17 肿瘤的细胞与动物模型

17.1 肿瘤细胞株
　　17.1.1　肿瘤细胞株的建立
　　17.1.2　肿瘤细胞株的鉴定
　　17.1.3　细胞培养中正常细胞恶性转化的鉴定
　　17.1.4　肿瘤细胞库
　　17.1.5　近年新建的人肿瘤细胞系(株)

17.2　肿瘤的动物模型
　　17.2.1　自发性肿瘤模型
　　17.2.2　诱发性肿瘤模型
　　17.2.3　移植性肿瘤模型
　　17.2.4　荧光实时成像技术在肿瘤模型中的应用

## 17.1　肿瘤细胞株

肿瘤的体外研究主要针对各种肿瘤细胞系(株)或原代培养肿瘤细胞来进行,这对于从细胞和分子水平探讨肿瘤发生机制以及对肿瘤的临床诊断、药物筛选、药敏试验等都具有重要的理论意义和实际应用价值。

### 17.1.1　肿瘤细胞株的建立

从组织中分离得到的细胞在体外成功进行培养称为原代培养。当原代培养的细胞分裂增殖占据整个培养器皿底面时,需要进行第一次传代,如能一代一代连续传下去,就成为细胞系(cell line)。细胞系经多次传代后,主要成分应该是具有生长优势的细胞,但仍可能包含其他细胞谱系;细胞系通过物理方法、免疫亲和细胞淘洗、流式细胞仪等进行选择性分离,或通过细胞克隆技术则可得到具有某种生物学特性或某种谱系的细胞,称为细胞株(cell strain)。除了上述方法可获得细胞株外,还可根据上皮细胞含 D-氨基酸氧化酶(成纤维细胞不含该酶),能将 D-缬氨酸转化为 L-缬氨酸,故可在含 D-缬氨酸培养液中生长的特性,将上皮细胞与成纤维细胞分开。

肿瘤细胞株的建立一般可有以下几种方法:①直接从人的肿瘤或动物的自发及诱发肿瘤组织分离培养建系和建株;②从人或动物的移植肿瘤(如人肿瘤裸鼠移植瘤)组织分离培养建系和建株;③用化学或生物(病毒)方法在体外转化正常的人或动物的细胞株而获得肿瘤细胞株。建株以后的命名原则目前仍沿用肿瘤英文词第一字母大写或研究机构、研究者姓氏英文的第一字母大写拼合而成,如 LAC (Lung Adeno-Carcinoma)、WISH(Wistar Institute, Susan Hayflick)。

### 17.1.2　肿瘤细胞株的鉴定

肿瘤细胞在体外培养连续传代(传代一次为7~10天)半年以上,生长稳定,并能保持肿瘤细胞的特性,可认为基本建系,进一步选择分离或克隆则成为肿瘤细胞株。肿瘤细胞株建成后,为了确认其组织来源及其生物学特性,监控其稳定性和变异,有无其他细胞谱系交叉污染,必须对所建肿瘤细胞株进行鉴定。对肿瘤细胞株的鉴定应包括以下内容。

1) 有关的原始资料　包括供瘤患者的姓名、年龄、性别、病历号、临床诊断(TNM 分期)、活检病理诊断、手术切除日期、最后病理诊断等。

2) 形态学观察　包括普通倒置相差光镜、经 Giemsa 染色或 HE 染色的光镜观察,以及透射和扫描电镜观察等。倒置相差光镜可观察活细胞的形态,如鳞癌可见到细胞间桥,腺癌则可见到分泌颗粒。此外,还可观察到细胞铺满瓶底后的重叠生长现象。有时还要将肿瘤细胞株接种到裸鼠中,观测其三维组织结构的形态。这里必须强调,肿瘤细胞在体外的形态与肿瘤细胞的生长条件有一定关系,如 HeLa 细胞在含高浓度血清的培养液中生长时,其形态为伸展的长梭形;反之,在低浓度血清培养液中则表现为圆形细胞,排列较紧密,如鹅卵石路面。

3）核型及染色体观察　核型是整倍体还是异倍体,染色体有无畸变,有无标记染色体,必要时还需进行染色体分带分析。为了观察其核型的稳定性,最好相隔一定时间重复观察数次。

4）生长特性　包括肿瘤细胞的分裂指数、生长曲线、细胞群体倍增时间、集落形成或贴壁率(plating efficiency),以及在半固体培养基中的集落形成率等。

5）组织特性的鉴定　肿瘤细胞可以保持其起源组织的某些特性,利用这点可对细胞株进行鉴别。常用免疫细胞化学方法检测组织标记性抗原进行肿瘤细胞组织来源的分析。常用的上皮性抗原标记有细胞角蛋白(CK)、上皮膜抗原(EMA)、癌胚抗原(CEA)。常用的淋巴瘤抗原标记为人白细胞分化抗原簇(CD),目前已确定有150个以上的CD。其中,T细胞的标记常用的有UCHL-1(CD45RO),B细胞的标记为L26(CD20),而CD14和CD15常用于标记单核细胞、粒细胞。常用的软组织肿瘤标记抗原有波形蛋白(Vm)、结蛋白(Dm)、肌动蛋白、肌凝蛋白、肌红蛋白、神经微丝(NF)、S-100蛋白、Leu-7、神经元特异性烯醇化酶(NSE)、α1-抗胰蛋白酶、第Ⅷ因子相关抗原、纤连蛋白(FN)和层粘连蛋白(LN)等[1]。由于体外培养的环境与体内有较大差异,肿瘤细胞株有可能会失去原本表达的某些组织抗原,因而在进行免疫细胞化学染色时在同一种组织(如上皮组织)的抗原标记中要多选用几种抗体,以减少假阴性结果。

6）其他特性　①分泌激素和异位激素:绒毛膜癌分泌人促绒毛膜性腺激素(HCG),垂体瘤分泌生长激素,肺燕麦细胞癌和一些甲状腺癌可分泌ACTH,人肺巨细胞癌细胞株(PLA-801)可产生促腺激素,某些肝癌甚至也能分泌HCG。②肿瘤细胞的受体表达:包括雌激素、孕激素、雄激素受体表达情况。③酶及同工酶活性:体外培养以后,细胞往往会丢失一些酶的活性,但有些肿瘤细胞仍能保持某些酶的活性,如大鼠肝癌HTC细胞系表达酪氨酸氨基转移酶活性。有些肿瘤细胞酶的活性可诱导产生,常用的诱导剂有糖皮质激素(地塞米松)、多肽激素(胰岛素、胰高血糖素)等;或改变培养液的一些成分,如将谷氨酸替代培养液中的谷氨酰胺,可使脑星形胶质细胞的谷氨酰合成酶的活性提高7倍左右。有些肿瘤细胞株表达特异的同工酶谱,如绒毛膜癌细胞株T3M3表达碱性磷酸酶的同工酶——胎盘性碱性磷酸酶。④癌基因及抑癌基因核酸和蛋白的表达:如高转移人胰腺癌细胞系SNU可表达 $k$-$ras$、$p53$、$p15$、$p16$ 基因突变,以及 $TGFR2$ 基因改变等[2]。

7）细胞株交叉污染的检测　可用细胞遗传学方法,如染色体分析或用特异性染色体标记探针做FISH检查明确有无种间污染、染色体G带核型分析鉴别同种肿瘤细胞、染色体Q带分析检测人Y染色体;也可用免疫学方法做人HLA或动物的组织相容性抗原的测定;当然也可用生化方法检测同工酶谱或其他生化指标来排除外来细胞污染的可能。

8）微生物污染的检测　细胞培养中如有病毒污染,可影响细胞的生长和存活。但有的病毒可能是肿瘤的原因,而与肿瘤细胞相伴。病毒的污染常用检测病毒核酸和蛋白产物的方法来进行判断,前者可采用PCR或原位核酸分子杂交,后者可用免疫细胞化学染色。支原体污染一般光镜下不易发现,通过培养、特殊染色、免疫荧光、核酸荧光染色、电镜观察可以检测,以核酸(DNA)荧光染色即H-stain(Hoechst 33258染色)较为常用。有无支原体污染是建立肿瘤细胞株必须检查的项目。

## 17.1.3　细胞培养中正常细胞恶性转化的鉴定

正常细胞在体外经辐射、癌基因转染、病毒或化学致癌物等处理,甚至多次传代无任何处理可逐步向恶性转化。所谓细胞转化(cell transformation)是指具有正常生长特性的细胞突然转变为具有恶性肿瘤生长特性的细胞。正常细胞向恶性转化的鉴定指标见表17-1,其中核型分析出现非整倍体、能在软琼脂培养基中增殖并形成集落,以及异种动物接种能生成肿瘤是最可靠的指标。最近几年,转化细胞端粒保持不变或延长以及端粒酶活性的增高已受到众多学者的重视,将其作为转化细胞的标记之一已得到一些学者认可[2,3]。

### 表17-1 正常细胞体外恶性转化的鉴定指标

| 指标 | 正常细胞 | 转化的成纤维细胞 | 转化的上皮细胞 |
| --- | --- | --- | --- |
| 形态 | 伸展良好,折光较弱;核质比较小,胞质嗜碱性弱;核仁较小较少;多核巨细胞较少 | 梭形,伸展较差,折光较强;核质比较大,胞质嗜碱性强,核仁较大较多;多核巨细胞较多 | 与正常细胞之间差别不如成纤维细胞大;多形性较常见 |
| 黏附性 | 细胞间黏附性较强,紧贴瓶壁生长 | 黏附性差,易脱落 | 差别不明显 |
| 生长特性 | 排列有方向性、单层生长,存在密度依赖性抑制 | 方向性消失,多层重叠,密度依赖性抑制消失 | 差别不明显,某些细胞株呈重叠生长 |
| 对血清的依赖 | 较高 | 较低 | 差别不明显 |
| 扫描电镜观察 | 微绒毛少 | 微绒毛丰富 | 微绒毛不稳定,有时增多 |
| 植物凝集素引起的凝集 | 弱 | 较弱 | 较强 |
| 细胞表面的糖蛋白和糖脂 | 正常 | 糖基化不完全 | 糖基化不完全 |
| 纤连蛋白 | 正常存在 | 减少或消失 | |
| 纤溶酶原激活酶 | 较低 | 增高 | 不稳定,某些株增高 |
| 胞质中微丝、微管的排列 | 规则 | 紊乱 | 不稳定 |
| 胞质 cAMP 浓度 | 较高 | 较低 | |
| 核型 | 二倍体 | 非整倍体或假二倍体 | 非整倍体 |
| 琼脂培养 | 不生长 | 生长 | 生长 |
| 接种异种易感动物 | 不长肿瘤 | 长肿瘤 | 长肿瘤 |

(资料来源:第二届全国细胞和组织培养专题讨论会通过)

## 17.1.4 肿瘤细胞库

为了给各国肿瘤研究者提供标准化、特征明确的肿瘤细胞株,美、欧、日等国都建立了细胞库(cell bank),具体见表17-2。此外,有些公司如 Flow Laboratories 和 Gibco 也供应某些细胞系。

### 表17-2 世界各国的细胞库及索引

| 美国 | 美国典型培养细胞库(American Type Culture Collection,即 ATCC,Rockville,MD)<br>人与动物细胞培养目录(Catalog of Human and Other Animal Cell Cultures,Naval Biosciences Laboratory,Cell Culture Department,Naval Supply Center,Oakland,CA)<br>人基因突变细胞培养及老年细胞培养库(Human Genetic Mutant Cell Culture and Ageing Cell,Culture Repositories,Institute for Medical Research,Camden,NJ) |
| --- | --- |

| | |
|---|---|
| 欧洲 | 真核细胞培养库(Culture de Cellules Eucaryotes,Repertoire des Utilisateurs,M Adophe,D Gourdji,A Tixier-Vidal,R Robineaux,Inserm Publications,101Rue de Tobiac,75654 Paris,Cedex 13) |
| | 医学病毒学系(Department of Medical Virology,Institute de Pasteur,Paris) |
| | 欧洲动物细胞培养库(European Collection for Animal Cell Cultures,即 ECACC,PHLS/CAMR,Porton,Salisbury,England) |
| | 欧洲人类基因突变细胞库(European Human Genetic Mutant Cell Bank,Department of Clinical Genetics,Erasmus University,Rotterdam) |
| 日本 | 癌细胞系库(Collection of Cancer Cell Lines,National Institute of Hygenic Sciences,Tokyo) |
| | 普通细胞库(General Cell Bank,Institute of Physical and Chemical Research of RIKEN,Saitama) |

## 17.1.5 近年新建的人肿瘤细胞系(株)

肿瘤细胞系(株)为在细胞和分子水平研究肿瘤的病因、发生机制、恶性行为的机制,以及肿瘤对放疗及化疗的敏感性、耐受性及其机制等提供了丰富的材料。现将国内外近年来新建立的人肿瘤细胞系(株)及其主要生物学特性简编列于表17-3。

表17-3 近年新建人肿瘤细胞系(株)及其主要特性[2,4-60]

| 细胞系(株) | 性质(来源) | 主要特性 | 作者(年份) |
|---|---|---|---|
| PSK-1 | 前列腺小细胞癌(原发瘤) | 分泌 NSE,染色体数目 76~84 | Chol Jang Kim(2000) |
| BM2.2.1 | 肌成纤维肉瘤(肝血管肉瘤) | 表达 Vm、SMA,染色体数目 38~168,二倍体或超三倍体,$p53$ 突变 | Sandra Boivin-Angele(2000) |
| COMA | 恶性纤维组织细胞瘤(多形性恶性纤维组织细胞瘤) | 核型异常,t(1;7)、t(1;10)、t(15;21)转位,染色体 13 异常,表达 MEF2 | Aline Mairal(2000) |
| NOR-P1 | 胰腺癌(皮下转移瘤) | 端粒酶活性高,$k$-$ras$ 基因突变,高表达血管生成因子,皮下或原位接种裸鼠成瘤 | Norihiro Sato(2000) |
| NG97 | 恶性神经胶质瘤(星形胶质细胞瘤) | 接种裸鼠皮下成瘤,细胞形态异常,小圆细胞具有色素颗粒,树突细胞含有丰富胞质及胞核 | Mariangela C Grippo(2001) |
| OACP4C,OACM4.1 C,OACM5.1 C | 食管腺癌(原发瘤及淋巴结转移灶裸鼠移植瘤) | 染色体数目 31~65,有亚二倍体核型 | NJ de Both(2001) |
| H9101 | 肝细胞癌(原发瘤) | 具端粒酶活性,HBsAg(+),AFP(+) | 杨善民(2001) |
| MCC-1 | 皮肤神经内分泌癌(淋巴结转移灶) | CK18、NSE(+),胞质有神经内分泌颗粒,皮下接种成瘤,腹腔注射形成恶性腹腔积液 | Konstantin Krasagakis(2001) |
| HC-108 | 肝细胞癌(原发瘤) | 染色体为超二倍体,17p11.2 多见,AFP(-),HBsAg(-) | 陈崴(2001) |

续表

| 细胞系(株) | 性质(来源) | 主要特性 | 作者(年份) |
| --- | --- | --- | --- |
| HCC-9903 | 肝细胞癌(原发瘤) | 标记染色体 lq(i)和 t(6;11),端粒酶强表达,HBV(-) | 刘军(2001) |
| NOS-1 | 舌鳞癌(原发瘤) | $p53$、$erb$B-1 过表达,裸鼠原位接种局部侵袭 | Ji ZW (2001) |
| HHC-98 | 肝细胞癌(裸鼠移植瘤) | AFP(+),CEA(+),染色体结构异常复杂,较明确为 $4q^+$,皮下腹腔接种裸鼠成瘤 | 耿敬妹(2001) |
| ME | 黑色素瘤(原发瘤) | P16 同源性丢失,nm23(-)、CD44(+) | Chang KW(2001) |
| HB-99 | 肺鳞癌(原发瘤) | 染色体核型复杂,CK(+),接种裸鼠100%成瘤 | 黄钧(2001) |
| HCCLM3 | 肝细胞癌(MHCC97-M) | 染色体亚三倍体核型,AFP(+),HBsAg(-),裸鼠皮下接种肺转移100%,裸鼠原位种植肝、肺转移率100% | 李雁(2002) |
| NOU-1 | 子宫内膜癌(原发瘤) | >46 染色体 XX,ER(-),PR(-) | Shamin A Faruqi(2002) |
| HCC-9724-P | 肝细胞癌(转移淋巴结) | 染色体为超三倍体,裸鼠原位移植100%肠系膜淋巴结转移 | 安家泽(2002) |
| TAM-1 | 成釉细胞瘤(原发瘤) | SV40Tag 转染,CK(+),Vm(-) | 陶谦(2002) |
| HUS-98 | 尿道鳞癌(转移性腹腔积液) | HBV(+),CEA、AFP、HPV、HSV 均(-) | 杨太成(2002) |
| A110L | 肺腺癌(原发瘤) | 细胞表面 MHC-Ⅰ(+),细胞表面 MHC-Ⅱ(-) | Masakazu Sugaya (2002) |
| A129L | 肺腺癌(原发瘤) | 细胞表面 MHC-Ⅰ(+),细胞表面 MHC-Ⅱ(-) | Masakazu Sugaya (2002) |
| A925L | 肺腺癌(原发瘤) | 细胞表面 MHC-Ⅰ(+),细胞表面 MHC-Ⅱ(+) | Masakazu Sugaya (2002) |
| B203L | 肺腺癌(原发瘤) | 细胞表面 MHC-Ⅰ(+),细胞表面 MHC-Ⅱ(-) | Masakazu Sugaya (2002) |
| B901L | 肺腺癌(原发瘤) | 细胞表面 MHC-Ⅰ(+),细胞表面 MHC-Ⅱ(-) | Masakazu Sugaya (2002) |
| C422L | 肺腺癌(原发瘤) | 细胞表面 MHC-Ⅰ(+),细胞表面 MHC-Ⅱ(-) | Masakazu Sugaya (2002) |
| D611L | 肺腺癌(原发瘤) | 细胞表面 MHC-Ⅰ(+),细胞表面 MHC-Ⅱ(-) | Masakazu Sugaya (2002) |
| E522L | 肺腺癌(原发瘤) | 细胞表面 MHC-Ⅰ(-),细胞表面 MHC-Ⅱ(+) | Masakazu Sugaya (2002) |

续表

| 细胞系(株) | 性质(来源) | 主要特性 | 作者(年份) |
| --- | --- | --- | --- |
| B1203L | 肺鳞癌(原发瘤) | 细胞表面MHC-Ⅰ(+),细胞表面MHC-Ⅱ(-) | Masakazu Sugaya(2002) |
| C1026L | 肺鳞癌(原发瘤) | 细胞表面MHC-Ⅰ(-),细胞表面MHC-Ⅱ(-) | Masakazu Sugaya(2002) |
| A904L | 大细胞肺癌(原发瘤) | 细胞表面MHC-Ⅰ(+),细胞表面MHC-Ⅱ(-) | Masakazu Sugaya(2002) |
| C311L | 大细胞肺癌(原发瘤) | 细胞表面MHC-Ⅰ(+),细胞表面MHC-Ⅱ(-) | Masakazu Sugaya(2002) |
| C831L | 大细胞肺癌(原发瘤) | 细胞表面MHC-Ⅰ(-),细胞表面MHC-Ⅱ(-) | Masakazu Sugaya(2002) |
| A529L | 肺腺鳞癌 | 细胞表面MHC-Ⅰ(+),细胞表面MHC-Ⅱ(+) | Masakazu Sugaya(2002) |
| D1008L | 小细胞肺癌 | 细胞表面MHC-Ⅰ(+),细胞表面MHC-Ⅱ(-) | Masakazu Sugaya(2002) |
| SNU-213,SNU-324,SNU-410,SNU-494 | 胰腺癌(原发瘤及肝转移灶) | 缺少 $MADH4$ 突变,$k$-$ras$、$p53$、$p15$、$p16$ 基因突变,$TGFBR2$ 基因改变 | Ku JL(2002) |
| H4-M | 肝细胞癌(门静脉癌栓) | 染色体超三倍体核型,包含hrs,11q13扩增 | Wen JM(2002) |
| RCC-9683 | 肾透明细胞癌(裸鼠移植瘤) | 分泌IL-6,裸鼠移植瘤传代稳定 | 王鹏飞(2002) |
| Y-MBL-1B | 肺大细胞癌 | 分泌IL-6、IL-8、G-CSF、GM-CSF | Yoshitaka Sekido(2002) |
| OCUT-1 | 甲状腺癌(原发瘤) | 分泌IL-6、IL-8、G-CSF、GM-CSF,表达端粒酶活性 | Kana Ogisawa(2002) |
| Hu09-M112,Hu09-M132 | 骨肉瘤细胞株Hu09 | 裸鼠皮下接种高肺转移潜能,P53(-),$Rb$、$p15$、$p16$ 表达,对IL-12治疗敏感 | Kenji Kimura(2002) |
| Mino | 淋巴瘤 | 超二倍体核型,CD1表达,$p53$、$p16$、$p21$ 表达 | Lai R(2002) |
| PL-1 | 骨肉瘤(裸鼠移植瘤) | 裸鼠成瘤率100%,肺转移率100% | 彭磊(2002) |
| SO-MI | 前列腺小细胞癌(原发瘤) | 平均染色体数55,$p53$ 突变,分泌NSE,AR(-) | Hiroshi Okaka(2003) |
| PDSS-25 | 滑膜肉瘤(原发瘤) | 染色体17、18异位,表达PTEN,SYT-SSX1融合转录 | Anna C Berardi(2003) |

续表

| 细胞系(株) | 性质(来源) | 主要特性 | 作者(年份) |
|---|---|---|---|
| CS1213 | 宫颈癌(原发瘤) | 超二倍体核型,1q、3p、17p 缺失,裸鼠成瘤率100% | 李旭(2003) |
| SYO-1 | 滑膜肉瘤(原发瘤) | SYT-SSX2 融合转录,t(X;18)(p11.2;q11.2),接种裸鼠成瘤 | Akira Kawai(2004) |
| HCC-9810 | 肝细胞癌(原发瘤) | 染色体为超三倍体,AFP(−) | 孙建芝(2004) |
| E006AA | 前列腺癌(原发瘤) | 生长雄激素依赖,表达 PSA、AR,染色体超三倍体,接种裸鼠不成瘤 | Shahriar Koochekpour(2004) |
| S006AA | 前列腺癌(原发瘤) | 表达 AR、CK8、SMA、HGF | |
| CA | 子宫颈鳞癌(原发瘤) | HPV、P53 均(−),表达 SLXCEA、CA125、TPA | Keiichi Isaka(2004) |
| M-H7402 | 肝细胞癌(H7402) | AFP(+),c-Myc(+),nm23(−),肺转移 | 叶丽虹(2004) |
| BC-6 | 膀胱癌(裸鼠移植瘤) | 染色体众数66~72,为亚三倍体核型 | 陆将(2004) |
| FAMPAC | 胰腺癌(原发瘤) | $p53$ 突变(外显子5,编码175:CGC-CAC),$p16$ 缺失,表达 BRCA2 | Sven Elsod(2004) |
| COLM-6 | 结肠黏液腺癌(直肠黏液腺癌原发瘤) | 表达 EGFR、*Her*2、MUC2、Cdx2、APC | Takasuke Yamachika(2005) |
| YMG1,2,3,4,5 | 恶性神经胶质瘤(胶质母细胞瘤和星形胶质细胞瘤) | GFAP、S-100(+),$p53$、$p15$、$p16$ 表达有差异,CDK4、EGFR(+), | Zhang L(2005) |
| Ben-Men-1 | 脑膜瘤(脑膜瘤细胞转染端粒酶) | 接种裸鼠成瘤,表达 *hTERT* 基因,端粒酶活性高,22号染色体缺失 | Sylvia Püttmann(2005) |
| A1 | 卵巢癌(3AO 细胞株) | 高转移潜能,体外生长快,增殖能力强,表达 EGFR、IGFR 等 | 韦德英(2005) |
| A5 | 卵巢癌(3AO 细胞株) | 低转移潜能 | 韦德英(2005) |
| A11 | 卵巢癌(3AO 细胞株) | 低转移潜能 | 韦德英(2005) |
| NMFH-1 | 黏液纤维肉瘤(原发瘤) | 染色体核型异常复杂,t(17;22)(q22;q13) | Hiroyuki Kawashima(2005) |
| TRL-01 | 白血病(裸鼠移植瘤) | 染色体 t(11;19)(q23;p13);HESS-5细胞作用下裸鼠接种成瘤 | Manabu Ninomiya(2006) |
| UPMM-1 | 黑色素瘤(原发瘤) | 染色体3与原发瘤一致,低转移潜能 | Gordon Nareyeck(2006) |
| UPMM-2 | 黑色素瘤(原发瘤) | 染色体3异常,高转移潜能 | Gordon Nareyeck(2006) |
| SPC-A-1 BM | SPC-A-1 肺腺癌细胞株 | 骨转移为主,多脏器高转移,EGFR、VEGF 升高 | 杨顺芳(2006) |

续表

| 细胞系(株) | 性质(来源) | 主要特性 | 作者(年份) |
| --- | --- | --- | --- |
| LXY-1 | 肝细胞癌(原发瘤) | 裸鼠移植成瘤率100%,染色体平均数105条,核型为超三倍体 | 江晓肖(2007) |
| XMS-1 | 肝细胞癌(原发瘤) | 染色体数目为高倍异倍体,DNA中HBVDNA整合 | 江晓肖(2007) |
| H2M | 肝细胞癌(门静脉癌栓) | 染色体数目为超三倍体,接种裸鼠成瘤,1q和8q扩增,4q丢失 | 张萌(2007) |
| H4M | 肝细胞癌(门静脉癌栓) | 染色体数目为超三倍体,接种裸鼠不成瘤,8p丢失,11q13扩增 | 张萌(2007) |
| XWLC-05 | 肺腺癌(原发瘤) | 染色体亚三倍体,NSE、CA125、CA153升高 | 闫凤彩(2007) |
| SPC-A-1 | SPC-A-1肺腺癌细胞株 | 染色体亚三倍体 | 姚明(2007) |
| YXA-1 | 食管癌(裸鼠移植瘤) | 染色体超三倍体,接种裸鼠100%成瘤,CEA、PCNA(+) | 周勇安(2007) |
| SW1990H4 | SW1990胰腺癌细胞株 | 成瘤率及肝转移率均100% | 石卫东(2007) |
| KU-T1 | 非小细胞肺癌(原发瘤) | 染色体异常主要在1q32-34,3q26-28 | Motohiko Kume(2007) |
| EM-G3 | 乳腺癌(原发瘤) | 接种裸鼠成瘤,形成导管,表达EMA、P63 | Marketa Brozova(2007) |
| SMYM-PRGP | 黑色素瘤(原发瘤) | $BRAF$、$NRAS$基因突变,内皮素是其强促进因子,FGF-3、FGF-4及CD1扩增 | Hiroshi Murata(2007) |
| WJ1 | 多形性胶质母细胞瘤(原发瘤) | 超二倍体核型,化疗药剂量依赖,原位接种裸鼠成瘤 | Wang J(2007) |
| SPH | 胰腺癌(原发瘤) | 染色体平均数目85,分泌CA19-9、Span-1、DUPAN-2,接种裸鼠成瘤 | Kong DL(2007) |
| NDCS-1 | 软骨肉瘤(肺转移性胸腔积液) | $p53$突变,体外呈现成骨及成软骨特性,表达磷酸化PDGFR,染色体异常多见1q11、12p13、17p11-13 | Naoko Kudo(2007) |

## 17.2 肿瘤的动物模型

在动物体内建立类似人类肿瘤的模型,是进行肿瘤实验研究的必备条件。利用动物的肿瘤模型可以进行肿瘤的病因、发病机制、机体免疫改变以及实验性治疗和预防对策的研究,还可用于环境中致癌物的确定和检测。建立的动物肿瘤模型要能模拟并真实地重复人类肿瘤的自然发生、发展过程,包括该肿瘤发生的部位、组织学类型、生物学行为等,模型还应易于复制,且重复性好。

早在19世纪,人们就试图将人类肿瘤移植于动物,通过建立动物肿瘤模型进行实验研究。直至20世纪60年代,裸小鼠的发现和培育成功,使体内肿瘤研究由动物肿瘤进展到直接利用人类肿瘤进行实验得以大规模开展。根据动物肿瘤模型建立方式的不同,可将其分为自发性肿瘤模型、诱发性肿瘤模型、转基因肿瘤模型、移植性肿瘤模型。研究者应根据实验目的,建立最适合的肿瘤动物模型。在常规实验研究中,常用诱发性肿瘤和移植性肿瘤,特别是人类肿瘤的免疫缺陷动物移植模型,在肿瘤研究中显示越来越突出的作用。自发性肿瘤虽为动物模型的重要来源,但较少单独作为肿瘤模型使用。

## 17.2.1 自发性肿瘤模型

实验动物种群中自然发生或通过遗传育种培养而保留下来的一类肿瘤称为自发性肿瘤,不同种系的动物都有自发肿瘤,如鱼类、两栖类、鸟类和哺乳类,但研究较多的还是小鼠和大鼠,其次是家兔和仓鼠。近交系小鼠的自发性肿瘤具有相对稳定性,有利于实验研究的选择。不同品系的小动物自发性肿瘤的发病率可相差很大,如 SHN 小鼠生长至 12 个月时乳腺癌发病率可达 100%,而 BALB/c 小鼠的乳腺癌发病率则很低。同一品系的近交系小鼠自发性肿瘤的发病率也可能有较大差别,如 C3H 小鼠中,繁殖雌鼠 95%,处女鼠 88%,雄鼠低于 1%;C3H/HeJ、CBA/J 小鼠肝癌发生率约为 C57BL/6J 小鼠的 50 倍;AKR 小鼠至 6~9 月龄白血病的发生率可达 70%~90%,多为胸腺来源的淋巴细胞白血病;近交系 SJL/J 小鼠淋巴瘤(霍奇金病)自发率可高达 91%。大鼠的自发肿瘤不如小鼠多见,其发生率也与品系有关,Long-Evans、SD、Wistar 这 3 种大鼠自发性甲状腺肿瘤的发生率为 16%~40%,且主要为甲状腺髓样癌;2 岁龄 Fischer-344 大鼠间质细胞瘤的发生率可高达 90%,双侧者占 68%;而 ACI 大鼠乳腺肿瘤的自发率仅 11%。大动物的自发性肿瘤则相对少见。有报道澳大利亚 Merino 绵羊耳廓皮肤鳞癌的自发率达 12% 左右,公牛后腿的甲状腺肿瘤自发率在 30% 左右,牛、羊、马等可自发淋巴瘤,犬科动物可发生骨肉瘤。

自发性肿瘤模型有一定的优点,首先是其发生的条件比较自然,有可能通过观察和统计分析发现新的环境或其他的致癌因素,可以观察遗传因素对肿瘤发生的影响。如 Sinclair 猪有较高的皮肤黑色素瘤发生率,其黑色素瘤在组织学上类似人的浅表扩散性黑色素瘤,其转移表现与人黑色素瘤相似,也具有从良性转变为恶性黑色素瘤的能力,两者的遗传成分也有一定相似性[61]。de Maria 等[62]对猫的自发性乳腺癌研究后认为猫的乳腺癌癌基因 *Her-2* 过表达,具有高侵袭性,和 *Her-2* 过表达预后差的乳腺癌患者类似,可作为研究高侵袭性乳腺癌新疗法的模型。AKR 小鼠自发性白血病模型对药物的治疗反应类似儿童急性淋巴细胞白血病,疗程较长,应用于研究药物诱导缓解和维持缓解的最佳治疗方案。尽管如此,由于动物自发性肿瘤的发生、发展时间不一致,不能反映人类肿瘤的生物学特点,不可能在短时间获得大量肿瘤学材料,实验周期长等缺点,使其应用受到限制。

## 17.2.2 诱发性肿瘤模型

诱发性肿瘤模型在肿瘤病因学研究中占有重要的地位,也常用于肿瘤遗传学、肿瘤生物学特性等方面的研究。根据致癌物的性质,可将其分为化学、生物和物理致癌物等。根据它们在致癌过程中的作用,可分为启动剂、促进剂、完全致癌物。诱发性肿瘤尤其是化学致癌物引起的肿瘤,其发生率、发病时间、发生部位及组织学类型均较自发性肿瘤容易控制,实验结果的重复性也相对较好。为了尽可能减少动物之间的个体差异,需用近交系动物来诱发肿瘤。人类肿瘤约 80% 是由于与外界致癌物质接触而引起的。已经证实对动物有致癌作用的化学物质至少在 1 000 种以上,而且还在不断增加,可见化学致癌物的重要性。诱发肿瘤所用的方法取决于实验的目的、使用动物的种系及致癌物的种类和性质,常用的基本方法和途径包括涂抹法、经口给药法、直接注射法等。

(1) 化学诱癌动物肿瘤模型

自从 1775 年英国医师 Pott 报道扫烟囱工人阴囊皮肤癌发病率甚高以后,化学致癌因子开始受到重视。1914 年,日本学者首次用煤焦油涂抹兔耳成功地诱发了皮肤癌,为化学致癌动物模型的建立奠定了基础。1934 年,Yashida 用邻氨基偶氮甲苯诱发大鼠肝癌成功,以后发现多种化合物均可诱发不同类型的动物肿瘤。我国从 1960 年左右开始进行化学诱癌动物模型的研究,陆续育成多种肿瘤模型,如用奶油黄(DAB)、乙酰氨基芴(AAF)诱发大鼠肝癌等。1956 年亚硝胺和 1961 年黄曲霉毒素的致癌作用相继被发现[63]。

1) 化学致癌物　化学致癌物诱发肿瘤的时间相对较短,有剂量-效应关系。化学致癌物一般以两种形式存在,即直接致癌物和间接致癌物(前致癌物)。前者在体内不需活化即可发挥致癌作用,能直接引起人或动物发生肿瘤。由于化学性质活泼,一般在环境中维持不久,故只占化学致癌物很小一部分。绝大多数化学致癌物为间接致癌物,在体内经过细胞微粒体酶系的催化作用活化后才显致癌效应。常见的化学致癌物按化学结构分为以下 8 类。

亚硝胺类：自然界广泛存在的亚硝酸盐和二级胺，在体内外均可合成亚硝胺类化合物，是一种强致癌物，其致癌谱甚广，可引起多部位的肿瘤。如单纯应用二乙亚硝胺（DEN），在20周内能成功诱发大鼠肝癌。不同分子的亚硝胺化合物有一定的器官亲和性。例如，对称衍生物如二烷基亚硝胺主要引起肝癌，不对称亚硝胺则主要引起食管癌。

多环芳香烃类：目前至少已知有30种以上的多环碳氢化合物具有致癌作用，这类致癌物以苯并芘为代表。如将煤焦油的主要成分3,4-苯并芘以0.3%的浓度涂擦小鼠皮肤，每周2～3次，70～100天后即可发生皮肤癌。皮下注射则可诱发肉瘤。

芳香胺类：如乙萘胺、联苯胺、4-氨基联苯等，常可诱发泌尿系统的癌症。2-乙酰氨基芴（2-AAF）也是重要的致癌物，用0.02%含量的2-AAF饲料连续喂饲大鼠12～14周后可诱发肝细胞癌，部分动物可有肺肿瘤。二甲基苯蒽（DMBA）或甲基苯蒽经胃管灌注或皮下注射Wistar雌性大鼠，依据剂量及观察时间不同，可以建立乳腺癌癌前期病变和乳腺癌模型。

烷化剂类：如芥子气、环磷酰胺等可引起白血病、肺癌、乳腺癌等。甲基亚硝基脲（MNU）属于DNA烷化剂，已被广泛用于恶性淋巴瘤诱瘤实验。Benavides等[64]依据SENCARB/Pt鼠体重注射不同剂量MNU，有91.6%鼠179天内出现胸腺淋巴瘤。

氨基偶氮类：二甲氨基偶氮苯（即奶油黄，可将人工奶油染成黄色的染料）成功地诱发出大鼠肝癌，用其衍生物3'-甲基-4,4'-二甲氨基偶氮苯（3'-Me-DAB）以0.06%的含量混入饲料，也可诱发大鼠肝癌[65]。

碱基类似物：如5-溴尿嘧啶、5-氟尿嘧啶、2-氨基腺嘌呤等，由于其结构与正常的碱基相似，进入细胞能替代正常的碱基掺入到DNA链中而干扰DNA复制合成。

氯乙烯：大鼠长期吸入氯乙烯气体后，可诱发肺、皮肤及骨等处的肿瘤。通过塑料厂工人流行病学调查已证实，氯乙烯能引起肝血管肉瘤，潜伏期一般在15年以上。

某些金属：如铬、镍、砷、镉等也可致癌。前三者与肺癌有关，镉则可引起前列腺癌。

2）影响化学致癌的因素　影响化学致癌的主要因素包括动物、化学致癌物以及诱癌的方案、方法等。

动物：①品系。同一种动物因品系不同，对致癌物的敏感性也不同。如在诱发肝癌时，F-344大鼠对DEN和2-AAF的敏感性要比其他品系的大鼠高。二甲基亚硝基脲（dimethylnitrosourea）和二乙基亚硝基脲（diethylnitrosourea）是两种直接致癌物，很容易诱发BALB/c和SENCAR品系小鼠的皮肤肿瘤，但同样的致癌物作用于Swiss品系小鼠的皮肤却不发生肿瘤[66]。②性别。以1.4%的2-AAF溶液0.05 ml喂小鼠，共10次，1年后，雄性小鼠约60%可发生肝癌，而雌性小鼠则不敏感。但F-344大鼠却相反，雌性大鼠比雄性更为敏感[67]。③年龄。一般而言，动物年龄越小，对化学致癌物越敏感，新生鼠比成年鼠敏感，而胎鼠比新生鼠更敏感，故有人用胎鼠进行诱癌实验。

化学致癌物：①剂量阈值。对于致癌物是否存在一个剂量阈值的问题曾有争论，尤其当同时使用两种致癌物时阈值难以确定。实际上对于单独的一种致癌物来说，还是存在致癌的剂量阈值，低于此阈值一般不会引起肿瘤。有人对3'-Me-DAB作过研究，认为其剂量阈值为60 mg/L，低于此剂量往往诱发不出肝癌。但根据癌变的多阶段理论，启动因子（initiator）不表现明显的剂量阈值，而促癌因子（promotor）则有剂量阈值。一般的化学致癌物往往兼有启动和促癌的作用，如3'-Me-DAB，因此仍可表现有剂量阈值。②致癌强度。不同的化学致癌物其致癌强度有很大差异。例如，DAB诱发大鼠肝癌总剂量需用到1 000 mg，而3'-Me-DAB只需600 mg。2-AAF的致癌效应更强，仅需250 mg。二甲亚硝胺（DMN）是强致癌物，只需100 mg。③诱癌潜伏期。不同致癌物的诱癌的潜伏期可不一致，黄曲霉毒素B1（AFB1）诱发肝癌需时约1年，3'-Me-DAB与2-AAF约半年左右，而DEN一般只需3个月。④诱癌靶器官。有的化学致癌物具有较广的诱癌谱，有的则较专一。例如3'-Me-DAB一般只引起肝癌，而亚硝胺类可诱发多器官肿瘤。⑤化学致癌物的相互作用。动物诱癌使用一种以上的致癌物，多数情况下会产生协同作用而加速致癌，但少数情况也会产生拮抗作用。有的化学物质单独使用时本身不致癌，但与致癌物共用或先后使用时可促进肿瘤的发生。如苯巴比妥不是致癌物，然而一次性给大鼠DEN后，再在饲料中喂用苯巴比妥，则可增强DEN的诱癌效应，这种化学物质称为促癌物。

诱癌方案和方法：不同的诱癌方案和方法常常影响诱癌过程。如用0.06%的3'-Me-DAB连续喂饲大鼠12周后，一般需半年才出现肝癌；而用同样的致癌物喂饲大鼠5周后，休止诱癌1周，改喂0.02%的2-AAF饲料，1周后对大鼠行肝次全切除术，然后再喂 2-AAF,1 周后停止诱癌,肝癌发生时间大大提前,不到 3 个月即可出现分化差的肝细胞癌。此外,诱癌方法有多种,可用直接涂抹、口服、注射和穿刺等不同的方式,同一种致癌物因采用不同的方法可产生不同的肿瘤。如苯并蒽(benzanthracene),当在皮肤上直接涂抹时,可产生皮肤癌,如果皮下注射则诱发纤维肉瘤[68]。上述情况主要是指基因毒性化学致癌物而言。还有一类致癌物属非基因毒性(nongenotoxic carcinogen),其中有的可引起细胞坏死,长时间接触可致癌。如四氯化碳当剂量达到每只小鼠每天 0.31 μl 以上,连续 120 天后,小鼠即可发生肝癌[69]。有的本身是促癌因子,如苯巴比妥,其作用机制可能是抑制细胞凋亡而参与肝癌的癌变过程[70],也可能与促进经启动的肝细胞 DNA 复制,或诱导肝细胞 P450 酶系的合成有关。非基因毒性致癌物已经引起人们的关注,据美国全国毒理项目(the National Toxicology Program)公布的 301 种化合物中,有 162 种可致鼠类肿瘤,其中 36% 不引起细胞 DNA 的改变,44% 不引起细胞突变,但可诱发肿瘤。由于环境中存在不少这一类化学致癌物,故对其作用机制及致癌性评估方法的研究具有重要的实际意义。

(2) 物理诱癌动物肿瘤模型

1) 电离辐射 直接造成 DNA 损害,能够引起各部位发生肿瘤,如白血病、骨肉瘤、淋巴瘤、皮肤癌、甲状腺癌等。Wistar 雌大鼠经 $^{60}Co$ γ 线 3 Gy 一次照射后,肿瘤诱发率达 90%,且以乳腺肿瘤为主。小鼠粒细胞白血病 L801,即来源于 $^{60}Co$ γ 线照射 LACA 雄小鼠后诱发的粒细胞白血病。辐射诱发小鼠胸腺淋巴瘤已成为研究辐射致癌的经典动物模型之一。小鼠给予单次急性辐射剂量全身 X 线照射 3 Gy,剂量率 0.5 Gy/min,即可诱发胸腺淋巴瘤[71]。

2) 紫外线 紫外线照射可引起细胞 DN 断裂、交联和染色体畸变,紫外线抑制皮肤的免疫功能,使突变细胞容易逃脱机体的免疫监视,这些都有利于皮肤癌和基底细胞癌的发生。

3) 某些纤维 如石棉、玻璃丝等,能引起肺癌、胸膜肿瘤、纤维肉瘤等。

4) 慢性机械性刺激和创伤 这可能仅仅是促癌作用因素,它可致组织慢性炎症和非典型增生,在有致癌物作用下,可诱发组织癌变。

(3) 生物诱癌动物肿瘤模型

生物性致癌因素包括病毒、细菌、真菌等。其中以病毒与人体肿瘤的关系最为重要,研究也最深入。

1) 病毒诱发的动物肿瘤模型 1908 年,Ellermann 和 Bang 首先用患白血病鸡的无细胞滤液诱发鸡的白血病获得成功,为病毒致癌的实验研究奠定了基础。此后证实两栖类、禽类、啮齿类、哺乳类和灵长类动物的多种肿瘤,包括白血病、淋巴瘤、肉瘤、乳腺癌、胶质瘤、皮肤癌、肾癌等与病毒感染有关。病毒诱发动物肿瘤的研究已成为肿瘤学中的一个重要分支。与人类肿瘤发生关系密切的有 4 类病毒:RNA 病毒(如 T 细胞淋巴瘤病毒,HTLV-1、HIV)、乙型肝炎病毒(HBV)、人乳头瘤病毒(HPV)、Epstein-Bars 病毒(EBV)。后 3 类都是 DNA 病毒。RNA 病毒感染机体后,病毒的遗传信息整合到宿主细胞的染色体中,成为细胞的组成部分。一般情况下受到正常细胞的调节控制,病毒处于静止状态,但受到化学致癌物、射线辐射等因素的作用后,可能激活病毒表达而在体内诱发肿瘤。人肝癌细胞 DNA 中发现有 HBV 的碱基序列。体外培养的人肝癌细胞中,见到 HBVDNA 整合到细胞 DNA 中。HBV 整合到细胞 DNA 中,能使细胞 DNA 发生缺失、插入、转位、突变或易位等改变。

DNA 病毒:将多瘤病毒(PyV)注射新生小鼠、大鼠、豚鼠、仓鼠和家兔等动物,可诱发腮腺、颌下腺、乳腺、肾脏、肾上腺和消化道等的多种肿瘤,组织类型可达 26 种之多。EBV 是在人群中广泛传播的疱疹病毒,将健康成人新鲜外周血中分离出来的淋巴细胞移植到 SCID 小鼠腹腔并感染 EBV,可诱发人源 B 细胞淋巴瘤[72]。

RNA 病毒:能诱发动物产生肿瘤的 RNA 病毒依肿瘤发生的速度可分为两组。一组为急性 RNA 肿瘤病毒,诱发肿瘤的潜伏期较短(3~4 周),动物绝大部分的肉瘤病毒、禽白血病病毒、个别小鼠白血病病毒(如 Abl-MuLV)都属于本组。该组病毒基因组结构常有缺陷,需要辅助病毒协助才能复制出完整的病毒颗粒。另一组为慢性 RNA 肿瘤病毒,注入动物需经过较长潜伏期(4~12 个月)才能诱发肿瘤。大部分动物白血病病毒如 ALV、MuLV(除 Abl-MuLV)、FeLV、BLV、GaLV 以及 HTLV-I、II 型均属于本组病毒。实验室常用病鼠组织的无细胞提取液或纯病毒液注射新生乳鼠来诱发 T 细胞白血病(如 Gross-MuLV、Moloney-MuLV、L6565-MuLV 等)、B 细胞白血病(如 Abelson-MuLV)、粒细胞白血病(如 Graffi-MuLV)以及红白血病(如 Rauscher-MuLV、Friend-MuLV)等。自从 1911 年 Rous 用鸡肉瘤组织无细胞滤液诱发正常鸡的肉瘤以后,已从禽类肉瘤中分离出不同的病毒株,总称禽肉瘤病毒(ASV)。ASV 不但能诱发禽类,而且可诱发大鼠甚至灵长类的肿瘤。小鼠肉瘤病毒（Mo-MuSV）可诱发小鼠横纹肌肉瘤和多型性纤维肉瘤，将 Ha-MuSV 或 Ki-MuSV 注入小鼠肌肉，1～2 个月后，在注射局部产生纤维肉瘤和横纹肌肉瘤。猫肉瘤病毒（FeSV）不但可诱发猫产生肉瘤，而且能诱发兔、狨猴、猴等产生肿瘤。用小鼠乳腺肿瘤病毒（MMTV）注射小鼠可诱发小鼠乳腺癌，但需较长的潜伏期（3～24 个月）[73]。由于病毒基因组结构简单，分子背景比较清楚，易于改造和操作，可获取致人类正常细胞肿瘤发生具有因果关系的直接证据，故病毒诱癌较广泛地应用在动物模型上。

2）真菌诱发的动物肿瘤模型　目前已知有数十种真菌毒素对动物有致癌性。但除黄曲霉毒素（aflatoxin，AF）外，对其他的研究则较少。黄曲霉菌广泛存在于污染的食品中，尤以霉变的花生、玉米及谷类含量最多。黄曲霉毒素有许多种，是一类杂环化合物，其中 AFB 1 是已知最强的化学致癌物之一，可引起人和啮齿类、鱼类、鸟类等多种动物的肝癌。如将 AFB 1 以 2 μg/g 体重的剂量注射小鼠，每周 1 次，共 3 次，1 年后有 70% 的小鼠可发生肝癌。

3）其他生物因子诱发的动物肿瘤模型　Enno[74]等用幽门螺杆菌感染 SPF 级的 BALB/c 小鼠，22 个月以后，见 38% 的实验小鼠胃有淋巴滤泡增生，25% 的小鼠胃出现形态类似人胃黏膜相关淋巴瘤的病变，免疫组织化学显示该肿瘤属 B 细胞淋巴瘤。

总之，诱发肿瘤模型的建立所需方法应简便易行，具有重复性。选择对特定致癌物敏感的动物种系，特定肿瘤的诱发成瘤率高，基本模拟了肿瘤的发生过程，所以用途较广泛，特别是肿瘤病因学、发病机制及预防研究方面的应用。如 Balansky 等[75]用 2 000 只大鼠做了一系列实验，用以评价 8 种药物及其混合物对不同剂量二乙亚硝胺（DEN）诱导的肝癌及食管癌的作用，发现其中的抗氧化剂如亚硒酸钠、抗坏血酸等总体上对两种肿瘤有预防作用。还可用于体内验证环境中的化学物质能否致癌，是诱癌物还是促癌物。但化学致癌物诱发肿瘤发生的动物模型建立的过程较长，肿瘤发生的潜伏期个体变异较大，不易同时获得病程或癌块大小较均一的动物供实验治疗之用，肿瘤细胞的形态学特征多种多样，常诱发多部位多发性肿瘤，故不常用于肿瘤药物筛选。

（4）**转基因动物肿瘤模型**

20 世纪 80 年代初，Gordon 创立了转基因小鼠技术[76]，使在鼠的基因水平上设计与人类疾病相关的基因突变而获得相关的疾病模型成为可能。转基因小鼠动物模型是指通过不同方法将外源性基因导入受精卵或早期胚胎中，使之与小鼠染色体稳定融合产生携带外源基因的小鼠品系，并能通过生殖将外源基因传递给后一代小鼠。转基因方法包括显微注射法、精子载体法、反转录病毒法及体细胞克隆法。该项技术主要用于胚胎发育过程中组织特异基因及阶段特异基因表达的研究，还用于研究基因改变后其表型特征的改变和外源 DNA 插入后基因组产生的突变等。

转基因小鼠技术被迅速用于创立转基因的肿瘤动物模型，转基因动物模型在医学及生物学领域研究中发挥着重要作用。转基因动物模型的优越性在于它把分子水平和整体水平结合起来，在活体中接近真实地再现某一特定基因的表达及其导致的后果。在此基础上又发展了基因敲除动物肿瘤模型。基因敲除是指利用外源 DNA 与受体细胞染色体 DNA 上的同源序列之间发生重组，使之整合到预定位点上并替代原有基因，从而改变细胞遗传性的方法，利用此方法产生的去除特定基因的小鼠模型即为基因敲除小鼠模型，是认识基因在肿瘤发生中作用的理想模型。由于来源于肿瘤细胞或病毒的癌基因转染或抑癌基因敲除的动物形成的肿瘤其生长和进展快速，可以比较方便地获得肿瘤分子的整个过程，有助于研究肿瘤的发病机制及药物与肿瘤基因间的相互作用，但不适于早期肿瘤预防的研究。约 80% Burkitt 淋巴瘤伴有染色体 t(8;14)(q24;q32) 易位，从而导致 *c-myc* 高表达，将 Ig 重链基因增强子和 *c-myc* 构建转基因小鼠，结果小鼠在数月内全部发生 B 细胞淋巴瘤，进一步证实了染色体易位导致 *c-myc* 高表达是 Burkitt 淋巴瘤发生的重要原因[77]。Romieu-Mourez 等[78]将含鼠 *c-rel* 基因的 cDNA 插入含 MMTV-LTR 启动子的质粒中转染 FVB/N 鼠，发现 *c-rel* 基因的异常表达可产生乳腺癌。

流行病学研究提示人乙型肝炎病毒（HHBV）感染与原发性肝癌的发生密切相关，但有说服力的实验证据尚不足。20 世纪 80 年代中、后期，Chisari 等[79]采用含有 HHBV 的 S 基因、病毒增强子和 X 基因的质粒所建立的转基因小鼠，某些品系的小鼠肝细胞超表达大包膜蛋白，HBsAg 的积聚引起内质网明显扩张，形态上出现肝细胞毛玻璃样改变，并进一步引起肝细胞的严重损害和炎症反应，最终所有的小鼠均发生肝脏肿瘤。如用仅含有 X 基因和病毒增强子的质粒建立 X 基因转基因小鼠，3～4 月龄时，小鼠肝小叶中央静脉周围空泡变的肝细胞高度表达 X 蛋白，但肝细胞坏死和炎症反应不明显；12 个月后,肝脏开始出现多发性腺瘤和肝细胞癌;至21月龄时,有两个品系的转基因小鼠的肝肿瘤发生率分别为75%和82.8%[80]。由此可见,即使HBV可引起原发性肝癌,其机制也是非常复杂的。

在基因敲除小鼠肿瘤模型中,目前已建立了通过胚胎干细胞打靶技术敲除基因如 *ATM*(白血病、淋巴瘤)、*p53*(淋巴瘤和肉瘤)、*Pgp*(乳腺癌)、*Pms-2*(肠癌)、*p27*$^{Kip1}$(前列腺癌)、*erbB-2*(卵巢癌)、*Vim*(畸胎瘤)、*IL-7*(淋巴瘤)等模型[81]。

人们还将可诱导表达系统用于调控基因的时相表达,建立可调变的动物肿瘤模型,使癌基因能够在特定时间及特定细胞类型中开启或关闭,以模拟人类肿瘤细胞中的基因突变。将激活的肿瘤基因加入到调节序列上,使它能在一些制剂如抗生素的作用下打开,再将这种基因置入动物体内。研究者通过给动物抗生素就能将基因打开,一旦出现肿瘤过度生长,就将抗生素撤掉以切断基因表达。如反式因子 vtAT 与多西环素(强力霉素)结合可激活或抑制四环素操纵子的表达,由此构建 BCR-ABLI 诱导性表达的急性粒细胞白血病肿瘤模型[82]。此外,转基因动物模型也用于抗肿瘤研究,有助于理解化疗药物与肿瘤基因相互作用的机制[83]。也有通过不同转基因动物间杂交形成的多基因转基因动物,以研究不同基因在肿瘤发生发展过程中的作用。

转基因方法在建立肿瘤动物模型上有许多优点,许多与肿瘤相关新基因的功能得到阐明,是研究肿瘤发生、发展、转移的有效技术。然而其本身存在固有的缺陷,如外源基因在宿主染色体上整合位点的随机性和基因拷贝数的不可控性;或外源基因插入宿主基因组引起插入突变,破坏宿主基因组功能;或整合的外源基因遗传丢失而导致转基因动物症状的不稳定遗传性等,使转基因技术的应用受到限制,增加了表型分析的难度。随着新的肿瘤基因和肿瘤抑制基因的发现,以及一些新技术的引入,例如用于转基因的可控表达系统、基因定位敲除技术等,将使转基因小鼠技术进一步完善,利用分子手段建立的动物肿瘤模型将是现在和未来进行肿瘤研究的重要内容之一。

## 17.2.3 移植性肿瘤模型

自发与诱发性两种模型的肿瘤不是人类肿瘤,不能很好代表人类肿瘤[84]。移植性肿瘤模型尤其是人肿瘤移植模型在肿瘤研究中占有重要的地位,目前抗肿瘤药物的筛选大多数采用动物移植瘤作为筛选模型。移植性肿瘤模型是将一种动物肿瘤组织或细胞移植到同系同种或异种动物,这样可使一群动物同时接种同样量的瘤细胞或组织,生长速率比较一致,个体差异较小,接种成活率高,实验条件易于控制,实验周期较短,对宿主的影响与临床类似,易于客观判断疗效。移植性肿瘤经传代,组织形态特征逐渐稳定,其生长特性,即接种成活率、生长速度、自动消退率、宿主寿命和宿主反应等已趋稳定,其侵袭和转移的生物学特性已被确定。一般连续传代20次即成为同种或异种动物中连续稳定的可移植性肿瘤株。还可以对已稳定的瘤株进行冷冻保存,以避免瘤株在动物体内多次传代。由于传代过程肿瘤细胞群体所具有的自我筛选,使其原有的生物学特性发生改变。

(1) 概述

移植性肿瘤可来源于动物的自发性肿瘤、诱发性肿瘤及人类肿瘤。根据移植方式的不同分为组织块移植或细胞悬液接种。根据移植物来源的不同可分为同种移植和异种移植两类。同种移植是指某种动物的肿瘤组织或瘤株在同种动物中传代,导致被传代动物发生相同肿瘤。为了避免免疫排斥及易于传代并取得比较稳定的结果,现在多采用同系同种的动物,尤其是近亲繁殖20代后的近交系动物进行移植。异种移植主要是将人类肿瘤移植到动物,使其生长。根据移植部位不同可分为皮下移植、腹(胸)腔移植、异位移植和原位移植。原位移植是将肿瘤移植于动物相应器官,如人的肝癌组织移植到裸鼠肝叶上。

1) 同种移植肿瘤模型  1914年,纽约克罗克实验室用1只雌性小鼠自发性肿瘤接种同种小鼠后产生小鼠肉瘤180(S-180)。Foley 于1956年将其体外培养建立S180细胞株。现在世界上保存的动物移植性肿瘤约有400余株,但筛选实验常用的仅20～30种,多数为小鼠肿瘤,其次是大鼠和仓鼠移植性肿瘤。包括小鼠淋巴细胞白血病 L-1210 和 P388、L7212、EL9611 红白血病,小鼠网织细胞白血病 L615,Friehd 病毒白血病,Dunning 白血病,白血病 L1510Y,P1534 淋巴细胞白血病,P315 白血病,肉瘤180,Lewis肺癌,腺癌755,Walker-256,吉田肉瘤,肉瘤45,Liol淋巴瘤,P1798 淋巴肉瘤,LPC-1 浆细胞瘤,淋巴瘤8,Gardner 淋巴肉瘤,B16 和 Cloadman 黑色素瘤,Ridaway 骨肉瘤,肉瘤37,Wagner 癌肉瘤,Murhysturm 淋巴瘤,C127 乳腺癌,仓鼠十二指肠癌,艾氏腹腔积液瘤,UNR-106 骨肉瘤等。利用移植性肿瘤还可建立侵袭模型,如将小鼠子宫颈癌14号(U14)移植于615小鼠背侧皮下建立的背侧皮下移植侵袭模型等。这些移植性肿瘤虽然已有广泛应用,但毕竟不是人类的肿瘤。

2) 异种移植肿瘤模型 目的是建立可随意使用的人类肿瘤瘤株,以便于直接研究人类肿瘤的生物学特性及其发病机制。由于异种移植容易出现免疫排斥,导致移植瘤不易生长,甚至消失,故在建立模型前首先形成宿主的免疫抑制或无能。之前曾采用的方法包括利用机体内天然的免疫屏障,将人体肿瘤移植到动物免疫缺陷部位,如哺乳类动物眼前房、脑内、肾包膜内;应用免疫抑制剂抑制动物的免疫功能后进行异种移植,如使用大剂量地塞米松;或将动物的胸腺切除,再给予大剂量X线照射或高能电子束线照射等。这些方法虽有一定比例的存活率,但因肿瘤生长缓慢,又受植入部位的限制,往往肿块生长较小,难以传代,不能保留原有肿瘤的生物学特性,故应用受到限制。直到1962年,苏格兰医师Dssacson和Cattanach发现一种全身无毛伴胸腺发育不全的小鼠(裸小鼠),其先天性无胸腺,缺乏细胞免疫功能,具有人肿瘤裸鼠移植成功率高并保持肿瘤本身特点、生长稳定的可能。1969年,Rygaard和Povlson首次成功地将人结肠癌在裸鼠体内移植并传代[85],开辟了大规模开展人类的肿瘤在动物中进行移植以供研究的新前景。

将人体肿瘤移植于免疫缺陷动物,因其能保持其原有形态和生物学特性,对于研究人体肿瘤对药物的敏感性有较大的帮助。但其仍有缺点。首先,它没有人类肿瘤组织中的间质细胞,对研究肿瘤所处微环境与肿瘤关系产生影响;其次,缺少癌细胞周围的三维结构;第三,缺少对肿瘤细胞的免疫反应,不是研究免疫治疗方法的最理想模型。目前,移植性人肿瘤裸鼠模型的应用最多,也最为广泛。

(2) 免疫缺陷动物

免疫缺陷动物(immune-deficient animal, IDA)是指由于先天性遗传突变或用人工方法造成一种或多种免疫系统组成成分缺陷的动物。先天性免疫缺陷动物易获得,模型稳定,重复性好,最常用。目前相继培育出一系列免疫缺陷动物,从啮齿类扩展到马和牛等大型哺乳类动物;从单纯的T细胞免疫缺陷到几种免疫细胞联合缺陷,如T细胞和NK细胞,T细胞和B细胞以及T、B细胞和NK细胞联合免疫缺陷动物;从自发突变的先天性免疫缺陷到后天获得性免疫缺陷。在所有免疫缺陷动物中,小鼠和大鼠是使用最多的两种实验动物。

1) T细胞免疫功能缺陷动物 裸小鼠最为常见,其遗传因素、免疫生物学缺陷指标及组织学特征均与人类免疫缺陷性疾病的原发性细胞免疫缺陷类似。导致这种异常状态的裸基因(nu)是一个隐性突变基因,位于11号染色体上。带有裸基因的小鼠品系包括BALB/c-nu、C3H-nu和C57BL/6-nu等。带有纯合裸基因(nu/nu)的小鼠具有两个主要的特征:一是毛发生长发育异常,表现为全身形似无毛,呈裸体外表;二是明显的先天性胸腺发育不良,妊娠第14~15天可见少量胸腺痕迹,并非全无胸腺,但胸腺依赖性T细胞明显减少或缺乏,致使裸小鼠不能排斥同种异体和异种组织器官和肿瘤移植。裸小鼠一般需饲养于无特定病原体(specific-pathogen-free,SPF)环境中,避免受到致病微生物感染。除裸小鼠外,英国的Rowett研究所在远交大鼠群中发现了基因突变的无胸腺大鼠。1975年再次发现纯合子的裸大鼠,定名为Rowett nude(rnu)。该鼠免疫器官特征与裸小鼠相似,3周龄时纵隔中仅见胸腺残体,缺乏功能性T细胞,能接受正常组织和肿瘤的同种异体移植与异种移植。肿瘤移植时用裸大鼠替代裸小鼠,具有移植瘤体大、取血量多、易于进行外科手术操作等优点。

2) B细胞免疫功能缺陷动物 这类动物基本特征是B细胞功能缺陷,血清中IgM、IgG浓度降低,对B细胞分裂素缺乏反应,分泌IgM和IgG亚类的B细胞数量减少,T细胞功能尚属正常。如CBA/N系小鼠及Arabian、Quarter马等,这些动物是研究B细胞免疫功能改变及B细胞造血系统恶性肿瘤的理想模型。

3) 联合免疫缺陷及其他免疫缺陷动物 利用基因导入,使不同类型免疫功能异常动物的基因整合于同一种动物体内,成为联合免疫功能缺陷模型。如CBA/N-nu小鼠,其T、B细胞功能均缺陷;Motheaten系突变小鼠亦属此类,突变基因(me)位于第6对染色体。

1983年,Bosma等首次报道了另一种细胞和体液严重联合免疫缺陷的近交系小鼠——SCID小鼠。其突变基因(scid)位于第16对染色体上,纯合子scid基因(scid/scid)导致淋巴细胞发育分化过程严重受阻,所以这种小鼠体液免疫(B细胞)和细胞免疫(T细胞)功能双缺陷。其血清中检测不出免疫球蛋白,小鼠淋巴细胞功能极度低下,低蛋白血症,但NK细胞和抗原呈递细胞功能尚正常。现在,SCID小鼠已广泛应用于肿瘤、自身免疫性疾病、病毒性疾病、单克隆抗体生产等方面的研究。有报道认为,SCID小鼠比裸鼠更适合人类肿瘤转移、生长的研究;利用人类的有关免疫细胞进行SCID小鼠的免疫重建,可以进行人类免疫细胞和肿瘤关系的研究。Mosier等[86]证实,将人体外周血淋巴细胞经腹腔注射后可形成 SCID 鼠的人体免疫系统,解决了动物模型不能确切反映人体免疫系统的特点及研究人体免疫应答仅限于体外的难题。将 SCID 小鼠与糖尿病小鼠杂交成 NOD/SCID 小鼠(非肥胖糖尿病型重症联合免疫缺陷小鼠),是最易于建立 AML 模型的免疫缺陷小鼠。

20 世纪 80 年代,将 $Igt$ 和 $Xid$ 基因一起导入裸小鼠,培育出 NK 细胞、T 细胞、B 细胞功能联合缺陷的 BNX 小鼠,全称为 NIH-beige-nude-xid 小鼠。1987 年,Reddy 等首次在 SCID 小鼠体内移植成功人肺腺癌。之后,包括白血病、乳腺癌、肝癌、前列腺癌、胃癌、膀胱癌、视网膜母细胞瘤、胰腺癌等人类肿瘤在联合免疫缺陷动物上建成。这一类免疫缺陷动物几乎无任何移植瘤排斥,肿瘤存活率、生长率、转移率更高,只是它们也更易发生感染,死亡率较高,只适合特定情况下应用。

### (3) 人肿瘤免疫缺陷动物模型

免疫缺陷动物是建立人类肿瘤异种移植模型的最佳载体,称为人类肿瘤研究的"活试管"。人肿瘤移植于裸鼠等体内并连续传代称为移植性人肿瘤模型,目前人肿瘤裸鼠移植模型已有 400 余种。肿瘤分化程度、移植方法、接种部位、宿主遗传背景、宿主年龄和健康状况等均可影响移植成功率。其中不同组织类型的肿瘤,移植的成功率不同,黑色素瘤高达 86%,结肠癌为 72%,肺癌为 51%,胰腺癌裸小鼠胰腺内原位移植以及宫颈癌、食管癌移植、前列腺癌、乳腺浸润癌、淋巴网状系统肿瘤和白血病则较低。另外,不同种系的裸小鼠对人肿瘤移植的成功率影响也很明显。以人前列腺癌为例,用 BALB/c 裸小鼠移植的成功率仅 2%(3/150),而 NMRI 裸小鼠可达 35%(6/16)[87]。目前建立的人类肿瘤裸鼠模型大致可分为以下 4 种。

1)人组织裸鼠诱癌模型 黄培根等[88]将青少年慢性鼻咽增殖体炎鼻咽活检或刮除组织移植于 NC 系裸小鼠,然后以二亚硝基哌嗪(NDP)为致癌剂,巴豆油 A 因子(TPA)为促癌剂,成功地在接种部位诱发出鼻咽上皮增生、乳头状增生、不典型增生等癌前病变和原位癌,为人鼻咽癌发病机制的研究提供了很好的模型。此外,裸鼠体内人类气管、支气管组织培养成功也为用人体材料诱发肺癌的实验奠定了基础。

2)人肿瘤裸鼠移植模型 迄今为止,世界上建立的人肿瘤裸鼠移植瘤模型已达 400 种以上,包括肝癌、肺癌、胃癌、结肠癌、食管癌、胰腺癌、乳腺癌、前列腺癌、子宫内膜癌、鼻咽癌、黑色素瘤、恶性胰岛细胞瘤、视网膜母细胞瘤、骨肉瘤、淋巴造血系统肿瘤和软组织肿瘤等。

3)人肿瘤裸鼠侵袭模型 侵袭表示癌细胞的恶性行为,人肿瘤侵袭模型是将人类癌细胞移植到裸鼠体内不同部位系统观察癌细胞侵袭过程的特征。例如腹腔内移植侵袭模型是广泛侵袭模型,将人食管癌细胞系(ECA-109)移植于裸鼠腹腔内,可侵袭到腹壁肌肉组织、膀胱壁、肠壁及子宫壁等处。用人肺腺癌细胞系(LTEP-a-2)移植于裸鼠腹腔后也出现不同组织和器官侵袭,如侵袭到肝、胰等。该模型多用于相同癌细胞在不同部位侵袭能力的对比研究。不同的癌细胞亚群以及相同的人类肿瘤移植部位不同,其侵袭能力和程度均有明显差别。

4)人肿瘤裸鼠转移模型 癌症的主要死因是癌的转移,故防治转移是癌症研究的重点,也是提高肿瘤疗效的关键。需要建立人肿瘤转移模型。理想模型要求转移率高,可供体内与体外试验,酷似患者。尽管人肿瘤裸鼠模型已有很长的历史,但很长一段时间建立的模型仅能成"瘤",并不符合"癌"的科学定义,只有转移才能称为"癌"。例如,复旦大学肝癌研究所在 1982 年即已建成国内最早的人肝癌裸鼠模型 $LTNM_{1-4}$ 就不出现转移。这一领域迟未能取得进步的障碍在于认识的片面性,认为只要取得肿瘤、接种动物就能展现人癌的特点,或认为在实验动物体内不可能复制出完整的人癌特点。关键是没有充分关注癌细胞的生态环境(微环境)问题。真正建成能充分体现人癌转移特点的动物模型是近 20 年的事,随着"种子-土壤"学说被应用于癌转移模型的建立与研究上,人们认识到移植性肿瘤能否发生转移,不仅取决于癌细胞本身的转移潜能,还需宿主器官环境的参与。其中最重要的发展是 Fidler 认为人癌原位接种于裸鼠相应的脏器可获得较高转移率的理论[89],以及 Hoffman 认为组织块移植较好保存转移性能,并建成多种人癌的裸鼠转移模型(metamouse)[90]。

癌细胞和宿主双方都是建立癌转移模型的条件,影响转移表型表达的因素包括肿瘤移植部位、肿瘤来源和状态及宿主的免疫状态。总体而言,建立人肿瘤裸鼠转移模型经历了几个阶段:①传统的细胞悬液皮下或原位移植虽能成瘤,但转移率低。因在体外经连续多次传代培养后的癌细胞其生物学特性和基因表达难与原代肿瘤细胞保持一致。②改用通常的手术切除标本的组织块原位接种,成瘤率高于原位(皮下)移植者。③改用癌转移灶或表现为侵袭性强癌灶的完整组织块原位移植,成瘤率明显高于选用原发灶者。

目前建立人肿瘤裸鼠转移模型一般承认的方法为原位移植。瘤源直接来自恶性程度高的临床肿瘤标本及转移灶,或培养传代的人高转移细胞株悬液皮下注射成瘤后再取形成的实体瘤进行原位移植。宿主(裸鼠)最好为幼鼠(4~5周龄),传代采用同一品系裸鼠。必要时辅以 X 线或免疫抑制剂处理,可使原来较难移植成功的肿瘤如白血病、恶性淋巴瘤等取得成功。建立转移模型采用"组织块原位移植"的经典技术路线有时转移率仍达不到要求,难以满足研究的需求,需要引进新方法新思路。复旦大学肝癌研究所在建立人肝癌高转移裸鼠模型过程中,将所选用的 30 个人肝癌转移灶或表现为侵袭性强癌灶的手术标本组织块原位移植于 4~6 周龄的 BALB/c(nu/nu)裸鼠中,仅 1 例出现转移,转移率不理想。

根据对"种子-土壤"学说的新设想,即肿瘤所处微环境也能部分改变肿瘤的生物学特性,考虑到临床上肝癌最常见的转移部位之一为肺。为提高肺转移率,设想如能将肝癌细胞在肺的微环境下培育,应当可能达此目的。创用了"癌转移灶新鲜组织块原位移植加肺克隆体内纯化"的技术,即肝内原位接种→出现肺转移→取肺转移灶作皮下扩增→再肝内接种→再出现肺转移,多次重复上述过程,由此获得的肝癌转移瘤通过原位传代,再植入裸鼠肝内,建成人肝癌转移模型 LCI-D20(图 17-1)。该模型肿瘤生长及播散酷似肝癌患者,表现为肝内生长,逐步转移至肝、淋巴结和肺,以及腹腔种植,晚期宿主全身衰竭伴血性腹腔积液。潜伏期为 1 周,第 2 周呈肝内侵袭性生长,界限不清,第 4 周肿瘤逐渐突破肝脏表面向肝外生长,第 5 周形成明显的突出肝外的癌结节,并侵犯胃肠道、肠系膜、网膜、膈肌和腹壁。侵袭转移开始于第 2 周,以肝内血管癌栓为主;第 3 周可见肺血管癌栓和肝门淋巴结转移,第 4 周转移发展迅速,第 6 周肉眼可见肝内转移,多处淋巴结转移和肺内微转移癌灶,宿主衰竭濒临死亡。移植瘤分泌 AFP,倍增时间为 1.51 天,生长速率随时间呈直线递增,传代间期 20 天左右,为三倍体细胞,宿主生存期 40 天左右。其肝、肺和淋巴结的转移率可达 100%[91,92]。传代 100 代以上仍稳定保留上述特性。

裸鼠爪垫皮下移植是获得淋巴转移的最佳途径。因皮下结构比较特殊,血管很少,而具有丰富的淋巴管,并呈单向性淋巴引流,引流淋巴结较固定,分级明确,可达全身。复旦大学肝癌研究所应用本所建立的具有多向高转移潜能的人肝癌细胞系 HCCLM6 为细胞母系,接种于裸鼠的爪垫皮下,将转移的淋巴结进行体外原代培养扩增,重新接种。连续数轮上述筛选,逐步扩增和纯化细胞母系中具有较高特异性淋巴转移潜能的肿瘤细胞,由此获得在一定时间内稳定的具有单一高淋巴转移潜能的细胞系,进而通过有限稀释法进行单克隆,在多个单克隆细胞株中挑选具有淋巴高转移潜能的单克隆细胞株,建成裸鼠肝癌高淋巴结转移模型。

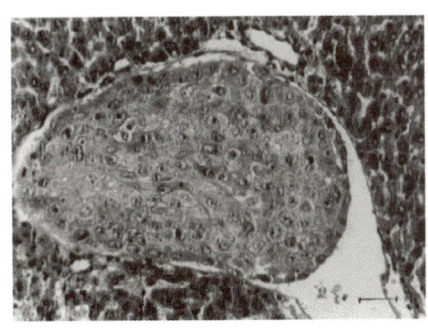

裸鼠肝脏 LCI-D20 肿瘤细胞浸润肝内血管,形成微小癌栓

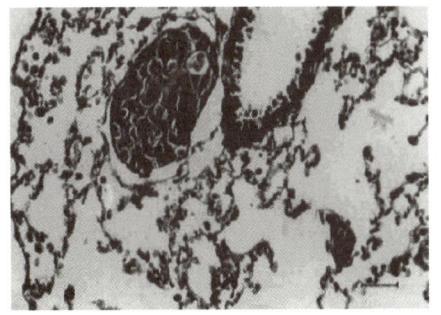

LCI-D20 肿瘤细胞的自发肺转移

**图 17-1　人肝癌转移模型 LCI-D20**

(资料来源:Int J Cancer,1996,66:239-243)

目前已建立的裸鼠高转移人癌模型包括人的肺癌、肝癌、乳腺癌、淋巴瘤、膀胱癌、结肠癌、前列腺癌、胰腺癌、胃癌等[93-99]。

**(4)人肿瘤免疫缺陷动物模型的应用**

2002 年全球死于癌症的人数达 670 万。癌症的 5 年生存率仍低,如肺癌 12%~20%,胃癌 20%~

35%。在我国肿瘤占所有死因的第二位,且发病率呈上升趋势。人肿瘤免疫缺陷动物(裸鼠)模型是目前可以整合基础和临床肿瘤研究的武器,已应用于肿瘤研究的各个领域,有助于筛选抗肿瘤新药和新途径,寻找肿瘤发生发展的相关分子用于诊断和作为治疗靶点,研究肿瘤生物学特性及相关机制。

人类肿瘤裸鼠移植性肿瘤模型能稳定保持其原发瘤的病理形态、生物学特性。如结肠黏液腺癌BMC/CA裸小鼠移植瘤已传代60代以上,历时9年多。长期观察证明,这种肿瘤的病理形态和生物学特性与原发人结肠癌相同。除光镜和电镜下均保持腺癌的细胞形态特征与排列结构外,免疫组织化学显示移植性肿瘤与原发人结肠癌一样可产生CEA,定量研究表明每克肿瘤组织含CEA达1 mg。放射性核素标记的CEA单克隆抗体体内定位表明,肿瘤细胞与CEA单克隆抗体的特异性结合在24 h内达到高峰,可获得满意定位图像,在结肠癌的临床诊断与治疗的研究中显示了广阔前景。

人肿瘤模型能反映人肿瘤对化疗药物的敏感性,是比较理想的化疗药物筛选的模型,用来寻找新的化疗药物。同时,人肿瘤模型也可进行药物动力学、肿瘤耐药机制的研究。迄今绝大多数临床化疗用药仍以传统的"经验"选药为主,约半数患者无效,却蒙受化疗毒副作用。近年来,虽然采取体内、体外药敏试验筛选药物,但实验周期长及相关性不理想,故实际应用价值不大。Bogden最早采用裸小鼠肾包膜下移植性肿瘤药敏测定法(SRC),将肿瘤移植于富含血管的肾包膜下,借助放大接目测微装置,较短时间内可观察到肿瘤生长、侵袭与转移情况。国内已有多人采用SRC进行人肿瘤药物敏感试验的研究,化疗反应呈轻、中、重3种程度,总的实验可评价率为93%。以后,Noso又发展了裸小鼠放射性核素掺入法(NMI)进行快速化疗药敏筛选,该法按1/10 $LD_{50}$剂量向荷瘤裸鼠腹腔注入抗癌药物,第3天后再向腹腔注射$^3$H-TdR,18 h后取肿瘤、小肠和股骨,根据上述组织中放射性氚含量及比值确定其药物敏感性和毒性。该法优点是周期短,从肿瘤接种开始计为25天,若从药敏试验开始算仅需4天,有较大的临床应用意义。

人肿瘤模型提供了筛选抗肿瘤新制剂、新途径的平台,有利于药物开发,发现新药和新方法,探讨其抗肿瘤疗效。复旦大学肝癌研究所应用裸鼠人肝癌模型LCI-D20在模拟手术切除后复发的模型中,通过多种药物的筛选,在国际上首次发现长疗程干扰素具有预防肝癌转移复发的作用,并证明其作用乃通过抑制血管生成而达成[100]。该课题组开展了前瞻性临床随机对照试验,将236例肝癌根治性切除的患者随机分成两组(每组118例),经过长达6年的研究,证实干扰素有预防肝癌根治性切除后转移复发的作用。其中,中位总生存期干扰素组与对照组分别为63.8个月与38.8个月($P = 0.000\,3$),中位无瘤生存期分别为31.2个月与17.7个月[101]。

人肿瘤模型为探索肿瘤的发生发展及转移机制提供了平台,可用于研究与肿瘤生物学特性相关的染色体、基因和蛋白,以及肿瘤血管生成,微环境在转移中的作用等。如通过比较高低转移潜能或不同转移靶向的特定肿瘤模型,有助于寻找与转移潜能相关的分子,为不同转移表型肿瘤的预测和干预靶点提供线索。反过来,通过机制研究又可以促进开发新的治疗方法和药物,并使人们更能理解肿瘤转移复发的复杂性。复旦大学肝癌研究所在利用人肝癌高转移裸鼠模型研究人肝癌转移的机制中也有一些新发现,如证实第8号染色体断臂缺失与人肝癌转移有关;发现肝癌转移为分属多种功能、多基因参与的过程;发现了一些人肝癌转移密切相关的基因和蛋白;发现人肝癌转移相关分子不仅可从肝癌细胞获得,还可从肝癌或肝癌瘤血管的内皮细胞中获得;证实微环境在人肝癌转移中起重要作用[102-109]。

## 17.2.4 荧光实时成像技术在肿瘤模型中的应用

荧光实时成像技术采用荧光报告基因(GFP、RFP)或荧光染料进行标记,利用灵敏的光学仪器直接检测动物体内组织、细胞、基因的行为。该技术与生物发光(bioluminescence)技术共同构成活体动物体内光学成像技术(optical *in vivo* imaging)。该技术在刚刚发展起来的几年内,已广泛应用于生命科学、医学研究及药物研发等领域[110-114]。生物发光,是将 *Fluc* 基因整合到细胞染色体DNA上,以表达荧光素酶。在ATP及氧气存在时,外源(腹腔或静脉注射)给予底物荧光素(luciferin),荧光素酶催化荧光素的氧化反应产生发光。借助超低温下高度灵敏的CCD相机成像软件,可精确观测并记录到这些光子(图17-2,17-3)。荧光发光是通过激发光激发荧光基团到达高能量状态,而后产生发射光。与生物发光相比,荧光成像具有费用低廉、操作简单等优点,目前已广泛应用于肿瘤基础及临床前期的研究中。

(1)离体组织的荧光成像技术

1997年,Chishima等[114]首次报道用GFP标记

17 肿瘤的细胞与动物模型

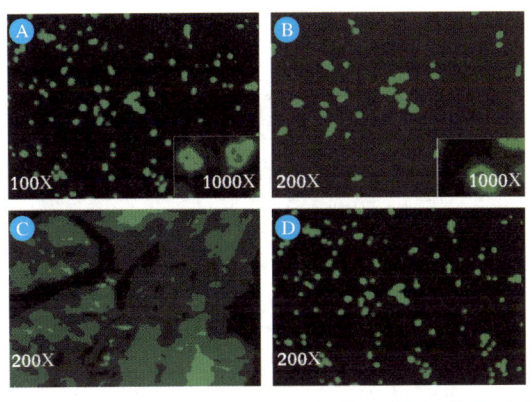

图17-2 MHCC97-HG/LG 荧光肿瘤细胞及荧光肿瘤
（资料来源：J Cancer Res Clin Oncol, 2004, 130：375-382）

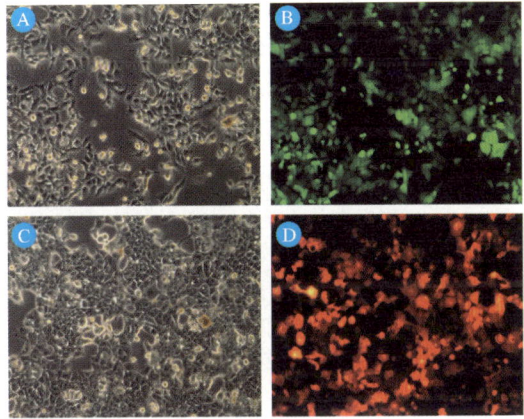

图17-3 HCCLM3-G/HCCLM3-R 荧光肿瘤细胞
（资料来源：Eur J Gastroenterol Hepatol, 2008, 20：1077-1084）

CHO-K1细胞皮下及原位移植于裸小鼠，在没有特殊预处理的情况下，用荧光显微镜直接观察肝、肺等离体脏器中表达GFP的肿瘤转移灶。相比传统的病理技术，该方法更便捷、更精确，甚至可以观察到单个肿瘤细胞的转移灶。这一技术为之后的活体荧光成像奠定了基础。

（2）体内荧光成像技术

1）肿瘤细胞与血管　肿瘤细胞脱离原发瘤后在血管中运动是肿瘤转移的重要步骤，而以往很难实现对这一运动过程的实时观察。Yamamoto和Yamauchi首先用RFP标记人纤维肉瘤细胞胞质，用GFP标记胞核，然后在裸鼠腹部制作一个可以多次开关的皮瓣，用来实时观察肿瘤细胞在不同大小血管中运动时的形态变化。他们发现肿瘤细胞在毛细血管中运动时，长轴拉长了3.97倍，胞核拉长了1.64倍，以适应毛细血管内的空间。肿瘤细胞在较

大血管内运动的情况也可以被清晰地观察到[115,116]。

肿瘤血管密度是评价肿瘤生长的重要指标，传统方法用免疫组织化学方法来计算血管密度，费时且不够直观。ND-GFP转基因鼠的出现为观察肿瘤血管生成创造了条件。巢蛋白（nestin）是一种中间丝蛋白，是中枢神经系统原始细胞的标记。把控制巢蛋白表达的特异调节序列用GFP进行标记，再用ND-GFP基因转染裸小鼠，小鼠的新生血管可以表达巢蛋白而出现绿色荧光。把表达RFP的鼠黑色素瘤细胞接种在ND-GFP转基因鼠上，从双色荧光图像上可以清楚地看到新生血管的形态。他们还把肿瘤组织中的增殖上皮细胞和新生血管中表达GFP的部位用以CD31为标记的传统免疫组织化学作了对比，证明两者表达部位一致[117,118]。在加用多柔比星后，可以观察到小鼠肿瘤部位的新生血管明显减少[119]。类似的血管生成观察结果还在人肺癌、胰腺癌、结肠癌、乳腺癌、纤维肉瘤模型上得到验证[120]。

2）肿瘤细胞的转移　转移是恶性肿瘤的基本特征之一，研究和控制转移是癌症研究的重要内容。乳腺癌是一种骨转移发生率高的恶性肿瘤，传统检测骨转移的方法是X线摄片，观察骨质遭到破坏的情况。但该方法对骨转移的检测并不理想。Harms等[121]用GFP标记人乳腺癌细胞后，注射入裸鼠左心室制成骨转移模型，用荧光显微镜观察小鼠骨骼中GFP表达的情况。发现表达GFP的转移灶主要集中于骨小梁，特别是在股骨远端、胫骨近端、肱骨、腰椎附近，与人类乳腺癌骨转移部位相似。

肿瘤细胞有不同的转移能力，能离开原发灶扩散出去并形成转移灶的是那些有高转移能力的细胞。传统的病理学方法只能观察到已经成形的转移灶，而肿瘤细胞标记上GFP后就能更早地观察到转移情况（图17-4）。Ito等[122]把不同转移潜能的鼠舌癌细胞标记上GFP，门静脉注射后观察肝内形成微小转移灶的情况。无转移能力的舌癌细胞E2-GFP可在3天内消失，高转移的舌癌细胞LM-GFP则依然存在于肝内并形成转移灶。

3）肿瘤细胞与微环境　肿瘤的发生、发展与肿瘤局部微环境有着密切的关系，然而直接观察肿瘤与微环境之间的相互关系却不容易。C57/B6-GFP转基因小鼠和RFP标记的肿瘤细胞改变了这一状况。由β-肌动蛋白和巨细胞病毒增强子驱动的GFP广泛表达于除了红细胞和毛发以外的C57/B6-GFP小鼠的全身各组织器官。Yang等[123]把表达RFP的

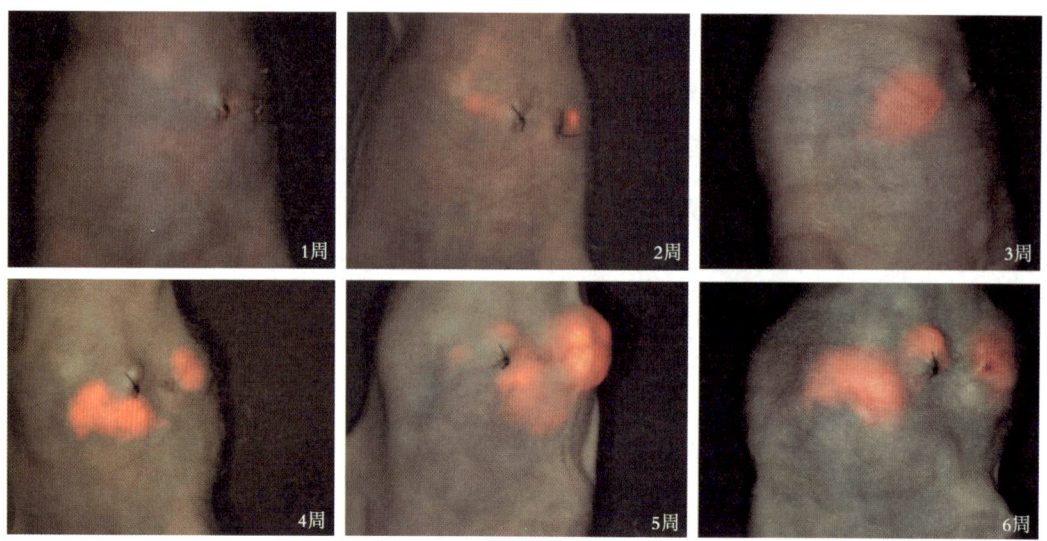

**图 17-4 裸鼠肝 HCCLM3-R 肿瘤的活体连续观察**

（资料来源：Eur J Gastroenterol Hepatol，2008，20：1077-1084）

黑色素瘤、乳腺癌、前列腺癌、结肠癌分别接种到 C57/B6-GFP 小鼠，清楚地观察到红色肿瘤的生长以及红色肿瘤与绿色基质之间的相互关系。这一模型可以观察肿瘤血管生长及其与肿瘤细胞的相互关系，还可以观察到宿主免疫系统与移植肿瘤之间的关系，比如绿色的巨噬细胞吞噬红色的肿瘤细胞，绿色的淋巴细胞包绕红色肿瘤细胞并最终导致肿瘤细胞消退。

宿主在肿瘤进展和转移过程中起到了重要的作用，Bouvet 等[124]研究了脾内注射与门静脉注射荧光肿瘤细胞在肝转移灶形成能力不同方面的机制，直观地揭示了宿主对形成肿瘤转移的作用。脾内注射荧光肿瘤细胞可以形成肝内及远处转移，并且在转移灶中可以看到表达 GFP 的脾细胞；而门静脉内注射后，肿瘤细胞于 6h 内开始裂解，最终全部死亡。把表达 GFP 的脾细胞与荧光肿瘤细胞混合后门静脉内注射，则可以形成包括脾细胞在内的肝转移灶。这些模型表明，用表达不同颜色荧光的宿主和肿瘤来研究肿瘤与微环境之间的相互作用直观而便捷。

同样，也可以用表达不同颜色荧光的肿瘤细胞来研究不同转移能力肿瘤之间的差异。一般认为，原位接种的肿瘤相比异位接种具有更高的转移潜能。把表达 GFP 和 RFP 的同种肿瘤细胞同时在原位和皮下接种于同一个裸鼠个体，就可以很直观地在同一个体上观察到不同接种方式对肿瘤细胞转移能力的影响。Glinskii 等[125]设计了 GFP 标记的原位前列腺癌裸鼠模型和 RFP 标记的皮下前列腺癌裸鼠模型，直接观察到淋巴结等转移灶内大多数为 GFP 标记的肿瘤细胞。他们分离外周血中的 GFP 转移细胞，与父系 RFP 细胞混合后重新原位种植于裸鼠，再次观察到 GFP 标记的细胞有更强的转移能力。这一研究不但直接观察到原位种植肿瘤具有更强的转移能力，还观察到转移的肿瘤细胞较原代肿瘤具有更强的转移能力。

4）多色标记的肿瘤细胞　从动物模型的角度来说，细胞动力学是一个相当微观的观察指标，在动物模型上观察细胞形态变化甚至亚细胞结构比较困难。为了挑战这一难题，Yamamoto 等建立了一种"双标"肿瘤细胞的方法。他们用 RFP 标记人纤维肉瘤细胞的胞质，用 GFP 特异标记组蛋白 H2B，使细胞核表达 GFP。这种新型的同时表达两种荧光蛋白的肿瘤细胞提供了全新的研究手段。通过观察核质比以及细胞核的形态，人们可以了解细胞所处的细胞周期，细胞核大小的改变及核碎片的增加，提示细胞凋亡。在裸鼠身上制作可以反复开关的皮瓣，人们就可以在活体实时观察到这些细胞形态的动态变化。Yamauchi 等[126]建立了 Lewis 肺癌、鼠乳腺癌等类似的模型，实时观察这些肿瘤细胞的亚细胞结构及细胞动力学改变。Tsuji 等[127]把预先"双标"的人结肠癌细胞和鼠乳腺癌细胞分别注射入小鼠门静脉，发现人结肠癌细胞于注射后 6h 内发生碎裂，12h 内迅速发生凋亡。相反，大多数鼠乳腺癌细胞在注射入门静脉后 24h 内都存活下来，表现为细胞伸展状态，并最终在肝内形成转移灶。

恶性肿瘤发生转移要经过脱离原发肿瘤,进入血液循环,在循环系统逃避免疫系统攻击中生存,离开循环系统在靶器官中增殖等过程,通常认为只有恶性肿瘤中的某些亚群才具有转移的能力。过去研究肿瘤转移异质性是通过对转移灶和原发灶的遗传学、组织学分析,比较繁琐。而不同颜色荧光蛋白标记的肿瘤细胞使转移瘤异质性方面的研究也变得更为方便。Yamamoto 等[128]把表达 RFP 或 GFP 的人纤维肉瘤细胞混合后接种到裸鼠足垫,发现肺转移灶中 95% 为单纯的绿色或红色,5% 为混合颜色,判断标准以单色的转移灶为单克隆来源,混色的转移灶为多克隆来源。如果把混合好的细胞通过门静脉注入小鼠体内,肺转移灶中单克隆来源的比例取决于通过门静脉注射的细胞数量。以较小的数量注射,肺转移灶中 96% 为单克隆来源,而最大数量注射时约 86% 为多克隆来源。通过这种方法观察肿瘤转移的异质性直观、方便。

类似地,过去研究肿瘤细胞发生基因改变需要通过复杂的遗传学手段,目前则可以通过应用表达不同颜色荧光蛋白的肿瘤细胞以避免繁琐的遗传学检验。Glinsky 等[129]把表达 RFP 和 GFP 的前列腺癌细胞共同接种于裸鼠,在外周血中分离到表达黄色荧光的前列腺癌细胞,培养扩增后再次接种裸鼠,发现新细胞具有更强的转移能力,证明两种原代细胞之间发生了基因交换。

5) 整体荧光成像技术 癌症生物学行为的研究和抗癌药物的研制与筛选是癌症研究的重要工作。然而在过去,实时观察肿瘤生长转移等行为是无法实现的。如果肿瘤带荧光,借助荧光显微镜,就可以实时观察肿瘤的生物学行为。2000 年,Yang 等[130]把标记 GFP 的黑色素瘤细胞通过尾静脉注射入裸鼠体内,制成黑色素瘤转移模型;把表达 GFP 的结肠癌原位种植,制成结肠癌裸鼠转移模型。由此开创了活体实时荧光成像技术的新篇章,为以后的荧光成像技术奠定了坚实的基础。

血管生成是肿瘤生长转移的重要步骤,假如只对肿瘤细胞进行荧光标记,而肿瘤血管不进行荧光标记,那么肿瘤组织内不表达荧光的部位主要是血管组织,分析肿瘤内无荧光区域的面积,可以代表血管密度。通过定期观察活体原位肿瘤及血管生成,可以绘制出肿瘤生长和血管密度曲线。为了更清晰准确地显示无荧光的肿瘤血管,Yang 等[131]用裸鼠身上一个相对透明且少血管的部位——足垫,他们把 Lewis 肺癌细胞接种于裸鼠足垫,可以方便而清晰地观察肿瘤血管密度的变化。

由于 GFP、RFP 等荧光蛋白自身并不发出荧光,在激发光的照射下才有荧光,而深部组织的荧光会有很大一部分被照射路径上的各种组织分散,且皮肤组织也会被激发的荧光造成干扰背景。为了减少各种干扰,Yang 等[132]在裸鼠待观察部位制作了一个可以多次开关的"皮瓣",最大限度地减少了照射路径上其他组织对荧光的吸收,避免了皮肤等部位激发荧光的背景干扰。他们通过这种皮瓣,观察到小鼠脑部的单个荧光肿瘤细胞、肺部的微小转移灶、胰腺的微血管网、肝内的单个细胞播散灶。开发这些整体荧光成像技术的目的在于实时观察肿瘤生长转移,为筛选癌症治疗方法及抗癌药物建立直观的平台[133]。整体荧光成像技术除了可以实时观察肿瘤的生物学行为,还可以实时观察基因表达。将含有 GFP 表达质粒的腺病毒载体注射入裸鼠和普通小鼠的脑、肝、胰腺、前列腺、骨髓中,5~8 h 后即可观察到脑和肝内绿色荧光的表达,这些荧光至少持续 12 h,而肝内的荧光可以持续表达至 4 个月。活体荧光的持续表达说明了外源基因已经整合到宿主小鼠体内。这种活体观察基因表达的方式快速且成本低[134]。

(3) 活体荧光成像技术在肿瘤治疗中的应用

癌症研究的最终目的在于研究癌症治疗的方法与药物。用活体荧光成像技术建立的动物模型,可以实时观察评价抗肿瘤方法和药物的疗效,并用于抗癌药物的筛选。Katz 等建立了表达 RFP 的胰腺癌原位裸鼠模型,分别获取活体测得的肿瘤荧光面积和经典方法测得的肿瘤体积,证明两者密切相关。这样,可用荧光面积代替实际肿瘤体积来定量。接着,他们用吉西他滨(gemcitabine)和伊立替康(CPT-11)分别治疗荷瘤裸鼠,实时检测原位肿瘤和转移灶的荧光面积,观察裸鼠生存期、腹腔积液等多项指标。与对照组相比,CPT-11 治疗组裸鼠肿瘤的生长和转移受到抑制,生存期延长,而吉西他滨治疗组裸鼠获得了更长的生存期。不过他们同时发现吉西他滨治疗 3 周后,肿瘤的生长转移重新增快,表明肿瘤对治疗药物产生耐药[135]。Katz 等[136]还用该模型研究了抗癌新药胞嘧啶类似物 CS-682 的抗癌作用。口腹给药治疗组小鼠原位肿瘤的生长、横膈膜、淋巴结、肝、脾等部位的转移受到抑制,生存期得到延长。肿瘤转移灶治疗药物的筛选同样可以在类似的荧光肿瘤模型上实现。由于骨质转移可以很容易在表达 GFP 的人前列腺癌裸鼠模型观察到,Yang 等[137]用奥帕膦酸盐观察抑制骨质破坏的效果,发现监测裸鼠骨骼 GFP 表达和常规 X 线同样可以有效评价前列腺癌引起骨转移的程度。

目前,尚无荧光成像技术在人体中应用的报道。不过从一些动物实验中可以看出该技术有可能应用于人体。当前应用的动物模型是先让肿瘤细胞表达荧光蛋白,然后种植到动物身上。可是研究人员不可能把表达荧光蛋白的癌细胞或组织重新种植到人体内。因此,让体内的肿瘤细胞表达荧光蛋白成为荧光成像技术应用于人体的瓶颈。Hasegawa 等[138]于 2000 年进行的一项研究让研究者看到了解决瓶颈的希望。他们在裸鼠腹腔接种人胃癌组织碎粒后的第 4~10 天,每天腹腔注射表达 GFP 的反转录病毒载体。一段时间以后,生长转移的肿瘤细胞广泛表达 GFP,而正常组织不被反转录病毒转染。2001 年的另一项研究取得了类似的结果。Kaneko 等首先构建了在上游区域含有 CEA 启动子的增强型 GFP 质粒(pCEA-EGFP),然后把 $10^7$ 个人胃癌细胞注射入裸鼠腹腔,注射后第 4、6 天腹腔注射含有 pCEA-EGFP 的脂质体复合物,第 7 天裸鼠腹膜出现表达 GFP 的转移灶。这些转移灶大约 0.15 mm,不能被传统的体视显微镜观察到[139]。因此,在不远的将来,有可能会实现用带有特殊启动子的 GFP 质粒检测人体内微小癌灶。

活体荧光实时成像技术让研究人员能够实时观察基因的表达、亚细胞结构、细胞运动,也能实时观察肿瘤生长、转移、血管形成、肿瘤与微环境相互作用等现象,为筛选抗肿瘤治疗方法、药物建立了直观、动态的平台。相对于其他非侵入性观察手段如 B 超、CT、MRI 等,该技术具有灵敏度高、操作简单、费用低廉的特点,为肿瘤研究提供了广阔的发展空间。细胞、亚细胞微观形态的实时成像、三维成像是目前荧光成像技术发展的方向。现有的技术利用不同角度扫描的方法,或光学时域的方法,或利用各种波长的光线在体内穿透性的不同,以成像软件分析光源在动物体内的深度,从而得出三维图像。借助先进的显微镜、高敏感度的 CCD 和发达的软件分析技术,荧光三维成像将会得到快速的发展。随着研究的进展,活体荧光实时成像技术将广泛用于基础研究和药物研发,也有可能用于临床检验及治疗。

(王 鲁 张锦生 杨毕伟)

## 主要参考文献

[1] 施达仁. 肿瘤诊断与鉴别诊断. 见:翟为溶,张锦生主编. 现代组织化学的原理及应用规范. 上海:上海科学技术文献出版社,1998:99-123.

[2] Ku JL, Yoon KA, Kim IJ, et al. Establishment and characterisation of six human biliary tract cancer cell lines. Br J Cancer,2002,87:187-193.

[3] Greider CW. Telomerase activity,cell proliferation,and cancer. Proc Natl Acad Sci USA,1998,95:90-92.

[4] Kim CJ, Kushima R, Okada Y, et al. Establishment and characterization of a prostatic small-cell carcinoma cell line (PSK-1) derived from a patient with Klinefelter syndrome. Prostate,2000,42:287-294.

[5] Boivin-Angele S, Pedron S, Bertrand S, et al. Establishment and characterization of a spontaneously immortalized myofibroblast cell line derived from a human liver angiosarcoma. J Hepatol,2000,33:290-300.

[6] Mairal A, Chibon F, Rousselet A, et al. Establishment of human malignant fibrous histiocytoma cell line, COMA; characterization by convertional cytogenetics, comparative genomic hybridization, and multiplex fluorescence in situ hybridization. Cancer Genet Cytogenet,2000,121:117-123.

[7] Sato N, Mizumoto K, Beppu K, et al. Establishment of a new human pancreatic cancer cell line, NOR-P1, with high angiogenic activity and metastatic potential. Cancer Lett,2000,155:153-161.

[8] Grippo MC, Penteado P, Carelli EF, et al. Establishment and partial characterization of a continuous human malignant glioma cell line: NG97. Cell Mol Neurobiol,2001,21:421-428.

[9] de Both NJ, Wijnhoven BP, Sleddens HF, et al. Establishment of cell lines from adenocarcinomas of the esophagus and gastric cardia growing in vivo and in vitro. Virchows Arch,2001,438:451-456.

[10] 杨善民,颜江华,陈瑞川,等. 人肝癌细胞株 H9101 的建立及其细胞生物学特性研究. 细胞生物学杂志,2000,23:48-50.

[11] Krasagakis K, Almond-Roesler B, Geilen C, et al. Growth and characterization of a cell line from a human primary neuroendocrine carcinoma of the skin (merkel cell carcinoma) in culture and as xenograft. J Cell Physiol,2001,187:386-391.

[12] 陈崴,李旭,闫春芳,等. 人肝癌细胞株 HC-108 的建立及其生物学特性. 细胞生物学杂志,2002,24:249-251.

[13] 刘军,王占民,刘博,等. 人肝癌细胞系 HCC-9903 的建立及生物学特性初步观察. 中华肿瘤杂志,2001,23:384-385.

[14] Ji ZW, Oku N, Umeda M, et al. Establishment of an oral squamous cell carcinoma cell line (NOS-1) exhibiting amplification of the *erbB*-1 oncogene and point mutation of *p53* tumor suppressor gene; its biological characteristics and animal model of local invasion by orthotopic transplantation of the cell line. Oral Oncol,2001,37:386-392.

[15] 耿敬姝,薛英威,刘秀华,等. 人肝细胞癌细胞株 HCC-98 的建立及其生物学特性. 基础医学与预防医学,2001,15:81-83.

[16] Chang KW, Lin SC, Chao SY, et al. Establishment and characterization of an oral melanoma cell line (ME). Oral Oncol,2001,37:301-307.

[17] 黄钧,吴炎,杨焕杰,等. 人肺癌细胞系 HB-99 的建立及其生物学特性. 遗传,2000,23:103-106.

[18] 李雁,汤钊猷,叶胜龙,等. 体内连续筛选法建立自发性肺转移人肝癌细胞系. 中华医学杂志,2002,82:601-605.

[19] Faruqi SA, Satyaswaroop PG, LiVolsi VA, et al. Establishment and characterization of a poorly differentiated lethal human endometrial carcinoma cell line (NOU-1) with karyotype 46,XX. Cancer Genet Cytogenet,2002,138:44-49.

[20] 安家泽,窦科峰,师长宏,等. 人肝癌淋巴结高转移特性细胞株的建立. 第四军医大学学报,2002,23:1665-1668.

[21] 陶谦,黄洪章. 永生化成釉细胞瘤细胞株 TAM-1 的建立. 中华口腔医学杂志,2002,37:167-169.

[22] 杨太成,冼江,杨传红,等. 人尿道高分化鳞癌细胞系 HUS-98 的建立. 中华泌尿外科杂志,2002,23:28.

[23] Sugaya M, Takenoyama M, Osaki T, et al. Establishment of 15 cancer cell lines from patients with lung cancer and the potential tools for immunotherapy. Chest,2002,121,282-288.

[24] Wen JM, Huang JF, Hu L, et al. Establishment and characterization of human metastatic hepatocellular carcinoma cell line. Cancer Genet Cytogenet,2002,135:91-95.

[25] 王鹏飞,师长宏,邵晨,等. 人肾透明细胞癌细胞系 RCC-9863 的建立及其生物学特性. 中华泌尿外科杂志,2002,23:364-367.

[26] Sekido Y, Sato M, Usami N, et al. Establishment of a large cell lung cancer cell line (Y-ML-1B) producing granulocyte colony-stimulating factor. Cancer Genet Cytogenet,2002,137:33-42.

[27] Ogisawa K, Onoda N, Ishikawa T, et al. Establishment and characterization of OCUT-1, an undifferentiated thyroid cancer cell line expressing high level of telomerase. J Surg Oncol,2002,80:197-203.

[28] Kimura K, Nakano T, Park YB, et al. Establishment of human osteosarcoma cell lines with high metastatic potential to lungs and their utilities for therapeutic studies on metastatic osteosarcoma. Clin Exp Metastsis,2002,19:477-485.

[29] Lai R, McDonnell TJ, O'Connor SL, et al. Establishment and characterization of a new mantle cell lymphoma cell line. Mino Leuk Res,2002,26:849-855.

[30] 彭磊,王臻,胡蕴玉,等. 具有肺转移特性的人骨肉瘤细胞系 PL-1 的建立及其生物学特性观察. 解放军医学杂志,2002,27:805-807.

[31] Okada H, Shirakawa T, Miyake H, et al. Establishment of a prostatic small-cell carcinoma cell line (SO-MI). Prostate,2003,56:231-238.

[32] Berardi AC, Parafioriti A, Barisani D, et al. A new human cell line, PDSS-26, from poorly differentiated synovial sarcoma, with unique chromosomal anomalies. Cancer Genet Cytogenet, 2003, 146: 116-124.
[33] 李旭, 陈崴, 杨玉琮, 等. 人宫颈癌细胞株 CS1213 的建立及其生物学特性. 中华妇产科杂志, 2003, 38: 614-617.
[34] Kawai A, Naito N, Yoshida A, et al. Establishment and characterization of a biphasic synovial sarcoma cell line, SYO-1. Cancer Lett, 2004, 204: 105-113.
[35] 孙建芝, 李桂杰, 李丽珍, 等. 人肝癌细胞 HCC-9810 的建立及染色体分析. 山东大学学报(医学版), 2004, 42: 652-654.
[36] Koochekpour S, Maresh GA, Katner A, et al. Establishment and characterization of a primary androgen-responsive African-American prostate cancer cell line, E006AA. Prostate, 2004, 60: 141-152.
[37] Isaka K, Nishi H, Osakabe Y, et al. Establishment of a HPV and p53-mutation-negative human cell line (CA) derived from a squamous carcinoma of the uterine cervix. Gynecol Oncol, 2004, 92: 15-21.
[38] 叶丽虹, 秦宵然, 张晓东, 等. 应用 SCID 鼠筛选肝癌转移性亚克隆及 M-H7402亚细胞系的建立. 南开大学学报(自然科学版), 2004, 37: 120-124.
[39] 陆将, 师长宏, 陈江, 等. 人膀胱癌细胞系 BC-6 的建立及其生物学特性. 第四军医大学学报, 2004, 25: 1287-1289.
[40] Eisold S, Ryschich E, Linnebacher M, et al. Characterization of FAMPAC, a newly identified human pancreatic carcinoma cell line with a hereditary background. Cancer, 2004, 100: 1978-1986.
[41] Yamachika T, Nakanishi H, Yasui K, et al. Establishment and characterization of a human colonic mucinous carcinoma cell line with predominant goblet-cell differentiation from liver metastasis. Pathol Int, 2005, 55: 550-557.
[42] Zhang L, Yamane T, Satoh E, et al. Establishment and partial characterization of five malignant glioma cell lines. Neuropathology, 2005, 25: 136-143.
[43] Püttmann S, Senner V, Braune S, et al. Establishment of a benign meningioma cell line by hTERT-mediated immortalization. Lab Invest, 2005, 85: 1163-1171.
[44] 韦德英, 刘盟, 汤春生. 人卵巢癌 3AO 细胞不同转移潜能克隆株的建立. 山东大学学报(医学版), 2005, 43: 251-256.
[45] Kawashima H, Ogose A, Gu W, et al. Establishment and characterization of a novel myxofibrosarcoma cell line. Cancer Genet Cytogenet, 2005, 161: 28-35.
[46] Ninomiya M, Abe A, Yokozawa T, et al. Establishment of a myeloid leukemia cell line, TRL-01, with MLL-ENL fusion gene. Cancer Genet Cytogenet, 2006, 169: 1-11.
[47] Nareyeck G, Zeschnigk M, Prescher G, et al. Establishment and characterization of two uveal melanoma cell lines derived from tumors with loss of one chromosome 3. Exp Eye Res, 2006, 83: 858-864.
[48] 杨顺方, 董强刚, 姚明, 等. 高转移性人肺腺癌细胞株 SPC-A-1BM 的建立及其特性分析. 肿瘤, 2006: 1059-1063.
[49] 江晓肖, 宋水川. 两株新肝癌 LXY-1、XMS-1 细胞系的建立及其生物学特性观察. 医学研究杂志, 2007, 36: 50-54.
[50] 张萌, 胡少为, 姜桔红, 等. 梯度密度离心法分离肝癌细胞及其转移性的建立. 中山大学学报(医学科学版), 2007, 28: 670-673.
[51] 闫风彩, 王豢秦, 阮永华, 等. 肺癌细胞株 xwlc-05 的建立及其生物学特性研究. 癌症, 2007, 26: 21-25.
[52] 姚明, 闫明霞, 刘雷, 等. 人肺癌高转移动物模型的筛选及其细胞系的建立. 肿瘤, 2007, 27: 866-869.
[53] 周勇安, 师长宏, 张海, 等. 人食管癌细胞系的建立及其转移相关基因 PCNA 的表达. 细胞与分子免疫学杂志, 2007, 23: 1055-1057.
[54] 石卫东, 刘鲁明, 孟志强, 等. 人胰腺癌高肝转移细胞株的建立及其意义. 中国癌症杂志, 2007, 17: 288-293.
[55] Kume M, Taguchi T, Okada H, et al. Establishment and molecular cytogenetic characterization of nonsmall cell lung cancer cell line KU-T1 by multicolor fluorescence in situ hybridization, comparative genomic hybridization, and chromosome microdissection. Cancer Genet Cytogenet, 2007, 179: 93-101.
[56] Brozova M, Kleibl Z, Netikova I, et al. Establishment, growth and in vivo differentiation of a new clonal human cell line, EM-G3, derived from breast cancer progenitors. Breast Cancer Res Treat, 2007, 103: 247-257.
[57] Murata H, Ashida A, Takata M, et al. Establishment of a novel melanoma cell line SMYM-PRGP showing cytogenetic and biological characteristics of the radial growth phase of acral melanomas. Cancer Sci, 2007, 98: 958-963.
[58] Wang J, Wang X, Jiang S, et al. Establishment of a new human glioblastoma multiforme cell line (WJ1) and its partial characterization. Cell Mol Neurobiol, 2007, 27: 831-843.
[59] Kong D, Nishino N, Shibusawa M, et al. Establishment and characterization of human pancreatic adenocarcinoma cell line in tissue culture and the nude mouse. Tissue Cell, 2007, 39: 217-223.
[60] Kudo N, Ogose A, Hotta T, et al. Establishment of novel human dedifferentiated chondrosarcoma cell line with osteoblastic differentiation. Virchows Arch, 2007, 451: 691-699.
[61] Greene JF Jr, Townsend JS, Amoss MS Jr. Histopathology of regression in Sinclair swine model of melanoma. Lab Invest, 1994, 71: 17-24.
[62] de Maria R, Olivero M, Iussich S, et al. Spontaneous feline mammary carcinoma is a model of Her2 overexpressing poor prognosis human breast cancer. Cancer Res, 2005, 65: 907-912.
[63] 傅红, 朱慰祺, 曹世龙, 等. 人类肿瘤动物模型的建立与临床应用略评. 中国癌症杂志, 1992, 2: 63-65.
[64] Benavides F, Gomez G, Venables-Griffith A, et al. Differential susceptibility to chemically induced thymic lymphomas in SENCARB and SSIN inbred mice. Mol Carcinog, 2006, 45: 543-548.
[65] 张锦生, 徐元鼎, 张秀荣, 等. 大鼠肝癌癌变过程血清甲胎蛋白升高的病理基础. 中华病理学杂志, 1987, 16: 278-280.
[66] Lijinsky W, Thomas BJ, Kovatch RM. Differences in skin carcinogenesis by methylnitrosourea between mice of several strains. Cancer Lett, 1991, 61: 1-5.
[67] Xu YH, Campbell HA, Sattler GL, et al. Quantitative stereological analysis of the effects of age and sex on multistage hepatocarcinogenesis in the rat by use of four cytochemical markers. Cancer Res, 1990, 50: 427-479.
[68] Kumar V, Cotran RS, Robbins SL. Basic pathology. 6th ed. Philadelphia: WB Saunders Co, 1997.
[69] Grasso P, Hinton RH. Evidence for and possible mechanisms of non-genotoxic carcinogenesis in rodent liver. Mutat Res, 1991, 248: 271-290.
[70] Goldsworthy TL, Conolly RB, Fransson SR. Apoptosis and cancer risk assessment. Mutat Res, 1996, 365: 71-90.
[71] Boulton E, Cleary H, Plumb M. Myeloid B and T lymphoid and mixed lineage thymic lymphomas in the irradiated mouse. Carcinogenesis, 2002, 23: 1079-1085.
[72] Gan R, Yin Z, Liu T, et al. Cyclosporine a effectively inhibits graft-versus-host disease during development of Epstein-Barr virus-infected human B cell lymphoma in SCID mouse. Cancer Sci, 2003, 94: 796-801.
[73] 孔宪寿, 程立, 何开玲, 主编. 病毒肿瘤学. 上海: 上海医科大学出版社, 1996.
[74] Enno A, O'Rourke JL, Howlett CR, et al. MALToma-like lesions in the murine gastric mucosa after long-term infection with Helicobacter felis. A mouse model of Helicobacter pylori-induced gastric lymphoma. Am J Pathol, 1995, 147: 217-222.
[75] Balansky RM, Blagoeva PM, Mircheva ZJ, et al. Modulation of diethylnitrosamine carcinogenesis in rat liver and oesophagus. J Cell Biochem, 1994, 56: 449-454.
[76] Gordon JW, Scangos GA, Plotkin DJ, et al. Genetic transformation of mouse embryos by microinjection of purified DNA. Proc Natl Acad Sci USA, 1980, 77: 7380-7384.
[77] Adams JM, Cory S. Transgenic models of tumor development. Science, 1991, 254: 1161-1167.
[78] Romieu-Mourez R, Kim DW, Shin SM, et al. Mouse mammary tumor virus c-rel transgenic mice develop mammary tumors. Mol Cell Biol, 2003, 23: 5738-5754.
[79] Dunsford HA, Sell S, Chisari FV. Hepatocarcinogenesis due to chronic liver cell injury in hepatitis B virus transgenic mice. Cancer Res, 1990, 50: 3400-3407.
[80] Zhu H, Wang Y, Chen J, et al. Transgenic mice expressing hepatitis B virus X protein are more susceptible to carcinogen induced hepatocarcinogenesis. Exp Mol Pathol, 2004, 76: 44-50.
[81] Khanna KK. Cancer risk and the ATM gene: a continuing debate. J Natl Cancer Inst, 2000, 92: 795-802.
[82] Huettner CS, Zhang P, van Etten RA, et al. Reversibility of acute B-cell leukemia induced by BCR-ABL1. Nat Genet, 2000, 24: 57-60.
[83] Piechocki MP, Dibbley SK, Lonardo F, et al. Gefitinib prevents cancer progression in mice expressing the activated rat Her2/neu. Int J Cancer, 2008, 122: 1722-1729.
[84] Hoffman RM. Orthotopic metastatic (Meta mouse) models for discovery and development of novel chemotherapy. Methods Mol Med, 2005, 111: 297-322.
[85] Rygaard J, Povlson CO. Heterotransplantation of a human malignant tumour to "nude" mice. Acta Pathol Microbiol Scand, 1969, 77: 758-760.
[86] Mosier DE, Gulizia RJ, Baird SM, et al. Transfer of a functional human immune system to mice with severe combined immunodeficiency. Nature, 1988, 335: 256-259.
[87] van Weerden WM, de Ridder CM, Verdaasdonk CL, et al. Development of seven new human prostate cancer xenograft models and their histopathological characterization. Am J Pathol, 1996, 149: 1055-1062.
[88] 黄培根, 蔡懿廷, 莫梅英, 等. 青少年鼻咽慢性炎性肉芽样体裸小鼠移植及诱癌研究. 中国癌症杂志, 1994, 4: 126-128.
[89] Fidler IJ. Orthotopic implantation of human colon carcinomas into nude mice provides a valuable model for the biology and therapy of metastasis. Cancer Metastasis Rev, 1991, 10: 229-243.
[90] Hoffman RM. Orthotopic is orthodox: why are orthotopic-transplant models different from all other models? J Cell Biochem, 1994, 56: 1-3.
[91] Sun FX, Tang ZY, Liu KD. Establishment of a metastatic model of human hepatocellular carcinoma in nude mice via orthotopic implantation of histologically intact tissues. Int J Cancer, 1996, 66: 239-243.
[92] Sun FX, Tang ZY, Liu KD, et al. Metastatic models of human liver cancer in nude mice orthotopically constructed by using histologically intact patient specimens. J Cancer Res Clin Oncol, 1996, 122: 397-402.
[93] Bauerle T, Adwan H, Kiessling F, et al. Characterization of a rat model with

site-specific bone metastasis induced by MDA-MB-231 breast cancer cells and its application to the effects of an antibody against bone sialoprotein. Int J Cancer, 2005,115:177-186.
[94] Merz H, Lange K, Gaiser T, et al. Characterization of a novel human anaplastic large cell lymphoma cell line tumorigenic in SCID mice. Leuk Lymphoma, 2002,43:165-172.
[95] Fu X, Guadagni F, Hoffman RM. A metastatic nude-mouse model of human pancreatic cancer constructed orthotopically with histologically intact patient specimens. Proc Natl Acad Sci USA, 1992,89:5645-5649.
[96] 文军宝, 聂飚, 姜泊, 等. 两种大肠癌细胞株小鼠肝转移模型的建立及比较. 南方医科大学学报, 2007,27:1044-1046.
[97] 王天天, 孙颖浩, 邱镇, 等. 人类前列腺癌裸鼠原位移植模型的建立. 中华泌尿外科杂志, 2005,26:208-209.
[98] Yamaguchi K, Ura H, Yasoshima T, et al. Liver metastatic model for human gastric cancer estaboolished by orthotopic tumor cell implantation. World J Surg, 2001,25:131-137.
[99] Nakanishi H, Yasui K, Yamagata S, et al. Establishment and characterization of a new spontaneous metastasis model of human gastric carcinoma in nude mice. Jpn J Cancer Res, 1991,82:927-933.
[100] Wang L, Tang ZY, Qin LX, et al. High-dose and long-term therapy with interferon-alfa inhibits tumor growth and recurrence in nude mice bearing human hepatocellular carcinoma xenografts with high metastatic potential. Hepatology, 2000,32:43-48.
[101] Sun HC, Tang ZY, Wang L, et al. Postoperative interferon treatment postponed recurrence and improved overall survival in patients after curative resection of HBV related hepatocellular carcinoma — a randomized control study. J Cancer Res Clin Oncol, 2006, 131:284-288.
[102] Qin LX, Tang ZY, Ye SL, et al. Chromosome 8p deletion is associate with metastasis of human hepatocellular carcinoma when high and low metastatic models are compared. J Cancer Res Clin Oncol, 2001,127:482-488.
[103] 李雁, 汤钊猷, 叶胜龙, 等. 细胞角质蛋白19 与肝癌原生长转移关系探讨. 中华实验外科杂志, 2003,10:903-904.
[104] Yang J, Qin LX, Ye SL, et al. The abnormalities of chromosome 8 in two hepatocellular carcinoma cell clones with the same genetic background and different metastatic potential. J Cancer Res Clin Oncol, 2003,129:303-308.
[105] Zhao L, Qin LX, Ye QH, et al. KIAA0008 gene is associated with invasive phenotype of human hepatocellular carcinoma — a functional analysis. J Cancer Res Clin Oncol, 2004,130:719-727.
[106] Yang J, Qin LX, Li Y, et al. Molecular cytogenetic characteristics of the human hepatocellular carcinoma cell line HCCLM3 with high metastatic potential: comparative genomic hybridization and multiplex fluorescence in situ hybridization. Cancer Genet Cytogenet, 2005,158:180-183.
[107] Zhang T, Sun HC, Xu Y, et al. Overexpression of platelet-derived growth factor receptor alpha in endothelial cells of hepatocellular carcinoma associated with high metastatic potential. Clin Cancer Res, 2005,11:8557-8563.
[108] Ji XN, Ye SL, Li Y, et al. Contributions of lung tissue extracts to invasion and migration of human hepatocellular carcinoma cells with various metastatic potentials. J Cancer Res Clin Oncol, 2003,129:556-564.
[109] Tian B, Li Y, Ji XN, et al. Basement membrane proteins play an active role in the invasive process of human hepatocellular carcinoma cells with high metastasis potential. J Cancer Res Clin Oncol, 2005,131:80-86.
[110] Ntziachristos V, Ripoll J, Wang LV, et al. Looking and listening to light: the evolution of whole-body photonic imaging. Nat Biotechnol, 2005, 23: 313-320.
[111] Iyer M, Berenji M, Templeton NS, et al. Noninvasive imaging of cationic lipid-mediated delivery of optical and PET reporter genes in living mice. Mol T-her, 2002, 6:555-562.
[112] Maggi A, Ciana P. Reporter mice and drug discovery and development. Nat Rev Drug Discov, 2005, 4:249-255.
[113] Hoffman RM. The multiple uses of fluorescent proteins to visualize cancer in vivo. Nat Rev Cancer, 2005,5:796-806.
[114] Chishima T, Miyagi Y, Wang X, et al. Cancer invasion and micrometastasis visualized in live tissue by green fluorescent protein expression. Cancer Res, 1997,57:2042-2047.
[115] Yamamoto N, Jiang P, Yang M, et al. Cellular dynamics visualized in live cells in vitro and in vivo by differential dual-color uclearcytoplasmic fluorescent-protein expression. Cancer Res, 2004,64:4251-4256.
[116] Yamauchi K, Yang M, Jiang P, et al. Real-time in vivo dual-color imaging of intracapillary cancer cell and nucleus deformation and migration. Cancer Res, 2005,65:4246-4252.

[117] Li L, Mignone J, Yang M, et al. Nestin expression in hair follicle sheath progenitor cells. Proc Natl Acad Sci USA, 2003,100:9958-9961.
[118] Amoh Y, Li L, Yang M, et al. Nascent blood vessels in the skin arise from nestin-expressing hair follicle cells. Proc Natl Acad Sci USA, 2004, 101: 13291-13295.
[119] Amoh Y, Li L, Yang M, et al. Hair follicle-derived blood vessels vascularize tumors in skin and are inhibited by doxorubicin. Cancer Res, 2005,65:2337-2343.
[120] Amoh Y, Yang M, Li L, et al. Nestin-linked green fluorescent protein transgenic nude mouse for imaging human tumor angiogenesis. Cancer Res, 2005, 65:5352-5357.
[121] Harms JF, Welch DR. MDA-MB-435 human breast carcinoma metastasis to bone. Clin Exp Metastasis, 2003, 20:327-334.
[122] Ito S, Nakanishi H, Ikehara Y, et al. Real-time observation of micrometastasis formation in the living mouse liver using a green fluorescent protein gene-tagged rat tongue carcinoma cell line. Int J Cancer, 2001, 93:212-217.
[123] Yang M, Li L, Jiang P, et al. Dual-color fluorescence imaging distinguishes tumor cells from induced host angiogenic vessels and stromal cells. Proc Natl Acad Sci USA, 2003,100:14259-14262.
[124] Bouvet M, Tsuji K, Yang M, et al. In vivo color-coded imaging of the interaction of colon cancer cells and splenocytes in the formation of liver metastases. Cancer Res, 2006,66:11293-11297.
[125] Glinskii AB, Smith BA, Jiang P, et al. Viable circulating metastatic cells produced in orthotopic but not ectopic prostate cancer models. Cancer Res, 2003,63:4239-4243.
[126] Yamauchi K, Yang M, Jiang P, et al. Development of real-time subcellular dynamic multicolor imaging of cancer-cell trafficking in live mice with a variable-magnification whole-mouse imaging system. Cancer Res, 2006, 66: 4208-4214.
[127] Tsuji K, Yamauchi K, Yang M, et al. Dual-color imaging of nuclear-cytoplasmic dynamics, viability, and proliferation of cancer cells in the portal vein area. Cancer Res, 2006,66:303-306.
[128] Yamamoto N, Yang M, Jiang P, et al. Determination of clonality of metastasis by cell-specific color-coded fluorescent-protein imaging. Cancer Res, 2003, 63:7785-7790.
[129] Glinsky GV, Glinskii AB, Berezovskaya O, et al. Dual-color-coded imaging of viable circulating prostate carcinoma cells reveals genetic exchange between tumor cells in vivo, contributing to highly metastatic phenotypes. Cell Cycle, 2006, 5:191-197.
[130] Yang M, Baranov E, Jiang P, et al. Whole-body optical imaging of green fluorescent protein-expressing tumors and metastases. Proc Natl Acad Sci USA, 2000, 97:1206-1211.
[131] Yang M, Baranov E, Li XM, et al. Whole-body and intravital optical imaging of angiogenesis in orthotopically implanted tumors. Proc Natl Acad Sci USA, 2001,98:2616-2621.
[132] Yang M, Baranov E, Wang JW, et al. Direct external imaging of nascent cancer, tumor progression, angiogenesis, and metastasis on internal organs in the fluorescent orthotopic model. Proc Natl Acad Sci USA, 2002, 99: 3824-3829.
[133] Bouvet M, Wang J, Nardin SR, et al. Real-Time optical imaging of primary tumor growth and multiple metastatic events in a pancreatic cancer orthotopic model. Cancer Res, 2002,62:1534-1540.
[134] Yang M, Baranov E, Moossa AR, et al. Visualizing gene expression by whole-body fluorescence imaging. Proc Natl Acad Sci USA, 2000,97:12278-12282.
[135] Katz MH, Akimoto S, Spivack D, et al. A novel red fluorescent protein orthotopic pancreatic cancer model for the preclinical evaluation of chemotherapeutics. J Surg Res, 2003, 113:151-160.
[136] Katz MH, Bouvet M, Takimoto S, et al. Selective antimetastatic activity of cytosine analog CS-682 in a red fluorescent protein orthotopic model of pancreatic cancer. Cancer Res, 2003,63:5521-5525.
[137] Yang M, Burton DW, Geller J, et al. The bisphosphonate olpadronate inhibits skeletal prostate cancer progression in a green fluorescent protein nude mouse model. Clin Cancer Res, 2006,12:2602-2606.
[138] Hasegawa S, Yang M, Chishima T, et al. In vivo tumor delivery of the green fluorescent protein gene to report future occurrence of metastasis. Cancer Gene Ther, 2000,7:1336-1340.
[139] Kaneko K, Yano M, Yamano T, et al. Detection of peritoneal micrometastases of gastric carcinoma with green fluorescent protein and carcinoembryonic antigen promoter. Cancer Res, 2001,61:5570-5574.

# 临床总论篇

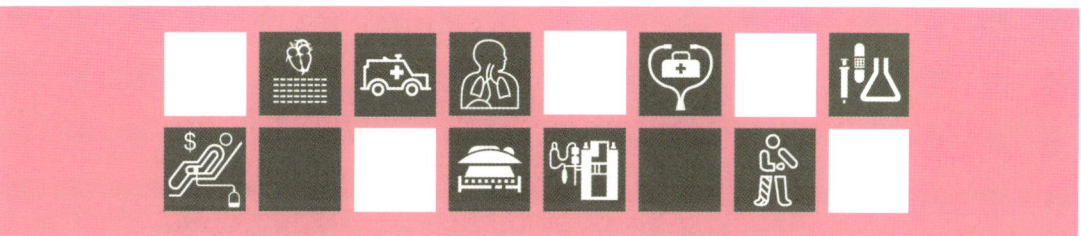

- 18　肿瘤的早期发现
- 19　肿瘤标记与分子诊断
- 20　肿瘤的影像学诊断
- 21　肿瘤的内镜诊断与治疗
- 22　肿瘤病理学诊断
- 23　肿瘤的外科治疗
- 24　肿瘤的微创外科治疗
- 25　器官移植在肿瘤治疗中的应用
- 26　肿瘤的局部治疗
- 27　肿瘤的放疗
- 28　肿瘤的药物治疗
- 29　肿瘤的中医治疗
- 30　肿瘤的生物治疗
- 31　肿瘤姑息治疗
- 32　副瘤综合征
- 33　肿瘤并发症及其处理
- 34　抗肿瘤治疗的不良反应及处理
- 35　循证医学在肿瘤临床研究中的应用
- 36　肿瘤与社会
- 37　肿瘤患者的护理与康复

# 18 肿瘤的早期发现

18.1 肿瘤早期发现的意义
18.2 肿瘤早期发现的途径
　18.2.1 肿瘤筛查
　18.2.2 健康检查
　18.2.3 对癌前状态和癌前病变的随访
　18.2.4 对肿瘤早期症状的警惕
18.3 肿瘤早期发现工作的现状与前景
　18.3.1 现状
　18.3.2 前景

恶性肿瘤是一种进行性发展的疾病。早期的恶性肿瘤通常可以治疗或治愈,随着病程的进展,患者的状况往往每况愈下,治疗亦无多回旋余地。病期越晚,治疗越困难,预后也越差。如果无法预防其发生,尽量做好早期发现,通过早期治疗以改善预后。

肿瘤早期常无特殊症状,甚至毫无症状。因此患者不会主动到医院就诊检查,而一旦症状明显,常常为期已晚。所以,肿瘤的早期诊断必须建立在早期发现的基础上,即要在貌似"正常"的人群中将一些已经患了早期肿瘤的人识别出来。这种在"正常"人群中识别早期肿瘤患者的工作即肿瘤的早期发现。

## 18.1　肿瘤早期发现的意义

在祖国医学中有"上工治未病"的说法,意思是说在疾病发生前加以处治才是上策。实际上就是今日疾病预防的概念。肿瘤的预防,关键是要防止致癌因素侵入人体。但至今肿瘤的病因尚未完全阐明,究竟有多少致癌因素尚未完全肯定。而从已知的致癌因素来看,它们几乎在人们的生活里无处不在,要完全防止致癌因素侵入人体几无可能。防止肿瘤临床发作的预防工作称为二级预防,在出现临床症状前将肿瘤发现出来,加以诊断和治疗,使患者在"无病"状态下治愈事实上已经存在的肿瘤,则无论从对机体的损伤、心理的伤害还是对社会的影响来看,都比在已经出现临床症状以后治疗为好。

就治疗而言,手术治疗是对许多实体肿瘤带来根治希望的治疗方法。但手术治疗是以牺牲部分器官或组织来取得疗效的,这个牺牲自然是越小越好。因此,手术治疗要求病灶尚较局限。而肿瘤是一个进行性生长的疾病,并且能向远处转移,所以手术治疗的成败在很大程度上取决于手术时肿瘤病期的早晚。病期越早,手术成功率越高;病期越晚,手术成功率越低。如病灶已有转移、扩散,则不适于手术治疗,自然也难有根治希望。放疗亦要求病灶较局限。照射面积越大,放射反应也越大,患者越难耐受。病灶若已转移、扩散,则不适合做放疗。化学抗癌药物治疗亦以早期应用为好。从细胞动力学的角度来看,早期病例肿瘤细胞数目较少,细胞增殖比率(growth fraction,GF)高,对化学抗癌药物较敏感;晚期病例细胞增殖比率低,化疗敏感性就差。晚期肿瘤的患者免疫功能明显抑制,生物治疗的效果不好。即使服用中药治疗,亦需患者肠胃尚能受纳,并以正气未衰者为佳。所以从治疗的需要看,也必须做到肿瘤的早期发现和早期诊断。

实践证明,肿瘤早期治疗的效果好。早期发现的肿瘤尚局限于胃黏膜层的胃癌患者,手术切除后的5年生存率达90.9%。日本报道,早期发现的局限于胃黏膜层的微小胃癌患者,手术切除后的5年生存率近100%。Ⅰ期乳腺癌患者术后5年生存率为92.5%。宫颈原位癌和Ⅰ期宫颈癌患者手术+放疗综合治疗后的5年生存率高达99.1%。早期食管癌患者术后5年生存率为90.3%。即使是肝癌,据汤钊猷等报道,早期发现并行根治性手术切除的患者,术后5年生存率亦可达61.3%[1],其中许多病例事实上已被治愈。因此,就目前肿瘤防治水平而言,只有早期发现才是挽救肿瘤患者生命的关键。此外,肿瘤的早期发现对人类认识肿瘤发生、发展的全过程也有重要意义。

## 18.2 肿瘤早期发现的途径

### 18.2.1 肿瘤筛查

以往除体表肿瘤外,肿瘤的早期发现多因患者患有其他疾病于检查或手术时被意外发现。20世纪50年代初,用宫颈涂片法对患有慢性宫颈炎等疾病的妇女进行早期发现宫颈癌的工作,开肿瘤早期发现之先河。近40年来,肿瘤的早期发现作为"抗癌运动"的一个重要组成部分,在许多发达国家中都已逐步开展起来。我国虽是发展中国家,但由于党和政府关心人民的健康,肿瘤早期发现的工作受到极大的重视。加上我国医务工作者的努力,在一些如肝癌、食管癌、宫颈癌、鼻咽癌等肿瘤的早期发现工作中作出了显著的成绩,甚至居世界领先地位。

筛查(screening)是应用简便而经济的方法对尚未识别的疾病或缺陷作出提示。对肿瘤而言,其目的则在于肿瘤的早期发现。筛查试验是把貌似"健康"人群中可能有病的和无病的人区分开来(图18-1)。筛查试验本身不具有诊断意义,试验阳性者或可疑发现必须做进一步的诊断性检查,以确定其是否真的患病。筛查的对象往往是一个固定的人群,或称为普查(massive screening)。筛查通常是一次性的,对某一固定的人群反复进行筛查的过程则是监测(surveillance)。它们的目的都是为了肿瘤的早期发现,从而降低其死亡率。肿瘤筛查是一个大规模的临床流行病学工作,需投入大量人力和物力,并事先有周密的设计。

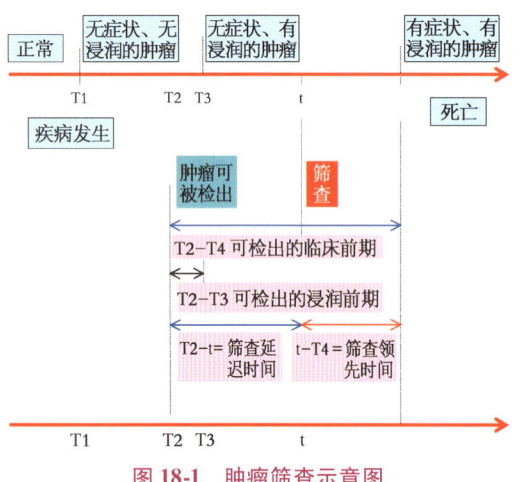

图18-1 肿瘤筛查示意图

**(1) 筛查的瘤种**

首先要确定的是哪些肿瘤需要进行筛查。事实上并非每一种肿瘤均需进行筛查。需要进行筛查的肿瘤应具有下列特征:①具有严重的危害性。有的肿瘤可能不会出现临床症状,甚至终身不发病,亦不会导致患者死亡,此类肿瘤即无筛查的必要。②应具有可检出的临床前期(detectable preclinic phase, DPCP)(图18-1),使筛查能在亚临床期发现肿瘤,便于治疗。不过,一些肿瘤在临床前期已经发生浸润,使手术或其他治疗归于失败。所以严格地说,应该是"具有可检出的、肿瘤尚未发生浸润的临床前期"。③方法安全、方便、经济,并具有高灵敏度和高特异性,且易被接受。④对筛查阳性者有进一步明确诊断和有效的治疗方法。有的肿瘤即使处于早期也无有效治疗方法,筛查就没有意义。目前,符合这些特征的肿瘤不多,较公认的有宫颈癌、乳腺癌、前列腺癌、结直肠癌等少数几种肿瘤。其他如鼻咽癌、食管癌、胃癌、肝癌等是否适合筛查尚存在争议。

**(2) 筛查的对象**

筛查的瘤种确定后,要解决的是检查哪些人的问题。当然,如果有充裕的人力和物力,则可以对所有的人(即自然人群)进行筛查。其优点是不遗漏任何肿瘤患者,缺点是花费的人力和物力太多,检出率低。如笔者等于20世纪70年代在上海市进行的肝癌筛查,在自然人群中普查肝癌检出率为14.7/10万,即每检出1例肝癌患者,有近7 000人"陪查",耗费与效益的矛盾突出,也使此种普查难以为继。

目前公认的筛查对象应是易患某种肿瘤的高危人群。笔者等曾发现40岁以上的乙型肝炎表面抗原(HBsAg)阳性及有慢性肝炎史者为肝癌的高危人群。在这一特定的人群中进行筛查,肝癌的检出率为501/10万,是自然人群中检出率的34.1倍,耗费与效益的矛盾因此得到缓解。美国曾以阿拉斯加爱斯基摩人中的乙型肝炎病毒感染者为高危人群作肝癌筛查,以及近年对城市人口中的慢性乙型肝炎病毒携带者作肝癌筛查,亦有类似结果[2]。胃癌的癌前状态或癌前病变如胃息肉、胃溃疡、慢性萎缩性胃炎,尤其是伴肠上皮中、重度化生或不典型增生者,以及恶性贫血与胃大部切除术者皆应视为胃癌的高危对象。结肠腺瘤综合征者或家族性结肠息肉病的家族成员,Gardner综合征(结肠多发性腺瘤性息肉、颅骨多发性骨瘤、多发性皮样囊肿和皮肤软组织瘤)、慢性溃疡性结肠炎、Crohn病(节段性回肠炎)及结直肠血吸虫病肉芽肿患者,为结直肠癌的高危对象。《中国癌症筛查及早诊早治指南》建议:任何有 3 年以上性行为或 21 岁以前有性行为的妇女均为宫颈癌的筛查对象。高危妇女人群定义为多个性伴侣、性生活过早、HIV/HPV 感染、免疫功能低下、卫生条件差/性保健知识缺乏的妇女[3]。家族中(母亲、姐妹)有乳腺癌病史的 40~60 岁的妇女、曾患乳腺囊性增生病或其他乳腺良性肿瘤者、未生育者、月经紊乱尤其是患过功能性子宫出血者、甲状腺功能低下的肥胖者,以及曾患宫体癌或已患过一侧乳腺癌者,皆为乳腺癌的高危对象。随着分子生物学的发展,一些与癌症发生相关的肿瘤标记如癌基因、抑癌基因等被发现,这些信息可用来确定癌症的高危对象。

高危对象的划定是相对的,不同地区某种肿瘤发病的危险因素可能不尽相同,则高危对象亦应有差异。此外,高危对象的划定还取决于筛查的人力和物力准备。

(3) 筛查的方法

筛查检测所用的方法应简便、准确(高敏感性、高特异性)、经济和易为受检者所接受。筛查即使在高危对象中进行,仍是一个大规模的人群检查,所以采用的方法必须尽量简便、易于操作,甚至一些经过培训的非专业人员亦能掌握。"准确"的要求包括肿瘤应被检出、非肿瘤不致误认和检测的结果可以重复。经济能负担和易接受性当然也是必要的。然而至今能符合这些要求的筛查方法不多。

较成功的方法是用宫颈涂片细胞学检查筛查宫颈癌。此种方法已在国内外被广泛应用,并已被充分肯定在宫颈癌筛查方面的价值。宫颈涂片细胞学检查阳性者宫颈癌的确诊率为 95.5%,可疑阳性者确诊率亦近 70%。但最近在印度的一项随机对照研究结果表明,相比单次常规宫颈涂片细胞学检查,单次筛查 HPV 能显著降低晚期宫颈癌的发生率和死亡率[4]。同期几个研究也证实了应用人乳头瘤病毒试验联合宫颈涂片细胞学检查筛查宫颈癌的效果[5-7]。

甲胎蛋白(α-fetoprotein,AFP)用于肝癌筛查在我国有丰富的经验,已经证明检测 AFP 是一个较好的筛查肝癌的方法[8]。然而这个观点近年来受到挑战,西方国家认为单纯以检测 AFP 来筛查肝癌,其敏感性尚不符合要求。在我国的肝癌病例中有 30%~40% 的病例 AFP 阴性,在欧洲 AFP 阴性肝癌的比例更高。因此,单纯采用 AFP 检测则可使这些病例被漏诊。欧洲肝脏研究学会(EASL)认为,虽然 AFP 可用于帮助确定肝癌高危患者,但作为筛查手段价值有限,而推荐以超声检查来筛查肝癌[9]。由于 AFP 对于影像学检查不能发现肿瘤的诊断敏感性不高,目前在欧洲已经不推荐应用于筛查项目中。但研究发现,AFP 对于特殊人群或者医疗保健人员具有一定的筛查意义[10]。

日本采用纤维胃镜筛查胃癌取得很大成功,但在简便与可接受性方面略有欠缺。在我国则多主张先采用粪便隐血试验和询问病史与症状等作为初筛,有阳性结果者再做纤维胃镜检查。不过敏感性又嫌不足。在我国胃镜检查作为常规体检,正在逐渐为大众所接受。

采用乳腺钼靶 X 线摄影筛查乳腺癌,但主要适用于乳房硕大的妇女。钼靶 X 线摄影的检出率与放射科医师的经验有关,有经验的医师可发现直径 <0.5 cm 的病灶。对乳腺癌的筛查,许多专家主张教会妇女自行检查乳房的方法。据徐光炜等报道,自查的检出率甚低,而且检出病例中 Ⅰ 期的极少[11]。据认为是与自检的方法尚未被很好掌握有关。复旦大学附属中山医院曾对 26 万妇女开展乳房自我检查随机试验的队列研究,在随访 14 年后,研究者提出,对人群开展乳房自我检查教育和指导,未能证实乳房自检能降低人群的乳腺癌病死率[12]。总之,目前的肿瘤筛查方法大多尚不理想,还有待进一步探索。

(4) 筛查的实施

以往的筛查大多是派出人员到受检者所在地区、厂矿或农村对人群进行检查,有些检查需用一定的器械,所以多有一辆经设计改装的筛查车。筛查车上装备各种检查器械,并能接纳受检者上车检查。此种筛查车国内外均有设计。最早的是装有小型 X 线缩影摄片机,近年则装上低剂量螺旋 CT 机、钼靶 X 线摄影机或实时超声仪以及细胞学检查设备等,可用于肺癌、乳腺癌、肝癌、宫颈癌等的筛查,颇受欢迎。此种形式的筛查事先需做好组织安排,才能有条不紊地进行。

将受检者请到医院来检查是比较可取的方法,对需做较多器械检查的项目颇为适宜。笔者在医院内设立防癌门诊,通过新闻媒介号召某些癌症的高危对象定期到医院检查,亦颇有效果。当然此种筛查形式以在群众文化水准较高、防癌保健意识强的地区较为适合。

此外,在某些特定人群的健康检查或疾病随访中加入某些肿瘤筛查项目,亦是肿瘤筛查的形式之一。如在东南沿海地区的中老年人体检中应加入 AFP 及实时超声检查;对已婚妇女在因妇科疾病做阴道窥镜检查时常规做宫颈刮片检查,亦是一举两得之事。

对癌前状态和癌前病变者作定期随访时注意防癌检查,也认为是肿瘤筛查的一种形式。

筛查的间隔时间是一个重要问题。究竟多少时间做一次检查较为适合,当视该肿瘤发展的速度和检查的敏感性而定。发展较慢的如宫颈癌可每年做一次检查,连续2次正常者可延长至3年一次;对发展较快的如肝癌则应每年做2次检查。检查过频,每次检出的肿瘤患者数少,但在被检出的肿瘤患者中早期病例增多。若检查过疏则反之。当然频或疏还取决于能投入的人力和物力的多寡,还要考虑筛查带给患者的心理问题。

(5) 随访、确诊和治疗

筛查有阳性结果的应抓紧确诊,一时不能确诊的应抓紧随访;随访的终点是排除或确诊,确诊的病例必须抓紧治疗。若无确诊和治疗,筛查即失其意义。

一般而言,筛查的方法为适应大规模检查必然比较简单易行,检出阳性和可疑阳性的结果必须通过进一步的检查才能确诊。由于这些阳性和可疑阳性者大多无症状,若对筛查的意义认识不足,则很可能放松警惕。因此,负责筛查工作的医师应向这些对象详细说明结果阳性或可疑阳性的意义和进一步检查的步骤,并抓紧检查。对一时不能确诊的必须密切随访,以免延误早期诊断与治疗的机会。随访的频度可视疑似的程度和该肿瘤发展的快慢来考虑,每半个月至3个月复查一次是必要的。

筛查检出的肿瘤病例一旦确诊,应给予及时而积极的治疗。积极治疗是指手术切除、足量的放疗或化疗等。由于此类筛查检出的病例多无症状,若对早期治疗的意义认识不足,可能难下决心接受治疗。然而,从远期疗效考虑应尽可能说服患者接受积极的治疗,以阻断肿瘤的自然进程。只有这样,才能体现出肿瘤筛查挽救患者生命的效果。

(6) 筛查的效益

肿瘤筛查的效益表现在发现"亚临床期"的肿瘤患者,并予以确诊和施以有效的治疗,从而改善这些患者的预后。

以肝癌的筛查为例。肝癌筛查目前主要采用检测 AFP 与实时超声检查的方法。筛查检出的肝癌病期较早,瘤体较小,手术切除率高。如笔者等曾做过一个前瞻性随访分组对照研究,结果显示筛查检出的肝癌病例中属亚临床期肝癌的占 60.5%,能做手术切除的占 46.5%,而对照组临床发病的肝癌患者上述指标则分别为 0%、7.5%,两者相比有显著差异($P<0.01$)。筛查检出肝癌病例的 1、3、5 年生存率分别为 65.9%、52.6% 和 46.4%,而对照组肝癌的生存率分别为 31.2%、7.2% 和 0%。在研究期间,筛查组因肝癌死亡人数为 32 例,而对照组为 54 例,死亡率分别为 183.2/10 万和 131.5/10 万,死亡率比为 0.63(95% CI:0.41~0.98),即能降低 37% 的肝癌死亡[8]。汤钊猷总结复旦大学肝癌研究所随访生存 5 年以上肝癌患者 1 112 例,其中约 60% 患者为小肝癌切除术后,而小肝癌的发现则主要来自肝癌的筛查[13]。国外学者的研究结果亦相似[14]。筛查明显改善了肿瘤患者的预后,为其效益所在。

(7) 对筛查的评价

在临床症状出现前将肿瘤检查出来,并进行诊断和治疗,从而取得良好的预后,当然体现了筛查的效益,但严格来说,对筛查的评价尚需注意以下几点。

首先,要考虑筛查存在的 3 种主要偏倚:志愿者偏倚(volunteer bias)、领先时间偏倚(lead-time bias)和病程长短偏倚(length bias)。其他还有过度诊断偏倚(over-diagnosis bias)、依从性偏倚(compliance bias)等。它们均能导致结论的偏差。

1) 志愿者偏倚　筛查工作常在自愿基础上开展,每个符合条件的对象均有参与和拒绝的权利。自愿参加者(志愿者)往往不能代表自然人群。一般来说,志愿者常较健康,死亡率较低,并且这部分人容易与医师配合(有较好的依从性)。所以,从一个观察性研究中得到一个通过筛查能降低死亡率的结论时,就可能存在着这个因素。另一方面,志愿者中常包括那些自我感觉身体较差的人,也就是那些可能是癌的高危人群,如有癌症家族史者更愿意参加癌症筛查等。这些人的癌症发病率较高,其预后也与未选择参与筛查者不同。所以,很难确定选择志愿者人群对筛查评价结果的影响。只有应用随机对照研究将这种对象进行随机分组,并比较两组的死亡率,才能减少此偏倚。

2) 领先时间偏倚　领先时间是指肿瘤经筛查而诊断到因症状出现就诊而诊断之间的时间(图18-2)。它代表因筛查而诊断被提前的时间。因为筛查是在无症状的人群中进行,根据定义,所有由筛查检出的病例其诊断总是提前了一段时间。领先时间的长短根据疾病的不同、筛查对象的不同、筛查方法的不同而变异很大。那些从临床前期发展、出现症状很快的疾病要比发展慢的疾病的领先时间要短。筛查的领先时间也取决于筛查的时机和筛查试验检出早期癌症的能力。如果领先时间很短,如肺癌,经筛查发现的肺癌与临床发现的肺癌治疗效果相近,则此筛查项目无效。相反,当领先时间很长,如宫颈癌(从原位癌发展到临床浸润癌大约需30年),筛查发现的肿瘤其治疗往往非常有效,则此筛查项目效力很好。

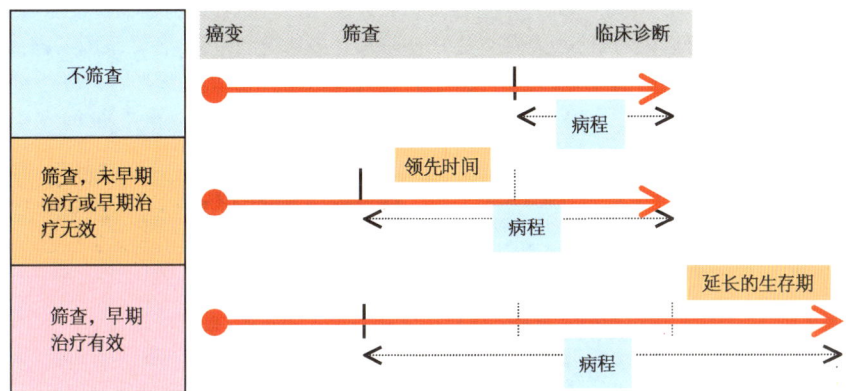

图18-2 领先时间与筛查的关系

经筛查发现的肿瘤患者,即使早期治疗对生存期毫无帮助,其生存期也比经临床发现的患者多一个领先时间。在这种情景下,筛查好像能帮助患者活得更长一些。事实上,患者生命并未延长,仅延长了生病期而已。除非经筛查检出的肿瘤被手术切除或经有效治疗,患者不再发病,生命得以延长,才能真正说明筛查的意义。在评价筛查项目时,有两种方法可以避免领先时间偏倚。第一是比较筛查组和对照组的年龄别死亡率,而不是比较两组患者的生存率,可有效地避免领先时间偏倚。第二是直接估计筛查的领先时间,然后在比较的时候扣除。

3)病程长短偏倚 病程长短偏倚是指筛查所检出的有较长临床前期的肿瘤比例要高于因出现症状就诊而诊断的患者比例(图18-3)。病程长短偏倚产生的原因是筛查工作总是间隔进行的,由于肿瘤生长的自然病程存在着个体差异,即使同一类肿瘤,其生长速度也各异。筛查容易发现生长慢的肿瘤,因为它们有一个较长的临床前期。而生长迅速的肿瘤短期内出现症状而就诊,这样等不到筛查就因发病而被诊断,即所谓的"间期病例"(interval case)。临床前期患者的比例取决于临床前期时间的长短。所以,那些有一个比较长的临床前期的患者比较容易在筛查中被发现。一般假设,临床前期长的肿瘤生长比较缓慢,预后也相对较好。所以,在筛查组中包括的大比例比较长的临床前期的肿瘤效果比较好,不管筛查项目本身有没有效果。有些通过筛查只因发现临床前期较长而生长缓慢的肿瘤,而使筛查组死亡率低于非筛查组,从而使项目显得有效。这实际上是由于病程长短偏倚所造成。病程长短偏倚很难定量。因为首次筛查发现的患者这个偏倚产生的作用较大,去除第一次筛查的患者,比较随后患者的死亡率可控制这个偏倚。适当缩短筛查的间隔时间,也可以减少病程长短偏倚的影响。

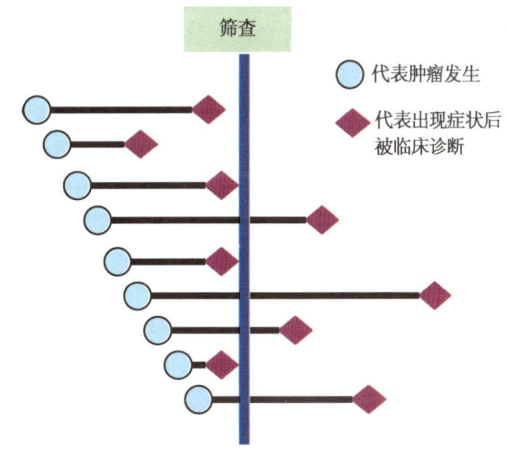

图18-3 病程长短与筛查的关系

因此,筛查检出肿瘤病例后应施以积极有效的治疗,以终止其自然发展的进程,降低该肿瘤的死亡率,才能视为有效。若以癌前病变为筛查的目的,发现后予以积极的治疗,则应以该肿瘤发病率的下降为评价的指标。目前能达此标准者为数不多。宫颈癌已被公认是一个通过筛查能降低死亡率的癌症。日本曾有报道,由于筛查发现了早期病例,经治疗后避免了患者死亡,使宫颈癌的死亡率从19.7/10万下降至10.3/10万。Miller[15]用宫颈涂片细胞学检查的方法发现宫颈癌的癌前病变并给予积极的治疗,证实对20～64岁的妇女每年筛查一次,可使宫颈癌的发病率下降93%。乳腺癌是第二个被认为可通过筛查降低死亡率的癌症。据美国的报道[11],纽约妇女的乳腺癌死亡率因筛查而下降了1/3。有些癌症如肝癌等的筛查效果之所以尚有疑义,大多与被检出的病例未能实施积极有效的治疗有关。然而,丹麦的Gφtzsche等对应用乳腺癌的筛查效果进行了系统评价,收集了7个随机对照研究,涉及近50万名妇女。其中2个随机化充分的试验,经过13年研究,结果发现筛查并不能降低乳腺癌死亡率,相对危险度0.93（95%CI:0.80～1.09）；4个随机化不完善的试验,结果发现筛查能降低死亡率,相对危险度为0.75（95%CI:0.67～0.83）；综合6个试验,筛查降低乳腺癌的相对危险度为0.8。作者认为,筛查可能降低乳腺癌死亡率20%。但在质量高的研究中筛查效果不大,需要进一步研究来确定其筛查效果。

其次,由于筛查是一个面广量大的流行病学工作,所以尚须从卫生经济学的角度来进行评价。按说应做成本-效益分析,即用于筛查及检出可疑病例的诊断以及确诊病例的治疗和随访的花费与被挽救病例所产生的经济效益来进行评价。不过,被挽救者的职业不同,不少职业难以评价其经济效益,所以多采用成本-效果分析。如评价肝癌筛查的效果,可以用筛查的花费与检出肝癌例数之比或与检出早期肝癌例数之比等,亦可用筛查、诊断、治疗及随访的总花费与延长患者的人年数或挽救的生命数之比等。笔者等[17]曾报道在上海进行的肝癌高危人群的筛查,每检出1例肝癌的成本约为4 000元,认为是可以承受的。

此外,筛查是一个面向社会人群的工作,因此筛查的假阳性带来的不安和假阴性带来虚假的安全感,在对筛查工作作出评价时亦是应该考虑的内容。

## 18.2.2 健康检查

健康检查是维护健康的重要手段,同时也是肿瘤早期发现的重要途径之一。笔者等[18]曾分析复旦大学肝癌研究所近年来收治的早期肝癌患者,其中由各种形式的健康检查发现的已占52%。可见健康检查在癌症早期发现中的重要地位。王传馥等[19]报道,连续10年对2 000余名60岁以上的老年人定期做体格检查,结果发现各种恶性肿瘤52例,总检出率为2 346.6/10万。体检中发现可疑者经随访检查证实的有36例,两者相加共有88例,以肺癌、胃癌、结肠癌最多。其中的71例做了手术治疗,术后总的5年生存率达72.2%（肺癌60.0%、胃癌66.4%、结肠癌77.8%）,认为给老年人做定期健康检查并对可疑病例注意随访是肿瘤早期发现的重要方法之一。随着经济建设的发展,预防保健工作越来越多地受到重视,各种范围的健康检查也在蓬勃开展,如能注意结合进行防癌检查和加强随访,亦是肿瘤早期发现的一条重要途径。

## 18.2.3 对癌前状态和癌前病变的随访

人体的某些增生性病变容易演变为肿瘤,称为癌前状态,在病理学上称为癌前病变。常见的包括：①黏膜白斑,是黏膜上皮的局限性增生,在口腔与外阴的较易癌变；②宫颈糜烂,其修复过程中再生的鳞状上皮可能发展为癌；③囊性乳腺病,是乳腺小叶及腺上皮的增生及囊性变,有时可发生癌变；④老年日光性角化病、色素性干皮病,可癌变为鳞形上皮细胞癌或基底细胞癌；⑤多发性家族性结肠息肉病,甚至多个息肉可同时发生癌变；⑥慢性萎缩性胃炎,尤其是伴肠上皮化生和间变者,可发生癌变。

对这些癌前状态或癌前病变的定期随访检查,有可能在较早期发现其恶变。胡荣华等报道一组经胃镜及病理检查证实为慢性萎缩性胃炎者164例,观察了8～10年,结果发现15例胃癌,癌变率为9.2%,明显高于当地一般居民。吴裕炘等对500例胃部有癌前状态与癌前病变者定期采用纤维胃镜检查,结果检出胃癌39例,检出率为7.8%。其中19例为早期胃癌,占总数的48%。而同期普通门诊胃镜检查中胃癌发现率为3.6%,早期胃癌只占其中的11%。说明对癌前状态与癌前病变的随访确系肿瘤早期发现的途径之一。

## 18.2.4 对肿瘤早期症状的警惕

在无任何症状的亚临床期发现并诊断出肿瘤,当然是肿瘤早期发现工作的主要追求目标,但有时已经出现某些早期症状的患者,如能及时发现和确诊也是肿瘤早期发现工作的一个方面。肿瘤的早期症状很少有特异性。模棱两可的症状不但易为患者所忽略,亦常不受医务人员重视。所以应该提高广大患者和医务人员对肿瘤早期症状的警惕性。此外亦应有一定的组织措施,如在日本某些医院中设有癌症检查科或如笔者所在单位复旦大学附属中山医院有防癌门诊等,以保证这些患者能获得充分的检查诊断和密切的随访,直到确诊或排除肿瘤。

以胃癌为例,早期胃癌大多有中上腹隐痛不适、恶心、食欲不振等症状,有时难与慢性胃炎、溃疡病等鉴别。在门诊工作中应对这些病例,尤其是在35岁以上、症状持续不见缓解者中,放宽胃镜检查的指征。据吴云林等报道,此类病例中胃癌检出率为3.2%,超过一般胃癌高危人群筛查的检出率[20]。徐光炜指出应设立胃病专科门诊接受此类患者检查,他们在设立胃病专科门诊后发现早期胃癌的比例从1.6%提高到10.6%[21]。

## 18.3 肿瘤早期发现工作的现状与前景

### 18.3.1 现状

肿瘤早期发现的工作因国别、地区和瘤种而异。一般而言,在发达国家的常见肿瘤中开展较好,如日本的胃癌早期发现工作成绩显著;而在经济不发达的国家和较少见的肿瘤中则较差。此外与筛查检测的方法亦有关系。内镜的广泛应用使胃癌的早期发现成为可能,钼靶X线摄影则为乳腺癌的筛查提供了手段。而缺少简易检查方法的如胰腺癌等早期发现的机会较少。

我国虽是发展中国家,但由于党和政府重视肿瘤防治工作,我国肿瘤早期发现的工作令人瞩目。食管癌、肝癌、鼻咽癌等肿瘤的早期发现工作甚至居世界的前列。当然这主要尚局限于一些肿瘤高发的防治研究重点地区,如河南林县、江苏启东、广西梧州等地。广大城乡地区的多数肿瘤患者确诊时常已属晚期,治疗效果欠佳。要解决这一问题,尚有待今后的不断努力。

### 18.3.2 前景

目前关于肿瘤早期发现的研究主要在下列几个方面:①改进筛查检测的方法,提高其灵敏性和特异性,特别是分子标记在筛查中的应用;研究筛查方案,确定高危对象,以最少的耗费取得最大的效益;②评价筛查效果的研究;③对检出病例治疗后远期疗效的研究,即期望通过筛查能降低某种肿瘤死亡率的研究。理论上多数肿瘤都有一个"可检出的临床前期",浸润生长虽可发生于临床前,但随着科学技术的不断进步,仍有可能使更多的肿瘤在发生浸润前被检出,从而有更多的机会使肿瘤患者获得根治。

肿瘤早期发现的必要性正在被越来越多的人所理解。随着经济的发展,投入更多的人力和物力也成为可能。所以肿瘤早期发现工作的前景是乐观的。

(张博恒 杨秉辉)

## 主要参考文献

[1] Tang ZY, Yu YQ, Zhou XD, et al. Study on small hepatocellular carcinoma and its extension. Chin Med Sci J, 1997,12:133-138.

[2] Sherman M, Peltedian KM, Lee C. Screening for hepatocellular carcinoma in chronic carriers of hepatitis B virus: incidence and prevalence of hepatocellular carcinoma in a North American urban population. Hepatology, 1995, 22:432-438.

[3] 乔友林.子宫颈癌.见:董志伟主编.中国癌症筛查及早诊早治指南.北京:北京大学医学出版社,2005:9-20.

[4] Sankaranarayanan R, Nene BM, Shastri SS, et al. HPV screening for cervical cancer in rural India. N Engl J Med, 2009,360:1385-1394.

[5] Naucler P, Ryd W, Törnberg S, et al. Human papillomavirus and papanicolaou tests to screen for cervical cancer. N Engl J Med, 2007, 357:1589-1597.

[6] Schiffman M, Wacholder S. From India to the world — a better way to prevent cervical cancer. N Engl J Med, 2009,360:1453-1455.

[7] Naucler P, Ryd W, Tornberg S, et al. Efficacy of HPV DNA testing with cytology triage and/or repeat HPV DNA testing in primary cervical cancer screening. J Natl Cancer Inst, 2009,101:88-99.

[8] Zhang BH, Yang BH, Tang ZY. Randomized controlled trial of screening for hepatocellular carcinoma. J Cancer Res Clin Oncol, 2004,130:417-422.

[9] Bruix J, Sherman M. Management of hepatocellular carcinoma. Hepatology, 2005,42:1208-1236.

[10] McMahon BJ, Bulkow L, Harpster A, et al. Screening for hepatocellular carcinoma in Alaska natives infected with chronic hepatitis B: a 16-year population-based study. Hepatology, 2000,32:842-846.

[11] 徐光炜,胡永升,阚秀,等.乳腺癌二级预防初步小结.中华肿瘤杂志,1991,13:395-397.

[12] Thomas DB, Gao DL, Ray RM, et al. Randomized trial of breast self-examination in Shanghai: final results. J Natl Cancer Inst, 2002,94:1445-1457.

[13] 汤钊猷.从生物学角度看肝癌.医学研究杂志,2008,37:1-3.

[14] Zoli M, Magalatti D, Bianchi G, et al. Efficacy of a surveillance program for early detection of hepatocellular carcinoma. Cancer, 1996,78:977-985.

[15] Miller AB. Epidemiological approaches to primary and secondary prevention of cancer. J Cancer Res Clin Oncol, 1991,117:177-185.

[16] Gøtzsche PC, Nielsen M. Screening for breast cancer with mammography. Cochrane Database Syst Rev, 2006,4: CD001877.

[17] Zhang B, Yang B. Combined α-fetoprotein testing and ultrasonography as a screening test for primary liver cancer. J Med Screen, 1999,6:108-110.

[18] 杨秉辉,汤钊猷.我国肝癌普查的现状和不足.肿瘤防治研究,1991,18:199-201.

[19] 王传馥,杨剑英,章正绪,等.定期普查对老人癌瘤早期发现的十年总结.肿瘤,1991,11:34-36.

[20] 吴云林,胡运彪,戴一扬,等.内镜筛选早期胃癌的比较研究.肿瘤,1990,10:172-173.

[21] 徐光炜.我国胃癌防治策略的探讨.中华肿瘤杂志,1991,13:235-236.

# 19 肿瘤标记与分子诊断

19.1 肿瘤标记的发展概况
　　19.1.1 肿瘤标记的定义
　　19.1.2 肿瘤标记的发展概况
19.2 肿瘤标记的分类
　　19.2.1 根据标记来源及特异性分类
　　19.2.2 根据标记本身的化学特性分类
　　19.2.3 根据标记与疾病发展的关系分类
19.3 肿瘤标记的发展步骤
19.4 肿瘤标记的选择
19.5 重要的肿瘤标记
　　19.5.1 甲胎蛋白
　　19.5.2 癌胚抗原
　　19.5.3 前列腺特异性抗原

19.6 肿瘤标记的临床应用
　　19.6.1 肿瘤标记的临床用途
　　19.6.2 肿瘤标记临床用途的判定
19.7 肿瘤分子标记与分子诊断方法
　　19.7.1 用于肿瘤分子诊断的标记
　　19.7.2 肿瘤分子诊断的常用方法
19.8 肿瘤分子诊断的意义
　　19.8.1 肿瘤的早期诊断
　　19.8.2 肿瘤的分子分类与分期
　　19.8.3 肿瘤的个体化治疗
　　19.8.4 肿瘤的分子显像技术
19.9 问题与展望

## 19.1 肿瘤标记的发展概况

### 19.1.1 肿瘤标记的定义

　　肿瘤标记(tumor marker)，广义地讲，是指肿瘤细胞区分于正常细胞的生物学和分子特征；是在肿瘤发生、发展过程中，由肿瘤细胞合成、释放，或是宿主对肿瘤反应性释放的一类物质。既可能是仅存在于肿瘤细胞的独特的基因或产物(质的异常)，也可能是一些在正常细胞存在，但在肿瘤细胞的特殊部位异常表达的基因或其产物(量的异常)，或对细胞应激或环境信号反应的功能异常。肿瘤标记可能位于细胞内或细胞表面，或分泌至细胞外间隙，甚至进入血液循环。

　　肿瘤标记的存在或量的改变可探索肿瘤的存在、性质，了解肿瘤的来源、细胞分化、细胞功能，以进行肿瘤诊断、分类、判断预后及指导治疗。尽管肿瘤标记可能在肿瘤诊断方面发挥一定作用，但很少单独依靠特异性的标记即可真正作出明确诊断。对于大多数肿瘤医师来说，肿瘤标记的真正价值在于改善患者预后，选择最可能受益于特定疗法的患者，或监测疾病过程。随着对癌的分子特征的不断了解，很可能发展出特异性、敏感性及预测价值更高的肿瘤标记[1-4]。

### 19.1.2 肿瘤标记的发展概况

　　自1846年Bence-Jones从浆细胞瘤患者的尿中发现第一个肿瘤标记(本周蛋白)以来，肿瘤标记的发展已有160余年。在这个发展历程中，值得关注的里程碑事件包括：1846年，Bence-Jones从浆细胞瘤患者的尿中发现第一个肿瘤标记(本周蛋白)。20世纪20年代，肿瘤分泌异位激素及促性腺激素作为绒毛膜滋养层细胞及芽细胞肿瘤的标记。40～50年代，发现肿瘤患者血清中酶(及其同工酶谱)活性的异常升高。60年代，Nowell和Hungerford在慢性粒细胞白血病(CML)细胞中发现标记染色体(费城染色体)，奠定了肿瘤遗传学标记的基础；Abelev(1963)和Tatarinor(1964)发现AFP及其在肝癌诊断中的价值；Gold和Freeman发现癌胚抗原(CEA)与人结肠癌的关系。70年代，血清甲胎蛋白(AFP)用于肝癌的普查和早期诊断。1975年，单克隆抗体技术的出现，促进肿瘤标记的发展与应用。1980年代,Bishop 发现癌基因与肿瘤的关系。90 年代以来,基因组学、蛋白质组学和代谢组学技术的发展,大大促进了肿瘤标记的发展。

肿瘤标记的发展经历了第一代、第二代、第三代和第四代标记的基本过程。

**(1) 第一代标记是肿瘤细胞的产物**

最初发现的肿瘤标记包括肿瘤细胞所产生的蛋白类、酶类及其同工酶类、激素类等。

1) 蛋白类标记　蛋白类标记系最早发现的肿瘤标记,包括 $\beta_2$ 微球蛋白($\beta_2$-microglobulin,$\beta_2$M)、C 多肽、铁蛋白、本周蛋白、免疫球蛋白、铜蓝蛋白和甲状腺球蛋白等。

2) 酶类及其同工酶标记　酶类及其同工酶也是最早发现和使用的肿瘤标记之一。早在 20 世纪 50~60 年代,人们就已发现细胞癌变过程中由于基因调控失调导致蛋白质合成紊乱,从而使机体的酶活性(包括同工酶谱)会发生明显变化。原因包括:①肿瘤细胞或组织本身诱导其他细胞和组织产生酶;②肿瘤细胞的代谢旺盛,细胞通透性增加,肿瘤细胞内的酶进入血液,或因肿瘤引起某些器官功能不良,导致酶的灭活和排泄障碍。

根据其来源,肿瘤标记酶可分为两类:①组织特异性酶,因组织损伤或变化导致贮存在细胞内的酶释放出来(如 PSA);②非组织特异性酶,主要是由于肿瘤细胞代谢加强,特别是无氧酵解增强,大量酶释放到血液中,如己糖激酶等。

在酶类肿瘤标记分析中,同工酶的分辨和检测是提高标记临床应用的重要环节。目前所致的肿瘤标记同工酶可分为 3 大类:①异位性同工酶,指某种肿瘤组织改变了自己的分泌特性,而分泌表达了其他组织的同工酶;②胚胎性同工酶,某些组织在癌变时,同工酶谱退化到胚胎时未分化状态,而分泌大量的胚胎时期的同工酶,这种变化往往与肿瘤的恶性程度成正比;③胎盘性同工酶,有些肿瘤可分泌一些原属胎盘阶段的同工酶谱。

目前已知的酶类标记包括:前列腺特异性抗原(PSA;丝氨酸蛋白酶,前列腺癌)、醛缩酶(3 个同工酶,肝脏肿瘤)、碱性磷酸酶(7 个同工酶,骨、肝、卵巢等肿瘤,肉瘤,白血病)、淀粉酶(胰腺肿瘤)、谷胱苷肽转移酶(多个同工酶,肝、胃、结肠等肿瘤)、肌酸激酶(4 个同工酶,前列腺、肺、结肠、卵巢等肿瘤)、γ-谷氨酰转移酶(GGT;12 个同工酶,肝脏肿瘤)、乳酸脱氢酶(5 个同工酶,肝脏肿瘤、淋巴瘤、白血病)、神经元特异性烯醇化酶(2 个同工酶,SLC,神经母细胞瘤、类癌、黑色素瘤、嗜铬细胞瘤)等。

3) 激素类标记　激素作为肿瘤标记的原因是当具有激素分泌功能的细胞癌变时,其所分泌的激素量会发生异常或分泌其他类型的激素。此外,在正常情况下不能分泌激素的细胞在癌变后可分泌激素,这些异常分泌的激素可作为肿瘤标记。已知的激素类肿瘤标记包括:儿茶酚胺类(嗜铬细胞瘤)、促肾上腺皮质激素(库欣综合征、小细胞肺癌);抗利尿激素(小细胞肺癌、类癌)、降钙素(甲状腺髓质肿瘤)、生长激素(垂体瘤、肾癌、肺癌)、人绒毛膜促性腺激素(HCG;胚胎绒毛膜癌、睾丸肿瘤)、人胎盘催乳素(滋养层、性腺、肺、乳腺等肿瘤)、甲状旁腺素(肝、肾、乳腺、肺等肿瘤)、催乳素(垂体瘤、肾癌、肺癌)、胰高血糖素(胰高血糖素瘤、嗜铬细胞瘤)、转化生长因子(鳞癌、肾癌、乳腺癌)。

**(2) 第二代标记是肿瘤抗原**

在人类发育过程中,许多原本在胚胎期具有的蛋白类物质,随着胎儿的出生而停止合成和分泌。肿瘤状态时,使得一些已经"关闭"的基因再次激活,重新合成和分泌胚胎期所特有的蛋白质。20 世纪 60 年代,由于免疫学的发展,逐步对这类肿瘤胚胎性抗原标记有了认识。常用的有:甲胎蛋白(肝细胞癌、非精原细胞瘤性生殖细胞肿瘤)、β 胎抗原(结肠肿瘤)、癌胚铁蛋白(肝脏肿瘤)、癌胚抗原(结直肠、胰腺、肺、乳腺肿瘤)、胰腺癌胚抗原(POA;胰腺肿瘤)、鳞状细胞抗原(肺、皮肤、头颈部肿瘤)、组织多肽抗原(CK8、CK18、CK19;乳腺、结肠肿瘤)。

**(3) 第三代标记是细胞表面分子标记**

随着单克隆抗体的广泛应用,肿瘤细胞表面的分子标记(包括糖分子、黏液素等)能够被检测。这类标记中的糖类抗原(carbohydrate antigen, CA)多为肿瘤细胞表面的抗原物质或肿瘤细胞分泌的物质。这类抗原的出现为临床肿瘤的诊断带来方便。常用的检测方法是单克隆抗体法。对一些糖类抗原的异质体,可采用不同的植物凝聚素来进行检测。

糖类抗原标记又分为高分子黏蛋白类抗原和血型类抗原两类:①高分子黏蛋白类抗原,包括 CA125(卵巢、子宫内膜肿瘤)、CA15-3(乳腺、卵巢肿瘤)、CA549(乳腺、卵巢肿瘤)、CA27、CA29(乳腺肿瘤)、DU-PAN-2(胰腺、卵巢、胃肿瘤)。②血型类抗原,包括 CA19-9(胰腺、胃肠、肝脏肿瘤)、CA19-5(胃肠、卵巢肿瘤)、CA50(胰腺、胃肠肿瘤)、CA72-4(卵巢、乳腺、胃肠、结肠肿瘤)、CA242(结直肠、胰腺肿瘤)、鳞状细胞抗原(宫颈、肺、皮肤、头颈部肿瘤)。

**(4) 第四代标记是细胞核内相关分子**

随着细胞遗传学、分子遗传学以及分子生物学的发展,对肿瘤发生、发展过程中的分子机制的进一步了解,越来越多与肿瘤发生、发展相关的分子遗传学异常均可作为肿瘤的特异性标记。近年来,随着人类基因组计划及蛋白质组计划的顺利实施,以及高通量研究技术的发展,从全基因组、转录组和蛋白质组等组学的角度进一步发现并明确了与肿瘤细胞生物学特征密切相关的分子图谱,这些新型的肿瘤标记有望为肿瘤的分子诊断、分子分型、个体化治疗方案的制订带来新的希望[5,6]。

不仅可在肿瘤组织或细胞中发现这些分子遗传学特征,在肿瘤患者的外周血中同样可检测出肿瘤特异性的遗传学异常。血液循环游离DNA的检测及其生物学指标的研究,将为临床肿瘤的早期诊断、预后监测及跟踪随访等提供一系列方便、快捷、敏感、特异、微创的分子生物学检测手段,为肿瘤分子诊断研究中最引人注目的一个亮点。在健康人体的血清及血浆中只含有极少量的游离DNA,而在炎症及肿瘤患者外周血游离DNA的含量增加[7]。在外周血游离DNA中同样可检测到与肿瘤细胞相关的遗传学和表观遗传学异常,且该突变谱与原发肿瘤相一致,可作为预后指标及早期预测复发和远处转移的指标[8-10]。

## 19.2　肿瘤标记的分类

由于对肿瘤发生、发展及其生物学特征不断深入了解,以及先进的分子生物学技术的应用,人类发现越来越多与肿瘤相关的标记。但这些肿瘤标记的来源和性质非常复杂,迄今还没有统一的分类方法。

### 19.2.1　根据标记来源及特异性分类

肿瘤标记大致可分为两大类:①肿瘤特异性标记(仅由某一种肿瘤产生的特异性物质),如PSA为前列腺癌的特异性标记。②肿瘤辅助性标记(在组织类型相似而性质不同的肿瘤中出现水平变化),大多数标记属于此类。这类标记在良性肿瘤和正常组织中也可出现,但在恶性肿瘤发生时,其水平明显高于良性肿瘤和正常组织。

### 19.2.2　根据标记本身的化学特性分类

肿瘤标记可分为:①胚胎性抗原标记;②糖类标记;③酶类标记;④激素类标记;⑤蛋白类标记;⑥基因与遗传类标记。

### 19.2.3　根据标记与疾病发展的关系分类

1)暴露标记(markers of exposure)　仅检测生物体是否已经暴露于可促进或延缓肿瘤发展的特定物质,而不管其致突变等生物学效应。

2)效应标记(markers of effect)　表达一些生物学效应,可能与疾病的发展过程有关或无关。如DNA加合物既是暴露标记,又是效应标记。因为它们与DNA结合,但并不清楚它们结合的特异基因序列和对这些序列所致的突变。

3)疾病标记(markers of disease)　反映疾病的存在,不管其来源。

4)易感标记(markers of susceptibility)　确定是否某个体对特定疾病易感,与效应或暴露标记联合,可作为风险评估的有效工具。

5)检测标记(markers of detection)　又称诊断标记,用于识别疾病的存在。

6)预测标记(markers of prediction)　又称预测指标。一个预测指标依赖于其与导致临床结果的疾病过程的关系而预测临床结果(包括疾病风险、疾病的存在和预后)。

所有预测指标均是肿瘤标记,但并非所有的标记都具有足够的预测能力而成为预测指标。一个标记成为预测指标的条件:在特定人群中可测到该指标,且该指标与临床结果的关系是确定的。预测指标有3类,即风险、诊断和预后指标。风险(risk)是指可能性(probability),即复发的可能或死亡的可能。风险指标主要预测的临床结果是疾病的发生率。风险可看作是疾病的发病倾向(propensity)。诊断指标关心的主要临床结果,也是疾病的发生率。预后指标关心的主要结果是死亡。一个指标很少能独立于其他预后因素而成为强有力的预后指标。这些不同的预测指标范围之间可存在相互交叉,风险指标有可能也是预后指标,但不可能是诊断指标;诊断指标有可能也是预后指标,但不可能是风险指标。

一个指标的预测能力取决于其内在的和外在的能力。内在预测能力与病程的关联性(connectedness)有关。关联性越小的指标,其预测能力也越低。外在预测能力取决于所要回答的问题,即所检测的特异性指标——结果的相互关系。对于一个特异性的疾病过程和结果,一个指标的预测准确性取决于:①该指标与疾病过程的相关性如何(单个指标能力),以及与其他指标的相互关系;②收集和测定该指标的难易程度;③所选用的统计方法获得单个指标预测信息的能力,以及与其他指标信息的整合。很少有单个指标的预测准确率达100%,常用的策略是联合应用许多预测指标成为一个预测模型。

## 19.3 肿瘤标记的发展步骤

从癌细胞的一个分子特征发展成为一个有用的临床肿瘤标记,必须遵循一系列重要步骤:①对假定标记(purported marker)的生物学特性必须有很好的了解,为其发展成为临床检验提供科学基础;②必须建立一个强有力的、正确的、精确的、可重复的检测系统,用于检测不同途径获得和处理的临床标本;③检测的结果必须与其他病理学和分子生物学信息综合分析,以确定该标记是否能提供独立于现有检验的更多信息;④标记的检测结果必须通过有效统计途径,与包括详细人口统计学资料、治疗情况及临床预后等资料联系起来。这点可能是最重要的[11]。临床上常用的标记,如卵巢癌的CA125、结直肠癌的CEA、前列腺癌的PSA、生殖细胞肿瘤的AFP和HCG,最初均作为监测病程及治疗随访的血清学标记。

肿瘤标记的发展过程非常复杂,需要进行一个设计严密的前瞻性研究来确定其临床用途。重要的临床试验设计是严密的、复杂的过程,需要平衡多种因素,包括最佳检测方法的选择、与特定临床结果相关的最佳值的选择、临床试验耗费以及给患者带来的可能益处等[11,12]。许多问题与障碍可影响肿瘤标记从研究向临床实践的转化。

美国国立癌症研究所的《癌症诊断规划》(Cancer Diagnosis Program)已建立了"临床癌症检验的评定规程"(program for the assessment of clinical cancer tests,PACCT),讨论并提出加强肿瘤标记发展的途径,成为一个肿瘤标记发展过程中应该遵守的系列步骤的指导方针草案[11]。

(1) 初步识别有潜在应用价值的标记

标记发展的第一阶段是发现有希望的标记。有潜在应用价值的标记可分为两大类:一类是那些本身具有的基本生物学指标,如乳腺癌标本的ER检测;另一类是偶然发现的有希望的指标,如结肠癌标本中微卫星不稳定(microsatellite instability,MSI)的检测。在进行评价前,应该考虑的问题包括:①该标记在正常组织、异常组织及肿瘤中的分布是否已经明确?组织分布的信息将指导对该标记的进一步评价。②是否存在特定患者群体应检测该标记?前期研究应确定哪些患者群体最可能从该标记检测中获益,并评估该标记在这些患者群体中的阳性率。③在研究的肿瘤类型中,是否有一患者亚群用该标记最能预测预后?例如,已证实绝经后妇女的乳腺癌中ER阳性率高,提示ER检测在这些患者中最可能获益。④是否能获得足够数量的标本以及优化的标本处理过程,以评估该指标?在标记发展的这一阶段,应该考虑用于进一步研究的组织来源。是否有足量的标本库和合作伙伴,以保证该标记在最佳人群中检测?如果检验可在石蜡标本切片中进行,库存的标本即可。如果需要新鲜组织,应该有其他来源。应根据统计学方法计算所需标本数量。⑤该标记是否有已确定的检测系统?如果有,应列出检验的特异性参数,包括检测方法、判定值及如何报告结果等。如没有确定的检测方法,无论何种检测方法和报告标准,标记的检测结果均有益,可作为有希望的证据。报告中应包括如何进行检测、结果如何解释等信息。

(2) 检测系统的建立与标准化

一个有临床用途标记的评价需要多中心、多个研究人员的共同参与,因此,需要一个高效、可重复的检测系统。应采取以下步骤:①确定用何种检测方法测定该标记,精简并标准化检测方法。②检测过程的条件应详细说明,以便其他中心以及研究人员使用。③应在初步研究结果的基础上,建立一个检测的评分系统,以便多中心分析。同时明确规定评分标准。④应与其他标准的检验方法比较或对已知预后的患者进行检测,以评价其敏感性和特异性。⑤应扩大样本量评价该标记在被检测样本中的阳性率。样本的处理应与建立该技术时相同,患者的统计学构成也应相同。应包括来自肿瘤的各个分期的样本,以避免"人群偏差"(spectrum bias)。⑥在推广应用之前,应评估该检测系统的精确性及可重复性,即相同样本应在不同时间进行重复检测,以及在已确定的检测条件下,在不同实验室评价实验室之间的可重复性。

(3) 临床应用价值的初步评价

如果一个标记的阳性比例确定,检测系统可靠,下一步是确定其临床用途。此时应该考虑的问题包括:①哪些患者是研究的最佳人群?如果该标记是被用作预测治疗效果,研究的人群应是那些最可能从该疗法的获益者。许多最初临床分析包括那些容易获得的人群,而非最佳人群,这种选择可能会混淆其临床用途。②该标记是否足以将不同预后的患者区分开?如果一个检验在不同亚群人群中过多重叠,可能很难找到界限。③该假定的预后或预测标记是否能提供比其他指标更多的信息?这种评价应用多因素分析方法,包括待测肿瘤的标准预后或预测指标。④用什么作对照?⑤最终目标是什么?预测治疗反应的标记,应包括完全缓解、部分缓解或病情稳定,最终目标可以是延长生存或延缓肿瘤进展的时间。如是预后指标,最终目标可以是无瘤生存、总体生存或复发或进展的时间。⑥何种类型的结果与临床相关?根据最终目标,何为危险度的显著性差异?临床相关危险度的选择将影响所需样本量的大小。如预计差异性大,所需样本量可能较小。如检测小的差异,则需要大的样本量。如果有适当的患者群和标本,临床用途的初步研究可以是回顾性研究。如要完全评价标记的价值,常需前瞻性的临床试验研究。

(4) 检测方法的标准化

肿瘤标记能被可靠地更广泛地应用于临床。如用于随机对照临床试验之前,必须进一步精练及标准化该肿瘤标记的检测方法。一种在一些核心实验室可很好进行的检验方法必须能很好地转移到一般或至少区域性实验室中使用。检验结果的解释和报告的标准必须足够清楚,以增加可重复性。如可重复性低,需要在核心实验室应用。

(5) 临床用途的评估

在已确立标记在人群中的阳性比例、最适宜人群以及标记与一些临床结果的危险度(预测治疗反应和患者预后)之后,应设计前瞻性临床试验以获得该标记临床用途的确切证据。这一步基本上是早期初步评估临床有效性的重复,但应进行更严格的评估。检测方法的标准化和临床用途的评估可能需要重复多次,直至确定最佳检测系统、临床疑问和患者群体。可能需要花些时间去收集最佳样本、精练检验技术和发展商业化的检测系统[13]。

(6) 检测方法和临床用途的验证

肿瘤标记发展步骤的最后一步是证明这一有潜在应用价值的标记可被常规临床实践所接纳。这需要该标记能被特定的检测系统重复评估。标记的效用必须建立在科学证据的基础上。关键是表明该标记阳性和阴性组患者的差异是有意义的,而不是由于偶然性所致。确认一个标记临床效用的最高水平科学证据是能最后证明其价值的随机对照临床试验。有许多因素影响该检验最终能否被接受,包括

肿瘤标记预测治疗效应或患者预后的能力,以及建议治疗的毒性或其他一些负面影响因素。

## 19.4 肿瘤标记的选择

选择一个标记作为临床实际应用的指标,应考虑以下几个方面[11,12]:①临床实用性;②高性能的生物标记,如敏感性、特异性、阴性预测值(negative predictive value, NPV)、阳性预测值(positive predictive value, PPV);③功能作用;④癌发生中的顺序(sequence in oncogenesis);⑤检测方面的考虑:试剂的稳定性、试剂的价格、是否需要固定、可重复性、自动化检测;⑥生物标记谱的作用;⑦自动化检测的适用性。

癌变过程可分为起始(initiation)、促进(promotion)和进展(progression)。最好的标记可识别处于癌变过程起始阶段的个体,如特异性癌基因及其产物。在癌变过程较晚时间(如进展期或更晚)检出的标记对于预后信息或治疗方案的制订等至关重要。

特异性和敏感性是常用于评价标记准确率的重要指标。

敏感性 = 测定病例中超过正常参考值的病例数/已确诊并测定该标记的病例数 × 100% [即真阳性例数/(真阳性数 + 假阴性数) × 100%]

特异性 = 真阴性例数/(真阴性例数 + 假阳性例数) × 100%

一组标记的联合应用可增强其准确率,多个标记可提供其单个指标所不能提供的确定诊断的信息。

当描述一肿瘤标记区分正常与患病个体的价值时,应用 PPV 和 NPV 更好,因为这种比率不仅包括检测的准确率,还表示了所研究人群中该病的发病率。

PPV = 测试阳性中患病人数/测试阳性总人数
NPV = 测试阴性中正常人数/测试阴性总人数

如一项测试的敏感性和特异性均为 100%,仅患病人群可出现测试阳性,PPV 与疾病发病率无关。如果某种疾病罕见,如过多的"正常人"也阳性,即便所有患病者阳性,也不适于应用该标记。PPV 和 NPV 分别与灵敏度和特异性类似。PPV 常大于灵敏度,NPV 常小于特异性。灵敏度和 NPV 因假阴性率增大而减少,特异性和 PPV 则因假阳性率增大而下降。任何一种标记不可能达到 100% 的灵敏度和

PPV,也较难达到100%的特异性和NPV。肿瘤标记的选择标准应该是真阳性率和真阴性率越高越好,而假阳性率和假阴性率越低越好。

另一个评估肿瘤标记的指标是有效率(efficiency),即全部测定的准确率(accuracy)。假阳性率和假阴性率越低,有效率越高。

有效率=(真阳性数+真阴性数)/总测定数×100%

平衡假阴性和假阳性的相对水平至关重要。一个标记检测的敏感性高,其特异性就相对较低,这在监测患者疾病复发没有问题,但在无症状人群中检测癌症尤应谨慎。限制标记应用的因素是该标记在无病个体中的阳性率(prevalence),在无病人群中阳性率较低的标记更有意义,不管该标记是用作预后还是检测。

另外,在选择标记应用于临床时应考虑到:不仅该标记只产生于肿瘤细胞,正常细胞不产生,而且要在疾病自然病程的早期、肿瘤局限于其发生部位时即可测到。血清学指标是最理想的肿瘤标记,测定简单,标本容易获得,并可动态观察疾病对治疗的反应、肿瘤负荷的变化以及复发、转移等。此外,应价廉、易于操作。

## 19.5 重要的肿瘤标记

### 19.5.1 甲胎蛋白

1964年,Tatarinov在肝癌患者血中测得甲胎蛋白(alpha fetoprotein,AFP)。这一现象在20世纪60年代末和70年代初得到反复验证,并用于临床检测和肝癌普查。AFP存在于胚胎早期血清中,出生后即迅速消失。如重现于成人血清中则提示HCC或生殖腺胚胎癌,此外妊娠、肝病活动期、继发性肝癌和少数消化道肿瘤也能测到AFP。

(1) AFP的结构与生理

AFP分子含590个氨基酸残基(后研究发现为591个氨基酸残基,N末端增加了一个精氨酸残基),分子量约为69 000,含4%的碳水化合物。人AFP分子中的32个半胱氨酸残基,有30个形成了二硫键,这些二硫键将AFP分子分成与白蛋白相似的3个区域,因较白蛋白少2个二硫键,而形成了其特有的铰链结构。AFP的确切生理功能尚不清楚。可能与维持正常妊娠、调节脂肪酸(特别是花生四烯酸进入胎儿)以及免疫抑制等作用有关[14]。

正常健康成人的血清AFP浓度一般在5.8μg/L以下。血清AFP浓度在男性略高于女性,并随年龄的增长而增高。成人HCC、妊娠、胚胎性肿瘤、肝病活动期、继发性肝癌和少数消化道肿瘤等情况下可重新合成胎儿期的AFP,使血清AFP浓度上升[14]。

(2) AFP的临床意义

1) AFP可用于肝癌的筛查和早期诊断 AFP检测为目前最好的肝癌早期诊断方法之一,可在症状出现前6~12个月作出诊断。我国60%~70%肝癌患者的AFP高于正常。AFP诊断肝癌的敏感性、特异性及准确率分别为78.9%、78.1%、78.2%(AFP>20μg/L)及52.6%、99.6%、92.3%(AFP>200μg/L)[14]。ROC分析提示,20μg/L界值可提供最佳敏感性和特异性间的平衡[15]。凡无肝病活动证据、AFP超出正常范围者,应高度怀疑肝癌,通过医学影像学检查加以确诊。早在20世纪70年代,我国就应用AFP作了大规模的自然人群的普查,发现了大批亚临床肝癌患者,从而证实了AFP的早期诊断价值[16]。但欧洲肝脏研究学会(EASL)认为,虽然AFP可用于帮助确定肝癌高危患者,但作为筛查手段价值有限[17]。除对亚临床肝癌具有早期诊断的价值外,AFP亦可对肝癌手术后的亚临床复发作出早期诊断。由于肝癌手术切除后具有较高的复发率,AFP可作为监测指标,一般建议每2个月检查一次,可以诊断出原发性肝癌的亚临床复发和转移。

2) AFP可用于肝癌的诊断与鉴别诊断 AFP检测对肝癌与肝炎、肝硬化的鉴别有一定意义。急、慢性肝炎及肝硬化患者AFP会有不同程度升高,若以AFP>20μg/L为阳性标准,则急性肝炎的阳性率为31%~52%,慢性肝炎的阳性率为15%~58%,肝硬化的阳性率为11%~47%。有大块肝坏死的急性肝炎及慢性肝炎急性发作则有较高的阳性率,分别为38.7%~85%和69%~75%。在慢性肝炎、肝硬化伴有肝功能失代偿时也可有AFP水平的波动[14]。临床上主要需与良性肝病鉴别,其方法如下。①根据AFP与GPT(谷丙转氨酶)的绝对值及其相互关系作出鉴别:AFP持续400μg/L以上者虽GPT稍高,仍可能为肝癌;GPT数倍于正常值伴AFP低浓度升高,则以肝病活动的可能性大;AFP与GPT动态曲线相随者似肝病,曲线分离者(AFP上升而GPT下降)则似肝癌。②通过AFP异质体作出鉴别:肝细胞癌与良性活动性肝病虽均可检出AFP,但其糖链结构不同,在与植物血凝素反应时有不同的亲和性,其中小扁豆凝集素(LCA)较有效。③使用不同的AFP或AFP异质体单克隆抗体检测亦有助于鉴别。④目前各种定位诊断方法进展甚快,当AFP达到诊断标准时,宜采用超声检查。必要时用其他方法(如CT、MRI、血管造影等)获得定位诊断。对AFP阴性肝癌则需其他标记作为辅助检查。在肝外恶性肿瘤中常见卵黄囊肿瘤,如睾丸、卵巢的畸胎瘤等。在其他胚胎发生时胃肠道上皮来源器官的恶性肿瘤中也可观察到AFP的升高,如胃癌(AFP阳性率为1.3%~18%)、胆囊癌及胰腺癌等,但一般AFP水平较低,伴随肝转移阳性率的升高其浓度可进一步增高。此外,神经内分泌肿瘤可有较高的AFP浓度,肾脏、乳腺的恶性肿瘤也分泌AFP。

3) AFP可用于肝癌治疗后的疗效评价　肝癌患者经手术切除治疗后,AFP一般会在2个月内降至正常,其所需时间与术前AFP水平有关,半衰期平均为5、7天。若虽有下降但未降至正常,则提示手术不彻底。所以,AFP是否降至正常已成为判断是否为根治性手术的指标之一。AFP水平的下降程度及最低值,也已成为评价手术以外其他治疗方法的重要指标之一。AFP水平与肿瘤大小及病理分级相关。在相同肿瘤大小的情况下,亦可观察到AFP值越低,平均生存期越长[18,19]。

4) 其他　血清AFP水平不仅是HCC的诊断标记,还可作为肿瘤侵袭性和复发的预测指标。另外,许多研究提示外周血AFP mRNA的检测可作为HCC细胞进入血液循环和转移、复发的预测指标,但其临床意义仍有争论[20-22]。

**(3) AFP异质体**

1970年,Purves对肝癌患者血清做凝胶电泳时最先观察到AFP有不同的迁移率。随着生物化学及其相关分析技术的发展与应用,发现AFP分子与外源凝集素的亲和力不同,即存在不均一性的糖链异质性。AFP分子在肽链232位置的天冬氨酰上连接有一条N端连接的糖链,不同的生理及病理情况下,AFP含有其特异的糖链结构,可利用植物血凝素检测这些糖链的变化。后来将氨基酸序列相同而糖链或蛋白质等电点不同的AFP称为AFP异质体(AFP variant),目前已成为诊断肝癌的重要手段之一[23]。

不同疾病产生的AFP在糖链结构上不同,应用不同的凝集素亲和电泳可以把它们分成若干个组分。迄今已确定了一些可用于测定AFP糖链异质性的植物血凝素,如伴刀豆球蛋白A(Con A)、E型红腰豆凝集素(PHA-E)、小扁豆凝集素(LCA)和豌豆凝集素(PSA)等。目前,国内外仍沿用和发展以凝集素为基础的检测方法,如凝集素亲和免疫电泳法或凝集素亲和免疫电泳印记法,其操作简便、重复性好,并已有相应的商品化试剂盒[24]。目前已有多种凝集素用来检测AFP的异质体,比较重要的是ConA、LCA和PSA。通常所说的AFP异质体实际上是指与LCA或PSA结合的AFP-L3。

AFP异质体的临床应用:①用于鉴别AFP阳性的良、恶性肝病。目前公认慢性肝病患者血清AFP异质体百分比明显低于肝癌患者,有助于良、恶性肝病的鉴别诊断。AFP异质体诊断肝癌的敏感性为50%~60%,其中大肝癌(≥5 cm)的敏感性为80%~90%,特异性为95%以上,显著高于单纯AFP定量测定。②用于肝癌发生的预警,可作为肝癌的早期诊断指标。在影像学检查发现肝癌特征性占位性病变前数月乃至数年前,就可出现血清AFP异质体水平升高。AFP异质体预测肝癌发生的准确率可达94%[25-27]。③用于肝癌患者预后的预测。研究发现AFP异质体与HCC的恶性特征有关,特别是门静脉侵犯和肿瘤分化程度,而AFP浓度与恶性特征无关。故认为AFP异质体是肝癌恶性特征的良好指标,可作为一个独立的预后标记[28-31]。④用于肝癌治疗疗效的评价。研究发现如肝癌切除术后AFP虽明显下降但未降至正常,而AFP异质体变化不明显者,可能存在切除残癌、血管癌栓或肝内转移等。如术后AFP异质体随AFP下降而下降,虽AFP未能转阴,而AFP异质体降至诊断水平以下,以后相对恒定,提示手术可能较为彻底,而余肝尚存在肝炎或肝硬化[32]。

总之,AFP对肝癌有确切的诊断价值。AFP作为肝癌高危对象筛检的方法之一,可用于肝癌的早期发现。AFP在临床上可用于原发性肝癌与其他良、恶性疾病的鉴别诊断,是反映病情变化和治疗效果的敏感指标,并有助于检出肝癌亚临床复发与转移。AFP异质体的研究,进一步提高了AFP的敏感性和特异性。已经证实了AFP异质体对肝癌的早期诊断价值和鉴别诊断价值。

## 19.5.2　癌胚抗原

癌胚抗原是1965年由Gold和Freedman率先报道的[33],为在胚胎结肠和结肠腺癌存在而正常结肠缺乏的一种抗原,因此被命名为"癌胚抗原"(carcinoembryonic antigen,CEA)。后来研究发现,尽管在肿瘤组织中的浓度高出非癌组织平均60倍,但某些正常组织中也存在CEA,或至少CEA样分子[34]。Thomson等率先报道血清中存在CEA[35]。而孕妇、非胃肠道癌或肿瘤患者以及各种良性胃肠道疾病患者的 CEA 水平无明显升高。目前,CEA 已成为应用最为广泛的肿瘤标记之一。

### (1) CEA 的结构和功能

CEA 基因属于免疫球蛋白超基因家族。人类 CEA 基因家族位于染色体 19q,由 29 个基因组成,其中 18 个基因表达,7 个属于 CEA 亚群,另 11 个属于妊娠期特异性糖蛋白亚群。最初由结肠癌肝转移分离出来的 CEA 是一种 60% 为碳水化合物的糖蛋白,其分子量为 180 000~200 000。由于糖链的不同,CEA 存在明显的异质性。其中,碳水化合物主要包括甘露糖、半乳糖、N-乙酰葡萄糖、海藻糖以及硅铝酸[36]。

### (2) CEA 的临床意义

1) 血清 CEA 作为结直肠癌标记可用于结直肠癌的筛查和诊断  以 2.5 μg/L 作为血清 CEA 水平的正常上限,应用 CEA 筛查 Dukes A、B 期结直肠癌的敏感性为 36%,特异性为 87%。在非选择性人群中,结直肠癌的发病率较低,导致 CEA 的阳性预测值很低,因此对于健康人群的筛查意义不大。与筛查相似,敏感性和特异性较低限制了 CEA 检测在结直肠癌诊断(特别是早期肿瘤)中的应用。根据病期的不同,CEA 的敏感性为 30%~80%。在有症状患者的敏感性可能高于无症状者[37]。许多进展期腺癌以及多种良性异常均会引起 CEA 水平的升高。对于有相关症状,且血清 CEA 水平明显增高(正常上限的 5 倍以上),强烈提示肿瘤存在的可能,应进行进一步检查,以明确诊断。

2) CEA 用于结直肠癌患者预后的评估  在有关 CEA 水平对 Dukes B 期结直肠癌患者预后影响的研究报道中,大多数研究提示血清 CEA 水平较高是预后不良的指标,但仍有争论[38]。CEA 可能有助于识别那些侵袭性肿瘤患者亚群,这类患者可从辅助化疗中获益。结直肠癌术后,血清 CEA 应在 4~6 周内降至正常。美国病理学专家学会将术前血清 CEA 浓度作为结直肠癌患者 I 类预后指标(即有多个已发表的临床试验证据支持,被明确证实对预后有影响并常规用于患者处理的指标。除 CEA 外,还包括 TNM 分期、局部淋巴结转移、血管或淋巴管侵犯以及术后肿瘤残留等)[39]。此外,术后 CEA 水平高预后不良。结直肠癌术后 6 周内,如 CEA 不能降至正常,常出现早期肿瘤复发[40]。

3) CEA 可为结直肠癌根治性切除术后肝转移患者提供预后信息  术前 CEA 可预测结直肠癌肝转移术后的预后,但也有争论。CEA 倍增时间(CEA-doubling time,CEA-dt)与肝转移肿瘤的倍增时间相关,CEA-dt 较短(<30 天)患者在肝切除术后的生存时间明显缩短,约 70% 的这类患者在肝切除术后 1 年内出现肿瘤复发[41]。此外,检测结直肠癌手术时胆汁内 CEA 水平,是识别结直肠癌肝脏复发高危患者的理想途径。胆汁 CEA 水平升高可预示后来非同步肝转移的出现,其敏感性为 75%,特异性为 85%,准确率达 84%,均好于血清 CEA 水平,后者并非是肝转移的可靠预测指标[42]。

4) CEA 用于结直肠癌术后的监测  结直肠癌术后监测的目的是在较早期、可治疗阶段发现肿瘤复发。CEA 是结直肠癌唯一有用的监测指标。有证据显示结直肠癌术后常规监测 CEA 水平,较无 CEA 监测的其他常规随访措施平均早 5 个月发现转移性病变,并且 CEA 监测所发现的肿瘤复发多可通过外科手术治愈。但其也存在耗费-效益比的问题,尚须前瞻性随机分组研究进一步验证[43,44]。CEA 浓度升高较临床复发的出现提早 3~8 个月。术后 CEA 测定的敏感性随复发部位不同而异。CEA 测定并不适用于早期诊断局部复发。CEA 的动态变化有助于区分局部复发和肝转移复发。应用计算机监测系统计算 CEA 的上升坡度(ascending slope),可用于鉴别复发肿瘤的类型。坡度分析还用于预测复发的部位和再次手术计划的制订。发现 CEA 稳定持续上升(每月上升 >12%),明显提示肿瘤复发。在复发肿瘤的对数生长期,log CEA 与时间呈线性关系。因此,术后 3 年内应每月测定 CEA,其后两年每 3 个月测定一次 CEA。

5) CEA 可作为判定治疗疗效的实用指数和判定标准  CEA 浓度下降 20% 即被认为对治疗有反应,可改善生存[45,46]。总结 CEA 用于结直肠癌患者随访的意义包括:①测定 CEA 检测结直肠癌复发的敏感性为 80%(17%~89%),特异性为 70%(34%~91%)。②连续测定 CEA 有助于发现肝转移。在一项 305 例患者的前瞻性研究中发现,CEA 升高诊断肝转移的敏感性为 94%,特异性为 96%。经进一步前瞻性评价,发现 CEA 检测肝转移的敏感性为 100%[46]。③CEA 在检测结直肠癌局部复发方面的敏感性较低,仅 60%。但在诊断局部复发方面,CEA 好于内镜、CT 和超声检查。④CEA 监测可提早 5 个月(4~10 个月)发现结直肠癌复发。⑤CEA 是亚临床复发的最常出现的指标,也是最经济、实惠的指标[46]。

### (3) 外周血和体液中 CEA mRNA 的检测及意义

有研究发现,应用分子生物学手段检测外周血中 CEA mRNA 水平可用于监测循环中的肿瘤细胞,比血清 CEA 水平更有助于预测肿瘤复发。但其对结直肠癌患者的意义尚存争论[47,48]。

此外,术前、术后的 CEA 水平或 CEA mRNA 水平也是乳腺癌、食管癌和胃癌患者术后复发和生存的独立预测指标。应用实时 RT-PCR 定量测定腹腔冲洗液中 CEA mRNA,是检测游离癌细胞较为敏感的方法,其敏感性和特异性分别可达 76%～80%和 67%～94%,而传统的细胞学检测技术的敏感性和特异性仅为 23%～56%和 91%。腹腔播散常出现于 PCR 检测阳性患者,而阴性患者中较罕见。PCR 检测阳性是独立预后指标,作为预测胃癌患者腹腔内复发的首选敏感工具。联合 RT-PCR 检测 CEA 和细胞学检测可进一步提供预测胃癌术后腹腔内复发的准确率。CEA 交叉点值(CEA crossing-point value,CEA-CP)与肿瘤浸润深度、淋巴结转移、淋巴管及血管侵犯、病期以及总生存率等密切相关。CEA-CP 预测腹腔内复发的敏感性和特异性分别为 76.9% 和 67.7%[49,50]。

### 19.5.3 前列腺特异性抗原

前列腺特异性抗原(prostate specific antigen,PSA)是一种丝氨酸蛋白酶,具有糜蛋白酶样活性,为组织血管舒张素家族的成员之一,其基本功能是液化精液。1979 年,美国 Wang 与 Murphy 率先报道[51]。Stamey 等率先进行临床研究[52]。PSA 主要由前列腺上皮细胞产生,并受雄激素调控。PSA 以非活化的 244 个氨基酸组成的酶原形式(proPSA)分泌至前列腺管腔,其 N 端的 7 个氨基酸断裂而活化。进入血液循环的 PSA 很快与蛋白酶抑制剂(主要是 α1 抗糜蛋白酶)结合,部分被蛋白酶失活或以游离形式存在于血液循环中。

**(1) 血清 PSA 升高的机制与原因**

前列腺内腔 PSA 浓度最高,但前列腺基底膜、间质、毛细血管基膜以及血管内皮细胞等构成了前列腺-血屏障。疾病状态下,这些屏障的某些部分出现改变。前列腺癌和非前列腺癌的良性因素[如良性前列腺增生(BPH)、感染、炎症、仪器检查、药物治疗或其他良性疾病,以及前列腺生理学改变等]均会导致血清 PSA 水平的升高。其中,BPH 是除了前列腺癌以外 PSA 升高的最常见原因。许多生理过程,包括射精、身体活动和应激等,也可影响 PSA 水平[53-55]。

尽管 PSA 是帮助鉴别男性是否患有前列腺癌的最精确的生物标记,但其主要缺陷是对前列腺癌诊断的特异性相对较低。PSA >4.0 ng/ml 的阳性预测值仅为 20%～30%,而多达 80%的 PSA"异常"者并无前列腺癌[56,57]。

已采取许多努力以改善 PSA 检测的效能,重点在于通过降低假阳性检测结果而增强其特异性,通过计算不同 PSA 的衍生指标和测定不同 PSA 类型,可提供 PSA 的敏感性和特异性,减少不必要的前列腺穿刺活检。主要措施见表 19-1。

**表 19-1　PSA 衍生指标**

| PSA 衍生指标 | 建议判定值(suggested cut-off) |
| --- | --- |
| 升高速度(velocity) | 每年 0.75 ng/ml |
| 密度(density) | 0.15 |
| 游离 PSA 的百分比(percent free PSA, F/T) | 25 |
| 复合型 PSA(complexed PSA) | — |

1) PSA 升高速度(velocity)　前列腺癌患者的血清 PSA 升高速度更快。72% 前列腺癌患者的 PSA 升高速度 > 每年 0.75 ng/ml,而仅 10% BPH 患者的 PSA 水平上升速度超过此值。可将 PSA 上升速度 > 每年 0.75 ng/ml 作为穿刺活检的标准。大样本的前瞻性研究显示这一策略对于 PSA 最初水平 ≤4 ng/ml 和 >4 ng/ml 患者的敏感性分别为 79% 和 63%,特异性为 66% 和 62%[58]。

2) PSA 密度(density)　即血清 PSA 水平(ng/ml)除以超声测得的前列腺体积($cm^3$)的比值。因为 BPH 是除前列腺癌以外引起 PSA 水平升高的主要原因,用前列腺体积调节将会增加 PSA 测定的特异性。PSA 密度已被用来判定是否需要进行前列腺活检。以 0.15 为界值,PSA 密度可使 PSA 测定的特异性增加 50%,但其代价是漏掉 27%～48% 的临床前列腺癌患者[57]。

3) 移行区密度(transition zone density)　即血清 PSA 水平除以移行区的体积(常通过直肠超声测得)。其价值尚不肯定[59]。

4) 年龄校正 PSA(age-adjusted PSA)　提出不同年龄阶段的 PSA 界值参考标准为:40～49 岁男性 PSA >2.5 ng/ml,50～59 岁男性 PSA >3.5 ng/ml,60～69 岁男性 PSA >4.5 ng/ml,70～79 岁男性 PSA >6.5 ng/ml,应进行前列腺穿刺活检。但这一

标准可能适合较年轻者,而不适合60岁以上的老年人,特别是那些健康状况良好者[60]。

5)游离和复合型PSA 血清中存在多种形式的PSA。约60%~95%的PSA与α1抗糜蛋白酶结合,而5%~40%的PSA为游离PSA。前列腺癌患者的游离/总PSA的比值较BPH明显降低。健康老年男性和前列腺肥大患者的游离PSA百分比较高。并且有证据表明,游离/总PSA的比值可明显提高血清PSA在4~10ng/ml患者中前列腺癌的检测特异性,而不影响其敏感性[61]。许多研究提示,直接测定复合型PSA比测定游离PSA比值更精确、更有用。临床研究发现,复合型PSA测定与游离PSA比值相似,好于总PSA测定。测定复合型PSA只需一步,而测定游离PSA比值需两种测定,可能有望成为后者的替代选择。

6)前列腺特异性膜抗原(prostate-specific membrane antigen, PSMA) PSMA是由750个氨基酸组成的Ⅱ型跨膜糖蛋白,含有细胞内、跨膜区以及细胞外序列3个功能域。PSMA是与PSA明显不同的蛋白,是前列腺上皮的标记,并且更常在侵袭性癌中表达(与PSA不同)。约70%的良性上皮表达PSMA,而78%前列腺上皮内肿瘤的增殖细胞和80%侵袭性前列腺癌细胞中表达该标记。已发展出许多检测PSMA的技术,包括蛋白质印迹法(Western blotting)和免疫测定技术等。许多学者采用RT-PCR技术检测PSMA,以检测循环前列腺癌细胞。除了可作为诊断和分期工具外,PSMA还可作为进展期前列腺癌免疫治疗的基础。

(2)血清PSA检测的意义

1)血清PSA测定是早期发现前列腺癌的最有价值的生物标记 许多研究表明患前列腺癌的风险与血清中PSA水平直接相关。直肠指检(DRE)正常的男性,血清PSA水平<4.0ng/ml者针刺活检发现前列腺癌的概率为4.0%~9.0%,4.0~10ng/ml者概率为24%~25%,>10ng/ml者为31%~42%。PSA水平还可作为前列腺癌的短期和长期风险的预测指标。例如,在接受每年两次PSA测定和DRE等前列腺癌筛查的男性中,PSA<2.5ng/ml者发现前列腺癌的风险为1%,而2.5~4.0ng/ml者为12.7%,4.0~10.0ng/ml者为38.4%[62]。

尽管应用血清PSA测定的前列腺癌筛查方法的价值尚未经前瞻性随机临床研究验证,但大量的研究证据支持其用于早期发现前列腺癌。自从基于血清PSA测定的前列腺癌筛查计划的出台并被广为接受以来,前列腺癌的发生率以及诊断时的临床分期发生了明显变化[63]。通过血清PSA水平升高而发现的前列腺癌诊断时的临床分期明显下降,70%~80%的患者诊断时为局限性前列腺癌,且更可能治愈[64]。来自欧洲和美国国立癌症研究所的两个大系列随机分组研究证明了PSA检测的真正价值——早期发现对前列腺癌并发症和死亡率的影响[65]。PSA测定的广泛应用可能导致美国前列腺癌死亡率下降14%[66]。

2)PSA作为前列腺癌分期的手段 目前最有用的临床术前分期手段是基于血清PSA、DRE和Gleason分级的"Partin Tables"法[67](表19-2)。此外,PSA倍增时间的测定对判断病程有很大帮助。PSA倍增时间短提示为更加快速进展的肿瘤。

表19-2 基于血清PSA水平、Gleason分级和临床分期判定临床T1C期前列腺癌患者肿瘤局限性的概率(%)

| Gleason 分级 | 血清PSA水平(ng/ml) | | | |
| --- | --- | --- | --- | --- |
| | <4.0 | 4.1~10.0 | 10.1~20.0 | >20.0 |
| 2~4 | 89 | 83 | 75 | 58 |
| 5 | 81 | 71 | 60 | 40 |
| 6 | 78 | 67 | 55 | 35 |
| 7 | 63 | 49 | 35 | 18 |

3)PSA测定在前列腺癌复发监测和治疗反应评价中的作用 ①PSA是根治性前列腺切除术后随访的理想指标:根治性前列腺切除术后,PSA水平应降至不可测水平(≤0.2 ng/ml)。血清PSA的半衰期平均为2.6天,术后降至正常所需时间取决于术前的PSA水平。大多数患者应在术后6月降至正常,否则提示可能存在残留。根治性切除术后的PSA上升速度与发生远处转移的风险有一定关系,术后倍增时间短预示快速发生转移。②放疗后检测PSA的意义:放疗后血清PSA的半衰期平均为2.5个月左右。PSA水平在放疗结束后3周开始下降,治疗后15个月到达最低值。放疗失败的特征是PSA倍增时间快。多项研究提示放疗失败患者的PSA倍增时间为9~12个月。与手术后失败相似,放疗后PSA倍增时间短与临床失败的间隔时间短和迅速发生转移等有关。快速倍增(<7个月)和治疗后第1年内复发等为最主要的预后不良因素,提示快速发生生化复发(biochemical recurrence)与PSA倍增时间短以及临床病程进展更快等密切相关。这点与外科治疗失败不同,外科治疗失败的生化复发

与 PSA 倍增时间无明显关系。③冷冻外科治疗后 PSA 变化的意义：冷冻治疗后，PSA 水平经历短暂的升高（损伤的内皮细胞释放）后，PSA 开始下降，在治疗后 3 个月到达最低点。治疗后 PSA 到达最低值 <0.5 ng/ml 的患者其预后较好。治疗后无明显残留患者的特征为 PSA 最低值较低（<0.5 ng/ml），并且稳定或随时间缓慢升高，每年升高 <0.1 ng/ml。如患者有肿瘤残留或复发，治疗后 3 个月 PSA 最低值较高，并且快速上升。推断外科冷冻治疗失败患者的 PSA 倍增时间为 8 个月。④激素疗法与激素耐受性前列腺癌（HRPC）：激素疗法后 PSA 的半衰期在转移性前列腺癌患者为 8.7 天，在局限性前列腺癌患者为 10.5 天，大多数患者治疗后 PSA 可达最低值（<1 ng/ml）。激素疗法失败，患者变为非雄激素依赖性后，局限性前列腺癌患者治疗失败后的 PSA 倍增时间为 7.5 个月，转移性前列腺癌患者为 2.5 个月。

总之，血清 PSA 水平的测定对前列腺癌的诊断和治疗产生深远影响。PSA 是帮助前列腺癌早期发现、预后预测和患者接受治疗后监测的最有价值的生物标记。但 PSA 仍有局限性。通过计算不同 PSA 的衍生指标和测定不同类型 PSA，可提高 PSA 的敏感性和特异性。

## 19.6　肿瘤标记的临床应用

### 19.6.1　肿瘤标记的临床用途

在癌症治疗的不同阶段，肿瘤标记对临床决策可能产生影响。它们已被用于肿瘤的筛查、诊断、预后判断、复发的早期发现和癌症治疗的监控。临床用途是指肿瘤标记有利于临床决策，从而导致患者临床结果的改善。这种临床结果包括总生存或无瘤生存的改善、生活质量的提高、避免无效或有潜在毒性的治疗以及医疗费用的降低等。肿瘤标记的应用不当，可能导致患者增加焦虑、增加费用和不必要的治疗和毒性[11-13]。

（1）肿瘤的筛查

筛查是指应用一个标记检测在无疾病症状的人群中发觉该疾病的个体。筛查计划的目的是早期发现疾病，此时可有效地彻底治疗。筛查计划的建立标准包括：①诊断性试验应价廉、快速、易于接受、微创，且有较高敏感性和特异性；②拟筛查的疾病是重要的健康问题，其自然过程已彻底了解，并有有效的治疗手段。证实一个筛查试验的有效性需要大量人群的随机研究，病灶被筛查出的患者中生存得到总体改善。β-人绒毛膜促性腺激素（β-HCG）和 AFP 是重要的肿瘤标记，与生殖细胞肿瘤（germ cell tumor，GCT）的诊断、预后和监测有关。尽管它们对于 GCT 有较高的敏感性和特异性，但在筛查方面并无用途。复旦大学肝癌研究所研究证实，AFP 联合 B 超检测是高危人群筛查肝细胞癌的有效手段，可有效提高早期肝癌的发现和诊断率。

（2）肿瘤的诊断与鉴别诊断

诊断是指"将恶性病变区分于良性疾病，或将特定恶性病变区分于其他恶性疾病"。有助于诊断的肿瘤标记也有助于识别最适宜的治疗计划。血清 β-HCG 和 AFP 水平的测定在诊断化疗敏感性 GCT 方面具有重要作用。而且，这些标记的升高对睾丸癌有很好的特异性，若睾丸肿块的出现加上这些标记的升高即可诊断睾丸癌。前列腺肿块伴有 PSA 升高对前列腺癌的诊断有较高的特异性。

（3）预后的判断

预后预测是指预测一个患者在对治疗的反应、复发、生存时间和其他临床转归等方面的好坏。血清 β-HCG、AFP 及乳酸脱氢酶（LDH）水平是 GCT 预后的重要判断因素。1997 年，美国癌症联合会（the American Joint Committee on Cancer，AJCC）和国际抗癌联盟（UICC）同意在新的 TNM 分期系统中加入血清 β-HCG、AFP、LDH 水平和组织病理学因素。血清 PSA 水平也是男性局限性前列腺癌的预后指标，有助于选择哪些患者适合根治性局部治疗（低水平 PSA 者）或哪些不适于局部治疗（高水平 PSA 者）。

（4）肿瘤患者的治疗后监测

监测定义为"反复检测以发现复发（微小残癌）的早期征象，或疾病活动或进展的其他征象"。成功的监测必然对治疗有效，如早期发现疾病将导致治疗方案的改变，从而导致患者预后的改善。但肿瘤标记监测和发现亚临床复发，必须证实：①标记的异常对疾病复发是否是敏感的、特异的；②早期复发的治疗是否能使患者受益。

### 19.6.2　肿瘤标记临床用途的判定

许多组织已经建立了专家委员会，参考相关文献，为临床医师提供肿瘤标记临床应用的证据和指导方针。制定和公布这些指导方针可能需要数年[68,69]。1996 年，Hayes 等提出了《肿瘤标记应用分

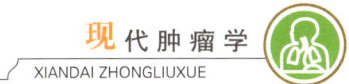

级系统》(the Tumor Marker Utility Grading System, TMUGS),作为肿瘤标记并应用于临床实践的评价指标[70]。该系统有助于临床医师判断现有的肿瘤标记是否正确应用。TMUGS 由半定量积分系统组成,基于肿瘤标记的证据强度,评定一个肿瘤标记用于特定用途的分级[71](表 19-3)。

表 19-3 肿瘤标记临床应用分级

| 分级 | 说明 |
| --- | --- |
| 0 | 对该标记的用途已有充分评价,有证据清楚地表明其无效,不适于临床应用 |
| NA | 缺乏该标记是否能用于临床实践的相关研究 |
| +/- | 有研究显示该标记可能与肿瘤的生物学进展和(或)临床转归有关,并有初步资料显示该标记可能有助于判断预后,但仍需进一步深入研究。因此,该标记虽然值得研究,但还不能作为临床常规 |
| + | 有充分的资料表明该标记与肿瘤的生物学进展和(或)临床转归有关,在特定范围可能对判断预后有效,但需进一步研究证实。如有下列 3 种理由之一者,则不能用于临床常规:<br>(1)该标记与另一临床用途已确认的标记或检测相关,却未能充分显示其优越性<br>(2)该标记可提供一些独立信息,但这种信息的临床意义不确定<br>(3)有初步的研究资料表明该标记很有意义,但证据不足,还不足以用于临床实践 |
| ++ | 该标记所提供的信息不能从其他方法得到,但该标记不能独立作为标准。有临床效力,但只能用于某些临床实践 |
| +++ | 该标记可在临床决策中单独作为标准,有临床价值,可用于临床常规 |

注:0 级表示有充分的资料表明该标记不适于临床应用,++或+++级分别表明可考虑或应该考虑用于临床常规。

表 19-4 评价肿瘤标记临床应用价值的显著性水平

| LOE | 证据类型 |
| --- | --- |
| Ⅰ | 证据来自专为检测肿瘤标记而设计的前瞻性研究,或进一步分析和(或)对Ⅱ或Ⅲ级资料的综合。该前瞻性研究的设计必须保证治疗和随访的可控性,理想的情况是做一个随机前瞻性临床分组试验,也可进行非随机的前瞻性临床试验 |
| Ⅱ | 根据前瞻性试验得出的肿瘤标记研究资料。该试验是为了检验治疗性假设,而不是专门用来检测该标记的效力。但该试验中标记研究标本的收集及统计分析有预先确定的次要目标 |
| Ⅲ | 资料来源于大样本的回顾性研究,不同研究中样本数及样本来源差别很大。治疗措施及对患者的随访可能是或不是预先确定的,在做治疗性试验设计时并未对肿瘤标记做统计分析 |
| Ⅳ | 资料来源于小型回顾性研究,对肿瘤、随访、样本选择及统计分析均未预先确定,但有可能是配对设计 |
| Ⅴ | 资料源来于小型试验性研究,该研究是为确定或估计样本中肿瘤标记的分布情况。可能与其他已知或正在研究的标记相关,但设计不是为了确定其临床效用 |

TMUGS 还鼓励医师通过确定其结论的显著水平(level of evidence,LOE)来支持其判断(表 19-4)。目前大部分肿瘤标记的研究仅是 LOE Ⅲ级,最好利用 LOE Ⅰ级的研究结果来判断一个肿瘤标记的临床用途。

## 19.7 肿瘤分子标记与分子诊断方法

随着细胞与分子生物学技术的进步,以及对肿瘤发生与发展过程中分子机制的进一步了解,促进了第四代标记——肿瘤分子标记的迅速发展。近年来,人类基因组计划及蛋白质组计划的顺利实施,以及高通量研究技术的出现,从全基因组水平进一步发现并明确与肿瘤细胞生物学特征密切相关的分子特征与图谱成为可能,这些新型的肿瘤分子标记成为肿瘤分子诊断的重要基础。

分子诊断则是伴随细胞分子生物学理论和技术迅速发展而产生的一种新型诊断技术,是指运用分子技术对人类疾病进行描述、诊断、检测的过程。通常特指采用核酸技术进行 DNA、RNA 诊断,但广义的分子诊断还包括了应用单克隆抗体和酶联免疫吸附等技术所作的免疫诊断范畴。分子诊断具有灵敏度高、特异性强、适用范围广、取材不受组织或时相限制的特点,为肿瘤早期诊断开辟了重要的新途径。近年,分子诊断已逐步由实验室进入临床应用阶段,主要应用于人类遗传病的基因诊断和产前诊断、肿瘤、感染性疾病(细菌、病毒)、多基因病、组织器官移植配型、性别鉴定、法医鉴定等。肿瘤的发生与发展涉及多基因参与,是一个多阶段、多步骤的复杂的生物学过程,肿瘤的分子诊断对肿瘤的早期诊断、分型分期、治疗方案的选择、个体化或预见性治疗方案的制订以及预后的判断等有着重要意义。

### 19.7.1 用于肿瘤分子诊断的标记

广义地说,所有的肿瘤标记均可用于肿瘤的分子诊断。下面重点讨论近年发展迅速的几类肿瘤分子标记[1,2,72]。

**(1) 染色体 DNA 异常**

1) 肿瘤细胞染色体异常　1960 年,Nowell 和 Hungerford 等"费城染色体"的发现,使人类认识到肿瘤患者有其特异性染色体异常。肿瘤的发生与发展过程中,细胞经历了越来越多的遗传学改变,导致遗传学异常的积累。随着分子细胞遗传学技术的发展,以及对不同种类肿瘤及其分期的特异性染色体异常的进一步了解,将对肿瘤的遗传易感性、早期诊断、治疗反应以及预后判断等方面发挥重要作用。肿瘤染色体异常包括染色体数目异常和染色体结构异常。人常染色体通常为二倍体(disomy),而人类肿瘤中常见三倍体和单倍体。染色体数目的异常是整条染色体的丢失或获得,而染色体结构异常是一个或多个染色体的部分改变。染色体结构异常不仅仅影响受累染色体的基因表达,而且影响附近染色体区域的基因表达。

染色体结构重排(即结构异常)的机制是多样的,包括:①缺失(deletion),癌细胞中常见缺失。在 G 显带水平,可表现为末端缺失。②复制(duplication),染色体内部的复制需要至少两个断裂点,其间的染色体片段从头到尾(顺向)或从头到头(反向)复制。③倒置(inversion),是指包括两次断裂的染色体片段,以相反的方向与染色体重新组合所形成的一种异常。当两个断裂点出现在着丝粒的一侧,称为"同臂内倒置"(paracentric inversion)。荧光原位杂交(FISH)是检测倒置的理想手段。④等臂染色体(isochromosome)和双着丝粒染色体(dicentric chromosome),等臂染色体是由于染色体的一个臂断裂,另一臂复制,染色体单体重排而形成的异常。常为双着丝粒染色体。⑤染色体移位(chromosomal translocation),染色体移位有多种形式,染色体平衡移位(balanced translocation)导致融合产物和基因调控的改变(如一些基因的过度表达),这些改变直接影响细胞增殖、细胞周期停滞的逃逸或凋亡等。互惠移位(reciprocal translocation)是一种常见的染色体结构改变。它包括两个染色体的断裂、互惠交换以及断端的重新封闭,当移位造成基因的破坏、活化或延伸影响其他基因时,即有临床意义。

2) 基因扩增　分子遗传学技术使人们能准确地研究哺乳动物细胞内基因拷贝数的变化。已发现癌中存在许多基因的扩增,例如:小细胞肺癌(SCLC)中 *c-myc*(8q24)基因的扩增,进展期神经母细胞瘤和 SCLC 中 *n-myc*(2p23-24)的扩增,卵巢癌中胆碱酯酶(3q26)的扩增,乳腺癌中 *Her-2/neu*(*c-erbB-2*,17q11.2)的扩增,神经胶质瘤和非 SCLC 中 *EGFG*(7p12.1-12.3)的扩增,乳腺癌、非 SCLC、头颈部癌及其他癌中的 *PRAD*1/细胞周期蛋白 D1、*bcl*-1、*HST*-1、*INT*-2(11q13)的扩增,神经母细胞瘤、肉瘤、神经胶质瘤中 *MDM*2(12q13-14)的扩增,骨肉瘤中 DNA 引物合酶 1(12q13)的扩增等。

3) 等位基因失衡与单核苷酸多态性　采用适当的引物可以扩增,作为微卫星标记的 DNA 片段,应用这种手段可发现肿瘤组织特异的等位基因失衡(allelic imbalance,AI)改变。随着人类基因组计划的发展,可进行全基因组微卫星扫描,显示肿瘤特异性 AI 谱(图 19-1,19-2)[73]。在血浆中也可检出这种肿瘤组织特征性遗传学异常。随着肿瘤临床分期的进展,血浆中 DNA 分子等位基因失衡的发生频率以及所累及的微卫星标记的数目都呈显著性的升高(图 19-3)[74]。肾细胞癌和膀胱癌患者的尿中也可检出微卫星异常,其血浆中异常也存在[75]。单核苷酸多态性(single nucleotide polymorphism,SNP)是人类长期进化过程中由于环境选择形成的基因点突变所致。新近研究发现,携带某些 SNP 的个体在某些特定的环境下,由于其基因的结构影响了功能,会表现出对某些疾病的易感性。目前已发现了一些基因多态性与患肿瘤的危险性相关。

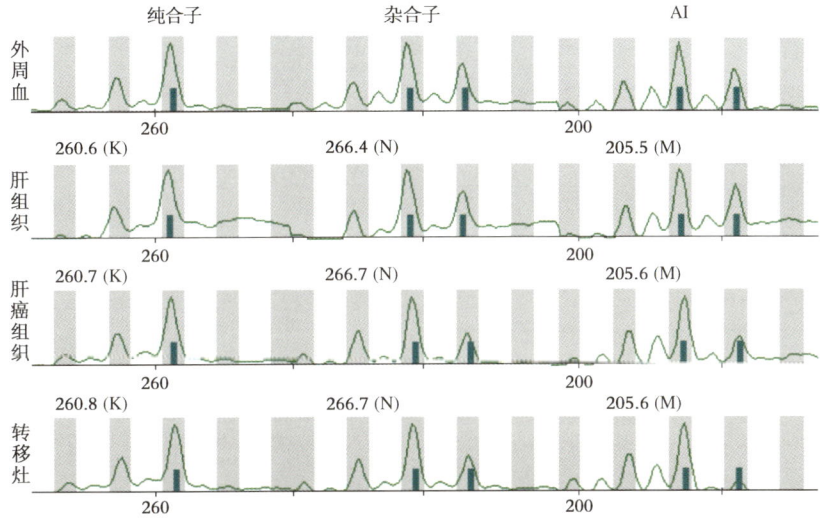

图 19-1  肝癌组织及患者外周血染色体等位基因分析

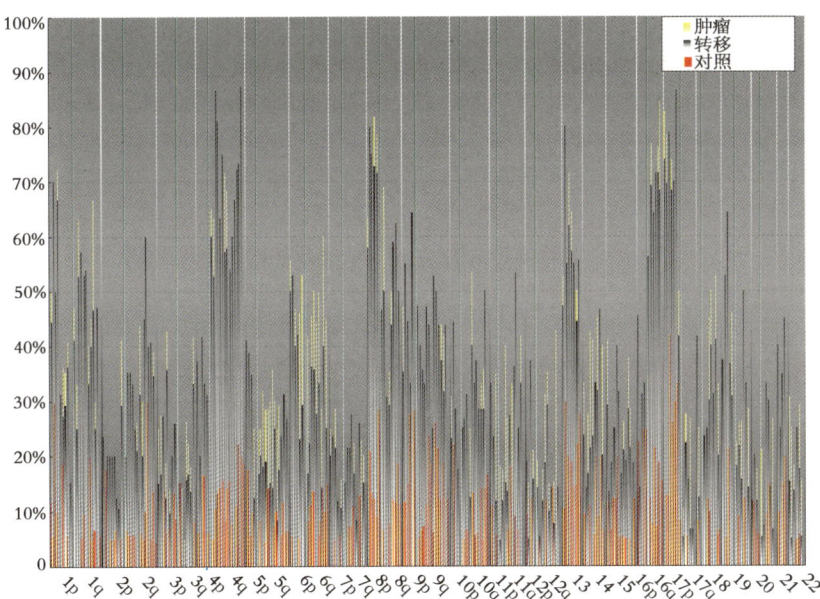

图 19-2  肝癌组织中全基因组等位基因分析

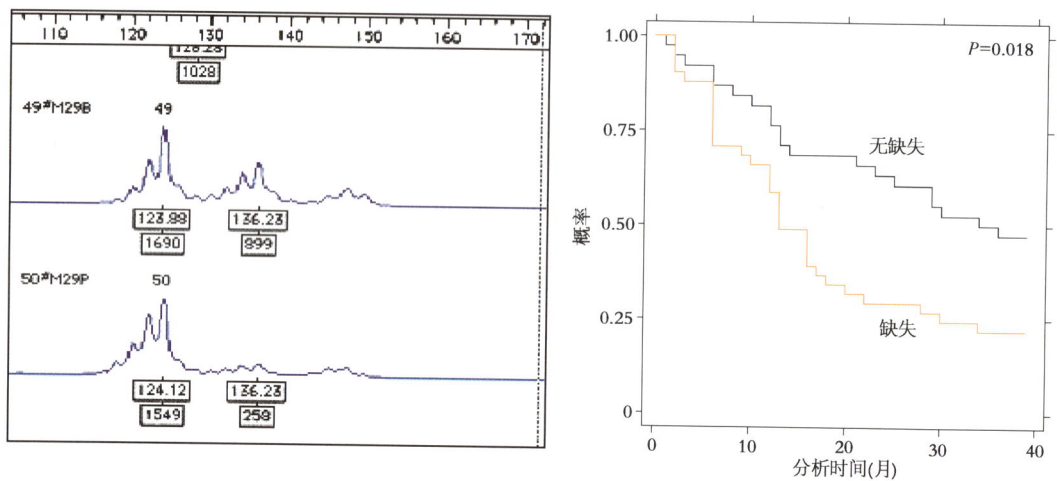

图 19-3　肝癌患者外周血 DNA 同样可检测出染色体 8p 缺失,且与患者生存率密切相关

4) 表观遗传学异常(epigenetic alterations)　非依赖于 DNA 序列改变基因表达的可遗传性异常称为表观遗传学异常。主要包括基因组甲基化水平的降低、癌基因的低甲基化、抑癌基因的超甲基化以及抑癌基因的低乙酰化等。研究较多的是甲基化异常,特别是抑癌基因的超甲基化。抑癌基因的不表达多数是由于基因的缺失(导致杂合性缺失,loss of heterozygosity,LOH)或点突变,而表观遗传性的基因表达抑制是由于抑癌基因启动子序列的 CpG 岛中胞嘧啶残基的异常甲基化所致。存在微卫星不稳定(microsatellite instability,MI)的结直肠癌患者,大多数存在表观遗传学异常[76]。应用甲基化特异性 PCR 技术可检出血浆中表观遗传学异常,但这种异常在肿瘤早期诊断中的价值尚需进一步研究[77,78]。

5) 病毒 DNA　如果病毒与特定肿瘤密切相关,则病毒 DNA 也可被用作分子标记。如 Epstein-Barr 病毒(EBV)2 与霍奇金病、伯基特淋巴瘤以及鼻咽癌(NPC)等,HPV 与头颈部癌和宫颈癌。在我国华南地区应用实时 PCR 检测发现 95% 的 NPC 患者 EBV-DNA 阳性,而健康人仅 5%。最初认为 EBV-DNA 检测可用于筛查 NPC 高危人群,但后来发现存在许多问题。主要因为存在一定的假阳性,少数明显为健康人的 EBV-DNA 也为阳性。但对于已诊断的 NPC 患者,EBV-DNA 检测对于预后预测以及治疗反应的监控等特别有用。EBV-DNA 检测将可能成为 NPC 分期的常规组成部分,直接影响治疗方案的确定[79]。

6) 线粒体 DNA(mitochondrial DNA)　人类每个细胞中含有数百个拷贝的线粒体 DNA。在结直肠癌、膀胱癌、肺癌以及头颈部癌中已发现多种线粒体 DNA 突变。这种突变也存在于相应体液中,包括尿、唾液以及支气管冲洗液等。早期前列腺癌患者有类似报道,有时可在血浆中检出[80]。

7) 端粒酶活性异常　癌细胞中端粒长度依赖于每个细胞周期端粒缩短与端粒酶活性所致的端粒延长间的平衡。已发现许多类型的肿瘤中,端粒长度较其相应的来源组织短。端粒短是肿瘤细胞核型不稳定的主要原因。肿瘤细胞端粒较短,提示其可能已经历许多次细胞分裂,已有不同的遗传学异常的积累。在端粒缩短的某一关键点之后,端粒酶可重新活化,以稳定或延长端粒 DNA。大多数成人体细胞中缺乏端粒酶,在良性疾病以及癌前病变中,也一般无端粒酶活性的表达,但约 85% 的肿瘤组织中可检测到端粒酶活性。因此,端粒酶与恶性表型的获得有关。对癌前病变或良性增生阶段病变测定端粒酶活性,意味着疾病发展的可能,具有早期诊断价值[81]。

作为潜在预后指标的肿瘤分子细胞遗传学异常见表 19-5。

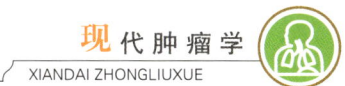

### 表19-5 作为潜在预后指标的肿瘤分子细胞遗传学异常

| 肿瘤 | 异常 | 相关性 |
| --- | --- | --- |
| 前列腺癌 | LOH：13q | 进展期 |
| 乳腺癌 | 等位基因失衡（AI）： | 淋巴结转移，肿瘤>2 cm |
| 结直肠癌 | LOH：18q21 | 复发/预后不良(Duke B 和 C) |
|  | 正常结肠黏膜微卫星不稳定 | 结直肠癌的预测 |
| 非小细胞肺癌 | AI：9p | 预后不良 |
|  | LOH：11p | 预后不良 |
| 头颈部鳞癌（HNSCC） | LOH：14q | 预后不良 |
|  | LOH：2q | 预后不良 |
|  | LOH：17p | 化疗耐受 |
| 黑色素瘤 | LOH：血浆 DNA | 进展期/肿瘤进展 |
| 胃癌 | LOH：*p53* | 侵袭性 |
|  | LOH：7q (D7S95) | 预后不良(Ⅲ/Ⅳ期) |
| 膀胱癌 | LOH：*Rb* | 分级高/肌肉浸润 |
|  | 2q⁻, 5p⁺, 5q⁻, 8p⁻, 10q⁻, 18q⁻, 20q⁺ | 分级高 |
| 宫颈癌 | LOH：chrom 1 | 进展期 |
| 神经胶质瘤 | 22q⁻ | 星形胶质细胞瘤进展 |
| 神经母细胞瘤 | *n-myc* 扩增 | 预后差 |
|  | 端粒酶高表达 | 侵袭行为 |
| 神经母细胞瘤 | *n-myc* 扩增，1p⁻, 17q⁺, 端粒酶活性增高 | 预后差 |
| 原发性神经外胚层肿瘤（PNET） | LOH：17p | 转移性肿瘤 |
|  | *c-myc* 扩增 | 预后差 |
| 视网膜母细胞瘤 | LOH：*Rb*1 位点 | 肿瘤分化,无脉络膜侵袭 |

**（2）RNA 异常**

肿瘤相关分子的 mRNA 表达水平作为分子标记有助于肿瘤的早期发现与诊断，并且部分标记的 mRNA 检测（如 AFP、CEA、PSA 等）已被用于转移复发的预测、治疗疗效的评价和预后的判断。除了相关分子 mRNA 转录水平的检测外，近年调节 RNA（如小 RNA）表达水平的检测备受关注。有报道已在 NPC 患者的血浆中测定 EBV 编码的小 RNA（miRNA）转录序列，对 NPC 的敏感性高达 88%[82,83]。

最近复旦大学肝癌研究所与美国国立癌症研究所合作，研究 HCC 组织中 miRNA 的表达谱，发现伴转移和不伴转移的 HCC 组织存在明显不同,基于其中 20 个差异显著者建立了一个 miRNA 分子标签，可准确地区分 HCC 有无转移和预测转移,甚至好于其他分期系统。其中高表达的 miR-219 和 miR-210、低表达的 miR-30c 和 miR-124a 表达水平与转移和生存密切相关（图 19-4,19-5）[84]。

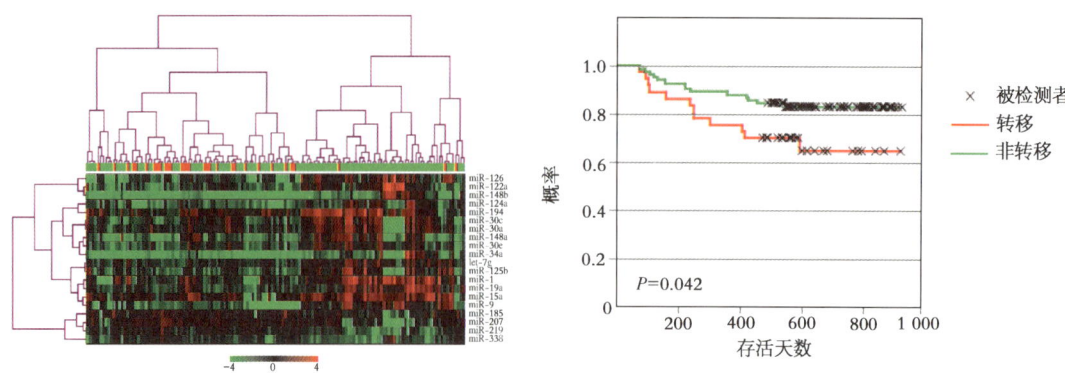

20个差异显著的miRNA聚类分析　　　　基于20个miRNA建立的分子预测标签预测患者的生存时间

**图19-4　伴转移与不伴转移的 HCC 组织中 miRNA 表达谱明显不同**

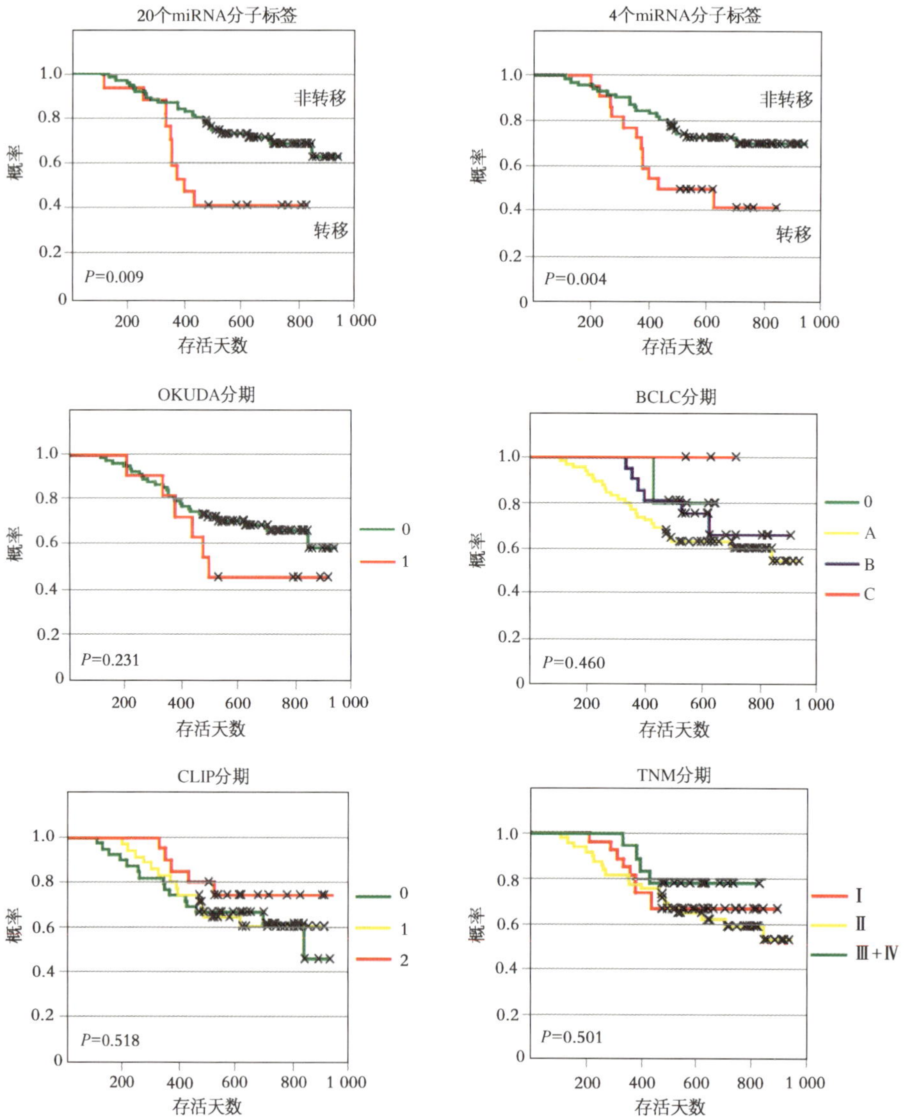

**图19-5　miRNA 分子预测标签与其他分期系统的预测比较**

### (3) 蛋白质异常

蛋白质异常包括细胞表面受体、肿瘤抗原(如PSA)、蛋白质磷酸化状态、蛋白质糖基化状态等翻译后修饰改变,肿瘤释放入血、尿或唾液中的多肽[85-89]。

1)肿瘤相关蛋白或多肽 包括细胞表面受体、肿瘤抗原和肿瘤释放入血、尿或唾液中的多肽。肿瘤细胞表面的受体可作为肿瘤标记,如CD20等。又如,最近有研究发现细胞表面碳酸酐酶(carbonic anhydrase IX,CA IX)有酪氨酸激酶受体样作用,可以表皮生长因子依赖的方式被激活,其与磷脂酰肌醇激酶形成的反馈环路在肾癌中具有重要作用,是潜在的肾癌诊断和预后预测的标记[90]。肿瘤抗原作为肿瘤标记应用于临床,如PSA等。

2)蛋白质磷酸化状态、蛋白质糖基化状态等翻译后修饰改变 由于功能的需要,许多蛋白质在翻译中或翻译后会在氨基酸链上以共价键结合各种非肽类基团,形成翻译后修饰,修饰的种类可以达百种以上,常见的如磷酸化和糖基化修饰。蛋白质翻译后修饰是功能蛋白质组学研究的前沿。蛋白质翻译后修饰改变较其表达量的改变更能反映蛋白质的功能状态。如研究显示磷酸化Her-2可能比总体Her-2蛋白过量表达更有预测预后的价值,目前磷酸化Her-2/neu已作为潜在的乳腺癌预后的预测指标。又如,具有不同糖基化修饰形式的AFP异质体已应用于临床肝癌的早期诊断、肝癌患者预后的预测,以及用于鉴别AFP阳性的良、恶性肝病[88]。

### (4) 基因与蛋白表达谱异常

肿瘤的发生与发展是一个多步骤、多因素参与的过程,在不同的发展阶段、不同的病理分期及不同的环境中,肿瘤细胞的相关分子表达谱也各不相同。传统的研究大多为单因素研究模式,即研究都集中在一个或少数几个基因,无法全面了解整个基因组多个基因的变化情况,不能反映肿瘤发生与发展的确切分子生物学特征。近年,随着基因组、转录组、蛋白质组和代谢组学等高新技术的发展与应用,使人们能从全基因组水平了解调控肿瘤发生与发展的分子特征,并将相关分子表达谱用于肿瘤的分子诊断、分型及预后判断[91-94]。

cDNA芯片技术使人们能够从全基因组水平来研究疾病相关基因的表达,并探索肿瘤相关分子,识别新的肿瘤分子标记[93]。Mok等[95]用基因芯片技术发现卵巢上皮癌中前列腺蛋白(prostasin)基因的表达水平明显升高,并经实时RT-PCR实验证实,免疫组织化学和酶联免疫吸附试验进一步证实其在卵巢上皮癌组织和卵巢上皮癌患者血清中高表达,14/16例患者手术后血清前列腺蛋白水平明显下降。提示前列腺蛋白可能是卵巢上皮癌的诊断指标。Rubin等[96]发现基因*AMACR*在前列腺癌组织中明显升高,其用于诊断前列腺癌的敏感性为97%,特异性为100%。提示*AMACR*可能是前列腺癌的良好诊断指标。基因表达谱已被应用于白血病、淋巴瘤、乳腺癌、前列腺癌、肺癌、肝癌、肾癌、结直肠癌等多种肿瘤的分子分型及预后判断。Golub等[97]建立了一个能准确区分急性粒细胞白血病和淋巴细胞白血病的50个基因表达谱分子诊断模型,准确率达100%。Alizadeh等[98]利用基因表达谱将弥漫性大B细胞淋巴瘤(DLBCL)分为两种截然不同的类型:生发中心B细胞样基因表型的患者对治疗反应敏感,生存率明显高;而活化B细胞样基因表型者则对治疗反应差,生存率很低。van't Veer等[99]建立了可以用作乳腺癌是否具有转移倾向的分子诊断预测模型。

复旦大学肝癌研究所与美国国立癌症研究所合作,在对肝癌基因表达谱研究基础上发现5个可用于AFP阴性肝癌诊断的标记(*GPC3*、*PEG10*、*MDK*、*SERPINI1*、*QP-C*),它们可较准确地区分癌周肝组织(100%)和HCC(84%),联合应用可进一步提高早期诊断的准确率,且其表达水平与AFP水平、肿瘤大小无明显关系[100](图19-6,19-7)。Llovet等采用类似的技术,在HCV相关肝癌中也以*GPC3*、*LYVE*1及生存蛋白(survivin)的分子标签可准确区分早期肝癌与非典型增生结节,准确率达94%[101]。提示*GPC3*等可作为肝癌早期诊断的重要新标记。

复旦大学肝癌研究所与美国国立癌症研究所合作,采用含9 180个基因的基因芯片研究与肝癌转移相关的基因表达谱,发现伴转移肝癌与不伴转移肝癌之间153个显著差异基因,首次建立了能正确预测患者有无肝内转移的多分子预测模型,初步预测准确率达90%,同时发现骨桥蛋白(OPN)可作为肝癌的预后指标和潜在治疗靶点[102]。笔者等还比较伴和不伴转移肝癌患者癌周肝组织的基因表达谱,发现肝癌癌周肝组织微环境的炎症免疫应答状态可能在肝癌转移进程中起重要作用。利用其中17个基因建立肝癌转移分子预测模型,检测另外95例伴和不伴转移的肝癌癌周肝组织,对其中的88例做出了准确的分类、预测(是否伴有转移)和生存时间分析,预测准确率达92%[103]。

如同基因组技术一样,蛋白质组技术使人们能

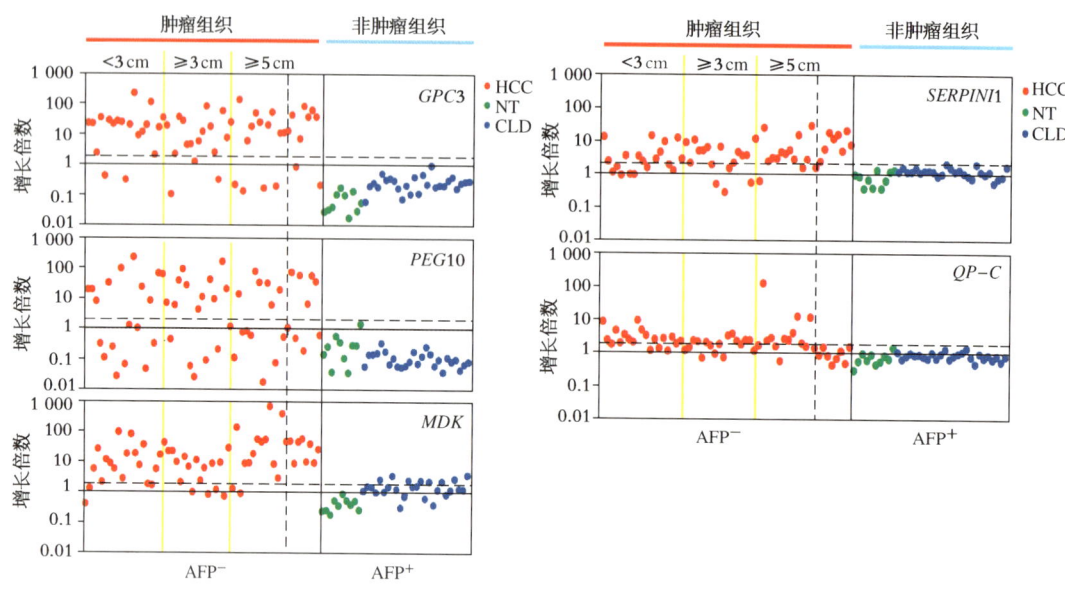

**图 19-6** 通过基因表达谱研究筛选出 *GPC*3 等 5 个可用于肝癌早期诊断标记候选基因,与 AFP 水平及肿瘤大小无明显关系

注:NT 表示非肿瘤组织;CLD 表示慢性肝病。

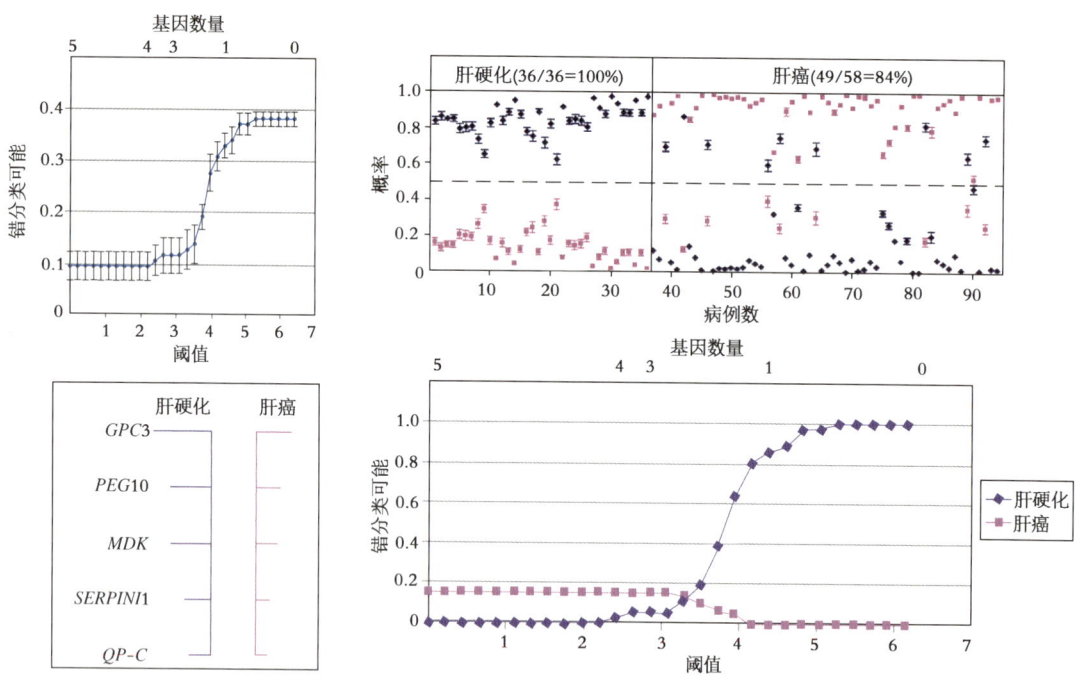

**图 19-7** 利用 5 个差异表达基因可以准确区分肝癌与肝硬化,联合应用效果更好

够同时分析数千个蛋白质,越来越多地用于识别肿瘤的早期诊断、分类和预后的生物标记,以及提供患者疗效的靶标,也可用于识别与肿瘤进展、侵袭和转移以及预后相关蛋白表达谱。蛋白质组表达谱可用于肿瘤组织以及体液(如血清、尿液等),可通过包括肝癌在内各种肿瘤的病程、对治疗反应和转移复

发的可能等相关信息。最近,笔者应用蛋白质组技术发现一组与肝癌转移相关的差异蛋白(包括细胞骨架类、代谢酶类、分子伴随蛋白和9种与信号转导相关的蛋白),发现细胞角蛋白亚类(CK 8/18/19/20)和核仁基质蛋白(lamin A/C,B/B2)不仅与转移有关,而且与转移潜能的高低有关。有人鉴定了7种可产生抗体的抗原,包括CK18、CK19、CK20、CK8等,证实了CK19、HSP27可以作为潜在的肝癌转移复发的预测指标[104,105]。

## 19.7.2 肿瘤分子诊断的常用方法

### (1) 检测肿瘤易感基因

恶性肿瘤的种族分布差异、癌的家族聚集现象、遗传性缺陷所致的肿瘤易感性等都提示遗传因素在肿瘤发生中起重要作用,而流行病学调查、家系分析、细胞遗传学与分子遗传学研究的进展为了解肿瘤的遗传机制提供了新的证据。特别是20世纪80年代以来,由于癌基因与抑癌基因的相继发现,使肿瘤发生的遗传机制从染色体水平进入到分子水平。

早在20世纪70年代初,Knudson就为肿瘤的遗传学提出了"双重打击"假设(two-hit hypothesis)。以视网膜母细胞瘤为代表,该假说认为遗传性肿瘤第一次突变发生于生殖细胞,第二次发生于体细胞,由此可以解释遗传性肿瘤发病年龄早,肿瘤表现为多发性和双侧性;而散发性肿瘤的两次突变均发生于体细胞,故肿瘤发病迟,并且多为单发性或单侧性。两次突变假说不仅可以解释罕见的遗传性肿瘤,也为常见肿瘤的遗传易感性的研究提供了一个很好的模型。20世纪80年代后期,视网膜母细胞瘤基因(*Rb*)的克隆成功进一步从分子水平支持了两次突变假说。采用分子生物学手段可以评估视网膜母细胞瘤家族成员发生肿瘤的风险,如果该家族成员已携带了一个突变的 *Rb* 基因,则发生癌的危险性大大增加。另一典型的例子是 Li-Fraumeni 综合征,这类患者易发软组织肉瘤、乳腺癌以及脑肿瘤。实验证明,生殖细胞中 *p53* 基因突变是该综合征的主要遗传基础,即在肿瘤细胞中往往出现 *p53* 基因位点的另一等位基因的再次突变或丢失。

肿瘤遗传相关的易感基因检测对于肿瘤高危人群的筛检具有实用价值。已明确的肿瘤易感基因及其相关肿瘤有:*Rb1*(视网膜母细胞瘤)、*WT1*(肾母细胞瘤)、*p53*(Li-Fraumeni 综合征)、*APC*(家族遗传性腺瘤性息肉病)、*HNPCC*(遗传性非息肉性结肠癌)、*NF1*(神经纤维瘤病)、*VHL*(von Hippel-Lindau 综合征)、*PTEN*(Bannayan-Riley-Ruvalcaba 综合征和 Cowden 综合征)、*BRCA1*(乳腺癌)等[106,107]。

### (2) 检测肿瘤相关基因蛋白水平

测定基因的异常产物也属肿瘤标记之列。目前几乎所有被克隆的癌基因、抑癌基因都有其相应的抗体问世,其中大多数抗体及试剂盒已商品化,为这些蛋白质产物的测定提供了十分有利的条件。

检测肿瘤标记蛋白水平的常用方法包括蛋白质印迹法、免疫组织化学技术、酶联免疫吸附试验(ELISA)及放射免疫电泳等。①蛋白质印迹法是在蛋白质凝胶电泳和固相免疫测定基础上发展起来的,既可对组织细胞进行分析,也可对释放至血液中的蛋白质进行检测,广泛应用于检测蛋白水平的表达,其敏感性和特异性均较强,可测出1~5 ng中等大小的待测蛋白。②免疫组织化学技术是应用荧光素、酶、显色物等标记特异性抗体,通过抗原抗体结合反应检测细胞未知内抗原,协助肿瘤的诊断和鉴别诊断。该技术可在组织切片上进行,能保持组织结构的完整性,其特异性和敏感性都较强。③ELISA 及放射免疫电泳是临床最常用的检测体液(包括血清、尿、胸腔积液、腹腔积液等)中肿瘤标记水平的技术。④新一代测定蛋白质产物的方法有流式细胞术(flow cytometry,FCM),即影像细胞测试法(image cytometry)。

目前,已知许多人类肿瘤中存在相关基因的蛋白产物的过表达。研究最多的是 *p53* 基因产物的过表达,存在于大多数人类实体肿瘤中,包括肝、胃、结直肠、肺、食管、胰腺、胆囊、甲状腺、卵巢等癌,以及各种肉瘤等。其他基因如 *myc*、*ras*、*bcl-2*、*Rb*、*p21*、*p27*、*p16* 等,也有广泛研究。

### (3) 检测肿瘤相关基因扩增(过表达)、突变(缺失)

原癌基因可通过启动子插入、基因扩增、易位、突变等方式被激活,导致癌变。癌基因、抑癌基因的检测对肿瘤早期诊断和鉴别诊断有着重要意义,常用的技术如下。

1) 原位杂交(*in situ* hybridization,ISH)  能在成分复杂的组织中进行单一细胞的研究,而不受同一组织中其他成分干扰。该技术对于组织中含量极低的靶序列有极高的敏感性,并可保持组织与细胞的形态。用不同种类的探针检测组织内癌基因 mRNA 或 DNA,可发现肿瘤中激活的癌基因以及癌基因扩增的情况。荧光原位杂交技术(FISH)用特殊荧光素直接或间接标记核酸(DNA)探针,在染色体、细胞和组织切片标本上进行 DNA 杂交,直接观察形成杂交部位荧光信号。它对检测细胞内 DNA 或 RNA 的特定序列存在与否最为有效[108]。

2）聚合酶链反应（PCR） 已经用于检测染色体易位、基因突变、肿瘤微小转移灶、肿瘤病毒等。肿瘤细胞中癌基因和抑癌基因常发生点突变。比较成熟的技术包括 RNA 酶 A 错配裂解法、单链构象多态性分析（SSCP）、等位基因特异性寡核苷酸（ASO）分析法、变性梯度凝胶电泳（DGGE）、竞争性寡核苷酸引物 PCR（COP-PCR）、突变体富集 PCR 法（mutant-enriched PCR）等。SSCP 是目前检测 *p53* 基因最常用的方法，可快速发现基因的突变、插入、缺失、等位基因等改变[109]，由于该法简便快速，特别适合大样本基因突变研究的筛选工作。

3）原位 PCR（*in situ* PCR, IS-PCR） 结合了 PCR 与原位杂交的特点。其原理是将标本化学固定后，使胞膜与核膜有一定的通透性，PCR 扩增所需的各种成分可进入细胞内或核内，在原位对特定的 DNA 或 RNA 片段进行扩增，然后用原位杂交方法检测，从而对靶核酸进行定性、定位、定量分析。该技术灵敏度比原位杂交高出 2 个数量级。实时荧光定量 PCR（RT-Q PCR）技术是在 PCR 反应体系中加入荧光基团，利用荧光信号积累实时监测整个 PCR 进程，最后通过标准曲线对未知模板进行定量分析的方法。

4）DNA 芯片（又称微阵列，microarray）技术一次可对上万种基因的表达、突变和多态性进行快速准确的检测，其精确性可达到单个细胞中的一个拷贝。通过 DNA 芯片技术，将肿瘤患者基因组的 DNA 病变图谱与正常图谱比较，即可得出病变的 DNA 信息。Affymetrix 公司把 *p53* 基因的全长序列和已知突变的探针集成在芯片上，该芯片可检测 *p53* 基因所有编码区错义突变和单碱基缺失突变，它将在癌症的早期诊断中发挥重要作用[110]。

**(4) 检测表观遗传修饰**

表观遗传修饰（epigenesis）又称遗传外修饰、基因表型修饰。基因型含生长发育所需蛋白的所有信息，基因表型是控制基因型的启动，确保基因在适当时开放或关闭。表观遗传修饰对表型有影响，但不改变基因型。哺乳动物表观遗传修饰的主要方式是 DNA 甲基化。DNA 甲基化在肿瘤形成中的机制包括：①抑癌基因的高甲基化失活。抑癌基因的甲基化失活，是抑癌基因失活的机制之一。②肿瘤细胞中 5-甲基胞嘧啶突变。已证明 CpG 岛是突变的热点，约占突变的 30%。③肿瘤细胞甲基化水平下降。癌基因去甲基化表达活跃，引起细胞异常分化、增殖、癌变。

DNA 甲基化的研究方法很多，主要包括：①甲基化敏感内切酶法。CpG 岛多含有甲基化稀有的酶切位点，用这些内切酶酶解 DNA，然后采用 DNA 印迹法（Southern blotting）分析。此方法仅能检测到限制性内切酶识别的 CpG 序列。②限制性内切酶及 PCR 法。用限制性内切酶对甲基敏感与不敏感的同工酶切割后，再用含有酶切位点的引物进行 PCR 扩增，提高 DNA 检测的敏感性。但可能造成限制性内切酶消化不完全时假阳性结果。③酸式硫酸盐测序法，以及亚硫酸氢盐去氨基反应后结合 PCR 扩增来检测胞嘧啶甲基化的方法，又称为甲基化特异 PCR（methylation-specific PCR, MSP）。此方法是一种不用甲基化敏感性限制性内切酶而能迅速评价 CpG 甲基化的方法，其简单、敏感，且特异，已被广泛应用于 CpG 岛甲基化的检测。④甲基化结合蛋白结合法。⑤变性高效液相色谱（DHPLC）。⑥结合亚硫酸氢盐处理和酶解分析（combined bisulfite restriction analysis, COBRA）。COBRA 能定量分析微量 DNA 样品特定基因位点的甲基化状态。⑦酶的区域性甲基化分析（enzymatic regional methylation assay, ERMA）。⑧甲基化的荧光检测（methylight），即应用荧光实时 PCR 技术，其敏感性较高，定量准确。⑨差异甲基化杂交（differential methylation hybridization, DMH）。此方法可准确描述肿瘤细胞中的甲基化状态（包括超甲基化）。以上方法主要用于基因片段的甲基化研究。此外，还有通过 $^3$H-SAM 掺入和液闪检测法及高压液相色谱法等检测全基因组甲基化状态[111-114]。

**(5) 染色体微卫星异常分析**

肿瘤中微卫星的改变主要有两种：其一为微卫星杂合性的丢失（LOH），抑癌基因（假设该位点等位基因为杂合）的失活常伴有周围微卫星序列的 LOH；其二为微卫星不稳定性（MSI）。在肿瘤发展的早期，由于错配修复缺陷导致的 DNA 复制错误改变了微卫星序列的重复数目（出现滑动的插入及缺失），被称为 MSI。在电泳 PCR 产物表现为新位置上出现的条带或该位置上不同的产物含量。检测 MSI 的方法有 PCR 扩增及电泳分析，用同一个体的肿瘤组织 PCR 产物与其正常组织比较，两个以上位点出现电泳带的增多、减少或移位者为 MSI 阳性。目前已可进行全基因组微卫星扫描，显示肿瘤特异性异常图谱[74]。

在外周血 DNA 中检测微卫星改变是近几年才出现的，由于其潜在的临床应用价值而备受关注。

在肿瘤患者外周血中游离 DNA 带有恶性肿瘤细胞的许多特征,存在于肿瘤细胞相同的基因突变及微卫星改变,而在正常人体血清游离 DNA 中未发现改变。这一现象提示可能通过外周血 DNA 微卫星检测了解肿瘤基因改变的可行性。外周血中异常的 DNA 可以起源于肿瘤内部任何一个亚克隆的群体,因此能提供更全面的肿瘤细胞基因改变,为临床提供新的诊断及预后线索[75]。

**(6) 检测端粒酶活性**

端粒酶活性的检测方法有多种,其中最常用的方法为端粒重复扩增方案(telomere repeat amplification protocol,TRAP)。该方法敏感,但费时、费力,需要仔细的收集样本和准备,因此阻碍了其临床应用[115]。由于组织样本获得的困难和不方便,许多学者开始尝试在可能含有肿瘤细胞的体液中检测端粒酶活性,包括在腹腔积液、胸腔积液、唾液(痰)、支气管灌(冲)洗液、尿液或膀胱冲洗液等。端粒酶活性测定已被用于良、恶性腹腔积液的鉴别。

**(7) 基因表达图谱**

基因表达图谱的研究方法有多种,这些方法可以估计在稳定状态下 mRNA 的转录改变,但各有利弊。

1)表达序列标签(expressed sequence tag,EST) cDNA 末端的一段短的延伸段就可以确定一个表达的基因,这一小段的序列称为 EST。从 cDNA 文库中抽样出具代表性的 EST,来确定成千上万个未知的基因,并且揭示不同组织中基因表达之间的内在联系是目前的可选方法。一般只能进行定性而不是定量的分析,且工作量大,费用昂贵。

2)基因表达序列分析(SAGE) SAGE 技术可以全面分析生物体内基因表达谱的信息,也可以通过比较两种不同状态下组织或细胞中 SAGE 标签出现的频率,从而定量分析两种组织中基因表达的差异。与 EST 相比,SAGE 技术的优势在于通过快速检测使确定基因表达的差异更为精确,可以检测低丰度表达的基因。但 SAGE 技术的局限之一是在组织中检测基因表达效果不甚理想;之二是如果出现 SAGE 标签的位置鉴定错误或碱基的序列出现错误都会导致信息的损失或结果失真。

3)实时定量 PCR(RT-Q PCR) RT-Q PCR 可以快速检测基因表达量。其优势包括敏感性和精确度高,实验需要 RNA 的含量很少。不足之处为通常一次实验只能检测数量不多的基因,因此通常作为 DNA 芯片的补充。

4)差异显示技术(differential display,DD) 该技术是一种可以在两个或多个样品中检测基因表达的常用方法。DD 是一种简便且经济的技术,其原理基于 PCR 扩增技术,因此也具相当的灵敏性,只需要极少量的 mRNA 就可以操作。DD 可在多个样品之间比较基因表达的差异。但是由于它存在不能定量、假阳性率较高的缺点,因此并不适用于大规模的基因表达绘图。而且,用 DD 克隆一个基因要耗费大量的时间。

5)DNA 芯片 目前有两种 DNA 芯片的方法应用于基因表达绘图,即 cDNA 芯片和寡核苷酸芯片。DNA 芯片技术的突出优势是可以同时对大量的基因,甚至整个基因组的基因表达进行分析,灵敏度很高,mRNA 丰度低至 1/10 万仍可以被检测出。随着基因表达绘图研究技术的进一步发展,研究肿瘤全基因的表达将以其独特的优势在肿瘤的早期诊断、分子分型、分子分期、转移复发的预测和估计肿瘤的预后等临床领域中得到实质性的应用。

**(8) 新技术在肿瘤分子诊断中的应用**

1)流式细胞术(FCM) FCM 具有检测速度快、测量指标多、采集数据量大、分析全面、对细胞进行分选等特点。FCM 可精确定量 DNA 含量的改变,是发现癌前病变的一个有价值的标志,同时 FCM 对 DNA 非整倍体细胞峰的检测有助于肿瘤特别是血液系统肿瘤的早期诊断。

2)蛋白质组学 1994 年,Wilkins 和 Williams 首先提出了蛋白质组(proteome)的概念,近年迅速发展成为一门新兴学科——蛋白质组学(proteomics)。目前的双向电泳(two-dimensional electrophoresis,2-DE)和质谱(mass spectrometry,MS)技术是蛋白质组学研究的核心技术。目前使用的基质辅助激光解吸离子化-飞行时间质谱(matrix-assisted laser desorption ionization-time of flight-mass spectrometry,MALDI-TOF-MS)技术可得到酶解肽段的分子量,获得蛋白质的肽质量指纹图(peptide mass fingerprint,PMF),然后通过相应的数据库搜索来鉴定蛋白质。此外,近年迅速发展的表面增强解吸离子化-飞行时间质谱(surface enhanced laser desorption ionization-time of flight-mass spectrometry,SELDI-TOF-MS)技术可直接在固相的吸附蛋白质的芯片表面,使用脉冲氮激光能量,使被捕获的靶蛋白从芯片表面电离处理,根据靶蛋白在离子装置中的飞行时间,测量出其分子量,进而得到蛋白质指纹图谱,比较正常和肿瘤样本的蛋白质指纹图谱,可以发现差异表达的蛋白质。在肿瘤发生、发展过程中,细胞内蛋白质表达谱会发生一系列显著变化,使用蛋白质组分析技术可从细胞整体水平显示这种变化特征,有助于肿瘤标记的寻找及在肿瘤分子诊断及分子预测中的应用。已将蛋白质组学图谱用于恶性肿瘤的早期诊断、转移复发的预测、预后判断等[87-89,94]。

3) 肽核酸技术 肽核酸(peptide nucleic acid, PNA)是1991年丹麦科学家Nielsen发明的一种DNA类似物,以2-氨基乙基甘氨酸键取代DNA中的戊糖磷酸二酯键骨架。PNA可特异识别并结合DNA或RNA序列,与含互补序列的RNA形成双螺旋,或与DNA形成三股螺旋,干扰基因的表达。它与DNA或RNA分子的杂交能力远优于DNA/DNA或DNA/RNA,并且杂交几乎不受杂交体系盐浓度的影响。根据PNA与DNA优良的杂交稳定性,PNA可以广泛用于原位杂交、突变分析、抗癌、抗病毒反义核酸等方面的研究和应用。尤其是PNA可以取代寡核苷酸用于基因芯片的制备,将比普通基因芯片更稳定,特异性也更好,被认为是基因芯片的升级产品。PNA也可用于定量PCR,或制成PNA信标(beacon),用于实时监测细胞内的RNA表达[116,117]。

4) 锁核酸(LNA)技术(locked nucleic acid, LNA) 首先由Wengel于1998年报道。LNA是一种新的双环核苷酸分子,它具有目前所知的最强的与互补DNA、RNA分子结合的能力,并且有很强的识别错配核酸分子的能力。由于这些特点,LNA可用于任何需要高特异性和(或)再显性的技术领域,如双标记探针、原位杂交探针、分子信标探针、PCR引物制备等,能实现在多元性分析中对Tm值、引物、探针的调节,并综合应用于氨基磷酸酯化学等领域[118]。

5) 纳米技术 近年,用于恶性肿瘤诊断和治疗的载体主要有金属纳米颗粒、无机非金属纳米颗粒、生物降解性高分子纳米颗粒和生物性颗粒构成。其中胶体金颗粒一直是研究热点。胶体金颗粒可与生物大分子表面的还原性巯基结合。人工合成的寡核苷酸探针经巯基修饰后就可被胶体金颗粒标记,可用于固相核酸杂交的信号显示。液相杂交中,通过胶体金标记的寡核苷酸探针与靶核酸的结合,使胶体金颗粒聚集在一起而呈现颜色反应,根据颜色变化可判断靶核酸的存在与否。此外,纳米技术与生物传感器技术的结合,可将核酸序列信号直接转换成电信号,使基因检测更为方便、快捷[119,120]。

## 19.8 肿瘤分子诊断的意义

分子诊断对肿瘤的早期诊断、分子分类与分期、预后及疗效预测、个体化治疗方案的制定等具有重要意义。

### 19.8.1 肿瘤的早期诊断

肿瘤的早期诊断对肿瘤治疗和预后有着重大意义。而分子诊断具有灵敏性高、特异性强、适用范围广、取材不受组织或时相限制的特点,为肿瘤早期诊断开辟了重要的新途径。从理论上讲,当肿瘤细胞数达到$10^8$个时,就可采用免疫学、分子生物学等手段检测到蛋白、酶、癌基因等肿瘤标记的变化。临床研究证实,AFP阳性比物理检查可早9个月发现异常。而肿瘤标记具有可以定量、无创、能动态监测、易普及和推广等优点,可作为首选的初筛方法。

可用于肿瘤的早期诊断和筛查的分子标记有:①肿瘤特异性标记,如AFP用于有肝病背景等高危患者的肝癌筛查;检测尿中的3-甲氧羟苦杏仁酸和高香草酸筛查6~8个月婴儿中的神经母细胞瘤;前列腺癌特异性抗原(PSA)用于筛查50岁以上男性前列腺癌等。②广谱肿瘤标记,这些标记是存在于肿瘤发生、发展过程中的共有物质,包括脂质唾液酸、组织多肽性抗原、癌胚抗原、乳酸脱氢酶、铁蛋白、碱性磷酸酶、癌基因和抑癌基因产物等。③正在开发的肿瘤标记,如端粒酶、癌基因、血管生长因子、细胞表面黏附分子等,多属广谱肿瘤标记。随着对癌发生、发展分子机制的进一步了解和检测技术的改进,其癌相关基因及其蛋白产物将成为极有发展前途的肿瘤标记。

除传统的AFP用于有肝病背景等高危患者的肝癌筛查、检测尿中的3-甲氧羟苦杏仁酸和高香草酸筛查6~8个月婴儿中的神经母细胞瘤、PSA用于筛查50岁以上男性前列腺癌等外,新型肿瘤分子标记如端粒酶、癌基因、血管生长因子、细胞表面黏附分子等的检测最受关注,并将在早期诊断中发挥重要的作用。以结肠癌为例,其早期诊断生物标记很可能来自粪便样本。粪便DNA的检测为一种新型、无创、已被接受、简便易行的结直肠癌筛查手段,早期研究提示粪便DNA分子遗传学的检测具有较高的准确率,可检测癌前病变和癌。将来可用于整个消化道肿瘤甚至肺癌的检测与筛查[121-124]。将来发展趋势是在研究和发现新的敏感的非特异性标记基础上,找出一组最佳标记群。

## 19.8.2 肿瘤的分子分类与分期

肿瘤的分子分类和分期(molecular classification and staging)对提示预后、选择治疗方案具有重要意义。

### (1) 肿瘤的分子分类

传统的肿瘤分类一般根据肿瘤的性质和组织来源进行分类,将肿瘤分为良性和恶性两大类,另有一类交界性肿瘤。良性肿瘤一般称为瘤。恶性肿瘤来自上皮组织者称为癌;来自间叶组织者称为肉瘤;胚胎性肿瘤常称为母细胞瘤;如果一个肿瘤中既有癌的结构又有肉瘤的结构,则称为癌肉瘤。对肿瘤进行分类有利于选择治疗方案和提示预后。

当前肿瘤治疗的挑战在于为发病机制不同的肿瘤提供特异的治疗,使疗效最大化,毒副作用最小化,推进肿瘤分子分类因此也就成了改进癌症治疗的关键。目前传统的肿瘤分子分类存在明显的局限性。组织病理学表现相似的肿瘤可能临床表现以及对治疗的反应明显不同,在一些病例中,这种临床异质性被解释为表型相近的肿瘤可能有不同的发病机制。而在更多的肿瘤,重要的亚类有待分子标记来限定。有人将肿瘤分子分类的挑战分为两种:类别的发现和类别的预测。类别的发现和类别的预测分别是指揭示新的尚未被认识的肿瘤类型和将特定的肿瘤标本归类入已存在的某种肿瘤类型。分子生物学及遗传学技术的发展,特别是近年人类基因组计划的顺利实施,使对肿瘤的生物学特征有了更深层的认识,也为肿瘤的分子分类提供新的手段。已有报道采用DNA芯片检测的基因表达谱来进行肿瘤分子分类。

目前,分子分类已应用于神经胶质瘤、乳腺癌、肾癌、白血病、淋巴瘤、结直肠癌等多种肿瘤中。研究发现人类胶质瘤存在不同基因型亚类:$p53$突变的多形性胶质母细胞瘤(GBM)在临床和病理上明显区别于那些有表皮生长因子受体(EGFR)扩增的GBM;存在染色体1p和19q缺失的患者对化疗反应持续时间和生存时间较仅1p突变者长。没有1p缺失的也可以分为两个亚类:有$p53$突变的,它们对化疗有反应,但很快复发;没有$p53$突变的,反应性差。在基因表达基础上可将非BRCA相关乳腺癌进一步分为同质的更小类别[125]。术前血液标本中微卫星变异可用于区分临床上局限性肾癌预后不同者。用基因表达绘图的方法,研究发现肾透明细胞癌在大范围基因表达模式上与嗜色细胞性肾细胞癌及嫌色细胞性肾细胞癌存在区别。肾透明细胞癌中波形蛋白和MHC-Ⅱ型相关分子表达水平高,有利于其进一步与嗜色和嫌色细胞性肾细胞癌相区别。而且发现波形蛋白对于肾透明细胞癌是一种敏感的特异标记。白细胞表面尿激酶型纤溶酶原激活物受体(uPAR)可能是一个白血病分类的有用标记,高水平的血浆uPAR与对化疗耐药的急性粒细胞白血病有关。此外,基于免疫球蛋白重链编码基因突变,可将慢性淋巴细胞白血病分为两个亚类,两个亚类有不同的存活率。有研究人员发现,$CD23^-/FMC-7^+$是大细胞淋巴瘤、外套细胞淋巴瘤和边缘带淋巴瘤中最常见的表达模式。根据CD23、FMC-7抗原和CD5的表达模式,可将小细胞淋巴瘤、外套细胞淋巴瘤和边缘带淋巴瘤精确分类。有学者应用DNA芯片,将弥漫性大B细胞淋巴瘤区分为两种不同的分子类型。这两种类型有着不同的基因表达模式,并能鉴别出以前未区分但有着明显临床表现差异的肿瘤亚类。以遗传学物质稳定性为基础,可将结直肠癌分类为微卫星稳定型、微卫星低度不稳定型和微卫星高度不稳定型。这种分类与结直肠癌的形态发生学、组织病理学、生物学行为及预后等之间的关系也得到广泛的关注。

### (2) 肿瘤的分子分期

肿瘤分子分期有利于判定合理治疗方案,正确评价治疗效果及判断预后。传统的肿瘤分期多采用国际抗癌联盟提出的TNM分期法,分期多在治疗前评估,治疗后经过病理学检查确诊。组织病理学方法依赖于在手术标本切缘和局部淋巴结中找到恶性细胞,常不准确。体细胞基因突变不断累积可导致癌症发生。这种突变是一种强有力的分子标记,能用于临床早期癌症的诊断、分期、提示预后及优化治疗。用PCR为基础的分析方法来分析肿瘤的核酸分子标记,能检测十分早期的转移灶,而成为一种有前途的肿瘤分子分期方法。另外,端粒酶活性联合其他的分子标记可能对肿瘤分子分期有用。采用DNA芯片检测的基因表达谱来进行肿瘤分子分期,这也是近年基因芯片技术研究的热点领域之一,已广泛应用于多种肿瘤包括白血病、黑色素瘤、淋巴瘤、乳腺癌、前列腺癌、肺癌、肝癌、肾癌、结直肠癌等。

笔者等通过分子遗传学研究发现染色体8p缺失与肝癌转移有关,进一步发现肝癌组织中染色体8p的LOH与肝内转移、TNM分期、患者根治术后5

年总生存率(OS)和无瘤生存率(DFS)等密切相关。更有意义的是,即使在 TNM Ⅰ 期患者中,LOH 者的 5 年 OS、DFS 也明显低于无 LOH 者(图 19-8)。患者外周血 DNA 中同样可检出染色体 8p 缺失,在有明确转移灶的病例中比例更高,且与生存率密切相关(图 19-3)。提示检测肿瘤组织及患者外周血 DNA 中染色体 8p 的 LOH 有望作为预测肝癌转移的指标,用于肝癌的分子分期[75,126,127]。复旦大学肝癌研究所还与美国国立癌症研究所合作,通过基因表达谱,分别建立了能正确预测患者有无肝内转移的 153 个基因分子预测模型[102]和 17 个免疫与炎症反应相关基因的分子预测模型[103]。

总之,肿瘤的分子分类与分期是应用分子遗传学或分子生物学技术,将特定肿瘤标本更精确地归入已存在的分类与分期中,或发现新的肿瘤分类与分期。它正处于一个快速发展的过程中,在不同的发展阶段可能存在不同甚至矛盾的观点。但可以肯定的是,肿瘤的分子分类与分期将大大推进传统的肿瘤分类与分期,并最终有利于提示肿瘤预后,特别是优化肿瘤治疗。

### 19.8.3 肿瘤的个体化治疗

个体化治疗意味着在正确的时间为诊断正确的患者提供"量身定做"的适宜治疗(tailoring chemotherapy),即选择可能从辅助治疗中获益的患者,避免那些无效患者承受药物相关的不良反应。对患者而言,他们可以因此而接受更加安全有效的治疗;对药物工业而言,意味着效率、产量及更优质的产品的增加;对整个社会而言,意味着可以对有限的医疗资源进行优化配置,物尽其用。分子诊断在个体化医学的发展中发挥重要作用,个体化医学本身包含分子诊断与靶向治疗的有机整合。个体化医学将对药物研发途径及临床医疗实践产生重大影响,通过具有分子特征的筛查、诊断、预后及监测标记的应用,患者将完全从传统意义上的治疗中解放出来[128-130]。

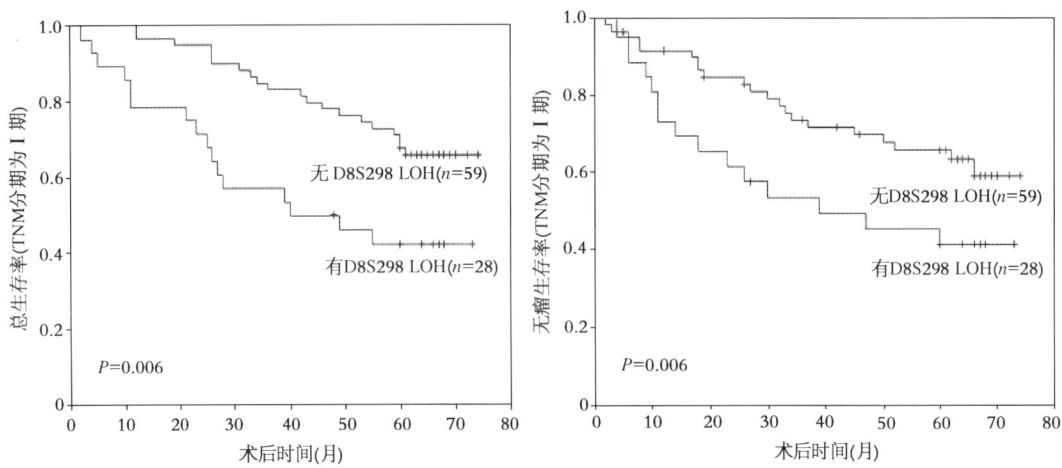

**图 19-8** 肝癌组织中染色体 8p 缺失与肝癌患者术后 5 年总生存率和无瘤生存率密切相关

**(1) 分子诊断是个体化治疗的基础**

基于临床病理特征的肿瘤分类、分期系统难以真正地全面反映肿瘤的不同发展阶段的分子变化特征和生物学特性,而肿瘤的发生与发展是一多分子变化累积的多步骤、多阶段的复杂过程。在肿瘤发生与发展的不同时期,可涉及不同的分子变化形式,如能在分子水平为肿瘤的发生与发展提供预测、判断指标,则对肿瘤治疗的个体化具有指导意义,可进一步提高肿瘤临床治疗疗效。肿瘤分子诊断的主要目标包括:以肿瘤相关的独特分子改变(分子指纹)为基础明确肿瘤诊断;采用敏感的分子技术早期检出肿瘤细胞的存在,以期早治疗干预;通过评估分子预测标记,提供临床相关的预后信息;为个体化治疗提供支持,减少不必要的药物毒性。以分子标记为基础的患者档案无疑有助于正确治疗方案的选择,有助于提高肿瘤患者的生存质量[130-133]。

不同个体间肿瘤异质性十分明显,这就要求尽可能详细了解个体肿瘤的特点,以便在小范围且明确划分的人群中发展新的更为有效的治疗手段。肿瘤个体化治疗的目标并不是可以轻易达到的,但以分子特征为基础选择个体肿瘤接受更为特异的治疗无疑会带来更大的收益,这一点已经从 STI571(imatinab mesylate，Gleevec）治疗慢性粒细胞白血病（chronic myelogenous leukemia，CML）和胃肠基质肿瘤（gastrointestinal stromal tumor，GIST）中得到验证[134]。

1）分子诊断有助于肿瘤诊断的确立及病情判断　联合应用组织病理学、免疫组织化学以及分子生物学技术有助于检测肿瘤的微转移，这些均有助于选择哪些患者可能从辅助治疗中获益，避免那些无效患者承受药物相关的不良反应，在肿瘤的个体化治疗中发挥极为重要的作用。

2）分子诊断可进行分子分类和预后判断，指导治疗　目前，肿瘤治疗的主要问题在于如何保证每个患者以最小的毒性代价并获得最大效益。个体化治疗在肿瘤治疗中的地位日益突出，分子诊断可以最大限度地满足个体化治疗的要求，指导个体化治疗方案的制订[135]。分子诊断可以对同一疾病进行分子亚型分类并指导治疗，达到最佳治疗效果的目的。血清中PSA 水平一直以来用于前列腺癌的早期诊断。近年来的研究表明，治疗后的PSA 水平及PSA 动力学改变可用于多种治疗手段的疗效预测，通过PSA 检测，可以根据预后不同将局限性前列腺癌患者进行划分，这无疑有助于根治性治疗方案的制订。

3）分子诊断有助于肿瘤疗效的评价和预测　对治疗反应的评价和预测是肿瘤个体化治疗的必备条件。Harbeck 等评价尿激酶型纤溶酶原激活物/纤溶酶原激活物抑制剂-1（uPA/PAI-1）对 3 424 例乳腺癌患者的辅助化疗和内分泌治疗的预测价值。应用 ELISA 检测肿瘤组织提取物中 uPA/PAI-1 水平。uPA/PAI-1 水平高的患者比水平低的患者更能从辅助化疗中获益，包括淋巴结阴性和阳性患者。但uPA/PAI-1 水平与内分泌疗效之间无明显关系，即高、低水平 uPA/PAI-1 的乳腺癌患者从内分泌疗法获益的可能无明显差异。uPA/PAI-1 表达水平低的淋巴结阴性乳腺癌患者的预后非常好，这些患者可不必进行辅助化疗。相反，uPA/PAI-1 表达水平高的淋巴结阴性乳腺癌患者的复发率明显升高，这类高危患者可从辅助化疗获益。因此，对 uPA/PAI-1 的联合分析有助于乳腺癌患者的个体化治疗[136-138]。

化疗期间，不同患者之间肿瘤反应性及药物毒性有所不同。关键代谢酶复合物、药物靶及药物传输分子的基因组异常是重要因素，识别这些与治疗反应和预后有关的遗传标记，有助于癌症患者治疗的进一步个体化。Stoehlmacher 等发现，编码胸苷酸合酶（TS）、二氢嘧啶脱氢酶、dUTP 核苷酸水解酶和胸苷磷酸化酶（氟尿嘧啶类化疗）、二磷酸鸟嘌呤糖基转移酶（UGT）1A1 和羧酸脂酶（irinotecan 疗法）、切除修复交叉互补基因（ERCC1 和 ERCC2）和谷胱苷肽-S-转移酶 P1（草酸铂类药物）等分子的基因表达水平（基因和蛋白）和多态性改变，可用于预测上述这些化疗药物治疗结直肠癌患者的临床疗效、生存期和宿主毒性[139]。Kudoh 等发现，1q21 和 13q12 的扩增与卵巢癌对化疗药物（顺铂、多柔比星和环磷酰胺）耐药有关[140]，这些均为肿瘤治疗的个体化方案的制订提供有力证据和指导原则。Yoshida 等设计了一项临床随机对照研究，根据 7 种胃癌分子预后标记的 mRNA 表达水平，推荐使用相应的化疗方案，评价进展期或复发性胃癌施行个体化化疗的可行性。结果发现，个体化治疗组的生存率显著高于对照组。笔者认为，以分子档案为基础的个体化化疗可能对胃癌的化疗产生积极影响，同时，采用更大规模的临床随机对照试验进行验证是必不可少的[141]。

基因组、蛋白质组等高通量技术更是人们能从全基因组水平研究和预测肿瘤治疗疗效以及指导制订个体化治疗方案的分子指标。个体化医学的最终目标就是要利用这些在分子水平上对疾病的认识和发现，指导疾病的预防，优化药物的研发，以及在保证患者安全的基础上提供尽可能有效的治疗。传统的经验医学正逐渐淡出历史的舞台，取而代之的是更为精确的分子标记辅助诊断及更高效的分子水平指导下的治疗手段[142,143]。

（2）肿瘤分子标记已成为个体化治疗的靶分子

最为成功的例子莫过于 STI571 用于治疗 CML 和 GIST。GIST 是最常见的胃肠道原发性间叶细胞肿瘤。GIST 患者预后较差，术后有 40%～60% 的病例会出现复发。研究发现部分 GIST 肿瘤中存在原癌基因 *c-kit* 的 11 外显子突变，这一突变导致组成性酪氨酸激酶活性改变，其效应同 CML 中 *BCR-ABL* 融合基因突变后的效应相似。这一重要发现的同时，恰好 STI571 治疗 CML 的研究也正在进行中。进一步研究发现，作为受体型酪氨酸激酶抑制剂，STI571 不仅可以选择性抑制 *BCR-ABL*，而且可以选择性抑制 *kit* 及血小板衍化生长因子受体（PDGFR），从此 STI571 开始应用于治疗 GIST。STI571 是癌症治疗领域的重大突破，它证实了作为分子诊断的标记同样可作为靶向性治疗的靶点[144-146]。

## 19.8.4　肿瘤的分子显像技术

广义上，分子显像（molecular imaging）技术是指在细胞和分子水平对生物学过程进行测量和特征描述,是细胞、分子生物学技术与传统影像技术的结合。随着细胞和分子生物学技术的进步,基因组学、蛋白质组学研究的进展,以及对许多疾病分子通路的揭示,使人们成功揭示了基因和蛋白质的序列、结构、功能,细胞配体、受体的理化特性,细胞周期和基因突变的重要细节等,这些发现使人们更加深入地理解疾病发生的基本机制。获得活体的细胞和分子信息对于临床和实验研究愈显重要,尤其是在肿瘤研究领域。在过去的20多年里,影像学也经历了巨大的进展,几乎所有显像方法的分辨率都得到持续改善,一些显像系统已经有了显微分辨的能力,这些进步使活体分子显像成为可能。大多数传统的影像技术如 MRI、CT、超声(US)等是以物理、生理特性作为成像的主要来源,以此来对疾病进行检测和特征描述。与传统的诊断性显像不同,分子显像是显示构成疾病发生基础的分子异常,而不是这些分子异常的结果。分子显像以传统的显像技术为基础,目的是开发、测试新的工具、试剂和方法,以活体显示特异的分子通路,尤其是那些疾病发展的关键靶目标。分子显像包括对疾病的分子基础显像、在分子水平对治疗反应显像,以及非侵袭性的评估基因转移效率等。

分子异常是疾病的基础,解剖学改变和生理改变是分子异常的继发性表现。分子显像技术为疾病的早期检测和特征描述、生物学理解、治疗评估提供了可能。例如,疾病的大体参数(如癌的肿瘤负荷、解剖位置)可用更加特异的参数(恶变前的分子异常、生长动力学、血管生长因子等)代替。这一显像方法与靶向治疗相结合,可以在分子水平对治疗效果进行评估。与耗时、耗力、创伤性的诊断技术(如组织学分析)相比,分子显像可以更快地提供三维信息。在"病前状态"对其分子异常进行分子显像,可以在最适当的时机对疾病进行干预,以获取最佳治疗效果。由于人体的复杂性,许多体外研究的结果可能并不反映活体中的情况,常常难以直接推论到活体,而分子显像技术有效地辅助了活体研究。

真正意义上的分子显像是近年一些必需的辅助基础研究工具可以被常规利用后才建立起来的。这些工具包括分子克隆、基因芯片、自动化、X线晶格成像、快速大量光谱测定和复杂的计算机分析等。这些晚近提供的基础科学工具,使研究人员能够在活体情况下以大通量的方式回答基础的分子生物学问题[147,148]。

### (1) 分子显像的常用方法

分子显像的方法主要有核素分子显像、磁共振(MR)分子显像和光学分子显像3种。选择哪种显像方法取决于显像要求(单次或重复显像)、应用对象(动物或人)、空间分辨率要求和其他一些因素。

1) 核素分子显像技术(如 PET、SPECT、planar 成像) 基本原理是在活体基础上对细胞代谢及功能成像。与代谢通路相关的底物可以通过特异的识别而被捕获,应用放射性标记该底物,即可对该代谢通路行核素显像。核素显像可以连续监测生理学和病理学过程的变化。用于核素显像的探针都具有足够高的特异性,痕量(即 pmol~nmol 水平)浓度的探针就可以检测到分子信号,提供期望水平的显像对比。

已研究两类核素分子显像标记基因:①编码细胞内酶的标记基因;②编码细胞表面蛋白或受体的标记基因。PET 是发展很快的一种核素分子显像技术。在过去的10年里,PET 在肿瘤分子机制的显像和定量的应用中不断发展,其敏感性和特异性是无可比拟的,它可以显示分子的相互作用和通路,在 pmol 水平以下提供定量的动力学信息。这一技术可以回答肿瘤学研究中大量的临床问题,可以帮助优化癌分子靶向治疗和研究基因组功能。对内源蛋白功能的活体分子显像可以用一种在 PET 中最常用的示踪剂 $2-^{18}F$-脱氧葡萄糖($2-^{18}F$-FDG)。$2-^{18}F$-FDG 在癌症的诊断和治疗中越来越重要,尤其在转移性疾病的监测中[90]。以 FDG-PET 行代谢或分子显像已成为诊断、分期及多种癌症治疗监测的有效方法。将 PET 与 CT 结合起来,可同时进行活体解剖和分子显像[149-154]。正在被研究用于核素基因表达显像的其他系统包括自然产生的受体(如多巴胺-2受体、生长抑素受体)、自然产生的通道(如碘转运通道)、其他细胞内酶(如胞嘧啶脱氨酶)。

2) MR 分子显像 应用影响弛缓性的对比试剂,MR 也可以用于分子显像。MR 显像的主要优点是其高空间分辨力和一次成像过程可获取多个测量参数。但 MR 分子显像不敏感,因而需要强有力的放大机制,通常采用靶向对比剂结合生物放大机制来完成。其中,一个强大的放大系统是建立在细胞内化顺磁性探针如单晶铁氧纳米颗粒(monocrystalline iron oxide nanoparticle,MION)的基础上。例如,基因工程转铁蛋白受体(engineered transferring receptor,ETR)的表达即可用超顺磁转铁蛋白探针检测。另一种 MR 分子显像放大信号的方法是采用一个报告系统。已建立基于一种酶(如酪氨酸酶)能催化细胞内产生多种其他分子(如黑色素)的报告系统,酶解后改变磁性特性的顺磁性螯合剂近来也被用于基因表达显像[155]。

3) 光学分子显像　光学显像技术也被用于分子显像。这些技术依赖于组织的光学特性(如光的吸收、反射等),并且以特定分子的荧光或生物荧光特性作为信号的来源。而显像系统是以弥散光学体层成像、表面加权成像、相阵列检测、共聚焦成像、多光子成像或活体内显微镜显微成像为基础的。近来已报道许多光学成像手段,其中一些已经被用于活体基因表达成像。除了近红外荧光成像和表面聚焦成像及双光子成像外,当前这些技术主要限于小动物实验性成像。

近来发展了一种自动熄灭近红外荧光探针,这种探针在被酶激活前仅有极低的荧光性,当被酶激活后即具有强荧光性,仅nmol的含量即可被检测到,并且在测试的浓度下没有明显的毒性。这种熄灭、去熄灭技术具有放大效应,可增加信噪比达数百倍,有望用于许多疾病相关的内源性蛋白酶显像,包括癌、炎症、心血管疾病和退行性疾病等。以这种方法对组织蛋白酶B和H的酶活性检测可以发现亚毫米大小的肿瘤。Bremer等[156]用此方法在乳腺癌研究中发现,高侵袭性肿瘤荧光信号强度高于分化良好的肿瘤。

另一种用于显示内源基因产物的光学方法是荧光蛋白。绿色荧光蛋白质(GFP)显像与近红外荧光显像相似。不同的是吸收和激发波长在可见光范围内,而且不需要给予外源荧光物质以显示表达。这种技术局限于实验动物表面结构的研究(穿透深度1~2mm)。应用感兴趣的启动子驱动GFP表达可用来对疾病的蛋白表达显像。如血管内皮生长因子(VEGF)启动子驱动GFP表达,揭示了肿瘤中VEGF是由周围的基质细胞产生,而不是由肿瘤细胞产生。应用感兴趣的启动子驱动GFP表达可用于对疾病的蛋白表达显像。

生物荧光显像是利用由荧光素酶催化的能量依赖性反应所释放的特定波长的可见光。荧光素酶利用ATP提供能量将其底物——荧光素氧化,生成氧合荧光素,同时释放出可检测的荧光。生物荧光显像方法已应用于证实特异性的启动子的表达、标记细胞群、指导其他显像方法进行检测,以及检测蛋白质-蛋白质相互作用。这些技术已被用于定量测定肿瘤负荷和治疗反应、免疫细胞示踪、基因转染检测。已经建立了敏感的显像系统用以定量检测表达转荧光素酶基因的少量细胞,如将携带荧光素酶基因的肿瘤细胞腹腔注射入免疫缺陷鼠,给予一定处理(如化疗或免疫治疗)后,腹腔内注射荧光素酶底物——水溶性荧光素,通过显像系统对释放的光进行收集,对光的强度赋予伪色,可以实时分析肿瘤细胞的动力学,定量分析肿瘤细胞的时空分布,以及显示对治疗的反应、优化治疗方案。生物荧光显像可以同时利用两种不同的荧光素酶对两个分子事件进行示踪,如两个细胞群的示踪、两个基因治疗载体的示踪和间接监测两个内源基因。

每种技术有其优缺点。光学分子显像技术具有微米级的空间分辨率,已经应用于分子和细胞生物学以及活体表面显像,但其应用受到光穿透组织的能力限制。核素分子显像技术敏感性高,特别适用于示踪少量标记的治疗药物及研究多药耐药或传递系统如病毒载体,但空间分辨率低。MR分子显像较核素分子显像有两个独特的优势:高的空间分辨率和可同时获取生理、解剖信息。然而,与核素技术相比,MR分子显像敏感性低数个数量级,这也是必须建立可靠的放大技术的原因。因而应根据实际情况选择合适的显像方法,也可以将两种或几种方法结合起来,以达到取长补短、相互验证的目的[157,158]。

**(2) 分子显像技术在肿瘤中的应用**

随着对肿瘤的细胞、分子生物学机制的不断探索,人们不断发现新的肿瘤特异性的分子标记,为肿瘤分子显像提供了越来越多的靶标,推动了分子显像技术在肿瘤诊断中的应用。利用这些分子标记,分子显像技术可以有效地对肿瘤进行早期发现、早期诊断、早期治疗,以及早期对治疗效果进行评估及改善治疗方案,早期预测肿瘤的复发。随着肿瘤分子生物学研究的深入,肿瘤分子显像技术必将起到越来越重要的作用。

1) 肿瘤发生与发展机制的研究　活体分子显像是非侵入性、定量地检测基因和蛋白活性的方法之一。应用不同基因表达和不同信号转导通路进行活体分子显像方法具有重要价值,它有助于理解特定基因和信号转导通路在不同疾病中的作用,阐明其在疾病不同阶段及在不同治疗干预过程中的变化和调节。内源基因的改变在肿瘤发生中起着决定性的作用,因而肿瘤细胞内源基因及其表达的显像,对于研究肿瘤的发生机制、肿瘤行为极为重要[159]。Doubrovin[160]等建立和评估了用PET对内源基因转录活性监测的方法,以PET和HSV1-tk/GFP双报告基因成功地对p53基因依赖的转录激活显像。肿瘤血管生成已成为癌症治疗的一个重要靶标,肿瘤血管的发生、维持和破坏的机制已成为研究热点。用分子显像技术来研究肿瘤血管生成机制的例子之一是 VEGF 启动子驱动 GFP 表达活体显像,通过分子显像可以观察到 GFP 是由基质细胞而不是肿瘤细胞表达的,提示肿瘤微环境可以强烈激活 VEGF 启动子活性,表明基质细胞在肿瘤血管生成中起重要作用。已有研究证实,分子显像技术可成功对蛋白质的相互作用显像[161,162]。

2)肿瘤的早期检测 分子显像技术的优势之一就是可以对肿瘤相关的早期分子改变进行检测,从而达到对肿瘤早期诊断的目的,甚至在症状表现之前(亚临床期)。而且,由于其高敏感性,可以发现一些常规方法难以发现的微小病灶。其中 PET 在这方面取得了显著的效果。PET 是一种高敏感的非侵入性显像技术,非常适合于临床前期、临床期癌的生物学显像。已经用于多种不同的恶性肿瘤,如头颈部癌、黑色素瘤、结直肠癌、肺癌、乳腺癌和淋巴瘤等。PET 诊断的准确率较传统的方法高 8%~43%。与 CT、MRI 等技术相比,PET 的一个独特优势是可检测肿瘤的生物活性。对肿瘤放化疗后的残余病灶是否有肿瘤细胞存活,CT 和 MRI 通常需要 3 个月的随访才能确定,但通过检测葡萄糖代谢的降低与否,PET 在治疗后 3 天就可以得出结果。对全身用 FDG 行 PET 可以一次检查所有器官系统的糖代谢,改善癌症的检查和分期,选择治疗方案,评估治疗反应。联合应用质子磁共振波谱(MRS)与 MRI,通过 MRS 提供代谢信息结合 MRI 提供的解剖信息,可以显著改善对前列腺癌的定位、范围、囊外扩展以及癌的侵袭性。光学分子显像方法,尤其是近红外荧光显像,通过使用熄灭、去熄灭技术检测特定蛋白酶,已证实可有效地检测肿瘤微小病变。在肿瘤移植模型中,可以检测到直径 <0.3 mm 的乳腺癌[163-165]。

3)肿瘤的治疗显像 分子显像可以用于肿瘤的治疗显像,了解治疗反应,及时调整治疗方案,以达到最佳的治疗效果。

基因转染和表达显像:通过向肿瘤细胞导入正常基因或治疗基因以取代癌基因或补充抑癌基因,从而达到治疗目的。越来越多的基因治疗已经进入临床试验。分子显像技术的应用可提供转染载体位置信息,基因转染和表达的范围、数量,以评估基因表达的结果。HSV-tk 是常用的抗肿瘤自杀基因,它通过将非毒性的前体药物转化为毒性的抗癌药物,达到杀灭肿瘤细胞的目的。在这方面已有许多研究,常用的方法是用放射性氟标记的前体药物对 HSV-tk 表达显像,通过核素显像技术如 PET 对其放射性进行分析,从而获得 HSV-tk 分布、表达情况的信息。

药物治疗显像:分子显像技术可用作探测治疗性药物所针对的特异性分子靶标,如酶、受体或信号转导通路,以此对药物疗效作出评价。传统的治疗方案,通常需要一段相当长时间的观察之后,才能确定药物有效与否。而分子显像技术,通过对分子水平改变的探测,可明显地缩短观察时间,有助于早期评估药物疗效、及时调整治疗方案、改善治疗,从而降低风险和减少费用。分子显像技术对新药开发也有独特的价值,有助于理解新开发的治疗药物的传递障碍,确定新开发药物的药代动力学和药效学。

由于个体之间的差异,分子显像技术还有助于根据不同的个体情况,及时调整治疗方案,达到个体化治疗的效果。为了有效地提高抗肿瘤治疗疗效,有必要建立相应的评估疗效的分子显像技术[166]。

目前促进肿瘤细胞凋亡被认为是治疗癌症一种有效的策略。随着相关药物的发展,迫切需要一种非侵入性显像方法以快速、动态地监测细胞凋亡水平和验证药物治疗的效果。有研究证实,应用近红外荧光染料标记的膜联蛋白 V(annexin V)和 $^{99m}Tc$ 标记的膜联蛋白达到此目的,其中前者采用的近红外荧光显像方法可半定量地评估细胞凋亡水平。这一方法可以评估药物治疗的效果[167,168]。

随着抗肿瘤血管生成药物的应用,如基质金属蛋白酶抑制剂等,相应的评估其效果的分子显像方法也在研究之中。近红外荧光基质金属蛋白底物可有效地直接显像基质金属蛋白酶抑制剂的效果。用血管靶向分子显像技术对特异的血管受体表达显像,可以对患者进行选择及指导血管靶向治疗,达到个体化治疗,获得最大疗效,减少不良反应[169]。

4)预测转移风险及预后评估 分子显像技术利用与肿瘤转移相关的分子标记如 Met 表达的分子显像,用以预测转移风险。Met 是一种受体蛋白酪氨酸激酶,在大多数实体瘤均有异常表达,且与患者的临床预后不良相关。肿瘤的 Met 表达显像可作为一种转移风险分层的原型[170]。

### (3)肿瘤分子显像与分子诊断

肿瘤的分子诊断与分子显像之间是一种相互促进的关系。肿瘤分子诊断研究不断发现新的肿瘤特异性的分子改变,为肿瘤分子显像提供了前提和条件;而分子显像技术可以对肿瘤发生的分子基础显像,有助于理解肿瘤的发生机制和探测肿瘤特异性的分子。分子诊断研究所开发的可用于分子显像的分子改变主要有:①特定的基因或染色体改变,如癌基因的激活,抑癌基因、肿瘤转移抑制基因的失活或缺失,基因表达活性的变化等;②细胞酶学改变,如组织蛋白酶、基质金属蛋白酶、凋亡蛋白酶、己糖激酶、β-半乳糖苷酶等;③细胞表面的结构如受体、通道、黏附分子;④细胞内的特殊物质如黑色素等。这些分子标记都可以用于分子显像,以对肿瘤进行筛查、诊断、鉴别诊断、评估等。分子显像技术已经用于活体研究基因的传递、肿瘤细胞示踪、肿瘤的早期诊断和鉴别诊断、药物疗效评估及预后分析等。而且,随着显像系统分辨率和对比药剂特异性的不断改善,以及更多、更特异的肿瘤细胞标记、分子探针、配体的开发,分子显像在肿瘤研究中的作用将更大。

## 19.9 问题与展望

肿瘤标记在肿瘤诊断中发挥重要作用,不断涌现的新技术手段提供了大量的分子标记。随着分子生物学、细胞生物学技术,特别是基因组学、蛋白质组学以及近来发展的代谢组学技术的进展,对肿瘤发生与发展机制的进一步了解,为肿瘤标记的发展带来了前所未有的机遇。但迄今为止,除了少数几个经典的标记(AFP、CEA、PSA 等)的临床意义经过大规模临床验证外,极为特异的、能够帮助作出明确诊断的分子标记依然很少。仅有为数不多的几个标记在临床试验中进行了深入研究,并证实有可能广泛应用于临床。

以下几点值得关注:①分子标记原本并不包含功能方面的含义,但随着科学的不断进展,人类对分子标记的了解越来越多,包括其结构、生化性质、生物学功能及相关作用途径等。这些信息的获得使人们必须重新思考生物标记的功能,特别是其在靶向治疗中的可能地位。②从标记发现与应用的角度而言,如何使更多的患者从中受益,获取临床组织样品的方法,减少检验耗费,以及相应的计算方法学的完善等都是必须考虑的问题。标记可在组织和体液中(血清、尿液、胆汁等)检测。体液(特别是血和尿液)检测易于被临床患者接受,对转移复发可能性的"预测"或"早期诊断"更加重要,应该作为将来的重点。血浆或血清 DNA 及其遗传学异常的预后意义是另一值得重视的方向。③分子标签(基因或蛋白表达谱)为从全基因组水平描绘新的预测指标提供了新的途径。基因/蛋白序列分析、基因/蛋白表达谱、免疫组织化学和免疫测定等技术联合应用是一新的方向,更有利于候选预测标记临床应用价值的评价。当然,费用及耗时仍是一个需要解决的问题。对这种有希望的技术,尚需严格临床设计的大规模研究及应用已知指标进行调整,并进行妥善验证。④分子诊断、分子分型、分子预测基础上的个体化治疗是 21 世纪肿瘤研究值得关注的方向。

(钦伦秀)

## 主要参考文献

[1] Dalton WS, Friend SH. Cancer biomarkers — an invitation to the table. Science, 2006,312:1165-1168.

[2] Ludwig JA, Weinstein JN. Biomarkers in cancer staging, prognosis and treatment selection. Nat Rev Cancer, 2005,5:845-856.

[3] International Germ Cell Cancer Collaborative Group. International germ cell consensus classification: a prognostic factor-based staging system for metastatic germ cell cancers. J Clin Oncol, 1997,15:594-603.

[4] Bidart JM, Thuillier F, Gugereau C, et al. Kinetics of serum tumor marker concentrations and usefulness in clinical monitoring. Clin Chem, 1999, 45:1695-1707.

[5] Srinivas PR, Verma M, Zhao YM, et al. Proteomics for cancer biomarker discovery. Clin Chem, 2002,48:1160-1169.

[6] Macgregor PF, Squire JA. Application of microarrays to the analysis of gene expression in cancer. Clin Chem, 2002,48:1170-1177.

[7] Ziegler A, Zangemeister-Wittke U, Stahel RA. Circulating DNA: a new diagnostic gold mine? Cancer Treat Rev, 2002, 28:255-271.

[8] Jahr S, Hentze H, Englisch S, et al. DNA fragments in the blood plasma of cancer patients: quantitations and evidence for their origin from apoptotic and necrotic and necrotic cells. Cancer Res, 2001, 61:1659-1665.

[9] Anker P, Lyautey J, Lederrey C, et al. Circulating nucleic acids in plasma or serum. Clin Chim Acta, 2001, 313:143-146.

[10] Chan KC, Lo YM. Circulating nucleic acids as a tumor marker. Histol Histopathol, 2002,17:937-943.

[11] Hammond ME, Taube SE. Issues and barriers to development of clinically useful tumor markers: a development pathway proposal. Semin Oncol, 2002,29:213-221.

[12] Sargent D, Allegra C. Issues in clinical trial design for tumor marker studies. Semin Oncol, 2002,29:222-230.

[13] Canil CM, Tannock IF. Doctor's dilemma: incorporating tumor markers into clinical decision-making. Semin Oncol, 2002, 29:286-293.

[14] Taketa K. α-fetoprotein: re-evaluation in hepatology. Hepatology, 1990, 12:1420-1432.

[15] Trevisani F, D'Intino PE, Morselli-Labate AM, et al. Serum alpha-fetoprotein for diagnosis of hepatocellular carcinoma in patients with chronic liver disease: influence of HBsAg and anti-HCV status. J Hepatol, 2001,34:570-575.

[16] Zhang BH, Yang BH, Tang ZY. Randomized controlled trial of screening for hepatocellular carcinoma. J Cancer Res Clin Oncol, 2004, 130:417-422.

[17] Bruix J, Sherman M. Management of hepatocellular carcinoma. Hepatology, 2005,42:1208-1236.

[18] Tangkijvanich P, Anukulkarnkusol N, Suwangool P, et al. Clinical characteristics and prognosis of hepatocellular carcinoma: analysis based on serum alpha-fetoprotein levels. J Clin Gastroenterol, 2000, 31:302-308.

[19] Ando E, Tanaka M, Yamashita F, et al. Diagnostic clues for recurrent hepatocellular carcinoma: comparison of tumour markers and imaging studies. Eur J Gastroenterol Hepatol, 2003, 15:641-648.

[20] Ijichi M, Takayama T, Matsumura M, et al. Alpha-fetoprotein mRNA in the circulation as a predictor of postsurgical recurrence of hepatocellular carcinoma: a prospective study. Hepatology, 2002, 35:853-860.

[21] Gross-Goupil M, Saffroy R, Azoulay D, et al. Real-time quantification of AFP mRNA to assess hematogenous dissemination after transarterial chemoembolization of hepatocellular carcinoma. Ann Surg, 2003, 238:241-248.

[22] Witzigmann H, Geissler F, Benedix F, et al. Prospective evaluation of circulating hepatocytes by alpha-fetoprotein messenger RNA in patients with hepatocellular carcinoma. Surgery, 2002, 131:34-43.

[23] Yamashita K, Taketa K, Nishi S, et al. Sugar chains of human cord serum α-fetoprotein: characteristics of N-linked sugar chains of glycoproteins produced in human liver and hepatocellular carcinomas. Cancer Res, 1993, 53:2970-2975.

[24] 殷正丰. 甲胎蛋白异质体作为肝癌标记的临床应用. 实用肿瘤杂志, 2004,10:1-4.

[25] Tu ZX, Yin ZF, Wu MC. Prospective study on the diagnosis of hepatocellular carcinoma by using alpha-fetoprotein reactive to lentil lectin. Chin Med Sci J, 2002,7:191-195.

[26] Sato Y, Nakata K, Kato Y, et al. Early recognition of hepatocellular carcinoma

based on altered profiles of alpha-fetoprotein. N Engl J Med, 1993, 328:1802-1806.

[27] Shiraki K, Takase K, Tameda Y, et al. A clinical study of lectin-reactive alpha-fetoprotein as a newly indicator of hepatocellular carcinoma in the follow-up of cirrhotic patients. Hepatology, 1995, 22:802-807.

[28] Yamashita F, Tanaka M, Satomura S, et al. Prognostic significance of lens culinaris agglutinin A-reactive alpha-fetoprotein in small hepatocellular carcinomas. Gastroenterology, 1996, 111:996-1001.

[29] Moriwaki H, Yasuda I, Shiratori Y, et al. Deletion of serum lectin-reactive alpha-fetoprotein by acyclic retinoid: a potent biomarker in the chemoprevention of second primary hepatoma. Clin Cancer Res, 1997, 3:727-731.

[30] Oka H, Saito A, Ito K, et al. Multicenter prospective analysis of newly diagnosed hepatocellular carcinoma with respect to the percentage of lens culinaris agglutinin-reactive alpha-fetoprotein. J Gastroenterol Hepatol, 2001, 16:1378-1383.

[31] Yoshida S, Kurokohchi K, Arima K, et al. Clinical significance of lens culinaris agglutinin-reactive fraction of serum alpha-fetoprotein in patients with hepatocellular carcinoma. Int J Oncol, 2002, 20:305-309.

[32] Okuda K, Tanaka M, Kanazawa N, et al. Evaluation of curability and prediction of prognosis after surgical treatment for hepatocellular carcinoma by lens culinaris agglutinin-reactive alpha-fetroprotein. Int J Cancer, 1999, 14:265-271.

[33] Gold P, Freedman SO. Specific carcinoembryonic antigens of the human digestive system. J Exp Med, 1965, 122:467-481.

[34] Boucher D, Cournoyer D, Stanners CP, et al. Studies on the control of gene expression of the carcinoembryonic antigen family in human tissue. Cancer Res, 1989, 49:847-852.

[35] Thomas P, Toth CA, Saini KS, et al. The structure, metabolism and function of the carcinoembryonic antigen gene family. Biochim Biophys Acta, 1990, 1032:177-189.

[36] Maxwell P. Carcinoembryonic antigen: cell adhesion molecule and useful diagnostic marker. Br J Biomed Sci, 1999, 56:209-214.

[37] Duffy MJ. Carcinoembryonic antigen as a marker for colorectal cancer: is it clinically useful? Clin Chem, 2001, 47:624-630.

[38] Grem J. The prognostic importance of tumor markers in adenocarcinomas of the gastrointestinal tract. Curr Opin Oncol, 1997, 9:380-387.

[39] Compton C, Fenoglio-Preiser CM, Pettigrew N, et al. American joint committee on cancer prognostic factors consensus conference: colorectal working group. Cancer, 2000, 88:1739-1757.

[40] Compton CC, Fielding LP, Burgart IJ, et al. Prognostic factors in colorectal cancer. Arch Pathol Lab Med, 2000, 124:979-994.

[41] Watine J, Miedouge M, Friedberg B. Carcinoembryonic antigen as an independent prognostic factor of recurrence and survival in patients resected for colorectal liver metastases: a systematic review. Dis Colon Rectum, 2001, 44:1791-1799.

[42] Ishida H, Yoshinaga K, Gonda T, et al. Biliary carcinoembryonic antigen levels can predict metachronous liver metastasis of colorectal cancer. Anticancer Res, 2000, 20:523-526.

[43] Macdonald JS. Carcinoembryonic antigen screening: pros and cons. Semin Oncol, 1999, 26:556-560.

[44] American Society of Clinical Oncology. Clinical practice guidelines for the use of tumor markers in breast and colorectal cancer. J Clin Oncol, 1996, 14:2843-2877.

[45] Fakih MG, Padmanabhan A. CEA monitoring in colorectal cancer. What you should know. Oncology, 2006, 20:579-587.

[46] Berman JM, Cheung R, Weinberg DS. Surveillance after colorectal cancer resection. Lancet, 2000, 355:395-399.

[47] Uchikura K, Ueno S, Takao S, et al. Perioperative detection of circulating cancer cells in patients with colorectal hepatic metastases. Hepatogastroenterology, 2002, 49:1611-1614.

[48] Bessa X, Elizalde JI, Boix L, et al. Lack of prognostic influence of circulating tumor cells in peripheral blood of patients with colorectal cancer. Gastroenterology, 2001, 120:1084-1092.

[49] Kodera Y, Nakanishi H, Ito S, et al. Quantitative detection of disseminated free cancer cells in peritoneal washes with real-time reverse transcriptase-polymerase chain reaction: a sensitive predictor of outcome for patients with gastric carcinoma. Ann Surg, 2002, 235:499-506.

[50] Ueno H, Yoshida K, Hirai T, et al. Quantitative detection of carcinoembryonic antigen messenger RNA in the peritoneal cavity of gastric cancer patients by real-time quantitative reverse transcription polymerase chain reaction. Anticancer Res, 2003, 23:1701-1708.

[51] Wang MC, Valenzuela LA, Murphy GP, et al. Purification of a human prostate specific antigen. Invest Urol, 1979, 17:159-163.

[52] Stamey TA, Yang N, Hay AR, et al. Prostate specific antigen as a serum marker for adenocarcinoma of the prostate. N Engl J Med, 1987, 317:909-916.

[53] Small EJ, Roach M. Prostate-specific antigen in prostate cancer: a case study in the development of a tumor marker to monitor recurrence and assess response. Semin Oncol, 2002, 29:264-273.

[54] Ornstein DK, Pruthi RS. Prostate-specific antigen. Exp Opin Pharmacother, 2000, 1:1399-1411.

[55] Balk SP, Ko YJ, Bubley GJ. Biology of prostate-specific antigen. J Clin Oncol, 2003, 21:383-391.

[56] Brawer MK. Prostate-specific antigen: current status. CA Cancer J Clin, 1999, 49:264-281.

[57] Jain S, Bhojwani AG, Mellon JK. Improving the utility of prostate specific antigen(PSA) in the diagnosis of prostate cancer: the use of PSA derivatives and novel markers. Postgrad Med J, 2002, 78:646-650.

[58] Smith DS, Catalona WJ. Rate of change in serum prostate-specific antigen levels as a method for prostate cancer detection. J Urol, 1994, 152:1163-1167.

[59] Lin DW, Gold MH, Ransom S, et al. Transition zone prostate specific antigen density: lack of use in prediction of prostatic carcinoma. J Urol, 1998, 160:77-82.

[60] Catalona WJ, Southwick PC, Slawin KM, et al. Comparison of percent free PSA, PSA density and age-specific PSA cutoffs for prostate cancer detection and staging. Urology, 2000, 56:255-260.

[61] Brawer MK. Clinical usefulness of assays for complexed prostate-specific antigen. Urol Clin North Am, 2002, 29:193-203.

[62] Smith DS, Catalona WJ, Herschman JD. Longitudinal screening or prostate cancer with prostate-specific antigen. JAMA, 1996, 276:1309-1315.

[63] Potosky AL, Harlan LC, Stanford JL, et al. Prostate cancer practice patterns and quality of life: the prostate cancer outcomes study. J Natl Cancer Inst, 1999, 91:1719-1724.

[64] Little B, Young M. How to use PSA to screen for prostate cancer. Int J Clin Pract, 2003, 57:40-42.

[65] Schroder FH, van Deok I, de Konging HJ, et al. Prostate cancer detection at low prostate-specific antigen. J Urol, 2000, 163:806-812.

[66] Hankey BF, Feuer EJ, Clegg LX, et al. Cancer surveillance series: interpreting trends in prostate cancer I: evidence of the effects of screening in recent prostate cancer incidence, mortality and survival rates. J Natl Cancer Inst, 1999, 91:1017-1024.

[67] Partin AW, Kattan MW, Subong EN, et al. Combination of prostate-specific antigen, clinical stage and Gleason score to predict pathological stage of localized prostate cancer. A multi-institutional update. JAMA, 1997, 277:1445-1451.

[68] Bast RC, Ravdin P, Hayes DF, et al. 2000 Update of recommendations for the use of tumor markers in breast and colorectal cancer: clinical practice guidelines of the American Society of Clinical Oncology. J Clin Oncol, 2001, 19:1865-1878.

[69] Sturgeon C. Practice guidelines for tumor marker use in the clinic. Clin Chem, 2002, 48:1151-1159.

[70] Hayes DF, Bast RC, Desch CE, et al. Tumor marker utility grading system: a framework to evaluate clinical utility of tumor markers. J Natl Cancer Inst, 1996, 88:1456-1466.

[71] Yamauchi H, Stearns V, Hayes DF. When is a tumor marker ready for prime time? A case study of c-erbB-2 as a predictive factor in breast cancer. J Clin Oncol, 2001, 19:2334-2356.

[72] Aburatani H. Discovery of a new biomarker for gastroenterological cancers. J Gastroenterol, 2005, 40:1-6.

[73] Chang YC, Ho CL, Chen HH, et al. Molecular diagnosis of primary liver cancer by microsatellite DNA analysis in the serum. Br J Cancer, 2002, 87:1449-1453.

[74] Zhang LH, Qin LX, Ma ZC, et al. Allelic imbalance regions on chromosomes 8p, 17p and 19p related to metastasis of hepatocellular carcinoma: comparison between matched primary and metastatic lesions in 22 patients by genome-wide microsatellite analysis. J Cancer Res Clin Oncol, 2003, 129:279-286.

[75] Ren N, Qin LX, Tu H, et al. The prognostic value of circulating plasma DNA level and its allelic imbalance on chromosome 8p in patients with hepatocellular carcinoma. J Cancer Res Clin Oncol, 2006, 132:399-407.

[76] Steven A. Gene-promoter hypermethylation as a biomarker in lung cancer. Nat Rev Cancer, 2004, 4:1-11.

[77] Wong IH, Zhang J, Lai PB, et al. Quantitative analysis of tumor-derived methylated P16$^{ink4a}$ sequences in plasma, serum, and blood cells of hepatocellular carcinoma patients. Clin Cancer Res, 2003, 9:1047-1052.

[78] Huang Z, Wen Y, Shandilya R, et al. High throughput detection of M6P/IGF2R intronic hypermethylation and LOH in ovarian cancer. Nucl Acids Res, 2006, 34:555-563.

[79] Lo YM. Quantitative analysis of Epstein-Barr virus DNA in plasma and serum: applications to tumor detection and monitoring. Ann N Y Acad Sci, 2001, 945:68-72.

[80] Jeronimo C, Nomoto S, Caballero OL, et al. Mitochondrial mutations in early stage prostate cancer and bodily fluids. Oncogene, 2001, 20:5195-5198.

[81] Meeker AK, Hicks JL, Iacobuzio-Donahue CA, et al. Telomere length abnormalities occur early in the initiation of epithelial carcinogenesis. Clin Cancer Res, 2004, 10:3317-3326.

[82] Calin GA, Croce CM. MicroRNAs and chromosomal abnormalities in cancer

cells. Oncogene, 2006,25:6202-6210.
[83] Esquela-Kerscher A and Slack FT. Oncomirs-microRNAs with a role in cancer. Nat Rev Cancer, 2006,6:259-269.
[84] Budhu A, Jia HL, Forgues M, et al. Identification of metastasis-related microRNAs in hepatocellular carcinoma. Hepatology, 2008, 47: 897-907.
[85] Miles AK, Matharoo-Ball B, Li G. The identification of human tumour antigens: current status and future developments. Cancer Immunol Immunother, 2006,55:996-1003.
[86] Emanuel FP, Claudio. The blood peptidome: a higher dimension of information content for cancer biomarker discovery. Nat Rev Cancer, 2006, 6: 961-967.
[87] Richard R, Drake E, Ellen S, et al. Lectin capture strategies combined with mass spectrometry for the discovery of serum glycoprotein biomarkers. Mol Cell Proteomics, 2006, 5:1957-1967.
[88] Krueger K, Srivastava S. Posttranslational protein modifications: current implications for cancer detection, prevention, and therapeutics. Mol Cell Proteomics, 2006,5:1799-1810.
[89] Wulfkuhle JD, Liotta LA, Petricoin EF. Proteomics applications for the early detection of cancer. Nat Rev Cancer, 2003,3:267-275.
[90] Dorai T, Sawczuk IS, Pastorek J, et al. The role of carbonic anhydrase IX overexpression in kidney cancer. Eur J Cancer, 2005, 41:2935-2947.
[91] van't Veer LJ, Paik S, Hayes DF. Gene expression profiling of breast cancer: a new tumor marker. J Clin Oncol, 2005,23:1631-1635.
[92] Chignard N, Beretta L. Proteomics for hepatocellular carcinoma marker discovery. Gastroenterology, 2004,127:S120-S125.
[93] Sanchez-Carbayo M. Use of high-throughput DNA microarrays to identify biomarkers for bladder cancer. Clin Chem, 2003,49:23-31.
[94] Wufkuhle JD, liotta LA, Petricoin EF. Proteomic applications for the early detection of cancer. Nat Rev Cancer, 2003,3:267-275.
[95] Mok SC, Chao J, Skates S, et al. Prostasin, a potential serum marker for ovarian cancer: identification through microarray technology. J Natl Cancer Inst, 2001, 93:1458-1464.
[96] Rubin MA, Zhou M, Dhanasekaran SM, et al. Alpha-methylacyl coenzyme: a racemase as a tissue biomarker for prostate cancer. JAMA, 2002, 287: 1662-1670.
[97] Golub TR, Slonim DK, Tamayo P, et al. Molecular classification of cancer: class discovery and class prediction by gene expression monitoring. Science, 1999, 286:531-537.
[98] Alizadeh AA, Eisen MB, Davis RE, et al. Distinct types of diffuse large B-cell lymphoma identified by gene expression profiling. Nature, 2000, 403: 503-511.
[99] van't Veer LJ, Dai H, van de Vijver MJ, et al. Gene expression profiling predicts clinical outcome of breast cancer. Nature, 2002, 415:530-536.
[100] Jia HL, Ye QH, Qin LX, et al. Gene expression profiling reveals potential biomarkers of human hepatocellular carcinoma. Clin Cancer Res, 2007,13: 1133-1139.
[101] Llovet JM, Chen Y, Wurmbach E, et al. A molecular signature to discriminate dysplastic nodules from early hepatocellular carcinoma in HCV cirrhosis. Gastroenterology, 2006,131:1758-1767.
[102] Ye QH, Qin LX, Forgues M, et al. Predicting hepatitis B virus-positive metastatic hepatocellular carcinoma using gene expression profiling and supervised machine learning. Nat Med, 2003, 9: 416-423.
[103] Budhu A, Forgues M, Ye QH, et al. Prediction of venous metastases, recurrence, and prognosis in hepatocellular carcinoma based on a unique immune response signature of the liver microenvironment. Cancer Cell, 2006, 10: 99-111.
[104] Feng JT, Liu YK, Song HY, et al. Heat-shock protein 27: a potential biomarker for hepatocellular carcinoma identified by serum proteome analysis. Proteomics, 2005,5:4581-4588.
[105] Ding SJ, Li Y, Tan YX, et al. From proteomic analysis to clinical significance: overexpression of cytokeratin 19 correlates with hepatocellular carcinoma metastasis. Mol Cell Proteomics, 2004,3:73-81.
[106] Kinzler KW, Vogelstein B. Cancer-susceptibility genes. Gatekeepers and caretakers. Nature, 1997, 386, 761-763.
[107] Travis LB, Rabkin CS, Brown LM, et al. Cancer survivorship — genetic susceptibility and second primary cancers: research strategies and recommendations. J Natl Cancer Inst, 2006,98:15-25.
[108] Medeiros LJ, Carr J. Overview of the role of molecular methods in the diagnosis of malignant lymphomas. Arch Pathol Lab Med,1999, 123: 1189-1207.
[109] Kutach LS, Bolshakov S, Ananthaswamy HN. Detection of mutations and polymorphisms in the p53 tumor suppressor gene by single-strand conformation polymorphism analysis. Electrophoresis, 1999, 20: 1204-1210.
[110] Wikman FP, Lu ML, Thykjaer T, et al. Evaluation of the performance of a p53 sequencing microarray chip using 140 previously sequenced bladder tumor samples. Clin Chem, 2000, 46: 1555-1561.
[111] Costell JF, Fruhwald MC, Smiraglia DJ, et al. Aberrant CpG-island methylation has nonrandom and tumor-type-specific patterns. Nat Genet, 2000,24: 132-138.
[112] Plass C. Cancer epigenomics. Human Mol Genet, 2002, 11: 2479-2488.

[113] Tycko B. Epigenetic gene silencing in cancer. J Clin Invest, 2000,105:401-407.
[114] Baylin SB and Herman JG. DNA hypermethylation in tumorigenesis: epigenetics joins genetics. Trends Genet, 2000,16:168-174.
[115] Li WG, Li QH, Tan Z. Detection of telomere damage as a result of strand breaks in telomeric and subtelomeric DNA. Electrophoresis, 2005, 26: 533-536.
[116] Tanaka T, Nagai Y, Miyazawa H, et al. Reliability of the peptide nucleic acid-locked nucleic acid polymerase chain reaction clamp-based test for epidermal growth factor receptor mutations integrated into the clinical practice for non-small cell lung cancers. Cancer Sci, 2007,98:246-252.
[117] Nagai Y, Miyazawa H, Huquns, et al. Genetic heterogeneity of the epidermal growth factor receptor in non-small cell lung cancer cell lines revealed by a rapid and sensitive detection system, the peptide nucleic acid-locked nucleic acid PCR clamp. Cancer Res. 2005,15,65:7276-7282.
[118] Petersen M, Wengel J. LNA: a versatile tool for therapeutics and genomics. Trends Biotechnol, 2003, 21: 74-81.
[119] Jain KK. Nanodiagnostics: application of nanotechnology in molecular diagnostics. Expert Rev Mol Diagn, 2003, 3: 153-161.
[120] Service RF. Materials and biology. Nanotechnology takes aim at cancer. Science, 2005,310:1132-1134.
[121] Spethmann S, Fischer C, Wagener C. Nucleic acids from intact epithelial cells as a target for stool-based molecular diagnosis of colorectal cancer. Int J Mol Med, 2004,13:451-454.
[122] Boynton KA, Summerhayes IC, Ahlquist DA, et al. DNA integrity as a potential marker for stool-based detection of colorectal cancer. Clin Chem, 2003, 49:1058-1065.
[123] Ahlquist DA, Skoletsky JE, Boynton KA, et al. Colorectal cancer screening by detection of altered human DNA in stool: feasibility of a multitarget array system. Gastroenterology, 2000, 119:1219-1227.
[124] Dong SM, Traverso G, Johnson C, et al. Detecting colorectal cancer in stool with the use of multiple genetic targets. J Natl Cancer Inst, 2001, 93: 858-865.
[125] Hedenfalk I, Ringner M, Ben-Dor A, et al. Molecular classification of familial non-BRCA1/BRCA1 breast cancer. Proc Natl Acad Sci USA,2003,100: 2532-2537.
[126] 逄锦忠,钦伦秀,任宁,等. 应用激光捕获显微切割技术对肝细胞癌8号染色体短臂杂合性缺失的研究. 中华实验外科杂志, 2006, 23:284-287.
[127] Pang JZ, Qing LX, Ren N, et al. Loss of heterozygosity at D8S298 is a predictor for long-term survival of patients with TNM stage 1 of hepatocellular carcinoma. Clin Cancer Res, 2007, 13:7363-7369.
[128] Meyer JM, Ginsburg GS. The path to personalized medicine. Curr Opin Chem Biol, 2002,6: 434-438.
[129] Seitz DE. Personalized medicine: the search for prognostic and predictive factors in colorectal cancer. J Lab Clin Med, 2003, 142: 5-6.
[130] McLeod HL. Individualized cancer therapy: molecular approaches to the prediction of tumor response. Expert Rev Anticancer Ther, 2002, 2: 113-119.
[131] Hauschild A, Egberts F, Russo P. Individualized therapy of disseminated cancer using malignant melanoma as a model. Cancer Metastasis Rev, 2006, 25:253-256.
[132] Cordon-Cardo C. Applications of molecular diagnostics: solid tumor genetics can determine clinical treatment protocols. Mod Pathol, 2001, 14: 254-257.
[133] Dyrskjot L, Thykjaer T, Kruhoffer M, et al. Identifying distinct classes of bladder carcinoma using microarrays. Nat Genet, 2003, 33: 90-96.
[134] Dematteo RP, Maki RG, Antonescu C, et al. Targeted molecular therapy for cancer: the application of STI571 to gastrointestinal stromal tumor. Curr Probl Surg, 2003, 40: 144-193.
[135] Hosch SB, Stoecklein NH, Pichlmeier U, et al. Esophageal cancer: the mode of lymphatic tumor cell spread and its prognostic significance. J Clin Oncol, 2001, 19: 1970-1975.
[136] Harbeck N, Schmitt M, Kates RE, et al. Clinical utility of urokinase-type plasminogen activator and plasminogen activator inhibitor-I determination in primary breast cancer tissue for individualized therapy concepts. Clin Breast Cancer, 2002, 3: 196-200.
[137] Harbeck N, Kates RE, Schmitt M. Clinical relevance of invasion factors urokinase-type plasminogen activator and plasminogen activator inhibitor type 1 for individualized therapy decisions in primary breast cancer is greatest when used in combination. J Clin Oncol, 2002, 20: 1000-1007.
[138] Harbeck N, Kates RE, Look MP, et al. Enhanced benefit from adjuvant chemotherapy in breast cancer patients classified high-risk according to urokinase-type plasminogen activator (uPA) and plasminogen activator inhibitor type 1 ($n = 3\,424$). Cancer Res, 2002, 62: 4617-4622.
[139] Stoehlmacher J, Lenz HJ. Implications of genetic testing in the management of colorectal cancer. Am J Pharmacogenomics, 2003, 3: 73-88.
[140] Kudoh K, Takano M, Koshikawa T, et al. Gains of 1q21-22 and 13q12-14 are potential indicators for resistance to cisplatin-based chemotherapy in ovarian cancer patients. Clin Cancer Res, 1999,5: 2526-2531.
[141] Yoshida K, Tanabe K, Ueno H, et al. Future prospects of personalized

chemotherapy in gastric cancer patients: results of a prospective randomized pilot study. Gastric Cancer, 2003, 6 (suppl 1): 82-89.

[142] Relling MV, Dervieux T. Pharmacogenetics and cancer therapy. Nat Rev Cancer, 2001, 1: 99-108.

[143] Ross JS, Ginsburg GS. Integration of molecular diagnostics with therapeutics: implications for drug discovery and patient care. Expert Rev Mol Diagn, 2002, 2: 531-541.

[144] Joensuu H, Roberts PJ, Sarlomo-Rikala M, et al. Effect of the tyrosine kinase inhibitor STI571 in a patient with a metastatic gastrointestinal stromal tumor. N Engl J Med, 2001, 344: 1052-1056.

[145] van Oosterom AT, Judson I, Verweij J, et al. Safety and efficacy of imatinib (STI571) in metastatic gastrointestinal stromal tumours: a phase I study. Lancet, 2001, 358: 1421-1423.

[146] Demetri GD, von Mehren M, Blanke CD, et al. Efficacy and safety of imatinib mesylate in advanced gastrointestinal stromal tumors. N Engl J Med, 2002, 347: 472-480.

[147] Weissleder R, Mahmood U. Molecular imaging. Radiology, 2001, 219: 316-333.

[148] Heckl S, Debus J, Jenne J, et al. CNN-Gd$^{(3+)}$ enables cell nucleus molecular imaging of prostate cancer cells: the last 600 nm. Cancer Res, 2002, 62: 7018-7024.

[149] Tsukamoto E, Ochi S. PET/CT today: system and its impact on cancer diagnosis. Ann Nucl Med, 2006, 20: 255-267.

[150] Israel O, Kuten A. Early detection of cancer recurrence: $^{18}$F-FDG PET/CT can make a difference in diagnosis and patient care. J Nucl Med, 2007, 48: 28S-35S.

[151] Devaraj A, Cook GJ, Hansell DM. PET/CT in non-small cell lung cancer staging — promises and problems. Clin Radiol, 2007, 62: 97-108.

[152] Ntziachristos V, Tung CH, Bremer C, et al. Fluorescence molecular tomography resolves protease activity *in vivo*. Nat Med, 2002, 8: 757-760.

[153] Luker GD, Sharma V, Pica CM, et al. Molecular imaging of protein-protein interactions: controlled expression of p53 and large T-antigen fusion proteins *in vivo*. Cancer Res, 2003, 63: 1780-1788.

[154] Gambhir SS. Molecular imaging of cancer with positron emission tomography. Nat Rev Cancer, 2002, 2: 683-693.

[155] Louie AY, Huber MM, Ahrens ET, et al. *In vivo* visualization of gene expression using magnetic resonance imaging. Nat Biotechnol, 2000, 18: 321-325.

[156] Bremer C, Tung CH, Bogdanov AJ, et al. Imaging of differential protease expression in breast cancers for detection of aggressive tumor phenotypes. Radiology, 2002, 222: 814-818.

[157] Ray P, Wu AM, Gambhir SS. Optical bioluminescence and positron emission tomography imaging of a novel fusion reporter gene in tumor xenografts of living mice. Cancer Res, 2003, 63: 1160-1165.

[158] Luker GD, Sharma V, Pica CM, et al. Noninvasive imaging of protein-protein interactions in living animals. Proc Natl Acad Sci USA, 2002, 99: 6961-6966.

[159] Blasberg R. PET imaging of gene expression. Eur J Cancer, 2002, 38: 2137-2146.

[160] Doubrovin M, Ponomarev V, Beresten T, et al. Imaging transcriptional regulation of p53-dependent genes with positron emission tomography *in vivo*. Proc Natl Acad Sci USA, 2001, 98: 9300-9305.

[161] Paulmurugan R, Umezawa Y, Gambhir SS. Noninvasive imaging of protein-protein interactions in living subjects by using reporter protein complementation and reconstitution strategies. Proc Natl Acad Sci USA, 2002, 99: 15608-15613.

[162] Ray P, Pimenta H, Paulmurugan R, et al. Noninvasive quantitative imaging of protein-protein interactions in living subjects. Proc Natl Acad Sci USA, 2002, 99: 3105-3110.

[163] Gambhir SS. Molecular imaging of cancer with positron emission tomography. Nat Rev Cancer, 2002, 2: 683-693.

[164] Phelps ME. Positron emission tomography provides molecular imaging of biological processes. Proc Natl Acad Sci USA, 2000, 97: 9226-9233.

[165] Potter K. Magnetic resonance microscopy approaches to molecular imaging: sensitivity vs specificity. J Cell Biochem, 2002, 39(suppl): 147-153.

[166] Nelson SJ, Graves E, Pirzkall A, et al. *In vivo* molecular imaging for planning radiation therapy of gliomas: an application of 1H MRSI. J Magn Reson Imaging, 2002, 16: 464-476.

[167] Petrovsky A, Schellenberger E, Josephson L, et al. Near-infrared fluorescent imaging of tumor apoptosis. Cancer Res, 2003, 63: 1936-1942.

[168] Laxman B, Hall DE, Bhojani MS, et al. Noninvasive real-time imaging of apoptosis. Proc Natl Acad Sci USA, 2002, 99: 16551-16555.

[169] Jayson GC, Zweit J, Jackson A, et al. Molecular imaging and biological evaluation of HuMV833 anti-VEGF antibody: implications for trial design of antiangiogenic antibodies. J Natl Cancer Inst, 2002, 94: 1484-1493.

[170] Shaharabany M, Abramovitch R, Kushnir T, et al. *In vivo* molecular imaging of met tyrosine kinase growth factor receptor activity in normal organs and breast tumors. Cancer Res, 2001, 61: 4873-4878.

# 20 肿瘤的影像学诊断

20.1 概述
20.2 肿瘤的影像学检查方法和技术
　20.2.1 肿瘤的 X 线检查
　20.2.2 肿瘤的 CT 检查
　20.2.3 肿瘤的 MRI 检查
20.3 肿瘤的影像学诊断与临床应用
　20.3.1 神经系统肿瘤
　20.3.2 眼耳鼻喉肿瘤
　20.3.3 胸部肿瘤
　20.3.4 肝、胆、胰、脾肿瘤
　20.3.5 胃肠道肿瘤
　20.3.6 泌尿道肿瘤
　20.3.7 妇科肿瘤
　20.3.8 软组织与骨骼系统肿瘤
20.4 超声医学在肿瘤诊断中的应用
　20.4.1 超声医学的发展
　20.4.2 目前临床常用的超声技术
　20.4.3 超声检查前的准备
　20.4.4 超声检查的注意事项
　20.4.5 超声检查观察的指标
　20.4.6 肿瘤常见的超声图像分类
　20.4.7 临床常见肿瘤的超声声像图特征
　20.4.8 介入性超声在肿瘤诊断中的应用
　20.4.9 展望
20.5 肿瘤的 SPECT 显像
　20.5.1 SPECT 技术进展
　20.5.2 SPECT/CT
　20.5.3 小动物 SPECT(SPECT/CT) 显像
　20.5.4 肿瘤的 SPECT 临床应用
20.6 肿瘤的 PET(PET/CT) 检查
　20.6.1 肿瘤 $^{18}$F-FDG 显像原理
　20.6.2 PET/CT 的常用定量参数
　20.6.3 PET/CT 的常见伪影
　20.6.4 PET/CT 的适应证
　20.6.5 $^{18}$F-FDG PET/CT 肿瘤显像方法
　20.6.6 PET 显像技术进展
　20.6.7 常见肿瘤的 PET/CT 显像
　20.6.8 PET(PET/CT) 在不明原发灶肿瘤探测中的应用

## 20.1 概述

自从 1895 年伦琴发现 X 线至今，放射诊断学经历了 100 多年的发展历程，特别是从 20 世纪 70 年代起，超声（US）、计算机断层扫描（CT）、磁共振显像（MRI）、单光子发射计算机断层显像（SPECT）、正电子发射断层显像（PET）相继问世以来，放射学进入了一个全新的时代，为了与传统放射学相区别，称之为现代医学影像学，两者统称为影像学。现代影像学是建立在现代高科技、计算机技术和药物学不断发展基础上的一门学科，与传统放射学相比，它对组织器官和病变的密度分辨率和组织分辨率有了很大的提高，加上具有真正含义的切面断层，避免了常规摄影不同组织相互重叠以及组织与病变相互重叠的弊端，故发现小病灶的能力大大提高，肿瘤的早期检测和定性也成为现实。不仅如此，现代影像学也从解剖学（形态学）提升到功能学和分子影像学的水平和高度。也就是说，在肿瘤形态学的基础上，甚至在形态学发生改变之前，通过微循环改变，分子微观扩散运动以及代谢改变可以早期认识肿瘤的演变发展过程，以及肿瘤治疗后的一系列改变[1-4]。

高科技和计算机技术大大促进了影像医学的发展，推动了肿瘤影像诊断的高速发展，超声、CT 和 MRI 在普及的同时，技术的更新也日新月异，时间和空间分辨率不断提高。以 CT 为例，经历了多次里程碑式的发展，如 20 世纪 80 年代 CT 机为非螺旋形，扫描速度明显受限，90 年代进入螺旋 CT 时代；扫描速度成倍增长，从 1998 年起，CT 进入了多排螺旋 CT 时代，短短的几年时间里，从 4 排、8 排、16 排、32 排到 64 排，纪录不断被打破。64 排进入临床 2 年左右，256 排 CT 机又已问世，标志着 CT 已从非螺旋 CT 到螺旋 CT 及容积 CT 扫描的时代，其扫描速度已递增了上百倍。在时间分辨率急速提高的同时，空间分辨率也有了很大提高，多种重建图像达到各向同性，实现了大范围扫描和高质量图像的完美结合，也使空腔脏器和运动器官的扫描成为现实，即 CT 的临床应用范围已涉及全身各个部位。在肿瘤领域，CT 发现早期小肿瘤的能力大大提高，肺部毫米级的小病灶以及腹部脏器 1~2 cm 的病灶，CT 的检测率已超过 80%[5-8]。MRI 已从低场、中场过渡到高场机型，近年来高场 MRI 已成为主要机型，其中 3.0 t 比例不断升高。机型代表 MRI 的硬件，加上软件的不断进步，MRI 的时间与空间分辨率也显著提升，与 CT 相比对肿瘤的早期诊断能力相仿，在某些部位更具优势。MRI 最突出的优势为形态与功能研究并重，如 MRI 的弥散成像、灌注成像以及波谱成像（MRS），可以反映组织和肿瘤的组织化学和代谢变化[1,2,9,10]。

近年来影像学特别强调形态学与功能学的结合，PET 反映功能代谢变化，CT 主要反映形态改变，两者结合，既能达到病变定位的目的，又能增加病变定性、肿瘤术前分期的准确率，肿瘤治疗后的疗效观察也是 PET/CT 的优点之一[4]。

超声的临床应用十分普及，从常规超声、彩色多普勒超声到造影增强超声，其发展十分迅速，极大地提高超声对肿瘤检出和定性能力。

肿瘤介入治疗已成为一门新兴学科，与外科手术治疗、化疗、放疗、免疫治疗等具有同样重要的地位。肿瘤介入治疗为介入影像的重要组成部分，包括介入放射学、介入超声学和介入核医学三大部分。其方法和技术也在不断发展和完善，针对不同病例可有多种选择，如血管内栓塞化疗技术（TACE）、空腔脏器内支架置放术加放疗化疗技术、放射性粒子肿瘤内植入术（内照射），肿瘤局部消融治疗（regional ablation）包括的方法很多，如射频消融（RF）、微波、电化疗、冷冻、热疗、局部乙醇注射、γ 刀等。<3~4 cm 的肿瘤，经肿瘤栓塞化疗或局部消融化疗后，大部分病例肿瘤可完全坏死，相当于内科手术切除，属微创手术。

综上所述，医学影像学已经成为肿瘤检测、术前分期、术后随访评估、肿瘤普查以及肿瘤治疗的一门重要工具，涉及全身各个领域。随着影像学的不断发展，大大促进和推动了临床肿瘤学的发展。

以下将对肿瘤的影像学检查技术，尤其是新技术，肿瘤的影像学表现、诊断、鉴别诊断，以及临床应用评估作全面而扼要的描述。多种影像学方法虽原理和技术不同，但目的相同，在诊断的临床应用部分按系统将常规 X 线、CT、MRI 放在一起讨论，超声和核医学单独叙述，肿瘤介入治疗另成一章。

## 20.2 肿瘤的影像学检查方法和技术

### 20.2.1 肿瘤的 X 线检查

X 线检查方法包括透视、摄片、体层摄影和造影检查等。透视和摄片为最基本的常规检查，在具有良好自然对比的呼吸系统和骨骼系统，病变达到一定的大小和密度改变，X 线平片即能显示其部位、大小和形态，尤其对于骨肿瘤引起的一系列骨质异常改变，平片上能清楚显示之，往往可作出定性诊断。透视和摄片操作方便、诊断迅速，是发现胸部病灶、随访观察和普查等最好的方法。在缺乏自然对比的部位，如消化系统、泌尿系统等，往往通过造影方法来显示肿瘤的部位、大小和形态[11]。

（1）透视

目前均采用高分辨率电视透视，可作为某些部位摄片的补充检查，为摄片提供一些补充资料，以弥补平片的不足，如胸片显示肺门肿块，透视转动患者可区分肿块来源于肺还是纵隔或为肺门血管，以及局限性肺气肿、膈肌的矛盾运动。常规透视设备简单，费用较省，适用于普查胸部肿瘤以及用于了解肿瘤治疗前后有无肺部转移，有利于临床合理制订治疗计划。但透视缺少影像记录，不利于以后分析对比。此外，描述和结论带有主观随意性，与检查者的经验有关，所以透视和摄片应配合使用，以发挥更好的效果。随着现代影像学技术和设备的不断发展，透视的功能已日渐淡化，胸部透视已被摄片取代，胃肠钡餐检查时透视和摄片都是必需的过程。

（2）摄片

尽管现代影像学发展很快，常规 X 线摄片仍然不可取代，但使用的设备技术以及不同部位 X 线摄片的使用频率发生了很大变化。目前，已进入数字化摄影时代，直接数字摄影已非常普遍，其空间分辨率和密度分辨率高于常规 X 线片；且可以任意调节，图像质量优于常规摄片。胃肠道造影以及血管造影均采用数字化摄影，后者称为数字减影血管造影（DSA）。数字摄影为发展方向，目前对常规 X 线摄影的一种改进和弥补方法为间接数字摄影，效果与直接数字摄影比较接近。

造影检查曾经是 X 线检查的重要内容,随超声、CT、MRI 的发展,部分造影检查已大为减少,甚至被淘汰,如神经系统的脑室、气脑造影,椎管造影,胆囊胆道造影已很少应用,以诊断为目的的血管造影,基本上被 CTA、MRA 等替代,故在本节中仅作简略介绍。

人体常规摄片位置为正、侧位。单纯正位摄片往往不够全面,故正、侧位摄片通常是必需的,必要时可加拍左、右斜位或其他位置摄片。

1)胸部摄片　正位通常取站立后前位。患者胸部紧贴暗盒,球管与胶片的距离为 2 m,尽量减少放大因素,曝光多在患者深吸气暂停呼吸时进行。摄片条件必须适中。一张质量优良的胸片上,两侧阴影对称,透过气管内气体影能清晰见到第一至第四胸椎,下部胸椎与心影重叠,不能充分显示。胸部摄片应包括下颈部、全部肺野、胸廓、横膈和肋膈角。侧位胸片分左侧位和右侧位。观察左胸病变则取左侧位。纵隔肿瘤时,可任意选用一种侧位。当摄左侧位片时,右胸病变也能看到,但放大较多而失真并稍模糊。此外还有各种斜位,如摄片时左前胸靠近 X 线片,称左前斜位,其他各种斜位依此类推。特殊位置有前弓位,即患者直立,身体后仰,肩背部靠近 X 线片,X 线从患者前方进入。这一位置可清楚显示肺尖部病变,避免锁骨和第一肋骨的重叠。前弓位还适用于检查右中叶病变。正侧位胸片是诊断肺癌的最基本检查方法,其优点是能观察胸部各种结构和全貌,但密度低的小病灶以及隐蔽部位的病灶容易被遗漏。

2)骨骼摄片　骨骼系统自然对比良好,平片对骨骼系统肿瘤显示清晰,并能显示某些肿瘤的特征性改变,为骨骼系统肿瘤的主要检查手段之一。全身骨骼除骨盆等少数例外,摄片时应摄正、侧位,必要时辅以斜位片、轴位片和切线位片。摄片时胶片应包括有关骨和关节邻近的软组织。四肢长管状骨摄片至少应包括邻近一个关节。脊柱摄片时,包括的上、下范围宜大些,以利于了解脊柱的解剖部位和肿瘤的定位。

### (3) 体层摄片

通常 X 线片上显示的为各层软组织相互重叠的复合影像,有时肿瘤被前、后正常组织阴影所掩盖而不能清晰显示。体层摄影的目的在于使体内某一选定的层面显示特别清楚,如清楚显示肿瘤病灶的层面,气管、支气管层面,从而明确病灶的详细情况,

还可显示肺门解剖,区别肺血管与肺门肿块或淋巴结肿大。由于体层摄影密度分辨率较差,致支气管壁、管内外轻微改变和淋巴结显示不如 CT 检查,且操作较复杂,体层摄影被 CT、MRI 检查所取代。近年来推出的系列动态体层和双能量减影体层优于常规体层摄影,虽不及 CT,但其价格低,射线量也低,有一定的优势。

### (4) 造影检查

神经系统、消化系统和泌尿系统与周围器官、组织缺乏自然对比,所以需要造影检查才能显示器官的轮廓和内部结构,从而显示肿瘤的部位、形态和大小。

1)消化道造影检查　一种是口服法,即钡餐造影;另一种是灌肠法,即钡灌肠造影,所用对比剂皆为医用硫酸钡。消化道钡剂检查可十分清楚地勾画出消化道轮廓和黏膜,从而显示肿瘤的部位、大小和良恶性特征。钡餐造影能整体而直观地显示消化道肿瘤并明确诊断,故目前仍为首选诊断方法。

2)泌尿道造影　是检出泌尿道肿瘤常用的检查方法,严重肝(肾)功能不全、碘过敏、多发性骨髓瘤、尿闭者为禁忌证。泌尿道造影包括静脉尿路造影、逆行肾盂造影和膀胱造影等,通过显示全尿道内腔结构而对这些脏器的肿瘤作出诊断。尿路造影能清楚显示肾盂源性肿瘤和输尿管、膀胱肿瘤,而对肾实质肿瘤,当尚未侵犯肾盂时,检出率较低,且难以鉴别良、恶性。CT 和 MRI 能清楚显示肾实质肿瘤本身,并能判断良、恶性及进行肿瘤分期。

3)血管造影　选择性血管造影是将导管插入靶血管内,在注入对比剂后快速摄片,以获得清晰、细致的血管图像。可显示其他影像学方法难以显示的较小肿瘤,了解肿瘤的动脉血管和静脉引流,以及血管侵犯和癌栓形成情况。通过分析血管形态,可帮助鉴别良、恶性肿瘤。其次,在做血管内介入治疗过程中必须做血管造影。血管造影为创伤性检查方法,可引起并发症,故在 CT、MRI 广泛应用于临床后,单纯以肿瘤诊断为目的的血管造影明显减少。

## 20.2.2　肿瘤的 CT 检查[2,5-8,12-20]

### (1) CT 成像原理和 CT 机的发展

CT 全称为 X 线计算机成像技术(X-ray computed tomography),其扫描过程是用高度准直的 X 线来扫描人体的某个部位,并围绕该部位作 360°匀速转

动。穿过人体的X线再经准直后,由探测器接受。探测器接受的大量信息经模数转换器将模拟量转换成数字量输入计算机,计算机计算出该断面上各单位体积的X线吸收值(CT值),并排列成数字矩阵;数字矩阵再经数模转换器,用黑白不同的灰阶等级在监视器荧屏上显示,这就获得该部位的横断面解剖结构图像。

CT机的基本结构包括X线发生系统、X线探测器、支架、计算机系统、图像显示和记录部分、操作控制台及必要的附属设备。随着计算机技术的不断发展和完善,CT机也在逐步更新换代。第1代CT机的X线为单射束,有单个或数个探测器,运动方向为平移加旋转,扫描时间长达数分钟,只能用于头部检查。第2代CT机的X线为多射束,探测器从数个至几十个,运动方式也为平移加旋转,扫描时间缩短至18s左右,开始扩大到全身应用,但运动伪影很明显。第3代CT机的X线为扇形束,探测器也相应呈扇形排列,数目多达几百个,运动方式为旋转式,扫描时间一般为2~5s,最快可达1s,应用功能也明显增加。第4代CT机与第3代基本相同,探测器排列呈圆周状,固定在扫描架四周,仅为X线球管旋转。第5代CT机为超快速CT机,其X线的产生采用电子束技术,球管的阳极和阴极分离,由阴极电子枪发出的高速电子束脉冲,经电磁线圈聚焦后斜行投射到机架下方的4个210°的弧形阳极靶面,产生X线束,代替了传统的机械式旋转。由于有两排探测器和4个靶环,做一次扫描可产生8幅图像,每次扫描仅50ms,扫描间隔时间为8ms,扫描的速度远远快于普通CT扫描机,主要用于心脏功能和形态研究、血流量测定、全身快速扫描、三维图像重建等。以上第1~4代CT机均为非螺旋轴位扫描,从第1、2代到第3、4代扫描速度虽有很大提高,但仍然很慢,只能做小范围的区域扫描。第5代CT机为超高速CT,又称电子束CT,时间分辨率最高,达50ms。但其空间分辨率不高,目前临床上已很少应用。

近年来出现的螺旋CT标志着CT领域的重大革新,其扫描方式、数据采集和图像处理与常规CT扫描有很大区别,具有后者无法比拟的诸多优点和性能,临床上应用也更为广泛。与第3、4代CT比较,其最大的区别是采用滑环技术,保证机架作连续式旋转运动,扫描的旋转运动与扫描床的推进是连续、同步进行的,因而其X线束在人体表面的轨迹呈螺旋状,故名螺旋CT。其主要优点为:①为连续容积式扫描,扫描范围内的全部信息均可包括,可作进一步的后处理;②扫描速度大大提高,克服了呼吸运动伪影,使小的病灶不至于遗漏;③在血管或实质强化的峰值期进行扫描,并可采用多期扫描,利于病灶的检出和定性;④可行血管或骨骼的三维重建,直观、全面地观察病变的范围和形态,从而提供更多的影像学信息(图20-1)。从非螺旋CT到螺旋CT,从单排到多排螺旋CT,均为里程碑式的飞跃发展,时间分辨率极大提高,且空间分辨率也有很大提高,加上多种软件的开发,使CT的应用功能明显提高,非常规CT可以比拟。实现了高质量图像和大范围扫描的有机结合,使空腔脏器和运动脏器的扫描成为可能。以往轴位成像临床医师较难理解,现在多排螺旋CT扫描可以得到各向同性的多方位重建图像,如冠状位、矢状位等图像,更易被临床医师接受,从肿瘤检测、定性到分期和手术切除性评估,其临床价值是全方位的。

多排螺旋CT的另一个功能为脏器和病灶的灌注扫描,属于功能成像,通过微循环研究,可进一步对肿瘤进行定性,判断预后,指导治疗计划,以及治疗后的随访研究。

(2) CT检查技术

1) 平扫 是指静脉内不注射对比剂而做的扫描(pre-contrast CT scan)。适用于脑部、胸部、骨骼系统、尿路结石和胆囊结石的检出以及增强扫描前使用,以明确病变的部位、形态、数目等,从而进一步确定增强扫描的方案。

2) 增强扫描 是指静脉内注射对比剂后的扫描(post-contrast CT scan)。增强扫描对解剖结构显示清晰,有利于鉴别血管性和非血管性病变,显示肿瘤的病理特征,有利于定性。其中,又可分为以下几种方法:①常规增强扫描,滴注或团注对比剂后即刻开始扫描,多用于普通CT机,也是最为常用的增强技术,可用于全身各个部位。②动态增强扫描,短时间内完成某个部位或脏器的扫描,对比剂主要停留在大血管和周围脏器的血管内,有利于小病灶的检出和定性,对于血管和非血管性病变易于鉴别。由于螺旋CT的广泛应用,动态增强扫描也逐步成为CT增强的常用技术。③CT血管造影,通过选择性动脉插管注射一定量的对比剂后进行CT扫描。其增强效果佳,优于普通CT和动态CT,主要用于原发性肝癌的检查,特别是小病灶的检出和定性。

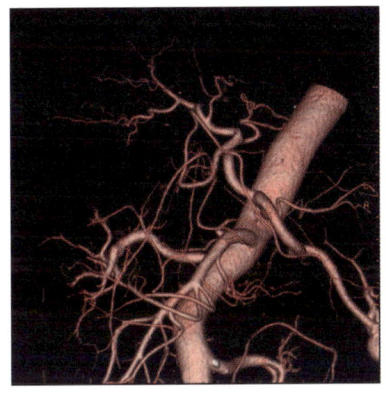 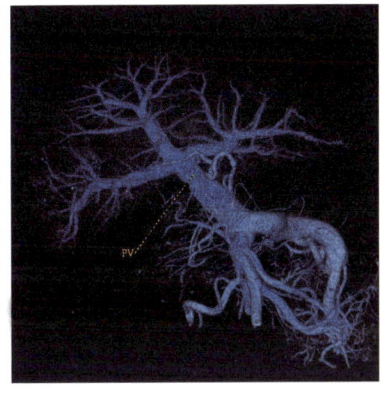

**图 20-1　64 排 CT 血管造影（CTA）**

注：分别显示上腹部动脉和门静脉。左图为腹主动脉及其大分支血管 CTA 容积重建（VR）图像，清晰显示腹腔动脉、肝总动脉、脾动脉、肠系膜上动脉及其次级分支血管，与 DSA 图像相似。右图为门静脉系统 CTA 容积重建图像，脾静脉、肠系膜上静脉汇合成门静脉主干，肝内门静脉主干及肝左静脉、肝右前静脉、肝右后静脉呈三分叉形式（正常变异）。

根据插管的部位及增强原理的不同又分为 CT 动脉造影（CTA）和 CT 动脉门静脉造影（CTAP）。CTA 的特异性高，而 CTAP 的敏感性高。由于其为创伤性检查方法，故有严格的适应证。目前随着螺旋 CT 和 MRI 的广泛应用，血管造影 CT 已逐渐减少。螺旋 CT 增强扫描由于其扫描速度极快，在全身各部位的增强效果极佳。常用的扫描技术为双期扫描（动脉期 + 门静脉期扫描）。动脉期扫描是在注射对比剂后 15～25 s 开始扫描，对于血供丰富病变的诊断很有价值；门静脉期扫描是指注射对比剂后 60～70 s 开始扫描，此时处于实质强化的峰值期，肿瘤和病变之间的密度差异最大，有利于检出。而双期扫描对于富血供及少血供病变的检出和定性更加有利。有时还可加做延迟期扫描（注射对比剂后 4～5 min 扫描），可更全面地观察病变的血供特点，有利于病灶的定性。

螺旋 CT 在肿瘤检查中的作用可归纳为以下几点：①对小的肿瘤病灶的检出和定性均优于常规 CT；②增强效果优于常规增强扫描及常规 CT 的动态增强扫描，对肿块的定性及定位能力有进一步的提高；③肿瘤分期的准确率提高，肿瘤局部侵犯的判断准确率提高，血管受侵及淋巴结的检出率提高，可在一次检查中完成多部位的扫描且增强效果良好，有利于提高脏器转移的检出敏感性；④对肝脏、胰腺、胸部肿瘤等手术切除的判断准确性有进一步的提高。

自 1998 年多排螺旋 CT 问世，其时间分辨率有了极大提高，64 排 CT 时间分辨率几乎接近电子束 CT，Z 轴方向空间分辨率也有明显提高，多种重建图像质量与轴位相近，即达到各向同性的要求。扫描范围可满足任何临床要求，适合肿瘤的临床分期检查。另外，在完成肿瘤检测的同时，可做多种 CTA 成像，全面了解肿瘤与血管的关系，对于肿瘤手术切除性的评估具有很大价值。

从普通非螺旋 CT 机到螺旋 CT 机，从单排到多排 CT 机，随着每一次机型的升级，CT 检查技术及方案必须相应调整。非螺旋 CT 常规增强几乎已很少应用，单排或双排螺旋 CT 动态增强方案已很成熟，仍在应用。多排 CT 尤其是 16 排、32 排、64 排 CT 扫描一个脏器、一个区域仅需几秒时间，全身扫描也可在一次屏息时间内完成。由于扫描和采样时间明显缩短，扫描方案与单排、双排有明显区别，包括对比剂的含碘浓度从 300 mg/ml 提高到 350～370 mg/ml，对比剂注射速率一般要求达到 3.5～4 ml/s，扫描延迟时间必须作相应调整，合理的方案可使各期扫描确保在峰值期间完成，这样可以达到最适宜的增强效果。

3) 碘油 CT　为动脉导管插管化疗栓塞术（TACE）后的一种 CT 检查。TACE 是一种治疗手段，主要用于肝肿瘤的鉴别诊断及治疗，特别对于富血供肿瘤的检出和治疗具有很大价值。另外，在不典型的血管瘤和肝癌的鉴别诊断中也有很大作用。目前主要用于肿瘤治疗后疗效的观察，以确定下一步的治疗方案。研究表明，病灶内碘油沉积多少和均匀性与肿瘤坏死程度密切相关。碘油沉积好，肿瘤坏死彻底。

(3) 不同部位肿瘤检查方法

1) 胸部　与常规 X 线比较，CT 检查具有分辨率高、前后无重叠、显示病灶细节清晰、分期准确率高等优点,对肺部小病灶和早期病变,特别是特殊部位如肺尖、肺门及靠近纵隔、横膈、心缘和心后区的小病灶,以及近胸膜的肺内小结节等均易于发现。增强扫描后血管及淋巴结影易于区别,小的淋巴结也易于检出,因而分期准确率提高。动态增强扫描可观察肿块的血供情况,有利于定性。高分辨率CT(HRCT)的应用可提供更多的细节,对慢性支气管炎、支气管扩张、肺部弥漫性病变的诊断很有帮助。薄层HRCT对位于气管、支气管腔内的占位也可发现。对纵隔肿瘤来说,CT横断面扫描可显示肿瘤的全貌,定位及定性均优于X线平片,也易于显示病灶和大血管、心脏之间的关系。

检查方法:常规从肺尖扫至肺底,全肺扫描层厚间隔为10 mm。如为单个小病灶,可重点扫描该部位,采用薄层(层厚间隔为5 mm或3 mm)。除转移性肿瘤病例外一般均需做增强扫描。对比剂总量一般为80 ml,注射速度为1.5~2 ml/s。多排CT扫描通常采用0.625 mm或1.25 mm层厚扫描,重建层厚可以是亚毫米,也可以在1.25~5.0 mm之间选择,层厚愈小,分辨率愈高。如同时做靶扫描(小的FOV),可进一步提高空间分辨率,有利于观察肺结节或肿瘤内部形态以及瘤肺交界面的细节。

2)腹部 CT横断面扫描对实质性和空腔性脏器的显示均较好,并且在同一层面上可显示多个脏器,有利于了解肿瘤与邻近脏器之间的关系及脏器有无转移、腹腔内有无多发病变等。常用的检查方法为:禁食4 h,检查前15~30 min口服2%~3%泛影葡胺1 000 ml,以充盈胃肠道。目前通常用饮用水作为胃肠道对比剂。下腹部检查需在口服药液1 h以后进行,以使小肠充分充盈,避免造成假象,不利于检查。

肝区:从膈顶扫至肝右叶下缘尖部。常规先平扫后行增强扫描,层厚、间隔为10 mm。单排CT以2.5~5.0 mm为宜。大的病灶可做直接增强扫描,小的病灶最好做动态增强扫描,如为螺旋CT检查,做双期扫描即可满足要求,可动态观察病灶的血供特点,利于定性。诊断有困难的病例,还可加做延迟期的扫描,有助于进一步诊断。由于单排CT扫描时间较长,而肝脏动脉期时间较短,以往动脉期扫描效果欠理想。多排CT扫描时间很短,可以做早、晚两期动脉期扫描,研究表明,大部分肝癌病灶动脉晚期强化较动脉早期强化明显,病灶的检出率高,或可信度增加。所以,具备多排CT的单位,一般推荐做动脉晚期扫描或双动脉期扫描。准备做肝移植,尤其是部分肝移植患者,供体和受体肝体积测量,肝动脉、门静脉、肝静脉CTA,胆管三维重建提供的解剖和解剖变异信息对手术计划具有重要帮助。

重点为胆囊检查者,需做薄层扫描,以观察胆囊壁的情况以及肿块侵犯邻近结构的情况。对于胆管疾患,也可采用口服碘番酸或静脉注射胆影葡胺后行CT扫描;如为螺旋扫描,结合工作站后处理,可行CT胆管造影(CTC),以进一步直观、全面地观察胆管系统情况,判断胆管梗阻的部位及性质,有望取代或部分取代内镜逆行胆胰管造影术(ERCP)及经皮经肝胆管造影术(PTC)。

胰腺:口服对比剂同上,但目前多主张口服清水并肌内注射低张药物后行胰腺区域扫描,效果更佳,易于显示胰腺的形态、轮廓以及与邻近组织的关系等。一般自胰腺稍高水平自上而下扫描。动态增强CT可充分显示胰腺实质和胰周血管。若怀疑胰头有占位病变,则可自下而上增强扫描并用薄层,以达到最佳的增强效果。对于小胰癌(直径≤2 cm)的诊断,主张采用双期扫描,这更有利于检出和定性。多排CT对胰腺的检查更为有利,胃肠道充盈水以及薄层扫描和重建依然为原则,多期增强包括动脉期、胰腺实质期以及门静脉期3期,必要时加做动脉和门静脉系统的CTA,充分显示肿瘤周围的血管有否侵犯,这样可以对胰腺肿瘤的早期检出、定性、分期以及手术切除性作一综合评估,避免不必要的手术探查。

胃肠道:以往胃肠道病变以钡餐及内镜检查为主要检查手段,但随着CT技术的不断发展,胃肠道CT检查也越来越普遍。一般口服清水1 000 ml,检查前肌内注射胰高血糖素或山莨菪碱等低张药物,抑制胃蠕动并使胃充分扩张。扫描范围从剑突至脐部,层厚间隔为10 mm,局部病变可采用3 mm或5 mm的薄层。增强扫描可使胃壁显示更满意,特别是螺旋CT动态增强扫描可显示胃壁的黏膜层、肌层及浆膜层情况,优于常规动态CT。另外,CT横断面扫描可清晰显示腔内、腔外肿块的情况以及淋巴结及邻近脏器有无侵犯,从而判断能否行手术切除。根据病变的部位和检查需要可改变体位,使病变显示满意。

对于直肠和结肠的检查有两种方法:一种为扫描前2~4 h口服阳性对比剂,使结肠、直肠良好充盈。但因肠道内的高密度对比剂的影响,小的病变易于漏诊。较为理想的方法是行低张后用生理氯化钠溶液行保留灌肠,肠腔内在水和肠周脂肪的对比下,肠壁显示清晰,肠壁局限性增厚和小的肿块也易于发现,而且也可变换体位,利于右半结肠或左半结肠的检查。

近年来,随着计算机软件技术的不断发展,CT仿真内镜成像(CT virtual endoscopy,CTVE)越来越受到重视。据文献报道,该技术对结肠内息肉的敏感性、特异性和诊断准确率与纤维结肠镜相仿。检查前需行清洁灌肠和充气,在螺旋CT扫描整个腹腔后经过工作站后处理重建图像,可显示结肠腔内改变,类似于内镜下的观察结果,但同时可观察腔外情况及整个腹腔情况,优于普通的内镜检查。CT结肠造影(CT colonography)除了上述优点外,其检查成功率很高,而纤维结肠镜可能因肿块阻塞肠腔,结肠痉挛、扭曲、冗长等因素不能通过而导致检查不完全。据统计,结肠镜检查不完全的病例占15%~25%,这样结肠镜可能因检查不完全而遗漏病变。当然结肠镜可以做活检,以及息肉内镜切除术,而CT则不能。目前,CT结肠造影已成为结肠息肉及早期结肠癌的普查工具。

胃和结肠既可做内镜检查,又可做CT、超声、MRI检查,相得益彰。而小肠冗长,非内镜可及,为临床肠道病变检查困难所在。近年来,多排CT或MRI小肠造影类似于小肠插管造影,且优于后者,对小肠炎症病变如Crohn病以及小肠肿瘤的检查开辟了一条新途径。

肾脏:扫描范围包括整个肾脏或全尿路。增强扫描是必需的,对比剂量可略减少,50~60 ml即可满意显示双肾情况。对于小病灶的检出和定性,需做薄层动态增强扫描,特别是做螺旋CT双期扫描较佳。螺旋CT扫描在血管增强的高峰期完成整个肾脏的扫描,此时皮、髓质交界清晰,故名肾皮髓质交界期,简称肾皮质期,对肾功能的判断较佳,对实质内占位性病变可明确其性质。怀疑肾盂内占位者,还需加做延迟期的扫描,此时对比剂进入肾盂内,可充分衬托出肿块的形态及其与肾实质间的关系。

腹腔及盆腔:口服对比剂所需的时间较长。对腹部可触及肿块的患者应先用金属物做标记,获得定位片后需移去标记再做局部扫描。怀疑或确定为淋巴瘤或腹部淋巴结转移的患者,需扫描全腹部。对于输尿管的检查需扩大扫描范围,病变部位进行薄层扫描。盆腔检查需在膀胱充分充盈的情况下进行,增强扫描应在注射对比剂后2 min内完成,以免对比剂排泄至膀胱而不利于膀胱壁和小肿瘤的显示。应用CT内镜技术可观察输尿管和膀胱内早期肿瘤,并可进行CT尿路造影,观察全尿路的情况。

肾上腺:因肾上腺体积小,需薄层扫描。先做平扫明确肾上腺位置后再常规行增强扫描,必要时于容积扫描结束后行矢状面或冠状面重建,以利于解剖结构的显示和定位。怀疑异位嗜铬细胞瘤者,需扩大扫描范围。

3) 骨骼和软组织肿瘤的诊断　仍以X线摄片为主要手段,但CT的作用在于:①复杂解剖结构的显示,如骨盆、脊柱等,前后无重叠,可满意显示。②显示骨质的细微改变优于X线平片。③对软组织病变的诊断明显优于平片。X线平片对软组织的分辨率差,CT借助增强造影对软组织肿瘤的检出和定性很有帮助。④对肿瘤的分期准确率高于平片。对于恶性骨肿瘤,了解肿瘤的纵向、横向侵犯范围,手术方案的选择及放疗范围的划定等均有重要意义。

## 20.2.3　肿瘤的MRI检查[1-3,21-25]

### (1) MRI原理

20世纪80年代,磁共振成像(magnetic resonance imaging,MRI)的出现是医学影像学的一个飞跃。进入90年代后,MRI的发展更为迅速,除形态学外,功能性研究也十分活跃。

自然界任何原子核的内部均含质子与中子,统称核子。核子具有自旋性,并由此产生自旋磁场,具有偶数核子的许多原子核其自旋磁场相互抵消,不呈现磁场。只有那些具有奇数核子的原子核在自旋中产生磁矩或磁场,如$^1H$、$^{13}C$、$^{19}F$、$^{31}P$等。

原子核的自旋很像一个微小磁棒沿自己的轴旋转。在无外加磁场时,每一个单数质子或中子其原子核的自旋方向是随机的,然而当有一个外加磁场时,单数原子的原子核自旋轴就会趋于平行或反平行于此磁场方向,并以一种特定的方式绕磁场方向旋转,这种旋转动作称为进动。进动的频率取决于外加磁场的强度、特定原子核的性质和磁旋比,外加磁场越强,特定原子核的进动频率越高。

机体置于磁场中之后,机体的质子都会像一个个小磁棒,倾向于与磁场的方向一致或相反排列。起初,指向南极与北极的各占一半,此时机体净磁场强度为0,片刻之后指向北极(与磁场方向一致)的质子略多于指向南极者,于是机体开始带有磁性,数秒钟之后达到平衡,这个进程称为磁化。磁化强度是一个可以测量的矢量。达到平衡时的磁化方向是与机体纵轴一致的方向即Z轴方向。

用一个频率与进动频率相同的射频脉冲激发所检查的原子核将引起共振,即核磁共振。氢原子是人体内数量最多的物质,原子核中只有一个质子而不含中子,最不稳定,最易受外加磁场的影响而发生核磁共振现象,所以现阶段临床上用的 MRI 主要涉及氢原子。

在射频脉冲的作用下,一些原子核不但其相位发生变化,而且会吸收能量跃迁到较高能态。在射频脉冲激发停止后,有关原子核的相位和能级都恢复到激发前的状态,这个过程称为驰豫,这段时间称为驰豫时间(relaxation time)。驰豫时间有 2 种,即 T1 和 T2。T1 驰豫时间又称纵向驰豫时间,反映了质子置于磁场中产生磁化所需的时间,即继 90°射频脉冲质子从纵向磁化转为横向磁化之后恢复到纵向磁化平衡状态所需时间。T2 驰豫时间又称横向驰豫时间,表示在完全均匀的外磁场中横向磁化所维持的时间。

此外,产生 MRI 图像需要组合不同强度的空间信息,必须在净磁场的基础上附加 3 个磁场形成梯度磁场。这 3 个梯度磁场分别为层面选择梯度磁场、相位编码梯度磁场和频率编码梯度磁场。正由于这些梯度磁场测得不同空间位置共振质子产生的信号,才能不改变患者体位而能多平面直接成像。这些都在计算机控制下进行。扫描过程所获得的 MRI 信号资料经计算机处理后可以重组成多轴面图像。

人体的不同组织,不论它们是正常的还是异常的,有各自的 T1、T2 以及质子密度值,这就是 MRI 区分正常与异常以及诊断疾病的基础。

### (2) MRI 检查技术

MRI 主要依赖于质子密度、驰豫时间(T1、T2)和流空效应。应用不同的磁共振射频脉冲程序,可以重点反映其中某些因素,从而得到各种不同的 MRI 图像。

常用的脉冲程序有:①单个 90°射频脉冲激发,即自由诱导衰减(free induction decay,FID)。这个程序所获信号很弱,难以用于成像。②90°射频脉冲之后继以 180°射频脉冲,即自旋回波程序(spin echo sequence,SE),为最常采用的脉冲程序。但由于其成像速度较慢,已部分被以下较快成像程序所替代。③快速自旋回波(fast spin echo,FSE),成像较快,图像与 SE 所获者相仿,现已广泛应用。为了判断被检组织的各种参数,通过调节重复时间(TR)、回波时间(TE),以得到突出某个组织特征参数的图像,这种图像被称为加权图像。按反映组织 T1、T2 常用时间和质子密度 N(H)特性的图像进行区分,经常运用的有 T1 加权(短 TR,短 TE)、T2 加权(长 TR,长 TE)和质子加权(长 TR,短 TE)图像。④梯度回波程序(gradient echo sequence,GE),因其图像信噪比较高,成像速度又较快,故近几年应用较多,常用于 MRI 检查时作定位用,特别在动态增强时可做快速扫描成像(FMPGR),这对肿瘤病变的诊断很有意义。⑤第一个射频脉冲为 180°,继之 90°射频脉冲,即翻转回复程序(inversion recovery sequence,IR)。其中短 T1 翻转回复程序(STIR)可以抑制脂肪信号,去除脂肪高信号造成的伪影,使病变组织信号更明显。

磁共振设备按磁场强度分为低场强、中场强和高场强 3 种,1.5T 和 3.0T 属高场强。另外,梯度场强和切换率高低也是衡量磁共振性能的重要指标。某些成像序列需要高场强加上高性能梯度系统方能完成,如超快速成像序列中的回波平面成像(echo plan imaging,EPI)技术、VIBE 技术或 LAVA 技术(GE)等。

磁共振功能成像如弥散成像(diffusion weighted imaging,DWI)和灌注成像(perfusion imaging)是在 EPI 技术基础上发展起来的,是影像学上的一大飞跃,将形态与功能结合在一起,对肿瘤的检测、定性和预后的判断均有重要意义。过去,功能成像局限于颅脑和心脏,目前已扩大到全身许多脏器。

DWI 可研究和观察组织中的分子,尤其水分子的自由弥散运动,又称布朗运动。分子由一个界面进入另一个界面的运动或弥散程度与组织和病变的结构有关。一般而言,肿瘤的 DWI 信号升高。研究表明,它比 T2 序列更为敏感,有利于肿瘤的早期检测,其表观系数(apparent diffusion coefficient,ADC)下降,有助于病变的定性。

灌注成像与动态增强均反映组织和病变的血供情况,前者研究的是微循环变化,通过灌注软件可测定感兴趣区域的血流速度、血流量及通过时间。CT、MRI 和核素均可利用各自的对比剂首过增强进行灌注扫描,它对肿瘤的血管生成、检测、定性和血管通透性的研究均有重要价值。

血管内流动的血液在 MRI 图像上的表现比较复杂,可以是高信号,也可以无信号。一般高速流动的血液、呈涡流形式的血液以及多次回波成像中为奇数回波的图像上血流呈低或无信号,而在下列情况时血流呈高信号:慢血流、多回波成像中偶回波图像中的血流、梯度回波图像血流、舒张期门控导致动脉高信号。

磁共振血管造影(MRA)是利用磁共振特殊的流动效应而无需在动脉或静脉注射对比剂即可获得类似 DSA 的一种血管造影技术。MRA 最先用于血管性疾病的诊断,在肿瘤病变中可显示肿瘤供血动脉、引流静脉以及肿瘤对邻近血管的关系,如压迫、侵犯、包裹以及血管内有无癌栓等。MRA 可分为常规 MRA,包括相位对比法(phase contrast,PC)和时间流逝法(time of flight,TOF),以及增强 MRA(3D CE MRA),后者应用最广泛。

肿瘤病变做 MRI 检查中对比剂的应用非常普遍,对比剂具有增强正常与病变组织间 MRI 信号差别、提高图像信噪比、缩短检查时间等优点。

MRI 对比剂还因其独特的生理、生化特点,可提供更多诊断信息。用对比剂检查的作用:①可明确肿瘤的有无、数目及范围,发现常规检查难以确定或未能显示的病灶;②肿瘤与非肿瘤组织的鉴别;③肿瘤内部结构的观察,如显示肿瘤中心的囊变坏死等;④肿瘤与水肿组织的鉴别;⑤术后肿瘤复发的随访等。

目前应用最广泛的 MRI 对比剂为 Gd-DTPA,可明显缩短血液或组织的 T1 时间,所以通常以 T1 加权图像方式来进行增强检查。经静脉注射后,Gd-DTPA 循环于血管和细胞外液中,然后经肾脏浓缩,以原形排出,少量进入胃肠道,它不能通过正常的血-脑屏障。上述 Gd-DTPA 属细胞外间隙非特异性造影,应用最为广泛。另一大类为 MRI 特异性对比剂,包括肿瘤单克隆抗体靶向对比剂、血池对比剂、肝细胞性对比剂和网状内皮系统对比剂。后两种比较成熟,主要应用于肝胆系统疾病,为常规 MRI 增强检查的重要补充手段。

MRI 具有优良的软组织对比度、多平面直接成像的优点,加上不断开发的新成像序列以及 MRI 对比剂的应用,都给 MRI 诊断肿瘤提供了良好的基础与发展前景。与 CT 比较,MRI 具较高对比度。CT 只有一个成像参数,即 X 线吸收系数,而 MRI 成像参数多,成像方法也多,软组织对比度明显高于 CT。MRI 无 X 射线影响,对人体无伤害。MRI 与 CT 不同,没有骨伪影干扰,靠近骨骼的病变同样可清晰显示,多平面直接成像可直观地了解肿瘤病变范围、起源和侵犯的结构,对肿瘤的定位、定性、手术方案的制订、预后的估计、术后随访等都有重要意义。

MRI 具有上述优点,但也有一些缺点或限度,主要是 MRI 对钙化不敏感。而钙化灶的发现对有些肿瘤的发现及定性具有很大作用。此外,MRI 检查费用较高,成像时间相对较长。在胸腹部检查时呼吸运动及肠蠕动的影响较大,所产生的移动伪影可干扰成像,造成影像模糊。此外,佩戴心脏起搏器、带金属植入物或其他体内有金属物品者均禁忌做 MRI 检查。

总之,MRI 的组织分辨率高,成像序列多,不仅在神经系统、心血管系统、骨与软组织检查中有独特优势,在腹部脏器检查中也毫不逊色。相对而言,MRI 空间分辨率不及 CT,扫描速度也逊于多排 CT。

## 20.3 肿瘤的影像学诊断与临床应用

### 20.3.1 神经系统肿瘤[4]

#### (1) 颅内肿瘤

原发性颅内肿瘤源于颅骨、脑膜、血管、垂体、脑神经、脑组织及先天性胚胎残余,继发性者包括各种转移瘤。

1) X 线平片和血管造影 由于各颅内肿瘤的 X 线平片及血管造影表现有许多相同之处,因此将颅内肿瘤的基本 X 线表现作一概述。

颅内压增高征象:在小儿主要表现为颅缝分离、囟门扩大和延迟闭合、脑回压迹增加、颅板变薄和密度减退。在成人,蝶鞍改变是颅内压增高的重要征象,如蝶鞍的骨质吸收模糊、致密度减低,进一步发展者鞍底轮廓也被吸收变模糊,甚至鞍背和后床突也完全破坏吸收。慢性长期颅内压高者可使蝶鞍扩大。

颅内肿瘤定位征象:①颅骨局限性骨变化,如局限性骨受压或侵蚀性破坏。颅内肿瘤也可刺激成骨细胞引起局部骨质增生,多见于脑膜瘤。②肿瘤钙化。多种颅内肿瘤可发生钙化,如颅咽管瘤、良性胶质瘤、脑膜瘤、松果体瘤等。X 线平片表现为颅内点状、斑片状、壳状或团块状致密影,单发或聚集成堆。钙化的部位可帮助确定肿瘤位置。肿瘤发生钙化一般表示其性质为良性或恶性程度较低。有些肿瘤钙化形态比较特殊,结合所在部位可提示肿瘤性质,如颅咽管瘤钙化常见于蝶鞍内外。肿瘤实体部分钙化多为零星小点状聚集成堆,囊壁钙化则呈弧线状;沙粒样脑膜瘤的钙化多较密实,外面绕以壳样轮廓或淡而均匀,显示出整个肿瘤块影,其钙化常位于颅腔外围;松果体瘤钙化较正常松果体钙化为大,或呈环状。③颅内生理钙化移位。颅内肿瘤可推移松果体或脉络膜丛球钙化斑向病变的对侧移位,从而可推测肿瘤所在的位置。钙化松果体在头颅正位片上位于中线,超越中线 2 mm 以上是侧移位表现,多见于大脑半球肿瘤。此外,额顶叶肿瘤可使松果体钙化下移和后移。④蝶鞍变化。鞍区或接近鞍区的肿瘤长到一定大小时可引起蝶鞍变化，其形态有一定特征性。一般将鞍区占位性病变所致的蝶鞍改变分为3型：鞍内肿瘤型，表现为蝶鞍扩大，鞍背向后竖起、变薄而伸长，前、后突相对变长，鞍底下陷，蝶窦变窄；鞍旁肿瘤型，其表现为鞍背下部及一侧鞍底骨质吸收下陷，出现双鞍底，也可使蝶鞍增大加深，病侧前床突受压变尖上翘，甚至完全破坏消失；鞍上肿瘤型，X线表现为后床突吸收破坏，鞍背缩短，蝶鞍呈扁平形态。⑤脉管迹影和颅底孔道改变。半球的脑膜瘤和少数侵入硬膜的其他肿瘤可显示病侧脑膜动脉迹影异常弯曲、增粗、分散增多并延长，引向肿瘤所在处。某些特定部位的肿瘤可使某些孔道扩大，如听神经瘤使病侧内听道扩大。

脑血管造影改变：①脑血管移位。当肿瘤生长到一定大小和占据一定空间后，直接或间接推移正常组织，使脑血管发生移位和走向改变。动脉期表现为肿瘤区动脉局限性弧形推移和脑动脉普遍性伸直和相互分开；微血管期表现为正常脑回影变直、消失；静脉期显示肿瘤区静脉充盈不良、受压推移和血流方向的改变。②脑血管管腔改变，表现为增粗或不规则狭窄和走行僵直。③肿瘤血管及肿瘤染色。④循环速度变化，良性者肿瘤血管显影持续时间长，恶性者肿瘤血管消失快，引流的脑静脉提前显影。⑤血供丰富的肿瘤其供血动脉常增粗和扭曲。

上述 X 线检查虽然对颅内肿瘤的诊断有一定帮助，但都无法直接观察到肿瘤本身情况和范围，而且血管造影是一创伤性检查，仍具一定危险性，现已很少应用。

2）CT 和 MRI 自 20 世纪 70 和 80 年代 CT 和 MRI 应用于临床以来，明显提高了颅内肿瘤的诊断能力。下面分别介绍常见颅内肿瘤的 CT 及 MRI 表现。

胶质细胞瘤：占颅内肿瘤 40% 以上，在颅内各类肿瘤中发病率居第 1 位。从组织学上胶质瘤分为Ⅰ~Ⅳ级（从低度星形细胞瘤至多形性成胶质细胞瘤）。①CT 表现：Ⅰ级星形细胞瘤属良性肿瘤，平扫表现为一均匀低密度病灶，边界较清楚或部分清楚，约有 30% 发生钙化，无瘤周水肿或有轻微水肿。病灶绝大多数无增强，少数出现轻微增强。Ⅱ级星形细胞瘤为良恶性过渡性肿瘤，平扫表现为混合密度病灶，少数为低密度，形态不太规则，边界不清，瘤周有轻度水肿或无水肿。增强后部分病灶不强化，多数病灶表现为边缘强化，其中部分病灶可见附壁结节强化。Ⅲ、Ⅳ级星形细胞瘤，呈混合密度，不少病灶含有高密度成分（与肿瘤出血有关），病灶较大，边界不清，形态不规则，病灶周围常有中度或重度水肿，占位表现明显，很少出现钙化。增强后多数呈边界较清楚的不均匀增强，部分呈不规则环状或花圈状增强。②MRI 表现：Ⅰ级星形细胞瘤的 T1 加权图呈均匀或略不均匀的低信号灶；T2 加权图为略不均匀高信号灶，大多无强化，少数有轻微强化，瘤周无水肿或仅呈轻度水肿，占位表现轻或无。Ⅲ、Ⅳ级星形细胞瘤的 T1 加权图呈以低信号为主的混杂信号，瘤内常有出血（呈高信号）和囊变（呈更低信号）；T2 加权呈不均匀高信号，病灶大，边界不规则，有较明显瘤周水肿，故占位效应明显。病灶大，常涉及深部，可横跨胼胝体向对侧扩散。增强后病灶都有强化，可表现为均匀一致强化或不均匀或环状强化。

髓母细胞瘤：主要发生于小儿，其次是青年人。好发于小脑蚓部。①CT 表现：平扫肿瘤多数呈边界相对较清楚的略高密度病灶，少数为等密度病灶，密度比较均匀，钙化较少见，一般表现为点状、小片状高密度影。第四脑室受压变形或消失，向前上移位。增强扫描病灶一般都有强化，实质部分呈均匀强化，少数呈片状不均匀强化。约有半数患者见瘤周水肿所造成的无强化低密度区。②MRI 表现：T1 加权图肿瘤呈低信号区，T2 加权图呈等信号或高信号区。出血、囊变及钙化（少见）时可分别出现相应信号改变。增强后实质病灶呈明显均一强化，尤可显示沿蛛网膜下隙转移，呈条状或结节状脑外强化。MRI 显示能力常优于 CT。

脑膜瘤：是一种生长缓慢的脑实质外肿瘤，多数为良性，发病率仅次于胶质瘤。①CT 表现：病灶位于颅内脑外脑膜附着处，平扫呈均一等密度或略高密度，边界较为清楚。广基者与颅内板、小脑幕、大脑镰相连，瘤内可见钙化、出血及囊变。病灶处脑实质受压内陷，脑室可受压移位，邻近颅骨可出现增生硬化，少数可薄破坏。增强后多数病灶呈明显均匀强化并可见脑膜"尾征"。②MRI 表现（图 20-2）：T1 加权图病灶多数呈等信号，少数呈低信号；T2 加权图上肿瘤呈稍高、高或等信号，肿瘤内部信号常不均匀，呈颗粒状、斑点状，有时呈轮辐状，可能与肿瘤内血管、内部坏死、钙化及瘤内纤维分隔有关。增强后病灶呈明显强化。MRI 在显示脑膜瘤的脑外占位征象（如脑白质塌陷、肿瘤与软脑膜广基相连等）及显示脑膜瘤与邻近血管、血窦关系方面优于 CT，但在显示肿瘤钙化及颅骨骨质改变方面不如 CT 敏感。

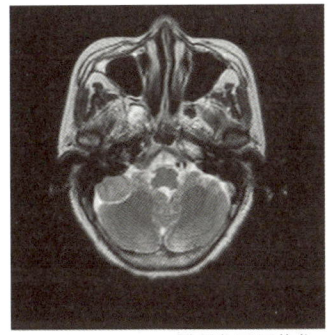
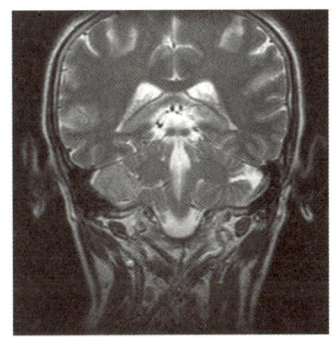

横断位及冠状位T2WI病灶为等偏低信号

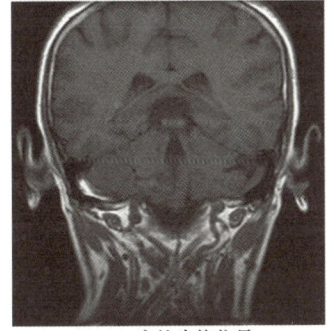
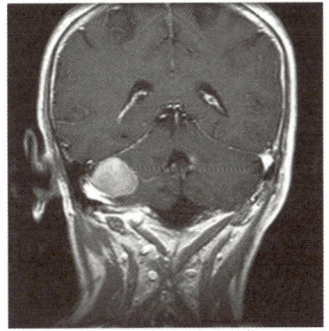

T1WI病灶为等信号　　　　增强后病灶明显强化

**图 20-2　脑膜瘤的 MRI 表现：右侧桥小脑角见团块灶**

垂体腺瘤：其发病率仅次于胶质瘤与脑膜瘤，是蝶鞍内最常见的肿瘤。①CT 表现：显示为垂体窝与鞍上池内异常肿块，多数实性者平扫呈等密度或略高密度，少数囊性者呈低密度。肿瘤内出血可呈高密度。骨窗可显示蝶鞍扩大、鞍底下陷等骨质改变。增强后除囊变、出血、钙化外，整个病灶都有强化，且强化出现时间较正常垂体晚，但持续时间较长。②MRI表现：向鞍旁或鞍上生长，与脑灰质信号相仿或略低，呈圆形、椭圆形轮廓光滑的肿块，或略有不规则。囊变区域 T1 加权呈低信号，T2 加权呈高信号。肿瘤向上通过鞍隔可见肿瘤两侧"腰身"（冠状位显示清楚）。肿瘤侵入海绵窦者引起颈内动脉受压移位，海绵窦下方的静脉间隔消失，Mecbel 腔消失，海绵窦向外膨出。增强后肿瘤强化持续时间较长。

垂体微腺瘤：此类病例推荐做影像学检查的目的是进一步确定诊断，以及作出定位诊断，因为临床根据患者血中有关激素含量增高常已作出初步诊断。①CT 表现：一般做直接冠状位快速动态薄层增强扫描，增强的早期垂体组织内微腺瘤呈现局限低密度区，边界多数较清楚，肿瘤可呈圆形、椭圆形或不规则形。此外，一些间接征象可供参考，如鞍底局部下陷或骨质吸收、垂体柄移位、垂体高度增加（>8 mm）。如临床症状不典型，血液化验有关激素水平不高，则应随访观察。②MRI 表现：多用冠状面和矢状面薄层扫描，T1 加权图微腺瘤呈现为低信号区，T2 加权图呈高信号或等信号。增强后早期正常垂体强化，微腺瘤未及强化仍呈低信号，后期病灶强化高于正常垂体，因此快速动态增强 MRI 可提高微腺瘤的检出率，为各种影像学技术中最敏感的方法。此外，上述 CT 显示的微腺瘤的间接征象 MRI 亦能十分清楚显示。

颅咽管瘤：是颅内胚胎残余组织肿瘤，占颅内肿瘤的 5%～7%，90% 位于鞍上，10% 位于鞍内；70%～90% 为囊性，多为单囊。瘤体或囊壁钙化很常见，但报道不一。①CT 表现：病灶位于鞍上或鞍内，多数呈均匀低密度，部分呈均匀等密度或低混合密度灶。肿瘤钙化率较高，约半数沿肿瘤边缘分布，呈壳状，其余为大小不等，多少不一的块状或点状钙化，也可几种钙化形态同时存在。增强后，囊性病灶可见囊壁呈薄型环状或壳状增强，少数可显示薄壁分房状强化。实质性肿瘤呈不均匀或均匀强化。②MRI 表现：颅咽管瘤的 MRI 表现变化颇多，囊性病变内因含高浓度蛋白、胆固醇或正铁血红蛋白，其 T1 及 T2 加权图上均呈高信号。若囊性病变内含少量蛋白，则 T1 加权图为略高于脑脊液的低信号，而

T2 加权图为高信号。实质性病灶在 T1 加权图上为等信号,T2 加权图上为高信号。若为囊实性病灶,则呈混合信号特征。增强后,实质部分呈均匀或不均匀强化,囊性病灶呈壳状增强。MRI 显示病灶的形态、大小和侵及范围常优于 CT,但是显示对诊断有决定意义的钙化则不如 CT。

脑内转移瘤:恶性肿瘤发生脑内转移很常见,尤以肺癌多见。脑转移瘤占脑肿瘤的 20% 左右,以幕上转移为多见,有脑实质、脑膜、室管膜下转移以及脑室内转移表现。CT 检查特别是增强 CT 检查能准确诊断脑内转移,但 MRI 特别是 Gd-DTPA 增强后的 MRI 能显示 CT 不能发现的转移灶,因此更优于 CT。脑转移灶,大小可不一,多呈圆形或卵圆形,主要位于皮髓交界处,周围常伴明显水肿。①CT 表现:平扫病灶呈低密度、高密度或等密度,对比剂增强后病灶呈均匀或不均匀强化,不少病灶呈环状强化,增强后能显示平扫未显示的更多转移灶。②MRI 表现:T1 加权图病灶呈低信号,在 T2 加权图上呈高信号(可不均匀),病灶小但水肿广泛,占位效应明显。注射 Gd-DTPA 造影后,病灶有较明显强化,可呈结节状、环状、花环状等多种形态。能显示 CT 平扫及增强不能显示的小病灶,故 MRI 增强检查是目前检测脑转移瘤的最敏感方法。

**(2) 椎管内肿瘤**

椎管内肿瘤包括发生于椎管内各种组织的原发性和继发性肿瘤。根据肿瘤发生部位,可将其分为髓内肿瘤、髓外硬膜下肿瘤、髓外硬膜外肿瘤和骑跨硬膜内外的哑铃状肿瘤。以往对椎管内肿瘤的诊断采用平片及椎管造影,都不敏感,后者又为创伤性检查。全身 CT 及 MRI 问世以后,两者已成为检查椎管内肿瘤的可靠方法。特别是 MRI 具明显优势,如无骨性伪影、无创伤、可做三维成像、可直接显示瘤信号形态,以及了解肿瘤与周围结构的关系等,在评价椎管内肿瘤方面,明显优于其他影像学检查,成为诊断椎管内肿瘤的首选方法。

1)髓内肿瘤

室管膜瘤:是缓慢生长的最常见的良性髓内肿瘤,占髓内肿瘤的 60%。①CT 表现:平扫见脊髓外形呈不规则膨大,密度均匀性降低。肿瘤与正常脊髓分界欠清楚。有时肿瘤密度可与脊髓密度相等,但极少高于脊髓密度。静脉注射对比剂后,肿瘤强化较明显,有时在中央管附近部位见到异常强化影。当肿瘤增大压迫邻近骨质时,可见椎管扩大。椎管造影 CT 可见蛛网膜下隙变窄、闭塞与移位。②MRI 表现:T1 加权图像上脊髓明显增粗,常较局限,呈均匀性低信号区。当肿瘤囊变或邻近脊髓组织内继发空洞形成时,则信号不均匀,在低信号的肿瘤内或其周围可见边界清晰的囊腔,其信号与脑脊液相似。T2 加权图上,肿瘤信号增高,但肿瘤周围脊髓水肿亦呈高信号,因此较难区分肿瘤与水肿。静脉注射 Gd-DTPA 后增强扫描,肿瘤呈较明显均匀强化,水肿、囊变及继发空洞不强化。此外,有的室管膜瘤的周围在 T1 及 T2 加权图上可显示一圈特征性的低信号影,此为含铁血黄素沉积所致。

星形细胞胶质瘤:是常见髓内肿瘤之一,约占髓内肿瘤的 40%,发病部位以胸、颈段脊髓为多。①CT 表现:平扫见脊髓不规则增粗,邻近的蛛网膜下隙变窄,肿瘤呈略低密度或等密度,少数肿瘤可呈高密度,边界不清,常累及多个脊髓节段。增强扫描,有时可见不均匀强化。肿瘤囊变可出现在肿瘤中心或表面,其密度与肿瘤实质部分差别不显著,有时难以区别。而脊髓水肿及肿瘤浸润使脊髓密度下降,与相应蛛网膜下隙的对比度下降。因此,椎管造影 CT 扫描有助于显示膨大增粗的脊髓外形,以及周围蛛网膜下隙受压与变窄改变。②MRI 表现:肿瘤范围往往相当广泛,受累脊髓段增粗,可累及多个节段。T1 加权图呈等或低等混杂信号,T2 加权图呈高信号。由于肿瘤呈浸润性生长,与正常脊髓分界不清,增强后肿瘤呈条片状轻度强化。

2)髓外硬膜下肿瘤  髓外硬膜下肿瘤占椎管内肿瘤的 60%,绝大部分为良性肿瘤,以神经源性瘤(神经鞘瘤及神经纤维瘤)和脊膜瘤多见。

CT 表现:①神经源性瘤。平扫常可见椎管或神经孔变大,椎弓根骨质吸收;肿瘤呈圆形实质性块影,常较脊髓密度略高,易向椎间孔方向生长;脊髓受压移位。增强后,肿瘤呈中等均一强化。当肿瘤较大阻塞蛛网膜下隙时,椎管造影后 CT 扫描可清晰显示阻塞部位、肿瘤与脊髓的分界以及脊髓移位情况,阻塞部位上、下方蛛网膜下隙常扩大。②脊膜瘤。平扫邻近骨质可有增生改变;肿瘤为实质性,椭圆形或圆形,密度多高于相应脊髓,有时肿瘤体内可见到不规则钙化。增强后肿瘤强化明显,椎管造影后 CT 扫描表现同神经瘤。

MRI 表现:病侧蛛网膜下隙在肿瘤水平上、下部均有增宽,而对侧狭窄,脊髓受压被推移。①硬膜下神经瘤可通过椎间孔扩展至硬膜外(椎管外),呈哑铃状改变。平扫呈长 T1、长 T2 信号,增强后病灶呈不均一强化或环状强化。②脊膜瘤以颈胸段最好发,常见于脊髓后方。T1 加权与脊髓等信号,T2 加权呈等或略高信号,宽基底与脊膜相连。增强后较均一强化,有的可出现脊膜"尾征",这是脊膜瘤的可靠依据。

3)髓外硬膜外肿瘤 以转移性肿瘤最多见,多为纵行、分叶状,常合并椎体及附件破坏。①CT 表现:脊髓硬膜外显示软组织肿块影,可有明显强化,向内压迫脊髓,向外累及椎管壁,邻近椎体多数呈溶骨性破坏。②MRI 表现:较 CT 更敏感,转移瘤呈等 T1、长 T2 信号,有明显强化,平扫可清楚显示"硬膜外征",即脊髓与肿瘤之间 T1 和 T2 加权图的低信号带。

## 20.3.2 眼耳鼻喉肿瘤

### (1) 眼部肿瘤

眼眶肿瘤种类很多,表现复杂,可分为原发、继发和转移性三大类。一般认为,原发肿瘤以良性居多,其中以海绵状血管瘤最为常见。继发肿瘤多来自鼻腔、鼻旁窦,少数可来自颅底和附近颅内。转移性肿瘤侵犯眼眶少见,可限于眶内,亦可与眶周侵犯并存。

影像学检查为眼眶病变和肿瘤诊断的重要方法。一般 X 线平片除少数病例发现有眶骨改变以支持诊断外,主要用以排除眶周病变。CT、MRI 可显示眼部软组织和骨结构,从而成为诊断眼眶肿瘤的理想方法。

1)海绵状血管瘤 为最常见的眼眶肿瘤。可在任何年龄发生,大多见于青壮年,女性较多。此瘤有完整包膜,内含较多血窦,供血动脉多细小,瘤内循环缓慢,引流静脉则较粗大,有的伴血栓机化形成的静脉石。临床表现为单侧缓慢渐进性突眼,伴有不同程度视力下降和眼底压迫征象。有的可表现为低头位时突眼加重。

X 线平片表现:大多无明显改变,病灶较大者病侧眼眶密度增高。大多有不同程度的眼眶普遍性扩大,一般无骨质破坏。少数可见同心圆静脉石形成,是血管瘤的有力证据。

CT 表现:为类圆形实质性肿块,边界大多清楚而光滑。肿块大多位于肌锥内,致眼球突出和视神经受压移位。平扫时肿块密度较高和均质,少数见钙化。增强后病灶大多呈均匀性强化,有时可见瘤内斑点状血窦染色。

MRI 表现:肿瘤在 T1 加权图上与眶内脂肪相比呈低信号,与眼肌相比为等信号;T2 呈高信号,肿瘤信号不均;增强后肿瘤明显强化。MRI 可清楚显示肿块与视神经的关系。

2)视神经肿瘤 包括视神经胶质瘤和视神经脑膜瘤,以前者多见,两者之比为(3~4):1。

视神经胶质瘤由视神经胶质和纤维结缔组织构成,大多为分化较好的星形胶质细胞瘤,少数为少枝胶质细胞瘤。可发生于视神经通行的任何部位,以视神经、视交叉和视束为好发处。此瘤好发于 10 岁以内儿童,少数可见于青年人。临床上主要表现为视力损害早且较严重,可出现斜视和眼球震颤,眶内生长可致眼球向正前方突出。视交叉肿瘤可引起垂体和下丘脑功能紊乱及颅内压增高。

X 线平片表现:早期无明显改变,待肿瘤发展到一定程度后,平片上多数可见眼眶轻度扩大和视神经孔扩大。晚期还可向颅内扩展,引起眶锥骨质破坏;视交叉沟增深,蝶鞍呈"W"形等改变。

CT 和 MRI 表现:患侧视神经局部增粗,多呈纺锤形。肿瘤也可呈结节状或隆起,可见肿块与视神经相连。增强后扫描可见肿瘤均匀或不均匀强化。肿瘤较大可沿视神经管进入颅内,累及视交叉或视交叉后脑组织。此时 MRI 显示病变范围明显优于 CT,尤其是 T2 加权图上的病灶高信号及增强后病灶强化,勾画出清晰的肿瘤轮廓。

### (2) 耳部肿瘤

常见的耳部肿瘤有听神经瘤、颈静脉球瘤、中耳癌和外耳道癌等。

1)听神经瘤 多见于中年人。常位于内耳道口的蛛网膜下隙,即脑桥小脑角。

X 线平片表现:①内耳道扩大,出口宽大者如喇叭状,出口较小者如瓶状,为肿瘤在内耳道生长明显膨胀压迫所致。②内耳道扩大并变短。③内耳道和岩锥尖骨质破坏。

CT 表现:高分辨 CT 薄层可显示突出于内耳出口的小肿瘤,内耳道管腔可稍增大,或无骨质改变。小肿瘤平扫密度均匀,增强后病灶大多呈显著强化,较大的肿瘤内可有囊变或出血,呈密度不均匀状。CT 观察局部骨质吸收破坏明显优于平片。

MRI 表现:内耳道内小听神经瘤在 MRI 上可显示听神经局部增粗或小结节状,同时可见内耳道扩大变形。小肿瘤信号大多为均质,有较大瘤内囊变或出血者呈混合信号。增强后肿瘤显示更为清晰,对小肿瘤诊断颇有帮助。对于管内或小听神经瘤的诊断,MRI 较 CT 为优。

2)中耳癌 为临床上常见的恶性肿瘤之一,远较外耳癌多见。绝大多数中耳癌病例有长期慢性化脓性中耳炎病史,且患者多为中老年者。

X 线平片表现:①中耳癌早期即可致听骨破坏,

中耳透光度减低,中耳骨壁稀疏或破坏,以颅底片显示最佳。②乳突破坏。由于患者多有长期耳流脓病史,乳突大多为坚实型或板障型。中耳癌侵犯乳突的早期仅局限于鼓窦入口和鼓窦区,可见该处骨质稀疏破坏,边缘模糊不清。进一步发展时,可出现乳突骨质大块破坏透光区,边缘不规则。晚期中耳癌可向不同方向侵蚀,向上扩展破坏颞鳞及岩乳突部脑板,向前可破坏颞颌关节及周围中颅窝底,向后破坏乙状窦及枕骨,向外侵犯外耳道。

CT 表现:横断面及冠状面增强 CT 扫描可显示肿瘤及骨质破坏范围。早期病例可见鼓室内软组织肿块,因其血供丰富,故强化显著。CT 骨窗可清楚显示中耳癌向不同方向发展,浸润破坏骨质结构。MRI 因不能显示骨质破坏细节,在中耳癌中应用较少。

(3) 鼻部肿瘤

鼻腔和鼻旁窦是恶性肿瘤发生的常见部位,约占全身恶性肿瘤的 2%,占耳鼻喉科恶性肿瘤的 20%。影像学检查尤其是 CT 和 MRI 检查有助于早期诊断,显示肿瘤的侵犯范围,为治疗计划提供主要依据。

上颌窦癌为常见的鼻旁窦恶性肿瘤,大多为上皮癌,且多为原发。

X 线平片表现:早期癌或肿瘤局部于窦腔内,表现为窦腔透光度减低,窦壁骨质无改变。大多数患者就诊时已有骨质侵犯,较早时局限于上颌窦内侧壁。少数患者肿瘤可首先破坏顶壁、外底壁或前壁。侧位片及侧位体层对显示前壁破坏较好,颅底片对显示上颌窦后壁有帮助,但以体层摄影显示较佳。

CT 表现:早期骨质破坏表现为窦壁连续性中断,窦腔内软组织块影,并可沿窦壁向外浸润,尤以增强扫描显示更清晰。90% 以上的上颌窦恶性肿瘤都有不同程度的骨质破坏,为支持诊断的重要征象。CT 的冠状面及横断面能清楚显示上颌窦癌向周围扩展侵犯的范围。

MRI 表现:MRI 对上颌窦癌或肿瘤的骨质破坏显示不及 CT 清楚,但对肿瘤的窦腔外扩展显示较好,并能较好地区别肿瘤和伴存的炎症,有利于明确肿瘤的边界范围。

(4) 咽部肿瘤

鼻咽癌是耳鼻喉科最常见的恶性肿瘤,可发生于任何年龄,男性明显多于女性。

X 线平片表现:鼻咽部侧位片可显示顶、后壁肿块,颅底片可显示侧壁肿块。有时或肿瘤浸润生长可呈广泛性增厚,少数病例可向前侵及鼻腔,或向下扩展至口咽,向上扩展侵犯颅底骨质,或通过颅底孔扩展至颅内。颅底片可显示颅底骨质破坏。

CT 表现:鼻咽癌最常发生于鼻咽部侧隐窝及顶壁。CT 平扫示局部软组织肿块,多数边界欠清,常侵犯邻近骨和咽旁组织。增强后病灶明显强化,当肿瘤中心有坏死时,坏死部分不强化。CT 在显示鼻咽部肿块的同时,还可清楚地显示肿块的范围、周围结构受侵和淋巴结转移情况。CT 有利于肿瘤分期,为放疗提供可靠的依据。

MRI 表现:MRI 对肿瘤信号改变较敏感,尤其在 T2 加权图上,因此常能显示咽隐窝内较小病灶,同时还可发现在鼻咽癌较早阶段即出现的中耳、内耳和乳突的浸润。对放疗后患者,MRI 可帮助区分放疗后纤维化和肿瘤复发。

(5) 喉部肿瘤

喉癌按解剖部位可分为声门型、声门上型、声门下型和全喉型。

X 线平片表现:X 线检查主要是帮助了解病变侵犯范围。早期表现为局部软组织增厚,或呈结节状,常伴喉腔变小或闭塞。声带癌者表现为声带增厚,喉室呈不规则裂隙状或完全闭塞。声门下区受侵犯,表现为前壁软组织增厚,腔变窄。

体层摄影表现:冠状位体层可清楚显示真假声带、喉室、声门下区,故对喉癌的部位、侵犯范围的显示明显优于平片。

CT 表现:可显示肿瘤的形态、大小、范围及邻近组织的浸润,了解有否颈部淋巴结的转移,从而对肿瘤进行分期。喉癌 CT 平扫表现为局部不规则状肿块,边界不清,密度均匀或不均匀;增强后病灶有不同程度的强化,同时可清楚显示喉深部结构以及周围血管和淋巴结等颈部软组织情况。

MRI 表现:MRI 冠状面、矢状面和横断面图像提供信息较多,而且软组织的分辨率高,可清楚显示喉癌的部位、浸润范围和淋巴结转移,有利于肿瘤的分期。一般认为,MRI 对局限于黏膜的 T1 期肿瘤不敏感,常可漏诊,但对 T2 期肿瘤诊断准确率达 80%,T3、T4 期肿瘤均能清楚显示。MRI 的缺陷在于难以显示骨质结构小的轻微浸润性破坏。

## 20.3.3 胸部肿瘤[3,16,25]

胸部肿瘤包括起源于肺、胸膜、纵隔、膈肌和胸壁的肿瘤,其中以支气管肺癌最为常见。

(1) 肺癌

肺癌的影像学表现十分复杂。为了能更深入、更有条理地分析肺癌的各种影像学表现,可将肺癌大体上分为中央型和周围型两大类。

1) 中央型肺癌 是指发生于主支气管及叶支气管的肺癌。其病理类型按发病率高低依次为鳞癌、小细胞未分化癌、腺癌及大细胞癌。中央型肺癌的影像学表现包括直接征象和间接征象:直接征象主要为肺门肿块和支气管的改变,间接征象为支气管阻塞征。其他表现有肺门与纵隔淋巴结肿大、胸腔积液、肺内转移等。

X线平片表现:早期可无任何异常征象。肿瘤逐步增长使支气管形成狭窄,可出现肺局限性肺气肿、阻塞性肺炎和肺不张。肿瘤在支气管腔内生长的同时可侵犯支气管壁并向管壁外发展,侵犯周围的肺组织,并进一步转移到局部的肺门淋巴结。肿瘤本身或转移肿大淋巴结都可形成肺门肿块。中央型肺癌在肺门形成肿块后通常伴有阻塞性肺炎或肺不张。肺门肿块较小时,不张肺叶可掩盖肿瘤本身。当肺门肿块较大时,尽管不张肺叶体积缩小,紧贴肺门,但肿块处不张肺缘仍突出,呈曲线状或"S"状,是中央型肺癌的典型表现。

体层摄影表现:正、侧倾斜位体层摄影能有效地显示支气管腔狭窄和腔内肿块、支气管壁外肿块及肿大淋巴结。随瘤或肿瘤的生长方式及病变发展程度,支气管改变可分为3种形态:①向支气管腔内突入的肿块影;②支气管腔局限性环形狭窄和局部管壁不规则增厚;③支气管腔闭塞呈漏斗状,中心常偏于一侧,或管腔突然截断,断端平直或呈杯口状。

CT表现:CT的密度分辨率和空间分辨率明显优于X线平片和体层摄影,可发现胸片上不能清楚显示的局限性肺气肿和肺段以下轻度的阻塞性肺炎或肺不张,尤以薄层CT及高分辨率CT显示最佳。CT显示支气管壁、管内及管外轻微改变的敏感性高于体层摄影。CT可清楚显示支气管壁的增厚及狭窄的形态、程度和范围,可明确肺门肿块部位及大小。平扫时肿块内部密度均匀或不均匀,伴肺不张时常难以衬托完整的肿块形态,增强扫描有利于区分肿块与不张肺组织。进展期和晚期中央型肺癌CT常显示肺门、纵隔淋巴结肿大,肿瘤侵犯纵隔内的大血管、心脏、食管等结构。如其右上叶的肿瘤可直接浸润上腔静脉,将其围绕,造成腔狭窄甚至完全梗阻,增强CT图显示尤为清楚,并可出现颈部、上胸部侧支循环,称为上腔静脉综合征。

MRI表现:MRI空间分辨率不如CT,因呼吸伪影致图像不够清晰,故目前在肺部肿瘤的应用尚不够普遍。但MRI有其优势,SE序列区分不张肺和肿块有其独特的优点。在T2加权图上,不张肺叶内的支气管如仍有气体存在,表现为低信号,如充满黏液则表现为高信号;通常肺的信号高于肿块的信号强度,两者可区分。MRI对比分辨率良好,能有效地检出肺门的肿块与肿大淋巴结,而且MRI比CT更容易鉴别肿块与血管。由于其空间分辨率低,在确定肿块与气管、支气管关系方面不如CT。一般来说,MRI对肺叶支气管狭窄、闭塞能作出诊断,但显示段以下支气管有一定限度。MRI不用对比剂即能显示血管结构,对肿瘤累及周围组织结构如纵隔、心包和大血管壁方面略优于CT检查。

鉴别诊断:导致成人大支气管阻塞的最常见原因为中央型肺癌,其他尚有支气管内膜结核、支气管腺瘤等少见原因。支气管内膜结核病变范围较广,常累及多个支气管,侵犯长度也较长;支气管狭窄和阻塞的局部无肿块,往往可见支气管播散灶;肺门和纵隔常无淋巴结肿大。支气管腺瘤主要发生于主支气管和叶支气管,腺瘤主要向腔内生长,表现为从一侧向腔内突出的息肉状影,且表面光滑,而中央型肺癌表面多凹凸不平、支气管壁增厚及管腔狭窄。

2) 周围型肺癌 较中央型肺癌多见。其影像学表现多种多样,应着重分析肿瘤的形态、轮廓、内部结构和瘤肺交界面的改变。

X线平片表现:周围型肺癌的形状大多为圆形或椭圆形。病灶较小时(直径≤2cm),密度淡而不均匀;直径>3cm时,密度较浓而均匀。如肿瘤靠近肺叶间胸膜,贴于胸膜面的一侧较扁平。典型的周围型肺癌呈分叶状,主要是癌组织向周围生长速度不均匀等所致,具有诊断意义。其轮廓大多表现为边界比较清楚,伴较细小的毛刺状阴影。癌组织坏死经支气管排出后可形成空洞,通常呈厚壁,内壁多凹凸不平,有突入腔内的结节状影。当周围型肺癌阻塞小支气管,肿瘤的胸膜方向肺组织可出现小节段性肺炎、肺不张等。有时肿瘤向肺门方向形成细而紊乱、断续的条状影,为肿瘤沿淋巴管浸润转移表现,此时肺门通常有肿大淋巴结出现。

体层摄影表现:其显示周围型病灶细节及肺门淋巴结的能力虽优于X线平片,但不及CT,临床上已很少采用体层摄影诊断周围型肺癌。

CT表现:CT的横断面成像能完全消除周围结构的重叠和干扰,能检出X线平片、体层摄影不易发现的隐蔽部位的病灶,如肺尖、心后区、后肋膈角及脊柱旁沟的病灶。可清楚显示周围型肺癌的特征:①瘤体内部表现,主要包括支气管充气征、空泡征、钙化、液化坏死及空洞形成。其中较细微的结构只能见于高分辨率CT扫描。支气管充气征多见于肺泡细胞癌,典型者病灶内见管状气体密度影,长短不一,有的见分支。研究发现此征多见于伏壁式生长的肺癌,癌组织在细支气管和肺泡表面生长,而管腔内通畅。空泡征常见于直径≤3 cm的周围型肺癌,多位于瘤体中央,呈点状低密度影,直径1～2 mm,为瘤内未受肿瘤累及的肺泡或细支气管。CT可显示周围型肺癌钙化多为细沙砾状,分布弥漫或偏瘤体的一侧。癌性空洞的表现同X线平片和体层摄影。高分辨率CT显示钙化及空洞细节的能力远远胜过X线平片和体层摄影。②瘤体和周围肺交界面的改变,如分叶和毛刺征的显示比X线平片和体层摄影更为敏感和清楚。肿瘤呈分叶状,尤其是深分叶对周围型肺癌具有诊断意义。但要注意的是,某些炎性肿块,如结核球、炎性假瘤等也可呈浅分叶状。肿块轮廓毛糙,呈细短毛刺影。一般认为分叶、毛刺是周围型肺癌的可靠征象。CT可清楚显示肿瘤邻近结构的改变,最常见的为胸膜凹陷、胸膜浸润和播散,肿块邻近支气管受侵犯、狭窄或阻塞以及瘤灶周围血管、支气管相互聚拢。CT可明确显示周围型肺癌胸膜和胸壁的浸润、纵隔的直接侵犯、纵隔及肺门淋巴结转移。但要注意的是,淋巴结肿大不一定代表肿瘤转移(图20-3)。

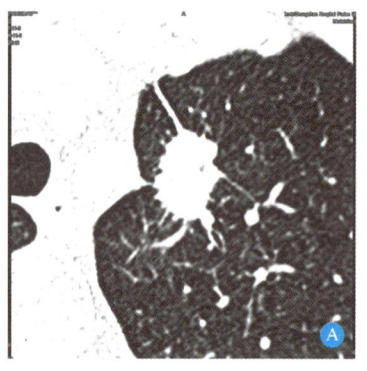 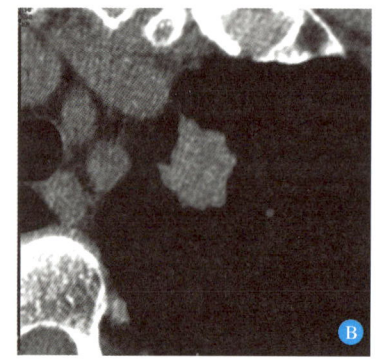 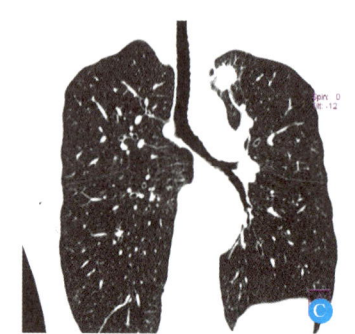

图20-3 左上肺癌CT表现

注:A.薄层高分辨率MDCT扫描,肺窗见病灶周边细毛刺及胸膜凹陷;B.纵隔窗见病灶明显分叶;C.重建冠状位图像呈各向同性,与横断位分辨率相仿。上述肺结节分叶、毛刺及胸膜凹陷为周围型肺癌的典型CT表现。

肺部<3 cm直径的单个结节称为肺孤立性结节(solitary pulmonary nodule,SPN),有关SPN的影像学与病理学的对照研究很多,多排CT薄层高分辨率靶扫描,可提供高质量的图像,MIP和MPR重建以及容积动态回放可准确显示SPN的形态特征和细节。另外,多排CT动态增强、TDC(时间-密度曲线)分析和灌注扫描等,可从功能学上提供鉴别诊断依据。所以,现代CT在肺结节的早期检出、定性、分期、手术切除性评价以及术后随访等都有非常重要的价值[3,16]。

高分辨率CT对3～5 mm直径小结节的显示率>50%,这给定性诊断带来问题,3个月、6个月甚至更长间隔的随访,观察结节大小的变化成为主要诊断手段,结节缩小可判定其为良性,如有增大可利用肺结节软件计算出倍增率,帮助判定其良恶性。

研究发现,肺腺癌的一种发生模式为腺泡的腺瘤样增生,然后演变成腺癌。在CT图像上,早期呈毛玻璃样改变,随着演变和生长,结节不仅体积增大,密度也从毛玻璃样转变成部分实变到完全实变。早期毛玻璃样结节并非都是肺癌,可由许多其他病变造成,此时定性非常困难。随访中若毛玻璃样阴影不消失,反而增大和(或)完全密实(即实变),则高度提示肺癌的可能。

MRI表现:MRI检查时间长,空间分辨率较差,对肺结节性病变的细微改变如肺癌的毛刺、空泡等的显示均不及CT。另外,MRI不能直接显示叶间裂及段支气管和血管,故难以确定肿瘤的位置。但MRI对显示肺门和纵隔的淋巴结肿大、肿瘤是否累及胸壁和纵隔略优于CT检查。MRI冠状位可清楚显示肺门主动脉窗内和隆突下肿大的淋巴结。

肺癌的TNM分期有助于临床制订合理的治疗方案以及评估预后和疗效。胸部X线平片、CT和纤维支气管镜检查是必不可少的常规检查方法。MRI检查为一种补充手段,对分期特别有帮助,例如利用MRI横断面和冠状面显示主、肺动脉窗内及隆突下淋巴结,显示纵隔内心脏、大血管的侵犯,显示胸壁、纵隔和膈肌的侵犯,区分肺内肿块、淋巴结与肺门血管结构,显示脑部和肾上腺较小的转移等。

鉴别诊断：周围型肺癌必须与其他良性结节病变如结核球、炎性假瘤等鉴别。肿块的形态、边缘特征、内部结构、有无钙化及类型、肿块周围状况与血管的关系等都是鉴别诊断的重要因素。分叶状、边缘不规则、毛刺明显的结节高度提示恶性肿瘤，轮廓清晰完整提示良性病变。良性病变很少有分叶，偶尔呈浅分叶状，或是由多个结节融合而成。小肺癌结节密度偏低且不均匀，良性结节较小时密度均匀。肿块内弧形、环形、同心圆形或普遍均匀钙化，为良性病变。与肿块相邻的支气管狭窄或截断阻塞、血管受侵犯为恶性病变。肺内孤立性肿块伴肺门、纵隔多组淋巴结增大（直径＞1 cm）首先考虑为肺癌，良性病变多无肿大淋巴结。典型的胸膜凹陷征常提示肺癌。病灶增强 CT 扫描明显增强者恶性的可能性更大，但良性病灶也可强化。反之，如病灶无明显强化，则恶性结节的阴性预测值很高。

**（2）纵隔肿瘤**

纵隔肿瘤包括原发性和转移性肿瘤，其中以转移性肿瘤较为常见，且多数为纵隔淋巴结的转移，并以肺癌纵隔转移最为常见。本节主要讨论原发性纵隔肿瘤，通常包括位于纵隔内各种组织和结构所产生的肿瘤和囊肿，但不包括来源于食管、气管、支气管和心脏所产生的良、恶性肿瘤。

不少纵隔肿瘤在纵隔中各有其好发部位，定位有助于判断肿瘤的来源和性质，因此纵隔分区对纵隔肿瘤的诊断和鉴别诊断具有重要意义。在侧位胸片上，将纵隔划分为前、中、后及上、中、下 9 个区。前纵隔位于胸骨后，心脏、升主动脉和气管之前。中纵隔相当于心脏、主动脉弓、气管和肺门所占据的范围，食管前缘为中、后纵隔分界线。食管及食管以后区域为后纵隔。自胸骨柄、体交界点至第四胸椎下缘的横线为界，横线以上为上纵隔。自胸骨体的第四前肋端的水平至第八胸椎体下缘的横线为中、下纵隔分界。按照纵隔分区，前纵隔常见的肿瘤有胸骨后甲状腺瘤、胸腺瘤和畸胎瘤，其中以胸骨后甲状腺位置较高，位于前上纵隔，胸腺瘤和畸胎瘤位于前中纵隔居多。中纵隔常见的肿瘤与病变有淋巴瘤、支气管囊肿和心包囊肿。后纵隔常见的是神经源性肿瘤。

1）胸腺瘤　是前纵隔最常见的肿瘤，以中年人发病率最高。临床上胸腺瘤与重症肌无力有明显关系，约 15% 重症肌无力患者有胸腺瘤，60% 有胸腺增生；25%～50% 的胸腺瘤患者有重症肌无力。

X 线平片表现：胸腺瘤多位于前中纵隔，其上端往往起始于第四～五胸椎水平，形态通常呈圆形、椭圆形，可略有分叶状。少数肿瘤较小时前后位不易发现，在斜位或侧位仔细观察才能发现。个别胸腺瘤形态较特殊，可近似三角形，体积甚大，上端细小，自上纵隔开始向下逐渐增宽，下端宽大可达横隔。良性胸腺瘤包膜完整，轮廓清楚光滑；恶性侵袭性胸腺瘤向邻近组织浸润，轮廓毛糙不规则，并可转移到心包产生心包积液，亦可直接侵犯胸膜形成胸膜上多个结节状阴影和胸腔积液。

CT 与 MRI 表现：CT 与 MRI 横断面扫描均可显示前纵隔内软组织肿块，起源于胸腺部位，大小不一。多数密度均匀，部分发生囊样变。CT 上形成高密度占位性病变，MRI 的 T2 加权图呈高信号。较小的胸腺瘤 X 线平片难以发现，CT 与 MRI 的敏感性较高，可检出直径 1～2 cm 的小病灶。增强后肿瘤常呈均匀性强化，但坏死区无强化。胸腺瘤中 30% 为恶性（侵袭性），其边缘不规则，部分呈结节状，侵犯并推移邻近纵隔结构。肿块常较大，密度不均匀。CT 与 MRI 显示局部邻近结构侵犯优于 X 线平片，主要表现为肿块包绕、侵犯附近血管，侵犯或转移至胸膜和心包，导致心包或胸腔积液和转移结节形成。

鉴别诊断：胸腺瘤必须与胸腺增生、畸胎瘤鉴别。胸腺增生表现为胸腺弥漫性增大，密度增高，但维持正常形态。胸腺瘤与胸腺增生的鉴别要点为前者常造成胸腺轮廓改变或两侧不对称。有时小的胸腺瘤与胸腺增生之间并无明显界限，用影像学技术鉴别两者有一定局限性。畸胎瘤为前纵隔好发肿瘤之一，看到肿瘤内有骨影或牙齿影以及脂肪成分，是畸胎类肿瘤的特征。斑点状钙化和囊肿壁钙化，在畸胎类肿瘤和胸腺瘤中均可发现，但以前者较为常见。如为多房钙化影则以囊性畸胎瘤多见。

2）畸胎类肿瘤　为纵隔内最常见肿瘤之一，可分为囊性畸胎瘤和实质性畸胎瘤。囊性畸胎瘤即皮样囊肿，通常是单房，亦可为双房或多房，房内含皮脂样液体。

X 线平片表现：畸胎类肿瘤发生于前纵隔，较多位于前中纵隔，于心脏与主动脉弓交接处。一般只向一侧纵隔突出。肿瘤通常呈圆形、椭圆形，多房囊肿者常呈分叶状，轮廓清楚光滑。部分皮样囊肿由于继发感染，轮廓略不规则。在瘤内见到骨影或牙齿影为此类肿瘤的特征性表现。

CT 表现：前纵隔肿块内显示脂肪成分、钙化和骨影为畸胎类肿瘤的特征。实质性畸胎瘤边界模糊，与邻近结构间脂肪层消失；侵犯或推压邻近脏器时，应考虑为恶性。良性畸胎瘤继发感染时，肿块边缘变得模糊，可突然增大；待感染控制后复查，其边界又显得清楚,肿块缩小。

MRI表现:基本上与CT相仿,但MRI对钙化显示不敏感,在T1、T2加权图上均呈低信号,显示率不如CT。MRI可显示其他特征性成分,如脂肪、囊变等。冠状位、矢状位及横断面的多方位成像,可多角度显示肿块与周围结构的关系,有利于良、恶性畸胎瘤的鉴别。

3)淋巴瘤 典型病例位于中纵隔上、中部,X线正位胸片示两侧上纵隔增宽,比较对称,呈波浪状,侧位片示肿瘤居气管前方围绕肺门。气管及上腔静脉等常有受压表现。早期淋巴瘤仅侵犯少数淋巴结,且增大不明显时,纵隔轮廓改变不明显,常规胸片难以诊断。CT和MRI远较X线片敏感,示纵隔内多发淋巴结肿大,以中纵隔分布居多。累及两侧肺门,淋巴结可相互分开,但易融合成大的肿块,增强后轻度至中度强化。肿块可出现坏死,以放疗后较多见,坏死区密度较低,无强化,或呈环状或分隔状强化。淋巴瘤很少单独侵犯肺门淋巴结和后纵隔淋巴结,与结节病受累淋巴结的分布有所不同。另外,纵隔淋巴瘤可以侵犯邻近肺组织、胸膜和心包。

4)神经源性肿瘤 为后纵隔内最常见的肿瘤,通常为良性,如神经鞘瘤和神经纤维瘤,少数为恶性如神经母细胞瘤和神经节细胞瘤,前者见于婴幼儿。

多数患者无症状,仅为偶尔发现。X线胸片示一侧纵隔旁或脊柱旁软组织肿块影,边缘清晰。有时可见椎间孔扩大,为特征性表现。小的肿瘤隐藏在纵隔内,在X线胸片上不易被发现。CT可清晰显示后纵隔内脊柱旁肿块,呈类圆形或椭圆形,边缘清楚,瘤肺交界面十分光滑。神经鞘瘤易发生囊变、出血,部分肿瘤可完全囊变,呈壳状。增强后有不同程度强化。肿瘤可压迫侵蚀椎体,造成椎间孔扩大,或由椎间孔进入椎管内形成哑铃状改变,为神经源性肿瘤的典型改变。CT和MRI均易发现和诊断,鉴别诊断并不困难。

(3) 胸膜肿瘤

胸膜肿瘤分原发性和继发性两大类,胸膜转移性肿瘤较为常见,尤其是肺癌,晚期常直接侵犯或转移至胸膜。CT远较X线平片敏感,很易显示胸腔积液、胸膜不规则增厚或肿块形成。胸膜间皮瘤为最常见的胸膜原发肿瘤,分为局限型和弥漫型。局限型有良、恶性之分,而弥漫型均为恶性,可发生于胸膜腔的任何部位,包括纵隔、叶间、横膈胸膜等,脏层或壁层胸膜均可发生。局限型间皮瘤可根据肿块形态判断良、恶性,广基者倾向于恶性,带蒂者一般为良性。局限型需与胸膜下肺内肿块及胸壁起源的肿瘤鉴别,弥漫型需与转移性及结核性胸膜病变鉴别。

### 20.3.4 肝、胆、胰、脾肿瘤

腹部实质性脏器与周围组织缺乏天然对比,因而X线平片检查意义不大。随着CT和MRI技术的不断发展和完善,其已成为腹部检查的重要手段,特别在腹部肿瘤的诊断和分期及手术切除评价方面有重要价值。以下就各脏器肿瘤作一简述。

(1) 肝脏肿瘤[7,10,13,21,22,26-29]

1)原发性肝癌 原发性肝癌分为肝细胞性肝癌(hepatocellular carcinoma,HCC)和胆管细胞癌(cholangiocellular carcinoma)两类,国内在肝炎后肝硬化基础上形成的HCC远比胆管细胞癌发生率高,此为肝脏最常见的恶性肿瘤。

CT平扫可显示病灶的大小、数目以及在肝内的分布情况。病灶在平扫中多为低密度,也有等密度和高密度,这取决于病灶本身的分化程度和成分以及原有的肝脏情况。有时可见到病灶的包膜呈环形低密度带。大的病灶密度往往不均匀,其中心有时可见到钙化、出血、脂肪变性或坏死。直径≤1 cm 的病灶,平扫发现率极低。增强扫描早期,绝大多数的原发性肝癌接受肝动脉供血而明显强化呈高密度,均匀或不均匀,病灶内出现动静脉分流现象为其特征,但并非每例均可见到。有时在病灶内见到粗大的动脉血管影。少血供的肝癌可无强化,仍为低密度。门静脉期扫描时,肝实质强化明显,而肿瘤病灶的强化开始下降,因此大多数病灶呈低密度,也易于检出。有时可见到完整或不完整的包膜,其CT表现有两种形式:一种为包膜无明显强化呈低密度带;另一种为包膜强化呈高密度环影(图20-4)。另外,门静脉期对肝内、外血管结构显示较佳,肿块越大,门静脉受侵犯和癌栓形成的概率越高。门静脉受侵犯主要见于左、右分支或主干,少数可延伸至肝外门静脉内或肠系膜上静脉内。其CT表现为门静脉血管内充盈缺损,主干及分支旁形成侧支血管,门静脉血管扩张,癌栓部位分支血管直径大于主干或主干和分支血管不成比例。门静脉癌栓形成时,常常造成肝实质强化不均匀,有时可见到楔形的低密度区,需与病灶进行鉴别。小肝癌(直径≤3 cm)病灶在门静脉期扫描中可以是等密度的,因此特别强调动脉期扫描。动脉期和门静脉期结合的双期扫描可进一步提高小肝癌和微小(直径≤1 cm)肝癌病灶的检出率和定性准确率。

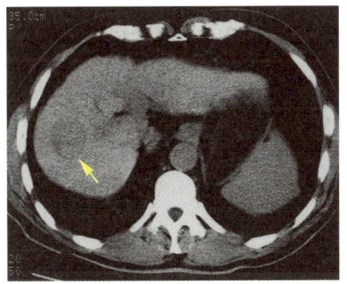 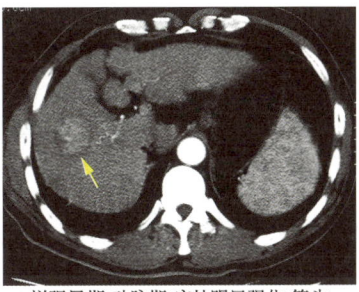 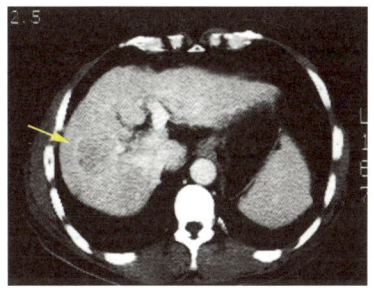

CT平扫病灶为低密度，周围可见更低密度环影(箭头)　　增强早期(动脉期)病灶明显强化(箭头)　　门静脉期病灶呈低密度并见包膜强化(箭头)

图20-4　肝细胞肝癌CT表现

随着MRI技术的不断发展和完善，其在腹部肿瘤检查中的作用也越来越受到重视。特别是快速多层面梯度回波（FMPSPGR）动态增强技术的开发应用，使MRI在肝脏肿瘤的诊断中具有极大的优势。与CT比较，MRI可更好地显示病灶内部的结构，如出血、坏死、脂肪变性等，对包膜的显示优于CT，特别在T1加权图像上。动态增强MRI也可行多时相的扫描，充分反映病灶的血供特点，有利于诊断。另外，在肝脏占位性病变的鉴别诊断中，MRI也优于CT。

原发性肝癌在T1加权图像上为低信号或等信号，也有少数病灶为高信号。在质子加权图像上为略高信号，在T2加权图像上为高信号。在动态增强扫描中其表现与动态CT扫描中的表现相似，增强早期可明显强化呈高信号，在门静脉期，病灶信号下降为低信号，而肝实质信号明显增加。有时可见到强化的包膜呈高信号带。门静脉、下腔静脉或肝静脉内的癌栓可使血液流空效应消失，在T1加权图像和质子加权图像上为较高信号，而在T2加权图像上为较低信号。

在小肝癌的检出率方面，多排螺旋CT多期动态增强与MRI平扫加动态增强相比较，两者无明显差异。笔者的经验结合文献报道，MRI特异性对比剂超顺磁性氧化铁对比剂（SPIO）T2增强可提高小病灶检出率。对照研究指出，SPIO在提高微小HCC（<1cm）病灶的检出率方面优于多排螺旋CT。近期研究发现，肝脏弥散加权（DWI）扫描的敏感性高于T2加权图像，与SPIO相仿，甚至略高，故DWI已成为肝脏MRI检查的重要程序（图20-5）。此外，MRI的SE程序，动态增强，结合DWI和ADC测定，必要时加灌注扫描，对肝癌前期病变如增生结节（RN）和变易结节（DN）与早期肝癌的鉴别具有重要意义。

从癌前期病变到癌结节的演变过程中，结节的供血发生渐进性变化，即门静脉血供不断减少，而动脉供血不断增加，动态增强和灌注扫描能准确反映这种血供变化。此外，在结节的演变过程中，在T2图像上，结节的信号由低转高。在DWI图像上，信号也变高，其信号改变较T2更为敏感。结合ADC值测定，对良、恶性结节的鉴别有较高价值，DN结节的ADC值与邻近肝组织接近，而HCC结节ADC值明显下降。当然，分化非常好的早期癌与高度DN结节之间，DWI信号和ADC值有部分重叠。

血管造影已不作为肝肿瘤的主要检查手段。一般多在介入治疗前进行，以进一步明确肿瘤的部位和血供情况，判断肿瘤的进展程度，清楚显示血管的解剖形态，从而行肝动脉灌注化疗或肝动脉栓塞治疗。

胆管细胞癌发生于周围胆管上皮细胞，如果发生于肝门胆管上皮细胞，称为肝门胆管癌。其表现有所不同，胆管癌发生于左、右肝管或肝总管，可累及胆总管上段，较早引起高位胆管梗阻。由于癌细胞浸润胆管壁，早期肿块并不明显，而以胆管壁增厚为主。多排CT薄层扫描多平面重建较易显示。周围型胆管细胞癌则以肿块改变为主，显示并不困难，CT和MRI典型表现为延迟强化，病灶内和病灶周围出现扩张的胆管，所在肝叶可有萎缩表现，与长期肝内胆管结石、胆管炎引发的纤维化改变有关，两者常合并存在，有时鉴别有一定困难。

2）转移性肝癌　多有原发肿瘤病史，表现为多个病灶。其多数为少血供的，门静脉期CT扫描即可满足检查要求。病灶边缘环形强化，"牛眼征"为其典型表现，也有7%～12%的转移灶为血供丰富的，动脉期扫描中可有明显强化，与原发性肝癌不易鉴别，需结合病史。

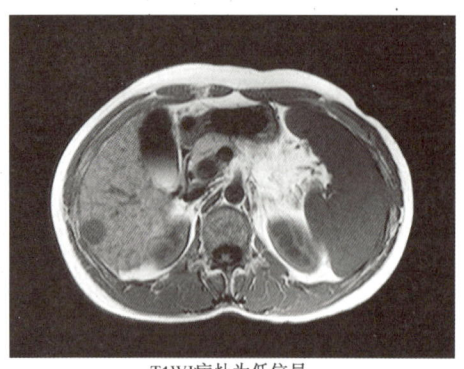
T1WI病灶为低信号

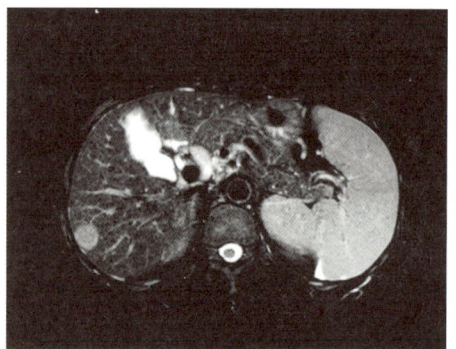
T2WI病灶为高信号

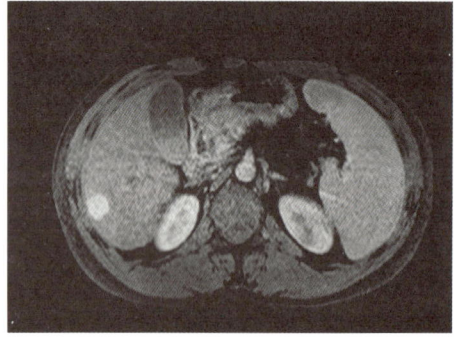
增强早期(动脉期)病灶明显强化

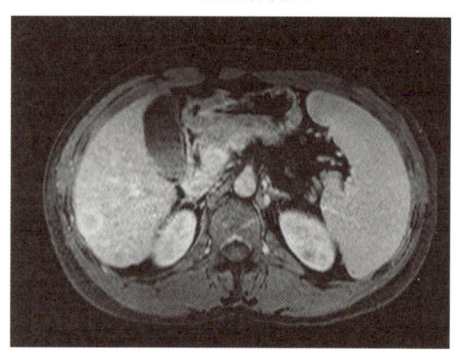
门静脉期病灶信号迅速下降

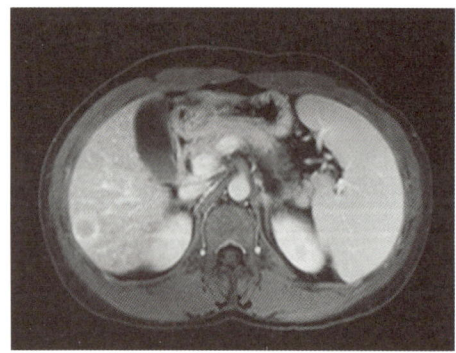
延迟期病灶信号迅速下降，并见包膜环形强化

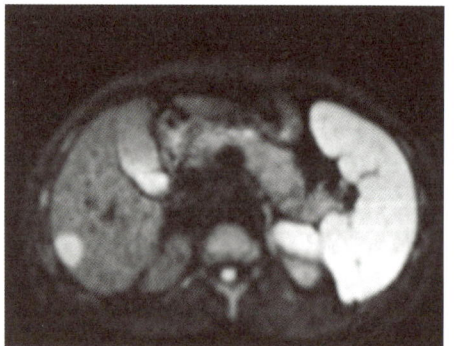
DWI病灶为高信号

**图 20-5　肝细胞肝癌的 MRI SE 序列、动态增强及弥散加权扫描**

在 MRI 的 T1 加权图像上，转移性肝癌为低信号，在 T2 加权图像上为高信号，大小不等，信号可以不均匀，可见到"靶征"或"牛眼征"，即 T2 加权图像上病灶中央为小圆形或片状均匀或不均匀的高信号，其周围有宽度不等的低信号环。

3）局灶性结节增生（FNH）　为肝脏非肿瘤性病变，血供丰富，在动脉期扫描中明显强化呈高密度，门静脉期时 FNH 可持续强化呈略高密度或等密度。另外，中心瘢痕为其特点，呈条索状或放射状，早期无强化，而延迟期可有强化。根据螺旋 CT 多期扫描的表现，可提示本病诊断。

MRI 的 T1 加权图像上，FNH 为低信号或等信号，T2 加权图像上为等或高信号，增强扫描表现与动态 CT 扫描中的表现相似。典型病例，在 T1 和 T2 图像上信号与肝实质接近，中心瘢痕在 T1 加权图上呈更低信号，在 T2 加权图上呈更高信号，瘢痕显示率较 CT 高。一般无假包膜表现。根据上述 CT、MRI 平扫和增强表现，一般不难与 HCC 鉴别。FNH 和腺瘤的鉴别有一定困难，当腺瘤显示假包膜和病灶内出血等特征时可资区别。小的腺瘤和 FNH 特征不明显。

4）血管瘤　为肝脏最常见的良性肿瘤，其重要性在于与恶性肿瘤的鉴别。CT 平扫表现为边界清楚的低密度灶;增强扫描早期,病灶从周边开始强化,呈结节状、点状或环形强化,逐渐向中心扩展,最后完全充填呈高密度或等密度。大的病灶,其中心可见到低密度区,为中心瘢痕、出血或血栓形成等,可始终无充填。小的血管瘤强化方式多样,增强早期可明显强化呈均匀高密度,类似于小肝癌,但在门静脉期及延迟期扫描中仍为高密度。有的小血管瘤也可见到典型表现,如周边开始强化,逐渐向中心扩展。另外,有的血管瘤管壁厚,对比剂不易进入,充填很慢或始终无充填为低密度。因此,在血管瘤的诊断中,延迟期扫描是很重要的。典型表现为"快进慢出"或"慢进慢出",而典型的肝癌为"快进快出",两者易于鉴别。

MRI 对血管瘤的诊断敏感性与特异性均很高,应列为首选的检查手段。在 T1 加权图像上为低信号,其典型特征为在 T2 加权多回波图像上,随着 TE 时间的延长,肿瘤的信号强度递增,在重 T2 加权图像上(TE 120 ms 或 TE 150 ms)信号强度极高,称"亮灯征"。一般无需增强扫描即可作出明确诊断。

(2) 胆囊与胆管肿瘤[14,30]

1) 胆囊癌  分为胆囊壁增厚型、腔内型和肿块型。X 线平片对胆囊癌的诊断价值不大。口服胆囊对比剂可见到由于肿瘤的直接浸润或肿大淋巴结的压迫,胆囊不显影。若能显影,可见胆囊变形,胆囊壁不规则或见到充盈缺损征象。

胆囊壁增厚型在 CT 上可见到胆囊壁不规则增厚,少数病例可为均匀增厚,类似于慢性胆囊炎,两者不易鉴别。腔内型表现为胆囊腔内单发或多发的乳头状肿块,其基底部的胆囊壁增厚,增强扫描乳头状物可有强化。肿块型者表现为胆囊窝处的软组织块,常伴邻近肝组织侵犯,合并胆管梗阻。少数病例难以区分肿块来自肝脏还是胆囊,因胆囊癌和邻近肝癌可以相互侵犯。胆囊癌晚期,不论何种类型均可使胆囊腔闭塞,CT 图像上见不到胆囊影。

在 MRI 的 T1 加权图像上胆囊癌多为低信号,在 T2 加权图像上为高信号,也可见到肝内胆管扩张。动态增强扫描可见到肿块有强化,与 CT 增强表现一致。

2) 胆管癌  按发生部位分为 3 型:①周围型,位于肝内较小的胆管;②肝门型,位于肝门较大的胆管;③肝外胆管和壶腹型。其 CT 表现各不相同。周围型者,CT 平扫为低密度灶,增强扫描有轻度强化,且延迟期强化较明显,中心可有液化坏死区,伴有肝内胆管扩张。肝门型者,可见肝门以上胆管扩张,薄层动态扫描可显示肿块。肝门型者常侵及肝门结构和周围肝组织,有时难以显示肿块及区分其来源。梗阻严重及时间较长者,可见到肝叶萎缩。肝外胆管型和壶腹型者,主要表现为低位胆管梗阻和胆总管突然中断,有时可显示腔内肿块或胆总管壁不规则增厚。

在 MRI 图像上胆管癌也易于诊断,特别是 MRI 胆道造影(MRC)可直观、全面地显示胆管梗阻部位及胆管扩张情况。CT 胆管造影(CTC)和 MRC 的作用相似,但胆管梗阻严重者,CTC 也不易显示。

(3) 胰腺肿瘤[19,20,31-37]

1) 胰腺癌  普通 X 线对胰腺癌诊断帮助不大,晚期病例双重低张胃肠道造影可见到一些异常表现,如胃的外压性改变,十二指肠内侧缘"双边征",可有壁僵硬现象,十二指肠内侧缘也可呈"倒 3 征",十二指肠圈扩大等。

CT 是胰腺肿瘤诊断的重要方法,多排 CT 使胰腺癌的检出、定性、分期和手术切除性评估的价值有了明显提高。胰腺癌的 CT 表现为:①直接征象,主要为胰腺肿块。肿块局限于胰腺实质内时其形态、轮廓无改变,大的肿瘤致胰腺外形增大,边缘呈分叶状。平扫多数肿块为等密度或略低密度,容易漏诊,增强扫描可清晰显示。胰腺癌为少血供肿瘤,增强扫描早期病灶强化不明显,仍为低密度,而胰腺组织明显强化且密度均匀,两者之间的密度差异增加因而易于识别。门静脉期扫描肿块可有轻度强化,而胰腺的强化下降,两者间密度差异减少,有时也会漏诊。特别是在小胰腺癌(直径≤2 cm)病例的检查中,单排 CT 双期扫描的动脉期,尤其是多排 CT 三期扫描的胰腺实质期对肿瘤的检出非常重要,此期胰腺实质的强化达峰值,与乏血供肿瘤的密度差异最大,加上薄层扫描重建,有利于小病灶的检出。延迟 65~70 s 的门静脉期或肝实质期,肝脏强化达峰值,有利于肝内小的转移灶的检出。至于影响胰腺癌手术切除性评估的胰周血管的显示,动脉期和门静脉期血管 CTA 是必要的。胰头癌时,胰体、胰尾可有不同程度的萎缩改变。弥漫性胰腺癌者,可见全胰腺不规则肿大,密度不均匀。②间接征象,包括周围血管如肠系膜上静脉、动脉以及门静脉等受侵犯,胆管及胰管扩张,潴留性胰囊肿,淋巴结转移和邻近脏器受累等(图 20-6)。

CT 诊断胰腺癌的准确率为 90%~95%。此外,还可了解是否能做手术切除,为治疗措施的制订提供更多的信息,但也有一定的局限性。CT 显示手术不能切除者,其可靠性高,而显示可切除者却不一定可靠,需综合判断。

2) 胰岛细胞瘤 为富血供肿瘤,因而动脉期扫描显示最佳。动脉期扫描病灶明显强化呈高密度。小的病灶,密度均匀;大的病灶,密度不均匀,中心低密度区可无强化。病灶强化持续的时间较长,在门静脉期扫描中为略高密度或等密度。结合临床和内分泌检查,不难作出诊断,CT 的作用主要在于定位。

3) 胰腺囊腺癌或囊腺瘤 表现为边界清楚或不清楚的囊实性肿块。囊内容物密度不均匀,可有分隔。囊壁可见局部不规则结节影。增强扫描可见囊壁和分隔有强化。对于良、恶性的鉴别,CT 有一定难度。

4) 转移性肿瘤 无论是胰周淋巴结肿大融合成块与胰腺界限不清,还是胰实质的转移瘤,与原发胰腺癌均难以区别,需要结合临床判断。

现代新型高分辨率 MRI 在腹部的优势对胰腺也不例外,SE 程序尤其是 FSE 的 T1 加脂肪抑制显示胰腺和胰腺肿瘤十分清晰,加上多期动态增强扫描其优势不亚于多排 CT。一般而言,胰腺癌在 T1 上呈等低信号;在 T2 上呈等、高信号或低信号;在 T1 加脂肪抑制图像上,胰腺实质呈高信号,而肿瘤呈低信号,差异很大,易被检出。MRI 多期增强与多排 CT 多期增强效果相仿,表现也相同。对囊性和囊实质性肿瘤,MRI 显示分隔、壁结节和软组织改变具有优势,但显示钙化不及 CT。另外,MRCP 结合冠状位 MRI 动态增强,对胰头壶腹部区域肿瘤的鉴别诊断很有帮助。高质量图像的 MRCP 广泛临床应用减少了 ERCP 的应用,后者为微创检查,且有一定的并发症。当然,活检和术中治疗仍然为 ERCP 的优点。

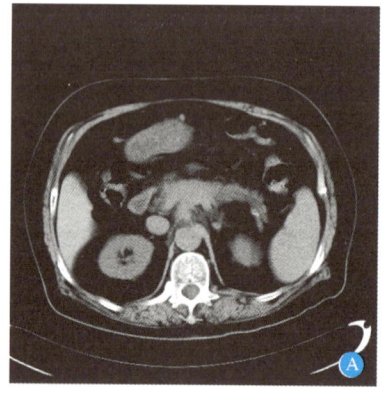
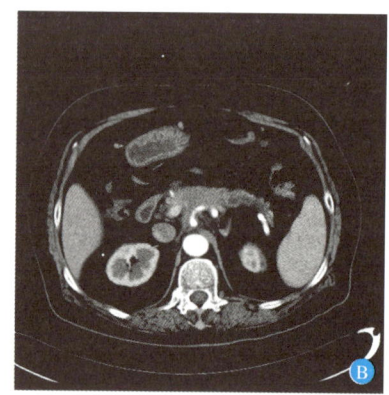
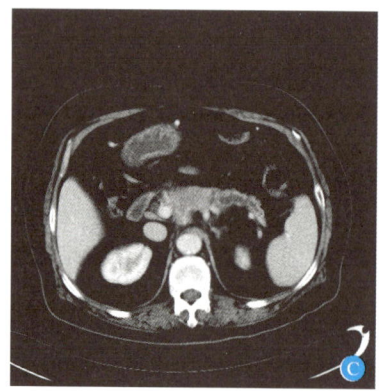
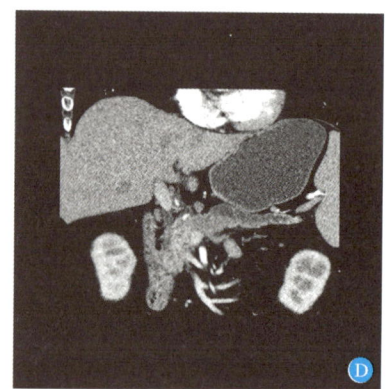

**图 20-6 胰腺癌的 CT 表现**

注:A. 胰腺层面 CT 平扫,胰体肿块并向后方扩展;B. 增强后胰腺实质期,肿瘤轻中度强化,完全包绕及侵犯腹腔动脉主干及分支,胰尾萎缩伴胰管扩张;C. 门静脉期增强扫描示门静脉受累;D. 冠状位重建图像显示肿瘤及胰腺全貌。该肿瘤不可手术切除。

### (4) 脾肿瘤

脾原发性恶性肿瘤极为少见,主要为血管肉瘤。平扫可见脾增大,有的轮廓呈分叶状;病灶为低密度,边界不清。增强扫描的表现酷似血管瘤,早期从边缘开始强化,逐渐向中心充填。病灶内常伴有囊变,囊变区不能充填。肝转移和后腹膜淋巴结肿大可提示该病诊断,否则难以与血管瘤鉴别。

脾转移性肿瘤远较肝少见,表现为脾内多发的低密度灶,其大小、数目不等。脾的大小和轮廓可有改变。增强扫描后病灶显示清楚,多数伴有肝转移,因此应注意肝的改变。脾转移性肿瘤主要与淋巴瘤鉴别,前者有肿瘤病史,后者则可有高热、全身淋巴结肿大、血象异常等。

血管瘤的表现与肝血管瘤的表现一致,在MRI图像上的表现很有特征性,也易于诊断。MRI对脾占位性病变的显示取决于脾和病灶的信号强度以及是否为弥漫性病变。MRI增强扫描可以使病灶更好显示,从而提高病灶定性的准确率。

## 20.3.5 胃肠道肿瘤[12,38-40]

胃肠道肿瘤的诊断主要依靠纤维内镜和胃肠道造影,两者相互补充。小肠病变可做小肠钡剂灌肠造影。CT检查主要用于肿瘤的分期和手术切除可能性的评估,MRI 在胃肠道的应用有一定局限性。

### (1) 食管癌

1) X 线表现 吞钡双对比造影对发现早期病变很有价值,可全面显示中、晚期病变的类型及交界面情况。早期食管癌可见黏膜粗糙、中断,有时可见小的息肉状充盈缺损,管壁僵硬,轮廓不甚光整。中、晚期食管癌可见管腔轮廓不规则狭窄,黏膜紊乱、中断及破坏,病变区管壁僵硬,扩张受限,蠕动减弱甚至消失,钡剂通过受阻障碍,溃疡型者可见到不规则龛影,而蕈伞型可见到充盈缺损。

2) CT 表现 用于了解纵隔侵犯范围及各种转移情况,主要用于分期。早期病变不易发现,中、晚期病变可见食管壁增厚,管腔偏心变形、狭窄,甚至闭塞,病变以上食管可有不同程度的扩张、积气和积液。正常食管与邻近脏器之间的脂肪层消失是衡量有无侵犯的一个标准,但不可靠,故仅单纯的脂肪层消失不能作为手术能否切除的指征。

3) MRI 表现 在诊断和分期方面与 CT 相似,但对肿块的显示和邻近结构有无侵犯的判断优于CT,而对腹腔淋巴结的显示不及 CT。

### (2) 胃癌

1) X 线表现 早期胃癌难以发现,进展期胃癌病变较大,胃肠造影易于诊断。

蕈伞型:肿块向腔内生长,表现为充盈缺损,其基底不太大,邻近胃壁稍僵硬,舒缩较差,胃黏膜皱襞在肿块周围消失。

溃疡型:可见到腔内龛影,常大而浅。溃疡边缘可见到"指压迹"。龛影周围可有一圈不规则形态的透亮区,称"环堤征"。龛影周围黏膜纠集,至"环堤"边缘突然中断、破坏,断面呈杵状或结节状。邻近胃壁有不同程度的浸润,表现为胃壁僵硬、蠕动消失等改变。浸润型:弥漫浸润型表现为全胃的大部分胃壁被癌浸润,充盈相时见胃壁增厚、僵硬,胃腔缩小,轮廓毛糙,蠕动波消失,形如皮革囊,称"皮革胃"。局限浸润型表现为病变部位的胃壁增厚、僵硬,蠕动消失,黏膜面的改变可为皱襞增粗、扭曲或局限性黏膜皱襞展平、破坏。

2) CT 表现 对胃癌早期发现意义不大。CT 能显示腔内、腔外肿瘤生长情况,周围脏器侵犯,以及远处转移,有利于分期。①胃壁增厚,从 5 mm 以上到数厘米,胃壁厚度的判断需要在口服清水胃呈低张及扩张良好的情况下测定,否则胃壁增厚无诊断价值;②软组织肿块向腔内或腔外生长,增强扫描可有强化,均匀或不均匀,邻近胃壁可有增厚;③肿块可有坏死、液化,脱落后可形成腔内不规则溃疡;④邻近组织侵犯,中、晚期胃癌往往突破浆膜面,侵及邻近的组织和器官,表现为胃轮廓不清,浆膜面毛糙,胃周脂肪层模糊不清或消失,病变区见伸向胃周的不规则条状和带状低密度影。⑤CT 易发现淋巴结和脏器的转移,CT 对手术切除性评估的准确率可达92%。

### (3) 胃平滑肌类肿瘤和间质瘤

胃肠道 X 线造影易于发现腔内型肿块,腔外型及壁内型有时易误诊或漏诊。腔内型者显示为边界清楚的肿块,轮廓可呈分叶状,表面黏膜易发生溃疡,黏膜下平滑肌瘤可使周围黏膜纹被推移分离,覆盖肿块上方的黏膜皱襞则被展平,称为"黏膜撑开征"。X 线鉴别良、恶性有一定困难。对于平滑肌类肿瘤,CT 利于定位和定性。特别是对腔外型肿瘤,CT 横断面扫描能补充胃镜和胃肠道造影的不足,易于发现肿块内的坏死、囊性变或钙化。增强扫描肿块强化明显,持续强化为其特征。

随着免疫组织化学、电镜及其他生物学技术的进步,胃肠道壁内间胚叶成分起源的肿瘤病理分类更加明确,胃肠道平滑肌肿瘤与间质瘤(gastrointestinal stromal tumor,GIST)可以明确区分,后者为非定向分化的一类肿瘤。尽管病理学可以区分两类肿瘤,但影像学上的表现一致,无从区分。病理上有良、恶性之分,但其肿瘤生物学行为可完全一致,故对于病理检测、生物学行为以及影像学表现应综合考虑,对良、恶性的判定更有价值。以下表现提示恶性或潜在恶性倾向:肿块直径 > 5 cm,肿瘤出现坏死,强化不均匀,边界模糊。如肿瘤侵犯周围脏器,或出现肝脏等转移,或术后复发,则为恶性的可靠证据。另外,发生部位也有一定关系,小肠平滑肌肿瘤或 GIST 恶性发生率高于胃部。

(4) 胃恶性淋巴瘤

X 线表现分为 4 型:①息肉型,肿瘤突于胃腔内,常较大,直径可达 5~10 cm。②溃疡型,病变部位并发溃疡,伴周边明显的隆起,大小、数目、形态都可不同。③中间型,有溃疡但不伴明显隆起。④浸润型,病变范围广,胃壁增厚,但胃腔内无缩小,胃壁僵硬不明显,仍可见到蠕动波。前 3 型与胃癌的鉴别有困难。

(5) 小肠肿瘤

小肠肿瘤较为少见,主要有腺瘤、腺癌、类癌、平滑肌肿瘤或间质瘤、淋巴瘤等,胃肠道造影仍是主要的检查手段。常规使用的口服法费时,且为间隙检查,病灶会遗漏。经导管直接灌注法可提高病灶检出的阳性率,但需经上消化道及钡剂灌肠检查排除胃、十二指肠、结肠病变后再使用。

小肠冗长扭曲,相互重叠,给诊断带来困难。X 线钡餐为常规检查,小肠插管气钡造影优于常规检查,但漏诊率仍较高,血管造影为重要补充检查。以往常规 CT 和 MRI 检查,受肠曲充盈扩张不佳影响,也缺乏连贯性,有一定局限性。目前,CT 小肠造影及 MRI 小肠造影在技术上已有很大进步,在小肠充盈水充分扩张的基础上,可行冠状位、矢状位各向同性重建(CT)或直接扫描(MRI),类似小肠插管钡餐造影,可同时显示肠腔、肠壁及腔外病变情况,对小肠肿瘤以及炎性病变的诊断具有重要价值。

(6) 结直肠肿瘤

结直肠肿瘤的常规检查方法仍为内镜及钡剂灌肠。

1) X 线表现 早期结直肠癌表现为扁平、无蒂的类圆形隆起病灶,其基底部可见到回缩和结肠壁线的缺损或不规则。进展期结直肠癌表现为肠腔不规则环状狭窄和充盈缺损。溃疡型者可见到病灶中央有龛影,周围有不规则"环堤",溃疡周围可见黏膜破坏。

2) CT 和 MRI 表现 随着 CT 技术的进步,结直肠肿瘤的 CT 检查也日益增多。CT 仿真内镜(CTVE)检出息肉的敏感性与结肠镜相仿,而息肉与结肠癌发生的关系非常密切,故 CT 结肠造影(CT colonography)已被用于结肠肿瘤病变的普查。对中、晚期结肠癌,CT 检查的目的是术前 TNM 分期,T 分期的准确率达 80% 左右,但 T2、T3 期的分期仍有一定困难,N 分期的准确率也达 75% 左右。MRI 同样可做仿真内镜检查,对结直肠癌术前分期评估研究指出,其 T 分期略高于 CT 分期,而 N 分期略低于 CT。在 MRI 程序中,T2 加权及 DWI 成像显示肿瘤很清晰。

早期结直肠癌表现为局限性肠壁增厚,而邻近肠壁正常。但肠壁增厚的判断需在肠腔充分扩张的情况下进行。中、晚期结直肠癌表现多样:①肠腔内有偏心性分叶状肿块;②环形或半环形肠壁增厚;③肠腔狭窄和不规则;④广泛浸润者使肠壁广泛僵硬,肠腔狭窄;⑤肿瘤穿破浆膜层使肠壁模糊,邻近脏器受侵犯,局部或腹膜后淋巴结肿大;⑥可有远处转移。对结直肠癌使用合理的对比剂可提高分期的准确率,故采用低张氯化钠溶液保留灌肠后行 CT 检查效果最佳(图 20-7)。

随着 MRI 软件技术的开发,特别是直肠内表面线圈的应用,使 MRI 在直肠肿瘤检查中的应用有很大价值。直肠表面线圈的应用可显示肠壁的诸层结构,对早期肿瘤也可发现。对于肠周组织以及邻近脏器有无侵犯的判断优于 CT,因而可使分期准确率进一步提高。

CT 及 MRI 在直肠癌术后病例的随访中也有重要意义,特别是 Mile's 术后患者,内镜及钡剂灌肠均无法进行,而 CT 及 MRI 不仅可以判断有无吻合口复发,而且对吻合口周围复发及骶前复发均易于发现。行手术切除的患者应在术后 2~3 个月做一次 CT 或 MRI 检查作为基线,以后隔 3~6 个月复查,这样对复发与术后瘢痕的鉴别很有价值。在复发与瘢痕的鉴别诊断方面 MRI 优于 CT。

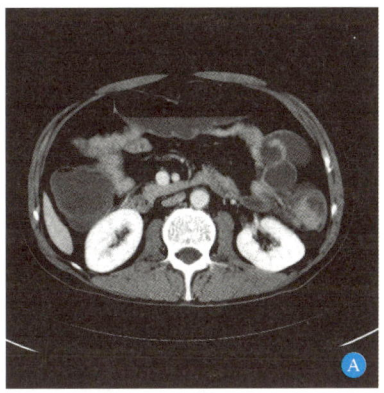
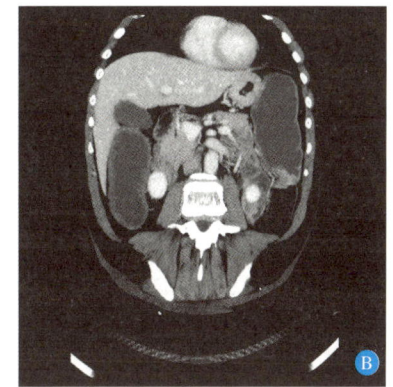
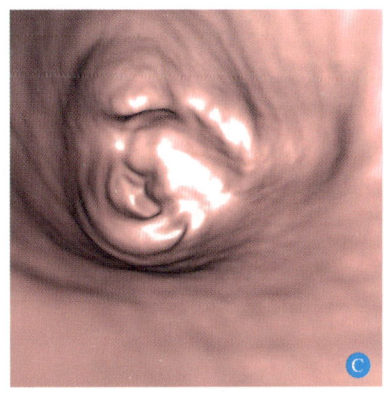
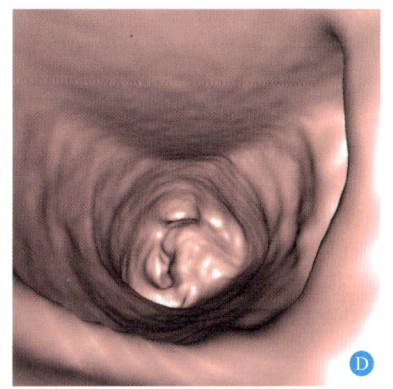

图 20-7　降结肠癌的 CT 表现

注：A、B. 局部肠壁增厚强化，肠腔狭窄，近段肠腔扩张；C、D. CT 结肠造影，CTVE 模拟从腔内观察病灶情况，显示肿瘤呈菜花状，与结肠镜及病理检查所见一致。

## 20.3.6　泌尿道肿瘤

（1）肾肿瘤[17,23,41]

肾肿瘤是一种常见的疾病，可起源于肾实质或肾盂、肾盏。在病理性质方面又可分为良性或恶性，后者发病率远高于前者。

1) 肾细胞癌　来自肾实质，早期大多无症状，待肿瘤长大侵入肾盂、肾盏，可发生血尿及腹块。X 线平片对肾癌的诊断没有帮助。

静脉尿路造影：常可见肾盂、肾盏受压伸长改变，其边缘可规则或不规则，局部肾外形增大，小肾癌或向外生长的肾癌，肾盂、肾盏可表现为完全正常。此外，单纯肾盂、肾盏受压移位，尿路造影无法确定肾实质占位性病变为良性或恶性。肾盂、肾盏移位伴破坏为肾癌的特征性改变。

CT 表现：CT 是检出和诊断小肾癌以及进展期肾癌分期的最佳方法。多数小肾癌（直径≤3 cm）呈圆形、椭圆形，平扫密度等于或稍低于正常肾实质，边界清楚，少数肿瘤内有钙化及出血。大多数小肾癌为富血供，增强扫描时肿瘤强化明显，表现为动脉期即皮质与髓质交界相肿块密度增高，以后很快下降。进展期肾癌多数肿块为类圆形、不规则形，分界不清，密度不均匀，常低于正常肾实质。肿瘤内常出现出血、坏死、囊变和钙化。增强早期显著强化。肿瘤大多呈浸润性生长，向内可压迫和侵犯肾盂；向外生长局部可隆起，突破肾包膜，侵入肾周脂肪和肾旁筋膜。如出现包膜外条索影或结节或肾周间隙内肿块，可肯定为包膜或肾周间隙受侵犯。肾肿瘤可直接侵犯肾周血管及椎旁结构，表现为肾静脉和下腔静脉内癌栓形成。T3 期肿瘤肾门、主动脉旁淋巴结常有肿大（图 20-8）。

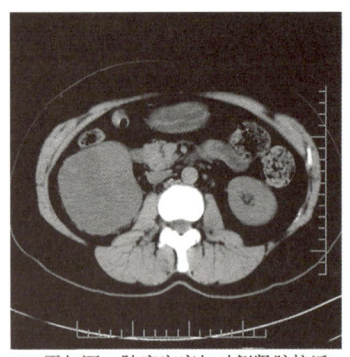 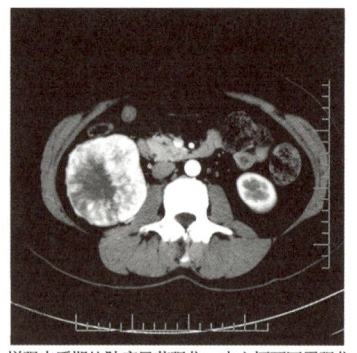 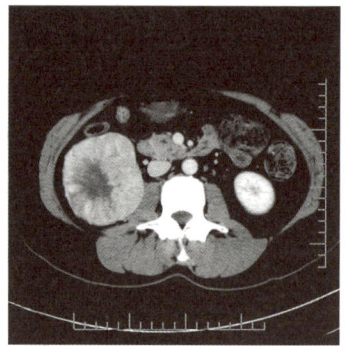

CT平扫图，肿瘤密度与对侧肾脏接近　　增强皮质期的肿瘤显著强化，中心坏死区无强化　　增强实质期肿瘤强化减退，密度下降

**图 20-8　右肾癌（右肾下极较大肿瘤）**

MRI 表现：MRI 显示肾癌的敏感性与准确率与 CT 相仿。MRI 可显示肾外形的改变，肿瘤信号均匀或不均匀。对向外生长为主的肾癌，MRI 冠状位扫描对定位有很大的帮助。MRI 显示肾静脉与下腔静脉受累比 CT 更为敏感。增强扫描表现与 CT 一致。

血管造影表现：目前已很少用于肿块的检出和诊断，其主要应用价值在于：①其他影像学方法难以定性时，血管造影显示肿块血供特征，有助于良、恶性的鉴别；②寻找卫星结节灶；③提供肿瘤血供图；④显示肿块的包膜。但是，必须指出血管造影少或无血管的肿块，仍不能排除恶性病变。

肾癌的分期：准确的分期对临床处理和估计患者的预后有重要价值。CT 与 MRI 对分期诊断均可提供重要的影像学依据。但对 T1 和 T2 期的划分（即肾包膜和肾旁间隙是否受侵犯），对 T3A、T3B 的划分（即肾静脉和下腔静脉受侵犯），以及淋巴结转移的判断，CT 和 MRI 也有一定局限性。两者对肾癌分期的准确率相仿，相互结合可提高分期的准确率。

除肾癌外，肾实质内较常见的肿瘤有血管平滑肌脂肪瘤（AML）、淋巴瘤、腺瘤、转移瘤，以及多房囊性肾瘤和多房囊性肾癌。血管平滑肌脂肪瘤是肾脏最常见的良性肿瘤，约 10% 的病例为少脂肪型，易与肾癌混淆，显示病灶内脂肪为诊断的关键。复杂性囊肿，尤其易与囊性肾癌混淆，良好的 CT、MRI 显示技术对鉴别诊断十分重要。

2）肾盂癌　起源于上皮，多数为乳头状移行上皮细胞癌。

静脉尿路造影表现：可见肾盂、肾盏内不规则充盈缺损。当肿瘤位于肾盏漏斗部且又较小时，常需逆行肾盂造影才能显示。当肿瘤沿输尿管向下种植，可产生不同程度的积水，并可充盈缺损。肿瘤侵犯到肾实质，所见与肾实质肿瘤相似的表现，但一般无肾外形的扩大。

CT 和 MRI 表现：肾盂、肾盏内软组织肿块，受累肾盏可扩大、积水；肿瘤向外生长，压迫或侵犯周围肾实质。肾盂癌的血供少于肾癌，增强后扫描仅轻、中度增强。排泄期肾盏内不规则充盈缺损是肾盂癌的特征性改变。CT 和 MRI 的优点在于确定肿瘤的范围，以及有利于肿瘤的准确分期。

（2）膀胱肿瘤

膀胱肿瘤是泌尿系统常见的肿瘤，以恶性多见。

膀胱造影表现：肿瘤较小时，尿路造影膀胱相及膀胱造影往往不易发现，特别是对比剂太浓或太多时易掩盖。主要 X 线征象为局部充盈缺损，大小不一，形态不规则呈分叶状或菜花状。

CT 和 MRI 表现：CT、MRI 扫描的价值主要在于分期，不仅能观察肿瘤累及膀胱的范围和程度，还能显示病变对邻近脏器的侵犯及有无淋巴结和远处转移等。膀胱癌的复发率较高，CT、MRI 用于膀胱癌术后随访较为敏感而准确。近年来发展的经直肠内表面线圈的应用，可提高 MRI 对膀胱癌分期的准确率。

（3）前列腺癌[9,24]

前列腺癌好发于老年人，早期多无症状，就诊时多属晚期。直肠指诊仍为首选的检查手段。

MRI 表现：能很好地显示前列腺内在解剖结构，尤其是近年来发展的直肠表面线圈 MRI 扫描，显著提高了对前列腺及其周围结构细节的显示。T2 加权图像上正常前列腺中央及移行区为相对低信号，而周围区为高信号。前列腺癌主要发生于周围带，绝大多数 T2 加权图像上表现为低信号，故 MRI 发现癌结节较敏感，但缺乏特异性。

CT 表现：对局限于前列腺内的 T1、T2 期肿瘤不敏感，而对 T3、T4 期的划分有帮助。

一旦组织学上诊断为前列腺癌，或前列腺癌突破包膜侵入周围组织，CT 与 MRI 即可根据侵犯的范围、转移等作出明确的分期诊断。CT、MRI 能精确地显示肿瘤组织与淋巴结的大小，故对放疗后疗效的观察、了解前列腺癌的复发情况也很有价值。近年来，前列腺 CT 灌注扫描和磁共振波谱分析（MRS）对前列腺癌诊断也很有价值。

## 20.3.7 妇科肿瘤

自超声、CT 和 MRI 广泛应用于临床后，诸如子宫输卵管造影等 X 线检查已很少应用。上述新的影像学技术在妇科肿瘤的检测、定位和局部分期方面发挥了出色的作用。影像学技术的对照性研究指出，超声、CT 和 MRI 对盆腔妇科肿块的检测能力和恶性肿瘤的分期准确率相仿，或者说是互为补充的。超声检查简便、经济，又无射线影响，往往作为首选方法。在诊断不明病例或需要进一步分期的病例，CT 或 MRI 可作为补充手段。

子宫肌瘤为生育期妇女最常见的子宫良性肿瘤，发生率为 20%～40%，单发或多发，位于黏膜下、壁内或浆膜下。小的壁内子宫肌瘤，CT 或超声易于漏诊，MRI 往往出现信号改变，因而比较敏感。浆膜下带蒂巨大肿瘤与卵巢实质性肿瘤容易混淆；当肌瘤发生囊性变时，又不易与卵巢的囊腺癌区分。MRI 多轴位扫描有助于判断肿块与子宫或附件的关系。另外，肌瘤在 T2 加权图像上信号改变多样化，但多数为低信号，具特征性，可帮助鉴别。早期子宫内膜癌的影像学改变比较轻微，易漏诊，MRI 对此比较敏感，当肿瘤侵犯宫腔和宫体时，则易于显示。

从影像学角度分析，卵巢肿块可分为 3 类，即单纯囊性（均为良性）、囊实质性（良、恶性肿块均可见到）和实质性（全部为恶性肿瘤）。对于第二类即囊实质性的卵巢肿瘤必须注意良、恶性的鉴别。下列征象提示恶性肿瘤：①以实质成分为主；②囊壁较厚、不规则，壁结节存在；③分隔较厚、不规则；④囊壁、分隔或实质成分明显强化；⑤肿块直径 >4 cm。显示上述征象的能力 CT 与 MRI 相仿，或 MRI 更好。但在卵巢恶性肿瘤的分期方面，CT 要略胜一筹。卵巢囊腺癌除了局部侵犯和淋巴、血行转移外，另一个明显特征为腹腔内种植转移，其发生率甚高。常见的种植位置为后穹窿、膈下、大网膜和肠系膜，形成转移结节或肿块，往往伴发大量腹腔积液。CT 检查对小结节的检出率虽优于其他影像学方法，但约 50% <5 mm 的小结节 CT 检查为阴性，故术前分期不及手术探查分期准确率高。

## 20.3.8 软组织与骨骼系统肿瘤

### （1）骨肿瘤

1）X 线表现 普通 X 线平片对骨骼系统具有良好的对比性，能显示骨皮质、骨髓腔以及周围的软组织，骨骼的破坏、增生造成的骨密度改变以及骨膜反应等均能得到良好的反映。因此，尽管现代影像学技术如 CT、MRI 和核医学出现，X 线检查在骨肿瘤诊断中的地位仍未改变。它可以发现大部分骨肿瘤的存在，但对早期病变，其敏感性不及放射性核素骨扫描、CT 和 MRI。其次，可以帮助区分骨肿瘤的良恶性。

下列征象对良恶性的鉴别有帮助：①病灶数目。多发病灶常提示转移性骨肿瘤和骨髓瘤。②骨质变化，包括破坏和增生。一般而言，良性骨肿瘤呈膨胀性、压迫性骨破坏，界限清晰、锐利，邻近骨皮质保持连续完整。而恶性者常为浸润性骨破坏，呈虫蚀状不规则，膨胀不明显（偶有例外），与正常骨界限不清，过渡带较宽。肿瘤易穿破骨皮质侵犯软组织，形成肿块。良性骨肿瘤于病灶周围可引起反应性增生，形成硬化带；恶性者可引起成骨反应，见于前列腺癌骨转移，也可产生肿瘤骨，呈毛玻璃状、斑片状、放射状或骨皮质硬化。③骨膜增生。良性者一般无骨膜增生，但如发生病理性骨折，则可出现。恶性骨肿瘤常有广泛的不同形式的骨膜增生，如葱皮状、放射状，新形成的骨膜被破坏和掀起，谓之 Codman 三角。④周围软组织变化。良性骨肿瘤多无软组织改变，但软组织可被肿瘤推移；恶性者常侵犯软组织，引起肿胀，或肿块形成，与周围正常软组织分界不清。对少数不典型病例，良、恶性肿瘤的鉴别有一定困难，需结合临床病史和化验结果，如恶性者往往有局部疼痛，且逐渐加剧，后期出现恶病质，局部皮温升高，有压痛及肿块，血液碱性磷酸酶增高，尿中找到本-周蛋白（BJP）等。如临床上有其他恶性肿瘤病史，则高度怀疑为转移性。恶性肿瘤的组织学定性在取得活检之前往往是困难的。根据典型的 X 线表现，对部分病例可以作出推测。

患者的发病年龄和病变部位对骨肿瘤的定性也有很大指导意义。如在婴幼儿，多为转移性神经母细胞瘤，青少年以骨肉瘤和 Ewing 肉瘤多见，40 岁以上偏重于转移瘤和骨髓瘤，20～40 岁为骨巨细胞瘤的好发年龄。不同骨肿瘤有其一定的好发部位，例如骨巨细胞瘤靠近骨端，骨肉瘤好发于长骨干骺端，Ewing 肉瘤以长骨骨干多见，骨髓瘤和转移瘤则以轴心骨和扁平骨多见。因此,骨肿瘤的发病年龄和病变发生部位对鉴别诊断有一定的参考价值。

2) CT 和 MRI 表现[42] 尽管 CT 和 MRI 的出现并没有改变常规 X 线检查在骨肿瘤诊断中的地位和作用,但这些现代影像学技术在骨肿瘤的检测、定性、分期和治疗后随访方面确实发挥着重要的补充作用。

骨肿瘤的检测:骨骼在 X 线平片上呈高密度,有着良好的对比。但对早期骨肿瘤病变 X 线平片并不敏感,尤其是复杂解剖部位的轻度骨破坏不易被平片发现,往往滞后于放射性核素骨扫描数周甚至数月之久,后者对骨肿瘤的敏感性是公认的,但其特异性很差。CT 的密度分辨率高于 X 线平片,但不及放射性核素扫描,而特异性与 X 线平片相仿。凡骨扫描阳性与平片阴性的病例不妨补充做 CT 扫描。MRI-SE 程序 T1 加权图像和 T2 加权图像的敏感性很高,接近或等于放射性核素扫描,且特异性也较高,故在 X 线平片检查和放射性核素扫描的基础上,对可疑部位应考虑做 MRI 检查。

骨肿瘤的分期:近几年来,肌肉骨骼系统原发性肿瘤的外科治疗概念和治疗效果取得了很大的进步。在条件合适的情况下,尽可能不做截肢手术而保存肢体功能,这样可提高患者的生存质量。但对骨肿瘤的局部分期也提出了更高的要求,CT 和 MRI 在分期上无疑较 X 线平片发挥了更出色的作用。在 X 线平片上往往难以确定恶性骨肿瘤在骨髓腔内的浸润范围,而 CT 由于密度分辨率高,受肿瘤组织浸润的髓腔密度高于正常髓腔的脂肪密度。同样,MRI 的信号对比强烈,肿瘤组织与正常髓腔之间有明显的信号差异。在 T1 加权图像上,肿瘤呈低信号;而在 T2 加权图像呈高信号;如加脂肪抑制成像(如 STIR),则肿瘤浸润范围更易确定,往往比 X 线平片显示的范围要广泛。

当肿瘤邻近骨端时,CT 和 MRI 较 X 线平片判断关节是否侵犯更准确。当骨肿瘤穿破骨皮质、侵犯软组织引起肿胀和肿块形成时,轻度改变在 X 线平片上往往被忽略,而 CT 尤其是 MRI 的判断十分准确,可帮助了解软组织肿块的大小、范围。侵及单一肌块还是穿破肌间筋膜,邻近的血管、神经束是否被包围在肿块内,以往需借助创伤性的血管造影才能了解血管是否受侵犯。在骨骼系统一般并不需要 CT 和 MRI 增强检查,但对评价软组织侵犯范围还是有一定帮助的,可以选择性应用。

上述骨肿瘤的纵向和横向侵犯范围的了解对手术方案的制订是极为重要的,也是必不可少的。CT 与 MRI 相比,后者对局部分期的作用更明显。一是 MRI 对骨肿瘤髓腔内浸润以及软组织的侵犯更为敏感;另一方面,MRI 的多轴面显示如冠状面和矢状面显示,也是外科医师所欢迎的。螺旋 CT 扫描加上多轴位重建(MPR)虽然可以达到同样的目的,但不及 MRI 方便。

骨肿瘤的定性:如前所述,X 线平片表现典型的病例结合临床和实验室检查,相当一部分可以区分出良恶性,甚至作出组织学诊断,但部分病例仍需依赖活检和手术病理检查证实。尽管 CT 和 MRI 在检测轻微病变方面有很高的敏感性,在分期方面也很出色,在良恶性的鉴别方面也优于常规 X 线平片。例如 X 线平片上不易显示的软组织侵犯,在 CT 尤其 MRI 图像上很容易被发现,这对恶性肿瘤的诊断有很大帮助,因为良性肿瘤一般不侵犯软组织。但在组织学定性方面,CT 和 MRI 的补充作用是有限的,因为大部分骨肿瘤的 CT 和 MRI 表现是非特异性的,甚至不及 X 线平片。

在下列情况,CT 和 MRI 对定性诊断是有帮助的:在骨样骨瘤病例 CT 可显示被反应性骨质增生掩盖的瘤巢;在软骨性肿瘤,钙化或骨化的显示 CT 与 X 线平片一样敏感或更加敏感;脂肪瘤病例,CT 和 MRI 具特异性的表现;骨梗死、动脉瘤样骨囊肿、单纯骨囊肿等 MRI 的表现也许较 X 线平片和 CT 更具有特异性。此外,CT 和 MRI 显示隐匿性多发病灶的能力,对骨髓瘤和转移瘤的诊断无疑是有帮助的。

治疗后随访:X 线平片对治疗效果的判断作用非常有限,而 CT 尤其是 MRI 可发挥重要的作用。肿瘤范围的缩小以及软组织肿胀的消退都提示治疗后好转,而 MRI 信号的改变仅提供参考。若肿瘤组织被纤维化取代,则 T2 加权图像信号降低;若放疗后被脂肪取代,或肿瘤内出血,则 T2 加权图像上信号升高,故信号的改变对治疗效果的判断并不可靠。为了解手术切除后肿块有无复发,一般于手术后 2～3 个月需做第一次 CT 或 MRI 检查,以便以后作为基线对照研究。若发现局部肿块出现,提示复发。为鉴别肿块复发与手术瘢痕或血肿,增强扫描有一定帮助,复发的肿瘤往往有强化,而纤维化瘢痕则无强化表现。

(2) 软组织肿瘤的影像学诊断

X 线平片在软组织肿瘤的诊断中作用有限,而 CT 尤其是 MRI 的作用非常出色。即使是很小的软组织肿块,在 CT 或 MRI 图像上出现密度或信号异常,从而易于检出。对大部分肿块,CT 和 MRI 可以帮助鉴别良恶性。根据 Berquist 等的报道,MRI 对软组织恶性肿瘤的诊断,其敏感性、特异性、阳性预测值和阴性预测值分别为 94%、90%、97% 和 94%。对相当一部分肿块包括炎性、外伤性和肿瘤性,CT 和 MRI 可作出定性诊断;对脂肪瘤、腱鞘囊肿、脓肿、血肿、血管瘤、骨化性肌炎、色素沉着性结节性绒毛膜滑膜炎、腱鞘巨细胞瘤、滑膜骨软骨瘤病等,CT 或 MRI 可作出组织学诊断。但对恶性肿瘤,需依赖活检方可作出组织学诊断。CT 和 MRI 的另一作用是可以确定软组织肿块的大小、范围、界限,以及与骨骼、血管、神经束的解剖关系。在需要做活检的病例,超声和 CT 可以作为导向工具。

## 20.4　超声医学在肿瘤诊断中的应用

### 20.4.1　超声医学的发展

超声医学是影像技术学科中一门新兴学科,同时又是发展最快的学科之一。由于其灵活性、实时性,在临床疾病的诊断、手术过程中的监视等方面正起着越来越重要的作用。在肿瘤的诊断中,超声通过显示病灶的大小、形态、边缘、血管分布的信息为临床提供诊断和鉴别诊断的依据,同时,介入超声和术中超声的出现为手术的准确定位和减少手术创伤提供了条件。

自 1942 年 A 超引入医学诊断领域后,首先应用穿透式超声探索颅内占位性病变的检查。由于脉冲反射式 A 超诊断仪的出现,A 超逐渐应用于检查其他部位(如眼、乳腺、肝)疾病。20 世纪 50 年代,开始了对二维超声诊断仪(B 超)的研究,成功地获得了乳腺肿瘤、眼肿瘤、继发性肝肿瘤、盆腔肿瘤的超声切面图像。70 年代以后,随着电子计算机技术等的飞速发展,二维超声诊断仪器得到了明显的改进,图像质量明显改善和提高,使超声诊断有了质的飞跃。80 年代以后,各种新技术在医学领域的应用带来了超声技术的高速发展,如高频率、高分辨声匹配探头、彩色血流显像、各类腔内探头等技术,为肿瘤超声诊断提供了良好基础和发展前途。

我国超声诊断的研究和应用是 20 世纪 50 年代末首先在上海开始的。自 1958 年 12 月在上海市第六人民医院应用 A 超探测乳腺肿瘤获得成功后,于 1959 年成立了上海市超声医学应用研究小组,对颅脑、眼、乳腺、肝、子宫颈部位肿瘤等进行了研究和应用。自 1962 年起,复旦大学附属肿瘤医院超声诊断室应用阴道内 A 型探头对宫颈癌进行探测研究[43,44]。

目前,超声检查已广泛应用于全身各脏器疾病和肿瘤的诊断与鉴别诊断,成为临床首选影像诊断学方法之一。

### 20.4.2　目前临床常用的超声技术

#### (1) B 超

B 超又称二维超声(或灰阶超声),是目前临床上重要的超声诊断技术,能获得被检测部位脏器和病变的断层图像。它是在 A 超诊断技术的基础上发展起来的,利用超声回波原理,接收各层组织界面的回波进行信息的处理和显示。与 A 超相比,主要有以下不同:①B 超将 A 超的幅度调制改为亮度调制,即组织中某一部位的回波越强,则图像上对应部位的亮度也就越亮;②在 B 超中,与发射声束同步的时标是加在显示器的 Y 轴上的,同时显示器 X 轴的信息需要靠声束在水平方向的扫描得到,从而使组织一个切面上的超声信息能以二维分布的形式显示出来,因此 B 超所得到的是与声束传播方向平行的二维组织切面图像,是目前超声医学临床最常用且最有用的超声检查技术。超声检查所提供的脏器和病灶组织的断层解剖图像(图 20-9)包括边缘、大小、形态、内部回声(性质)以及病灶组织与周围结构的关系等信息,是超声诊断的基础和主要信息来源。

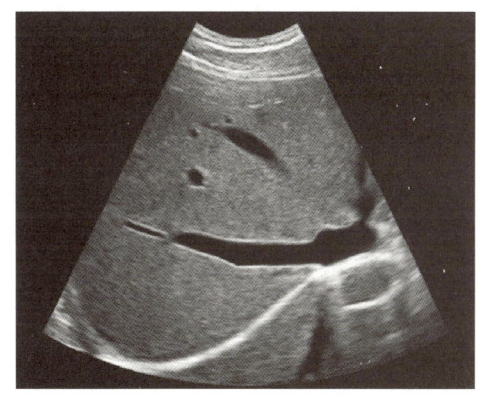

图 20-9　B 超显示肝断层结构图

根据检查部位的不同,二维超声可以分为:①腹部二维超声检查。有线阵和凸阵两种探头,能迅速地找到并显示肿瘤所在部位、脏器、大小以及与周围组织和器官的关系,并能实时地观察活动脏器的变化,计测并追踪血管、胆管等的内径、形态和走向等。②电子相控阵技术。其探头与皮肤接触面积小,对位于胸腔、腹腔深部的病变,尤其是前方有骨路,或受肺泡和消化道内气体遮掩的肿瘤,可以从范围较小的透声窗获得更多的诊断信息。③高频技术。该技术主要应用在浅表脏器和组织的检查中,这些脏器和组织由于距离体表较近,不需要过大的超声扫描半径,因此可以通过牺牲超声检查的深度提高超声检查的发射频率,从而提高超声检查的空间分辨率。

(2) 彩色多普勒超声技术

1842年,由奥地利科学家多普勒研究星座时发现,当声源、接收器、介质之间存在着相对运动,此时接收器所收到的声波信号频率和声源原先的频率之间有一定差异,这种效应称为多普勒效应。1959年,日本的里村茂夫将该技术用于血流速度的测量,以后连续波多普勒技术、脉冲波多普勒技术和彩色多普勒成像技术相继在临床上投入使用。这些技术的主要用途包括:探查血流状态、区分层流和湍流,鉴别无回声区域的性质,探测血流速度,利用伯努利方程估计压力差及血流量等。

彩色超声是二维超声和多普勒超声的有效结合,并利用彩色编码技术将血流信号在二维中显示,通过显示肿瘤和脏器内部血管的分布、形态和血流动力学情况。同时,彩色超声和多普勒超声检查和诊断是建立在二维超声基础的,是二维超声的发展和延伸。彩色血流成像作为一种无创伤、简便易行的影像学检查,已广泛用于评价肿瘤的血管(图20-10),其主要观察指标为血流阻力指数(RI)、搏动指数(PI)、肿瘤内部血管的分布,用于肿瘤的诊断和良恶性肿瘤的鉴别诊断。但是,彩色血流成像对肿瘤内小血管、低速血流,或较深部位肿瘤内血流的显示仍有一定局限性。

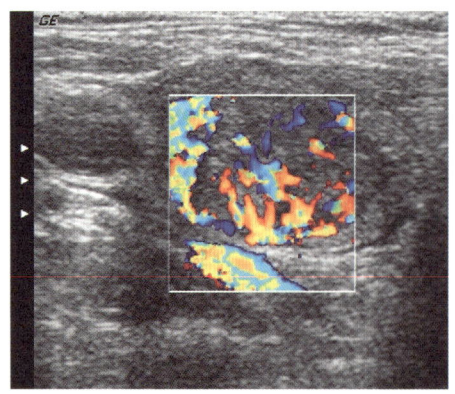

图20-10 彩色超声图像,在二维超声基础上显示组织内部血管的分布

(3) 三维超声和实时三维超声技术

三维超声是20世纪90年代随着计算机技术的发展而应用于临床的新的超声诊断技术。其发展过程包括早期仅在屏幕上呈现3个不同的平面图像(C超),即分别表示脏器的纵切面(A平面)、横切面(矢状切面或B平面)和冠状切面(C平面),到F切面的建立(F超)。目前在临床上应用的实时三维超声不仅具有上述功能,而且通过形成的组织器官超声图像切面的立体数据库,在计算机的帮助下可进行三维重建和获得组织器官的任何超声切面图像(图20-11)。其最大的优点是:①超声扫描的标准化。三维超声通过对某一脏器的扫描,获得器官的立体超声图像数据库,使得超声扫描可以程序化、标准化,将超声诊断专家从繁忙的日常事务性工作中解放出来,并且淡化了超声检查的手法,从而简化超声扫描的培训要求。②三维立体超声图像数据库的存在,有利于超声远程会诊、资料回顾性分析、教学。因为在计算机的帮助下可以进行图像的虚拟扫描,从而获得不同的超声切面图,且图像具有空间关系。③不同超声图像切面的获得,消除了绝大部分超声检查的死角,从而为临床诊断提供更多的信息。

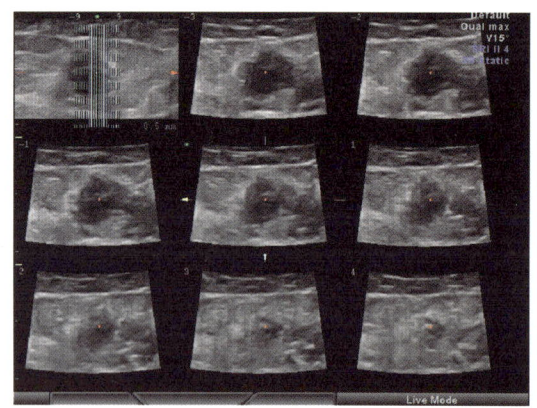

图20-11 三维超声多平面显示方式

三维超声的不足之处是目前仍是建立在二维超声基础上,因此图像的质量同样受二维超声的限制。三维重建功能目前仍不完善,仅表面重建技术较为完善,其他重建技术有待进一步发展。

(4) 超声造影技术

超声对比剂和超声造影技术的发展,为超声观察组织器官的微循环和微灌注创造了条件。超声造影已经在肝脏疾病的诊断和治疗中发挥了巨大的作用,在其他领域的应用也已经起步,必将为疾病的诊断提供更加丰富的信息。

该技术的优点为显示组织器官的微灌注,通过评价对比剂在组织中的显示序列、持续时间、廓清时间和充盈强度等,对鉴别良恶性肿瘤有一定的价值。目前,临床上应用超声、彩色超声等技术对鉴别良恶性肿瘤的价值已经较大,应用超声造影以后并不一定能增加诊断率。在恶性肿瘤时,并非每个实质性区域都有大量新生血管的存在(如坏死区域)。超声造影可以发现富血管区域,对指导临床医师术中选择组织活检或冷冻切片的部位可能有一定的价值,是值得临床探讨的问题。

### (5) 常用的超声探头

常用超声探头有凸阵探头(主要用于腹部脏器的检查)、扇形探头(电子相控阵,主要用于心脏超声的检查)、穿刺探头、高频探头(浅表探头)、腔内探头、内镜探头(如胃镜超声等)、术中探头等,根据不同需要选用相应探头。

腹部超声探头(凸阵探头)频率为 2~5 MHz,浅表探头频率为 5~16 MHz。探头的工作频率与图像的分辨率密切相关,一般情况下,探头频率越高,图像的分辨率越高,但扫查深度越小。因此,为了提供探头频率、增加图像分辨率,各种腔内超声探头应运而生,为深部脏器肿瘤的诊断提供了不同的手段。

### (6) 肿瘤超声检查常用的检查途径

由于电子计算机技术和微加工技术的进步,超声探头的体积越来越小,从而扩大了超声检查的范围,各种新型超声探头的应用,为临床提供了更多的检查途径。

1) 经腹部超声检查　是最早应用于临床的超声检查途径,目前仍然为超声检查的首选途径。其优点为通过探头的移动,具有角度的检查范围,而且探头频率较低,使扫查深度较大。因此,广泛应用于腹腔器官组织、腹膜后组织、胎儿等超声检查。

2) 经阴道或经直肠超声检查　将探头直接放置阴道或直肠内进行超声检查,从而使探头更加接近被检查组织和器官,缩小了检查半径。因此,探头的频率可以得到增加,导致超声检查的分辨力明显提高。主要应用在妇科脏器、前列腺等盆腔内组织器官的超声检查中,尤其对微小病灶的早期发现,明显优于经腹部超声检查。

3) 内镜超声　借助内镜检查通道,将超声探头直接放置在检查脏器的表面或腔内进行检查的一种方法,包括胃镜超声、腹腔镜超声等。其主要目的是协助临床诊断和治疗,尤其术中超声定位,可以减少手术创伤。

4) 浅表超声　通过增加超声探头的工作频率、降低扫描深度,提高超声图像分辨率,主要应用在浅表器官和组织的超声检查中,常用于乳腺、甲状腺、浅表淋巴结和血管的超声检查中。

5) 术中超声　手术在肿瘤的治疗中具有举足轻重的价值,手术范围的选择与肿瘤的范围、是否有远处转移等有关。随着术中超声探头和超声检查技术的发展,利用不同超声技术,可以在手术过程中对病灶部位、与周围关系、范围等更加准确评价,对手术前正确评价肿瘤的范围、选择适当的手术范围、减少手术时间和手术创伤等均具有一定的价值。

6) 超声仪器小型化　随着计算机技术和集成技术的高速发展,超声仪器进入了越发展越小的时代。小型化的超声仪器,使得其能够适应各种工作环境,出现在任何场合进行超声检查,从而为肿瘤的术中监护和引导、肿瘤微创治疗的引导和评价等提供了方便[43,44]。

## 20.4.3　超声检查前的准备

一般情况下,超声检查前无需特殊准备。但下列检查者,检查前应先做准备:①胆、胰、胃检查者,应空腹,便于在必要时进脂餐或饮水后再做检查。②经腹壁对膀胱、前列腺、子宫、卵巢检查者,应在检查前 2 h 饮水 800~1 000 ml,达到膀胱适度充盈,以获得满意的超声图像。同时检查前应先排大便,以减少肠道内气体,避免将肠道内粪块误认为腹块。做直肠内探头检查者亦应先排便,必要时可行清洁灌肠。③阴道内探头检查者,应避开月经期。④如探测部位皮肤有创伤、溃破或有传染性病变者和已确诊为传染性肝炎者,由于探头不能用常规方法消毒,为避免交叉感染,最好暂缓检查。有特殊需要时,可用消毒塑料薄膜包裹探头后进行检查。⑤纵隔及肺部肿块检查者,应带 X 线片及 CT 片,以便对比,因肺部肿块仅位于近胸壁者超声才能探测到。

## 20.4.4　超声检查的注意事项

超声检查已经成为目前临床上应用最为广泛,而且简单、安全、准确的影像检查方法之一。肿瘤超声检查时应注意的问题包括:①超声探测前,首先应了解病史,明确需要检查的部位和脏器。注意选定最合适的探头种类、工作频率和探测方式等,有目的地进行超声检查。同时应注意参考其他检查的结果,尤其是其他影像学检查结果。②探测中动作应轻柔,切忌不要随意以探头重力压挤肿瘤,以免造成患者痛苦和防止肿瘤破裂,以及肿瘤细胞因受挤压脱落而扩散。探测时应注意病变与周围组织的关系,并需与相应部位作对比。对阳性图像应摄片或录像保存。③探查结束,应为患者擦去探测部位的耦合剂。

## 20.4.5 超声检查观察的指标

超声检查是一种断层解剖图,同时新的超声技术可显示脏器、组织和病灶中的血管分布等情况。因此,超声检查应注意观察的指标和超声报告中应该体现的项目包括:①肿瘤的部位、来源脏器或组织,原脏器或组织是否被破坏或受挤压而移位、变形。②肿瘤与邻近组织器官的关系,如肿瘤与邻近脏器或组织间的分界是否清楚,有无浸润或粘连,或仅系受推挤而移位,与周围大血管间的关系是推移、浸润或包绕等。这些信息对于肿瘤的鉴别、分析和治疗方案的选择均具有一定的帮助。③肿瘤大小的测量,对了解肿瘤的生长、治疗、变化具有较大意义,测量的指标包括最大径线、周长、壁厚度等,必要时可测其最大截面的周长和面积,估算其体积,以供治疗前后疗效的比较。④明确肿瘤的数目,如单发、多发和弥漫性。同时应注意最大及最小肿瘤的面积或体积,以便比较。⑤观察肿瘤的形态,如圆形、椭圆形、扁圆形、核状、哑铃状、分叶状、结节状、不规则形等。⑥肿瘤的表面和边缘,平滑和不光滑、平整和不整齐、高低不平、锯齿状等。⑦肿瘤的境界,清晰或不清晰,有无包膜存在及包膜厚薄,是否有伪足样浸润或粘连等。⑧肿瘤的内壁,毛糙或光滑,有无绒毛状、小块状、乳头状、息肉状、草莓状、菜花状或不规则形等突起。⑨肿瘤的内部回声,应注意观察透声程度是良好、一般、较差、不透声或有明显衰减等;回声强度为无回声、微弱回声、低回声、中回声、高回声、强回声或混合回声,必要时可测量异常回声的范围,并仔细观察其内部有无水平线或弧线形状分隔,回声分布情况属均匀、欠均匀或不均匀;回声分布密度为稀疏、致密或团块状。⑩肿瘤的其他表现,如深呼吸、侧动体位或用手推动肿瘤时,观察肿瘤有无移动或已固定、压缩等现象;肿瘤侧壁是否有回声失落现象,后方声影的有无和清晰度,有无"蝌蚪尾征",侧壁的包膜回声是否完整(有无回声失落现象);远侧回声是增强或明显衰减等,有无多次反射征象;肿块是否呈"牛眼征"("靶环征")、"假肾征"、"卫星征"等;肿瘤周围的超声图像改变情况,如管道受压扭曲、狭窄、中断、移位、扩张,血管内有无癌栓等。

其他伴随超声征象:对疑为恶性肿瘤者,应探测胸腔积液、腹腔积液的有无及量的多少。肝脏内有无转移病灶,邻近淋巴结有无肿大,其他部位有无转移灶,测定转移病变的大小和范围。需要行穿刺、抽液的患者,应用超声测定液体容积和肿瘤范围及深度,标记出最佳穿刺点和穿刺方向,以供临床医师参考,也可在超声直接引导下进行穿刺,以达到诊断和治疗的目的。

## 20.4.6 肿瘤常见的超声图像分类

### (1) 囊性肿块

肿瘤呈无回声或弱回声,形态多为圆形、椭圆形或扁圆形,轮廓线纤细、整齐、平滑;侧壁可见回声失落和后方回声增强现象;超声往往仅在囊壁上探及血管的存在或无血管的存在,囊肿内部无血管分布(图20-12)。根据声像图肿块内部回声的表现,可以分为:①肿块呈无回声区,提高增益后仍无回声出现,或仅有稀疏弱回声。这类肿块超声提示为单纯性囊肿,囊液较为澄清,多属良性肿瘤,如卵巢囊肿、甲状腺囊肿、淋巴囊肿等。②肿块呈无回声区,内有弧形或线状分隔将无回声区分隔成数个大小不等区域,或在较大无回声区内出现一个或多个较小的圆形无回声区。多属良性肿瘤。常见于卵巢浆液性囊腺瘤、黏液性囊腺瘤等。③肿块呈无回声区,可有微弱细小回声,或提高增益后呈现弥漫细小回声点。这类肿块为内容较稠厚的液性肿块,一般属良性肿瘤,如皮脂囊肿、部分皮样囊肿、乳汁潴留囊肿等。

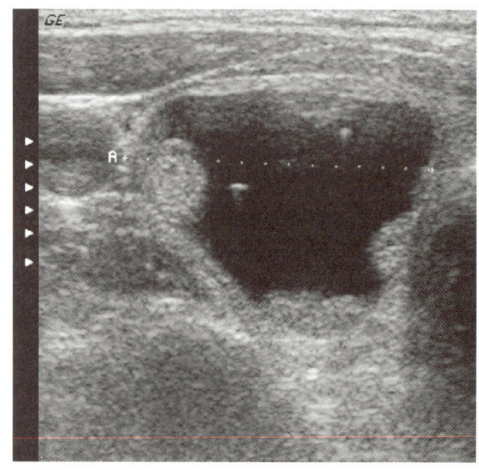

图20-12 囊性肿块:肿块内部无回声,图像上表现为黑色区域

### (2) 含气性肿块

肿瘤往往呈强回声,由于气体的干预,肿瘤的

边界往往不清晰,肿块区可见强回声,后方伴声影;含气量少时,后方呈逐渐减弱回声,形成振铃状假象。这类肿块超声提示为含气性肿块,一般属良性肿瘤。

(3) 实质性肿块

肿瘤内部呈等回声、低回声或高回声,肿块形态可为圆形、椭圆形、分叶状或不规则形等,肿块边界与表面视不同性质肿块而异(图20-13)。根据其声像图表现,可以分为:①肿块呈弱回声,境界清楚,无包膜回声不明显,无侧壁声影,彩色超声可以在内部探及血管的存在。肿块远侧回声多不增强,不出现"彗星尾征"。这类肿块超声提示为均匀性实质肿块,可见于恶性肿瘤,如恶性淋巴瘤等。②肿块呈均匀低回声,境界清楚,轮廓线清晰光滑,两侧边缘处可出现声影,有时也可不出现。肿块透声性一般较好,肿块后壁及其远侧回声较周围组织稍有增强。这类肿块超声提示为较均质性肿块,有包膜,一般属良性肿瘤,多见于腺瘤、纤维瘤、脂肪瘤、平滑肌瘤等。③肿块等或高回声,回声分布不均匀、不规则,形态不规则,边界不清晰,并呈伪足样向四周伸展。肿块透声一般较差,后壁及远侧回声可有不同程度减弱。由于无包膜回声,无侧壁声影,这类肿块为不均质性肿块,一般多属恶性,如来自各部位的癌和部分肉瘤等。有时亦见于良性肿瘤,如部分血管瘤、淋巴管瘤、子宫肌瘤等。

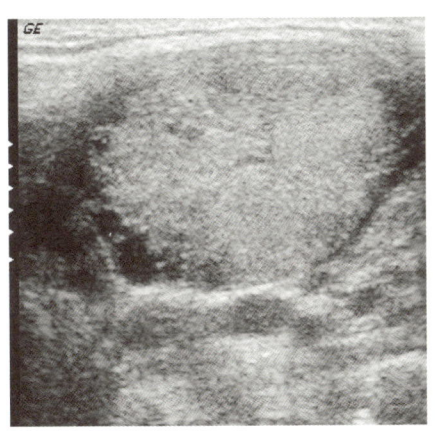

图20-13 实质性肿块:回声与周围组织相近

(4) 混合性肿块

超声图像中表现为多种回声的混合存在,如无回声、低回声、等回声、高回声。肿块形态可表现为圆形、椭圆形或不规则形,边界可以清晰(图20-14)。根据肿瘤内部回声表现分为以下几种。

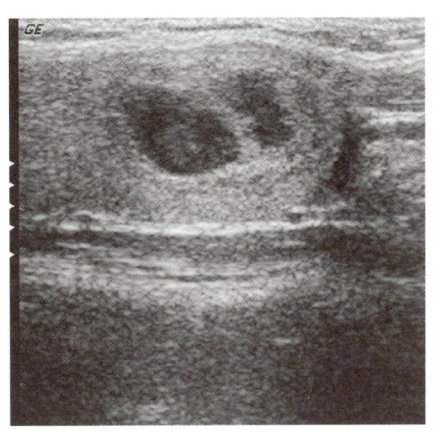

图20-14 混合性肿块:表现为肿块内部回声不均匀,囊性无回声和实质性等回声混合存在

1) 液性与实体性混合性肿块 肿块内部包括无回声、低回声和高回声,根据两者所占比例又可分为:①肿块大部分为无回声区,小部分呈现乳头状或小块状低至中回声,境界清楚,可见囊壁回声及侧壁回声失落现象,后壁及其远侧回声增强。这类肿块为大部分液性、小部分实质性肿块,多属良性肿瘤或交界性肿瘤。常见的如囊腺瘤、腺瘤囊性变、乳头状囊腺瘤等,但也可能为恶性,如卵巢囊腺瘤恶性变、部分中肾管癌、少数平滑肌肉瘤伴出血等。②肿块大部分呈低、中回声,小部分为无回声区,两者交界处边缘常不规则、不整齐。这类肿块为大部分实质性、小部分液性肿块,一般属恶性肿瘤,多见于囊腺癌或恶性肿瘤伴坏死、液化、出血等。③肿块内部见液平面回声,而且该平面可随体位而变动。这类肿块为部分液性、部分稠厚液性肿块,多属良性肿瘤。如无回声区在下半部分(深层),多为皮样囊肿;无回声区在上半部分(浅层),多为血肿、脓肿等。

2) 液性与气体混合性肿块 两者之间有明显的分界线,并可随体位改变而变动。无回声区在分界线的下方,强回声在水平线上方,常见于胃潴留、单纯性肠梗阻等。

3) 实质与气体混合性肿块 肿块含实体的各类回声,也有气体回声,气体少时呈"假肾征"样声像图。这类肿块超声提示为含气性实质肿块,多见于胃肠道肿瘤或肠道粘连性肿块(如肿瘤转移、炎症或结核等引起的腹腔内肿块)。

4) 实质、液体与气体混合性肿块 这种现象极少见,常为肿瘤合并肠梗阻或结核性腹膜炎呈粘连性团块时见到。

## 20.4.7 临床常见肿瘤的超声声像图特征

**（1）颅脑肿瘤**

由于骨骼的声能吸收关系，超声经过颅骨后会出现明显的回声衰竭，造成超声对颅内结构的显示不清。进行颅内超声检查时，一般选用较低频率探头，观察大脑中线位置有无偏移情况，间接判断占位性病变所在的大脑半球，有时也可显示肿瘤的声像图。CT 和 MRI 影像检查方法在颅内肿瘤的诊断中明显优于超声检查，为脑病变的首选影像学诊断方法。

**（2）眼肿瘤**

应用 10～20 MHz 高频探头，可以清晰地显示眼球内部组织结构和眼球周围组织结构，从而发现和诊断球内和眶区肿瘤，且不受角膜、晶状体、玻璃体损伤、出血、混浊等的影响。对球内肿瘤如脉络膜黑色素瘤、视网膜母细胞瘤、血管瘤等均能清晰显示，并可通过观察肿瘤的边界、形态，间接了解肿瘤的浸润范围和深度，亦可与视网膜脱离、脉络膜脱离、渗出性视网膜炎相鉴别。据文献报道诊断符合率达 90%～95%，眶内肿瘤的超声显示率也在 95% 以上，能了解肿瘤与视神经、眼肌及眶骨的关系，有助于眶内肿瘤的鉴别诊断。

**（3）唾液腺肿瘤**

唾液腺主要指腮腺、颌下腺和舌下腺，具有分泌唾液、湿润口腔黏膜、协助消化、杀菌及调和食物的功能。高频浅表超声探头检查可清晰显示腮腺、颌下腺的形态、轮廓和内部结构回声及其与周围组织的关系，发现腺体内部异常回声或肿瘤，对鉴别腺体肿大、炎症、结石、囊肿、混合瘤、肿瘤等有一定的帮助，也能区别肿块是否位于腺体内外。

**（4）甲状腺肿瘤**

正常甲状腺的超声图像表现为边界清晰，边缘规则，包膜完整，两侧叶基本对称，由位于中央的峡部相连。甲状腺一般均呈中等回声，细小密集回声点，分布均匀。甲状腺位于颈前区皮下，超声检查时一般选用 10～16 MHz 探头。

甲状腺肿瘤声像图表现为圆形、类圆形或不规则形低回声，其边缘光滑或毛刺状，无明显包膜，内部可见细小强回声钙化点，其边缘及内部血流丰富，走向不规则。彩色多普勒呈高速、高阻力型动脉血流，阻力指数（RI）≥0.65。

超声检查在甲状腺疾病和肿瘤的定位、定量和定性诊断中具有较大的价值，而且可重复性强，是一种首选的影像学检查方法。通过观察甲状腺形态、测量大小及厚度、了解内部回声等情况，有助于区别单纯性甲状腺肿、结节性甲状腺肿、淋巴性甲状腺肿或甲状腺炎等。对放射性核素扫描呈冷结节的甲状腺病变，超声能明确而迅速鉴别其系囊肿或肿瘤。

**（5）乳腺肿瘤**[45,46]

乳腺作为表浅脏器是超声检查的重要器官，高频超声（频率 5～15 MHz）能清晰地显示乳腺组织，理论上高分辨力超声可显示病灶直径 <0.5 cm。检查时应充分暴露乳房及腋部，依次对两侧乳房进行检查，不要遗漏任何部位，并注意观察两侧是否具有对称性。超声检查在区别囊性与实质性的病变方面具有明显的优势，尤其对乳腺钼靶有可疑高密度影或可疑双侧不对称影以及丰满乳房触诊可疑时，超声检查的意义更大。

超声检查的价值：①乳腺钼靶发现边界清楚的结节时，超声鉴别囊性或实质性病变有明显的优势；②当体检与乳腺钼靶之间不一致时，超声有助于分析病变的性质；③超声引导下细针穿刺细胞学检查是一种快速、准确的诊断方法，可直接获取细胞学资料。

彩色多普勒超声可显示肿块内部及周围的血管情况，根据肿瘤的形态、血管分布和流速曲线分析结果，可用于区别病灶性质和鉴别乳腺良恶性病变。文献报道其敏感性及特异性可达 95% 以上。

乳腺良性肿瘤表现为彩色血流信号少，血管分布规则，血管阻力较低；恶性肿瘤时病灶周围彩色血流信号则增多，血管内径增宽，血管分布不规则。此外，文献报道超声对慢性乳腺炎、小叶增生、纤维腺瘤、叶状囊肉瘤、腺癌等的诊断准确率可达 85%～90%，但局限性慢性乳腺炎、硬化性乳腺炎与早期乳腺癌的鉴别诊断有待进一步研究和提高。

**（6）纵隔肿瘤**

由于受胸肋骨和肺气腔的干扰，超声不能作为纵隔肿瘤常规检查方法，文献报道超声可用在上纵隔的胸腺肿瘤、胸骨后甲状腺肿瘤、畸胎瘤，以及恶性淋巴瘤、淋巴结结核等的诊断和检查。但对后纵隔肿瘤往往不能显示。随着内镜超声在临床的广泛应用，通过将超声探头置入食管内观察，超声可以发现纵隔内淋巴结等正常结构，并能早期发现异常情况。当发现肿大淋巴结或占位性回声时，可以在内镜和超声引导下穿刺活检，为早期诊断和早期治疗提供条件。

**（7）肺及胸膜病变及肿瘤**

超声不能穿透含有空气的肺组织，因此超声对肺肿瘤的探测意义不大。可应用在靠近胸壁的肺癌、囊肿、脓肿或结核球等的诊断和鉴别诊断,超声引导下可进行细针穿刺和活检以获得病理诊断。同时,超声对胸腔积液、胸膜增厚、胸膜间皮瘤或转移癌的诊断和定位具有一定的临床价值。

(8) 肝肿瘤[47-53]

肝脏是超声检查的主要器官之一。随着超声技术的发展,目前肝肿瘤的诊断和治疗方面,超声均起着重要的作用。超声检查时可以通过观察肝脏的边缘、形态、表面、内部组织结构、回声和测量大小,了解肝脏的形态、大小和内部结构的变化,从而早期发现和诊断肿瘤或病变。应注意观察肝脏实体结构及肝内管道系统(肝静脉、门静脉、肝管、动脉)的走向、粗细、有无狭窄、扭曲、受压、移位、中断等现象,彩色超声可以显示血管的走向、血流速度、血管阻力和血管的分布,从而在鉴别良恶性病变方面发挥了积极的作用。超声造影技术的应用,通过观察肝脏内对比剂的灌注和廓清,使肝肿瘤的诊断率和鉴别诊断率明显提高。因此,超声对肝癌的早期诊断和定位诊断,尤其对直径 <1 cm 的微小肝癌的诊断具有一定的临床价值。超声检查可鉴别肝囊肿、多囊肝、肝血管瘤、肝癌和继发性肝癌等疾病。超声检查已成为肝脏疾病首选的影像学诊断方法。但由于肝脏病变的多样性,超声在鉴别诊断上尚有局限性。

(9) 脾肿瘤

脾肿瘤相对较少见。超声检查可显示脾的形态、表面,并测定其大小,同时可以明确脾内囊性、实质均质性和不均质性及混合性病变,有助于对脾肿大病因的诊断和鉴别诊断。

(10) 胆系肿瘤

超声检查可观察胆囊的形态、测量大小及间接了解收缩功能,可发现仅数毫米直径的胆固醇结晶、结石和胆囊息肉,并在鉴别诊断中有一定的价值。但超声检查对胆囊癌的早期诊断和鉴别诊断仍有局限性。对肝内、外胆管内肿瘤,结石,蛔虫的发现,黄疸性质的鉴别及病因分析等方面超声可以提供一定的信息,因此超声是胆囊疾病首选的诊断方法之一。

(11) 胰腺肿瘤

胰腺是一个腹腔外器官,位于腹膜的后方,前方有肠曲和胃的干扰,超声检查胰腺相对而言不如其他影像学方法(CT、MRI)。超声(尤其彩色超声)可实时显示腹内大血管,如腹主动脉、下腔静脉、肠系膜上动静脉、脾动静脉和门静脉,从而为胰腺的定位、病灶位置的显示和病灶性质的判断提供方便。文献报道,胰腺肿瘤的诊断率和鉴别诊断率为85% ~90%,但对直径 <2 cm 的胰腺癌,经腹壁超声探测常不易作出准确诊断。

(12) 胃肠道肿瘤

由于胃肠道内气体的干扰,超声对胃肠道肿瘤的检查效果并不理想,不如其他影像学检查(MRI等)和内镜检查,早期发现较困难,中晚期癌可出现"假肾征",有助于诊断。因此,超声不是胃肠道肿瘤的理想检查方法。但是,随着各类超声对比剂(尤其胃肠道对比剂)在临床的应用,胃肠道超声检查已成为可能。目前临床上检查较多的是胃肿瘤,通过口服对比剂,超声可以显示胃壁各层结构,并显示占位性病变的存在。

(13) 肾脏肿瘤

在肾脏占位性病变中,最常见的肿瘤包括肾囊肿、肾癌、肾错构瘤(纤维脂肪瘤)和肾母细胞瘤。超声检查可以较为容易地鉴别囊性和实质性肿瘤,从而对鉴别良、恶性肿瘤有一定的帮助。彩色超声和超声造影技术、三维超声技术对肾肿瘤的诊断和鉴别诊断同样具有一定的帮助作用,通过立体观察和血管的显示,可以获得肿瘤内部的血管分布、走向和血流阻力的指标变化,从而为临床诊断提供更多的信息。

(14) 肾上腺肿瘤

肾上腺位于肾脏上方,其中右侧呈三角形,左侧为半月形。正常成人肾上腺相对较小,超声显示困难,当出现肿瘤或占位性病变时,超声可以显示肾脏上方占位的存在。肾上腺腺瘤和嗜铬细胞瘤超声特征为圆形或椭圆形,超声最早可发现直径 <1 cm 的小肿瘤,具有较大的临床意义。肾上腺恶性肿瘤或转移性肿瘤,超声检查需要与肾上腺原发性肿瘤相鉴别。肺癌患者应定期超声随访肾上腺,以便早期发现转移灶。

(15) 膀胱肿瘤

膀胱适度充盈后,经腹壁耻骨上超声检查可以显示无回声的膀胱,正常情况下膀胱壁厚度相当一致,内壁光滑。当发生肿瘤时局部增大呈结节状,超声可观察肿瘤的形态、大小、部位、蒂的有无和长短、肿瘤的浸润范围和程度,在术前对膀胱肿瘤的临床分期有一定价值。但是,直径 <0.5 cm 或呈扁平状的肿瘤,经腹壁超声检查可能发生漏诊或误诊。

(16) 前列腺肿瘤

前列腺的超声检查途径包括经腹部超声检查和经直肠超声检查,随着超声应用的逐步广泛,经直肠超声检查已经成为主要的检查途径。其优点是分辨率高,可以早期发现微小病灶。经腹部检查时需要适度膀胱充盈,通过纵、横切检查时,可显示前列腺大小、形态、回声,区分内、外腺,必要时可辅以经会阴部探测。前列腺常见的疾病包括前列腺肥大、慢性前列腺炎、前列腺囊肿、结石、肿瘤等。

### (17) 睾丸肿瘤

正常睾丸的大小约 4 cm × 3 cm × 3 cm,呈椭圆体,睾丸内部呈细小密集点状回声,回声点分布均匀一致,彩色超声显示血管呈放射状排列。附睾头和尾位于睾丸的两极,附睾头呈半月形,应用高频超声可以清晰显示睾丸和附睾。睾丸肿瘤包括精原细胞肿瘤(精原母细胞瘤、胚胎癌和畸胎瘤)和非精原细胞肿瘤(纤维瘤等),各类肿瘤和睾丸炎症或外伤一样,常常引起睾丸的增大、变形,超声检查可以发现增大的睾丸中出现不同回声的实质性或囊性占位性病变,彩色超声可以了解肿瘤内部的血管形态和分布,并可以计算血流阻力的变化,为良、恶性肿瘤的鉴别诊断提供依据。

### (18) 子宫肿瘤

超声是目前子宫疾病或肿瘤检查和诊断的首选影像学方法之一,其检查途径包括经腹部超声检查和经阴道超声检查。经阴道超声检查方法的广泛应用,已成为临床超声检查的常用检查途径。超声可以清晰显示子宫大小、形态、内膜和肌层的回声情况,发现内膜和肌层的占位性病变,并能提供诊断和鉴别诊断信息,对子宫肿瘤的定性和定位均有较大的临床价值。经腹部超声检查需要膀胱适度充盈,通过子宫纵横和连续扫查,可以观察子宫体和子宫颈的形态、大小、位置,宫内节育环位置和回声。对较大的子宫颈癌能显示病变部位、回声以及与周围组织的关系。对于子宫肌瘤超声检查不仅可以显示肌瘤大小、回声、数量和有无变性、钙化等信息,而且可以提供肌瘤的位置,通过观察肌瘤与子宫内膜的关系,可作出黏膜下、肌壁间、浆膜下肌瘤的判断。但是,浆膜下大肌瘤特别是带蒂的肌瘤需要与卵巢肿瘤相鉴别。此外,超声在子宫肌瘤与子宫肌腺瘤的鉴别、子宫内膜息肉、子宫体癌的早期发现和诊断等方面也有一定的价值,结合病史,往往可以为临床提供一定的诊断信息。

### (19) 卵巢肿瘤

卵巢恶性肿瘤是妇科常见的恶性肿瘤,超声主要检查手段是经腹及经阴道超声和彩色多普勒显像。B 超可以清晰地显示组织结构,因此广泛用于肿瘤的诊断与鉴别诊断。但由于不同的组织病理类型可表现为相似的超声图像,故有时超声区分正常组织与肿瘤较为困难。近年来,彩色血流成像作为一种无创伤、简便易行的影像学检查手段,已广泛用于评价肿瘤的血管,其主要观察指标为血流阻力指数(RI)、搏动指数(PI)、肿瘤内部血管的分布。但彩色血流成像对肿瘤内小血管、低速血流或较深部位肿瘤内血流的显示仍有一定局限性。而且卵巢位于盆腔的深部,受周围组织的影响,相对显像困难等因素,造成超声对卵巢恶性肿瘤的早期诊断率不高,严重影响了卵巢恶性肿瘤患者的 5 年存活率。彩色超声在卵巢肿瘤诊断中的价值在于可以评价肿瘤组织中的血管分布。当然,能量图在显示卵巢肿瘤组织中血管分布方面更有价值。多普勒测量血流速度和 B 超的主观评价在术前鉴别卵巢良恶性肿瘤方面有一定的价值。目前,应用超声对比剂来提高彩色血流信号是具有发展前景的技术。其目的在于增强肿瘤病灶内微小血管的多普勒血流信号,更完整地显示肿瘤的血管形态、分布及血供情况,有效地改善彩色超声对肿瘤血管的检测,更准确地评价肿瘤的血管变化。

### (20) 腹膜后肿瘤

腹膜后腔隙位于腹腔的后方,对于超声检查而言,其位置相对较深,且受肠曲等的干扰明显,故腹膜后超声检查的难度相对较大。腹膜后原发肿瘤种类繁多,发病率虽不高,但大多数(约 70%)为恶性。常见的有脂肪肉瘤、黏液肉瘤、纤维肉瘤、平滑肌肉瘤、横纹肌肉瘤、恶性淋巴瘤、神经母细胞瘤、畸胎瘤、神经纤维瘤等。超声检查能观察肿瘤的形态、大小、内部回声等,从而为鉴别肿块的性质提供帮助,但对其病理特性的鉴别较为困难。超声检查对鉴别肿块位于腹腔或腹膜后有一定的帮助,但对巨大肿瘤或腹腔恶性肿瘤已浸润、固定时,两者的鉴别常较为困难,需结合其他检查。

## 20.4.8 介入性超声在肿瘤诊断中的应用

介入性超声是一门将超声扫描和临床治疗相结合的学科,是超声医学的分支。利用超声的实时监视或引导,将穿刺针、导管等治疗器械经皮肤或管腔黏膜准确地放置到预期部位,进行各种检查、抽吸、插管引流、注药造影以及注药治疗等操作,从而以达到临床诊断和治疗的目的。1972 年,Holm 和 Goldber 同时发明穿刺探头,1983 年在哥本哈根世界介入性超声会议上才被正式定名为介入性超声。介入性超声具有实时性、穿刺准确、操作简单、费用低廉、无放射性等特点,对患者而言,具有痛苦少和损伤小等特点,是一种安全、迅速而又准确的诊断和治疗方法。

介入性超声的发展不仅仅局限在该技术开展的早期领域,目前其覆盖的范围可以理解为所有在超声监视或阴道下进行的诊断或治疗,包括传统的介入超声领域、手术中超声的检查、内镜超声检查和引导等,可以应用在临床各个科室和脏器、组织。与其他相关学科联合,逐步成为一门崭新的学科。

介入性超声途径的选择应根据肿瘤或治疗脏器部位决定,选择途径的原则为距离穿刺组织最近,尽量避开血管和重要脏器组织(肠曲等),以最小的损伤获得所需组织和达到治疗的目的。

*(1) 常用的介入性超声方法*

1)超声引导下细针吸取细胞学检查或细针切割组织学诊断 本方法是一种安全、及时、可靠的诊断技术。细针穿刺抽吸细胞是一种对活体细胞进行病理学检查的方法,在超声引导下可以准确到达肿块内部,获取细胞成分,为细胞学检查提供材料。但是,其效果受各级医疗机构的细胞学检查技术的影响较多。超声引导下细针切割技术,是通过将切割针引导至肿块内部,在超声观察下进行组织切割,从而获取肿瘤组织,为病理组织学检查提供材料,从而提高术前诊断率,为临床治疗提供依据。

2)超声引导下经皮肝胆胰管引流、置管和造影 在超声引导下将穿刺针精确无误地直接刺入扩张的肝、胆、胰管内,进行抽吸、置管引流和注射对比剂,从而避免了盲目穿刺,提高了治疗的成功率,降低对患者的创伤。

3)超声引导下经阴道或经腹部卵巢及盆腔肿块穿刺术 通过穿刺抽吸可以获取肿瘤内部组织细胞,为病理学或细胞学检查提供材料;对于不能手术的患者,也可行穿刺抽吸和注药治疗,从而达到微创治疗的目的。

4)超声引导下经皮行囊肿、脓肿、浆膜腔积液穿刺术 可进行抽液及做细胞学、细菌学检查和相应的治疗。

5)超声引导下经皮经肝行门静脉内栓塞治疗肝癌 也可以在超声引导下做肿瘤内(如肝癌、前列腺癌等)注射无水乙醇、抗癌药物,或植入放射性核素进行治疗等。

*(2) 注意事项*

①穿刺前应行超声检查,预先估计能否顺利完成穿刺操作,这是介入治疗很重要的一个环节。穿刺途径选择正确是成功的关键。②将探头适当对腹壁或阴道穹窿施加压力,使肿块紧贴腹壁或穹窿,尽量避开肠曲。③穿刺成功与穿刺针的质量和大小、术者手法和操作熟练程度有关。④超声引导下穿刺结合细胞学、组织学活检,对不明性质的肿块具有诊断和鉴别诊断的价值。⑤在肿瘤穿刺诊断时,应注意选用细针,并尽可能减少进针次数,以避免肿瘤的播散和种植。

## 20.4.9 展望

超声技术应用于临床,已经经历了50年不断改进、完善和提高,特别是探头技术的改进和计算机微处理技术的广泛应用。实时二维、三维超声成像技术和彩色多普勒超声技术等对肿瘤的诊断起到了一定的作用,但仍不够理想,不能满足临床的需要。相反,超声在心血管和产科的临床诊断中具有特殊的作用和地位,成为不可缺少的影像学检查方法。

为了进一步改善、提高超声对肿瘤诊断的准确率,达到定量化、特异性诊断的目的,超声检查未来可能发展的方向:①超声三维成像诊断系统。目前采用的有三维立体显示技术,能将每一部位或肿块的横切面、冠状切面、矢状切面及与此三切面相关的立体图像同时显示,并可随意连续调节观察。实时三维超声技术与其他超声技术的联合应用(如超声造影技术),可能对肿瘤内部血管分布、走向和定量分析具有潜在价值。②超声CT和超声全息装置。已研制的有以超声衰减系数和超声速度为参数的超声CT,自1977年起已在临床探索研究。超声全息装置在20世纪70年代也在国内外进行过临床探索。③其他物理参数的发展和应用。组织的弹性成像技术在浅表组织器官疾病的诊断和超声回波组织定征技术等新物理参数的不断提出和应用,在肿瘤的超声图像回声信号的分析和诊断中具有潜在价值。随着各种超声技术的不断发展,超声仪器和技术的更新换代速度加快,有可能为肿瘤的早期发现、早期诊断提供较好而满意的超声诊断装置。

## 20.5 肿瘤的 SPECT 显像

我国从20世纪80年代初期在北京、上海、天津引进SPECT后,国内放射性核素显像从γ照相机平面显像进入单光子发射计算机断层扫描(single photon emission computed tomography, SPECT)时代;同时,钼-锝发生器($^{99}$Mo-$^{99m}$Tc generator)以及放射性药物配套试剂盒自主开发并经政府主管部门批准上市;人才培训方面,已有医学院基础和临床教材、参考书以及专业学会制订的技术操作指南等;而且 SPECT 检查已列入我国医疗保险支付项目。全国 300 台 SPECT 基本呈各省市合理配置情况。根据上海市 2006 年 32 台 SPECT 共计 9 万例调查,其中骨显像占一半(50%)。据此推测全国年检查数约在 100 万例次左右。国外 SPECT 大致开始于 20 世纪 70 年代,据 2003 年的资料,美国 SPECT 年检查数为 1 800 万例,其中心肌显像 700 万例[54]。

## 20.5.1　SPECT 技术进展

现有的 SPECT 仪空间分辨率,据系统模型测试,"热区"和"冷区"分辨率分别为 12 mm 和 9 mm 左右,显像采集时间较长(20~30 min)。由于患者移动而致伪影,以及本底噪声的干扰等,技术改进的目的多在针对解决 SPECT 目前存在的不足,主要有以下几个方面:①探测器的改进,包括采用新型晶体——碘化铯、溴化铜;②光子传导器、位置灵敏的光电倍增管、雪崩发光二极管、多通道 PMT 及半导体探测器;③使用衰减校正装置和处理程序;④图像重建与处理改进,例如动态 SPECT(dynamic SPECT)能产生一系列时间与病变放射性分布的断层图像(time-sampled tomographic image)[55]。

值得指出的是,上述 SPECT 技术进展目前多用在小动物 SPECT 或功能专用机,例如心脏 SPECT,尚未在临床商用 SPECT 机上应用。临床 SPECT 就探测器而言,仍以碘化钠晶体和光电倍增管为主。但不同仪器,其厚度、排列和数目不尽相同。

## 20.5.2　SPECT/CT

功能和形态结合的 SPECT/CT,文献报道见于 2002 年[56]。

SPECT/CT 的优点:①用 CT 作衰减校正;②融合图像中有 CT 信息,使 SPECT 诊断附加值提升;③在患者同样体位下可得到两种影像方法(SPECT 单光子发射图像和 CT X 线的透射图像)的信息,这在概念上与 PET/CT 相似。国外目前临床应用的商用机 CT 配置多为 1~6 层螺旋 CT,个别有 16 层 CT。

SPECT/CT 的缺点:①增加设备的费用及安装时的房屋要求;②患者移动和金属植入物在 CT 产生的伪影等;③增加操作程序及时间、患者花费及辐射剂量,若用低剂量 CT 作衰减校正,则剂量当量降低 2.0~2.3 mSv。

SPECT/CT 肿瘤临床应用的报道文献还很有限,有神经内分泌肿瘤[57]、头颈部肿瘤[58]、甲状腺癌[59]、脑瘤[60]、骨转移灶[61]、良恶性高 $^{99m}$Tc-MDP 摄取骨病灶的鉴别[62]等。

美国 10 所大学医学中心制订了 SPECT/CT 显像的操作指南,旨在作为继续教育工具及医师执业过程参考(适应证、操作、图像解释和报告书写等)。2006 年 4 月 30 日经美国核医学会主席团通过 SPECT/CT 适应证为:①肿瘤;②甲状腺疾患;③甲状旁腺疾患;④骨骼疾患;⑤炎症或感染;⑥淋巴系统疾患;⑦心脏疾患;⑧脑部疾患;⑨其他器官疾患。

总之,SPECT/CT 系功能和结构图像的融合,从概念上来说,两种信息互补,从目前有限的临床报道说明对诊断有提升作用[57-62],但诸篇文章中未见对临床具有决策性影响。按目前的认识水平,下列几点应有所认识和注意:①PET/CT 中的 CT 应用,从本质上并不改变 SPECT 仪器的空间分辨率;②SPECT 肿瘤显像有赖于单光子发射放射性药物,就肿瘤而言,目前其特异性是相对的,尚需开发特异性更高的放射性药物;③两种诊断方法产生的图像有协调性,即两者均为阳性或均为阴性,也可出现不协调情况,即一种阳性,另一种阴性,或反之,此种情况有时会给诊断分析带来一定困难;④加强标准化技术操作规范和质量控制,减少伪影;⑤密切与临床情况联系,加强随访,认真读片。

## 20.5.3　小动物 SPECT(SPECT/CT)显像

进入 21 世纪以来,分子影像学备受关注,成为许多会议的主题[64]。由于临床应用的前景及巨大的市场吸引力,以及政府主管部门-企业-研究机构-大学之间的协作兴趣,主要涉及分子探针作为靶向诊断[65]、治疗新药发现及研究开发(Ⅱ~Ⅲ期临床试验)。小动物显像设备及动物模型这一实验平台的建立,有利于缩短新药发现及研究开发转换到临床应用的整个时间过程,并节省大量费用,从而有望降低开发成本。

分子影像中小动物显像以 PET 最受关注,因采用正电子核素 $^{11}$C 和 $^{18}$F 标记化合物,并不明显改变其构效关系,且 PET 灵敏度高,小动物 PET 轴向分辨率达 1 mm。但需要医用小型回旋加速器生产正电子核素 $^{11}$C 和 $^{18}$F 相配套,近年亦有用 $^{124}$I、$^{64}$Cu、$^{68}$Ga 者。小动物 SPECT 用 $^{111}$In、$^{99m}$Tc、$^{123}$I、$^{131}$I 作为标记,物理半衰期较长,可允许从其他地方供应,尤其标记多肽。$^{111}$In 还能进行多能谱采集，特别有利于 γ 线显像监测（预测）β 核素治疗，轴向空间分辨率可达 1.5～2 mm。小动物 SPECT 的主要缺点是探测灵敏度较低，<0.1%。近年亦有 SPECT/CT、PET/CT、PET/MR 小动物显像的问世。除协作机制外，方法学的标准化、人才培训均受到普遍关注。我国中国科学院高能物理研究所及应用物理研究所已分别开发出国产小动物 microPET plus 及 microSPECT，但尚未与 CT 结构性显像组合。

## 20.5.4 肿瘤的 SPECT 临床应用

### （1）原理

SPECT 显像系指向人体内引入发射 γ 线的放射性药物，间隔一段时间后放射性药物能选择性浓聚于某一器官或肿瘤病变区，用 SPECT 在体外显示放射性分布情况，根据放射性浓聚于病变区的强度来判断有无病变。放射性浓聚高于邻近正常组织者为"热区"显像，反之称"冷区"显像。

关于肿瘤放射性药物显像机制十分复杂，各家方法不同，这里按器官和组织肿瘤叙述临床常用的显像方法，并着重评价其临床应用价值，同时介绍国内外的主要进展。

### （2）脑肿瘤

脑平面显像系采用不能通过血-脑屏障的放射性药物如 $^{99m}$TcO$_4^-$、$^{99m}$Tc-DTPA、$^{99m}$Tc-GH 等。当患脑肿瘤时，因血-脑屏障功能遭破坏及肿瘤代谢等因素，使病变区呈"热区"显像，阳性率为 71.2%～88.7%。其阳性检出率受下列因素影响：①病理性质，恶性胶质瘤阳性率高于低度生长的星形细胞瘤（Ⅰ～Ⅱ级）；②肿瘤大小，肿瘤直径越大阳性率越高，直径<2 mm 的肿瘤，平面显像较难发现；③肿瘤部位，天幕上肿瘤阳性率高于天幕下肿瘤，中线及颅底的肿瘤则阳性率较低；④仪器与显像技术因素亦影响阳性率。由于 CT、MRI 的应用，以观察血-脑屏障机制的脑平面显像，除有特定要求（比如观察药物血-脑屏障情况）外，一般少用。

脑肿瘤 SPECT 灌注显像，系采用能通过血-脑屏障的放射性药物如 $^{123}$I-IMP、$^{99m}$Tc-HMPAO、$^{99m}$Tc-ECD 等，此类药物为小分子、电中性及脂溶性，因而能通过正常人血-脑屏障被脑组织摄取，从而反映脑血流灌注情况。根据复旦大学附属华山医院应用 $^{123}$I-IMP 和 $^{99m}$Tc-HMPAO 的实际经验，脑肿瘤时脑灌注显像图形呈多样化改变，病灶区呈"热区"、"冷区"或同一病灶"热区"和"冷区"并存。这可能与肿瘤血供及代谢性质相关，个别患者于肿瘤病灶对侧相应区域呈"冷区"，称为"镜照"，或表现为小脑功能失联络现象，提示脑肿瘤能引起某些脑功能损害或改变。因此，SPECT 较 X 线、CT 更能反映其血流和功能改变，对放疗或抗癌药物治疗的评估具有应用价值。

$^{201}$Tl 系一价阳离子，进入肿瘤细胞与 K$^+$ 通过 Na$^+$-K$^+$-ATP 酶的主动转运至心肌细胞。$^{99m}$Tc-MIBI 进入肿瘤细胞，则由细胞膜及线粒体的负膜电位影响，被动进入肿瘤细胞，摄取的程度与细胞生物化学和代谢特点有关。复旦大学附属华山医院对 $^{99m}$Tc-MIBI 脑肿瘤摄取和病理结果进行对照研究，提示 $^{99m}$Tc-MIBI 反映肿瘤的增殖情况，有利于疗效监测。但是，$^{99m}$Tc-MIBI 存在脉络丛摄取，病变<2 cm 者不易检出等缺点。

多种神经内分泌肿瘤富含生长抑素受体结合位点，用 $^{111}$In-Octscanj® 标记生长抑素类似物，可进行 SPECT 受体显像，垂体腺瘤则呈局部放射性浓聚，尤其是分泌生长激素的肿瘤。

除垂体腺瘤外，其他神经内分泌肿瘤如副神经节病、嗜铬细胞瘤、甲状腺髓样癌、胃肠胰腺肿瘤亦含生长抑素受体。

### （3）内分泌腺肿瘤

$^{131}$I 或 $^{99m}$Tc 作为甲状腺常规显像剂。对于甲状腺结节，依据其对 $^{131}$I 或 $^{99m}$Tc 摄取或代谢的性质，即结节区放射性分布与邻近正常甲状腺组织放射性分别比较，可分为 4 种，即"热结节"、"温结节"、"凉结节"和"冷结节"。

"热结节"对自主性功能性甲状腺腺瘤具有诊断意义，只有极个别"热结节"系甲状腺癌。"温结节"表示局部有聚 $^{131}$I 功能，但由于结节大小（直径<0.5 cm）受仪器分辨率影响，即使是无功能的结节，有时在图像上亦表现为"温结节"。"凉结节"或"冷结节"多为腺瘤、出血、炎症、纤维化和钙化。复旦大学附属华山医院一组经病理证实的"冷结节"中，甲状腺癌发生率为 17.2%。用 $^{201}$Tl、$^{67}$Ga 做肿瘤"热区"显像，有助于鉴别诊断。复旦大学附属肿瘤医院用 $^{99m}$Tc-(v)-DMSA 做甲状腺髓样癌定位，获得较满意结果，1 例甲状腺髓样癌伴颈部淋巴结转移者其 $^{99m}$Tc-(v)-DMSA 显像呈明显"热区"，术后随访显像呈阴性。

寻找甲状腺癌转移病灶，可采用 $^{131}$I 111～185 MBq（3～5 mCi）口服后 48～72 h 进行全身显像，病灶处为"热区"，是 $^{131}$I 大剂量治疗的依据。需要指出的是，甲状腺癌转移灶显像系在甲状腺癌原发病灶全切除后进行,若有残留正常甲状腺组织者,需停服甲状腺片,代服三碘甲状腺原氨酸($T_3$)1个月,停用$T_3$后1周即可行$^{131}$I全身显像。血清甲状腺球蛋白(thyroglobulin,TG)升高是甲状腺癌十分灵敏的指标。若治疗后TG仍升高,而$^{131}$I全身扫描阴性者,有条件者建议行$^{18}$F-FDG PET检查,对失分化的甲状腺癌PET可呈阳性,以克服$^{131}$I全身显像的不足。

甲状旁腺显像主要用于诊断甲状旁腺功能亢进(hyperparathyroidism,HPT)。原发性HPT约80%为腺瘤引起,多为单发,20%为增生;继发性HPT多因缺钙或慢性肾功能不全引起,极少数由甲状旁腺癌所致。显像方法常用$^{201}$Tl/$^{99m}$TcO$_4^-$减影法,正常甲状旁腺不显影,当减去甲状腺图像后,呈异常放射性浓聚区,一侧呈圆形或椭圆形,但变异较大,位于上纵隔者居多。若腺瘤呈退行性变化,呈放射性减低或缺损。虽然腺瘤聚集$^{201}$Tl或$^{99m}$Tc-MIBI尚不明确,但可视为"功能性显像"。显像的阳性率与腺瘤大小有关,>1.5 g者较易显示。但北京协和医院资料提示确诊较晚,手术时很少发现<10 g的腺瘤[66],故临床上宜结合PTH、血钙、血磷水平及其他影像学资料作综合分析。

肾上腺皮质显像系用$^{131}$I-19-碘化胆固醇(NM-15)、$^{131}$I-6-碘化胆固醇或$^{131}$I-6-碘化正甲基胆固醇(NP-59)为显像剂。因胆固醇是肾上腺皮质激素的前体分子,能被肾上腺皮质所摄取,参与肾上腺皮质激素的合成。肾上腺皮质显像对原发性胆固酮增多症定位诊断腺瘤十分有价值,如为单侧腺瘤,则表现腺瘤显影,对侧肾上腺不显影,或双侧均显影,但腺瘤侧放射性浓集明显高于健侧。其灵敏度为93%,特异性为96.4%。对肾上腺腺瘤和肾上腺皮质增生引起的皮质醇增多症亦有意义。此外,$^{131}$I-胆固醇肾上腺显像对男性化肾上腺皮质肿瘤的定位诊断也有价值。

肾上腺髓质显像系采用$^{131}$I-碘代苄胍($^{131}$I-MIBG),嗜铬细胞瘤表现肿瘤部位放射性"热区",80%在24 h即显影,延迟显像则浓集区更加清晰。一般报道其灵敏度为88%,特异性为95%。$^{123}$I-MIBG亦有利于肾上腺外嗜铬细胞瘤的定位[67]。此外,神经母细胞瘤亦摄取$^{131}$I-MIBG。

(4) 骨肿瘤及骨转移性病灶的诊断

放射性核素全身骨平面和(或)SPECT断层显像对骨肿瘤特别是对骨转移性病灶的诊断具有独特的价值,它比普通X线平片敏感。后者要在脱钙40%~50%才能显示稀疏区,而前者系反映病变代谢变化,较X线平片早3~6个月即有阳性改变,而且发现的病灶数也比X线摄片为多,故骨显像的临床价值已得到公认。常用的放射性药物有$^{99m}$Tc-MDP。骨显像分为动态显像和静态显像两种。静态显像又分平面(前位及后位)显像及断层显像,后者可用计算机进行三维立体图像重建,使病灶定位更精确。

骨动态显像(三相显像)的方法是"弹丸"式静脉注射$^{99m}$Tc-MDP 740 MBq(20 mCi),立即启动γ照相机或SPECT,按3 s 1帧的速度摄影20帧,反映血流灌注情况,称血流相。在注射2~4 h及24 h摄取延迟相图像,即静态显像。静态显像时又分局部和全身显像。为寻找骨转移性病灶,多采用前位及后位全身显像。

良性骨肿瘤有骨样瘤、骨软骨瘤、非骨化性纤维瘤、骨母细胞瘤、嗜酸性肉芽肿等,恶性骨肿瘤有成骨肉瘤、Ewing肉瘤、软骨肉瘤、骨膜外骨肉瘤、多发性骨髓瘤等。中山大学附属第一医院采用三相骨显像检查38例原发性骨肿瘤患者,发现恶性骨肿瘤组血流相、血池相及延迟相的患侧与健侧均高于良性骨肿瘤组。以良性组血流相的患侧与健侧均值±1个标准差作为鉴别良恶性的指标,灵敏度为88%,特异性为94%,准确率为91%,具有参考价值。

骨转移性病灶可由原发癌如乳腺癌、肺癌、肝癌、前列腺癌、膀胱癌、甲状腺癌等引起(图20-15)。骨显像对诊断转移性病灶灵敏度高,表现为静态显像呈多发性"热区",亦偶有呈单发者,甚或"冷区",结合临床表现不难作出骨转移性癌的诊断。

需要指出,骨显像出现放射性"热区"并非骨肿瘤或转移性病灶所特有,骨折、骨髓炎、股骨头无菌性坏死、幼年性变形性骨软骨炎、骨代谢性疾病、原发性甲状旁腺功能亢进症、肺性肥大性骨关节病等均可引起局部骨摄取$^{99m}$Tc-MDP增多,应与骨肿瘤或骨转移灶鉴别。此外,有人报道脑梗死、心肌梗死亦可使$^{99m}$Tc-MDP的摄取增高,病灶呈放射性"热区"。

(5) 淋巴系统显像

其原理是借淋巴系统对放射性胶体颗粒的运输、沉积和吞噬作用而实现显像。正常时,胶体颗粒注入局部组织间隙内后可迅速进入毛细淋巴管,随淋巴液流进远端淋巴结,小部分最后进入血液循环而被肝脏库普弗细胞吞噬,因此一组淋巴结群及淋巴通道得以显像。常用的显像剂有$^{99m}$Tc-硫化锑胶体、$^{99m}$Tc-硫化铼等。一般来说,显像胶体颗粒直径最好<25 μm。

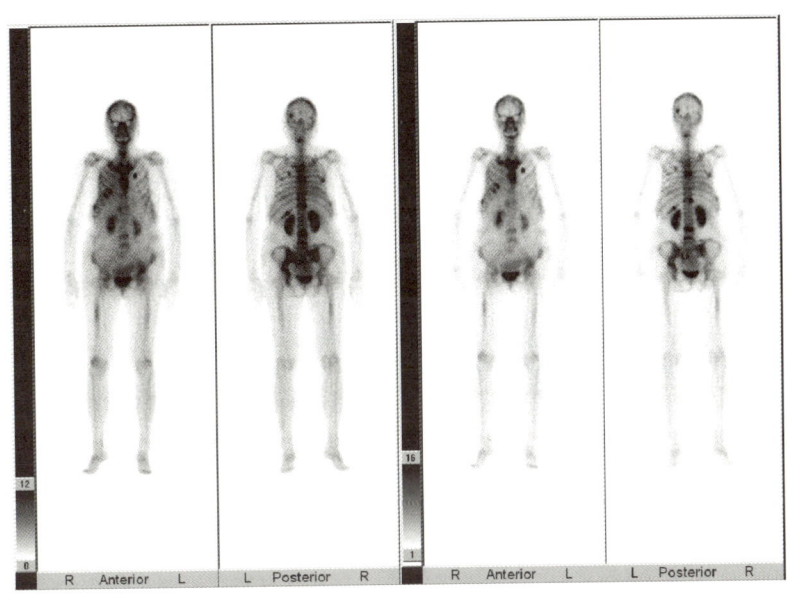

**图 20-15** 乳腺癌术后随访，SPECT 全身骨扫描提示颅骨、双侧肋骨、椎体、胸骨、双侧骶髂关节和右侧髂骨多发骨转移

淋巴显像的临床意义在于了解淋巴系统的引流走向、淋巴结形态及摄取胶体颗粒的能力。其临床适应证随区域不同而异：上半身（胸骨旁和腋窝）适用于检查乳腺癌，观察胸骨旁内乳淋巴结及腋窝淋巴结情况，以协助术前分期和选择治疗方案；下半身（骨盆内和髂腹部）适用于检查盆腔内肿瘤，如宫颈癌、膀胱癌、前列腺癌及肛门癌等。此外，黑色素瘤、淋巴瘤、肺癌等都可按其相应部位做淋巴结显像，以帮助评估病情。

淋巴显像简单，无创伤并可重复进行，显像剂大多为生理物质，注射体积小，图像可反映淋巴管及淋巴结的形态和吞噬功能。

在前哨淋巴结显像中，某些肿瘤的转移并非随机、无序发生，而是沿局部一定的淋巴管逐级转移到各级淋巴结。肿瘤区域内淋巴引流的第一站淋巴结称为该肿瘤的前哨淋巴结（SN）[68]。术前明确 SN 内有无肿瘤转移，对决定肿瘤的手术方式及淋巴清扫范围有着指导意义，而 SN 的识别与定位又是决定 SN 活检成功与否的关键。

自 SN 活检概念提出以来，SN 显像已有许多报道。显像方法中已开发外科手提式 γ 探测器代替 γ 照相机，可在床旁或术中使用。肿瘤 SN 显像目前主要用于早期乳腺癌与黑色素瘤 SN 活检前的定位[69,70]。若 SN 内无肿瘤转移，则肿瘤亦无远端淋巴结转移，有利于临床决策；若 SN 内已有肿瘤转移，则发生远端淋巴结转移的概率增加，除应进行局部肿瘤切除外，尚需行相应淋巴引流区域的淋巴清扫。因此，SN 显像对制订肿瘤患者的手术方式及淋巴清扫范围更具客观性，从而减少不必要的淋巴清扫给患者造成生活质量的影响。近年在 SN 活检系列的切片中除用免疫组织化学技术外，也用 RT-PCR 技术。关于超声检查技术，从目前情况，尚未能完全取代放射性核素淋巴显像。

SN 显像技术的要点：①放射性胶体，颗粒大小 200~400 nm，$^{99m}$Tc-HAS 或 $^{99m}$Tc-SC 10~15 MBq/0.4~0.8 ml；②沿原发病灶周围皮下注射；③注射后 30 min 用专用手提式 γ 探测器探测引流区 SN，确定"热点"后精确标记，以提示活检 SN；④强调操作过程中的质量控制[71]，比如示踪剂容积及注射点数目（推荐 3 点）；⑤可与染料联合应用；⑥根据国内经验，因活检后 SN 含微量放射性，虽不引起危害，但宜事先与病理科联系。

意大利一组黑色素瘤 SN 显像多中心研究显示，1304 例中有 200 例 SN 阳性，检出率 16.9%，包括腋下、腹股沟、颈部外侧及原发病灶部位（头颈、躯干、上肢、下肢），各部位的阳性率无明显不同。经过 31 个月的随访，发现 38 例假阴性（14.1%），通过注射点数目（1 个与多个）分析，推荐 3 个注射点[72]。之前 Estourgie 等报道 250 例黑色素瘤,并有 6 年随访资料[73]。

### (6) 霍奇金病或霍奇金淋巴瘤

67Ga 枸橼酸肿瘤显像具体机制欠详。67Ga 枸橼酸在肿瘤部位的浓集可受多种因素的影响,如肿瘤分化程度、血运、肿瘤细胞的通透性、肿瘤组织的 pH 值、铁代谢、乳铁蛋白及转铁蛋白受体结合等。

67Ga 枸橼酸显像可以用于霍奇金淋巴瘤(HD)的诊断,如确定肿瘤的大小、范围、部位,以及评价肿瘤残余组织、监测治疗效果和判断预后。大约 90% 的 HD 治疗前与 67Ga 有亲和力,而淋巴细胞优势的淋巴瘤则与 67Ga 的亲和力降低。考虑到淋巴瘤患者治疗后仍会出现新的病灶,诊断肿瘤是否复发时必须进行 67Ga 全身显像[74,75]。

67Ga 枸橼酸显像有助于淋巴瘤化疗后的疗效监测,考虑到化疗可抑制肿瘤对 67Ga 枸橼酸的摄取,因此化疗后至少 3 周方可进行再次显像。67Ga 枸橼酸扫描能被肿瘤组织摄取,但不能被纤维化或坏死的肿瘤组织摄取,因此残余组织处如出现 67Ga 枸橼酸扫描的摄取表明肿瘤细胞仍存活,需进一步治疗。治疗后残余组织仍摄取 67Ga 枸橼酸扫描亦表明患者预后差。如弥漫性大细胞淋巴瘤治疗中,67Ga 枸橼酸显像持续阳性与预后差有关,而阴性者则示预后较好[76]。

文献中有比较 18F-FDG PET 与 67Ga 枸橼酸 SPECT 对淋巴瘤的诊断,18F-FDG PET 有利于腹腔内淋巴结检出,67Ga 枸橼酸和 18F-FDG 检出率分别为 81% 和 100%[77]。

缺点:①67Ga 枸橼酸显像检出与病灶大小有关,小病变不易检出;②与部位有关,腹部、盆腔淋巴结易受肠道积累的影响;③67Ga 枸橼酸显像时间较长,一般为注射后 48～72 h。但 67Ga 枸橼酸显像检查费用较低,故宜根据条件合理选择。

### (7) 肝胆显像

99mTc-植酸钠曾为肝肿瘤的诊断和鉴别诊断起过积极的作用,它系以肝内放射性"冷区"显示病灶,但直径<2 cm 的病灶不易检出,且定性困难。自 B 超和 CT 应用后,平面或断层胶体肝显像已不列为肝脏占位性病变的定位方法。

放射性肝胆显像剂能被肝细胞摄取并分泌至胆管系统,经肠道排出而不再重吸收。应用肝胆显像摄取、分泌、排泄至胆道与肠道过程,取得系列动态影像。常用的显像剂为 99mTc-依替菲宁(99mTc-etifenin, 99mTc-HHIDA)和 99mTc-甲溴菲宁(99mTc-mebrofenin),后者在血清胆红素增高时仍有效。肝胆动态显像除在儿科领域常用外,对肝胆肿瘤手术判断肝功能及胆管通畅情况有一定帮助。

99mTc-RBC 肝血流、肝血池显像系静脉"弹丸"注入 99mTc-RBC 后,γ 照相机以 3～5 s 1 帧的速度连续摄影 16～30 帧,此时为肝血流显像。然后,于 5、10、15、30、60 min 各摄 1 帧,加摄右前斜(RAO)、左前斜(LAO)、右位(RL)或后位(PA)图像,为肝血池动态显像。北京协和医院报道 133 例肝血管瘤(单发 97 例、多发 36 例)的放射性核素显像,同时与超声检查(130 例)和 CT 检查(80 例)比较,认为放射性核素显像是诊断肝血管瘤灵敏、特异、无创的方法。

### (8) 放射免疫显像

放射免疫显像(radioimmunoimaging, RII)是将针对肿瘤相关抗原的特异性抗体用放射性核素标记注入人体,使其随血流到达肿瘤组织,与肿瘤细胞的相关抗原结合,从而使肿瘤组织局部放射性浓聚超过正常组织,然后用体外显像技术获得肿瘤的阳性显像图。

1975 年英国剑桥大学分子生物学研究所 Köhler 和 Milstein 首次成功应用淋巴细胞杂交瘤技术,对免疫学作出突破性贡献,荣获 1984 年度诺贝尔医学奖。经过 30 年的发展,以单克隆抗体(简称单抗)为基础的 RII、放射免疫治疗(radioimmnotherapy, RIT)、体外免疫分析诊断等与核医学相关的分析技术和治疗技术取得许多进步,在疾病的诊治中起到一定作用。随着正电子核素标记单抗或人源化小抗体、PET 显像仪器的改进(尤其是 microPET)及肿瘤动物模型的建立,免疫 PET 显像(immuno-PET)[78] 或受体 PET 显像[79,80] 已有文献报道。

1) 应用研究　RII 和 RIT 的诊断、分期或治疗较成功的例子有:123I 标记 CEA 单抗片段(CT84.66) 用于结直肠癌免疫显像[81],90Y 标记 CEA 单抗 (CT84.66) 进行恶性转移灶放射免疫显像[82]。

近几年文献报道的内涵和范围也较以前有所拓展。就某一特定肿瘤而言(例如 131I-托西莫单抗,商品名 Bexxa),RII 可能仅是通过剂量-反应关系 (dose-response relationship) 作为病例对 RIT 反应与否的选择和治疗剂量(dosimetry)的估算[83,84]。但值得指出的是,在剂量和反应关系研究方面,各研究报道的结果不尽相同,提示方法学的标准化十分重要。例如,Sharky 等[85] 通过 90Y-依帕珠单抗(90Y-epratuzumab)治疗,用 111In 标记同一单抗进行显像,发现在肿瘤反应与吸收剂量之间并无明确关系,分析其原因可能系未标记抗体生物活性的影响或其他生物活性物质的影响。Gartrou 等[86] 发现遗传与治疗反应及肿瘤的异质性有关。Boyd 等[87] 观察到有"Bystander 效应"的影响。

在实体瘤方面,临床试验也发现,放射性标记的 CC49 抗体中,由于肿瘤吸收剂量计算参数和方法学的不同,其差异比正常器官吸收剂量为大。人体试验医学内辐射吸收剂量委员会(Medincal Internal Radiation Doses, MIRD)及国际放射防护委员会(International Commission on Radiological Protection, ICRP)目前已有软件升级版 OLINDA/EXM 可供参考[88]。强调与其他方法的联合应用,并根据有关诊疗指南或共识,合理有序应用。有些情况下,可能仅起辅助作用,例如 RIT 对实体瘤,主要适用于多发、术后残留小病灶或有微转移的患者[89,90]。

2)免疫 PET 免疫 PET 方面,目前主要以临床前实验居多。临床应用方面,Philpott 报道[91]结直肠癌患者采用正电子核素 $^{64}Cu$ 标记 CEA 鼠源性单抗,注射后 4 h 及 36 h 显像,并以 CT、MRI 及 $^{18}F$-FDG(18例)作对照比较。29 例有一个或多个病灶共 56 处(包括原发和转移灶),显示 40 个病灶(原发 17 个、转移 23 个),其中 11 个小病灶( <2 cm 者 9 个)行 CT、MRI 检查未发现。尤其对位于腹部、盆腔的病灶, $^{64}Cu$-CEA 单抗比 $^{18}F$-FDG 灵敏。但 $^{64}Cu$ 的缺点是:早期显像易受肝、肺、血本底的影响,且肝脏代谢可摄取 $^{64}Cu$。小动物免疫 PET 方面,Wu 等进行了 $^{64}Cu$ 标记 CEA 单抗片段的工作[92]。

目前免疫 PET 关注的问题有:① 人源化基因工程小抗体的设计和选择。② 正电子核素的选择。首先应注意定位显像核素与 RIT 治疗核素的对应,例如 $^{64}Cu/^{67}Cu$、$^{86}Y/^{90}Y$、$^{124}I/^{131}I$;其次正电子核素与单光子核素的对应,例如 $^{94m}Tc/^{99m}Tc$、$^{124}I/^{123}I$、$^{68}Ga/^{67}Ga$;第三,很值得注意的是正电子核素的物理半衰期要与单抗的血浆清除率相匹配。③ 核素标记方法中,提高产额,避免免疫活性在标记过程中的过多丧失。Cai 等[93]用 $^{18}F$ 标记 CEA 单抗(T88.66),动物实验中注射后 4 h T/NT 比值达 6.3,但产额仅 1.4%,免疫活性部分占 57%。最近有报道称间接标记法可减少免疫活性的丢失[94]。④ PET 技术,特别是 microPET 技术的成熟和标准化,可增强实验的可重复性。

## 20.6 肿瘤的 PET(PET/CT)检查

正电子发射断层显像(positron emission tomography, PET)是应用正电子核素标记的生物活性物质作为分子探针,用 PET 仪器观察活体内生物化学、代谢过程的一种分子影像学技术,它是活体的生物化学显像,具有高灵敏度和高空间分辨率,是真正的全身三维影像,能显示全身各部位病变的放射性药物分布情况,适合于肿瘤等疾病的诊断、分期、再分期和疗效监测。自 Townsend 及其同事介绍 PET/CT 概念,并于 1999 年制成第一台 PET/CT 以来,此项技术在全球发展迅速,已逐渐成为 PET 的主流设备[95,96]。

PET/CT 的出现实现了分子影像与解剖影像的同机图像融合,双方信息互补,彼此印证,无疑会提高诊断的特异性和准确率。与常规 PET 相比,PET/CT 具有显著缩短图像采集时间,增加患者流通量;提高病变定位的精确性,减少 PET 的假阳性与假阴性;PET/CT 诊断的准确性优于单纯的 PET 或单纯的 CT 以及 PET 与 CT 的视觉融合;合理运用 PET/CT 机,诊断 CT(对比剂增强)及 CT 后处理技术,呼吸和心脏的门控技术及新型正电子显像剂的应用,这些方法可在一定程度上减少 FDG 摄取阴性肿瘤的漏检;PET/CT 可从肿瘤组织的血流灌注、代谢、增殖活性、缺氧、肿瘤特异性受体、血管生成及凋亡等方面进行肿瘤生物靶体积(BTV)的定位,指导放疗计划的精确制订等优点。

### 20.6.1 肿瘤 $^{18}F$-FDG 显像原理

PET 功能显像主要依靠放射性示踪剂来实现,目前用于标记活性物质的正电子核素有 $^{11}C$、$^{13}N$、$^{15}O$ 和 $^{18}F$,并由医用回旋加速器制备而成。由于 $^{18}F$ 的物理半衰期可达 109.6 min,因此 $^{18}F$-脱氧葡萄糖(fluorine-18-flurodeoxy glucose, $^{18}F$-FDG)是目前临床上肿瘤诊断中最常用的放射性示踪剂。$^{18}F$-FDG-PET 肿瘤显像的原理主要与肿瘤的葡萄糖代谢有关,糖代谢是一个复杂的氧化过程,在细胞的胞质和线粒体内进行。$^{18}F$-FDG 与葡萄糖一样,均经葡萄糖转运蛋白(glucose transpoter, GLUT)介导透过细胞膜进入细胞内进行代谢。但由于 $^{18}F$-FDG 与天然葡萄糖结构上的差别,即第二位碳原子相连的羟基脱氧后剩下的氢被氧取代,在己糖激酶(hexokinase)作用下,形成磷酸化的 $^{18}FDG$ 不能被磷酸葡萄糖异体酶催化成 6-磷酸氟化果糖而进入下一步糖酵解代谢,仅是以 6-磷酸-$^{18}F$-FDG 形式在细胞内积聚。加之,肿瘤细胞中大多数呈低磷酸酶水平(分化良好的肝细胞癌除外),使磷酸化的 $^{18}F$-FDG 难以去磷酸化,从而也无法通过 GLUT 介导流向细胞外,因而以 6-磷酸-$^{18}F$-FDG 形式潴留在肿瘤细胞内,在高糖代谢的恶性肿瘤组织中更为明显。

在 PET 检查时则表现为局部肿瘤病灶 [18]F-FDG 异常浓聚。生理禁食状态下,脑灰质和心脏对 [18]F-FDG 的摄取较多,而肺、肝、脾和结肠对其的摄取较少,[18]F-FDG 主要通过肾、输尿管和膀胱排出体外,因而双肾(肾盂区)、膀胱呈 [18]F-FDG 高度浓聚。病理状态下,PET 的诊断敏感性主要依赖于肿瘤病灶对 [18]F-FDG 的浓聚程度,而与其结构特征无关。作为反映肿瘤活性的生物指标,[18]F-FDG 的摄取程度往往反映肿瘤的活性(viability)及侵袭性。[18]F-FDG 的聚集程度通常与肿瘤的分级和分化程度有关,一般情况下,肿瘤分化越差或级别越高,它对 [18]F-FDG 的摄取就越显著,并且常表现出潜在的转移趋势。因此,在肿瘤治疗前,[18]F-FDG-PET 可以作为反映肿瘤预后的生物指标,并且在进行几个疗程治疗后可以评价肿瘤的化疗敏感度。

## 20.6.2 PET/CT 的常用定量参数

**(1) 标准化摄取值**

标准化摄取值(standadized uptake value,SUV)是指病灶的放射性比活度与全身放射性比活度之比,其计算公式如下:

$$SUV = \frac{病灶比活度(MBq/g)}{静脉注入比活度/体重(MBq/g)}$$

**(2) 靶区/非靶区放射性比值**

靶区(T)/非靶区(NT)放射性比值(target-to-nontarget ratio)适用于无衰减校正的 PET 仪 [18]F-FDG 显像,T/NT 比值亦可理解为病变/本底的放射性比值。

**(3) 影响因素**

肿瘤摄取 [18]F-FDG 受一些因素的影响,这也影响 SUV 的计算。主要影响因素包括:①病变大小,病变最大直径小于 PET 仪器空间分辨率的 2 倍(7~8 mm)者,不易检出;②肿瘤的异质性,例如肿瘤中央坏死,成活的肿瘤组织边缘则相对较薄;③重建参数,例如过度平滑、滤波函数、截止频率和矩阵大小的选择等;④感兴趣区(region of interest,ROI)的勾画;⑤血糖水平,[18]F-FDG 摄取随血糖水平升高而减低;⑥静脉注射至开始显像的时间间距,一般 [18]F-FDG 肿瘤摄取随时间延长而增加,而炎症则无此现象,但亦有例外(如结核);⑦注射时 [18]F-FDG 外漏、活度计测量误差、空针残留放射性过多、体重测量精确性等涉及技术操作规程的环节。另外,若随访及多次检查 SUV 结果的比较,还涉及检查的重复性(test-retest reproducibility)问题。

## 20.6.3 PET/CT 的常见伪影

就某一断面而言(冠状面、矢状面、横断面),PET/CT 完成显像程序后可提供 3 幅图像,即 CT 图像、PET 图像和 PET/CT 融合图像。按质量控制的含义,图像应客观地反映病变的真实情况,而不产生任何伪影,即 PET 要反映 [18]F-FDG 在病变的真实摄取,CT 要真实反映病变的密度变化。在临床实际工作中,由于 PET/CT 中以 CT 作为衰减校正,患者身上的金属植入物、呼吸运动、心跳、胃肠蠕动或体位移动以及对比剂残留,导致在扫描过程中或信息处理过程中产生与病变本身无关的异常图像表现,造成假阴性或假阳性的情况。其中有些因素则直接影响 SUV 的正确计算,主要包括:①CT 衰减校正的伪影,包括方法学本身、金属植入物(化疗泵、髓内钉、人工关节、义齿、心脏起搏器等)、残留对比剂等;②运动所致伪影,包括体位移动、呼吸运动、心跳、胃肠蠕动;③CT 产生的伪影,例如 CT 射束硬化效应(CT beam hardening)伪影、CT 截断伪影等。呼吸门控及大视野 CT 重建技术的应用或许有利于消除部分相关伪影,认真询问病史,医师阅片时仔细认真识别,区分真伪至关重要。

## 20.6.4 PET/CT 的适应证

PET(PET/CT)在肿瘤方面的适应证包括:①良恶性病变鉴别;②当首先发现转移灶或表现副癌综合征时,帮助寻找未知原发肿瘤(cancer unknow primary,CUP);③已知恶性肿瘤的分期;④监测恶性肿瘤的治疗疗效;⑤判断恶性肿瘤治疗后残余癌组织或纤维化、坏死等情况;⑥判断恶性肿瘤是否复发,尤其当血清肿瘤标记水平升高时;⑦指导选择最富含恶性肿瘤活组织的穿刺部位;⑧指导制订放疗计划;⑨非肿瘤的应用[97]。

美国卫生保健经济署(Health Care Financing Administration,HCFA)至 2002 年已确定纳入医疗保险的肿瘤 PET 检查有:非小细胞肺癌、结直肠癌、食管癌、头颈部肿瘤、恶性黑色素瘤、恶性淋巴瘤。随后乳腺癌、子宫颈癌、卵巢癌、睾丸癌、小细胞肺癌、胰腺癌和脑肿瘤等也相继纳入[98]。表 20-1 是在美国和欧洲进入医疗保险支付范畴的肿瘤 PET 检查项目[99]。

### 表20-1 在美国和欧洲进入医疗保险支付范畴的FDG-PET项目

| 肿瘤类型 | 项目 |
| --- | --- |
| 非小细胞肺癌[a] | 诊断-分期/再分期[d]-疗效监测[b]-预后[c] |
| 肺单发结节[a] | 反映CT显示的肺部结节代谢特点 |
| 结直肠癌[a] | 诊断-分期/再分期[d]-疗效监测[b]-预后[c] |
| 恶性黑色素瘤[a] | 诊断[e]-分期/再分期[d]-疗效监测[b] |
| 淋巴瘤[a] | 诊断[f]-分期/再分期[d]-疗效监测[b]-预后[c] |
| 乳腺癌[a] | 分期/再分期[d]-疗效监测-预后[c] |
| 头颈部肿瘤[a] | 诊断-分期/再分期[d]-疗效监测[b]-预后[c] |
| 食管癌[a] | 诊断-分期/再分期[d]-疗效监测[b]-预后[c] |
| 胰腺癌[a] | 诊断-分期/再分期[d]-疗效监测[b]-预后[c] |
| 卵巢癌 | 分期/再分期[d]-疗效监测[b]-预后[c] |
| 甲状腺癌[a] | 分期-$^{131}$I全身扫描阴性但甲状腺球蛋白(Tg)升高-预后[c] |
| 未知原发的肿瘤[e] | 诊断-分期-治疗选择-预后[c] |

注:a. 美国医疗保险支付范畴的FDG-PET指征,近期子宫颈癌、卵巢癌、睾丸癌、小细胞肺癌、胰腺癌和脑肿瘤亦列入支付范畴;b. 临床认可根据治疗前后肿瘤代谢的变化来评价治疗效果;c. 临床认可原发肿瘤的定位(PET引导下穿刺)和治疗决策的制订;d. 发现肿瘤局部和远隔转移/复发或生存率随访,乳腺癌中腋窝淋巴结的早期分期除外;e. AJCC Ⅰ期和Ⅱ期恶性黑色素瘤局部淋巴结评估除外;f. 霍奇金淋巴瘤和非霍奇金淋巴瘤,高级别淋巴瘤。

## 20.6.5 $^{18}$F-FDG PET/CT肿瘤显像方法

1) 预约及患者准备 ①携带既往影像学检查资料,以便进行比较。②显像前24 h内多饮水(6~8杯)。③显像前24 h内避免剧烈活动。④禁食前要求高蛋白、低碳水化合物饮食。⑤注射FDG之前禁食6 h(至少4 h)。⑥血糖水平的要求:<8.3 mmol/L接受,≤11.1 mmol/L通常可以接受,>11.1 mmol/L视具体情况而定。血糖升高会降低肿瘤对FDG的摄取,并增加本底。静脉注射胰岛素的患者可接受PET/CT检查的时间应适当延迟,否则肌肉显影明显。⑦避免服用止咳糖浆、糖啶类药物。

2) PET/CT肿瘤显像的具体操作 静脉注射$^{18}$F-FDG 370~555 MBq(10~15 mCi),注射部位选择已知病变对侧肢体,药物注射后安静休息,不要与人交谈,避免紧张体位。

显像时间:一般选择注射药物后1 h进行。脑显像可于注射后30 min进行,脑肿瘤者必要时进行2~3 h延迟显像。乳腺癌、胰腺癌、肝肿瘤患者可选择注射后90 min显像。

为了使胃肠道较好的充盈,PET/CT检查建议患者口服阴性对比剂(如水等)。PET/CT检查前排空小便,避免尿液污染体表和衣裤。

检查前部分患者需按医嘱要求饮水,上检查床前请先取出体表的金属物品(如腰带、钥匙、项链、首饰、硬币等)。

体位:取仰卧位,双手上举抱头(头颈部肿瘤和黑色素瘤患者除外)。乳腺癌患者可加一个床位的乳腺局部扫描,采用专用乳房显像装置,取俯卧位,保持乳房自由下垂。

CT定位片和CT扫描:根据PET/CT所带CT机的型号不同,可按各仪器说明书选择扫描mA、kV、扫描时间、层厚、层距及脑采集扫描时间。

PET扫描:多为三维采集,2~5 min/Bed。全身迭代法,矩阵128×128,Zoom 1.0,FWHM 5.0 mm,迭代4次,分为8组;脑发射扫描常规10 min,滤波反投影(FBP)重建,矩阵256×256,Zoom 2.5,FWHM 2.5 mm。

需要CT增强扫描者,建议PET/CT完成PET检查后进行,以避免增强剂引起的伪影。

放疗计划定位:注意与CT模拟定位的匹配、标志点、成像参数、定位专用床和激光定位系统等。

3) 相对禁忌证 ①糖尿病患者血糖控制差者;②幽闭恐怖症;③妊娠期和哺乳期妇女。

## 20.6.6 PET 显像技术进展

**(1) 技术进展**

从 20 世纪 80 年代至今,特别随着计算机技术的迅速发展,影像学技术本身也从模数字(analog)进入全数字(digital)时代。在此基础上,PET 技术本身也取得许多进展[100],主要有以下几点:①从 20 世纪 80 年代开始,脑部、心脏专用 PET 发展为全身 PET,特别是在 $^{18}$F-FDG 批准上市后,出现网络化供药,PET 在肿瘤学的临床应用发展迅速;②三维采集;③新晶体材料的应用,包括硅酸镥(LSO)、LYSO 代替 BGO;④迭代重建方法(iterative reconstruction method);⑤PET/CT,功能性图像和结构性图像的融合。

**(2) 未来发展趋势**

1)采用飞行时间技术 采用飞行时间技术(time-of-flight,TOF),利用新型晶体 LSO、LYSO,时间分辨率可分别达到 220 皮秒(ps)及 600 皮秒,有利于改善信噪比值和空间分辨率。

2)小动物 PET 的轴向空间分辨率提高 小动物 PET 的轴向空间分辨率可进一步从当前 1.0～1.5 mm 提高到 0.5 mm 左右,几乎可接近 CT 分辨率的级别。

3)PET/MRI 发展 PET/MRI,技术上要克服下列难点[101]:①正电子发射(511 keV)和射频的相互干扰。②PET 如何设置在有磁场环境的 MRI 中。③现在 PET 仪使用的光导物,即光电倍增管(PMT)不适合在磁场下工作,宜更换成雪崩发光二极管(avalanche photodiode,APD)等。PET/MRI 较目前的 PET/CT 有以下优点:①MRI 软组织分辨率高。②可避免 CT 对 PET 检查的附加辐射剂量。③MRI(包括 MRS)可能有助于对药物在体内代谢动力学进行精确定量而避免系列的动脉血样采集,何况 MRI 本身也有应用分子靶向对比剂的可能。④基于分子识别理论的新型分子探针的开发和研究,即分子影像学(molecular imaging),涉及肿瘤细胞的增殖、血管生成、细胞凋亡、缺氧、受体、抗体和基因表达的诸多领域。目前用于人脑及小动物方面的 PET/MRI 系统已有几篇报道[102,103]。

**(3) 小结**

在 2005 年北美放射学会(Radiological Society of North American,RSNA)期间,核医学会(Society of Nuclear Medicine,SNM)与 RSNA 曾联合企业的创新团队举行分子影像的高层会谈,2006 年 SNM 又联合政府主管部门(DOE、NIH、FDA)-研究机构-大学医学中心-企业举行 3 天的互动谋划分子影像学未来的高层会议,以长篇纪要方式发表在杂志刊头,就药物发现、临床试验、基础研究、仪器和动物模型、标准化和继续教育 5 个议题进行讨论(Newsline. J Nucl Med,2005,47:15N-59N)。据美国 FDA 下属放射性药物研究委员会(The Radioactive Drug Research Committee,RDRC),2003 年批准进入临床试验的有 2 797 例,其中正电子核素占 77%,单光子 5%,核素治疗 18%[104];临床常用的放射性药物约 50 种,用于研究的核素制剂超过 100 种[105]。

尽管影像对比剂有巨大市场份额,2003 年全球 10 个对比剂年销售额超过 30 亿美元,其中 omnipaque(X-ray)、magnevist(MRI)及 cardiolite(核素心肌显像)均达 4 亿美元左右,$^{18}$F-FDG 为 2 亿美元。但开发的费用也很高,1 亿～2 亿美元,治疗药物为 4 亿美元,且周期也长(8～10 年),治疗药物 10～12 年[106]。最近认为开发诊断对比剂的费用反而比开发治疗药物高,达 10 亿美元,因此上市后至少要达 200 万例的检查费才可收回成本。主要原因:①临床试验(Ⅱ～Ⅲ期)费用越来越高;②有些对比剂适应证范围狭窄;③开发靶向药物,尚缺乏诊断和后续的靶向治疗统筹考虑;④必须清醒认识到,企业只有在新的靶向药物诊断疾病、有效治疗疾病、患病人群和市场放在桌面同时考虑时,估计才能大量投入。而目前主要是以政府或科研机构的科研资助为主。最值得重视的是,政府主管部门-研究机构(包括大学)-学会-企业之间的协调战略,无疑会给分子影像学带来发展契机[107,108]。

## 20.6.7 常见肿瘤的 PET/CT 显像

**(1) 非小细胞肺癌**

CT 是肺癌诊断和分期常用的方法,支气管狭窄或阻塞、肿块分叶、毛刺、空泡征、棘状突起、增强效果、胸膜凹陷等征象是 CT 诊断的依据。但在普通横断面 CT 图像上 SPN 这些征象尚缺乏特异性,肺癌的征象复杂多变,CT 的定性诊断有时尚存在困难。FDG-PET 有助于肺部单发结节良恶性的判断(图 20-16)。丁其勇等报道良、恶性 SPN 各 30 例(共 60 例)的 PET/CT 检查,以 SUVmax 2.5 为良恶性鉴别标准,并与单独 PET 和 CT 比较。结果 PET/CT 灵敏度、特异性和准确率分别为 90%、93% 和 91.7%,单独 PET 灵敏度、特异性和准确率分别为 86.7%、90% 和 88%,单独 CT 灵敏度、特异性和准确率分别为 80%、73.3% 和 76.7%;PET/CT 阴性预测值为90.3%，PET为87.1%，CT为76.7%[109-111]。但由于PET受空间分辨率所限，可能遗漏<1cm的小肿瘤（例如0期的原位癌）[112]、细支气管肺泡癌（结节型、局灶性毛玻璃密度结节）、类癌等，因其肿瘤低代谢亦往往被FDG-PET所遗漏，重视诊断性CT（薄层扫描、增强CT、三维重建等）的互补作用可减少PET诊断的假阴性[113,114]。对FDG-PET检测灵敏度相对较低的类癌、小细胞性癌等神经内分泌肿瘤，新型PET显像剂和受体型显像剂可能对提高PET诊断准确性有一定作用。

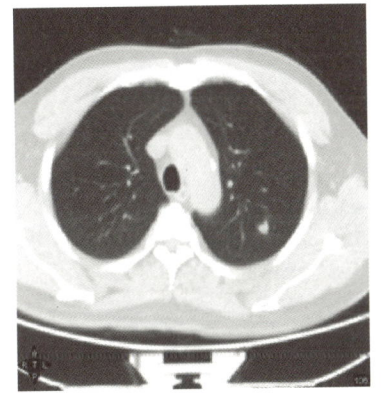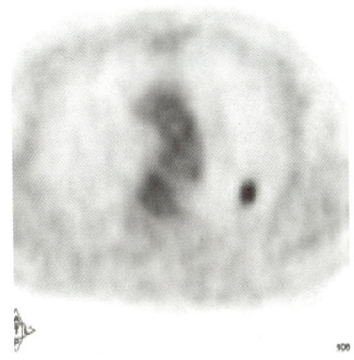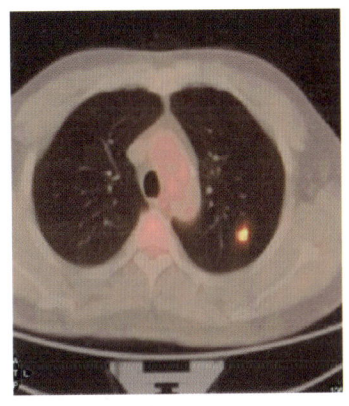

**图20-16　胸部CT发现左肺结节，FDG-PET/CT显示该小结节FDG代谢增高，考虑恶性病变，手术证实为中分化腺癌**

FDG是一种非特异性的肿瘤显像剂，结核、炎症、结节病、肺组织胞浆菌病、肺炎机化、隐球菌感染和寄生虫病等均可引起PET的假阳性。尤其肺结核，我国为高发地区，每年均有新发病例，在与肺部肿瘤的鉴别中应引起足够重视。陈旧性结核与稳定性结核一般不摄取FDG，FDG-PET摄取阳性的肺结核往往是增殖型病变或以增殖为主的结核结节，此类病变含大量类上皮细胞、郎格汉斯巨细胞和淋巴细胞等，外缘包有网状纤维，这些细胞代谢旺盛，呈FDG摄取阳性。赵军等研究结核摄取FDG的图像特点，呈多样化表现[115]，因此在肺部病变定性诊断时应引起足够重视，双时相显像或多种显像剂联合显像有助于良恶性病变的鉴别诊断。赵军等对32例肺癌和15例肺良性病变进行双时相显像，以SUV上升30%为阈值，良恶性鉴别的灵敏度、特异性和准确率分别为90%、100%和93%[116]。刘仁贤等联合应用¹¹C-醋酸和¹⁸F-FDG对肺结节进行诊断，可提高诊断的灵敏度和准确率[117]。新近的手术切口、活检部位、胸腔穿刺处或病灶放疗后的早期等，由于组织增生及炎症反应可有FDG浓聚，详细了解病史有助于减少诊断的假阳性。总之，FDG-PET评价SPN时，既要避免良性结节患者接受不必要的侵入性程序，也不能使可以切除的肺癌丧失手术时机，这对影像学诊断提出了更高的要求。

结合国内外有关资料及笔者的实践，有以下几点体会：①SPN良恶性鉴别时，单次影像学检查很大程度上依赖于形态学特征（CT征象）或FDG-PET的摄取情况及参考值（SUV），CT无疑是最常用的方法，PET+CT（特别是PET/CT）由于形态和代谢功能图像融合，对诊断有提升作用，许多资料也支持此观点。就目前国内而言，PET收费高，且未进入医保序列，故最好的检查对每一个患者来说不一定就是最合适的，宜根据实际情况进行优化选择。②注意观察其动态变化，必要时合理选择影像学随访，无变化或生长缓慢则预示良性的概率大，例如FGGON。③我国为肺结核流行地区，SPN中的结核球与支气管肺癌鉴别仍存在一定困难。笔者体会半定量参数SUV价值有限，双时相有一定参考意义。新示踪剂对两者的鉴别有参考意义，但目前样本量小，应继续观察和进一步探索。还有个别病例在肺结核基础上发生的肺癌（瘢痕癌）易造成误诊。④尽管FDG-PET阴性预测值高，但在某些恶性肿瘤病灶<8mm、中央坏死、活的肿瘤组织边缘部分相对较薄、肿瘤细胞单位体积密度不高等情况下，FDG-PET不易显示，呈假阴性结果，故一次阴性尚不能绝对排除，国外一般主张90天后再复查。但若其他影像学资料及临床资料强烈提示恶性概率高，应及时作出判断，以免延误最佳手术时机[118]。

准确判断肺癌临床分期对治疗计划的制订具有重要意义（图20-17）。无创性检查是目前临床TNM分期的常用方法。在T分期中，PET-CT根据CT的解剖信息评价肺癌对胸壁、周围血管支气管及纵隔的侵犯,再结合 PET 提供的生物学信息,已提高了对 T 分期的准确率[119]。国外研究应用 FDG-PET/CT 对 40 例 NSCLC 患者病灶进行评估,诊断准确率为 88%,优于 CT、PET、PET 和 CT 联合诊断,分期不准确的比例 PET/CT 只有 2%。另外,PET-CT 对胸壁和纵隔受侵犯情况的检测也优于其他 3 种方法[120]。在 N 分期中,CT 诊断肺癌侵犯胸内淋巴结的标准是以淋巴结短径 >10 mm,同时伴有形状变化来判断的。但肿大的淋巴结不一定有转移,可能与某些反应性炎症相关,而转移的淋巴结也可无明显体积变化。而 PET/CT 的检测灵敏度和特异性均有所提高[121],因转移淋巴结与原发灶具有相似的肿瘤代谢特性,其摄取 FDG 增高,既提高了 <10 mm 转移淋巴结的检出率,也能对 CT 发现的增大淋巴结排除其转移的可能性,并能提供精确的解剖定位。

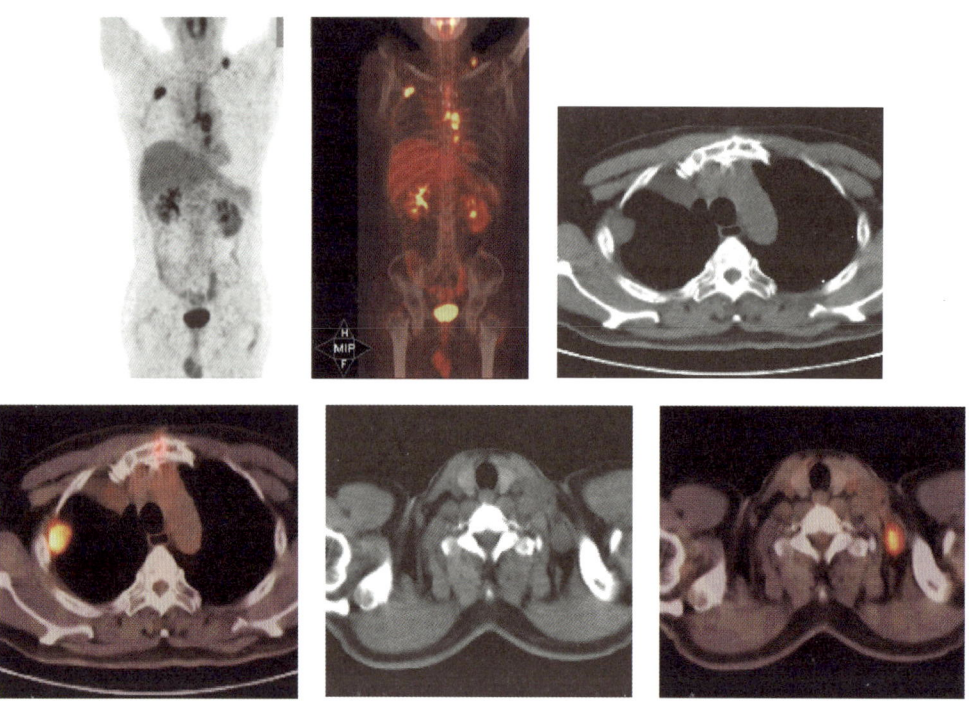

**图 20-17　右肺癌术后,FDG-PET/CT 显示右侧胸壁结节、左侧锁骨区淋巴结及纵隔淋巴结 FDG 代谢异常增高灶,考虑为转移**

对于 N 分期及 M 分期,FDG-PET(PET/CT)已被证实在区分 N0～N1 期及 N2～N3 期肺癌时有较高的准确率,这对患者的治疗有决定性作用。同时必须注意到,FDG 多无法区分 N0 与 N1 期肿瘤,主要因为肺原发肿瘤的 FDG 高摄取,可能会影响对同侧肺内淋巴结及肺门淋巴结转移的检测。另外,因肿瘤低度恶性,或因呼吸、心跳及身体的移动引起的伪影,图像采集不均一性和融合欠佳所致。PET 功能显像对临床决策影响最大的多为 N2～N3 期的患者(ⅢA～ⅢB 期)。一组报道比较纵隔镜和 PET 对非小细胞肺癌分期的假阴性率,前者为 11.7%,后者仅为 3%[122],在这些病例中,FDG-PET 对纵隔、同侧及对侧肺门、锁骨区淋巴结转移的诊断优于 CT。即使功能显像可能遗漏微小的转移病灶,Takamochi 报道造成假阴性的淋巴结直径为 1～7.5 mm[123],Fischer 从体外实验证实肿瘤细胞数为 $10^6$、直径大约 10 mm 才能被 PET 检出[124]。即便如此,FDG 仍具有很高的阴性预测值,由此可避免部分患者进行不必要的纵隔镜检查[125]。因此,PET 显像未见纵隔内转移的患者提示其接受肺肿瘤切除手术的可能性较大。PET 功能显像对于 M 期肺癌患者也有较高的临床价值,对骨骼、肾上腺、肝脏等处的转移尤其敏感[126]。然而,由于大脑较高的生理性摄取,仅靠 FDG-PET 对脑部转移进行分期诊断是不够的,在实际临床应用中,多以 MRI 显像作为诊断依据。

肺癌经过手术、放疗、化疗等各种治疗后是否有残留、复发和转移,对于判断治疗效果及预后十分重要,而肺癌经治疗后往往形成纤维化、坏死及瘢痕组织,单纯依靠 CT、MRI 等从形态学特征上与肿瘤的残留、复发相鉴别有一定困难。如果患者治疗后

4～6周的PET显像结果为阴性,则患者复发的概率较低。相反,如果治疗后PET显像结果为阳性则高度怀疑肿瘤复发[127,128]。亦有研究发现,原发肿瘤的FDG摄取情况有助于对Ⅰ期或Ⅱ期患者的预后情况进行判断[129]。对ⅢA～ⅢB病例,50例患者经过3个周期化疗及44～45 Gy放疗后,有37例后来接受手术切除,FDG摄取值(SUV)与术后组织学发现密切相关。

由于FDG-PET(PET/CT)对非小细胞肺癌区域淋巴结和全身转移灶的灵敏度、特异性和准确率较CT高,可改变约1/3患者的处理方案。另外,FDG-PET对纵隔淋巴结的高阴性预测值可减少一些不必要的侵入性程序,且可预示减少放疗靶容积(target volume),而集中于原位肿瘤的治疗。Bachaud报道 18FDG-PET可改变患者大体肿瘤体积(gross tumor volume,GTV)22%～62%[130],Vanderwel等对21例N2、N3的非小细胞肺癌用FDG-PET指导放疗计划,肿瘤受照剂量增加,而食管及肺受暴露剂量减低[131]。但关于PET指导放疗计划对生存率的影响尚未见报道,因此采用分子影像学技术进行放疗计划作为常规时应加以注意。

肿瘤靶区勾画是放疗中的关键步骤,CT是目前放疗定位的主要方法,MRI对软组织、鼻咽部、前列腺和脑肿瘤浸润范围的辨认则更为精细,但对肺癌合并阻塞性肺炎、肺不张和胸膜积液者应用CT确定肿瘤边界有一定困难[132]。部分患者虽然有放疗指征,但其肺功能严重受损伴有肺不张以及胸膜渗出等,为了使非肿瘤组织的照射剂量减小到最低,PET对肿瘤生物靶区精确勾画的优势在这方面尤其有价值。但当前仍存在的主要问题有:①生物靶容积的自动勾画以SUVmax的百分比作为阈值进行勾画,多以模型实验对CT、MRI和PET的准确率进行比对,不同仪器型号其参数会有差别。②呼吸门控模式或呼吸门控研究,以减少由于肺部随呼吸运动对PET采集信息的影响(PET采集每床位3～5 min,远较CT长)。③图像传输技术的互相匹配和格式化、接口等。④其他分子影像显像剂(缺氧、细胞增殖、受体或基因表达方面)以及用分子影像去指导四维(4D),即空间加时间的放射剂量分布[133]。

### (2) 胸膜肿瘤

对于有胸膜症状的患者(如胸膜渗出、胸膜增厚、胸痛等),FDG-PET有助于判断其是否为胸膜的原发性恶性病变。通常胸膜癌多表现为FDG的高浓聚,但胸膜结核、胸膜炎症、放疗和手术等亦可造成胸膜对FDG的中高度摄取。因此,在FDG-PET与CT等对胸膜病变诊断结论不一致的情况下,胸膜的活检还是非常有必要的。FDG高浓聚的区域往往可以作为建议的活检部位。目前FDG-PET对胸膜恶性病变的最大优势是其高阴性预测值,因此针对无法确诊的胸膜病变,FDG-PET代谢显像可以避免许多不必要的、重复的侵入性检查手段[134]。同时,FDG-PET能观察胸膜的转移性肿瘤,从而使临床对原发肿瘤(如肺癌)的分期及随访更为准确。

### (3) 食管癌

除了少部分位于胃-食管交界处的腺癌外,食管癌PET显像基本都呈现FDG的高浓聚。在分期/再分期方面,由于区域淋巴结一般紧靠原发的食管肿瘤,PET对其转移的探测灵敏度欠佳,但特异性较高。PET(PET/CT)易发现远处转移(图20-18),有10%～20%的患者由此改变了根据常规检查方法制订的治疗方案[135]。PET(PET/CT)可用于评估化疗的早期疗效,一般再次PET(PET/CT)检查时间在化疗结束后2周;如为发现治疗后残余的活性肿瘤细胞,再次PET(PET/CT)一般控制在放化疗结束后的4～6周[136]。

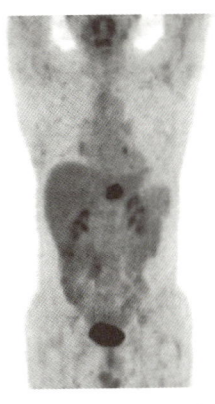
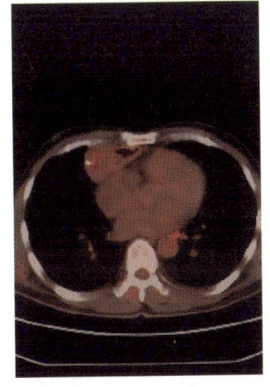
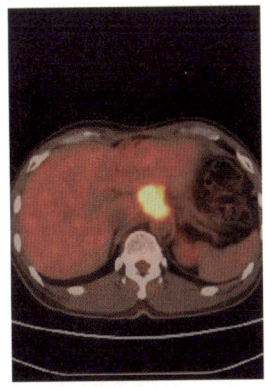
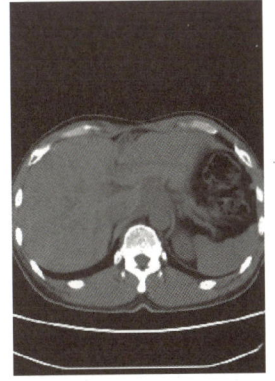

**图20-18　食管癌术后1.5年,FDG-PET/CT显示腹腔动脉旁(右前方)淋巴结转移**

### (4) 胃癌

胃黏膜可有高、低不等 FDG 摄取率,这对食管下段癌和胃癌的诊断构成干扰。一般情况下,全胃均匀性摄取呈囊带状没有明确的临床意义,如出现明显不规则浓聚、局灶性异常浓聚(图20-19),并伴相应胃壁的增厚,应强烈建议进行胃镜检查[137]。研究证实,胃印戒细胞癌、透明细胞癌、类癌和中低分化腺癌摄取 FDG 较低,可出现假阴性,因此临床上高度怀疑胃癌。但 PET 阴性的患者,仍有必要进行胃镜检查。

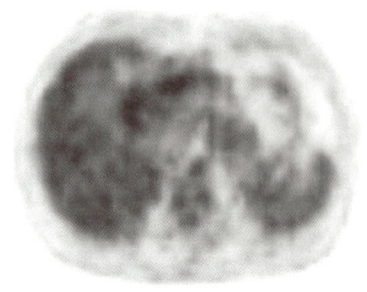 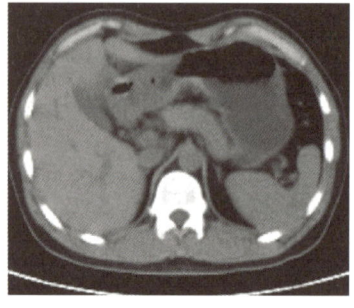 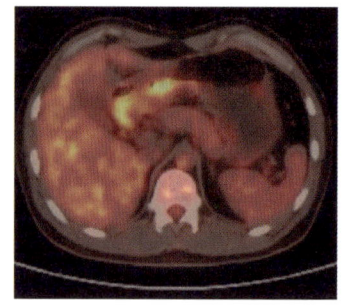

**图 20-19** FDG-PET/CT 显示胃幽门处胃壁增厚伴 FDG 代谢异常增高,考虑恶性病变,同期胃镜及活检病理检查证实为低分化腺癌

PET(PET/CT)易发现肝、左侧锁骨区淋巴结和其他的远隔转移灶,有助于术前分期和治疗后再分期。但对于小的区域淋巴结和腹膜转移的诊断价值有限,通常小淋巴结及腹膜转移一般是多发、小结节状、弥漫分布。由于转移病灶体积小,受 PET 分辨率所限,可表现为假阴性,同时考虑到部分病理类型胃癌的 FDG 低摄取,如胃癌治疗后肿瘤标记持续升高或有异常临床症状出现,而 PET(PET/CT)检查结果阴性时,仍需建议患者密切随访,并充分发挥其他影像学检查的互补作用。

FDG-PET 在胃癌预后及复发判断中的价值争议较大,虽然有研究证实肿瘤的标准摄取值(SUV)大小与胃癌的进展程度有关,认为 FDG 在肿瘤的浓聚程度是胃癌预后判断的一种比较好的指标。但考虑到胃癌病理组织类型的差异性,肿瘤细胞内黏液成分过多或细胞表面 GLUT 表达减少,均可造成胃癌对 FDG 的低摄取。因此,FDG-PET 在胃癌预后评价中的价值有待进一步研究[138],对新辅助化疗判断的作用亦有待观察。

### (5) 胰腺癌

细胞膜上 GLUT 的过度表达和胞内己糖激酶活性的增高,可导致大多数胰腺癌(尤其是管状腺癌)对 FDG 的摄取增加,但在胰岛细胞瘤和其他内分泌肿瘤往往表现为 FDG 的低摄取(图20-20),因此影响了 18FDG-PET(PET/CT)对胰腺肿瘤的总体诊断准确率(一般在80%左右)。对于低 FDG 摄取胰腺肿瘤的功能显像,临床上应多借助于 111In-奥曲肽-SPECT 和 18F-多巴-PET 显像。功能显像有助于胰腺不明肿块的早期定性,PET 可以对胰腺内 <2cm 的炎症和肿瘤病灶进行鉴别诊断[139]。但病灶过小(空间分辨率受限)、血糖水平过高或糖尿病(血糖和 FDG 之间的竞争作用)、囊性或黏液腺癌是导致 PET 假阴性的原因,因此对于胰腺肿瘤的鉴别诊断,禁食和控制血糖是 PET 显像的必要前提。针对空间分辨率和肿瘤组织病理学造成的假阴性,应结合同期动态增强 CT 或 MRI、血清 CA19-9 等临床指标的综合判断。18FDG-PET(PET/CT)对肝脏、肺和后腹膜的转移病灶探测敏感度高,一般情况下肝内扩张的胆管和炎症性肉芽肿很少在 PET 上表现为假阳性结果,因此有助于胰腺癌治疗前、后全身情况的综合评价[140]。

PET(PET/CT)在胰腺癌随访中的指征包括:①术后纤维瘢痕和肿瘤复发的鉴别诊断;②评价随访过程中新发病灶的代谢特征;③治疗后随访中血清肿瘤标记增高,但常规影像学方法阴性。目前仍没有研究证明胰腺癌患者中,肿瘤组织对 FDG 的摄取程度与预后生存有直接关系。

### (6) 结直肠癌

结直肠癌通常表现为肿瘤对 FDG 的高浓聚。但在黏液腺癌中,相对低的细胞密度和胞质内充满不摄取 FDG 的黏液成分导致肿瘤对 FDG 的摄取并不高,因此可造成 FDG-PET 的假阴性。但 PET/CT 中 CT 可显示增厚的肠壁,提示内镜活检的重点部位,从而提高PET的诊断准确率。PET/CT在诊断结直肠癌转移、肿瘤残留及疗效评估方面亦显示其应用价值(图20-21)。Bipat等收集61个研究组超过3 000例结直肠癌肝转移资料,并采用Meta分析评估CT、MRI、PET的检查结果,得出的结论是按病例数分析FDG-PET比较灵敏,但若按发现病灶数分析则3种方法相似[141]。这与NCCN 2007版结直肠癌诊疗决策书中,推荐PET在M1分期(肝、肺转移)中的应用,在CT难以明确时推荐FDG-PET的精神是符合的。

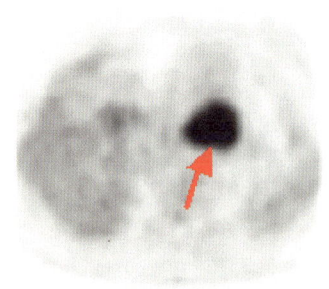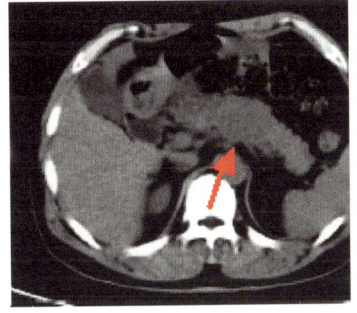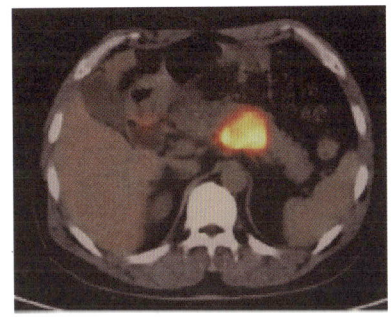

**图20-20** FDG-PET/CT显示胰腺体部FDG高代谢病灶,考虑胰腺恶性病变,术后病理检查为导管腺癌

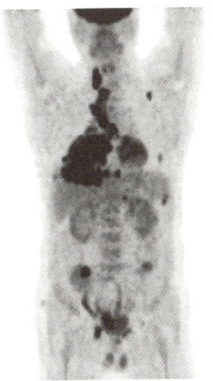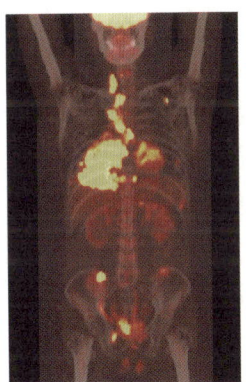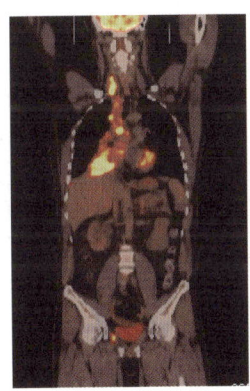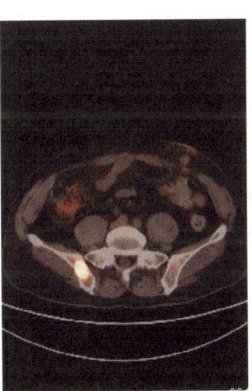

**图20-21** 直肠腺癌术后1.5年,FDG-PET/CT显示广泛转移,包括右侧颈部淋巴结、左侧锁骨区淋巴结、纵隔多发淋巴结,右肺内多发,肋骨、腹腔内多发淋巴结及右侧髂骨等

PET(PET/CT)检查有助于治疗反应的监测,其检测灵敏度明显优于CT、MRI。有人做过实验,一个直径3cm的实验肿瘤球状体,如果表面削去2mm厚度,则$^{18}$F-FDG计数降低可达25%。CT观察的为瘤体直径及CT值,但肿瘤的缩小比较缓慢,且轻微的体积变化加上邻近组织结构关联或变化,形态学未必能辨认出,尤其是放化疗的患者。同样,放化疗后2周内的PET(PET/CT)检查可评价治疗所引起肿瘤代谢的早期变化,从而有助于最佳治疗方案的选择[142]。因此,化疗后早期预测反应(治疗开始后2~3周),可及时调整无反应的药物,减少患者花费。而且就药物临床试验而言,亦可能缩短观察时限,有利于新药的开发研究。国外已在这方面进行了研究工作[143]。此外,FDG-PET对某些蛋白激酶抑制剂类药物的反应令人关注,因为许多信号转导靶向药物与糖代谢调节有关,比如蛋白激酶AKT不仅可调节细胞凋亡,也可调节糖代谢[144]。总之,FDG对化疗反应的观察值得关注。

PET(PET/CT)对结直肠癌治疗后随访复发的临床指征有:①不明原因的CEA增高;②常规临床检查新发病灶的定性,如直肠癌术后膀胱后尾骨前新发病灶的诊断等;③已确诊转移病灶手术切除前的再分期。PET(PET/CT)对转移病灶探测的敏感度超过常规的影像学方法,因此有助于指导临床对结直肠癌复发综合治疗方案的制订。但仍应注意的是,肠道的生理性摄取、良性病灶(腺瘤等)、感染(溃疡性结肠炎、局部放疗后反应性炎症等)均可造成FDG-PET的假阳性,充分结合PET/CT中诊断CT的作用,将能进一步提高PET在这方面的诊断准确率[145]。

### (7) 原发性肝癌

50%的HCC癌并不表现为FDG的高摄取,因此PET难以区分肿瘤组织与正常的肝实质。肝癌细胞内葡萄糖-6-磷酸酶活性的异常增高表达是引起肝癌细胞低FDG摄取的重要因素。但亦有研究提示FDG的浓聚程度与肝癌细胞的分化程度相关,分化差的肝癌仍可表现为FDG的高浓聚(图20-22)。其他良性病变,如局灶性结节增生、腺瘤和肝再生结节等呈FDG低度摄取,与正常肝组织难以区别。因此,FDG-PET阴性并不能完全排除恶性的可能,而阳性的PET结果往往高度怀疑恶性肿瘤。针对FDG摄取阴性的肝癌病灶,应结合CT或MRI三期动态扫描综合判断(图20-23)。$^{11}$C-醋酸盐PET显像有助于FDG阴性肝癌的定性诊断,通常FDG-PET在HCC诊断中的灵敏度是47.3%,而$^{11}$C-醋酸盐PET的灵敏度可达87.3%,联合运用$^{11}$C-醋酸盐和FDG诊断灵敏度可达100%[146]。有研究证实分化差的HCC FDG摄取明显增高,而$^{11}$C-醋酸盐代谢不增高;分化好的HCC往往$^{11}$C-醋酸盐代谢增高,而FDG不增高。因此,FDG和$^{11}$C-醋酸盐双示踪剂联合PET/CT扫描相互补充,从而提高HCC诊断灵敏度。但是,双示踪剂技术无疑会增加操作程序和检查费用。

原发性肝癌肝外转移灶的早期发现,有利于患者治疗方案的选择及评估预后。传统影像学检查CT或MRI,特别是螺旋CT增强扫描有利于小病灶的检出和定性。关于FDG-PET对肝癌转移灶的检查,文献中报道不多,灵敏度64%～83%[147-149],而且肝原发灶浓聚FDG者,转移灶检出的概率也较高。FDG浓聚除与肝癌分化有关外,似也与转移灶的大小有关。复旦大学附属华山医院赵军等[150]报道32例HCC肺转移患者,以纵隔血池SUV值作比较,18例FDG摄取增高,14例肝转移灶无FDG摄取。按转移灶大小分析,本组67个肺转移灶中最大径<10mm者检出灵敏度为35.6%,≥10mm者灵敏度为63.6%。病灶<10mm者可能由于部分容积效应或双下肺病灶受呼吸运动影响所致,作者提出对HCC的CT检查发现的肺部小结节应严密随访,或做薄层CT或以电影方式显示连续血管断面,必要时做增强CT以助诊断。Ho等[151]研究表明,$^{18}$FDG联合$^{11}$C-醋酸盐双示踪剂PET/CT显像诊断转移灶,其检测肝外转移灶的灵敏度为98%,特异性86%,准确率96%,阳性预测值97%,阴性预测值90%[152],97例病例中有18例(19%)$^{11}$C-醋酸盐单独显示。另外,胆管细胞癌不浓聚$^{11}$C-醋酸盐,而FDG呈高浓聚,故FDG-PET有助于胆管细胞癌的诊断,其敏感性>90%(图20-24)。

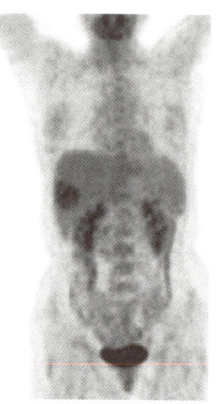
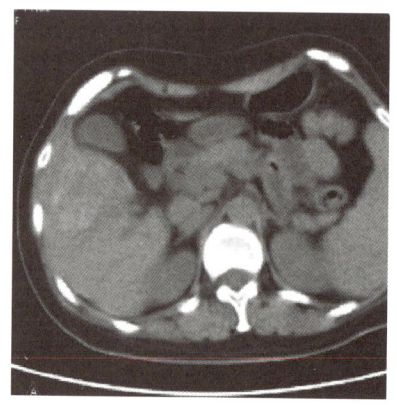
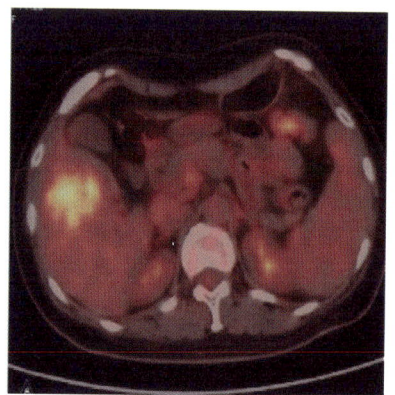

图20-22 FDG-PET/CT显示肝右叶低密度影,且FDG代谢异常增高,考虑恶性病变,术后病理检查提示为低分化肝细胞肝癌

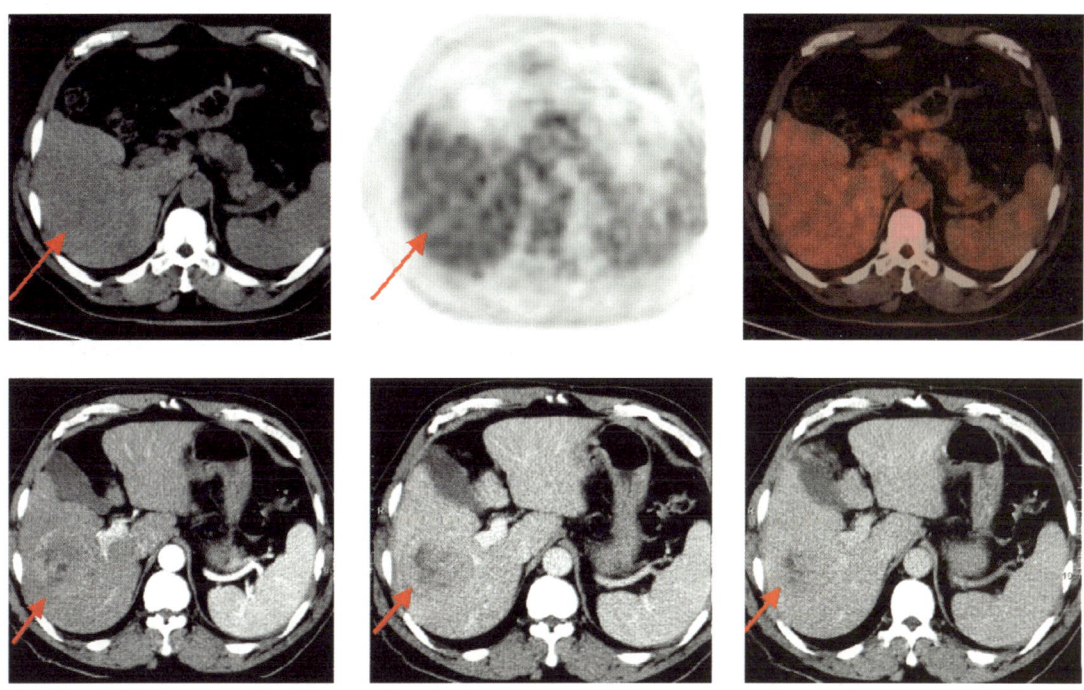

图 20-23　FDG-PET/CT 显示肝右叶内低密度影，未见 FDG 摄取明显增高，同机增强 CT 显示病灶呈"快进快出"征象，考虑高分化肝癌，术后病理检查为高分化肝细胞肝癌

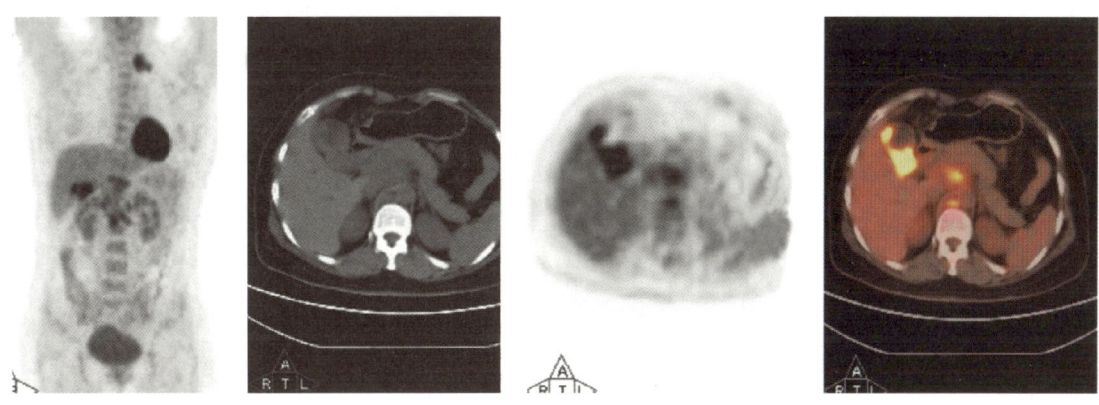

图 20-24　FDG-PET/CT 显示胆囊癌伴腹膜后淋巴结及左侧锁骨区淋巴结转移

（8）淋巴瘤

对淋巴瘤的准确分期及再分期是选择治疗方案的关键。在淋巴瘤分期、再分期中，FDG-PET 的一次检查可得到全身的所有功能信息，比传统显像技术的多次、反复检查更全面准确。FDG-PET 使 36%（4/11）非霍奇金淋巴瘤患者的分期得到更正，其中上调 27%（3/11），下调 9%（1/11）。骨髓浸润在淋巴瘤中较为常见，是淋巴瘤患者预后不良的征兆之一。由于骨髓穿刺部位大多选择在髂前上棘或髂后上棘，而骨髓浸润可为弥漫性、局灶性，因此穿刺部位不一定能代表骨髓的真实浸润部位，骨髓穿刺阴性也不能完全排除骨髓浸润的可能。FDG-PET 不仅有助于骨髓浸润的识别，而且有助于骨髓穿刺部位的选择。一组报道 78 例比较 FDG-PET 和骨髓活检结果，并用 MRI 或附加活检来评价两种结果的不符合情况，PET 灵敏度为 81%，特异度可达 100%[152]。

淋巴瘤治疗效果的早期评价对于预后评估、进一步处理方案的制订尤为关键（图 20-25）。FDG-PET 对治疗后非霍奇金淋巴瘤的缓解状况以及预后的评估要优于 CT。化疗 2～3 个周期后进行 PET 检

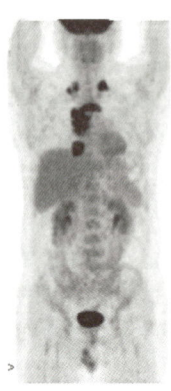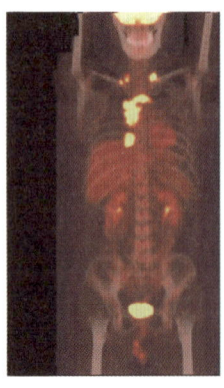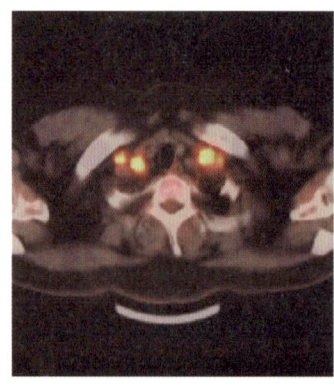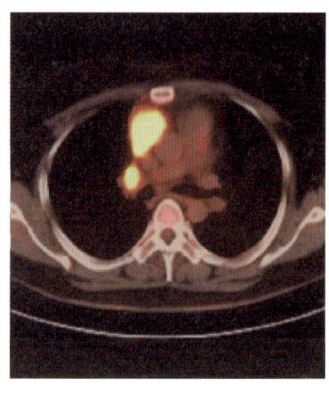

图 20-25　B 细胞淋巴瘤化疗后,FDG-PET/CT 显示双侧锁骨区多发淋巴结、纵隔多发淋巴结、右侧肺门多发淋巴结,胸骨剑突右侧胸肋关节及周围软组织 FDG 代谢异常增高,考虑淋巴瘤化疗后仍有活性的肿瘤组织存在

查,有助于观察化疗对肿瘤代谢变化的情况。若无反应,预示预后不良,改善不明显者需要不同的化疗方案交替进行或增加化疗(根据欧洲 EORTC 1999 年指南)。完成化疗后 1 个月,PET 阴性者预示长期无瘤生存;若部分 PET 仍呈阳性,可以考虑在活检证实基础上进一步化疗或短期观察[153]。在预测淋巴瘤化疗后残留肿块的复发上,FDG-PET 阴性结果较阳性结果更具有临床意义。经 PET 检查阴性者,无需进一步放化疗,并且研究证实淋巴瘤患者化疗结束后 FDG-PET 阳性者复发率明显高于化疗一个疗程后 FDG-PET 阴性者,复发率分别为 35% 和 15%[154]。值得指出的是,PET 作为治疗反应、预后评估的指标,目前欧洲、美国均是临床试验阶段,方法学方面有待标准化。PET 的重复性、SUV 的影响因素、观察时限等均有待今后积累更多资料。

不同类型的淋巴瘤对 FDG 的浓聚程度差异比较大,一般情况下霍奇金淋巴瘤、大 B 细胞型和滤泡型非霍奇金淋巴瘤浓聚 FDG,而低级别淋巴瘤通常不摄取 FDG。PET/CT 中的 CT 可用于 PET 图像的衰减校正,区分病理与生理性摄取,并可为穿刺活检提供定位。同时 CT 可发现 FDG 摄取阴性的肿瘤组织,两者互补可提高 PET/CT 对淋巴瘤病变的检查准确性[155]。

(9)头颈部肿瘤

研究证实头颈部鳞癌 FDG 摄取明显增高,PET 对不同类型的头颈部肿瘤有不同的灵敏度,对鼻咽癌、口咽癌、下咽部肿瘤、喉癌、口腔鳞癌探测较好,而对唾液腺肿瘤诊断的灵敏度较低;同时,考虑到头颈部不少部位有不同程度的生理性摄取,要注意与病理性摄取鉴别,对于原发肿瘤的诊断必须结合内镜检查。

头颈部肿瘤放疗或手术前对 FDG 的摄取程度可能与预后有一定的相关性[156,157]。FDG-PET 可用于常规检查阴性头颈部肿瘤患者的治疗前分期,但对不同类型头颈部肿瘤的淋巴结转移灵敏度是不同的,如对鼻咽癌、口腔鳞癌淋巴结转移探测较好,而唾液腺肿瘤转移的灵敏度较低。并且考虑到头颈部的生理摄取和炎性淋巴结反应性增生均可造成非特异性 FDG 摄取,结合 FDG-PET 指引下的穿刺活检有助于头颈部肿瘤治疗前的分期。FDG-PET 可以探测进展期头颈部肿瘤的远处转移,尤其是肺部、纵隔和骨骼的转移灶。

FDG-PET 可用于治疗后复发的探测和评价治疗效果。头颈部肿瘤的外科手术会引起广泛的解剖结构改变,放疗引起水肿和纤维化,这使得临床检查和解剖影像学探测肿瘤的复发产生困难。FDG-PET 有助于头颈部肿瘤治疗后改变和复发的鉴别诊断,尤其是常规检查和 CT、MRI 检查阴性的情况下,PET/CT 的应用提高了对病灶定性和定位诊断的准确率[158]。在对治疗后头颈部肿瘤监测的过程中,放疗后 1 个月肿瘤病灶对 FDG 的局灶性摄取往往高度提示病灶残留,而放疗后 4 个月 FDG-PET 结果阴性者可基本排除肿瘤复发的可能。

少数头颈部肿瘤患者仅表现为颈部淋巴结肿大,而原发病灶不明,或很多原发灶在头颈部之外,因此对于颈部淋巴结转移而需寻找原发灶而就诊的患者,不仅应对其头颈部进行详细检查,而且应考虑到食管、肺、胃和泌尿系统等部位。FDG-PET 一次成像可观察全身情况,有助于原发病灶的寻找。PET 探测头颈部不明原发灶的灵敏度为 20%~27%[159]。原发肿瘤大小和病理类型是影响 FDG-PET 诊断的主要因素,因此对 FDG-PET 仍未能发现原发灶的肿瘤患者,密切随访和可疑部位的活检是必要的(图20-26)。

**(10) 甲状腺癌**

FDG-PET对甲状腺良、恶性肿瘤鉴别的价值有限,因为慢性甲状腺炎、甲状腺功能亢进、甲状腺腺瘤等均会摄取FDG,而高分化甲状腺肿瘤部分不摄取FDG。笔者在临床中也发现甲状腺腺瘤明显摄取FDG,而乳头状腺癌不摄取FDG,因此FDG-PET不建议作为甲状腺结节的术前评价。

[131]I全身显像可以评价肿瘤是否存在完整的Na/I泵,对高分化、低度恶性肿瘤的诊断阳性率较高,而FDG-PET对低分化、高度恶性肿瘤敏感性高,两者互为补充,有助于甲状腺癌术后复发与转移灶的检测。有研究证实在高分化甲状腺癌中,出现[131]I摄取阳性而FDG摄取阴性;而在未分化甲状腺癌中,出现[131]I摄取阴性而FDG摄取阳性,即"flip-flop"现象[161]。作为[131]I全身显像的补充,FDG-PET适用于:①甲状腺癌术后[131]I全身显像阴性,而血清Tg持续升高,怀疑肿瘤复发或转移;②甲状腺髓样癌术后血清降钙素持续升高;③[131]I全身显像已经发现肿瘤转移或复发,FDG-PET可能发现更多的病灶。

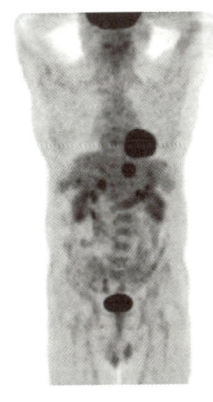
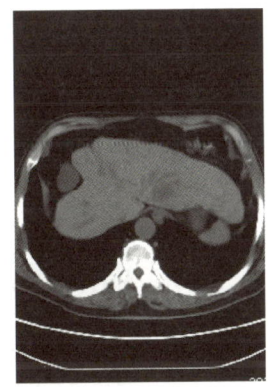
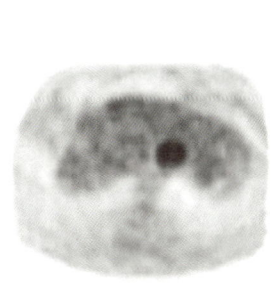
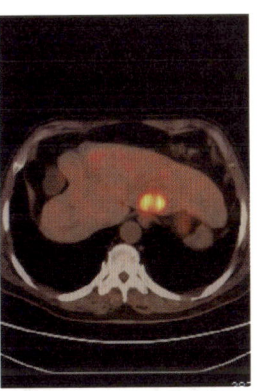

**图20-26 鼻咽癌放疗后2年,FDG-PET/CT显示肝脏内肿瘤转移**

FDG-PET不仅能检出甲状腺癌的原处转移病灶,而且有助于预测患者的预后[161]。同时,FDG-PET可发现未分化型甲状腺癌更多的转移灶,将有助于治疗方案的确定,使这些病灶得以及时治疗。

在常规FDG-PET显像中经常会发现甲状腺摄取FDG,对于弥漫性摄取,应考虑甲状腺功能亢进和慢性甲状腺炎的可能,建议进一步甲状腺功能及免疫学检查;对于局灶性摄取应仔细检查,如提示结节存在,应进行细针穿刺病理学检查;如没有触到结节,建议进行超声检查,必要时进行超声引导下细针穿刺;如CT检查提示结节内钙化的存在,年龄偏大、有放射线接触史和结节单发者,应建议积极手术。

**(11) 恶性黑色素瘤**

恶性黑色素瘤PET显像的N分期作用不明确,主要目的是寻找转移灶。研究证实FDG-PET对恶性黑色素瘤复发检测的灵敏度及特异性分别为92%和90%,并且有22%的患者通过FDG-PET显像改变了临床分期及治疗方案[162,163]。

FDG-PET显像在不同的黑色素瘤分期中其灵敏度及特异性差异较大。恶性黑色素瘤早期往往存在局部的微淋巴结转移,FDG-PET对于AJCC Ⅰ~Ⅱ期黑色素瘤区域淋巴结隐匿性转移及疾病早期情况的判断价值有限,检出率仅14%~17%,穿刺活检仍是判断早期黑色素瘤有无局部淋巴结转移的首选方法。FDG-PET对于AJCC Ⅲ~Ⅳ期黑色素瘤转移灶的寻找有较高的灵敏度,同时对于远处转移灶的寻找比区域淋巴结转移灶的寻找有更高的准确率(图20-27)。有研究报道FDG-PET对恶性黑色素瘤内脏转移灶诊断的灵敏度为80%~100%。但FDG-PET在寻找转移灶时有时出现假阴性情况,尤其是对脑内转移及肺部小结节转移情况的判断时,应结合脑MRI和胸部薄层CT综合分析。

**(12) 乳腺癌**

乳腺癌的诊断一般依靠临床扪诊、双乳钼靶、超声和传统影像学(如MRI等)检查,FDG-PET可显示原发乳腺癌的肿瘤代谢特征,一般情况下,导管型乳腺癌的FDG浓聚程度要高于小叶型。动态增强MRI虽然对<1cm的乳腺癌诊断灵敏度高,但对肥胖患者、放疗或手术治疗引起乳腺组织内纤维化,尤其是在指导活检部位等情况下,FDG-PET有其优点。通常乳腺良性疾病对FDG的摄取较低,而乳腺癌FDG-PET显像的阳性预测值可达96%,这意味着乳腺内局灶FDG的浓聚在排除乳腺炎症的条件下,高度提示乳腺癌。因此,对于常规影像学检查或临床

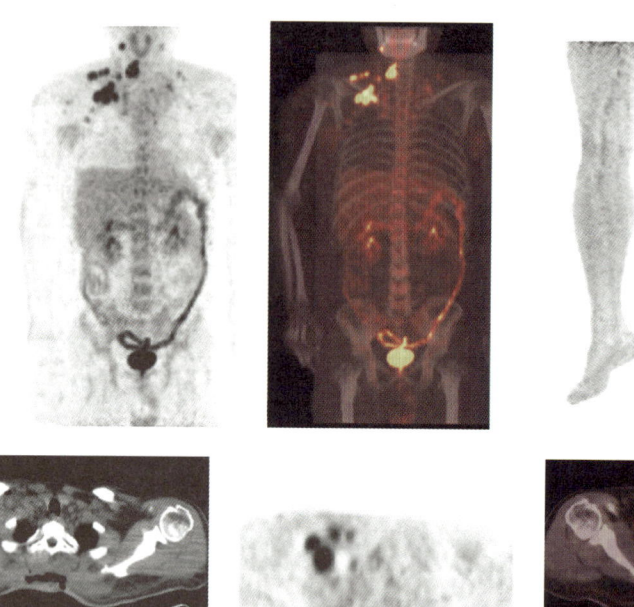

图 20-27　FDG-PET/CT 显示背部恶性黑色素瘤患者全身广泛转移

检查无明确结论的患者，FDG-PET 可作为乳腺肿块定性诊断的有益选择。

在乳腺癌分期方面，尽管乳腺癌的 PET 或 PET/CT 诊断在许多国家已纳入医保支付范围，但新的乳腺癌诊治指南中，早期分期未推荐使用 PET 或 PET/CT[164]。由于 FDG-PET 并不能反映肿瘤组织在淋巴结内的微侵袭，因此在早期乳腺癌患者中，穿刺活检仍是评估局部隐匿淋巴结受累情况的首选方法。对于进展期乳腺癌及复发患者，均易发生内乳淋巴结及纵隔淋巴结转移，临床对这些部位的淋巴结并不进行常规的穿刺活检。因此，对内乳淋巴结转移的临床诊断率偏低，而 PET 可以准确地诊断内乳淋巴结、纵隔淋巴结及腋窝淋巴结的转移，尤其是远隔部位的转移灶，对患者进行准确分期或再分期，有利于治疗方案的制订[165,166]。FDG-PET 亦有一定的局限性，如不能显示部分成骨性转移灶，$Na^{18}F$ 在这方面可能较 FDG 具有优势[167]。正常脑实质 FDG 摄取多而影响颅脑转移的显示等，建议在对脑和骨骼转移的 FDG-PET 结果判断时，应结合脑 MRI 和骨扫描结果进行综合分析。FDG-PET 对于术后及放化疗局部乳腺癌复发的诊断准确率明显高于常规影像学方法，尤其对于血清肿瘤标记升高的患者，FDG-PET 对判断有无复发具有重要意义。

对乳腺癌患者化疗前和化疗中进行 PET 动态评价，并与化疗后疗效评价相结合，结果显示化疗后部分缓解或完全缓解的患者在化疗前、后仅 8 天即出现 FDG 摄取的降低，而化疗无效的患者均未出现 FDG 摄取的降低。因此，化疗过程中的 FDG-PET 检查有助于化疗方案的合理选择。至于化疗反应与生存率的关系，不同的研究其结果也不一致[168]。

**（13）卵巢癌**

FDG-PET 可早期发现卵巢癌的转移与复发，在肿瘤手术治疗后，受瘤体局部及周围组织瘢痕等的影响，有时难以用 CT 鉴别治疗后病灶的改变与复发，而 PET 可显示复发灶的高代谢和治疗后组织瘢痕的低代谢，有助于鉴别诊断。PET/CT 不仅能够反映肿瘤的有无，而且能够分辨出坏死组织和纤维组织以及 CT 发现的残余组织中的残余肿瘤，判定术后是否有残留或复发。有研究显示 FDG-PET/CT 诊断卵巢癌复发的灵敏度为 88.2%，特异性为 71.4%，准确率为 85.4%[169]。相对于其他诊断方法，减少了 20% 不必要的剖腹探查术病例，35% 的病例改用腹腔镜进行治疗，减少了 30% 不必要的手术[170]。但对于直径 <0.5 cm 的复发灶，PET/CT 诊断准确率不高，且易受手术、盆腹腔炎症及局部放化疗的影响。PET/CT 对于复发性卵巢癌的定性和定位具有重要的临床价值，并能够指导临床治疗。

目前血清 CA125 为卵巢癌临床上常用的随访指标，当 CA125 升高而临床常规影像学检查未发现肿瘤复发或转移时，PET/CT 往往有助于早期发现转移病灶。国内曾报道 38 例卵巢癌中有 21 例血清 CA125 高于正常，FDG-PET 显像发现了常规临床检查未能发现的病灶，并且 PET 还检出 2 例血清 CA125 正常患者的肿瘤病灶[171]。值得指出的是，血清 CA125 虽然在正常范围内，但临床随访中 CA125 呈逐渐升高趋势，PET/CT 检查有可能早期发现复发病灶。PET/CT 能有效地检测卵巢癌复发和转移，指导选择个体化的治疗方案，避免不必要的毒副作用，对残存和复发、转移的正确判断也有助于避免不必要的进一步检查和手术探查。对临床 CA125 升高而常规影像学检查阴性的患者，或 CA125 虽然在正常范围但随访过程中渐进性升高的患者，推荐进行 $^{18}$F-FDG-PET/CT 检查。

### （14）子宫癌

FDG-PET 对原发或复发性宫颈癌和肉瘤的诊断价值很高，而对子宫内膜癌诊断价值不大，一般适用于肿瘤复发、转移的诊断，特别是易于血行转移的子宫绒毛膜上皮癌和肉瘤，术前检查有助于肿瘤的分期。

宫颈癌 FDG-PET 检查可发现全身转移灶，有助于治疗方案的选择和预后评价（图 20-28）。FDG-PET 在评价淋巴结转移方面的灵敏度高。一组研究分析 47 例术前 PET/CT 及淋巴结检查结果，以术后淋巴结病理检查为"金标准"，PET/CT 对 >5 mm 淋巴结转移的灵敏度、特异性和准确率分别为 72%、100% 和 99%[172]，这将影响放疗视野的制订（如盆腔和腹主动脉旁淋巴结链）和放化疗联合治疗方案的选择。然而，对于宫颈癌的早期（FIGO IA～IIA），FDG-PET 在探测盆腔淋巴结微转移方面价值不大，穿刺活检可起到互补作用。值得提醒的是，育龄妇女正常月经周期，其 FDG 摄取会有所差异，在图像识别时应加注意。

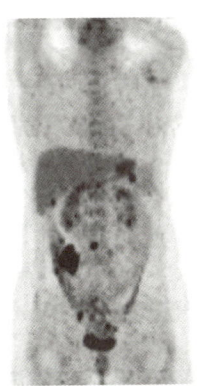
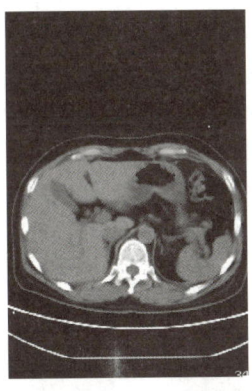
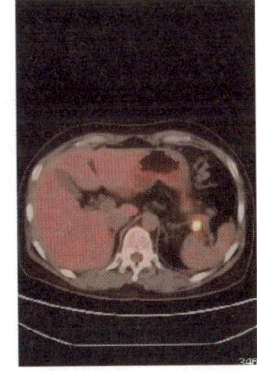
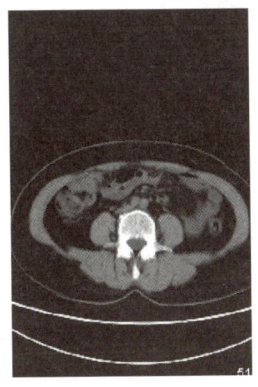
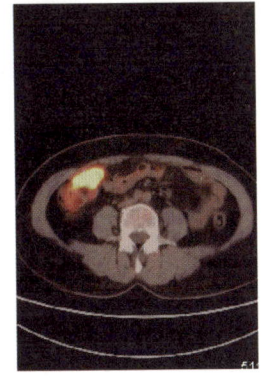
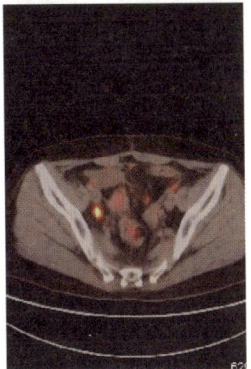
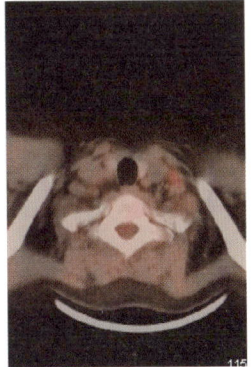

图 20-28　子宫颈癌术后 2.5 年，FDG-PET/CT 显示阴道残端软组织影，腹膜后淋巴结、盆腹腔淋巴结、左侧锁骨区淋巴结多发转移

## (15) 前列腺癌

前列腺癌多数为低度恶性肿瘤,GLUT-1 表达较低,肿瘤内葡萄糖代谢活性偏低,因此肿瘤摄取 FDG 仅表现为轻中度,同时肿瘤邻近尿道和部分容积效应限制 FDG-PET 对前列腺癌的诊断。但在前列腺癌复发、血清 PSA 增高而 CT 无阳性发现,特别是在免疫治疗无效的患者随访过程中,FDG-PET 有一定的价值,这类患者肿瘤病灶的高 FDG 摄取往往提示肿瘤的侵袭性行为(图 20-29)。

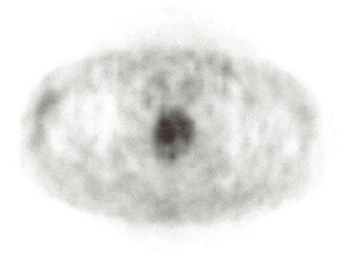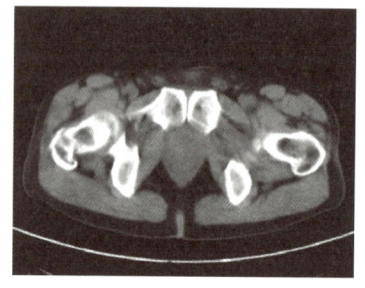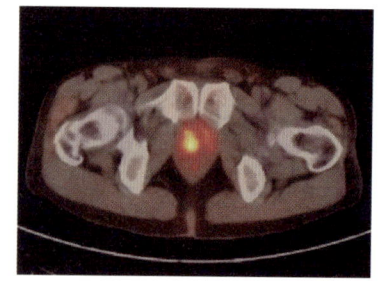

图 20-29 FDG-PET/CT 显示前列腺右叶局灶 FDG 代谢异常增高,考虑恶性病变,穿刺病理检查提示腺癌

$^{99m}$Tc-MDP 骨显像对前列腺癌骨转移灵敏度高,但特异性较低。FDG-PET 是通过骨髓的葡萄糖代谢增加从而显示骨转移病灶,对前列腺癌骨转移特异性较高,但对于分化好前列腺癌的骨转移病灶的灵敏度较低,因此临床有疑问时可结合 FDG-PET 和 $^{99m}$Tc-MDP 骨显像综合判断前列腺癌的骨转移。近期的研究证实,$^{18}$F-氟化物($^{18}$F-fluoride)PET/CT 对"高危"前列腺骨转移探测有更高的灵敏度和特异性[173]。对肝、肺和脑等远隔器官的转移灶 FDG-PET 阳性率高,在观察盆腔淋巴结转移时,易受到膀胱和肠道放射性的干扰,结合 PET/CT 中的 CT 功能将有助于转移灶的诊断。

$^{11}$C-胆碱($^{11}$C-choline)的优点:①不经泌尿系统排泄,肿瘤/本底比值高;②缓慢生长的肿瘤 FDG 摄取阴性者,$^{11}$C-胆碱仍可显示;③对反应性或炎症性淋巴结 $^{11}$C-胆碱摄取低或不摄取,有利于辨认区别 CT 发现的淋巴结,因而有利于前列腺癌的诊断[174]和寻找盆腔侵袭性淋巴结,对后者的灵敏度、特异性与准确率分别为 80%、96% 和 93%[175]。$^{11}$C-胆碱的缺点:①淋巴结过小(<10 mm)易造成假阴性;②$^{11}$C 物理半衰期短(20 min),仅在有回旋加速器的 PET 中心才能使用。为克服此问题,可用 $^{18}$F-胆碱替代 $^{11}$C-胆碱。

## (16) 肾癌

虽然肾细胞癌 FDG-PET 显像可见病灶 FDG 浓聚,但 GLUT-1 表达偏低,造成多数肾细胞癌摄取 FDG 偏低,部分肾透明细胞癌不摄取 FDG。同时 FDG 从泌尿系统排泄,FDG-PET 对原发肾细胞癌的诊断价值有限,因此结构影像学(如 CT 和 MRI)是肾癌诊断的首选方法,并且 CT 和 MRI 对肿瘤局部侵犯范围(如肾盂、肾动静脉等)的显示也优于 PET。FDG-PET 在肾细胞癌的腹腔、盆腔淋巴结转移和远处转移分期中的作用优于结构影像学,并且在随访中有助于复发的诊断和疗效评价[176]。但在部分肾癌转移灶中,并不表现为 FDG 的高摄取,因此在临床高度怀疑肿瘤复发和转移,但 FDG-PET 检查阴性的情况下,应结合 CT、MRI 等传统影像学检查综合判断。

## (17) 脑肿瘤

作为反映组织葡萄糖代谢的示踪剂,FDG 可用于脑肿瘤的检测、分级、疗效判断及预后评估。由于大脑皮质对于葡萄糖的相对高摄取,使得 FDG-PET 对于脑肿瘤显像的特异性及对低度恶性脑肿瘤显像的敏感性受到较大限制。目前,除 FDG 以外,用于脑肿瘤 PET 的显像剂主要有氨基酸、胆碱及核酸类等代谢药物。放射性核素标记的氨基酸代谢示踪剂(如 $^{11}$C-甲硫氨酸、$^{11}$C-酪氨酸等)和 $^{11}$C-胆碱在正常脑组织中摄取量很低,对肿瘤边缘的描绘更清楚,尤其对于 $^{18}$F-FDG 低摄取或等摄取的 I~II 级脑星形细胞瘤的诊断更有价值(图 20-30)。核酸代谢显像剂($^{18}$F-氟脱氧胸苷等)能够直接评估细胞胸苷激酶的活性,可作为反映胶质瘤增殖活性的指标。但研究显示,$^{18}$F-氟脱氧胸苷($^{18}$F-FLT)对于胶质瘤的敏感度略低于 $^{11}$C-甲硫氨酸($^{11}$C-MET),分别为 78.3% 和 91.3%,且 $^{18}$F-FLT 在鉴别低级别胶质瘤尤其是低级别的星形细胞瘤与非肿瘤病变的诊断价值有限[177]。

20 肿瘤的影像学诊断

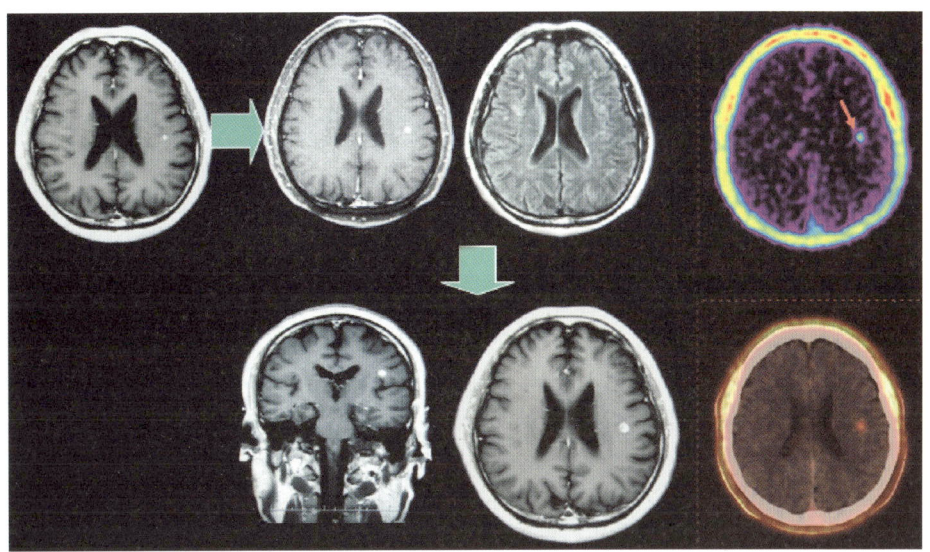

图 20-30　左肺癌术后，MRI 系列随访提示左侧颞叶小病灶，$^{11}$C-胆碱 PET/CT 显示左侧颞叶异常密度影，胆碱代谢异常增高，考虑脑转移

FDG-PET 有助于对脑肿瘤进行分级，但由于受到高本底摄取的限制，对于肿瘤浸润范围的判断能力有限，无法有效地将低级别的肿瘤与周围正常脑组织区分开来。非 FDG-PET 显示的病灶范围较清晰，因此对于肿瘤切除范围的制订及放疗靶区的勾画能够提供更完整的信息。许多恶性肿瘤由于生长迅速，导致其肿瘤的中心部位无法得到足够血供而坏死，这类肿瘤代谢最旺盛的部位往往处在肿瘤的边缘及浸润部位，活检结果显示在离 MRI 增强边缘 3 cm 处仍有肿瘤细胞存在，且 80% 的肿瘤复发位于距离原增强病灶边缘 2 cm 的范围内[178]。已有研究证实，在脑肿瘤的实质性区域和浸润区域都同样可表现为 $^{11}$C-MET 的摄取增高，因此 $^{11}$C-MET 用于 PET 引导下的定向穿刺活检较传统的 FDG-PET 有更好的效果[179]。

非 FDG-PET 脑肿瘤显像作为 FDG-PET 的补充，并从多种途径反映了脑肿瘤的代谢异常，其共同的优点在于较低的脑本底摄取，并因此提供了较好诊断特异性及对肿瘤形态更佳的影像。

## 20.6.8　PET（PET/CT）在不明原发灶肿瘤探测中的应用

FDG-PET 探测不明原发灶肿瘤的敏感度较低，一般为 20%~40%[180]。可能的原因主要有 PET 空间分辨率限制，部分容积效应导致过小病灶无法显示；某些原发肿瘤不摄取或少量摄取 FDG；高本底影响原发肿瘤的显示等。在这种情况下，应综合转移病灶的病理类型、血清内肿瘤标记水平和相关临床病史判断可能的原发肿瘤部位，针对重点可疑部位行 PET 延迟扫描、增加局部 PET 扫描时间等技术方法，并结合增强 CT、MRI 或内镜检查综合判断（图 20-31）。

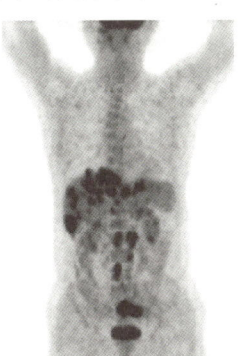 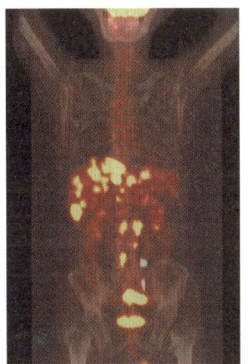 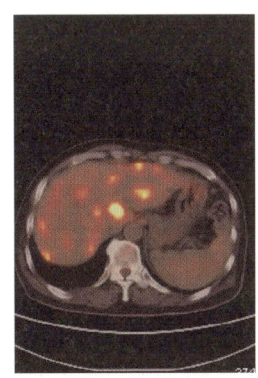 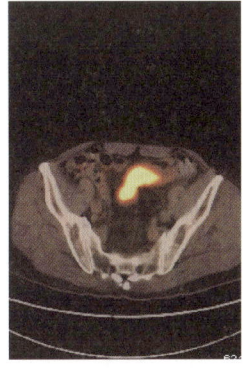

图 20-31　肝脏多发转移寻找原发灶，FDG-PET/CT 提示结肠癌伴肝脏、腹膜后淋巴结多发转移

Menda 报道一组 150 例不明原发灶病例,经常规检查阴性者,通过 PET/CT 检查有 40 例(27%)找到了原发灶[181]。其中 2%～9% 头颈部鳞癌有颈部淋巴结转移,但原发灶不明,结构性显像时由于口、舌、鼻咽、喉隐窝、病灶小、位置移动等因素,难以辨认。PET/CT 全身显像时应包括上述区域,并注意结合内镜及 MRI 表现判断。

FDG-PET 假阳性是寻找肿瘤原发灶中比较棘手的问题,结核、炎症、结节病、寄生虫病等假阳性结果会误导对原发灶的诊断,因此必须结合病理活检。然而病理活检标本体积小,尤其是穿刺活检,可能未取到肿瘤组织,在这种情况下临床认为是 FDG-PET 假阳性的结果。因此,对 FDG-PET 高度怀疑的原发肿瘤部位,应考虑多次病理活检。由于病理活检可造成局部对 FDG 的摄取,建议对临床可疑原发病灶的活检在 PET 显像后进行,同时 FDG-PET 可指导临床在高 FDG 摄取的部位进行取样,可提高活检成功率。

(周康荣  左传涛  林祥通  朱世亮
王佩芬  王述静  严福华)

## 主要参考文献

[1] Taouli B, Tolia AJ, Losada M, et al. Diffusion weighted MRI for quantification of liver fibrosis: preliminary experience. Am J Roentgenol, 2007, 189: 799-806.

[2] Pandharipande PV, Krinsky GA, Rusinek H, et al. Perfusion imaging of the liver: current challenges and future goals. Radiology, 2005, 234: 661-673.

[3] Schalfer JF, Vollmar J, Schick F, et al. Solitary pulmonary nodules: dynamic contrast enhanced MR imaging perfusion difference in malignant and benign lesions. Radiology, 2004, 232: 544-553.

[4] Stahl A, Wieder H, Wester HJ, et al. PET-CT molecular imaging in abdominal oncology. Abdom Imaging, 2004, 29: 388-397.

[5] Hayter RG, Rhea JT, Small A, et al. Suspected aortic dissection and other aortic disorders: multi detector row CT in 373 cases in the emergency setting. Radiology, 2006, 238: 841-852.

[6] Saini S. Multi-detector row CT: principles and practice for abdominal applications. Radiology, 2004, 233: 323-327.

[7] Kopp AF, Heuschmid M, Claussen CD. Multidetector helical CT of the liver for tumor detection and characterization. Eur Radiol, 2002, 12: 745-752.

[8] Horton KM, Sheth S, Corl F, et al. Multidetecor row CT: principles and clinical applications. Crit Rev Comput Tomogr, 2002, 43: 143-181.

[9] Wetter A, Engl TA, Nadjimabadi D, et al. Combined MRI and MR spectroscopy of the prostate before radical prostatectomy. Am J Roentgenol, 2006, 187: 724-730.

[10] Colagrande S, Centi N, Lavilla G, et al. Transient hepatic attenuation difference. Am J Roentgenol, 2004, 183: 459-464.

[11] 管生,赵卫东,周康荣,等. 磁共振功能弥散成像对肝脏早期弥漫性病变诊断价值的实验研究(Ⅰ). 中华肝脏病杂志, 2005, 13: 524-527.

[12] 荣独山,王快雄主编. X 线诊断学. 上海: 上海科学技术出版社, 1996.

[13] Sailer J, Peloschek P, Schober E, et al. Diagnostic value of CT enteroclysis compared with conventional enteroclysis in patients with Crohn's disease. Am J Roentgenol, 2005, 185: 1575-1581.

[14] Schroeder T, Radtke A, Kuehl H, et al. Evaluation of living liver donors with an all-inclusive 3D multi-detector row CT protocol. Radiology, 2006, 238: 900-910.

[15] Uchida M, Ishibashi M, Tomita N, et al. Hilar and super pancreatic cholangio carcinoma: value of 3D angiography and multiphase fusion images using MDCT. Am J Roentgenol, 2005, 184: 1572-1577.

[16] SiteK A, Sheiman RG. Small-bowel perfusion measurement: feasibility with single compartment kinetic model applied to dynamic contrast enhanced CT. Radiology, 2005, 237: 670-674.

[17] Qiang JW, Zhou KR, Lu G, et al. The relationship between solitary pulmonary nodules and bronchi: multi-slice CT-pathological correlation. Clin Radiol, 2004, 59: 1121-1127.

[18] Catalano C, Fraioli F, Laghi A, et al. High-resolution on multidetector CT in the preoperative evaluation of patients with renal cell carcinoma. Am J Roentgenol, 2003, 180: 1271-1277.

[19] Utsunomiga D, Awai K, Tamura Y, et al. 16-MDCT aortography with a low-dose contrast material protocol. Am J Roentgenol, 2006, 186: 374-378.

[20] Smith SL, Rajan PS. Imaging of pancreatic adenocarcinoma with emphasis on multidetector CT. Clin Radiol, 2004, 59: 26-38.

[21] Schueller G, Schima W, Schueller-Weidekamm C, et al. Multidetector CT of pancreas: effects of contrast material flow rate and individualized scan delay on enhancement of pancreas and tumor contrast. Radiology, 2006, 241: 441-448.

[22] Kim YK, Kim CS, Lee YH, et al. Comparison of super paramagnetic iron oxide-enhanced and gadobenate dimeglumine enhanced dynamic MRI for detection of small hepatocellular carcinomas. Am J Roentgenol, 2004, 182: 1217-1223.

[23] Kim KW, Kim AY, Kim TK, et al. Small (≤2 cm) hepatic lesions in colorectal cancer patients: detection and characterization on Mn-DPDP enhanced MRI. Am J Roentgenol, 2004, 182: 1233-1240.

[24] Israel GM, Hindman N, Hecht E, et al. The use of opposed-phase chemical shift MRI in the diagnosis of renal angiomyoloma. Am J Roentgenol, 2005, 184: 1868-1872.

[25] Dhingsa R, Qaygum A, Coakley F, et al. Prostate cancer localization with endorectal MR imaging and MR spectroscopic imaging: effect of clinical data on reader accuracy. Radiology, 2004, 230: 215-220.

[26] Gibbs P, Liney GP, Lowry M, et al. Differentiation of benign and malignant sub-1cm breast lesions using dynamic contrast enhanced MRI. Breast, 2004, 13: 115-121.

[27] Kamel I, Liagi E, Fishman EK. Incidental nonneoplastic hypervascular lesions in the noncirrhotic liver: diagnosis with 16 MDCT and 3D CT angiography. Am J Roentgenol, 2006, 187: 682-687.

[28] Abdalla EK, Denys A, Chevalier P, et al. Total and segmental liver volume variations: implications for liver surgery. Surgery, 2004, 135: 404-410.

[29] Kamel IR, Lawler LP, Fishman EK. Comprehensive analysis of hypervascular liver lesions using 16 MDCT and advanced processing. Am J Roentgenol, 2004, 183: 443-452.

[30] Kalra N, Suri S, Gupta R, et al. MDCT in the staging of gallbladder carcinoma. Am J Roentgenol, 2006, 186: 758-762.

[31] Kawamoto S, Lawler LP, Horton KM, et al. MDCT of intraductal papillary mucinous neoplasms of the pancreas: evaluation of features predictive of invasive carcinoma. Am J Roentgenol, 2006, 186: 687-695.

[32] Nino-Murcia M, Tamm EP, Charnsangarej C, et al. Multidetector row helical CT and advanced post processing techniques for the evaluation of pancreatic neoplasms. Abdom Imaging, 2003, 28: 366-377.

[33] Freeny PC. CT diagnosis and staging of pancreatic carcinoma. Eur Radiol, 2005, 15: 96-99.

[34] Brugel M, Rummeny EJ, Dobritz M. Vascular invasion in pancreatic cancer: value of multislice helical CT. Abdom Imaging, 2004, 29: 239-245.

[35] Schima W, Ba-Salamah A, Kolbringer C, et al. Pancreatic adenocarcinoma. Eur Radiol, 2007, 17: 638-649.

[36] Imbriaco M, Megibow AJ, Camera L, et al. Dual phase versus single phase helical CT to detect and assess resectability of pancreatic carcinoma. Am J Roentgenol, 2002, 178: 1473-1479.

[37] Goshima S, Kanematsu M, Kondo H, et al. Pancreas: optimal delay for contrast-enhanced multidetector row CT. Radiology, 2006, 241: 167-174.

[38] Kim SH, Lee JM, Han JK, et al. Effect of adjusting on gastric distention and fluid distribution during CT gastroscopy. Am J Roentgenol, 2005, 185: 1180-1184.

[39] Pickhardt PJ, Choi JR, Hwang I, et al. Computed tomographic virtual colonoscopy to screen for colorectal neoplasmas in asymptomatic adults. N Engl J Med, 2003, 349: 2189-2198.

[40] Boudiaf M, Jaff A, Soyer P, et al. Small boevel disease: prospective evaluation of multidetector row helical enteroclysis in 107 consecutive patients. Radiology, 2004, 233: 338-344.

[41] Roy C, Ghali SE, Bug X, et al. Significance of the pseudocapsule on MRI of renal neoplasms and its potential application for local staging: a retrospective study. Am J Roentgenol, 2005, 184: 113-120.

[42] Mengiard B, Honegger H, Holder J, et al. Primary lymphoma of bone: MRI and CT characteristics during and after successful treatment. Am J Roentgenol, 2005, 184: 185-192.

[43] 郝玉芝主编. 腹部肿瘤超声图解. 北京: 中国协和医科大学出版社, 2006.

[44] 徐智章主编. 现代腹部超声诊断学. 北京: 科学出版社, 2001.

[45] Watermann DO, Foldi M, Hanjalic-Beck A, et al. Three-dimensional ultrasound for the assessment of breast lesions. Ultrasound Obstet Gynecol, 2005, 25: 592-598.

[46] Marquet KL, Wolter M, Handt S, et al. Criteria of dignity in ultrasound mam-

[47] Chen CC, Kong MS, Yang CP, et al. Hepatic hemangioendothelioma in children: analysis of thirteen cases. Acta Paediatr Taiwan, 2003, 44: 8-13.
[48] Wong DC, Masel JP. Infantile hepatic hemangioendothelioma. Australas Radiol, 1995, 39: 140-144.
[49] Keslar PJ, Buck JL, Selby DM, et al. From the archives of the AFIP. Infantile hemangioendothelioma of the liver revisited. Radiographics, 1993, 13: 657-670.
[50] Berger TM, Berger Mf, Hoffman AD, et al. Imaging diagnosis and follow-up of infantile hepatic hemangioendothelioma: a case report. Eur J Pediatr, 1994, 153: 100-102.
[51] Kardorff R, Fuchs J, Peuster M, et al. Infantile hemangioendothelioma of the liver — sonographic diagnosis and follow-up. Ultraschall Med, 2001, 22: 258-264.
[52] Srivastava DN, Mahajan A, Berry M, et al. Colour Doppler flow imaging of focal hepatic lesions. Australas Radiol, 2000, 44: 285-269.
[53] Stocker JT, Ishak KG. Mesenchymal hamartoma of the liver: report of 30 cases and review of the literature. Pediatr Pathol, 1983, 1: 245-267.
[54] Jaszczak RJ. The early years of single photon emission computed tomography (SPECT): an anthology of selected reminiscences. Phys Med Biol, 2006, 51: R99-R115.
[55] Madsen MT. Recent advance in SPECT imaging. J Nucl Med, 2007, 48: 661-673.
[56] Hasegawa BH, Iwata K, Wong KH, et al. Dual-modality imaging of functional and physiology. Acad Radiol, 2002, 9: 1305-1321.
[57] Krausz Y, Keidar Z, Kogan L, et al. SPECT/CT hybrid imaging with $^{111}$In-pentetreotide in assessment of neuroendocrine tumors. Clin Endocrinol, 2003, 59: 565-573.
[58] Plotkin M, Wurm R, Eisenacher J, et al. Combined SPECT/CT imaging using $^{123}$I-IMT in the detection of recurrent or persistent head and neck cancer. Eur Radiol, 2006, 16: 503-511.
[59] Tharp K, Israel O, Hausman J, et al. Impact of $^{131}$I-SPECT/CT images obtained with an integrated system in the follow-up of patients with thyroid carcinoma. Eur J Nucl Mol Imaging, 2004, 31: 1435-1442.
[60] Filippi L, Schillaci O, Santoni R, et al. Usefulness of SPECT/CT with a hybrid camera for the functional anatomical mapping of primary brain tumor by $^{99m}$Tc-tetrofosmin. Cancer Biother Radiopharm, 2006, 21: 41-48.
[61] Utsunomiya D, Shiraishi S, Imuta M, et al. Added value of SPECT/CT fusion in assessing suspected bone metastasis comparison with scintigraphy alone and nonfused scitigraphy and CT. Radiology, 2006, 238: 264-271.
[62] Romer W, Nomayr A, Uder M, et al. SPECT-guided CT for evaluation foci of increased bone metabolism classified as indeterminate on SPECT in cancer patients. J Nucl Med, 2006, 47: 1102-1106.
[63] Delbeke D, Coleman RE, Guiberteau MJ, et al. Procedure guideline for SPECT/CT imaging. J Nucl Med, 2006, 47: 1227-1234.
[64] Thakur ML. It's time to voice why this nation needs to invest in molecular imaging/nuclear medicine. J Nucl Med, 2005, 46: 25N-26N.
[65] Kaminski MS, Tuck M, Estes J, et al. $^{131}$I-tositumomab therapy as initial treatment for follicular lymphoma. N Engl J Med, 2005, 352: 441-449.
[66] 周自主编. 中华影像医学——影像核医学卷. 北京: 人民卫生出版社, 2002: 204.
[67] Nakatani T, Hayama T, Uchida J, et al. Diagnostic localization of extra-drenal pheochromocytoma: comparison of $^{123}$I-MIBG imaging and $^{131}$I-MIBG imaging. Oncol Rep, 2002, 9: 1225-1227.
[68] Krag D, Weaver D, Ashikaga T, et al. The sentinel node biopsy in breast cancer: a multicenter validation study. N Engl J Med, 1998, 339: 941-946.
[69] 章英剑, 潘张驰, 杜会锋, 等. 乳腺癌前哨淋巴结显像的临床价值. 中国癌症杂志, 2002, 12: 530-534.
[70] Borgstein PJ, Pijpers R, Comans EF, et al. Sentinel lymph node biopsy in breast cancer: guideline and pitfalls of lymphoscintigraphy and gamma probe detection. J Am Coll Surg, 1998, 186: 275-283.
[71] Bourgeois P. Scintigraphic investigation of the lymphatic system: the influence of injection volume and quantity of labeled colloidal tracer. J Nucl Med, 2007, 48: 693-695.
[72] Rossi CR, de Salvo GL, Trifiro G, et al. The impact of lymphoscintigraphy technique on the outcome of sentinel node biopsy in 1 313 patients with cutaneous melanoma: an Italian multicentric study (SOLISM-IMI). J Nucl Med, 2006, 47: 234-241.
[73] Estourgie SH, Nieweg OE, Valdes-Olmos RA, et al. Review and evaluation of sentinel node procedures in 250 melanoma patients with a median follow-up of 6 years. Ann Surg Oncol, 2003, 10: 681-688.
[74] Nishiyama Y, Yamamoto Y, Toyama Y, et al. Usefulness of $^{67}$Ga scintigraphy in extranodal malignant lymphoma patients. Ann Nucl Med, 2003, 17: 657-662.
[75] 王辉, 陈珏, 田伟家, 等. $^{67}$Ga 显像对淋巴瘤治疗的监测. 中华核医学杂志, 2001, 21: 305-307.
[76] Delcambre C, Reman O, Henry-Amar M, et al. Clinical relevance of gallium-67 scintigraphy in lymphoma before and after therapy. Eur J Nucl Med, 2000, 27: 176-184.
[77] Twizth A, Seymour JF, Hicks RJ, et al. Fluorine-18 fluorodeoxyglucose positron emission tomography, gallium-67 scintigraphy and conventional staging for Hodgkin's disease and Hodgkin's lymphoma. Am J Med, 2002, 112: 262-268.
[78] Verel I, Visser GWM, van Dongen GA. The promise of immuno-PET in radioimmunotherapy. J Nucl Med, 2005, 46 (suppl): S164-S171.
[79] Schillaci O. Somatostatin receptor imaging in patients with neuroendocrine tumor: not only SPECT? J Nucl Med, 2007, 48: 498-500.
[80] Gabriel M, Decritoforo C, Kendler D, et al. $^{68}$Ga-DOTA-Tyr3-octreotide PET in neuroendocrine tumor: comparison with somatostatin receptor scintigrapy and CT. J Nucl Med, 2007, 48: 510-518.
[81] Wong JY, Chu DZ, Williams LE, et al. Pilot trial evaluating an $^{123}$I-labeled 80 kilodalton engineered anti-carcinoembryonic antigen antibody fragment (CT 84.66 minibody) in patient with colorectal cancer. Clin Cancer Res, 2004, 10: 5014-5021.
[82] Wong JYC, Chu DZ, Yamauchi DM, et al. A phase I radioimmunotherapy trial evaluating $^{90}$Y-labeled anti-carcinoembryonic antigen antibody (CEA) chimeric T 84.66 in patients with metastatic CEA-producing malignancies. Clin Cancer Res, 2000, 6: 3855-3863.
[83] Wahl RL, Zasadny KR, Macfrlane D, et al. Iodine-131 anti B1 antibody for B-cell lymphoma, an update on the Michigan phase I experience. J Nucl Med, 1998, 39 (suppl): 21S-27S.
[84] Kaminski MS, Zelenetz AD, Press OW, et al. Pivotal study of iodine-131 tositumomab for chemotherapy-refractory low-grade or tranformed low-grade B-cell non-Hodgkin's lymphoma. J Clin Oncol, 2001, 19: 3918-3928.
[85] Sharky RM, Brenner A, Burton J, et al. Radioimmunotherapy of non-Hodgkin's with $^{90}$Y-DOTA humanized anti-CD22 IgG ($^{90}$Y-epratuzumab) do tumor targeting and dosimetry predict therapeutic response? J Nucl Med, 2003, 44: 2000-2018.
[86] Gartrou G, Dacheus L, Salles G, et al. Therapeutic activity of humanized anti-CD20 monoclonal antibody and polymorphism in IgG Fc receptor FC gamma RⅢa gene. Blood, 2002, 99: 754-758.
[87] Boyd M, Ross CC, Dorrens J, et al. Radiation-induced biologic bystander effect elicited in vitro by targeted radiopharmaceuticals with α-β auger electron-emitting radionuclides. J Nucl Med, 2006, 47: 1007-1015.
[88] Stabin MG, Sparks RB, Crowe E. OLINDA/EXM: the second-generation personal compute software for internal dose assessment in nuclear medicine. J Nucl Med, 2005, 46: 1023-1027.
[89] Goldenberg DM. Adjuvant and combined radioimmunotherapy: problem and prospects on the road of Minerva. J Nucl Med, 2006, 47: 1746-1748.
[90] Koppe M, Hendriks T, Boerman OC, et al. Radioimmunotherapy is an effective adjuvant treatment after cytoreductive surgery of experimental colonic peritoneal carcinomatosis. J Nucl Med, 2006, 47: 1867-1874.
[91] Philpott GW, Schwarz SW, Anderson CJ, et al. Radioimmuno PET: detection of colorectal carcinoma with positron-emitting copper-64-labeled monoclonal antibody. J Nucl Med, 1995, 36: 1818-1824.
[92] Wu AM, Yazaki PJ, Tsai S, et al. High-resolution microPET imaging of carcinoembryonic antigen-positive xenografts by using a copper-64-labeled engineered antibody fragment. Proc Natl Acad Sci USA, 2000, 97: 8495-8500.
[93] Cai W, Olafen O, Zhang X, et al. PET imaging of colorectal cancer in xenograft-bearing mice by use an $^{18}$F-labeled T 84.66 anti-carcinoembryonic antigen diabody. J Nucl Med, 2007, 48: 304-310.
[94] Li L, Yazaki PJ, Anderson AL, et al. Improved biodistribution and radioimmunoimaging with poly-(ethylene glycol)-DOTA-conjugated anti-CEA diabody. Bioconjug Chem, 2006, 17: 68-76.
[95] Beyer T, Townsend DW, Brun T, et al. Combined PET/CT scanner for clinical oncology. J Nucl Med, 2000, 40: 1369-1379.
[96] Townsend DW, Cherry SR. Combined anatomy and function: the path to true image fusion. Eur Radiol, 2001, 11: 1968-1974.
[97] Delbeke D, Coleman RE, Guiberteau MJ, et al. Procedure guideline for tumor imaging with FDG PET/CT 1.0. J Nucl Med, 2006, 47: 885-895.
[98] Gambhir SS, Czernin J, Schwinmmeer J, et al. A tabulated summary of the FDG PET literature. J Nucl Med, 2001, 42: S1-S93.
[99] Belhocine T, Spaepen K, Dusart M, et al. $^{18}$FDG-PET in oncology: the best and the worst. Int J Oncol, 2006, 28: 1249-1261.
[100] Cherry SR. Wagner lecture: of mice and men (and positrons) — advance in PET imaging technology. J Nucl Med, 2006, 47: 1735-1745.
[101] Handler WB, Gilbert KM, Peng H, et al. Simulation of scattering and attenuation of 511 keV photons in a combined PET/field-cycled MRI system. Phys Med Biol, 2006, 51: 2479-2491.
[102] Grazioso R, Zhang N, Corbeil J, et al. APD-based PET detector for simultaneous PET/MRI imaging. Mol Imaging, 2005, 4: 584-591.
[103] Pichler BJ, Judenhofer MS, Catana C, et al. Performance test of an LSO-APD detector in a 7-T MRI scanner for simultaneous PET/MRI. J Nucl Med, 2006, 47: 639-647.
[104] Suleiman OH, Fejka R, Houn F, et al. The radioactive drug research committee: background and retrospective study of reported research data (1975—

[105] Silberstein EB. Radionuclides and radiopharmaceuticals for 2005. J Nucl Med, 2005, 46; 13N-26N.
[106] Nunn AD. The cost of develping imaging agents for clinical use. Invest Radiol, 2006, 41; 206-212.
[107] 林祥通. PET-CT: 良好的机遇和艰难的跋涉. 国外医学·放射医学核医学分册, 2005, 29; 193-196.
[108] 林祥通. 对国内正电子放射性药物的建议. 见: 朱霖主编. 中国放射性药物发展战略研究. 北京: 原子能出版社, 2006; 35-39.
[109] 丁其勇, 滑炎卿, 管一晖, 等. PET 和 PET/CT 对孤立性肺结节的对照研究. 中华核医学杂志, 2005, 25; 261-263.
[110] Gould MK, Maclean CC, Kuschner WG, et al. Accuracy of positron emission tomography for diagnosis of pulmonary nodules and mass lesions: a meta-analysis. JAMA, 2001, 285; 914-924.
[111] Dewan NA, Shehan CJ, Reed SD, et al. Likelihood of malignacy in a solitary plumonary nudule. Chest, 1997, 112; 416-422.
[112] Bastarrika G, Garcia-Velloso MJ, Lozano MD, et al. Early lung ancer detection using spiral computed tomography and positron emission tomography. Am J Respir Crit Care Med, 2005, 171; 1378-1383.
[113] Nakamoto Y, Chin BB, Kraitchman DL, et al. Effects of nonionic intravenous contrast agents at PET-CT imaging; pantom and canine studies. Radiology, 2003, 227; 817-824.
[114] Kuehl H, Veit P, Rosenbaum SJ, et al. Can PET/CT replace separate diagnostic CT for cancer imaging? Optimizing CT protocols for imaging cancers of the chest and abdomen. J Nucl Med, 2007, 48 (suppl 1) :45S-57S.
[115] 赵军, 林祥通, 管一晖, 等. 结核病$^{18}$FDG-PET 图像表现多样性. 中华核医学杂志, 2003, 23(增刊); 37-39.
[116] 赵军, 林祥通, 管一晖, 等. 双时相PET显像在肺良恶性病变鉴别诊断中的应用. 中华核医学杂志, 2003, 23; 8-10.
[117] Liu RS, Shei JR, Feng CF, et al. Combined $^{18}$FDG and $^{11}$C acetate PET imaging in assessment of plumonary nodules. J Nucl Med, 2002, 43; 155.
[118] 林祥通, 赵军. PET在肺癌诊断和分期中的应用. 中国癌症杂志, 2003, 13; 402-404.
[119] Kelly RF, Tran T, Holmstrom A, et al. Accuracy and cost-effectiveness of [$^{18}$F]-2-fluoro-deoxy-D-glucose-positron emission tomography scan in potentially respectable non-small cell lung cancer. Chest, 2004, 125; 1413-1423.
[120] Lardinois D, Weder W, Hany TF, et al. Staging of non-small-cell lung cancer with integrated positron emission tomography and computed tomography. N Engl J Med, 2003, 348; 2500-2507.
[121] Kim SK, Aleen-Auerbach M, Goldin J, et al. Accuracy of PET/CT in characterization of solitary plumonary lesions. J Nucl Med, 2007, 48; 214-220.
[122] Gonzalez-Stawinski GV, Lemaire A, Merchant F, et al. A comparative analysis of positron emission tomography and mediastinoscopy in staging non-small cell lung cancer. J Thorac Cardiovasc Surg, 2003, 126; 1900-1903.
[123] Takamochi K, Yoshida J, Murakami K, et al. Pitfalls in lymph node staging with positron emission tomography imaging in non-small cell lung cancer patients. Lung Cancer, 2005, 47; 235-242.
[124] Fischer BM, Olsen MW, Ley CD, et al. How few cancer cell can be detected by positron emission tomography? A frequent question addressed by an *in vitro* study. Eur J Nucl Med Mol Imaging, 2006, 33; 697-702.
[125] Lardinois D, Weder W, Roudas M, et al. Etiology of solitary extrapulmonary positron emission tomography and computed tomography findings in patients with lung cancer. J Clin Oncol, 2005, 23; 6846-6853.
[126] Cerfolio RJ, Bryant AS, Ojha B. Restaging patients with N2 (stage ⅢA) non-small cell lung cancer after neoadjuvant chemoradiotherapy: a prospective study. J Thorac Cardiovasc Surg, 2006, 131; 1229-1235.
[127] de Leyn P, Stroobants S, de Wever W, et al. Prospective comparative study of integrated positron emission tomography-computed tomography scan compared with remediastinoscopy in the assessment of residual mediastinal lymph node disease after induction chemotherapy for mediastinoscopy-proven stage Ⅲ A-N2 non-small cell lung cancer: a Leuven Lung Cancer Group study. J Clin Oncol, 2006, 24; 3333-3339.
[128] Pottgen C, Levegrun S, Theegarten D, et al. Value of $^{18}$F-fluoro-2-deoxy-D-glucose positron emission tomography/computed tomography in non-small cell lung cancer for prediction of pathologic response and times to relapse after neoadjuvant chemoradiotherapy. Clin Cancer Res, 2006, 12; 97-106.
[129] Hoekstra CJ, Stroobants SG, Smit EF, et al. Prognostic relevance of response evaluation using $^{18}$F-fluoro-2-deoxy-D-glucose positron emission tomography in patients with locally advanced non-small cell lung cancer. J Clin Oncol, 2005, 23; 8362-8370.
[130] Bachaud JM, Mave D, Dygai L, et al. The impact of $^{18}$F-flurodeoxyglucose patients emission tomography on the 3D conformal radiotherapy planning in patients with non-small cell lung cancer. Cancer Radiother, 2005, 9; 602-609.
[131] Vanderwel A, Nigstem S, Hochstenbag M, et al. Increased therapeutic ratio by $^{18}$FDG-PET planning with clinical CT stage N2N3M0 non-small cell lung cancer: a modeling study. Int J Radiol Oncol Biol Phys, 2005, 63; 1016-1023.
[132] Nestle U, Walter K, Schmidt S, et al. $^{18}$F-deoxyglucose positron emission tomography (FDG-PET) for the planning in lung cancer: high impact in patients with atelectasis. Int J Radiol Oncol Biol Phys, 1999, 44; 593-597.
[133] Bentzen SM. The diagnostic imaging for radiation oncology: dose-painting by numbers. Lancet Oncol, 2005, 6; 112-117.
[134] Duysinx B, Nguyen D, Louis R, et al. Evaluation of pleural disease with $^{18}$F-fluoro-deoxyglucose positron emission tomography imaging. Chest, 2004, 125; 489-493.
[135] van Westreenen HL, Westerterp M, Bossuyt PM, et al. Systematic review of the staging performances of $^{18}$F-fluoro-deoxyglucose positron emission tomography in oesophageal cancer. J Clin Oncol, 2004, 22; 3805-3812.
[136] Swisher SG, Erasmus J, Maish M, et al. 2-fluoro-2-deoxy-D-glucose positron emission tomography imaging is predictive of pathologic response and survival after preoperative chemoradiation in patients with esophageal carcinoma. Cancer, 2004, 101; 1776-1785.
[137] Israel O, Yefremov N, Bar-Shalom R, et al. PET/CT detection of unexpected gastrointestinal foci of $^{18}$F-FDG uptake: incidence, localization patterns, and clinical significance. J Nucl Med, 2005, 46; 758-762.
[138] de Potter T, Flamen P, van Cutsem E, et al. Whole-body PET with FDG for the diagnosis of recurrent gastric cancer. Eur J Nucl Med Mol Imaging, 2002, 29; 525-529.
[139] Imdahl A, Nitzsche E, Krautmann F, et al. Evaluation of positron emission tomography with 2-[$^{18}$F] fluoro-2-deoxy-D-glucose for the differentiation of chronic pancreatitis and pancreatic cancer. Br J Surg, 1999, 86; 194-199.
[140] Heinrich S, Goerres GW, Schafer M, et al. Positron emission tomography/computed tomography influences on the management of resectable pancreatic cancer and its cost-effectiveness. Ann Surg, 2005, 242; 235-243.
[141] Bipat S, van Leeuwen MS, Comans EFI, et al. Colorectal liver metastases: CT, MRI and PET for diagnosis — meta-anaysis. Radiology, 2005, 237; 123-131.
[142] Cascini GL, Avallone A, Delrio P, et al. $^{18}$F-FDG PET is an early predictor of pathologic tumor response to preoperative radiochemotherapy in locally advanced rectal cancer. J Nucl Med, 2006, 47; 1241-1248.
[143] Buyse M, Thirion P, Carlson RW, et al. Relation between tumour response to first-line chemotherapy and survival in advanced colorectal cancer: a meta-analysis. Meta-analysis group in cancer. Lancet, 2000, 356; 373-378.
[144] Whiteman El, Cho H, Birnbaum MJ, et al. Role of AKT/protien kinase B in metabolism. Trends Endocrinol Metab, 2002, 13; 444-451.
[145] Gutman F, Alberini JL, Wartski M, et al. Incidental colonic focal lesions detected by FDG PET/CT. Am J Roentgenol, 2005, 185; 495-500.
[146] Ho CL, Yu SC, Yeung DW, et al. $^{11}$C-acetate PET imaging in hepatocellular carcinoma and other liver masses. J Nucl Med, 2003, 44; 213-222.
[147] Bohm B, Voth M, Geoghegan J, et al. Impact of positron emission tomography on strategy in liver resection for primary and secondary liver tumors. J Cancer Res Clin Oncol, 2004, 130; 266-272.
[148] Sugiyama M, Sakahara H, Torizuka T, et al. $^{18}$F-FDG PET in the detection of extrahepatic metastasis from hepatocellular carcinoma. J Gastroenterol, 2004, 39; 961-968.
[149] Chen YK, Hsieh DS, Liao CS, et al. Utility of FDG-PET for investigating unexplained serum AFP evaluation in patients with suspected hepatocellular carcinoma recurrence. Anticancer Res, 2005, 25; 4779-4725.
[150] 赵军, 管一晖, 左传涛, 等. 肝细胞肝癌肺转移FDG摄取的假阴性分析. 中华核医学杂志, 2007, 27; 143-146.
[151] Ho CL, Chen S, David WC, et al. Dual-tracer PET/CT imaging in evaluation in metastatic hepatocellular carcinoma. J Nucl Med, 2007, 48; 902-909.
[152] Naumann R, Beuthien-Baumann B, Reiss A, et al. Substantial impact of FDG PET imaging on the therapy decision in patients with early-stage Hodgkin's lymphoma. Br J Cancer, 2004, 90; 620-625.
[153] Mikhaeel NG. Use of FDG-PET to monitor response to chemotherapy and radiotherapy in patients with lymphoma. Eur J Nucl Med Mol Imaging, 2006, 33 (suppl 1) ;22-26.
[154] Spaepen K, Stroobants S, Dupont P, et al. Prognostic value of pretransplantation positron emission tomography using fluorine $^{18}$F-fluoro-deoxyglucose in patients with aggressive lymphoma treated with high-dose chemotherapy and stem cell transplantation. Blood, 2003, 102; 53-59.
[155] Schaefer NG, Hany TF, Taverna C, et al. Non-Hodgkin's lymphoma and Hodgkin's disease: coregistered FDG PET and CT at staging and restaging — do we need contrast-enhanced CT? Radiology, 2004, 232; 823-829.
[156] Allal AS, Slosman DO, Kebdani T, et al. Prediction of outcome in head-and-neck cancer patients using the standardized uptake value of 2-[$^{18}$F-fluoro-2-deoxy-D-glucose. Int J Radiat Oncol Biol Phys, 2004, 59; 1295-1300.
[157] 吴湖炳, 王全师, 王明芳, 等. 鼻咽癌PET/CT影像表现及临床价值. 中华核医学杂志, 2005, 25; 347-349.
[158] Syed R, Bomanji J, Nagabhushan N, et al. Impact of combined $^{18}$F-FDG PET/CT in head and neck tumours. Br J Cancer, 2005, 92; 1046-1050.
[159] Kole AC, Nieweg OE, Pruim J, et al. Detection of unkown occult primary tumors using positron emission tomography. Cancer, 1998, 82; 1160-1166.
[160] Feine U, Lietzenmayer R, Hanke JP, et al. $^{18}$FDG whole-body PET in differ-

entiating thyroid carcinoma. Flip-flop in uptake patterns of $^{18}$FDG and $^{131}$I. Nuklearlmedizin,1995,34;127-134.

[161] Wang W, Larson SM, Fazzari M, et al. Prognosis value of [$^{18}$F]fluoro-deoxyglucose positron emission tomographic scanning in patients with thyroid cancer. J Clin Endocrinol Metab,2000,85;1107-1113.

[162] Fuster D, Chiang S, Johnson G, et al. Is $^{18}$F-FDG PET more accurate than standard diagnostic procedures in the detection of suspected recurrent melanoma. J Nucl Med,2004,45;1323-1327.

[163] Reinhardi MJ, Joe AY, Jaeger U, et al. Diagnostic performance of whole body dual modality $^{18}$F-FDG/PET imaging for N and M staging of malignant melanoma: experience with 250 consecutive patients. J Clin Oncol,2006,24;1178-1187.

[164] Pestalozzi BC, Luporsi-Gely E, Jost LM, et al. Esmo minimum clinical recommendations for diagnosis, adjuvant treatment and follow up of primary breast cancer. Ann Oncol,2005,16(suppl 1);i7-i9.

[165] Zorzona G, Garcia-Velloso MJ, Sola J, et al. $^{18}$F-FDG PET complemented with sentinel lymph node biopsy in the detection of axillary involvement in breast cancer. Eur J Surg Oncol,2004,30;15-19.

[166] van der Hoeven JJ, Krak NC, Hoekstra OS, et al: $^{18}$F-2-fluoro-D-glucose positron emission tomography in staging of locally advanced breast cancer. J Clin Oncol,2004,22;1253-1259.

[167] Even-Sapir E, Metser U, Flusser G, et al. Assessment of malignant skeletal disease; initial experience with $^{18}$F-fluoride PET/CT and comparison between $^{18}$F-fluoride PET and $^{18}$F-fluoride PET/CT. J Nucl Med,2004,45;272-278.

[168] Bruzzi P, Mastro L, Sormani MP, et al. Objective response to chemotherapy as a potential surrogate end point of survival in metastatic breast cancer patients. J Clin Oncol,2005,23;5117-5125.

[169] Nanni C, Rubello D, Farsad M, et al. $^{18}$F-FDG PET/CT in the evaluation of recurrent ovarian cancer; a prospective study on forty-one patients. Eur J Surg Oncol,2005,31;792-797.

[170] Smith GT, Hubner KF, McDonald T, et al. Cost analysis of FDG PET for managing patients with ovarian cancer. Clin Positron Imaging,1999,2;63-70.

[171] 程午樱,周前,朱朝晖,等. $^{18}$F-FDG PET显像在监测卵巢癌复发和转移中的作用. 中华核医学杂志,2003,23;77-79.

[172] Sironi S, Buda A, Picchio M, et al. Lymph node metastasis in patients with clinical early-stage cervical cancer; detection with integrated FDG PET/CT. Radiology,2005,238;272-279.

[173] Even-Sapir E, Metser U, Mishani E, et al. The detection of bone metastases in patients with high-risk prostate cancer; $^{99m}$Tc-MDP planar bone scintigraphy, single and multi-field-of-view SPECT, $^{18}$F-fluoride PET, and $^{18}$F-fluoride PET/CT. J Nucl Med,2006,47;287-297.

[174] Picchio M, Messa C, Landoni C, et al. Value of [$^{11}$C]choline-positron emission tomography for restaging prostate cancer; a comparison with [$^{18}$F]fluoro-deoxyglucose-positron emission tomography. J Urol,2003,169;1337-1340.

[175] de Jong IJ, Pruim J, Elsinga PH, et al. Preoperative staging of pelvic lymph nodes in prostate cancer by $^{11}$C-choline PET. J Nucl Med,2003,44;331-335.

[176] Powles T. Does PET imaging have a role in renal cancers after all? Lancet Oncol,2007,8;279-281.

[177] Jacobs AH, Thomas A, Kracht LW, et al. $^{18}$F-fluoro-L-thymidine and $^{11}$C-methylmethionine as markers of increased transport and proliferation in brain tumors. J Nucl Med,2005,46;1948-1958.

[178] Floeth FW, Pauleit D, Wittsack HJ, et al. Multimodal metabolic imaging of cerebral gliomas; positron emission tomography with [$^{18}$F]fluoroethyl-L-tyrosine and magnetic resonance spectroscopy. J Neurosurg,2005,102;318-327.

[179] Pirotte B, Goldman S, Massager N, et al. Combined use of $^{18}$F-fluoro-deoxyglucose and $^{11}$C-methionine in 45 positron emission tomography-guided stereotactic brain biopsies. J Neurosurg,2004,101;476-483.

[180] Delgado-Bolton RC, Fernandez-Perez C, Gonzalez-Mate A, et al. Meta-analysis of the performance of $^{18}$F-FDG PET in primary tumour detection in unknown primary tumors. J Nucl Med,2003,44;1301-1314.

[181] Menda Y, Graham MM. Update on $^{18}$F-fluoro-deoxyglucose-positron emission tomography and positron emission tomography/computed tomography imaging of squamous head and neck cancers. Semin Nucl Med,2005,35;214-219.

# 21 肿瘤的内镜诊断与治疗

21.1 内镜的种类
    21.1.1 硬式内镜
    21.1.2 纤维内镜
    21.1.3 电子内镜
    21.1.4 胶囊内镜
    21.1.5 窄波带光成像技术内镜
21.2 内镜的特点和功能
    21.2.1 肉眼的形态诊断
    21.2.2 放大观察
    21.2.3 染色、荧光
    21.2.4 病理活检
    21.2.5 细胞刷涂片
    21.2.6 穿刺细胞学诊断
    21.2.7 术前准确的定位
    21.2.8 摄影录像
    21.2.9 介入超声诊断
    21.2.10 无痛胃肠镜检查
21.3 肿瘤在内镜下的功能检测
21.4 常用内镜在肿瘤诊断中的应用
    21.4.1 食管镜的应用
    21.4.2 胃镜的应用
    21.4.3 十二指肠镜的应用
    21.4.4 小肠镜的应用
    21.4.5 结肠镜的应用
    21.4.6 支气管镜的应用
    21.4.7 腹腔镜的应用
21.5 内镜下的治疗方法与临床应用
    21.5.1 微波的应用
    21.5.2 激光的应用
    21.5.3 高频电的应用
    21.5.4 氩气刀的应用
    21.5.5 内镜下的止血技术
21.6 常见肿瘤内镜下的治疗
    21.6.1 食管、吻合口狭窄扩张术
    21.6.2 早期胃癌的治疗
    21.6.3 十二指肠邻近病变内镜下的治疗
    21.6.4 大肠腺瘤内镜下的治疗
    21.6.5 早期大肠癌内镜下的治疗
    21.6.6 大肠平坦型病变内镜下的治疗

## 21.1 内镜的种类[1]

### 21.1.1 硬式内镜

    1805年，德国的Bozzni通过直通的硬管道，利用烛光可观察到直肠和泌尿道内腔。而后，经过Segales、Desormeaux、Wolf-Schindler等学者不断实践和改进，创立硬管的内镜器材，以灯泡为光源，这样可以比较清楚地观察到体腔和管腔脏器内部的情况。1932年，由Wolf等研制出半可曲式的胃镜，镜子可弯曲，能观察大部分胃黏膜，从而为内镜的发展奠定了基础。

### 21.1.2 纤维内镜

    1957年Witz首创了纤维胃镜和十二指肠镜，从而推动了纤维胃镜的迅速发展。1963年日本开始研制纤维胃镜并增加了摄影装置和活检孔道，而后在视野角、光亮度、弯曲角、钳孔的大小、前视、斜视、侧视等方面不断改进，一直到1984年由日本Olympus公司推出大钳孔全防水型的内镜系统，标志着纤维内镜的发展趋于成熟。与纤维光导系统相结合的新型硬管镜也得到改进和发展，如腹腔镜、膀胱镜、关节镜、宫腔镜及阴道镜等。

### 21.1.3 电子内镜

    1983年美国Welch Allyn公司首先研制出电子内

镜并应用于临床。而后，日本 Olympus、Toshiba-Mzchida 以及德国的 Richad Wolf 相继推出自己的产品。电子内镜最大的特点是内镜的前端安装了"微型摄像机"的电荷耦合，将光能转为电能，经特殊处理系统处理后把图像清晰显示在电视监视器的屏幕上。因此，电子内镜的成像已不需要物镜，也不需要通过光导纤维进行导像。电子内镜的图像可以通过视频处理系统进行储存和再生，真正使内镜的发展跨入了电脑高智能化、高科技的医学科学行列。

### 21.1.4 胶囊内镜[2]

胶囊内镜获得的图像可以诊断小肠腔内的肿瘤和各种病变。胶囊内镜吞服后，自然通过消化道，把彩色视频图像数据经过搁置在患者身上的传感器，传送到数据记录仪进行保存，然后医师通过工作站对数据记录仪进行数据处理后就可以显示消化道的整个图像。胶囊内镜检查时方便，不影响日常生活和工作，对人体无任何的损伤，对小肠疾病的诊断和治疗具有重要的价值，也是小肠疾病早期诊断、早期治疗能得以实现的保障。但是，胶囊内镜检查所获得的图像仅仅限于小肠部位，即使发现病变也无法定位和取病理活检进行定性，对发现的病变也无法进行介入治疗。

### 21.1.5 窄波带光成像技术内镜

普通光的内镜下肉眼观察，对消化道黏膜表面隆起或较大的病灶比较容易诊断，而对平坦型病变和微小病灶的发现比较困难。窄波带光成像（NBI）技术是采用光源中的专用滤色片改变入射光的颜色，即已被吸收的蓝光与绿光，通过主机的信号处理，从而获得物体结构的图像效果，因此可观察到黏膜表面的微小病灶（pit pattern），清楚显示毛细血管等细微结构变化。

NBI 的临床意义：①有利于发现早期病变，提高早期癌的检出率；②能引导活检取材的部位，提高活检标本阳性率；③鉴别病变的性质，能近距离和在放大倍率下观察黏膜的细微形态与毛细血管的形态，确定病变性质；④能替代内镜下的染色检查，消除染色剂可能对人体形成的危害。

NBI 的适用范围：①咽喉部癌的早期发现；②食管上皮内癌的早期发现；③微小和早期胃癌的诊断；④大肠癌的早期诊断；⑤支气管癌和泌尿系统癌的早期诊断。

## 21.2 内镜的特点和功能[3]

### 21.2.1 肉眼的形态诊断

内镜检查最主要是通过肉眼的直接形态学观察来诊断内腔的病变，并经活检来明确病变的性质。通过目镜或荧屏的显示，对检查的脏器通常应仔细观察以下几个方面。

1) 黏膜的观察　黏膜光整度、色泽改变、血管纹理改变、有否隆起或浸润性改变。

2) 动态观察　内腔的扩张是否正常，管腔的收缩和蠕动状况。

3) 溃疡的判别　溃疡表面苔蚀的厚度，表面有无渗血、出血的现象，溃疡周围黏膜有无增生僵硬，溃疡边缘有无虫蚀状，黏膜有无中断，有无杵状粗大黏膜。通过肉眼基本能鉴别溃疡的良、恶性。

### 21.2.2 放大观察

电子内镜的视频处理系统具有放大倍率的功能，对微细结构和微小病变能进行放大观察。如用 Olympus 240 型和 260 型的电子内镜不但能清晰观察到鼻咽、咽鼓管、声带、支气管以及支气管内的病变，用内镜放大系能清晰地观察支气管、胃黏膜和肠黏膜的微细结构和微小病变，有助于微小癌和早期癌的诊断。

### 21.2.3 染色、荧光

1) 染色　应用亚甲蓝和刚果红染色剂对可疑部位喷洒染色，通过色素沉积的对比度和色素吸收的深浅观察黏膜表面的荧光显示，以鉴别溃疡和肿瘤的良、恶性病变，而且能以此引导对病变部位进行准确取材，以及了解肿瘤的大小和浸润的范围。

2) 荧光显示　注射血卟啉后，通过内镜下用激光进行激发，肿瘤组织会产生荧光反射，以此诊断早期癌。

### 21.2.4 病理活检

对疑有病变的部位，不凭主观臆断，要通过多块多方位活检来明确病变的性质。如良、恶性溃疡的

447

鉴别,对癌前期病变程度的明确判断,腺瘤早期癌变的诊断,不同分化程度的确定,均需通过病理活检明确诊断。

### 21.2.5 细胞刷涂片

对早期病变,活检加细胞刷涂片有利于提高诊断的准确率。由于狭窄部位有时无法伸入活检钳,可伸入细胞刷进行涂片做病理学检查,有利于提高肿瘤病理学诊断的准确率,尤其是早期癌的诊断。

### 21.2.6 穿刺细胞学诊断

对黏膜下病变或黏膜下浸润性病变,可通过内镜的注射针进行穿刺涂片细胞学检查,有利于明确黏膜下病变性质以及对黏膜下浸润性肿瘤病变作出明确诊断。

### 21.2.7 术前准确的定位

对外科医师来说,肿瘤术前的定位相当重要,如贲门癌有否累及食管下端,是否要开胸;胃体部癌距贲门口的距离,能否保留胃底;支气管癌发生的部位是否累及左右总支气管,或总气管对判断肿瘤能否切除具有一定指导意义。因此,肿瘤的明确定位对于手术切口的方法、准确切除病灶是大有裨益的。

### 21.2.8 摄影录像

对癌前期病变进行动态对比观察,以及定期追踪的随访检查,有助于随时了解癌前期病变的进展,有利于及时发现早期癌变。

### 21.2.9 介入超声诊断

超声内镜有两种:①内镜超声是超声探头直接安装在内镜的前端,主机具有内镜和超声两个功能。②小探头超声则具有独立超声功能,可以通过内镜的活检孔伸入到人体腔内进行超声检查。
适用范围:①对黏膜下病变和外压病变的鉴别诊断。②对肿瘤的浸润深度作出明确判断。③对肿瘤周围有否淋巴结转移的情况进行判断。

### 21.2.10 无痛胃肠镜检查

内镜在肿瘤的早期诊断就目前而言是最简便、最安全、最有效的方法。由于内镜检查是侵入人体内部的检查,有一定的不适和痛苦,致使很多人畏惧这种检查,使肿瘤病变不能早期获得诊断,延误最佳治疗时机。现在有无痛胃肠镜检查,患者术前由麻醉师注射麻醉剂,在入睡的情况下完成全部检查,没有任何的不适感觉,很受欢迎。

## 21.3 肿瘤在内镜下的功能检测[4]

1)活动电位检测 活动电位检测是通过电位、肌电描写,获得黏膜、肌肉、神经生理记录资料,有助于鉴别某些肿瘤。

2)电位差测定 黏膜电位的改变幅度可反映黏膜结构和功能的完整性,借以了解肿瘤性质,估计预后,评价疗效。

3)温度检测 通过测量黏膜温度,推测血流量。利用病灶温差可判断肿瘤的良、恶性,如胃癌温度明显高于良性胃溃疡。

4)内压测定 对不同内腔节段以及肿瘤部位进行压力探测,从中探索梗阻、狭窄和扩展的机制,了解括约肌功能,帮助鉴别器质性或功能性变化,确定是否因肿瘤所致以及受累程度。

5)激光血卟啉生物探测 如应用紫色或蓝绿色激光照射曾接受血卟啉生物(hematoporphrin derivative,HPD)的组织,从荧光显示中判断肿瘤,用于肺癌、膀胱癌及早期胃癌的诊断。

6)放射性核素探测 在内镜检查的同时置入放射性核素,通过对肿瘤及其周围组织检测放射性核素的分布剂量,有助于肿瘤的定位和鉴别良、恶性,如 $^{32}P$ 用于食管癌的诊断。

7)超声内镜(FUS) 应用 FUS 直接探测肿瘤部位的声波图形及质地,有助于鉴别良、恶性质和浸润范围,以及判断邻近脏器受累和淋巴结转移情况。如 FUS 能探测到胃壁的 5 层,依次为胃黏膜层(第一层)、黏膜肌层(第二层)、黏膜下层(第三层)、固有肌层(第四层)和浆膜层(第五层)。正常时第一、三、五层应为高回声区,第二、四层皆为低回声区。但胃周围淋巴结转移灶可表现为圆形强回声团块。FUS 亦能探测到食管壁的 5 层,便能区别黏膜下肿瘤。FUS 探测胰腺能发现早期胰腺癌和判断手术切除的可能性。

8)特殊造影 应用内镜将造影剂注入食管黏膜下层,通过 X 线摄影观察肿瘤侵犯深度,以确认早期癌,判断肿瘤位于壁层或器官外。再如,经内镜胰胆管造影帮助诊断胰腺、肝胆系统的肿瘤。

## 21.4 常用内镜在肿瘤诊断中的应用

### 21.4.1 食管镜的应用

食管镜长60 cm,可检查食管、贲门、部分胃内肿瘤和病变。但是,目前食管镜已被胃镜所替代。

(1) 适应证

①有吞咽不畅、进食梗阻、胸骨后疼痛、恶心、呕血、不明原因的消瘦等症状者。②X线钡餐检查怀疑食管、贲门病变性质未明者,食管充盈缺损、食管静脉曲张或食管癌需进一步明确诊断者。③食管拉网细胞检查找到癌细胞者,术前或放疗前需要定位者,锁骨区淋巴结穿刺为转移性鳞癌或腺癌需寻找原发灶者。④食管贲门癌手术后随访、食管癌放疗后复查者。⑤早期食管癌X线摄片无法显示病灶需体外设野定位者。

(2) 禁忌证

①急性上呼吸道感染,坏死性食管炎者。②严重心血管病变如主动脉瘤、心包炎、冠心病伴有心功能不全者。③有重度肺、气管疾患伴有呼吸困难者。④食管有明显的活动性出血性病变者。

(3) 早期食管癌内镜下的形态

早期食管癌是指癌细胞仅仅浸润黏膜或黏膜下层以上的食管癌。早期食管癌内镜下的形态可分为以下3型。

1) 表面隆起型  黏膜较充血、水肿,伴有小片或点状的微隆起;表面可伴有浅表的糜烂,触之较易出血。通常管壁的蠕动和收缩正常。

2) 表面平坦型  黏膜微红,呈Ⅱ度灼伤样改变;表面粗糙,呈点状或颗粒状改变。通常管壁的蠕动和收缩很好。

3) 表面凹陷型  黏膜通常呈浅表糜烂或浅表溃疡,边缘不光整,有虫蚀状改变。管壁的蠕动较差,尚能收缩。

有研究分析了187例早期食管癌,以表面平坦型最难诊断[5]。其内镜下的形态仅仅表现为黏膜色泽和粗糙的改变,肉眼很难诊断,主要靠黏膜活检得以确诊。因此,如果发现黏膜有异常时不能凭主观臆断,而应通过活检加细胞涂片来明确诊断。

(4) 早期食管癌的定位方法

早期食管癌有时钡餐透视或X线摄片检查均无法显示病变,给放疗的设野带来困难。有的在术中病灶无法扪及,难以确定切除的范围。为此,笔者对身高158 cm和178 cm的患者分别进行内镜下定位与体表定位的研究,发现两种不同身高标出的内镜下定位和体表骨性标志的位置相差不超过1 cm(表21-1)。应用此方法解决了23例X线摄片无法显示的早期食管癌放疗设野的定位问题[5]。

表 21-1  内镜下食管腔内定位与体表定位的对照

| 距门齿的距离(cm) | | 相当椎体棘突 | 相当胸椎体 | 相当胸前骨性标志(胸部无畸形) | 相当食管腔内位置 |
|---|---|---|---|---|---|
| 身高158 cm | 身高178 cm | | | | |
| 15 | 16 | 颈$_6$ | 平颈$_6$椎体 | 环状软骨 | 开口处 |
| 19 | 20 | 胸$_1$ | 平胸$_2$椎体 | 胸骨颈切迹 | |
| 24 | 25 | 胸$_3$ | 胸$_4$椎体上1/3 | 胸骨角 | 升主动脉移行为主动脉,主气管交叉为支气管 |
| 32 | 33 | 胸$_6$ | 胸$_7$椎体下缘 | 胸骨体中点 | 左心房压迹起始部 |
| 35 | 36 | 胸$_8$ | 胸$_9$椎体下缘 | 胸骨体剑突联合部 | 左心房压迹最深处 |
| 39 | 40 | 胸$_9$ | 胸$_{10}$椎体下缘 | 剑突上1/3 | 膈食管裂孔狭窄部 |
| 41 | 42 | 胸$_{10}$ | 胸$_{11}$椎体下缘 | 剑突下缘 | 贲门口或贲门小弯 |

(5) 进展性食管癌

进展性食管癌是指肿瘤已侵入肌层或超过固有肌层者。病变以食管中、下段为多,病灶直径大多在3 cm以上。

根据内镜下的形态可分为以下几种类型:①隆起型,肿块呈息肉状或菜花状突入食管腔内,表面黏膜有糜烂坏死,触之极易出血,通常周围黏膜浸润不明显。②溃疡型,溃疡基底部坏死组织增厚,表面高低不平,易出血。边缘组织有不规则增生,呈虫蚀状或小结节状隆起。③溃疡浸润型,溃疡周围的黏膜有广泛的浸润,食管的管腔通常扩张较差,内镜很难通过病变处。④狭窄型,肿瘤往往在黏膜下广泛浸润食管的四壁,形成管腔严重的狭窄,以致内镜根本无法通过。

### 21.4.2 胃镜的应用

胃镜长度为 100 cm。斜视型胃镜基本已被淘汰,目前胃镜都是直视型,可观察咽喉、食管、胃、十二指肠上部和降部的肿瘤及各种病变。

(1) 适应证

①进食梗阻、胸骨后疼痛、消瘦、贫血等症状者。②上腹部不适、腹胀、疼痛、呕血、黑粪等症状者。③上腹部扪及肿块,肛指检查直肠膀胱窝有种植者。④发现锁骨区转移性癌寻找原发灶者。⑤X 线钡餐检查疑有食管、贲门、胃、十二指肠病变者。⑥食管、贲门、胃癌术后随访检查者。⑦早期食管癌和胃癌的术前定位者。

(2) 禁忌证

①急性上呼吸道感染,坏死性食管炎者。②主动脉瘤,心功能不全且发作者。③重度肺、气管疾患伴有呼吸困难者。④有明显的活动性上消化道出血者。⑤病情危重不能耐受检查者。

(3) 并发症

胃镜检查或治疗通常很少发生并发症。如有胃溃疡或胃憩室时不要注气太多,以防止胃穿孔、十二指肠穿孔和心跳骤停等。

(4) 早期胃癌的内镜表现[6]

1)一点癌(一钳癌) 一点癌即胃黏膜活检组织学诊断为癌,而手术切除的胃标本上却找不到癌组织。内镜下主要表现为局部黏膜色泽的改变,呈结节或点状的增生隆起,以及浅表的点状糜烂等改变。仅凭肉眼很难诊断为癌,主要依据病理活检诊断。复旦大学附属肿瘤医院于 1978 年 10 月~2006 年 12 月所收集的 119 682 例胃镜检查中,共发现早期胃癌 887 例(0.7%),其中一点癌 6 例(0.6%)[6]。

2)Ⅰ型早期胃癌(隆起型) 此型临床较少见,内镜下表现为息肉样隆起,表面结节状或凹凸不平,隆起的顶部可有浅表溃疡及坏死组织覆盖。

3)Ⅱ型早期胃癌(浅表型) 此型可分为 3 个亚型。ⅡA 型早期胃癌(浅表隆起型),通常病灶稍高于正常黏膜,一般不超出正常黏膜的 2 倍。表面粗糙或凹凸不平,被覆有浅表糜烂或溃疡,边缘不规则。ⅡB 型早期胃癌(浅表平坦型),主要表现为黏膜色泽改变,黏膜发红呈Ⅱ度灼伤样改变,病灶不高出黏膜面,但表面较粗糙。ⅡC 型早期胃癌(浅表凹陷型),在内镜下主要表现为浅表的凹陷,表面有浅表的糜烂或溃疡,病灶的边缘不规则,呈锯齿状或虫蚀状改变。在上述发现的 887 例早期胃癌中,ⅡA 型有 214 例(24.1%),ⅡB 型有 11 例(1.2%),ⅡC 型有 303 例(34.2%)。上述 3 种亚型有时交叉混合,称为混合型,临床最常见的是 ⅡA + ⅡC 型。内镜下主要表现为病灶稍高出黏膜面,而病灶中央呈浅表凹陷,表面有浅表糜烂或溃疡坏死物覆盖。此型有 359 例(40.5%)。

(5) 进展期胃癌的内镜下形态

1)隆起型胃癌(BorrmannsⅠ型) 主要表现为半球状或蕈样肿块突入胃腔,表面呈结节或分叶状,有浅表糜烂、溃疡或有厚苔覆盖。复旦大学附属肿瘤医院在约 12 万例胃镜检查中,共发现胃癌 9 389 例(7.8%),属此型者有 1 277 例(13.6%)。

2)溃疡型胃癌(BorrmannsⅡ型) 主要表现为局限性溃疡。溃疡边缘有不规则堤岸状隆起,与正常黏膜分界清楚,周围黏膜无明显的浸润感。此型与良性巨大型溃疡较难鉴别,尤其伴有真菌感染后良性巨大溃疡酷似溃疡型癌,有时要取决于病理活检的诊断。在上述胃癌中,属此型者有 2 782 例(29.5%)。

3)溃疡浸润型胃癌(BorrmannsⅢ型) 主要表现为溃疡比较弥漫,病灶常占据胃的两个分区。溃疡的一方边缘通常有不规则点状隆起,而另一方边缘没有明显的边界。周围黏膜僵硬有浸润感,溃疡表面有岛状增生隆起。在上述胃癌中此型最常见,有 4 546 例(48.4%)。

4)局限或弥漫浸润型胃癌(BorrmannsⅣ型) 主要表现为胃腔扩张差,胃壁黏膜消失,呈粗糙和僵硬的改变,有浸润感。黏膜表面明显水肿或有浅表糜烂。如位于胃一个分区为局限浸润型癌。如胃壁弥漫性增厚和僵硬,胃体腔狭小或扩张差,则为弥漫浸润型癌。典型病例似皮革制成的囊袋,故有"革袋胃"之称。在上述胃癌中,此型者有 784 例(8.5%)。

(6) 内镜下病理活检的方法[6]

1)重视早期胃癌的活检 尤其是微小胃癌、ⅡA 或 ⅡB 型早期胃癌,在内镜下单凭肉眼很难确诊为癌。笔者认为内镜下肉眼能否诊断为早期胃癌并不重要,重要的是内镜医师要能识别胃黏膜微小的非正常的变异,如黏膜色泽改变、点状增生、糜烂、凹陷或溃疡,不能凭主观臆断,而应重视胃黏膜的活检。在前述的887例早期胃癌中,肉眼形态学诊断为癌的有719例(81.1%),另有168例(18.9%)则是由病理活检证实诊断为早期胃癌。

2)重视首块活检 由于早期胃癌病变范围较小,首块活检如未准确咬取到病变部位,活检后的局部出血将掩盖病变部位,影响再次活检的准确性。根据笔者的经验,要正确有效地咬取组织,应在插入活检前,先把胃内注入的气体或病变处的黏液吸净,然后把活检钳插入,看清后缩回钳孔,接着调节角度,把要取活检的部位暴露在最佳位置,这时活检钳稍一伸出就能又快又准咬取到病变部位。在上述887例早期胃癌中,有172例(19.4%)首块活检诊断为重度不典型增生和"疑癌"而进行内镜下第2次活检。

3)取活检的部位和方法 内镜下活检咬取的部位应根据病变形态的不同有所区别。黏膜粗糙增生改变,应取增生隆起部位;如为凹陷型病变伴点状增生,应取点状增生处;如为凹陷型病变伴有浅表糜烂,应取正常与糜烂交界处,而且应偏重糜烂处;如为溃疡性病变,应取坏死与增生交界处偏重溃疡处组织。如果所取坏死组织太多,则无法进行制片诊断。对浸润性病变,应在同一部位连续向下取3~4块,有利于取到黏膜下浸润的癌组织。取材应多个方向,每一块活检物应制成一张病理切片。

(7) 癌前期病变的内镜监视

对癌前期病变患者进行定期的胃镜随访检查和监视具有重要意义。

1)高级别黏膜内瘤变的含义[7] 胃的早期癌变,如癌细胞仍位于腺上皮内时,即所谓的"原位癌";如癌细胞侵入固有膜时则称为"黏膜内癌"。由于黏膜层内不存在淋巴管,故原位癌和黏膜内癌均不会发生淋巴道转移,可统称为"原位癌"。WHO为了避免临床医师对原位癌错误地进行过度治疗,把原位癌和重度不典型增生进行了重新归类划分,两者统称为高级别黏膜内瘤变。

2)癌前期状况 萎缩性胃炎、肠上皮化生和溃疡属于癌前期状况,处于癌前期状况的患者比正常人群易发生癌变,但并非癌前期状况的患者最终都一定会发生癌变。复旦大学附属肿瘤医院在对326例萎缩性胃黏膜炎伴肠上皮化生患者的胃镜随访检查中发现微小胃癌1例(0.3%),早期胃癌3例(0.9%)。在胃溃疡216例中,发现癌变的有7例(3.2%)。

3)癌前期病变 病理活检不典型增生(即黏膜内瘤变)属于癌前期病变。复旦大学附属肿瘤医院在192例中度不典型增生患者的追踪随访中发现早期胃癌9例(4.7%),因此对这些癌前期病变患者,进行定期的动态随访检查有利于发现早期胃癌。对首次胃镜检查怀疑为癌前期状况或癌前期病变的患者734例,进行了定期胃镜的动态随访观察,结果发现20例(2.7%)早期胃癌。

(8) 鉴别诊断

1)胃溃疡 由于胃癌无特征性的症状和体征,其临床表现酷似胃溃疡,特别是青年人胃癌常被误诊为胃溃疡或慢性胃炎。胃溃疡具有某些典型X线表现,如龛影一般突出于腔外,直径在2 cm以内,其口部光滑整齐,周围黏膜呈辐射状,胃壁柔软可扩张等;进展期溃疡型癌的龛影较大,且位于腔内,常伴有指压痕及裂隙征,胃黏膜皱襞破坏,局部胃壁僵硬,胃腔扩张差。但仍需进一步做胃镜活检,予以鉴别。

2)胃息肉 是来源于胃黏膜上皮的良性肿瘤,称为胃腺瘤或腺瘤性息肉。可发生于任何年龄,但以60~70岁为多见。较小的腺瘤可无任何症状,较大者可引起上腹部饱胀不适、隐痛、恶心。带蒂的腺瘤可脱垂入十二指肠而引起间歇发作性幽门梗阻,甚或导致胃十二指肠套叠。胃腺瘤常与隆起型早期胃癌混淆。当腺瘤直径>2 cm,特别是其基底宽度大于高度,表面不光整而成高低不平时,应考虑为恶变,需经胃镜活检而予以确诊。

3)胃间质瘤 可发生于任何年龄,但多见于40岁以上者。肿瘤多为单发,直径2~4 cm,好发于胃窦及胃底部,呈圆形或椭圆形。患者常有上腹部饱胀不适、隐痛或胀痛。当肿瘤增大、供血不足而形成溃疡时,亦可出现间歇性呕血或黑粪。按肿瘤的部位及形态,可将其分为黏膜下型、浆膜下型及哑铃型3型。黏膜下型X线钡餐检查可见圆形或椭圆形边界清楚的充盈缺损,表面黏膜有溃疡形成时可见龛影,但其周围黏膜及胃蠕动均正常;浆膜下型仅见胃受压或推移现象。

4)胃巨皱襞症(Ménétrier病) 好发于胃大弯,增粗的胃黏膜皱襞呈脑回状折曲。X线钡餐检查胃黏膜呈环状或迂曲变形,有时与浸润型胃癌所致的黏膜皱襞改变相混淆,而浸润型胃癌黏膜及胃腔变形常固定不变。

5)胃原发性淋巴瘤 占胃恶性肿瘤的5%左右,多见于青壮年,好发于胃窦、幽门前区及胃小弯处。病变源于黏膜下层的淋巴组织,可向周围扩展而累及胃壁全层,病灶的浆膜或黏膜常完整。当病灶浸润黏膜时,40%~80%的患者可发生大小不等、深浅不一的溃疡。

6) 胃平滑肌肉瘤 占胃恶性肿瘤的1%左右,占胃肉瘤的20%,多见于中老年,好发于胃底与胃体。瘤体一般较大,直径常在10 cm以上,呈球形或半球形。由于瘤体巨大,其中央部常因血供不足而形成溃疡。

### 21.4.3 十二指肠镜的应用[1]

十二指肠镜为侧视镜,长120 cm,可送达十二指肠空肠曲,能进行十二指肠全段检查,主要诊断十二指肠癌、壶腹部癌,进行逆行的胰胆管造影可诊断胰、胆、肝的肿瘤和病变。十二指肠镜对胃腔检查尤其观察角显示清晰,但对食管不能满意显示,故不能对食管病变尤其是上、中段食管病变作出准确诊断。

经内镜逆行胰胆管造影(endoscopic retrograde cholangic pancreatography,ERCP)是1968年由Mucunne首创,20世纪70年代以来成为诊断胰腺、胆囊肿瘤和疾病的新方法之一。ERCP能显示胰管、胆管及其分支,对管腔内和周围病变累及均有诊断价值。如病灶未浸润胰、肝实质内,ERCP可以阴性显示。目前,ERCP可结合腹腔镜与超声内镜对胰腺、胆囊、肝脏进行检查诊断。

(1) 适应证
①壶腹部癌,肝、胆、胰良、恶性肿瘤的诊断;②胃癌排除胰腺有否浸润,转移性腺癌疑原发灶来自胰腺者;③原因不明的黄疸(除外病毒性肝炎)者;④胆道手术后仍有明显症状者;⑤原因不明的消瘦、慢性腹泻等症状者。

(2) 禁忌证
①危重患者,不能耐受内镜检查者;②急性胰腺炎、胆管感染、病毒性肝炎者;③胆管蛔虫伴有脓血分泌者;④碘造影剂过敏者。⑤食管、贲门、幽门梗阻,内镜无法进入十二指肠者。

(3) 术前准备
1) 术前内镜器械消毒 ERCP检查最严重的并发症是术后胆管感染,因而术前器械消毒必须严格,特别要注意造影用的导管及内镜活检孔管道内的消毒,它是避免术后胆管感染的关键环节。内镜一般采用五槽清洗消毒流程,即灭菌水冲洗、酶洗、灭菌水冲洗、2%戊二醛溶液中消毒浸泡20 min,再用灭菌水冲洗干净。采用70%乙醇冲洗导管并浸泡30 min后,再用灭菌水冲洗备用。HBsAg阳性者因病情需要必须内镜检查的应放在最后检查,检查完毕后应将器械浸泡于2%戊二醛溶液中消毒。

2) 患者准备 根据患者的全身状况,严格掌握适应证和禁忌证。对于老年及危重患者检查前必须监测血压、脉搏和血氧饱和度等生命体征。患者术前禁食6~8 h,有胆管梗阻或胆管狭窄胆汁淤积者术前应常规预防性使用抗生素,根据所选用的造影剂术前常规做过敏试验。术前15 min于肌内注射地西泮10 mg,静脉内注射山莨菪碱10 mg,以松弛十二指肠乳头括约肌,以利插管。保持静脉通路通畅,以备检查中及时给药。咽部用10%利多卡因喷雾局部表面麻醉。

3) 患者体位 通常采用左侧卧位。当十二指肠镜插到幽门后,可让患者改为俯卧位,右手持镜顺时针转动内镜90°~120°,大旋钮向下、小旋钮向上逐渐向外提拉。一般内镜距门齿65 cm左右,镜头恰好在乳头附近,以利于插管。

(4) 操作技术和方法
十二指肠镜检查技术比一般胃镜检查困难得多,因此术者必须有熟练胃镜检查的基础。一般首先对部分食管和胃做大致检查,十二指肠镜通过幽门进入十二指肠降段寻找到乳头。乳头通常位于十二指肠降部环形皱襞和纵形皱襞相交处,呈粉红色,形态各异。

1) 插管造影 十二指肠乳头暴露后,仔细寻找乳头开口,有胆汁流出者即为乳头开口。如遇十二指肠蠕动,可静脉内注射山莨菪碱10 mg,待肠蠕动停止后准备插管。胰管插管多选择垂直于十二指肠壁,或在时钟1~2点位置进行,注射造影剂后易显示胆管系统。插管不顺利时,可轻微改变方向和患者的体位。如果插管不成功,可用乳头切开或导丝引导下进行插管。插管成功后先注射少量造影剂,判断造影是否成功。插管成功与否取决于检查者的经验、病变的性质和患者的状况等,胰胆管插管的成功率为90%左右。

2) 造影剂的用量 一般胰管为5~8 ml,胆管为10~20 ml,应以在透视下观察检查部位显影满意而患者又无明显痛苦为佳。深部胆管插管时,在注射造影剂前先经导管抽出一些胆汁,尤其是有急性胆管炎患者,再注入造影剂,以降低肝内胆管压力,减少败血症的发生。注入压力不宜太大,以免胰管分支过度充盈及造影剂进入胰管导致急性医源性胰腺炎。

3) X线检查 先将60%复方泛影葡胺稀释到

30%,注入胆管或胰管内。若显影良好就可令患者屏住呼吸进行拍片,胰管造影摄片应尽快抓紧时间,因胰管排空快。然后拍胆管,因胆管排泄较慢,应充分变换患者体位。

4)术后处理 造影成功的患者,为了预防胆管炎和胰腺炎,应禁食,并适当给予广谱抗生素,患者术后卧床休息。如出现腹痛、腹胀,应在术后 4 h 检测血清淀粉酶,若有升高者,应立即按急性水肿性胰腺炎治疗。对肝外阻塞性黄疸患者,ERCP 术后需严密观察,术前和术后使用抗生素。一旦出现急性梗阻性化脓性胆管炎时,应立即做内镜下鼻胆管引流或行手术治疗。

5)并发症及其预防 ERCP 目前已被公认为一项比较安全有效的检查方法,但也可出现一些并发症。早期并发症常常发生于检查后 24 h。其中较为常见的并发症是注射造影剂后引起的急性胰腺炎,尤其是胰腺本身有炎症时更易诱发,其发病率在 5%左右。预防措施包括:对内镜和器械的严格消毒;造影剂中加入抗生素,每 20 ml 造影剂适当加入庆大霉素 4 万单位;胰管反复显影不宜超过 3 次,压力不要太高,避免将气泡或过多造影剂注入胰管;对于有胆管感染的患者,检查前应进行治疗并预防性使用抗生素;对于梗阻性黄疸行 ERCP 检查时发现有胆管结石,应立即行 EST 或鼻胆管引流;如有胆管狭窄,可放置内引流管。

**(5)诊断与鉴别诊断**[8-10]

1)胰腺囊肿 表现为造影剂经主胰管注入囊内,显示大小不一、数目不等的囊肿,大者可使主胰管受压。造影剂过度充盈囊肿易导致感染,故遇胰腺囊肿者不宜注入过多造影剂,以免引起感染。

2)胰腺癌 正常胰管内造影剂排空较快,而胰腺癌患者排空延迟。胰头癌侵犯胆总管时,可见胆管受压,边缘高低不平,胆总管增粗,排空减慢。常见的胰腺癌有两种类型:①闭塞型,主胰管突然中断,若有少许造影剂通过,胰腺管显示小斑片影,有钙化斑点,提示局部肿瘤坏死。②狭窄型,主胰管显示中度变细,狭窄段的分支和细支不显影,狭窄远端胰管扩张,造影剂很难排空。如狭窄位于胰管中后部,则形如鼠尾。

3)胆管囊肿 胆总管囊肿与先天性发育异常有关,故又称先天性胆管囊肿。目前,胆管囊肿 Todani 分类为 5 型。临床主要表现为腹痛、腹块和黄疸。典型的 X 线表现为胆总管囊性扩张,直径达 5~8 cm,少数可达 20 cm 以上。圆形或椭圆形,边缘光滑,与胆管相通并沿胆管走向分布。囊肿可压迫十二指肠降部引起梗阻等症状。肝内胆管囊肿表现为肝内左右肝管明显呈串珠样扩张,边缘光滑。

4)壶腹周围癌 壶腹周围癌为发生在十二指肠壶腹乳头部的癌或肿瘤,可来源于壶腹部乳头的十二指肠黏膜上皮、胰腺末端上皮和胆总管下端的黏膜上皮。在十二指肠乳头或壶腹周围,呈现菜花样或结节样溃疡性肿块,应考虑为十二指肠乳头部癌。有时临床表现为梗阻性黄疸。通过内镜直接能观察到十二指肠乳头部和壶腹部的肿瘤,分为两种类型:①腔内型,占 46%,内镜下见乳头较大,乳头开口仅有少许糜烂、渗血,绝大多数患者有胆管和胰管阻塞,活检有时很难取到肿瘤组织。可以经内镜下乳头隆起穿刺细胞学涂片检查,有助于获得诊断。②腔外型,内镜下见十二指肠乳头如菜花样,表面出血,溃疡坏死,少数浸润性乳头癌晚期会阻塞乳头开口。

5)胆管癌 肝外胆管癌是指发生在左右肝管及其汇合部、肝总管和胆总管的肿瘤。胆管癌大体形态上有结节型、乳头型、硬化型和浸润型。胆管癌的早期诊断较为困难,ERCP 检查是最有价值的诊断方法之一。当胆总管壁有癌浸润时,显示管壁僵硬,边缘不规则,阻塞的近端如能显示,则肝内胆管普遍扩张。胆囊癌可发生于体底部、颈部或整个胆囊内,造影可显示胆囊内有不规则缺损影。胆囊癌浸润胆总管与原发于胆总管肿瘤较难鉴别。肝总管分叉与左右肝管汇合处的癌称为 Klatskin 肿瘤。一旦出现黄疸,表明肿瘤已阻塞大部分管腔。

6)胆囊良性肿瘤 主要是乳头状瘤和腺瘤,较为罕见,造影显示为胆囊圆形缺损,有蒂或无蒂,缺损影固定不移动。胆管良性肿瘤如乳头状瘤较少见,造影表现为规则的缺损影,但不能移动。

### 21.4.4 小肠镜的应用[3,4]

小肠是消化道中最长的一段,成人全长有 6~7 m,是整个消化道全长的 75%,可分为十二指肠、空肠及回肠 3 个部分。小肠镜的种类较多。近年来问世的双气囊小肠镜,可弥补胶囊内镜不能定位、不能活检、不能治疗等不足,真正达到实用性强、操作性能好、临床价值确实可靠,开创了全小肠检查的崭新技术。

**(1)适应证**

①消化道出血,已排除来源于胃和大肠内的病变者;②X 线钡餐检查疑有小肠病变者;③原因不明的腹痛,已行胃镜和大肠镜检查者;④吸收不良综合

征者;⑤术中需要了解小肠内的情况者。

（2）**禁忌证**

①急性胰腺炎发作者;②急性胆囊炎发作者;③腹部手术史伴有腹腔广泛粘连者;④有活动性出血者;⑤其他内镜检查禁忌证者。

（3）**小肠镜的种类和检查方法**

1）推进式检查法　实际上就是加长的上消化道内镜，故术前准备和检查方法同消化道内镜。在进入十二指肠降部以后，采用肠腔钩拉和套叠法。当内镜进入100 cm左右时，已到达或超过十二指肠悬韧带，这时进镜最困难，应采取熟练的钩拉和套叠方法，避免肠襻的形成及镜身的弯曲。通过角度调节钮循肠腔推进，少注气，一般均可顺利进入空肠。通过十二指肠悬韧带后，镜身的走向可分为顺时针（右型）和逆时针（左型）两种，但以逆时针容易插入。

2）探条式检查法　先让患者吞下镜头，把内镜送入至十二指肠。用水或水银充盈头端水囊，可借助肠蠕动推动水囊带动内镜前进。或在X线透视下变换体位，或给药物加速肠蠕动，加快内镜推进速度。也有将磁性液体注入囊内，再在体表用强力磁石推动内镜向纵深推进。可用X线透视检测小肠镜插入深度。

此型小肠镜的优点是镜身细而柔软，患者痛苦小，且操作安全，适用于儿童及一般情况较差的患者，也适用于推进式未能插入深部小肠的患者以及肠带诱导法不能通过的肠狭窄患者；可以进入空肠下部，甚至回盲部。缺点为检查时间长，不能活检及缺乏转角装置，一旦退镜后不能使镜端再前进，通常仅能观察到50%~70%的小肠黏膜。

3）肠带诱导式检查法　将聚乙烯塑料管（长7 m，外径19 mm，末端连接水囊）经口腔送入胃内，进入十二指肠后向囊内注入水或水银，随肠蠕动向下部肠管推进。多数患者次日上午可从肛门排出塑料管，注射甲氧氯普胺可使排出加速。塑料管排出后将其前端固定于肛门外，再将塑料管末端从小肠镜头端活检通道口送入，从操作部活检通道阀伸出。小肠镜经口腔送入，牵引肛门口的塑料管头端，小肠镜即循肠腔下行，10 min左右可达末端回肠，然后取出塑料管，在退镜时观察全部小肠并可进行活检。小肠镜也可以从肛门逆行送入肠内。为避免检查中的疼痛，需用麻醉剂。

4）母子镜(SIF MS)检查法　母镜长1 995 cm，插入部外径为13 mm，镜头有4个转角方向；子镜长371 cm，插入部直径为58 mm，头端有4个转角方向。

小肠镜插入时需在X线透视下由两位术者操作。第一术者进行母镜的角度钮操作，第二术者进行子镜的角度钮操作，并经子镜观察小肠。根据推进式小肠镜插入方法，把母镜插至十二指肠空肠曲，使母镜拉成直线，通过母镜的活检钳道将子镜向小肠内插入。然后，第二术者操作子镜转角钮，观察小肠管腔，第一术者随之把子镜逐渐向小肠深部插入。观察完毕后，先取出子镜，再抽出母镜。此型小肠镜的优点为操作简便易行，子镜可通过狭窄部，可取活检。缺点为子镜太细，图像较差，且不耐用；子镜超出母镜的距离短，不能观察深部小肠。

5）双气囊全小肠电子镜检查法　双气囊全小肠电子镜近年来刚刚问世，操作性能好，可以做全小肠的检查和治疗，临床诊疗价值实用可靠，真正开创了全小肠在临床诊疗中的革命。它全长2 300 mm，有效长度2 000 mm。运用外套管气囊与内镜头端气囊的交替膨胀与收缩来固定小肠壁和向前推进。插入的特点是同时通过外套管和内镜头端气囊交替放松操作技术，将小肠远侧肠段牵拉至近侧，如此反复，直至到达小肠末端进入回盲部。对小肠可以进行仔细的观察和诊断，并能进行活检和治疗。

6）术中小肠镜检查法　怀疑肠道疾病，剖腹探查不易确定病变性质及部位时，可在手术台上经口或肛门或从肠切口插入小肠镜，将肠管用手套在内镜上可观察全部小肠黏膜，判定原因不明的消化道出血的部位。Brophy[11]等报道8例出血患者中有6例得以确诊。缺点为需剖腹探查，且有手术带来的危险，对新近有出血的患者及检查时正在出血的患者可能造成观察不满意，而且人为肠套叠可引起肠黏膜损伤。

（4）**小肠肿瘤内镜下的形态**

小肠肿瘤发生率较低，占胃肠道肿瘤的1%~5%。许多小肠肿瘤没有症状，可终生不被发现。无症状小肠肿瘤多为良性，而有症状的肿瘤60%~75%为恶性。梗阻、出血为小肠肿瘤的主要症状。小肠肿瘤一般见于老年人，以50~70岁多见，男女性发病率大致相等，恶性略多于良性。

1）平滑肌瘤　最常见，约占小肠良性肿瘤的40%。主要发生于空肠，十二指肠最少。多发生于固有肌层。肿瘤多单发，大小不一，从数毫米至数厘米。内镜下表现为黏膜下突起，小的形似绿豆、花生米，大的似乒乓球大小，呈半球状的隆起。表面黏膜光滑，质偏硬，用钳子顶上去黏膜在肿瘤表面能滑动，黏膜色泽正常。

2）脂肪瘤　居小肠良性肿瘤的第2位，约占

30%。多位于回肠。小肠脂肪瘤发生率比胃脂肪瘤高3倍,但不如结肠脂肪瘤多见。该肿瘤为一界限明显的脂肪组织肿块,多源于黏膜下,呈膨胀性生长,多单发,大小不等,血管少,常呈分叶状。内镜下表现为半球状或椭圆形的黏膜下突起,表面黏膜光滑,质偏软,用活检钳顶上去肿瘤随黏膜凹下去,黏膜色泽呈淡黄色。

3)腺瘤 也较常见(15%)。多见于十二指肠及回肠。外观与结肠腺瘤相似,为向肠腔内突出的结节状肿物,可单发或多发,腺瘤可仅累及一段小肠或整个小肠。内镜下表现为黏膜表面的突起,多发,较常见小的似黄豆样隆起,多为广基,有时可密布一个肠段;大的似葡萄样悬挂在肠壁,有短蒂。黏膜色泽同正常黏膜,如表面黏膜有炎症,色泽偏红。

4)小肠癌 为最常见的小肠恶性肿瘤,约占45%。发病部位以十二指肠为最多,尤以降部为甚,依次为空肠、回肠。约90%腺癌位于十二指肠及近端空肠,多单发。内镜下表现常为结节和息肉样,也可表现为溃疡或脆性增生。

5)淋巴瘤 原发的很少见,而累及胃肠道的淋巴瘤较多。原发小肠淋巴瘤约占小肠恶性肿瘤的40%。多见于回肠,尤其是末端回肠,十二指肠最少见。多数只累及一段小肠,10%~25%患者可有多处病灶。内镜下表现为浅表糜烂或溃疡,边缘组织有堤岸状或息肉样增生,周围组织质地偏硬。

6)平滑肌肉瘤 占小肠恶性肿瘤的10%,常见于回肠,空肠次之,十二指肠最少。该肿瘤源自小肠壁肌层,常单发,偶尔多发。内镜下表现随肿瘤大小及生长方式(腔内、壁间或腔外)而有所不同。一般呈圆形或椭圆形,表面暗红色,有结节状突起;瘤体较硬韧,常较巨大,可压迫肠腔或引起黏膜溃疡。

7)类癌 约占小肠恶性肿瘤的5%,以回肠最多见,其他依次为空肠、十二指肠及Meckel憩室。单发或多发。内镜下表现为黏膜下灰黄色小硬结,边缘清楚,质硬,多数直径在15 mm以内。

## 21.4.5 结肠镜的应用[12]

自1905年钡灌肠X线检查大肠病变以来,结肠镜的问世解决了众多临床诊断和治疗的疑难问题,如腺瘤形态概念的更新,癌前期病变——大肠腺瘤的诊断和治疗,了解腺瘤和大肠癌的关系,早期大肠癌诊断,多原发大肠癌的诊断,大肠癌高危人群的结肠镜随访。

(1) 适应证

适应证:①慢性腹泻、便细、大便习惯改变者;②不明原因的消瘦伴乏力者;③便血或黑便,已排除上消化道的病变者;④不明原因的贫血者;⑤腹部扪及肿块者;⑥转移性腺癌寻找原发灶者;⑦血清CEA升高者;⑧术前的全结肠检查或术后的随访检查;⑨钡灌肠或乙状结肠镜发现或疑有病变者。

(2) 禁忌证

禁忌证:①腹腔大动脉瘤者;②有腹膜炎或肠穿孔症状者;③严重的心、脑血管病变发作者;④活动性出血性结肠病变者;⑤急性放射性肠炎者;⑥晚期癌伴盆腔转移或重度腹腔积液者。

(3) 结肠镜的操作技巧

1)减少患者痛苦的操作要点 患者产生疼痛不适的原因主要是拉长了游离肠管形成襻曲后过度牵拉肠系膜及吹气过多所致。在检查过程中,避免上述情况的发生是减少患者疼痛不适的关键。

操作技术要点:①进境时,术者始终拉直镜身,使进镜和退镜的深度和速度根据需要自我控制。目的是在游离肠管助手插镜手感很松时防止过快过深插入拉长肠管导致形成襻曲。②套叠游离的乙状结肠与横结肠时,应进镜一段,退拉一下,并掌握见腔抽气的原则。这样不但能套叠游离的肠管,使其不易形成襻曲,而且能增长镜身,即使采用Olympus短型的肠镜也能插达回盲部。退拉时把肠管调节于视野中心,然后抽气造成腔内负压,利用镜身和肠壁的反摩擦力和腔内负压慢慢退拉至肠镜不下滑,感觉有牵拉肠系膜弹性感后再继续进镜。③避免插镜时产生力传导支点和产生阻力。在通过肠管弯曲处时,先端的角度调节过大,使弯曲角弧弦变小,导致插入力的传导在弯曲角处形成支点,出现循肠腔不能推进。如果能循肠管自然走向旋转镜身,就能顺利通过肠管弯曲处,而避免循肠腔不能推进。通常在乙状结肠、降结肠交界弯曲处应顺时针方向旋转镜身,而在脾曲处应逆时针方向旋转镜身。

2)避免肠穿孔并发症的操作要点 1975~1995年上海地区有40余例患者在结肠镜检查过程中发生肠穿孔,穿孔的部位大多在肠管的弯曲处和Miles手术术后肠管的走向发生变异的患者[13]。这些部位易发生穿孔的原因是弯曲处形成锐角,在肠镜下呈现为盲端,通常用滑进的方法才能通过。如果肠管走向辨别错误或滑进的手法不当,则易发生穿孔。

直接的穿孔:在锐角的弯曲处无法充分显示肠腔时,采用滑进的方法。如果肠腔走向辨别错误或操作手法粗暴,造成头端直接把肠壁损伤穿破。此种肠穿孔目前在应用电子结肠镜的情况下较少发生。

间接的穿孔:在乙状结肠结襻处或肠粘连处,由于肠腔的显示很清楚,而持续的进镜造成结襻处或肠粘连处撕裂性的穿孔。此种穿孔因肠腔气体进入腹腔,患者的痛苦减轻,肠腔呈闭合状态,若退镜太快根本无法发现穿孔的部位,所以亦称为隐秘性穿孔。电子结肠镜检查多为此种穿孔[13]。

操作技术要点:①如遇锐角弯曲处呈现为盲端时,术者可根据结肠黏膜环状肌在光亮下呈现为弧形的反光,肠腔位于弧形的中心,借此辨清肠管的方向。②改变体位,利用重力作用扩大转弯处角度和改变肠管的走向。在乙状结肠、降结肠交界处和锐角脾曲处应取右侧卧位,而在锐角肝曲处应取左侧卧位;下垂的横结肠应取仰卧位,利用脾曲作杠杆把横结肠拉起至肝曲。③避免带襻进镜,应做到边进镜边套叠,及时解襻。④镜身滑进时,肠管的走向要确切,患者无加剧的疼痛感,黏膜光泽无苍白的改变,反之应停止滑进,重新辨清肠管走向再行滑进。只要遵循上述操作方法,不但可避免肠穿孔并发症,而且可顺利通过上述锐角变异的弯曲处。

**(4) 急诊结肠镜检查**[14]

1) 检查原则 急性下消化道出血,原则上应该保守治疗,待出血停止后再进行检查。但部分患者,大肠有明显的出血病变如血管畸形、肿瘤或行大肠病变切除术后的出血,需明确出血的部位或经内镜下止血。

2) 术前肠道准备 急性下消化道出血,除大肠息肉高频电摘除术后24 h内发生的出血,肠道清洁情况还可以,通常大出血时往往因肠腔清洁不良,血液的覆盖,视野不清,内镜的检查和治疗较困难,可用少量清水或生理盐水灌肠。最好使用粗钳道或双钳道治疗内镜,进镜后用生理盐水边冲洗、边吸引,冲洗至表面黏膜清洁,内镜能清晰观察到黏膜的情况。

3) 内镜操作技术 手法要熟练,动作要轻柔,观察要仔细,避免充气过度,肠壁变薄,加重出血,甚至发生穿孔。一旦发现病变和出血部位,可用1∶20的去甲肾上腺素加生理盐水先对出血部位进行冲洗。

**(5) 大肠切除术后肠镜的操作特点**

1) Miles手术术后的操作要点 Miles手术术后因肠管的走向发生变异,检查时应行造瘘口的探查和扩张。插入造瘘口时肠镜先端是45°卡住造瘘口,如造瘘口狭小,插入有阻力时,应采用左手捏住先端部,防止一旦突入造瘘口后引起插入力的失控发生肠穿孔。通常助手插管的力传导方向应与探知的乙状结肠方向一致。造瘘口无括约肌,远端肠管呈闭塞状态,进镜要慢,边吹气边推开闭塞的肠腔,近侧肠管的显示与正常从肛门插入者一样。笔者于1981年9月~2006年12月共行1 732例Miles手术术后结肠镜检查,结果发现第三原发癌5例,第二原发癌32例,早期腺瘤癌变15例,腺瘤146例。笔者认为术前无法行全结肠检查者,术后在钡灌肠检查困难的情况下,应及时定期行结肠镜的全结肠随访检查。

2) Dixon手术术后的操作要点 Dixon手术(直肠前切除术)一般保留直肠3~5 cm,切除部分的乙状结肠的吻合口通常在4~5 cm处,乙状结肠切除后降低了乙状结肠的游离度,因此吻合口通常较狭窄。肠镜前端通过时要缓慢,有时吻合口线头残留伴异物肉芽形成,酷似复发,但从手术后的时间、吻合钉或线头残留以及管腔扩张的情况可进行区别。乙状结肠部分切除术后,除发生肠粘连外,插镜过程要比未切除者顺利。

3) 左半结肠切除术后操作要点 主要应了解吻合口位置,注意鉴别吻合的残头残留或肉芽组织形成,以及吻合口复发或第二原发癌。插镜过程较正常者易达回盲部。

4) 右半结肠切除术后操作特点 右半结肠切除术,包括盲肠、升结肠和结肠肝曲癌术后患者。根据肿瘤位置和切除范围(尚可包括部分横结肠),其吻合方式有所不同,包括保留回盲部的结肠-结肠端端吻合、回肠-结肠端端吻合、回肠-结肠端侧吻合术等。由于切除右半结肠,乙状结肠和横结肠的游离度和伸展度存在,故也存在游离肠管造成的走向变异,而且多有肠粘连,通常结肠镜操作比未手术者要困难。

**(6) 大肠腺瘤内镜下的诊断与鉴别诊断**

大肠黏膜上任何可见的突起,不论其大小、形状及组织学类型,统称为息肉,与大肠癌发病有关的仅为肿瘤性息肉(即腺瘤)。

1) 管状腺瘤 是大肠最常见的一种良性肿瘤,占大肠腺瘤的75%~80%。可分布在大肠的各个肠段,以直肠和乙状结肠为多见(占70%)。腺瘤大多有蒂,呈球状或椭圆形,表面光滑,色泽较红,0.2~2.5cm大小不等,绝大多数在1cm以内,有的似米粒或绿豆大小,在内镜下可用活检钳将其整个咬除。管状腺瘤的癌变率为10%~15%。根据复旦大学附属肿瘤医院病理科1952~1981年的统计,管状腺瘤癌变率为8.2%。笔者根据1981年9月~2006年12月经内镜检查发现的257例大肠腺瘤的组织学分析,管状腺瘤的癌变率为15.6%。

2）绒毛状腺瘤　为大肠内较少见的一种腺瘤,约占所有大肠腺瘤的15%。腺瘤表面有一层绒毛和乳头状突起,伴有黏液附着,经内镜下亚甲蓝或刚果红染色可清晰显示。腺瘤的外形似草莓或菜花状,有的呈分叶状结构,基底通常较宽,有的可有蒂,大小为0.6~9cm。由于组织较松软,常黏附在肠壁上,触之易出血。绒毛状腺瘤的癌变率为50%以上。

3）混合性腺瘤　混合性腺瘤即管状绒毛状腺瘤,内镜下形态具有管状和绒毛状腺瘤两种结构的特征。可有蒂或无蒂,一般体积较大,约50%>1.5cm。生物学行为同绒毛状腺瘤,有程度不同的不典型增生。癌变率为30%~40%。

4）多发性腺瘤　大肠因解剖和致病因素的特点,腺瘤往往呈多发性散发在各个肠段,2~100个,绝大多数病例在50个以下。大肠内多发性腺瘤一般无明显的家族史或遗传基因的异常。腺瘤大小为0.2~1.5cm,管状腺瘤或混合型腺瘤可同时存在。有时腺瘤密布于一处,伴有糜烂或溃疡、坏死,常提示癌变。癌变率为25%~100%。

5）家族性多发性腺瘤病　又称遗传性息肉病,是一种遗传基因异常引起的疾病,一般有明显的家族史。大肠内腺瘤在100个以上,呈弥漫性分布,以左半结肠为多,其次为盲肠。大小为0.2~2cm,大多数有蒂,似葡萄样悬挂在肠壁上。如腺瘤呈巢状分布在一处极易发生癌变,癌变率高达25%~100%。家族性多发性腺瘤病患者术前应用结肠镜行全结肠检查,而且必须进入末端回肠检查,这样既可以了解盲肠或直肠内的腺瘤是否能经高频电灼摘除,又可以检查末端回肠内是否有腺瘤。如末端回肠内有腺瘤,做全结直肠的切除术就失去了根治的意义。笔者对35例家族性多发性腺瘤病的全结肠检查中,除有7例因肿瘤堵塞无法插达末端回肠外,28例均达末端回肠,发现末端回肠多发性腺瘤3例,幼年性息肉5例,增生性息肉4例。因此,术前的结肠镜检查对家族性多发性腺瘤病制订治疗措施,具有一定的指导意义。

6）大肠腺瘤研究的进展[15]　结肠镜在临床上的广泛应用,证实大肠腺瘤并非全是隆起型的,而具有不同的形态,因此对大肠腺瘤要重新认识。①隆起型,是最常见的突起于黏膜的腺瘤性息肉。直径大小不一,0.3cm至数厘米不等。②扁平型,较少见,稍高于正常黏膜面,≤0.2cm,呈扁平状,中央稍凹陷,颇像章鱼的吸盘,直径<0.8cm。③凹陷型,少见,扁平呈脐样凹陷,中央微红,直径<0.8cm。

Muto报道了结肠镜下发现的21例(33枚)小的扁平腺瘤,外观呈扁平状,中央有些凹陷,组织学均为管状腺瘤,其中42%伴有重度不典型增生。由于这种腺瘤狭小而扁平,难以发现。一旦癌变很快发展为浸润型癌,不再残存腺瘤组织,故认为不含腺瘤组织小的扁平早期大肠癌亦起源于这种小腺瘤。临床医师,尤其是内镜医师应了解和认识这些腺瘤的特点,才能在结肠镜下更好地识别和诊断。

1986年6月~2005年6月,笔者分析了422例<0.8cm大肠扁平增生性病变的活检结果。经病理形态学诊断证实,142例为黏膜慢性炎,130例为炎性息肉,65例为增生性息肉,87例为小的扁平腺瘤,3例为不含腺瘤组织的早期癌。重点分析112例<0.8cm凹陷型病变,内镜下肉眼的形态呈点状凹陷,黏膜有点微红,经活检病理连续切片证实有9例为黏膜内腺瘤,3例为0.3~0.6cm者经活检病理诊断为腺癌。

大肠腺瘤的概念更新,必须使临床医师特别是内镜检查医师充分了解并认识到这些腺瘤和小病灶癌不同形态的存在(图21-1)。提高肠镜对小病灶大肠癌、小的扁平型腺瘤和凹陷型腺瘤的识别能力,才能提高早期大肠癌的检出率。

(7) 早期大肠癌内镜下的诊断与鉴别诊断[16]

就目前而言,95%以上大肠的早期癌是从腺瘤演变而来,而且是由内镜检查或电切摘除后发现的。癌前期病变——大肠腺瘤经肠镜下及时发现和治疗后,能终止其癌变,有效地防止和降低大肠癌的发生。

1）诊断标准　1975年,日本结肠癌研究会将癌限于黏膜层和浸润黏膜下层,不论淋巴结是否转移者归为早期大肠癌。但也有人把浸润肌层未穿破浆膜层、局部淋巴结无转移者,均归为早期大肠癌。前者的5年生存率为35%~50%,后者5年生存率高达45%~75%。但绝大多数的早期大肠癌是经内镜下发现的,日本所采用的早期大肠癌的标准,还是被人们逐渐接受。

2）早期癌分类　早期大肠癌根据外观生长的方式可分为两类。①息肉型,又可分为有蒂型和无蒂型。②非息肉型,又可分为隆起型(ⅡA)、平整型(ⅡB)和凹陷型(ⅡC)。有时3种形态交叉混杂出现,临床较常见的是扁平隆起伴中央凹陷型(ⅡA+ⅡC)。根据其组织是否含腺瘤成分,又可分为腺瘤型早期癌和非腺瘤型早期癌。

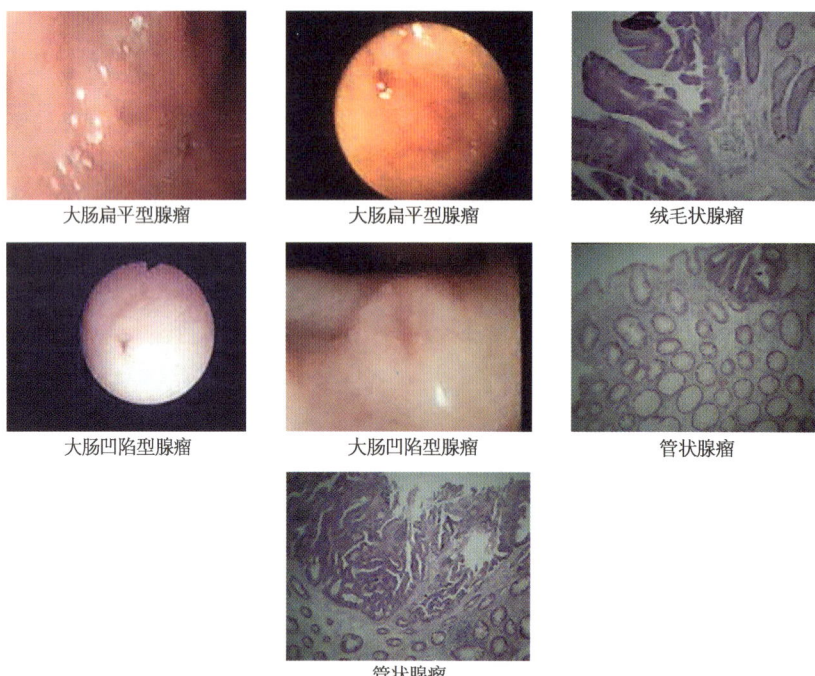

图 21-1 大肠腺瘤的内镜下肉眼形态与病理组织学形态

笔者于1986年5月~2005年6月,共发现早期大肠癌171例,其中息肉型136例,有蒂型105例,无蒂型31例;非息肉型35例,ⅡA型12例,ⅡC型6例,ⅡA+ⅡC型17例。腺瘤型早期癌165例,非腺瘤型早期癌6例。本组6例非腺瘤型的早期癌,活检病理学诊断都为腺癌,但外科切除术后标本的病理学检查不再发现有腺癌组织,这是极少见和相当早期的一钳癌或一点癌[17](图21-2)。

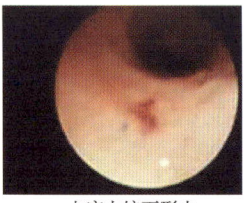
一点癌内镜下形态

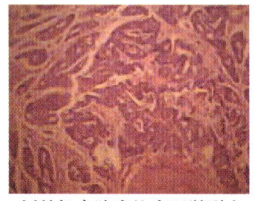
活检标本腺癌的病理学形态

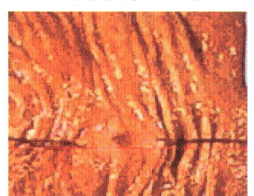
手术后标本

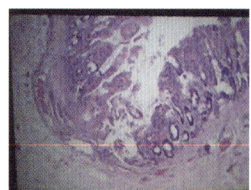
术后标本病理学形态无癌残留

图 21-2 非腺瘤型早期大肠腺癌

3)腺瘤癌变的形态特征 根据结肠镜下的形态改变判断腺瘤是否有早期癌变,对决定是行结肠镜下的高频电灼摘除,还是外科手术具有一定价值。Webb[18]认为大肠腺瘤可能存在早期癌变内镜下的标准为:组织易破碎,糜烂或溃疡,组织坚硬感,基宽体狭,呈分叶状,不对称性,大小情况,色泽改变,大体生长方式。肠镜下肉眼判断腺瘤有否癌变,笔者根据检出的165例腺瘤型早期癌变的分析,主要为前4项。肉眼的形态诊断133例,符合率为78%;病理学诊断146例,符合率为86.9%。有19例病理学检查为重度不典型增生,行高频电切摘除术后做全瘤的连续病理切片,发现腺瘤体部、蒂或基底有局限癌变。因此,判断腺瘤有否癌变除肉眼和病理学检查的综合诊断外,对电切后的腺瘤,不论活检证实有否癌变,都应做全瘤的连续病理切片。然后根据癌变浸润的深度,对是否进一步采取补充外科的肠段切除术或追加根治性手术具有一定的指导价值。

4)腺瘤发生癌变的部位 腺瘤的癌变可相当局限,而且可以发生在腺瘤顶部、体部、蒂部或基底(图21-3)。Taylor收集文献中报道的1 216例术前钳取活检为良性的腺瘤,在整个腺瘤切除后,经病理连续切片仔细检查时发现有35.6%的腺瘤已有癌变[19]。笔者发现的165例腺瘤型早期癌经内镜下高频电切摘除或外科局部切除后经病理连续切片证实:癌变在腺瘤表面的有124例(75.2%),癌变在瘤体部中间的有13例(7.8%),癌变在蒂部或基底处的有28例（17%）。因此，取活检时必须多处、多方位、多块活检，而且单凭活检的结果来诊断腺瘤是否有癌变也是不确切的。

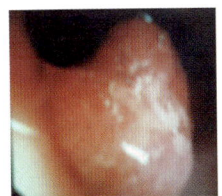
腺瘤顶部的小溃疡

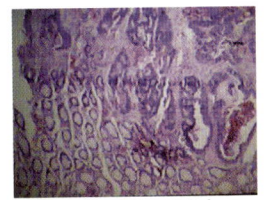
腺瘤顶部的早期癌变

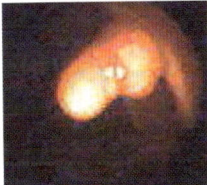
腺瘤体部的小溃疡

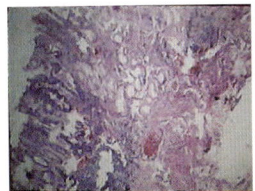
腺瘤基底部的癌变

**图21-3　大肠腺瘤发生癌变的部位**

5）腺瘤高级别黏膜内瘤变的含义[7]　腺瘤早期癌变如癌细胞仍位于腺管内时，即原位癌。如癌细胞侵入固有膜时则称为黏膜内癌。由于黏膜层内不存在淋巴管，故原位癌和黏膜内癌均不会发生淋巴结转移，可统称为"原位癌"。WHO为了避免临床医师对原位癌错误地进行过度治疗，把原位癌和重度不典型增生进行了新的划分，统称为"高级别黏膜内瘤变"[7]。

内镜下或外科对腺瘤完整的切除后经病理诊断为高级别黏膜内瘤变者，就不需要再补充外科切除术。内镜肉眼诊断为大肠癌，病理诊断为高级别黏膜内瘤变，临床医师决不能作为重度不典型增生或原位癌处理。因为活检咬取的是肿瘤边缘的组织，不能代表整个肿瘤状况，要重取活检。

(8) **进展期大肠癌的诊断**

1）隆起型　在内镜下主要表现为半球状或蕈状肿块，突入肠腔内，体积一般较大，平均直径在5cm左右，表面凹凸不平，形似菜花，触之易出血。

2）溃疡型　在内镜下主要表现为局限性溃疡，溃疡边缘有结节状围堤样隆起，形似火山口，与正常黏膜分界清楚，周围黏膜无浸润感，通常肠腔尚能扩张，结肠镜仍然能通过病灶处。

3）溃疡浸润型　在内镜下的主要特点为溃疡的一边呈围堤状隆起，与正常黏膜分界明显，周围黏膜无浸润感，而溃疡的另一边肠腔扩张差，肠壁僵硬，肠腔逐渐狭窄，以至结肠镜无法通过病灶处。

4）局限浸润型　多见于直肠部位，内镜下主要表现为环形的管壁僵硬，肠腔扩张差，黏膜表面充血、水肿或浅表糜烂。通常活检应于一个部位向下取3~4块组织才能取到癌组织，有些患者在手术中做局部的切取活检才能得到病理学的证实。

(9) **多原发大肠癌**[20]

大肠癌不同于其他消化道的恶性肿瘤，多原发癌的发生率为4%~11%，大肠的癌前期病变——腺瘤同时存在高达35%~75%，因此认识并及时发现予以积极治疗颇为重要。就目前而言，结肠镜是诊断大肠多原发癌最简便、最有效的方法。

1）术前检查　术前肠镜检查不但可取活检证实，而且可对病灶定位、浸润范围作出诊断；观察肿瘤远侧或近侧肠段内有否同时的第二原发癌或腺瘤；对发现的同时第二原发癌或腺瘤提示术时一并切除。笔者在大肠癌术后肠镜检查中，发现有些患者遗漏的腺瘤距吻合口仅1~2cm的距离。

2）术中检查[21]　术中结肠镜检查能使一次手术及时切除大肠内多个原发病灶，有利于发现早期多原发癌和防止癌前期病变——大肠腺瘤术后演变为第二、第三原发癌。术中结肠镜检查的操作方法：①剖腹后分离肿瘤部位，有部分患者仍可以从原肛门插入，在术者的帮助导引下通过病灶处行全结肠检查；②剖腹后切除肿瘤行结直肠或结肠-结肠的端端吻合，术后仍从原肛门插入行全结肠检查；③低位直肠癌必须行腹部与会阴联合根治切除术（Miles手术）的患者，必须切开结肠，从结肠的切端插入结肠镜行全结肠检查。前两种方法简单方便，不需要无菌操作；后者需无菌操作。有1例术前钡灌肠检查为横结肠癌的患者，术前结肠镜检查发现直肠、乙状结肠交界处有2/3圈病灶，肠镜无法通过。于是，术中从肿瘤远侧结肠切端插入行全结肠检查时，发现乙状结肠内有2cm大小盘状第二原发癌，结肠脾曲有1/2圈的第三处原发癌，而横结肠处无任何病变。如果不是行术前、术中结肠镜检查，手术时则可能把正常横结肠切除，遗漏3处原发癌。故对钡剂灌肠X线检查有疑问者，必须强调应该行全结肠检查，以澄清钡剂灌肠X线检查有病变的部位。术中无法行全结肠检查者，术后应尽早行结肠镜检查，亦能及时发现大肠癌的多原发病灶。

3）术后检查　在术前肠镜检查中，约有25%早期癌和60%晚期癌因肿瘤堵塞无法了解肿瘤远侧肠段内的情况，又无条件行术中结肠镜检查者，在术后3个月内应尽早进行结肠镜随访检查。这样，不但能发现早期的同时多原发性大肠癌，更重要的是95%以上的大肠癌起源于先前已存在的腺瘤，对发现的腺瘤及时电灼切除，可避免术后第二、第三原发大肠癌的发生。因此,笔者认为对大肠癌术后无症状者,应定期进行结肠镜的终身随访检查。通常术后3个月做首次肠镜的随访检查,6个月后重复一次;如无病变发现,以后每年一次随访检查,连续4年;4年后无任何病变发生,改为每2～3年一次,直至终身。

笔者于1986年6月～2007年6月,共对2 762例大肠癌术后患者6个月内行首次无症状的结肠检查,以后每年一次,连续3年的结肠镜随访检查,中位检查年数为7年9个月。3年后每2～3年一次,终身进行定期无症状结肠镜随访检查。同期,对3 216例大肠腺瘤经内镜下高频电灼摘除或微波治疗术后的患者,1年内无症状行结肠镜全结肠的随访检查。结果,在2 762例大肠癌手术后无症状的结肠镜随访检查中,发现同时第二原发大肠癌48例(1.7%),其中同时多原发癌39例(1.4%),异时多原发癌9例(0.3%),腺瘤583例(21.1%)[22]。在3 216例腺瘤行内镜下高频电灼摘除术后的高危人群中,1年后常规行无症状结肠镜随访检查,其中有602例(18.7%)为<1 cm新发的腺瘤,有147例(4.6%)为>1 cm首次结肠镜检查遗漏的腺瘤。同样,1981年9月～1986年5月有218例大肠癌术后患者出现便血等症状后再行结肠镜检查,共发现癌27例(12.4%),其中黏膜内癌3例,浸润性癌24例(除外1例因拒绝手术的第三原发癌),Ⅰ期和Ⅱ期癌7例,Ⅲ期癌16例,其多原发癌的检出率明显高于无症状组。但癌灶的分期26例中,无淋巴结转移的早期癌仅10例(38.5%),发现腺瘤29例(13.5%)[22]。

将上述无症状定期结肠镜随访检查与有症状后再行检查的两组病例进行对照研究,表明无症状定期结肠镜随访检查发现第二原发明显低于前期有症状者,但发现的早期癌比例较高,腺瘤比例也较高。换而言之,无症状定期检查可及时发现腺瘤并终止了部分腺瘤演变为第二、第三原发癌,从而降低了多原发大肠癌的发生。对提高大肠癌的早期诊断不但是行之有效的方法,更重要的是可积极防治癌前期病变——大肠腺瘤,对减少和降低大肠癌的发生具有深远的意义。

4)对高危人群的监测[23] 大肠癌的家族遗传因素很明显,家族中曾有人患过肠癌,其直系亲属中患肠癌的概率很高。笔者曾对125例有大肠癌直系家族史的人群进行无症状结肠镜的追踪随访检查,结果发现早期癌3例,腺瘤早期癌变2例,癌前期病变——大肠腺瘤26例。这26例有大肠癌直系家族史患者的腺瘤由于及时发现,经结肠镜下及时治疗,终止了其日后再演变为大肠癌的危险。

随着生活水平的不断提高,人均寿命不断延长,大肠癌成为我国发病率上升最快的肿瘤之一。大肠癌可以说是一种生活方式癌,除了从饮食结构上来预防大肠癌的发生外,无症状定期的结肠镜检查可及时发现大肠腺瘤,并及时治疗终止其癌变的发生,这是目前预防和降低大肠癌发生的最好方法。

*(10) 大肠肿瘤的鉴别诊断*

1)平滑肌瘤 是较常见的大肠良性肿瘤,呈椭圆形或半球状隆起,表面黏膜光滑,肿瘤质地较硬。主要发生于直肠,多发生于固有肌层,肿瘤多单发,大小不一,从数毫米至数厘米。

2)脂肪瘤 为最多见的大肠良性病变,亦可呈椭圆形或半球状隆起,表面黏膜光滑,肿瘤质地偏软,色泽淡黄。多发生于直肠,该肿瘤为明显的脂肪组织肿块,多源于黏膜下,呈膨胀性生长,多单发,大小不等,血管少,常呈分叶状。

3)类癌 是较多见的大肠低度恶性肿瘤,起源于APUD细胞系统中的肠嗜铬细胞。表现为黏膜下灰黄色小硬结,边缘清楚,质硬,好发于直肠和乙状结肠,多数直径在1.5 cm以内,单发或多发(30%)。

4)平滑肌肉瘤 是较少见的大肠恶性肿瘤。起源于肠壁肌层,常单发,偶多发。内镜表现随肿瘤大小及生长方式(腔内、壁间或腔外)而有所不同。一般呈圆形或椭圆形,表面暗红色,带有结节状突起,瘤体较硬韧,常较巨大,可压迫肠腔或引起黏膜溃疡。

5)淋巴瘤 原发性很少见,而累及胃肠道的淋巴瘤较多。原发性大肠淋巴瘤主要发生于空肠、盲肠、升结肠。多发生于固有肌层,肿瘤多单发,大小不一,从数毫米至数厘米。

## 21.4.6 支气管镜的应用[3,4]

支气管镜检查是诊断肺癌的有效手段,尤其是日本240、260型电子支气管镜,通过监视系统能清晰地观察鼻咽、会厌、声门裂、声带、总气管、隆突、左或右总支气管、段和亚段支气管的情况。通过支气管镜检查,可观察肿瘤的部位和范围,取活组织做病理学检查,还可根据声带活动、气管有否受压、隆突是否活动以及各叶、段支气管浸润的情况而推测手术切除的可能性。

*(1) 适应证*

适应证:①咯血原因待查者;②反复出现刺激性

咳嗽者；③胸片发现肺阴影、肺块影、肺不张者；④疑似支气管肺癌需进一步定性、定位者；⑤痰涂片找到癌细胞需定位者；⑥手术前了解病变部位、范围和病灶能否切除。

（2）禁忌证

禁忌证：①心、肺功能不全和有严重障碍者；②支气管痉挛，呼吸困难和通气不畅者；③有明显支气管活动性出血性疾患者；④年老体衰、高龄和危重患者。

（3）并发症及其预防

1）术前药物过敏或过量　术前用药或局麻所致的主要并发症。Suratt 报道 41 例，其中 2 例在丁卡因局麻后发生心搏骤停而死亡，其余为抽搐、通气不足。局麻药的轻度不良反应包括恶心、呕吐和神志恍惚。

预防方法：①用药前询问有无麻醉药过敏史；②采用利多卡因较丁卡因安全，遇有药物过敏可疑的患者，还是以利多卡因气管内滴入为好；③一般不使用镇静剂。

2）术中喉或支气管痉挛　Ko 报道 2 例，Credle 报道其发生率为 0.05%。Sahn 和 Dreism 指出支气管哮喘患者即使是在静止期也容易发生此并发症。

预防方法：①对喉、支气管的麻醉要充分；②尽量避免支气管镜对喉、支气管的直接刺激；③有支气管哮喘病史者术前 1~2 天开始用适量氨茶碱或激素，避免用呼吸抑制药。

3）心律失常　发生率为 24%~81%，有窦性心动过速、窦性心动过缓、室性期前收缩、室上性心动过速，甚至发生心搏骤停。Shrader 对 70 例患者行连续心电图监护，心律失常的发生率为 81%。Luck 对 51 例患者行连续心电图监测，有 46 例出现窦性心动过速。Suratt 报道 27 例有严重心血管并发症，10 例发生心搏骤停。

预防方法：①每个患者应询问有无心脏病及心律失常史；②术前均进行体检，听诊心脏，年龄较大者做心电图检查和测量血压等；③术前做好说服解释工作，严格掌握适应证；④有心脏病者，选用利多卡因作为麻醉药为好；⑤在检查室要备有心肺复苏设备及药品。

4）出血　多发生于活检时，发生率为 1%~9%，以鼻出血较多。Ko 报道 1 例活检后发生出血，并被迫行肺叶切除；还有 2 例发生出血致死，原因是误将主动脉瘤进行活检所致。笔者未遇到明显大出血患者。

预防方法：①术前询问出血史及血液病史，必要时做血常规、血小板计数、出凝血时间检查；②对免疫功能低下容易出血者，检查时宜慎重；③活检患者术中可滴入 1∶1 000 肾上腺素，术后观察 5~6 h；④术前认真读胸片，以减少误诊。

5）低氧血症　Albertini 及 Suratt 均报道，支气管镜检查期间通过血气分析发现血氧分压平均降低 20 mmHg，并可诱发心血管并发症，应值得注意。

预防方法：①尽量避免操作粗暴，减少气道痉挛；②尽量吸尽分泌物；③注意避免使用呼吸抑制药，局麻不要过度；④必要时术中给氧。

6）气胸　主要见于活检，发生率为 1%~6%，Horshko 报道高达 86%。Ko 报道 1 例因气胸死亡。笔者未曾遇到。

预防方法：①活检次数不要太多；②尽量不要在靠近胸膜的部位活检。

7）造影剂残留　支气管镜选择性造影，对周围型肺癌的诊断确有帮助。但使用的造影剂量不宜过多，造影摄片后应尽量吸出，以减少造影剂残留。

8）术后感染　主要为发热、肺炎、菌血症。Ko 报道发生率为 6/9 413 例次，Credle 报道为 8/2 453 例次，Pereira 报道为 13/97 例次。

预防方法：①严格执行支气管镜消毒流程；②有肺不张及进行活检者，要充分吸出分泌物。

笔者于 1989 年 5 月~2006 年 12 月共行支气管镜检查和治疗 5 987 例，除鼻出血的并发症外，在术前、术中和术后均无其他并发症发生。主要的经验是术前详细了解病史，仔细阅读 X 线胸片，熟练掌握操作技巧，可以完全避免并发症的发生。

（4）支气管癌内镜下的形态

1）管内型支气管癌　肿瘤限于较大的支气管腔内，呈息肉状或菜花状向管腔内突起，少数有蒂。也可沿管壁蔓延，呈管套状。但多数无管壁外浸润。

2）管壁浸润型支气管癌　肿瘤侵犯较大的支气管管壁，管壁黏膜皱襞消失，表面呈颗粒状或肉芽样。管壁增厚，管腔狭窄，并常向管壁外肺组织内浸润。肿块的切面可见支气管壁结构仍存在。

3）管壁周围型支气管癌　包括结节型、块状型、弥漫型 3 种类型。这些周围型癌如果浸润段支气管或亚段支气管，用支气管镜检查方能发现病灶。

（5）活检

1）活检方法　当发现病变需要活检时，先插入活检钳，伸出后把活检钳缩进钳道，然后调节到要去活检的组织部位，伸出钳子并张开就能准确取到病变部位。

2）穿刺活检　对一些斑块或浸润型癌，根本无法行活检者，可采用内镜下注射针进行穿刺活检加细胞刷的涂片检查,能提高病理诊断的准确率。

3) 细胞刷涂片　细胞刷可以到达较细的支气管或病变形成的狭窄部位,还可以在活检后再行细胞刷涂片检查,有利于提高病理学检查的准确率。笔者对287例支气管镜检查发现病灶行单纯活检,其活检病理诊断的准确率为82%;另有152例支气管镜检查发现病灶行活检加细胞刷涂片的对照组,其病理学检查的准确率高达98%。由此可见,细胞刷的涂片检查能提高诊断的准确率,应积极采用。

### 21.4.7　腹腔镜的应用[3,4]

腹腔镜在目前仍为硬性结构,配合软性的导光纤维,用于临床腹腔、盆腔病变和肿瘤的诊断。近年来,腹腔镜下已能施行胆囊、阑尾、肝段、胃和肠段等切除手术。

*(1) 腹腔镜的类型*

美国常用的腹腔镜是 Ruddock 腹腔镜,由美国膀胱镜制造厂生产。德国应用的腹腔镜有 Kalk、Henning、VEB 公司的腹腔镜,以 Kalk 公司腹腔镜较通用。日本的有 Olympus 及町田生产的腹腔镜。新型腹腔镜可进行活检、彩色摄影、录像等。应用光学纤维及冷光源,亮度好,视野清楚,视角大,而且可以放大以观察微细病变。

*(2) 适应证*

适应证:①合并腹腔积液的腹膜疾患,在癌、结核与多发性浆膜炎的鉴别诊断有困难时;②经化验、超声、X 线血管造影、放射性核素扫描等检查仍不能确定肝病的性质时;③黄疸鉴别诊断有困难者,或胆管疾患胆囊造影模糊不清,疑为胆管肿瘤未能确诊者;④胃、小肠、结肠肿瘤,需要确定转移和肿瘤浸润的范围时;⑤腹部肿瘤,但其他检查不能确诊其来源时;⑥妇科疾患,包括外侵性宫体癌、卵巢囊肿、子宫肌瘤等。

*(3) 禁忌证*

禁忌证:①有严重心、脑、血管功能不全者;②腹腔急性炎症者;③各种腹部手术后的严重粘连者;④有严重的肺功能严重不全者。

## 21.5　内镜下的治疗方法与临床应用[3,4]

内镜介入治疗技术的发展突飞猛进,已成为癌前期病变和肿瘤诊治中不可缺少的重要手段。内镜下治疗虽是一种微创的治疗方法,但操作技术要求高,应严格掌握治疗指征,避免并发症的发生。内镜下介入治疗可应用局部药物喷洒、注射、止血夹、套扎、激光、微波、高频电、多功能氩气刀等方法。

### 21.5.1　微波的应用

微波(microwave)是电磁波的一个特殊频率,波长 1~10 cm,频率为 300~300 000 MHz,生物医学中常用的频率为 2 450 MHz。微波辐射使生物组织内、外的离子发生高速振动和偶极分子而产生"内热"(热能、生物化学能)。

*(1) 微波的治疗原理*

微波作用于组织,使组织内、外同时均匀产热,无须传导过程。体内脂肪、骨骼含水量低,肌肉、内脏含水量高,肿瘤组织含水量更为丰富,高于正常组织的40%。而水为偶极分子,极易吸收微波,并在微波作用下瞬间产热。肿瘤体散热缓慢,当局部温度升至 42~44℃ 时,由于光化、生化反应可导致肿瘤细胞的解化死亡。Giovonella 通过实验升温至 42.5℃,作用 120 min,可使 96% 的肿瘤细胞被杀灭。当升温超过 60℃(称为大剂量加热)时能直接凝固肿瘤而使其发生变性、坏死脱落,并能切割肿瘤组织。

*(2) 临床应用*

微波可应用于胃内止血、息肉灼除、瘢痕狭窄的切开、晚期肿瘤的治疗等。①内镜应用的微波仪,在直视下,将微波天线经活检孔插入针对病变部位进行治疗,可应用于胃内的止血、息肉的灼除、瘢痕狭窄的切开、晚期肿瘤的治疗等。②微波使癌组织凝固、坏死,同时兼有灭菌、消毒功能。③微波使癌组织产生大量内热,阻断血液循环,使瘤体缩小、枯萎,从而缓解腔道阻塞,恢复进食和排便等。④微波能封闭血管、淋巴管,使小血管痉挛、血管内皮破坏及血栓形成,从而防止瘤体溃疡引起的大出血,而且能阻断癌细胞经血液、淋巴转移。⑤微波能调节和提高肌体免疫 T 细胞、NK 细胞的活性,从而改善癌症患者自身防御、抗癌功能,还可以加强组织免疫反应能力。

复旦大学附属肿瘤医院应用微波行腔内治疗 4 500 余例(包括食管癌、贲门癌、胃癌、直肠癌以及胃肠息肉、腺瘤、消化道出血、胃黏膜增生病变等),对缓解症状、改善生活质量、肿瘤的止血有显著效果。微波对扁平或广基腺瘤、多发性息肉有理想效果。尤其是对老年人距肛门 5 cm 以下的低位直肠 21 例巨大绒毛状腺瘤的治疗,免除了患者行人工肛门手术的痛苦,达到满意的治疗效果[4]。

## 21.5.2 激光的应用

在医学上,利用激光能照射于组织,产生生物效应(如光凝固作用、光化学作用等),以达到治疗目的。

内镜激光治疗中可用的激光器有 $CO_2$ 激光器、氩离子激光器、Nd:YAG(掺钕钇铝石榴石)激光器及氩离子染料激光器(argon dye laser)。$CO_2$ 激光、氩离子激光和 Nd:YAG 激光的波长各不相同,因而颜色各异。$CO_2$ 激光的波长为 10.6 μm,是不可见光;Nd:YAG 激光的波长为 10.6 μm,是近红外光,也是不可见光;氩离子激光的波长为 488 nm(蓝色)和 514.5 nm(绿色),为可见光。临床常用激光器的性能比较见表 21-2。

表 21-2 临床常用激光器的性能比较

| 种类 | 波长 | 颜色 | 单根石英光导纤维传导 | 穿透性 |
| --- | --- | --- | --- | --- |
| $CO_2$ 激光 | 10.6 μm | 不可见 | 不能 | 小 |
| Nd:YAG 激光 | 10.6 μm | 不可见 | 能 | 强 |
| 氩离子激光 | 488 nm 和 514.5 nm | 蓝绿色 | 能 | 中 |

(1) 激光的治疗原理

不同功率相当强度的激光照射身体表面,使组织原子和分子产生振动,其结果是光能转化为热能,而使组织及细胞温度升高、水分蒸发和组织蛋白凝固,达到治疗目的。高能激光的光凝固作用目前主要用于消化道出血、食管静脉曲张、痔疮及血管发育不良等疾病的治疗。高能激光对组织的汽化作用可用于消化道肿瘤、器官腔内梗阻、早期胃癌等病变的治疗。上述3种激光均为高能量的激光。但由于单根石英光导纤维传导的波长范围是 0.25~250 μm,因此 $CO_2$ 激光不能在单根石英光导纤维中传导,从而限制了其在内镜激光治疗中的应用。

由于 Nd:YAG 激光是不可见光,为使治疗时照射准确,不损伤正常组织,故该激光同轴配备一组氦-氖激光,因氦-氖激光为红色可见光。治疗前先将红色光点(指示光)瞄准照射目标,然后发射高能 Nd:YAG 激光进行治疗,这样可以减少正常组织的损伤,并提高照射的准确率。氩离子染料激光器是使用连续染料激光器,即氩离子激光器的蓝绿输出光为泵浦源,用诺丹明 640 为工作物质。照明时染料工作波长为 625 μm,照射时并无大量热量释放。本装置用于光化学治疗(又称光能治疗)。

不同温度致组织改变及内镜下可见形态见表 21-3。

表 21-3 不同温度致组织改变及内镜下可见形态

| 温度(℃) | 组织变化 | 内镜所见 |
| --- | --- | --- |
| 45 | 细胞死亡、水肿、血管扩张、内皮损伤 | 充血、水肿、渗出 |
| 60 | 蛋白质凝固,同时可使血管闭塞 | 组织呈灰棕色,血液变黑褐色 |
| 80 | 胶原纤维变形挛缩、血管收缩 | |
| 100 | 组织水沸腾 | 组织汽化 |
| 210 | 脱水组织燃烧 | 组织炭化呈焦黑色 |

(2) 临床应用

①激光诱发荧光反应对胃癌的诊断;②消化出血的止血治疗(但食管静脉曲张破裂出血除外);③裂解胃内巨大的柿石;④消化道良性狭窄的切开和肿瘤堵塞的疏通;⑤应用激光烧灼广基和平坦型息肉;⑥难愈性溃疡的照射,使周围瘢痕组织减轻,促进上皮细胞增生,使溃疡愈合;⑦早癌和晚期癌的腔内治疗。

## 21.5.3 高频电的应用

早在 20 世纪 70 年代,内镜下就采用电凝和电切方式,称为内镜电外科(endoscopic electrosurgery)。随着各种手术器械的发展,现已组成系列的内镜治疗系统。高频电能可产生热能,作用于肿瘤,使之凝固、坏死、炭化及汽化,同时可使血管闭塞。用特制的电凝头、切开刀、热活检钳和圈套器可经内镜下止血、切开、切割、摘除肿瘤。对良性肿瘤尤其是带蒂腺瘤或息肉,高频电摘除已作为首选的腔内治疗方法。

(1) 高频电的原理

1) 脱水　根据高频电流的作用,可分为切开波、凝固波和混合波。脱水是选用其中的任何一种波形,使用较低输出功率即可获得。

2) 电切　当电流输出功率相对较大时,组织快速脱水。随着组织的干燥,电流阻力上升。此时空气中由于电离子的存在,导电性相对较好,使电流传到邻近较湿润的组织中,使其产生电火花。此时组织产热来源于两个方面:一为电流通过组织的阻力产生的热量,二为电火花消散而产生的热量。后者产生的热量大于前者,两种热量的总和可使组织细胞"爆炸"。如果这一过程连续下去,即可产生切割作用。

3) 电灼　只有电极与组织不接触,才可产生电灼。电火花从电极表面到组织表面,初始引起表浅组织凝固。如果继续通电,就会引起较深的组织坏死,最终形成坚硬的黑色炭。电灼产生的电火花所波及的组织范围较切割产生的广泛。组织凝固包括脱水和电灼,但电灼产生的电火花所波及的组织皆产生坏死,而脱水不一定都引起组织坏死。

4) 电流的测定方法　在息肉摘除前,先测定切除此息肉所需的最低和最高电力强度。方法是在即将与患者下肢相连的对极板上放置一块湿润的肥皂,将圈套器的钢丝伸出,使圈套环的直径相当于息肉最初勒紧后的直径,用圈套器的顶端轻触肥皂并通电,引起电火花发生的电流强度为切除此息肉所需的最低电流强度。为方便起见,通常将圈套器的钢丝伸出 3 mm 左右测试作为最低电流强度。若将圈套器钢丝伸出,使圈套器的直径与欲切除息肉蒂部的最大直径相同,再轻触肥皂并通电,所引起电火花发生的电流强度为切除此息肉所需的最大电流强度。

5) 电切的特点　高频电流输出的功率越大,切开的效果越强;圈套切开刀的钢丝越细,切开也越锐利;将电刀略加压力接触组织时,切开更容易。但是,单纯使用切开波而且能量太大时,会像锐利的刀片那样将组织迅速切开,而起不到止血的效果。过细的钢丝在过度勒紧圈套器时,容易引起机械性切割。

6) 电凝的特点　使用凝固波需将电极紧急地接触组织,才能引起组织脱水和凝固。通电时间越长,烧灼的组织越深。如果电流的强度适当,凝固的效果好,短时间内在组织局部会形成一层白色的凝固层。相反,如果电流强度过低,凝固的效果不佳而延长通电时间,又会使凝固的范围扩大。因此,长时间使用低电压凝固电流是危险的,会引起并发症。

7) 混合电流的特点　混合电流通过降低或调高电流强度,就可分别产生凝固和切割的效果。因利用高电流强度产生切开作用的同时,又可产生凝固层电流形成,因此同时有切割和止血作用,使用较为方便。

(2) 并发症的预防

1) 电流分流的预防　应用高频电在行息肉切除的过程中,电流始终在寻找途径返回到对极板上,以完成电流回路。当息肉的蒂部逐渐脱水,阻力增大,电流也可能寻找其他阻力较小的途径完成回路。例如息肉的头部接触对侧肠壁,因为肠腔液体在电刀周围聚集等,电流可循此较低阻力处完成回路。息肉头部接触对侧肠壁的面积越小,产生电流密度就越大,会引起此处肠壁烧伤。因此,息肉头部无法避免接触对侧肠壁时,接触的面积一定要大,使产生的电流强度较小,从而避免烧伤。

2) 气体爆炸　当肠内存在易燃气体和氧气时,在行高频电治疗中就有可能引发爆炸。甘露醇准备肠道可使结肠内产生和积存大量危险性的易爆气体,故在行高频电结肠息肉摘除时,就必须向肠内注入 $CO_2$ 气体。有学者主张行结肠高频电切除息肉之前,应先用 $CO_2$ 气体灌入肠内,以免引起爆炸。但笔者认为,术前清洁肠道不用甘露醇,也就不用灌入 $CO_2$ 气体,此时行高频电息肉摘除是安全的。

3) 起搏器的危险性　装有起搏器的患者,行高频电治疗时有一些特殊的危险性。有报道高频电流能使某些起搏器的功能失灵。此外,有经体外起搏器导管头引起心肌烧伤和心室颤动的报道,这是由于对极板的连线断裂,而使起搏器导管成为高频电流回路的电极所致。

4) 息肉治疗的出血　术中的出血可发生在圈套器的机械性切割、圈套器电凝不透彻的切割和息肉的基蒂过粗等情况下。内镜下的处理方法为:①切割后基底有渗血,用 1 mg 肾上腺素加 20 ml 生理氯化钠溶液进行局部喷洒。②切割后小动脉喷射性出血,用内镜下的止血夹夹住出血的血管即可。其次可用高频的电凝头、微波、电凝极或激光做快速高功率的凝固止血。术后通常要留院观察,并且行静脉点滴止血药物。③术后出血通常发生在术后数小时或数天，笔者遇到最长的一例发生在术后 21 天时创面脱痂引起的大出血。由于术后的出血，肠腔内积有较多的淤血，视野不清，内镜下有时很难处理，通常先采取静脉内用止血药治疗。如位置较低，可采用内镜下止血。保守治疗无效时，应考虑急诊手术治疗。

## 21.5.4　氩气刀的应用

氩离子凝固术（argon plasma coagulation，APC）是一种可控制的非接触电凝技术，其利用特殊装置使氩气离子化，将高频单极电流传递至组织，起到治疗作用。此法可直接灼除各种肿瘤病变，操作简单，损伤小。虽其穿透力在 2～4 mm，但其可反复持续进行治疗，对任何大小的肿瘤组织都可灼除治疗。

（1）临床应用

1）低位直肠巨大绒毛状腺瘤　笔者曾治疗 12 例直肠绒毛状腺瘤，最大年龄 82 岁，最小年龄 57 岁，中位年龄 72 岁。病灶最大为 2/3 圈，长约 7 cm；最小为 1/3 圈，长约 3 cm。均位于肛齿线上缘的低位直肠。均常规行多区域和多块的活检，并经病理连续切片检查证实为绒毛状腺瘤，其中 5 例伴有轻度不典型增生，7 例有中度不典型增生。这些患者拒绝手术治疗，12 例均行内镜下氩气刀治疗术，第一次治疗后通常间隔 3 周后等坏死组织脱落后再行第二次重复治疗最佳。结果 4 例行 3 次治疗后经病理活检证实无腺瘤组织的残留，5 例行 6 次治疗后和 3 例行 8 次治疗后经病理证实无腺瘤组织的残留（图 21-4）。

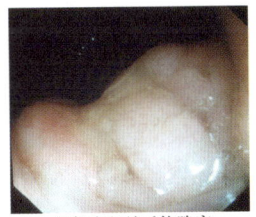 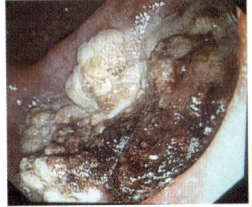

低位直肠绒毛状腺瘤　　　氩气刀治疗后

图 21-4　低位直肠绒毛状腺瘤用氩气刀治疗前后的内镜下所见

2）低位直肠癌　晚期不能手术的低位直肠癌伴梗阻，用氩气刀治疗既可以解除梗阻，又可以治疗肿瘤。笔者为 3 例晚期低位直肠癌经氩气刀多次治疗后，不但解除梗阻，避免了造瘘，而且肿瘤明显缩小，大大改善了患者的生活质量（图 21-5）。

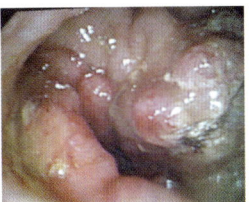 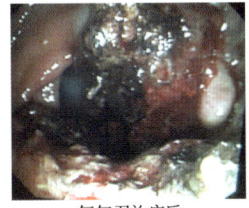

低位直肠癌伴梗阻　　　氩气刀治疗后

图 21-5　低位直肠癌伴梗阻经氩气刀治疗前后的内镜下所见

（2）并发症的预防

气体爆炸：当肠内存在易燃气体和氧气时，在行氩气刀治疗中就有可能引发爆炸。甘露醇准备肠道或进食豆类、奶类食品可使结肠内产生和积存大量危险性易爆气体，氩气刀产生的火花极易引起爆炸。笔者发生 1 例进食大量浓缩奶片，在治疗直肠绒毛状腺瘤时发生气体爆炸并发症。因此，治疗前 3 天内禁食豆类和奶类食品，用电解质准备清洁肠道治疗还是很安全的，治疗效果优于其他方法。

## 21.5.5　内镜下的止血技术[11]

（1）喷洒止血剂

常用凝血酶 500～1 000 U 或 5%～10% 孟氏液，或 1∶20 去甲肾上腺素，每次 30～50 ml，对准出血灶进行喷洒。凝血酶可加速血液凝固、血栓形成而止血；孟氏液具有强烈收敛作用，可使蛋白凝固、血管闭塞而止血；去甲肾上腺素通过血管收缩而止血。适用于黏膜糜烂、溃疡、放射性肠炎或息肉摘除后基底的渗血、肿瘤表面的出血，对搏动性出血则难以奏效。

（2）高频电凝止血

利用局部高温使组织蛋白凝固、血管闭塞而止血。通电后见电极与出血灶接触处发白冒烟即出血终止。适用于糜烂、溃疡的出血和息肉摘除后基底的渗血。缺点是电凝头离开组织易引起再出血，因此离开组织时不要松开脚踏开关，可防止再出血。

（3）激光止血

激光照射于出血灶，光能转化为热量，局部高温使组织蛋白凝固、血管闭塞而止血。用于内镜下止血的激光有氩离子与钇铝石榴石（YAG）两种，后者功率高、作用强、止血好，因此，临床上多选用 YAG 激光。功率 60～80 W，石英光纤与出血灶距离 0.5～0.1 cm，用脚踏开关控制，见局部变乳白色、冒烟即出血终止。适用于肿瘤、息肉或息肉摘除后基底的出血，而对血管畸形和血管瘤出血尤为安全有效。

465

Jensen 报道 8 例结肠的毛细血管扩张症和 23 例血管瘤的出血,经内镜下用氩激光治疗,取得良好近期的止血效果。

(4) 微波止血

微波于出血灶产生热效应,引起蛋白凝固而止血。微波功率为 60～80 mA,电极插入出血灶(针状电极)或接触出血灶(球状电极),用脚踏开关控制时间,治疗后可见局部汽化发白即出血停止。适用于糜烂、溃疡、息肉摘除基底的渗血和肿瘤出血,微波能止血的动脉最大直径 2 mm,静脉 3 mm,效果好又安全。缺点同高频电凝头一样易再出血。因此,为防止再出血,根据笔者的经验,微波头凝固的血管不会带脱,防止再出血。

(5) 止血夹(clip)的应用

由日本 Olympus 公司生产的 HK-5QR1 金属钛夹装置以及 MD500、MD850 钛夹,对血管畸形、息肉摘除的基底、吻合口小动脉等喷射性出血具有极佳的止血效果。当发现出血的血管,经内镜下送入金属钛夹装置,然后由助手伸出止血的钛夹,使钛夹侧面轻轻压在出血的部位再释放钛夹,便能夹住止血的血管,达到机械性止血。如未能止血,可反复使用钛夹,直至夹住血管止血为止。止血夹在数天或数周后自行脱落,通常不会发生再出血。笔者对 3 例胃切除、6 例直肠前切除术后吻合口的出血,以及 5 例息肉电摘术后基底部小动脉喷射性的出血经内镜下用止血夹的止血治疗成功率为 100%。

## 21.6 常见肿瘤内镜下的治疗[3,4]

通过内镜下各种介入治疗的方法,对常见腔内的癌前期病变、早期癌或各种肿瘤性病变和术后的并发症进行各种治疗。如息肉摘除、止血、吻合口狭窄切开扩张。食管癌放疗后狭窄扩张、食管癌放疗后或术后吻合口狭窄、食管气管瘘、结肠癌晚期或术后吻合口狭窄支架的置入术等。

### 21.6.1 食管、吻合口狭窄扩张术

(1) 适应证与禁忌证

1) 适应证 ①食管、贲门手术后形成吻合口缩窄者;②食管癌放疗后形成的管腔狭窄者;③直肠前切除术后形成吻合口缩窄者。

2) 禁忌证 ①急性上呼吸道感染者;②坏死性食管炎者;③严重心血管病变如主动脉瘤、心包炎、冠心病伴有心功能不全且发作者;④有严重肺、气管疾患伴有呼吸困难者;⑤食管有明显的活动性出血者。

(2) 术前的准备

内镜检查必须的准备除外,术前肌内注射丁溴东莨菪碱 20 mg,以减少分泌物。向患者和家属说明扩张治疗可能发生的并发症,取得家属的同意和理解,并在知情同意书上签字。详细了解病情,阅读患者的食管 X 线摄片。

(3) 扩张器的选择

内镜下扩张器分为两类:一类是不用导引钢丝的,如 Rigiflex 水囊扩张器;另一类是应用导引钢丝的,如 Key med 金属橄榄形扩张器、Savary 锥形硅胶扩张器。Rigiflex 水囊扩张器的优点是在内镜的直视下进行操作,不需要 X 线的配合,比较安全,尤其是对做全胃切除或残胃留得很少者的吻合口狭窄,在无法行探条式扩张器的情况下,可选择水囊扩张器。对于直肠前切除术后患者的吻合口狭窄亦可选择水囊扩张器,扩张后肠镜就能通过吻合口做术后全结肠的随访检查。Savary 扩张器和 Key med 扩张器都是经导引钢丝通过狭窄处,需要在 X 线透视下进行,扩张的效果较好。但对胃大部切除术后残胃留很少或全胃切除者操作较困难,有时很难扩张成功。根据笔者的经验,应用 Savary 扩张器亦可不在 X 线透视下进行,而且以 Savary 锥形硅胶扩张器扩张较安全,且效果最佳。

(4) 操作方法

非透视下探条式扩张器治疗的操作要领:先行胃镜检查,发现狭窄口,测量到门齿的距离,然后将导引钢丝从内镜活检钳道插入。导引钢丝的软性部分通过狭窄处后需再插入 10 cm(如果钢丝不能插入 10 cm,则扩张很难成功),然后边退镜边把导引钢丝向里送。为防止钢丝滑出,镜子退到口外看见钢丝时马上由助手捏住。根据狭窄口直径的大小,由小到大选择适当的扩张器。根据测量的门齿距离,在扩张器上做标记,再沿着导引钢丝插入扩张器,由小到大进行扩张。通常经过狭窄口的阻力不是很大。可根据扩张器上的标记辨别是否通过了吻合口,有时手感有轻微的突破感。根据笔者的经验,吻合口或狭窄处由小到大进行扩张到 0.9 cm,已能通过胃镜观察吻合口或狭窄处扩张的情况。根据有否损伤或出血,再考虑是否做进一步的扩张。通常吻合口或狭窄处直径 ≤ 0.3 cm 者首次扩张不超过 1.1 cm 为佳,直径 > 0.3 cm 者可扩张到 1.5 cm 左右。

笔者 1989 年至今共进行 727 例食管癌放疗后

狭窄、吻合口狭窄和直肠前切除术后的狭窄扩张术。在非透视下行探条式和水囊扩张术，除局部渗血需要内镜下止血处理，无1例严重穿孔的并发症发生，绝大多数患者获得了良好的疗效。

(5) 内腔支架置入术

晚期食管癌或吻合口复发形成狭窄的患者，单纯行探条式扩张术不能获得满意的疗效，需置入食管支架。目前绝大多数术者选用带膜的食管支架，既可阻止肿瘤生长后再堵塞管腔，又可堵住食管气管漏。

1) 推进式支架置放器　此种置放器的管道较软，可送到十二指肠。因此，可置放食管和十二指肠支架。

操作方法：先通过胃镜置入导引钢丝，将置放器沿着导引钢丝把支架送到置放的位置，然后拔去置放器上的保险，把支架释放出来。

置放支架的定位方法：一种是在X线透视下进行，另一种是非透视下同行探条式扩张术，根据门齿距离先行定位。

2) 探条式食管支架置放器　此种置放器管道较硬如同扩张器，因此仅能置放食管支架。优点是带有扩张作用，能顺利地通过狭窄处，通常在非透视下就能完成。其定位方法同探条式扩张术，但应以肿瘤或狭窄的上缘为基准释放支架后才不会移位。

(6) 直肠前切除术后吻合口狭窄气囊扩张术

Dixon术（直肠前切除术）保留直肠3~5 cm，切除部分乙状结肠，吻合口通常在4~5 cm处，有些患者吻合口的狭窄造成排便困难以及内镜无法通过进行随访检查。笔者用气囊扩张器至今做了172例直肠前切除术后吻合口狭窄气囊扩张术，取得很好的治疗效果（图21-6）。

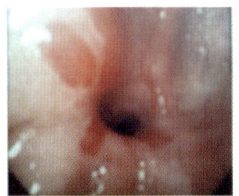
吻合口狭窄　　气囊扩张

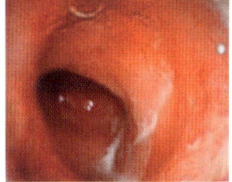
气囊扩张后

**图 21-6　直肠前切除术后吻合口狭窄气囊扩张术**

### 21.6.2　早期胃癌的治疗[24]

胃癌是我国最常见的恶性肿瘤，外科手术至今仍是治疗胃癌的主要手段。随着内镜诊疗技术的普及和提高，由内镜检出并经手术后病理证实为早期胃癌的病例日益增多，1977年10月~2006年12月，复旦大学附属肿瘤医院经内镜下共检出341例早期胃癌并经术后病理检查证实。内镜下介入治疗早期胃癌主要适用于无淋巴结转移的原位癌；年老体弱，伴有心、肺、肾器质性疾病，不能耐受手术者；拒绝手术治疗的浸润性早期胃癌患者。内镜不仅是消化道肿瘤早期诊断的主要手段，也是经内镜介入治疗消化道肿瘤的重要方法。对于早期胃癌病例的治疗，就目前而言，在胃癌对放疗和化疗不敏感、不良反应又较大的情况下，经内镜下的介入治疗确实是最简便、最安全、最有效的方法。

(1) 内镜治疗胃癌的指征

①经超声内镜检查，癌组织浸润的深度和范围在黏膜下层以上和<2 cm者；②年老体弱者不愿行外科手术者；③患有心、肺、肾器质性病变，不能耐受外科手术者；④拒绝行外科手术切除者；⑤重度不典型增生病变肉眼可见范围者。

(2) 术前准备

①同常规内镜检查前准备；②双钳道治疗内镜、齿状圈套器、高频电灼器、微波治疗仪、激光器以及所需药品等；③术前行超声内镜检查，了解病灶浸润深度；④经内镜下在病灶下注射高渗盐水辨别是否浸润肌层；⑤术前用药丁溴东莨菪碱、阿托品或地西泮等；⑥用丙泊酚20 mg静脉麻醉后再行治疗。

(3) 内镜介入治疗早期胃癌的方法

早期胃癌内镜下介入治疗的方法有高频圈套电摘治疗、微波直接灼除治疗、激光烧灼治疗以及内镜下药物注射治疗等。以用高频电治疗和微波治疗结合黏膜下注射治疗的方法应用较多，效果较好。

1) 隆起性癌灶　使用普通内镜，把圈套器置于其蒂部或基底部，慢慢收紧圈套器，采用电凝、电切交替直至切除病变。选用治疗功率指数为3~4。为防止出血，带蒂病变应留下0.5 cm蒂部为宜。广基者，在黏膜下注射L-HS-E溶液，既能使病变组织隆起，又能起到止血作用。笔者用这种方法治疗4例广基早期胃癌效果很好，且最好用带刺的圈套器。这种方法是腺瘤早期癌变或隆起性癌变最简便的治疗方法。

2) 内镜黏膜下剥离术（ESD）　适用于腺瘤顶

端的癌变微小癌、小胃癌,或病灶直径 <2 cm 的Ⅰ型、ⅡA型、Ⅲ型早期胃癌。在病灶基底部注射适量的生理盐水,使病灶隆起,用 T 形刀做电凝切除(图21-7)。1984年,Tado等最早将此方法用于早期胃癌的切除,并称为"strip biopsy"。注射生理盐水的目的是辨别癌组织浸润的情况,又能使病灶隆起,便于套摘时不损伤肌层和避免穿孔。如用 L-HS-E 溶液,具有止血作用,效果更佳。在黏膜下注射后若病灶不隆起,说明肿瘤组织已浸润到肌层,不能用此方法治疗。

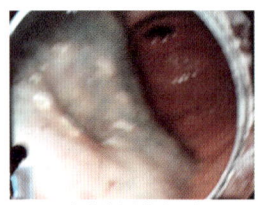

图21-7 早期胃癌的 ESD

3) 内镜双套息肉样切除术(EDSP) 适于直径 <2 cm 隆起性病灶和直径 <1 cm 的凹陷型病灶。隆起性病灶,应用双钳道内镜,用活检钳提起病灶,再用圈套器套住病灶基底部做电凝切除。<1 cm 的凹陷型癌,先对病灶处吸引后使其隆起,用活检钳提起病灶,再用圈套器套住病灶基底部做电凝切除。亦适用于不典型增生灶切除。方法简便,但必须具备双钳道治疗内镜。

4) 局部注射加高频电切的根治术(ERSH) 适用于Ⅰ型、ⅡA型和ⅡB型早期癌。用双钳道内镜。先用高频电刀在预定病灶切除范围的外周 0.5~1 cm 处做点状切口,接着在病灶的黏膜下层内注射 37% 氯化钠溶液 40 ml + 0.1 mg 肾上腺素溶液(一般注射 3~5 ml,酌情而定),再用高频电刀沿预定的病灶周围切开至黏膜下层,然后用抓钳提起整个病灶,经另一钳道伸入圈套器做电凝切。早期胃癌内镜下的根治术损伤较小,患者易接受。但术前病灶的深度难以判断,有否局部淋巴结的转移更难估计,故容易残留病灶,应严格掌握治疗的适应证。

5) 内镜下微波凝固治疗 内镜下用微波治疗早期癌比较安全,但对浸润性癌彻底性较差。操作时,经内镜钳道送入微波治疗天线,对准病灶进行凝固汽化灼除治疗。通常选用 50 mA 或 60 mA 功率为宜,当微波天线接触病灶处组织冒烟出现白色凝固改变即可。通常 2 周后复查病灶处病理活检,确认有无癌组织残留。如有残留,可重复治疗。

6) 内镜下激光的光凝治疗 内镜下激光治疗最常用的是 Nd:YAG 激光。把石英光纤维经内镜的钳道送入,根据能量的大小,距离病灶部位 0.5~1 cm 对准病变处,快速照射,见冒烟组织发白汽化或灰褐色炭化即可。这种方法简便,能达到病灶的深部治疗较彻底,但照射深度的控制较难,应避免发生穿孔。

7) 内镜下注射治疗 经内镜钳道送入内镜注射针,在病灶部位注射 95% 乙醇或无水乙醇,亦可注射 5-Fu、MMC 等化疗药物。注射的剂量应根据病灶大小及范围决定,应少量多点注射。如注射无水乙醇,一般每点不超过 0.5 ml,以局部出现白色隆起即可,2 周后通过内镜随访检查,了解治疗效果。如有肿瘤残留,可用微波补充治疗。此法简便、安全、易操作,适于微小癌及 <1 cm 的小胃癌治疗。

8) 光化学治疗 血卟啉衍生物(HPD) 5 mg/kg 溶于生理盐水中或 5% 葡萄糖盐水 100~250 ml 中,避光条件下静脉滴注,48~72 h 后用内镜检查。将石英光纤维经内镜插入胃内,再把氩离子激光器发生的波长 488 nm 蓝绿光导入胃内病变区域,通过滤光片便可见到癌组织发出的红色荧光,以此判断癌组织范围。然后,用氩离子染料激光器发生的波长 630~640 nm 红光对癌灶进行照射治疗。

(4) 内镜下治疗术后的处理

①内镜下治疗后应留院观察;②适当应用一些抗生素、抗酸药物和止血药物;③2 周后进行内镜和病理活检的复查;④术后 1 个月、3 个月、6 个月、1 年及终身追踪内镜随访检查。

## 21.6.3 十二指肠邻近病变内镜下的治疗[8]

(1) 经内镜十二指肠括约肌切开术(EST)

EST 是 1973~1974 年由德、日学者 Kawai、Classen 等相继报道并创用的一种切开方法,是在 ERCP 基础上发展形成的内镜下手术,避免了大量病例的外科剖腹治疗,受到临床重视和广泛应用。

1) 适应证 梗阻性黄疸,尤其因 Vater 壶腹部周围肿瘤引起者;胆管结石,特别是胆囊切除术后残余结石者;胆管下端近十二指肠壁段狭窄者;结石嵌顿胆管下端者;胆管感染,特别是由于结石并发梗阻性化脓性炎症者;胆管蛔虫合并结石者;不能承受腹部手术的慢性胆管感染梗阻性病变者。

2) 禁忌证 有 ERCP 禁忌证者;结石位于肝管内合并胆总管下端狭窄者;多部位结石伴有胆管下端狭窄段过长者。

(2) 内镜鼻胆管引流术(ENBD)

ENBD 是一种较为常见的内镜胆管引流方法。它采用一根细长的塑料管,在内镜下经十二指肠乳头插入胆管中,另一端引流管通过鼻腔移至体外,建立胆汁的体外引流途径。ENBD 已成为应用最多的内镜引流技术。

1) 适应证与禁忌证 鼻胆管引流的指征,各种良恶性病变所致的胆管梗阻一般均可施行,尤其适合伴化脓性胆管炎的患者。随着有效胆管引流途径的建立,ENBD 并无绝对的禁忌证。

2) 操作方法 先行造影,应尽可能将导管插至梗阻以上胆管,进入梗阻部位以上胆管是胆管引流成败的关键,有时需借助导引丝才能完成。在导管已达到梗阻以上部位,最好尽量抽出部分淤积的胆汁,然后注射造影剂。在充分显影后,利用导引丝选择引流范围最广泛的胆管,然后将造影导管退出。这时应在 X 线透视下,操作者与助手协调配合,边退导管边插入导引丝,防止导引丝滑出。挑选合适的鼻胆管顺导引丝插入,将鼻胆管先从口中引出,最后用鼻导管将鼻胆管从鼻腔内引出,并固定鼻胆管。

3) 术后处理 患者术后一般需禁食一餐,在确信无并发症发生后可逐渐恢复饮食,抗生素应继续使用一段时间。鼻胆管接无菌引流袋或轻度负压装置(如自膨式引流袋),应注意观察引流胆汁的性状及数量,并做好记录。定期进行血象、肝功能及胆汁的细菌学检查,必要时重复行鼻胆管造影检查。

(3) 内镜胆管内置管引流术

又称逆行胆管引流术(endoscopic retrograde biliary drainage,ERBD)、内镜内引流术(endoscopic endo-prosthesis)或内镜胆管内支撑术(endoscopic biliary stenting)。通过内镜技术将一根胆管支架放置于胆管中,一端置于梗阻之上,另一端位于梗阻以下乳头开口外,以此解除胆管梗阻。由于 ERBD 安全可靠,无胆汁丢失,更符合生理状态,术后也无需特殊护理,提高了患者的生活质量,尤其对无法切除的恶性胆管梗阻患者,是一种较好的姑息性治疗方法。

通常使用的胆管支架亦称内置管,即一根短的塑料管,目前最常用的有 10 F 和 11.5 F(12 F)的支架。与此相对应,需采用活检孔道为 3.7 mm 和 4.2 mm 的治疗型十二指肠镜。随着支架口径的增大,操作的难度也相应加大。目前小口径的支架仅用在胆管狭窄较紧或狭窄段较长且弯曲的情况下。对肝门恶性梗阻患者,有的专家放置两根或多根支架,以尽量扩大引流范围,不过其操作的难度较大。

1) 适应证与禁忌证 ①恶性肿瘤胆管梗阻者。②胆管感染,引流不畅者。③胆管梗阻者(如结石嵌顿、壶腹癌)。④胆瘘等。除 ERCP 的禁忌证之外,ERBD 并无绝对的禁忌。在肝门区胆管癌如已广泛浸润肝内胆管,引流效果较差或存在极易引起支架阻塞的病变,或合并活动性出血时,一般采用鼻胆管引流。一旦确定引流无效,应拔除引流管,无需再行内镜操作。

2) 操作方法 术前准备同鼻胆管引流术。根据不同规格的内置管,采用不同活检孔道的内镜,先做一普通胆管造影,如需放置内置管,经造影导管插入导引丝,利用导引丝的特性和插管技术,插至梗阻以上扩张的胆管中,选择引流部位;去除导管后,顺导引丝插入支架及输送器,待内衬管进入胆管并到达梗阻以上后,解开接头,用推送管将支架送入胆管,而将末端倒刺以下部分留在十二指肠腔内;最后依次拔除内衬管和推送管。观察支架引流效果,尽量吸出胆汁和造影剂。

## 21.6.4　大肠腺瘤内镜下的治疗[15]

绝大多数的大肠腺瘤已可被危险性极小的结肠镜下的外科技术所替代。大肠腺瘤及时发现和治疗,可终止其演变为癌,因此大肠癌预防的关键性突破被期望从这里开始。所有的有蒂腺瘤和<2 cm 无蒂腺瘤都可经结肠镜下行高频电灼摘除术。

(1) 适应证

①所有的有蒂腺瘤;②多发性腺瘤散发在多个肠段;③≤2 cm 亚蒂或广基腺瘤。

(2) 禁忌证

①>2 cm 无蒂广基腺瘤;②多发性腺瘤密布在一处肠段;③腺瘤蒂部或基底周围有糜烂和溃疡。

(3) 操作方法

腺瘤摘除时,术者置圈套器于腺瘤基底部,但不要紧贴肠壁侧。助手慢慢地抽紧圈套器,然后术者开始启动电凝开关,电凝后基底部开始发白并冒烟,方可令助手慢慢地收圈套器,此时术者电凝或电切,助手则慢慢地收紧圈套器,直至把息肉切割下来。息肉摘除后应注意观察蒂部或基底创面有无发红或渗血。

### （4）腺瘤癌变诊断

除采用肉眼和活检综合诊断外，对电切摘除术后的腺瘤，无论活检证实有否癌变，都应做全瘤的多处病理连续切片。WHO 为了避免临床医师对原位癌错误地进行过度治疗，把原位癌和重度不典型增生的病理诊断重新分类，统称为高级别黏膜内瘤变[6]。内镜下或外科对腺瘤完整切除后，病理诊断为高级别黏膜内瘤变者，不需要再补充外科的切除术。内镜肉眼诊断为大肠癌，活检病理形态学诊断为高级别黏膜内瘤变者，临床医师决不能作为重度不典型增生或原位癌处理，因为活检咬取的是肿瘤边缘的组织，不能代表整个肿瘤状况，应该重取活检。因此，一张完整的病理报告是很重要的，应该包括腺瘤的大小、癌变的部位、癌组织浸润的深度、癌的分化程度、血管和淋巴管有否浸润或癌栓形成。然后结合临床和病变的部位，决定是否补充外科根治性手术[16]。

### （5）腺瘤治疗后的随访

1）局部复发　管状腺瘤治疗后复发较少，但绒毛状腺瘤术后常可发生局部复发，复发病例大多系经肛门行局部切除，或以电灼治疗的患者。Pheils 报道绒毛状腺瘤手术后复发率为 18.1%，全部系电灼治疗的患者。可能是由于电凝固治疗时肿瘤基底未能破坏。肿瘤组织经电灼后病理检查有一定困难，无法明确是否已有浸润性生长，因而有些已发生浸润性癌变的绒毛状腺瘤被漏诊。笔者对 1 016 例大肠腺瘤应用电灼摘除后随访检查，未发现有复发病例。

2）新发腺瘤　大肠腺瘤患者，术后再患腺瘤的概率比正常人群高 6 倍。据 Henry 研究，大肠腺瘤术后 30% 将在其他部位再发新的腺瘤，再发腺瘤切除后有 1/3 的患者可以第 3 次再发。一般再发腺瘤大多发生于治疗后 2 年内。术后 2 年内经肠镜发现的腺瘤 ≤1 cm 者为新发腺瘤，>1 cm 者可能为遗漏腺瘤。治疗后经 4 年随访未有再发者，再发的机会与普通人群相同。笔者对 558 例腺瘤电灼切除术后患者 2 年内进行肠镜随访检查，发现 ≤1 cm 的新发腺瘤 92 例（20.2%），>1 cm 的遗漏腺瘤 28 例（5%）。因此，腺瘤电灼术后肠镜第一次随访检查阴性的患者，仍不可排除多发性腺瘤的可能。对腺瘤电切除后，应每年肠镜随访检查，以便能及时发现新发或遗漏的腺瘤，积极治疗腺瘤是预防大肠癌最好的方法。

## 21.6.5　早期大肠癌内镜下的治疗[23-26]

到目前为止，有 95% 以上大肠的早期癌是从腺瘤演变而来，因此早期大肠癌多数可在内镜下经高频圈套电灼摘除。但争论较多的问题是，结肠镜下高频电灼摘除的腺瘤经病理连续切片有浸润性早期癌是否需补充外科根治性手术。

### （1）非息肉性早期大肠癌内镜治疗的指征

①超声内镜的检查，癌组织浸润的深度和范围在黏膜下层以上和 <2 cm 者；②年老体弱者不愿行外科手术者；③患有心、肺、肾实质性病变，不能耐受外科手术者；④拒绝行外科手术切除；⑤病理形态学诊断，中、高级别黏膜内瘤变，肉眼可见范围者。

### （2）术前准备

同常规内镜检查前准备，以及双钳道治疗内镜及齿状圈套器、高频电灼器、微波治疗仪、激光器以及所需药品等。术前行超声内镜检查，了解病灶浸润深度。经内镜在病灶下注射高渗盐水，辨别病灶是否浸润到肌层。术前用东莨菪碱或阿托品、地西泮等。可用 200 mg 丙泊酚 10 ml 静脉麻醉后再行治疗。

### （3）补充外科手术问题

局限于黏膜层早期大肠癌，经内镜或外科局部切除术，已达到根治的目的，无需追加根治性手术，因黏膜层无淋巴管不会导致局部淋巴结转移[19]。

Wolff 报道经结肠镜下高频电灼摘除的 855 枚大肠腺瘤，其中无蒂型 127 枚，有 13 枚（10.2%）为浸润性早期癌；有蒂型 728 枚，证实有 33 枚（4.5%）为浸润性早期癌。有 25 枚补充了外科根治性手术，结果证实 6 枚（24%）有淋巴结的转移。

笔者所治疗的 115 例早期大肠癌中，89 例在内镜下高频电灼摘除，经全瘤病理切片证实，有 32 例为黏膜层癌，67 例为浸润性早期癌。在 67 例浸润性早期癌中，有 61 例做了根治性手术，结果 12 例（18%）有局部淋巴结转移，其中浸润黏膜肌层的 5 例中有 1 例（20%）淋巴管内有癌栓形成，浸润黏膜下层的 7 例中有 4 例（56%）淋巴管内有癌栓形成[19]。

笔者认为对于结肠镜下电切的腺瘤，病理诊断已有浸润性的早期癌变者，目前较一致的观点是，有以下情况之一者必须补充外科根治性手术[25,26]：①有蒂腺瘤的癌变，癌组织已浸润蒂部或基底的黏膜下层或广基腺瘤的癌变，癌组织已浸润基底；②癌细胞的分化程度很差；③癌细胞浸润淋巴管和静脉或淋巴管和静脉内有癌栓者。

## 21.6.6　大肠平坦型病变内镜下的治疗[27-30]

大肠平坦型病变一般指发生于大肠黏膜，病变的基底部直径接近于病变最大直径的宽基表浅病灶。其中病变直径>10 mm 者称为侧向发育型肿瘤（laterally spreading tumor, LST）。近年来，随着内镜技术的进步及内镜医师诊疗经验的不断提高，尤其是放大色素内镜技术在我国逐渐普及，此类病变已被越来越多的临床医师所认识。而且随着内镜黏膜切除术（EMR）及内镜黏膜下剥离术（ESD）的出现，此类病变的处理也由外科手术为主转向内镜下治疗为主。

（1）浸润深度的判别

大肠平坦型病变类型及浸润深度的准确判断对于治疗方式的选择极为关键。局限于黏膜层的早期平坦型大肠癌，多无局部淋巴结转移，故内镜下可完全切除，无需再进行根治术。而黏膜下层癌的内镜下治疗则应严格选择适应证，须参照癌组织浸润深度、病变大小、是否有局部淋巴结转移、患者一般状况、医疗技术和设备等因素综合决定。

1）腺管开口的分型　大肠黏膜腺管开口的类型对于判断大肠非肿瘤性和肿瘤性病变具有重要意义。通过放大内镜或放大色素内镜对腺管开口形态观察，可大致预测病理组织学诊断及早期大肠癌的浸润深度，对于炎症性及增生性病变可暂不处理而行内镜随访，对于腺瘤、黏膜内癌和黏膜下轻度浸润癌（sm1）可行黏膜剥离切除，而对 sm2、sm3 浸润癌或浸润更深者则为手术适应证。

2）抬举征　在病变基底部注射生理盐水或1∶10 000肾上腺素生理盐水等溶液，若注射后病变及周围黏膜同时膨起，称为"抬举征"（lifting sign）阳性，表明病变黏膜可以完全剥离并与固有层分离，可行内镜下治疗；若病变未隆起而周围黏膜隆起，称为"抬举征"阴性，说明病变已浸润到黏膜下层的全层或固有层，应考虑手术切除治疗。

3）超声内镜　正常肠壁在超声下分为5层，第1层高回声和第2层低回声是 m，第3层高回声是 sm，第4层低回声是 mp，第5层高回声是 ss。超声内镜检查可以明确病变浸润深度：m 癌多局限在第1～2层；sm 微小浸润癌在第3层上缘呈轻度狭小浸润；sm 深部浸润癌在第3层呈清晰浸润伴断裂，同时有第4层以下组织结构改变。

（2）大肠平坦型病变内镜下的治疗方法

1）圈套器高频电切除术　该法主要用于有蒂或隆起较明显的亚蒂息肉病变，平坦型病变较少应用。部分较小的 LST 病变，如圈套器套住后有假蒂形成，可选用该法。此法操作简单，无需特殊器械（如注射针）。但切割深度不易掌握，穿孔发生率较高。

2）氩离子凝固术　氩离子凝固术可以治疗任何大小的良性平坦型肿瘤，术前必须病理活检排除恶性病变。此法可直接灼除，操作简单，损伤小，可反复持续进行治疗。

3）EMR　EMR 适用于较小的平坦型病变，对于切除 LST 尤为适用，具有创伤小、安全性高的优点，且能完整回收组织标本，并对切除是否完全进行准确的组织学评判，所以很快被推广应用，并不断改进完善。如 1992 年出现的透明帽辅助 EMR（EMR-C）和 1997 年出现的结扎式 EMR（EMR-L）等。到 20 世纪 90 年代末，EMR 已成为黏膜内癌和部分黏膜下轻度浸润癌内镜下治疗的首选。但是，对较大面积表浅病变的处理，应用分片切除技术（EPMR）。由于不能完整切除病灶，不能得到完整的病理标本，边缘的残留和浸润深度无法准确判断，故切除后可能有癌残留，且复发率高。

4）ESD　为了解决大的平坦型病灶不能一次完整切除的问题，1999 年，Gotoda 等发明了一种新型的高频电刀——尖端绝缘刀（insulation-tipped knife, IT 刀），将直径超过2 cm 的大块病变黏膜一整片地从黏膜下层剥离，切除深度包含黏膜全层、黏膜肌层及大部分黏膜下层，有效地降低了术后肿瘤的残留及复发率。目前 ESD 技术尚处于探索和发展阶段，近年针对其操作器材作了不少发展和改进，如 2000 年出现的透明帽辅助 ESD 术、2002 年出现的钩状刀（hook knife）、2004 年出现的螺旋伸缩刀（flex knife）和三角刀（triangle tipped knife, TT 刀），以及传统的针状刀（needle knife）等。但由于 ESD 的操作技术难度较大，要求内镜医师具备丰富的内镜操作经验、熟练的内镜技术以及术者和助手之间默契的配合，且 ESD 出血、穿孔等并发症的发生率也较 EMR 高，故目前在临床上还不能普及开展。

总之，近 30 年来，内镜在高科技及器械设备创新等方面迅猛发展。最近德国爱尔博电子医疗器械公司在全球范围内推出全新的、具有划时代意义的 ERBE-VIO 内镜电外科工作站和 ERBE 水刀，使在内镜下对肿瘤的治疗变得更安全、更方便，并发症更少。随着内镜医师的操作技术不断提高，内镜下介入微创治疗必将越来越普及，目前内镜已经成为医学领域中独特新兴的学科。

（沈　俊）

## 主要参考文献

[1] 刘厚钰，姚礼庆主编.现代内镜学.上海：复旦大学出版社，2001；7-15.
[2] 陈孝，张子其，邵勇，等.胶囊内镜对小肠疾病诊断和治疗的影响程度.世界

华人消化杂志,2007,7:762-766.
[3] 朱雄增,蒋国良主编.临床肿瘤学概论.上海:复旦大学出版社,2005:127-131.
[4] 汤钊猷主编.现代肿瘤学.第二版.上海:上海医科大学出版社,2000:403-423.
[5] 沈俊.早期食管癌内镜下形态和定位.肿瘤杂志,1989,4:118-120.
[6] 沈俊,沈铭昌.提高早期胃癌诊断的要素.中华消化内镜杂志,1991,8:215-217.
[7] Hamilton SR, Altonen LA. World Health Orgnization classification of tumours. Pathology and genetics of tumours of digestive system. Lyon: Larc Press, 2000:112-117.
[8] Rosty C, Goggin M. Early detection of pancreatic carcinoma. Hematol Oncol N A M, 2002, 8:37-52.
[9] Brugge WR, Lauwers GY, Sahani D, et al. Cystic neoplasms of the pancreas. N Engl J Med, 2004, 35:1218-1226.
[10] Spinelli KS, Fromwiller TE, Daniel RA, et al. Cystic pancreatic neoplasms: observe or operate. Ann Surg, 2004, 23:651-657.
[11] Brophy C, Cahow CE. Primary small bowel malignant tumors. Unrecognized until emergent laparotomy. Am Surg, 1989, 55:408-411.
[12] 蔡三军,秦叔逵,蒋国梁,等.结直肠肛管癌.北京:北京大学出版社,2006:117-129.
[13] 沈俊.非透视下经结肠造口结肠镜检查的特点.中华消化内镜杂志,1988,5:212-214.
[14] 沈俊.下消化道出血急诊内镜检查和处理原则.中国实用外科杂志,1999,(19)2:116-118.
[15] 沈俊.大肠腺瘤研究进展.中华医学研究杂志,2005,5:1118-1121.
[16] 沈俊.早期大肠癌的诊断和治疗.中华消化杂志,1992,12:361-362.
[17] 沈俊.提高早期大肠癌诊断的研究.中华医学研究杂志,2007,7:12-14.
[18] Webb WA, Dyess L. The endoscopic criteria for malignancy in colonic adenomas. The dunce cap adenoma. Dis Colon Rectum,1986, 29:896-897.
[19] 沈俊.早期大肠癌的研究.国外医学·消化分册,1991,11:214-216.
[20] 沈俊,莫善兢.结肠镜在诊断多原发大肠癌的应用.中华消化杂志,1990,10:153-154.
[21] 沈俊,莫善兢.结肠镜在大肠癌术前术中的应用.浙江肿瘤,1997,11:216-218.
[22] 沈俊,莫善兢.大肠癌术后患者结肠镜随访检查的意义.中华消化内镜杂志,2008,25:466-468.
[23] 沈俊.大肠癌高危人群结肠镜随访检查.中国临床医学实用杂志,2003,1:33-35.
[24] 杨宇飞,林洪生.胃癌中西结合治疗.北京:人民卫生出版社,2002:307-312.
[25] 沈俊.大肠小的肿瘤性病变内镜下诊疗的研究.中华医学研究杂志,2003,3:1066-1069.
[26] 项平.大肠疾病诊断和治疗进展.上海:上海科学技术文献出版社,2005:336-341.
[27] Tamura S, Nakajo K, Yokoyama Y. Evaluation of endoscopic mucosal resection for laterally spreading rectal tumors. Endoscopy, 2004, 36:306-312.
[28] Hiraoka S, Kato J, Tatsukawa M, et al. Laterally spreading type of colorectal adenoma exhibits a unique methylation phenotype. Gastroenterology, 2006, 131:379-389.
[29] Kudo S, Kashida H, Tamura T, et al. Colonoscopic diagnosis and management nonpolypoid early colorectal cancer. World J Surg, 2003, 24:1081-1090.
[30] Yamada H, Hasegawa H, Iino H, et al. Evaluation of apoptosis as a factor affecting the growth of nonpolypoid colorectal adenomas. J Int Med Res, 2005, 29:516-522.

# 22 肿瘤病理学诊断

22.1 概述
   22.1.1 肿瘤的诊断依据
   22.1.2 外科病理学的发展
   22.1.3 病理学诊断的局限性
22.2 肿瘤的组织病理学诊断
   22.2.1 常用方法
   22.2.2 应用范围
   22.2.3 诊断报告书
   22.2.4 病理会诊
22.3 肿瘤的细胞病理学诊断
   22.3.1 常用方法

22.3.2 应用范围
22.3.3 诊断报告书
22.3.4 优点和局限性
22.4 肿瘤病理学诊断的特殊技术
   22.4.1 特殊染色和组织化学技术
   22.4.2 电子显微镜技术
   22.4.3 免疫组织化学技术
   22.4.4 流式细胞术
   22.4.5 图像分析技术
   22.4.6 细胞遗传学和分子生物学技术

肿瘤的诊断是一个多学科的综合分析过程。临床医师通过病史、体格检查和各种诊断技术,对全部资料进行综合分析,才能确定诊断。近年来,随着肿瘤诊断技术不断改进和新技术不断涌现,肿瘤诊断的准确率已大大提高。然而,要确定是否是肿瘤、肿瘤的良恶性和恶性程度以及肿瘤的组织学分型,目前仍然要依赖病理学诊断。病理学诊断被公认为是最后诊断,是"金标准"。肿瘤病理学是外科病理学的一个重要分支,通常分为细胞病理学和组织病理学两大部分。为了便于国际交流,促进临床、病理和流行病学资料的比较,世界卫生组织(WHO)于 20 世纪 60 年代和 80 年代分别出版和再版了一套《WHO 肿瘤组织学分类》丛书。自 2000 年起,历时 5 年,WHO 又出版了一套新的肿瘤组织学分类,共 10 个分册。该套丛书采用以常规组织病理学为基础的组织学分型,引入了免疫组织化学、细胞和分子遗传学以及临床特点对肿瘤进行分类。我国卫生部医政司在 20 世纪 90 年代也组织编写了《中国常见恶性肿瘤诊治规范》[1],内容包括鼻咽癌、肺癌、食管贲门癌、胃癌、大肠癌、肝癌、宫颈癌和乳腺癌,这有利于肿瘤诊断与命名的标准化和统一。

## 22.1 概述

### 22.1.1 肿瘤的诊断依据

肿瘤的诊断为临床治疗服务,诊断依据是治疗的前提,而且还反映了肿瘤资料的可靠程度。随着医学新技术和新方法的不断涌现,肿瘤的诊断依据也在不断变化,日益趋向更精确、更可靠。目前,把肿瘤的诊断依据分为以下 5 级。

1)临床诊断 仅根据临床病史和体格检查所获得临床症状和体征等资料,结合肿瘤基础知识和临床实践经验,在排除其他非肿瘤性疾病后所作出的诊断。临床诊断依据通常只能用于回顾性死因调查,一般不能作为治疗依据。

2)专一性检查诊断 指在临床符合肿瘤的基础上,结合具有一定特异性检查的各种阳性结果而作出的诊断。包括实验室和生化检查、影像学(X线、超声、放射性核素等)检查等。例如,肝癌的甲胎蛋白(AFP)、大肠癌的癌胚抗原(CEA)检测;肺癌的 X 线胸片上见到肿块影;消化道肿瘤的X线钡餐造影或钡剂灌肠;骨肿瘤的 CT 和 MRI 检查可确定肿瘤的性质和范围;恶性淋巴瘤的 PET-CT 检查可确定肿瘤累及部位和范围;腹部脏器肿瘤的超声检查;甲状腺结节的放射性核素显像等。

3) 手术诊断　外科手术或各种内镜检查时,通过肉眼观察赘生物的特性而作出的诊断,但取材未经病理学证实。

4) 细胞病理学诊断　依据脱落细胞学或穿刺细胞学以及外周血涂片检查而作出肿瘤或白血病的诊断。

5) 组织病理学诊断　肿瘤经空芯针穿刺、钳取、切取或切除后,制成病理切片进行组织学检查而作出的诊断。

上述 5 级诊断依据的可靠性依次递增,故组织病理学诊断为最理想的诊断依据。在手术和内镜检查时,如疑为肿瘤,均应取活组织检查,特殊情况下至少应做细胞学涂片检查。恶性肿瘤治疗前,除极少数情况,均应有明确的组织病理学诊断,否则无论临床上如何怀疑患者为恶性肿瘤,都不能完全确立诊断和实施毁损性治疗。有些肿瘤如肺癌可以通过痰涂片找到癌细胞而确诊,白血病可以通过骨髓穿刺和外周血涂片检查作出诊断和分型。对于院外已确诊的肿瘤患者,尚需复查全部病理切片和(或)涂片,以保证肿瘤病史资料的完整性,纠正可能产生的诊断失误。

## 22.1.2　外科病理学的发展

病理解剖学在 18 世纪中期才开始作为一门学科出现在欧洲。1761 年,Morgagni 出版了《疾病的位置和原因》,总结其一生解剖约 700 例所见器官病变与临床表现的关系,为病理学的发展奠定了基础。1858 年,Virchow 出版了《细胞病理学》,提出生命活动和疾病的基本单位是细胞。疾病的细胞学说是病理学发展具有深远意义的一个里程碑,现代病理学正是建立在细胞病理学说基础上的。

19 世纪末,全身麻醉技术和组织冷冻切片技术的发明,催生了外科病理学的诞生。1895 年,美国 Johns Hopkins 医院的 Cullen 医师首先宣称应用冷冻切片技术迅速为术中患者作出诊断。1917 年,Mac Carty 和 Braders 发表了 1 800 例乳腺疾病和外科病理研究结果,其中 933 例做术中冷冻切片检查,该技术避免了 22% 假阳性率[2]。1924 年,Mc Farland 出版了第一部活检著作《外科病理学》。1927 年,Bloodgood 在 JAMA 杂志发表了题为"当癌症成为显微镜下疾病,手术室中必须做组织诊断"的文章。此后,外科病理学进入迅速发展阶段[3]。Papanicolaou 发明的细胞染色技术和 Guthrie 首创针吸活检技术,推动了细胞学诊断的发展。电子显微镜、组织化学和免疫组织化学、图像分析、细胞遗传学和分子生物学等各种新技术和新方法也不断应用于外科病理学的诊断和研究中,病理学检查不但能准确作出肿瘤的诊断和组织学分型,还能为临床提供治疗的选择和预后估计。

我国在新中国成立前仅在几个大城市的医学院校和大医院开展外科病理学检查,病理专业人员仅几百人。目前不仅省、市级医院均设有病理科(室),大多数县级医院也已开展病理诊断工作。以上海为例,新中国建立初期仅少数几家医学院及其附属医院开展病理学检查,从事外科病理的专业人员仅 10 余人。1959 年,全市有 19 家医院的病理科(室)开展外科病理学检查,病理标本总数 76 367 例,其中恶性肿瘤 11 767 例,占 15.4%,病理专业人员增加到百余人。但当时建立的病理科绝大多数是医学院附属医院,区中心医院只有 2 家,而 10 家县级医院没有一家设置病理科。近年来外科病理学发展迅速,2006 年上海市医院病理科(室)已达 118 家,遍及市区和市郊各级医院,病理医师 370 余人,病理技术人员 330 余人。病理标本总数达 85 万余例,冷冻切片 8.4 万余例,细胞学标本(包括普查)达 113 万余例。上海市 80% 以上的医院病理科能开展冷冻切片或快速石蜡切片进行术中诊断,70% 以上的医院开展免疫组织化学诊断,年工作量已超过 8 万例。少数医院病理科已将电镜和分子生物学技术用于外科病理学诊断和研究工作中。

根据临床实践的需要,外科病理学的分支也逐步增多,先后建立了专科病理。就复旦大学上海医学院(原上海医科大学)而言,各附属医院已分别建立了肿瘤病理、妇产科病理、儿科病理、眼科病理、耳鼻喉科病理、心血管病理、神经病理、皮肤病理等科室,有些还建立了肝癌病理研究室和细胞学诊断室。专科病理的发展,大大推动了临床医学的发展。

## 22.1.3　病理学诊断的局限性

在各种肿瘤诊断技术中,病理学诊断至今仍被誉为"金标准"。然而,无论哪一种肿瘤诊断方法都有一定的局限性,病理学诊断也不例外,临床医师和病理医师对此必须有清醒的认识。病理医师在作诊断时,有时可发生诊断不足或诊断过头,也可能难以作出肯定诊断,甚至无法作出诊断。其原因涉及多方面,包括临床医师获取标本或病理医师取材是否适当,病理技术人员制片质量是否符合诊断要求,病理医师的经验和业务水平是否足以保证作出正确诊断等。

癌症不是单一疾病,现已知不同类型的肿瘤至少300多种,每一种肿瘤有其特有的发展过程和生物学特征。临床医师在取活组织时,肿瘤患者可处于疾病发展过程中的任何一个阶段,当肿瘤尚未显示其特征性形态学改变阶段,就不可能作出明确诊断。病理医师接受标本后,需取材并制作成切片后才能在光镜下作诊断,故这种检查属于抽样检查,最终在光镜下见到的病变仅是其一小部分,有时不能代表整个病变。

除了上述客观原因外,临床医师在获取标本和病理医师取材时,也可由于技术上原因而造成病理诊断困难或无法作出明确诊断。例如,病变小,位置深,活检时仅取到肿瘤旁组织或退变坏死组织;获取组织过少或挤压严重。又如,切除标本中的病变微小(如甲状腺乳头状微癌),病理医师在巨检和取材时可能漏取病变组织而导致诊断不足(漏诊)。病理标本处理过程中,如组织固定不及时、脱水不净、切片过厚、刀痕和折叠、染色不良等,也可直接影响病理诊断的准确率。

病理诊断常需依据临床表现、手术所见、肉眼变化和光镜形态等特征综合判断。对于一些疑难病例或少见肿瘤的病理诊断,尚需结合免疫组织化学、超微结构、细胞和分子遗传学特征,甚至随访结果才能确诊。因此,从某种意义上说,肿瘤病理诊断是一门依赖经验积累的诊断学科。需要病理医师不断实践,积累经验,才能逐步提高诊断水平。病理医师在作诊断时和临床医师在阅读病理报告时,如发现病理诊断结果与临床不相符合,必须及时互相沟通,以免误诊误治。对于病情复杂的疑难病例,可举办由临床医师、影像诊断医师、病理医师和其他相关人员共同参与的临床病理讨论会,共同商讨后妥善处理[4,5]。

## 22.2 肿瘤的组织病理学诊断

### 22.2.1 常用方法

(1) 标本的获取

1) 针芯穿刺活检(core needle biopsy) 又称针切活检(cutting-needle biopsy)或钻取活检(drill biopsy)。用带针芯的粗针穿入病变部位,抽取所获得的组织比细针穿刺的大,制成的病理组织切片有较完整的组织结构,可供组织病理学诊断,如乳腺肿瘤的针芯穿刺活检。

2) 咬取活检(bite biopsy) 用活检钳通过内镜或其他器械,咬取或钳取病变组织作组织病理学诊断,如鼻咽部、胃和宫颈等处的活检。

3) 切取活检(incisional biopsy) 切取小块病变组织,如有可能包括邻近正常表现的组织,供组织病理学诊断。此法常用于病变太大,手术无法完全切除或手术切除可引起功能障碍或毁容时,为进一步治疗提供确切的依据。

4) 切除活检(excisional biopsy) 将整个病变全部切除后供组织病理学诊断。此法本身能达到对良性肿瘤或某些体积较大的早期恶性肿瘤(如乳腺癌、甲状腺癌)的外科治疗目的。切除活检可仅为肿块本身或包括肿块边缘正常组织和区域淋巴结的广泛切除术和根治术标本。

(2) 大体标本的处理

针芯穿刺、咬取和切取活检小标本的处理较简单,切除活检标本,尤其是恶性肿瘤根治性切除标本需按各类标本的要求作出恰当的处理。

在大体标本处理前,病理医师必须了解临床病史、实验室检查和影像学检查等结果,以确定如何取材,是否需要做特殊研究。外科医师应对标本做适当标记,以提供病变解剖方向、切缘等信息,并记载于病理申请单上。

活检标本送达病理科时,通常已固定在4%甲醛(10%福尔马林)或其他固定液中,此时已不宜再做一些特殊研究(如细菌培养、某些免疫组织化学染色、理想的电镜检查和遗传学检测)。病理医师应在术前会诊,确定是否需留取新鲜组织供特殊研究,避免大体标本处理不当而需再次活检。小块组织活检的目的常用于确定病变的良恶性,如为恶性肿瘤,则可等待根治性切除标本后再做其他检查。

大体标本,尤其是根治性切除标本应详细描述肿瘤的外形、大小、切面、颜色、质地、病变距切缘最近的距离,所有淋巴结都应分组,并注明部位。恶性肿瘤标本的表面应涂布专用墨水,以便在光镜下正确判断肿瘤离最近切缘的距离或是否累及切缘。所有病变及可疑处、切缘和淋巴结均应取材镜检。

(3) 制片的类型

1) 常规石蜡切片 是病理学中最常用的制片方法。各种病理标本固定后,经取材、脱水、浸蜡、包埋、切片、染色和封片后光镜下观察。全部制片过程一般1天左右可完成，3天内就可作出病理诊断。石蜡切片的优点是取材广泛而全面，制片质量较稳定，组织结构清晰，便于阅片。适用于针芯穿刺、咬取、切取和切除等各种标本的组织学检查。有时还可根据诊断或研究工作的需要，做成大切片，把部分或整个病变的切面制成一张切片，长达2～5 cm或更大，以观察病变的全貌。

2）快速石蜡切片 将上述常规制片过程简化，在加温下进行，依次用甲醛固定、丙酮脱水和软石蜡浸蜡后包埋、切片和染色。整个制片过程需20 min左右，约30 min即可作出病理诊断。此法优点是设备简单，制片快速，只要有石蜡切片机的基层医院均可进行。切片质量近似常规石蜡切片，可适用于各种标本的快速诊断，尤其适用于宫颈锥形切除和软组织肿瘤标本。本法的缺点是耗费人力和试剂较多，取材不宜过大，制片质量有时不易掌握，现已被冷冻切片取代。

3）冷冻切片 过去用氯乙烷法、二氧化碳法和半导体制冷法制片。由于易受工作环境气温的影响，制片技术要求较高，制片质量欠稳定，现除一些基层医院还在使用外，已被恒温冷冻切片机制作的冷冻切片代替。恒温冷冻切片机在制作切片时，整个切片过程均在恒温冰箱内进行，制片质量良好且稳定，接近于常规石蜡切片，出片速度快，从组织冷冻、切片到观察，仅需15 min左右即可作出病理诊断。此法还可用于不适宜固定、脱水和浸蜡等方法处理的某些组织化学和免疫组织化学检查的制片。恒温冷冻切片机制作冷冻切片的成本较高，使用年限通常8～10年。

4）印片 将巨检所见可疑组织与玻片接触，制成印片染色后观察，作出快速诊断。此法虽属细胞学诊断，但常与冷冻切片同时应用，以提高术中诊断的确诊率，也可作为无法进行冷冻切片时的应急措施。

### 22.2.2 应用范围

**(1) 常规组织病理学检查**

所有活组织标本均应送病理学检查，绝对不允许把标本随意丢弃，以致延误病情而影响诊治。如本院或本地无病理科时，应将标本及时送到邻近有条件的病理科（室）做病理学检查。在病理学检查中，有80%～90%的病例应用常规石蜡切片，HE染色后作病理诊断。

**(2) 手术中快速组织病理学检查**

这是临床医师在实施手术中，就与手术方案有关的疾病诊断问题请求病理医师进行紧急会诊的一种快速组织病理学检查，病理医师要在很短的时间内（通常15～30 min）向手术医师提供参考性病理学诊断意见。现大多采用快速冷冻切片技术，少数情况采用快速石蜡切片技术。

与常规石蜡切片的病理学诊断相比，快速冷冻切片会诊具有更多的局限性和误诊的可能性。因此，临床各科如需要做冷冻切片协助诊断，应事先向病理科提出申请，手术前一天向病理科递交快速活检申请单，填写患者的病史、重要的影像学、实验室检查等资料以及提请病理医师特别关注的问题，尽可能不要在手术进行过程中临时申请。负责冷冻切片诊断的主检病理医师应了解患者的相关临床情况、必要的术前检查和既往有关的病理学检查情况等。

由于冷冻切片耗费人力，有一定的局限性和无法确诊率，事后仍需用常规石蜡切片对照方能作出最后诊断，故冷冻切片主要用于手术中的病理会诊，必须严格掌握应用的指征。冷冻切片的指征包括：①需要确定病变性质，如肿瘤或非肿瘤。若为肿瘤，需确定为良性、恶性或交界性，以决定手术方案。②了解恶性肿瘤的播散情况，包括肿瘤是否侵犯邻近组织、有无区域淋巴结转移。③确定手术切缘情况，有无肿瘤浸润，以判断手术范围是否合适。④帮助识别手术中某些意外、意想不到的发现以及确定可疑的微小组织，如甲状旁腺、输卵管、输精管或交感神经节等。⑤切取新鲜组织供特殊研究的需要，如组织化学和免疫组织化学检测、电镜取材、微生物培养、细胞或分子遗传学分析以及肿瘤药物敏感试验等。

冷冻切片诊断对手术治疗有重大帮助和指导意义，Akerman（1959）指出："冷冻切片的唯一目的在于作出治疗上的决策"。冷冻切片诊断由于取材少而局限、时间紧迫、技术要求高，确诊率比常规石蜡切片低，有一定的误诊率和延迟诊断率。冷冻切片的确诊率一般为90%～98%，误诊率为1%～2%，延迟诊断率为2%～6%。因此，除在手术前外科医师需与病理医师沟通，在手术中如遇到疑难病例，病理医师应及时与手术医师联系或亲临手术室了解术中情况和取材部位。当冷冻切片诊断与临床不符或手术医师对冷冻诊断有疑问时，应立即与病理医师联系，共同商讨处理办法。对需截肢或手术范围广泛的根治性切除之前，冷冻切片诊断一般应有两位高年资病理医师共同确诊才可签发报告。

## 22.2.3 诊断报告书[6]

### (1) 基本内容

1) 患者基本情况 包括病理号、姓名、性别、年龄、送检医院或科室、住院号、门诊号、送检和收验日期。

2) 巨检和镜检要点描述 包括标本类型,大体表现,肿瘤的组织学类型,亚型或变型,病理分级(分化程度),浸润深度,脉管和神经浸润情况,淋巴结转移情况,切除标本的切缘有无肿瘤浸润以及有无继发性病变或伴发性病变等。对于罕见或特殊的肿瘤、交界性肿瘤或生物学行为不明确的肿瘤,应在备注栏内注明意见或参考文献,以供临床参考。

3) 与病理学诊断相关的特殊检查 包括免疫组织化学、电镜、细胞和分子遗传学等特殊检查的结果和解释。

4) 提供恶性肿瘤的预后和进一步治疗选择的指标 病理学报告还可提供恶性肿瘤的预后指标(癌基因、抑癌基因和增殖活性等),以及进一步治疗选择的指标(如雌、孕激素受体、CD20、CD117和c-erbB2表达情况)。

### (2) 诊断表述基本类型

Ⅰ类:检材部位、疾病名称、病变性质明确和基本明确的病理学诊断。

Ⅱ类:不能完全肯定疾病名称、病变性质,或是对于拟诊的疾病名称、病变性质有所保留的病理学诊断意向,可在拟诊疾病/病变名称之前冠以诸如病变"符合为"、"考虑为"、"倾向为"、"提示为"、"可能为"、"疑为"、"不能排除(除外)"之类词语。

Ⅲ类:检材切片所显示的病变不足以诊断为某种疾病(即不能作出Ⅰ类或Ⅱ类病理学诊断),只能进行病变的形态描述。

Ⅳ类:送检标本因过于细小、破碎、固定不当、自溶、严重受挤压(变形)、被烧灼、干涸等,无法作出病理诊断。

对于Ⅱ、Ⅲ类病理学诊断的病例,可酌情就病理学诊断及其相关问题附加建议、注释和讨论。Ⅳ类病理学诊断的病例,通常要求临床医师重取活组织进行检查。

## 22.2.4 病理会诊[6,7]

病理会诊是病理科常规工作之一,其目的是征询第2种或更多种意见,以提高病理学诊断的质量。由于用于病理学诊断的组织学切片可以永久保存,同时能够让不同或相同、一个或多个病理医师在相同或不同时间进行评价,这对疑难或有争议的病例进行会诊提供了可能。

我国现有的大多数医院病理科几乎每天都要面对涉及全身各部位的不同疾病作出病理学诊断,而病理医师由于自身经验、知识累积和工作条件所限,任何一位病理医师都不可能通晓所有疾病的诊断。由于临床医学的发展,各学科的分支越来越细,仅外科学就已分成神经外科、胸外科、普外科、泌尿外科、矫形外科、小儿外科、肿瘤外科等十几个专科,对病理学诊断的要求也越来越高。综合性医院的病理科医师对专科疾病(如血液病理学、肾脏病理学、肝脏病理学、神经病理学和皮肤病理学等)的诊断标准较难以掌握,而专科医院的病理科医师一般也不熟悉本专科以外疾病的病理诊断和鉴别诊断。所以,对病理医师而言,需要病理会诊来解决一些疑难病例和少见病例的病理学诊断。

病理会诊可在病理诊断报告书签发之前或之后。病理诊断报告书签发前的病理会诊常因病例疑难或少见,主检病理医师难以作出明确诊断,递交科内或院外会诊。

病理诊断报告书签发后的病理会诊原因较复杂,第1种情况是原诊治医院受医疗技术限制,无法治疗或无法进一步治疗而需要转院,收治医院的临床医师为确保在准确诊断前提下进行治疗,提出病理会诊;第2种情况是原诊治医院的临床医师认为病理学诊断结果与临床不符,与病理医师沟通后仍不能达成一致意见,提出院外会诊;第3种情况是患者及其家属对原诊治医院病理学诊断的报告存有疑虑而要求院外会诊,此时往往由患者或其家属到一家或多家医院要求会诊;第4种情况是基层医院病理科条件所限,不能进行一些特殊检查如免疫组织化学、电镜等,要求上一级有条件的医院会诊;第5种情况是原诊治医院与患者发生医疗纠纷,患者及其家属提出法律诉讼,法院要求上一级医院予以会诊。

病理会诊可由申请方(医院或患方)将病理切片直接带至会诊方会诊,称为直接会诊。申请方如通过图像传送系统要求会诊方进行远程切片会诊,称为间接会诊。无论何种情况,会诊方如接受会诊,应提出会诊意见。病理会诊报告是会诊方组织有关病理专家个人或集体阅片后的咨询意见。会诊意见书上应写明:"病理医师个人会诊咨询意见,仅供原病理学诊断的病理医师参考。"原病理学诊断的病理医师应自行决定是否采纳病理会诊的咨询意见和采纳的程度。

## 22.3 肿瘤的细胞病理学诊断

### 22.3.1 常用方法

正确采集肿瘤细胞是细胞病理学诊断的先决条件,也是提高确诊率的关键。采集样本要尽可能从病变处直接取样才能代表主要病变。采集方法应安全、简便,患者不适感小,且要防止引起严重并发症或促使肿瘤播散。

(1) 脱落细胞学检查

对体表、体腔或与体表相通的管腔内肿瘤,利用肿瘤细胞易于脱落的特点,取其自然脱落或分泌排出物,或用特殊器具吸取、刮取、刷取表面细胞进行涂片检查,亦可在冲洗后取冲洗液,或抽取胸、腹腔积液离心沉淀物进行涂片检查。适用于脱落细胞学检查的标本有痰液、尿液、乳头排液、阴道液涂片,宫颈刮片,鼻咽涂片(图22-1),食管拉网涂片,各种内镜刷片,胸腔积液、腹腔积液、心包积液和胸脊液离心涂片,支气管冲洗液沉淀涂片。

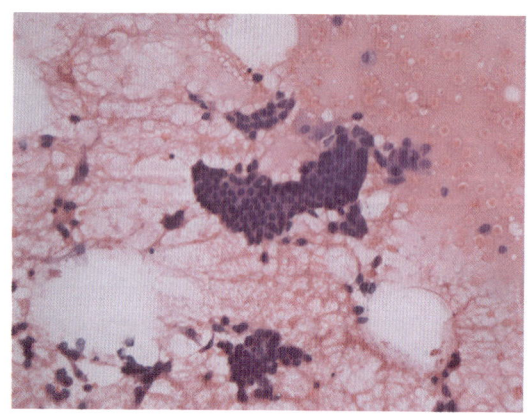

图 22-1 鼻咽癌细胞涂片

(2) 穿刺细胞学检查

用直径<1 mm的细针刺入实体瘤内吸取细胞进行涂片检查。对浅表肿瘤可用手固定肿块后直接穿刺,如淋巴结、唾液腺、甲状腺、乳腺、前列腺以及体表软组织等处的肿瘤穿刺。对深部肿瘤则需在B超、X线或CT引导下进行穿刺,如乳腺、肝、肺、肾和纵隔等处肿块的穿刺。

(3) 涂片制作

取材后应立即涂片,操作应轻巧,避免损伤细胞,涂片须厚薄均匀。涂片后应在干燥前立即置于95%乙醇或乙醇乙醚(各半)混合液固定15 min,以保持良好的细胞形态,避免自溶。常用的染色方法有苏木精伊红(HE)法、巴氏(Papanicoloau)、姬姆萨(Giemsa)法和瑞氏(Wright)法等。

传统的涂片用手推,近年来应用一项在取材、涂片和固定等多个环节上均有革新的细胞学技术——液基细胞学(liquid-based cytology)。此项技术最早用于宫颈细胞学检查,现已广泛应用于非妇科细胞学标本。该技术利用细胞保存液,将各类标本及时固定,并转化为液态标本,然后采用密度梯度离心或滤膜过滤等技术,去除标本中可能掩盖有诊断意义细胞的物质,如红细胞、炎症细胞、黏液或坏死碎屑等,进而利用自动机械装置涂片,使细胞均匀薄层分布于较小区域内进行阅片。该技术可获得背景清晰的高质量涂片,大大减少阅片时间,提高阳性诊断率。此外,细胞保存液延长了标本保存期,便于标本转运,并可重复制片,还能保护细胞中的RNA、DNA和蛋白质免受降解,有利于分子生物学和遗传学等研究。除此之外,薄层涂片技术使计算机自动细胞图像分析筛选成为可能。

### 22.3.2 应用范围

(1) 脱落细胞学检查

1) 阴道脱落细胞学 吸取或刮取子宫颈或阴道穹窿的细胞制备涂片,通常用巴氏或HE染色。最常用于子宫颈鳞癌的诊断和普查,诊断准确率可达90%以上。此外,还可用来观察女性内分泌激素水平的变化。

2) 痰涂片和支气管刷片细胞学 可用于肺癌的诊断和组织学分型,如鳞癌、小细胞癌或腺癌。

3) 胸、腹腔积液脱落细胞学 抽取胸、腹腔积液,经离心后吸取沉淀物制备涂片,可用于肺癌、胃肠道癌、卵巢癌和恶性间皮瘤等诊断和鉴别诊断。

4) 尿液脱落细胞学 收集尿液,经离心后吸取沉淀物制备涂片,常用于膀胱肿瘤的诊断。

5) 乳房乳头溢液细胞学 可用于诊断乳腺炎症性疾病、导管上皮细胞增生、非典型增生和乳腺癌。

6) 其他 食管拉网涂片检查常用于食管鳞癌和其他病变的诊断;胃灌洗液涂片可用于胃腺癌的诊断;脑脊液和心包积液抽取后离心沉淀,制备涂片,分别用于神经系统炎症和肿瘤以及心包转移性肿瘤和恶性间皮瘤的诊断。

### (2) 穿刺细胞学检查

某些器官或组织既无自然脱落细胞,内镜又不能到达,需用穿刺细胞学检查。最常用于浅表可触及的肿块,如淋巴结、乳腺、唾液腺、甲状腺和前列腺,也可在超声引导、X 线或 CT 定位下穿刺深部组织的肿块,如肝、肺、胰腺、肾、卵巢、腹膜后、软组织和骨等。

1)淋巴结 是穿刺细胞学最常见的部位,可用于诊断淋巴结转移性癌,也可用于区分恶性淋巴瘤和反应性增生,结合免疫组织化学技术还可对某些类型恶性淋巴瘤进行组织学分型。

2)乳腺 穿刺细胞学检查有助于术前确定乳腺肿块的性质,便于制订治疗计划和决定手术方式,诊断准确率达80%~90%。穿刺涂片还可行雌、孕激素测定,以利于术前化疗药物的选择。

3)腺唾液 主要用于大唾液腺(腮腺、颌下腺和舌下腺)的穿刺细胞学检查,以确定肿块性质和肿瘤的良恶性。诊断的准确率较低,一般在 70%~80%。由于唾液腺肿瘤的上皮和间质成分变化多端,而良性肿瘤大多有包膜,有些学者认为应谨慎应用。

4)甲状腺 穿刺细胞学检查对甲状腺炎、结节性甲状腺肿、乳头状癌、髓样癌和间变性癌的诊断有帮助,但不能用于滤泡性腺瘤和癌的诊断和鉴别诊断。

5)胸、腹腔脏器 在超声、X 线或 CT 引导下的细针穿刺细胞学检查可用于肝、肺、胰腺、肾和卵巢等实质脏器肿块的诊断,诊断准确率达80%~90%。

6)其他 纵隔、腹膜后、软组织和骨等部位也可用细针穿刺做细胞学检查,但诊断较困难,常难以正确区分肿瘤的良恶性或作出明确的组织学分型。

## 22.3.3 诊断报告书[6]

### (1) 基本内容

填写患者的基本情况同组织病理学诊断报告书,包括病理号、姓名、性别、年龄、送检医院或科室、住院号、门诊号、送检日期和收验日期。

### (2) 诊断表述基本类型

1)直接表述性诊断 适用于穿刺细胞学标本的诊断报告。根据形态学观察的实际情况,对于某种疾病或病变作出肯定性(Ⅰ类)(图 22-1)、不同程度意向性(Ⅱ类)细胞学诊断,或是提供形态描述性(Ⅲ类)细胞学诊断,或是告知无法作出(Ⅳ类)细胞学诊断[参见 22.2.3(2)]。

2)间接分级性诊断 用于查找恶性肿瘤细胞的细胞学诊断。

三级法:分阳性、可疑和阴性。阳性为找见肯定的恶性细胞,临床医师可依据细胞学诊断报告行手术切除、化疗或放疗;可疑为找见难以确诊的异型细胞,临床医师应重复细胞学检查或做活检,如临床和影像学等检查强烈提示恶性,也可进行治疗;阴性为仅找见正常或炎症变性细胞。

四级法:分为阳性、可疑、非典型性和阴性。非典型性细胞属于狭义的癌前病变中见到的细胞,还可能包括异型显著的炎症变性细胞,甚或数量很少而形态不典型的癌细胞。非典型细胞的临床意义不明确,需进一步检查,不能单独依据此结果进行治疗。

五级法:Ⅰ级为无异型或不正常细胞;Ⅱ级为细胞学有异型(核异质细胞),但无恶性证据;Ⅲ级为细胞学怀疑为恶性;Ⅳ级为细胞学高度怀疑为恶性;Ⅴ级为细胞学确定恶性。

Bethesda 系统分级法:用于宫颈和阴道涂片细胞学检查,采用巴氏染色法。为两级法,即低级别鳞状上皮内病变(LGSIL)和高级别鳞状上皮内病变(HGSIL)。

世界卫生组织(WHO)不推荐用数字式分级诊断,建议细胞学报告应采用诊断性名称,如有可能还应说明类型(鳞癌、腺癌、小细胞癌等)。

## 22.3.4 优点和局限性

### (1) 优点

细胞学检查取材方便,所需设备较简单,操作、制片和检查过程快速,给患者造成的痛苦很小,易于推广和重复检查,是一种较理性的肿瘤诊断方法。细胞学检查还适用于宫颈癌和食管癌等肿瘤的普查。

### (2) 局限性

细胞学检查有较高的假阴性率,一般为 10% 左右。因此,阴性结果并不能否定恶性肿瘤的存在;深部肿瘤如肝癌、肺癌、胰腺癌和肾癌等,常难以取得较理想的标本;早期食管癌、贲门癌和肺癌,尽管拉网或痰液细胞学检查为阳性,影像学检查往往不能显示出肿瘤的确切部位,难以精确定位而影响治疗,还需进一步做内镜检查来确定肿瘤的部位。细胞学检查结果如与临床不符或有争议的病例,应设法取活组织做组织病理学检查,以明确诊断。

## 22.4 肿瘤病理学诊断的特殊技术

### 22.4.1 特殊染色和组织化学技术[6-8]

目前实验室常用的特殊染色和组织化学技术主要有以下几种。

**(1) PAS 染色(高碘酸-雪夫法)**

可以显示糖原和中性黏液物质、基膜、大多数真菌和寄生虫,还可以显示腺泡状软组织肉瘤瘤细胞胞质内结晶,阳性反应呈红色(图 22-2)。

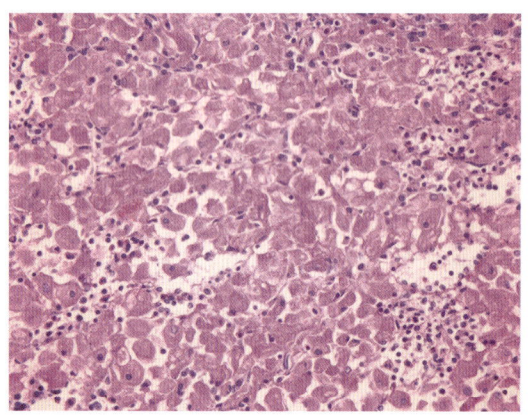

图 22-2　高雪病 PAS 染色

**(2) 网状纤维染色**

显示网状纤维和基膜物质。网状纤维主要由Ⅲ型胶原纤维组成,基膜则主要由Ⅳ型胶原和层粘连蛋白(laminin)构成。网状纤维和基膜吸附银并呈 PAS 阳性染色是由于其表面被覆蛋白多糖或糖蛋白。常规工作中,以银为基础的网状纤维染色主要用于区分:①上皮性和非上皮性肿瘤;②各种间叶性肿瘤之间的鉴别;③原位癌和浸润性癌。

显现网状纤维染色的方法很多,常用方法有 Gomori 和 Gorden-Sweets 氢氧化银氨液浸法等,结果显示网状纤维呈黑色(图 22-3),胶原纤维呈黄棕色,胞核呈灰褐色或红色(核固红复染)。

**(3) 三色染色**

为结缔组织多色染色法,是用 3 种颜色显示多种结缔组织成分,如胶原、肌肉、淀粉样物质、黏液物质、纤维素、软骨、神经胶质和血细胞成分等,主要用于显示或区分各种纤维成分。由 3 种染料成分所显示的 3 种组织结构分别是细胞核、胞质和细胞外纤维。如 Masson 三色染色法结果为胶原纤维、黏液、软骨呈蓝色,胞质、肌肉、纤维素、神经胶质呈红色,胞核呈黑色(图 22-4)。

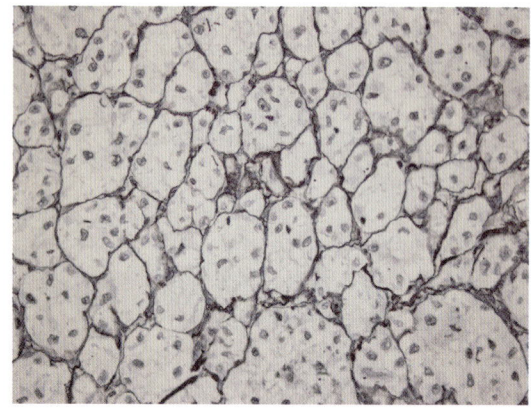

图 22-3　腺泡状软组织肉瘤网状纤维染色

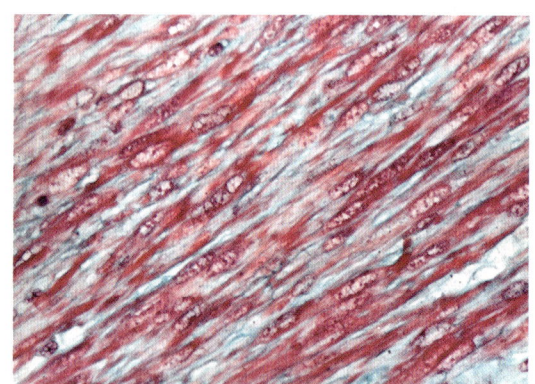

图 22-4　平滑肌肉瘤 Masson 三色染色

**(4) 淀粉样物染色**

淀粉样物质是一种病理性细胞外蛋白质,因其与淀粉在碘液中呈相同染色反应而得名。常规 HE 染色,淀粉样物为无细胞均一、淡嗜伊红色物质,其化学成分约 90% 为原纤维性蛋白,10% 为 P 成分(一种糖蛋白)。淀粉样原纤维性蛋白主要有两大类:一为淀粉样轻链(AL)蛋白,由浆细胞分泌,含免疫球蛋白轻链;另一为淀粉样相关(AA)蛋白,由肝细胞合成的非免疫球蛋白质。淀粉样物沉着可见于肿瘤、慢性感染和某些遗传性疾病等多种疾病。在骨髓瘤、重链病、Waldenstrom 巨球蛋白血症、甲状腺髓样癌、胰岛细胞瘤、肺小细胞癌等肿瘤中存在淀粉样物质。

刚果红染色显示淀粉样物质呈红色,胞核呈蓝色,在荧光显微镜下呈橘黄色或红色,在偏振光显微镜下呈苹果绿双折光性。甲基紫染色显示淀粉样物质呈紫红色或红色,胞核呈蓝色。

**(5) 亲银和嗜银细胞染色**

分布在全身各处的神经内分泌组织和细胞具有亲银或嗜银特性。亲银细胞具有将银溶液直接还原成不溶性黑色金属银的能力,而嗜银细胞则需加入还原剂后才能将银溶液还原成金属银。肾上腺嗜铬细胞瘤、少数类癌(起源于后肠)亲银细胞染色阳性,大多数类癌嗜银细胞染色阳性,甲状腺髓样癌、垂体腺瘤、胰岛细胞瘤、皮肤Merkel细胞癌、全身各处神经内分泌癌等可呈亲银或嗜银细胞染色阳性。

常用的亲银细胞染色是Masson-Fontana银染色法。亲银细胞颗粒呈棕黑色,黑色素也呈黑色,胞核呈红色。常用的嗜银细胞染色是Grimelius硝酸银染色法,此法最好采用Bouin液固定组织,嗜银细胞颗粒呈棕黑色,背景呈黄色或浅棕色。

**(6) 中性脂肪染色**

脂质在组织化学上可以分为单纯脂质、复合脂质和衍生脂质3类。中性脂肪通常采用脂溶性色素染色法,脂溶性色素主要有苏丹Ⅲ、苏丹Ⅳ、油红O等,这些色素既能溶于有机溶剂,又能溶于脂质内,故不能用于石蜡包埋的材料,只能在新鲜组织冷冻切片上进行染色。目前,肿瘤病理诊断上主要用于皮脂腺肿瘤和脂肪肉瘤的诊断,以及卵巢纤维瘤与卵泡膜纤维瘤的鉴别诊断,有时也可用于恶性纤维组织细胞瘤、黄色瘤和肾上腺皮质肿瘤的诊断和鉴别诊断。苏丹Ⅳ(猩红)和油红O染色法都能将脂质染成红色,但油红O染色反应最强,且能显示细小脂滴。

**(7) 色素染色**

许多色素在一般常规HE染色切片上很相似而不易区分,通常需要采用不同的特殊染色方法显示来确定色素的性质。肿瘤病理学诊断工作中使用比较多的是含铁血黄素和黑色素染色。

显示含铁血黄素的常用方法是Perls染色法,含铁血黄素呈蓝色,其他组织呈红色。显示黑色素的常用方法是Masson-Fontana银染色法,黑色素呈黑色,其他组织呈复染的颜色,可用于恶性黑色素瘤的诊断,也可为一些含黑色素的病变如色素痣、蓝痣,含黑色素的肿瘤如色素性神经鞘瘤、透明细胞肉瘤等的诊断和鉴别诊断提供依据。

**(8) 黏液染色**

黏液可分为中性和酸性黏液两大类。中性黏液由氨基己糖和游离己糖组成,不含酸性反应基(游离酸根或硫酸酯)。酸性黏液较复杂,可分为硫酸化结缔组织黏液(包括唾液酸的羧基化黏液)和透明质酸。

中性黏液对PAS染色呈阳性反应,不能被淀粉酶消化。酸性黏液因其成分不同,对奥辛蓝(AB)、甲苯胺蓝、胶体铁、高铁二胺(HID)以及硼氢化物/氢氧化钾/PAS(PB/KOH/PAS)染色呈不同染色反应。

胃型胃癌、黏液表皮样癌、某些黏液腺癌、脊索瘤和滑膜肉瘤含中性黏液,PAS染色为阳性。肠型胃癌和结直肠癌含酸性黏液,AB染色呈蓝色,HID染色则可将硫酸化酸性黏液染成棕黑色,而羧基化(唾液酸)酸性黏液染成蓝色。

含黏液的间叶性肿瘤如黏液脂肪肉瘤和黏液纤维肉瘤中的黏液为透明质酸,在AB染色前先用透明质酸酶消化则可使染色反应消失;黏液软骨肉瘤AB染色为阳性,但不能用此法取消AB的蓝色反应。

## 22.4.2 电子显微镜技术[6-8]

电子显微镜(电镜)是病理形态诊断和研究中的一个重要工具。电镜分辨率高,最大分辨率可达0.2 nm,是光镜(0.2 μm)的1 000倍,能清楚显示细胞的微细结构(亚细胞结构),可用于肿瘤病理诊断和鉴别诊断,也可用于肿瘤的病因和发病机制的研究。电镜有数种类型,包括透射电镜、扫描电镜、超高压电镜和分析电镜等。在此仅叙述肿瘤病理诊断中最常用的透射电镜。

**(1) 应用**

1)区别分化差的鳞癌与腺癌 鳞癌有发育良好的细胞间桥粒和胞质中的张力微丝;腺癌有微绒毛(图22-5)、连接复合体,胞质内含有黏液颗粒或酶原颗粒。

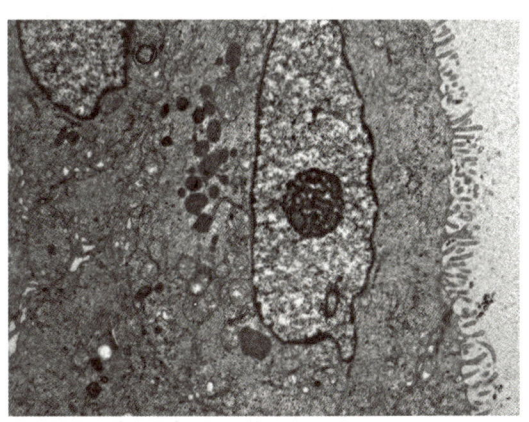

**图22-5 腺癌细胞超微结构**

2）区别分化差的癌与肉瘤 癌有细胞连接和基膜；肉瘤通常无细胞连接，也无基膜，但可有外板。

3）区别腺癌与恶性间皮瘤 腺癌的微绒毛少，短而钝，中间微丝和糖原颗粒少，含有黏液颗粒或酶原颗粒；恶性间皮瘤的微绒毛多、细长，中间微丝和糖原颗粒较丰富，无黏液颗粒和酶原颗粒。

4）无色素性黑色素瘤 胞质内存在不同成熟阶段的前黑色素小体和黑色素小体。

5）神经内分泌肿瘤 胞质内含有神经分泌颗粒，依据颗粒的大小、形状、电子致密度、空晕的有无和宽度等特征，还可进一步区分不同类型的神经内分泌肿瘤。

6）小圆细胞恶性肿瘤 小细胞癌的细胞器发育差，偶见桥粒、张力微丝和原始细胞连接，有时在胞质内含神经分泌颗粒；胚胎性横纹肌肉瘤有肌动蛋白和肌球蛋白微丝以及Z带物质；Ewing肉瘤的细胞器很少，但含有丰富的糖原颗粒；神经母细胞瘤的胞质内含有微管和致密核心颗粒，胞膜有许多细长的树突状突起。

7）确定某些软组织肿瘤的起源或分化 平滑肌肉瘤有伴致密体的肌微丝，质膜下有微饮空泡和外板；血管肉瘤的胞质内可找见特征性Weibel-Palade小体；腺泡状软组织肉瘤有类晶体和大量线粒体；透明细胞肉瘤有黑色素小体。

8）其他 朗格汉斯组织细胞增生症（Langerhans cell histiocy tosis）中能见到呈杆状的Birbeck颗粒；精原细胞瘤的胞核中可见显著的核仁丝。

**（2）注意事项**

1）电镜检查在肿瘤病理诊断中仍起着一定的作用，与其他辅助方法如特殊染色或免疫组织化学技术一样，电镜结果的解释必须结合临床资料、大体形态、常规光镜检查和其他辅助方法。

2）组织离体后必须迅速取材和固定，超过1h未固定的组织不宜做电镜检查。电镜观察范围很小，应结合光镜，先在1mm薄切片定位后再做超薄切片观察。

3）检查者必须了解自溶和坏死等人工伪象的超微结构形态特点，必须熟悉各种肿瘤电镜表现的特点和变化范围。

4）电镜确定肿瘤的细胞起源时，通常需证实假定细胞的一组超微结构特征。例如，要确定为平滑肌细胞，在电镜下应观察到有伴致密体的肌微丝，质膜下有微饮空泡和外板。肌纤维母细胞也可以见到伴致密体的微丝束，但无其他平滑肌的超微结构特征，而胞质内有发育良好的粗面内质网和细胞间的纤维连接（fibronexus）。

5）肿瘤电镜诊断时，超微结构特点一般无法用于区别肿瘤的良恶性。在分化差的恶性肿瘤，不是每个肿瘤都有特征性超微结构特点。

6）电镜诊断报告书应单独做出，并附于病理诊断报告书中。

### 22.4.3 免疫组织化学技术[9]

免疫组织化学（immunohistochemistry，IHC）技术是用已知抗体或抗原在组织切片上检测组织和细胞中相应未知抗原或抗体的一种特殊组织化学技术。IHC方法特异性强，敏感性高，将形态、功能和物质代谢密切结合在一起，已成为现代诊断病理学上最重要的、必不可少的常规技术。

当前IHC所用的抗体多达上千种，可分为多克隆抗体和单克隆抗体两大类。多克隆抗体的优点是制备方便，敏感性高，可用于石蜡切片，部分多克隆抗体有较好抗原特异性。缺点是非特异性交叉反应较多，抗血清效价不太稳定。单克隆抗体的优点是抗原特异性强，质量和效价稳定，可根据需要随时批量生产，非特异性交叉反应少。缺点是敏感性较低，有些单克隆抗体只能在冷冻切片上染色。目前研制的兔源性单克隆抗体的敏感性增高，且大多数常用的抗体都能在石蜡切片上标记。

IHC检测方法很多，目前应用最多的方法是过氧化物酶-抗过氧化物酶法（PAP法）及亲和素-生物素复合物法（ABC法），其他可选择的方法有生物素-链霉亲和法（B-SA法）、碱性磷酸酶-抗碱性磷酸酶法（APAAP法）和多聚体标记二步法（如En Vision法）等。

**（1）常用标记**

1）上皮性标记 最常用的是角蛋白和上皮膜抗原，其他标记包括桥粒蛋白（desmoplakin）和包壳蛋白（involucrin）等。

角蛋白（keratin, Ker）：又称细胞角蛋白（cytokeratin, CK），是一组分子量40 000~68 000的中间微丝（直径8~10nm）蛋白，为细胞骨架蛋白的一部分，存在于上皮细胞内和复层鳞状上皮的无细胞角质层内。在凝胶电泳上至少可以区分出20种不同类型角蛋白，按等电点的不同分为碱性和酸性两大组，在上皮细胞内常成对表达。正常的复层上皮和导管上皮主要表达高分子量角蛋白，单层上皮和腺上皮则主要表达低分子量角蛋白。

抗角蛋白抗体种类很多，但没有一种抗体能识别所有亚型角蛋白。主要识别高分子量角蛋白的抗体有 AE3 和 34βE12，主要识别低分子量角蛋白的抗体有 AE1、35βH11 和 CAM5.2。将 AE1 和 AE3 混合或 34βE12 和 35βH11 混合，则可同时识别高分子量和低分子量角蛋白。角蛋白阳性的肿瘤有癌、恶性间皮瘤和生殖细胞肿瘤（精原细胞瘤除外），阳性反应定位在细胞质中；角蛋白阴性的肿瘤则有大多数肉瘤、恶性淋巴瘤和恶性黑色素瘤。要进一步区分鳞癌和腺癌或特殊组织和器官来源的癌时，则可选用针对不同分子量角蛋白的抗体（如 CK5、CK10、CK7、CK20 等）和其他标记（图 22-6）。有些间叶来源的肿瘤可表达角蛋白，通常为 CK8 和 CK18，而不表达 CK7、CK19 和其他角蛋白。

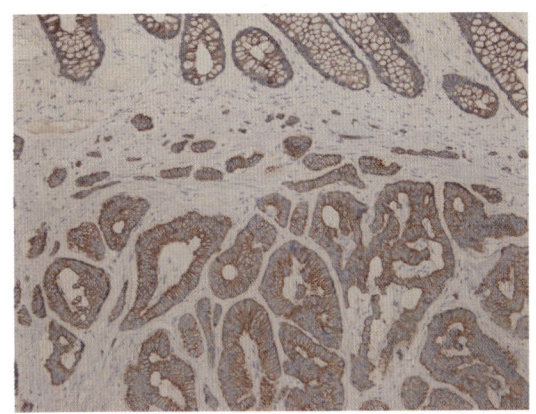

**图 22-6　直肠神经内分泌肿瘤表达 CK8**

上皮膜抗原（epithelial membrane antigen, EMA）：是一种人乳脂肪小球膜上的跨膜糖蛋白，存在于正常乳腺组织肿瘤中，也存在于许多其他上皮性肿瘤中。EMA 定位于正常乳腺上皮细胞膜的顶端，但在肿瘤细胞中定位于整个细胞膜上。EMA 的敏感性不如角蛋白，肝细胞癌、基底细胞癌、胚胎性癌、垂体腺瘤、甲状腺髓样癌和肾上腺皮质腺癌不表达 EMA。EMA 的特异性也不如角蛋白，浆细胞瘤、间变性大细胞淋巴瘤、霍奇金淋巴瘤和某些间叶性肿瘤可表达 EMA。EMA 与角蛋白一起应用能作为上皮细胞的补充标记。

2）非上皮性标记　与上皮性标记相对，包括间叶组织标记波形蛋白以及肌组织、内皮、组织细胞和细胞外间质等各种标记。

波形蛋白（vimentin, Vim）：是一种分子量 57 000 的中间微丝蛋白，存在于成纤维细胞、肌细胞、内皮细胞、淋巴细胞、神经膜细胞、室管膜细胞和黑色素细胞中，也可出现在各种间叶源性肿瘤中。由于波形蛋白缺乏细胞类型特异性，对诊断帮助不大，但可作为有用的"对照标记"，阳性反应定位在细胞质。

肌动蛋白（actin）：是一种具有收缩功能的细微丝蛋白（直径 5～6nm），广泛存在于各种细胞。肌肉特异性肌动蛋白有两种：α-平滑肌肌动蛋白（α-SMA）存在于平滑肌、肌纤维母细胞和肌上皮细胞及其相应肿瘤中，阳性反应定位在细胞质；肌肉特异性肌动蛋白（MSA）存在于平滑肌和横纹肌及其相应肿瘤中，阳性反应也定位在细胞质。

结蛋白（desmin, Des）：是一种分子量 53 000 的中间微丝蛋白，存在于大多数肌细胞（骨骼肌、平滑肌和心肌）及其相应肿瘤中，阳性反应定位在细胞质。

肌源性转录因子 D 家族（myoD 家族）：两种核内蛋白 myoD1 和成肌蛋白（myogenin）能特异性定位在向横纹肌分化肿瘤的细胞核内[10]。

钙调结合蛋白（caldesmon）和钙调宁蛋白（calponin）：存在于平滑肌、肌纤维母细胞和肌上皮细胞及其相应肿瘤的细胞质中。

CD31、CD34 和第Ⅷ因子相关抗原（factor Ⅷ-related antigen, F8）：存在于内皮细胞、血管瘤和血管肉瘤中，是血管内皮细胞标记，其中 CD31 的特异性较高。

D2-40：是淋巴管内皮细胞和淋巴管肿瘤的标记，阳性反应定位于细胞膜上，正常血管内皮不表达 D2-40。D2-40 还可在恶性间皮瘤、精原细胞瘤、卵巢浆液性肿瘤和胃肠道间质瘤等肿瘤中表达[11,12]。

CD68、CD136、溶菌酶（lysozyme, Lys）和第ⅩⅢa 因子：这些组织细胞或所谓纤维组织细胞标记中，除 CD136 的特异性较强外，其他标记可在许多其他肿瘤中表达，特异性差，阳性反应均定位在细胞质。

纤连蛋白（fibronectin, FN）、层粘连蛋白（laminin）和骨连接蛋白（osteonectin, ON）：这些细胞外间质标记可出现在成纤维细胞、骨母细胞和基膜中，可用于肿瘤诊断和肿瘤浸润的研究。

3）淋巴造血组织标记　淋巴造血组织，尤其淋巴细胞在其发育和分化过程中能形成许多分化性抗原，应用相应的抗体能区分出免疫表型不同的细胞系，同一细胞系的不同亚型和不同分化阶段的细胞群。这些标记在现代淋巴瘤和白血病的诊断和分型中必不可少。

白细胞共同抗原（leucocyte common antigen, LCA, CD45）：一种存在于所有造血细胞的抗原，它不存在于非造血组织中。抗 LCA 抗体是区别造血组织与非造血组织的良好标记，特异性高达 100%，敏感性为 96%，至今未发现假阳性反应，故广泛应用于淋巴瘤的诊断和鉴别诊断。阳性反应定位在细胞膜上。

免疫球蛋白（immunoglobulin，Ig）：免疫球蛋白重链有5类（μ、γ、α、δ和ε），而轻链仅两类（κ和λ）。Ig是B细胞和B细胞淋巴瘤可靠的标记，几乎所有不同分化阶段的B细胞及其相应肿瘤都可在细胞表面和（或）胞质内表达Ig。病理诊断中最常用Igκ和Igλ是否克隆性表达来鉴别是反应性滤泡增生还是滤泡性淋巴瘤，有时也可用IgH来区别某些类型的B细胞淋巴瘤。

全B细胞标记：最常用的是CD20和CD79α，其他标记有CD19、CD22、Oct-2和Bob.1。约90%以上B细胞淋巴瘤和结节性淋巴细胞为主的霍奇金淋巴瘤表达上述抗体。除CD79α为胞质染色、Oct-2和Bob.1为胞核染色外，其余均为胞膜染色。

全T细胞标记：常用的有CD3、CD45RO，其他标记有CD2、CD5和CD7。T细胞和T细胞淋巴瘤能表达上述抗体，阳性反应定位在细胞膜上。

NK细胞相关标记：CD56和CD57，在NK细胞、NK细胞淋巴瘤和NKT细胞淋巴瘤中表达，阳性反应定位在细胞膜上。

组织细胞、树突状细胞和髓系细胞相关标记：CD68和CD163用于标记组织细胞肉瘤，定位于胞质，呈颗粒性。S-100蛋白、CD1α和胰岛蛋白（langerin）用于标记朗格汉斯组织细胞增生症[13]，S-100蛋白定位于胞核，其余两种定位于胞质。如单独S-100蛋白阳性，见于交指树突状细胞肿瘤。CD21、CD35和成簇蛋白（clusterin）用于标记滤泡树突状细胞肿瘤，定位于胞质。MPO是粒细胞和髓系细胞肿瘤相关标记，阳性反应定位于胞质，呈颗粒性。

淋巴细胞不同分化阶段或亚群相关标记：TdT是B细胞、T细胞或NK细胞的淋巴母细胞肿瘤标记，定位于胞核。CD10和Bcl-6可用于确定滤泡中心细胞来源的肿瘤，而MUM-1则用于确定活化B细胞来源的肿瘤（包括浆细胞肿瘤），其中CD10定位于胞质，Bcl-6和MUM-1定位于胞核。CD38和CD138用于标记浆细胞、浆母细胞和某些免疫母细胞肿瘤，阳性反应定位在细胞膜上。

其他：CD15和CD30用于诊断霍奇金淋巴瘤，阳性反应定位在高尔基复合体区和细胞膜。细胞周期蛋白D1（cyclin D1）用于诊断套细胞淋巴瘤，定位在胞核。CD30和ALK用于诊断间变性大细胞淋巴瘤，ALK定位在胞核或胞质。Bcl-2可用于鉴别反应性滤泡增生和滤泡性淋巴瘤，前者阴性，后者阳性，定位在胞质。T1A-1、端粒酶B和穿孔素用于NK细胞肿瘤或NKT细胞淋巴瘤的辅助诊断，定位在胞质，呈颗粒性。Ki-67是反映肿瘤活性的标记，定位在胞核。

4）神经组织标记

胶质纤维酸性蛋白（glial fibrillary acidic protein，GFAP）：是一种分子量51 000的中间微丝蛋白，它是星形胶质细胞的主要成分，也存在于室管膜细胞、胶质瘤和室管膜瘤中。髓母细胞瘤和含胶质细胞或向胶质细胞分化肿瘤内可局灶性存在GFAP阳性细胞。阳性反应定位在胞质和胞质突起。

神经微丝蛋白（neurofilament protein，NF）：是一种由68 000、150 000和220 000不同分子量亚单位组成的三联体，是神经元特异性中间微丝。NF存在于神经元、神经节细胞、肾上腺髓质嗜铬细胞、神经内分泌细胞以及相应的肿瘤中。阳性反应定位在胞质。

神经元特异性烯醇化酶（neuron-specific enolas，NSE）：是由两个γ亚单位组成的烯醇化酶，存在于神经元、神经内分泌细胞以及相应的肿瘤中。商用NSE多克隆抗体的特异性很低，需与其他抗体一起使用，结果解释时也应特别小心。阳性反应定位在胞核。

微管相关蛋白（microtubule-associated protein，MAP）：包括MAP-2和MAP-Tau，为神经元骨架蛋白，表达于神经元、神经元肿瘤和混合性神经元-胶质瘤（如中央性神经细胞瘤、副神经瘤、神经节细胞瘤、节细胞胶质瘤和乳头状胶质神经元瘤等）。阳性反应定位在胞质[14]。

S-100蛋白：是一种含α和β两条多肽链的可溶性酸性蛋白，因其能溶于100%硫酸铵而得名。在神经系统中，S-100蛋白存在于胶质细胞、神经元、神经膜细胞、脑膜上皮细胞以及这些细胞相应肿瘤中。阳性反应定位在胞核或胞核和胞质。

其他：神经元相关蛋白（NeuN）定位在神经元肿瘤的胞核[15]。髓磷脂碱性蛋白（MBP）是髓鞘结构蛋白的主要成分，是少枝胶质细胞、神经膜细胞以及相应肿瘤的特异性标记，定位于胞质。CD57（Leu7）也能在少枝胶质细胞、神经膜细胞以及相应肿瘤中表达，定位在细胞膜上。同时应用S-100蛋白、MBP和CD57标记，可提高少枝胶质细胞瘤和恶性神经鞘膜瘤的阳性检出率。

5）内分泌和神经内分泌系统标记　机体内除垂体、甲状腺、甲状旁腺、松果体、肾上腺和性腺等内分泌器官和组织外，还有一些分散在许多器官中的细胞能表达神经元和典型内分泌细胞的生物合成功能,称为神经内分泌细胞。它们除能表达一般性神经内分泌的标记外,还能表达产生激素及其相关产物的标记。

神经内分泌细胞一般性标记:包括 NSE、嗜铬颗粒蛋白 A(chromogranin A,CgA)、突触囊泡蛋白(synaptophysin,Syn)、CD56、蛋白基因产物 9.5(protein gene product 9.5,PGP 9.5)和组胺酶等(图 22-7)。这些标记可用来确定被检测细胞的神经内分泌性质,也可用于神经内分泌肿瘤的诊断和鉴别诊断。除 NSE 定位于胞核外,其余标记均定位于胞质。

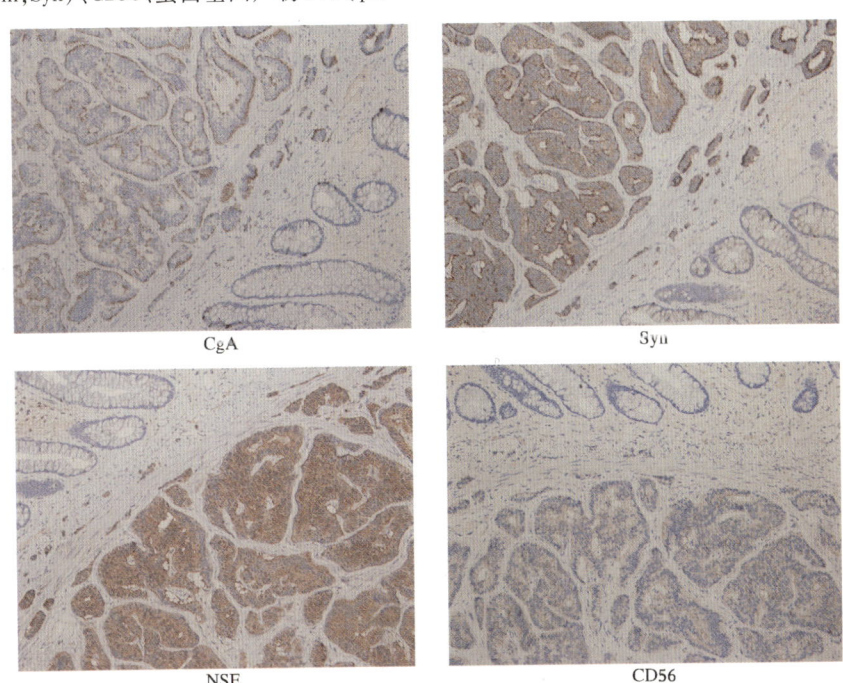

图 22-7 直肠神经内分泌肿瘤

激素及其相关产物标记:包括垂体激素(ACTH、GH、LTH、TSH、FSH、LH)、胰岛细胞、胃肠道和呼吸道细胞激素(胰岛素、胰高血糖素、胰多肽、生长抑素、胃泌素、血管活性肠肽、胃泌素释放肽、P 物质、5-羟色胺)和其他激素(肾上腺素、去甲肾上腺素、甲状腺素、甲状旁腺激素、性激素和人绒毛膜促性腺激素等)。这些标记均定位于胞质,用来确定被检测细胞和相应肿瘤的类型和功能。

6)器官或组织特异性抗原标记 原发部位不明的转移性肿瘤中,约 80% 为上皮性恶性肿瘤,一些器官或组织特异性抗原有助于确定肿瘤的起源部位。

前列腺特异性抗原(prostate-specific antigen,PSA)、前列腺酸性磷酸酶:这几种标记对转移性前列腺癌具有较高的特异性和敏感性,阳性反应定位在胞质[16]。

甲状腺球蛋白(thyroglobulin,TGB):甲状腺滤泡上皮起源的肿瘤都能表达 TGB,但其敏感性随肿瘤分化程度而异,可用于证实转移性甲状腺癌,阳性反应定位于胞质。

甲状腺转录因子-1(thyroid transcription factor-1,TTF-1):是一种细胞核的组织特异性蛋白转录因子,见于甲状腺滤泡上皮及其肿瘤,定位于胞核。TTF-1 比 TGB 敏感,但特异性比 TGB 低。TTF-1 还能在呼吸性和肺泡上皮细胞及其相应肿瘤中表达[17]。

表面活性 PE-10 蛋白 A(SP-A):肺泡上皮细胞和 60%~70% 肺腺癌表达 SP-A,其敏感性不如 TTF-1,但特异性高,阳性反应定位在胞质。

巨囊病液体蛋白-15(gross cystic disease fluid protein-15,GCDFP-15)和乳珠蛋白 A(mammaglobin A):这两种标记对乳腺癌有较高特异性和敏感性,可用于证实转移性乳腺癌,阳性反应定位在胞质。GCDFP-15 还存在于大汗腺肿瘤中。

胰淀粉酶(pancreatic amylase)和 α1-抗胰蛋白酶(AAT):对外分泌胰腺以及相应肿瘤有一定特异性,但特异性很低,目前很少应用。

CDX2:是肠上皮细胞发育所必需的转录蛋白因子,该标记在十二指肠及结直肠腺癌中均表达,阳性反应定位于胞核。CDX2 也可在胃、胰腺、胆囊癌和卵巢黏液性癌中表达。

Hep Par1：是一种由肝细胞产生功能未明蛋白，能在石蜡切片上标记单克隆抗体，用于肝细胞癌的诊断和鉴别诊断，有较高的特异性和敏感性。阳性反应定位在胞质，呈颗粒性[18]。

胎盘碱性磷酸酶（placental alkaline phosphatase，PLAP）和OCT-4：PLAP 表达于各种生殖细胞肿瘤，包括精原细胞瘤、无性细胞瘤、胚胎性癌和卵黄囊瘤，阳性反应定位在细胞膜上。OCT-4 是生殖细胞的一个核转录因子，除卵黄囊瘤外，能表达于其他生殖细胞肿瘤中，特异性和敏感性均比 PLAP 高，也是检测原位生殖细胞肿瘤的极好标记，阳性反应定位于胞核[19]。

7）肿瘤相关抗原标记　这类标记种类很多，但只有少数几种抗体在肿瘤诊断中具有应用价值。

癌胚抗原（carcinoembryonic antigen，CEA）：最初认为对结肠癌具有特异性，之后发现也存在于胎儿结肠黏膜和少量存在于成人结肠黏膜中，起源于内胚层的上皮性肿瘤（结肠、胃、胰腺、胆管和肺等）均可表达 CEA。此外，乳腺、汗腺、膀胱和宫颈癌等偶尔也可表达 CEA。阳性反应定位在胞质或胞膜上。

甲胎蛋白（α-fetoprotein，AFP）：肝细胞癌和卵黄囊瘤表达 AFP，胚胎性癌中可存在少数 AFP 阳性细胞，定位在胞质。

CA-125：卵巢浆液性肿瘤和内膜腺癌表达 CA-125，但卵巢黏液性肿瘤不表达此抗原。阳性反应定位在胞质或胞膜上。CA-125 也可在部分胆管和胰腺癌中表达。

CA19-9：大多数胰腺癌和胃癌，部分膀胱癌、肺腺癌、乳腺癌和胆囊癌中表达 CA19-9。定位在胞质。

BCL-125：是乳腺癌相关糖蛋白，存在于大多数乳腺癌中，也可在宫颈癌和肺鳞癌中表达。

SM-1：一种与小细胞肺癌反应的单克隆抗体。

RC38：一种与肾细胞癌反应的单克隆抗体。

HMB45、melanA 和 NK1/C3：这几种黑色素瘤相关抗原的单克隆抗体对恶性黑色素瘤具有较高特异性，但也可以在其他黑色素细胞病变和少数其他瘤中表达，阳性反应定位在胞质。

8）其他标记

雌激素和孕激素受体（ER、PR）：乳腺、子宫和性腺组织存在 ER 和 PR，大多数乳腺癌和子宫内膜样癌表达 ER 和 PR，定位在胞核。ER 和 PR 阳性肿瘤对内分泌治疗有效，预后较好，故检测 ER 和 PR 有助于乳腺癌等激素依赖性肿瘤的治疗选择和预后估计。

病毒抗原：人乳头瘤病毒、单纯疱疹病毒、EB 病毒和乙型肝炎病毒等的检测有助于某些肿瘤（如宫颈癌、鼻咽癌、恶性淋巴瘤和肝癌等）的病因学研究和诊断。

细胞增殖活性标记：最常用的是 Ki-67（MIB-1）和 PCNA，阳性反应定位于胞核。由于 Ki-67 标记更为可靠，故现已很少用 PCNA 来检测细胞增殖活性。

癌基因和抗癌基因标记：这些基因蛋白产物的抗体用来检测某些肿瘤中有无异常表达，可间接了解这些基因功能状态和有无突变，为治疗选择和预后判断提供依据。较常用的有 P53、Rb、c-erbB2、Ras 和 Bcl-2 等。

生长因子及其受体标记：如 EGF、EGFR、FGF 和 FGFR 等。

细胞因子标记：如干扰素和白细胞介素等。

多药耐药基因及其相关基因标记：如 P170、拓扑异构酶（topoisomerase）和谷胱甘肽 S-转移酶 π（GST-π）等。

（2）应用[7]

1）分化差恶性肿瘤的诊断和鉴别诊断　应用角蛋白、波形蛋白、白细胞共同抗原和 S-100 蛋白可大致将癌、肉瘤、恶性淋巴瘤和恶性黑色素瘤区分开来。

2）确定转移性恶性肿瘤的原发部位　如淋巴结转移性癌表达 TGB 和 TTF-1，提示肿瘤来自甲状腺；骨转移性癌表达 PSA 和 PAP，提示肿瘤来自前列腺。

3）恶性淋巴瘤和白血病的诊断和分型　如瘤细胞表达 CD20 和 CD79α，提示为 B 细胞淋巴瘤，进一步标记如细胞周期蛋白 D1 阳性，则提示为套细胞淋巴瘤。又如瘤细胞表达 CD3 和 CD45RO，提示为 T 细胞淋巴瘤；如还表达 CD30 和 ALK，则提示为间变性大细胞淋巴瘤。典型霍奇金淋巴瘤表达 CD15 和 CD30。

4）激素及其相关蛋白检测　用以诊断和分类（神经）内分泌肿瘤或确定非内分泌系统肿瘤异常激素分泌功能。

5）确定由两种或多种成分组成肿瘤内的各种成分　如 Triton 瘤（"蝾螈"瘤）由神经膜细胞和横纹肌细胞两种成分组成，可分别用 S-100 蛋白和结蛋白予以证实。

6）研究组织起源不明的肿瘤　如软组织颗粒细胞瘤曾被认为起自肌母细胞，免疫组织化学显示瘤细胞表达 S-100 蛋白,结合电镜显示神经膜细胞分化证据,现已知为周围神经的良性肿瘤。

7) 研究某些病原体与肿瘤发生的关系 如某些类型的人乳头瘤病毒(HPV-16 和 HPV-18)与宫颈癌发生关系密切,EB 病毒与鼻咽癌、Burkitt 淋巴瘤、霍奇金淋巴瘤和 NK/T 细胞淋巴瘤发生关系密切。

8) 研究和寻找癌前病变标记 如凝集素 PNA、SJA 和 UEA-1 在结直肠腺瘤、腺瘤癌变和腺癌中呈逐渐递增的改变。

9) 确定肿瘤良恶性或估计恶性肿瘤生物学行为 如用免疫球蛋白轻链 κ 和 λ 来鉴别反应性滤泡增生($κ^+/λ^+$)和滤泡性淋巴瘤($κ^+/λ^-$ 或 $κ^-/λ^+$)。应用细胞增生活性标记(如 Ki-67)或癌基因蛋白产物(c-ErbB2、P53)可估计恶性肿瘤生物学行为,提供肿瘤的预后指标。

10) 为临床提供治疗方案的选择 乳腺癌 ER 和(或)PR 阳性患者应用内分泌治疗(如他莫昔芬)可获得长期缓解,存活期延长。多药耐药基因蛋白产物 P170 表达,则提示该肿瘤对化疗药物有耐药性。

## 22.4.4 流式细胞术

(1) 基本概念

流式细胞术(flow cytometry)是一种应用流式细胞仪(flow cytometer,FCM)进行细胞定量分析和细胞分类研究的新技术。FCM 又称为荧光激活细胞分类仪(fluorescent-activated cell sorter,FACS)。

FCM 能以高达 5 000～10 000 个细胞/秒的速度分类细胞,精确性和灵敏性高,纯度达 90%～99%,且可同时测定 6～8 个参数。由于 FCM 只能检测单个分散细胞,故必须使用细胞悬液。对实体瘤则必须先将组织剪碎,加蛋白酶消化使之分散为单个细胞后才能检测,最好使用新鲜未固定组织制备细胞悬液。

(2) 应用[20-21]

1) 肿瘤细胞增殖周期分析、染色体倍体测定、S 期比率和染色体核型分析等,有助于估计肿瘤的生物学行为。

2) 单克隆抗体间接荧光染色法鉴定不易区分的正常和克隆性原始幼稚的血细胞,进行白血病和恶性淋巴瘤的分型诊断。

3) 肿瘤相关基因(如 p53)定量分析,为预后判断提供依据。

4) 多药耐药基因(mdr1)产物的定量,为化疗药物的选择提供依据。

5) 肿瘤疗效监测,残存肿瘤细胞检测以及肿瘤有无复发的判断等。

## 22.4.5 图像分析技术

(1) 基本概念

病理学和组织学研究主要依据形态学观察和描述,为解决在显微镜下客观地测量组织特征,图像分析仪(image autoanalyser,IAA)已用于病理学的诊断和研究。IAA 是应用数学方法将观察到的组织和细胞二维平面图像推导出三维立体定量资料,包括组织和细胞内各组分的体积、表面积、长度、平均厚度、大小、分布和数目等,称为图像分析技术,又称为形态计量术(morphometry)。近年来,应用光学、电子学和计算机研制成的自动图像分析仪,能更精确计量和分析各种图像的参数。

(2) 应用[8]

1) 观察和测量肿瘤细胞的面积、周长、最大长径和横径,以及核的形态、核质比、实质细胞和血管的多少等参数,为进一步研究肿瘤浸润和转移等生物学行为提供精确的定量数据。

2) Feulgen 染色法将细胞核内 DNA 染成紫红色后,可用图像分析技术精确测量肿瘤细胞中 DNA 含量和作染色体的倍体分析。

3) 其他 von Kossa 染色未脱钙骨组织后,用于诊断代谢性骨病(如骨软化症、骨质疏松症),并能精确定量骨和骨样组织的含量,以估计疾病的严重程度。ATP 酶和 NADH 染色肌肉,测定 I 型和 II 型肌纤维的各种形状因子和比例,用于肌病的诊断和研究。此外,还可用于测定小肠绒毛的面积来估计吸收功能,测定内分泌细胞的形状因子以判断内分泌功能等。

## 22.4.6 细胞遗传学和分子生物学技术

(1) 染色体分析

1) 基本概念 染色体分析(chromosome analysis)又称为核型分析(karyotype analysis),是用形态学方法研究正常和变异性状遗传物质,即染色体的一种常规细胞遗传学分析方法。将新鲜组织经处理后使细胞分散,经培养后用秋水仙碱处理,使分裂细胞终止在分裂中期,然后用显带技术来显示染色体结构和数目。研究证实,几乎所有肿瘤细胞都有染色体异常,其结构变化和数目增减往往不是随机的,因此,这种细胞遗传学分析可作为肿瘤诊断的一种辅助方法。在实体瘤中,许多恶性淋巴瘤、软组织和骨肿瘤有频发性、非随机性染色体异常。最常见的表现为染色体易位(translocation),其他异常包括缺失(deletion)、倒位(inversion)、重复(duplication)、等臂染色体(isochromosome)、环状染色体(ring chromosome)、三体(trisomy)和单体(monosomy)等。

2) 应用

淋巴瘤和白血病:如92%慢性粒细胞性白血病存在 Ph' 染色体,即 t(9;22)(q34;q11);70%~95% 滤泡性淋巴瘤存在 t(14;18)(q32;q21);70%~80% 间变性大细胞淋巴瘤存在 t(2;5)(p23;q35)。这些频发性、非随机性染色体易位可用于诊断和鉴别诊断。又如,慢性B淋巴细胞白血病/小淋巴细胞淋巴瘤常存在 del(13q14),少数存在 del(11q22-23)、del(17p13)。这些染色体异常并非完全特异,在肿瘤诊断中帮助不大,但对预后判断有价值。其中,-13q 是预后良好的指标;-11q 常见于淋巴结广泛转移,生存期短;-17p 见于晚期患者,预后不良;+12 不是原发性遗传学改变的指标,可能与疾病进展相关。但最近研究表明 +12 与预后无关[22]。

软组织和骨肿瘤[23]:90% 以上隆突性皮纤维肉瘤病存在 t(17;22)(q13;q12),有些病例中可出现17号环状染色体(图22-8);90% 以上滑膜肉瘤存在特征性染色体易位,即 t(x;18)(p11;q11);约85% Ewing 肉瘤存在 t(11;22)(q24;q12)。这些在分化差的滑膜肉瘤和小圆细胞恶性肿瘤的诊断和鉴别诊断中非常有用。又如神经母细胞瘤患者中 30%~40% 存在 del(1p36),30%~50% 存在 del(11q23),约 25% 存在双微染色体(double minute chromosome,DM)或均一染色区(homogeneously staining region,HSR)。DM 或 HSR 提示位于染色体 2p24 上的 MYCN 基因扩增,这些 MYCN 扩增的神经母细胞瘤分化差或未分化,临床上进展迅速,预后差。

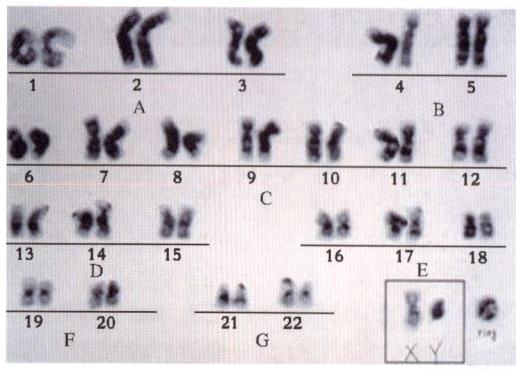

图 22-8 隆突性皮纤维肉瘤的环状染色体组型

其他肿瘤:肾细胞癌的细胞遗传学分型使这些肿瘤的诊断性形态学特点更明确。约 90% 透明细胞癌存在 del(3p);乳头状肾癌则有 7、17 和 20 号染色体的三体,无 del(3p);嫌色细胞癌则有 1、2、4、10、13、17 和 20 号染色体杂合子丢失的低二倍体。最近还发现一种与 Xp11.2 易位导致 TFE3 基因融合相关的肾癌,肿瘤好发于儿童和青少年,瘤细胞的胞质透明或嗜伊红色,可有乳头状结构,常伴有大量砂粒体。临床分期为 Ⅲ~Ⅳ 期,但临床经过较缓慢[24]。

睾丸生殖细胞肿瘤(尤其精原细胞瘤)常存在 12 号染色体结构异常,即等臂染色体,i(12p);约 50% 髓母细胞瘤存在 i(17q);脑膜瘤最常见的染色体异常为 22 号染色体单体。

(2) 荧光原位杂交

1) 基本概念 荧光原位杂交(fluorescent in situ hybridization,FISH)是应用荧光素标记DNA的特定探针与组织切片上的肿瘤组织杂交,在荧光显微镜下能显示相应染色体某个区段或整条染色体。这些探针通常含 $1\times10^4 \sim 1\times10^6$ 碱基的核苷酸序列,可应用于分裂中期细胞和间期细胞分析。而且,FISH 不仅能用新鲜组织检测,还能在石蜡切片上进行分析。该法比标准的染色体分析技术省时、价格相对低廉,不需要新鲜组织。但需要荧光显微镜观察,且组织切片上荧光染色易淬灭,不能长期保存。

2) 应用 FISH 能有效地检测染色体结构和数目异常,尤其适用于检测染色体易位、缺失和扩增(图22-9)。由于所用的探针较大,故不能识别大多数点突变。

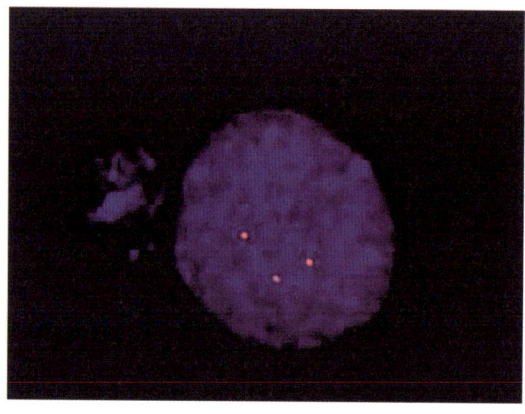

图 22-9 韧带性纤维瘤病 FISH 检测(+8)

神经母细胞瘤中 2p24 上的 MYCN 基因扩增用 FISH 法检测,能提高检测阳性率。乳腺癌中 17q11-q12 上的 Her-2 基因扩增可用 FISH 法或 IHC 法检测,但 FISH 法检测更为准确,是选择靶向药物——曲妥珠单抗(trastuzumab)治疗乳腺癌的标准检测方法。

(3) 基因座特异性原位杂交

基因座特异性原位杂交(locus-specific in situ hybridization)也能应用于组织切片,能在保持肿瘤的结构和细胞学特点下分析染色体的改变。该法用酶代替荧光检测,又称为比色原位杂交(colorimetric in situ hybridization,CISH)。其敏感性虽不如 FISH 法,但不需要荧光显微镜、照相设备和分析软件,且价格更低廉,组织切片能长期保存。CISH 最常用于检测基因扩增,如乳腺癌中的 *Her-2/neu* 基因的扩增[25,26](图 22-10)。

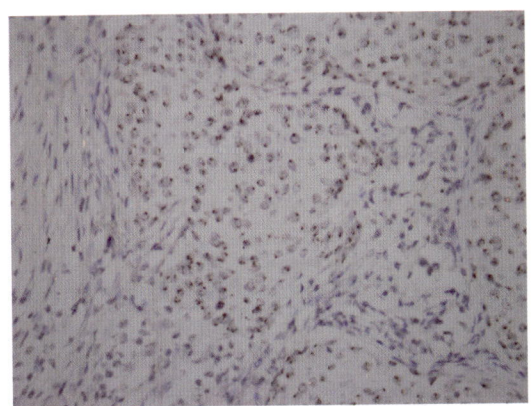

图 22-10 浸润性导管癌 CISH 检测 *c-erbB-2*

(4) 比较基因组杂交

比较基因组杂交(comparative genomic hybridization,CGH)是在分别提取肿瘤细胞和正常淋巴细胞中 DNA 后,用不同荧光染料染色并进行杂交,然后确定肿瘤细胞所有染色体上整个基因组是否存在某些染色体片段或整条染色体的增加或减少的遗传学分析方法。与标准细胞遗传学分析不同的是,CGH 仅依赖于可得到的基因组肿瘤 DNA,不需要肿瘤分裂中期细胞或特异性 DNA 探针。CGH 可从新鲜组织、细胞或石蜡包埋组织中提取的 DNA 进行检测。

CGH 主要用于检测染色体的缺失和重复,即染色体丢失、获得以及基因扩增。例如,不同类型肾细胞癌有其特征性染色体的获得或丢失,CGH 能将所有染色体数目异常检测出来。故 CGH 是发现基因组失平衡的一个有用的检测方法。但不能用于检测染色体易位、倒位、倍体改变和点突变。

(5) DNA 印迹杂交

DNA 印迹杂交(Southern blotting hybridization)是将肿瘤细胞中提取的 DNA 用限制性核酸内切酶消化,经琼脂糖凝胶电泳按分子量大小分离酶切 DNA 片段,再使其变性,形成单链 DNA 片段,然后吸印在硝酸纤维素滤膜上,用已知标记的 DNA 探针杂交,检测是否存在被探针杂交的 DNA 片段。

DNA 印迹杂交是检测因抗原受体重排生产克隆性淋巴细胞的最有用方法,可通过分析 IgH 有无重排用于诊断 B 细胞淋巴瘤或白血病,也可通过分析 TCRβ 或 TCRγ 基因有无重排来诊断 T 细胞淋巴瘤或白血病。还可用于染色体易位的检测,但检测的断裂点 DNA 区段需 15~20 kb。本法最大优点是能检测抗原受体基因所有的重排。但操作复杂、费时,限制了在病理诊断中的应用。

(6) 聚合酶链反应

聚合酶链反应(polymerase chain reaction,PCR)是另一种扩增特定 DNA 区段的高效方法,能扩增约 $1\times10^3$ bp 的 DNA 区段。PCR 技术以单链 DNA 为模板,用寡核苷酸或长度 20~40 bp 小片段 DNA 为引物,利用 DNA 聚合酶,在 DNA 自动合成仪中合成 DNA。肿瘤细胞中提取的特定 DNA 区段可通过此法检测出来。如果提取肿瘤细胞中 mRNA,经反转录酶作用,合成 cDNA,再以此为模板进行 PCR,则称为反转录 PCR(reverse transeription-PCR,RT-PCR)。

PCR 和 RT-PCR 常用于检测恶性淋巴瘤中 IgH 和 TCR 基因重排,该法比 DNA 印迹杂交技术操作简便、快速,敏感性高,故已作为常规分子生物学检测的方法。PCR 和 RT-PCR 还能用于检测染色体易位、核苷酸序列的微卫星重复或短串联重复的改变。由于 PCR 的敏感性非常高,1 000 个细胞中只要有 1 个异常细胞即能被检出,因此能用于检测微小的残留肿瘤细胞。

(7) 其他分子生物学技术

1) DNA 测序(DNA sequencing)技术  DNA 测序仪能可靠地检测出各个 DNA 核苷酸是否发生点突变。为了避免 PCR 扩增产物由于反应本身出现碱基配对差错,应选用高保真的 *Taq* DNA 聚合酶,并进行正反双向测序。

2) DNA 单链构象多态性(single strand conformation polymorphism,SSCP)技术  单链 DNA 分子中碱基的变异可导致构象的改变,其泳动速度也随之改变。SSCP 技术是在复性凝胶电泳的 PCR 扩增序列上检测点突变,这是因为大多数含有突变的 DNA 片段在复性凝胶电泳上有异常迁移。依据有突变碱基的 DNA 迁移率与正常对照 DNA 迁移率不同而出现不同 DNA 条带,用于肿瘤诊断和研究。

3) 生物芯片(biochip)技术  又称微阵列(microarray)技术。即用微量点样方法将大量核酸片段、多肽分子或细胞等生物样品有序列地固定于支持物(玻片、硅片、聚丙烯酰胺凝胶和尼龙膜等载体)的表面,然后与标记的待测样品中的靶分子杂交,再通过特定仪器对杂交信号的强度进行快速、高效地分析,从而判断样本中靶分子的数量改变。依据生物芯片上样品所储存的不同类型信息,可分为基因芯片、蛋白芯片、细胞芯片和组织芯片等。这种技术的标记并不针对DNA的突变或改变,而是针对全部基因在转录RNA水平上的差异。生物体中细胞和组织的所有特点最终取决于基因表达的产物,因此,基因表达的详尽描述可为肿瘤的分类提供极为准确的方法,且可预测对治疗的反应和确认干预治疗的生物学途径。

应用肿瘤的基因表达谱(gene expression profile,GEP),可对形态学上难以进一步分型的肿瘤进行分子分型。例如,按GEP能将弥漫性大B细胞淋巴瘤至少分为发生中心B细胞样和活化B细胞样两大类。前者对CHOP方案治疗反应好,5年生存率明显高于后者[27]。又如乳腺癌的GEP分析可证实存在临床上不同的5种亚型,GEP分析还证实了预测乳腺癌无转移生存率和总生存率的基因表达印记[28,29]。滤泡性淋巴瘤的GEP分析发现影响未治疗患者生存期的预测基因表达印记不是来自肿瘤细胞,而是来自肿瘤浸润免疫细胞[30]。

现代肿瘤病理学检查已从过去单纯的形态学诊断(组织学分型)转变为结合形态学、免疫表型、遗传学来作出诊断(组织学和遗传学分型)。尽管传统光镜检查是肿瘤病理诊断的基础,但已远不能满足肿瘤临床诊治的需要。新的病理诊断技术,尤其遗传学和分子生物学技术,不但能提供更准确的诊断,而且还能确定形态学上无法区分同一肿瘤中的不同预后亚群和是否存在靶向治疗的分子靶点。

目前,由于这些新的检测技术需要有特殊设备,检查的成本较高,故在国内尚未普遍开展。而且,各种检测方法和判断标准需要进一步规范。随着科技的进步,相信在不久的将来,分子病理检测技术能逐步在我国开展,为临床提供肿瘤组织学和遗传学分型、各种治疗和预后的分子学指标,使肿瘤的诊治更为准确和有效。

(朱雄增 沈铭昌)

## 主要参考文献

[1] 中华人民共和国卫生部医政司编.中国常见恶性肿瘤诊治规范.第二版.北京:北京医科大学.中国协和医科大学联合出版社,1991.

[2] MacCarty WC, Broders AC. Studies in clinicopathologic standardization and efficiency. I legitimate actural error in diagnosis of mammary conditions. Surg Gynecol Obstet, 1917, 25: 666-673.

[3] Bloodgood JC. When cancer becomes a microscopic disease, there must be tissue diagnosis in the operating room. JAMA, 1927, 88: 1022-1023.

[4] 沈铭昌.关于提高肿瘤病理诊断水平的几点意见.肿瘤,1985,5:41.

[5] Bank PM, Kraybill WG. Surgical and pathology. In. Banks PM, Kraybill WG, eds. Pathology for the surgeon. Philadelphia: Saunders, 1996: 1-19.

[6] 中华医学会.临床技术操作规范.病理学分册.北京:人民军医出版社,2004.

[7] 朱雄增,蒋国梁.临床肿瘤学总论.上海:复旦大学出版社,2005:68-90。

[8] 上海市卫生局,中华医学会上海分会.医疗护理常规.实验室诊断与基础治疗常规.上海:上海科学技术出版社,1999.

[9] Dabbs D. Diagnostic immunohistochemistry. 2nd ed. Philadelphia: Churchill Livingstone, 2006.

[10] Cui S, Hano H, Harada T, et al. Evaluation of new monoclonal anti-myo-D1 and anti-myogenin antibodies for the diagnosis of rhabdomyosarcoma. Pathol Int, 1999, 49: 62-68.

[11] Kahn HJ, Bailey D, Marks A. Monoclonal antibody D2-40, a new marker of lymphatic endothelium, reacts with Kaposi's sarcoma and a subset of angiosarcoma. Mod Pathol, 2002, 15: 434-440.

[12] Chu AY. Utility of D2-40, a novel mesothelial marker, in the diagnosis of malignant mesothelioma. Mod Pathol 2005, 18: 105-110.

[13] Chikwava K, Jaffe R. Langerin (CD207) staining in normal pediatric tissues, reactive lymph nodes, and childhood histiocytic disorders. Pediatr Dev Pathol, 2004, 7: 607-614.

[14] Blumcke I, Muller S, Buslei R, et al. Microtubule associated protein-2 immunoreactivity: a useful tool in the differential diagnosis of low-grade neuroepithelial tumors. Acta Neuropathol, 2004, 108: 89-96.

[15] Enlund C, Alvord EC Jr, Folkerth RD, et al. NeuN expression correlates with reduced mitotic index of neoplastic cells in central neurocytomas. Neuropathol Appl Neurobiol, 2005, 31: 429-438.

[16] Chang SS. Monoclonal antibodies and prostate-specific membrane antigen. Curr Opin Invest Drug, 2004, 5: 611-616.

[17] Lau SK, Luthringer DJ, Eisen RN. Thyroid transcription factor-1, a review. Appl Immnnohistochem Mol Morphol, 2001,10: 97-102.

[18] Morrison C, Marsh W Jr, Frankel WL. A comparison of CD10 to PCEA, Moc-31, and hepatocyte for the distinction of malignant tumors in the liver. Mod Pathol, 2002, 15: 1279-1287.

[19] Jones TD, Ulbright TM, Eble JN, et al. Oct 4 staining in testicular tumors: a sensitive and specific marker for seminoma and embryonic carcinoma. Am J Surg Pathol, 2004, 28: 935-940.

[20] Koss LG, Czerniak B, Herz F, et al. Flow cytometric measurements of DNA and other cell components in human tumors: a critical appraisal. Hum Pathol, 1989, 20: 528-548.

[21] Jennings CD, Foon KA. Recent advances in flow cytometry: application to the diagnosis of hematologic malignancy. Blood, 1997, 90: 2863-2892.

[22] NCCN. NCCN clinical practice guideline in oncology. Non-Hodgkin's lymphomas. CSLL-A, 2007, www.nccn.org.

[23] Ladanyi M, Antonescu CR, Dal Cin P. Cytogenetic and molecular genetic pathology of soft tissue tumors. In: Weiss S, Goldblum JR, eds. Enzinger & Weiss's soft tissue tumors. 5th ed. Philadelphia: Mosby, 2008: 73-102.

[24] Longtine JA, Fletcher JA. Molecular genetic techniques in diagnosis and prognosis. In: Fletcher CDM, ed. Diagnostic histopathology of tumors. 3rd ed. Philadelphia: Churchill Livingstone, 2007: 1861-1883.

[25] Bhargava R, Oppenheimer O, Gerald W, et al. Identification of *MYCN* gene amplification in neuroblastoma using chromogenic *in situ* hybridization (CISH): an alternative and practical method. Diagn Mol Pathol, 2005, 14: 72-76.

[26] Gong Y, Gilcrease M, Sneige N. Reliability of chromogenic *in situ* hybridization for detecting Her-2 gene status in breast cancer: comparison with fluorescence *in situ* hybridization and assessment of interobserver reproducibility. Mod Pathol, 2005, 18: 1015-1021.

[27] Rosenwald A, Wright G, Chan WC, et al. The use of molecular profile to predict survival after chemotherapy for diffuse large B-cell lymphoma. N Engl J Med, 2002, 346: 1937-1947.

[28] Brenton JD, Carey LA, Ahmed AA, et al. Molecular classification and molecular forecasting of breast cancer: ready for clinical application? J Clin Oncol, 2005, 23: 7350-7360.

[29] Wang Y, Klijn JG, Zhang Y, et al. Gene-expression profiles to predict distant metastasis of lymph-node-negative primary breast cancer. Lancet, 2005, 365: 671-679.

[30] Dave SS, Wright G, Tan B, et al. Prediction of survival in follicular lymphoma based on molecular features of tumor-infiltrating immune cells. N Engl J Med, 2004, 351: 2159-2169.

# 23 肿瘤的外科治疗

23.1 肿瘤外科的历史回顾
23.2 肿瘤外科的生物学概念
23.3 肿瘤外科的治疗原则
　23.3.1 肿瘤外科的术前准备及分期
　23.3.2 肿瘤外科手术的治疗原则
23.4 手术用于肿瘤的预防
23.5 手术用于肿瘤的诊断
23.6 手术用于肿瘤的根治
23.7 手术用于肿瘤的姑息性治疗
23.8 手术用于肿瘤远处转移的治疗
23.9 切除内分泌器官治疗激素依赖性肿瘤
23.10 肿瘤外科术后的重建及康复手术
23.11 肿瘤的外科急诊处理
23.12 肿瘤外科医师的职责

手术是肿瘤治疗中最古老的方法之一,目前仍是多数肿瘤最有效的治疗方法。约60%的肿瘤采用以手术为主要的治疗手段,有90%的肿瘤运用手术作为诊断及分期的工具。手术治疗对大部分尚未播散的肿瘤可以达到治愈,同时术后亦可了解肿瘤的正确部位、有无淋巴结转移,以得到正确的分期。但手术亦有一定的缺点,如同时也切除一定的正常组织,术后亦有后遗症及功能障碍。手术还存在一定的危险性,肿瘤如果超越局部及区域淋巴结则手术不能达到治愈。

近数十年来,肿瘤的外科治疗在观念上有了很大的改变,手术作为单一治疗手段的时代已过去。虽然在术前诊断、手术治疗等方面有了很大的进步,但外科医师在术前应了解各种肿瘤的生物学行为与特性及其播散途径。有些肿瘤易有血道播散,在术前可能已有亚临床型的转移,因而需采用多种方法的综合治疗。外科医师除了解放疗、化疗及免疫治疗等各种治疗方法,能对患者进行合理的综合治疗外,还应有良好的手术技巧,因为手术技巧的好坏、手术切除范围是否合理、是否按照肿瘤的治疗原则处理将直接与预后有关。

## 23.1 肿瘤外科的历史回顾

公元前1600年,古埃及时代Papyrus已有用手术切除肿瘤的记载[1]。近代用手术切除肿瘤的报道则始于1809年,McDowell切除10.2 kg的卵巢肿瘤,术后患者生存了30年。肿瘤外科是在麻醉、抗生素、输血等技术的建立后才真正得以发展,尤其是血管及微血管外科、腔内超声、介入治疗、冷冻、加温及分子生物学等技术的发展,对术前正确判断病变的扩展部位、设计合理的手术范围、提高手术切除成功率及判断预后、选择术后辅助治疗方法等提供了良好的依据。

Halsted创立的乳腺癌根治术[2],对肿瘤外科的发展起了很大的促进作用。该手术主要根据解剖及生理学的特点制订了肿瘤的手术原则,将原发灶行广泛切除及区域淋巴结行整块切除。以后根据此原则开展了很多其他部位肿瘤的根治性手术(表23-1),其中许多手术目前仍为经典的方式,在临床上继续应用。

表23-1 肿瘤的手术治疗方式及相关技术的发展

| 年份 | 报道者 | 手术方式 |
| --- | --- | --- |
| 1809 | McDowell | 卵巢肿瘤切除 |
| 1846 | Warren | 乙醚麻醉 |
| 1867 | Lister | 消炎、抗菌药物的临床应用 |
| 1850~1880 | Billroth | 胃切除术 |
| 1890 | Halsted | 乳腺癌根治术 |
| 1896 | Beaston | 卵巢切除术治疗晚期乳腺癌 |
| 1904 | Young | 前列腺癌根治术 |
| 1906 | Wertheim | 子宫颈癌根治术 |
| 1910~1930 | Cushing | 胸部肿瘤的切除 |
| 1913 | Torek | 胸段食管癌的切除 |

续表

| 年 份 | 报道者 | 手术方式 |
|---|---|---|
| 1927 | Davis | 肺转移灶切除术 |
| 1933 | Graham | 肺叶切除术 |
| 1935 | Whipple | 胰十二指肠切除术 |
| 1945 | Huggins | 肾上腺切除治疗晚期前列腺癌 |

近年来，肿瘤外科又有了很大的发展，手术前的各种检查可对肿瘤作出正确分期，这对估计手术切除的范围有很大帮助；除手术器械、麻醉、抗生素外，又开展了激光、内镜下手术、加热、冷冻以及显微外科的技术及器官移植等先进方法，使外科医师能开展一些新的手术，使肿瘤手术后的并发症大大减少，患者能获得更好的治疗效果。

随着对肿瘤生物学特性的逐步了解，人们逐步认识到单纯的扩大手术范围并不能提高肿瘤的治疗效果，而根据肿瘤的不同生物学特性采用不同的术式及综合治疗方案，可使患者在治疗后能有最佳的生活质量。

## 23.2 肿瘤外科的生物学概念

外科手术是治疗肿瘤有效的方法之一，良性肿瘤应用手术治疗能达到治愈，而恶性肿瘤手术能切除的病例有些可以获得治愈，但有些亦可能复发，或由于手术时已存在的亚临床转移灶，最终因转移而使治疗失败。肿瘤的发展是一个漫长的过程，外科手术可用于病变过程中的一些阶段（表23-2）。

表 23-2 肿瘤发展过程与治疗的关系

| 病 期 | 诱发期 | 原位癌 | 侵袭期 | 播散期 |
|---|---|---|---|---|
| 时间（年） | 15～30 | 5～10 | 1～5 | 1～5 |
| 治疗方法 | 预防性手术 | 局部切除 | 根治性手术 | 失去手术机会 |
| 治疗效果 | 预防肿瘤发生 | 治愈 | 可望达到根治 | 失去根治的可能 |

诱发期时行手术可切除一些癌前病变，防止肿瘤的发生。原位癌时如能及时地治疗也可以获得良好的效果。如乳腺原位癌，其淋巴结转移率不到1%[3]。Wanebo 报道乳腺癌在原位癌阶段进行手术治疗的治愈率可达 99%～100%。但实际上大多数的肿瘤在确诊时已为侵袭期或播散期。侵袭期随着病变的发展，淋巴结转移增多，血道转移的概率亦增高。以乳腺癌为例，其发展过程与淋巴结转移呈正相关。在原位癌阶段，几乎 100% 仅仅是一个局部的病变，而Ⅳ期或炎性乳腺癌阶段则几乎 100% 都是播散性病变（图23-1）。

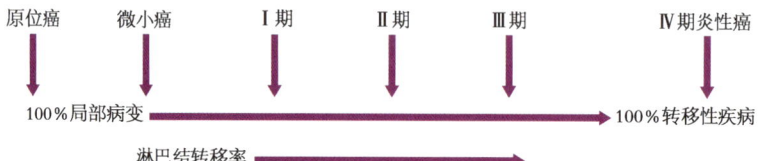

图 23-1 乳腺癌病变的演进过程

对侵袭性肿瘤手术治疗可能有 3 种结果（图23-2）：①治疗后获得长期生存，即临床治愈，治疗结果是消灭了既有的癌细胞，即使有少量亚临床的癌细胞转移，也能被机体的免疫功能所杀灭；②肿瘤未能控制，继续发展而致患者死亡；③在一个明显的缓解期后复发，出现新的病灶，说明肿瘤未能完全杀灭，机体的功能不能消灭所有亚临床型癌细胞，因而临床治愈的患者不一定是永久的治愈。

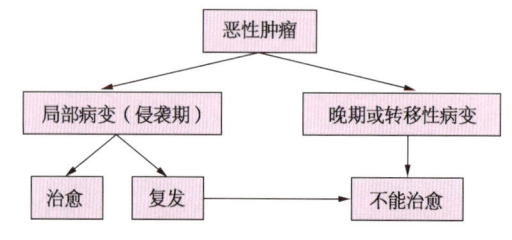

图 23-2 侵袭性肿瘤手术治疗的可能结果

在肿瘤发生、发展过程中,机体的免疫反应起了很大的作用[4]。正常免疫机制的破坏,可能是肿瘤发生及发展的一个重要因素[5]。免疫功能一方面能防御病原体的侵袭,同时亦可能防止基因突变的细胞向恶性转化。机体免疫功能有缺陷或减弱时,肿瘤的免疫监视系统不再发挥作用,例如先天性免疫功能缺陷或免疫功能减弱者容易发生恶性淋巴瘤;脏器移植及使用免疫抑制剂者易发生恶性淋巴瘤。恶性肿瘤在逐步发展的过程中亦使机体的免疫功能降低,而手术切除肿瘤或有效的放疗、化疗使病情能得到缓解的同时,机体的免疫功能常可获得不同程度的恢复。Fisher 等认为肿瘤手术治疗的目的是切除肿瘤,可使机体的免疫功能提高。但手术是一局部治疗的方法,不能防止血道转移,因而肿瘤的治疗方法必须根据肿瘤的不同生物学行为而定。有些肿瘤倾向于淋巴道转移,对此,手术应包括原发灶及区域淋巴结的切除;有些肿瘤易于有血道播散,此时即使再扩大手术范围,其治疗效果亦不能有明显提高,而应加强手术前后的综合治疗。对区域淋巴结进行切除的手术治疗同样存在不同观点,手术切除有转移的淋巴结是肿瘤局部治疗的一部分,而早期无明确转移的淋巴结是否要切除尚存在很大的争议。对浸润性乳腺癌手术标本内淋巴结的检查,有报道认为,其淋巴窦的网状细胞增生和癌周淋巴细胞浸润同样在一定程度上反映机体的免疫功能。但大多数学者认为,窦细胞增生和淋巴细胞浸润等作为预后指标的价值很小,能否反映机体的免疫功能仍不清楚。

## 23.3 肿瘤外科的治疗原则

### 23.3.1 肿瘤外科的术前准备及分期

肿瘤的手术切除范围常较大,需要同时做原发灶的广泛切除及区域淋巴结的清除,有时需要同时切除多个脏器,因而手术治疗前还须对病变作出正确的分期,以选择恰当的治疗方法,选择根治性切除还是姑息性切除,或采用手术与其他方法的综合治疗等。

手术前必须对病情作出正确的分期,以作为选择正确治疗方法的依据,亦是作为各种治疗方法的效果以及正确估计预后的依据。目前常用的分期方法是国际抗癌联盟制定的 TNM 分期法。以 T 代表原发肿瘤,根据不同原发病灶的大小,分为 T0、TX、Tis、T1、T2、T3、T4 等;N 代表区域淋巴结,根据淋巴结大小、有无粘连浸润等分为 N0、N1、N2、N3 等;M 代表远处转移,根据有无远处转移再分为 M0、M1 等。有些肿瘤还有一些特殊的分期方法,如结直肠癌的 Dukes 分期、乳腺癌的 Columbia 分期等。国际分期中有临床分期(cTNM),亦有在手术中根据肿瘤侵犯的范围、淋巴结有无转移及远处转移的手术分期(sTNM),根据病理检查证实浸润程度及淋巴结有无转移的称为病理分期(pTNM)。

肿瘤手术治疗的目的是希望能将局部病灶及区域淋巴结做切除,达到治愈的目的。但有时手术仅能达到姑息的目的,或与其他治疗方法配合争取最佳的疗效。

肿瘤手术治疗前必须对病情及患者的一般情况以及手术对机体功能的影响作出正确的估计。手术前必须考虑到以下 4 点。

1) 患者的一般情况　术前须正确估计患者的一般情况能否耐受手术,患者是否有其他严重的疾病,其心、肺、肝、肾等的功能是否适合手术。老年人的糖尿病发病率亦较高,术前必须对糖尿病有较好的控制。

2) 手术对正常生理功能扰乱的程度　恶性肿瘤手术常在一定程度上影响正常的生理功能,如肺切除后对肺功能的影响、肝部分切除后对肝功能的影响、肢体肿瘤手术后对运动功能的影响等,手术前须估计术后的生活质量,术后的生活质量越接近正常越好。

3) 手术的复杂程度与手术本身的并发症及死亡率　疑难复杂的手术本身有较高的并发症及一定的死亡率,但有时即使手术较小或姑息性手术对一般情况较差的患者亦有较大的危险性,因而必须根据患者本身的情况而选择合适的手术方式。

4) 麻醉的选择　良性肿瘤可以采用局麻或其他合适的麻醉方式,而恶性肿瘤常不宜用局麻。如果患者一般情况较弱,如近期有心脏病、肺水肿等情况,则须注意慎重选择麻醉方式。

### 23.3.2 肿瘤外科手术的治疗原则

采用手术切除肿瘤是治疗实体瘤的一种有效方法,但亦只有在肿瘤仍限于局部或区域淋巴结时才有效。然而很多实体瘤患者在临床诊治时已存在微小或亚临床的转移灶,这亦是手术后引起复发或转移的根源,因而肿瘤外科医师应当不同于一般外科医师,除了掌握肿瘤的生物学特性及手术操作技巧外,还应熟悉肿瘤的病理类型和其他治疗方法,如放疗、化疗、内分泌治疗及基因治疗等方法,对肿瘤的治疗要有全面的了解,综合设计每个患者的具体治疗方案,以达到最佳的治疗效果。

在每个患者选择手术方法时应注意:①选择那些可以单用手术治疗能达到治疗目的的病例,如良性肿瘤可以单用手术,而恶性肿瘤则须根据肿瘤的生物学特性、病期等决定;②考虑手术后肿瘤局部的控制及功能损伤的关系,在达到根治的目的下,应尽量使机体功能保持正常;③选择最佳的综合治疗方案,使局部病灶得以控制,并能防止远处转移。

## 23.4　手术用于肿瘤的预防

有些疾病容易发生癌变,因而外科医师有责任教育患者及早治疗,以防止癌变。

有些先天性或遗传性疾病容易有癌变,早期预防性手术可防止癌变的发生(表 23-3),如先天性隐睾症(congenital cryptorchidism)可以发展为睾丸癌。遗传性结肠多发性息肉症如不及时处理,患者在 40 岁时有 50% 的机会发生结肠癌,到 70 岁时几乎所有患者均可能转变为结肠癌。先天性溃疡性结肠炎,在 10 岁时有 3% 可发生癌变,随着年龄增大,癌变率亦增高。多发性内分泌肿瘤 2α 型(multiple endocrine neoplasm type 2α, MEN 2α)常与甲状腺髓样癌有关,故近年来可用 PCR 做 DNA 突变的检测以预测哪些患者易有癌变,如有癌变可能者可以行预防性甲状腺切除。乳腺癌患者中有 10% 的可能与遗传有关,如乳腺癌患者第一级直系亲属中有 *BRCA-1* 或 *BRCA-2* 基因突变者到中年时有 70% 的机会可能发生乳腺癌,同时伴有卵巢癌的机会也增多[6,7],因此有人主张做预防性乳房切除或卵巢切除。容易摩擦部位的黑痣如颈部、指甲、足底、腰部等部位亦应注意,必要时应切除,以防癌变。

表 23-3　常见的癌前期病变和外科治疗

| 临床情况 | 易发生的肿瘤 | 预防性手术 |
| --- | --- | --- |
| 先天性隐睾症 | 睾丸癌 | 睾丸复位术 |
| 多发性结肠息肉 | 结肠癌 | 结肠切除 |
| 家族性结肠癌 | 结肠癌 | 结肠切除 |
| 溃疡性结肠炎 | 结肠癌 | 结肠切除 |
| 多发性内分泌增生症(2 及 3 型) | 甲状腺髓样癌 | 甲状腺切除 |
| 口腔及黏膜白斑 | 鳞状细胞癌 | 局部切除 |
| 黑痣(交界癌,易摩擦部位) | 黑色素瘤 | 局部切除 |
| 家族性乳腺癌(*BRCA-1*、*BRCA-2* 突变) | 乳腺癌 | 乳腺切除 |
| 家族性卵巢癌 | 卵巢癌 | 卵巢切除 |

## 23.5　手术用于肿瘤的诊断

肿瘤治疗前均需获得病理组织学的诊断,然而很多标本的获取需应用外科手段,常用的方法有如下 4 种。

1)细胞学检查　即应用细针行肿瘤穿刺,将吸取物涂片检查。准确率一般可达 70%~80%。由于细针穿刺涂片,其细胞常较分散,有时诊断较困难,即使很有经验的医师也不能正确区分是肿瘤细胞还是炎性细胞,有一定假阳性或假阴性率。因此,需要进行手术治疗时不能以细胞学检查作为手术的指征。

2)针吸活检　通过一种特殊的空芯针做肿块吸取,多数肿瘤可用此方法吸得足够的组织,了解肿瘤及分型。有时在手术时为了了解肿瘤的性质以决定手术方式亦可以用此方法获得组织做病理检查,但在软组织及骨肿瘤,吸取的组织很难分型,恶性淋巴瘤亦不能以吸取的组织作为分型。

3) 切取小块组织的活检　在局麻或手术时切取一小块肿瘤做组织学检查,可用于表浅肿瘤,亦可用于深部组织肿瘤,如骨或软组织肿瘤的术前诊断。有些内脏肿瘤做切除前亦需有病理诊断,有时肿瘤较大,不能做全部、彻底切除时亦需要了解肿瘤的性质,为选择其他治疗方法提供依据。

4) 切除整个肿瘤的活检　切除整个肿瘤送病理检查,以明确诊断,切除肿瘤时应该做完整切除。经过组织学检查,如是良性肿瘤则不必进一步手术;如是恶性肿瘤,则应根据肿瘤的性质再决定进一步的手术方式。

各种活检方法的目的是为了获得肿瘤的组织学及病理学诊断,为避免肿瘤的医源性播散,为以后的手术和治疗提供方便,需遵循以下原则:①吸取或手术活检的针孔及腔道要注意在以后的手术时能被一并切除,否则将影响以后的手术。肢体肿瘤活检时应采用纵切口,不要采用横切口,便于再次手术时能广泛切除。②活检时不要污染正常组织,要注意手术分离的平面及间隔。手术时要注意止血,不要造成局部血肿,因血肿常可促使肿瘤的播散,亦为以后的手术造成困难。对于肢体的肿瘤,为防止肿瘤的播散可以先用止血带,应在止血带的远端切取活检组织,以防止播散。活检用的手术器械,可能已经被肿瘤细胞污染,不能再继续用于手术。③吸取活检、切取及切除活检时应取得足够的组织,有时肿瘤活检时除了常规的病理切片外,还需要做其他的检查,如特殊染色、免疫组织化学以及组织培养等,乳腺肿瘤还应做激素受体的测定,因而切除的标本在浸泡入固定液前需考虑标本应该做的检查项目,正确处理标本。④切除活检时应注意标本的切缘,在送检时应将切缘做明确的标记,为再次手术时作重要的参考。如果活检时切缘有癌细胞累及,或切缘距肿瘤很近时,应在再次手术时做足够的切除。

## 23.6　手术用于肿瘤的根治

近年来,肿瘤的手术治疗有不少新的概念及新的发展,由于早期诊断、早期治疗及合理的综合治疗等措施,使肿瘤治疗后的生存率有所提高。又因为新的诊断方法、影像学的诊断技术,使术前能够对病变部位正确定位,提高了术前对病灶的正确评估。治疗的概念已由以往让患者接受最大能接受的治疗模式,转为让患者接受最小但最有效的治疗;治疗方式也由以往的根据解剖学决定手术范围,逐步转为根据各种肿瘤的生物学特性来决定手术范围。但是,外科治疗是局部治疗的工具,对原发灶及区域淋巴结的治疗能治愈部分患者,而有些患者还是因远处转移而死亡。当然,病灶仅局限于局部脏器或仅累及第一站淋巴结转移时,外科手术还是主要的治疗方式。如果已超过第一站的转移淋巴结,再扩大的手术也不能获得治愈的目的。

每个肿瘤治疗前,外科医师应与影像诊断学、放疗、化疗以及病理学的医师密切配合。根据肿瘤的性质制订合理的综合治疗方案,外科医师应正确估计手术在整个治疗中的地位,正确估计手术适应证,手术切除的可能性,根据病变范围及患者的情况设计手术范围,综合治疗的步骤,做好术前后准备。肿瘤患者首次治疗的正确与否是提高疗效的关键。首次治疗的正确与彻底,能使患者获得治愈的机会,反之,如果首次治疗不彻底、不正确,则复发机会亦增加。复发后再治疗不仅手术的范围扩大,同时也大大减少了治愈的可能。

根治性手术包括原发灶的切除和淋巴结的处理。

**(1) 原发灶的切除**

肿瘤的根治性手术目前仍是很多实体瘤的主要治疗手段,但在手术时亦应该明确:①哪些患者能用局部治疗治愈;②手术的范围及对机体的损伤;③手术前后应采用哪些辅助治疗方法。

恶性肿瘤可以自局部向周围浸润、扩散,因而原发灶手术治疗的原则是切除原发灶及周围可能累及的组织。以往对某一脏器的恶性肿瘤治疗时需将该脏器切除,如乳腺癌手术必须切除整个乳房,肝癌需作规则性肝叶切除,肢体肿瘤需做整条肌束切除。近年来,由于对肿瘤生物特性的不断了解,同时治疗方式的改进,对某些肿瘤改变了以往的治疗方式,而更应重视在治疗的同时如何提高患者的生活质量。如乳腺癌采用保留乳房的治疗方式,软组织肿瘤、黑色素瘤等采用局部广泛切除等。但手术切除的范围应根据肿瘤的性质不同而异,切除肿瘤周围必须有足够的正常组织。如乳腺癌局部治疗必须在肿瘤外1～2 cm,黑色素瘤切缘距肿瘤 3 cm,结肠癌切缘需距肿瘤 5 cm 以上。手术后可采用其他治疗方法以降低局部复发。有些肿瘤在诊治时比较大,可以采用一些其他的治疗方法,使肿瘤缩小再手术。如局部晚期的乳腺癌,可以先用新辅助化疗使肿瘤缩小,以后再进行保乳手术。儿童胚胎性横纹肌肉瘤在1970年以前必须做广泛切除或截肢,5年生存率仅10%~20%。但近年来应用术前放疗及化疗,肿瘤缩小再做局部切除,5年生存率可以提高到80%。

肿瘤原发灶的手术原则是尽可能地控制原发灶、防止局部复发,但有些肿瘤手术时可能已有亚临床的转移灶,因而再扩大手术范围亦不能防止远处转移,然而局部病灶的控制有助于减少局部复发及远处转移。当然,病灶已超过手术切除范围或有严重脏器功能障碍、年老、体弱不能耐受手术时,不宜勉强施行手术,可根据病情采用姑息性手术或其他治疗方式。

### (2) 淋巴结的处理

上皮源性恶性肿瘤的淋巴道转移率较高,因而对此类肿瘤在治疗原发灶的同时应考虑采用手术或放疗同时处理区域淋巴结。间叶组织来源的恶性肿瘤则以血道转移为主。当然亦有少数肿瘤可以有淋巴道的转移,如滑膜肉瘤、恶性纤维组织细胞瘤等的淋巴结转移率可达20%左右,对此类肿瘤的处理亦需考虑淋巴结的处理。

临床已有明确转移的淋巴结,除了对放疗敏感的肿瘤(如鼻咽癌、精原细胞瘤等)可以应用放疗外,其他的一些肿瘤均需应用手术做淋巴结的清除(如胃癌、结肠癌、乳腺癌等),在原发肿瘤治疗时需同时将周围淋巴结一并清除。淋巴结的清除原则上和受累的器官一并做整块(enblock)切除。但对有些肿瘤如口腔肿瘤、肢体远端的皮肤癌、黑色素瘤等,原发病灶与区域淋巴结相距较远时,则淋巴结可以做分期切除,在原发灶控制后行二期淋巴结清除术,两次手术的间隔时间以2~6周为宜。

如果临床未扪及肿大淋巴结时是否要做预防性淋巴结清除术仍有争议。争议之一是区域性淋巴结对肿瘤转移是否有预防作用;争议之二是临床没有扪及肿大淋巴结时做预防性清除,其效果与暂不清除待临床出现转移时再做清除的效果是否相似。淋巴结的预防性清除应根据肿瘤的生物学特性、部位、肿瘤的扩展程度而定,如分化良好的鳞状细胞癌、基底细胞癌等一般不需要做淋巴结预防性的清除。乳腺癌临床未扪及肿大淋巴结的患者做淋巴结清除术,术后病理检查证实有20%~30%患者的淋巴结内已有肿瘤转移。

淋巴结清除的目的有两个:一是清除有转移的淋巴结,提高局部控制率及治疗效果;二是了解淋巴结有无转移,作出正确的分期。对淋巴结有转移的病例手术可以提高局部控制率,但如淋巴结无转移的病例做手术清除区域淋巴结未能提高疗效。同时区域淋巴结清除后常有一定的后遗症。如腋淋巴结清除术后常有上肢水肿、功能障碍等后遗症。因而作为局部治疗的方法,对于临床肯定有转移的淋巴结需做清除,而作为临床分期的目的,仅需要选择有可疑转移的淋巴结予以切除做病理检查即可。但选择可疑淋巴结并非盲目的活检,而必须选择有可能转移的淋巴结,因而近年来提出"前哨淋巴结活检"(sentinel lymph node biopsy)。

各部位的原发肿瘤淋巴回流到区域淋巴结时,总有一个首先接受回流的淋巴结,称为"前哨淋巴结"[8]。该淋巴结没有转移时,其他淋巴结发生跳跃性转移的机会<5%。乳腺癌前哨淋巴结活检阳性的准确率可达100%,阴性符合率可达95%,敏感性为88%。因而,前哨淋巴结活检可基本代表区域淋巴结有无转移。如前哨淋巴结有转移时,可以考虑做区域淋巴结的清除;反之,则可避免常规的淋巴结清除,如以后出现转移时再做清除。

前哨淋巴结的检测方法有染料法或放射性核素法[9],各有优缺点,如果两种方法结合应用,可以提高前哨淋巴结的检出率。在前哨淋巴结活检中亦有一些问题有待解决:①染料或放射性核素的应用时间、注射部位、注射方式以及活检的方式。②手术时,淋巴结冷冻切片的准确率,冷冻切片与石蜡切片间有一定的误差。为克服冷冻切片的假阴性,目前可以采取的方法有淋巴结印片、快速连续切片、免疫组织化学以及RT-PCR等方法。③前哨淋巴结冷冻切片有假阴性的可能,因而是否可采用分期手术的方式,先做前哨淋巴结活检,待病理检查确诊后再决定是否做淋巴结清除。④前哨淋巴结活检能否替代淋巴结清除,目前国内外正在开展一些大规模的临床前瞻性的研究。

## 23.7 手术用于肿瘤的姑息性治疗

姑息性手术是指对原发灶或其他转移病灶的手术切除,但是已经不能达到根治的目的,而手术的目的是防止危害生命及对机体功能的影响,消除某些症状;或用一些较简单的手术,以防止或解除一些可能发生的症状或并发症,以提高患者的生活质量。如消化道肿瘤,已不能达到根治性切除时,可以做姑息性切除,甚至做改道手术,以解除症状,预防消化道梗阻,防止肿瘤出血。有时肿瘤体积较大,手术已不能达到根治的目的,肿瘤已不能完整、彻底切除,但将原发病灶做尽可能的切除,便于术后应用其他治疗手段控制残存的癌细胞,此种手术称为减积手术(debulking operation)。这种减积手术仅适合于原发灶经手术后残留的肿瘤细胞能用其他方法达到有效控制者,临床上适合做减积手术的肿瘤有卵巢癌、Burkitt 淋巴瘤以及一些软组织肿瘤。因而这种治疗方法的作用是减少肿瘤的体积,减少肿瘤细胞量,便于配合其他治疗方法。如果有些仅作为暂时解决症状的目的,而对残留的肿瘤无有效的治疗以达到控制者,并不能称为减积手术。

## 23.8 手术用于肿瘤远处转移的治疗

转移性肿瘤并非手术的绝对禁忌证。转移性肿瘤是否是手术治疗的适应证,取决于原发肿瘤的生物学特性以及原发肿瘤首次治疗的疗效。转移性肿瘤的手术适合于原发灶经治疗后已能得到较好控制者。转移灶为单个性,不伴有多处其他部位转移,而转移灶除了手术外无其他更好的治疗方法,同时患者一般情况较好,无手术禁忌证。

肺是恶性肿瘤常见的转移部位,单个性肺转移灶手术常有较好的疗效,如骨、结肠肿瘤有单个性肺转移者。对肺转移灶发现后可先给予全身性治疗,希望肿瘤能有所缩小,同时全身治疗可以杀灭一些亚临床的病灶,并在治疗阶段亦可以观察有无其他新病灶出现。如无其他新病灶出现,则可考虑手术。影响肺转移灶手术后疗效的因素有:①首次手术与出现转移灶的间隔时间,间隔期越长,疗效越好。②肿瘤发展缓解者,疗效较好。转移性肿瘤倍增时间 >40 天者,平均生存 48 个月,而 20 ~ 40 天者平均生存 12 个月。③肿瘤单个转移较多个转移为佳。④原发肿瘤的部位,如头颈部鳞癌肺转移切除后 5 年生存率为 40%,骨肉瘤单个肺转移术后 2 年及 3 年生存率为 64% 及 45%。而乳腺癌、结肠癌单个肺转移术后 5 年生存率为 15% ~ 20%,软组织肿瘤单个肺转移术后 5 年生存率为 26%。

肝转移的原发病灶常见的有结直肠癌、胃癌、胰腺癌、乳腺癌、黑色素瘤等,其中以来自消化道者最常见。消化道肿瘤肝转移有两种情况:一种是肝转移与原发肿瘤同时发现;另一种是原发肿瘤治疗后出现肝转移。前者常在手术时发现,如原发灶能切除,而肝为单个病灶者可同时切除。如为多个病灶不能切除者,可做肝动脉插管予以化疗。近年常用腹部皮下埋入注射泵,分期灌注抗癌药。对原发灶已控制而出现肝转移者,单发病灶可再次手术切除,不能切除者亦可做介入治疗。

脑转移可严重威胁生命。脑单发性病灶常是手术的指征。常见的原发灶有肺癌、乳腺癌、结肠癌等。经详细检查排除其他部位转移时可考虑手术切除,术后常需配合放疗或化疗。

## 23.9 切除内分泌器官治疗激素依赖性肿瘤

肿瘤外科的另一领域是通过对内分泌器官的切除以达到治疗的目的。有些肿瘤的发展与机体的内分泌有一定的关系,如乳腺癌、前列腺癌及甲状腺癌等。因而切除某些内分泌器官亦能达到一定的治疗效果。常用的内分泌器官切除的方法有卵巢切除术治疗绝经前晚期乳腺癌,或作为术后的辅助治疗,对激素依赖性的肿瘤有效率可达 45% ~ 50%。男性乳腺癌采用双侧睾丸切除术同样可获得较好的疗效。当然目前已有一些新的药物,也可以达到同样的目的。因而可以在切除内分泌器官前先应用该类药物,如有效者则再做手术,以获得更好效果。

前列腺癌的生长与发展也同样与内分泌有密切的关系,对晚期前列腺癌或因年老体弱不适合做前列腺癌根治术的患者,也可行双侧睾丸切除术,术后配合放疗及药物治疗,有时常可获得较满意的效果。

## 23.10 肿瘤外科术后的重建及康复手术

外科手术亦可用于肿瘤术后的重建及康复。肿瘤手术治疗后患者的生活质量是非常重要的,在设计肿瘤的手术时也应同时考虑术后患者的外形及功能越接近正常越好。近年来应用游离肌皮瓣、小血管吻合技术以及整形外科的配合可以修复缺损,亦使肿瘤外科医师能进行更广泛的手术,以提高手术治疗的效果。如乳腺癌手术后可以用背阔肌或腹直肌肌皮瓣进行缺损乳腺的修复[10](图 23-3),舌癌切除后应用带状肌肌蒂进行再造手术。肢体肿瘤手术时主要血管受累时可用人工血管移植而避免做截肢手术等。

外科手术亦可用于康复,以往有些肢体部位的肿瘤手术及放疗后的功能障碍可通过骨或肌肉的移位使功能得到改善。

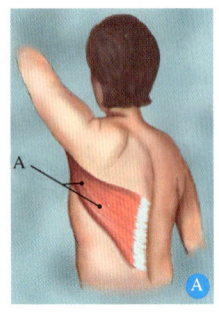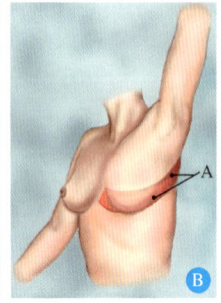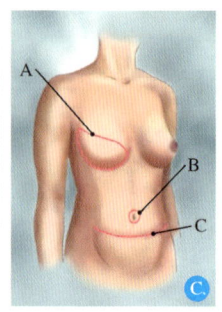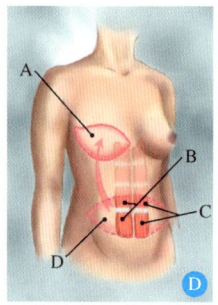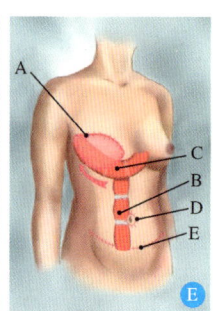

图 23-3　乳腺癌重建术

注:A、B 背阔肌肌瓣乳房重建;C、D、E 腹直肌肌瓣乳房重建。

## 23.11　肿瘤的外科急诊处理

肿瘤可以引起一些急诊情况,需要应用手术的方法解除。这些情况常见的有气急、出血、空腔脏器穿孔、消化道或气道梗阻、肿瘤引起的继发感染等。喉癌、甲状腺癌、气管癌等靠近或侵犯气管,常需做气管切开以解除梗阻;消化道肿瘤引起出血时需急诊手术切除;而鼻咽癌、子宫癌等出血而肿瘤不能切除时可将通向肿瘤的血管结扎;空腔脏器穿孔,如胃、肠道肿瘤引起穿孔需急诊手术予以切除,如不能切除时,则需修补及引流;消化道肿瘤引起梗阻时,需手术切除或造瘘以解决梗阻;肿瘤累及中枢神经系统引起患者瘫痪或者昏迷时有时需做颅内减压或椎板减压,以解除症状。

肿瘤的急诊情况大多是肿瘤晚期,病变发展到一定程度后造成的症状,当然有些亦可以出现在较早阶段。因此,有些急诊情况在手术后配合其他治疗方法,在症状解除后再施以根治性措施,有时仍可取得较好的效果。

## 23.12　肿瘤外科医师的职责

肿瘤外科治疗源于外科中的一部分,但由于肿瘤在治疗中的特殊性,近数十年来已从外科中分离而自成一帜。肿瘤外科医师除应具有普外科基础外,更应掌握"无瘤"概念,了解并掌握肿瘤的特点、肿瘤的生物学特性,以及肿瘤的各种治疗方法。在诊治过程中如何做到早期诊断,防止肿瘤的医源性播散,根据不同肿瘤的特点,组成合理的综合治疗方案。外科医师往往是很多实体瘤的首诊医师,因此如何设计患者的综合治疗将是影响患者预后的重要因素。

肿瘤外科医师的训练必须有一般外科的基础,同时必须对肿瘤放疗、肿瘤内科治疗、肿瘤病理学有很好的掌握,以了解不同肿瘤的特性以及各种治疗方法的综合应用。同时还要对肿瘤分子生物学、临床基础研究,以及临床试验有新的了解。

肿瘤外科医师的职责有:①应了解新的治疗方法,如免疫治疗、冷冻治疗等,考虑能否作为治疗中的选择;②组织有关放疗、内科、影像诊断等专家组成综合治疗的研究体系,对每一个患者均应考虑综合治疗的措施;③在临床较少见的肿瘤,如软组织肿瘤、头颈部肿瘤在一般外科中较少开展,但肿瘤外科专家应很好掌握此类少见的手术;④肿瘤外科医师常参加多个临床前瞻研究的项目,应及时让合适的患者进入各临床研究组,这样可为患者提供最合适的研究项目;⑤了解各项最新的临床研究最新结果,为患者提供新的治疗方案。

(沈镇宙)

## 主要参考文献

[1] Okasha A. Mental health in the Middle East: an Egyptian perspective. Clin Psychol Rev, 1999, 19:917-933.

[2] Halsted WS. The results of operations for the cure of cancer of the breast performed at the Johns Hopkins Hospital from June, 1889, to January, 1894. Ann Surg, 1894, 20:497-555.

[3] Schuh ME, Nemoto T, Penetrante RB, et al. Intraductal carcinoma. Analysis of presentation, pathologic findings, and outcome of disease. Arch Surg, 1986, 121:1303-1307.

[4] Smyth MJ, Godfrey DI, Trapani JA. A fresh look at tumor immunosurveillance and immunotherapy. Nat Immunol, 2001, 2:293-299.

[5] Pawelec G, Heinzel S, Kiessling R, et al. Escape mechanisms in tumor immunity: a year 2000 update. Crit Rev Oncog, 2000, 11:97-133.

[6] Verhoog LC, Berns EM, Brekelmans CT, et al. Prognostic significance of germ-line BRCA2 mutations in hereditary breast cancer patients. J Clin Oncol, 2000, 18:119S-124S.

[7] Scheuer L, Kauff N, Robson M, et al. Outcome of preventive surgery and screening for breast and ovarian cancer in BRCA mutation carriers. J Clin Oncol, 2002, 20:1260-1268.

[8] Krag D, Weaver D, Ashikaga T, et al. The sentinel node in breast cancer — a multicenter validation study. N Engl J Med, 1998, 339:941-946.

[9] Kern KA. Sentinel lymph node mapping in breast cancer using subareolar injection of blue dye. J Am Coll Surg, 1999, 189: 539-545.

[10] Kaplan JL, Allen RJ. Cost-based comparison between perforator flaps and TRAM flaps for breast reconstruction. Plast Reconstr Surg, 2000, 105: 943-948.

# 24 肿瘤的微创外科治疗

24.1 呼吸系统肿瘤
  24.1.1 肺部肿瘤
  24.1.2 纵隔和胸膜肿瘤
24.2 消化系统肿瘤
  24.2.1 食管肿瘤
  24.2.2 胃恶性肿瘤
  24.2.3 腹腔镜下胃肠道间质瘤切除术
  24.2.4 腹腔镜下结直肠癌切除术
  24.2.5 肝脏肿瘤
24.3 泌尿系统肿瘤
  24.3.1 肾细胞癌
  24.3.2 阴茎癌
  24.3.3 膀胱癌
  24.3.4 睾丸癌
  24.3.5 上尿道移行细胞癌
  24.3.6 腹腔镜肾上腺切除术
  24.3.7 前列腺癌
24.4 妇科肿瘤
  24.4.1 宫颈癌
  24.4.2 子宫内膜癌
  24.4.3 手助腹腔镜手术
  24.4.4 腹腔镜腹膜外淋巴结清扫

    微创外科正日益成为许多外科疾病的首选治疗方式,全球具有创新精神的外科医师正不断扩展微创外科领域的疆界。在肿瘤治疗领域,微创外科取得的成果令人瞩目,甚至在某些方面改变了肿瘤外科治疗的模式和观念。

## 24.1 呼吸系统肿瘤

### 24.1.1 肺部肿瘤

    以电视胸腔镜手术(video-assisted thoracoscopic surgery,VATS)为代表的胸部微创外科在肺癌外科治疗中的作用已得到证实。目前已有单个中心采用VATS肺叶切除治疗早期非小细胞肺癌超过1 000例的报道[1]。Ohtsuka 等[2]统计了106例临床Ⅰ期非小细胞肺癌胸腔镜手术的情况,临床Ⅰ期患者的3年生存率为93%,而术后病理分期为Ⅰ期的患者3年生存率为97%,3年无瘤生存率在临床Ⅰ期和病理Ⅰ期患者中分别为79%和89%。Lewis 等[3]报道VATS术后Ⅰ期肺癌的3年生存率是94%,Ⅱ期为57%,Ⅲ期为25%。从统计上来看,Ⅰ期肺癌的治愈率与传统手术无显著性差异。Kirby 等[4]比较一组非小细胞肺癌分别行 VATS 和后外侧开胸手术,术后随访13个月,生存率无明显差异。据此,目前大多数学者认为胸腔镜手术可以作为Ⅰ期非小细胞肺癌的一种常规治疗手段,有希望取代传统的后外侧开胸术。与常规开胸手术一样,VATS要求解剖性的肺叶切除加上至少3组的纵隔淋巴结清扫,同时取得10个以上的纵隔淋巴结以便对纵隔淋巴结情况作出病理学判断。

    CALGB-39 802对外周型早期非小细胞肺癌VATS 的Ⅱ期临床研究已经证实,与开胸手术比较,VATS 的 5 年生存率较高,且手术并发症较低[5]。Whitson 等[6]综合文献分析比较 VATS 和开胸手术治疗早期非小细胞肺癌,发现 VATS 手术后的生存率高于开胸手术,1 年生存率高 5%,4 年生存率高17%。手术并发症方面,在手术后胸腔引流量、术后胸管留置时间、术后住院天数及其他并发症方面VATS 均显示明显的优势。

    在 NCCN 2009版肺癌治疗指南[7]中,胸腔镜肺叶切除术已列入Ⅰ期肺癌推荐的标准术式。随着手术技巧的提高,一些学者开始尝试采用胸腔镜手术治疗Ⅱ期以及ⅢA 期的肺癌[8],甚至有学者行胸腔镜袖式肺叶切除术[9]。但目前还处于临床试验阶段,其手术安全性和根治性以及生存情况还有待进一步的验证。复旦大学附属中山医院胸外科近2年以来对200例早期肺癌患者施行胸腔镜下肺癌根治术,术后并发症及住院天数明显减少,初步随访结果,手术效果满意(图 24-1~24-3)。

活检,仅 2 例患者由于技术原因转为开胸活检。所有患者均得到明确的诊断,诊断的敏感性和特异性均为 100%。其中 127 例(52%)为良性病变,115 例(48%)证实为恶性病变,包括 51 例原发性支气管肺癌和 64 例转移性肺癌。所有患者均康复出院,无围手术期死亡发生。在进行胸腔镜切除活检的患者中,仅 3.6% 的发生术后并发症。Libby 等[11]报道 335 例行肺局部切除的单个肺结节性病灶,认为 VATS 的适应证如下:①直径 <3 cm 的无钙化结节;②常规检查包括纤维支气管镜、肺穿刺活检等无法定性的单个肺结节;③病灶位于肺外围 1/3;④没有支气管内播散。

虽然对 VATS 下楔形切除治疗非小细胞肺癌存在疑问,但近年来又有报道直径 <1 cm 的 I 期外周型肺癌,发生肺门或纵隔淋巴结转移的机会极少,因此是 VATS 行楔形切除的适应证。目前,比较一致的看法是,对老年心、肺功能不良患者 T1N0M0 期肺癌,行 VATS 下楔形切除,既可切除病灶,又有肺功能损伤小的特点,确实能给患者带来益处。

### 24.1.2 纵隔和胸膜肿瘤

VATS 行纵隔肿瘤切除术是一个有争议的问题。Landreneau 等[12]对一组 89 例 VATS 纵隔肿瘤手术的研究表明,对后纵隔神经源性肿瘤无神经干侵犯,先天性支气管、食管及心包囊肿是 VATS 的适应证。根据笔者的经验,纵隔囊性肿块一般可顺利完成 VATS 治疗,而实质性肿块应综合考虑其性质、大小、位置及其与重要脏器和大血管的关系,其中最为重要的是肿块与周围结构的关系。无症状的纵隔良性肿瘤、体积较小、与周围器官血管分界清楚者适合 VATS 治疗,其中后纵隔肿瘤更易处理。对于有持续性胸痛、肿块较大、考虑恶性、可能及与周围组织界线不明者,应谨慎采用 VATS 治疗。同时,对于不同纵隔部位,只要有利于术中暴露,不必拘泥于完全的 90°侧卧体位,可根据情况灵活采用各种角度的侧卧体位,甚至于平卧位,这样可充分利用重力的作用,避免肺组织对纵隔的遮挡。对于胸腺瘤,目前仅认为 I 期包膜完整的胸腺瘤可以行 VATS。

胸腔镜最早应用的领域即是胸膜疾病的诊断方面,如胸膜弥漫性病变、不明原因的胸膜渗出性病变等均是胸腔镜检查的指征。与传统单孔径胸腔镜相比较,VATS 最大的优点在于其术野更广,可检查包括胸膜顶、纵隔胸膜和膈胸膜等部位。有研究报道,在恶性胸腔积液的诊断方面,与胸腔积液脱落细胞

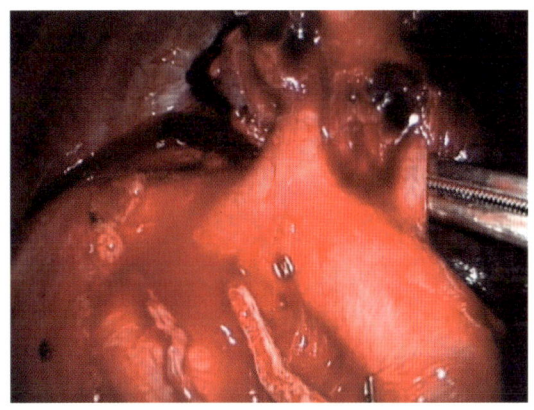

图 24-1　胸腔镜下暴露肺动脉

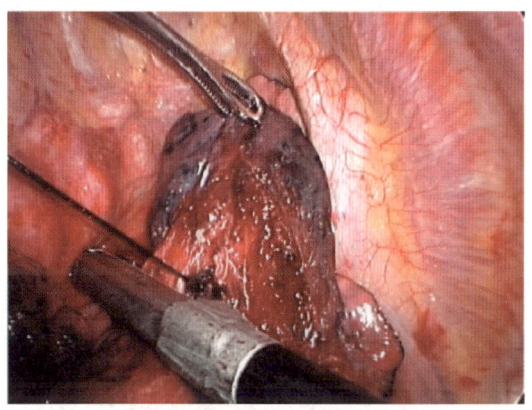

图 24-2　胸腔镜下切断支气管

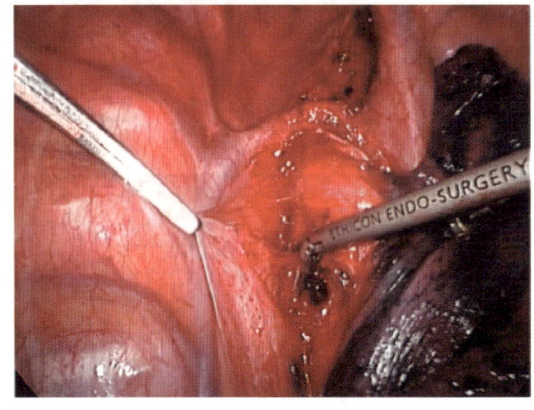

图 24-3　清扫隆突下淋巴结

此外,VATS 肺楔形切除对未定性的肺部结节的诊断和治疗以及对不能耐受肺叶切除手术的肺癌患者亦体现其微创优势。Mack 等[10]对胸腔镜在诊断肺部孤立小结节的作用进行了一项多中心的研究,共有 242 例肺部孤立小结节患者接受全麻下胸腔镜切除活检。240 例患者顺利完成胸腔镜肺楔形切除

学检查和胸膜穿刺活检相比,VATS 的诊断率可达到 90% 以上,而且充分的组织取材为进行详细的免疫组织化学分析提供了条件,有助于确定肿瘤亚型和特殊标记的表达情况,以指导个体化治疗。

对于渗出性胸膜疾病,目前主要是胸膜间皮瘤、恶性肿瘤胸膜种植产生的顽固性胸腔积液,可在 VATS 下行化学或机械的胸膜固定术,从而消除胸腔积液,缓解症状。VATS 可充分松解粘连、剥除纤维素,使肺组织充分复张,并均匀喷洒粘连剂,达到最佳的胸膜固定、胸管置放和消除胸腔积液的效果。多数报道其手术有效率达 90% 以上,长期随访胸腔积液复发率仅 5% 左右。此外,VATS 有较好的效费比(cost-effectiveness)。在所有影响恶性胸腔积液医疗费用的因素中,胸腔积液复发占有较大比重。极低的复发率,使接受 VATS 治疗的患者避免了因其他方法反复治疗所导致的经济费用。

## 24.2 消化系统肿瘤

### 24.2.1 食管肿瘤

胸腔镜食管癌切除术近几年在国内外发展较为迅速。由于食管外科手术往往涉及胸部、腹部和颈部区域,因此其微创手术方式多样。国内通常采取的手术方式为胸腔镜下游离胸段食管,开腹游离胃,然后在颈部行胃食管吻合术。而国外多采取胸腔镜与腹腔镜联合游离食管和胃的全腔镜方式。Luketich 等[13]报道了 222 例微创食管切除术的经验,作者认为微创食管切除术与开胸手术相比较,可以降低术后肺部并发症的发生率,减少住院时间,在生活质量和生存情况方面两者并无明显差异。Palanivelu 等[14]采用俯卧位 VATS 游离食管并清扫淋巴结,再变换为平卧位腹腔镜游离胃,行食管胃颈部吻合术。Smithers 等[15]比较了 309 例胸腔镜食管切除术和 114 例同期开胸食管切除术的情况,作者认为胸腔镜切除术与开胸食管切除术相比,可以减少术中出血,而在淋巴结清扫数目、3 年生存率方面两者相似。根据笔者近 2 年开展的 70 多例胸腔镜食管切除术的经验,与开胸手术相比较,胸腔镜食管切除术可以缩短引流管置管时间和住院时间,降低术后并发症发生率,在纵隔淋巴结清扫程度方面两者相仿[16]。目前,在食管癌患者接受胸腔镜食管切除术是否符合肿瘤治疗原则、能否彻底清扫纵隔淋巴结以及长期生存情况方面尚有争议,有待大规模的临床试验验证。复旦大学附属中山医院胸外科已对临床 Ⅰ、Ⅱ 期食管癌开展胸腔镜和开放手术的随机对照研究(图 24-4 ~ 图 24-6)。

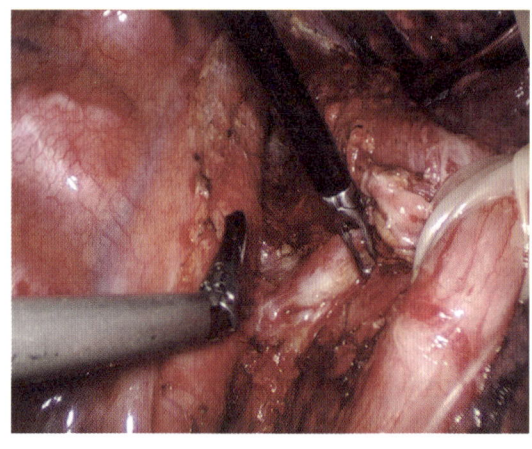

图 24-4　胸腔镜下暴露食管清扫食管旁淋巴结

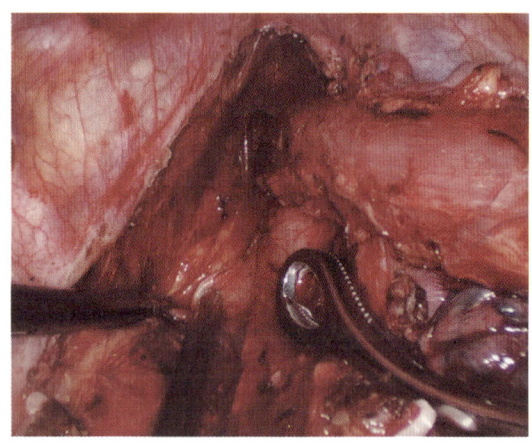

图 24-5　胸腔镜下暴露左喉返神经

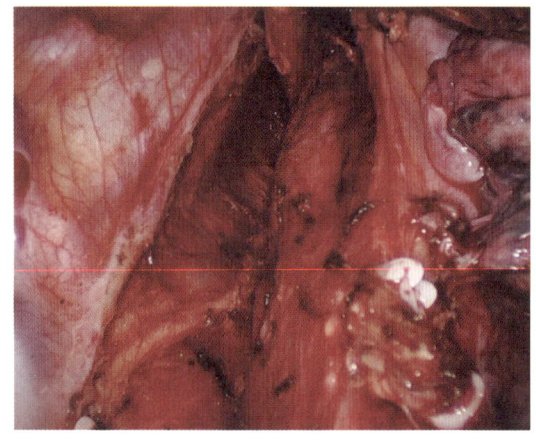

图 24-6　食管切除后显露胸导管

## 24.2.2 胃恶性肿瘤

在过去的 10 年里,腹腔镜已经开始被应用于胃癌切除术,特别是日本外科医师用于治疗早期胃癌。胃部分切除和全胃切除均可以使用腹腔镜技术完成。另外,手助的方法还可以使外科医师在胃切除术中获得运用灵巧的触觉。与开放手术相比,腹腔镜下也能够切除足够个数的淋巴结[17]。随着腹腔镜胃切除术经验的增长,一些手术例数较多的中心近来评价了腹腔镜胃切除术在治疗胃恶性疾病中的作用。研究显示,与开放手术相比,腹腔镜胃切除术可以带来更小的疼痛、更短的住院时间,并提高患者生活质量[7,18]。Kitano 等[19]和日本腹腔镜外科学组对接受腹腔镜胃切除术的胃腺癌患者进行了肿瘤学结果的评价。这项大规模研究在过去的 10 年间从日本 16 个中心中纳入了 1 294 例患者,并剔除了合并有其他恶性肿瘤、先前行上腹部腹腔镜手术或明显的心、肺、肝功能不全的患者。手术方法包括根据肿瘤位置而实施的腹腔镜辅助近端胃大部切除术(laparoscopic-assisted proximal gastrectomy,LAPG)、腹腔镜辅助远端胃大部切除术(laparoscopic-assisted distal gastrectomy,LADG)和腹腔镜辅助全胃切除术(laparoscopic-assisted total gastrectomy,LATG)。依照日本胃癌学会的指南,同时在腹腔镜下行 D1 + α(第 7 组淋巴结)、D1 + β(第 7、8、9 组淋巴结)和 D2 淋巴结清扫。通过 5～7 cm 的剖腹小切口行消化道重建,包括毕-Ⅰ、食管-胃吻合、Roux-en-Y 胃-空肠吻合。全部病例中,92% 的患者行 LADG,并且由于印戒细胞癌的比例较高,在此组中更多地行 D1 + β 或 D2 淋巴结清扫。出血是最常见的术中中转开腹的原因(1.1%)和并发症(1.9%)。与日本其他大多数研究相似的是,病理分期显示绝大多数患者(93.7%)是ⅠA 期(ⅠB 期 5.8%,Ⅱ期 0.5%)。常见的术后并发症是吻合口狭窄(3%)、吻合口漏(2%)和切口感染(1.5%)。经过了平均 36 个月(13～113 个月)的随访,6 例患者有肿瘤复发,并且此 6 例患者在首次手术时肿瘤均已侵犯至黏膜下层以外。ⅠA 期、ⅠB 期和Ⅱ期的 5 年无病生存率分别为 99.8%、98.7% 和 85.7%,LADG、LAPG 和 LATG 的 5 年生存率分别为 99.4%、98.7% 和 93.7%。

此篇报道是评价腹腔镜胃切除术治疗早期胃癌的第一项大样本多中心的研究。腹腔镜手术的患者在短期内的死亡率和并发症与先前开放手术的报道相近[20]。虽然淋巴结转移是肿瘤复发的唯一预测因子,但是淋巴结清扫的范围以及清扫的必须数目仍然存在争议[21]。在这项详细的研究中,腹腔镜下淋巴结清扫是根据日本胃癌学会的指南进行的,并且较多地采用了 D1 + β 或 D2 淋巴结清扫。此项研究的一个局限是,由于信息的不完整,未能详述淋巴结清扫的数目。不过,在西方国家的研究中,淋巴结清扫的数目和范围亦存在争议。这项大型的回顾性研究提示,腹腔镜治疗早期胃癌是安全的。当然,有必要在未来进行前瞻性的随机临床研究,以证实这些结论。

## 24.2.3 腹腔镜下胃肠道间质瘤切除术

胃肠道间质瘤(gastrointestinal stromal tumor,GIST)被认为是一种少见的胃肠肿瘤。尽管发现 GIST 可位于整个胃肠道,到目前为止胃是最常见的发生位置。近来,DeMatteo 等[22]证实肿瘤大小是生存相关的最重要预测因子。此外,由于这些肿瘤的生物学行为表现与肉瘤相似,因此胃间质瘤行局部切除术的观点是可以接受的。尽管微创切除术治疗胃间质瘤的可行性已被确认[23],目前仍然主要局限于直径较小的肿瘤。Novitsky 等[24]报道对直径较大的胃间质瘤行腹腔镜切除术,总共 50 例连续就诊的胃间质瘤患者接受了腹腔镜或腹腔镜内镜切除术和随访。手术方法同一般消化道肿瘤相似。切除术前先行腹部探查,以剔除腹膜种植或肝转移的病例。在外科手术中,病灶区不直接用器械操作,以避免肿瘤破裂的危险。

笔者根据肿瘤在胃壁上的位置确定其操作路径,大多数的患者行腹腔镜胃楔形切除($n = 27$)或腹腔镜胃大部切除($n = 13$),大多数肿瘤位于胃近端的 2/3 处。其他的患者行腹腔镜食管胃切除术($n = 1$)、腹腔镜胃窦切除术($n = 2$)、腹腔镜内镜/管道内镜黏膜下切除术($n = 4$)和腹腔镜手助楔形胃切除术($n = 3$)。平均肿瘤大小为 4.4 cm(1～8.5 cm),所有病灶切缘均为阴性。无中转开放手术,无肿瘤破裂或溢出,无重大术后并发症或死亡发生。所有患者均得到随访,平均随访期为 36 个月。2 年时无病生存率为 92%,8% 的患者发生复发(均为肝复发),2 例患者(4%)死于肿瘤转移。这是关于腹腔镜治疗胃间质瘤迄今为止最大样本的前瞻性研究。

笔者证明了腹腔镜手术在肿瘤治疗中的安全性和有效性,其复发率与同期的开放手术相似。笔者强调,需避免对肿瘤的直接操作以防止肿瘤破裂,有最大直径为 8.5 cm 的肿瘤亦安全地经腹腔镜切除。GIST 似乎是"惰性的"肿瘤,复发可以发生在初次诊断的 10～15 年后,但此项研究的平均随访期是 36 个月。有研究报道称超过初次诊断 2 年后,多数 GIST 有复发[25]。

### 24.2.4　腹腔镜下结直肠癌切除术

外科切除是结直肠癌治疗的基石,并在不断发展中。腹腔镜辅助结肠切除术的报道最早出现在 1991 年,从此开始系统性地评估良性和恶性结肠疾病的腹腔镜切除术。腹腔镜切除术的肿瘤学结果、操作孔复发的可能性以及切除范围的足够性限制了腹腔镜在结直肠恶性疾病治疗中的广泛使用[26]。虽然结直肠癌的腹腔镜与开放手术对比的短期结果已有评价,但是长期的结果仍不明了。为了比较腹腔镜和开放的结直肠切除术,Jackson 等[27]对目前的随机对照试验报道进行了 Meta 分析,其主要目的是评价肿瘤相关死亡和肿瘤复发的肿瘤学结果,次要目的是评价切除的淋巴结数目、阳性切缘的数目和操作孔/切口复发的发生率。所有的研究均包括了男、女性患者,且随访期 >18 个月。总共 3 830 例接受了根治或姑息切除术的 AJCC Ⅰ～Ⅳ期或 Duke A、B、C、D 的结直肠癌患者纳入了这项分析,样本大小 34～1 248 例。统计学检验显示,腹腔镜手术与开放手术在生存率和复发数据上没有显著差异,两组在切除的淋巴结数目上没有差异。在腹腔镜手术组,0.36% 的病例有操作孔的复发,而在开放手术组有 0.12% 的病例出现切口的复发,不过两组的差异并没有统计学意义。腹腔镜组显示更高的生存率和更低的复发率,但两组的差异没有统计学意义。这项 Meta 分析证实,腹腔镜结直肠切除术治疗恶性肿瘤的安全性和有效性与同时期的开放手术一致。

### 24.2.5　肝脏肿瘤

腹腔镜肝切除术(laparoscopic liver resection,LLR)是一个自然成长的微创外科。几项病例-对照研究证明,在谨慎选择患者中行 LLR 是安全和可行的。与传统的开放手术相比,LLR 可减少术中出血量和使患者更早的恢复。此外,采用 LLR 获得的肿瘤学的清除效果可与开放手术媲美,切口外观的改良和术后患者的舒适度也支持 LLR。当评价一名患者是否适合行 LLR 时,肿瘤的大小和位置是必须考虑的因素。同时也需要考虑手术者的经验,LLR 在技术上要求手术者具备丰富的常规肝胆外科手术经验和腹腔镜基础。LLR 主要的指征是处于表浅或外周部位局限的肿瘤。如果能安全有效并且符合肿瘤学原则,恶性肿瘤病例也可以施行 LLR,因此腹腔镜肝切除术的适用不仅仅局限于良性疾病。LLR 应用的前景将取决于肝外科医师熟练掌握这项技术的程度以及 LLR 术后长期的随访结果能否与开放手术相同。

LLR 治疗肝恶性肿瘤可能存在两个不利情况,也是受关注的焦点:肿瘤在气腹中播散的危险和肿瘤切除不充分的危险。关于肿瘤细胞种植和操作孔转移的报道[28]并未被验证[29]。此外,LLR 能否保证获得足够的手术切缘依然是大多数学者的关注点[30]。当切除一个恶性肿瘤时,务必做到避免将肿瘤暴露在手术切缘,已明确后者是影响术后肿瘤复发和患者长期生存率的独立因素。因为没有术者的触觉,LLR 中保证切缘阴性可能存在一定的困难,不过术中腹腔镜超声检查似乎可以减少留下阳性切缘的危险[31]。虽然如此,在所有评价 LLR 和开放手术的肿瘤切除彻底性的对比研究中,均没有报道这两组在手术切缘方面存在任何显著的差异。

3 项研究评价了 LLR 治疗肝细胞肝癌(HCC)的中期随访结果。Kaneko 等[32]报道,在腹腔镜没有肿瘤的复发(包括腹膜种植和操作孔复发)。LLR 与开放手术间的 5 年生存率(腹腔镜组 61% 与开放手术组 62%)和复发率(腹腔镜组 31% 与开放手术组 29%)均没有显著差异。Laurent 等[33]报道,两组间 3 年无复发生存率(腹腔镜组 44% 与开放手术组 46%)相似,但腹腔镜组的 3 年生存率明显较高(89% 与 55%,$P<0.04$),排除了开放手术组中发生术后死亡的 2 例患者。Belli 等[34]报道腹腔镜组与开发手术组在术后 2 年时具有相似的肿瘤学结果。这些研究中没有病例出现操作孔或皮肤的转移。应该指出的是,这 3 项回顾性研究的样本量较小、随访期较短,因此不能得出确定性的结论。已有较小样本的腹腔镜切除术治疗结肠癌肝转移的报道,但均缺乏长期的随访结果[35]。

## 24.3　泌尿系统肿瘤

在过去的 10 年间,微创外科技术在泌尿系统肿瘤治疗中的应用是整个微创肿瘤外科领域令人瞩目的热点,腹腔镜肾切除术和腹腔镜肾上腺切除术已经成为治疗大多数肾肿瘤和肾上腺肿瘤的重要手术方式。与传统的开放手术比较,实体器官的腹腔镜手术通常体现出围手术并发症、住院时间和康复时间的减少[36]。从肿瘤学的角度,长期腹腔镜切除术治疗肾细胞癌的疗效为数据所支持。不过,腹腔镜手术治疗肾上腺恶性肿瘤仍然存在争议,特别是原发性肾上腺癌。在膀胱癌、前列腺癌等肿瘤的治疗中,微创技术也发挥了巨大的作用。

## 24.3.1 肾细胞癌

微创方法治疗肾细胞癌(renal cell carcinoma, RCC)的安全性和有效性已被证明和广泛接受。在过去的10年间,根治性腹腔镜肾切除术(laparoscopic radical nephrectomy,LRN)在大多数中心已经成为治疗RCC的标准手术方式[37]。尽管各种手术方法(经腹对比腹膜后,腹腔镜对比手助)的优越性仍然存在很大的争议,腹腔镜的益处还是受到了普遍认同。

### (1)肾细胞癌的LRN

无论是治疗良性还是恶性疾病,与开放手术相比,标准的腹腔镜肾切除术的术中出血更少、麻醉剂用量更小、经口饮食更早、住院时间更短以及更快回归正常的社会活动[38]。只需看到传统根治性肾切除术切口(侧腰、肋缘下或胸腹联合)的长度时,腹腔镜手术减少患者手术并发症的优势就不会令人惊讶了。最早在1969年Robson[39]等发表的关于根治性肾切除术的报道中,75%的患者需要采用胸腹联合切口,其原因可能一是由于遇到的肿瘤直径较大,二是由于当时缺少微创的技术。近年来随着影像诊断技术的进步,微小病灶得以早期诊断,同时外科技术的进步也使微创方法治疗RCC的疗效得以快速提高。通过3~4个腹腔镜操作孔,许多治疗中心不仅能够完成根治性肾切除术,而且还能完成肾保留手术(腹腔镜肾部分切除术)以及经皮肾肿瘤消融术。这些技术能明显减少短期的并发症。更重要的是,微创手术治疗RCC的肿瘤学效果和安全性已经被长期的结果所证实。

最早期的研究之一由Gill等[40]报道,LRN减少了手术并发症和加快术后恢复,并且不牺牲肿瘤学效果。34例早期的RCC患者接受了经腹膜后腹腔镜根治性肾切除术,并与同期34例开放手术的患者进行对比。腹腔镜手术的患者手术并发症少,出血少,镇痛剂用量小,住院时间短,恢复更快。在经过了平均13个月的随访后,无瘤生存时间和总体生存时间上两组患者之间无统计学差异,并且腹腔镜组没有局部的复发和操作孔的肿瘤种植。

Ono等[41]报道了60例接受了经腹LRN的T1期肾癌患者与40例开放手术患者相比较的5年随访结果:腹腔镜组手术时间显著延长(5.2 h与3.3 h)、出血量少(255 ml与512 ml)、康复时间短(23天与57天)。中转开放手术率为1.6%。两组5年无病生存率相同,均高于95%。

最近,有人对121例局限期RCC患者的LRN与开放手术进行比较(平均随访期为73个月)的中期和长期结果报道。在LRN组,5年的无病生存率、肿瘤相关生存率和精确生存率分别为94%、97%和85%。10年的无病生存率、肿瘤相关生存率没有变化,而精确生存率下降至76%。与开放手术组相比,两组没有差异。

根据这些研究,关于LRN治疗病灶局限的临床分期为T1和T2的RCC的适用性已无争议。但LRN治疗更晚期的RCC(T3期,包括肾静脉癌栓)可行性的确定则没有这么迅速,主要是因为腹腔镜切除该期肿瘤还存在着技术上的挑战。虽然多位学者关于经腹对腹膜后以及纯腹腔镜对手助LRN的利弊已产生争论,但从短期或长期的随访结果来看,各种方法之间似乎没有显著的差异[42]。

Kercher等的经验是,从纯腹腔镜方法转为手助方法,可以减少平均56 min的手术时间($P = 0.0001$),在出血量、住院时间、总费用和恢复日常生活方面没有差异[39]。从技术的观点,笔者发现通过置入手助装置的腹部切口,还可以避免原来纯腹腔镜手术下病肾移出时面临的是完整取出还是切碎取出的困境。笔者对212例肿瘤直径>20 cm的患者进行了手助LRN,包括瘤栓延伸至肾静脉或下腔静脉的病例(T3b期)。其中有19例患者合并有肿瘤的转移,并且在免疫治疗前进行了减瘤的LRN。接受LRN的患者,平均肿瘤大小为6.8 cm(1.5~20 cm),平均出血量为112 ml,平均手术时间为189 min。3例(1.4%)由于侵犯邻近器官和(或)下腔静脉癌栓而中转开放手术,平均住院时间为4.6天。没有围手术期死亡。该组研究中没有发现局部或操作孔的转移,这与文献报道中较低的局部复发率(2.2%)和操作孔转移率(文献中总共仅有4例)是一致的[43]。

减瘤的肾切除术(无论是腹腔镜还是开放)对于合并肿瘤转移的患者具有可能改善生活质量的益处。这类患者行肾切除术,尽管不是根治性的,但仍然增加了生存时间,不论是否进行术后免疫治疗。这部分患者的生存预后较差,从围手术期并发症和功能恢复角度,微创手术的优势可能显得更加重要。此外,由于更快的术后康复,LRN 治疗的患者比开放手术的患者有更短的间隔得以早期开始进行 IL-2 治疗[44]。除了优势之外,由于较大的肿瘤直径、更多的血管分布以及与邻近结构(尤其是结肠系膜)的局部粘连反应,LRN 在技术上显得困难得多。笔者认为,在尝试腹腔镜治疗这些疾病之前,应该首先使用 LRN 或手助 LRN 治疗局限期的 RCC,以获得更多的经验。

腹腔镜手术的技术在肾部分切除术中面临着更大的挑战,后者需要血管解剖和处理,病灶的切除和肾的修补。近年来技术和设备的发展以及外科医师的经验积累,使得腹腔镜肾部分切除术在技术上可行、可重复,并且与开放手术的围手术期参数(手术时间、出血量、并发症)和短期的肿瘤学效果相同。Gill 等[45]报道了 50 例接受了腹腔镜肾部分切除术的患者,其肿瘤平均直径为 3 cm(1.4～7 cm),平均手术时间为 3 h,平均出血量为 270 ml,平均热缺血时间为 23 min(9.8～40 min)。与开放手术病例相比,所有病例均操作顺利。更重要的是,所有的操作均由腹腔镜完成,且切缘阴性,在随访至 7.2 个月时没有发生局部复发。近期发表的一项长期随访的研究中,Allaf 等[46]报道在 48 例患者中有 1 例(2%)手术切缘阳性,3 年后 46 例(95.8%)没有发生局部复发。与开放的肾部分切除术(局部复发率为 1%,3 年肿瘤相关生存率为 97%)相比,腹腔镜适用于 T1 期病灶被广泛支持,并迅速成为标准的手术方法。笔者采用腹腔镜肾部分切除术治疗不位于肾门且肿瘤 <4 cm 的患者,取得了相似的结果。在过去的 2 年中,29 例患者接受了腹腔镜肾部分切除术,平均手术时间 158 min,平均热缺血时间 31 min,平均出血量 168 ml。总体并发症发生率为 10%,没有中转开放,没有肾全切,没有局部复发。与笔者先前在开放肾部分切除术中的经验相比,表现出更短的手术时间、更少的出血量和更少的并发症的趋向。随着更多病例的积累,预测这些差异将会表现出统计学意义。

LRN 与传统手术方法相比,体现了微创外科在围手术期的优势。更重要的是,近年来中期和长期的随访数据证实这项技术能提供相同的肿瘤学疗效。早期关于腹腔镜手术应用于局限或进展期 RCC,以及减瘤肾切除术应用于合并转移的患者的随访数据是鼓舞人心的,不过仍然需要长期的结果来评价。尽管存在着技术上的挑战,对于 <4 cm 的局限性病灶,腹腔镜肾部分切除术是安全有效的。近来提倡的各种改进的腹腔镜手术方法,也能有效地体现微创外科的各项优点,并且长期的结果显示疗效与开放手术相同。最后,需要提醒的是每位外科医师应该在具备了一定的经验和心得之后再使用这项技术。

已有许多关于机器人辅助 LRN 的报道发表,但其中有一篇显示相比传统的腹腔镜手术具有显著的优势[47]。

(2) 肾肿瘤的射频消融和冷冻消融

射频消融(radiofrequency ablation,RFA)和冷冻消融被当作微创的方法用于治疗肾肿瘤。静脉内对比材料的使用对于评价肿瘤可能的残留或复发是十分重要的。在 CT 或 MRI 随访中,成功治疗后的肾肿瘤表现为有焦点的肿块,并且没有对比增强的征象[48],但是尚未见到长期的肿瘤学结果。Matin 等[49]报道了一个纳入 616 例采用 RFA 或冷冻消融治疗的肾癌病例的多中心研究,平均随访期为 2 年。大多数病例的失败最早在治疗后的 3 个月里被发现,因此作者建议放射监控必须在第一年内包括 3～4 次成像研究,如在消融治疗后的第 1、3、6、12 个月。

近期许多关于冷冻消融治疗局限期肾癌的报道,但平均随访期都短于 2 年。只有一项 Weld 等[50]报道包含 31 例行腹腔镜肾冷冻消融治疗 36 枚小肿瘤的研究,其最少随访期为 3 年。22 枚肿瘤为恶性,14 枚为良性。平均肿瘤直径为 2.1 cm(0.5～4 cm),平均手术时间为 177 min(75～328 min)。1 例术中输血。在随访期中,没有肿瘤复发。需要最短 5 年或更长的随访,以更好地明确消融技术在治疗小的肾肿瘤中的作用。

### 24.3.2 阴茎癌

近来,有两项研究报道了新颖的微创手术方法应用于阴茎癌患者的腹股沟淋巴结清扫术,即在电视指导下采用腹腔镜器械进行淋巴结清扫。一项研究[51]报道了 8 例患者接受了在电视内镜下双侧的淋巴结清扫。平均手术时间是 91 min,清扫的平均淋巴结数目是 9 枚(4～15 枚)。术后在腹股沟三角区有囊状淋巴管瘤形成,但没有切口的并发症。Tobias-Machado 等[52]报道了 10 例阴茎癌患者的初步结果,一侧行标准的腹股沟淋巴结清扫,对侧行电视内镜下腹股沟淋巴结清扫。两种方法的淋巴结清扫的平均个数相近。至于术后的并发症,电视内镜手术后皮肤并发症的发生率为 0,标准清扫的患者术后皮肤的并发症为 50%。

## 24.3.3 膀胱癌

腹腔镜根治性膀胱切除术(laparoscopic radical cystectomy,LRC)是一项新颖但具有挑战性的技术,被评价为开放性膀胱切除术(open radical cystectomy,ORC)的一种代替手术。近期,Puppo 等[53]发表了一项关于 LRC 的非常详尽的综述。这篇论文报道了近 300 个病例,死亡率和并发症均低于关于 ORC 的研究报道,ORC 和 LRC 组患者的出血量和住院时间接近,因此作者论证了 LRC 是可行、可重复的。Porpiglia 等[54]报道了一项 2002～2005 年的前瞻性对比研究,包括了 22 例 ORC 和 20 例 LRC 的患者。除了止痛剂的用量和开始经口营养的时间外,两组间的其他术中和术后指标没有显著的统计学差异。关于最佳的尿道转移技术,近期报道 LRC 加完全的体内回肠管膀胱再造的全部手术时间为 390～690 min,相比体外尿道转移再造的手术时间(180～480 min)显著延长。目前,推荐通过一个微小的腹腔镜肌肉切开术完成尿道的转移再造[55]。因为患者数量有限,并且最长的随访时间仅为 48 个月,所以目前不能得出 LRC 关于肿瘤学效果的结论。

## 24.3.4 睾丸癌

近期有两项包含 100 多例患者的回顾性研究发表,是关于Ⅰ期非精原细胞的睾丸癌患者行腹腔镜腹膜后淋巴结清扫术(laparoscopic retroperitoneal lymph node dissection,LRLND)以明确分期。第一项研究纳入了 111 例患者,平均手术时间为 138 min(60～300 min)。术中并发症发生率为 9%,包括 9 例血管并发症和 1 例十二指肠误伤,3 例患者中转开放手术。平均随访时间为 30 个月,5 例患者有疾病复发[56]。第二项研究纳入了 136 例患者,平均手术时间为 261 min(115～570 min),术中并发症有 7 例(5%)。平均随访时间为 68 个月。有 8 例行 LRLND 淋巴结阴性的患者复发。

## 24.3.5 上尿道移行细胞癌

尽管上尿道移行细胞癌的治疗模式还在发展演变中,根治性肾输尿管切除术依然是治疗高分期和高分化肿瘤的"金标准"。远端输尿管的处理依然处于争论中。主要的问题是手术切缘阳性及肿瘤播散的危险性。在各项不同的技术中,显然腹腔镜缝合术发生切缘阳性的危险最高[57],并发症的发生率是另外一个重要的关注点。Pareek[58]等报道了一项来自具有 20 例以上经验的多中心研究,总共纳入了 133 例患者,其中 18.8% 有重大并发症。这与另一项包括 100 例患者的多中心研究结果相似,后者报道,总共 40.9% 有并发症,其中 12.4% 较严重[51]。但是,近来也有几项研究发现,开放手术与腹腔镜手术之间并发症的发生率没有差异。

## 24.3.6 腹腔镜肾上腺切除术

自从最早在 1992 年被报道,腹腔镜肾上腺切除术已经成为外科治疗良性功能性和非功能性肾上腺肿瘤的首选方法。多项研究显示与传统的开放手术相比,显著地减少了短期内围手术期并发症[59]。许多外科医师向两个方向扩宽这项手术的指征:一方面应用于任意小的甚至是不确定的病灶(incidental carcinoma,意外瘤)的切除;另一方面应用于直径不断增大的肾上腺肿瘤的切除。尽管多数观点支持大多数的肾上腺病灶可以使用微创手术治疗,但腹腔镜切除术用于治疗转移性和原发性的肾上腺恶性肿瘤仍然存在争议。

**(1) 肾上腺转移瘤**

尽管肾上腺是某些原发性癌相当常见的转移位点,孤立性(潜在可治愈的)肾上腺转移瘤还是比较少见的。在大多数病例中,肾上腺转移瘤的发现是提示更多的身体组织变化的一种表现,其切除并不有助于疾病的治愈或长期控制。然而不断增多的证据显示,某些患者在切除了孤立性的恶性黑色素瘤、肺癌、肾癌、结肠癌或乳腺癌的肾上腺转移瘤以后可以延长生存时间。在肾上腺转移瘤行开放切除术的病例中,有中位生存时间超过 30 个月的报道,而文献中报道不切除的病例生存时间通常为 6～8 个月。Sloan-Kettering 纪念医院的经验支持肾上腺切除术用于治疗可彻底切除的孤立性转移瘤的患者,特别是无病生存时间超过 6 个月的患者[60]。

肾上腺切除术治疗 RCC 来源的转移瘤是最有利的[61]。在 Heniford 和 Pratt[62]的一篇综述中,35 例对侧肾上腺转移瘤的患者接受了根治性切除术。在经过了平均 26 个月的随访期之后,62% 的患者没有发现 RCC 的残留或复发。笔者进行了相似的研究。在过去的 4 年间,5 例平均肿瘤直径 10.4 cm(4～19 cm)的 RCC 对侧肾上腺转移瘤的患者接受了肾上腺切除术(2 例腹腔镜,2 例手助腹腔镜,1 例开放手术),其中 4 例患者术后平均无病生存时间为

15个月(4~40个月),1例患者出现术后骨和肺的转移,在经过IL-2治疗后病情稳定,在术后18个月时仍然存活。

非小细胞肺癌孤立性肾上腺转移的患者也有切除术后长期无病生存的报道。在Luketich和Burt的14例患者的回顾性研究中[63],手术切除后化疗优于单纯化疗。所有仅接受内科治疗的患者21个月后均死亡,手术切除组3年的精确生存率为38%。其他学者[64]也报道了相似的随访结果,经过选择的肺癌病例接受了肾上腺转移瘤的切除术后5年生存率为25%~40%。不考虑肿瘤的病理或来源,所有的学者均指出慎重的病例选择可获得良好的疗效。这些选择包括完全控制原发肿瘤、检查证实仅有孤立性的肾上腺转移,并且受累的肾上腺的完整切除。

几个因素支持肾上腺转移瘤行微创切除,其中一个是腹腔镜技术在外科实践中的快速发展。微创技术提供了清晰的视野、早期的血管处理和有效发现诸如腹膜播散的情况,可避免进一步手术。大多数学者认为,未来腹腔镜可以安全地应用到恶性肿瘤,肾上腺转移瘤的切除术从开放手术转换到腹腔镜手术将是一个自然的过程。

另一个支持腹腔镜手术的因素是大多数恶性肿瘤转移到肾上腺的髓质层(中间层),而不是肾上腺皮质层。肾上腺转移瘤很少穿透进入腺体的壁层,这使得腹腔镜切除术不太可能导致肿瘤的破裂,而避免潜在的增加局部复发率或腹膜腔内的播散。到目前为止,8项包括了98例病例的研究报道,使用腹腔镜肾上腺切除术治疗肾上腺转移瘤,没有出现操作孔的复发,仅1例(1%)发生了腹膜腔的播散,经过8~26个月的随访后发现无病生存率为42%~91%。

最近,Moinzedah和Gill[65]报道31例患者接受了腹腔镜肾上腺切除术治疗肾上腺恶性肿瘤,其中26例为孤立性的肾上腺转移瘤,6例为原发性(意外发现)的肾上腺皮质癌(adrenal cortical carcinoma, ACC),1例恶性嗜铬细胞瘤。在这项研究中,总体复发率为23%,包括26例肾上腺转移瘤中的5例(19%),6例ACC中的2例(33%)。没有操作孔的复发,没有切缘阳性病例。1例RCC转移瘤的患者发生了肿瘤的扩散,其余局部复发的患者同时也发生了其他部位的转移。有局部复发患者的3年生存率显著低于没有局部复发的患者(17%与66%,$P=0.016$)。经过了中位时间为26个月的随访后,5年精确生存率为40%。与此类似的另一项研究中,37例患者接受了开放的肾上腺转移瘤切除术,5年精确生存率为24%,中位生存时间为21个月[66]。其他学者发表的关于肾上腺转移瘤的小样本研究中,腹腔镜手术与开放手术相比,在切缘阳性发生率和生存时间方面均没有差异,并且没有操作孔复发的报道[67]。

(2) 肾上腺皮质癌

虽然腹腔镜切除术治疗肾上腺转移瘤已经被广泛地认同,但对于ACC却并非如此[68]。ACC被公认为是一种高度恶性的肿瘤,其预后较差。根治性手术切除术是唯一有可能治愈的方法。虽然进行了积极的外科治疗,行彻底切除术后患者的5年精确生存率为23%~48%。不能彻底切除(包括邻近组织和受累脏器的切除)的患者中位生存时间不超过1年。由于存在肿瘤破裂或切除不彻底的可能性,腹腔镜技术的适用性受到了质疑。

在20世纪90年代末,发表的腹腔镜切除原发性ACC后出现肿瘤腹膜扩散的几篇报道引发了争论,这些争议因后来更多有关腹腔镜与开放手术治疗ACC后局部复发率和长期生存时间的对比研究而越演越烈。在起初的病例报道中,早期的术后肿瘤扩散的情况是,在术前推测为良性的功能性肾上腺瘤而接受腹腔镜肾上腺切除术的5例原发性ACC患者[69]中,3例发生了局部复发,1例有操作孔复发,且全部发生在腹腔镜肾上腺切除术后的4~14个月。

更多的同时期(1998~2004年)的文献综述发现了行腹腔镜切除术的25例原发性肾上腺癌,其中局部复发和(或)腹腔内播散有10例(40%),无病生存间期平均为34.1个月。近来最大宗的是MD Anderson肿瘤中心的报道[70],作者比较了腹腔镜与开放手术治疗ACC的复发率。在开放手术组,86%(115/133)的患者在中位时间为28个月的随访中发生了复发,62%的患者由于转移而死亡,24%带瘤生存。其中35%的病例发生了局部复发,8%的病例有腹膜腔播散,其他患者发生了远处转移。腹腔镜切除术的6例患者术后全部复发,并有明显高百分比(83%)的患者发生了肿瘤的扩散。在平均时间为15个月的随访后,67%的腹腔镜手术患者因肿瘤转移而死亡,其余33%带瘤生存。更重要的是,开放手术组中肿瘤≤6cm的6例患者中,4例在21个月时无病生存。与此对比,腹腔镜组的6例中有5例患者的肿瘤≤6cm,全部发生了局部复发、远处转移和(或)腹膜腔播散。作者总结认为,任何怀疑是肾上腺皮质癌的病灶均应该用开放手术来治疗。

因此,腹腔镜手术治疗原发性 ACC 的适用性仍然是一个存在激烈争论的领域。由于 ACC 高度恶性的自然属性并缺少有效的化疗方法,因此彻底的手术切除是获得长期生存的唯一方法。以积极方式切除小的无功能性的肾上腺肿瘤,可能使某些早期患者获得治愈性切除。根据现有的资料,谨慎的手术方式适用于所有怀疑是原发性 ACC 的肾上腺肿瘤,且不论肿瘤的大小。肿瘤学的原则包括足够的局部切除范围、避免肿瘤破裂或溢出、使用不渗漏的取出袋等。对原发性肾上腺皮质恶性肿瘤的病灶行开放的根治性手术,仍然是最明智的方法。

### 24.3.7 前列腺癌

目前,微创外科在前列腺癌中的应用正在广泛普及,不过其长期的肿瘤学结果仍不明确。

(1) 腹腔镜根治性前列腺切除术

Menon 等[71]报道了 2001～2006 年在一个中心行机器人辅助腹腔镜根治性前列腺切除术(robotic-assisted laparoscopic radical prostatectomy,RALRP)的 2 652 例患者的最大宗研究。在 1 年的随访期末,84% 的患者完全恢复了性欲。切缘阳性率为 13%,病理分期 78% 的患者为 pT2。确切的 5 年生存率无生化复发率为 91.6%。仅仅统计了最少随访时间为 1 年的患者,平均的随访时间为 3 年。近期的文献关注于机器人辅助腹腔镜手术,不过报道研究较少,并局限于少数几个中心,尚未见到中期和长期的肿瘤学结果。

(2) 冷冻消融

经皮冷冻技术作为一项治疗初发性和复发性前列腺癌的微创技术得到推广。近期 3 项综述关注其肿瘤学和功能性的结果。Ellis 等[72]报道了关于冷冻疗法作为初次治疗局限期前列腺癌 12 个月的研究,总共有 416 例连续病例。其中,低、中等、高风险的前列腺癌患者的比例分别为 39.5%、39.5% 和 21%,总体人群平均的随访时间为 20 个月,4 年的无生化生存率为 79.6%。有 4% 的患者在 6 个月时有尿失禁,其中 41% 的患者在 12 个月时恢复了功能。没有发生直肠瘘。

(3) 高强度聚焦超声

对于不能从外科治疗中受益的局限性前列腺癌患者和放疗失败后局部复发患者的治疗,高强度聚焦超声(high-intensity focused ultrasound,HIFU)的作用已被评估。目前尚无 HIFU 随机性对照临床试验。

## 24.4 妇科肿瘤

在过去的 20 年间,微创手术在妇科领域迅速发展。在妇科肿瘤,根治性经阴道手术的再次出现和实施完整的腹腔镜下根治性手术切除,使得微创手术发挥出了更大的作用。微创外科在治疗妇科疾病中的作用正处于不断的扩展中。对于希望保留生育功能的早期宫颈癌患者,根治性经阴道子宫颈切除术联合腹腔镜盆腔淋巴结清扫已被认为是一种安全合理的选择。同样的,腹腔镜辅助的经阴道全子宫切除术也被认为是可行的,可应用于没有生育愿望的早期宫颈癌患者。在早期子宫内膜癌的治疗中,妇科肿瘤合作组的 LAP2 研究对腹腔镜手术和开腹手术行全子宫切除术、腹膜清洗、腹主动脉旁淋巴结清扫及联合或不联合大网膜切除术进行了比较,明确显示前者是一种合理的手术选择。在卵巢癌的治疗中,微创手术可应用于早期、进展期和复发病例以及二次探查手术。近期有报道,手助腹腔镜也开始应用于治疗体积较大的原发性和复发性的妇科肿瘤。腹膜外的腹腔镜应用于腹主动脉旁和盆腔淋巴结清扫可获得足够的淋巴结数量,因此是安全可行的。

### 24.4.1 宫颈癌

Dargent[73]首次报道了根治性经阴道子宫颈切除术联合盆腔淋巴结清扫术在保留生育能力的早期宫颈癌患者治疗中的应用。手术步骤包括腹腔镜盆腔淋巴结清扫以及随后的经阴道手术切除术阴道上段、受累的宫颈以及子宫主韧带和子宫骶韧带,同时需要在切除标本的宫颈内和子宫内膜中取样送术中病理检查,以确保手术切缘阴性。

随访显示,与根治性子宫切除术相比,复发率是可接受的。Dargent 等[74]报道了 96 例患者,平均随访时间为 76 个月,在 4 名患者(4.1%)明确有复发。Plante 等[75]在评价了所有发表的相关研究后发现,全部 319 例患者在经过平均为 44 个月随访后的复发率为 4.2%。在 Dargent 等的研究中,复发在宫颈病灶 >2 cm($P = 0.002$)或基底侵犯深度 >10 mm 的患者($P = 0.001$)中更为多见。

### 24.4.2 子宫内膜癌

妇科肿瘤学组(Gynecologic Oncology Group,

GOG)的 LAP2 临床试验是一项大型前瞻性随机临床的研究,以明确腹腔镜辅助经阴道全子宫切除/双侧附件切除术(laparoscopically assisted vaginal hysterectomy LAVH/BSO)与传统的开腹全子宫切除/双侧附件切除术(traditional laparotomy with a total abdominal hysterectomy, /bilateral salpingo-oophorectomy, TAH/BSO)治疗相同外科分期的早期子宫内膜癌的疗效是否具有等同性。在等候这项研究的结果时,其他的研究证明了微创手术治疗早期子宫内膜癌是安全、可行的,可以减少住院费用,其他效果等同于开腹手术。

根据卵巢癌患者不同的疾病分期和手术目的,微创手术具有不同的应用。在进展期患者,腹腔镜可用于明确诊断以及是否可切除。在早期患者,可以通过腹腔镜手术进行全面分期。在完成了辅助化疗的患者中有选择地行腹腔镜二次探查手术,是评价疾病状况的一项合理的方法。

### 24.4.3　手助腹腔镜手术

伯明翰阿拉巴马大学的 Spannuth 等[76]详述了手助腹腔镜手术(hand-assisted laparoscopic surgery, HALS)与传统的开腹手术在盆腔肿块探查中的比较。他们分析了 29 例采用 HALS 的患者和 41 例开放探查的患者,两组间有相似的年龄(48 岁与 49 岁)、BMI(29.1 与 29.8)和盆腔肿块大小(11.0 cm 与 11.3 cm)。结果 HALS 组具有更低的出血量、更短的住院时间和更少的术后并发症。在这项初步的研究中,作者认为 HALS 是处理盆腔肿块的一项安全可行的选择。

### 24.4.4　腹腔镜腹膜外淋巴结清扫

腹膜外腹腔镜清扫腹主动脉旁淋巴结最早由 Vasilev 和 McGonigle[77]介绍。几位作者描述了这项技术,并评价了其安全性和可行性[78,79]。通常,脐部置入腹腔镜、建立气腹,于髂前上棘与麦氏点之间做一个 2 cm 的切口进入筋膜,钝性分离至腹膜。确定为腹膜后腔后,在腰大肌上方切开并进入此区域。将套管针置入腹膜后腔,使 $CO_2$ 从腹腔中转入腹膜后间隙,从而进行主动脉旁淋巴结和盆腔淋巴结的清扫。

(谭黎杰)

# 主要参考文献

[1] McKenna RJ Jr. New approaches to the minimally invasive treatment of lung cancer. Cancer J, 2005, 11: 73-76.
[2] Ohtsuka T, Nomori H, Horio H, et al. Is major pulmonary resection by video-assisted thoracic surgery an adequate procedure in clinical stage Ⅰ lung cancer? Chest, 2004, 125: 1742-1746.
[3] Lewis RJ, Caccavale RJ, Bocage JP, et al. Video-assisted thoracic surgical non-rib spreading simultaneously stapled lobectomy: a more patient-friendly oncologic resection. Chest, 1999, 116: 1119-1124.
[4] Kirby TJ, Mack MJ, Landreneau RJ, et al. Lobectomy-video-assisted thoracic surgery versus muscle-sparing thoracotomy. A randomized trial. J Thorac Cardiovasc Surg, 1995, 109: 997-1001.
[5] Swanson SJ, Herndon JE, D'Amico TA, et al. Video-assisted thoracic surgery lobectomy: report of CALGB 39802 — a prospective, multi-institution feasibility study. J Clin Oncol, 2007, 25: 4993-4997.
[6] Whitson BA, Andrade RS, Boettcher A, et al. Video-assisted thoracoscopic surgery is more favorable than thoracotomy for resection of clinical stage Ⅰ non-small cell lung cancer. Ann Thorac Surg, 2007, 83: 1965-1970.
[7] NCCN clinical practice guidelines in oncology: non-small cell lung cancer. 2009. http://www.xjlnbk.com/kpzs/UploadPic/2010-5.
[8] Whitson BA, Groth SS, Duval SJ, et al. Surgery for early-stage non-small cell lung cancer: a systematic review of the video-assisted thoracoscopic surgery versus thoracotomy approaches to lobectomy. Ann Thorac Surg, 2008, 86: 2008-2016.
[9] Mahtabifard A, Fuller CB, McKenna RJ Jr. Video-assisted thoracic surgery sleeve lobectomy: a case series. Ann Thorac Surg, 2008, 85: S729-S732.
[10] Deway TM, Mack MJ. Lung cancer. Surgical approaches and incisions. Chest Surg Clin North Am, 2000, 10: 803-820.
[11] Libby DM, Smith JP, Altoki NK, et al. Managing the small pulmonary nodule discovered by CT. Chest, 2004, 125: 1522-1529.
[12] Lin JC, Hazelrigg SR, Landreneau RJ. Video-assisted thoracic surgery for diseases within the mediastinum. Surg Clin North Am, 2000, 80: 1511-1533.
[13] Luketich JD, Alvelo-Rivera M, Buenaventura PO, et al. Minimally invasive esophagectomy: outcomes in 222 patients. Ann Surg, 2003, 238: 486-494.
[14] Palanivelu C, Prakash A, Senthilkumar P, et al. Minimally invasive esophagectomy: thoracoscopic mobilization of the esophagus and mediastinal lymphadenectomy in prone position — experience of 130 patients. J Am Coll Surg, 2006, 203: 7-16.
[15] Smithers BM, Gotley DC, Martin I, et al. Comparison of the outcomes between open and minimally invasive esophagectomy. Ann Surg, 2007, 245: 232-240.
[16] 谭黎杰,王群,冯明祥,等.胸腔镜食管切除术在食管癌外科治疗中的应用.中华胃肠外科杂志, 2008, 11: 27-30.
[17] Shimizu S, Noshiro H, Nagai E, et al. Laparoscopic gastric surgery in a Japanese institution: analysis of the initial 100 procedures. J Am Coll Surg, 2003, 197: 372-378.
[18] Mochiki E, Nakabayashi T, Kamimura H, et al. Gastrointestinal recovery and outcome after laparoscopy-assisted versus conventional open distal gastrectomy for early gastric cancer. World J Surg, 2002, 26: 1145-1149.
[19] Kitano S, Shiraishi N, Uyama I, et al. A multicenter study on oncologic outcome of laparoscopic gastrectomy for early cancer in Japan. Ann Surg, 2007, 245: 68-72.
[20] Sasako M. Risk factors for surgical treatment in the dutch gastric cancer trial. Br J Surg, 1997, 84: 1567-1571.
[21] Yasuda K, Shiraishi N, Suematsu T, et al. Rate of detection lymph node metastasis in correlated with the depth of submucosal invasion in early gastric carcinoma. Cancer, 1999, 85: 2119-2123.
[22] DeMatteo RP, Lewis JJ, Leung D, et al. Two hundred gastrointestinal stromal tumors: recurrence patterns and prognostic factors for survival. Ann Surg, 2002, 231: 51-58.
[23] Matthews BD, Walsh RM, Kercher KW, et al. Laparoscopic vs open resection of gastric stromal tumors. Surg Endosc, 2002, 16: 803-807.
[24] Novitsky YW, Kercher KW, Sing RF, et al. Long-term outcomes of laparoscopic resection of gastric gastrointestinal stromal tumors. Ann Surg, 2006, 243: 738-747.
[25] Nowain A, Bhakta H, Pais S, et al. Gastrointestinal stromal tumors: clinical profile, pathogenesis, treatment strategies and prognosis. J Gastroenterol Hepatol, 2005, 20: 818-824.
[26] Abraham NS, Young JM, Solomon MJ. Meta-analysis of short-term outcomes after laparoscopic resection for colorectal cancer. Br J Surg, 2004, 91: 1111-1124.
[27] Jackson TD, Kaplan GG, Arena G, et al. Laparoscopic versus open resection for colorectal cancer: a meta-analysis of oncologic outcomes. J Am Coll Surg, 2007, 204: 439-446.
[28] Volz J. The influence of pneumoperitoneum used in laparoscopic surgery on an

intraabdominal tumor growth. Cancer, 1999, 86: 770-774.
[29] Takiguchi S. Influence of $CO_2$ pneumoperitoneum during laparoscopic surgery on cancer cell growth. Surg Endosc, 2000, 14: 41-44.
[30] Gigot JF, Glineur D, Santiago AJ. Laparoscopic liver resection for malignant liver tumors: preliminary results of a multicenter European study. Ann Surg, 2002, 236: 90-97.
[31] Santambrogio R, Opocher E, Ceretti AP, et al. Impact of intraoperative ultrasonography in laparoscopic liver surgery. Surg Endosc, 2007, 21: 181-188.
[32] Kaneko H, Takagi S, Otsuka Y, et al. Laparoscopic liver resection of hepatocellular carcinoma. Am J Surg, 2005, 189: 190-194.
[33] Laurent A, Cherqui D, Lesurtel M, et al. Laparoscopic liver resection for subcapsular hepatocellular carcinoma complicating chronic liver disease. Arch Surg, 2003, 138: 763-769.
[34] Belli G, Fantini C, D'Agostino A, et al. Laparoscopic versus open liver resection for hepatocellular carcinoma in patients with histologically proven cirrhosis: short and middle-term results. Surg Endosc, 2007, 21: 2004-2011.
[35] Morino M, Morra I, Rosso E, et al. Laparoscopic vs open hepatic resection: a comparative study. Surg Endosc, 2003, 17: 1914-1918.
[36] Dunn MD, Portis AJ, Shalhav AL, et al. Laparoscopic versus open radical nephrectomy: a 9-year experience. J Urol, 2000,164:1153-1159.
[37] Cadeddu JA, Ono Y, Clayman RV, et al. Laparoscopic nephrectomy for renal cell cancer:evaluation of efficacy and safety — a multicenter experience. Urology,1998,52:773-777.
[38] Kercher KW, Heniford BT, Matthews BD, et al. Laparoscopic versus open nephrectomy in 210 consecutive patients: outcomes, cost, and changes in practice patterns. Surg Endosc, 2003,17:1889-1895.
[39] Robson CJ, Churchill BM, Anderson W. The results of radical nephrectomy for renal cell carcinoma. J Urol, 1969,101:297-301.
[40] Gill IS, Schweizer D, Hobart MG, et al. Retroperitoneal laparoscopic radical nephrectomy: the Cleveland clinic experience. J Urol, 2000, 163: 1665-1670.
[41] Ono Y, Kinukawa T, Hattori R, et al. Laparoscopic radical nephrectomy for renal cell carcinoma: a five-year experience. Urology, 1999, 53:280-286.
[42] Nelson CP, Wolf JS Jr. Comparison of hand assisted versus standard laparoscopic radical nephrectomy for suspected renal cell carcinoma. J Urol,2002, 167:1989-1994.
[43] Rassweiler J, Tsivian A, Kumar AV, et al. Oncological safety of laparoscopic surgery for urological malignancy: experience with more than 1 000 operations. J Urol, 2003,169:2072-2075.
[44] Walther MM, Lyne JC, Libutti SK, et al. Laparoscopic cytoreductive nephrectomy as preparation for administration of systemic interleukin-2 in the treatment of metastatic renal cell carcinoma: a pilot study. Urology, 1999,53:496-501.
[45] Gill IS, Desai MM, Kaouk JH, et al. Laparoscopic partial nephrectomy for renal tumor: duplicating open surgical techniques. J Urol, 2002,167:469-477.
[46] Allaf ME, Bhayani SB, Rogers C, et al. Laparoscopic partial nephrectomy: evaluation of long-term oncological outcome. J Urol, 2004, 172:871-873.
[47] Murphy D, Dasgupta P. Robotic approaches to renal cancer. Curr Opin Urol, 2007, 17:327-330.
[48] Kawamoto S, Permpongkosol S, Bluemke DA, et al. Sequential changes after radiofrequency ablation and cryoablation of renal neoplasms: role of CT and MR imaging. Radiographics, 2007, 27:343-355.
[49] Matin SF, Ahrar K, Cadeddu JA, et al. Residual and recurrent disease following renal energy ablative therapy: a multiinstitutional study. J Urol, 2006, 176:1973-1977.
[50] Weld KJ, Figenshau RS, Venkatesh R, et al. Laparoscopic cryoablation for small renal masses: three-year follow-up. Urology, 2007, 69:448-451.
[51] Sotelo R, Sanchez-Salas R, Carmona O, et al. Endoscopic lymphadenectomy for penile carcinoma. J Endourol, 2007, 21:364-367.
[52] Tobias-Machado M, Tavares A, Ornellas AA, et al. Video endoscopic inguinal lymphadenectomy: a new minimally invasive procedure for radical management of inguinal nodes in patients with penile squamous cell carcinoma. J Urol, 2007, 177:953-957.
[53] Puppo P, Introini C, Naselli A. Surgery insight: advantages and disadvantages of laparoscopic radical cystectomy to treat invasive bladder cancer. Nat Clin Pract Urol, 2007, 4:387-394.
[54] Porpiglia F, Renard J, Billia M, et al. Open versus laparoscopy-assisted radical cystectomy: results of a prospective study. J Endourol, 2007, 21: 325-329.
[55] Cathelineau X, Jaffe J. Laparoscopic radical cystectomy with urinary diversion: what is the optimal technique? Curr Opin Urol, 2007, 17:93-97.
[56] Neyer M, Peschel R, Akkad T, et al. Long-term results of laparoscopic retroperitoneal lymph-node dissection for clinical stage Ⅰ nonseminomatous germcell testicular cancer. J Endourol, 2007, 21:180-183.
[57] Busby JE, Matin SF. Laparoscopic radical nephroureterectomy for transitional cell carcinoma: where are we in 2007? Curr Opin Urol, 2007, 17:83-87.
[58] Pareek G, Hedican SP, Gee JR, et al. Meta-analysis of the complications of laparoscopic renal surgery: comparison of procedures and techniques. J Urol, 2006,175:1208-1213.
[59] Gagner M, Lacroix A, Bolte E. Laparoscopic adrenalectomy in Cushing's syndrome and pheochromocytoma. N Engl J Med, 1992,327:1033.
[60] Higashiyama M, Doi O, Kodama K, et al. Surgical treatment of adrenal metastasis following pulmonary resection for lung cancer: comparison of adrenalectomy with palliative therapy. Int Surg, 1994, 79:124-129.
[61] Lo CY, van Heerden JA, Soreide JA, et al. Adrenalectomy for metastatic disease to the adrenal glands. Br J Surg, 1996, 83:528-531.
[62] Heniford BT, Pratt B. Laparoscopic adrenalectomy for metastatic cancer, In: Greene FL, Heniford BT, eds. Minimally Invasive Cancer Management. New York: Springer-Verlag, 2001:319-332.
[63] Luketich JD, Burt ME. Does resection of adrenal metastases from non-small cell lung cancer improve survival? Ann Thorac Surg, 1996, 62: 1614-1616.
[64] Ayabe H, Tsuji H, Hara S, et al. Surgical management of adrenal metastasis from bronchogenic carcinoma. J Surg Oncol, 1995, 58:149-154.
[65] Moinzadeh A, Gill IS. Laparoscopic radical adrenalectomy for malignancy in 31 patients. J Urol, 2005, 173:519-525.
[66] Kim SH, Brennan MF, Russo P, et al. The role of surgery in the treatment of clinically isolated adrenal metastasis. Cancer, 1998,82:389-394.
[67] Sarela AI, Murphy I, Coit DG, et al. Metastasis to the adrenal gland: the emerging role of laparoscopic surgery. Ann Surg Oncol, 2003, 10:1191-1196.
[68] Suzuki K, Ushiyama T, Mugiya S, et al. Hazards of laparoscopic adrenalectomy in patients with adrenal malignancy. J Urol, 1997,158:2227-2233.
[69] Foxius A, Ramboux A. Lefebvre Y, et al. Hazards of laparoscopic adrenalectomy for Conn's adenoma. When enthusiasm turns to tragedy. Surg Endosc, 1999,13:715-717.
[70] Gonzalez RJ, Shapiro S, Sarlis N, et al. Laparoscopic resection of adrenal cortical carcinoma: a cautionary note. Surgery, 2005, 138:1078-1086.
[71] Menon M, Shrivastava A, Kaul S, et al. Vattikuti institute prostatectomy: contemporary technique and analysis of results. Eur Urol, 2007, 51:648-657.
[72] Ellis DS, Manny TB Jr, Rewcastle JC. Cryoablation as primary treatment for localized prostate cancer followed by penile rehabilitation. Urology, 2007, 69: 306-310.
[73] Dargent D. A new future for Schauta's operation through presurgical retroperitoneal pelviscopy. Eur J Gynaecol Oncol, 1987,8:292-296.
[74] Dargent D, Franzosi F, Ansquer Y, et al. Extended trachelectomy relapse: plea for patient involvement in the medical decision. Bull Cancer, 2002, 89: 1027-1030.
[75] Plante M, Renaud MC, Francois H, et al. Vaginal radical trachelectomy: an oncologically safe fertility-preserving surgery. An updated series of 72 cases and review of the literature. Gynecol Oncol, 2004,94:614-623.
[76] Spannuth WA, Rocconi RP, Huh WK, et al. A comparison of hand-assisted laparoscopy and conventional laparotomy for the surgical evaluation of pelvic masses. Gynecol Oncol, 2005, 99:443-446.
[77] Vasilev SA, McGonigle KF. Extraperitoneal laparoscopic para-aortic lymph node dissection. Gynecol Oncol, 1996, 61:315-320.
[78] Mehra G, Weekes AR, Jacobs IJ, et al. Laparoscopic extraperitoneal para-aortic lymphadenectomy: a study of its applications in gynecological malignancies. Gynecol Oncol, 2004,93:189-193.
[79] Burnett AF, O'Meara AT, Bahador A, et al. Extraperitoneal laparoscopic lymph node staging: the University of Southern California experience. Gynecol Oncol, 2004,95:189-192.

# 25 器官移植在肿瘤治疗中的应用

25.1 肝移植治疗肝肿瘤概述
25.2 肝癌肝移植
　25.2.1 肝移植和肝切除治疗肝癌效果的比较
　25.2.2 移植术前对肝癌的全面评估
　25.2.3 影响肝癌肝移植预后的生物因素
　25.2.4 肝癌肝移植适应证
　25.2.5 活体供肝移植指征
　25.2.6 肝癌肝移植前的抑瘤治疗
　25.2.7 肝癌肝移植手术操作的注意事项
　25.2.8 肝癌肝移植术后的随访
　25.2.9 肝癌肝移植术后复发的预防及治疗
　25.2.10 肝癌肝移植术后复发的治疗
　25.2.11 复旦大学肝癌研究所肝癌肝移植的初步经验
25.3 肝移植治疗其他肝脏恶性肿瘤
　25.3.1 纤维板层型肝癌
　25.3.2 表皮样血管内皮瘤
　25.3.3 肝母细胞瘤
　25.3.4 转移性肿瘤
　25.3.5 肝内胆管细胞癌
25.4 干细胞移植治疗造血系统恶性肿瘤
　25.4.1 自体造血干细胞移植
　25.4.2 异基因造血干细胞移植
　25.4.3 造血干细胞移植后监测

由于器官资源的严重短缺以及移植术后使用免疫抑制剂易造成肿瘤复发，目前只有肝移植和造血干细胞移植运用于肿瘤的治疗，本章将详细介绍这两个方面的内容。

## 25.1 肝移植治疗肝肿瘤概述

自1963年Starzl完成世界首例肝移植以来，肝脏恶性肿瘤一直是肝移植试图解决的疾患之一。早期肝移植治疗肝脏恶性肿瘤适应证包括：肝细胞肝癌（以下简称"肝癌"）、纤维板层样肝癌、胆管细胞癌、肝母细胞瘤、血管内皮瘤以及转移至肝脏的神经内分泌肿瘤。由于当时对该领域缺乏深入研究，患者2年生存率低于30%，大部分患者在移植后半年内复发[1,2]。据欧洲肝移植登记资料显示，1985年有38%的肝移植受体来源于肝脏恶性肿瘤患者，而到1996年下降至10%[2,3]。随着研究的不断深入，许多学者发现同期肝肿瘤移植的疗效要优于手术切除，特别是早期患者预后更加理想[4]，因此20世纪末肝移植治疗恶性肿瘤的病例数又逐渐增多，产生这一变化的主要原因是移植指征被严格限制以及加强了围手术期的辅助治疗[5]。

1977年我国施行第一例肝移植，从1977~1983年总共完成57例肝移植。当时肝移植受体主要也是晚期肝癌患者（54例），80%患者在手术进行过程中或术后3个月内死亡，最长的1例患者只存活264天。1993~2008年，我国的肝移植得到了快速发展，肝移植总数接近13 000余例，其中肝癌肝移植约占40%~50%，患者移植后的生存率也有一定的提高。由于我国肝脏恶性肿瘤的主要类型是肝癌，90%的患者伴有乙型肝炎肝硬化，因此对肝移植治疗肝癌的研究显得尤其重要。

## 25.2 肝癌肝移植

肝癌是居中国第二位的恶性肿瘤，全球每年新发肝癌一半以上在我国[6]。理论上肝移植是治疗肝癌合并肝硬化的最佳选择，因为肝癌生长具有多中心的特点，同时患者合并有门静脉高压和严重的肝硬化，使肝切除范围受到明显限制。肝癌肝移植在理论上彻底清除了肿瘤和肝内转移灶，最大限度地达到根治的要求，消除了肝癌产生的肝病背景（肝硬化或肝炎)[7]。随着手术技术的成熟、免疫抑制药物的发展,肝移植已成为肝癌治疗的一个重要手段（表25-1),并逐渐得到临床医师的认可和接受。

**表 25-1 国外移植中心近几年肝癌肝移植生存率统计**

| 作者 | 年份 | 例数 | 分期/分组 | 术前治疗① | 生存率(%) 1年 | 3年 | 5年 |
|---|---|---|---|---|---|---|---|
| Graziadei[8] | 2003 | 41 | 符合 Milan 标准 | 41(TACE) | 97 | — | 94 |
|  |  | 12 | 超出 Milan 标准,TACE 后肿瘤直径缩小50% | 12(TACE) | 82 | — | 41 (4年) |
| Decaens[9] | 2005 | 100 | Ⅰ~Ⅱ期② | 100(TACE) |  |  | 59 |
|  |  | 100 | Ⅰ~Ⅱ期 | 0 |  |  | 59 |
| Bharat[10] | 2006 | 46 | Ⅰ~Ⅱ期37例,超期9例 | 46 |  |  | 82 |
|  |  | 51 | Ⅰ~Ⅱ期34例,超期17例 | 0 |  |  | 52 |
| Vauthey[11] | 2007 | 490 | Ⅰ~Ⅱ期290例,超期200例 | — |  | 71 | 64 |
| Shah[12] | 2007 | 155 | 符合 Milan 标准 | 44 | 87 | 74 | 65 |
| Bozorgzadeh[13] | 2007 | 37 | HCV 阳性 (23例符合 Milan 标准) | 8 | 81 | 57 | 49 |
|  |  | 34 | HCV 阴性 (22例符合 Milan 标准) | 7 | 94 | 82 | 76 |

注:① 术前治疗包括手术切除、经导管肝动脉化疗栓塞(TACE)治疗、射频消融、经皮穿刺瘤内无水乙醇注射(PEI)、冷冻等方法。② 美国肝肿瘤研究组改良 TNM 分期,详见表25-2。

### 25.2.1 肝移植和肝切除治疗肝癌效果的比较

由于患者术前肝功能状况不同、等待肝源时间不同、各中心肝癌肝移植适应证不同、围手术期治疗方案不同、缺乏前瞻性的随机对照试验,目前很难确切评价肝移植和肝切除究竟孰优孰劣。但是对于同一分期的肝癌患者,肝移植生存率和无瘤生存率一般优于肝切除[14,15]。肝移植虽然在治疗肝癌方面具有一定优势,但也存在局限性,如肝移植费用高昂、供肝紧缺、手术难度较大、需要长期免疫抑制治疗(使患者生活质量下降),因此对肝功能好、可以切除的早期肝癌患者多数中心认为可先行肿瘤切除,如术后发现有复发的高危因素或者肝功能恶化者再行肝移植术,其疗效与直接行肝移植相似[16,17]。

### 25.2.2 移植术前对肝癌的全面评估

在肝移植前应对患者的肿瘤情况进行尽可能全面评估,详细了解肿瘤的生长特性。评估内容包括肿瘤个数、大小、排除肝外转移和大血管的侵犯。目前最常用的影像学检查包括超声、CT、MRI 和放射性核素扫描,检查部位包括肝、肺、脑、骨。对于性质不明的肝外病灶可行正电子发射体层摄影(PET)或组织活检,活检对确定直径<2 cm病灶的性质和了解肿瘤组织学分化、是否有微血管侵犯是有益的。但移植前对肿瘤进行活检并不是常规,尤其对有严重肝硬化、凝血功能差的患者。

肝癌肝移植受体在等待供肝期间,应每3个月行胸、腹部影像学随访,以了解肿瘤的进展情况,如果在门静脉和下腔静脉内发现新的栓子形成,应高度怀疑是癌栓[18]。定期影像学检查的时间间隔不宜过长,否则会造成诊断准确率的下降[19]。

现有影像学检查尚不能完全反映肿瘤的生物学特性,通过影像学检测出的肿瘤大小、数目可能与实际结果不符。据统计,30%肝癌肝移植患者术后病理分期超出术前影像学诊断;当肿瘤直径<2 cm时,有20%～50%的病灶不能被常规影像学检出;有23%的患者病理分期早于影像学诊断[20-22]。术前对肿瘤分期的错误判定是导致移植后复发的主要原因,因此不断提高影像学检查精度、寻找敏感特异的诊断方法,可以使肝癌肝移植患者获得更好的生存率[23,24]。基因组学、蛋白质组学研究的深入,对了解肿瘤的生物学特性有重要意义。复旦大学肿瘤研究所发现,钙蛋白酶小亚基1(calpain small subunit 1,Capn4)高表达与肝癌肝移植术后复发转移密切相关[25](图25-1)。各国研究者希望通过新型分子标记鉴别出有特殊生物表现的肿瘤,比如形态学看似早期的肝癌,却有高侵袭特性;或者按照现有标准超出了肝移植指征,但肿瘤在移植术后未出现任何复发转移[26-28]。

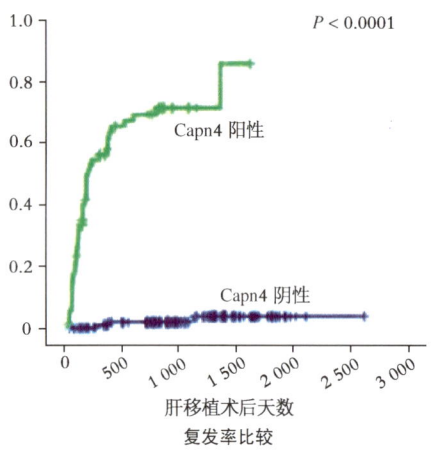
复发率比较

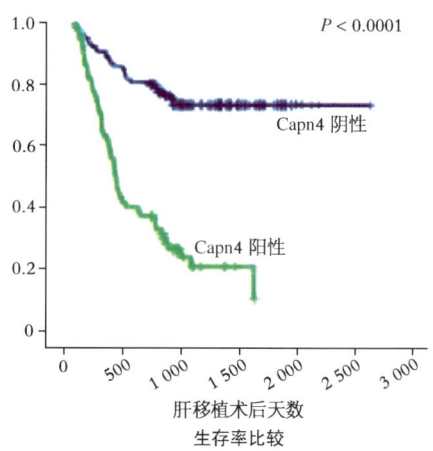
生存率比较

**图 25-1　Capn4 高表达预示肝癌肝移植患者预后差**

## 25.2.3　影响肝癌肝移植预后的生物因素

肝癌肝移植患者术后复发转移多在2年之内[26,29],造成移植后近期复发最主要的原因是残存的具有生物活性的肿瘤细胞在移植前或者术中通过血液及淋巴液播散,停留于某一部位生长增殖[30],这与手术切除后肿瘤复发转移不同。后者主要有两种原因:一是原先切除肝癌的播散或有残癌存留;二是硬化肝脏重新长出病灶[30]。对肝癌肝移植患者临床病理特征分析发现,巨大肿瘤、数目多个、无包膜、血管侵犯、淋巴结转移、组织学分化差及高甲胎蛋白(AFP)与患者预后不良相关[31,32]。Pittsburgh肝移植中心[33]认为,肝脏是否双叶受累、肿瘤大小、血管有无侵犯是影响复发的重要因素,联合上述参数建立"预后评分系统"(prognostic scoring system)可以比较准确地预测患者的预后。

### (1) 肿瘤大小

在所有影响肝癌肝移植预后的生物学因素中,肿瘤大小较易评估。肿瘤体积与血管侵犯关系十分密切,直径<3 cm、包膜完整的肝癌很少侵犯血管;一旦肿瘤直径>5 cm,肿瘤细胞(特别有丙型肝炎肝硬化背景的肝癌)易侵犯周围的小静脉和淋巴管[34]。如果巨大肿瘤侵犯周围脏器,患者移植术后有高复发的可能。但如果仅仅是与膈肌、腹壁、周围脏器粘连,仍然存在根治的机会[35]。

### (2) 血管侵犯

血管侵犯是淋巴转移和血行转移的前提条件。位于肝段的门静脉或肝静脉出现肉眼癌栓的患者其生存率和无瘤生存率明显下降[36,37]。镜下微血管癌栓对移植患者的预后是否有影响,目前仍有争议[19,26,38,39]。Pittsburgh肝移植中心[33]认为镜下微血管癌栓导致复发危险性增加4.4倍。但也有学者认为,肝移植过程中肿瘤与病肝一并切除,不会进行肝内操作,促使微血管癌栓转移的机会较少[40]。

### (3) 肿瘤数目

肿瘤数目与复发的关系目前尚不确定,因为在病肝中经常会发现先前影像学检查没有诊断的病灶,但如果主瘤直径>5 cm,旁有多个子病灶,特别是子病灶出现在主瘤相同或邻近的肝段中,这是血管侵犯和转移的证据[41]。

(4) 淋巴结转移

淋巴结转移是肝移植的禁忌证,但许多慢性肝病患者(特别是丙型肝炎患者)在肝门部经常会出现直径2~3 cm的淋巴结。因此,对肝门淋巴结肿大的肝癌患者,在手术过程中需常规行冷冻切片活检,如果证实存在淋巴结转移,应终止手术[42]。

(5) 肿瘤分化

肿瘤细胞的分化一般与肿瘤大小成正比,但有时即使是小肝癌,其肿瘤分化程度却很差[43]。Mount Sinai 肝移植中心[30]报道120例肝癌肝移植患者中有4例出现复发,所有复发患者的肿瘤直径<3 cm,病理检查显示肿瘤低分化并且有微血管侵犯。鉴于肿瘤分化对预后影响的重要性,部分学者主张通过移植前肝穿刺来检测肿瘤组织学分化、微血管侵犯情况和基因分型[40,44]。但穿刺活检易导致针道转移,并且敏感性不高,因此未被列为常规[12]。

(6) AFP

AFP水平的高低与肝癌肝移植预后的关系值得商榷,目前尚未明确界定AFP达到多少将终止肝移植手术。但当AFP>1 000 μg/L时应引起警惕,移植前做好剖腹探查准备并预备候选的肝移植受体[45]。

### 25.2.4 肝癌肝移植适应证

国际上应用较广的肝癌肝移植适应证标准主要有如下几种。

(1) Milan 标准

1996年,Mazzaferro等[4]首先提出小肝癌肝移植指征(即Milan标准)。所谓Milan标准,即肿瘤无血管侵犯、单个肿瘤直径≤5 cm或多发肿瘤数目≤3个,且最大直径≤3 cm。Mazzaferro研究的这组肝移植受体都是肝功能失代偿、不能耐受手术切除或是因为肿瘤位置关系无法切除的患者,符合这个标准的患者术后4年生存率和无瘤生存率分别为85%及92%。其他肝移植中心应用Milan标准也获得了满意疗效[46]。越来越多的证据表明,符合Milan标准的肝癌肝移植术后无瘤生存率明显高于肝切除,拥有与良性肝病肝移植相同的生存率和生活质量(图25-2)。由于Milan标准的各项指标通过影像学检查较容易获得,因而1998年美国移植器官共享网络(United Network for Organ Sharing, UNOS)开始采用Milan标准作为筛选肝癌受体的主要依据。美国UNOS制定的肿瘤肝移植标准:患者不具备肝手术切除的条件;单个肿瘤结节,肿瘤直径≤5 cm或者2~3个结节,每个肿瘤直径≤3 cm;无血管癌栓(肉眼所见),无远处转移(肝门淋巴结阴性,肺、腹腔脏器或骨阴性)。

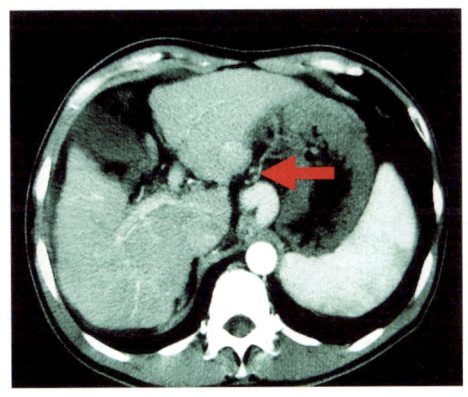
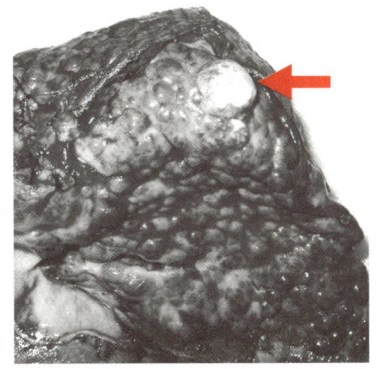

图25-2 早期肝癌合并严重肝硬化患者在肝移植术后可获得良好的预后

1) 挽救式肝移植(rescue / salvage transplantation) 由于供肝的紧缺,有些学者建议对符合Milan标准但肝功能储备良好的患者尝试挽救式肝移植。所谓挽救式肝移植即先对肿瘤进行手术切除,将肝移植作为后备的治疗方案。当患者术后病理检查提示有复发的高危因素时再行肝移植。对于挽救式肝移植,目前尚无随机对照试验来评估其效果,部分中心认为挽救式肝移植安全性较高,最大限度地缓解了供肝紧张问题[16];而有些移植中心认为挽救式肝移植可能增加围手术期的死亡率[47,48]。Barcelona肝移植中心[49]报道8例尝试挽救式肝移植患者,有5例患者最终行肝移植,1例在移植后出现复发,其余长期存活。

2) 肝癌肝移植器官分配评分系统　2003 年 4 月，UNOS 综合美国肝肿瘤研究组的"改良 TNM 分期"（表 25-2）和终末期肝病模型（model for end-stage liver disease, MELD）制定了"肝癌肝移植器官分配评分系统","改良 TNM 分期"中的 Ⅰ、Ⅱ 期即符合 Milan 标准。

**表 25-2　美国肝肿瘤研究组的"改良 TNM 分期"**

| 分　期 | 肿瘤特征 |
| --- | --- |
| Ⅰ | 单个结节,直径≤1.9cm |
| Ⅱ | 单个结节,直径 2.0~5.0cm;2~3 个结节,所有结节直径≤3.0cm |
| Ⅲ | 单个结节,直径>5.0cm;2~3 个结节,任一结节直径>3.0cm |
| ⅣA1 | ≥4 个结节,肿瘤直径不限 |
| ⅣA2 | Ⅱ、Ⅲ 或者 ⅣA1 合并肝内门静脉或肝静脉癌栓 |
| ⅣB | 淋巴结阳性,有远处转移或肝外大血管侵犯 |

MELD 评分最早是用来预测经颈静脉肝内门体分流术（transjugular intrahepatic portosystemic shunt, TIPS）患者的死亡率,但有学者发现该评分还能准确预测受体在等待供肝过程中的死亡率[50]。于是,2002 年 2 月 MELD 评分取代了 Child-Pugh 评分作为衡量等待供肝过程中患者病情严重程度的参数。MELD 评分是由总胆红素、凝血时间国际标准（INR）、血肌酐值代入经验公式得出,分值从 6 分到 40 分,评分越高意味患者近期出现死亡的风险越高,应优先获得供肝。由于 MELD 评分来源于实验室检查数据,因此能更真实客观地反映患者的病情,一般每隔 3 个月或者当受体健康状况出现恶化时需重新计算 MELD 评分。

肝癌肝移植器官分配评分系统初期规定肝癌患者在等待供肝过程中可获得 MELD 基准分,T1 期肝癌患者为 24 分,T2 期为 29 分（以后每 90 天增加 1 分,意味患者死亡率提高 10%），该措施实施后肝癌肝移植数量较以前增加近 3 倍,肝癌患者平均等待时间从 2.28 年缩短至 0.69 年。肝癌肝移植器官分配评分系统综合考虑了患者肝功能、全身状况和肿瘤进展情况,保证符合 Milan 标准的肝癌患者与良性肝病有同等机会获得供肝[20],但也存在不足之处。Wiesner 等[20]通过回顾性分析发现此措施实施后,当非肿瘤患者 MELD 评分为 24~29 分时,受体的丢失率反而高于肝癌患者。Hayashi 等[51]报道,分配评分系统实施第 1 年后有 14% 的肝癌患者在术后病理检查中未发现肿瘤,因此 UNOS 立即将 T1 期 MELD 基准分降至 20 分,T2 降至 24 分,使肝癌患者占肝移植总数的 21% 下降至 14%。近期 UNOS 又决定 T1 期患者不再额外给予基准分,T2 期降至 22 分,对调整后的效果有待观察。

肝癌肝移植器官分配评分系统主要受以下因素影响:供肝数量、移植前诊断、分期的准确率和术后辅助治疗的进展。

**(2) Pittsburgh 改良 TNM 标准**

由于 Milan 标准限制过于严格,使 27%~49% 的肝癌患者因此丧失移植根治的机会[52]。另外,由于原有 TNM 标准不能准确地评估肝癌肝移植患者的预后,2000 年 Pittsburgh 大学 Marsh 等[38]提出了改良 TNM 标准,主要根据肿瘤大小、血管侵犯、有无两叶受累、淋巴结情况以及有无远处转移,将肝癌分为 Ⅰ、Ⅱ、ⅢA、ⅢB、ⅣA、ⅣB 6 期。Ⅰ~ⅢB 期患者符合肝移植标准,而 ⅣA、ⅣB 期则作为肝移植禁忌证（表 25-3）。通过回顾性分析显示,有 27% 超出 Milan 标准但符合 Pittsburgh 标准的病例获得了长期生存（平均随访时间 3.3 年),其中 49% 的病例没有复发[38]。Pittsburgh 改良 TNM 标准主要将大血管侵犯、淋巴结受累、远处转移作为肝移植禁忌证,扩大了肝癌肝移植的适应证范围。但仍存在许多不足:①在术前很难对微血管或肝段分支血管侵犯情况作出准确评估,并且很多有肝炎背景的肝癌患者,其肝门处的淋巴结肿大可能是炎性的,需要行术中冷冻切片检查才能确诊;②由于移植前根据影像学分期可能致 20%~30% 的患者被低估肿瘤情况[20,53]。如果指征稍微扩大,将会导致许多进展期肝癌患者进入肝移植等待名单,并且随着肝癌发病率的增加,

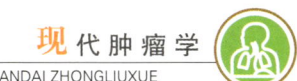

表 25-3 Pittsburgh 大学改良 TNM 分期

| 分期 | 血管侵犯 | 肝叶受累 | 肿瘤大小 | 淋巴结受累 | 远处转移 | 移植适应证 |
|---|---|---|---|---|---|---|
| Ⅰ | 无或有微血管侵犯 | 不限 | ≤2cm | 无 | 无 | 是 |
| Ⅱ | 微血管侵犯 | 单叶 | >2 cm | 无 | 无 | 是 |
| ⅢA | 无 | 双叶 | >2 cm | 无 | 无 | 是 |
| ⅢB | 微血管侵犯 | 双叶 | >2 cm | 无 | 无 | 是 |
| ⅣA | 大血管侵犯 | 不限 | 不限 | 无 | 无 | 否 |
| ⅣB | 不限 | 不限 | 不限 | 任一出现阳性 | | 否 |

这种趋势将会更加明显[54]。鉴于此，Pittsburgh 改良 TNM 标准至今未被 UNOS 所接受。

**（3）加州大学旧金山分校（UCSF）标准**

Yao 等[53]于 2001 年提出了 UCSF 标准，即单个肿瘤直径≤6.5 cm 或多发肿瘤数目≤3 个且每个肿瘤直径均≤4.5 cm、所有肿瘤直径总和≤8 cm 者。符合 UCSF 标准的 70 例肝癌肝移植患者术后 1 年及 5 年生存率分别为 90% 及 75%，与符合 Milan 标准的肝癌肝移植无显著性差异（$P<0.05$）；超出 Milan 标准但符合 UCSF 标准的肝癌肝移植病例，其 2 年生存率为 86%。与 Milan 标准相比，UCSF 标准扩大了肝癌肝移植的适应证范围，同时术后复发率无明显增加，显示出较 Milan 标准更好的参考价值，已经被较多的肝移植中心所接受。

## 25.2.5　活体供肝移植指征

由于尸体供肝的短缺，活体供肝移植（living donor liver transplantation，LDLT）的数目正逐年上升。相对于尸肝移植，活体供肝主要来源于年轻健康的供体，冷缺血时间短，供肝质量优于尸肝，更重要的是活体供肝缩短了受体等待肝源的时间，使肿瘤血管侵犯、肝外播散情况大大减少（图 25-3）。考虑到 LDLT 供肝已不再是一种公共资源，而可以看作是一种私人的馈赠，因此近年来在一些移植中心，特别是亚洲地区，肝癌已经成为 LDLT 的最大适应证。在欧洲地区，由于分配肝脏原则主要根据患者疾病的严重程度和 Child-Pugh 分期，许多患者在经过漫长等待过程中丧失了移植的机会，因此 LDLT 为这些患者及时得到治疗提供了可能。

鉴于 Milan 标准和 UCSF 标准均来源于尸肝移植，同时现有影像学不能对直径<2 cm 的肝癌作出明确诊断，假阴性率较高[21,22,55]，肝癌通常是多中心发生，在终末期肝硬化的肝脏中很难分辨清楚再生结节和多中心肿瘤[56,57]；目前没有哪种影像学方法能够精确评估微血管侵犯，而该因素在许多临床研究中被认为是影响复发的重要因素[58]；许多移植中心已经报道了超过 Milan 标准的肝移植结果，其生存率和无瘤生存率是可以接受的。超出 Milan 标准患者复发率稍高，但即使复发患者也能获得长期生存[39,59,60]。因此，Milan 标准和 UCSF 标准对于 LDLT 可能不完全适合。Barcelona 肝移植组[61,62]提出单个肿瘤≤7 cm，或者 3 个肿瘤≤5 cm 或者 5 个肿瘤≤3 cm，经 6 个月治疗肿瘤负荷下降到 Milan 标准以内的患者，可以考虑活体肝移植。有些移植中心甚至认为对Ⅲ期和ⅣA 期的肝癌患者施行 LDLT，其临床效果也是可接受的[63]。

然而，很多学者认为 LDLT 虽然缩短了等待供肝的时间，降低肿瘤进展的风险，但这种"快速"接受移植可能带来较高的复发率，患者在等待供肝过程中肿瘤的生物学特性充分显现，通过"自然选择"可以挑选出更合适的受体。另外，当 LDLT 发生原发性无功能肝等并发症时，患者需重新等待尸肝，使肝源紧张问题加剧。更为重要的是，即使 LDLT 供体死亡率很低（1/300），但年轻健康的供体一旦出现并发症其后果将极其严重[64]。因此，过度放宽指征将导致 LDLT 的畸形发展，血管侵犯、肿瘤直径>5 cm、肿瘤数目>3 个依旧是造成复发的重要因素，Milan 标准在 LDLT 仍具有一定的指导意义[65]。

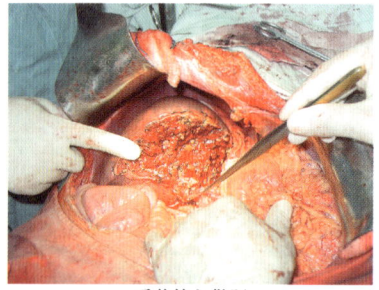
供肝的切取，显示第一肝门

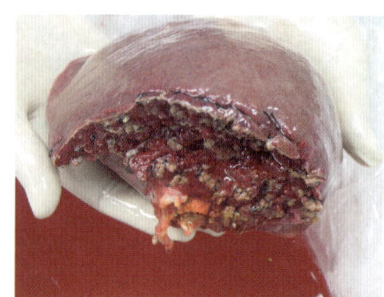
切取的半肝

受体植入供肝

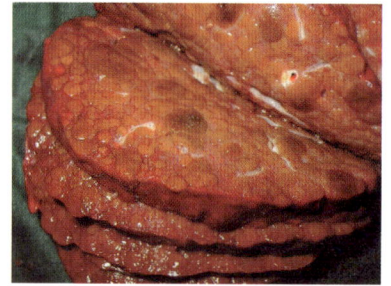
切下的病肝，小肝癌合并严重的肝硬化

图 25-3　LDLT 在肝癌肝移植中的应用

## 25.2.6　肝癌肝移植前的抑瘤治疗

据 UNOS 统计，肝癌患者平均等待时间接近 1 年，在我国等待肝源的时间也不断延长。在等待过程中，由于肿瘤进展可能影响治疗效果，甚至丧失肝移植的机会。近年来，经导管肝动脉化疗栓塞（transcatheter arterial chemoembolization，TACE）、射频消融、经皮穿刺瘤内无水乙醇注射（percutaneous ethanol injection，PEI）、冷冻等方法被作为肝移植前的辅助治疗，而且部分患者经过这些治疗后肿瘤缩小，可能对提高肝癌肝移植的疗效有一定临床意义。

（1）移植前辅助化疗

肝移植术前辅助化疗主要是指 TACE 和全身化疗，目前没有充分的证据表明全身化疗对肝癌肝移植远期疗效有益[66]，TACE 可能在等待供肝过程中对控制肿瘤发挥一定作用。但能否最终提高肝癌肝移植患者生存率和无瘤生存率尚有争论[67,68]。Majno 等[69]比较了 54 例移植前接受 TACE 和 57 例未接受治疗的肝癌患者，生存率未发现有明显提高，但 TACE 组中对治疗敏感的患者生存期明显优于不敏感者。综合多家临床中心研究的结果可以发现，移植前 TACE 不能延长小肝癌患者生存期，但对进展期肝癌可起到降期作用，提高肝移植手术的成功率[7,70,71]。

（2）移植前其他辅助治疗

移植前其他辅助治疗主要包括射频消融、PEI、冷冻以及上述方法与 TACE 的联合使用。理论上这些辅助治疗可以控制肿瘤进展，延长手术等待时间，减少手术操作过程中肿瘤细胞的播散，特别对等待供肝时间长于 6 个月，或者肿瘤分期超出 Milan 标准的患者具有一定临床价值。术前辅助治疗还被认为是一种鉴别肿瘤侵袭性强弱、预后好坏的手段[53,72,73]。pT2~pT3 期肝癌患者在移植前给予上述辅助治疗将明显提高无瘤生存率，早期肝癌由于侵袭性较低，这些治疗同样不能提高生存率[74]。

（3）降期治疗

降期治疗（downstaging therapy）是指当肿瘤超出适应证范围，通过辅助治疗（主要是 TACE）使肿瘤控制后再进行肝移植的一种治疗方法。经降期治疗后若肿瘤最大直径缩小 50%，说明治疗有效，患者移植后无瘤生存率优于无效者。目前尚无充分证据显示降期治疗能改变肿瘤的生物学特性[68]。有一项临床研究显示肿瘤直径 >5cm 的患者接受降期治疗后，46% 的患者因病变进展或肿瘤无明显缩小而终止移植，能行肝移植的患者 5 年生存率和无瘤生存率分别是 44% 和 48%，复发患者多为肿瘤直径 >7cm 或有血管侵犯[75]。

## 25.2.7 肝癌肝移植手术操作的注意事项

**（1）对门静脉癌栓和血栓的处理**

现有影像学检查不易区分门静脉血栓或癌栓，一些被认为有门静脉癌栓的患者经剖腹探查后证实实是血栓，移植后获得满意的效果。因此，对门静脉内存在不明栓子的患者，只要未发生肝外转移，不应轻易放弃肝移植术[76]。另外，存在门静脉栓子的患者，其肝门部常常有广泛的侧支循环和门静脉周围炎，给解剖第一肝门带来很大困难，手术时应仔细解剖，必要时可采取肝门阻断法或门体静脉转流术以减少出血[77,78]。

**（2）肝癌患者移植术中操作注意事项及术式选择**

移植术中肿瘤的播散转移除种植外，主要是由于在切肝过程中过多地搬动与挤压造成，若肿瘤无包膜或存在微血管癌栓则发生转移的机会更高，上述危险因素也可能导致肿瘤细胞进入淋巴管发生淋巴结转移[79,80]。如患者既往有手术史其复发的风险也会增加，可能与分离粘连过程中增加对肿瘤的挤压和搬动有关[81]。

针对移植过程中癌或肿瘤的播散转移，可采取下列措施：①坚持无瘤原则，尽量避免触压肿瘤，若肿瘤较大，可于肿瘤表面衬垫厚纱布。②在无肝期前采取全身化疗措施，并在关腹前使用氟尿嘧啶（5-Fu）冲洗腹腔。③经典的门体转流术可以尽快离断门静脉、下腔静脉，在理论上可能减少肿瘤细胞转移的可能性。④对于靠近第二肝门的肝癌，如果采用背驮式肝移植，会因手术切缘不够而导致复发；因此只有当确定肿瘤距下腔静脉＞3 cm 的情况下，才能施行背驮式肝移植。⑤癌或肿瘤靠近第一肝门、门静脉主干切除达 2 cm 以上时，需注意血管长度，并预留充分长的供肝血管以保证吻合。

## 25.2.8 肝癌肝移植术后的随访

Mount Sinai 移植中心[82]根据移植术后病理将患者分成低风险复发组和高风险复发组。低风险复发组定义为符合 Milan 标准、组织学分化中至好、没有血管侵犯，随访内容主要是胸、腹部 CT 和 AFP，第一次为移植术后第 3 个月，然后是每年一次，连续 5 年；高危患者定义为超出 Milan 标准、肿瘤分化差、有血管侵犯，移植后第 1 年每 3 个月一次，第 2 年开始每半年随访一次，直至第 5 年。

除了常规影像学检查和 AFP 监测，临床工作中迫切需要更敏感的分子标记用以术后随访。下列标记可能具有一定的运用价值：①AFP mRNA。游离 AFP mRNA 一旦进入外周血易被 RNA 酶降解，因此排除生殖器官肿瘤等因素干扰，在外周血中检测到 AFP mRNA 可能预示肝癌细胞侵袭入血液循环，或者可能存在未被临床发现的微转移病灶[83]。使用实时定量反转录-聚合酶链反应（real-time quantitative reverse transcriptase-polymerase chain reaction）可检测出 AFP mRNA 阳性表达细胞。单因素分析显示若外周血出现 AFP mRNA 阳性表达细胞，则移植后无瘤生存明显降低[84]。②外周血人端粒酶反转录酶（human telomerase reverse transcriptase，h-TERT）mRNA。研究表明 h-TERT mRNA 阳性与 h-TERT mRNA 阴性和经化疗、免疫治疗后 h-TERT mRNA 转阴的患者生存率存在明显差异。h-TERT mRNA 阳性患者的生存率最低，且 h-TERT mRNA 较 AFP mRNA 更加灵敏和特异[85]。

## 25.2.9 肝癌肝移植术后复发的预防及治疗

**（1）移植术后全身化疗**

肝癌肝移植术后全身性化疗的目的在于清除肝外的微小转移灶，预防肝移植术后肝癌复发，尤其是对有血管侵犯的高危患者。由于缺乏前瞻性的随机对照研究，对于化疗的指征、次数、间隔时间、药物选择尚需进一步研究。目前研究认为，符合 Milan 标准和 UCSF 标准的患者术后无需全身化疗[39,53]，对进展期肝癌受体移植术后化疗可能延长生存期并推迟肿瘤的复发时间[75]。5-Fu、顺铂和表柔比星的联合使用可提高肝癌肝移植患者的生存率[86,87]。近年推出的一些新型化疗药如卡培他滨（capecitabine）、吉西他滨（gemcitabine）、奥沙利铂（oxaliplatin）、多柔比星脂质体和靶向药物索拉非尼（sorafenib）、贝伐珠单抗（bevacizumab）、利卡汀（licartin）显示出一定的应用前景[88-92]。α-干扰素（interferon-alpha）联合化疗在预防肿瘤复发方面也有一定的疗效[93]。但应警惕干扰素可能增加急性排异反应的发生率[94]；同时还需注意由于移植术后患者需长期使用免疫抑制剂，对于化疗的耐受性不同，化疗有可能造成肝脏的药物性损伤和丙型肝炎的复发，甚至导致死亡，26%～30% 的患者最终因不良反应而终止化疗[75,95]。对于化疗药物的选择，除了检验新药疗效外,还需对联合化疗的方案进行积极探索,根据切除肿瘤组织的体外药敏结果采取个体化全身化疗方案,具有良好的应用前景。

**(2) 肝癌肝移植术后免疫抑制剂的应用**

新型免疫抑制药物的层出不穷,使移植患者的长期生存率不断提高。但是,由于移植后机体免疫系统长期处于抑制状态,易导致肿瘤的复发和转移。目前大量证据表明,钙调蛋白抑制剂与移植术后肿瘤复发密切相关,钙调蛋白抑制剂可以促使体内细胞因子分泌异常。研究发现,在荷瘤小鼠模型中环孢素 A(CsA)增加血管内皮生长因子(VEGF)的表达,肺转移率显著上升[96,97]。通过对肝癌肝移植患者术后长期随访发现,影响肿瘤转移复发的重要因素与抗排斥药物的累积用量密切相关,在移植后3～6个月停用皮质激素,可降低肿瘤的复发率[98];长期接受激素治疗的肝癌患者,其复发危险性增加4倍[99]。大多数移植中心认为,在不增加急性排斥反应发生的前提下,对肝癌肝移植患者免疫抑制剂应逐渐减量、低浓度维持[100]。

西罗莫司(sirolimus)与他可莫司(tacrolimus)分子结构相似,但两者作用机制不同。西罗莫司在体内与哺乳类雷帕霉素靶蛋白(mammalian taget of rapamycin,mTOR)结合,阻断 IL-2、IL-15 和 CD28/B7 共刺激途径激活的 mTOR,最终抑制 T 细胞由 G1 期进入 S 期。西罗莫司同时具有一定的抗肿瘤作用,有研究显示,超出 Milan 标准的肝癌肝移植患者术后使用西罗莫司可以抑制或延迟肿瘤的复发转移,延长患者生存期[101,102]。西罗莫司的抗肿瘤作用主要来源于下列机制:①抑制肿瘤细胞增殖以及细胞周期从 G0 期到 S 期的进展[103];②促使肿瘤细胞凋亡,这可能与其抑制胰岛素样生长因子-1 介导的细胞生长有关[104];③抑制 VEGF mRNA 和缺氧诱导因子-1α(hypoxia inducible factor-1 alpha,HIF-1α)mRNA 的表达,抗血管形成[105]。HIF-1α 是与 VEGF 基因启动子结合并调节 VEGF 表达的细胞内转录因子[106]。由于西罗莫司抑制血管生成所需的剂量与临床所用剂量是一致的,所以其在肝癌肝移植中可能有着广阔的应用前景[101,107,108]。

### 25.2.10 肝癌肝移植术后复发的治疗

多个移植中心临床资料显示,肝癌肝移植患者复发中位时间为移植术后8～14 个月,大部分在2年之内。肿瘤直径>5 cm 或组织学低分化的患者复发时间更短,中位时间一般是 9 个月。也有 20% 的患者在移植后 3 年出现复发,这说明需要延长随访时间[29,109]。据统计53% 的复发病灶在肝外,31% 为肝外脏器和肝内同时复发,复发灶局限于肝内的仅占16%。肝外转移最多见的器官是肺(43%)和骨(33%)[29,109]。多因素分析显示,有无骨转移、复发早晚是影响复发后生存的独立因素[29]。

由于处于免疫抑制状态,肝癌肝移植患者复发后病情进展迅速,1 年生存率只有18%[110]。但是,如果采取手术、TACE、肺动脉化疗、射频消融、微波、伽玛刀(gamma knife)、中医中药等综合治疗手段,可明显提高患者生存质量,部分患者带瘤生存超过6～24 个月[29,111]。肿瘤病灶能否手术切除也是影响复发后生存的重要因素,当肝、肺、肾上腺转移病灶切除之后,患者 5 年生存率可达到47%[109]。对于不能手术切除的肝内复发病灶,可采取 TACE、PEI 和射频治疗。由于新移植的肝脏缺乏侧支循环,需注意 TACE 容易导致肝动脉血栓形成。复发患者应至少每 3 个月随访一次,主要通过腹、胸部 CT 和骨扫描来排除其他部位转移。

有骨转移的患者治疗重点是减轻疼痛症状,放疗和对病灶进行射频消融是有效的治疗手段[112,113];二磷酸盐可以抑制破骨细胞,明显减少病理性骨折的发生率,并具有镇痛的效果[114]。对于不稳定的脊柱移位和病理性骨折可能需要外科治疗。

### 25.2.11 复旦大学肝癌研究所肝癌肝移植的初步经验

复旦大学肝癌研究所是以诊治肝癌为特色的研究中心,肝癌肝移植比例更是达到了70%。通过对肝癌肝移植患者临床资料的研究分析,复旦大学肝癌研究所在 UCSF 标准基础上适当放宽对肿瘤大小的限制,提出适合中国国情的肝癌肝移植适应证——"上海复旦标准",即单发肿瘤直径≤9 cm 或多发肿瘤≤3 个且最大肿瘤直径≤5 cm、全部肿瘤直径总和≤9 cm,无大血管侵犯、淋巴结转移及肝外转移。笔者按照这一标准筛选肝癌肝移植病例,术后 3 年生存率及无瘤生存率分别达到80% 及88%,与最严格的 Milan 标准相比(77% 与86%)无明显差异。"上海复旦标准"3 年复发率为11%,因复发死亡率为6%,而 Milan 标准复发率为10%,因复发死亡率为5%,差异亦无统计学意义。但"上海复旦标准"较 Milan 标准入组病例多出23%,较 UCSF 标准多8%。统计资料还显示,被 Milan 标准剔除但符合

"上海复旦标准"的病例与符合 Milan 标准病例有同样满意的术后生存率及无瘤生存率。"上海复旦标准"在不降低术后生存率及无瘤生存率的情况下,显著扩大了肝癌肝移植的适应证范围,能使更多的肝癌患者从肝移植中受益[115]。

在充分知情同意的前提下,少数肉眼癌栓、无远处转移的肝癌患者在复旦大学肝癌研究所施行了肝移植手术,2 年生存率、无瘤生存率分别为 34.4% 和 30.3%。虽然这些患者的临床疗效较差,但仍优于手术和其他治疗方案;并且传统上肿瘤的分级是基于形态学分级,具有类似组织学特征的肿瘤常常具有不同临床过程及对治疗的不同反应,临床中也观察到少数门静脉主干癌栓的患者肝移植后获得长期无瘤生存[116]。由于我国患者等待肝源的时间短于国外,随着围手术期综合治疗手段的丰富和提高,笔者认为对这类患者施行肝移植仍不失为一种可行的姑息性治疗手段。

在基础研究方面,复旦大学肝癌研究所发现索拉非尼与西罗莫司联合应用可以显著抑制肝癌血管生成及细胞增殖[117](图 25-4);Capn4 高表达与肝癌肝移植患者术后复发转移密切相关[25];通过商品化的 ImmuKnow 系统监测免疫细胞功能,可以精确地评估肝癌肝移植术后患者的免疫状况、指导免疫抑制剂的使用、预测术后排斥、感染和肿瘤复发风险。

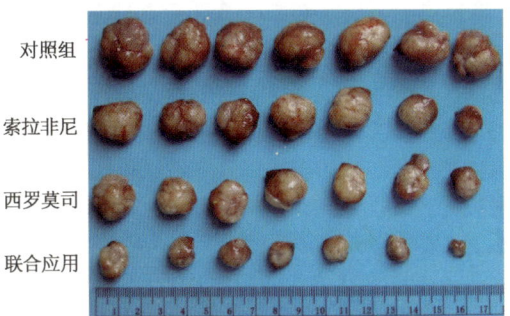

图 25-4　索拉非尼与西罗莫司联合应用可显著抑制肝癌的生长

## 25.3　肝移植治疗其他肝脏恶性肿瘤

### 25.3.1　纤维板层型肝癌

纤维板层型肝癌是一种少见、侵袭性较低的肿瘤,肿瘤形成与肝硬化、病毒性肝炎关系较少。肿瘤细胞体积通常较大,呈多角形,并且经常出现钙化,平均发病年龄为 39 岁,纤维板层型肝癌 1 年生存率明显高于肝细胞肝癌(72.8%)[118]。有文献报道,肝移植和根治性切除的 5 年生存率分别为 28.5% 和 44.5%,但移植组肿瘤分期明显晚于肝切除组[119]。纤维板层型肝癌手术切除和肝移植最大样本量的报道见于 Pittsburgh 中心[120],肝切除组(n = 28)10 年生存率是 70%,移植组(n = 13)10 年生存率是 28%。移植组中患者主要是进展期肿瘤(ⅣA 和 ⅣB 期),1/3 的患者在肝移植时切除了邻近脏器。

### 25.3.2　表皮样血管内皮瘤

表皮样血管内皮瘤(epitheloid hemangioendothelioma)主要多见于年轻女性,组织来源于血管内皮细胞,与口服避孕药可能相关。临床表现主要是腹痛,但更多情况下是偶然发现病灶。对表皮样血管内皮瘤的诊断和分期主要依靠穿刺活检和影像学诊断。由于肿瘤绝大多数在肝脏内弥散生长,即使在无肝硬化的情况下,完整切除肿瘤也是不可能的。表皮样血管内皮瘤肝移植的预后令人满意,生存率接近于良性疾病,1、3、5 年生存率为 100%、88% 和 73%,无瘤生存率分别为 81%、69% 和 60%[121]。肝血管肉瘤虽然同样来源于血管内皮细胞,但血管肉瘤的侵袭性很高,易浸润肝窦状间隙导致肝细胞的萎缩。到目前为止,肝血管肉瘤不是肝移植的指征。

### 25.3.3　肝母细胞瘤

肝母细胞瘤是儿童肝内最常见的肿瘤,占儿童原发肝脏肿瘤的 75%,发病年龄通常 <3 岁,诊断时多处于晚期。顺铂和表柔比星的应用使肝母细胞瘤生存率得到明显的提高,同时联合手术治疗可以获得令人满意的效果。手术不能切除的肝母细胞瘤经肝移植联合化疗可能达到治愈效果,患儿 6 年生存率达 82%。多因素分析显示血管肉眼癌栓是影响生存的最重要因素[122,123]。Srinivasan 等[124] 报道 13 例肝母细胞瘤行肝移植的患儿在平均 33 个月的随访期中,只有 1 名患儿出现复发,这些患儿在移植前绝大部分因肺内转移和腹腔内肿瘤播散接受了全身化疗。

### 25.3.4　转移性肿瘤

除了神经内分泌肿瘤,其他转移性肝肿瘤都是肝移植的绝对禁忌证。神经内分泌肿瘤主要是指胺前体摄取脱羧化（amine precursor uptake and decarboxylation，APUD）细胞瘤。这些肿瘤通常分泌激素（如5-羟色胺、胰岛素、胃泌素和胰高血糖素），临床表现因激素分泌种类不同而相异。当肿瘤增大引起肝包膜扩张时，会出现肝区疼痛。神经内分泌肿瘤即使发生肝转移，生长仍旧缓慢，1/3 的患者能存活5 年。对起源于胃肠道的神经内分泌肿瘤，在原发肿瘤切除6 个月后，如随访证实除肝脏之外无其他脏器转移，年轻患者可以施行肝移植术，5 年生存率达到69%[125,126]。对分化良好的神经内分泌肿瘤还可以进行多脏器联合移植，患者的生存期接近良性疾病，5 年生存率为90%，无瘤生存率为20%[127]。

### 25.3.5　肝内胆管细胞癌

肝内胆管细胞癌一般不伴肝硬化和门静脉高压症，但因肿瘤位置、反复发作的胆管炎症和梗阻性黄疸而致手术无法进行。由于既往胆管细胞癌肝移植后复发时间短、生存率低（3 年生存率不到20%）[128]，因此将胆管细胞癌列入肝移植的相对禁忌证[129]。随着围手术期综合治疗手段的不断提高，许多移植中心认为在严格筛选的前提下对部分胆管细胞癌患者可以施行肝移植。这些患者主要是TNM 分期Ⅰ、Ⅱ期的患者，移植前给予外放疗、经导管胆管内放疗和术前化疗，剖腹探查除外肝门淋巴结转移，术后再给予化疗，5 年无瘤生存率达到82%，远远超出手术切除效果[130,131]。

综上所述，肝移植明显改善了早期肝癌合并严重肝硬化患者的预后，目前对于肝癌肝移植的指征问题还有待进一步的研究和探讨，如何利用围手术期综合治疗方案预防肿瘤的复发和寻找更灵敏、更特异的生物标记来预测患者预后、发现肝外微小转移灶是肝癌肝移植研究的重点。对于肝脏的其他恶性肿瘤通过对受体的严格筛选，部分患者可以获得令人满意的治疗效果。

## 25.4　干细胞移植治疗造血系统恶性肿瘤

造血干细胞是所有血细胞和免疫细胞的起源细胞，它有两个重要特征：一是高度的自我更新或自我复制能力。造血干细胞的分裂方式是不对称的，由一个细胞分裂为两个细胞时，其中一个细胞仍然保持干细胞的一切生物特性，从而保持体内干细胞数量相对稳定，这就是干细胞的自我更新或自我复制；而另一个细胞则依次经历前体细胞各个分化阶段，最终发育为成熟血细胞，释放到外周血行使功能，这一过程在人体内是持续进行的。二是干细胞具有归巢潜能和多向分化能力。造血干细胞可定向迁移至造血组织并分化成各系列的血细胞，造血干细胞还可跨系统分化为各种组织器官的细胞，因此是多功能干细胞。

将足量正常的造血干细胞通过静脉输注到预处理过的患者体内，重建患者的造血功能和免疫功能，达到治疗某些疾病的目的，这一过程称为造血干细胞移植。按照供体不同，造血干细胞移植分为自体造血干细胞移植和同种异体造血干细胞移植。后者包括同卵双胎的同基因移植、HLA 相合亲属供体移植、HLA 不完全相合亲属供体移植、HLA 相合无亲缘关系供体移植等。按照造血干细胞来源的不同，造血干细胞移植又分为骨髓移植、外周血干细胞移植和胎盘脐带血移植。目前所进行的造血干细胞移植绝大多数为外周血造血干细胞移植，因其具有采集干细胞更安全、造血及免疫功能重建快、受肿瘤细胞污染机会较少等优点。

### 25.4.1　自体造血干细胞移植

自体造血干细胞移植是指预先动员采集患者自己的造血干细胞，在患者接受骨髓清除性预处理后经过静脉回输干细胞，重建造血和免疫功能的过程。自体造血干细胞的实质是大剂量放化疗的支持手段。与异体造血干细胞移植相比，自体造血干细胞移植不发生移植物抗宿主病，因而术后并发症很少、安全，治疗费用也大大降低。但由于没有移植物抗肿瘤作用，肿瘤复发率较高。自体造血干细胞移植对患者的身体条件限制不多，一般年龄小于70 岁、无严重内脏功能损害者都可以耐受自体造血干细胞移植，选择时机通常是在肿瘤负荷减少到最低时进行[132]。

自体造血干细胞移植可用于治疗急性白血病、淋巴瘤、多发性骨髓瘤等恶性血液病以及部分对放疗或化疗高度敏感的实体肿瘤，如神经母细胞瘤、脑胶质细胞瘤、Ewing 瘤、乳腺癌、小细胞肺癌、卵巢癌等，也可以治疗自身免疫性疾病如多发性硬化病、系统性红斑狼疮、类风湿关节炎、炎症性肠病等。

自体造血干细胞移植的治疗过程如下：选择适

合的患者后,动员采集造血干细胞并低温保存;患者预处理后回输造血干细胞;造血和免疫重建观察及原发病控制情况监测。动员是指促使骨髓的干细胞释放到外周血的过程,动员方式通常选择化疗联合粒细胞集落刺激因子(G-CSF)。化疗方案的选择要有利于原发病的治疗,随后通过检测白细胞计数及 $CD34^+$ 细胞含量决定采集时机。采集干细胞时将抗凝外周血引入血细胞分离机,通过密度梯度离心方法采集富含造血干细胞的细胞层,采集产物主要是含有造血干细胞的单个核细胞。选择自体造血干细胞移植治疗自身免疫性疾病时主张进行 $CD34^+$ 细胞纯化,以求彻底清除淋巴细胞,重建全新的免疫体系。$CD34^+$ 细胞纯化目前多采用免疫磁珠法体外分选 $CD34^+$ 细胞。预处理的目的是最大限度杀灭肿瘤细胞或清除原有的不正常的免疫系统,BU/Cy、fTBI/Cy 是白血病经典的预处理方案,BEAM、美法仑(马法兰)200 mg/m² 分别是淋巴瘤和多发性骨髓瘤最多选择的预处理方案,自身免疫性疾病多采用大剂量环磷酰胺预处理。

自体造血干细胞移植后造血重建迅速,移植术后并发症少,治疗相关死亡率<5%,是目前恶性血液病非常重要的治疗手段[132]。移植过程中肿瘤净化方式、移植后肿瘤负荷的监测、移植后免疫治疗等是目前众多学者关注的热点。

## 25.4.2 异基因造血干细胞移植

多纳尔·托马斯因为在异基因造血干细胞移植领域的卓越贡献于1990年获得诺贝尔医学和生理学奖。多纳尔·托马斯于1969年完成了第一例骨髓移植,并于1977年报道100例终末期白血病患者经过 HLA 全相合同胞骨髓移植治疗后10余例患者获得长期生存,开创了造血干细胞移植治疗恶性血液病的新纪元。半个世纪以来,伴随着对造血干细胞特性、HLA 配型、移植免疫等基础研究的不断认识和发展,新的免疫抑制剂、抗感染药物的应用,输血技术的发展以及临床检验等综合能力的不断提高,造血干细胞移植已经从最初的作为终末期患者的挽救措施,发展成为一个完整的治疗体系,目前已是治疗血液系统恶性疾病和部分非恶性疾病的有效方法。

异基因造血干细胞移植可用于治疗慢性粒细胞白血病、多发性骨髓瘤、骨髓增生异常综合征、急性白血病、淋巴瘤、原发性骨髓纤维化等恶性血液病,也可以治疗非恶性疾病如重型再生障碍性贫血、原发性免疫缺陷病、阵发性睡眠性血红蛋白尿、珠蛋白生成障碍性贫血、镰状细胞贫血、自身免疫性疾病等。异基因造血干细胞移植的全部流程如下:对患者疾病及内脏功能状态进行评价,即选择适合进行造血干细胞移植的患者;供者的筛选及供者干细胞的动员和采集;患者预处理、异体造血干细胞输注;受者造血及免疫功能重建及残留肿瘤检测等,目的是充分发挥移植物抗肿瘤效应(graft versus tumor, GVT),防治移植物抗宿主病(graft versus host disease, GVHD),最终完全治愈肿瘤并保护患者的生活质量。

**(1)异基因造血干细胞移植治疗机制及治疗过程**

异基因造血干细胞移植的目的是建立供者型的正常造血与免疫功能,以取代受者原有的异常的造血及免疫系统。其治疗恶性肿瘤的机制主要有两个:通过预处理放化疗清除肿瘤细胞并抑制宿主的免疫功能,以利于供者造血干细胞植入;重建供者型造血系统,利用重建的供者免疫系统识别和攻击残留肿瘤细胞,即通过 GVT 效应达到治愈目的。根据治疗强度的不同,将预处理方式分为骨髓清除性预处理和减低强度预处理(reduced intensity conditioning regimen, RIC)两种。

1) HLA 配型 同其他实体脏器移植一样,干细胞移植需要对供者、受者双方进行常规体格检查、内脏功能评价、血液系统传播性疾病检查、血型鉴定等,本文不再赘述。对于异基因造血干细胞移植来讲,寻找 HLA 配型适合的供者是进行移植的前提条件。

HLA 基因型相合的同胞始终是异基因干细胞移植的最佳供者,由于我国实行计划生育政策,HLA 相合的同胞供者正逐年减少。HLA 相合非亲缘关系供者是移植患者的另一个选择。为了及时有效寻找供者,许多国家已经建立了非血缘关系供者骨髓资料库,我国的造血干细胞捐献者资料库截至2008年底,入库资料已达95万份,60%的查询者初配成功。2008年共有275位志愿者捐献了造血干细胞,但相对于我国人口基数其库容急需进一步扩大。HLA 半相合亲属可以来源于父母、子女、同胞、堂表亲,可以为100%的人群找到供者。对于那些急需移植的患者实施 HLA 半相合移植,避免了等待配型期间因疾病进展而失去移植时机的风险。HLA 半相合移植开展时间不长,目前在国内部分移植单位积累了一定

胎盘脐带血是造血干细胞另一重要来源,非血缘胎盘脐带血(UCB)与无关供者的造血干细胞相比具有下列优势:冻存的脐带血可以方便获得,因此可以根据病情需要来决定移植时机;在 HLA 相合程度相同的条件下,UCB 治疗后 GVHD 的发生率低。但胎盘脐带血细胞数量有限,主要应用于体重较小的儿童患者。

2)异基因外周血干细胞动员及采集　干细胞动员均采用粒细胞集落刺激因子(G-CSF)的方法,G-CSF 每天 $5 \sim 16 \mu g/kg$ 连续皮下注射给药,通过检测外周血 $CD34^+$ 细胞数量来指导外周血干细胞采集时机,$CD34^+$ 细胞达到 $(20 \sim 40) \times 10^6/kg$ 时开始异基因外周血干细胞的单采。多数情况下,在应用 G-CSF 后的第 4 天或第 5 天为较好的采集时机,此为经典的供者干细胞动员方式。$CD34^+$ 细胞数 $> 2 \times 10^6$ 的是移植后造血功能顺利重建的阈值。

3)预处理方式　传统的预处理方式为骨髓清除性预处理,以强烈化疗或同时联合全身照射为基础,目的是尽可能清除患者体内的白血病细胞,抑制或摧毁患者的免疫系统,使供者造血干细胞易于植活,为供体造血干细胞腾出空间。清髓性预处理方案通过预处理杀灭肿瘤细胞及 GVT 效应发挥治疗作用,是目前异基因造血干细胞移植中的主流方案,尤其适合于一般状况好、需要接受强烈抗白血病治疗的患者。经典的清髓性预处理方案为 Bu/Cy、fTBI/Cy。但通过分析接受清髓性预处理后复发病例,发现绝大多数复发的恶性细胞源自受者原有的肿瘤细胞,移植前复发耐药者的复发率显著增高。这些结果提示,标准的清髓性预处理不足以彻底清除白血病细胞,残存的白血病细胞是造成复发的根本原因,因此如何能够更好地发挥 GVT 效应是至关重要的。

RIC 移植反映了造血干细胞移植认识上的革新,强调这一治疗属于免疫治疗。RIC 包括减低强度的预处理和移植前后免疫治疗两个部分,预处理的目的除了具有杀灭部分肿瘤细胞作用外,更重要的是强烈的免疫抑制可保障异体干细胞植入,以便移植后形成嵌合体,再通过随后的供者淋巴细胞输注(donor lymphocyte infusion, DLI)形成完全的供者嵌合,最终依赖 GVT 效应彻底清除受者体内的肿瘤细胞。RIC 有效的前提之一是建立完全的供者嵌合体,故不能忽略预处理的强度。同时,足够的免疫活性细胞是发挥免疫反应的前提,动员的外周血干细胞采集物中淋巴细胞数量远高于骨髓采集物,因此 RIC 移植应选用外周血干细胞。如果在初次输注后没有达到完全嵌合需进行 DLI,目前对于 DLI 的时机、每次输注的细胞数量等尚需继续探索。RIC 因为治疗强度的减低使预处理相关毒性减少,因此部分因年龄或身体条件限制而无法承受标准剂量预处理的患者能够接受移植,急性、慢性 GVHD 的发生率与传统移植类似,但抗肿瘤作用弱,复发率增加,较适合一些进展不快、肿瘤增殖速度慢,且对免疫治疗敏感的疾病,如慢性粒细胞白血病、多发性骨髓瘤等。迄今 RIC 尚不能代替传统的移植方案[133]。

4)造血及免疫重建　外周血干细胞移植粒细胞系重建的时间通常在 2 周左右,血小板重建晚于粒细胞系的重建。免疫重建与预处理方式、是否去除 T 细胞移植、移植后 GVHD 发生及治疗情况密切相关,个体差异很大,多数患者免疫重建迟缓。

(2)异基因造血干细胞移植的并发症

异基因造血干细胞移植经历了半个多世纪的发展,目前仍然面临许多问题,移植后复发、GVHD、感染一直是制约移植疗效的三大难题。只有这些难点被一一攻克,异基因造血干细胞移植才能迎来飞跃发展。

1)异基因造血干细胞移植后白血病复发　异基因造血干细胞移植后白血病复发涉及移植过程的每一个环节,移植后嵌合状态、移植后微小残留灶的检测也同样与移植后复发密切相关。

受者疾病特点及移植时状态:急性白血病不同类型、初诊时白血病细胞的负荷量、有无髓外病灶、白血病遗传学特征、接受移植时疾病所处状态等直接影响移植后的复发情况。疾病晚期移植、复杂高危核型、髓外病灶的存在是移植后复发的最主要影响因素。

HLA 配型的影响:供受者之间 HLA 相合程度也与移植后复发有关。HLA 相合非血缘供体移植的复发率低于相合同胞供者;供受者间 Kir 受体/HLA 配体不相合异基因造血干细胞移植治疗髓性白血病,移植后复发率较低,半相合移植由于强烈的免疫抑制伴随着较高的复发率。

造血干细胞来源及处理:G-SCF 动员的外周血干细胞中含有大量的 T 细胞,移植后复发率较骨髓移植者低,胎盘脐带血移植后复发率较高。接受去除 T 细胞的造血干细胞移植者复发率明显增高。

预处理方式及嵌合状态:清髓性方案的复发率低于 RIC 方案,含 TBI 方案治疗急性淋巴细胞白血病,其复发率低于不含 TBI 方案。100% 供者造血嵌合对减少骨髓白血病复发的作用是无需质疑的。

GVHD 的发生与否:大量的临床实践证实 GVT 效应往往与 GVHD 密不可分,所以移植后发生 GVHD 与复发密切相关。目前认为移植后发生急性 GVHD 是影响生存率的主要因素,而发生慢性 GVHD 者复发率较低。

移植后肿瘤负荷监测:只有通过定期的、有效的肿瘤负荷监测,才能发现移植后早期分子生物学复发,从而为早期治疗赢得时间。如通过 PCR 方法检测慢性粒细胞白血病分子标记 BCR-ABL,可以诊断分子生物学复发,如果及时进行 DLI,可以获得 70% ~ 100% 的缓解率。但是,部分肿瘤细胞缺乏可以用来监测的分子生物学标记或免疫酶标。另外,定期的体检及影像学检查,如 PET-CT 等,能够发现髓外复发。

异基因移植后复发涉及移植过程的每一个细节,复发的预防同样也贯穿于移植前后的每一个过程。预防的措施包括:确定最佳的供者和移植时机、选择合适的预处理方案、定期随访嵌合状态及免疫功能的重建、个体化微小残留病检测等。DLI 是治疗移植后复发的最主要方式,疗效随原发病及疾病性质和状态不同有显著差异。移植后复发 DLI 疗效在慢性粒细胞白血病慢性期最好,多发性骨髓瘤次之,急性粒细胞性白血病及急性淋巴细胞白血病不足 30%。对于孤立髓外复发,可以考虑局部放疗。

2)异基因造血细胞移植后 GVHD

GVHD 发病机制:GVHD 是异基因造血干细胞移植最多见的并发症,同时也是最主要的致死性并发症,GVHD 的存在是制约异基因造血干细胞移植进一步开展的重要原因。1966 年,Billingham 提出发生 GVHD 必备的条件为移植物含有免疫活性细胞;宿主与移植物存在不同的组织相容性抗原;宿主对移植物缺乏有效的免疫反应能力,致使移植物有足够的时间组织其免疫反应,并放大、扩展此反应。异基因造血干细胞移植同时具备上述 3 个条件,而且与实体脏器移植最大的不同在于移植物中含有大量的免疫活性细胞,所以异基因造血干细胞移植后发生 GVHD 的机会远远超过其他脏器移植。遗传学差异是发生 GVHD 的分子生物学基础,供受者 HLA-Ⅰ类、Ⅱ类配型相合程度与急性 GVHD(aGVHD)的发生密切相关;次要组织相容性抗原不同、Kir、细胞因子及 NOD2 等非 HLA 基因多态性都与 GVHD 的发生有关[133-135]。

aGVHD 的发病机制包括以下 3 个环节:首先预处理导致组织损伤、内毒素异位激活巨噬细胞,活化的巨噬细胞分泌炎症因子引起宿主抗原呈递细胞活化。第二阶段为来源于宿主或供体抗原呈递细胞呈递抗原,供者 T 细胞通过识别受者肽-MHC 复合物活化增殖。当供者与受者 HLA 不相合时,T 细胞直接识别 MHC 分子;当供者与受者 HLA 相合时,T 细胞通过识别 mHA 抗原活化。最后为效应阶段,T 细胞活化后分泌大量的 IL-2、IFN-γ 等细胞因子,其结果是诱导 Th1 细胞克隆增殖,导致细胞因子分泌级联反应,促进细胞毒性淋巴细胞及 NK 细胞迅速增殖,最终大量活化的淋巴细胞、细胞因子共同介导 GVHD 的发生。目前对慢性 GVHD(cGVHD)发病机制的了解远远不如 aGVHD。通常移植后 100 天以内发生的 GVHD 定义为 aGVHD,而 100 天以后发生的 GVHD 为 cGVHD,RIC 的 aGVHD 可以发生在 100 天以后。

aGVHD 的危险因素:①HLA 不相合,且差异越大,aGVHD 的发生率越高。HLA 相合的无关供者较亲缘供者 aGVHD 的发生率和严重程度均增加,HLA 配型相合的亲缘供者有 30% ~ 60% 的受者术后出现 aGVHD,无关或配型不相合供者的移植中其发生率为 40% ~ 90%。②供者和受者年龄增大、女性供者供给男性患者、增强预处理的强度(特别是 TBI)、移植前反复多次输血都将导致 aGVHD 的发生率增加。③感染尤其是巨细胞病毒(CMV)感染可触发或加重 aGVHD。④GVHD 的预防方案可也影响 aGVHD 的发生情况。

aGVHD 的临床表现:aGVHD 所累及的靶器官主要为皮肤、肠道和肝脏,免疫和造血系统也可受累(表 25-4,25-5)。皮肤损害最常见和最早发生,往往先见于手足、耳后、面部和颈部,然后再波及全身,严重时表现为皮肤广泛性大疱性表皮松解坏死。肠道表现往往出现在皮损之后,主要表现为腹泻伴腹痛,粪便外观为黄绿色水样便,止泻剂无效,大便常规可发现凋亡的肠道上皮细胞。肠镜下表现为黏膜及黏膜下层不同程度的水肿,黏膜层脱落,病变主要位于盲肠、回肠及升结肠。病理表现为隐窝细胞坏死、脱落,肠道黏膜上皮和固有层淋巴细胞浸润。肝脏 aGVHD 出现较晚,往往在皮肤或肠道 GVHD 之后出现,单纯肝脏 GVHD 少见。表现为肝内胆管损伤,淤胆性黄疸,胆红素升高的同时伴有碱性磷酸酶升高。广泛性 cGVHD 患者可出现血小板减少,几乎所有患者出现反复感染。

表 25-4　各器官 aGVHD 分度

| 分 度 | 皮 肤 | 肝 脏 | 肠 道 |
|---|---|---|---|
| 0 | 无皮疹 | 胆红素：<34 μmol/L | 腹泻量≤500 ml/d |
| Ⅰ | 斑丘疹体表面积≤25% | 胆红素：34～50 μmol/L | 腹泻量>500 ml/d |
| Ⅱ | 斑丘疹体表面积≤50% | 胆红素：51～101 μmol/L | 腹泻量>1 000 ml/d |
| Ⅲ | 全身广泛红斑丘疹体表面积>50% | 胆红素：102～254 μmol/L | 腹泻量>1 500 ml/d |
| Ⅳ | 全身广泛红斑丘疹伴水疱或皮肤剥脱 | 胆红素：>255 μmol/L | 腹泻量>2 000 ml/d 或腹痛，肠梗阻 |

表 25-5　GVHD 总分度

| 分 度 | 皮 肤 | 肠 道 | 肝 脏 | 生活能力 |
|---|---|---|---|---|
| Ⅰ（轻度） | Ⅰ～Ⅱ | — | — | 正常 |
| Ⅱ（中度） | Ⅰ～Ⅲ | Ⅰ | Ⅰ | 轻度降低 |
| Ⅲ（重度） | Ⅱ～Ⅲ | Ⅱ～Ⅲ | Ⅱ～Ⅲ | 明显降低 |
| Ⅳ（极重度） | Ⅱ～Ⅳ | Ⅱ～Ⅳ | Ⅱ～Ⅳ | 极度降低 |

cGVHD 发病机制：cGVHD 是移植后期最常见的并发症和非复发死亡的主要原因，是影响患者健康状态和生活质量最为主要的原因。发生 cGVHD 的危险因素同 aGVHD。另外 DLI、外周血干细胞移植者发病率较骨髓、胎盘脐带血移植发生率为高。

cGVHD 临床表现：类似于自身免疫性疾病。病损可局限于单一器官，也可出现广泛的组织脏器受累。皮肤黏膜受累见于约 90% 以上的患者，主要表现为苔藓样变和硬皮病样改变，皮肤及关节色素沉着或色素减退；口腔黏膜溃疡，眼睛干燥无泪、畏光、灼痛，胆汁淤积，肺功能受损。胃肠道症状不具特异性，但可影响营养状态导致体重减轻。嗜酸细胞增多，淋巴细胞减少，血小板减少。少部分 cGVHD 患者可表现为重症肌无力及多发性肌炎、阴道炎、阴道狭窄、关节病变等。

GVHD 的预防：预防重于治疗，尽量选择组织相容性最佳的供者，避免 aGVHD 相关的危险因素；受者全环境保护，如入住层流病房、肠道无菌处理等；合适的 GVHD 预防方案、移植物处理；移植后受者 CMV DNA 监测等；高度警惕 GVHD 相关症状，做到早诊断、早治疗。

GVHD 的治疗：一线药物为甲泼尼龙每天 1～2 mg/kg，治疗中应密切观察病情变化，有效 5 天后减量。如果给药后 3 天病情进展，7 天病情无变化，14 天未完全缓解视为治疗失败。治疗失败和激素耐药者宜联合二线药物。常用的二线药物包括抗 CD25 单克隆抗体、ATG 多克隆抗体、抗 CD52 单克隆抗体、抗 TNF-α 单克隆抗体，免疫抑制剂如麦考酚酸酯、他克莫司、西罗莫司、喷司他丁、甲氨蝶呤（MTX）等。上述药物可与一线药物联合使用或 2～3 个二线药物联合使用。对于皮肤型 GVHD 可施行光疗或体外光分离置换法，有较满意的疗效。

3）感染并发症　感染是异基因造血干细胞移植后致死性并发症之一。按照造血免疫重建过程，感染发生大致可分为 3 个阶段：第一个阶段是预处理后至粒细胞缺乏纠正期间，此阶段患者出现黏膜损害、粒细胞减少，感染部位、致病菌类似于白血病患者粒细胞缺乏期，以细菌、真菌、单纯疱疹病毒感染为主。第二个阶段对应着植入至移植后 3～4 个月，感染发生归因于细胞免疫功能缺陷，如 CMV 感染、腺病毒感染、EB 病毒感染、曲霉感染等。第三个阶段起始于移植后 4 个月，由于 cGVHD 的出现及治疗使得免疫重建受影响，多数患者出现低免疫球蛋白血症，患者对有荚膜的细菌如肺炎链球菌、流感嗜血杆菌易感。感染与 GVHD 往往伴随发生，两者互相触发和加重，使临床表现复杂多变[133-135]。

4）其他并发症　包括放化疗所导致的黏膜溃疡、出血性膀胱炎、骨髓抑制、内脏功能损害等，早期血管病变相关并发症如肝静脉闭塞病、毛细血管渗漏综合征、植入综合征、弥漫性肺泡出血、血栓性微血管病等[135]。

## 25.4.3 造血干细胞移植后监测

### (1) 微小残留灶监测

定期微小残留灶监测可及时发现肿瘤负荷变化,早期诊断移植后分子生物学复发,有利于及时采取措施清除肿瘤细胞,改善预后;同时微小残留灶负荷的变化也提示治疗反应,有预示预后的作用。微小残留灶的检测需要具有方便、快速和敏感的特点,目前可以通过多色流式细胞仪检测异常免疫表型的白血病细胞、PCR 测定白血病细胞特殊基因等手段实现,应定期检测。

### (2) 嵌合体监测

异基因造血干细胞移植后嵌合体动态监测可以有效地预测移植物排斥、疾病复发,监测嵌合体的动态变化在 RIC 中尤为重要,因为它决定了免疫抑制剂的应用方案、DLI 的时机、DLI 治疗的疗效。目前临床常用的嵌合体检测方法有两种:供者与受者性别不同时可以通过 FISH 方法检测性染色体嵌合比例;PCR 方法检测供者与受者的串联重复序列嵌合比例。

异基因造血干细胞移植经历了半个世纪的发展,这一技术已经造福于许多恶性血液病、重型再生障碍性贫血、原发性重症免疫缺陷患者。但目前尚有许多问题和未知领域等待探讨,相信随着基础与临床研究的深入,必将有更加广阔的发展空间及应用前景。

(樊 嘉)

## 主要参考文献

[1] Ismail T, Angrisani L, Gunson BK, et al. Primary hepatic malignancy: the role of liver transplantation. Br J Surg, 1990, 77:983-987.
[2] Iwatsuki S, Gordon R, Shaw BJ Jr, et al. Role of liver transplantation in cancer therapy. Ann Surg, 1985, 202:401-407.
[3] Bismuth H, Majno P, Adam R. Liver transplantation for hepatocellular carcinoma. Semin Liver Dis, 1999, 19:311-328.
[4] Mazzaferro V, Regalia E, Doci R, et al. Liver transplantation for the treatment of small hepatocellular carcinomas in patients with cirrhosis. N Engl J Med, 1996, 334:693-699.
[5] Yoo HY, Patt CH, Geschwind JF, et al. The outcome of liver transplantation in patients with hepatocellular carcinoma in the United States between 1988 and 2001: 5-year survival has improved significantly with time. J Clin Oncol, 2003, 21:4329-4335.
[6] Tang ZY, Ye SL, Liu YK, et al. A decade's studies on metastasis of hepatocellular carcinoma. J Cancer Res Clin Oncol, 2004, 130:187-196.
[7] Wong LL. Current status of liver transplantation for hepatocellular cancer. Am J Surg, 2002, 183:309-316.
[8] Graziadei I, Sandmueller K, Waldenberger P, et al. Chemoembolization followed by liver transplantation for hepatocellular carcinoma impedes tumor progression while on the waiting list and leads to excellent outcome. Liver Transpl, 2003, 9:557-563.
[9] Decaens T, Roudot-Thoraval F, Bresson-Hadni S, et al. Impact of pretransplantation transarterial chemoembolization on survival and recurrence after liver transplantation for hepatocellular carcinoma. Liver Transpl, 2005, 11:767-775.
[10] Bharat A, Brown DB, Crippin JS, et al. Pre-liver transplantation locoregional adjuvant therapy for hepatocellular carcinoma as a strategy to improve longterm survival. J Am Coll Surg, 2006, 203:411-420.
[11] Vauthey JN, Ribero D, Abdalla EK, et al. Outcomes of liver transplantation in 490 patients with hepatocellular carcinoma: validation of a uniform staging after surgical treatment. J Am Coll Surg, 2007, 204:1016-1027.
[12] Shah SA, Tan JC, McGilvray ID, et al. Does microvascular invasion affect outcomes after liver transplantation for HCC? A histopathological analysis of 155 consecutive explants. J Gastrointest Surg, 2007, 11:464-471.
[13] Bozorgzadeh A, Orloff M, Abt P, et al. Survival outcomes in liver transplantation for hepatocellular carcinoma, comparing impact of hepatitis C versus other etiology of cirrhosis. Liver Transpl, 2007, 13:807-813.
[14] Bismuth H, Houssin D, Ornowski J, et al. Liver resections in cirrhotic patients: a Western experience. World J Surg, 1986, 10:311-317.
[15] Pawlik TM. Debate: resection for early hepatocellular carcinoma. J Gastrointest Surg, 2009, 13:1026-1028.
[16] Majno P, Sarasin F, Mentha G, et al. Primary liver resection and salvage transplantation or primary liver transplantation in patients with single, small hepatocellular carcinoma and preserved liver function: an outcome oriented decision analysis. Hepatology, 2003, 31:899-906.
[17] Cha CH, Ruo L, Fong Y, et al. Resection of hepatocellular carcinoma in patients otherwise eligible for transplantation. Ann Surg, 2003, 238:315-321.
[18] Maddala Y, Stadheim L, Andrews J, et al. Drop-out rates of patients with hepatocellular cancer listed for liver transplantation: outcome with chemoembolization. Liver Transpl, 2004, 10:449-455.
[19] Shetty K, Timmins K, Brensinger C, et al. Liver transplantation for hepatocellular carcinoma validation of present selection criteria in predicting outcome. Liver Transpl, 2004, 10:911-918.
[20] Wiesner R, Freeman R, Mulligan D. Liver transplantation for hepatocellular carcinoma: the impact of the MELD allocation policy. Gastroenterology, 2004, 127:S261-S267.
[21] Bolondi L, Sofia S, Siringo S, et al. Surveillance programme of cirrhotic patients for early diagnosis of hepatocellular carcinoma. A cost-effectiveness analysis. Gut, 2001, 48:251-259.
[22] Fisher RA, Maroney TP, Fulcher AS, et al. Hepatocellular carcinoma: strategy for optimizing surgical resection, transplantation and palliation. Clin Transplant, 2002, 16:52-58.
[23] Maluf DG, Stravitz RT, Williams B, et al. Multimodality therapy and liver transplantation in patients with cirrhosis and hepatocellular carcinoma: 6 years, single-center experience. Transplant Proc, 2007, 39:153-159.
[24] Fisher RA, Maluf D, Cotterell AH, et al. Non-resective ablation therapy for hepatocellular carcinoma: effectiveness measured by intention-to-treat and dropout from liver transplant waiting list. Clin Transplant, 2004, 18:502-512.
[25] Bai DS, Dai Z, Zhou J, et al. Capn4 overexpression underlies tumor invasion and metastasis after liver transplantation for hepatocellular carcinoma. Hepatology, 2009, 49:460-470.
[26] Cillo U, Vitale A, Bassanello M, et al. Liver transplantation for the treatment of moderately or well-differentiated hepatocellular carcinoma. Ann Surg, 2004, 239:150-159.
[27] Mas VR, Maluf DG, Stravitz R, et al. Carcinoma in HCV infected patients awaiting liver transplantation: genes involved in tumor progression. Liver Transpl, 2004, 10:607-620.
[28] Fung J, Marsh W. The quandary over liver transplantation for hepatocellular carcinoma: the greater sin. Liver Transpl, 2002, 8:775-777.
[29] Roayaie S, Schwartz JD, Sung MW, et al. Recurrence of hepatocellular carcinoma after liver transplant: patterns and prognosis. Liver Transpl, 2004, 10:534-540.
[30] Schwartz M. Liver transplantation in patients with hepatocellular carcinoma. Liver Transpl, 2004, 10(2 suppl 1):S81-S85.
[31] Figueras J, Ibanez L, Ramos E, et al. Selection criteria for liver transplantation in early-stage hepatocellular carcinoma with cirrhosis: results of a multicenter study. Liver Transpl, 2001, 7:877-883.
[32] Molmenti EP, Klintmalm GB. Liver transplantation in association with hepatocellular carcinoma: an update of the International Tumor Registry. Liver Transpl, 2002:736-748.
[33] Iwatsuki S, Dvorchik I, Marsh JW, et al. Liver transplantation for hepatocellular carcinoma: a proposal of a prognostic scoring system. J Am Coll Surg, 2000, 191:389-394.
[34] Kanai T, Hirohashi S, Upton MP, et al. Pathology of small hepatocellular carcinoma. A proposal for a new gross classification. Cancer, 1987, 60:810-819.
[35] Lau WY, Leung KL, Leung TW, et al. Resection of hepatocellular carcinoma with diaphragmatic invasion. Br J Surg, 1995, 82:264-266.
[36] Zhou J, Tang ZY, Wu ZQ, et al. Factors influencing survival in hepatocellular carcinoma patients with macroscopic portal vein tumor thrombosis after surgery, with special reference to time dependency: a single-center experience of 381 cases. Hepatogastroenterology, 2006, 53:275-280.
[37] Marsh JW, Dvorchik I, Subotin M, et al. The prediction of risk of recurrence

[38] Marsh JW, Dvorchik I, Bonham C, et al. Is the pathologic TNM staging system for patients with hepatoma predictive of outcome. Cancer, 2000, 88: 538-543.
[39] Jonas S, Bechstein WO, Steinmuller T, et al. Vascular invasion and histopathologic grading determine outcome after liver transplantation for hepatocellular carcinoma in cirrhosis. Hepatology, 2001, 33:1080-1086.
[40] Esnaola NF, Lauwers GY, Mirza NQ, et al. Predictors of microvascular invasion in patients with hepatocellular carcinoma who are candidates for orthotopic liver transplantation. J Gastrointest Surg, 2002, 6:224-232.
[41] Mitsunobu M, Toyosaka A, Oriyama T, et al. Intrahepatic metastases in hepatocellular carcinoma: the role of the portal vein as an efferent vessel. Clin Exp Metastasis, 1996, 14:520-529.
[42] Iwatsuki S, Starzl TE, Sheahan DG, et al. Hepatic resection versus transplantation for hepatocellular carcinoma. Ann Surg, 1991, 214:221-228.
[43] Sugihara S, Nakashima O, Kojiro M, et al. The morphologic transition in hepatocellular carcinoma. A comparison of the individual histologic features disclosed by ultrasound-guided fine-needle biopsy with those of autopsy. Cancer, 1992, 70:1488-1492.
[44] Marsh JW, Finkelstein SD, Schwartz ME, et al. Advancing the diagnosis and treatment of hepatocellular carcinoma. Liver Transpl, 2005, 11:469-472.
[45] Brown R Jr, Emond JC. Managing access to liver transplantation: implications for gastroenterology practice. Gastroenterology, 2007, 132:1152-1163.
[46] Margarit C, Charco R, Hidalao E, et al. Liver transplantation for malignant diseases: selection and pattern of recurrence. World J Surg, 2002, 26:257-263.
[47] Adam R, Azoulay D, Castaing D, et al. Liver resection as a bridge to transplantation for hepatocellular carcinoma on cirrhosis: a reasonable strategy. Ann Surg, 2003, 238:508-518.
[48] Belghiti J, Cortes A, Abdalla E, et al. Resection prior to liver transplantation for hepatocellular carcinoma. Ann Surg, 2003, 238:885-893.
[49] Sala M, Fuster J, Navasa M, et al. High pathological risk of recurrence after surgical resection for hepatocellular carcinoma: an indication for salvage liver transplantation. Liver Transpl, 2004, 10:1294-1300.
[50] Wiesner R, Edwards E, Freeman R, et al. Model for end-stage liver disease (MELD) and allocation of donor livers. Gastroenterology, 2003, 124:91-96.
[51] Hayashi P, Trotter J, Forman L, et al. Impact of pretransplant diagnosis of hepatocellular carcinoma on cadaveric liver allocation in the era of MELD. Liver Transpl, 2004, 10:42-48.
[52] Marsh JW, Dvorchik I, Subotin M, et al. Liver organ allocation for hepatocellular carcinoma: are we sure. Liver Transpl, 2003, 9:693-696.
[53] Yao F, Ferrell L, Bass N, et al. Liver transplantation for hepatocellular carcinoma: expansion of the tumor size limits does not adversely impact survival. Hepatology, 2001, 33:1394-1403.
[54] Bruix J, Fuster J, Llovet J. Liver transplantation for hepatocellular carcinoma: foucault pendulum versus evidence-based decision. Liver Transpl, 2003, 9:700-702.
[55] Sotiropoulos GC, Malago M, Molmenti E, et al. Liver transplantation for hepatocellular carcinoma in cirrhosis: is clinical tumor classification prior to transplantation realistic? Transplantation, 2005, 79:483-487.
[56] de Ledinghen V, Laharie D, Lecesne R, et al. Detection of nodules in liver cirrhosis: spiral computed tomography or magnetic resonance imaging? A prospective study of 88 nodules in 34 patients. Eur J Gastroenterol Hepatol, 2002, 14:159-165.
[57] Krinsky GA, Lee VS, Theise ND, et al. Transplantation for hepatocellular carcinoma and cirrhosis: sensitivity of magnetic resonance imaging. Liver Transpl, 2002, 8:1156-1164.
[58] Libbrecht L, Bielen D, Verslype C, et al. Focal lesions in cirrhotic explant livers: pathological evaluation and accuracy of pretransplantation imaging examinations. Liver Transpl, 2002, 8:749-761.
[59] Todo S, Furukawa H. Japanese Study Group on Organ Transplantation. Living donor liver transplantation for adult patients with hepatocellular carcinoma: experience in Japan. Ann Surg, 2004, 240:451-459.
[60] Gondolesi GE, Roayaie S, Munoz L, et al. Adult living donor liver transplantation for patients with hepatocellular carcinoma: extending UNOS priority criteria. Ann Surg, 2004, 239:142-149.
[61] Llovet JM, Fuster J, Bruix J. The Barcelona approach: diagnosis, staging, and treatment of hepatocellular carcinoma. Liver Transpl, 2004, 10(2 suppl 1):S115-S120.
[62] Bruix J, Llovet J. Prognostic prediction and treatment strategy in hepatocellular carcinoma. Hepatology, 2002, 35:519-524.
[63] Malago M, Test G, Marcos A, et al. Ethical considerations and rationale of adult-to-adult living donor liver transplantation. Liver Transpl, 2001, 7:921-927.
[64] Brown RS Jr, Russo MW, Lai M, et al. A survey of liver transplantation from living adult donors in the United States. N Engl J Med, 2003, 348:818-825.
[65] Lo CM, Fan ST, Liu CL, et al. The role and limitation of living donor liver transplantation for hepatocellular carcinoma. Liver Transpl, 2004, 10:440-447.
[66] Lau WY. Management of hepatocellular carcinoma. J R Coll Surg Edinb, 2002, 47:389-399.
[67] Lesurtel M, Müllhaupt B, Pestalozzi BC, et al. Transarterial chemoembolization as a bridge to liver transplantation for hepatocellular carcinoma: an evidence-based analysis. Am J Transplant, 2006, 6:2644-2650.
[68] Regalia E, Coppa J, Pulvirenti A, et al. Liver transplantation for small hepatocellular carcinoma in cirrhosis: analysis of our experience. Transplant Proc, 2001, 33:1442-1444.
[69] Majno P, Adam R, Bismuth H, et al. Influence of preoperative transarterial lipiodol chemoembolization on resection and transplantation for hepatocellular carcinoma in patients with cirrhosis. Ann Surg, 1997, 226:688-701.
[70] Wall WJ. Liver transplantation for hepatic and biliary malignancy. Semin Liver Dis, 2000, 20:425-436.
[71] de Carlis L, Giacomoni A, Lauterio A, et al. Liver transplantation for hepatocellular cancer: should the current indication criteria be changed? Transpl Int, 2003, 16:115-122.
[72] Curley S, Izzo F, Ellis L, et al. Radiofrequency ablation of hepatocellular cancer in 110 patients with cirrhosis. Ann Surg, 2000, 232:381-391.
[73] Llovet JM, Mas X, Aponte JJ, et al. Cost effectiveness of adjuvant therapy for hepatocellular carcinoma during the waiting list for liver transplantation. Gut, 2002, 50:123-128.
[74] Yao FY, Kinkhabwala M, LaBerge JM, et al. The impact of pre-operative locoregional therapy on outcome after liver transplantation for hepatocellular carcinoma. Am J Transplant, 2005, 5:795-804.
[75] Roayaie S, Frischer J, Emre S, et al. Long-term results from multimodal adjuvant therapy and liver transplantation for the treatment of hepatocellular carcinomas larger than 5 centimeters. Ann Surg, 2002, 235:533-539.
[76] Molmenti EP, Roodhouse TW, Molmenti H, et al. Thrombendvenectomy for organized portal vein thrombosis at the time of liver transplantation. Ann Surg, 2002, 235:295-296.
[77] 吴志全, 樊嘉, 邱双健, 等. 肝癌肝移植病肝改良切除术. 中华肝胆外科杂志, 2005, 11:782-783.
[78] Egawa H, Tanaka K, Kasahara M, et al. Single center experience of 39 patients with preoperative portal vein thrombosis among 404 adult living donor liver transplantations. Liver Transpl, 2006, 12:1512-1518.
[79] Yamanaka N, Okamoto E, Fujihara S, et al. Do the tumor cells of hepatocellular carcinomas dislodge into the portal venous stream during hepatic resection. Cancer, 1992, 70:2263-2267.
[80] Louha M, Nicolet J, Zylberberg H, et al. Liver resection and needle liver biopsy cause hematogenous dissemination of liver cells. Hepatology, 1999, 29:879-882.
[81] Koch M, Kienle P, Hinz U, et al. Detection of hematogenous tumor cell dissemination predicts tumor relapse in patients undergoing surgical resection of colorectal liver metastases. Ann Surg, 2005, 24:199-205.
[82] Schwartz M, Roayaie S, Llovet J. How should patients with hepatocellular carcinoma recurrence after liver transplantation be treated? J Hepatol, 2005, 43:584-589.
[83] Cillo U, Navaglia F, Vitale A, et al. Clinical significance of alpha-fetoprotein mRNA in blood of patients with hepatocellular carcinoma. Clin Chim Acta, 2004, 347:129-138.
[84] Marubashi S, Dono K, Sugita Y, et al. Alpha-fetoprotein mRNA detection in peripheral blood for prediction of hepatocellular carcinoma recurrence after liver transplantation. Transplant Proc, 2006, 38:3640-3642.
[85] Oya H, Sato Y, Yamamoto S, et al. Comparison between human-telomerase reverse transcriptase mRNA and α-fetoprotein mRNA as a predictive value for recurrence of hepatocellular carcinoma in living donor liver transplantation. Transplant Proc, 2006, 38:3636-3639.
[86] Olthoff K, Rosove M, Shackleton C, et al. Adjuvant chemotherapy improves survival after liver transplantation for hepatocellular carcinoma. Ann Surg, 1995, 221:734-743.
[87] Leung TW, Tang AM, Zee B, et al. Factors predicting response and survival in 149 patients with unresectable hepatocellular carcinoma treated by combination cisplatin, interferon-alpha, doxorubicin and 5-fluorouracil chemotherapy. Cancer, 2002, 94:421-427.
[88] Gornet JM, Azoulay D, Duclos-Vallee JC, et al. Complete remission of unresectable hepatocellular carcinoma on healthy liver by the combination of aggressive surgery and high-dose-intensity chemotherapy by CPT-11. Anticancer Drugs, 2000, 11:649-652.
[89] Li S, Niu Z, Tian H, et al. Treatment of advanced hepatocellular carcinoma with gemcitabine plus oxaliplatin. Hepatogastroenterology, 2007, 54:218-223.
[90] Abou-Alfa GK, Schwartz L, Ricci S, et al. Phase II study of sorafenib in patients with advanced hepatocellular carcinoma. J Clin Oncol, 2006, 10:4293-4300.
[91] Zhu AX, Blaszkowsky LS, Ryan DP, et al. Phase II study of gemcitabine and oxaliplatin in combination with bevacizumab in patients with advanced hepatocellular carcinoma. J Clin Oncol, 2006, 24:1898-1903.

[92] Xu J, Shen ZY, Chen XG, et al. A randomized controlled trial of licartin for preventing hepatoma recurrence after liver transplantation. Hepatology, 2007, 45:263-265.
[93] Miyake Y, Iwasaki Y, Shiraha H, et al. Peritoneal dissemination of hepatocellular carcinoma treated with a combination therapy of interferon-alpha-2b and oral tegafur/uracil. Intern Med, 2007, 46:565-569.
[94] Walter T, Dumortier J, Guillaud O, et al. Rejection under alpha interferon therapy in liver transplant recipients. Am J Transplant, 2007, 7:177-184.
[95] Bassanello M, Vitale A, Ciarleglio F, et al. Adjuvant chemotherapy for transplanted hepatocellular carcinoma patients: impact on survival or HCV recurrence timing. Transplant Proc, 2003, 35:2991-2994.
[96] Guba M, von Breitenbuch P, Steinbauer M, et al. Rapamycin inhibits primary and metastatic tumor growth by antiangiogenesis: involvement of vascular endothelial growth factor. Nat Med, 2002, 8:128-135.
[97] Hojo M, Morimoto T, Maluccio M, et al. Cyclosporine induces cancer progression by a cell-autonomous mechanism. Nature, 1999, 397:530-534.
[98] Vivarelli M, Bellusci R, Cucchetti A, et al. Low recurrence rate of hepatocellular carcinoma after liver transplantation: better patient selection or lower immunosuppression. Transplantation, 2002, 74:1746-1751.
[99] Mazzaferro V, Rendinara GF, Rossi G, et al. Milan multicenter experience in liver transplantation for hepatocellular carcinoma. Transplant Proc, 1994, 26:3557-3560.
[100] Vivarelli M, Cucchetti A, Piscaglia F, et al. Analysis of risk factors for tumor recurrence after liver transplantation for hepatocellular carcinoma: key role of immunosuppression. Liver Transpl, 2005, 11:497-503.
[101] Kneteman NM, Oberholzer J, Saghier M, et al. Sirolimus-based immunosuppression for liver transplantation in the presence of extended criteria for hepatocellular carcinoma. Liver Transpl, 2004, 10:1301-1311.
[102] Elsharkawi M, Staib L, Henne-Bruns D, et al. Complete remission of posttransplant lung metastases from hepatocellular carcinoma under therapy with sirolimus and mycophenolate mofetil. Transplantation, 2005, 79:855-857.
[103] Hashemolhosseini S, Nagamine Y, Morley SJ, et al. Rapamycin inhibition of the G1 to S transition is mediated by effects on cyclin D1 mRNA and protein stability. J Biol Chem, 1998, 273:14424-14429.
[104] Castedo M, Ferri KF, Kroemer G. Mammalian target of rapamycin(mTOR): pro- and anti-apoptotic. Cell Death Differ, 2002, 9:99-100.
[105] 王征,樊嘉,周俭. 雷帕霉素抑制肝癌细胞生长及转移的实验研究. 中华医学杂志, 2006, 86:1666-1670.
[106] Blancher C, Moore JW, Robertson N, et al. Effects of ras and von Hippel-Lindau (VHL) gene mutations on hypoxia-inducible factor (HIF)-1alpha, HIF-2alpha, and vascular endothelial growth factor expression and their regulation by the phosphatidylinositol 3′-kinase/Akt signaling pathway. Cancer Res, 2001, 61:7349-7355.
[107] Toso C, Meeberg GA, Bigam DL, et al. De novo sirolimus-based immunosuppression after liver transplantation for hepatocellular carcinoma: long-term outcomes and side effects. Transplantation, 2007, 83:1162-1168.
[108] Zhou J, Fan J, Wang Z, et al. Conversion to sirolimus immunosuppression in liver transplantation recipients with hepatocellular carcinoma: report of an initial experience. World J Gastroenterol, 2006, 12:3114-3118.
[109] Schlitt HJ, Neipp M, Weimann A, et al. Recurrence patterns of hepatocellular and fibrolamellar carcinoma after liver transplantation. J Clin Oncol, 1999, 17:324-331.
[110] 贺轶锋,樊嘉,周俭,等. 影响肝癌肝移植预后的高危因素分析及诊治经验. 中华医学杂志, 2006, 86:1232-1235.
[111] 陈新国,朱晓丹,李威,等. 肝移植治疗原发性肝癌88例临床分析. 中华肿瘤杂志, 2006, 28:628-631.
[112] van der Linden YM, Lok JJ, Steenland E, et al. Single fraction radiotherapy is efficacious: a further analysis of the dutch bone metastasis study controlling for the influence of retreatment. Int J Radiat Oncol Biol Phys, 2004, 59:528-537.
[113] Goetz MP, Callstrom MR, Charboneau JW, et al. Percutaneous image-guided radiofrequency ablation of painful metastases involving bone: a multicenter study. J Clin Oncol, 2004, 22:300-306.
[114] Rosen LS, Gordon D, Tchekmedyian NS, et al. Long-term efficacy and safety of zoledronic acid in the treatment of skeletal metastases in patients with non-small cell lung carcinoma and other solid tumors: a randomized, phase Ⅲ, double-blind, placebo-controlled trial. Cancer, 2004, 100:2613-2621.
[115] 樊嘉,周俭,徐泱,等. 肝癌肝移植适应证的选择:上海复旦标准. 中华医学杂志, 2006, 86:1227-1231.
[116] 郑树森,徐骁. 积极推进中国肝移植的发展. 中华肝胆外科杂志, 2005, 11:437-439.
[117] Wang Z, Zhou J, Fan J, et al. Effect of rapamycin alone and in combination with sorafenib in an orthotopic model of human hepatocellular carcinoma. Clin Cancer Res, 2008, 14:5124-5130.
[118] El-Serag HB, Davila JA. Is fibrolamellar carcinoma different from hepatocellular carcinoma? A US population-based study. Hepatology, 2004, 39:798-803.
[119] Ringe B, Wittekind C, Weimann A, et al. Results of hepatic resection and transplantation for fibrolamellar carcinoma. Surg Gynecol Obstet, 1992, 175:299-305.
[120] Pinna AD, Iwatsuki S. Treatment of fibrolamellar hepatoma with subtotal hepatectomy or transplantation. Hepatology, 1997, 26:877-883.
[121] Madariaga JR, Marino IR, Karavias DD, et al. Long-term results after liver transplantation for primary hepatic epitheloid hemangioendothelioma. Ann Surg Oncol, 1995, 2:483-487.
[122] Reyes JD, Carr B, Dvorchik I, et al. Liver transplantation and chemo therapy for hepatoblastoma and hepatocellular cancer in childhood and adolescence. J Pediatr, 2000, 136:795-804.
[123] Otte JB, Pritchard J, Aronson DC, et al. Liver transplantation for hepatoblastoma: results from the International Society of Pediatric Oncology (SIOP) study SIOPEL-1 and review of the world experience. Pediatr Blood Cancer, 2004, 42:74-83.
[124] Srinivasan P, McCall J, Pritchard J, et al. Orthotopic liver transplantation for unresectable hepatoblastoma. Transplantation, 2002, 74:652-655.
[125] Lang H, Oldhafer KJ, Weimann A, et al. Liver transplantation for metastatic neuroendocrine tumors. Ann Surg, 1997, 225:347-354.
[126] Le Treut YP, Delpero JR, Dousset B, et al. Results of liver transplantation in the treatment of metastatic neuroendocrine tumors: a 31-case French multicentric report. Ann Surg, 1997, 225:355-364.
[127] Michael O, Styrbjorn F, Gustaf H, et al. Orthotopic liver or multivisceral transplantation as treatment of metastatic neuroendocrine tumors. Liver Transplant, 2007, 13:327-333.
[128] O'Grady JG. Treatment options for other hepatic malignancies. Liver Transpl, 2000, 6:S23-S29.
[129] Goss JA, Shackleton CR, Farmer DG, et al. Orthotopic liver transplantation for primary sclerosing cholangitis: a 12-year single center experience. Ann Surg, 1997, 225:472-481.
[130] de Vreede I, Steers JL, Burch PA, et al. Prolonged disease free survival after orthotopic liver transplantation plus adjuvant chemoradiation for cholangiocarcinoma. Liver Transpl, 2000, 6:309-316.
[131] Rea DJ, Heimbach JK, Rosen CB, et al. Liver transplantation with neoadjuvant chemoradiation is more effective than resection for hilar cholangiocarcinoma. Ann Surg, 2005, 242:451-458.
[132] 曹履先,陈虎. 骨髓移植学. 北京:军事医学科学出版社,2008:9-20,89-93.
[133] Soiffer RJ. Hematopoietic stem cell transplantation. 2nd ed. New Jersey:Humana Press, 2008:321-712.
[134] Appelbaum FR, Forman SJ, Negrin RS, et al. Thomas' hematopoietic cell transplantation. 4th ed. New Jersey:Wiley-Blackwell, 2009:1203-1652.
[135] Apperley J, Carreras E, Gluckman E, et al. The ESH-EBMT handbook on haemopoietic stem cell transplantation. 2008 revised edition. Genoa:Foram Service, 2008:180-235.

# 26 肿瘤的局部治疗

26.1 经动脉灌注化疗与栓塞疗法
  26.1.1 经动脉灌注抗癌药物
  26.1.2 动脉栓塞疗法
26.2 经导管减压术
  26.2.1 经导管减压术的技术与方法
  26.2.2 经导管减压术的临床应用
  26.2.3 经导管减压术的常见并发症及其防治
26.3 内支架治疗肿瘤性管腔狭窄
26.4 肝癌超声引导经皮无水乙醇注射
  26.4.1 肝癌超声引导PEIT的技术与方法
  26.4.2 肝癌超声引导PEIT的并发症及其处理
  26.4.3 肝癌超声引导PEIT的治疗效果
26.5 经皮经肝门静脉穿刺术
  26.5.1 经皮经肝门静脉穿刺术的技术与方法
  26.5.2 经皮经肝门静脉穿刺术的并发症及其处理
  26.5.3 经皮经肝门静脉穿刺术的治疗效果
26.6 肿瘤的热疗
  26.6.1 热疗作用机制
  26.6.2 热耐受和热休克蛋白
  26.6.3 正常组织器官对热的敏感性
  26.6.4 热疗与放化疗联合应用的生物学基础
  26.6.5 热疗的物理剂量学
  26.6.6 常用的热疗设备及特征
  26.6.7 肿瘤热疗的临床应用
  26.6.8 热疗研究的最新动态
26.7 肿瘤的微波治疗
  26.7.1 微波治疗肿瘤的机制
  26.7.2 微波治疗机及适用范围
  26.7.3 微波在肝癌手术中的应用
  26.7.4 瘤内微波治疗
26.8 射频治疗
  26.8.1 射频治疗肿瘤的机制及适应证
  26.8.2 射频在肿瘤治疗中的应用
  26.8.3 射频治疗肝肿瘤
26.9 高功率聚焦超声治疗
  26.9.1 HIFU治疗肿瘤的机制
  26.9.2 HIFU装置
  26.9.3 HIFU在肿瘤治疗中的应用
  26.9.4 HIFU治疗肝肿瘤的研究
  26.9.5 展望
26.10 激光治疗
  26.10.1 激光治疗肿瘤的机制
  26.10.2 激光器
  26.10.3 激光在肿瘤治疗中的应用
  26.10.4 瘤内激光治疗
  26.10.5 展望
26.11 冷冻治疗
  26.11.1 冷冻治疗肿瘤的机制
  26.11.2 冷冻剂及装置
  26.11.3 冷冻方法及影响因素
  26.11.4 冷冻在肿瘤治疗中的应用
  26.11.5 冷冻治疗肝癌的研究
  26.11.6 瘤内冷冻治疗
  26.11.7 展望
26.12 电化学疗法

近年来局部治疗技术的进步和广泛应用,在肝癌等肿瘤治疗中的地位和重要性有了显著的提高,已成为不能手术切除肝癌的首选治疗。局部治疗的优势在于创伤小,对肿瘤的毁损效果直接,疗效确切。

介入放射学(interventional radiology)是由美国放射学家Margulis首先提出的。它是指在X线电视、CT、B超引导下,将特制的穿刺针、导管插入人体病变区,进行影像学诊断或取得组织学、生物化学、细菌学的诊断,并同时进行介入治疗[14]。介入放射学治疗技术(简称"介入治疗")始于20世纪60年代,美国放射学家Dotter是这个新治疗技术的开拓者;70年代后期在国外十分风行,现已成为放射学的一个新领域;80年代初介入放射学治疗在我国崛起,并已在肿瘤的治疗上发挥积极作用。目前介入治疗成为不可缺少的一种新的治疗方法。

局部消融疗法包括通过化学和物理等途径消灭肝肿瘤组织的各种技术。超声引导下的肝癌介入治疗包括间质疗法、门静脉穿刺化疗与栓塞。间质疗法有激光治疗、微波治疗、热疗及多种药物（如无水乙醇、化疗药物、生物制剂等）治疗。其中，肝癌经皮无水乙醇注射治疗（PEIT）操作简便，疗效佳，对小肝癌的疗效可达到或接近手术治疗。

## 26.1 经动脉灌注化疗与栓塞疗法

### 26.1.1 经动脉灌注抗癌药物

经肿瘤供养动脉直接灌注化疗药物，其疗效远比静脉给药好。主要基于以下理论依据：①经靶动脉给药使肿瘤组织内药物浓度高，对肿瘤的杀伤力强；②当药物经过血液循环后，再次到达肿瘤组织局部，重复对肿瘤细胞进行打击（如同静脉化疗）；③经靶动脉给药，由于药物的首次效应使靶器官内药物量摄取多，流经身体其他部分的药量减少，既可增加局部化疗的药物浓度、增强对肿瘤的杀伤作用，又可减少全身的不良反应[1-6]。有报道经肝动脉灌注化疗药物治疗肝癌，在肝脏局部组织药物浓度可高达全身浓度的100~400倍，而瘤区药物浓度则高于正常肝组织的5~20倍。由于肿瘤内药物浓度比一般周围静脉给药要高得多，既明显提高疗效，又减轻全身不良反应，已成为抗癌治疗的重要方法之一[6,7]。

动脉内灌注抗癌药物常用于治疗肝癌、肺癌，也用于治疗头颈部肿瘤、胃肠道肿瘤、胆管肿瘤、胰腺癌、盆腔肿瘤及四肢恶性肿瘤。对外科手术不能切除的肿瘤患者可用此方法进行姑息治疗；也可以通过灌注抗癌药物后使肿瘤降期，再行外科手术切除；还可以对拟行肿瘤切除术的患者给予术前或术后动脉内灌注化疗，以预防术后肿瘤复发[1]。

(1) 方法

采用Seldinger经皮穿刺动脉插管方法，常用于穿刺的动脉是股动脉或腋动脉。若为一次性注入大剂量抗癌药物，多采用股动脉途径。因为这个途径比较容易操作，并发症少。若要保留导管数日，进行连续灌注，便于患者行动，则可考虑腋动脉途径。

在X线电视监视下，将导管选择性插入动脉后要先行动脉造影，以了解血管分布、肿瘤的供血情况与侧支循环等。其基本原则为尽可能使导管头接近肿瘤供血区域，这样可以提高疗效，减少不良反应和并发症。如肺癌的治疗要将导管插入供血的支气管动脉；肝癌的治疗要将导管插到肝固有动脉，甚至其右支或左支；盆腔肿瘤的治疗要将导管插入髂内动脉；胃癌的治疗要将导管插到胃十二指肠动脉或胃左动脉。

当导管到位后，则可灌入抗癌药物。常用抗癌药物有丝裂霉素（MMC）、氟尿嘧啶（5-Fu）、顺铂（DDP）、多柔比星（阿霉素，ADM）、甲氨蝶呤（MTX）、博来霉素（BLM）、长春新碱（VCR）等。一次性大剂量灌注，多联合用2~3种药物先后灌入。对于肝癌、肺癌、胃癌和胰腺癌的治疗，常用药物和剂量是 MMC 16~20 mg、5-Fu 1 000 mg、DDP 60~100 mg、ADM 20~30 mg。为了提高抗癌药物灌注的疗效，亦可加用去甲肾上腺素或加压素[1-4,8-17]。

一次性大剂量灌注后即拔管加压穿刺部位，让患者平卧12~24 h，以防止穿刺部位出血和血肿形成。为了提高灌注疗效，可间隔30~40天再行灌注，一个疗程为3~4次。也可以经左锁骨下动脉穿刺插管于靶动脉，在左上胸壁皮下埋入药盒（泵）。将泵与导管相连，从泵的灌注口进行穿刺，连续灌注抗癌药物。为了防止血栓形成，也可由此灌入肝素[1,18]。

(2) 临床应用

1) 头颈部肿瘤 Inuyama比较了单个药物的动脉灌注与静脉给药的疗效，认为动脉灌注DDP效果最好，其有效率达81%，而静脉给药有效率为26%；动脉给MMC，有效率为79%，而静脉给药为17%。但若采用MTX，则动脉与静脉给药有效率均为41%。对于上颌窦癌、口腔癌和口咽部肿瘤，在手术前和放疗前使用动脉灌注化疗可明显提高疗效[19]。

2) 肺癌 通过支气管动脉灌注化疗药物治疗肺癌也有较好疗效。刘子江等以DDP药物为主，联合用MMC、ADM、5-Fu或MTX中的一种治疗227例中晚期肺癌，结果显效率为51.5%，有效率为93.4%。反复多次给药比单次给药效果好。Uchiyama等（1985）认为，若采用DDP，单次剂量40~150 mg，有效率仅17%；而重复给药2~3次，剂量为200~300 mg，则有效率为76%。

3) 肝癌 单纯动脉灌注抗癌药物治疗原发性肝癌效果并不理想，一般多采用化疗性栓塞，即灌注化疗加动脉栓塞。1997年，复旦大学附属中山医院放射科随访400例中晚期肝癌肝动脉插管的治疗效果，单纯动脉化疗1年生存率仅11.1%，而化疗性栓塞1年生存率可达65.2%，3年生存率为28%，5年生存率为16.2%。Miyazaki等（1988）报道对Ⅳ期原发性肝癌，用全身化疗治疗，患者平均生存期为29

天,用一次性动脉给药治疗则为128.8天,若用持续肝动脉给药治疗则为233.5天。对转移性肝癌的动脉化疗,其疗效报道不一,有效率为29%~83%[15-18]。

4）胃肠癌　有报道对112例不能手术切除或多发的胃癌进行动脉化疗,发现化疗后肿瘤缩小率达32.1%,1年生存率为18.7%。

对于不能手术切除的结直肠癌也可采用动脉插管化疗,有效率为33%~76%。在未能手术切除者中未做动脉化疗者平均生存期为6个月,而做动脉化疗者平均生存期为11.6个月。

对于可手术治疗的结直肠癌者,也可采用手术前动脉插管化疗,可以显著降低Ⅲ期结直肠癌术后肝转移发生率,延长患者生存期。复旦大学附属中山医院许剑民等[15]对110例结直肠癌患者在手术前7天给予肝动脉联合区域动脉灌注化疗[氟脱氧尿苷(FUDR)+MMC+奥沙利铂],对照组112例则直接接受手术治疗,两组术后均常规接受全身静脉化疗。结果显示,术前化疗组术后3年肝转移发生率为12.7%,对照组高达28.3%;术前化疗组和对照组的3年总生存率分别为91.3%和83.3%,3年无瘤生存率85.5%和68.7%。

5）胆胰系统肿瘤　对胆管癌的动脉化疗经验不多。复旦大学附属中山医院放射科采用"双介入"疗法治疗胆系肿瘤所致恶性梗阻性黄疸,可获得一定疗效。

胰腺癌的区域性动脉灌注化疗是近年提倡的非手术治疗方法。使用的药物包括吉西他滨、奥沙利铂、5-Fu、MMC、ADM等药物。以吉西他滨为主,用量为1 000 mg/m$^2$。其理论依据是:①胰腺癌瘤体常包被致密纤维包膜,且胰腺癌常表达较高水平多药耐药(MDR)基因,化疗药物进入胰腺癌组织太少,系统性化疗效果较差。而通过靶向性区域动脉灌注化疗,可以使高浓度的化疗药物直接进入胰腺癌组织。②介入化疗药物首先作用于胰腺癌组织,可明显减少全身的毒副作用,提高化疗的效果。

对于能够手术切除的胰腺癌患者,可在术前、术后进行区域性动脉灌注化疗,以减少术后肿瘤的复发。对于不能手术切除者,区域性动脉灌注化疗联合放疗已成为主要的治疗手段,能明显控制不能切除的胰腺癌生长,延长患者生存期。国内对310例中晚期胰腺癌病例Meta分析提示,介入治疗较外周静脉化疗更能提高中晚期胰腺癌的1年生存率和临床受益率[9]。复旦大学附属中山医院[16]2001~2005年收治212例中晚期胰腺癌患者,其中经过介入性灌注化疗1~8次的65例中晚期胰腺癌患者总体客观缓解率为32.7%,总体临床受益率为56.9%;中位生存期9个月,1年累积生存率为28.7%。

对于胰腺癌发生肝转移者,可用吉西他滨联合1~2种其他药物对胰腺病灶和肝内转移灶灌注化疗,然后再对肝内转移灶使用碘油化疗栓塞,碘油用量一般<10 ml。胰腺癌肝转移灶多数表现为少血供,数字减影血管造影(DSA)显示为浅淡靶环状肿瘤染色灶,少数表现为富血供。对于DSA显示少血供者,以灌注化疗为主,可酌情给予5~10 ml的碘油乳剂栓塞。但需缓慢推注,瘤区碘油的沉积往往呈现较淡靶环状。介入术后加强保肝、支持和对症治疗,一般5~7天后可出院。介入治疗间隔时间为35~50天,3~4次为一个疗程,以后根据血清CA19-9水平及影像学检查情况,酌情决定下一步治疗。在介入间隔期间可口服化疗药物,同时给予保肝和提高免疫力治疗。

对中晚期胰腺癌的主要症状如黄疸、癌性疼痛及十二指肠梗阻等,都可通过介入技术获得较好的对症治疗。

6）盆腔肿瘤　如膀胱癌、子宫癌或卵巢癌等,采用髂内动脉灌注化疗药物,可获得一定疗效。Mitsuhata等(1986)采用DDP动脉灌注治疗膀胱癌27例,有25例获得完全或部分缓解,缓解率为92.5%。对化疗药物敏感的子宫或卵巢肿瘤,经髂内动脉灌注后也可获得较好疗效。骨肿瘤动脉化疗效果不甚理想,有效率仅为21.3%,且容易局部复发,局部复发率为31.2%[1]。

**(3) 不良反应和并发症**

动脉化疗后常出现恶心、呕吐、食欲减退等消化道反应,一般持续5~7天。腹腔动脉或肝动脉灌注时,化疗药物反流入胃十二指肠动脉、胆囊动脉,可引起胃炎、胃溃疡或胆囊炎等并发症。肝动脉内灌注化疗药物也可引起肝功能暂时性损害,但一般均能较快恢复。也可能引起轻度的肾功能损害,在动脉化疗中需加以预防。另外,反复多次大剂量的动脉灌注还可以发生骨髓功能抑制,应引起注意。

动脉插管化疗还可发生由于插管所致的并发症,如动脉内膜损伤、动脉夹层、动脉狭窄或阻塞以及动脉瘤形成。因此,在插管过程中要正确使用导引钢丝、导管,且操作要轻柔,切忌粗心,以防止插管并发症的发生。

## 26.1.2　动脉栓塞疗法

动脉栓塞疗法在肿瘤的治疗中已得到较为广泛的

应用,它常与化疗相结合,称为化疗性栓塞(TACE)。栓塞疗法在肝、肾肿瘤的治疗中应用最多,也常用于盆腔肿瘤,还可用于肿瘤所致的出血紧急治疗。

(1) 栓塞剂的种类与选择

在动脉栓塞疗法中,栓塞剂的研究和应用是一个重要内容。目前栓塞剂品种很多,有些已用于临床,有些则正从实验阶段过渡到临床,有些还处于实验阶段。

1) 已应用于临床的栓塞剂

自体凝血块和组织:这是最早应用的一种栓塞剂,方便易行。但在1～2天内可被吸收,而使血管再通,是一种短效的栓塞剂,不适用于肿瘤的姑息性治疗,仅能用于紧急止血。

明胶海绵:是临床上应用最多的一种栓塞剂,优点是安全、无毒性、取材方便。一般明胶海绵在7～21天后被吸收,被阻塞的血管可以再通。从栓塞时间上来讲,明胶海绵是一种中效栓塞剂。但明胶海绵栓塞血管后所引起的继发性血栓形成和血栓机化可长时间地阻塞血管。

无水乙醇:为一种液态的栓塞剂,其栓塞机制是造成微小血管内膜损伤,血液中蛋白质变性,形成凝固混合物而起栓塞作用。为一种长效的栓塞剂,由于是微血管栓塞,所以栓塞后不易建立侧支循环,因而是一种很好的治疗肿瘤的栓塞剂。但是乙醇反流引起邻近器官组织梗死是一种严重的并发症,在选用和操作时要十分谨慎。

不锈钢圈:可以制成不同大小,以适合要栓塞的血管。一般不锈钢圈都系有丝带物如涤纶丝、羊毛等,以加速血管的栓塞过程,也是一种长效的栓塞剂。但只能栓塞动脉近端,栓塞后易建立侧支循环。

聚乙烯醇:是一种无毒性、组织相容性好、在体内长期不被吸收的长效栓塞剂,可制成粉末状或条状,以适合不同的栓塞要求。但聚乙烯醇在注射时易堵塞导管,操作也不方便。

碘油乳剂:碘油乳剂可通过肝动脉注入,并滞留在肿瘤血管内,产生微血管栓塞。还可以混合抗癌药物(栓塞化疗),或标记上放射性核素进行内放射治疗,是目前在肝癌栓塞治疗中应用最广的一种栓塞剂[1-9,11]。

微囊或微球:微囊可包裹抗癌药物如MMC、DDP、MTX等进行化疗栓塞,也可包裹放射性核素做内放疗[1,16,18,19]。

中药白及胶:其有效成分为黏液质,具有抗炎、抗肿瘤、促凝血等作用。白及胶栓塞血管的机制:其本身是一种黏滞性的胶状物,能机械性堵塞小血管及造成血管内膜损伤。另外,它还能促进局部红细胞凝集、缩短凝血时间及凝血酶原时间,引起继发性血栓形成[1]。

其他:如组织黏合剂、硅酮、可脱离球囊等也已用于临床。

2) 栓塞剂选用的原则　各种栓塞剂均有其优缺点,没有一种完全理想能适用于各种不同要求的栓塞剂,所以要根据具体情况作适当的选择。选择的原则:①栓塞的目的。若为控制出血或术前栓塞,可采用短效栓塞剂;若作为肿瘤的姑息性治疗,应选长效的栓塞剂。②栓塞的部位和邻近的器官。如对盆腔肿瘤栓塞,不能用液态栓塞剂(如无水乙醇),否则会引起膀胱坏死的严重并发症。③栓塞的血管大小、解剖特征及侧支循环等情况。栓塞大的血管要选用不锈钢圈,用作肝内微血管栓塞时则应用碘油乳剂[1]。

(2) 动脉栓塞的方法

动脉栓塞方法与动脉灌注抗癌药物插管操作方法相似,也采用Seldinger法。将导管插进肿瘤供血动脉,在栓塞前做动脉造影,以了解血管分布与变异、肿瘤大小与浸润范围以及侧支循环等情况,再据此选择栓塞剂和决定治疗方案。如对原发性肝癌进行栓塞治疗时,若肝动脉造影显示肿瘤侵犯肝静脉,且有明显的肝动静脉瘘,则使用碘油乳剂就不妥当。因为大量碘油可通过瘘管进入肺部,引起肺栓塞的并发症。此时应在抗癌药物灌注后,先注入明胶海绵条阻塞动静脉瘘,或经颈静脉穿刺放置球囊导管于肝静脉,暂时性阻断肝静脉血流后再考虑用碘油乳剂栓塞,栓塞后加用明胶海绵。若门静脉主干被瘤栓完全阻塞,肝动脉栓塞属相对禁忌证,需视肝门附近有无较丰富侧支循环、瘤体占肝脏体积百分比及有无严重食管静脉曲张等酌定,否则易引起肝功能衰竭[20-23]。

不同器官的栓塞疗法与具体操作技术各不相同,现就最常用的TACE为例略作介绍。肝癌动脉栓塞一般应将导管超选择插入肝固有动脉或肝右、肝左动脉,先注入奥沙利铂100～150 mg或DDP 60～100 mg、5-Fu 1 000 mg。然后用少量生理盐水(3～4 ml)将MMC 14～20 mg溶解,并与一定量碘油混合制成乳剂,或用表柔比星(EPI-ADM)40～60 mg直接与碘油混合成乳剂,在X线电视监视下缓慢注入。注入量取决于肿瘤的大小,一般为6～15 ml,不超过20 ml。最后再注入明胶海绵4～5条或颗粒,以阻塞肿瘤供血动脉的大分支。栓塞后拍摄肝区平片,以了解碘油在肿瘤内的分布情况。然后拔管,加压压迫穿刺部位,具体处理方法与动脉灌注相同[2-4,8-12]。

近年来比较提倡肝段性栓塞疗法（segment embolization），即采用微导管超选择插入至供养肿瘤的肝段动脉支，行段化疗性栓塞，可使肿瘤的栓塞更为彻底，而肝功能不受损害或损害很轻，疗效明显提高，不良反应大大减少。肝段性栓塞时注入过量碘油乳剂，可同时栓塞肝肿瘤的动脉血供、微血管及瘤周的门静脉小分支，达到肝动脉、门静脉联合栓塞的目的，使肿瘤灶的坏死更彻底（即"介入性肝段切除"）。已有报道，经过肝段性栓塞治疗，其切除的手术标本显示主瘤及瘤周的微小病灶均完全坏死[8,9,24-26]（图26-1～26-3）。

暂时性阻断肝静脉后行肝动脉化疗栓塞术也是一种新的有效方法。由于肝静脉的暂时阻断，窦状隙内压力增高，致使肝动脉与门静脉间的吻合支开放，化疗药物进入门静脉分支，使肿瘤浸浴在高浓度化疗药物中，随后行碘油乳剂栓塞，则达到了肝动脉-门静脉联合栓塞目的。行肝静脉阻断时，应注意球囊导管需放置在肿瘤所在叶、段的引流静脉，如肝右静脉、肝中静脉、肝左静脉，不可置放在肝总静脉，以免发生回心血量过度减少而导致心脏功能衰竭。另外，阻断肝静脉的时间以30～40 min为限[9,10]。

对于肝癌伴门静脉癌栓的栓塞治疗，应注意以下几点：①若门静脉主干癌栓和（或）门静脉右支第一分支癌栓堵塞门静脉血流≤50%时，或仅有门静脉左支癌栓，肝功能Child B级以上者，或仅合并门静脉2级分支癌栓，均可进行常规TACE。②若门静脉主干被瘤栓完全阻塞，肝动脉栓塞者属相对禁忌证，需视肝门附近有无较丰富侧支循环、瘤体占肝脏体积百分比、肝功能状况及有无严重食管静脉曲张等酌定。若有较丰富侧支血管，肝功能Child B级以上者，可进行栓塞，但需用超液化乙碘油，用量一般不超过10 ml，否则易引起肝衰竭。对于门静脉主干癌栓完全阻塞，无侧支血管形成，肝动脉栓塞者属绝对禁忌证。③对于门静脉右支癌栓完全阻塞，处理原则同门静脉主干。近年来常经皮穿肝途径行门静脉内支架置放术，或联合125I粒子条置放，有效地开通了门静脉血流，使TACE得以顺利进行。

栓塞疗法虽然操作方法各异，但都必须遵循以下基本原则：①要正确选择和使用栓塞剂。②要严防栓塞剂反流。栓塞剂应是不透X线的，注入时要在电视监视下缓慢进行，要掌握好注入速度和剂量；导管头应尽量靠近靶血管，必要时可采用带囊导管，暂时阻断血流，以防发生反流。③以消除病变组织、保留正常组织为目的。要提高超选择插管技术，或采用微导管系统，使导管头尽可能接近肿瘤区域。

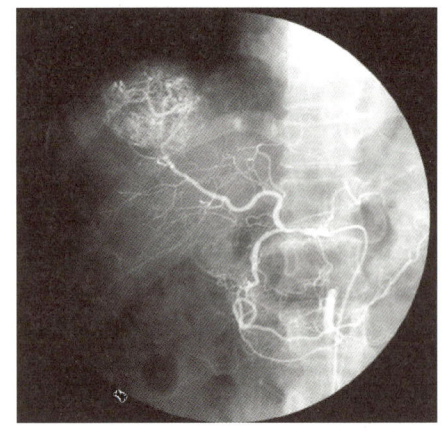

图26-1　DSA造影显示肝右叶近膈顶部直径为5.8 cm的肿瘤病灶，肿瘤血管丰富

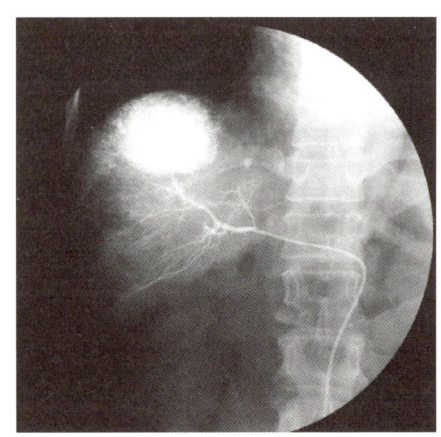

图26-2　超选择插管于肿瘤供养动脉支，注入含化疗药物的碘油乳剂，其浓密沉积在肿瘤内，勾画出整个肿瘤轮廓

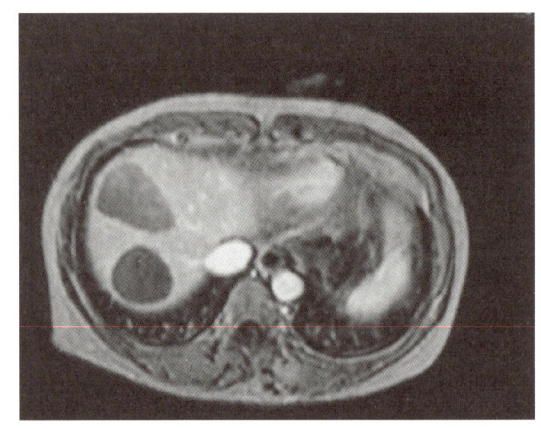

图26-3　TACE后42天MRI显示肿瘤区呈低信号，肿瘤完全坏死。同一层面还显示肝段的楔形梗死。该患者至今已存活9年5个月

### (3) 栓塞治疗的临床应用

20世纪70年代后期，国外开始用栓塞疗法治疗肝癌；80年代初，国内开始有文献报道。目前，栓塞疗法应用较普遍，并取得较好疗效。肝癌患者经TACE治疗后大多数症状缓解、血清甲胎蛋白(AFP)浓度下降、疼痛减轻、肿瘤缩小，有些患者还获得再次手术切除的机会[1-4,9-14,20-26]。大肝癌经动脉栓塞术治疗缩小后多数学者主张Ⅱ期行外科手术切除，但应严格掌握手术适应证。有以下情况者不宜行Ⅱ期外科手术切除：①肝动脉造影及CT显示主瘤灶之外有数个子结节，且难以切除者；②瘤体直径 >5 cm，仅能做姑息性手术切除者；③门静脉主干或大分支，或肝静脉大支内有癌栓者；④已有肝外转移者；⑤严重肝硬化者。

复旦大学附属中山医院92例大肝癌经TACE治疗缩小后行Ⅱ期外科手术切除，其5年生存率达52%，最长病例已存活22年。切除标本见肿瘤大部分发生坏死，仅在肿瘤边缘区域残留癌细胞[3,4,8]。

根据2002年复旦大学附属中山医院等7家单位联合承担国家"九五"攻关计划课题"肝癌综合性介入治疗技术的应用研究"的资料，通过综合介入治疗使880例不能手术切除的中晚期肝癌患者1、3和5年生存率分别达到74.1%、43.5%和21.2%。影响肝癌介入疗效的因素有：①肿瘤的大小。据Takayasu(1987)报道，肿瘤直径 <2 cm者，其1年生存率为100%；而瘤体直径 >5 cm者，其1年生存率仅为35%。②门静脉癌栓。有癌栓者比无癌栓者预后差。③肿瘤的类型和血供是否丰富。一般具有丰富血管的巨块型肝癌治疗效果较好，而弥漫性肝癌较差。④肝硬化程度。严重肝硬化患者治疗效果差。⑤治疗方法。一般认为，采用先灌注化疗药物，后注入碘油乳剂，再加明胶海绵条，疗效最好，5年生存率可达15.9%~26.5%。而仅用化疗加碘油乳剂栓塞或化疗加明胶海绵栓塞，1年生存率分别仅为30.4%和36.4%。故提倡综合介入治疗。

肝癌术后预防性TACE已成为术后预防肝癌复发的一种手段。肝癌切除术后40天左右行首次肝动脉插管，若肝动脉造影未发现复发灶，先行化疗，再注入5~6 ml碘油，3周后复查CT片，以期达到早期发现和治疗小的复发灶。若无复发灶，则分别间隔3个月和6个月行第2~3次肝动脉预防性灌注化疗。上海长海医院对120例外科手术后肝癌患者进行研究，预防性灌注化疗组术后1年肿瘤复发率为17.6%(12/68)，明显低于对照组(32.7%，17/52，$P < 0.05$)。

对于消化道肿瘤肝转移应用TACE也有一定疗效。据国内资料，66例转移性肝癌治疗后1年生存率为68.4%，平均生存期为12.1个月；单发转移性的1年生存率为91.7%，多发转移性的1年生存率为57.7%。多次治疗比单次治疗疗效好，对类癌肝转移的疗效十分满意，绝大多数患者的症状可获得明显缓解[1,15-18]。

Lang(1971)首先报道采用栓塞疗法治疗肾癌取得成功。栓塞疗法可使肾肿瘤缩小。常于手术前做栓塞治疗，尤其对于富有血供的肾肿瘤，以减少术中出血。Wallace等(1982)认为，肾肿瘤栓塞疗法还可以增强机体对肿瘤的免疫力，主张在栓塞后5~7天内行手术切除为好。对不能切除的肾肿瘤可采用栓塞疗法做姑息治疗，以减轻症状[1]。盆腔肿瘤如膀胱、子宫、卵巢和前列腺的肿瘤引起的出血，用栓塞疗法止血有效。Pisco等报道，108例盆腔肿瘤引起的大出血采用栓塞疗法后74例出血得到完全控制，23例得到部分控制，并认为控制盆腔肿瘤出血应采用双侧髂内动脉栓塞。化疗栓塞疗法也可用于盆腔肿瘤的姑息治疗[1]。

对头颈部肿瘤可在术前用栓塞疗法以减少术中出血，栓塞后术中的出血量比未栓塞者要减少50%~90%。

### (4) 动脉栓塞治疗的不良反应和并发症

几乎所有患者在栓塞治疗后都会出现"栓塞后综合征"，即有恶心、呕吐、局部疼痛和发热等症状，这些症状出现的严重程度因人而异，一般症状维持3~7天，对症处理后均可缓解。

由插管引起的并发症有局部血肿、动脉内膜损伤、动脉夹层、动脉狭窄和阻塞以及假性动脉瘤形成。非靶器官被栓塞是栓塞疗法的一种严重并发症，如脾梗死、胰腺梗死、肾梗死、胆囊坏死、肠坏死等，这些并发症很少见。但做肝动脉栓塞时，常可致胃炎、胃溃疡或胆囊炎。已做胃大部手术切除的患者，在肝动脉内注入栓塞剂时，更需注意避免栓塞剂反流到胃十二指肠动脉，以免产生胃的严重并发症。

有严重食管静脉曲张者做肝动脉栓塞时，要注意控制碘油乳剂的注入量，并防止术后发生严重呕吐，否则可导致食管静脉曲张破裂大出血的严重并发症。

栓塞疗法还有可能导致肝、肾衰竭的并发症，在术前、术后都要注意保护肝、肾功能，并密切注视其变化，以便及时处理有关不良反应。

## 26.2 经导管减压术

经导管减压术主要用于缓解肿瘤压迫胆管或泌尿道所造成的梗阻症状。由于这种方法比外科手术创伤小,尤其适合年老体弱的患者,因而得到较广泛的应用。复旦大学附属中山医院放射科对恶性梗阻性黄疸患者,采用经皮穿刺肝胆管减压术与动脉插管化疗相结合的"双介入"疗法,获得了较满意的疗效[9]。

### 26.2.1 经导管减压术的技术与方法

**(1) 经皮穿刺肝胆管减压引流术**

经皮穿刺肝胆管减压引流术包括外引流、内引流和内支架引流术。在 X 线电视透视下,先观察肋膈角的位置,一般取腋中线肋膈角下 2~3 指(第 7 或第 8 肋间)为穿刺点。或在 B 超导引下直接穿刺扩张胆管,予以置管引流。按常规消毒铺巾,用 1% 利多卡因局部麻醉,先用 Chilba 细针穿刺做胆管造影,显示胆管梗阻的部位、程度和范围,然后用带聚乙烯套管的穿刺针再次做胆管穿刺,最好穿刺到右胆管某一主要分支内;穿刺后拔去针芯,见胆汁外流,取样送检;然后再导入扭控导引钢丝,使导引钢丝通过胆管狭窄段,进入十二指肠,并将套管跟入,注射造影剂,确定套管头在十二指肠后拔出扭控导引钢丝,换上有一定硬度而前端有一软段的交换导引钢丝,并通过它将"猪尾巴"引流管插入,这样就构成内引流。若导引钢丝难以通过狭窄段,则将引流管置放在狭窄胆管上方胆管内或某一大分支内,构成外引流。若要放置内支架,可在胆管引流的同时或在胆管引流后 2 周至 1 个月内将引流管换成内支架。多数学者主张在胆管引流后 2 周至 1 个月内置放内支架,这样比较方便易行,且无痛苦。

**(2) 恶性梗阻性黄疸的"双介入"疗法**

在置管引流后 2 周至 1 个月内,采用经皮穿刺股动脉的 Seldinger 插管方法做肝动脉插管,并灌入化疗药物。常用的化疗药物是 MMC、DDP 和 5-Fu。可每隔 30~40 天灌注一次,3~4 次为一个疗程[1,9]。

**(3) 经皮穿刺肾造瘘减压术和置放输尿管内支架**

患者取俯卧位或侧卧位。在确定穿刺点后,按常规消毒、铺巾,用带鞘的穿刺针在 B 超引导下穿刺或经尿路造影后在 X 线电视透视下穿刺肾下盏或扩大的肾盏、肾盂;穿到后,拔去针芯,见尿液流出,取尿样送检;然后经套管插入导引钢丝,并沿导引钢丝用血管扩张器扩穿刺道由细到粗,最后置入引流管、"猪尾巴"引流管或开花型导管,与贮尿袋相连,构成减压引流。若为肿瘤压迫输尿管,造成输尿管狭窄,可将金属内支架置放在输尿管狭窄处,使其扩张,维持输尿管的通畅性[1]。

### 26.2.2 经导管减压术的临床应用

Molnar(1974)首先成功地采用经皮穿刺肝胆管减压引流术治疗梗阻性黄疸。这个技术随着器械的不断改进,在临床上得到广泛应用,可治疗胰腺癌、胆管癌、胆囊癌、肝癌及肝门转移性肿瘤等引起的梗阻性黄疸,亦可作为术前胆管减压,为外科手术做准备。胆管减压后可改善肝功能,有利于伤口愈合,减低手术死亡率。减压术更常用于对恶性梗阻性黄疸患者的姑息性治疗。经引流减压术后 2~4 周,80%~95% 患者的血胆红素降至正常或接近正常,患者一般情况得到改善。若与"双介入"疗法相结合,则还可以延长生存期。根据复旦大学附属中山医院放射科一组 49 例晚期恶性梗阻性黄疸的治疗经验,单纯做减压引流术组的半年生存率为 0,而"双介入"组的半年生存率为 37.5%。有 8 例患者原来胆管完全梗阻,经"双介入"治疗后,胆管再通。有一例胆囊癌患者有严重的梗阻性黄疸,剖腹探查后未能切除,后做"双介入"治疗,3 个月后拔管,血清胆红素恢复正常,8 个月后 CT 检查示原有肝门区肿块消失,肝内无胆管扩张。患者已存活 3 年多,并恢复了工作。

内引流术多用于胆总管下端梗阻,如胰头癌;外引流术多用于肝门转移性肿瘤压迫胆总管或胆管癌、胰腺癌所致的高位梗阻;置放内支架术可避免外置引流管所致的精神负担和皮肤留置插管的伤口感染。近几年来,内引流术又有了新的发展,采用经纤维内镜途径置管,这种方法更为安全,且损伤小[1,9]。

经皮穿刺肾造瘘减压术常用于肾盂输尿管交界处肿瘤所致的压迫、严重肾盂积水或积脓、腹膜后肿瘤压迫、肿瘤放疗后或术后所致输尿管狭窄。对于输尿管中下段狭窄或膀胱肿瘤、子宫输卵管肿瘤、前列腺肿瘤所致输尿管狭窄,可采用置放输尿管内支架以保持输尿管的长期通畅性。肾造瘘减压术可用于手术前期治疗,患者由于尿路梗阻所致发热、败血症及尿毒症,经引流后可获得缓解,为外科手术做准备。也可用于肿瘤术后所致的输尿管狭窄，以及对于未能做外科手术切除患者的姑息治疗。绝大多数患者在充分引流后可取得症状明显缓解和一般情况改善，若能配合其他抗癌治疗则效果更好。

### 26.2.3　经导管减压术的常见并发症及其防治

经导管减压术是一种高度侵入性的治疗方法，所以可发生一定的并发症。

(1) 经皮穿刺肝胆管减压引流术并发症

1) 菌血症或败血症　梗阻的胆管常有感染，由于穿刺常会将细菌带入血内，所以这是常见的并发症。为避免这种并发症，术前、术后要应用广谱抗生素。对有严重胆管感染的患者，穿刺要十分谨慎，不要勉强去做内引流，操作时间要短。

2) 胆血症、血管胆管瘘　较常见，有时难以避免。少量胆血症不必担心，术后采用止血药即会自愈，严重者则要做肝动脉栓塞止血。

3) 动静脉瘘　包括肝动脉-门静脉瘘或肝动脉-肝静脉瘘。此瘘一般能自愈，严重者需栓塞治疗。

4) 胸腔并发症　如气胸、胆汁胸、血胸等，都是穿刺部位选择不当所致。只要定位正确，是可以避免的。

5) 出血　包括肋间动脉穿破出血、肝包膜下血肿、腹腔内出血。防止腹内出血的关键是改变穿刺方向时避免针头被拔出肝外，必须在肝内边缘处改变方向再穿刺。对确无成功希望者，要用明胶海绵堵塞穿刺道，否则不能贸然拔出带鞘穿刺针。

6) 胆瘘　这是由于穿刺不当，穿破到肝外或拔针时未做穿刺道处理所致。

7) 导管脱落　这也是一种常见的并发症。导管护理十分重要，尤其在操作后1周内。在穿刺道未形成时导管脱落，易引起胆汁漏入腹腔，导致胆汁性腹膜炎，必须紧急处理。若在穿刺道形成后导管脱落，可从原针道插入新的引流管。只要及时处理，操作并不复杂。若延误处理，原道已闭合，则需重新穿刺插管[1]。

(2) 恶性梗阻性黄疸的"双介入"疗法并发症

若做"双介入"治疗，则可能有动脉内灌注所致的并发症，这里不加赘述。

(3) 经皮穿刺肾造瘘减压术和置放输尿管内支架的并发症

常见的并发症：①菌血症和败血症，梗阻的尿路常有感染，这与胆管减压术相同。②出血，包括肾包膜血肿、腹膜后血肿。轻度血尿是常见的，一般都会自行止住。③动静脉瘘，这是由于穿刺所致肾动静脉瘘。小的会自愈，大的则要用栓塞治疗。④输尿管或肾盂穿孔，临床上少见。⑤肾周感染。⑥导管脱落等。

## 26.3　内支架治疗肿瘤性管腔狭窄

内支架治疗恶性肿瘤所致的管腔狭窄是20世纪90年代肿瘤介入治疗的新进展。由不锈钢丝、钽丝及镍钛合金丝制成的内支架，放在血管、胆管、尿道、气管及食管等管腔内，靠其膨胀力来保持管腔的长期开通[23,24]。临床上，常用于以下几个方面。

1) 上腔静脉压迫综合征及气管狭窄　当肺癌、肺癌的纵隔淋巴结转移，或纵隔肿瘤包围，压迫上腔静脉时；或肺恶性肿瘤、气管支气管周围淋巴结肿大，引起气管和支气管狭窄或闭塞，可选用不锈钢丝制成的直径为 0.50~0.56 mm 的带钩 Gianturco-Z 形内支架，置放在上腔静脉或气管、支气管内，以解决上腔静脉血液回流受阻和气管受压，治疗呼吸困难和肺不张。

2) 食管癌所致狭窄　对于食管癌所致狭窄，或食管癌术后吻合口狭窄，均可置入内支架扩张狭窄部，改善或消除吞咽困难症状。常用 Wallstent 及 Strecker 内支架。若为处理不能手术切除的食管癌或食管癌所致食管气管瘘，可使用带膜的内支架以阻止或延缓肿瘤组织向内支架内长入。

3) 下腔静脉狭窄　对于肿瘤压迫所造成的下腔静脉狭窄或闭塞，均可放置内支架进行治疗，常用 Gianturco-Z 形内支架、Wallstent 内支架与 Palmaz 内支架等。

4) 胆管狭窄　对于梗阻性黄疸，可使用 Wallstent 内支架、Gianturco-Z 形内支架与 Angiomed 胆管支架等。通常选用的内支架长为 4.2~6.8 cm，扩张后的最大横径为 10 mm。若一个支架不够长，可使用两个支架，互相重叠 1 cm 左右。由于内支架的横向膨胀作用于胆管壁而不易脱落，数周后即为黏膜覆盖，感染机会少。对于恶性梗阻性黄疸患者，使用胆管内支架，一方面提高了患者生活质量，另一方面也为进一步治疗肿瘤创造了条件[23,24]。

5) 泌尿道狭窄　由肿瘤引起的输尿管狭窄或膀胱颈部前列腺部位的尿道狭窄，均可使用内支架治疗,使尿路畅通。常用 Wallstent 内支架。对于输尿管狭窄,可采用经皮穿刺肾脏,插入导丝通过狭窄部,导丝首端进入膀胱内,然后沿导丝送入内支架于狭窄部位释放。对于尿道狭窄可经尿道外口插入导管、导丝,先行 PTA,再置放内支架。

6)门静脉癌栓 原发性肝细胞癌常合并门静脉主干和较大分支的癌栓可引起门静脉血流受阻。采用带膜内支架开通已严重狭窄或闭塞的门静脉主干或大分支,对限制癌栓发展、改善门静脉血流和肝功能有积极作用。目前还主张同时置放 $^{125}$I 粒子条于门静脉内,放射治疗门静脉癌栓。门静脉内支架的置放可通过经皮穿肝或经皮穿脾的途径完成(常用穿肝途径)。因肝癌患者多合并肝硬化,门静脉系统血流较正常缓慢,门静脉内支架较一般静脉内支架更易堵塞或血栓形成,故门静脉内支架的最佳适应证为门静脉主干或一级分支局限性癌栓,而整个门静脉系统(包括肝内门静脉小分支)癌栓不是门静脉内支架置放术的适应证。

## 26.4 肝癌超声引导经皮无水乙醇注射

肝癌经皮无水乙醇注射治疗(percutaneous ethanol injection therapy, PEIT)最早于 1985 年见于文献报道[27]。其治疗肝癌的机制是利用 95%~99.5%乙醇的脱水凝固作用。

### 26.4.1 肝癌超声引导 PEIT 的技术与方法

(1) 适应证

适应证:①肝癌或复发性肝癌直径≤5 cm 因合并下列情况不能进行手术切除者:肿瘤位于大血管旁,不宜手术切除者;病灶结节型,不超过 3 个者;全身情况较差手术风险较大或不愿外科手术者。②转移性肝癌≤5 cm 者,数目不超过 3 个。③配合其他非手术疗法如肝动脉插管栓塞、放疗等。

(2) 禁忌证

禁忌证:①出血倾向和乙醇、局麻药过敏者。②患者一般情况差,出现恶病质者;重度黄疸,中等量以上腹腔积液,肝功能衰竭倾向者。③肿瘤呈浸润性或弥漫性生长者,门静脉、下腔静脉等肝内外大血管有癌栓或全身多处转移者。④肝癌病灶超声显示不清者。

(3) 操作技术

可选用 21~22 G 的 PTC 针,以带侧孔的穿刺针效果最佳。乙醇选用 95%~99.5%医用乙醇。常规检查血常规、血小板和出凝血时间及凝血酶原时间等。与患者或家属签署知情同意书。

1)患者体位和穿刺点的选择 原则上以肿瘤位置与穿刺点距离最近为好。穿刺部位皮肤消毒、铺巾,局麻。在超声引导下将穿刺针沿引导线到达预设穿刺点。当穿刺针经过肝包膜前嘱患者屏气,并快速刺入肝内,随后逐渐将针尖插至病灶内,拔出针芯,注入适量无水乙醇。肿瘤内注入乙醇的区域回声迅速增强,然后可伴"彗星尾征"(图 26-4,26-5)。

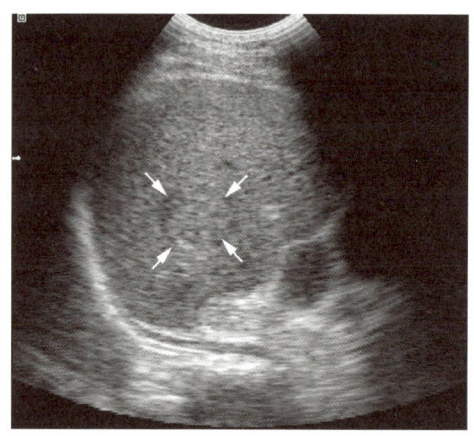

图 26-4 显示肝右叶小肝癌呈稍低回声(箭头所示)

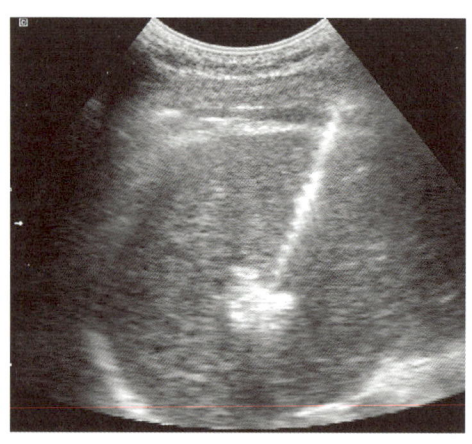

图 26-5 肝癌超声引导下无水乙醇注射后,肿瘤回声增强,伴"彗星尾征"

2)乙醇注射方法 依据肿瘤的大小及形态,可选用以下几种方法。

单点注射:适用于小肝癌和首次接受注药治疗的较大肝癌。针尖置于肿瘤中心区。因为小肝癌内部结缔组织较少,乙醇在肿瘤内易于完全浸润,包括其与正常组织的交界处,疗效满意。而较大的肝癌中心常坏死,注射部位宜选择肿瘤边缘部分。

多点、多向、多平面注射:为使乙醇能在较大的肿瘤内部弥散完全,可在不同平面同时或先后插入多根PTC针进行多点、多方向的注射,包括肿瘤中央、周边及紧贴肿瘤包膜处。较大的肝癌或肝转移性癌内部组织结构复杂,结缔组织成分多,瘤内乙醇弥散困难,在不同部位插入多根针分别注药,可使整个肿瘤、包膜上及包膜外的癌细胞完全坏死。

缓慢分层注射:注射时应首先将穿刺针插入肿瘤深部并开始注射,然后逐渐边退边注射至肿瘤浅部。因为注射乙醇后形成微气泡使病灶回声明显增强,致使针尖显示不清。由深至浅注射可以克服因针尖显示不清引起的盲目穿刺。也可以将此分层注射改进为由浅入深地注射,即在针尖刚到达肿瘤浅层边缘时即停止进针,开始注射乙醇,边注射边继续进针直至针尖到达肿块远侧的边缘。该方法被注病灶回声增强快,疼痛少,治疗后活检示存活细胞更少。

注射速度的控制:注射时速度不宜太快,其间应有间歇,使乙醇有足够时间弥散到注射点周围的肿瘤组织。

3) 结束注射和退针 注射一定量的乙醇后,小肝癌常呈强回声团块或大肝癌呈斑块状增强。当注射区内部达到一定压力,乙醇沿血管向瘤外扩散即停止注射。注射过程中一旦出现以下情况,应随时结束乙醇注射:①剧烈腹痛,持续而不缓解;②乙醇沿着血管迅速向周围扩散;③患者晕厥或烦躁不安等现象。

注射结束后将针芯插入,留置1~2min,逐渐分段将针自肿瘤边缘退至肝包膜下1~1.5cm的肝实质内,再停数秒钟,于监视屏上见不到乙醇自针道反流时,可边注入少量利多卡因,边将针完全退出。

4) 乙醇的注射剂量和疗程 乙醇注射的疗效与乙醇是否均匀地弥散整个肿瘤及注射的乙醇量是否足够有关。由于肿瘤大小、分化程度及患者全身情况的不同,以及个体差异的存在,使乙醇的注射剂量尚无统一标准。一般的病灶通常每次2~8ml,多者约40ml。具体可根据肿瘤大小、乙醇浸润情况、是否外溢及患者的耐受情况而定。总量估计可参考公式:$V = 4/3(r+0.5)^3$($r$为肿瘤的半径)。一般每周1~2次。总的注射次数也与肿瘤的大小、多少、

部位、治疗目的、治疗准确性及患者主诉有关。一般肿瘤≤2cm者,注射4~6次为一个疗程;2~3cm者,6~10次;3~5cm者,8~12次[28-31]。

对转移性肝癌以及胆管细胞癌,因内部结缔组织成分多,乙醇弥散困难,故治疗间隔时间应缩短。需每周2次,而疗程要较原发性肝癌适当延长[32]。

5) 术后处理 ①穿刺术后腹部加压包扎,留院观察2~3h,有条件的可住院观察2~3天,一般不需特殊处理。②一个疗程结束后应超声随访。若发现肿瘤增大、彩超测及肿瘤内动脉血流、CT增强扫描有强化或超声造影示肿瘤内有增强区时(图26-6),应再次进行乙醇注射治疗[33]。

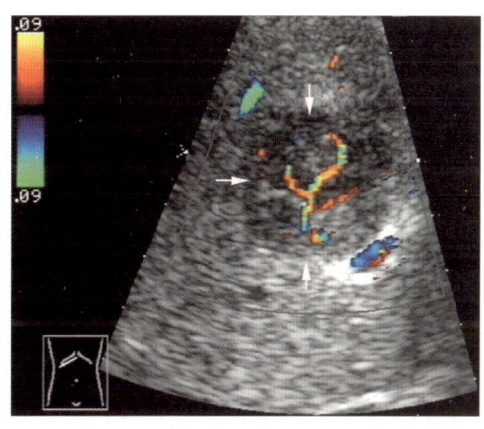

**图26-6 彩色多普勒显示肝右叶肝癌内有分支状彩色血流,提示肿瘤存活(箭头所示)**

6) 疗效判断的有效指标 ①治疗后肿瘤缩小或消失。②超声检查肿瘤回声改变,如呈现不易消失的高回声或强回声,肿瘤边缘回声增强后方衰减等。③穿刺时感觉肿瘤质地坚硬,注射时阻力增大。④AFP持续下降至正常,彩超、增强CT、超声造影等证实肿瘤血供消失(图26-7)。⑤再次活检,未发现癌细胞,或癌细胞溶解、变性、凝固性坏死。

**(4) 注意事项**

1) 针尖的显示 针尖的显示至关重要,显示不清时可轻轻地侧动探头,并试用下列方法提高针尖的显示率:①穿刺针与超声束之间应有一定角度,两者平行时则不易显示针尖。②轻轻抖动针杆或快速上下提插针芯,可使针尖容易显示。③少量注射利多卡因。

2) 穿刺路线的选择 原则与穿刺活检相同。肝表面的肿瘤最好选择从侧方的肝组织处刺入肿瘤,以免针尖划破肝包膜致肝癌破裂出血。位于膈顶部的肿瘤,穿刺路线尽量从肋缘下或较低的肋间

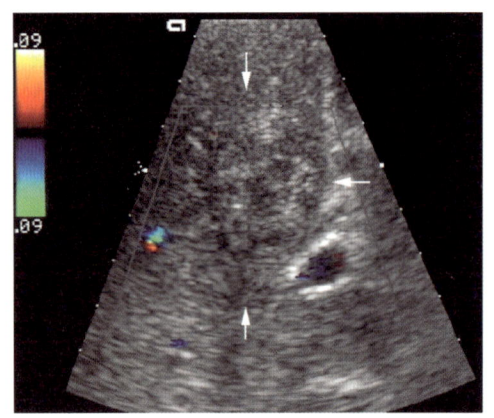

图 26-7 为图 26-3 同一患者。无水乙醇注射一个疗程后,彩色多普勒显示肿瘤内血流完全消失(箭头所示),表明疗效好

斜向上进针,避免引起气胸。

3) 注射乙醇的间隔时间一定要将针芯插入,否则针管内压小,肿瘤内血液易进入针管内凝固导致针管阻塞。如需插入多根 PTC 针者,应当不多于 3 根,以免因插入针太多而使肝脏活动固定,易发生肝撕裂。

4) 避免乙醇注入胆管和血管内 乙醇注入胆管会引起剧烈疼痛及胆管狭窄,注入血管会出现口腔乙醇味及醉酒症状。一旦发现,应停止注射,重新调整穿刺部位。

5) 注射乙醇后肿瘤区立即呈现强回声伴后方"彗星尾"影,超声有时不能明确乙醇是否弥散至整个肿瘤。而无水乙醇的 CT 值约-240H,CT 平扫即能清晰显示肿瘤内乙醇的分布,无需注射造影剂。因此,超声对乙醇的弥散判断困难时,可做 CT 平扫帮助判断。

### 26.4.2 肝癌超声引导 PEIT 的并发症及其处理

1) 腹痛 最常见,多发生于乙醇注射的后期或退针后。主要原因是注射局部乙醇压力增加沿针道外溢刺激腹膜引起。多为一过性,不需特殊处理。乙醇沿门静脉反流引起的腹痛,停止进针后即可缓解。避免的办法是注射速度不宜过快,局部压力不宜过大。

2) 颜面部灼热感及酒醉 由于针尖位于肿瘤边缘,或刺入瘤内血管使乙醇迅速进入血液循环而引起。预防措施是反复多方位、多切面仔细观察,确认针尖位于肿瘤内、负压抽吸无较多回血时再注药。一旦发现乙醇沿血管扩散,应立即停止注射。

3) 发热 文献报道发生率为 53.9% ~ 88.9%[34]。多见于肿瘤较大注入乙醇量较多者,由于机体对坏死的肿瘤组织重吸收而引起。一般体温在 39℃ 以下,多见于术后 1~3 天,可不作特殊处理或用吲哚美辛(消炎痛)栓剂。

4) 肝功能一过性损害 有转氨酶、胆红素升高,但较手术和肝动脉栓塞为轻。

5) 其他严重并发症 如腹腔内出血、肿瘤坏死或出血、针道种植、肝脓肿等,极为少见,均为个案报道[34-36]。事实上,无水乙醇可起到止血的作用。有报道,肝癌破裂出血经瘤内注入无水乙醇后出血停止。但出血的发生率必须降低,否则会增加针道种植的可能性[37,38]。

### 26.4.3 肝癌超声引导 PEIT 的治疗效果

1) 直径 ≤3 cm 的原发性肝癌 内部组织成分单一,结缔组织少,乙醇弥散易完全,容易达到最好的治疗效果,其 1 年、3 年及 5 年生存率分别为 81%~97%、42%~81.6%、14%~63%[35]。可与小肝癌手术切除者生存率 60.1%~98.9% 相媲美[39]。有报道建议,对于 ≤3 cm 的原发性肝癌应首选超声引导下 PEIT,而非外科手术治疗[40,41]。≥3 cm 的肝癌使用 PEIT 的报道也不少,但疗效相对较差[42,43]。

2) 中晚期肝癌 PEIT 可使肿瘤缩小,延缓和控制肿瘤的生长速度,减轻症状,提高生存质量,具有姑息性治疗意义。文献报道 PEIT 联合 TACE,AFP 转阴者达 60.7%,症状改善 68.7%,肿瘤血供消失或减少达 68.7%[44,45]。因此不失为一种痛苦少、延长生命的有效方法。

3) 转移性肝癌 文献报道较少。认为转移性肝癌内部组织成分复杂,乙醇弥散不均,治疗效果不肯定。有报道比较了原发性肝癌术后复发患者的射频(RF)治疗和 PEIT 治疗的疗效,发现 PEIT 组 <3 cm 的肿瘤完全坏死率为 81.3%,低于射频治疗组(93%),因此建议综合使用多种方法进行治疗[46]。

## 26.5 经皮经肝门静脉穿刺术

经皮经肝门静脉穿刺术最早见于 1966 年的文献报道,早期是在 X 线透视下进行的。由于定位困难,成功率仅 60%。近年来,随着超声仪器和介入超声的迅速发展,超声引导下门静脉穿刺技术也获得了广泛应用，国内外报道逐渐增多[47-49]，其中包括经皮经肝门静脉穿刺造影（percutaneous transhepatic portography，PTP）、经皮经肝门静脉栓塞（portal vein emblization，PVE）和经门静脉超声造影（ultrasonic angiography）等。这些技术不仅对门静脉高压的诊断、门静脉血流动力学、门静脉侧支循环等研究具有重要价值，而且对原发性和继发性肝癌的诊断、治疗及预防复发都有一定的作用。

## 26.5.1 经皮经肝门静脉穿刺术的技术与方法

（1）适应证

适应证：①研究门静脉血流动力学，诊断门静脉血管疾病。②了解门静脉高压的原因、侧支分布情况、测量门静脉压力以及确定手术方案。③肝肿瘤的化疗、栓塞治疗及手术后的预防复发治疗。④经门静脉肝脏超声造影，了解肿瘤个数、有无癌栓。⑤食管、胃底静脉曲张破裂出血的栓塞疗法。⑥对脾静脉分段取血，可用于胰腺内分泌肿瘤的定性和定位诊断。⑦了解胰腺癌对门静脉、脾静脉的浸润情况。

（2）禁忌证

禁忌证：①严重肝硬化、肝脏体积过小、肝门畸形、大量腹腔积液者。②超声检查门静脉主干及分支广泛癌栓形成或门静脉显示不清者。③严重肝、肾功能不全或全身情况差者。④有明显出血倾向者。⑤门静脉化疗时白细胞明显减少者。

（3）操作方法

超声引导的门静脉穿刺技术包括细针门静脉穿刺术、经穿刺针内腔门静脉置管和Seldinger法门静脉置管或埋泵。

1）细针门静脉穿刺术　可使用22G PTC穿刺针。①普通探头检查肝脏，仔细选定作为穿刺目标的肝内门静脉支，选择穿刺进针点。一般选择门静脉左支囊部为目标，自中上腹剑突下进针，操作相对方便，且易压迫止血。也可选择从右肋间进针，以第8、9肋间腋前线进针较为安全，尤其适用于穿刺置管时。②局部皮肤常规消毒，铺巾，局麻，超声引导下将22G穿刺针穿入门静脉内。拔出针芯，见血液流出或抽吸后血液流出，证实在门静脉内（图26-8，26-9）。③缓慢注入化疗药物或栓塞剂，亦可在注药前行门静脉$CO_2$造影，了解该门静脉支供应区域。④注药完毕后，放入针芯，拔出穿刺针。为防止拔管出血，可先将针尖退至肝实质，用针芯沿针管推入适量明胶海绵。⑤局部加压10 min，腹带包扎，静卧观察2 h。必要时留院观察。

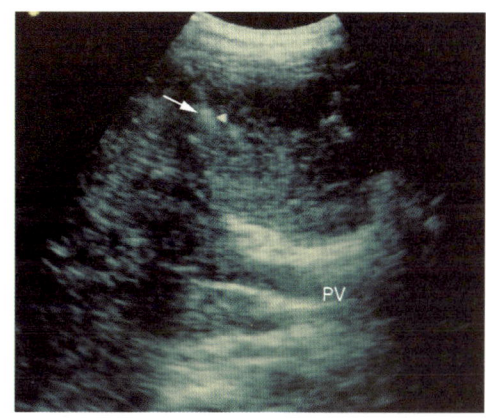

图26-8　门静脉穿刺化疗，显示穿刺针进入肝实质内（箭头所示）

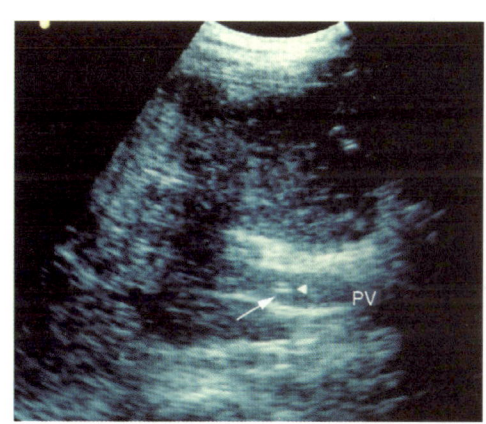

图26-9　门静脉穿刺化疗。为图26-8同一患者，显示穿刺针进入门静脉内（箭头所示）

2）经穿刺针内腔门静脉置管　可使用18G-PTC穿刺针（内径1.0 mm）和3F导管（外径0.9 mm）。①普通探头检查肝脏，选择穿刺点和进针路径。②局部皮肤常规消毒，铺巾，局麻。超声引导下将18G穿刺针穿入门静脉内。③拔出穿刺针芯，沿针腔放入肝素化的3F导管至门静脉主干。以门静脉右前支穿刺路线最畅。④拔出穿刺针，导管内可行门静脉推注或持续灌注化疗。⑤导管可留置数天。每次化疗结束后，需用肝素盐水冲洗导管，导管外端封闭，消毒，用粘贴敷料覆盖。

3）Seldinger法门静脉置管或埋泵　可使用19GPTC穿刺针、外径1.7 mm的PTC套管针及J型导丝、扩张管（5～8F）、留置导管（5F）、化疗泵。需行X线造影时选用5F聚乙烯造影导管，不透X线。

①灰阶超声检查肝脏,根据肝脏门静脉显示的清晰情况选择右前支或左支矢状段进针。②局部皮肤常规消毒,铺巾,局麻。用刀片在进针点皮肤做一深切口,超声引导下,将19G穿刺针刺入门静脉内。③拔出针芯,见血液流出,放入导丝,至所需部位或门静脉主干。④拔出穿刺针,沿导丝放入扩张管。⑤退出扩张管,再沿导丝送入留置导管至所需的门静脉主干或脾静脉。需要脾静脉置管时,其导丝及导管的放置要在X线监视下进行。⑥需要埋泵时,在右上腹肋弓下缘做一横切口,分离皮下组织,以容纳药泵。用隧道针由穿刺点经皮下囊腔,将留置管引入皮下隧道,并与药泵连接。缝合皮肤。⑦静卧24 h,静脉滴注维生素$K_1$和止血药。密切注意脉搏、血压、腹部情况及尿量。

以上3种穿刺方法各有特点:①前两种方法穿刺针细,操作损伤小,并发症少,患者易接受,操作简便。Seldinger法穿刺稍复杂,有时需超声介入与放射介入共同完成。②细针穿刺部位一般位于门静脉肝内段,作用较局限,亦有穿入门静脉主干者,治疗为一次性推注治疗。经穿刺针腔门静脉置管穿刺部位应选择在门静脉右前支、右后支或左支矢状段,但导管可放入门静脉主干,行全肝的门静脉化疗,用于预防肿瘤的复发以及多发性肿瘤的治疗。导管可留置数天,进行正规化疗。Seldinger法应用范围最广,化疗泵可行多疗程的正规门静脉推注或持续灌注化疗。

**(4) 注意事项**

①穿刺针宜锋利,可减少疼痛,防止移位。②注意门静脉与胆管的相互关系,避免损伤胆系。右前叶穿刺的进针点应在肺下缘的2~3 cm以下。③进针时穿刺针与目标血管间角度以30°~40°为宜,不宜成直角,否则导管难以插入。④穿刺路线不宜过短,所选目标血管不应距肝门太近。⑤穿刺导管应肝素化,治疗结束后要用肝素盐水冲管,以防导管阻塞。⑥注射栓塞剂时应注意药物反流,可使用球囊导管加压防止反流。

## 26.5.2 经皮经肝门静脉穿刺术的并发症及其处理

1) 大出血  大出血是门静脉穿刺的最严重的并发症之一,如腹腔内出血、肝包膜下血肿、肋间动脉穿破出血等,发生率约2%[50]。预防措施是要严格掌握适应证,确定最佳的进针路径。穿刺过程中穿刺针刺入肝包膜时令患者屏气,果断进针。如果第一次穿刺不成功需再次进针时,针尖尽量不要退出肝包膜。腹腔内出血多数可自行停止,但需要密切观察。拔针时,可向针道内推注明胶海绵,并局部加压压迫10 min。Seldinger法门静脉置管患者术后应绝对卧床休息24 h。

2) 血胸,气胸,胆管、肝动脉损伤  发生率较低,与对脏器解剖结构不熟悉、穿刺技术不熟练、操作过程不规范有关。

3) 化疗药物不良反应  化疗药物都有一定的不良反应。虽然门静脉化疗的不良反应较全身用药轻,但仍应重视。胃肠反应有恶心、呕吐等。注药时应缓慢推注,不使药物反流至胃肠道,在药物栓塞治疗时尤应注意。亦可应用球囊导管,球囊加压阻止药物的反流。治疗过程中及以后应多次复查白细胞,在白细胞计数不高或下降时,应禁用或缓用。注意保肝治疗。

4) 留置管栓塞  留置管如肝素冲管不当时,可引起留置管的血栓形成,直接影响以后的治疗过程。留置管灌注化疗后都应采用肝素溶液冲管。3F导管应将导管外端封闭。药泵治疗结束后,0.5~1个月定期采用肝素盐水冲管。

5) 门静脉血栓形成  导管为异物,如长时间留置门静脉内,可引起门静脉内血栓形成。选择好的导管材料(如polyurethane导管),并定期用肝素盐水冲洗导管,有助于防止血栓形成。此外穿刺过于粗暴,损伤门静脉内皮细胞,亦可引起门静脉血栓形成。

6) 导管移位滑脱  留置管可移位到门静脉主干,甚至脱落到腹腔内。可能与所用的导管质地较软、柔滑,呼吸运动时肝脏下移使留置管拔出而不能复位有关。因此,经导管给药前应先注入少量超声造影剂如$CO_2$,证实留置管的位置安全后再给药。对于滑脱的导管,可手术拔出。

## 26.5.3 经皮经肝门静脉穿刺术的治疗效果

**(1) 研究门静脉的血流动力学**

PTP可了解门静脉的侧支分布、测量门静脉压力、了解门静脉高压的病因及血流变化等情况,成为彩色血流成像的必要补充,是门脉血流动力学研究中不可缺少的方法之一。

**(2) 肝癌方面**

1) 诊断  对原发性肝癌进行术前PTP,可了解肿瘤血供的门静脉分支和门静脉内的癌栓。进行门静脉超声造影可提高肝微小肿瘤诊断的敏感性,并有助于确定肿瘤的部位,设计相应的手术方式。

2)治疗 原发性肝癌的血供主要来源是肝动脉,门静脉可提供肝癌的部分血供,主要分布于肿瘤边缘,也是其肝内转移的主要途径。在肝动脉结扎或栓塞后,门静脉血供明显增加。门静脉栓塞后,门静脉供应区肝萎缩,非栓塞区肝脏代偿性增大。因此,PVE有助于原发性肝癌的治疗,亦可防止因手术操作所造成的癌细胞扩散。与其他治疗手段联合应用能提高疗效。有报道对10例肝癌患者行肝动脉、门静脉双介入治疗,肿瘤完全坏死[51]。亦有报道经双重栓塞治疗的24例小肝癌,87.0%的患者肿瘤明显缩小[52]。在超声引导下经皮经肝选择性穿刺门静脉,可先注入$CO_2$,依据造影剂的分布范围和弥散方向,确认穿刺支为肿瘤血管且无血液逆流后,即可注射无水乙醇栓塞门静脉。主要是通过破坏血细胞,凝固血浆蛋白,诱发血管内膜炎而逐渐形成血栓栓塞。

(3)门静脉高压引起的食管、胃底静脉曲张破裂出血

食管、胃底静脉曲张破裂出血极为凶险,常规的治疗包括输血、应用止血剂、压迫止血、注射硬化剂等[53]。常规疗法失败时,可行经皮经肝门静脉栓塞治疗。其急诊止血率达87.5%[54]。一般认为它是一种有效的紧急止血方法,近期疗效肯定[55];但由于侧支循环的形成,远期疗效无明显提高[56]。过去对预防性的门静脉栓塞治疗有争议[57~59],随着栓塞材料的进一步改进,门静脉栓塞可作为出血的预防措施[60]。

(4)胰腺疾病

1)脾静脉分段取血 有助于胰腺内分泌肿瘤(如胰岛细胞瘤)的定性和定位诊断,为外科提供术前依据[61,62]。

2)判断胰腺壶腹部肿瘤手术切除的可能性 门静脉造影对门静脉的显示远较选择性腹腔动脉造影更加清晰,因而可显示壶腹癌对门静脉的浸润情况,进一步推断癌或肿瘤手术切除的可能性。有将胰腺壶腹部肿瘤的门脉造影像分为正常、外压、狭窄和梗阻4型,其根治切除率分别为96%、37.5%、8.3%和0%,认为具有较可靠的价值[63]。

## 26.6 肿瘤的热疗

肿瘤热疗是通过物理方法,将电能或其他能量转化为热能或直接利用热能,对肿瘤患者特定组织或全身加热,达到消灭或抑制肿瘤细胞再增殖目的。物理方法目前常用微波、高频电磁波、超声波、远红外线和热水循环等。热疗的分类有多种,按热疗的范围分为3类:局部热疗(包括浅表加热、腔内加热和插植热疗技术)、区域热疗(主要指深部肿瘤加热及各种热灌注技术)和全身热疗;根据热疗的部位分为表浅加热、腔内加热、组织间加热;根据治疗的不同温度,临床上又分为常规高温热疗(41~45℃)、固化热疗(50~100℃),以及近年来提出的亚高温热疗(39.5~41.5℃);根据应用的设备又称为微波热疗、射频热疗、超声聚焦、射频消融、红外线加热等[64]。肿瘤热疗临床疗效已被证实,与放疗和(或)化疗联合应用,有明显的互补和增效作用。由于肿瘤组织结构异常,不同于正常组织,在加热过程中,肿瘤组织容易集热,不易散发,故加热疗法在一定范围内,对肿瘤细胞杀伤同时,对正常组织常无损伤[65]。

### 26.6.1 热疗作用机制

众所周知,当加热使温度高于60℃时,肿瘤组织即发生凝固性坏死。但较多临床应用的热疗技术并未达到这一温度,它们是如何杀伤肿瘤细胞,起到治疗作用的呢?目前,多种热损伤的机制已被人们逐渐认识,并得到了实验和临床研究的证实。

(1)热对细胞的影响[66-69]

1)对细胞膜的影响 温度升高可以引起细胞膜的脂质分子活动加快、分子间距加大,从而增加膜的流动性和通透性。高温可使与细胞内外离子交换和细胞能量代谢密切相关的膜蛋白变性,从而引起细胞内外各种离子梯度及细胞内pH值改变,抑制膜结构参与的能量代谢和物质合成,最终引起细胞损伤乃至死亡。肿瘤细胞膜胆固醇含量降低,膜流动性较强,肿瘤细胞膜部分酶的热稳定性差,这些因素均决定了肿瘤细胞的热敏感性略高于正常的组织细胞。

2)对RNA、DNA的影响 加热可以抑制DNA、RNA、蛋白质的合成和聚合,使细胞内难以进行大分子合成,无法修复损伤。加热还可损伤与DNA结合的染色体蛋白,引起核内变性蛋白的聚集,进而影响DNA复制、转录、修复等功能。

3)对细胞骨架的影响 加热可以导致细胞骨架解聚,影响细胞维持原有形态、信号传递和物质运输。

(2)热对免疫的影响

高热治疗肿瘤的机制不仅仅在于热对肿瘤细胞

的杀伤,它所诱发的机体免疫效应的增强及特异性抗肿瘤效应起着非常重要的作用[70]。在肿瘤局部热疗过程中,存在肿瘤热疗的异位效应(abscopal effect),即肿瘤原发灶经热疗后,不但原发灶消退,转移灶也随之消失,或转移灶行热疗后,原发灶也消失。胡永成等[71]研究发现,对小鼠移植瘤热疗后,NK细胞活性有不同程度的提高,原发肿瘤生长速度下降,体积逐渐缩小,肺转移发生率降低,白细胞介素受体-2下降。Stawarz等[72]在对15例治疗前$CD4^+/CD8^+$值比较低下的前列腺癌患者行微波热疗,5例生存超过5年,3例痊愈,7例患者瘤体缩小,所有患者的$CD4^+/CD8^+$值升高。提示热疗不仅对肿瘤细胞具有杀伤或抑制其生长,以及协同放化疗的作用,还有免疫调节作用。局部热疗诱发机体的免疫反应,主要包括NK细胞、T细胞和巨噬细胞。研究表明加热主要通过以下几种途径影响机体对肿瘤的免疫:①增强肿瘤细胞的抗原性。②促进肿瘤组织合成热休克蛋白(heat shock protein, HSP)。HSP不仅对热有抵抗作用,保护组织细胞不受热的损伤,而且对放疗和化疗毒性作用均有抵抗作用。日本学者Ito等[73]对荷瘤大鼠加热后,从坏死的肿瘤细胞纯化出HSP2抗原肽复合物,再注入新的荷瘤大鼠,其肿瘤生长明显受到抑制。③促进细胞因子分泌。④解除可溶性白细胞介素-2受体(sIL-2R)、巨噬细胞移动抑制因子对免疫系统的封闭作用。

(3) 热与细胞凋亡

加热作为一种应激因素可以诱导肿瘤细胞凋亡,特别是亚高温热疗的温度通常不能直接引起肿瘤细胞死亡,而凋亡起了重要作用。Rong等[74]报道,Dunn骨肉瘤细胞在43.5℃持续1h即可产生凋亡细胞,6h达到高峰。Nikfarjam[75]在肝肿瘤细胞的研究中发现,加热后细胞凋亡现象可持续96h。目前认为,加热可以增强$bax$表达,降低$bcl$-$2/bax$值,激活$p53$,上调$c$-$myc$,诱导TNF-α、HSP70,从而诱导肿瘤细胞凋亡。

(4) 热对肿瘤血管形成的影响

血管形成在肿瘤生长、侵袭和转移中起重要作用,加热至少从以下3个方面抑制肿瘤血管形成:①直接损伤肿瘤血管内皮细胞;②下调VEGF的合成;③抑制肿瘤细胞Ⅰ型基质金属蛋白酶的基因表达和合成。Sawaji等[76]对体外培养的HT-1080细胞在42℃加热4h,并在37℃孵育24h后,发现VEGF121、VEGF168、VEGF189及其产物均下降。同样对肿瘤患者进行42℃全身热疗,血清VEGF水平亦明显下降。

(5) 热对血流的影响

肿瘤血管结构与正常组织血管结构的差异也是导致肿瘤细胞易受热损伤的重要原因。肿瘤血管通常迂曲、扩张,有较多血窦、盲端和动静脉瘘;肿瘤毛细血管壁发育不全,仅由单层内皮细胞构成。这些因素均导致肿瘤血管易受外界刺激而发生损伤。肿瘤血管结构紊乱,大部分均处于功能状态,而正常组织的血管分布规则,微血管只有部分处于开放状态,具有健全的神经-体液调节机制。当温度升高时,正常组织的血管床通过自身调节机制开放、扩张,血流量增大,血流加快,迅速散热;而肿瘤组织的血管床则缺乏这种代偿机制,散热困难,热量积聚[77]。热能虽然同时作用于正常组织和肿瘤组织,肿瘤组织的温度可高于正常组织3~5℃。

### 26.6.2 热耐受和热休克蛋白

热耐受是指细胞或组织受热后出现的细胞防护功能和修复功能增强的状态,是热疗需要克服的主要问题之一。研究表明,细胞在43℃的环境中持续30min就会出现热耐受现象,并可以保持数小时到数天。热耐受往往具有以下特征:①热耐受的产生、耐受程度、耐受时间与第一次加温量、热损伤效果呈正相关。②S期细胞的热耐受性较其他期细胞低。③增殖旺盛细胞的热耐受持续时间较增殖缓慢细胞短。④肿瘤细胞与正常细胞的热耐受性差异不明显。⑤各种影响热损伤效应的因素,如pH值、氧含量也影响热耐受的产生。

HSP不仅保护细胞免受热和其他应激因素造成的细胞毒性效应,而且具有多种功能,如蛋白质的折叠、新合成蛋白质的转运、活化特异的调控蛋白、蛋白质的降解、蛋白信号及抗原信号的呈递,因此又称为分子伴侣(chaperonin)[78]。研究最广泛的是分子量68 000~80 000的一组HSP,称为HSP70。HSP70对热耐受的形成具有重要作用,细胞受到热损伤后,HSP即表达增强并向核内转移,使被抑制的转录和蛋白合成迅速恢复,细胞的防护功能和修复功能得到增强。近十几年的研究表明,HSP家族与抗肿瘤免疫密切相关,可以从呈递抗原、诱导活化免疫细胞、促进TH细胞向TH1细胞转化、活化补体系统等多个方面参与抗肿瘤免疫。其意义已远远超出原先的热耐受范围,成为新的研究热点[79]。

## 26.6.3 正常组织器官对热的敏感性

正常组织器官有良好的血液循环系统,受热后,通过血流量的变化达到散热的目的,故正常组织对热有较好的耐受性。但正常组织器官的功能及血管结构存在差异,对热的损伤临界温度也不同。一般来说,皮肤和肌肉是散热器官,对热的耐受性较好,而小肠和睾丸等器官,则对热的耐受性较差。正常组织器官的热损伤程度受加热温度和加热持续时间等因素的影响(表26-1)。

表26-1 主要器官受热损伤的临界温度

| 器官 | 临界温度(℃) | 持续时间(min) |
|---|---|---|
| 皮肤 | <45 | >45℃可即刻发生烧伤病理反应 |
| 心脏 | 42~45 | 15 |
| 食管 | 43 | — |
| 胃肠 | 40 | 30 |
| 肝 | 42~45 | 15 |
| 中枢神经系统 | 40~41 | 60 |
| 睾丸 | <37 | — |
| 膀胱 | 43 | 60 |
| 子宫 | 45 | |

## 26.6.4 热疗与放化疗联合应用的生物学基础

### (1) 热疗与放疗联合应用

加热和放疗联合对癌细胞群体的杀灭具有独立和互补的协同增敏作用[80]:①细胞周期的M期和G2期对放疗敏感,而细胞周期中的S期对高热敏感,高热还能抑制放疗的亚致死性损伤和修复潜在性损伤。②热疗可增加放疗的敏感性。在正常组织与肿瘤组织处在相同温度时,正常组织和肿瘤同时增加氧分压,故放疗在增加肿瘤放射损伤的同时,也可增加正常组织放射损伤。当肿瘤温度高于正常组织温度时,可增加治疗增益比[81,82]。③热疗可以直接杀伤处在缺氧状态及酸性环境的肿瘤细胞。肿瘤组织加热后由于血流量减低,其微环境处在低灌注、低营养、低排除状态,而正常组织不存在这种环境。

### (2) 热疗与化疗联合应用

加热联合化疗药物可增强对肿瘤细胞的杀伤作用。其机制有以下几个方面:①热疗可增高化疗对细胞的渗透性;②热疗可加强化疗药对细胞的杀伤作用;③热疗可抑制化疗引起的DNA损伤。不同的化疗药,与热疗发生相互作用的温度要求有所不同,其作用结果也不同。烷化剂类如氮芥、环磷酰胺和异环磷酰胺等无温度要求,即当温度高于人体温度37℃,就有化疗增效作用。随着温度增高,细胞存活数减少,与热疗有协同作用[83]。临床常用的铂类药也属无温度要求的化疗药,主要是热疗可增加铂类的渗透距离[84]。多数的抗癌抗生素类药如多柔比星、博来霉素,具有热阈值的特点。多柔比星在40~41℃时只有轻微增效作用,在42℃以上具有明显增效作用。但是,也有研究结果显示该类药物无论在低温还是高温均无热增效作用。

## 26.6.5 热疗的物理剂量学

热疗的历史虽然悠久,但在很长的一段时间里,热疗的治疗处在盲目状态,无任何物理剂量学上的标准。随着近百年的肿瘤放疗物理剂量学研究的成熟,热疗物理学也受其影响,得到了发展。为保障肿瘤热疗的质量,创建了一系列物理标准。在临床实践中,临床医师最关心的是被加热区温度的变化情况。理想状态下,通过肿瘤热疗区的测温,取得肿瘤区热分布图。但通过有损测温得到完整热分布图尚有困难,一般要求测定肿瘤中心、周边、邻近正常组织的温度。以下为目前常用的几个主要物理技术指标概念[85,86]。

1) 比吸收率(specific absorption rate, SAR) 单位时间内电磁波在单位质量生物组织中所沉积的能量称为比吸收率,单位为 W/kg。

2) 有效加温长度 指50%的最大SAR长度。

3) 有效加温深度 指50%的最大SAR深度。

4) 有效加温面积 指50%的最大SAR面积。

5) T90 在肿瘤加热区所有测温点所示的温度中,90%以上的温度均大于或等于某点温度,该点温度为T90。T50、T20均为同一理念。

6）CEM43T90（cumulative equivalent minutes at 43℃）是指治疗过程中每分钟或某段时间的T90换算成相当于43℃的时间。临床常用于表浅和软组织肿瘤热疗受热量的估算。

### 26.6.6 常用的热疗设备及特征

**（1）微波热疗机**

微波热疗机通过交变磁场或电场进行热能转换，达到加热目的[87]。常用的微波频率是915 MHz，有效深度是3 cm。临床常用于表浅肿瘤的局部加热，如乳腺癌局部复发、头颈部肿瘤颈部淋巴结转移等。如扩大微波治疗机的有效加温面积，也可用于全身加热。如将微波机的口面制成透镜型，则辐射出的微波发生聚焦，通过几个孔同时照射治疗区，则会发生聚焦加热，可治疗相对较深的肿瘤。

**（2）射频治疗机**

射频热疗是在两个电容极板辐射器之间施加一射频电场，从而激发在电磁场内人体组织的带电离子做高频运动，形成射频电流，导致组织内分子剧烈碰撞产热、升温，达到自身加热目的[88]。常用频率有500 kHz（组织间加热）、13.6 MHz、27.12 MHz（深部加热）等。两极板电容式加热机通过调整两极板的大小，治疗不同深度和大小的深部肿瘤。射频治疗机不足之处是脂肪对射频能量有较强的吸收作用，易形成皮下硬结。

**（3）红外线治疗仪**

红外线是一种电磁波，属不可见光。红外线的热辐射占整个太阳光热能的50%，因而又称"热线"。远红外线的特性：①能被与其波长范围相一致的各种物体吸收，产生共振效应与温热效应。②辐射能力很强，可对对象直接加热，而不使空间的气体或其他物体升温。③具有较强的穿透性。当波长为4～16 μm的远红外线照射人体时，能量被人体吸收，使水分子被活化，表皮及流经皮肤毛细血管网的血液温度升高，通过血液循环，进而使全身体温升高[89]。临床常用于局部区域加热和全身加热。

**（4）超声聚焦（海扶刀）**

超声聚焦是指将数百束超声波通过超声通道从不同的方向聚向某一点（肿瘤），并将超声能量转化为热能，在0.25 s左右迅速使聚焦点的温度达到70～100℃，造成该点的细胞（肿瘤细胞）变性坏死，从而达到肿瘤治疗目的[90]。该设备在治疗应用上创造了点点成线、线线成面、面面成体的累积治疗方式，瞬间可杀死3 mm×3 mm×10 mm的肿瘤组织。超声聚焦的出现，在热疗史上划上了一个分界线，热疗不再局限41～45℃。有学者把传统的温度41～45℃的疗法改为"高温治疗"，温度在60℃以上的叫"热疗"。美国的SONOTHERM 1000高强聚焦超声治癌系统已获得美国FDA批准。我国重庆、北京、深圳也能生产性能优越的高强聚能超声热疗机。超声聚焦的优势在于：超声波在聚焦过程中脂肪不过热、测温容易、穿透性能好、指向性强、聚焦性能好。不足之处是超声不能透过骨和脂肪组织，还必须依靠水作为介导，需治疗部位的体表必须与水接触才能透入超声波，因此治疗的病种受到限制，且治疗费用较高[91]。

### 26.6.7 肿瘤热疗的临床应用

虽然癌症的诊断技术水平有了很大的发展，但治疗主要靠手术、放疗、化疗三大手段，这些手段均有一定的局限性。肿瘤热疗已成为继手术、放疗、化疗之后的一种重要的辅助治疗手段[92]。单纯热疗不能达到肿瘤的根治，这已达成共识，热疗常辅以放疗和（或）化疗和（或）免疫治疗，可提高疗效。一般来讲，热疗与放疗或放化疗结合，进行的是局部治疗，可与放疗前或后1 h内进行，加热1 h左右，每周1～2次[93]。单纯与化疗结合，常给予全身或区域性加热；术前或术后放化疗，同时给予加热，可提高手术的切除率和局部控制率[94,95]。对于已形成腹腔播散的腹腔肿瘤，如卵巢癌、阑尾黏液癌、肠癌等，在做减瘤术（cytoreductive surgery）后再行腹腔热灌注化疗（IPHC），可获得较好疗效。Perry等对77例已有腹腔播散的阑尾黏液腺癌患者行化疗手术加IPHC，结果肿瘤癌胚抗原（CEA）从术前平均31.2下降到术后的6.9（$P < 0.001$），中位生存期达28个月。发病率和死亡率均居前位的肺癌，2/3的患者就诊时已属中晚期，无根治手术机会，需放化疗等综合治疗，对这些患者结合热疗后可提高治疗疗效。表26-2是常见肿瘤应用热疗的适应证及选用的设备[96]。

表 26-2 常见肿瘤临床热疗适应证及方式

| 疾　病 | 适用病期 | 同时结合的其他治疗手段 | 热疗部位 |
|---|---|---|---|
| 乳腺癌 | 不能手术的晚期乳腺癌或术后胸壁、锁骨上淋巴结转移 | 放疗 | 局部 |
| 肺癌 | Ⅲ～Ⅳ期或原发肿瘤巨大 | Ⅲ期：放疗<br>Ⅳ期：化疗 | 局部<br>全身热疗 |
| 直肠癌 | 不能或拒绝手术或局部晚期患者 | 放疗<br>化疗 | 局部腔内<br>腹腔灌注 |
| 食管癌 | 不能单纯手术切除的局部晚期患者 | 放疗 | 局部腔内 |
| 鼻咽癌 | 鼻咽腔局部外侵明显 | 放疗 | 局部腔内 |
| 宫颈癌 | 局部晚期患者 | 放疗 | 局部腔内 |

## 26.6.8　热疗研究的最新动态

目前研究较热门的是热敏脂质体。脂质体是磷酸脂和胆固醇等成分组成的一种药物载体。由于其具有组织相容性、无毒性、自身降解等优点，被广泛应用于药物和基因等研究。将其做成纳米级并按需连接其他小分子，可做成在体内长循环、主动或被动靶向、缓释的药物剂型[97]。用脂质体包裹药物后，可减少原药物的毒性。脂质体作为药物载体已成功应用于临床的有多柔比星脂质体、两性霉素脂质体。热敏脂质体是将脂质体制剂改造，使其对热敏感。变化的温度一方面对肿瘤有杀伤效应，另一方面对包裹着抗癌药热敏脂质体起"开关"作用。当肿瘤局部加热到相变温度以上时，通过循环或靶向到达该部位的热敏脂质体从凝胶状态相变为液晶状态，抗癌药便从中释放出来，发挥其抗癌作用。未受热的正常组织则处在抗癌药较低甚至无浓度的状态。Maruyama 等[98]将包裹多柔比星的热敏脂质体静脉注入荷瘤鼠（鼠源直肠癌细胞 26），然后给予加热，结果显示治疗组的局部肿瘤较对照组（单用多柔比星、单用多柔比星热敏脂质体和单加热组）生长延迟，生存期延长。

利用热作为靶向的另一种研究是将磁性物质注入人体，在肿瘤区加一磁场，并对肿瘤区加热。循环中的磁性物质在肿瘤区停滞，并形成微血管栓塞，从而导致肿瘤的坏死。该区域温度升高，可加重肿瘤细胞的损伤[99]。常用的磁性物质是四氧化三铁或三氧化二铁，再按需要连接其他物质如右旋糖酐（dextran）。应用此方法治疗一组荷瘤鼠（肝癌模型），分为栓塞加热组、栓塞组、对照组。治疗 3 天后，肿瘤体积增加百分比分别是 28%、124%、385%，栓塞加热组的疗效与其他两组的差别有统计学意义。以上研究目前还处于临床前期，相信不久的将来，热疗又会出现一个高速发展的阶段。

## 26.7　肿瘤的微波治疗

微波是一种高频电磁波，频率 300 M～300 000 MHz，波长 1～1 000 mm。自 20 世纪初问世以来，已广泛应用于军事、工农业生产、科研，乃至进入家庭生活。自 60 年代进入医学领域，80 年代由于加温技术的进展，微波在肿瘤治疗中的应用日渐广泛。目前，临床已能在内镜下和 B 超引导下经皮肝穿刺微波热凝固化治疗肿瘤，已有逐步取代传统剖腹微波治疗的趋势，更扩大了微波治疗的范围。但是，仅对可切除肿瘤行微波切除。对较大的无法切除肿瘤行微波凝固者，剖腹微波治疗仍有其价值。

### 26.7.1　微波治疗肿瘤的机制

微波治疗肿瘤主要是利用其热效应，其基本原理是：生物组织被微波辐照后吸收微波能，导致该区组织细胞内的极性分子处于一种激励状态，发生高速振荡，与相邻分子频频摩擦而将微波能量转变为热能。尤其组织中水分子是一种耦极分子，介电常数大，能强烈地吸收微波能，从而使组织凝固、坏死。研究表明正常软组织的含水量一般在 65% 以下，而肿瘤组织中含水量可高达 89%。因此微波辐射可选择性地破坏肿瘤。由于微波热凝固的特性，微波局部应用尚可用于术中止血[100,101]。

## 26.7.2 微波治疗机及适用范围

目前常用的微波治疗机有 2 450 MHz、915 MHz 和 434 MHz 3 种频率,对生物组织有效的透热深度分别为 2 cm、4 cm 和 6 cm。由于微波输出功率与治疗区域温度呈正相关,故临床多采用高功率微波治疗机。输出微波的辐射器(也称天线)主要有 3 种:①外照射式辐射器,有方形、半球形、圆柱形、矩形等,适于治疗肢体或躯干体表隆突形肿瘤,力争整个肿瘤一次可被均匀加热至 43℃ 以上;②接触式辐射器,有介质填充型、平面波导型、杆型等,适于治疗体表皮下肿瘤、腔道内肿瘤;③插入式辐射器,呈针形,用于肝、脾、肾手术。微波通过内镜局部热凝固化治疗腔内肿瘤的报道较多。微波热疗也可配合放疗或化疗等,可增加放疗或化疗作用,从而减少其剂量,提高疗效。

## 26.7.3 微波在肝癌手术中的应用

为了探索微波治疗肝癌的实用价值,包括微波切肝的止血效用,以及原位热凝固化治疗不能切除肝癌的可行性和安全性等,复旦大学附属中山医院肝癌研究所自 1988 年起在动物实验研究基础上治疗原发性肝癌,取得了一定疗效[101-103]。

**(1) 实验研究**

采用 2 450 MHz 微波机(Model HS 15M, Heiwa Electronic, Ltd, Osaka, Japan),最大输出功率为 150 W,单极针头长度分 15 mm、30 mm、45 mm 和 60 mm 4 种。根据所需深度,选择不同长度针头。针头与同轴电缆柄由直角接头连接,以适用于肝膈面区微波手术。另有分离探头连接辅助电极,使微波针头较易从肝实质内拔出。

1) 对 6 只杂种犬行微波肝切除  治疗时将微波针插入肝预切线内,每针间距 1 cm,使之形成一条热凝固线,然后用电刀或手术刀沿凝固带切开肝实质后切除肝组织。通常每根微波针每次 50 W,持续 20 s,微波针周围热凝固区直径可达 1 cm,以分离电极作用 1~2 次(每次 10 s)后将微波针轻轻拔出。切肝时无须阻断肝血流。仔细检查肝断面有无渗血和胆汁渗漏,必要时做缝扎。另 5 只犬做单纯微波热凝固化留置。多数动物术后丙氨酸转氨酶有不同程度升高,但 2 周内均恢复正常。微波前后 1 min 胆红素和总胆红素均无明显改变。

2) 微波术后病理转归

术后即刻:光镜下见单根微波针治疗区形成直径 1.25~1.39 mm 灶性凝固坏死区,周边血窦扩张,肝细胞未见变性。电镜下见微波热凝区肝细胞核空化,核质丢失;核仁可见呈实质性;胞质线粒体肿胀,基质内含许多粗大颗粒;血窦内见破碎细胞片及变性红细胞积聚。

术后 3~10 天:光镜下见固化区周围有纤维组织增生伴中性粒细胞浸润,周边 11~34 mm 区肝细胞混浊肿胀。电镜下见固化区肝细胞坏死,核自溶;胞质内质网明显扩张,血窦内皮细胞坏死;肝细胞间逐渐出现大量成纤维细胞及周围胶原纤维形成。

术后 2 个月:光镜下见固化区内残留的肝细胞混浊肿胀伴假小叶形成。电镜下见固化区肝细胞内质网扩张明显,血窦趋于正常,胞质内出现大片的糖原区。

术后 6 个月:光镜下固化区被增生的纤维组织代替。

**(2) 临床应用**

临床微波手术与动物实验基本相似。每根微波针每次 50~100 W,持续 20~40 s。切肝时一般无须阻断肝门血流。但对肝断面较大血管和胆管仍需结扎,以免术后肝断面渗血或出现胆漏。肿瘤切除后,肝切缘上、下缘对拢缝合或用镰状韧带或大网膜覆盖。膈下或肝切缘置引流管或烟卷引流。手术前后的处理按肝切除术常规进行。

对人肝癌原位微波热凝固化后,光镜观察到热凝固化坏死区内大部分细胞结构及胞质结构消失,少数细胞的细胞核可见轮廓,但核结构消失,胞质模糊不清。坏死区周围部分细胞核固缩变形,胞质结构模糊,细胞边界不清。电镜观察肝癌组织经微波固化后,癌细胞变性坏死,如细胞所有的膜性结构消失、胞质内细胞器破坏、核固缩等。胞质内能见到深染的凝集块。在坏死细胞间散在分布着许多大空泡。

复旦大学肝癌研究所于 1990 年 1 月~1994 年 12 月采用微波肝切除术治疗合并严重肝硬化或肝萎缩、估计术中阻断肝血流可能引起术后肝功能严重紊乱或衰竭的原发性肝癌 54 例。病理检查证实 53 例为 HCC,1 例为混合性肝癌。亚临床肝癌 22 例(40.7%),AFP 阴性者占 27.8%(15/54),HBsAg 阳性者占 87.0%(47/54);全部病例除 1 例外均合并不同程度肝硬化,其中大结节性肝硬化 48 例(88.8%),单结节肝癌 36 例(66.7%),小肝癌 29 例(53.7%);包膜完整者占 57.4%(31/54),门静脉癌栓者占 5.6%(3/54);除 1 例术中阻断肝门 6 min

外,其余均未阻断肝门;局部切除 45 例(83.3%),肝叶切除 9 例(16.7%)。无手术死亡,术后无继发出血、胆瘘和腹腔感染等并发症。随访至 1996 年 11 月,中位随访时间为 58.6 个月,中位生存时间为 32.6 个月(3~71 个月),术后 1、3、5 年生存率分别为 90.5%、68.8%、54.7%。与常规手术刀切肝组相比较,微波切肝组肝硬化程度明显严重,但无论术中出血量或输血量均显著减少,需要阻断肝门血流者显著减少。术后肝功能(谷丙转氨酶和血清总胆红素)变化两组无显著差异。

微波外科的优点:①有较好止血作用,一般对 3 mm 以下的血管均能满意止血,同时凝血块不发生碳化和脱落,可以减少术中出血和避免术后继发性出血;②原位微波热凝固化留置,可作为无法切除肝癌综合治疗的一个手段;③一般可在无须阻断肝门血流情况下做肝切除,有可能减少或避免因阻断肝门血流对肝功能损害的不良反应;④微波能杀灭肝切缘的癌细胞,由于目前合并肝硬化的肝癌局部切除较多,特别是小肝癌,因而即使贴近肝癌边缘行微波肝切除,也有可能杀灭切缘残癌细胞和预防术中癌细胞的扩散,并能最大限度地保留正常肝组织,从而使部分合并严重肝硬化或肝萎缩、余肝较小的肝癌患者获得肿瘤切除的机会;⑤微波手术是安全可行的。

## 26.7.4　瘤内微波治疗

经皮局部热疗技术(射频或微波)因其简便、易掌握、可重复、疗效较确切,近年在临床获得了广泛的应用,对原发性肝癌和继发性肝癌均取得较好疗效,CT、MRI 均可较好评价治疗后效果。对 <5 cm 的小肝癌可获得有效的局部控制,疗效优于无水乙醇注射。但是,未治疗区域的肿瘤发展是治疗失败的一个普遍原因。

经皮穿刺瘤内微波固化(percutaneous microwave coagulation therapy,PMCT)实验表明,单根微波电极(60 W,120 s)在蛋清中电极顶端 2.5~3.5 cm 范围内温度超过 56℃,而电极杆温度不超过 50℃。在正常兔肝组织中可形成一个梭形固化灶,其最大直径(2.4±0.4)cm,最小直径(1.6±0.3)cm。因此临床上 PMCT 多用于治疗 ≤3 cm 的肿瘤,并因热凝固范围有限,不适用于较大的肿瘤。但亦有采用多根微波电极同时或多次穿刺治疗 5~6 cm 较大肿瘤的报道。实验研究方面发现微波可以通过损伤 DNA、产生热休克蛋白、影响细胞信号传导等引起肿瘤细胞的凋亡,而 PMCT 治疗 HCC 后可增强肿瘤局部免疫,分布于肿瘤实质和小血管腔内的局部浸润性免疫细胞除数目明显增多外,形态大小也有增大。国内有研究表明,PMCT 后治疗和未治疗病灶内均发现 T 细胞、NK 细胞和巨噬细胞显著增多,并与生存情况密切相关[104-115]。

Seki 等临床应用 PMCT 治疗 18 例直径 ≤2 cm 的单结节无法切除小肝癌,方法是在 B 超引导下将 14 号引导针(长 15 cm)穿刺插至癌灶上方,然后将微波电极(直径 1.6 mm,长 30 cm)通过引导针插入癌灶内(微波功率 60 W,持续 120 s)。拔除引导针后,用微波针热凝穿刺路径,以防术后出血。治疗时局部有轻度灼热感和疼痛,患者有一过性发热和轻度肝功能损害,无出血、胆瘘等严重并发症。一般 1 周治疗 2 次,重复 1~4 次。结果 CT 显示癌灶缩小,密度降低,无强化表现,提示肿瘤热凝固化坏死。2 例在 10 个月、12 个月后超声检查已无法发现原先治疗的肿瘤。18 例随访期为 11~33 个月,17 例存活,1 例术后 22 个月死于蛛网膜下腔出血,3 例在另一肝叶复发。1 例原肿瘤直径 1.4 cm,经 PMCT 治疗 2 次后 30 天行部分肝切除术,标本示肿瘤及周围肝实质坏死区被纤维组织包裹,无存活癌细胞。微波除治疗肝肿瘤,也有通过内镜经肛门治疗腹膜外直肠癌的报道[104]。

Shiina 等[111] 报道 122 例 HCC 患者采用 PMCT 治疗,1、2、3 年生存率分别可达 90%、87% 和 68%。由于局部治愈的可能性、对肝功能影响小、复发后可重复治疗和可在影像学引导下经皮肿瘤消融的微创性,认为包括微波、射频等在内的局部治疗可能在肝癌治疗中的重要性会不断提高。近年来国内 288 例 HCC 大样本 PMCT 的结果是,1、3、5 年生存率分别为 92%、72%、51%,疗效令人鼓舞[112]。Ishida 等[113] 采用明胶海绵栓塞局部肝段肝动脉后,随机分组评价了气囊导管暂时性阻断肝静脉血流情况下,PMCT 治疗 HCC 的效果,发现肝静脉血流阻断组可产生更大的微波凝固范围[(4.29±0.83)cm 与 (3.26±0.8)cm,$P<0.05$],为临床微波治疗方案的改进提供了一定的线索。Shibata 等[114] 对 72 例 HCC 患者(94 个癌灶)随机分组比较射频(RF)和 PMCT 的疗效,其中 36 例(46 个癌灶)行 PMCT 治疗。发现对每个癌灶的治疗次数 PMCT 多于 RF(2.4 与 1.1,$P<0.001$),随访 6~27 个月,RF 和 PMCT 组的完全坏死率(96% 与 89%)、并发症、未治疗的残瘤率均无显著差异。提示 PMCT 也可取得与射频等局部治疗类似的治疗效果。为减少出血或损

伤周围脏器的可能性,Tsuji 等[115]在腹腔镜下对 47 例距肝表面 1 cm 以内的表面型 HCC(58 个病灶)行微波或射频治疗,无严重并发症,5 年生存率可达 62%。

## 26.8 射频治疗

射频(radiofrequency,RF)治疗肿瘤是近年来迅猛发展起来的一种局部治疗方法,可经皮穿刺、经内镜或开放手术下进行治疗操作。以经皮穿刺瘤内 RF 治疗最为常用,已在临床获得了广泛应用,并取得较好疗效,CT、MRI 均可较好评价治疗后效果。

### 26.8.1 射频治疗肿瘤的机制及适应证

RF 治疗肿瘤的原理,主要是高频变流(100～500 kHz)从射频电极释放后激发周围离子震荡摩擦产生局部高温(可达 60～100℃),通过蛋白质变性、膜结构破坏、细胞内外水分子蒸发等使肿瘤组织发生凝固性坏死;同时可破坏组织微循环,使肝动脉、门静脉微血栓形成,或破坏 <3 mm 的门静脉分支。由于受组织内传导、消融过程中碳化产生的气体、血流引起的能量丢失(热池效应)等影响,导致治疗周边区域温度的快速下降,限制了 RF 消融体积,使单根射频电极一般只可产生 1～1.5 cm 范围的肿瘤凝固性坏死。目前,多数学者认为 RF 适用于 ≤4 cm 的无法手术切除的肿瘤。使用膨胀式射频电极、脉冲式 RF 或重复穿刺治疗有可能扩大 RF 治疗的范围,但疗效尚不肯定。有报道内冷式多头电极可使凝固性坏死的范围 >5 cm[116-119]。

### 26.8.2 射频在肿瘤治疗中的应用

从严格意义上而言,PMCT 与 RF 同属于肿瘤局部微创热疗技术,其治疗领域基本类似,适应证也基本相同。但由于 RF 消融范围较大、治疗时间和次数较少,现已成为最受关注、广泛研究和应用的局部治疗方法,主要应用于肝、肾、乳腺、骨骼等部位的原发性或转移性实体肿瘤[120-123]。

1) 肾肿瘤 RF 作为保肾治疗的局部消融技术已应用于临床。尤其对 <3 cm 的外生型肾癌治疗后坏死率可达 100%,这可能与肿瘤周围的肾周脂肪组织血供不丰富有关。但对邻近肾门的肿瘤和较大肿瘤的 RF 治疗,其效果尚不能令人满意。

2) 乳腺癌 主要应用于早期乳腺癌的局部治疗,多数学者认为治疗范围应包括肿瘤及周围 0.5～1 cm 的正常组织。虽然 RF 术后切除标本和 MRI 随访结果均提示局部消融效果满意,但对乳腺癌局部淋巴结转移的顾虑,限制了其应用。

3) 骨转移癌 多作为放疗后疼痛减轻效果不佳者的辅助治疗,因其操作简便、局部肿瘤控制较好,可减少患者对镇痛剂的需要量,对提高患者生活质量有较大意义。

4) 肺癌 多用于肿瘤直径 ≤3 cm、一侧肺的肿瘤数目 <3 个的原发性或转移性肺癌。CT 引导的穿刺定位效果更佳。多中心资料表明,采用 14～17 G 的射频针治疗 20～30 min,出现气胸的比例约 30%,其中需要抽气治疗者 <10%,胸腔积液需要穿刺者也 <10%,其他并发症可能包括感染、出血和瘘等。术后可出现胸膜反应或增厚。治疗有效者癌灶可形成瘢痕或消失。一组结直肠癌肺转移患者 RF 治疗后 1 年,经 CT 随访发现 43%(17/40)的癌灶消失。现有资料表明,RF 治疗肺癌的疗效与肿瘤大小密切相关,≤3 cm 的肿瘤完全坏死可占 69%,>3 cm 者则仅占 39%。

### 26.8.3 射频治疗肝肿瘤

RF 已被广泛应用于肝脏原发性和转移性肿瘤,也有治疗肝癌肺转移灶的报道。有学者研究 RF 治疗兔 VX2 肝肿瘤,结果可使肿瘤倍增时间延长、肿瘤生长减慢 50%。近年的研究提示,临床 RF 治疗 ≤3 cm HCC 的疗效较佳,1、2、3 年生存率分别可达 93%～100%、81%～98% 和 74%,1、2、3 年无瘤生存率分别可达 74%、60% 和 43%,1～3 年局部复发率一般为 10%～15%。另有报道,RF 治疗 HCC 的 5 年生存率可达 40%～54%[124-128]。复旦大学肝癌研究所至 2006 年 12 月采用 RF 治疗 233 例原发性肝癌,其中 4 例获降期切除,1、3、5、10 年生存率分别为 88.3%、54.1%、39.4% 和 28.0%,中位生存时间为 41.3 个月。总结单一治疗组 RF 治疗 107 例 HCC 的临床结果,同样发现 ≤3 cm 的肝肿瘤是 RF 治疗的较好适应证,1、3 年生存率明显优于 >3 cm 的肿瘤;病灶如以 4 cm 分组分析生存率,两组无显著差异。Guglielmi 等[129]治疗 53 例合并肝硬化的 HCC 患者(65 个癌灶)后,发现 RF 对肿瘤大小 ≤3 cm、3～5 cm、>5 cm 的 HCC 首次治疗后肿瘤完全坏死率分别为 90.9%、74.4% 和 36.4%,多次治疗后则分别可达100%、93%和63.6%，均有显著差异（$P=0.01$），随访18个月后58个癌灶中有4个有局部复发（6.8%），<4cm的肿瘤均无局部复发，15例患者（28.3%）出现新的肿瘤，总体1、2、3年生存率分别为87%、63%和45%，生存率与肝硬化程度显著相关。

但局部治疗后肿瘤局部复发或肝内出现新的病灶仍是此类治疗的主要障碍。Kosari等[130]报道RF治疗后局部复发者达7.7%，肝内出现新病灶者达49%，出现新的全身性肿瘤侵犯者达24%，因此多模式辅助治疗可能是必需的。Yamakado等[131]对64例HCC患者（108个癌灶）化疗栓塞后2周内行RF治疗，其中11个癌灶>5cm（5.1~12cm），34个癌灶为多结节浸润型。治疗后经CT和MRI评估，发现癌灶均完全坏死，随访12.5个月后≤5cm的癌灶均无局部复发，大肝癌也仅在6例多结节浸润型中有2例肿瘤外复发，总体1年生存率达98%，因此联合治疗对较大肿瘤可能是有希望的治疗方法。

实践表明，肿瘤大小、位置与RF治疗后的局部复发密切相关。Komorizono等[132]采用多因素分析单次RF治疗并经即刻CT监测获理想肿瘤消融的56例HCC患者（65个癌灶，≤3cm）局部复发的可能危险因素，发现总体累积局部无复发间期在12个月、15个月分别为76%和74%，肿瘤大小>2cm者和包膜下病灶易局部复发，肿瘤与肝内大血管接近、前期治疗、使用的射频电极种类、治疗中观察到阻抗上升等因素与局部复发无显著相关性，认为≤2cm的非包膜下HCC病灶是单次RF治疗的最佳选择。Bleicher等[133]对153例无法手术切除的原发性或转移性肝癌患者（447个癌灶）行RF治疗，发现肿瘤大小与局部复发最密切相关，肿瘤数目和肿瘤类型也与局部复发有关。HCC和结直肠癌肝转移者治疗后局部复发显著高于乳腺癌、黑色素瘤肝转移者，RF治疗对可切除肝肿瘤尚不能取代肝切除。

RF等局部治疗尚可治疗复发性肝癌，有研究表明RF治疗复发性肝癌的疗效与手术再切除类似，但尚缺乏相关的前瞻性随机分组对照资料。目前多数学者仍赞同手术再切除为复发性肝癌治疗的首选，RF等可作为联合治疗或新复发病灶的重复治疗手段。Elias等[134]报道RF治疗57例肝切除后复发性肝肿瘤（其中29例为结直肠癌肝转移），虽有26例在首次RF治疗后出现1~3次复发，但与作者原有资料比较，仍使复发性肝肿瘤的局部治愈率由17%上升到26%，再次肝切除比例由100%下降到39%，平均随访14.4个月后1、2年生存率分别为88%和

55%，提高了患者治愈的机会。

## 26.9 高功率聚焦超声治疗

高功率聚焦超声（high intensity focused ultrasound, HIFU）是一种既能聚焦定位又能瞬间产生高温的超声加热装置，是在肿瘤温热疗法基础上发展起来的新型超声加热技术，在肿瘤局部治疗中展现了重要地位。与其他热疗的热扩散技术不同，HIFU为区域聚焦加热，具有无创性、对肿瘤精确靶向治疗、不损伤周围组织结构等优点。

### 26.9.1 HIFU治疗肿瘤的机制

HIFU以常规超声的相同工作原理工作，同样可无损伤穿透未聚焦的活体组织。但其主要特点是通过体外聚集高功率的超声能量集中聚焦于体内特定靶区，使局部能量沉积速率远高于局部热量消散，从而产生局部高热。其破坏肿瘤细胞的作用机制主要包括热坏死、物理性汽化（cavitation）等，但热坏死显然是主要因素。动物实验和临床病理资料表明，HIFU尚可引起肿瘤微循环损伤，加剧肿瘤缺血坏死。有报道采用HIFU治疗兔移植体表肿瘤，原位肿瘤破坏后播散结节也自行消失，提示HIFU治疗肿瘤还可能与诱发机体免疫功能有关。细胞学研究提示，HIFU引起的肿瘤细胞坏死率与超声治疗功率、治疗时间均呈正相关，且可抑制肿瘤细胞在体内的生长。

HIFU不同于低功率聚焦超声，后者仅产生温热效应，靶区温度42.5~43.0℃，不足以直接破坏肿瘤组织，多用于水净化等。HIFU则可在0.5~1s内产生局部汽化并使局部温度达60~100℃，在0.5~1.5cm聚焦范围内直接破坏肿瘤组织，使细胞不可逆死亡，形成境界清楚的凝固性坏死区，而且不损伤周围组织。由于HIFU在极短时间内造成细胞的有效死亡，因此有学者认为治疗中精确的温度监测不是必需的；在其他局部热疗中因有足够时间导致热能随血液消散的局部"血池效应"，在HIFU治疗中也几乎被消除。因此，HIFU具有更有效及广泛的治疗价值[135-138]。

### 26.9.2 HIFU装置

目前，应用于临床的HIFU装置主要包括经直

肠和体外两类,由换能器、超声治疗探头、影像诊断和定位装置、声耦合器等组成。前者用于治疗前列腺,后者则用处广泛。由于其需要更长的聚焦长度,因此与经直肠治疗装置相比,其换能器尺寸较大,工作频率较低,功率更高。

体外 HIFU 装置国内外均有生产,重庆生产的 HIFU 装置已在国内外占有一席之地。体外 HIFU 换能器一般 10~12 cm 大小,工作频率 0.8~1.7 MHz,聚焦峰值功率可达 5 000~20 000 W/$cm^2$,聚焦长度 10~16 cm。经直肠 HIFU 装置的工作频率一般 2.25~4.0 MHz,聚焦峰值功率达 1 000~2 000 W/$cm^2$,聚焦长度 3~4 cm。为方便治疗,部分装置的换能器采用直角设计。HIFU 多数同时配备常规超声,但也有同时配备 MRI 者。既作为深部肿瘤定位,又可观察治疗后组织影像学图像,以监测疗效[138]。

### 26.9.3 HIFU 在肿瘤治疗中的应用

HIFU 在肿瘤治疗中的应用目前尚处于起步阶段,由于其不排斥包括手术在内的其他治疗选择,又具有体外适形、实时监测、方便操作、易重复等特点,因此可单独或联合治疗各种形状的不宜手术切除或复发的肿瘤,且无体外放疗产生的剂量累积效应。价格昂贵、聚焦长度较短、单位时间内凝固范围有限和治疗耗时较长是 HIFU 的不足之处。为减少呼吸对治疗的影响,HIFU 多需要进行常规麻醉。由于超声波在空气中几乎全部反射,在骨组织旁可因声阻抗不匹配而导致温度过高点产生,因此含气脏器及骨组织附近的病灶不宜做 HIFU 治疗。

临床应用 HIFU 治疗恶性肿瘤最早在 1956 年由 Burov 等报道,发现黑色素瘤经 HIFU 治疗后几乎都有消退趋势。以后陆续有 HIFU 治疗甲状腺癌和乳腺癌的零星报道。近年 HIFU 装置发展迅速,逐步被用于前列腺、乳腺、肝、肾、膀胱等体内肿瘤的非侵入性局部治疗[138-140]。

1) 前列腺良性增生或癌　HIFU 治疗前列腺良性增生(BPH)的多组研究表明,治疗后尿最大流速有不同程度的增加,症状可有明显改善。并发症如尿潴留和血尿为一过性,如用体外 HIFU 则可能出现皮肤烫伤。但其疗效仍不如前列腺切除,症状缓解的持续时间短(1 年左右),部分患者仍需要手术切除治疗,使 HIFU 尚不能成为 BPH 的常规替代治疗。临床前列腺癌治疗方面,局部肿瘤控制率已经由 50% 上升至 90% 左右。Chaussy 等报道 2 000 余例前列腺癌经 HIFU 治疗后,活检阴性者可达 87.2%,PSA 降至正常者占 97%,治疗后 1 年 PSA 仍维持最低水平者占 84.1%,8 年无瘤生存率可达 64%,疗效与根治性前列腺切除术类似。

2) 膀胱肿瘤　临床应用极少,有报道用于膀胱浅表性肿瘤,25 例患者中有 67% 在 1 年后无瘤生存,随访 3~21 个月未发现肿瘤侵袭和转移。

3) 乳腺癌　HIFU 被尝试用于治疗早期乳腺癌。有报道 HIFU 治疗 20 例局限性乳腺癌,经 6 个月随访有 53% 活检阴性,对活检阳性者重复治疗后总体无瘤生存者占 66%。国内相关研究提示,HIFU 治疗可导致乳腺癌细胞完全性凝固坏死、肿瘤血管严重受损,并使肿瘤细胞丧失增殖、侵袭和转移的能力;采用 HIFU 联合放化疗等综合治疗 22 例乳腺癌,肿瘤平均 3.4 cm(2~4.8 cm),中位随访 54.8 个月,20 例仍生存(1 例失访),仅 2 例局部复发,5 年无瘤生存率达 97%[140]。

### 26.9.4 HIFU 治疗肝肿瘤的研究

复旦大学肝癌研究所曾用国内首台高功率相控聚焦超声肿瘤治疗仪,在离体肝和活体肝上进行了初步实验观察。结果显示,采用频率为 1.1 MHz,功率为 500 W/$cm^2$,连续波照射 20 s,可产生一个境界清楚的圆柱体坏死灶(直径 8 mm,纵深 10 mm),靶区温度 >80℃,足以使肝组织坏死;组织学观察见超声杀伤即刻,细胞轮廓虽完整但已处于不可逆变性阶段,24 h 后出现肝细胞大片凝固性坏死,且胞质内存在直径 0.3~0.5 μm 的空泡。这些结果提示,高温热效应是 HIFU 破坏肝组织的主要机制,而空化作用也具有重要作用。彩色超声能有效检测 HIFU 破坏肝肿瘤的疗效。经 HIFU 照射后,表现由强回声病灶变为低回声,且多普勒血流消失,24 h 后病灶边缘出现强回声带。这些特征性变化与病理改变相一致。实验还发现,碘化油配合 HIFU 治疗肝肿瘤具有潜在的增效、定位和导向作用;HIFU 辅以血管生成抑制剂(如肝素可的松)治疗肝癌是一种有效彻底的综合治疗模式。上述资料,为临床应用体外 HIFU 治疗肝癌提供了参考数据[141,142]。近来尚有应用微泡沫制剂(microbubble agent)增加 HIFU 疗效的研究报道,在鼠肝、兔肝和兔肾肿瘤中与对照组相比,均发现组织内出血灶和闭塞囊肿,有更多的肿瘤或组织细胞完全破坏(胞膜或胞核破坏),同时组织坏死体积可增加 2~4 倍,组织坏死率亦明显增加[144-146]。

体外 HIFU 是一种非侵入性的治疗方法,临床应用前景广阔。在肝脏应用中,为提高 HIFU 疗效近年多采用肋骨切除或右肺塌陷的方法,以避免 HIFU 对骨组织影响和治疗中肝脏的移动。国内重庆大学医学院第二附属医院临床肿瘤治疗中心在 HIFU 治疗领域积累了相当的经验,已应用于肝肿瘤、乳腺癌等的治疗。曾报道应用 HIFU 治疗 68 例肝脏恶性肿瘤,对其中 30 例治疗后手术切除,发现肿瘤均完全坏死。采用 TACE + HIFU 联合治疗 24 例ⅣA 期肝癌患者,1 年生存率可达 42.9%,显著高于单行 TACE 治疗者(0%),1、6、12 个月肿瘤平均缩小 28.6%、50.0%、50.0%,为晚期肿瘤患者的治疗带来希望。同时对 55 例 HCC 进行 HIFU 治疗的前瞻性非随机对照研究,肿瘤平均直径 8.14 cm(4~14 cm),仅 2 例为 <5 cm 的小肝癌。其中 50 例前期曾行 TACE 治疗(间隔 11~19 周),以减少肿瘤血供,防止热量损失,同时碘油可增加局部超声能量聚集,HIFU 治疗 1~3 次(中位 1.69 次),平均每次治疗时间为 5.5 h(2~8 h),结果均无严重并发症。术后超声、CT、MRI 等影像学检查对比原有资料,发现肿瘤血供消失或明显减少,并伴有病灶缩小。34% 患者的 AFP 水平降至正常,6、12、18 个月的总体生存率分别为 86.1%、61.5%、35.3%,尤其Ⅱ期患者 18 个月时肿瘤平均缩小 92.5%,明显优于Ⅲ期患者(70% 左右),生存率亦有显著差异。但目前尚缺乏远期疗效和大规模前瞻性随机对照研究报道,HIFU 有待进一步评估[146,147]。

## 26.9.5　展望

目前 HIFU 治疗肿瘤的临床实践尚有限,许多课题尚有待研究:①改进 HIFU 装置,以扩大聚焦区域使能治疗较大的肿瘤,配备电脑调节聚焦深度;②改进肿瘤监测手段,提高影像技术的敏感性和特异性;③HIFU 治疗的免疫学研究及对癌转移的影响;④HIFU 与放化疗综合,序贯应用的顺序及间隔时间的探讨等。

# 26.10　激光治疗

激光(laser)是 20 世纪 60 年代初出现的一种新型光源。它具有发射角小、光谱纯、相干性好和能量密度高等特点,在国防建设、工农业生产、医疗卫生和科学研究等方面都获得了日益广泛的应用,也为肿瘤治疗提供了新方法。

## 26.10.1　激光治疗肿瘤的机制

1) 热效应　激光能量密度极高,在激光束辐照下几毫秒的短时间内被吸收的光能转化为热能,可使生物组织的局部温度高达 200~1 000℃,使蛋白质变性、凝固坏死或使之汽化。

2) 压力效应(或称冲击波)　激光本身的光压加上由高热引起组织膨胀产生的二次冲击波,可进一步破坏已产生热效应的癌组织。

3) 光效应　激光能被色素组织(特别是黑色组织)吸收增加热效应作用。

4) 电磁场效应　激光作为电磁波可产生电磁场,使组织离化、核分解。

实验发现激光破坏肿瘤后的残癌可自行消退。黑色素瘤经激光完全破坏后,再接种该肿瘤细胞不能再生长,提示激光的作用还可能与免疫有关。大功率激光对生物组织具有破坏作用,小功率激光具有刺激作用,逐次辐照具有累积效应。含水量高的组织,由于散热快且均匀,容易被切割且破坏局限;而失水组织则散热慢,易引起炭化[148]。

在激光凝固消融治疗中,激光一般由 0.2~0.6 mm 的导光纤维传导并从其头端释放。所产生的生物学效应或组织坏死的程度取决于激光功率(W)、作用时间、激光波长、组织的吸收特性(包括是否邻近大血管)。多用于治疗 4~5 cm 以下的肿瘤。

## 26.10.2　激光器

自 1960 年美国 Maiman 首先制成了红宝石固体激光器以来,迄今已研制了数百种不同类型的激光器,其输出波长已从紫外线、可见光到远红外线光谱的范围。按激光器工作物质来分,有固体激光器(包括玻璃激光器)、气体激光器(又分为分子、原子、离子气体激光器)、液体激光器、化学激光器和半导体激光器等。从能量输出方式又分为连续激光器、脉冲激光器(脉冲持续时间为 $10^{-9}$ s)等。但目前可供外科使用的激光器还非常有限。

作为激光手术刀目前主要采用连续高功率 $CO_2$ 气体激光器和掺钕钇铝石榴石(Nd:YAG)固体激光器。尤其后者可释放波长 1 064 nm 的激光,因穿透性和分布性良好被较多应用于临床及相关研究。激光切开皮肤愈合较手术刀显著延迟,因此一般不推荐常规用激光刀做皮肤切开。与电凝比较,激光的凝结点小、组织损害少。由于激光探头不直接与组织接触,故不会因与组织黏着而把凝痂带走导致再出血的危险。一般认为,$CO_2$ 激光对内径 $0.5\sim1.0$ mm 的血管能有效止血。假如在阻断血流情况下,则内径 2 mm 血管也能被热凝封闭。Nd:YAG 激光止血作用更有效,有人认为 Nd:YAG 激光对内径 $3\sim4$ mm 血管也能产生凝结。但缺点是组织贯穿较深、破坏性大和容易感染。激光虽可使小血管热凝封闭,但对较大血管和胆管在切割前仍需采取相应措施,否则血液和胆汁将吸收激光能量而影响切割效果。

### 26.10.3　激光在肿瘤治疗中的应用

高功率连续激光大面积辐照时因强烈高温会引起疼痛,故一般需要局麻和静脉麻醉。鉴于波长 10.6 μm 的激光几乎全部被水吸收以及白色不易吸收激光,故可用湿纱布或棉垫保护切割区两侧,如做汽化时用洞巾置于汽化区周围,以保护邻近组织。术前需将激光束对焦,术中吸去气雾以保持术野和聚镜片清晰。在切割过程中常会遇到 3 种情况:①炭化,组织表面呈粗糙的黑焦炭样,系聚焦不正确所致;②汽化,聚焦激光辐照组织,使之迅速变为蒸气和雾,形成空穴,从而消除肿瘤组织;③正常切割,激光切线呈现一层黄白色薄膜(其凝固坏死层常小于 100 μm),轻轻牵拉使之分离,组织即被切开。

由于激光是一束高能量的平行光,且 $CO_2$ 激光又系肉眼不可见光,故术中需注意人员眼睛、手术器械反射等的安全防护。必须严格遵守操作规程和设置专用的激光治疗室,门、窗、墙壁颜色等均须考虑其反射问题。

目前,激光已经广泛应用于烧伤后切痂、前列腺增生、泌尿系统结石、尿道狭窄、动脉内膜切除等外科各领域。在肿瘤方面的临床应用主要限于皮肤、头颈、颌面、五官、神经科以及肝、肺、肾、肠等部分内脏实质性肿瘤。

#### (1) 体表肿瘤及瘤样病变

临床报道较多。在某些病例中疗效并不低于电灼、切除、放疗或冷冻。但大范围病变目前还不能代替常规疗法。病例选择原则:①表皮良性肿瘤及瘤样病变,如疣状痣、粉刺痣、多ra囊肿等;②皮肤附属器官良性肿瘤及瘤样病变,如错构瘤、毛发上皮瘤、汗腺汗管等腺瘤、副乳腺畸形病变等;③黑色细胞痣,如真皮内痣、交界痣、复合痣等;④癌前期病变,如日光性角化病(老年性角化病)、砷等化学性角化病等;⑤脉管组织肿瘤,如毛细血管瘤局限性浅表海绵状血管瘤等;⑥软组织良性肿瘤及瘤样病变,如皮肤纤维瘤和神经瘤等;⑦低度恶性肿瘤,如基底细胞癌、皮内原位癌等。

#### (2) 眼耳鼻咽喉肿瘤

主要用于视网膜血管瘤病、脉络膜血管瘤及脉络膜恶性黑色素瘤,耳郭、耳道乳头状瘤(癌)、恶性黑色素瘤、基底细胞癌、鳞癌等都可做激光治疗,一般不需住院,亦无须植皮。鼻部基底细胞癌、鳞癌,鼻腔乳头状瘤(癌)、血管瘤,复发上颌窦癌,口腔、咽部及喉部恶性肿瘤(包括鼻咽癌放疗后复发灶等),病灶较局限的可用激光治疗。国内亦见应用 $CO_2$ 激光辅助喉显微外科技术治疗声带息肉和声带小结的报道。

#### (3) 神经系统肿瘤

激光辐照动物头皮、颅骨、脑、中枢神经、丘脑、垂体以及切断神经根的实验报道不少。一般用低功率激光即可,但探头需精致细长。实验表明,脉冲激光直接辐照动物头部,虽使头皮颅骨轻度损伤,但其强大冲击波可导致脑实质和蛛网膜下隙大面积出血。脑肿瘤较正常脑组织对激光更敏感,血管内染色能增强其效应。也有报道在狗体上用激光做垂体和丘脑切除及脊椎神经根切断术,提示激光有治疗垂体和丘脑肿瘤以及缓解顽固性疼痛的可能。近年来,随着激光的发生、控制和传导装置向小型、精密和可控方向改进、发展,其操作更灵活,可配装在显微手术器械上,从而出现了激光显微外科,即把激光和显微外科技术结合起来,使之在神经外科的应用有了进一步发展。

#### (4) 激光治疗肝肿瘤的实验与临床研究

在猴肝化学诱发肿瘤的激光实验中观察到,激光辐照如包括全部肿瘤及周边正常组织则能得到有效根治;激光刀切肝简便、安全、出血少。复旦大学肝癌研究所曾用连续 $CO_2$ 激光和 Nd:YAG 激光对狗肝做部分切除和汽化,发现大功率 Nd:YAG 激光做肝切割和汽化的止血效果均优于 $CO_2$ 激光。阻断肝门后的止血效果,约为对照组的 3 倍[149]。

复旦大学肝癌研究所曾用 Nd:YAG 激光治疗 17 例肝癌(原发性 16 例,继发性 1 例),均经病理诊断证实,其中 4 例为切除术后复发病例。凡已有黄疸、腹腔积液者不作为治疗对象。肿瘤大小不一,小者仅 0.5 cm 直径,最大者为 17 cm × 16 cm × 15 cm。单结节 5 例,多结节 12 例,有 13 例(76.4%)合并不同程度肝硬化。以与本组病例类似的 17 例作为对照。研究结果发现与常规手术刀切除相比,激光治疗出血较少、输血量少，术后肝功能变化恢复类似，无严重并发症。但由于大部分患者手术时已属中晚期，不少已有肝内或肝外癌播散，故术后疗效尚欠满意。1 例普查发现的小肝癌经激光手术后生存 8 年[149,150]。

激光治疗肝癌的优点：①止血性能好，在阻断第一肝门条件下，无论汽化或切除肝癌，出血少或不出血，对内径 2 mm 的血管能热凝封闭。②对多发性肝癌结节可进行汽化治疗，直径 1 cm 癌结节一般只需 1 min 即可完全汽化。③伴有严重肝硬化的肝癌，用激光做汽化或局部切除，可保留较多肝组织。④对肝癌复发而余肝较小者，难以再广泛切除，可采用激光汽化或局部切除。⑤手术安全，未见明显并发症，亦无手术死亡。

## 26.10.4 瘤内激光治疗

在 B 超引导下经皮穿刺瘤内插入导光纤维（外径 0.6 mm），采用低功率激光治疗肿瘤是近年来的一大进展，主要是通过导光纤维周围组织热能的辐射和传导来扩大肿瘤治疗范围。Nikfarjam 等总结 1983～2003 年介入激光治疗肝肿瘤的文献后，认为介入激光是一种可有效破坏肿瘤的安全、微创技术，破坏肿瘤的范围取决于导光纤维的设计、激光传输系统、肿瘤大小和肿瘤的生物学特性；实时 MRI 对激光引起的肿瘤坏死可提供最精确的临床评估；对选择性原发性、转移性肝癌患者，介入激光治疗可导致完全性肿瘤坏死和有效的长期局部控制，从而提高患者生存率。激光与射频、微波治疗同属于物理热疗方法，均受限于热凝固范围相对较小，治疗方案和治疗仪器的改进可能改善其局限性。激光疗法安全、简便，能较完全破坏肿瘤，对残癌或复发癌便于重复治疗，对不能手术的较小肝癌尤为适用[151,152]。

实验发现，正常肝组织间隔 1.5 cm 插入 4 根低功率 Nd:YAG 激光导光纤维（1.5 W，500 s），受热区中央温度可达 60℃，两根导光纤维顶端间细胞均发生凝固性坏死。Wietzke-Braun 等经临床应用后，发现经皮激光治疗后最大的肿瘤消融区可达 5 cm。临床应用方法是，在 B 超引导下按癌灶大小间隔1.0～1.5 cm 穿刺插入 1～8 根 19 号针至癌灶最深处，针内插入导光纤维，其顶端超出穿刺针数毫米，治疗持续 500 s。根据肿瘤大小，逐步退出反复治疗，直至整个癌灶均被热凝固化[153,154]。一般 1～2 周治疗一次。多数文献报道治疗后肿瘤坏死率一般为 70%～80%[155]。部分研究认为对较大或多发的肿瘤，瘤内激光治疗结合 TACE 可能是更好的选择[156]。Lees 等[157]用低功率 Nd:YAG 激光（2 W，400 s）经皮 B 超引导下治疗 47 例肝转移癌（121 个癌灶），43.8% 癌灶完全坏死，1、2 年生存率分别为 86% 和 75%。瘤内激光治疗的长期疗效报道极少，Pacella 等[158]总结 74 例小 HCC 治疗疗效，发现治疗 1～2 天 CT 提示 97% 的 ≤3 cm 肿瘤和 50% 的 >3 cm 癌灶均完全坏死，1、3、5 年生存率分别为 99%、48%、15%，5 年局部复发率为 6%，1～5 年内肝内复发达 24%～73%。

Verhoef 等[159]在暂时阻断肝动脉血流情况下，在 B 超引导下用激光治疗 16 例 HCC（24 个癌灶），采用 CT 或 MRI 平均随访 14 个月后，发现其中 19 个癌灶在治疗后即刻完全坏死，随访中也无肿瘤原位复发，激光治疗后无肝功能损害。但 16 例患者中 13 例在余肝出现新的肿瘤病灶，认为经皮激光治疗对 <5 cm 的单个病灶是非常有效的局部治疗。由于大多数患者出现肝内转移或复发，因此对这部分患者必须强调必要的辅助治疗或重复治疗。在激光治疗的并发症方面，Vogl 等[160]通过 8 年内对 899 例肝恶性肿瘤患者的 2 132 次 MRI 引导下激光治疗（2 520 个癌灶），发现主要并发症有术后死亡 3 例（0.1%）、重度胸腔积液 16 例（0.8%）、肝脏脓肿引流 15 例（0.7%）、胆管损伤 4 例（0.2%）、肝叶梗塞 3 例（0.1%）、出血 1 例（0.05%）；次要者则有包膜下血肿、皮下血肿、气胸等。

## 26.10.5 展望

激光在肿瘤方面的潜在用途和确实效果，还需进一步实践和总结。例如，需要改进激光器和探头；进一步研制激光装置结合纤维导光系统、手术显微镜和内镜，以扩大激光在肿瘤方面的应用范围；了解激光对活组织的生物学效应；继续观察激光在治癌方面的实用价值，包括用人工染色、光敏剂等以增加癌和区域淋巴结对激光的吸收，以及激光合并化疗、放疗等联合治疗的价值。

# 26.11 冷冻治疗

肿瘤冷冻治疗是一个传统而又新兴的肿瘤消融技术。1851 年，Arnott 首先应用冷冻外科治疗肿瘤，但由于冷源开发技术的限制，冷冻的技术和温度不能准确控制，以后渐被废弃。1961 年，Cooper 应用液氮作为冷源,制成了能控制冷冻坏死范围的液氮冷冻机,使冷冻治疗又重新引起注意并得到了迅速发展。近年来,随着新型冷源——氩气的出现,新研制的氩氦冷冻低温手术系统(氩氦刀)在临床逐步普及并已逐步取代液氮冷冻,成为治疗实体肿瘤的微创肿瘤外科新技术,为肿瘤冷冻治疗带来了新的发展和机遇。复旦大学附属中山医院肝癌研究所采用冷冻治疗肝癌已有30余年的历史,相关研究内容部分已被摘入最新版《克氏外科学》,得到国际同行的高度重视和认可。

## 26.11.1 冷冻治疗肿瘤的机制

(1) 冷冻产生的直接细胞损害

直接细胞损害主要是由细胞内外冰晶形成产生的物理、化学反应所致,主要作用机制包括以下几个方面。

1) 冰晶的机械损伤　为快速冷冻时直接破坏细胞内结构尤其细胞骨架导致细胞死亡的主要原因。同时,细胞外冰晶形成、冷冻后融化,特别是缓慢自然融化出现再次冰晶化趋向使细胞变形、细胞膜损伤和破裂。

2) 细胞脱水和皱缩　当组织温度降至0℃以下,细胞间隙先出现冰晶、外液浓缩,引起细胞内、外渗透压改变,内液外渗而致细胞渗透性脱水和皱缩,使细胞内外电解质浓度改变,在冷冻和复融时直接影响细胞膜、蛋白酶等功能和活性,是缓慢冷冻时的主要损伤因素。

3) 蛋白质变性　细胞脱水尤其是结合水减少可导致蛋白聚合,温度和电解质浓度改变、冷冻时细胞pH值降低均可加剧蛋白质变性。而细胞骨架结构中细胞膜类脂蛋白和其他骨架蛋白均以弱化学键连接,低温下极不稳定,易受到机械损伤,加上脂蛋白变性和细胞缺氧使细胞破坏。

(2) 冷冻产生的间接细胞损害

1) 细胞结构的不完整　使细胞在冷冻后易被破坏。

2) 血流淤滞和微血栓形成　冷冻活体组织可引起小血管收缩;融化时小血管继发性扩张、渗透性增加致血流缓慢淤滞。冷冻时毛细血管微血栓形成,微循环停止导致局部缺血、缺氧,是细胞死亡的又一原因[161,162]。

因此,冷冻导致生物细胞死亡是多种因素的综合结果,主要取决于冷冻的速度、绝对温度、时间的长短、冻融的速度和循环次数、融化后缺血的延迟效应。如果不考虑冷冻速率,冷冻温度低于-20℃时大多数组织细胞即受到损伤,-40℃低温则对大多数肿瘤细胞是致命性损害。一般认为,快速冷冻,缓慢自然融解,反复冻融以及阻断组织血供,能使冷冻区产生最大程度的凝固性坏死。

## 26.11.2 冷冻剂及装置

氩气是近年来广泛应用的新型冷冻剂,其最低理论制冷温度可达-260℃,本身为惰性气体,具有降温低、安全、来源广、不需要回收等优点。液氮是原有冷冻外科中应用最广的冷冻剂,其他尚有氧化亚氮、氟利昂、高压氧、固态二氧化碳、液态氧等。目前常用的冷冻机有以下几种。

(1) 氩氦冷冻低温手术系统(氩氦刀)

根据Joule-Thomson原理,利用常温高压氩气通过一个狭小的孔径(Joule-Thomson孔)突然释放入低压区,可以产生超低温的原理用于冷冻治疗(原为航天和军事制冷技术),热源-氦气则利用同一原理用于冷冻后复融。该系统由美国Endocare公司研制,1998年获FDA批准进入临床应用,并已获欧盟CE认证。

由于氩氦刀输出的气体仅在刀头内释放,故冷冻能力仅局限于冷刀的刀尖,刀杆不制冷;系统不需要回收装置,冷冻刀直径小,最细可达1.5 mm;刀杆由特种材料制成,可承受超高气体压力;同时兼具相对独立的多刀头控制系统和连续温度检测技术,使氩氦刀治疗的靶向选择性显著提高。可经胸腹和经腹腔镜、超声引导下经皮穿刺做内脏肿瘤的冷冻治疗,从而给冷冻外科手术提供了广阔前景。

(2) 液氮冷冻机

这是利用液态氮吸热变成气态的一种相变致冷方法。液氮是无色、无臭、无毒的透明液体,具有降温低、不燃以及来源丰富等优点。常用的液氮冷冻机分为灌注式和喷射式,冷冻头温度一般可达-180℃。美国低温医学科学公司(Cryomedicine Sicience Inc,CMS)作为液氮冷冻设备研制的主要公司,虽也曾设计出一种可弯曲的靶向治疗人体深部肿瘤的冷冻探头,但随着CMS公司在2002年被Endocare公司兼并,液氮冷冻设备的研制已经陷于停滞。

(3) 高压氧气"冷刀"

利用节流效应,即高压气体通过一个小孔后降压膨胀,使温度急剧下降的原理。在"冷刀"内装一只节流效应微型制冷器,一般可达-70℃。其优点系一般医疗机构均备有氧气,不需另添设备和冷源;"冷刀"结构简单,操作方便。但降温及冷量不及液氮冷冻机。

**(4) 热电制冷**(也称半导体制冷或温差电制冷)

由两种不同的导体或半导体焊接后,当该点的温度有变化时,即可产生电流,即温差电现象。利用直流电通过两个不同导体或半导体组成的闭合回路,此两不同接点之间即可产生温差,即 Peltier 效应。据此原理,利用碲铋合金($Te_3$,$Bi_2$)等组成温差电结,可以制冷。单级可达 $-30 \sim -20°C$,二级串联可达 $-38°C$,三级串联可达 $-123°C$。该方法目前已用于冰冻组织切片、小血管瘤等治疗中[163,164]。

## 26.11.3 冷冻方法及影响因素

**(1) 冷冻方法**

冷冻方法大致有以下 5 种:①接触冷冻,即冷冻头置于肿瘤表面,冷冻深度相当于表面冷冻范围的半径;②插入冷冻;③液氮通过漏斗灌入癌腔,常用于骨和膀胱肿瘤;④液氮直接喷冻,适用于表面积大而高低不平的弥散性浅表肿瘤;⑤棉拭子或棉球浸蘸法,浸足液氮直接接触几毫米的小病灶,如血管瘤、乳头状瘤、白斑、疣等,冷冻范围和深度易控制,愈合后瘢痕轻且薄。

**(2) 影响冷冻效应的因素**

1) 冷冻头性能和冷冻方法 接触冷冻能获较低温度和较大范围的坏死,但坏死深度有限;液氮直接喷冻仅治疗更表浅的肿瘤,解冻时常发生冷冻区肝包膜破裂;插入冷冻可达较深部肿瘤,但插入孔解冻时易发生出血或探头周围冷冻区组织裂开。

2) 冷冻时间 与冷冻范围呈对数关系。当冷冻头的温度在 $-180 \sim -80°C$,持续 2 h,其冷冻范围不再扩展,即达最大冷冻范围。而持续冷冻 15 min,冷冻区已可达最大值的 80%~90%。因此,临床应用时单次冷冻时间以 15~20 min 为宜。

3) 重复冷冻 实验观察到 1 次与 3 次冷冻的冷却速度(单位时间内温度下降的速度)有显著差异($P<0.01$),解冻时间延长,冷冻范围亦有扩大。小鼠 HCA 实体瘤的 2 次冷冻组的消瘤率(48%)比一次冷冻组(35%)有所提高。

4) 组织血供 鼠肝冷冻时暂时阻断肝门的单次冷冻效用相当于一般冷冻 2~3 次,解冻时间平均延长 60%。因此,如条件允许可先阻断肿瘤区的血供再做冷冻治疗。

5) 冷冻范围与坏死范围基本一致 一般认为邻近冷冻探头区域因快速冷冻导致的细胞毁损效应最为明显,冷冻区内的细胞包括冷冻区边缘部分细胞在内,都会产生不可逆的凝固性坏死。临床上可用肉眼所见的冷冻区大小来估计冷冻坏死范围。由于冰球形成后边缘在超声下有明显的回声形成,目前多采用 B 超引导下或术中 B 超来监测冷冻区域[165,166]。

但值得注意的是,由于冷冻冰球边缘区域本身冷冻速率较慢,当肿瘤邻近大血管时组织冷冻效应又受影响或被抵消,使冷冻区边缘部分细胞有可能存活。也有动物实验表明,不充分的冻-融循环有可能促进肿瘤细胞的播散。而超声监测虽然能确定冰球形成,但超声图像并不总是与坏死区域相一致。

## 26.11.4 冷冻在肿瘤治疗中的应用

**(1) 皮肤肿瘤**

一般认为冷冻疗效并不次于电灼、切除和放疗,可作为首选治疗。常用于治疗皮肤血管瘤、基底细胞癌、鳞癌、表皮原位癌以及瘢痕疙瘩等。术中无须麻醉,冷冻时间 30 s~5 min。较之电灼瘢痕轻微,仅留皮肤色素减退斑,在软骨、肌腱等部位亦不引起软骨炎或腱鞘炎。

**(2) 食管癌**

冷冻多数用作食管癌的姑息治疗。采用细长冷冻头,经食管镜插至癌区,反复冷冻数分钟,可暂时解除梗阻,以达姑息治疗。但缓解期短,大多未能明显延长患者生命。

**(3) 直肠癌**

国外用冷冻治疗直肠癌的临床报道较多。一般认为,冷冻治疗直肠癌的指征是:患者不能耐受手术,拒绝做结肠造瘘,或直肠癌已有远处转移或局部复发。冷冻可在鞍麻或腰麻下扩张肛门插入直肠镜,用作盆腔腹膜反折以下任何水平直肠癌的姑息性治疗。术前需做肠道准备。

**(4) 肾癌**

肾癌根治术仍是目前治疗肾癌的最主要治疗手段。但对于双侧肾癌、孤立肾癌、已经并发对侧肾功能中、重度受损的肾癌以及年老体弱的患者,尤其是较早期的小肾癌,保留肾单位的局部肿瘤消融术是可取的治疗方法。可以开放性冷冻或经腹腔镜下冷冻。其适应证为直径<3 cm 的实性肾肿瘤,存在高度手术风险的老年患者;或为囊性肿瘤,位于肾门或肾内,直径<4 cm 的年轻患者[167]。Gill 等对 115

例肾肿瘤行冷冻消融,癌灶平均 2.3 cm,术后有 2 例患者分别出现脾脏血肿和心力衰竭,术后 6 个月 CT 引导下穿刺活检仅有 2 例发现有残瘤,随访 3 年肿瘤体积平均缩小达 75%,其中 51 例单侧单发肿瘤患者 3 年生存率达到 98%[168]。

(5) 前列腺和膀胱肿瘤

近年来,国外已广泛应用冷冻治疗前列腺良、恶性肿瘤,且疗效良好。常用方法:①局麻或静脉内全麻,患者取膀胱截石位,膀胱完全排空注入 150~500 ml 空气,然后自尿道插入冷冻内镜,做直肠指检以确定冷冻头位置,冷冻持续数分钟。此法亦适用于膀胱肿瘤的冷冻治疗。②手术切开膀胱,用冷冻头直接冷冻。③切开会阴,显露前列腺直接冷冻。目前也可通过经直肠超声引导下,采用氩氦刀治疗局限性前列腺癌,Polascik 等在 2002~2005 年用氩氦刀冷冻治疗 50 例前列腺癌,术后 45 例(90%)患者的 PSA 水平降至正常,随访到 2007 年所有患者仍生存[169]。

(6) 骨肿瘤

冷冻治疗原发性或转移性骨肿瘤的临床报道不少,对不适宜手术或放疗不敏感的骨肿瘤更为适用。冷冻方式多数为先做刮除手术,再对残留薄层骨肿瘤灌入液氮冷冻。术后近期并发症有血肿、坏死或感染,远期有病理性骨折,且不易愈合,故术中常同时做内固定术。

(7) 肺癌

近年来,氩氦刀经皮瘤内冷冻治疗原发性和转移性肺癌取得较大进展,有报道氩氦刀治疗非小细胞性肺癌,1、2 年生存率可达 46.67%、36.36%,可明显延长生存时间、缓解临床症状并提高生存质量[170]。

(8) 头颈、五官肿瘤

冷冻外科亦广泛用于头颈部肿瘤、眼内肿瘤和口腔肿瘤等治疗。病例的选择可从以下几个方面考虑:①有严重心、肺等病变不能耐受全麻或手术者;②病变侵及骨骼,如做广泛手术则造成畸形者;③肿瘤虽局限,但手术难切除者;④手术和放疗后复发者。

(9) 妇科肿瘤

临床应用较广。冷冻治疗宫颈间变、宫颈原位癌和 I 期宫颈癌等,取得满意效果。对晚期患者可做姑息治疗。冷冻亦用以破坏卵巢癌手术难切除部分,或切除盆腔肿瘤之前先使肿瘤内液体凝结,以及用于外阴癌的治疗。

(10) 乳腺癌

有报道冷冻外科合并手术切除治疗乳腺癌,有可能减少术中癌细胞的扩散。也有学者用冷冻外科治疗晚期乳腺癌(Ⅲ、Ⅳ 期),以缩小肿块和减少创面渗血。目前尚无冷冻用于治疗早期乳腺癌的大规模研究。由于皮肤可能冻伤,有时难以增加冰冻范围[171]。

## 26.11.5 冷冻治疗肝癌的研究

自 20 世纪 80 年代以来,"不能切除肝癌的综合治疗与二期切除"使肝癌的外科治疗出现新的转机,亦使切除以外的各种姑息性外科治疗的地位有所上升。复旦大学附属中山医院肝癌研究所自 1973 年起开展液氮冷冻治疗肝癌的实验与临床研究,氩氦刀虽已引入,但临床实践有待深入和总结。

(1) 实验研究[172,173]

用家兔、狗和小牛的肝脏做冷冻实验,发现冷冻融化后即刻冷冻区变成暗红色。术后 2 h 电镜下见冷冻区内细胞膜破裂,部分细胞结构开始溶解。6~24 h 内肝细胞坏死已较明显,与正常组织交界处出现多核粒细胞、淋巴细胞和浆细胞组成的反应区,外周有少量毛细血管、小胆管和成纤维细胞增生;3 天出现界限分明的凝固性坏死;30 天在纤维包膜形成后坏死区逐渐缩小;45 天仅留薄层白色瘢痕组织。

(2) 液氮冷冻治疗肝癌的临床实践

液氮冷冻的适应证:①合并严重肝硬化,无法耐受手术切除者;②主瘤切除后,余肝或切缘有残癌者;③复发性肝癌,余肝小,切除后肝功能可能失代偿者。

复旦大学肝癌研究所曾对部分能切除的肝癌,先冷冻再切除被冷冻的肝癌,以探索能否降低术中因挤压肿瘤而导致的癌细胞播散,从而降低术后复发率。患者需具备剖腹探查的条件。冷冻治疗特点为可产生一个界境清楚、范围可预测的冷冻坏死区,不仅能消灭瘤体,且能最大程度地保存正常肝组织。冷冻治疗小肝癌,可望根治;对较大肝癌,冷冻可作为综合治疗的一种手段。先冷冻再切除被冷冻的肝癌,可以减少术中出血,使切缘的血管等管状结构更易于显露,并优化和扩大手术的适应证;而对切除后肝组织残余部分的冷冻可作为防止肿瘤播散的辅助手段[172-174]。

一般对表浅肝癌可采用盘形扁平冷冻头置于瘤体表面接触冷冻;对位于肝脏深部的肝癌,可采用针型冷冻头插入瘤体内冷冻。冷冻后冷冻区表面如有渗血,可用明胶海绵覆盖或涂医用止血胶;针型冷冻头冷冻后残留的组织内腔道,可用明胶海绵填塞后压迫数分钟,必要时可缝合止血。一般无须置腹腔引流。手术前后按肝切除常规处理。治疗大多较安全,肝破裂、延迟出血、胆瘘、细胞因子介导的冷冻性休克(发热、心动过速、呼吸急促)等严重并发症发生率极低。通常,盘形冷冻头接触冷冻可产生半球状冷冻区,其深度与表面积直径比为1:2.0~1:2.8。如用针形冷冻头,其深度随冷冻头插入深度而定。冷冻区应覆盖整个癌结节,2次冻融的效应大于1次较长时间的冻融。

实验证明大血管被冷冻,解冻后仍可复通而不破裂。但胆管冷冻后有短暂的管腔阻塞,待胆管修复后,虽仍通畅但较狭窄。因此,对中央型肝癌行冷冻治疗以谨慎为宜,以免发生胆管狭窄或胆瘘。有学者报道在冷冻动物实验中,胆总管被冷冻后穿孔致胆汁性腹膜炎而死亡。应用术中B超监测有可能避免冷冻损伤较大的胆管。Ⅷ段肝癌行冷冻治疗时应注意保护膈肌,避免或减少低温刺激,减少术后嗝逆、胸腔积液、冷冻性休克等并发症的发生。同时,由于中央型肝癌的解剖特殊性,冷冻治疗常不彻底,冷冻的范围和深度常不能良好覆盖整个肿瘤,建议辅以其他治疗,如术中在肿瘤基底及周边肝组织内注射无水乙醇、合并肝动脉结扎插管术等。术中B超能较准确地监测针形冷冻头的位置及冷冻区是否覆盖全部癌块[174-177]。

Wong等报道冷冻治疗12例晚期HCC,肿瘤中位直径7cm(3~13cm),其中9例为ⅣA期,术后残癌和复发者辅以PEIT,发现1、2年生存率分别为50%、30%(直接法)[175]。Sheen等通过7年临床实践认为,冷冻治疗转移性肝癌可显著降低术后癌胚抗原(CEA)水平,有较好近期疗效,且不影响5年生存率,对非结直肠癌肝转移则有较好的远期疗效,并且是控制症状的有效方法[176]。Shen等对13例切缘<1cm的原发性或转移性肝癌行切缘冷冻(病理检查证实其中4例切缘有残癌),平均随访16个月后仅1例在冷冻边缘复发,提示切缘冷冻可提高手术切除的有效性[177]。

复旦大学肝癌研究所应用冷冻治疗肝癌已有30余年,在1973年11月~1996年12月冷冻治疗235例原发性肝癌,其中232例为HCC,1例为胆管细胞癌,2例为混合性肝癌;亚临床癌94例(40.0%),中期癌132例(56.2%),晚期癌9例(3.8%);合并肝硬化者占88.5%(208/235)。结果5年生存率可达39.8%(表26-3)。同时冷冻+肝动脉结扎插管术后有13例获二期切除,肿瘤中位直径由9.8cm(6~15cm)缩小至6.2cm(4.5~10cm),5年生存率达75%。提示冷冻合并其他治疗可取得比单纯冷冻更好的疗效,有可能延长部分无法手术切除肝癌患者的生存时间[178]。另外,总结84例HCC行冷冻后肝切除,1、3、5年生存率分别为98.7%、83.9%、64.0%,1、3、5年复发率分别为15.1%、30.1%和39.0%。提示冷冻后肝切除有可能降低术后复发率[179]。

**表26-3 复旦大学附属中山医院肝癌研究所冷冻治疗肝癌情况总结**

| 分组 | 病例数 | 生存率(%) | | |
| --- | --- | --- | --- | --- |
| | | 1年 | 3年 | 5年 |
| 小肝癌 | 80 | 97.2 | 77.1 | 55.4 |
| 大肝癌 | 155 | 68.7 | 42.1 | 32.4 |
| 单纯冷冻 | 78 | 63.9 | 40.3 | 26.9 |
| 冷冻+HAI、HAL | 58 | 79.8 | 51.7 | 39.6 |
| 冷冻+主瘤切除 | 27 | 73.6 | 52.6 | 46.0 |
| 冷冻后切除 | 72 | 98.7 | 86.2 | 60.4 |
| 总计 | 235 | 78.4 | 54.1 | 39.8 |

与其他手术相比,冷冻外科的独特优点包括:①出血少或无血。冷冻可使小血管收缩甚至凝结,可大大减少术中失血。有学者用冷冻外科治疗晚期肿瘤创面渗血和出血。②疼痛不明显,甚至无痛。冷冻对神经末梢具有麻醉作用,故也有人用冷冻治疗晚期肿瘤的疼痛。③减少或防止术中癌细胞扩散。冷冻使肿瘤组织凝固,有可能减少术中触摸、挤压等造成的医源性癌细胞扩散,进而降低术后复发率。④杀菌或灭菌。冷冻具有杀菌作用,故能减少或防止术中和术后感染。⑤冷冻后组织反应较轻。

特别对头颈部肿瘤,治疗后瘢痕愈合良好,创面无须植皮。⑥冷冻免疫效应。冷冻有可能增强机体免疫反应,从而能抑制或杀灭残癌细胞。⑦联合治疗。冷冻合并手术切除、放疗、化疗等治疗肿瘤已引起国内外学者的关注,有的已取得令人鼓舞的疗效。

### 26.11.6 瘤内冷冻治疗

20世纪90年代末发展的氩氦微创靶向冷冻治疗技术(氩氦刀)采用了多项生物传感、电子计算机、航天等技术,在临床肝癌、肺癌、肾肿瘤等实体肿瘤局部消融治疗中,已取得了较理想的治疗效果,极大地促进了肿瘤低温医学的发展。由于其手术探头较细、可选择范围大,除位于肝膈顶部、紧靠大肠或大胆管的肿瘤不适合经皮冷冻治疗外,在B超、CT和内镜引导下氩氦刀可治疗2~10 cm以上的肝癌、肺癌等。但术中对肿瘤及冰球的监测不如开放式手术准确,可能导致靶区选择错误,在治疗中需要制订周密的手术前计划和手术中精确的监测。现在虽也偶见液氮经皮冷冻治疗肝癌的报道,但在局部经皮消融治疗领域,氩氦刀冷冻技术已占主导地位[180-182]。

氩氦刀靶向治疗技术可经皮、经内镜或联合手术摧毁体内肿瘤组织,是无创或微创治疗系统。其临床适应证与液氮冷冻基本相同,但由于其微创(可经皮)的特点,应用范围较液氮冷冻广,且可用于原发癌已较好控制或较为局限的转移性肝癌。经内镜或经皮冷冻技术虽然能扩大原发性和转移性肝癌患者外科治疗的可能性,但长期疗效表明冷冻外科尚不能取代肝切除术。对肿瘤定位引导穿刺困难、消融治疗后可导致严重并发症者,重要脏器功能不能承受消融手术或有出凝血功能异常者,以及弥漫性肿瘤等一般不适用于包括氩氦刀在内的局部消融治疗。由于患者肿瘤大小、形状不一,无论单次治疗、多次治疗或多刀治疗,冰球范围必须覆盖整个肿瘤,多数学者认为应超过肿瘤影像学边缘1~2cm[183-186]。在临床应用中氩氦刀冷冻一般采用2次冻融。Mala等研究发现与1次冻融相比,2次冻融可增大约42%的冰球体积,可促进肿瘤的破坏[187]。

一般射频等局部治疗较冷冻安全,但多适用于小肝癌(≤3 cm),而冷冻对较大的无法手术切除的肝癌治疗可能更为有效。Shimonov等应用氩氦刀(以色列)经内镜治疗无法手术切除的8例HCC和10例结直肠癌肝转移,平均随访16个月,除1例术后死于心肌梗死外,尚有8例存活(HCC 17~29个月,转移性肝癌13~32个月)[184]。Clavien等应用TACE结合冷冻治疗15例无法切除的HCC,发现冷冻前未行TACE者因冷冻后出血而再手术,1例肝硬化Child B级者死于术后肝脏和多器官功能衰竭,平均随访2.5年,有3例复发,13例存活,5年生存率达79%[185]。国内亦有类似报道,在TACE后采用氩氦刀治疗10~14 cm的HCC,可明显提高肿瘤的坏死率。提示TACE后冷冻可提高大肝癌的治愈机会,TACE可减少冷冻后出血的危险,但会增加肝功能不佳者肝衰竭的可能[186]。

在局部治疗过程中,术中、术后的监测至关重要。研究表明,MRI在监测或观察冷冻术中和术后疗效时效果更佳。MRI可实时准确地监测术中冰球信号缺失及边界大小的变化,术中显示的冰球平均大小与术后24 h MRI增强扫描所测冷冻坏死灶的平均大小无统计学差异。内镜下术中超声的应用则有助于发现术前影像学未发现的肝内肿瘤病灶,并可引导冷冻治疗无法手术切除的肝肿瘤。而三维超声目前已逐步应用于临床,与传统二维超声相比,三维超声更有利于肝内局部肿瘤病灶的定位和更理想的局部肿瘤消融。相信将会为包括冷冻治疗在内的局部消融治疗带来更好的治疗疗效和更广的应用前景[188-190]。

### 26.11.7 展望

冷冻治疗肿瘤尚有一定局限性,即冷冻坏死区不包括邻近不受冷冻的淋巴管,故治疗仅是局部的,而不是区域性地(包括淋巴系统在内)消灭肿瘤;冷冻对某些恶性肿瘤的绝对破坏能力亦尚有疑问;冷冻后残留、播散的可能性等。但随着微创靶向治疗技术的提高、更多冷冻肿瘤生物学效应资料的获得、合适患者的选择、联合治疗方案的完善等,冷冻外科在肿瘤治疗中将有其广阔的发展前景。

## 26.12 电化学疗法

电化学疗法(electrochemical therapy,ECT)又称直流电疗法,为一种非热性局部消融疗法。其机制大致是在癌灶中央和边缘分别插入数根阳性、阴性铂电极,通过直流电的电离作用使pH值发生显著改变,产生细胞毒性,改变肿瘤组织生存内环境,使肿瘤细胞内代谢发生紊乱。阳性电极区内产生盐酸和氯离子使 pH 值极度降低,酸性刺激癌灶血管引起肿瘤缺血、脱水;阴性电极区内产生氢氧化钠和氢离子使 pH 值极度升高,使细胞膜通透性增加,局部组织水肿,压迫血管,使肿瘤血供减少。氯、氢离子等通过电离作用可能直接杀伤肿瘤细胞,并促使蛋白质凝固,组织内小血管微血栓形成,导致肿瘤细胞分解、破坏和死亡,产生局部实质性坏死。

ECT 治疗后组织坏死体积与直流电量有明显的相关性,即与治疗的电流强度和持续治疗时间有关。ECT 还可能诱发机体免疫反应,增强抗肿瘤能力。动物实验标本组织学观察发现,治疗区凝固性坏死周围有炎性细胞浸润,伴成纤维细胞和胆管细胞再生。但局部注射生理盐水和醋酸等电解液并不能增加 ECT 引起的组织坏死体积和坏死率[191,192]。

ECT 临床治疗肿瘤的相关报道较少,多用于中晚期肝癌的辅助治疗。有报道用 ECT 治疗 74 例原发性肝癌(癌灶直径 3～20cm),电压 8～13V,电流强度 40～80mA,电量 400～500C,治疗 3～4h,间隔 7～10 天重复治疗 2～5 次。随机分成 ECT 组(A组,27 例)、ECT + TACE 组(B 组,24 例)、ECT + 静脉化疗组(C 组,24 例),结果 B 组疗效(CR + PR = 87.5%)明显优于 A 组(44.4%)或 C 组(60.9%),B 组 1 年生存率达 58.3%,亦优于 A 组(33.3%)或 C 组(34.8%),提示 ECT 与 TACE 联合治疗可进一步提高疗效[193]。Fosh 等对 9 例结直肠癌肝转移患者采用手术切除 + 残留病灶 ECT 治疗 + 术后化疗,ECT 治疗病灶 0.5～3cm,电量 200～1 000C,治疗时间 42～210min。中位随访 9 个月(6～43 个月),发现治疗区局部复发 2 例,肝内其他部位复发 6 例,肝外复发 4 例,中位生存时间 17 个月(9～24 个月),优于其他未治疗患者(3～6 个月)[194]。由于临床报道有限,缺乏远期疗效评估,ECT 治疗的价值有待进一步研究。

(王建华 王文平 余 耀
杨焕军 陈 颐)

## 主要参考文献

[1] 林贵,王建华,顾正明,等. 肝动脉化疗栓塞治疗中晚期肝癌的疗效和影响因素. 中华放射学杂志,1992,26:311-315.
[2] 王建华,林贵,顾正明,等. 肝动脉化疗栓塞术治疗中晚期肝癌(获Ⅱ期手术切除或生存期 1 年以上 40 例报告). 中华肿瘤杂志,1992,14:276-279.
[3] 王建华,林贵,颜志平,等. 肝癌经 TAE 治疗后的Ⅱ期手术切除问题探讨. 肝胆病杂志,1993,1:133-135.
[4] 董永华,林贵,颜志平. 活体碘化油门脉灌注在大鼠肝癌中分布的观察. 中华放射学杂志 1992,26:704-707.
[5] 王建华,颜志平,王小林,等. 肝癌介入治疗若干问题探讨. 中国肿瘤,1997,6:3-6.
[6] 贾雨辰,刘崎,贺佳,等. COX 模型对肝癌预后因素的分析. 中华放射学杂志,1996,30:80-84.
[7] 董永华,林贵,郭振华. 肝癌介入治疗后患者预后因素的 COX 回归模型分析. 中华放射学杂志,1996,30:833-836.
[8] 汪阳,胡国栋. 肝节段动脉栓塞治疗原发性肝癌. 中华放射学杂志,1996,30:85-88.
[9] 王茂强,张金山. 暂时性阻断肝静脉后行肝动脉化疗栓塞术. 中华放射学杂志,1996,30:132-134.
[10] 颜志平,周康荣. 碘油完全充填肝癌病灶的 CT 与肝动脉造影比较研究. 介入放射学杂志,1994,3:72-74.
[11] 颜志平,王建华,王小林,等. 胰弓在肝癌介入治疗中的意义及选择插管方法. 实用放射学杂志,1997,13:390-391.
[12] 周康荣,主编. 腹部 CT. 上海:上海医科大学出版社,1993.
[13] 高元桂,蔡幼铨,蔡祖龙,主编. 磁共振成像诊断学. 北京:人民军医出版社,1992.
[14] 李彦豪,何晓峰,黄信华,等. 肝转移瘤的动脉造影表现及介入性化疗效果评价. 实用放射学杂志,1992,8:74-76.
[15] 许剑民,钟云诗,牛伟新,等. 术前肝动脉联合区域动脉灌注化疗预防结直肠癌术后肝转移. 中华医学杂志,2006,86:88-92.
[16] 刘凌晓,王建华,王小林,等. 中晚期胰腺癌动脉灌注吉西他滨化疗的疗效分析. 中国医学计算机成像杂志,2007,13:202-207.
[17] 李涛,王盾,张金山,等. 经导管激素碘化油乳剂化疗栓塞转移性肝癌. 实用放射学杂志,1992,8:71-73.
[18] 刘友富,舒景伟,张永钦,等. 经皮下植入动脉给药装置加微泵导向化疗治疗转移性肝癌 10 例临床报告. 中国肿瘤临床,1993,20:356-357.
[19] 李麟荪,主编. 临床介入治疗学. 南京:江苏科学技术出版社,1994.
[20] Yan ZP, Lin C, Zhao HY, et al. Yttrium-90 glass microspheres injected via the portal vein. An experimental study. Acta Radiol, 1993, 34:395-398.
[21] Yan ZP, Lin G, Zhao HY, et al. An experimental study and clinical pilot trials on yttrium-90 glass microspheres through the hepatic artery for treatment of primary liver cancer. Cancer, 1993, 72:3210-3215.
[22] 李魂,曾辉英,杨玲,等. 影响中晚期原发性肝癌远期疗效的因素——以肝动脉化疗栓塞术为主的多模式治疗. 中国医学影像技术,2000,16(11):930-932.
[23] 姜文浩,李魂,刘德忠,等. 介入治疗作为小肝癌综合治疗手段的临床疗效分析. 中国医学影像技术,2000,16:918-920.
[24] Douglas E, Ramsey, AB, Lily Y, et al. Chemoembolization of hepatocellular carcinoma. J Vasc Interv Radiol, 2002, 13: S211-S221.
[25] 刘嵘,王建华. 肝动脉化疗栓塞术治疗原发性肝癌中碘油沉积良好患者疗效观察. 介入放射学杂志,2001,10(4):212-214.
[26] 刘嵘,王建华,周康荣,等. 原发性肝癌 TACE 后 CT 和 MRI 随访的对照研究. 实用放射学杂志,2003,19:902-904.
[27] Shinagawa T, Ukaji H, Lino Y, et al. Intratumoral injection of absolute ethanol under ultrasound imaging for treatment of small hepatocellular carcinoma; attempts in three cases. Acta Hepatol Jpn, 1985, 26:99-105.
[28] Giovannini M, Seitz JF. Ultrasound-guided percutaneous alcohol injection of small liver metastases. Results in 40 patients. Cancer, 1994, 73:294-297.
[29] 王建华,颜志平,程洁敏,等. 肝癌介入治疗的远期疗效及影响因素分析(附 400 例报告). 中国医学影像技术,1999,15;140-142.
[30] Maluccio M, Covey AM, Gandhi R, et al, Comparison of survival rates after bland arterial embolization and ablation versus surgical resection for treating solitary hepatocellular carcinoma up to 7 cm. J Vasc Interv Radiol, 2005, 16: 955-961.
[31] Lin SM, Lin CJ, Lin CC, et al. Radiofrequency ablation improves prognosis compared with ethanol injection for hepatocellular carcinoma or ≤4cm. Gastroenterology, 2004,127:1714-1723.
[32] Liao CS, Yang KC, Yen AM, et al. Remission, relapse, and metastasis/death of small hepatocellular carcinoma treated with percutaneous ethanol injection. Cancer J, 2006,12:194-200.
[33] Pompili M, Rapaccini GL, Covino M, et al. Prognostic factors for survival in patients with compensated cirrhosis and small hepatocellular carcinoma after percutaneous ethanol injection therapy. Cancer, 2001,92:126-135.
[34] Gelczer RK, Charboneau JW, Hussain S, et al. Complications of percutaneous ethanol ablation. J Ultrasound Med, 1998,17: 531-533.
[35] Ebara M, Okabe S, Kita K, et al. Percutaneous ethanol injection for small hepatocellular carcinoma; therapeutic efficacy based on 20-year observation. J Hepatol, 2005,43: 458-464.
[36] Winter TC, Laeseke PF, Lee FT Jr. Focal tumor ablation: a new era in cancer therapy. Ultrasound Q, 2006, 22:195-217.
[37] Kamada K, Kitamoto M, Aikata H, et al. Combination of transcatheter arterial chemoembolization using cisplatin-lipiodol suspension and percutaneous ethanol injection for treatment of advanced small hepatocellular carcinoma. Am J Surg, 2002,184:284-290.
[38] Meloni F, Lazzaroni S, Livraghi T. Percutaneous ethanol injection: single session treatment. Eur J Ultrasound, 2001, 13: 107-115.
[39] Huang GT, Lee PH, Tsang YM, et al. Percutaneous ethanol injection versus surgical resection for the treatment of small hepatocellular carcinoma: a prospective study. Ann Surg, 2005, 242: 36-42.
[40] Andriulli A, de Sio I, Brunello F, et al. Survival of patients with early hepato-

cellular carcinoma treated by percutaneous alcohol injection. Aliment Pharmacol Ther,2006,23:1329-1335.
[41] Lin SM, Lin CJ, Lin CC, et al. Randomised controlled trial comparing percutaneous radiofrequency thermal ablation, percutaneous ethanol injection, and percutaneous acetic acid injection to treat hepatocellular carcinoma of 3 cm or less. Gut,2005,54:1151-1156.
[42] Livraghi T, Benedini V, Lazzaroni S, et al. Long term results of single session percutaneous ethanol injection in patients with large hepatocellular carcinoma. Cancer,1998,83:48-57.
[43] Mondragon-Sanchez R, Garduno-Lopez AL, Gomez-Gomez E, et al. Intraoperative US-guided large volume ethanol injection for hepatocellular carcinoma greater than 4 cm. Ann Hepatol,2005,4:200-203.
[44] Luo BM, Wen YL, Yang HY, et al. Percutaneous ethanol injection, radiofrequency and their combination in treatment of hepatocellular carcinoma. World J Gastroenterol,2005,11:6277-6280.
[45] 房秀霞,姚志清,哈斯,等. 彩超引导门静脉化疗结合瘤内无水酒精注射在中晚期肝癌中的临床应用. 内蒙古医学院学报,2003,10:13-16.
[46] 赖东明,罗葆明,刘超,等. 原发性肝癌术后复发的射频和无水酒精治疗. 中国普外基础与临床杂志,2006,13:167-169.
[47] Arullani C, Cammisa M, Gabbrielli L. Percutaneous-transhepatic portography and functional hepatography. Nunt Radiol,1966,32:283-292.
[48] Burcharth F. Percutaneous transhepatic portography I. Technique and application. Am J Roentgenol,1979,132:177-182.
[49] Nishio H, Kamiya J, Nagino M, et al. Value of percutaneous transhepatic portography before hepatectomy for hilar cholangiocarcinoma. Br J Surg,1999,86:1415-1421.
[50] Uflacker R. Applications of percutaneous mechanical thrombectomy in transjugular intrahepatic portosystemic shunt and portal vein thrombosis. Tech Vasc Interv Radiol,2003,6:59-69.
[51] di Stefano DR, de Baere T, Denys A, et al. Preoperative percutaneous portal vein embolization: evaluation of adverse events in 188 patients. Radiology,2005,234:625-630.
[52] 侯秀昆,徐文林,杨光,等. 双重介入治疗肝癌的远期疗效观察. 中国超声诊断杂志,2003,6:32-33.
[53] 周国锋,郑传胜,梁惠明,等. 双重介入治疗小肝癌的临床研究. 放射学实践,2004,10:44-46.
[54] Kiyosue H, Mori H, Matsumoto S, et al. Transcatheter obliteration of gastric varices; part 2. Strategy and techniques based on hemodynamic features. Radiographics,2003,23:921-937.
[55] 钱林学,王宝恩. 联合导向下经皮经肝胃冠状静脉栓塞治疗食管胃底静脉曲张出血. 中华肝脏病杂志,2003,11:29-30.
[56] L'Hermine C, Chastanet P, Delemazure O, et al. Percutaneous transhepatic embolization of gastroesophageal varices: results in 400 patients. Am J Roentgenol,1989,152:755-760.
[57] Smith-Laing G, Scott J, Long RG, et al. Role of percutaneous transhepatic obliteration of varices in the management of hemorrhage from gastroesophageal varices. Gastroenterology,1981,80:1031-1036.
[58] 黎洪浩,区庆嘉,陈积圣,等. 肝癌根治性切除术后联合肝动脉化疗栓塞和门静脉化疗对预防复发的价值. 中华肿瘤杂志,2000,1:61-63.
[59] Kosuge T, Makuuchi M, Takayama T, et al. Long-term results after resection of hepatocellular carcinoma: experience of 480 cases. Hepatogastroenterology,1993,40:328-332.
[60] Uchida M, Kohno H, Kubota H, et al. Role of preoperative transcatheter arterial oily chemoembolization for resectable hepatocellular carcinoma. World J Surg,1996,20:326-331.
[61] Tanaka H, Hirohashi K, Kubo S, et al. Preoperative portal vein embolization improves prognosis after right hepatectomy for hepatocellular carcinoma in patients with impaired hepatic function. Br J Surg,2000,87:879-882.
[62] 原金生. 胰岛素瘤定位方法的比较研究. 中国医学影像技术,2002,90-91.
[63] Akerstrom G, Hellman P. Surgery on neuroendocrine tumours. Best Pract Res Clin Endocrinol Metab,2007,21:87-109.
[64] Baronzio GF, Hager ED. Hyperthermia in cancer treatment: a primer. Spri Scie,2006,21:27-56.
[65] 李鼎九,胡自省,钟毓斌. 临床肿瘤热疗学. 郑州:郑州大学出版社,2003:43-78.
[66] 陈颐,王建华,颜志平. 射频消融治疗肝细胞肝癌. 临床放射学杂志,2005,24:174-177.
[67] Dewhirst MW, Vujaskovic Z, Jones E, et al. Re-setting the biologic rationale for thermal therapy. Int J Hyperthermia,2005,21:779-790.
[68] Wust P, Cho CH, Hildebrandt B, et al. Thermal monitoring; invasive, minimal-invasive and non-invasiv approaches. Int J Hyperthermia,2006,22:255-262.
[69] Christophi C, Winkworth A, Muralidharan V, et al. The treatment of malignancy by hyperthermia. Surg Oncol,1998,7:83-90.
[70] 张俊平. 肿瘤热疗及其免疫效应. 国外医学·免疫学分册,2004,27:167-170.
[71] 胡永成,郭新娜,赵彼得,等. 小鼠肿瘤局部热疗后血液中白细胞介素-2 可

溶性受体的变化. 中华理疗杂志,1999,7:1-12.
[72] Stawarz B, Zielinske H, Szmingielski S, et al. Transrectal hyperthermia as palliative for advanced adenocarcinoma of prostate and studies of cell-mediated immunity. Urology,1993,41:548-553.
[73] Ito A, Shinkai M, Honda H, et al. Heat shock protein 70 expression induces antitumor immunity during intracellular hyperthermia using magnetite nanoparticles. Cancer Immunol Immunother,2003,52:80-88.
[74] Rong Y, Mack P. Apoptosis induced by hyperthermia in Dunn osteosarcoma cell line in vitro. Int J Hyperthermia,2000,16:19-27.
[75] Nikfarjam M, Muralidharan V, Malcontenti-Wilson C, et al. The apoptotic response of liver and colorectal liver metastases to focal hyperthermic injury. Anticancer Res,2005,25:1413-1419.
[76] Sawaji Y, Sato T, Takeuchi A, et al. Anti-angiogenic action of hyperthermia by suppressing gene expression and production of tumour-derived vascular endothelial growth factor in vivo and in vitro. Br J Cancer,2002,20,86:1597-1603.
[77] Song C, Park HJ, Lee CK, et al. Implications of increased tumor blood flow and oxygenation caused by mild temperature hyperthermia in tumor treatment. Int J Hyperthermia,2005,21:761-767.
[78] Suto R, Srivastava PK. A mechanism for the specific immunogenicity of heat shock protein-chaperoned peptides. Science,1995,269:1585-1588.
[79] 石永进,虞积仁,岑溪南,等. 热疗促进HSP70表达对免疫效应细胞杀伤肿瘤的影响. 北京大学学报,2005,37:175-178.
[80] 李鼎九. 肿瘤热疗与放射治疗. 见:刘泰福主编. 现代放射肿瘤学. 上海:复旦大学出版社,2001:529-554.
[81] Corry PM, Armour EP. The heat shock response: role in radiation biology and cancer therapy. Int J Hyperthermia,2005,21:769-778.
[82] Jones EL, Oleson JR, Prosnitz LR, et al. Randomized trial of hyperthermia and radiation for superficial tumors. J Clin Oncol,2005,23:3079-3085.
[83] Kuroda M, Urano M, Reynolds R. Thermal enhancement ratio of the effect of ifosfamide against a spontaneous murine fibrosarcoma. Int J Hyperthermia,1997,13:125-131.
[84] El-Kareh AW, Secomb TW. A theoretical model for intraperitoneal delivery of cisplatin and the effect of hyperthermia on drug penetration distance. Neoplasia,2004,6:117-127.
[85] 赵镇南,李丰彤,王海磐. 射频双对电极射频热疗比吸收率及温度场模拟. 生物医学工程学杂志,2006,23:16-20.
[86] Lepock JR. Cellular effects of hyperthermia: relevance to the minimum dose for thermal damage. Int J Hyperthermia,2003,19:252-266.
[87] van der Heijdena AG, Kiemeneya LA, Gofritc ON, et al. Preliminary European results of local microwave hyperthermia and chemotherapy treatment in intermediate or high risk superficial transitional cell carcinoma of the bladder. Eur Urol,2004,46:65-71.
[88] Wust P, Hildebrandt B, Sreenivasa G, et al. Hyperthermia in combined treatment of cancer. Lancet Oncol,2002,3:487-497.
[89] Haemmerich D, Laeseke PF. Thermal tumour ablation: devices, clinical applications and future directions. Int J Hyperthermia,2005,21:755-760.
[90] Blana A, Walter B, Rogenhofer B, et al. High intensity focused ultrasound for the treatment of localized prostate cancer. Urology,2004,63:297-300.
[91] Wu F, Wang ZB, Zhu H, et al. Feasibility of US-guided high-intensity focused ultrasound treatment in patients with advanced pancreatic cancer: initial experience. Radiology,2005,236:1034-1040.
[92] Westermann AM, Jones EL, Schem BC, et al. First results of triple-modality treatment combining radiotherapy, chemotherapy, and hyperthermia for the treatment of patients with stage IIB, III, and IVA cervical carcinoma. Cancer,2005,15:763-770.
[93] 杨焕军,蒋国梁,傅小龙,等. 放疗加热疗治疗肺部病灶≥5 cm 的非小细胞肺癌临床 I ~ II 期研究. 中华放射肿瘤学杂志,2006,1:35-38.
[94] Wendtner CM, Abdel-Rahman S, Krych M, et al. Response to neoadjuvant chemotherapy combined with regional hyperthermia predicts long-term survival for adult patients with retroperitoneal and visceral high-risk soft tissue sarcomas. J Clin Oncol,2002,15:3156-3164.
[95] Westermann AM, Wiedemann GJ, Jager E, et al. A systemic hyperthermia oncologic working group trial. Ifosfamide, carboplatin, and etoposide combined with 41.8 degrees whole-body hyperthermia for metastatic soft tissue sarcoma. Oncology,2003,64:312-321.
[96] Falk MH, Issels RD. Hyperthermia in oncology. Int J Hyperthermia,2001,17:1-18.
[97] 李玉宝. 纳米生物医药材料. 北京:化学工业出版社,2004:80-107.
[98] Maruyama K, Unezaki S, Takahashi N, et al. Enhanced delivery of doxorubicin to tumor by long-circulating thermosensitive liposomes and local hyperthermia. Biochim Biophys Acta,1993,1149:209-216.
[99] Maier-Hauff K, Rothe R, Scholz R, et al. Intracranial thermotherapy using magnetic nanoparticles combined with external beam radiotherapy: results of a feasibility study on patients with glioblastoma multiforme. J Neurooncol,2007,81:53-60.
[100] Gannon CJ, Curley SA. The role of focal liver ablation in the treatment of unresectable primary and secondary malignant liver tumors. Semin Radiat Oncol,

2005, 15: 265-272.
- [101] Zhou XD, Tang ZY, Yu YQ, et al. Microwave surgery in the treatment of hepatocellular carcinoma. Semin Surg Oncol, 1993, 9: 318-322.
- [102] Zhou XD, Yu YQ, Tang ZY. Advances in surgery for hepatocellular carcinoma. Asian J Surg, 1994, 17: 34-39.
- [103] 余耀,周信达,张博恒,等. 微波肝切除治疗肝癌的远期疗效. 中国癌症杂志, 1999, 9: 109-111.
- [104] Seki T, Wakabayashi M, Nakabawa T, et al. Ultrasonically guided percutaneous microwave coagulation therapy for small hepatocellular carcinoma. Cancer, 1994, 74: 817-825.
- [105] Murakami R, Yoshimatsu S, Yamashita Y, et al. Treatment of hepatocellular carcinoma: value of percutaneous microwave coagulation. Am J Roentgenol, 1995, 164: 1159-1164.
- [106] Sato M, Watanabe Y, Kashu Y, et al. Sequential percutaneous microwave coagulation therapy for liver tumors. Am J Surg, 1998, 175: 322-324.
- [107] Maeda K, Maeda T, Qi Y. In vitro and in vivo induction of human LoVo cells into apoptotic process by non-invasive microwave treatment: a potentially novel approach for physical therapy of human colorectal cancer. Oncol Rep, 2004, 11: 771-775.
- [108] Zhang J, Dong B, Liang P, et al. Significance of changes in local immunity in patients with hepatocellular carcinoma after percutaneous microwave coagulation therapy. Chin Med J (Engl), 2002, 115: 1367-1369.
- [109] Dong BW, Zhang J, Liang P, et al. Sequential pathological and immunologic analysis of percutaneous microwave coagulation therapy of hepatocellular carcinoma. Int J Hyperthermia, 2003, 19: 119-123.
- [110] Lezoche E, Guerrieri M, Feliciotti F, et al. Local excision of rectal cancer by transanal endoscopic microsurgery (TEM) combined with radiotherapy: new concept of therapeutic approach. Przegl Lek, 2000, 57 (suppl 5): S72-S74.
- [111] Shiina S, Teratani T, Obi S, et al. Nonsurgical treatment of hepatocellular carcinoma: from percutaneous ethanol injection therapy and percutaneous microwave coagulation therapy to radiofrequency ablation. Oncology, 2002, 62 (Suppl 1): S64-S68.
- [112] Liang P, Dong B, Yu X, et al. Prognostic factors for survival in patients with hepatocellular carcinoma after percutaneous microwave ablation. Radiology, 2005, 235: 299-307.
- [113] Ishida T, Murakami T, Shibata T, et al. Percutaneous microwave tumor coagulation for hepatocellular carcinomas with interruption of segmental hepatic blood flow. J Vasc Interv Radiol, 2002, 13: 185-191.
- [114] Shibata T, Iimuro Y, Yamamoto Y, et al. Small hepatocellular carcinoma: comparison of radio-frequency ablation and percutaneous microwave coagulation therapy. Radiology, 2002, 223: 331-337.
- [115] Tsuji K, Nishimori H, Sakurai Y, et al. Efficacy and long-term outcome of laparoscopic microwave coagulation or radiofrequency ablation therapy for surface-type hepatocellular carcinoma. Gastroenterol Endosc, 2005, 47: 73-77.
- [116] Sanchez H, van Sonnenberg E, D'agostine H, et al. Percutaneous tissue ablation by radiofrequency thermal energy as a preliminary to tumor ablation. Minim Invasive Ther, 1993, 2: 299-303.
- [117] Buscarini L, Buscarini E, di Stasi M, et al. Percutaneous radiofrequency ablation of small hepatocellular carcinoma: long-term results. Eur Radiol, 2001, 11: 914-921.
- [118] Livraghi T, Solbiati L, Meloni F, et al. Percutaneous radiofrequency ablation of liver metastases in potential candidates for resection: the "test of time approach". Cancer, 2003, 97: 3027-3035.
- [119] Boehm T, Malich A, Goldberg SN, et al. Radio-frequency tumor ablation internally cooled electrode versus saline-enhanced technique in an aggressive rabbit tumor model. Radiology, 2002, 222: 805-813.
- [120] Zagoria RJ, Hawkins AD, Clark PE, et al. Percutaneous CT-guided radiofrequency ablation of renal neoplasms: factors influencing success. Am J Roentgenol, 2004, 183: 201-207.
- [121] Elliot R, Rice P, Siuts J, et al. Radiofrequency ablation of a stereotactically localized nonpalpable breast carcinoma. Am Surg, 2002, 68: 1-5.
- [122] Goetz MP, Callstrom MR, Charboneau JW, et al. Percutaneous image-guided radiofrequency ablation of painful metastases involving bone: a multicenter study. J Clin Oncol, 2004, 22: 300-306.
- [123] Gillams AR. Image guided tumour ablation. Cancer Imaging, 2005, 5: 103-109.
- [124] Branstetter BF, Dagostino HB, Kipps TJ, et al. Experimental liver tumors in the rabbit model: comparison of alcohol ablation, RF ablation, and gene therapy. Radiology, 1994, 193 (suppl): 220-224.
- [125] Kim TS, Lim HK, Lee KS, et al. Imaging-guided percutaneous radiofrequency ablation of pulmonary metastatic nodules caused by hepatocellular carcinoma: preliminary experience. Am J Roentgenol, 2003, 181: 491-494.
- [126] Lin SM, Lin CJ, Lin CC, et al. Randomised controlled trial comparing percutaneous radiofrequency thermal ablation, percutaneous ethanol injection, and percutaneous acetic acid injection to treat hepatocellular carcinoma of 3 cm or less. Gut, 2005, 54: 1151-1159.
- [127] Tateishi R, Shiina S, Teratani T, et al. Percutaneous radiofrequency ablation for hepatocellular carcinoma. Cancer, 2005, 103: 1201-1209.
- [128] Buscarini E, Savoia A, Brambilla G, et al. Radiofrequency thermal ablation of liver tumors. Eur Radiol, 2005, 15: 884-894.
- [129] Guglielmi A, Ruzzenente A, Battocchia A, et al. Radiofrequency ablation of hepatocellular carcinoma in cirrhotic patients. Hepatogastroenterology, 2003, 50: 480-484.
- [130] Kosari K, Gomes M, Hunter D, et al. Local, intrahepatic, and systemic recurrence patterns after radiofrequency ablation of hepatic malignancies. J Gastrointest Surg, 2002, 6: 255-263.
- [131] Yamakado K, Nakatsuka A, Ohmori S, et al. Radiofrequency ablation combined with chemoembolization in hepatocellular carcinoma: treatment response based on tumor size and morphology. J Vasc Interv Radiol, 2002, 13: 1225-1232.
- [132] Komorizono Y, Oketani M, Sako K, et al. Risk factors for local recurrence of small hepatocellular carcinoma tumors after a single session, single application of percutaneous radiofrequency ablation. Cancer, 2003, 97: 1253-1262.
- [133] Bleicher RJ, Allegra DP, Nora DT, et al. Radiofrequency ablation in 447 complex unresectable liver tumors: lessons learned. Ann Surg Oncol, 2003, 10: 52-58.
- [134] Elias D, de Baere T, Smayra T, et al. Percutaneous radiofrequency thermoablation as an alternative to surgery for treatment of liver tumour recurrence after hepatectomy. Br J Surg, 2002, 89: 752-756.
- [135] Halpern EJ. High-intensity focused ultrasound ablation: will image-guided therapy replace conventional surgery? Radiology, 2005, 235: 345-346.
- [136] 程树群,周信达,汤钊猷,等. 高功率聚焦超声破坏肝组织的机理研究. 中国超声医学杂志, 1996, 12: 191-196.
- [137] Wang XJ, Yuan EL, Lu YR, et al. Growth inhibition of high-intensity focused ultrasound on hepatic cancer in vivo. World J Gastroenterol, 2005, 11: 4317-4320.
- [138] Kennedy JE, Ter Harr GR, Cranston D. High intensity focused ultrasound: surgery of the future? Br J Radiol, 2003, 76: 590-599.
- [139] Schatzl G, Madersbacher S, Djavan B, et al. Two-year results of transurethral resection of the prostate versus four 'less invasive' treatment options. Eur Urol, 2000, 37: 695-701.
- [140] Wu F, Wang ZB, Zhu H, et al. Extracorporeal high intensity focused ultrasound treatment for patients with breast cancer. Breast Cancer Res Treat, 2005, 92: 51-60.
- [141] Cheng SQ, Zhou XD, Tang ZY, et al. High intensity focused ultrasound in the treatment of experimental liver tumor. J Cancer Res Clin Oncol, 1997, 123: 219-223.
- [142] Cheng SQ, Zhou XD, Tang ZY, et al. Iodized oil enhances the thermal effect of high-intensity focused ultrasound on ablating experimental liver cancer. J Cancer Res Clin Oncol, 1997, 123: 639-644.
- [143] Kaneko Y, Maruyama T, Takegami K, et al. Use of a microbubble agent to increase the effects of high intensity focused ultrasound on liver tissue. Eur Radiol, 2005, 15: 1415-1420.
- [144] Yu TH, Wang GY, Hu K, et al. A microbubble agent improves the therapeutic efficiency of high intensity focused ultrasound: a rabbit kidney study. Urol Res, 2004, 32: 14-20.
- [145] Hanajiri K, Maruyama T, Kaneko Y, et al. Microbubble-induced increase in ablation of liver tumors by high-intensity focused ultrasound. Hepatol Res, 2006, 36: 308-314.
- [146] Wu F, Wang ZB, Chen WZ, et al. Advanced hepatocellular carcinoma: treatment with high-intensity focused ultrasound ablation combined with transcatheter arterial embolization. Radiology, 2005, 235: 659-667.
- [147] Wu F, Wang ZB, Chen WZ, et al. Extracorporeal high intensity focused ultrasound ablation in the treatment of patients with large hepatocellular carcinoma. Ann Surg Oncol, 2004, 11: 1061-1069.
- [148] Brown KT, Brody LA. Percutaneous methods for ablation of hepatic neoplasms. In: Blumgart LH, Fong Y. eds. Surgery of the liver and biliary tract. London: WB Saunders Co, 2000: 1565-1591.
- [149] 余业勤,汤钊猷,周信达,等. 高功率 Nd: YAG 连续激光治疗肝癌——实验与临床研究. 中华外科杂志, 1986, 24: 152-158.
- [150] 周信达,余业勤,王德昭. 激光在肝外科的应用. 见: 徐国祥主编. 实用激光医学. 广州: 广东高等教育出版社, 1990: 146-169.
- [151] Nikfarjam M, Christophi C. Interstitial laser thermotherapy for liver tumours. Br J Surg, 2003, 90: 1033-1047.
- [152] Izzo F. Other thermal ablation techniques: microwave and interstitial laser ablation of liver tumors. Ann Surg Oncol, 2003, 10: 491-497.
- [153] Steger AC, Lees WR, Shorvon P, et al. Multiple fibre low power interstitial laser hyperthermia: studies in the normal liver. Br J Surg, 1992, 79: 139-147.
- [154] Wietzke-Braun P, Ritzel U, Nolte W, et al. Ultrasound-guided laser interstitial thermotherapy for treatment of non-resectable primary and secondary liver tumours — a feasibility study. Ultraschall Med, 2003, 24: 107-112.
- [155] Giorgio A, Tarantino L, de Stefano G, et al. Interstitial laser photocoagulation under ultrasound guidance of liver tumors: results in 104 treated patients. Eur J Ultrasound, 2000, 11: 181-188.
- [156] Pacella CM, Bizzarri G, Cecconi P, et al. Hepatocellular carcinoma: long-

[157] term results of combined treatment with laser thermal ablation and transcatheter arterial chemoembolization. Radiology, 2001, 219: 669-678.
[157] Lees WR, Friedman EP, Allen CM, et al. Laser ablation of liver metastases: a 5 year study. Radiology, 1994, 193 (suppl):221-229.
[158] Pacella CM, Bizzarri G, Magnolfi F, et al. Laser thermal ablation in the treatment of small hepatocellular carcinoma: results in 74 patients. Radiology, 2001, 221: 712-720.
[159] Verhoef C, Kuiper JW, Heisterkamp J, et al. Interstitial laser coagulation with temporary hepatic artery occlusion for patients with cirrhosis and irresectable hepatoma. Br J Surg, 2003,90: 950-955.
[160] Vogl TJ, Straub R, Eichler K, et al. Malignant liver tumors treated with MR imaging-guided laser-induced thermotherapy: experience with complications in 899 patients (2 520 lesions). Radiology, 2002, 225: 367-377.
[161] Zhou XD, Tang ZY, Yu YQ. Ablative approach for primary liver cancer: Shanghai experience. Surg Oncol Clin North Am, 1996, 5: 379-390.
[162] Zhou XD, Tang ZY. Cryosurgery. In: Livraghi T, Makuuchi M, Subcarini L, eds. Diagnosis and treatment of hepatocellular carcinoma. London: Greenwich Medical Media, 1997: 357-386.
[163] Zhou XD, Yu YQ, Tang ZY, et al. An 18 year study of cryosurgery in treating primary liver cancer. Asian J Surg, 1992, 15: 43-49.
[164] Zhang JR. A new challenge on clinical oncology: argon-helium targeted ablation therapy. Int J Modern Cancer Therapy, 2002, 5: 20-29.
[165] Zhou XD, Tang ZY, Yu YQ, et al. Cryosurgery for liver tumors. In: Kawasaki S, Makuuchi M, eds. Novel regional therapies for liver tumors. Austin: Biomedical Publishers, 1995:187-201.
[166] Gage AA. Cryosurgery in the treatment of cancer. Surg Gynecol Obster, 1992,174:73-92.
[167] Aron M, Gill IS. Renal tumor ablation. Curr Opin Urol, 2005, 15: 298-305.
[168] Gill IS, Remer EM, Hasan WA, et al. Renal cryobalation: out come at 3 years. J Urol, 2005, 173: 1903-1907.
[169] Polascik TJ, Nosnik I, Mayes JM, et al. Short-term cancer control after primary cryosurgical ablation for clinically localized prostate cancer using third-generation cryotechnology. Urology, 2007, 70: 117-121.
[170] Hu KW, Li QW, Zuo MH, et al. Clinical observation on the combined treatment of 57 cases of non-small cell lung cancer using argon-helium cryosurgery and Chinese herbal medicine. Chin J Integr Med, 2007, 13: 224-231.
[171] Pfleiderer SO, Freesmeyer MG, Marx C, et al. Cryotherapy of breast cancer under ultrasound guidance: initial results and limitations. Eur Radiol, 2002, 12:3009-3014.
[172] Zhou XD, Tang ZY, Yu YQ, et al. Clinical evaluation of cryosurgery in the treatment of primary liver cancer. Report of 60 cases. Cancer, 1988, 61: 1889-1892.
[173] Zhou XD, Tang ZY, Yu YQ, et al. The role of cryosurgery in the treatment of hepatic cancer: a report of 113 cases. J Cancer Res Clin Oncol, 1993, 120: 100-102.
[174] Alperovich BI, Salo VN. Cryosurgery of hepatic tumors. Vestn Khir Im Grek, 2003, 162: 41-45.
[175] Wong WS, Patel AC, Cruz FS, et al. Cryosurgery as a treatment for advanced stage hepatocellular carcinoma: results, complications, and alcohol ablation. Cancer, 1998, 82: 1268-1278.
[176] Sheen AJ, Poston GJ, Sherlock DJ. Cryotherapeutic ablation of liver tumours. Br J Surg, 2002, 89: 1396-1401.
[177] Shen P, Hoffman A, Howerton R, et al. Cryosurgery of close or positive margins after hepatic resection for primary and metastatic hepatobiliary malignancies. Am Surg, 2002, 68: 695-703.
[178] Zhou XD, Tang ZY. Cryotherapy for primary liver cancer. Semin Surg Oncol, 1998, 14: 171-174.
[179] Zhou XD, Tang ZY, Yu Y, et al. Cryohepatectomy for hepatocellular carcinoma — results in 84 patients. Asian J Surg, 2002, 25: 68-72.
[180] Huang A, McCall JM, Weston MD, et al. Phase I study of percutaneous cryotherapy for colorectal liver metastasis. Br J Surg, 2002, 89: 303-310.
[181] Gignoux BM, Ducerf C, Mabrut JY, et al. Cryosurgery of primary and metastatic cancers of the liver. Ann Chir, 2001, 126: 950-959.
[182] Mala T, Edwin B, Tillung T, et al. Percutaneous cryoablation of colorectal liver metastases: potentiated by two consecutive freeze-thaw cycles. Cryobiology, 2003, 46: 99-102.
[183] Bilchik AJ, Wood TF, Allegra D, et al. Cryosurgical ablation and radiofrequency ablation for unresectable hepatic malignant neoplasms: a proposed algorithm. Arch Surg, 2000, 135: 657-662.
[184] Shimonov M, Shechter P, Victoria F, et al. Laparoscopic cryoablation of liver tumors. Harefuah, 2002, 141: 414-417.
[185] Clavien PA, Kang KJ, Selzner N, et al. Cryosurgery after chemoembolization for hepatocellular carcinoma in patients with cirrhosis. J Gastrointest Surg, 2002, 6: 95-101.
[186] Guo Z, Xin WG, Liu F, et al. Clinical application of argon-helium cryotherapy system in the treatment of hepatocellular carcinoma. Chin J Radiol, 2005, 39: 198-202.
[187] Mala T, Samset E, Aurdal L, et al. Magnetic resonance imaging-estimated three-dimensional temperature distribution in liver cryolesions: a study of cryolesion characteristics assumed necessary for tumor ablation. Cryobiology, 2001, 43: 268-275.
[188] Tait IS, Yong SM, Cuschieri SA. Laparoscopic in situ ablation of liver cancer with cryotherapy and radiofrequency ablation. Br J Surg, 2002, 89: 1613-1619.
[189] Gaitini D, Kopelman D, Soudak M, et al. Impact of intraoperative sonography on resection and cryoablation of liver tumors. J Clin Ultrasound, 2001, 29: 265-272.
[190] Rose SC, Hassanein TI, Easter DW, et al. Value of three-dimensional US for optimizing guidance for ablating focal liver tumors. J Vasc Interv Radiol, 2001, 12: 507-515.
[191] 余耀,周信达. 肝癌物理疗法的新进展. 国外医学·肿瘤学分册,1996, 23:229-236.
[192] Finch JG, Fosh BG, Anthony AA, et al. The use of a "liquid" electrode in hepatic electrolysis. J Surg Res, 2004, 120: 272-277.
[193] Wang HL. Electrochemical therapy of 74 cases of liver cancer. Eur J Surg Suppl, 1994, 574:55-57.
[194] Fosh BG, Finch JG, Lea M, et al. Use of electrolysis as an adjunct to liver resection. Br J Surg, 2002, 89: 999-1002.

# 27 肿瘤的放疗

27.1 放射物理概论
  27.1.1 射线种类和物理特性
  27.1.2 剂量学概念
  27.1.3 放疗方式
  27.1.4 临床对射线的选择
  27.1.5 外照射计划的设计
27.2 临床放射生物学概念
  27.2.1 射线和物质的相互作用
  27.2.2 细胞存活曲线
  27.2.3 细胞周期时相的放射敏感性
  27.2.4 分次照射的理论基础
  27.2.5 LET和相对生物学效应
  27.2.6 剂量率效应
  27.2.7 放射敏感性、放射抵抗性与放射治愈性
27.3 临床应用
  27.3.1 放疗计划的设计
  27.3.2 根治性放疗
  27.3.3 姑息性放疗
  27.3.4 综合治疗中放疗的应用
27.4 放疗的副作用
27.5 提高放疗疗效的途径
  27.5.1 三维适形和调强放疗
  27.5.2 立体定向放射手术和放疗
  27.5.3 质子和重离子放疗
  27.5.4 医学影像新技术在放疗中的应用
  27.5.5 影像引导下的肿瘤放疗
  27.5.6 非常规分割放疗
  27.5.7 药物改变放射效应
  27.5.8 靶向治疗和放疗

自1895年Roentgen发现X线、1896年Becquevel发现铀的放射性及1898年居里夫人发现镭以后,放射线被发现能治疗恶性肿瘤,从而开创了肿瘤的放疗。经历1个多世纪的发展,目前放疗已成为肿瘤常规治疗的三大治疗手段之一,它的有效性已被公认。根据2002年世界卫生组织(WHO)统计,采用目前的三大治疗方法,在全部恶性肿瘤患者中,有45%的患者能被治愈,其中22%由手术治疗为主治愈,18%由放疗为主治愈,5%由化疗为主治愈。在不能被治愈的55%患者中,放疗对部分患者也起着姑息治疗作用。总之,约2/3的肿瘤患者在其病程的某一阶段将有可能接受放疗,或用于根治目的,或用于姑息治疗目的,所以放疗已成为肿瘤治疗的主要手段。

近10余年来,肿瘤放疗的指征有了明显的扩大,疗效显著提高,这是基于放射物理学和放射生物学两个领域的学术研究和高新技术的发展。在放射物理学领域,主要有以下两个方面的进步。

第一,放射设备的进步。放疗的早期使用镭等作近距离放疗,只能进行浅表肿瘤的放疗。20世纪20年代的深部X线治疗机,虽然能进行体部稍深肿瘤的放疗,但是对皮肤和肿瘤周围正常组织的损伤较大。50年代发明的$^{60}$Co治疗机是放疗历史上的一个重大进步。$^{60}$Co的γ线较千伏级X线的穿透力明显提高,使体腔深部肿瘤的放疗成为可能。70年代出现的加速器,包括直线加速器和感应加速器等,可发出高能(兆伏级)X线和电子线,使深部肿瘤的放疗疗效更为改善,即对肿瘤的剂量明显提高,同时对肿瘤周围正常组织的剂量限制在一个能耐受的范围。90年代出现用于质子放疗的回旋加速器或同步加速器。由于质子的物理特性,使其对肿瘤的照射剂量进一步提高,对正常组织的剂量明显减少,使肿瘤的放疗疗效明显改善,同时放射产生的副作用、毒性和并发症显著减轻。目前正在开展的重粒子治疗,由同步加速器产生重粒子如碳离子射线,既有质子的物理特性,又有杀伤肿瘤的生物效应高的特点,有望进一步提高肿瘤的放疗疗效。

第二,放射线给予技术的改进。在放疗的早年多采用近距离放疗,即用镭等放射源敷贴于肿瘤表面或通过体内的自然腔道,把放射源放入肿瘤周围进行近距离照射。随着放疗设备的进步,逐步发展到以体外照射为主的放疗,即射线从体外射入体内

肿瘤,而近距离放疗作为一种辅助放疗的手段。体外放疗给予的精确性在近10年有了较大的提高,包括肿瘤定位的精确性、放疗计划的设计和优化、放疗技术实施的质量控制和保证。在放射线给予技术方面先是采用同中心照射技术,继之发明了三维适形放疗(3-dimensional conformal radiation therapy, 3DCRT)技术,又发展到调强放疗(intensity modulated radiation therapy, IMRT)技术以及它们的特殊形式,即γ刀和X刀等立体定向放疗技术(steriotectic radiosurgery)。上述技术多采用聚焦式照射,使肿瘤处积累了更高的剂量,肿瘤周围的剂量更低。

在放射生物学领域,研究的目的是要提高肿瘤放疗的治疗增益比(therapeutic gain factor, TGF),即增加放射对正常组织损伤和肿瘤杀伤之间的差别,提高射线对肿瘤杀灭的生物效应,减少正常组织的放射损伤。在此领域的研究中主要有3个方面的进步:①正常组织和肿瘤放射损伤与修复以及放疗疗程中增殖动力学的研究。在正常组织放射损伤的研究中,20世纪70年代出现了放射生物等效模式,即Eliss公式(NSD)及其L-Q模式。80年代发现了上皮源性肿瘤在放疗的后期存在加速再增殖的现象,由此产生了超分割放疗和加速超分割放疗等非常规分割放疗方法。②放射增敏剂和放射保护的研究。虽然至今还没有发现非常理想的这类药物,但硝基咪唑类的乏氧细胞增敏剂以及WR2721类的氨磷汀(阿米福汀)等放射保护剂,仍有临床应用的价值和进一步研究的前景。③放疗在基因水平的研究。企图从基因、DNA、RNA和蛋白水平的研究发现与肿瘤放射敏感性、正常组织的放射损伤有关的基因,从而预测放疗疗效,或进行干预来提高肿瘤的放射敏感性。近年来把最新的靶向治疗和放疗结合,提高了放疗的疗效。

## 27.1 放射物理概论

### 27.1.1 射线种类和物理特性

电离辐射是指电磁辐射或粒子辐射。按照射线的物理特性,用于临床放疗的射线可分为粒子射线(如电子线、α粒、中子线、π负介子、质子线、碳离子)和光子射线(千伏X线、兆伏X线、γ线)两类。按照单位轨迹上能量传递(linear energy transfer, LET)水平的高低分为低LET射线和高LET射线。低LET射线的LET值≤10 keV/μm,包括电子线、X线和γ线。高LET射线,其LET值>10 keV/μm,包括中子、π负介子以及氮、碳、氧、氖等离子。目前常用于临床放疗的射线绝大多数为低LET射线。$^{60}$Co的LET为0.3 keV/μm,高能X线为3 keV/μm。

千伏X线的质与产生X线的球管电压有关,用半价层(half value layer, HVL)表示。千伏X线的穿透力低,最高剂量在表面,进入组织后剂量下降较快(图27-1),骨吸收也较多,适用于表浅肿瘤的治疗。高能X线(≥4 MV)的穿透力随能量升高而增加,其深部剂量下降慢。因最高剂量(电子平衡建成区)移向表面下,故皮肤表面剂量低,具有皮肤减免作用。X线能量越高,表面剂量则越低,最高剂量处亦越深。不同密度的组织对1~22 MV的高能X线吸收差异少。因此,高能X线适用于治疗较深部位的病灶。直线加速器可产生2种或3种能量的X线和几种不同能量的电子线,以供临床选用。

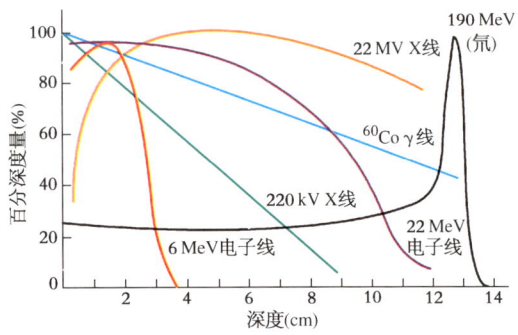

**图27-1　不同射线深度剂量比较**

有些放射性核素衰变时释放出γ线。它和X线不同,有固定的能量和波长,并因不同放射性核素而异。临床常用于肿瘤放疗的有人工放射性核素$^{60}$Co,它在衰变中可放出两种γ线,其能量分别为1.17 MeV和1.34 MeV(平均1.25 MeV)。其他用于放疗的放射性核素有$^{125}$I和$^{192}$Ir。

用于放疗的粒子射线有电子线、质子线、π负介子及碳等重离子,这些粒子都由加速器产生。电子线在组织内达到最高剂量后,剂量迅速下降,临床可按肿瘤靶区深度选择不同能量的电子线,可保护靶区后面的正常组织。虽然电子线也有皮肤减免作用,但比高能X线差,而且能量升高时皮肤表面剂量也逐渐升高。另外,当能量较高时(>25 MeV),其深部剂量迅速下降的特点会消失。电子线在不同密度组织中吸收的差异明显。临床常用单野照射治疗皮肤或浅表肿瘤,肿瘤应包括在80%或90%等剂量区内。质子线和其他粒子射线进入一定深度组织后,由于其能量骤然传递给所在物质而致深部剂量突然上升,形成 Bragg 峰。临床可按病灶深度选用这些射线,或加补偿物调节 Bragg 峰的宽度和深度。

按射线源和人体距离可将放疗分为远距离放射(teletherapy)和近距离放射(brachytherapy)两种。前者是指放射源离开人体一定距离,如 $^{60}$Co、直线加速器距离人体 80~100 cm,深部 X 线距离人体 30~40 cm。后者是指放射源在组织、器官内或人体表面,其与放射性核素治疗不同之处是放射源不直接和组织接触,而由金属外壳包住,可制成针、管或粒状。常用的放射源有 $^{60}$Co、$^{137}$Cs、$^{92}$Ir、$^{125}$I 等。按"放射量与距离平方成反比"规律,近距离放射可以使靶区达到较高的放射量,而周围正常组织受量很低。随着电子技术和计算机系统的发展,不但可以对剂量分布进行优化,使布源更精确合理,而且通过遥控系统大大减少工作人员所受辐射量。

## 27.1.2　剂量学概念

X 线和 γ 线通过物质时的能量吸收有 3 种类型:光电吸收、康普顿效应和电子对产生。临床应用的低 LET 放射线的能量吸收以康普顿效应最为重要。电子线等粒子射线在物质中的吸收是在通过物质时发生弹性散射和非弹性散射,后者可以激发、电离,也可产生标志射线。辐射(radiation)的基本电离单位是伦琴(R),$1R = 2.58 \times 10^{-4}$ C/kg 空气。当今国际统一采用吸收剂量,单位为戈瑞(Gy),$1Gy = 100 cGy$。组织吸收放射线不是单纯的能量吸收,而是放射引起的生物学效应。全身放射 5 Gy 可因骨髓抑制而致死(约 50% 的人在 15 天内死亡)。如从能量吸收而言,同样 5 Gy 的吸收剂量只能使 1 L 水升温 0.001 8 ℃,所以射线的作用主要是生物学性的。放射性核素的放射性活度用贝可(Bq)表示,放射防护剂量单位用希沃特(Sv)。

## 27.1.3　放疗方式

放疗方式可分为两种:①外照射,将放射源置于患者体外一定距离,集中照射患者体内某一部位;②近距离照射,将密封的放射源直接放入患者被治疗的组织内或放入人体自然腔道内或皮肤表面的一种治疗方式。两种不同照射比较见表 27-1。

**表 27-1　外照射和近距离照射的比较**

| 比较项目 | 外照射 | 近距离照射 |
| --- | --- | --- |
| 放射源的位置 | 距人体远,多为 80~100 cm | 位于人体组织内或自然腔道内 |
| 放射线来源 | 放射性核素,X 线治疗机,加速器 | 放射性核素 |
| 放射源的强度 | 大 | 小 |
| 放疗有效距离 | 长 | 短(0.5~5 cm) |
| 剂量吸收 | 大部分被屏蔽,少量被组织吸收 | 大部分被组织吸收 |
| 靶区剂量均匀性 | 好 | 差 |
| 放疗中的地位 | 主要 | 辅助,常需要外照射补充 |

(1) 外照射

外照射是现代放疗实施的主要形式。按照产生放射线的设备不同,常用的外照射设备主要有以下几种。

1) 深部 X 线治疗机　产生的射线能量为 6~400 kV 的低能 X 线,射线能量根据临床需要可以被调节。该射线具有穿透能力弱、皮肤受量高、深度剂量低、旁向散射多、剂量分布差和骨吸收剂量大于软组织吸收的特点。该种射线主要用于治疗皮肤癌等浅表部位肿瘤。该设备结构简单,使用经济。然而作为外照射的临床使用已经不多。但是,近来使用深部 X 线来进行术中放疗的移动设备已经问世,该设备比用加速器进行术中放疗的移动设备更为简单和经济。

2) $^{60}$Co 治疗机　产生的射线是 γ 线,平均能量为 1.25 MeV。与深部 X 线机比,射线能量高,穿透力强,旁向散射小,皮肤剂量低,骨和软组织具有相似的吸收剂量。与加速器相比,该设备具有结构简单、维修方便、价格便宜等优点。但是存在射线能量低和不能调节等不足。该设备可以用于头颈等部位较浅表恶性肿瘤的放疗。

3) 医用电子直线加速器　它是目前用于临床放疗恶性肿瘤的最主要机型,既可以产生高能 X 线,也可以产生电子线。所产生的 X 线能量为 4~

18 MV,放射线能量的高低可以根据需要进行调节。该射线具有能量高,穿透力强,皮肤受量低,射线半影小,射野外正常组织和器官的保护好的剂量学优势,它可以用于体腔深部的恶性肿瘤放疗。医用电子直线加速器所产生的电子线能量多为 5~20 MeV,能量可以调节。与深部 X 线比,电子线具有皮肤表面剂量低,有一定皮肤保护作用。射线进入人体后在一定深度达到高剂量,并维持一段高剂量之后剂量锐减,这有利于保护肿瘤后方的正常组织等优点。电子线可以用于一些浅表和(或)身体一侧的偏心恶性肿瘤治疗。

4)回旋或同步加速器 所产生的射线均具有 Bragg 峰的物理特性,但是质子是低 LET 射线,生物效应和 $^{60}Co$ 的 $\gamma$ 线和高能 X 线相似,而 $\pi$ 负介子和碳、氮、氧、氖等重离子是高 LET 射线,相对生物效应高,氧增比小。这些射线主要用于深部肿瘤或光子放疗失败的恶性肿瘤的治疗。由于这些射线所具有的物理和(或)放射生物学的优点,以及近年来高能物理技术发展,这类加速器临床应用受到业界越来越广泛的关注(参阅本章 27.5.3)。

(2)近距离照射

常用的放射源及物理学特性见表 27-2。

**表 27-2 临床用于近距离照射的常用放射源及物理学特性**

| 放射源 | 射线种类 | 半衰期 | 光子线能量(MeV) | 半价层(mm 铅) |
| --- | --- | --- | --- | --- |
| $^{226}$镭($^{226}Ra$) | $\gamma$ 线 | 1 600 年 | 0.047~2.45(平均 0.83) | 12.0 |
| $^{60}$钴($^{60}Co$) | $\gamma$ 线 | 5.26 年 | 1.17,1.33 | 11.0 |
| $^{137}$铯($^{137}Cs$) | $\gamma$ 线 | 30.0 年 | 0.662 | 5.5 |
| $^{192}$铱($^{192}Ir$) | $\gamma$ 线 | 73.8 天 | 0.136~1.06(平均 0.38) | 2.5 |
| $^{198}$金($^{198}Au$) | $\gamma$ 线 | 2.7 天 | 0.412 | 2.5 |
| $^{125}$碘($^{125}I$) | $\gamma$ 线 | 59.4 天 | 0.028(平均) | 0.025 |
| $^{103}$钯($^{103}Pd$) | $\gamma$ 线 | 17.0 天 | 0.021(平均) | 0.008 |

近距离照射最早以镭作为放射性核素而应用于临床。但由于镭衰变过程中所释放的 $\gamma$ 线能量高,通常需要 10 cm 厚的铅来防护,而且半衰期长,衰变过程中可释放出放射性氡。由于镭的上述缺点,镭已经不再被应用于临床放疗,目前应用较多的为 $^{192}Ir、^{137}Cs、^{60}Co$ 等放射性核素。

近距离照射从照射方式看,大致可以分为:腔内照射、组织间插植和表面敷贴照射等。

在近距离照射剂量学方面,最重要的特点是放射剂量的强度和照射物体间距离的平方成反比的定律,即距放射源越远,剂量衰变越快。由于放射源离所需要照射的区域很近,因此近距离照射的剂量分布与外照射相比表现出显著不均匀。尤其是在近距离照射条件下,距离放射源近的区域剂量随距离变化程度要远大于远距离照射的情况。因此,与外照射比较,近距离照射靶区内的剂量分布很不均匀。

按照参考点所接受剂量率的高低,近距离照射可以分为:①低剂量率照射,参考点的剂量为 0.4~2 Gy/h;②高剂量率照射,≥12 Gy/h;③中剂量率照射,剂量率介于上述两者之间。目前临床应用的多为高剂量率的后装治疗机。高剂量率后装治疗每个患者所需时间短,因此该治疗机器可以用于门诊治疗患者和进行分割治疗。宫颈癌是通过后装治疗取得较好疗效的一种肿瘤,该临床疗效经验来自于低剂量率的后装治疗。但是,关于低剂量率和高剂量率之间放射生物效应的比较和相互转换的等效公式,目前尚在研究之中。

自 20 世纪 70 年代起,出现了近距离照射的后装放疗技术(afterloading)。所谓后装治疗,就是先用施源器和假源放入需要照射区域,模拟放疗条件,通过验证片及剂量计算和优化后,再将真放射源导入并实施放疗的一项技术。该技术临床应用的最初目的是减少工作人员辐射受量,由于技术发展,目前已成为提高近距离治疗准确率的一个重要方法。最新的后装放疗设备具有三维放疗计划系统,能进行三维的放疗计划设计、优化和剂量显示。

腔内照射是宫颈癌治疗的有效手段,也是应用最广泛的近距离照射和外照射相结合的治疗方式。结合腔内照射和外照射,使宫颈原发肿瘤、宫旁及盆腔淋巴引流区域都可获得较高的放射剂量,达到了较好的局部控制率。腔内照射剂量学分布的计算,以往多数采用巴黎系统、斯德哥尔摩系统和曼彻斯特系统等经典算法来大致确定肿瘤以及周边正常组织器官的剂量。随着后装技术的发展,近年来新的后装放疗计划系统可以将CT或MRI影像引入到治疗计划设计中,医师可以在治疗计划系统内清楚观察到所需要照射的肿瘤范围与所放入实源器的空间位置关系。计划系统还可以根据实源器的空间位置,通过应用强度不等的放射源或调整放射源所到达区域和驻留时间做剂量优化处理,也可以将外照射剂量与近距离照射剂量叠加获得治疗区域内肿瘤靶区和正常组织器官总体受照射情况。在现有的近距离照射治疗计划优化系统中,以调整放射源所到达区域和驻留时间做剂量优化处理更为常见。

## 27.1.4 临床对射线的选择

浅表肿瘤如皮肤癌、蕈样真菌病、乳腺癌胸壁复发病灶,应该采用穿透力不强的深部X线或低能电子线治疗。偏一侧的头颈部肿瘤浅表淋巴结转移也可用电子线照射,以保护深部正常组织,但较多情况下是与其他射线(如高能X线和$^{60}$Coγ线)合用。对大多数胸、腹部病灶,首先考虑的问题是深部剂量,因此为了达到较高深部剂量,常用穿透力强的高能X线照射。但这不是唯一的决定因素。放射物理学的研究发现,用高分辨率剂量检测方法研究不同能量X线的剂量分布特性,发现≥10 MV的X线有一定缺点,并不是能量越高越好。由于高能量的X线康普顿吸收所产生的次级电子射程大,向放射野几何边缘外放射量增加。这种侧向散射使放射野边缘剂量比中心轴低,即放射野的剂量平坦度差,且半影大。这种现象随X线能量的增加而更加明显,尤其是在低密度的肺组织内。如18 MV的X线在中等密度组织中10 cm×10 cm射野,从50%等剂量线到90%等剂量线的距离是12 mm,而在肺内则增加到26 mm。如果肺部用小野放射,中心轴的电子平衡不佳,导致深部剂量比计算的要低。

除了靶区深度,在考虑选用哪一种射线时,要综合分析放射野半影、骨吸收、肺和空腔的影响,以及中子污染程度等。头颈部、喉、乳腺等靶区周围都有非均质组织,如空气腔、骨等,电子平衡的建立和不平衡都是重要的,甚至因第二界面的存在使电子平衡重新建立而影响深部剂量,尤其在用高能射线时较明显。射线的半影问题除了腹部和盆腔靶区外,其他部位放射时均需要考虑,可用放射野边缘挡铅等来减少几何半影对正常重要组织、器官的影响。在许多部位(如下颌骨、肋骨、股骨头等)选择射线时还要考虑骨吸收。当然X线能量高,中子污染也增加,这对患者影响虽不大,但对工作人员的防护就需要更多的屏蔽。

在临床实践中,为了获得更好的剂量分布,需要用一种以上的射线联合应用。如颈部淋巴结用$^{60}$Coγ线或低能X线照射后再用电子线照射,以避免脊髓受量过高;早期乳腺癌保守手术后采用4~6MV的X线照射全胸壁,然后用电子线或间质放疗,以追加肿瘤床的剂量。

## 27.1.5 外照射计划的设计

肿瘤患者在接受放疗前,必须要有一个经过临床医师、物理师、剂量员和技术员等共同参与的精心设计放疗计划的过程。放疗计划设计的第一步需要确定放射的体积和所需要保护的正常组织器官以及功能单位等。

### (1) 肿瘤放疗的体积规范

根据国际放射单位委员会(ICRU)50和62报道肿瘤放疗中有关的体积定义,包括以下几种(图27-2)。

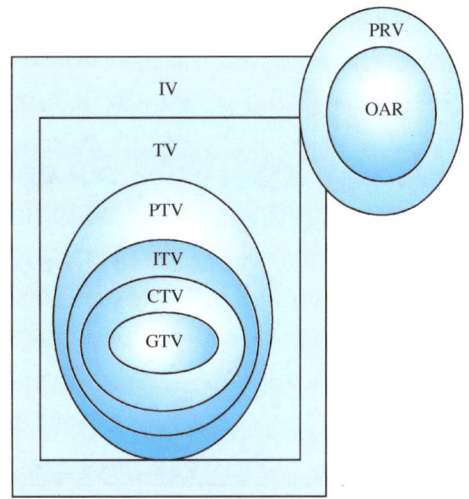

**图27-2 肿瘤放疗靶区和危险器官定义的示意图**

1) 大体肿瘤体积(gross tumor volume, GTV) 通过临床或影像学检查所获得的肿瘤大小、位置和形状等。

2) 临床靶体积(clinical target volume, CTV) 包括GTV和需要杀灭的亚临床肿瘤浸润的体积。

3) 内在靶体积(internal target volume, ITV) 由CTV和外加的内在安全边界(internal margin, IM)所构成的体积。所谓IM是考虑到因生理运动和变化(如呼吸、膀胱和直肠充盈状态变化、心脏搏动等)而引起 CTV 的运动,或肿瘤解剖部位的改变(相对于内部参考点和坐标系),因而需要外放的边界。

4)计划靶体积(planning target volume, PTV) 由 CTV 和 ITV 外加上摆位误差所形成的摆位边界。所谓摆位边界(set-up margin, SM)是考虑到分割照射中每次照射间摆位所形成的误差需外加的安全边界。摆位误差来源于患者位置的不确定性、机械设备不确定性、模拟机到治疗机的系统误差、人为误差等诸多方面的因素。

5)治疗体积(treatment volume, TV) 由处方剂量所对应的等剂量曲线所包括的放疗体积。

6)照射体积(irradiation volume, IV) 是指受到一个被认为对正常组织耐受量有意义的剂量照射的体积。

7)危险器官(organs at risk, OAR;又称危及器官) 是指正常的组织和器官,其放射敏感性可明显影响治疗计划和处方剂量的给予。

8)计划危险体积(planning risk volume, PRV) 由于放疗过程中存在器官运动和摆位误差,为了更好地保护 OAR,需要在 OAR 外加上一个安全边界,使 PRV 所接受到的剂量在一个绝对安全的范围之内。

(2)模拟定位的方法

模拟定位设备可分常规模拟定位和 CT 模拟定位两类。常规模拟是基于 X 线平板技术的物理模拟过程,是二维模拟。在常规模拟过程中,患者被要求始终保持治疗体位,躺在定位机器上。CT 模拟是基于 CT 图像为基础,可以融合其他图像来进行靶区的确定和计划设计的虚拟模拟过程,为三维模拟。CT 模拟时,患者在完成图像采集后可以离开,无需患者始终参与放疗定位和计划设计全过程。两种定位技术的比较见表 27-3。

表 27-3 常规模拟与 CT 模拟的比较

| 比较项目 | CT 模拟 | 常规模拟 |
| --- | --- | --- |
| 图像获得方式 | CT 扫描,虚拟透视 | 平板 X 线透视或摄片 |
| 图像显示 | 任意切面,三维显示 | 单一的二维显示 |
| 等中心确定 | TPS 系统自动确定 | 人工确定,用骨性标志、气腔、体轮廓等 |
| 模拟过程 | 患者完成 CT 扫描后离开 | 患者始终保持治疗位 |
| 靶区及危险器官 | 清晰显示,任意角度 | 图像获取常较差 |
| 射野间关系 | 不同角度任意显示 | 不能显示 |
| 计划设计 | 复杂,多野非共面 | 简单 |
| 不同图像融合技术 | 有 | 无 |
| 剂量计算及 DVH 显示 | 精确,有 | 简单,无 |
| 动态图像 | 无,DRR 图像质量差 | 有 |
| 成本 | 高,无法显示 | 低,直接显示患者与治疗床关系 |

注:DRR:数码重建图像;DVH:剂量体积直方图;TPS:放疗计划系统。

表 27-4 显示了两种模拟定位技术的优缺点。可见 CT 模拟较常规模拟定位有诸多优点,但同时也存在一些缺点。从经济方面考虑,对于行姑息性治疗患者的定位无需行 CT 模拟定位;对于像肺癌等存在着靶区随呼吸或其他生理活动移动的情况下,目前临床医师在完成对其 CT 模拟定位后,放疗靶区仍需要通过常规模拟机来验证。对于食管癌,食管 X 线片和胸部 CT 上所显示的病灶信息是互相补充的。因此,对于这些肿瘤的定位需要 CT 模拟和常规模拟都做。

表 27-4 常规模拟与 CT 模拟定位技术优缺点的定量比较

| 比较项目 | CT 模拟 | 常规模拟 |
| --- | --- | --- |
| 诊断 | +++ | - |
| 定位特性 | +++ | + |
| 模拟性能 | ++ | +++ |
| 放疗剂量计算 | +++ | - |
| 射野验证等 | ++ | +++ |
| 放疗疗效的评估 | +++ | + |
| 总评分 | 16 | 8 |

### (3) 外照射计划的优化

放疗是一种有损伤的局部治疗手段,因而设计肿瘤放疗计划时必须兼顾肿瘤控制及周边正常组织和器官放射性损伤两个方面。肿瘤放疗的最高目标是使肿瘤得到最大限度的局部控制,而周围正常组织和器官的放射损伤最小。

放疗计划设计时所需遵循的临床剂量学原则:①照射的肿瘤剂量准确;②剂量分布均匀或有目的的不均匀;③肿瘤区尽量高剂量照射,而正常组织受量尽量降低;④保护重要脏器。

为了达到肿瘤放疗的目标和临床剂量学的要求,临床上在设计放疗计划时存在着治疗方案个体化和治疗计划不断改进的过程,称为放疗计划的优化。目前放疗计划的优化分为正向和逆向两类(图27-3)。

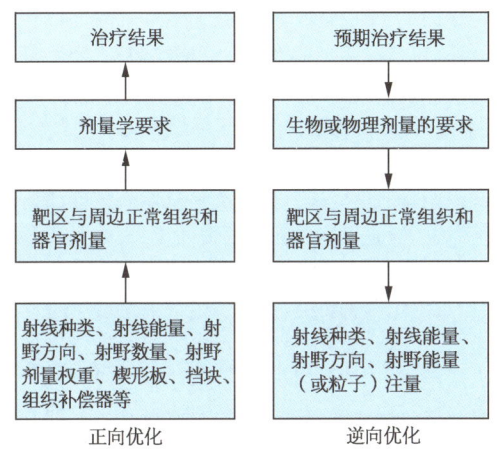

**图27-3 外照射放疗计划优化的基本过程**

## 27.2 临床放射生物学概念

### 27.2.1 射线和物质的相互作用

放射线进入生物体后可产生两种生物学效应(图27-4):①直接作用,射线直接击中DNA分子链,造成DNA的单链断裂或双链断裂。高LET射线如碳离子等重离子主要以直接作用为主。②间接作用,是射线或其次级电子对水分子或其他分子等的电离,产生自由基($H\cdot$、$OH\cdot$)。自由基由原子外层的不成对的电子而形成,其高度活泼,寿命只有$10^{-5}s$。另外还会产生其他对生物体有害的物质($H^+$、$OH^-$、$H_2O_2^-$)。自由基以及那些有害物质再与生物大分子相互作用,如DNA、RNA和蛋白等,造成DNA和细胞的损伤。在氧存在的时候,自由基产生更多。低LET射线对生物体的作用以间接作用为主,其效应在很大程度上要依赖于氧的存在。高LET射线对生物体的作用以直接作用为主,其效应与氧的存在与否关系不大。

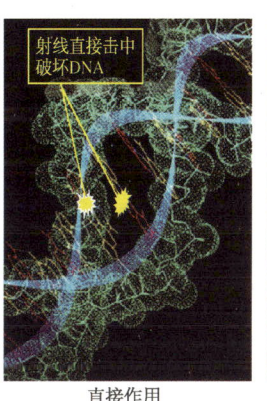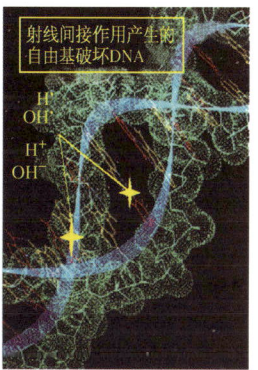

直接作用　　　　　　　　间接作用

**图27-4 放射线对DNA的损害**

### 27.2.2 细胞存活曲线

细胞经照射后,通过直接作用和间接作用产生了DNA的双链断裂或单链断裂。DNA的双链断裂是无法修复的,称为致死性死亡。细胞的死亡有两种形式,即细胞间期死亡与细胞分裂死亡。前者以细胞凋亡的形式表达,特别在受到大剂量照射时,或对放射高度敏感的细胞如淋巴细胞,就通过这种形式造成细胞死亡。所谓分裂死亡,是指受到致死性损伤的细胞,由于DNA的双链断裂,细胞没有模板来修复DNA,当其试图进行分裂时,由于DNA的损伤而致分裂失败,造成子代细胞死亡,亦称为流产死亡。或者细胞的DNA复制成双倍,但是细胞分裂失败,变成有双倍DNA的单个细胞。如此不成功的分裂可以进行数次,DNA也复制多次,但是仍留在一个细胞内。这样的细胞体积巨大,有数倍的DNA积聚,故称为巨瘤怪细胞。一般细胞试图分裂的次数不会超过5~6次,这些巨瘤怪细胞最终通过细胞凋亡形式死亡。然而,受到致死性损伤的细胞如果不进入分裂周期,它们仍然保持细胞的完整性,在形态上看不出已经受到了致死性损伤。但是,它们已经失去了无限增殖的能力,从肿瘤治疗的角度而言,它们已经是已经被杀灭的细胞。然而,DNA的单链断裂则可通过亚致死性损伤修复(sublethal damage repair, SLDR)或潜在性致死性损伤修复(potential lethal damage repair, PLDR)的途径进行细胞修复,已经修复了放射性损伤的细胞可再次进入分裂周期。

放射生物学意义上的细胞存活曲线是用来描述照射剂量与相应细胞存活率的相互关系。根据"靶学说",可把存活曲线分成两部分:低剂量照射时(相当于临床应用的分次剂量)呈一肩区,在高剂量照射时剂量和细胞存活率呈指数的线性关系(图27-5)。放射后细胞的存活曲线是通过细胞克隆形成试验来制作的。

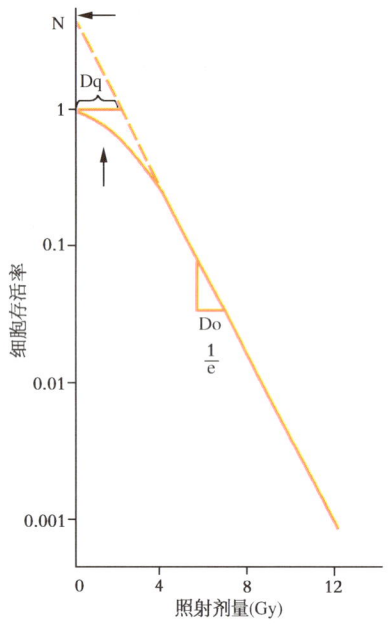

**图 27-5　低 LET 射线细胞存活曲线**

目前,我们通常应用线性平方模式(linear-quadratic model,L-Q 模式)定量地说明细胞存活曲线。L-Q 模式的数学关系为:$S = e^{-(\alpha d + \beta d^2)}$,其中 d 代表分次剂量或单次照射剂量;α 和 β 分别代表单靶和多靶击中引起的细胞死亡。当它们所产生的生物学效应相等时,即可以用 α/β 的比值来表示不同类型组织修复能力的大小。

## 27.2.3　细胞周期时相的放射敏感性

在细胞周期的不同时相中,细胞对射线的敏感性是不一样的。经细胞同步化后,从测定的细胞时相与放射敏感性的关系中可以看出,M 和 G2 期的细胞放射敏感性高于 S 期和 G1 期。另外,细胞经照射后在经过 G2 期时会产生阻滞,经过一段时间以后,再重新进入细胞周期。这有利于分次照射杀灭更多的肿瘤细胞。

## 27.2.4　分次照射的理论基础

多年来的实践证实,放疗必须分次进行,而尽可能避免单次剂量照射。单次和分次照射的生物学效应是不一样的。放疗的设计必须遵循两个重要的放射生物学原则,即每次照射剂量较低,总的治疗时间要短。这样既有利于保护正常组织,又能提高肿瘤局部控制率。实行分次照射的根据如下:

**(1) 细胞损伤的修复**

细胞受到损伤以后,经过一段时间会产生修复,即恢复到未受到照射时相仿的状态。细胞的修复包括两种类型:SLDR 和 PLDR。而在分次照射期间主要是 SLDR。由于存在 SLDR,分次照射会导致生物学效应的下降,因此为了保持相同的生物学效应,必须增加总剂量。细胞的修复过程为指数性的。目前,可以定量地测定细胞的修复速度($T_{1/2}$,半修复时间,即完成 50% 细胞损伤修复所需要的时间)和修复能力(用 α/β 比值来表示修复能力)。

根据照射后正常组织损伤出现的早或晚,可把正常组织分成两大类。第一类是早期或急性放射反应组织,一般是细胞更新速度快的组织,在照射开始后不久即出现放射反应,如上呼吸道和上消化道黏膜、上皮组织等,例如放疗后发生放射性食管炎和气管炎。第二类是细胞更新速度慢的组织或没有增殖能力的组织,如神经组织,在照射结束后过一段时间才出现放射损伤的表现,称为后期反应组织,如脊髓等组织。早反应组织的 $T_{1/2}$ 大约为 0.5 h,而后期反应组织的 $T_{1/2}$ 为 1.5~2.5 h。然而,后期反应组织的 α/β 值一般在 2~3 Gy,而早期反应组织的 α/β 值一般在 10 Gy 左右。说明增殖慢的组织修复能力较强,而增殖快的组织修复能力较弱。大部分肿瘤组织的修复速度和能力相似于急性反应组织,极少部分与后期反应组织相仿。

**(2) 细胞的再增殖**

细胞的增殖不同于细胞的修复,它意味着细胞的分裂及细胞数的增加。正常急性放射反应组织受到照射后,经过一段时间,细胞会产生增殖。临床上表现为治疗疗程延长能缓解急性放射损伤,如头颈部照射的口腔黏膜反应等。但后期反应正常组织的损伤,一般在整个放疗疗程之内不会发生细胞的增殖。因而对后期反应正常组织来讲,放射损伤的恢复主要是依靠细胞的修复,而不是通过增殖来影响辐射生物学效应。大部分肿瘤组织照射后也会产生细胞增殖的加快,如头颈部肿瘤平均倍增时间由治疗前的 45～60 天，缩短到 3～4 天。在上皮源性肿瘤，这种增殖一般发生于放射开始后的 1 个月左右，称为放疗的后期加速再增殖。一般而言，由于肿瘤组织开始细胞再增殖的潜伏期较长及增殖速度较慢，因而与正常组织相比，肿瘤组织再增殖对放疗疗效的影响低于正常组织。

(3) 再氧化过程

由于肿瘤生长常快于新生血管的生长，使肿瘤内远离血管的部位成为缺氧区。缺氧细胞对射线的抵抗性高于富氧细胞 2.5～3.0 倍。在大剂量照射时，由于富氧细胞在照射的很早期即产生死亡，只留下对射线有抵抗性的缺氧细胞，因而从总体看，降低了照射的生物学效应。然而，在多次小剂量（如每次 2 Gy）照射时，每次照射后由于缺氧细胞具有对射线的抵抗性，难于被杀灭，因而在余下的存活细胞中占据了很大的比例。但由于富氧细胞被杀灭，使原来缺氧细胞较易得到营养和氧的供应而成为富氧细胞。这个过程被称为肿瘤细胞的再氧化。由于在整个治疗过程中均存在肿瘤细胞再氧化的过程，这样使得缺氧细胞在整个肿瘤中所占比例降到很低的水平，如可低于 10%。正常组织内基本不存在缺氧细胞，所以再氧化过程主要在肿瘤组织内产生。

(4) 细胞周期的重新分布

细胞周期中的不同时相细胞的放射敏感性是不一样的。在常规放疗中，每次照射 2 Gy 主要是杀灭位于细胞周期敏感时相的细胞。在两次照射之间，不敏感的存活细胞群可以进入到对射线敏感的时相，此时，再次照射会有助于更多地杀灭细胞。这个过程对不增殖或增殖较慢的正常细胞影响很小。所以，低剂量分次照射主要影响增殖快的肿瘤，而对后期反应组织的作用不大。

## 27.2.5　LET 和相对生物学效应

LET 是评价射线质的一个参数。高 LET 射线几乎没有或较少有 SLD 和 PLD 的修复，其细胞存活曲线肩区较小或不存在。随 LET 增加，氧增比（oxygen enhancement ratio，OER）下降，这是因为 LET 高时直接效应增加而间接效应减少。相对生物学效应（relative biology effect，RBE）是指要达到同样生物学效应时标准射线（250 kV 的 X 线或 $^{60}$Co 的 γ 线）和某种射线剂量的比值。影响 RBE 值的因素很多，包括组织类型、射线能量、LET 值的高低等，其中最重要的是分次剂量的大小。当分次剂量降低时，RBE 逐渐增大。相反，分次剂量增大时，RBE 逐渐变小。另外，当 LET 值从 1 keV/μm 增加到 10 keV/μm 时，RBE 缓慢增加；但当 LET 高达 100 keV/μm 时，RBE 迅速减少。这是由于过度杀伤的缘故，即一个合适的 LET 射线产生的电离密度正好给予每个靶一次打击，杀灭细胞的能力达到最高点；但 LET 再增加，在一个细胞内的电离密度太高，于是有些电离成分就成为多余的，即所谓"过度杀灭"。

## 27.2.6　剂量率效应

由于剂量率的下降会导致生物学效应的下降，最大的剂量率生物学效应发生在 1～10 cGy/min。低剂量率近距离照射，实际上类似于超分割和快速超分割放疗的联合应用，所以既能达到提高肿瘤局部控制率目的，又能减少对正常组织的不良反应。

## 27.2.7　放射敏感性、放射抵抗性与放射治愈性

放射敏感性和放射抵抗性是用来描写细胞是否容易产生放射性损伤的程度，是它们固有的生物学行为。容易被放射损伤的称为放射敏感的，不容易被放射损伤的称为放射抵抗的。在临床上，常错误地用肿瘤退缩快慢来判断放射敏感性和放射抵抗性。实际上，肿瘤经照射后的改变不仅决定于肿瘤细胞的死亡，而且决定于肿瘤细胞死亡的速度及丢失的状况。细胞死亡的速度主要决定于细胞周期的特点：增殖快的正常组织出现反应较早，而增殖慢的组织要在几个月甚至几年后才出现变化。而肿瘤照射后，生物学效应表达的时间长短范围较大。大部分肿瘤要在照射开始后几周才会退缩，部分细胞周期较长的肿瘤要在数月以后才产生退缩。所以过早地取活检并不能真正反应肿瘤细胞的存活与否。

临床上，放射治愈性主要决定于肿瘤的部位、大小、组织学特点等，其他因素还有细胞内在放射敏感性差异、缺氧状况及细胞的加速增殖等。然而，照射期间肿瘤退缩的速度与放射治愈性的关系较小。

# 27.3　临床应用

## 27.3.1　放疗计划的设计

经过临床、影像学等各种检查确定肿瘤大小及其存在部位后，放射肿瘤医师还必须了解该肿瘤的

生物学特性及其扩散规律,然后才能决定放射范围。要完成放疗计划的设计和执行,必须要有医师、技术员、物理师和护士等密切合作,有时还需要其他学科医、护、技的配合,这样才能保证靶区得到足够的放射量,同时又使正常组织受量低。治疗计划的设计必须做到个体化,放射布置、所给剂量、分割方法等都不宜千篇一律。

放射肿瘤学医师在 CT 和(或)MRI、X 线片上画出需要照射的靶区和要保护的正常组织,并决定有关放射剂量。根据国际放射单位委员会(ICRU)规定,临床医师根据临床、影像学检查等定出 GTV,然后根据该肿瘤生物学行为扩大照射范围 1 cm 左右,以包括可能的浸润和微病灶,变为 CTV。考虑到每天患者放位置时可能发生的差异,再扩大照射野为 PTV。放射物理学剂量学人员将有关图像资料输入治疗计划系统(treatment planning system, TPS),通过计算机系统对放射野布置、射线选择、各放射野剂量分配、不同密度组织校正等进行优化,获得剂量分布图。此图可以是二维,也可以是三维。通常以 95%~100% 等剂线范围计算靶区剂量。靶区剂量分布要求均匀,最高和最低剂量相差在 ±5%。最后的治疗计划需得到放射肿瘤学医师认可才能开始实施。

放疗计划设计后,需要在模拟机(simulator)上进行定位,这对深部肿瘤尤为重要。模拟机是能模拟放射机几何条件的 X 线透视系统,可以按 TPS 资料定出照射野,还可从不同布野、角度进行定位摄片,尤其是为了避开重要组织与器官受照射,决定挡铅的部位及大小。除最常用的固定野放射外,还有用旋转或弧形放射。定位前患者体位必须自然舒服,这样在分割放射疗程中才有可能做到摆位重复性好。当然,一些固定器如手臂固定架、头部固定架、口腔咬块、面罩、真空气垫等都有助于体位准确地重复。

对一些不规则野(斗篷野、锄形野等)照射,需要采用不同金属模型。此模型既可保证每次放射重复性好,又可避免多野照射的重叠问题,并能减少技术员对患者摆位的困难。有时为了改变等剂线形状或补偿体表曲面问题,可用楔形滤片、补偿滤片、填充物等。近年的直线加速器配有多叶准直器(multileaf collimator, MLC),在计算机系统控制下可在照射时按靶区的不同入射角度自动调节放射野形状,以达到更精确地保护正常组织,而且免去制作、搬放较重的金属模型。这种方法称为三维适形放疗(3DCRT)。用 X 线进行立体、多弧面照射,可以使病灶靶区获得较高放射剂量,而降低周围正常组织的受量。

第 1 次照射时应在治疗机上拍定位片,或摄取电子射野成像片(electron portal image, EPI),或近年来出现的用在线平板型 CT 摄取三维的图像,把上述影像和模拟定位片相对比,能明确患者的照射体位是否正确。在放疗疗程期间和结束时最好也能拍片复核。

## 27.3.2 根治性放疗

放疗作为根治方法已在一些肿瘤治疗中获得较为满意的疗效,如对皮肤癌、鼻咽癌、头颈部肿瘤、乳腺癌、前列腺癌、宫颈癌、视网膜母细胞瘤、精原细胞瘤、霍奇金淋巴瘤等。

1)鼻咽癌 对放射线中度敏感,其周围正常组织能耐受较高放射量,加上一半以上的患者就诊时已有鼻咽腔外受累,因此放疗是首选方法。鼻咽癌 5 年生存率达 50%~70%(其中 I 期的达 95%),10 年生存率达 40% 左右。对病灶局限在鼻咽腔的,配合腔内放射可以提高靶区剂量又不增加正常组织损伤。鼻咽癌放疗后复发能进行再次放疗,当然必须与首次放疗间隔一定时间。复旦大学附属肿瘤医院对复发鼻咽癌进行再次放疗(外照射加腔内近距离照射),4 年局部控制率达 50%,生存率为 51%,无瘤生存率为 48%。对放疗后颈部淋巴结残留或复发,予以根治性淋巴结清扫,也达到比较好的疗效[1]。

2)声带癌 早期患者用放疗不但能达到和手术相仿疗效,局部控制率达 90% 或以上,并且可以保持正常喉功能。即使放疗后肿瘤复发,仍然可接受手术治疗。

3)舌癌 舌活动部病灶经外放射和间质插植的近距离放疗,疗效和舌活动都较好。环素兰等报道对 I、II 期舌活动部癌行外照射 20~30 Gy 加镭针插植照射 70~80 Gy/5~7 天,10 年局部控制率达 86%,10 年生存率 I 期的为 90%,II 期的为 70% 左右。

4)皮肤癌 对早期的皮肤癌病灶,用手术、激光、冷冻、放疗都有较好的疗效,但对头面部病灶通常要考虑美容和功能问题,尤其是眼睑、鼻、耳等部位,用放疗的方法也能达到较好的肿瘤控制。对手术未完全切除的基底细胞癌也可考虑术后补充放疗。Liu 等报道对 187 例未完全切除皮肤基底细胞癌患者行再次手术或放疗,10 年生存率为 92%,而未进一步治疗组的 10 年生存率为 90%,未显示出进一步治疗的优点。

5）乳腺癌 对早期患者做肿块切除和手术后根治性放疗,疗效和根治性手术效果相仿,由于保留了乳房,对患者心理的损害减少。放射范围包括全乳房与区域淋巴结。乳房区切线照射 45~50 Gy 后用电子线或间质插照放射追加 15~20 Gy,美容效果满意的达 75% 以上,10 年生存率与根治性手术的相仿。

6）宫颈癌 Ⅰ、Ⅱ 期患者给手术和放疗都能得到满意效果,而对较晚期患者只能做放疗。盆腔外照射 40~50 Gy,可使肿瘤退缩、感染好转,盆腔结构也因此恢复到正常位置,有利于腔内近距离照射的进行。常用放射源为 $^{137}Cs$、$^{60}Co$ 和 $^{192}Ir$。

7）精原细胞瘤 睾丸切除后引流淋巴区放疗可使早期患者达到根治。精原细胞瘤对放射线敏感,即使有纵隔、锁骨上区转移,在全身化疗配合下行放疗,对肿瘤的控制还是很有效。

8）霍奇金淋巴瘤 早期患者经大面积放疗后几乎可达根治。据复旦大学附属肿瘤医院的资料,Ⅰ、Ⅱ 期患者行大面积放疗后 5 年生存率为 77%。此肿瘤对放射线敏感,后期正常组织损伤并不严重。但接受过博来霉素(BLM)、多柔比星(ADM)化疗的患者,心、肺有潜在性损伤,放疗后有加重损伤的可能。

9）视网膜母细胞瘤 对病灶局限在赤道后者,用放疗可控制肿瘤并能保留一定的视力,免去这部分患者的眼球摘除术。

## 27.3.3 姑息性放疗

对不能根治的肿瘤患者,解除症状、改善生活质量便是放疗的目的。放疗可解除肿瘤压迫、止痛、止血等,具有较好的姑息作用。由于患者为晚期,治疗目的不是消灭肿瘤,因而常用大分割照射,在较短时间内给数次放射,总剂量不一定要求达到肿瘤完全控制水平。

对骨转移灶尤其是溶骨性的,放疗止痛效果较好,能使一半以上患者的疼痛缓解。对椎体和肢体长骨病灶的放疗,还可防止病理性骨折的发生。

颅内转移瘤可引起颅内压升高和颅内占位的有关症状。孤立的转移灶可予局部照射,或先进行全脑照射,然后用立体定向放疗对脑的孤立病灶进行加量放疗。

对肿瘤引起的压迫阻塞,如食管梗阻、上腔静脉压迫、脊髓压迫等,放疗常可缓解症状。如治疗上腔静脉综合征,Armstrong 等报道,开始每天给 3~4 Gy,共 3 天,以后改为常规分割剂量,总剂量视原发灶类型而异。结果 46 例患者中有 83% 的获症状缓解,且有 70% 患者是放疗开始 2 周内症状减轻;而用常规分割剂量放疗的 79 例中只有 56% 患者在 2 周内症状减轻。皮质激素可缓解症状,但不改善预后。

放疗常能消除肿瘤发生溃疡、出血而产生的恶臭,可清洁创面和止血,如可消除乳腺癌溃疡、宫颈癌出血等。

在进行姑息治疗的同时,必须加强全身支持治疗。局部姑息治疗的效果及预后与原发灶有关,也和距离首次治疗的时间有关。如乳腺、肾、前列腺等部位增殖不快的肿瘤,姑息治疗后还可能使患者生存较长时间。

## 27.3.4 综合治疗中放疗的应用

**(1) 放疗和手术的综合治疗**

放疗与手术一样同属于局部治疗手段,两者联合应用理论上说能增加局部和区域性肿瘤的控制。对于多数实体肿瘤来说,增加肿瘤局部和区域性控制不仅能减轻和(或)推迟肿瘤局部生长所引起的压迫和出血等症状,而且多数资料显示,局部和区域性肿瘤控制率提高能降低远处转移,进而有望提高生存疗效。

放疗和手术联合应用有两种情况:①补救性治疗,如放疗后或手术后局部肿瘤未控或复发;②计划性放疗和手术综合性治疗,手术前肿瘤体积大,手术无法直接完全切除,术后肿瘤细胞有残留(镜下或肉眼肿瘤残留),或属于手术切除后肿瘤局部复发的高危人群。以下讨论计划性放疗和手术综合性治疗的理论基础和临床应用情况。

1）术后放疗

术后放疗潜在优点:①通过手术能清楚了解肿瘤外侵范围,可提高术后放疗照射目的性;②若手术切除后仍存在肿瘤残留,外科医师可以留置标记以帮助术后放疗的定位;③不增加手术的并发症。

术后放疗潜在不足:①可能因为手术的并发症而推迟术后放疗开始时间,这可能造成术后残存的肿瘤细胞加速再增殖,甚至在放疗开始之时已出现大块肿瘤;②通常术后放疗的剂量需要比术前放疗剂量高,这可能增加放疗损伤;③术后放疗范围可能也比较大,因为肿瘤瘤床和淋巴引流区域均遭到肿瘤细胞污染;④手术可能造成周边正常组织和器官与肿瘤床粘连和固定,这样会增加正常组织的放射性损伤。

术后放疗开始时间：通常认为需要在手术切口完全愈合后,多数在手术后3~6周内进行。

术后放疗的临床应用：术后放疗在恶性肿瘤的治疗中应用得相当普遍,几乎所有肿瘤手术后,凡有亚临床灶残留或肉眼残留或有局部和区域性复发的高危因素存在均可接受术后放疗。但是,依肿瘤的性质、残留范围、残留体积、肿瘤的分化程度、肿瘤生长部位以及肿瘤周围正常组织对放疗的耐受程度,术后放疗的疗效各不相同。对于生长局限、无远处转移、术后残留少（如为镜下残留）且周围组织可耐受高剂量照射的恶性肿瘤,术后放疗不但可明显提高肿瘤的局部控制率,还能明显提高患者的生存率。但是,对于恶性程度高、早期易发生远处转移的恶性肿瘤,术后放疗虽然可提高肿瘤的局部控制率,但是否可提高患者的长期生存率目前还没有明确的结论,这需要积累更多的病例进行分层研究来确定。

乳腺癌的术后放疗是术后放疗临床成功应用的典型案例。乳腺癌术后放疗分两种情况：①对早期乳腺癌包括导管内原位癌（DCIS）,T1~2N0~1无炎性征象单灶性肿瘤患者。在过去的治疗中常采用乳腺癌根治术或改良根治术。但是近30年来的实践表明,对于这些肿瘤,采用保存乳房的肿块局部切除加术后根治性放疗和化疗的联合治疗,既能保留乳房,也能取得类似的无瘤和总生存时间的疗效；②对于一些临床上不适合进行保乳手术的患者,如肿瘤恶性程度高、生长迅速,或肿瘤生长在内乳区,或肿瘤直径>3cm,或肿瘤已侵犯乳头或局部皮肤,或腋下淋巴结阳性的乳腺癌患者,往往做乳腺的根治术或扩大根治术,术后根据原发病灶和转移的淋巴结情况（如腋下淋巴结转移>3个）,对胸壁和（或）淋巴引流区域（如内乳区和锁骨上区）进行常规预防性照射,并加用全身化疗,这能显著降低局部和区域性肿瘤复发,提高患者生存疗效。

对于局部晚期如T3~4或淋巴结阳性的胃癌患者,INT0 116临床研究显示：603例手术切除术后ⅠB~Ⅳ期患者随机进入到术后补充化疗和放疗综合性治疗及术后观察组。术后综合治疗组的放疗剂量为45 Gy/25次,5周内完成,化疗为5-Fu+四氢叶酸钙。术后接受化放疗组较观察组,5年无瘤生存率由32%提高到49%,总生存率由41%提高到52%。可见对于局部晚期胃癌患者,术后化放疗综合性治疗能显著提高患者生存疗效。

对于局部晚期的直肠癌患者（T3~4或淋巴结阳性）,临床Ⅲ期试验结果显示,术后给予常规分割

外照射总剂量40~50 Gy,与单纯手术相比,具有明显提高肿瘤局部控制率的倾向。术后放疗能使得局部区域性复发率由单纯手术组的30%下降到综合治疗组的10%。但是,术后放疗是否能提高患者的总生存率,仍存在争议。

非小细胞肺癌（NSCLC）剖胸探查无法切除或术后有肿瘤残留的患者,术后放疗是必需的。但对于手术完全切除后的NSCLC,术后是否需要放疗一直存在争议。一项Meta资料分析了从1965年后所开展的有关NSCLC完全切除术后是否需要术后放疗的临床Ⅲ期试验（包括未发表的）。2 232例患者进入研究,中位随访时间4.25年。结果：术后放疗使患者死亡的危险性增加了18%,2年生存率由58%下降到52%。亚组分析：术后放疗主要增加了术后病理为Ⅰ/Ⅱ期患者死亡危险,而无充分证据说明也增加了N2期（同侧纵隔有淋巴结转移者）患者死亡的危险[2]。根据此临床资料,目前认为对于手术完全切除、术后病理诊断为Ⅰ/Ⅱ期NSCLC,术后不需要放疗。若术后进行放疗不仅不能提高肿瘤治疗疗效,反而降低了患者的生存期。这可能是由于早期NSCLC手术完全切除后的局部肿瘤复发率仅为0~22%,故术后放疗提高局部控制率的空间非常有限；另外,术后放疗尤其是采用传统放疗技术,可能增加了正常组织的损伤和增加了相应并发症。而对术后病理为N2期,即使手术完全切除后,术后局部和区域性复发率高达23%~33%,术后放疗能显著提高该期别患者的局部和区域性控制率,但不能或稍许提高患者的生存率。因此,若能改进放疗技术,理论上推测术后放疗能提高N2期患者生存率。

前列腺癌术后放疗的统计资料显示,由于近年来强调患者的生活质量,术中注意保护前列腺的支配神经,从而保护患者的性功能,因此,前列腺癌术后切端的阳性率随之增加。据统计T1b的术后切端阳性率为10%,T2a为18%,而T2b的切缘阳性率竟高达50%~60%。同时,一旦前列腺包膜受到肿瘤的侵犯,则术后常出现较高的局部复发率和远处转移率。因此,对于肿瘤已侵犯前列腺包膜,或侵犯精囊或有术后切端阳性以及周围淋巴结转移的患者,术后放疗作为补充治疗手段,可以增加局部肿瘤控制率和降低远处转移发生率,从而改善患者的生存率。

2）术前放疗

术前放疗优点：①对于初治不能手术切除或临界手术切除患者,通过术前放疗能降低肿瘤负荷,降低肿瘤及周边正常组织和器官的粘连和侵犯,使其

转变成可以被手术切除的状况;②降低手术切缘阳性的可能性;③减少手术所造成肿瘤播散的可能性;④因为未受到手术所造成的肿瘤瘤床和淋巴引流区域肿瘤细胞污染影响,术前放疗布野通常比术后放疗要小,这样也减少了正常组织放射性损伤;⑤因为未受到手术创伤影响,局部肿瘤床血供环境相对较好,因此术前放疗剂量通常较术后放疗低,这也可减少正常组织的损伤。

术前放疗的局限性:①患者的放疗选择无法按照手术后的准确分期进行选择,这可能造成部分患者治疗策略制定存在偏差;②术前放疗造成肿瘤分期降级,因而造成手术后病理分期不能真正反映患者在接受治疗之初的疾病状况,因而为术后辅助治疗方法针对性选择带来困难;③经过术前放疗后,手术切除术后仍存在需要进行术后放疗,此时整个放疗过程类同于分段放疗,通常说这种放疗模式是对肿瘤控制不利的;④术前放疗通常可增加手术的并发症;⑤部分患者因为放疗严重不良反应造成手术开始时间的推迟。

术前放疗后手术开始的时间:早期研究显示,术前放疗完成后4周以内接受手术治疗,术后并发症显著增加。因此,多数学者认为,对于术前照射剂量为50 Gy的放疗,手术开始时间为放疗结束后4~5周。手术推迟进行的另外一个好处是有足够时间让肿瘤退缩,以提高手术切除率和正常组织器官保存率。

在NSCLC中,肺尖癌是应用术前放疗取得成功的典型案例。对于肺尖癌,目前治疗的标准方法为:术前放疗或术前放化疗再行手术广泛性切除,该类患者能获得满意治疗效果,5年生存率达50%~60%。但对于其他ⅢA期NSCLC,来自于INTO 139及RTOG 9309的临床研究探讨了术前病理诊断为N2的NSCLC手术参与综合治疗的价值。该研究为随机对照研究,45 Gy/25次,在5周内完成,胸部放疗同步应用依托泊苷+顺铂(VP-16+DDP)化疗后评价,无进展者被随机分为接受手术切除组和继续应用放疗组。429例符合条件者入组,392例可以进入分析。结果显示,化疗、放疗作为术前的诱导治疗与放化疗综合性治疗组相比,手术参与组提高了患者的无瘤生存率,但患者的中位生存期和总生存率两组无显著性差异。因此到目前为止,尚无充分证据显示术前放疗或术前放化疗能提高ⅢA期患者的疗效。

直肠癌的术前放疗:直肠癌术前放疗的潜在作用在于提高肛门括约肌的保护率和肿瘤的切除率。作为能达到上述潜在作用的一种术前辅助治疗,术前放疗和术前放化疗的应用不断增加。对于T3-4不能手术切除的直肠癌,术前放疗可能达到降低分期的作用,从而增加这部分患者的手术切除率和肛门的保存率。对于局部晚期直肠癌患者,术前和术后放疗孰优孰劣?一项来自于欧洲的26个治疗中心大样本资料显示:两组患者无瘤生存率和总生存率均无显著差异。但对于低位直肠癌患者,术前放疗能使39%患者获得肛门保存机会,而术后放疗仅为19%。另外,术前放疗能降低吻合口的后期不良反应[3]。

3)术中放疗 尽管术前和术后外放疗是与手术联合应用的常见放疗方式,然而肿瘤的术中放疗也有其独特性。术中放疗是通过手术切除肿瘤,或暴露不能切除的肿瘤,尽可能避开正常组织和器官,对肿瘤或残存肿瘤、肿瘤床和淋巴引流区进行直接外照射。直接外照射的射线目前常使用为电子线。采用限光筒直接置入靶区,进行一次性大剂量的照射。术中放疗可单独使用,也可与外照射结合使用。

术中放疗的潜在优点:根据术中所见到情况进行是否适合于此种治疗措施的选择,而且通过手术方式将所需要照射的区域和需要保护的周围正常组织和器官分开,以最大限度上杀死肿瘤细胞和最大程度的保护正常组织。然而术中放疗需要外科医师的参与,过程较复杂,还涉及手术室区域的放射防护问题,多采用电子线一次性放疗(剂量多为10~20 Gy)。因此,术中放疗多作为外照射剂量增加的补充。

术中放疗主要应用于腹部胃肠道肿瘤,至今短短20年间,术中放疗已发展应用于头、颈、胸腹和四肢等部位肿瘤。尽管在各种肿瘤的疗效上目前仍有不同的结果,需要不断地探索和完善,作为一种有效的补充治疗手段,在综合治疗上仍有其积极的一席之地。

总之,不是所有的肿瘤患者均需要采用手术和放疗的综合性治疗,每一种肿瘤具体的术前和(或)术后放疗指征可参见相关的章节。以下是放疗与手术综合性治疗通用的准则:①对于小肿瘤,而该肿瘤生长在需要保存的组织和(或)器官内,而该组织和器官的保存是决定该种肿瘤治疗成功与否的重要指标,这时候需要考虑采用保存器官的手术加放疗的综合性治疗策略。②大的肿瘤,直接手术切除有困难或肿瘤切除处于临界水平的。③手术切除后有以下病理学特点之一的需要应用术后放疗:切缘阳性;肿瘤距离切缘较近者(通常<5 mm);原发肿瘤较大

者(T3/T4),不管切缘状况;肿瘤突破所在的器官包膜者;淋巴结广泛侵犯或淋巴结包膜外侵犯者;肿瘤侵犯到周边大神经、大血管和骨骼等。

### (2) 放化疗的综合治疗

#### 1) 放化疗综合治疗的目的

**提高肿瘤局部控制率**:几乎全部脑胶质瘤,绝大部分头颈及妇科肿瘤,大多数肺癌,消化道和泌尿道肿瘤致死的主要原因之一是肿瘤局部控制率问题。提高肿瘤局部和区域性控制率将会显著提高患者生存率。

**降低远处转移**:除提高肿瘤局部控制率外,根据不同肿瘤的生物学特性,在放疗前、中、后不同时期使用化疗能消灭患者体内的亚临床病灶,进而降低远处转移率,例如一些被认为可能是全身性疾病局部表现的肿瘤,如淋巴瘤、小细胞肺癌、急性淋巴细胞白血病等。使用放疗对一些特殊部位,如化疗药物难以到达的区域(如中枢神经系统)等进行照射,可降低该特殊部位肿瘤出现,进而可能延长患者生存期。另外,对临床可见肿瘤局部加用放疗可消灭耐药的细胞亚群,进而降低远处转移率。

**器官结构和功能的保存**:应用放化疗综合治疗,可使部分患者避免手术和因此所致的器官缺如及功能显著降低或丧失。如同步应用以连续静脉滴注5-Fu为基础的化疗加上放疗,可使75%~80%无远处转移肛管癌患者避免手术和由此所致肛门功能的丧失。对于乳腺癌、喉癌、软组织肉瘤、食管癌等肿瘤放化疗综合治疗均有一定器官结构和功能的保存作用。

#### 2) 放化疗综合治疗的生物学基础

**空间联合作用**:放化疗分别作用在同一疾病的不同病变部位,两种治疗方法间无相互作用。如放化疗综合治疗儿童淋巴细胞白血病,化疗用于消灭全身疾病,放疗作用于药物所难以到达的亚临床灶(例如脑)。再如放疗后辅助化疗,放疗控制肿瘤的局部病灶,用化疗来消灭野外亚临床灶。

**放化疗独立的肿瘤杀灭效应**:这是最基本的放化疗综合治疗的模式,即化疗与放疗的肿瘤杀灭效应无交互作用,也无治疗副作用的重叠,使用全量化疗和放疗能产生肿瘤杀灭效应优于其中任一种治疗方法。

**提高杀灭肿瘤的效应**:这也是放化疗综合治疗的最主要目的。放化疗综合治疗产生的疗效高于或等于两种治疗方法独立应用所产生的疗效,化疗药物起着类似放射增敏剂的作用。这些药物如何来增加肿瘤放射敏感性的确切机制尚不清。其机制可能涉及:①化疗药物改变了肿瘤中各亚细胞群的分布,使肿瘤细胞聚集在放射敏感期内,如G2/M期,如紫杉醇(TAX,泰素);②化疗药物改变缺氧细胞的氧代谢,如顺铂(DDP);③化疗药物直接作用于缺氧细胞,如丝裂霉素(MMC);④化疗药物抑制潜在或亚致死性损伤的修复,如 DDP、多柔比星(ADM)。

**正常组织的保护作用**:如放疗前应用诱导化疗,可使瘤体缩小,进而根据现有瘤体大小再予较小射野照射,可有效保护正常组织或器官。另外,化疗使肿瘤缩小,改善了瘤体血液循环,提高肿瘤细胞氧代谢和放射敏感性,从而提高肿瘤放疗疗效。

**阻止耐药肿瘤细胞亚群的产生**:肿瘤细胞对化疗和放疗产生耐受的机制不同,其过程也是相互独立的。化疗耐药多起因于药物激活或改变靶细胞膜、细胞内的酶及细胞内信号传导系统。放射线直接作用于细胞核内的 DNA,放疗耐受多起因于 DNA 损伤和修复的酶系统变化。尽管化疗与放疗间有一定交叉耐受,但仍有相当多肿瘤细胞表现出对某一种治疗方式耐受,而对另一种治疗方式仍保持一定敏感的特性。因此,放化疗联合治疗可以有效阻止耐药肿瘤细胞亚群的产生。

**降低放疗剂量**:降低放疗剂量是最根本的预防正常组织和器官急性和后期放射损伤的方法。对于儿童肿瘤或预后较好的肿瘤,如精原细胞瘤,可以通过放化疗综合治疗来有效地降低放疗剂量。根据放射生物学理论推测,一个重100g肿瘤,内含1%肿瘤干细胞,若利用常规放疗约需60 Gy/30次,在6周内完成。若利用化疗,使肿瘤缩小90%,达到相同治疗效应,放疗剂量可降低到54 Gy;若肿瘤完全消退,放疗剂量可减至40 Gy。

#### 3) 放化疗综合治疗的方法

**序贯疗法**:一种治疗方式全疗程完成后,再予另一种治疗方式全疗程治疗的模式被称为序贯治疗。可分为全疗程化疗→全疗程放疗和全疗程放疗→全疗程化疗两种。该模式主要优点是避开了两种治疗方法同步应用毒副作用的叠加。主要缺点是治疗强度小,肿瘤杀灭效应低。若采用全疗程化疗后再予全疗程放疗,增加了化疗耐受细胞群产生的概率。

**同步治疗**:放疗的疗程和化疗的疗程同步应用,或放疗疗程中每周1次化疗,都被称为同步治疗。若同步治疗中,放疗疗程分段进行则称为间歇性同步治疗,反之为持续性同步治疗。放化疗同步治疗缩短了治疗的总疗程,减少了肿瘤细胞在疗程中加速再增殖的可能性及耐受肿瘤细胞亚群产生的概率,肿瘤杀灭效应较强。同步放疗提高了肿瘤治疗效应,同时也增加了正常组织治疗毒副作用。

交替治疗:将根治性放疗疗程分成数段,在每段期间和(或)放疗前穿插应用放疗,故称为放化交替治疗。通常该治疗方法较放化疗同步应用方式降低了治疗毒副作用。

4) 放化疗综合性治疗的临床应用

食管癌:对于局部晚期,手术无法切除的食管癌患者,放化疗综合治疗是其重要的治疗手段。RTOG 8501 的临床研究为随机对照试验,比较了 50.4 Gy/28 次放疗同步应用 5-Fu + DDP 化疗与单纯 64 Gy/32 次放疗的疗效。结果显示,放化疗综合治疗组的疗效显著优于单纯放疗。但是,经过放化疗综合治疗后,仍有 50% 局部残留或复发。在之后的 RTOG 临床研究中企图通过外照射或腔内照射来提高放化疗综合治疗中的放疗剂量。结果显示,疗效不仅未提高反而下降。目前,在欧美国家,对于手术不能切除的局部晚期食管癌患者,50.4 Gy/25 次,在 5 周内完成放疗同步应用化疗为该期患者的标准治疗。

肛管癌:肛管癌是应用放化疗综合治疗取得成功的恶性肿瘤之一。目前,放化疗综合治疗已代替手术成为肛管癌首选的标准治疗方法,除非综合治疗失败后再考虑行挽救性手术治疗。有 2 组重要肛管癌临床Ⅲ期随机研究。其一报道的结果来自于英国肛管癌治疗协作组的研究,比较单纯放疗(剂量 45 Gy,部分患者缩野加量 15 ~ 20 Gy)与放疗合并应用 5-Fu 加 MMC 治疗肛管癌。共 577 例患者进入随机研究。结果表明,单纯放疗组局部复发率为 59%,放化疗综合组为 36%。两组患者总生存率无显著差异,而单纯放疗组癌性死亡较综合组显著增高。急性治疗的副作用综合治疗组高,后期治疗并发症两组无差异。另一随机研究来自于欧洲胃肠肿瘤放疗协作组。入组患者为 T3 ~ 4 或肿瘤 >4 cm 或有淋巴结转移。治疗方法类似于上述的英国临床Ⅲ期研究,放疗剂量为 45 Gy/25 次,在 5 周内完成,休息 6 周后再给 15 ~ 20 Gy 缩野照射。结果显示,3 年局部控制率和无结肠造瘘率在综合治疗组均高于单纯放疗组。

小细胞肺癌(SCLC):SCLC 被认为可能是全身性疾病的肺部表现,其主要生物学特性是早期发生远处转移,多数患者在确诊时已有胸外亚临床转移灶存在,因此化疗是 SCLC 的主要治疗手段。手术在 SCLC 治疗中地位非常有限,临床非随机研究显示,手术仅提高了非常早期的 SCLC(T1 ~ 2N0M0)的局部控制率和生存疗效。近年来,两项 Meta 分析显示放疗加化疗对 SCLC 疗效的影响,加用胸腔放疗能使 SCLC 总生存率提高 5% 以上,因此放疗在 SCLC 治疗中也占有重要地位。针对 SCLC,放化疗综合治疗如何应用?根据 SCLC 潜在倍增时间短,细胞存活曲线肩区窄,而肿瘤周边正常肺又是需要保护的放射剂量限制性组织,因此 Turrisi 设计出化疗与加速超分割放疗同步应用的模式。419 例患者中有 381 例可用于评价疗效,其中 196 例采用加速超分割放疗,每日 2 次,每次 1.5 Gy,总剂量 45 Gy/30 次,在 3 周内完成;185 例为常规分割放疗,每日 1 次,每次 1.8 Gy,总剂量 45 Gy/25 次,在 5 周内完成。全组患者 5 年生存率为 23%,加速组为 26%,常规组为 16%($P = 0.04$)。因此,在美国每日 2 次加速超分割和 EP 方案的化疗(VP-16 + DDP)同步应用已逐步成为局限期 SCLC 的标准治疗方法。

NSCLC:对于局部晚期患者,多数患者已经失去了手术的机会。对于该期患者,Pritvhard 进行了 Meta 分析,他们研究了 1987 ~ 1995 年报道的 14 项放化疗综合治疗 NSCLC 的疗效。所有入组患者接受放疗剂量均在 55 ~ 65 Gy,放化疗综合方式有序贯和同步应用两种。结果显示,无论是序贯还是同步应用,综合治疗均使患者中位生存期增加 2 个月左右,而且也轻度提高了患者长期生存率。因此,放化疗综合治疗已取代单纯放疗为其标准治疗方式。放化疗的综合使用有两种方法,即序贯和同步,究竟哪种方法更好呢?一些临床Ⅲ期研究显示,放化疗同步治疗较序贯治疗更能提高局部控制率和生存疗效,正常组织急性不良反应也显著增加。

## 27.4　放疗的副作用

放疗所引起的副作用包括全身反应和局部放射性损伤。全身反应包括放疗期间所表现出的乏力、食欲减退和骨髓抑制等放疗过程中的反应和放疗后长期生存患者发生的辐射诱发第二原发性肿瘤。局部放射性损伤按照美国放射肿瘤学研究组(RTOG)建议可分为急性和后期放射性损伤。急性放射性损伤是指从放疗第 1 天到第 90 天期间发生的因放射线所导致的反应。第 90 天后的反应则是后期放射性损伤。局部放射性损伤的评价标准有 RTOG/EORTC 标准、SOMA 标准和美国 NIH 所发布的 CTC 标准,目前应用较多的是 RTOG 和 CTC 标准。

局部放射性损伤严重程度与所应用射线种类、剂量、时间剂量分割方法、照射体积以及患者自身的众多生物学因素影响。主要的局部放射性损伤如下。

1）脑  脑对放射线耐受性差，因此单纯放疗的剂量受到脑放射耐受性限制尚难达到根治脑肿瘤。对于鼻咽癌患者经过放疗后能获得长期生存机会，因此可以见到部分生存患者有脑萎缩、脑坏死等。

2）脊髓  亚急性放射性脊髓损伤会出现低头触电感、感觉与运动障碍。后期的损伤较重者可出现偏瘫或横断性截瘫。

3）唾腺  表现出唾腺分泌减少，产生口干症状以及唾腺减少而诱发的龋病和消化功能减弱的临床表现。

4）肺  肺的损伤在早期为放射性肺病，晚期为放射性肺纤维化，患者可出现胸闷、气短、咳嗽咳痰、高热、肺功能降低等表现。

5）胃和肠  急性表现为消化道黏膜的炎症，如放射性食管炎，表现为进食疼痛；放射性肠炎，出现腹泻和便血。后期的损伤表现为消化道狭窄、穿孔和坏死等。

6）膀胱  急性损伤临床可见尿血、尿频。后期损伤表现为膀胱纤维化、挛缩，导致膀胱排尿无力。

7）肾脏  出现肾功能下降，水钠潴留，继发肾性高血压、心脏病等。

8）皮肤  照射范围的皮肤放射性损伤很常见，早期表现为红斑、水肿、脱发、脱皮和干性皮炎，后期表现为皮肤色素沉着、皮肤变薄、皮肤纤维化、毛细血管扩张，较严重者出现经久不愈性溃疡或坏死。

9）黏膜  上呼吸道和消化道黏膜受放射损伤后，早期有充血、渗出和溃疡，因此出现疼痛和分泌物增加，后期出现黏膜变薄、溃疡和穿孔等。

## 27.5 提高放疗疗效的途径

增加放射线对肿瘤杀伤和（或）保护正常组织，是提高放疗疗效的两个方面。至今已从放射物理、放射化学和放射生物学等方面进行了大量研究。

### 27.5.1 三维适形和调强放疗

肿瘤放疗是一局部治疗手段，因而肿瘤放疗追寻的目标是不断提高其治疗的适形性。适形放疗技术包括了 3DCRT、IMRT 和生物适形（biological conformal radiation therapy，BCRT）等技术，代表了现代肿瘤放疗技术发展的方向。

3DCRT 为初级的适形放疗技术，是通过对肿瘤靶区采用多角度、多野共面和（或）非共面的照射，而每个照射角度对应肿瘤大小而设计照射范围，从而达到几何形状与肿瘤靶区形状相接近，产生相对优越的物理剂量分布的优势。IMRT 在肿瘤靶区内可产生 0%～100% 不同剂量强度独立区域，通过调整靶区内剂量强度的分布，可以产生几乎所有形状的剂量分布，能更好达到肿瘤靶区内高剂量而周边正常组织和器官为低剂量的优越剂量分布。图 27-6 是鼻咽癌 IMRT 放疗的等剂量分布图，图中红色的曲线代表鼻咽癌的范围，黄色的曲线是 95% 的放射等剂量线，可见 95% 等剂量线的形状和肿瘤的形状基本保持相同的形状，即适形放疗。

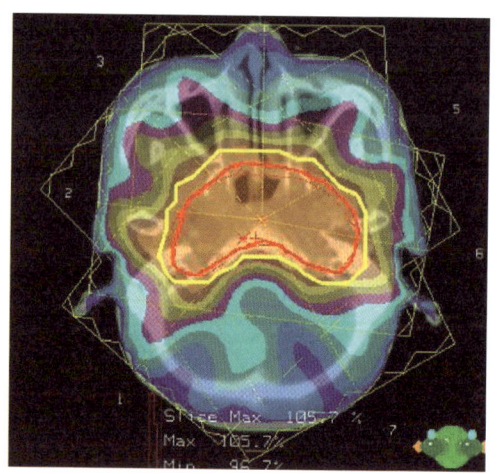

**图 27-6  鼻咽癌 IMRT 放疗的等剂量分布图**

注：图中红色的曲线代表鼻咽癌的范围，黄色的曲线是 95% 的放射等剂量线。

随着肿瘤分子生物学、医学影像学、计算机技术的发展，产生了能反映肿瘤生物和代谢信息的生物学影像，如 PET、SPECT、MRI/MRIS 等分子显像技术。随着这些影像技术的进一步发展，将为临床提供肿瘤内更加丰富的活体信息，并显示出肿瘤组织内不均质性，如瘤体内肿瘤细胞数目、缺氧、增殖等状态的不均匀性。这可能导致同一肿瘤内放射敏感性存在显著性差异，因此这也要求肿瘤内照射剂量应按肿瘤内放射敏感性的差异而给予不均匀性分布，以获得 BCRT，从而有望进一步提高肿瘤放疗的疗效。可以看出，从 3DCRT 到 IMRT，再进一步到 BCRT，放疗的适形性进一步提高，适形水平也从几何适形向生物学适形发展。3 种适形技术的比较见表 27-5。

表 27-5  3DCRT、IMRT 及 BCRT 的比较

| 比较项目 | 3DCRT | IMRT | BCRT |
| --- | --- | --- | --- |
| 靶区要求 | 靶区明确 | 靶区明确 | 靶区明确 |
| 适形技术 | 射野挡块 | 二维物理补偿器 | 同 IMRT |
| 实现方式 | 多叶准直器 | 多叶准直器,电磁扫描,断层扫描,二维调强准直器 | |
| 适形性 | 低 | 高 | 高 |
| 适形水平 | 几何适形 | 几何适形 | 生物学适形 |
| 计划验证 | 几何验证 | 几何+剂量学验证 | 几何+剂量学验证 |
| 计划实施 | 相对简单 | 复杂 | 复杂 |
| 临床应用现状 | 渐普遍 | 有选择性 | 尚处研究中 |

## 27.5.2 立体定向放射手术和放疗

立体定向治疗包括立体定向放射手术(stereotectic radiosurgery, SRS)和立体定向放疗(stereotectic radiotherapy, SRT)两类,两者均是借助于立体定向技术而发展起来的。所谓立体定向技术是应用先进的影像学技术(如 CT、MRI、DSA、X 线等)确定病变和邻近重要组织、器官的准确位置和范围的一项技术。SRS 是应用立体定向技术进行病变的定位,用小野集束照射靶区,给单次大剂量照射导致病变组织破坏的一种治疗技术。所谓的 X 刀和 γ 刀,实际是应用直线加速器产生的 X 线和 $^{60}$Co 放射性核素产生的 γ 线来进行 SRS 治疗技术的商品名。SRT 是应用立体定向技术进行病变的定位,用小野分次照射技术而达到使病变组织破坏的一种技术。

SRS 和 SRT 治疗过程类似,均需要经过病变定位、计划设计和治疗实施 3 个过程。SRS 和 SRT 剂量分布的共同特点:小野集束照射,剂量分布集中;靶区周边剂量变化梯度较大;靶区内及靶区附近的剂量分布不均匀;靶周边的正常组织剂量很小。正是由于立体定向治疗的剂量学特点,因此该种治疗模式对靶区位置和体积的要求相对于剂量学的要求更高,否则会造成严重的靶区遗漏和正常组织遭受意外照射现象。表 27-6 列出立体定向治疗对靶位置不确定度的要求。

SRS 和 SRT 用于临床已取得一定临床经验,现将两种治疗方法的临床应用适应证和禁忌证归纳见表 27-7。随着此两项技术临床应用水平的提高和临床经验的积累,其临床应用指征也会出现一定的变化。

表 27-6  立体定向放疗靶位置不确定度

| 指 标 | CT 层厚 1.0mm | CT 层厚 3.0mm |
| --- | --- | --- |
| 立体定位框架 | 1.0 mm | 1.0 mm |
| 加速器等中心(γ刀焦点) | 1.0 mm (0.3 mm) | 1.0 mm (0.3 mm) |
| CT 图像分辨率 | 1.7 mm | 3.2 mm |
| 组织移动:单次 | 1.0 mm | 1.0 mm |
| 分次 | 2.0 mm | 2.0 mm |
| 血管造影 | 0.3 mm | 0.3 mm |
| 位置不确定度:单次 | 2.4 mm | 3.6 mm (3.5 mm) |
| 分次 | 3.0 mm | 4.0 mm |

表 27-7  SRS 和 SRT 的临床应用指征

| 治疗方法 | 适应证 | 禁忌证 |
| --- | --- | --- |
| SRS | 颅内小的、深部动静脉畸形;颅内小的(直径≤3 cm)良性肿瘤,并与视神经、丘脑下部、脑干等重要结构有间隙者;单发脑转移,直径≤3 cm;与全脑联合放疗后失败,病灶小,为缓解临床症状者 | 绝大多数恶性肿瘤作为根治性或高度姑息性治疗者均不适合做单纯 SRS;存在顽固性颅内高压者 |
| SRT | 靶区界限明确,肿瘤范围≤5 cm;作为外照射补充进行剂量递增试验者;作为放疗后失败者的姑息对症治疗;对部分区域可作为根治性治疗措施 | 淋巴瘤;高度敏感的生殖细胞肿瘤;第四脑室室管膜肿瘤;髓母细胞瘤 |

## 27.5.3 质子和重离子放疗

质子放疗和重离子放疗被普遍认为是迄今最理想的放疗技术,目前正在北美、欧洲和日本逐步开展。质子线不同于 $^{60}Co$ 的 $\gamma$ 线和高能 X 线的物理学特征。$^{60}Co$ 的 $\gamma$ 线和高能 X 线等低 LET 射线进入体内后的剂量是逐渐衰减的。而质子线进入体内后剂量的释放不多,而在到达它的射程终末时,能量全部释放,形成所谓的 Bragg 峰,而在其深部的剂量近于零。以 135 MeV 质子线为例,以皮肤的剂量为 100%,在其射程中直达皮下 10 cm 时,剂量仍在 100%;但在其射程的终端,达皮下 10~15 cm 时,射线能量骤然释放,剂量达 200%~400%,而在 Bragg 峰后的剂量是零(图 27-7)。这种物理剂量分布的特点,非常有利于肿瘤治疗。把 Bragg 峰置于肿瘤,则在肿瘤的前部正常组织所受的剂量是肿瘤的 1/4,而肿瘤后方的正常组织没有受到照射。

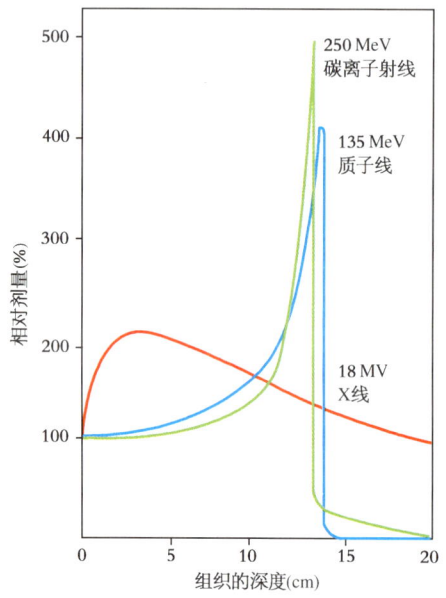

**图 27-7 18 MV X 线、135 MeV 质子线、250 MeV 碳离子线的深度剂量**

(引自:Kraff G. Part Nucl Phys,2000,45:S473)

Bragg 峰较狭窄,一般只有数厘米,而治疗的肿瘤前后径(厚度)较大,因此必须根据肿瘤的厚度来扩展 Bragg 峰(SOBP)。扩展的方法可采用"补偿滤片法"或调节射线的能量来达到 SOBP。现代的质子放疗融合了光子放疗的 3DCRT 和 IMRT 技术,能达到高度的肿瘤放疗的适形性。最高级的照射是笔形束扫描技术,能达到理想的适形照射。

### (1) 质子放疗

质子线属低 LET 射线,因此它的生物学特性基本和光子放疗相同,对细胞 DNA 的损害绝大部分是 DNA 的单链断裂,因此存在亚致死放射损伤和潜在放射损伤的修复。放射生物学的研究表明,它的生物学效应仅略高于 $^{60}Co$ 质子线和高能 X 线。若以 $^{60}Co$ 质子线的生物学效应为 1.00,则质子线的相对生物学效应(RBE)为 1.05~1.13。在质子线的坪区和 Bragg 峰区的 RBE 基本相同,一般简化为 1.10。由于质子线属低 LET 射线,所以该射线杀灭肿瘤仍依赖于氧的效应,对缺氧细胞的杀灭效应差,氧增强比(OER)为 2.5~3.0。

临床治疗的适应证:①不适合手术的Ⅰ~Ⅲ期肺癌;②颅底肿瘤如脊索瘤、软骨肉瘤;③消化道肿瘤如原发性肝癌、食管癌;④眼部肿瘤和良性疾病,如葡萄膜和脉络膜黑色素瘤、眼眶肿瘤、黄斑变性;⑤中枢神经系统肿瘤如星形胶质细胞瘤、孤立的脑转移灶、垂体瘤、脑动静脉畸形、脑膜瘤、听神经瘤;⑥头颈部肿瘤如鼻咽癌、局部晚期的口咽癌;⑦盆腔肿瘤如前列腺癌、子宫肿瘤及其他不能切除的盆腔肿瘤。截止 2005 年底,全球有 22 家医疗机构使用质子治疗肿瘤。到 2005 年底,全球质子放疗的患者数已累计逾 5 万例。

1) NSCLC 美国 Loma Linda 医学院(LLUMS)共治疗Ⅰ期 NSCLC 68 例,均因医学原因不能手术或拒绝手术。放疗剂量 51GyE(相当于 $^{60}Co$ 的 Gy)/10 次,2 周内完成(22 例),或 60 GyE/10 次,2 周内完成(46 例)。结果,中位随访时间 30 个月,没有产生有症状放射性肺病或后期食管、心脏并发症。3 年局部控制率为 74%,3 年生存率为 72%。日本筑波大学用质子放疗治疗 NSCLC 51 例,其中Ⅰ期 28 例,Ⅱ期 9 例,Ⅲ期 8 例,Ⅳ期 1 例,术后复发 5 例。分次剂量中位数为 3 Gy(2~6 Gy),中位总肿瘤量为 76 Gy(49~93 Gy)。结果:RTOG 急性毒副作用≤Ⅰ级 47 例(92%),Ⅱ级 3 例,Ⅳ1 例;没有见到后期放射副作用。疗效:5 年总生存率、肿瘤专项存活率(DSS)和无病生存率分别是 29%、47% 和 37%。Ⅰ~Ⅱ期的 5 年 DSS 为 46%,Ⅲ~Ⅳ期的 2 年 DSS 为 7%。ⅠA 期和ⅠB 期的 5 年总生存率分别为 70% 和 16%($P=0.015$),5 年的 DSS 分别为 88% 和 23%($P=0.022$),5 年无病生存率分别为 89% 和 17%($P=0.005$)[4]。2006 年他们再次报道了用质子射线治疗 37 例Ⅰ期 NSCLC 的疗效,照射总剂量为 70~94 GyE/20 次(每次剂量为 3.5~4.9 GyE),2 年无疾病进展生存率和 2 年总生存率分别为 80% 和

84%,2年局部区域无复发生存率ⅠA为79%,ⅠB为60%。未见严重的急性毒副作用,Ⅱ级和Ⅲ级后期放射性肺损伤各3例[5]。LLUMC和日本筑波大学的临床实践已证明,质子放疗能为NSCLC患者所耐受,疗效优于常规放疗技术,放疗的毒性和副作用更小。对Ⅰ期NSCLC,质子放疗的疗效已和手术治疗相当。

2)前列腺癌 这是用质子放疗最常见的肿瘤。美国麻省总医院(MGH)进行了临床Ⅲ期随机对照试验。试验组为光子加质子,先用光子适形照射50.4 Gy,质子单野加量至67.5 Gy。对照组为常规放疗。共治疗了202例Gleason 7~10级肿瘤。试验组的5年和8年局部控制率分别为94%和84%,而对照组分别为64%和19%($P=0.0014$)。前列腺活检的结果表明试验组的活检阳性率更低。在治疗后8年,直肠出血率在试验组为32%,而对照组为12%,然而两组的出血都较轻,没有严重后遗症。LLUMC共用质子放疗局限的(T2a/b~T3)前列腺癌1 255例。用光子+质子照射,光子常规分割照射总剂量45 Gy,然后用质子对原发灶加量30 cGyE/15次。对低转移危险的患者,只用质子照射原发灶和精囊小体,常规分割照射总剂量74 cGyE/37次,7.4周内完成。结果:1 255例,中位年龄69岁(44~90岁),中位随访62个月(1~132个月)。731例接受光子+质子,524例单用质子照射。放疗副作用:≥RTOG 3级消化道和泌尿道急性反应<1%;5年和10年后≥RTOG 3级消化道毒性率均为1%,5年和10年后≥RTOG 3级泌尿道毒性率均为1%。1 255例放射后5、8、10年的PSA阴性生存率分别是75%、73%和73%。预后的多因素分析显示:放疗前PSA水平、Gleason分级和放疗后PSA降低的最低水平能预测生存率[6]。前列腺癌用质子线治疗的效果优于光子立体适形放疗,甚至好于手术治疗,特别对预后较差的患者,放疗后的并发症也不严重。

3)原发性肝细胞肝癌(HCC) LLUMC用质子放疗局部晚期不能手术切除HCC 34例,剂量63 cGyE/15次,3周内完成。2年局部控制率达75%,2年总生存率为55%[7]。日本筑波大学治疗24例不能切除的HCC(32个病灶),单用质子放疗15例,质子放疗+介入9例。250 MeV质子线,76.5 Gy(50~87 Gy)/17~69天。1年病灶稳定或缩小:单质子线组为92%(12/13),质子线+介入为100%(9/9)。2年病灶稳定或缩小:单质子线组为80%(4/5),质子线+介入为100%(5/5)。HCC都有肝硬化,质子放疗能减少对正常肝组织的受量,因此给予HCC较高的剂量,而对正常肝组织的损伤在耐受范围内。HCC是质子放疗一个很好的指征。

4)颅底和脊柱旁肿瘤 由于毗邻重要器官,用质子放疗是一个较好的技术。美国MGH共治疗颅底和脊柱肉瘤47例。第一组为20例脊索瘤或软骨肉瘤,第二组为15例骨肉瘤,第三组为12例巨细胞瘤或骨、软骨母细胞瘤。每天照射1次,平均照射总剂量61.8~73.9 cGyE。脊索瘤的5年肿瘤局部控制率和生存率分别为53%和50%;软骨肉瘤的5年肿瘤局部控制率和生存率都为100%;骨肉瘤的5年肿瘤局部控制率为59%,5年总生存率为44%;巨细胞瘤和骨、软骨母细胞瘤总的5年局部控制率和生存率分别为76%和87%。美国加州UCSF/LBL治疗了85例颅底和颈段脊柱的软骨肉瘤,3年局部控制率为65%。Noel报道了34例颅底脊索瘤,11例软骨肉瘤,用光子照射2/3剂量,然后用质子照射1/3剂量,总剂量为60~70 cGyE,GTV平均总剂量为67 cGyE。中位随访30.5个月(2~56个月)。脊索瘤的3年局部肿瘤控制率83%,3年总生存率91%,而软骨肉瘤3年局部肿瘤控制率和总生存率各为90%和90%[8]。LLUMC报道了33例颅底脊索瘤,25例颅底软骨肉瘤,91%为手术后复发病例。单独使用质子放疗总剂量为64.8~79.2 cGyE。局部肿瘤控制率:脊索瘤76%,软骨肉瘤92%。5年生存率:脊索瘤59%,软骨肉瘤100%。脑干未受侵犯者局部控制率94%,有侵犯者为53%[9]。瑞典PSI收治了29例颅底脊索瘤和软骨肉瘤患者,采用510 MeV回旋加速器生产的质子放疗,中位剂量分别为74、68 GyE。结果显示,脊索瘤和软骨肉瘤的3年局部控制率分别为87.5%和100%,3年的肿瘤无进展生存率和总生存率分别为90%和93.8%,3年的无并发症生存率为82.2%。4例出现放疗所致垂体功能障碍(14%),CTCAE分级为2级。无1例出现放疗后脑干或视神经坏死或功能障碍[10]。

5)眼脉络膜黑色素瘤 质子放疗此类肿瘤已有20年历史。美国MGH共治疗脉络膜黑色素瘤188例,采用双盲法随机。照射方法:5次/1周,总剂量随机分为50 cGyE(10 cGyE/次)和70 cGyE(14 cGyE/次)两组。肿瘤控制较好。随访5年时,50 cGyE和70 cGyE组分别有2例和3例局部肿瘤未控;远处转移分别有7例和8例。放射性黄斑和乳头病的发生率在两组相近。5年时,两组的视力≥20/200的比例分别是56%和54%。本研究结果支持用较低的剂量。再次表明了质子放疗能获得较好的结果,又能保留患者的视力[11]。瑞士PSI质子放疗中心共治疗了 2 435 例眼脉络膜黑色素瘤,5 年和 10 年肿瘤局部控制率分别为 95.8% 和 94.8%[12]。

**(2)重离子放疗**

在肿瘤放疗中涉及的重离子有氦离子、碳离子、氖离子、氮离子、硅离子等。重离子线既具有质子线的物理学特征,又具有比质子更强的杀灭抵抗放射肿瘤细胞的能力,因此近年来逐步有人对其进行研究。

重离子线有如下 5 个物理学特征:①重离子线是高 LET 射线。在其穿越物质时,在每单位射程上损失的能量较大,如 430 MeV 的碳离子($^{12}$C)的 LET 是 245~280 keV/μm,所以 $^{12}$C 线是致密电离辐射。②重离子线进入人体后的深部剂量分布和质子类似,但重离子线在 Bragg 峰后有一个"尾巴",即存在一定的剂量。③重离子线的横向散射较少。④重离子带有电荷,因此可用扫描磁铁来引导进行射线扫描,实施调强技术。⑤重离子线照射后可进行 PET。

重离子线有如下 3 个放射生物学特征:①重离子线的 RBE 较大,重离子线在其射程 Bragg 峰处造成 DNA 双链断裂的比例高,但是 Bragg 峰前的坪区,其 RBE 近似于 1.0。②重离子杀灭肿瘤细胞时对氧的依赖小,重离子在 Bragg 峰处射线杀伤肿瘤或对正常细胞的损伤并不依赖氧的存在,因此氧增比(OER)小。LET 在接近 200 keV/μm 时,OER 接近 1。③细胞周期各时相对重离子线的敏感性相差很小,在 Bragg 峰区射线的细胞致死效应几乎不受细胞周期时相的影响,S 期细胞的放射抵抗性消失。

重离子放疗肿瘤主要在德国和日本进行,到 2005 年全球累积的病例已超过 5 000 例,初步的临床结果令人鼓舞。

1)NSCLC 日本国立放射科学研究所(NIRS)报道了用碳离子放疗的 81 例 Ⅰ 期 NSCLC 的结果。该研究是一个临床 Ⅰ 期剂量递增试验,旨在获得碳离子放疗 NSCLC 的最大耐受剂量(MTD)。肿瘤的中位体积 81.2 ml(4.8~467.4 ml),$V_{20}$ GyE 为 201.9 ml(27~1 103.1 ml)。研究分为两个剂量组,9303 组为 18 次/6 周(每周 3 次),9701 组为 9 次/3 周。结果显示,急性肺毒副作用,RTOG Ⅰ~Ⅱ 级 8.6%,Ⅲ 级 3.7%;后期肺纤维化,RTOG Ⅰ 级 92.6%,Ⅱ 级 1.2%。作者认为 MTD 为:9303 组 95.4 GyE/18 次,6 周内完成;9701 组 79.2 GyE/9 次,3 周内完成。5 年总生存率 43%,5 年专项肿瘤控制生存率(CSS)60%,5 年肿瘤局部控制率 78%。其中,Ⅰ A 期 5 年总生存率和 CSS 分别为 60% 和 76%。Ⅰ B 期的上述两个率分别为 22% 和 40%[13]。本研究证实了碳离子放疗 Ⅰ 期 NSCLC 是安全的,并取得了和手术相似的疗效[14]。

2)前列腺癌 NIRS 于 2004 年报道了用碳离子放疗前列腺癌的结果。分为两个研究组,9402 组局部晚期(T2b/T3N0M0)采用碳离子放疗加内分泌治疗;9703 组局部晚期(T2b/T3N0M0,T1b/T1c/T2aN0M0)采用单纯碳离子放疗。放疗剂量为每周 4 次,20 次/5 周,总剂量从 54 GyE 递增到 72 GyE,直肠的剂量限制在 <50 GyE。该医院在 1995~2000 年共治疗 96 例(9402 组 35 例,9703 组 62 例)。结果:中期随访 47 个月,后期直肠副作用 RTOG Ⅰ、Ⅱ、Ⅲ 级发生率分别为 13%、6% 和 4%,后期膀胱并发症发生率 RTOG Ⅰ、Ⅱ、Ⅲ 级分别为 29%、5% 和 6%。全组的生存情况:7 年总生存率 82%,7 年 CSS 95%,7 年临床无复发生存率 90%,7 年肿瘤控制年率 98%。本研究结果表明,碳离子放疗 T1b~T3N0M0 前列腺癌疗效较好,且没有严重并发症[15]。2006 年他们进一步报道了 37 例局限性前列腺癌患者采用单纯碳离子放疗,随访 4 年以上的结果[16]。放疗后 5 年,总的无 PSA 复发生存率为 85%,低危患者为 96%。大部分得到局部控制,没有 1 例出现肿瘤相关的死亡。放疗后 3 年,除了复发患者外,78% 患者 PSA ≤ 1.0 ng/ml。12 例患者中有一半的患者在治疗后相当短时间内,活检标本显示没有肿瘤细胞。因此,作者认为单纯碳离子放疗对于低危局限性前列腺癌可能是一种相当好的治疗方法。

3)HCC 日本 NIRS 用碳离子放疗 24 例 HCC(Ⅱ 期 10 例,Ⅲ 期 6 例,Ⅳ 期 8 例),其中 18 例患者是介入治疗后的肿瘤复发,6 例为首治。中位肿瘤直径 5 cm(2.1~8.5 cm)。每周照射 3 次,共照 15 次。没有发生严重的不良反应和副作用。1、3 和 5 年的局部肿瘤控制率分别为 92%、92% 和 81%,1、3 和 5 年的总生存率分别为 92%、50% 和 25%[17]。

4)子宫颈癌 Kato 报道了局部晚期宫颈癌碳离子放疗的剂量递增研究结果[18]。1995 年 6 月~2000 年 1 月,44 例局部晚期宫颈癌接受了碳离子放疗。其中 Ⅲ B 30 例,Ⅳ A 期 14 例,中位肿瘤大小为 6.5 cm。整个盆腔放疗分割次数为 16 次,局部瘤床加量 8 次。第一组的放疗总剂量为 52.8~72.0 Gy(每次 2.2~3.0 Gy)。第二组的整个盆腔放疗剂量为 44.8 Gy,宫颈瘤局部加量 24.0 Gy 或 28.0 Gy(总剂量为 68.8~72.8 Gy)。结果没有 1 例患者出现严重的急性放射反应,但是 8 例患者出现了明显的后期胃肠道并发症,引起该并发症的剂量 ≥60 Gy。所有产生明显并发症的患者均采用了手术补救。两组的 5 年局部控制率分别为 45% 和 79%。当治疗剂量≥62.4 Gy 时，ⅣA 期患者和肿瘤≥6 cm 的患者局部控制率均较好（分别为 69% 和 64%）。为此，作者认为在晚期宫颈癌的碳离子放疗中，为了避免出现严重的并发症，肠道的放疗剂量应限制在 60 Gy 以下。

## 27.5.4 医学影像新技术在放疗中的应用

实现肿瘤精确放疗的第一步需要明确所需照射的肿瘤范围，即肿瘤靶区。肿瘤靶区分为几何靶区和生物靶区两种。前者是指依据解剖影像如平板 X 线、常规 CT、MRI、B 超等所提供的反映肿瘤几何外形的靶区；后者是指在解剖影像所提供的肿瘤几何靶区基础上综合了由功能性 CT、功能性 MRI、PET、SPECT 等所提供的肿瘤生物学信息所确定的靶区。

近年来，随着医学影像技术的发展和提高，无论在几何靶区还是在生物靶区确定方面，新的医学影像技术特别是 PET 和 MRI 发挥了重要功能。

1）几何靶区的确定 MRI 成像取决于物质的质子密度、T1 加权、T2 加权和血管流空效应等参数。而 MRI 较 CT 影像含有丰富的信息，而且 MRI 检测序列的选择和优化可有效地提高肿瘤与周边正常组织的区分能力。因而 MRI 是显示组织密度对比差异小的区域如头颈、中枢神经、脊髓、软组织、宫颈、前列腺以及骨转移处肿瘤临床靶区的一个重要手段。

除 MRI 外，近年来发展迅速的磁共振波谱分析（MRIS）为一些部位的肿瘤特别是高度恶性脑胶质瘤放疗靶区的精确确立提供了帮助。

然而，MRI 影像应用于肿瘤放疗定位时应注意以下问题：①影像几何变形；②物理剂量计算需要通过数学模型转换才能获得。

PET 是一种新型发展迅速的能检测肿瘤和正常组织代谢差异的功能性影像学技术，其基本原理是将利用能发射正电子的放射性核素（如 $^{18}$F、$^{11}$C、$^{15}$O 和 $^{12}$N）标记到某种物质上，将这些物质注射到人体内，通过体外装置进行检测并进行显像，可以灵敏准确地定量分析肿瘤能量代谢、蛋白质合成、DNA 复制增殖和受体分布等。目前，较为常用的为 $^{18}$F 和 $^{11}$C 标记的显像剂。

根据外部图像采集装置的不同，PET 可分为专用 PET 和 ECT/PET。前者的影像采集的探头在接收器上呈 360°环行一周分布，单位时间内采集影像信息多，仅能接受双光子信息；而后者影像采集探头分布在两个相对的平行接受平板上，单位时间内所采集的影像信息少，但可进行单光子和双光子信息采集。近年来出现了将 PET 影像和 CT 影像进行同机采集融合分析的装置——PET/CT，它为核医学诊断及放疗定位提供了诸多便利。

PET 影像也有助于某些肿瘤的靶区精确确立。在这方面的研究以肺癌为最多见，特别是原发灶伴有肺不张和对于纵隔淋巴结转移灶的确定。然而，PET 影像用于肿瘤临床几何靶区的确定时尚存在一些问题：①影像分辨率仍较低；②影像扫描方式需要改进，目前无法实现连续步进式扫描，这样会丢失部分组织信息；③目前尚不能定量客观反映实体瘤的大小。

2）生物靶区的确定 根据功能性 CT、MRIS、PET、SPECT 等显像技术所提供的肿瘤内丰富的活体信息所确定的肿瘤照射靶区和剂量分布，称为生物靶区。

功能性 CT 能提供肿瘤局部微环境物理参数指标，进而推测肿瘤内新生血管状态。临床上常用的物理参数指标包括组织灌注的绝对值、相对血液体积、毛细血管通透性等，这些参数指标可间接反映肿瘤内新生血管状态。

功能性 MRI 主要通过动态增强 MRI 和 BOLD 等技术获得肿瘤内新生血管状况、局部氧含量和局部 pH 值等肿瘤微环境的诸多信息。目前常用的 MRIS 技术为 $^{31}$P-MRIS 和 $^1$H-MRIS。然而 MRI 用于放疗计划设计尚处在初级阶段。最主要的是，用功能性 MRI 所获得信息难以有金标准在临床上得以验证。

PET 是另一种可以用于测定肿瘤细胞代谢状况，并可以定量和三维显示肿瘤内诸如缺氧、增殖、新生血管状态、凋亡和性激素受体状态等生物学信息的一种新的功能性影像学技术。从理论上推测它可用于捕捉活体内肿瘤生物学信息并将其用于指导放疗计划的设计，目前研究较多的是应用 PET 进行肿瘤内缺氧生物学信息的采集和临床应用。

## 27.5.5 影像引导下的肿瘤放疗

影像引导下的肿瘤放疗（image guided radiation therapy，IGRT）是指借助于影像指导来不断提高肿瘤放疗精准性，以最大限度达到肿瘤放疗的最终目的的行为。肿瘤放疗最终目的是最大限度杀灭肿瘤细胞和最大限度地保护肿瘤周边组织和器官。

IGRT 涉及放疗定位、计划设计和实施等方面,本节所述的是利用影像来指导放疗计划实施的过程。

肿瘤根治性放疗实施多数需要通过数周才能完成。一个设计优越的治疗计划必须要保证计划实施的可重复性,影响放疗计划实施重复性的因素包括摆位误差和器官移动变形所造成的靶区不确定性。临床上解决此类问题的途径通常有两条:①尽可能将影响放疗计划实施重复性的因素,如摆位误差和器官移动变形所造成的靶区不确定性降到最低;②放疗计划设计时,将摆位误差和器官移动变形造成的不确定性范围计入靶区大小设计中。

解决摆位误差的方法之一,患者在接受放疗时采用体位固定装置,以提高摆位的重复性和降低患者治疗过程中不自主运动所造成的误差。在头颈肿瘤,可通过有创伤性或面罩等无创性固定均可取得较好的效果,这些固定方法的摆位精确性能满足临床上立体定向放疗的需要。然而,在胸、腹等部位目前尚无有效的固定方法,每日摆位的误差仍较大。

器官变形和移动所造成的患者肿瘤靶区的不确定性是影响精确放疗实施的一个难题,这种问题在前列腺癌和肺癌中的表现尤其突出。资料显示,前列腺癌和肺癌空间活动的 3 个方向也有不一致性,前列腺癌以前后方向,而肺癌以头脚方向移动为最大。放疗过程中的器官移动和变形所造成的靶区不确定性已成为显著影响放疗计划准确地实施的最大问题。

影像引导下肿瘤放疗计划的实施是指在放疗计划实施前或实施中通过一定装置采集到患者的相关影像信息,通过对这些信息处理并反馈用于指导临床放疗计划的实施,甚或计划的设计,以保证放疗计划实施的精准性过程。具体流程见图 27-8。

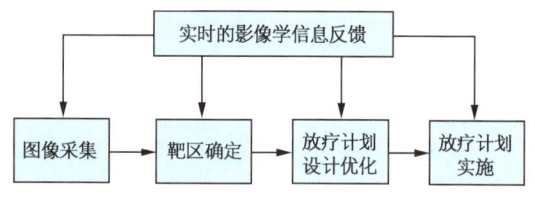

图 27-8　影像引导下肿瘤放疗计划的实施与反馈流程图

目前用于放疗计划实施过程中作为实时信息反馈的影像设施包括射野片(portal film)、电子射野片(electron portal image,EPI)、超声波、兆伏级 CT 和千伏级 CT 等。不同的影像手段对于纠正放疗实施过程的不确定性因素所起到的作用见表 27-8。

表 27-8　不同方法对于纠正影响精确放疗实施因素的作用

| 方　法 | 患者体位移动和旋转 | 器官变形 | 器官移动 |
| --- | --- | --- | --- |
| 二维影像 | | | |
| 　射野片 | 依据组织对比度差异 | 无效 | 无效 |
| 　电子射野片 | 依据组织对比度差异 | 无效 | 无效 |
| 　数字化重建影像 | 依据组织对比度差异 | 无效 | 无效 |
| 　超声影像 | 适合部位有用 | 可能在前列腺中有效 | 无效 |
| CT 影像 | | | |
| 　千伏级 | 有效 | 有效 | 部分情况下有效 |
| 　兆伏级 | 有效 | 有效 | 部分情况下有效 |

## 27.5.6　非常规分割放疗

常用的对上皮源性癌的常规分割放疗方案是:每日 1 次,每次 1.8~2.0Gy,每周照射 5 次,总剂量 60~70Gy/30~35 次,6~7 周内完成。这是长期临床实践积累下来的方案,达到了足够控制肿瘤的放射总剂量,但又不产生严重的放射并发症。20 世纪 80 年代以来,在临床放射生物学的迅速发展和推动下,出现了新的非常规分割放疗方法,即超分割放疗(hyperfractionated irradiation,HF)及加速超分割放疗(hyperfractionated accelerated radiation therapy,HART)。这些新的分割方法,对头颈部肿瘤、肺癌、食管癌等一系列恶性肿瘤的放疗取得了令人鼓舞的疗效。

### (1) HF 放疗

和常规放疗相比,HF 放疗每次分割剂量低于常规剂量,每日照射 2~3 次,间隔时间 >6 h,总剂量增加 15%~20%,总的治疗时间和常规分割放疗相近。

1) HF 放疗的生物学基础

SLDR:实验研究已证实,减少每次的分割剂量,早期反应组织的放射损伤稍减少,晚期反应组织的放射损伤有明显减少。这主要是因为晚期反应组织有较强修复放射损伤的能力,增加照射的次数,即给了它们更多的修复时机,因此放射损伤减少。而早期反应组织的修复能力不如前者,增加照射次数,仅稍减少放射损伤。因此,经过数十次小分割剂量照射后,早期反应组织和晚期反应正常组织放射损伤的差距扩大。

细胞再分布(redistribution):HF 一天多次的照射,增加进入放射敏感期肿瘤细胞的机会,即肿瘤细胞表现出"自我增敏作用",可提高肿瘤杀灭效应。

细胞再氧化(reoxygenation):在每次分割剂量减小的情况下,由于细胞的放射损伤中致死性损伤的比例增加,因而对氧的依赖性较小,OER 下降。

2) HF 放疗的适应证 多数肿瘤对放疗的反应形式类似于早期反应组织,这些肿瘤主要是上皮源性肿瘤。要控制这些肿瘤的常规分割放射总剂量在 60~70 Gy,这个剂量已接近或超过了大多数肿瘤周围正常组织的放射耐受量。因而在放疗后肿瘤被控制,但是患者发生了不同程度的放射并发症和后遗症。HF 放疗适合上述肿瘤。因为它可能保护晚期反应组织,从而减少后期放射并发症的发生。

3) HF 放疗的每次分割剂量 一般每次分割剂量为 1.15~1.25 Gy。放射总剂量的确定以后期反应正常组织能耐受为准,或以常规分割放疗所致的晚期反应组织损伤程度为准。在每日 2~3 次的分割放疗之间的间隔时间应以晚期反应组织的 SLDR 完成为准,需 6~8 h。HF 放疗的疗程应在早期放射反应能为患者耐受的情况下尽早完成,一般来说,放疗疗程和常规分割放疗相似或稍短。

4) HF 放疗的临床应用

头颈部肿瘤:EORTC 进行了随机对照的Ⅲ期试验,共治疗口咽癌 356 例,分为对照组常规分割放疗 70 Gy/35 次,7 周内完成,或 HF 方案 80.5 Gy/70 次,7 周内完成。结果 HF 放疗的 5 年局部控制率 56%,而对照组为 38%。Sanchiz 等随机分配 859 例局部晚期头颈部癌采用 3 种放疗方案:①每日 1 次,每次 2 Gy,总量 60 Gy/30 次,6 周内完成。②每日 2 次,每次 1.1 Gy,间隔≥3 h,总剂量 70.4 Gy/64 次,6.4 周内完成。③每日 2 Gy,总量 60 Gy/30 次,6 周内完成,同时加用 5-Fu 250 mg/m² 静脉注射,隔日 1 次。结果 3 组的中位生存期分别为 38.3 个月、84 个月和 85.1 个月,第②、③组生存率有改进。

NSCLC:HF 放疗的临床Ⅲ期随机对照试验的结果由 Cox 报道。516 例 NSCLS 患者(T1-3N2)进入研究,接受每日 2 次,每次 1.2 Gy,2 次放疗间隙≥6 h 的照射,放射总剂量分别为 60.0 Gy、64.8 Gy、69.6 Gy、74.4 Gy 和 79.2 Gy。早期和晚期放疗副作用和并发症均可耐受。从肿瘤局部控制率和生存率来看,以总剂量 69.6 Gy 组的"有利型"患者的疗效明显优于其他各组。他们在 HF 放疗后的中位生存期为 14.8 个月,1 年和 3 年生存率分别为 58% 和 20%,而历史对照组的 1 年和 3 年生存率分别为 30% 和 7%($P = 0.002$)。然而提高放射总剂量到 74.4 Gy 和 79.2 Gy,未能进一步改进疗效。因此作者建议采用每次 1.2 Gy、每日 2 次的 HF 放疗 NSCLC,总剂量以 69.6 Gy 为佳。复旦大学附属肿瘤医院于 20 世纪 90 年代初作了临床随机对照试验。HF 组:每次 1.2 Gy,每日 2 次,间隔 6 h 以上,总剂量 69.6 Gy/58 次/5.8 周内完成。对照组为常规分割放疗:每次 2 Gy,每日 1 次,总剂量 60 Gy/30 次,6 周内完成。共治疗了 105 例。Ⅰ~ⅢA 期和ⅢB 期的 2 年生存率分别是 32% 和 7%,而对照组的上述 2 个生存率分别是 12% 和 7%。

2006 年,美国 Cohen 报道了一个前瞻性临床试验,用 HF 放疗,同时使用 5-Fu 和羟基脲化疗,共治疗 53 例Ⅱ~Ⅲ期头颈部肿瘤,中位随访 42 个月(5~98 个月)。放射野内 3 级和 4 级黏膜炎发生率分别为 17% 和 9%,3 年无肿瘤发生率为 67%,总生存率为 78%,3 年时死于肿瘤的患者是 7%。87% 生存的患者无需鼻饲营养支持,虽然治疗的急性反应是严重的,但是患者都在 1 年内恢复。作者认为同时进行化疗和超分割放疗治疗局部中晚期头颈部肿瘤的局部控制率会比该院历史用每天照射 1 次的常规分割放疗要好,但是急性的照射野内黏膜炎的发生增加[19]。

近来,Anderson 肿瘤中心的 Buchholz 分析了在 1985~1989 年的一项前瞻性临床研究,将用化疗和乳腺切除术后进行胸壁放疗的 179 例Ⅲ期非炎性乳腺癌放疗方法,随机分为 HF 放疗组,每次 1.2 Gy,每日 2 次,总剂量 72 Gy;常规分割放疗组 2 Gy,每日 1 次,总剂量 60 Gy。全组中位随访 15 年,15 年局部和区域淋巴结复发率在上述两组分别为 52% 和 7%

($P=0.36$),湿性脱皮发生率 HF 组是 42%,常规分割组是 28%($P=0.16$)。15 年的后期损伤发生率在两组也相似(6% 和 11%,$P=0.54$)。所以,从上述结果并没有发现 HF 放疗对化疗和手术后胸壁放疗的疗效比常规分割放疗更好[20]。

### (2) HART

放疗的疗程中肿瘤细胞存在加速再增殖的现象,这已经被实验动物和临床研究证实。Milas 分析了单次剂量照射与未照射两组肿瘤产生 50% 肿瘤控制率剂量($TCD_{50}$)的变化,结果显示接受放射后残存的肿瘤细胞其增殖速率较未放射组明显加快。Suit 等的实验发现,随着放射疗程的延长,控制 C3H 小鼠乳腺癌的剂量也相应增加。

放疗中肿瘤细胞加速再增殖的现象也获得临床资料的支持。Macciejewsk 等分析了 300 例喉鳞癌的放疗疗程对治疗结果的影响,当疗程为 5 周时控制肿瘤的平均剂量为 49 Gy,当疗程延长到 7~8 周时为 57 Gy,在此范围内每延长 1 天放疗疗程需外加 0.5 Gy 的总剂量才能达到总疗程不延长时的肿瘤控制率。Bentzen 也进行了类似的研究,他们分析了 181 例口咽鳞癌,发现放疗疗程延长使肿瘤的局部控制率下降,如果要保持和疗程不延长时的局部控制率一样,则每延长 1 天的放疗疗程需要外加 0.68 Gy(0.05~1.3 Gy)的剂量,才能补偿延长的 1 天中多增殖出来肿瘤细胞的杀灭。Fowler 分析了 NSCLC 放疗中疗程和疗效的关系后发现,残留肿瘤细胞开始加速再增殖的时间在放疗开始后的 4 周左右。因而,当放疗疗程 < 28 天时,无需增加放疗总量;但当放疗疗程 > 28 天时,则每延长 1 天放疗疗程必须外加 0.72 Gy,才能消灭在这 1 天中多增殖出来的肿瘤细胞,使肿瘤局部控制率不下降。Withers 总结了过去 20 年头颈部肿瘤的有关资料,对放疗的总剂量和疗程之间的关系进行了散点图分析,结果当肿瘤控制概率一定时,曲线的斜率范围为每天 0~2 Gy,平均为每天 0.6 Gy,这表示疗程延长 1 天抵消肿瘤加速再增殖所需的追加剂量。当总剂量一定时,疗程每延长 1 天,肿瘤控制率下降 0~4%。复旦大学附属肿瘤医院分析了 256 例 NSCLC 的放疗结果。放疗疗程分为 ≤ 45 天和 > 45 天两组,前者的 1、3、5 年生存率明显好于后者,分别为 74%、35%、25%,而后者分别是 49%、17%、15%($P<0.001$)。选择其中肿瘤受照剂量在 80~85 Gy 的患者 103 例,进行疗程和疗效的分析。结果显示,每延长 1 周放疗疗程,3 年肿瘤局部控制率下降 9%[21]。关于上皮源性肿瘤的肿瘤加速再增殖开始的时间,一般认为在放疗开始后 3~4 周增殖速度加快,可达到原来的 10 倍。

克服肿瘤细胞加速再增殖的方法有:放疗疗程中同时使用化疗,或在放疗间歇期使用化疗,用化疗来抑制肿瘤的加速再增殖。然而较好的方法是缩短放疗总疗程,由于疗程缩短,使残存的肿瘤细胞没有加速再增殖的机会,同时必须保持较高的放射总剂量,以保证肿瘤有效的杀灭效应。所以,应采用短疗程提高总剂量的放疗。但是,这种强烈的照射方法将给正常早期和晚期反应组织造成严重损害。因此,采用一天多次的超分割放疗,每次剂量低于常规分割放疗,因而能较好地保护晚期反应组织。由于每日的剂量大于常规放疗,在短的疗程内给予高剂量照射,为一种加速照射方法,所以这种放疗被称为 HART。

HART 有多种形式,但均有以下共同点:①每天放疗 1 次以上;②每次放疗剂量在 1~2 Gy;③总疗程较常规分割放疗缩短;④总剂量与常规分割放疗相近或稍少。

1) 全程加速超分割放疗 该方案的特点是从放疗一开始即采用每天 2 次或 3 次的分割照射,直到治疗结束,所以总疗程明显缩短,总剂量有所减少。其中,依据周末是否进行放疗而分为连续加速超分割(continuously hyperfractionated accelerated radiation therapy, CHART)和 HART 两种。CHART 由英国 Mount Vernon 医院首创,每天照射 3 次,每次 1.4~1.5 Gy,连续照射 12 天(包括周末),总剂量为 50.4~54 Gy。据报道使用这一放疗方案的临床随机试验,共治疗 NSCLC 563 例,随机分为 CHART 组和常规分割放疗组(60 Gy/30 次,6 周内完成)。CHART 组的疗效明显改善,2 年生存率 CHART 组为 29%,而对照组为 20%($P=0.006$)。但是,CHART 组的急性放射性损伤也明显增加,Ⅲ级急性放射性食管炎的发生率,在 CHART 组为 19%,而对照组为 3%。Saunders 报道的头颈部癌放疗结果(92 例)也显示 CHART 的疗效提高,他们的方法是:1.5 Gy,每日 3 次,总剂量 54 Gy/36 次/12 天内完成。3 年局部控制率为 49%,而历史对照组为 36%($P>0.05$);2 年生存率 63%,而历史对照组为 54%($P>0.05$)。对 T3 和 T4 病例的疗效较好,3 年局部控制率 50%,而历史对照组为 28%($P<0.05$);2 年生存率 60%,而历史对照组为 42%($P<0.05$)。

Herskovic 改良了 CHART 方案,称为 HART,用以治疗 NSCLC,每次 1.1 Gy,每日 3 次,其中第 1、第 3 次放射野包括亚临床肿瘤灶,第 2 次仅包括 CT 上可见的临床肿瘤灶,以降低不良反应。总剂量为 79.2 Gy/72 次/4.8 周内完成。他们共治疗 14 例 NSCLC,完全缓解率为 42%,有效率为 78.5%,即期疗效较历史对照组明显提高($P \leq 0.001$)。复旦大学附属肿瘤医院傅小龙等采用类似方案治疗 NSCLC 60 例,结果 1、2、3 年生存率较同期常规分割放疗对照组明显提高,分别为 72%、46%、28%,而同期常规分割放疗组分别为 60%、18%、6%($P < 0.001$)。但急性放射反应明显增加,RTOG 的Ⅰ~Ⅲ级放射性食管炎发生率为 78%[22]。1999 年,Turrisi 报道了用 HART 和化疗联合治疗小细胞肺癌的疗效。他们使用 6 个疗程的依托泊苷(VP-16)+顺铂(DDP)的化疗,同时做胸腔原发灶放疗(每次 1.5 Gy,每日 2 次,总剂量 45 GY/30 次/3 周内完成。3 年生存率为 28%,疗效显著提高。

Horiot 报道 295 例脑胶质瘤,采用每次 1 Gy,每日 3 次,总剂量 60 Gy/60 次/4 周内完成(HART),对照组用常规分割放疗 60 Gy/30 次/6 周内完成。随访结果表明 HART 组的疗效没有明显提高[23]。

上述临床资料表明,HART 对增殖较快的肿瘤能提高肿瘤的局部控制率,但是对增殖较慢的肿瘤(如脑胶质瘤),HART 提高局部控制率的疗效不明显。

2)同时加量照射(concomitant boost radiation therapy,CBRT) 此法采用在大野照射的某一时期内同时加用小野加量照射,大野每次 1~2 Gy,小野每次 1~1.5 Gy,间隔 6 h 以上,总剂量为 69~72 Gy/6 周。Ang 报道,Anderson 医院对 79 例口腔癌和鼻咽癌使用上述方法照射,大野包括临床肿瘤和亚临床灶,每次 1.8 Gy,每日上午照射,大野总剂量 54 Gy/30 次/6 周内完成;小野加量照射,射野仅包括临床肿瘤,每次 1.5 Gy,每日下午照射,间隔 6 h,共照射 12 次,总计 18 Gy。完成大野和小野照射后,总的剂量为 72 Gy/42 次/6 周内完成。但 12 次小野加量照射所给予的时间不同,随机分为 3 组:①加量照射在全疗程中均匀给予,即每周 2 次。②加量照射在放疗的最初 2.4 周内给予。③加量照射在放疗的最后 2.4 周给予。结果第 3 组的疗效要优于第 1 和第 2 组,其 2 年局部控制率达 78%。同一研究小组于 1995 年报道了采用放疗后期缩野加量治疗 54 例舌根癌的研究结果,5 年生存率和 5 年实际局部控制率分别为 59% 和 75%。因此,他们认为后期缩野加量的加速超分割方法治疗头颈部肿瘤是非常有效的。

3)后程加速超分割(late course of accelerated hyperfractionated radiation therapy,LCAHF) 肿瘤在放疗疗程中存在残留肿瘤的加速再增殖,如果在出现再增殖时,给予更大剂量的照射,则肿瘤的杀灭效应可能会更好。那么,上皮源性肿瘤在放疗过程中何时出现肿瘤的加速再增殖呢?根据 Ang 在头颈部肿瘤 CBRT 经验:估计残留肿瘤加速再增殖可能发生在放疗开始后的 4 周左右,所以 LCAHF 可能会使患者得益。复旦大学附属肿瘤医院施学辉等在国内外率先开展了用 LCAHF 方法治疗食管癌的前瞻性随机临床试验。LCAHF 的方法是:先用常规分割放疗 41.4 Gy/23 次/4.6 周内完成,然后缩小射野(仅包括临床肿瘤),采用每次 1.5 Gy,每日 2 次,间隔 >6 h,再照射 9 天,计 27 Gy/18 次/1.8 周内完成,总剂量 68.4 Gy/41 次/6.4 周。作为对照的常规分割放疗总剂量为 68.4 Gy/38 次/7.6 周内完成。分入 LCAHF 组 43 例,对照组 42 例。治疗结果表明多数患者能较好地耐受 LCAHF。1、3、5 年局部控制率 LCAHF 组分别为 67%、58%、56%,而对照组为 38%、29%、26%($P < 0.01$)。1、3、5 年生存率 LCAHF 组分别为 72%、42%、33%,而对照组分别为 48%、19%、14%($P < 0.05$)[24]。

缩短放疗疗程并保持较高的放疗总剂量的放疗分割方法,无论是 HART 还是 LCAHF,都已经被证明能提高肿瘤的局部控制率。在目前放疗进入 3DCRT 和 IMRT 的时代,每天照射 2 次以上的方法已经用得不多,但是上述缩短放疗总疗程的原则仍然被应用于 3DCRT 和 IMRT 放疗。如复旦大学附属肿瘤医院采用 3DCRT 放疗局部晚期的 NSCLC,在照射的早期,每次 2 Gy,每周 5 次;在放疗开始后的 4 周,加速照射,每次 3 Gy,每周 5 次。总剂量为 69~78 Gy。共治疗了 50 例,全组的中位期是 18 个月,2 年总生存率和疾病无进展生存率分别是 44% 和 40%[25]。

(3)加速分割放疗的毒副作用

早期反应组织的增殖动力学和修复动力学类似于肿瘤组织,故加速超分割放疗在提高了杀灭肿瘤的同时必定也加重了对早期反应组织的损伤。CHART 方案中,口腔、口咽黏膜反应均较重,但能耐受,未发生因此而中断疗程。食管的放射损伤在放疗的 12 天内并不严重,但在第 18~20 天时变得比较严重,甚至需补液予以支持。在 Wang 的研究中,黏膜反应在放疗 2.5~3 周达到高峰,持续约 10 天,极少数患者因此需住院治疗,故基本不影响疗程的完成。Kang 使用每天 2 次、每次 2 Gy 放疗食管癌,总剂量 40~50 Gy,晚期并发症约 20%。Vikremn 用同样方法治疗食管癌,总剂量增至 60 Gy,约 10% 发生食管狭窄。

## 27.5.7 药物改变放射效应

### (1) 放射增敏剂

1) 硝基咪唑类 在用药物提高低氧细胞放射敏感性的研究中,以研究硝基咪唑(misonidazole, MISO)的作用最为系统。体内外大量实验资料证实 MISO 为低氧细胞增敏剂,但其脂溶性所致的中枢神经系统毒性限制了其临床的应用剂量。而且,除丹麦报道一组鼻咽癌随机分组资料表明,MISO 提高了放疗患者的 5 年肿瘤控制率,以及对膀胱、子宫局部用药也有一定好处外,大量临床资料结果都看不出 MISO 能提高放射疗效。近 10 年来,这类低氧细胞放射增敏剂已经在临床上很少应用。但是 MISO 作为低氧细胞的示踪剂使用,如接上某种放射性核素进行 PET 扫描。

2) 氧效应的应用 临床上早已发现贫血患者宫颈癌的放射效应差,且输血后无改善。在高压氧舱中放疗宫颈癌、膀胱癌及支气管、肺、头颈等部位临床Ⅲ期肿瘤,共分 15 组进行试验,结果表明除宫颈癌有提高外,其他都不明显。由于此法费时和费人力,临床上被放弃。另一种方法是患者吸纯氧或卡波金(carbogen)(95% 氧、5% 二氧化碳混合气体),这可能会提高放射敏感性。碳氟乳剂 fluosol 颗粒体积只有红细胞的 1/40 大小,在正常大气压和氧浓度时可携带 2 倍于自身容积的氧,在正常大气压纯氧时可携带 6 倍氧,在低氧区(如肿瘤缺氧区)即可释放所携带的氧。Lustin 等(1990)报道 50 例 NSCLC,常规放疗前用 fluosol 42 ~ 49 ml/mg,每周 1 次静脉注射,然后吸纯氧放疗,结果完全缓解率达 50%,部分缓解率达 32%。患者有潮红、发热、血压上升等反应。要注意的是,氧在提高了肿瘤放射敏感性和控制率的同时,也可能因提高了正常组织的放射敏感性而使其损伤增大。

3) 化疗药物 化疗药物常被用作放射增敏剂与放疗同时使用。过去多用 5-Fu,但由于 5-Fu 常用静脉滴注,时间长,不方便。因此,Krishnan 等采用口服卡培他滨,这是一个临床Ⅱ期试验,局部晚期直肠癌患者在放疗原发灶加直肠旁淋巴结时,口服卡培他滨 825 mg/m$^2$,每天 2 次,放疗剂量是 52.5 Gy/30 次,共治疗 54 例。其中 51 例在放疗后进行手术治疗,3 例未做手术。在 51 例肿瘤标本中,病理检查证实肿瘤全消 9 例(18%),微小肿瘤残存 12 例(24%),51% 患者的原发灶分期变早。52% 患者的淋巴结分期变早。该研究表明,卡培他滨可增加放疗杀灭肿瘤的效应[26]。韩国的 Kim 等也用类似的方法对局部晚期直肠癌进行了术前放疗,患者均为 T3-4/N$^+$ 的局部晚期直肠癌,每天口服卡培他滨 1 650 mg/m$^2$,放疗的总剂量 50 Gy/5 周。然后手术,手术后再用 4 个疗程卡培他滨。共治疗 95 例患者,有 98% 的手术达到了肿瘤全部切除,76% 的患者达到了病理降期,肿瘤全消 12%。在肿瘤位于肛门上 <5 cm 的患者,74% 保留了肛门括约肌。上述结果提示,卡培他滨和放疗合用增加了局部控制的疗效[27]。作为放射增敏剂与放疗同时使用的化疗药物还有拓扑替康(topotecan)、吉西他滨、卡铂、长春瑞滨,上述临床试验都显示不同程度的肿瘤杀灭效应提高。但是,还不能肯定其疗效的提高是放射增敏作用,还是化疗和放疗的协同作用,同时放化疗联合治疗的毒副作用也相应增加。

### (2) 放射保护剂

放射诱导的细胞死亡涉及放射线引起的间接效应,即产生自由基,这些自由基与大分子如 DNA、RNA、蛋白等起反应,导致肿瘤细胞和正常细胞的死亡。因此,若影响自由基的生物化学过程,就能影响射线的效应。例如,氧或含有巯基基因的化合物,前者是放射增敏剂,后者是放射保护剂。

氨磷汀(amifostine,阿米福汀)能选择性保护正常组织,但不会保护肿瘤。氨磷汀清除自由基是通过去磷酸代谢物 WR-1065,涉及碱性磷酸酶,最适合的酸碱度是 pH 8 ~ 9。在细胞内,WR-1065 被进一步代谢成双硫化合物 WR-33278,后者能增加 DNA 损害的修复,从而达到放射保护作用。由于肿瘤中碱性磷酸酶不丰富,而且肿瘤由于缺氧造成环境是偏酸性的,又由于正常组织含有碱性磷酸酶,加之有很好的血供,pH 值较高,因此氨磷汀对正常组织有选择性保护作用,而对肿瘤没有保护作用。

氨磷汀已被广泛作为放射保护剂用于临床放疗。自 2000 年以来已有数个临床Ⅲ期随机对照试验证实,放疗期间用氨磷汀能较好地保护正常组织,使急性口腔黏膜炎以及后期放射损伤包括口干等并发症减轻。最大的一宗临床研究来自 Brizel。他们共治疗了 315 例头颈部肿瘤,分为单纯放疗和放疗加氨磷汀(200 mg/m$^2$),在放疗前 15 ~ 30 min 给药。氨磷汀组和对照组≥Ⅲ级的急性口腔黏膜炎发生率分别为 51% 和 78%($P < 0.000\ 1$);≥Ⅱ级的口干发生率分别为 34% 和 57%($P = 0.002$),≥Ⅱ级的后期口干发生率分别为 35% 和 39%($P = 0.500$)[28]。氨

磷汀对肿瘤疗效的影响也在同一个试验得到检测，在氨磷汀组和对照组，2年局部控制率分别是58%和63%，2年总生存率分别是71%和66%，2年无瘤生存率分别是53%和57%。上述结果提示，氨磷汀有明显的急性放射伤保护作用，同时对肿瘤没有见到有明显的保护。Jellema报道了一个前瞻性随机对照试验，91例头颈部肿瘤接受放疗的患者，随机分为氨磷汀200 mg/m$^2$，每周3次（AMI-3组），氨磷汀200 mg/m$^2$，每周5次（AMI-5组），单纯放疗组（AMI-0组）。结果显示，在放疗后6个月时≥Ⅱ级的口干发生率分别是AMI-3组67%，AMI-5组52%，AMI-0组74%（$P=0.03$）。在2年的随访中，患者自我评价的口干评分，在AMI-0组持续变坏，平均记分为52，而AMI-3组和AMI-5组分别是25和29（$P=0.01$）。所以，本试验的结果支持阿米福汀具有放射保护作用[29]。

氨磷汀用于肺癌的放疗共有4个随机对照试验，2个来自于希腊（73例和146例），1个来自于美国Anderson肿瘤中心（62例）。这3个研究的结果表明了氨磷汀能减少急性放射性肺炎和食管炎的发生率，也能降低后期肺纤维化的发生率。但是最大的一宗临床研究来自于美国RTOG，共治疗了242例肺癌，用1.2 Gy，每日2次照射，总剂量69.6 Gy。氨磷汀500 mg/m$^2$，每天于下午放疗前注射。该研究结果并没有显示出氨磷汀的保护肺及食管的作用，两组的肺和食管的并发症发生率相似[30]。所以，氨磷汀在胸腔肿瘤放疗中对肺和食管的放射保护作用尚待进一步研究证实。

氨磷汀的毒副作用主要有低血压、恶心、呕吐、变态（过敏）反应、虚弱等，发生率最高的是低血压（14%～70%）。其他的还有贫血、细胞减少、头昏、寒战和皮疹等。

## 27.5.8 靶向治疗和放疗

靶向治疗是近年来发展较快的一种新的肿瘤治疗方法，目前在临床上应用较广泛的是抗上皮生长因子受体（EGFR）和抗血管内皮生长因子（VEGF）。它们包括两大类：①单克隆抗体，如人鼠嵌合单克隆抗体西妥昔单抗（cetuximab，C225）和小分子的酪氨酸蛋白激酶拮抗剂（EGFR-TKI），如吉非替尼（gefitinib）和厄洛替尼（erlotinib）。细胞和动物实验的结果已表明EGFR-TKI药物与放射合并应用，能使放射杀灭肿瘤的效应提高，在GEO直肠癌细胞株、OVCRA卵巢癌细胞株、A549非小细胞肺癌的动物实验和Lovo肿瘤的动物实验都已证实，在放疗同时合并应用吉非替尼，能使放射杀灭肿瘤的效应提高[31-32]。

EGFR与肿瘤放射敏感性有关的证据，来自于临床治疗的回顾性分析。Ang等回顾分析了在Anderson肿瘤中心的1991～1997年放疗的局部晚期头颈部癌症1 113例，回顾性地对肿瘤标本进行EGFR表达的检测，然后把EGFR表达的情况和治疗的结果作比较。发现若以全组患者EGFR表达的中位数为标准，EGFR表达大于中位数患者的总生存率，而无瘤生存率都明显低于中位数患者。同时高表达患者的局部复发率和远处转移率高于低表达的患者，2年局部肿瘤控制率在T1～2（N2～3）患者中，低表达和高表达患者分别是65.2%和35%，而T3～4（N0～3）患者分别是48.4%和30.4%。表明EGFR高表达的患者不管临床是早期或晚期，2年局部控制率明显低。上述研究结果提示，EGFR高表达的头颈部肿瘤患者的放疗敏感性差，因而局部控制率也差[34]。

Bonner等报道了一个前瞻性临床随机对照试验，以检验抗EGFR治疗和放疗同步使用于局部晚期头颈部肿瘤的疗效。对照组是单纯放疗，采用后程加速放疗（AFX）72 Gy/42次/6周内完成；研究组是AFX加抗EGFR治疗，西妥昔单抗每周1次，每次250 mg/m$^2$，首剂量加倍。对照组213例，研究组211例。结果显示，2年肿瘤局部控制率在对照组和研究组分别是48%和56%（$P=0.02$），其生存率也表明研究组的疗效好于对照组。提示西妥昔单抗可能有放射增敏作用。然而，对正常组织毒副作用的观察并未发现在黏膜炎、吞咽困难、口干、乏力等方面，两组有明显差别。仅皮肤反应在研究组的患者更明显，RTOG Ⅰ～Ⅳ级和Ⅲ～Ⅳ级的发生率在对照组是91%和18%，而研究组是97%和34%（$P<0.05$）。本研究用前瞻性随机对照试验证实了西妥昔单抗和放疗合用治疗局部晚期头颈部肿瘤的疗效比单纯放疗明显提高，除了皮肤反应增加外，其他放射的毒副作用没有明显增加。西妥昔单抗增加肿瘤放射敏感性可能的机制是：放射会激活EGFR和下游的信号传导，导致肿瘤细胞改变放射特性，促使肿瘤细胞增殖，而西妥昔单抗可抵抗上述过程，由此提高放疗的疗效[35]。

（蒋国梁　傅小龙　何少琴　冯　炎）

## 主要参考文献

[1] 章真,陈晓品,张廷求,等.复发性鼻咽癌再治疗.中华放射肿瘤学杂志,1998,7:37-40.

[2] PORT Meta-analysis trialists group. Postoperative radiotherapy for non-small cell lung cancer. Cochrane Database Syst Rev, 2005, 60:CD002142.

[3] Sauer R, Group GRC. Adjuvant versus neoadjuvant combined modality treatment for locally advanced rectal cancer: first results of the German rectal cancer study (CAO/ARO/AIO-94). Int J Radiat Oncol Biol Phys, 2003, 57:124-125.

[4] Shioyama Y, Tokuuye K, Okumura T, et al. Clinical evaluation of proton radiotherapy for non-small-cell lung cancer. Int J Radiat Oncol Biol Phys, 2003, 56:7-13.

[5] Nihei K, Ogino T, Ishikura S, et al. High-dose proton beam therapy for stage I non-small-cell lung cancer. Int J Radiat Oncol Biol Phys, 2006, 65:107-111.

[6] Stater JD, Rossi CJ, Yonemoto LT, et al. Proton therapy for prostate cancer: the initial Loma Linda University experience. Int J Radiat Oncol Biol Phys, 2004, 59:348-352.

[7] Bush DA, Hillebrand DJ, Slater JM, et al. High-dose proton beam radiotherapy of hepatocellular carcinoma: preliminary results of a phase II trial. Gastroenterology, 2004, 127:189-193.

[8] Noel G, Habrand JL, Mannar H, et al. Combination of proton and proton radiation therapy for chordomas and chondrosarcomas of skull base. Int J Radiat Oncol Biol Phys, 2001, 51:392-398.

[9] Hug EB, Slater JD. Proton radiation therapy for chordoma and chondrosarcomas of the skull base. Neurosurg Clin North Am, 2000, 11:627-638.

[10] Weber DC, Rutz HP, Pedroni ES, et al. Results of spot-scanning proton radiation therapy for chordoma and chondrosarcoma of the skull base: the Paul Scherrer Institut experience. Int J Radiat Oncol Biol Phys, 2005, 63:401-409.

[11] Gragoudas ES, Lane AM, Regan S, et al. A randomized controlled trial of varying radiation dose in the treatment of choroidal melanoma. Arch Ophthalmol, 2000, 118:773-778.

[12] Egger E, Zografos L, Schalenbourg A, et al. Eye retention after proton beam radiotherapy uveal melanoma. Int J Radiat Oncol Biol Phys, 2003, 55:867-880.

[13] Miyamoto T, Yamamoto N, Nishimura H, et al. Carbon ion radiotherapy for stage I non-small-cell lung cancer. Radiother Oncol, 2003, 66:127-140.

[14] Kadono K, Toshiaki H, Kazuyuki K, et al. Effect of heavyion radiotherapy on pulmonary function in stage I non-small-cell lung cancer patients. Chest, 2002, 122:1925-1932.

[15] Akakura K, Tsujii H, Morita S, et al. Phase I/II clinical trials of carbon ion therapy for prostate cancer. Prostate, 2004, 58:252-258.

[16] Shimazaki J, Akakura K, Suzuki H, et al. Monotherapy with carbon ion radiation for localized prostate cancer. Jpn J Clin Oncol, 2006, 36:290-294.

[17] Kato H, Tsujii H, Miyamoto T, et al. Results of the first prospective study of carbon ion radiotherapy for hepatocellular carcinoma with liver cirrhosis. Int J Radiat Oncol Biol Phys, 2004, 59:1468-1476.

[18] Kato S, Ohno T, Tsujii H, et al. Dose escalation study of carbon ion radiotherapy for locally advanced carcinoma of the uterine cervix. Int J Radiat Oncol Biol Phys, 2006, 65:388-397.

[19] Cohen EE, Haraf DJ, List MA, et al. High survival and organ function rates after primary chemoradiotherapy for intermediate-stage squamous cell carcinoma of the head and neck treated in a multicenter phase II trial. J Clin Oncol, 2006, 24:3438-3444.

[20] Buchholz TA, Strom EA, Oswald MJ, et al. Fifteen-year results of a randomized prospective trial of hyperfractionated chest wall irradiation versus once-daily chest wall irradiation after chemotherapy and mastectomy for patients with locally advanced noninflammatory breast cancer. Int J Radiat Oncol Biol Phys, 2006, 65:1155-1160.

[21] Chen M, Jiang GL, Fu XL, et al. The impact of overall treatment time on outcomes in radiation therapy for non-small cell lung cancer. Lung Cancer, 2000, 28:11-19.

[22] Fu XL, Jiang GL, Wang LJ, et al. Hyperfractionated accelerated radiation therapy for non-small cell lung cancer. Int J Radiat Oncol Biol Phys, 1997, 39:545-552.

[23] Horiot JC, Bontemps P, Bogaert W, et al. Accelerated fractionation (AF) compared to conventional fractionation (CF) improves loco-regional control in the radiotherapy of advanced head and neck cancers: results of the EORTC 22851 randomized trial. Radiother Oncol, 1997, 44:111-125.

[24] 施学辉,吴根娣,刘新伟,等.后程加速分割放疗食管癌的长期疗效.中华放射肿瘤学杂志,1997,6:12-15.

[25] Wu KL, Jiang GL, Liao Y, et al. Three-dimensional conformal radiation therapy for non-small-cell lung cancer: a phase I/II dose escalation clinical trial. Int J Radiat Oncol Biol Phys, 2003, 57:1336-1344.

[26] Krishnan S, Janjan NA, Skibber JM, et al. Phase II study of capecitabine (xeroda) and concomitant boost radiotherapy in patients with locally advanced rectal cancer. Int J Radiat Oncol Biol Phys, 2006, 66:762-771.

[27] Kim JC, Kim TW, Kim JH, et al. Preoperative concurrent radiotherapy with capecitabine before total mesorectal excision in locally advanced rectal cancer. Int J Radiat Oncol Biol Phys, 2005, 63:346-353.

[28] Brizel DM, Wasserman TH, Henke M, et al. Phase III randomized trial of amifostine as radioprotector in head and neck cancer. Int J Radiat Oncol Biol Phys, 2000, 8:3339-3345.

[29] Jellema AP, Slotman BJ, Muller MJ, et al. Radiotherapy alone, versus radiotherapy with amifostine 3 times weekly: a prospective randomized study in squamous cell head and neck cancer. Cancer, 2006, 107:544-553.

[30] Movsas B, Scott C, Langer C, et al. Randomized trial of amifostine in locally advanced non-small cell lung cancer patients receiving chemotherapy and hyperfractionated radiation. J Clin Oncol, 2005, 23:2145-2154.

[31] Bianco C, Tortora G, Bianco R, et al. Enhancement of antitumor activity of ionizing radiation by combined treatment with the selective epidermal growth factor receptor-tyrosine kinase inhibitor D 1839 (irresa). Clin Cancer Res, 2002, 8:3250-3258.

[32] Williams KJ, Telfer BA, Stratford IJ, et al. ZD1839 (iressa), a specific oral epidermal growth factor receptor-tyrosine kinase inhibitor, potentates radiotherapy in a human colorectal cancer xenograft model. Brit J Cancer, 2002, 86:1157-1161.

[33] Shintani S, Li C, Mihara M, et al. Enhancement of tumor radioresponse by combined treatment with gefitinib (iressa, ZD1839), an epidermal growth factor receptor tyrosine kinase inhibitor, is accompanied by inhibition of DNA damage repair and cell growth in oral cancer. Int J Cancer, 2003, 107:1030-1037.

[34] Ang KK, Berkey BA, Tu X, et al. Impact of epidermal growth factor receptor expression on survival and pattern of relapse in patients with advanced head and neck carcinoma. Cancer Res, 2002, 62:7350-7356.

[35] Bonner JA, Harari PM, Giralt J, et al. Radiotherapy plus cetuximab for squamous cell carcinoma of the head and heck. N Engl J Med, 2006, 354:567-578.

# 28 肿瘤的药物治疗

28.1 肿瘤药物治疗发展史
28.2 肿瘤细胞动力学
28.3 抗肿瘤药物的分类
   28.3.1 传统分类法
   28.3.2 作用机制分类法
   28.3.3 细胞动力学分类法
28.4 抗肿瘤药物的代谢动力学
   28.4.1 吸收
   28.4.2 分布
   28.4.3 代谢
   28.4.4 排泄
28.5 抗肿瘤药物的常见不良反应
   28.5.1 局部反应
   28.5.2 全身反应
   28.5.3 远期毒性
28.6 肿瘤的药物敏感性和耐药性
   28.6.1 肿瘤的药物敏感性

28.6.2 肿瘤的耐药性
28.7 肿瘤化疗的临床应用
   28.7.1 适应证和禁忌证
   28.7.2 联合化疗的原则
   28.7.3 恶性肿瘤化疗的疗效水平
   28.7.4 辅助化疗
   28.7.5 新辅助化疗
   28.7.6 晚期恶性肿瘤的化疗
   28.7.7 腔内化疗
28.8 分子靶向药物的临床应用
   28.8.1 分子靶向药物的最佳剂量
   28.8.2 分子靶向治疗的主要靶点
   28.8.3 血管形成抑制剂
   28.8.4 表皮细胞增殖抑制剂
   28.8.5 单克隆抗体
   28.8.6 小分子化合物
28.9 生物因子的临床应用

    肿瘤的化疗最初是受抗细菌化学药物发现的启发,试图从化学物质中寻找对肿瘤有抑制作用的药物。近代肿瘤化疗以氮芥和叶酸拮抗剂的应用为标记,始于20世纪40年代。短短的60年,获得了丰硕的成果,恶性肿瘤已经经历了从一个严重威胁人类健康的疾病到大部分肿瘤可以获得有效控制,少部分肿瘤可有治愈的转变。特别是近10年来,分子靶向药物的问世,更是肿瘤药物治疗的历史性里程碑。效率更高、毒性更低是分子靶向药物的特点。毫无疑问,实现把恶性肿瘤变为一种可以控制的慢性疾病的目标已经成为可能。

## 28.1 肿瘤药物治疗发展史

    肿瘤的化疗可以追溯到中国的古代,应用砷(俗称砒霜)治疗"肿疡",并传入欧洲。现在已证明,砷的主要成分三氧二砷可以有效治疗白血病。近代肿瘤化疗学始于20世纪40年代。1946年,Good-man[1]和Gilman发现氮芥(一种化学战毒剂)能够引起淋巴和骨髓的抑制,这一发现促使他们试图将其应用于治疗淋巴瘤。在动物实验的基础上,他们治疗了1例非霍奇金淋巴瘤患者,并观察到肿块的明显缩小。虽然效果只持续了短短几周,但这一发现第一次证实了恶性肿瘤可以用化学药物来治疗,揭开了化学药物治疗恶性肿瘤的序幕。其后,1948年哈佛医学院的Farber[2]用叶酸拮抗剂甲氨蝶呤(MTX)治疗急性淋巴细胞白血病。尽管遇到很多的非议和嘲弄,但这是第一次有意识地去研究肿瘤化疗的一次成功的探索。进入20世纪50年代后,先后发现了不少有效的抗肿瘤药物,如氟尿嘧啶(5-Fu)、硫鸟嘌呤(6-TG)、巯嘌呤(6-Mp)、环磷酰胺(CTX)、放线菌素D(ACTD)、美法仑等。5-Fu是人类历史上第一个有意识成功合成的抗肿瘤化疗药物,由Heidelberger于1957年8月注册了专利。而在Farber的研究报告发表10年之后,大剂量MTX治疗绒毛膜上皮细胞癌取得成功,这是人类第一次能够治愈实体瘤的范例,使人们对肿瘤的化疗树立了信心[3]。

20世纪60年代以后,化疗的研究进入鼎盛时期,大部分目前常用的化疗药物相继问世。长春新碱就是通过抗代谢的筛选获得的,研究发现其作用于细胞的微管聚合从而抑制细胞的分裂。而类似的大规模筛选方法为发现上述抗肿瘤药物打下了基础。所以说60年代肿瘤化疗的另一个重要进展应该是人们开始认识肿瘤细胞动力学及化疗药物药代动力学的重要性。当时建立的肿瘤细胞株和动物实验的应用对抗肿瘤药物的发现功不可没,而且开始认识到联合化疗的重要性。POMP方案(甲氨蝶呤、长春新碱、巯嘌呤、泼尼松)的设计,成功地治愈了儿童急性淋巴细胞白血病。到60年代末,霍奇金淋巴瘤、睾丸肿瘤也可以经过联合化疗获得治愈。

到了70年代,更多的肿瘤有了比较成熟的化疗方案,包括晚期睾丸肿瘤、弥漫性组织细胞性淋巴瘤、肾母细胞瘤及横纹肌肉瘤等,使大多数肿瘤的治疗有了更多有效的选择。将从植物中提取的抗癌药并进行化学修饰,如长春瑞滨、紫杉醇于80年代后期应用于临床,使化疗抗肿瘤的效果在原来基础上得到进一步的提高。

90年代初期,生物技术的发展给药物治疗带来了新的变化,干扰素、白细胞介素-2(IL-2)进入临床应用,同时开展了单克隆抗体的临床研究。粒细胞集落刺激因子(G-CSF)的应用,减少了化疗引起的粒细胞减少症的发生,使化疗的剂量强度得以提高,同时也保证了化疗的安全性。此后,大剂量化疗加G-CSF支持的外周血干细胞移植技术,不仅用于淋巴造血系统恶性肿瘤的治疗,也应用于部分对化疗敏感的实体瘤的治疗。

分子靶向药物的临床应用在90年代逐渐引起人们的重视,主要有单克隆抗体和小分子靶向药物两类。目前已上市的单克隆抗体有利妥昔单抗(rituximab)、曲妥珠单抗(trastuzumab)、西妥昔单抗(cetuximab)、贝伐珠单抗(bevacizumab)等,分别用于治疗CD20$^+$的滤泡性淋巴瘤、Her-2$^+$的乳腺癌、大肠癌及头颈部肿瘤等,开辟了肿瘤治疗的另一条途径,新的单克隆抗体以及新的适应证还在不断的探索过程中[4,5]。小分子靶向药物是近年来在细胞生物学和信号转导通路研究的基础上开发的化学合成药物。因为在肿瘤的发生发展过程中,有些基因或蛋白质起了相当重要的作用,利用作用于这些关键蛋白或基因的小分子,并阻断其作用,从而间接地治疗肿瘤。目前发现的可用于肿瘤治疗的小分子化合物多数是一些酶的抑制剂,例如表皮生长因子受体(EGFR)酪氨酸激酶家族抑制剂。这些作为靶向治疗药物的小分子化合物在细胞膜内发生作用,通过抑制酪氨酸酶磷酸化,阻断信号转导,从而抑制癌细胞的生长和扩散。新型低毒分子靶向药物已经显示了良好的治疗肿瘤的效果,可以确信,必将会取代传统化疗药物[6,7]。

细胞信号转导通路的研究是近20年来最重要的进展。在过去,主要是通过细胞学和动物实验大规模筛选化学药物,然后进一步在临床上得到验证,最终才去研究其作用的靶点。而信号转导通路的研究,使研究人员可以预先设想所要作用的靶点,通过计算机模拟可以抑制该靶点的化学结构,并设计所需要的化学或生物药品,再进行大规模的筛选,效率大幅度提高,肿瘤药物学研究从经验走向更科学发展的道路。

半个多世纪以来,药物治疗的发展远比手术技巧的发展更为迅速。现今,国际上已经把恶性肿瘤定位为人类的慢性疾病,这是人类在抗击肿瘤艰难历程中的重要里程碑,而药物治疗功不可没。

## 28.2 肿瘤细胞动力学

肿瘤在增殖过程中,其细胞数量和胞内成分都在不断变化之中,细胞动力学就是研究这一变化规律的科学。肿瘤细胞动力学的研究不仅有助于了解肿瘤细胞在体外和体内的生物学特性,还可为发现新的治疗药物、设计药物联合治疗方案以及合理用药提供依据。肿瘤细胞动力学的研究主要有以下几个方面。

1)细胞周期时间(cell cycle time) 即一个肿瘤细胞从一次分裂结束到下一次分裂结束的时间。各种肿瘤的细胞周期时间虽不同,但在同一肿瘤内或体外培养的细胞株,由于肿瘤细胞的异质性,分化速度不一,细胞周期时间也不相同。但在相同的外部环境下,一株细胞的细胞周期时间基本一致。

2)细胞周期 根据DNA合成变化的不同阶段可以将细胞周期分G1、S、G2、M、G0期(图28-1)。每部分都有不同的生化活动:在G1期,刚分裂出来的子细胞转录RNA并合成必需的蛋白质,并为S期合成DNA做准备。S期细胞复制DNA,使DNA含量加倍,以后可平均分配到两个子细胞中。在G2期,肿瘤细胞以S期合成的DNA为模板转录RNA,再翻译合成蛋白质,为细胞的分裂做前期准备。以后细胞进入M期,也称有丝分裂期,细胞通过有丝分裂,分裂成两个子细胞。如果因某种原因,肿瘤细胞可暂时处于非增殖的静止状态,称为 G0 期。

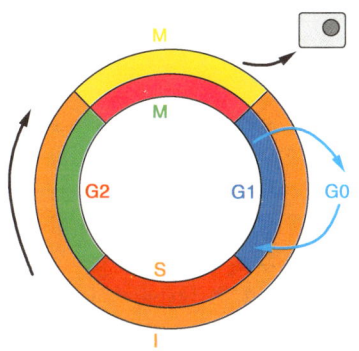

图 28-1　细胞周期示意图

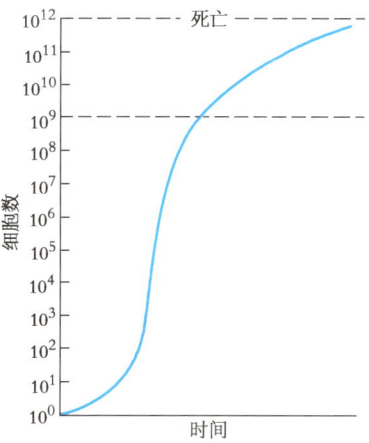

图 28-2　Gompertzian 曲线

3) 增殖比例(growth fraction)　20 世纪 70 年代末,Skipper 采用小鼠白血病细胞系 L1210 进行了一系列实验,建立了一系列法则。增殖比例是指处于增殖周期的肿瘤细胞与肿瘤细胞总数之比。肿瘤生长越快,增殖比例就越大。那些早期能够通过化疗治愈的肿瘤,如 Burkitt's 淋巴瘤、恶性滋养叶细胞肿瘤、睾丸精原细胞瘤的增殖比例可达 90%。增殖比例的检测可用氚($^3$H)标记的胸腺嘧啶核苷(TdR),因只有在 DNA 中存在 TdR,而且只有增殖细胞才合成 DNA。但是在临床上这种方法并不实用。

4) 倍增时间(doubling time,DT)　即细胞总数或体积增加 1 倍所需时间。假定全部肿瘤细胞均进入循环周期并增殖,没有任何细胞进入静止期,则其 DT 等于细胞周期时间(Skipper 法则)。但实际上,在活体这种情况是不存在的,因为部分细胞进入静止期,所以 DT 长于周期时间,有时可能达几十倍之多。

由于肿瘤细胞的增殖并不同步,因此在一个肿瘤群体内,有着不同增殖期的肿瘤细胞。肿瘤的生长曲线类似 Gompertzian 曲线(图 28-2)。

Gompertzian 曲线是 Z 字形的,最初分裂细胞数少,生长速度慢,然后肿瘤增殖细胞明显增多,肿瘤呈指数生长,速度迅速增快;肿瘤达到一定体积(大约是最大体积的 1/3)后,增殖细胞数减少,倍增时间延长,曲线趋向平坦而进入平台期。

肿瘤细胞动力学的研究有利于药物的设计、联合方案的设计和合理应用。一个肿瘤群体内,包括处于不同增殖期的各种肿瘤细胞,除 G0 阶段,肿瘤细胞都有旺盛的代谢活动,而不同增殖阶段的肿瘤细胞对药物治疗的敏感性不同。当肿瘤呈指数生长时,较多肿瘤细胞处于 S 期,此期细胞对细胞周期特异性药物敏感性较高;而 M、G1、G2 期细胞对细胞周期非特异性药物较敏感。肿瘤生长缓慢后,较多细胞处于 G1 期,甚或 G0 期,对化疗敏感性降低,化疗药物对 G0 期细胞杀伤作用最弱。这就是作用于不同增殖期化疗药物联合方案设计的理论依据。

## 28.3　抗肿瘤药物的分类

常用的抗肿瘤药物分类方法有 3 种,即传统分类法、作用机制分类法和细胞动力学分类法。

### 28.3.1　传统分类法

传统分类法主要依据药物的来源和作用机制分类。

1) 烷化剂　主要有环磷酰胺(CTX)、异环磷酰胺(IFO)、洛莫司汀(CCNU)、司莫司汀(MeCCNU)、塞替派(TSPA)等。

2) 抗代谢类药物　主要有氟尿嘧啶(5-Fu)、甲氨蝶呤(MTX)、阿糖胞苷(Ara-C)、巯嘌呤(6-Mp)等。

3) 抗癌抗生素　主要有多柔比星(ADM)、表柔比星(EPI)、博来霉素(BLM)、丝裂霉素(MMC)、放线菌素 D(ACTD)等。

4) 植物类药物　主要有紫杉醇(PTX)、多西他赛(DTX)、伊立替康(CPT-11)、长春碱(VLB)、长春新碱(VCR)、长春地辛(VDS)、长春瑞滨(NVB)、依托泊苷(VP-16)、替尼泊苷(VM-26)等。

5) 激素类　主要有泼尼松、地塞米松、他莫昔芬、来曲唑、己烯雌酚、甲地黄体酮等。

6) 杂类　主要有顺铂(DDP)、卡铂(CBP)、奥沙利铂(L-OHP)、门冬酰胺酶(L-ASP)、达卡巴嗪

(DTIC)等。

7）单克隆抗体　主要有利妥昔单抗（rituximab）、曲妥珠单抗（trastuzumab）、西妥昔单抗（cetuximab）、贝伐珠单抗（bevacizumab）等。

8）小分子靶向药物　主要有伊马替尼（imatinib）、吉非替尼（gefitinib）、拉帕替尼（lapatinib）、舒尼替尼（sunitinib）、索拉非尼（sorafenib）、埃罗替尼（erlotinib）等。

### 28.3.2　作用机制分类法

从抗癌药物分子水平的作用机制来看，分为以下几类。

1）阻断 DNA 复制　这类药物包括以 CTX 为代表的烷化剂和亚硝脲类药物破坏 DNA 的结构。MMC、BLM 等抗生素与 DDP 等金属化合物也可直接破坏 DNA 结构。5-Fu 可与胸腺嘧啶核苷酸合成酶结合，抑制脱氧尿嘧啶核苷与酶结合，使之不能甲基化，影响 DNA 复制。

2）影响 RNA 转录　如 ACTD 嵌入 DNA 双螺旋内，抑制 RNA 聚合酶的活性，抑制 RNA 合成。ADM 嵌入 DNA 后，使 DNA 链裂解，阻碍 DNA 及 RNA 的合成。

3）抑制蛋白质合成　化疗药门冬酰胺酶可将血清中门冬酰胺分解，使肿瘤细胞缺乏门冬酰胺，从而使其蛋白质合成发生障碍。而正常细胞可自己合成门冬酰胺，受影响较小。

4）阻滞细胞分裂　植物药长春碱类能抑制微管蛋白的聚合，使之不能形成纺锤丝，从而抑制细胞有丝分裂。紫杉醇使微管蛋白过度聚合成团块和束状，抑制纺锤丝形成而不能解聚，阻止细胞的有丝分裂。

5）拓扑异构酶抑制剂　DNA 复制时，此类药物如伊立替康，与拓扑异构酶Ⅰ和 DNA 形成稳定复合物，使 DNA 单链断裂，无法重新连接，DNA 复制受阻，细胞死亡。鬼臼毒素类药物如 VP-16 作用于拓扑异构酶Ⅱ，使 DNA 双链断裂，阻碍 DNA 复制。

6）阻断肿瘤新生血管　恶性肿瘤的生长和转移与肿瘤区域的血管密切相关，血管内皮生长因子（VEGF）及其受体就是关键的因素。肿瘤区域的新生毛细血管是肿瘤赖以生长和进展的物质基础，肿瘤细胞需要新生血管为迅速生长的肿瘤提供营养和排出代谢废物。因此，抑制肿瘤血管形成作为肿瘤治疗的一个途径，已发展成为当今肿瘤领域研究的主攻方向之一。抗 VEGF 单抗（贝伐珠单抗）联合化疗治疗大肠癌获得了明显延长患者生存的效果。其他抗 VEGF 的小分子靶向药物主要通过抑制其信号转导起作用，如索拉非尼、舒尼替尼等。

7）肿瘤细胞信号转导抑制剂　肿瘤细胞表面抗原、生长因子受体或细胞内信号转导通道中重要的酶或蛋白质（如 EGFR、c-Kit、K-ras、B-raf、mTOR 等）在肿瘤的生长侵袭过程中起到了重要的作用，通过抑制这些重要的酶或蛋白质可以控制肿瘤的生长，这些有针对性分子靶点药物的作用，包括对肿瘤细胞分化、细胞周期、凋亡、细胞迁移、浸润转移等过程的调控而起作用，并不直接破坏 DNA 或 RNA 等遗传物质的结构。而且所选择的靶点均是与肿瘤发展有关的关键酶或蛋白质，所以对正常的细胞组织的影响比较小。如伊马替尼作用于 c-Kit，吉非替尼作用于 EGFR。

### 28.3.3　细胞动力学分类法

根据抗癌作用与细胞增殖周期的关系，传统地将直接抗癌药物分成细胞周期特异性药物和细胞周期非特异性药物两大类。

1）细胞周期非特异性药物　直接破坏 DNA 或影响其复制与功能，杀死处于增殖周期各期的细胞，甚至包括处于休眠期的 G0 期细胞。其作用强度随药物剂量增加而增加，一次给药量的大小与抗肿瘤效果成正比。这类药物包括烷化剂、大部分抗癌抗生素及铂类药物。

2）细胞周期特异性药物　仅对增殖周期的某些期敏感，对处于 G0 期的细胞不敏感。如作用于 M 期的各种植物类药，作用于 S 期的抗代谢药（5-Fu、MTX）。这些药物作用于细胞周期中某一阶段的肿瘤细胞，由于只有部分细胞处于这一阶段，药量过分增大并不能成正比地增加对细胞的杀伤。若能在有效药物浓度下维持一定时间，使所有细胞都有机会进入这一周期而被杀伤，疗效更好。

## 28.4　抗肿瘤药物的代谢动力学

抗肿瘤药物的药物代谢动力学主要研究抗癌药在人体内的吸收、分布、代谢和排泄，与抗癌药到达肿瘤部位的浓度及治疗疗效均有密切关系。

### 28.4.1　吸收

抗癌药的给药可通过口服、肌内注射与静脉注射途径,其中以静脉注射吸收最快。药物静脉推注可在2~3次循环时间内均匀分布于血浆,目前大部分抗肿瘤药物均为静脉给药途径。有些半衰期特别短而且是细胞周期特异性药物,如5-Fu,可以通过延长时间的静脉滴注方式维持稳定血浆浓度,既提高了疗效,又可降低不良反应。

皮下或肌内注射后,一般15 min完全吸收。但由于大部分抗肿瘤化学药物的毒性较大,局部刺激性大,很少采用肌内和皮下注射的方式。而大部分生物因子药物通常采用肌内或皮下给药。

口服吸收则个体差异较大。有些化疗药在胃肠道吸收不完全,生物利用度低,也可能被消化酶破坏或在肝脏代谢而失活。口服给药的方式比较方便,如新开发的卡培他滨、复方替加氟,降低了毒性,每日口服可以维持一定的血药浓度,而且也便于患者门诊治疗。新近开发的小分子靶向药物大部分都是采用口服的途径。

为了提高抗癌药在肿瘤局部的浓度,特别是剂量与疗效密切的药物,有时可用动脉给药。局部动脉给药的条件是:①肿瘤主要侵犯局部,而无远处转移,如局限于盆腔的卵巢癌、无转移的四肢骨和软组织肿瘤。②给药动脉主要供应肿瘤而较少供应正常组织,特别是原发性肝癌。③所用的药物在室温下稳定,局部组织摄取快,全身灭活或排泄快,如氟尿嘧啶脱氧核苷(FUDR)第1次通过肿瘤时可被吸收90%。FUDR是目前唯一被批准的动脉用药[8]。

## 28.4.2 分布

抗肿瘤药物静脉注射后,多数血浓度下降很快,可迅速而广泛地分布于各组织,但选择性地集中于肿瘤局部不够多。为了使药物能更多地进入肿瘤局部,除了局部动脉给药,药物化学家一直在为抗癌药寻找一个合适的载体。希望抗癌药结合载体后能更多进入肿瘤组织,从而减少对正常组织的损伤。如以脂质体为载体,在水溶液中可形成微球,将抗癌药包埋在内,减少了药物与血浆蛋白的结合,延长了稳定血药浓度时间,使之更多地进入肿瘤。通常情况下,脂质体药物的毒性有所减轻,如目前使用的脂质体多柔比星和脂质体紫杉醇[9]。

不同给药途径也明显影响药物的体内分布。静脉给予抗癌药后,体腔内药物分布很少。如果要提高体腔内的药物浓度,就需要采用局部给药的方法。过去认为,除了强脂溶性抗肿瘤药外,不易透过血-脑屏障进入中枢神经系统,水溶性抗癌药必须鞘内注射。目前认为,脑或脊髓的肿瘤内血管供应十分丰富,肿瘤新生血管内皮细胞形成的毛细血管壁不完整,因此全身给药虽不能进入正常脑或脊髓组织,但仍能部分进入肿瘤组织。目前发展的大部分小分子靶向药物分子量小,容易透过血-脑屏障,对实体瘤的脑转移有效。

## 28.4.3 代谢

抗肿瘤药物的代谢研究是药物动力学的主要内容。药物动力学参数是决定药物剂量和疗程的主要参考,药物代谢的半衰期($t_{1/2}$)、清除率(CL)和浓度-时间曲线下面积(AUC)是最重要的参数。半衰期是指药物的血浆浓度或体内的药物量降低50%所需要的时间。肝功能障碍会明显影响药物的代谢,从而影响药物的半衰期。AUC代表血浆浓度和时间的总和作用,也是药物动力学或药物毒性的重要参数,AUC与药物的给药剂量直接相关,卡铂的用药剂量常以AUC作为参考。

## 28.4.4 排泄

抗癌药的主要排泄器官是肝脏的胆管系统与肾脏。在体内化学结构不改变的抗癌药主要由肾脏排泄,而在肝脏代谢的抗癌药主要排泄器官为胆管。肝脏通过胆管排泄抗癌药及其代谢物的能力会受到食物的影响。有肝、肾功能障碍时,使用抗癌药应慎重。一方面,抗癌药可进一步加重肝、肾功能的损害;另一方面,也可因抗癌药排泄障碍而影响药物在体内的存留时间和药量,加重药物的毒性。肝功能改变程度与抗癌药清除能力间的数量关系尚不清楚,因此转氨酶不一定能反映肝脏清除抗癌药的能力,而直接反映肝脏代谢能力的直接胆红素常作为衡量肝脏清除抗癌药的特异性检测指标。在肾脏排泄抗癌药方面,若肾功能小于正常值的70%或病变肾脏排泄抗癌药能力减退超过正常排泄量1/3,就会影响肾脏排泄药物的能力,此时必须减少药物的用药剂量。肌酐清除率常用来衡量肾脏排泄药物的能力。

## 28.5 抗肿瘤药物的常见不良反应

由于肿瘤细胞与正常细胞间缺少根本性的代谢

差异,因此绝大多数化疗药物不可避免地对正常组织造成损害。化疗药物的不良反应按部位可分为局部反应和全身反应,按发生的时间可分为近期反应和远期反应。

## 28.5.1 局部反应

**(1) 注射部位栓塞性静脉炎**

早期可表现为注射部位红肿、疼痛,为药物的化学性刺激所致。后期表现为静脉栓塞、变硬呈条索状,色素沉着,如 5-Fu 静脉滴注常引起外周静脉炎。由于化疗药物大多需长期反复注射,因此宜及早保护静脉。选择静脉应从远端至近端,从小静脉至大静脉,每天更换注射部位,以免发生静脉栓塞。

**(2) 局部药物渗漏后的组织反应**

组织刺激性小的药物渗漏后仅引起局部红肿、疼痛,药物吸收后不引起严重后果。刺激性大的药物渗漏后则会引起组织坏死、溃疡,有时溃疡经久不愈或形成纤维化、瘢痕挛缩而影响四肢功能。为避免刺激性强的化疗药物外溢,可先行静脉滴注液体,确保输液通畅后再将化疗药物自输液皮管内间接注入。万一药液漏至血管外,可用无菌生理盐水注射于局部皮下稀释药液,并用冰袋冷敷。严重而产生溃疡者,按皮肤溃疡处理。在国内,目前广泛使用 PICC 管,有效减少了皮下渗漏所引起的毒副作用。局部刺激性强的药物有长春碱类药物、蒽环类药物、丝裂霉素等。

## 28.5.2 全身反应

**(1) 骨髓抑制**

化疗后各种骨髓造血细胞受影响的程度决定于其生命半衰期的长短,血小板及白细胞的半衰期较短,分别为 5~7 天及 6 h,因此容易受化疗的影响;红细胞的半衰期为 120 天,因此红细胞系干细胞数的减少不会马上从外周血红细胞计数中反映出来。间歇地给予化疗,因有较长的休息期,红细胞系干细胞受打击后有足够恢复时间,受化疗的影响较轻。一般抗癌药引起的骨髓抑制并不严重,但少数抗癌药如烷化剂、亚硝脲类药物对增殖及不增殖的造血细胞均有影响,容易引起严重而不易恢复的骨髓抑制。

抗肿瘤药物引起骨髓抑制的程度与患者个体骨髓贮备能力关系密切。用药前有肝脏疾病、脾功能亢进、接受过核素内照射或以往有放疗、化疗史的患者更易引起明显的骨髓抑制。化疗引起的骨髓抑制多于停药后 2~3 周恢复,但塞替派、美法仑和亚硝脲类有延迟性骨髓抑制,恢复需 6 周以上。

**(2) 胃肠道反应**

1) 食欲不振 为化疗最初反应,大多出现于化疗后 1~2 天,一般无需特殊处理。黄体酮类药物有助于改善食欲。

2) 恶心和呕吐 大多数抗癌药都能引起不同程度的恶心、呕吐。化疗所致呕吐一般分为 3 种。急性呕吐是指化疗后 24 h 内所发生的呕吐。在化疗 24 h 以后至 5~7 天所发生的呕吐称为延迟性呕吐。另有一种呕吐性质上类似于条件反射,是指患者前次化疗引起明显急性呕吐之后,在以后的化疗前所发生的呕吐,称为先期性呕吐。氮芥、顺铂、达卡巴嗪、多柔比星、链佐星等药物均较易引起明显的恶心和呕吐,其中以顺铂最为明显。5-羟色胺与多巴胺等均为化学感受器触发带受体的传导介质,因此,抗多巴胺类药物甲氧氯普胺和抗 5-羟色胺类药物均可用于抑制化疗药物引起的呕吐。有些长期化疗的患者出现先期性呕吐,可用地西泮等镇静药治疗。

3) 黏膜炎 消化道上皮细胞更新比较快,容易受到化疗药物的损伤,易产生继发感染,如口角炎、舌炎、肠炎、直肠炎等,严重者可出现上消化道溃疡与出血、出血性或伪膜性肠炎。消化道黏膜的损伤以抗代谢与抗生素类药物多见,特别是氟尿嘧啶类药物。大剂量 5-Fu 给药可产生严重的黏膜炎,伴血性腹泻,甚至危及生命。如果用药后早期出现严重的黏膜反应和粒细胞缺乏,应怀疑患者具有二氢叶酸还原酶缺乏症,应立即停止用药,并且以后禁止使用 5-Fu。在给予可能引起口腔炎的药物时,事先宜对患者介绍有关口腔卫生及护理的常识。在化疗过程中,40% 的标准化疗患者和 60% 的骨髓移植患者可有口腔黏膜炎,其中 50% 需治疗。直接口腔黏膜毒性一般发生于化疗后 5~7 天。

4) 腹泻 化疗药物引起的腹泻最常见于抗代谢药,如 5-Fu、MTX、阿糖胞苷等。较常引起腹泻的还有羟基脲、柔红霉素、伊立替康、亚硝脲类、紫杉醇、吉非替尼、索拉非尼等。伊立替康引起的延迟性腹泻是指伊立替康化疗结束 24 h 后出现的腹泻,中位发生于 5~7 天,但整个化疗间歇期都有可能发生。

5) 便秘 使用有神经毒性的化疗药物有可能导致便秘,这些药物包括长春碱、依托泊苷和顺铂。其他如多西他赛、米托蒽醌等也有报道。长春碱类尤以长春新碱最为突出,偶可发生麻痹性肠梗阻。

对高龄患者有必要减量使用。

6）胃肠道穿孔 有报道贝伐珠单抗引起的胃肠道穿孔与疾病有关,卵巢癌发生率6%,食管和胃癌5.3%,胰腺癌5%,结直肠癌1.3%,肺癌和肾癌均为1.5%[10]。

7）胰腺炎 偶见于使用门冬酰胺酶、吉非替尼、洛莫西汀、巯嘌呤的患者。

### （3）肝毒性

化疗药物引起的肝脏毒性反应可以是急性而短暂的肝损害,包括坏死、炎症,也可以由于长期用药引起肝脏的慢性损伤如纤维化、脂肪变性、肉芽肿形成、嗜酸性粒细胞浸润等。阿糖胞苷、亚硝脲类药、奥沙利铂可引起短暂转氨酶升高。大部分化疗药物对肝脏均有损害,但在标准剂量下并不严重,可以通过延长用药时间或减量得到解决。肝动脉注射化疗药物,亦可引起化学性肝炎、肝功能改变,使外周血药物半衰期延长。近年来,利妥昔单抗在乙型肝炎病毒阳性患者中引起乙型肝炎病毒激活,导致重症肝炎的报道屡有所见,因此在这类患者应检测乙型肝炎病毒DNA颗粒,阳性患者应慎用,或同时口服拉米呋啶。

### （4）泌尿系统毒性

泌尿系统损害主要有引起尿路刺激反应和肾实质损害两类。对化疗敏感的肿瘤如恶性淋巴瘤和白血病,接受大剂量化疗后,由于大量肿瘤细胞在短期内崩解,核酸分解代谢增加,产生大量尿酸,在输尿管内形成结晶,引起尿闭、肾功能损害。此时需要碱化尿液,大量输液,促进排泄来减轻损害。大剂量CTX和异环磷酰胺治疗后,大量代谢物丙烯醛经泌尿道排泄,可引起出血性膀胱炎。近年通过合用美司钠,它可在泌尿道转化成游离的巯基,与丙烯醛结合成无毒可溶解物排出,出血性膀胱炎的发生率已大大降低。顺铂由肾小管分泌,可引起肾功能损害。近年采用水化及合用利尿剂等措施后,肾损害已大大减轻。洛莫司汀及司莫司汀可引起肾小球硬化、肾小管萎缩和肾间质纤维化而导致肾衰竭,临床上表现为尿素氮及肌酐的缓慢升高。预防措施有限制用药总量,监测肾功能和肾脏大小。在使用丝裂霉素时,可出现以微血管溶血过程为特点的肾损伤,起病较急,表现为溶血性贫血,周围血涂片有红细胞碎片,可伴有发热、皮疹、高血压、心包炎、间质性肺炎、非心源性肺水肿及中枢神经功能障碍,检查可有血尿和蛋白尿,在发病后1~2周出现肾功能不全。停用有关药物并迅速采取血浆置换术可使肾功能恢复。值得注意的是,输血可促发或加重微血管溶血性贫血,应尽量避免。贝伐珠单抗可引起蛋白尿,严重时可引起肾病综合征。

### （5）呼吸系统毒性

呼吸系统反应可分为过敏性肺炎及肺纤维化两类。MTX常引起过敏性肺炎,其发生与剂量无关。急性起病,表现为发热、气急、干咳等症状,X线胸片检查呈融合间质性浸润,75%伴嗜酸性粒细胞增多,但少见纤维增生,激素治疗有帮助。大剂量长期应用博来霉素后可引起肺纤维化,是剂量限制性毒性。肺毒性通常是在博来霉素治疗过程中逐渐形成的,但也有人报道,停止博来霉素治疗后6个月仍可出现。博来霉素肺毒性的机制尚不清楚,可能与上皮细胞缺少相关的酶有关,肺内皮细胞内药物不能降解,引起化学性肺炎。早期病理改变是肺泡壁毛细血管通透性增加,肺泡及间质纤维增生水肿,透明膜形成,晚期则表现为肺泡细胞不典型增生,肺泡和间质广泛纤维化,小动脉闭塞。在临床上最初表现为原因不明的咳嗽、气急,肺底出现干、湿啰音,胸片检查可发现两肋膈角出现细小网状及结节阴影。大剂量的博来霉素可增加肺毒性反应的发生率,因此,一般推荐博来霉素累积总量<400 mg。其他可引起肺毒性的抗癌药有烷化剂、白消安、亚硝脲类,但起病多缓慢,症状常不明显。

### （6）心脏毒性

蒽环类抗癌药可引起心脏毒性,心肌退行性变和间质水肿。常见的临床表现有心律失常、心力衰竭等。应用蒽环类抗癌药的患者中,有1/3的心电图可出现变化,包括心律失常、S-T段改变等。但大多有自限性,不影响继续用药。10%~40%患者可出现肢导联QRS电压降低,若下降超过1/3,应考虑有产生心脏毒性可能,但此表现亦可见于心肌表面病变或心包病变,不一定反映心肌收缩力减退,心射血量减少。检测心脏毒性以心肌活检最可靠,其次可测左心室射血分数(LVEF)。蒽环类抗癌药引起的心脏毒性发生率与累积剂量有关。多柔比星450 mg/m$^2$,柔红霉素 900 mg/m$^2$,表柔比星935 mg/m$^2$,去甲柔红霉素 223 mg/m$^2$ 时发生率为5%;多柔比星>600 mg/m$^2$ 为30%,>1 000 mg/m$^2$ 为50%左右。纵隔放疗、>70岁或<15岁、冠状动脉疾病、其他瓣膜及心肌病、高血压都是危险因子。

蒽环类药物性心肌病在临床上可分为3种:①急性心肌心包炎,一般在用药后几天内发生,表现为一过性心律失常、心包积液和心肌功能不全,有时可导致短暂的心力衰竭,偶有死亡。②亚急性心脏毒性,起病隐匿,可在末次用药后出现症状(最长可达30个月后),但以末次用药后3个月发病者最多。临床表现可为心动过速和疲劳,部分患者出现进行性呼吸急促、呼吸困难,最后可出现肺气肿、右心充血征和心排血量降低。应用强心药物可使病情稳定。③迟发性心肌病,临床表现出现于用药后5年或5年以后,包括亚急性心脏病恢复患者所出现的失代偿和突然发生的心力衰竭。

蒽环类药物所致心脏毒性的预防措施:①多柔比星累积剂量一般应 < 550 mg/m²。②高龄( > 70岁)、原有心脏病患者、纵隔曾经放疗,或曾用大剂量环磷酰胺治疗者均可使心肌对多柔比星的耐受降低。此类患者累积剂量不宜超过450 mg/m²,因而控制累积量≤500 mg/m²为预防心脏毒性的有效措施。③米托蒽醌累积量 < 140 mg/m²。④表柔比星累积量 < 1 100 mg/m²。⑤使用脂质体多柔比星。⑥与紫杉醇联合应用时,两者间隔时间最好在4~24 h。⑦对有危险因素的患者,多柔比星累积剂量每增加200 mg/m²,监测一次左心射血分数。

曲妥珠单抗心脏毒性的危险因子是年龄 > 60岁和联合化疗,特别是同时使用蒽环类药物。其他可疑的危险因子包括既往蒽环类总量≥400 mg/m²、接受胸壁放疗和已存在心功能不全[11,12]。曲妥珠单抗所致的心脏毒性往往开始表现为舒张性左心室功能不全,而后发展成为收缩性左心室功能不全,大多都是轻微的、非特异性的,最常表现为无症状的左心射血分数降低,发生Ⅲ~Ⅳ级心功能不全者较少。但是蒽环类和曲妥珠单抗的心脏毒性有明显的不同:其一是累积剂量相关性,蒽环类引起的心肌损害与累积剂量相关,而曲妥珠单抗相关的心脏毒性与剂量无关;其二是可逆性,前者往往是不可逆的,后者在多数患者通过标准治疗或停止使用后症状好转、心功能改善和左心射血分数升高。有些患者在心功能恢复后还可以继续化疗。

此外,大剂量CTX和异环磷酰胺可引起充血性心力衰竭;大剂量5-Fu可引起冠状动脉痉挛;贝伐珠单抗可致高血压和充血性心力衰竭,并可引起动脉和静脉栓塞;索拉非尼可引起心脏缺血、心肌梗死。

**(7) 皮肤、毛发反应**

1)光敏感性和色素过度沉着 放线菌素D、白消安、环磷酰胺、氟尿嘧啶、博来霉素、甲氨蝶呤和硫嘌呤及多柔比星等可引起皮肤对阳光敏感度的增高,稍微暴露后即出现急性晒伤和皮肤不寻常的变黑。用药期间应避免过度暴露于阳光。

2)回忆反应 过去曾放疗并发生放射性皮炎的患者,在用放线菌素D以后原照射过的部位可再现类似放射性皮炎的改变,称为"回忆反应"。以后发现,除放线菌素D外如氟尿嘧啶、多柔比星也会在化疗时或化疗后在曾放疗过的皮肤发生严重的局部反应,包括急性红斑及皮肤色素沉着。

3)指甲变形 有博来霉素、多西他赛、氟尿嘧啶、多柔比星、羟基脲等。导致甲沟炎的有吉非替尼、西妥昔单抗和索拉非尼等。

4)皮疹 抗肿瘤药物有时也可发生药疹,停药后大多能消失。以博来霉素、苯丁酸氮芥、多西他赛、柔红霉素、伊达比星、羟基脲、洛莫司汀、放线菌素D、环磷酰胺、氟尿嘧啶、吉西他滨、吉非替尼、埃罗替尼、西妥昔单抗、索拉非尼等较常见。近年来,分子靶向药物引起的皮疹日益受到重视。这类皮疹通常为轻、中度,与靶向药物疗效的关系除西妥昔单抗外尚不确定,可通过暂停药物或减量来控制。皮疹也可能在继续使用靶向药物的情况下得到缓解。如仅有皮肤干燥,可使用润肤露、凡士林等。阳光照射可加重皮疹,应避免。目前无标准的治疗方法,可能有效的药物有激素类软膏、局部免疫调节剂、外用视黄酸类软膏。如有瘙痒,可用抗组胺药;如有感染,考虑局部外用或口服抗生素[13]。培美曲塞使用前1天、当天和应用后1天,需服用地塞米松4 mg,每日2次,以防止皮肤反应。如局部出现坏死、水疱、瘀点瘀斑、紫癜或与皮疹不相关的皮肤损害,应咨询皮肤科医生。

5)脱发 多数抗癌药都能引起程度不等的脱发,以蒽环类和植物类药物最为明显。脱发一般发生在首剂化疗后2~3周,在停止化疗后6~8周再逐渐长出,应事先向患者说明情况。有人报道,在用药期间采用特制的冰帽或在头皮周围束带以减少血流等措施可能有一定的预防作用,但实际效果不大。大部分患者停止化疗后,头发仍可再生长。

6)手足综合征 以卡培他滨和索拉非尼最为明显,脂质体多柔比星也有报道。有文献报道,塞来昔布和维生素$B_6$有一定的预防作用。对于卡培他滨,当肌酐清除率 < 50 ml/min 时应给予减量25%, < 30 ml/min 时则应停止用药。对于索拉非尼者,可用软底鞋、擦用保湿软膏,症状严重时减量或停药,部分患者在以后的用药过程中可逐渐耐受。

**(8) 过敏反应**

较易发生过敏反应的药物有多西他赛、紫杉醇、依托泊苷、替尼泊苷、多柔比星、门冬酰胺酶、顺铂、奥沙利铂、吉西他滨和生物制剂等。奥沙利铂的过敏反应,一般在中位使用7个疗程后发生。迄今未报道过敏反应的有亚硝脲类和放线菌素D。

药物的过敏反应可分为局部和全身两种。局部过敏反应表现为沿静脉出现的风团、荨麻疹或红斑，常见于多柔比星和表柔比星，如静脉使用氢化可的松或生理盐水后局部皮肤过敏反应的表现消退，仍可继续用药，但宜慢速。在用药开始后15 min内出现的症状或体征应视为全身性过敏反应，可表现为颜面发红、荨麻疹、低血压、发绀等。患者可诉有瘙痒、胸闷、言语困难、恶心、失听、眩晕、寒战、腹痛、排便感及焦虑等，需立即停止输液并作相应处理。根据严重程度，可将药物过敏反应分为4级：1级，荨麻疹范围≤6 cm的局限性反应；2级，全身性反应，荨麻疹多发、广布，每处>6 cm，或重度局限性反应，荨麻疹范围>6 cm；3级，严重支气管痉挛、呼吸困难、胸部紧迫感、咳嗽、寒战、呕吐、心动过速、血清病；4级，严重低血压、休克，或任何上述症状伴低血压和休克。

某些生物制剂如白细胞介素、干扰素、门冬酰胺酶亦易引起过敏反应。依托泊苷属大分子药物，快速静脉推注亦可引起喉头痉挛、虚脱等过敏反应。使用紫杉醇和多西他赛之前需预防性使用抗过敏药物。紫杉醇预防性抗过敏处理：地塞米松20 mg分别在给药前12 h和6 h口服，苯海拉明50 mg治疗前30 min时肌内注射，西咪替丁300 mg治疗前30 min时静脉推注。多西他赛使用前1天、当天和应用后1天，需服用地塞米松7.5 mg，每日2次，以控制过敏反应和水、钠潴留。

对有可能发生过敏反应的药物，应在有化疗知识的护士监管并能及时找到医生进行相关处理的条件下使用，给药时间通常以白天为宜。典型的Ⅰ级过敏反应多发生在给药后1 h内，但也可发生在接触药物后24 h内。预防用药可防止过敏反应的发生，但仍有少数患者会有过敏反应而需及时处理。

单克隆抗体静脉滴注时有时可出现面部潮红、胸闷、呼吸困难等，严格控制滴速，适当给予地塞米松、异丙嗪、吲哚美辛等能减轻静脉滴注相关反应。

(9) 发热

博来霉素会引起与粒细胞减少无关的发热反应，一般发生于注射药物后的2~4 h，有时伴寒战，偶尔出现高热，伴呼吸急促、血压下降、谵妄，甚至死亡。上述反应不同于一般的过敏反应，而是罕见的不寻常的个体直接释放致热原所致，特别是在恶性淋巴瘤患者中较易出现。应先给予博来霉素1 mg做试验，同时给予地塞米松可减轻反应。一旦发生高热应密切监测血压，给予激素和退热药，及时补充血容量。

(10) 神经毒性

具有抗微管作用的药物，如长春碱类、紫杉醇等均可引起周围神经病变，表现为手足麻木、感觉异常、腱反射迟钝或消失等。外周神经毒性也是硼替佐米的剂量限制性毒性。异环磷酰胺和氟尿嘧啶及其衍生物大量冲击时也可发生可逆性小脑共济失调、发音困难、无力。长春新碱还可能引起麻痹性肠梗阻。顺铂及奥沙利铂为金属铂类药物，均有神经毒性。顺铂可引起耳鸣、听力减退，特别是高频失听。奥沙利铂则表现为遇冷加重的周围神经病变及咽喉感觉异常，且随累积剂量的增加而加重，停药后可在半年之后恢复。有报道认为谷氨酰胺可以预防外周神经的毒性[14]。神经系统反应往往与一次剂量或总剂量较大有关。有些化疗药如甲氨蝶呤、阿糖胞苷等鞘内注射时，也可引起脑组织损伤，产生化学性脑膜炎，出现恶心、呕吐、发热、偏瘫、截瘫或局限性神经症状，但并不多见。

(11) 出凝血功能障碍

以普卡霉素和门冬酰胺酶最易引起，贝伐珠单抗可引起出血和伤口愈合延迟，吉非替尼可引起鼻出血，伊马替尼可致肿瘤瘤体出血，严重者需手术治疗。

(12) 免疫抑制

多数抗癌药包括肾上腺皮质激素都是免疫抑制剂，长期应用可导致患者免疫功能低下，以细胞免疫抑制为主。

### 28.5.3 远期毒性

随着化疗疗效的提高，长期生存患者较以往增加，因此抗癌药的远期不良反应已受到普遍重视。抗肿瘤化疗的远期不良反应主要是不育及第二原发肿瘤。由于生殖细胞分裂较快，因此易受抗癌药影响，特别是烷化剂类容易引起男性患者睾丸萎缩、精子减少，女性患者卵巢功能受损、子宫内膜增生低下及不育。相当多的抗癌药还可影响染色体，引起畸胎或流产。由于抗癌药本身也是致癌物质，并抑制体细胞免疫，因此化疗后可引起第二原发肿瘤，特别是烷化剂、丙卡巴肼(甲基苄肼)等药物与放疗合用后。第二原发肿瘤中以恶性淋巴瘤及白血病较常见，白血病常发生在化疗后两年左右，实体性肿瘤则可在化疗10年后发生。

## 28.6 肿瘤的药物敏感性和耐药性

### 28.6.1 肿瘤的药物敏感性

化疗药物的主要作用是破坏细胞致使肿瘤细胞死亡,属于细胞毒性药物。不同化疗药物有着不同杀伤细胞的机制,而杀伤的能力主要是由其细胞学作用特性或药理特性决定的。肿瘤对化疗敏感的细胞学特性包括细胞增殖周期、细胞增殖时间和增殖指数,以及肿瘤细胞的特异性。化疗药的药理特性包括血药浓度和药物暴露时间。药物杀伤肿瘤细胞符合一级动力学模型,这意味着当肿瘤暴露在特定浓度的化疗药物中一段特定时间后,固定比例的肿瘤细胞将被杀死,这也被称为细胞杀伤指数。在这个模型中,此比例与总的肿瘤细胞数量无关。在一定范围内,随着药物浓度的提高,肿瘤细胞被杀伤的比例也越高。因此,在可以耐受的前提下,尽量提高药物浓度是提高抗肿瘤效果的主要手段。对于细胞周期特异性药物,维持一定暴露时间很重要。考虑到肿瘤细胞会在用药间隔期增殖,还可通过缩短用药的间隔时间和给予足够的重复次数来达到最大限度地杀灭肿瘤细胞。实体瘤在体内生长的初期生长迅速,但当肿瘤达到一定大小后,生长率会逐渐降低,仅有少部分细胞处于增殖期,绝大部分肿瘤细胞处于静默期。当术后或放疗后肿块缩小时,残留细胞的增殖指数提高,因此化疗药的作用将相对较强。这就是减瘤术后增强化疗效果的原理。

化疗敏感性是抗肿瘤治疗效果的一个重要预后标准,但体外培养的肿瘤细胞药物敏感性检测对临床的指导意义很有限,因为体外培养的肿瘤细胞所处的环境与体内不一样,所得出的结果不能反映体内的情况,最重要的是目前的检测方法没有标准化。用基因或蛋白检测的方法目前已引起人们的重视,与药物治疗敏感性相关基因越来越多地被发现。乳腺癌患者中检测雌、孕激素受体预测内分泌治疗的效果,已经得到了充分肯定。分子靶向药物的敏感性与基因变异的关系尤其重要,因为与细胞毒药物不同,关键是肿瘤细胞被抑制的靶点是否为关键信号。如 EGFR 外显子的突变(特别是 18 和 21 外显子),与吉非替尼的敏感性明显相关;高表达 *Her-2/neu* 的乳腺癌对曲妥珠单抗和拉帕替尼高度敏感。这些发现对今后的个体化特异性治疗至关重要。值得注意的是,针对肿瘤区域内新生血管的分子靶向药物看似与肿瘤细胞的基因变异关系不大,但是高表达血管生长相关因子的肿瘤能够从抗血管形成药物的治疗中获益。

### 28.6.2 肿瘤的耐药性

肿瘤的耐药性是指初次治疗或经过一段时间治疗,药物治疗效果降低。多数情况下,恶性肿瘤在初次化疗时对药物较敏感,但经过一段时间后,化疗效果降低,这是因为肿瘤细胞产生了耐药性。虽然肿瘤细胞都来自具有同一遗传基因的细胞,但经过数次的分裂会出现基因的不稳定性。当不同的肿瘤细胞暴露于化疗下,敏感的细胞会凋亡,而不敏感的细胞则继续生长。数个周期后,肿瘤中耐药的细胞数越来越多,化疗的效果就会越来越差,耐药性的产生是最终化疗失败的主要原因。Goldie 及 Goldman 的研究发现,肿瘤细胞常以其本身固定的频率产生基因变异,肿瘤体积越大,增殖次数越多,耐药的细胞数也越多[15]。因此,在肿瘤负荷较小时,如外科减瘤术后,变异细胞亚克隆减少,有助于克服耐药性。

多药耐药性即肿瘤细胞对一种抗癌药产生抗药性后,不仅对同类型抗癌药抗药,对许多非同类型抗癌药也产生交叉抗药。多药抗药性往往针对天然来源的抗癌药,如植物类及抗生素类抗癌药。1986年,多药耐药基因(multi-drug resistance gene-1,MDR-1)被发现[16],MDR-1 的表达产物是一种 P 糖蛋白,其分子量为 170 000,故又称 P170 糖蛋白。P170 糖蛋白是一种膜转运蛋白,突出于细胞质的部分核苷酸序列与转运蛋白相似,跨膜区域具有通道蛋白的特征。P170 糖蛋白可与抗癌药结合,将抗癌药从肿瘤细胞内排出而逃避药物的杀伤[17]。

多药耐药是一个复杂的问题,虽然在细胞实验中也发现不少能逆转多药耐药的化合物,但能适用于临床的极少。有研究发现维拉帕米(异搏定)具有逆转多药耐药的特性[18],但是要达到抑制多药耐药的目的,维拉帕米需要剂量已经超过了最大耐受剂量。因此,如何逆转耐药性仍是今后抗癌药物研究的重要目标之一。

## 28.7 肿瘤化疗的临床应用

### 28.7.1 适应证和禁忌证

1)适应证 ①对化疗敏感的恶性肿瘤,化疗为首选治疗。对于这类肿瘤,部分患者可通过化疗治愈,如白血病、精原细胞瘤。②化疗是综合治疗的重要组成部分,可以控制远处转移,提高局部缓解率,如恶性淋巴瘤、肾母细胞瘤等。③辅助化疗用于以手术为主要治疗方式的肿瘤,有利于降低术后复发率,而新辅助化疗可以达到降期目的,缩小手术和放疗的范围,增加手术切除率,延长患者生存时间。④无手术或无放疗指征的播散性晚期肿瘤,或术后、放疗后复发转移的患者。

2)禁忌证 ①明显的衰竭或恶病质;②骨髓储备功能低下,治疗前中性粒细胞 $<1.5 \times 10^9/L$,血小板 $<80 \times 10^9/L$ 者;③心血管、肝肾功能严重损害者,其他重要器官功能障碍者;④严重感染、高热,严重水电解质、酸碱平衡失调者;⑤消化道梗阻者。

## 28.7.2 联合化疗的原则

细胞动力学研究表明,肿瘤是由处于细胞周期不同时相的肿瘤细胞组成,各类抗癌药由于作用机制不同,有些仅对处于增殖状态的细胞有作用,有些对 G0 期细胞也有作用。多数肿瘤都包含了对化疗药物敏感不同的细胞,因此联合应用作用于不同细胞周期时相的抗癌药物,有助于提高化疗疗效。

联合化疗的药物通常需要兼顾不同的细胞周期,规避相同的毒性,而且应该是由单独应用有效的药物组成,以获得最好的疗效,同时使不良反应得到最大限度的控制。理想状况下,联合给药应出现协同效应。联合用药的另一个关键因素是不良反应是否会叠加。遗憾的是多数细胞毒药物的不良反应类似,主要为骨髓抑制,这就需要在联合给药时予以减量。而且两次给药的间隔也是无法避免的,主要就是为了能有足够的时间从严重的不良反应中得到恢复。抗肿瘤化疗,最为重要的是提高疗效,同时不良反应可以接受,不影响生活质量。

在晚期肿瘤的姑息性化疗中,疗效和可耐受不良反应之间的平衡非常重要。大多数晚期恶性肿瘤是不可治愈的,因此保证患者的生活质量就显得非常重要。联合化疗的一个重要问题就是能够增加有效率而不增加化疗毒性。例如非小细胞肺癌,三药联合只增加毒性,并不增加疗效。再如,转移性乳腺癌试验中有许多是关于同时应用两种化疗药和序贯应用两种药物总生存率是否相同的研究。其中的一个研究选用的是紫杉醇和多柔比星,结果显示,联合用药组较序贯用药组有效率和疾病进展时间有提高,但总生存率和生活质量两者相似,而单药序贯治疗的相关不良反应要轻得多。单药序贯给药得到相近效果的可能解释就是部分肿瘤先被第一种化疗药物杀死,进展后虽然对第一种化疗药物耐药,但因为它们作用机制不同,所以对第二种化疗药物仍敏感。而两药联合时因毒副作用叠加而导致减量和用药频率改变也会抵消部分疗效。因此,在各种恶性肿瘤的姑息性化疗中,联合用药是否比序贯用药效果好并不能确定,需要通过临床研究得出结论。

联合化疗的原则:①组成联合化疗方案的各个单药均应对该肿瘤有抗肿瘤活性;②联合应用不同作用机制的药物发挥协同作用;③所选药物的不良反应表现在不同的器官、不同的时间,以免毒性相加;④制订合适的给药剂量和方式,并在两个疗程之间给予适当的间隔时间,允许最敏感的正常组织如骨髓功能得以恢复。

## 28.7.3 恶性肿瘤化疗的疗效水平

恶性肿瘤的化疗自 20 世纪 40 年代发展至今,已有 60 余年的历史,目前已有部分恶性肿瘤可经化疗治愈,有些肿瘤经化疗后可获得缓解并延长生存时间,另一些则在积极探索寻求新药和新的治疗途径。特别是分子靶向药物的问世,明显提高了抗肿瘤药物治疗的水平,各种肿瘤患者生存期的记录不断刷新。目前已有相当多的肿瘤可以通过药物治疗得到长期生存或治愈,如绒毛膜上皮癌、睾丸精原细胞瘤、肾胚胎肉瘤、神经母细胞瘤、急性淋巴细胞白血病、淋巴瘤。结直肠癌的药物治疗是近几年进步最快的领域之一,中位生存期从 5 年前的 1 年延长到现在的 2 年以上。

## 28.7.4 辅助化疗

辅助化疗(adjuvant chemotherapy)是指恶性肿瘤在局部有效治疗(手术或放疗)后所给予的化疗。目前辅助化疗越来越受到广泛的重视,这是因为近年来对肿瘤开始转移时间的看法较过去有显著改变,而且通过辅助化疗使许多肿瘤患者获得了生存的益处。过去普遍认为肿瘤开始时仅是局部疾病,以后才向周围侵犯,并由淋巴道和血道向全身转移。因此,治疗肿瘤的步骤是早期将肿瘤彻底切除,手术范围力求广泛,如根治术、扩大根治术等。但是,近年已认识到肿瘤自发生后,肿瘤细胞就不断自瘤体脱落并进入血液循环,其中的大部分虽能被身体的免疫防御机制所消灭,但有少数未被消灭的肿瘤细胞却会成为复发和转移的根源。因此，当临床发现肿瘤并进行手术时，大部分患者事实上已有远处转移。

是否需要辅助化疗是根据疾病的复发概率、病理变化(浸润和细胞分化程度)、疾病分期(侵犯程度和淋巴结转移状态)来确定的，而且要参考所用的化疗方案所带来的不良反应。对化疗敏感或复发危险性较大的患者，辅助化疗的意义更大。早期肿瘤，局部治疗即可治愈，复发的概率很小，相对于化疗的不良反应，给患者带来的收益不大，不需要辅助化疗。如ⅠA期非小细胞肺癌、低危的Ⅱ期结肠癌等。事实上，是否需要辅助化疗以及什么方案用于辅助化疗，是基于大样本的随机对照研究的结果来确定的，只有那些能够显著降低术后复发并带来生存优势的方案才会被推荐应用于辅助化疗，这跟以往的经验医学有很大差别。一般认为，辅助化疗应在术后1个月内进行，单一疗程不足以杀灭所有残留肿瘤细胞，需要多疗程化疗。

目前，辅助化疗主要用于乳腺癌、结直肠癌、骨肉瘤、胃癌、非小细胞肺癌等。最成功的例子就是乳腺癌，乳腺癌术后辅助化疗至今已有30余年的经验，目前的研究资料均已证实辅助化疗和辅助内分泌治疗能延长生存期[19]。

分子靶向药物目前只有伊马替尼在胃肠间质瘤术后显示了抑制复发的效果，单克隆抗体联合化疗应用于术后辅助治疗还在研究之中。

### 28.7.5 新辅助化疗

新辅助化疗(neoadjuvant chemotherapy)是指局限性肿瘤在手术或放疗前给予的化疗。手术前给予辅助化疗的时间不宜太长，一般2~3个疗程。由于化疗开始越早，产生抗药性的机会越少，因此近年不少肿瘤均采用新辅助化疗。

1) 新辅助化疗的优点　①可避免体内潜伏的转移灶在原发灶切除后因体内肿瘤负荷的减少而加速生长；②肿瘤缩小有利于手术操作和获得完全切除的机会；③可降低因手术而出现转移的概率；④了解化疗方案敏感性，为后期化疗提供参考。

2) 新辅助化疗疗效的判断　主要通过影像学手段观察治疗的疗效，也可通过观察手术切除标本内肿瘤坏死程度来判断化疗的效果。

3) 新辅助化疗存在的问题　①对术前化疗出现部分治愈(CR)的患者，应如何确立其切除范围；②术后应继续完成几个周期的化疗；③新辅助化疗后无效的患者是否会延误局部治疗的进行。

是否需要行新辅助化疗，应该通过大型的前瞻性随机对照研究所获得的生存数据来确定。

### 28.7.6 晚期恶性肿瘤的化疗

晚期肿瘤多已全身扩散，不再适合手术或放疗等局部治疗手段，化疗往往是主要的治疗手段。虽然晚期肿瘤化疗疗效近年有所提高，但在各种肿瘤中发展不平衡。化疗疗效的提高主要是由于新药的应用、治疗方案的改进和检测治疗后残余病变手段的进步，以及各种辅助支持治疗的加强。近几年，晚期恶性肿瘤治疗的进展主要体现在非小细胞肺癌、结直肠癌和乳腺癌。

非小细胞肺癌方面，与老一代化疗方案相比，紫杉醇、多西他赛、吉西他滨、长春瑞滨联合顺铂或卡铂所组成的新化疗方案具有更高的近期缓解率、疾病无进展生存率和总生存率，所以含铂的两药化疗方案已成为晚期非小细胞肺癌的标准一线治疗方案。目前，美国FDA已批准3种药物作为非小细胞肺癌的二线治疗，即多西他赛、培美曲塞和埃罗替尼。多西他赛是含铂方案治疗失败后的标准二线化疗药物，与最佳支持治疗相比，多西他赛可使患者生存期延长3个月[20,21]。培美曲塞是叶酸类似物，具有多靶点抗叶酸作用，其疗效与多西他赛单药相似[22]，但不良反应明显低于多西他赛。埃罗替尼用于化疗失败的晚期非小细胞肺癌时，能比安慰剂组明显延长无进展生存期(PFS)及中位总生存期(OS)[23]。

结直肠癌的内科治疗在20世纪90年代发生了重大转折，随着奥沙利铂、伊立替康和卡培他滨的出现，晚期结直肠癌治疗的有效率从20%左右增加到50%，生存期从5-Fu单药时代的10~12个月延长到14~16个月，奥沙利铂、伊立替康联合方案的交替使用使中位生存期延长到20个月左右，伊立替康+5-Fu/亚叶酸钙和奥沙利铂+5-Fu/亚叶酸钙都已成为晚期转移性结直肠癌的标准一线治疗方案[24]。卡培他滨和复方替加氟(S-1)提供了相似的肿瘤进展时间和中位生存期，比5-Fu/亚叶酸钙方案具有更轻的不良反应。靶向治疗药物出现以后，则将结直肠癌的治疗推向了新的高度，晚期患者的生存期从靶向治疗中获得了实质性益处。以上方案联合贝伐珠单抗或西妥昔单抗获得了更高的缓解率、更长的生存期[25]。

乳腺癌方面，蒽环类、紫杉类、吉西他滨、卡培他滨、长春瑞滨对转移性乳腺癌都有很好的疗效,这些药物联合靶向治疗药物(曲妥珠单抗、贝伐珠单抗)可以进一步提高疗效。传统的转移性乳腺癌内分泌治疗一、二、三线药物分别是他莫昔芬、孕激素和芳香化酶抑制剂。近年来随机对照临床研究的结果大大动摇了他莫昔芬作为转移性乳腺癌一线治疗药物的地位。Ⅲ期临床研究结果显示,来曲唑的疗效明显优于他莫昔芬:中位至肿瘤进展时间分别为9.4个月和6.0个月,有效率分别为30%和20%,临床受益率分别为49%和38%,至治疗失败时间分别为9.1个月和5.8个月。其他Ⅲ期临床研究结果也表明,阿那曲唑或依西美坦一线治疗转移性乳腺癌的临床获益率和至肿瘤进展时间都优于他莫昔芬[26]。

在配合化疗的支持疗法方面的进展也是化疗效果提高的原因之一。肿瘤化疗最常见的不良反应是骨髓抑制,目前可通过给予患者集落刺激因子保证化疗不受影响。由于化疗后肿瘤缩小,残余肿瘤生长会加速,因此必须在短期内反复给予化疗打击。现多提倡通过增加剂量强度的办法提高疗效。所谓剂量增强,是指增加单位时间内分布的化疗剂量,这样能够杀灭更多的肿瘤细胞。特别是近年来化疗保护剂的出现,如集落刺激因子、止吐剂等,为化疗剂量加强提供了保证,从而提高了化疗的疗效。

此外,生化调节剂与化疗药合用,也是在不造成严重不良反应条件下提高化疗药疗效的一种方法。生化调节剂本身不是化疗药,但与化疗药合用后,可增加化疗药的疗效。如以亚叶酸钙与5-Fu合用,可使5-Fu与胸腺嘧啶核苷酸合成酶的结合作用增加,从而加强5-Fu的疗效。据Machover报道,5-Fu与每日200 mg/m$^2$的亚叶酸钙合用治疗胃癌,有效率可提高至50%(13/26);治疗结直肠癌的疗效可提高至41%(35/85)[27]。

## 28.7.7 腔内化疗

腔内化疗是指将抗癌药直接注入胸腔、腹腔、心包等体腔,脊髓腔及膀胱内的治疗方法,目的是提高局部药物浓度,增强抗癌药对肿瘤的杀灭作用。对于胸膜腔还能产生局部化学性炎症,导致胸膜腔闭塞而起到控制胸腔积液的作用。腔内给药,药物仅能渗透到肿瘤大约1 mm的深度,对治疗体积较大的肿瘤效果并不理想,但对于弥漫性肿瘤引起的体腔积液有较好的效果。既可给予单药,也可根据肿瘤类型联合几种药物,一般选择局部刺激性小的药物,以免引起剧烈胸痛或腹痛。

(1)胸腔内化疗

除恶性淋巴瘤、小细胞肺癌及乳腺癌等对化疗敏感的肿瘤外,其他恶性胸腔积液的全身化疗的疗效有限。应先通过胸腔闭式引流的方法尽量排尽胸腔积液,然后胸腔内注入抗癌药。常用的抗癌药物有BLM、DDP、MMC等。另外还可以注入生物制剂,如干扰素、白细胞介素-2、红色诺卡菌细胞壁骨架(胞必佳)等,不良反应轻,也有一定疗效。

(2)腹腔内化疗

腔内注射的药物须具有较强的穿透能力,否则进入肿瘤内的抗癌药量不一定比全身静脉给药多。顺铂是目前所有抗肿瘤化疗药物中穿透力较强的药物之一,故常在腔内化疗中使用。腹腔内局部给药较适用于弥散分布的粟粒性病变,而不适用于巨块肿瘤。腹腔内有广泛粘连分隔时由于药物无法弥散,也不适合使用。腹腔内应用的抗癌药应采用刺激性较小的药物,以免引起局部刺激产生腹痛或肠粘连。临床所用抗癌药物需先溶解于2 000 ml液体内再注入腹腔,否则抗癌药沉着于盆腔而不能接触到全腹腔。也有人提出,在注入化疗药4 h后再将腹腔化疗药液放出,以减少抗癌药的全身吸收量。近年来,也有提出在腹腔内注射抗癌药的同时,通过静脉给解毒药或透析以减少抗癌药的全身毒性,但并未被广泛接受。

腹腔内给药以卵巢癌疗效较好,间皮瘤次之,胃肠道肿瘤则往往疗效不佳。因此,腹腔化疗最适用于卵巢癌、恶性间皮瘤和消化道恶性肿瘤术后残留、腹腔种植性转移或恶性腹腔积液的患者。常用药物有5-Fu、DDP、MMC、CBP等。方法类似于胸腔内化疗。腹腔化疗除与药物相关的全身不良反应外,还可能并发腹腔感染、腹痛、肠粘连、肠梗阻。

(3)心包腔内化疗

适用于恶性心包积液患者,药物同胸腔内化疗的药物。

(4)鞘内注射

虽然血-脑屏障会因肿瘤的生长而有所破坏,但大部分化疗药(除替尼泊苷、亚硝脲类等)透过血-脑屏障仍有一定的困难,所以脑实质或脑脊髓膜的隐匿病灶往往成为复发的根源。腰椎穿刺后将化疗药直接注入脊髓腔中,药物在脑脊液中的浓度明显提高。鞘内注射适用于:①急性淋巴细胞白血病或高度恶性淋巴瘤的中枢神经系统并发症的预防;②恶性肿瘤脑脊髓膜转移的治疗。常用的药有MTX、Ara-C,用生理盐水或脑脊液稀释后鞘内注射,同时给予地塞米松。5-Fu、VCR禁用于鞘内注射,否则会引起严重后果。另外,鞘内注射的药物不能含有防腐剂。不良反应有恶心、呕吐、急性蛛网膜炎,反复鞘内注射化疗药物可引起脑白质病变。

**(5) 膀胱内灌注化疗**

应用于膀胱癌术后辅助化疗、多灶复发的浅表性膀胱癌的治疗。常用药物有塞替派、卡介苗、MMC、ADM。

## 28.8 分子靶向药物的临床应用

靶向治疗是指针对参与肿瘤发生发展过程的细胞信号转导和其他生物学途径的治疗手段,其作用靶点包括细胞表面抗原、生长因子受体或细胞内信号转导通路中重要的酶或蛋白质,而广义的分子靶点则包括了参与肿瘤细胞分化、细胞周期调控、凋亡、细胞迁移、浸润转移等过程的,从 DNA 到蛋白/酶水平的任何亚细胞分子。靶向治疗并不影响 DNA 或 RNA,所以无急性细胞死亡,仅细胞的失控增殖被抑制,使细胞进入休眠状态。这与通常的细胞毒药物的作用有着本质上的区别,后者非选择性造成 DNA 的不可逆性破坏,导致急性细胞死亡,正常细胞由于同样具有增殖活性而受到影响。由于细胞毒药物的疗效呈剂量依赖性,因此常被用到最大耐受剂量(maximum tolerated dose,MTD)。而靶向治疗药物的作用靶点,由于存在一个"饱和性"的问题,即当肿瘤细胞上的所有靶点都已经被药物结合时,即使增加药物剂量,也不能增加疗效,反而会带来额外的不良反应。因此,对于靶向治疗药物,应该寻找最佳生物效应剂量(optimal biological effect dose,OBD)[28]。

### 28.8.1 分子靶向药物的最佳剂量

因为分子靶向治疗有赖于药物与受体间的特异性可逆作用,所以其剂量的选择与传统化疗药物不同。虽然最新证实其抗肿瘤活性是剂量依赖性的,在远低于最高耐受剂量时抑制剂就能使靶点"饱和",但在许多模型中显示其抗肿瘤作用不是剂量依赖性的。因为从未有一种药物能完全避免毒性,所以与其他药物合用会导致不良反应。

因此,需要测定能够达到预期效果的最低血药浓度,在这个"阈"浓度时可实现受体完全被结合,药物使受体饱和。浓度的进一步提高不仅不能使受体结合及抑制作用增加,还可能增加不必要的毒性。

为了定义这个可达到最佳活性的"阈"浓度,分子靶向治疗的 OBD 与细胞毒性化疗的 MTD 相当,且可以达到。这对肿瘤药物研究来说是个全新的概念。如何确定 OBD,并最大限度减少药物的不良反应,是目前 I 期临床试验中最大的难题。

### 28.8.2 分子靶向治疗的主要靶点

理想的肿瘤靶点具有以下特点:①是一种对恶性表型非常关键的大分子;②在重要的器官和组织中无明显表达;③具有生物相关性;④能在临床标本中重复检测;⑤与临床结果具有明显的相关性。当这些靶点受到干预或抑制时,表达这类靶点的肿瘤患者绝大部分能取得有意义的临床效果,而不表达此类靶点的患者则基本无效。

综合近年来的进展,分子靶向治疗的主要靶点有如下分子及其家族:蛋白酪氨酸激酶(protein tyrosine kinase,PTK)及 PTK 受体(PTKR)、RAS 信息通道、RAS 下游信息分子(Raf、MEK、MAP 激酶等)、p53 肿瘤抑制因子、凋亡信息通道(Bcl-2、TNF 家族凋亡受体等)、NF-κB、端粒酶、生存素(survivin)、血管生长因子、MMP、拓扑异构酶、细胞周期关键分子等。

根据药物性质,分子靶向药物主要有以下 3 类:①抑制受体翻译的反义寡核苷酸或核酶;②针对受体或配体的单克隆抗体;③在受体-配体激活时竞争抑制胞内的磷酸酶结合区。

目前,小分子化合物及单克隆抗体中已经有一些药物得到美国 FDA 的批准应用于临床。以反义寡核苷酸或核酶为主的基因治疗的前景较好,但在临床应用方面仍有许多复杂的问题需要解决。

### 28.8.3 血管形成抑制剂

在生理情况下,血管形成只发生于暂时的局部过程如胚胎形成、毛发生长、创伤愈合以及女性生殖循环。肿瘤大约 1 $mm^3$ 时,局部缺氧造成缺氧诱导因子(HIF-1)的表达,由于局部肿瘤组织内抗血管形成及血管形成前因子的不平衡,导致内皮细胞生长及不可控的复制,血管形成前因子释放增多,导致所谓的血管形成"闸门"开放,血管生成增加,最终形成新生肿瘤血管。血管生长可以为肿瘤提供充分的氧及营养,也是肿瘤细胞波及全身导致转移的一个门户。

生理性抗血管形成是通过抑制 VEGF 的表达及

激活其他许多抗血管形成因子（如血栓生成素-1、内皮抑素、血管抑素、IFN-α、IFN-β）完成的。针对这些抗血管形成因子的研究成为热点，不少药物已经进入临床应用，得到认可的作为有效抗血管形成的治疗药物有贝伐珠单抗、索拉非尼和舒尼替尼。

肿瘤相关的血管形成是一个多环节的过程，可以通过肿瘤细胞周围的许多血管形成前因子的激活来完成。VEGF 就是最重要的血管形成前因子之一。VEGF 家族有许多同分异构体，由肿瘤细胞及多种间质成分分泌。VEGF 与细胞外区的两个同源的内皮细胞受体——VEGFR-1（Flt-1）和 VEGFR-2（Flk-1/Kdr）结合，其中 VEGFR-2 在肿瘤相关的血管形成中具有重要作用。配体-受体结合后，VEGF 受体酪氨酸激酶被激活，诱导其下游一系列胞内信号转导的级联反应，诱导内皮细胞增殖，肿瘤血管生成。VEGF 对于成熟血管的静止期内皮细胞几乎无作用，对肿瘤细胞也没有直接影响。其他已被证实的血管形成前因子有血小板衍生长因子（PDGF）、胰岛素样生长因子（IGF），各自均有其相应的内皮受体。

鉴于 VEGF 表达与肿瘤血管形成活性增加之间的关系，以 VEGF 为靶点的抑制肿瘤血管药物的研究已成为近几年的重要领域。除此之外，由于血管形成是一个多环节过程，包括分泌生长因子、生长因子及其配体的活性、特异性受体的存在、配体-受体反应、受体酪氨酸激酶活性、血管内皮细胞增殖、血管内皮细胞-胞外基质反应等，每个环节都可以作为特异性抑制药物的作用靶点。另外，真正的新生血管靶向药物不但应该抑制血管内皮细胞增殖，而且应该损伤肿瘤区域内皮细胞，这样就可以破坏实体瘤中的现存血管。因为抑制血管内皮细胞增殖对肿瘤区域有严格的限制性，所以针对血管内皮细胞的药物较少引起全身的不良反应，而且血管内皮细胞性质稳定，不易引发耐药。

## 28.8.4 表皮细胞增殖抑制剂

在 20 世纪 80 年代早期发现蛋白激酶磷酸化，随后认识到此过程在许多基本生理过程中起着至关重要的作用，如细胞周期、细胞代谢、生长、增殖等。蛋白激酶磷酸化的过程位于多种跨膜生长因子受体的细胞内表面，这些受体中最值得一提的是 EGFR 的 ErbB 家族。ErbB 家族包括 4 个成员：ErbB1、ErbB2/Her-2、ErbB3、ErbB4。这些受体均有细胞外配体结合区、单链跨膜螺旋结构，由一个蛋白激酶区和一个可以磷酸化的紧密连接限制节段组成的胞质区。

通过配体-受体结合，ATP 与细胞质内蛋白激酶限制节段相结合，诱导受体异二聚化（heterodimerization）。随后酪氨酸激酶活化，导致许多下游效应器路径被激活，最终可引发多种细胞反应。在一些重要的下游效应器路径中起着关键作用的是细胞 Ras 的磷酸化，许多效应的变化及相互作用如 VEGF 产生及分泌的增多导致酪氨酸激酶活性的升高过程即依赖于 Ras 磷酸化。

酪氨酸激酶活性的调控及抑制是通过许多不同的机制完成的。抑制性蛋白酪氨酸磷酸酶可以使与酪氨酸激酶相关的限制性节段去磷酸化，通过配体-受体反应诱导快速吞噬作用，随后受体、配体均降解。

在许多人类的上皮肿瘤中发现 EGFR 表达的增多，其与肿瘤进展及临床恶性程度相关。无论 EGFR 的表达与肿瘤临床结局两者谁因谁果，抑制失控的 EGFR 受体酪氨酸激酶活性已成为最近较长一段时间内抗肿瘤药物发展的重要靶点之一。

## 28.8.5 单克隆抗体

重组单克隆抗体基因工程重组的人型单克隆抗体（rmAb）发展特别迅速。目前已有多个 rmAb 得到批准上市，尚有许多正在临床前或临床试验阶段。rmAb 可以是单纯的，也可以是结合的，如与毒素、药物、放射性核素等进行偶联。因此，rmAb 本身是治疗性药物，也可以是其他药物的载体。单克隆抗体的抗肿瘤机制主要体现在 4 个方面：①补体依赖的细胞毒作用（CDC）；②抗体依赖细胞介导的细胞毒作用（ADCC）；③抗体的调理作用；④抗体与抗原结合的信号阻断作用可抑制肿瘤细胞的增殖或者改变肿瘤细胞的生长环境。目前，大多数临床使用的单克隆抗体都是基因工程制备的人-鼠嵌合性单克隆抗体。最近，纯人源化的单克隆抗体也已问世，由于没有鼠源性成分，所以不会产生人抗鼠抗体（HAMA）效应，疗效更加持久。

利妥昔单抗（rituximab，美罗华）是基因工程制备的人-鼠嵌合性抗 CD20 单克隆抗体，1997 年被美国 FDA 批准用于治疗惰性淋巴瘤，成为第一个用于治疗恶性肿瘤的单克隆抗体，目前已经成为 B 细胞淋巴瘤治疗的重要组成部分，广泛应用于弥漫性大 B 细胞淋巴瘤、滤泡淋巴瘤和套细胞淋巴瘤的一线、二线和维持治疗，也应用于上述肿瘤的自体造血干

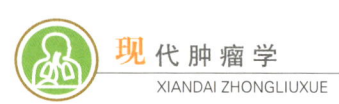

细胞移植。利妥昔单抗能够诱导肿瘤细胞凋亡（中止细胞周期），抑制肿瘤细胞增生（抑制肿瘤血管形成和肿瘤细胞转移），使化疗耐受性淋巴细胞重新敏感化[29]。利妥昔单抗用于复发难治的低度恶性淋巴瘤治疗，单药有效率近50%，中位缓解期1年，在化疗基础上联合利妥昔单抗可提高疗效；一线治疗后利妥昔单抗维持治疗，可明显延长惰性淋巴瘤患者的无进展生存期。利妥昔单抗联合CHOP方案（R-CHOP）已经被美国和欧洲认为是弥漫性大B细胞淋巴瘤标准的一线治疗方案。MInT研究和GELA试验分别证明，对于18～60岁具有良好预后因素的患者和60岁以上患者，R-CHOP方案的疗效优于CHOP方案[30]。

利妥昔单抗成为治疗性单克隆抗体是抗肿瘤治疗的典范，此后，单克隆抗体不断问世，如治疗乳腺癌的曲妥珠单抗，治疗结直肠癌的西妥昔单抗、贝伐珠单抗。单克隆抗体在临床上的应用常需要联合化疗才能取得更好的效果，单独应用疗效有限。如西妥昔单抗联合伊立替康对伊立替康治疗失败的EGFR阳性结直肠癌患者的Ⅱ期临床试验研究显示，单药有效率为11%，联合伊立替康有效率达22%，中位至肿瘤进展时间分别为4.1和1.5个月。另外，还认为西妥昔单抗可能会逆转伊立替康的耐药，这也是联合化疗的机制之一[31]。

西妥昔单抗是抗瘤谱比较广的单克隆抗体，它与EGFR有高度亲和性，可以阻止生长因子与其受体的结合，使受体失活，阻断下游的信号转导通路，从而抑制肿瘤细胞的增殖。2004年2月，美国FDA批准该药联合伊立替康用于治疗晚期与难治性转移性结直肠癌患者。另外，由于在头颈部鳞癌的EGFR常呈高表达，西妥昔单抗与放疗或化疗联合治疗EGFR阳性的局部晚期头颈部鳞癌的中位缓解持续时间、中位总生存期和无病生存期都明显延长[32]。在非小细胞肺癌方面的研究获得了同样的结果[33]。

肿瘤需要血液供应才能够快速生长和转移，当肿瘤生长到1～2 cm时（约2亿个肿瘤细胞）就开始分泌VEGF，促进肿瘤区的毛细血管生长，以供应肿瘤快速生长对营养物质和氧的需要。因此，抗血管生长的策略从1971年Judah Folkman提出以后就备受关注。贝伐珠单抗是人源化抗VEGF单克隆抗体，可以封闭VEGF，使之不能与血管内皮细胞表面的受体结合。临床研究已表明，贝伐珠单抗联合5-Fu/亚叶酸钙治疗晚期大肠癌，在缓解率、生存期、疾病进展时间等方面均优于单用5-Fu/亚叶酸钙化疗组。美国FDA已于2004年批准贝伐珠单抗联合化疗用于治疗晚期结直肠癌。

单克隆抗体主要用于晚期肿瘤的治疗，应用于术后辅助治疗的研究正在进行之中，目前还不推荐用于术后辅助治疗。

单克隆抗体也有其特有的不良反应，常见的是输液反应，少部分人出现过敏反应。西妥昔单抗可以引起严重的皮疹，尽管皮疹的严重程度与延长的中位生存有关，但严重的皮疹仍需要引起重视和及时治疗。曲妥珠单抗与化疗药物联合使用具有协同作用，提高了化疗的缓解率，延长了生存期，但与蒽环类药物联合应用时需注意心脏毒性，即使既往有蒽环类药物用药史的患者也有增加心脏毒性的可能。贝伐珠单抗常见的不良反应有高血压、蛋白尿、出血、腹痛、腹泻等，个别可发生胃肠穿孔、伤口延迟愈合等，所以手术后近期不宜应用。

## 28.8.6 小分子化合物

小分子靶向药物是近年来研究最活跃和有显著成果的领域，尤以靶向PTK及PTKR的药物更加突出。根据基因组全面分析的结果，PTK约含1 000个基因。按照其结构、功能和分布可分为两大类：①PTKR，此类分子已经鉴定的有59个基因，分布在细胞膜上，同时具有受体和激酶两种功能；②非受体PTK，也称细胞内PTK，无受体功能，分布于细胞质、细胞核内或细胞膜内侧，已鉴定的有32个基因，含8个基因家族。PTK及PTKR在细胞增殖、细胞分化、抗凋亡、抗化疗、抗放疗和血管生成等方面都具有重要的作用，是癌细胞生存和发展的重要分子。由于PTK及PTKR的普遍存在以及在癌细胞生态中的关键作用，开发这一类分子的抑制药对发展分子靶向药物具有普遍意义，有巨大的发展潜力。

靶向PTK的药物可能是针对细胞膜上的PTKR，也可以是细胞内的PTK。目前针对细胞内PTK的药物主要为小分子类化合物，其成功的代表是伊马替尼。伊马替尼是一种与ATP相关的选择性 $bcr/abl$ 抑制剂，它能使慢性粒细胞白血病（CML）患者早期血液学和细胞遗传学都能得到完全缓解。2001年，美国FDA批准了伊马替尼用于治疗 $bcr/abl$ 基因错位的急性粒细胞白血病，科学界和公众认为这种低毒性的靶向药物具有良好的应用前景。以后的研究表明，伊马替尼不仅对 $bcr/abl$，而且对其他的PTK也具有明显的抑制作用，如c-Kit或血小板衍生生长因子受体 $\alpha$（PDGFR-$\alpha$）也有明显的作用。在胃肠道间质瘤（GIST）中存在这两种基因突变和过表达，因

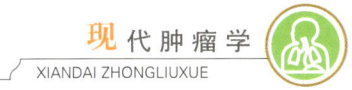

此伊马替尼对该肿瘤也有良好的治疗作用[34]。此后,小分子靶向药物不断问世,如吉非替尼、埃罗替尼。

与细胞毒化疗药物不同,小分子靶向药物似乎更具有种属特异性。吉非替尼是一种 EGF 受体酪氨酸激酶抑制剂,首先被用于治疗晚期非小细胞肺癌。根据国内、外的报道,吉非替尼单药治疗晚期非小细胞肺癌的客观缓解率为 10%~30%,中位生存时间大约 1 年。女性、腺癌、无吸烟史、东方人种等预后较好。后来证实,吉非替尼的有效性与 EGFR 外显子突变有关,东方人的非小细胞肺癌有 30% 左右的突变率,而在美国只有约 10% 的基因突变率。

近期,小分子靶向药物的研究有了新的发展,从单一靶点向多靶点发展。拉帕替尼就是一种可同时作用于 erbB1 和 erbB2 受体的小分子酪氨酸激酶抑制剂。理论上,同时抑制 erbB1 和 erbB2 应更有优势。Geyer 等采用拉帕替尼与卡培他滨联合治疗晚期 erbB2 阳性转移性乳腺癌,获得了良好的协同效果[35]。

舒尼替尼和索拉非尼也都是多靶点药物,同时针对 VEGFR、PDGFR、c-Kit。舒尼替尼于 2006 年 1 月被美国 FDA 批准上市,用于伊马替尼治疗失败或不能耐受伊马替尼不良反应的胃肠道间质瘤(GIST)患者的治疗。在伊马替尼治疗失败的 GIST 患者中,舒尼替尼可获得 27 个月的无疾病进展时间(PFS),而未治疗组仅为 6 个月。另外,在一项用舒尼替尼对照干扰素一线治疗转移性肾癌的Ⅲ期临床试验中,舒尼替尼治疗组有效率为 24.8%,而干扰素组仅为 4.9%。中位 PFS 也有明显改善(47.3 周与 24.9 周),为化疗基本不敏感的晚期肾癌患者带来了希望。索拉非尼更是一种多重激酶抑制剂,能抑制丝氨酸/苏氨酸激酶 Raf-1 及 VEGFR、PDGFR、FLT-3、c-Kit 等多种受体酪氨酸激酶,不但可抑制信号系统,对肿瘤细胞的 EGFR 信号系统也有抑制作用,同时抑制肿瘤细胞的生长及肿瘤血管的生成。一项Ⅲ期临床试验显示,对于既往使用过化疗的晚期复发转移肾癌患者,应用索拉非尼 400 mg,每日 2 次,能较安慰剂组明显延长 PFS。近期有报道,单药治疗不能手术的原发性肝细胞肝癌,索拉非尼能够明显延长中位生存期。

硼替佐米(bortezomib)是以蛋白酶体为靶点的小分子靶向药物,其作用机制是影响调节血管生成、肿瘤生长、细胞黏附及抗凋亡的下游转导通路。硼替佐米在 2004 年 5 月获得批准治疗复发和难治性多发性骨髓瘤。目前,人们正在研究硼替佐米在治疗早期多发性骨髓瘤、非霍奇金淋巴瘤、肺癌中的作用[36]。

## 28.9　生物因子的临床应用

生物治疗是在分子生物学、分子免疫学、肿瘤学等学科的基础上发展起来的一种新的治疗肿瘤方法,而生物因子是以药物的形式进行的免疫治疗。早在 17 世纪,有人发现乳腺癌患者如同时发生了其他部位肿瘤,可使乳腺癌消退。直到 20 世纪 50 年代才逐渐兴起了生物疗法,如卡介苗、转移因子等在临床上的应用,治疗肿瘤收到一定的效果。生物疗法的主要作用是提高肿瘤患者的全身免疫功能,使肿瘤逐渐缩小,现已成为继外科、放疗和化疗后最有发展前途的一种重要治疗肿瘤的手段。但几十年来,相对于化疗,特别是近年来分子靶向药物的发展来说,生物疗法的研究进展是缓慢的,因为人们对肿瘤逃避免疫监视机制的了解还是很肤浅的。

目前,在临床上应用的生物反应调节剂主要包括细胞因子、单克隆抗体和生物提取物。单克隆抗体已在上节中叙述,细胞因子主要有干扰素、白细胞介素-2 和肿瘤坏死因子等。干扰素用于肾透明细胞癌有确切的疗效,对恶性黑色素瘤也取得了较好的效果。白细胞介素-2 是 T 细胞的生长因子,主要用于恶性黑色素瘤和肾透明细胞癌,常用剂量为 60 万 U/kg。如此大的剂量带来的不良反应也是相当明显的,所以目前在临床上应用并不普遍[37]。肿瘤坏死因子的毒性是限制其临床应用的主要障碍,国内的制药企业将其改构降低毒性后获得了中国政府的批准上市,但其真正功效仍有待进一步评估。卡介苗和香菇多糖只作为辅助用药。总之,生物因子方面主要的进展是单克隆抗体,但是到目前为止,所开发的单克隆抗体均以阻断信号转导为机制,除了针对肿瘤细胞的单克隆抗体的抗体依赖细胞介导的细胞毒作用(ADCC)反应外,还不是真正意义的生物治疗。最近开发的抗细胞毒性 T 细胞相关抗原-4(CTLA-4)单克隆抗体,通过解除 CTLA-4 对 T 细胞的抑制,激发 T 细胞的抗肿瘤免疫反应,有可能在临床上获得有意义的应用价值[38]。

总体来说,肿瘤的药物治疗已经进入了分子靶向时代,而抗肿瘤药物的研究是朝靶向更强、毒性更低、疗效更高的方向发展。随着人们对肿瘤信号转导通路的认识及对基因突变的深入了解,将使治疗更加个体化。可以预期,在今后的一二十年,控制肿瘤如同治疗糖尿病、高血压一样方便和有效。

(李 进)

## 主要参考文献

［1］ Goodman LS, Wintrobe MM, Dameshek W, et al. Nitrogen mustard therapy. Use of methyl-bis(beta-chloroethyl)amine hydrochloride and tris(beta-chloroethyl)amine hydrochloride for Hodgkin's disease, lymphosarcoma, leukemia, and certain allied and miscellaneous disorders. J Am Med Assoc, 1946, 105:475-476. Reprinted in JAMA, 1984, 251:2255-2261.
［2］ Burchenal JH. The historical development of cancer chemotherapy. Semi Oncol, 1977, 4: 135-138.
［3］ deVita VT Jr, Lewis BJ, Rozencweig M, et al. The chemotherapy of Hodgkin's disease: past experiences and future directions. Cancer, 1978, 42:979-990.
［4］ Nagorsen D, Thiel E. Monoclonal antibodies in clinical hematology and oncology. Curr Opin Investig Drugs, 2007, 8:996-1001.
［5］ Loupakis F, Vasile E, Santini D, et al. EGF-receptor targeting with monoclonal antibodies in colorectal carcinomas: rationale for a pharmacogenomic approach. Pharmacogenomics, 2008, 9:55-69.
［6］ Vlahovic G, Crawford J. Activation of tyrosine kinases in cancer. Oncologist, 2003, 8:531-538.
［7］ Goh PP, Sze DM, Roufogalis BD. Molecular and cellular regulators of cancer angiogenesis. Curr Cancer Drug Targets, 2007, 7:743-758.
［8］ Burrows JH, Talley RW, Drake EH, et al. Infusion of fluorinated pyrimidines into hepatic artery for treatment of metastatic carcinoma of liver. Cancer, 1967, 20:1886-1892.
［9］ Safra T. Cardiac safety of liposomal anthracyclines. Oncologist, 2003, 8:17-24.
［10］ Badgwell BD, Camp ER, Feig B, et al. Management of bevacizumab-associated bowel perforation: a case series and review of the literature. Ann Oncol, 2008, 19:577-582.
［11］ Keefe DL. Trastuzumab-associated cardiotoxicity. Cancer, 2002, 95:1592-1600.
［12］ Seidman A, Hudis C, Pierri MK, et al. Cardiac dysfunction in the trastuzumab clinical trials experience. J Clin Oncol, 2002, 20:1215-1221.
［13］ Pérez-Soler R, Delord JP, Halpern A, et al. Her1/EGFR inhibitor-associated rash: future directions for management and investigation outcomes from the Her1/EGFR inhibitor rash management forum. Oncologist, 2005, 10:345-356.
［14］ Wang WS, Lin JK, Lin TC, et al. Oral glutamine is effective for preventing oxaliplatin-induced neuropathy in colorectal cancer patients. Oncologist, 2007, 12:312-319.
［15］ Goldie JH, Coldman AJ. The genetic origin of drug resistance in neoplasms: implications for systemic therapy. Cancer Res, 1984, 44: 3643-3653.
［16］ Shen DW, Fojo A, Chin JE, et al. Human multidrug-resistant cell lines: increased mdr1 expression can precede gene amplification. Science, 1986, 232:643-645.
［17］ Ling V. Multidrug resistance: molecular mechanisms and clinical relevance. Cancer Chemother Pharmacol, 1997, 40(suppl): S3-S8.
［18］ Durie BG, Dalton WS. Reversal of drug-resistance in multiple myeloma with verapamil. Br J Haematol, 1988, 68:203-206.
［19］ Trudeau M, Charbonneau F, Gelmon K, et al. Selection of adjuvant chemotherapy for treatment of node-positive breast cancer. Lancet Oncol, 2005, 6:886-898.
［20］ Dancey J, Shepherd FA, Gralla RJ, et al. Quality of life assessment of second-line docetaxel versus best supportive care in patients with non-small-cell lung cancer previously treated with platinum-based chemotherapy: results of a prospective, randomized phase Ⅲ trial. Lung Cancer, 2004, 43:183-194.
［21］ Fossella FV, deVore R, Kerr RN, et al. Randomized phase Ⅲ trial of docetaxel versus vinorelbine or ifosfamide in patients with advanced non-small-cell lung cancer previously treated with platinum-containing chemotherapy regimens. The TAX 320 Non-Small Cell Lung Cancer Study Group. J Clin Oncol, 2000, 18:2354-2362.
［22］ Hanna N, Shepherd FA, Fossella FV, et al. Randomized phase Ⅲ trial of pemetrexed versus docetaxel in patients with non-small-cell lung cancer previously treated with chemotherapy. J Clin Oncol, 2004, 22:1589-1597.
［23］ Shepherd FA, Rodrigues PJ, Ciuleanu T, et al. Erlotinib in previously treated non-small-cell lung cancer. N Engl J Med, 2005, 353:123-132.
［24］ Toumigand C, Ander T, Aehile E, et al. FOLFIRI followed by FOLFOX6 or the reverse sequences in advanced colorectal cancer: a randomized GERCOR study. J Clin Oncol, 2004, 22:229-237.
［25］ Veronese ML, O'Dwyer PJ. Monoclonal antibodies in the treatment of colorectal cancer. Eur J Cancer, 2004, 40:1292-1301.
［26］ Nabholtz JM, Buzdar A, Pollak M, et al. Anastrozole is superior to tamoxifen as first-line therapy for advanced breast cancer in postmenopausal women: results of a North American multicenter randomized trial. Arimidex Study Group. J Clin Oncol, 2000, 18:3758-3767.
［27］ Machover D, Ulusakarya A, Goldschmidt E. Modulation of FU with high-dose folinic acid is effective for treatment of patients with gastric carcinoma. J Clin Oncol, 2008, 26:164-166.
［28］ Eskens EA, Verweij J. Principles and examples of systemic molecular targeted therapies. In: Cavalli F, Hansen HH, Kaye SB, eds. Textbook of medical oncology. 3rd ed. America:Taylor & Francis Group, 2004;51-62.
［29］ Maloney DG, Smith B, Rose A. Rituximab: mechanism of action and resistance. Semin Oncol,2002,29(suppl 2):S2-S9.
［30］ Pfreundschuh M, Trümper L, Osterborg A, et al. CHOP-like chemotherapy plus rituximab versus CHOP-like chemotherapy alone in young patients with good-prognosis diffuse large-B-cell lymphoma: a randomised controlled trial by the MabThera International Trial (MInT) Group. Lancet Oncol, 2006, 7:357-359.
［31］ Adenis A, Peyrat JP. Inhibitors of epidermal growth factor receptor and colorectal cancer. Bull Cancer, 2003, 90:S228-S232.
［32］ Baselga J, Trigo JM, Bourhis J, et al. A. phase Ⅱ multicenter study of the antiepidermal growth factor receptor monoclonal antibody cetuximab in combination with platinum-based chemotherapy in patients with platinum-refractory metastatic and/or recurrent squamous cell carcinoma of the head and neck. J Clin Oncol, 2005, 23:5568-5577.
［33］ Kim ES, Mauer AM, Fossella FV, et al. A Phase Ⅱ study of erbitux (IMC-C225), an epidermal growth factor receptor(EGFR) blocking antibody, in combination with docetaxel in chemotherapy refractory/resistant patients with advanced non small cell lung cancer(NSCLC). Proc Am Soc Clin Oncol, 2002, 21:293a.
［34］ Blanke C. Low dose versus high dose of imatinib for gastrointestinal stromal tumor. Nat Clin Pract Gastrointestinal Hepatol, 2005, 2:76-78.
［35］ Geyer CE, Forster J, Lindquist D, et al. Lapatinib plus capecitabine for Her2-positive advanced breast cancer. N Engl J Med, 2006, 355:2733-2743.
［36］ Manochakian R, Miller KC, Chanan-Khan AA. Clinical impact of bortezomib in frontline regimens for patients with multiple myeloma. Oncologist, 2007, 12:978-990.
［37］ Petrella T, Quirt I, Verma S, et al. Melanoma disease site group of cancer care Ontario's program in evidence-based care. Single-agent interleukin-2 in the treatment of metastatic melanoma: a systematic review. Cancer Treat Rev, 2007, 33:484-496.
［38］ Small EJ, Tchekmedyian NS, Rini BI, et al. A pilot trial of CTLA-4 blockade with human anti-CTLA-4 in patients with hormone-refractory prostate cancer. Clin Cancer Res, 2007, 13:1810-1815.

# 29 肿瘤的中医治疗

29.1 整体治疗和局部治疗
    29.1.1 局部治疗及其中医理论基础
    29.1.2 整体治疗——辨证论治和病机治疗
29.2 有关辨证论治的实验研究
    29.2.1 实验研究思路
    29.2.2 实验研究的初步进展
    29.2.3 整体治疗的其他实验研究
29.3 中医治疗的临床应用
    29.3.1 晚期肿瘤的治疗
    29.3.2 中西医结合规范化方案的探索
29.4 活血化瘀中药治疗恶性肿瘤的思考
    29.4.1 活血化瘀中药治疗恶性肿瘤研究进展
    29.4.2 活血化瘀疗法在恶性肿瘤治疗和研究中的几点思考
    29.4.3 活血化瘀中药在恶性肿瘤治疗中应注意的问题
    29.4.4 展望

在祖国医学的历史中,已有不少有关治疗肿瘤的记载,但系统地应用中医中药作抗癌治疗的探索,是从20世纪50年代开始的。大致可分成以下几个阶段:自50年代至60年代初,主要从事中医有关肿瘤的病因、病机、治法的收集和整理,以及民间流传的单方、验方和中医传统方剂的抗癌探索,其后,开始重视辨证论治规律的抗癌研究。在80年代,对肿瘤领域辨证论治规律进行了大量的实验研究,并在临床上形成不少比较规范化的中医治疗和中西医结合治疗方案。到了90年代,开始探索各个不同肿瘤的"病本"——从中医观点看,病的本质何在,以及在治疗上提出局部治疗和整体治疗相结合的观点。

## 29.1 整体治疗和局部治疗

在肿瘤治疗中,如何发挥中医之长,是一个很重要的问题。过去长时期探索的主要方面在于从临床和实验中寻找抗癌的中药。确实,已找到一些在动物实验中具有抗癌作用的中药,有的还找到了有效成分,制成了抗癌制剂。但其应用规律已不再按照中医的理论指导,而遵循化疗药物的理论,成为化疗药物中的植物药,已不是传统意义上的中药。当然这也是一条值得研究的途径,迄今仍然有大量的人力、物力在进行这方面的探索。但是,无论如何,这不是中医之所长。中医的特点,有别于现代医学的主要方面在于整体调整,或整体治疗,也就是通常称的辨证论治和病机治疗。

从近年的研究看,肿瘤的中医治疗包括两个方面,即针对肿瘤本身的局部治疗和针对患癌宿主的整体治疗。局部治疗可以在较短时间内明显降低肿瘤负荷,使宿主获得恢复的机会,因而有可能最终消除肿瘤。但单纯的局部治疗无法避免以后残留癌灶的发展以及复发、转移等情况。而中医辨证论治在这方面有其优势。据近20年的临床研究和实验研究表明,中医的整体治疗对患癌宿主的各个方面都有影响,包括对癌细胞在一定程度上的抑制,诱导其分化,促使其凋亡;对癌基因和抑癌基因的影响;对宿主免疫功能和其他各方面功能的调整和恢复等等。实验研究表明,对肿瘤转移的发生也有抑制作用。因此,整体治疗除可恢复宿主各方面的功能外,对肿瘤的转移、复发的预防也有相当效果。但是,单纯的整体治疗,对肿瘤局部的消除尚不够明显。因此,局部治疗和整体治疗两者结合,有可能明显改善肿瘤患者的生活质量和生存率。

### 29.1.1 局部治疗及其中医理论基础[1]

在传统中医中即有局部治疗。在《内经》已经记载有类似肿瘤的疾患,治疗方法为"急斩之",可以说是最原始的手术切除。其后,局部治疗重点发展的是所谓"外治",主要是膏药、敷贴、熏蒸等。从现代肿瘤治疗来看,仅具有对症治疗价值。

近年探索的或采用的局部治疗方式,已经采用了不少现代技术。在采用现代技术时,需要首先考虑如何从中医理论来看待肿瘤的局部治疗。

传统运用中医治疗肿瘤,如清热解毒、软坚散结、以毒攻毒、活血化瘀等理论和治则,从探索中药抗癌方面具有一定价值,但对指导局部治疗,则无大的意义。

局部治疗的中医理论基础为"塞因塞用",这在《内经》中已经揭示而被长期忽视的理论,且这一理论与"活血化瘀"相反。《素问·至真要大论》中说:"……塞因塞用,通因通用,必伏其所主而先其所因,其始则同,其终则异,可使破积,可使溃坚,可使气和,可使已。"肿瘤的存在可以称为"塞",将药物充填其中,可以称为"塞"治。

"塞"的治疗方式,即局部治疗方式,目前已有不少种类。常用的如放射介入,已被用于治疗肝癌、胃癌、直肠癌以及某些胰腺癌;超声介入,已用于肝癌、某些腹腔和腹膜后肿瘤;胸腔、腹腔内的药物注入;膀胱腔的药物灌注,直肠癌的药物保留灌肠,子宫颈癌的局部敷药等。在局部治疗时,主要应用来自中药的抗癌药。

当然,现代医学的手术切除、放疗、化疗等,对控制肿瘤局部或更为有效,中医局部治疗的不少方法亦借鉴或借助于现代技术。历史上的中医是十分开放的,敢于应用所有外来的先进技术、药物和理论。现代的中医,假使在肿瘤治疗中也能采用手术、放疗、化疗等方法,并与中医整体治疗相结合,必然会有更理想的疗效。

## 29.1.2 整体治疗——辨证论治和病机治疗

所谓整体治疗,即意味着对患癌宿主的整体进行治疗,以人为本。与局部治疗不同,它的着眼点不在于肿瘤局部,而在于针对宿主患癌前、后整体的调整和恢复,在于人体整体无瘤或带瘤生存的病机治疗,既病防变和未病先治的各种措施。现代医学亦有整体治疗概念,但与中医的整体治疗不同,往往着重于改善营养、改善体质与减轻症状。

整体治疗,主要按辨证论治和病机治疗的规律进行。肿瘤患者的辨证论治,即指对患癌宿主的症状、体征、舌象、脉象等用中医理论进行分析,推测其病因、病机,并据此作出治则、治法和方药。

然而一旦某肿瘤病因、病机确立,肿瘤中医药治疗中应强调病机为先,辨病与辨证相结合。《素问·至真要大论》指出,治疗要求:"谨守病机,各司其属,有者求之,无者求之,盛者责之,虚者责之,必先五胜,疏其气血,令其条达,而致和平。"

推测病因是辨证论治的关键。肿瘤患者的病因、病机,历来有各种论述。近年认为,主要针对各种不同肿瘤,从它们可能的癌前期直至终末期,各个时相的不同变化中查找疾病的本质(从中医角度看的本质)所在。据一些常见肿瘤的分析,大致都在脏腑中可以找到病因所在。以下以一些常见肿瘤为例说明。

1)肝癌　从乙型肝炎、肝硬化起,就有脾虚的表现。从早期到晚期,虽症状多变,但离不开脾胃病的表现。因此推断,肝癌形成前,先有较长期的脾胃病存在。由脾虚导致气滞,进而血瘀。脾胃虚而致湿阻,滞而化热,则为湿热,从而出现众多的临床表现。因此,肝癌的病本是脾胃,据此治疗,临床效果有了提高。

2)胰腺癌　其病本在于肝、胆、胰腺,由于饮食不节,湿热邪毒,积聚而成。治疗原则为清热化湿,理气散结。

3)食管癌　其病本在于小肠、大肠、膀胱的病变,郁而化热所致。

4)胃癌　其病本亦在于脾胃虚弱,由虚而致实,导致诸多症状。

5)肺癌　其病本在于脾、肾二脏。中医治疗当按"培土生金"、"金水相生"为主的治疗。肺的诸种表现,则为其标。

6)鼻咽癌　其病本在肝经的病变,治疗当从肝。

这样,明确了各个肿瘤的病本所在,治本则从纠正脏腑失调为主,治标则按其派生的证候为辅。再与局部治疗相结合,形成系列的整体和局部相结合的方案。

# 29.2　有关辨证论治的实验研究[2]

辨证论治的处方,往往是多味药物组成的复方,而这些药物,在动物实验的抗癌筛选中,不一定有抗癌作用,但作为多种药物组成的复方,治疗肿瘤患者又可见到疗效。对这一治疗肿瘤的机制,近年来进行了一些探索。

## 29.2.1 实验研究思路

肿瘤患者，既存在癌，又具有"证"，即有症状、脉象、舌象等各方面的变化。肿瘤与中医所谓的"证"，存在于同一患者体内，必然有内在的联系。或者，先出现癌，再在宿主体内引起一系列病理生理变化，成为"证"；或者，宿主体内原存在某些变化，先有了"证"，再在这个基础上，逐渐形成癌；也可能，某些因素使癌和"证"同时或先后出现。无论何种可能，两者同时存在，必然有某种相互联系和影响。治癌可使"证"发生变化，治"证"——辨证论治，也会使癌发生变化。

基于以上设想，按照目前的可能，在实验研究中先形成某些"证"的模型动物，再移植肿瘤，或诱发肿瘤，成为癌和"证"并存的情况。再按辨证论治原则治"证"，可以观察对肿瘤的疗效，并进而探索其机制。

由于我国消化道肿瘤占肿瘤的60%以上，而消化道肿瘤又常见脾虚的"证"，因此，先于制成脾虚模型的动物。

## 29.2.2 实验研究的初步进展

(1) 健脾治疗对荷瘤脾虚动物的疗效

制成脾虚模型的小鼠、大鼠或裸鼠，方法是移植小鼠腹腔积液型肝癌(HAC)或 BERH2(甲胎蛋白阳性的一种鼠肝癌)或人肝细胞肝癌，或以亚硝胺类化合物诱发肿瘤。实验发现，脾虚模型动物荷瘤后，其肿瘤的潜伏期短，发展快，体积大，宿主的全身情况差，生存期短。而应用健脾类药物后，其肿瘤潜伏期长，发展减慢，体积较小，宿主的全身情况亦好，生存期长。两组的差异十分显著。临床研究与实验研究结果相似，同样表明治"证"可以影响到癌的发展。

(2) 治"证"对癌细胞的影响

裸鼠移植人肝细胞肝癌，用流式细胞仪观察健脾类药物对脾虚模型裸鼠移植人肝癌后的癌细胞作用。结果发现，脾虚模型裸鼠移植肝癌后，肝癌潜伏期与裸鼠生存期均短。用健脾类药物治疗后，其潜伏期与生存期均明显延长。另外，甲胎蛋白含量，健脾类药物治疗组亦低于脾虚组。健脾类药物治疗后，病理学检查显示，分裂象细胞减少，肿瘤中有大量炎性细胞浸润。在细胞动力学方面，脾虚组癌细胞的 S 期比例最高；健脾类药物治疗后 S 期细胞比例明显下降，同时 G1 期细胞比例增加，细胞增殖指数也最低。这些结果提示，健脾类药物对脾虚动物的移植肿瘤确有一定作用，对癌细胞动力学有一定影响，这可能是按辨证论治原则治疗肿瘤的机制之一。

(3) 治"证"对宿主的影响

在免疫方面，脾虚小鼠移植 HAC 后，T 细胞活性明显下降，T 抑制细胞有激活现象。应用健脾类药物后，T 细胞活性可恢复至正常，T 抑制细胞激活的现象也被消除。除 T 细胞外，脾虚小鼠荷瘤后，NK 细胞活性也明显下降，健脾类药物治疗后可使之升高。

此外，小鼠荷瘤后，白细胞介素-2 水平下降，白蛋白水平下降，球蛋白水平上升，肝糖原含量减少。健脾类药物治疗可使之恢复。

在用四氯化碳所致的大鼠肝损害，血清谷丙转氨酶、甲胎蛋白含量都会升高。使用健脾类药物后，两者升高的幅度都会降低，恢复至正常的时间也缩短。

(4) 治"证"药物与放疗和化疗的综合作用

脾虚小鼠移植 HAC 后，NK 细胞活性明显受到抑制，肿瘤明显增大。用单独的健脾类药物治疗后，NK 细胞活性可上升，瘤体直径也会缩小；单独应用环磷酰胺(CTX)化疗，瘤体直径也会缩小，但 NK 细胞活性下降也明显。若两者合用，肿瘤缩小最为明显，而且 NK 细胞活性的恢复也最好。裸鼠接种人肝癌细胞，给予一次性 $^{60}$Co 放射(1 000 cGy)，肿瘤生长显著减慢，宿主生存期明显延长。与单独使用放疗或健脾类药物相比，放疗与健脾类药物同用对裸鼠的人肝癌细胞抑制率最高，对癌细胞的对数杀灭率也最大，裸鼠生存期亦最长。

辨证论治与放疗和化疗同用，在临床研究和实验研究中均发现可使疗效提高。

(5) 治"证"的其他作用

选用 SD 大鼠，切除其部分脾脏，用二乙基亚硝胺诱癌，用苯巴比妥钠促癌，在肝内可逐渐出现谷氨酰胺转移酶(GGT)染色阳性的病灶，其后可逐渐出现肝癌。若同时用中医健脾药物，对 GGT 阳性灶的出现有一定阻断作用。这对肝癌的预防可能会有一定价值。

诱癌组不仅会出现 GGT 阳性病灶，而且会有 n-ras 和 h-ras 基因的过度表达。健脾类药物对此基因表达也有一定影响。初步观察，健脾类药物可使 n-ras 的过表达趋于正常。这可能是健脾类药物在分子水平上影响癌变过程。

近年，在肝癌的发病原因上，重视乙型肝炎和黄曲霉毒素的双重作用。对乙型肝炎转基因小鼠,再给予黄曲霉毒素,可诱发肝癌。笔者给予健脾理气药物,发现可使 AFB1 白蛋白加成物水平明显下降,在 24 h 内可使之恢复至接近正常水平。乙型肝炎的肝脏损伤,对黄曲霉毒素所造成的终致癌物清除障碍,是以后导致肝癌的一个原因。健脾理气药物可加速清除此终致癌物,因而有一定的保护作用[3]。

### 29.2.3 整体治疗的其他实验研究

冼励坚等报道,龙井茶等提取物对艾氏腹腔积液癌细胞 DNA 多聚酶有明显抑制作用,对拓扑异构酶也有抑制作用[4]。陈剑经等报道,落地生根可诱导 EB 病毒转化细胞表型逆转[5]。黄炜等报道,桂皮酸可诱导高转移人肺癌细胞恶性表型逆转,并抑制其侵袭作用[6]。Yano 等报道,小柴胡汤可诱导某些肿瘤细胞株凋亡[7]。黄韧敏等用丹参酮亦可诱导早幼粒白血病细胞株 AL60 分化及凋亡[8]。由此可见,整体治疗可对宿主及肿瘤各个方面起作用,从而防止复发、转移和提高生存率。

## 29.3 中医治疗的临床应用

在我国,肿瘤治疗中应用中医中药十分普遍。通常,对一些晚期肿瘤,常以中医中药为主要治疗方式。其目的是减轻症状,改善生活质量,在一定程度上延长生存期,对控制肿瘤也有一定作用。常有个案报道,晚期肿瘤经中药治疗,长期带瘤生存,甚或肿瘤消失。近年来,采用中医整体治疗和局部治疗相结合的方式,治疗肿瘤的适应情况更趋广泛。

另一种常用的方式则为中西医综合治疗。除可减轻西医治疗的不良反应外,常可明显提高远期生存率。从较深层次的角度看,应用西医治疗方式针对肿瘤局部,而以中医辨证论治作整体调整,可最大限度地减少肿瘤负荷,以防止复发和转移,改善机体各方面的情况。

### 29.3.1 晚期肿瘤的治疗

由于晚期肿瘤的表现不一,中医治疗的侧重点亦常不相同。通常的治疗模式为对症+扶正+抗癌中药。正气虚者,以扶正为主;症状明显者,以对症为主。抗癌中药常作为辅助,但如正气尚存,亦可增加种类和用量。

(1) 缓解疼痛

疼痛为晚期肿瘤患者的常见症状。据报道,对一组 486 例肿瘤患者的分析,出现疼痛者肝癌为 75%,大肠癌为 60.7%,恶性淋巴瘤为 53.9%,其他如食管癌、肺癌等疼痛出现率在 50% 以上[9]。

采用中药治疗,常可明显缓解疼痛,且无成瘾性。根据我国情况,有学者提出,按 WHO 疼痛三阶梯原则实施治疗时,或可先给予中药治疗。据一组 169 例肝癌治疗的分析,先以中药治疗,可使 46.1% 的患者疼痛消失。如结合小剂量吲哚美辛(每日 75 mg)口服,或用较大剂量(每日 100 mg 以上)吲哚美辛肛栓,可使 93.5% 的疼痛缓解[10]。

除内服中药外,外敷中药也有一定的缓解疼痛疗效。

(2) 改善其他症状

晚期肿瘤的一些常见症状,如吞咽困难、恶心、呕吐、腹泻、便血、腹腔积液、昏迷等,中药治疗也常有一定效果。

以晚期肝癌为例,有报道用片仔癀等中药治疗 42 例肝癌,症状消失或好转者,黄疸 60%,肝区疼痛 47.4%,发热 7.5%,腹腔积液 2.5%[11]。另一组报道,肝区疼痛 29 例,经中药治疗后,疼痛消失 2 例,好转 20 例,不变 7 例,无恶化者。腹胀、食欲减退、黄疸、腹腔积液等,经中药治疗亦有好转[12]。

(3) 改善生活质量

除应用中药改善症状外,扶正药对改善体质亦有一定效果。常用的扶正药有黄芪、党参、枸杞子、地黄、当归、女贞子、冬虫夏草和补肾类中药,以及各种参类如吉林参、生晒参、白参、西洋参等。

(4) 控制肿瘤

对一些未经治疗的晚期肿瘤或虽经治疗仍残存的肿瘤,或出现复发、转移者,中医治疗亦有使之好转或长期生存的报道。个案报道的肿瘤种类包括肺癌、肝癌、胰腺癌、食管癌、胃癌、大肠癌、鼻咽癌、扁桃体肿瘤、恶性淋巴瘤、肾癌、乳腺癌、膀胱癌、子宫颈癌以及脑肿瘤等。如能长期累积资料,对临床将有颇多参考价值;如能系统化,则更可能在治疗上提供新的方案[13,14]。

### 29.3.2 中西医结合规范化方案的探索

中西医结合治疗的出发点,是在充分评估中西医抗癌方法优缺点的基础上,有计划地将两者综合应用,发挥各自的优点,避免或减少不良反应,使患者得到更好的生存质量和更长的生存期。

**(1) 中西医结合治疗的实施**

1) 与手术结合　手术前后应用中药,在临床上的应用最为普及。术前用药,以提高患者体质,改善某些功能,使之能顺利手术为主。术后用药,则常以提高远期生存率为主。

手术切除与中药结合治疗文献甚多。如余桂清等曾报道晚期胃癌切除术后结合中药治疗,5 年生存率可达 51.65%,10 年生存率达 42.86%[14]。又如林均华等报道 22 例肝癌术后残留,应用中药治疗,5 年生存率仍可达 29.4%[15]。

2) 与放疗结合　中药与放疗相结合,可减少放疗不良反应,提高放疗完成率和远期生存情况。

郝迎旭等报道,将适合放疗的肿瘤患者分成两组,一组单用放疗,另一组用放疗加中药。结果前者放疗完成率为 63.3%,后者达 84.5%。此外,综合治疗组中,全身情况好转、消化道反应减轻、白细胞下降不明显、体重增加者都明显优于单纯放疗组。

对于鼻咽癌,邱杏仙等报道,用花粉加放疗鼻咽癌前瞻性随机研究,单纯放疗组 2 年生存率为 62.5%,综合治疗组为 81.8%;2 年无癌生存者,单纯放疗组 31.3%,综合治疗组为 63.6%,差异十分明显[16]。

食管癌也有同样情况。单用放疗,其症状缓解率为 60%(30/50),病灶完全缓解率为 42%(21/50),部分缓解率为 58%(29/50);而综合治疗组,症状缓解率为 80%(40/50),完全缓解率为 72%(36/50),部分缓解率为 28%(14/50),差异也十分明显[17]。

3) 与化疗相结合　中药与化疗药物同用,也常可减轻化疗药物的不良反应,从而提高疗效。

孙桂芝等报道,应用化疗和中药治疗食管癌 223 例,1 年生存率为 42%,5 年生存率为 7.1%;完全缓解率(CR)为 5.6%,部分缓解率(PR)为 8.1%。另一组 60 例,经化疗加中药治疗,中位生存期为 9.4 个月[18]。

**(2) 中西医结合规范化方案的探索**

近年,对我国的一些常见肿瘤进行了中西医结合规范化方案的探索,现举例如下,仅供参考。

1) 胃癌

Ⅰ期:给予根治性手术,术前不用中药或化疗,术后中药以调理脾胃、益气养阴等为主。

Ⅱ期:给予根治性手术,术前可短时间用中药,术后可化疗加中药,中药服用需观察至 5 年。

Ⅲ期:争取根治性手术,术前可化疗或中药治疗。术后应予化疗、放疗、中药治疗等,并用中药长期巩固疗效。

Ⅳ期:如尚能切除,可做胃及被侵脏器切除;如不能切除,可做姑息性手术或改道。如不手术,可予中西医综合治疗。

2) 鼻咽癌

Ⅰ、Ⅱ期:首选放疗,放疗后应用活血化瘀或益气养阴中药。

Ⅲ期:可予放疗,或合并化疗,结合解毒消征、益气养阴等中药。

Ⅳ期:可予放疗、化疗、手术、中药、免疫等综合治疗,终末期则以中药治疗为主。

3) 食管、贲门癌

早期(0 期、Ⅰ期):肿瘤长度 5 cm 以下者以手术为首选,术后予疏肝理气中药。

Ⅱ期:肿瘤长度 5 cm 左右者,仍可手术,结合中药清热解毒、养阴等。肿瘤长度 >5 cm 者,特别是中上段,可以放疗为首选,结合活血化瘀或温养脾胃中药[19]。

晚期:可予化疗和中药。

## 29.4　活血化瘀中药治疗恶性肿瘤的思考

活血化瘀中药对肿瘤转移的作用一直存在争议。随着现代中医药对恶性肿瘤转移研究的不断深入,许多学者将注意力集中于血瘀证与肿瘤转移的关系上,进行了较多的探索和研究。迄今为止,各种研究结果并不一致,甚至截然相反。因此,活血化瘀法治疗恶性肿瘤尚需进一步探索。

### 29.4.1　活血化瘀中药治疗恶性肿瘤研究进展

目前,大部分学者是通过活血化瘀中药对肿瘤转移作用的研究来阐明血瘀证对肿瘤转移的影响。有研究证实活血化瘀中药能发挥抗肿瘤转移的作用,如川芎的有效成分川芎嗪能显著抑制 B16-F10 黑色素瘤的人工肺转移[20]。黄孔威等用赤芍 A 和丹参与小量化疗药物合用,发现可以显著减少肿瘤的肺转移[21]。

但更有不少临床和实验研究发现,活血化瘀中药对肿瘤血行转移有促进作用。韩俊庆等用活血化瘀中药合并放疗治疗鼻咽癌,发现活血化瘀中药组患者血行转移率是对照组的2.67倍[22]。李俊德等对300余例临床辨证为血瘀型的恶性肿瘤采取活血化瘀法治疗,或在放化疗的基础上配合活血化瘀中药治疗,结果发现其肿瘤转移发生率明显高于未采用活血化瘀中药的患者($P<0.001$)。故认为活血化瘀中药不适合用于恶性肿瘤的治疗[23]。徐德成等对105例气虚血亏型胃癌患者服用的活血化瘀药强度进行了研究,结果发现活血化瘀药强度与气血双亏型胃癌转移率呈正相关[24]。李学汤等观察了丹参、复方丹参、赤芍、当归、红花、鸡血藤、阿魏酸钠和川芎嗪等对小鼠肝癌细胞形成肺转移的影响,结果发现大多数有促进转移的作用[25]。傅乃武等报道,丹参对大鼠W256肉瘤细胞的血行扩散与转移有明显促进作用[26]。丁罡等报道丹参、赤芍中药可增强实验大鼠VEGF的表达及肿瘤血管形成,促进肿瘤侵袭和转移发生[27]。张培彤等观察了川芎嗪、水蛭素、丹参酮ⅡA和凝血酶对高转移人巨细胞肺癌(PGCL3)细胞和低转移人肺腺癌(PAa)细胞的黏附和侵袭的影响,发现川芎嗪、水蛭素可促进肿瘤细胞对纤维蛋白基质的黏附,因而认为某些活血药有可能在某个环节上促进肿瘤细胞转移[28]。也有人认为,某些活血化瘀方药有促进肿瘤扩散和转移、降低免疫功能及加重出血的作用;在细胞免疫功能减退时,使用抗凝剂(包括活血化瘀药)溶解血栓及癌栓,可使癌栓中癌细胞释放入血流,耗竭机体免疫力,反而加速血行播散。

也有部分学者认为活血化瘀中药对肿瘤转移无明显影响。谷铣之等报道,活血化瘀中药配合放疗鼻咽癌患者的近期肿瘤转移率与单纯放疗组无明显差异[29]。

2000~2006年,笔者在前期研究的基础上,通过建立两种血瘀证肝转移动物模型,观察了血瘀证对荷B16黑色素瘤小鼠和荷W256肉瘤大鼠脾原发瘤及肝转移的影响,并探讨了其作用机制[30-36]。选择参三七醇提液和丹参注射液为具体研究对象,观察此两种活血化瘀中药对血瘀证肝转移的干预作用,以及对荷瘤动物血凝相关指标、肿瘤病灶VEGF表达的影响,以进一步探讨参三七醇提液抑制恶性肿瘤的生长和肝转移发生的作用机制,诠释活血化瘀法在肿瘤治疗中的作用,为活血化瘀中药在肿瘤临床中的科学合理应用提供实验依据。结果发现:①两种血瘀证肝转移动物模型,既模拟了肿瘤转移的规律,又体现了传统中医的血瘀证特点,适合于中医血瘀证肿瘤转移的实验研究。②实验提示,在血瘀状态下,可在一定程度上抑制原发瘤的生长及肝转移的发生。③在血瘀状态下,荷瘤肝转移小鼠血清IL-18和HGF的水平降低,可能干扰肝转移的过程。其机制可能为IL-18水平降低,抑制肿瘤细胞与肝血窦内皮细胞的黏附;HGF水平降低有可能抑制肿瘤细胞在肝内的生长、运动、侵袭,从而使荷瘤小鼠在血瘀状态下的肝转移受到抑制。④在血瘀状态下,参三七醇提液对荷瘤肝转移大鼠的脾原发瘤的生长和肝转移有一定抑制作用(抑瘤率、肝转移阳性率和肝转移抑制率分别为23.02%、30%、65.39%)。参三七醇提液组在肉眼未见肝转移病灶的肝组织中VEGF表达率较低。显示参三七醇提液有较好的干预肿瘤肝转移的作用。⑤在血瘀状态下,丹参注射液对荷瘤肝转移大鼠的脾原发瘤的生长和肝转移的抑制作用不明显(抑瘤率和肝转移抑制率分别为19.9%、23.08%),且肝转移阳性率较高(达90%)。⑥参三七醇提液和丹参注射液均有降低血瘀证荷瘤肝转移大鼠血浆血栓素$B_2$($TXB_2$)和6-酮-前列腺素$F_{1α}$(6-keto-PGF$_{1α}$)的作用,而参三七醇提液的作用更为明显。此结果似与两者抑制血瘀证肝转移的作用相一致。

笔者的结论:①在血瘀状态下,可在一定程度上抑制原发瘤的生长及肝转移的发生。其机制可能与血瘀证荷瘤肝转移小鼠血清IL-18和HGF的水平降低,抑制了肿瘤细胞与肝血窦内皮细胞的黏附以及抑制了肿瘤细胞在肝内的生长、运动、侵袭,从而使荷瘤小鼠在血瘀状态下的肝转移受到抑制有关。②在血瘀状态下,参三七醇提液对荷瘤肝转移大鼠的脾原发瘤的生长和肝转移有一定抑制作用,在肉眼未见肝转移病灶的肝组织中VEGF表达率较低,显示参三七醇提液有较好的干预肿瘤肝转移的作用。同样在血瘀状态下,丹参注射液对荷瘤肝转移大鼠的脾原发瘤的生长和肝转移的抑制作用不明显,且肝转移阳性率较高。③血小板在肿瘤增殖、浸润和转移中起着重要作用。参三七醇提液对肿瘤肝转移的干预作用机制可能与该制剂明显降低血瘀证荷瘤肝转移大鼠血浆血栓素$B_2$($TXB_2$)和6-酮-前列腺素$F_{1α}$的作用有关。④对预防或治疗肝转移,应慎用活血化瘀药。丹参在肿瘤临床中的应用值得引起注意,应慎用或少用。而参三七这种既能改善血瘀证又能抑制肿瘤生长和转移的活血化瘀中药值得在肿瘤临床推广使用,其作用机制尚需深入研究。⑤在血瘀状态下,对肿瘤机体可能有一定的保护作用。这一结论对传统活血化瘀中药在肿瘤临床的使用提出了挑战。由于活血化瘀中药的种类、成分十分丰富,对肿瘤细胞的侵袭和转移可能具有促进和抑制的双向作用，其机制更为复杂。我们应发挥中医辨证论治的优势，要科学、合理、辨证地使用，使活血化瘀中药趋利避害，实现让肿瘤细胞既不易脱落又不易在远处黏附转移的效应，积极发挥其有利于防治肿瘤的作用。而明确各种活血化瘀中药的作用环节与机制可能是解决分歧的途径之一。

## 29.4.2 活血化瘀疗法在恶性肿瘤治疗和研究中的几点思考

运用活血化瘀方药治疗恶性肿瘤既符合辨证论治的原则，也应该有利于肿瘤侵袭与转移的防治。但是，目前有关活血化瘀方药对恶性肿瘤血行转移的临床和实验研究结论并不一致，甚至出现截然相反的结果。其原因可能是多方面的，但以下几点值得思考。

(1) 中医辨证肿瘤证型的多样性

中医辨证论治恶性肿瘤的证型多样，不仅有瘀而且有痰，不仅有痰瘀而且有热毒，不仅有邪实而且有正虚。因此，虽然血瘀证候在肿瘤生长、侵袭和转移不同发展阶段都普遍存在，但在不同发展阶段证候变化也有不同特点，它在肿瘤发展过程中所处的地位会有所改变，因而不同时期应用活血化瘀方药对肿瘤的最终发展也会有所不同。

(2) 活血化瘀方药作用广泛

活血化瘀方药除了具有"活血"的作用外，还有其他许多作用；有些活血化瘀药同时还有"止血"的作用，这类药物作用于肿瘤患者究竟发挥"活血"作用还是"止血"作用，还有待于进一步研究。同时，活血化瘀方药"活血"作用也有不同特点，至少可以分为补血养血、活血化瘀、攻瘀散血和破血祛瘀4类。它们对患者血流动力学、血瘀证候的改善程度会有所不同，对肿瘤转移的作用就有一定的区别。

(3) 活血化瘀方药成分复合

活血化瘀方药本身就是一个多种成分的"复合物"，除含有活血化瘀的有效成分外，还含有许多具有其他特定功能的"无效"成分。而这些"无效"成分对肿瘤的生长、侵袭与转移是否会有影响，也是一个值得注意的问题。

(4) 活血化瘀方药研究的标准不够规范

要进行活血化瘀方药对恶性肿瘤血行转移的研究，同时还必须加强活血化瘀方药的药理研究。肿瘤转移机制异常复杂，与肿瘤细胞的生物学特性及局部微环境等因素密切相关。有些肿瘤易转移，有些则不然；有些组织易被转移，有些组织则很少被转移。因此，进行活血化瘀方药对恶性肿瘤血行转移作用研究时，要统一标准，正确选择肿瘤病种，分析肿瘤发展不同阶段证候变化特点，研究肿瘤转移目标。

(5) 活血化瘀中药抗肿瘤药理、药效学研究薄弱

活血化瘀中药及成分，由于药理、药效学的不同，对血瘀证肝转移的作用有一定的差异。所以不能一概而论地认为活血化瘀中药有无抗转移或促转移的作用。对某一味活血化瘀中药而言，也有多种成分，其在复方中是否具有同样作用还未得到证实，也有可能在转移的不同阶段，可表现为抗转移、促转移或对转移无影响等不同作用。

(6) 血液的高凝状态与血瘀证概念并不等同

血液的高凝状态并不完全等同于血瘀证，血液高凝状态对肿瘤转移的影响也并不能完全说明血瘀证对肿瘤转移的影响。在肿瘤转移的不同环节，血瘀证对肿瘤转移的影响可能是不同的。在某些阶段，血瘀证可能促进肿瘤转移，此时应用活血化瘀中药就可能抑制肿瘤转移；而在另外一些环节，血瘀证可能抑制肿瘤转移，此时应用活血化瘀中药就可能促进肿瘤转移。

(7) 活血化瘀中药临床用药配伍多变

由于临床上一般不单独应用活血化瘀药，往往与益气药、养阴药等扶正类中药配伍应用，且许多中药具有双向调节能力。因此，中医往往认为可通过复方配伍趋利而避害。

## 29.4.3 活血化瘀中药在恶性肿瘤治疗中应注意的问题

1) 应用活血化瘀类中药应与现代药理学结合，并在治疗中严格辨证施治，要结合现代医学对活血化瘀类药物研究的结果，对于有血管生成促进作用或有使恶性肿瘤细胞黏附作用的药物一定要禁用或慎用。

2) 辨证与辨病相结合，要重视不同癌症的中医病因病机，不能一概而论，见瘤即瘀。尤其是现代治疗，在应用活血化瘀类中药时应了解患者疾病的发展阶段和进行哪种治疗，即辨证要与放疗、化疗、手术结合起来。术后和化疗后的患者应以补气补血、扶正祛邪为主，慎用和禁用活血化瘀类药物；放疗的患者，为增加放疗的敏感性、提高疗效可选用活血化瘀类药物。但要注意发挥中医辨证论治的优势，通

过复方配伍趋利避害,实现让肿瘤细胞既不易脱落,又不易在远处黏附转移的效应,发挥其有利于防治肿瘤的作用。

3)活血化瘀药物对免疫系统的作用是双重的,既有抑制免疫的一面,又有促进免疫的一面。其促进免疫作用对抗肿瘤有利,而抑制免疫作用则不利于抗肿瘤。应尽量避免应用对机体免疫有抑制作用的药物,或者要同时加用具有免疫促进或保护作用的扶正固本中药,方可取得较好的效果。

4)常规治疗原则要与个体化结合,注意观察血流动力学及血凝相关指标等。如术后患者虽无气滞血瘀证,但实验室能证明处于高凝状态或血凝相关指标增高,为防止瘤栓、血栓形成以及肿瘤细胞的黏附,也可应用活血化瘀类药物。

5)临床运用中应注意剂量问题。在笔者的前期研究中[30],发现大剂量组的参三七醇提液抑瘤作用不如中、小剂量组,提示临床运用活血化瘀中药治疗肿瘤时,应注意剂量适中,加大剂量不但不能有效地控制肿瘤,而且会增加出血或转移等机会,其机制值得进一步研究。

6)活血化瘀方药要与抗肿瘤中西药合用,以抵抗其对癌细胞的扩散和转移的作用。此外,活血化瘀方药的广泛应用,应不排斥与其他治法药物的配伍应用,血瘀证也分新病、久病、寒热虚实,其形成有很多原因。在血瘀证辨证诊断的同时,应注意同时合并的其他兼证,如气滞、寒凝、痰浊、气虚、阴虚、阳虚等,在活血化瘀方药治疗的同时,应相机合理地配伍其他治法。

7)具有出血倾向的肿瘤,如肝癌、胰腺癌、白血病等,应用活血化瘀药时应慎重。若用之,也要注意配伍止血的中西药,以防出血。对预防或治疗肝转移,更应慎用活血化瘀药。

8)活血化瘀药的应用贵在辨证用药,虽然中医认为瘀为肿瘤病理基础之一,但它不包括全部,有是证则用是药。鉴于笔者的实验结果,认为在肿瘤临床治疗中要合理、科学使用活血化瘀中药,特别对丹参更应慎用。

### 29.4.4 展望

大量的研究表明肿瘤与血瘀密切相关。血瘀是中医对疾病病因、病机的概念,而各种病邪作用于机体时,血瘀又是疾病的一种病理变化。肿瘤血瘀证的本质可能与血液循环障碍有关,外周循环异常、血液黏滞性和凝血功能亢进等可能是其很重要的表现形式。这些现代医学研究方法,为揭示中医血瘀证的本质提供了可靠的客观标准。

但肿瘤血瘀证毕竟不完全相同于其他疾病的血瘀证。肿瘤的发生发展,从中医传统理论和病因病机分析来看,多表现为"血瘀",即"肿块"、"疼痛"和相应的舌象和脉象等。因而,长期以来,肿瘤的辨证多被局限于"血瘀证",但活血化瘀的临床疗效并不令人满意,而副作用则较明显。出于临床实践的需要,近20年来,扶正固本法治疗肿瘤逐渐占据优势地位,从文献报告的数量上可见一斑。从临床疗效来看,似乎扶正固本法好于活血化瘀法,且无明显的副作用。究其原因,笔者认为"血瘀"可能是机体发生肿瘤时的一种自我保护状态,有些活血化瘀中药有可能破坏或干扰了这种"自我保护状态",起到了促进浸润和转移的作用。而扶正固本法较少影响或维护肿瘤机体的这种"自我保护状态",故起到了"养正积自消"的疗效。因此,应充分利用现代医学的检测手段,加强相关研究,把握肿瘤血瘀证的个性所在及其变化规律,以补充和丰富中医血瘀证的理论。在临床上科学、合理、辨证地使用和筛选有效的活血化瘀方药,提取单性体,进一步探讨活血化瘀药物在治疗肿瘤血瘀证中的价值就显得尤为重要。

循证医学提供了极好的制订肿瘤活血化瘀治疗方案的方向,应该从中西医结合角度出发制订肿瘤血瘀证的诊断和治疗量化标准,运用前瞻、随机、对照的方法进行大样本的临床观察,以确定活血化瘀药对肿瘤转移的影响,使临床医师应用活血化瘀类药物有所遵循,发挥活血化瘀类药物治疗恶性肿瘤的作用,掌握好禁忌证。

明确活血化瘀方药的作用环节与机制是解决该类中药在肿瘤临床应用中观点分歧的唯一途径,要真正揭示活血化瘀中药的作用特点和机制是一项复杂的系统工程。在生命科学日益发展的今天,研究中药多组分、多靶点、多途径作用特点与基因蛋白表达的关系是研究的必然方向。

(刘鲁明 于尔辛)

## 主要参考文献

[1] 程琳,于尔辛.寒因寒用法在肿瘤治疗中的应用.辽宁中医杂志,1997,24:267.

[2] 于尔辛.中医治疗肝癌的科学基础.见:杨秉辉,汤钊猷主编.原发性肝癌的研究与进展.上海:上海医科大学出版社,1990:302-306.

[3] 吴万垠,宋明志,于尔辛,等.健脾理气方对人乙型肝炎病毒转基因小鼠不同时相血清黄曲霉毒素$B_1$-白蛋白加成物水平的影响.中西医结合肝病杂志,1996,6:17-18.

[4] 冼励坚,刘宗潮,潘启超,等.龙井茶和毛叶茶提取物对艾氏腹腔积液癌细胞DNA多聚酶的抑制作用.癌症,1997,16:334-337.

[5] 陈剑经,Raab Traub Nao QY.天然植物诱导 EBV 转化细胞表型逆转的研究.癌症,1997,16(增刊):20.
[6] 黄炜,黄济群.桂皮酸诱导高转移人肺癌细胞恶心表型逆转和抑制侵袭作用的研究.中国肿瘤临床,1997,24:456-457.
[7] Yano H, Mizoguchi A, Fukuda K, et al. The herbal medicine sho-saiko-to inhibits proliferation of cancer ceil lines by inducing apoptosis and arrest at the G0/G1 phase. Cancer Res, 1994, 54:448-454.
[8] 黄韧敏,袁淑兰,宋毅,等.丹参酮诱导 HL-60 细胞分化及凋亡的流式细胞术分析.中国肿瘤临床,1997,24;500-503.
[9] 刘鲁明,于尔辛,吴良村,等.中西医结合4阶段止痛疗法为癌性疼痛的治疗.中西医结合杂志(日文版),1993,4:19-22.
[10] 徐益语,于尔辛.以片仔癀为主治疗中晚期肝癌42例临床分析.上海中医药杂志,1994,16:4-5.
[11] 刘鲁明,于尔辛.健脾理气中药治疗原发性肝癌临床探索.中医临床与保健,1992,4;1-3.
[12] 张代钊,余桂清,段风舞主编.中西医结合治疗癌症有效病例选.北京:北京医科大学·中国协和医科大学联合出版社,1994.
[13] 凌耀星主编.中医治疗秘诀.上海:文汇出版社,1995.
[14] 余桂清,梁富义.90年代中西医结合防治恶性肿瘤研究概况与前瞻.肿瘤,1994,14:166-169.
[15] 林均华,徐益语,于尔辛.中药及中成药合放、化疗治疗原发性肝癌术后残留和复发.中医杂志,1994,35:220-222.
[16] 邱杏仙,周决,王开发,等.花粉加放射治疗鼻咽癌38例的前瞻性随机研究.中国癌症杂志,1993,3:256-257.
[17] 姚伟强,施学辉,何少琴,等.云芝糖肽加放射治疗食管癌的前瞻性随机研究.中国癌症杂志,1994,4:261-262.
[18] 孙桂芝,李杰,王洪忠.中西医治疗食管癌的进展.医学论理与实践,1997,9:433-435.
[19] 郁仁存,潘明继.胃癌中西医结合诊治方案.中国肿瘤,1994,3:3-6.
[20] 刘锦蓉,叶松柏.川芎嗪抗肿瘤转移作用及其机理.中国药理学与毒理学杂志,1993,7:149-152.
[21] 黄孔威,傅乃武.赤芍对实验肿瘤生长和转移的影响及药理作用的研究.中华肿瘤杂志,1983,5:24-27.
[22] 韩俊庆,陈延条,满运艳,等.复春片合并放射治疗鼻咽癌临床研究.中国中西医结合杂志,1995,15:710-712.
[23] 李俊德,杨通礼,孙永章主编.中医药防治肿瘤特技集成.北京:科学技术出版社,1997;335.
[24] 徐德成,张培宇.活血化瘀强度与气血双亏型胃癌转移率相关机理探讨.中医杂志,1998,39;156-157.
[25] 李学汤,王永泉,傅乃武.几种活血化瘀药物对小鼠肝癌细胞形成肺转移影响的初步实验观察.中医杂志,1980,21;75-77.
[26] 傅乃武.丹参对实验肿瘤生长和转移的影响及其作用原理的初步探讨.中华肿瘤杂志,1981,3;165.
[27] 丁罡,宋明志,于尔辛.丹参、赤芍对大鼠 Walker 256 癌肝转移影响机制的研究.中国癌症杂志,2001,11;364-366.
[28] 张培彤,裴迎霞,祁鑫,等.活血药对人肺癌细胞黏附和侵袭的影响.中国中西医结合杂志,1999,19;103-105.
[29] 谷铣之.鼻咽癌放射治疗并用中药疗效初步总结.全国第一次活血化瘀学术会议论文汇编,1982;80.
[30] 陈培丰,刘鲁明,陈震,等.参三七醇提液对恶性肿瘤肝转移的干预作用.中医药结合学报,2006,4;500-503.
[31] 陈培丰,刘鲁明,金莉,等.血瘀证对荷 B16 黑色素瘤小鼠肝转移的影响.中医药学刊,2006,24;1789-1791.
[32] 陈培丰,刘鲁明,宋伟祥.参三七醇提液对荷瘤肝转移小鼠血液流变学的影响.浙江中西医结合杂志,2006,16;480-481.
[33] 陈震,刘鲁明,何以蓓.血瘀大鼠 W256 肉瘤生长与肝转移特点的研究.中医药学刊,2003,21;866-872.
[34] 陈震,刘鲁明 何以蓓.血瘀证模型大鼠血栓素 $B_2$、6-酮-前列腺素 $F_{1\alpha}$ 与肿瘤肝转移的关系.中西医结合学报,2003,1;199-201.
[35] 金莉,刘鲁明.小鼠脾虚血瘀动物模型的建立.浙江中医杂志,2006,41;352.
[36] 刘鲁明,杨宇飞主编.肝癌中西医综合治疗.北京:人民卫生出版社,2002;492.

# 30 肿瘤的生物治疗

30.1 概述
30.2 肿瘤的免疫治疗
30.3 细胞因子
    30.3.1 概述
    30.3.2 白细胞介素
    30.3.3 干扰素
    30.3.4 肿瘤坏死因子
    30.3.5 集落刺激因子
    30.3.6 转化生长因子-β
30.4 过继性细胞免疫治疗
    30.4.1 淋巴因子激活的杀伤细胞
    30.4.2 肿瘤浸润淋巴细胞
    30.4.3 细胞因子诱导的杀伤细胞

30.5 单克隆抗体
    30.5.1 单克隆抗体及其交联物的抗肿瘤作用
    30.5.2 存在的问题及前景
30.6 肿瘤疫苗
    30.6.1 肿瘤疫苗治疗的理论基础
    30.6.2 肿瘤疫苗治疗的实施策略
    30.6.3 肿瘤疫苗的分类
    30.6.4 肿瘤疫苗的临床应用
30.7 基因治疗
    30.7.1 基因转移技术
    30.7.2 受体细胞
    30.7.3 基因治疗策略

## 30.1 概述

近年来肿瘤的治疗已取得长足进步,手术、放疗和化疗为肿瘤治疗的三大模式。这些治疗方法基本都是着眼于直接杀伤肿瘤细胞,常难彻底消灭肿瘤细胞,又易损伤正常组织,特别是伤害在机体抗肿瘤防御中占重要地位的免疫系统,尤其是细胞免疫。在通常情况下,肿瘤与机体防御之间处于动态平衡,这种动态平衡的失调导致肿瘤细胞的增殖与播散。通过调整宿主防御机制至正常水平,有可能控制肿瘤的生长乃至消退。肿瘤的生物治疗即是指应用现代生物技术及其生物产品(核酸、蛋白质、多肽、多糖、小分子化合物、细胞、组织等),通过免疫、神经内分泌、基因表达、血管生成等环节调节机体自身的生物学反应,从而直接或间接抑制肿瘤或减轻治疗相关不良反应[1,2]。其特征表现为不仅通过基因重组获得大量生物制剂,而且其生物学效应包括免疫、神经和内分泌整个调节系统。其抗肿瘤机制包括:①增强宿主的防御机制效应,降低荷瘤宿主的免疫抑制,以提高对瘤的免疫应答能力;②投予天然的或基因重组的生物活性物质,以增强宿主的防御机制;③修饰肿瘤细胞诱导强烈的宿主反应;④促进肿瘤细胞的分化、成熟,使之正常化;⑤减轻放疗、化疗不良反应,增强宿主的耐受力。

在现代细胞生物学、分子生物学、肿瘤免疫学、生物医学工程学等理论研究的深入和生物工程技术飞速发展的推动下,以免疫治疗为基础发展而来的生物治疗日益受到重视,显示良好的应用前景,已成为肿瘤治疗的第四模式[1]。生物治疗涵盖的领域越来越广,目前肿瘤生物治疗的范畴主要包括以下几个方面:细胞因子、免疫细胞过继治疗、单克隆抗体、肿瘤疫苗、基因治疗、抗肿瘤血管生成、内分泌治疗、细胞凋亡与诱导分化、组织与干细胞移植等[2]。本章主要讨论细胞因子、免疫细胞过继治疗、单克隆抗体、肿瘤疫苗、基因治疗等方面。抗肿瘤血管生成的内容另章讨论。

## 30.2 肿瘤的免疫治疗

肿瘤的生物治疗是以免疫治疗为基础发展而来的。传统的免疫治疗可分为特异性主动免疫、非特异性主动免疫、特异性被动(过继)免疫和非特异性被动(过继)免疫(表30-1)[1,3]。

表 30-1　肿瘤的免疫治疗

| 主动免疫 | | 被动（过继）免疫 | |
|---|---|---|---|
| 特异性 | 非特异性 | 特异性 | 非特异性 |
| 灭活的肿瘤疫苗<br>人肿瘤异基因杂合体<br>肿瘤抗独特型单克隆抗体 | 细胞因子：IFN、IL-2、TNF<br>化学刺激剂：左旋咪唑、西咪替丁<br>生物刺激剂：卡介苗、短小棒状杆菌、OK432<br>化疗药物：环磷酰胺、顺铂、长春碱、美法仑 | 异体免疫抗血清<br>单克隆抗体及其交联物：生物毒素、放射性核素、化疗药物<br>T 细胞：自体、异体、异种<br>同种骨髓移植<br>致敏淋巴细胞提取物：转移因子、免疫核糖核酸 | LAK 细胞<br>激活的巨噬细胞 |

## 30.3　细胞因子

### 30.3.1　概述[4]

细胞因子（cytokines）是由免疫细胞（淋巴细胞、单核-巨噬细胞等）及其相关细胞（血管内皮细胞、成纤维细胞等）合成和分泌的调节其他免疫细胞或靶细胞功能的生物活性物质，属小分子多肽或糖蛋白。按其细胞来源，细胞因子分为淋巴细胞产生的淋巴因子（lymphokine，包括 IL-2、IL-3、IL-4、IL-5、IL-6、IL-9、IL-10、IL-12、IL-13、IL-14、IFN-γ、TNF-β、GM-CSF 等）、单核-巨噬细胞产生的单核因子（monokine，包括 IL-1、IL-6、IL-8、TNF-α、G-CSF、M-CSF 等）和其他细胞（上皮细胞、血管内皮细胞、成纤维细胞等）产生的细胞因子（如 EPO、IL-7、IL-11、SCF、IL-8、IFN-β 等），但不包括免疫球蛋白、补体及一般的生理性细胞产物。按其主要功能，细胞因子分为白细胞介素（interleukin，IL）、干扰素（interferon，IFN）、肿瘤坏死因子（tumor necrosis factor，TNF）、集落刺激因子（colony stimulating factor，CSF）、转化生长因子-β（transforming growth factor-β，TGF-β）、趋化因子家族（chemokine family）和其他细胞因子。

细胞因子种类繁多，生物学活性广泛，作用机制各异。一般具有以下共同特点：①低分子量的分泌型蛋白质，分子量<80 000；②产生具有多元性，即单一刺激可使同一细胞分泌多种细胞因子，一种细胞因子可由多种细胞产生，并作用于多种靶细胞；③正常静息状态细胞极少储存，需经激活后合成分泌；④生物学效应极强，导致细胞行为的改变；⑤以非特异方式发挥作用；⑥大多通过自分泌或旁分泌方式短暂地产生并在局部发挥作用；⑦需与靶细胞上的高亲和性受体特异结合发挥生物学效应；⑧构成细胞因子网络相互诱生、调节和影响。

细胞因子的抗肿瘤机制主要包括以下几个方面：①控制癌细胞的生长和促进分化；②调节宿主的免疫应答；③对肿瘤细胞的直接毒性作用；④破坏肿瘤细胞血管和营养供应；⑤刺激造血功能，促进骨髓恢复。目前，应用于肿瘤生物治疗取得较好疗效的细胞因子主要有 IL-2、IFN-α 和 TNF-α 等。

### 30.3.2　白细胞介素

**（1）白细胞介素的生物学作用[4,5]**

白细胞介素是免疫系统分泌的主要起免疫调节作用的蛋白，目前正式报道的有 29 种（IL-1～29）。其主要生物学特性归纳于表 30-2，其中多数与抗肿瘤的调节有关。

表 30-2　白细胞介素的生物学特性

| 名称 | 主要细胞来源 | 主要生物学作用 |
|---|---|---|
| IL-1 | 单核-巨噬细胞，树突状细胞，B、T、NK 细胞，角质形成细胞，成纤维细胞，内皮细胞，上皮细胞 | 共刺激 T 细胞增殖，诱生 IL-2，增加 IL-2 受体的数目和结合，激活生长因子，增强 LAK 活性，诱生 CSF，激活内皮细胞和巨噬细胞，调节对感染的分解过程、炎症和非特异耐受，共刺激 B 细胞增殖和分化，诱导前 B 细胞的成熟，促进大肠杆菌毒株的生长 |

续表

| 名　称 | 主要细胞来源 | 主要生物学作用 |
| --- | --- | --- |
| IL-2 | T细胞 | 共刺激T细胞增殖,激活T细胞中的细胞毒效应,刺激单核细胞杀伤肿瘤,趋化T细胞、B细胞生长和分化,细胞因子的诱导和释放,诱导MHC非限制性CTL杀伤,共刺激B细胞增殖和分化 |
| IL-3 | T细胞、髓细胞系、单核细胞系 | 刺激早期祖细胞生长,支持前B细胞系生长,支持肥大细胞生长 |
| IL-4 | T细胞、肥大细胞 | 刺激胸腺细胞增殖和向CTL分化,共刺激正常静息T细胞增殖,促进TIL生长,产生LAK细胞活性和增加IL-2诱导的LAK细胞活性,支持肥大细胞生长,协同其他生长因子促进集落生长,诱导单核细胞的细胞毒效应,诱导B细胞和单核细胞的MHC-Ⅱ抗原,活化B细胞的生长因子,增加Fc受体的表达 |
| IL-5 | T细胞 | 诱导T细胞分化的共同因子,诱导T和B细胞上IL-2受体的表达,以及可溶性IL-2受体的释放,促进IL-2介导的LAK细胞活性,诱导嗜酸性粒细胞前体的增殖和分化,增加活化B细胞的增殖 |
| IL-6 | T细胞、单核-巨噬细胞、成纤维细胞 | 共刺激T细胞增殖,促进IL-2产生及CTL分化,增加人NK细胞、LAK细胞的细胞毒效应,增加ADCC,促进MHC-Ⅰ表达,协同其他生长因子促进集落生长,促进B细胞分泌Ig,诱导B细胞分化 |
| IL-7 | 基质细胞 | 共刺激纯化的T细胞增殖,诱导LAK细胞活性,扩增抗肿瘤CTL,诱导人单核细胞分泌细胞因子和杀伤肿瘤活性,支持B细胞前体生长 |
| IL-8 | 单核-巨噬细胞 | 诱导中性粒细胞、T细胞、B细胞及单核细胞的趋化作用,促进或抑制造血祖细胞的生长 |
| IL-9 | 辅助性T细胞(Th) | 刺激抗原特异性辅助性T细胞系及肥大细胞生长,支持红细胞集落形成,强化IL-4诱导B细胞合成IgE |
| IL-10 | T细胞、B细胞 | 刺激Th1细胞的细胞因子合成抑制因子,抑制巨噬细胞活性和IFN-γ刺激NK细胞生成,与IL-2或IL-4共刺激活化的T细胞增殖,增加CTL前体数量,扩增CTL活性,刺激B细胞增殖,增加未刺激的B细胞上MHC-Ⅱ分子,与IL-3或IL-4共刺激肥大细胞系和前体生长 |
| IL-11 | 基质细胞 | 无T细胞或NK/LAK细胞活性,协同IL-3支持巨核细胞集落形成,支持巨噬细胞前体的增殖 |
| IL-12 | B细胞、PHA刺激的外周血淋巴细胞 | 刺激抗原激活的T细胞(不依赖IL-2)增殖,协同IL-2诱导CTL,增强NK细胞活性,刺激人外周血淋巴细胞分泌IFN-γ |
| IL-13 | T细胞 | 诱导CD40配体激活的人B细胞增殖和分化,诱导IgE的合成,促进静息B细胞上CD23/FcεRⅡ和MHC-Ⅱ抗原的表达 |
| IL-14 | T细胞 | 诱导活化B细胞增殖,抑制Ig分泌,选择性扩增B细胞 |
| IL-15 | 黏附的外周血单个核细胞、上皮细胞和成纤维细胞系 | 刺激活化T细胞的增殖,诱导LAK细胞的产生,促进B细胞的增殖与分化 |
| IL-16 | T细胞 | 上调$CD4^+$T细胞的IL-2受体和HLA-D受体表达,增加嗜酸性粒细胞数量 |
| IL-17 | $CD4^+$T细胞 | 诱导IL-6、IL-8及G-CSF分泌增加,促进ICAM-1表达 |

续表

| 名　称 | 主要细胞来源 | 主要生物学作用 |
|---|---|---|
| IL-18 | 单核-巨噬细胞 | 诱生 IFN，刺激 T 细胞增殖，促进脾的 NK 细胞活性，诱导 G-CSF 产生，抑制 IL-10 产生，激活 NK 细胞 |
| IL-19 | B 细胞、单核细胞 | 对抗原呈递细胞具有调节和促增殖作用 |
| IL-20 | 皮肤、气管组织 | 促进角质形成细胞的增生、分化及角蛋白的表达 |
| IL-21 | T 细胞 | 促进骨髓 NK 细胞增殖与分化，协同刺激 T 细胞和 B 细胞增殖 |
| IL-22 | T 细胞 | 活化多种细胞系的 stat 1、3、5 |
| IL-23 | B 细胞 | 活化 PHR 激活 T 细胞中的 stat 4，刺激 PHR 激活 T 细胞的 IFN-α 生成和增殖 |
| IL-24 | 单个核细胞、黑色素细胞 | 活化 stat 3 信号转导途径，促进肿瘤细胞调亡 |
| IL-25 | 活化的记忆 T 细胞 | 诱导 Th2 细胞产生，刺激 Th2 细胞功能，参与速发型变态反应 |
| IL-26 | T 细胞 | 具有 IL-10 相似的生物学活性，与自身免疫性疾病相关 |
| IL-27 | 抗原呈递细胞活化早期 | 选择性诱导初始 T 细胞的增殖，协同刺激 T 细胞 IFN-γ 产生 |
| IL-28、29 | 外周血单个核细胞、树突状细胞 | 与相应受体结合发挥抗病毒感染作用 |

**（2）IL-2**

IL-2 又名 T 细胞生长因子（TCGF），是单个核细胞或 T 细胞系（主要是 Th 细胞）在致分裂原或同种抗原刺激下产生。人 IL-2 含 133 个氨基酸残基的糖蛋白，分子量为 15 420。IL-2 具有多种生物学功能，在免疫调节中起中心作用：①刺激活化的 T 细胞生长和分化，增强 T 细胞的杀伤活性；②刺激 B 细胞的增殖和产生免疫球蛋白，促进 B 细胞表达 IL-2 受体；③刺激单核-巨噬细胞的细胞毒活性；④促进 NK 细胞增殖，增强 NK 细胞的杀伤活性；⑤是扩增和激活 LAK 细胞和 TIL 的必需因子；⑥对少突神经胶质细胞也有刺激增生和促进分泌细胞因子的作用。因此，IL-2 通过激活 CTL、巨噬细胞、NK 细胞、LAK 细胞和 TIL 的细胞毒作用及诱导效应细胞分泌 TNF 等细胞因子而杀伤肿瘤细胞，也可能通过刺激抗体的生成而发挥抗肿瘤作用[4]。

自 Rosenberg 首先报道 IL-2 用于治疗各种常规治疗无效的晚期肿瘤以来，IL-2 已在国内外广泛用于治疗肿瘤。临床资料表明，单独应用 IL-2 或与免疫活性细胞过继输注联合应用，对部分肿瘤有较明显疗效。全身性单独大剂量 IL-2 治疗恶性黑色素瘤和肾细胞癌效果较好，有效率达 20% 左右，而对大多数免疫原性弱的肿瘤则疗效有限[6]。

IL-2 对肿瘤细胞无直接的抗肿瘤作用。为了提高疗效，目前多主张局部应用 IL-2，不仅疗效较为显著，而且所需剂量降低，毒副作用减轻[7]。特别是小剂量瘤内注射，刺激特异性免疫反应，是有希望的治疗手段[7,8]。例如，淋巴管周围注射 IL-2 治疗头颈部肿瘤、胸腔内注射治疗原发性肺癌和恶性胸腔积液、肝动脉内灌注治疗肝癌等。此外，IL-2 与 LAK 细胞或 TIL 联合过继免疫治疗，或与化疗药物或其他细胞因子如 TNF-α、IFN-γ、IL-4 等的联合应用，可进一步提高抗肿瘤疗效。

**（3）其他抗肿瘤的白细胞介素**

目前所知较多的具有抗肿瘤作用的白细胞介素有 IL-4、IL-6 和 IL-12[4,9-11]。

1）IL-4　原名 B 细胞生长因子（BCGF）和 B 细胞刺激因子（BSF）。IL-4 刺激抗原特异性 T 细胞（包括 TIL），增加非 MHC 限制的活性杀伤细胞，增强抗体依赖的细胞毒作用，激活其他免疫效应细胞，抑制肿瘤细胞的增生。IL-4 当与 IL-2 同时给予时可抑制 NK/LAK 细胞的活性，但当用于 IL-2 治疗前后则可诱导 LAK 细胞的活性。体外研究证明，IL-4 能直接抑制黑色素瘤、B 细胞淋巴瘤、骨髓瘤、乳腺癌、肾细胞癌、神经胶质细胞瘤等细胞株的生长。

2）IL-6　又名 B 细胞分化因子（BCDF）和 B 细胞刺激因子-2（BCSF-2）。IL-6 对不同的肿瘤具有不同的作用。实验研究证实，IL-6 抑制肿瘤的生长，其作用机制与 $CD4^+$ 和 $CD8^+$ T 细胞有关。IL-6 可促进肿瘤特异性 CTL 的生成，还通过改变血管生成影响肿瘤的生长。IL-6 在临床上用于抗肿瘤治疗和促进血小板生成。

3）IL-12  又称自然杀伤细胞刺激因子（NKSF）和细胞毒性淋巴细胞成熟因子（CTMF）。IL-12 能促进细胞介导的免疫应答能力，包括增强 NK 细胞毒活性、扩增 CTL 细胞、激活巨噬细胞，因而在抗肿瘤免疫中发挥重要作用。动物实验表明，IL-12 全身应用或瘤内注射，对多种肿瘤模型都具有抗增殖和抗转移作用。其抗肿瘤作用主要与激活 T 细胞有关，可增强 NK 细胞的杀伤活性和 TIL 的细胞毒作用，还通过 IFN-γ 的作用间接抑制肿瘤血管的生成，与其他抗血管生成药物联合应用则效果更好，其毒性又远比 IL-2 为小。IL-12 作为具有临床应用前景的抗肿瘤细胞因子而成为当今抗肿瘤研究的热点之一。

### 30.3.3 干扰素

（1）生物学特性[12,13]

干扰素（interferon，IFN）是由细胞对病毒感染或双链 RNA、抗原、丝裂原的刺激起反应而诱导产生的一组蛋白，主要由 IFN-α、IFN-β、IFN-γ 3 类分子及其亚型组成，具有广泛的调节作用，其生物活性主要有诱导细胞抗病毒、调节免疫系统和细胞生长分化等作用（表 30-3）。

表 30-3  IFN 的分类及生物学特性

| 生物学特性 | IFN-α | IFN-β | IFN-γ |
| --- | --- | --- | --- |
| 主要产生细胞 | 白细胞、巨噬细胞 | 成纤维细胞、上皮细胞 | T 细胞、NK 细胞 |
| 主要诱生物 | 病毒 | 病毒 | 抗原或丝裂原 |
| 基因结构 | | | |
| 　染色体部位 | 9 | 9 | 12 |
| 　基因数 | 26 | 1 | 1 |
| 　内含子 | 无 | 无 | 3 |
| 分子量 | 18 000~22 000 | 20 000 | 20 000 |
| 氨基酸数 | 165~166 | 166 | 143 |
| 抗病毒活性 | 强 | 强 | 弱 |
| 免疫调节活性 | 弱 | 弱 | 强 |

（2）抗肿瘤机制[13]

IFN 具有较强的抗肿瘤作用，其抗癌途径与多种因素有关，如 IFN 的类型及剂量、肿瘤类型、宿主状况等。IFN 的作用机制多种多样，对肿瘤细胞的直接作用表现为：①减缓细胞增殖速度，抑制鸟氨酸脱羧酶的合成，从而减少多巴胺的生物合成，并通过调控原癌基因的表达影响细胞生长调节的途径，抑制细胞的 DNA 合成和分化。②细胞毒作用，直接杀伤癌细胞。③促进细胞分化，诱导肿瘤细胞向正常分化。④改变肿瘤细胞表面性质，增加 MHC-Ⅰ和Ⅱ抗原在肿瘤细胞的表达等。其对肿瘤细胞的间接作用表现为活化单核-巨噬细胞、活化 T 细胞和 NK 细胞、调控抗体生成等。

IFN 是最早用于癌症治疗的细胞因子。实验研究表明，人 IFN 能有效抑制异种移植的人类肿瘤，但多数只能使病情稳定，延长荷瘤动物存活期，很少能达到肿瘤消退。临床应用研究表明，IFN 是一种重要的抗病毒、抗肿瘤治疗药物，其抗肿瘤疗效与 IFN 和肿瘤的类型有关。3 种 IFN 中，以 IFN-α 使用最多。目前，美国和其他国家批准的临床应用指征，包括毛细胞性白血病、尖锐湿疣、卡波西肉瘤、丙型肝炎、慢性肉芽肿、慢性乙型肝炎、皮肤 T 细胞淋巴瘤、慢性粒细胞白血病、肾细胞癌、恶性黑色素瘤、多发性骨髓瘤、喉乳头状瘤、非霍奇金淋巴瘤和类癌 14 种疾病。

临床应用表明，IFN-α 对部分肿瘤具有确切的疗效，尤在肿瘤负荷较小时作用更为明显。目前多主张 IFN-α 长期低剂量应用，瘤内或区域内给药，并与放疗、化疗联合应用。日本报道对侵犯门静脉主干的晚期肝细胞癌患者予以 2~6 个周期的 5-氟尿嘧啶经肝动脉持续灌注及 IFN-α 皮下注射的联合治疗方案，其有效率达 63%，且不良反应较少[14]。

鉴于干扰素能有效降低乙型肝炎病毒和丙型肝炎病毒所致肝癌发生率，笔者对 10 例肝癌根治性切除患者采用术后联合应用 IFN-α 和经肝动脉化疗栓塞,以观察其预防术后复发的价值。患者于术后 2～8 周经肝动脉导管行栓塞化疗,皮下注射 IFN-α,维持 12 周。随访 1 年以上,所有患者均未见肝内复发[15]。进一步将 236 例 HBV 相关的肝细胞肝癌根治术后患者随机分为治疗组和对照组。治疗组术后应用 IFN-α 18 个月;中位生存期 63.8 个月;而对照组为 38.8 个月,中位无瘤生存期分别为 31.2 个月和 17.7 个月。提示干扰素可延缓肝癌的复发,改善患者的生存期[16]。

### 30.3.4 肿瘤坏死因子[4,9,17]

肿瘤坏死因子(TNF),包括 TNF-α 和 TNF-β 两种。TNF-α(又名恶病质素,cachectin)目前常用 TNF 名称,由激活的单核-巨噬细胞产生;TNF-β(又名淋巴毒素,lymphotoxin,LT)由激活的 T 细胞产生。TNF 是一种多功能蛋白,具有抗肿瘤、调节免疫效应细胞、调节机体代谢、诱导细胞分化、刺激细胞生长、诱导细胞抗病毒等多种生物学活性。TNF 通过巨噬细胞、NK 细胞、CTL 和 LAK 细胞的细胞毒作用对肿瘤细胞杀伤或抑制其增殖,引起肿瘤坏死、体积缩小乃至消退;也可通过阻断肿瘤的血液供应、促进宿主炎症反应、刺激产生肿瘤特异性细胞毒抗体等途径间接作用。然而,TNF 也可参与恶病质的形成,促进肿瘤细胞有丝分裂,促使肿瘤细胞抵抗 TNF 的细胞毒活性,通过破骨作用促进肿瘤播散。因此,在制订治疗方案时应全面考虑 TNF 对肿瘤生长的有利与不利作用[4]。

临床上采用不同方案和途径治疗肿瘤的Ⅰ、Ⅱ期结果表明,各种全身应用 TNF(静脉内一次性注射、短期静滴或连日持续滴注)疗效很差,且毒副作用明显。而局部注射或瘤体内直接注射则疗效较好(尤其是皮肤恶性肿瘤、黑色素瘤、卡波西肉瘤),且毒副作用较轻,患者易于耐受。近年来,TNF 常与其他细胞因子(IFN-α、IL-2)或化疗药物联合应用,采用外源性 TNF 局部治疗合并内源性 TNF 诱生剂(OK432、IFN-γ)疗效尤佳,部分对放疗和化疗产生耐受的晚期肿瘤消退,全身状况改善。此外,TNF 分子结构的改造可明显降低毒性,增强抗肿瘤作用[12,13]。

### 30.3.5 集落刺激因子[4,18,19]

集落刺激因子(CSF)是一类调节血细胞生成的高度特异蛋白质,包括粒细胞 CSF(G-CSF)、巨噬细胞 CSF(M-CSF)、粒巨细胞 CSF(GM-CSF)和多能 CSF(multi-CSF,即 IL-3),还包括红细胞生成素(erythropoietin,EPO)和血小板生成素(thrombopoietin,TPO)等,近年又克隆了造血干细胞生长因子(SCF)和巨核细胞 CSF(Meg-CSF)基因。

CSF 具有多方面的功能:诱生 TNF-α、IFN-α 及其他 CSF 的分泌,刺激 c-fos 和 c-myc 癌基因的表达,协同其他细胞因子的作用,但其主要功能是对造血细胞的作用。CSF 对造血细胞具有刺激增殖、诱导分化、增强成熟细胞功能和维持活性等作用。但不同的 CSF 其作用的细胞不同。G-CSF 主要刺激中性粒细胞的增殖和成熟,M-CSF 主要刺激产生巨噬细胞,IL-3 和 GM-CSF 则能刺激多种不同的造血细胞系。

根据 CSF 的功能,CSF 主要用于抗肿瘤治疗中减轻肿瘤放疗和化疗的毒副作用。长期或大剂量放疗、化疗常导致粒细胞和血小板减少,重者可致严重感染和弥散性出血,甚至死亡。临床应用表明,G-CSF 或 GM-CSF 能迅速提高粒细胞数,帮助骨髓从放疗、化疗引起的抑制状态中得到恢复并增强抗感染能力。CSF 在放疗、化疗前应用可使处于 S/G2+M 期的造血细胞进入 G2 期,避免和减轻造血细胞的损伤,还能诱导造血细胞表达耐药基因及其产物,从而提高机体对放化疗的耐受性。

### 30.3.6 转化生长因子-β[4,9]

转化生长因子-β(TGF-β)是具有生长抑制活性的生长因子,与其结构相关的多肽组成一个调控蛋白的家族,包括 TGF-β1、TGF-β2、TGF-β1β2、TGF-β3 及抑制素等组成。TGF-β 对细胞的增殖、生长和分化具有多种调节功能,主要参与细胞的发育过程、调节免疫反应、对损伤和应激的反应及组织修复,其作用是可逆的。TGF-β 系统的紊乱(包括 TGF-β 的基因缺失或突变、异常产生或释放、受体缺乏、应答缺陷、激活障碍等)可能参与肿瘤的形成。

## 30.4 过继性细胞免疫治疗

过继性细胞免疫治疗(adoptive cellular immunotherapy,ACI)是通过输注免疫活性细胞、增强肿瘤患者的免疫功能达到抗肿瘤效果的一种免疫治疗方法。以肿瘤细胞为靶细胞,具有直接杀伤肿瘤细胞作用的免疫活性细胞主要包括 NK 细胞、杀伤性 T 细胞(CTL)和巨噬细胞 3 类细胞。过继性细胞免疫治疗不仅使患者被动接受自身或同种特异性或非特异性肿瘤杀伤细胞,补充体内细胞免疫功能,而且可直接或间接调动患者本身的特异性和非特异性抗肿瘤机制。过继性细胞免疫治疗是近年肿瘤生物治疗中最活跃的领域之一[20,21]。自 20 世纪 80 年代初 Rosenberg 等首先报道应用 IL-2/LAK 细胞治疗晚期肿瘤获得成效以来,免疫活性细胞过继治疗在世界各国引起极大重视。目前用于肿瘤过继免疫输注治疗的主要是淋巴因子激活的杀伤细胞(lymphokine activated killer cells, LAK 细胞)、肿瘤浸润淋巴细胞(tumor infiltrating lymphocytes, TIL)和细胞因子诱导的杀伤细胞(cytokine induced killer cells, CIK 细胞)。

## 30.4.1 淋巴因子激活的杀伤细胞

### (1) 生物学特性[21]

LAK 细胞是一种在体外经 IL-2 诱导激活的淋巴细胞。其前体细胞为 NK 细胞($CD3^-$、$CD16^+$、$CD56^+$)和 NKT 细胞及其他具有抗肿瘤活性的不受 MHC 限制的 T 细胞($CD3^+$、$CD16^-$、$CD56^-$)所组成的混合群体。前体细胞存在于人淋巴组织、外周血淋巴细胞、胸腺、脾、淋巴结、骨髓和胸导管淋巴细胞。

LAK 细胞可杀伤 NK 细胞抵抗的肿瘤细胞,其杀伤活性不受肿瘤的 MHC 限制。LAK 细胞对 IL-2 具有依赖性,必须在高浓度 IL-2 下才能诱导,且其杀瘤能力必须由 IL-2 维持。LAK 细胞具有广谱抗肿瘤性,对各种类型的肿瘤细胞都有杀伤作用。一般认为,LAK 细胞能识别的抗原决定簇广泛存在于肿瘤细胞,而新鲜正常组织不具备能被 LAK 细胞识别的抗原决定簇。

### (2) 抗肿瘤机制[21,22]

实验研究证实,LAK 细胞的抗肿瘤作用可分为以下两个阶段。

1) 识别阶段  LAK 细胞表面广泛分布淋巴细胞功能相关抗原-1(LFA-1),其配体为细胞黏附分子(ICAM)-1、2、3,存在于肿瘤细胞表面,LAK 细胞通过 LFA-1 与 ICAM-1 的结合而参与肿瘤细胞的识别和结合。肿瘤细胞表面存在 LFA-3,通过与 LAK 细胞所具有的 CD2 表面抗原(LFA-3 的受体)的结合介导 LAK 细胞对肿瘤细胞的识别。在 LAK 细胞表面存在一种特异性的相关抗原 LAA 和 LAK-1 抗原的表达,而在多种肿瘤细胞膜表面存在共同的抗原决定簇,为一种胰蛋白酶敏感的蛋白分子,可被 LAK 细胞选择性识别。

2) 致死性打击阶段  LAK 细胞与肿瘤细胞接触后,在与肿瘤细胞结合处释放细胞毒性颗粒(cytotoxic granules, CG),在 $Ca^{2+}$ 存在时释放其中的穿孔素(perforin)、丝氨酸酯酶等杀伤介质,直接杀伤肿瘤细胞。穿孔素在 $Ca^{2+}$ 作用下聚合在肿瘤细胞膜上,形成跨膜通道,导致液体渗透而破坏细胞。还可通过 LAK 细胞膜上的膜淋巴毒素(m-LT)直接将信号传递至肿瘤细胞。此外,LAK 细胞还可通过分泌多种细胞因子如 IL-1、IL-6、TNF-α、IFN-γ 等对肿瘤细胞起间接杀伤作用。

### (3) 临床应用

实验和临床研究均证实,LAK 细胞在 IL-2 的维持下具有肯定的抗肿瘤作用。目前认为,LAK/IL-2 疗法对肾细胞癌、黑色素瘤、结直肠癌、非霍奇金淋巴瘤等免疫原性强的肿瘤有较显著的疗效,对膀胱癌、肝癌、头颈部癌和癌性胸、腹腔积液采用局部或区域治疗也取得一定疗效,且毒副作用较轻[20]。复旦大学肝癌研究所对不能切除的肝癌患者,经肝动脉化疗栓塞后灌注自体 LAK 细胞及 IL-2,并与单独行肝动脉化疗栓塞的不能切除肝癌患者对照比较。结果表明,经肝动脉化疗栓塞合并 LAK/IL-2 灌注治疗的 22 例肝癌有效率(CR + PR)为 13.6%,包括 1 例完全缓解和 2 例部分缓解,而对照组(单独化疗栓塞)17 例中仅 1 例显示部分缓解(有效率 5.6%)。治疗组中大多数患者的生活质量改善或稳定。提示经肝动脉化疗栓塞合并 LAK/IL-2 灌注治疗原发性肝癌优于单独肝动脉化疗栓塞治疗,更有效的综合治疗方案有待进一步探索[23]。

LAK/IL-2 治疗对肝癌根治性切除术后预防复发有较大的价值,国内外均有报道根治性切除术后经肝动脉化疗 + LAK/IL-2 治疗,可明显降低原发性肝癌术后复发率。第二军医大学附属东方肝胆外科医院肝癌切除术后分组比较单纯手术切除、手术切除 + 肝动脉/门静脉化疗、手术切除 + LAK/IL-2 治疗及手术切除 + 化疗 + LAK/IL-2 治疗,各组的术后 1 年复发率分别为56.7%、40.7%、32.3% 及27.3%,后两组术后复发率显著低于前两组,提示手术加免疫治疗有助于降低肝癌术后复发率[24]。日本在一项随机分组研究中,对 76 例肝癌患者术后采用自体 CD3AK 细胞输注,与 74 例单纯手术切除对照。经 0.2～6.7 年(中位 4.4 年)随访,两组分别有 45 例(59%)和 57 例(77%)复发,平均复发时间分别为

2.8年和1.6年,无复发生存分别为28例(37%)和16例(22%),表明术后免疫治疗可显著降低复发危险性达41%[25]。

复旦大学肝癌研究所自1994年5月至1998年6月采用以LAK/IL-2治疗为基础进行预防肝癌术后复发的探索。57例病理证实的肝细胞肝癌患者于肝癌根治性切除术满1个月后,经肝动脉插管或皮下埋置泵回输或经静脉滴注自体LAK细胞+IL-2。LAK细胞数量每次(1.0~2.0)×10$^9$,累计输注1~9次。除4例非复发死亡、1例失访外,全组52例术后1~5年复发率分别为3.8%、15.4%、26.9%、28.8%和34.6%。提示生物治疗的应用有助于预防肝癌切除术后的复发[26]。LAK/IL-2治疗可直接杀灭残留的肝癌细胞,又可提高患者的免疫功能,识别和清除肝细胞恶变,阻断肿瘤的发生。

单独应用生物治疗其作用有一定限度。为了有效防治术后复发,生物治疗应予多次反复并尽可能局部应用,同时与其他治疗方法综合应用。如何进一步提高生物治疗的作用仍有待深入研究。

### (4) 改进方法

目前LAK/IL-2疗法尚有许多局限或不足之处。患者自体LAK前体细胞数量少,扩增能力较低,杀伤能力有限,同时应用大剂量IL-2易引起严重毒副作用,使患者不能耐受治疗。因此,寻找高效、低毒的新型抗肿瘤免疫活性细胞是目前生物治疗的新方向。近年来的研究表明,应用去除单核-巨噬细胞对LAK细胞抑制作用的黏附性LAK(A-LAK)细胞[27,28]及抗CD3抗体激活的杀伤细胞(CD3AK)[29,30],能高效激活与扩增并长期存活,体内、外实验抗肿瘤活性均显著高于LAK细胞,且IL-2用量少,不良反应少。采用半固体-液体两步法克隆外周血单个核细胞中的LAK细胞,在较短时间内即可获得大量均一的LAK细胞。

## 30.4.2 肿瘤浸润淋巴细胞

### (1) 肿瘤浸润淋巴细胞(TIL)的特征[31]

TIL为浸润在肿瘤组织中具有抗肿瘤效应的淋巴细胞,其主要成分是存在于肿瘤间质内的T细胞(细胞表型CD3$^+$CD8$^+$或CD3$^+$CD4$^+$)、小部分为MHC非限制性T细胞(CD3$^+$CD56$^+$)和NK细胞(CD3$^-$CD56$^+$),其共同特点为表达T细胞受体(TCR),主要为α、β链,少数为γ、δ链组成。复旦大学肝癌研究所从26例肝癌手术切除标本中分离培养TIL,细胞表型测定表明其多数为成熟的CD3$^+$T细胞(86.31%±13.08%),CD11a阳性细胞比例为74.54%±16.93%,与LAK细胞相比(26.72%±15.73%)有显著差异。在体内、外实验中均观察到对SMMC7721肝癌细胞的抑制作用[32]。

从实体瘤组织分离的TIL在体外经IL-2激活后可大量扩增,并对自身肿瘤细胞具有很强的特异杀伤活性。TIL细胞来自肿瘤组织区域,可特异识别自体肿瘤,具有特异MHC限制的溶肿活性。TIL对IL-2的依赖性较小,仅需较少量IL-2即可发挥明显的抗肿瘤效果。动物实验表明,来源于小鼠肿瘤的TIL在IL-2的激活下用于治疗肺转移灶,其体内抗肿瘤效应比常规LAK细胞强50~100倍[33]。

TIL治疗肿瘤具有以下优点:①取自切除的肿瘤组织,不必抽取外周血,对患者(尤其晚期体弱患者)损伤小;②在体外可长期培养扩增并保持生物活性;③抗肿瘤活性和靶细胞特异性高;④对IL-2依赖性小,可减轻IL-2的毒副作用,患者易于耐受治疗剂量的TIL;⑤与其他细胞因子(IFN、TNF、IL-4)或化疗制剂(环磷酰胺等)联合应用可显著提高疗效。TIL与LAK细胞抗肿瘤作用的比较见表30-4[22]。

**表30-4 TIL与LAK细胞抗肿瘤作用的比较**

| 比较项目 | TIL | LAK |
| --- | --- | --- |
| 来源 | 肿瘤细胞 | 外周血淋巴细胞或其他淋巴组织 |
| 培养时间 | >4周 | 3~5周 |
| 靶细胞特异性 | 选择性杀伤自体肿瘤细胞 | 非特异性杀伤肿瘤细胞 |
| 治疗所需IL-2 | 较小剂量 | 大剂量 |
| 效应细胞表型 | CD3$^+$、CD8$^+$或CD4$^+$ | CD3$^+$或CD3$^-$、CD11b$^+$、CD16$^+$、CD56$^+$ |
| 抗肿瘤效应 | 更强 | 强 |

### (2) 临床应用

TIL疗法对某些实体瘤取得疗效。TIL细胞过继输注已用于恶性黑色素瘤、肾细胞癌、上皮性卵巢癌、乳腺癌等实体瘤的治疗。目前报道应用较多、疗效较强的是免疫原性强的恶性黑色素瘤和肾细胞癌。Rosenberg总结对86例黑色素瘤转移患者用自身TIL加大剂量IL-2进行治疗,其有效率为34%,大部分患者的不良反应短暂,表明TIL对黑色素瘤患者有效[34]。TIL对肾细胞癌、非小细胞性肺癌有部分疗效[35]。Ratto应用TIL和IL-2治疗非小细胞性肺癌患者,其3年生存率和局部复发率较常规治疗明显改善,尤其是Ⅲ期患者[36]。国内亦有报道应用TIL治疗消化道肿瘤,近期观察部分缓解率较高,不良反应较轻,但对不能手术、肿瘤过大的晚期患者则疗效较差[37]。通过局部途径(动脉或区域灌注)应用,TIL似可进一步提高疗效[38]。

### (3) 局限性

TIL用于治疗人类肿瘤还有以下不足之处:①TIL的活性取决于肿瘤的类型、大小和坏死程度等,并非所有的肿瘤都被淋巴细胞浸润;②从产生免疫抑制因子的肿瘤中获得的TIL在体外可能不增殖;③从转移瘤中获得的TIL在培养中不能扩增;④TIL在体外激活和生长的最佳条件(包括细胞因子的联合应用)目前尚不清楚;⑤自身肿瘤特异性TIL在大多数肿瘤中难以得到;⑥TIL体外扩增价格昂贵,又易污染;⑦通过全身途径输注仅小部分TIL到达肿瘤部位或转移灶;⑧TIL体内抗肿瘤机制尚不明确[32]。

目前可通过以下途径改进疗效:①针对患者具体情况设计个体化临床应用方案;②与化疗药物或细胞因子等联合应用;③以TIL作为受体细胞进行基因水平改造,用于肿瘤的基因治疗。

## 30.4.3 细胞因子诱导的杀伤细胞[21]

细胞因子诱导的杀伤细胞(CIK细胞)是由抗CD3单克隆抗体与多种细胞因子(IL-2、IL-1β、IFN-γ等)从外周血单个核细胞诱导生成。CIK细胞是多种细胞的混合体,效应细胞可能是NKT细胞和CTL。CIK细胞能大量扩增,对IL-2的依赖性明显降低,同时具有T细胞的抗肿瘤活性和NK细胞的MHC非限制性杀瘤特性,而抗肿瘤谱较LAK细胞更广。CIK细胞是一组$CD3^+CD56^+$T细胞群,其单个核细胞可有不同的来源,包括骨髓、外周血和脐血等,在体外与多种细胞因子和$CD3^+$单克隆抗体共同培养获得。

不同组合的细胞因子可诱导出多种CIK细胞,其中CD3单克隆抗体和IFN-γ是必要的组分。CD3单克隆抗体起丝裂原活性作用,可与T细胞表面的CD3交联,诱导细胞活化。IFN-γ可诱导IL-1等细胞因子的合成。其他常用于CIK细胞培养的细胞因子有IL-2、PHA、IL-7、IL-12等。通过培养,外周血中微量$CD3^+CD56^+$细胞得到大量扩增。CIK细胞能溶解多种肿瘤细胞,表现为MHC非限制性杀伤,其杀伤活性远高于LAK细胞。

动物实验结果表明,CIK细胞的抑瘤作用及抗肿瘤转移作用与LAK细胞相比差异显著,CIK细胞较强的体内抗肿瘤活性可能与提高荷瘤宿主体内T细胞活性有关。CIK细胞目前在临床应用较为广泛,其确切疗效有待于随机对照研究作出科学的评价。

## 30.5 单克隆抗体

### 30.5.1 单克隆抗体及其交联物的抗肿瘤作用[39-41]

杂交瘤技术问世以来,单克隆抗体(简称单抗)的制备及在肿瘤诊断和治疗中的应用取得极大的进展。单独使用单抗具有抗肿瘤作用,其机制主要是通过活化补体,构成复合物与细胞膜接触产生补体依赖性细胞毒作用,引起靶细胞的溶解和破坏;激活抗体依赖细胞(杀伤细胞、NK细胞或单核细胞)为效应细胞的抗体依赖性细胞毒作用,破坏肿瘤细胞;还有一些抗体通过封闭肿瘤细胞表面的受体,阻断细胞生长因子与受体结合诱发的促细胞增殖作用。但单独应用单抗对实体瘤的作用有限,目前更多的是应用单抗与化疗药物、放射性核素、生物毒素或其他生物制剂构成交联物,利用单抗与肿瘤细胞的特异性结合,把对肿瘤细胞有更大破坏作用的杀伤性药物导向肿瘤细胞,更有效地发挥杀伤效应。

单抗的临床应用:①诊断,包括体液(血清、痰、渗液、尿、脑脊液)中循环TAA的筛查、放射标记单抗的核素扫描、放射标记单抗和术中γ探针的应用、免疫病理学诊断(肿瘤良恶性、类型、转移能力、治疗反应、预后)。②病程监测,体液中循环TAA的筛查、肿瘤复发的定性定量检测、侵袭转移的免疫病理检测。③治疗，包括单抗的直接细胞毒作用、单抗与化疗药物交联、单抗与生物毒素交联、单抗与放射性核素交联、从采集的骨髓中离体清除肿瘤细胞、抑制生长因子受体、抗独特型抗体诱导对肿瘤抗原的特异性主动免疫。

与单抗交联的化疗药物常用者为 5-Fu、丝裂霉素、多柔比星、甲氨蝶呤等 10 多种，利用单抗将化疗药物特异性地导向肿瘤细胞，减少化疗对正常增殖细胞的杀伤，降低其毒副作用。但目前能与单抗交联的药物分子数有限，且交联过程的处理易使抗体变性，特异亲和力下降。而且，当抗体联接较多药物分子可出现抗体损伤，导致抗体失活。

单抗与生物毒素（植物毒素、细菌毒素等）交联构成免疫毒素（immunotoxin）。目前研究较多的是蓖麻毒素（ricin）和白喉毒素（diphtheria toxin）。完整的毒素由 A、B 两条多肽链构成，具有极强的细胞毒性。其中 A 链发挥细胞毒作用，B 链与细胞结合进入细胞。以单抗取代 B 链并与毒素的 A 链交联，构成结合物，可特异地与肿瘤细胞结合并进入细胞发挥杀伤肿瘤细胞作用。免疫毒素的体外实验效果良好，但体内疗效不甚理想。由于免疫毒素清除率低，易造成肝内蓄积，产生明显的肝毒性反应。

单抗与放射性核素交联可将核素有效地导向肿瘤组织局部，应用方便，标记方法简单易行，不仅可破坏与单抗结合的肿瘤细胞，还可杀伤周围未与单抗结合的肿瘤细胞，因而目前在临床治疗中应用最多。以放射性核素标记单抗为特点的放射免疫治疗是肿瘤导向治疗中最具临床应用价值的组成部分，目前所用的抗体主要为抗 CEA、AFP、铁蛋白、EGF 受体等抗体。常用于治疗的放射性核素为 $^{131}I$、$^{125}I$、$^{90}Y$、$^{32}P$、$^{111}In$、$^{186}Re$ 等。放射免疫治疗已用于临床治疗肝癌、结直肠癌、卵巢癌、胶质细胞瘤、恶性黑色素瘤及淋巴瘤等。

### 30.5.2　存在的问题及前景[39-42]

单抗治疗肿瘤还存在一些亟待解决的问题：①单抗的特异性；②鼠源单抗产生的抗抗体（人抗鼠单抗抗体，HAMA）；③循环抗原的封闭作用，分泌型肿瘤抗原与单抗结合形成免疫复合物；④抗体转运的生理屏障，网状内皮系统对单抗的非特异吸附；⑤肿瘤抗原的异质性和抗原调变。

目前针对以下方面正进行深入研究：①开发肿瘤特异性作用靶位，减少对正常组织的损伤；②加强对单抗的改造，提高组织穿透性和稳定性；③开发安全性高、可控性强、疗效确切、费用低廉的放射免疫治疗药物；④加快靶向治疗药物的产业化进程，尽可能降低治疗费用。

近年来，应用单抗技术在肿瘤分子靶向治疗中起着重要作用。目前的分子靶向治疗药物按其本身的性质特点主要分为两类：小分子化合物和单抗。靶向表皮生长因子受体的西妥昔单抗（cetuximab，爱必妥）、靶向表皮生长因子受体-2 的曲妥珠单抗（trastuzumab，赫赛汀）、靶向白细胞分化抗原 CD20 的利妥昔单抗（rituximab，美罗华）、靶向血管内皮生长因子的贝伐珠单抗（bevacizumab，阿伐司丁）等均为应用于分子靶向治疗的单抗，已在肿瘤治疗中取得一定的疗效。

## 30.6　肿瘤疫苗

肿瘤疫苗（tumor vaccine）即肿瘤的特异性主动免疫治疗，是利用肿瘤细胞或肿瘤抗原物质诱导机体的特异性细胞免疫和体液免疫反应，增强机体的抗肿瘤能力，阻止肿瘤的生长、扩散和复发。肿瘤疫苗是以特异性 CTL 细胞免疫为主的肿瘤免疫疗法，具有以下特点：①针对性强，特异性 $CD8^+$ CTL 能直接杀伤相应的肿瘤细胞；②免疫反应产物（细胞因子等）能激活非特异性免疫，起增强、放大、协同作用；③细胞免疫具有记忆作用，能对肿瘤起反应，在机体内不断增殖，并可生存较长时间。

### 30.6.1　肿瘤疫苗治疗的理论基础

肿瘤疫苗治疗的理论基础是人类肿瘤细胞存在肿瘤相关抗原。比利时 Ludwig 肿瘤研究所的 Boon 等人选择免疫原性较强的恶性黑色素瘤为突破口，采取以特异性 CTL 克隆筛选、鉴定肿瘤靶细胞抗原的技术路线，成功地分离、确定了第一个人类肿瘤抗原 MAGE[43]，并阐明其基因结构，合成其抗原肽（9 肽）。随后，人们从多方面证实人类肿瘤抗原的存在。目前已证实的人类肿瘤抗原有：①胚胎性抗原，如 AFP、CEA、PSA、MAGE-1；②病毒相关抗原，如 EB 病毒 EBNA-1 基因产物、SV40 T 抗原、人乳头瘤病毒 E6 和 E7 基因产物；③分化抗原，如 MART-1、TRP-1、酪氨酸酶；④癌基因和抗癌基因突变产物，如 P21$^{ras}$、P185、mP53；⑤染色体易位后的融合蛋白，如 P210 蛋白；⑥共同的肿瘤抗原，如热休克蛋白、肿瘤黏液核心肽 MUC-1[44,45]。

肿瘤相关抗原特别是肿瘤特异性抗原具有免疫原性，并能够诱发体液及细胞免疫反应，特别是能诱发特异性杀伤性 T 细胞（CTL）。其中 CD8$^+$ T 细胞可直接溶解肿瘤细胞，它被激活后主要释放穿孔素，使肿瘤细胞膜的钙离子通道失去平衡，导致电解质紊乱、细胞水肿而凋亡，同时释放各种酶以消化肿瘤细胞。而 CD8$^+$T 细胞可释放多种细胞因子并激活巨噬细胞，进一步释放细胞因子，抑制肿瘤生长[46]。T 细胞（包括 CD8$^+$CTL 及 CD4$^+$T 细胞）的激活是细胞免疫的关键。T 细胞的激活除了肿瘤抗原与 MHC 复合物第一信号外，还必须有第二信号即共刺激因子，其中最重要而又关键的是 B7 分子。它表达于激活的 B 细胞、树突状细胞及巨噬细胞，与 T 细胞的 CD28、CTLA-4 受体结合，激活 CD4$^+$、CD8$^+$ T 细胞，产生细胞免疫。由于肿瘤细胞不表达 B7，使机体对其产生免疫耐受。如果能提高 B7 的表达或将 B7 导入肿瘤细胞，或 CD28、CD3 的抗体与 CD28 结合，激活 T 细胞，都可增强 T 细胞的杀瘤作用[47]。

### 30.6.2 肿瘤疫苗治疗的实施策略[45,48,49]

基于肿瘤特异性主动免疫的理论基础，目前主要从以下方面实施肿瘤疫苗的研究，提高其特异性、安全性和有效性：①肿瘤抗原（肽）的寻找、分离、筛选、鉴定和人工合成；②增强肿瘤抗原（肽）的免疫原性研究及肿瘤疫苗的制备（细胞水平、分子水平、基因水平）；③有效激活 T 细胞的研究（共刺激因子、CD28 单抗）；④打破机体对肿瘤的免疫耐受，解除免疫抑制，防止或克服 T 细胞无能（细胞因子修饰、免疫佐剂、免疫调节剂）；⑤增强细胞免疫的抗肿瘤效应，包括 CD8$^+$CTL 的直接杀伤肿瘤作用及 CD4$^+$ 细胞释放细胞因子间接/直接杀伤或抑制肿瘤的生长；⑥综合治疗和抗复发转移治疗，即作为手术、放疗、化疗常规方法的辅助和补充。肿瘤疫苗特异性主动免疫与 CTL 的过继性免疫治疗相结合，可预防复发、防止转移、延长生存期。

### 30.6.3 肿瘤疫苗的分类

自 19 世纪末 Coley 等使用丹毒链球菌治疗肿瘤患者已有 100 年历史。早年的研究尝试使用自体或同种异体活的肿瘤细胞制备活瘤细胞疫苗，或采用射线照射、抗癌药物灭活或固定剂（甲醛、戊二醛、聚甲醛）处理肿瘤细胞等方法制备灭活瘤细胞疫苗。近年来各种肿瘤疫苗的研究取得可喜进展，其诱导机体特异性主动免疫应答、增强机体抗肿瘤能力的作用在动物实验中得到肯定，许多疫苗已进入临床试验研究。目前应用的肿瘤疫苗有以下几种。

（1）肿瘤细胞疫苗[44,48]

肿瘤细胞疫苗以肿瘤细胞为免疫原，早年的研究尝试使用自体或同种异体活的肿瘤细胞制备成活瘤细胞疫苗，但仅限于动物实验。采用射线或紫外线照射、高低温处理、抗癌药物灭活、酶解等方法改变其致瘤性，保留其免疫原性，并加佐剂卡介苗（BCG）制备成灭活瘤细胞疫苗，曾应用于多种肿瘤的临床治疗，但其疗效不稳定。近年来，采用反转录病毒或腺病毒载体将外源基因导入肿瘤细胞内制成基因工程疫苗，转染的外源基因主要有 *MHC* 基因、B7 分子、细胞因子、黏附分子等。将细胞因子导入肿瘤细胞后，一方面持续缓慢分泌抗原；另一方面分泌细胞因子，降低了肿瘤细胞的致瘤性，增加了免疫原性。以此为疫苗，能抑制再次攻击肿瘤的生长作用。目前，成功导入肿瘤细胞的细胞因子有 IL-2、IL-3、IL-4、IL-6、IL-7、IFN-γ、TNF-α、M-CSF、GM-CSF 等。此外，转导 MHC-Ⅰ、Ⅱ及 B7 都证明具有增强免疫原性及杀伤肿瘤的作用。

（2）胚胎抗原疫苗[44,48]

针对人类肿瘤表达的胚胎抗原制备的肿瘤疫苗可使相应个体产生免疫力，例如原发性肝细胞肝癌表达 AFP、消化道肿瘤表达 CEA、前列腺癌表达 PSA 等，均可用以制备疫苗。但胚胎抗原的抗原性弱，在体内是否能产生免疫应答尚无定论。用表达 CEA 的重组痘苗病毒疫苗可在人体内激发出特异性 CTL 反应，IL-2 能增强重组 CEA 痘苗病毒的特异性 T 细胞反应，在动物实验中取得了明显效果。目前，CEA 疫苗已进入Ⅰ期临床试验。由 *MAGE*-1、2、3 等基因编码的抗原是一组在肿瘤细胞中重新活化的胚胎基因产物，此类抗原具有可供不同 CTL 克隆识别的多种可能的表位，因此可被患者 T 细胞识别，是一种十分有效的免疫系统的攻击目标。由 *MAGE*-3 诱导产生的 CTL 能特异性杀伤 *MAGE*-3$^+$ 黑色素瘤细胞系或转导 *MAGE*-3 基因的肿瘤细胞。

（3）病毒疫苗[46,48]

人类许多肿瘤与病毒感染密切相关，例如乙型肝炎病毒与原发性肝癌、EB病毒与鼻咽癌和Burkitt淋巴瘤、人乳头瘤病毒与宫颈癌等。这些病毒除使肿瘤表达一定量的病毒相关抗原外,有的还编码产生可用作肿瘤特异抗原的特异性分子,作为机体免疫攻击的靶抗原。病毒疫苗具有较强的免疫原性和交叉反应性,易于大量制备,在某些疾病中效果显著。但由于许多人类肿瘤是非病毒源性的,其应用受到限制。目前,以灭活病毒为载体与其他肿瘤抗原或多肽组成的重组病毒疫苗可大大提高肿瘤抗原的免疫原性,并可与所需的MHC及B7等分子重组,呈递抗原,共刺激T细胞增殖,便于大量重复制备。

(4) **癌基因产物**[48]

由于点突变或易位致癌基因活化而产生的蛋白产物或抑癌基因的产物均可成为肿瘤抗原。这些癌基因产物的氨基酸序列或空间构象发生改变或隐蔽的蛋白质分子暴露而具有高度的免疫原性,成为机体免疫系统的有效靶目标。在人体能产生针对P21$^{ras}$肽序列的CD4$^+$T细胞,突变或易位的癌基因蛋白可被抗原呈递细胞处理,以合适的构象与MHC分子结合并呈递抗原至T细胞表面,刺激抗原特异性TCR而产生免疫应答。Her-2/neu蛋白在恶性肿瘤细胞中过度表达,其所含的能与MHC分子结合的多肽片段数量大大增加,易于打破机体对自身抗原的免疫耐受状态而产生免疫应答。

(5) **人工合成的多肽疫苗**[45,48,49]

细胞免疫中T细胞所识别的是蛋白一级结构中能与相应的MHC分子呈递抗原结合部位相匹配的小肽片段,一般由8~12个氨基酸组成。外来抗原需经抗原呈递细胞加工处理成小肽段并与MHC结合,呈递抗原至细胞表面并激活TCR,才能产生免疫应答。合成多肽能模拟T细胞识别的肿瘤抗原决定簇,不经抗原呈递过程,即可直接与MHC分子结合,激活T细胞。因此,合成多肽疫苗用于体内、外免疫诱导CTL,并应用于过继免疫治疗肿瘤,其疗效优于蛋白疫苗、活载体疫苗或肿瘤细胞疫苗,是目前主动免疫治疗的新策略,具有广泛的应用前景。

(6) **抗独特型疫苗**[45,48-50]

抗独特型抗体是抗原的内影像,它可以模拟抗原成为疫苗。其制备相对较容易,只需选出抗原的单抗作为免疫原制备抗体。单抗技术和基因工程技术的应用可以提供大量均一抗体,有利于疫苗标准化,同时也避免了肿瘤抗原可能带有肿瘤病毒和癌基因等潜在危险。抗独特型抗体还含有一些机体未曾识别的蛋白组分,可以打破机体对肿瘤抗原的免疫耐受而产生免疫应答。对于某些分子结构尚不明确、无法进行化学合成或DNA重组的肿瘤相关抗原,可以用抗独特型抗体来制备。对单克隆抗独特型抗体结构加以改变,并与细胞因子基因重组形成融合蛋白,则可以进一步增强其作用。目前对此已有大量动物实验,并已开展临床试验。

(7) **树突状细胞疫苗**[45,48,49,51-54]

树突状细胞(dentritic cells, DC)来源于骨髓细胞,在正常组织中含量极微,高度表达MHC-Ⅱ、MHC-Ⅰ等免疫刺激分子。DC是抗原呈递功能最强的一类抗原呈递细胞,其最显著的特点是能有效刺激静息的T细胞活化、诱导初次免疫应答,而机体的其他抗原呈递细胞则不具有这一特性。细胞因子对DC的分化成熟和抗原呈递功能具有重要的调节作用,其中最关键的是GM-CSF、IL-4及TNF-$\alpha$。在体外用GM-CSF和IL-4或TNF-$\alpha$可诱导人外周血或小鼠骨髓中DC前体分化为成熟抗原呈递细胞并大量增殖。

以DC瘤苗介导的特异性主动免疫治疗主要有:①肿瘤抗原多肽刺激的DC;②肿瘤细胞的蛋白提取物刺激的DC;③肿瘤细胞与DC融合的产物;④基因转染的DC,包括肿瘤抗原编码基因导入、肿瘤细胞mRNA刺激和细胞因子基因修饰。DC疫苗显示了一定的应用前景。基因转染的DC由于能提供更多更有效的可供识别的抗原表位,而且可克服MHC限制,已成为备受关注的研究热点。

## 30.6.4 肿瘤疫苗的临床应用[45,48,49,55-57]

肿瘤疫苗在动物实验中已取得肯定的结果,许多疫苗已进入临床研究,特别在免疫原性强的肿瘤中,肿瘤疫苗已显现其临床疗效。以肿瘤疫苗治疗黑色素瘤已有大系列报道。以异体细胞疫苗+免疫佐剂DETOX治疗106例晚期黑色素瘤患者的有效率达20%,患者CTL明显增加。以自体肿瘤细胞疫苗加卡介苗及小剂量环磷酰胺治疗64例晚期患者,61%的患者产生特异性皮肤迟发型超敏反应,有效率为13%。以异体细胞疫苗加卡介苗治疗75例晚期患者的有效率达23%。此外,以培养细胞纯化抗原制备疫苗加明矾佐剂治疗94例Ⅲ期黑色素瘤患者的5年生存率达50%。以神经节苷脂GM2疫苗加卡介苗和小剂量环磷酰胺治疗122例Ⅲ期患者,其4年无瘤生存者达50%。在结直肠癌、肾癌等肿瘤患者中也已开展临床研究。以自体肾癌细胞疫苗加短小棒状杆菌佐剂治疗20例肾癌患者,有效率达25%。但在结肠癌的治疗中疗效不甚明显,以自体结肠肿瘤疫苗加卡介苗治疗309例结肠癌术后,与对照组比较生存期无明显改变,以疫苗病毒-CEA疫苗治疗17例结肠癌患者未见客观抗肿瘤效应。

国内大连医科大学在中药莪术及其有效成分β-榄香烯的抗癌作用及其原理研究的基础上,开展了β-榄香烯综合瘤苗主动免疫治疗的临床研究,结肠癌、直肠癌和胃癌患者手术切除肿瘤标本制备瘤细胞悬液经β-榄香烯及新城鸡瘟病毒(NDNV)或丝裂霉素(MMC)修饰处理并与短小棒状杆菌混合制成综合瘤苗,经小剂量环磷酰胺进行免疫调动后予以皮下注射免疫。患者接受治疗后均未见严重局部反应或全身不良反应,免疫功能有所改善。31例进展期肝细胞肝癌患者以自体肿瘤裂解物致敏DC制备瘤苗进行免疫治疗,其中14例患者每周静脉注射1次,共5次,其他17例同样治疗后再加每月强化治疗1次。31例患者中4例(12.9%)肿瘤部分消失(PR),17例(54.8%)肿瘤生长稳定(SD),10例(32.3%)病情进展(PD)。1年总生存率为40.1%±9.1%。经强化DC瘤苗治疗的患者1年生存率(63.3% ± 12.0%)较单纯DC瘤苗治疗患者(10.7% ±9.4%)明显改善[56]。

抗独特型疫苗的临床应用展示了引人瞩目的前景。抗独特型抗体主动免疫可消除患者的免疫耐受状态,刺激机体特异的体液和细胞免疫反应,临床研究显示部分肿瘤患者肿瘤消退、生存期延长。以抗独特型抗体MK2-23治疗25例IV期黑色素瘤患者,14例产生抗体,部分病例转移灶明显缩小,产生抗体的患者生存期明显延长。以抗结肠癌独特型抗体17-1A治疗30例晚期结肠癌,13例临床症状改善,用药期间无不良反应。12例结肠癌切除术后有7例肿瘤消退,存活1.1～4.1年。以抗淋巴瘤独特型抗体与蛋白载体偶联加入佐剂SAF-1治疗9例非霍奇金淋巴瘤患者,7例诱导出持续的独特型特异的免疫反应,有2例肿瘤完全消退,而与疫苗有关的毒性很小。50例卵巢癌患者接受抗CA125单抗B43,13注射后26例产生免疫反应,且2年生存期大于阴性反应者。

尽管肿瘤疫苗的进展令人鼓舞,但有效的治疗尚需克服以下障碍:①由于肿瘤患者中抗原特异的免疫缺陷(在某些晚期患者中还存在T细胞信号传递障碍),对肿瘤抗原的免疫效应难以诱导。②肿瘤疫苗尚不足以产生足够量的免疫效应导致肿瘤缩小,可能需要进一步扩增疫苗所产生的抗原特异性T细胞用于过继性免疫治疗。③肿瘤在抗原表达上的异质性需要针对多种抗原的肿瘤疫苗,以期在大多数患者的免疫治疗中获得成效。

## 30.7 基因治疗

基因治疗(gene therapy)是指将外源功能基因导入患者的细胞内以纠正先天代谢异常,补偿基因缺失或提供新的功能。这一概念基本上可包括所有类型的人类疾病,如遗传病、肿瘤、心血管疾病、感染性疾病和自身免疫性疾病,通过人体细胞的基因修饰以预防和清除疾患。肿瘤的基因治疗即是应用基因转移技术将外源基因导入人体,直接修复和纠正瘤相关基因的结构和功能缺陷,或间接通过增强宿主的防御机制和杀伤肿瘤能力,从而达到抑制和杀伤肿瘤细胞的治疗目的[58-60]。

成功的基因治疗需要两个条件:①具备将外源目的基因充分有效地导入细胞的方法以达到治疗目的,有些治疗方法需永久基因转导,有些治疗则短暂表达活性可能就足够了;②导入的基因必须由导入细胞充分表达,有的需高表达,有些则可低表达。随着分子生物学和免疫学等相关学科的发展和交叉渗透,基因治疗的研究发展迅猛,已从实验研究很快过渡到临床试验阶段,其中尤以肿瘤的基因治疗最为热门。

### 30.7.1 基因转移技术

目的基因的有效转导和表达是基因治疗成功的前提。基因转移的实施途径有两类:一类是体内(in vivo)直接转移,将带有遗传物质的病毒、脂质体或裸露DNA等直接注射到体内。另一类是离体(ex vivo)转移,将治疗对象的细胞取出,体外培养并导入重组基因,而后将此经基因修饰的细胞重新输回体内。离体方法比较经典、安全,效果较易控制,但技术难度大,不易推广。体内方法操作简便,易于推广,但目前方法尚不够成熟,疗效较短,且存在免疫排斥和安全性等问题。

基因转移的方法分为物理、化学和生物3大类。生物学方法主要指病毒介导的基因转移,而物理和化学方法则为非病毒方法(表30-5)[58-61]。

**表30-5　基因转移技术**

| 分 类 | 导入方法 |
| --- | --- |
| 物理 | DNA 直接注射 |
| | 颗粒轰击（particle bombardment） |
| | 电穿孔（electroporation） |
| | 显微注射（microinjection） |
| 化学 | 乳酸钙共沉淀（calcium-phosphate precipitation） |
| | 脂质体转染（lipofection） |
| | 受体介导（receptor-mediation） |
| | 多聚阳离子介导（polycation-mediation） |
| | 原生质体融合（protoplast fusion） |
| 生物 | 反转录病毒（retrovirus, RV）载体 |
| | 腺病毒（adenovirus, AdV）载体 |
| | 腺相关病毒（adeno-associated virus, AAV）载体 |
| | 单纯疱疹病毒（herpes simplex virus, HSV）载体 |
| | 痘苗病毒（vaccinia virus, VV）载体 |
| | 细小病毒（parvovirus, PaV）载体 |
| | 酵母人工染色体（yeast artificial chromosome, YAC） |

　　物理、化学方法携带的目的基因在细胞内易受DNA酶降解，而且不容易稳定地存在于细胞基因组中，但这些方法比较安全。病毒方法的特点是基因转移效率较高，但安全性问题需引起重视。基因转移技术的选择取决于特定基因治疗策略的生物学需求。例如，为使造血干细胞免受全身化疗毒性反应的损伤，采用反转录病毒载体将多药耐药基因1(*MDR*1)稳定地整合到干细胞内，通常需要多个细胞周期。而为了使肿瘤患者产生抗肿瘤免疫能力，可能只要在腺病毒之类病毒载体转导下，目的基因的短暂表达即已足够。在通常情况下，病毒能比非病毒方法更高效地将基因导入细胞，故目前实施的基因治疗方案中，病毒介导的基因转移技术占绝大多数，其中反转录病毒载体的应用最为广泛。在非病毒体内转移的方法中，脂质体介导和受体介导最具发展前景，而裸露DNA直接注射入易感组织则是非病毒体内转移的独特途径。

**(1) 脂质体介导的基因转移**[58,59,62]

　　脂质体由包被液相的双层磷脂膜构成，具有与细胞膜融合并释放包裹药物进入胞质的能力。将DNA包裹在脂质体膜内即可与细胞膜融合并被细胞内吞而实施基因转移。此方法体外基因转移效率很高，离体细胞实验可即时表达外源基因。这种方法也适用于活体内基因转移，一般可经静脉注射将脂质体送达肝脏，还可直接注射到皮肤或肌肉。美国学者采用脂质体包埋 *HLA-B7* 基因治疗晚期黑色素瘤，部分患者肿瘤消退或缩小。

**(2) 受体介导的基因转移**[58,59,62]

　　受体介导的基因转移又称配体(ligand)介导的基因转移，利用配体与不同分化细胞相应的表面受体高效地结合并进入肿瘤细胞。受体介导的基因转导复合物由目的基因DNA、受体靶向蛋白质配体和中介多价阳离子(通常为多聚赖氨酸)组成，利用DNA与中价阳离子所带电荷不同而互相聚集，同时多价阳离子与配体共价结合，从而构成三物质相连的介导复合物，与细胞表面相应受体结合并将目的基因DNA导入受体细胞。目前针对不同细胞受体或细胞表面组分，已构建了各种配体与DNA的靶向复合物。此种方法可在体内导向特异类型的细胞。由于受体介导的基因转移形成的内吞小泡通常被送到溶酶体而被降解，故目的基因的表达较为短暂。通过在靶向复合物中引入复制缺陷的人类腺病毒作为配体，可明显提高体外受体介导的基因转移效率。

**(3) DNA直接注射**[58-60]

　　DNA质粒可直接注射入易感组织而获表达，是体内基因转移的独特途径，但骨骼肌是唯一的受体细胞。这是因为肌肉细胞中溶酶体酶的活性很低，DNA进入细胞后得以存留，而且外源基因将存在于染色体外而无整合。

**(4) 反转录病毒载体**[58-60,63,64]

　　反转录病毒是一类RNA病毒，含两条RNA，病毒进入细胞后，其RNA即在病毒编码的反转录酶作用下反转录为双链DNA，能整合到细胞基因组中。反转录病毒载体构建时可去除其结构基因(*gag*、*pol*和*env*)，代之以外源目的基因，因此由两端长末端重复序列(LTR)、选择基因和目的基因构成，并由辅助细胞包装，形成有感染能力的复制缺陷型反转录病毒载体。

　　反转录病毒载体是目前基因治疗方案中最为常用的基因转移方法，其优点为构建简单、感染效率高，能稳定地整合入宿主细胞基因组而无病毒蛋白表达。其缺点为病毒滴度较低，导致基因转染效率低;由于补体介导的病毒灭活,其体内活性低,仅能感染分裂期细胞,缺乏靶向性。此外,理论上还存在随机整合带来的安全危险,即产生有复制能力的反转录病毒的可能性,以及由于前病毒随机整合于宿主基因组而诱导插入突变的潜在能力。

**(5) 腺病毒载体**[58-60,63,65]

腺病毒是一种双链 DNA 无包膜病毒,其基因组 DNA 约有 36 kb,可编码 14 种蛋白。该病毒具有末端倒置重复序列,在病毒的复制中有重要作用。腺病毒有近 50 个血清型,用于构建载体的主要为 5 型和 2 型。适合于基因转移的腺病毒载体大多缺失 E1 或 E3 区,代之以外源目的基因(可达 7.5 kb),通过同源重组,产生缺失 E1 或 E3 区域。带有外源基因的腺病毒 DNA 片段,在 293 辅助细胞分泌的腺病毒蛋白激活下产生包装蛋白,通过反式互补,可形成带外源基因的重组腺病毒。

在肿瘤的基因治疗中,目前应用腺病毒载体进行基因转移成为研究的热点。这是因为腺病毒载体具有以下优点:①基因治疗所用的腺病毒(AdV5、AdV2)对人类安全,无致病、致癌、致畸的危险;②对靶细胞的感染范围大,感染效率高,对分裂细胞和非分裂复制细胞均可感染;③基因转移不仅可通过静脉注射重组病毒的方式,也可通过口服肠道吸收或气管内滴注等方法,易于推广应用;④腺病毒 DNA 不整合到宿主细胞染色体中;⑤易于制备、纯化和浓缩,提高病毒滴度;⑥腺病毒载体可插入 7.5 kb 的外源基因。其最大的缺陷是免疫原性,故降低免疫原性是临床应用的关键。

**(6) 腺相关病毒载体**[58-60,63,66,67]

腺相关病毒(AAV)是一类单链 DNA 缺陷性病毒,属细小病毒科,是目前世界上最简单、最小的动物病毒,基因组 DNA<5 kb。AAV 不能独立存在,只有在辅助病毒(如腺病毒、疱疹病毒)存在的条件下才能在感染的宿主细胞中复制、合成包装蛋白,产生新的病毒粒子。AAV 整合在宿主细胞的染色体中,AAV 载体由于其位点特异性整合的特点倍受重视,AAV 中有一种 B19 病毒能特异性地整合到宿主 19 号染色体上较稳定存在。目前应用的 AAV 载体由 AAV-2 型构建而成,需要辅助病毒(通常是腺病毒或单纯疱疹病毒)参与进行复制,以外源基因取代其结构基因。

AAV 载体的独特优点为:①安全性高,人类为自然宿主,无致瘤性;②AAV 基因组可在质粒中克隆,载体构建简单;③AAV 载体可将外源基因定点整合于人类 19 号染色体长臂,基因表达稳定;④AAV 颗粒稳定,可通过离心浓缩提高病毒滴度。但 AAV 载体感染效率低、外源基因容量小、病毒蛋白对细胞具有毒性等问题有待解决。

**(7) 单纯疱疹病毒载体**[58-60,63,65]

单纯疱疹病毒(HSV)属双链 DNA 有包膜的疱疹病毒,目前构建载体用的是 HSV-1 型。HSV 载体具有以下优点:①宿主范围广,可感染非分裂细胞,特别容易感染神经细胞并长期存活;②病毒滴度高;③外源基因容量大,可达 30 kb,可携带较大的或多个外源基因;④可在细胞内长期存活并获稳定表达。但 HSV 基因转移到细胞中,外源 DNA 不整合,病毒对细胞有毒性,危险性大,且其载体系统制备有一定难度,目前尚未用于临床试验。

**(8) 痘苗病毒载体**[58-61,63]

痘苗病毒(VV)是一类双链 DNA 有包膜病毒,在细胞质中复制。VV 载体构建简便,重组病毒易于制备,表达效率高,基因组容量大。但 VV 病毒载体基因转移表达短暂,易引起免疫排斥。VV 载体已开始进行临床试验,有望用于肿瘤免疫治疗。

## 30.7.2 受体细胞[68]

受体细胞(recipient cells)是肿瘤基因治疗的靶细胞。目前,大多数基因治疗是离体将目的基因转染受体细胞后再回输入宿主体内,使目的基因在体内表达并发挥抗肿瘤作用。体内直接基因治疗的受体细胞往往是分裂较快的细胞群体(主要是肿瘤细胞),可以通过组织特异性基因治疗以确保目的基因的正确表达。受体细胞可分为生殖细胞和体细胞两大类,目前人类基因治疗的受体仅限于体细胞。

肿瘤基因治疗受体细胞的选择应综合考虑以下几个方面:①来源于肿瘤发生部位;②易于从体内取出;③易于在体外培养、扩增;④易于被目的基因转染并高效表达;⑤体内存活时间较长;⑥易于体内回输或移植,并稳定表达目的基因。目前,常用于肿瘤基因治疗的受体细胞有淋巴细胞、造血干细胞、成纤维细胞、肝细胞和肿瘤细胞等。

**(1) 淋巴细胞**

淋巴细胞(主要是 T 细胞)是体内重要的免疫细胞,对目前常用的几种基因转移方法都具有一定的敏感性。淋巴细胞易于获得并扩增,可有效地被外源基因转导,并可耐受筛选过程的操作,体外转导的淋巴细胞回输体内可继续存活,且有功能。经反转录病毒载体介导的外源基因导入淋巴细胞,对淋巴细胞原有的特性无显著影响,而转基因淋巴细胞则增加了新的功能,因此是较理想的受体细胞。TIL 是人类肿瘤基因治疗首先选用的受体细胞。应用细胞因子(IL-2、TNF)基因转染 TIL,可使其细胞因子分泌量显著提高,并保留其在体内(特别在肿瘤局部)的生长和抗肿瘤能力。LAK 细胞易于制备,局部应用可提高靶向性,亦可作为肿瘤基因治疗合适的受体细胞。

### (2) 造血干细胞

造血干细胞(hematopoietic stem cell)能分化成各系血细胞,具有移植方便、繁殖能力强等特点,因此是基因治疗较合适的受体细胞。将多药耐药基因1(*MDR*1)转入造血干细胞,可以保护肿瘤患者抵抗大剂量化疗所致的造血功能损伤。将细胞因子 GM-CSF 转入造血干细胞中,则可促进放化疗后骨髓造血功能的恢复。但骨髓中造血干细胞比例很低(仅占细胞总数的0.05%以下),且对反转录病毒载体的易感性低,因此提高造血干细胞的分离技术和基因转染效率,是其有效应用于肿瘤基因治疗的关键。

### (3) 成纤维细胞

成纤维细胞具有长期自我更新能力,且符合基因治疗受体细胞的几乎所有条件。与淋巴细胞相比,具有以下优点:①通过活检容易得到原代皮肤成纤维细胞;②易于在体外培养和扩增;③易受外源基因的转染并能较稳定表达;④回植体内后仍能稳定表达目的基因;⑤回植的成纤维细胞很容易重新取出。以细胞因子基因转染成纤维细胞用于肿瘤基因治疗在实验中取得较好的疗效,具有良好的应用前景。此外,成纤维细胞 PA317 作为一种病毒包装细胞,已被广泛应用于反转录病毒的包装和扩增。

### (4) 肝细胞

肝细胞存活期长,且在机体的中间代谢过程中发挥重要的作用。许多遗传性疾病和病毒感染均与肝脏有关,而肝癌又是我国发病率高的恶性肿瘤之一。因此,肝细胞作为受体细胞亦为人们所关注。正常肝细胞是终末分化细胞,在体内不再分裂增殖,反转录病毒载体难以将外源基因转染其中。只有当肝脏受损伤或部分切除时,肝细胞才能分裂和再生部分肝组织。此外,肝细胞直接注入体内也不能存活,必须将肝细胞附着在某些支持物上再植入人体。通过肝部分切除诱导肝细胞的分裂增殖,然后在体外对肝细胞进行基因转染后灌注到肝脏并移植入人体才能有效表达。腺病毒载体的构建具有极高的感染效率,为肿瘤基因治疗以肝细胞作为受体细胞开辟了应用前景。

### (5) 肿瘤细胞

在肿瘤的基因治疗中,肿瘤细胞常是外源目的基因直接攻击的对象。目前在以下肿瘤基因治疗方案中,常以肿瘤细胞作为受体细胞:①引入肿瘤抑制基因;②特异导入药物敏感基因激活自杀机制;③癌基因反义 RNA 表达载体抑制癌基因的表达;④免疫基因治疗中导入细胞因子等构建肿瘤疫苗。由于肿瘤细胞始终处于旺盛的分裂增殖状态,故对反转录病毒载体敏感并可高效转导。其关键的问题是,离体培养时必须分离排除极易交错生长的成纤维细胞,并构建肿瘤细胞特异性定向高效表达的病毒载体。

## 30.7.3 基因治疗策略

肿瘤的基因治疗是生物治疗的一个重要组成部分,肿瘤的基因治疗在经历较短时期的试验研究后很快进入临床应用阶段。据统计至2009年3月,全球接受基因治疗的临床方案总数达1 537项,其中993项(64.6%)为恶性肿瘤基因治疗方案。目前应用于肿瘤基因治疗的策略依据不同的目的基因概括如表30-6[58,69-71]。

**表30-6 肿瘤基因治疗的基本策略**

| 分 类 | 主要作用 | 基本方法 |
| --- | --- | --- |
| 免疫基因治疗 | 增强宿主抗肿瘤免疫 | 细胞因子和(或)*HLA* 基因导入肿瘤细胞或免疫活性细胞 |
| 自杀基因治疗 | 优化药物敏感性 | 自杀基因原位导入肿瘤细胞激活自杀机制杀伤肿瘤细胞 |
| 抑癌基因治疗 | 恢复和增强抑癌基因功能 | 野生型抑癌基因导入肿瘤细胞 |
| 反义基因治疗 | 阻断癌基因的表达 | 反义核酸导入肿瘤细胞 |
| 耐药基因治疗 | 保护机体正常功能 | 多药耐药基因导入骨髓造血干细胞耐受大剂量化疗,*CSF* 基因导入造血干细胞增强造血系统再生能力 |

### (1) 免疫基因治疗[58,72-75]

免疫基因治疗是以免疫学原理为基础建立的肿瘤基因治疗方法,为目前肿瘤基因治疗的主要部分,其中又以细胞因子基因治疗最为集中。这是因为大多数细胞因子基因已得到克隆,导入的方法安全可靠,在体内可稳定表达,且其表达水平无需严格控制。其基本原理包括两个方面:①细胞因子基因导入免疫活性细胞,增强其抗肿瘤作用,并以免疫活性细胞为受体细胞,将细胞因子基因带入体内靶向部位,使细胞因子局部浓度提高,更有效地激活肿瘤局部及周围的抗肿瘤免疫效应,其本质是以过继性免疫治疗为基础;②细胞因子基因和主要组织相容性抗原(HLA)及共刺激分子如 B7 基因导入肿瘤细胞,造成肿瘤微环境中细胞因子的高表达,MHC 等抗原分子表达增加,肿瘤细胞免疫原性增强,可有效激活肿瘤特异性免疫反应,同时可吸引多种免疫细胞大量浸润并激活其功能,其实质是新型瘤苗特异性主动免疫为基础。目前应用于免疫基因治疗的细胞因子有 IL-1、2、3、4、5、6、7、8、10、12,IFN-α、γ,TNF-α 及 CSF 等。

T 细胞是免疫基因治疗获得对肿瘤免疫效应的常用受体细胞,特别是 MHC-Ⅰ类抗原限制的肿瘤特异性杀伤性 T 细胞($CD8^+$)。为达到有效的作用,至少需要 2 个信号,首先是 $CD8^+$ T 细胞受体必须被 MHC-Ⅰ类-多肽复合物占据;其次,辅助性 T 细胞($CD4^+$)必须被激活分泌细胞因子并到达 $CD8^+$ T 细胞。

从患者中获得的肿瘤细胞在培养中生长,利用载体将细胞因子基因转移到培养的肿瘤细胞中。当肿瘤细胞生长及细胞因子表达水平到达一定程度,即可将这些分泌细胞因子的自体肿瘤细胞接种给患者以激发免疫反应。在大多数情况下,肿瘤细胞进入人体前应先行放射,以保证注入人体后这些细胞不再生长。

Wang 等[76]自行构建了分别表达 IL-12(pXX-IL-12)、GM-CSF(pXX-GM-CSF)、Neo(pXX-Neo)基因的质粒,在皮下接种 BNL 肝癌细胞的小鼠中经尾静脉高压注射,研究小鼠血清 IL-12、GM-CSF 和 IFN-γ 的浓度变化。发现联合基因治疗可以诱导更强的抗肿瘤作用,显示了很高的肝癌特异性杀伤反应(图 30-1,30-2)。联合质粒注射所诱导的高水平 IL-12 和低浓度 IFN-γ 分泌有助于增强 IL-12 抗肿瘤作用,减少其不良反应。

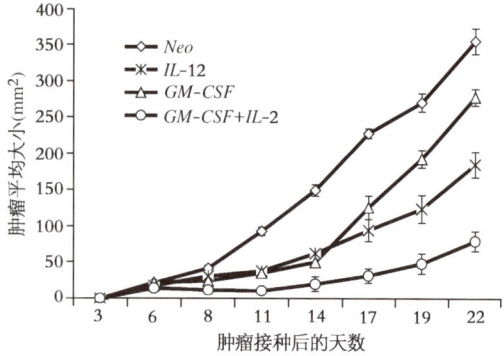

图 30-1 不同质粒注射对小鼠皮下肝癌的治疗作用

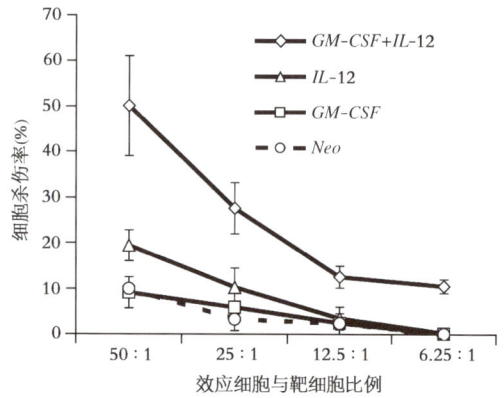

图 30-2 不同质粒注射诱导的肿瘤特异性 CTL 反应

葛宁灵等[77]将 IL-2 基因和 B7-1 基因转染 Hepal-6 肝癌细胞,结果体内免疫原性增强,成瘤性明显下降,并可诱导机体产生抗肿瘤特异性细胞毒性 T 细胞,能抵抗亲代肿瘤细胞的再次攻击,并对已建立的肿瘤模型有一定的治疗作用(图 30-3,30-4)。比较不同基因转染的肿瘤疫苗免疫宿主后对野生 Hepal-6 细胞攻击产生的免疫保护效应,发现 IL-2 和 B7-1 基因联合转染的肿瘤疫苗免疫保护作用最强,小鼠生存时间最长,与单基因转染肿瘤疫苗免疫组及对照组肿瘤疫苗免疫组比较有显著性差异(图 30-5)。提示 IL-2 和 B7-1 基因联合转染的肿瘤疫苗免疫小鼠可诱导体内产生了有效的针对 Hepal-6 细胞特异性 T 细胞免疫。IL-2 和 B7-1 基因表达诱导的抗肿瘤免疫细胞是不同的,两者的联合应用则明显增强协同效应,提高抗肿瘤免疫反应。这种联合转基因的肿瘤疫苗有希望成为预防肝癌转移复发的治疗手段。

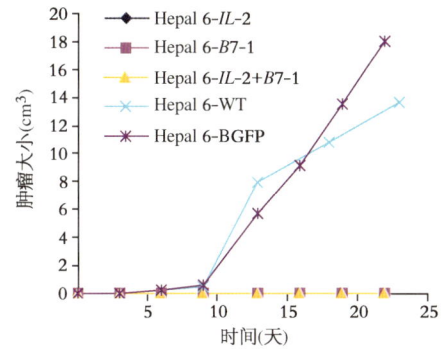

图 30-3　成瘤性实验肿瘤体积-时间变化曲线

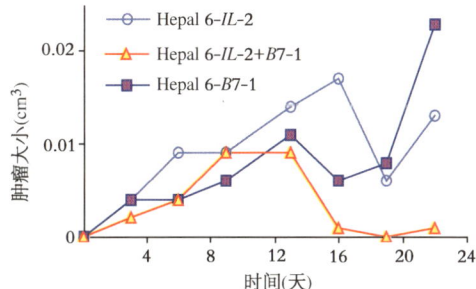

图 30-4　转基因组肝癌细胞体内成瘤性曲线

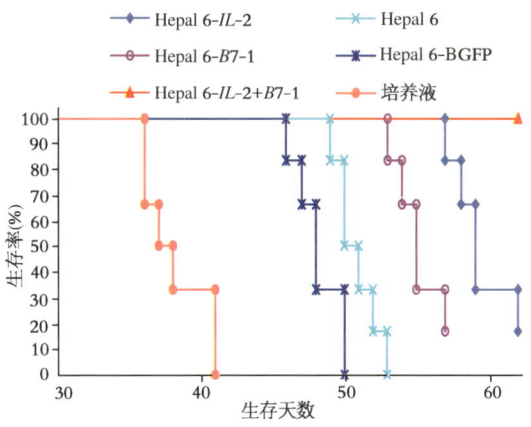

图 30-5　各肿瘤疫苗免疫组生存率分析

经 IL-2 和 B7-1 基因联合转染的肿瘤细胞免疫小鼠后获得的脾细胞导入 IL-12 基因再注射到小鼠皮下移植肝癌内,观察抗肿瘤效果显示:IL-2、B7-1 基因联合转染的肿瘤细胞免疫小鼠后获得的脾细胞有可能成为肝癌过继免疫治疗的效应细胞,并能作为携带抗肿瘤细胞因子的载体细胞,提高过继免疫治疗的疗效,也可能减少大剂量应用外源性细胞因子造成的不良反应。同时还提示,肿瘤内直接注射免疫效应细胞可能也是一种有效的肝癌局部治疗方案。该方法将特异性主动免疫治疗、过继性细胞免疫治疗和免疫基因治疗协同应用,为肝癌的生物治疗提供了新思路[78]。

将肿瘤抗原基因导入 DC,使 DC 自身表达相应肿瘤抗原,可延长免疫刺激的作用时间,并有利于抗原进入 MHC-I 类抗原呈递途径,诱导产生特异性细胞毒性 T 细胞的应答,因而是一种颇有前景的基因工程肿瘤疫苗制备方案。刘彬彬等[79]的研究表明,MAGE-1 基因修饰的 DC 可在体外诱导较强的对 SMMC7721 的特异性杀伤,提示其可望作为一种新型的肿瘤疫苗,在肝癌的防治中得到应用。转染外源 IL-12 可进一步增强 DC 的活性,提高相应肿瘤疫苗的疗效(图 30-6)。以 IL-12 基因修饰的 DC 肿瘤疫苗可在小鼠体内诱导增强的抗肿瘤免疫,且以酸洗脱肽致敏的 DC 亦可在一些免疫原性较弱及抗原不明确的恶性肿瘤中诱导较强的抗肿瘤免疫,是一项可行的肿瘤疫苗制备的替代方案。刘彬彬等[80]在小鼠 H22 肝癌模型中研究了 IL-12 基因转导及酸洗脱肽致敏的 DC 体内诱导抗肝癌免疫的能力,为 DC 在肝癌免疫治疗中应用的研究提供了有一定价值的实验资料。Qiu 等[81]以 HBsAg 基因修饰的 DC 疫苗可有效诱导 HBsAg 特异性抗肿瘤免疫,其机制与 IFN-γ 分泌增强有关,并与抗乙型肝炎病毒免疫相结合,有助于预防肝癌的复发转移(图 30-7)。由于血清 HBV 阳性患者肝癌标本中癌周 HBsAg 的表达频率高于癌细胞,在肝内播散灶中 HBsAg 也有较高的表达频率,提示以 HBsAg 为靶抗原的 DC 疫苗可能有助于预防肝癌术后的复发与转移。设计合适的 DC 肿瘤疫苗方案,包括用某些功能基因强化 DC 肿瘤疫苗的功能,将为肝癌的免疫基因治疗开辟新的途径。

**(2) 自杀基因治疗**[58,82-86]

肿瘤的自杀基因(suicide gene)治疗是利用转基因的方法将哺乳动物不含有的药物酶基因转入肿瘤细胞内,其表达产物可将无毒性的药物前体转化为有毒性的药物,影响细胞的 DNA 合成,从而引起细胞死亡。由于目前多用反转录病毒或腺病毒作为载体,故称为病毒介导的酶解药物前体疗法(virus-directed enzyme prodrug treatment,VDEPT),又称药物敏感基因疗法。

目前常用的自杀基因有单纯疱疹病毒胸苷激酶(HSV-tk)基因、水痘-带状疱疹病毒胸苷激酶(VZV-tk)基因和胞嘧啶脱氨酶(CD)基因,尤以 HSV-tk 基因最为常用。哺乳动物细胞含有 tk 基因,只能催化脱氧胸苷磷酸化成为脱氧胸苷酸,而 HSV-tk 基因产物则还可催化核苷类似物无环鸟苷(ACV)和丙氧鸟苷(GCV)等的磷酸化,这种磷酸化的核苷类似物能

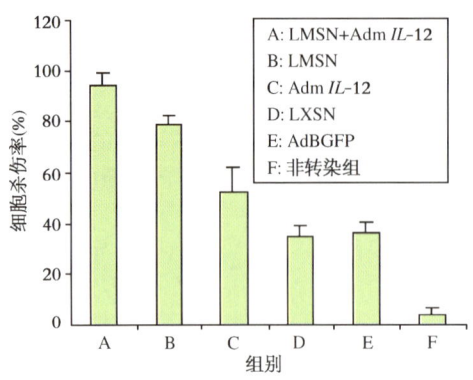

图30-6 不同处理组DC诱导的对SMMC7721细胞毒性作用的比较

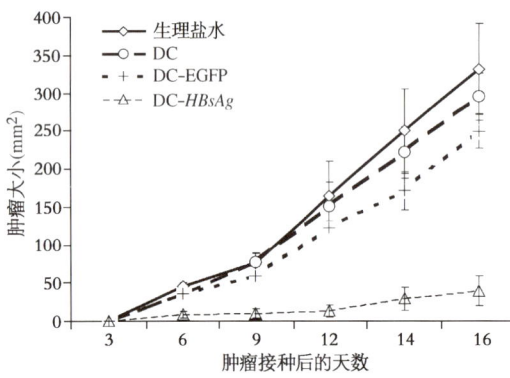

图30-7 DC-HBsAg疫苗对B16-HBsAg生长的影响

掺入细胞DNA,干扰细胞分裂时的DNA合成,最终导致细胞死亡。肿瘤细胞导入 HSV-tk 基因后,表达HSV-TK,从而获得对GCV的敏感性而"自杀",正常组织则不受影响。由于反转录病毒载体只将基因转入分裂细胞,而在脑组织肿瘤区中,唯一的分裂细胞是肿瘤及其供血结构,故反转录病毒载体介导的自杀基因治疗对脑肿瘤特别理想。在动物实验中已证实,将携带 HSV-tk 基因的反转录病毒载体直接注入脑肿瘤并以GCV处理,可产生显著的肿瘤消退。

自杀基因治疗的显著特点是产生旁观者效应(bystander effect)。研究发现,肿瘤的消除并不一定是所有的肿瘤细胞均有自杀基因。在动物实验中观察到,只要10%~20%的肿瘤细胞携带 HSV-tk 基因即可造成肿瘤的完全消退。最近的研究表明,磷酸化的GCV通过缝隙连接(gap junction)进入邻近周围 TK$^-$ 细胞,并导致其死亡,这种缝隙连接是由连接蛋白(connexin)介导的,具有组织特异性,不同的肿瘤细胞表达水平不同,决定了旁观者效应的强弱不同。另一方面,由于磷酸化GCV进入 TK$^-$ 细胞,

TK$^+$ 细胞内基因表达产物浓度下降,对GCV的敏感性也降低,杀伤作用减弱,细胞存活时间延长,旁观者效应进一步增强。

肿瘤细胞被自杀基因杀伤后,其残余碎片肽类物质被浸润的巨噬细胞等抗原递呈细胞摄取加工后呈递给 CD4$^+$T 细胞,进而激活和增殖 CD8$^+$T 细胞,进一步扩大对肿瘤的杀伤作用,并能杀死远处部位的亲代肿瘤细胞,从而达到彻底消灭肿瘤、保护宿主免受肿瘤复发和转移的长期作用。

胞嘧啶脱氨酶是某些细菌表达的脱氨酶,哺乳动物细胞不含此酶。该酶可将无毒性的药物前体氟胞嘧啶(5-Fc)代谢为对哺乳动物细胞有毒性的化疗药5-Fu。将 CD 基因导入肿瘤细胞,即能在体内选择性地杀伤肿瘤细胞。

(3) 抑癌基因治疗[58-60,71,87-90]

抑癌基因又称肿瘤抑制基因(tumor suppressor gene),是正常细胞内能抑制细胞转化和肿瘤发生的一类基因群。抑癌基因可因点突变、DNA片段缺失、移位突变等原因而失活,导致癌基因激活以及细胞持续分裂进而癌变。抑癌基因包括 Rb、p53、p16、p21 等,具有稳定染色体、调节细胞分化、控制细胞增殖、诱导细胞凋亡等功能。肿瘤的抑癌基因治疗是指借助于基因转移法恢复或添加肿瘤细胞中失活或缺乏的抑癌基因,恢复抑癌基因的功能,从而对肿瘤产生一定的治疗作用或抑制肿瘤的转移。

目前抑癌基因治疗中应用最多的是 p53 基因,其与人类肿瘤密切相关,约半数的人类肿瘤包括肝癌、胃癌、大肠癌、食管癌、乳腺癌等人类常见肿瘤中均可检测到 p53 基因突变。细胞内正常 p53 基因的丢失或结构变化导致功能丧失是细胞癌变的重要原因。将正常 p53 基因导入肿瘤细胞或拮抗异常 p53 基因的表达,恢复其正常功能,即是抑癌基因治疗的基本策略。主要采用的是基因转染法,即以反转录病毒或腺病毒载体将野生型 p53 基因转染肿瘤细胞。已有报道,在动物实验中利用反转录病毒或腺病毒载体携带野生型 p53 基因治疗非小细胞肺癌[88]或人乳腺癌[89],肿瘤的生长和成瘤性均显著抑制。细胞因子和抑癌基因共同表达的腺病毒载体用于治疗小鼠乳腺癌,进一步提高了宿主对肿瘤细胞的免疫杀伤能力,增强了抑癌基因治疗的疗效[90]。

(4) 反义基因治疗[58,91-93]

肿瘤的反义基因治疗(antisense therapy)是指应用反义核酸与细胞内的核酸相互作用,在转录或翻译水平抑制或封闭癌基因的表达,阻断肿瘤细胞的异常信号转导,使癌细胞进入正常分化或引起凋亡。反义核酸可通过人工构建反义RNA表达载体(利用DNA重组技术,在适宜的启动子和终止子间反向插入一段

638

靶 DNA 于质粒中,构建反向表达载体,转录时合成反义 RNA)、利用诱导剂诱生内源性反义核酸以及人工合成反义寡核苷酸 3 条途径获得,以人工合成最为常用。具体步骤包括:反义寡核苷酸或反义 RNA 与单链 DNA 或 mRNA 结合,干扰转录和翻译;寡核苷酸与双链 DNA 结合成三聚体阻断转录;核酶与相应 mRNA 特异结合后将 mRNA 降解。这些方法在细胞治疗或动物模型都已证实有效。反义寡核苷酸最早应用,且简单易行。寡核苷酸合成技术的发展进一步推动了反义寡核苷酸药物的迅速进展。

肿瘤的反义基因治疗主要应用于抑癌基因的过度表达和点突变癌基因的表达,以及阻断肿瘤细胞内自分泌或旁分泌细胞因子基因的表达。在许多肿瘤细胞株中证实,反义癌基因寡核苷酸能有效地抑制各种癌基因或前癌基因的活性,如 c-abl、c-fos、c-fes、e-fms、c-kit、c-myb、c-myc、c-raf、c-src 和 ras 等;在肿瘤动物模型中也表明反义寡核苷酸可抑制癌基因的表达和成瘤性。目前,应用反义核酸治疗人的慢性粒细胞白血病、T 细胞白血病、神经胶质瘤、膀胱癌、骨髓瘤、乳腺癌、结肠癌、淋巴瘤、神经母细胞瘤和肺癌已取得一定的效果。

但反义基因治疗的临床应用尚需解决以下问题:①必须明确特定肿瘤恶变所涉及的所有基因表达;②反义核酸在机体内的特异性靶向转运;③反义寡聚物在体内的迅速灭活。抗肿瘤反义寡核苷酸治疗所针对的分子靶点包括与侵袭转移、细胞凋亡、多药耐药、血管形成、细胞内信号转导通路等相关的基因以及端粒酶等。至今,已经有几种反义寡核苷酸药物进入临床试验。Liao 等[94]将反义 H-ras 寡脱氧核苷酸用于高表达 H-ras 蛋白的人肝癌高转移裸鼠模型 LCI-D20,反义寡核苷酸处理后的 LCI-D20 细胞在体外的生长被抑制,细胞进入 S 期比例减少,接种于裸鼠后,其成瘤性也被抑制,相应的肺转移率亦显著下降。经反义 H-ras 处理后接种人动物体内的肿瘤组织,其凋亡细胞的比例显著高于对照组。免疫组织化学检测显示,其 H-ras 蛋白的表达亦受到显著抑制。在第一代硫代反义寡核苷酸基础上研发的第二代——2′-MOE 修饰的硫代间隙反义寡核苷酸,既具有耐受核酸酶、激活 RNaεe H 的作用,又有增强结合靶 mRNA 的活性和代谢稳定性,其更为有利的生化、药代动力学特性使之有望成为广泛应用于临床的反义寡核苷酸药物。应用 2′-MOE 修饰的反义 stat3 寡核苷酸特异性抑制人肝癌细胞 stat3 的表达,从而显著抑制肝癌的生长、侵袭转移和血管生成,并明显延长荷瘤宿主的生存期,提示可用作治疗 HCC 的新疗法(图 30-8)[95]。

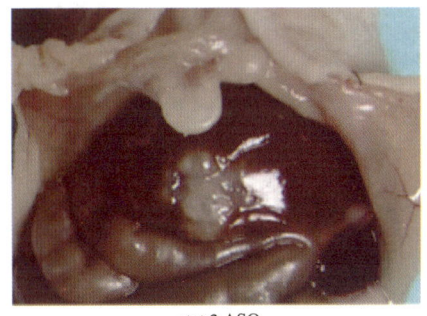
stat 3 ASO

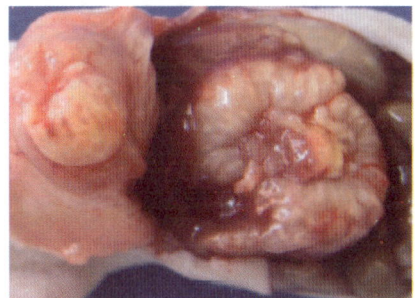
对照ODN

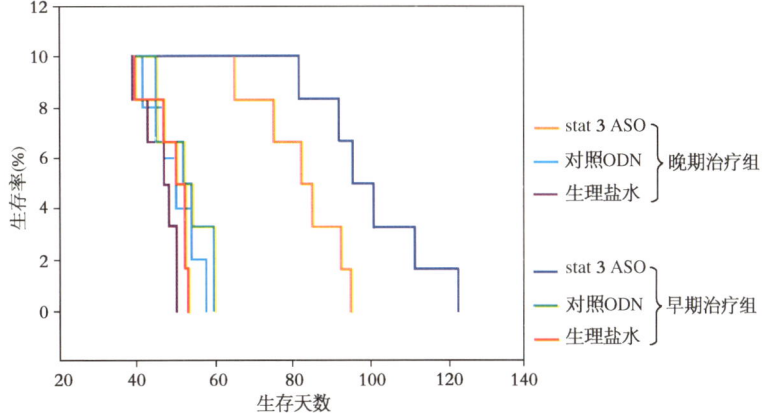

图 30-8 反义 stat 3 寡核苷酸可抑制人肝癌细胞生长并延长生存期

### (5) 耐药基因治疗[58,96]

肿瘤化疗所致的骨髓抑制是影响化疗强度和疗效的主要制约因素之一，将化疗耐药相关的基因如 MDR1 重组载体导入骨髓造血干细胞，其表达可防止大剂量化疗所致的骨髓抑制。这一方法选择性地保护化疗药物敏感的正常组织如骨髓。当转导耐药基因后，抗癌药物剂量可加大，足以克服耐药机制，杀伤肿瘤细胞。将 MDR1 基因离体导入骨髓造血干细胞，使骨髓细胞对化疗药物耐药，然后回输患者体内，增加对大剂量化疗药物的耐受性和反应性，以降低化疗所造成的造血系统毒性。在实验动物中，移植了 MDR1 修饰的骨髓小鼠接受通常致死量的紫杉醇时表现为耐药。临床上以 MDR1 基因修饰的自体骨髓移植已用于紫杉醇治疗晚期卵巢癌患者。但标记研究表明，耐药基因仅转导少量造血细胞，故其成功与否取决于基因转导水平是否足以承受大剂量的化疗。另一方面，应在化疗所致的非造血系统毒性（如肝衰竭）产生前将肿瘤杀灭。

### (6) 病毒-基因治疗[59,97]

近年发现，利用基因工程技术对病毒的基因结构进行修饰、改造后的某些条件缺陷性病毒（如重组腺病毒），因具有基因缺陷而不能在正常细胞中复制，利用肿瘤细胞中的基因表达异常可使其选择性地在肿瘤细胞中复制，作为基因表达载体携带目的基因后可起到溶瘤病毒治疗和基因治疗双重目的，称为病毒-基因治疗。这一治疗方法通过病毒载体的复制，使治疗基因的表达量大大增加，提高基因治疗的效果，同时由于病毒在肿瘤组织中复制并不断向四周扩散而增加病毒载体的感染效率。其疗效优于单一的病毒治疗或基因治疗，这是基因治疗的一个新的研究方向。

Ren 等[98]构建了一系列条件复制性腺病毒载体，其主要特征是删除了 5 型腺病毒 E1 区基因，代之以经过结构优化的甲胎蛋白启动子基因，在其上游插入基因调节序列 HS4，在其下游插入腺病毒的 E1A 基因和治疗基因 TRAIL，这些插入的外源基因的表达由隔离子和甲胎蛋白启动子共同调控。由此构建了具有治疗意义的重组溶瘤腺病毒载体 Ad. HS4. AFP. E1A/TRAIL，利用特异性针对表达甲胎蛋白的原发性肝癌细胞的溶瘤腺病毒载体表达治疗基因 TRAIL，以达到增强治疗原发性肝癌的特异性及有效性的目的。Ad. HS4. AFP. E1A/TRAIL 溶瘤病毒具有针对表达甲胎蛋白的原发性肝癌的特异性，在体外细胞及动物体内肿瘤模型中都可以特异性杀伤肿瘤细胞。该项研究探索了利用异源的肿瘤特异性启动子结合隔离子等基因转录调控元件调控溶瘤性腺病毒载体，在靶向组织中特异性复制病毒与表达插入的外源基因，为肿瘤基因治疗探索一种新的手段。

由于现代生物技术的发展和癌症本质认识的深化，促进了肿瘤生物治疗的基础研究与临床应用，特别是近年分子靶向治疗的深入研究，为肿瘤治疗展现了新的前景。生物治疗单独应用的疗效有限，可能对控制和防治肿瘤的播散和转移具有独特的优势，而与手术、放疗、化疗等常规治疗及局部治疗等方法的合理联合应用以及多种生物治疗技术的综合有序应用，有望进一步提高肿瘤生物治疗的临床疗效[99,100]。

（叶胜龙）

## 主要参考文献

[1] Rosenberg SA. Principles of cancer management: biologic therapy. In: deVita VT Jr, Hellman S, Rosenberg SA, eds. Cancer: principles and practice of oncology. 5th ed. Philadelphia: Lippincott-Raven, 1997: 349-373.

[2] 韩焕兴，李荣，罗荣城，等. 肿瘤生物治疗学概论. 见：罗荣城，韩焕兴主编. 肿瘤生物治疗学. 北京：人民卫生出版社, 2006：3-12.

[3] Lotze MT, Rosenberg SA. The immunologic treatment of cancer. CA Cancer J Clin, 1988, 38: 68-94.

[4] 张军一，宋海珠，席áng乐，等. 肿瘤细胞因子疗法. 见：罗荣城，韩焕兴主编. 肿瘤生物治疗学. 北京：人民卫生出版社, 2006：107-156.

[5] Durum SK. Interleukins: overview. In: Rosenberg SA, ed. Principles and practice of the biologic therapy of cancer. 3rd ed. Philadelphia: Lippincott Williams & Wilkins, 2000: 3-18.

[6] Lotze MT. Interleukin therapy. In: deVita VT Jr, Lawrence TS, Rosenberg SA, eds. Cancer: principles and practice of oncology. 8th ed. Philadelphia: Lippincott Williams & Wilkins, 2008: 506-522.

[7] Maas RA, Dulleus HF, den Otter W. Interleukin-2 in cancer treatment: disappointing or (still) promising? A review. Cancer Immunol Immunother, 1993, 36: 141-148.

[8] 刘新垣. 白细胞介素-2 研究：从基础到临床. 中国肿瘤生物治疗杂志, 1995, 2: 165-174.

[9] 高艳芳，张晓实. 细胞因子和免疫效应细胞治疗. 见：姜文奇，张晓实，朱孝峰等主编. 肿瘤生物治疗学. 广州：广东科学技术出版社, 2006：161-189.

[10] Okada H, Lotze MT. Interleukin-4: clinical applications. In: Rosenberg SA, ed. Principles and practice of the biologic therapy of cancer. 3rd ed. Philadelphia: Lippincott Williams & Wilkins, 2000: 93-102.

[11] Tahara H, Lotze MT. Interleukin-12: clinical applications. In: Rosenberg SA, ed. Principles and practice of the biologic therapy of cancer. 3rd ed. Philadelphia: Lippincott Williams & Wilkins, 2000: 103-112.

[12] Pfeffer LM, Dinarello CA, Herberman RB, et al. Biological properties of recombinant α-interferons: 40th anniversary of the discovery of interferons. Cancer Res, 1998, 58: 2489-2499.

[13] Sondak VK, Daud AI. Interferons. In: deVita VT Jr, Lawrence TS, Rosenberg SA, eds. Cancer: principles and practice of oncology. 8th ed. Philadelphia: Lippincott Williams & Wilkins, 2008: 497-505.

[14] Sakon M, Nagono H, Dono K, et al. Combined intraarterial 5-fluorouracil and subcutaneous interferon-α therapy for advanced hepatocellular carcinoma with tumor thrombi in the major portal branches. Cancer, 2002, 94: 435-442.

[15] 邱双健，叶胜龙，汤钊猷，等. 干扰素联合肝动脉栓塞化疗预防肝细胞癌根治性切除术后复发的初步观察. 肝脏, 2000, 5: 20-22.

[16] Sun HC, Tang ZY, Wang L, et al. Postoperative interferon α treatment postponed recurrence and improved overall survival in patients after curative resection of HBV-related hepatocellular carcinoma: a randomized clinical trial. J Cancer Res Clin Oncol, 2006, 132: 458-465.

[17] Alexander HR Jr, Feldman AL. Tumor necrosis factor: basic principles and clinical applications in systemic and regional cancer treatment. In: Rosenberg SA, ed. Principles and practice of the biologic therapy of cancer. 3rd ed. Philadelphia: Lippincott Williams & Wilkins, 2000: 174-193.

[18] Moore MAS. Colony-stimulating factors: basic principles and preclinical stud-

ies. In: Rosenberg SA, ed. Principles and practice of the biologic therapy of cancer. 3rd ed. Philadelphia: Lippincott Williams & Wilkins, 2000: 113-140.

[19] Glaspy JA. Colony-stimulating factors in oncology. In: Rosenberg SA, ed. Principles and practice of the biologic therapy of cancer. 3rd ed. Philadelphia: Lippincott Williams & Wilkins, 2000: 141-151.

[20] Rosenberg SA, Dudley ME. Cancer immunotherapy. In: deVita VT Jr, Lawrence TS, Rosenberg SA, eds. Cancer: principles and practice of oncology. 8th ed. Philadelphia: Lippincott Williams & Wilkins, 2008: 2979-2989.

[21] 郑大勇, 丁雪梅, 尤常宣, 等. 肿瘤的过继性细胞免疫治疗. 见: 罗荣城, 韩焕兴主编. 肿瘤生物治疗学. 北京: 人民卫生出版社, 2006: 157-190.

[22] 陈国友. LAK 细胞识别、结合及杀伤肿瘤细胞分子机制的研究进展. 国外医学·免疫学分册, 1994, 17: 123-127.

[23] 干育红, 叶胜龙, 汤钊猷, 等. 肝动脉内 IL-2/LAK 灌注治疗肝癌的初步疗效观察. 临床, 1995, 2: 10-11.

[24] 周伟平, 吴孟超, 陈汉, 等. 肝癌切除加免疫化疗对术后复发的影响. 中华肿瘤杂志, 1995, 33: 35-37.

[25] Takayama T, Sekine T, Makuuchi M, et al. Adoptive immunotherapy to lower postsurgical recurrence rates of hepatocellular carcinoma: a randomized trial. Lancet, 2000, 356: 802-807.

[26] 叶胜龙, 汤钊猷, 干育红, 等. 生物治疗预防原发性肝癌切除术后复发. 中国肿瘤生物治疗杂志, 1997, 4 (3): 240.

[27] Melder RJ, Whiteside TL, Vujanovic NL, et al. A new approach to generating antitumor effectors for adoptive immunotherapy using human adherent lymphokine-activated killer cells. Cancer Res, 1988, 48: 3461-3469.

[28] Rabinowich H, Sedlmayr P, Herberman RB, et al. Increased proliferation, lytic activity, and purity of huaman natural killer cells cocultured with mitogen-activated feeder cells. Cell Immunol, 1991, 135: 454-470.

[29] Nishimura T, Nakamura Y, Takeuchi Y, et al. Generation, propagation, and targeting of human CD4 helper/killer T cells induced by anti-CD3 monoclonal antibody plus recombinant IL-2. J Immunol, 1992, 148: 285-291.

[30] Curti BD, Longo DL, Ochoa AC, et al. Treatment of cancer patients with ex vivo anti-CD3-activated killer cells and interleukine-2. J Clin Oncol, 1993, 11: 652-660.

[31] Whiteside TL, Jost LM, Herberman RB. Tumor-infiltrating lymphocytes. Potential and limitations to their use for cancer therapy. Crit Rev Oncol Hematol, 1992, 12: 25-47.

[32] 陈敏, 叶胜龙, 吴志全, 等. 原发性肝癌来源的肿瘤浸润淋巴细胞的生物学特性分析. 中国临床医学, 1999, 6: 8-11.

[33] Rosenberg SA, Spiess P, Lafreniere R. A new approach to the adoptive immunotherapy of cancer with tumor-infiltrating lymphocytes. Science, 1986, 233: 1318-1321.

[34] Rosenberg SA, Yannelli JR, Yang JC, et al. Treatment of patients with metastatic melanoma with autologous tumor-infiltrating lymphocytes and interleukin-2. J Natl Cancer Inst, 1994, 86: 1159-1166.

[35] Kradin RL, Kurnick JT, Lazarus DS, et al. Tumor-infiltrating lymphocytes and interleukin-2 in treatment of advanced cancer. Lancet, 1989, 1: 577-580.

[36] Ratto GB, Zino P, Mirabelli S, et al. A randomized trial of adoptive immunotherapy with tumor-infiltrating lymphocytes and interleukin-2 versus standard therapy in the postoperative treatment of resected nonsmall cell lung carcinoma. Cancer, 1996, 78: 244-251.

[37] 顾琴龙, 尹浩然, 林言箴. TIL 治疗消化道肿瘤的临床观察. 中国肿瘤生物治疗杂志, 1996, 3: 65-66.

[38] 陆静, 胡剡薇, 华祖德, 等. TIL 不同治疗途径的疗效分析. 中国肿瘤生物治疗杂志, 1996, 3: 127-129.

[39] 宋海珠, 王晓光, 方永鑫, 等. 单克隆抗体与肿瘤分子靶向治疗. 见: 罗荣城, 韩焕兴主编. 肿瘤生物治疗学. 北京: 人民卫生出版社, 2006: 191-229.

[40] 张念华, 张晓实. 单克隆抗体治疗. 见: 姜文奇, 张晓实, 朱孝峰等主编. 肿瘤生物治疗学. 广州: 广东科学技术出版社, 2006: 235-263.

[41] Robinson MK, Borghaei H, Adams GP, et al. Monoclonal antibodies. In: deVita VT Jr, Lawrence TS, Rosenberg SA, eds. Cancer: principles and practice of oncology. 8th ed. Philadelphia: Lippincott Williams & Wilkins, 2008: 537-548.

[42] Waldmann TA. Immunotherapy: past, present and future. Nat Med, 2003, 9: 269-277.

[43] 张友会. 人类肿瘤抗原的确立. 中国肿瘤生物治疗杂志, 1994, 1: 1-4.

[44] Pardoll DM. Cancer vaccines. Immunol Today, 1993, 14: 310-316.

[45] Restifo NP, Robbins PF, Rosenberg SA. Principles of immunotherapy. In: deVita VT Jr, Lawrence TS, Rosenberg SA, eds. Cancer: principles and practice of oncology. 8th ed. Philadelphia: Lippincott Williams & Wilkins, 2008: 351-368.

[46] 袁玫. 肿瘤的主动特异性免疫治疗研究进展. 中国肿瘤生物治疗杂志, 1995, 2: 56-60.

[47] Chen LP, Linsley PS, Hellstrom KE. Costimulation of T cells for tumor immunity. Immunol Today, 1993, 14: 483-486.

[48] 潘春华, 刘勇, 尤常宣, 等. 肿瘤疫苗与肿瘤主动免疫疗法. 见: 罗荣城, 韩焕兴主编. 肿瘤生物治疗学. 北京: 人民卫生出版社, 2006: 230-259.

[49] 刘继彦. 肿瘤疫苗. 见: 姜文奇, 张晓实, 朱孝峰等主编. 肿瘤生物治疗学. 广州: 广东科学技术出版社, 2006: 125-157.

[50] 吕玮, 朱迅. 抗独特型抗体与肿瘤免疫治疗. 中国肿瘤生物治疗杂志, 1995, 2: 155-158.

[51] Dallal RM, Mailliard R, Lotze MT. Dendritic cell vaccines. In: Rosenberg SA, ed. Principles and practice of the biologic therapy of cancer. 3rd ed. Philadelphia: Lippincott Williams & Wilkins, 2000: 705-721.

[52] 万云, 石军. 树突状细胞直接抗肿瘤作用研究进展. 国际免疫学杂志, 2008, 31: 364-367.

[53] 薛après春, 叶胜龙. 树突状细胞肿瘤疫苗研究进展. 国际肿瘤学杂志, 2006, 33: 424-426.

[54] Morse MA, Nair SK, Lyerly HK. RNA-transfected dendritic cells as immunogens. In: Lattime EC, Gerson SL, eds. Gene therapy of cancer. 2nd ed. San Diego: Academic, 2002: 199-203.

[55] 金成刚, 沈洁, 刘金友, 等. β-榄香烯综合瘤苗主动免疫治疗临床实验研究——40 例癌症患者的疗效分析. 中国肿瘤生物治疗杂志, 1995, 2: 314-315.

[56] Lee WC, Wang H, Hung CF, et al. Vaccination of advanced hepatocellular carcinoma patients with tumor lysate-pulsed dendritic cells: a clinical trial. J Immunol, 2005, 28: 496-504.

[57] 张春云. 抗独特型抗体在肿瘤主动免疫治疗研究中的进展. 国外医学·肿瘤学分册, 1996, 23: 196-200.

[58] 宋海珠, 刘锦新, 罗荣城, 等. 肿瘤的基因治疗. 见: 罗荣城, 韩焕兴主编. 肿瘤生物治疗学. 北京: 人民卫生出版社, 2006: 346-383.

[59] 刘然义, 黄文林. 基因治疗. 见: 姜文奇, 张晓实, 朱孝峰等主编. 肿瘤生物治疗学. 广州: 广东科学技术出版社, 2006: 267-285.

[60] Morgan RA. Gene therapy. In: deVita VT Jr, Lawrence TS, Rosenberg SA, eds. Cancer: principles and practice of oncology. 8th ed. Philadelphia: Lippincott Williams & Wilkins, 2008: 2967-2978.

[61] 卢大儒, 邱信芳, 薛京伦. 基因治疗转移方法研究进展. 国外医学·遗传学分册, 1996, 19: 1-6.

[62] 乔健, 钱振超. 肿瘤靶向基因治疗中基因转移系统的研究. 中国肿瘤生物治疗杂志, 1998, 5: 65-67.

[63] Jolly D. Viral vector systems for gene therapy. Cancer Gene Ther, 1994, 1: 51-64.

[64] Blaese M, Blankenstein T, Brenner M, et al. Vectors in cancer therapy: how will they deliver? Cancer Gene Ther, 1995, 2: 291-297.

[65] Ali M, Lemoine NR, Ring CJ. The use of DNA viruses as vectors for gene therapy. Gene Ther, 1994, 1: 367-384.

[66] Kotin RM. Prospects for the use of adeno-associated virus as a vector for human gene therapy. Hum Gene Ther, 1994, 5: 793-801.

[67] Flotte TR, Carter BJ. Adeno-associated virus vectors for gene therapy. Gene Ther, 1995, 2: 357-362.

[68] 曹雪涛. 肿瘤的基因治疗. 见: 曹世龙主编. 肿瘤学新理论与新技术. 上海: 上海科技教育出版社, 1997: 161-234.

[69] Anderson WF. Gene therapy for cancer. Human Gene Ther, 1994, 5: 1-2

[70] 吴旻. 基因治疗研究的历史、现状与未来. 中国肿瘤生物治疗杂志, 1995, 2: 1-6.

[71] Roth JA, Cristiano RJ. Gene therapy for cancer: what have we done and where are we going? J Natl Cancer Inst, 1997, 89: 21-39.

[72] Rosenberg SA, Anderson WF, Blaese M, et al. The development of gene therapy for the treatment of cancer. Ann Surg, 1993, 218: 455-464.

[73] Tepper RI, Mule JJ. Experimental and clinical studies of cytokine gene-modified tumor cells. Human Gene Ther, 1994, 5: 153-164.

[74] Ostrand-Rosenberg S, Clements VK, Dissanayake S, et al. Immunologic targets for the gene therapy of cancer. In: Lattime EC, Gerson SL, eds. Gene therapy of cancer. 2nd ed. San Diego: Academic, 2002: 127-142.

[75] Hwu P. Gene therapy using lymphocyte modification. In: Rosenberg SA, ed. Principles and practice of the biologic therapy of cancer. 3rd ed. Philadelphia: Lippincott Williams & Wilkins, 2000: 757-769.

[76] Wang Z, Qiu SJ, Ye SL, et al. Combined IL-12 and GM-CSF gene therapy for murine hepatocellular carcinoma. Cancer Gene Ther, 2001, 8: 751-758.

[77] 葛宁灵, 叶胜龙, 刘银坤, 等. 白细胞介素-12 基因再修饰基因瘤苗免疫小鼠的肿细胞过继治疗肝癌. 中华实验外科杂志, 2003, 20: 21-23.

[78] Ge NL, Ye SL, Zheng N, et al. Prevention of hepatocellular carcinoma in mice by IL-2 and B7-1 genes co-transfected liver cancer cell vaccines. World J Gastroenterol, 2003, 9: 2182-2185.

[79] Liu BB, Ye SL, He P, et al. Genetically modified dendritic cells induced specific cytotoxicity against human HCC cells in vitro. Chin J Cancer Res, 2004, 16: 246-250.

[80] 刘彬彬, 叶胜龙, 贺平, 等. 白细胞介素-12 基因修饰的树突状细胞瘤苗小鼠体内外抗肿瘤的作用. 中华肝脏病杂志, 2000, 8: 350-351.

[81] Qiu S-J, Lu L, Qiao C, et al. Induction of tumor immunity and cytotoxic T lymphocyte responses using dendritic cells transduced by adenoviral vectors encoding HBsAg: comparison to protein immunization. J Cancer Res Clin Oncol, 2005, 131: 429-438.

[82] Bartlett DL, McCart JA. Suicide gene therapy. In: Rosenberg SA, ed. Principles and practice of the biologic therapy of cancer. 3rd ed. Philadelphia: Lip-

pincott Williams & Wilkins, 2000: 781-796.
[83] Moolten FL. Drug sensitivity ("suicide") genes for selective cancer chemotherapy. Cancer Gene Ther, 1994, 1: 279-287.
[84] Connors TA. The choice of produrgs for gene directed enzyme prodrug therapy of cacner. Gene Ther, 1995, 2: 702-709.
[85] Chen CY, Chang YN, Ryan P, et al. Effect of herpes simplex virus thymidine kinase expression levels on ganciclovir-mediated cytotoxicity and the "bystander effect". Huamn Gene Ther, 1995, 6: 1467-1476.
[86] Judy KD, Eck SL. The use of suicide gene therapy for the treatment of malignancies of the brain. In: Lattime EC, Gerson SL, eds. Gene therapy of cancer. 2nd ed. San Diego: Academic, 2002: 505-524.
[87] Meng RD, El-Deiry WS. Cancer gene therapy with the p53 tumor suppressor gene. In: Lattime EC, Gerson SL, eds. Gene therapy of cancer. 2nd ed. San Diego: Academic, 2002: 299-313.
[88] Zhang WW, Fang X, Mazur W, et al. High-efficiency gene transfer and high-level expression of wild-type p53 in human lung cancer cells mediated by recombinant adenovirus. Cancer Gene Ther, 1994, 1: 5-13.
[89] Lesoon-Wood LA, Kim WH, Lleinman HK, et al. Systemic gene therapy with p53 reduces growth and metastases of a malignant human breast cancer in nude mice. Hum Gene Ther, 1995, 6: 395-405.
[90] Putzer BM, Bramson JL, Addison CL, et al. Combination therapy with interleukin-2 and wild-type p53 expressed by adenoviral vectors potentiates tumor regression in a murine modle of breast cancer. Hum Gene Ther, 1998, 9: 707-718.
[91] Mercola D, Cohen JS. Antisense approaches to cancer gene therapy. Cancer Gene Ther, 1995, 2: 47-59.
[92] 陈荣新,叶胜龙. 反义寡核苷酸治疗肿瘤. 国际肿瘤学杂志, 2006, 33: 195-197.
[93] Dias N, Stein CA. Antisense oligonucleotides: basic concepts and mechanisms. Mol Cancer Ther, 2002, 1: 347-355.
[94] Liao Y, Tang ZY, Ye SL, et al. Modulation of apoptosis, tumorigenecity and metastatic potential with antisense H-ras oligodeoxynucleotides in a high metastatic tumor model of hapatoma: LCI-D20. Hepato-Gstroenterol, 2000, 47: 365-370.
[95] Li WC, Ye SL, Sun RX, et al. Inhibition of growth and metastasis of human hepatocellular carcinoma by antisense oligonucleotide targeting signal transducer and activator of transcription 3. Clin Cancer Res, 2006, 12: 7140-7148.
[96] Abonour R, Croop JM, Cornetta K. Multidrug-resistance gene therapy in hematopoietic cell transplantation. In: Lattime EC, Gerson SL, eds. Gene therapy of cancer. 2nd ed. San Diego: Academic, 2002: 355-364.
[97] 钱其军,张琪. 肿瘤靶向治疗的现状和展望. 中国肿瘤生物治疗杂志, 2006,13:239-242.
[98] Ren XW, Liang M, Meng X, et al. A tumor-specific conditionally replicative adenovirus vector expressing TRIAL for gene therapy of hepatocellular carcinoma. Cancer Gene Ther, 2006, 13: 159-168.
[99] Nabel GJ. Genetic, cellular and immune-approaches to disease therapy: past and future. Nat Med, 2004, 10: 135-141.
[100] 顾健人,曹雪涛. 癌症治疗存在的问题以及生物治疗面临的机遇与挑战. 中国肿瘤生物治疗杂志, 2008, 15: 2-7.

# 31　肿瘤姑息治疗

31.1　姑息治疗的沿革
31.2　姑息治疗的概念和模式
　　31.2.1　姑息治疗的概念
　　31.2.2　姑息治疗的模式
31.3　姑息治疗在肿瘤治疗中的地位
　　31.3.1　肿瘤综合治疗
　　31.3.2　肿瘤的姑息性手术治疗
　　31.3.3　肿瘤的姑息性放疗
　　31.3.4　肿瘤的姑息性化疗
31.3.5　肿瘤的康复治疗
31.4　姑息治疗应注意的问题
　　31.4.1　姑息治疗的准备工作
　　31.4.2　姑息治疗的沟通技巧
　　31.4.3　姑息治疗中的营养支持
　　31.4.4　姑息治疗中的精神心理问题及治疗措施
31.5　常见症状的姑息治疗
　　31.5.1　疼痛
　　31.5.2　其他常见症状

　　根据肿瘤治疗的彻底程度，可分为根治治疗和姑息治疗。前者对肿瘤起到治愈的效果，其结果是肿瘤去除后患者能够活着。而后者以不能治愈的肿瘤患者为主要治疗对象，其治疗目的是尽可能地减轻患者痛苦和延长无症状的生存期，尤其是复发和转移患者的处理。姑息治疗关注的是患者的生活质量和维持生理功能，而不是不惜一切代价仅仅为了延长患者有限的生命，其结果是患者能在有限的生命中得到最好的生活质量。

　　正是这两种概念和结果的不同，患者及其家属不管肿瘤是不是能够治愈，也不管肿瘤的病理性质和发现时的病期，往往选择要求根治治疗，而忽视了姑息治疗。在我国，由于伦理思想和其他方方面面的原因，癌症患者没有得到合理的姑息治疗的现象尤为普遍。例如，患者和家属过分地期望手术、化疗、放疗等创伤性或不良反应较大（包括部分中药）的抗癌治疗的作用，甚至不少晚期或终末期的患者接受过度的抗癌治疗。癌症患者没有得到任何关于姑息治疗的建议和信息，以致无从选择，误以为姑息治疗就是放弃治疗。综合性姑息治疗时机太晚，在抗癌治疗中，对症支持治疗不足或不当，造成临床上姑息治疗的实际意义不大。医护人员缺乏与患者和家属的有效沟通和交流，回避不良预后和死亡等问题的讨论。针对癌症患者的一些症状、并发症、心理精神问题、营养支持、宗教信仰、临终治疗等缺少操作规范。社会对姑息治疗和临终关怀缺少关心和宣传，也缺乏医疗保障和社会支持。这些始终是癌症治疗要面对的问题，所以近年来姑息治疗和癌症患者的生活质量问题受到越来越多的关注和探讨[1-3]。

## 31.1　姑息治疗的沿革

　　早在2000多年前，《黄帝内经》中的《素问·六元正纪大论》就有一段话是对肿瘤姑息治疗最早的描述："大积大聚，其可犯也，衰其大半而止。"意思就是：肿瘤这种疾病是可以治疗的，治疗到一定程度要适可而止，反之要损伤机体的正气。姑息治疗真正的起源通常认为是19世纪欧洲的收容所（又称庇护所）。由于战争和贫困，由天主教徒设立了专门收容和照顾那些贫困的不能治愈癌症患者的机构和场所。

　　到现代，由Elizabeth和Kubler-Ross倡导对终末期疾病的重新认识，把死亡看作是一件自然的事件，对濒临死亡的患者应该提供人道主义的医疗照护，而不是厌恶死亡，把患者抛弃，这导致了医学和公众对死亡的态度有了根本性改变。具有划时代意义的是，Saunders于1967年在英国伦敦郊外Sydenhan地区创建了St. Christopher Hospice。其一开始既是医疗住院机构，又能开展家庭照服服务，并有意识地收集和整理患者的资料，建立了一整套控制晚期患者症状的理论和技术,为从事整体姑息照护的同道开展教育和培训。鉴于其人性化的医疗模式,很快美洲和欧洲也纷纷根据本国的实情进行效仿,制定相应的法律、法规,建立了为数众多的姑息医学单位。

这种模式就是:把晚期癌症患者及其家庭看作是一个基本的医疗照护单位,帮助他们选择一种比较充实、舒适的生活方式,解除患者的躯体痛苦和心理(心灵)障碍;提供每周7天、每天24 h的医护服务,并强调无论患者在住院还是在家中,医疗照护必须是连续性的;组织一个多学科、训练有素的为患者和家属服务的医护团队,进行晚期患者医疗上的科学研究,为患者家庭制订居丧计划。

姑息治疗不仅作为一个医学问题,而且涉及政治、经济和宗教等多方面的因素,所以欧美国家把它作为一门正式的独立学科,并拥有其本身完善的学科教育和培训项目。例如,英国牛津出版社专门出版了《姑息医学》教科书,作为医学院校学生的必修课程;有的把癌症中心或肿瘤医院是否有姑息治疗项目(科)作为评判医疗机构名次的依据,所以全世界有许多医师和教授选择了姑息治疗为他们的终身职业。世界卫生组织(WHO)也十分重视姑息医学的发展,把"姑息治疗"作为继肿瘤预防、早期诊断、综合治疗后的第4项干预恶性肿瘤疾病过程的重要举措,并提出了行之有效的教育培训方案[4],为世界各地的学者培训有关方面的知识。近年来,由于全球的癌症在不断增加,已成为日益严重的卫生危机。特别是发展中国家,迫切需要改进癌症预防措施,加强癌症姑息治疗力度。于是,2005年10月8日诞生了第一个"世界临终关怀和姑息治疗日",一直延续至今。

中国的香港和台湾地区较早地开展了姑息治疗工作,内地于20世纪80年代后期逐渐开设了临终关怀机构、宁养院、护理院等,并收治晚期癌症患者。同时,在20世纪90年代后期也陆续出版了《癌症三阶梯止痛指导原则》和《癌症疼痛控制和姑息治疗》等方面的规范指南。近年来,中国抗癌协会和各地成立了癌症康复和姑息治疗专业委员会,旨在推动姑息治疗在国内的发展。《中国癌症预防和控制规划纲要(2004—2010)》郑重提出重视姑息治疗和止痛,积极进行康复指导[5]。

由于历史、文化、习俗、伦理的关系,临终关怀(hospice care)和姑息治疗(palliative care)常常混为一谈,而且有很大一部分的民众难以接受。而事实上,临终关怀只是姑息医学的一部分。笔者认为,姑息治疗应称为舒缓治疗较符合大众心理,且能体现其本意。为了统一,本章继续沿用"姑息治疗"一词。另外,姑息医学范畴较广,包含所有末期致命性疾病,有癌症、艾滋病、运动神经元疾病和老年病等。这些疾病的共同特征是:躯体症状的进展恶化,社会心理痛苦,经济负担加重,疾病病程相对较短。目前,姑息治疗主要针对的是晚期癌症患者及其家属的服务。本章的肿瘤姑息治疗,以症状控制为主论述。值得强调的是,姑息治疗的目的是关注患者的生活质量和维持生理功能,而不应不惜一切代价仅仅是为了延长生命[6]。

## 31.2　姑息治疗的概念和模式

### 31.2.1　姑息治疗的概念

虽然在20世纪60~70年代就开始了姑息治疗的实践,也关注生命质量和控制疼痛等治疗,并积极维护患者的尊严,但对姑息治疗的概念和内容的理解一直不统一。1984年,Doyle提出"当死亡从一种可能变为现实的时候,姑息治疗着重于解除患者在生命的最后几年或几个月中可能存在的身体、情绪、社会和心灵方面的痛苦"。"姑息医学是对患有活动性、进行性晚期疾病患者的研究和处理,他们的预后不佳,且医疗照顾的中心是生活质量。"[7]因此,1987年英国的定义是:姑息医学的对象是活跃进展性和预后不佳的晚期患者,处理的目标主要是提高患者的生活质量。由医生、护士、社会工作者、志愿者和牧师等组成姑息治疗团队。1990年,WHO综合了世界各国姑息治疗的情况,将其定义为:对于不能治愈患者的积极整体照顾,包括疼痛和其他症状的控制,并着重解决患者心理学、社会学和心灵方面的问题。姑息处理的目标是使患者和家属得到最好的生活质量。在疾病的早期,姑息处理的很多内容可以和抗癌同时进行。

随着姑息治疗临床实践的不断深入和完善,在经历了多年方方面面的尝试以后,患者在疾病期间的舒服、有尊严,即对患者人格的尊重和对生命质量的重视是首要的,姑息照护并不是仅仅为死亡做准备。事实上,姑息医学范围远远超出了躯体症状的缓解,它追求的是躯体、精神、心理、社会、宗教等要素的整体照护,使患者可能充分地、积极有益地适应死亡的到来。

2002年,WHO把姑息治疗定义修改为:姑息治疗是一门临床学科,通过早期识别、积极评估、控制疼痛和治疗其他痛苦症状,包括躯体、社会、心理和心灵的困扰,以预防和缓解身心痛苦,改善因疾病而面临生命威胁的患者和他们家属的生命质量[8]。并为该定义作了相应的补充和说明,以完善实际临床的运作:①提供控制疼痛与其他痛苦症状的临床医疗服务;②维护和尊重生命,把死亡看作一个正常的过程;③既不刻意加速死亡,也不刻意延缓死亡;④整合患者的精神心理和心灵为一体的姑息照护;⑤提供支持系统,以帮助患者尽可能地以积极的态度生活,直到死亡;⑥提供支持系统,帮助患者家属正确对待患者的疾病过程和他们的居丧;⑦运用团队工作满足患者和他们亲人的整体需求,包括居丧服务咨询;⑧通过提高生命质量,有效地干预疾病病程;⑨同样适用于疾病过程的早期,联合应用其他积极的延长患者生命的治疗,诸如放疗、化疗,包括所需要的检查评估、治疗给患者带来痛苦的各种临床并发症。

### 31.2.2 姑息治疗的模式

目前国际上通常采用的是英国姑息治疗模式,并根据各国具体国情加以改进。其典型的模式包括以下几个方面:①专业居家病床姑息照护;②专科临床会诊(居家病床会诊、病房会诊和其他医院会诊);③专科门诊服务;④日托关怀;⑤住院姑息照护;⑥居丧支持和善终服务;⑦教育培训;⑧临床研究。

国内因姑息治疗起步较晚,没有专门的模式来建立姑息治疗。但随着国家卫生政策的支持,已经开始考虑一些模式来开展姑息治疗。例如建立独立的机构,如专科医院,专门收治以姑息照护为对象的患者,并做相应的研究;在综合性医院或肿瘤专科医院中设立姑息治疗专科;以社区为中心,使姑息治疗成为家庭保健网的组成部分,开设家庭病床,提供姑息照护。

## 31.3 姑息治疗在肿瘤治疗中的地位

全球每年有1 000多万的新生癌症患者,死于癌症的患者有700多万。虽然经过数十年的努力,有的癌症可以治愈,有的即使不能治愈,患者也有5年甚至10年以上的生存。但每天仍有数以百万计的癌症患者遭受着痛苦和濒临死亡的折磨,几乎每个患者都需要姑息照护。

中国每年有200多万的肿瘤发病人数,死于癌症的患者每年有140多万。由于传统观念对死亡看法的偏见,以及限于现有的医疗制度和条件,晚期癌症患者基本上处于一种束手无策的状态,导致大量的晚期癌症患者因得不到合理的治疗和妥善安置,而遭受极大的精神和肉体痛苦,以及经济损失,给家庭、社会和工作单位带来负担[9]。

对于肿瘤治疗而言,肿瘤患者的连续治疗和照护很重要。在治疗一开始,肿瘤专家、姑息治疗专家和家属间需要交流;医生不能低估患者的症状,特别是患者精神和活动能力方面的异常。应时刻注意对生活质量进行评估。

以往的观念认为,姑息治疗是治愈性治疗失败后的医疗措施(图31-1A),但实际上肿瘤的姑息治疗并不是仅仅针对晚期癌症患者的临终关怀,而是根据疾病的具体变化,贯穿于肿瘤治疗的全过程。一般可以分为3种形式:其一,对于可以或可能治愈的患者,姑息治疗作为辅助治疗,可以缓解癌症症状和因抗癌治疗所致的不良反应,保障患者在治疗期间的生活质量,以接受完治疗疗程;对部分患者,经过对症支持治疗,使原本不能治愈的患者变为可能治愈。其二,对于抗癌治疗不再受益的无法根治的晚期患者,姑息治疗作为主要治疗措施来缓解症状,减轻痛苦,改善生活质量。其三,对于终末期癌症(预计生存期短)患者提供临终关怀治疗和善终服务,对患者家属提供的安抚和咨询[10],国外通常为期1年(图31-1B)。

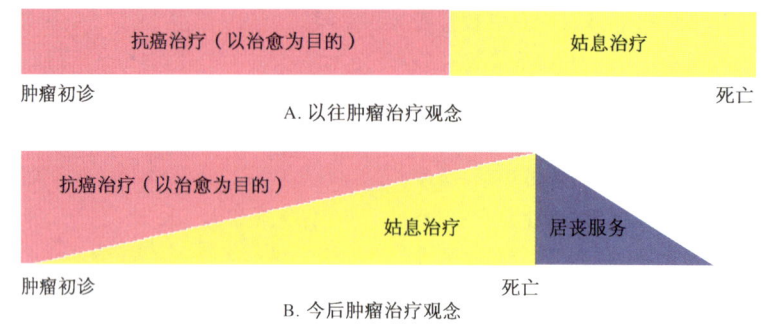

图 31-1 肿瘤治疗观念的演变

### 31.3.1 肿瘤综合治疗

对于肿瘤的治疗，从目前的临床实践来看有效的方法是综合治疗，而不是简单的某一项治疗，也不可能是某一项治疗可以从头到尾包揽肿瘤治疗的全过程。正确的做法是要根据患者的具体情况，诸如肿瘤的病理类型、侵犯范围、转移情况、发展趋势、患者的体质和心理状态等，合理有序地运用治疗手段，以期提高患者的生存率和生存质量。

**（1）患者机体状况**

患者机体状况包括年龄、体质、虚弱程度等。从中医的角度来看，肿瘤是邪，对抗肿瘤的免疫功能和机体的身体素质是正。当机体正气足时，可使用祛邪的方法治疗肿瘤，如手术、放疗、化疗等，最大限度地去除肿瘤。当机体正气不足时就要扶益正气，即提高患者的免疫功能或生理功能以维持高质量的生命为主，而不是纯粹地去治疗肿瘤造成机体更大的伤害。有时要兼顾扶正和祛邪，使患者的肿瘤和身体功能处于一种平衡状态而带瘤生存。

**（2）肿瘤的局限和扩散**

有的肿瘤生长比较局限，不易播散和转移，早期只要手术或放化疗就可以。而有的肿瘤容易播散，哪怕肿瘤的原发灶很小就已经有了播散和转移，这就需要各种治疗有机地配合起来。而且很多患者在发现肿瘤时已经失去治愈的可能，必须以姑息治疗作为主要的治疗方法。有时同一个病种或不同病种的同一个病期，治疗的方法也会各不相同，需要根据每个患者的不同情况因人而异分别对待处置。

**（3）肿瘤治疗对患者的利弊**

很多肿瘤治疗不可避免地对机体会有一定的损伤和产生不良反应，特别是老年人、小儿、体弱或某些脏器功能不全的患者，就要考虑姑息治疗和支持治疗。不能为了杀灭肿瘤而影响患者的生理功能，甚至是生命。同时还要考虑患者的经济承受能力，有些治疗方法的代价很大，性价比不明显，需谨慎选用。即使在目前的许多根治性治疗中也往往考虑最大限度地保留患者的生理功能，使其生活尽可能少地受到影响。

**（4）多学科综合治疗**

多学科综合治疗是肿瘤治疗的方向，如何按循证医学的方法安排肿瘤的治疗，与患者共同制订治疗方案，是我们面对的问题。特别是晚期患者，原则上尽可能地保护患者的基本功能，包括免疫功能，有利于机体的恢复或有质量的生存。把目前的治疗方法如手术、放疗、化疗、中医、姑息治疗、心理治疗、生物治疗、康复治疗等融合在肿瘤治疗中，既是一门科学，也是一门艺术。

### 31.3.2 肿瘤的姑息性手术治疗

肿瘤的姑息性手术治疗是临床肿瘤学中常用的治疗方法。所谓姑息性手术是指在无法彻底清除全部肿瘤且无治愈可能的情况下，采取手术的目的是减轻患者痛苦，为患者的生存提供有益的帮助。例如，切除威胁生命器官功能的肿瘤、缓解难以忍受的症状、防止严重的并发症或症状的发生（梗阻、出血、穿孔）、为其他治疗创造条件（造瘘、支架、植入泵）。

姑息性手术种类繁多，如姑息性切除、捷径术（短路术）、造瘘术、电凝术、冷冻术、内置支架或扩张术、内外引流术、栓塞术、固定术等。进行姑息性手术时要考虑其可行性和必要性，且利大于弊。在手术之前认为肿瘤可以根治性切除，但在具体施行手术时由于种种原因而不能根治，也只能进行姑息性切除。

### 31.3.3 肿瘤的姑息性放疗

肿瘤姑息性放疗又称减症性放疗,是肿瘤放疗学的一个重要组成部分,尤其对于晚期的肿瘤患者,由于局部肿瘤生长快速,症状明显,如肿瘤造成的压迫、梗阻、出血、坏死等,只要条件许可,可采用快速、短疗程、稍低总剂量的放疗技术,尽快减少局部肿瘤负荷,控制病灶发展,缓解症状,减轻痛苦。如对肿瘤骨转移的疼痛治疗,放疗(内放疗或外放疗)可以有效地控制溶骨性破坏,减轻疼痛。对于转移性骨肿瘤通常放疗效果突出,尤其是单个转移灶的疗效明显。对于多个转移灶,有时可考虑放射性核素放疗,椎体破坏的患者可以防止截瘫。又如,肿瘤压迫造成的淋巴或静脉回流受阻,放疗有改善作用,特别是上腔静脉综合征,放疗可作为急诊减压。另外,转移性脑肿瘤,采用立体定位加全颅照射,可以减少对生命中枢的压迫。其他如转移性肝肿瘤、管道(胆管、食管)梗阻等,姑息性放疗也有较好的疗效。

姑息性放疗的目的是减轻患者的痛苦,延长患者的生存时间,更重要的是改善患者的生存质量,一般在放射相关的不良反应最小的情况下局部症状得到控制。姑息性放疗时,照射范围比较小,可以不包括肿瘤的全部靶区,而对那些仅仅是局部有症状的地方,也可以是照射剂量比较低,只要达到控制症状即可,或者是分次高剂量的快速疗法,大部分症状可以得到暂时的控制。虽然姑息性放疗运用较广泛,但患者有明显的恶病质,或者肿瘤转移极其广泛,预计姑息性放疗也不能达到控制的疗效或生存期很短时,就不要盲目地进行放疗。当然,在姑息性治疗后患者的一般情况好转,肿瘤退缩明显,特别是对放射性较为敏感的肿瘤,可以从原来的姑息治疗计划修改为根治治疗,以期得到更好的疗效。

### 31.3.4 肿瘤的姑息性化疗

肿瘤的姑息性化疗,通俗地讲就是用化学药物来治疗不能治愈的肿瘤。实际上,这种化疗方法常被用于减轻患者因肿瘤直接或间接引起的症状或体征,提高患者舒适程度来改善其生活质量。近年来化学药物的不断出现和开拓,尤其是生物治疗和靶向药物的探索,一些晚期患者也能应用这些药物进行姑息治疗,达到控制肿瘤发展、减轻症状的疗效。

某些肿瘤可能通过化疗而治愈,只是多数肿瘤发现的时候已经较晚,或者是转移、播散,或者是手术、放疗失败,所以,在姑息性化疗前必须对一系列因素进行评估,如肿瘤的病理类型、患者的一般情况、对药物的耐受性、既往化疗史、心理状态、放疗方案和不良反应对患者的影响、可能的预后等因素,而且应与患者及其家属一起探讨,并作出决策施行。由于晚期肿瘤患者情况复杂,就患者自身而言,器官的缺失、功能减退、体质虚弱、营养不良、心理创伤、并发症和合并症、以往治疗的后遗症、对药物耐受性减弱等;就肿瘤而言,多药耐药、细胞缺氧和抗拒、肿瘤负荷以及转移后的变异等;就药物而言,原药物的总量积累受限、药物之间的拮抗和毒性增加、药物的不良反应等,更需要谨慎对待。通常对于一些生殖系统的肿瘤、淋巴瘤、小细胞肺癌等化疗的疗效较显著。由于化学药物的不断更新和新的化疗方式(生物治疗、靶向治疗)等出现,如乳腺癌[11]、结直肠癌[12,13]等肿瘤,在应用姑息性化疗后即使有转移也能得到一定的缓解或者较好地带瘤生存。对于上腔静脉综合征等压迫性急诊,可以用化疗来冲击治疗,会有一定的改善。

原则上,在接受了一个周期的化疗后,患者没有出现明显的不良反应,或者仅有轻微的不良反应,肿瘤又迅速退缩或完全消失,则考虑从姑息性化疗转为根治性化疗。但绝大多数都会发生与治疗相关的不良反应,以及肿瘤仅仅部分缓解、未变化,甚至恶化进展。一般来说,如果肿瘤有缓解或稳定,患者能够耐受化疗,可以继续化疗;如果肿瘤有缓解或稳定,患者不能够完全耐受化疗不良反应,可考虑采用支持治疗,并在肿瘤缓解后加一个周期的化疗。如果肿瘤进展,患者情况恶化,则宜停止化疗而用支持治疗;若患者和家属强烈要求化疗,在说明利弊后可修改方案进行一次化疗,然而不作推荐。治疗原则是医师和患者综合决定,采用在患者的生存质量和肿瘤缓解达到最佳平衡的治疗方法,而不是盲目地以损害患者机体的代价来换取肿瘤的缓解,更不能是肿瘤消失了连带着患者的性命也一起终结的无意义悲剧治疗。此外,患者的经济利益和经济承受能力,也是姑息治疗医师要考虑的问题,如果效能比不合理,会给本已痛苦的家庭雪上加霜。

总之,姑息性化疗不同于根治性化疗,对于一般情况相对较好的患者,在衡量药物的可能疗效和不良反应后,根据经验适当采用化疗,对肿瘤的治疗或许有帮助;对于情况很差的患者,甚至有恶病质的患者,除非肿瘤特别敏感,通常不予化疗。对于晚期患者在采用姑息性化疗的同时要加强对症支持治疗,以适应病情的需要。

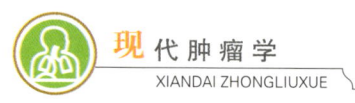

## 31.3.5 肿瘤的康复治疗

康复治疗是姑息治疗的一部分。所谓的康复从字面上讲就是健康的复原。事实上,癌症患者的康复是十分复杂的,甚至对于晚期肿瘤患者来说是一种奢望,但仍然是肿瘤治疗中不可缺少的部分[14]。所以有学者把康复定义为"在充分考虑患者躯体、精神心理、情绪、社会和经济能力的前提下,促使患者在疾病或残疾的限制下最大限度地发挥他们功能为目的的动态过程"[15]。虽然这种躯体康复仅仅是支持性和姑息性的,但适当的康复能把一些并发症等的影响降低到最小受害程度,这就给了患者尊严感和自信感。或许康复治疗只能让患者从床上使用便桶,到自己站起来上厕所,可恢复一些简单的日常活动能力,让患者能感到在被爱、被接受,生命有了价值、希望和被尊重,生存的质量就会是有意义的改善和提高。

此外,康复还包括心理康复,这在癌症患者的康复过程中具有关键性的作用。由于目前癌症仍然是一类死亡率较高的疾病,一旦患上癌症,患者的紧张、恐惧、焦虑的心情是不难理解的,而且他们的确面临着比其他患者更为错综复杂的人际关系和心理活动。加上当今社会普遍的恐癌心理,周围人的紧张会无形中加重他们的心理负担,其中一部分人由于严重的恐癌心理,精神崩溃,不能积极配合治疗,甚至拒绝治疗;或者由于心理因素造成治疗后的预期性反应过度,使得治疗不能如期完成;或者因为心理负担过重,造成饮食、睡眠不好,使身体的一般状况下降;更有的人采取极端的方式,因绝望而自杀。相反,在得了癌症后那些有乐观精神并积极主动参与治疗的患者,大部分可以在不同程度上有所康复,至少是生活能够自理或部分自理。并不是说有了乐观的态度就一定能治好肿瘤,但没有良好的心理素质是治不好肿瘤的。

目前,常用的康复治疗有物理治疗、中医针灸治疗[16]、行为治疗、语言治疗、暗示疗法、音乐疗法、集体治疗、体育锻炼(气功、瑜伽[17])等,使姑息治疗的内容更多元化。

## 31.4 姑息治疗应注意的问题

对于何时、如何进行姑息治疗,美国临床肿瘤学会(ASCO)曾提出对于肿瘤患者的照护是连续性的,即从诊断的那一刻起贯穿疾病的整个过程。除了恰当的抗肿瘤治疗,在患者生命的各个阶段包括最后阶段都应该有姑息性症状治疗和心理支持。

### 31.4.1 姑息治疗的准备工作

对肿瘤患者的姑息治疗大体有以下几个步骤:病情评估、制订总体治疗方案、治疗的实施和修改、疗效的评估与再评估、预后分析。

(1) 评估

做一个全面的评估是姑息治疗的开始,也是至关重要的。听取和收集患者的病史资料,包括诊断到既往的治疗和疗效,以及目前的身体状况、生理和心理状态是评估的基础。在心理和生理症状的判断上,可以用一些如简单的视觉数字等评分表以明确患者所患不适的程度,并且在病情不断变化和治疗取得一定疗效后还要连续地评估,以便进一步确定治疗方案和修改原方案或继续应用原方案。

在做评估时有几项事情必须明确,对医护人员和患者均有益处。①明确患者当前最痛苦的症状和其他问题;②了解患者所患肿瘤、复发转移的特性及其进展程度和并发症,是否与现有症状相关或对现有的症状有何影响;③了解患者和家属的个人目标,包括近期打算和远期希望值;④了解患者和家属对疾病和治疗的知情程度;⑤了解患者生活的环境,主要是人文环境,探讨从中可能获得的支持和帮助。

在临床工作中需具体量化评估的分值以便治疗,因各种评估工具品种繁多,一般选用简单实用的《症状控制和症状评估表》(ASAS)[18](图 31-2)。

(2) 决策

姑息治疗的决策通常是医护人员与患者及其家属共同作出的,主要是以价值为导向,以事实为依据,把各种方案的优缺点都进行摊牌式罗列,以供选择,尤其要考虑到患者的具体情况、社会与心理因素、经济负担等,在对症支持治疗或营养治疗的同时也可考虑一些有关抗肿瘤的治疗,以提供减轻部分症状的可能。尊重患者和家属所作出的选择,即使对经治患者或治疗方案的修改也需征得患者及其家属的同意。

(3) 再评估

患者症状的控制和缓解由患者和医护人员作出评估,其中患者在经过治疗后的感受和舒适程度很大程度上决定了评估的分值,即治疗的疗效。相信患者所陈述具体症状的即时状态以及患者所作出的评估分值[19]。

```
医院名称:_____
患者姓名:_____
院号:_____
日期:_____
       症状控制和症状评估表(ASAS)
无症状                          最大程度不适
 0  1  2  3  4  5  6  7  8  9  10
症状名称              分数
 1  _____    (    )
 2  _____    (    )
 3  _____    (    )
 4  _____    (    )
 5  _____    (    )
 6  _____    (    )
 7  _____    (    )
 8  _____    (    )
 9  _____    (    )
10  _____    (    )

备注:

                              签名:_____
```

**图 31-2  症状控制和症状评估表**

**(4) 讨论预后**

预后通常有两种,即往好的方向转归或差的方向恶化,晚期肿瘤患者多数需要面对的是恶化、死亡问题,描述病情时必须在事实的基础上适当艺术性地作出解答。医生不可能知道患者确切的死亡日期,但对患者的生存状况有理由掌握并根据经验得出大概的范围,让患者及其家属了解并能够安排他们所要安排的事宜。对于症状的好转,医生也不可能给予患者不切实际的许诺和保证,无端提高患者的期望值,可以鼓励患者更好地配合医生进行治疗。

## 31.4.2　姑息治疗的沟通技巧

像肿瘤一样,交流和沟通可以是良性的,也可能是恶性的,在实际临床工作中要尽可能避免不良刺激。对于肿瘤患者的交流和沟通目的主要是:减轻患者变化无常的心理障碍;增进医患关系和友谊;给患者和家属以咨询和指导,以便妥善应对各种情况;缓解患者的部分症状,调整家属的心态。

对于晚期患者,医患之间如果能够良好沟通或者有效实施治疗方案,临床上患者的心理状况即主观症状就会有所缓解,其客观症状也能得到舒缓或部分舒缓。

良好的医患沟通可以有几个益处:①可以从患者及其家属那里得到信息,以便作出正确的诊断,制订合理的医疗和护理方案;②把治疗方案和预后信息告知患者,好让患者对疾病有所了解、知情,以便对医护方案作出决策;③可以帮助患者与医生之间建立良好的信任关系,融洽和谐地配合治疗和医护工作;④在患者和家属需要决策时给予有益的建议,即使在患者死亡之后,仍然能对其家属有居丧辅导意义;⑤在医疗法律上可以避免许多因沟通障碍而造成的不必要的麻烦。

良好的沟通技巧需要医护人员的爱心和耐心、丰富的肿瘤学基础知识及善于运用语言交流和其他方式交流。有了爱心和耐心,就不会在沟通的时候给人以冷漠的感觉。若能换位思考,就可以仔细地聆听患者的倾诉,在情感认同的情况下去引导患者配合治疗,使患者的病情向着有益的方面转归。有了扎实的医学知识,当你能满意地解释清楚患者的疑问时,患者就会信任你,就愿意把自己的生命托付给一个医学知识丰富的医生而感到放心,也会相信你的所有处理和应对方法。所以,姑息治疗的医生要不断地学习,完善自我。

此外,良好的言语沟通、肢体语言、眼神交流、掌握适当的时机等都是沟通交流艺术,需要在工作中不断积累经验,灵活运用。例如态度诚恳,语言亲切;坐着与患者谈话,姿势自然放松,正视患者;耐心倾听并倾注自己的感情,使患者感到舒适和温暖;向患者提出的问题需开放式的、委婉的;有时可以重复患者的话语,好让患者继续下去;不能随意改变话题或发表个人意见;防止不恰当地表示乐观或作出保证;注意患者的非语言表情,观察是否与其语言所表达一致;遇到患者不愿意交谈时,不可勉强,只需表达你的同情和理解即可。"如果你工作的这部分做不好,他们永远不会原谅你。做好了,他们永远不会忘记你。"[20]

## 31.4.3　姑息治疗中的营养支持

晚期癌症患者或多或少地会发生食欲缺乏、营养不良,甚至恶病质,其原因有肿瘤本身,也有肿瘤治疗的影响或心理因素。其危害可以造成患者机体的消耗,引发许多并发症,严重时可以造成患者的死亡。所以营养支持是姑息治疗的一个重要的组成部分[21]。成功的营养支持可以改善患者营养状况,维持机体的组成和生理功能,还可改善患者的免疫功能,减少并发症,改善预后和生活质量,或为以后的治疗提供物质基础。

对影响营养状态的因素进行准确评估是重要的,饮食、营养策略着重针对疾病症状或治疗不良反应合理安排,并给出适宜方案,阻止营养不良的发生[22]。

在具体临床实施中,要掌握既不能给予太多的营养成分和量,特别是老年人以及心、肺、肾等脏器功能有障碍的患者,也不能过少而达不到营养支持的目的。一般每天能量为 209.2 kJ(50 kcal)/kg,蛋白质每天为 1.5 g/kg,水每天为 1 500 ml。对于电解质的补充,可按照血液中的生化指标和出入量而定,即"量出为入"、"缺啥补啥"的原则,保持尿量在 1 000~1 500 ml,维持电解质的正常。同时考虑适当地补充一些维生素、氨基酸、脂肪乳剂等,使机体代谢功能维持在基本正常范围内。

营养支持的途径通常建议选择肠内营养,比较符合人的生理状况,费用低廉,并发症少,效价高,其中自主口服仍然是首选。当然对于一些如梗阻、消化道出血等患者,则考虑肠外营养支持。

中国的饮食文化和中医饮食疗法博大精深,根据不同的肿瘤疾病,通过改善饮食方法、结构和口味,可以增进食欲,有利于机体物质能量的补充和体质的恢复。同时,中药的人参、黄芪类制剂,也有扶益正气、增加营养的作用。

此外,可以选择某些药物增加食欲或改善恶病质,例如类固醇激素、生长激素、孕激素(甲地黄体酮、甲羟黄体酮),以及刺激胃动力、缓解饱胀感的甲氧氯普胺和多潘立酮等。但因为这些药物有一定的不良反应,尤其是对肿瘤患者,只能作为辅助治疗。

## 31.4.4 姑息治疗中的精神心理问题及治疗措施

### (1) 姑息治疗中精神心理问题的干预

对于肿瘤患者来说,无论是面对肿瘤疾病、残疾、生理功能丧失,还是死亡,或多或少地会出现精神、心理障碍,而且这些心理障碍容易出现在各个时期。如第一次作出诊断时,或在确诊后的短时间内,刚开始接受伤害性治疗时或治疗失败时,第一次复发或转移时,死亡即将来临时。甚至一些肿瘤患者的家属也会伴随出现相应的心理问题。

基于每个人对肿瘤的认识和平时个人的性格、身体状况、经济情况、社会地位、文化宗教背景等的差异,一般对癌症有几种不同的应对方式:①斗争精神,将癌症看作是一种人生挑战,采取积极的态度,主动配合医疗,争取早日康复;②否认态度,否认癌症的诊断,或拒绝不良预后,缩小严重性,或盲目乐观;③宿命态度,接受癌症诊断,采取听天由命、个人无能为力的态度;④无望态度,患者被癌症的诊断和预后所吓倒,精神上处于崩溃状态,甚至采用自杀来结束生命的极端行为。对医护人员来说,除了第一种态度有着积极意义外,另外 3 种都需要进行干预。

通常,沟通和疏导是最佳干预方式[23-25]。通过沟通和疏导可以了解患者的社会地位、文化背景、个人信息、个性特征、生活习惯、对疾病的认知和态度,从而掌握其心理变化,进行有步骤的暗示、引导和教育,调动其内在的心理抗衡能力,解脱紧张情绪,使其机体和心理恢复平衡。许多心理问题通过某些措施是可以起到一定干预作用的,例如医护人员与患者的友好交流,根据个体的需要提供不同的信息;通过一段时间的照护,确立医护人员与患者间的良好和谐关系;让患者在疾病治疗时有一定的自主权。虽然心理问题很难有良好的治疗策略和干预方法,但医护人员帮助患者尽可能以良性的方式进行调整,根据每个患者的个人情况和背景(家庭、文化、信仰等),提供必要的照护服务和支持,对他们在不断延长生命、无痛苦地处理心理难题上是有益的,让他们在疾病期间获得较好的生命质量,为死亡做好积极的准备(包括心理和身后事),保持个性和自尊,直到生命的结束。

对于不同时期的心理(心灵)障碍可以提供不同的心理照护,以配合正常的诊断和治疗需要。

1) 癌症诊断后的心理照护  大多数患者在得知患了癌症或确诊后的第一反应是震惊,并产生很多矛盾的情感,如否认、愤怒、恐惧、绝望、麻木等,这就需要医护人员给予关心和体贴,在与主治医生意见一致的前提下,耐心地做好解释和宣教工作。不一定要勉强患者去面对现实或去抗争什么,但至少能让患者的心情能够逐渐安稳下来,逐步理解诊断的含义,并为治疗做相应准备。

2) 癌症治疗中的心理照护  在癌症治疗时与患者讲明治疗的目的、必要的步骤、可能的不良反应、大致的预后以及需要配合的注意事项和自我养护等。如果有条件,可以讲解一些癌症及其相关治疗方面的知识。在治疗告一个段落的时候,指导患者恢复自理生活,对于那些害怕复发和转移的恐惧心理,应帮助患者树立乐观、豁达、自信的精神,建立健康的生活方式,进行力所能及的活动或锻炼,积极提高机体的免疫功能和抗癌能力。在实际应用时还可讲解一些患者所关心的生活问题,如饮食、生活起居等注意事项,并尽可能地分散患者对疾病的注意力,让患者能接受治疗,完成治疗疗程。另外,在患者出现治疗反应时,一方面积极处理,另一方面悉心解释和指导,让患者能顺利度过难关,减少心理上的阴影,减轻心理作用对治疗产生的负面影响。

3)癌症晚期阶段的心理照护 大部分患者会走向晚期,也就是说从肿瘤的控制上失去了治愈的希望。这类患者往往有很强烈的情绪反应和症状反应,如疼痛、虚衰、厌食、沮丧等,他们会像小孩子一样需求庇护,这时医护人员应尽量对他们进行照顾和安慰,哪怕是细微的生理、心理支持,甚至是社会需要,特别在病情迅速恶化时,这些是对患者最好的帮助。此外,对于患者的家属和亲友也应该给予一定的死亡教育和关注,因为他们在心理上也承受着极大的精神压力,以及一定的体力压力和经济负担,最后还要忍受失去亲人的痛苦。所以姑息治疗有一部分内容还应针对家属丧亲的心理护理。

总之,医护人员在任何情况下,都不应该放弃对癌症患者的心理(心灵)上的支持。精心护理及精湛的医护技术,可以积极消除患者身体上和精神上的痛苦,增强医患信任感和安全感,这是做好肿瘤患者心理护理的基本要求。诚然,心理问题的干预还涉及许多社会因素,要结合整个社会的环境、人文和力量来一起完成对晚期患者的舒缓治疗。

**(2)姑息治疗中常见的精神心理症状及治疗措施**

肿瘤尤其是一个无法根治的肿瘤,生长在不同患者的躯体上,会有不同的心理反应,虽然有的可能是肿瘤本身或者是肿瘤治疗引起的,但大多数还是人们对肿瘤的认知程度以及肿瘤对患者、患者家庭和社会造成的影响所致。特别是晚期癌症患者在许多方面的需求比一般疾病患者的需求多,因此现代人对癌症往往怀有特殊看法和情感感受,有些精神心理症状不得不需要相应的治疗措施。在此简要列举常见的几种精神心理症状,以供参考。

1)恐惧 癌症是所有疾病中最令人恐惧的疾病[26],人们往往把癌症与死亡等同起来,特别是晚期癌症患者。一方面是患者与家属对死亡的恐惧;另一方面是患者对痛苦以及晚期不能忍受的其他痛苦症状的恐惧,还担心由于患病会失去职业、地位,减少或失去经济来源,增加生活与看病的负担等因素,造成心理上的畏惧感。

通常,是否将患者的真实情况告知患者本人,是临床面临的一个比较复杂的难题。从伦理学和医学角度考虑,是不应该隐瞒患者,应该让他们知道自己的实际情况。但这样做对大多数的中国患者效果不甚理想,患者往往一下子受不了打击,从而失去继续生活下去的勇气,加速病情恶化,有的会产生轻生的念头。实际操作中应根据患者的不同精神状态、性格、脾气以及心理状况决定是否告知真实的病情。对有些患者,会向他们交代病情,使其对面临的问题有所理解和了解,鼓励其积极配合医疗,甚至让他们一起参与治疗上的抉择,尽量减轻晚期痛苦症状。而对另外一些性格脆弱的患者,需实行所谓"保护性医疗制度",一般是先将诊断和预后告知患者家属,然后随着病情的变化循序渐进地把疾病的情况"灌输"给患者,这样避免形成惊恐和病理性不安。

有的患者对疼痛的恐惧甚至超过死亡,有效的控制疼痛和缓解晚期症状是消除患者恐惧心理的一个重要方面;有的患者对治疗所要出现的不良反应有着本能的恐惧,仔细解释治疗中可能出现的反应和降低治疗不良反应的症状也是患者能接受治疗的前提;有的患者对肿瘤的复发和转移怀有恐惧,因先前的经历和对以后的不良预期造成心理阴影,积极的阐释和有效的治疗方案是减轻恐惧的最好方法。此外,患者收入的减少、经济负担的加重、家庭和社会关系的变化,增加了患者的恐惧心理,所以应尽可能从各个方面对他们进行关怀,让他们感到温暖,在平静、和谐的气氛中与肿瘤抗争,并完美走完人生。如果恐惧发展到人格特征失去控制,并出现病理性症状,就需要考虑使用苯二氮䓬类药物。

2)愤怒 愤怒是一种不舒服的动力情感,也是与晚期疾病和可能丧亲相关的失落的常见反应。许多癌症患者有一种难以排遣的愤怒心情。当一个人长期而艰难地与疾病作斗争,在多次失去信心和希望后,就可能产生愤怒的情绪。这种情绪会影响医疗效果和周围人的情绪,实际上这种情绪是一种内心痛苦的呐喊。有时是短暂的、一时性的,有时是长期的、慢性的。如果是一时性的愤怒,可能是不良的心理积压的快速释放;如果是长期的愤怒,可能对躯体和精神心理的康复会有灾难性的影响。需要进一步查明其发生愤怒的主要和特殊原因,然后针对这些原因采用转移的方式和适时的心理疏导来解决问题[27],必要时需请相关专家共同参与治疗。

3)焦虑 焦虑是晚期肿瘤患者常见的心理精神症状[28],比如心情紧张不能放松、难以形容的不适、睡眠不好常伴噩梦、喜怒无常、情绪多变、注意力不集中、预感死亡临近、有自卑感等。有时还会伴有一定的自主神经功能紊乱,比如恶心、心悸、出汗、震颤、疲倦、乏力、尿频等躯体症状。可以发生在检查和诊断时,也可以发生在治疗时,以及平时或濒临死亡时。

俗话说:"心病要用心来医治"。当焦虑的症状对癌症的治疗不造成影响或患者能忍受焦虑症状时,除了医护人员给予安慰和同情外,并不需要其他特殊治疗。一般通过支持性心理咨询、安慰和鼓励、多看望患者、聆听倾诉、满足要求、解决一些困难,通常是可以改善的。如再适当结合一些行为疗法、放松疗法、音乐疗法等效果会更好些。

严重的焦虑则需药物治疗。抗焦虑药物是治疗癌症患者急性或慢性焦虑安全有效的药物,抗焦虑药物的选择是依据患者症状的严重程度来决定的。短效抗焦虑药(如咪达唑仑、阿普唑仑)可用在检查时或其他短暂性的焦虑;长效的苯二氮䓬类抗焦虑药(如氯硝西泮、地西泮)不会很快排泄,因此能持续缓解焦虑的症状。有焦虑症状且神志不清的患者,较适合使用不具镇静作用的神经性安定药(如氟哌啶醇)或具镇静作用的神经性安定药(如硫利达嗪)。神经性安定药同样可用于因药物成瘾造成的焦虑。

4)抑郁 当一个人被诊断为癌症而且是无法治愈的癌症时,情绪波动是正常反应。对大多数患者而言,这种情绪反应是短暂的,随着时间的推移、亲友和各方面的支持,患者及家属大多可以接受事实。但仍有25%~35%的患者会因此发生轻度至中度抑郁症,有5%~10%的患者甚至会发生重度抑郁症。可以说每个面对死亡的患者都会有抑郁的情况,只是程度和类型不同。轻度抑郁症表现出的是安静、抑制、气馁、对各种事物缺乏兴趣、注意力和记忆力减退、紧张失眠,重度的可以有躁狂不安,难以控制情绪。

癌症患者的抑郁往往不易确诊[29],主要因为当患者得知患了癌症以及在病程中存在许多变化,难过与悲伤是预期发生的反应。另外的原因是临床用来诊断抑郁的症状如疲乏、恶心、睡眠障碍等与很多疾病的表现症状和癌症治疗后的反应相似,另外癌症患者的许多用药可能会引起抑郁和(或)抑郁症的临床症状。所以,对于癌症患者的抑郁首先要通过评估来作出判断,是否有抑郁?抑郁的程度如何?评估癌症患者情绪障碍最好的方法是详细询问病史和体格检查,以及一些简单的问题,如:"你最近是否因情绪低落、忧郁或认为毫无希望而感到烦恼呢?","你是否经常感到对什么事都提不起兴趣?"这两个问题都很实用,前者显示情绪波动,后者显示缺乏快感。另外,不要忽视有的患者面带微笑的抑郁,或通过疼痛来表达抑郁等,也不要把患者的一时沮丧和哭泣认为是抑郁。

轻度抑郁症患者只要给予心理、情感和社会的支持以及语言的交流,多数可以改善。然而,重度抑郁症患者则需要药物治疗,使症状得到最大化缓解。

抗抑郁剂可以用来治疗轻度、中度和重度抑郁症。但用于癌症患者的最佳使用时间和方式,目前尚未有定论。只知道抗抑郁剂能增强5-羟色胺神经传递,有去甲肾上腺素和(或)多巴胺的作用。

用于癌症患者的抗抑郁剂从药理上区分为下列7类:①三环类抗抑郁剂,如阿米替林;②去甲肾上腺素与多巴胺再摄取抑制剂,如安非他酮;③5-羟色胺与去甲肾上腺素再摄取抑制剂,如文拉法辛;④5-羟色胺选择性再吸收抑制剂,如氟西汀、帕罗西汀、舍曲林、西酞普兰(氰肽氟苯胺);⑤去甲肾上腺素和特异性5-羟色胺抗抑郁剂,如米氮平(米塔扎平);⑥单胺氧化酶抑制剂,如苯乙肼;⑦5-羟色胺拮抗再摄取抑制剂,如奈法唑酮。

此外,由于精神兴奋剂对于抑郁症有着起效快、安全有效的特点,现代临床也常被用于癌症患者的姑息治疗,如哌甲酯[30]。新的抗抑郁剂不断地在临床应用,通常根据患者的需要、抑郁的程度、患者机体情况以及药物的不良反应选择合适的抗抑郁剂。例如,患者若是精神运动迟缓型,可选用促进精神的抗抑郁剂,如哌甲酯或氟西汀;躁动型的抑郁患者可选用有镇静效果的抗抑郁剂,如去甲替林或米氮平。值得注意的是,癌症患者通常比普通人的体质虚弱,所以使用抗抑郁剂治疗的剂量应比一般人使用时要低,甚至可以是常规剂量的一半。初始时宜小剂量,以后根据病情的发展逐渐增加剂量。

5)孤独 长期患肿瘤的患者,与周围的环境和原本所处的地位有了很大的改变,同时社会关系与人际关系也会有很大的变化,包括亲朋好友、家庭成员、单位同事、邻里之间、医患关系等。刚得病时还会有人关心、同情,时间一长,这种情形就会减少,加之所谓"久病无孝子",亲属由于工作和时间关系,不可能时常陪伴患者左右,患者会感到被抛弃、隔离的孤独感[31]。如果得不到妥善的疏导,有的患者就会产生偏执、负罪感、无价值感,乃至自闭等心理精神问题,对于健康极为不利。这需要医护人员、家属和社会工作者对患者尽可能接触并关心和帮助他们,与其讨论一些感兴趣的问题,同情地倾听患者的心声和要求,让患者感到你和他之间有共鸣而消除孤独感,同情地倾听或许比药物治疗来得更有效。

# 31.5 常见症状的姑息治疗

各种癌症的症状控制是姑息治疗中的核心环节,特别是一些难以忍受的症状,更是其治疗的重点,因为这些症状大大地削减了患者的生活质量。而有些躯体症状虽然不会马上危及生命,但会给患者带来不便和情感上的痛苦,影响患者的精神状态。症状可以是肿瘤引起的,也可以是治疗和(或)其他原因引起的,有的患者耐受性好,有的患者耐受性不佳,需根据每个患者的不同情况制订不同的治疗方案,以达到个性化处理的目标。因此,在症状控制之前需要对患者进行评估,甚至包括患者的文化背景、生活的人文环境、本人的性格兴趣取向等,以便具体治疗。

癌症的症状很多,特别是晚期患者的症状繁杂,而且也不会是某个症状的单独出现,加上并发症等无法一一枚举,在此仅罗列一些常见症状的姑息治疗,以供参考。

## 31.5.1 疼痛

之所以把疼痛列为单独一节论述,是因为癌症患者无论是早期的还是晚期都有可能发生疼痛,疼痛是癌症患者最常见和最难以忍受的症状之一,有时患者会因此感觉比癌症引起的死亡更令人畏惧,生不如死。癌症患者的疼痛是一个全球性的普遍问题[32],在新发的癌症患者中有30%~50%伴有不同程度的疼痛,晚期患者中更是达到70%~90%。其中一半以上都是中度至重度疼痛。这些疼痛在生理、心理、精神和社会多方面对患者的生存质量造成了破坏性的负面影响,也给患者及其家属带来了极大的痛苦和烦恼。过去由于种种原因,癌症疼痛没有引起重视,也没有得到妥善的处理。现在随着医学的发展,癌症疼痛问题的严重性得到了广泛的重视和理解,世界卫生组织把癌痛的控制作为肿瘤防治的重点之一,并提出了如三阶梯止痛的治疗原则等指导方案,逐步让癌症患者无痛。

**(1) 疼痛的定义**

国际疼痛研究会把疼痛定义为"疼痛是一种令人不快的感觉和情绪上的感受,伴有实际存在或潜在的组织损伤"。疼痛的强度依组织受伤的程度、疾病的严重程度或对情绪的影响程度不同而不同。疼痛的第二层含义是"痛苦"。因此,疼痛是一种主观感受,是感受者认为存在就存在,认为是什么样就什么样,它表示一个人因痛的有害刺激造成由感觉神经传入的一种痛苦的反应。也就是说,疼痛不仅是一种简单的生理应答,同时还是一种个人的心理经验。所以在疼痛及其评估方面要相信患者的主诉。

虽然90%以上的疼痛可利用药物和其他方法有效地控制,但我们还是经常对疼痛的处置不够理想,造成至少有25%的患者在临终时仍有疼痛。疼痛治疗不够理想的原因可能有以下几点:缺乏癌症疼痛方面的教育和疼痛治疗知识的普及;对疼痛的评估不足;对疼痛及其治疗的认识不足;担心止痛药物造成的不良反应;患者和医师对疼痛和麻醉药物持有的看法、恐惧和误解;麻醉药的耐药性问题以及成瘾性问题被误导;疼痛治疗服务未被接受或利用;政府相关法律、法规不够完善。克服和消除这些不足,是今后姑息治疗的瓶颈和重点。

需要指出的是,晚期肿瘤的重度疼痛对患者生理和心理有着极大的负面影响,并可能使原本已经难于控制的病情变得更糟。疼痛与其他症状如食欲缺乏、恶心、便秘、谵妄、呼吸困难、抑郁、焦虑、失眠相互作用,结果可能使问题更加复杂。患者的生活功能受到影响,自理能力受到威胁,自我尊严受到挑战,患者及家属可能会认为疼痛的加剧是死亡临近的前兆,所以医护人员应该安慰患者,并尽一切力量使疼痛与其他症状达到最佳控制状态。

**(2) 疼痛的原因**

1) 因肿瘤而引起的疼痛　①肿瘤压迫和侵犯邻近器官、组织、神经、骨骼或血管,或转移造成;②肿瘤诱导物质(如白细胞介素、激肽)造成的炎症反应。

2) 因治疗而引起的疼痛　①手术后疼痛症候群(如开胸术后、乳房切除术后、截肢术后、手术瘢痕、神经损伤);②化疗后疼痛(如多发性神经病变、栓塞性静脉炎、黏膜炎);③放疗后疼痛(如局部损伤、神经纤维化、髓质病变、骨骼坏死、黏膜炎)。

3) 与癌症相关的疼痛　由于一些症状造成的疼痛如便秘、压疮、肌肉痉挛等。

4) 非生理性疼痛　如精神性疼痛、心理创伤。

5) 非癌性疼痛　与肿瘤无关的疼痛(如肌筋膜、肌肉、骨骼等问题)。

大多数患者至少有一种疼痛是直接因癌症而引起的,晚期肿瘤患者大多有两种或两种以上原因造成疼痛。一般而言,3/4的晚期肿瘤患者会发生与肿瘤浸润有关的疼痛,有20%的患者会发生与治疗相关的疼痛,只有小部分患者的疼痛与癌症或其治疗无关。

#### (3) 疼痛的类型

疼痛可根据发作时间的长短分为急性(短暂性)和慢性(持续 3 个月以上)疼痛,或依病理机制和特性分为伤害感受性和神经病理性疼痛。晚期肿瘤患者常会发生慢性、持续性疼痛并兼有突发性疼痛。患者可能因某些特殊的原因如手术或其他治疗而发生急性疼痛,突发性疼痛一般无规律可循,有些游走性间歇性疼痛是很难处理的。疼痛的分类可帮助了解其病理机制,促进有效的治疗。

1)伤害感受性疼痛　由伤害性感受器受到刺激后沿脊髓-丘脑途径传递信号而产生的疼痛。①躯体性疼痛(包括皮肤、骨骼、肌肉、血管、黏膜),由皮肤和组织中的感受器受损伤或刺激而产生。疼痛部位比较明确,可有急性或慢性疼痛,表现为刺痛、酸痛等。②脏器性疼痛,由内脏器官受肿瘤压迫、浸润或牵引引起。疼痛定位通常不明,表现为胀痛、钝痛、压痛、绞痛或牵拉痛等。

2)神经病理性疼痛　由于中枢神经系统或周围神经系统受到癌症压迫、浸润、破坏或功能障碍而产生的疼痛。表现为烧灼样、触电样、钳夹样疼痛,常为阵发性,并伴有感觉或运动功能障碍。

#### (4) 疼痛的评估

对晚期肿瘤患者的疼痛和其他症状的评估是姑息治疗的重点。由于患者的症状有多种表现,多方位的整体评估是必要的。这一评估包括评估患者的临床表现和心理问题,了解预后相关的因素及患者自述的症状。

1)癌症疼痛多方位评估　癌症疼痛多方位评估首先要考虑到下列因素:①病因(肿瘤、与肿瘤相关的治疗、与肿瘤不相关的疾病);②严重程度;③是否有嗜酒和药物成瘾;④心理因素(躯体化现象);⑤认知功能;⑥疼痛机制(神经性、非神经性);⑦疼痛特征(持续性、突发性);⑧其他与疼痛相关症状。

评估癌症患者的疼痛有双重目的。第一个也是最容易被忽视的目的是诊断,即了解疼痛的原因。要了解疼痛的原因,必须了解各种癌症病史的特征及鉴别癌症患者常见的疼痛症候群。第二个目的是治疗,以适宜的治疗来消除或缓解疼痛,使患者尽可能活动自如。这两个目的也可应用于其他症状的评估。

2)疼痛社会学、心理因素评估　完整的社会学、心理问题的评估可加强对疼痛的评价。社会心理问题包括自主能力丧失、家庭问题、经济问题、社会孤立以及对死亡的恐惧,透过这些评估可了解患者症状表现的整体意义。只注重药物对疼痛治疗的评估方式可能过于简单化,大多数情况下,这种评估方法会造成不必要增加麻醉止痛剂的剂量,导致潜在的毒性和其他不良反应。因此,整体而多元化的症状评估及其治疗价值是显而易见的。

下列是不利于癌症疼痛及其他症状治疗与预后的因素,评估时应将这些因素列入其中:是否嗜酒或药物成瘾;有情绪性疾病如焦虑或抑郁而引发的躯体化现象病史;晚期肿瘤认知功能障碍;慢性神经性疼痛。

对于癌症疼痛的初步评估内容应该包括:①了解详细的病史、收集相关资料与体格检查;②对社会学、心理问题的评价;③必要时行影像学和实验室检查;④必要时请其他医师会诊(营养师、心理师、语言治疗师、专业治疗师、物理治疗师、伤口或造瘘的护理人员);⑤需要不断地评估和持续治疗;⑥定期随访;⑦有新的疼痛或疼痛变化时,以及严重疼痛出现时的重新评估;⑧治疗改变时重新评估。

3)疼痛程度与疗效评价　疼痛的分级有多种方法,国际上多采用数字分级法,以便统一诊断。现介绍临床上常用的两种疼痛分级法,以供参考。

数字疼痛程度分级法(NRS):将疼痛程度分为 0~10。0 为无痛,10 为最剧烈疼痛,让患者自己说出一个最能代表其当时疼痛程度的数字。一般还可以分成 3 段,即轻度(含数字 3 及 3 以下)、中度(4~6)、重度(7~10)。如果通过治疗能够逐级降低疼痛程度的,并能控制在 3 或 3 以下者,即疗效显著,疼痛控制合理。

根据主述疼痛程度分级法(VRS):0 级为无痛;Ⅰ级为轻度,疼痛可耐受,不影响睡眠,可正常生活;Ⅱ级为中度,疼痛明显,不能耐受,睡眠受干扰,要求服用止痛剂;Ⅲ级为重度,疼痛剧烈,不能耐受,睡眠严重受干扰,需用止痛药物,可伴有自主神经功能紊乱或被动体位。

疗效评价:完全缓解(CR),即治疗后无痛;部分缓解(PR),即疼痛较给药前明显减轻,睡眠基本上不受干扰,能正常生活;轻度缓解(MR),即疼痛较给药前减轻,但仍感明显疼痛,睡眠仍受干扰;无效(NR),即与治疗前比较疼痛无减轻。

#### (5) 疼痛的处理

有许多方法可用来处理癌症的疼痛,特别是多元化的综合治疗,包括抗肿瘤治疗(手术、化疗、放疗等)、药物治疗、麻醉、物理疗法、行为和心理治疗、外科神经阻断等治疗方法。本章节主要介绍药物治疗。

1)癌症疼痛治疗指南

三阶梯治疗:WHO 三阶梯癌痛治疗方案是为全世界广泛接受的癌痛药物治疗方法,只要很好地遵循其基本原则,大部分疼痛会得到有效的控制。所谓癌痛三阶梯治疗(图 31-3),就是在对疼痛的性质和原因作出正确的评估后,根据患者疼痛程度适当选择相应的止痛剂。即对于轻度疼痛的患者主要选用非阿片类止痛药±辅助药物;对于中度疼痛的患者主要选用弱阿片类药物±非阿片类止痛药±辅助药物;对于重度疼痛患者选用强阿片类药物±非阿片类止痛药+辅助药物。止痛剂的使用由弱到强逐级增加。

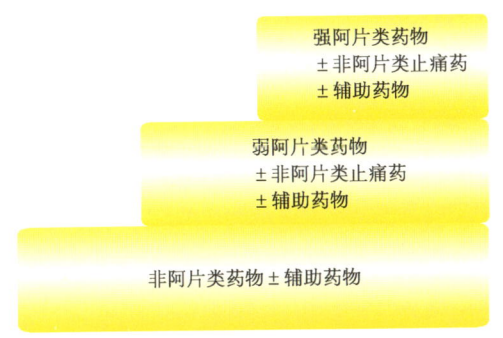

图 31-3　癌痛三阶梯止痛治疗

基本原则:

a. 按阶梯用药:按阶梯用药是指止痛药物的选用应根据患者疼痛程度由轻到重,按顺序选择不同强度的止痛药物,即由弱到强或由一级过渡到三级。除非是重度疼痛,一般先选用非阿片类止痛药作为第一级用药,用于轻度至中度疼痛。如果达不到止痛效果或疼痛增加,则进入第二级,即选用非阿片类止痛药加上弱阿片类药物。如果疼痛仍然不能控制或加剧,则进入第三级,即选用强阿片类药物替代弱阿片类药物,可同时加用非阿片类止痛药。这样既能增加阿片类药物的止痛效果,又能减少阿片类药物的用量。重度疼痛患者可以直接从第三级强阿片类药物开始,使疼痛快速减轻,缓解症状。另外,对一些患有神经疼痛或精神心理症状的,可以适当加用辅助药物以增加疗效。

b. 按时用药:按时用药是指止痛剂有规律地按规定间隔时间给予,而不是按需给药。每一种止痛剂必须首先对患者疼痛的控制有滴定剂量,由小到大调整至患者满意。这样对于血药浓度的控制、药物剂量的计算和疼痛持续性缓解有益。如果患者在使用止痛剂的同时有突发性剧痛,可以在原来的用药剂量上及时给予相应剂量缓解,并在以后用药时重新制订患者的总体剂量。

c. 口服用药:提倡只要可能,应以口服给药为主。其方法简便,患者创伤小,且不易产生药物依赖。只有在不能口服或口服反应过大的情况下选用另外的给药方法。

d. 个体化用药:由于麻醉药物对个体之间的敏感性差异很大,所以阿片类药物没有标准剂量。凡是能够使疼痛缓解的剂量就是正确剂量。换句话说,药物的使用需因人而异。

e. 注意具体细节:对用止痛剂的患者要注意监护,密切观察其疼痛的缓解程度和身体的反应,并及时采取必要的措施。目的是使患者获得最佳疗效,而发生最小不良反应。并且随着疼痛的控制、症状缓解,有的患者还可以逐步减少用药剂量,达到最优化治疗。

f. 熟悉药物知识:医护人员必须熟悉不同麻醉止痛剂的剂量换算,熟悉麻醉止痛剂的药动力学,了解耐药性、生理依赖性、成瘾性的鉴别诊断,这样就不易造成患者在接受治疗时药物剂量不够或药物滥用。

2)常用止痛药物　药物治疗仍然是癌症疼痛治疗的主流。有许多药物可供选择,只要使用正确、恰当,大部分疼痛会迅速缓解。针对疼痛的发生与其他因素,药物治疗可简单分为非麻醉止痛剂与麻醉止痛剂治疗。

麻醉止痛剂:可分为弱麻醉止痛剂和强麻醉止痛剂。前者常用的药物有可待因、曲马朵、羟考酮、右丙氧芬等。后者根据药物代谢动力学又可分为半衰期短的药物,如吗啡、氢化吗啡、氢可酮、哌替啶(杜冷丁)、芬太尼、舒芬太尼;半衰期长的药物,如美沙酮、左啡诺、经皮吸收型芬太尼等。

非麻醉止痛剂:非类固醇类抗炎药物,如阿司匹林、对乙酰氨基酚、吲哚美辛等;抗抑郁剂,如阿米替林、去甲替林等;抗痉挛剂,如东莨菪碱等;抗癫痫剂,如加巴喷丁等;抗惊厥剂,如卡马西平、丙戊酸等;酚噻嗪类药物,如甲氧异丁嗪等;类固醇类药物,如地塞米松、泼尼松等;局部止痛剂,如利多卡因等;苯二氮䓬类药物,如地西泮、劳拉西泮等;精神类药物,如氟哌啶醇等;双膦酸盐类药物,如唑来膦酸、帕米膦酸二钠等。

3)止痛药的给药方式

口服给药:口服麻醉止痛剂是最好的方法,但某些情况如吞咽困难、谵妄、愚钝、肠梗阻等,则应采用其他给药方式。剂型有片剂、胶囊、液体、即释片、缓释片、控释片等。

经直肠给药:此方法安全、便宜、有效,但不适合用于肛门直肠有病变的患者或严重血小板减少者。多数麻醉止痛剂有单一或混合型栓塞剂,其吸收率因人而异。

经皮肤给药:此方法简便,但需较长时间来调整剂量,最适合用于固定疼痛患者。

经黏膜给药:口腔、鼻腔或舌下黏膜可直接吸收药物进入循环系统,如经黏膜吸收的芬太尼治疗突发性疼痛的疗效较理想,因为由口腔黏膜吸收起效快。

经注射给药:静脉或皮下注射均有效,固定时间的间歇性皮下注射给药的效果与连续性给药的效果差不多,容易在更换药物时换算剂量。

经周围神经给药:某些情况下需给予硬脑膜外或髓鞘内给药,特别用于治疗难治性的神经源性和混合性疼痛症状。

患者自我控制给药:由患者自我控制止痛剂的剂量,可以通过口服或具有给药剂量参数的特殊输液泵来完成。

4)麻醉止痛剂的不良反应及处理 麻醉止痛剂会有一定的不良反应,因此在临床应用时需注意以下问题:①总的来说阿片类药物用于癌性疼痛是安全有效的。但需要高剂量麻醉止痛剂的患者或长期使用麻醉止痛剂的患者,时有发生便秘、镇静、尿潴留等症状;因毒性代谢产物蓄积而产生中毒现象,症状包括难治性恶心、嗜睡、瘙痒;神经系中毒症状包括幻觉、谵妄、肌肉颤动和感觉异常;严重的可以发生呼吸抑制。②治疗和预防不良反应的方式,包括给予足够的水分以及改变麻醉止痛剂的种类,停止使用其他会增加不良反应的药物,事先对于可能预期发生的不良反应进行预防性处理,对于已经出现的症状做相应的对症处理。③谨慎对待脏器功能不全的患者,尤其是肝、肾功能不全的患者,其麻醉止痛剂的剂量要削减,甚至在没有明显中毒现象时也要减少其剂量,避免可能发生的代谢产物蓄积,造成对机体的伤害。

5)麻醉止痛剂的耐药性和依赖性问题 癌症疼痛常因许多因素未被有效控制而造成疼痛得不到有效缓解。其中包括对耐药性和依赖性的错误理解,患者可能害怕麻醉止痛剂会成瘾,而医师也可能因此而减少麻醉止痛剂的用量。为了对癌症患者提供合理的疼痛治疗,临床工作人员应了解麻醉止痛剂的基本原理,熟悉区分耐药性、生理依赖性和心理依赖性(成瘾性)的不同概念。

麻醉止痛剂的耐药性:一方面癌症患者因疾病的进展造成疼痛的加重而必须增加麻醉止痛剂的剂量;另一方面可能因患者产生耐药性需要增加先前止痛剂的剂量以达到相同的止痛效果。此种现象可能是因麻醉止痛剂受体水平的改变或因代谢产物改变而造成。因不同的个体与不同的麻醉止痛剂会有不同的耐药性,麻醉剂之间也有不完全交叉耐药,所以发生较严重的耐药性问题或患者因剂量限制而达不到止痛效果时,则应更换麻醉止痛剂的种类;在疾病进展时,不要担心耐药性的问题而延迟麻醉止痛剂的使用。

生理依赖性:对于长期使用麻醉止痛剂的患者,产生生理上的依赖是常见的,也是正常的药理反应。因身体已习惯了某种药物,若突然中断使用麻醉止痛剂或突然减低剂量,或应用麻醉止痛剂的拮抗剂,患者可能会产生戒断现象(如烦躁不安、颤抖、发热、出汗、瞳孔放大、心跳加快、肌肉和腹部痉挛)。若需要减少或停止使用麻醉止痛剂,必须以每天减少10%～20%剂量的速度缓慢递减。

心理依赖性(成瘾性):心理依赖性(成瘾性)是一种使用某种物质后所产生的心理变态强迫症。其结果造成使用者生理、心理和社会学方面的伤害,而且即使伤害发生,使用者仍会强迫性地持续使用。实际上,无乙醇或药物依赖病史的癌症患者若合理地使用适当的麻醉止痛剂很少发生心理性成瘾。

伪成瘾现象:伪成瘾现象是因疼痛无法控制而造成患者想要寻求药物的行为。此种现象是因疼痛未被有效地控制而发生的医源性反应,仔细地评估并给予合理的疼痛处方可以解决这个问题。

6)疼痛的人性化处理 药物处理癌症疼痛还需要人性化治疗,要让患者和家属明白:准确地描述疼痛十分重要;口服止痛剂是能够有效地控制癌症疼痛的;吗啡及阿片类药物是常用的有效止痛剂,合理使用很少成瘾;长期及重复使用仍然可以有效。

患者在疼痛治疗期间必须注意:在医师的指导下调整药物的剂量;药物会对精神和躯体产生一定的影响,包括一些潜在的影响;避免饮酒;如果需要使用其他药物,应在医师的指导下用药;止痛药物有很大的个体差异,每个人有自己适宜的处方,将药物转给他人使用或用别人的处方是无益的;按医嘱用药或停药。向患者和家属提供用药的具体方法和注意事项,不良反应及处理方法,何时需要增加剂量或停药,如何进行疼痛和疗效评估、随访。一旦出现下列情况,应及时就诊:疼痛不能缓解、加重或出现新的疼痛,恶心、呕吐不能进食持续24 h以上,72 h未解大便,嗜睡难以唤醒,神志不清,精神异常,呼吸困难。

## 31.5.2 其他常见症状

晚期癌症患者的症状有多种,而且繁杂,本节仅就一些常见症状作简要阐述。

**(1) 感染**

感染是晚期癌症患者较常见的并发症,由于肿瘤的病变和各种抗肿瘤治疗,使机体的防御功能受到损伤,尤其在接受一些比较强烈的治疗方案后,其免疫功能严重受损,很容易受到致病因素的侵害发生感染。通常营养不良和脱水、机体解剖结构和防御屏障的破坏、粒细胞减少和功能缺陷、细胞免疫和体液免疫功能低下、激素使用时间过长等都是感染的诱因。其感染可以是细菌、真菌或病毒,可以是一种或多种致病原同时发生感染,对患者造成很大的不利影响,以致有些患者因败血症而死亡。

晚期肿瘤患者感染的症状往往不够典型,有时同其他症状混杂在一起而不容易分辨,给诊断带来一定的困难,应多注意观察患者的症状和体征变化。有时发热会是一个主要征象,应结合体格检查,必要时做实验室检查以及细菌培养和药物敏感试验以明确感染,及时对症处理。

细菌性感染常规使用抗生素治疗,对于晚期肿瘤患者虽然不一定能控制全部感染,但可以减少部分因感染造成的死亡,或减轻患者的症状,特别是呼吸系统的感染。在使用抗生素时需遵循的是当感染原未确定,细菌培养和药物敏感试验报告未出来之前,采用常规广谱抗生素,大多两种以上联合使用,同时根据患者脏器功能的情况进行选择,避免对已经脆弱的肝、肾功能造成不利影响。如果有真菌感染,还要加用广谱抗真菌药物。

**(2) 压疮**

压疮主要是由于身体局部组织受到压迫,局部血液循环产生障碍,皮肤和皮下组织毛细血管灌流受阻,组织缺氧,营养缺乏而造成局部组织坏死和溃烂。皮肤的摩擦、牵拉、压迫,以及汗液、尿液、血液、渗出液和分泌物都会促使压疮的发生。另外,老年人、营养不良、贫血、低蛋白血症、脱水、周围血管病变、虚弱、水肿、昏迷、瘫痪、长期卧床等容易形成压疮。这些又是晚期癌症患者容易出现的症状和并发症。

对于压疮的处理主要以预防为主,为容易产生压疮的患者经常翻身,促进其活动,减缓压力,特别是骨突出和肌肉、脂肪组织低位薄弱的地方,应保持皮肤清洁完整,尽可能避免尿液、粪便的污染,让患者的衣服保持干燥柔软,减少不必要的摩擦。分散或减轻局部的压力是最有效的治疗压疮的方法,如采用气垫圈改善局部组织的灌流。对全身营养不良、水分不够的患者应改进营养状态,补足水分,纠正电解质紊乱和高危因素。对已经形成创面的患者,可去除局部的坏死组织,保持创面的无菌湿润,控制感染,改善微循环是愈合的关键。有时可以使用压疮膏和长皮膏,促进创面愈合。良好的护理可以预防压疮的形成。

**(3) 恶心、呕吐**

恶心、呕吐是晚期肿瘤患者常见的不适反应。恶心、呕吐若不能有效地治疗或症状持续存在,会严重影响到其生活质量。造成恶心、呕吐的原因各式各样,如药物治疗(化学药物、止痛剂等)或与癌症有关的血液生化改变(高钙血症、肝功能障碍、尿毒症等)引起化学感受触发区的刺激,胃膨胀、肠梗阻、局部放疗、便秘等引起的腹部刺激;大脑边缘系统的疼痛、焦虑、恐惧等心理障碍以及颅脑肿瘤、颅内压增高所致;身体的活动和体位改变影响前庭功能,也可以产生恶心、呕吐。

位于第四脑室后的化学感受器触发区(CTZ)可直接作用于呕吐中枢,或血液中的化学物质刺激CTZ,CTZ再传递信息至呕吐中枢引发恶心。呕吐中枢可接受较高中枢如大脑皮质、丘脑、前庭系统及高位脑干传来的脉冲信号,也可接受较低中枢如胃肠道、咽喉、浆膜经迷走神经、舌咽神经及内脏神经传递的信号,所以呕吐的级联控制机制是很复杂的。恶心而没有呕吐,可能是因对呕吐中枢的刺激不够;而呕吐后持续性的恶心,可能表示刺激的持续存在。

在治疗上,针对病因的治疗要比单纯选择止吐药物更为重要。如对于便秘,可利用增进肠蠕动药物和缓泻剂处理;胃与十二指肠黏膜的刺激,$H_2$拮抗剂可缓解症状;颅内压增高所致的呕吐,可用脱水剂合并类固醇激素,或放疗;血液毒素及电解质紊乱,应调整电解质平衡;体位改变呕吐者,可用东莨菪碱治疗;有感染者可用抗生素;肠梗阻者需要胃肠减压等治疗;对于因吗啡导致的恶心、呕吐,可改用其他种类的麻醉止痛剂。对于大多数恶心、呕吐的患者5-羟色胺拮抗剂和甲氧氯普胺等镇吐药有效,另外,在无消化性溃疡和糖尿病前提下,皮质激素会有一定疗效。止吐剂的不良反应也要重视,并作相应处理。

**(4) 水肿**

水肿是指人体组织间隙有过多的液体积聚,导致组织肿胀,是晚期癌症患者常见的临床表现。可分为全身性水肿和局限性水肿。

全身性水肿通常由营养不良、贫血、低蛋白血症引起，其中低蛋白血症是晚期癌症患者的共同特征，是水肿的基本病因。当血中的白蛋白低于 30 g/L 时，血浆胶体渗透压降低，致血浆外渗形成水肿。白蛋白越低，水肿越明显。心、肺、肝、肾功能的异常是全身性水肿的另一个重要原因。在治疗上，对于营养不良、恶病质、低蛋白血症造成的水肿，需加强营养，增加蛋白质食物的摄入，补充维生素（尤其是 B 族维生素），适量加用一些利尿剂会对症状有缓解作用。心、肺、肝、肾功能损害时，应改善其功能状态。

局限性水肿可由肿瘤造成的压迫或局部淋巴结的肿大使淋巴管阻塞回流不畅造成，或肿瘤瘤栓或血栓造成的深静脉栓塞所致。治疗上必须个体化，前者可试用放疗，或化疗、理疗，或少量激素治疗，以期有所缓解；后者需进行抗凝治疗，但要注意防止出血倾向。

利尿剂对各种水肿会有一定的改善作用，一般首选保钾排钠类利尿剂，如螺内酯，中度、重度的水肿可加用氢氧噻嗪、呋塞米、托拉塞米等。用利尿剂治疗时，必须注意监测水、电解质的变化，并维持其平衡。

### （5）腹腔积液、胸腔积液

癌症患者的腹腔积液大部分是由卵巢癌、肝癌、肠癌、胃癌、胰腺癌、子宫内膜癌和其他一些肿瘤的腹腔转移所致，也可由门静脉高压、门静脉癌栓、下腔静脉癌栓、淋巴回流受阻、低蛋白血症造成。腹腔积液可引起腹胀、腹痛、呼吸困难、厌食、恶心、呕吐、水肿、尿少、低血压等症状。

胸腔积液是胸膜壁层和脏层之间的液体积聚。癌症患者的胸腔积液多数由肺癌、纵隔肿瘤、肺栓塞、乳腺癌、卵巢癌、胃肠道肿瘤、间皮瘤等胸膜转移以及癌性淋巴管炎所致。可以引起胸闷、心慌、呼吸困难等症状。

腹腔积液、胸腔积液在治疗上有相同之处。原则上笔者不主张穿刺放胸腔积液、腹腔积液，因为这样可能使患者流失更多的营养物质（包括白蛋白），造成循环紊乱，穿刺局部渗液、感染等，结果越抽水越多，患者体质反而减弱，严重的在抽吸过程中会发生休克等并发症。胸腔积液、腹腔积液一般以内科治疗为主，首先注意水和盐的摄入，选用合理的利尿剂如螺内酯、呋塞米、氢氯噻嗪、托拉塞米等，同时配合适量的白蛋白。通常静脉应用利尿剂会有较好的疗效，只是要注意监测水、电解质的情况。

对腹胀者，可用中药皮硝进行外敷，以减轻腹胀。腹胀严重不能耐受者可行穿刺留置埋管抽腹腔积液，第一次抽水应控制在 1 000 ml 之内，观察患者的耐受度，并做相应的脱落细胞检查和常规检查。癌性腹腔积液往往呈血性、洗肉水样或黄色混浊液体。以后抽水一次最多不超过 2 500 ml，酌情在腹腔中注射多巴胺、呋塞米等药物，并加强支持治疗。如确定为癌性腹腔积液，在条件许可的情况下行腹腔化疗（顺铂、卡铂等）或生物治疗（香菇多糖等），尤其是卵巢癌等会收到较好的疗效。

对胸腔积液导致患者不能耐受的，宜在抽胸腔积液时留置埋管，同样第一次抽水应控制在 1 000 ml 之内，速度宜慢，防止纵隔移位，并观察患者的耐受度，如出现呛咳、呼吸困难、胸闷加剧、疼痛等，应及时停止操作。胸腔积液需做相应的脱落细胞检查和常规检查。以后每次抽水最多不超过 1 500 ml。若需胸腔注射药物，应在胸腔积液全部抽干净再注药，防止胸腔积液房间隔形成。胸腔注射药物常用顺铂、卡铂、丝裂霉素等。抽胸腔积液期间支持治疗同样重要。

### （6）昏迷

昏迷是脑功能严重障碍的一种临床表现，其生命体征存在而持续性意识丧失。依据对疼痛有无退缩反应、瞳孔反射与角膜反射是否存在等可将昏迷程度分为浅昏迷和深昏迷。浅昏迷时，患者意识大部分丧失，对外界光刺激无反应，无自主活动；受强刺激时，可出现痛苦表情和肢体退缩反应；角膜反射、眼球运动和吞咽反射尚存在，腹壁反射和提睾反射减弱或消失，常有病理反射；可发生尿失禁或尿潴留。深昏迷时，患者意识完全消失，所有深浅反射均消失，四肢松弛性瘫痪，仅维持呼吸和循环功能。

肿瘤患者出现昏迷的常见原因为颅内占位性病变、恶性肿瘤中枢神经系统受侵犯、高热、感染、代谢障碍、电解质紊乱、脑出血等。癌症患者出现昏迷多数预示病情已晚，预后极差，治疗宜适度。

1）病因治疗　颅内占位性病变、恶性肿瘤中枢神经系统受侵犯以脱水、激素等治疗为主。其他情况，应针对病因，分别处理。

2）支持治疗　保证糖分和营养适度，维持静脉通路，纠正酸碱失衡，维护水和电解质平衡。

3）加强护理　让患者头部偏向一侧，注意保暖，留置导尿管，保持皮肤干燥清洁，注意防治压疮。另外，保持呼吸道通畅，缺氧或呼吸困难者可给予吸氧，呼吸衰竭时可用呼吸兴奋剂，血压下降可用升压药，有感染者应选用合理抗生素。但深昏迷时，患者已无多大痛苦，若家属同意或有要求，可不进行过度处理。

### (7) 呼吸困难

呼吸困难是患者感到呼吸有困难、吃力和不舒服，是一种主观感觉，若不及时缓解，会产生焦虑和烦躁不安并加重其他症状。长期的呼吸困难会导致缺氧、二氧化碳潴留，甚至呼吸和循环衰竭。

呼吸困难可以是单一原因引起的，也可以是多种原因引起。可能是原发性或转移性胸、肺肿瘤直接或间接影响而造成，如呼吸道阻塞、肺不张、肿瘤浸润肺叶、胸腔积液、上腔静脉阻塞、肺炎、肺栓塞、贫血等；因肿瘤治疗而造成的，如放疗或化疗引起的肺部炎症或纤维化；因肝大、腹腔积液使膈抬高造成呼吸困难；因心脏问题而造成呼吸困难的原因有充血性心脏病、心包炎、心包积液等；因恶病质、食欲缺乏或疲乏而造成的全身肌无力，会使呼吸困难更加恶化；焦虑等精神紧张也是诱发或加重呼吸困难的因素。

在治疗上尽可能查明原因，对因治疗。与患者和家属讨论合适的治疗方案与不良预后，减轻呼吸困难。安慰患者和家属，让他们消除紧张情绪，保持患者舒适的姿势，保持室内空气的通畅、新鲜和适宜的温度。给予吸氧（维持氧饱和度在90%以上）对症状的缓解极其有效，无论在生理上和心理上都有益处。

对于全身治疗，麻醉止痛剂可以降低呼吸困难的主观感受而不会降低呼吸速度和氧饱和度[33]。已使用麻醉止痛剂的患者可使用额外的剂量来治疗呼吸困难和疼痛，未使用麻醉止痛剂的患者可以先口服吗啡（或皮下注射）2.5~5 mg，每4 h一次。利尿剂对有充血性心脏病或非心源性肺水肿、胸腔积液、腹腔积液有效。苯二氮䓬类镇静剂对焦虑等精神紧张性呼吸困难尤佳。同时给予平喘、化痰、止咳等处理。

评价呼吸困难的感受程度比观察呼吸节律还重要。当家属和陪护人员看到患者的一些体征如用力呼吸的样子、呼吸急促，会令他们感到不安，所以治疗的目标是让患者感到舒适要比减少费力呼吸的外表症状更重要。

### (8) 便秘

一半以上的晚期癌症患者经历过便秘，且比腹泻多见[34,35]。究其原因：①生理上，如患者活动减少，长期卧床，肠蠕动减少；饮食减少，纤维素摄入不足；生活环境改变；以及脱水（高热、呕吐、多尿）、抑郁、长期消耗、虚弱、精神错乱。②药物治疗，如阿片类止痛剂、抗抑郁药、镇静药、化疗药、抗胆碱能药、制酸剂等。③器质性病变，如肠道堵塞（结直肠癌、痔疮）、肠道外压迫（卵巢癌、前列腺癌、腹腔肉瘤、转移性瘤）、术后肠粘连、放射性肠炎等。④代谢性紊乱，如低血钾、高血钙、尿毒症等。⑤神经性压迫，瘫痪。

便秘的处理：①鼓励患者适当活动，养成定时排便习惯；②鼓励多饮水、多吃含新鲜纤维素的水果、蔬菜等食物；③消除患者紧张情绪；④为患者创造适宜的生活环境；⑤减少使用引起便秘的药物；⑥在使用吗啡止痛剂的同时，加用适当的缓泻剂，预防便秘，甚至可以使用阿片拮抗剂如纳洛酮缓解症状；⑦若大便干燥，造成直肠嵌塞，可以用手指抠挖；⑧对于大便积聚过多，可用盐水等灌肠处理；⑨对于直肠下端便秘，可以使用开塞露或甘油灌肠器；⑩使用泻剂，如膨胀性泻剂（如甲基纤维素）、渗透性泻剂（如乳果糖、硫酸镁）、粪便软化剂（如多库酯）、刺激性泻剂（如大黄、番泻叶、酚酞）、润滑性泻剂（如麻油）。

### (9) 肠梗阻

肠梗阻可以发生于从胃十二指肠到肛门的任何部位，通常由于消化道肿瘤、妇科肿瘤、腹腔肿瘤、泌尿系统肿瘤，以及治疗后的肠粘连等多方面的因素造成。梗阻部位不同，表现不一，临床多有腹痛、腹胀、呕吐、停止排气和无排便等症状。梗阻通常可分为机械性梗阻和麻痹性梗阻或两者兼有；高位性梗阻和低位性梗阻或两者兼有；单部位梗阻和多部位梗阻；不完全性梗阻和完全性梗阻；暂时性梗阻和持续性梗阻等。通过病史回顾分析、体检以及辅助检查如X线腹部平片、CT等能作出诊断。

晚期癌症患者一旦有肠梗阻应禁食或停止口服药物，要选择静脉给药和输液，及时胃肠减压。如为不完全性梗阻，可在胃肠负压导管内注入少量麻油并夹管使其润滑肠道。但禁用任何泻药和胃肠动力药。总体输液量不必太大，1 500~2 000 ml即可，同时适量补偿电解质、维生素和营养物质。东莨菪碱和吗啡可减少疼痛和不适，氟哌啶醇可改善恶心、呕吐。对于完全性梗阻，在有手术条件下行造瘘，个别患者可考虑放置支架；若无手术条件或不愿意手术者，行保守治疗和对症支持治疗（基本同不完全性梗阻）。对濒临死亡的患者，在患者或家属的许可下可行饥饿疗法（仅维持生命补液量），但不作为常规。

### (10) 疲乏

对大多数人而言，疲乏或因劳作引起的生理或心理上的倦怠只是暂时性的，然而对于晚期肿瘤患者来说，疲乏是一种很严重的症状[36]，它能使患者心理和生理承受能力降低，也能使患者失去正常的生活功能。由此造成的体力不足、倦怠不适、嗜睡、智能减退,严重影响患者的生活质量。患者可能在病程的早期就有疲乏现象,也可能因肿瘤相关治疗而加重疲乏症状。实际上,几乎所有的晚期患者都有疲乏现象,特别是病情进展至终末期。疲乏也可能使患者的其他症状变得更加严重。

疲乏多数因营养不良、恶病质、药物和放疗、疼痛、情绪和睡眠障碍,以及水、电解质紊乱(如低血钾、低血钠、脱水等)、缺氧、代谢障碍(如肿瘤消耗、血糖变化、酸中毒)、贫血、心肝肾衰竭、感染等引起。一般治疗先针对病因(如止痛、抗感染、保护心肝肾功能),纠正不足(如水、电解质紊乱、红细胞、白细胞、血小板减少),支持治疗中可考虑加用一些如地塞米松或孕激素(甲地黄体酮),也可佐以精神兴奋剂如盐酸哌甲酯。另外,中药人参、黄芪等补益制剂对提高患者的生活质量,缓解疲乏、虚弱现象有较好的疗效。

### (11) 谵妄

谵妄是一种意识混乱和精神错乱的表现,往往出现在患者临终前。虽然有少部分谵妄通过治疗可有所恢复,但大部分都属于"终末期谵妄"。谵妄会缩短患者生存的时间,会使疼痛和其他症状更难评估,是造成患者、家属及医护人员心理不安的一个主要因素。它可以是颅脑肿瘤(原发性、转移性)、代谢和电解质异常、药物(化疗药物、阿片类止痛剂、激素、止吐药物、抗胆碱能药物、镇静剂、抗抑郁剂等)、放疗、缺氧、感染、尿潴留、营养不良、脏器衰竭、药物和酒精戒断、脑血管意外等造成。

谵妄的临床表现较多,如感觉中枢异常,呈现灵敏度降低、定向能力减退、认知障碍、注意力不集中;或精神活动异常,呈现躁动、嗜睡、幻觉或妄想等。临床上可分为狂躁型谵妄,表现为意识不清、躁动、幻觉、妄想、肌阵挛;静态型谵妄,表现为意识不清、嗜睡、畏缩;混合型谵妄,表现为静态型与狂躁型谵妄结合。

谵妄在鉴别诊断上可能很复杂,所以必须谨慎处置。静态型谵妄的患者经常被诊断为抑郁症,但晚期肿瘤患者发生谵妄的概率比发生抑郁的概率要高。而轻度谵妄的患者常会表现出抑郁的症状。还有一个容易混淆诊断的疾病是痴呆症,但这种疾病的患者通常是之前就被诊断为智力衰退或是年纪大于80岁的患者。需要注意的是,用抗焦虑或抗抑郁剂治疗早期症状如焦虑、失眠、情绪改变,会使谵妄变得更加严重。

诚然患者的意识状态给评估带来困难,临床的观察和检测能提供诊断依据,并针对病因治疗,如纠正水、电解质失衡,纠正缺氧,停止容易造成谵妄的药物,控制感染,保护肝肾功能等,对谵妄有改善作用。此外,氟哌啶醇、氯丙嗪、劳拉西泮、咪达唑仑等均可以酌情应用,尤其是狂躁型谵妄。

对患者家属及护理人员进行专业宣教是治疗谵妄的一部分。意识混乱和躁动是大脑功能失调的表现,并不一定代表患者有不适与痛苦。失去自我控制是谵妄的表现之一,可能造成两种不良的表象:一是患者会以奇怪的表情或呻吟来表现先前已控制好的症状,家属和护理人员可能看见这种更痛苦的表情会认为这是病情恶化的表现,也会让治疗者感到不安,患者也会被增加麻醉止痛剂的剂量和其他辅助用药,结果反而更加重患者的谵妄症状;二是患者会对家属或护理人员提出不合理的请求,倘若这些请求未被马上施行,患者可能会变得很生气。舒缓治疗谵妄的目的是使患者感到舒适,而非延长有限的生命。

### (12) 出血

本章节论述的出血为濒临死亡患者的大出血,可能由恶性肿瘤溃疡侵蚀动脉、晚期患者应急性溃疡造成。表现为肿瘤出血、吐血、便血、阴道出血等。处理时应与患者家属说明预后,密切观察生命体征,加强护理,适当使用止血剂,补充血容量和适宜的能量维持循环。若有烦躁,可用苯二氮䓬类药物。一般不提倡输血。

姑息治疗在我国还刚刚起步,无论是肿瘤还是其他疾病,有许多问题值得研究和探索,有许多规范有待形成,不仅对医学,而且对社会都是一种挑战[37-39]。对医护工作者来说任重道远,但有一点,让患者精神和肉体舒服永远是双方共同的目标。

(成文武)

## 主要参考文献

[1] Clark D. From margins to centre: a review of the history of palliative care in cancer. Lancet Oncol, 2007, 8:430-438.
[2] Wilson KG, Chochinov HM, McPherson CJ, et al. Suffering with advanced cancer. J Clin Oncol, 2007, 25:1691-1697.
[3] Yan S, Kin-Fong C. Quality of live of patients with terminal cancer receiving palliative home care. J Palliat Care, 2006, 22:261-266.
[4] World Health Organization. Palliative Cancer Care. Regional Office for Europe, WHO, 1989.
[5] 中华人民共和国卫生部疾病预防控制中心. 中国癌症预防和控制规划纲要(2004~2010), 2003, 12.
[6] MacDonald N, 许立功, 孙燕. 姑息治疗. 见:孙燕主编. 内科肿瘤学. 北京:人民卫生出版社, 2001:177-195.
[7] Doyle D. Palliative care. In: Doyle D, Hanks GWC, MacDonald N, eds. Oxford textbook of palliative medicine. 2nd ed. New York: Oxford University Press, 1998:11-17.
[8] World Health Organization. National cancer control programmes: policies and

managerial guidelines. 2nd ed. Geneva: WHO, 2002.
[9] 李同度,郭恒海,申乐亭. 晚期癌症患者的收治是一个社会问题. 中华肿瘤杂志,1987,9:78-79.
[10] Clark MM, Rummans TA, Sloan JA, et al. Quality of life caregivers of patients with advanced-stage cancer. Am J Hosp Palliat Care, 2006, 23:185-191.
[11] Freedman OC, Verma S, Clemons MJ. Using aromatase inhibitors in the neo-adjuvant setting: evolution or revolution? Cancer Treat Rev, 2005, 31:1-17.
[12] Gubanski M, Naucler G, Almerud A, et al. Capecitabine as third line therapy in patients with advanced colorectal cancer. Acta Oncol, 2005, 44:236-239.
[13] Grothey A, Marshall JL. Optimizing palliative treatment of metastatic colorectal cancer in the era of biologic therapy. Oncology, 2007, 21:553-564.
[14] Chang VT, Sorger B, Rosenfeld KE, et al. Pain and palliative medicine. J Rehabil Res Dev, 2007, 44:279-294.
[15] Dudas S. Rehabilitation concepts of nursing. J Enterostomal Ther, 1984, 11:6-15.
[16] Faily J, Oneschuk D. Acupuncture in palliative care. Support Care Cancer, 2007, 15:1003-1007.
[17] McDonald A, Burjan E, Martin S. Yoga for patients and carers in a palliative day care setting. Int J Palliat Nurs, 2006, 12:519-523.
[18] 成文武. 评估工具. 见:成文武编译. 舒缓治疗与症状控制手册. 上海:上海科学技术文献出版社,2005:133.
[19] Petersen M, Pedersen L, Groenvold M. Does the agreement of patient and physician assessments of health related quality of life in palliative care depend on patient characteristics? Palliat Med, 2007, 21:289-294.
[20] Buckman R, Baile WF. Communications skills. In: Jonathan SB, Neville FH, eds. Practical gynecologic oncology. 4th ed. Philadelphia: Lippincott Williams and Wilkins Press, 2005:819-833.
[21] Marin Caro MM, Laviano A, Pichard C. Impact of nutrition on quality of life during cancer. Curr Opin Clin Nutr Metab Care, 2007, 10:480-487.
[22] 肖宇,张照辉. 饮食和营养. 见:任军,马力文主译. 牛津临床姑息治疗手册. 北京:人民卫生出版社,2006:630.
[23] Flannagan PE. Communicating with oncology patients about palliative care. Oncology, 2007, 21(4 suppl):45-47.
[24] Back AI, Arnold RM, Baile WF, et al. Efficacy of communication skills training for giving bad news and discussing transitions to palliative care. Arch Intern Med, 2007, 167:453-460.
[25] Campbell S. A project to promote better communication with patients. Nurs Times, 2006, 102:28-30.
[26] Grumann MM, Spiegel D. Living in the face of death: interviews with 12 terminally ill women on home hospice care. Palliat Support Care, 2003, 1:23-32.
[27] Faulkner A, Maquire P, Regnard C. Dealing with anger in a patient or relative: a flow diagram. Palliat Med, 1994, 8:51-57.
[28] Miller K, Massie MJ. Depression and anxiety. Cancer J, 2006, 12:388-397.
[29] Block SD. Assessing and managing depression in the terminally ill patient. Ann Intern Med, 2000, 132:209-218.
[30] Homsi J, Nelson KA, Sarhill N, et al. A phase II study of methylphenidate for depression in advanced cancer. Am J Hosp Palliat Care, 2001, 18:403-407.
[31] Sand L, Strang P. Existential loneliness in a palliative home care setting. J Palliat Med, 2006, 9:1376-1387.
[32] Grossman SA, Dunbar EM, Nesbit SA. Cancer pain management in the 21st century. Oncology, 2006, 20:1333-1339.
[33] Clemens KE, Klaschik E. Symptomatic therapy of dyspnea with strong opiods and its effect on ventilation in palliative care patients. J Pain Symptom Manage, 2007, 33:473-481.
[34] Sykes NP. The pathogenesis of constipation. J Support Oncol, 2006, 4:213-218.
[35] Solomon R, Cherny NI. Constipation and diarrhea in patients with cancer. Cancer J, 2006, 12:355-364.
[36] Ream E. Fatigue in patients receiving palliative care. Nurs Stand, 2007, 21:49-56.
[37] Stjernsward J. Palliative care: the public health strategy. J Public Health Policy, 2007, 28:42-55.
[38] Webster R, Lacey J, Quine S. Palliative care: a public health priority in developing countries. J Public Health Policy, 2007, 28:28-39.
[39] O'Laery KJ, Williams MV. The evolution and future of hospital medicine. Mt Sinai J Med, 2008, 75:418-423.

# 32 副瘤综合征

32.1 概述
32.2 肿瘤伴发的全身症状
　32.2.1 肿瘤热
　32.2.2 恶病质
　32.2.3 免疫抑制
32.3 神经系统的副瘤综合征
　32.3.1 亚急性小脑变性
　32.3.2 重症肌无力
　32.3.3 癌性肌无力
32.4 皮肤、肌肉和骨骼系统的副瘤综合征
　32.4.1 黑棘皮病
　32.4.2 离心性环形红斑和匐行性回状红斑
　32.4.3 皮肌炎和多发性肌炎
　32.4.4 肥大性骨和关节病
32.5 血液系统的副瘤综合征
　32.5.1 红细胞增多症
　32.5.2 贫血
　32.5.3 白细胞增多症
　32.5.4 血栓性静脉炎、血栓形成和弥散性血管内凝血
32.6 肾脏的副瘤综合征
　32.6.1 膜性肾小球炎
　32.6.2 膜增殖性肾小球肾炎
　32.6.3 毛细血管外新月形肾小球肾炎
32.7 内分泌系统的副瘤综合征
　32.7.1 库欣综合征
　32.7.2 绒毛膜促性腺激素增高综合征
　32.7.3 低血糖症
　32.7.4 高肾素血症(高血压)
32.8 类癌综合征

## 32.1 概述[1,2]

早在100多年前,人们就注意到肿瘤患者经常伴随一些综合征。这些综合征和肿瘤无直接关系,但是总和肿瘤相伴,或前、或后、或同时发生。后来才认识到这些综合征确实和肿瘤存在某种关系。

(1) 定义

肿瘤患者的临床症状和体征可分为两类。第1类由肿瘤直接引起,其中包括原发肿瘤以及区域性转移淋巴结,或远处转移病灶在局部生长、浸润、占位,损坏了周围正常组织及其功能而产生的症状和体征。第2类不是由肿瘤直接引起,而是肿瘤对机体的一种间接效应,或远地效应(remote effect)。第2类症状和体征有两种表现形式:一为全身性,如肿瘤热、恶病质和免疫抑制;二为局部症状或体征,但却发生于远离肿瘤的解剖部位。第2类由肿瘤间接效应引起的症状和体征就被命名为副瘤综合征(paraneoplastic syndrome),也可称为"肿瘤伴发的综合征"。它的定义为:这类综合征不是由肿瘤直接引起,而由肿瘤间接产生,但总和肿瘤相伴发生,两者之间存在因果关系或某种还未被认识的关系。

多数副瘤综合征本身就是一种独立的疾病,有它们自己的命名,大多由非肿瘤的原因引起,仅一小部分伴发于肿瘤,如重症肌无力,它是一种自身免疫性疾病,仅10%~15%伴发于胸腺瘤。然而,也有少数副瘤综合征主要由肿瘤产生,或其中多数伴发于肿瘤,如 Lembert-Eaton 综合征(癌性肌无力)。因而对患这类综合征的患者,要高度警惕存在肿瘤,做细致的肿瘤搜寻以发现综合征背后隐伏的肿瘤。

(2) 和肿瘤伴发的发生率

副瘤综合征是肿瘤患者的常见症状,据估计有10%~20%的肿瘤患者伴发。若综观整个病程,约75%的患者在其病程的某一阶段会发生副瘤综合征。不同类型的肿瘤患者发生副瘤综合征的比例不同。表32-1列出了常见肿瘤中各类副瘤综合征发生的情况,其中以非小细胞肺癌、小细胞肺癌和胃肠道肿瘤较常伴发此综合征。

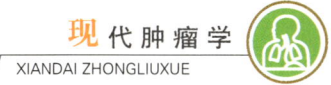

表 32-1　不同肿瘤中副瘤综合征的发生频率

| 肿瘤 | 内分泌系统 | | | 神经系统 | | | | | | | | | 血液系统 | | | | | 皮肤 |
|---|---|---|---|---|---|---|---|---|---|---|---|---|---|---|---|---|---|---|
| | 库欣综合征 | 抗利尿激素综合征 | 低血糖 | 边缘脑炎 | 小脑变性 | 视网膜病 | 眼肌痉挛 | 坏死性脊髓炎 | 亚急性感觉神经病 | 周围神经病 | 癌性肌无力 | 多发性肌炎皮肌炎 | 红细胞增多 | 血栓病 | 弥散性血管性心内膜炎 | 无菌性血管性心内膜炎 | 微血管溶血性贫血 | 黑棘皮病 |
| 头颈肿瘤 | + | | + | | + | | | | | | + | | | | | | | |
| 胸腺瘤 | ++ | | + | | + | | | | | + | ++ | | | | | | | |
| 乳腺癌 | | | ++ | ++ | + | + | | + | ++ | | | | | | | ++ | ++ | |
| 小细胞肺癌 | +++ | +++ | ++ | + | + | + | + | | ++ | + | + | + | | + | + | + | + | |
| 非小细胞肺癌 | ++ | + | ++ | + | + | | | | + | + | + | + | | + | ++ | ++ | ++ | + |
| 胃肠胰腺癌 | ++ | + | + | | + | | | | + | + | | | | + | ++ | ++ | ++ | + |
| 肝癌 | | | ++ | | | | | | | | | | +++ | | | | | |
| 肾癌 | | + | | | + | | | | | + | | | + | | | | | |
| 膀胱癌 | | + | | | + | | | | | | | | | | | | | |
| 卵巢癌 | + | | + | | + | | | | + | | | | | + | | | + | ++ |
| 前列腺癌 | + | | + | | + | | | | | + | | | | +++ | | +++ | | + |
| 霍奇金淋巴瘤 | | + | | + | | | | | +++ | | | | | | | | | |
| 非霍奇金淋巴瘤 | | + | | | | | | | | | | | | | | | | |
| 淋巴瘤 | | | | | | | | | | | | | | | | | | |
| 骨髓瘤 | | | | | | | | + | | | | | | | | | | |
| 肉瘤 | | + | | | + | | | | | | | | | | | | | |

（3）发生的规律

副瘤综合征常与肿瘤的症状和体征同时发生，但也有一些出现于肿瘤之前，可先于数月或数年，甚至在患者因副瘤综合征死亡后的尸解中才发现隐匿的亚临床肿瘤。还有少数在治疗后或在肿瘤复发时才显现。

副瘤综合征的发展一般与肿瘤的进程平行，即在肿瘤经手术、放疗和化疗后退缩或消灭时，副瘤综合征也随着好转或消失，在肿瘤复发、转移时再现。然而副瘤综合征的好转或消失并不在肿瘤治疗后立刻出现，往往滞后发生，逐步好转。部分副瘤综合征的发展不与肿瘤平行，特别是发生于神经系统的肿瘤，即使肿瘤被控制，副瘤综合征仍以其固有的病程进展。

（4）发病机制

副瘤综合征的发病机制至今还未彻底搞清楚，但已知有如下几种可能的机制。

1）内分泌腺来源的肿瘤产生过量激素　许多内分泌腺来源的肿瘤还部分保留其固有功能，因而能产生内分泌激素，从而有相应的综合征表现。较常见的是垂体瘤，在儿童会造成巨人征，在成人引起肢端肥大，这是由垂体瘤产生过量生长激素所致。

2）肿瘤分泌的异位激素　部分非内分泌腺肿瘤会产生某些内分泌激素，这些激素本应由相应的内分泌腺产生,而不应该来自于肿瘤,因而称为异位分泌的激素。如少数肺癌患者伴发的库欣综合征归因于肺癌细胞异位合成促肾上腺皮质激素。

3) 肿瘤促使正常细胞分泌过量的有生物活性的蛋白　肿瘤患者常伴发恶病质,这是一种全身性的副瘤综合征。目前的研究已知,促使恶病质形成的因子有白细胞介素与肿瘤坏死因子。这些因子来自于机体对肿瘤的免疫反应所产生的巨噬细胞、T细胞。

4) 肿瘤分泌有生物活性的蛋白　有些肿瘤患者伴白细胞增多,是由于肿瘤产生的白细胞克隆生长因子所致。少数胃肠道肿瘤患者中有黑棘皮病表现,由肿瘤分泌的转化生长因子 α(TGF-α) 作用于皮肤生成。

5) 自身免疫反应　这是引起副瘤综合征的主要机制,特别是在中枢神经系统。肿瘤细胞和神经细胞的某些部位有共同的抗原性,因而机体对肿瘤产生的免疫反应也作用于神经细胞,引起自身免疫反应,导致神经功能损害,如肺癌患者中发生的小脑变性、视网膜病等。

### (5) 认识副瘤综合征的临床意义

1) 有助于肿瘤的早期发现　部分副瘤综合征先于肿瘤出现,认识它们就能提醒医师做进一步检查。许多患副瘤综合征的患者往往最先就诊于非肿瘤科医师,且久治不愈。若能使这些医师认识并警惕在副瘤综合征背后可能隐藏的肿瘤,则能早期发现它们。对高度伴发肿瘤的某些综合征,如 Lambert-Eaton 综合征,更应做仔细的肿瘤搜寻。

2) 帮助制订正确的肿瘤治疗方案　副瘤综合征有时类似于肿瘤的远处转移,若把它们误诊为远处转移,则使患者归入晚期而放弃积极治疗。如肺癌患者的骨和关节病,常因疼痛被误诊为骨转移。另一种相反的情况是,患者确已发生远处转移,但有少数患者被误诊为副瘤综合征,从而给患者以不必要的治疗。有时副瘤综合征使患者产生严重的临床症状,如皮肌炎、Lambert-Eaton 肌无力症,患者因肌无力困于病床,常使人误以为已病入膏肓而不予治疗。所以,认识副瘤综合征有助于制订正确的肿瘤治疗方案。

3) 监视肿瘤　许多副瘤综合征的病情与肿瘤的发展呈平行。因而监视副瘤综合征能作为肿瘤随访指标,在治疗中观察疗效,在治疗后作为复发和转移的间接征象。

4) 有利于对肿瘤的治疗　许多副瘤综合征是患者的主要临床症状,如胸腺瘤患者伴发的重症肌无力。对重症肌无力的对症治疗能改善肌无力,使胸腺瘤的治疗得以进行。

### (6) 诊断

副瘤综合征的诊断并不容易,首先必须确定该综合征与肿瘤无直接关系。通常用排除法来确定,必须排除:①由原发和转移性肿瘤在局部生长引起的症状和体征;②肿瘤伴发的感染,或肿瘤阻塞自然腔道而继发感染;③因肿瘤造成进食困难,消化、吸收功能障碍所产生的水和电解质紊乱;④对肿瘤的治疗引起的毒性和不良作用。在排除了肿瘤直接造成的原因后,还应当具备以下 3 个特点方可确立副瘤综合征的诊断:①该综合征的发展与肿瘤的病情进展呈平行;②除外能引起该综合征的非肿瘤疾病;③在这类综合征患者中,有比自然人群更高的肿瘤发生率。然而一般认为,只要具备第一或第二特点时也可确诊。当只有第二特点时应考虑此综合征是肿瘤伴发。因为有些副瘤综合征可造成正常组织和脏器的永久损害,即使肿瘤被治愈,综合征却依然存在,因而显示不出第二特点。

### (7) 治疗

副瘤综合征的治疗主要依靠对原发肿瘤的治疗。多数患者经治疗控制肿瘤后,副瘤综合征逐步好转。然而,当副瘤综合征的症状和体征较明显时,无法对原发肿瘤治疗时,或副瘤综合征危及生命时,或原发肿瘤已到晚期无有效治疗手段时,也必须对副瘤综合征做对症治疗。但是,对症治疗的疗效不佳,且短暂。

## 32.2　肿瘤伴发的全身症状

肿瘤患者常伴肿瘤热、恶病质和免疫抑制等全身表现,这些均不是由肿瘤直接引起,而是肿瘤的全身效应,从广义上讲也是一种副瘤综合征。

### 32.2.1　肿瘤热

肿瘤患者伴发热的现象非常普遍,其中相当一部分归因于伴发的感染。然而有许多患者在经过全面检查后找不到发热的原因,而且这种发热与肿瘤的病程相关,当肿瘤进展时体温升高,在肿瘤控制后热退。因而发热与肿瘤伴发,称为肿瘤热。

肿瘤热可发生于几乎所有肿瘤,但更常见于霍奇金淋巴瘤、淋巴瘤、急性白血病、骨肉瘤、肺癌、肾上腺肿瘤、原发或转移性肝肿瘤,以及有广泛转移的晚期肿瘤。肿瘤热一般表现为弛张热或持续发热型。绝大多数患者的体温在38℃左右，不会超过40℃。

肿瘤热的诊断必须排除感染性疾病及能引起发热的其他疾病才能确立。对症治疗常用吲哚美辛（消炎痛）。肿瘤热的发病机制尚未完全明了，但可能起因于体内的多种致热原，它们可能来自：①肿瘤中的致热原，如肿瘤坏死物；②宿主对肿瘤的免疫反应产生了免疫活性细胞，如激活的巨噬细胞，它能分泌白细胞介素-2，后者是一种致热原；③许多肿瘤能合成前列腺素，这也是一种致热原。

### 32.2.2 恶病质[3]

恶病质的临床表现为厌食、丧失食欲、恶心、体重减轻、贫血，最终丢失全部肌肉和脂肪而死亡。恶病质在肿瘤患者中普遍存在，在终末期患者中约占80%。即使在早、中期，也有一半左右的患者有不同程度的恶病质。

使肿瘤患者发生恶病质的主要原因是体内的一些毒性物质，它们有两个来源。第一来自体内的免疫活性细胞，如巨噬细胞、T细胞，它们分泌的白细胞介素、干扰素、肿瘤坏死因子。第二来自于肿瘤细胞分泌的毒性物质，如白血病抑制因子、脂肪移动因子。这些毒性物质作用于糖类、蛋白质、脂肪和能量代谢过程，导致其紊乱，使患者产生厌食，进食减少，从而加速脂肪代谢及分解肌肉，最终导致恶病质。

许多伴恶病质的肿瘤患者虽然已到了终末期，但对恶病质做适当治疗对改善生存质量、延长生存期仍有积极意义。常用的治疗手段有：①胃造瘘或鼻饲。用于胃肠道功能正常，仅因消化道肿瘤梗阻或放疗头颈肿瘤造成口腔溃疡等不能进食者。②静脉高能营养。③甲地黄体酮（美可治）能明显增进食欲，增加体重。④肾上腺皮质激素，只要无禁忌证即可给予，常用的是地塞米松。⑤胃动力药，如多潘立酮（吗丁啉）、甲氧氯普胺（胃复安）可促使消化道正常蠕动，改善食欲。⑥赛庚啶可增加食欲和体重。

### 32.2.3 免疫抑制

肿瘤患者中广泛存在免疫抑制现象，包括细胞免疫和体液免疫的抑制。在临床上表现为患者易受感染，包括细菌感染、条件致病菌感染、病毒感染，如常发生于肿瘤患者中的带状疱疹。实验室检查主要的免疫抑制表现是：免疫细胞对分裂刺激因子或抗原诱导的增殖反应减弱；免疫细胞绝对数减少；免疫抑制细胞增加，辅助T细胞减少[4]；T和B细胞的免疫功能下降；单核细胞、巨噬细胞、自然杀伤细胞的功能损害。

引起免疫抑制的机制还未最后搞清，但可能为以下3个原因：①肿瘤分泌一些免疫抑制物，包括α1酸性糖蛋白、α球蛋白、C-反应蛋白和免疫复合物。体外实验已证实，这些物质能抑制淋巴细胞对外加抗原和分裂刺激因子的反应。②肿瘤患者的单核细胞、巨噬细胞及肿瘤细胞都能产生前列腺素E，这是一种免疫抑制因子，能抑制淋巴细胞的增殖反应，降低淋巴细胞的细胞毒性，抑制单核细胞的吞噬功能。③免疫调节因子释放受抑制，包括单核细胞释放的白细胞介素-1、T细胞释放的白细胞介素-2和干扰素γ。

肿瘤患者伴发免疫抑制的治疗从理论上讲应治疗肿瘤，但是治疗肿瘤的主要手段如手术、放疗和化疗都能引起免疫抑制，尤其是后两者。在治疗后即便肿瘤被控制，也看不出临床和实验检测上免疫功能的明显改善，一般在治疗后数年内免疫功能才会逐步恢复。免疫恢复药物的疗效不肯定，可试用的有胸腺因子、转移因子、干扰素、白细胞介素-2、粒细胞和巨噬细胞集落刺激因子等。

## 32.3 神经系统的副瘤综合征

### 32.3.1 亚急性小脑变性

最常伴发亚急性小脑变性的恶性肿瘤是卵巢癌，其次为肺癌，尤以小细胞肺癌为多见，其他还有霍奇金淋巴瘤。大多数亚急性小脑变性出现于肿瘤症状以前，有长达6年9个月的报道。少数在肿瘤以后，甚至延迟6年。

肿瘤伴发亚急性小脑变性的机制是自身免疫反应。对小脑变性患者脑的病理学检查发现，小脑皮质颗粒层的浦肯野细胞丧失。研究证实，浦肯野细胞的抗原性和一种妇科肿瘤蛋白"大Yo抗原"和"小Yo抗原"相似，因而机体对肿瘤产生的抗体也作用于浦肯野细胞，使其破坏。有人把伴小脑变性肿瘤患者血清中的Yo抗体注入实验动物，结果这些抗体最终定位于浦肯野细胞胞质中的尼氏小体和高尔基复合体，也能结合于突触。

亚急性小脑变性可由多种原因引起，然而肿瘤是最主要的原因。Peterson随访了一组55例亚急性小脑变性伴 Yo 抗体阳性患者,最终 52 例(95%)发生了恶性肿瘤,其中卵巢癌 26 例,乳腺癌 13 例,其他妇科肿瘤和肺癌等 13 例。因而,对亚急性小脑变性且 Yo 抗体阳性者要高度警惕恶性肿瘤的存在。

小脑变性的发作呈亚急性,最初为眩晕、恶心、呕吐,其后出现躯干和肢体共济失调、语音不清、眼球震颤、复视、听力丧失,较少的症状有吞咽困难、辨认能力下降、头痛、视力下降等。颅脑 CT 或 MRI 检查,在早期不明显异常,在晚期可见第四脑室扩大、脑萎缩等。实验室检查可发现部分患者的血清和脑脊液中 Yo 抗体阳性。

有关肿瘤伴发的亚急性小脑变性的治疗,一般先治疗肿瘤,然而多数患者即使在治愈肿瘤后其亚急性小脑变性的症状也不会好转,但也不会再继续加重,仅少数改善。对症治疗可试用可的松或血浆交换治疗。

### 32.3.2　重症肌无力[5]

重症肌无力主要发生于胸腺瘤,约 1/3 的胸腺瘤患者伴发此症,其他恶性肿瘤则极少见。重症肌无力是一种神经肌肉传导障碍性疾病,由自身免疫反应引起。自身抗体由胸腺瘤的免疫刺激产生,与乙酰胆碱受体结合并破坏其受体,使神经肌肉的传导阻滞。

重症肌无力有 3 个临床特征。第一,肌无力的程度时好时坏,好与坏的变化甚至在数分钟内也会发生。第二,肌无力的分布以眼睑和眼肌最常见,40% 的患者以此为首发症状,最终累及 85% 的患者;其次常见为脸部肌和口咽肌,肢体和颈肌受累也多见,但总是和眼、眼睑、口咽肌无力相伴发生。第三,用胆碱类药物治疗能使肌无力好转。

体格检查的阳性发现依据受累肌肉的不同而有所不同,可有眼睑下垂、复视、面无表情、发音困难、吞咽不能、不能站立和行走等。当呼吸肌严重受累时会导致"重症肌无力危象",可危及生命。肌萎缩征象少见,腱反射正常。

依据临床症状和体征作出重症肌无力的初步诊断并不难。关键的诊断方法是依酚氯铵(腾喜龙)或新斯的明药物试验,注射后肌无力会明显改善。电生理检查使用 3~5 Hz 的频率刺激神经后,90% 患者的肌电位逐步减低。实验室应常规检查抗乙酰胆碱受体抗体,85%~90% 的重症肌无力者呈阳性。

主要鉴别的疾病是肌营养不良、神经精神因素等引起的肌无力及 Lambert-Eaton 综合征。

对伴发于胸腺瘤重症肌无力的治疗,首先要考虑做肿瘤切除。但是在多数患者,当胸腺瘤被切除后,重症肌无力并不会立即好转,通常在术后数月甚至数年内逐步改善,因而需同时做对症治疗。抗胆碱酯酶类药物为首选,常用的有溴吡斯的明或甲硫酸新斯的明。血浆交换治疗常用于胸腺瘤手术前准备,也用于重症病例。泼尼松治疗也可使用。

### 32.3.3　癌性肌无力

癌性肌无力亦称 Lambert-Eaton 综合征(LES),是周围胆碱神经突触传递障碍性疾病,主要发生于肿瘤患者。在 LES 患者中肿瘤发生率达 60%~70%,其中主要是肺小细胞癌,其他有肺腺癌、乳腺癌等。在大多数病例,LES 显现于肿瘤症状以前,从 3 周到 4 年不等,少数病例两病同时出现,极少数患者的 LES 发生在肿瘤以后。

LES 发生于肿瘤患者的机制也是一种自身免疫反应。与重症肌无力不同,其自身抗体直接抗周围神经终端的电位依赖性钙通道,以致神经终末释放的乙酰胆碱不足,阻止了神经肌肉的传递。

LES 最常见的临床表现是肢体肌无力,以下肢肌无力更多,肌无力的特征是:肢体近端肌群无力比远端肌无力更多,下肢肌无力重于上肢。

确诊 LES 需鉴别的主要疾病是重症肌无力。LES 与重症肌无力的区别有以下几点:①在主动持续运动 10~15 s 后,LES 的肌力能暂时恢复,而重症肌无力却不能。②LES 肢体腱反射减弱或消失,而且在肢体主动运动后其腱反射会增强。而重症肌无力的腱反射正常。③LES 的其他表现有自主神经功能紊乱,如口干、阳痿、便秘。脑神经受累也多见,常见的是上眼睑下垂。实验室检查在部分患者可在血清中找到抗核、抗平滑肌、抗线粒体等自身抗体和抗骨骼肌、抗胃、抗甲状腺等抗器官自身抗体,但是抗乙酰胆碱受体抗体却是阴性。电生理检查常用复合肌动作电位(CMAP)。在肢体主动运动前、后测量,CMAP 显著上升。④LES 对依酚氯铵(腾喜龙)或新斯的明试验的反应较差。

有效地治疗肿瘤是使 LES 好转的主要方法。在大多数患者,控制肿瘤后肌无力改善。拟胆碱药物可用于对症治疗。

## 32.4 皮肤、肌肉和骨骼系统的副瘤综合征

### 32.4.1 黑棘皮病

恶性肿瘤患者伴发黑棘皮病，主要发生于腹腔腺癌，其中60%为胃癌，其他有结肠癌、食管癌、胆囊癌、肝癌、胰腺癌、直肠癌，较少的有肾癌、卵巢癌、宫体癌、肺癌、甲状腺癌。关于黑棘皮病与肿瘤发病的先后次序，Curth研究了40例，其中60%黑棘皮病与肿瘤同时出现，17%发生于肿瘤以前，23%在肿瘤确诊以后。伴发黑棘皮病的肿瘤恶性程度较高、发展快，确诊肿瘤后的平均生存期为2年。

肿瘤患者伴发黑棘皮病的原因是肿瘤分泌的一些生长因子，其中一些能与皮肤中的胰岛素样生长因子受体结合，进而激活该生长因子，导致黑棘皮病。已被证实的生长因子中有转化生长因子-α（TGF-α）。

黑棘皮病初起为皮肤色素沉着，呈灰棕色或黑色，干燥，表面粗糙，逐渐增厚呈绒毛状，可进一步发展呈疣状或疣状赘生物。皮肤病变好发于颈、腋窝、乳房、腹股沟、外生殖器及肛门周围。手掌和脚底往往有角化过度。黑棘皮患者中约30%有黏膜受累，常见于颊黏膜、咽黏膜、外阴和阴道黏膜、眼睑等，还可累及喉、食管黏膜。病灶呈乳头瘤样损害或凹凸不平。甲板损害也可见，如条纹状嵴突、甲板脆弱易裂。黑棘皮病皮肤病灶的病理学检查可见中等程度角化过度和乳头瘤样增生，在乳头间的棘层轻度或中度肥厚。用硝酸银染色可显现黑色素沉积于上皮基膜。

治疗控制肿瘤后，部分黑棘皮病病灶消失，但不少病例病灶依旧。可局部使用溶解角质的药，如维A酸软膏、10%硫黄煤焦油软膏，也可用可的松软膏。

### 32.4.2 离心性环形红斑和匍行性回状红斑

伴发离心性环形红斑（EAC）的恶性肿瘤有黏液性卵巢癌、乳腺癌、肺癌和骨髓瘤。匍行性回状红斑（EGR）是一种少见皮肤病，文献中已有50例报道，其中41例（82%）伴恶性肿瘤，最常见的是肺癌（16例），其他为食管癌（4例）、乳腺癌（3例），原发不明的转移癌（3例），子宫颈癌、胃癌、喉癌各2例，肛门癌、膀胱癌、结肠癌、霍奇金淋巴瘤、黑色素瘤、胰腺癌、前列腺癌、舌癌、子宫体癌各1例。EAC和EGR的病情一般与伴发肿瘤的病程平行。

EAC皮损初起为风团样丘疹，向外扩展，直径可达10 cm。其中央皮损自愈，因而病灶呈环状。最终皮损在数天到数周内自愈。然而新皮损又出现，周而复始，长达数年。EGR的皮损与EAC类似，但发展速度快，每天增长约1 cm，有鳞屑，环形红斑呈同心圆，最终像木纹样。自觉瘙痒。皮损好发于躯干、四肢近端皮肤，手、脚、面部皮肤不常受累。皮损一般持续数月，直到伴发的肿瘤被控制。

对EAC和EGR的治疗主要依靠对肿瘤的治疗。部分患者在肿瘤被控制后皮损好转。对症治疗可局部使用可的松软膏，全身治疗用可的松或抗组胺药物。

### 32.4.3 皮肌炎和多发性肌炎

伴发皮肌炎和多发性肌炎的恶性肿瘤类型较广泛，其中以卵巢癌较多，其他有肺癌、胃癌、直肠癌、胰腺癌、鼻咽癌、肾癌等。在血液系统恶性疾病中也见报道。多数皮肌炎和多发性肌炎与肿瘤同时出现或先于肿瘤，少数迟于肿瘤。伴发这两病的恶性肿瘤一般预后较差。

皮肌炎和复发性肌炎是全身性疾病，但主要累及皮肤和肌肉，其他脏器也会受累，如肺、食管和心肌。皮肌炎的皮肤损害往往先于肌肉症状出现。皮损通常起于面部，典型者为上眼睑出现紫红色斑，逐渐弥漫地向前额、颧颊、耳前、颈和上胸部扩展。头部及耳后皮肤亦可累及，四肢肘、膝、踝、掌指关节和指关节伸面也可有紫红色丘疹。没有皮肤病变，只有肌肉症状者为多发性肌炎。肌肉受累表现为进行性、对称性肢体近端肌无力。这种肌无力类似于癌性肌无力。受累肌肉可有疼痛和压痛。实验室检查的异常有：24 h 尿肌酸增高，血清肌酸磷酸激酶、醛缩酶、α羟丁酸脱氢酶、谷草转氨酶、谷丙转氨酶、乳酸脱氢酶升高。

治疗原发肿瘤是治疗皮肌炎和多发性肌炎的关键。控制了肿瘤能使部分患者的症状好转，但恢复过程较慢。然而，对皮肌炎和多发性肌炎做对症治疗，有助于肿瘤治疗的顺利进行。患者应予以支持疗法，全身用泼尼松或低剂量甲氨蝶呤（MTX）。局部皮损要避免阳光曝晒，外用可的松软膏。肌无力使用新斯的明治疗的疗效不佳。

### 32.4.4 肥大性骨和关节病

伴肥大性骨和关节病最常见的是肺癌。在肺癌中其发生率为1%~10%，在非小细胞肺癌中的发生率高于小细胞肺癌。伴发此病的其他肿瘤有鼻咽癌、慢性髓细胞性白血病、胃癌、肝癌、食管癌、霍奇金淋巴瘤、间皮瘤、转移性肺癌等。肿瘤患者伴发肥大性骨和关节病的发病机制还不十分清楚。然而多数文献认为，在肿瘤患者中存在一种能刺激骨膜增生的骨化因子，这些因子可能来自于肿瘤或其坏死组织。

患肥大性骨和关节病患者最常见的主诉是"关节炎"，经过仔细检查，实为骨和关节周围的疼痛。疼痛常沿骨干放射，局部有肿胀、发热和压痛。关节痛的分布常呈对称性，可累及任何大关节，但以膝关节最多。真正关节炎的症状也可出现，如关节僵硬、肿胀、积液。部分患者有杵状指(趾)。与原发性或继发于心脏病的肥大性骨和关节病不同，伴发于肿瘤患者的通常不累及骨骺。骨X线片示：从骨皮质上分离出一层薄薄的骨板，主要累及长骨远端的伸侧或骨干远端1/4处。放射性核素骨扫描显示：长骨皮质摄取放射性核素增加，这种异常摄取的增加呈双侧性、对称性分布。

治愈原发肿瘤能使肥大性骨和关节病的症状消失，但杵状指(趾)有时可持续存在。对症治疗可用阿司匹林和其他非甾体类消炎药。

## 32.5 血液系统的副瘤综合征

### 32.5.1 红细胞增多症

红细胞增多症常发生于肾脏肿瘤，发生率为1%~5%；在小脑血管母细胞瘤患者中更多见(9%~20%)。另一方面，在患红细胞增多症患者中也有较高的肿瘤发生率。一组340例红细胞增多症患者的分析，其中85%的患者有肿瘤疾病，但大多为良性肾脏肿瘤。

肿瘤伴红细胞增多症的原因是患者体内促红细胞生成素升高。促红细胞生成素有两个来源：一是来自于肿瘤细胞本身。实验已发现肝肿瘤和肾癌细胞能分泌促红细胞生成素。二是由肾间质过度生成。在肾肿瘤，由于肾脏有占位性病变，压迫肾血管而导致肾缺氧，或者肾血管内有瘤栓导致肾缺血、缺氧，这些都可使肾脏分泌过量的促红细胞生成素。这也能解释为什么肾肿瘤患者中有较高比例的红细胞增多症。

绝大多数红细胞增多症患者无明显临床症状，只在外周血常规检查时被发现。若能测得血清中促红细胞生成素升高便能确诊。

有效地治疗肿瘤是处理红细胞增多症的方法。当肿瘤被控制后，绝大多数患者的红细胞计数可恢复正常。红细胞增多症会带来严重并发症，如血栓形成，所以要注意预防血栓形成。

### 32.5.2 贫血

肿瘤患者中伴发贫血的现象非常普遍，但多数归因于肿瘤出血、骨髓侵犯或化疗导致的骨髓抑制，真正属于副瘤综合征的仅为一部分。

**(1) 单纯红细胞再生障碍性贫血(纯红再障)**

纯红再障主要发生于胸腺瘤。在胸腺瘤中纯红再障的发生率为7%。Havard复习分析47例胸腺瘤伴红细胞生成不良患者，其中38例为纯红再障，9例为再生障碍性贫血(再障)；这9例中有6例先出现纯红再障，以后转变为再障。伴发纯红再障的其他肿瘤较少，已见于肺癌、胃癌、乳腺癌、皮肤鳞癌等。肿瘤伴发纯红再障的原因据认为是自身免疫反应。

**(2) 缺铁性贫血**

这类贫血是肿瘤中最常见的，特别是消化道肿瘤，常出现于肿瘤被确诊之前。检测这些患者血清中的促红细胞生成素，发现其浓度明显降低。究竟为什么肿瘤的存在使促红细胞生成素减少，此机制尚不清楚。

**(3) 自身免疫性溶血性贫血**

这类贫血绝大多数发生于淋巴细胞增殖性恶性疾病，如淋巴瘤、骨髓瘤、慢性淋巴细胞白血病。发生于实体瘤的较少，见于肺癌、卵巢癌、乳腺癌、胃癌、子宫颈癌、结肠癌、精原细胞瘤和胰腺癌。这类贫血比其他类型的贫血更严重。其贫血的严重程度常和肿瘤的病程相平行。它的发病机制是自身免疫反应。

**(4) 微血管病性溶血性贫血(MAHA)**

MAHA发生于肿瘤的病例数不多，多见于胃癌，且为分泌黏液的腺癌，其他有乳腺癌、肺癌、胰腺癌、结肠癌、前列腺癌、卵巢癌等。肿瘤伴发MAHA的发病机制尚不清楚，但对伴发于消化道产生黏液肿瘤的贫血，可解释为：这些肿瘤分泌的黏液物质广泛存在于血管内,这些黏液具有促凝作用,因而促使血管内凝血引起 MAHA。

### 32.5.3 白细胞增多症

伴发于肿瘤的白细胞增多症定义为外周血白细胞计数超过 $20×10^9/L$,但是患者没有感染,也不并存白血病。

有白细胞增多表现的肿瘤有肺癌、胰腺癌、黑色素瘤、霍奇金淋巴瘤、脑瘤等。有白细胞增多的患者往往无临床症状或脾肿大,常在常规的外周血检查时发现。它有以下特点:白细胞总数不超过 $100×10^9/L$;没有原粒细胞或早幼粒细胞出现;血小板计数正常;白细胞碱性磷酸酶升高;血清维生素 $B_{12}$ 水平正常,没有 Ph 染色体出现。对此病无需特殊治疗。

肿瘤伴发白细胞增多的病因一般认为由肿瘤产生的粒细胞集落刺激因子所致。Robinsen 研究了伴白细胞增多的肿瘤 12 例,其中有 10 例的克隆生长刺激因子升高,其升高的程度与外周血中白细胞的增加呈正相关。

### 32.5.4 血栓性静脉炎、血栓形成和弥散性血管内凝血[6]

恶性肿瘤中存在凝血功能异常很普遍,有人对 108 例恶性肿瘤患者的凝血检查结果如下:98% 的患者至少有一项凝血功能异常,其中最常见的为凝血酶时间延长,纤维蛋白原和纤维蛋白裂解产物增加,50% 以上患者的血小板计数增加。其他的凝血异常有:高纤维蛋白原,抗凝血酶Ⅲ活性降低,血浆中凝血因子 V、Ⅷ、Ⅸ、Ⅹ 活性增加。复旦大学附属肿瘤医院对一组 76 例非小细胞肺癌进行检测,结果血清中凝血因子Ⅷ和纤维蛋白原高于正常值的比例分别为 64% 和 69%,两项中至少有一项异常者占 84%。

凝血异常常伴发于消化道肿瘤,特别是胰腺癌,有报道其发生率为 7%。其他常见伴发的肿瘤有肺癌、白血病,少见的有乳腺癌。

虽然多数肿瘤患者的血液学检查显示高凝血低纤维蛋白溶解状态,而临床表现出凝血异常的症状和体征者却不多,发生率为 1%~11%。主要的临床表现为慢性凝血病或弥散性血管内凝血(DIC)。慢性凝血病在临床上表现为血栓性静脉炎和血栓形成,发生的静脉有颈部、四肢、躯干的浅表静脉,阴茎静脉,还可表现为无菌性血栓性心内膜炎,伴动脉血栓,如脑、肾、肠系膜、脾和周围动脉血栓。急性 DIC 表现为出血,如黏膜渗血、瘀点、瘀斑、消化道出血、血尿、颅内出血;严重者在脏器中形成微循环血栓,发生缺血、梗死与坏死。各脏器都可受累,但以肾、肺更易发生。

凝血异常的诊断除临床表现外,还需实验室检查。常见的异常有:血小板计数呈进行性降低,活化部分凝血活酶时间、凝血酶原时间、凝血酶时间延长,血浆纤维蛋白原降低,纤维蛋白降解产物阳性,纤溶酶原活性降低。

当原发肿瘤经治疗被控制后,患者的高凝血状态也随之逐步缓解。然而当有明显临床症状或急性 DIC 时,则必须予以治疗,即抗凝治疗,常用的有肝素、华法林、香豆素,溶血栓药物也可使用,抗血小板凝集的阿司匹林也有疗效。

对于肿瘤患者发生凝血功能异常的原因尚无最终结论,但归纳起来有如下 3 点:①肿瘤对血管内皮细胞的损害;②肿瘤细胞激活血小板,从而启动了凝血过程;③肿瘤细胞及其分泌的因子,能激发内源和外源性凝血。

## 32.6 肾脏的副瘤综合征

肿瘤患者并发肾病的现象在 20 世纪 20 年代开始陆续有人报道,主要有以下几种类型。

### 32.6.1 膜性肾小球炎

膜性肾小球炎(MGN)是肾脏的副瘤综合征中最常见者,占全部综合征的 60%~70%。在它伴发的肿瘤中以肺癌和消化道肿瘤最多,其他类型肿瘤较少,但分布范围较广。少数良性肿瘤也见伴发 MGN,包括嗜铬细胞瘤、颈动脉瘤等。

MGN 通常表现为无症状的蛋白尿,其中 7%~54% 有尿液检查的其他异常。MGN 的病理改变有肾小球的基膜增厚,用免疫组织化学技术染色可见到大量的 IgG、C3、IgA、IgM 弥漫地沉积于肾小球基膜。在 1 例前列腺癌伴 MGN 的肾小球上发现附有前列腺特异性抗原;1 例结肠癌伴 MGN 的肾小球上有癌胚抗原和抗体复合物。这些都支持 MGN 的发病机制是自身免疫反应。

伴发于肿瘤的 MGN,在切除原发肿瘤后,仅少数患者的蛋白尿好转。至今尚无有效治疗方法,可试用免疫抑制剂如泼尼松等。

### 32.6.2 膜增殖性肾小球肾炎

膜增殖性肾小球肾炎（MPGN）的临床表现有急性肾炎、肾病综合征或肾功能不全，如血尿、蛋白尿、高血压、低补体血症。MPGN（Ⅰ型）病理学改变的特征是基膜增厚、分裂，间质细胞浸润。用免疫荧光染色可见 C3 沿着肾小球毛细血管沉着。MPGN（Ⅰ型）较常伴发的恶性肿瘤有淋巴瘤、黑色素瘤、肾母细胞瘤、上皮癌以及白血病，其中以淋巴瘤和白血病较多见。曾有报道表明，白血病伴 MPGN 者，在白血病化疗后，蛋白尿消失，肾功能改善。

### 32.6.3 毛细血管外新月形肾小球肾炎

在毛细血管外新月形肾小球肾炎（ECGN）中，新月体由单核细胞、T 细胞、少数上皮细胞、成纤维细胞形成，可能继发于肾小球毛细血管壁坏死、单核细胞和凝血因子前体溢出，形成纤维。当有 80% 以上的肾小球有新月体形成时，患者就可能迅速发生少尿、高血压、肾功能衰竭。ECGN 伴发的恶性肿瘤主要是霍奇金淋巴瘤和非霍奇金淋巴瘤。个别病例在治疗淋巴瘤后肾功能可获改善。

## 32.7 内分泌系统的副瘤综合征

### 32.7.1 库欣综合征

伴发库欣综合征最常见的是肺癌，约占 50%。在非小细胞肺癌中的发生率为 0.4%～2.0%，在小细胞肺癌中可达 5.5%。在其余 50% 伴发库欣综合征的肿瘤中有类癌、嗜铬细胞瘤、神经母细胞瘤、甲状腺髓样瘤、胸腺瘤，较少的肿瘤有乳腺癌、卵巢癌、腮腺癌、前列腺癌、胃癌等。

肿瘤患者中发生的库欣综合征都是由异位促肾上腺皮质激素（ACTH）分泌引起。其临床表现与不伴肿瘤者相同，表现为向心性肥胖、满月脸、水牛背、腹壁紫纹、痤疮、皮肤色素加深。发生于高度恶性肿瘤的库欣综合征表现程度较轻，而发生于低度恶性肿瘤者的表现反而更重。诊断主要依据检测血清 ACTH 和 24 h 尿游离皮质醇。若血清 ACTH > 44 pmol/L，24 h 尿游离皮质醇 > 552 nmol，则提示有异位 ACTH 分泌。

治疗本综合征主要在于治疗肿瘤。随着肿瘤消退，ACTH 水平下降，临床表现缓解。对症治疗可用抑制肾上腺皮质激素分泌的药物，常用的有氨鲁米特（氨基导眠能）、密妥坦（邻对二氯苯二氯乙烷）。

发生于肿瘤的库欣综合征是由肿瘤异位分泌 ACTH 引起，在胸腺瘤、小细胞肺癌伴库欣综合征的肿瘤中已提取到 ACTH 样多肽，它具有 ACTH 的生物活性，结构也类似。

### 32.7.2 绒毛膜促性腺激素增高综合征

绒毛膜促性腺激素（HCG）增高主要见于绒毛膜上皮癌，也可见于非滋养细胞肿瘤，其中主要是肺癌、结肠癌和乳腺癌。

肿瘤伴发的 HCG 升高不一定产生临床症状，当浓度稍低时，仅在血生化检查时才发现，当较高时会出现症状。在儿童表现为性早熟，男孩为第二性征早熟，女孩有阴道出血。在成年男性可表现为女性化或男性乳腺肿痛，生育期女性月经量减少。由于过量 HCG 刺激了甲状腺，部分患者有伴甲状腺功能亢进的临床表现。诊断的主要依据测量血中 HCG 水平及尿妊娠试验。

HCG 增高为肿瘤分泌所致，所以治疗的方法是治疗原发肿瘤。

### 32.7.3 低血糖症

低血糖症常由胰岛细胞瘤引起，非胰岛细胞瘤发生低血糖者较少见，也可见于间叶组织来源的肿瘤，包括间皮瘤、平滑肌瘤、纤维肉瘤等，还见伴发于肝肿瘤、肾上腺癌、胃肠道癌。

产生低血糖的肿瘤一般病程较长，肿瘤体积较大，重量轻至 1 kg，重到 10 kg。肿瘤生长缓慢，常伴肝转移。临床表现为低血糖症，并可伴发精神症状。诊断除测血糖水平外，主要需排除能引起低血糖的其他原因，如使用降糖药等。

肿瘤患者伴低血糖者的治疗，首先要纠正低血糖，控制急性症状，然后治疗肿瘤。对已不适合手术、放疗、化疗的晚期肿瘤，可试用胰高血糖素治疗。

发生于肿瘤的低血糖症在代谢上的特征是胰岛素功能亢进。然而检测这些患者的血清，却见不到胰岛素升高。进一步研究证实，在这些患者的血清中存在两种物质，它们具有胰岛素的功能，但与胰岛素的结构不完全一样,这两种物质被称为胰岛素样生长因子1和2,是一类多肽激素,可能由肿瘤产生。

### 32.7.4 高肾素血症(高血压)

肿瘤患者伴高血压的现象早在1937年就引起了注意。文献中记载过的肿瘤有肺癌、肾母细胞瘤、霍奇金淋巴瘤、肾血管外膜瘤。

肿瘤患者中的高血压程度不一,从中度到恶性高血压,可伴低血钾和醛固酮增多。这些高血压随着肿瘤被控制而逐步好转。

检测肿瘤伴高血压患者的血清,会发现肾素升高。引起肾素异常增加的原因有两种解释:一是在肾脏肿瘤患者,由于肿瘤压迫或浸润肾脏,使其缺血而致肾素分泌增加;二是肿瘤细胞本身会异位分泌肾素,这已在肺癌、胰腺癌中得到了证实。

## 32.8 类癌综合征

类癌综合征是一种少见的副瘤综合征,主要发生在类癌,故以类癌命名,但是并非所有类癌都伴发此症,而且伴发类癌综合征的肿瘤也不全是类癌。类癌的类癌综合征的发生率尚不清楚,但很低,主要发生在小肠类癌,也可发生在胃、胰腺、结肠和肺的类癌。非类癌中伴发类癌综合征的有小细胞肺癌、胰腺癌等。

类癌综合征在多个系统都可出现临床症状,常见的有以下几个方面。

皮肤表现:皮肤潮红是类癌综合征最常见的表现。潮红始于脸部,然后播散到颈、胸、四肢,持续时间从数分钟到数小时。在发作期间患者感到皮肤温热、麻刺,并有心悸、视物模糊、头晕、头痛。潮红可自发发作,或因情绪激动、疲劳触发,也可由饮水、进食、排便激发。在麻醉、手术、钡剂灌肠、体格检查触摸肝脏时也可引发皮肤潮红发作。其他的皮肤表现有糙皮病,皮肤暴露部位有鳞屑、色素沉着。

胃肠道表现:较常见的是小肠运动功能亢进,表现出腹泻、大便不成形或水样,一天排便可多达20~30次。还可有腹痛、肠鸣音亢进。

呼吸系统表现:气急、支气管痉挛产生哮鸣音,类似于哮喘,主要为呼气困难。

心脏病灶:表现为三尖瓣和肺动脉瓣狭窄,甚至可导致右心衰竭。二尖瓣和主动脉瓣很少受累。

引起类癌综合征的发病机制已清楚,由类癌产生的5-羟色胺、血管舒张激肽、组胺、肾上腺皮质激素引起各类症状,其中以5-羟色胺为主。在正常情况下,存在于食物中的色氨酸被小肠隐窝中的嗜银细胞(神经内分泌细胞)吸收,继之被转化成5-羟色氨酸,再变成5-羟色胺。在健康人,食物中仅1%的色氨酸生成5-羟色胺。但在类癌患者中,高达60%食物中的色氨酸被转化成5-羟色胺,提示来自于胃肠嗜银细胞的类癌可能还保留其原有功能,所以使机体产生过量的5-羟色胺。正常人血清中存在许多激肽的前体,在某些条件下会转化成激肽。类癌细胞能释放一种酶,它能催化激肽前体转化为激肽。

类癌综合征的诊断常用测24 h尿液5-羟吲哚醋酸(HIAA),此值可上升到100 mg以上(正常值为2~8 mg)。

治疗类癌综合征的关键是治疗肿瘤,手术切除肿瘤为首选方法。对症治疗可用5-羟色胺拮抗剂,赛庚啶对控制腹泻有效;奥曲肽(善得定)能使皮肤潮红改善,使腹泻控制;肾上腺皮质激素对于气管类癌的症状缓解有效。

(蒋国梁)

## 主要参考文献

[1] Arnold SM, Lieberman FS, Foon KA. Paraneoplastic syndormes. In: deVita VT, Hellman S, Rosenberg SA, eds. Cancer: principle and practice of oncology. 7th ed. Philadelphia:Lippincott Williams & Wilkins, 2007: 2189-2211.

[2] Macaulay VM, Smith IE. Paraneoplastic syndromes. In: Peckham M, Pinedonedo H, Veronesi J, eds. Oxford textbook of oncology. Vol 2. Oxford: Oxford University Press, 1995: 2228-2253.

[3] Nelson KA, Walsh D, Sheehan FA. The cancer anorexia-cachexia syndrome. J Clin Oncol,1994,12:213-225.

[4] 钱浩,蒋国梁,王丽娟等.原发性肺癌周围血T淋巴细胞亚群的分析.中国癌症杂志, 1993,3:173-175.

[5] Penn AS. Disorders of the neuromuscular junction. In: Rowland LP, ed. Merritt's textbook of neurology. 9th ed. Philadelphia:Lippincott Williams & Wilkins, 1995:754-761.

[6] 蒋国梁,夏川江,王丽娟,等.脂质唾液酸、铁蛋白、凝血因子Ⅷ、纤维蛋白原作为肺癌预后因子的研究.中国癌症杂志,1993,3:119-122.

# 33　肿瘤并发症及其处理

33.1　心血管系统并发症
　　33.1.1　上腔静脉综合征
　　33.1.2　心脏并发症
　　33.1.3　静脉血栓形成和肺栓塞
33.2　呼吸障碍和呼吸衰竭
33.3　中枢神经系统并发症
　　33.3.1　脑转移
　　33.3.2　脊髓压迫
33.4　感染

33.5　出血
33.6　代谢障碍
　　33.6.1　高钙血症
　　33.6.2　抗利尿激素分泌不当综合征
　　33.6.3　肿瘤溶解综合征
　　33.6.4　低血糖症
33.7　恶性胸腔积液和腹腔积液
33.8　骨转移
33.9　癌症疼痛

　　肿瘤并发症是指因肿瘤和（或）相关治疗而发生的一系列症状和体征，严重者可危及患者生命，需临床紧急处理。它既需要专科医师有扎实的内科、外科等急诊治疗知识，又需要有丰富的肿瘤专业知识。

　　本章肿瘤并发症的内容主要包括发生于心血管系统、呼吸系统、中枢神经系统的并发症，以及感染、出血、代谢障碍、恶性胸腔积液、恶性腹腔积液、骨转移等，同时包括癌性疼痛的治疗。现将上述各种并发症的诊断和治疗原则分述如下。

## 33.1　心血管系统并发症

　　与肿瘤有关的心血管系统并发症主要包括上腔静脉综合征和心脏并发症，以及相关的血栓形成等。

### 33.1.1　上腔静脉综合征

　　上腔静脉位于中纵隔，是接受头部、颈部、双臂和胸腔以上部分血液回流至右心房的主要血管，所运血液约占静脉回心血的1/3。由于壁薄，易受周围肿瘤组织的侵犯和压迫。一旦上腔静脉回流受阻，头面部回流血液将通过胸壁和腹壁静脉向肝圆韧带、脐圆韧带和股腹沟静脉经肝静脉和下腔静脉及奇静脉回流入心脏，其产生的症状和体征的严重程度决定于上腔静脉阻塞形成的时间和侧支循环建立的速度，静脉侧支的建立通常需要数周时间才能扩展到足够容纳上腔静脉血流的程度。腔内栓塞可引起较为严重的临床表现。

　　恶性肿瘤引起的上腔静脉综合征（SVCS）约占90%，其中约50%由非小细胞肺癌引起，其次为小细胞肺癌（占22%）、淋巴瘤（12%）、胸腺瘤（占2%）、纵隔生殖细胞瘤（占3%）和乳腺癌右侧气管旁淋巴结转移（9%）等。需要指出的是，一些非肿瘤性疾病如梅毒性主动脉炎、主动脉瘤、结核性纵隔炎等，也可引起SVCS，临床上应注意鉴别[1]。

（1）相关原因

　　恶性肿瘤可通过3种方式引起SVCS，主要为直接压迫，由原发肿瘤和（或）上腔静脉周围肿大的转移淋巴结所致；其次为上腔静脉内癌栓生成；第三为上腔静脉周围癌或肿瘤浸润静脉壁并在腔内形成癌栓所致，同时出现上腔静脉外压和腔内癌栓形成。

　　恶性肿瘤伴发SVCS的预计中位生存约为6个月，但由于不同恶性肿瘤的预后存在差异，因此，以上估计值亦有较大的变异。有资料显示，恶性肿瘤有无伴有SVCS，两者的生存时间似乎并没有明显差异。

（2）诊断

　　上腔静脉血液回流受阻可产生一系列临床症状和体征。上半身静脉压升高导致头、颈部和上肢水肿，伴有发绀、皮下浅静脉扩张。水肿可引起喉或咽部功能障碍，表现为呼吸困难（约占54%）、咳嗽（约占54%）、胸痛（约占15%）、吞咽障碍（约占

9%)以及喘鸣(4%)。主要体征表现为颈静脉怒张(约占63%)、胸壁静脉怒张(约占53%)、颜面部水肿(约占82%)、上肢水肿(约占46%)、颜面部充血和发绀(约占46%)。同时,伴同侧喉返神经损伤,导致同侧声带麻痹而出现声嘶(占17%),伴同侧交感神经链损伤可表现为Horner's综合征[2]。有时,还可伴同侧或双侧胸腔积液。如由于血液回流障碍而导致心脏充盈不足,引起脑部缺氧而出现脑水肿,则可发生意识和神经功能障碍,包括头痛(占9%)、眩晕(占6%)、晕厥(占10%),以及局部的神经功能丧失,甚至昏迷。静脉回流减少或(和)心脏压迫导致血流动力学紊乱,约1/3患者在两周内出现相关症状,而其余2/3患者约在2周后出现症状。SVCS的颈静脉压通常升高,为20~40 mmHg,而正常参考值为2~8 mmHg。

影像学检查可清晰显示SVCS的特征表现。SVCS如系肿瘤压迫所致,胸部X线摄片可表现为上纵隔增宽,部分患者见胸腔积液形成。胸部CT增强扫描可提供详细的上腔静脉受压部位和程度的资料,胸部MRI检查对上腔静脉内癌栓的诊断具有较大意义(图33-1,33-2)。如症状发展较为缓慢,则静脉造影和放射性核素扫描可获得上腔静脉阻塞和侧支循环建立位置的可靠证据,也可以帮助确定放疗外照射野和静脉内照射的位置。

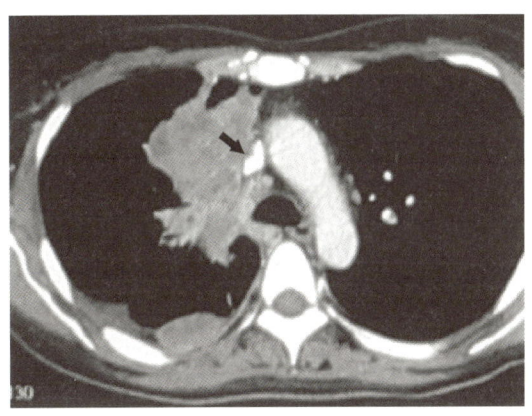

**图33-2** 右上纵隔型肺癌,右胸壁转移,肿块压迫上腔静脉。CT横断位纵隔窗增强扫描显示肿块包绕压迫上腔静脉,上腔静脉狭窄变形

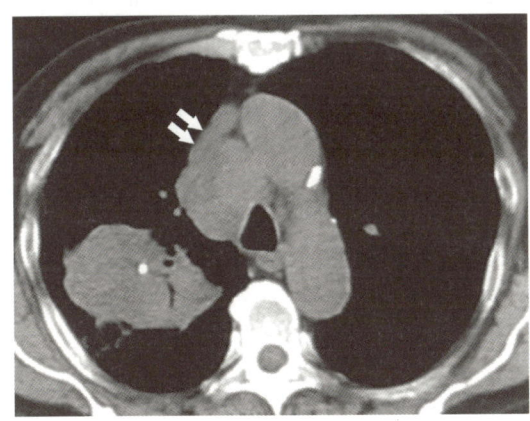

**图33-1** 右上肺癌,右纵隔转移淋巴结压迫上腔静脉。CT横断位纵隔窗平扫显示上腔静脉明显向外推压,管腔压迫变窄呈弧形(双白箭头)

以往,患者一旦临床上诊断为SVCS,强调紧急对症处理,其中至少50%患者未获得病理学证据,这对后续治疗带来较大的盲目性。近年来,强调治疗前获取病理标本的重要性,考虑到患者中心静脉压升高可能给创伤性活检带来出血的危险,因此,对于可能由肺癌引起的SVCS,常通过痰检或纤维支气管镜刷片来获得病理学证据,其成功率为50%~70%,而出血的发生率为0.5%,呼吸窘迫的发生率也为0.5%。约2/3的SVCS患者伴有胸腔积液,因此,胸腔内穿刺抽液并做细胞学检查往往可获得病理学证据。但是,对于一些其他纵隔来源的肿瘤,如必须通过胸腔镜或纵隔镜等创伤性检查来获得病理诊断时,应特别注意出血和止血。经胸针吸活检的诊断率约为75%,而纵隔镜活检或经胸切开活检术的诊断率>90%。如临床上高度怀疑小细胞肺癌或淋巴瘤,还可通过骨髓穿刺或活检来获得病理学证据,而避免支气管镜检查和胸部的创伤性检查。

(3) *治疗*

肿瘤引起的SVCS属急诊治疗范围,但如病情较为稳定,则应首先确定病因。只有在气道受压、血管严重受压以及出现急性脑水肿等危及生命时,需紧急处理,包括溶栓治疗、血管旁路重建和静脉内支架等。治疗的原则应首先减轻压迫症状,再对原发肿瘤进行系统治疗。

1) 一般措施 患者取卧位、头部抬高、给氧、限盐和使用利尿剂等。为增强机体重要脏器在缺氧状况下的耐受性,必要时考虑激素治疗,但只能作为短时的姑息治疗。糖皮质激素可减少淋巴瘤、胸腺瘤的肿瘤负荷,因此,更适合此两种疾病引起的SVCS。

2) 化疗 对化疗敏感的肿瘤如小细胞癌、淋巴瘤和生殖细胞肿瘤等,可考虑立即给予全身化疗。据统计,小细胞肺癌化疗后SVCS的缓解率为85%,平均7天症状可得到解除。大细胞淋巴瘤和淋巴母细胞瘤缓解率几乎达100%,2周内症状完全缓解[3]。在应用化疗药物静脉滴注时,应尽量采用下肢静脉,应用上肢静脉可能会加重上肢、颜面部和颅内水肿。

3)放疗 放疗是目前解除 SVCS 最有效的治疗方法,约 63% 非小细胞肺癌、78% 小细胞肺癌以及 95% 淋巴瘤伴发的 SVCS 可通过放疗使症状完全缓解,往往在 72 h 内症状可明显改善。但是,患者症状改善的程度往往与客观测定的上腔静脉阻塞情况并不相符。一项通过静脉造影测定阻塞状况的报道显示,通过放疗,85% 患者的症状得到了改善,但仅 31% 患者的阻塞完全消除,23% 为部分消除。尸检研究中,仅 10% 患者的上腔静脉得到完全畅通,而 10% 为部分畅通。上述研究结果提示,放疗引起的 SVCS 症状的改善,部分原因是由于肿瘤的退缩,但侧支循环的建立可能有助于症状的改善。初期研究显示,化疗加放疗并未增加总有效率,但对于化疗敏感的肿瘤,则联合放化疗的疗效更佳。分割照射剂量应比常规剂量(每天每次 2 Gy)要大,以尽快解除 SVCS 的症状。但也要根据肿瘤的性质、照射范围和患者的一般状况而定。

对于非小细胞肺癌伴发的 SVCS,照射野仅包括可见压迫上腔静脉的肿瘤,采用每次 3 Gy×10 次的照射方式,也可采用先每次 3 Gy×5 次,然后根据症状的缓解情况再决定继续大剂量照射抑或常规照射。20 世纪 90 年代,Rodrigues 等采用大分割剂量照射 46 例,每次 8 Gy,每周 1 次,共 24 Gy/3 周,结果 56% 患者达到完全缓解,总有效率达 96%。Hoegler 等推荐开始采用每次 4 Gy,每天 1 次,共 3 次大分割照射,随后常规每天每次 1.5~2.0 Gy 照射,总剂量为 30~50 Gy,结果使大部分患者的症状得到缓解[4]。Sause 等临床Ⅲ期试验显示,对非小细胞肺癌伴发的 SVCS,标准分割放疗(每次 2 Gy,总剂量 60 Gy/30 次)和超分割放疗(每次 1.2 Gy,每天 2 次,总剂量 69.6 Gy/58 次)的缓解率和中位生存期无明显差异。对于放疗敏感的小细胞肺癌是采用快速照射还是常规照射,应根据具体情况而定。如在照射期间,由于局部组织水肿加重对上腔静脉的压迫而导致颜面部水肿加重,可适当加用糖皮质激素和利尿剂。

这里应该指出的是,在放疗实施的同时,应该考虑某些肿瘤的根治性治疗方案,包括制定全身化疗在内的多学科治疗计划以及放疗的总剂量。建议在施行几次分割照射后,随着症状的改善可能应改变照射野的大小和剂量。

4)外科手术治疗 上腔静脉内血栓阻塞性 SVCS,对少数经选择的患者可通过外科进行上腔静脉内血栓摘除,或旁路重建,或静脉分流术等方法,改善血液的回流。也可以通过经皮上腔静脉内支架植入,来缓解 SVCS 的症状。Doty 等曾首先采用大隐静脉移植进行上腔静脉栓塞处旁路重建手术,从左锁骨下静脉连接右心房,所有 10 例患者的上腔静脉压迫症状完全缓解,移植静脉通畅维持时间为 7 天至 18 个月,肿瘤患者的中位生存期为 10.7 个月。以上方法仅适用于对常规治疗无效,但有严重中枢神经系统症状的患者。

5)抗凝血治疗 抗凝血药物和纤溶药物只适合有癌栓形成的病例。但目前对抗凝治疗的疗效仍是矛盾的结果。预防性抗凝治疗也许能减少静脉血栓的形成,但对已形成血栓的患者,抗凝治疗并未改善生存率,应用不当可能引起血栓脱落或致命性出血。因此,临床应用中则需每日测定各种凝血指标,以调整用药量,并加强临床观察。纤溶治疗常在症状出现的早期(一般在 7 天内)使用。

(4)预后

如 SVCS 是由于肿瘤压迫所致,则照射疗效较好,一般在 4 周内可获得明显的缓解。如由于癌栓造成,则上腔静脉压迫症状难以改善。尽管放疗对上腔静脉综合征有较好疗效,但一旦出现,患者的长期生存率明显下降。以非小细胞肺癌为例,2 年生存率仅为 5%,其中通过放疗达到完全缓解或部分缓解者的中位生存期显著高于无变化者。

## 33.1.2 心脏并发症

心脏并发症主要表现为心包积液、充血性心力衰竭以及心肌缺血和心律失常等,是威胁患者生命的严重并发症。

(1)心包积液

1)原因与发病机制 心包和心脏是恶性肿瘤转移发生的常见部位,大部分患者由血道发生转移,部分患者由胸腔内肿瘤直接侵犯。肺癌、乳腺癌、血液系统恶性肿瘤以及恶性黑色素瘤等常易发生心包转移,是产生恶性心包积液的主要原因[5]。

放疗对心脏的损伤常可出现放射性心包炎,以心包积液为主要表现。最初为急性心包炎,继而可有心包渗出,最后发展为严重的缩窄性心包炎。心包厚度增加,平均为 4 mm,严重者可达 17 mm。病理表现为慢性炎症性改变,多为淋巴细胞及浆细胞浸润,少见中性粒细胞浸润。心包血管内皮细胞损伤是导致纤维化的主要原因,内皮细胞肿胀甚至破裂,使血管通透性增加,各种蛋白(包括纤维蛋白原)大量渗出,在基质中形成纤维蛋白沉积。此外,大量浆液性纤维蛋白性液体外渗,形成渗出性心包炎,严重时可伴有心包填塞症状。

心包积液可导致心包填塞,主要决定于产生心包积液的速度,如产生的速度较快,则心包腔内压力增加,心舒张期充盈减弱,心排血量锐减,导致心包填塞的症状加快出现。引起心包积液的原因众多,包括癌性和非癌性,两者的治疗和预后也不一样。

由肿瘤侵犯引起的心包炎经治疗吸收后,常可残存局部斑块,普遍心包壁增厚,或遗留不同程度的粘连。而放射性心包炎导致的急性纤维蛋白性渗出常可完全溶解而吸收,如不能完全吸收,则可形成心包膜机化,最终发展成缩窄性心包炎。

2)诊断

症状:胸骨后或心前区疼痛。主要发生在急性期,可为剧痛,甚至刀割样痛。在体位改变、深呼吸、咳嗽和吞咽时加重,并可向左肩、背部、颈部和上腹部放射,类似心肌缺血的放射性痛。

心脏压塞症状,主要表现为呼吸困难、心悸、少尿、意识错乱、烦躁不安等,严重者出现休克。大量心包积液可造成邻近器官受压表现,肺、气管、支气管和大血管受压可产生相应的症状。因此,患者常采取坐位并前倾,使心包渗液向前、向下移位,以减轻压迫症状。

体征:心包摩擦音,是急性放射性心包炎渗出早期常见的典型体征,主要由心包膜纤维蛋白性渗出使心包壁、脏层互相摩擦而产生的高频粗糙声音,在胸骨左缘第3、4肋间以及胸骨下区和剑突附近最为清晰。当心包液持续增加后,则心包摩擦音逐渐消失。

当心包积液量>200~300 ml时,可出现心尖搏动减弱、消失,心浊音界向两侧扩大,心音轻而远。少数患者在胸骨左缘第3、4肋间可闻及舒张早期额外音,即心包叩击音。

如快速出现心包积液增多,在心排血量显著减少时可出现休克。而慢性心包积液则导致颈静脉怒张、奇脉以及肝颈静脉反流征阳性等体循环淤血表现。

实验室诊断:心电图检查。病变局限或渗出较少时心电图改变可不明显,有60%~80%的患者可出现心电图改变,早期表现为ST段呈弓背向下抬高,T波高尖,一般持续2天至2周;以后出现T波减低、变平,QRS波低电压。如伴有心律失常,则表现为窦性心动过速、快速型房性心律失常。如出现心包填塞,则出现P波、QRS波和T波全部电交替。

X线检查:当心包积液>250 ml时,常可出现心影扩大,右侧心膈角变锐,心缘的正常轮廓消失,呈水滴状或烧瓶状,X线透视可见心脏搏动减弱或消失。

超声心动图检查:当心包积液超过50 ml时,超声心动图可查见心脏后液性暗区。心脏出现填塞症状时,舒张末期右心房塌陷和舒张期右心室游离壁塌陷是最有特异性的征象。

磁共振检查:能清晰显示心包积液的含量和分布范围。对于因放射性心包损伤而出现的含蛋白量较多的渗出液,以及肿瘤侵犯心包而出现的血性渗出,渗液常呈中、高信号。

心包穿刺检查:恶性心包积液常呈血性,并可找到肿瘤细胞。如多次检查未找到肿瘤细胞,应与其他疾病如结核性心包炎等鉴别。必要时待心包穿刺抽液后,可向心包腔内注入空气100~150 ml,再做X线摄片检查,如发现心包面有不规则局部隆起的病灶,常可提示恶性心包积液的诊断。放射性心包炎积液为浆液性纤维蛋白性渗出,多为浆细胞和淋巴细胞浸润,少见中性粒细胞。在心包穿刺液多次未找到肿瘤细胞,临床诊断必要时,可考虑经前胸切开做心包活检术,但该方法存在较大的并发症发生率和死亡率。

3)治疗

一般治疗:减少心脏输出,如卧床休息、给氧、利尿等,急性放射性心包炎可给予糖皮质激素和非甾体类抗炎药保守治疗。

心包穿刺:对于急性渗出的心包积液,在超声心动图引导下行心包穿刺抽液可立即减轻心包填塞出现的症状,但心包穿刺有较高的致命并发症,主要为心律失常、心室穿孔和气胸等,发生率约占22%。因此,在穿刺和抽液过程中,心电图监护是非常必要的。并且,单纯心包穿刺抽液常易复发,据文献统计,约70%的患者需进一步治疗,主要包括外科手术治疗和化疗。心包穿刺的适应证包括患者出现面色发绀、呼吸困难、休克以及神志丧失时,或出现奇脉,或外周血压降低>20 mmHg,或外周静脉压>13 mmHg时。

外科手术治疗:外科手术治疗包括心包"开窗"或心包切除,或从剑突下经皮穿刺置管做连续引流。采用何种方式,应根据患者的一般状况、病期、肿瘤类型和预期生存时间来决定。利用胸腔镜前壁心包开窗可立即缓解心包堵塞,并发症<2%[6]。对放疗导致的慢性心包积液,则常采用心包切除的治疗方

法。根治性心包切除术是指切除上至大动脉根部,下至横膈,前界为双侧膈神经,后至左膈神经和左肺静脉,包括膈面和心室后表面的心包。

化疗:对于化疗敏感的肿瘤,如未分化小细胞肺癌、非霍奇金淋巴瘤等,给予全身有效化疗可能抑制心包积液的产生。但对腺癌引起的心包积液,则需心包腔内局部化疗才能有效。Martinoni 等报道心包腔内注入塞替派取得较好的疗效。心包积液引流后第 1、3、5 天分别注入塞替派 15 mg,结果 33 例患者中仅 3 例出现心包积液复发,占 9.1%。患者中位生存时间 115 天,而乳腺癌患者为 272 天。塞替派心包腔内注射未出现明显不良反应[7]。Tomkowski 等对肺癌引起的恶性心包积液采用 3 种方法将顺铂心包腔内注入,包括顺铂 10 mg 加生理盐水 20 ml,连续 5 天心包腔内注入(39 例);顺铂 20 mg 加生理盐水 40 ml,连续 5 天心包腔内注入(1 例);顺铂 50 mg 加生理盐水 100 ml 心包腔内注入(6 例)。结果 93.5% 患者心包积液得到控制,8 例患者生存 < 30 天,而 38 例 > 30 天,后者中位生存时间为 102.5 天。不良反应方面,7 例(15.2%)发生心房纤维化,5 例(10.9%)心室纤维化[8]。硬化剂也可在心包腔内注入,例如,米诺环素 10 mg/kg 或四环素 500～1 000 mg 加入生理盐水中行心包腔内注入。或博来霉素 20 mg,1～2 次心包腔内注入。博来霉素对心脏的不良反应特别是疼痛较四环素减轻。据报道,心包腔内注入以上药物并不会引起心包的严重纤维化,也不会引起心包增厚。心包腔内注入免疫调节剂可能有一定作用,包括干扰素、白细胞介素-2 和卡介苗等,但疗效不肯定。

放疗:有文献介绍对放疗敏感的肿瘤,如小细胞肺癌、淋巴瘤和白血病等,在心包积液引流后做心前区放疗,可获得 50% 的局部控制率,常规照射(每天每次 1.5～2.0 Gy)25～30 Gy。对特别敏感的肿瘤,则可适当减少照射的总量。

**(2) 充血性心力衰竭**

1) 化疗药物的毒性作用　含蒽环类抗癌药物如多柔比星、表柔比星、柔红霉素等均可引起心肌损害,导致充血性心力衰竭。其毒性原理是上述药物结构中含有氨基葡萄糖,能促进药物进入心肌细胞,显示明显的心肌毒性作用,包括心肌合成生物大分子的抑制、超氧自由基的产生、心肌能量合成减少、钙离子紊乱等,这些毒性反应均与心肌损伤有关。曾有报道在首次应用多柔比星数周内即发生中毒性心肌炎,但多数的心脏毒性作用主要表现为慢性心肌毒性,甚至在 2 年以后再发生心肌的毒性作用。对老年或有心脏病史患者,或用量偏大的患者,甚者可发生多柔比星用后猝死的现象。多柔比星如与环磷酰胺、放线菌素 D、丝裂霉素、曲妥珠单抗(赫赛汀)等抗癌药物联合应用,可能会增加心脏的毒性。此外,其他化疗药物如环磷酰胺、异环磷酰胺、紫杉醇、丝裂霉素等长期应用,也可引起心肌损害而导致充血性心力衰竭。

化疗药物导致的充血性心力衰竭与累积剂量有明显的关系。例如,当多柔比星的累积剂量达 200～400 mg/m² 时,心肌损伤率仅为 0.1%～0.27%;而当累积剂量达 550 mg/m² 时,其发生率可高达 26.8%～30%,其中充血性心力衰竭的发生率为 7%～15%[9]。如果累积剂量更高,则后者的发生率急剧上升。心肌损伤的发生和程度也存在个体差异,如患者接受化疗前存在心脏病变,或心脏区域曾受到放疗损伤,或老年患者,则在使用蒽环类药物时发生充血性心力衰竭的概率会更高。对大剂量环磷酰胺,如一次用量达 3～5 g,可导致出血性心肌坏死,表现为急性充血性心力衰竭。曲妥珠单抗也可引起严重心脏毒性,如联合蒽环类药物易诱发或加重慢性心功能衰竭[10]。

2) 放疗的毒性作用　20 世纪 60 年代以后,放射线诱发心脏病(radiation-induced heart disease,RIHD)的概念得以确立。胸部肿瘤如肺癌、食管癌、胸腺瘤等放疗后有可能诱发 RIHD。心脏受照 42 Gy 后,随访 36 个月可有 63% 患者发生心肌间质纤维化。其纤维化斑块大小从数毫米到数厘米不等,但一般不会累及整个心脏。心肌纤维化的严重程度与照射范围和剂量有关,Veinot 等报道,发生心肌纤维化的患者纵隔受量多在 30 Gy 以上,心肌纤维化累及右心室更为多见。心脏受照 15 Gy 后可出现心房受损,表现为心耳皱缩,心脏收缩末期心耳的直径随照射剂量的增加而减少。病理学检查以胶原沉积为特征,高剂量时可见多灶性纤维化,并可有中度的炎症反应(巨噬细胞浸润)、心肌变性和肌纤维的丢失。

放射性心肌损伤主要由血管内皮细胞损伤诱发。虽然未受损的内皮细胞可有代偿性增殖,但其增殖时间短,不能重建破坏的毛细血管网。内皮细胞增殖和小动脉变性、血管内膜胶原沉积可导致管壁增厚和管腔狭窄,结果是毛细血管和心肌细胞比例较照射前显著降低,心肌血供减少,导致心肌缺血、纤维化。研究的结果进一步发现,人类心脏受照后,部分心肌细胞可发生凋亡,提示放射线可能引起心肌细胞的直接损伤,并有少量心肌细胞再生来补偿,而这种再生在常规形态学检查中难以发现。

放射线诱发的心脏瓣膜损伤发生的时间较晚,Veinot 等报道纵隔放疗后平均 98 个月发现 17 例患者中有 12 例发生心脏瓣膜病变。但由于未排除其他可能引起瓣膜病变的因素,因此尚不能确定实际的发病率。放射性瓣膜病变以瓣膜尖和小叶的弥漫性纤维化为特征,可伴有钙化,但未发现有炎症性改变及新生血管形成。以左侧瓣膜病变发生率较高,其中二尖瓣 43%,主动脉瓣 37%,三尖瓣 13%,肺动脉瓣 7%,可能与左侧瓣膜压力较高有关。由于瓣膜小叶完全缺乏血供,因此放疗后损伤并不是微血管病变所引起,其原因需更多的临床资料来解释。瓣膜病变主要导致瓣膜狭窄,有时伴有瓣膜关闭不全。

心肌纤维化和瓣膜损伤导致其顺应性降低,因而需更高的灌注压来维持正常的心搏量。随着纤维化加重,心脏代偿能力下降,可导致充血性心力衰竭。出现心力衰竭是放射性心肌损伤的终末期,只能对症处理。

心脏在受照射体积为 1/3、2/3、3/3 时的放射耐受剂量:$TD_{5/5}$(5 年中的发生率 <5%)分别为 60 Gy、45 Gy、40 Gy,$TD_{50/5}$(5 年中的发生率 <50%)分别为 70 Gy、55 Gy、50 Gy。全心脏常规照射 40 Gy 后,严重的心脏、心包损伤发生率虽然 <5%,但是心电图、放射性核素扫描检查异常率高达 20%。RIHD 的发生率与心脏受照射的体积密切相关,受照射的体积越大,RIHD 的发生率就越高。心脏的放射性损伤可以发生在放疗期间,但一般发生在放疗后 6 个月至 8 年。

放射性心脏损伤与心脏照射总剂量、每次分割剂量、受照心脏体积、放射前心脏状况等因素密切相关,蒽环类化疗药物可增加心脏的放射损伤和严重程度。损伤可累及心包、心肌、冠状动脉、心脏瓣膜和传导系统。Aleman 等对 1965~1995 年 1 474 例霍奇金淋巴瘤进行了随访,中位随访时间为 20.1 年,其中 84% 患者接受心前区放疗,29% 患者接受放疗和蒽环类药物联合治疗,1 017 例患者生存至研究结束。结果发现,其中 160 例患者出现心脏瓣膜疾病,134 例心绞痛,102 例心肌梗死(MI),52 例充血性心力衰竭。MI 的标准化发病率比为 3.6,充血性心力衰竭为 4.9。20 岁前接受治疗的患者,其心绞痛和充血性心力衰竭的发生率显著高于年长者[11]。

3)诊断

症状和体征:心力衰竭是一种临床综合征,其特定的表现为呼吸困难和乏力,而临床体征表现为体液潴留。在出现充血性心力衰竭前期,患者可能出现轻度的临床症状,包括心动过速、呼吸困难、运动耐量下降以及周围血管的充血症状。至出现心力衰竭时,其临床综合征的症状和体征可明显表现出来。心力衰竭按出现的临床表现可分为左心衰竭、右心衰竭和全心衰竭。

左心衰竭最常见的症状为呼吸困难,主要由于肺组织水肿、呼吸道阻力增加、肺泡弹性降低,以及引起反射性启动呼气而造成。表现为劳力性呼吸困难、端坐呼吸、阵发性夜间呼吸困难和急性肺水肿。严重时表现为陈-施呼吸(Cheyne-Stokes respiration)。此外,还可出现倦怠、乏力、运动耐量下降等。

右心衰竭多由左心衰竭引起,但也可由肺部病变如放射性肺间质纤维化、化疗药物引起的肺间质炎等直接引起。由于肺充血表现较轻,因而呼吸困难症状可不严重,但消化道淤血症状明显,可导致消化不良、食欲减退、恶心、呕吐等。肾淤血可出现尿量减少、夜尿增多、蛋白尿等。肝淤血则引起上腹部饱胀感、肝区局部疼痛等。

左心衰竭可见心率增快,叩诊或 X 线胸片示左心室扩大,听诊可闻及心尖区舒张期奔马律等,并出现交替脉、双肺啰音以及胸腔积液等。而右心衰竭可见心前区抬举性搏动,听诊可闻及舒张期奔马律,并可见静脉充盈、肝肿大并有压痛、下垂性水肿、胸腔积液、腹腔积液、心包积液和发绀等表现。

实验室检查:左心衰竭 X 线检查时在静脉充盈期仅表现为肺上叶静脉扩张,在肺间质水肿期可表现为肺门血管及其分支扩张增粗,在肺泡水肿阶段可见两肺粟粒状阴影或云雾状阴影。右心衰竭可使周围静脉压升高,肘静脉压 >14 $cmH_2O$,或重压肝脏 0.5~1 min 后对静脉压上升 1~2 $cmH_2O$ 以上者,提示有右心衰竭的存在。由于肝淤血还可出现肝功能异常,包括谷丙转氨酶和血清胆红素轻度升高,并伴有尿液成分的改变。

多普勒超声心动图是评价心脏充血容量和左、右心室射血分数的有效方法,也是评价治疗疗效的检测手段。放射性核素扫描也是评价充血性心力衰竭的方法。国外报道经心导管做心内膜活检,通过组织学和电镜检查可连续反映使用多柔比星对心脏损伤的过程。但这种方法仅用在临床研究上,而前两种方法是简便、可靠和实用的判断充血性心力衰竭的常用方法。

4)心力衰竭的治疗 由化疗药物或放疗导致的心力衰竭其治疗原则基本与常见心血管疾病导致的心力衰竭相似。不管由何原因造成的心力衰竭,其治疗原则不仅要改善症状,提高生活质量,而且应防止或延缓心肌重构的发展,从而降低死亡率和住院率。

一般治疗:包括停用心脏毒性化疗药物、缺氧者吸氧、限制水钠摄入量和利尿剂的应用。

洋地黄治疗:洋地黄类中地高辛是唯一被确认为治疗慢性心力衰竭的有效药物,目前多采用维持量疗法,地高辛 0.125~0.25 mg/d。对于老年或肾功能损害者,则减量为 0.125 mg/d,或隔日给予。在应用洋地黄期间应密切观察心电图,防止洋地黄用量不足或中毒。洋地黄类药物应用的禁忌证为窦房阻滞、Ⅱ度或高度房室传导阻滞且无永久性起搏器保护的患者。

血管紧张素转换酶抑制剂(ACEI):ACEI 可降低心脏后负荷,对改善临床症状有帮助。应用时必须从小剂量开始,剂量调整的速度取决于患者的临床状况。只要患者能耐受,可一直增加到最大剂量,一旦达到目标剂量或最大耐受量后,则应长期维持使用。ACEI 的种类较多,目前应用广泛的有卡托普利、依那普利等。其禁忌证为以往使用该药曾出现威胁生命的不良反应者或妊娠患者,对血压偏低者(收缩压<80 mmHg)、血清肌酐升高者、血钾升高者(>5.5 mmol/L)应慎用 ACEI。

肾素抑制剂:肾素抑制剂的代表药物为阿利吉仑(aliskiren),其降压疗效与 ACEI 或血管紧张素受体拮抗剂(ARB)相似,并与 ACEI 或 ARB 有协同作用,可抑制利尿剂和 ACEI 诱发的肾素增多。昔日小规模临床试验证明,静脉注射肾素抑制剂可改善心力衰竭患者的血流动力学状态。近期的试验显示,阿利吉仑可降低心力衰竭患者的肾素水平。

心力衰竭的预防:由于化疗药物的毒性一旦发生心肌损伤导致充血性心力衰竭的治疗十分困难,因此,预防心肌损伤比治疗更重要。有学者建议,当多柔比星应用累积剂量达到 300~450 mg/m² 时,以后每增加 100 mg/m² 应测定左心室射血分数,当其绝对值较前下降 10%~20% 时,应停止用药。改变用药方式也可降低心脏毒性反应,如将一次性多柔比星静脉推注改为 3 天静脉滴注,可明显减轻多柔比星对心脏的毒性。对肿瘤复发患者,如首次多柔比星累积剂量已超过 300 mg/m²,但复发后的姑息治疗仍能从多柔比星受益,为减少充血性心力衰竭的发生,可在使用多柔比星治疗前 30 min 静脉用地拉佐生(dexrazoxane),其剂量与多柔比星之比为 10∶1,也可起到保护心脏的作用。但初次多柔比星治疗不推荐使用地拉佐生。

维生素 E 和(或)辅酶 $Q_{10}$ 也有降低心脏毒性的作用,可在多柔比星用药期间或长期应用。

对先前曾用过蒽环类抗生素者,用药前心电图异常者、幼儿或老年患者以及心脏受过放疗者,多柔比星使用的总剂量应限制在 350~400 mg/m²;如同用环磷酰胺、放线菌素 D、丝裂霉素、曲妥珠单抗等,则多柔比星的用量应更低。

尽管约有 80% 使用多柔比星患者中出现一过性心电图异常,但均为可逆性改变而不必停药,但应监测心电图,必要时加做运动后心电图或超声心动图,注意 QRS 波电压降低和左心室功能。PEP/LVET 等检查对诊断和预测心肌毒性反应可能有一定的临床意义。

**(3) 心肌缺血和心律失常**

化疗药物可引起心肌缺血,主要是氟尿嘧啶、顺铂、长春碱类和博来霉素等。特别在氟尿嘧啶连续长时间滴注时,其发生率为 1%~4.5%。在氟尿嘧啶和顺铂联合用药时,则引起心肌缺血的发生率会更高。食管癌、鼻咽癌和消化道肿瘤常以氟尿嘧啶和顺铂联合用药,在临床上应注意心肌缺血并发症的发生。

放射线诱发的冠状动脉病变发生率较低,且易与原发性动脉粥样硬化相混淆,故很难确定其确切的发病率。纵隔接受放疗的患者引起冠状动脉粥样硬化的发生率是对照组的 1.5 倍,而死于冠状动脉病变的概率是对照组 2 倍。

冠状动脉损伤的靶点仍是血管内皮细胞。最初表现为内皮细胞肿胀,内膜损伤,随后有胶质沉积。病变的形成机制与其他原因引起的动脉粥样硬化相似。病变常表现为慢性,出现症状的平均时间在照射后 82 个月。放射线诱发的冠状动脉病变最常累及的是左前降支近 1/2 段或开口处,可能与该处角度较锐、所受压力较高有关,与非放射线诱发的病变位置一致。此外,左前降支受照剂量较高亦是导致病变率高的另一原因。

传导系统遍布整个心脏,放射可直接引起或继发引起传导系统损伤,但微血管病变引起的继发性传导纤维损伤仍是主要原因。临床表现为不完全性或完全性房室传导阻滞,或室内差异性传导。

心律失常可继发于心肌损伤和冠状动脉病变造成的心脏缺血以及传导系统的损伤,也可因抗肿瘤药物或辐射直接诱发。蒽环类化疗药常诱发室性心动过速、室上性或室性心律失常。

1) 诊断 心肌缺血可导致心律失常,临床表现同冠状动脉综合征,主要表现为胸前区疼痛、心慌等症状,如伴有心律失常,特别是室性心律失常,可造成心脏骤停而猝死。

心脏听诊可发现心律失常。心电图检查可见ST段升高,并可能出现心肌梗死波形,以及各种心律失常的表现。冠状动脉造影常提示冠状动脉有狭窄。

2)治疗 预防心肌缺血和心律失常是最主要的手段,在化疗药物特别是可诱发心脏损害药物的应用期间,应注意患者的主诉以及心脏听诊和心电图监测。在胸部肿瘤放疗中要重视心脏的保护,设计治疗计划时应尽可能优化,减少对心脏的照射剂量和照射体积。

如在化疗过程中一旦发生心律失常,应立即停用相关药物。如在放疗期间发生,则停止照射,并根据心电图表现应用相应的抗心律失常药物。

室上性心动过速可采用β受体阻滞剂,心房颤动患者除采用β受体阻滞剂外可静脉用胺碘酮,必要时可考虑心脏复律。对室上性心律失常,可静脉用胺碘酮,必要时可考虑植入除颤。

冠状动脉病变在临床上常表现为心绞痛或心肌梗死,少数患者可发生冠状动脉痉挛,甚至猝死。治疗方法同其他原因引起的冠状动脉硬化。对一支或两支近端冠状动脉病变,经皮冠状动脉腔内成形术可取得较好的疗效,但发生再狭窄的概率较高。对左主干或多支冠状动脉病变,搭桥术可能有一定的帮助。由于纵隔放疗照射野多包括内乳动脉,常同时伴有纤维化,因此选用内乳动脉作为搭桥血管应慎重考虑。对完全性房室传导阻滞伴阿-斯综合征患者,安装起搏器是首选的治疗方法。

## 33.1.3 静脉血栓形成和肺栓塞

### (1) 原因及发病机制

肿瘤患者大多呈高凝状态,易发生静脉性血栓形成,并易脱落造成肺栓塞。局部肿瘤侵入血管可形成癌栓,也是造成栓塞的主要原因。据统计,15%癌症患者出现静脉血栓,血栓形成并造成栓塞是导致癌症患者死亡的主要原因之一。

肿瘤患者血液呈高凝状态的自身因素很多,凝血异常包括纤维蛋白原和活化凝血因子水平升高、血小板计数增加以及血小板活化。肿瘤诱发的局部炎性反应,引起组织因子、肿瘤坏死因子(TNF)和白细胞介素-1等因子释放,均是造成肿瘤患者自身高凝状态的必要条件。

化疗可诱发处于高凝状态的血栓形成。化疗药物常损伤血管内皮,造成内皮细胞崩解和脱落,可诱发局部血栓形成。放疗同样可破坏照射区域血管的内皮细胞,并使血管狭窄、血流淤滞诱发血栓形成。手术、卧床、局部肿瘤侵犯和压迫均能造成血管损伤,促进血栓的形成。支持治疗药物包括造血生长因子、激素类药物如甲地黄体酮和他莫昔芬等,也可增加血液黏滞度,导致静脉血栓的形成。

静脉血栓形成主要发生于四肢静脉,周围静脉血栓脱落常发生肺栓塞,因此,肺组织是肿瘤患者发生栓塞的主要脏器。少数情况下,肺静脉血栓脱落可引起脑栓塞,这是非常危险的并发症[12]。

近来,血栓性微血管病(TMA)的概念引人关注,是表现为微血管内皮损伤、管腔狭窄和微血栓形成的一组疾病。临床症状为血小板减少、微血管溶血性贫血、中枢神经系统病变、肾脏损害和发热等。恶性肿瘤如乳腺癌、胃肠道肿瘤、前列腺癌和肺腺癌等,均可发生血栓微血管病。化疗药物是否也会诱发微血管病尚待研究。

### (2) 症状和体征

肿瘤导致的静脉血栓形成主要发生在下肢深静脉,可发生于一侧,也可两侧。临床表现为沿深静脉走向出现局部疼痛和压痛,小腿或整个腿部水肿,下肢活动障碍或瘫痪。直腿伸踝试验(Homan征)和压迫腓肠肌试验(Neuhof征)均呈阳性。可见皮下浅静脉扩张,侧支循环建立。当静脉血栓向心延伸至髂静脉和股静脉时,则患肢的疼痛加剧,伴有下肢凹陷性水肿,并出现股内侧和同侧下腹壁浅表静脉扩张。体检可发现股三角区有明显压痛,并沿股静脉走向可触及有压痛的条索状肿物。同时,可伴有全身症状,如发热、乏力、白细胞升高等。当一侧髂静脉或股静脉血栓继续向下腔静脉延伸时,则两下肢和会阴部均可出现皮下水肿,疼痛扩展至下腹部,并可沿腹壁、胸壁以及臂部出现浅静脉扩张。

发生肺栓塞的临床症状包括突然发生的胸痛、呼吸困难、干咳和咯血,并有血栓形成的病史和危险因素,应考虑有肺栓塞的存在。

### (3) 静脉血栓的实验室检查

1)血浆D-二聚体检测 有助于深静脉血栓形成的诊断。当D-二聚体水平在正常范围,常排除深静脉血栓形成,其阴性预测值高达97%~99%。当D-二聚体水平升高时,由于假阳性率较高,此时需与其他升高D-二聚体的原因相鉴别,不过临床上仍需考虑静脉血栓的形成。

2)多普勒超声检查 是诊断深静脉血栓形成的常规方法,特别在深呼吸或腿部挤压改变血流时,彩色血流多普勒实时显像具有较好的敏感性和特异性。

3) X 线静脉造影　此法仍是目前诊断深静脉血栓形成的标准方法,可明确显示血栓的部位、范围、血管阻塞的程度,以及侧支循环建立的情况。对超声检查阴性,但又高度怀疑血栓存在的患者,X 线深静脉造影是诊断的最佳选择。

4) 静脉压测定　有助于诊断静脉血栓形成。周围静脉通畅时正常压力平均为 6~12 cmH$_2$O,而当血栓形成时,则静脉压升高,>20 cmH$_2$O。

5) 放射性核素检查　有多种放射性核素标记可供选择。$^{125}$I 标记的纤维蛋白原可用于膝关节以下静脉血栓的定位检查;高$^{99m}$锝酸盐适用于骨盆及下肢深静脉血栓的诊断。$^{99m}$锝大颗粒聚合白蛋白(MAA)或$^{99m}$锝大颗粒微球体(MS)可显示在大隐静脉血栓形成时,其阻塞部位的放射性降低或缺失。

(4) 肺栓塞的实验室检查

X 线胸部检查和其他检查均缺乏相应的敏感性和特异性。有时,胸部 X 线摄片可出现一侧胸腔积液,或部分肺不张,或膈肌麻痹的表现。心电图可表现为右束支传导阻滞,或右心室劳损的表现。血气分析表现为肺泡动脉氧分压差降低。

(5) 治疗

1) 一般治疗　卧床休息,预防血栓脱落。抬高患肢有利于静脉回流,患肢应高于床面 20~30 cm,膝关节宜微屈 5°~10°。

2) 溶栓治疗　低分子量肝素是治疗深静脉血栓的首选药物,可从低剂量 4 000~5 000 IU 使用,每 12 h 一次。当 INR 连续 2 天超过 2.0,则应停止肝素治疗。抗凝治疗推荐至少应持续 6 个月。有实验证明,使用低剂量华法林维持 INR 在 1.3~1.9,在晚期乳腺癌患者能显著降低深静脉血栓形成的发生率。对于手术患者,术后适当对双下肢外源性加压,或使用小剂量低分子量肝素,可有效减少深静脉血栓的形成。

治疗肺栓塞首选为普通肝素(UFH),先采用 5 000 IU 静脉冲击治疗,以后每小时 1 250 IU 静脉滴注,并及时监测部分活化凝血活酶时间(activated partial thromboplastin time, aPTT)来调整剂量。应保持 aPTT 在正常值的 2~3 倍,同时每 3 天监测血小板水平。溶栓治疗仅适合次大面积或大面积肺栓塞,可出现心脏骤停的患者。对有活动性内出血,包括颅内出血、肿瘤出血、未能控制的高血压、近期内手术史以及妊娠患者为绝对禁忌证。对消化道溃疡、经控制的严重高血压、有脑血管和其他脏器出血史者以及近 6 个月内曾用过链激酶者为相对禁忌证。

新型抗凝药磺达肝癸钠(arixtra)是一种选择性 Xa 因子抑制剂,对血小板功能无影响,不引起凝血酶失活。一组随机临床试验的结果显示,磺达肝癸钠治疗中对出现死亡、心肌梗死以及出血事件的发生率明显低于依诺肝素。由于磺达肝癸钠对动脉和静脉血栓均有疗效,且出血并发症少,兼有预防和治疗血栓的作用,因此是一种全面安全有效的药物。

链激酶或尿激酶溶栓治疗方法包括:链激酶 25 万 IU 于 20 min 内静脉注射,然后 10 万 IU/h 静脉滴注24 h;或尿激酶 4 400 IU/kg 于 10 min 内静脉注射,然后每小时 4 400 IU/kg 静脉滴注 12 h;或重组组织型纤溶酶原激活剂(rt-PA)100 mg 于 2 h 内静脉滴注。后者特别适合伴有肺栓塞的患者。在纤维蛋白原含量 >1 g,aPTT <2 或 rt-PA 在 2 h 输注后应立即给予肝素治疗[13]。

抗血栓治疗过量并疑有出血时,需使用鱼精蛋白硫酸盐拮抗肝素的作用,1 mg 鱼精蛋白硫酸盐可拮抗 100 IU 肝素的作用,应用中应监测 aPTT。

3) 手术治疗　在溶栓治疗无效时,可采用手术摘除静脉血栓,或采用 Fogarty 导管取栓术。也可通过介入治疗方法,如经皮下腔静脉内植入过滤器,防止下肢静脉血栓脱落引起肺栓塞。对慢性静脉血栓形成的血管狭窄,可通过球束扩张或置入支架,保证血流的畅通。

(6) 预防

产生静脉血栓的危险因素包括长期卧床、制动、年龄大、静脉曲张、脱水、肥胖、激素治疗、妊娠或产后、肾病综合征和具有血栓形成倾向的患者。其中产生静脉血栓的主要危险因素为恶性肿瘤病史、有静脉血栓形成病史、急性传染性疾病或年龄≥75 岁患者。患者如果存在一种危险因素,则静脉血栓危险增加 57%;年龄 ≥60 岁者,危险增加 66%;而卧床制动 ≥7 天,则静脉血栓的发生率增加 2.73 倍。

7 项研究的 Meta 分析显示,低分子量肝素和普通肝素均能预防静脉血栓的形成和肺栓塞的发生,但前者的出血事件较后者明显为小。有一组临床试验显示,那曲肝素(速碧林)治疗 15 天与安慰剂比较,前者显著降低深静脉血栓的发生率(5.6% 对 10.5%)。安慰剂组 1.5% 患者发生致死性心肌梗死,而那曲肝素组的发生率为 0。

## 33.2　呼吸障碍和呼吸衰竭

(1) 相关因素及发病机制

呼吸障碍是指由于病理原因造成患者表现的呼

吸不畅感受,除了可见的疾病以外,还含患者本身的生理因素和感知因素。肿瘤患者发生呼吸障碍乃至呼吸衰竭的相关原因包括直接与肿瘤相关的原因、间接相关原因、与肿瘤治疗相关原因、与肿瘤不相关的其他原因。

1) 直接与肿瘤相关原因　包括肺部和呼吸道原发肿瘤对气管、支气管以及喉部的直接压迫或阻塞,造成通气障碍;或肿瘤在肺间质播散、胸膜转移引起的恶性胸腔积液、心包积液、上腔静脉综合征、肺不张、神经麻痹如膈神经麻痹等,均可造成呼吸障碍,严重者出现呼吸衰竭。

2) 间接相关原因　包括肿瘤患者免疫功能下降导致的肺炎、恶病质、电解质紊乱、癌栓造成肺栓塞、副瘤综合征等,也可诱发呼吸障碍。

3) 与肿瘤治疗相关原因　包括肺叶或全叶切除造成的呼吸单位丧失,肺部放疗造成的放射性肺损伤,化疗药物导致的肺纤维化以及心脏损伤等。

肺是放射敏感器官,在胸部肿瘤的放疗中是剂量限制性的主要器官。动物实验资料显示,肺分割照射的 $\alpha/\beta$ 值为 2.5 ~ 4.5 Gy,人类临床资料推导的 $\alpha/\beta$ 值为 1.5 ~ 3.3 Gy,这表明肺是较典型的后期反应组织,有较大的修复能力。肺的放射性损伤以发生的时间来分类,主要有两种形式:早期损伤和后期损伤。早期损伤通常称为急性放射性肺炎,常发生在放疗开始后的 1 ~ 3 个月以内。后期损伤通常称为放射性纤维化,常发生在放疗后 3 个月以后(图 33-3,33-4)。

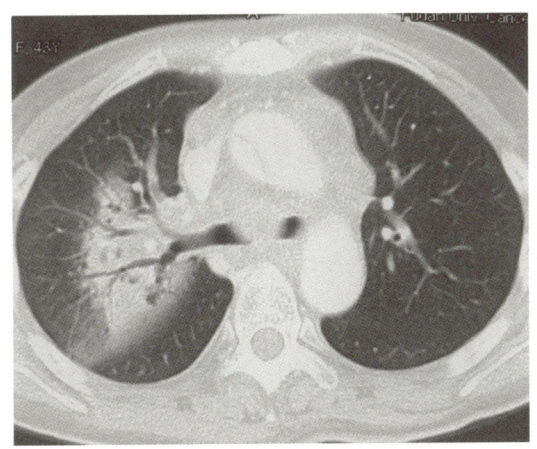

图 33-3　右上肺癌放疗后,右肺上叶急性放射性肺损伤。CT 横断位肺窗显示,右肺上叶后段大片状肺实变阴影,边界较清晰整齐,其内可见充气支气管征

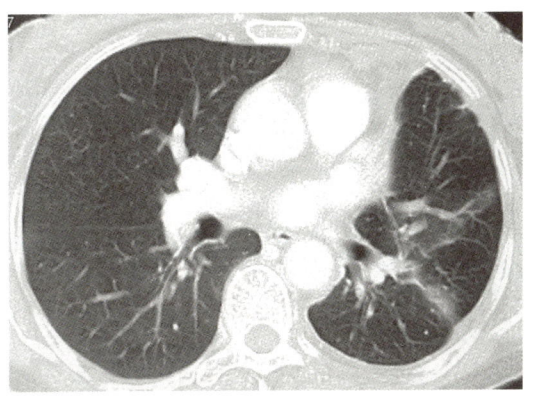

图 33-4　左肺癌放疗后,左肺慢性放射性肺损伤。CT 横断位肺窗显示,左肺纤维性收缩,下叶垂直分布条索影,与十字交叉照射野分布一致

对于急性放射性肺病,若以出现急性明显的临床症状为标准,则发生率为 5% ~ 10%;若以胸部 X 线片出现急性放射性肺病的表现为标准,则发生率为 5% ~ 20%。对于后期放射性肺纤维化,若以临床症状为标准,发生率为 1% ~ 5%;若以胸部 X 线片的表现(肺的纤维条索状改变)为标准,则发生率为 40% ~ 60%;若以胸部 CT 的表现(肺组织的密度增加)为标准,则发生率高达 70% ~ 90%。由此可见,即使有影像学上的放射性肺纤维化表现,大多数患者并无临床症状[14]。

放射性肺纤维化是因照射损伤了肺泡 I 型和 II 型两种靶细胞以及肺实质和间质内其他细胞所致。研究显示,许多细胞因子包括转化生长因子(TGF-α、TGF-β)、表皮生长因子(EGF)、IL-1、IL-6、PDGF、TNF、MPGF 等在其中起了非常大的作用。由细胞因子介导的多种细胞之间的相互作用启动和推进了纤维化的过程。TGF-β 是近年来研究较多的一种生长因子。在肺癌的放疗中,从患者的支气管肺泡灌洗液中就发现 TGF-β 明显增加。有研究显示,监测患者血清中 TGF-β 的水平能预测有症状的放射性肺损伤发生的可能性。

根据现有的临床资料及研究结果,$V_{20}$ 是与急性放射性肺病发生的一个独立相关因素,在目前肺的 3D 放疗计划中,多采用 $V_{20}$ 作为评价治疗方案优劣的参数。当 $V_{20} < 25\%$ 时,一般认为该计划能够接受;当 $V_{20}$ 为 25% ~ 37% 时,需要修改治疗计划,如改变照射野数、照射角度、采用非共面照射等,使 $V_{20}$ 降低;当 $V_{20} > 37\%$ 时,则应放弃该治疗计划而选择其他治疗。

放射性肺损伤常与照射肺容积、照射剂量、肺功能、年龄和吸烟等因素有关。有一组 54 例胸部肿瘤经 19 天 32.9 Gy/15 次照射后,其中 50% 患者的 X 线胸片出现肺照射区域密度增加,提示出现放射性肺损伤。Mon Ach 等报道,在 83 例肺癌患者经常规 54 Gy 照射后,20% 患者出现急性放射性肺炎。而 377 例霍奇金病患者经斗篷野照射后,20% 产生放射性肺炎。

化疗药物对肺的损伤亦很明显。长期应用马利兰治疗患者中,有 2%~10% 胸部 X 线片显示肺间质纤维化。博来霉素应用患者中有 3%~5% 患者出现肺纤维化,多在用药后数月或停药后发生。甲氨蝶呤多在用药后 2 个月至 5 年内发生明显肺毒性,并与剂量呈正相关。司莫司汀如用量超过 1 500 mg/m$^2$,5%~15% 患者可在 4 个月至 5 年内发生肺间质性纤维化,特别易发生在原有肺病变患者中。而使用丝裂素的患者,出现肺毒性的时间大约在用药后 6 个月~2 年。这些药物产生的肺毒性主要是直接对肺组织的损害。生物靶向治疗药物如吉非替尼,其主要的不良反应是肺毒性,引起间质性肺纤维化,尤其是接受过肺部放疗的患者更为严重,其具体发病机制仍不清楚。

4)与肿瘤不相关的其他因素　与肿瘤不相关的因素主要是指患者存在与呼吸障碍有关的疾病,如老年性慢性阻塞性肺疾病、充血性心力衰竭、心律失常以及其他导致呼吸障碍的疾病。

通气功能障碍在临床上可分为阻塞性和限制性两大类,以及两型兼具的混合型。阻塞性通气功能障碍与肿瘤相关者主要由喉、气管、支气管腔内肿瘤或腔外压迫导致通气阻塞所引起,而限制性通气功能障碍主要由肿瘤导致的胸腔积液、腹腔积液、腹腔肿瘤、肺纤维化、膈肌麻痹引起换气单位减少和换气功能障碍等造成。

**(2) 临床表现和实验室检查**

患者的病史和体格检查是评估呼吸困难程度的基本方法。吸烟史、职业、药物应用以及接受胸部手术、放疗和全身化疗的情况均为临床诊断提供了依据。如患者以呼吸困难为主要症状,则患者的自诉为诊断的重要依据,而必要的体格检查可明确呼吸困难的程度。但是,应注意的是,患者自诉的呼吸困难包含了许多主观的部分,而氧饱和度测定并不与呼吸困难平行。即有的患者虽有氧饱和度降低,但没有主诉呼吸困难,但有的患者血氧饱和度正常,却有呼吸困难的症状。

1)呼吸频率　该项检查可作为一项重要指标来测定是否存在呼吸困难。如安静时出现呼吸及频率增加,常提示呼吸困难的存在,但需排除神经性呼吸频率加快。

2)呼吸困难的类型　吸气性呼吸困难常提示上呼吸道阻塞,为阻塞性通气功能障碍的呼吸形式,常提示病情严重;而呼气性呼吸困难通常发生在下呼吸道疾病,如老年性慢性支气管炎和哮喘等。

3)矛盾呼吸　如患者在呼气时出现腹肌收缩,常提示呼吸肌衰竭。

4)肺部听诊和望诊　一侧胸腔呼吸音减弱并叩诊呈浊音时提示有胸腔积液存在,而消瘦者胸廓有塌陷时常提示肺不张的存在。如出现颜面部和双侧上肢水肿、胸壁静脉曲张时应注意检查心脏功能,以及排除上腔静脉综合征。

5)意识状态　如出现意识模糊,甚至昏迷,常提示脑部严重缺氧。

6)实验室检查　动脉血氧分压($PaO_2$)和二氧化碳分压($PaCO_2$),以及 pH 值、血细胞计数、血红蛋白含量、肌酐、电解质、肝功能、血糖、心电图以及胸部 X 线摄片,上述检查可帮助诊断呼吸困难以及患者的缺氧程度。

阻塞性通气功能障碍者常表现为肺活量(VC)减低,残气量(RV)增加,肺总量(TLC)常增加,RV/TLC 明显增加,1 秒钟用力呼气容积占用力肺活量比例($FEV_1$,又称 1 秒率)减低,最大呼气中段流量(MMFR)减低;而限制性通气功能障碍者常表现为 VC 减低,RV 减低,TLC 减低,RV/TLC 略增加,$FEV_1$ 略增加,MMFR 略减。临床测试中可资鉴别。

**(3) 治疗**

1)吸氧　一旦出现低氧血症,应及时吸氧,迅速纠正血氧饱和度,至少应达到 90%~92% 以上。对慢性阻塞性肺疾病患者,注意监测动脉 pH 值,防止和减轻高流量吸氧导致的呼吸性酸中毒。

2)激素应用　类固醇激素可减轻脑水肿,增强脑组织对缺氧的耐受性。同时,类固醇激素和脱水剂共同应用,可迅速改善肿瘤对支气管和血管的压迫。对急性放射性肺损伤,类固醇激素是唯一有效的药物,防止肺泡内纤维蛋白性渗出和肺纤维化形成。吸入性糖皮质激素类药物(如丙酸氟替卡松、布地奈德)可否对放射性肺损伤有益,值得研究。有研究显示,糖皮质类激素可减少肺内中性粒细胞数量,预防促炎因子(如 IL-8)的释放,对慢性阻塞性肺疾病接受丙酸氟替卡松治疗 1 年后 $FEV_1$ 可获得显著改善,证明至少部分通气道的异常是可逆的。

3)支气管扩张剂　支气管扩张剂包括抗胆碱

能药物、$β_2$ 受体激动剂和甲基黄嘌呤类药物。抗胆碱能药物通过阻断毒蕈碱受体使支气管扩张,并减少气道内黏液的分泌。$β_2$ 受体激动剂通过刺激平滑肌细胞 $β_2$ 肾上腺素能受体导致支气管扩张,从而缓解气流受限。长效 $β_2$ 受体激动剂可抑制支气管黏液的分泌及纤毛运输功能,减轻细菌造成的损伤,并对炎症介质具有抑制作用。甲基黄嘌呤类药物(茶碱)是治疗慢性阻塞性肺疾病的基础,是唯一诱导患者支气管扩张,并改善 $FEV_1$ 的药物。

临床试验的结果显示,联合用药比单药应用的效果显著。例如,为期 52 周的 Tristan 研究显示,长效 $β_2$ 受体激动剂沙美特罗和类固醇类药物丙酸氟替卡松联合治疗与单药治疗相比,其疗效优于单药治疗,但安全性与单药相似。前者治疗患者的 3 年生存率明显优于单药治疗组。作用机制不同的支气管扩张剂联合应用比单药应用疗效提高。抗胆碱能药物和 $β_2$ 受体激动剂的联合治疗方案可通过互补作用于慢性阻塞性通气障碍的多个环节,从而提供更为有效的治疗。

4)阿片类药物 高剂量阿片类药物有抑制呼吸兴奋的作用。但是,低剂量(吗啡 5 mg 皮下注射)的应用被证实具有减轻呼吸困难的作用,特别是减轻运动诱发的呼吸困难。

5)抗焦虑药 镇静药的应用应慎重,虽然可以减轻呼吸困难导致的焦虑,但镇静药往往具有抑制呼吸中枢的作用,因此,临床上只能对难治性呼吸困难的患者,在患者知情后才能使用。

6)激光治疗 对于上呼吸道喉、上 1/3 气管内发生的肿瘤,可通过气管镜进行腔内激光治疗。Daddi 等报道采用钬-钇激光对上呼吸道腔内阻塞肿瘤先行术前治疗,至手术中位时间 18 天,术后结果显示,完全切除率为 9.5%。腔内激光治疗未发生严重并发症[15]。

7)支架 对于不能手术切除的上呼吸道肿瘤,除采用局部激光治疗外,可考虑局部安放支架,达到扩张气道的目的。对外部肿瘤压迫造成的气道狭窄,也可以通过安放支架达到通气顺畅的目的。

8)放疗 由肿瘤导致的上呼吸道阻塞经激光治疗或支架放置后,可考虑进行外照射和腔内高剂量率后装治疗,可进一步控制肿瘤。治疗期间应根据具体情况使用类固醇激素,避免腔内水肿,甚至加重气道阻塞。

9)化疗 化疗对敏感肿瘤有效,包括小细胞肺癌和淋巴瘤。Celikoglu 等报道采用化疗药物对腔内瘤体进行不同部位注射,结果发现,87% 患者的瘤体和浸润部位缩小,该方法未出现全身或局部严重的不良反应。

## 33.3 中枢神经系统并发症

肿瘤引起的中枢神经系统并发症主要包括脑转移和脊髓压迫症,这两种并发症在高发的恶性肿瘤中多见,且易造成严重的威胁生命的症状和体征,需及早发现并及时治疗。

### 33.3.1 脑转移

(1)概述

恶性肿瘤常发生脑实质和脑膜转移,其发生率为 10%~30%,最多见于肺癌、乳腺癌和恶性黑色素瘤等。据统计,在已确诊为肺癌的患者中,脑转移的发生率可达 20%~50%;小细胞肺癌存活两年以上者,有 50%~80% 出现脑转移;乳腺癌脑转移发生率为 10%~20%;恶性黑色素瘤为 12%~20%。脑转移常呈多发性,而单个病灶仅占 1/4~1/3。约 80% 脑转移在大脑半球,15% 发生在小脑,5% 位于脑干。转移部位常在脑实质灰白质交界处,因此处的血管较细,容易使癌栓停留。脑转移出现的颅内高压和相应的神经损伤如不及时治疗,患者的中位生存期为 4~8 周。尽管对于单个脑转移灶可采用手术加放疗的治疗方法,但对于大多数多发性脑转移而言,全颅放射治疗是控制病情的主要手段。放疗能使脑转移的症状较快地减轻和暂时缓解,患者的中位生存期可延长 3~6 个月,部分患者可获 1 年或 2 年以上的生存。据 Coia 等统计,有 79%~93% 患者的症状得到改善或明显好转,但约 20% 的患者在 6 个月后症状复发,35% 在 1 年内复发。

Ryberg 等研究了 579 例乳腺癌患者术后发生脑转移的主要影响因素,中位随访时间为 137 个月。结果发现,其中 124 例患者(21.4%)出现脑转移,而治疗前血浆中乳酸脱氢酶浓度异常升高者(正常值 2 倍以上)是强烈的单一危险因素(9% 对 42%)[16]。

(2)临床表现

脑转移的临床表现主要由脑水肿和局部中枢神经损伤所引起。肿瘤在脑实质的生长可压迫脑组织,产生局部水肿。局部肿瘤组织释放的一些活性物质,可使血管通透性增加,产生血管源性水肿。水肿区可沿脑白质纵向深入至较远区域。同时,肿瘤对中枢神经的侵犯可引起相应的神经功能性损伤。

1）头痛  头痛是脑转移最常见的症状,主要由颅内压力升高引起。早期微小病灶可不出现头痛,但随着病灶增大,头痛加重,如颅内压升高加快,可出现急剧头痛,常伴呕吐。头痛常呈持续性胀痛,严重者伴眼球疼痛;低头、屏气和用力时常使头痛加重;晨间头痛较轻,午后逐渐加重。头痛部位固定者有定位的价值。

2）呕吐  是颅内高压的常见症状。颅内高压引起的呕吐不伴恶心,系脑干延髓呕吐中枢直接被刺激引起,呈喷射性,清晨多见。急性颅内压升高时,呕吐剧烈。但缓慢生长的颅内肿瘤呕吐症状不明显。老年和儿童的呕吐症状较年轻人为轻,主要由于老年患者脑萎缩,颅内空间较大,而儿童颅缝未闭合可分离之故。

3）视乳头水肿  视神经乳头水肿是颅内压增高的第三大临床表现。早期表现为视乳头充血、轻度水肿,随颅内压升高,则视乳头隆起出现明显水肿,伴视网膜水肿和微血管渗血。早期视乳头水肿者视力不受影响,但后期因视乳头和视网膜水肿,可出现视力模糊的症状。

4）局灶性癫痫  大脑运动皮质的转移病灶有时可诱发局灶性癫痫,表现为局部发作,严重时为全身发作。

5）瘫痪  20%~40%患者出现局部肢体软弱,有时出现轻度偏瘫,常不易被察觉。大脑皮质深部或功能区的转移可导致病灶对侧肢体的瘫痪,有时伴对侧肢体的感觉障碍;脑干转移则可产生进行性加重的交叉性瘫痪。其瘫痪的程度决定于肿瘤的范围和生长速度。

6）视野障碍  主要是由于视觉传导通路的肿瘤侵犯,常具有颅内占位的定位价值。如鞍区占位,是由于视交叉后部受侵,可出现双侧颞侧偏盲;鞍背或蝶骨嵴区的转移在视交叉外侧,可出现一侧性病变和对侧偏盲;大脑半球颞叶和顶叶占位可出现象限性偏盲;枕叶转移可出现病变对侧偏盲。

7）精神症状  额叶转移者可出现神志淡漠、记忆明显衰退等;而颞叶转移者可表现为复杂的部分性癫痫发作,表现为幻听、幻视、幻嗅等精神障碍;颞极转移者偶尔可发生不能自控的冲动行为。

(3) 诊断

恶性肿瘤患者如出现脑部症状,应立即给予脑部 CT 和 MRI 检查,对脑转移的检出有较高的敏感性和特异性。临床研究证明,MRI 比 CT 有更高的敏感性,对脑部微小转移灶的检出率更高(图 33-5)。

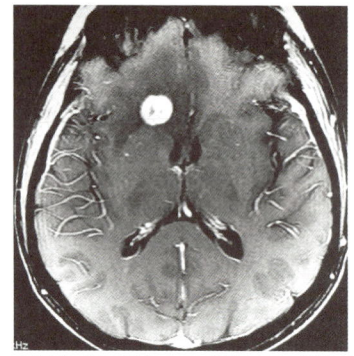
右额叶一圆形结节,MRI检查T1WI示等信号

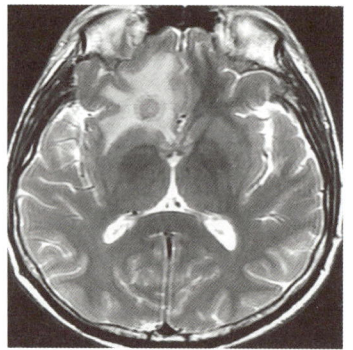
T2WI示稍高信号

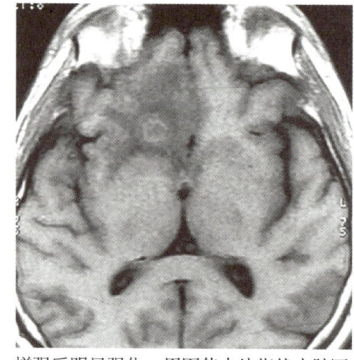
增强后明显强化,周围伴大片指状水肿区

图 33-5  肺癌脑转移

典型的脑实质转移灶呈球状,周围伴有水肿,水肿区向白质和灰质交界处呈指状伸展。但微小转移灶周围可没有水肿区,或出现微小的环状水肿带。脑部 CT 和 MRI 检查不仅用于脑转移的诊断,并用于治疗计划的制定以及预后的判断和随访。

腰椎穿刺对脑转移有诊断价值,脑脊液中查见肿瘤细胞可予确诊。但对于颅内压升高的患者,此项检查有导致脑嵌顿的危险。

(4) 治疗

1）一般治疗  颅内转移一旦确定,应立即开始治疗。如出现颅内压增高,应尽快使用脱水剂和糖皮质激素,后者被公认为是初始治疗的标准方法,可防止神经功能的进一步恶化。可采用每日 20% 甘露醇 250 ml 加地塞米松 5~10 mg 静脉快速滴注,一般在 30 min 内完成,严重者可每日 2~3 次。也可采用 10% 甘油或甘油果糖静脉滴注。待症状缓解,再适

2) 放疗 单个脑转移灶一般仍采用全颅放疗的保守疗法,但如果颅外疾病已控制,则可采用局部手术加全颅放疗的联合治疗方法,后者可以提高对脑部转移灶的局部控制率。Patchell 等曾比较对单个脑转移灶采用单纯放疗和术后全颅放疗(36 Gy/12 次)的疗效,结果显示,手术加术后放疗组的中位生存期(40 周)较单纯放疗组(15 周)明显提高,前者局部控制率为 80%,明显高于单纯放疗组(48%)。然而,联合治疗组 20 个月的生存率仍不足 10%,主要是因其他部位的血行转移降低了患者的生存率[17]。另一个多中心随机试验发现,单发脑转移经手术加术后放疗与单纯放疗相比,前者的复发率为 18%(9/49),而后者为 73%(32/46)($P < 0.001$)。以脑转移首发部位的复发率比较,前者为 14%(6/43),后者为 40%(17/39)($P < 0.003$)。同样显示联合手术加放疗的肿瘤局部控制率较单纯放疗为好。但在生存时间上,两组没有明显的差异。Rogers 等的实验显示,对单个脑转移病灶(其中 54% 为非小细胞肺癌)切除后,仅局部加用后装,距中心轴 1 cm 处给予 60 Gy 照射,结果患者的肿瘤局部控制率、中位生存时间及神经功能恢复的持续时间,与病灶切除后接受全颅照射的疗效一致[18]。

美国 RTOG9508 临床Ⅲ期随机试验研究了恶性肿瘤脑转移进行全颅照射后局部病灶(1~3 个)加立体定向放疗的疗效,其中 167 例接受全颅照射加局部立体定向放疗,164 例接受全颅照射。结果显示,前组 1 个颅内转移病灶经全颅照射加局部立体定向放疗的中位生存期明显优于单纯全颅照射者(6.5 个月对 4.9 个月,$P = 0.093$);6 个月随访,前组患者症状稳定或仍改善者明显优于单纯全颅放疗者(43% 对 27%,$P = 0.03$)。因此,对颅内仅 1 个转移灶进行全颅放疗加局部立体定向放疗被推荐为标准脑转移治疗模式。对于 2~3 个脑转移灶的患者,是否进行全颅放疗加局部立体定向放疗尚待进一步研究[19]。

对于多发的颅内转移采用全颅放疗的姑息治疗,仍是目前的标准方法。美国 RTOG 曾研究全颅照射的方法,采用加速照射如 20 Gy/5 次照射、30 Gy/10 次照射、40 Gy/15 次照射以及常规照射 40 Gy/20 次各种方法。结果发现,大剂量分割照射与常规照射相比,前者可迅速减轻脑部的神经症状。但就症状改善持续的中位时间比较,还是常规照射(40 Gy/20 次)比大剂量分割照射为好(13 周对 9 周);以患者的中位生存期比较,也是常规照射优于大剂量分割照射(18 周对 15 周)。复旦大学附属肿瘤医院曾进行非小细胞肺癌脑转移关于放射剂量的临床Ⅰ、Ⅱ期试验。14 例为颅内单一病灶,全颅放疗 30 Gy/10 次,局部病灶加量 15 Gy/5 次;29 例为颅内多发病灶,全颅放疗 39 Gy/13 次。结果显示,单病灶神经功能障碍缓解率为 100%(7/7),多发病灶者为 86%(12/14),两组的 1 年颅内肿瘤局部控制率分别为 55% 和 38%,1 年生存率分别为 53% 和 49%[20]。

放疗过程中使用脱水剂应在放疗后 30 min 内进行,可预防放疗引起的脑水肿加重。推荐的方法为 20% 甘露醇 250 ml 中加入地塞米松 5~10 mg 快速静脉滴注,一般在 30 min 内滴完。再根据脱水疗效,适当增加甘露醇或地塞米松的剂量。甘露醇脱水的用量一般在 24 h 内不超过 1 000 ml,地塞米松的用量一般控制在每天 10 mg。后者最好一次性给予,因分次使用其脱水效果不如一次性应用。人体白蛋白的应用可增加血液的胶体渗透压,从而延长脱水剂的疗效时间。建议开始时每周两次人体白蛋白 12.5 g 静脉补充,使脱水的效果和维持时间更好、更长,以后再视症状的改善情况酌减。

脑转移放疗后复发的再照射应取谨慎的态度。有报道认为,再程放疗并不能改善神经症状,并且患者的中位生存期仅延长 2~3.5 个月。但是,也有学者认为,只要严格选择病例,再程放疗仍有其一定的疗效。例如,Cooper 等采用 25 Gy/10 次局部或全颅再程放疗,患者的中位生存期可达 5.6 个月,并能明显改善神经症状。立体定向放疗也许是再程放疗的最佳选择,适合直径 ≤3.5 cm 的脑部单个复发转移灶,因此适用的范围比较有限。

立体定向放疗(又称"γ 刀"或"X 刀")可将高能射线聚焦于颅内某一局限性靶区组织,实行定点式大剂量放疗,从而达到控制局部肿瘤的目的。该放疗方法适合单发颅内转移病灶的治疗,并对直径较小的病灶( <3 cm)有较高的局部控制作用。但是,由于颅内转移往往呈多发,亚临床转移灶不能被目前影像学技术所检出。因此,在临床治疗中,除非确认是单个转移灶,否则,建议先行全颅照射,再对个别病灶加用立体定向放疗。

3) 化疗 对于缺乏临床症状的单个或多发脑转移,且颅外病灶没有得到控制时,在肿瘤对化疗敏感的条件下,全身化疗可作为首选治疗模式。

近来临床试验的结果显示,一些化疗药物,如铂类衍生物、依托泊苷、替尼泊苷、吉西他滨、伊立替康、拓扑替康、异环磷酰胺、福莫斯汀和替莫唑胺等,可以透过血-脑屏障并对脑转移灶具有一定的疗效。多个临床Ⅱ期试验的结果显示，一些化疗方案对颅内和颅外病灶的有效率基本一致。例如，Rosner 等采用环磷酰胺＋氟尿嘧啶＋地塞米松方案治疗乳腺癌脑转移，有效率为 50%；Franciosi 等采用顺铂＋依托泊苷方案治疗乳腺癌脑转移，有效率为 39%；Boogerd 等采用环磷酰胺＋氟尿嘧啶＋甲氨蝶呤治疗乳腺癌脑转移，有效率为 76%；Kristensen 等采用依托泊苷＋铂类（顺铂或卡铂）治疗小细胞肺癌脑转移，有效率为 76%；Franciosi 等采用顺铂＋依托泊苷治疗非小细胞肺癌脑转移，有效率为 30%；Boogerd 等采用替尼泊苷单药治疗非小细胞肺癌脑转移，有效率为 23%；Minotti 等采用替尼泊苷＋顺铂治疗非小细胞肺癌脑转移，有效率为 35%；Crino 等采用顺铂＋吉西他滨或丝裂霉素＋异环磷酰胺＋顺铂治疗非小细胞肺癌脑转移，有效率为 40%。以上化疗方案均可对无颅内转移症状和体征，且需要全身化疗的患者试用[13]。

4）外科手术治疗　对单发可以手术切除的脑转移瘤，手术的疗效优于常规放疗，特别在长期生存和局部控制率方面更显示优势。如颅内高压不能通过保守治疗来控制，患者的一般状况较好，外周肿瘤已得到控制时，可考虑颅内减压术、脑脊液分流术或脑室引流术，以提高患者的生活质量，延长生存期。

### 33.3.2　脊髓压迫

#### (1) 概述

脊髓压迫是恶性肿瘤远处转移常见的严重并发症，表现为原发肿瘤或转移灶压迫脊髓并产生相应脊髓受压部位的一系列神经功能受损症状。据统计，脊髓压迫主要发生于前角部位。如果转移肿瘤侵犯后侧椎弓，则出现脊髓后部的压迫。如果转移病灶先侵犯椎间孔，则可产生对脊髓后外侧的压迫。椎体转移中约 20% 出现脊髓压迫症状。较易发生椎体转移并产生脊髓压迫的恶性肿瘤包括肺癌、乳腺癌、前列腺癌、肾癌、多发性骨髓瘤和肉瘤等[21]。

产生脊髓压迫主要是机械性原因，转移性肿瘤对椎体的侵犯造成楔形压缩、骨折或骨片错位，而原发性肿瘤的延伸同样导致椎体骨折、骨片嵌入椎管而压迫脊髓。同时，局部肿瘤还可产生血管内皮生长因子和前列腺素 $E_2$，引起局部脊髓血供下降，进一步造成脊髓缺血、缺氧，加快导致脊髓神经组织的梗死和永久性损伤。

患者治疗后神经功能的恢复决定于治疗前神经功能障碍的严重程度。统计显示，治疗前可以行动的患者，一般在治疗后均能维持其行动功能；治疗前不能行动的患者，经治疗后仅有 15% 可恢复行动功能；而治疗前已截瘫的患者，在治疗后仅有 0%～16% 患者能够恢复行动。因此，及早发现并及时治疗是最重要的。

不同部位椎体转移出现脊髓压迫的危险性有所不同，胸椎最高，约 70%，腰椎为 20%，而颈椎最低，为 10%。单个椎体转移的发生率较高，约占 40%，几个连续椎体转移占 28%，而不连续多发椎体转移也占 28%。根据临床神经系统检查可初步确定脊髓压迫的部位，再进行增强 MRI 检查来准确定位脊髓压迫的位置和程度。

#### (2) 诊断

脊髓压迫的早期症状为背痛，发生率高达 70%～95%。其特点为钝性、持续性，具有明确的压痛部位，在背肌紧张、咳嗽、活动或仰卧时加重。胸椎转移的背痛常向两侧放射，而颈椎以一侧放射为主。脊髓压迫加重时可出现局部机体感觉障碍、肌肉乏力、括约肌失控等，严重时出现截瘫，造成两下肢瘫痪，出现尿潴留、便秘、阳痿等。如果颈椎转移压迫脊髓，严重者可出现呼吸肌麻痹等严重并发症。

骨放射性核素扫描常可确定椎体转移的部位，但由于假阳性率较高，因此，必须经 X 线和（或）椎体 CT 或 MRI 检查来确认。椎体 MRI 是目前公认的对椎体转移的敏感性和特异性最高的检查方法，其敏感性为 93%，准确率为 97%，总的准确率为 95%，被称为诊断脊髓压迫和范围的"金标准"，诊断的准确率和手术、活检的结果一致[22]。椎体 X 线摄片可发现局部骨质呈溶骨性破坏，少数为成骨性改变，50% 左、右椎体存在不同程度的压缩。CT 和 MRI 检查可正确显示椎体和椎体旁肿瘤的范围、对椎弓根的侵蚀情况以及对脊髓的压迫程度，并给临床治疗提供依据。

#### (3) 治疗

1）一般治疗　临床医师应注意患者的主诉，警惕脊髓压迫的发生。如出现脊髓压迫而出现神经症状时，应及时给予糖皮质激素，对减轻脊髓压迫引起的神经水肿和增加脊髓抗缺氧能力均有明显的作用。可采用地塞米松 8～10 mg，每 6 h 1 次静脉推注，2～3 天后待症状减轻时再逐渐减量。如减量过程中再次出现症状加重，则需再加量调整至有效剂量水平。

2）放疗　是治疗脊髓压迫的主要手段。统计分析显示，肺癌引起的脊髓压迫对放疗的疗效在病理类型上无显著差异,其缓解率达 40%~60%。照射野应包括病变所累及的椎体以及上、下各一个椎体;如有椎旁肿块,则必须包括在照射野内。胸段与腰段椎体的照射常使用单一后野照射,也可采用前、后野照射的方式;颈段的椎体则常采用两侧野照射的方式。由于目前的研究并未显示颈段、胸段或腰段脊髓对放疗耐受量有差异,因此,一般采用 30 Gy/10 次的照射剂量,也有推荐 8 Gy×1 次,4 Gy×5 次以及 2.5 Gy×15 次的快速照射方式。如果椎体转移仅为患者远处转移的单一部位,而脊髓压迫症状较轻,也可采用常规分割每次 2 Gy,总剂量为 40~50 Gy/20~25 次,常规分割可减少脊髓的损伤程度。Rades 等统计了 922 例转移性脊髓压迫症采用 3 Gy×10 次/2 周或 2.5 Gy×15 次/3 周、2 Gy×20 次/4 周的疗效。结果发现,30 Gy 组(345 例)的运动障碍改善率为 19%,而 >30 Gy 组为 22%,两者无明显差异($P=0.31$)。两组的肿瘤局部控制率和生存率也无明显差异。因此作者认为,对于转移性脊髓压迫症,给予 3 Gy×10 次照射是合理的,并不推荐 >30 Gy 的照射[23]。照射后可根据实际情况决定是否加用甘露醇和糖皮质激素,以加强局部的脱水作用。

最近,Rades 等统计了 308 例老年人(>75 岁)转移性脊髓压迫症接受短程放疗(1~5 天)或长程放疗(2~4 周)的疗效。结果显示,25% 患者的运动障碍得到改善,59% 患者病情稳定未出现进一步恶化。患者的 1 年肿瘤局部控制率和生存率分别为 92% 和 43%。长程照射改善了患者的肿瘤局部控制率,而发展较慢的肿瘤可获得较长的生存期。作者认为,在运动障碍的恢复方面,短程照射与长程照射是一致的,但在肿瘤的局部控制率方面,长程照射优于短程照射。照射的剂量老年人应与年轻人一致[24]。

统计表明,放疗前患者能否行走是最重要的预后因素。放疗后能行走或借助支持能行走患者的症状控制时间以及生存率比仍不能行走的患者明显要好。

3) 化疗  化疗对敏感肿瘤有一定的效果,但从局部肿瘤的控制状况和时间来讲,仍以放疗为首选。联合放化疗不但作用局部,主要考虑抑制原发灶和其他远处转移的亚临床病灶。

4) 外科手术治疗  预期寿命超过 6 个月者考虑手术治疗。手术治疗的适应证包括以下 3 种情况:①由破碎骨片导致的脊髓受压;②脊髓压迫为临床首发症状,且进展迅速,并需病理检查者;③放疗无效但脊髓压迫症状进展者。骨片嵌入可做骨碎片摘除术;骨髓后部受压可做单纯椎板切除术;而椎体病变严重者则需同时做椎体置换术,术后对肿瘤床可适当加用放疗。

术前患者如已有神经压迫症状或瘫痪,则手术对患者带来的疗效并不明显,只有可以行走的患者才能从手术中获益。椎体压缩者疗效较差,手术可能出现较高的神经并发症。

## 33.4 感染

(1) **主要原因**

肿瘤患者发生感染的主要原因包括两个方面:①肿瘤患者自身免疫功能下降,易发生各种感染。或在自然腔道生长的肿瘤往往造成引流不畅,而诱发感染。长期卧床、住院、抗生素应用以及营养不良、低蛋白血症等,均易合并感染。②目前的抗肿瘤治疗是创伤性治疗,包括化疗引起的白细胞和自身免疫力下降,放疗引起的局部组织抵抗力下降,外科手术后患者发生局部和全身的继发性感染等。由于肿瘤患者处于低免疫力状态,一旦发生细菌性感染,可快速出现全身毒血症状,导致休克和死亡。因此,临床上应特别注意患者出现的感染症状,并及时作出诊断和治疗。引起感染的病原体包括细菌、真菌和病毒,本节讨论的感染主要为细菌性感染。

(2) **感染性发热和肿瘤热的鉴别**

部分肿瘤患者可出现肿瘤热,是由于机体对肿瘤及由肿瘤细胞释放的致热因子的防御反应,或对肿瘤坏死的反应,均可出现发热。肿瘤热一般表现为持续热,口腔体温常低于 38.5℃,可伴有轻度的白细胞总数和中性粒细胞升高,患者自我发热感觉不明显,毒血症状也不明显。但对肿瘤阻塞某些自然腔道而引起的阻塞性细菌炎症,如支气管阻塞引起的炎症,其典型的发热症状常表现为午后寒战,再出现持续高热,体温常超过 38.5℃,并伴有白细胞总数和中性粒细胞数明显升高。因败血症出现的发热常为持续高热。

因化疗而引起的骨髓抑制易继发细菌感染。当白细胞总数 $<0.5×10^9/L$,并出现体温 $>38.5℃$ 时,应首先考虑感染的存在,并特别注意寻找隐匿的感染灶。此时因患者体质虚弱,临床上仅表现为寒战和发热,而对于一般感染所出现的症状,如皮肤红斑、水肿、炎症部位脓肿形成及局部疼痛等,临床上表现并不明显。

(3) **肿瘤伴随感染的常见细菌**

当疑局部感染病灶全身扩散时,应做血液细菌培养和药敏试验,标本应采自周围血液和可疑病灶引流部位的血液。怀疑泌尿道感染时应做尿液培养,怀疑中枢神经系统感染时应做脑脊液培养。肺部感染是最常见的部位,应做痰培养,并常规行 X 线摄片检查。常见感染的细菌包括革兰阳性球菌(如 A 组链球菌、B 组链球菌、肠球菌、草绿色链球菌、肺炎链球菌、葡萄球菌等)和革兰阴性杆菌(如大肠埃希菌、肺炎杆菌和铜绿假单胞菌等)。临床统计,发热性中性粒细胞减少的患者中,约 2/3 为革兰阳性菌感染。

(4) 治疗

1) 细菌感染的治疗 当感染一旦确定,尽早使用抗生素。首选广谱抗生素作为经验治疗,一旦病原菌确定,即给予高剂量敏感抗生素治疗,并注意药物对患者的不良反应以及先前化疗药物对肝脏和肾脏的损伤。

A 组链球菌易引起咽炎、扁桃体炎、丹毒和脓疱疮等,治疗以青霉素为首选,红霉素为替代选用药物。青霉素成人每日 80 万～120 万 U,分 3～4 次肌内注射。对青霉素过敏者可选用红霉素,每次 250 mg,每日 4 次,或每次 500 mg,每日 2 次。如患者对青霉素过敏,但并未产生过敏性休克,则可选用口服第一代或第二代头孢菌素类抗生素。以上抗生素应用均为 10 天。B 组链球菌以脑膜炎多见,首选药物仍为青霉素,由于 B 组链球菌对青霉素的敏感性较 A 组链球菌差,治疗成人血液感染或软组织感染时应增加青霉素用量,为每日 1 000 万～1 200 万 U。如对青霉素过敏,但未产生过敏性休克者,可选用第一代或第二代头孢菌素类抗生素或氯霉素等。草绿色链球菌易导致细菌性心内膜炎,在肿瘤患者接受骨髓移植或化疗时多见,治疗仍以青霉素为首选,如有耐药可选用万古霉素。治疗心内膜炎时,青霉素需与氨基糖苷类联合应用,必要时也可与万古霉素联用。此外,头孢菌素类、林可霉素类、红霉素和氯霉素等也可作为青霉素的替代药在临床上使用。肠球菌感染在肿瘤患者也常发生,主要表现为尿路感染、败血症和心内膜炎等。肠球菌仅对青霉素和氨苄西林中度敏感。万古霉素和替考拉宁仅对青霉素过敏者替代使用。严重感染时,可采用青霉素或氨苄西林与氨基糖苷类抗生素联合使用,或青霉素、氨苄西林和万古霉素联合使用。肺炎链球菌感染主要表现在呼吸道,也可经血道传播至中枢神经系统、心内膜和腹腔等处。治疗首选为青霉素和阿莫西林,也可选用第一代、第二代和第三代头孢菌素类,重症患者宜静脉给药。喹诺酮类药物如加替沙星、莫西沙星和左氧氟沙星对肺炎链球菌感染有较好的疗效。β-内酰胺类药物如亚胺培南、美罗培南等也可用于治疗青霉素耐药的肺炎链球菌感染。

葡萄球菌以金黄色葡萄球菌、表皮葡萄球菌和腐生葡萄球菌为常见致病菌,具有较强的耐药性,其感染主要表现为:①皮肤软组织感染,大多由金黄色葡萄球菌引起,如疖、痈、脓疱、压疮感染和肛周脓肿等。②血流感染,主要由金黄色葡萄球菌和表皮葡萄球菌引起。③心内膜炎。④呼吸道感染,以肺部化脓性炎症多见。⑤中枢神经系统感染,以金葡萄球菌引起多见,表现为化脓性脑膜炎。⑥尿路感染,多为表皮葡萄球菌和腐生葡萄球菌引起。治疗可选用苯唑西林和第一代头孢菌素类如头孢唑啉、头孢噻吩等。如疗效不佳时可选用万古霉素治疗。

肠杆菌科细菌感染主要包括大肠埃希感染、克雷伯菌属感染和变形杆菌族感染,三者主要引起尿路感染、腹腔感染、肠道感染、肺部感染和败血症等。对于院外获得性尿路感染患者,可用哌拉西林或头孢菌素类和喹诺酮类药物,如诺氟沙星、氧氟沙星和环丙沙星等,严重病例可合用氨基糖苷类药物。对由于化疗引起的白细胞降低导致院内感染的患者,可应用哌拉西林或第三代头孢菌素类联合氨基糖苷类药物或喹诺酮类药物。

铜绿假单胞菌系条件致病菌,在免疫功能低下的患者,特别是肿瘤患者接受化疗、放疗后易发生铜绿假单胞菌感染,表现为呼吸道感染、尿路感染、眼科感染、消化道感染、心内膜炎和败血症等。治疗应首选广谱半合成青霉素,如阿洛西林和哌拉西林等。其他药物包括第三代头孢菌素类如头孢他啶等;β-内酰胺类药物如亚胺培南等;氨基糖苷类药物如庆大霉素等,以及喹诺酮类药物如环丙沙星等。对于严重感染的患者,应采用 β-内酰胺类和氨基糖苷类抗生素联合用药[25]。

诺卡菌属感染与长期应用细胞毒类化疗药物和糖皮质激素有关,常在免疫功能极度低下状况时发生。临床上可首选磺胺类药物,并给予足够疗程的用药。

原因未明的持续高热,临床高度怀疑结核感染者,或找到结核菌者,应选用正规的三联抗结核治疗,至少 1～2 个月。临床上注意观察疗效,根据疗效决定是否持续应用。对已明确为结核感染者,则抗结核治疗至少维持 1 年。

以上仅简要介绍肿瘤患者常见细菌感染的抗生素治疗,读者可进一步参考有关感染性疾病抗生素治疗书籍和美国感染性疾病协会推荐的抗生素治疗指南。

抗生素应用的时间决定于致病菌对抗生素的反应,一般在抗生素应用 7 天后如果体温恢复正常,白细胞减少症患者的白细胞总数已恢复到 $0.5 \times 10^9/L$ 以上时,可考虑停用抗生素。如果 7 天后患者体温已恢复正常,但白细胞总数仍低于 $0.5 \times 10^9/L$ 时,可考虑停用抗生素并严密观察,或继续使用抗生素直至白细胞计数恢复正常。如果感染灶仍存在,则建议应用抗生素 10～14 天。

首次应用广谱抗生素后 3～4 天仍有发热者应注意鉴别:①肿瘤热;②新感染,包括条件致病菌或真菌感染;③不当抗生素应用后导致脓肿形成;④药物热。在此基础上应采取相应的措施,如确认是并发真菌感染,则加用相应的抗真菌药物,如两性霉素 B 或氟康唑等。

2) 真菌感染的治疗  真菌感染主要由真菌引起。包括念珠菌、隐球菌、曲霉菌等引起的浅部真菌病和深部真菌病。浅部真菌病是指皮肤角蛋白组织感染,而深部真菌病累及皮肤、皮下组织,甚至全身组织和器官感染,为播散性感染。

临床上如确认是真菌类感染,可考虑采用两性霉素 B、制霉菌素、丙烯胺类(派瑞松、荷洛松、皮康霜)和咪唑类(酮康唑、氟康唑、依曲康唑)抗真菌药物治疗。

3) 病毒感染的治疗  病毒感染常在患者免疫力低下时继发,常见疱疹病毒、巨细胞病毒和乙、丙型肝炎病毒感染。治疗疱疹病毒感染首选阿昔洛韦(无环鸟苷),剂量为 1 g/d,分次口服或静脉注射;巨细胞病毒首选更昔洛韦(丙氧鸟苷),剂量为每日 7.5 mg/kg;乙、丙型肝炎病毒感染首选干扰素,剂量为 200 万～300 万 U/d,肌内注射或皮下注射,每周 3 次[26]。

## 33.5 出血

### (1) 主要原因

出血在肿瘤患者中常见,大出血需紧急处理。引起出血的主要原因有:①发生于自然腔道的恶性肿瘤,如鼻咽癌、肺癌、胃癌、直肠癌、子宫颈癌等,由于肿瘤侵蚀血管,引起局部出血。如侵犯大血管,则引起大量出血而导致死亡。②许多肿瘤患者呈高凝状态,如诱发弥散性血管内凝血可导致重要脏器内出血,如颅内出血而引起患者死亡。肿瘤侵犯肝脏,可引起凝血因子等与凝血有关的物质合成减少,并使纤溶酶原合成缺陷,易引起出血。③抗肿瘤治疗引起的出血。如大剂量和反复化疗导致骨髓内血小板生成抑制或急性白血病,淋巴瘤等对骨髓侵犯引起造血功能抑制而导致继发性出血。④某些药物如肝素、非甾体抗炎药、两性霉素 B、长春新碱等,可诱发血小板功能障碍,均可潜在导致出血。血小板减少和功能障碍是导致肿瘤患者出血的最常见的原因(约占 50%)。⑤放疗可引起局部自然腔道内的肿瘤退缩,血管暴露,如血管破裂导致出血。如支气管肺癌、食管癌放疗后引起的出血。

### (2) 临床表现

患者可主诉心悸、乏力、头痛、呼吸困难和痰血增加、血尿、鼻出血等症状,体检和实验室检查可发现局部黏膜出血、牙龈出血、皮下瘀点和瘀斑,特别易发生在皮肤摩擦部位,如后背、肋腹部及四肢,口腔黏膜及舌部黏膜卜易出现血泡,以及胃肠道、泌尿生殖道、中枢神经系统和鼻咽部、支气管、肺部的出血。如为血小板减少引起的出血,则血常规检查示外周血血小板绝对量减少,出、凝血时间延长。与内源性凝血有关的指标如活化部分凝血酶原时间(aPTT)延长,与外源性凝血有关的指标如凝血素时间(PT)也可能延长。如疑有弥散性血管内凝血,则血液涂片可见破裂的红细胞,且血清中纤维蛋白原和纤维蛋白原降解产物(D-二聚体)含量增加。对怀疑存在免疫性血小板减少症患者,可做骨髓穿刺确定诊断。

### (3) 治疗

1) 血小板减少症引起出血的治疗

血小板减少但未出血的治疗:因化疗而导致的血小板减少,如外周血血小板计数 $<1 \times 10^9/L$,但患者无活动性出血,则应每 1～2 天静脉输注血小板 6～8 U,直至血小板计数稳定,并高于 $10 \times 10^9/L$。如血小板计数在 $(10～20) \times 10^9/L$,但出现发热($>38$℃)并高度怀疑存在感染时,则需在抗生素应用的条件下,静脉输注血小板。如血小板计数 $<50 \times 10^9/L$,但需行创伤性检查和治疗,包括活检、内镜检查、手术等,则应先静脉输注血小板,待血小板达正常值后再进行相关检查[27]。

因血小板减少而出血的治疗:应静脉紧急输注血小板,至少使血小板计数 $>30 \times 10^9/L$。正常情况下输注多个供者的血小板与单个供者的效果一样。可通过输注血小板 1 h 后患者经修正(输注的单位数和体表面积的修正值)后的血小板增加值和输注后 10～15 min 的出血时间,来评价血小板输注后的临床效果。酚磺乙胺(止血敏)可用于血小板减少性出血。用法为酚磺乙胺 0.25~0.75 g 肌内注射或静脉注射,每日 2~3 次,或 2~3 g 静脉滴注,每日 1 次。可加用维生素 C 每日 2~3 g 静脉滴注。必要时短期使用糖皮质激素,如氢化可的松每日 200~300 mg 静脉滴注。

对因肝脏疾病所致的凝血因子缺陷和(或)合成减少引起的出血:如凝血因子Ⅴ、Ⅶ、Ⅸ、Ⅹ、Ⅺ、Ⅻ、前激肽释放酶、激肽原、纤溶酶原、抗凝素Ⅲ、S 蛋白和 C 蛋白等缺乏,可通过维生素 K 和相应的凝血因子的输入来纠正。维生素 K 参与因子Ⅱ、Ⅶ、Ⅸ和Ⅹ的合成。而新鲜冷冻血浆内富含凝血因子Ⅱ、Ⅴ、Ⅶ、Ⅹ、Ⅺ和Ⅻ。

肿瘤患者常出现全身纤溶亢进,因此,使用竞争性抑制纤溶酶原药物,可避免纤溶酶原被激活。可使用的药物包括氨甲环酸(止血环酸)500 mg,每 8~12 h 一次,口服或静脉给予。氨基己酸 5~10 g,缓慢静脉滴注,以后每小时 1~2 g,持续 24 h。如出血减少,可改为口服维持[13]。

弥散性血管内凝血(DIC)导致血小板减少,引起出血。治疗应首先解除引致 DIC 的诱因,如肿瘤、感染、代谢性酸中毒等,同时补充各种凝血因子和血小板。小剂量肝素治疗有效,每日 25~50 mg,分次静脉滴注或皮下注射,但必须监测 aPTT。

2)自然腔道出血的处理

消化道出血:上消化道出血的病例中 5% 系恶性肿瘤引起,主要包括食管癌和胃癌,其中 42% 表现为大量出血。食管癌接受放疗后由于肿瘤退缩,血管暴露,加上吞咽食物摩擦,易导致出血。出血除按常规给予止血药物、血管收缩药物和补充血容量外,还应针对肿瘤原因进行处理,包括通过内镜对局部出血部分进行电灼或凝固治疗;如有条件进行手术的患者,待出血经紧急处理缓解后进行手术治疗。去甲肾上腺素 8 mg 加入生理盐水 150 ml,分次口服,可使出血小动脉收缩而止血。乙状结肠和直肠癌引起的出血,治疗原则同上消化道出血。

国内肝癌常伴有肝硬化,食管静脉曲张破裂出血在临床上常见。双囊三腔管压迫止血是一种有效的治疗方法,近期止血率为 90%。可选用的药物包括血管收缩剂和血管舒张剂两种。前者以垂体后叶素应用最为普遍,剂量为 0.2~0.4 U/min,止血后每 12 h 减 0.1 U/min。后者在止血后应用可预防再出血,常用的有硝苯地平和硝酸甘油等[28]。内镜下注射硬化剂如鱼肝油酸钠或乙醇胺,可控制急性出血,成功率为 86%~95%。如上述治疗仍不能止血,可采用经股静脉行胃冠状静脉栓塞术达到止血目的。

泌尿系统出血:肾脏、输尿管、膀胱、尿道和前列腺肿瘤均可发生无痛性血尿,有时盆腔肿瘤侵犯泌尿道也可引起血尿,在临床上应注意鉴别。抗肿瘤药物如环磷酰胺和异环磷酰胺等,易引起出血性膀胱炎。多柔比星也易引起肾脏出血。泌尿系统肿瘤接受局部放疗也可引起出血。

泌尿系统肿瘤引起的出血除按常规止血治疗外,应考虑尽早手术。化疗引起的出血性膀胱炎应予重视,如应用异环磷酰胺的同时给予美司钠解毒,后者可与异环磷酰胺的代谢产物丙烯醛结合,从而减轻对膀胱黏膜的损伤。

呼吸系统出血:鼻咽癌有 75% 的患者可出现回缩性血涕或鼻出血,放疗后因局部黏膜萎缩、血管暴露而引起出血。少量出血时可采用 1% 麻黄碱纱条或明胶海绵做前鼻腔填塞,大出血时应做后鼻腔气囊填塞,并全身应用止血药物和输血治疗。处理无效时可考虑做一侧颈外动脉结扎。

支气管肺癌引起的大出血非常危险,因大量血液充填气管和支气管腔引起窒息死亡。因此,对痰血和少量出血者,临床上应引起警惕,及早给予止血治疗。出现咯血时应紧急处理。一般治疗包括患者取患侧卧位,保持安静,并适当应用镇静药。止血药物选用垂体后叶素加其他止血药物。如持续咯血导致血容量不足的患者,可少量多次输新鲜血。必要时通过纤维支气管镜明确出血部位,局部给予凝血酶 5 ml(100 U/ml)或肾上腺素溶液(1:2 000)1~2 ml。局部小出血点可通过激光、电灼止血。如患者一般情况较好,又有手术指征时,应尽早手术。

放疗对痰血者有止血的作用,据统计放疗后约 85% 痰血者可得到控制。但对空洞型肺癌患者的放疗须格外小心,空洞内血管破裂往往引起大出血,可导致患者窒息死亡。

宫颈癌出血:宫颈癌出血在临床上常见,对于少量的宫颈癌出血,可采用无菌纱条直接填塞阴道出血处,达到压迫止血的目的。或采用 1% 麻黄碱 2 ml 或 1% 肾上腺素 2 ml 点滴纱条,再做阴道填塞,通过血管收缩阻止出血。如宫颈癌大出血而阴道填塞不能止血时,可考虑一侧髂内动脉结扎,或采用髂内动脉介入性栓塞的方法来止血。

肝癌破裂出血:生长在肝包膜下的原发性肝癌或转移性肿瘤可破裂出血,发生率为 9%~14%,常因肝癌组织坏死、液化自行破裂,或因外力而破裂。大量出血除产生局部疼痛和腹膜刺激症状外,还有失血的全身症状,如不能及时止血,常导致患者死亡。一旦发生出血,患者应卧床制动,并密切观察生命体征。及时补充血容量,纠正出血性休克,同时应用止血药。如肝功能在代偿范围,可考虑肝动脉栓塞治疗。如出血病灶局限者,在迅速纠正患者生命体征后可行局部切除。

## 33.6 代谢障碍

恶性肿瘤诱发的代谢障碍几乎均属于内分泌系统综合征,主要包括库欣综合征、高钙血症、抗利尿激素分泌不当综合征、高糖血症、低血糖症、促性腺激素增多综合征、乳酸性酸中毒等,以及在治疗过程中出现的代谢障碍,包括肿瘤溶解综合征、高尿酸血症等。本节着重讨论最常见的高钙血症、抗利尿激素分泌不当综合征、肿瘤溶解综合征和低血糖症。

### 33.6.1 高钙血症

(1) 概述

高钙血症是恶性肿瘤患者最常见并有可能危及生命的代谢障碍性急症,发生率为15/10万~20/10万,晚期癌症患者约10%发生高钙血症。主要发生于肺癌、乳腺癌、骨髓瘤、淋巴瘤、前列腺癌、肾癌以及肾上腺样瘤等。前三者约占50%。产生高钙血症是肿瘤预后不良的表现,存活3个月者不足半数。

高钙血症与骨转移并不呈比例。产生高钙血症的主要原因是肿瘤细胞分泌的各种相关因子导致高钙血症,包括甲状旁腺素(PTH)、甲状旁腺素相关蛋白(PTHrp)、维生素$D_3$、前列腺素和其他细胞因子。PTHrp是除甲状旁腺素以外其他肿瘤产生高钙血症的最常见因素。头颈部鳞癌、肺腺癌、乳腺癌以及食管癌均由于PTH和PTHrp的异位分泌,而导致高钙血症。实验显示,PTHrp可与甲状旁腺等受体结合,后者激活甲状旁腺素的分泌功能。当肿瘤细胞超量分泌PTHrp时,可刺激小肠对钙的吸收增加,远端肾小管对钙的重吸收增加,同时使骨内破骨细胞的数目和活性增加,促进骨骼的钙质释放入血,导致高钙血症。肿瘤细胞中1-α羟化酶活性增加,可加速体内$1.25-(OH)_2D_3$的合成,从而增加小肠对钙的吸收。肿瘤细胞分泌的表皮生长因子,可增加小肠对钙的吸收。而其他生长因子,在发生骨转移时可诱导巨噬细胞转化为破骨细胞,通过溶骨作用使血钙升高。

在晚期伴骨转移的乳腺癌患者,内分泌治疗可能会引起一过性高钙血症,雌激素和抗雌激素药物刺激乳腺癌细胞分泌前列腺素,后者可刺激破骨细胞增加骨质的溶解,血钙水平和疼痛可能较前反而增加,但此反应却提示乳腺癌对内分泌治疗有效。如出现以上反应,可暂停内分泌治疗,待缓解后再次治疗。

(2) 临床表现

轻度的高钙血症临床表现较为隐匿,常表现为疲劳、恶心、呕吐、多尿、嗜睡、便秘和腹泻交替等症状,常易与肿瘤常见的一般症状混淆。当血钙浓度增高,或高钙血症发生速度加速时,可出现一系列症状。由于高钙血症的临床表现与血钙离子浓度升高相关,因此,当患者存在低蛋白血症时,则高钙血症的临床表现更为严重,甚至在正常血钙浓度时,也可能出现高钙血症的症状。

1) 心血管系统 心血管系统并发症主要表现为心肌兴奋性增加,易诱发心律失常;在服用洋地黄患者,易导致洋地黄中毒。心电图异常主要为Q-T间期缩短,T波增宽,P-R间期延长和心动过缓。快速血钙升高可导致室性心律失常而引起死亡。

2) 泌尿系统 由于高钙血症可引起肾血管收缩,尿钠排泄增加,导致循环血容量下降,肾小球滤过减少。而持续高钙血症可损害肾小管的浓缩功能,造成肾小管性酸中毒、慢性肾功能不全、肾结石和高磷酸尿等严重并发症。

3) 神经肌肉系统 临床出现的神经、精神方面的异常依血钙浓度的升高而改变,严重程度与血钙升高的速度有关。轻度表现为认知障碍和焦虑,中度表现为幻觉和精神障碍,重度表现为嗜睡、抽搐、昏迷而死亡。脑电图示特殊高钙血症波形,体检见腱反射迟钝、肌力降低。

4) 消化系统 恶心、呕吐和便秘常见,系高钙造成胃肠动力学改变所致。有时,可合并胃溃疡和胰腺炎,前者可能与胃酸分泌过多有关,而后者主要因胰蛋白酶原转化为胰蛋白酶加快,以及胰小管受钙盐阻塞有关。

5) 血钙水平 正常血钙水平为2.2~2.6 mmol/L。如>2.6 mmol/L,即可确诊为高钙血症。肿瘤性高钙血症常伴血中碱性磷酸酶升高,尿钙增加。

(3) 治疗

针对肿瘤病因的治疗往往可降低血钙。但在急性高钙血症发生时,应紧急行降血钙处理。

1) 补充生理盐水 是最重要的步骤,一方面稀释血液;另一方面通过抑制肾小管对钠的重吸收,从而达到抑制对钙的重吸收,增加尿钙的排出。但应注意心、肾功能,一般每天总量<4 000 ml。

2)利尿剂的应用 襻利尿剂呋塞米可快速阻断钠重吸收而使排钙增加,但应注意补充水分,否则可引起血容量不足,而造成近端肾小管对钙的重吸收增加。用量为呋塞米 20~40 mg,每2~3 h 注射一次。

3)双膦酸盐的应用 双膦酸盐通过与骨内羟磷灰石高亲和性结合,从而抵抗破骨细胞的溶骨作用;同时,抑制破骨细胞的成熟。当血钙浓度>2.6 mmol/L 时,应常规接受双膦酸盐的治疗。同样,如果患者的血钙浓度<2.2 mmol/L,并出现低钙血症临床症状时,也需要接受双膦酸盐的治疗。由于双膦酸盐的毒性较小,仅出现轻度发热、低磷血症和轻度胃肠道不适,且疗效较高,因此,目前已成为治疗肿瘤并发高钙血症的基本治疗方法。

目前临床上常选用第二代双膦盐制剂如帕米膦酸二钠。由于后者疗效较高,并有较长的作用时间(一般为2~4周),因此,常作为可供选择的代表性药物。静脉滴注的最大剂量为 90 mg,15 min 滴完,并根据高血钙的程度适当调整剂量。首次治疗后约有 70% 患者的血钙恢复正常。而第三代唑来膦酸有 88% 患者的血钙恢复正常。据报道,上述两药对血钙的控制时间为 1~1.5 个月。

但是,双膦酸盐对于 PTHrp 介导的高钙血症疗效甚微,而镓盐类药物(如枸橼酸镓和硝酸镓等)对此类高钙血症有较好的疗效。镓可以通过抑制破骨细胞膜上的 ATP 酶依赖性质子泵,从而抑制破骨细胞的溶骨作用。硝酸镓可使 72% 患者的高钙血症恢复正常。但静脉滴注时间较长,须连续滴注 5 天,并有肾毒性。

4)糖皮质激素的应用 特别对造血系统恶性肿瘤如淋巴瘤、骨髓瘤和白血病引起的高钙血症有效。糖皮质激素的作用在于直接抑制破骨细胞的溶骨作用,减少肠道对钙的吸收,促进肾脏的排钙和抑制维生素 D 的代谢,从而达到降钙的作用。糖皮质激素可在其他降钙措施前首先使用,常用的药物为泼尼松 10~30 mg/d 口服。

5)降钙素的应用 降钙素由于同时减少肠道钙吸收和增加尿钙排出,因此达到降钙作用。由于起效快(一般在 6 h 以内),因此常可弥补其他降钙药物起效慢的不足。但降钙素作用维持时间短,仅为 24 h,且作用相对较弱,仅在诊断明确后的起始快速治疗时应用。可采用 4 U/kg 肌内或皮下注射给药,每 12 h 一次。

6)普卡霉素的应用 普卡霉素(plicamycin)即光辉霉素(mithramycin),为抗癌药物,可阻止破骨细胞的 RNA 合成,从而阻止后者的成熟。其作用时间较长,降钙作用强。可采用每天 25 mg/kg 静脉滴注,但其对骨髓、肝和肾脏的毒性较强。

7)血液透析 如上述综合措施仍不能降低血钙,则可考虑采用血液透析治疗。

## 33.6.2 抗利尿激素分泌不当综合征

(1) 概述

抗利尿激素分泌不当综合征(syndrome of inappropriate antidiuretic hormone secretion,SIADH)系由于体内抗利尿激素(ADH)分泌异常增多或其活性增加,而引起水潴留、尿钠排出增加以及稀释性低钠血症的综合征。肿瘤患者 ADH 的分泌完全不受渗透压或非渗透压因素的调节。

仅 1%~2% 恶性肿瘤患者出现 SIADH,最常见于小细胞肺癌,也可在前列腺癌、胰腺癌、结肠癌、类癌、胸腺癌、淋巴瘤和霍奇金病中出现。在小细胞肺癌中,有 32%~44% 的患者血液中出现 ADH 升高,其中有 9% 伴发 SIADH。

SIADH 也可在肾脏疾病、甲状腺功能不全和肾上腺功能不全等疾病中发生,临床上应与肿瘤引起的 SIADH 相鉴别。

(2) 临床表现

1) 临床症状 主要由低血钠、低血浆渗透压造成水中毒引起。患者在限制水分时,可不表现明显症状。但当摄水量增加时,即可出现水潴留和低钠血症症状。表现为进行性恶心、呕吐和厌食,当血钠<125 mmol/L 时,可出现神志模糊;血钠降至 110 mmol/L 以下时,可有延髓麻痹、锥体束征阳性,重者出现抽搐、昏迷而死亡。

2) 实验室检查 血浆渗透压随血钠下降而下降,一般<270 mmol/L。血钠水平<125 mmol/L,尿钠>20 mmol/L,甚至高达 80 mmol/L 以上。尿渗透压增加,>100 mmol/L。血清氯化物与尿素氮轻度降低。尿醛固酮减少。对血钠>125 mmol/L,且无明显症状的轻度患者,可做水负荷 ADH 抑制试验,30 min 内按 20 ml/kg 饮水,如患者 5 h 内排尿量少于饮水量 40%,而尿渗透压>血浆渗透压,则考虑 SIADH。因此方法有一定危险性,应慎重选择使用。

(3) 治疗

1) 限制进水量 如血清钠<130 mmol/L 时,应

尽量限制液体摄入，每日摄水量应限制在 500～1 000 ml，避免进一步出现低钠血症。

2）利尿剂　可使用呋塞米或依他尼酸，因襻利尿剂排水多于排钠。20%甘露醇 250 ml 快速静脉滴注，每 4～6 h 一次，可酌情使用。

3）补充氯化钠　可采用 3%高渗氯化钠溶液静脉滴注，滴速控制在 0.1 ml/(kg·min)。低钠的纠正切勿过快，应注意防止肺水肿和维持电解质平衡，并应随时测定血清钠和钾水平，从而决定钠的输入量。

4）地美环素（demeclocycline）和碳酸锂　两者均有拮抗 ADH 对肾小管上皮细胞受体腺苷酸环化酶的作用，产生肾性尿崩，从而达到减轻症状的目的。特别对不能接受水量限制的患者，以及对肿瘤治疗效果不佳的患者，该药具有较好的缓解作用。地美环素推荐每天 600～1 200 mg，分 3 次口服，一般在服用后 1 周起效，2 周后达最大疗效。由于地美环素在肾和肝内代谢，因此，肾和肝功能不全者应酌减。碳酸锂应用时注意测定血浆中锂浓度，以免中毒。

5）抗肿瘤治疗　是治疗 SIADH 的关键，联合化疗对小细胞肺癌诱发的 SIADH 有明显疗效，可使血钠回升至正常水平，大多数患者的症状通过对原发病灶的有效治疗而得到控制。

## 33.6.3　肿瘤溶解综合征

### （1）概述

一些快速生长又对化疗敏感的肿瘤，如小细胞肺癌、高度恶性淋巴瘤和粒细胞白血病等，在接受大剂量化疗时，可引起肿瘤细胞的大量崩解，胞质内容物如尿酸、嘌呤前体物质、钾离子和磷酸盐等大量释放入血，超过了体内的代谢能力和肾脏的排泄能力，可引起高氮质血症、高钾、高磷酸盐、高尿酸血症和低钙血症，导致电解质和酸碱平衡紊乱，并常伴有血中乳酸脱氢酶活性升高。其他实体肿瘤如非小细胞肺癌、乳腺癌、头颈部鳞癌等，亦有报道发生肿瘤溶解综合征（tumor lysis syndrome）。高磷酸血症和高尿酸血症可导致磷酸盐和尿酸盐结晶在肾小管沉积，以及磷酸钙在肾小管的沉积，均可引起急性肾衰竭。电解质紊乱特别是高钾血症可导致心律失常或心脏停搏。化疗导致人体正常敏感性组织如造血组织细胞的溶解，也可加快肿瘤溶解综合征的发生。放疗对敏感细胞的杀灭也偶可出现肿瘤溶解综合征。肾功能减退或使用肾毒性药物可加快该症的发生。由于儿童易患恶性程度高的肿瘤，因此这一病症在儿童中多见[29]。

### （2）诊断

有人认为，化疗后 4 天内出现血钾、血磷、血清尿酸和尿素氮较正常值升高 25%，或血清钙降低 25%，符合以上两项者，可诊断为"实验室肿瘤溶解综合征"。而如果同时血清钾浓度 >60 mmol/L，或肌酐 >221 mmol/L，或血清钙 <1.5 mmol/L，则为"临床肿瘤溶解综合征"，此时常伴有心律失常和（或）急性肾衰竭。

临床表现主要为高尿酸血症、低钙血症和高钾血症的症状。高尿酸血症的临床表现为恶心、呕吐、嗜睡和少尿。低钙血症表现为意识混乱、手足抽搐、肌肉痉挛或心律失常和循环衰竭。高钾血症表现为肌无力和昏睡，严重者出现心搏骤停。

### （3）治疗

一旦肿瘤溶解综合征在临床上确立，应迅速治疗。补充液体以稀释血中的各种离子浓度，同时通过肾脏加速排泄。但应注意快速增加血容量会加重心脏负担，过多利尿易诱发高钾血症。碳酸氢钠静脉滴注和氢氧化铝口服，可使尿液碱化，增加尿酸盐的溶解度，加速尿酸盐的排泄。但应注意，尿液碱化可造成磷酸盐在肾小管沉积，诱发急性肾衰竭。抗痛风药如别嘌醇通过竞争性抑制黄嘌呤氧化而降低尿酸的产生，临床上可试用，推荐剂量为 300～800 mg/d[30]。也可使用尿酸氧化酶，加速尿酸的排出[31]。利尿药可选用呋塞米或甘露醇。如以上方法仍不能有效纠正，并出现急性肾衰竭时，应考虑采用血液透析的方法，帮助肾脏度过急性肾衰竭关。

### （4）预防

对化疗敏感的肿瘤，特别对老年或伴有肾功能不全者，包括血中乳酸脱氢酶活性升高者，化疗前 24 h 就应注意水化、尿液碱化，并加用别嘌醇，可明显降低肿瘤溶解综合征的发生。一旦怀疑出现肿瘤溶解综合征时，应立即心电图监护。

## 33.6.4　低血糖症

### （1）概述

肿瘤性低血糖症主要包括两种原因：其一是胰岛 B 细胞瘤（胰岛素瘤），临床以反复出现的空腹低血糖症为特征；其二为胰外肿瘤性低血糖症，也以空腹低血糖为主要表现。

胰岛 B 细胞瘤年发生率为 1/25 000，病理上以良性腺瘤为多见（84%），恶性肿瘤约占 10%。几乎所有腺瘤位于胰腺实质内,少数为异位腺瘤。胰腺实质内腺瘤几乎平均分布于胰头、体、尾部。瘤体较小,直径为 1.5 cm 者占 65%。如肿瘤增大并伴有钙化者常提示恶性肿瘤,常伴有局部淋巴结转移。血道转移以肝脏多见,其次为肺和骨转移[32]。

引起低血糖症的胰外肿瘤包括间叶源性肿瘤和上皮组织肿瘤。间叶源性肿瘤主要包括纤维肉瘤、横纹肌肉瘤、平滑肌肉瘤、神经纤维瘤、脂肪肉瘤、间皮瘤、淋巴瘤和血管外皮细胞瘤等,其中 1/3 以上位于腹膜后,1/3 位于腹腔内,1/3 在其他部位。偶可引起低血糖症的恶性上皮来源肿瘤包括肝癌、肾上腺皮质恶性肿瘤、肺癌、消化道类癌、胰腺癌、胆管恶性肿瘤等。

近年的研究显示,患者体内的胰岛素样物质主要为胰岛素样生长因子-Ⅱ(IGF-Ⅱ)。IGF-Ⅱ可以与胰岛素受体或和 IGF-Ⅱ 受体结合,发挥胰岛素样作用。并且,患者体内的胰岛素样物质不易被抗胰岛素抗体结合。

肿瘤患者的低血糖症除了与分泌 IGF-Ⅱ 有关外,还与肿瘤的无氧酵解消耗过多糖原和患者因厌食摄取减少等因素有关,临床上应注意鉴别。此外,维持糖代谢平衡的调节机制可能受到破坏,它是引起低血糖症的重要原因。

### (2) 临床表现

1) 胰岛 B 细胞低血糖症  胰岛 B 细胞瘤患者表现为典型的低血糖症状,包括中枢神经和自主神经的糖缺乏症状。患者起病缓慢,反复发作,并呈进行性加重。多在早餐空腹前出现低血糖症状,在运动、饥饿、劳累、发热、月经消耗增加时诱发。

症状:常见症状表现为复视、视力模糊、出汗、心悸、乏力等占 85%,精神或行为异常者占 80%,意识障碍或记忆缺失者占 53%。早期轻症以交感神经兴奋为主,表现为心悸、出汗、面色苍白和呕吐。严重者出现神经系统糖缺乏症状,包括意识障碍、嗜睡、昏迷、锥体束征阳性等。其中以意识障碍多见,约占 95%。久病可影响患者的记忆力、智力和定向力。

临床症状的发生和严重程度常与血糖水平下降的速度以及患者的耐受能力有关。初发者血糖未降至 2.8 mmol/L 时即可出现低血糖症状,久病者即使血糖降至 1.1 mmol/L 也可无明显症状。有些患者在低血糖状态时,可无交感神经兴奋症状,而直接出现神经-精神症状,在临床上应注意鉴别。

实验室检查:血糖测定。如出现低血糖症时测定静脉血浆葡萄糖含量 < 2.8 mmol/L,而补充葡萄糖后血糖升高且临床症状好转,可以诊断为低血糖症。

胰岛素测定。①胰岛素释放指数:血浆免疫反应性胰岛素(mIU/L)与同时测定的血糖值(mg/dl)之比值。正常值 < 0.3,> 0.4 为异常,胰岛 B 细胞瘤者常 > 1。②胰岛素释放修正指数:血浆胰岛素 × 100(血浆葡萄糖:30 mg/dl)。该值 < 50 为正常,> 80 提示胰岛 B 细胞瘤。③低血糖时胰岛素测定值:如放射免疫法灵敏度为 5 μU/ml,当血糖 < 2.8 mmol/L 时相应的胰岛素浓度 > 6 μU/ml,提示低血糖症由胰岛素分泌过多引起。以上 3 种方法中第 3 种的特异性和敏感性较强,因而更具临床诊断价值。

72 h 饥饿试验。禁食后每 6 h 取外周血测定葡萄糖、胰岛素、C 肽、胰岛素原和 β-羟丁酸,血糖 < 3.3 mmol/L 后,每 1 ~ 2 h 测定 1 次。如血糖 < 2.8 mmol/L,且患者出现低血糖症状时应结束试验;如已证实存在 Whipple 三联症,血糖 < 3.0 mmol/L 时即结束试验;如禁食 72 h 而未出现低血糖症状时也应结束试验。

胰岛素指标可根据胰岛素测定的标准界定。如低血糖时 C 肽 > 200 pmol/L(ICMA)或胰岛素原 > 5 pmol/L(ICMA),可认为存在胰岛素分泌过多。如低血糖时,β-羟丁酸浓度 < 2.7 mmol/L,提示为胰岛素介导的低血糖,后者在注射胰高血糖素后血糖升高 < 1.4 mmol/L。

延长(5 h)口服葡萄糖耐量试验。口服 75 g 葡萄糖,测定服糖前和服糖后 30 min、1 h、2 h、3 h、4 h 和 5 h 的血糖、胰岛素和 C 肽。该试验在测定血糖同时测定胰岛素水平,可判断有无内源性胰岛素分泌过多[33]。

影像学检查:腹部 B 超常为临床首选,可迅速对胰岛 B 细胞瘤作出诊断和定位。文献报道,胰头部的敏感性为 95%,胰体部为 78%,胰尾为 60%。而使用内镜超声则可以避免肠道气体的干扰,其诊断准确率可进一步提高。

CT 检查定位的敏感性仅为 20% ~ 40%。由于患者的瘤体较小,因此,快速螺旋 CT 扫描可能会提高瘤体的检出率。如结合 B 超检查,则检出率更高。

选择性动脉造影一直被认为是胰岛素瘤定位的标准方法,敏感性为 50% ~ 60%。但因为是创伤性检查,故目前临床上常为除 B 超和 CT 检查外的第二选择。

2) 胰外肿瘤性低血糖症  多为空腹低血糖,也可发生于餐后低血糖。多见于老年人。

症状:胰外肿瘤引起的低血糖症早期交感神经兴奋症状表现并不明显,而常以大脑缺糖引起功能迟钝为首发症状。

实验室诊断:血浆中无胰岛素分泌过多的依据,但可查到IGF-Ⅱ增高的表现。

其他:有恶性肿瘤的证据。

(3) 治疗

1) 胰岛B细胞瘤的治疗　手术切除是最根本的方法。但由于胰岛B细胞瘤有时较隐蔽,不易被发现,故手术常有失败。反跳性高血糖是手术成功的证明。有时在难以定位时,可切除2/3胰腺(胰尾和胰体),但手术成功率仅为25%。对于恶性胰岛素瘤应进行根治手术。

良性胰岛B细胞瘤经手术切除后疗效良好。但长期低血糖症导致的中枢神经损害所出现的神经-精神症状不易恢复。而胰腺恶性肿瘤的预后较差。

2) 胰外肿瘤的治疗　胰外肿瘤如能彻底切除可改善低血糖症,由于肿瘤不能彻底根治可导致复发,则低血糖症不易纠正,需要补充足够碳水化合物来维持血糖的平衡,必要时可试用胰高血糖素、糖皮质激素、苯妥英钠等来抵消IGF-Ⅱ引起的低血糖症。

## 33.7　恶性胸腔积液和腹腔积液

除原发性脑瘤和四肢肿瘤外,几乎所有的恶性肿瘤在发生胸、腹膜转移时均可引起胸腔积液、腹腔积液。恶性胸腔积液在晚期肺癌中常见,发生率可高达60%,且呈进行性加重。发病原因主要是胸膜转移结节侵犯及阻塞毛细血管和淋巴管,造成通透性增加,故胸腔积液中含有大量蛋白质和血液有形成分,血性胸腔积液约占75%。有效血浆容量减少常通过神经体液调节机制导致水钠潴留,醛固酮和抗利尿激素分泌增加,更加重了胸腔积液的聚积。腹腔积液以妇科肿瘤、消化道肿瘤、肺癌和肝癌多见,同样以血性腹腔积液为主。其发生机制与胸腔积液基本相同[34]。

(1) 症状和体征

胸腔积液患者最常见的症状是气急、咳嗽和胸痛。体征包括患侧胸部叩诊浊音,呼吸音降低,语颤音降低,严重时不能平卧。大量胸腔积液时在消瘦患者可见胸壁向外膨出。腹腔积液患者最常见的症状为腹胀、消瘦和食欲减退,有时伴腹痛。大量腹腔积液时横膈抬高,造成气急。继发感染时出现腹痛和发热等。体征表现为腹部隆起,有时有压痛和反跳痛,叩诊为移动性浊音。恶性胸腔积液、腹腔积液患者常伴有贫血和低蛋白血症。

(2) 实验室检查

对恶性胸腔积液行胸部X线摄片是最基础的检查,立位摄片肋膈角变钝提示有少量积液(175～525ml),大量胸腔积液常伴有肺不张和纵隔向健侧移位。如纵隔因肿瘤固定,则纵隔移位不明显。胸部CT检查不但可确定胸腔积液的存在,同时可详细观察有无胸部肿瘤存在,以及肿瘤的位置和肺门、纵隔淋巴结的情况。超声检查对确定胸腔积液的含量、胸腔积液是否包裹、穿刺进针方向和进针深度等均有直接的指导意义。

对腹腔积液患者,CT检查不但可确定腹腔积液的存在,而且可了解腹腔肿块、腹膜后淋巴结情况以及腹部脏器的形态结构变化等。超声检查不但可确定腹腔积液的含量,而且可帮助确定穿刺的部位、进针方向和进针深度。

血性胸腔积液、腹腔积液大多为恶性,细胞学涂片检查常可找到恶性肿瘤细胞。恶性胸腔积液、腹腔积液为渗出液,比重 > 1.018,蛋白含量 > 30 g/L,血性胸腔积液、腹腔积液中含有大量红细胞。积液中 LDH > 200 IU,积液 LDH/血清 LDH > 0.6;CEA > 12 μg/L。当细胞学检查无法确诊时,必要时可通过胸腔镜或腹腔镜做胸膜、腹膜活检,90%以上的患者可得到明确诊断。

(3) 治疗

临床恶性肿瘤出现胸腔积液、腹腔积液已属晚期,治疗的原则是减轻痛苦,延长患者生命。由于恶性胸腔积液、腹腔积液不但使患者大量丢失红细胞和蛋白质,且出现严重的临床症状,因此,应积极进行治疗。

1) 恶性胸腔积液的治疗

一般治疗:包括低盐饮食,增加易消化和吸收的高质量蛋白质食品。当出现低蛋白血症时,应定期从静脉补充蛋白质,以增加血浆胶体渗透压,减少渗出。利尿剂应用推荐氢氯噻嗪 50～100 mg/d 与螺内酯(安体舒通)50～100 mg/d 合并使用,可减少钾的损失。

胸腔穿刺和胸腔闭式引流术:胸腔穿刺是紧急解除患者气急的方法,但多次抽取可使患者很快衰竭。因此,胸腔穿刺抽液仅应用于病理检查或紧急的胸腔减压治疗,不能作为治疗恶性胸腔积液的常规方法。理想的治疗恶性胸腔积液的方法应是设法杀灭胸膜转移癌结节,避免胸膜毛细管的渗出。但是,目前的治疗方法包括胸膜腔内化疗、生物治疗和胸膜的姑息性放疗均较难达到控制胸膜转移灶的目的,因此也无法达到控制胸腔积液的目的。

目前仍沿用胸膜腔闭合的方法来达到控制胸腔积液的目的。但需强调,无论采用何种治疗手段或何种药物达到闭合胸膜腔,实际上胸膜纤维蛋白渗出及脏、壁层胸膜粘连的结果是造成胸膜的机化,引起患侧不适或疼痛。部分患者因机化胸膜的收缩而使胸腔狭窄,胸廓变小,横膈抬高,从而影响呼吸。因此,胸膜闭合术是一种有创伤、有潜在后遗症的治疗方法,在临床选择时一定要慎用,应根据患者的年龄、一般情况、原发肿瘤的性质、病期、可能的预后以及患者本人对后遗症的理解程度来确定。

首先进行 B 超定位,选择穿刺点,引流管(一般 2～3 mm)借中空穿刺针导入胸腔约 10 cm,外接水封瓶,待检查各接口均封闭严密后,放开引流管夹子进行连续胸腔闭式引流。据笔者经验,对大量胸腔积液,可先连续引流 800～1 000 ml,并注意观察患者的状况,如心跳频率、有无心慌等,然后夹管暂停引流,休息 2 h,再引流 200 ml。如此反复,直至胸腔积液全部引流干净。

胸腔积液引流彻底后,可考虑胸膜腔内药物注入,药物的选择应根据患者的具体情况和医师的经验而定。笔者常采用短小棒状杆菌或国产红色诺卡菌细胞壁,商品名胞必佳(一种红色诺卡氏菌的灭活荚膜)200 μg 溶于 20 ml 生理盐水后胸膜腔内注入,使胸膜局部产生人工主动免疫,包括免疫细胞和纤维蛋白原的渗出,同时加用庆大霉素 16 万 U,防止胸膜腔内感染。药物注入后嘱患者朝左、右侧以及仰、俯位运动,使药物均匀地附着于脏、壁层胸膜,尽量使胸膜粘连完全,防止包裹。引流管可暂时封闭不拔除,每日 B 超检查观察胸腔积液,如 2～3 天后仍有胸腔积液增加则再引流并按上述方法再次注入药物,如无胸腔积液可拔除引流管。如留管时间延长,可加用口服抗生素。

胸腔内不论注入何种药物均能引起不同程度的胸痛、发热,严重者甚至出现呼吸困难和休克等,应对症处理。如发热 >38.5℃,可给予解热药;如出现胸痛,给予镇痛药。少数因胸膜粘连出现呼吸困难的患者,给予吸氧治疗。对患有低蛋白血症的患者,适当的胃肠道内、外补充蛋白质是必需的。贫血的原因很复杂,可考虑促红细胞生成因子加铁剂的治疗。

对恶性胸腔积液胸腔闭合术应重视首次治疗,胸腔积液彻底引流是闭合成功的关键,否则常易形成包裹。重复使用药物则易使胸膜增厚,无法再形成脏、壁层胸膜的粘连。

胸膜腔内注入药物的选择:细胞毒类药物常用于治疗恶性胸腔积液。20 世纪 90 年代曾有人报道,采用顺铂 100 mg/m² 和阿糖胞苷 100 mg/m² 注入胸膜腔治疗恶性胸腔积液,总有效率为 93%,胸腔积液完全控制率达 66%。但应注意:①细胞毒药物常为水溶性,胸膜的良好吸收易造成全身的毒性反应;②应用顺铂易出现肾毒性,有人统计约占 10%,胸膜腔内大剂量使用时应注意保护肾脏。

抗生素类药物也常用于恶性胸腔积液的治疗,包括四环素、多西环素(强力霉素)、表柔比星(阿霉素)、吡柔比星和博来霉素等。有学者认为,四环素作为胸膜硬化剂是一种简便、有效的药物,尤适合化疗效果不佳者,可期待的有效率达 75%～80%。多西环素的疗效与四环素相似,但常需要反复数次胸膜腔内注入。吡柔比星的总有效率为 50%～70%,药物剂量和疗效的对照试验显示,每次 40 mg 或 80 mg 胸膜腔内注入,两组的总有效率、胸腔积液控制时间和患者生存率间无明显差异。博来霉素治疗恶性胸腔积液的推荐用量为成人每次 60 mg,老年人酌减至 40 mg,总有效率超过四环素,为 80%。但胸腔积液的控制时间较短,1 个月后胸腔积液控制者降为 50%。

化学性药物曾最早用于治疗恶性胸腔积液,主要原理是诱导产生化学性胸膜炎,达到封闭胸膜腔的目的。常用药物有滑石粉、亚甲蓝、聚维酮等。有人解释,化学药物可抑制纤溶系统的活性,从而使纤维蛋白在胸膜面的沉积增加,促进胸膜粘连。

近年通过生物制剂胸膜腔内注入治疗恶性胸腔积液的报道较多,主要原理是通过生物制剂激活机体的免疫系统来杀灭肿瘤,同时刺激胸膜炎性渗出,使脏、壁层胸膜粘连,达到封闭胸膜腔的目的。利用细菌荚膜的酯糖类作为抗原是目前应用较广的一种,较成熟的有短小棒状杆菌等,有效率为 64.5%,与吡柔比星相似。但患者可出现低热、胸痛,胸膜粘连可能导致患侧胸廓狭窄、畸形。国产常用的有红色诺卡菌细胞壁(胞必佳)。干扰素有激活胸膜局部自然杀伤细胞和巨噬细胞的作用,并促进肿瘤细胞的自溶。其中 α-干扰素效果较好,主要用于胸腔积液量较少的病例。

胸膜转移的放疗:胸膜转移以多发粟粒状胸膜转移结节为常见,直径一般 <1 cm。通过放疗可有效控制肿瘤结节,同时也控制了胸腔积液的发生。但是,由于胸廓前、后径不均一,上小下大,底部又有膈肌呈穹窿状,即使采用目前的调强等放疗技术,也

无法达到全胸膜面上的均匀照射。因此,目前只能采用部分胸膜照射的方法,包括切线照射或调强照射等。笔者曾在20世纪90年代后,尝试采用混合射线照射技术做次全胸膜的照射来提高恶性胸腔积液的控制率,选择原发性肺癌伴胸腔积液患者45例,胸腔积液经引流后开始照射。结果显示,第6、12、18个月的胸腔积液控制率为76%、53%和44%,中位胸腔积液控制时间为14个月(2~32个月);患者的6、12、18个月的生存率分别为64%、34%和26%,中位生存期为9个月(4~32个月)。不良反应包括1、2级急性放射性食管炎9例,后期胸膜明显增厚伴纤维化3例[35]。

化疗:全身化疗仅对部分敏感肿瘤有效,但一般来讲,控制恶性胸腔积液的时间不长。

外科手术治疗:主要为胸膜剥离,该手术创伤大,并发症发生率高,而且恶性肿瘤引起的胸膜转移属临床晚期,患者预计生命期短,因此,目前临床上基本废用。

2)恶性腹腔积液的治疗

一般治疗:包括低盐饮食、限制摄入水量和利尿剂的应用。对顽固性腹腔积液,李其松等推荐几种不同利尿剂的轮流应用,可取得较好的利尿效果。如1、2、3天每日用氢氯噻嗪75~150mg,第2、3、4天每日用螺内酯60~120mg,第3、4、5天每日氨苯蝶啶100~200mg,第4、5、6天每日用地塞米松3.5~7.0mg,第5、6、7天每日用布美他尼(丁尿胺)1~3mg或呋塞米(速尿)20~80mg。应用中应注意水和电解质平衡。

腹腔积液抽取:如腹胀明显,可考虑适量腹腔积液抽取,但反复抽取腹腔积液可使大量蛋白质和血液成分丢失,并易导致腹膜炎和肠粘连。腹腔积液抽取后可采用腹带包裹腹部,增加腹内压力以减少腹腔内渗出,但不能包裹太紧,以免增加患者的不适。

腹腔内药物注入:腹腔内注入化疗药可能对敏感肿瘤有一定的效果,但往往腹腔积液控制的时间不长,对一般状况较好的患者可试用。国内有报道,采用生物制剂如干扰素和中药提取物做腹腔内注入控制腹腔积液,其疗效和并发症有待临床进一步观察。

中药治疗:中医学认为,腹腔积液体征则为标实,论治即扶正培本,调整脏腑阴阳气血的不平衡,补益内脏的功能,同时,祛邪利水,根据舌、脉及整体情况采用各种利水方法,对恶性腹腔积液的治疗有一定的神益。

## 33.8 骨转移

### (1) 概述

骨转移在恶性肿瘤中常见,特别是乳腺癌、前列腺癌、肺癌和骨髓癌等,其发生骨转移的概率也较高,显示以上肿瘤细胞对骨髓的特殊趋化性。

肿瘤发生骨转移的主要途径包括直接侵犯和血道转移。直接侵犯如鼻咽癌对邻近颅底骨质的破坏,盆腔肿瘤对骶骨和髂骨的破坏,胸壁和肺部肿瘤直接侵犯椎体和肋骨等,均由于肿瘤对邻近骨组织的侵犯。但是,临床上大部分骨转移是由癌细胞经血道进入骨髓腔,骨转移的发生不但有与其他脏器转移的共同特点,还有骨髓腔独特的结构和内环境可促进肿瘤细胞的增殖。

骨转移主要发生在扁骨、管状骨和椎体等,这与以上骨组织存在红髓有关。与其他组织如肺组织不同,红髓腔内血流缓慢,平均为 $0.4 ml/(min \cdot g)$,而前者的血流速度可达到 $13.6 ml/(min \cdot g)$,因此为肿瘤细胞在骨髓腔内的停留创造了条件。肿瘤细胞可通过自身分泌的黏附因子使自身附着在血窦上皮细胞上并进入基质中。骨髓池内具有非常丰富的生长因子,主要由成骨细胞分泌,这些生长因子如 IGF 和 TGF-β 可被肿瘤细胞利用加快自身的增殖。

进入骨髓的肿瘤细胞有激活破骨细胞的独特能力,其中间介质包括乳腺癌细胞分泌的 PTHrp 和骨髓瘤细胞分泌的 IL-1 和 IL-6 等,激活的破骨细胞释放溶骨酶可导致骨质的溶解破坏。

全身骨骼发生转移的概率不同。据统计,脊椎的转移率最高,为69%,骨盆为41%,股骨为25%,颅骨为14%。各种肿瘤发生骨转移的概率也不同,其中乳腺癌最高,为73.1%,肺癌32.5%,肾癌24%,直肠癌13%,胰腺癌13%,胃癌10.9%,结肠癌9.3%,卵巢癌9%。骨转移发生病理性骨折以乳腺癌最多,约占53%,肾癌11%,肺癌8%,甲状腺癌5%。

### (2) 临床表现

1)疼痛 65%~75%的骨转移患者可出现局部疼痛。疼痛的性质包括神经感受伤害性和(或)神经病理伤害性两种。前者由于溶骨破坏和肿瘤细胞分泌的一些生物活性物质如前列腺素、IL-1、IL-6、组胺和肿瘤坏死因子α等对神经感受器的刺激引起,而后者系肿瘤细胞直接侵犯神经组织引起。

疼痛起始时不连续,与活动无关,当疾病进展时疼痛变得持续且加剧。单发骨转移发生疼痛时可定位，但多发骨转移同时出现疼痛时定位较模糊。局部有压痛，有时压痛明显，患者拒绝按压。因疼痛患者可能采取一些特殊的体位，有助减轻局部的疼痛。

2）病理性骨折　负重性长骨转移有10%～20%的患者发生病理性骨折，主要发生在溶骨性破坏的病例。其骨折可由重力扭转造成，也可自发造成。

3）高钙血症　特别在乳腺癌、非小细胞肺癌、头颈部恶性肿瘤、肾癌、多发性骨髓瘤以及成人T细胞白血病和淋巴瘤多发，而在大肠癌、前列腺癌和小细胞肺癌偶发。高钙血症常伴有消化道、泌尿系统、心血管系统和神经系统的各种临床表现。如患者出现高钙血症，常提示预后差，中位生存期仅为1～3个月。

4）脊髓压迫症　骨转移患者中大多数伴有椎体转移，其中5%导致脊髓或脊神经根压迫，约有96%的患者可出现局部疼痛。

（3）诊断

对恶性肿瘤引起的骨转移的诊断可根据以下5个方面的检查得以确立。

1）局部疼痛　局部疼痛固定，呈持续性，并逐渐加重，严重时可伴有相应区域性运动障碍，局部按压疼痛加重。

2）放射性核素扫描（ECT）　由于骨转移部位破骨细胞活跃，因此利用破骨细胞亲和的放射性核素标记可清晰显示骨转移部位。$^{99m}$Tc骨扫描目前已被推荐为常规的初选诊断方法。该方法灵敏度高，一般较X线摄片可提前3个月发现早期骨转移。但也存在特异性较差、不易区分溶骨性或成骨性破坏，同时也不能显示骨破坏的程度等缺点。

3）X线摄片、MRI和CT检查　可进一步确认骨转移的诊断。X线摄片是最简单易行的方法，在大多数骨转移呈溶骨性破坏，表现为虫蛀状、圆形分散状以及弥散状。少数为成骨性破坏，偶可见溶骨和成骨同时存在。MRI和CT扫描不但可确认骨质破坏，还可以了解骨质破坏的程度以及局部肿瘤侵犯的范围，其中MRI更能精确地显示早期骨转移，在T1WI加权时常表现低信号区（图33-6）。建议检查骨盆和髋部时多采用冠状切面，而脊椎部位采用矢状切面。

4）PET-CT检查　其敏感性与ECT相似，但特异性高于ECT。由于检查费用昂贵，仅作为研究和少数病例疗效的追踪检查。

5）病理检查　包括细胞穿刺和手术标本的组

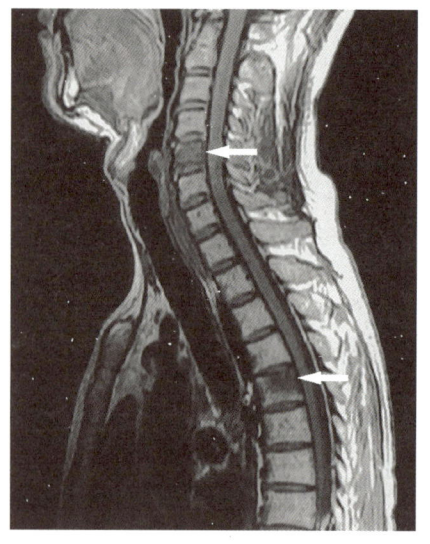

图33-6　左上肺癌伴椎体骨转移。MRI检查矢状位T1WI显示，$C_5$和$T_5$椎体正常髓腔高信号影消失，被低信号软组织影取代

织学检查，是最可靠的诊断骨转移的手段。

在临床上，对未形成软组织块影的骨转移一般不做细针穿刺。根据患者系恶性肿瘤，并伴有局部骨质疼痛、放射性核素骨扫描示局部放射性核素浓聚以及X线摄片（MRI或CT）示局部骨质呈溶骨性或成骨性破坏，以上3点要素成立，即可诊断为恶性肿瘤骨转移。

（4）治疗

1）外科治疗　外科治疗应在术前对患者病期、骨转移范围、患者一般状况以及手术给患者的利益等方面进行综合评估。尽量选择单一骨转移病灶，患者一般情况好，预计生存时间较长，或肿瘤压迫神经，经放化疗无效者。手术的内容包括骨损伤固定术、置换术和神经松解术等。骨损伤固定术可选择性用于病理性骨折及脊髓压迫症。预防性固定可用于长管状骨如股骨颈骨转移、骨皮质破坏＞50%的患者。外科治疗后部分患者可做术后放疗。

2）放疗　包括外照射和放射性核素内照射两种。

外放疗可迅速止痛。使局部肿瘤生长受到抑制，防止病理性骨折，并能缓解肿瘤对邻近脏器（如脊髓）的压迫。其有效率高达80%～90%，大多数患者在放疗后10～14天疼痛缓解或消除，极少数患者可在1～3个月内缓解。突然疼痛加剧应注意检查有无骨折发生。

临床上大量的资料显示,大剂量分割照射,如 10 Gy×2 次,与较低剂量多次分割,如 2.7 Gy×15 次,在止痛效果上没有明显的差异。但是,目前国内外常推荐 3 Gy×10 次照射。如果照射野内有重要脏器,也可采用 5 Gy×7 次照射,或 7 Gy×5 次照射。对于比较衰弱或其他原因不能接受连续分次照射的患者,则可采用一次照射 10 Gy 的方法来止痛。美国 RTOG 曾作过这方面的试验,对于周围无重要脏器的骨转移,例如四肢骨转移,采用每次 8.5 Gy,1 周给予 2 次,总剂量 17 Gy,或每次 3 Gy,连续 10 次,总量 30 Gy 照射,或每次 4.5 Gy,连续 6 次,总量 27 Gy 照射。3 种方法在并发症的发生率上无明显差异[36]。在意大利,有人曾采用每周 1 次的大剂量分割照射,如每次给予 5.5 Gy 或 8.8 Gy,总照射剂量 44 Gy,结果接受试验的 45 例原发性肺癌患者中,80% 的卡氏评分平均增长 20 个百分点。

椎体转移是一个较为严重和危险的症状,对椎体转移并已出现局部肿块的病灶,根据患者的具体情况,例如一般情况较好、预计生存期较长的患者,可以考虑采用三维适形放疗或调强放疗的形式,给肿瘤较高剂量的照射,同时降低脊髓以及周围重要脏器的受照剂量。当受照脊髓较长时(如 >10 cm),以 30～35 Gy/12～14 次照射为宜,这样既保护了脊髓,并且也无急性胃肠道(如腰椎转移)并发症发生。

骨转移外照射的每次照射剂量和照射总量应根据患者一般症状、预期生存时间、周围有无重要脏器、肿瘤类型、骨转移的范围以及原发病灶的控制情况而定。对于单发骨转移灶,且预计生存时间较长的患者,建议常规照射(每次 2 Gy)40 Gy 以上是合理的。常规照射使正常组织的不良反应轻,并可获得更长时间的抑制肿瘤和止痛的效果。

乳腺癌患者预计生存期长,对单发骨转移灶推荐常规分割放疗 40 Gy 以上。肺癌、恶性黑色素瘤病程较短,放疗常采用 3 Gy×10 次,总量为 30 Gy。白血病、骨髓瘤和淋巴瘤对放疗敏感,骨转移时除全身化疗外,局部可做放疗,照射剂量为 20～35 Gy。肾上腺癌骨转移对放疗敏感性差,照射总量宜在 40 Gy 以上。甲状腺癌局部骨转移可采用外照射,但多发骨转移则采用 [131]I 做放射性核素内照射。放疗对其他肿瘤如胃肠道肿瘤引起的骨转移,也有良好的止痛作用。

肺癌发生的骨转移往往是多发性的,不可能也不必要对所有在放射性核素骨扫描和 X 线摄片上确认为骨转移处进行局部放疗,放疗的部位仅限于局部疼痛明显并已影响患者生活质量的部位或可能产生严重不良反应的部位。如果骨转移的范围较大,局部放疗不可能全面顾及时,可考虑做放射性核素内放射的办法,常采用 [153]Sm 静脉注射,通过抑制破骨细胞来达到止痛的目的。

广泛骨转移者也可使用其他放射性核素来缓解疼痛,有效率为 65%～85%,但缓解期较短,同时对骨髓造血细胞有抑制作用,且恢复较慢(一般需 12 周)。常用的放射性核素有 [89]Sr、[32]P、[185]Re、[153]Sm 等。统计表明,约 75% 乳腺癌或前列腺癌多发转移患者经 [89]Sr 治疗后疼痛消失或缓解,持续时间几个月,适合晚期一般状况差且伴多发转移的患者[37]。

3)双膦酸盐治疗 双膦酸盐是焦膦酸盐分子的稳定类似物,可抑制破骨细胞介导的骨溶解和重吸收作用,并抑制破骨细胞的成熟及成熟破骨细胞的聚集和破骨作用,同时,还能抑制肿瘤细胞在骨介质中的扩散、浸润和骨基质的黏附。因此,双膦酸盐可治疗由破骨细胞介导的骨重吸收导致的高钙血症和疼痛,并预防病理性骨折和脊髓压迫症等骨溶解相关的并发症。

日本 Kohno 等临床Ⅲ期试验的结果显示,唑来膦酸 4 mg/4 周静脉滴注,维持 1 年,可显著降低乳腺癌骨转移患者出现相关事件(病理性骨折、脊髓压迫症以及骨转移进展需放疗或外科治疗)的发生率。1 年骨转移相关事件发生率较对照组(服用安慰剂)减少 39%($P=0.027$)。并且,唑来膦酸组患者出现相关事件的时间较对照组明显延长(中位时间为 364 天,$P=0.027$)。整个治疗期间,治疗组未发生 3 级和 4 级肌酸酐增加[38]。

第一代双膦酸盐在 30 年前已用于临床,代表药物为氯屈膦酸盐,用法为氯屈磷酸盐二钠 1 600 mg/d,共 3～4 周口服。注意避免该药与含钙食物如牛奶等同服,钙与氯屈膦酸结合会减少后者在胃肠道吸收。

第二代双膦酸盐为含氮制剂,代表药物有帕米膦酸钠、阿仑膦酸钠等,抑制骨溶解作用强于第一代。帕米膦酸盐用法为 60～90 mg,静脉滴注 >2 h,每 3～4 周 1 次。

第三代双膦酸盐为含杂环结构的含氮双膦酸盐如唑来膦酸,以及不含杂环的含氮双膦酸盐如伊班膦酸。唑来膦酸用法为 4 mg,静脉滴注 >15 min,每 3～4 周 1 次;伊班膦酸用法为 6 mg,静脉滴注 >15 min,每 3～4 周 1 次。第三代双膦酸盐的疗效更高,毒性更小,使用更方便。

双膦酸盐可与化疗、放疗、内分泌治疗以及止痛药联合应用,长期使用应补充钙和维生素 D。对肾功能不全者除伊班膦酸外,其余双膦酸盐均应注意调整剂量或延长输注时间。有报道称,少数长期应用的患者可能发生下颌骨坏死,应注意口腔卫生,并注意定期检查。

目前没有证据证明,早期应用双膦酸盐可预防骨转移。因此,在影像学检查包括 X 线摄片、MRI 和 CT 检查未发现明确骨转移征象时,不推荐早期使用双膦酸盐。

## 33.9 癌症疼痛

疼痛是肿瘤患者最为畏惧的症状,也是肿瘤医师治疗最棘手的问题。疼痛明显降低患者的生活质量,间接造成生存率下降。疼痛是癌症患者最常见的症状,在临床首次确诊时,50%患者诉有疼痛症状。在治疗过程中,又有 30%患者出现疼痛。而至患者的终末期时,则几乎 90%患者有过疼痛的经历,而其中近 40%患者因疼痛未得到充分治疗而影响其生活质量[39]。

### (1) 癌症导致疼痛的原因

1) 直接由肿瘤引起 如肿瘤侵犯纵隔或胸腔可引起胸痛,发生远处转移如骨转移可引起局部骨骼的疼痛,发生腹膜后淋巴结转移可引起腹痛,发生肝转移引起肝区疼痛等。由肿瘤直接造成的疼痛占 70%。

2) 间接由肿瘤引起 如肺癌引起的阻塞性肺炎出现的胸痛以及副瘤综合征引起的疼痛等,占疼痛发生原因的 10%。以上两种称为感受伤害性疼痛。

3) 由肿瘤的诊断和治疗引起 如胸部放疗可引起局部肺组织和纵隔的放射性损伤而产生疼痛,术后疼痛,以及某些化疗药物引起的周围神经炎所造成的疼痛,创伤性检查所造成的疼痛。以上属神经病理性疼痛,约占疼痛发生原因的 20%。

4) 和肿瘤无关的疼痛 如患者对疼痛特别敏感,或焦虑、失望、恐惧造成疼痛阈值降低而产生的疼痛。

### (2) 癌症疼痛的类型

癌症疼痛的类型可分成两大类:一类属神经源性疼痛,又称感受伤害性疼痛,主要是周围感受器受刺激遭伤害而引起的疼痛,包括躯体性疼痛和内脏性疼痛;另一类为神经病理性疼痛,主要由肿瘤侵犯神经组织,包括脊髓和脑组织引起的疼痛。有时两种疼痛类型可同时存在。

感受伤害性疼痛常由组织损伤造成,例如术后急性损伤引起的局部疼痛,由神经末梢感受器受到不良的刺激造成,也可由局部组织释放的某些生物活性物质刺激神经末梢感受器引起。其特点是只要去除这些刺激因子,则疼痛即可获得有效的缓解。

神经病理性疼痛系神经损伤引起,呈持续性。除肿瘤直接侵犯神经组织外,抗肿瘤治疗引起的神经组织损伤是造成疼痛的主要原因。外科手术切断神经可引起术后疼痛,嗜神经细胞毒药物可引起周围和中枢神经损伤。放疗同样可引起照射野神经组织的损伤,这种神经病理性损伤常呈持续性,需长期使用止痛药来减轻疼痛[40]。

### (3) 疼痛的诊断

疼痛的临床诊断主要根据患者的主诉。国内目前可采用以下几种方法对疼痛和程度进行评估。

1) 类型量标(categorical scale) 向患者展示几种不同描述疼痛的词汇,让患者本人圈定一个适合自己疼痛程度的形容词汇。

2) 数字等级量评估(numerical rating) 从 0~10 表示从不痛到剧烈疼痛的不同等级,让患者自己标记一个数字,表示疼痛的程度。

3) 视觉类比量表(visual amalogue scale, VAS) 在 0~100 mm 水平线上,左端为"0"表示不痛,右端为"100"表示酷痛。患者在横线上做标记代表自己的疼痛程度。可用标尺计算毫米数来进行比较。

此外,国外还有许多表示疼痛的评估方法,如 Mc Gill 疼痛问卷法、多项 VAS 综合评估患者的生活质量等,均可采用作为疼痛和治疗后疗效的评估。对于儿童,目前尚可采用面部的不适表情来评估疼痛的程度。

同时,还应根据患者的症状、体征以及医师的全面检查来判断,注意是近期出现的疼痛,还是疼痛经治疗好转后再次发生的疼痛,后者常提示肿瘤有局部复发的可能。在治疗过程中发生的局部疼痛应使医师了解到是否应改变目前已制定的治疗计划。

### (4) 疼痛的治疗

1) 药物治疗 药物治疗是目前治疗疼痛的主要方法。临床医师应对止痛药物的作用机制、不良反应以及各种止痛药物与其他药物联合应用时相互可能发生的作用应有全面的了解。止痛药物目前主要包括以下三大类。

非甾体抗炎药:对乙酰氨基酚被公认为对中等疼痛长期应用有效,且对重度疼痛作为补充药物使用最为安全的药物。非甾体抗炎药具有抑制前列腺素合成的作用,从而减少这些炎症介质引起的疼痛刺激向中枢传递,达到止痛的目的。

目前,临床较常用的有吲哚美辛(消炎痛)片剂和栓剂,片剂每次 50 mg,每日 3 次;栓剂每次 50～100 mg,每日 1 次。双氯芬酸钠(诺福丁)是非甾体抗炎药中作用较强的一种,它对前列腺素合成的抑制作用强于阿司匹林和吲哚美辛。用法为每次 0.1 g,每日 1 次。其他芳基丙酸类药物如布洛芬、萘普生等,在临床上也常使用。

阿片类药物:是目前认为对恶性肿瘤引起的疼痛最有效的止痛剂。由于阿片类药物抑制疼痛信号在神经元的上行传递,或者通过大脑或脑干的疼痛中枢,发挥下行疼痛的抑制作用,因此,不管何种原因引起的疼痛,阿片类药物均能达到有效的止痛目的。不同患者对阿片类药物的需求不同,应根据需要来决定用量以及给药的途径。

国内弱阿片类常用止痛药物有可待因、双氢可待因、布桂嗪(强痛定)和曲马多等,强阿片类药物包括盐酸吗啡、硫酸(盐酸)吗啡控释片、芬太尼透皮贴剂、哌替啶和美沙酮等。根据 WHO 以及美国国家食品药品监督管理局提出的要求,吗啡是治疗重度癌痛的代表性药物[41]。

国产硫酸吗啡控释片(商品名为美施康定或美菲康)应用广泛。剂量规格有 3 种,分别为每片 10 mg、20 mg 和 30 mg。硫酸吗啡为纯粹的阿片受体激动剂,主要通过激动 μ 受体产生强大的镇痛作用,同时也有明显的镇静作用和镇咳作用。口服后由胃肠道黏膜吸收,服后 2～3 h 血药浓度达到峰值,半衰期为 3.5～5 h。硫酸吗啡控释片必须整片吞服,不可截开或嚼碎,初次服用量为 10 mg 或 20 mg,每 12 h 服用 1 次。以后根据镇痛的效果调整用量,直至达到镇痛的目的。

另一种长效强阿片类镇痛药为芬太尼透皮贴剂(商品名为多瑞吉),也是一种高选择性激动 μ 受体的镇痛药[42]。芬太尼的初始剂量应根据患者过去有否使用过阿片类药物的既往史来确定。对于未使用过阿片类药物的患者,应以芬太尼的最低剂量 25 μg/h 为起始剂量。而对于已使用过阿片类药物的患者,先应转换成等效的每日吗啡剂量,再转换成芬太尼的剂量。24 h 口服吗啡剂量 <135 mg 者,推荐芬太尼剂量为 25 μg/h。芬太尼敷贴皮肤后通常在 12～24 h 达到稳态,并在此后 72 h 内保持相对稳定状态。去除贴剂后,半衰期大约维持 17 h。芬太尼贴剂规格有两种,分别为每片 2.5 mg 和 5 mg,前者释放时间为 25 μg/h,后者为 50 μg/h。

阿片类药物常见不良反应为呕吐和便秘,如出现症状,可给予止吐药和(或)缓泻剂改善症状。阿片类药物中毒的临床表现为过度镇静和呼吸抑制,临床应注意患者瞳孔的变化,如出现针尖样瞳孔常提示出现阿片类药物中毒。解救办法可使用纳洛酮(naloxone),该药是阿片类药物的拮抗剂,用法为 0.1 mg,2～3 min 静脉注射,直至总剂量为 0.2～4 mg。

辅助性止痛药:一些镇痛的辅助用药本身单独使用时并无明显的镇痛效果,但与镇痛药联合应用时可增强镇痛的效果,这些药包括抗惊厥药(如加巴喷丁、卡马西平等)、抗抑郁药(如阿米替林、氯米帕明、丙米嗪等)、肌肉松弛药(如东莨菪碱、苯二氮䓬类等),以及皮质激素类药物包括泼尼松、地塞米松等,后者达到改善心情、增加食欲以及加强止痛的效果。但皮质类激素药物必须慎用,尤其高血糖、高血压、精神症状异常者应禁用。

药物止痛可按 WHO 提出的"三阶梯止痛方法",按疼痛发生的程度分成轻度疼痛、中度疼痛和重度疼痛。轻度疼痛的治疗为Ⅰ级止痛,治疗药物包括非阿片类止痛药,必要时可加用辅助性止痛药。中度疼痛的治疗为Ⅱ级止痛,治疗的药物包括弱阿片类,必要时加用非阿片类止痛药和辅助性止痛药。重度疼痛的治疗为Ⅲ级止痛,治疗的药物包括强阿片类,必要时加用非阿片类止痛药和辅助性止痛药。

辅助性止痛药可施行于三阶梯止痛的任何阶段,起到加强止痛的效果,如果应用恰当,还可以使止痛药的使用降级。图 33-7 为癌症疼痛处理的流程[13],供临床医师参考。

2) 癌症止痛的原则

按阶梯用药:疼痛按程度分级法(VRS 法)分成 4 级。0 级为无痛。Ⅰ级为轻度疼痛:虽有疼痛但可以忍受,能正常生活,睡眠不受干扰。Ⅱ级为中度疼痛:疼痛明显,不能忍受,要求服用止痛药,睡眠受到干扰。Ⅲ级为重度疼痛:疼痛剧烈,不能忍受,需要止痛剂,睡眠受到严重干扰,可伴有自主神经紊乱或被动体征。止痛药物的选择应根据疼痛的程度采用由弱至强的原则。对于Ⅰ级轻度疼痛,应选择非阿片类药物。如果非阿片类药物达不到止痛的目的,而疼痛症状继续加剧升至中度疼痛,则可考虑用Ⅱ级止痛药物,包括弱阿片类药物。若疼痛继续加剧,则应进入Ⅲ级止痛,选用强阿片类药物,也可同时加用非阿片类药物,后者既可增加阿片类药物的止痛效果,又能减少阿片类药物的用量。此外,可视具体情况加用辅助性止痛药,以增强止痛效果。

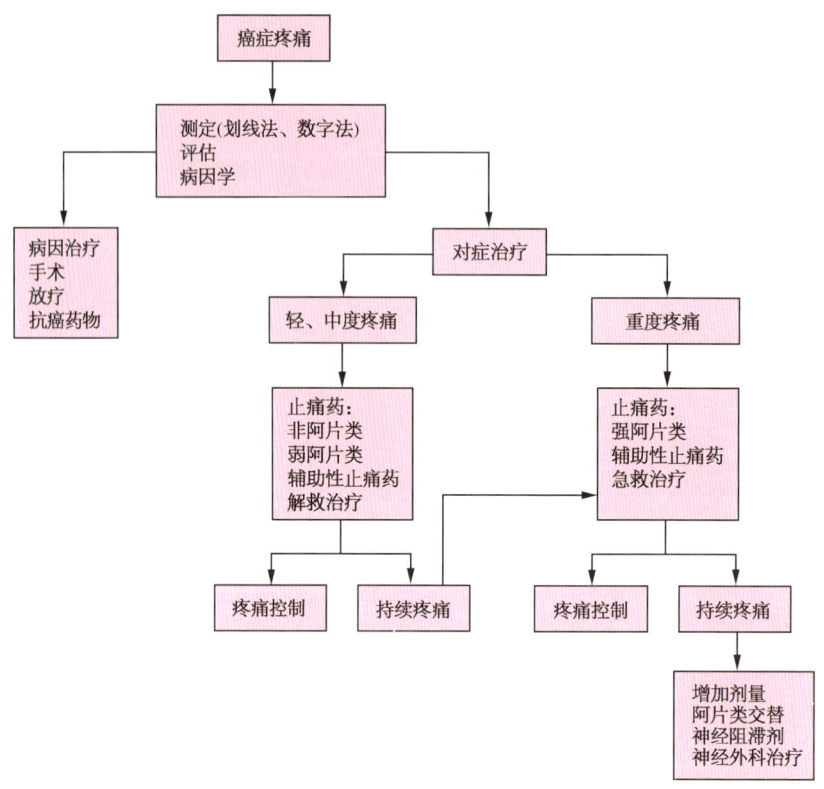

**图 33-7　癌症疼痛的处理流程**

坚持口服用药：口服给药是最方便的给药途径，既经济又可避免肌内和静脉注射给患者造成的心理负担，增强活动的自主性。为了方便患者口服，各级止痛药目前均制成口服型。若患者不能口服，可选用直肠内给药，直肠吸收速度比口服快，还可避免因口服止痛药产生的食欲减退和胃部不适等症状。吲哚美辛栓剂是较好的直肠给药的止痛药物，对于轻度的疼痛有良好的效果。口服给药应占各种药物给药途径的80%以上，只有在口服给药无效或不适合口服给药的患者，才考虑用肠道外给药的方法，包括皮下注射和静脉注射。

按时给药：止痛药物要在血中维持一定的血药浓度才能达到止痛的效果。各级止痛药在体内的吸收和代谢的速度不同，因此，每天用药的次数和剂量也不一样。例如硫酸吗啡控释片口服后由胃肠道吸收，服后 2～3 h 血药浓度达到峰值，持续的止痛效果可达 12 h。因此，只要早晚服用 1 次就可达到止痛要求。而对于吲哚美辛口服常释剂，由于胃肠道黏膜吸收迅速，奏效迅速，经肝脏代谢也迅速，因此需每日 2～3 次服用，才能维持止痛的效果。

用药个体化：每个患者对疼痛的耐受程度不同，对止痛药的敏感性也不同，在个体间存在较大的差异，所以在用药的剂量和给药的时间上没有一个固定的模式，医师必须根据患者的实际情况来试用，只要达到缓解疼痛的目的，也就达到了最佳的用药剂量和时间。应用缓释吗啡可从 10 mg 开始，每日 2 次；如果疗效不佳，改用 20 mg，每日 2 次，或改用 30 mg，每日 2 次，只要患者疼痛减轻并能耐受，就应视为最佳剂量。辅助性止痛药的选择也应个体化。患者先试用这些药物，测试如何搭配才能提高止痛的效果，一旦认为达到最佳疗效，就应坚持使用。

注意患者的监护：止痛药有其不良反应，有些止痛药的不良反应还相当严重，对接受止痛治疗的患者应进行监护，既要观察止痛效果，也应观察不良反应，要使患者在获得最大止痛效果的基础上不良反应最小。非甾体抗炎药偶尔可引起肾衰竭，吗啡过量可引起呼吸衰竭，类固醇激素如长期应用可产生严重不良反应，均应有所认识和防范。

3）其他止痛治疗　抗肿瘤治疗可以抑制或消除肿瘤对神经的直接侵犯，而使疼痛缓解。恶性肿瘤引起的骨转移造成局部的疼痛，椎体和椎间孔转移常压迫或浸润脊神经引起疼痛，脑转移可使脑压升高而引起头痛，均可通过局部放疗得以缓解。双膦酸盐制剂因能与骨盐形成稳固的结合，并且抑制破骨细胞的溶骨性破坏,也能减轻骨转移引起的疼痛。放射性核素内照射因能杀伤骨内转移的癌细胞而达到止痛效果。化疗对骨转移治疗也有一定的帮助,特别对敏感肿瘤如小细胞肺癌造成的各种原因的疼痛都有一定的缓解作用,但化疗止痛的缓解期往往较短。外科姑息性切除局部肿块有助于缓解肿瘤对神经的压迫,例如肺癌侵犯胸壁时可考虑局部肿块切除,结合术后放疗可收到较好的止痛效果。在一些特殊情况下,对经药物治疗无效的患者,可考虑通过神经阻滞或通过外科切断相关神经的方法,也能达到止痛的效果。虽然抗肿瘤治疗对肿瘤直接或间接引起的疼痛有一定的效果,但对于应用放疗或全身化疗止痛无效的患者,或经抗肿瘤治疗后因医源性原因引起的疼痛,药物止痛仍然是最有效和安全的方法。

(钱 浩 张 文)

## 主要参考文献

[1] Reechaipichitkul W, Thongpaen S. Etiology and outcome of superior vena cava (SVC) obstruction in adults. Southeast Asian J Trop Med Public Health, 2004, 35:453-457.

[2] Wilson LD, Detterbeck FC, Yahalom J. Clinical practice. Superior vena cava syndrome with malignant causes. N Engl J Med, 2007,356:1862-1869.

[3] Chan RH, Dar AR, Yu E, et al. Superior vena cava obstruction in small-cell lung cancer. Int J Radiat Oncol Biol Phys, 1997, 38:513-520.

[4] Hoegler D. Radiotherapy for palliation of symptoms in incurable cancer. Curr Probl Cancer, 1997, 21:129-183.

[5] McAllisster HA Jr, Hall RJ, Cooley DA. Tumors of the heart and pericardium. Curr Probl Cardiol, 1999, 24:57-116.

[6] Rodriguez MI, Ash K, Foley RW, et al. Pericardio peritoneal window:laparoscopic approach. Surg Endosc, 1999, 13:409-411.

[7] Martinoni A,Cipolla CM,Cardinale D, et al. Long-term results of intrapericardial chemotherapeutic treatment of malignant pericardial effusions with thiotepa. Chest, 2004, 126:1412-1416.

[8] Tomkowski WZ, Wisniewska J, Szturmowicz M, et al. Evaluation of intrapericardial cisplatin administration in cases with recurrent malignant pericardial effusion and cardiac tamponade. Support Care Cancer, 2004, 12:53-57.

[9] Singal PK, Liskovic N. Doxorubicin-induced cardiomyopathy. N Engl J Med, 1998,339:900-905.

[10] 洪小南,孙曾一. 抗肿瘤化疗药物的临床应用. 见:陈灏珠主编. 实用内科学. 第12版. 北京:人民卫生出版社,2005:500-509.

[11] Aleman BM, van den Belt-Dusebont AW, de Bruin ML, et al. Late cardiotoxicity after treatment for Hodgkin lymphoma. Blood, 2007, 109:1878-1886.

[12] Lee AY, Levine MN. Venous thromboembolism and cancer:risks and outcomes. Circulation, 2003, 107:17-21.

[13] 储大同,王金万主译. 肿瘤急症手册. 北京:北京大学医学出版社,2006:105-118, 120, 154.

[14] Kocak Z, Evans ES, Zhou SM, et al. Challenges in defining radiation pneumonitis in patients with lung cancer. Int J Radiat Oncol Biol Phys, 2005, 62:635-638.

[15] Daddi G, Puma F, Avenia N, et al. Resection with curative intent after endoscopic treatment of airway obstruction. Ann Thorac Surg, 1998, 65:203-207.

[16] Ryberg M,Nielsen D, Osterlind K,et al. Predictors of central nervous system metastases in patients with metastatic breast cancer. A competing risk analysis of 579 patients treated with epirubicin-based chemotherapy. Breast Cancer Res Treat, 2005, 91:217-225.

[17] Patchell RA, Tibbs PA, Regine WF, et al. Postoperative radiotherapy in the treatment of single metastases to the brain: a randomized trial. JAMA, 1998, 280:1485-1489.

[18] Rogers LR,Rock JP,Sills AK,et al. Results of a phase II trial of the GliaSite radiation therapy system for the treatment of newly diagnosed, resected single brain metastases. J Neurosurg, 2006, 105:375-384.

[19] Andrews DW, Scott CB, Sperduto PW, et al. Whole brain radiation therapy with or without stereotactic radiosurgery boost for patients with one to three brain metastases:phase III results of the RTOG 9508 randomised trial. Lancet, 2004, 363:1665-1672.

[20] 杨焕军,张福林,蒋国梁,等. 非小细胞肺癌脑转移放射治疗,临床Ⅰ和Ⅱ期研究. 中华放射肿瘤学杂志, 2003, 12:223-226.

[21] Schiff D, Batchelor T, Wen PY. Neurologic emergencies in cancer patients. Neurol Clin, 1998, 16:449-483.

[22] Tryciecky EW, Gottschalk A, Ludema K. Oncologic imaging: interactions of nuclear medicine with CT and MRI using the bone scan as a model. Semin Nucl Med, 1997, 27:142-151.

[23] Rades D,Karstens JH,Hoskin PJ,et al. Escalation of radiation dose beyond 30 Gy in fractions for metastatic spinal cord compression. Int J Radiat Oncol Biol Phys, 2007,67: 525-531.

[24] Rades D,Hoskin PJ,Karstens JH,et al. Radiotherapy of metastatic spinal cord compression in very elderly patients. Int J Radiat Oncol Biol Phys,2007, 67:256-263.

[25] 张婴元. 链球菌感染. 见:陈灏珠主编. 实用内科学. 第12版. 北京:人民卫生出版社, 2005:300-309.

[26] 邹善华,徐建明. 肿瘤并发症的治疗. 见:杨秉辉,任正刚主编. 临床肿瘤手册. 上海:上海科技教育出版社,2001:184-187.

[27] Schiffer CA, Anderson KC, Bennett CL, et al. Platelet transfusion for patients with cancer: clinical practice guidelines of the American Society of Clinical Oncology. J Clin Oncol, 2001,19:1519-1538.

[28] Patch D, Sabin CA, Goulis J,et al. A randomized, controlled trial of medical therapy versus endoscopic ligation for the prevention of variceal rebleeding in patients with cirrhosis. Gastroenterology, 2002, 123:1013-1019.

[29] Altman A. Acute tumor lysis syndrome. Semin Oncol, 2001, 28:3-8.

[30] Feusner J, Farber MS. Role of intravenous allopurinol in the management of acute tumor lysis syndrome. Semin Oncol, 2001, 28:13-18.

[31] Wang LY, Shih LY, Chang H, et al. Recombinant urate oxidase (rasburicase) for the prevention and treatment of tumor lysis syndrome in patients with hematologic malignancies. Acta Haematol, 2006, 115:35-38.

[32] Rizza RA, Service FJ. Hypoglycemia/pancreatic Islet cell disease. In:Goldman L, Ausiello D, eds. Cecil textbook of medicine. 22nd ed. Philadelphia: Sanders, 2004:1452-1457.

[33] 叶红英, 俞茂华. 低血糖症. 见:陈灏珠主编. 实用内科学. 第12版. 北京:人民卫生出版社,2005:1065-1071.

[34] 李其松,钱浩. 癌症并发症及其处理. 见:汤钊猷主编. 现代肿瘤学. 第二版. 上海:上海医科大学出版社, 2000:556-580.

[35] 钱浩,蒋国梁,何少琴等. 全胸膜混合射线照射结合局部治疗恶性胸腔积液的疗效观察. 中国肺癌杂志,2000, 3:336-339.

[36] Arcangeli G, Giovinazzo G, Sarscino B, et al. Radiation therapy in the management of symptomatic bone metastases: the effect of total dose and histology on pain relief and response duration. Int J Radiat Oncol Biol Phys, 1998, 42:1119-1126.

[37] Porter AT, Ben-Josef E. Strontium-89 in the treatment of bone metastasis. In: de Vita VT Jr, Hellman S, eds. Important advances in oncology. Philadelphia: JB Lippincott, 1995:87.

[38] Kohno N, Aogi K, Minami H, et al. Zoledronic acid significantly reduces skeletal complications compared with placebo in Japanese women with bone metastases from breast cancer: a randomized, placebo-controlled trail. J Clin Oncol, 2005, 23:3314-3321.

[39] Foley K. Management of cancer pain. In: de Vita VT Jr, Hellman S, Rosenburg SA, eds. Cancer: principles and practice of oncology. 6th ed. Philadelphia: Lippincott-Raven,2002:2977-3012.

[40] Dworkin RH, Backonja M, Rowbothan MC, et al. Advances in neuropathic pain: diagnosis, mechanisms, and treatment recommendations. Arch Neurol, 2003,60:1524-1534.

[41] Donnelly S, Davis MP, Walsh D,et al. Morphine in cancer pain management: a practice guide. Support Care Cancer, 2002, 10:13-35.

[42] Gourlay GK. Treatment of cancer pain with transdermal fentanyl. Lancet Oncol, 2001, 2:165-172.

# 34 抗肿瘤治疗的不良反应及处理

34.1 骨髓抑制
   34.1.1 中性粒细胞减少
   34.1.2 血小板减少
   34.1.3 贫血
34.2 恶心与呕吐
   34.2.1 化疗所致呕吐的发生机制
   34.2.2 化疗所致呕吐的类型
   34.2.3 影响呕吐发生的因素
   34.2.4 放疗所致呕吐
   34.2.5 治疗
34.3 口腔黏膜炎
34.4 心脏毒性
   34.4.1 化疗引起的心脏毒性
   34.4.2 放疗引起的心脏毒性
34.5 肺毒性
   34.5.1 化疗引起的肺毒性
   34.5.2 放疗引起的肺毒性

34.6 肾和膀胱毒性
   34.6.1 化疗引起的肾毒性
   34.6.2 出血性膀胱炎
34.7 神经毒性
   34.7.1 长春花生物碱
   34.7.2 紫杉类药物
   34.7.3 顺铂和奥沙利铂
   34.7.4 沙利多胺
   34.7.5 硼替佐米
34.8 性腺功能障碍
   34.8.1 化疗对儿童性腺的影响
   34.8.2 化疗对成人性腺的影响
   34.8.3 化疗对妊娠的影响
   34.8.4 预防
34.9 第二原发肿瘤
   34.9.1 化疗相关第二原发肿瘤
   34.9.2 放射相关第二原发肿瘤

## 34.1 骨髓抑制

绝大多数细胞毒药物都有骨髓毒性。由于血细胞半寿期不同,化疗药物对其影响不同。对化疗药物最敏感的是白细胞,其次是血小板,多疗程化疗也会引起血红蛋白降低。不同化疗药物导致骨髓抑制发生的时间、持续时间、骨髓抑制严重程度均不相同。影响骨髓抑制的因素,除药物外,还与患者个体骨髓储备能力密切相关。肝病、脾功能亢进、曾接受过抗肿瘤治疗者更易引起明显骨髓抑制。

### 34.1.1 中性粒细胞减少

化疗引起的白细胞减少以中性粒细胞减少为主。中性粒细胞减少时,感染机会明显增加。感染发生的危险与中性粒细胞减少程度和持续时间有关。中性粒细胞减少至 $0.5 \times 10^9/L$ 以下并持续 10~14 天,感染的危险性将明显增加。中性粒细胞缺乏伴严重感染,可造成生命危险。对中性粒细胞抑制较明显的药物有:亚硝脲类、蒽环类、紫杉类、长春瑞滨、长春碱、丝裂霉素、依托泊苷、异环磷酰胺等。大部分细胞毒药物出现中性粒细胞减少的时间为7~14 天,一般于 21 天恢复正常。部分药物表现为延迟性骨髓抑制(如亚硝脲类),中性粒细胞减少发生于化疗后 28~35 天,42~60 天才得以恢复。因此,对于包含延迟性骨髓抑制药物的化疗方案,应给予患者适当延长化疗间隔时间。

造血细胞集落刺激因子是造血细胞成熟分化的重要调控因子,对髓系细胞的发育和分化起着重要的调控作用。中性粒细胞集落刺激因子(G-CSF)可刺激造血祖细胞增生、分化,增强这些细胞成熟后的功能。G-CSF 可增加外周血和骨髓中性粒细胞计数,促进中性粒细胞释放入血液循环;增强中性粒细胞抗体依赖的细胞毒作用;通过增加超氧离子的产生增强中性粒细胞的杀菌能力[1]。临床上,G-CSF可缩短与细胞毒化疗有关的严重中性粒细胞缺乏持续的时间,使感染的机会减少。

接受普通剂量化疗时,G-CSF的用法有3种:第一周期化疗后预防性给予G-CSF;化疗导致了发热性中性粒细胞减少,下周期化疗后预防性给予G-CSF;化疗后出现发热性中性粒细胞减少时给予G-CSF治疗[2]。

一般情况下,第一周期化疗后不应常规预防性给予G-CSF。然而,当预计化疗方案将导致超过20%患者产生发热性中性粒细胞减少,而剂量减低将影响化疗的疗效,减少无病生存和总生存,或患者年龄≥65岁,发热性中性粒细胞减少将会产生并发症,导致严重后果时,可预防性给予G-CSF。

化疗导致发热性中性粒细胞减少后,下一疗程可以考虑减量,延长休息时间或预防性应用G-CSF。如果减量将影响患者的疗效和生存期(如恶性淋巴瘤,化疗缓解率和生存率与剂量强度有关),则需要预防性应用G-CSF。如果化疗以姑息治疗为目的,应考虑减量。

G-CSF不应常规作为无发热的中性粒细胞减少患者的治疗用药。对于发热性中性粒细胞减少的患者,G-CSF也不应常规与抗生素同时应用,只有在患者具有发生感染并发症高度危险或患者具有明显预后不良因素的情况下,才可治疗性应用G-CSF。危险因素包括:预计中性粒细胞减少持续时间>10天,中性粒细胞<$0.1 \times 10^9$/L;年龄>65岁;原发肿瘤未控制;肺炎;多脏器功能衰竭(败血症);深部真菌感染;发热需住院治疗。

增加剂量强度(dose intense)的化疗是指增加化疗方案中单个或多个药物的剂量。增加剂量密度(dose dense)的化疗是指缩短化疗间歇时间,使单位时间内化疗剂量强度提高。这两种情况下都需要预防性给予G-CSF支持,使患者的中性粒细胞能够恢复,完成化疗计划。提高剂量密度的研究在乳腺癌和恶性淋巴瘤的治疗中都显示了益处。

大剂量化疗加骨髓或外周血干细胞移植后,G-CSF能够缩短中性粒细胞缺乏的时间,减少感染发生的危险。在外周血干细胞动员时,G-CSF加化疗可促使外周血干细胞释放到循环血液中。健康捐献者给予G-CSF动员外周血干细胞,可用于异基因外周血干细胞移植,患者的造血功能恢复优于自体骨髓移植。但有发生移植物抗宿主反应的危险。

同期放化疗,特别是纵隔放疗的患者应避免同时使用G-CSF。单放疗患者出现中性粒细胞减少,如果预计中性粒细胞减少持续时间可能较长,可治疗性给予G-CSF。

G-CSF推荐剂量每天5 μg/kg,用于外周血干细胞动员时为每天10 μg/kg,皮下注射。预防性应用时,在化疗后24~48 h给予G-CSF。G-CSF预防性用药后,外周血中性粒细胞计数会出现两个高峰。用药2~3天即可出现中性粒细胞明显升高,此为G-CSF促使骨髓中较成熟的中性粒细胞释放到外周血。随后出现细胞毒药物所致的中性粒细胞减少。在G-CSF的持续作用下,中性粒细胞减少持续时间缩短,中性粒细胞较快得到恢复,出现第二个高峰。G-CSF应持续给药至中性粒细胞绝对计数达$(2\sim3) \times 10^9$/L。近年来,长效G-CSF已经被批准用于临床。每疗程化疗仅需要应用长效G-CSF一次,疗效和普通剂量G-CSF相当。

## 34.1.2 血小板减少

对血小板影响较明显的细胞毒药物有丝裂霉素、卡铂、吉西他滨、亚硝脲类等。严重的血小板下降会引起凝血功能障碍,可伴有出血并危及生命。对血小板减少的患者应密切注意出血倾向,防止出血的发生,同时避免使用有抗凝作用的药物。

对于化疗引起的血小板减少,输注血小板仍然是最主要的预防和治疗措施。实体肿瘤患者化疗导致血小板减少时,输注血小板的指征为血小板计数<$10 \times 10^9$/L。对于出血危险较大的患者,如接受积极治疗的膀胱癌或某些坏死较多的肿瘤,可考虑当血小板计数<$20 \times 10^9$/L时输注血小板[3]。但输血引起的感染危险和同种免疫反应问题使这种方法的应用受到限制。

在药物筛选中,已发现了多种具有促进血小板生长潜能的因子,如IL-1、3、6、11,巨核细胞生长和发育因子(MGDF)、血小板生成素等。其中,重组人IL-11(rhIL-11)是唯一获得美国FDA批准用于治疗化疗引起的血小板减少症的血小板生长因子。IL-11是由骨髓基质细胞产生的多效性细胞因子。在体外,IL-11可刺激造血干细胞、巨核细胞增生,诱导巨核前体细胞成熟。在非人类的灵长类动物实验中,IL-11可刺激血小板生成,使外周血血小板计数增加,血小板计数的峰值出现在用药后的第14~21天。临床试验结果表明,化疗后给予IL-11可减少需要输注血小板的机会。IL-11推荐剂量为每天

50 μg/kg,皮下注射。主要不良反应为发热、水肿、心动过速、结膜充血等[4]。

### 34.1.3 贫血

癌性贫血的成因是多样的,包括癌症本身、放化疗引起的骨髓抑制、肿瘤侵犯骨髓、溶血、脾大、失血、铁生成障碍和促红细胞生成素(EPO)缺乏。顺铂是最容易引起贫血的化疗药物,其他化疗药物多疗程治疗后也会导致贫血。有证据表明,因顺铂对肾小管损伤而使 EPO 产生减少,是导致贫血的原因之一。脊髓和盆腔放疗,因照射范围包括了主要造血的部位,因此也会导致贫血。包括治疗因素在内的各种原因引起的癌性贫血,使患者生活质量受到影响。

内源性 EPO 产生于肾脏,对红细胞的生成起调节作用。当发生缺氧或红细胞携带氧的能力下降时,EPO 生成增加并促进红细胞生长[1]。基因重组 EPO 最早被批准用于治疗慢性肾衰竭导致的贫血。临床试验表明,EPO 可缓解癌性贫血,减少输血需要,改善患者的一般状况。化疗引起的骨髓抑制,使红系造血祖细胞凋亡,而 EPO 可阻止造血祖细胞凋亡。然而,对外源性 EPO 的反应取决于患者发生贫血后自身 EPO 的产生能力。当内源性 EPO 产生数量不足时,机体才对外源性 EPO 有反应。血液肿瘤患者的外周血中 EPO 水平超过 500 mIU/L 时,外源性 EPO 不能改善患者的贫血。另一个影响疗效的是机体是否产生对 EPO 的抗体。

化疗后血红蛋白(Hb)≤100 g/L 可治疗性给予 EPO;当 Hb<120 g/L 时,可根据临床情况决定是否使用 EPO。EPO 剂量为 150 U/kg,每周 3 次,连续 4 周。如果对上述剂量无反应,可提高剂量为 300 U/kg,每周 3 次,连续 4~8 周。另一种比较方便的用法为 EPO 每周 40 000 U。EPO 治疗超过 6~8 周仍然无效的患者应停药,继续治疗将无临床获益。应检查患者是否存在缺铁[5]。

除此之外,输血也是一种可选择的治疗措施。癌性贫血是一种慢性过程,患者对贫血的耐受性明显好于急性失血者。因此,Hb>100 g/L 很少考虑输血。当 Hb<70 g/L 时可考虑输注红细胞。Hb 70~100 g/L 时应根据患者具体情况决定是否输血。一般老年患者耐受性较差,如伴有其他心、肺疾病者,输注红细胞改善贫血症状可能使患者获益。

## 34.2 恶心与呕吐

恶心与呕吐是化疗最常见的不良反应之一,总体发生率为 70%~80%。接受不同的化疗药物或不同的药物剂量强度会产生不同程度的恶心和呕吐。化疗引起的恶心和呕吐是严重影响患者治疗耐受性和依从性的不良反应。严重的恶心、呕吐不仅明显影响患者的生活质量,而且将使患者对于今后的治疗失去信心。化疗前给予预防性使用抗呕吐药物可全部或部分缓解急性呕吐,但对于延迟性呕吐的治疗目前疗效尚不理想,有待进一步探索。

### 34.2.1 化疗所致呕吐的发生机制

化疗引起恶心、呕吐的具体机制并不十分清楚。不同的化疗药物作用于不同的途径,有些化疗药物作用于多种途径。

化疗引起恶心、呕吐最常见的机制是化疗药物间接或直接地激活了大脑化学受体触发区(chemoreceptor trigger-zone,CTZ)。其一,导致呕吐的化学物质通过脑脊液或血液直接到达 CTZ,化疗药物和 CTZ 相互作用后释放多种神经递质,这些物质激活了呕吐中枢,引起呕吐。CTZ 释放的神经递质包括多巴胺、5-羟色胺(5-HT)、组胺、去甲肾上腺素、阿扑吗啡、血管紧张素Ⅱ、肠多肽、胃泌素、抗利尿激素、促甲状腺素释放激素、亮氨酸-脑啡肽和 P 物质等。其中,5-HT 是引起急性呕吐的重要因素。其二,是化疗药物损伤了消化道黏膜(特别是回肠黏膜),导致肠上皮嗜铬细胞释放 5-HT,刺激传入迷走神经的 5-HT3 受体,从而使呕吐中枢兴奋引起呕吐。

P 物质是另一个与化疗引起呕吐有关的重要神经递质。P 物质通过中枢机制,与位于脑干的 NK1 受体结合导致呕吐。NK1 受体的激活与后期的急性呕吐及延迟性呕吐有关。动物实验和临床研究表明,NK1 受体的抑制剂可缓解顺铂所致的急性和延迟性呕吐。

其他相关的机制包括前庭机制(有过化疗反应的患者比从来没有经验的患者恶心、呕吐要明显)及味觉损伤。化疗药物存在于血液或唾液腺中,影响口腔黏膜和味蕾,使口中产生异味和味觉改变。化疗后味觉损伤,口中的异味、苦味会引起呕吐。化疗药物直接或间接作用于大脑皮质引起呕吐。

## 34.2.2 化疗所致呕吐的类型

1）急性呕吐 发生于化疗后 24 h 内，通常在给药后 1~2 h 内出现，给药后 4~6 h 最严重。

2）延迟性呕吐 发生于化疗 24 h 后，可持续 48~72 h。常见于接受了明显致吐的化疗药物后，如顺铂、卡铂、环磷酰胺（CTX）和多柔比星（阿霉素）。虽然延迟性呕吐的严重程度不如急性呕吐，但对患者营养与进食影响很大，可导致脱水和电解质紊乱。

3）预期性呕吐 可发生于化疗给药前、给药中和给药后。主要原因是以往化疗过程中未能很好地控制呕吐，不愉快的经历导致以后化疗的预期性呕吐。因此，在首次化疗时如能有效地给予止吐药物控制呕吐，有助于减少预期性呕吐的发生。治疗预期性呕吐可用镇静药物，如苯二氮䓬类药物。

## 34.2.3 影响呕吐发生的因素

不同的化疗药物引起呕吐的发生率和强度明显不同，相同化疗药物也因所给予的剂量不同而导致呕吐程度不同（表 34-1）。其中，顺铂是引起呕吐最严重的药物。因此在评价止吐药物疗效时，通常都选用含顺铂的化疗方案。

表 34-1 常用化疗药物致呕吐的程度

| 程度 | 药物及剂量 |
|---|---|
| 重度致吐（发生于 >90% 患者） | 顺铂、卡莫司汀（>250 $mg/m^2$）、环磷酰胺（>1 500 $mg/m^2$）、达卡巴嗪（>500 $mg/m^2$）、洛莫司丁（>60 $mg/m^2$） |
| 中度致吐（发生于 30%~90% 患者） | 顺铂（<50 $mg/m^2$）、环磷酰胺（<1 500 $mg/m^2$）、多柔比星、表柔比星、异环磷酰胺、卡铂、伊立替康、阿糖胞苷（>1 $g/m^2$）、奥沙利铂 |
| 轻度致吐（发生于 10%~30% 患者） | 甲氨蝶呤（>100 $mg/m^2$）、氟尿嘧啶（<1 $g/m^2$）、米托蒽醌（<12 $mg/m^2$）、吉西他滨、丝裂霉素、紫杉醇、多西他赛、培美曲塞、硼替佐米、西妥昔单抗、曲妥珠单抗 |
| 很少致吐（发生于 <10% 患者） | 卡培他滨、长春新碱、长春碱、长春瑞滨、依托泊苷、甲氨蝶呤、博来霉素、氟达拉滨、贝伐珠单抗 |

除化疗药物对恶心、呕吐程度的直接影响外，患者本身的一些因素也会影响呕吐的发生。对于成年人来说，年龄对呕吐的发生无明显的影响。但呕吐的完全控制率和接受化疗儿童的年龄有关，和大年龄儿童相比，0~3 岁儿童呕吐最易控制。过去接受化疗的经历明显增加了成年人化疗的预期性呕吐和延迟性呕吐发生的机会，幼儿对于不愉快经历的记忆比较模糊，可能较少地引起预期性呕吐。女性较易发生呕吐。具体原因不明，可能女性患者接受的化疗方案中较多含有顺铂。情绪低落和焦虑状态下的患者发生呕吐的机会也增加。

## 34.2.4 放疗所致呕吐

放疗所致呕吐的发生率因放疗部位而不同：>90% 的为全身放射，60%~90% 的为上腹部放射，30%~60% 的为盆腔及下胸部放射，<30% 的为头颈、肢体、头颅和乳腺放射。其他影响呕吐发生的放射因素包括：放疗单次剂量和总剂量，放射分割，放射容积和放射技术。患者本身的一般健康状况、年龄、同期或以前接受的化疗、心理状态和肿瘤分期均可影响呕吐的发生。

## 34.2.5 治疗

### （1）5-HT3 受体拮抗剂

5-HT3 受体拮抗剂可同时作用于中枢和外周的 5-HT3 受体，对于化疗药物引起的急性呕吐具有明显的抑制作用。对于中度致吐药物引起呕吐的完全控制率达 50%~90%，对于重度致吐药物（如顺铂）引起呕吐的完全控制率也可达 50%~70%。5-HT3 受体拮抗剂与地塞米松合用可提高呕吐的完全控制率。但 5-HT3 受体拮抗剂对于延迟性呕吐的控制率在 50% 以下。

5-HT3 受体拮抗剂同类药物有多种，各种药物的半衰期和与受体的亲和力有所差别，但这类药物的疗效和不良反应相似，均可选用。剂型包括口服和静脉给药，两者疗效相当。给药方案为：使用最低有效剂量,化疗前单剂给药,联合地塞米松可增加止吐效果。5-HT3 受体拮抗剂对于延迟性呕吐效果有限,和单用地塞米松相比,加 5-HT3 受体拮抗剂不增加疗效。

推荐剂量为:昂丹司琼(ondansetron) 24 mg 口服,或 8 mg 静脉注射;格雷司琼(granisetron) 3 mg 静脉注射;托烷司琼(tiopisetron) 5 mg 口服,或 5 mg 静脉注射;多拉司琼(dolasetron) 100 mg 口服,或 100 mg 静脉注射;帕洛诺司琼(palonosetron) 0.25 mg 静脉注射。

### (2) NK1 受体拮抗剂

如前所述,NK1 受体的激活与后期的急性呕吐及延迟性呕吐有关。阿瑞吡坦(aprepitant)是 NK1 受体拮抗剂。临床研究表明,与 5-HT3 受体拮抗剂 + 地塞米松的两药联合方案相比,阿瑞吡坦 + 5-HT3 受体拮抗剂 + 地塞米松的三药联合方案对于预防高致吐性化疗的急性呕吐效果更明显,化疗第 1 天呕吐的完全缓解率分别为 89% 和 78%[6]。在预防延迟性呕吐的两项双盲试验中[7,8],比较了阿瑞吡坦 + 地塞米松和单用地塞米松的疗效,完全缓解率分别是 75% 和 68%,56% 和 47%,阿瑞吡坦加地塞米松的疗效优于单用地塞米松。因此对于延迟性呕吐,推荐阿瑞吡坦 80 mg 口服 + 地塞米松,顺铂用药后第 2~3 天给药。目前地塞米松的用法无标准方案。

### (3) 预期性呕吐的预防

预期性呕吐的发生不仅和以往化疗时呕吐的经历有关,也与患者的情绪低落有关。一旦发生预期性呕吐,很难用止吐药物控制。因此,最好的办法是控制急性呕吐。目前,经预防用药后,预期性呕吐的发生率已减少到 2%。

### (4) 放疗所致呕吐的预防

接受全身放射的患者,应预防性给予 5-HT3 受体拮抗剂 + 地塞米松。上腹部放疗的患者可预防性给予 5-HT3 受体拮抗剂。盆腔和下胸部放疗的患者,可预防性或挽救性给予 5-HT3 受体拮抗剂。其他较少发生呕吐的部位放疗时,可挽救性给予甲氧氯普胺或 5-HT3 受体拮抗剂。

## 34.3 口腔黏膜炎

口腔黏膜上皮是更新较快的组织。在生理状态下,口腔黏膜上皮每 7~14 天更新一次,以修复因化学和机械等原因造成的损伤。因此,口腔黏膜也是对化疗和放疗损伤敏感的组织。化疗或放疗后短期内,上皮组织释放细胞因子产生炎性反应,进而造成组织损伤。化疗 4~5 天后,上皮细胞增生修复低下,上皮萎缩。化疗后 1 周左右,口腔黏膜产生溃疡。而此时恰好是化疗后粒细胞缺乏时期,黏膜溃疡可伴有细菌或真菌等感染。患者出现明显的症状,如口腔疼痛、吞咽困难、进食减少。一些化疗药物,如 5-Fu,引起口腔黏膜炎的同时可能伴有腹泻,导致患者水电解质平衡紊乱。一般情况下,2~3 周后黏膜溃疡修复,口腔疼痛缓解。

总体来说,约 40% 患者化疗后将发生口腔黏膜炎,其中一半患者因症状明显需要治疗和止痛。黏膜炎的发生因化疗药物、剂量及给药方案的不同而发生率及严重程度均不相同。在普通剂量下,美法仑、塞替派、多柔比星、表柔比星、米托蒽醌、紫杉醇、依托泊苷、甲氨蝶呤、5-Fu 及衍生物、阿糖胞苷等均有不同程度的口腔黏膜炎。部分细胞毒药物,当提高给药剂量后,黏膜炎便成为剂量限制性毒性。例如,大剂量表柔比星(120~150 mg/m²)、大剂量依托泊苷、甲氨蝶呤和阿糖胞苷等。清髓性大剂量化疗后口腔溃疡发生率可高达 80%。多发性骨髓瘤接受含大剂量美法仑动员方案加自体外周血干细胞移植患者,48% 的患者可发生溃疡性口腔黏膜炎[9]。给药方法也与黏膜炎的发生有关。紫杉醇 24 h 静脉滴注时黏膜炎加重,而每周给药时黏膜炎是剂量限制性毒性。5-Fu 持续静脉滴注时,黏膜炎是剂量限制性毒性,而 5-Fu 静脉推注时黏膜炎较轻。卡培他滨口服后,其有效血药浓度时间延长,黏膜炎的发生也相应增加至 25%,严重黏膜炎约占 3%。脂质体多柔比星的黏膜炎发生较多柔比星多见,发生率为 30%,其中 Ⅲ~Ⅳ 度黏膜炎发生率为 9%。

涉及口咽部的放疗通常都会产生放射性口腔炎,其程度和放疗射线、放疗范围、剂量分割和总剂量等有关。当放射剂量每天 200 cGy,总剂量达 1 600~2 200 cGy 时,口腔黏膜发生萎缩,继之产生黏膜溃疡和伪膜形成。患者口腔疼痛,进食困难,甚至张口困难。剂量超过 6 000 cGy 时,发生永久性唾液腺破坏的危险性明显增加。

将要进行化疗和头颈部放疗的患者在治疗 2 周前应接受口腔科医师的全面检查和相应治疗。如需拔牙或治疗口腔炎症,均应在 2 周前完成,使放化疗前伤口得以愈合,以免成为潜在的感染灶。同时,要教育患者注意口腔清洁和养成良好的口腔卫生习惯,进食后勤漱口、刷牙,如已经发生黏膜炎时要避免使用质地较硬的牙刷,可使用纱布或棉签清洁。

硫糖铝治疗消化性胃肠溃疡的疗效已得到临床肯定。硫糖铝悬液漱口用以预防和治疗化疗及放疗引起的口腔溃疡也有一系列研究。硫糖铝可能的作用机制为：在溃疡部位离子和蛋白质结合形成保护性屏障。另外，使局部组织地诺前列酮（前列腺素$E_2$）水平增加，局部黏膜血流加快，促进细胞有丝分裂和细胞表面迁移。部分研究显示，硫糖铝悬液漱口可减轻患者口腔黏膜水肿，减少溃疡发生。但一些患者因化疗后恶心、呕吐反应而无法完成试验。另一些和安慰剂对照的随机临床试验并未显示硫糖铝悬液的预防和治疗化疗引起口腔黏膜炎的效果。尽管单组试验显示，每天4次硫糖铝悬液漱口可减少放疗引起的口腔黏膜炎，但随机试验未显示硫糖铝悬液具有肯定的预防效果。

palifermin 是重组人角化细胞生长因子，已被美国和欧盟批准用于需造血干细胞移植或骨髓移植的造血系统恶性肿瘤患者，以减少严重口腔溃疡的发生率和持续时间[10]。palifermin 是成纤维细胞生长因子家族的成员，分子量为 28 000，具有上皮细胞分化的作用。动物实验显示，palifermin 可使实验动物在接受化放疗加造血干细胞移植后保持上皮细胞的完整性。一项随机双盲、安慰剂对照的临床试验表明，palifermin 可减少造血干细胞移植患者的严重口腔炎的发生率。患者在移植动员方案前3天和移植后3天分别连续接受每天 palifermin 60 μg/kg 或安慰剂。palifermin 组严重口腔炎（Ⅲ～Ⅳ度）发生率63%，而安慰剂组为98%。Ⅳ度口腔炎的发生率从安慰剂组的62%减少到 palifermin 治疗组的20%。接受 palifermin 患者报告日常活动功能如吞咽、进食、谈话和睡眠均有显著改善，阿片类镇痛药物的使用明显减少[11]。

放疗后的口腔黏膜炎特别是伪膜形成时，经常伴有革兰阴性菌和真菌的感染。一些研究评价了放疗同时给予患者杀菌润喉糖含服，是否能够减少口腔黏膜炎的发生。APT 杀菌润喉糖含有多黏菌素 E、妥布霉素和两性霉素 B。部分随机临床试验显示了 APT 润喉糖具有一定的临床获益，可减少放疗患者口腔黏膜炎的范围和严重程度。但另一些研究显示 APT 润喉糖的作用和对照组相似。BCoG 润喉糖中包含了较廉价的抗菌药物杆菌肽、克霉唑和庆大霉素。随机临床试验表明，和安慰剂润喉糖相比，头颈部肿瘤接受放疗的患者，两组放疗开始至口腔黏膜炎发生的时间和严重黏膜炎的发生率均无统计学差别[12]。

低剂量激光治疗试图减少放化疗所致的口腔黏膜炎的发生率和疼痛，已有一些临床研究。临床前和临床研究显示，低剂量激光治疗可促进创伤愈合，减少疼痛和炎症反应。一项随机临床试验[13]中入选了 38 例接受自体或异基因造血干细胞移植患者，随机接受低剂量激光治疗或对照。低剂量激光治疗组严重口腔黏膜炎发生率减少，溃疡范围在 9.1～18 $cm^2$ 患者的比例减少。

血细胞生长因子、粒细胞集落刺激因子（G-CSF）和粒细胞-巨噬细胞集落刺激因子（GM-CSF），已广泛应用于接受高剂量化疗的患者，能够缩短化疗引起的粒细胞减少持续的时间。G-CSF 和 GM-CSF 也被应用于探索减少化疗引起的口腔黏膜炎的临床研究。但各项研究结果并不一致。如一项临床试验比较了 GM-CSF 溶液或硫糖铝漱口的疗效，GM-CSF 组严重口腔炎发生较少。但另一项应用 GM-CSF 溶液漱口的试验显示未降低严重口腔炎的发生和持续时间。

## 34.4　心脏毒性

### 34.4.1　化疗引起的心脏毒性

化疗引起的心脏毒性中，对蒽环类药物的研究最多。蒽环类药物引起的心脏毒性包括3种临床表现：急性、亚急性和迟发性。急性毒性表现为：室上性心动过速、室性异位搏动、心内膜下心肌炎、明显的 ECG 改变、心肌病，甚至死亡。严重急性毒性发生率低，大多为轻度的可逆反应。亚急性心肌病出现在末次给药的1年内，高峰通常在给药后的第3个月。迟发性心肌病一般在给药5年后出现。急性毒性的发生与蒽环类药物剂量无关，而迟发性毒性与蒽环类药物累积剂量有关。迟发性心肌病是不可逆的，严重者表现为充血性心力衰竭（CHF），是蒽环类药物主要的剂量限制性毒性。蒽环类药物引起心肌病的机制包括：线粒体功能障碍导致 ATP 损耗；通过铁-多柔比星复合物形成，自由基脂质过氧化使线粒体膜进一步受损；谷胱甘肽过氧化降低。心内膜下心肌活检显示，肌质网状组织膨胀，空泡形成，肌原纤维退变和坏死。

CHF 的发生率和蒽环类药物累积剂量显著相关。多柔比星剂量 >450～550 mg/$m^2$，表柔比星 >900～1 000 mg/$m^2$，发生 CHF 的危险性明显增加。多柔比星累积剂量 550 mg/$m^2$、600 mg/$m^2$ 和 1 000 mg/$m^2$ 时，CHF 发生率分别为 1%～5%、30%

和50%。其他相关危险因素包括高血压、既往心脏病史、老年人、纵隔放疗、女性和体质指数(BMI)明显超过正常。与其他抗肿瘤药物联合可能增加蒽环类药物的心脏毒性,如曲妥珠单抗、紫杉类等。蒽环类药物相关的心肌病一旦发生应积极给予药物治疗,包括联合应用利尿剂、血管紧张素转换酶抑制剂、β受体阻滞剂和洋地黄。肿瘤稳定患者可考虑行心脏移植。

蒽环类药物的心脏毒性与其累积剂量相关,但仍有少数患者在较少累积剂量时已发生明显心脏毒性,而有各种危险因素的患者只能接受较低累积剂量。心电图对于蒽环类药物引起心脏毒性的预测没有肯定的价值。虽然应用超声心动图或放射性核素的方法测定左心射血分数(LVEF)也不能很好地预测CHF,目前仍然是临床应用最多的方法。对于有危险因素的患者,应每1~2疗程随访LVEF。对于无危险因素的患者,当多柔比星累积剂量 >300 mg/m² 时也应随访LVEF。心内膜下心肌活检可发现心肌损害,但创伤性的方法使其难以被广泛接受。近年来的研究发现,血浆肌钙蛋白是心肌受损的标记,测定肌钙蛋白可早期预测CHF。研究显示,肌钙蛋白T水平和蒽环类药物相关的心肌损害有关,对预测CHF的发生有一定的价值。

表柔比星是多柔比星的同分异构体。表柔比星出现相似临床心脏毒性的剂量约为多柔比星的1.8倍,心内膜活检显示心肌损伤的剂量约为多柔比星的2.2倍。法国乳腺癌患者含表柔比星方案辅助化疗后(表柔比星累积剂量 ≤628 mg/m²)随访7年的结果显示[14],左心功能不全发生率1.36%,非表柔比星化疗者0.21%。左心功能不全均在2年内发生。年龄 >65 岁、BMI ≥27 kg/m² 是危险因素。

脂质体多柔比星是在多柔比星周围包裹脂质体。脂质体多柔比星无法通过连接紧密的心肌细胞,使药物在心肌的峰浓度降低。但脂质体多柔比星可通过炎症和肿瘤血管,使药物在肿瘤部位的暴露不受影响。Batist 等的临床研究比较了脂质体多柔比星或传统多柔比星加环磷酰胺(CTX)治疗晚期乳腺癌患者的心脏毒性和疗效[15]。心脏毒性发生率有明显差别,分别为脂质体多柔比星组6%,传统多柔比星组21%。两组的肿瘤疗效和生存率相似。另一作者进行了类似的研究[16],其结果显示,脂质体多柔比星 +CTX 比传统多柔比星 +CTX 组获得了较长的中位至疾病进展时间,但两者的心脏毒性发生率均较低。

右雷佐生(dexrazoxane)是具有铁螯合作用的药物,能够阻止铁离子与蒽环类复合物的形成,减少组织自由基的氧化作用对心肌的损伤。Marty 等报道[17],既往接受过多柔比星或表柔比星化疗的转移性乳腺癌患者,应用含多柔比星或表柔比星化疗的同时给予右雷佐生进行预防。预防组心脏事件发生率明显低,为13%比39%($P<0.001$)。CHF发生率亦明显低,同时对于疗效没有影响,不增加化疗的毒性。

米托蒽醌是蒽醌类药物,虽然被认为心脏毒性较小,但实验室和临床研究该药物显示仍有较明显的心脏毒性。米托蒽醌累积剂量 ≤110 mg/m² 时,较少发生CHF;当累积剂量达140 mg/m² 时,心力衰竭发生率为2.6%;累积剂量 ≥160 mg/m² 时,CHF的发生率明显增加。

有报道显示,应用紫杉醇后患者出现心动过缓,一般为无症状、可逆的。严重者可发生传导阻滞,但发生率仅为0.1%。少数情况下发生较严重的心脏毒性,如房性或室性心动过速、心肌缺血和心肌梗死,但一般都有电解质紊乱或心脏病基础。紫杉醇经常和蒽环类联合应用,是否会增加蒽环类药物的心脏毒性,目前尚无一致意见。紫杉醇可减少蒽环类药物的清除,可能是心脏毒性增加的原因,而并非紫杉醇直接作用所致。

抗代谢类药物5-Fu引起心脏毒性的报道最早见于1975年。以后的研究发现,5-Fu 所致心脏毒性的发生率为3%。5-Fu 持续静脉滴注时心脏毒性发生率可增加到7.6%,无症状性心电图改变可高达68%。5-Fu 持续滴注时少数患者出现心前区疼痛,心电图可出现类似心肌梗死的图形,但心肌酶谱没有异常改变,提示冠状动脉痉挛是可能的原因。

曲妥珠单抗是人源化的Her-2单抗,已被批准治疗Her-2过度表达的乳腺癌。在早期临床试验中,曲妥珠单抗的心脏毒性就已被认识到,主要为LVEF下降和充血性心力衰竭。Seidman 等的研究发现[18],曲妥珠单抗联合多柔比星的心脏毒性发生率最高为27%,曲妥珠单抗联合紫杉醇心脏毒性也会增加为13%,而曲妥珠单抗单药心脏毒性发生率较低,为2%~8%。曲妥珠单抗引起心脏损害的机制并不十分清楚,可能和以下原因有关:药物之间的相互作用;免疫介导的心肌细胞破坏;维持心肌收缩力所需的Her-2信号传导缺乏;心脏外曲妥珠单抗有关的间接影响;Her-2介导的心肌细胞存活力降低。曲妥珠单抗引起的心脏毒性和其剂量无关,停药后及给予抗心力衰竭治疗可使80%的患者改善症状。Anderson 癌症中心总结了218例长期接受曲妥珠单抗治疗患者的心脏毒性情况[19]。中位用药时间 21.3 个月，Ⅱ～Ⅲ度心脏毒性发生率分别为 15.6% 和 10.9%。大部分患者停用曲妥珠单抗及抗心力衰竭治疗后获得缓解。

### 34.4.2 放疗引起的心脏毒性

心脏是对放射性损伤敏感的器官，所有心脏结构都对放射易感，其中放射性心包炎报道最多。放疗引起的其他心脏毒性有心肌梗死、心瓣膜病、心包积液、限制性心肌病和大动脉狭窄。放疗引起心脏毒性的危险因素包括联合应用蒽环类化疗、肿瘤位置靠近心脏的边缘、年龄<18 岁、伴有心脏不良因素、基础心脏疾病、心脏照射的容积、照射总剂量>30 Gy、分割>2 Gy/d。

霍奇金淋巴瘤（HL）和乳腺癌放疗引起心脏毒性的研究最多。HL 患者接受纵隔放疗后使心脏各结构产生炎症，后期发展为纤维化，导致心脏功能的不同程度损伤。放疗 5～10 年后心脏毒性发生率为 10%～30%。88% 患者有无症状的心肌、心包和血管系统的异常。乳腺癌术后的辅助放疗使患者的生存期延长，但放疗也使这些患者心脏毒性的发生增加，表现为心绞痛、心肌梗死或猝死。使用旧放射技术时，左侧乳腺癌放疗后心脏毒性高于右侧，但新技术应用后两者的心脏毒性已无明显差别。近 20 年，现代放疗技术的应用，已使心脏毒性明显减少。

## 34.5 肺毒性

### 34.5.1 化疗引起的肺毒性

多种化疗药物可引起肺毒性，除博来霉素外，大部分化疗药物引起肺毒性的机制并不清楚。可引起肺毒性的细胞毒药物包括：博来霉素、马利兰、卡莫司汀、苯丁酸氮芥、环磷酰胺、阿糖胞苷、多西他赛、依托泊苷、氟达拉滨、吉西他滨、甲氨蝶呤、丝裂霉素、紫杉醇、丙卡巴肼、长春碱。靶向治疗药物吉非替尼、利妥昔单抗和硼替佐米亦有肺毒性的报道（图 34-1）。

博来霉素是化疗药物中引起肺毒性研究最多的药物，主要用于 HL 或生殖细胞肿瘤患者的化疗。HL 患者接受 ABVD 方案化疗后急性肺毒性发生率为 25%～31%，但约 10% 患者同时接受了放疗。生

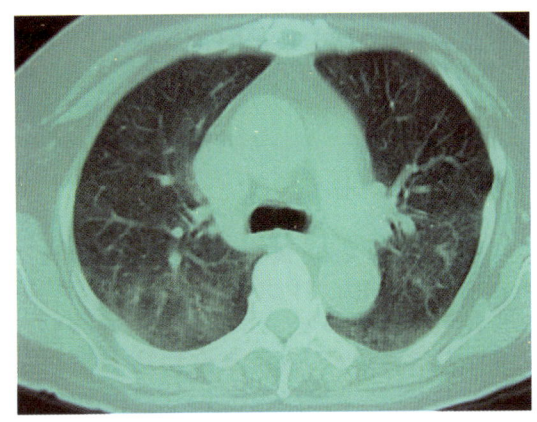

图 34-1 化疗相关的间质性肺炎

殖细胞肿瘤由于较少接受纵隔放疗，更能直接反映博来霉素的肺毒性发生情况。博来霉素是多肽类抗癌抗生素，早在 20 世纪 60 年代已被认知可引起肺毒性。其发生机制为：肿瘤坏死因子诱导的免疫反应；与 3 价铁离子形成复合物激活氧自由基。博来霉素引起的肺毒性主要表现为肺纤维化，少数为对博来霉素超过敏，后者较纤维化易于控制。临床表现为呼吸困难、干咳、乏力，可伴有发热。激素治疗可使部分患者缓解，但发生肺纤维化者难以逆转。

博来霉素引起的肺毒性的危险因素包括：博来霉素累积剂量、肾功能减退、年龄、吸烟、纵隔放疗和高氧。当博来霉素累积剂量＞300 000 IU 时，肺毒性的发生率明显增加。＜450 000 IU 时，肺毒性发生率约 5%，而累积剂量＞550 000 IU 时，致死性肺毒性高达 10%。博来霉素进入人体后，50%～70% 以原型从肾脏清除。正常肾功能者半衰期 2～5 h，肾小球滤过率下降者半衰期可延长到 30 h。肾功能减退者，博来霉素暴露时间延长，肺毒性的危险增加。因此，对于肾功能减退患者，或同时应用顺铂等具有肾毒性的药物时，应密切监测并调整博来霉素的剂量。O'Sullivan 等报道[20]，835 例生殖细胞肿瘤患者接受博来霉素治疗后肺毒性发生率为 6.8%，其中 61% 患者仅有 X 线胸片或 CT 改变而无呼吸困难症状。从博来霉素治疗至发生肺毒性的中位时间为 4.2 个月。有临床症状的 22 例患者接受了激素治疗。8 例患者死于肺毒性，占所有患者的 1%，占发生肺毒性患者的 14%。博来霉素累积剂量＞300 000 IU 和 GFR＜80 ml/min 是主要危险因素。

吉非替尼是小分子酪氨酸激酶抑制剂，作用于表皮生长因子受体（EGFR）阻断信号转导，抑制肿瘤

细胞增殖。临床研究表明,吉非替尼对于东方人种的非小细胞肺癌具有肯定的疗效,特别是女性、不吸烟、腺癌患者。美国和欧洲的研究发现,吉非替尼可导致间质性肺炎,发生率1.1%。但日本患者发生率较高。Ando等报道[21],1976例日本非小细胞肺癌患者接受吉非替尼治疗,间质性肺炎发生率为3.5%,死亡率为1.6%。中位服药至发生时间为31天。部分患者接受了肺活检,病理检查显示肺间质性炎症和纤维化。吸烟男性比不吸烟女性发生间质性肺炎的危险明显增加(OR 20.5),女性不吸烟者发生率仅0.4%。治疗以激素为主,同时用抗生素治疗未增加疗效。

### 34.5.2 放疗引起的肺毒性

肺是放射易感的器官,而肺泡毛细血管内皮细胞和Ⅰ型肺泡细胞最易受损伤,导致细胞坏死脱落。凋亡是放疗后细胞死亡的主要机制。轻度放射损伤后肺泡毛细血管内皮细胞可再生,Ⅱ型肺泡细胞转化为Ⅰ型肺泡细胞,使肺泡上皮修复,肺损伤缓解。放射性肺损伤严重时,肺泡细胞外基质破坏,影响肺泡-毛细血管三维立体结构的重建,使肺功能减退,瘢痕形成。

根据放射性肺损伤发生的时间和程度,可将其分为早期、中期和晚期3个阶段。放射后0~2个月为早期损伤,表现为肺毛细血管充血,渗透性增加,纤维蛋白渗出至肺泡内形成透明膜。放射后2~9个月为中期,肺泡毛细血管被血小板、纤维蛋白和胶原蛋白所堵塞,肺泡内皮细胞增生,成纤维细胞透过肺泡壁进入肺泡。轻度的放射性肺炎可吸收,肺功能可恢复。放疗9个月后为晚期。严重肺损伤可使纤维蛋白沉积至肺泡壁,产生肺纤维化,严重者可至肺体积缩小,导致严重的呼吸困难,甚至死亡。

放射性肺损伤的发生和严重程度与肺组织接受照射的容积、照射总剂量、分割剂量等有关。肺癌根治性外照射,放射性肺炎发生率为5%~15%。同时化疗、既往接受过放疗、最近停止使用激素等因素均可增加发生放射性肺炎的危险。HL和乳腺癌放疗患者放射性肺炎发生率明显低于肺癌。HL单给予斗篷野放疗,放射性肺炎发生率为3%,联合化疗后发生率明显增加为11%(P = 0.000 1)。保乳治疗的乳腺癌患者放疗后放射性肺炎发生率仅1%[22]。

放射性肺炎临床症状通常出现在放疗结束后的2~3个月。典型的临床表现为干咳、呼吸困难,可伴有发热,咯血少见。X线或CT显示放射范围内毛玻璃样肺间质改变,后期表现为肺纤维化。放射性肺炎可依据症状出现与放疗时间的相关性,影像表现特点以及与放射范围的一致性作出诊断。同时需要和感染性肺炎及肿瘤进展相鉴别。

放射性肺炎一旦确诊应尽快给予激素治疗,并持续数周。激素减量应缓慢,突然减量或撤退会导致放射性肺炎加重。激素治疗对于严重放射性肺炎效果甚微,对于放射性肺纤维化无效。抗生素治疗不能改善放射性肺炎的预后,但临床有证据表明同时合并感染时应使用抗生素。

## 34.6 肾和膀胱毒性

### 34.6.1 化疗引起的肾毒性

顺铂已在临床应用多年,至今仍然广泛应用于多种恶性肿瘤的治疗,对其肾毒性的产生和预防也有比较充分的研究。顺铂以代谢产物的形式从肾脏清除。顺铂引起的肾毒性主要是对近端肾小管的损害,可能累及集合管,但对肾小球无影响。顺铂对肾小管的破坏不仅有重金属直接损伤的原因,也可能是顺铂和肾小管上皮细胞DNA产生交叉联结所致。肾毒性的产生和顺铂剂量有关,单次剂量<50 mg/m²时发生肾功能损害的机会很小。单次剂量>50 mg/m²时必须同时给予水化,不然将造成不可逆性的肾功能损害。水化是预防顺铂引起肾毒性的有效方法。水化可以使接触肾小管的药物浓度降低,接触时间缩短。因此,顺铂用药前、后应给予大量生理盐水,使尿量保持在100 ml/h以上。如顺铂剂量>75 mg/m²,则水化还要加强。水化的同时经常给予甘露醇或利尿剂,但是否能够进一步减少肾损害并不十分肯定。同时应用其他肾毒性药物将加重顺铂肾毒性的危险,如氨基糖苷类抗生素、长期应用非甾体解热镇痛药物等。

除使用水化方法减少顺铂引起的肾毒性外,尚有一些研究致力于寻找具有减少肾毒性的药物,其中比较成功的是氨磷汀。氨磷汀在体外没有活性,在体内经碱性磷酸酶水解脱磷酸后成为含自由巯基的活性代谢产物WR-1065。自由巯基能直接与烷化剂和铂类药物的活性基团结合,减少烷化剂和铂类药物对DNA的破坏;另一方面,自由巯基可清除化疗药物产生的氧自由基,减少自由基对细胞膜及DNA的损伤。氨磷汀对正常细胞具有选择性的保护作用,与细胞毒药物同时应用不减少其抗肿瘤作用。临床研究显示[23],卵巢癌患者接受含顺铂方案化疗,加或不加氨磷汀保护。两组患者疗效相当,加氨磷汀组的肾毒性明显减少。

甲氨蝶呤给药后主要从肾脏排泄,通过肾小球滤过和肾小管主动分泌,很快从尿液中清除。普通剂量甲氨蝶呤很少引起肾毒性。当排泄至肾小管的甲氨蝶呤和其代谢产物浓度很高时,药物即在肾小管上沉积,导致急性肾衰竭。尿液在正常生理pH值时,药物处于充分离子化状态,不易在肾小管产生沉积。但当尿液pH值呈酸性(pH<5.7)时,药物易于沉积于肾小管。大剂量甲氨蝶呤治疗时,水化和碱化尿液是有效防止肾毒性的方法。水化可使尿液中药物浓度减低,同时给予碳酸氢钠可使尿液的pH值呈碱性(pH>8),减少药物在肾小管上沉积。尿液的排泄量应保持在100 ml/h以上。大剂量甲氨蝶呤治疗时必须进行血药浓度监测,同时给予四氢叶酸解救。

异环磷酰胺和CTX是同分异构体,两者具有相似的抗肿瘤活性和毒性。但CTX并无肾毒性,而异环磷酰胺却可能产生不同程度的肾毒性,甚至为不可逆性肾衰竭,需血液透析或肾移植,严重者可威胁生命。异环磷酰胺引起肾毒性的机制可能是其代谢产物中有较多的氯乙醛,并且异环磷酰胺对近端肾小管有直接影响。肾小管损伤后可表现为氨基酸尿、蛋白尿、肾小管酸毒症和低钾血症等。异环磷酰胺肾毒性的发生率为5%~30%。儿童对异环磷酰胺特别易感,可导致肾性软骨病和生长迟缓。危险因素包括药物剂量特别是累积剂量超过60 g/m²、年龄较轻(特别是年龄<5岁的儿童)、单侧肾切除、肾脏接受过放疗、后腹膜肿块、既往或同时接受顺铂或其他具有肾毒性的药物。

药物剂量是异环磷酰胺导致肾毒性的重要相关因素。早期临床研究发现,单次大剂量给予异环磷酰胺将造成肾小管急性坏死,几天内即出现肾衰竭。异环磷酰胺分次给药可明显降低肾毒性。因此,异环磷酰胺一般为3~5天分次给药,也有作者采用持续静脉滴注给药。美司钠对异环磷酰胺引起的出血性膀胱炎有预防作用,但不能减轻肾毒性。

### 34.6.2 出血性膀胱炎

大剂量CTX和异环磷酰胺都有明显的尿路毒性。大剂量CTX引起出血性膀胱炎的发生率为5%~35%。异环磷酰胺导致的严重出血性膀胱炎的发生率为40%,而接受过盆腔放疗的患者发生率高达70%。CTX和异环磷酰胺两者均产生代谢产物丙烯醛,后者经肾脏排泄至膀胱,是引起尿路毒性的主要物质。动物实验显示,丙烯醛使尿路上皮出现溃疡,炎性反应和水肿。临床上,出血性膀胱炎表现为血尿和下尿路刺激症状。预防出血性膀胱炎传统治疗方法为给予大量液体水化和利尿,或同时进行膀胱冲洗。

美司钠是一种含有巯基的化合物,对大剂量环磷酰胺和异环磷酰胺引起的出血性膀胱炎具有预防作用,并比其他巯基化合物具有更好的尿路保护作用。静脉给药后,美司钠完全由肾脏排泄。美司钠在血液中没有活性,经肾脏排泄至尿液后重新被激活。在尿液中,美司钠中的巯基和丙烯醛结合,形成无活性的物质而排出,对尿路不再具有刺激损伤作用。在接受大剂量化疗+骨髓移植的患者中[24],随机比较静脉水化加膀胱冲洗与美司钠预防出血性膀胱炎的疗效,美司钠可使膀胱炎总发生率明显减少,但Ⅲ~Ⅳ度严重膀胱炎无差别。

美司钠应在CTX和异环磷酰胺给药前、4 h后及8 h后分别给予,每次常用量为CTX、异环磷酰胺剂量的20%。当应用大剂量CTX进行骨髓移植前化疗时,美司钠的剂量可相应地提高到相当于CTX剂量的120%和160%。以持续静脉输注方式给予异环磷酰胺时,美司钠可以在给药前先给予相当于异环磷酰胺20%的剂量,然后再按照异环磷酰胺剂量的100%与其同步输注。异环磷酰胺输注结束后,还应继续输注美司钠(相当异环磷酰胺剂量的50%)6~12 h,以更好地保护泌尿系统。

## 34.7 神经毒性

### 34.7.1 长春花生物碱

长春花生物碱是一类具有神经毒性的细胞毒药物,包括长春新碱、长春碱、长春地辛和长春瑞滨。长春花生物碱可抑制肿瘤细胞有丝分裂时微管蛋白的聚合,使纺锤丝形成受阻,有丝分裂停止于中期,导致肿瘤细胞死亡。长春花生物碱同时也非选择性地和微管β亚单位结合,干扰了神经轴突微管的功能,其中感觉神经受损最明显。

长春花生物碱引起的神经毒性临床表现相似,以指(趾)末端感觉异常和深部腱反射减退为主要特征。腱反射减退一般为无症状性的,体检方能发现。随药物累积剂量的增加,指(趾)末端感觉异常的范围可扩大到整个手足,感觉由麻木加重至烧灼感。维生素对此类神经毒性无肯定的治疗作用。停药后神经毒性将逐渐减轻。长春花生物碱对副交感神经功能也有影响,可导致患者便秘、排尿困难,严重者出现肠梗阻。对自主神经产生影响时可发生体位性低血压。

神经毒性是长春新碱的剂量限制性毒性。长春新碱的单次给药剂量和累积剂量都和神经毒性的发生有关。长春新碱的单次给药剂量应不 > 2 mg,年龄 > 70 岁的患者应酌情减量至 1 mg。长春新碱累积剂量超过 25 mg 时,神经毒性明显增加。长春碱、长春地辛和长春瑞滨的剂量限制性毒性则为骨髓抑制,神经毒性较长春新碱为弱,但同样与单次给药剂量和累积剂量有关。长春瑞滨和其他具有神经毒性的细胞毒药物联合可能加重神经毒性的程度,如长春瑞滨联合奥沙利铂可导致严重便秘[25],但长春瑞滨和顺铂联合并不增加神经毒性[26]。

### 34.7.2 紫杉类药物

紫杉醇和多西他赛引起神经毒性的机制和长春花生物碱相似。紫杉类药物作用于神经元的微管,使神经轴突破坏和脱髓鞘。临床表现为"手套-袜子"型的感觉异常及麻木感,严重时表现为烧灼感。深部腱反射减退,震动觉消失,直立性低血压。视神经损害可引起短暂的黑蒙,运动功能影响时出现下肢无力。

紫杉类药物引起的神经毒性和药物单次剂量及累积剂量均有关。当紫杉醇 250 mg/m²,每 3 周给药,或紫杉醇超过 100 mg/m²,每周给药时,神经毒性成为剂量限制性毒性。累积剂量和神经毒性的发生有关。但无论紫杉醇还是多西他赛,并无绝对的剂量极限。

一旦发生神经毒性,停药是最主要的方法。大部分患者经较长时间后可获得症状缓解。目前尚无疗效肯定的预防或治疗神经毒性的药物。

### 34.7.3 顺铂和奥沙利铂

神经毒性是顺铂仅次于肾毒性的主要毒性之一,与顺铂的累积剂量关系密切。顺铂累积剂量达 300~500 mg/m² 时,神经毒性发生率明显增加。顺铂引起神经毒性的原因并不十分清楚,可能的原因是与重金属铂离子在神经元的累积有关,这种损伤往往难以逆转。顺铂引起的神经毒性表现为周围感觉神经病、自主神经病、癫痫发作、脑病、短暂的皮质性失明、球后视神经炎、声带麻痹、视网膜损伤和高频区听力损伤。周围感觉神经病变时,以足趾和脚麻木多见。可发生腱反射减退,但运动神经受损少见。停止应用顺铂后,部分患者神经毒性可缓慢恢复,但约 30% 患者神经毒性是不可逆的。细胞保护剂氨磷汀对于顺铂引起的神经毒性可能具有预防作用。

奥沙利铂是近年来得到广泛应用的铂类药物,周围神经毒性是其最常见的毒性之一。奥沙利铂引起的累积性神经毒性是剂量限制性毒性。临床表现为肢体末端或口唇周围感觉异常、感觉性共济失调、肌肉痉挛、注射药物的手臂疼痛、咀嚼时下颌疼痛等。这些症状可能仅持续数分钟至数小时。奥沙利铂特征性的神经毒性表现为类似于喉痉挛的呼吸困难,但并无解剖学的异常改变。这种呼吸困难由感觉异常所致,并不伴有喉头或支气管水肿和痉挛,停药后可恢复。另一特征是,这些神经毒性在患者遇冷时会加重,如进食冷的食物、接触冷水或金属物质。神经毒性在停药后会缓慢恢复,至停药后 6 个月,约 3/4 的患者可减轻或消失。当奥沙利铂累积剂量超过 800 mg/m² 时,有可能导致永久性感觉异常和功能障碍。有研究表明,同时应用谷胱甘肽可减轻奥沙利铂的神经毒性。在奥沙利铂前、后注射钙和镁,可能有助于预防神经毒性。

### 34.7.4 沙利多胺

沙利多胺具有抗肿瘤新生血管的作用,已被批准为多发性骨髓瘤的治疗,但其神经毒性为剂量限制性毒性。沙利多胺的神经毒性发生率为 25% ~ 70%,和该药物应用时间长度有关。神经毒性的本质为轴突性神经病。典型临床表现为周围性末梢感觉异常,或疼痛性感觉异常。感觉丧失以手和足为主,可同时伴有运动和位置觉减退。接受沙利多胺治疗时间的长度和神经毒性的发生有关。有报道显示[27],沙利多胺每日剂量 ≥ 400 mg 时,发生神经毒性危险明显增加,但累积剂量和神经毒性的关系存在争议。

### 34.7.5 硼替佐米

硼替佐米是蛋白酶体抑制剂,目前已用于多发性骨髓瘤和套细胞淋巴瘤的治疗。和既往接受的治疗有关,多发性骨髓瘤患者接受过沙利多胺治疗者,更易于发生神经毒性,发生率为 30% ~ 60%。Richardson[28]等回顾性分析了 256 例接受硼替佐米治疗的多发性骨髓瘤患者的神经毒性发生情况。周围性神经毒性发生率为 35%,接受 1.3 mg/m² 者较 1.0 mg/m² 者发生率高,Ⅲ度毒性发生率为 13%,Ⅳ度毒性为 0.4%。因神经毒性导致治疗停止的患者为 5%。毒性是可逆的,71% >3 度毒性或停药的患者神经毒性恢复。主要为周围感觉神经病,极少数为感觉运动神经病。既往有周围神经病的患者在治疗中可能加重。

## 34.8 性腺功能障碍

现代化疗已能够使一些肿瘤患者获得长期生存。在肿瘤得到控制后,长期生存者生活质量的保证成为重要问题。特别是儿童或青年期肿瘤患者,接受抑制性腺功能的化疗药物将不同程度地影响这些患者今后的生活质量。化疗药物对性腺功能的影响早在 20 世纪 40 年代后期就已受到了关注。当时已认识到氮芥会引起男性精子缺乏,使女性闭经。至今,已有许多研究评价烷化剂对性腺功能的影响。其他对性腺功能影响较大的细胞毒药物包括丙卡巴肼、达卡巴嗪和铂类化合物,可能对性腺有抑制的药物还包括蒽环类,而抗代谢类药物对性腺影响不大。20 世纪 90 年代后应用于临床的药物,还没有足够的资料来评价其远期毒性。

烷化剂和顺铂是最容易引起不育的药物。烷化剂中仅 CTX 和苯丁酸氮芥被证实单药可引起不育,其他药物的评价都是从联合化疗中获得的,结果可能受到其他药物的影响。卡铂是顺铂的类似物,但临床试验显示卡铂所致不育危险小于顺铂。化疗药物对性腺的影响程度因化疗药物的选择、药物累积剂量、患者的性别和接受化疗时患者的年龄而不同。

### 34.8.1 化疗对儿童性腺的影响

一般来说,青春期前的男孩和女孩的性腺对化疗不敏感,因为生殖上皮还未开始增殖。化疗对青春期前男孩性功能损伤的发生率为 0% ~24%,成人为 68% ~95%。和成年男性一样,丙卡巴肼、环磷酰胺、苯丁酸氮芥对青春期前男孩影响最大,而不含烷化剂的化疗可能不影响青春期精子发育,成年后不影响精子数和生育能力。化疗不影响产生睾酮的睾丸间质细胞,因此一般青春发育的时间无明显延迟,

青春期后的睾酮水平也在正常水平。化疗对青春期前性腺的抑制也存在剂量依赖关系。一项包括 30 个研究的 Meta 分析显示[29],成年后性功能的影响与接受 CTX 的剂量有关。456 例肾肿瘤、霍奇金病和白血病男孩,接受 CTX 单药或联合化疗,未对腹部和性腺放疗。成年后,接受 CTX 剂量 <400 mg/kg 的患者中,10% 性腺功能受影响,而 CTX 剂量 >400 mg/kg 的患者性功能受损的占 30%。Meistrich 等报道[30],Ewing 肉瘤和软组织肉瘤患者接受 CTX、多柔比星、达卡巴嗪加或不加长春新碱化疗,CTX 累积剂量 <7.5 g/m²,70% 患者精子恢复正常水平;CTX 累积剂量 >7.5 g/m²,仅 10% 患者可恢复。

相同的化疗对女孩今后生育能力的影响小于男孩。大部分化疗不会导致女孩发育停止,青春发育和青春期后的卵巢功能正常。甚至患霍奇金病接受 MOPP(氮芥、长春新碱、丙卡巴肼、泼尼松)化疗的女孩,90% 发育正常。但大剂量化疗还是会对青春期前的卵巢功能造成损害,但一般不影响正常发育。

### 34.8.2 化疗对成人性腺的影响

化疗引起的不育,是由于损害了睾丸基底上皮和成人卵巢的卵泡及生长期卵母细胞。烷化剂和顺铂引起男性精子缺乏、女性闭经的危险性最大。

青春期后,男性睾丸生殖上皮终身对烷化剂的损伤敏感,其敏感性是青春期前的 5 倍。烷化剂可引起精子减少或缺乏,导致不育。接受低剂量化疗的患者,1~3 年内精子水平可能恢复至正常。如果化疗损伤了精原干细胞,有可能导致永久的精子缺乏。烷化剂和丙卡巴肼对男性性腺的损害最明显。烷化剂可导致 85% ~95% 男性和 50% 女性不育。MOPP 是治疗霍奇金病的有效方案,Viviani 等报道[31],53 例男性霍奇金病患者,接受 MOPP 方案化疗者有 97% (28/29) 出现精子缺乏,其中 3 例恢复了精子生成。而接受 ABVD 方案患者有 54% (13/24) 出现精子缺乏,所有 13 例患者均恢复了精子生成。由于 ABVD 方案疗效与 MOPP 相等,致不育及第二肿瘤的危险比 MOPP 小,因此,ABVD 已很大程度上替代了 MOPP。

卵巢对烷化剂的敏感性随年龄的增长而增加。年龄 <30 岁的妇女环磷酰胺导致闭经的危险是年龄 >40 岁妇女的 1/4。大部分化疗药物引起的闭经是暂时的,持续数月或数年后可恢复。但年长女性化疗后可能导致提前绝经。可能的解释是,细胞毒

药物加速了卵母细胞的排空。年轻女性的卵巢拥有众多的卵母细胞,化疗可能减少了存活的卵母细胞数,但影响不大。化疗药物加速了年长女性卵母细胞的正常排空过程,导致了提前绝经。烷化剂是可能导致永久性卵巢功能损害的主要化疗药物,并与累积剂量有关。

### 34.8.3 化疗对妊娠的影响

细胞毒药物对胎儿的影响与妊娠时间有关。在妊娠前3个月,化疗可致流产和畸胎。妊娠后期,化疗可使新生儿体重不足,但很少引起先天性畸形。

临床研究发现,儿童或少年期接受过化疗的长期生存者,他们所生子女中先天性畸形或遗传性疾病的发生率并不比普通人群高。除外遗传性肿瘤(如视网膜母细胞瘤)后,这些长期生存者子女的恶性肿瘤的发生也未明显增加。

### 34.8.4 预防

在预期可能获长期生存的肿瘤患者接受抗肿瘤治疗前,应评价其性腺的功能状况和生育情况。由于烷化剂对性腺的毒性最大,在选择化疗药物前应考虑治疗后对性腺的远期影响。在疗效相当的情况下,选择毒性较小的药物。如以 ABVD 方案替代 MOPP 方案治疗霍奇金病。对于需要保存生育能力的患者,在接受烷化剂治疗前可将精子和卵子采集后保存起来。

## 34.9 第二原发肿瘤

第二原发肿瘤是抗肿瘤治疗相关远期毒性中最严重的并发症。自20世纪70年代以来,已有许多研究评价了抗肿瘤治疗与第二肿瘤的相关性。美国的研究表明,儿童肿瘤患者治疗后发生第二肿瘤的危险是普通人群的5.9倍[32]。化疗引起白血病已被很多研究所证实,而治疗相关的实体瘤更多地与放疗有关。霍奇金病、睾丸癌和儿童肿瘤是化疗使之生存率提高最明显的肿瘤,这些患者的发病年龄一般比较轻,对于长期生存患者第二肿瘤的研究也最多。其次为乳腺癌和卵巢癌。值得注意的是,第二肿瘤的发生并不都与治疗有关,生活方式、遗传因素、免疫缺陷等都是第二肿瘤的相关原因。

### 34.9.1 化疗相关第二原发肿瘤

化疗药物中,烷化剂、鬼臼毒素、蒽环类和铂类药物被认为具有致癌性,并随其累积剂量增加而危险性增加。可能引起白血病的烷化剂包括:氮芥、苯丁酸氮芥、环磷酰胺、美法仑、司莫司汀、洛莫司汀、卡莫司汀、马利兰等,而环磷酰胺致白血病的危险性相对较小。烷化剂相关白血病的危险性在化疗后1~2年开始增加,高峰在5~10年,10年后危险性减少。化疗引起的白血病主要为急性粒细胞白血病(AML),占所有 AML 的10%~20%。其次为急性淋巴细胞性白血病(ALL)、慢性粒细胞白血病(CML)和骨髓增生异常综合征(MDS)。烷化剂相关的 AML 发生率为1%~20%,50%病例以 MDS 为先期表现,而原发 AML 很少有这种情况。

霍奇金病传统化疗方案 MOPP 方案治疗后长期生存患者的第二原发白血病的危险性明显增加,主要与氮芥和丙卡巴肼有关。MOPP 10~12个疗程比6个疗程致白血病的危险性增加3~5倍。米兰癌症研究所比较了 MOPP 方案和 ABVD 方案,后者致白血病的危险明显小于前者。20世纪80年代后,ABVD 方案逐渐取代了 MOPP 方案。铂类药物的作用机制与烷化剂相似,广泛应用于各种肿瘤的治疗。在卵巢癌的研究中发现,含铂类药物的联合方案化疗显著增加了白血病的危险。Travis 等的研究分析了4 402例卵巢癌10年生存者的第二肿瘤发生情况,其中白血病的危险比普通人群增加4.2倍,并且与以往的化疗有关[33]。Ratain 等报道[34],非小细胞肺癌患者应用依托泊苷(VP-16)和替尼泊苷(VM-26)化疗后白血病危险性增加。

许多大型研究显示他莫昔芬可降低对侧乳腺癌的危险。据早期乳腺癌协作组统计,服他莫昔芬5年的患者可相对降低47%对侧乳腺癌危险。但长期服用他莫昔芬有致子宫内膜癌的危险。服用他莫昔芬2年,患子宫内膜癌的危险增加2倍;服用5年,患子宫内膜癌的危险增加4~8倍。对于乳腺癌术后需要进行辅助内分泌治疗的患者来说,他莫昔芬治疗后使生存期的提高和使对侧乳腺癌减少带来的益处,远大于发生子宫内膜癌危险所带来的害处。但必须对长期服用他莫昔芬的患者进行子宫内膜癌的监测,特别是以往有雌激素替代治疗史的患者。

过去10多年来,大剂量化疗加自体外周血干细胞移植(ASCT)应用于血液肿瘤和一些化疗敏感的实体瘤的治疗,取得了一定的疗效。但大剂量化疗加 ASCT 后,AML 和 MDS 的发生率增加[35,36]。Micallef 等报道,非霍奇金淋巴瘤大剂量化疗加 ASCT 后治疗相关 AML 和 MDS 的危险性 5 年时为 14.2%,10 年时为 36.5%。大剂量化疗加 ASCT 后白血病的危险因素包括:年龄较大、移植前烷化剂剂量较高或化疗疗程较长、移植过程中接受全身放疗(TBI)、脾切除后和多次接受移植[37]。

动物实验中发现,许多化疗药物有致突变和致癌作用。临床研究也发现某些化疗与第二实体肿瘤有关。如环磷酰胺与膀胱癌的关系。非霍奇金淋巴瘤患者化疗后患膀胱癌的危险性增加 4.5 倍,并与环磷酰胺剂量明显相关。自体干细胞移植也可能增加第二原发实体瘤的危险性。Gallagher 等研究显示,接受自体干细胞移植后患者第二原发实体瘤的危险是普通人群的 1.85 倍,发生实体肿瘤的中位时间为 6.8 年,年龄 >40 岁者危险性明显增加[38]。

### 34.9.2 放射相关第二原发肿瘤

早在伦琴发现 X 线后不久,人们就发现放射可能致癌。至今,通过对放射职业性暴露人群,原子弹爆炸后幸存者和接受放疗肿瘤患者的长期研究,已使我们对于放射相关第二原发肿瘤有了进一步的认识。

放射是否引起白血病与骨髓接受的照射剂量有关。骨髓接受低剂量放射更易导致白血病,而放射剂量 4 Gy 以上发生白血病的危险性减少。放射剂量和第二实体瘤发生亦明显相关。对于儿童肿瘤治疗后生存 5 年以上患者的研究显示,放射剂量在 20 ~ 29 Gy 时,致甲状腺癌的危险性最明显,放射剂量 >30 Gy 发生甲状腺癌的危险性减小[39]。霍奇金淋巴瘤患者放疗剂量 >40 Gy 者发生乳腺癌的危险性是低于 40 Gy 者的 8 倍。

接受放射时的年龄是第二原发实体肿瘤另一个重要的相关因素。霍奇金淋巴瘤患者 10 ~ 20 岁时接受放疗发生乳腺癌的危险性最大,直至 25 ~ 30 岁,40 岁以后危险性减少。儿童肿瘤诊断年龄 <10 岁者,放疗后发生甲状腺癌的危险性比 >10 岁者明显增加。

放疗后白血病的发生高峰在 5 ~ 9 年,实体瘤发生最少 5 ~ 10 年后,乳腺癌危险性增加相对延迟至治疗后 15 年。

(曹军宁)

## 主要参考文献

[1] Kaushansky K. Lineage-specific hematopoietic growth factors. N Engl J Med, 2006, 354: 2034-2045.

[2] Smith TJ, Khatcheressian J, Lyman GH, et al. 2006 update of recommendations for the use of white blood cell growth factors: an evidence-based clinical practice guideline. J Clin Oncol, 2006, 24: 3187-3205.

[3] Schiffer CA, Anderson KC, Bennett CL, et al. Platelet transfusion for patients with cancer: clinical practice guidelines of the American Society of Clinical Oncology. J Clin Oncol, 2001, 19: 1519-1538.

[4] 曹军宁,许立功,吴晴,等. 重组人白介素 Ⅱ 化疗引起的血小板减少症的 Ⅱ 期临床研究. 中国癌症杂志,2005, 15: 141-144.

[5] Rizzo JD, Lichtin AE, Woolf SH, et al. Use of epoetin in patients with cancer: evidence-based clinical practice guidelines of the American Society of Clinical Oncology and the American Society of Hematology. J Clin Oncol, 2002, 20: 4083-4107.

[6] Hesketh PJ, Grunberg SM, Gralla RJ, et al. The oral neurokinin-1 antagonist aprepitant for the prevention of chemotherapy-induced nausea and vomiting: a multinational, randomized, double-blind, placebo-controlled trial in patients receiving high-dose cisplatin - the Aprepitant Protocol 052 Study Group. J Clin Oncol, 2003, 21: 4112-4119.

[7] Poli-Bigelli S, Rodrigues-Pereira J, Carides AD, et al. Addition of the neurokinin 1 receptor antagonist aprepitant to standard antiemetic therapy improves control of chemotherapy-induced nausea and vomiting. Results from a randomized, double-blind, placebo-controlled trial in Latin America. Cancer, 2003, 97: 3090-3098.

[8] Warr DG, Grunberg SM, Gralla RJ, et al. The oral NK(1) antagonist aprepitant for the prevention of acute and delayed chemotherapy-induced nausea and vomiting: pooled data from 2 randomized, double-blind, placebo-controlled trials. Eur J Cancer, 2005, 41: 1278-1285.

[9] Vera-Llonch M, Oster G, Ford CM, et al. Oral mucositis and outcomes of autologous hematopoietic stem-cell transplantation following high-dose melphalan conditioning for multiple myeloma. J Support Oncol, 2007, 5: 231-235.

[10] Spielberger R, Stiff P, Bensinger W, et al. Palifermin for oral mucositis after intensive therapy for hematologic cancers. N Engl J Med, 2004, 351: 2590-2598.

[11] Stiff PJ, Emmanouilides C, Bensinger WI, et al. Palifermin reduces patient-reported mouth and throat soreness and improves patient functioning in the hematopoietic stem-cell transplantation setting. J Clin Oncol, 2006, 24; 5186-5193.

[12] El-Sayed N, Nabid A, Shelley W, et al. Prophylaxis of radiation-associated mucositis in conventionally treated patients with head and neck cancer: a double-blind, phase Ⅲ, randomized, controlled trial evaluating the clinical efficacy of an antimicrobial lozenge using a validated mucositis scoring system. J Clin Oncol, 2002, 20: 3956-3963.

[13] Antunes HS, de Azevedo AM, da Silva BLF, et al. Low-power laser in the prevention of induced oral mucositis in bone marrow transplantation patients: a randomized trial. Blood, 2007, 109: 2250-2255.

[14] Fumoleau P, Roche H, Kerbrat P, et al. Long-term cardiac toxicity after adjuvant epirubicin-based chemotherapy in early breast cancer: French Adjuvant Study Group Results. Ann Oncol, 2006, 17: 85-92.

[15] Batist G, Ramakrishnan G, Rao CS, et al. Reduced cardiotoxicity and preserved antitumor efficacy of liposome-encapsulated doxorubicin and cyclophosphamide compared with conventional doxorubicin and cyclophosphamide in a randomized, multicenter trial of metastatic breast cancer. J Clin Oncol, 2001, 19: 1444-1454.

[16] Chan S, Davidson N, Juozaityte E, et al. Phase Ⅲ trial of liposomal doxorubicin and cyclophosphamide compared with epirubicin and cyclophosphamide as first-line therapy for metastatic breast cancer. Ann Oncol, 2004, 15: 1527-1534.

[17] Marty M, Espie M, Llombart A, et al. Multicenter randomized phase Ⅲ study of the cardioprotective effect of dexrazoxane (cardioxane) in advanced/metastatic breast cancer patients treated with anthracycline-based chemotherapy. Ann Oncol, 2006, 17; 614-622.

[18] Seidman A, Hudis C, Pierri MK, et al. Cardiac dysfunction in the trastuzumab clinical trials experience. J Clin Oncol, 2002, 20; 1215-1221.

[19] Guarneri V, Lenihan DJ, Valero V, et al. Long-term cardiac tolerability of trastuzumab in metastatic breast cancer: the MD Anderson Cancer Center experience. J Clin Oncol, 2006, 24; 4107-4115.

[20] O'Sullivan JM, Huddart RA, Norman AR, et al. Predicting the risk of bleomycin lung toxicity in patients with germ-cell tumours. Ann Oncol, 2003, 14: 91-96.

[21] Ando M, Okamoto I, Yamamoto N, et al. Predictive factors for interstitial lung disease, antitumor response, and survival in non-small-cell lung cancer patients treated with gefitinib. J Clin Oncol, 2006, 24; 2549-2556.

[22] Carver JR, Shapiro CL, Ng A, et al. American society of clinical oncology

clinical evidence review on the ongoing care of adult cancer survivors: cardiac and pulmonary late effects. J Clin Oncol, 2007, 25: 3991-4008.

[23] Kemp G, Rose P, Lurain J, et al. Amifostine pretreatment for protection against cyclophosphamide-induced and cisplatin-induced toxicities: results of a randomized control trial in patients with advanced ovarian cancer. J Clin Oncol, 1996, 14: 2101-2112.

[24] Vase JM, Reed EC, Pippert GC, et al. Mesna compared with continuous bladder irrigation as uroprotection during high-dose chemotherapy and transplantation: a randomized trial. J Clin Oncol, 1993, 11: 1306-1310.

[25] Petit T, Benider A, Yovine A, et al. Phase II study of an oxaliplatin/vinorelbine combination in patients with anthracycline and taxane-pretreated metastatic breast cancer. Anticancer Drugs, 2006, 17: 337-343.

[26] Morris M, Blessing JA, Monk BJ, et al. Phase II study of cisplatin and vinorelbine in squamous cell carcinoma of the cervix: a gynecologic oncology group study. J Clin Oncol, 2004, 22: 3340-3344.

[27] Mileshkin L, Stark R, Day B, et al. Development of neuropathy in patients with myeloma treated with thalidomide: patterns of occurrence and the role of electrophysiologic monitoring. J Clin Oncol, 2006, 24:4507-4514.

[28] Richardson PG, Briemberg H, Jagannath S, et al. Frequency, characteristics, and reversibility of peripheral neuropathy during treatment of advanced multiple myeloma with bortezomib. J Clin Oncol, 2006, 24:3113-3120.

[29] Rivkees SA, Crawford JD. The relationship of gonadal activity and chemotherapy-induced gonadal damage. JAMA, 1998, 259: 2123-2125.

[30] Meistrioh ML, Wilson G, Brown BW, et al. Impact of cyclophosphamide on long-term reduction in sperm count in men treated with combination chemotherapy for Ewing soft tisssue sarcomas. Cancer, 1992, 70: 2703-2706.

[31] Viviani S, Santoro A, Ragni G. Gonadal toxicity after combination chemotherapy for Hodgkin's disease: comparative results of MOPP vs ABVD. Eur J Clin Oncol, 1985, 21: 601-606.

[32] Inskip PD, Curtis RE. New malignancies following childhood cancer in the United States, 1973-2002. Int J Cancer, 2007, 121:2233-2240.

[33] Travis LB, Curtis RE, Boice JD Jr, et al. Second malignant neoplasms among long-term survivors of ovarian cancer. Cancer Res, 1996, 56: 1564-1567.

[34] Ratain MJ, Kaminer LS, Bitran JD, et al. Acute nonlymphocytic leukemia following etoposide and cisplatin combination chemotherapy for advanced non-small-cell carcinoma of the lung. Blood, 1987, 70: 1412-1415.

[35] Lavoie JC, Connors JM, Phillips GL, et al. High-dose chemotherapy and autologous stem cell transplantation for primary refractory or relapsed Hodgkin lymphoma: long-term outcome in the first 100 patients treated in Vancouver. Blood, 2005, 106:1473-1478.

[36] Metayer C, Curtis RE, Vose J, et al. Myelodysplastic syndrome and acute myeloid leukemia after autotransplantation for lymphoma: a multicenter case-control study. Blood, 2003, 101:2015-2023.

[37] Pedersen-Bjergaard J, Andersen MK, Christiansen DH. Therapy-related acute myeloid leukemia and myelodysplasia after high-dose chemotherapy and autologous stem cell transplantation. Blood, 2000, 95: 3273-3279.

[38] Gallagher G, Forrest DL. Second solid cancers after allogeneic hematopoietic stem cell transplantation. Cancer, 2007, 109: 84-92.

[39] Sigurdson AJ, Ronckers CM, Mertens AC, et al. Primary thyroid cancer after a first tumour in childhood (the childhood cancer survivor study): a nested case-control study. Lancet, 2005, 365: 2014-2023.

# 35 循证医学在肿瘤临床研究中的应用

35.1 循证医学的概念
35.2 循证医学的证据来源和证据等级
35.3 肿瘤临床研究的方法学
　35.3.1 不同的研究目的需要不同的研究方法
　35.3.2 如何正确使用有关诊断试验的研究证据
　35.3.3 如何正确使用有关治疗的研究证据
　35.3.4 如何正确使用有关预后的研究证据
35.4 抗肿瘤药物的临床试验
　35.4.1 进行肿瘤药物临床试验的基本要求
　35.4.2 实体瘤的疗效评价标准
　35.4.3 临床试验的结果报告
35.5 肿瘤实践指南
35.6 肿瘤患者生活质量
35.7 结束语

## 35.1 循证医学的概念

循证医学（evidence-based medicine，EBM）即遵循证据的临床医学。其核心思想是医务人员应该认真地、明智地、深思熟虑地运用在临床研究中得到的最新、最有力的科学研究信息来诊治患者。循证医学是最好的研究证据、医师的临床实践和患者的意愿三者的有效结合。其中，最好的证据来源于医学基础学科和以患者为中心的临床研究；临床实践基于医师的临床技能和经验，对患者的疾病诊断、治疗和预后有正确的判断；考虑患者的意愿，充分体现了循证医学的人文精神，使患者充分了解治疗措施的利弊，作出符合其意愿的决定。

社会生活方式的改变导致了肿瘤的发病率有上升趋势，医学科学的不断进步又使肿瘤患者的总体生存时间较以往更长，提示肿瘤已日益朝着慢性病的方向发展。因此，如何探索肿瘤诊断、治疗和预后的最佳模式，需用循证医学的方法和理念。

循证医学强调临床医师应在仔细采集病史和体格检查的基础上，根据临床实践中需要解决的问题，进行有效的文献检索，并对其进行评价，找到最适宜和有力的证据，通过严谨的判断，将最适宜的诊断方法、最精确的预后估计及最安全有效的治疗方法用于对每个患者的具体方案的实施上，即任何临床医疗决策的制定都建立在客观的科学研究证据基础之上。

## 35.2 循证医学的证据来源和证据等级

传统医学的证据，常常推崇医师的个人诊治经验或病例报告、临床前期的实验室结果以及理论上推测的结论等，循证医学的证据更注重来源于设计良好的大规模临床研究的结果，也就是将实验室结果转换成临床结果的真实性大小（from bench to bedside）。循证医学的证据可分为三大类：第一类是原始研究（original study）。由于研究目的的不同，其所用的研究设计方法也不同，且每个研究的样本量相对较小，因此其人群代表性不够，但更新较快。第二类是 Meta 分析（Meta-analysis），又称为系统综述（systemic review）。通过对原始研究文献的质量进行评价，用相应的统计学方法对原始研究文献进行综合，获得较原始文献更为科学的结论。随着新的原始文献的出现，相应的系统综述也需要更新，因此其具有一定的时序性。第三类是实践指南（practice guideline）。即根据临床上某个疾病的每个阶段可能产生的问题，指引相应的解决方法。指引的依据也来源于前两类证据，实践指南具有一定的法律效应。指南的制定往往需要更多的人力和物力，因此更新速度相对较慢（表35-1）。

表 35-1　循证肿瘤学的证据水平和推荐等级

| 证据水平 | | |
|---|---|---|
| | Ⅰa | 随机对照试验的 Meta 分析 |
| | Ⅰb | 至少一项随机对照试验 |
| | Ⅱa | 至少一项非随机对照试验 |
| | Ⅱb | 至少一项设计合理的半试验性研究 |
| | Ⅲ | 非试验性或描述性研究 |
| | Ⅳ | 专家委员会的报告或意见或病例报告或公认的权威意见 |
| 推荐等级 | | |
| | A 级 | 至少一项随机对照试验是作为总体质量优秀又具连贯性的文献来推荐,如证据水平Ⅰa、Ⅰb |
| | B 级 | 虽然是非随机对照试验,但做得很好的临床资料,如证据水平Ⅱa、Ⅱb、Ⅲ |
| | C 级 | 在无直接可用的、质量上乘的临床研究资料情况下的专家委员会的报告或意见/公认的权威的经验,如证据水平Ⅳ |

## 35.3　肿瘤临床研究的方法学

### 35.3.1　不同的研究目的需要不同的研究方法

与其他学科相同的是,肿瘤临床研究的目的包括病因的探索、发病率和死亡率的了解、诊断试验的评价、治疗疗效和不良反应的评价、疾病预后的判断,以及对肿瘤诊治过程中的经济学和生活质量的评估。研究目的不同,其所需的研究方法也不同。比如,评估干预措施效果时,应尽量采用随机对照试验;而研究药物不良反应时,尤其是某些不良反应的发生率较低时,需要样本量很大或观察时间很长的研究,临床试验有时变得不可行,病例-对照研究可能是唯一可取的研究方法。表 35-2 列出了在肿瘤诊治中,不同研究设计对于不同目的和问题的适用性大小。

表 35-2　不同的研究设计对于研究不同问题的适用性

| 研究问题 | 现况研究 | 病例-对照研究 | 队列研究 | 随机对照研究 | 系统综述 |
|---|---|---|---|---|---|
| 病因 | | ++ | +++ | | +++ |
| 诊断 | +++ | | ++ | ++ | +++ |
| 治疗效果 | | | + | +++ | +++ |
| 不良反应 | | +++ | +++ | ++ | +++ |
| 疾病转归/预后 | | + | +++ | +++ | +++ |
| 筛查 | | | | ++ | +++ |
| 干预的成本效果 | | | | ++ | +++ |

注:+ ~ +++代表适合的程度。

所选用的研究方法正确与否直接导致最终结果和结论的科学性。例如,在了解吸烟是否是肺癌的病因时,我们可以选用病例-对照研究。病例组和对照组分别是患肺癌和不患肺癌的人群,分别调查两组中吸烟者($a1, a2$)和不吸烟者($b1, b2$)的比例,并计算比数比(odds ratio, OR),即($a1/b1$)/($a2/b2$)。如果比数比及其可信区间均大于 1 者,可认为吸烟是肺癌的危险因素,但是并不能说明吸烟和肺癌的直接因果关系。若要阐明吸烟和肺癌的因果关系,可设计一个前瞻性的队列研究。研究的起始点选择两个队列,一个队列是吸烟队列($N1$),另一个队列是不吸烟队列($N2$)。所有的研究对象在入组研究时是不患肺癌的,两个队列维持其吸烟和不吸烟的状态,并前瞻地观察若干年。到达研究终点时,计算两个队列中发生肺癌的人数($n1$ 和 $n2$),以及两个队列发生肺癌的相对危险度(relative risk, RR),即($n1/N1$)/($n2/N2$)。如果相对危险度及其可信区间均大于1,可说明吸烟是发生肺癌的原因。由此可见,同样是有关病因的研究,不同的研究方法产生的结论可能相似,但结论作为证据的强度等级不同。

每个临床研究由于都是从总体的人群中按照一定的纳入标准和排除标准进行抽样,并按照方案要求进行研究,因此都可能存在一定的偏倚和机遇。所以研究结果所产生的证据在临床实际推广使用时,需要对产生该数据的原始研究进行评价,以了解结果的真实性、结果真实性的大小和临床适用性的大小。不同类型研究的评价标准也是不一样的。

### 35.3.2　如何正确使用有关诊断试验的研究证据

肿瘤的早期诊断是提高肿瘤患者总体生存率的关键。肿瘤的确诊有赖于病理依据,但是病理学诊断作为有创性诊断是不可能运用于肿瘤筛查的,因此需要找到合适的诊断试验来替代病理学诊断。因此在查阅诊断试验的文献时,要对其科学性进行评价,可以参照下列循环医学实践步骤中的第2项提出的标准对诊断试验的文章进行评价。

有关诊断试验的循证医学实践步骤:①根据临床问题找出最恰当的相关研究文献。②评价文献的科学性:试验是否与金标准试验进行了独立、"盲法"比较?是否每个被测者都做参照试验进行评价?所研究患者的样本是否包括临床实践中将使用该诊断试验的各种患者?诊断试验的精确性有无描述?③估计临床应用的重要性:估计疾病的验前概率;说明和应用有关试验敏感度和特异性的资料;应用似然比。④将研究结果应用于临床实践:结果是否适用于我的患者?诊断试验结果是否改变了对患病率的估计?诊断试验结果是否改变了对患者的处理方案?

例如,一篇有关磁共振成像(MRI)诊断乳腺癌的文献,我们首先要判断作为参照标准(即"金标准")的是病理学诊断还是长期随访获得的肯定结果,因为这两种都是公认的"金标准"。但如果参照标准采用B超结果,就会存在一定问题。如果不是所有患者都作了参照试验的检测,将使评价产生"确定偏倚",使得假阴性结果归类为真阴性。

合适的诊断试验应该具有很高的敏感性和特异性,这些数据的提供主要是为了在临床上用来判断患者患病的概率大小。阳性预测值就是诊断试验结果为真阳性的概率大小。该值受到患病率的影响,也就是在不同危险度的人群中,诊断试验的价值是不一样的。例如,甲胎蛋白(AFP)用于肝癌的筛查是一项很好的诊断试验,其敏感性和特异性假设是80%和90%,假如普通人群中肝癌的患病率是10/10万,AFP在普通人群中诊断原发性肝癌的阳性预测值为0.08%;如果在乙型肝炎表面抗原(HBsAg)阳性的人群中用AFP进行肝癌筛查,因为在HBsAg阳性的人群中肝癌的患病率有所提高(假设是100/10万),其阳性预测值也相应提高至0.8%;如果在年龄>40岁、HBsAg阳性的人群中进行筛查,该人群中肝癌的患病率继续增高至1 000/10万,其阳性预测值可增高至7.48%。

在运用诊断试验的结果时,我们首先要计算进行该诊断试验之前的患病概率大小(即验前概率),根据诊断试验所提供的数据可以计算验后概率。如果验后概率明显高于验前概率,而且不同的诊断会影响患者下一步的治疗时,这个诊断试验对我们临床才是有意义的。

### 35.3.3　如何正确使用有关治疗的研究证据

肿瘤治疗的发展可谓日新月异。由于肿瘤药物的疗效尚不理想,每年都会出现大量新的治疗性研究数据和证据。对于新的数据和新的治疗方法,同样要对其科学性和实用性进行评价。其评价标准为:①根据临床问题找出最恰当的相关研究文献。②评价治疗性试验的科学性:是否实行隐藏随机分组;对患者的分组,医师和患者是否双盲;除了需要评估的治疗措施外,两组是否得到相同的治疗;被研究患者的随访是否完整;资料的总结是否采用意愿治疗分析。③临床和统计学上有显著意义的结果:估计治疗效果的大小;样本大小的评价;治疗作用的精确性。④将研究结果用于临床实践:研究结果是否可用于我的患者;这种治疗方法可否应用;治疗措施的利弊,与费用相比是否值得应用。

例如,在晚期大肠癌的治疗中,如何选择一线药物,失败后如何选择二线药物。已经知道氟尿嘧啶(5-Fu)、奥沙利铂(oxaliplatin)和伊立替康(irinotecan)是大肠癌化疗中的有效药物,且以联合应用方案为主,如5-Fu联合奥沙利铂的FOLFOX方案或联合伊立替康的FOLFIRI方案。但是如何选择呢?在晚期大肠癌的研究中,N9741的研究设计是备受争议的,该研究的目的是探讨3种方案作为一线方案在晚期大肠癌中的疗效。这3种方案分别是奥沙利铂联合5-Fu静脉持续点滴的方案(FOLFOX4)、伊立替康联合5-Fu静脉推注的方案(IFL)、奥沙利铂联合伊立替康的方案(IROX),结果显示FOLFOX4组的中位生存期优于IFL组,并有统计学意义(19.5个月与15个月)。由于在其他的研究中未显示出在晚期大肠癌的一线治疗中伊立替康方案和奥沙利铂方案之间有明显的差别,因此对本研究结果的差异存在争论。通过对研究方案的分析,发现这两组方案中5-Fu的用法不同,而5-Fu不同的用药方法对大肠癌的疗效会产生影响(5-Fu持续点滴的疗效优于5-Fu静脉推注),因此该研究得出的结论并不能说明奥沙利铂在晚期大肠癌的一线治疗中优于伊立替康,只能是FOLFOX4方案优于IFL方案。而且IFL方案的设计也不符合临床实际情况,因为被临床普遍所接受的5-Fu联合伊立替康的FOLFIRI方案中5-Fu是静脉持续点滴的。在另一项头对头的随机对照研究比较FOLFOX4和FOLFIRI的研究中,证实两组患者的总体生存率无明显统计学差别。因此,就两药联合方案而言,FOLFOX4和FOLFIRI均可作为晚期大肠癌的一线治疗方案。

治疗性研究的疗效评价参数有相对危度(relative risk,RR)、相对危险度减少(relative risk reduction,RRR)、绝对危险度减少(absolute risk reduction,ARR或RD)和需要治疗的人数(number needed to treat,NNT)。RR即治疗组相对于对照组的危险度,是两组危险度的比值。例如,在一项胃癌术后辅助化疗的研究中,至随访终点,术后接受辅助化疗的127例患者中有114例存活,生存率为114/127(89.8%);术后单纯观察组的123例患者存活的有102例,生存率为102/123(82.9%)。本例中两组的ARR = 89.8% - 82.9% = 6.9%,RR = 89.8%/82.9% = 1.08,RRR = (89.8% - 82.9%)/82.9% = 8.3%,NNT = 1/ARR = 1/6.9% = 15。这些结果在临床上可以解释为胃癌术后接受辅助化疗者,每治疗15人会有1人有生存获益。

### 35.3.4 如何正确使用有关预后的研究证据

预后也是肿瘤研究中比较多见的一个方面。肿瘤患者的生存、术后复发、无瘤生存等都属于预后的范畴。有关预后性研究的分析和评价步骤为:①这些文献结果是否真实:是否有一个具有代表性,且定义明确的患者样本群,在病程相同起点开始随访;随访是否完整,时间是否足够长;对结果的评定标准是否客观,没有偏倚;是否对重要因素进行校正。②研究的结果是什么:在一段特定的时间内,所研究结果发生的可能性有多大;对所研究结果发生可能性的估计是否精确。③研究结果对临床实践是否有帮助:文献中的患者是否与我的患者相似;研究结果是否可以直接用于临床,并有助于向患者解释。

预后性研究需要有一个比较长的随访期,但随研究疾病以及分期的不同而有所不同。例如,研究胃癌根治术后生存,由于纳入的对象是相对早期的胃癌患者,这些患者会有一个较长的生存期,因此需要随访5年,甚至10年。但如果研究晚期胃癌患者的生存,则不需要这么长的时间。预后性研究一般都要做预后因素分析,目的是要了解哪些因素的校正会对总的结果产生影响。例如一项有关乳腺癌的预后研究,作者除了给出所有患者的生存率外,还用COX回归模型对影响复发的因素进行了分析。结果发现,年龄<35岁、肿瘤直径≥2 cm、淋巴结阳性、c-erB-2阳性均是影响复发的因素。这些研究结果直接指导了临床实践,可以帮助临床医师回答有关患者的生存和复发的问题,也有助于筛选高危的患者进行后续强烈的治疗,避免对低危的患者进行过度的治疗。

## 35.4 抗肿瘤药物的临床试验

临床肿瘤学的发展和临床试验是分不开的。抗肿瘤药物临床研究的目的是考察该药物在人体所引起的生物学效应,特别是对肿瘤的疗效及对人体的毒副作用,从而评价该药有无临床使用价值。由于肿瘤现在可治愈的机会很少,新药临床试验也作为晚期肿瘤患者的一种治疗手段,往往是对现有治疗药物都失败的患者的一种推荐措施。肿瘤新药临床试验是将实验室的研究成果转换为临床应用的必经之路。与其他学科的新药临床试验相同之处在于,都要符合药品临床试验管理规范(good clinical practice,GCP)的原则,保证受试者的安全性和临床研究的科学性。

## 35.4.1 进行肿瘤药物临床试验的基本要求

因大部分抗肿瘤药物往往具有致畸、致癌和致突变作用,不宜在正常人体进行试验,因此包括Ⅰ期临床试验在内,所有受试者均应为癌症患者。负责抗肿瘤药物临床试验与评价的医院,应具备以下条件:①设有专门从事肿瘤药物治疗及临床研究的肿瘤内科,抗肿瘤药物临床研究与评价应由肿瘤内科承担;②肿瘤内科拥有对癌症药物治疗有经验并具有临床科研能力的副主任医师以上人员,能负责临床试验方案的设计、督导及总结,并具有专科医师、护士及技术人员,在负责人指导下从事具体工作;③从事抗肿瘤药物临床试验与评价的医院,应对参与本项工作的医护人员分别进行必要的培训,以保证试验的质量,并建立能进行血药浓度监测及药物代谢动力学研究等的实验室,以提高临床研究水平;④具有观察疗效及不良反应的必要设备,包括影像学检查设备(包括 X 线、体层摄影、超声扫描、放射性核素扫描、CT 扫描设备,最好具有 MRI 设备)、纤维内镜以及监测血象及肝、肾、心、肺功能的条件;⑤具备必要时进行抢救的设备和能力;⑥有足够病例来源及充分的试验病床。

受试者应为有病理组织学证实(或肯定的细胞学诊断)或有可靠的肿瘤标记,可肯定诊断的癌症患者,而且应为缺乏常规有效治疗方法者或经常规疗法失败或复发患者。对已有明确有效的治疗方案,应用该方案有可能治愈或明显延长生存期者,不允许为进行新药临床试验而延误患者的有效治疗。受试者的体力状况(performance status)应为 ZPS 0~2 级或 KPS 60 分以上,预计生存期在 2 个月以上。妊娠期及哺乳期的妇女不作为受试者。除特殊目的(例如儿童特殊肿瘤治疗药物)外,一般不选择儿童作为受试者。Ⅱ、Ⅲ期临床试验的受试者必须具有可测量的肿瘤病灶,或其他可靠的客观疗效评定指标。

在试验及评价抗肿瘤新药中,应充分考虑到此类药物的特殊性。抗肿瘤药物大多为细胞毒类药物,在治疗剂量下不良反应在所难免,应着重考察疗效与不良反应之间的关系,即在可耐受剂量及产生可逆性毒性的剂量范围内,是否能取得疗效。不因某些方面的不良反应而轻易否定其临床使用价值。同时,也不应因致畸、致癌或致突变作用而否定其对癌症治疗的价值,因恶性肿瘤的自发消退十分罕见。在考察药物对恶性肿瘤的客观疗效时,一般可不设对照组。但在考察新药是否优于已知抗肿瘤药,以及是否适宜作为一线治疗药物时,应与已知抗肿瘤药物对比。

## 35.4.2 实体瘤的疗效评价标准

细胞毒性化疗药物是通过肿瘤缩小量化的标准来评价其抗肿瘤作用。1979 年,WHO 确定了《实体瘤双径测量的疗效评价标准》。20 多年来,这个标准被国内、外的研究者和研究组普遍采用。但 WHO 标准存在如下问题:①将确定可评价的和可测量大小病灶的改变混为一体,来判断疗效在各研究组间各不相同;②最小病灶的大小及病灶的数量亦无明确的规定;③没有明确疾病进展(PD)的定义是涉及单个病灶还是全部肿瘤(可测量肿瘤病灶的总和);④新的诊断病变范围的影像学方法,如 CT 和 MRI 已被广泛应用。多年来造成了由于单个药物、联合化疗方案及治疗方法各研究组之间疗效评价存在差异而难以比较,往往导致不正确的结论。

针对以上问题,1994 年欧洲癌症研究与治疗组织(European Organization for Research and Treatment of Cancer,EORTC)、美国国立癌症研究所(National Cancer Institute,NCI)和加拿大国立癌症研究所在回顾普遍使用的 WHO 疗效评价标准的基础上,进行了必要的修改和补充,采用简易精确的单径测量代替传统的双径测量方法,保留了 WHO 标准中的完全缓解(CR)、部分缓解(PR)、病情稳定(SD)、疾病进展(PD)。实体瘤疗效评价标准(Response Evaluation Criteria in Solid Tumor,RECIST)标准首次于 1999 年在美国临床肿瘤学会(ASCO)上介绍,并在同年的 *J Natl Cancer Inst* 杂志上正式发表。

抗癌药物的疗效评价至少包括 3 个不同目的:①在早期临床试验中,客观肿瘤疗效是试验药物或方案的预期目的,其结果是决定该药物或方案是否值得进一步研究的依据,体现在Ⅱ期临床研究中。②在许多临床试验中,对于某一病种的特殊患者群是否获益是该试验的预期目的,这些临床试验常常需要随机对照或历史对照。在这种情况下,预期客观肿瘤疗效常用临床获益的其他方法代替最终研究目的(end points),如疾病死亡时间(time to death,TTD)、疾病进展时间(time to progression,TTP)、总生存时间(overall survival,OS)、无进展生存时间(progression-free survival,PFS)和包括生活质量(quality of life,QOL)的症状控制。由于随机变量和选择的偏差以及已知和未知因素的影响,在小样本和非随机对照临床试验中是难以不受影响的,以致提供假阳性的结果。一个新药或方案的最初评价,最有效和经济的方法是在充足样本大规模的Ⅲ期临床研究前先进行小规模的试验。③肿瘤疗效是临床医师决定患者继续治疗和研究项目是否继续进行的依据。

可以发现在上述疗效评价标准中,WHO 标准或RECIST 标准其实是判断肿瘤疗效的中间指标,而非最终指标。对患者实际产生影响的指标应该是总生存时间、无进展生存时间及生活质量等指标。作为一个临床研究,采用中间指标作为研究终点,可以比较快速地获得结果,但不能真实反映患者的利弊得失,而且存在一定的测量偏倚。现在越来越多的研究采用总生存时间或无进展生存时间作为终点变量,循证医学称之为最终指标,这些研究往往需要随访很长的时间才能获得结果。但是,在解释结果时也需要非常小心,因为总生存的影响因素除了所研究的药物以外,还受到该药物治疗失败后的后续治疗的影响。随着生物靶向药物时代的到来,对既往的疗效评价标准又提出了挑战。因为 WHO 标准和RECIST 标准都是通过测量肿块的大小进行评价的,实际上并未得到肿瘤活性的判断。因为在很多靶向药物的研究中发现,使用靶向药物后,CT 上肿块大小变化并不明显,但是肿块中央出现了明显的低密度灶(坏死)表现,因此有很大比例的患者表现为SD,但是实际生存期是有明显改善的。

### 35.4.3 临床试验的结果报告

临床试验的结果报告应采用意向治疗(intention to treat,ITT)分析结果,即将试验入选的所有患者均包括在内,包括偏离了治疗方案或中途退出的患者,对可评价的患者都必须按照方案要求对疗效进行分析,不可评价的患者需要说明理由,并报告死于肿瘤、死于毒性、死于其他肿瘤、不明(没有足够的资料评估)。所有 PD 和死亡都应考虑为治疗失败。结论是基于符合标准的患者,其后的进一步分析可针对患者的不同亚群,并提供 95% 的可信区间。

## 35.5　肿瘤实践指南

美国医学研究所(IOM)将实践指南定义为:"协助执业医师与患者作出关于某些特异临床情况的适宜保健处理的系统性发展的声明。"这些指南不是处理患者的硬性规定的标准,而应按照个别患者的特点与意愿、医师的喜好以及当时、当地的情况予以调整。

临床实践指南(clinical practice guideline)是针对特定的临床问题,系统制订出的帮助临床医师和患者作出恰当处理的指导性意见;是以系统综述为依据,经专家讨论后由专业学会制定。实践指南具有权威性,有实践指导意义。其作为一种工具,既不等于现成的"操作指南",也不是教科书或必须遵守的指令与规则,只是临床服务质量管理的有效手段之一,因此不能完全替代临床医师的临床思维和判断。

根据临床指南的性质或开发过程,可大体分为基于共识的临床指南(consensus-based guideline)和循证临床指南(evidence-based guideline)两类。基于共识的临床指南是应用早期的指南编写方法,经来自不同学科领域的一组专家及其他相关人员根据他们的临床经验和主观判断,就具体的医疗问题进行开放式的充分讨论,达成共识而拟订出指南的指导意见。由于其有效性和可靠性不高,目前已难以被广泛接受。而循证临床指南是在广泛收集临床证据的基础上,按照循证医学的方法开发出的一组临床指导意见。其科学性很强,已成为指南发展的主流。而现代高标准的临床指南均为循证临床指南,因此后者有逐渐取代前者的趋势。

苏格兰学会指南工作网(SIGN)典型的指南开发时间表如下:①组建小组与人员培训阶段。第1～2个月,确定指南的目标和要解决的问题。首先培训指南开发小组的负责人,全部小组成员都要接受指南开发和严格评价(critical appraisal)方法的培训;制订开发程序、计划;交流相关的知识与经验;在SIGN 信息管理员的指导下,为进行文献研究工作要认同其关键的问题和术语;讨论系统评价文献时需要掌握的知识与需要解决的问题。②文献研究与评价阶段。第3～4个月,评价文献摘要,以选择适当的论文进行详细评价;明确严格评价的标准;第5～8个月,详细地进行文献评价、分级与证据的合成。③起草指南阶段。第9～10个月,根据证据评价结果起草推荐意见;起草全部指南;第11～12个月,召开全国性的公开会议讨论指南的推荐意见草稿。④同行评议阶段。第13～18个月,将全国会议反馈的意见整合到指南草案中,在 SIGN 办公机构的帮助下着手指南的编辑工作;第19～23个月,将指南草案提交给 SIGN 进行外部鉴定、咨询评审,由 SIGN 编辑组进行同行评议。⑤发表与发行阶段。第24个月,发表、出版、宣传、分发。

治疗指南具有重要意义,为临床医师提供了一系列治疗建议,这些建议是国际水平的专家根据最近的临床试验数据所达成的共识。众所周知,循证临床指南开发的意义重大,不仅为临床医师具体的医疗实践提供了参考,也为进一步统计相关资料奠定了基础。例如,乳腺癌是一种异质性的疾病,新近产生的治疗方案越来越多。鉴于越来越多的治疗选择,临床医师在选择具体患者的最适合治疗方案时都面临难题。

从1978年以来,St Galllen 会议就致力于制订早期乳腺癌治疗的共识意见,这些建议目前被认为是欧洲主导的治疗指南。美国国家综合癌症网(NCCN)《乳腺癌治疗指南》和 ASCO 的《2004年技术评估报告》也大力支持这些建议。2005年1月,在瑞士 St Galllen 举行的第九届早期乳腺癌治疗会议上,一个国际共识专家组召开了讨论会,就具体患者的全身性辅助治疗方面制订一系列指南建议。根据第八届会议后2年内出现的新证据,对以前的指南进行修改。2005年,该指南首次抛弃了将危险性评估作为治疗选择的主要标准,将对内分泌治疗的反应性作为淋巴结阳性和淋巴结阴性患者辅助化疗和内分泌治疗的最重要选择指标,从而出现了3类疗效反应类别。专家组对以前的危险性分类进行了修改,分为3类:低度危险性组、中度危险性组和高度危险性组。淋巴结情况仍然是确定危险性组别的最重要指标,但是新的危险性分类方法并不局限于传统的淋巴结阳性/阴性分类方法。纳入了两个新的预后特征,即 Her-2/neu 基因过度表达/扩增和肿瘤周围脉管侵犯(尤其是淋巴管侵犯)。专家组建议,对内分泌治疗无反应性的患者给予化疗;内分泌治疗有反应性的患者以内分泌治疗为主,对其中的中、高度危险性患者加入化疗;而内分泌治疗反应不确定的患者进行化疗加内分泌治疗,除非患者为低危险性组。

美国 NCCN 的《乳腺癌治疗指南》也是每年发表两版,不断地根据随机对照双盲的临床试验结果来进行更新。如2007年第一版在2006年第二版的基础上进行了更改,如解释了乳腺癌阴性切缘越大,其复发风险就越小,否则要进行放疗;根据美国国家外科辅助乳房及胃肠计划(National Surgical Adjuvant Breast and Bowel Project,NSABP)研究中他莫昔芬(tamoxifen)和雷洛昔芬(raloxifene,STAR)试验,专家组将雷洛昔芬推荐为绝经后小叶原位癌和侵袭性乳腺癌患者的可选择用药;Her-2 测定的准确率也非常重要等。2007年第二版又在2007年第一版的基础上加入了"拉帕替尼(lapatinib)加卡培他滨对以前应用过蒽环类、紫杉类和赫赛汀治疗的患者也是一种选择"。

这些指南是对当前所采取的治疗方法的共识说明。任何准备使用或参考这些指南的临床医师都必须根据具体临床情况作出独立判断,然后作出对患者的治疗决策。

## 35.6 肿瘤患者生活质量

生活质量(quality of life,QOL)的概念具有鲜明的历史性和发展性。不同的人类历史时期和发展阶段,QOL 的概念有所不同,因个人文化背景、生活环境、道德价值观以及对生活的不同要求和感受而赋予了不同的内涵,包括个体的生理健康、心理状态、生活能力、社会关系、个人信仰及与周围环境的关系等。因而,QOL 是一个涉及生理、心理、社会、文化、环境及精神等不同层次的系统概念,至今尚无公认的统一定义。WHO 将 QOL 定义为:生活在不同文化和价值体系中,各人对目标、期望、标准及关注问题、有关的生存状态的体验。

早期的研究目的是在如何界定和测量 QOL 方面达成共识。讨论基本属于哲学性质,如什么是QOL?QOL 能被测量吗?如果能,是用标准的检测工具测量,还是需要较深的访谈?多数观点相差很大。一种极端的观点认为 QOL 是一种不容易把握的高度个体化的结构,如果可以测量,应采用标准化的测量;另一种极端的观点则是忽视其认识论,完全用实用的技术取代心理测量学和研究设计。近年来的研究结果表明,尽管生活质量的定义仍然不能完全统一,但大多数研究者比较一致地认为,QOL 是可以测量的,并且评定的主要内容应包括以下3个方面:①多维的,由患者的躯体、心理和社会的完好状态这些重要元素所组成;②主观的,主要依赖于患者自己的判断;③动态的,其主观感觉随着生活时间而发生变化。

随着诊断技术和治疗方法的不断完善和提高,恶性肿瘤患者的生存率和生存期在不断提高。恶性肿瘤患者 QOL 已成为恶性肿瘤综合防治研究的重要组成部分。如何避免或减轻诊断和治疗过程给患者的身心健康、家庭生活、社会经济状况及人际关系所造成的危害,在疾病康复过程中弥合其"癌症性心理创伤"的影响,是提高恶性肿瘤患者生活质量所迫切需要解决的问题。

基于对QOL不同内涵的定义和认识,发展了许多用于评价恶性肿瘤患者QOL的测量方法,设计了许多量表来测评不同恶性肿瘤患者和相同的恶性肿瘤不同个体对QOL的不同体验,包括反映恶性肿瘤患者共性的QOL核心量表和适用于不同恶性肿瘤的特异性量表。如线性模拟自我评价表(LASA),采用线性记分法,患者根据自己对问题的感受在线上标记,借此对恶性肿瘤患者QOL进行自我测评;癌症患者生活功能指标(FLIC)量表包括22个条目,适用于预后良好的恶性肿瘤患者QOL的自我评价。该量表较全面、客观地反映出患者的生活能力、执行角色功能的能力、社交能力、情绪状态及症状和主观感受等。有些量表是由医护人员测评,如QOL指标-肿瘤版(QLI-CV),不仅测量患者对生活中各方面的满意度,而且判定出生活各方面对患者的重要程度。通过对两方面的综合分析和计算,得出患者QOL评分。评分越高,QOL越高。所涉及的内涵包括4个方面:健康和功能、心理与精神、社会经济以及家庭。对于恶性肿瘤患者个体而言,既可采用某一种量表来测评其QOL,也可使用多个评价功能相近的量表进行综合测评,以期结论更客观、更可靠。如采用疾病影响状态量表(SIP)测量患者的功能状态,采用情绪量表(POMS)测量患者的情绪状态,采用症状量表(SDS)测量患者的症状等。

评估QOL的调查表和问卷很多,一般均为量表,常用的有以下几种。

### (1)癌症治疗后一般功能评估量表

癌症治疗后一般功能评估量表(FACT-G)是最常用生存质量的一般性功能评估量表,是一种癌症治疗后全面的、通用的生存质量测定标准。它包括28个项目,每项分为0~4个等级;28项又分为身体健康(7项)、家庭/社会关系融洽(7项)、与医师关系(2项)、情绪饱满(5项)、功能良好(7项)5个方面问题。最高得分112分,各方面得分最高8~28分。如得高分,表示QOL良好。

### (2)欧洲癌症研究与治疗组织生存质量中心调查表

生存质量中心调查表(QLQ-C30)是一种评估癌症患者QOL的一般问卷,并被很多临床研究证实为一种可靠的、准确的调查表。该问卷包括30个问题,含有5个功能方面问题(情绪、角色,即患者担当家庭及社会角色的能力、认识、生理、社会),3个症状方面问题(疲劳、疼痛、恶心/呕吐),6个单项问题(呼吸困难、失眠、食欲差、腹泻、便秘、经济困难)及2个有关健康状况及生存质量的一般性问题。所有项目评分0~100分。症状方面及单项问题得分高,表明症状明显、问题多;而其他方面得分高,则表示功能良好、健康,QOL高。

### (3)华盛顿大学生存质量表

华盛顿大学生存质量表(VW-QOL)是一种自评量表,包括9个重要方面,这些问题对患者每天的生活影响很大。这9个方面问题是:疼痛、毁容、活动、休养/娱乐、职业、咀嚼、吞咽、讲话、肩功能障碍。由患者自评,正常功能100分,分数越低,功能越差。

### (4)格拉斯哥经济调查表

格拉斯哥经济调查表(GBI)是一种调查患者经济状况QOL量表。问卷分为两部分:①与术前比较,术后QOL分为5级(很好、较好、无变化、较差、很差),社会活动频繁度亦分5级(很多、多、不变、少、很少);②与术前比较,术后经济状况分为5等(很好、好、无变化、差、很差)。另外,叙述自己术后职业的改变及产生的负面影响。该调查表的优点是动态地评估QOL。

### (5)医院抑郁情绪测定

医院抑郁情绪测定(HAD)已被国内外广泛应用于临床研究。其中包括焦虑与抑郁各7个问题,每个问题有0~3计分值。每个症状(焦虑、抑郁)得分0~7为无表现,8~10为可疑,11~12属有反应。

### (6)贝克抑郁调查表

贝克抑郁调查表(BDI)亦为一自评抑郁表,包括21个项目,反映患者抑郁行为特征3个方面问题,即悲观无望的感觉、自身消极的态度及单调呆板的生活。根据严重程度,每项也为0~3计分值。

追求更高的QOL是肿瘤患者的要求,也是医护人员的责任。准确测评肿瘤患者的现实QOL是进行医疗干预、社会支持和家庭关爱的基础。因此,整合与评估已有的测评方法,研究设计新的测评方法,更准确地判定患者的QOL成为当前研究的重点,适用于某一肿瘤的专属测评方法和各种肿瘤的通用测评方法是未来研究与发展方向。

## 35.7 结束语

肿瘤已成为威胁人类健康的第二大类疾病,仅次于心血管疾病。为此,肿瘤防治工作者也面临着极大的挑战。在评价与运用肿瘤诊治的新方法中,应贯彻循证医学的理念,将循证医学的研究方法运用到肿瘤防治的研究和实践中,使治疗有据可循,而且要鉴别证据级别的高低,以提高临床技能,提升肿瘤科研的科学性和临床适用性。

(王吉耀　刘天舒)

## 主要参考文献

[1] Tournigand C, André T, Achille E, et al. FOLFIRI followed by FOLFOX6 or the reverse sequence in advanced colorectal cancer: a randomized GERCOR study. J Clin Oncol, 2004, 22:229-237.

[2] Goldberg RM, Sargent DJ, Morton RF, et al. A randomized controlled trial of fluorouracil plus leucovorin, irinotecan and oxaliplatin combinations in patients with previously untreated metastatic colorectal cancer. J Clin Oncol, 2004, 22: 23-30.

[3] Nashimoto A, Nakajima T, Furukawa H, et al. Randomized trial of adjuvant chemotherapy with mitomycin, fluorouracil, and cytosine arabinoside followed by oral fluorouracil in serosa-negative gastric cancer: Japan Clinical Oncology Group 9206-1. J Clin Oncol, 2003, 21:2282-2287.

[4] Abou-Alfa GK, Schwartz L, Rici S, et al. Phase II study of sorafenib in patients with advanced hepatocellular carcinoma. J Clin Oncol, 2006, 24: 4293-4300.

[5] Landerscasper J, Dietrich LL, Johnson JM. A breast center review of compliance with National Comprehensive Cancer Network Breast Cancer Guideline. Am J Surg, 2006, 192:525-527.

[6] Zebrack B. Cancer survivors and quality of life: a critical review of the literature. Oncol Nurs Forum, 2000, 27:1395-1401.

[7] Olschewski M, Schulgen G, Schumacher M, et al. Quality of life assessment in clinical cancer research. Br J Cancer, 1994, 70:1-5.

[8] Zebrack BJ, Zeltzer LK. Quality of life issues and cancer survivorship. Curr Probl Cancer, 2003, 27:198-211.

[9] Davies EA, Hall SM, Clarke CR, et al. Do research interview cause distress or interfere in management? Experience from a study of cancer patients. J R Coll Physicians Lond, 1998, 32:406-411.

[10] Graydon JE. Women with breast cancer: their quality of life following a course of radiation therapy. J Adv Nurs, 1994, 19:617-622.

# 36 肿瘤与社会

36.1 肿瘤的预防控制与宏观社会
 36.1.1 肿瘤与人口变化
 36.1.2 肿瘤与社会文化
 36.1.3 肿瘤与社会经济
 36.1.4 肿瘤与方针政策
36.2 肿瘤的预防控制与环境、生活方式
 36.2.1 肿瘤的预防控制与环境因素

36.2.2 肿瘤的预防控制与生物因子
36.2.3 肿瘤的预防控制与生活方式
36.3 肿瘤的防治与卫生事业
 36.3.1 肿瘤的防治与三级预防
 36.3.2 肿瘤的防治与医疗卫生机构
 36.3.3 肿瘤的防治与医疗卫生服务过程
 36.3.4 肿瘤的防治与医疗卫生服务效果

  随着我国人口数量的增长、人口老龄化的进程、生活方式和饮食模式的改变、环境污染、药物滥用、职业接触致癌物质,以及其他社会、经济、生活、环境等因素的影响,自 20 世纪 70 年代以来,我国恶性肿瘤死亡率呈上升趋势。20 世纪 70 年代,我国恶性肿瘤的年龄调整死亡率为 84.6/10 万,90 年代为 94.4/10 万,上升了 11.6%[1]。根据卫生部公布资料,2005 年,城市和农村居民的恶性肿瘤死亡专率分别为 126.0/10 万和 107.1/10 万,2006 年分别为 144.6/10万和130.2/10 万,城乡居民的恶性肿瘤死亡专率均有所上升。肿瘤的防治成为国家卫生发展议事日程的重要议题,我国已两次制定国家肿瘤防治规划纲要。

## 36.1 肿瘤的预防控制与宏观社会

### 36.1.1 肿瘤与人口变化

  从人口学角度考虑,人口总量、老年人口数量和老龄化速度是卫生政策制定的重要依据。在其他因素不变的情况下,人口的数量(如全社会人口数、肿瘤患者数)和人口结构(如老龄化)是决定医疗服务需求的主要因素。人口数量增长,医疗需求随之增加;随着老年人口的上升,医疗需求也随之增加。在过去的 50 年里,我国人口大幅增长,从 20 世纪 50 年代的 5.5 亿到 2000 年的 12.9 亿,预计 2010 年达到 13.7 亿,2020 年将达 14.6 亿。

  恶性肿瘤可发生于任何年龄,不同的恶性肿瘤其高发年龄不同,但一般随着年龄增长,肿瘤死亡率也上升。老年人发生肿瘤的危险性最高,恶性肿瘤高年龄组发病率增加与人口老龄化和平均寿命延长密切相关。我国老年人口(>65 岁)占总人口的比例稳步增长:1950 年为 4.4%,1990 年为 5.6%,2004 年老年人口为 9 857 万人,占 7.6%,预计到 2025 年为 1.64 亿人,占总人口的 16.1%,而 2050 年将达到 26.2%[2,3]。

  从世界范围看,恶性肿瘤发病率和死亡率逐年上升,肿瘤将成为全球最大的公共卫生问题。2000 年,全球人口 62 亿,新发肿瘤患者约 1 000 万,死亡 620 万;2002 年,全球新发肿瘤病例 1 090 万,死亡 670 万[4]。据预测,到 2015 年,全世界肿瘤发病者达 1 500 万,死亡 900 万;2020 年全球人口 80 亿,肿瘤新发病例将达 2 000 万,死亡 1 200 万。

  在我国,恶性肿瘤位居死因顺位前列。根据卫生部统计信息中心公布:2005 年,城市居民前 3 位死因为恶性肿瘤、脑血管病、心脏病,其中恶性肿瘤死亡率为 126.0/10 万。农村居民前 3 位死因为呼吸系统病、脑血管病、恶性肿瘤,其中恶性肿瘤死亡率为 107.1/10 万。2006 年,城市和农村居民的首位死因均为恶性肿瘤,死亡率分别是 144.6/10 万和 130.2/10 万。与 2005 年相比,恶性肿瘤的死亡率及所占各类死因比例均有所上升(表 36-1)。

表36-1 2005~2006年城市与农村前5位疾病死亡率(1/10万)

| 顺位 | 2006年城市 死因 | 死亡率 | 2006年农村 死因 | 死亡率 | 2005年城市 死因 | 死亡率 | 2005年农村 死因 | 死亡率 |
|---|---|---|---|---|---|---|---|---|
| 1 | 恶性肿瘤 | 144.6 | 恶性肿瘤 | 130.2 | 恶性肿瘤 | 126.0 | 呼吸系统病 | 123.8 |
| 2 | 脑血管病 | 93.7 | 脑血管病 | 105.5 | 脑血管病 | 116.6 | 脑血管病 | 111.7 |
| 3 | 心脏病 | 90.7 | 呼吸系统病 | 84.9 | 心脏病 | 98.2 | 恶性肿瘤 | 107.1 |
| 4 | 呼吸系统病 | 69.3 | 心脏病 | 71.8 | 呼吸系统病 | 69.0 | 心脏病 | 62.1 |
| 5 | 损伤及中毒 | 32.4 | 损伤及中毒 | 46.1 | 损伤及中毒 | 45.3 | 损伤及中毒 | 44.7 |

肿瘤发病率和死亡率因性别不同而有差异,在发病顺位和死亡增幅上均表现不同。2000年,我国恶性肿瘤总的发病人数约为212万(男性128.8万,女性82.7万),到2005年增长14.6%,总人数接近243万(男性143.9万,女性98.6万)。2000年我国女性癌症发病顺位依次是乳腺癌、胃癌、肺癌、肝癌、食管癌及结直肠癌,男性依次为肺癌、胃癌、肝癌、食管癌及结直肠癌,2005年女性癌症发病顺位依次是乳腺癌、肺癌、胃癌、食管癌及结直肠癌,男性依次为肺癌、肝癌、胃癌、食管癌及结直肠癌(表36-2)。

与第二次死因回顾调查比较,2005年死亡人数增幅最大的为女性乳腺癌,由20世纪90年代初的近1.9万上升至2005年的4.8万,增长了155.4%;其次为肺癌(男性增长为112.1%,女性153.5%);再次为肝癌(男性增长58.4%,女性72.2%)。发病率下降的肿瘤有男性的胃癌、食管癌和鼻咽癌,女性的食管癌、胃癌、鼻咽癌和白血病。发病率增长的3类肿瘤(乳腺癌、肺癌、肝癌)在大多数年龄组别中都有体现,预示这3类肿瘤的危险性有继续增大的趋势[5]。

表36-2 中国2000年及2005年常见恶性肿瘤发病与死亡统计(1/10万)

| 肿瘤 | 2000年 发病率 | 发病人数 | 死亡率 | 死亡人数 | 2005年 发病率 | 发病人数 | 死亡率 | 死亡人数 |
|---|---|---|---|---|---|---|---|---|
| 女性 | | | | | | | | |
| 胃癌 | 19.5 | 121 485 | 15.0 | 95 942 | 17.4 | 123 883 | 13.3 | 97 843 |
| 食管癌 | 12.1 | 75 307 | 9.5 | 60 598 | 9.7 | 70 536 | 7.7 | 57 485 |
| 肺癌 | 19.1 | 119 648 | 16.1 | 102 836 | 22.9 | 165 622 | 19.3 | 143 151 |
| 肝癌 | 14.5 | 89 982 | 13.3 | 84 349 | 15.3 | 107 605 | 13.9 | 100 945 |
| 结直肠癌 | 9.5 | 59 267 | 5.2 | 33 913 | 9.7 | 69 762 | 5.4 | 40 429 |
| 乳腺癌 | 19.9 | 121 269 | 5.5 | 34 927 | 24.8 | 188 013 | 6.7 | 48 164 |
| 宫颈癌 | 6.8 | 41 916 | 3.4 | 21 461 | 7.0 | 47 700 | 3.2 | 22 975 |
| 膀胱癌 | 1.4 | 8 648 | 0.6 | 3 675 | 1.5 | 10 751 | 0.6 | 4 430 |
| 鼻咽癌 | 1.8 | 11 138 | 1.1 | 7 095 | 1.8 | 12 106 | 1.1 | 7 802 |
| 白血病 | 4.2 | 25 369 | 3.0 | 18 322 | 4.0 | 26 179 | 2.8 | 19 094 |
| 其他 | 24.8 | 152 751 | 13.6 | 86 844 | 26.4 | 183 801 | 14.6 | 106 611 |
| 男性 | | | | | | | | |
| 胃癌 | 41.9 | 256 256 | 32.7 | 200 518 | 37.1 | 253 110 | 28.8 | 197 222 |
| 食管癌 | 27.6 | 168 547 | 21.6 | 131 794 | 24.0 | 163 581 | 18.8 | 127 726 |

续表

| 肿瘤 | 2000年 | | | | 2005年 | | | |
|---|---|---|---|---|---|---|---|---|
| | 发病率 | 发病人数 | 死亡率 | 死亡人数 | 发病率 | 发病人数 | 死亡率 | 死亡人数 |
| 肺癌 | 43 | 261 839 | 36.7 | 224 807 | 49.0 | 332 286 | 41.8 | 285 785 |
| 肝癌 | 38.9 | 242 995 | 35.3 | 225 486 | 40.0 | 276 514 | 36.2 | 256 679 |
| 结直肠癌 | 14 | 85 671 | 7.9 | 48 869 | 15.0 | 102 030 | 8.6 | 58 553 |
| 膀胱癌 | 3.9 | 23 465 | 1.9 | 11 417 | 4.0 | 26 781 | 1.9 | 12 935 |
| 鼻咽癌 | 4.0 | 25 264 | 2.4 | 15 670 | 3.8 | 26 208 | 2.3 | 16 400 |
| 白血病 | 5.7 | 36 385 | 4.2 | 26 585 | 5.9 | 40 020 | 4.4 | 29 640 |
| 其他 | 30.3 | 187 936 | 17.3 | 107 439 | 32.0 | 218 389 | 18.4 | 126 204 |

（资料来源：杨玲，李连弟，陈育德，等.中国2000年及2005年恶性肿瘤发病死亡的估计与预测）

肿瘤死亡率因城乡不同有差异。我国2005年城市居民的前10位主要死因中，恶性肿瘤位居首位，死亡率为126.0/10万。男性恶性肿瘤死亡率为104.55/10万，占男性总死亡的26.1%；女性恶性肿瘤死亡率为51.45/10万，占女性总死亡的18.6%。农村居民的前10位死因中，恶性肿瘤居第3位，死亡率为107.1/10万。恶性肿瘤为男性首位死因，死亡率为112.7/10万，占男性死亡的20.8%；恶性肿瘤是女性的第3位主要死因，死亡率为62.8/10万，占女性死亡的15.1%。

癌症谱的变化也显示出城乡区域的不同。中国城乡恶性肿瘤死亡率20年来均呈上升趋势，但农村增长幅度大于城市，农村的肿瘤防治工作不容忽视。我国城市1973～1975年和1990～1992年调整的癌症死亡率分别为90.9/10万和89.8/10万，农村分别为81.7/10万和96.5/10万。两个阶段对比，农村上升了14.7%，城市变化不大[6]。2006年，城市和农村居民恶性肿瘤死亡率分别是144.6/10万和130.2/10万。比较1973～2006年这一阶段，无论城市和农村，恶性肿瘤死亡率都有大幅上升（图36-1）。

对比癌症谱，可以发现：在城市，20世纪70年代以胃癌为第1位（20.1/10万），食管癌和肝癌为第2和第3位（13.7/10万和13.6/10万）；90年代则以肺癌为第1位（21.8/10万），肝癌和胃癌为第2和第3位（15.4/10万和15.3/10万）；2005年肺癌为第1位（39.2/10万），肝癌和胃癌为第2和第3位（22.6/10万和18.5/10万）。在农村，70年代以食管癌、胃癌和肝癌为主（20.9/10万、19.37/10万和12.3/10万），90年代以胃癌、肝癌和食管癌为主（24.4/10万、18.86/10万和18.0/10万），2005年以

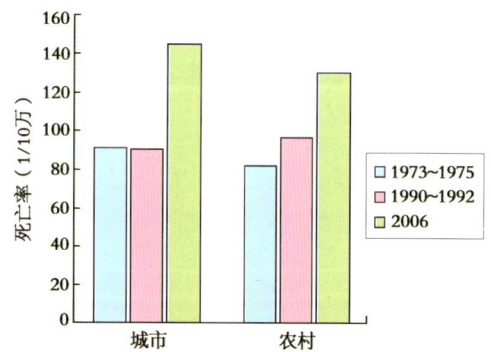

图36-1 城市和农村不同时期的恶性肿瘤死亡率比较情况

肝癌、肺癌和胃癌为主（23.1/10万、22.5/10万和19.1/10万）[7]。

## 36.1.2 肿瘤与社会文化

随着社会经济的发展，人们受教育水平的提高，各种健康信息来源的广泛，医疗技术水平的提高，人们的生活模式、食物结构、行为方式和思想观念等发生相应变化，如对吸烟、酗酒和高脂肪饮食危害认识程度的加深，工作和生活压力造成的精神焦虑和紧张，对自身健康的关注增高等。这些变化会造成部分肿瘤发病的危险性上升，也可能引起一些肿瘤危险性的降低。

许多国家的研究已经揭示了有关癌症发病率与社会阶层相关的梯度变化曲线。一些癌症的发病率，如胃癌、子宫颈癌，在教育程度低、住房条件差、收入低、从事非技术性职业的人群中相对较高，而乳腺癌、结直肠癌的发病率在社会经济地位高的人群

中较高。这被称为"癌症发病率的社会经济模式"，即经济地位不同引起了肿瘤发病率的不同。

受教育程度高的人群，会比受教育程度低的人群关注自身健康状况。受教育程度高因为注重肿瘤的预防，注意识别肿瘤的早期症状，寻求早期治疗，增加利用医疗服务的效率，减少患肿瘤的概率。

在我国，城乡居民在受教育水平、职业因素等方面存在明显的差异，是城乡肿瘤发病率和死亡率不同的重要影响因素。有研究表明，城市Ⅲ期乳腺癌患者8年生存率明显高于农村Ⅲ期患者，城乡之间乳腺癌的生存率存在着差异，可能与城乡差异引起的社会环境不同、经济收入差异、文化差异及医疗就诊条件及居民的健康意识等有关[8]。职业因素对肿瘤患者的生存时间有影响，干部、工人、农民就诊时肿瘤期别存在差异性，干部就诊时以Ⅰ、Ⅱ期为主，工人以Ⅱ、Ⅲ期为主，农民则以Ⅲ、Ⅳ期为主[9]。

积极的心态和精神状况对肿瘤的治疗有一定的作用，而消极的情绪不利于肿瘤治疗。抑郁、焦虑、恐慌等消极情绪与肿瘤的发生和发展的关系比较复杂，许多研究认为两者之间有关：焦虑可降低人体的细胞免疫功能，追踪肿瘤患者5年、10年和15年后发现，具有积极精神和应对的患者比那些深感无助和被动接受治疗的患者手术后存活时间更长。情绪压抑和不表露是肿瘤发展的一个重要因素，这一因素在肿瘤发展中的作用是明显的[10]。

## 36.1.3 肿瘤与社会经济

卫生总费用是反映卫生费用总量的重要指标，用来评价全社会的卫生投入水平。卫生总费用占国民生产总值(GDP)的比重反映一定时期、一定经济水平下，国家对卫生事业的资金投入力度，以及国家对卫生工作的支持程度和社会对居民健康的重视程度，它可用来衡量卫生发展与国民经济增长的适应性。比重过高、过低都不利于卫生事业的可持续发展：比重过低，卫生筹资水平低，不能满足卫生发展需要；比重过高，将加重政府财政、社会及居民负担，与社会发展不协调[11]。

1978～2004年，我国的卫生总费用持续增长：1978年为110.2亿元，2004年为7 590.3亿元，比1978年增长了68.9倍。2004年卫生总费用中，政府预算卫生支出为1 293.6亿元，社会卫生支出为2 225.4亿元，个人卫生支出为4 071.4亿元；个人卫生支出占卫生总费用的比例达到53.6%[12]（图36-2）。

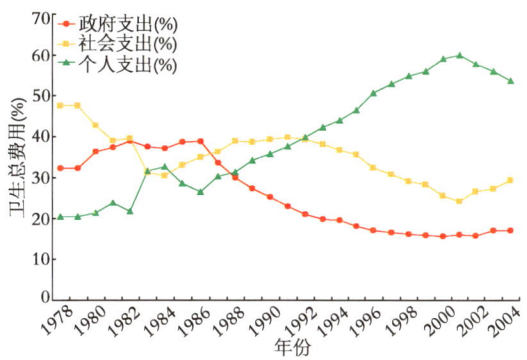

图36-2　1978～2004年卫生总费用中政府、消费者和社会三方支出构成变化

政府、社会、居民个人卫生支出各占一定的比例，反映了卫生筹资的多渠道，符合医药费用分担的原则。但是，居民个人卫生支出比例过高则不尽合理，尤其对于肿瘤患者来讲，高额的医疗支出加重了个人经济负担，没有体现出政府在卫生事业方面应尽的责任，也制约了低收入人群享受医疗保健服务的公平性和可及性。

卫生事业费占政府财政支出的比重也是反映政府对卫生事业重视的指标。1978年卫生事业费占政府财政支出的比重为1.9%，2002年下降为1.7%。经济的快速发展，政府对卫生事业的投入没有相应增加，反而降低了，比例下降的趋势也反映了政府对卫生投入的弱化。政府财政对卫生事业发展投入的减少，促使医疗机构顺应变化，出现了多开药、多做检查等有违职业道德的现象，也成为医疗费用膨胀的重要原因。

目前我国每死亡5人，即有1人死于肿瘤。据估算，每年用于肿瘤患者的医疗费用达数百亿元。肿瘤不仅严重影响国民健康，而且成为医疗费用上涨的重要因素。由于中、晚期肿瘤患者治疗效果不满意，其不良预后往往波及患者家庭和整个社会，失去工作能力、经济依赖他人、与社会隔离、家庭压力等都是同肿瘤的发生紧密相联系的因素。

影响肿瘤患者医疗服务需求的经济因素包括患者收入状况、治疗费用水平、医疗保障等。这些因素不仅影响患者是否决定去诊治，而且影响接受治疗服务时的程度。比如，看病心切，经济状况可能不影响肿瘤患者是否去医院诊断；但由于治疗费用昂贵，一般会影响到肿瘤患者的住院天数和治疗效果。

肿瘤患者个人和家庭可支配的收入状况、是否有医疗保障是决定医疗需求的重要因素。收入高，可以采用疗效较好的治疗技术和方法；有医疗保障，患者可以不为支付昂贵的治疗费用担忧,故患者生存质量比不能报销医疗费用的患者要好。这些因素可以促进较新医疗技术的应用和发展,同时,也刺激了医疗费用的过快增长[13]。

### 36.1.4 肿瘤与方针政策

我国卫生事业是政府实行一定福利政策的社会公益事业,政府要承担其应有的责任。卫生事业是国民经济整体的有机组成部分,在社会生产和生活中具有重要作用:是提高居民身心健康的重要条件,是国家发展水平的重要标志,是经济发展的重要动力,是社会稳定的基本要素。

1997年,根据我国现实的社会经济水平、医疗技术和条件等情况,遵循卫生事业发展方向制定出新时期的卫生工作方针"以农村为重点,预防为主,中西医并重,依靠科技进步与教育,动员全社会参与,为人民健康服务,为社会主义建设服务"。这一卫生工作方针,在肿瘤预防控制工作中也必须坚持。

我国政府一贯重视肿瘤的防治与研究。两次制定了《全国肿瘤防治规划纲要》;20世纪70年代和90年代全国性的死因回顾调查基本查清了我国肿瘤的流行情况;对肿瘤的主要危险因素进行了深入的研究,建立了以各省、市肿瘤专科医院及肿瘤防治研究所为主的专业队伍,积极开展了县、乡、村三级肿瘤防治网的综合防治研究。

肿瘤的预防和治疗是卫生事业的重要方面,政府各部门和社会各方面对卫生事业的协调,影响着肿瘤防治工作及效果。目前,中国的卫生事业发展至少涉及卫生部、食品药品监督管理局、劳动和社会保障部、民政部、发改委、财政部、农业部等机构。国家食品药品监督管理局负责药品的管理,劳动和社会保障部主管城市职工的医疗保障,民政部负责医疗救助,卫生部主管医疗和公共卫生,国家发改委管理医药价格和卫生机构的基本建设,财政部主管医务人员日常的业务费和人头费……肿瘤的预防和治疗不是单靠卫生部门能完成的,是离不开社会各部门的配合和支持的。

例如,在关注肿瘤患者的生活质量方面的工作,需要各方的配合。由于二级预防和诊疗技术水平的提高,越来越多的肿瘤患者生存下来,形成一个人数众多的群体。目前,恶性肿瘤患者生活质量问题较突出,面临的不仅是患有严重的肿瘤疾患,同时在心理和社会功能方面也存在较大的失衡。卫生部门、社区和其他部门应高度关注这一群体和其特有的心理、生理问题。

再如,目前我国尚未建立全国范围内的肿瘤登记制度,还不能全面、连续地提供全国肿瘤死亡资料[14]。因此,卫生行政管理部门要协调其他部门建立健全恶性肿瘤监测系统,有计划、有步骤地开展肿瘤登记、监测和分析,包括流行病学指标(如肿瘤发病率、死亡率、患病率及其调整率)、临床疗效指标(如治疗有效率、5年生存率)和卫生经济学指标(如成本-效果、成本-效益、成本-效用)等,以便动态了解肿瘤发病及死亡变化趋势,探讨肿瘤的危险因素,制定国家卫生发展规划和肿瘤预防控制计划,评价肿瘤防治效果,有效控制肿瘤的流行[15]。

2002年,WHO发表了《国家癌症控制规划:政策及管理方针》,提出了国家癌症控制规划(National Cancer Control Programmes,NCCP),提供了计划、实施、管理与评价肿瘤控制的步骤,制订可行的、公平公正的、可承受的、切实有效的肿瘤控制方案。2003年,我国政府拟定了《中国癌症预防与控制规划纲要(2004~2010)》,明确提出"癌症防治与其他重大疾病防治相结合","政府领导、全社会参与"的指导原则,指出政府领导、整合社会资源、分工合作与共同努力的重要性,认为肿瘤预防和控制是涉及社会各个部门和多种因素的巨大的系统工程。

## 36.2 肿瘤的预防控制与环境、生活方式

### 36.2.1 肿瘤的预防控制与环境因素

恶性肿瘤的发病率与死亡率在世界各国总体呈上升趋势,但不同癌种在不同地区和人群间变化有所不同,且不同国家、不同地区和不同民族各类恶性肿瘤的发病率和死亡率有很大差别,有明显的高发区和低发区,有些肿瘤有明显的地区性分布特点,大部分癌症在高发区、低发区的差别可达10倍左右。据报道,肺癌标化发病率在北美可高达73.6/10万,而西非仅为2.5/10万;胃癌标化发病率最高的是日本,男、女性分别达74.8/10万和35.2/10万,而西非仅为6.0/10万和3.9/10万。肝癌在我国的分布也有其特点,南方高于北方,东部高于西部,沿海高于内地,以长江三角地区和沿海岛屿为多发。这些表明,肿瘤的发病与居住的地理环境、气候条件、生活习惯有关。

从一个国家移民到另一个国家,由于地理环境、

生活方式、饮食习惯的变化,癌症的种类和发病(死亡)率可能发生一定变化。分析这些变化并和移民前后情况进行对比,可以鉴别这些变化是由遗传引起或由环境因素引起。如由遗传引起,则发病(死亡)率变化不大;如由环境引起,则发病(死亡)率变化较大。典型的例子是日本人移居美国后或亚洲人移居澳大利亚后许多癌症的发病情况都接近移居后的国家,尤其是腺癌变化更大,说明这些癌症主要受环境因素的影响。

现有资料表明,多数的肿瘤与环境因素有关。与人类有密切关系的环境因素包括物理因素、化学因素。由于自然或人为因素,使环境的组成成分和结构发生改变,破坏了生态系统及人类生活、生产环境,对人类健康产生直接、间接或潜在的危害。

**(1) 物理因素**

在人类的生产、生活和社会交往活动中接触许多物理因素,如温度、湿度、气流、气压、空气离子、太阳辐射、噪声、振动以及电磁辐射等。通常对人体无害,甚至有些是人体生命活动的必要条件,如适宜的气象条件和适量的太阳辐射。但是如果这类环境因素发生改变,并超过一定限度时,长期接触则可影响人类的健康,甚至导致癌症的发生。

如强烈的太阳辐射或长时间暴露于紫外线中均可引起皮肤癌。越来越多的资料表明,日光浴所带来的危害很大,过多晒太阳会引起皮肤癌变。据美国癌症协会估计,由于在日光浴中过多地接受紫外线辐射,美国每年将新增加60万皮肤癌症患者,其中包括27.6万恶性皮肤癌症患者。

X线具有很强的穿透能力,在X线被广泛应用的早期,一些放射科医生的手部没有采取防护措施,长期接受X线辐射,发生了皮肤癌。肺结核患者经过反复的胸部透视,可发生乳腺癌。强直性脊椎炎患者经过长期的X线治疗,可发生白血病或其他肿瘤。在妊娠期间多次用X线透视骨盆,所生下的孩子患白血病的危险性就会增加。现已确认,放射线能引起人类各种肿瘤,只要放射线进入且达到一定剂量,所有器官都可能发生癌症。

**(2) 化学因素**

化学致癌物的证据来源于对一些职业人群的研究。职业环境中存在大量化学物质,如果长期接触具有致癌作用。如苯可引起白血病、氯乙烯可引起肝癌、石棉能引起肺癌等。职业环境中的致癌物质造成的职业性肿瘤占全部恶性肿瘤的2%~8%,以男性多见。目前约有21种职业化学物质被定为确认致癌物,包括砷及砷化合物、石棉、联苯胺、沥青焦油、氯乙烯、苯等,所致肿瘤主要有肺癌、膀胱癌、白血病、皮肤癌和肝血管肉瘤等。

大气污染与人群肺癌(或其他呼吸道癌症)死亡率之间的关系密切,居住区的大气污染可以增加暴露人群的癌症危险性。有研究发现,污染的城市空气中存在一些致癌物,城市空气的抽提物有致癌性和致突变性;大城市的肺癌死亡率高于小城市和农村,可能与大气污染有关。大气污染物中有代表性的致癌物——多环芳烃在大气污染的烟雾中普遍存在,多环芳烃类的浓度常常与当地人群肺癌(或其他呼吸道癌症)死亡率相关[16]。城市燃煤工厂燃烧不充分时排出的黑色浓烟及汽车排放废气中都可能含有一定量的多环芳烃类物质,室内燃煤所造成的空气污染可能更为严重。中国预防医学科学院环境研究所等单位在云南宣威县对室内采集的空气样品进行生物学检测实验及动物实验的结果证明,燃煤污染的室内空气,具有较强的致突变性及致癌性,这可能是该地区肺癌高发的重要原因。

饮水污染也有致癌危险。许多国家随着工业化水平的增长而环保工作相对较落后,工厂排放的工业废水对饮水水源造成了严重的污染,这种情况应引起人们的高度重视。

### 36.2.2 肿瘤的预防控制与生物因子

流行病学调查发现,世界上15%~20%的癌症与病毒和生物因素有关。生物因子主要有病毒、细菌、真菌、寄生虫和某些致癌植物等。

现在关于病毒与肿瘤的因果关系有相当丰富的资料,但主要来自于动物的实验研究。与人类肿瘤有关的病毒,现认为主要有疱疹病毒、C型病毒、EB病毒、肝炎病毒等。

人类及动物肿瘤的发生与细菌的感染还未发现直接的因果关系,只是在植物中发现了一种由细菌引起的肿瘤。

对微观真菌毒素引起的中毒,早已被真菌学界所重视,其产生的毒素及代谢产物,对某些肿瘤的发生和发展起着重要作用。生活中比较常见的致癌真菌主要有存在于发霉玉米与花生中的黄曲霉及其毒素。此外,还有曲霉属、青霉属和镰刀霉属中的一些真菌,其毒性代谢产物可存在于收割后和加工后的粮食和食品中,直接危害人类。

某些寄生虫可能与肿瘤有一定的关系。肝吸虫病常并发肝癌、胆囊癌,血吸虫病常并发结肠癌、膀胱癌,曼氏吸虫多伴发肠癌,埃及血吸虫病常并发膀胱癌。寄生虫感染引起局部黏膜上皮增生，癌变的发生机制，究竟是寄生虫虫体或虫卵的物理性刺激，还是由于它们的分泌物的化学性作用，或两者的共同作用，尚有待进一步的研究。

现在知道少数植物有致癌性，有的已经分离和鉴定出致癌化学物的成分与结构。如苏铁的果实、茎、根中含有淀粉，食用苏铁淀粉要去毒，否则有危害性。其有害成分是苏铁素，苏铁素在一些部位含量可高达4%。再如，黄樟素、异黄樟素、二氢黄樟素都有致癌作用。

关于癌症与遗传的关系已有大量研究。许多过去被认为由环境因素引起的癌症，现在发现是环境暴露与遗传易感性的交互作用所致。遗传因素在儿童及青壮年癌症患者身上的作用显而易见，通常患癌症的危险性随年龄而增长，但在儿童患者中却并非如此。

### 36.2.3 肿瘤的预防控制与生活方式

不良的生活方式和不合理的膳食结构均可能导致肿瘤发生。流行病学家认为，35%的癌症死亡与膳食有关[17]。

#### (1) 熏、烤、烧焦食品

烟熏及明火直接烤的食物，因脂肪燃烧不全，可产生大量的苯并芘，苯并芘是一种强致癌物。另外，煎炸过火的食物以及烧焦的鱼、肉等，其蛋白质中的氨基酸在高温条件下可分解产生杂环胺类物质，如色氨酸-P，其致突变的作用比黄曲霉毒素更强。

#### (2) 霉变食物

食物很容易带染真菌，某些真菌的代谢物有较强毒性，如黄曲霉毒素、柄曲霉毒素、赭曲霉毒素等40多种真菌毒素都有致癌作用。已知黄曲霉毒素$B_1$是最强的致癌物之一，它能引起猕猴等高等动物的多种肿瘤。黄曲霉菌在自然界分布广泛，在适当的温度、湿度条件下容易在多种食物上繁殖并产生毒素。国际癌症研究中心(IARC, 1987)已将黄曲霉毒素定为人类有足够证据的致癌剂，是肝癌的致病因素之一，还可引起肾癌或胃肠道癌症等。

#### (3) 腌制食品

食盐的主要成分是氯化钠，还含有少量的硝酸钠和亚硝酸钠。进入体内的硝酸盐通过口腔和胃内的细菌还原为亚硝酸盐，然后在胃内与蛋白质代谢后产生的胺基发生亚硝化反应，生成亚硝胺酰胺，还可使甲硫氨酸产生乙硫胺酸等，这些物质都是强致癌物，可导致食管癌和胃癌。

#### (4) 高脂肪食品

摄入高脂饮食容易破坏体内激素的平衡，造成内分泌激素紊乱，使脂肪大量储存于皮下组织，引起肥胖。人类流行病学资料指出，肥胖者癌症的发病率较正常人高2~4倍。美国男性前列腺癌的发病率比日本男性高5倍，乳腺癌的发生率也类似，一个重要原因在于脂肪食品占美国人饮食的40%，而日本人仅占饮食的20%。

#### (5) 食用蛋白质量过高或者过低

食物中蛋白质含量过高或过低均易导致癌症的发生。实验证明，饲料中蛋白质含量过高，可促使动物肿瘤的发生。膳食中蛋白质含量过低，会促使人和动物肿瘤的发生，若提高蛋白质含量或补充某些氨基酸，则可抑制动物肿瘤的发生。研究证明，儿童时期即开始不吃或少吃动物脂肪及蛋白质，消化功能就会出现早衰，消化酶的分泌也随之下降，胃癌的发病率就可能增加。

#### (6) 过烫食物

河南省林县是我国食管癌的高发区，经调查当地居民除喜食含亚硝胺的酸菜外，还喜食过烫的食物。有研究曾对73例食管癌患者进行调查，发现喜食过烫食物者56例，占患癌总人数的76.7%。另外，对23个家庭就餐进食的温度测定，发现一般进食的温度在71~74℃，个别达88℃。过烫食物不是致癌的唯一因素，但它是诱发癌变的一个因素。

#### (7) 饮用水习惯与癌症

我国流行病学专家苏德隆等曾对江苏省启东、海门、南通、如东等肝癌高发县的肝癌病因学进行了广泛的流行病学调查。对上述4县内高发区与低发区环境因素进行了比较，4县的资料说明：肝癌高发与饮用宅沟水和池塘水有密切联系。在肝癌高发区，居民饮用宅沟水和池塘水的比例大，肝癌死亡率较低的地区居民主要饮用长江水、大河水和井水。

#### (8) 精神因素与肿瘤

个体的感情生活状况和精神状态与癌症的发生可能有关。如家庭中的不幸事件、工作中过度紧张、人际关系不协调等导致的长期的持续紧张、压抑和绝望等都是导致癌症的重要精神因素。个体的性格特征，如抑郁、内向、易怒、孤僻等也与癌症的发生有一定的关联。

应激负性生活事件使个体处于紧张状态，从而抑制人的免疫系统，导致恶性肿瘤的发生。有研究显示，应激负性生活事件乳腺癌组高于对照组；性生活障碍、睡眠重大改变、离婚、家属亡故、重病、外伤、夫妻严重争执等均与乳腺癌发病有关联，应激负性生活事件单位分值越大,相对危险度越大。对严重抑郁症的患者、典型和非典型心境恶劣患者血液淋巴细胞的分析发现,抑郁症患者的自然杀伤细胞水平升高[18,19]。

#### (9) 吸烟、饮酒与肿瘤

1962年英国皇家医学委员会报告和1964年美国卫生部外科总监报告明确宣布,吸烟是男性肺癌的死亡原因。已知吸烟可导致肺癌、口腔癌、胃癌、喉癌和食管癌等,其中肺癌占60%;吸烟导致所有肺癌死亡的80%~90%[20]。吸烟引起鳞状细胞肺癌的归因危险度男、女性分别为65.4%和53.8%。吸烟与肺癌危险度的关系与烟草种类、开始吸烟年龄、吸烟年限和吸烟量有关。不同烟草类别中以长期吸卷烟最为危险,相对危险度可达9.0。约有150多项流行病学研究均证明吸卷烟可致肺癌,一般认为吸卷烟可增加肺癌死亡率10倍以上[21]。

1954年,英国肿瘤专家 Doll 和 Hill 在英国医生中进行的为期50年的肺癌队列研究结果表明:每天吸烟5、15和25~49支者,其肺癌的相对危险度分别为7.5、9.5和16.6。在吸烟量固定的情况下,吸烟年限分别为15、30和45年时,肺癌的超额发病率之比约为1:20:100;而戒烟后肺癌的超额危险度不再继续上升[22]。

有研究显示,2000年全国因吸烟引起的死亡人数达到100万/年,预计到2035年为200万/年,到2050年时将达到300万/年。目前吸烟导致12%的成年男性死亡,其中45%死于慢性肺部疾病,15%死于肺癌,5%~8%为其他与吸烟有关的肿瘤或疾病的死亡,如食管癌、胃癌及心血管病等。

含乙醇饮料可引起肝炎、肝硬化及肝癌,乙醇是口腔癌及食管癌的重要起因,并加重吸烟的毒害。有研究证明,酒具有诱导癌症作用,吸烟又饮酒比不饮酒的吸烟者癌症发病率高15.5%,对香港不吸烟华人女性肺癌高发原因的探讨中发现,饮酒是其主要原因之一[23]。

## 36.3 肿瘤的防治与卫生事业

### 36.3.1 肿瘤的防治与三级预防

凡是通过流行病学研究认为与癌症发生有关的环境因素、生活方式、个人行为、妊娠、遗传等因素统称为危险因素。危险因素不一定就是病因,但它是一个决定因素,即随着暴露的增加,肿瘤的发生频率上升;可通过预防、干预危险因素,使肿瘤发病率和死亡率下降。

对恶性肿瘤研究的根本目的是降低其死亡率和发病率。降低死亡率主要靠治疗(手术、放疗、免疫、化疗等),而降低发病率主要靠预防。

"预防为主"是我国疾病预防与控制的基本策略,同样适用于肿瘤的防治工作。恶性肿瘤的预防是一个系统工程,必须全方位、分环节、有步骤、有计划地开展。我国的癌症防治工作在过去50多年,通过回顾性死因调查,基本查清了主要癌症的流行病学分布;对癌症的综合性干预研究,也为今后的癌症防治奠定了基础。

通过对肿瘤的分布、影响分布的因素及流行规律、病因等方面的研究,对肿瘤的三级预防可从以下3个方面进行。

#### (1) 第一级预防(病因预防)

第一级预防是指减少或消除暴露于致癌物,降低个体对致癌物作用的敏感性。根据对恶性肿瘤病因学和自然史的认识,结合机体的调节功能和代偿状况,采取相应措施,提高机体防癌能力,防患于未然。对肿瘤自然史的每一阶段都可以采取措施,防止恶性肿瘤的发生。

常用的一级预防措施包括:控制吸烟,鉴定并除去环境中的致癌剂、促癌剂,改变不良生活方式,合理营养膳食,控制乙醇过量摄入,缓解精神压力,预防职业性致癌危险,控制病毒与寄生虫导致的癌症,治理空气污染、水源污染、放射性污染等。

WHO提出的人类健康四大基石"合理膳食、适量运动、戒烟限酒、心理平衡"是一级预防的基本原则。具体内容:①健康促进。通过创造促进健康的环境,使人们避免或减少对致病因子的暴露,改变机体的易感性,保护健康人免于发病。实施的方式包括健康教育、自我保健和环境保护与监测等。②健康保护。对有明确病因(危险因素)的肿瘤所采取的措施,在预防和消除病因上起主要作用。

#### (2) 第二级预防("三早"预防)

"三早"即早期发现、早期诊断和早期治疗。对癌症症状与体征认识的增加有助于癌症的早期发现,癌症的早期诊断提高了治疗的有效性。教育人们认识癌症的早期信号是意义重大的,如出现肿块、溃疡、持续消化不良、咳嗽等情况,应该及时寻求诊治。

为保证"三早"措施的落实,可根据人力、物力、经费的情况,参照费用-效益或效果分析结果,选用不同方法来实现。常用的第二级预防方法有普查、筛检、定期健康检查以及设立专门的防治机构等，以便发现和防治恶性肿瘤高危人群，根治癌前病变，寻找生物标记，提高诊治水平。

普查是早期、全面发现疾病的方法，需要短时期内集中大量人力、物力，故不宜广泛应用。筛查是通过检验、体检或其他手段推测一些疾病，是早期发现疾病的主要方法。决定是否对某疾病进行筛查时，要考虑疾病筛查的原则，包括筛检的癌症是常见的，能有效治疗，筛检过程安全和费用相对不昂贵。某些肿瘤可通过个人的自我检查达到早期发现的目的，如通过乳房自检早期发现乳腺癌。

### （3）癌症的治疗

癌症的治疗是指尽量提高肿瘤患者的治愈率、生存率和改善生存质量，注重康复、姑息和止痛治疗。治疗癌症的主要方法是手术、放疗和化疗。通常要求规范诊治方案，提供康复指导。例如，对恶性胃溃疡的切除，以防止转变为胃癌；对肝炎及肝硬化的及时治疗可防止转变为肝癌。对癌症患者要进行生理、心理、营养和锻炼指导；注意临终关怀，提高晚期癌症患者的生存质量。

在一个地区范围内，把癌症的筛查方案与恰当的治疗方案结合起来，早期发现可能治愈的患者是非常重要的。从节约全社会卫生资源和提高预期效益的角度考虑，要对患者作全面评估，有些肿瘤被认为有治愈的可能性，有些只有较小治愈的可能性，有些是不可能被治愈的，对这些肿瘤予以明确的鉴定，采用相应的治疗方案或姑息性治疗。

大多数癌症在发现时已不能彻底治愈，因此在癌症治疗中，姑息治疗应得到高度重视。姑息治疗包括控制症状及缓解疼痛，相对简单，费用不高昂，在未来的若干年内都将是很重要的治疗方法。如果能恰当地确立重点并采取适当的对策，有限的资源可有效地用来控制癌症。WHO 创立了三阶梯治疗癌症疼痛的方法，即正确的药物、正确的剂量、正确的时间间隔，有效率也较高。

## 36.3.2　肿瘤的防治与医疗卫生机构

2006 年卫生部统计资料显示，大多数肿瘤患者是在医疗机构进行诊治的，肿瘤患者住院率为74.5%，肿瘤医院的病床使用率为 93.7%。医疗机构对肿瘤患者的诊疗是极为重要的：通过定期到医疗机构体格检查，可以早期发现和及时治疗；通过采取有效的治疗手段，可以提高肿瘤患者的生存率和降低死亡率。从一定程度上讲，医疗机构医务人员的素质和数量、卫生经费、医疗设备以及其他各类卫生资源的数量影响和制约着肿瘤的预防和治疗。

截止 2006 年底，我国共有各类卫生机构 308 969所（个），比上年增加 9 972 个。其中综合医院 13 120所，中医医院 2 665 所，专科医院 3 022 所，其他还有各类疗养院、卫生院、妇幼保健机构、专科疾病防治机构等。我国共有各类卫生人员 562.0 万人，其中医生 186.7 万人，注册护士 140.6 万人；此外，还有药剂人员、检验人员、管理人员等其他各类在医疗卫生机构的从业人员。正是这些医疗机构和医务人员构成了我国医疗卫生服务的主体。

2006 年，全国医疗机构床位 349.6 万张，其中医院床位 256.0 万张（占 73.2%），卫生院床位 71.0 万张（占 20.3%），其他医疗机构床位占 6.5%。与2005 年相比，医疗机构床位增加 14.4 万张，其中，医院床位增加 11.5 万张，卫生院床位增加 2.0 万张。医院、妇幼保健院和专科疾病防治机构共有床位265.8 万张，其中肿瘤科占 3.0%，为 79 740 张。2005 年，我国共有肿瘤专科医院 111 所。在各类专科医院中，肿瘤医院拥有万元以上设备 21 812 台，占17.9%，其中，50 万元以上的设备为 1 266 台，占19.9%。

我国第三次国家卫生服务调查显示，应住院而未住院的患者中有 70.0% 是因为经济原因，小城市因经济原因未住院的比例占 74.8%，大城市也达到了 64.4%，农村地区未住院的主要原因是经济困难，占 75.4%。

2006 年资料显示，我国医疗费用的增长仍然过快，药品费用占医疗费用的比例仍然过高（表 36-3）。近 5 年，医院门诊和住院患者医疗费用每年增长幅度基本在 7%～9%。2005 年，全国综合医院门诊患者人均医疗费为 126.9 元，其中，药费占52.0%；住院患者人均医疗费 4 661.5 元，其中，药费占 43.9%。目前，对公立医疗机构的财政补助占医院收入的比例下降，医疗机构只能从医疗收费、药品收益和医疗检查等渠道寻求补偿；由于技术服务收费标准过低，提高药品收入就成为主要途径，这也是为人所诟病的"以药养医"问题。

研究显示，在医疗机构就诊的自费肿瘤患者确诊所需天数高于公费患者。多数自费患者承受医疗经济负担的能力相对较低，罹患肿瘤后，往往延误诊治，提示我国要建立和完善医疗保障制度。只有建立一个筹资渠道稳定的医疗保障机制，才能减轻病人及其家庭的医疗费用负担，提高卫生服务的公平性，对医疗费用支出较多的肿瘤患者更是如此。

表36-3　2001～2005年综合医院门诊和住院患者人均医疗费用及涨幅情况

| 项　目 | 2001 | 2002 | 2003 | 2004 | 2005 |
|---|---|---|---|---|---|
| 门诊患者人均医疗费用(元) | 93.6 | 99.6 | 108.2 | 118.0 | 126.9 |
| 药费所占比例(%) | 57.7 | 55.4 | 54.7 | 52.5 | 52.0 |
| 住院患者人均医疗费用(元) | 3 245.5 | 3 597.7 | 3 910.7 | 4 284.8 | 4 661.5 |
| 药费所占比例(%) | 45.5 | 44.4 | 44.7 | 43.7 | 43.9 |
| 医疗费用上涨幅度(%) | | | | | |
| 　门诊患者 | — | 6.4 | 8.6 | 9.1 | 7.5 |
| 　住院患者 | — | 10.9 | 8.7 | 9.6 | 8.8 |

注：住院患者医疗费内含手术费；经费系当年价格。

## 36.3.3　肿瘤的防治与医疗卫生服务过程

一部分肿瘤是可以预防的，一部分是可以通过二级预防"三早"阻止癌变进程，甚至可以治愈。因此，对肿瘤一定要坚持预防为主的原则。

基层医疗机构是卫生服务体系的基础，也是肿瘤防治的网底。依托基层卫生服务网络，健全防癌服务系统。通过推行责任制，实行一定的目标考核管理机制，明确层级责任，把肿瘤防治与基层的本底调查、基层诊断、健康档案等工作相结合，摸清发病状况及流行特征。基层医疗机构可以把对肿瘤的预防融合到日常工作中，这也是卫生服务的深层次实践。

此外，对恶性肿瘤高发区人群、有高危险因素的人群要有组织地到综合医院和专科医院定期体检；有可疑征象的个人，宜定期进行防癌或排除肿瘤的有关检查。这些都有利于肿瘤的早期发现和早期治疗。

影响恶性肿瘤临床预后的因素很多，如病期早晚、病理类型、手术技巧、治疗手段等。一般情况下，强烈的社会、心理因素可能作为一类特殊的影响因素，通过影响体内的内分泌和免疫功能，从而对多种恶性肿瘤的发展、康复、转归产生影响。临床医务人员要主动适应生物-心理-社会医学模式，应重视不良心理因素对肿瘤患者内在的伤害和精神影响。对于恶性肿瘤患者给予抗癌药物等治疗固然是重要的，但在一定时间内耐心进行必要的病情解释，结合适当的精神鼓励和多一份同情、关照，对其康复和转归也是相当重要的[24]。

多数恶性肿瘤患者是在病房中走向生命的终点，医护人员应加强肿瘤患者和晚期患者临终关怀相关知识的学习，主动地给予肿瘤患者以真诚的关怀，让其在生命的最后阶段满意地到达生命的终点。

尽可能给予家庭化护理，使患者减少痛苦。肿瘤患者由于疾病的打击，机体的疼痛，自理能力逐渐丧失；医务人员要重视患者的基本需要，加强基础护理，减轻药物带来的不良反应。鼓励患者的亲人陪护，使其感到温暖，减轻躯体的疼痛和不适，提高生活质量。患者在临终阶段，医务人员的主要任务不是治愈疾病，延长生命，而主要是控制症状，减少痛苦。

满足患者心理上的需要。住院临终患者大多伴随疾病的折磨、对死亡的恐惧、对生活的依恋、与亲人的分别、失去尊严等复杂心态，常把生命的一线希望寄托在医务人员身上。此时医护人员需及时给予鼓励与支持，从患者的语言和表情以及某些暗示中了解他们的真正需要，通过温和的语言、和蔼的态度表达对患者的关怀和问候，鼓励患者增强战胜疾病的信心和毅力。

给患者家属以情感上的支持。患者的家属，不仅要承受将失去亲人的痛苦，还要照顾患者，并支付高额的医疗费用，承受着肉体、精神、金钱的多重负担。在临床上不但要注意做好临终患者的护理，而且要给予患者家属精神上的支持。对于家属的提问，甚至哭诉，应该耐心倾听，并给予适当的安慰。在患者去世后应严肃地帮助做好善后处理，这不仅是对死者的尊重，也是对生者的安慰。

## 36.3.4　肿瘤的防治与医疗卫生服务效果

《中国癌症预防与控制规划纲要（2004～2010)》已经确定肺癌、肝癌、胃癌、食管癌、结直肠癌、乳腺癌、宫颈癌及鼻咽癌为我国癌症防治重点；肺癌是我国的第一大癌症，为癌症防治的重中之重。在各种肿瘤中，肺癌、女性乳腺癌其发病和死亡率增长幅度最大，而由于人口增长及老龄化加剧，我国常见肿瘤（如胃癌、食管癌、肝癌）的发病、死亡绝对数的增多和巨大基数使这些肿瘤的预防与控制将成为中国未来肿瘤控制计划实施的重点。

医学伦理学在两个方面影响着癌症的治疗情况：一是在全社会层面上制定相关卫生资源利用的方针；二是与每个肿瘤患者有关的治疗方案。肿瘤预防和治疗的工作效果主要反映在降低肿瘤的发病率和死亡率，提高患者生活质量3个方面。

生活质量（quality of life，QOL）是一个主观概念，指不同文化和价值体系中的个体对其在生活中的感受以及对与其目标、期望、标准等有关的生活状况的体验。肿瘤患者的生活质量，应该体现在职业、社会生活与交往、生理、心理及精神方面。

对肿瘤的治疗不仅要关注疾病本身，还要特别关注患者主观感觉。实际上，由于肿瘤及其治疗对患者躯体及心理造成的是双重负担，加之晚期肿瘤患者的疗效有限，肿瘤患者经治疗后，仅仅为了多延长短短几个月的生命可能并不是最重要的。因此，可以考虑把生活质量纳入传统的评价指标（如生存期），并作为医疗结局的评价指标。

由于我国人口数量在继续增长，人口结构发生变化，环境污染尚未得到根本的治理，癌症谱在不同性别、地区人群的表现不同，农村的肿瘤防治工作薄弱，因此我国的肿瘤预防和治疗任务艰巨。我国肿瘤防治的总体水平还远不能适应社会发展和人民的需求，如肿瘤防治工作投入严重不足，有限的肿瘤防治资源多用于肿瘤患者的中晚期治疗，重治轻防使资源利用效率极低。如果只靠"医学技术"而不靠"政府领导和政治行动"是很难达到预防和控制疾病的目标的，例如对肿瘤发病率影响较大的空气污染、水源污染、放射性污染的治理。

在新的医学模式的指导下，根据预防与控制规划，树立社会大卫生的观念，群众和政府的共同努力，卫生工作与社会和经济发展同步，依靠全社会的力量，由政府领导，多部门协作，使肿瘤防治与其他重大疾病防治相结合，才能实现肿瘤的有效预防和治疗。

（郝　模　徐　鹏）

## 主要参考文献

[1] 李连弟,鲁凤珠,张思维,等.中国恶性肿瘤死亡率20年变化趋势和近期预测分析.中华肿瘤杂志,1997,19：3-9.
[2] 郑晓瑛,陈立新.中国人口老龄化特点及政策思考.中国全科医学,2006,9：1919-1923.
[3] 段成荣,王金营,宋健,等.新世纪之初的中国人口变化.人口研究,2006,3：16-29.
[4] Parkin DM, Bray F, Ferlay J, et al. Global cancer statistics, 2002. C A Cancer J Clin, 2005,55：74-108.
[5] 卫生部. 2006年中国卫生统计年鉴.北京：中国协和医科大学出版社,2006；259-310.
[6] 陈万青,张思维,李连弟.中国部分市县1998～2002年肺癌的发病与死亡.中国肿瘤,2006,15：570-574.
[7] 杨玲,李连弟,陈育德,等.中国2000年及2005年恶性肿瘤发病死亡的估计与预测.中国卫生统计,2005,22：218-222.
[8] 应倩,张学栋,杨红建,等.社会因素对乳腺癌生存时间的影响.肿瘤防治杂志,2004,4：350-352.
[9] 于金书,崔毅.乳腺癌发病年龄、确诊时间、职业因素及防治措施的探讨.肿瘤防治杂志,2000,7：337-339.
[10] 杜方.心理社会因素与恶性肿瘤.医学综述,2002,8：392-393.
[11] 魏颖,杜乐勋.卫生经济学与卫生经济管理.北京：人民卫生出版社,1998：12-13.
[12] 赵郁馨,陈瑛,万泉,等.2004年中国卫生总费用测算结果与卫生筹资分析.中国卫生经济,2006,25：5-9.
[13] 罗仁夏,吴彬,田俊,等.胃癌患者生存质量影响因素的Logistic分析.中国公共卫生,2006,22：1441-1442.
[14] 赵平.中国肿瘤登记工作任重道远.中国肿瘤,2006,15：1.
[15] 鲁凤珠,张思维,陈永红,等.中国肿瘤登记情况调查结果初步分析.中国肿瘤,2004,13,134-141.
[16] 陈学敏.环境卫生学.北京：人民卫生出版社,2001；27-31.
[17] 郭红.医学营养学.上海：复旦大学出版社,2002：146-152.
[18] 毛雪琴.心理社会因素与女性恶性肿瘤.健康心理学杂志,2001,9：407-409.
[19] Ravindran HO, Rey AD. Immune neuro endocrine interaction, facts dysthymia with typical or atypical features. Psychosom Med,1998,60：283-289.
[20] 曾光.中国公共卫生与健康新思维.北京：人民出版社,2006；443-444.
[21] Liu BQ, Peto R, Chen ZM. Emerging tobacco hazards in China：retrospective proportional mortality study of one million deaths. BMJ,1998,21；1411-1422.
[22] 李立明.流行病学.北京：人民卫生出版社,2004；389-390.
[23] Linda CK. 香港女性肺癌.空气污染抑或饮食？肿瘤,1996,18；467.
[24] 罗健,孙燕.癌症患者生活质量研究.中国肿瘤,2001,10(2)：76-78.

# 37 肿瘤患者的护理与康复

37.1 肿瘤患者的心理护理
    37.1.1 肿瘤患者的心理特征
    37.1.2 肿瘤患者的心理干预
37.2 肿瘤患者的饮食护理
    37.2.1 饮食的形式
    37.2.2 营养支持的使用原则
    37.2.3 营养支持的途径
37.3 肿瘤患者手术前后的护理
    37.3.1 术前护理
    37.3.2 术后护理

37.4 肿瘤患者放疗的护理
    37.4.1 放疗前护理
    37.4.2 放疗中护理
    37.4.3 放疗后护理
37.5 肿瘤患者化疗的护理
    37.5.1 化疗前护理
    37.5.2 化疗中护理
    37.5.3 化疗后不良反应的护理
37.6 肿瘤患者中医治疗的护理
37.7 肿瘤生物治疗的护理

    肿瘤护理学是一门专业性和实践性都很强的护理学科,肿瘤专科护士不但在外科治疗、化疗、放疗及生物治疗中发挥作用,还需要适应现代医学模式,注重对癌症患者实施心理护理、康复护理、临终关怀以及健康教育,以帮助患者正确应对疾病,提高生活质量,进一步拓展肿瘤护理的服务范畴。

## 37.1 肿瘤患者的心理护理

    癌症是对患者沉重的心理打击,这种心理影响贯穿于症状出现、肿瘤的诊断、肿瘤的治疗、肿瘤的随访、肿瘤的复发以及最终死亡的各个阶段,但各个阶段的表现有所不同。不同个性特征的患者在心理变化分期方面存在着很大差异,各期持续时间也不尽相同,出现顺序也有所不同,因此,在护理上应因人而异,注意个体差异。

### 37.1.1 肿瘤患者的心理特征[1,2]

    当患者被告知癌症诊断后,其心理反应可分为以下6个阶段。
    1)体验期 当患者得知自己患癌症时,往往会感到不知所措,思维麻木,甚至晕厥,即所谓"诊断休克"。该期往往比较短暂,可持续数小时或数日。
    2)怀疑期 一旦被确诊为癌症,患者常常怀疑是医院误诊搞错了,对恶性肿瘤的诊断产生怀疑,不愿也不敢相信。表现为烦躁、紧张、焦虑,反复到各大医院进行重复检查,八方寻医求证等。患者的这种否认态度是在应激情况下正常的心理反应,可降低患者的恐惧程度,缓解痛苦的体验,逐渐适应打击。
    3)恐惧期 当患者确认了癌症的诊断后,会产生恐惧,包括对死亡的恐惧,对离开家人、朋友的恐惧,对疼痛和治疗反应的恐惧,对身体将发生损害的恐惧。常表现为忧心忡忡、心情紧张及对医护人员的言语、态度十分敏感,或坐卧不安,唉声叹气,感情十分脆弱[3]。
    4)幻想期 处于幻想期的患者已经初步经历了患病治疗的一些体验,能够正视现实,但往往存在很多幻想,如希望能够出现奇迹,或等待新药的出现,根治自己的疾病。
    5)绝望期 病情的日益恶化和癌症疼痛的折磨,以及化疗、放疗过程中出现的不良反应,患者常常产生"生不如死"的念头,对生活和前途失去希望,死亡安排多于生还打算,祈求早日解脱。患者常表现为心情抑郁、悲观、消沉、绝望、自残,甚至轻生自杀。这时患者听不进医护人员、家人、朋友的劝说,产生对立情绪,治疗依从性很差。
    6)平静期 患者已经能够接受现实,情绪平稳,配合治疗,对死亡也不太恐惧。当病情发展到晚期时,患者常处于消极被动应付状态,不再考虑自己对家庭与社会的义务,专注于自己的症状,处于无望、无助的状态。

## 37.1.2 肿瘤患者的心理干预

(1) 健康教育

对患者进行健康教育的总体目标是减轻无助感和弥补对疾病知识的缺乏或不了解。有关教育的内容包括提供肿瘤诊疗知识、防癌知识,如何去面对肿瘤以及如何疏导情绪反应。主要形式为讲座、知识手册和情绪管理手册,以通俗易懂的方式进行健康教育。

(2) 心理支持

心理支持在整个心理护理和干预过程中是最基本、最常用的。其基本原则是,运用恰当的医学知识和心理治疗,发展新的假想世界和继续向前的生活轨道。它是以心理支持和认知教育为主要内容的心理治疗形式。主要内容包括心理安抚、行为纠正、认知指导等。其目的就是当患者面临癌症带来的心理挫折和心理变化时,鼓励患者表述他们关心的所有有关疾病的问题及表达与疾病相关的心理情绪反应[4],帮助他们正视困难,度过危机,从而恢复和增强患者的自理能力,正确认识癌症及其并发症,以改善自身心境,激发他们的自信心,从而促进心理康复、提高抗癌意识等。

(3) 应激处理与应对技术

1) 应激处理 第一,教患者如何认识应激,辨明应激和对应激的反应。第二,实际地处理应激,包括通过解决问题的形式消除应激原,通过解决问题的形式矫正应激原,使应激强度降低;通过努力以一种新的眼光对待情境,改变对应激原的态度或认识;通过放松技术改变躯体对应激原的反应,教会患者简单的放松练习方法,并将其运用到日常生活中去。

2) 应对技巧 主要是增加患者对好的应对技巧的认识。良好应对的关键成分包括乐观主义(期待好的变化)、实践(选择和改变的可能性)、可塑性(改变策略使问题发生变化)、丰富的资源。具体方法:①教会患者运用积极行为和积极认知应对,使患者具有更多的积极情绪、高水平的自我评估和少的躯体状况;②教会患者解决问题的5个步骤,即放松,认识问题,充分讨论可能的解决办法,选择和履行一种适当和潜在的解决方法,评估;③将应激处理和运用信息解决问题的技术与应对方法整合在一起,并将其应用到特定情境之中[5,6]。

主动行为应对方法与抑郁情绪的改善有关,主动认知应对方法则与情绪功能、疲乏感、心情混乱、精神活力的改善有密切的关系;而回避性应对方法与认知功能、恶心呕吐症状、疲乏感、焦虑情绪以及精神活力的改善密切相关[7]。

(4) 行为训练

行为训练可帮助肿瘤患者减轻心理应激和躯体并发症,去除负性心理因素,矫正患者对癌症的负性自动想法和伴有的行为,而且使其潜在的功能失调性认知假设也得到改变,从而建立正性心理因素,提高患者的生活质量。干预技术有渐进性肌肉放松、催眠、生物反馈、主动放松和指导性想象,如想象愉快的情绪和想象自己的免疫系统正在杀伤靶细胞[8,9]。

5) 音乐心理治疗

自古以来,人类不仅把音乐作为一种艺术欣赏,而且把音乐作为强身保健的一种手段。古希腊哲学家亚里士多德曾指出,音乐具有治疗的功效。在早期巫医的魔法治病"艺术"中,音乐起到了相当的暗示作用。研究表明,音乐的影响力主要是通过心理和物理两条路径来实现的。不同的音乐能激发人不同的情绪。例如,节奏明快的音乐能使人受到振奋和鼓舞;旋律优美的音乐能使人心旷神怡,轻松愉快;雄壮的进行曲能使人感到热血沸腾,勇往直前[10]。

(6) 集体心理治疗

对肿瘤患者进行集体心理干预始于1970年,国内则实施得较晚。姜乾金首次采用集体心理治疗对癌症患者进行研究显示:集体心理治疗能降低患者的抑郁、焦虑体验,增加睡眠,心情趋于平静,增加信心。目前,集体或小组心理治疗已成为一种比较认可的形式。集体治疗的重点在于小组内聚力、相互支持、共同分担烦扰、自我宣泄及患者在小组外的交流[11,12]。

## 37.2 肿瘤患者的饮食护理

肿瘤是一种消耗性疾病,患者在接受治疗的过程中,为了不断保持体力,恢复身体被放射线或抗癌药物损害的正常细胞,常需摄入超过普通饮食50%左右的蛋白质和20%的热量[13]。目前临床仅着眼于抗肿瘤治疗,只注意手术、放疗、化疗等,而忽视对患者整体的营养支持。实际上,有效地纠正肿瘤患者的营养不良和恶病质对提高肿瘤治疗疗效、延长生存期和改善肿瘤患者的生活质量具有十分重要的意义[14]。

## 37.2.1 饮食的形式

肿瘤患者饮食形式有普通饭、软饭、半流质与流质，同时应根据患者的具体病情及消化、吸收能力分别供给。如合并有其他慢性病的，应提供特殊饮食。如合并糖尿病的肿瘤患者，应提供糖尿病饮食等。放疗患者有口干、咽痛、吞咽困难等，饮食应清凉、无刺激，蔬菜、水果可榨汁饮用。每次进食后用软毛牙刷刷牙或用温水漱口，除去食物碎屑。接受化疗的患者会有味觉异常，产生厌食现象，因而要注意食物的色、香、味，鼓励患者餐前适当活动。如有便秘出现，改善方法是多食用富含维生素 A、维生素 C、维生素 E 的新鲜蔬菜和水果，以及含有粗纤维的糙米、豆类等食物，多喝水或果汁，多食萝卜、蒜苗、果酱、生黄瓜等可产气食物，以增加肠蠕动。腹泻患者，提供纤维含量少的食物，同时避免食物过油或太甜。如腹泻严重时，考虑清淡饮食（如过滤米汤、清肉汤、果汁及茶等）[15]。同时，注意水分及电解质的补充。如患者口服不能提供相应的营养，应通过静脉补充。总之，要通过各种途径为患者提供营养支持，改善患者的营养状况，提高患者对各种抗肿瘤治疗如手术、化疗和放疗的耐受性，降低并发症的发生。

## 37.2.2 营养支持的使用原则

当胃肠功能良好并且可以安全使用时，首选肠内营养支持途径。因为肠内营养符合生理、价格便宜、操作简便，并且比较适合于家庭内营养支持的开展[16]。肠内营养的使用一般可通过口服、鼻饲、胃造口及空肠造口等多种途径。而当肿瘤患者胃肠功能障碍，不可能使用肠内营养时，则可采用静脉途径进行肠外营养支持。

## 37.2.3 营养支持的途径

(1) 肠内营养

1) 经口膳食　口服是最好的摄食途径，凡患者能从口进食者应予以鼓励。

2) 鼻饲膳食　鼻饲有两种形式，鼻胃管和鼻肠管。由于堵塞和移位，鼻饲管适用于 <30 天的肠内营养支持。通常用 8～12 F 的导管。鼻饲膳食适于胃肠道手术胃肠功能恢复的初期，口腔、喉部术后手术部位恢复前，或昏迷的患者。一般采用高热量、高蛋白自制流质（如过滤的鱼汤、鸡汤等）和市售的肠内营养配方产品。含膳食纤维肠内营养液，对维持机体重要脏器功能和营养状态与不含膳食纤维肠内营养液效果相似，但耐受性更好，可缩短肠内营养过程中腹泻天数，降低腹泻严重程度[17]。一般推荐使用肠内营养泵进行持续输注，输注速度由慢到快，最快可以达到 180 ml/h，禁止推注[18]。滴入的流质温度应保持在 38～42℃。流质温度过冷或滴注速度过快易引起腹泻等不良反应[19]。

3) 经胃或肠造瘘口　一般肠内营养支持超过 4 周时，可行经皮内镜下胃造口术（PEG）或经皮内镜下空肠造口术（PEJ）。所用导管多为硅胶材质，管径一般为 15～18 F，较鼻饲管粗，不易堵塞[18]。目前市售有多种不同肠内营养配方产品，分为多聚饮食、单聚饮食和疾病特需营养配方。多聚配方含完整的糖类、蛋白质、三酰甘油，大多数患者可以安全使用。单聚配方含有已被水解的营养物，因此当消化功能有障碍时，可以更好地被吸收。单聚配方针对有消化功能障碍、胰腺消化能力不足的患者。合并糖尿病、肾病、肺功能不全、肝性脑病的患者可选用疾病特需营养配方。PEG 或 PEJ 管通过良好的护理，可使用 1～2 年，并发症少，营养支持也可在家中长期使用。

(2) 肠外营养[20,21]

肠外营养适应于胃肠道肿瘤手术后胃肠功能尚未恢复、功能衰竭或进食不足的患者。肠外营养有一般肠外营养和完全肠外营养（TPN）。肠外营养指从静脉内输入蛋白质、糖类、脂肪、无机盐和维生素。短期肠外营养可通过外周静脉输入，如长期肠外营养应使用中心静脉导管，减少静脉炎的发生。肠外营养液一般通过静脉配置中心将各类药品按一定顺序进行配置，24 h 内输完。全营养混合液（TNA）内不宜添加其他治疗用药如抗生素等。如果必须暂停 TNA 输入，输入其他药物前后用生理盐水 100 ml 冲管，避免药物间发生反应。

# 37.3　肿瘤患者手术前后的护理

## 37.3.1 术前护理

(1) 心理护理

护理人员应针对不同的患者进行个性化的心理护理。通过和患者沟通，对患者的文化程度、心理状况、健康概念等进行评估，了解患者的心理状况，对不同文化和教育背景的患者采用不同的方式提供信息[22]。如对年老及文化层次低者,以口头讲解、实物示教等方式;对有一定文化程度的患者,提供关于治疗的小册子,帮助患者尽快了解疾病信息,分析手术必要性;同时向患者介绍同类手术已康复的病例,简单讲述手术过程、术后可能出现的不适及功能锻炼在康复中的作用等。通过手术室、监护室护士术前访视,消除对手术和对陌生环境的恐惧感。针对家属在亲人住院手术期间的焦急,护士可利用家属探视机会告知其手术的概况、术后陪伴的注意事项及患者今后可能出现的情况,使他们做到心中有数,并能配合医护人员一起做好患者的安慰工作。

(2) 患者准备

1) 术前检查 如出、凝血时间的测定,肝、肾功能的测定,心、肺功能测定,各种内镜检查,CT-PET、MRI、CT、X 线摄片检查。

2) 改善患者营养状况 给予高蛋白、高热量、高维生素、少渣软食、半流质或流质。如有电解质紊乱应予以纠正。对重度营养不良、低蛋白血症及贫血者,术前静脉补充白蛋白及输血,必要时给予 TPN。

3) 术前备皮 应以清洁皮肤为主,让患者于术前 1 天洗澡或用肥皂清洗皮肤,脐部擦去污垢。必须要清除体毛的手术,应于手术当日进行皮肤准备,降低切口感染率[23,24]。需植皮或取皮瓣的应包括取皮的区域。体表肿瘤病灶有溃破者,在术前 3 天每天用 1:1 000 苯扎溴铵(新洁尔灭)或 1:5 000 高锰酸钾浸泡 30 min,手术初步消毒后,在溃破部位贴无菌手术贴膜进一步消毒。

4) 术前呼吸道管理[25,26] 进胸手术患者,如肺癌、食管癌、纵隔肿瘤或合并有肺部慢性疾病的患者,术前需戒烟、预防呼吸道感染,可给予抗生素、化痰药物雾化吸入;呼吸功能锻炼,缩唇呼吸、腹式呼吸,指导患者做有效咳嗽。

5) 术前肠道准备 一般术前晚 10 点后禁食,以免术中呕吐而致吸入性肺炎,胃手术及下腹部手术术前晚需做灌肠等肠道准备,以免麻醉后括约肌松弛粪便污染手术野。涉及肠道手术需做全肠道灌洗,术前 3 天进少渣半流质,术前 1 天进流质,术前晚开始禁食,同时术前 1 天给予清洁灌肠或口服灌肠(术前 1 天下午在 2 h 内口服 20% 甘露醇 500 ml + 5% 葡萄糖溶液 1 000 ml 或生理盐水 1 000 ml),利用甘露醇的高渗作用,吸收肠道内水分,促进肠蠕动,达到清洁肠道的作用。目前也有使用聚乙二醇电解质散剂来做术前肠道清洁的。同时术前 3 天口服甲硝唑 0.4 g,每日 3 次;庆大霉素 8 万 U,每日 3 次。

6) 术晨护理 食管癌、胃癌、喉癌患者术前插胃管,宫颈癌术晨阴道冲洗后用亚甲蓝在宫颈口涂上标记。根据医嘱用术前用药,如阿托品肌内注射等。同时嘱患者把首饰等物品交家属保管,穿好手术衣裤。

## 37.3.2 术后护理

(1) 术后监护

1) 适应证 脑瘤、开胸术后患者,或手术后心肺功能不良、血气分析氧分压偏低、二氧化碳分压偏高的患者,需送监护室给予监护。

2) 具体要求 全身麻醉术后每半小时测量血压、脉搏、呼吸,连续测量 6 次,平稳后停止测量。也可使用心电监护仪对患者进行心、肺功能的监测。硬膜外麻醉术后每半小时测量血压、脉搏、呼吸,连续测量 4 次,平稳后停止测量。有特殊医嘱的遵医嘱执行,如术后使用心电监护仪对患者进行心、肺功能的监测。

(2) 术后止痛泵的护理[27,28]

术后镇痛主要用 PCA 泵(patient controlled analgesia pump)。术前教会患者如何自己控制止痛泵,PCA 泵常用的给药途径为静脉或硬膜外。护士应告诉患者活动时不要牵拉 PCA 泵的管道,防止将导管从体内拔出,同时保持管路通畅,保证药液的持续输入。护士应注意观察穿刺部位有无渗出,评估 PCA 泵的镇痛效果,观察不良反应如呼吸抑制等。

(3) 各种引流管的护理

肿瘤手术因切除范围广,术后往往需放置引流,如乳腺癌改良根治术,甲状腺癌根治术,食管癌、肺癌、纵隔肿瘤切除术后放置胸导管,直肠癌、胰腺癌术后放置双套管(便于引流和冲洗)。对引流管要进行有效固定,保持通畅,观察记录引流液的色、质、量,以便了解伤口有无出血。全肺切除的患者为防止发生纵隔移位,需用调节器控制胸导管波动幅度[29]。对有转移皮瓣的手术,术后需观察皮瓣的颜色、温度。如遇皮瓣颜色变白、温度低,应及时与医师联系,可能为带蒂皮瓣血管扭曲所引起,如不及时发现并予处理,可导致皮瓣缺血、坏死。

(4) 鼓励患者咳嗽、咳痰

呼吸道感染和分泌物阻塞是术后肺部感染的主要原因,由于患者害怕切口疼痛而减小呼吸运动幅度所致。要教会患者有效的咳嗽方式,如教会患者或家属用双手掌从胸部或腹部伤口两侧往中间推挤,以减小咳嗽时伤口的张力,减轻疼痛,吸气时双手放松,咳嗽时再重复。尤其胸腔术后鼓励患者咳嗽尤为重要,咳嗽可使肺扩张,排出残腔内的气体与液体,帮助建立胸膜腔的负压。开胸手术后给抗生素雾化吸入以湿化痰液,有利于痰液咳出,对降低肺部感染有积极作用。

(5) 健康指导

恶性肿瘤根治术后给人体外形、功能造成损坏,如肿瘤切除后的肩关节置换术。乳腺癌根治术、舌癌舌再造术等。对此除了做好心理护理外,还应及早指导患者术后进行功能锻炼。例如乳腺癌根治术或改良根治术后1~2天,指导患者练习握拳和手腕的活动;术后3天,用健侧手扶托患肢练习肘关节的伸屈和肩关节的前屈、后伸活动;以后循序渐进加大肩关节的活动幅度,通过锻炼使患侧手能越过头顶摸到对侧耳,能自己梳头[30]。舌癌舌再造术后训练患者进行发音、咀嚼、吞咽等活动,循序渐进,逐渐使患者恢复说话、咀嚼、吞咽等能力。Mile's 术后,要教会患者和家属学会造口的护理,包括出院后饮食注意事项,如为了避免造口袋胀气,应避免食用产气较多的食物,进食时应细嚼慢咽以免吞入过多气体;避免会引起腹泻或便秘的食物等[31]。

## 37.4 肿瘤患者放疗的护理

### 37.4.1 放疗前护理

(1) 放疗实施步骤的介绍

放疗实施前需经历一系列的准备步骤。第一步,依据患者的病情、病期确定治疗原则,患者需提供先前完整的病史记录,并进行系统的检查。第二步,制作放疗体位固定装置(如塑料面膜、真空垫等,图37-1),在常规CT或CT模拟机下准确定位,并拍摄模拟定位片。第三步,根据前两步提供的资料,放疗临床医师勾画出靶区的范围,预计肿瘤照射的致死剂量和周围正常组织特别是重要脏器的最大允许剂量,随后由物理师借助放疗计划系统(TPS),制订出最佳的放射野剂量分布方案。第四步,将设计好的放疗计划移至具体的治疗机,在治疗机下拍摄照射野片,与模拟机拍摄的定位片相比较并核准。第五步,确定无误后由放疗技术员执行放疗。

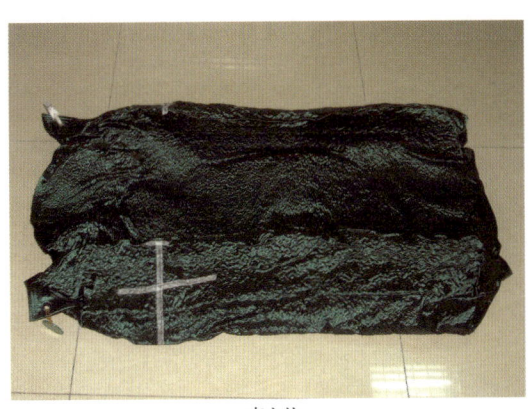
真空垫

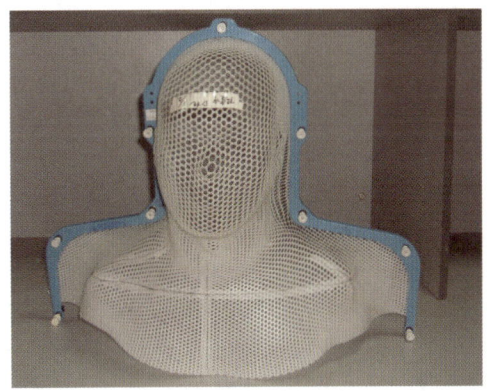
头颈肩面罩

**图37-1 放疗体位固定装置**

对于一些脑转移、骨转移等需尽快治疗的患者,在经历了第一、第二步骤后,临床医师及主管医师直接计算并确立照射的范围及剂量,马上就由放疗技术员执行放疗。护理人员在了解了有关实施放疗的一系列步骤后,就可以向患者进行讲解。遇到有的放疗计划设计时间较长时,患者也能够理解[32]。

(2) 心理护理

了解患者的病情、心理状况以及治疗方案,有针对性地对患者进行健康教育。放疗前,向患者和家属发放有关的放疗宣教手册,介绍放疗有关的知识,以及放疗中可能出现的不良反应和需要配合的事项,使患者消除紧张的心理,积极配合放疗。另外,还应嘱咐患者进入放疗室不能带入金属物品,如手表、钢笔等。

(3) 饮食指导

放疗在杀伤肿瘤细胞的同时,对正常组织也有不同程度的损害,加强营养对促进组织的修复、提高治疗效果、减轻不良反应有着重要作用。护士应加强对患者及家属营养知识的宣教,提供一些针对疾病治疗的食谱。对有放射性食管炎的患者,在进食前用药物控制进食时的疼痛。在消化吸收功能良好的情况下,可采用"超食疗法",即给予浓缩优质蛋白质及其他必需的营养素,以迅速补足患者的营养消耗。对于食欲差的患者,提倡进高热量、高蛋白、高维生素、低脂肪、易消化、营养丰富的食物,并少量多餐。对一些放疗反应严重的患者,如流质或禁食的患者,可提供要素饮食或完全胃肠外营养。放疗期间鼓励患者多饮绿茶,以减轻射线对正常组织的辐射损伤。多饮水(每日约3 000 ml),可使放疗所致肿瘤细胞大量破裂、死亡而释放的毒素随尿排出体外,减轻全身放疗反应。提倡营养丰富的食物,当出现进食、消化、吸收方面的放疗反应时才注意相对"忌口"[33]。

(4) 保持良好的能耐受放疗的身体状况

对全身状况差的患者如血象异常、进食差和局部疼痛等,要进行对症支持治疗,使他们能耐受放疗。劝导患者戒烟忌酒。头颈部肿瘤涉及口腔照射的患者,要注意口腔卫生,如先拔除龋齿、治疗牙周炎和牙龈炎、经常用医用漱口液清洁口腔等。口腔照射的患者还应摘掉假牙、金牙才能放疗,以减轻口腔黏膜反应。照射野经过口腔或食管时,指导患者要忌食辛辣、过热、过硬等刺激粗糙的食物。照射部位有切口的,一般待愈合后再行放疗;全身或局部有感染情况,必须先控制感染才能放疗[34]。对于脑部照射的患者,要剃去照射区的所有头发。

(5) 保持放疗位置准确的宣教

嘱患者在每次照射时都要与定位时的体位一致。胸部肿瘤照射时,要保持呼吸平稳;食管下段、腹部及盆腔照射时要注意进食或膀胱充盈程度保持与肿瘤定位时一致,如小肠、结肠、直肠和膀胱的充盈程度。

放射标记模糊不清时,要及时请医师补画。放疗期间要注意保管好自己的放疗固定装置,避免锐器刺破、重物挤压等,放疗中要查看真空垫有无漏气变软。当体重改变致使放疗固定装置不相适应,要及时和医师联系。

(6) 保护照射野(区域)的皮肤

外照射的射线都需经过皮肤,因此不同的放射源、照射面积及照射部位,可出现不同程度的放射皮肤反应,应向患者说明保护照射野皮肤对预防皮肤反应起着重要作用。

保护照射野(区域)皮肤的原则是清洁、干燥、避免损害。应对患者作以下宣教:①应选择宽大柔软的全棉内衣。②照射野(区域)可用温水和柔软毛巾轻轻沾洗,但禁止使用肥皂和沐浴露擦洗或热水浸浴。③局部放疗的皮肤禁用碘酊、乙醇等刺激性药物,不可随意涂抹药物和护肤品。④局部皮肤避免粗糙毛巾、硬衣领、首饰的摩擦,避免冷热刺激如热敷、冰袋等。外出时,局部放疗的皮肤应防止日光直射,如头部放疗的患者外出要戴帽子,颈部放疗的患者外出要戴围巾。⑤照射野位于腋下、腹股沟、颈部等多汗、皱褶处,要保持清洁干燥,可在室内适当暴露通风。⑥局部皮肤切忌用手指抓搔剥皮,并经常修剪指甲,勤洗手,避免外伤。

### 37.4.2 放疗中护理

在放疗开始至放疗结束后3个月内发生的放射损伤为急性放射反应(又称急性反应)。放疗不良反应的程度与照射剂量、照射体积的大小、个人对放射线的敏感性以及是否运用化疗有关。有的患者放疗一开始,放疗的不良反应也随之而来,因此从放疗开始,我们就要做好放疗不良反应的观察和护理。

(1) 放疗的全身反应及其护理

放疗引起的全身反应表现为一系列的功能紊乱,如乏力、虚弱多汗、低热、食欲减退、恶心、呕吐、睡眠欠佳等。一般只要适当休息,调整饮食,加强营养,多饮水,并结合中医中药治疗即可。严重需对症支持治疗。同时,加强护患间的沟通及患者之间的交流,鼓励和帮助患者适应放疗。

(2) 放疗的皮肤反应及其护理

放疗引起皮肤反应的程度与射线的种类、是否采用超分割治疗等有关。一般千伏X线或电子线照射,其皮肤反应较其他射线明显,联用热疗或化疗其皮肤反应也可能会加重。护理工作从一开始应强调,要遵循保护照射野(区域)皮肤的护理原则,避免因人为因素加重放疗的皮肤反应。根据皮肤反应的程度,目前临床上常见的急性反应有以下3种[34]:①Ⅰ度反应(干性反应),表现为局部皮肤红斑、色素沉着、无渗出物的表皮脱落,并有烧灼感、刺痒感。护理中要注意保持局部皮肤的清洁、干燥,刺痒厉害者可涂三乙醇乳膏[35]。②Ⅱ度反应(湿性反应),表现为充血、水肿、水泡、有渗出物的表皮脱落,严重时造成破溃和继发感染,多发生于皮肤皱褶处如腋下、腹股沟、会阴等。一旦出现应停止放疗,用生理盐水换药,涂氯地霜或喷康复新液,并尽量采用暴露疗法。③Ⅲ度反应,表现为放射性溃疡,有剧痛。目前很少出现。

(3) 放疗的造血系统反应及其护理

放疗可引起骨髓造血功能抑制,其程度与照射范围、是否应用化疗有关,大面积照射、髂骨放疗以及合并化疗会较明显地影响造血功能,血象表现为白细胞先下降,以后是红细胞、血小板下降。

在接受放疗期间,要定期测定血常规(每周 1~2 次),并观察患者有无发热、出血等现象。如白细胞计数 $\leq 2 \times 10^9/L$ 或血小板 $\leq 50 \times 10^9/L$,或体温 $\geq 38.5℃$ 时应暂停放疗,予以对症处理。如白细胞计数 $\leq 1 \times 10^9/L$,还需采用保护性隔离措施,并输注白细胞悬液。在白细胞计数低于正常期间,嘱患者注意休息,不去公共场所,尽量减少亲友探望,防止感染。皮下注射粒细胞集落刺激因子类药的患者,会有发热、全身骨酸痛等不适主诉,一般只要注意休息、多饮水即可。贫血会使放疗的敏感性下降,血小板过低会引起出血,可给予升红细胞或升血小板的药物,必要时给予成分输血。告诉贫血患者,要多卧床休息以减少氧耗,多吃赤豆、红枣等补血食品。对于血小板减少的患者,要注意自身保护,避免受伤。

**(4) 放疗的口咽黏膜反应及其护理**

放射性口咽黏膜反应多发生于鼻咽癌、口咽癌等头颈部肿瘤的放疗。口咽黏膜因放疗的进行可相继出现充血、水肿、斑点或片状白膜、溃疡、糜烂出血,甚至伴有脓性分泌物等,患者主诉口咽部疼痛、进食困难、口干、味觉改变。护理中应注意加强口腔清洁,即饭后用软毛牙刷、双氟牙膏刷牙,定期用口泰漱口液含漱,鼻咽癌患者坚持鼻咽冲洗。根据医嘱,可采用局部用药,还可用维生素 $B_{12}$ 含服,以消炎止痛,促进溃疡的愈合[36]。吞咽疼痛明显者,可于进食前 15~30 min 用 2% 利多卡因喷雾或含漱止痛[37]。鼓励患者进食高质量蛋白、高热量、高维生素、易消化、易吞咽的半流质或流质,选择富含维生素的新鲜水果和蔬菜,多饮水,少量多餐,细嚼慢咽。避免过硬、油炸、过热、过咸、酸、辣等粗糙刺激的食物,禁烟忌酒。对口咽黏膜反应严重无法进食者,可静脉补充高营养液。

**(5) 放疗的食管黏膜反应及其护理**

放射性食管黏膜反应多发生于肺癌、食管癌、甲状腺癌等胸部肿瘤的放疗。临床表现有吞咽困难、进食困难、胸骨后疼痛及烧灼感,应给予口咽黏膜反应的一系列护理措施,提醒患者每次餐后饮少量温开水,进食后不能马上平卧。经常观察患者疼痛的性质,以及体温、脉搏、血压等变化,了解有无呛咳,以便及时发现食管穿孔。一旦出现食管穿孔,应立即禁食、禁水,停止放疗,给予补液支持治疗,必要时行胃造瘘术[38]。

**(6) 放疗的脑部反应及其护理**

全脑放疗可引起或加重脑水肿,表现为恶心、呕吐、头痛及嗜睡等,放疗结束后可有记忆力减退的表现。应注意观察颅内高压的表现及其程度,并遵医嘱积极处理,保证甘露醇治疗的有效性(放疗结束 30 min 内用药,用药时间 < 30 min)。头痛、恶心、呕吐严重时,要限制入水量,并抬高床头 15°~30°。避免及积极治疗剧咳、便秘[39]。对于脑部放疗的患者,要做好安全、防跌倒的宣教及管理。鼓励患者多和家人交谈、下棋、看报、玩游戏、散步等,以促进脑功能的恢复。脱发和头皮瘙痒是脑部放疗最常见的不良反应,放疗前需剃去全部头发[40]。

**(7) 放疗的肺部反应及其护理**

肺、食管、纵隔以及乳腺等肿瘤的放疗可引起放射性气管炎和放射性肺损伤,临床表现为低热、咳嗽、胸闷,严重的出现高热、胸痛、呼吸困难,肺部听诊有干、湿啰音。应根据医嘱,给予止咳或镇咳剂及吸氧等处理。嘱患者多卧床休息,既要注意保暖,又要保持空气流通。确诊为严重放射性肺病者,应停止放疗,并使用大剂量激素和抗生素[41]。

**(8) 放疗的肝功能损害及其护理**

胰腺癌、肝癌、右侧乳腺癌、右侧下叶肺癌、胃癌、右侧肾癌等放疗可发生肝功能损害,最常发生在放疗后 4~8 周,表现为恶心、肝区胀痛、肝大、非癌性腹腔积液、黄疸及肝功能障碍等[42]。鼓励患者少食多餐,多进食高蛋白、高热量、高维生素、低脂肪及清淡食物,多吃富含维生素的蔬菜和水果,忌食生冷、有刺激性及油腻食物。腹腔积液患者应限制水的摄入量,给予低钠饮食。伴有肝硬化时,需给予优质蛋白[43]。多卧床休息,保持情绪平稳。当放疗开始不久,出现肝区胀痛及腹胀时,可给予 20% 甘露醇加地塞米松静脉滴注或解热镇痛等药物治疗。对于间歇性肝区疼痛的患者,应耐心询问患者疼痛的程度和持续时间。根据医嘱采用"三阶梯止痛",并观察止痛效果及用药后的不良反应。放疗期间给予健脾理气中药,可减轻放射性肝损害[44]。当患者出现非癌性腹腔积液、黄疸、肝进行性增大、碱性磷酸酶升高 $\geq 2$ 倍、谷丙转氨酶升高 5 倍于正常或治疗前水平时,应立即停止放疗,并给予中西医保肝治疗[45]。

**(9) 放疗的心血管系统反应及其护理**

乳腺癌、食管癌、肺癌等放疗可发生心脏损害,最常见的是:心包积液。急性期表现为发热、胸闷、心包摩擦音等,慢性期表现为缩窄性心包炎,如呼吸困难、干咳、颈静脉高压、肝大等。叮嘱患者卧床休息,保持安静,注意保暖,预防感冒。少量多餐,避免过饱。保持大便通畅,避免过度用力。观察病情变化,根据医嘱给予对症支持治疗。

**(10) 放疗的消化系统反应及其护理**

胃、肠、肝肿瘤,以及腹腔淋巴瘤、肾上腺、精原细胞瘤、前列腺癌等放疗会造成胃肠功能紊乱,肠黏膜水肿渗出,常表现为食欲减退、恶心、呕吐、腹痛、腹胀、腹泻、里急后重、便血,严重者还会造成肠梗阻、肠穿孔或大出血。此时宜进高质量蛋白、高维生素、低脂肪、易消化的食物,避免刺激性食物,注意饮食卫生。腹胀、腹泻者应进少渣、低纤维食物,避免糖、豆类等产气食物。放射性直肠炎可用镇静剂,以及激素、抗生素灌肠。反应严重者则应停止放疗,给予对症、支持治疗。每次放疗要保持与定位时一致的进食状态或膀胱充盈程度,以减轻放疗反应。

(11) 放疗的泌尿系统反应及其护理

盆腔、肾肿瘤的放疗常出现尿频、尿急、尿痛、排尿困难、血尿等症状。嘱患者平时多饮水,以减轻放疗反应。放疗前适当饮水,使膀胱适当充盈,利于放疗。如反应严重者则停止放疗,并给予支持治疗。

### 37.4.3 放疗后护理

1) 均衡饮食,仍需注重营养。如仍有相应的放疗反应,放疗结束后2~3个月须继续遵循有关防治放射性反应的护理要求。

2) 保持良好的生活习惯及作息规则,可适当活动,如散步、气功、做家务等,以增强体质,但要注意活动的幅度。保持心情舒畅。

3) 放疗结束后1~2个月,仍保持放射野皮肤清洁、干燥,避免损伤,不能用肥皂和沐浴露擦洗局部皮肤,可用温水轻轻沾洗。

4) 注意预防各种感染,如牙龈炎(口腔放疗3~4年不能拔牙)、呼吸道感染、肠道感染等,以免加重放射性损伤。一旦感染,其治疗很困难[46]。

5) 加强有关的功能锻炼,如张口练习、患肢功能锻炼、肩关节活动等。

6) 介绍定期随访检查的重要性:①向患者及家属讲述放疗疗效,接受放疗的部分患者其肿瘤不是放疗一结束就能消退,而是放疗结束后1~2个月才能看到明显缩小。同样,放疗出现的急性反应也不是放疗结束就能马上缓解,一般还要持续一段时间才能缓解。②晚期放射性损伤的发生率随着放疗后时间的推延而逐步增加,患者生存越长,出现的概率越大,因此放疗后患者需长期随访。③长期随访时间的安排,放疗后1~2个月应进行第一次随访,以后应遵守医师的嘱咐,按时来院随访。一般治疗后2年内1~3个月随访一次,2年后3~6个月随访一次。以了解肿瘤控制情况,以及有无放疗后期反应等。

## 37.5 肿瘤患者化疗的护理

化疗是癌症治疗的三大疗法之一。有5%的癌症患者通过化疗可以治愈,另有部分患者可以通过化疗延长生命。目前临床使用的抗癌药物均有不同程度的毒副作用,药物在消灭肿瘤细胞的同时也破坏了正常细胞。由于抗癌药物的特殊不良反应,因此护理工作同样对化疗患者的治疗与康复起到重要作用。

### 37.5.1 化疗前护理

主动让患者了解化疗的作用及可能出现的不良反应,以及有效预防不良反应的治疗及护理措施,并与家属联系,给予患者更多的同情、关心与帮助。鼓励家属陪伴。了解患者的病情及心理状态等,消除不良信息干扰,使患者对治疗充满信心,积极配合治疗与护理。改善患者全身情况,鼓励患者进食高热量、高蛋白、富有纤维素的食物,并给患者创造一个良好的饮食环境,必要时根据医嘱给予营养支持疗法[47]。

### 37.5.2 化疗中护理

(1) 给药操作注意点

必须由2人核对药物名称、浓度、剂量、患者姓名、给药方法、给药途径与时间。患者初次用药时应做好解释工作,注射时如有疼痛或感觉异常应立即告诉护士,不可勉强忍受。锯开针剂时避免药物外溅,如果是瓶装药物,必须事先减压,否则会造成药物外溢浪费,污染环境。抽好化疗药物的针头不能作静脉注射用。针头宜选择6.5~7号。由于大多数化疗药物外溢会引起局部组织坏死,因此建议中心静脉给药。可采用经外周静脉穿刺中心静脉置管(PICC导管)或皮下埋藏式静脉输液港(图37-2)进行化疗。如果条件限制只能外周静脉给药时,应注意有计划地调换静脉,给药前必须先用生理盐水注射,确保针头在静脉内再推入化疗药物。在推注化疗药物时,边推边抽回血,注射速度宜慢,注意观察局部是否肿胀,并询问患者注射部位是否疼痛。如疑似肿胀或患者主诉疼痛需拔出重新注射,并按化疗外渗作正确处理。在推注完化疗药物后应立即冲入生理盐水3~5ml冲洗针头,使针头内的药液完全进入体内,并可减轻药液对局部血管的刺激。

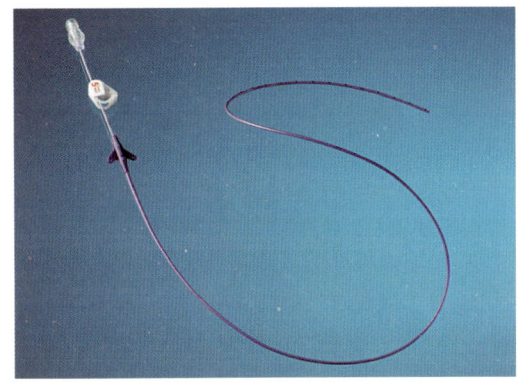
PICC导管

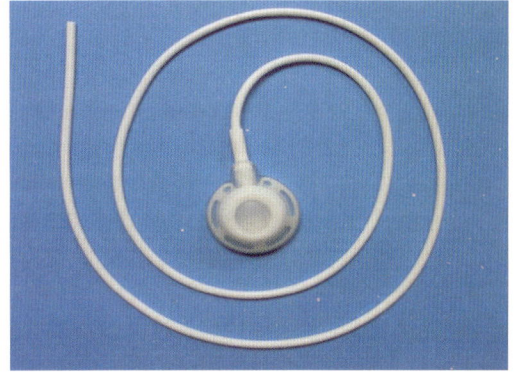
皮下埋藏式静脉输液港

图37-2　PICC 导管及皮下埋藏式静脉输液港

### (2) 正确用药

护士应熟悉各种化疗药物的性能、特点,做到正确应用,保证药物疗效。常用化疗药物举例说明如下。

1) 顺铂　应放在生理盐水或葡萄糖氯化钠溶液中溶解,因为它在少氯溶液中容易生成水合顺铂,不能通过细胞膜而使治疗失败。

2) 奥沙利铂　其神经毒性反应主要是末梢神经感觉异常和肢端麻木,如感觉迟钝、对冷刺激敏感和握力减低。护士在化疗前应做好宣教,遵照医嘱准确配药,嘱患者忌冷食,不用冷水漱口和洗手[48]。

3) 环磷酰胺　不易溶解,且不能加温促使溶解,因为在高于37℃温度时会失去活性。环磷酰胺、异环磷酰胺应用时,宜充分水化以利膀胱排空。尿路保护剂美司钠(巯乙磺酸钠),可预防出血性膀胱炎,一般在应用异环磷酰胺后立即、4 h、8 h 静脉推注此药。

4) 伊立替康　迟发性腹泻(用药24 h 后发生)是伊立替康的剂量限制性毒性反应,一旦出现稀便或异常肠蠕动,给予洛哌丁胺治疗,首次口服2 mg,以后每2 h 1 mg,至少12 h,一直到腹泻停止后12 h,总用药时间不超过48 h。夜间为了保证睡眠质量,可以每4 h 2 mg,同时增加液体的摄入。严重者给予补液和抗菌治疗。

5) 多柔比星及吡柔比星(吡喃阿霉素)　对心脏有毒性,应严密观察。

6) 依托泊苷、氮芥　其稀释后作用时间短,应于稀释后立即使用,并严格按化疗操作程序进行操作。

7) 有些药物在注射时要避光,如甲氨蝶呤、多柔比星等在注射时瓶外要用避光套遮盖。

8) 平阳霉素　最常见的不良反应是发热,一般出现在用药后1~4 h,体温达38℃,个别可达40℃,严重的还可发生过敏性休克。为避免可能发生的不良反应,建议先做药物过敏试验,待试验结果阴性后方可注射。

9) 紫杉醇　静脉滴注紫杉醇时应采用非聚氯乙烯材料的输液瓶和输液器,该药可产生Ⅰ型变态反应。故在应用紫杉醇前遵医嘱给予地塞米松20 mg,苯海拉明50 mg 口服,防止过敏反应的发生。同时在注射紫杉醇前30~60 min 静脉注射西咪替丁300 mg 或雷尼替丁50 mg,预防胃肠道黏膜损伤。紫杉醇需在规定的时间(3 h)内滴完。用药后严密观察脉搏、呼吸、神志与皮肤情况,随时做好应急处理。

## 37.5.3　化疗后不良反应的护理

### (1) 注射局部不良反应的护理

抗癌药物静脉注射时漏在血管外可引起局部红肿,严重者可出现组织糜烂、坏死,患者疼痛难忍,尤以氮芥、丝裂霉素、长春新碱、多柔比星最为明显。如遇外漏,则应立即作如下处理:①如疑有外漏或已发生外漏应马上停止注射,并立即抽吸外漏药物。②从原静脉通路滴入解毒剂。常用于多柔比星、长春新碱的解毒剂有地塞米松、8.4% 碳酸氢钠、维生素 C;用于氮芥、丝裂霉素、放线菌素 D 的解毒剂有10% 硫代硫酸钠及维生素 C。外漏发生后可用利多卡因加上述解毒剂进行局部封闭。③根据外漏药物种类选择冷敷或热敷。④可用六神丸磨碎局部外湿敷,也可涂氢化可的松软膏。⑤抬高患肢。⑥局部可涂金黄散加凡士林,或用50% 硫酸镁湿热敷,以消炎止痛。⑦如局部皮肤已破,可涂溃疡合剂,或按外科换药原则处理。

**(2) 全身不良反应的护理**

1) 消化道不良反应　有恶心、呕吐、厌食、消化道黏膜炎或溃疡。对此的护理方法有:对于恶心、呕吐者,建议在接受化疗前 2 h 内避免进食,在治疗后以少量多餐方式,提供患者温和无刺激的食物,避免浓厚的调味品及煎炸、油腻的食品,防止患者热量摄入不足。还应注意进食时的环境,稳定其情绪,创造良好的进食条件,尽量给予特别照顾。进食前不要与患者谈论病情及其他不愉快的事情,应调节好情绪,增加其舒适感。避免同时摄食冷、热的食物,否则易刺激呕吐。腹痛、腹泻者,应食含钠、钾的食物(如香蕉、去脂肉汤),少食产气食物(如豆类)。对于严重的恶心、呕吐,应观察呕吐物颜色、质量,并做好记录。应将呕吐物及时倒去,给患者漱口。定期检查血中各电解质的浓度是否在正常范围内,防止电解质紊乱。

2) 骨髓造血功能抑制　先出现白细胞减少,然后是血小板减少。白细胞特别是中性粒细胞下降时,感染的机会将增加。当白细胞计数 $<4 \times 10^9/L$ 及血小板 $<50 \times 10^9/L$ 时,应停止化疗,应用紫外线消毒病房,减少探视。当白细胞计数 $<1 \times 10^9/L$ 时,容易发生严重感染,需进行保护性隔离。当血小板计数 $<50 \times 10^9/L$ 时会有出血的危险,当血小板降至 $<10 \times 10^9/L$ 时,易发生中枢神经系统、胃肠道、呼吸道的出血,应严密观察病情变化,防止脑、肺出血。协助做好生活护理,避免碰撞,拔针后增加按压的时间,静脉注射时止血带不宜过紧,时间不宜过长。一旦患者出现头痛等症状应考虑颅内出血,及时通知医师。定时查血常规,了解血象情况,遵医嘱给予升血药物并观察疗效。必要时输注全血或成分血液制品。给予高蛋白、高热量、富含维生素的饮食。注意口腔清洁和体温变化,及早发现感染迹象。

3) 重要脏器毒性反应　如顺铂、丝裂霉素、大剂量的甲氨蝶呤等可损伤肾实质,如顺铂致肾小管坏死,丝裂霉素停药后可出现蛋白尿,喜树碱、环磷酰胺、异环磷酰胺等可引起出血性膀胱炎。在护理措施中,可嘱患者在化疗前和化疗过程中多饮水[49],使尿量维持在每天 2 000～3 000 ml 以上。使用顺铂前充分水化,每天输注生理盐水 3 000 ml,生理盐水中的氯离子可使细胞内有毒的水化顺铂复合物浓度下降,并补充钾、镁,通过利尿,利于其排出。应用大剂量的甲氨蝶呤时可导致急性肾功能不全,注射前后水化,定期检查血药浓度。常规剂量时可用 5% 碳酸氢钠静脉滴注以碱化尿液,防止在肾小管中形成结晶。长春碱类药物有神经系统不良反应,有的患者用后有手麻、腹痛或手发抖现象;平阳霉素用后有时可引起指甲脱落;环磷酰胺用后有时可致皮肤色素沉着。因此,应耐心向患者解释清楚,可指导患者口服维生素 A 来改善症状。不少抗癌药物可致脱发,但停药后会长出头发,应向患者说明并建议佩戴假发以改善形象,增强治疗的信心。依托泊苷、甲氨蝶呤等都是造成严重口腔炎的细胞毒性药物,可直接或通过唾液分泌损害口腔黏膜上皮细胞。化疗性口腔炎一般出现在化疗 2～5 天之后,通常表现为口腔黏膜水肿、溃疡、疼痛、吞咽困难、声音嘶哑,严重者可因进食、进水量减少而造成水、电解质、酸碱平衡失调和营养不良。医护人员要指导化疗患者口腔护理的操作技巧,如使用软毛牙刷,纵向刷洗,至少每天 2 次,每次 90 s。漱口是保持口腔清洁简单易行的方法之一,在使用何种漱口液方面争议较多,目前有很多关于漱口制剂方面的研究,如抗微生物制剂、细胞生长刺激因子、抗感染制剂等,可以最大限度地减少口腔并发症[50]。一旦发生真菌感染,可用制霉菌素 100 万 U 加甘油 30 ml,加水至 100 ml,或用口腔溃疡合剂,每日涂口腔数次。患者还可发生带状疱疹,应注意护理。激素也是常用的化疗药,用后患者有"满月脸",有的汗毛变浓,甚至女性患者也长"胡子"等。因此有些患者对口服泼尼松很勉强,甚至私自将药扔掉。护士除耐心向患者说明治疗的意义外,还必须遵守发药规则,看着患者将药服下。长期应用泼尼松可使患者的骨质疏松,因此,在患者下床活动或者在潮湿的地面上行走时,护士要给予关心,避免其摔跤引起骨折。

## 37.6　肿瘤患者中医治疗的护理

中医药防治肿瘤有着悠久的历史,积累了丰富的经验,中医药、中西医结合治疗已为肿瘤病患者广泛接受,形成了独特的方法和原则。中医治疗肿瘤具体法则很多,如扶正培本法、活血化瘀法、清热解毒法、软坚散结法。但临床上以扶正培本及活血化瘀法应用较多[51]。使用中药防治肿瘤患者放、化疗不良反应是中医治疗肿瘤的一大特色,使患者不但能顺利完成疗程,还有明显减毒增效作用,延长肿瘤患者的生存期。

中医中药治疗肿瘤是我国独特的治疗方法,护士应教会患者掌握各种中药的煎药方法和煎药时间,煎药器皿最好采用陶制沙锅,也可选用搪瓷锅、不锈钢锅和玻璃煎器。但是不能使用铁锅、铜锅,主要是因为铁锅或铜锅的化学性质不稳定,易氧化。煎药的加水量也很重要,加水量的多少直接影响到汤剂的质量。中药材因其质地不同,它的吸水量差别也较大。第一次煎煮的加水量以水超过药面3~5cm,第二次煎煮的加水量以水超过药面3cm为准。煎煮前一定要浸泡药物,一般以花、叶、茎类为主的药物,浸泡时间为1~1.5h,以根、种子、根茎、果实类为主的药物浸泡时间为2~3h。浸泡药材的用水,以常温或温水(25~50℃)为宜,忌用沸水。煎药时间主要根据药物和疾病的性质而定。一般第一煎以沸腾开始计算需要20~30min,第二煎30~40min。感冒类药物,第一煎10~15min,第二煎15~20min。滋补类药物,第一煎30~40min,第二煎40~50min。一帖药至少煎2次,对滋润补益药可煎3次或更多,尽可能将有效成分煎出。煎药剂量为200~300ml,小儿减半。根据病情选择最佳服药时间,以利药物发挥治疗效果。注意服用药物与食物配伍,服用清热解毒药忌食发物及辛辣、油腻之物。服温补类药忌食生冷、寒凉、滋腻之物。服清热利湿药,忌食荤油肉食。健脾和胃药忌食产气食物。

治疗期间要指导患者适当注意饮食调整,中医学把疾病和食物用八纲加以分析归纳,总的归纳为寒热两个方面。疾病如表现为毒深热盛、口渴烦躁、面红耳赤、心烦失眠、小便短赤、大便秘结、舌红者称为热证。肿瘤患者如表现为热证时,应忌食或少食热性食物,如人参、鹿茸、狗肉、羊肉、大蒜等。如表现为畏寒喜暖、口淡不渴、面色苍白、肢冷蜷卧、小便清长、大便稀烂、舌质淡者称为寒证。患者如表现为寒证时,应忌食或少食寒性食物,如西瓜、黄瓜、绿豆、豆腐、甲鱼等。忌口应根据患者不同的中医辨证表现而定,不可随意确定不可吃的食物[52]。

放疗、化疗后引起的白细胞下降,可用地塞米松足三里注射,艾条熏灸大椎、足三里,毫米波局部照射,以刺激白细胞生长。穴位注射时部位要正确,患者要有酸胀感;艾条熏灸时以患者感灼热为宜,避免烫伤[51]。

## 37.7 肿瘤生物治疗的护理

肿瘤生物治疗是近年来利用生物技术治疗癌症的新方法,其中包括免疫疗法(抗体、T细胞、细胞因子等)、基因疗法、DNA疗法、干细胞疗法、激素疗法、诱导分化及凋亡疗法、阻断肿瘤新生血管及双膦酸盐等治疗。目前临床上推广应用的生物因子较昂贵,接受生物治疗的尚不普遍,许多患者对生物治疗的作用和意义也不了解。这就要求护士在工作中积极介绍生物治疗的有关知识,在治疗前要充分了解患者既往治疗史和药物过敏史。配置时注意无菌操作,许多生物因子制剂需4℃低温保存,且有效期较短,因此需要现配现用。同时,护士必须熟知可能发生的不良反应,做到随时发生随时处理,对有关不良反应的类型、起始时间、严重程度和疗效应常规记录在案,同时让患者及家属充分了解所用生物因子的不良反应。

生物治疗存在着疲劳和流感性等多种不良反应。流感样症状有发热、寒战、头痛、肌肉酸痛。如患者发热达39℃以上,应采取乙醇擦浴或冷敷等措施给予降温治疗,鼓励患者多饮水,加强营养,必要时遵医嘱给予解热镇痛治疗。为了防止流感样症状的发生,取回细胞或疫苗必须立即使用,在夏季要注意防止细胞受热死亡。在输入细胞前要充分摇匀,以防细胞聚集凝结,尽量要在15~30min内输注完毕,而且不能与其他药液混合输入。个别患者有恶心、呕吐,可给予维生素 $B_6$ 10mg 口服,每日3次,或甲氧氯普胺(胃复安)10mg,肌内注射;同时观察呕吐物的颜色、量等,加强口腔护理;腹泻致脱水时应及时补充电解质。注意观察患者有无失眠、多疑、兴奋、怠倦症状,及时发现及时处理。避免外界刺激,加强心理护理,建立良好的社会支持系统。

部分患者可出现皮肤慢性瘙痒、红斑,用苯海拉明等抗组胺药,也可用止痒霜涂擦,防止自身的机械性抓伤。据报道,在治疗期间极少数患者可能发生心律失常,多为房性期前收缩,护士要严密监测患者心电图变化,发现异常及时报告医师。根据心律失常的类型和严重程度决定是否停止治疗,并给予及时的对症治疗。若出现低血容量性低血压,应及时补充血容量。个别患者可能出现呼吸困难、咳嗽、哮喘,若不及时处理可能发展为肺水肿,此时护士要严密观察患者呼吸次数,给予吸氧及解痉止喘处理,保持呼吸道通畅。有哮喘病史的患者要慎行生物治疗[53]。

(陆箴琦 胡振娟 朱 桔)

# 主要参考文献

[1] 马双莲.癌症患者心理护理与社会支持.见:张惠兰,陈荣秀主编.肿瘤护理学.天津:天津科学技术出版社,2000;37-38.

[2] 马双莲.肿瘤患者心理护理与社会支持.见:马双莲,丁玥主编.临床肿瘤护理学.北京:北京大学医学出版社,2003;19-20.
[3] 刘淑珍,孔翔宇.肿瘤门诊患者心理特征及心理卫生对策.中国公共卫生,2006,22;496-498.
[4] 杨泽松,陈建斌.肿瘤患者的心理治疗.中国临床康复,2005,9;77-79.
[5] 黄丽,沈小红.癌症患者应对方式与心身症状.中国心理卫生杂志,2000,14;54-55.
[6] 李惠敏.新护理模式下肿瘤患者康复的心理干预.中国实用护理杂志,2006,22;60-61.
[7] 王建平,林文娟,梁耀坚,等.应对策略在癌症心理干预中的中介作用.中国临床心理学杂志,2003,11;1-4.
[8] 郑杰.肿瘤心理学研究的现状.中国肿瘤临床与康复,2005,12;372-374.
[9] 谢忠,黄钢,银正民,等.认知行为干预疗法控制晚期癌痛的临床研究.中国自然医学杂志,2002,4;5-8.
[10] 谢忠,黄钢,银正民,等.音乐治疗加放松内心意象法对癌症化疗患者生活质量的影响.中国心理卫生杂志,2001,15;176-178.
[11] 张曼华.肿瘤患者心理干预研究的现状.中国行为医学科学,2005,14;487-489.
[12] 唐丽丽,张艳玲,陈钒,等.集体心理治疗对癌症患者生活质量和情绪影响的实验研究.中国行为医学科学,2000,9;170-173.
[13] 延玲,李曼,李丽.癌症患者的饮食护理.中国肿瘤临床与康复,2001,8;108-109.
[14] 陈志哲,陈君敏.应重视恶性肿瘤患者的营养支持.中华医学杂志,2002,82;652-653.
[15] 陈金凤,李红,胡雪慧,等.癌症化疗患者的消化系统症状观察及饮食护理对策.实用护理杂志,2001,17;42-43.
[16] 黎力方.肿瘤营养学的兴起及临床应用.肠内与肠外营养,2004,11;1-2.
[17] 杨纲,伍晓订,张波,等.膳食纤维在胃肠道肿瘤术后肠内应用中的临床观察.肠外与肠内营养,2004,11;212-215.
[18] 江志伟,黎介寿,李宁.恶性肿瘤患者的肠内营养支持.肠外与肠内营养,2004,11;118-121.
[19] 郑红帆.52例肠内营养支持患者的护理.护理研究,2002,16;93-94.
[20] 任丽华,姚永康.全营养混合液的配方、配置与合理应用.中国药师,2002,5;108-110.
[21] 赵淑玲,赵淑芳,赵巧玲.外科全胃肠外营养的护理.中国临床营养杂志,2006,14;140.
[22] 周智.恶性肿瘤患者的健康教育.中国误诊学杂志,2006,6;3247-3248.
[23] 朱圆.手术前皮肤准备的研究进展.护理学报,2006,13;54-55.
[24] 严玲华.手术前皮肤准备的研究与进展.上海护理,2006,6;50-52.
[25] 郭晓峰,王静,杨海燕.术前呼吸操锻炼对食管癌患者术后呼吸功能恢复的影响.护理学杂志(外科版),2005,20;36-37.
[26] 高传强,郭晓静.胸部肿瘤合并慢性阻塞性肺疾病的围手术期处理.齐鲁护理杂志,2006,21;433-434.
[27] 郑瑾.使用PCA泵患者的术前宣教和术后护理.实用护理杂志,2000,16;26-27.
[28] 张代玲.患者自控止痛泵术后镇痛的护理新进展.国外医学·护理分册,2003,22;51-53.
[29] 郝原英,贾立娟.胸部肿瘤患者围手术期的护理.护理研究,2004,18;1268-1269.
[30] 刘继琐.乳腺癌患者术后上肢功能锻炼模式.中华肿瘤防治杂志,2006,13;240.
[31] 胡爱玲,张美芬.肠造口护理进展.中华护理杂志,2005,40;430-432.
[32] 王霞.放射治疗计划设计的物理原理.见:朱广迎主编.放射肿瘤学.北京:科学技术文献出版社,2001;68-69.
[33] 李峥.肿瘤放射治疗患者的护理.见:张惠兰,陈荣秀主编.肿瘤护理学.天津:天津科学技术出版社,2000;152-155.
[34] 李燕琴,张亚茹,曲荣艳.肿瘤放射治疗患者的护理.见:马双莲,丁玥主编.临床肿瘤护理学.北京:北京大学医学出版社,2003,94-95.
[35] 邓涤,周云峰,谢丛华.维生素B及三乙醇胺治疗放疗后皮肤损伤的疗效观察.中华放射医学与防护杂志,2005,25;208.
[36] 黎容清.肿瘤患者急性放射性口腔黏膜炎的防治及护理.中国医学文摘·肿瘤学,2003,17;280-281.
[37] 王亚娟.鼻咽癌放疗患者的健康教育.中国实用护理杂志,2004,20;49-50.
[38] 张红,张娜.胸部肿瘤放疗致放射性食管炎的护理体会.护士进修杂志,2004,19;275-276.
[39] 张玉霞,尹爱芹,王思慧,等.脑瘤放疗期间颅内压增高的观察与护理.齐鲁护理杂志,2006,12;448-449.
[40] 朱桔.肺癌脑转移患者全脑放疗的护理.上海护理,2005,21;36-37.
[41] 陈桂圆,丁炎.胸腔肿瘤放射治疗的副作用.见:钱浩,吴开良主编.实用胸部肿瘤放射治疗学.上海:复旦大学出版社,2007;257-323.
[42] Trotti A, Byhardt R, Stetz J, et a1. An improved reference for grading the acute effects of cancer treatment: impact on radiotherapy. Int J Radiat Oncol Biol Phys,2000,47;13-47.
[43] 曾海漫.肝癌体部伽玛刀放射治疗的护理体会.中华现代护理学杂志,2005,3;2058.
[44] Gao LR, Yu EX. Radiotherapy of primary carcinoma of the liver (report of 350 cases). Tumor,1981,1;19-23.
[45] 李为路,王传丽.消化系统恶性肿瘤肝转移三维适形放疗的临床观察.肿瘤研究与临床,2006,18;473-474.
[46] 冯炎.临床放射生物学.见:刘泰福主编.现代放射肿瘤学.上海:复旦大学出版社,2001;18-19.
[47] 楼海舟,潘宏铭.谈肿瘤化疗过程中的医患沟通.中华医院管理杂志,2005,21;764-765.
[48] 付庆芳.奥沙利铂联合化疗毒副反应的观察和护理.护士进修杂志,2005,20;1109-1111.
[49] 陈书瑾,基兰芬,谈红梅.超大剂量化疗治疗淋巴系血液病的护理.中国实用护理杂志,2006,22;47-49.
[50] 冯素文,赵志妹.化疗性口腔炎的护理进展.中国实用护理杂志,2006,22;60-62.
[51] 庞燕.中医治疗患者的护理.见:张惠兰,陈荣秀主编.肿瘤护理学.天津:天津科学技术出版社,2000;237-238.
[52] 朱顺青,沈怡.对放化疗患者实施中医辨证饮食护理.护士进修杂志,2004,19;60-62.
[53] 李俊英,余春华,付岚,等.肿瘤患者生物化疗的护理进展.护士进修杂志,2002,17;774-776.

# 常见肿瘤篇

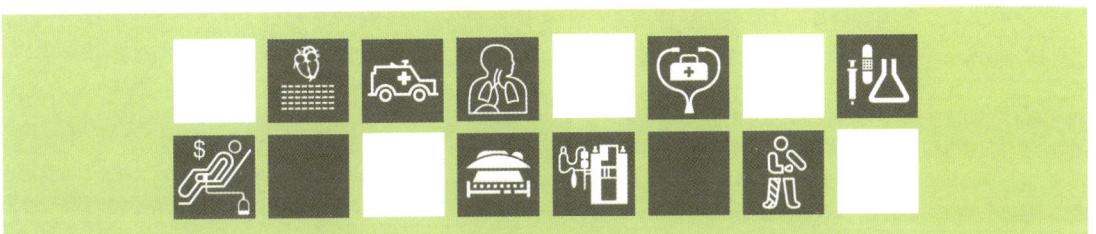

- 38 鼻咽癌
- 39 食管癌
- 40 胃癌
- 41 原发性肝癌
- 42 胰腺肿瘤和壶腹周围肿瘤
- 43 大肠癌
- 44 乳腺癌
- 45 肺癌
- 46 宫颈癌
- 47 前列腺癌
- 48 白血病

# 38 鼻咽癌

- 38.1 流行病学
  - 38.1.1 地方性特点
  - 38.1.2 人群分布
  - 38.1.3 人群易感性
- 38.2 病因
  - 38.2.1 EB 病毒
  - 38.2.2 环境与饮食
  - 38.2.3 遗传因素
- 38.3 临床表现与转移途径
  - 38.3.1 临床表现
  - 38.3.2 转移途径
- 38.4 诊断
  - 38.4.1 患者的主诉
  - 38.4.2 鼻咽镜检查
  - 38.4.3 脑神经检查
  - 38.4.4 颈部淋巴结检查
  - 38.4.5 X 线检查
  - 38.4.6 CT 检查
  - 38.4.7 MRI 检查
  - 38.4.8 B 超检查
  - 38.4.9 放射性核素检查
  - 38.4.10 血液检查
  - 38.4.11 鼻咽部活检
- 38.5 病理学诊断
  - 38.5.1 表面形态
  - 38.5.2 病理分型
- 38.6 鼻咽癌的误诊
  - 38.6.1 鼻咽癌被误诊为其他疾病
  - 38.6.2 从初发症状到确诊时间长短与病期早晚的关系
- 38.7 鉴别诊断
  - 38.7.1 鼻咽结核
  - 38.7.2 鼻咽增生性结节
  - 38.7.3 鼻咽增殖体
  - 38.7.4 鼻咽纤维血管瘤
  - 38.7.5 蝶鞍区肿瘤
  - 38.7.6 鼻咽或颅底脊索瘤
  - 38.7.7 鼻咽及颈部恶性淋巴瘤
  - 38.7.8 颈部淋巴结转移性癌
  - 38.7.9 颈部淋巴结慢性炎症
  - 38.7.10 颈部淋巴结核
- 38.8 TNM 分期
  - 38.8.1 2008 年分期
  - 38.8.2 1992 年福州分期
  - 38.8.3 2002 年 UICC/AJCC 分期
  - 38.8.4 长沙分期
  - 38.8.5 香港何氏分期
- 38.9 综合治疗
  - 38.9.1 综合治疗的原则
  - 38.9.2 初诊鼻咽癌的综合治疗
  - 38.9.3 复发鼻咽癌的综合治疗
- 38.10 放疗
  - 38.10.1 概况
  - 38.10.2 照射技术
  - 38.10.3 常用的传统照射野及设置
  - 38.10.4 适形调强放疗
  - 38.10.5 放疗时的体位固定
  - 38.10.6 近距离放疗
  - 38.10.7 非常规分割放疗
  - 38.10.8 放疗对正常组织的损伤
  - 38.10.9 放疗注意事项
- 38.11 化疗
  - 38.11.1 诱导化疗
  - 38.11.2 同期放化疗
  - 38.11.3 辅助化疗
  - 38.11.4 姑息性化疗
  - 38.11.5 化疗的不良反应
- 38.12 手术治疗
  - 38.12.1 鼻咽癌原发灶的手术治疗
  - 38.12.2 颈部淋巴结复发或残留的手术治疗
  - 38.12.3 放疗并发症的手术治疗
- 38.13 生物治疗
- 38.14 特殊鼻咽癌
  - 38.14.1 儿童鼻咽癌
  - 38.14.2 妊娠合并鼻咽癌
- 38.15 鼻咽癌的治疗效果评价

鼻咽癌是发生在鼻咽部的一种恶性肿瘤，尤以我国南方及东南亚地区为多见。鼻咽部位于面部中央，鼻腔后面，口腔后部悬雍垂上方，其上方紧贴头颅的底部，后面紧贴脊椎骨。鼻咽腔是一个立方体，有6个壁。前壁为后鼻孔、鼻中隔后缘；顶壁与后壁不易分开而称为顶后壁，为蝶窦底、斜坡；底壁为软腭、口咽；两侧壁为咽鼓管隆突，咽鼓管开口。前、后壁长 2~3 cm，上、下径 3~4 cm，左、右径 3~4 cm。

## 38.1 流行病学

### 38.1.1 地方性特点

鼻咽癌患者虽然见于五大洲的许多国家和地区，但全球大部分地区发病率较低，一般在 1/10 万以下。鼻咽癌的发病率以中国的南方较高，如广东、广西、湖南等省，特别是广东的中部和西部的肇庆、佛山和广州地区更高。肇庆的四会市发病率男性为 27.49/10 万，女性为 10.51/10 万；中山市男性为 25.61/10 万，女性为 10.51/10 万；中国香港地区男性为 28.5/10 万，女性为 11.2/万。据报道，居住在广东省中部以及操广东方言的男性，其发病率为 30/10 万~50/10 万[1]。就全国而言，鼻咽癌的发病率由南到北逐渐降低，如最北方地区的发病率 >2/10 万~3/10万。鼻咽癌的死亡率占全部恶性肿瘤死亡率的 2.81%，居第 8 位。其中男性为 3.11%，占第 7 位；女性为 2.34%，居第 9 位[1]。

### 38.1.2 人群分布

鼻咽癌男女性之比为 (2~3):1。鼻咽癌在儿童期少见，随年龄的增长，发病率上升。20~40 岁开始上升，40~60 岁为发病高峰，然后开始下降。

### 38.1.3 人群易感性

鼻咽癌有明显种族差异，好发于黄种人（中国、印度尼西亚、马来西亚、泰国、越南、菲律宾），白种人少见。Grulich 等[2]研究澳大利亚的亚洲移民肿瘤发病情况后指出，中国台湾和香港地区出生的中国移民鼻咽癌发病率最高，世界标化发病率分别为 8.1/10万 和 9.3/10 万，虽比原出生地发病率水平有所降低，但比澳洲居民高得多。而美国报道的以人群为基础的鼻咽癌发病率研究结果显示，中国人的发病率最高，为 13.86/10 万，美国本地人为 0.64/10 万，两者相差 22 倍[3]。

移居国内各地人群的鼻咽癌发生情况也显示了人群易感性的倾向。居住在广州市东山区超过 5 年的 10 岁以上非广东籍居民比广东籍居民鼻咽癌死亡率为低，前者为 3.64/10 万，后者为 10.9/10 万，统计学上有非常显著的差异。而迁居上海市虹口区的广东籍居民比当地居民的死亡率高，前者为 7.1/10 万，后者为 2.7/10 万，统计学上有非常显著的差异。上海市虹口区的广东籍居民与广州市东山区的广东籍居民的鼻咽癌死亡率虽有差异，但统计学上无显著差异[4]。

## 38.2 病因

鼻咽癌的发病原因乃不清楚，是多种因素综合作用的结果，包括环境因素和患者本身的因素。最受人们重视的因素有 Epstein-Barr 病毒，(EB 病毒，EBV) 感染、遗传因素和化学致癌物等。

### 38.2.1 EB 病毒

自 1966 年 Old 等[5]首先从鼻咽癌患者血清中检测到 EB 病毒与抗体，以及 de The 等[6]于 1969 年从鼻咽癌活检培养的类淋巴母细胞中分离到 EB 病毒后，继而在人鼻咽癌的细胞中又观察到明确的 EB 病毒标记 (EBV DNA 和 EBV 核抗原)。

多年来的研究表明，EB 病毒感染与鼻咽癌密切相关，其证据有：①血清流行病学调查表明，鼻咽癌患者血清中多种 EB 病毒特异性抗体远高于正常人和其他肿瘤患者，且抗体的水平随病程的变化而变化；②核酸分子杂交及聚合酶链反应等检测均表明，各种不同类型的鼻咽癌组织中都存在 EB 病毒基因；③在鼻咽癌组织中存在 EB 病毒某些基因的表达产物；④从鼻咽癌组织中建立了带有 EB 病毒的裸鼠移植瘤株及相应的上皮细胞株，并且用 EB 病毒与促癌物 TPA 协同作用可诱发人鼻咽未分化癌[7-11]。

在我国 0~5 岁幼儿已普遍感染 EB 病毒，且无地区差异。在成年居民中，EB 病毒的感染极为普遍，感染后终身带病毒，VCA-IgA 阳性率为 5.9%~6.25%。但鼻咽癌的发生却有明显地域性，这种矛盾现象，说明 EB 病毒感染绝非鼻咽癌唯一致病因素，鼻咽癌也像其他肿瘤一样，其发生是多因素、多步骤的，是与 EB 病毒、遗传与环境因素共同作用的结果。

## 38.2.2 环境与饮食

1）亚硝胺类化合物 关于咸鱼与鼻咽癌的关系，国内外研究结果不一致，但大部分支持吃咸鱼是鼻咽癌发生的一个危险因素。何鸿超[12]、Huang[13]等报道，咸鱼中含有亚硝胺，喂养大鼠能诱发肿瘤，故认为幼年时吃咸鱼是发生鼻咽癌的危险因子。

2）土壤中镍含量高与鼻咽癌的发病率有一定的关系 鼻咽癌高发区的大米、水中微量元素镍的含量较低发区为高。在男性鼻咽癌患者的头发中，镍的含量也较高。动物实验证明，镍能促进亚硝胺诱发鼻咽癌，这提示镍可能是促癌因素[14]。

3）吸烟与鼻咽癌的关系 近年的调查研究结果表明，吸烟是鼻咽癌发生的一个危险因素，鼻咽部又是吸烟首先危及的部位之一，吸烟对鼻咽癌的作用值得重视[15]。

## 38.2.3 遗传因素

多年来的研究认为，鼻咽癌的发生与遗传因素密切相关。有鼻咽癌家族史者，其发生鼻咽癌的危险性比正常人高出数倍。约10%的鼻咽癌患者有家族史。鼻咽癌肿瘤细胞发生染色体变化的主要是1p、3p、4p、9p、11q、13q和14q[16]。广东目前的研究已把鼻咽癌易感基因定位于4号染色体4p15.1~q12区域[17]。而湖南[18]对鼻咽癌染色体高频缺失区3p、9p以及广东家族性鼻咽癌的遗传易感区4p15.1~q12在18个湖南鼻咽癌家系中进行了遗传连锁分析，发现染色体3p21区与鼻咽癌紧密连锁，并将湖南家族性鼻咽癌的遗传易感区锁定在3p21.31~21.2区域。

鼻咽癌的病因假说认为，遗传因素和机体免疫力的下降是鼻咽癌发生的基础，EB病毒在鼻咽癌的发生中起病因作用，但不是唯一的因素，与促癌物和（或）致癌物如亚硝胺等起协同作用。

# 38.3 临床表现与转移途径

## 38.3.1 临床表现

**（1）颈部淋巴结肿大**

颈部淋巴结肿大是最常见的症状。患者往往在无意中摸到颈部有一个肿块，或照镜子时发现两侧颈部不对称，或别人发现肿块。它位于颈深淋巴结的上群，即乳突尖下方或胸锁乳突肌上段前缘处。肿块常较硬，触之无疼痛，活动常较差。具有转移早、转移率高的特点。病情晚期时其淋巴结转移可累及锁骨上，甚至到腋窝、纵隔。鼻咽癌淋巴结很少转移到颌下、颏下（ⅠA区）、枕部等淋巴结。

**（2）回缩性血涕**

回吸鼻腔后，从口腔吐出带涕血丝，尤以早晨起床后为甚。可以持续一段时间，为肿瘤血管破裂出血所至，是鼻咽癌的一个早期症状。

**（3）耳鸣或听力减退**

耳鸣、耳部闷胀、耳部闭塞，或者耳聋，听力下降。因为鼻咽部肿瘤生长在侧壁上，压迫或堵塞咽鼓管开口，或肿瘤直接侵犯破坏咽鼓管周围组织，或直接向咽鼓管内浸润，或引起咽鼓管周围组织的水肿等，均可引起耳部症状。部分患者可以出现渗出性中耳炎，检查可见鼓膜内陷或有液平，穿刺抽液后很快复发，是鼻咽癌的一个较早期症状。

**（4）头痛**

常表现为枕部或颞部的疼痛，常为钝痛。早期可能为神经血管反射性头痛，常为间歇性；晚期多为肿瘤破坏颅底骨或脑神经、肿瘤感染、颈淋巴结转移压迫血管与神经等，常为持续性。鼻咽癌患者放疗后出现的头痛，可能与肿瘤复发或放疗后感染有关。

**（5）鼻塞**

鼻塞可为单侧或双侧。与肿瘤的部位、大小和类型有较大的关系。为肿瘤阻塞后鼻孔或侵犯了鼻腔，导致鼻腔通气不畅。有些患者可以鼻腔完全堵塞，并且有较多的分泌物，可以有血丝。

**（6）面部麻木**

为肿瘤侵犯或压迫三叉神经所致，可以是感觉减退、痛觉过敏或者是痛觉缺失。三叉神经是支配整个面部的感觉神经，分为3支，分别支配额部、脸颊部、下颌，其运动支受侵犯则可引起张口时下颌骨的偏斜。

**（7）岩蝶综合征**

亦称海绵窦综合征。鼻咽癌好发在顶前壁，极易向两侧咽旁或顶后壁黏膜下浸润进展，肿瘤沿着颅底筋膜达岩蝶裂区周围的蝶骨大翼、破裂孔、岩骨等。脑神经受损次序为第Ⅴ、Ⅵ、Ⅳ、Ⅲ、Ⅱ对，最后出现麻痹性视野缺损。病变发生在颅内鞍旁海绵窦者，突眼不多见。

**（8）垂体-蝶骨综合征**

鼻咽癌直接向上侵入蝶窦、垂体、视神经，引起视力障碍。还可进一步扩展到海绵窦,产生第Ⅲ、Ⅳ、Ⅴ、Ⅵ对脑神经损伤症状。鼻咽癌侵犯脑垂体和蝶窦可以停经为首发症状。

(9) 眼眶综合征

鼻咽癌转移至眼眶或肿块压迫眼球运动神经周围分支,可引起眼球运动神经瘫痪,如三叉神经眼支或视神经均可受累。

(10) 颈交感受损的 Horner 综合征

肿瘤侵犯或肿大淋巴结转移累及或压迫颈交感神经节,可引起同侧瞳孔缩小、眼球内陷、眼裂缩小及同侧面部皮肤无汗。

### 38.3.2 转移途径

鼻咽癌有浸润性生长的特点,容易沿黏膜下蔓延,以及颈淋巴结转移和远处转移。

(1) 直接蔓延

向下:沿咽后壁或咽侧壁到口咽,包括软腭、扁桃体和舌根,部分病例甚至达会厌部以及下咽部。

向前:可到鼻腔后部、筛窦,通过筛板达颅前窝、上颌窦。

向上:到颅底,侵犯蝶骨体及枕骨底,沿蝶窦到蝶鞍浸润垂体。又常通过破裂孔侵犯到海绵窦附近的硬脑膜下,损害第Ⅱ~Ⅵ对脑神经。亦可沿颈静脉孔侵入颅内。

向外:侵犯咽旁间隙、颞下窝、茎突前后区,后组脑神经侵犯。据报道,约80%的患者有咽旁间隙的侵犯。

向后:穿过鼻咽后壁,侵犯上段颈椎骨,少部分患者可以侵犯颈段脊髓。

向两侧:可以侵犯咽鼓管、内耳、中耳。

(2) 淋巴结转移

鼻咽黏膜含有丰富的淋巴管网,故鼻咽癌很早就从淋巴道转移。先到咽后壁的少数淋巴结,然后转移至颈深上淋巴结及其余淋巴结。70%~80%的患者治疗时有颈淋巴结肿大。95%的颈部淋巴结位于上颈,其发展一般是从上而下的。晚期转移淋巴结可达腋下、纵隔、腹膜后,甚至腹股沟淋巴结肿大。有时鼻咽癌的原发灶很小,而颈部淋巴结已经很大,这时就要详细地在鼻咽部寻找原发灶。

(3) 远处转移

鼻咽癌的远处转移比例亦比较高,最常见的转移部位为肝、骨和肺,其他还有肾、胰、腹膜后等。大多在放疗后的3年内发生,放疗后1年内发生者为52%,第2年内发生者为23%,第3年内发生者为20%。骨转移中,以胸椎和腰椎的比例较高。并且,常有多个器官的转移。一般来说,骨转移发生后的生存期为11个月左右,肺转移为16个月,肝转移最差,平均生存期仅3个月。

## 38.4 诊断

由于鼻咽解剖结构复杂、部位隐蔽、症状多变,患者和医师的疏忽,容易延误诊断。只要仔细倾听患者的自述,认真地检查患者,结合影像学及病理学检查,才能确诊鼻咽癌。

### 38.4.1 患者的主诉

根据鼻咽癌的临床表现,如回缩性血涕、无痛性颈部淋巴结肿大、一侧性耳鸣、头痛等都应考虑鼻咽癌的可能,应在鼻咽腔内寻找原发灶。

### 38.4.2 鼻咽镜检查

鼻咽部检查包括间接鼻咽镜检查或纤维鼻咽镜及电子鼻咽镜检查,可以清楚地观察到鼻咽部肿瘤的大小、表面形状、部位、侵犯范围等。这是常用的方法,比较简单、方便,而且实用。同时检查张口的程度,测量两个门齿之间的距离,一般在4 cm以上。

### 38.4.3 脑神经检查

脑神经检查主要是检查12对脑神经的情况。

第Ⅰ对为嗅神经,受累相对较少。

第Ⅱ对为视神经,受累相对亦较少,可致单眼失明。

第Ⅲ对为动眼神经,支配眼部肌肉的运动,主要为上直肌、下直肌、内直肌、下斜肌、提上睑肌,以及交感神经。它受累的主要症状为眼球能往外、外下侧移动外,处于固定的状态,并且伴有上睑下垂、瞳孔散大等。

第Ⅳ对为滑车神经,支配眼球的上斜肌,可导致眼球往外下运动障碍。

第Ⅴ对为三叉神经,分为3支。第1支主要支配上睑及颞部皮肤、鼻黏膜前部和眼球等的感觉;第2支主要支配眶下部、上唇、上颌牙齿和后鼻腔;第3支的感觉支主要支配耳郭前部、颞部、面颊部、下唇、颏部皮肤,舌前2/3黏膜和下颌牙齿的感觉。当三叉神经感觉支受侵犯时,最初出现神经支配区域的感觉过敏、疼痛,随后感觉麻木和知觉消失。当三叉神经的运动支受侵犯时,张口时出现下颌骨向有病的一侧偏斜及咬肌无力等。当三叉神经全支受侵犯后,角膜反射消失。

第Ⅵ对为展神经,支配眼球的外直肌,受侵犯后出现复视和眼球外展运动障碍。

第Ⅶ对为面神经,受侵犯时,出现额部皱纹消失、眼睛不能全闭、鼻唇沟(鼻翼和上唇之间的沟)变浅或消失、口角歪斜等症状。

第Ⅷ对为听神经,受侵犯时,出现神经性耳聋和眩晕。

第Ⅸ对为舌咽神经受侵犯时,出现舌后1/3感觉消失、软腭弓下陷和吞咽障碍。

第Ⅹ对为迷走神经,受侵犯时,出现喉咽及喉的感觉消失,导致食物误入气管,引起呛咳,声音嘶哑,声带麻痹,外耳道、耳屏皮肤感觉异常。

第Ⅺ对为副神经,受侵犯时,斜方肌、胸锁乳突肌萎缩,耸肩乏力。

第Ⅻ对为舌下神经,受侵犯时,出现单侧舌肌萎缩,伸舌时偏向患侧。

颈交感神经节受侵犯时,出现瞳孔缩小、眼球内陷、眼裂缩小、同侧无汗。

表38-1为脑神经出颅骨的部位及受侵犯时的临床表现。

**表38-1 脑神经出颅骨的部位及受侵犯时的临床表现**

| 脑神经 | 出颅部位 | 症状和体征 |
| --- | --- | --- |
| Ⅰ | 筛孔 | 嗅觉减退或消失 |
| Ⅱ | 视神经孔 | 视力下降或失明 |
| Ⅲ | 眶上裂 | 眼裂下垂,瞳孔扩大,向外斜射、上下内运动障碍 |
| Ⅳ | 眶上裂 | 眼球向下运动障碍 |
| Ⅴ 1支 | 眶上裂 | 上睑、额部皮肤、前鼻腔及眼球黏膜感觉减退或消失 |
| 　 2支 | 圆孔 | 眶下、上唇皮肤、上颌齿龈黏膜感觉减退或消失 |
| 　 3支 | 卵圆孔 | 下唇、颏部、耳前皮肤、舌前2/3、下齿龈感觉减退或消失 |
| Ⅵ | 眶上裂 | 眼球向内斜视,向外看复视 |
| Ⅶ | 内耳门 | 面肌瘫痪,兔眼,鼻唇沟变浅 |
| Ⅷ | 内耳门 | 神经性耳聋 |
| Ⅸ | 颈内静脉孔 | 软腭弓下陷,舌后1/3感觉消失,吞咽障碍 |
| Ⅹ | 颈内静脉孔 | 声带麻痹,耳道、耳屏皮肤感觉障碍 |
| Ⅺ | 颈内静脉孔 | 斜方肌、胸锁乳突肌萎缩,耸肩无力 |
| Ⅻ | 舌下神经孔 | 单侧舌肌萎缩,伸舌偏向患侧 |
| 颈交感 | 交感神经节 | 瞳孔缩小,眼球内陷,眼裂缩小,同侧面部无汗 |

## 38.4.4 颈部淋巴结检查

通过体格检查,可以发现淋巴结的大小、部位、活动度、表面皮肤是否有侵犯等。当然亦可以通过B超或者CT检查来发现更小的淋巴结。颈部淋巴结分为上颈淋巴结(Ⅱ区)、下颈淋巴结(Ⅲ区)、锁骨上淋巴结(Ⅳ区),同时亦不要忽视颈后的淋巴结(Ⅴ区)。鼻咽癌一般先转移到上颈部淋巴结,而后到下颈部淋巴结,再往下到锁骨上淋巴结。淋巴结越大或淋巴结位置越低,则病期越晚,预后越差。

## 38.4.5 X线检查

X线检查包括鼻咽侧位片、颅底片、鼻咽钡胶浆造影以及胸部平片等,对鼻咽癌的诊断和了解颅底骨质的破坏有一定的帮助。但这些技术有一定的局限性,不能反映出肿瘤咽旁侵犯蔓延的情况和规律。现在大部分已被CT或MRI检查所取代。

**(1)鼻咽侧位片**

显示鼻咽腔、口咽、颈椎前软组织厚度、蝶窦、蝶鞍、筛窦等部位。鼻咽顶及后壁椎前软组织厚度在

5 mm 左右,因年龄不同而黏膜下软组织厚度不同,年龄越轻越厚。良性病变如鼻咽部增殖体亦可有增厚表现。蝶窦、筛窦可因骨质破坏或肿瘤浸润而模糊不清。

(2) 颅底片

显示蝶骨大翼、卵圆孔、棘孔、破裂孔、斜坡、岩骨尖、翼板等。骨破坏的表现以溶骨为多,硬化型较少。放疗后肿瘤退缩,部分破坏的骨质可以修复。

(3) 鼻咽钡胶浆造影

将钡胶浆均匀地黏附在鼻咽黏膜上,能比较清楚地构出鼻咽腔内的解剖结构,比常规 X 线平片图像更清楚。但对发现早期鼻咽癌仍有一定的困难,更难用于鉴别诊断。

(4) 胸部 X 线平片

常拍胸部正侧位,以了解肺部以及纵隔淋巴结是否有转移,胸部是否有其他病变。

## 38.4.6 CT 检查

鼻咽癌 CT 检查可以查出黏膜下组织的早期病理改变,并且可以清楚地显示肿瘤向鼻咽腔外邻近组织的侵犯范围,以及颅底骨质的破坏情况,是目前进行临床分期和设计放疗计划的必要手段。

(1) CT 扫描技术

患者仰卧位,扫描范围包括海绵窦,下界应包括口咽部,层距/层厚 5 mm。若肿瘤超出以上范围,扫描范围要扩大,以包括全部病变范围。冠状面扫描可以显示鼻咽顶壁的实际厚度以及颅底、中颅窝、海绵窦的情况。对颈部淋巴结的检查,扫描的层距/层厚可达 10 mm,需要到锁骨头下方。

(2) 正常 CT 图像

1) 前壁 鼻中隔、鼻甲后缘。

2) 侧壁 耳咽管,后外侧为咽隐窝,腭帆提肌、腭帆张肌、翼内肌、翼外肌。

3) 后壁 头长肌,后外侧为茎突肌群。

4) 咽旁间隙 腭帆肌群与翼内肌翼外肌之间的脂肪间隙,前面到翼内板,后到茎突。肿瘤侵犯可引起咽旁间隙受压、变形、移位,甚至消失。

5) 颞下窝 长方形棱柱体,位于翼外板的外侧,颧骨的内侧。前为上颌骨后外侧壁,内界为翼外板和卵圆孔,后界为颞骨关节突,外界为颞下脊。

6) 翼腭窝 是一个裂隙,前缘是上颌窦的后壁,后缘是翼突的前壁,内缘缺损。

(3) 鼻咽癌的 CT 表现

1) 肿块表现 鼻咽腔变形,左、右不对称,向腔内突出。咽隐窝变钝、变形、闭塞、消失。吞咽肌肿胀,肿瘤主要浸润腭帆提肌,引起组织肿块,肿块亦可向腔内突出。

2) 肿瘤向深部组织浸润 肿瘤向黏膜下浸润,引起变形、移位、受压等。有 70% ~ 80% 的患者出现咽旁间隙侵犯。肿瘤再向外扩展可侵及翼内肌、翼外肌而进入颞下窝、翼腭窝、上颌窦。向后外侵及茎突前后区及颈动脉鞘区,临床可有后组(第 Ⅸ ~ Ⅻ 对)脑神经受损害的症状。向前侵及鼻腔、筛窦、眼眶。向上侵及蝶窦、蝶鞍。向后下沿着鼻咽后壁黏膜下侵及口咽。

3) 颅底骨侵犯 表现骨溶解性破坏或骨增生硬化。常见的有蝶窦底、蝶骨大翼、翼板、岩骨尖、破裂孔、卵圆孔、枕骨斜坡的骨质破坏。

4) 颅内侵犯 可有海绵窦、脑桥小脑角的侵犯。

5) 鼻咽癌放疗后的改变 鼻腔及鼻旁窦内照射后分泌物增加,没有经验者易误认为是肿瘤复发。吞咽肌、咀嚼肌照射后萎缩,特别是长期生存的患者容易看到。颅底骨修疏后局部有硬化性改变。颞叶底部脑组织低密度水肿,有如手指状分布,甚至有脑坏死。

6) 颈部淋巴结改变 在 CT 图像上可以清楚地看到咽后淋巴结,这在临床上是不易检查到的。另外,可以看到胸锁乳突肌下面的肿大淋巴结。注射造影剂后,很容易与血管区别。

在放疗刚结束时,一般不要求做 CT 复查。因为放疗刚结束时,鼻咽部及其周围组织的放射反应还未完全消退,局部软组织肿胀,不能准确反映鼻咽癌的治疗效果。一般宜在放疗后 2 ~ 3 个月进行 CT 复查,可以客观地反映治疗结果。当然,医师需要在放疗结束时了解病情,是否需加量,这时就必须进行 CT 检查。

## 38.4.7 MRI 检查

MRI 检查同 CT 一样,亦能了解鼻咽部肿瘤以及向周围浸润情况。与 CT 相比有较大的优势,如能较早显示鼻咽癌,能充分显示鼻咽癌的侵犯范围,包括大小与深度,对咽后淋巴结转移及骨髓的侵犯显示更清晰,目前已经作为鼻咽癌首选的影像学检查方法。同时,它对放疗后有无复发、与放疗后纤维化的鉴别、放疗后脑和脊髓的放射性损伤的诊断可以提供重要依据。

1) MRI 扫描技术 MRI 可多轴面扫描,并且软组织对比度较好,可以弥补CT的某些不足。

2) MRI检查的主要优点 ①肿瘤分期更准确;②肿瘤复发与纤维化的鉴别;③观察疗效;④评价颅内病变,特别是放射性脑病、脊髓病变。可以有轴面(横断面)、冠状面和矢状面扫描,分为T1加权和T2加权。可以更清楚地了解软组织、神经通道以及脑和脊髓的病变。

3) MRI表现 基本上同CT,但软组织显示更清晰。骨质破坏时主要显示红骨髓被肿瘤所取代。但对骨皮质的显像比CT差一些。

### 38.4.8 B超检查

主要针对肝、脾、腹膜后淋巴结以及颈部淋巴结等的检查。肝脏是否有肿瘤转移,若已有转移,则不适合行根治性放疗,而以化疗为主。腹膜后淋巴结有无肿大,若有肿大,亦不适合行根治性放疗。颈部淋巴结一般以临床检查为主,有疑问者,可行B超检查,并可以检测其血流供应情况。

### 38.4.9 放射性核素检查

由于鼻咽癌的骨转移概率较高,尤其是有淋巴结转移的患者,故对于双颈部淋巴结转移及淋巴结转移位置低(N2以上)者应进行放射性核素骨扫描,了解骨骼是否有肿瘤转移。

### 38.4.10 血液检查

(1) VCA-IgA检测

鼻咽癌患者90%以上VCA-IgA阳性,并且其滴度比较高,大多在1:40以上。假如患者仅有颈部淋巴结肿大,而原发灶不明显时,可行VCA-IgA检测。若其滴度很高,则需要认真地检查鼻咽部,对可疑的部位进行活检,以确定诊断。同时对VCA-IgA滴度很高的患者,就算找不到原发灶,亦需要定期随访,有些患者可以在颈部治疗几年后出现原发灶。目前还可检测EB病毒DNA,已经证实其与预后有关。

(2) 肝、肾功能检查

主要是排除一些其他疾病如肝炎、肝功能异常等。因为肝功能异常可以传染给他人,肾功能异常则在化疗时要考虑药物的选择。

(3) 血常规检查

因为放疗可以杀伤白细胞,故放疗前的白细胞计数应达$4 \times 10^9/L$以上,血红蛋白达110 g/L以上,血小板达$100 \times 10^9/L$以上。

### 38.4.11 鼻咽部活检

鼻咽癌的诊断一定要有病理学诊断,即一定要在鼻咽部找到癌细胞。所以根据鼻咽癌的症状和临床检查,仅能作出临床诊断,确诊还需要病理学证实。鼻咽部取活组织的方法有多种,包括间接鼻咽镜活检、直接鼻咽镜活检、鼻咽细针穿刺、经鼻腔盲目活检。

(1) 间接鼻咽镜活检

这是最常用的一种方法,简单、方便、经济、实用,比较容易操作。先进行口咽部麻醉,常用2%丁卡因表面麻醉。然后从口腔向上到鼻咽部,对准肿瘤组织,再钳下一小块肿瘤组织进行检查。

(2) 直接鼻咽镜活检

部分患者因为反应太大,或者鼻咽腔太小,或者是鼻咽癌放疗后张口困难而无法行鼻咽部的检查,可以行直接鼻咽镜检查并活检。缺点是所取得的组织较少。

(3) 鼻咽细针穿刺

部分患者因为肿瘤生长在黏膜下,表面不容易取得肿瘤组织,即鼻咽腔内虽然看到隆起,但表面光滑,不像外生性的肿瘤,表面高低不平,活检容易取得。在这种情况下,表面的活检大多是阴性结果。这时,可以通过鼻咽部细针穿刺来取得组织。参考CT或MRI片来决定鼻咽部病灶的部位,然后用一般的注射器,用较长的针头从软腭或口咽向上穿刺。亦可以在超声波引导下进行穿刺。

(4) 经鼻腔盲目活检

如果反应太大,或者鼻咽腔太小,或者是鼻咽癌放疗后张口困难而无法行鼻咽部的检查,但CT或MRI检查显示鼻咽部有肿瘤,在没有直接鼻咽镜的情况下,可以通过鼻腔进行盲目活检。因为不能直接看到肿瘤组织,故为盲目活检。它的准确率较低,现在基本不用。

(5) 其他方法

还有一些其他的方法如鼻咽部脱落细胞学检查,或者鼻咽部印片检查,但现在均较少应用。一般不主张进行颈部淋巴结的活检或穿刺,有增加鼻咽癌远处转移的可能性。

## 38.5 病理学诊断

鼻咽腔表面为复层鳞状上皮或纤毛柱状上皮,

故以鳞癌最为多见，约占95%以上，其他有腺癌、淋巴瘤等。

## 38.5.1 表面形态

1）结节肿块型 鼻咽部可见新生物隆起，表面高低不平，或弥漫性，比较容易看出，最多见。

2）菜花型 肿块较大，表面不平，像花菜一样，血管丰富，碰到容易出血。

3）溃疡型 肿瘤边缘隆起，中间凹陷坏死，临床比较少见。

4）黏膜下型 肿瘤向腔内突起，左右不对称，肿块表面覆盖正常黏膜组织，临床往往咬不到肿瘤组织，采用细针穿刺可以明确诊断。

## 38.5.2 病理分型

**（1）世界卫生组织的鼻咽癌病理形态学描述**

1）角化性鳞癌或鳞癌（WHO Ⅰ型） ①分化好的和中等分化的角化性鳞癌（此型在高发区少见，仅占3%~5%）；②分化差的鳞癌。

2）非角化性癌 此型在高发区占95%以上，与EB病毒的关系更密切，绝大多数非角化性鼻咽癌患者血清EB病毒抗体水平高。又可分为：①分化型非角化性癌（WHO Ⅱ型），与EB病毒的关系密切；②未分化癌或鼻咽型未分化癌（WHO Ⅲ型），以前又称淋巴上皮癌，泡状核细胞癌或大圆形细胞癌是其中的亚型之一。

**（2）国内分型**

1）原位癌。

2）浸润癌 ①分化好的癌，分化好的鳞癌、分化好的腺癌。②分化差的癌，分化差的鳞癌、分化差的腺癌。③泡状核细胞癌。④未分化癌。⑤其他少见癌，如黏液表皮样癌、基底细胞癌、恶性混合瘤。

3）其他恶性肿瘤 恶性淋巴瘤、恶性肉芽肿、黑色素瘤、胚胎性横纹肌肉瘤、脊索瘤等。

## 38.6 鼻咽癌的误诊

鼻咽癌发生在隐蔽的解剖部位，早期无症状，一旦有了症状，又与其他疾病相似。患者对症状的忽视，而没有及时就诊，患者求诊的医师对鼻咽癌的症状和体征认识不足都可造成鼻咽癌的延误诊断。

### 38.6.1 鼻咽癌被误诊为其他疾病

由于鼻咽癌发生的部位与眼、耳、鼻、咽、喉、颅底骨和脑神经等相邻，肿瘤向邻近的不同器官侵犯易发生不同的症状，如头痛、鼻塞、鼻出血、耳鸣、听力减退、复视、面部麻木及颈部淋巴结肿大等。患者因不同的症状，可以到内科、外科、耳鼻喉科、神经科就诊，常被误诊为其他疾病。例如颈淋巴结炎或结核、鼻炎、鼻旁窦炎、中耳炎。还有1/3的病例诊断不出什么病，只做对症治疗。张有望教授[19]对原上海医科大学附属肿瘤医院和五官科医院1988年所收治的上海市居民患鼻咽癌105例进行分析，其中有59例被误诊为其他疾病，详情见表38-2。本组资料表明被误诊为颈淋巴结炎或结核约占1/3，首次门诊诊断不出鼻咽癌亦占1/3，另有1/3病例被误诊为鼻炎、鼻旁窦炎、中耳炎、颅内肿瘤。

表38-2 鼻咽癌误诊为其他疾病的比例

| 其他疾病 | 颈淋巴结炎 | 颈淋巴结结核 | 鼻炎、鼻旁窦炎 | 中耳炎 | 中耳手术 | 颅内肿瘤 | 对症治疗 | 合计 |
|---|---|---|---|---|---|---|---|---|
| 病例数 | 22 | 2 | 10 | 2 | 2 | 1 | 20 | 59 |
| 比例(%) | 37.2 | 3.4 | 16.9 | 3.4 | 3.4 | 1.7 | 33.9 | 100.0 |

### 38.6.2 从初发症状到确诊时间长短与病期早晚的关系

从表38-3所见，从初发症状到确诊为鼻咽癌的时间越短，发现早期鼻咽癌例数越多；时间越长，晚期鼻咽癌越多。越是早期鼻咽癌，其放疗疗效越好。Ⅰ期鼻咽癌5年生存率可达90%以上，Ⅱ期鼻咽癌可达75%以上。也就是说，早期鼻咽癌是能被治愈的。

表 38-3　从初发症状到确诊时间长短与病期早晚的关系

| 从初发症状<br>到确诊时间 | <1 个月 | | 1 个月~ | | 6 个月~ | | 1 年~ | | 合计 |
|---|---|---|---|---|---|---|---|---|---|
| | 例数 | % | 例数 | % | 例数 | % | 例数 | % | 例数 |
| Ⅰ+Ⅱ | 10 | 52.6 | 11 | 22.0 | 2 | 11.8 | 5 | 26.3 | 28 |
| Ⅲ+Ⅳ | 9 | 47.4 | 39 | 78.0 | 14 | 88.2 | 14 | 73.7 | 77 |
| 合　计 | 19 | 18.1 | 50 | 47.6 | 11 | 16.2 | 19 | 18.1 | 105 |

## 38.7　鉴别诊断

鼻咽癌位于头面部中央,其解剖部位与周围正常器官相邻甚为密切,并且易向周边正常组织侵犯,或沿颅底骨孔道侵入颅内。因此肿瘤侵犯不同解剖部位,可产生不同的症状和体征,容易误诊为其他疾病。下列疾病应重点鉴别。

### 38.7.1　鼻咽结核

鼻咽结核少见,但临床亦有报道。本病多发生于男性中青年,以颈部淋巴结肿大为主要临床表现。鼻咽顶壁以结节或增生多见,表面常有坏死,与鼻咽癌难以肉眼区别。鼻咽影像学 CT 检查能见到鼻咽顶壁或顶后壁软组织增厚,但无法确定其性质。只有病理活检才能确诊,光镜下见类上皮细胞和少数郎汉斯细胞,一般不见干酪样坏死。

要注意鼻咽结核和癌同时存在。应红梅[20]等报道 2 例鼻咽癌和结核同时存在。据钟会墀[21]报道 41 例鼻咽结核做血清 VCA-IgA 检测,仅 1 例阳性(1:160),而鼻咽癌阳性率高达 95%。故血清 VCA-IgA 检测可帮助区别鼻咽结核和鼻咽癌。

### 38.7.2　鼻咽增生性结节

本病在鼻咽镜下可见孤立的单个结节或多个结节,表面黏膜呈淡红色,与周围正常黏膜相同。结节可在黏膜或腺样体的基础上发生,或由黏膜上皮鳞状化生或角化上皮游离成表皮样囊肿改变,或因黏膜液体分泌旺盛而形成囊肿。病变常发生在鼻咽顶前或侧壁。囊性结节病变用活检钳头部轻压结节时可呈现脐形凹陷,若咬破有液体流出。

### 38.7.3　鼻咽增殖体

病理学上称为腺样体。本病常位于顶前中央形成纵形嵴状隆起,表面黏膜覆盖光滑,色泽与正常黏膜相同。在儿童期鼻咽顶壁或顶后壁的淋巴组织增生比较明显,严重者影响鼻腔呼吸、咽鼓管阻塞而致听力下降。腺样体到成年人时即渐趋萎缩,但仍有部分人残留腺样体明显,也有少数可继续保留至中年甚至老年。CT 表现为顶后壁较高密度肿块影,常呈对称性,较局限,两侧咽隐窝、咽旁间隙及椎前间隙不累及,颅底骨质正常。MRI 显示顶后壁 T1 加权图像上有与肌肉等同信号改变,但 T2 加权呈高信号,咽旁间隙及椎前间隙清晰,颅底骨质正常。

病理表现为间质中淋巴组织增生,常见淋巴滤泡数目增加,体积增大,生发中心活跃,吞噬现象明显,少数可呈弥漫性增生及腺样体增生,并分泌亢进。毛细血管增生,内皮细胞增殖,管壁与周围有炎症细胞浸润。深淋巴细胞处还有网状细胞增生。增殖体除发生鼻咽顶前壁外,还可见咽鼓管隆突后上方和隆突上方也常有淋巴组织分布。

临床常会碰到鼻咽癌发生于腺样体条脊之间的夹缝中,如只活检咬取条状腺样体,病理报告常为淋巴组织增生。活检应从腺样体夹缝深部咬取小许肿瘤肉芽组织,提高鼻咽癌检出率。

### 38.7.4　鼻咽纤维血管瘤

常称为"男性青春期出血性鼻咽纤维血管瘤"。肿瘤来自鼻咽颅底蝶骨和枕骨骨膜或颅底腱膜。大体形态为不规则分叶状,呈圆形或椭圆形,无完整包膜,质韧。由纤维组织和血管两种成分构成。此瘤很少有恶变。

鼻咽血管纤维瘤患者主要为男性青年,10~25 岁最多见。临床表现为反复大量鼻出血,有时一次多达 1 000 ml,伴有鼻塞、听力下降、头痛等。肿瘤原发鼻咽,可向周围器官蔓延。向前侵及鼻腔甚至前鼻孔,向前外经翼腭窝、上颌窦到颞下窝,还可侵入面部,侵犯眼眶、蝶窦、颅底骨和颅内。临床检查鼻咽肿瘤呈红色或淡红色,表面光滑为黏膜覆盖,可见血管,肿瘤表面一般无坏死或溃疡。此瘤在活检时

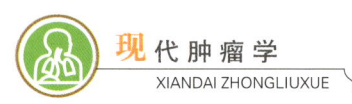

可引起大出血,甚至危及生命,故切忌做活检。

CT检查平扫见鼻咽部或鼻腔后部软组织块影,为等密度,边界不清,增强后病灶明显增强,这与血管丰富有关。MRI检查肿瘤T1加权图像上与肌肉相比稍高信号,注射造影剂后明显强化。本瘤在CT和MRI诊断主要根据其血管丰富,造影后明显强化为特征。常需与临床结合考虑,有时与鼻咽癌鉴别较困难。

### 38.7.5 蝶鞍区肿瘤

以垂体瘤和颅咽管瘤最常见。根据肿瘤类型和大小会有不同的症状,主要为内分泌功能紊乱和神经受压症状,如性功能减退、闭经、泌乳、肢端肥大或巨人症等。70%患者有头痛,70%~80%因肿瘤压迫视神经视交叉,视力下降,视野缺损以双侧偏盲为常见。向侧面生长侵入海绵窦,可出现第Ⅲ、Ⅳ、Ⅴ及Ⅵ对脑神经麻痹。肿瘤向下生长侵入蝶窦、鼻咽。CT图像发现在鞍上池或鞍内有占位性病变,有时在水平面增强扫描没有阳性发现,而做增强冠状扫描时显示十分清楚。头颅CT有鞍区钙化为颅咽管瘤的重要证据。垂体瘤和颅咽管瘤与鼻咽癌一般采用CT和MRI可以区别。但有少数鼻咽癌被误诊为鞍上区肿瘤。

### 38.7.6 鼻咽或颅底脊索瘤

脊索瘤是起源于残余脊索组织的一种肿瘤,具有生长缓慢、转移少的特点。脊索瘤发生在鼻咽部罕见。一般是从颅底蝶骨体和枕骨基底部向颅内或颅外生长,侵及鼻咽部。张有望教授曾报道鼻咽及颅内脊索瘤8例,仅有2例肿瘤局限于鼻咽部,颈部和远处转移很少见。8例鼻咽及颅底脊索瘤无1例颈部淋巴结转移。仅有1例放疗后2年半发生肺转移。晚期鼻咽癌与脊索瘤单凭临床资料和CT检查鉴别有一定困难。但血清VCA-IgA检测和活检对诊断有重要作用。

### 38.7.7 鼻咽及颈部恶性淋巴瘤

咽淋巴环是包括鼻咽、软腭、扁桃体及舌根在内的环状淋巴组织。鼻咽恶性淋巴瘤是咽淋巴环淋巴瘤中的一种,约占咽淋巴瘤的1/4。据报道鼻咽恶性淋巴瘤治疗结果与鼻咽癌5年生存率相似(50%)。

鼻咽恶性淋巴瘤在鼻咽腔内可见鼻咽顶后壁突出肿瘤,与鼻咽癌肿瘤形态相似,肉眼无法区别。亦可有颈部淋巴结转移,单侧或双颈部淋巴结肿大,甚至多个融合,质地较软。常伴有腋下、腹股沟或纵隔淋巴结肿大。CT检查示肿瘤多沿黏膜面向鼻咽腔生长,形成鼻咽腔软组织肿块,其黏膜下浸润不及鼻咽癌明显,颅底骨破坏的概率及程度较鼻咽癌低,淋巴结呈均匀强化,环行周边强化及中央液化坏死较少见。MRI检查显示鼻咽淋巴瘤的信号与鼻咽癌无明显差异,但增强扫描肿瘤强化不如鼻咽癌明显,且强化较均匀。颈部淋巴结的强化也较均匀。应做颈部肿块穿刺或活检以明确诊断。

### 38.7.8 颈部淋巴结转移性癌

这里是指颈淋巴结病理证实为转移性癌,原发肿瘤经常规检查方法,如鼻咽镜、喉镜、CT、MRI、X线片检查,一时尚难找到原发肿瘤者。临床上常会遇到以下几种情况。

1)鼻咽原发肿瘤并不小 外科医师一旦发现颈部肿块,不去寻找原发肿瘤,立即行颈部肿块穿刺检查或肿块摘除或颈部肿块切除手术,病理证实为转移癌,然后才转科会诊寻找原发肿瘤。这类患者占鼻咽癌收治病例的30%~40%。

2)鼻咽原发肿瘤小而隐蔽 颈部已证实为转移癌,虽然血清VCA-IgA阳性,鼻咽镜和CT检查鼻咽腔内未找到原发肿瘤。在MRI图像上可以显示黏膜下咽后间隙有米粒大小的中等信号改变,边界清楚,在T2WI上有高信号,经咽隐窝处深咬活检证实为鼻咽癌。亦有少数病例MRI检查阴性,经1~2年后证实为鼻咽癌。

3)特殊病例 在CT图像上有明确咽旁间隙增厚,咽后淋巴结肿大或囊性病变,血清VCA-IgA为1:80阳性,但鼻咽腔未见异常病变,几次活检均为阴性。这种情况可以经过多学科讨论后决定治疗方案。

### 38.7.9 颈部淋巴结慢性炎症

由附近器官炎症病变引起颈部淋巴结炎症、肿大,这种肿大的淋巴结很难消退,表面较光滑,活动,一般<2cm,常有头颈部慢性炎症的病史,长期随访其肿大的淋巴结不再增大。

### 38.7.10 颈部淋巴结结核

颈部淋巴结结核好发于青年人,常伴有淋巴结周围炎症、低热或潮热、夜间盗汗等。局部肿痛,数个淋巴结肿大成串或成块,可发生颈后链或胸锁乳突肌深部,肿块质地中等,与周围组织粘连,有时肿块有波动呈干酪液化,若可穿刺抽吸出干酪样脓液,即可诊断淋巴结结核。但临床常见到颈部淋巴结结核与癌共存。所以有颈部淋巴结肿大的患者应检查鼻咽部,排除鼻咽癌、扁桃体癌。

## 38.8 TNM 分期

TNM 分期的提出至今已有半个多世纪,经过不断修订、补充与完善,已被广泛接受。它在肿瘤的临床诊断、治疗计划制定、预测预后和防治效果等方面起到重要的作用。

鼻咽癌在华人中最常见,华人地区对鼻咽癌的研究也最深入。国内在 1959、1965、1979、1992 及 2008 年先后制定了鼻咽癌的分期。香港、东南亚地区多采用何氏分期,目前国外都采用 UICC/AJCC 分期,国内则以 2008 年分期和 UICC/AJCC 分期同时使用。

鼻咽癌的分期是根据临床表现、辅助检查,分别从原发灶、颈部淋巴结转移、远处转移 3 个方面来评价。随着对鼻咽癌认识的加深以及检查设备的发展,临床分期也经常需要更新。如长沙分期未将 CT 检查考虑在内,同时也发现它有一些局限性。1992 年福州分期则考虑了 CT 检查的肿瘤范围,也使分期更加合理,但未将 MRI 考虑进去,而 2008 年分期则以 MRI 影像为基础。

分期的目的:对肿瘤侵犯范围与程度有统一的划分;有利于治疗方案的选择;能较好地预测预后与评价肿瘤防治效果;作为主要的分层因素;有利于各肿瘤中心的信息交换和比较。

### 38.8.1 2008 年分期

T 分期
 T1 局限于鼻咽
 T2 侵犯鼻腔、口咽、咽旁间隙
 T3 侵犯颅底、翼内肌
 T4 侵犯脑神经、鼻窦、翼外肌及以外的咀嚼肌间隙、颅内(海绵窦、脑膜等)

N 分期
 N0 影像学及体检无淋巴结转移证据
 N1a 咽后淋巴结转移
 N1b 单侧Ⅰb、Ⅱ、Ⅲ、Ⅴa 区淋巴结转移且直径≤3 cm
 N2 双侧Ⅰb、Ⅱ、Ⅲ、Ⅴa 区淋巴结转移,或直径>3 cm,或淋巴结包膜外侵犯
 N3 Ⅳ、Ⅴb 区淋巴结转移

M 分期
 M0 无远处转移
 M1 有远处转移(包括颈部以下的淋巴结转移)

分期
 Ⅰ期 T1 N0 M0
 Ⅱ期 T1 N1a~1b M0,T2 N0~1b M0
 Ⅲ期 T1~2 N2 M0,T3 N0~2 M0
 ⅣA 期 T1~3 N3 M0,T4 N0~3 M0
 ⅣB 期 任何 T 任何 N M1

### 38.8.2 1992 年福州分期

T——原发肿瘤
 T1 局限于鼻咽腔内
 T2 局部浸润:鼻腔、口咽、茎突前间隙、软腭、椎前软组织、颈动脉鞘区部分受侵犯
 T3 颈动脉鞘区肿瘤占据,颅底、翼突区、翼腭窝、单一前组或后组脑神经受侵犯
 T4 前、后组脑神经同时受侵犯,鼻旁窦、眼眶、颞下窝、海绵窦及第一、二颈椎受侵犯

N——颈淋巴结
 N0 未扪及肿大淋巴结
 N1 上颈淋巴结肿大,直径<4 cm,活动
 N2 下颈淋巴结肿大,或直径 4~7 cm
 N3 锁骨上区淋巴结肿大,或直径>7 cm

M——远处转移
 M0 无远处转移
 M1 有远处转移

分期
 Ⅰ期 T1 N0 M0
 Ⅱ期 T2 N0 M0,T0~2 N1 M0
 Ⅲ期 T3 N0~2 M0,T0~3 N2 M0
 ⅣA 期 T4 N0~3 M0,T0~4 N3 M0
 ⅣB 期 任何 T 任何 N M1

### 38.8.3 2002 年 UICC/AJCC 分期

T 分期

Tis 原位癌
T1 肿瘤局限于鼻咽腔内
T2 肿瘤侵犯鼻腔或口咽
　T2a 无咽旁间隙侵犯
　T2b 有咽旁间隙侵犯
T3 肿瘤侵犯颅底骨质和(或)鼻旁窦
T4 肿瘤侵犯下咽、颅内和(或)脑神经、颞下窝、眼眶、乳突间隙

N 分期
NX 局部淋巴结不能评价
N0 无局部颈淋巴结转移
N1 单侧颈淋巴结转移,或直径<6cm,淋巴结位于锁骨上窝以上部位
N2 双侧颈淋巴结转移,或直径<6cm,淋巴结位于锁骨上窝以上部位
N3 颈淋巴结转移
　(a)直径>6cm
　(b)锁骨上窝转移
注:中线淋巴结认为单侧淋巴结。

M 分期
M0 无远处转移
M1 有远处转移

分期
0 期　Tis　N0　M0
Ⅰ 期　T1　N0　M0
ⅡA 期　T2a　N0　M0
ⅡB 期　T1　N1　M0,T2a　N1　M0,T2b　N0~1　M0
Ⅲ 期　T1　N2　M0,T2a~2b　N2　M0,T3　N0~2　M0
ⅣA 期　T4　N0~2　M0
ⅣB 期　任何T　N3　M0
ⅣC 期　任何T　任何N　M1

### 38.8.4 长沙分期

T 分期
T1 肿瘤局限于鼻咽腔一壁或两壁交界处的局限病灶
T2 肿瘤侵犯两壁以上,但未超腔
T3 肿瘤超腔、脑神经侵犯或颅底骨质破坏之一者
T4 有T3的两项以上者

N 分期
N0 颈部未扪及肿大淋巴结
N1 上颈部淋巴结肿大,3cm×3cm,活动

N2 下颈部淋巴结肿大,<8cm×8cm,淋巴结活动受限
N3 颈部淋巴结肿大,>8cm×8cm,或锁骨上窝淋巴结转移,或淋巴结固定

M 分期
M0 无远处转移
M1 有远处转移

### 38.8.5 香港何氏分期

T 分期
T1 鼻咽腔内一个壁
T2 T2n 鼻腔
　 T2o 口咽
　 T2p 咽旁
T3 T3a 颅底以下的骨质破坏,包括蝶窦底部
　 T3b 颅底
　 T3c 脑神经损害
　 T3d 眼眶、喉咽或颞下窝

N 分期
N0 无肿大淋巴结
N1 上颈部淋巴结肿大
N2 下颈部淋巴结肿大
N3 锁骨上窝淋巴结肿大

M 分期
M0 无远处转移
M1 有远处转移

分期
Ⅰ 期　T1　N0
Ⅱ 期　T2 和(或)N1
Ⅲ 期　T3 和(或)N2
Ⅳ 期　任何T　N3
Ⅴ 期　M1

## 38.9 综合治疗

### 38.9.1 综合治疗的原则

鼻咽癌综合治疗的目的是有效提高鼻咽癌原发灶和颈部淋巴结转移灶控制率,减少局部肿瘤的复发率和降低远处转移率,并提高患者的生存质量。围绕这个目的,其综合治疗原则是以放疗为主,辅以化疗及手术治疗。临床上可以根据初治或复发鼻咽癌不同的TNM分期,选用不同的综合治疗方法。鼻咽癌的首次治疗应首选放疗。一般来讲,单纯的

放疗可以治愈鼻咽癌,其 5 年生存率达到 50% ～ 70%。即使是复发性鼻咽癌,经过合理的再程治疗,也可以达到 10% ～ 30% 的 5 年生存率。

### 38.9.2 初诊鼻咽癌的综合治疗

1）早期鼻咽癌（Ⅰ/Ⅱ期） 单纯放疗,包括外照射或外照射加腔内后装治疗。

2）中、晚期病例 可选用放疗与化疗的综合治疗,包括同期放化疗、诱导化疗或辅助化疗。

3）有远处转移的病例 应采用化疗为主,辅以放疗。

### 38.9.3 复发鼻咽癌的综合治疗

复发鼻咽癌是指鼻咽癌放疗治愈后,经过半年以上复发的病例。

1）放疗后 1 年以内鼻咽复发者 尽量不采用再程常规外照射放疗。可以选用辅助化疗、近距离放疗或适形调强放疗。

2）放疗后颈部淋巴结复发者 建议手术治疗,不能手术者可采用化疗。

3）放疗后 1 年以上鼻咽和（或）颈部淋巴结复发者 可做第 2 程根治性放疗,其方法包括单纯外照射或外照射加近距离照射。

4）复发鼻咽癌再程放疗 只照射复发部位,一般不做区域淋巴引流区的预防性照射。

5）已经出现脑、脊髓放射性损伤的病例 一般不主张再程常规外照射放疗,应采用化疗。

## 38.10 放疗

### 38.10.1 概况

鼻咽癌多属低分化鳞癌,恶性程度高,容易发生淋巴结和血行转移。鼻咽癌又深居头面部中央,毗邻重要器官、血管和神经组织,如脑、颈段脊髓、眼球、脑垂体等,单纯手术难以根治。然而,鼻咽癌对放射线具有较高的敏感性,原发肿瘤及颈部淋巴结转移容易被包括在照射范围内,因此,放疗是鼻咽癌的主要治疗手段。

我国鼻咽癌的治疗始于 20 世纪 40 年代,当时采用深部 X 线治疗,但治疗效果差,不良反应严重,治疗后的 5 年生存率仅 20% 左右。其后,由于 $^{60}$Co 治疗机的使用以及放疗方案设计的改进,放疗的疗效有较大的提高,5 年生存率提高到 50% ～ 60%。

自从 CT 和放疗计划系统（TPS）应用以来,更有助于肿瘤范围的确定、放射靶区的划定、照射野的合理设置以及放射剂量分布的合理化,从而做到治疗计划的优化。综合腔内后装治疗、超分割放疗、加用化疗,大大提高了疗效。

### 38.10.2 照射技术

（1）外照射所采用的射线

鼻咽癌原发灶由于位置较深,一般采用 $^{60}$Co 或 4～8 MV 的 X 线。而对颈部淋巴引流区可综合使用 $^{60}$Coγ 线、高能 X 线、电子线、深部 X 线,使其得到高剂量和均匀的照射。近距离照射则采用高剂量率的 $^{192}$Ir 等。

（2）照射靶区的定义与范围

鼻咽癌常规照射的范围包括鼻咽、颅底骨和颈部 3 个区域,照射靶区的定义与范围如下。

1）鼻咽原发灶区 是指临床检查及 CT、MRI、PET 等影像学所见的鼻咽肿瘤区域。

2）鼻咽亚临床灶区 是指鼻咽癌可能扩展、侵犯的区域,如颅底、鼻腔、上颌窦后 1/3、后组筛窦、蝶窦、咽旁间隙、颈动脉鞘区和口咽。

3）颈部淋巴结转移灶区 是指临床检查和（或）影像学观察到的颈部肿大淋巴结所在区域。

4）颈部淋巴引流区 是指临床检查和影像学均未见颈部肿大淋巴结的所在区域。临床根据患者颈部中段皮肤的横纹线或环甲膜水平分为上颈部和下颈部淋巴引流区。

（3）照射剂量、时间和分割方法

1）鼻咽原发灶 66～76 Gy/6～7.5 周。

2）颈部淋巴结转移灶 60～70 Gy/6～7 周。

3）颈部淋巴结阴性及预防照射区域 50～56 Gy/5～5.5 周。

4）分割照射方法

常规分割:每次 1.9～2 Gy,每天 1 次,每周 5 天照射。

非常规分割:非常规分割放疗的方法有多种类型和变化,如超分割、加速超分割等,临床可以根据病情选择使用。

（4）常规外照射方法

鼻咽癌常规外照射的方法是采用仰卧位等中心照射技术治疗。①等中心定位,即在模拟机下进行体位固定和确定照射靶区;②采用 MLC 或低熔点铅制作不规则野的铅模挡块；③放疗时的体位应与等中心模拟定位时的体位一致。

#### （5）照射野的设置与照射方法

1）颈部淋巴结阴性的病例　第一段面颈联合野照射36~40Gy后，第二段改为耳前野加辅助野加上半颈前野（切线野）照射至总量。

2）颈部淋巴结阳性的病例　第一段面颈联合野照射36~40Gy后，第二段改为耳前野+辅助野+全颈前野（切线野）照射至总量。

3）对口咽侵犯较大者　第一段面颈联合野照射36~40Gy后，口咽肿瘤仍未消退者，第二段仍用小面颈联合野照射至总量。但后界必须避开脊髓，颈后区用电子线照射，下颈区用前野（切线野）照射。

4）对于鼻腔、颅底和颈动脉鞘区受侵犯者　可分别辅助选用鼻前野、颅底野和耳后野照射。

### 38.10.3　常用的传统照射野及设置

#### （1）耳前野

耳前野的位置就在耳朵的前方。上界在颅底线（眼外眦与外耳孔连线）上1~1.5cm或前床突水平，后界为外耳孔后缘椎管前方，前界为后界向前6cm或外眦后1.5~2cm，下界约在鼻唇沟中点或在第二颈椎下缘水平。视病变范围的情况而有所调整。照射的体位一般为仰卧位，等中心水平照射。目的是照射鼻咽腔、鼻腔后1/3、茎突前间隙上半部、中颅窝和口咽的上半部。它的优点是照射体积小，急性放射性黏膜反应、全身反应和正常组织损伤均较小。缺点是照射野小，未能包括口咽下部、咽旁间隙后下部，且照射野后下角与全颈切线野的上部有重叠。对脑干、脑桥、脑垂体及部分口腔行铅块遮挡，以保护正常组织，减少正常组织的损伤。现用于面颈联合野后的缩野照射。

#### （2）面颈联合野

此照射野的前上界与耳前野相同，后界在颈后三角后缘沿斜方肌前缘下行，下界一般位于甲状软骨切迹水平。当然也可随颈部淋巴结肿大的位置而定。使照射野包括鼻咽、颅底、口咽、咽旁间隙，以及上颈淋巴结。常取仰卧位等中心照射或侧卧位垂直照射。它的优点是原发灶和上颈淋巴结转移灶可完全包括在同一照射野内，其剂量无重叠或遗漏。缺点是照射面积较大，急性放射性黏膜反应和全身反应较大。

#### （3）鼻前野

此照射野的上、下界一般同耳前野，其侧野应视肿瘤范围而定，一般为7cm×7cm。两侧眼球挡铅，筛窦的照射范围尽量宽，一般要达到4cm。主要适用于鼻腔、鼻咽腔内或筛窦侵犯的病例。缺点是脑干、鼻腔受到照射，鼻腔反应较大，一般剂量应＜14Gy。另外，眼球挡铅时颅底照射的范围较小。照射时也采用仰卧位。

#### （4）耳后野

此照射野的前界为耳根后缘，上界平耳前野上界或低1cm，后界为前界向后5cm，下界平耳前野下界，一般为5cm×7cm，向前45°~50°投照，适用于岩骨尖、破裂孔、茎突后区或斜坡受侵犯的病例。耳后野不能包括鼻咽的对侧颅底咽旁间隙，射线可能使对侧的晶体和视网膜受影响。

#### （5）颅底野

此照射野的上、下界为颅底线上、下各2.5cm，后界在外耳孔前缘，约6cm×5cm。适用于肿瘤侵犯颅底、球后、后组筛窦、前组脑神经和海绵窦的病例。

#### （6）额部野

此照射野的下界为眶上缘，上界为下界上4cm，内界为对侧内眦垂直线，外界为内界向外4cm。适用于球后受侵犯、前组脑神经受损、蝶鞍和蝶窦骨质破坏、海绵窦受侵犯者。

#### （7）颈部切线野

一般常用全颈前切线野。其范围为：上界为下颌骨下缘上1cm与乳突尖连线，下界沿锁骨上或下缘，外界在锁骨外端、肱骨头内缘，中间用3cm宽的铅挡块遮挡喉、气管和脊髓。照射体位：患者仰卧位，头尽量后仰，使切线野上缘于床面垂直。全颈切线野的优点为可以保护脊髓，喉不受照射。缺点是切线野上部与耳前野下部有重叠区，同时颈后部分的照射剂量较小。

#### （8）上颈侧垂直野

上缘于下颌骨下缘上，与耳前野下缘相接，并将与耳前野重叠部分勾出，前界为喉、气管后缘，后界为斜方肌前缘后0.5~1cm，包括颈后链淋巴结，下界常位于环甲膜水平。缺点是难以避开脊髓。

### 38.10.4　适形调强放疗

由于鼻咽癌的解剖位置特殊，位于面部中央，接近颅底，周围有神经、血管、脊髓、脑干、脑组织等，头颈部体位固定较好，最适合行适形调强放疗（intensity modulated radiation therapy，IMRT），尤其是早期鼻咽癌，可以在得到较好局部控制率的同时，减少对周围正常组织如腮腺、脊髓、脑干的照射剂量,从而提高患者的生存质量。

由于 IMRT 的位置要求很高,采用头颈肩面膜,仰卧位,头略后仰,采用适当的头枕,能有个体化的头枕更好。采用 CT 和 MRI 融合,可以更清楚地了解肿瘤的范围及勾画部分正常组织如脑干、脊髓及腮腺。

**(1) 靶区的定义及勾画**

靶区的定义和勾画基本同常规放疗,即原发灶 GTV 定义为临床检查、内镜以及 CT/MRI/PET 所见的病灶。原发灶 CTV 为 GTV + 鼻咽腔 + 外放一定的边界(至少 5 mm),同时必须包括以下结构:前界包括后 1/4 鼻腔及上颌窦后壁,双侧界包括腭肌、翼内肌、部分翼外肌及翼板,向上包括下 1/2 蝶窦及后组筛窦(无蝶窦、鼻腔侵犯者,后组筛窦可以不包括在内),颅底部分须包括部分中颅窝、圆孔、卵圆孔、破裂孔、岩骨尖、枕骨斜坡及颈动脉管等重要解剖结构,向下达口咽上部至第 2 颈椎中平面,后界需包括双侧咽后淋巴结。原发灶 PTV 为 CTV 外放 5 mm(GTV 累及邻近脊髓/脑干区域,GTV、CTV、PTV 后壁可无外放,勾画时与脑干/脊髓保留 1 mm 的空隙)。

颈部淋巴结以第 5 颈椎下缘为界分为上颈区域和下颈 + 锁骨上区域。N0 的患者可以不照射下颈加锁骨上区域,$N^+$ 的患者上颈区域与原发灶执行同一适形调强计划。下颈加锁骨上区域照射可以纳入同一适形调强计划中,也可以在同一体位下另设前后野照射。

颈部淋巴结 GTV 为 CT/MRI/PET 所见的颈部病灶,阳性病灶定义为直径 > 1 cm 和(或)中心有坏死区的淋巴结。对 N0 病例,颈部淋巴结 CTV 包括双侧 Ⅱ、Ⅲ 区及 Ⅴ 区上组淋巴结。对淋巴结阳性的病例,颈部淋巴结 CTV 为 GTV 外放一定的边界(至少 5 mm),同时包括双侧 Ⅱ、Ⅲ、Ⅳ、Ⅴ 区淋巴结。

重要器官的勾画:包括脊髓、脑干、脑颞叶、垂体、腮腺、内耳及中耳、晶状体、眼球、视神经及视交叉、部分舌体和舌根、颞颌关节、下颌骨、气管、喉(声带)、甲状腺。Emami 等采用 CT/MRI 融合与单独采用 CT 所做的比较,使用融合技术后,MRI 所示患者的靶区增加 74%。以 CT/MRI 融合后的靶区勾画,PTV 的平均剂量得到改善,从 60 Gy 增加到 69.3 Gy,脑干剂量减少 19% ( <43 Gy),腮腺平均剂量仅为 23.7 Gy。他认为 CT/MRI 融合能明显改善靶区的勾画,改善靶区的剂量覆盖,减少正常组织的剂量。我们也对 62 例鼻咽癌进行 CT/MRI 融合后靶区的情况进行研究,GTV-CT 和 GTV-MRI 分别为 $(41.5 \pm 4.7) cm^3$ 和 $(46.2 \pm 5.3) cm^3$,GTV-MRI 比 GTV-CT 大 11.45 $cm^3$ ($P = 0.002$)。对于 T1 病例,GTV-CT 和 GTV-MRI 没有统计学差异($Z = 0.178, P = 0.859$)。对于 T2 病例,GTV-CT > GTV-MRI($Z = 2.707, P = 0.007$)。脑干 CT 与脑干 MRI 的平均容积分别为 $(23.4 \pm 3.83) cm^3$ 和 $(20.64 \pm 3.74) cm^3$,脑干 CT 比脑干 MRI 的容积大 13.42% ($P = 0.0000$)。脊髓 CT 与脊髓 MRI 的平均容积分别为 $(8.55 \pm 1.47) cm^3$ 和 $(7.04 \pm 1.26) cm^3$,脊髓 CT 比脑干-脊髓 MRI 的容积大 21.42% ($P = 0.0000$)。CT 和 MRI 显示的肿瘤范围不一致,两者多数情况下是互补的关系。对鼻咽癌进行 IMRT 治疗,建议实行 CT/MRI 融合,根据两者的联合信息勾画靶区。

我们对鼻咽癌放疗中的误差进行了研究。发现左右、头脚、前后各向摆位总误差分别为 2.8 mm、2.7 mm、2.8 mm,系统误差分别为 2.4 mm、2.3 mm、2.4 mm,随机误差分别为 1.4 mm、1.5 mm、1.5 mm,移动均值分别为 -1.1 mm、-0.1 mm、-0.25 mm。同时采用频数分布分析,三维方向上摆位偏移 > 3 mm 的占 26.3%,> 4 mm 的占 15.1%,> 5 mm 的占 6.5%。单一方向上平均摆位偏移 > 3 mm 的为 17.5%,头脚为 20%,胸背为 22.5%。

**(2) 靶区及重要组织器官放疗处方**

1) 原发灶

$GTV_{66}$: T1 ~ T2 66 Gy/30 Fx,T3 ~ T4 70.4 Gy/32 Fx,2.2 Gy/Fx。

$CTV_{60}$: 60 Gy/30 ~ 32 Fx,2 Gy/Fx。

$PTV_{60}$: 60 Gy/30 ~ 32 Fx,2 Gy/Fx。

2) 颈部淋巴结

▲ $N^+$:

$GTV_{66}$: 66 Gy/30 Fx,2.2 Gy/Fx。

$PTV_{66}$(GTV 外放 0.5 cm):66 Gy/30 Fx,2.2 Gy/Fx。

$CTV_{60}$: 60 Gy/30 ~ 32 Fx,2 Gy/Fx。

$PTV_{60}$: 60 Gy/30 Fx,2 Gy/Fx。

下颈部和锁骨上预防性照射的淋巴结区域:

$CTV_{54}$: 54 Gy/30 Fx,1.8 Gy/Fx。

$PTV_{54}$: 54 Gy/30 Fx,1.8 Gy/Fx。

▲ N0:

无 GTV,只针对上颈部进行预防性照射。

$CTV_{54}$: 54 Gy/30 Fx,1.8 Gy/Fx。

$PTV_{54}$: 54 Gy/30 Fx,1.8 Gy/Fx。

如果下颈部加锁骨上区域选择常规方法照射,此区无阳性淋巴结者处方剂量为 AP 野皮下 3 cm 处给予 54 Gy/30 Fx 照射；有阳性淋巴结者处方剂量为 AP 野皮下 3 cm 处给予 54 Gy/30 Fx 照射后，缩野至阳性淋巴结处外放一定的边界，加量照射至 60～70 Gy。

(3) 正常组织照射剂量-体积限制

1) Ⅰ类 非常重要必须保护的正常组织。

脑干、视交叉、视神经：$D_{max}$ 54 Gy 或 1% 体积不能超过 60 Gy。

脊髓：$D_{max}$ 45 Gy 或 1% 体积不能超过 50 Gy。

脑颞叶：$D_{max}$ 60 Gy 或 1% 体积不能超过 65 Gy。

2) Ⅱ类 重要的正常组织，在不影响 GTV、CTV 剂量覆盖的条件下尽可能保护。

腮腺：至少一侧腮腺平均照射剂量 <26 Gy 或至少一侧腮腺 50% 腺体受照射剂量 <30 Gy，或至少 20 mm³ 的双侧腮腺体积接受 <20 Gy 的照射剂量。

下颌骨、颞颌关节：$D_{max}$ 70 Gy 或 10 mm³ 体积不能超过 75 Gy。

3) Ⅲ类 其他正常组织结构，在满足Ⅰ和Ⅱ类正常组织结构保护条件，且不影响 GTV、CTV 剂量覆盖的条件下尽可能保护。

眼球：平均照射剂量 <35 Gy。

晶状体：越少越好。

内耳/中耳：平均照射剂量 <50 Gy。

舌：$D_{max}$ 55 Gy 或 1% 体积不能超过 65 Gy。

由于鼻咽癌采用 IMRT 后，对肿瘤的剂量增加，而对正常组织如脑干-脊髓及腮腺的剂量均有不同程度下降，具体剂量分布见图 38-1，38-2。

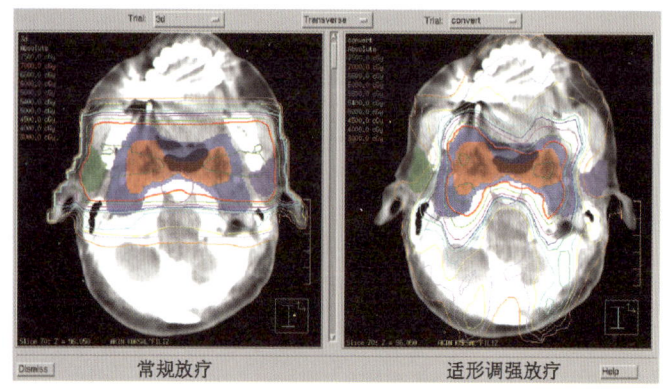

图 38-1 鼻咽癌常规放疗与适形调强放疗的剂量比较

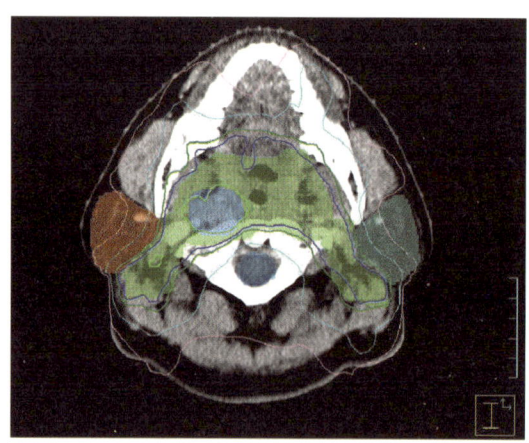

图 38-2 鼻咽癌适形调强放疗的剂量分布

(4) 适形调强放疗的疗效

由于 IMRT 开展的时间不是很长，较少有长期疗效的报道。UCSF 的 Lee[22] 报道 1995～2000 年，67 例患者行 IMRT，其中Ⅰ期 8 例、Ⅱ期 12 例、Ⅲ期 22 例、Ⅳ期 25 例。WHO Ⅱ级 34 例，WHO Ⅲ级 33 例。50 例同期化疗，26 例加用近距离治疗，5～7 Gy/次。处方剂量 GTV 65～70 Gy，CTV 60 Gy，淋巴结阴性 50～60 Gy。GTV 的平均剂量达 74.5 Gy

(49.3~79.4 Gy),CTV 的平均剂量达 68.7 Gy (36.8~78.9 Gy)。中位随访 31 个月(7~72 个月),1 例原发灶复发,1 例颈部淋巴结复发,17 例远处转移,5 例死亡。4 年局部无复发生存率为 97%,4 年无远处转移生存率为 66%,4 年总生存率为 88%。而更加令人鼓舞的是放疗的急性反应和口干情况得到明显改善。50% 和 80% 的体积所受剂量分别为 34.8 Gy 和 24.6 Gy。Ⅰ级或Ⅱ级急性反应 51 例,Ⅲ级急性反应 15 例,Ⅳ级急性反应 1 例;而后期反应中,Ⅰ或Ⅱ级 20 例,Ⅲ级 7 例,Ⅳ级为 1 例。治疗后 3 个月的口干情况分别为Ⅰ级 28%、Ⅱ级 64%、Ⅲ级 8%,无Ⅳ级病例;而治疗后 2 年 0 级 64%,Ⅰ级占 32%,Ⅱ级 2%,无Ⅲ、Ⅳ级病例。

Kwong[23] 比较 IMRT 与常规放疗后腮腺流量平均下降及口干情况,IMRT 所给的剂量为 GTV 71.3 Gy,PTV 70 Gy,腮腺 27.3 Gy。在放疗结束 2 个月时,IMRT 与常规放疗的腮腺流量分别较治疗前下降 67.5% 和 93.8%($P=0.052$);而在放疗结束后 6 个月时,分别较治疗前下降 50.2% 和 100%($P=0.053$);在放疗后 12 个月时,分别较治疗前下降 9.7% 和 100%($P=0.04$)。而患者自觉严重口干的程度在 2 个月时分别为 57.1% 和 90.9%,在 6 个月时分别为 27.3% 和 57.1%,在 12 个月时分别为 0 和 25%。同时他还报道 33 例早期鼻咽癌 IMRT 的结果。处方剂量为 GTV 68~70 Gy,PTV 64~68 Gy,分 34 次完成,腮腺的平均剂量为 38.8 Gy。中位随访 2 年,2 年、3 年局部控制率、无远处转移生存率和总生存率均为 100%。腮腺的流量在放疗后 1 年有 60% 的患者恢复至少治疗前的 25%,而治疗后 2 年这个比例达 85.7%。

Kam[24] 报道 63 例鼻咽癌 IMRT 的效果。其中Ⅰ期 9 例,Ⅱ期 18 例,Ⅲ期 22 例,Ⅳ期 14 例。处方剂量为 GTV 66 Gy,PTV 60 Gy,N0 病例 54~60 Gy,T1~2a 患者加腔内放疗。中位随访 29 个月(8~45 个月),3 年局部控制率、3 年淋巴结无复发生存率、3 年无远处转移生存率和总生存率分别为 92%、98%、79% 和 90%。T1~2a 患者无 1 例局部复发。腮腺的平均剂量 <31 Gy,Ⅱ~Ⅲ级口干的发生率在放疗后 3 个月为 57%,2 年为 23%。

Wolden[25] 报道 74 例鼻咽癌 IMRT 的效果。Ⅰ期 6%、Ⅱ期 16%、Ⅲ期 30%、Ⅳ期 47%。中位随访 35 个月。3 年局部控制率为 91%,区域控制率为 93%;3 年无远处转移、无进展生存率和总生存率分别为 78%、67% 和 83%,T1~T2 的局部控制率为 100%,而 T3~T4 为 83%($P=0.01$)。随访 1 年以上的患者(59 例),其口干的发生情况为:26% 无口干,42% Ⅰ级口干,32% Ⅱ级口干,无Ⅲ级以上口干。

从以上的结果可以看出,IMRT 对早期鼻咽癌的疗效显著,且可以降低口干的发生率,提高患者的生活质量。

## 38.10.5 放疗时的体位固定

放疗过程中的每个环节如医师的定位、技术员每次治疗时的摆位及保证每次照射的准确率均非常重要。而患者在治疗时可能无意识地发生移动,则对整个治疗过程就会产生不良影响。为此,国际上许多学者研究了一系列固定装置,确保患者在治疗时位置的准确。

目前国际及国内较常用的塑料固定装置,一般采用高分子的塑料,在加热(70°~80°)时塑料变软,放在患者脸上后冷却即可成形。这样,此塑料面膜就由该患者专用。应用该固定装置后,不需在患者脸上画野,减轻了患者的心理及精神负担。目前有头颈肩和普通面罩,经过测定,头颈肩面罩的固定效果优于普通面罩,移动范围在 3 mm 以内(图 38-3)。

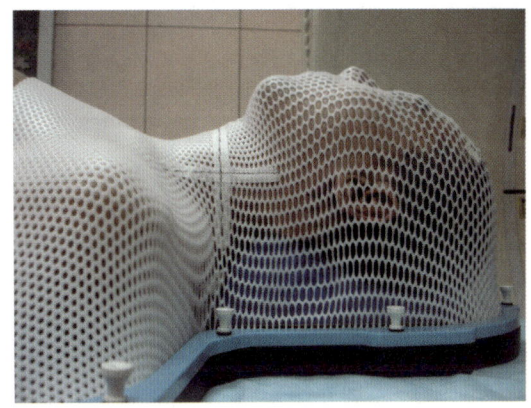

图 38-3 头颈肩面罩固定

## 38.10.6 近距离放疗

腔内后装放疗是指在鼻咽腔内先放置好模型,然后置入放射源,故亦称为腔内后装放疗。以前用人工直接将放射源置入放射腔内,这样,工作人员受照量高,而放射源的位置可能不够准确。采用后装方法后,可以准确地放置好模型,然后再遥控操纵放入放射源。它的优点是:位置更准确,工作人员受照量低。

### (1) 腔内后装放疗的特点

由于腔内后装放疗是将放射源直接放在病灶表面,故肿瘤表面的照射剂量很高,而它的剂量下降很快,对深部的肿瘤不能起作用,而对正常组织有保护作用。故它只适用于较早期的肿瘤,即鼻咽腔内表浅的病灶(T1 和早 T2),以及足量(70 Gy)外照射后鼻咽腔内残留的病变,或鼻咽癌放疗后鼻咽腔内复发的患者。

### (2) 腔内后装放疗的具体操作方法

先观察腔内畅通情况以及张口情况,先用麻黄碱收缩鼻甲,然后给口腔及鼻腔用丁卡因表面麻醉。从鼻腔插入导尿管,从口腔导入鼻咽后装模型,给予固定后插入模拟放射源,在模拟定位机下校正位置及摄片后,再用 TPS 计算剂量以及剂量分布情况,然后决定照射时间,若治疗计划正确即可开始治疗。后装治疗模型及定位片见图 38-4,38-5。

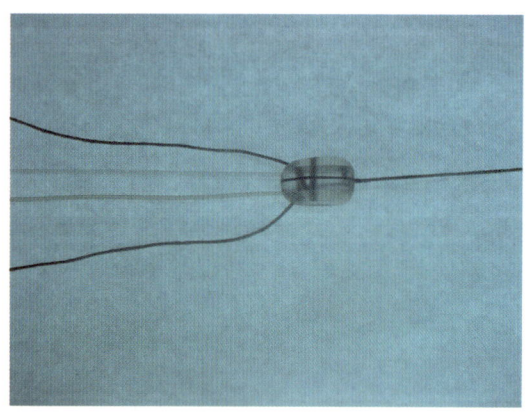

图 38-4 腔内后装放疗模型

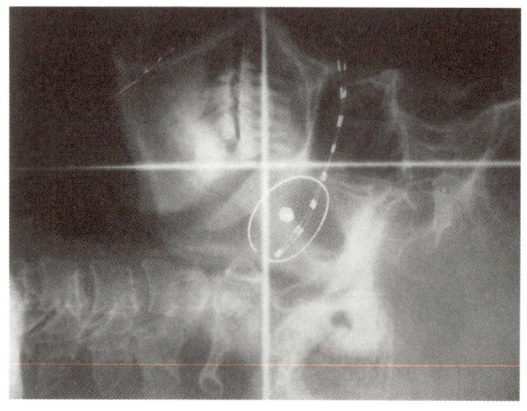

图 38-5 腔内后装放疗定位片

照射剂量:一般每次 8~10 Gy,每周可治疗 1 次,剂量的计算参考位置为鼻咽顶黏膜下 0.3 cm 或肿瘤基底下。

### (3) 腔内后装放疗的具体治疗方案

对早期局限于鼻咽腔内的病变,可以给外照射 60 Gy,然后给予腔内后装放疗每次 8~10 Gy,每周 1 次,共 2 次。对于足量外照射后鼻咽腔内残留的患者,可以在外照射结束后 1 周给予后装治疗,每次 8~10 Gy,共 1~3 次。对鼻咽癌放疗后鼻咽腔内复发的患者,可以在外照射 55~60 Gy 后,加腔内照射 10~20 Gy,每次 8~10 Gy。

### (4) 腔内后装放疗注意事项

后装治疗的当日不要进食过多,以免操作时呕吐。另外,在上后装治疗模型时,可造成咽部不适、恶心、呕吐、疼痛等。照射后可观察鼻咽部的出血情况以及放疗反应,可根据情况选用药物治疗。

### (5) 腔内后装放疗治疗效果

对于适合腔内后装放疗的患者,其有计划的外照射加腔内放疗的效果要优于单纯外照射者。张有望[26]对 22 例早期鼻咽癌进行外照射 55~65 Gy 加腔内后装 15~30 Gy,5 年局部控制率 89.7%,5 年生存率 86.3%。复旦大学附属肿瘤医院对 74 例早期鼻咽癌进行外照射 60 Gy 加腔内后装 10 Gy×2 次,中位随访 114 个月(8~138 个月),5 年和 10 年鼻咽癌控制率分别为 92.59%、88.23%,5 年和 10 年总生存率分别为 85.47%、73.22%,5 年和 10 年远处转移率分别为 13.14%、25.24%。张万团[27]比较早期鼻咽癌单纯外照射与外照射加腔内近距离放疗的效果,单纯外照射的剂量为 66~72 Gy,外照射加近距离放疗组为 56~62 Gy,腔内照射的剂量为 8 Gy×3 次。两组的 5 年局部控制率分别为 81.9% 和 94.4%($P<0.05$),两组的 5 年生存率分别为 87.6% 和 91.2%($P>0.05$)。外照射加近距离放疗降低了张口困难的发生率,两组分别为 64.9% 和 24.6%($P<0.05$)。香港的 Teo 等[28]分析 509 例 T1~2 期鼻咽癌患者,163 例外照射后行鼻咽后装加量(14~18 Gy/3 次),与 346 例单纯外照射相比,5 年局部失败率分别为 5% 和 11%(T1),以及 8% 和 16%(T2)。在 Levendag 等[29]报道的 91 例 Ⅰ~Ⅱ 期鼻咽癌患者资料中,显示腔内后装加量方法可以提高局部控制率和总生存率(3 年为 97% 和 67%,5 年为 92% 和 62%)。故对无条件开展适形调强放疗的单位,采用外照射加腔内近距离治疗的方法也可以达到较好的疗效,并可降低患者张口困难的发生率。

### (6) 外照射加咽旁近距离放疗

潘建基等[30]在鼻咽癌插植治疗方面有很多经验,有经颌下咽旁区插植术和经鼻腔蝶窦、筛窦插植术两种方法。经颌下咽旁间隙插植术的适应证包括:①鼻咽癌伴咽旁区受侵犯,主要是茎突前间隙受累;②根治性体外放疗后仍有咽旁区明显残留病灶者;③体外放疗后咽旁区复发者。经鼻腔蝶窦、筛窦插植术的适应证为:根治性体外放疗后蝶窦和(或)筛窦局部残留或复发者。

在鼻咽癌组织间插植后装的剂量优化方面,潘建荃根据施源管三维重建结果,利用PLATO治疗计划系统进行剂量优化,探讨了这项技术的物理剂量优化方法,并比较了两种优化方法的剂量分布均匀指数、剂量体积梯度比。结果表明,鼻咽和咽旁区插植技术的布源方法是特殊解剖条件下的组织放疗技术,等剂量分布能够较理想地包括患侧咽旁区的靶区,剂量分布的均匀性虽然不如规则的插植,但剂量优化可采用距离优化为基础的几何优化,对鼻咽和咽旁区这种特殊解剖部位的靶区能够符合临床要求,具有很好的临床实用价值。对初治鼻咽癌外照射 56~70 Gy 后咽旁区残留的 67 例患者行咽旁插植治疗,每次 2.5~4.0 Gy,每天 2 次,总剂量 12~20 Gy,3~4 天完成。与同期相似的病例比较,插植组与对照组的 3 年生存率分别为 92.4% 和 84.5%($P>0.05$);3 年无局部复发率分别为 97% 和 76.4%($P<0.05$);3 年无远处转移生存率分别为 76.6% 和 69.1%($P>0.05$)。插植组的口干、张口困难、听力下降、耳鸣等晚期反应均低于对照组。

## 38.10.7 非常规分割放疗

常规放疗即为每天 1 次,每周 5 天,总疗程为 6~7 周,总剂量为 70 Gy 的治疗方法。随着放射生物学的发展,已发展了许多非常规的放疗方法,如超分割放疗、加速超分割放疗、分段照射等。其中,分段照射疗效低于常规放疗,不常规使用,仅用于年老体弱者。

(1) 超分割放疗

即每天照射 2 次或 2 次以上,一般为 2 次,2 次间隔至少 6 h 以上,每次的剂量比常规放疗为低,总疗程与常规放疗相似,总剂量较常规放疗提高。这样,可以提高肿瘤的放射剂量,从而提高肿瘤的局部控制率,而不增加正常组织的后期损伤。因为每次较小的剂量可以使后期反应正常组织耐受更高的剂量,而给肿瘤更高的生物效应剂量。另外,超分割照射 1 天要照射 2 次或以上,可以通过细胞周期的再分布,而使不敏感的细胞进入敏感时期,并给予杀灭。每次剂量较低,可以增加乏氧细胞的放射敏感性,降低氧增强比。

Horiot[31]报道,超分割治疗头颈部肿瘤,超分割组的剂量为每次 1.15 Gy,每天 2 次,2 次间隔 6~8 h,总量 80.5 Gy/70 次,在 7 周内完成;常规放疗组每次 2 Gy,每天 1 次,总量 70 Gy/35 次,在 7 周内完成。结果显示,两组的 5 年局部控制率分别为 59% 和 40%($P=0.02$),特别对 T3 患者改善明显,两组的生存率无显著差异,但超分割组略高($P=0.08$);超分割组的急性反应明显高于常规组,后期反应无明显差异。

Teo 等[32]报道 100 例患者常规放疗与后程加速超分割放疗的比较。常规放疗的分割剂量为每次 2.5 Gy,每周 4 次,总量 60 Gy/24 次,在 30 天内完成;加速超分割放疗则先在 10 天给予 20 Gy/8 次,在随后的 20 天给予 51.2 Gy/32 次,每天 2 次,总量 71.2 Gy/40 次,在 30 天内完成。比较两组的生物效应剂量(BED),对肿瘤和正常黏膜,加速超分割放疗组的 BED 要高于常规放疗组 10 Gy。加速超分割放疗组的急性黏膜反应明显高于常规放疗组($P=0.04$),但两组的黏膜炎愈合时间相似。两组的局部控制率、生存率、无瘤生存率以及后期反应相似。

傅慈禧[33]亦报道比较超分割放疗与常规放疗鼻咽癌的效果。超分割放疗的剂量为每次 1.05~1.1 Gy,每天 2 次,总剂量为 75.6 Gy/70 次,在 7 周内完成;常规放疗的剂量为每次 1.8~1.9 Gy,每天 1 次,总剂量为 70 Gy/7 周。Ⅲ级黏膜反应超分割放疗组明显高于常规放疗组,分别为 75% 和 43%($P<0.01$),但患者均能耐受。超分割放疗组与常规放疗组的 3 年局部控制率分别为 86.7% 和 64.6%($P<0.05$),3 年无瘤生存率分别为 63.3% 和 42.3%,3 年生存率分别为 70.3% 和 75.8%,均无显著差异。

陈显钊[34]比较常规放疗与不同的超分割放疗的急性反应和疗效。常规放疗为每次 1.8 Gy,56 天总量 72 Gy/40 次。超分割放疗Ⅰ组为每次 1.2 Gy,每天 2 次,间隔 6 h 以上,48 天总量 79.5 Gy/66 次;超分割放疗Ⅱ组为每次 1.5 Gy,每天 2 次,间隔 6 h 以上,46 天总量 75 Gy/50 次。结果显示,超分割放疗组的急性皮肤和黏膜反应明显高于常规放疗组,而 3 年和 5 年生存率无显著差异(表 38-4)。

姜丽华[35]分析 126 例Ⅲ、Ⅳ期鼻咽癌超分割放疗加化疗与单纯超分割放疗的结果。超分割放疗采用每次 1.2 Gy,每天 2 次,间隔 6 h,总量 67.2~74.4 Gy/56~62 次。化疗采用 DDP 20 mg/m$^2$,5-Fu 500 mg/m$^2$,均为第 1~5 天,每 4 周重复,共化疗 2~3 个疗程。5 年生存率分别为 66.7% 和 50.8%

($P<0.05$),5 年局部控制率分别为 96.8% 和 92.1%($P>0.05$)。Ⅲ级口腔黏膜反应在超分割加化疗组与单纯超分割组分别为 19.3% 和 14.5%,无显著差异,后期反应如口干、张口困难、颈部纤维化等两组均无显著差异。

表 38-4 常规放疗与不同超分割放疗的急性反应和疗效比较

| 比较项目 | 常规放疗组 | 超分割放疗Ⅰ组 | 超分割放疗Ⅱ组 | P |
|---|---|---|---|---|
| Ⅲ级黏膜炎(%) | 10 | 36.7 | 48.2 | <0.01 |
| Ⅲ级皮肤反应(%) | 7.8 | 24.3 | 38.5 | <0.05 |
| 3 年生存率(%) | 58.3 | 65.9 | 70.7 | >0.05 |
| 5 年生存率(%) | 47.2 | 47.2 | 58.5 | >0.05 |

文浩等[36]报道 150 例Ⅲ、Ⅳ期鼻咽癌超分割放疗加化疗与单纯超分割放疗的结果。超分割放疗采用每次 1.2 Gy,每天 2 次,间隔 6 h 以上,总量 66~79.6 Gy/60~68 次。化疗采用 DDP 60 mg/m²(第 1 天),5-Fu 750 mg/m²(第 2~4 天),每 4 周重复,共化疗 2~3 个疗程。5 年生存率分别为 64% 和 50.7%($P=0.067$),5 年局部控制率分别为 98.7% 和 93.4%($P>0.05$)。Ⅲ级及以上口腔黏膜反应在超分割放疗加化疗组与单纯超分割放疗组分别为 74% 和 60%,而后期反应如口干、张口困难、颈部纤维化等两组均无显著差异。

日本的 Isobe[37]采用超分割放疗 22 例鼻咽癌,治疗方案为每次 1.2 Gy,每天 2 次,间隔在 6 h 以上,总量 72 Gy(64.8~80.4 Gy)。19 例患者发生Ⅲ级或以上黏膜或皮肤反应,5 年无瘤生存率和 5 年生存率分别为 72.7% 和 85.2%。

台湾的 Jian[38]对 48 例 T3~4 期鼻咽癌患者试行超分割放疗加同期化疗,鼻咽总剂量 74.4 Gy/62 次,每次 1.2 Gy,每天 2 次,每周 5 天。局部控制率和生存率显著提高,3 年局部控制率为 93%,生存率为 72%,其中 T4 期分别达 91% 和 63%。最主要的急性毒性为可耐受的Ⅲ度黏膜炎。意大利的 Jereczek-Fossa[39]2004 年报道了超分割放疗 34 例局部晚期患者的经验,鼻咽总剂量 74.4 Gy/62 次,2 年生存率为 84%,故认为超分割放疗对于局部晚期患者是可行且有效的。局部控制率明显提高,急性毒性尤其是黏膜炎增加,但可以耐受。然而颈部淋巴结复发率和远处转移率较高,仍需探索最佳的放疗新技术和全身性治疗方案。

从以上研究报道可以发现,与常规放疗相比较,超分割放疗鼻咽癌可以明显提高肿瘤的局部控制率,尤其是局部肿瘤较晚期如 T3、T4 的局部控制率。但急性反应也增加,只有少数报道提高了生存率,大部分报道生存率提高不明显,对后期反应的长期报道尚不多。而近期所报道的超分割放疗加化疗与超分割放疗相比较,部分报道提高了生存率,急性反应有所增加,后期反应差别不明显。

(2) 加速超分割放疗

加速超分割放疗是每天给予 2 次或 2 次以上的照射,每次剂量与常规放疗相似或略低,总的剂量与常规放疗相似,而总疗程较常规放疗缩短。它的理论基础为肿瘤在放疗过程中有肿瘤干细胞的加速再增殖,这种加速再增殖大多发生在放疗开始后的 3~4 周,而这就需要更多的剂量来抵消这种再增殖,从而提高肿瘤的局部控制率。采用加速超分割的方法,可以缩短总疗程,减少放疗过程中肿瘤干细胞加速再增殖的机会,在特定的剂量下,提高肿瘤局部控制率。但患者的急性反应增加,对后期反应组织影响较小,从而获得治疗增益。加速超分割放疗有以下几种方案。

1) 连续短程强烈方案(CHART) 以英国学者为代表。每天照射 3 次,每次 1.4~1.5 Gy,总剂量在 50~54 Gy,连续 12 天完成。用这种方法治疗头颈部肿瘤的大宗病例分析提示,肿瘤的局部控制率提高,但总的生存率提高不明显,患者的急性放射反应增加,后期反应相似。

Dische[40]在 1997 年报道采用 CHART 方案治疗 918 例头颈部肿瘤的疗效,治疗方案为每次 1.6 Gy,每天 3 次,总剂量 54 Gy/36 次,在 12 天完成,共 552 例;常规放疗每次 2 Gy,总剂量 66 Gy/33 次,在 6.5 周完成,共 336 例。3 年局部控制率在加速分割放疗和常规放疗组分别为 51.2% 和 53%,3 年生存率分别为 53.2% 和 52.4%,均无显著性差异。而两组的急性反应分别为 73% 和 45%,后期反应相似。

陈显钊[41]亦采用加速超分割的方法治疗鼻咽癌,与常规放疗随机对照。加速超分割放疗为每天 3 次,每次 1.1 Gy,间隔 6 h,总剂量 79.2 Gy/72 次,在 24 天内完成;常规放疗为 70 Gy/35 次,在 7 周内完成。两组分别有150例和116例。加速超分割放疗组和常规放疗组的Ⅲ级黏膜炎发生率分别为80%和42.3%($P<0.001$),Ⅲ级皮肤反应分别为58.1%和27.8%($P<0.001$),局部控制率分别为92.3%和87.2%($P<0.01$)。但加速超分割放疗组有10.7%的患者中断治疗1～2周。

2)加速超分割合并分段放疗 以美国的Wang[42]为代表。每天照射2次,间隔6h以上,每次1.6 Gy,在照射到38.4 Gy后休息10～14天,然后进行下一阶段治疗,总剂量67.2～70.6 Gy。用此方法治疗60例鼻咽癌,T1～2的5年生存率为89%,T3～4为77%,而同期鼻咽癌患者常规放疗的5年生存率,T1～2为55%,T3～4为45%。两者比较均有显著性差异,$P$分别为0.002 1和0.002 6。鼻咽部肿瘤的局部控制率从52%提高到85%。此结果看起来效果很好,但为非随机对照研究,还需进一步行随机对照研究来证实。

Teo[43]等报道159例鼻咽癌患者随机分为常规放疗加后程加速超分割与常规放疗两组。常规放疗加后程加速超分割组先给予常规放疗为每次2.5 Gy,每周4次,照射20 Gy后改为每次1.6 Gy,每天2次,2次间隔6h以上,总量71.2 Gy/40次,在6周内完成。常规放疗组为每次2.5 Gy,每周4次,总量60 Gy/24次,在6周内完成。有咽旁间隙侵犯的患者均采用14 Gy/4次的加量照射。常规放疗加后程加速超分割组与常规放疗组的5年无复发生存率分别为88.9%和85.3%,5年生存率分别为85%和87.4%。但常规放疗加后程加速超分割组与常规放疗组的神经系统并发症的发生率分别为38/77(49.4%)和19/82(23.2%),$P=0.001$。作者认为超分割放疗的间隔要足够长,且要确保脑受剂量在一定范围内。

3)同期缩野加量技术 以美国Anderson医院Ang[44]为代表。开始先给常规放疗,每次1.8 Gy,每周5次。然后在此基础上,加一个小野,仅包括肿瘤,与大野照射间隔6h以上,每次1.5 Gy,共加量10次。加量的时间可在疗程的开始,全疗程每周2次或疗程的最后2周给予。总剂量为69 Gy/40次,在6周内完成,比常规放疗缩短1～1.5周。结果发现,在疗程的最后2周加量的效果优于在全疗程每周2次加量或在疗程开始就给予加量。从另外一个侧面证明,肿瘤干细胞的加速再增殖发生在疗程开始后的3～4周。治疗79例口咽、鼻咽癌,其3年局部控制率达69%。

1990～1992年,笔者[45]亦治疗一组鼻咽癌,采用超分割合并缩野加量放疗。先给予超分割放疗,每次1.1 Gy,每天2次,间隔6h以上,再照射44 Gy/40次后,大野给予每次1.8 Gy,下午给予小野每次1.2 Gy,2次间隔6h以上。总剂量为74 Gy/6周。常规放疗为每次1.8～1.9 Gy,每周5次,总剂量为70.2 Gy/37次,在7.5周内完成。研究组的总剂量较常规放疗增加4 Gy,总疗程较常规放疗缩短1～1.5周。随访至今,研究组无1例鼻咽部复发,而常规放疗组有6例鼻咽部复发,两组的5年生存率分别为62%与58%。而急性放射反应以超分割合并加量组为重,但患者能耐受。两组死亡的患者以远处转移为主,无严重后期放射反应发生。

潘自强[46]等报道超分割后程加速超分割放疗的结果。163例鼻咽癌患者随机分入超分割后程加速超分割组与常规放疗组。81例鼻咽癌先给予超分割放疗,每次1.2 Gy,每天2次,间隔6h以上,照射48 Gy/40次,在4周内完成;以后,给予加速超分割放疗,每次1.5 Gy,每天2次,每周5天,总剂量78 Gy/60次,在6周内完成。82例为常规放疗,每次2.0 Gy,总剂量70 Gy/35次,在7周内完成。后程加速超分割组与常规放疗组的4年局部控制率分别为87.9%和79.2%($P=0.163$),4年无瘤生存率分别为88.2%和79.2%($P=0.54$);Ⅲ级黏膜反应发生率分别为42%和15.9%,Ⅳ级黏膜反应发生率为6%和5%。

白永瑞等[47]比较了鼻咽癌常规分割与后程加速超分割放疗的疗效。结果3年鼻咽部控制率对照组、研究组分别为88.5%、96%($P=0.031$),3年总生存率分别为80%、67.2%,无统计学差异($P=0.051$)。而远处转移发生率分别为17.9%、23.2%($P=0.05$)。研究组发生Ⅲ度急性黏膜放射反应病例数较对照组多,但两者比较无统计学意义;两组晚期正常组织后遗症发生率相仿。

Allal[48]于1997年报道85例头颈部肿瘤采用同期缩野加量照射的治疗结果。先给予常规放疗每次1.8 Gy,共照射50.4 Gy/5.5周,在疗程的最后2周半给予加量1.5 Gy/13次,总剂量为69.9 Gy/41次,在5.5周内完成。61%患者出现Ⅲ级黏膜反应,有5例(7%)出现Ⅲ～Ⅳ级后期反应(喉水肿和下颌骨坏死)。3年局部控制率为75%,其中Ⅰ～Ⅱ期为81%,Ⅲ～Ⅳ期为57%;3年实际生存率62%,其中Ⅰ～Ⅱ期为72%,Ⅲ～Ⅳ期为56%。

陈晓钟等[49]报道后程加速超分割放疗鼻咽癌的远期疗效。研究分为两组,研究组先给予常规放疗,每次2.0 Gy,每天1次,照射剂量达36～40 Gy

后,给予加速超分割照射,每次 1.35 Gy,每天 2 次,间隔 6 h 以上,总剂量为 75.1～76.5 Gy,总疗程为 45～47 天。对照组常规放疗为每次 2.0 Gy,每周 5 次,总剂量为 70 Gy/35 次,在 47～49 天完成。5 年生存率在研究组与对照组分别为 68.2% 和 59.6%($P>0.05$),5 年局部控制率分别为 89.8% 和 77.1%($P<0.01$)。Ⅲ 级及以上口腔黏膜反应在研究组与对照组分别为 19.7% 和 14.3%。而后期反应如口干、张口困难、颈部纤维化等两组均无显著差异。

高健全等[50]分析后程加速超分割放疗晚期鼻咽癌的疗效。研究组先给予常规放疗,每次 2.0 Gy,每天 1 次,照射剂量达 36～40 Gy 后给予加速超分割照射,每次 1.5 Gy,每天 2 次,间隔 6 h 以上,总剂量为 72～78 Gy。对照组常规放疗为每次 2.0 Gy,每周 5 次,总剂量为 74～76 Gy。3 年生存率在研究组与对照组分别为 76.1% 和 67.4%($P>0.05$),3 年局部控制率分别为 87.0% 和 69.6%($P<0.01$)。Ⅲ 级及以上口腔黏膜反应以及后期反应如口干、张口困难、颈部纤维化等两组均无显著差异。

Jen[51]对 81 例无远处转移的鼻咽癌进行超分割放疗与加速超分割放疗的比较。70 例采用超分割放疗,11 例为加速超分割放疗。超分割放疗为每次 1.2 Gy,每天 2 次,间隔 6 h,总量 80 Gy/8 周。加速超分割放疗为每次 16 Gy,每天 2 次,间隔 6 h,总剂量 68.4～76.4 Gy,7/11 例接受 70 Gy。中位随访 61 个月,49/70 例在超分割放疗组存活,而加速超分割疗组 8/11 例存活。70 例超分割放疗组患者无 1 例发生有症状的脑损伤,而在加速超分割放疗组有 3 例(27%)发生脑损伤。

4)逐步递量放疗 每天 2 次,每周的剂量逐步增加,如第 1 周为每次 1.1 Gy,第 2 周为每次 1.2 Gy,第 3 周为每次 1.3 Gy,第 4 周为每次 1.4 Gy,依次类推。两组照射间隔均在 6 h 以上。它的原理是,在治疗开始阶段给予较低的剂量可以刺激正常黏膜的增殖,从而耐受随后更强烈的治疗。这样,可以缩短总疗程,而总剂量不降低。

Lin[52]于 1996 年对 65 例鼻咽癌进行加速超分割合并化疗的研究,其中Ⅳ期病例占 94%。放疗方案为:先加速超分割每次 1.5 Gy,每天 2 次(第 1 周);然后常规放疗每次 1.8 Gy,每天 1 次,持续 3 周;再给予后程加速超分割放疗每次 1.5 Gy,每天 2 次,持续 2 周,总剂量为 72 Gy/45 次,在 6 周内完成。化疗方案为:DDP 75 mg/m²(第 1 天),5-Fu 400 mg/m²(第 1～4 天),在第 1～5 周用,同时辅助化疗 4 个疗程,DDP 75 mg/m²(第 1 天),5-Fu 750 mg/m² (第 1～4 天);经过 38 个月的中位随访期,3 年生存率及无瘤生存率分别为 73.6% 和 63.6%,3 年局部控制率为 89.1%,无远处转移生存率 74.3%。61% 的患者有Ⅲ级黏膜反应。远处转移仍是治疗失败的主要原因。其结果比较满意,但急性反应较重。

鼻咽癌的加速超分割放疗,能够提高鼻咽癌的局部控制率,特别是原发灶分期较晚的患者。提高生存率的报道不一,大多数报道能提高。但急性放射反应增加。后期反应的情况,还需要较多前瞻性的研究,经过长期的随访来确定。在进行鼻咽癌的研究中,要注意照射的总剂量不能太高,两次照射的间隔一定要在 6 h 以上,最好达到 8 h,以便正常组织完全修复。明确的结果还有待于进一步积累患者,经过长时间的随访,以取得更多的经验。目前随着适形调强放疗技术的广泛应用,每次可以给肿瘤更高的剂量,而正常组织的剂量并不增加,从而提高肿瘤的控制率及生存率。

## 38.10.8 放疗对正常组织的损伤

肿瘤放疗过程中,无论采用何种放疗技术和方法,都不可避免地引起不同程度的周围正常组织或器官的放射反应或损伤,放射反应或损伤的程度随肿瘤的放射剂量及正常组织或器官的耐受性而不同。长期生存的肿瘤患者,其放疗的晚期正常组织损伤是影响生活质量的突出问题。由于头颈部各重要感觉器官和结构彼此相邻,并与中枢神经系统仅一骨板之隔,因此在鼻咽癌的放疗中所引起的放射反应或损伤往往是多器官并发,并相互影响。例如可同时引起鼻炎、鼻旁窦炎、中耳炎及内耳损伤,鼻炎、鼻旁窦炎本身可引起分泌性中耳炎,因此放射性中耳损伤会因此更加严重,同时患者的听力损伤也由于中耳、内耳的损伤而更明显。

放射反应和放射损伤是有区别的,但随着放疗技术的发展,放射损伤的概念有可能发生变化。放射反应是肿瘤的放疗中不可避免的,如颈部皮肤在放疗多年后变薄并呈花斑状、皮下组织纤维化等,这些放射反应对患者的各种功能影响不大,也不影响患者的生命。但放射损伤在大多数情况下是不允许的,如放射性脊髓损伤导致截瘫等。随着三维适形放疗、适形调强放疗技术的应用,放疗中正常组织保护的可行性逐渐增大,在常规放疗中不可避免的腮腺损伤、与肿瘤相邻的视交叉、视神经的保护都将成为可能。但放疗技术的推广和应用是和社会与经济水平的发展相关的,故放射反应和放射损伤的概念和范畴也将随着社会与经济水平的发展而发生相应的变化。

需要指出的是,放射反应和放射损伤并没有明显界限,临床上须根据具体情况做具体分析,为患者制订符合当时实际情况需要的治疗方案。到目前为止,对大多数的正常组织和器官尚未形成放射反应或是放射损伤的区分概念,事实上,应用常规的放疗技术,不论是二维或是三维计划,对肿瘤周围正常组织的一定强度的放射损伤仍不可避免。对正常组织放射损伤的研究和预防,仍是今后肿瘤放疗中的一项重要任务。

电离辐射的生物效应源于活性氧自由基(ROS),以及自由基激发一系列的基因及分子生物学反应,导致正常组织的组织学及临床的病理损伤和表现,这个过程涉及一系列的由巨噬细胞、上皮细胞和成纤维细胞产生的炎症细胞因子、纤维化细胞因子和化学因子,从而引发表现为组织炎症及纤维化的电离辐射损伤的生物过程。在最初的组织损伤作用后,自由基仍持续不断的产生,从而造成辐射的晚期组织损伤,即组织电离辐射晚期损伤的过程可能源于细胞缺氧-组织缺氧-炎症、血管通透性改变成纤维细胞生长因子激化-组织缺氧这样一个恶性循环的结果,故组织的急性和晚期放射损伤之间也并不存在一个截然的分界线。

至今,由 Rubin 和 Cassarett 等提出的正常组织对射线的耐受剂量仍被沿用和参考,$TD_{5/5}$(放疗后5年内5%组织并发症概率的耐受剂量)及$TD_{50/5}$(放疗后5年内50%组织并发症概率的耐受剂量)仍常被用来表达正常组织对放疗的耐受剂量的概念[53]。近10年来,国内的放疗设备得到了迅速发展,越来越多的肿瘤放疗中心购置了三维放疗计划系统、切割机及带多叶光栅的直线加速器治疗机,对正常组织的保护在二维放疗计划的基础上得到了极大的改善。在二维放疗计划系统,肿瘤 GTV 或等中心平面的等剂量曲线代表了肿瘤及照射野内不同组织或器官的剂量。在三维放疗计划系统中,尽可能地提高肿瘤的照射剂量,同时减少对正常组织的照射剂量的目标得到了较好的实践,正常组织放射损伤的剂量-时间-体积的关系得到了较明确的表达。然而,由于组织和器官的多样性,不同组织和器官对射线的最大耐受量不同,放疗参数的变化和剂量分割方式、照射体积及总的治疗时间、患者的年龄及全身状态等,以上因素使对受照正常组织放射损伤的研究复杂而艰巨。

在鼻咽癌的放疗中,由于病变易扩散的特点,其照射野往往较大,包括了大部分头面部组织及全颈,故放疗的并发症不可避免。以下就常见的放疗并发症及其常规处理方法作简单叙述。

### (1) 中枢神经放射损伤

1) 放射性脑病 在鼻咽癌的放疗中,采用外照射时,两侧颞叶底部可受到不同剂量的照射,是发生脑放射损伤的主要原因。特别是接受两次放疗者,损害的危险增加。其次是放射引起的血管损伤,可影响脑组织的血液供应,是发生脑损伤的间接因素。另外还可能与自身免疫反应有关。

Lee[54] 报道鼻咽癌放疗后10年脑损伤的发生率,单次剂量 4.2 Gy、总剂量 50.4 Gy 时发生率为 18.6%,单次剂量 3.8 Gy、总剂量 45.6 Gy 时发生率为 4.8%,单次剂量 2.5 Gy、总剂量 60 Gy 时发生率为 4.6%,说明放射性脑病的发生率与放疗的总剂量、单次照射剂量有关。总剂量越大,单次剂量越大,发生放射性脑损伤的概率也越大。患者年龄越大,伴随高血压、动脉硬化等疾病,合并应用化疗等,更增加放射性脑病的危险性。

根据各种症状发生的时间,临床将放射性脑损伤分为3期:急性期、早期延迟反应期及晚期迟发反应期。晚期迟发性脑坏死又可根据发病部位分为大脑型、脑干型、小脑型和混合型。急性期发生于放疗后数天或数周,临床上表现为精神状态和神志的改变,包括头痛、恶心、呕吐、颅内高压和意识障碍等,一般认为此期病变是可逆的。早期延迟反应期发生于放疗开始后的1个月至半年,由于一过性的脱髓鞘病变,患者表现为兴奋性提高、食欲不振、头昏、嗜睡、记忆力减退、乏力、烦躁等症状,此期病变也为可逆性。晚期迟发反应期出现于放疗结束后6个月,甚至数年后,病理改变为毛细血管内皮损伤和少突胶质细胞损伤,较重者发生脑萎缩和脑组织坏死、液化。其定位表现在颞叶损伤表现为精神症状、记忆力及智力减退,性格改变,幻觉及颞叶型癫痫;在脑干损害可表现为复视、面瘫、舌瘫、吞咽困难、发音障碍及典型交叉性瘫痪等;在小脑损害表现为走路不稳,共济失调等。

CT、MRI 常作为放射性脑损伤的诊断方法[55,56]。影像学的明显异常与轻微的临床症状是本病的一个特征。放射性脑损伤 CT 扫描的典型表现为指状低密度病灶,边缘模糊,增强扫描无强化或周边轻微强化,晚期表现为囊性病变伴中心液化坏死。在 MRI 上,放射性脑损伤主要表现为信号异常,T1 加权成像以低信号为主,T2 加权成像为高信号。MRI 较 CT 更易发现小的隐匿性损害。磁共振波谱（MRS）通过检测脑内生物化学方面的代谢信息，可帮助诊断放射性脑损伤，1H-MRS 可很好地鉴别放射性坏死和肿瘤的复发[57]。PET 更适合于鉴别高度恶性肿瘤和放射性坏死，灵敏度和特异性分别为 80%～90% 和 50%～90%，而对低度或中度恶性肿瘤则灵敏度较差[58]。

2）放射性脊髓病　在恶性肿瘤的放疗中并非罕见。在鼻咽癌施行常规放疗时，面颈联合野的照射技术将脊髓包括在照射野中，如肿瘤侵犯咽旁间隙、颈血管区甚至向颈后发展，脊髓更易受到高剂量照射。

脱髓鞘与坏死是放射性脊髓病变突出的形态学特点，还可见血管改变如毛细血管扩张、瘀点、出血、透明样变伴显著的胶质细胞增生。动物实验发现，照射不同长度的脊髓，ED50 无明显差别，10、5、2.5 cm 组的 ED50±SE 分别为 (27.02±0.36) Gy、(27.68±0.57) Gy 和 (28.28±0.78) Gy，即提示脊髓照射体积与耐受性之间无明显关系[59]。剂量分割方式可影响放射性脊髓病的发病率，减少分割剂量可增加脊髓耐受性，减少分割间隔时间可使脊髓耐受性降低。常规分割照射时脊髓耐受量为 45 Gy/22～25 次，在此剂量水平放射性脊髓病发病率≤0.2%；常规分割照射 57～61 Gy 时，发病率为 5%；68～73 Gy 时达 50%。超分割照射发生麻痹的阈剂量较常规分割照射组高。超分割照射如每次 1.2 Gy，间隔时间＞6 h，总剂量＜45 Gy，无放射性脊髓病发生[60]。患者的全身情况如高血压、低血压、糖尿病、获得性或先天性脊髓缺陷、血管疾病及化疗因素等与脊髓的耐受量有关。

放射性脊髓病发生的潜伏期与疗程和总剂量有关，与分割方式无关。首程放疗的潜伏期为 5～57 个月（平均 18.5 个月），再程放疗为 4～25 个月（平均 11.4 个月）[61]。早期放射性脊髓反应常表现为在放疗后 1～6 个月患者出现低头时下肢放射触电感，数月后可自动消失。晚期放射性脊髓病可表现为感官障碍（单侧或双侧）、大小便困难或失禁、一侧瘫痪或截瘫。有些病例可无症状，遇外伤时才诱发进行性神经病征。

再次放疗时的脊髓耐受性取决于初次治疗时脊髓损伤的程度和剂量大小。若初次治疗时照射剂量大，脊髓损伤重，则再次放疗时脊髓耐受性降低，且潜伏期缩短。到目前为止，对脊髓再程放疗相关的放射损伤尚缺乏较大样本的前瞻性研究，对再次放疗脊髓并发症的风险评估尚缺少足够的认识。近年的回顾性文献分析发现，中位随访时间为再放疗后 17 个月时，当累积照射剂量≤135.5 Gy（生物有效剂量，BED），且再次照射间隔在 6 个月以上，每疗程照射剂量≤98 Gy 时，放射性脊髓病的发生风险很小[62,63]。Wright 报道 29 例接受调强再程放疗，其中 6 例脊髓累积受量 BED＞100 Gy，中位随访时间为再程放疗后 6.5 个月，均未发生放射性脊髓病[64]。Langendijk 对 34 例头颈肿瘤再程放疗，再次放疗间隔时间≥12 个月，脊髓累积受量 BED 为 120 Gy，中位随访时间为再程放疗后 32 个月，未发生脊髓病[65]。由于这些均为非前瞻性研究所得数据，且病例数不多，分析结果有局限性，临床只能用作参考，实施再程放疗时应最大限度地保护脊髓组织，以防严重并发症的发生。

根据放射性脊髓病的症状、放疗的病史、放射剂量及发病潜伏期可作出诊断，但需排除肿瘤进展或转移。CT 对诊断无帮助，MRI 检查可显示脊髓肿大及脊髓水肿的影像学变化，有助于鉴别诊断。

3）放射性脑及脊髓损伤的治疗和预后　皮质类固醇激素可减轻神经组织的水肿，但长期应用会出现感染、糖尿病、高血压、血栓、肌无力、骨质疏松等。急性期颅内压增高时可应用甘露醇改善症状。神经营养药、大剂量维生素及活血化瘀等药物有助于延缓病变发展。高压氧治疗可以提高组织血氧含量，促进损伤组织的愈合。但到目前为止，尚缺乏针对放射性脑及脊髓损伤的特异性治疗方法。

预后主要取决于损伤的程度，对放射性脑损伤患者随访 0.5～9 年，29% 的患者发展为衰弱状态，2% 的患者死于脑坏死，71% 的患者仍存活。从发现颞叶坏死开始，5 年存活率为 5%，62% 的患者仅显现轻度功能障碍[66]。颈放射性脊髓病预后更差，5 年生存率为 14%（平均 8.3 个月）[67]。

放射性脑及脊髓损伤关键在于预防。基于 CT 模拟定位的三维放疗计划可帮助精确有效地降低受不必要照射的脑及脊髓组织，可大大减少放疗相关并发症。

**（2）耳部放射损伤**

射线对听觉的损伤可以是间接的，也可以是直接的。如射线引起中耳和咽鼓管黏膜充血、肿胀，导致咽鼓管阻塞，从而间接引起传导性聋；射线直接损伤听觉器官的感觉神经结构，引起感音神经性聋。这些损伤的程度受许多因素的影响，如原有的鼻炎、鼻窦炎本身可引起分泌性中耳炎，年龄及高血压等全身性疾病、化疗是感音神经性聋的诱发因素。

在鼻咽癌的放疗中，两侧耳前野常为主野，射线对耳廓、外耳道、中耳、内耳组织的影响常常不可避免。在足量疗程的放疗中,中耳咽鼓管软骨段由于邻近鼻咽腔,接受 70 Gy 以上剂量的照射,中耳及内耳接受 40~62 Gy 剂量的照射,耳廓、外耳道和乳突视肿瘤体积的大小不同也可受到 40 Gy 或以上剂量的照射[68]。

咽鼓管阻塞是放射性中耳炎的主要原因。在鼻咽癌的放疗中,中耳咽鼓管软骨段处于射线高剂量区,尤其在咽旁间隙有肿瘤累及者,咽鼓管软骨段受到了更高剂量的照射,组织放射损伤不可避免。研究表明,咽鼓管阻塞可由肿瘤外部压迫所引起,也可由于肿瘤管内侵犯,导致软骨或腭帆张肌破坏所致。放疗及肿瘤破坏作用使咽鼓管组织形态结构和功能变化,中耳黏膜发生炎症反应,导致组织液增加,淋巴回流受阻;咽鼓管炎症、肿胀,肌肉纤维化从而引起咽鼓管通气功能障碍。

鼻咽癌放疗后分泌性中耳炎的发生率高达 26%~44%,咽鼓管受照剂量与分泌性中耳炎的发生密切相关。放疗中如将中耳鼓上室及咽鼓管骨性段(包括峡部)的剂量控制在 47 Gy 以下,可减少延迟性分泌性中耳炎的发生,当受照剂量超过 52 Gy 时,则发生率明显增加[69]。

动物实验表明[70],当射线剂量≥30 Gy 时,可导致中耳黏膜损伤。光镜下,HE 染色可见黏膜水肿,炎性细胞浸润,黏膜上皮脱落,纤毛缺失。电镜下观察发现中耳黏膜纤毛方向改变,并可发生纤毛倒伏、融合、缺失。以上病理改变均随照射剂量的增加而加重,在射线停止照射后 1 个月的中耳黏膜,其病理改变仍在加重(图 38-6~38-8)。

内耳结构包括耳蜗和前庭,由于临床上射线损伤导致听力问题更突出,较多的研究集中在对耳蜗的损伤改变。射线引起的耳蜗损伤的病理学改变在

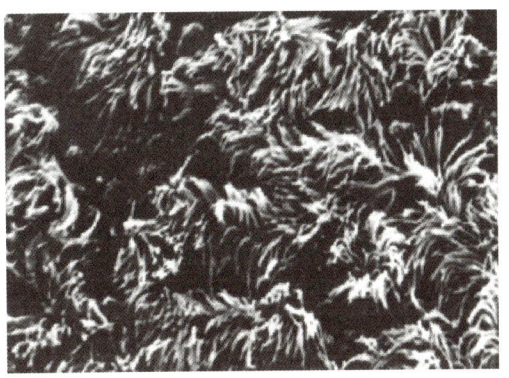

图 38-7 照射 30 Gy 后中耳黏膜纤毛方向改变,可见倒伏、融合、缺失

(扫描电镜,×2 000)

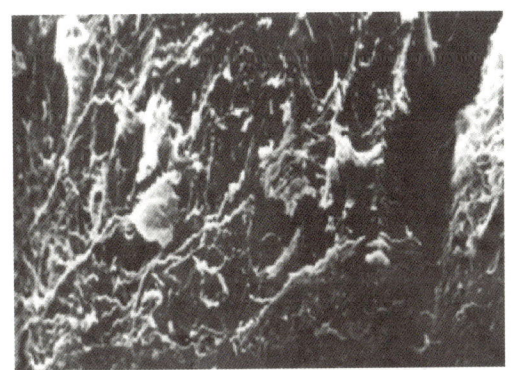

图 38-8 照射 30 Gy 1 个月后中耳黏膜纤毛大面积缺失,表面结构不清

(扫描电镜,×2 000)

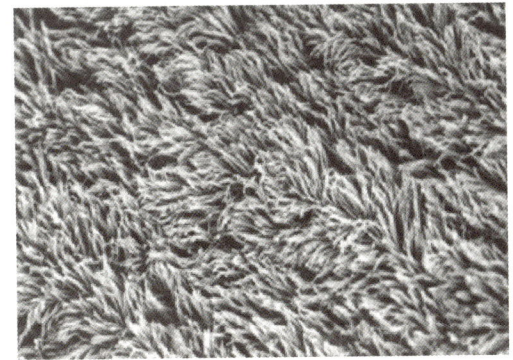

图 38-6 未照射的正常豚鼠中耳黏膜纤毛分布均匀,方向一致

(扫描电镜,×2 000)

动物实验中的发现包括急性血液渗出或出血,此种变化可为暂时性或可逆性。某些变化如血管狭窄或阻塞,因血供下降可导致内耳的晚期损伤。如 Corti's 器及毛细胞、螺旋神经节细胞的退行性变,血管萎缩,甚至整个耳蜗的破坏。电生理测试结果显示,射线可导致耳蜗中、高频区功能损害[71]。然而由于实验条件的差异,包括分割剂量、每次照射间隔时间、观察时间的不同,报道的结果相差较大,有些甚至认为内耳为射线耐受器官。临床研究更因为有年龄导致的老年性内耳退行改变、化疗对内耳的损害作用等因素,使临床报道的结果差异较大[72]。某些临床研究结果显示,DDP 化疗并未显示比单纯放疗更高的感音神经性聋的发生率[73]。近来的研究报道,20~30 Gy 即可导致 5% 患者发生持久性的放射性内耳损伤[74]。在鼻咽癌的放疗中,约有 50% 的患者放疗后发生感音神经性聋[75],明显的听力障碍出现在放疗后的数月或数年。

目前,对中耳和内耳放射损伤的评估尚缺乏细化及系统性的评估标准。在 RTOG 急性放射损伤的分级标准中,对耳部的描述非常笼统,将外耳、中耳、内耳混合描述。内耳为听觉末梢器官,由于临床研究受化疗药物、老年性耳聋等诸多因素的影响,尚未有感音神经性聋是属于急性放射损伤还是晚期放射损伤的明确结论。

临床上须借助听力学检查来区分是中耳损伤导致的传导性聋,还是内耳损伤导致的感音神经性聋。常用的听力检查方法有纯音听力计测验、声阻抗测听法、脑干诱发电位测听法[76-79]。

外耳的放射性皮肤反应大多数情况下能耐受,不会影响放疗的进行。如出现皮肤红肿、糜烂、渗出同时伴疼痛,经停照 1~2 天;同时静脉滴注抗生素及地塞米松 5~10 mg,持续 3~4 天;局部可应用 3% 过氧化氢溶液清洗脓性渗出,并点滴抗生素如 3% 林可霉素、0.5% 氯霉素液等,可很快治愈。

发生急性化脓性中耳炎时,患者可有耳部闷胀、疼痛、听力减退,此时应及时给予肌内注射或静脉滴注抗生素,必要时暂停放疗。如发生剧烈疼痛,为中耳腔脓性渗出压力增高所致。一旦鼓膜穿孔,脓流引出,疼痛立即减轻。此时应予 3% 过氧化氢溶液清洗脓液,并点滴抗生素滴耳液,每日 3 次,并全身应用抗生素。

因咽鼓管阻塞发生分泌性中耳炎时,患者主诉耳闷、耳胀、听力减退,疼痛可不明显,一般不影响放疗的继续进行,可予鼻腔点滴 1% 呋喃西林麻黄碱,以减轻咽鼓管口的黏膜肿胀。某些因鼻咽侧壁肿瘤,在放疗前就存在分泌性中耳炎的患者,随着放疗的进行肿瘤退缩,耳闷、耳胀症状反而可得到缓解。鼓膜放置通气管可有效缓解患者耳部闷胀等不适,并提高听力。然而,放疗后由于局部组织对射线的反应,易继发细菌感染,发生化脓性中耳炎[80]。放疗前鼓膜置管是否容易导致化脓性中耳炎,临床结果的报道差异很大[81]。放射性化脓性中耳炎的处理非常困难,相当病例对抗生素治疗不敏感。鼓膜置管虽能暂时提高听力,但其效果可能被长期耳流脓所抵消。

感音神经性聋可应用 B 族维生素、辅酶 A、营养药和丹参等治疗,对延缓病情发展有一定帮助。

**(3) 眼部放射性损伤**

眼眶在鼻咽癌的放疗中位于照射野的边缘部,视肿瘤体积的大小,眼及其附属器可受到一定体积和剂量的照射,其损伤与否和损伤程度依受照体积及照射剂量而定[82]。

眼睑受照数天即可发生眼睑红斑,受到较高剂量照射后有些患者晚期可进展为皮肤萎缩、瘢痕形成和毛细血管扩张等。皮肤瘢痕可引起眼睑外翻,致角膜暴露而继发角膜干燥,导致干燥性角膜炎。角膜和结膜的放射损伤可直接由射线引起,也可继发泪腺的放射损伤。临床发现当剂量在 50 Gy 以下时,极少发生放射性角膜损伤。也有报道角膜损伤与剂量无关,而与机体的敏感性相关。临床表现为结膜充血、眼部不适、畏光、疼痛。

晶状体对射线的敏感性较高,200~500 cGy 的剂量即可引起白内障的发生,临床表现为不同程度的视力受损。白内障一般开始于晶状体后极部后囊下皮质部,逐渐向前发展。

视网膜微血管阻塞是放射性视网膜病变的首要原因。临床表现为不同程度的视力下降,甚至失明。当照射剂量 < 50 Gy 时一般是安全的,当剂量 ≥50 Gy、受照面积大于视网膜面积的 60% 时,放射性视网膜病变的发生率为 62%,而受照面积 <60% 时发生率仅 13%。

放射性眼部损伤重在预防,放疗中应尽量避免和减少不必要的照射,同时应用铅挡和 MLC 等手段尽量保护正常组织。应避免全部角膜受照,以保护角膜缘的干细胞,有利损伤愈合。放疗中发生眼部疼痛、角膜缘充血等情况时应及早找眼科医师检查,早期发现损伤,早期干预,预防严重角膜损伤的发生。如发生角膜坏死、穿孔则需行角膜移植术。当白内障的发展导致影响视力时可行白内障摘除加人工晶状体安装术。激光治疗视网膜黄斑水肿有很好的近期疗效,可促进水肿的消退,改善视力。长期疗效有待观察。

**(4) 唾液腺放射性损伤**

鼻咽癌的照射野覆盖了大部分的涎腺组织,两侧耳前野为放疗的主野,两侧腮腺受照剂量常在 50 Gy 以上,放射性口干被列为鼻咽癌放疗并发症发病率之首[83]。

在鼻咽癌的常规放疗中,射线对腮腺的损伤初期主要表现为急性腮腺炎,后期则表现为慢性腮腺炎和腮腺组织纤维化。由于分泌功能严重受损,唾液量明显减少,患者出现口干、进干食困难、语言和味觉障碍。同时由于口腔自洁作用显著降低,唾液腺 pH 值下降及黏性增加,导致龋病发生率增加和发生口腔黏膜炎[84],严重影响鼻咽癌患者放疗后的生活质量。放疗结束后 2 年观察,不同的照射技术可导致不同的腮腺功能保存率[85]:由于常规分割和后程加速超分割的照射野相似,唾液分泌减少率分别为 81.7% 和 81%，无明显差别；而在采用适形调强放疗技术的患者，由于腮腺得到了较好保护，唾液分泌减少率为 69.7%，较以上两组明显减少。

唾液腺细胞，特别是腮腺浆液细胞的放射敏感性个体差异较大。分化好的腺细胞或多或少具有抗放射损伤能力，而处于有丝分裂期和增殖期或未成熟细胞对放射线敏感。三大唾液腺中以腮腺最为敏感，下颌下腺和舌下腺次之。少数患者在腮腺受到 2 Gy 照射后即发生腮腺肿胀，2～3 天后逐渐消肿。当照射剂量达 40 Gy 后，唾液分泌明显减少[86,87]。

放射性口干的治疗方法主要有以下几种：①人工唾液，唾液替代物包括黏蛋白、羧甲纤维素或其他与唾液相似的液流成分。但人工唾液应用并未使患者感觉比水或其他安慰剂更舒适[88]。②放疗后唾液刺激。匹罗卡品为拟胆碱能药物，其通过作用于蕈毒碱的受体而刺激唾液分泌。临床研究发现，每日 2.5～10 mg，每日 3 次，共应用 4 个月，有 1/3～2/3 的患者口干、口腔不适、说话困难、咀嚼、吞咽、龋病等症状得到不同程度的改善。而以 5 mg，每日 3 次为最佳剂量[89,90]。匹罗卡品的疗效取决于唾液腺的受照体积，如果全部唾液腺都受到射线的足量照射，则疗效甚微，甚至无效。应用匹罗卡品刺激疗法与人工唾液的效果比较，以口干、咽下困难和味觉障碍为比较项目，用药 3 个月后评价，匹罗卡品效果优于人工唾液，但仅咽下困难改善一项的差别有统计学意义[91]。然而，匹罗卡品用于患有高血压、肾脏和肺部疾病、心律失常、及过敏体质等患者时注意其副作用。停用匹罗卡品后其药效消失。③放疗中唾液腺的药物保护。由于匹罗卡品药效短暂的缺陷，临床将匹罗卡品在放疗的同时应用，其生物作用机制尚未阐明。腮腺受射线照射后组织释放水解蛋白酶颗粒导致浆液细胞损伤，匹罗卡品的催涎作用可能通过减少此种细胞间颗粒的释放而阻止放射损伤[92]。然而，RTOG 在 249 例病例的临床观察中发现，在匹罗卡品组及安慰剂组之间口干及其他症状的严重程度并无统计学意义的差别[93]。长期结果仍有待观察。氨磷汀（WR-2721）对放射性唾液损伤的保护作用已有较多研究。氨磷汀在唾液腺组织中集聚较高浓度，可有效预防唾液腺的放射损伤。由于其代谢的半衰期较短，通常每次照射前静脉给药。其最主要的不良反应是引起恶心、呕吐及低血压。对 301 例患者的临床研究发现，每次照射前给予 200 mg/m² 剂量的氨磷汀可有效保护唾液腺免受射线损伤。对照研究发现，1 年后观察，按 RTOG 口干分级，氨磷汀组≥2 级的患者明显比对照组少。氨磷汀对唾液腺放射损伤的预防作用经广泛的临床试验已得到了较普遍的肯定。然而，由于其在每次照射前静脉用药的方式及低血压和恶心等不良反应，使其临床推广应用受到一定的限制[94]。近年报道的皮下给药途径可避免氨磷汀的低血压，但需更多的临床观察[95]。④限制唾液腺受照剂量的物理学方法。减少唾液腺受高剂量射线照射的体积是防止唾液腺放射损伤的有效方法。如对单侧的，体积较小的肿瘤应尽量采用简单的放疗计划，以减少对另一侧唾液腺的照射。鼻咽癌为中线性疾病，需用双侧照射的方法，采用三维放疗计划可以达到保护部分唾液腺的作用。例如，逆向调强放疗的方法可使腮腺的平均射线受量控制在 26～39 Gy，可使 25% 以上放射前的唾液流量得到保存[96]。

采用物理学方法的唾液腺功能保护与刺激分泌的方法以及放疗中药物保护的方法的比较目前尚缺少随机研究。临床上初步观察已显示，在施行调强放疗的患者晚期口干较之常规放疗计划得到了显著的改善[22]。唾液腺尤其是颌下腺自体移植的方法在单侧病变而需实施双侧颈部照射的患者中试行得到了令人鼓舞的结果。放疗前将健侧颌下腺通过手术移位至颏下以避开照射野，可有效保护颌下腺的功能。但此种方法仅使部分唾液腺功能得到保护[97]。鼻咽癌患者的颌下并非安全区域，特别是有颈部淋巴结转移者，此种方法不宜用于鼻咽癌患者。

### （5）放射性组织纤维化

1）张口困难  由于鼻咽癌的常规放疗技术中两侧耳前野为主野，颞颌关节区处于照射野高剂量区，导致颞颌关节和咀嚼肌群放射性纤维化，放疗后部分病例发生张口困难。临床观察显示，放疗后半年、1 年、2 年、3 年和 3 年以上的张口困难发生率分别是 7.0%～14.9%、16.5%～50.8%、20.9%～72.2% 和 24.7%～66.4%，潜伏期为 4～6 个月。随着放疗后时间的延长，张口困难的发生率逐渐上升，2～3 年时趋于稳定[98,99]。张口困难的发生率随放疗剂量增加而增加，照射剂量 < 70 Gy 时为 11.2%，> 75 Gy 时为 35.3%。TPS 剂量分析显示，采用高能 X 线较 $^{60}$Co γ 线照射时颞颌关节和咀嚼肌群的受照剂量率较低。由于舌骨上肌群参与张口运动，其纤维化程度也与张口困难密切相关。

临床上张口困难的程度以测量门齿距数据为依据，参照 SOMA 标准：Ⅰ级，张口受限，门齿距 2.0～3.0 cm；Ⅱ级，进干食困难，门齿距 1.1～2.0 cm；Ⅲ级，进软食困难，门齿距 0.5～1.0 cm；Ⅳ级，门齿距 < 0.5 cm。放疗后坚持每天张口锻炼的患者，张

口困难发生率低于未坚持张口锻炼者,年轻患者较年长患者发生率较低,可能与放射损伤修复能力相关。调强放疗技术的开展,将可明显降低颞颌关节和咀嚼肌群的受照剂量,从而大大降低放疗后张口困难的发生率。

2)颈部软组织纤维化 几乎所有的鼻咽癌患者在原发灶放疗的同时需要进行颈部放疗。放疗后颈部软组织纤维化是皮下软组织的后期放射损伤,多在放疗结束后半年开始;放疗后约1年,颈部的外形发生变化;同时由于颈部肌肉的功能进行性受损,临床表现为不同程度的转颈困难、吞咽梗阻,严重影响患者放疗后的生活质量。放疗总剂量是影响颈部软组织纤维化的重要因素,照射体积增加可加剧颈部软组织纤维化。临床研究发现,施行颈部预防剂量照射者,严重颈部软组织纤维化的发生率较低,而在根治剂量照射的患者中,发生率则明显增加。目前临床上尚缺乏有效的预防颈部软组织纤维化的方法,施行放疗时需根据病灶情况施于恰当的放射剂量,以避免过高剂量及过大照射容积加剧纤维化的发展。

(6) 放射性骨坏死

放射性骨坏死是鼻咽癌放疗后最严重的并发症之一。病变可分为局限性和广泛性。放射、创伤和感染是放射性骨坏死发病的要素。鼻咽癌放疗后造成颅骨局部组织低供血、低供氧和微循环障碍,导致局部坏死,引起死骨形成和软组织坏死、脱落及骨骼裸露[100]。

放射性颅底骨坏死的发生与个体耐受性、照射方式与剂量等因素相关。下颌骨60 Gy以下者不发生骨坏死,60~70 Gy发生率为1.8%,70 Gy以上的发生率为9%[101]。后装治疗是导致鼻咽颅底骨坏死的主要因素之一,应用后装治疗后腭穿孔和蝶窦穿孔或鼻咽坏死的发生率为9.77%[102],这与局部剂量过高有关。

单程放疗者骨坏死的潜伏期为3~15年。颅底骨坏死临床表现为鼻咽恶臭,鼻咽反复出血或剧烈头痛。颌骨坏死可表现为局部胀痛不适,继发细菌感染则局部可发生红肿,检查可见鼻咽部大量痂皮或坏死分泌物,或伴有肉芽组织,清理后可见裸露的死骨。再次放疗者更易发生骨坏死。CT检查可见广泛或局限的骨破坏,以蝶骨最常见,颌骨、颞骨次之。如行薄层CT检查,有可能较早发现骨坏死。

手术切除死骨并行局部清理以利术腔正常上皮修复是主要的治疗方法。但是,如大面积骨坏死,尤其是当病变邻近海绵窦、颅底动脉则手术风险极大,对此类病例可行保守治疗,包括局部生理盐水冲洗及高压氧治疗等,可取得一定的改善。

颅骨放射性坏死在范围大时,预后较差,患者可死于局部大出血,或因同时伴随的脑神经放射性损伤导致的吞咽困难等,引起营养障碍而衰竭死亡。

(7) 放疗对脑神经功能的影响

鼻咽癌患者中脑神经功能障碍共有两种情况:一种为肿瘤发展侵犯脑神经;另一种为放疗后射线对脑神经造成损伤,导致脑神经功能障碍,表现为晚期放射损伤。

鼻咽癌初诊时有13%~25%的患者伴有脑神经侵犯[103-105],以三叉神经和展神经最多见。鼻咽癌组织对脑神经的损伤方式最初为压迫性,导致神经组织水肿,轴索传导受损;病变进一步发展,肿瘤组织可浸润破坏神经组织,神经出现变性或坏死,导致不可逆性损伤。由于放疗是脑神经功能恢复的不良因素,已有一定程度受损变性的脑神经再经放疗,其功能恢复的可能性就比其他原因所致脑神经功能受损的更小。放疗后脑神经功能恢复与否与治疗前脑神经损伤症状期的长短有关,病期在2个月内者治疗后神经功能恢复的可能性较大,即鼻咽癌对脑神经损伤的时间越长、程度越重,则放疗后神经功能恢复的可能性也越小。由于肿瘤侵犯导致的功能障碍中,放疗后神经功能完全恢复者50.9%,部分恢复者17.6%,无恢复者31.3%,总有效率为68.6%(包括全部恢复与部分恢复)[106]。放疗后3周内神经功能即有恢复者,其脑神经完全恢复率为90.2%;>3周者,完全恢复的概率下降。

放疗对脑神经的损伤以后组脑神经多见[102-104]。可发生于放疗后任何时间,而以3~7年多见。其中5年累积发生率为11%,10年累积发生率为23%[105,106],说明随着生存时间的延长,放射性脑神经损伤的发生率逐年增加。后组脑神经损伤中,以舌下神经损伤的发生率最高(68.6%),迷走神经次之。

多因素分析显示放射致前组脑神经的损伤主要与放疗前脑神经损伤、照射总剂量有关,在后组脑神经的损伤主要与N分期、设野有关。

(8) 放射性黏膜炎

80%以上的患者在放疗中发生严重的黏膜炎,咽部放射性黏膜炎是头颈部肿瘤放疗中引起放疗中断的最主要原因。由于口腔黏膜炎导致放疗中断或总疗程延长,故其严重程度往往与负性治疗结果相关联。

临床上,口腔黏膜炎首先表现为充血,然后出现纤维蛋白性渗出。如果在短期内给予高剂量放射，则黏膜溃疡会提早发生，溃疡面覆盖一层厚的纤维蛋白膜。由于疼痛，严重影响生活质量，包括进食吞咽障碍和交谈困难，严重者甚至需施行鼻饲饮食及住院治疗。

临床观察发现，在头颈部肿瘤中，以鼻咽癌的放疗引起口腔黏膜炎最严重。口腔黏膜炎发生及严重程度的相关因素包括放射总剂量、剂量分割方式、每次分割剂量、化疗因素等，然而患者本身的某些因素如年龄、性别、身体状况、饮酒、吸烟、牙病、肿瘤分期、白细胞计数低、唾液量、口腔菌群状态等也与黏膜炎的发生相关；黏膜炎的持续时间也与放疗总剂量、剂量分割方式、总治疗时间及照射体积相关[107]。

当累积剂量＞5 000 cGy 时，尤其是接受同期放化疗者，发生严重黏膜炎的概率增加。RTOG 9003 报道，常规分割放疗时，在放疗开始90 天内25% 的患者发生Ⅲ～Ⅳ级的黏膜反应，而在超分割放疗发生率为41.8%，在分段加速分割放疗为40.9%，在加量、加速超分割放疗为45.9%[108]。

黏膜炎的评估通常依据美国癌症研究所共同毒性标准（National Cancer Institute — common toxicity criteria，NCI-CTC）或欧洲癌症放疗组或癌症研究与治疗组织（RTOG/EORTC）的分级标准。

放疗导致的急性口咽黏膜炎是由于射线导致的上皮细胞死亡的一系列生物事件的结果，发生黏膜炎的阈值在标准分割放疗的条件下约为20 Gy。基底角化细胞的周期时间约4 天，上皮为3～4 层细胞厚度，临床上的变化约在放疗开始12 天后出现。并非所有基底层的细胞均是放射敏感的，干细胞是受照组织命运的决定因素。存活的角化细胞对射线损害的反应是加速分裂。黏膜的修复将在放疗结束后3～4 周内完成。

口腔黏膜的晚期放射损伤常发生在放疗结束半年以后[109]。组织形态学的变化主要表现为黏膜组织毛细血管减少及组织纤维化，然而黏膜下深层的结缔组织却可见血管数量增加伴血管腔扩张，可能是对黏膜层血供减少的代偿性反应。在以往的教科书中，对什么是口腔黏膜的晚期反应并无详细描述与界定。口腔黏膜的晚期放射反应与放疗中黏附分子介导的炎症细胞的局部骤集有关，早期及放疗过程中的炎症细胞聚集的阻断将有可能减轻黏膜的早期或晚期放射反应。

目前，临床针对黏膜炎的处理方法包括细胞保护剂的应用、减轻疼痛、促进愈合和预防感染性并发症等。细胞保护剂如自由基清除剂，包括氨磷汀（阿米福汀）、谷氨酰胺、N-乙酰半胱氨酸、维生素E 的应用等。生物反应修饰药用于降低上皮细胞对肿瘤毒性治疗的敏感性，或刺激损伤组织的修复，包括细胞因子如IL-1、IL-2、TGF-β3、角化细胞生长因子，粒细胞-巨噬细胞集落刺激因子（GM-CSF）和粒细胞集落刺激因子（G-CSF）。对于白细胞减少的患者抗微生物治疗是必要的。氯己定葡萄糖酸盐和硫糖铝（sucralfate）的局部应用，效果仍有争议。氯己定是一个广谱抗菌药，某些临床观察发现其局部应用可持续12 h 有效。硫糖铝是细胞保护剂，其局部应用时仅3%～5% 会被身体所吸收，其黏附于黏膜溃疡面，充当黏膜屏障的作用，并有一定的抗菌活性，可促进黏膜愈合。然而，近年加拿大临床试验中心（National Cancer Institute of Canada Clinical Trial Group，NCICCTG）及EORTC QLQ-C30 的多中心、双盲、随机的临床试验却显示，由杆菌肽6 mg、克霉唑10 mg 和庆大霉素4 mg 组成的锭剂预防放射性口腔黏膜炎无效[110]。

保持口腔卫生可减轻黏膜炎的发生。放疗技术的改进如IMRT 技术的应用是否可更好地保护口腔黏膜，值得进一步研究。

嘱患者进软食，避免黏膜损伤；避免刺激因素如烟、酒、辛辣等，放疗期间避免用义齿，以免在反复安装过程中加剧黏膜的损伤。

### (9) 放射性皮肤损伤

颈部放射性皮肤损伤在鼻咽癌的放疗过程中非常多见，临床表现为不同程度的放射性皮炎，给患者带来痛苦，并有可能影响放疗的连续性，从而降低局部控制率和生存率。根据RTOG 急性放射性皮肤损伤分级标准，Ⅰ级为皮肤滤泡样暗红色斑、脱发、干性脱皮、出汗减少；Ⅱ级表现为皮肤触痛性、鲜红色斑、异状湿性脱皮、中度水肿；Ⅲ级表现为皮肤皱褶以外部位的融合性湿性脱皮或凹陷性水肿。研究表明皮肤照射5 Gy 就可形成红斑，20～40 Gy 可形成上皮剥脱及溃疡，严重者甚至可出现经久不愈的溃疡。颈部皮肤受照后较易发生损伤的部位为皮肤皱褶处、衣领接触摩擦的部位，如因皮肤瘙痒手抓后更易发生。

比亚芬（三乙醇乳膏）是由法国梅迪克斯制药厂研发生产的皮肤放射性损伤防护乳膏，每次照射后涂抹于受照皮肤，通过水合作用预防和减轻皮肤的干燥，同时舒张局部血管、加速血流，改善照射后局部的血液循环障碍，减轻水肿，促进损伤组织愈合[111]。

放疗中应嘱患者尽量暴露受照区域皮肤，穿柔软棉质低领内衣,避免局部摩擦,不洗过热的热水澡,不用刺激性强的洗涤用品,可避免严重的皮肤损伤。

施行调强放疗技术时,勾画颈部 GTV 或 CTV 的曲线需距表皮至少 3 mm 以上,可有效防止皮肤剂量过高导致的皮肤放射性损伤。临床应用初步结果显示,如方法得当,调强放疗极少引起严重的皮肤放射性损伤。

## 38.10.9 放疗注意事项

### (1) 放疗前准备

1) 诊断要明确　在没有特殊的情况下,一定要从鼻咽部原发灶取得组织,进行病理诊断,以免误诊。因为从颈部淋巴结获得的癌症诊断,原发灶不一定来自鼻咽部,虽然鼻咽部原发灶占了很大的比例。

2) 要明确肿瘤侵犯的范围　这对治疗计划的设计很有帮助。同时要检查有无肝、骨、肺等部位的转移,若已有远处转移,则不适宜做根治性放疗,而以姑息性治疗为主。

3) 实验室检查　包括血常规、肝肾功能等。有活动性肝炎则不宜放疗,一是放疗可加重病情;另外,肝炎有传染性,患者都是使用同一个治疗床,可以相互传染,对大家都不利。血清 VCA-IgA 检测主要是协助诊断。若有颈部淋巴结转移,鼻咽部病灶不明显,且 VCA-IgA 阳性,则要在鼻咽部寻找原发灶。

4) 口腔的准备　放疗后唾液分泌减少,口腔清洁作用减弱,极易发生龋齿及感染,容易造成骨髓炎,且较难愈合。故在放疗前需要检查牙齿,是否有残根及龋齿,有残根应拔除,龋齿能修补的则修补,不能修补的应尽量拔除。

5) 活动性结核病、糖尿病、肝炎应先积极治疗　放疗总的疗程需要 2 个月,在治疗过程中,患者的抵抗力下降,进食较少,加上放疗的反应,会使结核病、糖尿病加重。故在治疗前,应尽力控制,使病情稳定。另外,值得一提的是鼻咽癌患者有时亦伴有结核,这就需要抗结核和抗肿瘤的治疗同时进行。

6) 早期妊娠应终止　鼻咽癌合并妊娠,妊娠后新陈代谢加快,可以加速鼻咽癌的发展,增加患者的负担;同时,合并妊娠的患者对放疗的耐受性降低,对普通患者所用的照射剂量,可能不会造成严重的放射后遗症如截瘫、放射性脑损伤,而对合并妊娠者,则危险性大大提高,故应尽量终止妊娠。

### (2) 放疗中处理

1) 应每周检查一次　观察放疗的反应,包括口腔黏膜、皮肤反应,肿瘤的消退情况以及缩小的程度。若发现肿瘤退缩不明显,则要考虑诊断是否准确,治疗计划是否正确。

2) 应注意口腔卫生　放疗过程中,每天坚持饭后漱口,可用的漱口药水如复方硼酸溶液、复方氯己定(口泰)等,可以清洁口腔,减少口腔的感染,并减少继发细菌或真菌感染的机会,同时也尽量用含氟的牙膏刷牙。

3) 放射野皮肤的保护　原发病灶采用高能射线照射,皮肤放射反应较少,仅有色素沉着红斑等。而颈部淋巴结转移则采用高能射线与常规 X 线或电子线的混合照射,皮肤表面受照剂量高,很容易发生皮肤反应,包括红斑、色素沉着、干性脱皮和湿性脱皮反应等。在放疗过程中应注意保护皮肤,尽量减少皮肤的放射反应,使治疗顺利完成也十分重要。在治疗疗程中,尽量穿软质衣服,特别是衣领要软,夏天可以尽量敞开,冬天则可以戴较软的围巾,以减少摩擦。另外,皮肤有时较痒,但是绝不能用手去抓,以免抓破和感染。同时也要勤剪指甲,以免睡觉时无意识抓破皮肤。受照区皮肤不能用肥皂去搓洗,可以用清水轻轻的冲洗,避免强烈阳光直射。照射中,可能会有皮肤的疼痛,皮肤破溃后则疼痛更剧烈,可以用一些止痛药。

可以给予高品质的营养,补充维生素和支持疗法,并给予减轻放疗反应的药物如抗生素、地塞米松等。

4) 放疗期间加强营养　放射治疗过程中,患者因为口腔黏膜反应及全身放疗反应,食欲下降,同时由于咽部疼痛进食较差,故应鼓励患者多进食,不想吃也得吃,要像吃药一样,多加强营养,保证顺利地完成放疗的疗程。进食一些营养丰富容易消化的食物,富含汤汁,如鱼汤、肉汤。但对刺激性的食物如辣椒、油炸食物要尽量不吃。因为这些食物刺激性太大,可以加重放疗的口腔黏膜反应。同时要禁烟酒,这些东西也会加重放射反应。

5) 鼻咽部冲洗　由于口咽、鼻咽及鼻腔黏膜均有一定的放射反应,从而导致分泌物增加,不易排出,出现鼻塞、鼻涕多、痰多等。除了用抗生素及滴鼻剂以外,还要坚持鼻咽部冲洗。因为鼻咽部分泌物多,容易引起感染、坏死,影响放射敏感性。

鼻咽部冲洗所采用的溶液为温开水或淡盐水,每天可以冲洗 1~2 次。冲洗的方法为:患者取坐位,将冲洗瓶挂在略高于头的位置以保证一定的压力,或直接用可以挤压的塑料瓶,患者的头略低,一手将水从鼻腔挤入,另一手轻捏另外一侧鼻腔,让水从口腔内流出,可以冲出鼻咽腔内的分泌物。有鼻咽部及鼻腔出血时不能冲洗。

**(3) 放疗后的随访和复查**

肿瘤患者经过放疗以后,并不意味着治疗的结束,还需要定期随访和检查,以了解肿瘤治疗的疗效、治疗的不良反应以及肿瘤是否有发展等。

1) 放疗后的第 1 年  应每 2~3 个月到医院随访检查,主要检查鼻咽部及颈部肿瘤是否完全控制,放射反应是否已经完全消退。在放疗后 2~3 个月做 CT 或 MRI 检查,可以客观地反映鼻咽部及颈部肿瘤是否消退,若还没有消退。可以采取进一步的处理办法,如颈部淋巴结残留可以行颈淋巴结清除术等。

2) 观察放射反应及放射后遗症情况  注意放射野内的皮肤反应,包括水肿、纤维化、萎缩等;放射性中耳炎、放射性脑脊髓损伤、龋病、鼻甲粘连、张口困难等并发症的情况,并给予及时处理。

3) 随访过程中要特别注意远处转移的情况  放疗后 1 年内要特别注意肝和骨的转移。对肝转移主要行 B 超或 MRI 检查。若骨骼有疼痛、酸胀等,要注意骨转移的发生,可以做骨骼放射性核素扫描(ECT)和骨骼 X 线摄片检查。骨骼放射性核素扫描的敏感性较高,要比骨骼 X 线摄片检查发现早 3~6 个月,但其特异性较低,假阳性率较高。诊断骨转移,要结合临床检查、放射性核素扫描和 X 线摄片。当然,CT 和 MRI 亦可以应用。放疗 2 年以后则要注意肺转移的发生。部分患者可以发生腹膜后和腹股沟淋巴结转移,但比例很低。鼻咽癌患者转移最多的部位为骨,尤其是脊椎骨和骨盆最为多见;其次为肝转移、肺转移。而肺转移的预后相对要好一些,骨转移其次,肝转移最差。B 超检查应每半年至 1 年做 1 次,胸片则要求每年 1 次,骨扫描则视情况而定。

4) 放疗后要注意体力的恢复  在半年以内尽量不要上班,半年以后视情况做一些轻工作。平时注意不要感冒,感冒可以加重放射反应。

## 38.11 化疗

放疗是治疗鼻咽癌的基本方法,鼻咽癌多属非角化性癌或未分化癌,分化差,容易发生淋巴结和血道转移。在 N2、N3 患者中,远处转移率可达 30%~50%。鼻咽癌治疗失败原因中,远处转移的致死率在所有死亡患者中要占 50%,其次为鼻咽部和颈部复发。故如何降低远处转移、提高局部控制率及生存质量是今后研究的方向。

鼻咽癌的化疗已有近 30 年历史,国外大部分文献是作为头颈部癌治疗的一部分进行讨论。但鼻咽癌的生物学特征、治疗手段以及发病转归的规律与其他头颈部肿瘤很不相同,直到 20 世纪 80 年代,单纯对鼻咽癌联合化疗的报道才得到关注。

大多数单药化疗对鼻咽低分化鳞癌或未分化癌均有一定的疗效。在 70 年代,曾用单药治疗鼻咽癌,常用的药物有氮芥、环磷酰胺、塞替派、平阳霉素(BLM)、顺铂(DDP)、羟基脲等,单药的有效率在 15%~20%。80 年代中期开始使用联合化疗,以 DDP+5-Fu 为主要联合方案,有效率达 80% 左右。目前,仍以 DDP 为主要的化疗方案占据重要的地位。法国最新的 Meta 分析[112]显示,放化疗联合治疗局部晚期鼻咽癌可将 5 年生存率提高 6%,而以同期放化疗疗效最佳。

在放疗与化疗的综合应用中,又分为放疗前的诱导化疗(新辅助化疗)、同期放化疗和放疗后的辅助化疗。

### 38.11.1 诱导化疗

诱导化疗又称新辅助化疗,就是在放疗前先用化疗,主要适用于病情比较晚期,如头痛剧烈,或鼻咽部肿块很大,或颈部淋巴结肿大在 4 cm 以上,或颈部淋巴结位置很低的患者。

诱导化疗的优点主要有以下几点:①由于没有经过放疗,肿瘤血液供应良好,有利于化疗药物到达鼻咽原发灶及颈部转移淋巴结,从而发挥最好的作用。②患者没有经过放疗,营养状态良好,对化疗的耐受性较好,敏感性较高。③诱导化疗可以在短时间内缩小肿瘤,并减轻由于肿瘤引起的各种临床症状,使患者能觉得肿瘤缩小,头痛或鼻塞等减轻,复视好转,增强患者战胜疾病的信心。④诱导化疗所致的肿瘤缩小,使肿瘤细胞的数量减少,血供增加,乏氧细胞减少,从而增加放疗的敏感性。⑤诱导化疗是一种全身性的治疗,可能有效地杀灭远处器官的微小转移灶。而诱导化疗的不利之处就是造成放疗的延迟,因鼻咽癌的主要治疗方法为放疗。另外,化疗有一定的毒性及不良反应,可以造成患者营养状况的下降及治疗费用的增加。

诱导化疗的疗程一般不宜超过 3 个疗程,在患者身体状况可以耐受的前提下,化疗后放疗的时间亦应尽量提前,以免化疗造成肿瘤细胞加速再增殖,出现肿瘤的增大;同时应尽量避免单药治疗,应该联合用药。目前,常用的化疗方案为 DDP + 5-Fu 以及 TPF(多西他赛 + DDP + 5-Fu),两个疗程的间隔缩短为 3 周。在化疗反应消退后立即开始放疗,一般为 3~5 天。

应用有效的诱导化疗,可以使鼻咽部肿瘤坏死、脱落,溃疡愈合,颈部淋巴结迅速缩小甚至消失,肿瘤所引起的临床症状迅速缓解,包括如鼻涕中带血或回缩性血涕减少,鼻塞改善,耳鸣减轻和听力恢复,头痛减轻或消失、甚至脑神经功能损害的恢复如复视的消失、颅底骨质破坏后骨质的修复等,这些有利于患者改善全身状况,增强战胜疾病的信心,对随后的放疗是十分有益的。对于因口腔卫生不良、如拔除龋齿或牙的残根后需要较长时间恢复再做放疗的患者,及时的诱导化疗是适宜的。

Anderson 肿瘤中心的 Garden[113] 进行前瞻性研究鼻咽癌诱导化疗与放疗的疗效。共治疗鼻咽癌 122 例,所用的方案为 DDP + 5-Fu,共用 2~3 个疗程,然后给予常规放疗。5 年远处转移率在诱导化疗 + 放疗组和常规放疗组分别为 19% 和 34%,5 年无瘤生存率分别为 64% 和 42%,5 年总生存率分别为 69% 和 48%。

应红梅等[114] 对局部晚期鼻咽癌采用诱导化疗,DDP 25 mg/m²(第 1~3 天),5-Fu 700 mg/m²(第 1~3 天),每 21 天重复,持续使用 2~3 个疗程;然后放疗,放疗后用辅助化疗 2~3 个疗程。与常规放疗比较,5 年生存率在综合治疗组与常规治疗组分别为 72.3% 和 58.4%,5 年无瘤生存率分别为 59.9% 和 47.7%,5 年鼻咽局部控制率分别为 89.5% 和 81.4%,5 年颈部局部控制率分别为 88.3% 和 75.2%,5 年无远处转移生存率分别为 76.3% 和 60.3%。

国际鼻咽癌研究组[115] 对 339 例鼻咽癌进行随机研究,先给予诱导化疗 3 个疗程,所用药物为博来霉素、表柔比星、DDP,然后给予常规放疗 65~70 Gy。与单纯常规放疗相比较,综合治疗组较单纯放疗组显著提高了生存率(分别为 67.3% 与 45.3%),并且降低了局部复发率(分别为 32% 与 54.7%)。但治疗的不良反应大,与治疗有关的死亡率分别为 8% 和 1%。

中山医科大学附属肿瘤医院[116] 用诱导化疗治疗鼻咽癌 579 例,化疗方案为 DDP + 5-Fu + BLM,每个患者完成 2 个疗程,化疗结束后 14~21 天开始放疗。结果显示鼻咽部肿瘤的完全消退率为 8.33%,消退 > 50% 以上者为 89.85%;颈部淋巴结的完全消退率为 16.42%,消退 > 50% 以上者为 87.8%。但化疗组与单纯放疗组的生存率、局部控制率、无远处转移生存率均无显著差异。但对 T3、T4 患者的无局部复发生存率提高了 6%~10%。本组化疗方案的不良反应患者均可以耐受,随后的放疗也按计划完成。

Teo[117] 于 1999 年报道了一批鼻咽癌患者的治疗结果。209 例颈部淋巴结 > 4 cm 的鼻咽癌,诱导化疗 DDP 100 mg/m²(第 1 天),5-Fu 1 000 mg/m²(第 1~3 天),持续 2 个疗程,间隔 3 周。然后放疗,总剂量 62.5 Gy/6 周。再用 4 个疗程辅助化疗,方案同前。同期单纯放疗的患者 409 例,化疗组患者的颈部淋巴结明显大于单纯放疗组。治疗结果显示,放疗 + 化疗组与单纯放疗组的局部控制率(5.5 年)分别为 83.4% 和 77.4%,局部复发率分别为 13.9% 和 22.5%;对 T3 患者尤为明显,局部控制率分别为 78% 和 59%。

### 38.11.2 同期放化疗

同期放化疗是指再鼻咽癌放疗的同时使用化疗,使用同期放化疗的依据为:①化疗药物使用后,可以使肿瘤细胞的增殖周期发生改变,转入对放疗更敏感的时期,从而增加放疗的敏感性;②化疗药物可以干扰放疗所致的肿瘤细胞损伤 DNA 的修复,从而增加放疗的肿瘤杀灭作用;③化疗药物有直接杀灭肿瘤细胞的作用。

同期放化疗的优点:放疗和化疗同时使用,不会延误放疗的进行,亦不延长放疗的疗程。不利之处为化疗与放疗均有一定的毒副作用,并且由于化疗药物的非特异性增敏效应,可以发生较严重的黏膜炎,以及全身状况也有较明显的减退,可能会造成少数患者不能耐受而中断放疗,影响肿瘤的疗效。

与放疗同时使用的药物有单药如 DDP、环磷酰胺(CTX)、甲氨蝶呤(MTX)、BLM、紫杉醇等,或者联合使用如 DDP + 5-Fu,或加用多柔比星等。

与放疗同时使用的方法有每天使用、每周使用 1 次,或像正常化疗疗程一样,每 3~4 周使用 1 个疗程。亦有根据肿瘤细胞加速再增殖的机制,在放疗开始的 4 周后加用化疗,以抵消肿瘤细胞的加速再增殖。

由于同期放化疗可以增加患者的急性放射反应,故如何提高患者的耐受力、改善患者的一般状况也很重要。可以给予患者一般营养药,以及减轻放化疗毒性的药物,使患者能顺利地完成治疗,以提高疗效。

近年来大部分研究结果表明,在包括鼻咽癌的头颈部肿瘤治疗中使用含铂类的同期放化疗方案,已取得较好疗效。香港 Chan[118,119] 和台湾[120]的Ⅲ期临床研究发现同期放化疗可显著提高局部晚期者的局部控制率、无进展生存率及总生存率,并可明显推迟出现远处转移的时间。在香港 Chan 等的研究中,放化疗组 5 年生存率提高 12%(70.3% 对 58.6%, $P=0.048$)。在 T3～4 期患者中这一差异更为显著($P=0.014$),无进展生存率亦明显提高。故推荐在高发区使用 DDP 同期放化疗作为局部晚期鼻咽癌的标准治疗方案。台湾阳明大学的结果[120]显示,5 年无进展生存率、无局部复发生存率及总生存率放化疗组均显著提高(71.6% 对 53.0%,89.3% 对 72.6%,72.3% 对 54.2%),并认为同期放化疗在提高生存率方面的优势确切,可考虑在其基础上加用诱导或辅助化疗,以进一步减少远处转移。中山大学肿瘤防治中心张力、赵充等[121]进行的Ⅲ期临床试验亦显示,同期放化疗可显著提高局部区域晚期患者的 2 年总生存率、无复发生存率和无远处转移生存率(100% 对 77%, $P=0.01$;96% 对 83%, $P=0.02$;92% 对 80%, $P=0.02$)。尽管最佳化疗方案和用药方式尚未确定,同期放化疗在提高局部晚期鼻咽癌局部控制率、无进展生存率、无转移生存率等方面显示了其增益作用。然而,其急性毒性反应亦不容忽视,尤其是在已进行诱导化疗后的患者,其黏膜炎、消化道反应及血液学毒性尤为严重。同时,在如何选择最为有效的化疗药物、与放疗相匹配的化疗疗程、两者结合的时机等方面,都需进一步探索。

Al-Sarraf[122]等于 1998 年对Ⅲ～Ⅳ期的鼻咽癌进行随机对照临床研究。常规放疗组为每次 1.8～2.0 Gy,70 Gy/35～37 次/7 周。放疗 + 化疗组,化疗在第 1、22、43 天,DDP 100 mg/m²,放疗剂量同常规放疗组;放疗结束后 4 周,开始用化疗 DDP 80 mg/m²(第 71、99、127 天),5-Fu 1 000 mg/m²(第 71～74、99～102、127～130 天)。放化疗组 5 年总生存率、无进展生存率均显著提高(67% 对 37%,58% 对 29%),5 年复发率和 5 年远处转移率均显著降低(10% 对 33%,13% 对 55%)。但Ⅲ和Ⅳ级急性反应明显增加(55% 对 41%,21% 对 9%)。这一研究使"3 程 DDP 同期放化疗 + 3 程 PF 辅助化疗"方案成为北美地区治疗局部晚期鼻咽癌的标准方案。然而,此研究中单纯放疗组疗效较差,30% 为预后较好的 WHO Ⅰ 型。参加该研究的各中心所采用的放疗技术并不一致,化疗组中仅分别有 63% 和 55% 患者完成了 3 个周期的同期化疗和 3 个周期的辅助化疗,这些都可能会导致研究结果的偏移,其是否可以外延至高发区仍需探讨。为此,香港 Lee 等[123]对 348 例Ⅲ/Ⅳ期患者采用同一方案,放化疗组 3 年局部控制率显著提高(93% 对 82%),3 年 PFS 亦提高了 8%。新加坡 Wee 等[124]采用了与其相近的化疗方案和序贯方式治疗 221 例Ⅲ/Ⅳ期患者,放化疗组 2 年生存率提高 8%,无瘤生存率亦有提高的趋势($P=0.1$)。然而,尽管这两项研究目前都取得了较好的治疗增益,但放化疗组均发生了更为严重的Ⅲ～Ⅳ级黏膜反应(75% 和 63%),仍需长期随访,以进一步评价其长期生存率以及放化疗的晚期毒性。

## 38.11.3 辅助化疗

辅助化疗是在鼻咽癌放疗结束后进行化疗。使用辅助化疗的优点为:①是在放疗结束后进行,不影响放疗的进行;②杀灭放射后局部区域残留的微小病灶,以及全身亚临床转移灶,以提高疗效;③有可能推迟鼻咽癌远处转移发生的时间,或减少远处转移的发生。它的缺点为:由于辅助化疗是在放疗后进行,故患者经过放疗后一般情况有所下降;经过放疗后颈部的血供较差,故患者的耐受性较差,对鼻咽原发灶的敏感性可能会下降;经过放疗后,患者头颈部水肿、营养状况较差及免疫功能较低,可能无法完成辅助化疗的所有疗程,特别是已经用过诱导化疗的患者,这一情况更为突出。可以表现为化疗的不良反应更大,如白细胞下降、胃肠道反应更剧烈等。

辅助化疗的用药方案基本同诱导化疗,应采用联合化疗,并且最好有几个方案交替使用,以 4～6 个疗程为佳。同时,辅助化疗的开始时间一般应等患者发生的反应基本消退、营养状况恢复后进行,大多在放疗结束后 1 个月左右进行。

## 38.11.4 姑息性化疗

对于已发生远处转移或接受再次放疗或手术的患者,单纯化疗难以治愈,但对于放疗后发生远处转移的患者,联合化疗可以取得较高的肿瘤消退率,减轻患者的痛苦,延长患者生命,提高生存质量。

所用的化疗方案有 DDP + 5-Fu、DDP + 5-Fu + CF、DDP + BLM + 多柔比星等。最近国外亦有用紫杉醇、多西他赛、吉西他滨等治疗鼻咽癌的研究,但价格较高。

对下列患者,可以行鼻咽癌的姑息性化疗:①对鼻咽癌远处转移包括骨转移、肺转移等,化疗作为补充治疗;②对鼻咽癌放疗后鼻咽或颈部淋巴结复发或纵隔转移不能手术、放疗的患者,有效的化疗可以减轻患者的痛苦,延长生命;③放疗前已发生远处转移的患者,化疗可作为姑息治疗。

### 38.11.5 化疗的不良反应

几乎所有的化疗药物在杀灭肿瘤细胞的同时,也都不同程度地对正常组织或器官产生毒性反应,包括骨髓抑制、胃肠道反应、脱发、静脉炎、黏膜炎、肾功能损害、心脏毒性等。

1)胃肠道反应 恶心、呕吐常见于大剂量铂类或多柔比星联合化疗方案,是造成鼻咽癌患者化疗顺应性差的原因之一,宜采取一些预防措施,如用大剂量甲氧氯普胺、地塞米松、镇静、催眠等药物均有一定的作用。其他组胺受体阻断剂如昂丹司琼(枢复宁)、格拉司琼(康泉)等均有肯定的镇吐止呕效果。呕吐反应一般在化疗3~5天后逐渐减轻。便秘也常常是鼻咽癌化疗期间的不良反应,可采用栓剂处理。化疗常导致各型肝炎病毒携带者的肝功能异常,故需要护肝治疗。化疗前一定要检查肝功能。

2)泌尿系统 铂类如DDP或环磷酰胺主要表现为对肾及膀胱的损害。一般将总药量分3~4次给予。卡铂的毒性可能较轻,但效果可能比DDP差。

3)骨髓抑制 对于大剂量DDP+5-Fu的化疗方案,不超过3个疗程一般只造成轻度或中度骨髓抑制,包括贫血、白细胞下降、血小板下降,常发生在化疗后10~14天。由于白细胞下降引起感染及发热少见。可以用升白细胞药物如利血生、鲨肝醇、粒细胞集落刺激因子如非格司亭(惠尔血)等,均有很好的升白细胞作用。对于放疗后的辅助化疗,中重度骨髓抑制常使最后1~2个疗程的化疗难以执行,是造成辅助化疗的疗程减少或完成时间延长的原因。

4)心脏毒性 常见于用多柔比星类药物。

5)黏膜炎 常见于同期使用放疗、化疗者,化疗使用5-Fu、BLM、MTX等。严重者可引起白膜反应、出血,造成进食困难、疼痛,以致中断放疗。及早的支持疗法,抗生素、止痛药的应用是必要的。

6)其他反应 DDP、5-Fu 联合化疗造成的脱发多属轻中度;化疗药物多次使用可引起静脉炎、色素沉着、硬结等;大剂量 DDP 可引起耳鸣、听力减退等;BLM 可能引起变态(过敏)反应、肺纤维化等。

## 38.12 手术治疗

鼻咽部位于头颅中央,位置隐蔽,周围有重要的血管、神经通过,手术路径比较复杂,难以按照肿瘤外科原则作整块切除;鼻咽癌颈部淋巴结转移率高,并且某些转移淋巴结不容易行颈淋巴结清除术。鼻咽癌大多数为低分化鳞癌,对放疗的敏感性较高,所以放疗被认为是鼻咽癌首选的治疗方法。单纯手术疗效较差。现在大家都认为,鼻咽癌的手术治疗主要适用于放疗后鼻咽部和(或)颈部残留与复发的病例,如果应用得当,是提高生存率的一种有效的补救措施。对放疗不敏感和放疗后残留或复发的病例,可以采取选择性的手术治疗。

### 38.12.1 鼻咽癌原发灶的手术治疗

(1)适应证与禁忌证

1)适应证 ①放疗后鼻咽部局部复发,病灶较局限;②根治量放疗后3个月,鼻咽原发灶残留;③分化较高的鼻咽癌(如鳞癌Ⅰ、Ⅱ级)的综合治疗;④全身状况较好者。

2)禁忌证 ①肿瘤侵犯颈动脉鞘区及其内容;②肿瘤侵犯颅底/脑神经;③广泛的颅底或颈椎骨破坏;④已发生远处转移;⑤全身状况欠佳或肝肾功能不良者。

(2)手术路径

鼻咽癌手术的路径较多,也比较复杂,暴露欠佳,至今尚无一种创伤少而能充分暴露鼻咽的进路,主要有经腭进路、上颌骨外翻进路、颞下窝进路、鼻腔进路、鼻侧进路等。目前也有研究于内镜下进行微创手术。

文献报道,鼻咽癌复发后进行鼻咽癌手术的5年生存率为30%~50%,但这些患者都是经过选择的。也说明手术治疗可以挽救部分复发患者,恰当的手术治疗能提高这类患者的生存率,还可以减少再次放疗所加重的后遗症,提高患者的生存质量。

### 38.12.2 颈部淋巴结复发或残留的手术治疗

鼻咽癌放疗后颈部淋巴结残留或复发的比例为10%~15%,这些残留或复发的淋巴结再次放疗效果欠佳,并且可以引起较严重的放射性损伤和后遗症,如放射性脊髓炎、放射性皮肤溃疡、头颈部软组织纤维化等。而化疗难以彻底清除病灶。鼻咽癌放疗后颈部淋巴结的残留或复发,手术治疗后的 5 年生存率为 27%~50%,颈部病灶的实际控制率可达 66%。提示手术能控制和挽救鼻咽癌放疗后颈部淋巴结残留或复发。这种挽救性手术不但可以提高这些患者的生存率,而且可以减少再次放疗的后遗症,改善生存质量。手术是鼻咽癌放疗后颈部淋巴结残留或复发的首选治疗。

因为颈部淋巴结比较多,大多数医师认为应该行颈部淋巴结清除术,而不是行颈部淋巴结局部切除术。

**(1) 适应证与禁忌证**

1) 适应证 ①鼻咽原发灶已控制,颈部出现转移淋巴结者;②根治性放疗后 3 个月颈部残留的转移淋巴结;③无远处转移;④全身状况良好。

2) 禁忌证 ①颈部残留或复发的淋巴结与颈深部组织固定;②侵犯颈总动脉或颈内、外动脉;③皮肤广泛浸润;④有远处转移;⑤年老体弱,心、肺功能不全不能纠正者。

**(2) 鼻咽癌放疗后颈部淋巴结残留的手术时机**

一般在放疗后 3~6 个月应及时处理,预后较好。鼻咽癌放疗后复发的患者则应及早手术。放疗后颈部皮肤的放射反应不利于手术切口的愈合,可以采用双弧形切口。

### 38.12.3 放疗并发症的手术治疗

1) 鼻部并发症 放疗后鼻腔粘连、后鼻孔闭塞可行分离术;慢性鼻旁窦炎则可在内镜下手术,还可以明确是肿瘤复发或放疗后遗症。

2) 放射性颌骨骨髓炎、骨坏死 保守治疗无效则可行手术治疗,清除死骨。

3) 颞颌关节障碍 多因颞颌关节和咬肌纤维化所引起,采用颞颌关节内镜松解冲洗关节腔,切断纤维化咬肌,可以改善张口困难。这方面的研究值得进一步探讨。

4) 放射性皮肤溃疡 积极抗炎治疗至溃疡面干净、无脓性分泌物后,游离植皮,或用带蒂皮瓣转移修复,或游离皮瓣修复。

## 38.13 生物治疗

生物治疗是肿瘤治疗的方向。关于鼻咽癌的生物治疗,有一些报道如 $p53$、EGFR 受体拮抗剂等,但缺乏大宗前瞻性随机研究。Chau[125]等报道 54 例 Ⅲ~Ⅳ期鼻咽癌,采用免疫组织化学的方法检测活检标本中 EGFR 表达情况。本组患者采用诱导化疗,中位随访期 52 个月。89% 的患者表达 EGFR,11% 不表达。EGFR 表达的强度为 43% 弱表达,13% 中等表达,33% 强表达。EGFR 表达的范围 <5% 者为 15%,5%~25% 者为 13%,≥25% 者为 72%。EGFR 表达范围≥25% 者的预后差,其 5 年肿瘤专项生存率、无复发生存率、无局部区域复发生存率和无远处转移生存率分别为 48%、36%、60% 和 55%,而 EGFR 表达范围 <25% 者则分别为 86%、80%、93% 和 86%,两组有统计学差异。同时,Chan[126]对治疗后 1 年内复发的鼻咽癌进行多中心开放的临床Ⅱ期研究。西妥昔单抗(cetuximab)开始 400 mg/m$^2$,然后每周 250 mg/m$^2$,并合用卡铂。59 例患者中有 7 例(11.7%)部分消退,29 例(48.3%)稳定,23 例(38.3%)进展,总有效率为 11.7%(95% CI,4.8%~22.6%),中位生存时间 233 天。

Bonner[127]报道,对头颈部鳞癌放疗与放疗+西妥昔单抗多中心前瞻性随机对照研究的结果。共有 424 例患者进入研究,单纯放疗组 213 例,放疗+西妥昔单抗组 211 例。西妥昔单抗的用法为开始 400 mg/m$^2$,然后每周 250 mg/m$^2$。中位随访 54 个月,中位控制期分别为 24.4 个月和 14.9 个月($P$=0.005),中位生存期分别为 49 个月和 29.3 个月($P$=0.03)。但对早期患者尚无大宗的报道,有待于进一步的研究。

## 38.14 特别鼻咽癌

### 38.14.1 儿童鼻咽癌

儿童鼻咽癌是指 14 岁以下的患者,比较罕见。复旦大学附属肿瘤医院统计,仅占全部病例的 0.6%[128],而中山大学附属肿瘤医院的资料显示仅占全部病例的 0.1%[129]。在儿童鼻咽癌中,肉瘤与癌的比例与成人相比,要明显高于成人。儿童鼻咽癌的临床表现与成人相似,但由于儿童不懂申诉,父母不易发现,一般临床医师对其认识不足,往往延误诊断。儿童鼻咽癌的病期要较成人晚。

治疗方面,仍以放疗为主,鼻咽部肿瘤剂量为60~70Gy,颈部淋巴结50~60Gy。必须注意的是,儿童处于生长发育期,在接受大剂量放疗后,可能引起生长发育障碍,甚至停滞,以及内分泌紊乱。曹世龙[128]报道,长期生存患儿出现生长发育障碍或严重内分泌紊乱者占6.4%。江啸音[130]总结51例18岁以下鼻咽癌放疗后随访10年的生存质量,垂体功能减退占生存患者的7.7%。所以对儿童鼻咽癌,在提高疗效的同时应重视功能的保护,尽可能减少后遗症,照射范围宜小一些,照射剂量应较成人低一些。

儿童鼻咽癌的治疗结果要优于成人鼻咽癌,曹世龙报道的5年生存率达70%,而黄腾波[129]报道的为66.6%。

### 38.14.2 妊娠合并鼻咽癌

妊娠合并鼻咽癌是指在妊娠期间或哺乳期确诊为鼻咽癌的患者。妊娠期间发生的鼻咽癌其发展很快,预后很差,5年生存率仅14.3%[130]。

妊娠可以促使鼻咽癌患者病情恶化,可能是由于妊娠期间的生理性贫血及免疫抑制而导致局部失败及远处转移的发生。故在妊娠的早期应做人工流产,终止妊娠。妊娠中期最好先行引产,然后放疗。晚期妊娠合并鼻咽癌,可以先放疗,然后分娩,再放疗。小孩出生后,亦不要哺乳。

## 38.15 鼻咽癌的治疗效果评价

鼻咽癌以放疗为主,治疗后的5年生存率大多为50%~70%,各个治疗中心的治疗效果差异亦较大。随着放疗设备的更新及放疗技术的改进,放疗的疗效亦在不断提高。以复旦大学附属肿瘤医院为例,1955年以前应用深部X线治疗,5年生存率为8%;1959年报道为19.6%;1960年以后采用 $^{60}$Co 外照射或加用腔内镭疗,5年生存率达42.5%;1983年张有望[131]报道的5年生存率为54%;2008年笔者报道的5年生存率为67.4%[132]。

影响鼻咽癌放疗疗效的主要因素如下。

1)放射源 X线照射的疗效较差,5年生存率仅19%;$^{60}$Co 与高能X线的疗效明显优于深部X线,5年生存率可达50%~60%。

2)性别 多数文献报道,性别对疗效影响不大。亦有报道认为女性的治疗效果优于男性,因为女性的远处转移率低于男性。

3)年龄 一般认为30岁以下的鼻咽癌患者的疗效较好,尤以14岁以下的儿童5年生存率更好。复旦大学附属肿瘤医院报道,14岁以下患者的5年生存率达70%,14~20岁的5年生存率为61%。

4)临床分期 鼻咽癌的5年生存率与临床分期有明显的关系,病期越早,疗效越好。笔者报道,Ⅰ期的5年生存率达94%,Ⅱ为74%,Ⅲ期为54%,而Ⅳ期仅为33%。中山大学附属肿瘤医院报道的5年生存率各期分别为Ⅰ期89.7%,Ⅱ75.9%,Ⅲ期为51.3%,Ⅳ期22.2%。中国医学科学研究院附属肿瘤医院报道[133],5年生存率Ⅰ期为95.5%,Ⅱ期为87%,Ⅲ期为76.9%,Ⅳ期为66.9%。

5)原发灶大小 与局部控制率明显相关。鼻咽原发肿瘤越大,特别是侵犯脑神经和颅底骨质破坏的患者,局部控制率越低,5年生存率越低。

6)颈部淋巴结转移 颈部淋巴结转移与远处转移密切相关。淋巴结越大,位置越低,远处转移率越多,预后越差。

以上是一般规律,对单一的患者来说就比较难以确定。总的来说,病期越早,预后越好。每一个患者都应该积极治疗,以争取最好的治疗效果。医师亦会根据患者的具体情况采用不同的治疗方法,如化疗加后装放疗、超分割放疗等,从而达到最好的效果。

(胡超苏　王胜资)

## 主要参考文献

[1] 黄腾波,阎华庆.鼻咽癌病因.流行病学研究.实用肿瘤杂志,1990,5(1):12-14.

[2] Grulich AE, McCredie M, Coates M. Cancer incidence in Asian migrants to New South Wales, Australia. Br J Cancer, 1995, 71:400-408.

[3] Burt RD, Vaughan TL, Mcknight B. Descriptive epidemiology and survival analysis of nasopharyngeal carcinoma in the United States. Int J cancer, 1992, 52:549-556.

[4] 中山医学院卫生统计教研组.鼻咽癌的移民流行病学调查.中华医学杂志,1978,3:167.

[5] Old LJ, Boyse EA, Oettgen HF, et al. Preciptating antibody in human serum to an antigen present in cultured Burkitt's lymphoma cells. Proc Natl Acad Sci USA,1966,56:1699-1704.

[6] de The G. Epidemiology of Epstein-Barr virus and associated disease in man. In: Roizman B, ed. Herpesviruses. New York: Plenum Press, 1982: 25.

[7] 汪慧民,陈军,曾木圣,等.鼻咽癌中EB病毒基因组状态研究.癌症,1997,16:85-89.

[8] 李万钧,李振权,梁伊仁,等.鼻咽癌临床血清学研究Ⅰ:治疗前1006例血清VCA-IgA结果分析.癌症,1982,1:43-47.

[9] 曾毅.应用免疫酶标法和免疫自显影法普查鼻咽癌.中华肿瘤杂志,1979,1:81.

[10] 陈鸿霖,Sham J, Choy D, 等. Epstein-Barr 基因组在鼻咽癌组织中的转录特征.病毒学报,1995,11:1-9.

[11] 刘振生,曾毅. EB病毒与促癌物协同作用诱发人鼻咽恶性淋巴瘤和未分

化癌.病毒学报,1996,12;7.
[12] Ho JH. Nasopharyngeal carcinoma. Adv Cancer Res, 1972, 15;57-92.
[13] Huang DP, Ho JH, Saw D, et al. Carcinoma of the nasal and paranasal region in rats fed Cantonese salted marine fish. IARC Sci Publ, 1978, 20;315-328.
[14] 王兴榕. 黑龙江省鼻咽癌发病与环境及饮食因素的关系. 中华肿瘤杂志, 1993,15;75-76.
[15] Zhu K, Levine RS, Brann EA, et al. A population-based case-control study of the relationship between cigarette smoking and nasopharyngeal cancer. Cancer Causes Control, 1995, 6;507-512.
[16] Feng BJ, Huang W, Shugart YY, et al. Genome-wide scan for familial nasopharyngeal carcinoma reveals evidence of linkage to chromosome 4. Nat Genet, 2002, 31;395-399.
[17] Xiong W, Zeng ZY, Xia JH, et al. A susceptibility locus at chromosome 3p21 linked to familial nasopharyngeal carcinoma. Cancer Res, 2004, 64;1972-1974.
[18] Zeng Z, Zhou Y, Zhang W, et al. Family-based association analysis validates chromosome 3p21 as a putative nasopharyngeal carcinoma susceptibility locus. Genet Med, 2006, 8;156-160.
[19] 张有望.鼻咽癌的误诊分析.上海医学,1993,16;320.
[20] 应红梅,张有望,王圣忠.鼻咽结核和癌2例报告.中华耳鼻咽喉科杂志, 1998,33;81.
[21] 钟会霖. 鼻咽结核及合并鼻咽癌的治疗体会. 中国热带医学杂志, 2005, 5;280-282.
[22] Lee N, Xia P, Quivey JM, et al. Intensity-modulated radiotherapy in the treatment of nasopharyngeal carcinoma; an update of the UCSF experience. Int J Radiat Oncol Biol Phys, 2002, 53;12-22.
[23] Kwong DL, Pow EH, Sham JS, et al. Intensity-modulated radiotherapy for early-stage nasopharyngeal carcinoma; a prospective study on disease control and preservation of salivary function. Cancer, 2004, 101;1584-1593.
[24] Kam MK, Teo PM, Chau RM, et al. Treatment of nasopharyngeal carcinoma with intensity-modulated radiotherapy; the Hong Kong experience. Int J Radiat Oncol Biol Phys, 2004, 60;1440-1450.
[25] Wolden SL, Chen WC, Pfister DG, et al. Intensity-modulated radiation therapy (IMRT) for nasopharynx cancer; update of the Memorial Sloan-Kettering experience. Int J Radiat Oncol Biol Phys, 2006. 64;57-62.
[26] 张有望,胡超东,刘泰福.鼻咽癌外照射加高剂量率后装腔内放射治疗的长期观察.中华放射肿瘤杂志,1996,5;74-76.
[27] 张万团,钱剑扬,陈昆田,等.Ⅰ、Ⅱ鼻咽癌外照射联合高剂量率腔内后装治疗.中华放射肿瘤杂志,1996,5;224-248.
[28] Teo PM, leung SF, Lee WY, et al. Intracavitaty brachytherapy significantly enhances local control of early T-stage nasopharyngeal carcinoma; the existence of a dose-tumor-control relationship above conventional tumoricidal dose. Int J Radiat Oncol Biol Phys, 2000,46;445-458.
[29] Levendag PC, Lagerwaard FJ, Noever I, et al. Role of endocavitary brachytherapy with or without chemotherapy in cancer of the nasopharynx. Int J Radiat Oncol Biol Phys, 2002, 52;755-768.
[30] 潘建基,吴君心,陈传本,等.鼻咽旁区插植配合体外放射治疗鼻咽癌.中华放射肿瘤学杂志,2001,10;7-9.
[31] Horiot JC, Le Fur RN, Schraub S, et al. Status of the experience of the EORTC cooperative group of radiotherapy with hyperfractionated and accelerated regimes. Semin Radiat Oncol, 1992,2;34-37.
[32] Teo PML, Kwan WH, Leung SF, et al. Early tumor response and treatment toxicity after hyperfractionated radiotherapy in nasopharyngeal carcinoma. British J Radiol, 1996, 69;241-248.
[33] 傅慈禧,何少琴,林素兰,等.鼻咽癌超分割放疗的临床Ⅲ期研究.中华放射肿瘤学杂志,1993,2;212-214.
[34] 陈显钊,唐启信.超分割放射治疗鼻咽癌的疗效分析.癌症,1998,17;149-150.
[35] 姜丽华,费淑华,范桂萍.超分割放疗联合化疗Ⅲ期和Ⅳ期鼻咽癌的前瞻性研究.临床肿瘤学杂志,2004,9;471-474.
[36] 文浩,郎锦义,杨家林.超分割放射治疗加同期化疗治疗Ⅲ、Ⅳ期鼻咽癌的前瞻性研究.中华放射肿瘤学杂志,2002,11;73-76.
[37] Isobe K, Uno T, Kawakami H. Hyperfractionated radiation therapy for locoregionally advanced nasopharyngeal cancer. Jpn J Clin Oncol, 2005, 35;116-120.
[38] Jian JJ, Cheng SH, Tsai SY, et al. Improvement of local control of T3 and T4 nasopharyngeal carcinoma by hyperfractionated radiotherapy and concomitant chemotherapy. Int J Radiat Oncol Biol Phys, 2002, 53;344-352.
[39] Jereczek-Fossa BA, Morra A, de Braud F, et al. Hyperfractionated radiotherapy in locally advanced nasopharyngeal cancer. An analysis of 43 consecutive patients. Strahlenther Onkol, 2004,180;425-433.
[40] Dische S, Saunders M, Barrett A, et al. A randomised multicentre trial of CHART versus conventional radiotherapy in head and neck cancer. Radiother Oncol, 1997, 44;123-136.
[41] 陈显钊,唐启信.加速超分割放射治疗鼻咽癌前瞻性研究的近期结果.中国肿瘤临床, 1998, 25;742-745.
[42] Wang CC. Accelerated hyperfractionation radiation therapy for carcinoma of the nasopharynx. Techniques and results. Cancer, 1989, 63;2461-2467.

[43] Teo PM, Leung SF, Chan AT, et al. Final report of a randomized trial on altered-fractionated radiotherapy in nasopharyngeal carcinoma prematurely terminated by significant increase in neurologic complications. Int J Radiat Oncol Biol Phys, 2000, 48;1311-1322.
[44] Ang KK, Peters LJ, Weber RS, et al. Concomitant boost radiotherapy schedules in the treatment of carcinoma of the oropharynx and nasopharynx. Int J Radiat Oncol Biol Phys, 1990, 19;1339-1345.
[45] 胡超苏,环素兰,张有望,等.鼻咽癌超分割合并缩野加量放射的前瞻性随机研究.中华放射肿瘤学杂志, 1998,7;93-96.
[46] 潘自强,章真,何霞云.鼻咽癌超分割合并后程加速超分割放射治疗临床Ⅲ期研究初步分析.中国癌症杂志, 2005, 15;42-45.
[47] 白永瑞,邱杏仙,何少琴,等.鼻咽癌常规分割与加速超分割放射治疗疗效比较.江西医学院学报, 2001, 41;69-73.
[48] Allal AS, Bieri S, Miralbell R, et al. Feasibility and outcome of a progressively accelerated concomitant boost radiotherapy schedule for head and neck carcinomas. Int J Radiat Oncol Biol Phys, 1997,38;685-689.
[49] 陈晓钟,张鸿末,李斌.后程加速超分割放射治疗鼻咽癌的远期疗效分析.中华放射肿瘤学杂志, 2002, 11;153-155.
[50] 高建全,朱锦贤,雷豫华.后程加速超分割放射治疗晚期鼻咽癌的疗效观察.肿瘤研究与临床, 2005, 17;113-114.
[51] Jen YM, Hsu WL, Chen CY, et al. Differentrisks of symptomatic brain necrosis in NPC patients treated with different ltered fractionated radiotherapy techniques. Int J Radiat Oncol Biol Phys, 2001,51;344-348.
[52] Lin JC, Chen KY, Jan JS. Partially hyperfractionated accelerated radiotherapy and concurrent chemotherapy for advanced nasopharyngeal carcinoma. Int J Radiat Oncol Biol Phys, 1996, 36;1127-1136.
[53] 杨伟志. 正常组织放射损伤. 见:殷蔚伯, 谷铣之主编. 肿瘤放射治疗学. 北京:中国协和医科大学出版社, 2002;307-320.
[54] Lee AWM, Foo W, Chuppen R, et al. Effect of time, dose and fractionation on temporal lobe necrosis following radiotherapy for nasopharyngeal carcinoma. Int J Radiat Oncol Biol Phys, 1998,40;35-42.
[55] 郑国梁,曾其祥,吴沛宏,等.鼻咽癌放疗后放射性脑病的CT分析.中华放射学杂志,1990,24;367-370.
[56] 张雪林,阎卫平,邹青敬,等.鼻咽癌放疗后放射性脑病的MRI诊断.中华放射学杂志,1995,29;658-662.
[57] Chong VF, Rumpel H, Aw YS, et al. Temporal lobe necrosis following radiation therapy for nasopharyngeal carcinoma; 1HMR spectroscopic findings. Int J Radiat Oncol Biol Phys, 1999, 45;699-705.
[58] Peter EV, William PD. Radiation injury of the brain. AJNR, 1991, 12;45-62.
[59] Van den Aardwey GJ, Hopwell JW, Whitehouse EM. The radiation response of the cervical spinal cord of the pig; effects of changing the irradiated volume. Int J Radiat Oncol Biol Phys, 1995, 31;51-55.
[60] Lavey RS, Johnstone AK, Taylor JM, et al. The effect of hyperfractionation on spinal cord response to radiation. Int J Radiat Oncol Biol Phys,1992, 24;681-686.
[61] Schultheiss TE, Stephens LC, Peters LJ. Survival in radiation myelopathy. Int J Radiat Oncol Biol Phys,1986,12;1765-1769.
[62] Nieder C, Grosu AL, Andratschke NH, et al. Proposal of human spinal cord reirradiation dose based on collectionof data from 40 patients. Int J Radiat Oncol Biol Phys, 2005,61;851-855.
[63] Nieder C, Grosu AL, Andratschke NH, et al. Update of humanspinal cord reirradiation tolerance based on additional date a from 38 patients. Int J Radiat Oncol Biol Phys,2006,66;1446-1449.
[64] Wright JL, Lovelock DM, Bilsky MH, et al. Clinical outcomes after repeat irradiation of paraspinal tumors [abstract]. Int J Radiat Oncol Biol Phys, 2005, 63(suppl);S266-S269.
[65] Langendijk JA, Kasperts N, Leemans CR, et al. A phase Ⅱ study of primary reirradiation in squamous cell carcinoma of head and neck. Radiother Oncol, 2006,78;306-312.
[66] Lee AW, Law SCK, Neg SH, et al. Retrospective analysis of nasopharyngeal carcinoma treated during 1976~1985; late complication following megavoltage irradiation. Br J Radiol, 1992, 65;918-928.
[67] Wong CS, van Dyk J, Milosevic M, et al. Radiation myelopathy following single courses of radiotherapy and retreatment. Int J Radiat Oncol Biol Phys, 1994, 30;575-581.
[68] Ondrey FG, Robert GJ, Laurie H. Radiation dose to otologic structures during hesd and neck cancer radiation therapy. Laryngoscope, 2000,110;217-221.
[69] 王胜资,倪小军,郭明,等. 鼻咽癌3-D计划放射治疗后放射性中耳炎的临床分析. 中国癌症杂志,2006,16;503-507.
[70] 王胜资,刘建平,王纾宜,等.细胞间黏附分子-1与早期放射性中耳炎的实验研究.中华放射肿瘤学杂志,2003,12;116-119.
[71] Akmansu H, Eryilmaza K, Korkmaz H, et al. Ultrastructural and electrophysiologic changes of rat cochlea after irradiation. Laryngoscope, 2004,114;1276-1280.
[72] Gibb AG, Loh KS. The role of radiation in delayed hearing loss in nasopharyngeal carcinoma. J Laryngol Otol, 2000,114;139-144.
[73] Honore HB, Bentzen SM, Moller K, et al. Sensori-neural hearing loss after ra-

[74] Herrmann F, Dorr W, Muller R, et al. A prospective study on radiation-induced changes in hearing function. Int J Radiat Oncol Biol Phys ,2006, 65: 1338-1344.
[75] Grau C, Moller K, Overgaard M, et al. Sensori-neural hearing loss in patients treated with irradiation for nasopharyngeal carcinoma. Int J Radiat Oncol Biol Phys,1991,21:723-728.
[76] Shambaugh GE, Glasscock ME, eds. Surgery of the Ear. 3rd ed. Philadelphia: WB Saunders Company,1980:58.
[77] Jerger J, Jerger S, Mauldin L. Studies in impedance audiometry: normal and sensorineural ears. Arch Otolaryngol, 1972, 96:513-523.
[78] Jeweet DL, Romano MN, Williston JS. Human auditory evoked potentials: possible brain stem components detected on the scalp. Science, 1970, 167: 1517-1518.
[79] 王正敏主编. 耳鼻喉科学新理论与新技术. 上海:上海科技教育出版社, 1997:74-80.
[80] Lau SK, Wei WI, Shan J, et al. Effect of irradiation on middle ear effusion due to nasopharyngeal carcinoma. Clin Otolaryngol, 1992,17:246-250.
[81] Chowdhury CR, Wright A. Prospective study the effects of ventilation tubes on hearing after radiotherapy for carcinoma of nasopharynx. Ann Otol Rhonol Laryngeol, 1988,97:142-145.
[82] Takeda A, Shigematsu N, Suzuki S, et al. Late retinal complications of radiation therapy for nasal and paranasal malignancies: relationship between irradiated-dose area and severity. Int J Radiat Oncol Biol Phys,1999, 44:599-605.
[83] Yeh SA, Tang Y, Lui CC, et al. Treatment outcomes and late complications of 849 patients with nasopharyngeal carcinoma treated with radiotherapy alone. Int J Radiat Oncol Biol Phys, 2005, 62:672-679.
[84] Liem IH, Olmos RA, Balm A, et al. Evidence for early and persistent impairment of salivary gland excretion after irradiation of hesd and neck tumours. Eur J Nucl Med,1996, 23:1485-1490.
[85] 吴洋,陈穗保,蔡长青. 不同放射治疗方式致鼻咽癌患者腮腺功能损伤的研究. 中华肿瘤杂志,2003,27:432-434.
[86] Nagler R, Marmary Y, Golan E, et al. Novel protection strategy against X-ray-induced damage to salivary glands. Radiat Res,1998,149:271-276.
[87] 夏廷毅, 高汝贵. 鼻咽癌放射对唾液腺功能损伤的临床观察. 中国放射肿瘤学,1990, 4;121.
[88] Olsson H, Axell T. Objective and subjective efficacy of saliva substitutes containing mucin and carboxymethyl cellulose. Scand J Dent Res , 1999, 99: 316-319.
[89] Le Veque FG, Montgomery M, Potter D, et al. A multicenter, randomized, double-blind, placebo-controlled, dose-titration study of oral pilocarpine for treatment of radiation-induced xerostomia in head and neck cancer patients. J Clin Oncol, 1993,11:1124-1131.
[90] Johnson JT, Ferretti GH, Nethery WJ. Oral pilocarpine for post-irradiation xerostomia in patients with head and neck cancer. N Engl J Med, 1993, 329: 394-395.
[91] Davies AN, Singer J. A comparison of artificial saliva and pilocarpine in radiation-induced xerostomia. J Laryngol Otol, 1994, 108:663-665.
[92] Kim KG, Kim JY, Sung MW, et al. The effect of pilocarpine and atropin administration on radiation-induced injury of rat submandibular gland. Acta Otolaryngol, 1991,111:967-973.
[93] Hassan SJ, Weymuller EA Jr. Assessment of quality of life in head and neck cancer patients. Head Neck, 1993,15:485-496.
[94] Brizel DM, Wasserman TH, Henke M, et al. Phase Ⅲ randomized trial of amifostine as a radioprotector in head and neck cancer. J Clin Oncol, 2000,18: 339-345.
[95] Rani P, Curran J. A phase Ⅱ trial of subcutaneous amifostine and radiation therapy in patients with head and neck cancer. Semin Radiat Oncol, 2002,12: 18-19.
[96] Eisbruch A, Ship JA, Kim HM, et al. Partial irradiation of the parotid gland. Semin Radiat Oncol, 2001,11: 234-239.
[97] Greer JE, Eltorky M, Robbins KT. A feasibility study of salivary gland autograft transplantation for xerostomia. Head Neck, 2000, 22:241-246.
[98] 任渐平,李光明,钟鹤立, 等. 鼻咽癌放疗后张口困难的临床观察和分析. 肿瘤防治研究,2004,31:504-508.
[99] 陈明, 普祥发, 赵亮. 鼻咽癌患者放疗后张口困难及其影响因素. 癌症, 2001, 20: 651-653.
[100] Fajardo LF. Basic mechanisms and general morphology of radiation injury. Semin Roentgenol, 1993,28:297-302.
[101] Bedwinek JM, Shukovsky LJ, Fletcher GH, et al. Osteonecrosis in patients treated with definitine radiotherapy for squamous cell carcinomas of the oral cavity and naso- and oropharynx. Radiology,1976,119:665-667.
[102] Chang JT, See LC, Tang SG, et al. The role of brachytherapy in early stage nasopharyngeal carcinoma. Int J Radiat Oncol Biol Phys,1996,36:1019-1024.
[103] Ted P, Shiu N, Leung SF, et al. Prognostic factons in nasopharyngeal carcinoma innestigated by computer to mography: an analysis of 659 patients. Radiother Oncol,1992,23:929-932.
[104] Sham JS, Cheung YK, Choy D, et al. Cranial nerve involvement and base of the skull erosion in nasopharyngeal carcinoma. Cancer,1991,68:422-426.
[105] Perez CA, Devineni VR, Marcial-Vega V, et al. Carcinoma of the nasopharynx: factors affecting prognosis. Int J Radiat Oncol Biol Phys, 1992,23:271-280.
[106] 孔琳,张有望,吴永如, 等. 鼻咽癌放疗后长期生存者晚期副反应研究. 中华放射肿瘤学杂志,2006,15:153-156.
[107] Vera-Llonch M, Oster G, Hagimara M,et al. Oral mucositis in patients undergoing radiation treatment for head and neck carcinoma. Cancer,2006,106: 329-336.
[108] Fu KK, Pakaj TF, Trotti A, et al. A Radiation Therapy Oncology Group (RTOG) phase Ⅲ randomized study to compare hyperfraction and two variants of accelerated fractionation to standard fractionation radiotherapy for head and neck squamous cell carcinoma: first report of RTOG 9003. Int J Radiat Oncol Biol Phys, 2000, 48:7-16.
[109] Law MP. Radiation-induced vascular injury and its relation to late effects in normal tissue. Adv Radiat Biol,1981,9:37-73.
[110] Duncan GG, Epstein JB, Tu D, et al. Quality of life, mucositis, and xerostomia from radiotherapy for head and neck cancer: a report from the NCIC CTG NH2 randomized trial of an antimicrobial lozenge to prevent mucositis. Head Neck, 2005,27:421-428.
[111] 孙永敏,陈刚,江瑞霞, 等. 比亚芬预防放射性皮肤损伤的疗效观察. 中华放射肿瘤学杂志,2004,13:316-318.
[112] Baujat B, Audry H, Bourhis J, et al. Chemotherapy in locally advanced nasopharyngeal carcinoma: an individual patient data meta-analysis of eight randomized trials and 1 753 patients. Int J Radiat Oncol Biol Phys, 2006, 64: 47-56.
[113] Garden AS, Lippman SM, Morrison WH, et al. Does induction chemotherapy have a role in the management of nasopharyngeal carcinoma? Results of treatment in the era of computerized tomography. Int J Radiat Oncol Biol Phys, 1996, 36:1005-1012.
[114] 应红梅,张有望,胡超苏. 局部晚期鼻咽癌化疗和放射综合治疗. 中国癌症杂志, 2003, 13:524-527.
[115] Preliminary results of a randomized trial comparing neoadjuvant chemotherapy ( cisplatin, epirubicin, bleomycin) plus radiotherapy vs radiotherapy alone in stage Ⅳ ( ≥ N2M0) undifferentiated nasopharyngeal carcinoma: a positive effect on progression-free survival. International Nasopharynx Cancer Study Group. VUMCA Ⅰ trial. Int J Radiat Oncol Biol Phys, 1996,35: 463-469.
[116] Ma J, Mai HQ, Hong MH, et al. Results of a prospective randomized trial comparing neoadjuvant chemotherapy plus radiotherapy with radiotherapy alone in patients with locoregionally advanced nasopharyngeal carcinoma. J Clin Oncol, 2001, 19:1350-1357.
[117] Teo PM, Chan AT, Lee WY, et al. Enhancement of local control in locally advanced node-positive nasopharyngeal carcinoma by adjunctive chemotherapy. Int J Radiat Oncol Biol Phys, 1999,43:261-271.
[118] Chan AT, Teo PM, Ngan RK, et al . Concurrent chemotherapy-radiotherapy compared with radiotherapy alone in locoregionally advanced nasopharyngeal carcinoma: progression-free survival analysis of a phase Ⅲ randomized trial. J Clin Oncol,2002,20: 2038-2044.
[119] Chan AT, Leung SF, Ngan RK, et al . Overall survival after concurrent cisplatin-radiotherapy compared with radiotherapy alone in locoregionally advanced nasopharyngeal carcinoma. J Natl Cancer Inst, 2005, 97: 536-539.
[120] Lin JC, Jan JS, Hsu CY, et al . Phase Ⅲ study of concurrent chemoradiotherapy versus radiotherapy alone for advanced nasopharyngeal carcinoma: positive effect on overall and progression-free survival. J Clin Oncol, 2003, 21: 631-637.
[121] Zhang L, Zhao C, Peng PJ, et al. Phase Ⅲ study comparing standard radiotherapy with or without weekly oxaliplatin in treatment of locoregionally advanced nasopharyngeal carcinoma: preliminary results. J Clin Oncol, 2005, 23: 8461-8468.
[122] Al-Sarraf M, Le Blanc M, Giri PG, et al. Chemotherapy versus radiotherapy in patients with advanced nasopharyngeal cancer: phase Ⅲ randomized intergroup study 0099. J Clin Oncol, 1998,16:1310-1317.
[123] Lee AW, Tung S, Chua D, et al. Prospective randomized study on therapeutic gain achieved by addition of chemotherapy for T1～4N2～3M0 nasopharyngeal carcinoma (NPC) [abstract 5506]. Proc Am Soc Clin Oncol, 2004, 23;487.
[124] Wee J, Tai BC, Wong HB, et al. Phase Ⅲ randomized trial of radiotherapy versus concurrent chemoradiotherapy followed by adjuvant chemotherapy in patients with AJCC/UICC (1997) stage 3 and 4 nasopharyngeal cancer of the endemic variety [abstract 5500]. Proc Am Soc Clin Oncol, 2004, 23:467.
[125] Chua DT, Nicholls JM, Sham JS, et al. Prognostic value of epidermal growth factor receptor expression in patients with advanced stage nasopharyngeal carcinoma treated with induction chemotherapy and radiotherapy. Int J Radiat Oncol Biol Phys, 2004,59: 11-20.
[126] Chan AT, Hsu MM, Goh BC, et al. Multicenter, phase Ⅱ study of cetuximab in combination with carboplatin in patients with recurrent or metastatic nasopharyngeal carcinoma. J Clin Oncol, 2005, 23: 3568-3576.

[127] Bonner JA, Harari PM, Giralt J, et al. Radiotherapy plus cetuximab for squamous cell carcinoma of the head and neck. New Engl J Med, 2006, 354: 567-578.
[128] 曹世龙,许月秀,刘泰福,等. 210 例儿童及青少年鼻咽恶性肿瘤的放射治疗及晚期发育障碍后遗症. 中华肿瘤杂志,1979,1:139.
[129] 黄腾波. 儿童鼻咽癌的预后及影响因素. 中华耳鼻咽喉杂志,1985,20:152.
[130] 蔡代胜,廖遇平,刘雯,等. 妊娠对鼻咽癌放射治疗预后的影响. 实用癌症杂志,1994,9:202.
[131] 张有望,刘泰福,郑学侃. 鼻咽癌的放射治疗. 肿瘤,1983,3:106.
[132] 高云生,胡超苏,应红梅,等.1 837 例鼻咽癌疗效的回顾性分析. 中华放射肿瘤学杂志,2008,17:335-339.
[133] 高黎,易俊林,黄晓东,等. 鼻咽癌根治性放疗 10 年经验. 中华放射肿瘤学杂志,2006,15:249-253.

# 39 食管癌

- 39.1 流行病学与病因
  - 39.1.1 流行病学
  - 39.1.2 病因学
  - 39.1.3 食管癌癌前状态和病变
- 39.2 预防
  - 39.2.1 建立健康生活习惯
  - 39.2.2 环境干预
  - 39.2.3 药物干预
- 39.3 病理学
  - 39.3.1 食管肿瘤组织学类型
  - 39.3.2 食管癌镜下表现和分级
  - 39.3.3 食管癌大体病理形态学表现
- 39.4 临床生物学特点
  - 39.4.1 食管癌的发生部位
  - 39.4.2 食管癌的发生机制
  - 39.4.3 食管癌的发展
  - 39.4.4 食管癌的自然病程
- 39.5 分子生物学研究
  - 39.5.1 生长因子基因
  - 39.5.2 细胞周期基因
  - 39.5.3 凋亡调节基因
  - 39.5.4 端粒和端粒酶
  - 39.5.5 其他
- 39.6 临床表现与分期
  - 39.6.1 临床表现
  - 39.6.2 临床分期
- 39.7 诊断
  - 39.7.1 食管功能检查
  - 39.7.2 影像学诊断
  - 39.7.3 食管脱落细胞学检查和食管镜检查
  - 39.7.4 鉴别诊断
- 39.8 治疗总策略
  - 39.8.1 治疗总体策略
  - 39.8.2 早期食管癌治疗方法的选择
  - 39.8.3 局部晚期食管癌治疗方法的选择
  - 39.8.4 晚期食管癌治疗方法的选择
  - 39.8.5 复发食管癌治疗方法的选择
- 39.9 手术治疗
  - 39.9.1 历史与现状
  - 39.9.2 外科治疗的选择与术前准备
  - 39.9.3 手术入路的选择
  - 39.9.4 外科治疗中存在的主要争议和特殊手术
  - 39.9.5 术后并发症及其处理
  - 39.9.6 外科治疗的远期疗效
- 39.10 放疗
  - 39.10.1 外放疗
  - 39.10.2 腔内放疗
- 39.11 化疗及靶向药物治疗
  - 39.11.1 单一药物化疗
  - 39.11.2 联合化疗
  - 39.11.3 靶向药物治疗
- 39.12 综合治疗
  - 39.12.1 以手术为基础的多学科综合治疗
  - 39.12.2 手术在可以切除食管癌治疗中的地位
  - 39.12.3 以放疗为基础的非手术多学科综合治疗
- 39.13 复发和未控的治疗
  - 39.13.1 食管癌放化疗综合治疗失败后的挽救性治疗
  - 39.13.2 食管癌手术后治疗失败的挽救性治疗
- 39.14 展望

食管是指连接下咽到胃之间的生理管道。原发于食管恶性肿瘤绝大多数发生在食管黏膜上皮,被称为食管癌,少数发生于食管中胚层组织的被称为肉瘤。从世界范围看,食管癌是常见的恶性肿瘤之一,全球食管癌每年新发患者数约40万,是第3位常见消化道的恶性肿瘤,是第6位癌性死亡的原因。在我国,食管癌也属于高发和导致癌性死亡常见的恶性肿瘤之一。根据我国北京、天津、上海、武汉和哈尔滨5个城市肿瘤登记资料显示,从发病率上看,男性食管癌是第4~6位常见恶性肿瘤,女性为第

7~14位恶性肿瘤。从死亡率上看,男性食管癌居各种恶性肿瘤死亡的第4位,女性居第5~9位[1]。尽管食管癌总体治疗疗效水平仍较低,但与20世纪70年代相比较,目前食管癌治疗疗效有所提高(从5%提高到15%),约1/3局部晚期患者经过治疗后能获得长期生存的机会。食管癌总体疗效水平的提高除与社会经济水平发展密切相关外,从治疗角度上看则与肿瘤多学科综合治疗的临床应用密切相关。

手术在食管癌治疗中占有重要地位。自Czerny于1877年首次对颈段食管癌和Torek于1913年首次对中胸段食管癌实施手术切除以来,食管癌手术治疗技术有了显著发展和提高,特别是相关学科如麻醉学和营养学等学科的发展,食管癌手术切除治疗方法正在走向成熟。我国食管外科吴英恺于1940年首次对食管癌成功实施胸内切除、食管胃主动脉弓上吻合术以来,已有近70年历史,至今我国食管癌手术切除率已达83%~94%,手术死亡率仅为2%~3%,术后5年生存率为15%~30%。但是,食管是人体的重要生理管道,对人体营养状态和生活质量的保证起着重要作用。为进一步提高食管癌治疗疗效和减少或避免食管切除以及食管重建对患者带来生活质量的影响,近年来越来越多的学者主张根据肿瘤分子生物学特性,结合多学科综合治疗优势,开展保存食管、提高患者生活质量的多学科综合的个体化治疗,以提高患者疗效和生活质量。

作为局部治疗的另一个主要手段——放疗,近年来也取得了显著的进步,主要是放疗的精准性显著提高,以及具备了根据肿瘤及患者宿主状态实施个体化放疗的技术与条件。新的影像学技术如PET/CT、MRI、多排螺旋CT以及腔内超声设备的临床应用,为临床上了解肿瘤侵犯范围和深度提供了可靠的保证,也为了解肿瘤生物学特性提供了技术与手段。三维适形放疗(3DCRT)和调强放疗(IMRT)的临床应用,使临床医师能按照肿瘤及其周边正常组织器官的剂量学要求来设计放疗计划。图像引导下肿瘤放疗(IGRT)为放疗实施准确性提供了保障,也为按照肿瘤几何学或生物学特性变化而进行自适应性放疗(ART)提供了技术与手段。特别是对食管癌生物学特性的进一步了解,依据治疗前和治疗中所获得肿瘤生物学信息来设计最佳放疗时间、剂量分割以及放疗总剂量,有望显著提高食管癌的放疗疗效。

单纯应用药物治疗晚期食管癌,疗效总体水平仍比较低,尤其是患者的条件和使用药物一致性等方面的局限性,虽然国内、外曾经开展了一系列临床研究来探讨化疗在晚期食管癌中的价值,但是尚未形成明确共识。近年来,新的化疗药物特别是一些靶向药物的临床应用以及与放疗、手术等综合应用,为食管癌疗效水平的提高提供了新的可能。

## 39.1 流行病学与病因

### 39.1.1 流行病学

从20世纪70年代以来,根据全国普查、抽样调查和部分省市肿瘤登记资料,我国已初步了解食管癌的发病、死亡和发病的区域分布等情况。通过流行病学和病因学研究以及高发地区现场的防治工作,我国在食管癌流行病学和病因预防方面的研究已达到世界先进水平。

**(1) 发病率和发病趋势**

1980年,我国公布了20世纪70年代中期的食管癌发病率资料:食管癌发病率男性为21.0/10万,居男性恶性肿瘤的第2位;女性发病率为12.3/10万,居第3位[2]。

根据我国北京、天津、上海、武汉和哈尔滨5个省市肿瘤登记资料,1993~1997年该5省市的食管癌发病率:男性9.5/10万~14.6/10万,世界人口构成计算调整率(简称"世调率")为9.7/10万~13.3/10万,占恶性肿瘤的5.7%~8.9%,是第4~6位常见恶性肿瘤;女性2.0/10万~7.1/10万,世调率为2.0/10万~4.9/10万,占恶性肿瘤的1.4%~3.6%,是第7~14位常见恶性肿瘤[1]。

根据上海市疾病预防控制中心资料:2005年上海恶性肿瘤发病率,食管癌男性标化发病率为6.24/10万,位居各种恶性肿瘤第8位;女性标化发病率为1.79/10万,位居十大常见恶性肿瘤之外。在上海,食管癌并不属于发病率高的恶性肿瘤,尤其是在女性人群中[3]。

尽管在我国,尚缺乏全国范围内食管癌发病率在不同年代变化的动态流行病学资料,从现有流行病学资料看,食管癌在我国表现为总体发病水平呈下降趋势。

食管癌发病率在不同国家差距较大。在亚洲、东部和南部非洲、法国北部等国家和地区,食管癌发病率显著高于世界其他地区,其年死亡率在100/10万以上。而在世界上绝大多数国家和地区,食管癌发病率相对较低,其年死亡率在10/10万以下[4,5]。在亚洲国家中,韩国的釜山、日本的大阪和广岛、中国的林县等均为食管癌高发地区。

根据美国全国的 SEER 数据库(surveillance, epidemiology and end results)材料,美国食管癌发病率在 1973～2002 年的 30 年间呈轻度上升趋势。食管癌总体发病水平:1973～1982 年为 4.2/10 万,1983～1992 年为 4.5/10 万,1993～2002 年为 4.7/10 万(以美国 2000 年人口数据进行标化计算)[6]。尤其值得注意的是,在美国食管腺癌比例已经超过食管鳞癌,而排在食管癌的第 1 位[7]。

### (2) 死亡率

在我国,20 世纪 70 年代资料显示,食管癌死亡率平均水平为 16.7/10 万,中国人口年龄构成计算调整死亡率(中调率)为 14.59/10 万,世界人口年龄构成计算调整死亡率(世调率)为 23.40/10 万。食管癌死亡率为胃癌之后,居我国癌性死亡率的第 2 位[2]。20 世纪 90 年代初,我国部分地区抽样调查资料显示,食管癌死亡率平均水平为 17.38/10 万,中调率为 15.02/10 万,世调率为 20.40/10 万,死亡水平较 20 世纪 70 年代有所下降,居癌性死亡率的第 4 位,排在胃癌、肝癌和肺癌之后[1]。

根据美国流行病学资料:在美国,食管癌每年新发患者数为 16 470 人,年死亡患者数为 14 280。食管癌在美国属于发病率不高,但死亡率较高的一类恶性肿瘤[7]。

### (3) 性别分布

从性别看,食管癌发病率和死亡率均以男性为高。根据我国北京、天津、上海、武汉和哈尔滨 5 个省市肿瘤登记资料,1993～1997 年,该 5 省市的食管癌发病率和死亡率男、女性别比的比值分别为:2.28 和 2.44、2.35 和 2.18、2.01 和 1.97、2.25 和 2.21、4.75 和 2.75[1]。

### (4) 年龄分布

食管癌死亡率的总体表现:随着年龄增大,食管癌死亡率呈增加表现。在 10 岁以前,死于食管癌患者在临床上很少见,食管癌的死亡率仅为 0.01/10 万。但是,对于年龄在 45 岁以上年龄组,其食管癌死亡率均超过 10/10 万[8,9]。

### (5) 区域分布

食管癌在我国不同地区和人群的发病率存在显著差异。

1) 发病率农村高于城市 根据全国调查资料,我国城市地区食管癌死亡率为 9.62/10 万,占恶性肿瘤的 8.55%,居癌性死亡的第 4 位;农村地区食管癌死亡率为 20.10/10 万,占恶性肿瘤的 18.83%,居癌性死亡的第 3 位。城市与农村比较,农村食管癌死亡率中调率是城市的 2.36 倍[9]。

2) 我国食管癌发病率有区域聚集性 高发地区有河北、河南、山西三省交界的太行山区,河南林县,苏北地区,鄂皖交界的大别山区,四川的北部地区,闽粤交界地区和新疆哈萨克族居住地区。在我国,死亡率最低省份为云南省(仅 2.01/10 万),死亡率最高的为山西省(达 42.46/10 万)。

3) 我国食管癌的发生有一定民族差异 我国新疆哈萨克族居民的食管癌发生率最高(33.90/10 万),其次是蒙族、维吾尔族、汉族,以苗族为最低(1.09/10 万)。不同民族中食管癌发病率的不同可能与不同民族的生活习惯和遗传易感因素有关。居民由高发地区移居到低发地区后,食管癌仍保持相对的高发病率。如我国高发地区河南林县居民迁移到某些地区定居 2～3 代后,食管癌的死亡率仍高于该地区居民 5 倍以上;移居到美国的中国移民,食管癌的死亡率男性为美国白种人的 2.94 倍,在美国出生的第 2 代则为 1.91 倍。

## 39.1.2 病因学

导致食管癌发生的确切和特异性病因尚不明确,多数学者认为是多种因素共同作用的结果。根据食管癌流行病学所提供的信息,食管癌的发生具有明确地域分布聚集性及民族差异性,这些提示食管癌发生与环境、生活习惯、遗传等因素相关。

### (1) 环境因素

环境因素造成恶性肿瘤发生的通常原因是人所处的环境内缺乏某些保护性物质或存在对人体有损害的污染性物质,从而造成组织器官损伤难以修复或促进其发展,进而产生癌变。

食管癌高发地区在农村或土地贫瘠、营养较差的经济贫困地区,这些地区人群膳食中一般存在维生素、蛋白质及必需脂肪酸缺乏。这些成分的缺乏,可以使食管黏膜上皮增生、间变,进一步可引起癌变。人群干预性试验验证了以上膳食成分缺乏导致食管癌发生的流行病学调查结果。在食管癌高发地区,对食管癌高危人群即食管上皮增生人群补充维生素后,可以延缓和降低食管癌的发生发展。有资料显示,膳食成分中维生素 $B_2$(核黄素)和微量元素铁、钼、锌等缺乏也与食管癌的发生有关。流行病学调查发现河南林县水中缺少钼,这可能与食管癌的高发有关。钼的缺少可使土壤中硝酸盐增多,钼的抑癌作用已被美国等学者所证实。

亚硝胺类化合物是一种很强的致癌物,这类化合物主要包括亚硝胺和亚硝酰胺两大类。流行病学调查显示在食管癌高发的林县，其粮食、酸菜、井水中均可以检测到较高含量的硝酸盐、亚硝酸盐，其含量和当地食管上皮增生、食管癌的患病率呈正相关。在食管癌高发地区居民胃液中，不仅能检出亚硝胺类物质，且发现其在人群中的暴露水平与食管癌死亡率水平相一致，呈明显的正相关。陆士新等报道，用 N-甲基-N 亚硝胺诱发人胎儿食管上皮癌获得成功，为亚硝胺类化合物导致食管癌提供了证据[10]。

环境中存在大量真菌及其所分泌的毒素，现有材料显示 10 余种真菌毒素能诱发动物不同器官的肿瘤。黄曲霉毒素是肝癌的重要病因之一。真菌毒素是否为食管癌的病因虽无定论，但流行病学研究发现食管癌高发地区粮食中真菌污染情况比低发地区高 2~15 倍。河南林县粮食中分离出的互隔交链孢霉和串珠镰刀菌的毒素能诱发人胚食管鳞癌及大鼠的食管癌和前胃癌[11]。

### （2）生活习惯

食管癌的发生与食管长期受到刺激和慢性损伤密切相关，而慢性损伤诱发因素则与患者的生活习惯息息相关。例如，长期吃粗硬食物、热汤、烫粥、烫茶或辣椒之类刺激性食物，或有快吞、咀嚼不细、暴饮暴食等不卫生习惯。这些可引起食管黏膜的慢性物理性的刺激与损伤，为致癌物质进入创造条件，从而促使癌的发生。

另一可能导致食管癌发生的不良生活习惯为长期吸烟和饮酒。香烟的烟雾和焦油中含有多种致癌物，如苯并芘、多环芳烃、亚硝基化合物、环氧化物等，这些物质为强烈致癌剂，能诱发细胞损伤，引发癌变。有资料显示，吸烟量多者其食管癌的发病率比基本不吸烟者高 7 倍，患食管癌的危险除随着吸烟量增加而增加外，烟龄长短、烟草种类以及是否戒烟等均与食管癌的发生相关[12,13]。乙醇是否会诱发食管癌尚不明确。不同乙醇含量的酒导致食管癌发生的危险性高低不一。一般意义上讲，乙醇含量越高或长期饮用者发生食管癌的危险性也越高。食管癌的发生除了与摄入乙醇浓度有关外，还与摄入乙醇的量有关[14]。也有研究显示食管癌的发生与饮酒无关[15]。

膳食中缺少蔬菜、水果，缺少微量营养素和生物活性物质可能与食管癌的发生密切相关。

### （3）其他导致食管慢性损伤的病因

除生活习惯外，其他各种生理或病理因素导致经久不愈的食管慢性损伤存在，进而引发食管黏膜上皮细胞间变或不典型增生等病理改变。近年来西方国家食管腺癌的发生率明显升高，研究显示与反流性食管炎所致的 Barrett 食管有明显关系。

### （4）遗传因素

以往研究显示，环境因素、不良生活习惯和其他导致食管慢性损伤因素等是造成食管癌发生的危险因素。这些因素也只是造成部分人群发展成为食管癌。处于相似致病环境下，却只有少数人食管会发生癌变，这些提示除环境因素外，患者的个人遗传因素对食管癌的发生也起着重要作用。而且食管癌发病常表现出一些家族集聚现象，且多集中在血统亲属间，这也提示遗传因素在食管癌的发生中起一定作用。

随着分子遗传学、细胞遗传学的发展及其在肿瘤研究领域中的广泛应用，人类基因组计划研究成果为认识和探讨疾病遗传易感性因素奠定了坚实的基础。国内、外学者从染色体和基因水平上探讨了食管癌遗传易感性的生物学基础。染色体脆性部位是肿瘤染色体发生畸变和重排的重要基础，而这种遗传物质的不稳定性与个体患肿瘤易感性增加可能密切相关。但是，目前尚无染色体某一特征性改变能提示食管癌遗传的易感性[16]。在基因水平上，例如由于 p53、Rb 抑癌基因的突变或杂合性缺失而影响其本身在细胞正常生长、发育、分化中的功能，导致细胞癌变[17,18]。

食管癌的发生也涉及癌基因激活或抑癌基因失活、DNA 损伤与修复、细胞增殖与凋亡等一系列复杂的生物学过程。如果在人体体细胞内即存在 DNA 一级结构改变，则会造成肿瘤细胞生物学特性的不稳定，提高诱发癌症的危险性。现已知道，每个人的基因都是一样的，但在序列上有极小的遗传变异如单核苷酸多态（single nucleotide polymorphism, SNP），则可能决定个体对食管癌或其他肿瘤的易感性。目前的研究热点聚焦在某些基因 SNP 与食管癌遗传易感性的相关性，这些基因包括叶酸代谢基因、致癌物代谢基因、DNA 修复基因、细胞周期控制基因等[19]。

如同其他恶性肿瘤发生一样，食管癌的发生也是多种基因共同参与作用的结果，反映遗传易感性的分子生物学信息也是分散在多个基因和肿瘤演变的多个生物学环节中。由于分子流行病学研究尚处于起步阶段，所得出的研究结果尚存在不一致性，因此下结论时需要特别谨慎。分子流行病学食管癌遗传易感性的研究，为食管癌高危人群筛选、预防干预、早期发现和早期诊断提供了客观的基础。

### 39.1.3 食管癌癌前状态和病变

食管癌主要的病理类型有鳞癌和腺癌之分,其发生机制不完全一致,因此两者癌前状态和癌前病变是不一样的。

#### (1) 食管鳞癌的癌前状态和病变

鳞癌是我国食管癌常见的病理类型。20 世纪 90 年代,我国科学工作者对食管鳞癌的发生发展过程做了大量细致的研究工作。在食管癌高发地区的太行山区,研究者对 40~69 岁自然人群开展了食管黏膜碘染色引导下多点食管镜下多块活检普查。每次食管镜检查的同时对食管黏膜实施碘染色,对不着色区域(定义为阳性区域)进行 2~3 块组织盲法活检。8 次普查共 5 400 人次接受了食管镜检查。该研究结果显示,在食管癌高发地区,轻到中度食管黏膜不典型增生是较常见现象(发现率为 9%~24%),但重度不典型增生和食管癌变发现率为 3%~5%[20]。有一组前瞻性资料显示,1987 年普查的病例,普查时候食管黏膜活检病理诊断为轻、中和重度不典型增生者,3 年半后癌变率分别为 5%、26% 和 65%。这些资料提示,食管黏膜轻到中度不典型增生是常见的病理学改变(至少是在食管癌高发地区),它是一个活跃可以逆转的病理学改变,只是少数人发展成为癌。重度不典型增生是比较稳定和成熟的病理学改变,将有非常高概率演变成为癌,因此被成为癌前期病变。WHO 根据食管鳞癌的发生发展过程,认为食管鳞癌是由不典型增生到癌的逐渐演变过程,在重度不典型增生人群中可能已经存在原位癌甚或浸润癌存在。为准确反映食管黏膜从正常到鳞癌演变过程,目前已将食管黏膜损伤所造成的不典型增生病理学改变称为低级别和高级别上皮样瘤变。

#### (2) 食管腺癌的癌前状态和病变

近年来,对 Barrett 食管腺癌的流行病学和分子生物学的研究取得较大的进展。在美国食管腺癌的发病率明显上升。流行病学调查资料显示,Barrett 食管与食管腺癌发生密切相关,是其癌前期病变[21]。

## 39.2 预防

食管癌的发生是由环境因素和宿主因素综合作用所引发的。病因学的预防即一级预防是要从人类生活环境中清除或减少那些促进食管癌发生的化学物质,或用一些化学物质治疗癌前病变以阻止细胞癌变,或补充一些物质以阻断癌的发生。

### 39.2.1 建立健康生活习惯

食管癌特别是食管鳞癌与不良生活习惯密切相关。这些不良生活习惯包括:长期吃粗硬食物、热汤、烫粥、烫茶或辣椒之类刺激性食物;或有快吞、咀嚼不细、暴饮暴食等。另外,吸烟和饮酒,以及膳食中缺少蔬菜水果、缺少微量营养素和生物活性物质等可能与食管癌的发生密切相关。

因此改变不良饮食习惯,建立健康生活习惯是降低食管癌发生的重要因素。根据 20 世纪 90 年代上海食管癌流行病学资料,在过去 18 年,上海食管鳞癌发病率表现为总体下降表现,目前尚不明确这个下降是否由饮食因素改变所直接导致,但至少提示在降低食管鳞癌发病率方面,改变不良生活习惯能发挥重要作用[22]。

### 39.2.2 环境干预

食管癌的发病有明显区域高发性,这些提示环境因素在食管癌的发生中仍起着十分重要的作用。环境因素包括食物中缺乏维生素、蛋白质及必需脂肪酸以及摄入因素中可能含有大量亚硝胺类化合物等致癌物。针对环境因素,我们所采取的行之有效的方法包括:①改良土壤,增加植被,改变作物结构,推广微量元素肥料,纠正土壤缺钼等微量元素状况。②搞好环境卫生,防止水源污染,改良水质,减少饮水中亚硝酸盐含量,在饮水中添加微量元素。③改变不良饮食习惯,少吃或不吃发酵霉变食物,多吃蔬菜,增加维生素 C 等。

### 39.2.3 药物干预

食管癌特别是食管鳞癌的发生和病理过程相对比较明确,常经历了低级别上皮样瘤变、高级别上皮样瘤变到浸润性癌等漫长过程。此过程中特别是食管上皮处于低级别上皮样瘤变期间,临床上若给予一些干预措施,在一定条件下也可促使食管黏膜上皮逆转成正常上皮细胞,从而降低食管癌发生率,达到预防食管癌的目的。

中国科学院肿瘤研究所和美国国立癌症研究所协作,在我国食管癌高发区林县进行随机、双盲的人群干预试验研究显示,补充维生素 $B_2$(核黄素)和烟酸能显著地降低食管癌的发病[23]。林培中等通过人群食管细胞学普查,检出食管上皮重度增生 1 728 例,轻度增生 2 412 例,分组给予抗癌乙片、维胺脂和维生素 $B_2$ 干预,结果显示抗癌乙片的癌变率(3.9%)比对照组(8.3%)下降了 53%($P < 0.01$),维胺脂和维生素 $B_2$ 组的食管癌发生率亦分别比对照组下降 33.7% 和 17%[24]。有报道提出人体内硒水平与食管癌的发生相关。该研究为前瞻队列研究,研究组为食管癌 590 例,贲门癌 402 例,对照组 1 062 例。结果显示,人体内血清硒含量与食管癌的发生呈负相关。低硒引起食管癌和贲门癌人群归因度为 26.4%。Clark 等应用硒进行食管癌预防干预的研究,其资料显示硒能使食管癌发病率降低 67%。

这些研究提示,药物或食物中掺入营养元素是一种行之有效的食管癌预防途径,值得临床进一步研究。

## 39.3 病理学

食管是指连接下咽部到食管-胃结合部之间的生理管道。食管恶性肿瘤绝大多数发生于食管黏膜上皮,少数发生于食管中胚层组织来源的肉瘤。

### 39.3.1 食管肿瘤组织学类型

WHO(2000 版)食管肿瘤组织学分类如下:
上皮来源肿瘤
 鳞状细胞乳头状瘤
 上皮内瘤形成
  鳞状
  腺状
 癌
  鳞状细胞癌
  疣状细胞癌
  基底细胞样癌
  纺锤状细胞癌
  腺癌
  腺鳞癌
  黏液表皮样癌
  腺样囊性癌
  小细胞癌
  未分化癌
  其他
 类癌
非上皮来源肿瘤
 平滑肌瘤
 脂肪瘤
 粒状细胞瘤
 胃肠间质瘤
  良性
  潜在恶性
  恶性
   平滑肌肉瘤
   横纹肌肉瘤
   Kaposi 肉瘤
   恶性黑色素瘤
   其他
第二原发性瘤

食管恶性肿瘤组织学类型以上皮来源的为最多见,常见病理类型为鳞癌和腺癌,其中以鳞癌更为常见。我国食管癌中鳞癌占 90%~95%,腺癌约占 7%,其他病理类型甚少见。欧美国家以 Barrett 食管所导致的食管腺癌多见。根据美国 SEER 材料提示,在过去 30 年,美国食管腺癌所占比例逐步增加。到 2002 年,美国白种人中的食管腺癌发病率远高于鳞癌(5.4/10 万比 1.7/10 万);而在黑种人中,仍是食管鳞癌发病率高于腺癌(7.6/10 万比 0.7/10 万)[6]。

### 39.3.2 食管癌镜下表现和分级

(1) 食管鳞癌

1) 角化性鳞癌　癌巢上皮细胞层次分明,基底细胞排列成行或略显排列不整,中层为棘突细胞或夹杂有少数基底细胞,表面细胞呈扁平状,角化明显,常有角化珠形成,核分裂象不多见。

2) 非角化性鳞癌　鳞状上皮细胞层次部分分明,基底细胞排列成行,部分排列不整齐,中层可见棘突细胞或基底细胞,角化现象轻微或无角化,细胞大小形态不一,分化程度中等,核分裂象多见。

3) 基底细胞癌　很少见。其特点是癌细胞为基底细胞,呈梭形或多形,细胞大小形态极不一致,无角化现象,核分裂象多见。

4) 未分化鳞癌　癌细胞分化极差,呈梭形、卵圆形或不规则形,其结构排列往往与肉瘤相似,核分裂象常见。

(2) 食管腺癌(包括腺棘癌)

1) 食管腺癌可以有 3 个起源　浅层及深层食

管腺体、食管胚胎期残余腺上皮或化生腺上皮。浅层和深层食管腺体是黏液分泌细胞，从外形上很难与胃贲门部位的腺体区别。位于黏膜的浅层腺体由单层黏液细胞围成的导管将分泌液排入食管腔内。这些腺体导管的顶端排列着鳞状细胞。深层食管腺可能与偶发的食管黏液上皮样癌的起源有关。食管原发腺癌可起源于异位生长的柱状上皮或黏膜下腺体形成的小岛。这些腺体或是先天性的，或是发生于 Barrett 食管。异位的胃黏膜，尤其是位于上 1/3 段和中 1/3 段食管，可能成为 Barrett 黏膜并进一步形成原发性腺癌。

2) 食管腺癌镜检所见　一部分食管癌有残留的胃贲门腺上皮的原位癌变，以及有胃腺体癌的结构特征，故可确定其起源于胃黏膜上皮。另一种是在腺癌的组织象中伴有鳞状细胞成分，如以腺癌成分为主，其中包含小片状鳞癌细胞巢，则称为腺棘癌或黏液表皮样癌。它起源于食管黏液腺，常广泛浸润和转移。如起源于不同部位的鳞癌与腺癌，两种不同结构的肿瘤共存于一个瘤体内，其所占部位不一，呈锯齿状，则称为邂逅瘤（collision tumor）。第 3 种是腺样囊性癌或圆柱瘤，其组织和发生与唾液腺一样，肿瘤多溃疡状，食管壁内浸润广泛，常见转移。

3) Barrett 食管腺癌的病理学诊断标准　①癌位于食管；②癌位于食管下 1/3 段，不伴有贲门癌或胃癌；③HE 染色镜下见组织有一定分化程度的腺样结构；④黏液组织化学染色阳性。

## 39.3.3　食管癌大体病理形态学表现

食管癌一旦形成后，其局部生长方式通常有多种方式。主要生长方式有：①表浅扩展方式为主型，主要限于食管黏膜，即沿着黏膜向外浸润性生长，部分区域有向深层的浸润扩展。②外向性生长方式为主型，癌组织伴随有膜向表面生长形成乳头。③内向性生长方式为主型，癌组织向下即向深层浸润性生长。以上 3 种食管癌的生长方式不是截然分开的，多数是几种方式混合性生长。根据食管癌主要生长的方式不同，因此不同临床时期的食管癌所表现的大体形态有所不一。

### (1) 早期食管癌大体形态学表现

1) 隐伏型　新鲜标本，肉眼观察到食管黏膜色泽稍有改变，黏膜略有粗糙和不平坦，局部质地稍硬，但黏膜表面无隆起或凹陷。经甲醛（福尔马林）固定后癌变处黏膜病变表现反而变得不明显。镜下表现为原位癌，为食管癌早期阶段。

2) 糜烂型　癌变处黏膜色泽有别于正常黏膜，伴有轻度糜烂，有的表面高低不平或浅表性缺损，稍下陷，形似地图，面积大小不定。镜下表现为原位癌或早期浸润癌。

3) 斑块型　癌变处黏膜局限性隆起，呈灰白色斑块状，显著不同于周边部的正常黏膜，边界清楚。病变处黏膜明显增厚，质地硬。食管黏膜纵行皱襞变粗且紊乱，甚或中断。镜下表现多为侵犯黏膜肌层或黏膜下层的早期浸润癌。

4) 乳头型或隆起型　癌组织呈结节状隆起，形似乳头状、息肉状向管腔内突起。其表面偶见糜烂或炎性渗出物，与周边正常食管黏膜有明显分界。横断面病变处呈灰白色，浸润管壁明显。镜下表现绝大多数为早期浸润癌。

### (2) 中、晚期食管癌大体形态学表现

1) 髓质型　癌组织向腔内、外生长与浸润，多累及食管周径的大部分或全部，在癌上、下两端边缘呈坡状隆起。大约有一半病例病灶长度超过 5 cm。肿瘤累及的食管段明显增厚，向管腔及肌层深部浸润，肿瘤表面常有深浅不一的溃疡。瘤体切面灰白色，均匀致密。

2) 蕈伞型　肿瘤瘤体呈卵圆形扁平样，呈蘑菇状或卵圆形突入食管腔内，隆起或外翻与食管黏膜间形成切迹，表面有浅溃疡。切面可见肿瘤已浸润食管壁深层，癌组织为灰白色，质地硬。

3) 溃疡型　癌组织环周侵犯食管一部分或大部分。肿瘤表面有深溃疡形成，溃疡边缘稍隆起形成深陷性溃疡，溃疡底部凹凸不平，癌组织已浸润食管深肌层，甚至穿透食管壁引起穿孔，溃疡表面有炎性渗出。瘤体切面观，见癌浸润深肌层或食管纤维膜。

4) 缩窄型　癌组织浸润食管肌层且常环形侵犯食管全周，呈环形狭窄或漏斗状梗阻，肿瘤直径一般不超过 2～3 cm。由于癌组织内的纤维向心性收缩，而使癌的上、下两端食管黏膜皱襞呈放射状分布，缩窄上段食管腔明显扩张。肿瘤切面结构致密，富于增生结缔组织。

5) 腔内型　肿瘤呈圆形或卵圆形向腔内突出，常有较宽的基底与食管壁相连，肿瘤表面有糜烂或不规则小溃疡。一般癌组织仅侵犯至浅肌层，少数病例可侵犯全肌层。腔内型食管癌的切除率较高，但远期疗效并不好。

根据大量病理资料分析，食管癌中以髓质型最

常见,蕈伞型次之,溃疡型再次之,缩窄型和腔内型更少见。

## 39.4 临床生物学特点

### 39.4.1 食管癌的发生部位

食管癌在食管各段发生的比例有所差异。国内资料显示:上段14.1%,中段52.7%,下段33.2%[25]。川军夫报道日本4 874例食管癌分段情况,颈段264例(5.4%),上胸段481例(9.9%),中胸段2 778例(57.0%),下胸段1 096例(22.5%)[26]。Postlethwait综合文献中报道的14 181例食管癌,上段2 174例(15.3%),中段7 299例(51.5%),下段4 708例(33.2%)[27]。总之,食管癌近半数发生于中段。

### 39.4.2 食管癌的发生机制

如同大多数恶性实体肿瘤,食管癌的发生可能是变异的基因相互作用所引发的复杂病理生理过程,可能是环境差异反应或是环境基因相互作用的结果。

不同病理类型的食管癌,其发生的机制可能存在差异。在我国,食管鳞癌占食管癌的绝大多数,其发生机制以及癌前状态和癌前期病变已经比较明确。

根据我国食管癌高发地区流行病学资料,轻到中度食管黏膜不典型增生是较常见现象(发现率为9%~24%),但重度不典型增生的食管癌发现率为3%~5%[20]。前瞻性随访资料显示,普查时候食管黏膜活检病理诊断为轻、中和重度不典型增生者,3年半后癌变率分别为5%、26%和65%。这些资料提示,食管鳞癌发生经历了轻、中度到重度不典型增生直至出现癌变和癌灶浸润性生长的病理生理学过程。

细胞学重度增生(SSII)同组织学重度不典型增生不是同一个概念。细胞学重度增生是不确定群体,观察5~8年,15%~20%发展为癌;而组织学重度不典型增生比较稳定,3年半的癌变率可达65%。因此,细胞学重度增生不能被列为癌前期病变[28]。

既然食管癌发生过程有多种基因的参与,因此在食管癌前期病变或原位癌中可以见到一些相关基因表达的变化。例如,国内、外文献均提示 $p53$ 和 $Ki$-$67$ 等基因参与了食管癌的发生过程[29-31]。通常情况下,在正常食管黏膜上, $p53$ 和 $Ki$-$67$ 很少有蛋白表达。当食管黏膜有轻度不典型增生时可以见到此两种基因蛋白的表达,而发展到原位癌时, $Ki$-$67$ 表达率可高达90%。这些资料提示, $p53$ 和 $Ki$-$67$ 参与了食管癌的发生过程,也提示联合检测这些基因变化特别是定量研究这些变化,将为食管癌的预防、早期诊断和早期治疗提供可靠参考依据。

### 39.4.3 食管癌的发展

(1) 局部侵袭

食管癌具有很强的局部生长和侵袭能力。局部侵袭方式主要有两种:一种是沿着食管纵行方向发展,另一种是向食管周边横向发展。

在纵行发展方面,癌灶可以沿着食管上、下蔓延,通常表现出癌灶的纵径大于横径。另外,有时癌灶可以沿着食管黏膜下的血管、淋巴管、神经周围间隙出现跳跃性生长,在食管纵行方向上可见肿瘤病灶外远距离处有亚临床病灶存在。根据河北医科大学附属第四人民医院研究资料显示,食管纵行方向上亚临床病灶侵犯范围通常在可见病灶外3 cm以内,少数可以达到4~7 cm。但位于食管与胃交接处的腺癌,其纵行向下外浸润通常在5 cm以内[32]。

在横向发展方面,由于食管无浆膜层,取而代之的是由疏松结缔组织构成的外膜。一旦癌灶穿透肌层达到外膜时,肿瘤病灶很容易侵犯到食管邻近组织和器官上。所以,食管癌在临床确诊时,约半数以上已经发现有明显外浸润。其外浸润范围以及所引起的临床表现与癌灶所在部位密切相关,最常见的外浸润部位为气管和支气管。上段食管癌可浸润喉、气管、颈部软组织;中段食管癌可浸润支气管、肺门、无名静脉、奇静脉、胸导管和胸主动脉,晚期甚至穿透支气管形成气管食管瘘,或穿透主动脉引起穿孔,造成致死性出血;下段食管癌可浸润肺下静脉、心包、膈或累及贲门。根据食管癌尸体解剖资料,肿瘤侵犯气管达32%,侵及支气管为11%,侵犯主动脉达18%,累及心包为13%[33]。肿瘤直接浸润纵隔、肺门、支气管、主动脉等重要脏器时常伴有纵隔炎症,并有胸背疼痛,因此肿瘤的切除率亦降低。

(2) 淋巴转移

1) 食管淋巴结命名及分布  食管各站淋巴结相应分布见图39-1,其命名见表39-1。

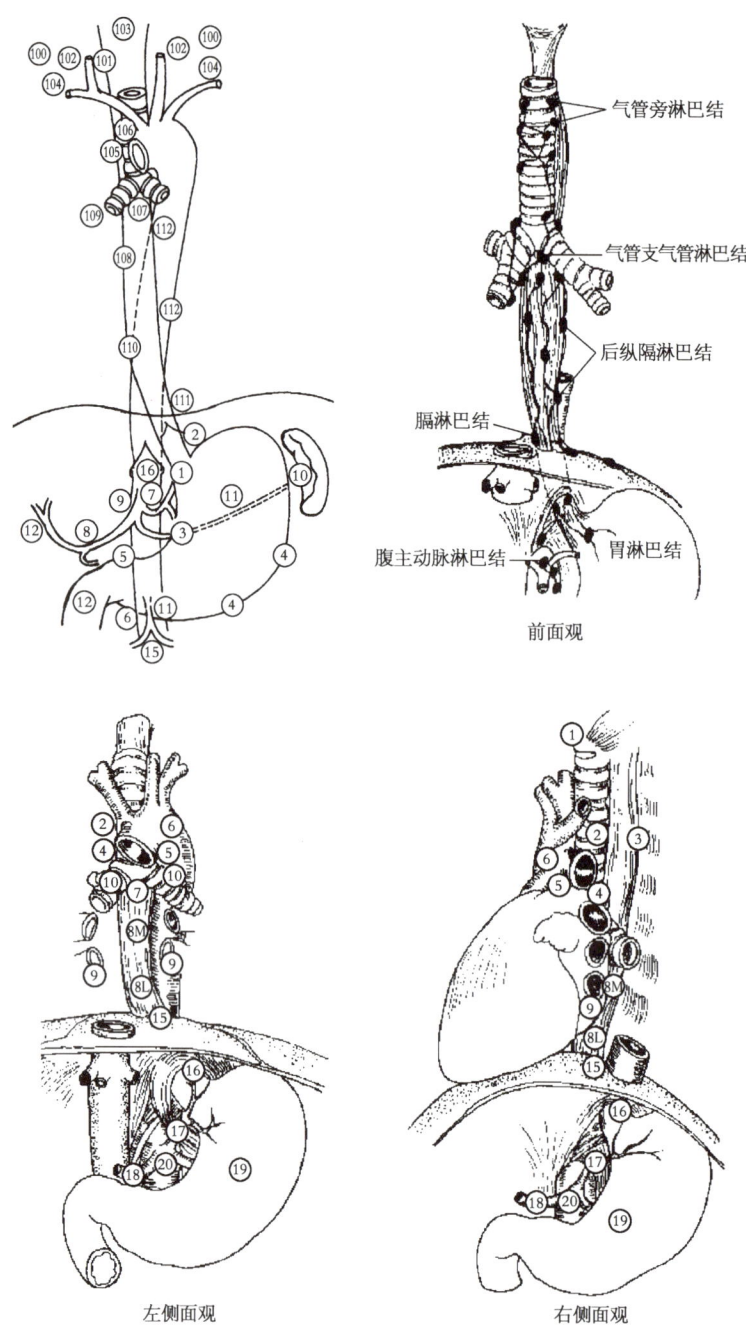

图 39-1　食管淋巴结编号及分布

表39-1　食管淋巴结编号及命名(日本分法)

| 编号 | 食管淋巴结 | 编号 | 胃淋巴结 |
|---|---|---|---|
| 100 | 颈浅淋巴结 | 1 | 右贲门旁淋巴结 |
| 101 | 颈段食管旁淋巴结 | 2 | 左贲门旁淋巴结 |
| 102 | 颈深淋巴结 | 3 | 胃小弯淋巴结 |
| 103 | 咽后淋巴结 | 4 | 胃大弯淋巴结 |
| 104 | 锁骨上淋巴结 | 5 | 幽门上淋巴结 |
| 105 | 上胸段食管旁淋巴结 | 6 | 幽门下淋巴结 |
| 106 | 胸主气管旁淋巴结 | 7 | 胃左动脉干淋巴结 |
| 107 | 隆突下淋巴结 | 8 | 肝总动脉干淋巴结 |
| 108 | 中胸段食管旁淋巴结 | 9 | 腹腔动脉淋巴结 |
| 109 | 肺门淋巴结 | 10 | 脾门淋巴结 |
| 110 | 下胸段食管旁淋巴结 | 11 | 脾动脉干淋巴结 |
| 111 | 膈淋巴结 | 12 | 肝十二指肠韧带淋巴结 |
| 112 | 后纵隔淋巴结 | 13 | 胰后淋巴结 |
|  |  | 14 | 肠系膜根部淋巴结 |
|  |  | 15 | 中结肠动脉淋巴结 |
|  |  | 16 | 腹主动脉旁淋巴结 |

2）食管正常淋巴引流途径

颈段食管淋巴引流:可分为颈深上和颈深下淋巴,主要汇总到颈深淋巴结,在颈部分别注入右淋巴导管和胸导管;食管颈部淋巴也可经过咽后淋巴结和颈部气管旁淋巴结间接注入颈深淋巴结,少数可以进入锁骨下淋巴结。

胸段食管淋巴引流:在气管分叉水平以上者首先引流到食管旁淋巴结,再引流到气管旁淋巴结,然后引流到甲状腺下动脉部位的淋巴结,最后注入颈深淋巴结;气管分叉水平以下淋巴下行注入胸主动脉旁淋巴结和(或)气管支气管淋巴结;肺下静脉以下部分食管的淋巴引流大多数下行,经膈食管裂孔注入腹腔淋巴结。

腹段食管淋巴引流:注入贲门旁淋巴结、胃上部淋巴结和腹腔淋巴结。

3）食管癌淋巴转移总体水平　临床上描述食管癌淋巴转移程度的指标通常有两个:淋巴转移率和淋巴转移度。前者为术后病理检查显示有淋巴转移的患者数与所观察的患者总数之比;后者为术后病理检查显示有癌转移的淋巴结个数与手术所清扫淋巴结总数之比。

一组尸检材料显示,食管癌淋巴转移率为70%。日本Akiyama对600例食管癌术后病理检查显示淋巴转移的状态进行报道。无论癌灶位于食管哪一段,食管癌淋巴转移率均较高,达51%~71%[34]。这些提示食管癌较早和较高比例出现淋巴转移,而且食管癌转移的淋巴结空间分布较弥散,无法通过单一手术或放疗来获得对所有转移淋巴结控制的机会,因此多学科综合治疗是提高食管癌疗效的主要临床措施。

4）影响食管癌淋巴转移的临床因素　食管癌淋巴引流区域淋巴结的空间分布弥散,涉及颈部、胸部和腹部等多个解剖区域。对于如此广泛的淋巴结,单纯通过手术或放疗来包括所有转移淋巴结并达到根治有相当大的难度。临床上了解食管癌淋巴转移程度以及影响淋巴转移程度的因素,将为合理选择手术参与与否、手术参与时间、手术方式、放疗范围等提供参考依据。

A.原发病灶所在部位:日本Akiyama报道了位于不同部位的胸段食管癌发生上纵隔、中纵隔、下纵隔、胃左、腹腔和肝总动脉淋巴转移率(表39-2)。Akiyama还发现上胸段食管癌也有26%的患者出现胃左淋巴结转移,而下胸段食管癌也有33%的患者出现上纵隔淋巴结转移[34]。可见,胸段食管癌区域性淋巴转移是常见的,而且空间分布弥散。

相加庆等报道,100例患者采用三野淋巴清扫手术,共清除淋巴结3 010枚,平均每例患者30.1枚。有54例患者存在淋巴转移灶,转移率达54%。最常见的淋巴转移区域是纵隔(34%),其次为颈部(31%)及腹部(26%)。单枚淋巴结转移有17例,2~5枚淋巴结转移有17例,5枚以上淋巴结转移有20例。单区域淋巴结转移有26例(颈部11例、纵隔8例、腹部7例),两个区域淋巴结同时存在转移有19例,3个区域淋巴结同时存在转移有9例。淋巴结转移与食管癌部位关系为:上胸段食管癌向下颈部淋巴结转移为主(7/14),很少向腹腔淋巴结转移(1/14);而中、下胸段食管癌向颈部、纵隔、腹腔淋巴结转移比例则较接近[35]。

表39-2 不同部位胸段食管癌在不同淋巴引流区域的淋巴转移率

| 部位 | 上纵隔 | 中纵隔 | 下纵隔 | 胃左 | 腹腔 | 肝总动脉 |
|---|---|---|---|---|---|---|
| 上胸段 | 13%(51/401) | 4%(16/385) | 5%(12/256) | 3%(21/754) | 1%(1/145) | 0%(0/102) |
| 中胸段 | 6%(115/2 092) | 6%(12/2 201) | 5%(53/1 082) | 3%(17/631) | 6%(204/3 360) | 4%(27/681) |
| 下胸段 | 3%(28/1 002) | 5%(51/1 048) | 8%(59/711) | 12%(253/2 035) | 9%(30/354) | 3%(8/310) |

从以上材料看,食管癌淋巴转移的规律性不够明确,只是在部分区域内稍显一些规律。上胸段食管癌主要转移至上纵隔及颈淋巴结,较少转移到腹腔,而中、下胸段食管癌淋巴转移则向"两端"转移,且无明显规律性,转移到颈、纵隔、腹腔淋巴结比例较接近。

B. 原发病灶外侵程度:食管癌区域淋巴结转移程度的高低与原发食管癌灶侵犯的深度有关。据日本 Nishimaki 报道,食管癌病灶局限在黏膜内,其区域淋巴转移率几乎为零,T1b 肿瘤淋巴的转移率为 31%~56%,T2 肿瘤 58%~78%,而 T3 肿瘤则为 74%~81%,T4 肿瘤为 83%~100%[36]。Kato 报道对于黏膜下的食管肿瘤,一组43位食管癌患者,淋巴转移率为 46.5%,主要是右喉返神经和贲门旁淋巴结,而在右气管旁、隆突下、主动脉弓下、肝总动脉和腹腔淋巴结几乎没有转移[37]。国内陈文虎等临床研究资料显示,食管癌一旦侵犯至黏膜下层,区域淋巴转移率即可达 18%~33%,而侵犯至外膜层以后淋巴转移率更可高达 78%~89%。其中,喉返神经旁、隆突下、中下段食管旁、贲门旁和胃左动脉旁淋巴结为高发组。此与日本的结果一致。

C. 原发病灶的分化程度:食管癌原发病灶肿瘤细胞分化程度的高低与淋巴转移程度是否有关,尚不明确。王永岗等报道,对 243 例胸段食管癌单纯手术后的病理检查资料进行分析,原发病灶癌细胞分化程度低者淋巴转移率为 65%,这显著高于食管癌细胞分化程度高组淋巴转移率(33%,$P<0.05$)[38]。安风山等人的研究结果支持以上结论。该研究通过对 217 例胸段食管癌的三野淋巴结清扫根治术后的病理进行分析,全组淋巴结转移率为 63%,淋巴转移度为 11%。单因素分析结果显示,肿瘤浸润深度、分化程度、有无淋巴管浸润等影响淋巴结转移,但病变长度不影响淋巴结转移[39]。李鹤成等人对 230 例胸段食管癌采用三野淋巴结清扫根治性手术的临床病理资料进行回顾性分析,结果显示原发病灶分化程度与淋巴结转移状态并无明确相关性[40]。

D. 原发病灶长度:如同病理分化程度,病变长度是否影响食管癌淋巴结转移的意见并不完全一致。廖琼等人的资料显示,若食管癌原发病灶长度 >5 cm 者,其淋巴结转移率为 56%,这显著高于病变长度 <5 cm 者的 26% 水平($P<0.05$)[41]。但是,冯庆来和李鹤成等人的资料均未发现食管癌原发病灶长度与淋巴结转移有明显相关性[40,42]。因此,食管癌原发病变的长度并不是非常确切能提示食管癌淋巴结转移的临床因子。

(3) 血道转移

食管癌待确诊时,远处转移患者仅占 20% 左右。近年来随着 PET/CT 临床的广泛应用,远处转移发现率将会进一步提高。但在食管癌患者尸检资料中显示血道转移并不少见,约 50% 存在远处转移,其中好发转移脏器为肺和肝。由于食管癌的治疗疗效仍有偏差,因此相当多的远处转移病灶在患者生存期内并未表现出对患者生存质量有影响的临床病灶。Yamashita 等分析 1 132 例食管癌尸检资料,其中肺转移 459 例(40.5%)、肝转移 328 例(29.0%)、气管累及 137 例(12.1%)、胃累及 122 例(10.8%)、肾上腺转移 115 例(10.2%),还有 224 例(19.8%)同时有肺转移和肝转移。

## 39.4.4 食管癌的自然病程

通过对食管癌的发生、发展、流行病学、病理和临床观察研究,其自然病程可以分为以下4个时期,各期都有其不同的临床表现。

1) 始发期 其主要特点是食管黏膜上皮细胞在各种致癌因子的作用下发生不同程度的增生性改变,由轻度增生到高度不典型增生,从上皮的基底层细胞开始,逐渐发展到包括中层细胞的增生。食管上皮内癌和鳞癌来自于基底层和(或)中层细胞,而食管小细胞癌可能来自于上皮基底层的未分化干细胞。始发期相当长,从癌前期发展到癌可能需要二三十年时间。这一过程是可逆的。流行病学的人群干预试验表明,采取有效的预防措施可以防止癌变的发生。

2) 发展期 此期特点是食管上皮包括基底细胞和中间细胞的重度增生,并在重度增生的部位出现多点原位癌,进而发展成为早期浸润癌。此时癌变已不可逆,但病灶局限于食管的黏膜及黏膜下层,相当于临床病理分期的0~Ⅰ期。临床上此期的症状往往轻微而隐蔽,但仔细询问大多数患者,均有不同程度的症状,只要仔细检查常可发现早期病灶。有报道,253例早期食管癌中39%为原位癌。

3) 外显期 此期相当于临床Ⅱ~Ⅲ期,亦称进展期。从发展期进入外显期后肿瘤的发展迅速,症状明显而持续,呈进行性。有报道,未经治疗的病例自症状开始至死亡平均生存期为9.4~9.7个月。

4) 终末期 此时病变已明显浸润和转移,或出现严重并发症,如气管食管瘘等。如不治疗,患者可很快死亡,平均生存期约3个月。

# 39.5 分子生物学研究

食管癌的早期发现仍旧是困扰食管癌疗效的关键问题,早期食管癌的症状往往并不明显。在前述章节中已经阐述食管的病因复杂多样化,食管癌的发生与发展是一个涉及多因素、多阶段、多基因变异积累及相互作用的复杂过程。目前众多学者认为,食管癌在分子水平上涉及众多癌基因激活、抑癌基因失活以及蛋白质的改变,以及细胞周期的调控、信号转导、细胞凋亡及酶系的改变等。分子生物学的研究对于食管癌的早期诊断、判断预后、治疗及预防等方面都有重要的意义,对于确立食管癌的重要分子靶点有着重要的地位。

## 39.5.1 生长因子基因

表皮生长因子受体(EGFR)和血管内皮生长因子(VEGF)属于生长因子类基因。食管鳞癌中EGFR扩增率为8%~30%,食管腺癌中EGFR基因扩增率较高(30.8%),EGFR可能与食管癌的发生有关,且EGFR可能存在地区和种族差异[43]。EGFR表达与肿瘤分化程度和淋巴结转移频率相关,其过度表达可能成为食管鳞癌的预后指标,且可能与癌前病变的发生、发展相关。VEGF在调控血管生长中起重要作用。研究表明,20%~70%的食管癌存在VEGF的表达,并且与食管癌的浸润深度、肿瘤分期、静脉侵入、淋巴细胞浸润及淋巴结转移相关。此外,ras、hst和int-2基因在食管癌中均有不同程度的变化,提示遗传以外的环境因素也对食管癌的发生起重要作用[44]。国内相关研究显示,食管癌中活化的ras基因主要是h-ras和k-ras,且k-ras突变在正常食管黏膜和轻度不典型增生食管黏膜没有发现,而在重度不典型增生和肿瘤组织中发生频繁,从而提示其在食管癌的发展过程中可能是一个晚期事件。

## 39.5.2 细胞周期基因

p53基因是迄今发现的与人类食管癌相关性最高的抑癌基因,参与细胞周期及细胞生长和分化的调节,其失活与肿瘤的形成及体外细胞的恶性转化相关。Kaneko等研究显示,在癌变的早期阶段即存在基因突变或蛋白异常表达[45]。Shimada等也认为p53基因突变和蛋白产物的聚积先于肿瘤的浸润,是食管癌发生过程中一个较早期事件[46]。p53的175、248、273密码子突变最常见,与侵袭性食管癌形成有关。

细胞周期蛋白(cyclin)D1是细胞周期相关癌基因,为正调控因子。Kawakubo等应用免疫组织化学评价105例未着色的食管活体标本中p53、细胞周期蛋白D1和Rb的表达,发现从轻度、中度到重度非典型性增生以及食管鳞状细胞癌中细胞周期蛋白D1和Rb的表达率逐步增高(51.7%、70%、70%、80%)[47]。在食管鳞癌中细胞周期蛋白D1的扩增和肿瘤有明显的相关,而在食管腺癌中细胞周期蛋白D1几乎无扩增。细胞周期蛋白D1在食管癌前病变组织中的过度表达可能导致细胞周期紊乱,造成细胞的失控性生长甚至癌变。APC(结肠腺瘤性息肉病基因)、MCC(结直肠癌突变基因)和DCC(结直肠癌缺失基因)在食管癌中为杂合性丢失,但其病理类型、肿瘤大小和侵袭性淋巴结转移在统计学上没有显著相关性,提示食管癌中APC、MCC和DCC基因的杂合丢失是普通的遗传学改变,但某一程度上可能在食管的致癌中起作用。p16和p15在细胞周期G1期调控细胞增生,两者的失活可能与肿瘤细胞恶性增生有关。此外,myc族基因、p21和Frat1(人T淋巴细胞中的原癌基因)在食管癌组织中均有异常表达,均属于细胞周期调控基因。

## 39.5.3 凋亡调节基因

Bcl-2是细胞凋亡抑制基因,58%的食管癌中有

Bcl-2 基因表达。在食管癌组织中可发现抗凋亡的 Bcl-2 上调，而促凋亡的 Bax 下调，单因素和多因素分析均显示 Bcl-2 阳性者预后较好。Bcl-2 基因在正常食管黏膜中无异常表达，在食管鳞癌和癌旁非典型性增生组织中表达增高，同时发现其表达与肿瘤的分化程度有关，分化程度越高，则阳性表达率越高。Fas 和 FasL 结合后可活化凋亡的信号转导途径。Fas 几乎在所有的食管癌中表达，在食管癌的发生发展过程中，有 Fas、FasL 所介导的凋亡信号转导途径的异常。存活素（survivin）基因是凋亡抑制基因的新成员，在多种肿瘤组织和转化细胞中高表达，而其表达下调可致肿瘤在体内和体外生长显著抑制。相关研究发现存活素蛋白的表达与肿瘤的发生发展及预后相关。存活素蛋白的表达在正常食管黏膜、不典型增生、原位癌和浸润癌中依次增高，因此存活素的表达提示形态学尚正常的组织存在癌变的可能，具有早期诊断的价值[48]。高分化鳞癌中，存活素蛋白的表达低于低分化鳞癌中的表达，有淋巴结转移组存活素蛋白的表达高于无淋巴结转移组，提示存活素可以抑制食管癌细胞自身的凋亡过程，使肿瘤细胞出现无限制生长。

### 39.5.4 端粒和端粒酶

端粒是染色体末端的一种保护结构，能维持细胞染色体的完整性。体外端粒功能的异常会导致遗传的不稳定。在复制敲除端粒酶的大鼠模型实验中可观察到肿瘤发生率明显增高，在各系统恶性肿瘤中端粒酶活性增高，因此端粒酶的活化是恶性肿瘤发生发展中的一个重要环节。Hiyama 等研究表明，端粒酶过表达在食管上皮癌变过程中起重要作用[49]。端粒酶的激活可以使端粒不再缩短，细胞获得无限增殖而使细胞永生化。在正常食管黏膜、不典型增生和食管鳞癌组织中端粒酶的活性逐渐增高，故认为端粒酶的过表达是食管癌变过程中的早期分子事件。

### 39.5.5 其他

环氧合酶-2（COX-2）是一种诱导型即刻反应蛋白，具有环氧合酶和过氧化物合成酶双重功能。在细胞受到广泛刺激下可诱导性表达，其作用机制之一是诱导肿瘤血管生成，使肿瘤浸润转移能力增强，参与消化道肿瘤的发生发展。此外，COX-2 还可通过抑制凋亡发生及抑制机体的免疫功能等参与肿瘤的发生发展。Miyashita 等研究显示 COX-2 的表达可能与食管鳞癌的癌变有关[50]。wnt 信号转导通路是近年来信号转导领域的热点，通路的关键分子可介导细胞外信号因子 Wnt，通过抑癌基因 APC 的蛋白与核内癌蛋白 c-myc 联系起来，促进下游靶基因如细胞周期蛋白 D1、c-myc 等高表达，引起细胞异常增殖，与食管肿瘤的发生发展相关。CDK1 在细胞周期中起着调控 G2～M 期的作用，claudins 基因是一个多基因家族，两者在食管正常黏膜、不典型增生、癌变组织中的表达逐步增高。PTEN 基因是 1997 年克隆的肿瘤抑制基因。PTEN 基因的失活将失去对细胞生长的负调节作用，这可能是导致肿瘤发生发展的机制之一。亮氨酸拉链肿瘤抑制基因（FEZ1/LZTS1）、骨形态发生蛋白（BMP）、肿瘤转移相关基因（MTA1）、代谢酶基因以及 DNA 错配修复酶基因是目前发现的几个与食管癌相关的基因。

## 39.6 临床表现与分期

### 39.6.1 临床表现

早期食管癌的症状往往并不明显，很多患者因此而忽略，这也是食管癌早期发现困难的主要原因。早期的主要症状有：胸骨后不适、进食后食管内轻度哽噎感、食管腔内疼痛、异物感、闷胀不适感、烧灼感，或进食后食物停滞感等。上述症状常为间断出现，也可以持续数年。亦有的患者仅表现为吞咽时疼痛不适或异物感。临床上，很多早期食管癌患者常常在确诊后经医师提示询问时才发现有上述症状。

进展期食管癌因肿瘤生长浸润造成管腔狭窄而出现食管癌的典型症状，归纳有以下几点：①进行性的吞咽困难。多数患者有此表现，具体表现为开始进食硬质食物时难以下咽，需饮用汤水送下。患者常诉不小心会噎住。接下来则不能吞咽硬食，逐步改为软质、半流质或流质饮食。当梗阻严重时，流质乃至唾液亦不能下咽，患者出现明显消瘦。也有部分患者由于炎症水肿减轻或组织坏死脱落，食管梗阻症状可暂时略有改善。溃疡型肿瘤或肿瘤已有外侵时，可出现胸骨后或肩胛间持续性钝痛，有的患者可出现呕血或黑便。Edwards 报道，当肿瘤生长超过食管周径的 2/3 时，会产生狭窄而出现上述的典型症状[51]。我国学者发现吞咽困难的程度同病理类型有一定的关系。缩窄型和髓质型由于管腔和食管运动变化明显故症状较重,其他几型往往肿瘤较大而症状较轻。②胸骨后疼痛。通常表现为模糊的痛感而难以定位。当有持续性胸背疼痛时应警惕肿瘤外侵压迫肋间神经。食管胃连接部腺癌患者,有时肿瘤表面的溃疡因胃酸刺激而产生上腹痛和剑突下疼痛。③呕吐。往往发生在梗阻比较严重的患者,常在进食后发生,吐出大量黏液和食物。如癌组织溃疡引起出血,可产生呕血或黑便。④贫血、体重下降、反酸等。由于进食困难、消耗、呕吐等原因产生营养性改变的症状。

晚期食管癌的症状多为肿瘤压迫、浸润周围组织和器官而产生。①压迫气管引起咳嗽,呼吸困难;穿破气管而发生气管食管瘘时,可发生进食呛咳、发热、咯脓臭痰,肺炎或肺脓肿形成。②侵犯喉返神经引起声音嘶哑;侵犯膈神经而致膈神经麻痹,则发生呼吸困难或膈肌反常运动。③侵犯纵隔则可引起纵隔炎和致命性大咯血。④肿瘤转移可引起锁骨上淋巴结肿大、肝大、黄疸、腹块、腹腔积液及骨骼疼痛等。极少数病例肿瘤向食管腔内生长较慢,而向食管外侵犯和转移出现较早,吞咽困难症状不明显,首先引起患者注意的是声音嘶哑或颈部淋巴结肿大,此类患者往往以声音嘶哑前来就诊。⑤恶病质,表现为极度消瘦和衰竭。

食管胃连接部腺癌早期可有上腹部闷胀、剑突下隐痛、食欲减退等感觉,肿瘤生长到较大体积时才出现吞咽困难。肿瘤局部溃烂出血时,粪便隐血检查呈阳性,出血量较多者则有柏油样粪便或呕血,并可导致贫血。晚期病例吞咽困难症状明显,出现恶液质表现,并可转移到肝脏、腹膜、盆腔等出现腹部肿块或腹腔积液,或转移到锁骨上淋巴结。

## 39.6.2 临床分期

食管癌的分期对指导患者治疗以及判断预后有着重要的价值,患者的预后与初诊时的临床分期相关。临床分期的准确性随着影像学的发展,尤其是食管内镜超声(EUS)的开展有了一定提高,但是术后病理分期仍为"金标准"。FDG-PET 对于诊断远处淋巴结和血行转移是有帮助的。在北美和许多西欧国家,由于没有开展早期食管癌筛选工作,诊断时近 50% 的患者已经超出肿瘤原发灶的局部,近 60% 的患者局部病灶不能完全切除,70%～80% 切除标本在相关的淋巴引流区域出现转移。目前临床使用的食管癌分期是 2002 年 AJCC(第六版)[52]在原有 TNM 分期基础上进一步修改而来的。由于淋巴结转移是食管癌患者重要的预后因素,因此也有学者建议根据淋巴结转移个数将 N 分期分为两个亚组(阳性淋巴结数 >4 个/ <4 个)[53]。

食管癌 TNM 分期(AJCC,2002):

T——原发肿瘤
    TX  原发肿瘤无法评估
    T0  无原发肿瘤证据
    Tis  原位癌
    T1  肿瘤侵犯黏膜固有层和黏膜下层
    T2  肿瘤侵犯食管肌层
    T3  肿瘤侵犯食管周围组织,但未侵犯邻近结构
    T4  肿瘤侵犯邻近结构

N——区域淋巴结
    NX  区域性淋巴结转移无法评估
    N0  未发现区域性淋巴结转移
    N1  存在区域性淋巴结转移

M——远处转移
    MX  远处转移无法评估
    M0  未发现远处转移
    M1  存在远处转移
      M1a  胸上段肿瘤颈部淋巴结转移
            胸下段肿瘤腹部淋巴结转移
      M1b  胸上段肿瘤其他非区域性淋巴结转移或远处转移
            胸中段肿瘤非区域性淋巴结转移或远处转移
            胸下段肿瘤其他非区域性淋巴结转移或远处转移

TNM 分期
    0 期  Tis  N0  M0
    Ⅰ期  T1  N0  M0
    ⅡA 期  T2  N0  M0
            T3  N0  M0
    ⅡB 期  T1  N1  M0
            T2  N1  M0
    Ⅲ期  T3  N1  M0
         T4  任何 N  M0
    Ⅳ期  任何 T  任何 N  M1
      ⅣA 期  任何 T  任何 N  M1a
      ⅣB 期  任何 T  任何 N  M1b

组织学分级
    GX  分级无法评估
    G1  分化良好
    G2  中分化

G3　低分化
G4　未分化的

## 39.7　诊断

### 39.7.1　食管功能检查

食管功能检查主要应用于食管良性疾病,特别是诊断食管功能障碍性疾病的重要手段,但在食管外科手术后,食管原有功能发生改变,患者出现一系列与功能改变相应的临床症状,尤其是反酸症状较难处理。针对这一普遍存在的问题,食管外科手术后食管功能的检查越来越受到广大临床医师的重视,它作为一项综合的检查指标为食管外科术式的改进提供了科学依据,从而有利于患者术后恢复及生活质量的提高。另外,Barrett 食管患者于抗反流手术治疗前后的功能检查,为手术疗效提供了依据,故本章节简单介绍一下食管功能的检查。食管测压、24 h 食管动力学检查及食管 pH 值监测已成为诊断和评价必不可少的方法。

1)24 h 食管动力学检查　经鼻置入测压管,然后采用固定牵拉法确定食管下括约肌的位置,用腔内微型压力传感器或连于体外传感器的腔内灌注系统分别测定食管-胃连接部(高压带)、食管体部、食管上括约肌和咽部等处的压力曲线。食管、贲门失弛缓症者蠕动波完全消失;弥漫性食管痉挛者食管下段高压区压力正常,但直立位食管有 >55% 刺激性收缩或夜间 >80% 刺激性收缩;食管远端括约肌痉挛者食管下段高压区压力增高,24 h 有 >20% 的多峰或孤立性收缩波;胃食管反流性食管痉挛者与贲门失弛缓、弥漫性食管痉挛基本相似。

2)24 h 食管 pH 值监测　采用带有 pH 值监测电极的导管经鼻分别置于食管下括约肌上方 5 cm 和胃腔内,与便携式记录仪相连,允许正常活动和饮食,要求患者记录下饮食、症状发作及体位改变的时间。连续 24 h 监测 pH 值,以观察受试者日常情况下的反流情况。当 pH 值降至 4 以下为 1 次反流,pH 值升至 7 以上为碱性反流。记录患者在不同体位和进食时的情况,就能对有无反流、反流频度和食管清除反流物的时间作出诊断。胃食管反流性食管痉挛者,其食管下段呈高酸状态,pH 值降低。

3)酸廓清试验　用于测定食管部排除酸的蠕动效率。在胃食管反流性食管痉挛的患者,其食管下段酸廓清能力减弱,pH 值降低。

4)食管激发试验　采用依酚氯胺等药物可在患者无症状时激发食管痉挛,配合食管测压有助于此类疾病的诊断。

### 39.7.2　影像学诊断

诊断食管癌和胃食管交界部肿瘤常用的辅助检查方法有食管、胃钡餐造影 X 线检查,内镜检查和脱落细胞学检查,目前 CT 检查、内镜下超声检查、PET、胸腔镜和腹腔镜检查也越来越多地用于临床诊断。

(1) 食管、胃钡餐造影 X 线检查

食管、胃钡餐造影 X 线透视或摄片检查是诊断食管癌和胃-食管交界部肿瘤最常用的方法,病变部位的黏膜改变是观察的重点,可以确定癌灶的部位和长度。早期食管癌常见的 X 线征象为食管壁局限性僵硬,食管黏膜紊乱。中晚期食管癌的 X 线表现较为典型,主要为黏膜皱襞迂曲、紊乱、增粗和中断,食管壁僵硬、活动度减弱或消失,管腔狭窄,钡剂通过缓慢或受阻,可观察到深浅不等的龛影、充盈缺损或软组织块影。对于吞咽困难的患者,食管钡剂造影是一项非常必要的检查手段,可以对食管黏膜、食管扩张性和活动度,以及病理改变进行评价。

食管癌的病理类型不同,在钡剂造影检查中具有不同的表现:浸润型食管癌表现为管腔狭窄,根据狭窄段的两端可以判断肿瘤的长度和边缘;腔内型则表现为突入管腔的较大龛影;溃疡型肿块则表现为表面凹凸不平的溃疡影;对于肿瘤黏膜下扩散导致的静脉曲张型食管癌,钡剂造影中表现为食管黏膜变硬、迂曲,应与食管静脉曲张相鉴别。该类型肿瘤通常位于食管中段(图 39-2)或上段,并且不随食管蠕动或是呼吸而改变形状。另外,肿瘤与正常黏膜的分界比食管静脉曲张更明显,气钡双重造影有助于病变的观察。同时做气钡双重造影对比检查,有助于提高食管-胃连接部腺癌的诊断准确率[54]。当肿瘤浸润至食管外组织时,X 线钡剂造影可见食管纵轴的改变。正常情况下食管仅在主动脉弓水平和左主支气管水平有 2 个主要的压迹,其他食管成光滑的直线。这一特征可因肿瘤外侵而表现为食管扭曲、成角或其他异常。Akiyama 发现 74% 的外侵至食管外膜的肿瘤有上述改变,并认为这一征象较以往单凭肿瘤长度判断肿瘤能否切除更具临床价值[55]。

(2) CT 检查

新近的观点认为胸部和上腹部 CT 应该作为食

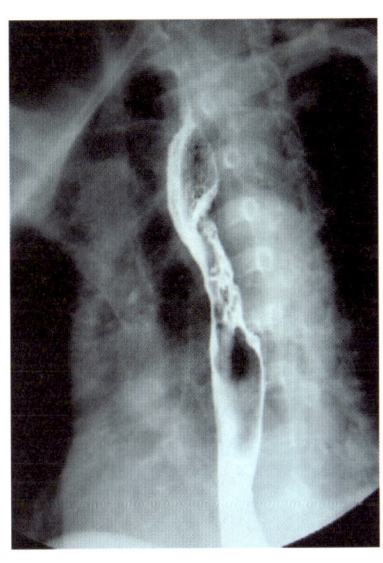

图 39-2 食管中段癌吞钡检查

管癌术前的常规检查。CT 检查可以用来评价肿瘤局部生长情况,显示肿瘤外侵范围及其与邻近结构的关系,尤其是纵隔或腹腔淋巴结转移具有优越性,对于外科医师判断手术是否进行或者采取何种手术路径具有重要的意义,但对于病变局限于黏膜的早期食管癌诊断价值不高。Moss 等将食管癌在 CT 上的表现分为 4 期:Ⅰ期,腔内肿块不伴有食管壁的增厚;Ⅱ期,食管壁增厚;Ⅲ期,肿瘤侵犯邻近组织结构(气管、支气管、主动脉、心包);Ⅳ期,存在远处转移[56](图 39-3)。

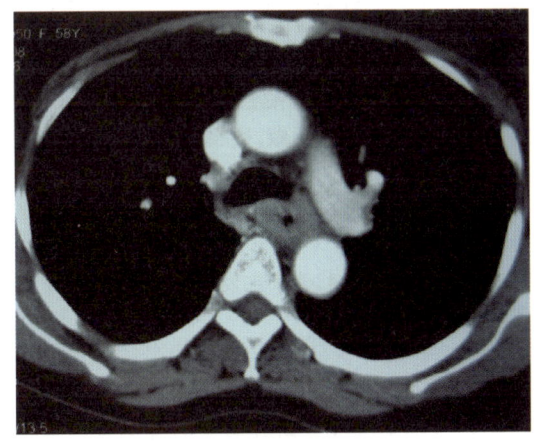

图 39-3 食管癌 CT 表现

正常情况下,食管在 CT 上表现为薄壁管腔结构,有时内含气体。但是,CT 并不能分辨食管壁的层次,因此不能判断 T 分期。但是,食管周围脂肪层可以用来判断食管癌对邻近结构的侵犯情况。Thompson 等发现营养状况良好,而食管 CT 上脂肪层消失的患者中至少 90% 伴有邻近结构的侵犯[57]。食管对主动脉的侵犯并不常见,有时可以根据肿瘤和主动脉周径接触的比例来判断。Picus 等报道,接触角度 > 90°者高度提示侵犯,而 < 45°者侵犯的概率较小[58]。食管和心包之间脂肪结构的消失也有助于判断肿瘤对心包的侵犯。复旦大学附属肿瘤医院报道,CT 检查发现气管食管沟淋巴结转移的敏感性和特异性分别为 87.50% 和 98.47%,阳性预测值 77.78%,阴性预测值 99.23%[59]。Saunder 等报道,CT 对纵隔淋巴结转移判断的敏感性为 34% ~ 61%;对于腹部淋巴结则为 50% ~ 76%[60]。Rice 报道,对于 > 2 cm 的转移灶,CT 发现的敏感性为 70% ~ 80%。

(3) PET 检查

多项研究表明,PET 在评价食管癌原发肿瘤方面,其准确率高于 CT 检查。但是,和 CT 检查一样,PET 也不能判断食管壁的层次。在判断淋巴结转移方面,Gananadha 和 Luketich 报道 PET 的敏感性为 45%,特异性为 100%,准确率为 48%[61,62]。同样,PET 在评价食管癌远处转移方面,其敏感性和特异性均高于 CT。在评价肿瘤可切除性方面,CT 的准确率为 65%,而 PET 为 88%,两者联合应用准确率可达 92%。Cerfolio 等报道,PET/CT 与超声内镜下的细针穿刺相比,前者对于新辅助治疗后淋巴结的再次评估更为准确[63]。由于 PET 仪器和检查费用昂贵,临床上目前还没有普遍应用。

(4) MRI 检查

MRI 可在冠状面和矢状面上显示肿瘤的长度,大多数学者认为 MRI 检查在诊断食管癌方面的价值不如 CT 检查[64]。虽然 MRI 可在冠状面和矢状面成像,因此在判断肿瘤长度方面有很高的价值,但其临床意义不大。与 CT 相比,MRI 对局限于黏膜和黏膜下的肿瘤及淋巴结转移方面价值不大。仅凭 MRI 显示肿瘤与周围器官间的软组织影消失,判断肿瘤是否外侵并不可靠。一般认为,在 MRI 的矢状面上,只有当肿瘤与气管、支气管或主动脉的接触 > 3 cm 时,才可诊断肿瘤侵犯上述器官[65]。

(5) 骨扫描

骨扫描可协助判断有无骨转移。如锁骨上或颈部淋巴结肿大,可穿刺或切取活检,以确定有无转移。

## 39.7.3 食管脱落细胞学检查和食管镜检查

**(1) 脱落细胞学检查**

食管气囊拉网检查采集病变部位脱落细胞作为食管癌的定性检查方法曾经发挥了巨大的作用,其简便而有效,适合于食管癌高发区的普查,准确率可达90%以上。但脱落细胞学检查难以对食管癌细胞进行准确分级,所获得的细胞难以得出确切的病理类型,对于治疗的选择有一定的限制,同时对有出血倾向、伴有食管静脉曲张、深溃疡、放疗后、全身状况衰弱和严重高血压者有一定的并发症。目前临床上已不建议做此项检查。

**(2) 内镜检查**

食管镜检查对于食管癌的诊断非常重要。通过内镜检查,可以了解肿瘤的部位、大小、长度以及对管腔的阻塞情况。目前来说,这是诊断食管癌必不可少的工具。早期食管癌在内镜下可以表现为黏膜粗糙、局限性充血、水肿、小糜烂灶、小的溃疡、小的疣状突起或黏膜皱缩;进展型食管癌在内镜下可见溃疡、肿块、高低不平、梗阻等。内镜下对所有肿瘤均应常规进行活检和细胞学检查,明确诊断,判定癌或肿瘤的组织学类型和癌细胞分化程度。即使内镜不能通过狭窄段亦可在狭窄上方进行活检,对食管癌或食管胃连接部腺癌的治疗和估计预后有较大的参考价值。内镜检查与影像学检查相结合,是诊断食管癌较为理想的方法。同时和影像学特别是CT结合,观察腔内和腔外的情况,成为外科医师术前评估的重要手段,而术中需要代替食管的重要脏器胃的可用性也需要内镜的评估[66]。活检时应该避开坏死组织,从肿瘤边缘提取活检组织,从而提高诊断率。

目前不再是建议对食管脱落细胞学检查阳性、X线检查阴性或难以肯定诊断的早期食管癌病例做食管镜检查,而是通过内镜来早期诊断、治疗、随访。采用甲苯胺蓝或卢戈液染色的方法有助于明确病变部位。甲苯胺蓝可使癌细胞染色,正常黏膜不染色;卢戈液则可使正常黏膜染色,癌细胞不染色。

**(3) 食管内镜超声**

食管内镜超声(EUS)对于食管黏膜下、壁内以及腔外病变有其无法比拟的优势,在食管癌则提供了较为准确的T分期。将微型高频超声探头安置在内镜顶端,通过内镜既可直接观察食管腔内的形态,又可进行黏膜外的实时超声扫描,有助于判断肿瘤侵犯的深度、是否累及食管邻近组织器官和有无区域淋巴结转移,提高了临床分期的准确率[67-70]。

食管癌的超声表现为低回声病灶,边缘不规则,边界不清楚,内部回声不均匀。EUS下食管壁分为5层:第1层,浅表黏膜,包括黏膜上皮和固有层;第2层,黏膜肌层;第3层,黏膜下层;第4层,固有肌层;第5层,食管周围组织。由此可以对肿瘤的浸润和侵犯进行很好的评估。该检查对T分期判断准确率为84%,当然这也和操作者的技术相关。EUS在判断早期食管癌和食管癌对周围组织侵犯时准确率最高,也最具利用价值[67]。EUS对判断食管癌局部淋巴结转移的准确率为80%,CT则为51%。Catalano等发现EUS对食管癌N分期判断的敏感性为89%,特异性则为75%,并且对腹腔淋巴结判断要优于纵隔淋巴结[68]。复旦大学附属肿瘤医院认为,EUS在胸段食管癌术前分期中具有重要作用,其T分期准确率明显高于传统扫描[66]。目前已有较多研究证实,EUS可以评估局部淋巴结的大小、形状、边界以及内部结构。EUS结合细针穿刺(fine needle aspiration, FNA)可以提高评估的准确率和敏感性。Tio对比EUS和CT诊断食管癌的准确率,两者分别为89%和59%,尤其是早期食管癌的诊断,EUS要明显高于CT[69]。对于判断淋巴结转移的准确率,EUS为80%,CT为53%。同时EUS对诊断肿瘤的浸润深度和范围也优于CT。此外,Lightdale等报道,EUS在判断食管肿瘤的化疗效果及吻合口或食管床复发方面有很大的价值[67]。

**(4) 胸腔镜和腹腔镜检查**

目前许多学者认为胸腔镜和腹腔镜是评估食管癌分期的有效方法,与无创伤性检查比较,可以更加准确地判断食管癌局部侵犯、淋巴结以及远处转移情况。一项前瞻性多中心研究发现,通过CT、EUS、MRI检查未能明确淋巴结转移的107例患者中,有25%通过胸腔镜和腹腔镜找到了阳性淋巴结。腹腔镜检查是判断食管癌腹腔转移的有效方法,其敏感性可达96%。在判断远处转移方面,胸腔镜准确率为93%,腹腔镜为94%。除此之外,胸腔镜和腹腔镜还可以用来评价进展型食管癌患者新辅助治疗的效果。

**(5) 其他检查**

支气管镜对评价颈部及胸上段食管癌对气管和支气管的侵犯非常重要。对于在CT上表现为隆突下方巨大肿块或是隆突下淋巴结肿大的患者均应行支气管检查,明确隆突有无肿瘤侵犯。支气管镜下可以表现为气管壁单纯膨出,气管环状线消失,甚至伴有气管或是主支气管(通常为左主支气管)的后壁固定。严重者可表现为明确的侵犯或是出现气管食管瘘。隆突下淋巴结转移可以导致隆突变宽。单纯的气管壁膨出并不代表肿瘤侵犯。气管镜下刷检和活检可以帮助确认食管对气管的侵犯。临床资料表明,气管镜检查正常的食管癌患者其切除率高于气管镜检查有异常者。

### 39.7.4 鉴别诊断

食管的主要功能是以蠕动的方式将食物送入胃。因此,无论食管的功能性或器质性病变,还是食管邻近器官病变或支配吞咽动作和食管蠕动的神经功能异常,都可引起不同程度的吞咽困难。根据病史、症状、体征,应与下列可出现吞咽困难的食管疾病加以鉴别。同时仔细询问病史,对拟诊对象行食管X线、内镜检查,多数食管癌诊断并不困难。当确诊为食管癌后,除全身体检和辅助检查外,应进行CT或EUS检查,明确肿瘤侵犯范围,为准确临床分期和治疗决策提供依据。

1) 功能性吞咽困难 如食管(贲门)弛缓症、功能性食管痉挛、贲门失弛缓症、食管裂孔疝、Plummer-Vinson综合征、食管硬皮症和重症肌无力等。

2) 食管外压性吞咽困难 常见的有异位右锁骨下动脉、双主动脉弓、颈椎骨质增生症、纵隔肿瘤及纵隔淋巴结肿大和胸主动脉瘤等。

3) 食管良性肿瘤 有时食管癌需与食管良性肿瘤,如食管平滑肌瘤、食管腺瘤、食管乳头状瘤、食管颗粒细胞肌母细胞瘤,以及食管息肉等鉴别。

4) 食管其他恶性肿瘤 食管其他类型恶性肿瘤均少见,如食管肉瘤、食管癌肉瘤、黑色素瘤、淋巴肉瘤等,这些疾病虽有其自身的发病及影像学特点,但最终需经病理学检查才能鉴别。

5) 其他良性疾患 食管良性狭窄、憩室、血瘤、食管结核、食管静脉曲张也需与食管癌鉴别。

## 39.8 治疗总策略

由于临床上尚无有效早期发现和早期诊断方法,目前食管癌待确诊时仍有80%为局部晚期和晚期患者。而对局部晚期和晚期患者,治疗疗效仍非常不理想。因此从全球范围看,食管癌治疗疗效仍很差,总体5年生存率在15%左右。

### 39.8.1 治疗总体策略

食管癌治疗总体策略主要依赖于患者一般情况、原发病灶所在部位以及治疗前的临床分期,其中最主要的参考指标为临床分期。

在治疗前,临床上要对所有患者身体状况进行评价,以了解患者对治疗,特别是对手术等特殊治疗的耐受性。同时,临床上也需要采用食管钡餐、腔内超声、胸部和腹部CT检查,最好还需要有PET/CT检查信息来对患者进行治疗前的准确临床分期。最后,绝大多数食管治疗策略需要经过手术、化疗、放疗、放射诊断科和病理科医师共同参与的多学科综合治疗小组讨论后才能确定[71]。

原发灶所在部位是局部治疗方法选择的一项重要临床参考依据。国内研究材料显示,颈段和上胸段食管癌,其肿瘤生物学行为更多表现为局部和区域性生长特点,放疗疗效不差于手术,并发症少于手术,对患者生活质量的影响要小于手术,因此,该区域食管癌的局部治疗应以放疗为首选。在美国NCCN治疗指南中也显示[72],对于颈段和环咽肌下5 cm内食管癌,所推荐的局部治疗方法为放疗。对于下胸段或食管胃交接处癌,因为癌灶易出现腹腔内淋巴结转移,现有影像学对淋巴结转移诊断敏感性较差,转移的淋巴结难以在术前被发现并实施明确定位,癌灶周边组织器官对放射耐受性差,因此,该区域的食管癌局部治疗应更多考虑手术参与的治疗,除非局部病灶有明显外浸润或患者不能耐受或拒绝手术治疗。对于中胸段食管癌,手术和放疗的疗效无显著差异,局部治疗方法的选择更多考虑的是患者一般情况和自愿。

一般来说,食管癌病灶纵向长度并不影响肿瘤切除的彻底性,但横向外浸润程度将显著影响到临床手术切除癌灶的可能性。若肿瘤病灶侵犯气管、支气管、主动脉、心脏和食管旁器官如肝、胰、脾和肺等,这些将大大限制手术参与食管癌局部治疗的可能性。因此,若食管癌病灶位于隆突或以上区域时,NCCN建议该类患者治疗前均需要常规接受支气管镜检查,若一旦有气管或主支气管受侵犯,则手术将不能参与其综合治疗[72]。

一般来讲,食管癌有区域淋巴结转移将不限制手术参与其治疗,除非腹腔动脉干区域或区域淋巴结存在广泛转移的情况下则无法行根治性手术。

食管癌一旦出现血道转移,则病灶多不考虑手术切除参与其治疗。若KPS评分≥70,可建议化疗;

若临床已存在或预计生存期内会出现进食梗阻情况者,可加用局部姑息放疗或支架治疗,同时给予最佳支持治疗。

初次治疗未控或复发的患者再次治疗方法很多,但无统一有效的治疗方法,绝大多数治疗为姑息对症治疗。再次治疗方法选择需要依据患者一般情况、食管癌初始治疗方法和复发距离初始治疗的间隔时间以及初次治疗失败时是否伴有远处转移来确定。若患者一般情况差,不能耐受手术和化放疗等治疗者,或初次治疗失败伴有远处转移病灶时,再次治疗则绝大多数选择最佳支持治疗。若一般情况好者,初次治疗失败表现以局部为主时,初次治疗为手术者,再次治疗可以考虑化放疗作为挽救性治疗;若初次治疗为化放疗综合治疗者,再次治疗可以考虑手术挽救,或初次治疗距离复发时间较长者,可以考虑再次化放疗作为挽救性治疗。

### 39.8.2 早期食管癌治疗方法的选择

#### (1) 早期食管癌手术治疗

对于 Tis~T1N0M0 患者,手术切除是该期患者的标准治疗。近年来,一些新的手术方式主要是微创手术方法如胸腔镜下食管切除术、纵隔镜辅助下食管拔脱术和内镜下黏膜切除术(endoscopic mucosal resection,EMR)用于临床。但应用这些新方法治疗的数量尚少,其确切的临床价值仍在研究观察中。在此需要特别提及的是 EMR 方法,该方法对患者的选择以及术后病理分析要求特别高。EMR 是指在内镜下用甲苯胺蓝或卢戈液染色技术辨认黏膜癌变,然后用钳子提起病变黏膜,再用高频电刀切除病变黏膜的一种手术方式。该方法优点能保存食管,术后对患者生理功能影响小。但由于切除的最大宽度为 15 mm,超过 12 mm 者则需要多次重复切除。术后病理显示黏膜下或黏膜内淋巴管无癌浸润者,EMR 术后无需补充进一步的手术治疗,5 年生存率在 90% 以上。反之,如术后病理证实食管黏膜下有癌浸润者,应进行淋巴结清扫的食管癌切除术。因此,临床上应用 EMR 时,术前病变范围估计和术后病理检查应非常仔细。

对于 T1~2N0~1 的局限期患者,手术切除也是标准治疗。但是,一旦区域淋巴结有转移,即使手术切除,其 5 年生存率<25%[73]。我国学者同样也认为,对于食管癌接受单纯手术切除治疗的选择"金标准"为 T1~2N0M0 病例(当然也需要考虑到原发病灶所在部位,颈段和上胸段偏上位置除外),而比此分期晚者应选择多学科综合治疗。因为局部晚期或有区域淋巴结转移的可切除患者,单纯手术后出现的治疗失败包括区域和远处转移两个方面,因此联合放疗和全身治疗的多学科综合治疗是提高大多数食管癌患者临床疗效的关键。

#### (2) 早期食管癌非手术治疗

尽管手术切除是早期能手术食管癌的标准治疗,但在普查中发现的早期食管癌也只有部分能接受手术治疗,其中主要原因是患者同时伴有其他内科疾病而限制手术的应用。因此,开展应用非创伤或创伤比较小的非手术治疗方法来治疗早期食管癌的临床研究是非常重要的。

在非手术治疗方面,放疗是食管癌常用和有效的治疗手段之一。李国文等报道了该院应用 $^{60}$Co 治疗早期食管癌的临床疗效。1975~1976 年,在我国食管癌高发区林县普查发现的早期食管癌 187 例,其中 52 例接受了单纯放疗,放疗剂量为 50~55 Gy/5~5.5 周,每周 5 天,每天 1 次。放疗后 5 年生存率达 73%[74]。该疗效尽管与早期食管癌外科治疗疗效有些差距,但接受放疗组患者一方面是临床分期(通常较手术分期晚),另外常伴有较差心、肺功能等(患者常因为内科夹杂病而死于非肿瘤因素),因此经过放疗后,早期食管癌 5 年生存率能达到 73% 结果还是令人满意的。复旦大学附属肿瘤医院赵快乐等报道了临床分期 T2N0M0 胸上中段食管癌接受加速超分割放疗的疗效。该研究回顾性分析了 1994 年 8 月到 2000 年 1 月符合入组条件的 53 例鳞癌患者放疗疗效。放疗方法:前 2/3 疗程常规放疗,每次 1.8 Gy,共 41.4 Gy;后 1/3 疗程缩野改为加速超分割放疗,每天 2 次,每次 1.5 Gy,共 27 Gy。全疗程 40~49 天,总剂量为 67~70 Gy。结果 53 例患者接受单纯加速超分割放疗后的 5 年生存率也达到 51.2%。该研究也提示,对于位于上胸段早期食管癌患者,单纯放疗也是一项可以选择的治疗方法[75]。

在早期食管癌非手术治疗方面目前尚有一些其他方法可以选择,如光动力治疗(photo dynamic therapy,PDT)等。PDT 为应用激光来激活对光敏感的化学物质造成局部组织坏死或损伤的一种治疗方法。它包括两步:一是向体内注射光敏物质,并使之在需要治疗区域内达到高剂量;二是用激光来激活此区域内对光敏感的物质并诱发光化学反应。PDT 治疗基本原理为特定波长激光激活光敏剂分子,在肿瘤组织内引发一系列光化学反应,生成活性很强的单态氧,进而和生物大分子发生氧化反应,产生细胞毒直接杀死肿瘤细胞。同时,光动力反应还广泛破坏肿瘤组织内的微血管,进一步导致病变组织的缺血性坏死。光动力学疗法能启动抗肿瘤免疫反应等造成对肿瘤的杀灭效应。Pech 报道一组将 PDT 用于早期食管癌治疗的资料。早期食管癌采用 PDT 治疗,并应用内镜进行密切随访,在随访期内若发现复发或再生早期癌灶,再应用内镜或手术治疗。全组患者中位随访期为 37 个月,随访中 29% 的患者有复发或再次出现早期癌灶,该复发患者中绝大多数接受了进一步治疗包括内镜和(或)手术治疗等。结果全组患者 5 年生存率达到 80% 以上[76]。该研究提示 PDT 可以用于早期食管癌的治疗。应用 PDT 治疗早期食管癌的显著优点是给患者提供了一次保存食管的机会,减少了治疗所造成的对患者生活质量方面的显著影响。

## 39.8.3 局部晚期食管癌治疗方法的选择

单纯手术并不是该期患者的标准治疗。因为即使采用手术切除,对于 T3~4 期患者,有 30%~50% 难以达到手术完全切除。即使肿瘤病灶通过手术完全切除后,围手术期间不给予其他抗肿瘤治疗,患者 5 年生存率也 <20%。患者单纯手术后的失败包括局部区域性复发和远处转移两个方面,因此,对于该期患者的治疗更多的是强调多学科综合治疗。

何谓局部晚期食管癌的最佳综合治疗策略尚不清楚,国内和国外所提供的临床研究信息也不完全一致。近年来,新的放疗技术方法不断发展和提高,外科治疗技术及相关学科的发展,新的化疗药物的临床应用和分子生物以及肿瘤生物学特性的研究不断深入,局部晚期食管癌患者多学科综合治疗有了迅速发展与提高[77]。

综合国内、外研究所提供的信息,局部晚期食管癌综合治疗的主要策略体现在:①单纯手术切除已经不是该期别患者的标准治疗;②围手术的化疗提高了食管下段或食管胃交接处腺癌的疗效,可以列为该类患者的标准治疗;③术前化放疗能在一定程度上提高该期患者生存疗效,同时也增加了治疗的不良反应;④手术参与该期患者的治疗价值以及时机尚不确切。由于化放疗加手术对该期患者生存疗效的提高不是非常突出;该综合治疗的不良反应相对较大,对患者生活质量影响较大。因此,局部晚期食管癌患者的另一个综合治疗策略是先行化放疗,再以手术作为化放疗后有残留或非手术综合治疗失败者的挽救治疗。

## 39.8.4 晚期食管癌治疗方法的选择

晚期食管癌治疗的主要目的在于减少患者痛苦,提高患者生活质量。晚期食管癌治疗方法的选择主要依据患者一般情况、治疗前患者有无体重明显下降以及是否存在中到重度贫血等不良预后因子。若存在不良预后因子,晚期食管癌的治疗以最佳支持治疗为主,必要时可以考虑姑息性外放疗和腔内放疗,以及支架或胃造瘘等措施减轻进食梗阻和转移灶压迫等症状,以及达到止痛目的。若不存在不良预后因子,晚期食管癌的治疗以全身治疗为主(化疗和靶向药物治疗等),同时加用姑息性外放疗、腔内放疗等局部治疗措施,以达到提高患者生活质量的目的。

## 39.8.5 复发食管癌治疗方法的选择

初次治疗未控或复发患者再次治疗的方法很多,但无统一有效的治疗方法,大多数治疗为姑息对症治疗。若患者一般情况差,不能耐受手术和化放疗等治疗者,或初次治疗失败时伴有远处转移病灶,再次治疗则大多选择最佳支持治疗。若一般情况好者,初始治疗以局部为主的,或初次治疗为手术者,再次治疗可以考虑化放疗;若初次治疗为化放疗者,再次治疗可以考虑手术挽救或初次治疗距离复发时间较长者可以考虑再次实施化放疗。

# 39.9 手术治疗

## 39.9.1 历史与现状

1877 年 Czerny 首次报道颈段食管癌切除获得成功,1911 年 Lane 报道用颈部皮瓣成形重建食管成功,Torek 于 1913 年经左胸成功地切除中段食管癌。自此,外科治疗在食管癌中的治疗价值逐步引起关注。经左胸食管癌切除术由 Eggers 等于 1931 年正式报道,以后经 Churchill 和 Sweet[78,79] 两位医师的改进和发展,手术方式基本固定至今,由此也逐步建立了食管癌经胸切除和一期重建消化道的现代治疗原则。国内吴英恺院士最早于1940年在北京协和医院开展经左胸食管切除,黄国俊、邵令方、刘锟等老一辈外科医师又对经左胸食管癌切除术做了改进,目前这一术式仍为国内多数单位所采用。经右胸食管癌切除术则于1946年由英国皇家外科学院的 Ivor Lewis[80] 医师首先报道,奠定了经右胸径路食管癌根治手术的基础。1976年,Mckeown[81] 医师在此基础上报道了经右颈切口行颈部吻合的方法。在 Ivor Lewis-Mckeown 手术的基础上,又衍生出多种方式的右胸径路食管癌根治术。经食管裂孔手术径路由 Turmer 等于1933年首次报道。近30年来,Orringer 等对该方法进行了不断地改进和提高。发展至今,食管癌的外科治疗已有百余年历史,被认为已步入成熟阶段。

纵观食管癌外科手术的发展历史,在20世纪80年代以前,国外数据显示手术率仅为58%,手术切除率仅为39%,手术相关死亡率高达29%,而5年生存率仅4%,食管癌的外科治疗一度止步不前。随着麻醉技术的提高、围手术期处理的改进以及手术方法的不断完善,食管癌手术可切除率提高至56%,手术相关死亡率降至13%,手术疗效也有了很大提高(表39-3)[82]。国内最近的数据显示手术可切除率已接近90%,手术死亡率已降至5%以下,总体5年生存率在30%左右。

进入20世纪90年代后,食管癌微创手术得到了快速发展,主要分为胸腔镜下食管切除术和纵隔镜辅助下食管拔脱术等。关于这一方面的报道近年来逐渐增多,Luketich 报道了222例腔镜食管癌根治术的经验[83],国内多家医疗中心也均在这方面做了许多有益的尝试。但由于开展时间不长,病例数尚少,病例的选择及远期疗效等还有待进一步评估。随着手术观念、手术方式、手术技术和器械的不断改进,微创技术将更多地应用于临床。

尽管食管癌手术治疗已取得了较大进步,但食管癌的疗效仍然不够理想,这使得以手术为主的多学科联合治疗模式受到了前所未有的重视。近年来的研究焦点集中于新辅助治疗,其主要包括术前放化疗和术前化疗。目前仅有证据显示新辅助放化疗能够提高总的生存率,且对鳞癌和腺癌均有益。随着食管癌基础研究的进一步深入,影响食管癌治疗的各种临床和分子生物学预后因素的研究,早期诊断技术的改进,CT、PET和腔内超声的联合应用,对食管癌术前分期的准确评估,手术方法的革新和以手术为主的综合治疗的完善,食管癌的外科治疗将走向个体化治疗,其疗效也将日益提高。

表39-3 食管癌手术治疗的发展

| 项 目 | 1969~1979年 | 1980~1988年 | 1980~1994年* |
|---|---|---|---|
| 病例数 | 83 783 | 76 911 | 17 815 |
| 手术率(%) | 58 | | |
| 切除率(%) | 39 | 56 | 86.7 |
| 术后死亡率(%) | 29 | 13 | 3.8 |
| 术后并发症发生率(%) | | | 12.6 |
| 5年生存率(%) | 4 | 10 | |

注:*为国内数据。

## 39.9.2 外科治疗的选择与术前准备

食管癌的外科手术原则上包含手术切除原发肿瘤和引流区淋巴结以及重建上消化道两个方面,因此手术范围涉及胸腔(食管切除和淋巴结清扫)、腹腔(游离胃或结肠替代食管以及腹腔淋巴结的清扫)和颈部(消化道重建吻合和淋巴结清扫)。迄今,食管癌手术的最佳入路、食管癌的切除范围以及淋巴结清扫范围仍存在较大争论,尚无确切证据显示哪种方法更为优越。各手术方式尚需就并发症发生率、死亡率、术中分期的准确性、局部控制率及长期生存率等方面进行讨论,手术方式的选择在现阶段更多取决于肿瘤大小、肿瘤所在部位以及术者的习惯。此外,手术方式对术后生活质量的影响也日益受到关注。

(1)食管癌外科治疗的选择因素

1)全身情况 食管癌手术对患者的生活扰乱较大,在术前对患者全身情况应予足够重视。患者的年龄、心肺功能、营养状况、脱水程度等都将影响手术的进行。虽然高龄患者的手术危险性相对增高,但年龄不是决定因素,心肺功能也是相对的,在现代麻醉和术后监护条件下以及各类微创手术的开展,使多数患者能较安全地度过围手术期。

2) 肿瘤部位　上段食管癌(包括下咽部、颈段和上胸段食管癌)的传统治疗方法是放疗,近20年来一期切除食管及受侵犯的周围组织、胃重建食管、三野淋巴结清扫的方法在技术上已趋成熟,上段食管癌的外科治疗疗效亦有所提高。复旦大学附属肿瘤医院报道7例颈段食管癌行该手术获得成功并取得较好的疗效。但值得注意的是,颈段食管癌施行喉、气管切除时手术创伤较大,术后需做永久性气管造口,患者术后生活质量差,因此需严格掌握手术指征。

3) 肿瘤长度　以往的国内经验显示,肿瘤长度在5cm以下者手术切除率高,而7cm以上则手术切除率明显下降,且肿瘤长度<5cm者的术后远期生存率优于肿瘤长度>5cm的患者。但肿瘤长度并不是肿瘤无法切除的绝对依据,应通过严格的影像学检查充分评价肿瘤的可切除性及TNM分期。

4) 肿瘤的TNM分期　国内外多宗大样本量的临床数据显示,食管癌术后长期生存率与肿瘤的TNM分期密切相关(表39-4),故食管癌患者在手术选择前应进行严格的术前分期检查,实际上外科治疗仅对Tis及T1~2N0的患者才是标准治疗。但就目前而言,大部分患者就诊时已属局部晚期(T3~4或N1),对该类患者尚无最佳的治疗方案。因此,张汝刚等认为对于局部晚期已不能根治性切除的食管癌患者,对其中的手术低危患者仍应争取行姑息性切除,以期提高手术切除率及长期生存率[84]。参照NJC的临床病理分期,并结合我国的病理分期,同时参照患者的全身情况,邵令方等提出国内的食管癌手术指征[85]:①早期食管癌;②中期(Ⅱ期),中下段食管癌病变在5cm内,上段在3cm内,全身情况好者;③中期(Ⅲ期),病变在5cm以上,无明显远处转移,全身条件允许,可采用术前放化疗与手术综合疗法;④放疗后复发,病变范围不大,无远处转移,全身情况良好者;⑤Ⅳ期患者,食管高度梗阻,如扩张、内支架等治疗无效,可考虑行短路手术。

### 表39-4　食管鳞癌术后长期生存率

| 作者 | 年份 | 病例数 | 手术路径 | 手术方式 | 分期 | 生存率(%) 1年 | 3年 | 5年 |
|---|---|---|---|---|---|---|---|---|
| 张毓德 | 1991 | 10 324 | TTE | | | | | 29.3 |
| 邵令方 | 2001 | 3 863 | TTE | | | | | 32 |
| 张合林 | 1999 | 1 007 | TTE | | 0、Ⅰ(36) | | 97.1 | |
| | | | | | ⅡA(643) | | 64.7 | 56 |
| | | | | | ⅡB(70) | | 42.4 | 29.9 |
| | | | | | Ⅲ、Ⅳ(258) | | 26.3 | 16 |
| Isono | 1991 | 1 740 | TTE | 3-FL | | | | 34 |
| | | 2 671 | TTE | 2-FL | | | | 27 |
| Akiyama | 1994 | 261 | TTE | 3-FL | | | | 55 |
| | | 283 | TTE | 2-FL | | | | 38 |
| Orringer | 2001 | 225 | THE | | | | | 17 |
| Ancona | 1997 | 419 | TTE | | Ⅰ(49) | 84 | 67 | 59 |
| | | | | | ⅡA(125) | 82 | 43 | 37 |
| | | | | | ⅡB(42) | 67 | 32 | 22 |
| | | | | | Ⅲ、Ⅳ(203) | 56 | 13 | 9 |

(2) 术前准备

除常规心、肺、肝、肾功能和血液等检查外,食管癌患者术前尚应注意以下事项。

1) 呼吸道准备　术前禁烟2周以上。梗阻严重的患者常因反流而引起吸入性肺炎,必要时术前给予抗生素治疗。

2) 营养及水、电解质的补充和纠正 食管癌患者进食困难，营养情况较差，术前适当纠正有利于手术及术后康复。可给予适当的软食、半流质或流质，使每日的热量在 8 400～12 600 kJ（2 000～3 000 kcal）。严重梗阻的患者常有脱水和电解质紊乱，术前应给予静脉补液，并纠正电解质紊乱。

3) 食管冲洗 可使食管局部炎症和水肿减轻或消退，有利于减少术中胸腔污染，促进吻合口的愈合。

4) 术前肠道准备 食管癌手术虽为上消化道手术，但仍需按常规做适当的肠道准备。如采用结肠代食管手术，则需严格按结肠手术进行肠道准备。

### 39.9.3 手术入路的选择

目前，食管外科手术的手术入路主要包括经胸食管癌切除手术（transthoracic esophagectomy，TTE）以及经食管裂孔食管切除颈部吻合（transhiatal esophagectomy，THE）两种，而经胸手术又可分为经左胸食管癌切除胸内或颈部吻合以及经右胸食管癌切除胸内或颈部吻合两种方式。

(1) 经左胸食管癌根治术（Sweet 手术）

此种术式又称为左胸"一切口"或左胸、左颈"两切口"食管癌根治术，是经典的食管癌手术方法[78]。由于该术式对于切除肿瘤、游离胃均较为方便，此外创伤较小、手术时间较短，术后死亡率以及并发症发生率也较低，总体 5 年生存率为 29%～32%，故目前仍为我国多数医疗单位广泛应用。近年来，通过对食管癌淋巴结转移规律的研究发现，即便是下段食管癌，上纵隔尤其是双侧喉返神经淋巴结转移的发生率仍高达 30% 左右，因此，部分食管外科医师认为左胸路径手术不能清扫上纵隔淋巴结，从而主张所有食管癌均经右胸路径手术。

Skinner 等认为，左胸手术的适应证应该是距主动脉弓下缘 10 cm 以远的食管下段癌和食管-胃接合部肿瘤[79]。手术多采用左侧后外侧切口经左第 6 肋或第 7 肋进胸腔，必要时可延长切口，切断肋弓，成为胸腹联合切口。对于胸段食管癌，手术切除范围要求做到肿瘤和周围结缔组织的游离、主动脉弓自膈肌水平淋巴结的清扫以及保证足够的手术切缘。为保证食管上切缘的安全，有时需将食管游离至主动脉弓上行弓上吻合，部分医师主张行颈部吻合，以确保切缘阴性。其在相同体位下，采用左颈部胸锁乳突肌前缘切口，游离颈段食管后，方便行颈部吻合。

左胸一切口或两切口手术均采用经膈肌游离胃作为代食管。对于膈肌切口的选择，国内与西方国家存在较大的区别。由于担心膈肌切开对膈神经的损伤影响患者术后呼吸功能，西方国家的外科医师多主张做膈肌的弧形切开[86]，从而避免对膈神经的损伤。但国内多数外科医师选择膈肌的放射状切开，其优点是切开及游离腹腔脏器方便、快速，膈肌切开的关闭缝合容易。对于膈肌切开方式的选择究竟对术后患者肺功能产生多大的影响，目前临床上仍无对照研究证实。

(2) 经右胸径路的食管癌根治术（Ivor Lewis-McKeown 手术）

该术式包括经腹部正中切口游离胃，然后翻身至左侧卧位，经右胸切除食管后行胃食管胸内或颈部吻合。在 Ivor Lewis-Mckeown 手术的基础上[80,81]，衍生出多种方式的右胸路径食管癌根治术。例如，先打开胸腔游离食管，关闭胸腔后变换体位成平卧位，再打开腹腔游离胃，并于颈部吻合。部分日本[87]和西方作者主张的食管癌三野清扫和以 Skinner、Altoki 医师[88]为代表的食管癌"大块切除"（en bloc resection），多采用这种方式。现在的微创食管切除也多采用右胸路径的胸腔镜游离食管，变换体位后经腹腔镜或打开腹腔游离胃，再做颈部吻合。右胸路径的另一种方式是以上海胸科医院为代表的采用右前外侧切口，同时打开腹腔游离胃，做食管胃胸内或颈部吻合。其总体 5 年生存率为 27%～38%，为日本及西方国家广泛采用。

1) Ivor Lewis 手术 患者先取平卧位，经腹部正中切口，游离胃及腹段食管，保留胃网膜右血管弓，清除贲门旁和胃左血管旁淋巴结。同时行空肠造瘘，以便术后肠内营养支持；并行幽门成形术，以减少术后胃排空障碍。由于存在食管肿瘤不能切除的可能性，一般先不切断食管。关闭腹腔后，变换体位至左侧卧位，做右后外侧切口，经第 5 肋进胸腔探查。如食管肿瘤能够切除，则在切除胸段食管和引流淋巴结后，做胃食管胸内吻合。Ivor Lewis 手术最大的优点为食管暴露良好，尤其对位于食管中上段的肿瘤，手术切除率高；便于清扫腹腔、隆突区及上纵隔包括胸腔内左右喉返神经旁的淋巴结[80]。其缺点是手术创伤较大，尤其是对开胸探查发现肿瘤无法切除的患者，存在一定的风险。但随着 CT，尤其是 EUS 的应用，术前对食管肿瘤外侵的判断日趋准确，手术探查的概率下降，因此该方法在西方国家的食管癌手术中应用的较为普遍。近年来在国内的使用也逐渐增多，但国内更多用于肿瘤位于隆突、主动脉弓水平以上的患者。

2）改良的 Ivor Lewis 手术 其代表方法为采用右胸前外侧切口替代后外侧切口，患者采用右胸抬高45°的体位，术中无需变换体位，可同时进行胸组和腹组手术，行胸顶或颈部吻合。其最大的优点是手术时间缩短。但对于后纵隔食管床的暴露不及后外侧切口，对较大的或有外侵肿瘤的手术切除较困难，同时淋巴结的清扫也不如后外侧切口。随着对食管癌生物学行为的不断认识，尤其是淋巴结转移途径的深入研究，目前采用该方法的术者有减少的趋势。

3）改良的 Ivor Lewis-Mckeown 手术 又称"三切口"食管癌根治手术。是指先打开胸腔切除肿瘤并清扫纵隔淋巴结，然后变换体位打开腹腔游离胃并清扫腹腔淋巴结，再做颈部切口，行食管胃颈部吻合或同时清扫颈部淋巴结的手术方式[81]。在部分日本和西方学者，这是目前食管中上段癌主流的手术方法。所谓"三野清扫"和"大块切除"[88]均采用这一路径。与标准 Ivor Lewis 手术相比较，其最大优点是可先探查胸腔食管肿瘤情况，避免不必要的腹部手术。此外，食管切除后胃上提的路径即可选择食管床，也可选胸骨后。如肿瘤或淋巴结不能完全切除，胃走胸骨后路径，更可减少术后放疗的并发症。手术创伤大、时间相对长是该方法主要的缺点。

### (3) 不开胸的食管癌切除术

不开胸的食管癌切除术其名称多样，国内以往多称为食管拔脱或内翻拔脱，国外以 Orringer[89] 为代表的称为经食管裂孔食管切除术。20 世纪90年代以来又出现经颈部纵隔镜的食管切除和经食管裂孔腹腔镜的食管切除等方式。该手术路径主要用于切除食管下段靠近食管胃交界处的肿瘤和 Barret 食管。对食管腺癌，Orringer 报道的 5 年生存率与开胸食管癌根治术相似，总体 5 年生存率为 24% 左右[89]，因此也引发了食管癌外科治疗方式的最大争议。但 Orringer 的经验也同样显示该方法不适合于国内常见的位于中上段的食管鳞癌的手术治疗。由于经食管裂孔食管切除术不存在胸部切口相关的疼痛，并避免了单肺通气，国内有部分学者将该术式用于心肺功能较差而不能耐受开胸手术的患者。但最近 Connors 等人的一项 17 395 例患者的前瞻性队列研究显示，经右胸入路与经食管裂孔入路两者比较，包括肺部并发症在内的各类并发症发生率均无明显差异[90]。

经裂孔食管切除的手术要点是开腹后扩大食管裂孔，直视下经食管裂孔，采用钝性或锐性方法游离食管至隆突或近主动脉弓水平。然后左颈部切口，至颈部将上端食管游离至主动脉弓上水平。最后，在盲视下钝性分离主动脉弓后至气管隆突水平的食管。该手术入路的最大风险即在此处，但在熟练者手中，发生大出血和气管撕裂等并发症的概率极低。

## 39.9.4 外科治疗中存在的主要争议和特殊手术

食管癌的手术包括食管肿瘤的切除以及上消化道的重建两大部分。消化道的重建主要分为胃代食管、结肠代食管和空肠代食管三大类。根据吻合部位的不同又分为胸内吻合和颈部吻合。不同的手术方式均是不同手术路径与不同的消化道重建方法的组合。手术路径已于前文中进行了详细讨论，故在这一节中主要介绍手术切除范围不同学术观点，以及消化道的重建、微创技术的发展和一些减轻症状的特殊手术等。

### (1) 手术切除范围争议

1）肿瘤切除范围 目前仍存在争论。基于对伴有淋巴结转移的患者施行扩大切除可达到根治的目的，Skinner 等主张大块（en bloc）食管切除，其切除范围包括胸膜、纵隔脂肪、奇静脉、胸导管及心包，同时也包括广泛的淋巴结清扫，5 年生存率为 22%。但大块切除是否能真正提高远期生存率尚无确切依据，目前不作为首选手术方案，国内大多学者所主张的大块切除手术也不包括奇静脉、胸导管及心包。一项 Meta 分析认为对有淋巴结转移的患者已难以达到根治目的，淋巴结是否能做到彻底清扫已无太大意义，故其采用经食管裂孔食管癌切除术，而不行正规的淋巴结清扫，其 5 年生存率也达到 27%，与广泛切除疗效相当[91]。

2）淋巴结的清扫 食管癌的淋巴结清扫范围多年来缺乏规范性意见。1994 年，第五届国际食管疾病会议开始对其统一命名并做了相关规定。据其清扫范围逐步扩大分为 4 类：标准淋巴结清扫（标准清扫）、扩大淋巴结清扫（扩大清扫）、全淋巴结清扫（全清扫）、三野淋巴结清扫（三野清扫）。标准清扫即下纵隔、上腹部淋巴结清扫，我国普遍使用的经左胸入路只能行标准清扫；扩大清扫在前者基础上增加右上纵隔淋巴结清扫；全清扫在扩大清扫基础上增加左上纵隔淋巴结清扫，即我们通常说的二野清扫；三野清扫即在全清扫基础上增加双侧颈部淋巴结清扫。我国学者吴捷等认为，三野清扫已被以 Akiyama 等为代表的多家日本大型医疗机构所推崇，并为一些西方国家医师所接受[92]。Akiyama 等报道三野和二野淋巴结清扫术后 5 年生存率分别为 55% 和 38%，两者之间有明显差异[87]。Lerut 等报道三野淋巴清扫术后 5 年生存率为 42%，其中淋巴结阴性者为 80%，淋巴结阳性者为 25%。多数文献报道三野清扫术后并发症发生率较高，其中喉返神经损伤、吻合口瘘以及肺部并发症发生率明显高于其他类型清扫，并影响术后生活质量[93]。上海市胸科医院以及复旦大学附属肿瘤医院等国内单位亦对选择性的食管癌患者进行了三野淋巴结清扫，但尚无远期生存数据报道[94,95]。总体来说，三野清扫与其他类型清扫相比，总体生存率无明显优势，主要是有淋巴结转移的中上段食管癌患者生存时间延长，而无淋巴结转移或食管下段癌患者的生存率无明显差异，这部分患者接受三野清扫的同时也发生了相应较高的并发症[96]。国内张汝刚等认为对已有广泛淋巴结转移的晚期患者，外科治疗仅具有姑息性治疗作用，无限度扩大手术可能适得其反，应该是通过综合治疗以提高疗效[84]。因此，目前三野清扫的临床作用尚需多中心大样本的临床随机试验加以验证。

### (2) 消化道的重建

胃代食管在食管癌手术中的应用最为普遍，其具有操作简单，死亡率和并发症发生率均较低的优点。但胃代食管术后，由于胃解剖、生理的改变，患者于术后常出现反流，甚至吸入性肺炎等。长期反流可使吻合口黏膜损伤、瘢痕狭窄而再次出现吞咽困难，需行扩张治疗。部分学者在吻合口的设计上作了许多设想，增加了各种不同的抗反流操作。国内刘锟等首创的"隧道式"吻合术，经 24 h 腔内 pH 值测定，证明具有很好的抗反流作用。但这些手术设计需要残留较多的食管与胃组织，而有悖于恶性肿瘤的根治原则，目前尚无一种抗反流手术被广泛接受。

食管癌根治术中迷走神经的切断可导致胃排空障碍，故 Ivor Lewis 手术中常规行幽门成形术。但国内多数对此持反对意见，大样本的数据显示，不行幽门成形术的患者术后出现胃排空障碍者不超过 3%。而且国内学者习惯采用经左胸入路，该切口行幽门成形术亦较困难。

近年来，管状胃的采用受到了众多学者的关注。即于幽门水平附近切断胃右血管并切除其所属小网膜组织，以该点为终点，胃底最高点为起点，切除小弯侧胃腔而制成直径为 4～5 cm 的管状胃。其优点是代食管胃长度可得到一定延长，从而使吻合口位置更高，并进一步达到肿瘤彻底切除的目的。此外，在解剖上与食管更为相似，对心、肺功能干扰小，有学者认为其最大限度地切除了胃的泌酸面积，客观上减少了患者的反酸症状，改善了患者术后的生活质量[97]。

因胃部有病变或以往曾接受胃大部切除的食管癌患者无法用胃代食管，则可采用结肠或空肠代食管。目前临床上多用结肠代食管。因结肠系膜较长，血供较丰富，并且可以根据血供情况采取右半结肠、中结肠或左半结肠代食管，结肠的方向以顺蠕动为好。也可采用空肠移植重建食管。但由于空肠的肠管弯曲较多，血管蒂张力较大，高位移植常会引起肠管末端坏死，故失败机会较多，近年来已较少采用。国内、外也有报道采用一段游离的带蒂空肠，应用显微外科技术将肠系膜血管与颈部的甲状腺动脉或胸廓内动脉吻合，重建高位食管缺损。多数学者发现结肠或空肠代食管能很好地恢复患者的吞咽功能，术后反流发生率低。然而这两种手术均因增加了吻合口的数目，延长了手术时间，使手术危险性大为增加。

根据吻合部位的不同，可分为胸内或颈部吻合。胸内吻合相对颈部吻合而言，吻合口瘘发生概率低。但胸内一旦发生吻合口瘘，其后果往往较严重。此外，Hetzer 等发现高位吻合能减少反流，故有学者主张所有的食管癌切除术后均行颈部吻合术。颈部吻合时，胸腔胃上提的路径可分为食管床和胸骨后两种。胸骨后路径的优点在于可以避免胸腔胃扩张所致的心肺并发症，且有利于术后纵隔床的放疗，故适用于行姑息性切除而需术后放疗的患者，以及肺功能较差的患者。复旦大学附属中山医院的经验显示，在 Mckeown 手术时，胸骨后间隙的分离较安全快捷，而食管床路径则需要一定的经验。但胸骨后径路吻合口瘘的发生概率较高，发生时间一般在术后 1 周左右，大多为吻合口附近的胃壁坏死。分析其原因，首先与胸骨柄压迫造成的慢性缺氧有关，有文献报道切除胸骨柄后吻合口瘘的发生率可大大降低；其次胸骨后路径的距离较食管床要长 1.8 cm 左右，距离的增加造成吻合口张力加大。

### (3) 食管癌的微创治疗

1) 胸腔镜食管癌切除术 自 20 世纪 90 年代以来，以电视胸腔镜、腹腔镜为代表的微创外科技术也开始进入食管外科的领域。尤其是对食管肿瘤涉及颈、胸、腹三野的"巨创"外科手术，微创的方法一直很有吸引力。一般认为，VATS 手术治疗食管癌仅限于对无明显外侵的食管癌行食管切除术及肺功能不能耐受剖胸手术的食管癌患者,但确切的手术指征尚无定论。综合食管微创手术方法,目前仍以右胸胸腔镜下切除食管,腹腔镜或打开腹腔游离胃、行颈部吻合为主流的手术方法,亦可称为微创的"三切口"手术。Luketich 报道国际上最大例数的胸腔镜食管癌根治组,表明其微创优势[83]。国内朱成楚和复旦大学附属中山医院也有相似报道,但尚无远期生存的资料报道。Palanivelu 等采用俯卧位通过胸腔镜游离食管,之后转为平卧位腹腔镜或打开腹腔游离胃行食管胃颈部吻合,其优点在于俯卧位时食管位于术野的最高位,从而使胸腔镜的术野暴露更佳[98]。就目前而言,食管癌的微创手术开展尚不普遍,其疗效有待于多中心的临床试验证实。

2) 纵隔镜及腹腔镜食管癌切除术 以 Bumm 及复旦大学附属中山医院为代表的经颈部电视纵隔镜食管切除术[99]和以 Swanstrom 为代表的经裂孔腹腔镜食管切除术[100]基本为经食管裂孔路径的微创术式。复旦大学附属中山医院是国内最早开展纵隔镜食管切除术的单位。1994 年至今已进行的 13 例手术中,7 例肺存在功能不全,不能耐受剖胸手术,经纵隔镜做食管肿瘤切除术,无 1 例术后产生呼吸衰竭。最大的优点是采用内镜辅助的直视操作,避免手术操作的盲区,增加手术安全性。但由于后纵隔操作空间很小,对某些解剖结构的辨认和淋巴结的清扫远不如胸腔镜清晰和方便,从而造成手术适应证的狭小和接受度的降低[101]。此类手术的长期生存率有待进一步研究。

3) 内镜食管黏膜切除术(endoscopic esophgeal mucosectomy, EEM) EEM 是近年来发展的先进技术。手术在两个管腔的录像内镜下进行。在内镜下用前述的甲苯胺蓝或卢戈液染色技术辨认黏膜癌变,然后用钳子提起病变,再用高频电刀切除病变黏膜。切除的最大宽度为 15 mm,最大标本一次可切除 12 mm 病灶。超过 12 mm 者可多次重复切除。切除标本的边缘应做病理学检查,术后 3 天可进食。已有的文献报道认为 EEM 技术是安全可靠的方法。局限于食管上皮内的肿瘤,由于没有黏膜内淋巴管浸润及淋巴结转移均可得到根治,5 年生存率在 90% 以上。但由于食管癌的浸润深度无法在行 EEM 前得到正确估计,所以对 EEM 术后的标本应做仔细的病理学检查。如病理学检查证实有黏膜下浸润,应进行淋巴结清扫的食管癌切除术。

**(4) 食管癌的减症手术**

若肿瘤已不能切除,则仅能做减症手术,常用的有食管分流术或食管腔内置管术,以暂时解决患者的进食,然后再施行放疗或化疗。

1) 食管分流术 在开胸手术探查时,如发现肿瘤不能切除,可行胸腔内食管分流术,即在肿瘤上方 2 cm 以上处行食管胃侧侧吻合术。如果食管中上段癌伴有严重的吞咽困难,可采用不开胸的结肠代食管分流术或胃造瘘术。但近年来记忆金属内支架的发展,由于其创伤小,效果可靠,在临床的应用日趋增多,已基本取代上述方法。

2) 食管腔内置管术 全身情况差且估计手术不能切除食管癌的患者,可采用该方法。可将适当长度和口径的塑料管或橡胶管经扩张食管后并在食管镜引导下留置于狭窄部,以解决进食。开胸手术中经探查不能切除的食管癌亦可经食管切开术中置管。目前基本由金属内支架放置术所取代。

3) 金属内支架放置术 镍钛记忆合金支架最早于 1983 年由 Dotter 和 Gragg 分别制成,1985 年 Wright 等研制出 Z 字支架。1987 年 Sigwart 及 Rousscan 报道了网状金属支架,又被称为自展型金属内支架(SEMS)。1990 年, Domschke 首先报道网状 SEMS 应用于食管癌患者。由于其操作简便,患者所受创伤小,效果满意,临床应用越来越广泛。目前应用于食管的 SEMS 有 3 类:一是以 GRZ 为代表的 Z 字架;二是以 Wallstent 为代表的网状支架;三是镍钛记忆合金支架。对食管呼吸道瘘的治疗必须采用带膜的内支架。如病变位于咽部以下 5 cm 以内,放置内支架后患者有明显的异物感,不适于 SEMS。

## 39.9.5 术后并发症及其处理

**(1) 吻合口瘘**

食管胃(肠)胸内吻合口瘘是食管癌术后最严重的并发症之一。吻合口瘘的发生率文献报道在 3%~5%,死亡率为 50% 左右。复旦大学附属中山医院由于不断提高吻合技术及采用新的吻合方法,近年来胸内吻合口瘘的发生率在 1% 以下。因此,预防和处理吻合口瘘对减少食管切除术后并发症和降低手术死亡率具有重要意义。

早期吻合口瘘可发生在术后 2 天,一般多发生在术后 5~7 天。胸内吻合口瘘多有严重的中毒症状,表现为体温增高、脉搏加快、胸痛及呼吸困难等。体格检查及胸部 X 线检查可见有胸内积液或脓气胸。胸腔穿刺可抽出混浊臭味液体;如患者已开始进食,则抽出液中可混有食物碎屑。晚期吻合口瘘可单纯表现为体温持续增高、胸背疼痛和全身衰竭症状。胸部 X 线仅见吻合口周围有块状阴影或纵隔增宽的改变。胸内吻合口瘘可通过口服亚甲蓝(美蓝)观察胸腔引流液颜色,或吞咽少量的碘油或稀钡透视摄片而确诊。由于亚甲蓝可使吻合口周围组织染色,从而难以判断胃壁坏死范围,故近来有学者提出,对于早期吻合口瘘而有再次手术修补可能的患者,可口服牛奶及其他有色饮料以判断有无吻合口瘘。

吻合口瘘的处理要根据瘘口的大小、部位及患者的具体情况决定。对胸内吻合口瘘的处理方法主要有:①晚期较小的瘘可采用胸腔闭式引流并确保引流通畅,同时及早建立肠内营养通路以加强营养。②早期瘘一旦确诊,如患者一般情况允许,应尽早再次剖胸探查。如果瘘口较小,周围组织炎症水肿较轻,可单纯修补吻合口或用带蒂的肋间肌瓣修补;如无法修补可手术重建吻合口,一般可手术切除原吻合口再次行食管胃吻合,也可采用结肠移植代食管。③如情况十分严重,不能耐受再次剖胸手术吻合,可采用上段食管颈部外置及胃造瘘术,待患者情况好转后再做食管重建术。

(2) 单纯脓胸

由于食管切除术是污染手术,且患者大多术前存在营养不良,术后发生脓胸者也较常见。X 线检查及胸腔穿刺即可确诊。治疗的关键在于放置闭式胸腔引流并确保胸腔引流通畅,及时发现处理包裹性脓胸,根据脓液细菌培养及药物敏感试验结果,针对性使用大剂量抗生素,以控制感染。此外,应尽早行肠内营养以加强营养。单纯脓胸的预防主要是术中严格无菌操作,及时更换敷料及器械,冲洗胸腔,术后保持胸腔引流管的通畅,发现胸腔积液后及时穿刺抽液。

(3) 乳糜胸

食管癌手术,尤其是中上段食管手术较易损伤胸导管。其主要临床表现有胸闷、气急等症状,晚期可出现营养消耗症状及水、电解质紊乱等。体检可见纵隔向健侧移位,血压降低,脉搏增快,重者可发生休克。胸腔引流可引流出大量淡黄或白色牛奶状液体,早期乳糜胸因混有胸腔积血而呈淡血性。胸腔积液乳糜试验即可确诊。食管癌术后并发乳糜胸者,胸导管的损伤常在其主干,因清扫淋巴结而使侧支循环破坏,自行愈合的机会不多,故若保守治疗无效,应积极早期手术治疗。术前 2 ~ 3 h 可口服奶油等食物,术中能从瘘口流出大量典型的白色牛奶状液体,便于辨认瘘口。如果术中不能发现胸导管破口,则可按胸导管解剖位置,在膈肌上方胸椎体前食管后方主动脉左侧显露胸导管后双重结扎。

(4) 肺部并发症

食管癌患者由于年龄较大,术前多有营养不良及吸烟史,常伴有慢性支气管炎及肺气肿,肺功能较差,再加上手术时间长,创伤大,肺部并发症的发生率较高,占术后并发症的首位。一般有肺炎、肺不张、肺脓肿及呼吸衰竭等,多发生在术后 24 ~ 48 h 内。除临床症状外,胸部 X 线及血气分析可协助诊断。对有慢性支气管炎、肺气肿的患者,术前做预防性治疗,并在术中应用抗生素。如已发生术后肺部并发症,除加强抗感染治疗外,应重视咳嗽排痰,可用雾化吸入支气管解痉剂和化痰药物,必要时可间断鼻导管吸痰、纤维支气管镜吸痰,以及时清除呼吸道分泌物。如发生呼吸衰竭者,应尽早行气管切开,呼吸机辅助呼吸。

(5) 喉返神经损伤

喉返神经与上段食管紧邻,行上段食管癌切除术时易损伤喉返神经。由于声带麻痹,术后患者声音嘶哑,进食时常因误吸而呛咳,并影响有效咳嗽排痰,增加肺部并发症发生率。对于误吸严重的患者,应尽早行气管切开以减少肺部并发症。预防喉返神经损伤,主要是术中注意保护喉返神经。在主动脉弓下分离中段食管时尽量紧贴食管分离,在分离颈段食管时亦应紧贴食管做钝性分离。值得注意的是,气管插管引起的勺状软骨脱位也可有类似的临床表现,故应尽早行声带检查协助鉴别诊断。

(6) 其他

食管癌术后还可发生心血管系统、消化系统、切口感染以及术后膈疝等并发症。

## 39.9.6 外科治疗的远期疗效

食管癌的预后主要与肿瘤的临床病理分期、及时合理的治疗、肿瘤切除的彻底性以及患者自身免疫力等相关。AJCC 主导的国际食管癌协作项目 (world esophageal cancer collaboration, WECC) 的数据显示,患者死亡风险在术后早期较高,5 年后则稳定在每年 5.9%[102]。影响预后的主要因素有以下几个方面。

(1) 肿瘤的病理分期

食管癌单纯手术治疗的成功率主要与疾病的分期有关。邵令方等报道的 1 061 例食管癌患者的 5 年生存率资料显示,0 期为 92.9%,Ⅰ期为 85.0%,Ⅱ期为 53.5%,Ⅲ期为 21.6%,Ⅳ期为 15.5%。Ancona 等于 1997 年报道的数据亦显示,Ⅰ期 5 年生存率在 59% 以上,而Ⅳ期仅 9%。王国清等对早期食管癌患者的生存资料显示,5、10、20年生存率分别为86.4%、75%和56.17%。由此可见早期发现肿瘤的重要性。此外,通过多宗三野淋巴结清扫的生存数据分析显示,有意义的预后因素还包括转移淋巴结数、肿瘤浸润深度、肿瘤分化程度以及血管侵犯等,其中最重要的是转移淋巴结数目[94]。Igaki等对139例接受三野清扫的T1~2鳞癌患者的生存数据分析发现,淋巴结转移数>5个时,5年生存率为0%,而淋巴结转移数≤4个时5年生存率为68%[103]。WECC的数据亦证实了这个结果。

(2) 肿瘤切除的彻底性

对食管癌除应切除肿瘤组织及区域淋巴结外,要求切端至少距肿瘤边缘5~7cm。尤其是上切缘,有学者主张应距肿瘤边缘10cm以上,因为食管癌黏膜内播散及跳跃式分布多向肿瘤上方发生。切缘有无癌细胞累及对远期生存率有很大的影响,有文献报道两者的生存率可相差达1倍。WECC的数据亦显示患者的生存随切缘状况显著降低,在R0与R1/R2之间尤为明显。Igaki的数据亦显示R0与R1/R2的5年生存率分别为65%和21%[103]。

(3) 手术以外的综合治疗

新辅助治疗的作用近年来受到重视。中山大学肿瘤防治中心于2000年开始的术前放化疗并手术治疗局部晚期食管癌的Ⅱ期临床试验显示,术前放化疗合并手术可取得较高的临床有效率和病理完全缓解率,其5年生存率为44.9%。Fiorica等系统分析了6个新辅助放化疗的随机临床试验,结果显示术前放化疗与单纯手术相比,可明显地减少术后3年的死亡率,但围手术期死亡率亦相应增加。尚无大样本量的随机对照研究证明其对食管癌患者远期生存的影响。

目前的研究结果显示,术后化疗或放疗均未能改善食管癌患者的预后。但复旦大学附属肿瘤医院采用单因素分析和Cox比例风险模式的多因素分析亦证实,在ⅣA期患者(颈部有淋巴结转移的患者)中,化疗能显著提高患者的生存时间;而在Ⅰ~Ⅲ期患者中,传统的DDP联合5-Fu方案并不能显著提高患者的生存时间[95]。对于切端有癌细胞累及的患者,术后放疗能提高其中位生存率。切端无癌细胞累及的患者,是否需要术后放疗,文献报道的结果不一。国内文献报道多表明术后放疗有利提高患者的生存率,而国外多篇文献报道术后放疗因其并发症的发生并不能提高患者的长期生存率。

(4) 其他因素

WECC的全球数据显示,鳞癌患者的生存稍低于腺癌患者,未分化癌预后最差。上中段食管癌生存稍低于下段食管癌,生存情况随肿瘤的分化程度降低而明显恶化[102]。Igaki的数据亦显示分化程度差的食管癌患者5年生存率为36%,而其他患者为66%[103]。但WECC的数据进一步显示,肿瘤组织类型和分化程度仅对Ⅰ期患者有影响,而肿瘤部位仅对ⅡA期患者有影响。对ⅡB期以上的患者,上述3个因素无预后指导意义。

## 39.10 放疗

食管癌的放疗有外放射和内放射之分。外放疗又可以分为与手术综合的术前放疗、术后放疗、与化疗综合的放化疗和单纯放疗等。本章节重点介绍无远处转移具有一定的根治性可能,单纯放疗或放化疗中食管癌放疗的有关问题。有关食管癌术前和术后放疗将在本章"以手术为基础的多学科综合治疗"中介绍。

### 39.10.1 外放疗

(1) 根治性外放疗适应证与禁忌证

1) 根治性外放疗适应证 经过根治性放疗,患者有可能达到食管病灶控制,甚至完全缓解(CR),改善进食梗阻,全身情况好转,有较长的生存期和较高的生活质量。一般食管癌根治性外放疗适应证:①一般情况较好,KPS评分在70及以上;②没有远处淋巴结转移(M1a)和远处脏器转移(M1b)的局部区域性食管癌;③没有纵隔炎、出血、穿孔及其他无法控制的内科疾病。

2) 根治性外放疗相对禁忌证 ①有出血、穿孔前征象者,待对症处理病情改善后,在家属同意情况下仍有放疗的指征;②一般情况差,或伴有内科疾病者,待病情控制后仍可放疗;③食管已经穿孔者,食管支架等处理且病情稳定后,仍可考虑放疗。

3) 根治性外放疗绝对禁忌证 ①食管已经穿孔且没有处理者;②有活动性食管大出血者;③全身情况极差,KPS评分40及以下,对症处理后没有改善者。

(2) 放疗技术改进

随着医学影像学和计算机技术的发展,近年来食管癌放疗技术有显著改进和提高,已经实现从二维向三维的转变。

二维放疗时期,食管癌定位依靠常规模拟定位机并借助于食管吞钡片和胸部CT片来实现对食管癌病变范围以及所需要照射区域确定的模拟过程,对所需要照射的区域所给的处方剂量通常取区域内某一点作为处方剂量参考点来进行处方剂量的给予。这些所谓常规定位以及剂量给予方法被之后的临床及剂量学研究证实存在着很大的问题。具体问题表现在:①依靠常规模拟定位照射野很难准确包括所有肿瘤病灶。施学辉、肖泽芬等报道了CT显示肿瘤病灶与食管腔的关系,有82%以上的食管癌病灶是偏向性生长的。如果以常规模拟定位下食管吞钡片所显示的管腔为中心,以5～6cm常规设定照射野宽度,这将导致部分患者的部分肿瘤区域漏照或落在低剂量区域[104]。②以二维时期的方式给予处方剂量,将造成肿瘤大部分得不到需要的处方剂量照射。肖泽芬等研究显示,中胸段食管癌以三野等中心照射方式,并以照射野中心点作为处方剂量给予的参考点,使该点剂量达到60Gy。将此计划移植到三维治疗计划上,并以剂量体积直方图等三维评价体系来评价肿瘤所受到剂量照射水平,结果显示食管癌的可见肿瘤病灶(GTV)中只有36.6%体积受到处方剂量60Gy的照射[105]。可见二维放疗时期的食管癌放疗技术存在很大局限性。

三维放疗显著特征是借助于CT横断面图像并结合其他影像学资料建立起所需要照射区域的三维体积概念,并通过计算机优化建立起放疗剂量体积三维分布图,给予靶区明确照射剂量和显示肿瘤周边正常组织器官所受到的确切照射剂量。为达到合适剂量分布,射线入射野方向也与以往有所不同,并根据肿瘤所在部位以及肿瘤周边正常组织器官位置,每个患者也有所不同。放疗实施技术可以是简单三维适形甚或调强适形等模式。

尽管目前尚无确切和大样本资料显示,食管癌放疗由二维到三维转变后是否的确提高了疗效。但是,从现代肿瘤放疗的要求,以及为了便于今后临床工作总结和提高,食管癌需要借助于三维放疗技术平台实现放疗技术真正的转变。因此,在本章节中放疗的多数概念和操作实施过程是建立于三维放疗水平上的。

### (3) 外放疗技术

1) 放疗前准备 ①详细检查,全面评估疾病分期,确定治疗策略;②帮助患者对疾病和放疗有正确的认识,告知放疗中的注意事项;③有穿孔、出血前征象者,放疗前进行消炎、止血等对症处理,待好转后再放疗;④控制局部炎症,纠正患者营养状况,治疗重要内科夹杂症;⑤对心肺功能差者,在放疗前应详细评估,酌情减少心肺照射剂量或尽可能减少放疗范围,告知患者放疗的风险。

2) 放疗的流程 ①体位固定(真空体模或肺板固定技术);②CT扫描(通常包括食管入口的颈部或整个颈部,整个胸部和上腹部);③勾画肿瘤靶区和危及器官(双肺、心脏、脊髓、食管等);④形成计划靶体积(PTV);⑤常规模拟机下核对PTV的边界是否足够;⑥设定处方剂量和正常组织器官的剂量限制;⑦医师和物理师共同评阅放疗计划;⑧治疗前的体位验证(EPID或Port film图像与DRR的图像比对);⑨放疗计划实施;⑩实施过程中每周拍摄一次定位片;⑪监控实施的准确性;⑫记录放疗的不良反应;⑬随访。

3) 放疗具体技术参数

A. 体位固定和CT模拟要求

体位固定技术:采用真空体模或肺板固定技术。

CT模拟扫描范围:通常自环状软骨至肋膈角水平(包括食管和双肺全部)。

CT模拟扫描层厚:肿瘤所在部位每层3～5mm,肿瘤上、下层面每层8～10mm。

CT模拟扫描时间:第2次CT模拟通常在放疗开始后第4周,用于肿瘤和正常组织器官结构改变后调整放疗计划(若需要的话)。

造影剂的应用:若无近2周的增强胸部CT诊断片,需要行增强CT模拟定位扫描。反之,可以不用造影剂。

B. 靶区和关键器官的勾画

a. 靶体积定义:初治的无手术参与的食管癌放疗肿瘤靶体积概念来于ICRU50和ICRU62报道中所提及的可见肿瘤病灶(GTV)、亚临床病灶(CTV)、内在移动病灶(ITV)、计划靶体积(PTV)等。迄今为止,对于食管癌各靶体积确定方式和具体定义尚未形成广泛共识。

b. 正常关键器官勾画要求

肺:勾画肺的外轮廓(气管及支气管必须手工勾画并排除在外)。

心脏:心脏上界由右心房和右心室组成,不包括肺动脉干、升主动脉和上腔静脉;下界至心尖位置。

脊髓:脊髓勾画层面为整个CT扫描层面,逐层勾画椎管的边界作为脊髓的计划危及器官(PRV)。

C. 常规模拟机下食管癌靶区的验证:此环节为食管癌进行三维模拟定位的重要环节之一。由于现有CT模拟所拥有的胸部CT以及模拟信息尚难准确反映食管癌所累及黏膜病变范围,以及食管蠕动和心脏搏动等是否会造成肿瘤PTV存在靶区遗漏问题。因此,由 TPS 所虚拟产生的食管癌照射范围(即 PTV)是否包含了所需要照射的所有肿瘤病灶,我们需要在常规模拟机下对此 PTV 边界进行验证。其具体做法为:将食管癌 TPS 内模拟所形成的肿瘤 PTV 的 Dicom RT 文件输出并传输到常规模拟机的工作站内。让患者吞钡,在常规模拟机下拍摄患者吞钡的动态食管片,再在常规模拟工作站内导入并读出 TPS 模拟所形成的 PTV 的 Dicom RT 文件,即可将模拟所形成的 PTV 几何边界叠加到常规模拟所获得动态食管片上,观察模拟所产生的 PTV 是否真正包含了所有食管癌病灶(在考虑到摆位误差和器官移动运动条件下)。若所用常规模拟机不具备读取 TPS 输出的 Dicom RT 文件功能,常规模拟机下的验证实现可以通过以下途径来完成。将 TPS 所虚拟产生的 PTV 的 Dicom RT 文件输出到加速器上,在加速器上读取该文件,选择 2~3 个能在患者体表上准确勾画出 PTV 投影标记,即 PTV 的外轮廓。在与治疗相同体位下,用铅丝将 PTV 在患者体表上做标记,在常规模拟机下让患者吞钡,并选择在勾画 PTV 体表标记的相同机架角下透视食管运动来观察铅丝所标记范围是否准确包含了所需要照射的所有肿瘤病灶。根据笔者经验,所需要修正的边界通常是位于食管癌纵行方向上的边界范围。

D. 处方剂量和正常组织器官的剂量限制

肿瘤放疗剂量:何谓最佳食管癌放疗剂量,目前意见尚不统一。在保证脊髓、肺和心脏的剂量不超过耐受量的前提下,复旦大学附属肿瘤医院所采用的肿瘤处方剂量有以下几种:①常规分割肿瘤剂量为 60~70 Gy,每次 1.8~2.0 Gy,5 天/周。②采用后程加速超分割放疗,前半疗程 41.4 Gy/23 次/4.5 周,后半疗程采用加速超分割,每次 1.5 Gy,每天 2 次,27 Gy/18 次/2 周,总剂量 68.4 Gy/41 次/6~7 周。③若采用同步放化疗的方法,放疗,每次 1.8 Gy,每天 1 次,总剂量 50.4 Gy/28 次/38 天。在放疗的第 1 天开始进行化疗,化疗方案为 DDP + 5-Fu,4 周期。此方案是西方国家食管癌非手术放化疗同步治疗的标准方法,但在国内同行中被认同程度较低。

处方剂量要求:95% PTV 接受处方剂量,99% PTV 接受 95% 的处方剂量。PTV 内最大剂量大于处方剂量的 110% 体积 < 20%,< 95% 处方剂量区域不能落在 GTV 内。

关键器官耐受剂量要求:脊髓最大剂量 ≤45 Gy,V20(双肺的体积扣除 GTV 所形成的正常肺体积中放疗剂量 ≥20 Gy 体积占全肺体积百分比)尽可能低,一般要求 ≤25%,肺的平均剂量(双肺-GTV)≤15 Gy,心脏平均剂量 ≤30 Gy。以上限制以对脊髓和肺的考虑为首要,其次为心脏。

E. 放疗计划设计:采用肺组织密度不均质校正剂量算法(需要注明校正的方法),采用固定野和(或)动态旋转野设计放野。照射野的形状通过射野方向观(BEV)设计,用剂量体积直方图(dose volume histogram,DVH)、等剂量线图、二维等剂量线和云图(color washing)综合评价确定治疗计划。

F. 3DCRT 的实施和验证:第 1 次治疗前用 EPID 验证每个射野位置的准确率,以后每 1~2 周验证两互相垂直野(或接近互相垂直野)1 次。

(4) 放疗靶区

放疗进入到三维放疗时代,临床上能实现对某一特定靶区的准确投照,从而达到合理的放疗剂量分布,即所需要照射靶区的高剂量,而靶区外的正常组织器官显著低剂量。该剂量学分布的好处是建立在临床上所确定照射靶区是准确的前提条件下。否则,若照射靶区无法准确确定,这些新放疗技术将提高肿瘤漏照或受到低剂量照射的危险性。因此,在目前新的放疗技术条件下如何来准确确定肿瘤放疗靶区则显得非常重要。

1) 原发病灶

A. 原发病灶可见肿瘤病灶(GTV-P)评估:临床上检测食管癌可见肿瘤病灶方法有多种,包括食管钡餐造影、胸部 CT、食管内镜和 PET/CT 等,每种检查方法有各自特点。

食管钡餐造影:能直观显示肿瘤所在部位,并能反映食管黏膜、食管壁光整度以及食管壁蠕动状况等信息,进而提示食管内是否存在早期癌灶和沿着黏膜及黏膜下侵犯等信息。但食管钡餐造影不能反映肿瘤横向外侵程度和范围,以及食管周边是否存在转移的淋巴结等信息。

胸部 CT:依靠高空间分辨率和组织密度差异来清楚显示食管癌灶外侵、与周围组织和器官的关系以及食管周围是否存在区域淋巴结转移等。但胸部 CT 不能反映食管黏膜是否紊乱、食管壁光整度以及食管有无蠕动障碍等反映食管是否存在表浅病灶等信息。

食管内镜检查:在获得肿瘤病理学诊断等定性方面价值比较突出,但在反映食管癌病变范围上仍存在局限性。如它不能直观显示肿瘤所在部位,不能显示食管蠕动和食管壁边缘改变,有时食管管腔较狭窄时内镜无法通过,就更无法了解食管远端肿瘤病灶受侵犯的信息。食管腔内超声检查有一定程度克服单纯使用内镜的局限性,如提高了对于食管黏膜下是否存在癌侵犯的判断水平。

PET/CT:$^{18}$FDG-PET 作为一种功能成像技术,不仅无创,且能提供与 CT 性质迥异的信息,而对传统成像技术起到互补作用。但由于单用 PET 的空间分辨率不高,不能确定食管壁和食管旁组织,也无法对阳性淋巴结精确定位,故其诊断的准确率仍有限。而 $^{18}$FDG-PET/CT 具有 PET 和 CT 两种功能,既能反映组织细胞代谢,较早发现病灶,又能以 CT 信息对 PET 所发现的病灶准确定位,两者互补。理论上可使诊断准确率明显提高,还能提供肿瘤准确的部位、大小及与周围正常组织和器官的解剖关系,在选择治疗方法、拟订治疗方案中起重要作用。但是,应用何种方法来确定 PET/CT 上所显示的 FDG 摄取范围与食管癌实际病变范围相一致,尚需要进行临床研究。

在以上多种方法确定食管癌 GTV-P 上,何种方法为最准确和可靠?近年来,国内、外一些学者开展了相关的临床研究。王军等探讨了胸部 CT、食管钡餐造影和内镜检查等方法对于确定食管癌病变长度价值的临床研究。该研究食管癌病变长度的"金标准"为手术切除食管癌标本经过 10% 甲醛溶液固定 24 h,沿纵轴解剖手术标本并肉眼确定肿瘤边界,直尺测量肿瘤最长径,按照该单位先期研究所获得的标本经过 10% 甲醛溶液固定的回缩比例反推出食管癌在人体的病变长度。结果,74 例患者中通过胸部 CT、食管钡餐造影和食管内镜检查所获得病变长度与病理长度比较,符合率分别为 42%、55% 和 73%。结果提示食管内镜镜检长度和食管钡餐造影长度与食管癌实际病灶长度接近,但 CT 测量食管癌病灶长度与实际的差距甚大,常常过长地估计了食管癌病变长度。在该研究中胸部 CT 上所显示食管肿瘤病灶的定义为:食管壁厚度 >5 mm 和不含气的食管直径 >10 mm[106]。因此,单凭厚度来确定食管是否存在肿瘤病灶常不可靠。复旦大学附属肿瘤医院夏凡等分析了正常人食管壁厚度,结果显示,正常食管的壁厚也有 >5 mm 的。因此,单纯凭借食管壁厚度来确定食管病变长度以及范围显然不是很准确。

近年来,国内一些学者也探讨了 PET/CT 检测食管癌病变范围的价值。袁双虎等在 32 例食管癌患者中比较了 CT、PET/CT、食管钡餐造影和食管镜检查所测得食管癌病变长度与食管癌术后病理标本上所显示的病变长度进行比较,考虑到食管癌术后标本固定后的回缩比例,PET/CT 上所显示的与校正后大体标本长度间无明显差异[107]。进一步研究显示,以 SUV 值 2.5 为阈值在食管癌 PET/CT 的 PET 图像上所确定的食管癌病灶长度与病理标本上所示最接近[108]。复旦大学附属肿瘤医院余雯等探讨了食管癌 PET/CT 图像中以何种阈值来确定食管癌病变范围与实际病变范围一致的问题。有 16 例鳞癌能行手术患者进入本研究。研究方法为:患者手术前以放疗体位行胸部 CT 扫描和 PET/CT 检查;手术中以取下的食管癌新鲜标本上所显示的肿瘤病灶长度来反推在体内置入钛夹所显示食管癌病变长度和位置;术后再行胸部 CT 检查,并与术前胸部 CT 检查进行图像融合,以术后钛夹所显示病变长度和位置来确定食管病变长度的"金标准",以术前胸部 CT 上所显示横向外侵来确定横向侵犯范围。观察 CT 及以不同 FDG 摄取值作为阈值来确定的病变长度和体积与依靠新鲜标本上的信息所确定的长度和体积绝对值,以及与长度和体积"金标准"融合指数上的差异作为观察指标。结果,以食管癌 PET/CT 图像每一层面上 FDG 最大 SUV 值的 20% 加上本底值的 80% 为阈值来勾画食管癌原发病灶,其勾画的 GTV 与大体标本上所显示的临床可见肿瘤病灶最接近。但考虑到本研究食管癌横向外侵缺乏"金标准",因此,笔者建议在临床上勾画食管癌病灶时,在横向外侵程度勾画上需要参考胸部 CT 和 PET 所提示的横断面外侵信息。

综上所述,对于食管癌的 GTV-P 确定尚需要通过多种检测手段如胸部 CT、食管钡餐造影、食管内镜检查等共同参与,对有条件的患者也需要参考 PET/CT 所提供的信息。特别强调的是,在三维放疗时期,食管癌 GTV-P 确定至少需要在胸部 CT 和食管钡餐造影两个方面信息共同参与下确定。

B. 原发病灶亚临床病灶(CTV-P)评估:食管癌外侵有横向和纵行两个方向。由于目前缺乏评价横向外侵亚临床病灶的"金标准",因此,目前无一项临床研究涉及此方面的问题。

在纵行发展方向,癌灶一方面可以沿着食管上下蔓延,待确诊时多数食管癌癌灶纵行长度远大于横向外侵的程度。资料显示,待确诊时食管癌纵行长度 <3 cm 者不到 2%,3~5 cm 者占 10%~15%,>5 cm 者占 85%~90%。另外,在纵行方向,食管癌病灶可以向外呈浸润性生长,表现为镜下可见的亚临床病灶,有时癌灶可以沿着食管黏膜下的血管、淋巴管、神经周围间隙出现跳跃性生长。根据河北省四院研究资料显示,食管纵行方向上亚临床病灶侵犯范围通常在可见病灶外 3 cm 以内,少数可以达到

4～7cm。但位于食管胃交接处的腺癌纵行向下外侵通常要大于位于其他部位的食管鳞癌患者。根据该研究资料提示,若食管癌放疗照射野需要包括94%患者的亚临床病灶,食管癌从 GTV 到 CTV 纵行外放边界为3cm,但食管胃交接处腺癌的远端亚临床病灶外放边界则为5 cm[32]。

临床上是否一定需要参照此镜下外侵数据来外放 GTV 到 CTV 的边界?答案可能是否定的,尽管尚无临床前瞻对照性研究来确定何为 GTV 到 CTV 的最佳外放边界,但以下临床数据可能帮助我们来推测从 GTV 到 CTV 的外放边界多少是合适的:①从常规放疗失败部位分析。常规放疗鉴于当时技术条件和剂量学认识,临床上在设计食管癌放疗照射野时,从 GTV 到 PTV 的边界为3～4cm,此边界包括了 GTV 到 CTV 和 PTV 两个层次的外放边界,因此,单纯 GTV 到 CTV 边界可能并没有3cm。但食管癌放疗后所出现的治疗失败部位仍以 GTV 占绝大多数。②从常规放疗剂量学分布来推测。按照常规放疗照射野边界(即 PTV 边界)以及处方剂量以等中心点为参考点,常规放疗的各个靶体积接受剂量远远低于目前三维放疗对各个靶体积的剂量要求。也就是说,常规放疗照射野所接受的三维放疗要求剂量的亚临床体积远小于从 GTV 外放3cm 所形成的体积。③即使采用三维适形放疗技术,放射野外尚存在一定意外照射,这对亚临床病灶控制有一定帮助。因此,目前复旦大学附属肿瘤医院在实施根治性放疗的 GTV 到 CTV 纵行方向时外放边界为2～3cm。

2)区域淋巴结

A. 食管癌淋巴结转移的诊断标准:在诊断食管癌淋巴结转移上,CT 的准确率为45%～88%,它主要依据淋巴结短径是否≥10 mm 来评价良恶性,但正常和转移淋巴结的大小范围存在交叉,故这一标准正确与否尚存争议。在不同部位淋巴结是否存在转移的诊断标准不完全一致。如顾雅佳等研究显示,位于食管气管沟的淋巴结一旦存在,无论淋巴结直径大小均可能为转移的淋巴结[109]。

EUS 中,满足两个以上标准的淋巴结被认为是转移:边界清、圆形、不均质低回声、>10 mm[110]。但这些多是主观标准,易出现诊断误差。另外,1/3 的食管癌患者因探头无法通过狭窄处而不可能进行完整的肿瘤分期,使其在诊断食管癌淋巴结转移中受到限制[111,112],EUS 准确率仅58%～81%。

[18]FDG-PET 作为一种功能成像技术,不仅无创,且能提供与 CT 性质迥异的信息而对传统成像技术起互补作用。但由于单用 PET 的空间分辨率不高,不能确定食管壁和食管旁组织,也无法对阳性淋巴结精确定位,故其诊断准确率仍有限。而[18]FDG-PET/CT 具有 PET 和 CT 两种功能,既能反映组织细胞代谢,较早发现病灶,又能以 CT 信息对 PET 所发现的病灶准确定位,两者互补,理论上可使诊断准确率明显提高,还能提供肿瘤准确的部位、大小及与周围正常组织和器官的解剖关系,在选择治疗方法、拟订治疗方案中起重要作用。近年越来越多的报道发现 PET/CT 较常规检查优越。PET/CT 诊断食管癌淋巴结转移的灵敏度为83.3%～95.5%,特异性为62.5%～93.7%,准确率为86.7%～92.8%,在灵敏度、准确率上较 PET 和 CT 更胜一筹[113-116]。复旦大学附属肿瘤医院余雯等对 PET/CT 在判断食管癌淋巴结转移价值方面进行了研究。有16例胸段食管鳞癌患者进入本研究。所有患者术前均行 PET/CT 检查,均接受了三野淋巴结清扫根治手术。术后病理检查结果为,16例患者共清扫了144组452个淋巴结。应用 ROC 曲线来评价 SUV 对诊断食管癌淋巴结转移的价值。结果显示,曲线下面积(AUC)=0.9017,最佳 SUV 界值为2.36。此时,PET/CT 诊断淋巴结组转移的敏感性、特异性和准确率分别是76.19%、95.93%和93.06%。而同组患者应用术前 CT 判断淋巴结转移的相应值分别是33.33%、94.31%和85.42%,$P$ 值分别是0.0117、0.7539和0.0266。说明 PET/CT 在判断食管癌淋巴结转移方面明显优于 CT,主要是敏感性有显著提高。

基于以上影像学信息所提供的证据水平,食管癌是否存在淋巴结转移病灶主要依赖于胸部 CT 所见,若短径≥1 cm 者或食管气管沟有淋巴结肿大(无论大小),以及 PET/CT 显示食管淋巴结引流区域存在 SUV 值高于2.36的 FDG 高摄取病灶,临床均考虑为转移的淋巴结。

B. 食管癌淋巴引流区域的预防性放疗:食管癌淋巴结转移是较早和常见的临床现象。日本 Akiyama 对600例食管癌术后病理检查淋巴结转移状态进行报道。无论癌灶位于食管哪一段,食管癌淋巴结转移率均较高,达51%～71%[34]。国内食管癌实施三野清扫手术后的病理检查资料显示,食管癌淋巴结转移率为32%～63%,转移度为10%～14%[35,39]。

从理论推测,食管癌是否需要进行淋巴引流区域预防性治疗取决于两个方面:①食管癌的淋巴引流是否具有区域聚集的规律性;②食管癌治疗失败的好发部位是否以淋巴引流区域复发为多见。

根据食管癌淋巴结转移规律的临床研究,食管癌淋巴引流的聚集性并不是非常明显,也就是说目前尚难依据一些临床信息来推测哪些淋巴引流区域为食管癌治疗失败的高危险区域。

另外,淋巴引流区域是否需要预防性放疗的最重要的参考信息来自于对放疗后出现治疗失败表型的分析,即患者出现放疗失败是远处转移还是局部和区域性复发?采用只照射临床可见肿瘤病灶放疗方法后出现的区域性失败,其放射野内和野外分布情况又是怎样的?赵快乐等人报道了一组采用三维适形放疗技术实施食管癌累及野照射后治疗失败表型的分析。结果显示,采用累及野照射,食管癌放疗后失败仍以原发灶治疗失败为多见,淋巴引流区域的复发并不常见,而且失败部位也很弥散。目前尚无法依据放疗失败部位来反推哪些淋巴引流区域是需要进行预防性治疗的部位。

基于以上原因,目前对于多数食管癌来说放疗设野不需要进行淋巴引流区域预防性治疗。但在某些部位,如颈段、上胸段和部分中胸段(原发病灶较短者)的食管癌,该部位局部控制对生存贡献相对较大,预后好于其他部位的食管癌,而且这些部位食管癌在进行临床可见肿瘤病灶放疗时,部分淋巴引流区域已经接受部分剂量不完全照射。因此,假如患者能得以长期生存,在这些不全照射的淋巴引流区域出现治疗失败将很难再补充放疗。

C. 对食管癌放疗靶区设定的建议:尽管食管癌放疗靶区的设定尚不统一,但复旦大学附属肿瘤医院对单纯放疗或以放疗为基础的非手术综合治疗的食管癌放疗靶区有以下建议。

a. 食管癌原发病灶

GTV:参照食管钡餐造影、胸部 CT、食管镜检(有条件加用腔内超声)来确定食管癌的 GTV。有条件者可以加用 PET/CT 图像的信息来帮助确定食管癌的 GTV 范围。

CTV:①纵行方向。根据食管癌术后病理标本上所显示的癌灶外侵亚临床病灶范围以及既往食管癌根治性放疗后所出现治疗失败部位的分析,食管癌纵行外放 2~3 cm 为 CTV1,食管癌纵行外放 1 cm 为 CTV2(两个 CTV 给予不同的放疗剂量)。②横向方向。由于目前缺乏食管癌横向外侵的病理学"金标准",因此目前尚缺乏食管癌横向外侵程度的报道,因此笔者设定食管癌横向外放为 0 mm,即横向 CTV = GTV。

PTV:若能个体化确定食管癌的 ITV,则可以在此基础上外放 1 cm 为 PTV;若不能个体化确定 ITV,则 PTV 通常为 CTV 外放 1~1.5 cm(其中包含摆位误差,食管、心脏和纵隔运动移动的误差等)。另外,食管癌 T 分期的早晚也将影响到 CTV 到 PTV 的外放边界值。如食管癌 T 分期早者,食管活动和蠕动范围大,ITV 较大,因此 CTV 到 PTV 外放边界要适当增加。

b. 食管癌淋巴结转移病灶

GTV:CT 影像所见纵隔淋巴结短径 ≥1 cm;肿大的食管气管沟淋巴结;PET/CT 上所显示的 FDG 高摄取病灶(在笔者单位为 SUV≥2.36 的病灶),或病理诊断确定为有转移的淋巴结。

CTV:CTV = GTV。

PTV:通常在 CTV 外放 1 cm 左右。

(5) 放疗时间剂量分割

食管癌最佳时间剂量分割尚未形成共识,沿用数十年的常规分割放疗似乎无提高食管疗效的表现,食管癌放疗后 5 年生存率徘徊在 10% 左右。20世纪 80 年代,基于对肿瘤生物学认识的深入,国内、外不少学者企图通过改变放疗时间剂量的分割模式来提高正常组织器官耐受性,进而提高肿瘤靶区剂量,特别是通过缩短总疗程时间来提高肿瘤控制的生物效应剂量,来达到提高食管癌的放疗疗效。过去 20 年,临床上积累了一些非常规放疗治疗食管癌的经验。

1) 常规分割 常规分割放疗是指每天照射 1 次,每周 5 天,每次剂量为 1.8~2.0 Gy,总剂量为 60~70 Gy。这是放疗长期临床所积累的经验。应用此时间剂量分割治疗,大多数实体肿瘤均能达到在正常组织器官放射性损伤控制在一定范围之内达到一定水平的控制肿瘤的目标。

2) 超分割 根据放射生物学研究降低放疗的每次分割剂量能显著降低正常组织器官后期放射性损伤。据此,临床上可以考虑在不增加后期反应组织损伤的基础上,通过降低每次分割剂量来达到提高放疗总剂量的目的,使肿瘤受到更高生物效应剂量的照射。通常所选用的超分割治疗方法为:每次 1.1~1.2 Gy,每天 2 次,每天放疗间隔时间在 4~6 h,放疗总剂量在原来常规分割基础上增加 15%~20%。裴红蕾报道超分割放疗食管癌的长期疗效及放射反应和并发症。92 例食管癌随机分为 2 个组:常规分割放疗组 46 例,每次 2.0 Gy,每天 1 次,每周 5 天,总剂量 70.0 Gy/35 次/47~56 天;超分割放疗组 46 例,每天 2 次,每次 1.15 Gy,间隔 4~6 h,每周 5 天,总剂量 80.5 Gy/70 次/49~53 天。所选用射线为 $^{60}$Co γ 线照射。2 个组急性和晚期放射反应差异无显著意义($P>0.05$)。5 年局部控制率超分割组优于常规组($P < 0.05$),分别为51.7%、41.8%。5年生存率超分割组与常规组分别为23.9%和17.4%,2个组差异无显著意义($P > 0.05$)。本研究提示,与常规分割放疗比较,超分割放疗能显著提高食管癌局部控制率,5年生存率有提高表现,未达到统计学差异。患者能很好耐受超分割放疗,长期生存者无晚期并发症,生存质量良好[117]。

3)加速分割 在动物实验和临床上均有证据显示,放疗过程中肿瘤细胞增殖动力学行为发生改变,会出现加速再增殖的表现,因此在总放疗时间延长条件下,将出现放疗控制肿瘤生物学效应下降表现。反之,在常规分割放疗基础上,以及正常组织器官能耐受的条件下,缩短总疗程时间是否能提高肿瘤放疗控制效应呢?这是一个临床上令人感兴趣的问题,特别是在新的放疗技术条件下,临床上具有了更好的放疗技术实施条件和更好的剂量学分布的优势,使得加速放疗实施变的更加可行。目前,临床上加速分割放疗临床经验还是来自于二维放疗技术条件下临床研究的结果。

A. 大分割加速分割放疗:该放疗模式是将每次放疗分割剂量提高,每天照射次数仍为1次或每2~3天照射1次(通常是根据每次分割剂量提高幅度来确定),总剂量有所降低的分割放疗模式。但应用此模式治疗食管癌时需要注意到食管是一串行器官,若每次分割剂量高于常规,有增加正常食管狭窄的风险性。Sykes等分析了食管癌大分割治疗结果,101例食管癌,照射剂量为45~52.5 Gy/15~16次/3周,3年生存率为27%,5年生存率为21%。本研究结果显示放疗急性反应可以耐受,但在生存3年以上的20例患者中有5例出现食管狭窄,需要引起临床医师的注意[118]。

B. 加速超分割:该放疗模式是缩短总疗程时间的加速分割和增加每天放疗次数,降低每次分割剂量的超分割原理为一体的治疗模式。由于目前尚不清楚食管癌加速增殖开始的具体时间,因此临床上有多种加速超分割治疗模式。

a. 全程加速超分割:在放疗整个疗程中均采用每天2次或更多次数照射,疗程时间缩短非常明显。彭开桂等报道一组 CHART 随机分组研究结果,172例食管癌分为 CHART 组和常规分割放疗组。常规组82例,总剂量为70 Gy/35次/7周;CHART组90例,每天照射3次,每次1.6 Gy,总剂量50 Gy/30次/12天(连续照射5天,休息2天,再照射5天,共照射12天)。结果两组的5年生存率均为12.2%[119]。216例食管鳞癌病例随机分为2个组:常规分割组(CF)110例,方法为每次2 Gy,每周5次,总剂量60~70 Gy/30~35次/6~7周;全程加速超分割组(WCAHF)106例,方法为每次1.5 Gy,每天2次,间隔6 h以上,总剂量51~60 Gy/34~40次/3.3~4.0周。结果,CF组和WCAHF组的1、3、5年生存率分别为45.5%、69.8%、20.0%和40.6%、13.6%、33.0%,全程加速超分割组明显优于常规组,2组差异有极显著性意义;而放疗不良反应和并发症2个组差异无显著性意义。汪洋等报道101例患者随机研究结果。连续加速组(CAHF)和后程加速超分割组(LCAF组)的Ⅰ、Ⅱ、Ⅲ和Ⅳ级急性放射性食管炎分别为6.1%、32.7%、46.9%、14.3%和26.9%、32.7%、7.7%、1.9%($P < 0.001$),CAHF和LCAF组的1、2、3年局部控制率分别为88.7%、83.9%、55.9%和80.7%、71.4%、57.1%($P = 0.1251$),CAHF和LCAF组的1、2、3年生存率分别为79.6%、51.6%、37.6%和80.0%、57.6%、41.2%($P = 0.5757$)。

b. 后程加速超分割:基于对头颈肿瘤放疗过程中加速再增殖开始时间推测可能发生在放疗开始后4周左右,临床上推论同为鳞癌的食管癌加速再增殖是否也可能发生在放疗开始后4周左右。复旦大学附属肿瘤医院首先在国内开展后程加速超分割放疗食管癌的临床研究。具体放疗时间剂量分割为:放疗前2/3疗程采用常规分割放疗,后1/3疗程进行加速分割照射。与常规分割放疗比较,分割次数增加,总疗程缩短,总剂量与常规分割相近。施学辉等首先报道了食管癌后程加速超分割放疗的疗效,即在放疗的前4.5周(前2/3疗程)进行常规分割照射,每天1次,每次1.8 Gy,照射41.4 Gy/23次/4.6周后,缩野改为每天照射2次,每次1.5 Gy,间隔4~6 h,共9个治疗日照射27 Gy,总剂量为68.4 Gy/41次/6.4周,总剂量同常规分割(每次1.8 Gy,总量68.4 Gy/38次/7.6周),总疗程比常规分割缩短1.2周。5年生存率后程加速超分割组为34%,常规分割组为15%。后程加速超分割放疗组的急性反应虽有所增加,但患者均能很好耐受,无1例中断疗程。赵快乐总结了复旦大学附属肿瘤医院后程加速超分割放疗食管癌201例临床疗效,其1、3、5年生存率分别为72.5%、35.6%和31.1%,中位生存时间为24.0个月。此扩大样本的临床研究结果进一步显示后程加速分割放疗的确可提高食管癌的放疗疗效[120]。

c. 分段加速超分割:由于顾及加速超分割放疗患者急性放射反应较重,为提高患者耐受性,有学者使用分段加速超分割放疗模式。即每天照射 2 次或 2 次以上,每次 1.25~1.5 Gy,照射 35~40 Gy,休息 8~14 天后继续加速分割放疗,总剂量 65~70 Gy/ 6 周。

1985 年,严仁蒂等报道 90 例食管癌分为 3 组:组 1 为常规分割放疗,每天照射 2 Gy,总量 70 Gy/7 周,2 年生存率为 26.7%;组 2 为第一阶段每天照射 2 次,每次 2 Gy,照射 32 Gy 后休息 8 天,改为每天照射 2 次,每次 1.25 Gy,总量 65 Gy/5.7 周,2 年生存率为 33.3%;组 3 为第一阶段每天照射 2 次,每次 1.5 Gy,照射 5 天后改为每天照射 1 次,每次 2 Gy,共 10 次,总量 65 Gy/6 周,2 年生存率为 46.7%,差别无显著性。

### (6) 食管癌放疗总剂量

何谓食管癌根治性放疗总剂量尚无定论,国内、外学者也对此做了大量研究工作。

RTOG 在过去的 20 余年内做了大量有关放疗总剂量的临床研究。这些临床研究全部基于放化疗同步治疗为基础,以探讨放疗总剂量为多少是最合适的。Herskovic 于 1992 年报道了 RTOG 85-01 临床Ⅲ期试验初步结果。该试验中研究组为 4 个周期 5-Fu 加 DDP 加外放疗 50 Gy 组(其中一个疗程化疗与放疗同期),对照组为单纯外放疗,放疗总剂量为 64 Gy。该研究为临床Ⅲ期试验,结果显示,与单纯放疗相比,放化疗综合治疗明显改进患者的局部/区域控制率和总生存率。放化疗综合治疗组和单纯放疗的中位生存时间分别为 12.5 个月和 8.9 个月($P<0.01$)。12 个月和 24 个月的生存率,放化疗综合治疗组为 50% 和 38%,单纯放疗组为 33% 和 10%($P<0.001$)。由于两组疗效差异非常显著,该试验在累计到 121 例患者后即提早被停止[121]。1999 年 Cooper 报道了 RTOG 85-01 最终结果,放化疗综合治疗组显著改善了食管癌生存疗效。放化疗综合治疗组 5 年总生存率为 26%(95% 可信限为 15%~37%),单纯放疗组为 0%。此临床研究奠定了放化疗综合治疗在食管治疗中的价值,综合治疗中所采用外放射总剂量为 50.4 Gy/28 次(每天 1 次,每次 1.8 Gy,每周 5 天的常规分割方法)[122]。

1) RTOG 90-12 研究 由于在 RTOG 85-01 研究中,食管癌经过治疗后,局部失败仍然高达近 50%,因而 RTOG 提出了进一步提高放疗剂量和加大化疗的强度,试图提高局部控制率和生存率,他们设计了 90-12 试验,后来因为毒性太大而终止。RTOG 90-12 临床研究计划较 RTOG 85-01 做了一些调整:放疗剂量从 50 Gy 增加至 64.8 Gy,分割方法仍为常规分割; 5-Fu 连续灌注 4~5 天;化疗总数增加至 4~5 个疗程。该试验结果显示,即使提高了外放疗总剂量,局部/区域控制率以及生存率方面和 RTOG 85-01 的结果相似。但治疗不良反应、治疗相关死亡率更高。从本研究所提供的信息看,在放化疗综合治疗基础上提高外放射总剂量未进一步提高治疗疗效[123]。

2) RTOG 94-05 研究 RTOG 94-05 为临床Ⅲ期随机对照研究。该研究的目的是,在放化疗综合治疗模式基础上提高外放疗剂量是否能提高治疗疗效,即将外放疗剂量由 50.4 Gy 提高到 64.8 Gy,观察治疗疗效的变化。共 236 例临床分期为 T1~4、N0~1、M0 的食管鳞癌或腺癌,不能手术或手术患者进入本研究。根据体重下降、原发肿瘤大小和组织学分型进行分层,所有患者被随机分为接受放化疗综合治疗组(4 周期化疗,每月 1 次,每 24 h 5-Fu 1 000 mg/m$^2$,共 4 天;顺铂 75 mg/m$^2$,第 1 天)加同期放疗 64.8 Gy,与相同的化疗方案加同期放疗 50.4 Gy。放疗时间剂量分割均为常规分割。该试验在中期分析时即停止,全部患者的中位随访时间为 16.4 个月,在仍存活患者的中位随访时间为 29.5 个月。218 例合格的患者中,两组(高剂量组与标准剂量组)的中位生存时间分别为 13.0 个月与 18.1 个月,2 年生存率分别为 31% 与 40%,局部/区域失败与局部/区域病灶未控分别为 56% 与 52%。在高放疗剂量组中有 11 例治疗相关死亡发生,而标准组中有 2 例发生;11 例治疗相关的死亡病例中有 7 例的放疗剂量 50.4 Gy。高的放疗剂量不能够增加生存率和局部控制率。虽然在高剂量组中有更高的治疗相关的死亡率,但看不出与更高的放射剂量相关。该研究结果提示,食管癌的标准治疗应该是 5-Fu 加顺铂同步应用外放疗,放疗总剂量为 50.4 Gy,常规时间剂量分割。

3) RTOG 92-07 研究 由于应用外放疗方法提高食管癌放疗总剂量并未见提高了生存疗效,相反,治疗不良反应以及治疗相关性死亡率增加。RTOG 之后又开展了 RTOG 92-07 的临床研究。研究的目的是探讨在外照射合并同期化疗基础上再应用食管腔内治疗以提高食管癌灶剂量是否能提高食管癌治疗的疗效。治疗方法为外照射 50 Gy(25 次/5 周),2 周后用高剂量率腔内放疗 3 次,总剂量为 15 Gy(于第 8 周、9 周和 10 周,每次分割剂量为 5 Gy),或用低剂量率腔内放疗 1 次,20 Gy(于第 8 周)。同步应用化疗方案仍为每 24 h 5-Fu 1 000 mg/m$^2$,96 h 灌注;顺铂 75 mg/m$^2$,在第 1、5、8 和 11 周进行。Gaspar 于 1997 年报道了该试验初步结果。由于患者对起先设计的外放疗加腔内放疗剂量耐受差,后来将高剂量率腔内放疗次数减少一次,改为总剂量 10 Gy(即每次 5 Gy,于第 8 周、第 9 周进行)。该研究在高剂量组进入 56 例患者时关闭,6 例剔除(3 例患者肿瘤长度超过胃-食管部位,3 例出现腹腔淋巴结转移)。在 50 例合格患者中有 40 例腔内放疗用 15 Gy,10 例用 10 Gy。合格患者中 92% 为鳞癌,6% 为腺癌。威胁生命的毒性及治疗相关的死亡分别为 26% 和 8%;治疗相关的食管瘘有 3 例(12%),在后装的患者为 14%,分别发生于后装开始后的 0.5~6.2 个月,致 3 例死亡。第 4 例患者死于化疗后的肾毒性和感染。食管瘘的发展和原发肿瘤的位置、后装治疗的长度及施源器的直径关系不明确。6 例治疗相关的食管瘘有 5 例发生于 15 Gy 后装治疗后。另外 1 例患者原计划后装治疗 15 Gy,但仅用 5 Gy 后即出现食管瘘。该研究的结论为:70% 的患者完成了外照射、后装治疗和 2 个疗程化疗,1 年生存率为 48%,中位生存时间为 11 个月。外照射加同期化疗加后装治疗的生存率与外照射加同期化疗相比生存率无明显差异。在完成后装治疗的 35 例患者中出现 6 例食管瘘,因而作者认为,在外照射和同期化疗后应用后装作为加量应该极其小心[124]。Gaspar 还报道了 RTOG 92-07 最终报告,49 例患者中 45 例为鳞癌(92%),4 例(6%)为腺癌。47 例(96%)完成了外照射加至少 2 个疗程化疗,34 例(69%)能够完成外照射及 2 个疗程的化疗和腔内放疗。1 年生存率为 49%,中位生存时间 11 个月。威胁生命的毒性为 12 例(24%),治疗相关死亡为 5 例(10%)。初步分析 1 年发生治疗相关食管瘘的实际风险度为 17%,治疗相关的食管瘘为 6 例(占总数的 12%,接受 EB 患者的 14%)。在开始放疗的 0.5~6.2 个月,导致 3 例死亡。应该很谨慎地使用后装治疗,特别是在联合使用化疗的时候[125]。

1983 年,河北省肿瘤医院万钧等报道 221 例食管癌前瞻性随机分组研究结果。该研究设计了食管癌 50 Gy 放疗组和 70 Gy 组两组,结果两组生存率无显著性差异。50 Gy 组的 5 年生存率为 16.7%,70 Gy 组为 17.2%;两组 10 年生存率也无明显差别。但因放疗不能够耐受而停止放疗者,50 Gy 组为 1.8%,而 70 Gy 组为 10%。可见,提高食管癌外放疗总剂量将提高治疗的不良反应,降低患者耐受性。1990 年,河南省肿瘤医院沙永慧等报道 200 例也得出类似结果。200 例食管癌放疗剂量,随机分为 50 Gy 组和 70 Gy 组,全部病例随访 5 年以上。70 Gy 组采用三野交叉照射,50 Gy 组采用前、后两野照射,常规分割放疗。以 X 线片 4 等级分析近期疗效,两组之间无显著性差异。随访中发现半年内 70 Gy 组局部穿孔死亡 26 例,50 Gy 组局部穿孔死亡 8 例,70 Gy 组半年内局部穿孔率明显高于 50 Gy 组($P < 0.01$)。两组的 5 年生存率,70 Gy 组为 8%,50 Gy 组为 9%,无显著性差异。死亡的主要原因是局部未控或局部复发,共 158 例,占全部死亡病例数的 86.3%,两剂量组在死因分布方面无显著性差异($P > 0.05$)。依此,万钧等认为食管癌高剂量放疗的依据不充分。1988 年,河北省肿瘤医院朱孝贞等分析 2 722 例食管癌放疗效果,5 年总生存率为 8.8%。其中放疗剂量 <60 Gy 组的 5 年生存率最高为 13.9%,但与 60~70 Gy 组相比无显著性差异,放疗剂量 70 Gy 以上组生存率最低。在 RTOG 85-01 试验中显示,5-Fu + DDP 加 50.4 Gy 同期放疗局部控制率和生存率优于单独放疗 64 Gy 的结果,因而放化的放疗标准剂量为 50.4 Gy。该试验显示在接受同期放化疗的患者中,高剂量并没有局部/区域控制和生存方面的优势。以上这些作者主张食管癌放疗不应该盲目追求高剂量照射。

对以上食管癌单纯放疗不必追求高剂量照射的观点,许多学者持相反意见。其理由是,历年来绝大多数非随机对照研究表明,食管癌照射剂量 60~70 Gy 的疗效优于不足 60 Gy 者。即使照射剂量达 60~70 Gy,其局部失败率仍高达 70%~80%,说明此剂量尚不足控制绝大多数食管癌。而且术前照射 50~70 Gy 者,标本转阴率仅 2%~30%;照射 40~50 Gy 时几乎无转阴者,因而主张进一步提高食管癌放疗剂量。

Flsher 认为消灭食管癌亚临床病灶,常规分割照射剂量至少需要 50 Gy,消灭肉眼可见病灶需要 60~70 Gy。复旦大学附属肿瘤医院在 20 世纪 70 年代曾将剂量分为 50 Gy、60 Gy 和 70 Gy 组,其 5 年生存率分别为 11.5%、18.5% 和 10.2%,故建议照射剂量 60~70 Gy 为宜。王捷忠等报道 511 例食管癌放疗结果,也以 60~70 Gy 剂量组的效果最好。

近年来,新的放疗技术如三维适形、束流调强适形放疗应用于临床,是否能将食管癌放疗剂量提高?赵快乐等报道了常规大野放疗完成后应用三维适形放疗技术加量治疗食管癌的放疗剂量递增临床试验。所有病例均为大野时常规分割,46 Gy/23 次/4.5 周完成后,缩野改用加速超分割方法加量照射,每天 2 次,每次 1.5 Gy,放疗剂量从 70 Gy 递增到 76 Gy,每 3 Gy 为一个阶梯进行加量。2000 年 7 月到 2001 年 7 月,18 例患者进入本研究,70 Gy 组 5 例,

73 Gy 5例,76 Gy 8例。结果显示,70 Gy 组没有≥3级急性和晚期放射性损伤,73 Gy 组≥3级急性和晚期放射性损伤4例(其中2例死亡),76 Gy 组≥3级急性和晚期放射性损伤6例(其中3例死亡)。作者认为食管癌放疗方面不应追求高剂量,当外放疗剂量>70 Gy时,放射性损伤明显增加[126]。

之所以食管癌放疗总剂量各个临床研究所做出的结果差距如此之大,有人推测食管癌放疗的癌灶消失剂量与肿瘤的异质性有关。由于先天或后天获得的遗传学不稳定性,大部分恶性肿瘤在临床诊断时被发现含有显然不同生物学特征的肿瘤细胞,即肿瘤异质性。这些细胞在免疫性、生长速度、核型、色素、酶或激素产生、细胞表面受体、对放射或化疗药物的敏感性方面存在差别;其侵袭和转移能力也呈异质性,侵袭力强者更常参与形成远处转移。这些可能造成进入不同临床研究的患者肿瘤生物学行为存在明显差异性,进而表现出临床上所见到控制肿瘤的放疗总剂量差异性。正常食管是一串形薄壁器官,增加放疗总剂量造成正常食管损伤风险增加可能是必然的,只是它所能耐受放疗总剂量上限到底是多少尚不是非常明确。

(7) 放射反应和并发症

a) 要求患者注意饮食,以流质、半流质或软食为主,不要进食硬食、粗糙食物、大块不易嚼烂的食物,以免出现食物梗阻情况。

b) 如果出现食物残渣梗阻情况,用食管镜将食物取出。

c) 每2周复查一次X线食管片,了解肿瘤退缩情况以及是否出现新的或深的溃疡;如有穿孔前征象,应进行消炎、支持等对症处理,或暂停放疗。如出现进食呛咳,应立即检查,小心穿孔。

d) 定期了解患者的急性放疗反应,最常见的急性放疗反应包括放射性食管炎(进食痛,或胸骨后疼痛)、放射性气管炎肺炎(咳嗽),严重者进行止咳、消炎,加用激素、止痛药和营养支持等处理。

e) 定期体检,了解患者颈部和锁骨上等浅表淋巴结情况。如放疗过程中出现新转移灶,应及时调整治疗方案。

f) 密切随访血常规,尤其是白细胞和血小板计数的变化。

(8) 放疗疗效和影响因素

食管癌放疗的总体疗效尚不能令人满意。常规放疗5年生存率10%左右,后程加速超分割放疗疗效尽管有所提高,但5年生存率在30%左右。影响放疗疗效的临床因素包括以下几个方面。

1) 临床病期 食管癌淋巴结转移灶对放射线不够敏感,一旦有了淋巴结转移,单纯放疗者极少能生存3年以上。食管癌的远处转移较多,在有远处转移的情况下,食管癌局部控制价值和意义将显著下降,仅作为姑息性治疗措施。

2) 病灶长度 国内多数报道食管癌放疗的疗效与食管病灶长度有关。病灶长度<3 cm者,其5年生存率超过60%;病灶长度<5 cm者的疗效优于≥5 cm者。

3) 病灶部位 复旦大学附属肿瘤医院治疗颈段、上胸段、中胸段和下胸段食管癌放疗的5年生存率分别为24.4%、23.7%、13.7%和5.9%。

4) 是否存在贫血 赵快乐等探讨了放疗前患者外周血红蛋白水平与患者放疗后局部控制和生存疗效关系。1996年3月到2002年12月,303例进入3个临床前瞻随机研究的食管鳞癌患者进入本研究。男性以外周血红蛋白水平≥120 g/L为界划分正常和贫血,女性以≥110 g/L为界。结果303例患者中有60例为贫血患者。贫血患者5年生存率和局部控制率分别为22%和62%,显著低于血红蛋白水平正常者的39%和68%($P<0.01$)。多因素分析也显示,治疗前外周血红蛋白水平是预测生存和局部控制的独立因子[127]。

## 39.10.2 腔内放疗

(1) 腔内放疗剂量

食管癌腔内放疗是利用食管这一进食的天然管道将放射源引入到食管腔内,对病变处进行近距离放疗的一种方法。近距离放疗的特点是放射源表面剂量很高,随着距离增加,剂量急剧下降。近距离放疗虽可降低邻近组织的照射量,但靶区剂量分布也极不均匀,有效放射范围十分有限,这也是近距离腔内放疗的致命缺点。

既往食管癌腔内放疗是以某一点作为剂量参考点来进行处方剂量计算的,如以距离放射源中轴1 cm或食管黏膜下0.5 cm为最常用的参考点。但在那种技术条件下,食管癌病灶及其周边正常组织器官剂量的分布并不清楚。

近年来由于放射源微型化,微机控制和剂量优化系统的发展与提高,腔内放疗剂量学描述也有了显著改进和提高。按照ICRU系统要求,腔内放疗剂量学的描述应包括治疗技术的描述、放射源强度、参考区定义及参考剂量。由于照射区域的CT横断面资料融入了治疗计划系统内,临床上能准确确定所要照射的靶区和所需要保护的正常组织器官,因此临床上能得到靶区和正常组织器官明确的剂量分布。这些将有利于资料的积累和不同治疗中心的交流。

食管腔内放疗的放射源有 $^{60}Co$、$^{137}Cs$ 和 $^{192}Ir$。按其剂量输出率又分为低剂量率(LDR,0.4~2 Gy/h)、中剂量率(MDR,2~12 Gy/h)和高剂量率(HDR,>12 Gy/h)3种。近年来较多采用 $^{192}Ir$ 的 HDR 技术。

**(2) 根治性腔内放疗适应证**

主要用于食管腔内病灶小,而且无区域淋巴结或全身转移者。如早期单发的食管内病灶,鳞癌或腺癌均可;原发肿瘤长度≤10 cm;肿瘤局限食管壁以内。

**(3) 腔内放疗禁忌证**

主要的禁忌证:①食管瘘;②颈段食管肿瘤(因治疗可能引起气管-食管瘘);③无法通过的食管阻塞。

由于食管本身特点以及食管癌的生物学特性,食管癌腔内放疗存在诸多不利之处:①由于食管管腔有一定大小,不能保证每次施源器置入能紧贴在病灶处并保证每次的重复性;②管癌病灶常呈偏心性生长,不利于获得理想的剂量分布;③食管的吞咽运动影响到放疗准确率和剂量分布。因此,腔内放疗在食管癌治疗中的价值绝大多数作为外照射一种补充手段,而很少用单一的腔内放疗,除非是非姑息治疗情况下。

**(4) 腔内放疗与外照射联合应用的疗效**

腔内放疗与外照射联合应用是否能提高食管癌治疗疗效?李德锐等对146例食管鳞癌患者随机分为外照射50 Gy、外照射70 Gy、外照射50 Gy+腔内照射6 Gy、外照射50 Gy+腔内照射12 Gy(2个分次)4个组,分析各剂量组生存率,从而评价腔内放疗在食管癌治疗中价值。结果:4组患者的1、2、3年生存率差异无显著意义。不论是外照射还是腔内照射,在该研究采用的剂量范围内,高剂量并不能提高中晚期食管癌的放疗效果[128]。

杨林等随机研究110例经病理证实的食管中段癌,将病变长度均<7 cm的放疗病例平均分成两组,单纯外照射组和外照射加腔内放疗组。病例均无远处转移及锁骨上淋巴结转移。结果两组远期生存率无明显差别,近期不良反应无明显差别,远期不良反应及局部复发率单纯外照射组明显高于外照射加腔内放疗组。外照射加腔内放疗组采用前胸野放疗同单纯外照射组,后改用高剂量率 $^{192}Ir$ 后装治疗机,剂量参考点设置在离中心轴1 cm处,每周1~2次,每次5~10 Gy,总剂量25~30 Gy[129]。

因此,迄今尚无充分证据显示食管癌腔内照射+外放疗能提高食管癌治疗疗效。这可能与治疗患者的选择有关,从腔内放疗剂量学特点看,在极早期和早期食管癌中,腔内放疗可能有所价值。与外放射联合应用时,腔内放疗常用的方法:每周1次,每次5~7 Gy,总剂量不超过20 Gy。

腔内放疗是治疗食管癌恶性梗阻的快速有效手段,可以用于晚期或治疗后复发患者的姑息对症治疗手段。照射方法:每周1次,每次7 Gy。经3次腔内放疗后,80%的食管恶性梗阻可获改善,缓解期可达60天以上。完全梗阻者可用激光治疗打通通道再行腔内放疗,有条件配合适量外放疗时,姑息治疗效果更好。

**(5) 腔内放疗并发症**

腔内放疗时紧贴施源器的食管壁受量很高,易发生严重的食管黏膜灼伤,造成放射性溃疡、食管穿孔、食管缩窄。放疗前肿瘤外侵,尤其有食管较深溃疡者易发生食管穿孔。外照射加腔内放疗的放射反应和并发症高于单纯外照射,HDR腔内放疗的并发症高于LDR腔内放疗。1996年,祝氏报道外照射加HDR腔内放疗38例食管癌,食管炎发生率68.4%,食管狭窄发生率65.8%,食管穿孔发生率15.8%[130]。

## 39.11 化疗及靶向药物治疗

### 39.11.1 单一药物化疗

在过去的20年里,至少有55种以上的化疗药物在多种实体瘤上进行了系统的临床Ⅱ期试验,但只有18种药物在抗食管癌方面作了评价(表39-5)。这些研究主要是治疗食管鳞癌。任何单药初治食管癌至少获得20%以上的部分缓解或完全缓解才认为有效。从表39-7可以看出,在众多的化疗药物中只有博来霉素、平阳霉素、匹来霉素、顺铂、氟尿嘧啶、甲氨蝶呤、丙咪腙、丝裂霉素、紫杉醇、长春酰胺和长春瑞滨是治疗食管的有效化疗药物。

DDP是自发现以来研究最多的抗实体肿瘤药物之一,与其他化疗药物相比,参加DDP研究食管癌的患者数最多。目前,DDP是食管鳞癌、腺癌联合化疗中的基础药物。食管癌患者年龄在60岁及以上时,DDP的累计剂量不应超过500 mg/m²,高累计剂量可引起衰弱性神经毒性和耳毒性。5-Fu单药治疗食管癌的研究较少,单药治疗的效果不满意。

表 39-5 单药化疗食管癌的疗效

| 药物 | 总试验人数 | 有效人数(率) |
|---|---|---|
| 多柔比星(ADM) | 38 | 7 |
| 博来霉素(BLM) | 81 | 24(30%) |
| 平阳霉素(PYM) | 19 | 4(21%) |
| 匹来霉素(PLM) | 10 | 2(20%) |
| 丝裂霉素(MMC) | 33 | 11(33%) |
| 卡铂(CBP) | 30 | 2 |
| 顺铂(DDP) | 231 | 56(24%) |
| 依托泊苷(VP-16) | 30 | 2 |
| 异环磷酰胺(IFO) | 32 | 2 |
| 硝卡芥(AT-1285) | 28 | 4(14%) |
| 洛莫司汀(CCNU) | 19 | 3 |
| 丙咪腙(MGAG) | 64 | 15(23%) |
| 氟尿嘧啶(5-Fu) | 39 | 15(38%) |
| 甲氨蝶呤(MTX) | 70 | 25(36%) |
| 三甲氨蝶呤(TMTX) | 24 | 3 |
| 紫杉醇(TAX) | 51 | 16(31%) |
| 长春酰胺(VDS) | 84 | 19(26%) |
| 长春瑞滨(NVB) | 26 | 7(27%) |

## 39.11.2 联合化疗

从单药治疗食管癌疗效看,食管癌属于对化疗不够敏感的一种肿瘤,但是两药及多药联合也未显著改进和提高晚期食管癌的生存疗效。

2006 年,Cochrane 系统分析了化疗在晚期食管癌中的治疗价值。该研究收集了被 3 个主要数据库所收集的有关食管癌化疗疗效对比的临床Ⅲ期研究,即 Medline(1966~2004 年)、EMBASE(1980~2004 年)和 Cancerlit 3 个数据库。进入系统分析的条件:随机对照研究、晚期食管癌、化疗与最佳支持治疗比较或不同化疗方案的比较等。结果显示:①两项研究前瞻随机比较了化疗与最佳支持治疗对晚期食管癌的疗效差异,共 42 例患者进入分析,化疗较最佳支持治疗相比未见提高食管癌生存疗效。②另有 5 项随机对照研究比较了不同化疗方案治疗晚期食管癌的疗效差异,共有 1 242 例患者进入此分析。由于不同临床研究入组患者临床基本特点差异性大以及所使用的化疗方案差异也很大,因此在本系统分析中未发现任何一种化疗方案较其他化疗方案有显著的优势[131]。

以往研究和临床应用最多的方案主要为:DDP + 5-Fu 和 BLM + DDP + VDS,尤其是 DDP + 5-Fu 更为多见。其他方案的有效率很不一致,也缺乏具有说服力的临床试验支持,目前这些方案多数已被淘汰。

1982 年,Hellerstein 等首先报道用 DDP + 5-Fu 方案治疗食管癌 10 例,取得了 CR 2 例、PR 6 例的较好疗效后,该方案在食管癌的治疗中得到普遍应用。DDP + 5-Fu 目前仍被认为是治疗食管癌的标准治疗方案。该方案具有疗效确切、毒性小、用法简单、药价低廉等优点。

5-Fu + DDP 化疗的具体用药方法:第 1 天,DDP 75 $mg/m^2$,静脉滴注,或第 1~3 天,DDP 25 $mg/m^2$,静脉滴注;第 2~6 天,5-Fu 750~800 $mg/m^2$ 或第 3~7 天每天连续静脉滴注 8 h 以上或 120 h 连续滴注,21 天重复。食管癌的理想化疗周期数目尚不清楚,但应根据联合化疗的效果决定。对多数中等有效的化疗方案而言,推荐 2 个周期以上,尽可能达到 4 个周期。

近年来,一些新的化疗药物被引入到食管癌临床治疗中,如多西他赛等。Cutsem 报道了一组晚期胃癌应用多西他赛 + 5-Fu + DDP 与 5-Fu + DDP 疗效比较的前瞻性随机对照研究。该组患者共 445 例,其中 98 例为食管胃交接处腺癌患者,因此本研究结果对食管胃交接处癌治疗有一定临床指导意义。该临床试验中,研究组的化疗方案为:第 1 天,多西他赛 75 $mg/m^2$,DDP 75 $mg/m^2$;第 1~5 天,5-Fu 750 $mg/m^2$;每 3 周重复 1 次。对照组化疗为:第 1 天,DDP 100 $mg/m^2$;第 1~5 天,5-Fu 1 000 $mg/m^2$;每 4 周重复 1 次。结果显示,2 年总生存率,研究组为 18%,显著高于对照组的 9%($P=0.01$)。治疗相关性Ⅲ/Ⅳ级不良反应,研究组为 69%,也显著高于对照组的 59%。不良反应中以中性粒细胞减少、胃炎、腹泻等为常见。结果提示,多西他赛增加了 5-Fu + DDP 治疗食管胃交接处腺癌疗效,但同时伴有一定治疗相关不良反应增加[132]。

## 39.11.3 靶向药物治疗

与传统化疗药物相比,靶向药物用于恶性肿瘤临床治疗也越来越受到临床重视。其原因在于药物治疗不良反应小和具有潜在提高肿瘤治疗疗效的临床优势。但是,在过去 10 余年的临床应用研究中,临床上尚无证据显示现有靶向药物能明显提高晚期食管癌的治疗疗效。

**(1) 针对EGFR及信号转导途径的靶向药物**

这类药物目前主要有小分子酪氨酸酶抑制剂（吉非替尼和厄洛替尼等）和抗EGFR的单克隆抗体（西妥昔单抗和尼妥珠单抗）等。最近世界上有3个应用吉非替尼单药治疗晚期食管癌临床Ⅱ期试验的报道。第1个试验有36例患者，全部为对化疗失败的晚期患者，72%为腺癌。吉非替尼应用剂量为每天500 mg。结果显示，仅1例（3%）患者为部分有效，10例（28%）为稳定，中位生存时间为5.5个月。第2个临床Ⅱ期试验为27例患者，全部为复发或转移患者（其中70%先前接受过化疗）。吉非替尼应用剂量为每天250 mg。结果显示，13%为PR，29%为SD，中位无进展时间为1.9个月。第3个临床试验23例患者，全部为复发或转移食管癌或食管胃交界处癌患者（基本100%为腺癌，80%先前接受过化疗）。吉非替尼应用剂量为每天250 mg。结果显示，17%为PR，13%为SD[133-135]。

有2项临床研究探讨了厄洛替尼治疗晚期食管癌。一项来自SWOG0127临床研究，有70例胃癌或食管胃交接处癌患者进入本研究。每日用药量为150 mg。结果显示，全组患者无进展时间和中位生存时间分别为2.0和6.7个月。44例食管胃交接处癌中有4例取得缓解（9%）[136]。另一项来自美国纽约纪念医院的临床Ⅱ期试验，有22例为治疗失败的晚期患者进入本研究（65%为腺癌）。厄洛替尼每日用量为150 mg。结果显示，2例（9%）为PR，10例（45.5%）为SD[137]。

**(2) 针对VEGF及信号转导途径的靶向药物**

因为VEGF在新生血管形成中扮演重要角色，它将刺激内皮细胞增殖和迁移。已经有资料显示在Barrett食管和食管腺癌中，VEGF有上调表现。同时，临床证据也显示VEGF蛋白表达与患者预后呈负相关关系[138]。这些资料均支持VEGF也是食管癌靶向治疗的重要靶点。

迄今尚未见贝伐珠单抗（bevacizumab）单药应用于临床的疗效报道。现有的临床Ⅱ期试验中，多数将贝伐珠单抗与联合化疗一起应用。Shah报道一组应用贝伐珠单抗与伊立替康（irinotecan）和DDP联合应用治疗晚期胃癌或食管胃交接处癌的疗效。47例入组患者，有23例为食管胃交接处癌。在34例可评价临床疗效病灶中，有效率为65%（CR 3例，PR 20例）。中位无进展的时间为8.3个月，中位生存时间12.3个月[139]。另一项正在进行的临床Ⅱ期试验为应用贝伐珠单抗与多西他赛联合应用于晚期胃癌或食管癌。在最初入组的20例患者中，有10例为食管癌，4例为食管胃交接处癌。经治疗，4例达到PR，5例为SD。该临床试验仍在进行中[140]。

尽管有针对不同靶点药物应用于食管癌的临床治疗，但研究和临床应用较多的靶点药物还是集中在EGFR和VEGF两个方面。从现有的临床研究中可以看到，靶向药物用于食管癌治疗所表现的临床疗效提高还是有限的，多数为国外的研究，因此研究中常混有胃癌患者以及以食管胃交接处腺癌为多见。目前尚无一个临床Ⅲ期研究来评价这些靶向药物的临床价值。因此，先前靶向药物应用于食管癌临床治疗所取得经验尚难直接应用于中国患者人群，仍需要开展一些设计较好的临床研究来评判其治疗价值。

## 39.12 综合治疗

食管癌之所以要选择多种手段参与的综合治疗方法，主要原因包括：①目前无有效早期诊断方法，加上食管癌早期症状隐匿，而且无特异性，因此，食管癌确诊时多数患者属于局部晚期和晚期患者；②较早和易出现淋巴结和远处转移；③单一治疗方法有效性不理想；④病灶位于胸腔内，其周围有众多重要组织和器官，限制了一些治疗方法的临床应用。

基于以上原因，食管癌治疗更多强调多学科综合治疗。但是，食管癌最佳综合治疗策略尚未形成，现有综合治疗方法的疗效仍较差。目前常用和研究比较多的综合治疗方法有：①以手术为基础的多学科综合治疗；②以放疗为基础的非手术多学科综合治疗。

### 39.12.1 以手术为基础的多学科综合治疗

**(1) 术前化疗**

食管癌的术前化疗主要目的是，通过术前化疗来降低患者临床分期和控制远处微小转移病灶。目前在探讨食管癌术前化疗的临床价值研究主要有以下3个（表39-6）。

表 39-6 新辅助化疗加手术与单纯手术治疗食管癌的临床Ⅲ期研究

| 作者 | 年份 | 治疗方法 | 病理类型 | 患者数 | 中位生存(月) | 生存率(%) | P |
|---|---|---|---|---|---|---|---|
| Kelsen | 1998 | 单纯手术 | 46%鳞癌 | 227 | 16 | 20(5年) | 0.53 |
|  |  | 术前后 CDDP/5-Fu | 54%腺癌 | 213 | 15 | 20(5年) |  |
| Medical Research Council | 2002 | 单纯手术 | 31%鳞癌 | 402 | 13 | 34(2年) | <0.01 |
|  |  | 术前 CDDP/5-Fu | 66%腺癌 | 300 | 17 | 43(2年) |  |
| Cunningham | 2006 | 单纯手术 | 100%腺癌 | 253 | 20 | 23(5年) | <0.01 |
|  |  | 术前后 CDDP/5-Fu/E-ADM |  | 250 | 24 | 36(5年) |  |

Kelsen 报道了一项来自于美国食管癌术前化疗临床Ⅲ期试验结果。440 例病理诊断为鳞癌或腺癌可以手术Ⅰ~Ⅲ期食管癌进入本研究。经过随机分组后,213 例患者进入术前化疗研究组,采用的术前化疗方案为:第 1~5 天,5-Fu 1 000 mg/m$^2$;第 1 天,DDP 100 mg/m$^2$;术前化疗 3 个疗程,相同化疗方案术后应用 2 个疗程。227 例患者进入直接手术治疗组。结果显示,两组患者中位生存期术前化疗研究组为 14.9 个月,直接手术对照组为 16.1 个月,两组间无显著差异($P=0.53$)。另外,两组手术切除率、治疗相关死亡率以及治疗后失败表型也无显著差异。鳞癌和腺癌不同病理类型在不同治疗方法之间也无显著性差异[141]。

一项来自于英国更大样本的关于食管癌术前化疗价值的临床研究结果与以上结果不一致。802 例食管癌进入本研究,其中 31% 为鳞癌,69% 为腺癌或未分化癌。术前化疗组的化疗方案为:第 1~4 天,5-Fu 1 000 mg/m$^2$;第 1 天,DDP 80 mg/m$^2$;化疗疗程数为 2 次,末次化疗后 3 周进行手术切除治疗。另一组为直接手术。结果显示,术前化疗研究组中位生存时间为 17 个月,直接手术对照组为 13 个月,两组间有显著统计学差异。但是,两组手术完全切除率和术后治疗相关死亡率均无显著性差异,鳞癌和腺癌的治疗效果接近[142]。

Cunningham 报道了一组来自于胃或食管胃交界处腺癌术前化疗的临床Ⅲ期研究结果。503 例患者随机进入围手术化疗组和直接手术组。围手术化疗组为手术前后各行 3 个疗程表柔比星 + 5-Fu + DDP 化疗,对照组为直接手术组。结果显示,围手术化疗组的 5 年生存率为 36%,显著高于对照组的 23%。由于本组研究中 26% 为食管下段或食管胃交接处腺癌患者,因此本研究结果也提示,对于食管下段或食管胃交接处腺癌,围手术化疗能显著提高食管癌治疗疗效[143]。

2006 年,Cochrane 采用 Meta 分析了 11 项随机临床试验。>1 700 例患者进入本研究。该 Meta 分析结果显示,术前化疗并未提高手术切除率和局部控制率,可能提高了可手术切除的食管癌生存疗效。但临床研究所显示的术前化疗对生存影响不完全一致,术前化疗也没有显著提高非致死性治疗相关的不良反应发生率[144]。目前,术前新辅助化疗在局部晚期食管癌临床价值尚不明确,因此,除非临床试验,新辅助化疗尚不能被列为常规治疗措施而用于临床。

**(2) 术前放疗**

术前放疗的目的是使肿瘤退缩和降期,从而使不能直接手术切除或难以切除的病灶转化为可切除病灶,提高了手术切除率,进而提高生存率。另外,术前放疗使受到放射线损伤的癌细胞即使在手术中脱落或被挤压入血流亦难存活,从而减少了医源性播散的危险性。

汪楣等报道 418 例食管癌随机对照研究,术前放疗组 195 例,放疗前后两野包括全纵隔及胃左动脉旁淋巴引流区,放疗剂量 40 Gy/20 次/4 周完成,单纯手术组 223 例。术前放疗组与单纯手术组术后病理淋巴结转移率分别为 22.2% 和 40.8%($P<0.01$),局部和区域复发率分别为 22.7% 和 41.4%($P<0.01$),5 年生存率分别为 42.8% 和 33.1%($P=0.024$)。该组资料显示,术前放疗能提高患者生存疗效[145]。但是,在 20 世纪 80 年代开展的有关食管癌术前放疗随机对照研究中,其结果并未呈现出明显的一致性。

一项综合了世界范围 5 个临床前瞻性研究的 Meta 分析,企图回答术前放疗在食管癌综合治疗中的价值。1 147 例患者进入该 Meta 分析。结果显示,术前放疗能降低食管癌死亡危险度为 11%,提高 2 年、5 年的绝对生存率分别为 3% 和 4%。该研究认为,食管癌术前放疗对于提高患者总生存率是有益的,但提高幅度是有限的。若临床上将研究组病例数增加至 2 000 例,可能会看出术前放疗对于提高生存率有价值。在这 5 项临床研究中,其中有 2 项临床研究显示术前放疗能显著提高食管癌生存疗效。该 2 项研究中所使用的放疗技术是相似的,即范围包括全胸段食管,剂量为 35～40 Gy/20 次/28 天,间隔 2～4 周进行手术。而在 3 项未发现术前放疗能提高生存疗效的临床研究中,所使用的术前放疗技术也存在显著差异,不是放疗范围相对小(仅包括肿瘤上、下 5 cm),就是剂量太小(仅 20 Gy/10 次/12～14 天)和(或)至手术间隔时间短(≤8 天),这样就可能造成剂量不足或范围太小而不能达到退缩肿瘤及杀灭转移淋巴结的目的[146]。

总体来看,术前放疗通常使用的剂量为 40～50 Gy,常规分割照射,每天 1 次,每次分割剂量为 2 Gy,每周 5 天,放疗结束后 4～6 周再行手术治疗。术前放疗可以使食管癌手术切除率达 82%～96%,5 年生存率达 22%～30.0%,手术死亡率 0%～7.8%。但是,临床上对食管癌术前放疗价值的评价仍有分歧,多数文献肯定了术前放疗具有提高手术切除率及提高局部控制率的作用,但不能明显提高患者的长期生存率。临床上仍需要在统一术前放疗技术条件下开展大样本临床研究来明确其临床价值。

(3) 术前放化疗

在过去数十年内,世界范围内开展了大量临床Ⅲ期研究以评价术前新辅助放化疗的临床价值(表 39-7)。Gebski 收集了世界范围内有关术前新辅助放化疗临床Ⅲ期研究并进行了 Meta 分析。其中包含了 10 项临床Ⅲ期试验,共 1 200 余例患者,研究组为新辅助放化疗+手术,对照组为单纯手术。结果显示,术前新辅助放化疗使食管癌患者 2 年生存率提高 13%。术前综合治疗对不同病理类型的疗效提高程度接近。进一步分析显示,术前采用同步放化疗较序贯放化疗更能显著提高患者总生存时间[117]。然而,术前放化疗增加了手术难度和术后并发症,因此,需要外科、放疗科和化疗科医师共同合作来探讨最佳模式,从而使术前综合治疗优势更充分体现在提高生存疗效上。

表 39-7 新辅助放化疗对可切除食管癌疗效影响的临床Ⅲ期试验

| 作者 | 年份 | 治疗方法 | 病理类型 | 患者数 | 死亡率(%) | 中位生存(月) | 3 年生存率(%) | P |
|---|---|---|---|---|---|---|---|---|
| Walsh[148] | 1996 | 单纯手术 | 腺癌 | 55 | 8 | 11 | 6 | 0.01 |
|  |  | CDDP/5-Fu + 40 Gy |  | 58 | 4 | 16 | 32 |  |
| Bosset[149] | 1997 | 单纯手术 | 鳞癌 | 139 | 3.6 | 18.6 | 37 | NS |
|  |  | CDDP + 37 Gy |  | 143 | 12.3 | 18.6 | 39 |  |
| Urba[150] | 2001 | 单纯手术 | 鳞癌/腺癌 | 50 | 2 | 17.6 | 16 | NS |
|  |  | CDDP/5-Fu、VBL + 45 Gy |  | 50 | 16.9 | 30 | 30 |  |
| Bumeister[151] | 2002 | 单纯手术 | 鳞癌/腺癌 | 128 | 4.6 | 28.5 | NA | NS |
|  |  | CDDP/5-Fu + 35 Gy |  | 128 |  | 21 |  |  |
| Tepper[152] | 2008 | 单纯手术 | 鳞癌/腺癌 | 56 | NA | 1.8 年 | 16(5 年) | 0.002 |
|  |  | CDDP/5-Fu + 50 Gy |  | 56 |  | 4.5 年 | 39(5 年) |  |

(4) 术后化疗

由于食管癌手术切除的复杂性和创伤性相对较大,患者术后不良反应以及治疗相关性死亡发生率较其他部位实体肿瘤高,这些限制了术后辅助化疗等研究的临床可操作性。因此,临床上有关食管癌术后化疗临床价值的前瞻性研究并不多见。

2 项来自于日本的临床研究探讨了食管癌术后放疗的临床价值。所有入组患者均为食管鳞癌患者。研究组术前未使用任何化疗、放疗等新辅助治疗。术后化疗方案两组不相一致。一组采用 VDS 3 mg/m²(第 1 天)+ CDDP 70 mg/m²(第 1 天)的化疗方案。另一组采用 5-Fu 800 mg/m²(共 5 天)+ CDDP 80 mg/m²(第 1 天)化疗方案。患者对两种术后化疗均有很好耐受性。但是,结果显示,含 5-Fu + CDDP 的术后化疗有显著提高患者无肿瘤生存率和提高患者生存疗效的趋势。亚组分析显示,对于食管癌术后病理显示有淋巴结转移组,含 5-Fu + CDDP 的术后化疗组能使患者生存率由 38% 提高到 52%($P = 0.037$)[153,154]。

美国东部肿瘤协助组(Eastern Cooperative Oncology Group)也开展了术后化疗价值的临床研究。入组患者为食管或食管胃交界处腺癌,术后病理分期为 T2N1 或 T3~4,术后化疗方案为多西他赛+DDP,化疗疗程数为 4 个。该组患者接受术后化疗后 2 年生存率为 60%,这个疗效显著好于历史对照组 2 年生存率为 38% 的疗效。因此,在美国 NCCN 治疗指南中对于非 Tis~T1 的食管腺癌患者,即使手术完全切除术后,仍建议术后辅助化疗。若病理类型为鳞癌患者,术后还是推荐临床密切随访观察。

**(5) 术后放疗**

食管癌术后局部复发率高达 40%~60%,也是其主要死亡原因。术后复发者再行放疗效果较差。Nemoto 等报道 33 例食管癌术后复发再行放疗,结果中位生存期仅 7 个月,3 年生存率 12%[155]。因此,若能发现术后高复发的高危人群,临床上给予术后辅助放疗理论上推测价值更大。

根据手术后肿瘤残留状态,食管癌术后放疗包括两种:①术后预防性治疗,是指食管癌经过手术切除治疗后,术后并无可见肿瘤病灶或镜下肿瘤病灶残留,即术后肿瘤状态为 R0 者,术后放疗为"预防性"。该放疗的目的是提高局部和区域控制率进而提高生存率。迄今,临床研究数据显示,术后"预防性"治疗的价值更多体现在提高了肿瘤局部和区域性控制率,并未显著提高患者生存率或只是提高了部分亚组患者生存疗效。②术后根治性放疗,指食管癌经过手术治疗后,术后病理或影像学资料显示存在镜下或肉眼肿瘤病灶残留,即术后肿瘤状态为 R1~2,此时,术后放疗的目的并不是"预防性"的,而是希望术后治疗来控制手术后有残留的肿瘤病灶。术后残存肿瘤的常见部位有气管和主支气管膜部、心包、主动脉壁、椎前筋膜、吻合口等。该类患者术后放疗的价值是明确的,它能提高患者局部和区域控制率,进而提高患者总生存率。中国医学科学院肿瘤医院的一组资料显示,有残存肿瘤者放疗后的 5 年生存率为 18%(8/45),不放疗组的 5 年生存率为 0%(0/26),其中以气管、主支气管、心包、椎前筋膜等处少量的残存癌术后放疗效果最好。

1) R0 者的术后"预防性"放疗的现有临床研究结果  在 1990 年之后,临床上报道了一些探讨食管癌术后放疗临床价值的临床Ⅲ期试验的结果。主要代表性临床研究见表 39-8。从表中可见,多数临床研究均显示术后放疗并不能提高食管癌患者总体生存疗效。

**表 39-8  食管癌根治性手术切除后辅助放疗临床价值的临床Ⅲ期试验**

| 作者 | 治疗方法 | 患者数 | 中位生存(月) | 生存率(%) 3 年 | 生存率(%) 5 年 | P |
|---|---|---|---|---|---|---|
| Teniere[156] | S | 119 | 18 | 24 | 18 | >0.05 |
| (1991 年) | S+RT(45~55 Gy) | 102 | 18 | 26 | 20 | |
| Fok[157] | S | 65 | 15 | 22 | | <0.05 |
| (1993 年) | S+RT(49~52 Gy) | 65 | 9 | 11 | | |
| Zieren[158] | S | 35 | 12 | | 20 | >0.05 |
| (1995 年) | S+RT(55.8 Gy) | 33 | 14 | | 22 | |
| 肖泽芬[159] | S | 275 | | | 37.1 | 0.447 |
| (2003 年) | S+RT(50~60 Gy) | 274 | | | 41.3 | |

注:S:手术;RT:放疗。

在现有的食管癌术后放疗的临床Ⅲ期试验中,样本量最大的一组来自于中国医学科学院肿瘤医院。1986 年 9 月至 1997 年 12 月,549 例食管癌进入本研究。所有病灶位于胸段,病理为鳞癌,病变长度≥4 cm,年龄≤68 岁,术后肿瘤状态为 R0。单一手术组为 275 例,手术+术后放疗组为 274 例(其中 54 例因为种种原因未完成规定的术后放疗)。术后放疗组的放疗剂量:两侧双锁骨上区为 50 Gy/25 次/5 周,全纵隔为 50~60 Gy/25~30 次/5~6 周。结果显示,全组 5 年生存率为 39.4%。术后放疗组和单一手术组的 5 年生存率无显著性差异。亚组分析,术后病理分期为Ⅲ期或术后病理显示纵隔淋巴有 3 个及以上淋巴结转移灶时,术后放疗可提高该期别患者生存疗效。该研究总体结论:①术后放疗降低了复发率和(或)淋巴结转移率;②术后放疗提高了Ⅲ期或有淋巴结转移患者生存疗效;③术后放疗并未增加食管吻合口狭窄和心肺等脏器治疗相关性损伤[159-161]。

福建省肿瘤医院报道了一组配对研究结果。143例食管癌患者采用配对方法与同期的单一手术治疗疗效进行了比较。术后放疗技术参数:放疗范围从C5上缘到术前食管癌灶下缘,放疗总剂量为54 Gy/27次(二维放疗定位技术,放疗剂量达36 Gy时再改野加量到54 Gy)。结果显示,术后放疗使食管癌术后淋巴结复发率由41%下降到16%($P=0.001$),两侧锁骨上淋巴结复发率也显著降低。对于该组食管癌术后治疗患者的亚组分析,在术后病理有淋巴结转移亚组,术后放疗能使该组患者5年生存率由24%提高到44%水平($P=0.014$);而无淋巴结转移亚组,术后是否应用放疗并不显著影响患者生存疗效。本研究结果提示,食管癌三野清扫术后预防性放疗能明显控制患者局部复发率,仅能提高有区域淋巴结转移患者的生存率,对于无淋巴结转移组生存率的影响并不明显[162]。

因此,在食管癌术后放疗方面,国内、外学者在临床研究数据和认识方面均存在差异。国外学者普遍认为,术后放疗对于可以手术且术后肿瘤为R0者,术后放疗无价值。国内学者认为,对于可以手术且术后肿瘤为R0者,术后放疗能显著降低区域性淋巴结复发率,能提高术后病理为Ⅲ期或有区域性淋巴结转移者的生存疗效。但是,对于食管癌术后,临床上即使应用术后放疗,在放疗范围、放疗剂量和开始时间等放疗技术参数等方面均未达成共识。

2)哪些患者需要进行术后放疗 尽管食管癌术后放疗的价值存在很大争论,以往的临床研究也显示可能只是部分患者会从术后放疗中获益。那么,哪些患者将从术后放疗中获益?由于这些方面的临床前瞻性工作并不多,我们将从食管癌根治性术后出现治疗失败表型来推测可能存在的根治性术后放疗指征。

食管癌根治性手术切除方式应根据肿瘤的位置、淋巴转移的规律来选择。根治性手术切除范围应包括有肿瘤的食管,切除食管的长度至少距肿瘤上、下缘各5 cm,还要切除两侧纵隔胸膜、心包、食管周围和椎前筋膜之间的所有淋巴结、脂肪血管组织以及整个纵隔和腹部淋巴结(二野),有时需清扫中下颈部淋巴结(三野)。

肖泽芬等报道中国医学科学院肿瘤医院术后放疗资料中对照组(单一手术治疗)275例患者区域性淋巴结复发情况。纵隔淋巴结和锁骨上淋巴结转移失败率,上、中段分别为26.7%、29.8%和16.7%、14.3%,上段食管癌术后吻合口复发率为16.7%,明显高于中、下段食管癌。该结果提示,上、中胸段食管癌术后纵隔、锁骨上区的复发率高。另外,上段食管癌吻合口复发率也较高,这些部位是食管癌术后放疗重点区域[163]。

Mariette报道胸段食管癌患者R0根治性手术后出现治疗失败的表型。1982年1月至2002年6月,439例R0根治性切除的食管癌患者进入本研究。中位随访期为37.3个月(1~207个月)。结果显示,全组患者5年生存率为41%,230例患者出现治疗失败,失败出现中位时间12个月(6~96个月)。对于治疗部位分析显示,局部复发12.1%,区域性复发20.5%(颈部3.6%,纵隔14.8%,腹腔2.1%),远处转移19.8%。可见,治疗失败部位以纵隔和局部复发为常见,两者之和占所有治疗失败的2/3以上[164]。

Osugi报道了胸段食管癌三野清扫后治疗失败的表型。246例胸段食管癌患者进入本研究,曾接受其他治疗或有第二原发癌患者被剔除。中位随访时间1 289天。结果显示,98例患者出现治疗失败。其中,纵隔内复发11例,淋巴结复发21例,血道转移67例[165]。

哪些临床因子能预测食管癌单一手术后治疗失败尤其是局部和区域性治疗失败?理论上推测这些预测因子可能就是术后放疗的指征。Mariette在其临床研究中探讨了预测食管癌单一手术后出现治疗失败的临床因子包括原发病灶浸润深度,当术后病理显示原发病灶为T2及以上者,术后治疗失败者明显上升。另外的预测治疗因子为淋巴结是否存在转移,即淋巴结转移度高低。从本研究中所观察到的现象来看,与肖泽芬报道术后放疗研究中所获得结论似乎比较吻合[164]。

总体来看,能手术食管癌患者接受单一手术后出现治疗失败尤其是区域淋巴结复发的规律为:①区域性淋巴结复发率为30%左右;②复发时间绝大多数在术后1~2年内;③复发部位以胸腔和锁骨上为多见;④T分期、淋巴结转移与否和转移程度可以预测区域淋巴结复发。

因此,在以下情况建议行术后放疗:①术后原发灶病理分期为T2及以上;②术后病理显示有区域淋巴结转移,特别是淋巴转移度高者。

3)术后放疗技术参数 食管癌根治性手术后,若需要进行术后放疗,那么术后需要照射多大范围?有关于食管术后放疗靶区尚无统一范本,各个中心依据自己的理解和掌握的信息制定了各自中心的食管癌术后放疗靶区。

食管癌术后常见的放疗靶区:①大T字形野,即双侧下颈(包含双侧锁骨上)、全纵隔以及胃左等区域的淋巴结;②小T字形野,即双侧下颈(包含双侧锁骨上)以及上纵隔(不管原发灶在何处)区域淋巴结;③瘤床以及瘤床邻近的区域淋巴结;④手术前瘤床。可以看出,以往临床上所常用的4种放疗靶区无论从大小还是范围差异非常大,反映了对术后放疗范围存在非常大的争议。到底哪种放疗靶区适合于食管癌术后患者?以往临床上对食管癌术后放疗靶区方面开展了一些临床研究。

河北省医科大学附属第四人民医院曾对食管癌术后放疗靶区进行了回顾性分析研究,该研究回顾性分析了食管癌根治性术后采用大野和小野术后放疗的疗效。1992~1994年,43例食管癌术后患者采用大T字形野,范围包括双侧锁骨上+全纵隔+吻合口+胃左。1995~1997年59例食管癌术后患者接受了小野照射。不同位置食管癌,其术后所采用的小野术后放疗范围不一致。上胸段食管癌小野术后放疗范围:双侧锁骨上+上中纵隔+瘤床;中胸段的:纵隔+瘤床上下5cm;下胸段的:隆突以下纵隔+胃左+瘤床。无论大T字形野还是小野,各个区域放疗剂量基本相同,即双侧下颈(包括双侧锁骨上)50 Gy,纵隔胃左为50~60 Gy。结果显示,两组治疗不良反应相近,大T字形野与小野输液使用率分布为19%和12%($P=0.3$),各有1例死于心脏病。大野出现1例症状性放射性肺炎。两组患者生存疗效无显著性差异。该研究结果提示,食管癌术后采用大野和(或)小野放疗的肿瘤控制疗效和生存疗效相同,但治疗不良反应则小野组略轻[166]。

福建省肿瘤医院也回顾性分析了食管癌根治性手术后大野放疗与小野放疗的疗效差异。70例患者接受了大T形字野照射,范围包括双侧锁骨上+纵隔+胃左+吻合口+瘤床;另有70例患者接受小T字形野照射,范围包括双侧锁骨上+中上纵隔+吻合口+术前瘤床。两组术后放疗均为常规分割,总剂量为54 Gy。结果显示,两组毒性分别为大野组有6例死于心包胸腔积液,3例胃溃疡出血。然而小野放疗组仅1例胃溃疡出血。两组5年生存率分别为:无淋巴结转移者,大野55%,小野69%;有淋巴结转移组,大野为37%,小野为44%。该研究结果提示,食管癌根治性放疗后若采用小野照射不仅能降低患者放疗不良反应,而且小野放疗组的生存疗效不差甚或好于大野放疗组。因此,建议食管癌根治性术后应进行部分区域选择性淋巴结照射[167]。

从以往临床研究中可以看出,食管癌术后放疗靶区似乎小野疗效不差于甚至优于大野的疗效,但不良反应显著小于大野照射。也就是说,食管癌术后放疗的理想范围应是选择一些高度复发危险区域进行小野照射更为妥当。那么,哪些区域可能是食管癌术后复发的高度危险区域?

临床上对于食管癌术后复发的高危险区域界定应从以下方面考虑:①食管癌单纯根治性手术后治疗失败的好发部位;②原发病灶分期和所在部位;③淋巴结可能被手术清扫的程度;④手术所导致正常组织与器官解剖结构变化;⑤胸腔内正常组织与器官所能耐受的放疗剂量等。

复旦大学附属肿瘤医院对T2~4或N1无远处转移的食管癌根治性术后放疗靶区提出以下建议。

A. 手术完全切除后为R0者(CTV)

a. T2N0~1:原发病灶位于上、中、下胸段,靶区为两侧锁骨上和上中纵隔(下界在隆突分叉下3~4cm)淋巴结区域(若为一侧锁骨上淋巴结转移,可以考虑将同侧锁骨上区域向外多放些)

b. T3N0~1:原发病灶位于上、中胸段,T字形靶区,靶区为两侧锁骨上、上中纵隔淋巴结区域(下界视原发病灶瘤床下缘而定;若为一侧锁骨上淋巴结转移,可以考虑将同侧锁骨上区域向外多放些)。

c. 原发病灶位于下胸段:胸廓后及隆突分叉下3~4 cm范围内纵隔淋巴结区域。若术前原发病灶下界超过隆突下3~4 cm,放疗野下界视原发病灶瘤床下缘而定。

B. 手术未能完全切除R1~2者(包括T4 N0~1):术前和术后所显示可见肿瘤病灶(要结合原发灶T分期,所在部位和切除状态),吻合口原则上不包括在放射野内。若切缘阳性者,包括切缘的放疗PTV的上界为切缘上3 cm或整个残留食管,下缘为切缘下1 cm(PTV概念)。

C. 食管癌术后放疗剂量:常规分割照射,亚临床病灶 50.4 Gy/28次,镜下残留 60 Gy/30次,肉眼残留 64~68 Gy/32~34次。

**(6) 术后放化疗**

由于术后化疗和术后放疗地位均不明确,因此有关食管癌根治性手术后放化疗的研究报道更少,有待于在新的放疗技术条件下明确术后放疗价值以后再开展术后放化疗的研究。

**(7) 术中放疗**

术中放疗食管癌是近30~40年开展的一种新的放疗技术。其主要优点:①有利于射线束直接投照到所需要照射的范围上;②有效地保护了照射区域以外的正常组织和器官;③射线易调整和控制;④缩短了放疗总疗程时间。

1) 术中放疗射线的种类 目前用于术中放疗射线的有 X 线和电子束两类。将 X 线用于术中放疗所具有的优点,除能满足靶区剂量较高和周边正常组织器官受量较低的剂量学优势外,还具有:①设备轻巧,移动方便,准确率高;②防护条件简单易行;③有些特殊的导向设备可以满足人体多个部位术中放疗的需求。电子束术中放疗设备的优点:①能够短时间内提供较大的输出,而且电子束有一定射程,到达一定深度则剂量迅速下降;②根据病变厚度,选用不同能量进行调节射程,可有效保护肿瘤后面的正常组织与器官。

2) 术中放疗设备 目前术中放疗设备可以利用常规加速器,将手术室内患者准备好后再推到治疗机房内实施术中放疗,也可以采用可移动式设备直接推到手术床旁完成术中放疗。

3) 术中放疗的具体方法 术中放疗前将特制有机玻璃限光筒用甲醛溶液气体消毒。患者经左后外侧开胸,从正常食管外套一窄带将食管牵向腹侧,离开脊髓。消毒好的限光筒放入胸腔对准肿瘤及相关淋巴区。对可能照射到心脏、肺组织、大血管,则用纱布包裹 5～6 mm 厚的铅块遮挡。准备工作就绪,手术组人员撤离加速器室。照射期间通过闭路电视观察患者呼吸机及心电图机情况。照射后手术组人员重新进入室内,继续完成手术。肿瘤剂量 1 500～2 000 cGy,<3 000 cGy 为好。

4) 食管癌术中放疗(IORT)的适应证 ①能够完全切除的食管癌,在肿瘤切除之前对肿瘤和肿瘤周围的瘤床进行照射;②对只能做姑息性切除的食管癌,在肿瘤切除之后对不能切除的食管病灶和瘤床进行照射;③对完全不能切除的食管癌肿瘤不做分离,直接对瘤块进行照射;④对有淋巴结转移的部位(特别是胃左动脉和上纵隔区)进行照射。

5) 食管癌 IORT 的禁忌证 ①所有开胸手术的禁忌证也是 IORT 的禁忌证;②肿瘤外侵已侵及主动脉或气管、左主支气管,随时有穿通危险者。

6) 术中放疗的临床应用 Ogatu 从 1983 年 7 月至 1990 年 6 月对消化道恶性肿瘤做 IORT 186 例,其中食管癌 21 例。分组观察,一组为根治手术后加 IORT;二组为部分肿瘤切除加 IORT;三组为肿瘤未切除加 IORT。结果显示,根治手术组 3 年生存率为 100%,5 年生存率为 25%;部分切除组 1 年生存率为 14%,3 年生存率为 0%;未切除组 1、3、5 年生存率均为 0%。美国费城 1989 年对 6 例食管癌进行 IORT,其中 5 例为ⅡA 期,1 例为ⅡB 期,1 年生存率为 2/6 例。

一次大剂量放疗即要求所需要的肿瘤杀伤剂量,但对肿瘤周围的正常组织和器官不产生严重损害,否则 IORT 放疗后会产生严重的并发症。1987 年,美国 Pass 从模拟术中放疗狗做实验,分别以 2 000 cGy、3 000 cGy、142 000 cGy 照射心脏、大血管、食管、脊髓。当照射 2 000 cGy 时可以出现放射性食管炎;当照射 3 000 cGy 时,食管、主动脉出现重度反应,个别狗形成食管瘘、气管有软骨坏死、主动脉有中膜层细胞的脱落易促成瘘的形成。周桂霞等报道一组动物实验,当照射 2 500 cGy 时,出现轻微组织学改变;当照射 3 500 cGy 时,心脏、主动脉有一定危险。IORT 照射 3 000 cGy 大约相当体外照射 2～2.5 倍剂量的生物效应。阿部光幸治疗 14 例术中照射一次最高剂量 2 800 cGy。根据上述动物实验,术中放疗在 3 000 cGy 以下未发生严重的放射损伤和病理改变。

## 39.12.2 手术在可以切除食管癌治疗中的地位

山东省肿瘤医院于金明探讨了位于胸段可以手术切除的食管癌,采用后程加速超分割适形放疗与单纯手术的疗效作比较。269 例病理诊断为鳞癌的胸段食管癌进入本研究,随机分为单一手术(135 例)和三维适形放疗组(134 例)。局部治疗失败后再应用化疗全身治疗。放疗为三维适形,常规分割,每次 1.8～2.0 Gy,照射 50～50.4 Gy,然后缩野(病变上、下缘各放出 2 cm)加速超分割(每次 1.5 Gy,2 次/天,间隔时间≥6 h)照射 18～21 Gy,放疗总剂量为 68.4～71.0 Gy。结果放疗组 1、3、5 年生存率分别为 89%、56% 和 35%,手术组分别为 93%、62% 和 37%,两组间无统计学差异。结果提示,可以手术食管癌采用后程加速超分割适形放疗疗效与手术治疗疗效相当[168]。

由于新辅助放化疗 + 手术治疗可略提高可以手术切除食管癌患者的疗效,因此,目前在可以切除食管癌患者的临床研究中不再采用单一手术作为治疗方法,而是新辅助放化疗 + 手术。那么,该综合治疗模式较非手术的综合治疗是否一定提高了可切除食管癌治疗疗效?

一项来自于法国的临床Ⅲ期研究探讨了新辅助放化疗 + 手术与新辅助放化疗 + 同步放化疗的疗效差异。445 例病理诊断为鳞癌的 T3～4N0～1 胸段食管癌患者进入本研究。新辅助放化疗的方案为：5-Fu+DDP（第1～5天，第22～26天）+放疗（46 Gy/4.5周或分段放疗15 Gy，第1～5天，第22～26天）。经过新辅助综合治疗后，取得部分缓解及以上近期疗效的259例患者被随机分入手术组和继续应用放化疗组。继续应用放化疗组的化疗方案相同，化疗疗程为3个疗程，同步放疗再补充20 Gy或分段放疗补充15 Gy。结果显示，手术参与组2年生存率为34%，中位生存期为17.7个月；无手术参与组2年生存率为40%，中位生存期为19.3个月，两组间无统计学差异。该研究提示，对于局部晚期可以手术切除的患者，经过新辅助放化疗综合治疗有效者，继续补充放化疗是一种有效的选择[169]。

另一项来自于德国的临床研究比较新辅助放化疗+手术与放化疗的疗效。172例病理诊断为食管鳞癌T3～4N0～1M0患者被随机分入诱导化疗+放化疗（放疗剂量40 Gy）+手术或诱导化疗+放化疗（放疗剂量65 Gy）。在手术参与组诱导化疗为VP-16+5-Fu+DDP，每3周重复1次，共3次，诱导化疗后的同步放化疗的化疗方案为VP-16+DDP，放疗结束后3～4周进行手术切除。单纯放化疗组前半段的治疗方案同手术参与组，当放疗剂量达40 Gy再采用超分割或腔内治疗将放疗剂量提高到65 Gy。结果显示，2年无瘤生存率，手术参与组为64.3%，显著优于单纯放化疗组的40.7%（$P = 0.003$）。但是，2年总生存率有无手术参与组分别为39.9%、35.4%，无显著性差异，两组中位生存期也接近。本研究提示，诱导放化疗+手术并不能显著提高患者总生存率，手术只是对部分患者有效。在本研究中，经过新辅助放化疗后无效者倒是手术参与有价值[170]。

从此两项临床研究中，我们可以看到局部晚期（T3～4N0～1）食管癌，单纯放化疗可以作为该期别患者除手术以外的另一选择。但是，以上两项临床研究也存在一些局限性，因此我们在临床应用时需要注意：①研究中包含了T4患者，该期别患者手术后难以达到R0状态，多为不完全性切除；②德国研究中所应用的化疗并非是现在的标准方案，食管癌化疗的标准药物为5-Fu+DDP；③德国研究中所应用的放疗剂量加量方法不统一，有外照射和后装不同等方法。

既然，手术作为初次治疗手段参与食管癌综合治疗的价值有限，因此有学者考虑是否等到食管癌单纯放化疗失败后，再将手术应用于临床作为挽救性治疗更有临床价值。由于单纯放化疗后，单纯局部肿瘤病灶残留或复发并不少见，此时，理论推测手术的挽救性治疗有一定临床价值。但临床需要注意的是，此时手术吻合口瘘发生率、手术死亡率等风险均有大幅度提高。Swisher报道食管癌放化疗失败后，应用手术挽救性治疗，术后吻合口瘘发生率为39%，而初次治疗即采用手术治疗的吻合口瘘发生率仅为7%。另外，挽救性手术死亡率为15%，而初次治疗为手术的术后死亡率为6%[171]。

### 39.12.3　以放疗为基础的非手术多学科综合治疗

局部未控或复发以及远处转移等均是局部晚期食管癌治疗失败的主要原因。因此，对于局部晚期食管癌患者来说，单纯化疗或单纯放疗均难以获得理想治疗效果。因此，理论上推测放化疗是该期患者的主要治疗手段。

自20世纪70年代起，人们开展了大量临床Ⅲ期试验，以评价放化疗综合治疗局部晚期食管癌是否显著优于单纯放疗的疗效。美国肿瘤放射治疗协作组（RTOG）的RDG 85-01研究是比较放化疗综合治疗与单纯放疗间疗效的差异，以明确综合治疗价值。该试验设计为临床Ⅲ期试验，所有入组患者均被随机分入两组。综合治疗组的治疗方案为先给予两个疗程5-Fu+DDP化疗，同步应用放疗，放疗为常规分割，总剂量为50 Gy。同步放化疗结束后再给予两个疗程5-Fu+DDP辅助化疗。对照组的治疗方法为单纯放疗，总剂量为64 Gy。1986～1990年，129例食管鳞癌患者进入本研究。中期分析时，结果显示综合治疗组的疗效显著优于单纯放疗组，因此本研究被提前终止。随后，73例符合入组条件的患者全部进入放化疗综合治疗组。结果显示，综合治疗组中位生存期为12.5个月，5年生存率为26%；而单纯放疗组则为8.9个月和0%[172,173]。该研究结果奠定了食管癌若采取非手术治疗，则首选放化同步治疗+辅助化疗的综合治疗策略。

值得提出的是，RTOG 85-01放疗技术值得商榷。该研究中放疗照射野非常大，包括两侧锁骨上、全纵隔和食管胃交接处。首先采用的是前、后野照射技术。由于照射野非常之大，在综合治疗组，严重和致死性急性损伤发生率分别为40%和20%。因此，在目前放疗技术条件下，放疗照射范围是否需要如此之大，是值得临床关注和研究的。

对于局部晚期食管癌，若采用非手术治疗方法，何谓最佳综合治疗方法？Wong等收集了Medline，

Cancerlit、Cochrane 数据库相关文章以及发表在 ASCO 和 ASTRO 的相关文摘。结果显示,与单纯放疗相比较,放化疗综合治疗可显著提高局部晚期食管癌1年生存率和降低死亡风险性 39%,显著提高了局部控制率。但是,放化疗同步治疗也显著提高了治疗的不良反应,甚或治疗相关性死亡。该 Meta 分析提示,以顺铂为基础联合化疗与放疗同步应用的疗效显著优于化疗序贯治疗的疗效。化放疗同步治疗是局部晚期食管癌的标准治疗,但需要意识到该治疗本身所具有的毒性反应[174]。

## 39.13 复发和未控的治疗

复发和未控食管癌的治疗方法较多,但未建立统一的治疗模式,也未取得满意的疗效。其原因在于食管癌初次治疗疗效欠佳,二线治疗更缺乏有效和可靠的手段和方法,出现复发和未控的临床表现多样,以及个体化的差异等。

复发和未控食管癌的再次治疗方法的选择需要依据患者一般情况、食管癌初始治疗方法和复发距离初始治疗的间隔时间来确定。若患者一般情况差,不能耐受手术和化放疗等治疗者,再次治疗则选择最佳支持治疗。若一般情况好者,初始治疗为手术者,再次治疗可以考虑化放疗作为挽救性治疗;若初始治疗为化放疗者,再次治疗可以考虑手术挽救;初始治疗距离复发时间较长者,可以考虑再次化放疗作为挽救性治疗。

### 39.13.1 食管癌放化疗综合治疗失败后的挽救性治疗

食管癌非手术治疗中以放化疗同步综合治疗以及单纯放疗为常见。有关于食管癌非手术治疗后复发的再程治疗以单纯放疗失败后再次治疗所积累的经验最多。

作为挽救性治疗,再次放疗是可供选择的一种治疗方法。食管癌放疗后复发患者再照射的合理剂量、间隔时间及采用化疗或热疗的综合治疗尚不清楚,需要更多的临床资料证实其有效性。1996 年,郑氏报道了 87 例食管癌放疗失败后再程放疗的疗效,他们的 1、3、5 年生存率分别为 32%、5% 和 3%,该作者认为再照射的剂量以 45~55 Gy 为好。一般来讲,再程放疗和初次放疗的间隔时间均大于半年,第一程照射的剂量在 60~70 Gy。

从以上结果看,食管癌放疗失败后的再程放疗效果很不理想,1 年内死亡率高达 70%。食管癌放疗后复发再程放疗中有 25% 左右的患者因全身情况及症状恶化或食管穿孔、大出血死亡而终止放疗。一般认为有下列情况者不宜做再程放疗:①全身情况不佳,年迈体弱者;②进食梗阻严重,只能进流质;③食管片显示有明显尖刺突出或有大影者。满足下列条件者可考虑再次放疗:①复发的时间距离第 1 次放疗的时间较长(最好相距 1~2 年);②复发的病变造成的进食梗阻不太严重(能吃半流质饮食);③没有严重胸背痛及食管穿孔征象;④一般情况尚好。

对根治性放疗后再次出现临床症状的病例,尤其是 1 年内症状复现的病例,应慎重鉴别是肿瘤复发还是放疗后炎症反应所致,对无明确肿瘤复发依据的病例,应系统给予抗炎等对症处理,观察一段时间,慎重选择手术,避免可能存在的医源性损伤。

作为食管癌放疗后局部和(或)区域性失败的另一挽救性措施为手术切除。黄钢等对 48 例食管癌根治性放疗后复发病例施行手术治疗,其手术切除率 79.2%,手术死亡率 12.5%,术后并发症率 35.4%。最常见的并发症为吻合口瘘。切除组术后 1、3、5 年生存率分别为 65.8%、28.9%、18.4%。对食管癌根治性放疗后复发的手术适应证应严格掌握,术中吻合口应建立在放疗野之外[175]。汪良骏等曾经报道了对 268 例食管癌根治性放疗后未控或复发的患者进行手术切除的挽救性治疗的疗效。入组患者为 1960 年初至 1997 年底的患者。根据食管癌以手术切除为挽救性治疗的临床经验,食管癌根治性放疗后复发的手术适应证为:①无远处转移,如无肝、肺、锁骨上淋巴结转移。②食管造影虽有严重狭窄、明显充盈缺损,甚至深大溃疡,但轴线尚直,未见明显扭曲成角者。③胸部 CT 检查,食管癌虽与主动脉关系密切,但仍有一定间隙。与气管膜部仅仅是外压性隆起,而没有直接的侵入。④食管上段癌更需纤维支气管镜检查,确认气管膜部没有受侵犯。

作为食管癌放疗后失败的挽救性治疗方法有再程放疗和手术切除,那么两者的疗效是否存在差异? 1996 年,王鹤皋报道 78 例食管癌放疗后复发用再照射和手术治疗的随机研究,再程放疗的 1、3、5 年生存率分别为 40.5%、8.1%、2.7%,而手术组的 1、3、5 年生存率分别为 68.6%、28.6%、22.9%。手术组的疗效明显高于再程放疗组,但是手术并发症也高达 25.7%,手术死亡率达 11.4%,而再程放疗组仅 1 例死于出血[176]。从以上报道可见,食管癌放疗后复发的病例似乎以手术切除的效果为好,但手术的并发症和死亡率都较高,术后肺炎是主要的死亡原因。虽然手术危险性大,但仍有部分患者能长期存活,其结果远比再次放疗者效果好。因此食管癌放疗后失败的患者,若有手术切除的条件,应尽量争取手术治疗。

### 39.13.2　食管癌手术后治疗失败的挽救性治疗

食管癌手术后出现治疗失败,在挽救性治疗实施前仍需要全面评价全身肿瘤负荷状态,同时也需要考虑到初次治疗除手术外,其他治疗如放疗和化疗参与的程度,以及初次治疗和复发的间隔时间等。若出现局部和区域性的治疗失败,初次治疗未接受放疗等,术后复发的挽救性治疗可以考虑行放化疗同步治疗。若出现治疗失败表现为广泛性和(或)伴有远处脏器的转移,则术后复发的治疗也以全身药物治疗为主(包括细胞毒性化疗或分子靶向药物治疗等)。

桑玫报道 186 例食管癌术后复发患者的治疗方法、疗效及其影响因素。其中复发未治 63 例,单纯放疗 77 例,单纯化疗 25 例,放疗 + 化疗 21 例。与未治组比较,术后复发患者的治疗以采用放疗或合并化疗方法所取得生存期较长,差异有显著性意义;治疗方法中,单纯化疗组无显著延长患者生存期的疗效。Cox 模型分析显示,肿瘤浸润深度、淋巴结转移、手术方式及复发后的治疗方式是影响生存率的预后因素。从本研究所提供的信息来看,术后复发表现为局部和区域复发者以放疗为最主要和有效的治疗手段。本研究中放疗源采用 8 MV 的 X 线或 $^{60}$Co γ 线外照射。颈部转移为下半颈部者,采用锁骨上野第 1 天,60 ~ 70 Gy/30 ~ 35 次,共 6 ~ 7 周。纵隔淋巴结转移或颈部合并纵隔淋巴结转移者采用双锁骨上野加上纵隔野放射,先行前、后两野对穿放射第 1 天,40 Gy,然后避开脊髓,加量至 60 ~ 65 Gy。吻合口复发者放射野以病变部位为中心加上肿瘤周边组织,先行前、后两野对穿放射第 1 天,40 Gy,后行两斜野照射,以避开脊髓。化疗方案采用顺铂为基础。未治组仅行中医中药治疗或不规则其他治疗[177]。

放疗作为一种局部手段,能有效控制局部区域淋巴结转移,争取在病灶较小时及早发现和放疗,是提高复发患者生存率的关键。即使是较晚期的病变,放疗亦能控制局部肿瘤生长引起的压迫症状和溃疡出血等并发症,可提高患者的生存质量。但片面加高放疗剂量,追求肿瘤完全消失似无必要。放疗合并化疗对食管癌术后复发的治疗作用日益受到重视。通过两者的增敏及空间协同作用,可能有利于患者生存期的延长。因此,对食管癌术后复发,尤其发生淋巴结转移的病例,在一般情况尚可时,应积极采用放疗合并化疗的方案,可提高局部控制率和延长患者生存期。

## 39.14　展望

数十年来,国内、外在食管癌的流行病学、病因学和食管癌发生、发展机制等方面的研究取得重大进展。特别是在食管癌发生所涉及的分子机制方面研究取得重大突破,也验证了食管癌的发生绝非是单一基因作用所引发的结果,而是多种基因共同参与所引发的复杂性疾病的理论推测。从食管癌发生机制分析看,也为我们筛选食管癌易感高危人群并进行有效干预提供了客观的依据。以往在病因研究的基础上,我国在食管癌高发区开展一级预防和二级预防,现已看到食管癌的发病率有较明显的下降。这些现象也为采用分子标记筛选易感高危人群提供依据,将明显提高干预的准确率、有效性和社会经济效益。

从临床角度看,我们仍缺乏有效的早期诊断手段和方法,因此食管癌待确诊时,多数患者仍属于中晚期患者的现象没有明显改善,因此,如何找到有效的早期诊断方法以及结合易感人群基因组学结构特点来建立早期筛查和诊断的体系,从而早期发现食管癌患者,将是目前非常重要也是亟需解决的临床问题。

虽然食管癌的 5 年生存率只有 10% 左右,但 0 ~ Ⅰ 期食管癌的治疗,不论手术或放疗的 5 年生存率均已超过 60%,可见提高食管癌治疗效果的关键在于早诊早治。继续开展食管癌早诊早治的宣传、教育和研究工作,仍是提高食管癌疗效非常重要的举措。

作为食管癌重要局部治疗手段的外科治疗,在过去数十年里有了较大进展,手术切除率由 20 世纪 50 年代的 60% ~ 70% 上升到 90 年代的 80% ~ 90%,手术死亡率由 14.6% ~ 25% 下降至 3% ~ 5%。特别是近年来微创外科技术的发展以及新手术方式的临床应用,对于早期食管癌以及中晚期食管癌合理开展多学科综合治疗提供了重要手段。但是,对于食管癌切除范围特别是淋巴结清扫范围,仍存在较大争议。在微创治疗方面,合适患者的选择、微创治疗的术式标准、不同部位和不同病期的微创方法的选择以及微创治疗确切的临床价值,仍需要大样本和长期随访研究结果来验证。目前,更多学者倾向于结合患者自身以及肿瘤生物学特性来个体化选择手术治疗方式。

作为局部治疗另一个主要治疗手段的放疗,近年来发展更加迅速。临床上现在有多种放疗手段和方法,如三维适形、束流调强适形、图像引导下放疗、剂量学引导下放疗、自适应放疗以及生物靶体积引导下放疗等。从理论上说,这些技术将提高食管癌放疗的精确性和准确率,为提高食管癌放疗疗效提供了可能。但这些技术临床应用也存在众多环节,也存在着不确定性,因此如何将这些技术合理准确地应用于食管癌临床治疗,仍需要时间摸索。20世纪90年代所摸索出来的非常规分割放疗,特别是后程加速超分割治疗模式为食管癌放疗提供了新的放疗模式。应当看到的是,该治疗方法使患者5年生存率达到30%~40%水平,但是总体疗效与其他肿瘤相比也还是偏低的,也提示只有部分患者可从积极的放疗模式中获益。因此,临床上如何筛选出适合于此治疗模式的患者并给予个体化的治疗是需要研究的问题。

遗憾的是,药物用于食管癌的临床治疗,我们仍未看到有明显提高疗效的作用。由于确诊时,多数患者为局部晚期或晚期食管癌的这一客观的临床事实,要进一步明显提高食管癌临床治疗效果,新的药物开发和使用非常重要。随着对食管癌发生机制了解的深入,希望有更多针对发生机制的靶向药物应用于临床,为提高药物治疗食管癌的疗效提供可能。

对于局部晚期食管癌,提高其临床疗效的关键仍是多学科综合治疗。但是,食管癌的最佳综合治疗策略远未形成。尽管,中国学者在局部晚期食管癌治疗方面开展了大量临床研究工作,也积累了一些临床经验,但缺乏的是依据GCP标准的多中心临床随机对照研究,在临床也缺乏证据水平高的研究结果来指导食管癌治疗的临床实践。因此,基于生物组学和医学影像学信息所提供的临床信息来个体化指导临床,基于现代外科、放疗和药物治疗所开展的多中心、多学科临床Ⅲ期研究是未来临床研究的重点,也是规范和提高食管癌治疗的重要手段。

(傅小龙 王 群)

## 主要参考文献

[1] 全国肿瘤防治研究办公室,卫生部卫生统计信息中心. 中国试点市县恶性肿瘤发病与死亡. 北京:中国医药科技出版社,2002;254,280.
[2] 卫生部肿瘤防治研究办公室. 中国恶性肿瘤死亡调查研究. 北京:人民卫生出版社,1980;73-103.
[3] 上海市疾病预防控制中心. 2005年上海市市区恶性肿瘤发病率. 肿瘤,2008,28;726.
[4] Crew KD,Neugut AI. Epidemiology of upper gastrointestinal malignancies. Semin Oncol,2004,131;450-464.
[5] Lagergren J. Adenocarcinoma of oesophagus:what exactly is the size of the problem and who is at risk? Gut,2005,54(suppl 1):i1-i5.
[6] Holmes RS,Vaughan TL. Epidemiology and pathogenesis of esophageal cancer. Semin Radiat Oncol,2007,17;2-9.
[7] Jemal A,Siegel R,Ward E,et al. Cancer Statistics,2008. CA Cancer J Clin,2008,58;71-96.
[8] 李连弟. 1990~1992年中国恶性肿瘤死亡流行分布情况分析. 中华肿瘤杂志,1996,18;403.
[9] 邹小农,鲁凤珠,张思维,等. 中国1990~1992年食管癌死亡分布特征分析. 中国肿瘤,2002,11;446-449.
[10] 陆士新,崔小邢,谢建国. N-甲基-N-苄基亚硝胺诱发人胎儿食管上皮癌. 中华肿瘤杂志,1989,11;401-403.
[11] 李铭新,蒋厚甫,韩西捐,等. 镰刀菌素C(fusarin C)诱发小鼠食管癌与前胃癌. 中华肿瘤杂志,1992,14;27-29.
[12] Zambon P,Talamini R,La Vecchia C,et al. Smoking,type of alcoholic beverae and squamous-cell esophageal cancer in northern Italy. Int J Cancer,2000,86;144-149.
[13] 李克,于萍,朱远锋,等. 中国南方沿海食管癌高发区危险因素研究:吸烟作用. 肿瘤,2002,22;96-98.
[14] Tanabe H,Yokota K,Shibata N,et al. Alcohol consumption as a major risk factor in the development of early esophageal carcinoma in patients with head neck cancer. Intern Med,2001,40;692-696.
[15] 沈月平,高玉堂,戴奇. 淮安市食管癌病例-对照研究Ⅱ:烟、酒因素的作用. 肿瘤,1999,19;363-367.
[16] Karkera JD,Balan KV,Yoshikawa T,et al. Systematic screening of chromosome 18 for loss of heterozygosity in esophageal squamous cell carcinoma. Cancer Genet Cytogenet,1999,111;81-86.
[17] Hickman ES,Moroni MC,Helin K. The roleof p53 and pRB in apoptosis and cancer. Curr Opin Genet Dev,2002,12;60-66.
[18] Chen D,Pajovic S,Duckett A,et al. Genomic amplification in retinoblastoma narrowed to 0.6 megabase on chromosome 6p containing a kinesin-2 like gene,RBKIN. Cancer Res,2002,62;967-971.
[19] 林东昕. 中国食管癌分子流行病学研究. 中华流行病学杂志,2003,24;939-943.
[20] 王国清,乔友林. 癌前病变研究——控制食管癌发展的关键. 肿瘤研究与临床,2003,15;3-4.
[21] Fitzgerald RC. Genetics and prevention of oesophageal adenocarcinoma. Recent Results Cancer Res,2005,166;35-46.
[22] Zheng W,Jin F,Devesa SS,et al. Declining incidence is greater for esophageal than gastric cancer in Shanghai,Peoples Republic of China. Br J Cancer,1993,68;978-982.
[23] 黎钧耀,布洛特,李冰,等. 中国林县居民癌症和其他常见病营养预防实验效果初步报告. 中国肿瘤杂志,1993,15;165-181.
[24] 林培中. 食管癌的二级预防:食管癌前病变的阻断性治疗. 中华肿瘤杂志,1988,10;162-163.
[25] 刘复生,周传农. 食管癌的病理学. 见:黄国俊,吴英恺主编. 食管癌和贲门癌. 上海:上海科学技术出版社,1990;62.
[26] 川军夫、藤田博正,山名季明. 食道癌外科. 东京:医学院出版株式会社,1991;7.
[27] Poselthwait RW,Sealy WC. Surgery of the esophagus. New York:Appleton-Gantury-Crofts,1979;350.
[28] 王国清. 食管癌癌前病变的发展趋势及对策. 中华肿瘤杂志,2002,24;206-207.
[29] Jaskiewicz K,De Groot KM. p53 gene mutants expression,cellular proliferation and differentiation in oesophageal carcinoma and non-cancerous epithelium. Anticancer Res,1994,14;137-140.
[30] Polkowski W,van Lanschot JJ,TenKate FJ,et al. The value of p53 and Ki-67 as markers for tumour progression in the Barrett's dysplasia carcinoma sequence. Surg Oncol,1995,4;163-171.
[31] 刘义,曲平,丁镇伟,等. 食管γ状癌及癌前病变组织中Ki-67、p53蛋白异常表达的研究. 中华病理学杂志,2000,29;222-223.
[32] Gao XS,Qiao X,Wu F,et al. Pathological analysis of clinical target volume margin for radiotherapy in patients with esophageal and gastroesophageal junction carcinoma. Int J Radiat Oncol Biol Phys,2007,67;389-396.
[33] Mandard AM,Chasle J,Marnay J,et al. Autopsy findings in 111 cases of esoph-

ageal cancer. Cancer,1981,48:329-335.
[34] Akiyama H,Tsurumaru M,Kawamusa J,et al. Principles of surgical treatment for carainoma of the esophagus analysis of lymph node involvement. Ann Surg, 1981,10:438-446.
[35] 相加庆,张亚伟,稽庆海,等. 胸段食管癌100例淋巴结转移规律分析. 中国癌症杂志, 2001, 20;42-43.
[36] Nishimaki T, Tanaka O, Suzuki T, et al. Patterns of lymphatic spread in thoracic esophageal cancer. Cancer, 1994, 74:4-11.
[37] Kato H, Tachimori Y, Watanabe H, et al. Lymph node metastasis in thoracic esophageal carcinoma. Surg Oncol, 1991, 48; 106-110.
[38] 王永岗,汪良骏,张德超,等. 胸段食管癌淋巴结转移规律及临床意义. 中华肿瘤杂志, 2000,22;65-67.
[39] 安风山,黄金球,陈少湖. 217例胸段食管癌淋巴结转移及其对预后影响的分析. 癌症, 2003,22;79-82.
[40] Li H, Zhang Y, Cai H,et al. Pattern of lymph node metastases in patients with squamous cell carcinoma of the thoracic esophagus who underwent three-field lymphadenectomy. Eur Surg Res, 2007,39;1-6.
[41] 廖琼,王杰萍,冯维纳,等. 胸段食管癌淋巴转移的临床病理学研究. 四川肿瘤防治, 1996,9;6-8.
[42] 冯庆来,高淑艳,赵锡江. 胸段食管癌淋巴结转移规律的探讨. 中国肿瘤临床, 2005,32;706-708.
[43] Al-Kasspooles M, Moore JH, Orringer MB, et al. Amplification and over-expression of the EGFR and erbB-2 genes in human esophageal adenocarcinomas. Int Cancer, 1993, 54;213-219.
[44] Lord RV, O' Grady R, Sheehan C, et al. K-ras codon 12 mutations in Barrett's oesophagus and adenocarcinomas of the oesophagus and oesophagogastric junction. J Gastroenterol Hepatol, 2000, 15;730-736.
[45] Kaneko K, Katagiri A, Konishi K, et al. Study of p53 gene alteration as a biomarker to evaluate the malignant risk of Lugol-unstained lesion with non-dysplasia in the oesophagus. Br J Cancer, 2007, 96;492-498.
[46] Shimada Y, Imamura M, Watanabe K, et al. Prognostic factors of oesophageal squamous cell carcinoma from the perspective of molecular biology. Br J Cancer, 1999, 80;1281-1288.
[47] Kawakubo H, Ozawa S, Ando N, et al. Alterations of p53, cyclin D1 and pRB expression in the carcinogenesis of esophageal squamous cell carcinoma. Oncol Rep, 2005,14;1453-1459.
[48] Nemoto T, Terashima S, Kogure M, et al. Overexpression of fatty acid synthase in oesophageal squamous cell dysplasia and carcinoma. Pathobiology, 2001, 69;297-303.
[49] Hiyama T, Yokozaki H, Kitadai Y, et al. Overexpression of human telomerase RNA is an early event in oesophageal carcinogenesis. Virchows Arch, 1999, 434;483-487.
[50] Miyashita M, Makino H, Katsuta M, et al. Cyclo-oxygenase-2 over-expression is associated with human esophageal squamous cell carcinoma. J Nippon Med Sch, 2006, 73;308-313.
[51] Edwards DA. Carcinoma of the oesophagus and fundus. Postgrad Med J, 1974,50;223-226.
[52] Greene FL, Page DL, Fleming ID, et al. AJCC cancer staging manual. 6th ed. New York; Springer-Verlag, 2002.
[53] Krasna MJ, Reed CE, Jaklitsch MT, et al. Thoracoscopic staging of esophageal cancer; a prospective multi-institutional trial. Ann Thorac Surg, 1995, 60; 1337-1340.
[54] Stephens RL, Hansen HH, Muggia FM. Hypercalcemia in epidermoid tumors of the head and neck and esophagus. Cancer, 1973, 31;1487-1491.
[55] Akiyama H, Kogure T, Itai Y. The esophageal axis and its relationship to the resectability of carcinoma of the esophagus. Ann Surg, 1972, 176;30-36.
[56] Moss AA. Computed tomography in the staging of gastrointestinal carcinoma. Radiol Clin N Am, 1982, 20;761-780.
[57] Thompson WM, Halvorsen RA Jr. Staging esophageal carcinoma Ⅱ; CT and MRI. Semin Oncol, 1994, 21;447-452.
[58] Picus D, Balfe DM, Koehler RE, et al. Computed tomography in the staging of esophageal carcinoma. Radiology, 1983,146;433-488.
[59] 顾雅佳,王玖华,相加庆,等. CT观察胸段食管癌气管食管沟淋巴结转移的临床意义探讨. 中华放射学杂志, 2002,36;973-976.
[60] Saunders TH, Mendes RHK, Gleeson FV. New techniques for imaging colorectal cancer; the use of MRI, PET and radioimmunoscintigraphy for primary staging and follow-up. Br Med Bull, 2002, 64;81-99.
[61] Gananadha S, Hazebroek EJ, Leibman S, et al. The utility of FDG-PET in the preoperative staging of esophageal cancer. Dis Esophagus, 2008, 21;389-394.
[62] Luketich JD, Schauer PR, Meltzer C, et al. Role of positron emission tomography in staging esophageal cancer. Ann Thorac Surg, 1997, 64;765-769.
[63] Cerfolio RJ, Bryant AS, Ohja B, et al. The accuracy of endoscopic ultrasonography with fine-needle aspiration, integrated positron emission tomography with computed tomography, and computed tomography in restaging patients with esophageal cancer after neoadjuvant chemoradiotherapy. J Thorac Cardiovasc Surg, 2005, 129;1232-1241.
[64] Krupski-Berdien G. MRI of esophagus. N staging and more. Radiologe, 2007, 47;119-122.

[65] Yamada I, Izumi Y, Kawano T, et al. Esophageal carcinoma; evaluation with high-resolution three-dimensional constructive interference in steady state MR imaging in vitro. J Magn Reson Imaging, 2006, 24;1326-1332.
[66] 胡鸿,相加庆,张亚伟,等. 微探头超声内镜和CT扫描在胸段食管癌术前分期中的应用. 中华肿瘤杂志, 2006,28;3-12.
[67] Lightdale CJ, Kulkarni KG. Role of endoscopic ultrasonography in the staging and follow-up of esophageal cancer. J Clin Oncol, 2005, 23;4483-4489.
[68] Catalano MF, Alcocer E, Chak A, et al. Evaluation of metastatic celiac axis lymph nodes in patients with esophageal carcinoma; accuracy of EUS. Gastrointest Endosc, 1999, 50;352-356.
[69] Tio TL. EUS-guided FNA; a few caveats. Gastrointest Endosc, 1998, 47;421-423.
[70] Murata Y,Suzuki S,Ohta M, et al. Small ultrasonic probe for determination of the depth of superficial erophageal cancer. Gastrointest Endosc, 1996, 44; 23-28.
[71] Japan Esophageal Society. Comprehensive registry of esophageal cancer in Japan, 1999. Esophagus, 2005;43-69.
[72] Cheng SL, Wang HC, Lee YC et al. The role of bronchoscopic assessment in esophageal cancer-clinical and survival analysis in 153 patients. J Formos Med Assoc, 2005,104;168-173.
[73] Stahl M, Oliveira J. Esophageal cancer; ESMO clinical recommendations for diagnosis, treatmentand follow-up. Ann Oncol, 2008, 19(supp 12);ii21-ii22.
[74] 李国文,樊锐太,郭有中,等. 52例早期食管癌10年生存报告. 中华放射肿瘤学杂志, 1995, 4;239-240.
[75] 赵快乐,汪洋,施学辉. 临床T2N0M0 胸上中段食管癌的后程加速超分割放疗. 中华肿瘤杂志, 2002, 24;80-83.
[76] Pech O, Gossner L, May A, et al. Long-term results of photodynamic therapy with 5-aminolevulinic acid for superficial Barrett's cancer and high-grade intraepithelial neoplasia. Gastrointest Endosc, 2005, 62;24-30.
[77] Masayuki S, Shunzo H, Shoichi M, et al. Clinical aspects of multimodality therapyr resectable locoregional esophageal cancer. Ann Thorac Cardiovasc Surg, 2006, 12;234-241.
[78] Sweet RH. Surgical management of carcinoma of the midthoracic esophagus; preliminanry report. N Engl J Med, 1945,233;1-5.
[79] Skinner DB. Atlas of esophageal surgery. New York; Churchill Living Stone, 1991.
[80] Lewis I. The surgical treatment of carcinoma of the oesophagus with special reference to a new operation for growths of the middle third. Br J Surg, 1946, 34; 18-21.
[81] Mckeown KC. Total three-stage oesophagectomy for cancer of the oesophagus. Br J Surg, 1976, 63;259-262.
[82] Wong J, Law SYK. Management of squamous cell carcinoma of the esophagus. In; Pearson FG, Cooper JD, Deslauriers J, et al. eds. Esophageal surgery. New York; Churchill Livingstone, 2002; 705-724.
[83] Luketich J, Alvelo-Rivera M, Buenaventura P, et al. Minimally invasive esophagectomy; outcomes in 222 patients. Ann Surg, 2003, 238; 486-495.
[84] 张汝刚. 食管癌外科的现状和进展. 中国肿瘤, 1999, 8; 28-29.
[85] 邵令方. 食管及贲门恶性肿瘤. 见; 顾恺时主编. 顾恺时胸心外科手术学. 上海;上海科学技术出版社, 2003; 926-967.
[86] Sabanathan S, Eng J. Left thoracotomy approach for resection of carcinoma of the oesophagus and cardia. Ann Ital Chir, 1992, 63; 25-31.
[87] Akiyama H, Tsurumaru M, Udagawa H, et al. Radical lymph node dissection for cancer of the thoracic esophagus. Ann Surg, 1994, 220;364-372.
[88] Altorki NK, Girardi L, Skinner DB. En Bloc esophagectomy improves survival for stage Ⅲ esophageal cancer. J Thorac Cardiovasc Surg, 1997, 114; 948-955.
[89] Orringer MB, Marshall B, Chang AC, et al. Two thousand transhiatal esophagectomies changing trends, lessons learned. Ann Surg, 2007, 246; 363-374.
[90] Connors RC, Reuben BC, Neumayer LA, et al. Comparing outcomes after transthoracic and transhiatal esophagectomy; a 5-year prospective cohort of 17 395 patients. J Am Coll Surg, 2007, 205;735-740.
[91] Hulscher JB, Tijssen JG, Obertop H, et al. Transthoracic versus transhiatal resection for carcinoma of the esophagus; a meta-analysis. Ann Thorac Surg, 2001, 72;306-313.
[92] 吴捷,柴莹. 胸段食管癌三野淋巴清扫的现状. 中华外科杂志, 2006, 44; 706-707.
[93] Kito H, Fukuchi M, Miyazaki T, et al. Surgical treatment for esophageal cancer. Dig Surg, 2007, 24; 88-95.
[94] 张合林,平育敏,杜喜群. 应用Cox模型分析影响食管癌切除术后的预后因素. 中华肿瘤杂志, 1999, 21; 32-34.
[95] 张杰,相加庆. 食管癌外科研究的现状与新动向. 中国癌症杂志, 2006, 16; 795-800.
[96] Li HC, Zhang YW, Cai H, et al. Pattern of lymph node metastases in patients with quamous cell carcinoma of the thoracic esophagus who underwent three-field lymphadenectomy. Eur Surg Res, 2007, 39; 1-6.
[97] 陈克он, 师晓天. 食管切除胃代食管后胸胃功能的研究现状. 中国胸心血管外科临床杂志, 1997, 4; 187-189.
[98] Palanivelu C, Prakash A, Senthilkumar R, et al. Minimally invasive esophage-

[99] Bumm R, Feussner H, Bartels H, et al. Radical transhiatal esophagectomy with two-field lymphadenectomy and endodissection for distal esophageal adenocarcinoma. World J Surg, 1997, 21:822-831.

[100] Swanstrom LL, Hansen P. Laparoscopic total esophagectomy. Arch Surg, 1997, 132:943-947.

[101] 徐正浪,谭黎杰,王群,等. 影像监视经纵隔镜食管癌切除术10例报道. 上海医科大学学报, 1999, 26: 227-229.

[102] 张合林, 平育敏, 陈龙奇. 国际食管癌协作研究: 修订AJCC/UICC食管癌TNM分期标准(第7版,2009). 苏州:中华医学会第七次全国胸心血管外科学术会议论文汇编(胸外科分册), 2007,78.

[103] Igaki H, Kato H, Tachimori Y, et al. Prognostic evaluation of patients with clinical T1 and T2 squamous cell carcinomas of the thoracic esophagus after 3-field lymph node dissection. Surgery, 2003, 133:368-374.

[104] 肖泽芬,章众,王铸,等. 食管癌照射野合理使用的初步探讨. 中华放射肿瘤学杂志, 1999, 8: 27-31.

[105] 肖泽芬,章众,张红志,等. 用三维治疗计划系统评估食管癌常规放射治疗中肿瘤剂量的分布. 中华放射肿瘤学杂志, 2004,13: 31-35.

[106] 王军, 张学, 韩春, 等. 不同检测方法测量食管癌病变长度的一致性分析. 肿瘤预防与治疗杂志, 2011, 24: 59-61.

[107] 袁双虎,于金明,于甬华,等. 18F-脱氧葡萄糖PET-CT检测食管癌病变长度的临床价值. 中华放射肿瘤学杂志, 2006, 15:389-392.

[108] Zhong X, Yu J, Zhang B, et al. Using 18F-fluorodeoxyglucose position emission tomography to estimate the length of gross tumor in patients with squamous cell carcinoma of the esophagus. Int J Radiat Oncol Biol Phys, 2009, 73:136-141.

[109] 顾雅佳,王玖华,杨天锡,等. 食管癌食管气管沟淋巴结转移. 中华放射学杂志,1998,32:684-687.

[110] Chandawarkar RY. Comparative analysis of imaging modalities in the preoperative assessment of nodal metastasis in esophageal cancer. J Surg Oncol, 1996, 61: 214-217.

[111] Tio TL. Esophagogastric carcinoma: preoperative TNM classification with endosonography. Radiology, 1989, 173: 411-417.

[112] Massari M, Cioffi U, de Simone M, et al. Endoscopic ultrasonography for preoperative staging of esophageal carcinoma. Surg Laparosc Endosc, 1997, 7: 162-165.

[113] van Westreenen HL, Westerterp M, Bossuyt PM, et al. Systematic review of the staging performance of 18F-fluorodeoxyglucose position emission tomography in esopageal cancer. J Clin Oncol, 2004, 22:3805-3812.

[114] Yuan S, Yu Y, Chao KS, et al. Additional value of PET/CT over PET in assessment of locoregional lymph nodes in thoracic esophageal squamous cell cancer. J Nucl Med, 2006, 47: 1255-1259.

[115] 郭洪波. 18FDG PET-CT检测进展期食管癌淋巴结转移的临床价值. 中华放射肿瘤学杂志, 2006, 15: 477-480.

[116] 郭洪波. 18FDG PET/CT在术前检测食管癌淋巴结转移及分期中的应用. 中华胸心血管外科杂志, 2006, 22: 28-31.

[117] 裴红蕾,朱愉压. 超分割放射治疗食管癌的长期疗效. 中华放射肿瘤杂志,2000,9:23-25.

[118] Sykes AJ, Burt PA, Slevin NJ, et al. Radical radiotherapy for carcinoma of the oesophagus: an effective alternative to surgery. Radiother Oncol, 1998, 48: 15-21.

[119] 彭开桂, 段诗苗, 刘辉. 食管癌全程加速超分割放射治疗的临床研究. 中华放射肿瘤学杂志,2001,10:77-79.

[120] 赵快乐,汪洋,施学辉. 食管癌后程加速超分割放射治疗的临床分析. 中华放射肿瘤学杂志,2001,10:14-16.

[121] Herskovic A, Martz LK, Al-Sarraf M, et al. Combined chemotherapy and radiotherapy compared with radiotherapy alone in patients with cancer of the esophagus. N Engl J Med, 1992,326:1593-1598.

[122] Cooper JS, Guo MD, Herskovic A, et al. Chemoradiotherapy of locally advanced esophageal cancer: long-term follow-up of a prospective randomized trial (RTOG 85-01). JAMA, 1999, 281: 1623-1627.

[123] Minsky BD, Neuberg D, Kelsen DP, et al. Final report of intergroup trial 0122 (ECOG PE-289, RTOG 90-12): phase II trial of neoadjuvant chemotherapy plus concurrent chemotherapy and high-dose radiation for squamous cell carcinoma of the esophagus. Int J Radiat Oncol Biol Phys, 1999, 43: 517-523.

[124] Gaspar LE, Qian C, Kocha WI, et al. A phase I/II study of external beam radiation, brachytherapy and concurrent chemotherapy in localized cancer of the esophagus (RTOG 92-07): preliminary toxicity report. Int J Radiat Oncol Biol Phys, 1997, 37:593-599.

[125] Gaspar LE, Winter K, Kocha WI, et al. A phase I/II study of external beam radiation, brachytherapy, and concurrent chemotherapy for patients with localized carcinoma of the esophagus (RTOG 92-07): final report. Cancer, 2000, 88:988-995.

[126] 赵快乐,施学辉,蒋国梁. 提高食管癌放射治疗剂量是否有益?——食管癌三维适形放疗临床I/II期剂量递增试验. 中国癌症杂志, 2008,18:354-357.

[127] Zhao KL, Liu G, Jiang GL, et al. Association of haemoglobin level with morbidity and mortality of patients with locally advanced oesophageal carcinoma undergoing radiotherapy — a secondary analysis of three consecutive clinical phase III trials. Clin Oncol (R Coll Radiol), 2006, 18:621-627.

[128] 李德锐,陈志坚,林志雄,等. 食管癌内外放射治疗剂量与疗效关系的随机前瞻性研究. 中华放射治疗学杂志, 1999,8:24-26.

[129] 杨林,吴黎明,董照兰,等. 探讨食管癌外照射加腔内放疗与单纯外照射的疗效. 中华放射肿瘤学杂志, 1998,7:149-151.

[130] 祝淑钗,周道安,万钧. 食管腔内放疗的并发症. 中华放射肿瘤学杂志,1996,2:85-89.

[131] Homs MY, vd Gaast A, Siersema PD, et al. Chemotherapy for metastatic carcinoma of the esophagus and gastro esophageal junction. Cochrane Database Syst Rev, 2006,4: CD004063.

[132] Cutsem E, Moiseyenko VM, Tjulandin S, et al. Phase III study of docetaxel and cisplatin plus fuorouracil compared with cisplatin and fuorouracil as first-line therapy for advanced gastric cancer: a report of the V325 study group. J Clin Oncol, 2006, 24: 4991-4997.

[133] Blackhall F, Ranson M, Thatcher N. Where next for geftinib in patients with lung cancer? Lancet Oncol, 2006, 7: 499-507.

[134] Ferry DR, Anderson M, Beddows K, et al. Phase II trial of gefitinib (ZD1839) in advanced adenocarcinoma of the oesophagus incorporating biopsy before and after gefitinib. J Clin Oncol (meeting abstracts), 2004, 22: 4021.

[135] Adelstein DJ, Rybicki LA, Carroll MA, et al. Phase II trial of gefitinib for recurrent or meta-static esophageal or gastroesophageal junction (GEJ) cancer. J Clin Oncol (meeting abstracts), 2005, 23: 4054.

[136] Dragovich T, McCoy S, Fenoglio-Preiser CM, et al. Phase II trial of erlotinib in gastroesophageal junction and gastric adenocarcinomas: SWOG 0127. J Clin Oncol, 2006, 24:4922-4927.

[137] Tew WP, Shah M, Schwartz G, et al. Phase II trial of erlotinib for second-line treatment in advanced esophageal cancer. Proc Am Soc Clin Oncol (GI cancers symposium), 2005, 23: abstrat 5.

[138] Kleespies A, Guba M, Jauch KW, et al. Vascular endothelial growth factor in esophageal cancer. J Surg Oncol, 2004, 87: 95-104.

[139] Shah MA, Ramanathan RK, Ilson DH, et al. Multicenter phase II study of irinotecan, cisplatin, and bevacizumab in patients with metastatic gastric or gastroesophageal junction adenocarcinoma. J Clin Oncol, 2006, 24: 5201-5206.

[140] Enzinger PC, Fedias P, Meyerhardt J, et al. Phase II bevacizumab and docetaxel in metastatic esophageal and gastric cancer. Proc of the Am Soc Clin Oncol (GI cancers symposium), 2006, 24: abstrat 68.

[141] Kelsen DP, Ginsberg R, Pajak TF, et al. Chemotherapy followed by surgery compared with surgery alone for localized esophageal cancer. N Engl J Med, 1998, 339: 1979-1984.

[142] Medical Research Council Oesophageal Cancer Working Party. Surgical resection with or without preoperative chemotherapy in oesophageal cancer: a randomised controlled trial. Lancet, 2002, 359: 1727-1733.

[143] Cunningham D, Allum WH, Stenning SP, et al. Perioperative chemotherapy versus surgery alone for resectable gastroesophageal cancer. N Engl J Med, 2006, 355:11-20.

[144] Malthaner R, Collin S, Fenlon D. Preoperative chemotherapy for resectable thoracic esophageal cancer. Cochrane Database Syst Rev, 2006, 3: CD001556.

[145] 汪楣,谷铣之,黄国俊,等. 食管癌术前放射治疗的前瞻性临床研究. 中华放射肿瘤学杂志,2001,10:168-172.

[146] Arnott SJ, Duncan W, Gignoux M, et al. Preoperative radiotherapy in esophageal carcinoma: a meta-analysis using individual patient data. Int J Radiat Oncol Biol Phys, 1998, 41:579-583.

[147] Gebski V, Burmeister B, Smithers BM, et al. Survival benefits from neoadjuvant chemoradiotherapy or chemotherapy in oesophageal carcinoma: a meta-analysis. Lancet Oncol, 2007, 8:226-234.

[148] Urba SG, Orringer MB, Turrisi A, et al. Randomized trial of preoperative chemoradiation versus surgery alone in patients with locoregional esophageal carcinoma. J Clin Oncol, 2001,19:305-313.

[149] Walsh TN, Noonan N, Hollywood D, et al. A comparison of multimodal therapy and surgery for esophageal adenocarcinoma. N Engl J Med, 1996, 335: 462-467.

[150] Bosset JF, Gignoux M, Triboulet JP, et al. Chemoradiotherapy followed by surgery compared with surgery alone in squamous-cell cancer of the esophagus. N Engl J Med, 1997,337:161-167.

[151] Burmeister BH, Smithers BM, Gebski V, et al. Surgery alone versus chemoradiotherapy followed by surgery for resectable cancer of the oesophagus: a randomised controlled phase III trial. Lancet Oncol, 2005, 6:659-668.

[152] Tepper J, Krasna M, Niedzwieeki D, et al. Superiority of trimodality therapy to surgery alone in esophageal cancer: results of CALGB 9781. J Clin Oncol, 2006,24 (suppl 19) :4012-4016.

[153] Ando N, Iizuka T, Kakegawa T, et al. A randomized trial of surgery with and

[153] without chemotherapy for localized squamous carcinoma of the thoracic esophagus:the Japan clinical oncology group study. J Thorac Cardiovasc Surg, 1997, 114: 205-209.
[154] Ando N,Iizuka T, Ide H, et al. Surgery plus chemo therapy compared with surgery alone for localized squamous cell carcinoma of the thoracic esophagus: a Japan clinical oncology group study (JCOG-9204). J Clin Oncol, 2003, 21: 4592-4596.
[155] Nemoto K,Ariga H,Kakuto Y, et al. Radiation therapy for locol regionally recurrent esophageal cancer after surgery. Radiother Oncol, 2001, 61: 165-168.
[156] Teniere P,Hay JM,Fingerhut A,et al. Postoperative radiationtherapy does not increase survival after curative resection for squamous cell carcinoma of the middle and lower esophagus as shown by a multi center controlled trial. Surg Gynecol Obstet,1991,173:123-130.
[157] Fok M,Sham JS,Choy D,et al. Postoperative radiotherapy for carcinoma of the esophagus：aprospective, randomized controlled trial. Surgery, 1993, 113: 138-147.
[158] Zieren HU, Müller JM,Jacobi CA,et al. Adjuvant postoperative radiation therapy after curative resection of squamous cell carcinoma of the thoracic esophagus：a prospective randomized study. World J Surg, 1995, 19: 444-449.
[159] Xiao ZF, Yang ZY, Liang J, et al. Value of radiotherapy after radical surgery for esophageal carcinoma: a report of 495 patients. Ann Thorac Surg, 2003, 75:331-336.
[160] 肖泽芬,杨宗贻,梁军,等.食管癌术后预防性放射治疗临床价值.中华肿瘤杂志,2002, 24:608-611.
[161] Xiao ZF, Yang ZY, Miao YJ, et al. Influence of number of metastatic lymph nodes on survival of curative resected thoracic esophageal cancer patients and value of radiotherapy: report of 549 cases. Int J Radiat Oncol Biol Phys, 2005, 62:82-90.
[162] 朱坤寿,余志康,陈俊强,等.胸段食管癌三野根治术及术后预防性放射治疗的临床意义.中华肿瘤防治杂志,2006, 22: 763-765.
[163] 肖泽芬,周宗玫,吕纪马,等.胸段食管癌淋巴结转移规律与术后放疗范围的讨论.中华放射肿瘤学杂志,2008, 17: 427-431.
[164] Mariette, Balon JM, Piessen G, et al. Pattern of recurrence following complete resection of esophageal carcinoma and factors predictive of recurrent disease. Cancer, 2003, 97:1616-1623.
[165] Osugi H, Takemura M, Higashino M, et al. Causes of death and pattern of recurrence after esophagectomy and extended lymphadenectomy for squamous cell carcinoma of the thoracic esophagus. Oncol Rep, 2003, 10:81-87.
[166] Qiao XY, Wang W, Zhou ZG, et al. Comparison of efficacy of regional and extensive clinical target volumes in postoperative radiotherapy for esophageal squamous cell carcinoma. Int J Radiat Oncol Biol Phys, 2008, 70:396-402.
[167] 陈俊强,陈明强,李云英,等.胸段食管癌三野根治术后放疗靶区的临床研究.中华放射医学与防护杂志,2006,26:374-377.
[168] 孙新东,于金明,范晓丽,等.可手术食管癌采用手术与放射治疗的随机对照研究.中华肿瘤学杂志,2006, 28:784-787.
[169] Bedenne L, Michel P, Bouche O, et al. Randomized phase Ⅲ trial in locally advanced esophageal cancer: radiochemotherapy followed by surgery versus radiochemotherapy alone (FFCD 9102). Proc Am Soc clin Oncol, 2002, 21: 519-523.
[170] Stahl M, Stuschke M, Lehmann N, et al. Chemoradiation with and without surgery in patients with locally advanced squamous cell carcinoma of the esophagus. J Clin Oncol, 2005, 23:2310-2317.
[171] Swisher SG, Wynn P, Putnam JB, et al. Salvage esoph-agectomy for recurrent tumors after definitive chemo-therapy and radiotherapy. J Thorac Cardiovasc Surg, 2002, 123:175-183.
[172] Sarraf M,Martz K,Herskovic A,et al. Progress report of combined chemoradiotherapy versus radiotherapy alone inpatients with esophageal cancer:an intergroup study. J Clin Oncol, 1997, l15:277-284.
[173] Cooper JS, Guo MD, Herskovic A, et al. Chemoradiotherapy of locally advanced esophageal cancer: long-term follow-up of a prospective randomized trial(RTOG 85-01). Radiation therapy oncology group. JAMA, 1999, 281: 1623-1627.
[174] Wong RK, Malthaner RA, Zuraw L, et al. Combined modality radiotherapy and chemotherapy in nonsurgical management of localized carcinoma of the esophagus: a practice guideline. Int J Radiat Oncol Biol Phys, 2003,55:930-942.
[175] 黄钢,周石林,谭正,等.食管癌根治性放疗后复发的手术治疗.癌症, 2000, 19:168-169.
[176] 王鹤皋,戴建平,邱志钧,等.根治性放疗后食管癌复发的手术切除和再程放疗的比较.中华放射肿瘤学杂志,1996,5:2-3.
[177] 桑玫,陈建华,刘海龙.食管癌术后复发的治疗结果.中国癌症杂志, 2000,10:413-415.

# 40 胃癌

40.1 流行病学和病因
  40.1.1 发病率和死亡率
  40.1.2 相关的危险因素和保护因素
40.2 预防
  40.2.1 第一级预防
  40.2.2 第二级预防
  40.2.3 第三级预防
40.3 胃的应用解剖
40.4 癌前状态和癌前病变
  40.4.1 癌前状态
  40.4.2 癌前病变
40.5 分型与病理检查
  40.5.1 大体分型
  40.5.2 组织学分型
  40.5.3 胃癌切除标本检查
  40.5.4 浸润与转移
40.6 临床病理分期
  40.6.1 UICC/AJCC 分期
  40.6.2 JRSGC 分期
40.7 临床表现
  40.7.1 症状
  40.7.2 体征
40.8 诊断
  40.8.1 X 线检查
  40.8.2 CT 检查
  40.8.3 MRI 检查
  40.8.4 PET 检查
  40.8.5 影像学诊断的评价
  40.8.6 内镜检查
  40.8.7 超声内镜检查
  40.8.8 腹腔镜检查
  40.8.9 肿瘤标记
40.9 鉴别诊断
40.10 外科治疗
  40.10.1 外科治疗的历史与进展
  40.10.2 手术指征和术前准备
  40.10.3 术式分类
  40.10.4 早期胃癌的术式选择
  40.10.5 早期胃癌的缩小手术
  40.10.6 早期胃癌的内镜治疗
  40.10.7 剖腹局限性手术
  40.10.8 进展期胃癌的术式选择
  40.10.9 根治性手术
  40.10.10 姑息性手术
  40.10.11 手术并发症
  40.10.12 进展期胃癌内镜下治疗
40.11 化疗
  40.11.1 姑息性化疗
  40.11.2 辅助化疗
  40.11.3 常用化疗方案
40.12 放疗
  40.12.1 术前放疗
  40.12.2 术中放疗
  40.12.3 术后放疗
  40.12.4 放疗的靶区
  40.12.5 放疗的并发症
40.13 免疫治疗
40.14 预后与展望

    我国胃癌的发病率和死亡率均处于各种恶性肿瘤的前列。近年来,虽然生活水平及卫生保健意识普遍提高,但仍未能像日本和韩国那样,在胃癌的高危人群中开展普查,因此早期胃癌的诊断比例仍然很低,进展期胃癌的比例居高不下。多数患者就诊时,肿瘤已处于Ⅲ、Ⅳ期,虽经积极综合治疗,远期疗效仍令人沮丧。这正是我国胃癌患者生存率不能大幅度提高的症结之所在。就全球范围而言,有关胃癌的临床研究仍存在许多问题,例如早期胃癌的治疗模式转换、进展期胃癌合理的淋巴结清扫范围的确定、胃癌辅助性放疗和化疗的优化方案等均远未达成共识。我国胃癌病例数目庞大,适合根据循证医学原则开展多中心、大样本的前瞻性随机对照研究,然而迄今我国相关的工作及研究成果极为有限。

因此,探寻出适合我国国情的早期胃癌筛查方案,迅速提高胃癌的早期诊断率,根据最新临床研究成果建立适合我国胃癌患者的诊断和治疗规范,是今后我国胃癌防治工作的主要努力方向。

## 40.1 流行病学和病因

### 40.1.1 发病率和死亡率

(1) 发病率

胃癌目前仍是最常见的恶性肿瘤之一,2002年全球估计新发胃癌 934 000 例,在所有恶性肿瘤中位列第4位,仅次于肺癌、乳腺癌和大肠癌。其中 56% 发生在东亚地区,中国占 41%,日本占 11%。2000年,亚太地区胃癌发病例数占所有恶性肿瘤总数的 16.4%,发病率及现患率均居恶性肿瘤的首位[1]。在我国,男女性的胃癌发病率高居各种恶性肿瘤发病率的第2和第3位。

不同国家和地区间胃癌发病率及死亡率存在着很大的差别。全球范围内高发地区有东亚、东欧及南美,其中发病率以韩国最高,日本次之,在北美洲、大洋洲、北欧、东南亚和南亚发病率较低。根据我国部分市(县)1998~2002年恶性肿瘤的发病与死亡调查,我国胃癌发病率最高的地区为河北省涉县,男性标化发病率为 200.9/10万,女性标化发病率为 114.9/10万;发病率最低的为云南省个旧市,男性标化发病率为 8.1/10万,女性标化发病率为 2.3/10万[2]。胃癌发病在人群中的分布以中老年男性发病率最高,非贲门癌的男女发病比例约为 2:1,贲门癌的男女性发病比例高达 6:1,高发年龄为 50~70 岁。

近几十年来,胃癌的发病率在世界范围内呈下降趋势,在胃癌高发国日本 1975~1995 年男性发病率从 76.0/10万下降至 53.0/10万,女性发病率从 38.4/10万下降至 21.3/10万;胃癌低发国美国的发病率也逐渐下降。我国胃癌的调整发病率也呈下降趋势,以上海市区 1991~1999 年统计为例,1991年胃癌标化发病率男性为 45.4/10万,女性为 18.9/10万,1999年男性下降为 35.8/10万,女性为 17.5/10万。胃癌发病率男性下降了 18.68%,年下降率 2.99%;女性下降了 5.21%,年下降率 1.08%[3]。胃癌发病率下降主要是由远端胃癌的发病率下降所造成的,与之相反,近端胃癌的发病率自20世纪70年代起持续上升。尽管发病率呈下降趋势,未来我国胃癌发病的实际人数仍将增长,由于胃癌的发病率随着年龄增长而增高,随着人口老龄化,预计2020年我国胃癌的新发患者数将接近2000年的2倍。

(2) 死亡率

随着发病率下降以及早期胃癌比例的增加,过去几十年来世界上绝大多数地区胃癌死亡率均明显下降,但其总体死亡率仍较高。2000年,亚太地区胃癌死亡数仅次于肺癌和肝癌,位列恶性肿瘤第3位。2002年,世界范围内胃癌死亡数居恶性肿瘤第2位,仅次于肺癌。胃癌死亡率基本与发病率相对应,我国胃癌死亡率最高的地区为河北省涉县,男性标化死亡率为 159.7/10万,女性标化死亡率为 94.9/10万;死亡率最低为广东省中山市,男性标化死亡率为 6.7/10万,女性标化死亡率为 2.9/10万[4]。不同部位胃癌的死亡率也不相同,与胃窦癌相比,贲门癌的死亡率更高,预后更差。2000年亚太地区胃癌的年龄调整发病率和死亡率见表40-1。

表40-1 2000年亚太地区胃癌的年龄调整发病率和死亡率(1/10万)

| 地区 | 发病率 | | 死亡率 | |
|---|---|---|---|---|
| | 男 | 女 | 男 | 女 |
| 中国 | 36.0 | 17.4 | 26.9 | 13.0 |
| 日本 | 69.2 | 28.6 | 31.2 | 13.8 |
| 朝鲜与韩国 | 70.0 | 25.7 | 43.3 | 17.9 |
| 东南亚国家 | 8.7 | 4.8 | 7.4 | 4.1 |
| 太平洋岛屿 | 6.6 | 4.4 | 5.7 | 3.7 |
| 合计 | 36.1 | 16.6 | 24.5 | 11.5 |

## 40.1.2 相关的危险因素和保护因素

### (1) 环境因素

从对日本移民研究中发现,夏威夷的日本移民第1代胃癌发病率与日本本土居民相似,第2代即有明显下降,而至第3代则接近当地的胃癌发病率,提示环境因素与胃癌发病有关,其中最主要的是饮食因素。胃癌发病与社会经济地位也有一定关系,通常经济收入低的阶层胃癌发病率高,可能与高幽门螺杆菌(Hp)感染率和饮食结构中缺少新鲜蔬菜、水果有关。

### (2) 饮食因素

1) 盐腌食品 根据WHO专家小组的观点,高盐(盐浓度>10%)、熏制、腌渍食物是胃癌发生的危险因素。世界胃癌高发国韩国,人们喜食腌渍的蔬菜——泡菜;辽宁省庄河地区属我国北方胃癌高发区,当地居民经常食用咸猪肉。风干的咸肉、腌渍的蔬菜其致癌作用可能与食物中含有的高盐及硝酸盐有关。高盐食物可破坏胃黏膜的完整性,表现为黏膜变性坏死及糜烂灶形成,长期高盐饮食可使胃黏膜上皮呈现不同程度的异型增生,乃至癌变。亚硝基化合物是一大类化学致癌物,其前身为亚硝酸盐及二级胺。亚硝酸盐主要来自食物中的硝酸盐,经胃中硝酸盐还原酶阳性菌将其还原成亚硝酸盐。亚硝酸盐的含量与胃内硝酸盐还原酶阳性菌的含量呈正相关,在酸性条件下这类细菌不易生长繁殖,但在萎缩性胃炎等胃酸低下或缺乏的患者胃内细菌数量为正常人的2倍。烟熏食物中含有与烟草中相同的致癌物3,4-苯并芘,具有很强的致癌作用。

2) 蔬菜与水果 许多流行病学调查均发现胃癌高发区居民饮食结构中缺乏新鲜蔬菜与水果,新鲜蔬菜和水果摄入与胃癌的发生呈负相关。研究发现新鲜蔬菜、葱属蔬菜及柑橘属水果对胃癌发生最具保护作用。新鲜蔬菜和水果中含有大量重要的维生素及香豆素类、黄酮类、异黄酮类、植物固醇等复杂的复合物,其抗癌具体的机制并不十分明确。已知抗氧化剂维生素C、β-胡萝卜素等能抑制硝酸盐向亚硝酸盐转化这一内源性的过程,大蒜素不但能杀伤体外培养的胃癌细胞,而且能抑制体内胃癌移植瘤的生长。

3) 绿茶 绿茶中富含的茶多酚具有抗氧化活性,能抑制有很强致癌作用的亚硝基化合物的产生。研究表明,茶多酚具有抗炎、抗肿瘤的效用。病例-对照研究发现常饮绿茶能降低患胃癌的风险。然而,最近的前瞻性队列研究并未发现绿茶对胃癌具有预防作用。

4) 吸烟饮酒 吸烟是胃癌发生的危险因素之一。存在于烟草中的3,4-苯并芘属多环芳烃类化合物,具有强烈的致癌作用。吸烟者将烟雾吞入胃中,3,4-苯并芘可直接与胃黏膜接触。1997年,Tredaniel等人用Meta分析发现吸烟者患胃癌危险增加1.5~2.5倍,他们认为11%的胃癌是由吸烟所致[5]。2003年,EPIC发现吸烟与胃癌发生密切相关,曾经吸烟、目前吸烟男性和目前吸烟女性患胃癌的危险度分别为1.45、1.7和1.8,且危险度随着吸烟量的增加和持续时间的延长而增加。目前研究没有发现饮酒与胃癌发生存在确切关联。

### (3) 微生物因素

1) Hp 自1983年Warren首先从人胃黏膜组织中分离出Hp以来,Hp在胃癌发病中的作用引起广泛的关注。目前认为Hp感染是胃癌的致病因素,在胃癌发病过程中发挥重要作用。Meta分析发现,Hp感染患者发生胃癌的比数比为1.92[6]。EUROGAST研究小组研究了13个国家的17种人群,Hp感染与胃癌发生及死亡的相关系数分别为2.68($P=0.001$)和1.79($P=0.002$),Hp血清100%阳性的人群患胃癌的危险性增加6倍[7]。然而,高Hp感染率并不意味着高胃癌发病率,西非人群Hp感染率高达70%~80%,而胃癌发病率却很低。由此可见,Hp感染只是促进胃癌发生的众多危险因素之一,宿主特定的基因型可能是Hp致癌的基础。

Hp感染的致癌作用在不同解剖部位的胃癌也不尽相同,一些地区在Hp流行控制及胃窦癌发病率下降的同时贲门癌发病率却直线上升就说明了这个问题。一些研究发现Hp感染是非贲门部胃癌的危险因素,同时另外一些研究却提示Hp感染与食管贲门癌的发病呈负相关。推测其中原因,可能与Hp感染相伴随的萎缩性胃炎显著降低了胃食管反流的发病率有关。

许多研究表明,Hp感染的致癌作用非常缓慢,需要超过40年的慢性暴露[8]。目前认为,Hp感染促进胃癌发生的机制,主要通过诱发胃黏膜炎症反应,导致胃黏膜上皮细胞再生,具有促癌作用。Hp感染能导致胃酸分泌能力下降,胃中硝酸盐还原酶阳性菌增多,胃内亚硝酸盐含量增加,具有辅助致癌作用。

2) 其他微生物因素 研究证实真菌所产生的毒素是强烈的致癌物,也与胃癌的发生有关。我国胃癌高发区居民常食用霉变食物,在胃液中可检出杂色曲菌、黄色曲菌等真菌。此外,真菌本身也可合成亚硝胺,从而起到间接致癌作用。近来有文献报道,在具有淋巴组织样基质的胃癌中检测到EB病毒的转录 RNA。Shibata 等采用 PCR 和原位杂交技术研究发现,在 138 例胃癌及癌旁异型增生上皮中,有 22 例存在 EB 病毒序列。然而,EB 病毒感染与胃癌之间是否存在病因学关系,尚需进一步研究。

**(4) 遗传因素**

A 型血者胃癌发病率比其他人群高 15%~20%,也有研究发现胃癌发病有家族聚集倾向,均提示胃癌发病可能与遗传因素有关。遗传性非息肉性结直肠癌(HNPCC)、家族性腺瘤性息肉病(FAP)以及 *BRCA2* 基因突变不仅与结肠癌有关,还与胃癌有关。1964 年,在新西兰确认了一个早期发生胃癌的毛利人家系,近来发现该家系存在 E-钙黏蛋白种系突变,E-钙黏蛋白的功能丧失将破坏细胞间的正常黏附,改变生长控制信号。

**(5) 肥胖**

肥胖是贲门癌的一项重要危险因素。肥胖能加剧胃食管反流,导致 Barrett 食管,即一种胃食管连接处的癌前病变。一项瑞典研究发现,人群中体重最重的 1/4 人口患贲门癌的风险是体重最轻的 1/4 人口的 2.3 倍[9]。

**(6) 基因改变**

胃癌发生和发展是多阶段、多步骤的过程,出现了一系列基因改变,包括原癌基因激活、抑癌基因失活、细胞间黏附减弱、新生血管形成以及微卫星不稳定等。肠型和弥漫型胃癌的分子生物学改变不尽相同,抑癌基因 *p53* 和 *p16* 在肠型和弥漫型胃癌中均失活,而 *APC* 基因突变在肠型胃癌中更常见。细胞黏附分子 E-钙黏蛋白在大约 50% 弥漫型胃癌中减低或缺失,而微卫星不稳定见于 20%~30% 的肠型胃癌。目前已知胃癌发生过程中的基因改变见表 40-2[10]。

**表 40-2 胃癌发生过程中的基因改变**

| 基因改变 | 相关基因 |
| --- | --- |
| 基因多型性 | IL-1 |
| 微卫星不稳定 | |
| 端粒酶活化 | |
| 原癌基因激活 | *k-sam*, *c-met*, *c-erbB 2* |
| 细胞增殖与凋亡 | *bcl-2*, 细胞周期蛋白 *D1*, *E2F-1*, *SC-1* |
| 细胞间相互作用 | E-钙黏蛋白, *ICAM-1*, *VCAM-1*, β-连环蛋白, *MMP* |
| 新生血管形成 | *VEGF*, *HIF-α*, *ECM1* |
| 抑癌基因失活 | $p16^{INK4a}$, $p15^{INK4b}$, *p53*, $p14^{ARF}$, *APC*, *BRCA1* |
| DNA 修复 | *hMLH1* |
| 侵袭和转移相关基因 | E-钙黏蛋白, *TIMP3*, *DAPK* |

## 40.2 预防

### 40.2.1 第一级预防

胃癌的第一级预防也称为病因预防,主要是减少危险因素的暴露程度,增加保护因素的保护作用。

**(1) 饮食因素在胃癌的第一级预防中占有重要地位**

养成良好的进食习惯,细嚼慢咽,不吃烫食,少吃质硬粗糙的食物。每天进食盐量应低于 10 g,尽量少吃或不吃盐腌、烟熏、油炸食物,如泡菜、咸肉、火腿、腊肉、熏鱼等;不吃霉变食品。冰箱的普遍使用,冷藏保持了食品的新鲜,减少了对化学方法保存食品的依赖,可望进一步降低胃癌的发病率。多吃新鲜蔬菜和水果,多饮绿茶。新鲜蔬菜、水果富含具有抗氧化作用的维生素 C、维生素 E 及 β-胡萝卜素。绿茶中的茶多酚,对胃黏膜具有保护作用。有关通过补充维生素进行化学预防的研究结论并不一致。Blot 等在我国林县进行的随机对照研究发现,补充维生素 E、β-胡萝卜素及微量元素硒能使因胃癌而死亡的概率降低 21%[4]。然而芬兰的研究却发现,维生素 E 及 β-胡萝卜素对中年吸烟者胃癌发病并无保护作用[11]。

**(2) 预防和治疗幽门螺杆菌感染**

采取适当的公共卫生措施改善卫生条件是降低 Hp 感染流行的关键,治疗 Hp 感染是胃癌化学预防的潜在措施。已有证据显示,治疗 Hp 感染至少可使萎缩性胃炎及肠上皮化生不再继续进展,甚至可以使其发生逆转。也有一些研究发现根治 Hp 可以降低胃癌的发病率[12]。Wong 等人对我国胃癌高发区进行了一项 1 630 人参加、长达 8 年的前瞻性随机安慰剂对照研究,认为根除 Hp 可以显著降低无癌前期病变人群患胃癌的危险,但不能降低人群总的患病风险[13]。日本研究显示,在早期胃癌的病例联合采用抗 Hp 疗法可以明显降低胃癌复发率。鉴于既往所有的试验对象针对的都是成年人,这些人可能已经感染 Hp 数十年,Hp 感染对胃黏膜损伤造成的分子改变在抗 Hp 干预试验中可能已无法恢复,因此有必要进行针对青少年的干预试验。三联疗法对 Hp 感染的治愈率接近 80%,然而在发展中国家再感染率很高。目前建议,至少应在一级亲属患有胃癌的人群中检测并治疗 Hp 感染。

### (3) 环氧化酶抑制剂

环氧化酶-2（COX-2）在细胞增殖、凋亡和血管生成过程中具有重要作用,可能是危险因素诱发胃癌过程中的重要介质。研究显示,萎缩性胃炎向肠上皮化生及胃腺癌发展过程中伴有细胞内 COX-2 活性升高,吸烟、酸性环境、Hp 感染均能诱导 COX-2 表达。McCarthy 等发现成功根治 Hp 感染后胃黏膜内 COX-2 表达下降。此外,阿司匹林及其他非类固醇性抗炎药（NSAID）能通过抑制 COX-2 来抑制肿瘤细胞增殖。Meta 分析表明,使用 NSAIDS 与非贲门部胃癌的患病风险降低有关[14]。

## 40.2.2 第二级预防

胃癌的第二级预防是指早期发现、早期诊断和早期治疗。第二级预防的主要措施是对高危人群进行筛查,以期早期发现患者,提高胃癌生存率。在胃癌高发区进行筛查成效最为卓著,日本即是此项工作的成功范例。

确定胃癌高危人群应考虑以下特征:①处于胃癌高发区,社会与经济地位低下,长期抽烟,喜食盐腌、烟熏、油炸食物;②年龄 40 岁以上,有上消化道症状;③有胃癌前状态者,如萎缩性胃炎、胃溃疡、胃息肉、手术后残胃;⑤有胃癌前病变,如不典型增生、肠上皮化生等;⑥有胃癌家族史。

胃癌筛查方法要求特异性强,敏感性高。选择合适的胃癌初筛方法能显著提高筛查的效率,MiKi 通过 Meta 分析认为,测定血清Ⅰ型胃蛋白酶水平及Ⅰ型/Ⅱ型胃蛋白酶原的比值作为初筛手段,其阳性预测值为 0.77%～1.25%,阴性预测值为99.08%～99.90%,是极具临床价值的方法[15]。初筛后进一步通过 X 线、纤维胃镜检查和胃黏膜活检,绝大多数胃癌均可获得确诊。

胃癌一经确诊,应及早争取手术治疗,术后根据病情进行恰当的综合治疗。随着肿瘤防治工作的深入开展,目前我国早期胃癌病例亦日益增多,占手术病例的 10%～20%。日本是世界上开展胃癌筛查最积极的国家,目前临床上约有 50% 的胃癌病例属无症状的早期胃癌,胃癌的死亡率自 20 世纪 70 年代以来下降了一半以上。

## 40.2.3 第三级预防

胃癌的第三级预防是指采取积极措施提高生存率,促进康复。对于早期胃癌可考虑行内镜下黏膜切除术、腹腔镜胃楔形切除术以及保留功能的胃切除手术等,提高术后生活质量。中期胃癌病例应积极施行根治手术,若无淋巴结转移可不做辅助化疗,对中、晚期胃癌应加强综合治疗,提高生存率。晚期病例要努力消除临床症状,延长患者生存期,提高生存质量。

## 40.3 胃的应用解剖

日本胃癌学会制定的胃分区法对胃癌的手术治疗具有较大的指导价值,目前临床上已广泛采用。该分区法将胃大、小弯各分为三等分,连接其对应点,可将胃分为上 1/3（U）区、中 1/3（M）区、下 1/3（L）区,食管以 E 表示,十二指肠以 D 表示（图 40-1）。每个原发病灶都应记录其二维的最大值。如癌浸润范围仅限于一区者分别以 U、M、L 表示;如果一个以上的分区受累,所有的受累分区都要按受累的程度记录,肿瘤主体所在的部位列在最前面,如 UML、LMU、LM 等。胃的横断面被均分为 4 等分,分别记为小弯侧、前壁、大弯侧和后壁（图 40-2）。

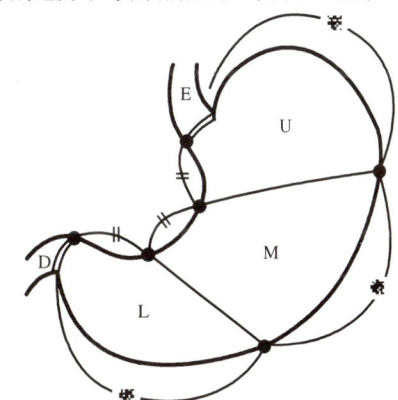

图 40-1 胃的分区

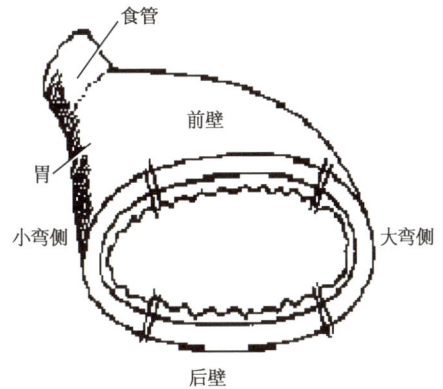

图 40-2 胃的四壁

### (1) 胃的动脉

由腹主动脉发出的腹腔动脉再分支为胃左动脉、肝总动脉及脾动脉,供应胃的血液(图40-3)。

1) 胃左动脉 胃左动脉行至贲门部向上发出升支供应食管并与食管动脉相吻合,向下沿胃小弯发出前、后两降支,沿小弯的前、后侧向下向右走行,其末端与胃右动脉相吻合。副肝动脉和迷走肝动脉临床上并不少见,为胃左动脉发出的一支粗大动脉分支,沿小网膜到达肝左叶。有时是左半肝唯一的动脉血供(迷走肝动脉)。若肝脏无基础病变,胃癌根治术中可结扎切断副肝动脉,便于淋巴结清扫。若不影响淋巴结清扫,迷走肝动脉可予以保留。

2) 肝总动脉 肝总动脉向右分出肝固有动脉和胃十二指肠动脉,前者分出胃右动脉,沿胃小弯向左再分成前、后两支与胃左动脉相吻合,形成小弯侧动脉弓。胃十二指肠动脉下行分出胃网膜右动脉沿大弯侧左行。在施行近端胃大部切除术时,残胃主要由此血管供血,应慎加保护。

3) 脾动脉 脾动脉分出胃网膜左动脉和数支胃短动脉。胃网膜左动脉沿大弯侧右行与胃网膜右动脉吻合形成大弯侧动脉弓。胃短动脉主要分布于胃底外侧区,胃底部还有左膈下动脉的食管贲门支供血。此外,尚有起源于脾动脉干中1/3上缘的胃后动脉,主要供应胃底部后壁贲门侧区域的血液,约60%患者有此动脉。

通常情况下,结扎胃的主要动脉时应保留一支胃短血管及左膈下动脉,近端胃仍有良好血供,不致发生残胃缺血坏死或吻合口漏。

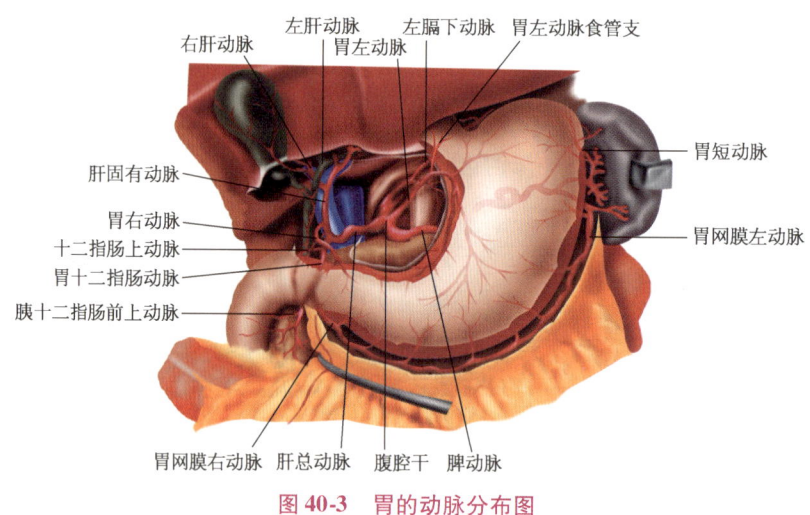

图40-3 胃的动脉分布图

### (2) 胃的静脉回流

胃的静脉基本上与同名动脉相伴行。胃左静脉和胃右静脉收集小弯侧血液分别回流入门静脉,约有1/3的患者胃左静脉跨过肝总动脉或脾动脉前方汇入脾静脉;胃网膜右静脉收集大弯侧右半血液,与副结肠静脉汇合成胃结肠血管"共同干",经肠系膜上静脉回流入门静脉。胃网膜左静脉和胃短静脉分别收集大弯侧左半和胃底外侧部血液经脾静脉回流入门静脉(图40-4)。胃左静脉食管支通过胃黏膜下静脉丛与食管静脉丛相沟通,食管静脉丛经奇静脉注入上腔静脉,从而形成门-腔静脉的侧支循环。

### (3) 胃的淋巴引流

胃黏膜层内腺体间的毛细淋巴管网组成淋巴集合管后进入黏膜下、肌层及浆膜下,然后与浆膜毛细淋巴管网的淋巴集合管汇合成胃的淋巴集合管,分别沿大、小弯方向行走并穿过浆膜离开胃壁依次汇入相应的第1、2、3站淋巴结。不同分区胃壁相对应的1、2、3站淋巴结不同,且存在跳跃式引流。日本胃癌学会将胃的淋巴结分为20组3站(图40-5)。

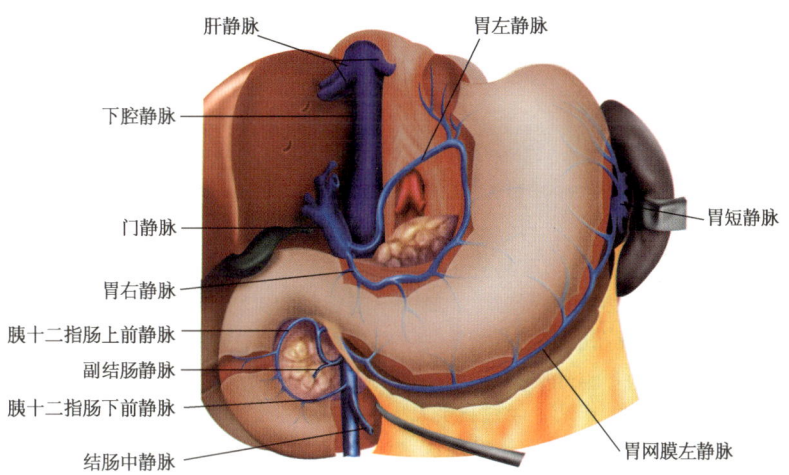

图 40-4　胃的静脉回流

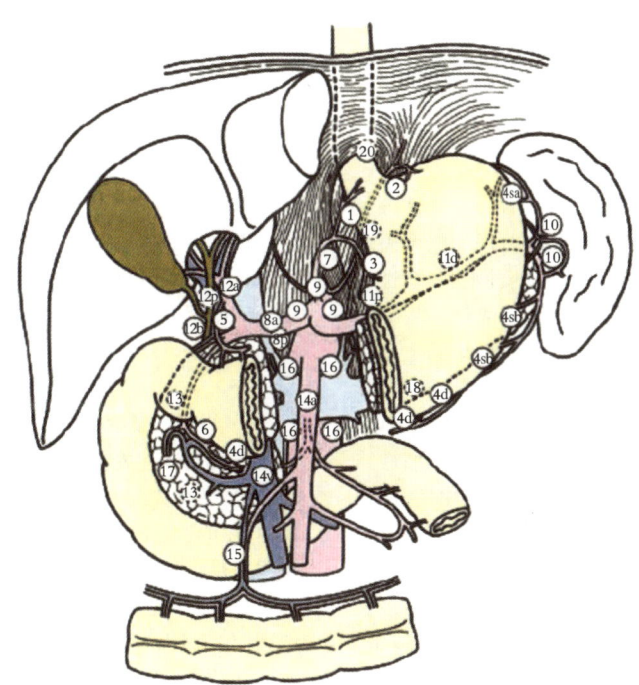

图 40-5　胃周淋巴结分组

注：1 贲门右；2 贲门左；3 胃小弯；4sa 胃短血管；4sb 胃网膜左血管；4d 胃网膜右血管；5 幽门上；6 幽门下；7 胃左动脉；8a 肝总动脉前；8p 肝总动脉后；9 腹腔动脉；10 脾门；11p 近端脾动脉；11d 远端脾动脉；12a 肝动脉；12p 门静脉后；12b 胆总管旁；13 胰头后；14v 肠系膜上静脉；14a 肠系膜上动脉；15 结肠中血管；16 腹主动脉（$16a_1$ 主动脉裂孔；$16a_2$ 腹腔干上缘至左肾静脉下缘；$16b_1$ 左肾静脉下缘至肠系膜下动脉上缘；$16b_2$ 肠系膜下动脉上缘至腹主动脉分叉）；17 胰头前；18 胰腺下缘；19 膈下；20 食管裂孔。

## 40.4 癌前状态和癌前病变

胃癌的癌前状态是一个临床概念，系指某些具有癌易发倾向的胃疾病，包括慢性萎缩性胃炎、胃溃疡、胃息肉、胃黏膜巨大皱襞症和残胃。胃癌的癌前病变是一个组织病理学概念，系指一类容易发生癌变的胃黏膜病理组织学变化，包括不典型增生和肠上皮化生，这些病变一般都出现在癌前状态的胃黏膜内。根据胃癌发生的多阶段理论，Hp 是胃癌发生的始动因子，在一系列致癌因子的作用下经过胃炎、萎缩性胃炎、肠上皮化生、不典型增生，最终发展成肠型胃癌[16]。癌前病变的不同阶段有一系列的基因相继改变，即使癌前疾病好转，分子水平的改变也很难逆转，在此基础上患胃癌的危险仍明显增加。

### 40.4.1 癌前状态

**（1）慢性萎缩性胃炎**

慢性萎缩性胃炎表现为黏膜固有层有炎性细胞浸润和腺体萎缩。根据腺体部分的厚度和整个黏膜厚度的关系，可分为轻度、中度和重度慢性萎缩性胃炎。明显的萎缩性胃炎肉眼和内镜下表现为胃黏膜薄而光滑，并可见明显的黏膜下血管，由于肠上皮化生常呈灶状不均衡增生，胃黏膜表面常见颗粒样隆起。Hp 在慢性萎缩性胃炎的发生中起决定性作用，90% 的慢性萎缩性胃炎有 Hp 感染。慢性萎缩性胃炎常发生胃底黏膜的幽门化生和肠上皮化生，而胃癌病例常伴有慢性萎缩性胃炎。

**（2）胃息肉**

胃息肉分为增生性息肉和腺瘤性息肉。增生性息肉占胃息肉总数 75% 以上，直径常在 2 cm 以下，癌变率 0%～4%，恶变的基础可能是出现了上皮不典型增生。腺瘤性息肉是由管状或乳头状结构构成的局限性不典型增生病灶。西方国家中腺瘤系指外观多为单个的隆起病灶。然而在日本，腺瘤的定义涵盖包括隆起型、扁平型、凹陷型在内所有外观的不典型增生病灶。腺瘤的癌变率因大小和组织学类型而存在差异，直径 <2 cm 腺瘤的癌变率约为 2%，直径 >2 cm 的腺瘤癌变率高达 40%～50%，扁平型腺瘤有较高的癌变倾向。

**（3）残胃**

因胃、十二指肠良性疾病行胃大部切除术后 5～10 年，患胃癌的危险明显增加。这是因为胃大部切除术后幽门功能丧失，十二指肠液极易反流入胃引起碱性反流性胃炎，反流液中含有的多种胆胰液成分可溶解胃黏膜上皮表面的脂蛋白层，破坏胃黏膜屏障功能；同时由于切除了胃窦，胃泌素分泌显著减少，削弱了胃泌素对胃黏膜的营养作用，导致胃黏膜萎缩，发生萎缩性胃炎。此外，胃大部切除后胃酸分泌减少，有利于残胃内硝酸盐还原酶阳性菌的生长繁殖，促进了亚硝基类化合物的内源性合成，使缺乏保护的胃黏膜更易受致癌物质的影响而导致残胃癌的发生。文献报道残胃癌的发生率在 1%～5%。与 Billroth Ⅰ式吻合相比，Billroth Ⅱ式吻合术后十二指肠液的反流程度更为严重，故其术后残胃癌的发生率远比 Billroth Ⅰ式吻合术后为高。

**（4）胃溃疡**

随诊和动物实验研究均已证实慢性胃溃疡可以恶变。Hauser 最早从组织病理学上证实溃疡边缘可有癌变，并提出了溃疡癌变的诊断标准为：①局部黏膜层完全破坏；②溃疡边缘黏膜肌层和肌层融合；③溃疡底部胃壁高度纤维化和动脉硬化；④溃疡边缘有早期癌灶。然而，恶性溃疡也能愈合、再发、恶化，甚至反复发作，以上标准也同样适用于癌性溃疡。以往根据 Hauser 的标准高估了溃疡的恶变率。目前认为胃溃疡极少恶变，溃疡边缘黏膜上皮在反复炎症刺激和修复的过程中有时出现不典型增生，进而有癌变可能，但癌变率不超过 5%。

**（5）其他癌前疾病**

1）胃巨皱襞症　病因不明，多被认为是错构瘤或与自身免疫有关，癌变率约为 10%。

2）恶性贫血　美国一项对 4 517 名恶性贫血患者 20 年的追踪随访发现，恶性贫血患者胃癌的标化发病率是正常人群的 2.9 倍。

3）遗传性非息肉性结直肠癌（HNPCC）、结肠息肉病（包括 FAP 和黑斑息肉病）　胃癌可作为该病的一种肠外表现形式。

### 40.4.2 癌前病变

**（1）胃黏膜不典型增生**

多数胃癌伴有不典型增生阶段，并且经常是先于胃癌出现。在胃癌发生的多阶段理论中，不典型增生是介于萎缩和浸润癌之间的过程。不典型增生表现为扁平的病灶或息肉样生长，病变局限于胃黏膜上皮层，细胞增生明显，伴有细胞大小、形状和方向的异常。黏液分泌减少或消失，核浆比例增加，核的极性消失，呈假复层结构。核分裂象多见，有些为不典型性核分裂象。这些细胞的异常伴有腺体结构的紊乱,导致腺管密集,腺腔内皱折及腺体出芽和分支。不典型增生应与反应性或再生性增生区分开来,后者常常发生在黏膜损伤的部位。

不典型增生常分为两类:低级别上皮内瘤变和高级别上皮内瘤变。低级别上皮内瘤变表现为黏膜结构轻度改变,包括芽状或分支状的管状结构,管腔内可见乳头,隐窝延长呈锯齿状,并有囊性变。腺体由增大的柱状细胞排列而成,无或有极少黏液。圆形或卵圆形的细胞核常排列成假复层,位于异性增生的导管浅表部的增生区。高级别上皮内瘤变的腺体密集,且结构扭曲增多,细胞也有明显的异型性。导管形态不规则,常可见分支和折叠,无间质浸润。黏液分泌缺乏或仅有少量分泌。深染的细胞核形态多样,常呈雪茄形,多排列成假复层结构,常见突出的嗜双色性核仁。增生活性增强可见于整个上皮。当异性增生的组织浸润至黏膜固有层或穿透黏膜肌层时就可以诊断为癌。低级别上皮内瘤变发生浸润癌的危险性小,为0%~23%,高级别上皮内瘤变发生浸润癌的危险性高达60%~85%。

(2) 肠上皮化生

肠上皮化生好发于胃窦部,并可逐渐向移行带及体部小弯侧扩展。分为完全型肠上皮化生(小肠型或Ⅰ型)和不完全型肠上皮化生(Ⅱ型)两种类型。完全型肠上皮化生胃黏膜变成几乎与小肠上皮一样的形态,不完全型肠上皮化生即杯状细胞间有分泌黏液的柱状细胞,但缺乏吸收细胞。组织化学染色完全型肠上皮化生出现的黏蛋白主要是涎黏蛋白,不完全型肠上皮化生则出现中性黏蛋白(ⅡA型)或硫黏蛋白(ⅡB型)。完全型肠上皮化生多不伴有Hp感染,而不完全型肠上皮化生却常伴有Hp感染。

有研究显示肠上皮化生发生胃癌的危险度为6.4。目前认为ⅡB型肠上皮化生与肠型胃癌关系密切,但是否应将其视为癌前病变仍存有争议。以下现象支持ⅡB型肠上皮化生为胃癌的癌前期病变:①早期胃癌可看到肠上皮化生移行于胃癌的形态学变化;②部分胃癌细胞形态与肠上皮化生细胞有一定相似性;③两者酶的分布也类似;④肠上皮化生的部位与胃癌的好发部位一致,均多见于胃窦部小弯侧;⑤流行病学研究显示,肠上皮化生与肠型胃癌均较多发生在胃癌高发地区,并且均多见于男性及高龄患者[17]。胃癌高发地区胃癌发病率降低的同时,肠上皮化生的发病率和严重程度也在下降。广泛的肠上皮化生比小灶严重肠上皮化生对胃癌的发生更具预测价值。Cassaro等发现,累及整个胃小弯或全胃的肠上皮化生比灶性或以胃窦为主的肠上皮化生与胃癌的关系更加密切,同时他们还注意到ⅡB型肠上皮化生的存在与肠上皮化生的范围相关[18]。

## 40.5 分型与病理检查

### 40.5.1 大体分型

(1) 早期胃癌

早期胃癌系指癌组织局限于黏膜层或黏膜下层的胃癌,不论其范围大小、是否有淋巴结转移。此定义由日本胃肠道内镜学会于1962年提出。

1) 早期胃癌的分型 早期胃癌的分型(图40-6)由日本胃肠道内镜学会于1962年会议制定,目前已广泛应用于全球。Ⅰ型为隆起型,癌灶突向胃腔;Ⅱ型为浅表型,癌灶比较平坦,没有明显的隆起与凹陷;Ⅲ型为凹陷型,有较深的溃疡。Ⅱ型还可以分为3个亚型:Ⅱa浅表隆起型、Ⅱb浅表平坦型、Ⅱc浅表凹陷型。在实际应用中,病理上常常以厚度0.5 cm来区分Ⅰ型与Ⅱa型、Ⅱc与Ⅲ型。凡从胃黏膜表面隆起达0.5 cm为Ⅰ型,不到0.5 cm为Ⅱa型;从表面凹陷达0.5 cm为Ⅲ型,不到0.5 cm为Ⅱc型。如果同时有两种以上亚型时,面积最大的一种写在最前面,其他依次后排,如Ⅱc+Ⅲ。

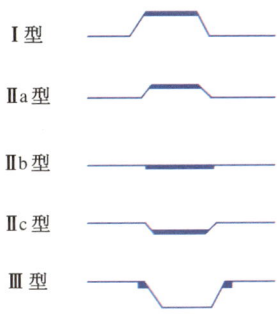

图40-6 早期胃癌的分型

2) 早期胃癌浸润深度 癌组织的浸润深度直接影响早期胃癌的转移概率和预后,并决定了可供选择的治疗方式。一般可将浸润深度分为黏膜内(m)和黏膜下(sm)。sm又可分为sm1和sm2,前者指癌或肿瘤越过黏膜肌层不足0.5 mm,而后者则超过了0.5 mm。

3) 微小胃癌 为早期胃癌的始发阶段,体积很小。日本学者于1978年正式命名直径0.5 cm以下的胃癌为微胃癌,直径0.6~1.0 cm的胃癌为小胃癌,两者统称为微小胃癌。微小胃癌手术治疗预后极佳,10年生存率可达100%。

4)一点癌 偶尔胃黏膜活检病理诊断为胃癌,而手术切除标本经节段性连续切片组织病理学检查未能再发现癌组织,临床上推断为一点癌。一般认为,这是微小胃癌的特殊表现,其原因可能为经钳取活检后残留癌组织被胃液消化脱落,或者受技术因素影响,残留癌组织被漏检所致。

5)早期多发性胃癌 多发性胃癌是指在同一胃内发生的各自独立的2个以上原发癌性病灶。判定多发性胃癌目前一般都按照 Warren 及 Cates(1932)提出的标准:①各病灶肯定是恶性的;②各病灶间有正常的胃壁间隔;③必须严格除外一个癌灶有从另一个癌灶发展或转移而来的可能。早期多发性胃癌是早期胃癌的特殊类型,临床上并非罕见,治疗时往往须行全胃切除。

(2)进展期胃癌

癌组织突破黏膜下层浸润肌层或浆膜层者称为进展期胃癌,此时肿瘤不仅可发生直接浸润性扩散,且多伴有淋巴、腹膜和(或)血行转移,故也称中晚期胃癌。

进展期胃癌大体分型,主要根据肿瘤在黏膜面的形态和胃壁内浸润方式确定。目前国际上广泛采用 Borrmann 分型法,将进展期胃癌分为4型(图40-7)。

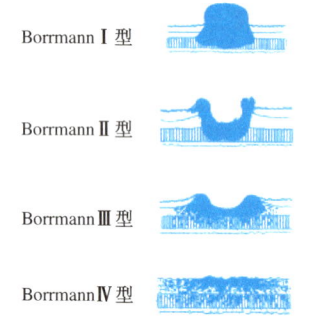

图40-7 胃癌的 Borrmann 分型

1)Borrmann Ⅰ 型(结节蕈伞型) 肿瘤主要向腔内生长,隆起呈结节、息肉状,表面可有溃疡,溃疡较浅,切面界限较清楚。该型病变局限,浸润倾向不大,转移发生较晚。

2)Borrmann Ⅱ 型(局限溃疡型) 溃疡较深,边缘隆起,肿瘤较局限,周围浸润不明显。

3)Borrmann Ⅲ 型(浸润溃疡型) 溃疡基底较大,边缘呈坡状,周围及深部浸润明显,切面界限不清。

4)Borrmann Ⅳ 型(弥漫浸润型) 癌组织在胃壁内呈弥漫浸润性生长,主要是在黏膜下层、肌层及浆膜下浸润,病变胃壁增厚变硬,黏膜变平,皱襞消失,有时伴浅溃疡。若累及全胃,则形成所谓"皮革胃"。

临床上以 Borrmann Ⅱ 型和 Ⅲ 型最为常见。

### 40.5.2 组织学分型

(1)WHO 分型

WHO(2000)将来源于胃的上皮性肿瘤分为癌和类癌两种,前者又分为以下几类:腺癌肠型、腺癌弥漫型、乳头状腺癌、管状腺癌、黏液腺癌、印戒细胞癌、腺鳞癌、鳞癌、小细胞癌、未分化癌、其他。

1)乳头状腺癌 由圆柱状或立方状癌细胞围成的指状突起所构成的腺癌,突起的中央具有纤维血管轴心。部分肿瘤可见少许管状结构,但仍以乳头状结构为主(乳头状管状腺癌)。少数情况下可有微乳头结构存在。细胞异型性及核分裂指数不等。肿瘤边缘与周围组织界限明显,肿瘤组织中可有急性或慢性炎性细胞浸润。

2)管状腺癌 主要由明显扩张或裂隙样及分支的腺管所组成的腺癌,也可存在腺泡结构,横切面上大小不一,也可囊性扩张。癌细胞呈柱状、立方形或扁平形,结缔组织成分差异很大。细胞异型程度高低不等。一种分化差的类型称为硬癌,有明显淋巴样基质者称为髓样癌。

3)黏液腺癌 50%以上的肿瘤组织有细胞外黏液池形成。常分为两型:一型可见由柱状黏液分泌上皮围成的腺体结构,黏液可溢入间质中;另一型是散在上皮细胞呈链状或成群漂浮于黏液中。部分病例中可见少量印戒细胞。

4)印戒细胞癌 50%以上的肿瘤由细胞质内含黏液的单独或成簇的恶性细胞构成。癌细胞不形成腺管,黏液积聚在细胞内。癌细胞有5种形态:①癌细胞胞质内充满酸性黏液,核偏位紧贴细胞膜,形成典型的印戒形外观;②癌细胞类似组织细胞,核居中,很少或无分裂象;③嗜酸性小细胞,胞质中有明显但微小的含中性黏液的颗粒;④小细胞很少或不含黏液;⑤很少或不含黏液的间变细胞。这5种细胞可单独或同时出现在一个肿瘤中。此癌倾向弥漫浸润,常伴有明显纤维化(硬化),累及全胃形成所谓"皮革胃"。

5)腺鳞癌 在一个肿瘤内有腺癌和鳞癌两种成分移行,不论哪一种类型为主。不同于胃腺癌中出现小灶性鳞化（腺棘癌）和腺癌与鳞癌成分分界明显的碰撞癌（collision）。

6）鳞癌 为一种类似鳞状上皮组成的恶性上皮性肿瘤，癌巢内可有细胞间桥和角化珠。大多数胃鳞癌中都能找到小灶性腺癌。

7）未分化癌 癌细胞无明确分化特征，不形成腺样结构的恶性上皮性肿瘤。

8）小细胞癌 属于神经内分泌癌，许多癌细胞胞质中含有Grimelius染色阳性的嗜银颗粒，这些颗粒在免疫组织化学检测中5-羟色胺、肽YY、生长抑素和胃泌素呈阳性表达。此型肿瘤间质血管丰富，易发生血行转移。

(2) Lauren 分型

1）肠型 约占53%，被认为来源于化生的上皮。肿瘤分化程度差别较大，分化较好的肿瘤细胞多呈柱状，且分泌黏液，常形成明显的腺体结构，分化较差的肿瘤则主要呈实性生长。偶尔肿瘤的间质中可见大量中性粒细胞和组织细胞浸润。

2）弥漫型 约占33%，印戒细胞癌即属于其中的一种。肿瘤细胞弥漫性浸润胃壁，很少或无腺体形成。细胞通常小而圆，呈单细胞或聚成不完整的花边状腺样或网状结构。核分裂象比肠型少。间质中可有少许黏液，结缔组织反应更明显，而炎症反应不如肠型。

上述两种类型在肿瘤中所占比例相等时称为混合型，肿瘤分化太差而不能归入任何一型者则称为未定型。Lauren分型对临床流行病学研究和预后具有重要价值。肠型胃癌的发生与Hp感染有关，多见于老年男性，分化较好，恶性程度较低，预后较好；弥漫型胃癌发生通常与遗传性因素有关，受环境因素调节，多见于青壮年，分化较差，恶性程度较高，预后较差。

## 40.5.3 胃癌切除标本检查

胃癌的病理学检查包括细胞学检查、胃黏膜活检、胃内镜切除标本检查、胃手术标本检查和胃癌病例的尸体解剖。现就胃手术标本检查及胃内镜切除标本检查讨论如下。

(1) 胃手术标本检查

1）肉眼观察 完成切除手术后术者应立即检查标本（胃及大小网膜），观察浆膜面是否受累，并测量其累及范围。沿胃大弯侧剪开标本，如病变在胃大弯侧沿胃小弯剪开，原则上使切线勿通过病灶中央，使全部黏膜面充分展示，从黏膜侧测量记录胃大、小弯的长度（食管、十二指肠同时切除时单独测量）、两切缘的横径、病灶的位置（病灶边缘至两切缘以及胃大、小弯的距离）、大小、浸润深度、大体类型，有无合并息肉、糜烂、溃疡等伴随病变。必要时可将切缘送快速冷冻冷切片病理检查，若切缘阳性应扩大胃切除范围。

2）胃周围淋巴结检查 术者应将切除的淋巴结仔细分组，以利精确的病理检查。根治性远端胃切除应清扫并送检的淋巴结一般包括：①贲门右淋巴结；②胃小弯淋巴结；③胃大弯淋巴结；④幽门上淋巴结；⑤幽门下淋巴结；⑥胃左动脉干淋巴结；⑦肝总动脉旁淋巴结；⑧腹腔动脉旁淋巴结；⑨脾动脉干远侧淋巴结；⑩肝十二指肠韧带淋巴结。各组淋巴结应与大标本一起分别送检，病理医师应仔细检查标本上有无淋巴结遗留，原则上每一个淋巴结均应切升、取材和制片。

3）检查前处理 将胃按自然状态摊平，黏膜面向上用钉或针固定在木板或纸板上，置于大口容器内，用10%甲醛溶液固定。

4）胃的取材 首先沿胃小弯取材作为背景改变的参照线。表浅的T0肿瘤，应以0.5cm宽度取材一系列平行于参照线的组织，进展期胃癌应与参照线平行取材肿瘤浸润最深处。上、下断端亦应取材。

5）合并切除脏器的检查 脾、胰腺等合并切除脏器，除常规取材外，应特别在疑有浸润、转移或粘连处取材。

(2) 内镜或腹腔镜黏膜切除标本检查

展平标本，用大头针钉在软木板上，用甲醛溶液固定。记录标本大小，肿瘤形态、大小，用示意图表描绘标本边缘，可能时用箭头标记近侧端。标本应包括最接近病灶的切缘，间隔2mm平行取材。

## 40.5.4 浸润与转移

(1) 胃癌的浸润

胃黏膜上皮癌变后首先在黏膜内蔓延扩散，黏膜肌层的屏障作用使黏膜内癌可以长期不向深层浸润。肿瘤突破黏膜肌层后可向外依次侵犯黏膜下层、浅肌层、深肌层、浆膜下层、浆膜层以及大小网膜、肝、胰腺、横结肠、脾等邻近脏器。胃癌在胃壁内浸润时，可侵入血管、淋巴管，形成癌栓。淋巴管有癌栓形成时容易伴发淋巴结转移，血管有癌栓则易导致血行转移。胃癌在胃壁内的浸润扩散与肿瘤生长方式有关，一般呈弥漫浸润性生长的肿瘤在胃壁浸润范围较广泛，并可以向贲门侧或幽门侧浸润累及食管或十二指肠。贲门癌易沿黏膜下层漫延向上浸润食管,浸润范围有时可距肿瘤边缘6cm以上,胃窦癌浸润十二指肠多不超过幽门下3cm。

### (2) 胃癌的转移

1) 淋巴转移 胃壁各层均存在淋巴管网,特别是黏膜下层及浆膜下层最为丰富,沿淋巴道扩散是胃癌的主要转移途径。一般按淋巴引流顺序由近及远地发生淋巴结转移,但也存在"跳跃式"转移现象。胃癌淋巴结转移率除与病期密切相关外,还与肿瘤的大体类型、组织学类型相关。Borrmann Ⅲ、Ⅳ型胃癌较易发生淋巴结转移,Borrmann Ⅰ、Ⅱ型胃癌较晚发生淋巴结转移;组织类型为低分化腺癌、黏液腺癌及印戒细胞癌者淋巴结转移率较高。

2) 血行转移 晚期胃癌常发生血行转移。隆起型早期胃癌,尤其是高分化乳头状腺癌和管状腺癌倾向于早期发生血行转移。血行转移以肝转移最为多见,其他常见的转移部位包括肺、骨、肾、肾上腺、脑等。

3) 种植转移 当胃癌穿透浆膜后,癌细胞可自浆膜脱落并种植于腹膜、大小网膜或其他脏器表面,形成转移性结节。由于重力作用,癌细胞易下沉到盆腔内,于直肠膀胱(子宫)陷凹内形成种植结节。分化较差的黏液腺癌、印戒细胞癌以及未分化癌较易发生种植转移。腹腔种植也是胃癌术后复发的最常见类型,多表现为腹腔积液、癌性腹膜炎和不全性肠梗阻。

4) 卵巢转移 卵巢转移性癌多来自胃癌,临床上多见两侧卵巢同时受累。卵巢转移的途径尚不完全清楚,可能为腹膜种植或经淋巴逆流或血行转移而来。

## 40.6 临床病理分期

准确的分期是制订胃癌合理治疗方案的基础,以及判断预后的可靠指标,也是比较不同治疗方法疗效和开展协作研究的基础。国际上有关胃癌分期的权威机构有3家:国际抗癌联盟(UICC)、美国肿瘤联合会(AJCC)和日本肿瘤协会(JCC)。目前,胃癌分期主要有UICC/AJCC的TNM分期及日本胃癌研究会(JRSGC)的胃癌处理规约分期(1999年版)两大分期系统。UICC/AJCC分期在世界范围内被广泛采用,新版TNM分期中的N分期以淋巴结转移的数目替代了转移范围,使之更为科学、实用和更具可操作性,大量临床研究已证明了这一点。

### 40.6.1 UICC/AJCC 分期

2002年,UICC和AJCC达成一致,公布了新的胃癌分期方案(第六版),其分期要点如下。

T——原发肿瘤
  TX  原发灶无法评价
  T0  无肿瘤
  Tis 原位癌
  T1  浸润至黏膜或黏膜下层
  T2  浸润至肌层或浆膜下层
    T2a 浸润至肌层
    T2b 浸润至浆膜下
  T3  穿透浆膜层
  T4  侵及邻近器官
N——区域淋巴结
  NX  无法评价
  N0  无淋巴结转移
  N1  1~6个淋巴结转移
  N2  7~15个淋巴结转移
  N3  15个以上淋巴结转移
M——远处转移
  MX  无法评价
  M0  无远处转移
  M1  有远处转移

临床分期:根据原发肿瘤浸润深度、淋巴结转移和远处转移情况,确定胃癌临床病理分期如表40-3。

表 40-3 UICC/AJCC 胃癌临床分期

| 分期 | T | N | M |
| --- | --- | --- | --- |
| 0 期 | Tis | N0 | M0 |
| Ⅰ A 期 | T1 | N0 | N0 |
| Ⅰ B 期 | T1 | N1 | M0 |
|  | T2a/b | N0 | M0 |
| Ⅱ 期 | T1 | N2 | M0 |
|  | T2a/b | N1 | M0 |
|  | T3 | N0 | M0 |
| Ⅲ A 期 | T2a/b | N2 | M0 |
|  | T3 | N1 | M0 |
|  | T4 | N0 | M0 |
| Ⅲ B 期 | T3 | N2 | M0 |
| Ⅳ 期 | T4 | N1~3 | M0 |
|  | T1~3 | N3 | M0 |
|  | 任何 T | 任何 N | M1 |

UICC/AJCC 临床分期与胃癌生存率的关系：根据 AJCC 对 32 532 名患者的数据分析，UICC/AJCC 临床分期对胃癌患者的预后有很好的预测作用，临床分期越晚，其预后越差（图 40-8）。

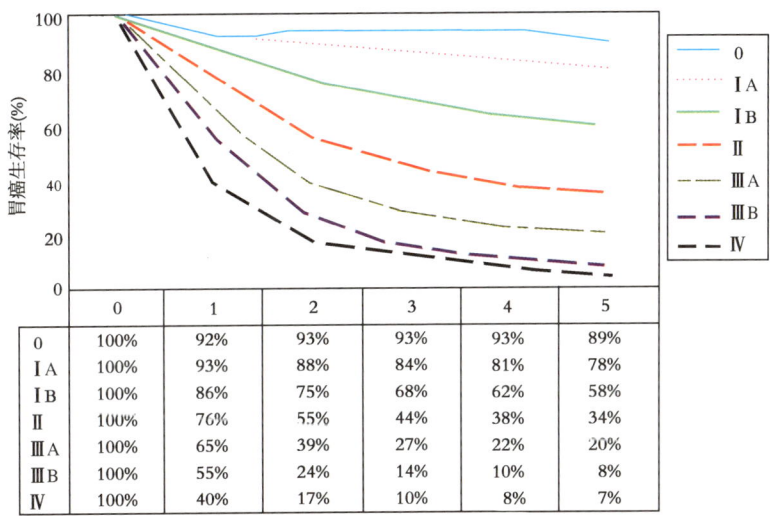

图 40-8　UICC/AJCC 临床分期与胃癌生存率的关系

## 40.6.2　JRSGC 分期[19]

日本多数学者认为，UICC/AJCC 的 TNM 分期不能准确反映胃癌的生物学特点和详细的临床情况，为此 JRSGC 制订了内容详尽的胃癌分期。与 UICC/AJCC 分期不同的是，JRSGC 分期中的 N 分期建立在原发肿瘤与转移淋巴结解剖学关系的基础之上，强调转移淋巴结部位在分期上的重要性，还对腹膜播散、肝转移和腹腔脱落细胞给予了特别的重视。JRSGC 分期对胃癌根治术中淋巴结的清扫有较大指导价值。

(1) 原发肿瘤（T）
TX　肿瘤侵犯深度不详
T1　浸润至黏膜或黏膜下层
T2　浸润至肌层或浆膜下层
T3　穿透浆膜层
T4　侵及邻近器官

(2) 淋巴结转移（N）
详见表 40-4。

表 40-4　肿瘤部位和淋巴结分站

| 肿瘤部位 | N1 | N2 | N3 |
| --- | --- | --- | --- |
| L/LD | 3,4d,5,6 | 1,7,8a,9,11p,12a,14v | 4sb, 8p, 12b/p, 13, $16a_2/b_1$ |
| LM/M/ML | 1,3,4sb,4d,5,6 | 7,8a,9,11p,12a | 2,4sa,8p, 10, 11d,12b/p, 13, 14v, $16a_2/b_1$ |
| MU/UM | 1,2,3,4sa,4sb, 4d,5,6 | 7,8a,9,10,11p,11d,12a | 8p,12b/p,14v, $16a_2/b_1$,19,20 |
| U | 1,2,3,4sa,4sb | 4d,7,8a,9,10,11p,11d | 5,6,8p,12a,12b/p,$16a_2/b_1$,19,20 |
| LMU/MUL/MLU/UML | 1,2,3,4sa,4sb,4d,5,6 | 7, 8a, 9, 11p, 11d, 12a, 14v | 8p,12b/p,13,$16a_2/b_1$,19,20 |

(3) 肝转移（H）
H0　无肝转移
H1　有肝转移
HX　肝转移情况不详

(4) 腹膜转移（P）
P0　无腹膜转移
P1　有腹膜转移
PX　腹膜转移情况不详

（5）**腹腔脱落细胞（CY）**
CY0　腹腔脱落癌细胞阴性
CY1　腹腔脱落癌细胞阳性
CYX　未行腹腔脱落细胞检查

（6）**其他远处转移（M）**
M0　无其他远处转移（除外腹膜转移、肝转移、脱落细胞阳性）
M1　除腹膜转移、肝转移、脱落细胞阳性外有其他远处转移
MX　远处转移未知

（7）**临床分期**
详见表40-5。

表40-5　JRSGC的胃癌临床分期

| 分期 | N0 | N1 | N2 | N3 |
|---|---|---|---|---|
| T1 | ⅠA | ⅠB | Ⅱ | Ⅳ |
| T2 | ⅠB | Ⅱ | ⅢA | Ⅳ |
| T3 | Ⅱ | ⅢA | ⅢB | Ⅳ |
| T4 | ⅢA | ⅢB | Ⅳ | Ⅳ |
| H1, P1, CY1, M1 | Ⅳ | Ⅳ | Ⅳ | Ⅳ |

## 40.7　临床表现

### 40.7.1　症状

早期胃癌多无明显的症状，甚至毫无症状，随着病情的进展，可逐渐出现非特异性、类似胃炎或胃溃疡的症状。上腹痛是最常见的症状，初起时可能仅为饱胀不适、胀痛或隐隐作痛，有时表现为节律性痛，给予相应治疗后症状也可暂时缓解。少数患者可出现恶心、呕吐、食欲减退，偶有呕血、黑便等。

进展期胃癌除上述症状比较明显外，尚可发生梗阻、上消化道出血及穿孔。若梗阻发生于贲门部，则可出现进食哽噎感和进行性吞咽困难。如病灶位于胃窦或幽门部，可出现幽门梗阻症状，表现为食后饱胀、呕吐宿食及脱水。上消化道出血多表现为贫血和大便隐血检查阳性，有时出血量较大，表现为呕血或黑粪。有大出血者并不一定意味着肿瘤已属晚期，因胃壁的黏膜下层具有丰富的动脉血供，胃癌浸润破坏黏膜下动脉时可发生大出血。胃癌急性穿孔可导致弥漫性腹膜炎而出现相应的症状。约有10%的进展期胃癌患者出现腹泻，多为稀便，症状的出现常提示胃酸低下、缺乏或不全性幽门梗阻。多

数进展期胃癌伴有食欲减退、消瘦、乏力等全身症状，晚期常伴有发热、贫血、下肢水肿、恶病质。

应当强调的是，临床上有相当一部分胃癌患者没有明显的症状或出现症状的时间很短，一经确诊病情即告中晚期。因此，临床医师应重视患者细微的主诉，对有非特异性上消化道症状者，或不明原因贫血、消瘦、乏力的患者不应只给予对症治疗，而应及早进行针对性检查，以免延误胃癌的诊断。

### 40.7.2　体征

多数胃癌患者无明显体征，部分患者可有上腹部轻度压痛。位于胃窦或胃体部的进展期胃癌有时可在上腹部扪及质硬肿块，常随呼吸上下移动。当肿瘤严重浸润邻近脏器或组织时，肿块可固定而不能推动，多提示肿瘤已无法手术切除。伴幽门梗阻者上腹部可见胃形，并可闻及震水声。胃癌发生肝转移时，有时能在肿大的肝脏中触及结节状肿块。癌穿孔导致弥漫性腹膜炎时出现腹部压痛、肌紧张、反跳痛等典型的腹膜炎"三联征"。肝十二指肠韧带、胰头后淋巴结转移或原发灶直接浸润压迫胆总管时，可发生梗阻性黄疸。胃癌经肝圆韧带转移至脐部时可在脐孔处扪及质硬的结节，经胸导管转移可出现左锁骨上淋巴结肿大。晚期胃癌腹膜广泛种植时，可出现腹腔积液，直肠指检于膀胱（子宫）直肠凹陷内常可扪及质硬的结节或肿块。肠管和（或）肠系膜广泛种植转移时，可导致部分或完全性肠梗阻而出现相应的体征。女性患者出现卵巢转移（Krukenberg瘤）时，双合诊常可扪及可推动的盆腔肿块。凡此种种大多提示肿瘤已属晚期，往往已丧失了治愈的机会。

## 40.8　诊断

### 40.8.1　X线检查

（1）**概述**

X线钡餐检查是胃癌检测的一项重要手段，具有无创、价廉、高效的特性，可以获得90%的诊断准确率。X线钡餐检查包括单重对比造影（充盈相和加压相）和双重对比造影。单重对比造影不需要患者太多的配合，适合于体质虚弱的患者，然而对胃癌诊断的敏感性相对较低，只有75%。气钡双重造影有助于产生清晰的胃黏膜影像，可以发现早期胃癌。低张、颗粒大小不同钡剂的双重造影，有利于充分显

示胃小区。数字胃肠 X 线检查显著增加图像分辨率,能更清楚显示早期胃癌胃黏膜的改变,使得早期胃癌的诊断准确率进一步提高。数字胃肠 X 线检查的照射量明显减低,有利于胃癌的普查。

X 线钡餐检查不仅可以充分显示肿块型和溃疡型胃癌,对于主要向黏膜下层生长的胃癌(例如皮革胃)也有较高的诊断价值。此类肿瘤生长过程中容易侵犯破坏胃壁肌层,使病变局部胃蠕动受限,X 线钡餐检查常可据此作出胃癌诊断。在一项 80 例早期胃癌的研究中,99% 的病灶可以在双重对比造影时显示。X 线摄片前患者需要空腹、禁食、禁水,必须充分地转动身体使钡剂均匀涂布在胃黏膜表面,患者还必须能够保留住胃内的气体,因此那些活动受限制或者食管下端括约肌功能欠佳的患者不能很好地完成这项检查。胃癌的检出率和诊断准确率与检查设备、检查技术以及检查医师的经验密切相关;肿瘤大小、位置和形态也是影响检出率的因素。此外,X 线钡餐检查只能大致显示病灶范围,且难以进行肿瘤分期。

### (2) 早期胃癌的 X 线诊断

数字胃肠 X 线检查与低张双重造影相结合,可以检出大多数早期胃癌病灶;少数不典型病灶(病变过小、黏膜改变不明显、蠕动完全正常者)与良性病变可能难以鉴别,需结合胃镜作出诊断。按病理形态和 X 线表现,早期胃癌一般分为以下 4 种类型。

1) 隆起型(Ⅰ型) 肿瘤呈盘状隆起,高度超过 5 mm,基底宽,形态规则或稍不规则,多数境界清楚,少数境界欠清。充盈相显示局部胃轮廓中断,见扁平状充盈缺损,表面不规则。双重相能更清楚地显示肿瘤境界和表面情况,可见圆形或不规则形隆起,表面呈小结节状,常伴小龛影,为肿瘤糜烂或小溃疡形成所致。病变局部胃小区破坏消失,胃蠕动可轻度受限。

2) 浅表型(Ⅱ型)

浅表隆起型(ⅡA 型):隆起高度 <5 mm。以充盈相或双重相切线位显示较佳,必要时反复加压观察形态变化。双重相可显示局部胃小区破坏,黏膜呈颗粒状或结节状隆起。除了病变高度外,其余 X 线表现与隆起型表现相仿。

浅表平坦型(ⅡB 型):肿瘤局部无明显隆起或凹陷。双重相显示局部胃小区和胃小沟破坏与消失,胃黏膜失去正常形态,境界相对清楚。在各型早期胃癌中,此型检查技术要求最高,也最容易漏诊或误诊。低张、颗粒大小不同的钡剂混合应用,以及充足的气体是发现病灶的关键。

浅表凹陷型(ⅡC 型):肿瘤凹陷深度 <5 mm。双重造影显示病灶局部胃小区和胃小沟破坏、消失,黏膜中断;局部胃轮廓突起,呈浅表或盘状腔外龛影,龛影深度不超过 5 mm,直径远大于深度,表面不规则;龛影周围黏膜轻度增粗,指状压迹少见;局部胃蠕动轻度受限。

3) 凹陷型(Ⅲ型) 其凹陷深度在 5 mm 以上,为早期胃癌最常见类型,较容易被发现。肿瘤表面高低不平,呈小结节状或颗粒样改变。边缘规则或不规则,部分呈锯齿状。双重相可见浅淡的钡斑,钡斑浓度较浅表凹陷型明显。切线位显示在胃轮廓上出现范围较大浅表龛影,多为腔内龛影,直径大于深度。龛影周围黏膜中断,呈杵状或呈融合状,与进展期恶性溃疡有些类似,但程度较轻。

4) 混合型 具有上述两型以上的特征,以ⅡC + Ⅲ型较多见。

直径 1 cm 以下的小胃癌可表现为隆起、凹陷或平坦型,X 线低张气钡双重造影表现与早期胃癌相仿。小胃癌的确诊需结合胃镜检查。

### (3) 进展期胃癌的 X 线诊断

进展期胃癌的 X 线表现多样,容易诊断,大致可分为以下 4 种类型。

1) 肿块型 在大体形态上,肿瘤呈息肉状或巨块状向胃腔隆起,表面高低不平,常伴有糜烂和溃疡,境界多清楚。X 线显示息肉状或菜花状充盈缺损,表面可有小溃疡凹陷,境界多清楚,局部胃蠕动消失,邻近黏膜、胃壁正常。

2) 溃疡型 由于细胞分化、肿瘤生长速度不均匀以及血液供应不足等因素,溃疡型胃癌多先形成肿块,在肿块基础上发生坏死。X 线表现为不规则龛影,龛影位于腔内,形态不规则,呈新月形;邻近黏膜纠集,龛影口部黏膜增粗,形成指压迹或裂隙征,可有不规则隆起,即所谓"环堤征"。

在鉴别良、恶性溃疡时应注意以下几点:①龛影形态和位置。恶性溃疡相对表浅,形态多不规则;良性溃疡较深,多呈圆形或椭圆形,边缘光滑整齐;溃疡癌变则介于两者之间。恶性溃疡龛影位于胃轮廓之内,为腔内龛影或部分位于腔内;良性溃疡龛影突出于胃轮廓外,为腔外龛影。②溃疡口部的表现。恶性溃疡口部呈火山口样,形态极不规则,溃疡边缘隆起形成环堤,环堤邻近有"指压迹"、"裂隙征"及结节样充盈缺损等恶性征象,溃疡周围黏膜增生呈杵状,形态固定;良性溃疡则相反,其口部光整,有黏膜线、狭颈征、项圈征,黏膜皱襞呈纠集状等良性征象。③与正常胃交界面。溃疡型胃癌黏膜下浸润相对明显,邻近胃壁蠕动变浅或消失,胃壁僵硬。有人根据溃疡环堤斜坡的坡度,研究肿瘤切除范围和预后,斜坡的坡度越大,浸润范围越小,预后越好。良性溃疡邻近胃壁柔软,有蠕动波通过,但慢性陈旧溃疡蠕动减缓。

3) 浸润型 又分为弥漫型和局限型。肿瘤沿胃壁浸润生长,胃壁黏膜下层和肌层广泛受累,胃壁僵硬,黏膜增宽、平坦,表面粗糙。X线表现为胃腔变小,形态固定,胃蠕动表浅或消失,胃黏膜增粗或消失,病变广泛时胃呈典型的"革袋状",虽无蠕动,但胃排空增快。

4) 混合型 胃癌病灶可同时有上述一种或几种表现,肿块型常伴有溃疡,溃疡型伴有肿块,所有肿瘤多有不同程度的浸润,难以鉴别时,称为混合型。

临床上不同部位胃癌的X线表现各有特点。贲门癌多表现为胃泡内软组织肿块,钡剂受阻、分流,贲门局部黏膜破坏,溃疡形成等。胃体癌表现为局部胃壁隆起或凹陷,黏膜破坏,局部充盈缺损(软组织肿块)或不规则龛影(溃疡)形成,胃壁蠕动消失。胃窦癌表现为胃窦狭窄,黏膜破坏,不规则充盈缺损和小龛影,一侧或两侧胃蠕动消失,累及整个胃窦时形成"肩样征"或"袖口征",部分病例肿瘤突入十二指肠,类似胃黏膜脱垂。弥漫浸润型胃癌(皮革胃)表现为胃容积变小,蠕动消失,胃呈铅管样,钡剂通过胃腔时排空迅速,胃黏膜显著增粗。胃良性溃疡癌变时,表现为溃疡增大,变浅,黏膜线消失;溃疡口部黏膜增粗,黏膜沟狭窄或消失,溃疡边缘黏膜结节状隆起;胃蠕动减弱或消失。

## 40.8.2 CT 检查

### (1) 概述

高质量的腹部CT扫描不仅可以显示胃壁的解剖分层,而且有助于显示胃癌病变范围、浸润深度、淋巴结转移、腹腔和盆腔种植以及脏器转移,是目前胃癌术前分期的首选检查手段。CT扫描的质量和阅片经验是影响胃癌CT诊断准确率的关键因素。为保证扫描质量,原则上CT检查前患者应空腹,检查时应先服300~800 ml的水将胃适当扩张,没有良好的扩张通常难以判断胃壁增厚的意义。传统的10 mm层厚的上腹部非增强扫描,对胃壁解剖结构的分辨力较差,难以对胃癌的胃壁浸润深度作出准确判断。

随着影像技术的进步,多排螺旋CT薄层扫描和实时三维重建技术的开发,CT对胃癌的检出率和术前分期的准确率显著提高[20]。Haudt等应用双期扫描研究40例胃癌,胃癌诊断准确率达97.5%,分期符合率达79.4%[21]。文献报道,CT用于胃癌术前T分期的准确率较高,多排螺旋CT薄层扫描诊断胃癌T分期的准确率达85%[20],诊断胃癌累及浆膜层的准确率高达93%。CT判断胃癌淋巴结转移的准确率相对较低,主要原因在于淋巴结大小仍是判断肿瘤是否发生淋巴结转移的首要标准,通常以8~10 mm作为分界线。然而<8 mm的淋巴结也可以有转移,炎性肿大的淋巴结在CT上易误判为淋巴结转移,又降低了CT检查的特异性。Fukuya从58个胃癌患者手术标本中收集到1 082枚淋巴结,研究发现,直径>14 mm、10~14 mm、5~9 mm和<5 mm的淋巴结转移阳性率分别为82.6%、23%、21.7%和5.1%,<5 mm的阳性淋巴结在CT上通常难以显示[20]。文献报道CT判断淋巴结转移的敏感性为67%,特异性为61%,总的来说,CT通常会低估N分期。多排螺旋CT薄层增强扫描,配合适当的窗宽、窗位,可以显示更多较小淋巴结,判断淋巴结转移的敏感性和特异性明显提高。此外,CT对诊断胃癌腹膜种植和血行转移亦有较大价值。

### (2) 胃癌的CT表现

病变胃壁局限性不规则增厚,隆起型胃癌可表现为广基的分叶状软组织肿块凸向胃腔;浸润型胃癌多表现为胃壁局限性或弥漫性增厚;溃疡型胃癌多表现为胃壁增厚伴溃疡形成。肿瘤密度较邻近胃壁高,与正常胃壁分界多较清楚。肿瘤表面不规则,常见结节状隆起或溃疡。浆膜面光整或毛糙,与肿瘤是否累及有关。动态增强扫描胃癌的强化特点与肿瘤分型、细胞分化以及微血管密度有关。多数病变动脉期病灶呈中度或显著强化(图40-9),黏膜线中断,黏膜与黏膜下层境界消失。黏膜下层或肌层受累时,局部呈中度强化,密度低于相应部位的黏膜病灶。门静脉期病灶多呈持续强化,程度与动脉期相仿,少数肿瘤强化程度可较动脉期有所增强或减弱。

胃癌浸润浆膜层时CT扫描显示浆膜面模糊,密度增加,邻近脂肪间隙出现条索影或软组织影,增强后软组织影可见异常强化。肿瘤浸润邻近脏器时,可见脂肪间隙消失,胃与受累脏器接触面形态和密度发生改变。上述所有征象中,以密度改变和异常强化最为可靠,单纯以脂肪间隙消失判断邻近器官浸润并不可靠。脂肪间隙消失可以出现在炎症或者极度消瘦的患者,相反部分肿瘤侵犯邻近脏器时脂肪间隙仍可在CT影像上保留,改变体位扫描或采用多平面重建等方法有助于鉴别诊断。

CT可显示腹部转移肿大淋巴结,如胃周淋巴结,胃左动脉、肝总动脉、腹腔动脉周围及肝十二指肠韧带淋巴结,特别是肠系膜根部和腹主动脉旁淋巴结(图40-10)。肠系膜根部或腹主动脉旁淋巴结转移肿大常意味着肿瘤不能根治切除。

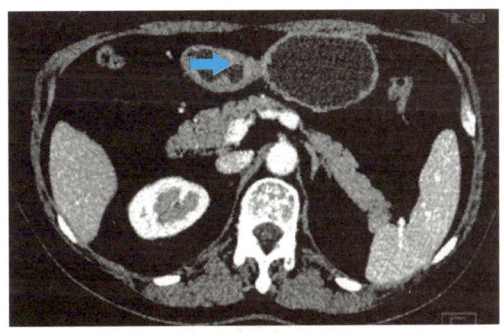
CT动脉期显示胃体小弯侧黏膜局限异常强化

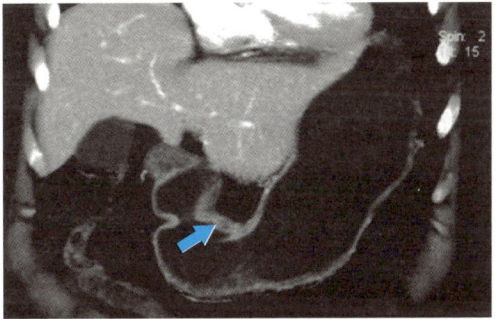
冠状面MPR显示局部胃壁增厚伴黏膜层异常强化

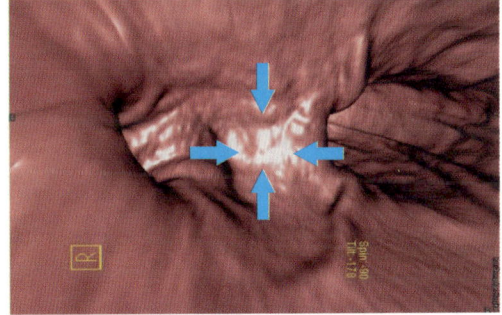
CT仿真内镜局部可见不规则浅表溃疡

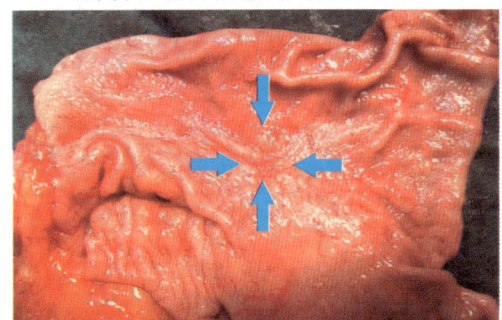
手术标本显示病灶外观与CT仿真内镜照片相仿

图40-9 早期胃癌

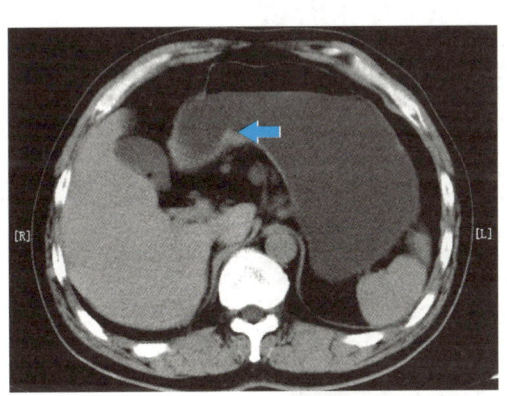
CT平扫显示胃体小弯侧胃壁局限增厚

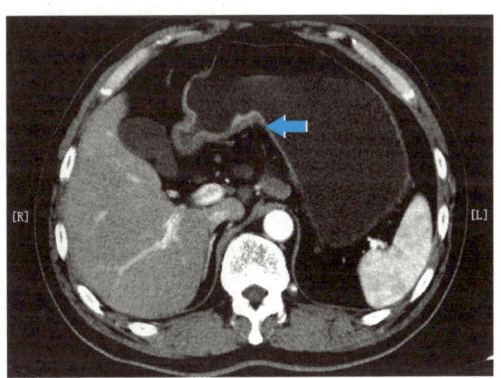
CT动脉期显示肿瘤局部黏膜增厚，显著强化

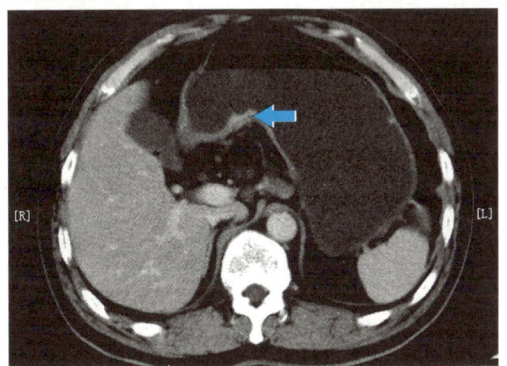
CT门静脉期显示肿瘤持续强化

图40-10 胃体小弯侧溃疡型小胃癌伴腹腔和腹膜后淋巴结转移

胃癌腹膜种植初期多表现为腹膜或网膜小结节,直径<5 mm 的种植灶 CT 扫描常难以检出,若有腹腔积液表现则多提示腹膜广泛种植转移。网膜种植后期大网膜常挛缩,表现为"网膜饼"——胃前下方大片块状软组织影,与前腹壁分界不清,常合并明显腹腔积液。肠系膜转移表现为肠系膜根部放射状、条索状增粗影。卵巢 Krukenberg 瘤表现为附件实质性或囊实性肿块,中等程度强化。胃癌血行转移多见于肝、肺、肾上腺、骨和肾,脑转移较少见,CT 是检测这些转移灶的最佳手段。胃癌肝转移的典型表现为"牛眼征",动态 CT 增强最具诊断价值(图 40-11)。此外,胃癌肝包膜下转移较其他转移性肿瘤多见。

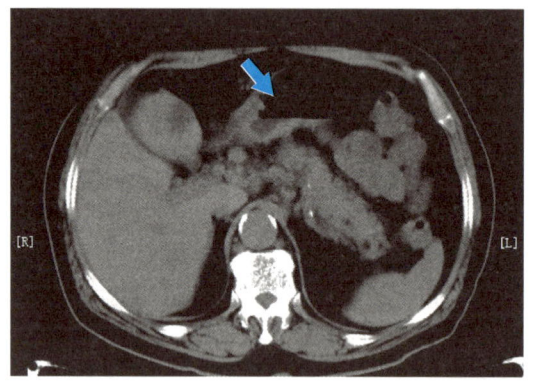

CT平扫显示胃窦胃壁增厚,密度增加,肝内可见多个低密度灶

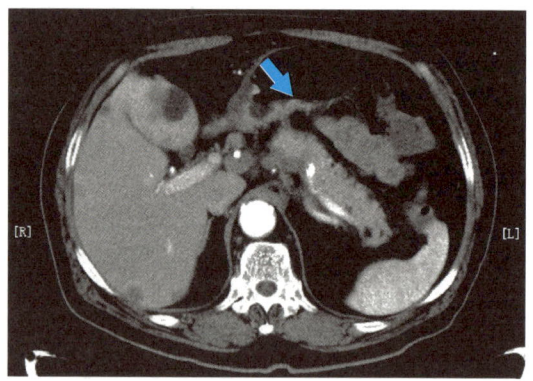

CT动脉期显示肿瘤局部黏膜增厚,明显强化,表面溃疡形成,肝内低密度灶边缘环状强化

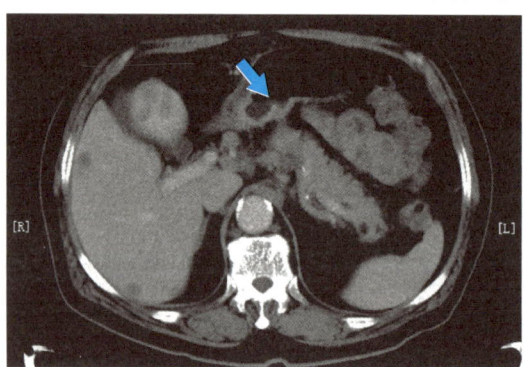

CT门静脉期显示病变胃壁持续强化,肝内病灶隐约强化

**图 40-11　胃窦溃疡型胃癌伴肝转移**

### 40.8.3　MRI 检查

MRI 在检测胃癌原发病灶、淋巴结转移、远处转移等方面的价值与 CT 相类似。采用特殊检查序列,MRI 可显示胃壁黏膜层、黏膜下层、肌层、浆膜层以及胃周脂肪间隙。MRI 增强扫描可显示早期胃癌胃黏膜异常强化,并可判断胃癌累及胃壁的深度和范围。与 CT 相似,MRI 也是通过测定淋巴结大小作为判断胃癌淋巴结转移的依据。与 CT 不同的是,MRI 特异性对比剂的使用在鉴别转移肿大淋巴结和炎性肿大淋巴结方面有一定价值。Düx 报道采用MRI特异性对比剂诊断胃癌淋巴结转移的敏感性为89%,特异性为60%,准确率可达80%。综合文献资料,MRI 对进展期胃癌诊断率为88%~95%,较小的病灶或周围合并有炎症改变时诊断率较低。MRI 在判断胃癌 T、N、M 分期的准确率分别为 71.4%、57.1% 和 85.7%,总 TNM 分期的准确率为 64.3%。与 CT 扫描相似,MRI 检查也会低估 N 分期。因为读片习惯、费用等方面的原因,目前 MRI 仅作为 CT 检查的补充,主要适合于严重造影剂过敏及肾功能不全的胃癌患者。此外,MRI 检查还常用来判断 CT 不能确定性质的肝脏病灶。

## 40.8.4 PET检查

正电子发射计算机断层扫描显像(PET)检查是通过探测人体内代谢功能的动态变化来诊断肿瘤性病变,通常采用氟脱氧葡萄糖(FDG)作为示踪剂。初步研究显示,PET检查可用于辅助胃癌的术前分期、随访复发、对治疗的反应以及判断预后。正常胃壁中等程度摄取FDG,60%~96%的胃癌原发灶能够在PET上显示。与其他基于解剖的影像学诊断技术不同,PET最大的优点是检查结果反映的是代谢功能的改变,有助于判断病变良恶性。例如,PET能在CT检查显示肿大的淋巴结以前检测到胃癌淋巴结转移。文献报道,PET检测胃癌淋巴结转移的敏感性较低,而特异性较高,分别为23%~73%和78%~96%。PET与CT检测区域或远处淋巴结转移的准确率大体相当,CT比PET敏感,PET比CT特异。PET在诊断肝、肺等远处转移方面更敏感,但对骨转移、腹膜转移和胸膜转移的诊断则不如CT敏感。

目前,PET在胃癌诊断方面的应用尚存在以下问题:①对于感染或炎性病变易出现假阳性结果;②对印戒细胞癌和黏液腺癌的敏感性很低;③用于检测胃周淋巴结转移时常因原发病灶的放射性遮盖而使胃周淋巴结显示不清;④对印戒细胞癌淋巴结转移的检测不敏感。鉴于上述原因,加之PET检查费用昂贵,目前PET检查主要用于术前排除胃癌远处转移和随访术后复发。

PET判断胃癌术后复发的敏感性为70%,特异性为69%,检查结果阴性者比阳性者有更长的生存期[22]。PET在判断胃癌新辅助化疗的疗效方面有特殊的价值。Ott等[23]对进展期胃癌化疗前和化疗后14天PET检查结果进行了对比研究,发现病灶在PET上改变与化疗3个月后组织病理学反应一致,且与生存呈正相关。此外,PET检查中示踪剂摄取程度有预后判断价值,高FDG摄取与肿瘤大小、浸润深度和淋巴结转移有关,高FDG摄取的胃癌生存率显著低于FDG摄取的胃癌[24]。由于FDG摄取还与组织类型有关,印戒细胞癌和黏液腺癌在PET预后判断中属于例外。

## 40.8.5 影像学诊断的评价

1)X线钡餐检查 优势在于积累的诊断经验丰富。可以完整地显示病胃的全貌,对胃癌病灶进行较为准确的定位,并可以动态观察胃收缩和蠕动等功能改变。早期胃癌的显示受检查者使用的技术和经验的影响明显是其缺点。

2)CT检查 优势在于能直接显示肿瘤浸润深度和范围,明确肿瘤病灶与邻近脏器结构的关系,同时可以显示肿大的淋巴结,以及邻近和远隔脏器的转移,是胃癌术前分期的首选检查手段。多种辅助软件的使用,可明显提高诊断和分期准确率。缺点是对炎性淋巴结与转移性淋巴结的鉴别困难。

3)MRI检查 优势在于组织分辨率高,可直接显示胃黏膜层、黏膜下层、肌层和浆膜层,增强扫描时,肿瘤强化效果较CT显著,高分辨MRI能清楚显示脂肪间隙。缺点在于检查序列复杂,胃蠕动影响成像质量,诊断经验积累较少。

4)PET检查 优势在于能够直接测定组织的代谢功能变化,有助于判断病变良恶性,用于肿瘤定性诊断的特异性较高。缺点是检查费用极其昂贵,难以推广应用,诊断经验积累少。

## 40.8.6 内镜检查

### (1)概述

胃镜的发展经历了硬式胃镜、纤维胃镜、电子胃镜3个阶段。目前,胃镜检查已成为确诊胃癌的最重要手段,在我国大型综合性医院多已配备电子胃镜,基层卫生单位也多常规开展纤维胃镜检查。电子胃镜最大的特点是在纤维胃镜的头端安装了微型摄像系统,图像能够清晰显示在监视器的屏幕上,分辨率高,便于图像保存和交流。电子胃镜的诞生不仅极大地推动了胃镜检查的广泛开展,而且为开展内镜治疗铺平了道路。

胃镜检查的优点在于不仅可以直接观察病变的部位和形态,而且可以取得活检组织,定性诊断准确率极高。目前胃镜观察胃腔内部已无盲区,胃镜联合活检诊断胃癌的敏感性和特异性分别为93.8%和99.6%,诊断准确率可达97.4%。诊断率与活检数目有关,文献报道,7块活检和10块活检的诊断准确率分别为98%和99.8%。通常在病灶的边缘和中心区都应进行活检。早期胃癌胃镜诊断准确率差异较大,以日本最高,一般为90%左右,联合活检则准确率可达96%以上。应用刚果红-亚甲蓝联合染色法或激光血卟啉衍生物可提高对小胃癌及微小胃癌的肉眼识别率。泌酸区黏膜被刚果红-亚甲蓝染成蓝色或黑色,肠上皮化生及胃炎区被染成红色,但在肿瘤病灶区域,经2~5 min后褪色。

#### (2) 早期胃癌的胃镜表现

1) 隆起型早期胃癌 包括Ⅰ型和ⅡA型,病变呈息肉样隆起,表面高低不平呈结节状或颗粒状,隆起的顶部可有浅表溃疡和坏死组织,隆起边缘不规则,有缺刻样改变。

2) 平坦型早期胃癌 主要是指ⅡB型,病变部位黏膜色泽改变,呈局限性或较广泛的黏膜发红、变色或褪色等色泽变化,病灶不高出黏膜面,局部黏膜平整似熨烫样,但黏膜表面多较粗糙呈颗粒状,与周围正常黏膜无明显分界。

3) 凹陷型早期胃癌 包括ⅡC型、Ⅲ型及ⅡC型+Ⅲ型,表现为浅表的糜烂凹陷和溃疡,深度一般不超过2~3mm,边缘呈不规则锯齿状,癌组织局限于黏膜层时病灶与周围黏膜界限不清,肿瘤浸润到黏膜下层时则境界多较清楚。凹陷中心部黏膜呈颗粒状或结节状,其中可残留岛状非癌性黏膜上皮。凹陷部位充血、发红,有不规则的苔和黏液附着,局部多伴出血。凹陷周围黏膜皱襞聚集,可突然中断、变细、膨大或融合。

#### (3) 进展期胃癌的胃镜表现

1) Borrmann Ⅰ型 病变隆起呈半球状或菜花状肿块突入胃腔,表面呈结节或分叶状,常有充血、水肿、糜烂或溃疡形成,有时覆以污秽苔及分泌物,病灶边界较清楚,组织较脆,触之易出血。

2) Borrmann Ⅱ型 表现为局限性溃疡,边缘呈不规则隆起,形成矮堤状或火山状,境界较清楚,病灶周围黏膜无明显的浸润感。溃疡底部高低不平,可覆以污秽苔,组织脆,易出血。

3) Borrmann Ⅲ型 溃疡病变与Borrmann Ⅱ型相似,通常更大、更弥漫,边缘无明显环堤状隆起,周围黏膜僵硬,有浸润感,与正常组织分界欠清,胃腔变形更为明显。

4) Borrmann Ⅳ型 癌组织沿胃壁各层组织的间隙向四周扩散,使胃壁弥漫性变厚,胃腔变形变窄,充气后也不扩张,蠕动减弱或消失。黏膜水肿皱襞粗大,表面高低不平或呈结节状改变,可见多发浅表糜烂或溃疡;有时病变处黏膜表面貌似正常。病变可局限于胃壁的一部分或广泛累及全胃。与前述3种类型的胃癌相比,此型胃癌活检假阴性率高,部分患者虽经反复多次活检也不能明确诊断,因此误诊者屡见不鲜。

### 40.8.7 超声内镜检查

1980年,Dimagno和Green首次应用内镜与超声组合在一起的电子线扫描超声胃镜作动物试验获得成功,同年Olympus与Aloka公司共同开发了反射镜旋转式超声扫描内镜(EUS)。目前有线形扫描和扇形扫描两种不同的扫描方式。扇形扫描式EUS能360°旋转扫描显示胃壁的解剖层次,主要用于诊断;线形扫描式EUS探头需对准特定方位才能显示病灶,常用于定位细针穿刺活检。EUS的探头位于内镜顶端的特制外套内,直径通常为9~13mm,常用的工作频率为7.5~20MHz,高频探头穿透性差,但显示的图像更清晰,用于鉴别肿瘤侵犯黏膜或黏膜下层有较高的准确率。探头工作时其外装有特制水囊作为声波的传导媒介,在胃腔内检查时,主要应用水囊法、浸泡法或两法联合应用。胃窦部、胃角以及小弯近贲门部较难以被水浸泡,故显示困难,成为检查的相对盲区。

目前,EUS检查已成为胃癌特别是早期胃癌术前分期的重要手段之一。在EUS下,胃癌的浸润深度可由胃壁的正常层次结构破坏程度来判定,EUS在判断肿瘤浸润深度方面明显优于CT、MRI等检查方法,对胃周围淋巴结转移的诊断准确率也很高。由于EUS探头的组织穿透力有限,限制了其对远处转移的检查。

EUS检查应在细致的胃镜检查基础上进行,完成胃镜观察确定病变部位后再进行超声检查。在组织学上胃壁可分为4层,加上覆盖在黏膜表面的黏液,在EUS图像上显示为典型的5层结构(图40-12),其中第1、3、5层为高回声。胃癌的EUS影像特征表现为低回声、不规则的肿块,伴局部或全部胃壁结构模糊、中断、增厚、变薄或缺损。黏膜癌累及黏膜肌层表现为第1、2层胃壁结构改变,第3层结构完整;黏膜下层表现为前3层胃壁改变;固有肌层癌表现为第3层断裂,前4层结构消失,第5层结构清楚完整;肿瘤累及浆膜表现为胃壁5层结构尽失,第5层不规则、断裂,与周围组织分界不清。胃周淋巴结转移可表现为圆形均匀的低回声结构,边界清楚(图40-13~40-17)。

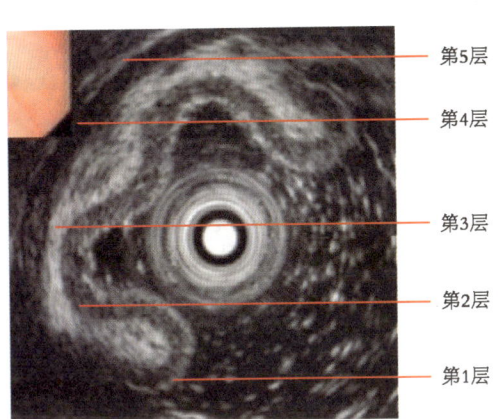

图 40-12　EUS 下正常胃壁层次

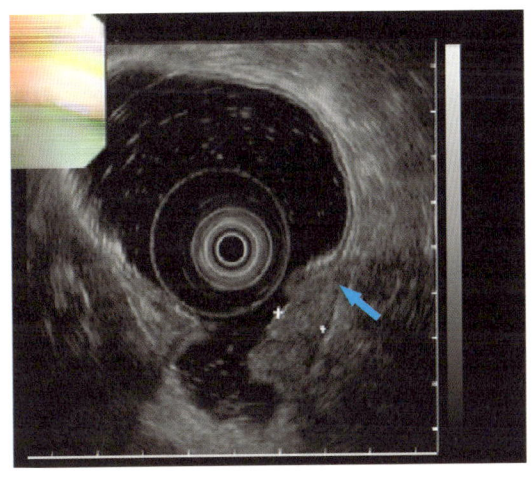

图 40-15　胃的浆膜层癌（s 癌），病灶累及胃壁全层，部分浆膜层（第 5 层）穿破（T3）

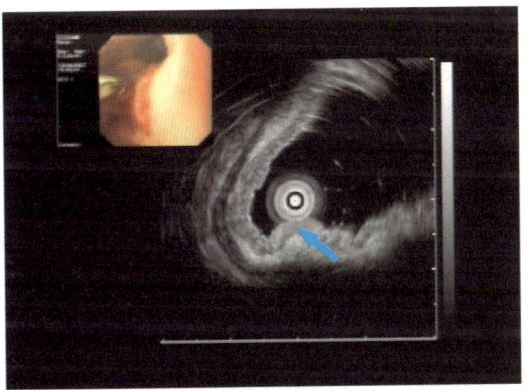

图 40-13　胃的黏膜内癌（m 癌），病灶局限于黏膜层

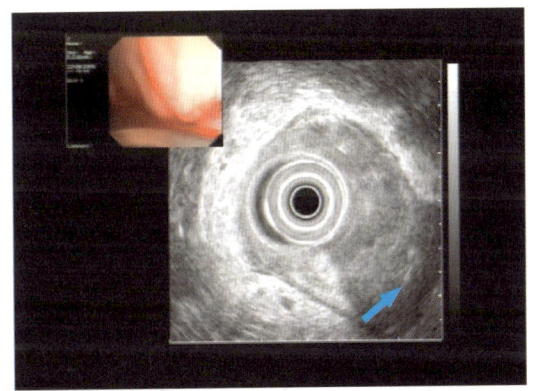

图 40-16　胃癌，低回声病灶，累及胃壁全层，并侵及邻近结构，与周围组织分解不清（T4）

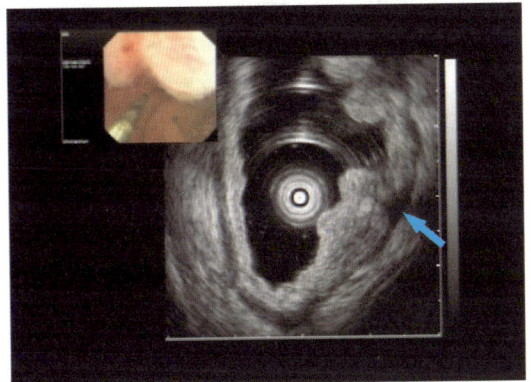

图 40-14　黏膜下癌（sm 癌），黏膜下层（第 3 层）局部变狭及不规则

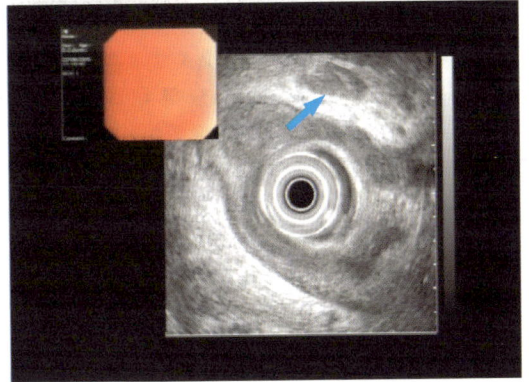

图 40-17　胃癌，低回声病灶，累及胃壁全层，并侵及邻近结构，与周围组织分解不清（T4），蓝色箭头所示低回声区为转移肿大淋巴结

EUS 对胃癌 T 分期的准确率在 70%～90%，T1、T2、T3 和 T4 期肿瘤分期的准确率分别为 81.8%～90%、70.4%～85.2%、88.2%～88.9% 和 71.4%～91.3%[25-27]。EUS 对 T2 与 T3 期胃癌的鉴别相对较为困难。极具临床意义的是，EUS 能对部分局限于黏膜层的肿瘤作出准确的诊断，有助于早期胃癌治疗方式的选择。

然而，EUS 判断不同类型早期胃癌浸润深度的准确率差异显著，对隆起型和平坦型早期胃癌浸润深度诊断的准确率接近 100%，而对凹陷型早期胃癌浸润深度判断的准确率仅 58.6%，鉴别黏膜内癌和黏膜下癌的准确率、高估率和低估率分别为 63.6%、33.3% 和 3.0%。EUS 对胃癌 N 分期的准确率约为 70%，Xi 等报道 EUS 诊断淋巴结转移的敏感性为 66%，特异性为 73%[28]，因此准确鉴别胃周围淋巴结的性质仍是 EUS 面临的难题。在 EUS 定位下对可疑淋巴结做细针穿刺活检可以进一步提高胃癌 N 分期的准确率。

### 40.8.8　腹腔镜检查

基于 EUS、CT 等影像学技术的术前分期与进展期胃癌术中探查情况存在一定的出入，尤其是腹膜种植在影像学诊断中常难以发现，使得术前分期往往低于实际情况。诊断性腹腔镜检查结合腹腔镜超声能够发现常规影像学检查无法显示的转移灶，为准确地进行术前分期特别是 M 分期提供有价值的信息。

文献报道，腹腔镜检查能使 24%～36% 的胃癌患者避免不必要的剖腹探查，对胃癌根治性切除的预测准确率可达 50%～100%，并能为制订包括新辅助化疗在内的胃癌综合治疗决策提供重要依据。Nakagawa 对 93 例 CT 诊断为 T3、T4 期胃癌而无腹腔种植迹象的病例进行诊断性腹腔镜检查，发现腹膜种植 21 例，腹腔游离癌细胞阳性 27 例；腹腔镜探查后 47 例分期发生改变，其中 44 例分期更晚，共有 22 例避免了不必要的剖腹探查[29]。Sarela 等发现术前 CT 诊断为 T3 期以上或淋巴结肿大直径 >1 cm 时，腹腔镜探查发现转移灶的概率分别为 63% 和 49%，认为符合这两个条件的患者可以从腹腔镜探查中获益[30]。

T2 期之前的胃癌在腹腔镜探查时极少发现导致治疗策略改变的转移灶，因此腹腔镜检查主要适用于其他影像学检查诊断为 T3 期以上或有明显淋巴结肿大的进展期胃癌。值得注意的是，单纯腹腔镜探查诊断腹腔种植转移存在一定的假阳性率，确诊依赖于病理学检查。

### 40.8.9　肿瘤标记

目前常用的胃癌血清肿瘤标记主要包括酶类标记和蛋白类标记两大类。胃蛋白酶原（PG）是一类酶标记，为胃蛋白酶前体，依免疫原性不同分为 PGⅠ和 PGⅡ。PGⅠ由胃底、胃体主细胞和颈黏液细胞分泌，而 PGⅡ除由上述细胞分泌外，尚可由贲门、幽门及十二指肠 Brunner 腺产生，随着胃黏膜萎缩由幽门向贲门侧进展，血清 PGⅠ水平及 PGⅠ/PGⅡ比值随之下降。胃蛋白酶原检测的理论基础，一方面是基于 PG 下降与胃黏膜萎缩之间的关系；另一方面是基于胃黏膜萎缩是胃癌的高危因素之一。以血清 PGⅠ<70 ng/ml 和 PGⅠ/PGⅡ比值 <3 为标准，诊断胃癌的敏感性为 77%，假阳性率为 27%[31]。由此可见，血清 PGⅠ水平及 PGⅠ/PGⅡ比值测定是一项很有价值的胃癌高危人群筛查指标。

CEA、CA19-9、CA72-4、CA50 等为传统的蛋白类肿瘤标记，血清 CEA、CA19-9 水平检测诊断胃癌的敏感性分别为 19.0%～56.1% 和 50%～92%，特异性分别为 26.3%～69.0% 和 52.0%～95.0%。血清 CA72-4 水平检测诊断胃癌的敏感性为 31.4%～84.2%，特异性为 92.0%～95.9%，高于 CEA 和 CA19-9。血清 CA50 水平作为胃癌检测的指标，敏感性为 25.7%～70.3%，特异性为 92%～96%。随着对肿瘤蛋白水平研究的深入和免疫学技术的发展，又提出了一些新的肿瘤标记如 CA242、MG-Ag 等，MG-Ag 诊断胃癌的敏感性为 32.1%～90.4%，特异性为 85.5%～96.8%。

研究发现，几乎所有肿瘤标记均与胃癌 TNM 分期及预后有关。胃癌治疗有效时血清肿瘤标记水平下降，随访时血清水平升高常提示肿瘤复发或转移。上述肿瘤标记用于胃癌诊断的敏感性与特异性均不理想，单独检测某项指标不足以用来确定胃癌诊断，联合检测较单项检测意义更大。目前临床上多以 CEA、CA19-9、CA72-4 测定为基础，配合以 CA125、CA242、CA-50、MUAg 等指标检测，主要用于判断预后和胃癌治疗后随访。此外，AFP 阳性的胃癌多为胃肝样腺癌，易出现肝转移，预后较差。手术前后 AFP 水平变化与手术疗效呈正相关，因此术后 AFP 动态检测对判断此型胃癌的预后有重要意义。

## 40.9 鉴别诊断

### (1) 胃溃疡

胃癌无特异性症状和体征,其临床表现酷似胃溃疡,特别是青年人胃癌常被误诊为胃溃疡进行治疗而延误病情。典型的良性胃溃疡和溃疡型胃癌不难鉴别,然而表现不典型者并非少见。鉴别诊断时应着重注意以下几点:①胃癌虽多见于中老年人,但40岁以下年轻人发病者并不少见;②溃疡的大小不能作为判断病变良恶性的依据,直径 <2 cm 的恶性溃疡临床上也很常见,偶尔未及时治疗的良性溃疡(特别是伴真菌感染者)亦可非常巨大,酷似胃癌,唯有活检方可鉴别;③影像学检查或胃镜大体观察疑为恶性溃疡者单次活检阴性并不能排除胃癌的诊断,应重复胃镜活检以求确诊,必要时加行 EUS 或 CT 等检查进一步排除胃癌的诊断;④早期凹陷性胃癌的溃疡灶易与良性溃疡相混淆,而且经抗溃疡治疗后恶性溃疡也有暂时愈合的可能;⑤临床上拟诊为胃溃疡者应在内科积极治疗下定期随访胃镜,必要时应重复活检排除胃癌。

### (2) 胃息肉

胃息肉是指突向胃腔的黏膜隆起,为形态学描述。病理组织学上可将胃息肉分为3类:炎性息肉、增生性息肉和腺瘤性息肉,其中腺瘤性息肉较易恶变。胃息肉多数无症状,较大的息肉可引起上腹部不适、隐痛、饱胀。幽门附近的带蒂息肉脱垂进入十二指肠可引起间歇性幽门梗阻,甚至引起胃十二指肠套叠。息肉表面黏膜糜烂形成溃疡可引起出血,表现为黑粪和贫血,酷似胃癌。内镜下胃息肉多呈球形或半球形,个别呈分叶状,多数直径 <1 cm。广基的腺瘤型息肉易与隆起型早期胃癌相混淆,且有较高的恶变倾向,直径 >2 cm 者恶变率高达 40%~50%。所有胃息肉均应常规活检,有时需在内镜下完整切除息肉行病理检查以确诊。

### (3) 胃原发性恶性淋巴瘤

占胃部恶性肿瘤的5%,仅次于胃癌。原发性胃淋巴瘤多数属于黏膜相关淋巴瘤(MALT),其中 50%~70% 为低度恶性 B 细胞淋巴瘤。病变起源于胃黏膜下层的淋巴组织,可扩展至黏膜层而突入胃腔,随着黏膜受累而形成溃疡,也可侵犯胃壁全层,波及周围淋巴结。因临床表现与胃癌相似,常误诊为胃癌。但淋巴瘤患者发病年龄相对较轻,病程相对较长,症状出现较晚,患者一般状况好于胃癌。有的患者早期出现持续高热或间歇热。少数患者伴有全身皮肤瘙痒症。X线检查可见黏膜皱襞增大、黏膜结节、多发性息肉样肿块或伴溃疡、弥漫性浸润隆起等,一般难以与胃癌相鉴别。X线检查显示胃壁病变相当广泛但胃仍能扩张是淋巴瘤的重要特征。胃镜下观察溃疡形态对两者鉴别也有帮助,胃淋巴瘤溃疡位于粗大皱襞间,深浅不一,形态不规则,常为多发;底部呈颗粒样不平,被覆松散的灰黄色坏死物,有或无薄苔,边缘质地较软。胃癌的溃疡常较大,底部凹凸不平,覆盖污秽苔;边缘不规则呈锯齿状,质脆易出血;周围黏膜常呈萎缩性胃炎改变。胃镜多处活检及深部活检有助于鉴别诊断。

### (4) 胃间质瘤

胃间质瘤起源于卡哈尔间质细胞,过去所谓的胃平滑肌瘤或平滑肌肉瘤多属于此类肿瘤。多为良性或交界性,恶性者较少见。其发病年龄低于胃癌,以男性居多。多见于近端胃,生长缓慢,瘤体大者直径可达10 cm以上。按生长方式不同可分为腔内型(肿瘤向胃腔内黏膜下凸出)、腔外型(肿瘤向胃外浆膜下生长)和哑铃型(肿瘤双向生长)。瘤体黏膜常有溃疡形成,典型者为圆形,呈脐孔样。直径2 cm以下的胃间质瘤常无症状,多为内镜检查时偶然发现。随着肿瘤长大可出现腹部不适、腹痛、进食哽噎、腹部肿块及消化道出血等症状,少数患者可伴有发热、体重下降、晕厥或因肿瘤破裂而致急腹症入院。上述诸多临床表现中以消化道出血和腹部肿块最为常见,消化道出血包括呕血、便血或大便隐血检查阳性,常因黏膜面溃疡形成所致。腹部肿块多较胃癌光滑,且活动度大。X线检查可见:腔内型胃间质瘤于胃腔内呈边缘光滑的充盈缺损,其中央常有典型的脐样龛影;腔外型者仅见胃壁受压及推移征象。内镜下腔内型间质瘤表现为凸入胃腔的球形或半球形黏膜下肿块,大小不一,有时可见中央溃疡或伴出血,其周围黏膜有桥形皱襞。EUS能清楚地显示胃壁5层结构,对哑铃型和腔外型间质瘤有较大诊断价值。CT检查可提供极有价值的鉴别诊断信息,平扫胃间质瘤多表现为球形肿块,增强扫描显示肿瘤血供极其丰富,内部密度多不均匀,常伴有瘤体内出血、坏死、囊性变、钙化和溃疡形成。此外,胃间质瘤很少通过淋巴结转移,因此,若CT显示胃部肿块伴胃周淋巴结肿大时,有助于排除胃间质瘤诊断。

## 40.10 外科治疗

### 40.10.1 外科治疗的历史与进展

1881年，Billroth成功施行了首例胃癌切除术，当时由于并发症多，手术死亡率高达64.3%。随着手术技术的进步，1932年胃癌远端胃切除手术已经相对成熟，手术切除率为45%，手术死亡率已下降至10%，5年生存率约为15%。1897年，Schlater首次成功行全胃切除，但因全胃切除并发症多，死亡率高，当时开展此项手术者甚少。1906年，Cuneo首次详细描述了淋巴回流对胃切除范围的影响。但直至20世纪40年代，胃癌切除手术仍处于小范围的胃切除和不彻底的胃周淋巴结清扫阶段。进入20世纪40年代后，全胃切除治疗胃癌才进入快速发展时期。1948年，Brunschwig和McNeer施行全胃联合脾、胰切除术。1951年，McNeer及其同事完成对92例胃癌胃部分切除患者的尸检，发现一半病例残胃有肿瘤复发现象，因此建议行全胃切除及联合脏器切除术治疗胃癌。1953年Appleby施行腹腔动脉根部结扎切断，整块切除淋巴结及全胃、脾、胰体尾的扩大根治术。

20世纪50年代中期，Fly发现胃癌的部位与各组淋巴结转移频度相关，对不管胃癌原发灶的部位和范围，一律行全胃切除的治疗方案提出质疑。其后的研究陆续提示，与胃次全切除相比，全胃切除并发症多，手术死亡率高，而其疗效并不一定优于胃次全切除，因此胃次全切除再次得到提倡和推广。20世纪50年代末，日本学者在胃癌淋巴结转移规律研究的基础上，开展了可以清除第1、2、3站淋巴结的D2和D3根治术，显著提高了胃癌根治术的疗效。20世纪80年代末，日本学者倡导包括主动脉旁淋巴结清扫在内的扩大根治术，试图通过扩大淋巴结清扫范围进一步提高进展期胃癌的术后生存率。与此同时，D2、D3根治术也在包括中国和韩国在内的亚洲国家推广应用，并取得积极效果，手术技术日趋成熟，手术并发症和死亡率逐渐下降，术后生存率显著提高。

然而，D2根治术的疗效和安全性并未被欧美学者广泛认同，自20世纪90年代后期起，来自欧美国家的数个RCT研究均提示，与D1清扫相比，D2清扫并发症率和手术死亡率均较高，而术后生存率并未提高。另一方面，亚洲学者通过大量临床实践也逐渐认识到，与其他恶性肿瘤一样，胃癌尤其是进展期胃癌本质上更倾向于是一种全身性疾病，对于此类患者宜采用以外科手术为主的多学科综合治疗模式，一味扩大切除范围（D3以上清扫）并不能进一步改善预后。

进入21世纪以来，胃癌的手术治疗日益趋向理性化、规范化和科学化。早期胃癌的手术治疗也逐渐向缩小化和微创化方向发展。目前，有关进展期胃癌根治术的合理淋巴结清扫范围虽然东、西方国家之间仍存在一些争议，但彻底清扫第1、2站淋巴结的D2手术作为治疗进展期胃癌的标准术式，已逐渐为大多数学者所接受。而在日本，目前近20%的早期胃癌采用内镜下切除，也取得了令人满意的效果。

### 40.10.2 手术指征和术前准备

**(1) 治疗前评估**

治疗前评估主要包括肿瘤评估和全身状况评价两个方面。胃癌一经确诊即应进行肿瘤分期评估，准确分期有助于制订合理的治疗方案。在详细的病史询问和全面的体格检查基础之上，综合应用前述的各项检查，以明确肿瘤的部位、大小、浸润深度、病理类型、有无淋巴结转移、腹腔种植和远处转移，并对肿瘤作出初步的TNM分期。

腹部CT增强扫描不仅有助于肿瘤分期，还能有效发现腹腔积液及腹腔转移灶，应常规施行。女性患者应加行盆腔CT扫描，近端胃癌还应同时行胸部CT检查。EUS有助于确定肿瘤T分期，对早期胃癌治疗方案的选择大有裨益。腹腔镜探查的最大优势在于能够发现CT无法显示的腹膜转移灶，从而避免部分不必要的开腹手术，尤其适用于疑有浆膜面浸润者。此外，肿瘤评估尚应包括胃癌并发症的识别和评价。全身状况评价应对患者的营养状况、内环境稳态以及重要脏器功能状态等作出全面评估。

**(2) 手术指征**

凡胃癌诊断明确，术前检查无明显转移征象，各重要脏器无严重器质性病变，全身状况许可，估计耐受手术者均应积极争取手术治疗。有时即使有远处转移，如锁骨上淋巴结、肝、肺等处孤立性转移者，经术前化疗等综合治疗后病灶缩小，患者全身情况尚能耐受手术时，亦应争取进行姑息性手术，以期缓解症状，减轻痛苦，提高综合治疗的疗效，延长患者的生存期。

**(3) 术前准备**

术前一日进流质，术前晚肥皂水灌肠，或以20%

甘露醇500 ml,生理盐水1 000 ml口服做肠道准备。贫血患者血红蛋白<70~80 g/L时可予以输血;伴幽门梗阻者术前3天应以3%高渗盐水洗胃。手术晨禁食并放置胃管,静脉注射预防性抗生素。

## 40.10.3 术式分类

传统上胃癌的术式分为3类:根治性切除术、姑息性切除术和胃肠内引流术。根治性切除术按照胃切除范围的不同分为全胃切除术、远端胃大部切除术和近端胃大部切除术;按照淋巴结清扫范围的不同分为未彻底清扫第1站淋巴结的D0根治术,彻底清扫第1站淋巴结的D1根治术,彻底清扫第1、2站淋巴结的D2根治术,以及彻底清扫第1、2、3站淋巴结的D3根治术。

理论上根治性切除术应符合以下要求:①完全切除原发病灶;②彻底清除胃周围转移淋巴结;③消除腹腔游离癌细胞和微小转移灶。临床上依据手术的彻底性,将根治性手术分为3类:A级根治、B两级和C级根治。A级手术是指:①D>N,即手术清扫的淋巴结站别超越已有转移的淋巴结站别;②切除标本距离切缘1 cm范围内无癌细胞浸润。有关D>N的问题,常以术后病理检查的淋巴结系数作为判断标准。淋巴结系数系指阳性淋巴结数与送检淋巴结总数的比值,淋巴结系数<0.2可认定为D>N。须注意,按照UICC分期要求胃癌根治术后送检淋巴结总数不得少于15个,否则无法确定肿瘤的N分期。根据笔者的经验,通常D2根治性远端胃切除术清扫的淋巴结数应不少于25个。若术中清扫淋巴结站别与转移淋巴结的站别相等(D=N),或切除标本距离切缘1 cm范围内有癌细胞浸润者则定义为B级手术,其疗效较A级手术为差。手术切除范围或淋巴结清除范围小于癌浸润或淋巴结转移的范围(D<N),无论是原发灶还是转移灶切除不够均为C级手术,本质上属于姑息性手术。

目前,将切除2/3以上胃的D2根治术作为胃癌根治切除的标准术式,已为大多数学者所认同,并据此进一步将胃切除和(或)淋巴结清扫范围小于标准根治术的手术定义为缩小手术,反之则定义为扩大手术。缩小手术的术式包括内镜下黏膜切除术(EMR)、内镜黏膜下切除术(ESD)、经腹腔镜胃局部切除术、腹腔镜辅助胃部分切除术以及剖腹局限性手术。其中,剖腹局限性手术涵盖保留幽门的胃部分切除术、保留大网膜和网膜囊的远端胃切除术、胃楔形切除术、节段胃切除术、远端半胃切除术以及近端半胃切除术等多种术式。扩大手术则包括淋巴结清扫范围超过第2站的$D2^+$~D3根治术,以及各种类型的联合脏器切除术。

## 40.10.4 早期胃癌的术式选择

目前,对早期胃癌的手术治疗正日益趋向缩小手术和微创手术,传统根治术的适应证范围正逐渐缩小。临床上可根据患者的年龄、全身情况、肿瘤大小、病理类型、浸润深度、淋巴结转移状态以及术者的经验和技术条件确定手术方式。对于黏膜内癌和生物学行为良好的黏膜下癌,有条件的单位应首选内镜治疗,无条件或不宜施行EMR、ESD或腹腔镜胃局部切除的早期胃癌,可根据具体情况选择剖腹局限性手术或传统的胃癌根治手术(D1或D2术),D2以上的根治手术仅适用于部分多灶性早期胃癌或伴有第3站淋巴结转移者。

## 40.10.5 早期胃癌的缩小手术

随着胃镜检查的普及,近年来国内早期胃癌的病例逐渐增多。根据复旦大学附属中山医院对过去5年来手术治疗的2 678例胃癌统计,其中早期胃癌占15.3%。而在日本早期胃癌的比例高达50%。早期胃癌治愈率极高,传统手术治疗的治愈率达90%~100%,采用传统根治手术已难以进一步提高治愈率。早期胃癌淋巴结转移率低,黏膜内癌淋巴结转移率为1%~3%,黏膜下癌淋巴结转移率为11%~20%。而且黏膜内癌淋巴结转移几乎均限于第1站,黏膜下癌虽第1、2、3站淋巴结转移均有发现,但仍以第1、2站转移为主,第3站转移少见。由此可见,对于大部分早期胃癌患者而言,采用传统的根治性手术可能并无必要。

鉴于此,近年来日本学者就早期胃癌的手术治疗问题进行了深入的研究和探索,并完成了多种类型缩小手术方法的开发和评价,初步确立了缩小手术在早期胃癌治疗上的价值和地位。2001年,日本胃癌学会提出《早期胃癌治疗指南》,强调根据胃壁浸润深度及淋巴结转移情况决定治疗策略。建议对于<2 cm的黏膜内癌(分化良好,无溃疡形成)采用EMR治疗;其他黏膜内癌及<1.5 cm的黏膜下癌(分化良好)行缩小手术A(D1+第7组淋巴结清扫),其余黏膜下癌行缩小手术B(D1+第7、8a、9组淋巴结清扫);早期胃癌疑有淋巴结转移时,若病灶<2 cm可行缩小手术B,否则应行标准的D2术[32]。

## 40.10.6 早期胃癌的内镜治疗

**(1) 内镜下黏膜切除术和内镜黏膜下切除术**

EMR 是在内镜下切除包括病灶在内的胃黏膜治疗早期胃癌的微创技术,在日本开展此项技术已逾 20 年。通过对大宗早期胃癌根治切除标本的回顾性分析,已经筛选出转移可能性极小的临床病理类型作为理想的 EMR 治疗对象。

目前,普遍接受的 EMR 适应证符合以下标准:①分化中等或良好的腺癌和(或)乳头状腺癌;②病灶局限于黏膜内;③隆起型病灶直径≤20 mm;④平坦或凹陷型病灶直径≤10 mm,肉眼观察应无溃疡或溃疡性瘢痕存在;⑤无静脉或淋巴管侵犯[33]。由于 EUS 对肿瘤浸润深度判断的准确率仅为 70%,EMR 治疗是否恰当,有赖于术后对 EMR 切除标本进行严格的病理学检查,包括水平和垂直切缘有无癌累及,以及肿瘤浸润深度、分化程度、淋巴管和(或)血管有无肿瘤浸润等。若病理检查发现切除的标本不符合 EMR 的适应证,提示淋巴结转移的机会增多,宜积极手术行淋巴结清扫。

EMR 存在局部复发的风险,局部复发率为 2%~35%。局部复发者可酌情再次施行 EMR 或其他微创手术,也可施行传统根治手术。与传统根治手术相比,EMR 治疗的 5 年和 10 年生存率无明显差异。EMR 令人满意的疗效使它成为目前日本早期胃癌的标准治疗方式之一,约 20% 的早期胃癌患者选择 EMR 治疗。

2000 年,日本国立癌症中心的 Gotoda 等总结了 3 261 例早期胃癌临床病理类型和淋巴结转移之间的关系[34]。根据 Gotoda 总结的经验,日本国立癌症中心将早期胃癌内镜治疗的适应证扩大为:①组织学分化中等或良好;②直径<30 mm,无溃疡的隆起型或凹陷型黏膜内癌。当切除标本发现黏膜下层受累、血管受侵或切缘不足时,需行进一步手术治疗。该中心内镜治疗 445 例早期胃癌,有 5% 发生出血或穿孔,有 17% 发现累及黏膜下层,平均随访 38 个月,未发生肿瘤相关的死亡[35]。

由于 EMR 技术的局限,>2 cm 的病灶不能整块切除,影响了病理诊断的准确率。随着内镜设备和技术的发展,ESD 应运而生。ESD 的技术特点:①距离病灶 5 mm 标记切除范围,可以保证有足够的切缘;②沿黏膜下平面解剖,便于术后病理判断肿瘤是否累及黏膜下层;③可以将较大病灶整块切除。ESD 最大的优点在于提高了术后病理诊断的准确率,从而保证了早期胃癌内镜治疗的安全性和疗效。

早期胃癌内镜治疗不仅有较高的设备和技术要求,而且必须在术前对肿瘤的浸润深度和淋巴结转移情况作出尽可能准确的判断,该手术应由有丰富相关技术经验的医师施行,治疗指征应严格掌握。切除标本应进行规范的病理检查,若病理检查提示切除范围不足或存在淋巴结转移的高危因素,应及时扩大手术范围。

**(2) 腹腔镜胃局部切除术**

包括腹腔镜胃内黏膜切除术和腹腔镜胃部分(楔形)切除术。前者是指利用腹腔镜器械经皮经胃壁插入胃内进行早期胃癌的局部切除,后者是指在腹腔镜下提起和固定胃壁后距离病灶边缘 1 cm 做胃楔形切除。腹腔镜胃局部切除的主要适应证包括符合内镜治疗适应证的早期胃癌,由于技术限制或所处位置特别而无法行 EMR 或 ESD 治疗者。此术式的优点在于手术创伤较小,可以较广范围地切除病灶,同时术中可对胃周围淋巴结进行活检。Ohgami 等将腹腔镜胃楔形切除术应用于<2.5 cm 的黏膜内癌,61 例中有 4 例因局部复发、血管浸润或异时胃癌行附加手术,随访 4~65 个月,无 1 例死于原发病[36]。

## 40.10.7 剖腹局限性手术

此种术式包括淋巴结清扫范围缩小的手术、胃切除范围缩小的手术及保留迷走神经功能的手术。

**(1) 淋巴结清扫范围缩小的手术**

临床研究发现,早期胃癌施行 D1 或 D2 根治术后患者生存率无显著差别,且黏膜内癌的第 2 站淋巴结转移多定位于第 7 组淋巴结已被证实,因此对于黏膜内癌施行缩小手术 A(D1 + 第 7 组)能够达到与 D2 根治手术同样的效果。日本一项研究中 134 例术前判断为黏膜内癌施行缩小手术 A,术后病理证实 22 例为黏膜下癌,共 4 例发现 N1 淋巴结转移,无 N2 淋巴结转移。术后无 1 例由于胃癌复发转移而死亡,证实了该手术的安全有效。通常肿瘤浸润黏膜下层后或伴有溃疡(瘢痕)的术中才可触及,术前诊断为黏膜内癌,术中肿瘤未触知(ⅠA 期)的胃癌,适合施行缩小手术 A。有研究发现,术前诊断黏膜下癌,术中诊断无淋巴结转移的病例,第 7~9 组淋巴结转移的概率为 3/216(1.4%)[37],此类患者可施行缩小手术 B。

**(2) 胃切除范围缩小的手术**

此种术式包括胃部分切除术、胃节段切除术及保留幽门的胃切除术。缩小胃切除范围可更好地保留残胃功能,有利于改善患者术后生活质量。保留幽门的胃切除术不仅可以进一步保留胃的贮存功能,而且可以减少倾倒综合征、反流性食管炎、胆石症、残胃癌等远期并发症的发生。

#### (3) 保留迷走神经功能的手术

此种术式包括保留迷走神经肝支,有利于术后胆囊收缩功能的维持,降低术后胆石症的发生率。肝支起源于迷走神经前干,于贲门水平沿肝胃韧带上缘右行,参与构成肝丛。在保留肝支时,第 1 组淋巴结清除受到限制,手术中清扫第 5 组、第 12 组淋巴结时也可能损伤肝丛。腹腔支从迷走神经后干分出后沿胃左动脉走行,至腹腔动脉周围进入腹腔神经丛,保留此神经可减少术后腹泻、消化吸收障碍等并发症的发生。但保留腹腔支将影响第 7 组淋巴结的彻底清扫。幽门支起源于迷走神经肝支,沿肝十二指肠韧带下行,分布于幽门。保留幽门胃切除术中保留此神经可确保幽门功能,但保留幽门支将影响清扫第 5 组淋巴结。总之,保留迷走神经功能的手术影响第 1 组或第 7 组淋巴结的清扫,应严格掌握适应证。

### 40.10.8 进展期胃癌的术式选择

迄今,手术治疗仍是治愈进展期胃癌的唯一有效方法。一般认为,ⅢA 期之前的进展期胃癌经手术为主的综合治疗后可获得治愈效果,而ⅢB 期和Ⅳ期患者多数只能施行姑息性手术。临床上应根据患者的全身情况、肿瘤分期和生物学特性选择合理的手术方式,对于有可能治愈的进展期胃癌应力争做到 A 级根治切除。

#### (1) 根治性手术的切缘

切缘无肿瘤残余是胃癌根治术的基本要求。切缘是否有癌累及与患者的预后密切相关,切缘阳性意味着更差的预后。无论采用何种手术方式,都应以保证上、下切缘无肿瘤残留为首要原则。有研究显示,胃癌术后吻合口复发患者上切缘距肿瘤平均 3.5 cm,无吻合口复发者为 6.5 cm。因此,胃癌根治术中切缘通常应距肿瘤边缘 5~6 cm 以上。然而,肿瘤沿胃壁浸润的距离与肿瘤部位、病理类型以及生物学行为有关。幽门对胃癌的扩展可能具有屏障作用,因此幽门下 3 cm 切断十二指肠通常能保证下切缘阴性,若肿瘤浸润或突破幽门,则应切除十二指肠 4~5 cm;Borrmann Ⅰ、Ⅱ型癌沿胃壁的浸润多较局限,通常上切缘距肿瘤边缘 4~5 cm 即可;而 Borrmann Ⅲ、Ⅳ型癌、印戒细胞癌、未分化癌上切缘距肿瘤边缘应在 6~8 cm 以上;伴食管浸润的贲门癌食管切缘应距肿瘤边缘 6 cm 以上。

#### (2) 胃切除范围

原则上应按肿瘤的部位、生物学特性以及需要清扫淋巴结的范围来确定胃的切除范围。肿瘤位于胃窦部时,施行根治性全胃切除或根治性胃大部切除术后的生存率无显著性差异,源自欧洲的两项多中心前瞻性随机对照研究证明了这个观点。意大利的 Bozzetti 等将 618 例胃窦癌患者随机分组,315 例接受胃大部切除术,303 例接受全胃切除术,5 年生存率分别为 65% 和 62%。两组的差别仅在于胃大部切除组的切缘阳性率稍高于全胃切除组[38,39]。法国的研究也表明,胃癌术后生存率仅与淋巴结转移和浆膜受累有关,而与胃切除范围无关。与全胃切除相比,远端胃大部切除不仅相对安全,且通常具有更好的术后营养状况及生活质量。因此,在保证上切缘阴性的前提下 L 区癌最适合行远端胃大部切除。U 区进展期癌宜行全胃切除术,U 区局限性癌若病灶较小,也可选择远端胃大部切除术,M 区进展期癌原则上应施行全胃切除术。凡肿瘤浸润范围达两个分区、皮革胃或有胃周围远隔淋巴结转移者,如贲门癌幽门上淋巴结转移、胃窦癌贲门旁淋巴结转移均为全胃切除的指征。

#### (3) 淋巴结清扫范围

有关进展期胃癌根治术中广泛淋巴结清扫的价值,东、西方国家的观点分歧明显。早在 1981 年,日本学者 Kodama 发表了 D2 手术生存优于 D1 手术的报道,这一结论受到众多日本学者的支持。大样本的回顾性研究也表明,根治性淋巴结清扫有助于提高进展期胃癌的无病生存率和总生存率,治愈率高达 50%~60%。目前,在日本 D2 手术作为胃癌根治性切除的标准术式已广为接受。然而,日本关于 D2 手术优于 D1 手术的结论完全建立在回顾性研究基础之上,研究结果不可避免地受分期偏倚的影响。从循证医学的角度来看,日本研究的证据强度显然不足,而备受西方学者的质疑。

在西方国家,比较 D1、D2 手术的一些小型前瞻性研究并不支持 D2 手术优于 D1 手术的观点,研究病例数相对较少,加之参与研究的外科医师 D2 手术经验相对不足,影响了这些研究的可信度。为此,在英国和荷兰开展了两项大型多中心前瞻性临床对照研究,以比较 D2 和 D1 手术的效果。两项研究均显示,D2 手术组术后并发症率、手术死亡率显著高于 D1 手术组,而术后 5 年生存率无显著差异

(表40-6)。由于荷兰和英国的研究都存在以下两个缺陷:①参与研究的外科医师缺乏足够的D2手术经验;②D2手术的死亡率过高影响了结果的判断。考虑到以上因素,这两项研究也不足以作出D1、D2手术孰优孰劣的结论。深入分析这两项研究结果发现D2手术的一些优势:荷兰研究中D1组术后复发率显著高于D2组(41%与29%);D2手术为T3期以上的患者带来32%的生存优势。2004年,英国Edwards报道的前瞻性研究认为D2手术优于D1手术。该研究中118例患者随机分为两组,分别接受D1或保留脾、胰的改良D2手术,手术并发症率和死亡率相同,D2组术后5年生存率显著高于D1组(59%与32%)[40]。

表40-6 欧洲两项比较D1和D2手术的前瞻性随机对照临床试验结果[41-44]

| 地 区 | 病 例<br>(D1/D2) | 手术并发症率(%)<br>(D1/D2) | 手术死亡率(%)<br>(D1/D2) | 5年生存率(%)<br>(D1/D2) |
| --- | --- | --- | --- | --- |
| 荷兰 | 380/311 | 25/43 | 4/10 | 45/47 |
| 英国(MRC) | 200/200 | 28/46 | 6.5/13 | 34/34 |

虽然目前尚无有力的证据结束争论,目前比较一致的观点认为,东、西方之间存在的人种、体态与技术差异影响了治疗结果。综合11项队列研究的Meta分析结果,在有经验的中心D2手术的死亡率为3.9%,总的5年生存率为57.3%,T3期的5年生存率为35.3%,而在非专业中心即使是D1手术也有较高的手术死亡率和较低的生存率[45]。

随着围手术处理的进步、D2手术的进一步推广,其手术并发症和死亡率将会明显下降。来自中国、日本和韩国的经验均证明了这一点。根据日本全国性的调查,75%的患者接受D2或D3手术,手术死亡率低于1%。D2淋巴结清扫作为胃癌根治手术的标准术式目前已趋向共识,进展期胃癌根治术中原则上应常规施行D2淋巴结清扫。有关D2以上淋巴结清扫(D2+和D3)的价值争议已久。新近RCT研究证实,对于有经验的专家包括16组淋巴结清扫在内的扩大根治术是安全的,但与标准D2术相比,D2+和D3术并不能进一步提高AGC的生存率。对于进展期胃癌预防性腹主动脉旁淋巴结清扫不再推荐[46]。

## 40.10.9 根治性手术

**(1) 远端胃大部切除术**

此种术式主要适用于胃窦癌和部分早期局限性胃体癌。切除范围包括远端2/3~4/5的胃及部分十二指肠,全部大、小网膜,横结肠系膜前叶和胰腺被膜,胃窦癌的D2根治术要求彻底清扫第1、3、4、5、6、7、8a、9、11p、12a组淋巴结。

一般选择上腹正中切口,自剑突至脐下3 cm,并切除剑突,经镰状韧带左侧进腹。以塑料切口保护膜或纱布垫保护切口,以免肿瘤细胞种植切口。进腹后先探查肝脏、腹腔、盆腔有无转移或种植灶,再探查原发灶及区域淋巴结,以明确肿瘤的部位、大小、浸润深度、浆膜面侵犯情况以及有无邻近脏器粘连或侵犯。然后切开肝结肠韧带和十二指肠降部外侧腹膜,游离胰头和十二指肠,暴露下腔静脉和腹主动脉,探查第13、16组淋巴结有无转移肿大。力求对肿瘤的分期作出尽可能准确的评估,并据此确定最终手术方案。

切除手术自切断大网膜在横结肠的附着部开始,将大网膜、横结肠系膜前叶和胰包膜一并剥离,完整切除网膜囊。在胰腺下缘显露胃结肠静脉共同干和肠系膜上静脉根部。自根部分别结扎、切断胃网膜右动静脉,清除幽门下淋巴脂肪组织。切断脾结肠韧带,根部结扎、切断胃网膜左动、静脉,贴近脾脏切断脾胃韧带,保留最上方1~2支胃短血管。切开小网膜及肝十二指肠韧带前叶,清除肝固有动脉旁脂肪淋巴组织。根部结扎、切断胃右动脉,清除幽门上淋巴结,结扎、切断十二指肠上动脉并游离十二指肠球部。沿肝总动脉向左解剖直至腹腔动脉根部,沿途结扎、切断胃左静脉,清除肝总动脉上缘和前方的脂肪和淋巴组织。切开小网膜在右膈脚的附着部直至贲门水平,根部结扎、切断胃左动脉,清除腹腔动脉周围淋巴结。继续沿脾动脉向左侧解剖清除胰腺上缘脾动脉近侧半周围的脂肪和淋巴组织,自贲门右侧沿胃小弯将小网膜向下剥离至肿瘤上方5 cm处,于幽门下3 cm切断十二指肠,距肿瘤上缘5~6 cm切断胃。首选Billroth Ⅰ式吻合重建消化道。若肿瘤下缘十分接近幽门十二指肠时,宜选择Billroth Ⅱ式吻合。

### (2) 近端胃大部切除术

适用于贲门、胃底和胃体上部的早期局限型癌或肿瘤。原则上仍首选上腹部正中切口,切除剑突后多能提供良好的暴露。癌或肿瘤累及食管下端时宜选择胸腹联合切口,此切口虽然创伤较大,但能提供更好的暴露,有利于食管下段的充分切除,减少食管下端癌残留的危险。

近端胃大部切除的操作程序基本上与远端胃大部切除相同,但需保留远端胃和胃网膜右血管。术中应切断左三角韧带并游离肝左叶,以利食管贲门区的显露。完全切断脾胃韧带,结扎、切断全部胃短血管和左膈下动脉的食管贲门支,彻底清扫贲门左、脾门及脾动脉旁淋巴结。通常应在贲门上 4～5 cm 处切断食管,贲门癌累及食管下端时,宜在肿瘤上方 4～5 cm 处切断食管。在肿瘤下方 5 cm 处切断胃,原则上残胃容量不应小于全胃的 1/2,否则术后易致严重的胃食管反流。以 25 mm 的管状吻合器做食管-胃端侧吻合。为防止胃食管反流,可在食管与残胃之间间置一段长约 25 cm 的顺蠕动空肠。

### (3) 全胃切除术

对于不符合上述大部切除适应证的 U 区、M 区、UM 区、LM 区进展期癌、全胃癌、弥漫浸润性癌、多中心癌、残胃癌以及 L 区癌伴贲门区淋巴结转移者,宜选择全胃切除术。切口选择同近端胃大部切除术。远端胃的解剖及淋巴结清扫同远端胃大部切除术,近端胃的游离、淋巴结清扫及食管的切断同近端胃大部切除术。

全胃切除术后消化道重建方式种类繁多,理想的重建方式应满足以下要求:①重建消化道接近正常生理通道,以保持胃肠道神经-内分泌的稳态;②代胃能有较好的储存功能,以避免无胃状态下食糜排空过快;③最大限度地减少碱性反流性食管炎等术后并发症的发生;④手术操作简便,容易推广。为此,发展了 60 多种全胃切除术后消化道重建方式,但没有一种手术能很好满足上述要求。目前以经典的 Roux-en-Y 食管空肠吻合(R-Y 吻合)和间置空肠代胃术最为常用。R-Y 吻合的优点是手术简便,术后反流性食管炎发生率低。缺点是旷置了十二指肠,术后生理功能改变较大,同时代胃的单腔空肠容量小,食后易饱胀,且排空较快,不利于消化吸收。间置空肠代胃术的优点是保留了十二指肠通道,术后食物仍流经十二指肠,使食糜与胆汁、胰液充分混合,有利于消化吸收。缺点是手术操作较复杂,代胃空肠容量较小。传统的食管-空肠襻式吻合术常伴有严重的反流性食管炎,原则上不宜采用。

近年来,有关全胃切除术后不同重建方式疗效的研究逐渐增多,虽然也取得了一些共识,但对一些核心问题的认识远未统一。争论的焦点问题有二:①是否必须行贮袋重建;②有无必要保持十二指肠通道连续性。研究表明,与经典的 R-Y 吻合相比,Roux-en-Y 加袋术(P-Y)不仅可以增加患者饮食量,而且术后倾倒综合征和反流性食管炎的发生率较低。Iivonen 等在一项长达 8 年的随访研究中发现,无贮袋者餐后饱胀及倾倒综合征的发生率较高,进食量减少及体重下降更明显[47]。Tadahiro 等的研究还证实加袋术有益于改善患者术后早期营养状态[48]。由此可见,加袋术既能增加患者进食量,延长食物排空时间,改善术后营养状况,也可以减少术后并发症的发生,提高患者的生活质量。临床上值得推荐。

理论上保留十二指肠通道可使食物通过十二指肠刺激胆汁和胰液分泌,使之与食糜充分混合,有利于消化吸收和胃肠激素的调节。有研究表明,保留十二指肠通道的患者术后 6 个月生活质量明显提高,术后 12 个月体重恢复情况显著比 R-Y 吻合术好[47]。然而前瞻性研究表明,虽然对手术时间、出血量和死亡率无显著影响,保留十二指肠通道未能在维持营养状况及避免远期并发症等方面表现出明显积极的作用。Shinya 等发现与 Roux-en-Y 加袋术组相比,空肠加袋间置术组营养状况相对较佳,胆汁反流程度相对较低,但差异无显著性;体重恢复、胸骨后灼热感和倾倒综合征两组之间无差异[49]。Nakane 等研究发现 Roux-en-Y 加袋术组单餐进食量、体重恢复和排空时间等指标反而优于空肠加袋间置术组[50]。Fuchs 等对比了 Roux-en-Y 加袋术与空肠加袋间置术的疗效,两组各 53 例,随访 3 年,结果两组反映症状和生活质量的指数均无差异,提示患者并不能从保留十二指肠通道中受益[51]。

### (4) 联合脏器切除

联合脏器切除的目的有二:①整块切除病胃及受浸润的邻近脏器;②彻底清扫转移淋巴结。当肿瘤浸润食管下端、横结肠、肝左叶、胰腺、脾等邻近脏器,但无远处转移征象,患者全身情况允许时,一般均主张联合切除受累脏器。局部晚期癌或肿瘤根治性联合脏器切除不仅能切除肿瘤原发灶,消除出血、梗阻等并发症,而且能够延长患者生存期,提高治愈率。一组日本资料显示,779 例联合脏器切除的平均术后死亡率为 4.6%,平均 5 年生存率为 25%,10 年生存率为 18%。为保证根治性手术的彻底性和疗效,术中应遵循整块切除的原则,并严格按照 D2 根治手术的要求彻底清扫第1组和第2组淋巴结,同时避免上、下切缘癌残留。鉴于联合脏器切除常伴有较高的术后并发症率和死亡率,姑息性联合脏器切除应慎重施行。

近端胃癌脾门淋巴结的转移率约为15%,在近端胃癌根治术中,为了彻底清扫脾门、脾动脉旁淋巴结,以往有学者曾建议联合施行脾切除或脾胰体尾切除术。近年来,有关脾在抗肿瘤免疫方面的重要作用日益受到重视。研究表明,联合脾切除不仅有较高的并发症发生率,而且通常并不能改善患者的预后。Csendes 前瞻性地比较了187例接受全胃切除和全胃联合脾切除的疗效,两组手术死亡率相似,联合脾切除组的感染并发症发生率较高,两组5年生存率相似。Wanebo 发现非切脾组的5年生存率为31%,显著高于脾切组的20.9%。因此,对无明确脾门淋巴结转移者合并脾切除应慎重施行。同样对脾动脉干淋巴结转移数目较少,转移淋巴结未浸润胰腺实质者,目前多主张施行保留脾胰清除脾动脉干和脾门淋巴结的胃癌根治术,或者施行保留胰腺切除脾动脉及其周围淋巴结的全胃切除联合脾切除术。联合脾胰体尾切除原则上仅适用于原发性肿瘤或转移淋巴结直接浸润胰腺实质者[52-54]。

**(5) 胃癌复发的再手术**

进展期胃癌根治切除术后复发率为30%~80%。复发率的高低与胃癌的临床病理特征、手术彻底性以及辅助治疗等因素有关。日本胃癌研究会将胃癌复发分为8种类型:残胃复发、手术野局部复发、腹膜复发、肝脏转移、肝脏以外血行转移、淋巴结转移、复合性转移以及其他类型(包括肿瘤标记水平升高、怀疑复发等)。早期胃癌复发以血行转移最为多见,残胃局部复发次之,腹膜种植少见。进展期胃癌的复发以腹膜种植最多,约占50%,残胃局部复发次之,血行转移相对较少。浆膜侵犯和淋巴结转移是各种复发形式的危险因素,浸润型、分化差、浆膜受侵是腹膜种植的危险因素。胃癌复发多见于术后2年内,早期复发(2年内)的生物学行为多较恶劣,切除率低,预后差;晚期复发癌(5年以上)的生物学行为多较好,切除率高,预后也较好。有资料显示,10年以上复发组根治性切除率可达65.2%,而2年以内复发者切除率仅为29.7%。

手术切除是治疗胃癌术后复发最有效的方法,胃癌根治术后一旦证实为吻合口或残胃复发即使侵及邻近脏器,只要有可能切除,也应积极进行手术治疗。姑息性手术后复发或伴有明显远处转移者一般不考虑再次手术。最理想的手术方式是根治性残胃全切除术,包括淋巴结清扫及联合脏器切除。姑息性切除不仅能缓解症状,也能延长生存期。Yoo 报道一组残胃复发癌病例,根治切除组平均生存时间21.6个月,姑息切除组为11.6个月,短路手术组为8.5个月[55]。因此尽管残胃复发癌的切除率很低,还是应该持积极态度,力争手术,尽可能切除复发病灶。对于其他部位的局限、孤立性复发灶亦应积极予以切除。

**(6) 残胃癌的手术治疗**

狭义的残胃癌是指胃良性疾病施行胃切除术后5年以上残胃内又发生的癌,广义的还包括胃恶性疾病手术10年以上发生的癌。以往认为与普通胃癌相比,残胃癌确诊时病期多较晚、切除率低、预后差。随着胃镜检查的广泛开展以及胃癌诊断技术的提高,残胃癌中早期癌的比例逐渐增高,切除率和预后亦同步改善。综合近年日本和韩国资料,残胃癌中早期癌占20%~53%,切除率为70%~90%,术后生存率接近普通胃癌。

鉴于胃大部切除术后残胃容量通常较小,除少数位于原胃肠吻合口附近的早期残胃癌可施行远端胃切除外,通常需行残胃全切除术。与普通胃癌相比,残胃癌病期相对较晚,淋巴结转移率较高,有报道贲门侧残胃癌总体淋巴结转移率和脾门淋巴结转移率分别高达76.3%和69%。由此可见,彻底的淋巴结清扫对于提高残胃癌根治度和术后生存率具有重要作用。由于首次手术改变了残胃的淋巴引流途径,小弯侧的淋巴流改向贲门右侧走行,再转向腹腔动脉周围,大弯侧淋巴主要回流到脾门和脾动脉区。而且部分残胃复发癌可发生空肠系膜和下纵隔淋巴结转移,术中应结合首次手术的情况对淋巴结清扫范围作相应的调整。残胃癌根治术中联合脏器切除的原则与普通近侧胃癌相同。

## 40.10.10 姑息性手术

**(1) 姑息性手术的种类和评价**

约有20%的胃癌因局部广泛浸润、腹膜播散、远处转移而丧失了根治性手术的机会,只能做姑息性手术。姑息性手术包括姑息性胃切除术、胃空肠吻合术、胃造瘘术、空肠造瘘术等。

胃癌伴有出血、穿孔或幽门梗阻等并发症时,若患者全身情况允许,估计病灶能安全切除时,应争取行姑息性胃部分切除或全胃切除术。如此不仅能消除并发症的困扰,提高生活质量,而且能够减轻机体的肿瘤负荷,有利于提高术后综合治疗的疗效,延长生存期。Boddie 发现姑息性切除术后 59% 的患者厌食症状消失,能够足量进食,维持体重,提高了日常活动能力[56]。Haugstvedt 在一组 503 例晚期胃癌患者中也发现,姑息性切除后患者的生存时间延长了 1 倍[57]。姑息性胃切除虽能延长生存期,但术后平均生存时间仅为 8～12 个月,且往往伴随着较高的并发症发生率和手术死亡率。因此,对晚期胃癌的剖腹探查和姑息性胃切除手术均应持慎重态度。须综合分析患者全身情况、转移的类型和范围以及并发症情况,权衡利弊,合理把握手术指征。对胃癌伴广泛腹膜种植、远处淋巴结转移或多发血行转移而无上述并发症时,姑息性胃切除的价值尚不明确,此类患者目前倾向于选择以化疗为主的综合治疗。

姑息性转流手术很少能真正缓解症状。胃空肠吻合虽能缓解部分患者的幽门梗阻症状,但不能延长生存期,仅适合于身体状况允许的幽门梗阻患者。理论上胃造瘘能使流出道梗阻需要持续引流胃液的患者受益,空肠造瘘可以通过肠内途径补充水、电解质和营养物质。但是,由于胃造瘘和空肠造瘘术有相当高的手术并发症发生率,既不能很好地缓解症状,也不能延长生存,临床上较少采用。

### (2) 胃癌肝转移的手术治疗

有 5%～8% 的胃癌伴有肝转移,胃癌肝转移的特点是多发性转移者居多,60% 的肝转移为两叶转移,其中 40% 伴有腹膜转移,同时常伴有广泛的淋巴结转移或其他部位的远处转移。有关此类患者的治疗仍存在诸多争议,可供选择的治疗方式包括根治性胃切除联合肝切除术、姑息性胃切除术以及非手术治疗。目前认为,对肝转移灶局限于 1 个肝叶内,无远处淋巴结转移和其他脏器转移,无腹膜种植,胃癌原发灶可行根治性切除,患者全身情况良好能耐受手术者,宜选择根治性胃切除联合肝切除术。国外文献报道,胃癌肝转移适宜行肝切除者占 10%～20%,术后中位生存期 5～31 个月,5 年生存率 11%～34%。复旦大学附属中山医院的一组资料显示,胃癌肝转移联合肝切除术后 1 年、3 年和 5 年生存率分别为 45.5%、18.2% 和 9.1%[58]。严格的手术指征和规范的根治性切除是保证胃癌肝转移手术疗效的关键,术中不仅要强调胃癌原发灶和区域淋巴结的整块切除,而且应注意肝转移灶切除的彻底性。原则上肝切除术应在 D2 术式根治性胃切除的基础上施行,避免行姑息性胃切除联合肝切除术。不适于施行上述根治性手术的患者,姑息性胃切除虽然能减少出血、穿孔、梗阻等并发症的发生,但不能改善患者的预后。

### (3) 胃癌腹膜种植的治疗

腹膜种植出现在胃癌晚期,意味着极差的预后,其中位生存时间仅为 3 个月,很少见长期生存的报道。腹膜切除联合术中腹腔温热灌注疗是目前治疗腹膜种植的重要手段,并有了一些长期生存的经验。对于无远处转移和腹膜后广泛淋巴结转移的病例,手术切除肉眼可见的肿瘤以后辅以腹腔温热灌注化疗清除残余的微小癌灶,理论上可达到根治肿瘤的目的。进行广泛的减瘤手术,尽可能地切除肿瘤,最好能清除整个腹腔内所有肉眼可见的肿瘤病灶是治疗成功的前提。腹腔脏器脏层腹膜种植时可尽量切除受累脏器,壁腹膜受累则广泛切除,治疗后的中位生存期为 10～16 个月。Yonemura 等报道 83 例腹膜转移或术后腹膜种植的胃癌病例,施行积极的减瘤手术后辅以含 MMC、DDP 和 VP-16 的腹腔温热灌注化疗,术后中位生存期为 14 个月,完全切除肉眼可见肿瘤者术后 1 年和 5 年生存率分别为 88% 和 47%[59]。腹腔温热化疗的效果与种植病灶的大小有关,Sayag 等发现在腹膜转移灶 <5 mm 的病例,治疗后的 3 年生存率达 41%[60]。广泛腹膜切除的手术死亡率超过 5%,多因素分析显示,年龄是决定死亡率的唯一因素。为了提高治疗效果,应严格选择合适的病例。其适应证包括:①年龄 <70 岁,无心、肺、肾功能障碍;②腹膜转移灶能切净或残余肿瘤直径 <5 mm。禁忌证包括:①肝脏、胰腺包膜转移者;②合并存在腹腔外转移或广泛腹膜后淋巴结转移者。

### (4) 卵巢转移的治疗

胃癌是最易发生卵巢转移的肿瘤,见于 10%～20% 女性胃癌病例,好发于年轻妇女,常有月经异常或不规则阴道出血等症状。临床上胃癌原发灶不大,症状不明显,而以卵巢肿大为唯一症状误诊为卵巢肿瘤者并不少见。胃癌卵巢转移时,若原发灶和转移灶均能切除时应尽量一并切除,若仅行子宫和附件切除反而会促进癌或肿瘤迅速播散而加速患者死亡。根治性胃切除术后出现卵巢转移者,若无腹膜种植或其他部位的远处转移,应积极争取行卵巢切除术。Cheong 等回顾分析了 1 235 例女性胃癌患者,其中 54 例(4.4%)以卵巢转移为唯一的复发表现,33 例接受卵巢切除及围手术期化疗,21 例接受化疗(16 例)或支持治疗(5 例)。结果卵巢切除组的中位生存时间为 17 个月,显著高于非切除组 3 个月[61]。因此,手术切除是胃癌卵巢转移最有效的治疗手段,除外可能同时存在的其他转移病灶后,积极手术治疗仍能延长患者的生命。

## 40.10.11 手术并发症

### (1) 术后近期并发症

1) 消化道出血　胃癌术后消化道出血可分为即时性出血和延迟性出血。

即时性出血：关腹后即可发生，常因术中缝合止血不完善、缝线结扎过松、器械吻合时黏膜和黏膜下层断裂回缩而引起，多见于吻合口、残胃小弯断端。临床表现为术后胃管持续引流出鲜血或呕吐鲜血及血块，可伴有血压降低、脉搏加快等失血性休克表现。急诊胃镜检查可以帮助明确出血部位，有助于治疗方案的确定。出血量较小时，保守治疗多可治愈。通常以局部治疗为主，采用去甲肾上腺素冰盐水重复洗胃，或经胃管灌入凝血酶常可奏效，也可辅助应用全身性止血药。出血量较大，胃管吸引出新鲜血液每小时超过 100 ml 以上时，通常提示为动脉活动性出血，保守治疗常难奏效，应考虑及早内镜下或手术止血。通常可在吻合口上方的残胃胃体前壁做切口，找到出血点后，缝合止血。

延迟性出血：多发生于术后 1 周左右，也有发生于术后 2 周以上。多因吻合口缝线脱落或因感染腐蚀胃周动脉所致。临床上延迟性出血远较即时性出血少见，但出血量通常很大，病情凶险，患者常在短时间内陷于休克状态。保守治疗无法控制出血，唯有当机立断手术止血方能挽救患者生命。此类患者常因出血量过大、输库存血过多而出现凝血功能障碍，导致术野广泛渗血。此时宜结合凝血功能检测结果，输注冷沉淀纤维蛋白原、凝血酶原复合物或新鲜血浆，以重建患者凝血功能。

2) 十二指肠残端瘘　是 Billroth Ⅱ式胃大部切除或全胃切除术后早期严重的并发症之一。其病因主要包括：①十二指肠残端处理欠佳，多因肿瘤浸润而需在较低部位切断十二指肠，导致残端缝合困难，不易内翻缝合，或因十二指肠残端缝合过于紧密，导致局部血供不良，影响愈合。②空肠输入襻梗阻导致十二指肠肠腔内压升高，可造成残端破裂。③腹腔局部积液感染，术后急性胰腺炎、胰瘘等均可腐蚀十二指肠残端致其破裂。④全身营养状况差、重度贫血或严重低蛋白血症，影响组织愈合。

十二指肠残端瘘多发生于术后 1 周左右，主要表现为发热、脉速、腹胀、腹痛，体检可有右上腹局限性腹膜炎或弥漫性腹膜炎体征，引流管可引流出含胆汁的混浊液体，严重时可有感染性休克表现。瘘口较小时腹部症状和体征多较轻，主要表现为术后持续高热，白细胞计数增高，体检右上腹可扪及触痛性肿块。少数患者因诊断延误，可因切口处流出含胆汁的混浊液体而发现。B 超、CT 可显示腹腔积液、脓肿或反应性胸腔积液。除少数包裹局限、引流通畅、无明显全身中毒症状的十二指肠瘘可采用保守治疗外，绝大部分患者均应及早手术，行十二指肠造瘘加腹腔引流术。因局部肠壁炎症水肿严重，一般不宜施行瘘口修补。术中需同时探查输入襻，如有梗阻，一并予以解除。若首次手术未置空肠营养管，应同时做空肠造瘘术。术后应保持引流管通畅，采用广谱抗生素控制感染；加强营养和支持治疗；酌情应用生长抑素类药物，以减少消化液分泌；记录出入水量，防治水、电解质、酸碱平衡紊乱实属重要。

3) 吻合口瘘　是胃癌术后早期的另一个严重并发症，多因吻合口张力过大，局部血供不良，或吻合技术欠佳，如缝合过密、打结过紧影响血运所致。严重营养不良、低蛋白血症和腹腔感染也是导致吻合口瘘的常见原因。全胃或近端胃大部切除术后吻合口瘘发生率远较远端胃大部切除术为高，远端胃大部切除术后吻合口瘘多见于 Billroth Ⅰ式吻合者。吻合口瘘一旦发生，其临床表现因胃切除术式、瘘口部位、渗漏量大小以及是否放置有效引流而有所差异。少部分患者瘘口较小，引流通畅，除引流物内发现胃肠液或食物提示吻合口瘘外，可无明显的临床症状，经保守治疗多可治愈。其余大部分患者均有显著的全身和局部症状，而以全身中毒症状为主。吻合口位于胸腔内者，主要表现为发热、脉速、胸痛、咳嗽、气急等，X 线检查可见胸腔积液或液气胸，口服泛影葡胺行 X 线胃肠道造影有助于明确瘘口位置及大小。诊断一经明确，应立即做胸腔引流，并行空肠造瘘，以利术后肠内营养支持。吻合口位于腹腔内者，发生吻合口瘘时临床表现与十二指肠残端瘘类似，除发热、脉速、腹胀、血白细胞计数升高外，可无显著腹痛和典型的腹膜炎体征。X 线胃肠道造影有助于明确诊断。明确诊断后或具有上述典型表现高度怀疑吻合口瘘时，应及早进行剖腹探查。术中经胃管灌注亚甲蓝溶液有助于明确瘘口位置，用大量温生理盐水冲洗腹腔，瘘口旁放置双套管进行冲洗引流，并行空肠造瘘。手术的目的是建立通畅的引流，试图缝合瘘口往往徒劳无益。其他术后处理同十二指肠残端瘘。

4) 残胃排空延迟　远端胃大部切除和近端胃大部切除术后均可发生，具体发病原因不明。残胃流出道无机械性梗阻，但因残胃无张力导致胃排空停滞或延迟是其特征。本症多发生于术后 1 周左右进食半流质后发生,主要表现为进食后上腹饱胀、恶心、溢出性呕吐。腹部检查可有上腹胀满、肠鸣音减弱,并可闻振水音,重置胃管后可吸出大量胃液。口服泛影葡胺X线造影显示残胃扩张,造影剂完全滞留于胃内,或有少量造影剂呈线状通过吻合口进入肠道。胃镜检查可见吻合口充血、水肿,镜身可通过吻合口。治疗方法包括禁食、持续胃肠减压,使残胃得以充分休息;同时给予正规的静脉营养支持治疗,注意维持水、电解质平衡;静脉应用抑制胃酸分泌的药物,并以高渗盐水洗胃,有利于消除胃壁水肿;若患者有焦虑、失眠等症状,应给予镇静抗焦虑药物。治疗后多数患者胃动力可在3~4周内恢复,部分患者病程可持续8周以上。促胃动力药物鲜能奏效。如经3~4周正规治疗仍未恢复者,可行胃镜检查,不仅可以排除机械梗阻,有利于增强患者和家属对保守治疗的信心,同时胃镜的机械性刺激有利于胃动力的恢复。本症属于功能异常,采用保守治疗均可治愈,切忌盲目再次手术。

### (2) 术后远期并发症

1) 反流性食管炎 全胃及近端胃大部切除的患者,由于丧失贲门括约肌的功能,使胆汁、胰液、十二指肠液反流至食管引起炎症。表现为胸骨后灼痛,反流、呕吐胃肠液,偶有剧烈上腹痛,餐后以及卧位时症状尤为明显。患者常因症状严重而自动限制进食,久之终将导致消瘦和营养不良,并可导致吻合口狭窄,进一步影响患者进食。胃镜下见吻合口以上食管黏膜水肿、充血、糜烂及溃疡形成,并可有不同程度吻合口的狭窄。本症的发生与消化道重建术式有一定关系。症状不重者应采用药物治疗,包括制酸剂、黏膜保护剂和促动力药。药物治疗无效、症状持续、严重影响患者进食和营养时可考虑手术治疗。

2) 倾倒综合征 分为早期倾倒综合征和晚期倾倒综合征,前者发生于餐后20~30 min,后者发生于餐后2~3 h。早期倾倒综合征临床表现可分为胃肠道症状和循环系统症状两大类。胃肠道症状包括进食后上腹部饱胀、紧束感、恶心、呕吐、肠鸣频繁、阵发性脐周绞痛,便意迫切,继而大量腹泻;循环系统症状包括乏力、眩晕、面色潮红或苍白、大汗淋漓、心动过速,患者烦躁不安,迫切希望躺下,严重者可有昏厥。治疗方法包括:饮食调节,进低糖类、高蛋白、高纤维的干食,餐时限制饮水。进食后平卧20~30 min,可以减慢食物的排空,预防或缓解症状的发作。症状严重影响正常生活和工作时,可考虑手术治疗。晚期倾倒综合征的发病原因主要是由于肠道内高浓度糖刺激胰岛素持续释放,从而引起低血糖和血流动力学改变。临床特征为餐后2~4 h出现严重的血管舒缩功能紊乱症状,如乏力、眩晕、出汗、苍白、脉速、震颤等。治疗以饮食调节为主,低糖饮食,餐间加点心有利于防止本症的发生。

3) 营养性并发症 术后营养不良主要由胃容积缩小及消化道改道两个方面因素引起。胃切除术后摄食量减少,食物在小肠内运送过快,不能与消化液充分混合,尤其当食物不通过十二指肠,胆、胰液的分泌与进食不同步时,更易影响消化吸收,特别是脂肪的吸收。日久必将导致营养不良,出现体重减轻,明显消瘦。治疗主要采用饮食调节,少食多餐,进食高热量、高蛋白质饮食。铁或维生素$B_{12}$吸收障碍可导致贫血。通常食物中的高价铁,需经胃酸、维生素C等还原成$Fe^{2+}$后才能被吸收。维生素$B_{12}$须与壁细胞分泌的内因子结合才能被吸收。全胃切除术后若不补充维生素$B_{12}$,2~5年内不可避免地要发生恶性贫血。胃癌根治术后饮食中应注意补充铁和叶酸,全胃切除后还需每年肌内注射维生素$B_{12}$ 1 000 μg,并随访血常规、血清铁、维生素$B_{12}$和叶酸水平。骨病与胃切除术后钙吸收障碍有关,主要表现为胃切除术后数年开始出现腰痛、关节痛、四肢麻木和骨质疏松等。治疗方法主要是同时补充钙质和维生素D。

## 40.10.12 进展期胃癌内镜下治疗

进展期胃癌内镜下治疗主要适用于因心、肺、肝、肾器质性疾病不能耐受手术的患者,以及已有远处转移无手术指征或手术无法切除的患者。

### (1) 微波凝固治疗

将微波针状或柱状电极插入癌组织或直接与癌组织接触进行微波辐射,使肿瘤凝固坏死,反复进行多次治疗可使肿瘤缩小或消失。

### (2) 激光治疗

主要是利用Nd:YAG激光对肿瘤组织汽化和凝固。由于光敏剂更多地集中于肿瘤,采用光动力学疗法在光敏剂的存在和分子氧的参与下,用630 nm波长红光行肿瘤区照射,可以有针对性地使肿瘤组织发生变性、坏死。

### (3) 直接注射化疗药物、无水乙醇或免疫制剂

在内镜直视下对癌灶局部注射抗癌药物(如油性博来霉素、甲基亚硝脲乳剂、氟尿嘧啶乳剂、活性炭吸附抗癌乳剂等)、无水乙醇或免疫制剂。

#### (4) 经皮内镜下胃-小肠联合造瘘术

进展期胃癌伴幽门梗阻者可以考虑行经皮内镜下胃造瘘术,以解除长期留置胃管的痛苦。在可能的情况下同时通过幽门联合放置空肠造瘘管进行肠内营养,24 h 后就可经空肠造瘘管给予要素饮食。

#### (5) 自行扩张金属支架

胃癌进展造成的上消化道梗阻影响进食者可以通过内镜下置入自行扩张金属支架来缓解。治疗一般无严重并发症,治疗后 2 天左右能进固体食物,生活质量明显改善。

## 40.11 化疗

胃癌确诊时大部分病例已属进展期,单纯手术疗效较差。作为综合治疗的重要组成,化疗是当今胃癌治疗的重要手段之一,其在胃癌综合治疗中的应用受到越来越多的重视[62]。2007 年,美国国家综合癌症网络(NCCN)《胃癌治疗指南》建议,接受根治性手术病理分期为 T1N0 的胃癌患者应定期随访,无需辅助治疗;T2N0 中无不良预后因素的也只需要随访;但 T2N0 中有不良预后因素者(肿瘤细胞分化差、病理分级高、血管神经有侵犯、年龄 <50 岁)需接受辅助治疗;T3~4 或任何 T,淋巴结阳性的患者均须接受术后辅助治疗;对临床分期 >T2 或淋巴结阳性的患者接受术前辅助治疗,术后根据病理分期继续辅助治疗。对无远处转移、不能手术的进展期患者,可以接受局部放疗并同期接受氟尿嘧啶/亚叶酸钙(5-Fu/LV)治疗,以后继续应用全身化疗。而一般状况不佳或已有远处转移的晚期胃癌者应予以挽救治疗。挽救治疗包括:①最佳支持治疗;②挽救化疗,以 5-Fu 或顺铂(DDP)或奥沙利铂或紫杉类(PCT/DCT)或伊立替康(CPT-11)为基础的联合化疗;③鼓励参加临床试验。

### 40.11.1 姑息性化疗

姑息性化疗的目的是控制原发或转移病灶,缓解症状,提高生活质量,延长生存期。晚期胃癌是不能治愈的,但对于有症状的,体能状况评分(PS)0~2 分,化疗有改善症状的姑息治疗作用。1992~1997 年,有 4 项随机研究比较了联合化疗与单纯支持治疗的疗效,结果显示接受化疗的患者生存时间延长,中位生存期 7.5~12 个月,而单纯支持治疗组仅 3~5 个月。其中,3 项研究的中位生存期差别有统计学意义,2 项研究评估了生活质量,化疗组的生活质量也较最佳单纯支持治疗组有改善[63-66]。

#### (1) 单药化疗

20 世纪 40 年代以来,不少化疗药物相继用于胃癌治疗,其有效率在 8%~30%,缓解期 3~5 个月,偶有完全缓解。单药化疗的不良反应较轻,但疗效较差。除少数药物有效率较高外,总体有效率均较低(表 40-7)。目前单药化疗多选用氟尿嘧啶类药物,常用于不能耐受联合化疗的胃癌患者。

表 40-7 胃癌单一药物化疗的有效率

| 药 物 | 病例数(例) | 有效率(%) |
|---|---|---|
| 氟尿嘧啶(5-Fu) | 416 | 21 |
| 甲氨蝶呤 | 28 | 11 |
| 三甲曲沙 | 26 | 19 |
| 三嗪苯酰胺(triazinate) | 26 | 15 |
| 吉西他滨 | 15 | 0 |
| 替加氟(优福定) | 188 | 28 |
| S-1 | 51 | 49 |
| 羟基脲(HU) | 31 | 19 |
| 卡莫氟(HCFU) | 31 | 27 |
| 南氟啶 | 19 | 19 |
| 丝裂霉素(MMC) | 211 | 30 |
| 多柔比星(ADM) | 141 | 17 |
| 表柔比星(EPI) | 80 | 19 |
| 顺铂(DDP) | 139 | 19 |
| 卡铂(CBP) | 41 | 5 |
| 紫杉醇(TAX) | 98 | 17 |
| 多西他赛(TXT) | 123 | 21 |
| 伊立替康(CPT-11) | 66 | 23 |

#### (2) 传统药物联合化疗

20 世纪 80 年代后,胃癌联合化疗的研究发展迅速。多数胃癌联合化疗方案的有效率为 30%~50%,缓解时间 4~11 个月,但极少有患者获完全缓解和长期生存。2000 年之前,胃癌联合化疗方案基本上是以 5-Fu 及类似物为基础,加上 MMC、ADM、DDP 等有肯定疗效的药物组成(表 40-8)。

表40-8　胃癌联合化疗的有效率

| 药物及方案 | 病例数 | 有效率(%) | 中位生存期(月) |
| --- | --- | --- | --- |
| 5-Fu + ADM + MMC(FAM) | 625 | 30 | 6~9+ |
| 5-Fu + ADM + Me-CCNU(FAMe) | 141 | 25 | 5.5~8.5 |
| 5-Fu + ADM + BCNU(FAB) | 194 | 41 | 6~8 |
| 5-Fu + ADM + DDP(FAP) | 234 | 34 | 6~13 |
| 5-Fu + EPI + MMC(FEM) | 123 | 32 | 5~6 |
| 5-Fu + EPI + BCNU(FEB) | 45 | 42 | 9.0 |
| 5-Fu + EPI + DDP(FEB) | 66 | 44 | |
| 5-Fu + Me-CCNU | 224 | 19 | 3.5~5.5 |
| FAM + BCNU | 41 | 22 | 6.0 |
| 5-Fu + MMC + Ara-C | 356 | 36 | 16~20 |
| VP-16 + DDP | 79 | 18 | 4.5 |
| VP-16 + ADM + DDP(EAP) | 171 | 53 | 6~9 |
| 5-Fu + VP-16 + LV(ELF) | 51 | 53 | 11.0 |
| 5-Fu + ADM + MTX(FAMTX) | 364 | 41 | 3.5~10.5 |

注:BCNU:卡莫司汀;VP-16:依托泊苷;Ara-C:阿糖胞苷;Me-CCNU:司莫司汀。

20世纪80年代,5-Fu、ADM、MMC组成的FAM方案在晚期胃癌治疗中曾被作为"金标准"广泛应用[67],有效率为21%~55%。此方案最初报道疗效42%(26/62例),无完全缓解,中位缓解9个月,全组中位生存5.5个月,有效患者中位生存12.5个月。其后,各种剂量的FAM方案治疗650例患者,有效率为30%,其中完全缓解2%,中位缓解5~10个月。20世纪80年代后期,DDP受到广泛关注,体外试验证实DDP与5-Fu有协同作用。以DDP替代MMC组成FAP方案,疗效与FAM方案相仿,因对骨髓功能影响较小而更合理,用于低分化腺癌有较好的疗效。由于DDP与VP-16有协同作用,并有助于克服多药耐药,在许多肿瘤中此两药联合应用。1989年,Preusser等首次报道EAP方案(VP-16、ADM、DDP)治疗67例胃癌,疗效达64%,其中完全缓解21%。之后多个EAP方案治疗胃癌的研究疗效为49%~53%,其中部分患者达到完全缓解。EAP方案疗效好,但毒性大,治疗相关死亡率达10%~14%。在老年患者中不良反应尤为明显。

Wilke于1990年首先提出ELF方案(VP-16、LV、5-Fu),用于治疗>65岁的胃癌患者。此方案无累积性脏器毒性,耐受性好;VP-16与5-Fu有协同作用,无交叉耐药;LV可增强5-Fu的细胞毒作用。ELF方案治疗51例年龄>65岁,或有心脏疾病患者,获53%的有效率,完全缓解12%,其中局部晚期病变的有效率为70%,有远处转移的有效率为49%,中位生存9.5个月,20%的患者出现Ⅲ~Ⅳ度骨髓功能抑制,非血液学毒性轻微。FAMTX(5Fu、ADM、MTX)也是治疗胃癌有效的方案。最初Klein报道FAMTX的有效率为59%,完全缓解12%,死亡率3%,长期存活率(5年以上)6%。继之有人研究用FAMTX治疗264例,有效率为41%,治疗相关死亡率为4%。ECRTG前瞻性随机研究FAMTX和FAM方案,FAMTX疗效优于FAM。1990年,Cunninghan等报道用EPI替代ADM,组成了ECF方案,首次报道治疗14例胃癌,有效率达71%,完全缓解12%。继而多个研究证实了ECF方案的疗效。1999年,Waters等报道ECF方案与FAMTX随机对照研究,ECF 126例,FAMTX 130例。ECF与FAMTX的有效率分别为42%和21%,中位生存期为8.7个月和6.1个月。而且ECF的长期生存率亦明显高于FAMTX,2年生存率分别为14%和5%。这些临床研究结果使欧洲许多学者将ECF作为胃癌的标准方案,并在许多临床研究中作为对照方案。

1993年,Kim等报道了5-Fu单药、FAM方案和5-Fu + DDP(FP方案)治疗晚期胃癌324例的观察结果,显示出FP方案的有效性(RR分别是26%、25%和51%),延长了疾病进展时间(TTP分别是9.1周、12周和21.8周),但中位生存期无明显延长(mOS分别是30.6周、29.3周和36.9周,$P > 0.05$)。2000

年,Vanhoefer 等研究观察 ELF、FAMTX、FP 3 种方案在胃癌中的疗效,亦显示出 FP 方案的近期疗效(RR 分别为 9%、12% 和 20%;TTP 分别为 3.3 个月、3.3 个月和 4.1 个月),但中位生存期无延长。FP 方案是胃癌常用化疗方案并在许多临床试验中被作为对照方案应用。Wagner 等 Meta 分析了 2005 年 2 月之前 24 个随机临床试验 3 304 例晚期胃癌接受治疗的疗效。其结论是:①化疗与最佳支持治疗相比较,可明显改善患者生存率(HR 0.39,95% CI 0.28~0.52);②联合化疗与 5-Fu 单药相比,有生存优势,但优势较弱;③联合化疗中,分析 4 个临床试验 501 例患者不同化疗药物组合的疗效,其中 5-Fu 和 DDP 并联合蒽环类药物与不联合蒽环类药物相比,前者疗效较好。5-Fu 和蒽环类药物联合加或不加 DDP 进行比较,含 DDP 的方案疗效较好(HR 0.83,95% CI 0.76~0.91)。该研究显示含 5-Fu、DDP、蒽环类的联合方案是最佳方案,其中以 ECF 方案耐受性最好[68]。由此可见,在传统药物联合化疗治疗晚期胃癌的各种方案中,都证实对部分患者有姑息的益处,生存期不同程度延长,但尚无标准方案可循。

### (3) 新药联合化疗

2000 年前后,新的化疗药物包括紫杉类药物(紫杉醇、多西他赛)、拓扑异构酶Ⅰ抑制剂(伊立替康)和新一代的铂类药物(奥沙利铂),在晚期胃癌治疗中显示出更高的疗效和更佳的耐受性。评估这些新药联合化疗的临床Ⅱ期研究显示,有效率达 50%~74%,中位生存期在 10 个月左右。其他药物,例如氟尿嘧啶衍生物 S-1 和卡培他滨,也可以很好地替代标准的 5-Fu 持续静脉滴注用于胃癌的治疗。此外,许多研究已致力于新的靶向药物治疗,如表皮生长因子受体拮抗剂单药或与化疗药物联合治疗胃癌。

1) 氟尿嘧啶类药物 S-1(TS-1)是氟尿嘧啶类口服制剂,由替加氟(FT)结合吉美嘧啶(CDHP)和奥替拉西(Oxo)的复方制剂。S-1 在日本广泛应用,单药有效率为 26%~49%,中位生存期 6.8~12 个月。Fumio Nagashima 分析了 1999 年 S-1 在日本上市后治疗晚期胃癌的安全性和有效性。4 177 例接受 S-1 治疗的患者中治疗相关死亡率为 0.1%,剂量限制性毒性是骨髓抑制。全组中位生存期为 8.3 个月,1 年生存率为 33%。S-1 替代 5-Fu,与 DDP 联合治疗胃癌的多个Ⅰ/Ⅱ期临床试验证实,联合治疗的有效率达 36.8%~71%[67,69,70]。S-1 与紫杉醇联合化疗也显示较好的疗效[71,72]。

卡培他滨(xeloda)也是新一代氟尿嘧啶口服制剂,须经三步酶代谢后转化为氟尿嘧啶,小样本临床试验显示卡培他滨单药治疗胃癌的有效率为 34%。近年来,以卡培他滨联合铂类药物治疗晚期胃癌的临床试验获得肯定的疗效。Kim 在 2002 年报道,卡培他滨、DDP 联合一线治疗晚期胃癌的有效率为 55%,中位生存期 10.1 个月,治疗相关Ⅲ~Ⅳ度不良反应 >5%。2004 年,金懋林报道卡培他滨、DDP 一线治疗晚期胃癌Ⅱ期临床结果,130 例患者中有效率为 45%,其中完全缓解率 8%,无严重骨髓抑制,Ⅲ度手足综合征的发生率为 2%,Ⅲ度腹泻发生率为 1%。在晚期胃癌一线治疗的Ⅲ期临床研究证实,卡培他滨、DDP 的疗效优于 5-Fu + DDP 联合治疗(41% 与 29%)[73]。不同剂量的卡培他滨联合奥沙利铂或紫杉类药物的Ⅱ期临床试验的有效率为 42%~60%,Ⅲ~Ⅳ度骨髓抑制发生率为 15%~41%,其中联合化疗中剂量的安全性和疗效还需Ⅲ期临床试验加以证实。

2) 铂类药物 奥沙利铂(OXA,L-OHP)是水溶性铂类化合物,其 DACH-铂复合物体积大,疏水性强,能更有效地抑制 DNA 合成。OXA 与 5-Fu 有协同作用,与 DDP、CBP 无交叉耐药。OXA 非血液学毒性小于 DDP,血液学毒性低于 CBP。OXA 不良反应主要是周围神经毒性。2000 年以来,多项临床试验确认了 OXA、5-Fu 联合治疗晚期胃癌的疗效,在临床应用中 OXA 已有逐渐取代 DDP 的趋势。联合化疗中应用最广泛的是 FOLFOX4 和 FOLFOX6 方案,国内、外多项Ⅱ期临床研究显示晚期胃癌 FOLFOX 方案一线治疗疗效为 47%~50%,疾病进展时间在 5~7 个月,中位生存期为 8~11 个月。因此,FOLFOX 方案安全性较好。

一项有 61 个中心参与、筛选 1 002 例患者的全球多中心的随机临床试验(REAL-2)已有了研究结果。REAL-2 试验是基于认证 ECF 方案优于其他传统方案后,探讨 OXA 替代 DDP、卡培他滨替代 5-Fu 的新方案。结果显示,含 OXA 方案优于 DDP 方案,含卡培他滨方案优于 5-Fu 方案[74,75](表 40-9)。

3) 紫杉类药物 紫杉醇(TAX)、多西他赛(TXT)在晚期胃癌中的单药有效率分别为 20%~33% 和 17%~24%。近年来紫杉类药物联合 5-Fu、DDP 的研究增多,多个Ⅱ期临床试验研究结果显示,TAX/TXT 联合 5-Fu 或 5-Fu、DDP 方案的有效率达 54%~64%。一项收集 445 例患者的全球多中心Ⅲ

表 40-9  REAL-2 试验最终疗效分析

| 对照方案 | 1 年生存率(%) | 95%CI | 中位生存期(月) | HR (95%CI) |
|---|---|---|---|---|
| 5-Fu: ECF + EOF | 39.4 | 35.0~43.7 | 9.6 | 1 |
| 卡培他滨:ECX + EOX | 44.6 | 40.1~49.0 | 10.9 | 0.86 (0.75~0.99) |
| DDP: ECF + ECX | 40.1 | 35.7~44.4 | 10.1 | 1 |
| OXA: EOF + EOX | 43.9 | 39.4~48.4 | 10.4 | 0.92 (0.80~1.05) |

| 方案(ITT) | | | | | 有效率(%) |
|---|---|---|---|---|---|
| ECF | 37.7 | 31.8~43.6 | 9.9 | 1 | 41 |
| EOF | 40.4 | 34.2~46.5 | 9.3 | 0.95 (0.79~1.15) | 42 |
| ECX | 40.8 | 34.7~46.9 | 9.9 | 0.92 (0.76~1.11) | 46 |
| EOX | 46.8 | 40.4~52.0 | 11.2 | 0.80 (0.65~0.97) | 48 |

注:ECF:表柔比星、顺铂、5-Fu;EOF:表柔比星、奥沙利铂、5-Fu;ECX:表柔比星、顺铂、卡培他滨;EOX:表柔比星、奥沙利铂、卡培他滨;ITT:意向分析(intention-to-treat)。

期临床试验(TAX325 研究),比较了 TCF(TXT、DDP、5-Fu)方案和 CF 方案(DDP、5-Fu)对晚期胃癌的疗效,结果显示 TCF 方案在疾病进展时间、1 年和 2 年生存率、总生存期方面都优于 CF 方案(表 40-10)。但 TCF 方案在 >65 岁的患者中治疗获益/风险比较差,故不宜用于老年胃癌患者[76]。

表 40-10  TAX325 研究的(Ⅲ期临床试验)结果

| 比较项目 | TCF 方案 (n=227) | CF 方案 (n=230) | P |
|---|---|---|---|
| TTP(月) | 5.6 | 3.7 | 0.000 4 |
| OS(月) | 9.2 | 8.6 | 0.020 1 |
| 2 年生存率 | 18% | 9% | — |
| 总生存率 | 37% | 25% | 0.010 6 |
| TTF(月) | 4.0 | 3.4 | 0.033 5 |

注:TTP:疾病进展时间;OS:总生存期;TTF:治疗失败时间。

研究证明 TXA 和 TXT 都具有上调移植瘤内 TP 活性作用,TP 活性高可增强卡培他滨的细胞毒作用,多个Ⅱ期临床试验证实卡培他滨联合 TXA/TXT 在晚期胃癌治疗中的疗效。Park 报道,TXT 75 mg/m² 第 1 天,卡培他滨 2 500 mg/m²,连续 14 天,有效率达 60%,TTP 为 5.2 个月。但不良反应严重,Ⅲ度手足综合征 50%,故推荐剂量 TXT 60 mg/m²,卡培他滨 2 000 mg/m²。韩国 Kang 等报道,TAX 175 mg/m² 第 1 天,卡培他滨 1 650 mg/m²,连续 14 天,有效率为 52.9%,TTP 为 5.3 个月,Ⅲ度手足综合征 11.8%。Kang 等报道了 TXT、DDP、卡培他滨一线治疗晚期胃癌的Ⅰ/Ⅱ期临床研究结果,有效率高达 68%。但不良反应严重,并有 1 例治疗相关死亡。TXA/TXT 联合卡培他滨的疗效与安全性有待Ⅲ期临床试验评价。

4)伊立替康 伊立替康(irinotecan,CPT-11)是喜树碱的半合成衍生物。在晚期胃癌一线治疗中,单药有效率为 14%~23%,大剂量 3 周给药和小剂量每周给药疗效无差别。多个Ⅱ期临床试验研究 CPT-11 联合 CF/5-Fu 治疗晚期胃癌的疗效。Yilmaz 等报道,FOLFIRI 方案一线治疗有效率为 36%,中位生存期为 12.6 个月。CPT-11 联合 DDP 治疗晚期胃癌的有效率为 2%~38%。Pozzo 等报道了 CPT-11、DDP(IP 方案)3 周方案和 CPT-11、LV、5-Fu 每周方案(AIO 方案)治疗晚期胃癌的疗效,结果表明 AIO 方案优于 IP 方案,1 年生存率分别为 44% 和 25%。在此基础上进行了 IF 方案(AIO 方案)和 CF 方案(DDP、5-Fu)治疗晚期胃癌的Ⅲ期临床研究。2003 年,Dank 的研究结果显示,CPT-11、LV、5-Fu 较 DDP、5-Fu 安全性好,TTF 延长[78](表 40-11)。

表40-11 IF方案与CF方案治疗AGCⅢ期临床试验结果

| 比较项目 | IF方案<br>($n=170$) | CF方案<br>($n=163$) | $P$ |
|---|---|---|---|
| 完全缓解率(CR,%) | 2.9 | 0.6 | |
| 疗效(RR,%) | 31.8 | 25.8 | |
| TTP(月) | 5.0 | 4.2 | |
| TTF(月) | 4.0 | 3.4 | 0.002 |
| 粒细胞减少症(%) | 25 | 52 | |
| 发热性粒细胞减少症(%) | 5 | 10 | |
| 治疗相关不良反应死亡率(%) | 9.6 | 21.7 | |

此外,以CPT-11为基础的化疗与分子靶向药物联合治疗晚期胃癌的研究也有报道。2006年,Shah报道了贝伐珠单抗(bevecizumab)联合CPT-11、DDP在晚期胃癌中有效率达65%,中位生存期达18个月,未发现化疗毒性增加[78]。与传统老药比较,新一代化疗药物在晚期胃癌治疗中显现出明显的优势,TXT、DDP、5-Fu联合疗效好于DDP、5-Fu;EPI、OXA、卡培他滨联合疗效明显高于EPI、DDP、5-Fu方案。CPT-11、5-Fu联合与DDP、5-Fu方案比较,前者TTF延长,安全性更好。但是,目前仍不能确定晚期胃癌的规范标准化疗方案。临床上化疗方案的选择需依患者的一般状况、治疗的耐受性和肿瘤内科专家的个人经验而决定。

## 40.11.2 辅助化疗

辅助化疗是胃癌综合治疗的一部分,其目的是防止根治性手术后残余肿瘤的复发转移,或减少肿瘤的负荷,提高手术切除率,延长生存时间。

(1) 术前化疗

术前化疗也称为新辅助化疗,主要适用于ⅢB期和Ⅳ期胃癌患者。有研究显示,术前化疗能起到降低肿瘤分期,提高根治性切除率,延长生存期的目的。2003年,Allum等报道了英国医学研究协会进行的胃、食管辅助化疗研究(MAGIC试验)结果。MAGIC试验将503例患者随机分为新辅助化疗组和单纯手术治疗组,前者采用ECF方案化疗,术前、术后各3个疗程。新辅助化疗组中88%的患者完成了3个疗程术前化疗,40%的患者完成了全部6个疗程化疗。两组术并发症的发生率无差异,与单纯手术组相比,新辅助化疗组术后病理分期有所下降,两组pT1~2期患者比例分别为51%和36%,R0切除率分别为79%和69%,2年生存率分别为48%和40%。截至2004年12月,MAGIC试验的中位随访时间超过3年,90%随访至死亡或>2年,其中319例死亡(新辅助化疗组149例,单纯手术组170例)。统计结果显示新辅助化疗具有生存上的优势,新辅助化疗组和单纯手术组5年生存率分别为36%和23%[79]。

MAGIC试验显示了ECF方案在新辅助化疗中的价值,目前大多新辅助化疗采用术前3个疗程的化疗方案。胃癌姑息性化疗方案的不断优化,无疑将为新辅助化疗提供更合理的化疗方案。

(2) 术后辅助化疗

胃癌的预后很大程度上取决于疾病的分期。早期胃癌(Tis,T1N0M0或T2N0M0)预后好,单纯手术治疗治愈率达70%~80%。但局部晚期无淋巴结转移(T3N0M0)即使施行根治性手术后,5年生存率仅为50%。淋巴结有转移及淋巴管、血管有侵犯的患者预后更差,Ⅲ期患者5年生存率仅8%~20%。

对于局部晚期的胃癌患者术后辅助化疗可以降低复发率和死亡率,已被多个临床研究所证实[62]。化疗可采用联合方案,如ECF或FOLFOX或CF方案,日本多采用单药辅助化疗。给药途径多以口服或静脉全身化疗为主,也有同时进行术后早期腹腔内化疗。辅助化疗持续的时间尚无规范,多为6个月。2007年,Nakajima报道了用替加氟(UFT)术后辅助化疗的结果。180例T2N1~2胃癌接受了D2或广泛淋巴结清扫手术,术后随机分为UFT辅助化疗或观察组。UFT每天360 mg/m²,术后6周开始治疗达16个月。结果显示,口服UFT组较观察组生存率明显提高,5年生存率分别为86%和73%。化疗组的不良反应主要是腹泻,无治疗相关死亡[80]。ACTS-GC研究充分证明了S-1单药作为胃癌术后化疗的可行性和有效性。研究对象为接受D2以上根治术并达到R0切除的Ⅱ、Ⅲ期胃癌患者,共有1 059

例患者入组。研究对象被随机分为单纯手术组(530例)或手术+S-1组(529例)。后者在术后42天内接受S-1 40 mg/m²,每天2次治疗,服用4周后休息2周。患者对该方案表现出良好的依从性,约80%完成了半年的口服S-1治疗,65.8%完成了长达1年的治疗。2006年,研究结果显示手术+S-1组的3年总生存率为80.1%,明显优于单纯手术组的70.1%[81]。鉴于此研究的样本量大,可信度高,日本胃癌学会将进展期胃癌术后口服S-1化疗作为标准治疗方案来实行。

### 40.11.3 常用化疗方案

(1) 单药化疗

S-1每天50～80 mg/m²,连续14～21天,每3～4周重复。

卡培他滨每天1 650～2 500 mg/m²,连续14天,每3～4周重复。

(2) 联合化疗

1) CF方案(每3周重复)
LV 200 mg/m²,静脉滴注,第1～5天。
5-Fu 425 mg/m²,静脉滴注,第1～5天。

2) FOLFOX方案(每2周重复)
FOLFOX4:
OXA 85 mg/m²,静脉滴注(2h),第1天。
LV 200 mg/m²,静脉滴注(2h),第1、2天。
5-Fu 400 mg/m²,静脉推注,第1、2天。
5-Fu 600 mg/m²,静脉滴注(22h),第1、2天。
FOLFOX6:
OXA 100 mg/m²,静脉滴注(2h),第1天。
LV 400 mg/m²,静脉滴注(2h),第1、2天。
5-Fu 400 mg/m²,静脉推注,第1天。
5-Fu 2 400～3 000 mg/m²,静脉滴注(46h)。

3) ECF方案(每4周重复)
EPI 50 mg/m²,静脉滴注,第1天。
DDP 60 mg/m²,静脉滴注,第1天。
5-Fu 200 mg/m²,持续静脉滴注,连续21天。

4) EOX方案(每3周重复)
EPI 50 mg/m²,静脉滴注,第1天。
OXA 130 mg/m²,静脉滴注(2h),第1天。
卡培他滨825 mg/m²,口服,第1～14天。

5) DCF方案(每4周重复)
TXT 75 mg/m²,静脉滴注,第1天。
DDP 60 mg/m²,静脉滴注,第1天。
5-Fu 750 mg/m²,静脉滴注,第1～5天。

## 40.12 放疗

胃癌根治术后局部复发或区域淋巴结转移是导致治疗失败的常见原因之一。局部或区域复发多见于肿瘤床、吻合口和淋巴引流区。作为手术的局部补充治疗,术中或术后的局部放疗有可能控制或消除术中残留的癌灶,降低局部复发率,并有可能改善患者的预后。对于局部晚期估计难以切除的胃癌,术前放疗可以使部分肿瘤降期,提高手术切除率,减少瘤床部位的复发。此外,放疗亦可作为胃癌的姑息治疗手段,用于不可切除或姑息性切除的胃癌患者,以控制局部病变、缓解疼痛等临床症状。不同组织类型的胃癌对放疗的敏感性差异较大,通常未分化癌、低分化腺癌、管状腺癌、乳头状腺癌对放疗均有一定敏感性;而黏液腺癌和印戒细胞癌对放疗不敏感,因而禁忌做放疗。通常胃癌放疗的照射野应包括瘤体或瘤床及相应的淋巴引流区域,这一区域覆盖了许多重要脏器,如肝脏、小肠和肾脏等,这些脏器对放射线的耐受量都较低,大剂量放疗可导致严重的放射性损伤和脏器功能障碍。因此,放疗剂量一般宜控制在45～50 Gy。鉴于传统的AP-PA照射技术对正常组织损害较大,目前多采用三维适形放疗或适形调强放疗技术进行照射,以期在杀灭肿瘤的同时最大限度地保护正常组织。胃癌的放疗通常与化疗相结合,在放疗的同时采用5-Fu类药物进行化疗,以增进疗效。

### 40.12.1 术前放疗

术前放疗主要适用于局部晚期胃癌,肿瘤与周围组织有浸润或粘连,估计完全切除肿瘤有困难者。通常放疗剂量在20～40 Gy,多与化疗同步进行。迄今,有关胃癌术前放疗的前瞻性随机对照临床研究报道很少。综合3项俄罗斯研究的结果,与单纯手术相比,术前放疗可增加胃癌的切除率,提高术后生存率。需要注意的是,这几项研究在方法学上存在不确定性,因此对其结果的评价应持谨慎态度。中国医学科学院肿瘤医院一项随机临床研究显示,与单纯手术相比,术前放疗可显著提高贲门癌患者的术后生存率,两组的10年生存率分别为20%和13%[82]。目前有关胃癌术前放疗或放化疗尚无规范方案,其疗效亦有待进一步评价。

## 40.12.2 术中放疗

术中放疗主要适用于胃癌原发灶已切除,肿瘤浸润浆膜面或伴有周围组织浸润,以及伴有胃周围淋巴结转移者。伴有腹膜种植、广泛淋巴结转移或远处转移者禁忌做术中放疗。术中放疗的优点是可给予残余肿瘤或肿瘤床单次较大剂量的照射,而其周围的正常组织可得到较好的保护。照射通常在完成切除手术进行消化道重建之前进行,放疗时应根据照射野的形状选择不同的限光筒,将照射野与周围正常组织有效隔离,照射野中若存在不必要照射的正常组织(如胰腺、肾脏等)可用铅块遮挡。照射剂量选择主要依据肿瘤残留程度而定,通常以 10～35 Gy 为宜。对于原发灶无法切除的局部晚期胃癌亦可对准原发灶及转移淋巴结做一次较大剂量照射,少数病例可获长期生存。

有关胃癌术中放疗疗效的随机对照临床研究报道较少。一组日本研究将 211 例患者随机分为单纯手术组和手术联合术中放疗组,前者接受单纯手术治疗,后者在手术的同时加行 28～35 Gy 的术中放疗。结果显示,两组中无浆膜面浸润和区域淋巴结转移的患者术后 5 年生存率相似;而肿瘤突破浆膜面和(或)伴有区域性淋巴结转移时,接受术中放疗者术后生存率明显高于单纯手术者;对于 T4 期肿瘤,单纯手术组无 5 年生存,而术中放疗组的患者有 15% 的 5 年生存率。由此可见,作为根治手术的补充,术中放疗可以改善局部晚期胃癌患者的预后。然而,由于术中放疗技术和设备要求均较高,操作复杂,临床上较难推广应用。

## 40.12.3 术后放疗

胃癌术后辅助性放疗主要适用于伴有浆膜面浸润和(或)区域淋巴结转移的患者。术后放疗常与化疗同步进行,放射剂量为 20～60 Gy,常规分割照射。迄今,已有数个前瞻性随机对照临床试验对胃癌术后辅助放化疗的效果进行了评价。结果显示,术后放疗可降低局部复发率,部分研究还显示出生存的益处。其中以 Macdonald(INT 0116)试验最为著名,此项前瞻性多中心随机对照临床试验共有 603 例患者加入,其中可评价的病例为 551 例。结果显示,手术加放化疗组的中位生存期、3 年总生存率和无瘤生存率均显著高于单纯手术组[83]。随访 7 年后,研究者对不同淋巴结清扫范围与生存时间进行了分析,接受 D0 和 D1 手术的患者在接受术后的放化疗后,明显提高了中位生存时间,显示了术后辅助放化疗的益处。长期随访还肯定了胃癌切除术后辅助放化疗延长无瘤生存和总生存时间,显示放化疗对生存的影响并未随时间延长而减弱(表 40-12)[84]。

表 40-12　INT 0116 研究术后放化疗的生存时间

| 比较项目 | 手术(月) | 手术+放化疗(月) | P |
| --- | --- | --- | --- |
| 总生存中位时间 | | | |
| 　NEJM 2001 年 | 27 | 36 | 0.005 |
| 　更新报道 2004 年 | 26 | 35 | 0.006 |
| 无瘤生存中位时间 | | | |
| 　NEJM 2001 年 | 19 | 30 | <0.001 |
| 　更新报道 2004 年 | 19 | 30 | <0.001 |

上述研究结果直接影响了美国胃癌的治疗模式,目前美国胃癌治疗指南已将术后联合放化疗作为 ⅠB、Ⅱ、ⅢA、ⅢB 和 Ⅳ 期(M0)患者的标准治疗方案。然而 INT 0116 试验的结论还是受到不少学者的质疑,问题主要集中在以下 3 个方面:①分组问题,随机分组应该在手术前,不应在手术后。②手术质控问题,由于参与研究的外科医师手术经验不足,淋巴结清扫范围不够。在可评价的 551 例患者中,接受 D0 手术者 298 例(54%),D1 手术者 199 例(36%),而接受标准 D2 手术者仅 54 例,不足 10%。③术后生存率低,与亚洲的结果不可比。相对而言,东亚国家的胃癌根治性手术较规范,术后生存率亦较高,然而迄今尚无来自这一地区的有关胃癌根治术后辅助放化疗的随机对照临床研究报道。2005 年,韩国报道了一项 990 例 D2 术后辅助放化疗的非随机对照研究,结果显示,术后放化疗组(544 例)的

中位生存期为 95.3 个月,而对照组(446 例)为 62.6 个月,两组生存期有显著差别($P=0.020\ 0$),且 Ⅱ、ⅢA、ⅢB 和 Ⅳ 期患者的 5 年生存率均较对照组高(表 40-13)[85]。此研究第 1 次显示了 D2 手术后放化疗可以提高生存率并降低局部复发率。由于此研究为回顾性分析,其结论尚需相应的随机对照研究加以验证。

表 40-13 D2 术后放化疗与观察的生存情况

| 分 期 | 5 年生存率(%) | | | 5 年无复发生存率(%) | | |
|---|---|---|---|---|---|---|
| | 放化疗组 | 单纯手术组 | P | 放化疗组 | 单纯手术组 | P |
| Ⅱ 期 | 78.8 | 70.9 | 0.043 3 | 76.2 | 66.6 | 0.034 7 |
| ⅢA 期 | 61.6 | 43.9 | 0.001 3 | 57.6 | 42.3 | 0.001 5 |
| ⅢB 期 | 40.8 | 20.5 | 0.004 5 | 39.6 | 17.5 | 0.005 6 |
| Ⅳ 期 | 26.4 | 12.1 | 0.014 7 | 26.3 | 11.3 | 0.024 6 |
| 总  计 | 57.1 | 51.0 | 0.019 8 | 54.5 | 47.9 | 0.016 1 |

## 40.12.4 放疗的靶区

在胃癌放疗的设野时需考虑多项因素,如术前和术后的影像学检查、原发病灶的位置、侵犯的程度、淋巴结的情况、术中所置的标记。同时,放疗医师要注意与外科手术医师沟通,了解术中所见、可能手术不彻底的部位等。目前正在进行的 Intergroup 的研究中,对放射野设计的要求是根据每例患者不同的肿瘤位置和淋巴结转移情况综合考虑,以设置放疗的靶区。

胃癌放疗靶区的设置较复杂,根据术后局部区域失败的部位,主要放疗的目标是肿瘤床、吻合口/残端和淋巴引流区。在设计胃癌的放疗计划时,特别要注意治疗个体化,结合术前的腹部 CT 显示的病灶,综合考虑原发肿瘤的位置和已知的区域淋巴结转移的情况。对原发灶而言,要注意近端和远端的切缘;对位于后壁和胃窦部的病灶,要注意其与胰腺的关系;对胃窦部的病灶,还需注意其对十二指肠是否有侵犯。病灶位于胃不同的部位,其淋巴转移的方式各有其特点。近端胃和胃食管结合部,其有较高比例转移到食管周围淋巴结,甚至于高达纵隔,而转移到胃幽门区、十二指肠和肝门区的概率低。对胃体部的病灶,其淋巴结转移可至各个方向,但病灶附近的大弯和小弯淋巴结更易出现转移。至于远端的胃癌如胃窦部癌,易转移至十二指肠周围、肝门部淋巴结,而较少转移到胃贲门、食管周围以及脾门附近的淋巴区域,在设野时需考虑(表 40-14)。

表 40-14 近端和远端胃癌的区域淋巴结侵犯

| 作 者 | 脾 区 | | 幽门下区 | |
|---|---|---|---|---|
| | 上 1/3 胃 | 下 1/3 胃 | 上 1/3 胃 | 下 1/3 胃 |
| Kodera | 19/147(13%) | | | |
| Sunderland | 21/50(42%) | 1/12(0%) | 6/50(12%) | 5/12(42%) |
| Noguchi | 58/416(13.9%) | 46/672(6.3%) | 35/416(8.4%) | 330/672(49%) |
| Maruyama | 18/150(12%) | 14/339(4%) | 8/150(5%) | 166/339(49%) |
| Cuschieri | 12/48(25%) | 0/25(0%) | 2/21(10%) | 3/17(18%) |
| 总  计 | 128/811(16%) | 56/1 048(5%) | 51/637(8%) | 504/1 040(48%) |

不同肿瘤的 TNM 分期,其放疗包括的范围又有所区别。总的原则是,有淋巴结转移的病例,放射野需包括肿瘤床、残胃、足够的切缘及淋巴引流区。而对病理检查报告为淋巴结阴性的病例,需要求在手术切除和病理检查标本中,至少有 10~15 个受检淋巴结总数,在手术切缘足够的条件下,对淋巴引流区的照射可有选择性,对残胃是否放疗需视病灶浸润深度,以及放疗可能对周围正常组织造成损伤的概

率权衡而定。

胃癌放疗中，由于其周围正常组织如肝、肾等耐受性低，需注意保护，如肾脏的保护，要保护至少2/3的功能肾，对小肠、脊髓、心和肺组织也需注意。T3N1M0胃体部癌患者的三维适形放疗剂量分布见图40-18。

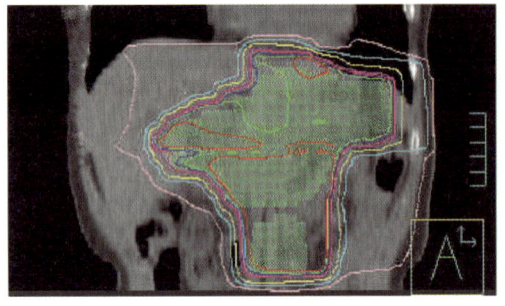
冠状面的剂量分布

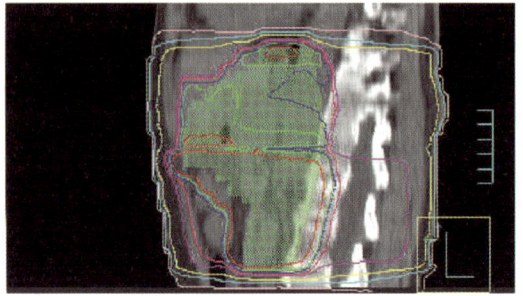
矢状面的剂量分布

图40-18　T3N1M0胃体部癌的三维适形放疗剂量分布

### 40.12.5　放疗的并发症

胃癌的放疗常与化疗同步进行，放化疗的并发症常混杂在一起，难以区分，且化疗可以加重放疗的不良反应和并发症的发生率。常见的并发症包括放射性胃肠炎、造血功能抑制、肝肾功能损害和一过性胰腺炎等。并发症较轻时可在停止放化疗后数周内自愈，严重时可导致消化道出血、穿孔、吻合口漏和重要脏器功能衰竭。

## 40.13　免疫治疗

所谓免疫治疗是指通过调整机体对肿瘤的免疫反应而产生抗肿瘤效果的治疗方法。目前，用于胃癌临床的免疫治疗主要有非特异性生物反应调节治疗和过继免疫治疗两大类。

#### （1）非特异性生物反应调节治疗

非特异性生物反应调节治疗的药物也称为免疫增强剂，是一类通过调动机体内在的防御机制，提高体内免疫活性分子的浓度和（或）增强免疫活性细胞的功能，从而增加对肿瘤的非特异免疫能力的物质。免疫增强剂多与放、化疗联合应用，在胃癌治疗中疗效较为肯定的有以下几种。

1）OK-432　是溶血性链球菌A组三型低毒变异株（Su株）制剂，经青霉素G处理加热45℃后冻干而成，具有明显的抗癌活性。在进展期胃癌瘤体内注射OK-432，可激活全身和局部抗肿瘤免疫反应。有报道，Ⅲ期胃癌患者术前瘤内注射OK-432的5年生存率远较对照组高，两者分别为47.7%～83.3%和27.5%～42.9%。一项韩国研究将370名Ⅲ期胃癌患者分为单纯手术组、手术+5-Fu和MMC化疗组以及手术+5-Fu和MMC化疗+OK-432组，结果3组的5年生存率分别为24.4%、29.8%及45.3%，提示胃癌术后辅助化疗+免疫治疗的优越性。

2）香菇多糖　是从香菇中提取的大分子多糖，具有增强淋巴细胞活性的作用，与化疗联合应用可提高疗效。常用1～2mg，静脉注射，每周1～2次，部分患者疗效满意。

3）其他　诸如PS-K、卡介苗、IL-2、干扰素、胸腺肽、肿瘤坏死因子等。临床应用适应证、给药剂量和方法远未统一，其确切疗效有待于长期临床观察。

#### （2）过继免疫治疗

过继免疫治疗包括淋巴因子激活的杀伤细胞（LAK）、肿瘤浸润淋巴细胞（TIL）和细胞毒性T细胞（CTL）。LAK细胞具有广谱杀伤肿瘤活性，在IL-2诱导下能显著杀伤人体多种肿瘤细胞。TIL细胞是从肿瘤组织中分离的淋巴细胞，具有较强的肿瘤特异性和肿瘤部位靶向性，其抗肿瘤效应是LAK细胞的50～100倍。CTL细胞是由淋巴细胞与肿瘤细胞混合培养产生，能自动寻找并特异性杀伤自身肿瘤细胞，因而具有更强的抗肿瘤活性。Tsunoda等应用CTL过继免疫治疗进展期胃肠道肿瘤38例，完全缓解6例，部分缓解18例，疗效十分明显。上述过继免疫治疗方法应用于胃癌的治疗已有多年，但迄今有关过继免疫治疗疗效的报道较少，其远期疗效尚不明确。

## 40.14 预后与展望

胃癌的预后与胃癌的临床病理分期、部位、组织类型、生物学行为以及治疗措施有关,而以分期对预后的影响最大,早期胃癌预后远比进展期胃癌好。就全球范围而言,胃癌根治术后的5年生存率多在20%~50%,总体胃癌人群的5年生存率仅10%~20%,且生存率数据存在很大的地域差异。近10年来,在日本和韩国胃癌总体术后5年生存率稳步提高,达到60%乃至70%以上。反观国内,过去10年来虽然在胃癌的规范化手术和综合治疗方面取得了长足的进步,也不乏根治性手术后5年生存率40%或50%以上的报道,但总体术后5年生存率仍较日、韩存在很大差距。究其原因最主要的是日本和韩国早期胃癌诊断率远较我国为高,达45%~55%,而我国早期胃癌的诊断率仍徘徊在10%左右。因此,欲改善我国胃癌患者的预后,其根本还是要提高早期胃癌的诊断率。鉴于目前我国尚难开展胃癌普查工作,临床医师应适当放宽上消化道钡餐造影和胃镜检查的指征,条件许可时,应积极开展胃癌高危人群的普查工作。

针对胃癌早期诊断的基础研究是当前胃癌领域的一个重要研究方向。随着分子生物学的发展和肿瘤发病机制研究的不断深入,研究人员开始热衷于寻找一些肿瘤相关性抗原和肿瘤特异性标记,并最终能够应用于临床上肿瘤的早期检测。迄今这一领域尚未有突破性的进展,应当是今后胃癌基础与应用研究领域的重要内容之一。

随着外科学技术的发展和辅助治疗手段的丰富,近年来以胃癌根治性手术为核心的个体化综合治疗方案不断得到完善。但在早期胃癌治疗模式的转换、进展期胃癌综合治疗方案的选择等诸多领域,尚未完全达成共识,循证医学的兴起为这些争议的解决提供了契机。我国胃癌病例数目虽然庞大,但是符合循证医学原则开展的多中心、大样本的前瞻性随机对照研究极为有限。未来应该充分利用国内丰富的病例资源,积极开展多中心前瞻性随机对照临床研究,不断优化胃癌的综合治疗方案。

综上所述,欲缩小胃癌诊治水平与日、韩的差距,重点在于探索符合我国国情的早期胃癌筛查方案,提高国人早期胃癌的诊断率,并根据循证医学研究成果,建立适合我国胃癌患者的诊断和治疗规范,这将是今后我国胃癌防治工作的主要努力方向。

(孙益红 章 真 印季良)

## 主要参考文献

[1] 蔡琳,Binh Y, Donald MP. 亚太若干地区恶性肿瘤流行趋势分析. 肿瘤, 2004, 24:422-426.
[2] 张思维,陈万青,孔灵芝. 中国部分市县1998~2002年恶性肿瘤的发病与死亡. 中国肿瘤, 2006, 15:430-448.
[3] 项永兵,张薇,高立峰. 恶性肿瘤发病率的时间趋势分析方法. 中华流行病学杂志, 2004, 25:173-177.
[4] Blot WJ, Li JY, Taylor PR, et al. Nutrition intervention trials in Linxian, China: supplementation with specific vitamin/mineral combinations, cancer incidence, and disease-specific mortality in the general population. J Natl Cancer Inst, 1993, 85:1483-1492.
[5] Tredaniel J, Boffetta P, Buiatti E, et al. Tobacco smoking and gastric cancer: review and meta-analysis. Int J Cancer, 1997, 72:565-573.
[6] Huang JQ, Sridhar S, Chen Y, et al. Meta-analysis of the relationship between Helicobacter pylori seropositivity and gastric cancer. Gastroenterology, 1998, 114:1169-1179.
[7] The EUROGAST Study Group. An international association between Helicobacter pylori infection and gastric cancer. Lancet, 1993, 341:1359-1362.
[8] Marshall BJ, Windsor HM. The relation of Helicobacter pylori to gastric adenocarcinoma and lymphoma: pathophysiology, epidemiology, screening, clinical presentation, treatment, and prevention. Med Clin North Am, 2005, 89:313-344.
[9] Lagergren J, Bergstrom R, Nyren O. Association between body mass and adenocarcinoma of the esophagus and gastric cardia. Ann Intern Med, 1999, 130:883-890.
[10] Chen J, Rocken C, Malfertheiner P, et al. Recent advances in molecular diagnosis and therapy of gastric cancer. Dig Dis, 2004, 22:380-385.
[11] Albanes D, Heinonen OP, Taylor PR, et al. Alpha-tocopherol and beta-carotene supplements and lung cancer incidence in the alpha-tocopherol, beta-carotene cancer prevention study: effects of base-line characteristics and study compliance. J Natl Cancer Inst, 1996, 88:1560-1570.
[12] Trautmann K, Stolte M, Miehlke S. Eradication of H pylori for the prevention of gastric cancer. World J Gastroenterol, 2006, 12:5101-5107.
[13] Wong BC, Lam SK, Wong WM, et al. Helicobacter pylori eradication to prevent gastric cancer in a high-risk region of China: a randomized controlled trial. JAMA, 2004, 291:187-194.
[14] Wang WH, Huang JQ, Zheng GF, et al. Non-steroidal anti-inflammatory drug use and the risk of gastric cancer: a systematic review and meta-analysis. J Natl Cancer Inst, 2003, 95:1784-1791.
[15] Miki K. Gastric cancer screening using the serum pepsinogen test method. Gastric Cancer, 2006, 9:245-253.
[16] Correa P. Human gastric carcinogenesis: a multistep and multifactorial process. Cancer Res, 1992, 52:6735-6740.
[17] 张文范,张荫昌,陈峻青. 胃癌的癌前疾病与癌前病变. 胃癌, 2001, 25:40-69.
[18] Cassaro M, Rugge M, Gutierrez O. Topographic patterns of intestinal metaplasia and gastric cancer. Am J Gastroenterol, 2000, 95:1431-1438.
[19] Japanese Gastric Cancer Association. Japanese classification of gastric carcinoma. Gastric Cancer, 1998, 1:10-24.
[20] Shimizu Y, Ito K, Matsunaga N, et al. Diagnosis of gastric cancer with MDCT using the water-filling method and multiplanar reconstruction: CT-histologic correlation. AJR Am J Roentgenol, 2005, 185:1152-1158.
[21] Haudt W, Braunschweig R, Reiser M. Assessment of gastric cancer: value of breathhold technique and two-phase spiral CT. Eur Radiol, 1999, 29:68-72.
[22] de Potter T, Flamen P, Van CE, et al. Whole-body PET with FDG for the diagnosis of recurrent gastric cancer. Eur J Nucl Med Mol Imaging, 2002, 29:525-529.
[23] Ott K, Fink U, Becker K, et al. Prediction of response to preoperative chemotherapy in gastric carcinoma by metabolic imaging: results of a prospective trial. J Clin Oncol, 2003, 21:4604-4610.
[24] Mochiki E, Kuwano H, Katoh H, et al. Evaluation of $^{18}$F-2-deoxy-2-fluoro-D-glucose positron emission tomography for gastric cancer. World J Surg, 2004, 28:247-253.
[25] Willis S, Truong S, Gribnitz S, et al. Endoscopic ultrasonography in the preoperative staging of gastric cancer: accuracy and impact on surgical therapy. Surg Endosc, 2000, 14:951-954.
[26] Kelly S, Harris KM, Berry E, et al. A systematic review of the staging performance of endoscopic ultrasound in gastro-oesophageal carcinoma. Gut, 2001, 49:534-539.
[27] Bhandari S, Shim CS, Kim JH, et al. Usefulness of three-dimensional, multidetector row CT (virtual gastroscopy and multiplanar reconstruction) in the evaluation of gastric cancer: a comparison with conventional endoscopy, EUS, and histopathology. Gastrointest Endosc, 2004, 59:619-626.
[28] Xi WD, Zhao C, Ren GS. Endoscopic ultrasonography in preoperative staging

of gastric cancer: determination of tumor invasion depth, nodal involvement and surgical resectability. World J Gastroenterol, 2003, 9: 254-257.

[29] Nakagawa S, Nashimoto A, Yabusaki H. Role of staging laparoscopy with peritoneal lavage cytology in the treatment of locally advanced gastric cancer. Gastric Cancer, 2007, 10:29-34.

[30] Sarela AI, Lefkowitz R, Brennan MF, et al. Selection of patients with gastric adenocarcinoma for laparoscopic staging. Am J Surg, 2006, 191:134-138.

[31] Dinis-Ribeiro M, Yamaki G, Miki K, et al. Meta-analysis on the validity of pepsinogen test for gastric carcinoma, dysplasia or chronic atrophic gastritis screening. J Med Screen, 2004, 11:141-147.

[32] Japanese Gastric Cancer Association. Guidelines for the treatment of gastric cancer. Tokyo: Kanehara-Shuppann, 2001.

[33] Tsujitani S, Oka S, Saito H, et al. Less invasive surgery for early gastric cancer based on the low probability of lymph node metastasis. Surgery, 1999, 125: 148-154.

[34] Gotoda T, Yanagisawa A, Sasako M, et al. Incidence of lymph node metastasis from early gastric cancer: estimation with a large number of cases at two large centers. Gastric Cancer, 2000, 3: 219-225.

[35] Ono H, Kondo H, Gotoda T, et al. Endoscopic mucosal resection for treatment of early gastric cancer. Gut, 2001, 48:225-229.

[36] Ohgami M, Otani Y, Kumai K, et al. Curative laparoscopic surgery for early gastric cancer: five years experience. World J Surg, 1999, 23: 187-192.

[37] 姚德茂，陈武科，Takashi Aikou，等. 日本早期胃癌临床研究进展（二）. 现代肿瘤医学，2006, 14:1479-1481.

[38] Bozzetti F, Marubini E, Bonfanti G, et al. Total versus subtotal gastrectomy: surgical morbidity and mortality rates in a multicenter Italian randomized trial. Ann Surg, 1997, 226: 613-620.

[39] Bozzetti F, Marubini E, Bonfanti G, et al. Subtotal versus total gastrectomy for gastric cancer: five-year survival rates in a multicenter randomized Italian trial. Ann Surg, 1999, 230: 170-178.

[40] Edwards P, Blackshaw GR, Lewis WG, et al. Prospective comparison of D1 vs modified D2 gastrectomy for carcinoma. Br J Cancer, 2004, 90: 1888-1892.

[41] Cuschieri A, Weeden S, Fielding J, et al. Patient survival after D1 and D2 resections for gastric cancer: long-term results of the MRC randomized surgical trial. Surgical Co-operative Group. Br J Cancer, 1999, 79: 1522-1530.

[42] Bonenkamp JJ, Hermans J, Sasako M, et al. Extended lymph-node dissection for gastric cancer. Dutch Gastric Cancer Group. N Engl J Med, 1999, 340: 908-914.

[43] Cuschieri A, Fayers P, Fielding J, et al. Postoperative morbidity and mortality after D1 and D2 resections for gastric cancer: preliminary results of the MRC randomised controlled surgical trial. Surgical Co-operative Group. Lancet, 1996, 347: 995-999.

[44] Bonenkamp JJ, Songun I, Hermans J, et al. Randomised comparison of morbidity after D1 and D2 dissection for gastric cancer in 996 Dutch patients. Lancet, 1995, 345: 745-748.

[45] McCulloch P, Niita ME, Kazi H, et al. Gastretomy with extended lymphadenectomy for primary treatment of gastric cancer. Br J Surg, 2005, 92:5-13.

[46] Sasako M, Sano T, Yamamoto S, et al. Randomized phase III trial of standard D2 versus D2'para-aortic lymph node(PAN) dissection(D) for clinically M0 advanced gastric cancer: JCOG9501. J Clin Oncol, 2006, 24 (18S): LBA4015.

[47] Iivonen M, Koskinen MO, Ikonen T, et al. Emptying of the jejunal pouch and Roux-en-Y limb after total gastrectomy a randomised, prospective study. Eur J Surg, 1999, 165: 742-747.

[48] Tadahiro N, Hideaki A, Keizo S, et al. Usefulness of reconstruction with jejunal pouch in total gastrectomy for gastric cancer in early improvement of nutritional condition. Am Surg, 2001, 181: 274-278.

[49] Shinya A, Satoshi I, Tsuyoshi E, et al. Subjective and functional results after total gastrectomy: prospective study for long term comparison of reconstruction procedures. Gastric Cancer, 2003, 6: 24-29.

[50] Nakane Y, Okumura S, Akehira K, et al. Jejunal pouch reconstruction after total gastrectomy for cancer. A randomized controlled trial. Ann Surg, 1995, 222: 27-35.

[51] Fuchs KH, Thiede A, Engemann R, et al. Reconstruction of the food passage after total gastrectomy: randomized trial. World J Surg, 1995, 19: 698-705.

[52] Wanebo HJ, Kennedy BJ, Winchester DP, et al. Role of splenectomy in gastric cancer surgery: adverse effect of elective splenectomy on long term survival. J Am Coll Surg, 1997, 185: 177-184.

[53] Csendes A, Burdiles P, Rojas J, et al. A prospective randomized study comparing D2 total gastrectomy versus D2 total gastrectomy plus splenectomy in 187 patients with gastric carcinoma. Surgery, 2002, 131: 401-407.

[54] Sasako M. Risk factors for surgical treatment in the Dutch gastric cancer trial. Br J Surg, 1997, 84: 1567-1571.

[55] Yoo CH, Noh SH, Shin DW, et al. Recurrence following curative resection for gastric carcinoma. Br J Surg, 2000, 87: 236-242.

[56] Boddie AW Jr, McMurtrey MJ, Giacco GG, et al. Palliative total gastrectomy and esophagogastrectomy. A reevaluation. Cancer, 1983, 51: 1195-1200.

[57] Haugstvedt T, Viste A, Eide GE, et al. The survival benefit of resection in patients with advanced stomach cancer: the Norwegian multicenter experience. Norwegian Stomach Cancer Trial. World J Surg, 1989, 13: 617-621.

[58] 孙益红，秦新裕，汪学非，等. 胃癌肝转移的手术治疗. 中华胃肠外科杂志，2003, 6:301-304.

[59] Yonemura Y, Fujimura T, Nishimura G, et al. Effects of intraoperative chemohyperthermia in patients with gastric cancer with peritoneal dissemination. Surgery, 1996, 119: 437-444.

[60] Sayag-Beaujard AC, Francois Y, Glehen O, et al. Intraperitoneal chemohyperthermia with mitomycin C for gastric cancer patients with peritoneal carcinomatosis. Anticancer Res, 1999, 19: 1375-1382.

[61] Cheong JH, Hyung WJ, Chen J, et al. Survival benefit of metastasectomy for Krukenberg tumors from gastric cancer. Gynecol Oncol, 2004, 94: 477-482.

[62] Charles SF. Adjuvant chemotherapy in gastric cancer. ASCO 2006 Educational Book. 2006: 222-225.

[63] Murad AM, Santiago FF, Petroianu A, et al. Modified therapy with 5-fluorouracil, doxorubicin, and methotrexate in advanced gastric cancer. Cancer, 1993, 72: 37-41.

[64] Scheithauer W, Kornek G, Zeh B, et al. Palliative chemotherapy vs supportive care in patients with metastatic gastric cancer: a randomized trial. Second International Conference on Biology, Prevention and Treatment of GI Malignancy. Koeln, 1995:68.

[65] Pyrhoenen S, Kuitunen T, Nyandoto P, et al. Randomised comparison of fluorouracil, epidoxorubicin and methotrexate (FEMTX) plus supportive care with supportive care alone in patients with non-resectable gastric cancer. Br J Cancer, 1995, 71:587-591.

[66] Glimelius B, Ekstrom K, Hoffman K, et al. Randomized comparison between chemotherapy plus best supportive care with best supportive care in advanced gastric cancer. Ann Oncol, 1997, 8: 163-168.

[67] Sakaguchi Y, Kabashima A, Okita K, et al. Long-term outcome of S-1 and cisplatin combination therapy in patients with advance or recurrent gastric cancer. Gastric Cancer, 2005, 8: 111-116.

[68] Wagner AD, Grothe W, Haerting J, et al. Chemotherapy in advanced gastric cancer: a systematic review and meta-analysis based on aggregate data. J Clin Oncol, 2006, 24: 2903-2909.

[69] Ajani JA, Lee FC, Singh DA, et al. Multicenter phase II trial of S-1 plus cisplatin in patients with untreated advanced gastric or gastroesophageal junction adenocarcinoma. J Clin Oncol, 2006, 24:663-667.

[70] Lenz HJ, Lee FC, Haller DG, et al. Extended safety and efficacy data on S-1 plus cisplatin in patients with untreated, advanced gastric carcinoma in a multicenter phase II study. Cancer, 2007, 109:33-40.

[71] Mochiki E, Ohno T, Kamiyama Y, et al. Phase I/II study of S-1 combined with paclitaxel in patients with unresectable and/or recurrent advanced gastric cancer. Br J Cancer, 2006, 95: 1642-1647.

[72] Hokita S, Aikou T, Miyazono F, et al. A phase I combination chemotherapy study of biweekly paclitaxel and S-1 administration in patients with advanced gastric cancer. Cancer Chemother Pharmacol, 2006, 57:736-740.

[73] Kang Y, Kang WK, Shin DB, et al. Randomized phase III trial of capecitabine/cisplatin (XP) vs continue first line therapy in patients (pts) with advanced gastric cancer (AG). ASCO (abstract), 2006, 4018.

[74] Sumpter K, Harper-Wynne C, Cunningham D, et al. Report of two protocol planned interim analyses in a randomised multicentre phase III study comparing capecitabine with fluorouracil and oxaliplatin with cisplatin in patients with advanced oesophagogastric cancer receiving ECF. Br J Cancer, 2005, 92: 1976-1983.

[75] Cunningham D, Rao S, Starling N, et al. Randomised multicentre phase III study comparing capecitabine with cisplatin in patients with advanced oesophagogastric (OG) cancer. ASCO (abstract), 2006, 4017.

[76] van Cutsem E, Moiseyenko VM, Tjulandin S, et al. Phase III study of docetaxel and cisplatin plus fluorouracil compared with cisplatin and fluorouracil as first-line therapy for advanced gastric cancer: a report of the V325 study group. J Clin Oncol, 2006, 24:4991-4997.

[77] Dank M, Zaluski J, Barone C, et al. Randomized phase 3 trial of irinotecan (CPT-11) +5-Fu/foinic acid (FA) vs CDDP + 5-Fu in 1st-line advanced gastric cancer patients. J Clin Oncol, 2005, 23: 308-317.

[78] Shah MA, Ramanathan RK, Ilson DH, et al. Multicenter phase II Study of irinotecan, cisplatin, and bevacizumab in patients with metastatic gastric or gastroesophageal junction adenocarcinoma. J Clin Oncol, 2006, 24: 5201-5206.

[79] Cunningham D, Allum WH, Stenning SP, et al. Perioperative chemotherapy versus surgery alone for respectable gastroesophageal cancer. Engl J Med, 2006, 355:11-20.

[80] Nakajima T, Kinoshita T, Nashimoto A, et al. Randomized controlled study of adjuvant uracil-tegafur versus surgery alone for serosa negative, locally advanced gastric cancer. Br J Surg, 2007, 94: 1468-1476.

[81] Sakuramoto S, Sasako M, Yamaguchi T, et al. Adjuvant chemotherapy for gastric cancer with S-1, an oral fluoropyrimidine. Engl J Med, 2007, 357: 1810-1820.

[82] Zhang ZX, Gu XZ, Yin WB, et al. Randomized clinical trial on the combina-

tion of preoperative irradiation and surgery in the treatment of adenocarcinoma of gastric cardia (AGC)-report on 370 patients. Int J Radiat Oncol Biol Phys, 1998, 42:929-934.

[83] MacDonald JS, Smalley SR, Benedetti J, et al. Chemoradiotherapy after surgery compared with surgery alone for adenocarcinoma of the stomach or gastroesophageal junction. Engl J Med, 2001,345: 725-730.

[84] Macdonald JS, Smalley SR, Benedetti J, et al. Postoperative combined radiation and chemotherapy improves disease-free survival (DFS) and overall survival (OS) in resected adenocarcinoma of the stomach and gastroesophageal junction: update of the results of intergroup study INT-0116 (SWOG9008). ASCO (GI symposium), 2004.

[85] Kim S, Lim DH, Lee J, et al. An observation study suggesting clinical benefit for adjuvant postoperative chemoradiation in a population of over 500 cases after gastric resection with D2 nodal dissection for adenocarcinoma of the stomach. Int J Radiat Oncol Biol Phys, 2005, 63: 1279-1285.

# 41 原发性肝癌

41.1 概述
41.2 流行病学
41.3 病因学
    41.3.1 病毒性肝炎
    41.3.2 黄曲霉毒素
    41.3.3 饮水污染
    41.3.4 其他因素与综合作用
41.4 预防
41.5 病理学
    41.5.1 大体分型
    41.5.2 组织学分型
    41.5.3 肝癌细胞的分化
    41.5.4 早期肝癌的病理特点
    41.5.5 肝病背景
    41.5.6 肝癌的起源
    41.5.7 癌前期病变
41.6 分子生物学
    41.6.1 肝癌发病的分子机制
    41.6.2 肝癌侵袭性的分子水平研究
41.7 临床表现
    41.7.1 症状与体征
    41.7.2 少见临床表现
    41.7.3 转移与并发症
    41.7.4 自然病程
    41.7.5 临床与实验室检查联系
    41.7.6 肝细胞癌与肝内胆管癌的异同
41.8 肝癌标记
41.9 其他实验室检查
41.10 医学影像学检查
    41.10.1 超声检查
    41.10.2 CT 检查
    41.10.3 MRI 检查
    41.10.4 放射性核素成像
    41.10.5 肝血管造影
    41.10.6 正电子发射体层摄影
    41.10.7 腹腔镜和经皮细针穿刺活检
41.11 诊断
    41.11.1 小肝癌的诊断
    41.11.2 有症状的大肝癌的诊断
    41.11.3 原发性肝癌诊断标准
41.12 鉴别诊断
    41.12.1 AFP 阳性肝癌的鉴别诊断
    41.12.2 AFP 阴性肝癌的鉴别诊断
41.13 临床分期
41.14 治疗总论
    41.14.1 治疗原则
    41.14.2 治疗方法的选择
41.15 手术切除
    41.15.1 切除的种类
    41.15.2 手术探查指征与术前准备
    41.15.3 手术姿位、麻醉与切口
    41.15.4 切除术式的选择
    41.15.5 手术要点
    41.15.6 手术死亡率、术后治疗与并发症
    41.15.7 疗效与影响因素
    41.15.8 肝癌的腹腔镜手术
    41.15.9 肝移植
41.16 切除以外的外科治疗
    41.16.1 肝动脉插管和(或)结扎
    41.16.2 冷冻及其他术中局部治疗
41.17 经肝血管化疗栓塞
    41.17.1 适应证
    41.17.2 使用要点
    41.17.3 疗效与影响因素
    41.17.4 不良反应与联合应用
41.18 局部治疗
    41.18.1 射频消融
    41.18.2 经皮乙醇注射
    41.18.3 其他局部治疗
41.19 放疗
41.20 化疗与其他药物治疗
41.21 生物治疗与中医治疗
    41.21.1 生物治疗
    41.21.2 中医治疗
41.22 综合与序贯治疗
41.23 并发症治疗与对症治疗
41.24 普查与小肝癌
    41.24.1 早期发现

41.24.2 小肝癌的治疗
41.24.3 小肝癌手术切除的预后
41.25 不能切除肝癌的降期(缩小)后切除
　41.25.1 疗效与意义
　41.25.2 患者选择与缩小疗法
　41.25.3 降期后切除的指征与方法
41.26 转移复发的预测与防治
　41.26.1 转移复发的预测与早期发现
　41.26.2 转移复发的治疗
　41.26.3 转移复发的预防
41.27 肝癌转移的实验性研究

41.27.1 转移模型的建立
41.27.2 抗肝癌转移"靶"的寻找
41.27.3 转移的实验性干预
41.27.4 问题与展望
41.28 预后
　41.28.1 影响预后的临床和病理因素
　41.28.2 治疗方法与预后
　41.28.3 肝癌生物学特性与预后
　41.28.4 合并的肝病背景与预后
41.29 问题与展望

# 41.1 概述

原发性肝癌(以下简称"肝癌")属于肝脏上皮性恶性肿瘤中的一类。根据世界卫生组织(WHO)的组织学分类,肝脏上皮性恶性肿瘤分为肝细胞癌(hepatocellular carcinoma)、胆管腺癌(cholangiocarcinoma;又称肝内或周围胆管癌)、胆管囊腺癌(bile duct cystadenocarcinoma)、肝细胞及胆管混合癌(combined hepatocellular and cholangiocarcinoma)、肝胚细胞癌(hepatoblastoma)和未分化癌(undifferentiated carcinoma)(Leevy 等,1994)。通常原发性肝癌主要包括肝细胞癌、肝内胆管癌、肝细胞及胆管混合癌3种细胞类型。后来在肝细胞癌中又发现1种预后较好的纤维板层型(fibrolamellar)肝癌。我国原发性肝癌90%以上为肝细胞癌,肝内胆管癌、肝细胞及胆管混合癌各占不到5%。本章主要论述以肝细胞癌为主的原发性肝癌。

肝癌有科学的病理分类至今已有百余年历史,但20世纪的前半个世纪肝癌研究进展缓慢。近半个世纪则几乎每10年都有可喜的进步。20世纪50年代,由于弄清肝内的解剖和切除后的代谢变化,使大肝癌可以进行规则性切除,成为肝癌可能获得根治的治疗手段;肝癌的放射治疗和化学治疗也在此时起步;Seldinger(1953)的经股动脉插管做肝动脉造影,以及肝动脉结扎同时问世。60年代,乙型肝炎病毒和黄曲霉素的发现使肝癌病因研究有了很大进步;免疫学的进步是1963年肝移植开展的重要背景。70年代,甲胎蛋白检测用于普查,开辟了肝癌临床研究的一个新领域——小肝癌(或亚临床肝癌)的研究,它使肝癌切除后生存率有了大幅度提高,并导致肝癌诊断、治疗、预后、自然病程等一系列概念的更新。80年代以来,由于新技术与电脑的结合,出现了医学影像学和局部治疗的突飞猛进,超声显像、彩色超声、计算机体层摄影(CT和螺旋CT)、磁共振成像(MRI)、单光子发射计算机体层摄影(SPECT)、正电子发射体层摄影(PET)等的问世,使肝癌的定位诊断有了极大的进步;肿瘤局部治疗重新抬头,经导管动脉化疗栓塞(TACE)、射频消融(RFA)、经皮乙醇注射(PEI)、冷冻治疗、微波治疗、高功率聚焦超声等有了很大发展;综合治疗受到重视;所有这些导致部分"不能切除肝癌的降期(缩小)后切除"。90年代以来,由于分子生物学的发展,以及21世纪系统生物学的深入,将为肝癌的病因与发病、诊断与治疗、复发与转移的研究提供了具有重要意义的前景。

关于肝癌的预防,根据已有的流行病学资料,我国已开展了"改水、防霉、防肝炎"的预防工作,乙型肝炎疫苗在新生儿的接种已初见成效。关于"三早"(早期发现、早期诊断、早期治疗),经30多年的实践,已成为获得肝癌长期生存者的最主要途径。肝癌的临床治疗在"局部"、"积极"与"综合"3个方面都得到发展。"局部"体现在外科的局部切除及各种局部治疗的问世。"积极"体现在对癌栓的积极外科综合治疗、对复发的再切除等。"综合"包括新旧疗法的综合与序贯应用,不能切除肝癌的降期后切除是最好的范例。

我国肝癌研究于20世纪50年代由临床起步,大系列临床分析曾在第8届国际癌症大会上交流。60年代,我国建成世界上第一个肝癌细胞系,提示基础研究起步。70年代,肝癌高发现场研究起步,反映临床、基础与现场的结合,小肝癌的研究是这个阶段的一个特色。80 年代,改革开放推动了我国肝癌防治与研究的进展,有 14 个国家、地区共 500 人出席的 1986 年上海国际肝癌肝炎会议,反映了我国肝癌临床研究已形成特色,受到国际瞩目,我国肝癌基础研究也缩短了与国际先进水平的差距。90 年代的两次国际癌症大会(1990 年和 1994 年)中的肝癌会议(临床方面),我国均担任会议主席。2000 年以来,上海国际肝癌肝炎会议由于与香港合办取得了很大发展,如 2006 年与会人数超过 2 400 人,来自国外学者达 900 人;我国肝癌基础性研究,如基因组、蛋白质组学研究,与世界先进水平的差距继续在缩短,当前研究的热点——肝癌转移复发的研究国内亦已起步,并在国际上首先建成转移性人肝癌模型系统。

尽管近半个世纪肝癌临床与基础研究有了不少进展,但肝癌总的预后仍差。2005 年 Parkin 等报道,2002 年肝癌的 5 年生存率在发达国家为 6%,发展中国家为 5%[1]。概言之,半个世纪以来,肝癌病因的概念已有所更新,诊断已由较难变为较易,治疗则由单一的外科治疗变为多种方法的综合与序贯应用,预后也由不治变为部分可治,肝癌的基础研究已成为肿瘤基础研究的一个热点。未来肝癌临床与研究的发展,将由"病理学基础"向"病理-生物学基础"转变,从生物学角度看肝癌,将出现一个新的视野。但未来肝癌的防治与研究任务仍然艰巨。

## 41.2　流行病学

当前肝癌发病率我国居世界第 1,我国癌症死因肝癌居第 2,全球癌症杀手肝癌居第 3。这个第 1、第 2、第 3 有助于我们对肝癌重要性的认识。

Parkin 等(2005)报道,2002 年全球肝癌发病数 626 000 例,占新癌症患者的 5.7%;因预后差,死亡数达 598 000 人,成为第 3 位癌症杀手。发展中国家占全球肝癌数的 82%,我国占 55%。肝癌高发于非洲撒哈拉沙漠以南、东亚和东南亚等地区,发达地区(南欧除外)、拉丁美洲、中南亚发病较低。总的男女性比为 2.4∶1,高发区更高,低发区更低。年龄标化发病率我国为全球之冠,男性为 37.9/10 万,女性为 14.2/10 万;北美男性为 5.3/10 万,女性为 1.9/10 万;北欧男性仅 3.4/10 万,女性 1.7/10 万;而南欧则明显高于北欧,男性为 11.6/10 万,女性为 4.0/10 万[1]。近年在日本、法国、意大利和美国(Altekruse 等,2009)等国家,肝癌发病率均有上升趋势。

根据《中国肿瘤登记年报 2004》,我国恶性肿瘤发病率前 5 位癌症依次为肺癌、胃癌、肝癌、食管癌和乳腺癌;男性为肺癌、胃癌、肝癌、食管癌、结肠癌;女性为乳腺癌、肺癌、胃癌、肝癌、食管癌。肝癌的发病率为 26.18/10 万(男性 38.71/10 万,女性 13.33/10 万),中国标化发病率 14.51/10 万,世界标化发病率 18.80/10 万。肝癌死亡率为 25.08/10 万(男性 36.48/10 万,女性 13.39/10 万)[2]。据 2004~2005 年《全国第三次死因回顾抽样调查报告》,我国前 5 位恶性肿瘤死亡顺位男女性总计和男性均为肺癌、肝癌、胃癌、食管癌、结直肠癌,肝癌位居第 2;女性则为肺癌、胃癌、肝癌、食管癌、结直肠癌,肝癌排行第 3。前 5 位恶性肿瘤死亡的构成,城市为肺癌(27.29%)、肝癌(16.60%)、胃癌(15.30%)、食管癌(7.31%)、结直肠癌(6.51%);而在农村,肝癌则占首位(20.94%)、肺癌(19.99%)、胃癌(19.89%)、食管癌(13.48%)、结直肠癌(4.64%)。1973~1975 年、1990~1992 年和 2004~2005 年的 3 次调查比较,我国肝癌死亡率有上升趋势:粗死亡率三次调查分别为 10.75/10 万、20.37/10 万和 26.26/10 万;标化死亡率分别为 11.0/10 万,17.83/10 万和 17.86/10 万[3]。总之,在我国癌症中,肝癌发病虽排第 3,但死亡却排第 2,在农村更是位居首位,反映肝癌防治的迫切与严峻。

我国肝癌高发于江苏、福建、广东、广西等东南沿海地区的江、河、海口与岛屿。如著名的高发区江苏启东、福建同安、广东顺德、广西扶绥等,其死亡率达 30/10 万以上。

通常,高发区肝癌患者中位年龄较低,低发区则较高。如非洲为 30~40 岁,我国为 45~55 岁,美国为 55~65 岁。故肝癌是侵犯中壮年的主要癌症之一。在世界各地中国血统人群发病率均较高,但在美国出生的第二代华裔发病率有所下降。高发区居民移至低发区后,其肝癌死亡率有所下降。肝癌发病(死亡)率越高,中位年龄越低,说明致肝癌因素在严重流行区主要作用在幼年阶段,经过 20~40 年后而发病。

胆管细胞癌占原发性肝癌的 5%~25%,女性多见。肝吸虫感染地区(如泰国)较多见。

## 41.3　病因学

不同地区肝癌的病因因素不尽相同。就全球而言,乙型和丙型肝炎感染是重要背景,全球肝癌约75%与此有关,发展中国家约85%与此有关(Donato等,1998)。我国肝癌的主要病因因素有病毒性肝炎感染(主要为乙型和丙型)、食物中的黄曲霉毒素污染以及农村的饮水污染(Yu等,1995),其他还有吸烟、饮酒、遗传因素等。

## 41.3.1 病毒性肝炎

病毒性肝炎与肝癌关系主要为乙型与丙型肝炎,即乙型肝炎病毒(HBV)与丙型肝炎病毒(HCV)。HBV属嗜肝DNA病毒,HCV为RNA病毒。全世界有约3亿HBV携带者,我国约有1.2亿。在我国,不少是因为有HBV感染的母亲直接传给婴儿。HBsAg阳性母亲,其婴儿的HBsAg阳性率为43%;而HBsAg阴性者,其婴儿HBsAg阳性率仅11%。据计算,如婴儿HBsAg持续阳性,则发生肝癌的概率达4%。

HBV和HCV两者与肝癌关系密切主要是基于以下事实:①肝癌患者血中多可测出HBV或HCV标记。我国肝癌患者HBV标记阳性达90%左右,浙江启东肝癌患者血中查出HBV标记中至少一项者高达97%,其中HBsAg阳性率为80%,乙型肝炎病毒核心抗体(HBcAb)阳性率达87%。我国肝癌患者HCV抗体阳性为10%左右,福建同安为10%,江苏海门为16%。日本则反之,HBV阳性不到30%,而HCV抗体阳性达70%左右。南欧亦以HCV为主要背景。HCV感染的主要来源为输血,近年我国HCV背景肝癌有上升趋势。②流行病学资料提示,人群HBsAg阳性率与肝癌死亡率有关。③HBsAg阳性者,其患肝癌的相对危险度为HBsAg阴性者的10~50倍。④发现肝癌患者有HBV-DNA整合现象,而HBV-DNA整合又与N-ras癌基因的激活有关。⑤已有越来越多的证据提示HBV的X基因与癌变有关[4]。通过核酸干扰技术使表达X基因的肝癌细胞株不表达,其成瘤性明显降低(Chan等,2006)。⑥国外用土拨鼠研究和我国用树鼩研究均提示HBV在肝癌发生中的重要作用。树鼩研究还提示HBV与黄曲霉毒素的协同作用(Yan等,1996)。di Bisceglie认为尽管HBV致癌的机制尚不清楚,但HBV确与肝癌有关,因乙型肝炎疫苗干预已使接种人群肝癌发病率下降,另外已有迹象表明,持续抗病毒治疗可减少肝癌的风险[5]。HCV与HBV在与肝癌关系上有联合效应,合并感染者其相对危险性高于两者的单独相对危险性。但HBV与肝内胆管癌无关。HBV相关肝癌和HCV相关肝癌比较,后者往往年龄较大、肝硬化较重、预后不优于前者、多中心发生较多(Miyagawa等,1996)。

不少资料提示,单一的病毒性肝炎仍难以解析整个肝癌病因学。近年重视炎症与癌症的关系,显然肝脏炎症和硬化也有助于癌变。

## 41.3.2 黄曲霉毒素

在黄曲霉毒素中,黄曲霉毒素B1(AFB1)毒性较大,致癌性较强。AFB1是1960年英国发生10万只火鸡因食用含发霉花生粉死亡事故中被发现的,世界卫生组织国际癌症研究所(IARC)认为黄曲霉毒素尤其是AFB1是人类致癌剂。黄曲霉毒素与肝癌有关主要基于以下现象:①人群AFB1的摄入量(主要为霉变的玉米或花生)与肝癌死亡率呈正相关。印度尼西亚为肝癌高发区,当地吃花生酱多;我国福建也是肝癌高发地区,居民吃花生汤不少。②肝癌的死亡率曲线与地区温湿曲线相符,间接支持黄曲霉毒素学说。③已证实黄曲霉毒素在实验动物可诱发肝癌。④食物与肝癌死亡率关系的调查提示,进食玉米、花生、花生油与之有关,而进食米、蔬菜、蛋白质、纤维等则与之无关。我国和西非人群暴露在AFB1的地区较多,这些地区肝癌 $p53$ 突变(249密码子)也多。无论实验研究或流行病学资料均提示,HBV与AFB1有协同致肝癌作用。

## 41.3.3 饮水污染

在20世纪70年代初,上海医科大学苏德隆教授等深入江苏启东肝癌高发现场时即已发现,肝癌高发区居民主要饮用沟塘水,而低发区居民主要饮用流动的大河水。我国流行病学资料提示,肝癌高发与饮水污染有密切关系,主要根据有:①饮用污染严重的池塘水或宅沟水者肝癌死亡率较高,而饮用深井水者则肝癌死亡率较低。调查启东各种饮用水源对象,无论是乙型肝炎标记、玉米摄入量、黄曲霉毒素摄入量都无明显区别,表明饮水污染是独立于乙型肝炎病毒感染和黄曲霉毒素摄入的又一危险因素。②改饮深井水后,肝癌死亡率有下降趋势。③近年发现池塘水或宅沟水中的水藻毒素是一种强的促癌因素。最常见的藻类为蓝绿藻,其中毒性较大,且与人类关系密切的是微囊藻及其毒素(microcystis, microcystin, MCYST)(Ueno等,1996)。尽管已证实MCYST的促肝癌作用,但饮水污染可能包括诸多其他致癌、促癌物质，例如已发现水中有不少有机物为致癌、促癌或致突变物。

### 41.3.4 其他因素与综合作用

我国北方饮酒是除上述因素以外的又一危险因素，而吸烟则与 HBsAg 阴性肝癌有关。据估计，北美约 15% 的肝癌与饮酒有关，约 12% 与吸烟有关。

饮食习惯也与肝癌发病有关。意大利有报道，平衡乙型肝炎、丙型肝炎和饮酒因素后，饮用牛奶、酸奶，吃白肉、蛋、水果者发病率较低（Talamini 等，2006）。日本的一个病例-对照研究提示，喝咖啡可减少丙型肝炎患者得肝癌的危险性（Ohfuji 等，2006）。

肥胖和糖尿病是有丙型肝炎背景或酒精性肝硬化者肝癌的危险因素，甚至 HCV 阴性者和胆固醇增高者，2 型糖尿病也是肝癌危险因素（Lai 等，2006）。

吸烟明显增加丙型肝炎患者的肝癌危险性，吸烟伴 HCV 抗体阳性者肝癌死亡可能性（odds ratio）为 9.6，而吸烟伴 HCV 抗体阴性者为 1.7[6]。

澳大利亚发现血色病（hemochromatosis）为肝癌高危险因素，铁超负荷也可能是因素之一[7]。肝脏铁超负荷在表达丙型肝炎的转基因鼠可诱发肝癌[8]。非洲则报道 Budd-Chiari 综合征（下腔静脉膜性梗阻）者肝癌高发。肝癌的发生还有较明显的家族聚集性。口服避孕药与肝腺瘤有关。血吸虫病肝硬化则与肝癌关系不大。华支睾吸虫病可引起肝内胆管癌。

意大利肝癌归因：61% 为 HCV，13% 为 HBV，18% 为重度饮酒[9]。

流行病学资料表明，HBV 与黄曲霉毒素有协同作用。我国用树鼩做试验：未给 AFB1 的 HBV 抗体阴性组肝癌发生率为 0%，单给 AFB1 组为 12.5%，单给 HBV 组为 11.1%，HBV + AFB1 组达 52.9%，表明两者有协同作用。HBV 感染与饮沟塘水联合作用为相乘模型，HBV 感染与黄曲霉毒素摄入，或饮沟塘水与黄曲霉毒素摄入两者为相加模型。总之，肝癌发病潜隐期较长，是多因素、多阶段致病。为此，彻底搞清肝癌病因并不容易。

## 41.4 预防

20 世纪 70 年代，我国结合国情提出"改水、防霉、防肝炎"的肝癌一级预防七字方针，至今仍然有用，并已获得初步效益。而在世界范围内，预防肝癌的主要措施为乙型肝炎疫苗。

对新生儿的乙型肝炎疫苗接种已成为我国的一项政策。我国广西隆安新生儿乙型肝炎疫苗接种 14 年后，0～14 岁乙型肝炎发病率由 18.4/10 万降至 1.4/10 万，0～19 岁肝癌发病率由 1969～1988 年的 3.27/10 万降至 1996～2002 年的 0.17/10 万，降低 19 倍[10]。我国台湾也有相似结果，接种乙型肝炎疫苗后的 1996～1999 年与接种乙型肝炎疫苗前的 1974～1983 年比较，男孩肝癌死亡率降低 70%，女孩降低 62%[11]。已有报道，用干扰素、拉米夫定治疗乙型肝炎后其肝癌发病率有所下降；干扰素合并利巴韦林治疗可降低丙型肝炎相关肝癌的发病率[12]。预防乙型肝炎和丙型肝炎的其他措施有：献血员或血液制品的乙型肝炎和丙型肝炎的筛检，针头、针筒、针灸和口腔用具的消毒，防止与带病毒者合用剃须刀和指甲钳等。

肝癌高发区含黄曲霉毒素的主要食品是玉米、花生和花生油，还有豆酱、豆、酱油等。为此，防霉主要包括对玉米、花生的防霉去毒，如由收割到保存过程中的防潮、防霉和已霉变粮食的处理。由于黄曲霉毒素耐热，已污染黄曲霉毒素的花生油虽经煮沸仍有毒性。因此，在肝癌高发区应提倡改吃大米，提倡减少食用过多的花生及其制品。近年发现绿茶可减少黄曲霉毒素对动物的诱发肝癌作用，其防癌作用可能是通过终止癌细胞周期，并诱导其凋亡（Ahmad 等，1997）。

饮水污染与肝癌死亡率呈正相关，提示水中有致癌物或促癌物，上述水藻毒素即为促癌物。肝癌病因虽未完全搞清楚，但水源改造后已出现肝癌死亡率下降的趋势。水源改造主要是变死水为活水，由饮池塘水、宅沟水变为饮井水、深井水、自来水，城市则改用污染少的水源生产自来水。

有报道称，血清维生素 A 水平高的人群肝癌发病率较低[13]。

## 41.5 病理学

肝癌的病理学研究已有百余年历史。前半个世纪的研究主要基于尸体解剖。20 世纪 70 年代，由于小肝癌的研究，使肝癌的病理研究推进到亚临床期和癌前期的研究。80 年代以来，由于免疫学和分子生物学等技术的进步，导致免疫病理、分子病理等分支学科的出现，使肝癌的病理研究深入到基因表达等方面,加强了器官水平、细胞水平与分子水平间的联系。

## 41.5.1 大体分型

1901年,Eggel将肝癌分为巨块型、结节型和弥漫型的分类方法沿用至今。20世纪70年代由于AFP用于普查,发现了亚临床肝癌或小肝癌。对此,国内肝癌病理协作组在Eggel分类的基础上分为:①块状型,即单块状、融合块状、多块状;②结节型,即单结节、融合结节、多结节;③小癌型;④弥漫型。日本Okuda(1984)则从肝癌生长方式与癌周肝病背景分为:①膨胀型,肿瘤边界清楚,有纤维包膜,常伴肝硬化,并再分为单结节型与多结节型;②浸润型,肿瘤边界不清,多不伴肝硬化;③混合型,也再分为单结节与多结节型;④弥漫型;⑤特殊型,如带蒂外生型,仅见肝内门静脉癌栓而未见癌块者等。Okuda发现日本膨胀型较多,美国浸润型较多。Nakashima和Kojiro(1987)则将肝癌分为膨胀型、浸润型、混合膨胀型和浸润型、弥漫型。

肝细胞癌常为多血管型,大的肿瘤经常可见动静脉瘘。肝内门静脉和肝静脉常可见癌栓,并导致肝内播散和远处转移。

## 41.5.2 组织学分型

原发性肝癌主要包括肝细胞癌、肝内胆管癌、肝细胞及胆管混合癌3种细胞类型。肝细胞癌的定义是:"由类似肝细胞样细胞组成的一种恶性肿瘤,常发生于肝硬化基础上,可有局部血管及淋巴道转移。"肝内胆管癌的定义是:"由胆管上皮样细胞组成的肝内恶性肿瘤。"肝细胞及胆管混合癌的定义是:"具有肝细胞癌及胆管细胞癌两者共同特征的肿瘤。"我国原发性肝癌90%以上为肝细胞癌,而肝内胆管癌、肝细胞及胆管混合癌各占不到5%。

肝细胞癌的组织形态有如下不同表现:①小梁型,最常见,小梁宽度自几个细胞到20多个细胞不等。②假腺型,肿瘤细胞呈腺状排列。③实体型,癌细胞呈片层状或团块状生长,其间无血窦或纤维组织。④硬癌型,少见,需与胆管癌和转移癌鉴别。⑤多形态型,胞核常过度着色,无小梁及窦状结构。⑥透明细胞型,由含糖原及脂肪的透明细胞构成。⑦纤维板层型。⑧纺锤型,细胞类似肉瘤。

纤维板层型肝癌(fibrolamellar HCC)是肝细胞癌中特殊的组织学亚型。多见于青年,肿瘤常为单个结节,生长较慢,少见HBV感染,少伴肝硬化,AFP多阴性,切除率较高,预后较好,其中位生存期可达32~68个月,而普通肝癌仅6个月。其病理特征为:癌细胞较大呈多角形,有强嗜酸性颗粒状的癌细胞质,癌细胞巢间有大量平行排列的板层状纤维基质。此型肝癌在西方较多,我国较少。

肝内胆管癌的瘤体一般较坚硬,呈灰白色,坏死不如肝细胞癌明显。镜下癌细胞为分化良好的柱状或立方上皮细胞,含中等量透明或轻度颗粒状嗜碱性胞质。多分泌黏液,但不分泌胆汁,常富含纤维性基质。亦可表现为其他变异类型,如黏液腺癌、印戒细胞癌、鳞腺癌或表皮样黏液癌。

肝细胞癌及胆管混合癌类似肝细胞癌,两种细胞混合存在,或形成分隔的结节。其重要特点是既分泌胆汁,又分泌黏液。

## 41.5.3 肝癌细胞的分化

1954年,Edmondson和Steiner根据分化好坏将肝细胞癌分为Ⅰ~Ⅳ级。在一个肝癌结节内可以看到不同分级的细胞并存。随着肝癌由早期向晚期的发展,分级也可由好变坏,如由Ⅰ~Ⅱ级变为Ⅲ~Ⅳ级,由二倍体细胞为主变为以异倍体细胞为主,由包膜完整到包膜不完整,由单个变为多个等。但Shirabe等(1995)报道,分化好和分化差的小肝癌其预后并无差别。

## 41.5.4 早期肝癌的病理特点

早期肝癌或小肝癌(≤3 cm)的病理特点:①常为单个结节;②常有包膜;③细胞分化较好;④癌栓较少;⑤二倍体较多。随着肿瘤的增大而向其对立面转变,即逐渐变为分化较差、有较多异倍体、多结节和包膜不完整。有报道,对比小肝癌(≤3 cm)与大肝癌,发现66.7%小肝癌为二倍体,包膜侵犯较少(16%),癌栓较少(20%),切除后5年生存率较高(75%);而大肝癌则异倍体占92%,有包膜侵犯占84%,有癌栓占80%,切除后5年生存率为46.2%。因此,认为3 cm可能是生物学特性发生变化的重要界线。Okada等(1995)报道,小肝癌结节内DNA可呈不均一性,在28例小肝癌中,有7例(25%)在其肿瘤结节内既有二倍体,又有异倍体。

## 41.5.5 肝病背景

我国肝细胞癌合并肝硬化者占85%~90%,其中大多数系病毒性肝炎后肝硬化，尤其是乙型肝炎后肝硬化，近年丙型肝炎后肝硬化似有上升的趋势。肝癌合并的肝硬化中，1/3左右为小结节性肝硬化（硬化结节<3 mm），2/3左右为大结节性肝硬化（硬化结节>3 mm）。复旦大学肝癌研究所于1985~2000年共有2 792例肝癌手术切除，合并肝硬化者达87.5%。我国肝硬化患者合并肝癌者可达50%左右。胆管细胞癌则多无肝硬化或病毒性肝炎背景。

### 41.5.6 肝癌的起源

由于动物实验化学诱癌中几乎均为多发结节型，加上过去临床观察到的肝癌大多为多发结节型，且肝癌切除后复发率高，因此大多认为肝癌为多中心发生。近年小肝癌切除后观察到不少长期生存者，因此，单中心发生也存在。有报道，分析25例肝移植所切除的39个直径<1 cm的小肝癌，发现有自肝硬化至肝癌各个时期的病变，提示小肝癌切除后的复发有多中心发生的可能。

关于肝癌复发来源的研究有几种方法：①由于肝细胞癌患者多有HBV感染，但HBV-DNA整合的位点不同。用HBV-DNA整合的方法已证明，复发肝癌既有单中心发生，也有多中心发生。②通过染色体16杂合性的丢失亦有助于多中心发生的诊断。③p53杂合性的丢失也同样被用于此目的。复旦大学肝癌研究所采用HBV-DNA整合的方法证明肝癌的复发灶既有单中心发生，也有多中心发生，还观察到手术后短期内出现复发者多来自原先的病灶，而切除术数年后出现复发者则常为多中心发生（Liang等，1991）。使用p53突变的办法，在11对原发与复发的标本中发现多中心发生与单中心发生约各占半数。

肝癌干细胞的研究是近年的一个重要领域。过去认为肿瘤结节中所有的细胞均能成瘤，而近年认为，只有肿瘤结节中极少数肿瘤干细胞能够成瘤。已有报道，在PLC/PRF/5细胞中分离出0.8%的干细胞样细胞（SP细胞），这种细胞很小量即可成瘤。形成的肿瘤中包含干细胞样细胞和非干细胞样细胞，后者没有成瘤性能[14]。这将为研究肝癌的起源和研究抗肝癌干细胞药物提供线索。

### 41.5.7 癌前期病变

1973年Anthony等即已指出，肝细胞不典型性增生（liver cell dysplasia）为肝癌癌前期病变。后来认为，肝癌的发生和发展有一个过程，即腺瘤样增生（adenomatous hyperplasia，AH）到不典型腺瘤样增生（atypical AH），再到早期肝癌。也有人认为AH是肝癌的癌前期病变，并可能已有早期癌灶。有报道，AH如>1.5 cm，并有脂肪变，提示已有癌变。最近认为，肝癌的发生常由低度发育异常结节（low-grade dysplastic nodules，LGDNs）到高度发育异常结节（high-grade dysplastic nodules，HGDNs），再到肝癌，高度发育异常结节发生肝癌的危险性是低度发育异常结节的4倍，它们之间已有明显分子生物学改变，故慢性病毒性肝炎肝硬化患者的高度发育异常结节应考虑为癌前期病变[15,16]。

## 41.6 分子生物学

癌症基本上是一种遗传性疾病，其核心是细胞遗传特性的改变。一个正常细胞变成有侵袭性的癌细胞要经过几年到几十年的过程。癌的基本特征：一是不可控制的生长增殖，二是侵犯邻近正常组织并转移到远处的组织器官。由于细胞遗传特性的改变，持续刺激生长信号，抑制细胞凋亡，阻断细胞分化，使其停留在具有自我更新能力的未成熟表型。其中DNA甲基化等均可改变基因表达而导致上述结果。近年来，由于分子生物学技术的进步，对癌症的概念又有了新的补充。Hanahan和Weinberg（Cell，2000）提出癌症的6大标志：失控的复制、促血管生成、逃脱凋亡、自身有足够的生长信号、对生长抑制剂不敏感，以及侵袭转移。最近有人认为还应加一条：癌相关炎症，因炎症微环境是促癌转移的重要因素（Mantovani，2009）。

肝细胞的癌变并发展成侵袭性肝癌，是一个多因素、多基因参与和多阶段形成的过程，其最根本的变化乃由于内、外因素导致细胞遗传特性的改变。这些变化包括染色体畸变、癌基因的激活、生长因子及其受体的异常、抑癌基因的失活等。近年分子生物学的进步，为肝癌的发生、发展、转移，乃至诊断、治疗、预后的研究提供了重要手段。但要彻底弄清，还需要做大量工作。

细胞的遗传特性取决于细胞核的染色体，由DNA构成的染色体有无数基因。基因是由不同核苷酸连起来的序列，基因可产生特定的蛋白质，完成其特定的生理功能。一旦基因发生变化，将改变其编码的蛋白质的量或功能。肝细胞所以能增殖出新的肝细胞,而不会增殖出肝癌细胞,即决定于细胞的基因。但由于某些因素(如乙型肝炎病毒、黄曲霉毒素等)改变了肝细胞的某些基因(如基因突变、错位、倒转、断裂、插入、重排等),其增殖的后代将发生改变,并可能变成肝癌细胞。

细胞通常有两类基因:一类参与细胞的生长代谢,促进并调节细胞增殖和分化,如原癌基因(proto-oncogenes)。原癌基因一旦被激活,即可能变成致癌的癌基因(如 $c$-$erbB$-$2$、$Ki$-$ras$、$c$-$myc$、$mdm$-$2$ 等),有些癌基因使细胞产生过多的生长因子,导致细胞生长与增殖。另一类抑制细胞的生长与增殖,如抑癌基因(tumor suppressor genes;如 $p53$、$MTS1$、$Rb$ 等)。抑癌基因发生突变,即失去抑制细胞增殖的作用。如前者长期处于激活状态,后者长期处于抑制状态,细胞即无限制地生长增殖。通常需要多个与控制细胞生长相关的基因突变,癌才得以发生,此过程往往是十几年乃至几十年积累的结果。同样,癌要变成侵袭性癌,具有侵犯和转移到其他组织器官的能力,还需要其他基因突变的参与。而所有这些,又涉及细胞内和细胞间的信号传递,如别的细胞产生的生长刺激因子,要通过细胞表面的特定受体,传入细胞,到达细胞核,再影响细胞周期,决定是否启动细胞生长和增殖。最近还注意到,正常细胞通常都有一定的寿命,届时即自然死亡,称为"凋亡"。凋亡乃细胞主动的自身破坏。而肝癌细胞只要有足够的营养供应,则可一直生长增殖下去。凋亡同样与某些基因有关。此外,还发现染色体的末端有一个结构,称为"端粒"。染色体每复制一次,细胞每分裂一次,端粒即缩短一段,缩至一定程度,细胞即进入"老年"。而癌细胞可通过某些基因产生端粒酶(正常细胞则无),不断补充端粒的长度,使癌细胞得以无止境地增殖。

## 41.6.1 肝癌发病的分子机制

肝癌发病的分子机制目前还远未弄清。关于肝癌的相关基因,1984 年我国顾健人等发现人肝癌中 $N$-$ras$ 基因具有转化活性和 $N$-$ras$ 在肝癌中过量表达。其后发现人原发性肝癌中至少有 7 种原癌基因、生长因子和生长因子受体基因的异常表达,如 $N$-$ras$、$c$-$myc$、集落生长因子 I 受体(CSF-I R)、胰岛素样生长因子 II(IGF-II)、$c$-$ets$-$2$、抑癌基因 $p53$ 等。文献也报道,IGF-II 的转基因鼠可出现肝癌。抑癌基因的失活在肝癌癌变过程中可能起到更重要作用,如 $p53$ 与细胞凋亡有关,而癌的发生是细胞凋亡失

调的结果。美国 NIH 与我国启东合作测定 86 例肝癌手术切除标本,提示 $c$-$met$ 和 TGF-βRⅡ 的下调,加上 $p53$ 突变,在肝癌癌变中起一定作用(Kiss 等,1997)。复旦大学肝癌研究所观察到一些癌基因和生长因子在肝癌中的阳性率:$p53$ 突变率为 53.8%、$p16$ 突变率为 41.7%、$p21$ 为 29.4%、$c$-$erbB$-$2$ 为 92.3%、TGF-α 为 45.7%、表皮生长因子受体(EGFR)为 47.1%。

关于 HBV 与肝癌密切关系的分子机制,1994 年 Tabor 汇总乙型肝炎相关肝癌的抑癌基因、生长因子与癌基因的表达,发现 $p53$ 突变($mp53$)的阳性率为 30%~50%,$Rb$ 的阳性率为 20%~25%(在 $mp53$ 阳性的肝癌中,$Rb$ 的阳性率为 80%~86%);此外,TGF-α、IGF-II、$N$-$ras$、$c$-$myc$、$c$-$fos$ 等的表达均见增高,这些变化有助于解释 HBV 参与的肝癌癌变过程。因 TGF-α 在启动细胞周期由 G0 进入 G1 时起到重要作用,转基因鼠 TGF-α 的过度表达,可导致肝细胞增生,最终使部分动物出现肝癌;使用反义 TGF-α 寡核苷酸则可抑制肝癌的生成;HBV 的 X 蛋白可促进与 TGF-α 密切相关的 EGFR 的表达。最近又发现,HBV 的 X 蛋白能与 $p53$ 基因结合,抑制 $p53$ 诱发的转录,这样通过分子生物学部分解析了 HBV 在导致肝癌过程中的机制。

关于黄曲霉毒素与肝癌密切关系的分子机制,在我国启东和非洲莫桑比克黄曲霉毒素(AFB1)污染严重的地区,发现肝癌患者常有在 249 密码子的 $p53$ 突变,这样也为黄曲霉毒素致肝癌的机制提供了分子水平的证据。

## 41.6.2 肝癌侵袭性的分子水平研究

关于肝癌的复发,一乃多中心发生,二乃肝癌易侵犯肝内门静脉与肝静脉,从而导致肝内播散与远处转移(图 41-1)。小肝癌切除后远期效果较好,但也有一部分极早期的小肝癌,尽管进行了早期切除,仍然出现早期复发或转移。究其原因,均与肝癌的侵袭性有关。复旦大学肝癌研究所初步观察到,不少癌基因和生长因子与肝癌的侵袭性有关,如 $p16$(CDKN2)突变、$p53$ 突变、$H$-$ras$、TGF-α、EGFR、$c$-$erbB$-$2$ 等。有肝内播散的肝癌,其 $p16$ 突变率达 64.3%,而无肝内播散者仅为 10%;侵袭性肝癌 $p21$ 的阳性率为 39%,而非侵袭性肝癌的阳性率仅 17%;有复发转移的肝癌 $p21$ 的阳性率达 39%,而无复发转移者则为 0%;有肝内播散的肝癌,$p53$ 突变

的阳性率达71%,而无肝内播散者仅42%。通常,与肝癌侵袭性呈正相关的癌基因与生长因子,其在小肝癌的表达要略低于大肝癌者,但差别不大。说明肝癌的预后仍主要取决于肝癌的生物学特性。

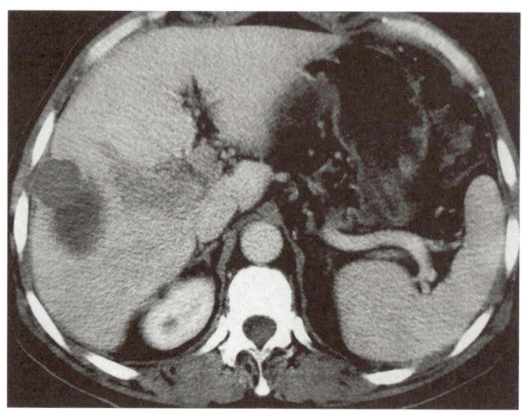

图41-1　小肝癌已有门静脉右支癌栓

有越来越多的证据表明,肝癌的进展(progression)绝非单基因变化的结果,而是多基因参与、多阶段发展的动态过程。已有实验证明,肝癌的进展是 $p53$ 突变、端粒功能障碍和慢性肝病损害相互作用的结果[17]。

# 41.7　临床表现

## 41.7.1　症状与体征

肝癌的症状主要来自肝癌本身以及其肝病背景。就肝癌而言,早期可无症状。通常5 cm以下小肝癌约70%无症状,无症状的亚临床肝癌有70%左右为小肝癌。说明肝癌一旦出现症状,肿瘤已较大。

(1) 症状

在临床上,症状来自肝癌还是肝炎或肝硬化,颇难区分。亚临床肝癌由于无任何症状,有些患者因此怀疑肝癌的诊断而耽搁了仍有根治希望的时机。肝癌由小变大,可出现肝痛、食欲减退、腹胀、乏力、消瘦、腹块、发热、黄疸等,但这些大多已属中晚期症状。肝癌结节破裂出血可出现急腹痛。

肝痛可由肿瘤迅速增大使肝包膜张力增加,或癌结节包膜下破裂,或肝癌结节破裂出血引起,分别表现为持续性钝痛、呼吸时加重的肝痛和急腹痛。食欲减退常因肝功能损害、肿瘤压迫胃肠道等所致。腹胀可因肿瘤巨大、腹腔积液以及肝功能障碍引起。乏力、消瘦可因恶性肿瘤的代谢产物与进食少等引起,严重者可出现恶病质。左叶肝癌患者常诉剑突下有肿块,右叶肝癌则患者诉在右上腹有肿块。发热可因肿瘤坏死、合并感染以及肿瘤代谢产物引起。如无感染证据者称为癌热,与感染不同,多不伴寒战。黄疸多为晚期表现,除肿瘤压迫肝胆管外,还可合并肝细胞性黄疸,亦可因胆管癌栓引起。

要特别注意一些容易忽略的非特异性症状,如腹泻、右肩痛、不明原因的低热等。肝癌患者腹泻可由于门静脉癌栓导致肠道水肿或肝癌导致的肝功能障碍所致,对有肝病背景的中年人不明原因腹泻应警惕肝癌。肝癌患者的右肩痛可因右膈下肝癌刺激膈所致。右肝不太大的肝癌产生包膜下破裂或小破裂,可误为胆囊炎、胆石症。肝癌结节小破裂少量血液流至右下腹亦可误为阑尾炎。

由于有肝病背景,也可出现牙龈出血或鼻出血。由于多合并肝硬化门静脉高压,可出现上消化道出血,特别是食管静脉曲张出血。

(2) 体征

肝癌的体征同样可由肝癌与肝炎、肝硬化所引起。常见体征如肝大伴或不伴结节、上腹部肿块、黄疸、腹腔积液、脾大、下肢水肿等,如肝硬化明显,可有肝掌、蜘蛛痣或前胸腹部的血管痣、腹壁静脉曲张等。

肝大伴结节应考虑肝癌;有时右上肝癌在肋下仅扪及肝大,而扪不到肿块,或表现为肝上界上移。上腹部肿块有多种表现,左叶肝癌在剑突下常可扪及肿块,局限于左外叶可扪及明显切迹;右肝下方肝癌可扪及右上腹肿块;肝癌所扪及的肿块多与肝相连,如与肝不相连的中上腹部肿块应考虑胃、横结肠、胰腺等上腹部脏器肿瘤;胆囊癌颇难与胆囊区肝癌区分,但胆囊癌者多不伴肝硬化,扪诊时肿块周边不硬。黄疸可表现为巩膜和皮肤黄染,通常一旦有黄疸,不论梗阻性抑或肝细胞性,不论肿瘤大小均列为晚期。腹腔积液除注意量的多少外,还有紧张度之别。如有门静脉主干癌栓,则腹腔积液常为高张力性,患者常诉脐周腹痛,伴腹泻;肝静脉甚或下腔静脉癌栓引起的腹腔积液更为严重,且常伴下肢水肿。肝癌结节破裂可引起癌性腹腔积液。脾大为肝硬化门静脉高压的表现,亦可因门静脉癌栓所致。下肢水肿可因低蛋白血症、腹腔积液压迫或下腔静脉癌栓引起。

## 41.7.2　少见临床表现

旁癌综合征为肝癌的少见症状,如红细胞增多症、低血糖症等。红细胞增多症占肝癌患者中的10%左右,可能与肝癌细胞产生促红细胞生成素有关。低血糖症发生率亦为10%左右,可能与肝癌细胞异位产生胰岛素或肝癌巨大影响肝糖原的制备有关。但近年临床上肝癌合并糖尿病者并不少见。文献中经常罗列不少其他副癌综合征,如高钙血症、高纤维蛋白原血症、高胆固醇血症等,但临床中并不多见。

### 41.7.3 转移与并发症

**(1) 转移**

随着疾病的发展,肝癌的转移发生率增高。肝癌多先有肝内播散,然后转移到肝外。转移多发生在晚期,但亦有在早期出现转移者,与肝癌细胞的侵袭性和机体的免疫功能有关。

肝癌的血路转移较多,肝癌细胞进入血窦,侵犯肝内门静脉可导致肝内播散;侵入肝静脉则可播散至肺及全身其他部位,骨转移并不少见,肾上腺、脑、皮下等转移亦可见到。肝内是否有播散,除已有门静脉主干癌栓而可能出现腹胀(腹腔积液等)、大便次数增多外,需超声、CT等检查才能确定,血中γ-谷氨酰转移酶(GGT)异常常增高。肺转移常为肺内多个弥散小圆形病灶,亦有粟粒样表现或酷似肺炎和肺梗死者。如在根治性切除术后多年出现肺转移者,则常为单个结节;肺转移早期常无症状,以后可出现咳嗽、痰中带血、胸痛、气急。骨转移常见于脊椎、髂骨、股骨、肋骨等,多表现为局部疼痛、肿块、功能障碍等,病理性骨折常见。脑转移可出现一过性神志丧失而易误为脑血管栓塞。

肝癌亦可通过淋巴管转移到淋巴结,尤其是肝内胆管癌。通常首先见于肝门淋巴结,左锁骨上淋巴结转移亦时有发现。

肝癌还可直接侵犯邻近器官组织,如膈、胃、结肠、大网膜等。如有肝癌结节破裂,则可出现腹膜种植。以上均可出现相应的症状。有广泛转移的患者,其脉搏常明显加快。

有报道,65例肝癌的肝外转移中,其转移部位:肺53.8%,骨38.5%,淋巴结33.8%,其他有肾上腺、腹膜、皮肤、脑和肌肉。其中位生存时间为7个月(Natsuizaka等,2005)。

**(2) 并发症**

肝癌常见的并发症包括肝癌结节破裂、上消化道出血、肝功能障碍、胸腔积液、感染等,少见者如因下腔静脉栓塞出现的相应症状等。肝癌患者的死亡原因通常为全身衰竭、肝昏迷。上消化道出血以及肝癌结节破裂出血,偶见因肝静脉或下腔静脉癌栓脱落导致肺梗死而死亡的。肝癌结节破裂通常表现为内出血伴腹痛,如小破裂有时可误为胆囊炎或急性阑尾炎,腹腔穿刺有血性腹腔积液即为明证。上消化道出血多为食管胃底静脉曲张破裂出血,尤其是伴门静脉癌栓形成,可加重肝硬化引起的门静脉高压。上消化道出血还可能是肝功能障碍导致凝血功能低下、化疗药物损伤消化道黏膜、门静脉高压致消化道黏膜水肿等综合因素的结果。肝功能障碍通常出现黄疸、腹腔积液,最终肝昏迷。胸腔积液多见于右侧,右侧血性胸腔积液可因右叶肝癌浸润膈所致。

### 41.7.4 自然病程

过去文献报道肝癌的平均生存期仅2~5个月,但小肝癌的研究提示,肝癌如同其他实体瘤一样,也有一个较长的发生、发展阶段。基于对亚临床肝癌与小肝癌的研究,对肝癌自然病程的概念已有所更新。复旦大学肝癌研究所资料表明,肝癌的自然病程至少为2年。小肝癌如用药物治疗,其1、3、5年生存率分别为72.7%、13.6%和0%。这一结果与Ebara报道的结果相仿,其小肝癌(<3cm)的1、3年生存率分别为90.7%和12.8%。过去认为肝癌是"急性癌",实际上仅反映了疾病的相对晚期阶段。肝癌自然病程概念的更新,无疑有助于改变过去的悲观态度。如果从患者患肝炎开始,根据病史资料统计,由最早证实乙型肝炎开始至亚临床肝癌的发生,中位时间为10年左右。换言之,肝细胞遗传特性改变的积累,是一个很长的过程,在此期间进行干预的可能性也是存在的。

### 41.7.5 临床与实验室检查联系

肝癌的临床表现、AFP浓度及其他实验室指标、免疫状态、影像学检查及生存率,均与病期和肿瘤大小密切相关。

**(1) 亚临床肝癌**

多无临床或实验室异常,即使有也常为肝病所致,而非肝癌的表现。客观检查中可能与肝癌有关者乃部分患者的AFP低浓度升高;免疫状态也多无异常;超声、CT等检查通常可检出>1 cm的小肝癌。此期如能手术切除,5年生存率可达50%~60%。

**(2) 中期肝癌**

除出现症状与体征外,实验室指标可出现异常,如γ-谷氨酰转移酶(GGT)升高、白/球蛋白比例倒置、谷丙转氨酶(GPT)也常上升。免疫指标常提示免疫功能下降。影像学检查见较大的占位性病变，肿瘤常不止一个。此期仅少数患者能获手术切除，但多数患者仍可进行放射介入治疗、局部治疗或其他姑息性外科治疗(肝动脉结扎、插管等)。治疗后多能延长生存期，少数可能获降期后切除，甚至获得根治。

(3) 晚期肝癌

实验室指标常出现多方面不可逆性异常，AFP浓度明显上升、肝功能明显异常、白/球蛋白比例倒置、免疫功能明显下降。这些变化与肿瘤在肝内占绝对优势、能维持正常功能的肝组织所剩无几、门静脉主干癌栓而干扰肝的营养供应有关。影像学检查见肝的大部分为癌所占，肝内静脉也多有癌栓，并常见腹腔积液。多数患者已不适合做各种积极的治疗，只能进行中药与对症治疗。治疗通常只能减轻痛苦，难以有效延长生存期。

### 41.7.6 肝细胞癌与肝内胆管癌的异同

我国肝细胞癌约占原发性肝癌的90%，而肝内胆管癌(亦称胆管细胞癌)与混合型肝癌各占不到5%。尽管肝细胞癌与肝内胆管癌均属原发性肝癌，但其流行病学、病因、肝病背景、大体形态、组织形态、间质、血管侵犯、临床表现、并发症、致死原因等均有很大的不同。

肝细胞癌高发于东南亚与非洲撒哈拉沙漠以南，而肝内胆管癌则无明确地理分布；前者男性多，后者女性较多；前者多有乙型或丙型肝炎背景，后者常无，但常有吃生鱼史；前者多有肝硬化，后者可无肝硬化，或偶有胆汁性肝硬化；前者常为有包膜的质软肿瘤，后者常为质硬而无包膜肿瘤；前者组织学多为小梁型或假腺型，后者多为腺管型；前者血窦多而结缔组织少，后者纤维基质较多；前者常侵犯门静脉与肝静脉，后者则少侵犯；前者多在晚期出现黄疸、发热，后者则较早以黄疸、发热为主要临床表现；前者血行播散较多，后者淋巴道播散较多；前者常伴门静脉高压表现，后者则较少见；前者HBV标记和(或)HCV抗体阳性，后者常阴性；前者有60%～70%的AFP值异常，后者的AFP值多正常或少数出现低浓度升高，而癌胚抗原(CEA)和CA19-9则较高；前者CT检查动脉相常见填充(图41-2)，后者则常见周边轻度强化(图41-3)；前者手术切除后总生存率优于后者。复旦大学肝癌研究所比较589例肝细胞癌和272例肝内胆管癌，其手术切除后总生存率分别为44.5%和26.4%[18]。

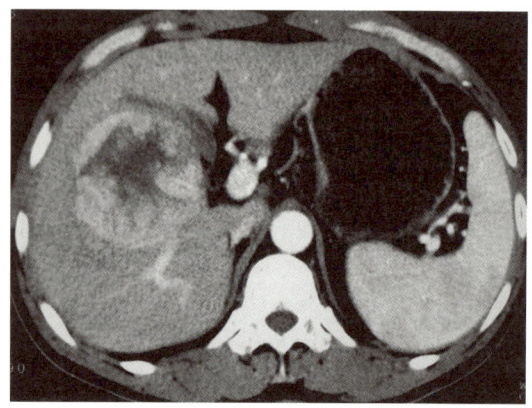

图41-2 肝细胞癌CT动脉相常见填充

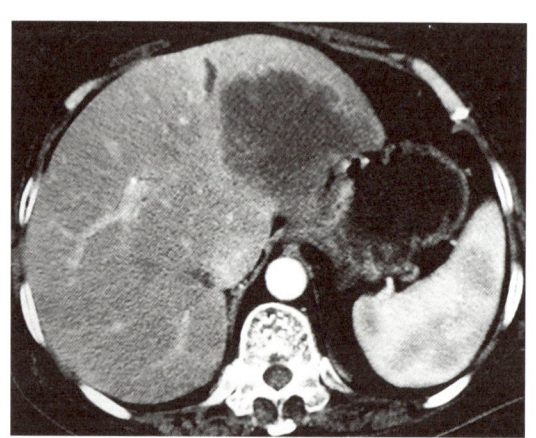

图41-3 胆管细胞癌CT动脉相常见周边强化

## 41.8 肝癌标记

肝癌的实验室检查包括肝癌及其转移灶、肝病背景、免疫功能、其他重要脏器的检查等，其中肝癌标记具有重要的地位。肝癌标记的研究在20世纪70~80年代曾引起极大的关注，一度出现10个以上的肝癌标记在临床上试用。其后随着临床验证的深入，发现对肝癌特异者并不多或阳性率不高，特异性超过AFP者更不多，加上影像学技术的突飞猛进，目前仍为肝癌临床常规检查者已所剩无几。

(1) 甲胎蛋白

1956年，Bergstrand和Czar在人胎儿血清中发现一种胚胎专一性甲种球蛋白，现称甲胎蛋白(alpha fetoprotein，AFP）。1964 年，Tatarinov 在肝细胞癌患者血中测得 AFP。这一现象在 20 世纪 60 年代末和 70 年代初得到反复验证，并用于临床和肝癌普查。1971 年，Abelev 对 AFP 作了全面总结。这种存在于胚胎早期血清中的 AFP 在出生后即迅速消失，如重现于成人血清中则提示肝细胞癌或生殖腺胚胎癌。此外，妊娠、肝病活动期、继发性肝癌和少数消化道肿瘤者也能测得 AFP。

至今，AFP 仍为肝细胞癌诊断中最好的肿瘤标记，其引申包括 AFP 的异质体与单克隆抗体。我国肝癌患者 60%～70% 的 AFP 水平高于正常参考值。通常正常参考值为 20 μg/L 以下。凡 AFP > 500 μg/L，持续 1 个月或 AFP > 200 μg/L，持续 2 个月而无肝病活动证据，可排除妊娠和生殖腺胚胎癌者，应高度怀疑肝癌，可通过影像学检查加以确诊。对肝癌诊断而言，假阳性主要来自与胚胎肝、卵黄囊、胚胎胃肠道有关的少数良性、恶性疾病，尤其是肝炎与肝硬化伴活动性病变者。

AFP 对肝细胞癌的临床价值可归纳为：①为各种诊断方法中专一性仅次于病理检查的诊断方法；②为目前最好的早期诊断方法之一，可在症状出现前 6～12 个月作出诊断；③为反映病情变化和治疗效果的敏感指标；④有助于检出亚临床期的复发与转移。由于 AFP 在寡聚糖链结构的不同，用扁豆凝集素（LCA）和刀豆球蛋白 A（Con A）可将其分为 LCA 亲和型与不亲和型，以及 Con A 亲和型与不亲和型。AFP 异质体的检测有助于良性与恶性肝病的鉴别，有助于原发性与继发性肝癌的鉴别。

（2）异常凝血酶原

1984 年，Liebman 发现肝癌患者血中可测得异常凝血酶原即脱-γ-羧基凝血酶原（des-γ-carboxy prothrombin，DCP），是目前已获得公认的另一个有用的肝癌标记。Okuda 等（1999）用改良酶免疫法（revised enzyme immunoassay）测定肝细胞癌，与过去 DCP 药盒检测比较，敏感性为 60% 对 40%，特异性为 92.3% 对 98.3%，准确率为 81.4% 对 78.5%；<2 cm 肝癌阳性率为 35% 对 20%，>3 cm 者为 78.1% 对 56.3%；用旧药盒检测为阴性的肝癌患者中，用新药盒有 33% 获得阳性。

（3）岩藻糖苷酶

1984 年，Deugnier 报道岩藻糖苷酶（α-L-fucosidase，AFU）对肝癌诊断有帮助。肝细胞癌的 AFU 活性较继发性肝癌和肝硬化为高，其阳性率可达 70%～80%，对 AFP 阴性肝癌和小肝癌的诊断也有一定价值。

（4）γ-谷氨酰转移酶同工酶 Ⅱ

不少文献认为，γ-谷氨酰转移酶同工酶 Ⅱ（γ-glutamyl transferase isozyme Ⅱ，GGT-Ⅱ）诊断肝癌的阳性率为 25%～55%，有助于 AFP 阴性肝癌的诊断。但仍难排除假阳性，对小肝癌的诊断亦待证实。

（5）其他

如 $M_2$ 型丙酮酸激酶同工酶（pyruvate kinase isozyme $M_2$，$M_2$-PyK）有助于良性与恶性肝病的鉴别诊断。此外，谷胱甘肽 S 转移酶（glutathione S transferase，GST）亦可作为参考，但其特异性远不如 AFP。

目前认为，可与 AFP 互补诊断的标记主要有 DCP、AFP 异质体和 GGT-Ⅱ。

（6）新的探索

由于分子生物学技术的进步，已有可能从血液中筛选新的肝癌生物学标记，但迄今所发现的对肝癌具有潜在诊断价值者大多为其他实体瘤所共有。如肝癌患者血浆骨桥蛋白水平升高[19]。Ito 等发现肝癌的一个新抗原 ROBO1，免疫组织化学显示 84.7% 的肝癌患者表达阳性，患者血中也可测得[20]。血清热休克蛋白 27（HSP27）也有潜在意义[21]。最近有报道，高尔基复合体磷蛋白 2（GOLPH 2）在肝癌高表达，并可用 ELISA 做血清检测和定量，可望成为另一个肝癌标记[22]。

## 41.9 其他实验室检查

其他实验室检查主要包括肝功能检查、病毒性肝炎标记和免疫学检查等。

（1）肝功能检查

常规的肝功能检查应包括胆红素、白/球蛋白、谷丙转氨酶（GPT）、GGT、凝血酶原时间等，这些检查有助于肝癌的诊断和指导肝癌的治疗。胆红素高多表示有肝病活动或病期已晚；白/球蛋白比例倒置，反映肝功能失代偿，常难以耐受手术；GPT 异常，表示肝功能异常，或反映肿瘤及肝细胞的大量坏死；GGT 的升高，或因肝癌巨大，或反映门静脉内有广泛癌栓，或说明肝功能异常，对手术或预后均有较大影响，尤其做肝切除手术时宜十分谨慎；凝血酶原时间异常，手术亦宜谨慎。关于肝储备功能的评定，常用 Child-Pugh 分级 A、B、C。亦有人认为用以下 5 个指标即血清胆红素、白蛋白、凝血酶原活性、靛氰绿 15 min 滞留率（ICG-R15）和腹腔积液的联合评定更好（Chung 等，2006）。

**(2) 病毒性肝炎标记**

我国肝细胞癌患者约 90% 有 HBV 感染背景，10%～30% 有 HCV 感染背景。为此，HBV 与 HCV 标记的检测有助于肝癌的诊断。对 HBV 标记而言，最好做 HBsAg、HBeAg、HBsAb、HBeAb、HBcAb 和 HBV-DNA 全面检查。如影像学发现实质性占位病变，而患者 HBsAg 和抗 HBcAb 阳性，则肝细胞癌的可能性较大，HBsAb 阳性者合并肝癌的机会较少。同样，HCV 抗体和（或）HCV-RNA 阳性者亦增加肝细胞癌的概率。如有实质性占位病变，而 HBV 与 HCV 标记均阴性，则肝细胞癌的可能极小，而应多考虑继发性肝癌或其他良性、恶性占位性病变。此外还可作为预测预后的参考。

**(3) 免疫学检查**

近年来，生物治疗已成为恶性肿瘤的第 4 种疗法，而且患者的免疫状态与患者预后密切相关，为此，免疫学指标也日趋重要，诸如 NK 细胞、巨噬细胞活性，CD4、CD8 等也常有检查。

其他脏器与疾病的检查也不容忽视。对年长者应注意心、肺功能，近年合并糖尿病者不少见，对手术不无影响。

## 41.10　医学影像学检查

由于计算机与超声波、X 线、磁共振、放射性核素等技术的结合，导致 20 世纪 80 年代医学影像学的突飞猛进。肝癌的医学影像学检查除定位的目的外，还有一定的定性价值，并可用于指导手术。目前 1 cm 的小肝癌已不难检出。

### 41.10.1　超声检查

超声检查（ultrasonography，US）是目前肝癌最常用的定位诊断方法，对肝癌诊断而言，如同内科医生的听诊器，不可或缺。

1) 超声检查的价值　①确定肝内有无占位性病变，1 cm 小肝癌已不难查出。②提示占位性病变的性质，特别是鉴别液性或实质性，对实质性占位也有助于良性与恶性的鉴别。肝癌常呈"失结构"占位，小肝癌常呈低回声占位，周围常有声晕；大肝癌或呈高回声，或呈高低回声混合，可有中心液化区。③明确肝癌与肝内重要管道的关系，以利指导治疗方法的选择和手术的进行。④有助于了解肝癌的肝内播散以及邻近组织器官的侵犯。通常大肝癌周边常有卫星结节，或包膜不完整。⑤超声检查有助于了解门静脉、肝静脉和下腔静脉内有无癌栓。⑥术中超声检查（intraoperative US）有助于检出术前遗漏的小肝癌，可更清晰地反映肿瘤与重要管道的关系，指导肝段或亚肝段切除。⑦彩色多普勒超声（color Doppler US）更有助于了解占位性病变的血供情况，对肝癌的鉴别诊断有重要帮助。动脉血流检出率肝癌为 94.5%，而血管瘤则仅 17.1%。故凡有动脉血供的占位性病变，应高度警惕。⑧有助于在超声引导下做细针穿刺活检，或做瘤内局部治疗。⑨还可了解癌周肝是否合并肝硬化，对肝细胞癌的诊断也有辅助作用。

2) 超声检查的优点　①为非侵入性；②操作简便，易于重复应用；③费用相对较廉；④无放射性损害；⑤敏感度高；⑥可实时观察。

3) 超声检查的缺点　①存在超声难以测到的盲区，如右膈下等区域；②成像的清晰度受治疗的影响，如经导管化疗栓塞后，癌结节的轮廓常不如 CT 清晰；③受操作者解剖知识、经验与操作细致与否的影响。

近年应用数码技术使超声检查的信噪比、穿透性和分辨率均有所改善，微泡造影剂的应用也使超声诊断水平提高，三维超声亦已投入使用，从而使超声在肝癌诊断与治疗的作用进一步提高[23]。超声造影可提高伴肝硬化小肝癌的诊断水平[24]。

### 41.10.2　CT 检查

CT 目前也成为肝癌的常规检查，它与超声检查相辅相成。CT 在肝癌诊断中的价值有：①CT 有助于提供较全面的信息，如肿瘤的大小、部位、数目、血供情况等。其分辨率与超声检查相仿。②有助于提示病变性质，尤其螺旋 CT，有助于与其他良性、恶性病灶的鉴别。通常肝细胞癌动脉相时常见填充，静脉相时多呈低密度占位（图 41-4）；而胆管细胞癌则动脉相时常呈周边略强化。③CT 血管显像有助于了解肿瘤与血管的关系（图 41-5）。④CT-动脉碘油造影（CTA）有可能显示 0.5 cm 的肝癌。即经肝动脉注入碘油后 7～14 天再做 CT，常可见肝癌结节呈明显填充，既有诊断价值，又有治疗作用。⑤CT 还有助于了解肝周围组织器官是否有癌灶。总之，CT 的优点是提供的信息比较全面，缺点是有放射线的影响，且费用比超声检查高。

T2 加权图呈高信号强度。但亦有不少癌结节在 T1 为等信号强度，少数呈高信号强度。肝癌有包膜者在 T1 加权图示肿瘤周围有一低信号强度环，而血管瘤、继发性肝癌则无此包膜。有癌栓时 T1 呈中等信号，而 T2 呈高信号强度。图 41-6 为肝门胆管癌的 CT-MRI-胆管显影图。图 41-7 为 CT 难排除胆管癌，而 MRI 示为肝内和胆管结石。

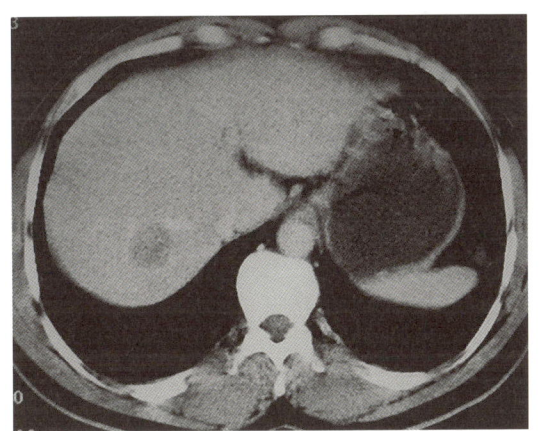

图 41-4　小肝癌 CT 静脉相常呈低密度灶

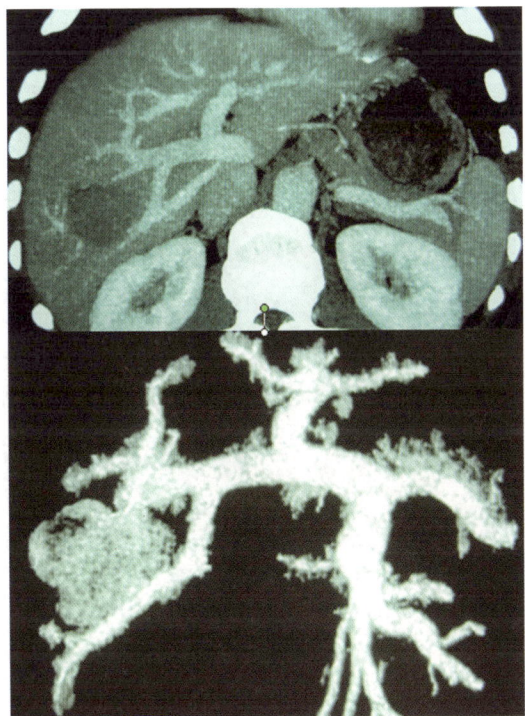

图 41-5　肝癌 CT 血管造影

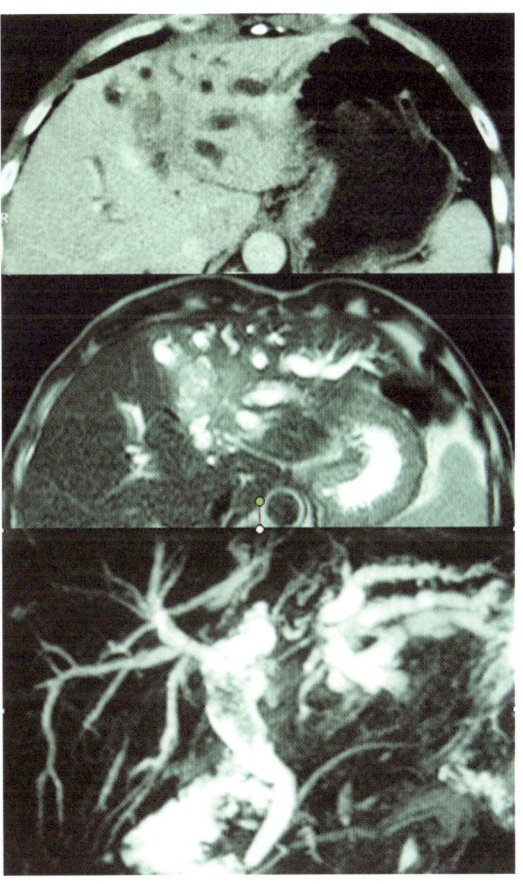

图 41-6　肝门胆管癌的 CT-MRI-胆管显影图

## 44.10.3　MRI 检查

自 1973 年 Lauterber 应用 MRI 获得成功以来，MRI 技术发展迅速，除与其他影像学一样可获三维图像外，其特点为：①对软组织的分辨率较好；②无放射线影响；③尤其对肝血管瘤的鉴别有特点；④可显示各种管道。

通常肝癌结节在 T1 加权图呈低信号强度，在

## 41.10.4　放射性核素成像

放射性核素成像在 20 世纪 60~70 年代曾经是肝癌的主要定位诊断手段。但由于超声、CT、MRI 等的问世，放射性核素成像在显示小肝癌方面已落后于前者。后来由于单光子发射计算机体层摄影（SPECT）的出现，使放射性核素成像又重新受到重视。尽管 SPECT 的分辨率不如超声与 CT，但血池扫描有助于肝血管瘤与肝癌的鉴别。后来放射免疫成像的兴起，采用放射性核素标记相对特异抗体，可能获得肿瘤的阳性成像。通常的放射性核素扫描，肝

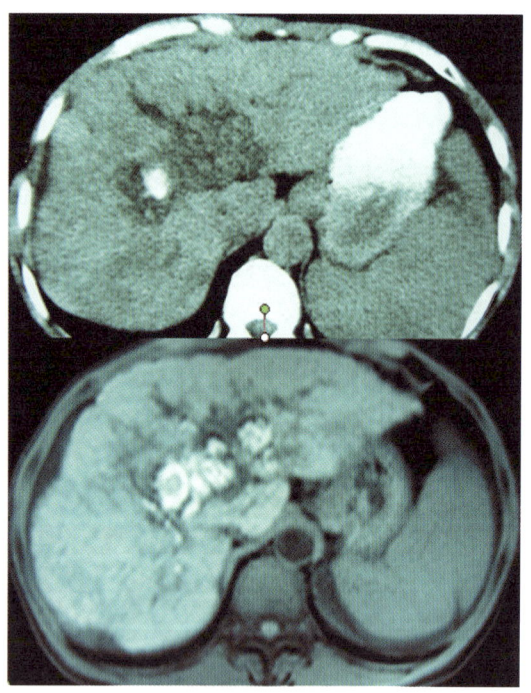

图 41-7　肝内和胆管结石的 CT 及 MRI 所见

癌多呈阴性缺损区。但用 $^{99m}$Tc-PMT 肝胆显影剂做延迟扫描，约 60% 肝癌，尤其是分化好的肝癌有可能获得阳性成像。

## 41.10.5　肝血管造影

1953 年，Seldinger 应用经皮穿刺股动脉插管的途径，开创了肝血管造影(hepatic angiography，HA)的先河。但属侵入性检查，近年已不如超声与 CT 常用，仅在超声与 CT 仍未能定位的情况下使用。其后出现的数字减影血管造影使其操作更为简便。

肝癌的肝动脉造影的特征为：肿瘤血管、肿瘤染色(图 41-8)，并显示肝内动脉移位、动静脉瘘等。肝动脉内注入碘油后 7～14 天做 CT，有助于 0.5 cm 小肝癌的显示，碘油常浓聚在肿瘤区。但有假阳性。

目前，肝癌做肝血管造影的指征各中心不一，通常为：①临床疑肝癌或 AFP 阳性，而其他影像学检查阴性；②多种影像学方法结果不一；③疑有卫星灶需做 CTA 者；④需行经导管化疗栓塞者。

## 41.10.6　正电子发射体层摄影

近年正电子发射体层摄影(positron emission tomography，PET)的问世，将有助于了解肿瘤代谢、

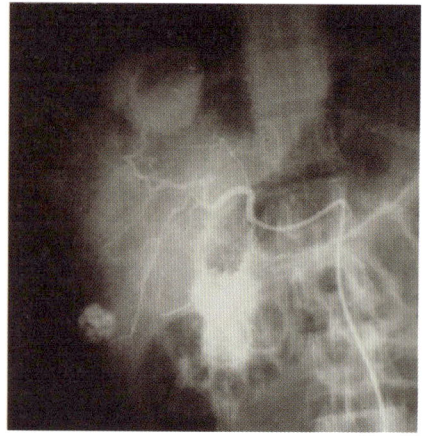

图 41-8　小肝癌血管造影见肿瘤染色

研究细胞增殖、检测复发、进行抗癌药物的评价、评估放疗效果等(图 41-9)。

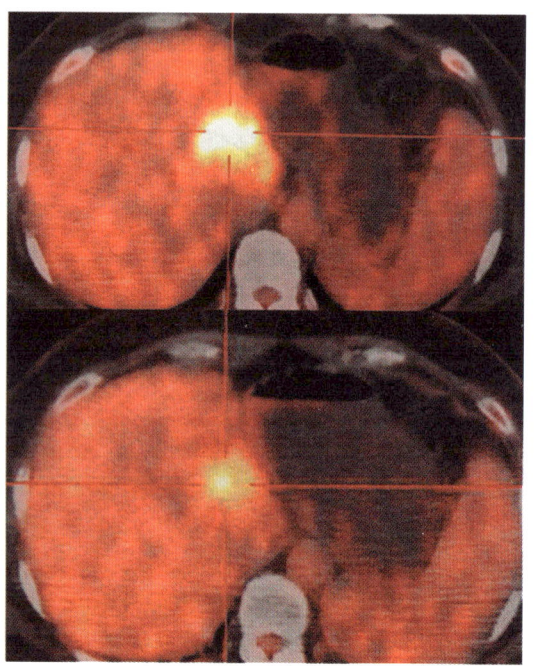

图 41-9　PET——肝癌治疗前(上图)后(下图)对比

## 41.10.7　腹腔镜和经皮细针穿刺活检

由于影像学的发展，作为诊断，腹腔镜已很少应用。对无手术指征的患者，如放射介入治疗、超声介入治疗、药物治疗的患者，经皮细针穿刺活检可获得病理诊断。通常用于 AFP 阴性占位性病变的诊断。对可手术的 AFP 阳性肝癌患者多不主张采用，因仍

有针道种植和癌结节破裂出血的潜在危险。对肝移植患者,术前穿刺活检可增加术后复发率[25]。

## 41.11 诊断

百余年前肝癌的诊断建立了"病理诊断"这个"金标准"并沿用至今。而肝癌的临床诊断,百年来已由20世纪30年代前的"死后诊断",50年代的"临床诊断",70年代的"亚临床期诊断",发展到21世纪的"病理-生物学诊断"。这些进步与不同时期新的诊断方法问世紧密相连。70年代AFP的应用,将"临床诊断"推进到"亚临床诊断";80年代医学影像学的进步,使亚临床诊断提高到1 cm的水平;当前,分子生物学和系统生物学的进步,正将肝癌诊断推进到"病理-生物学诊断"的新阶段。肝癌诊断在指标上,过去主要是"诊断"指标,今后将加上"预后"指标;过去只需回答肝癌的"是与否",今后还需更准确回答肝癌的"好与坏"(恶性程度);过去主要是细胞和蛋白质水平,今后将增加分子水平;诊断的核心,过去是肝癌的特异性,今后将增加肝癌的生物学特性。

### 41.11.1 小肝癌的诊断

首先是概念的更新。20世纪70年代已由对四大症状的分析,变为对AFP与GPT的联合分析;80年代又进一步变为对AFP与影像学的分析。通常AFP阳性的实质性小占位性病变,如有HBV或HCV感染背景,而又无肝病活动证据者,诊断多可成立;对AFP持续较高浓度阳性而一时未观察到占位性病变者,应反复进行各种影像学检查,并密切随访,而不要轻易否定。对AFP阴性小占位性病变者,如有肝硬化、HBV或HCV感染证据,应高度怀疑肝癌,尤其是超声检查示有声晕、螺旋CT动脉相有填充者。其鉴别的重点为肝血管瘤、肝腺瘤、局灶性结节样增生、炎性假瘤等。

### 41.11.2 有症状的大肝癌的诊断

AFP阳性者,诊断不难。以下几点有助于大肝癌的诊断:①来自肝癌高发区,中年男性,有家族史。②有肝硬化、HBV或HCV感染证据。③有肝痛、食欲减退、乏力、消瘦、上腹部包块,或肝大有结节,或右膈抬高等。④不伴肝病活动证据的AFP升高。⑤超声检查示有声晕的实质性占位性病变,特别是有门静脉癌栓者。⑥CT示实质性占位性病变动脉相有填充者,肝血管造影示肿瘤血管与肿瘤染色。⑦少数以肝癌结节破裂急腹症或远处转移为首发症状者。⑧黄疸、腹腔积液、恶病质伴有肝内占位性病变者。

### 41.11.3 原发性肝癌诊断标准

此诊断标准为中国抗癌协会肝癌专业委员会于1999年第七届全国肝癌学术会议通过[26]。

1)病理诊断 肝内或肝外病理学检查证实为原发性肝癌。

2)临床诊断 ①AFP > 400 μg/L,能排除活动性肝病、妊娠、生殖腺胚胎性肿瘤及转移性肝癌,并能触及坚硬和有肿块的肝脏,或影像学检查具有肝癌特征性占位性病变者。②AFP≤400 μg/L,有两种影像学检查具有肝癌特征性占位性病变,或有两种肝癌标记(AFP异质体、异常凝血酶原、γ-谷氨酰转移酶同工酶Ⅱ及岩藻糖苷酶等)阳性及一种影像学检查具有肝癌特征性占位性病变者。③有肝癌的临床表现及肯定的肝外转移灶(包括肉眼可见的血性腹腔积液或在其中发现癌细胞),并能排除转移性肝癌者。

## 41.12 鉴别诊断

肝癌的鉴别诊断可分为AFP阳性与AFP阴性两个方面加以叙述。

### 41.12.1 AFP阳性肝癌的鉴别诊断

AFP > 500 μg/L 而最终证实不是肝癌者有:妊娠、新生儿、生殖腺胚胎性肿瘤、急慢性肝炎、肝硬化、肝内胆管结石、胃癌、胰腺癌伴肝转移、前列腺癌等。以上情况均可从胚胎发育中找到原因,因胚胎期AFP多来自胚胎肝与卵黄囊,少数来自胚胎消化道,故与之有联系的器官疾病可产生AFP。

1)妊娠和生殖腺胚胎性肿瘤 妊娠期产生的AFP多在分娩后转为阴性。分娩后AFP仍上升者应考虑肝癌,需进一步检查。生殖腺胚胎性肿瘤不难通过对睾丸和妇科检查加以排除。

2)肝炎、肝硬化活动期 肝炎、肝硬化活动期亦可产生一定浓度 AFP，但鉴别多数不难，即有明显肝功能障碍，而无相应肝内占位性病变。如动态观察，AFP 与 GPT 升高曲线相随者为肝病，分离者为肝癌。AFP 异质体有助鉴别。但有些患者需等数月甚至更长时间才能弄清，要耐心随访。

3) 消化道癌　尤其是胃癌、胰腺癌伴肝转移有时出现 AFP 低浓度升高。这是由于来自胚胎消化道者，均可能出现 AFP 阳性，但多无肝病背景。

### 41.12.2　AFP 阴性肝癌的鉴别诊断

如影像学检查发现肝内占位性病变，而 AFP 阴性，准确的鉴别诊断并非易事，主要需鉴别的疾病依次为以下几种。

1) 肝血管瘤（hepatic hemangioma）　为原发性肝癌常见的鉴别对象，多数鉴别不难，但因误诊而耽误治疗者也不少见。女性多，多无肝病背景，病程长，发展慢，一般情况好。AFP 阴性。肝功能异常者少见，肿块虽大而 GGT 多不高。超声检查 <3 cm 者常示高回声光团，边清而无声晕；>3 cm 者常为低回声占位，无声晕，有时可见血管进入；浅表者可有压陷。CT 增强后期可见由周边开始向中央发展的水墨样增强（图 41-10）。放射性核素血池扫描呈过度填充。大的血管瘤腹部平片有时可见钙化灶。

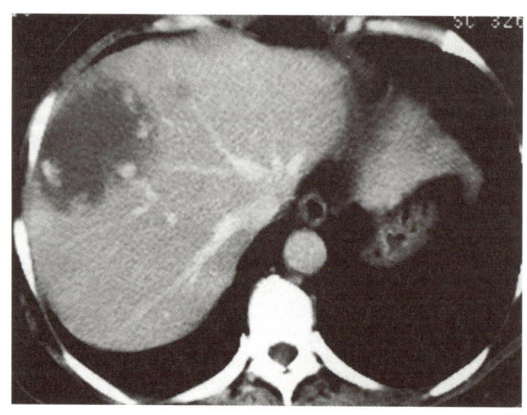

图 41-10　肝血管瘤 CT 所见

2) 继发性肝癌　常有原发癌病史，常见者为结直肠癌、胰腺癌、胃癌等，肺癌、乳腺癌也不少。常无肝病以及 HBV、HCV 感染背景。体检时癌结节多较硬，而肝较软。各种影像学检查示肝内大小相仿、散在、多发的占位性病变（图 41-11）。超声有时可见"牛眼"征，且多无肝硬化表现。彩色超声示肿瘤动脉血供常不如原发性肝癌多。AFP 大多阴性。但个别胃癌、胰腺癌，尤其伴肝转移者也可出现 AFP 阳性。肠道平滑肌肉瘤切除后常有肝转移，转移灶常呈均匀、无血管的低回声灶。

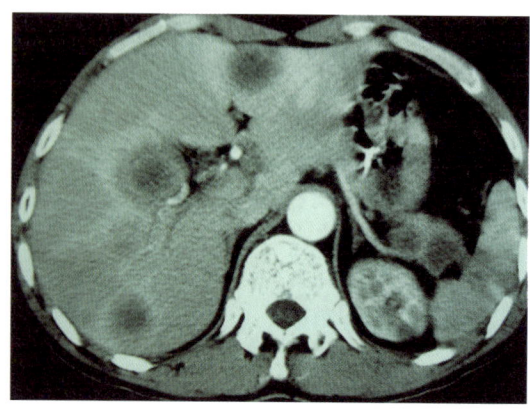

图 41-11　胰腺癌肝转移 CT 所见

3) 肝腺瘤（hepatocellular adenoma）　女性多，常无肝病背景，常有口服避孕药史。AFP 阴性。影像学检查难与肝癌区别，但如 $^{99m}$Tc-PMT 延迟扫描呈强阳性显像，则有助于诊断。因肝腺瘤细胞较接近正常肝细胞，能摄取 PMT，但无正常排出道，故延迟相时呈强阳性显像，其程度大于分化好的肝癌。

4) 局灶性结节样增生（focal nodular hyperplasia, FNH）　为增生的肝实质构成的良性病变，其中纤维瘢痕含血管和放射状间隔。诊断要点：多无肝病背景，AFP 阴性。但彩色超声常可见动脉血流，螺旋 CT 增强后动脉相和静脉相常见明显填充（图 41-12），应与小肝癌鉴别。如无法确诊，仍宜手术。

5) 炎性假瘤（inflammatory pseudotumor）　为类似肿瘤的炎性病变。多无肝病背景，AFP 阴性。超声检查有时呈分叶状，无声晕。彩色超声和 CT 多无动脉血流（图 41-13）。

6) 肝肉瘤（sarcoma）　多无肝病背景，AFP 阴性。各种影像学检查多呈较均匀的实质性占位病变，但颇难与肝癌鉴别，幸其治疗原则相同（图 41-14）。

7) 肝脂肪瘤与肝血管平滑肌脂肪瘤　少见，多无肝病背景，AFP 阴性。单纯脂肪瘤 CT 检查显示酷似囊肿，但后方无增强（图 41-15）。而合并血管平滑肌脂肪瘤者，其 CT 所见颇难鉴别（图 41-16）。

8) 肝内液性占位性病变　主要包括肝囊肿、肝包虫、囊腺癌（图 41-17）和液化的肝脓肿。肝脓肿者超声检查有液平，则不难鉴别，但尚未液化者颇难鉴别；通常 AFP 阴性，HBV 或 HCV 多阴性；超声检查

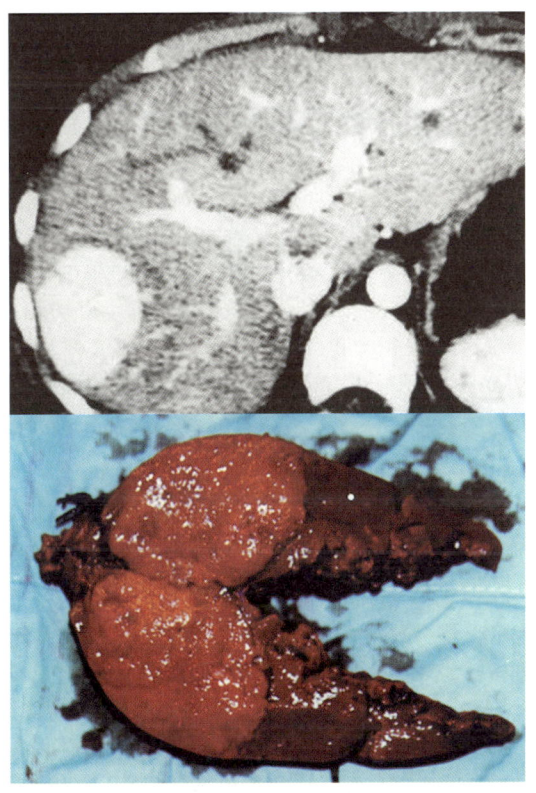

图 41-12  局灶性结节样增生 CT 与手术标本

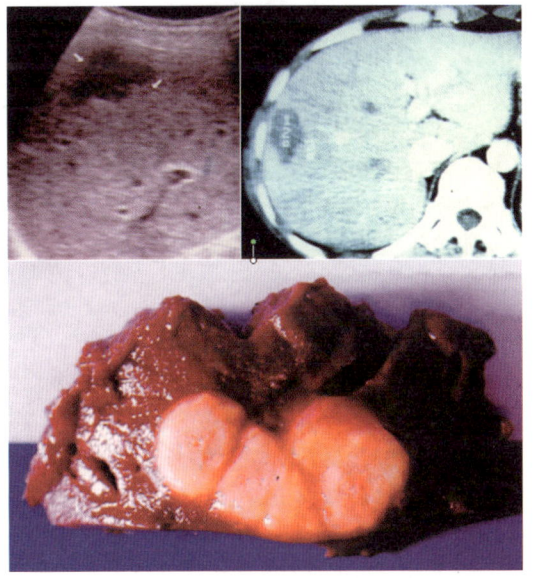

图 41-13  炎性假瘤的超声、CT、手术标本

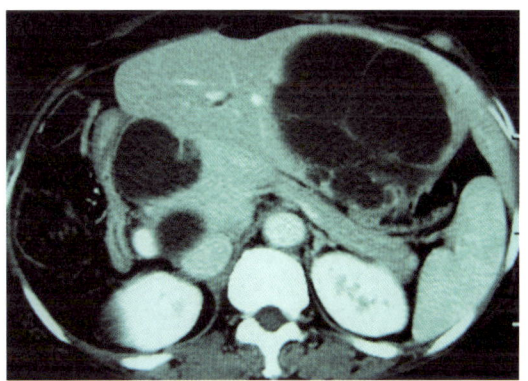

图 41-14  肝肉瘤复发的 CT 所见

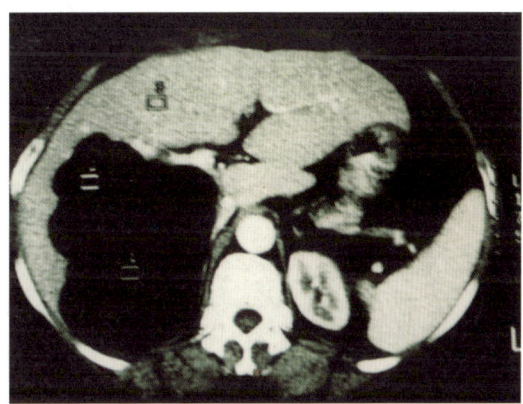

图 41-15  肝脂肪瘤的 CT 所见

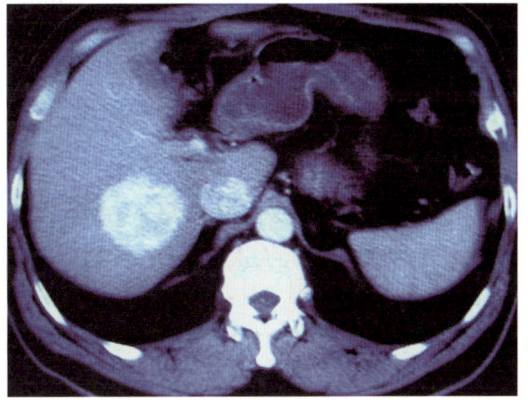

图 41-16  肝血管平滑肌脂肪瘤 CT 所见

示边界不清,无声晕;必要时可做穿刺诊断。肝包虫者有疫区居住史,多无肝病背景,AFP 阴性,超声检查有液平,包虫皮试阳性。肝囊肿多见,但鉴别不难,超声检查有液平,见后方增强,多无肝病背景。有时局限性脂肪堆积也会误为占位性病变(图 41-18)。

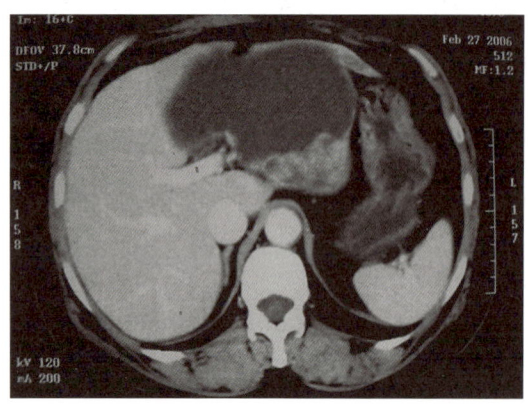

图 41-17　囊腺癌 CT 所见

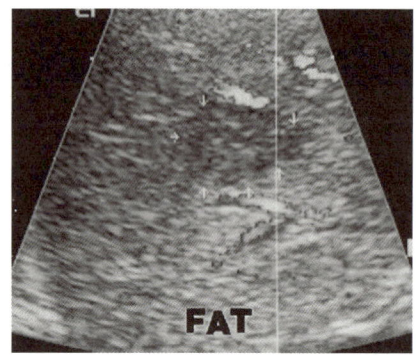

图 41-18　局限性脂肪堆积的超声图

9）AFP 阴性占位性病变的鉴别步骤　通常为：①鉴别肝内或肝外病变。有时肾上腺和其他腹膜后肿瘤常难与肝内病变鉴别，但仔细的超声检查常可解决，放射性核素扫描则较困难。②如属肝内病变，则鉴别实质性或液性，超声检查多可明确。③如属肝内实质性病变，则鉴别恶性与良性。其需鉴别的对象众多，已如上述。超声造影、CT 增强、MRI、血池扫描等有助于鉴别诊断。④如为恶性，则鉴别原发或继发，有无 HBV、HCV 感染和原发癌背景是重要线索。⑤如属原发，则鉴别原发性肝癌或肉瘤，肝病背景、AFP 和影像学检查有重要价值。⑥如属液性占位性病变，则需鉴别炎性（肝脓肿）或非炎性。⑦如为非炎性液性占位性病变，则鉴别肝囊肿、肝包虫与囊腺癌。

## 41.13　临床分期

原发性肝癌的临床分型与分期几十年来文献不少，如 Berman、Okuda、林兆耆等按临床表现分型；Primack 则按肝功能和临床表现分期；我国 1977 年全国肝癌防治研究协作会议曾通过一个临床分型分期方案；国际抗癌联盟（UICC）也不断修订其 TNM 分期。

（1）UICC 的肝癌 TNM 分期（2002 年，第 6 版）

它包括肿瘤大小、肿瘤结节数、累及范围、血管侵犯、侵犯门静脉主要分支或肝静脉、局部淋巴结转移以及远处转移。T、N、M 的分级是基于以下方面：体格检查、影像学和（或）手术探查的发现。病理分期（pTNM）则与 T、N、M 分级相对应。

T——原发肿瘤

　　TX　原发肿瘤无法评定
　　T0　无原发的证据
　　T1　单个肿瘤无血管侵犯
　　T2　单个肿瘤伴血管侵犯或多个肿瘤而其最大径无一 > 5 cm
　　T3　多个肿瘤 >5 cm 或肿瘤累及门静脉一个大分支或累及肝静脉
　　T4　肿瘤直接侵犯胆囊以外的邻近器官或穿破脏层腹膜

N——局部淋巴结

　　NX　局部淋巴结无法评定
　　N0　无局部淋巴结转移
　　N1　有局部淋巴结转移

M——远处转移

　　MX　远处转移无法评定
　　M0　无远处转移
　　M1　有远处转移

进一步分期为 Ⅰ～Ⅳ 期：

　　Ⅰ 期　T1　N0　M0
　　Ⅱ 期　T2　N0　M0
　　ⅢA 期　T3　N0　M0
　　ⅢB 期　T4　N0　M0
　　ⅢC 期　任何 T　N1　M0
　　Ⅳ 期　任何 T　任何 N　M1

2002 年版与 1997 年版比较，最大的区别是新版将旧版中所有"肿瘤大于或小于 2 cm"的字样都删除，而保留血管是否侵犯。说明肿瘤大小曾经是（现在仍是）影响预后的重要因素，但根本的因素是癌的侵袭性。TNM 分期只针对癌，为此在临床选择治疗方法时需和 Child-Pugh 的肝硬化分级联合应用。

（2）我国 1977 年的分期标准

Ⅰ 期（亚临床期）：无明确肝癌症状和体征
Ⅱ 期（临床期）：超过 Ⅰ 期标准而无 Ⅲ 期证据

Ⅲ期(晚期):有明确恶病质、黄疸、腹腔积液或远处转移之一者

(3) Okuda 分期

1985年,Okuda 根据以下指标分为:Ⅰ期,均阴性;Ⅱ期,1 或 2 项阳性;Ⅲ期,3 或 4 项阳性。具体指标:①肿瘤大小占肝脏的百分比,>50% 为阳性,<50% 为阴性;②腹腔积液,有为阳性,无为阴性;③白蛋白,<30 g/L 为阳性, >30 g/L 为阴性;④胆红素,>50 μmol/L 为阳性, <50 μmol/L 为阴性。

(4) BCLC 分期

近年又出现巴塞罗那分期,综合考虑了肝癌和肝硬化因素,有一定实用价值。

## 41.14　治疗总论

从 1891 年 Lucke 成功切除 1 例肝恶性肿瘤以来的百余年间,原发性肝癌治疗的历史大体上可分为几个阶段:相对缓慢发展的阶段;以大肝癌解剖性切除为特征的第 1 次提高;以小肝癌局部切除为代表的第 2 次提高;以手术切除、局部治疗和肝移植的综合治疗模式的第 3 次提高;目前,由于分子生物学和系统生物学的进步、生物治疗的兴起以及对转移复发的研究,很可能是第 4 次提高的前夕。

20 世纪 50～60 年代奠定了肝外科解剖与肝切除的生理、生化基础。1952 年,Lortat-Jacob 用解剖肝门技术行大肝癌的解剖性切除。1963 年,Starzl 进行了第 1 例癌症的肝移植术,但其在肝癌治疗中的地位直至 20 世纪 90 年代才得到肯定。在此期间,对不能切除肝癌也开展了肝动脉化疗灌注。肝癌的化疗与放疗也在此期间用于临床,但仅放疗有一些疗效。

70～80 年代,AFP 用于普查以及影像学技术的发展,开创了小肝癌或亚临床肝癌的研究,取得了较大幅度提高疗效的结果,填补了对早期肝癌发展、诊断、治疗等方面认识的空缺,并导致一系列概念的更新。

80～90 年代,影像学技术突飞猛进,发现了更小的肝癌,使过去认为没有太大前途的局部治疗重新抬头,并出现了"不能切除肝癌的降期(缩小)后切除",使不能切除的部分肝癌患者有了根治希望。

90 年代以来,被认为是肿瘤第四大疗法的生物治疗已有新的内涵,由古老的免疫治疗剂发展为各种细胞因子、免疫活性细胞治疗等。特别是分子生物学的进步,又为肝癌的分子靶向治疗等提供了重要线索。对肝癌转移复发的研究,也预示着疗效进一步提高的前景。

概言之,肝癌治疗已由外科为主变为多种方法的综合与序贯应用,个性化治疗已呼之欲出,预后也由不治变为部分可治。

### 41.14.1　治疗原则

肝癌治疗的目的主要有三,即根治、延长生存期与减轻痛苦。为达此目的,治疗原则也有三,即早期治疗、综合治疗与积极治疗。

(1) 早期治疗

早期有效的治疗是提高肝癌疗效最主要的方面。有两个时机临床上颇为重要:一是癌结节增大到直径 5 cm 以前;二是门静脉主干癌栓出现前。前者经正确治疗有根治希望;后者经积极治疗多可延长生存期,少数有根治可能。

(2) 综合治疗

原发性肝癌属多因素、多阶段形成的癌症,理论上难以找到如同链霉素对结核杆菌一样特效的药物。为此,综合治疗乃必由之路。它包括不同治疗方法或相同治疗方法的不同治疗剂的联合与序贯应用。近年肿瘤局部治疗的兴起具有战略意义。

(3) 积极治疗

积极治疗有两重含义,一乃积极的治疗态度;二乃反复多次的治疗。以手术为例,包括复发的再切除,以及不能切除肝癌的降期后切除;以放射介入治疗为例,一次治疗多难获得好的疗效,而反复多次则可能获得较好的效果;小肝癌的瘤内无水乙醇注射也一样,一次注射难以彻底,多次则有治愈的可能。

### 41.14.2　治疗方法的选择

在各种治疗方法中能导致生存期延长者,有肝切除、肝移植、各种局部治疗、经导管动脉内化疗栓塞(TACE)、局部放疗等。全身化疗效果较差,生物治疗为未来提供希望。

(1) 治疗选择的决定因素

1) 肿瘤情况　通常 T1、T2 和部分 T3 适于手术或局部治疗;部分 T3 和 T4 适于 TACE。

2) 肝功能　Child-Pugh 分级国际通用。通常局限性肝癌伴 Child A 肝硬化是手术的适宜对象。Child A 或 B 伴局限性小肝癌适于局部治疗。多发结节肝癌伴 Child A 和部分 Child B 肝硬化可考虑 TACE,对伴有 Child C 肝硬化的肝癌只宜保守治疗。

日本较多使用靛青绿 15 min 滞留率（ICG-R15）指导手术指征和切除范围。

3）全身情况　包括年龄，心、肺功能以及合并的疾病。

**（2）小肝癌患者的治疗选择**

伴 Child A 肝硬化者，手术切除乃首选。对有肝硬化者，可做局部切除。伴有 Child B 肝硬化或不适于做手术切除者，可选择局部治疗，如射频消融、微波、冷冻治疗或乙醇注射。但伴 Child C 肝硬化者，通常宜保守治疗。随着肝移植的开展，伴 Child B 或 Child C 肝硬化者也可考虑做肝移植。

**（3）肿瘤仍局限大肝癌的治疗选择**

合并 Child A 肝硬化，手术切除是最好的选择。对仍局限的但不能切除的肝癌，降期（缩小）后切除是一个新的选择。经手术的肝动脉插管合并肝动脉结扎（但仍保持导管的通畅）是有效的缩小疗法。亦可用 TACE 和（或）局部治疗使肿瘤缩小。

**（4）多发性肝癌的治疗选择**

合并 Child A 或 B 肝硬化，TACE 是最好的选择。个别患者即使门静脉主干有癌栓，TACE 仍可一试。对肝癌合并 Child C 肝硬化者，只宜做对症治疗。

关于肝癌的肝移植适应证将在本书 25 章中叙述。

## 41.15　手术切除

近半个世纪肝癌手术切除的进展包括：① 20 世纪 50 年代的大肝癌切除，近年其手术死亡率已由 20% 左右降至 5% 以下，5 年生存率由 10% 左右提高到 30% 左右，且随着第 1 肝段和第 8 肝段肝癌切除术的开展，大肝癌的切除率得到进一步提高。② 70 年代的小肝癌切除，近年手术死亡率仍保持在 2% 以下，5 年生存率仍达 50% 以上。③ 80 年代由于对根治性切除后的定期监测，对亚临床期复发的患者进行再切除，使肝癌切除后的 5 年生存率在原有基础上又提高 10%~15%。④ 部分仍局限的不能切除肝癌，经综合治疗待肿瘤缩小后行降期后切除，其 5 年生存率可达 50% 左右。⑤ 肝移植治疗较小肝癌其 5 年生存率约为 50%~70%，复发率低于手术切除者。

手术切除仍为获得肝癌长期生存（5 年以上）的最重要手段。分析获得长期生存者的主要治疗方法有助于对各种疗法的评价。复旦大学肝癌研究所自 1958 年起治疗的患者随访至 2008 年底，共有 1 599 例生存 5 年以上，其中 543 例生存 10 年以上。此 1 599 例生存 5 年以上的患者中小肝癌切除占 60.6%，大肝癌切除占 33.2%。为此，就过去的治疗而言，早期切除占最主要的地位。近年来，由于局部治疗和肝移植的兴起，其生存 5 年以上的患者已明显增多。

### 41.15.1　切除的种类

肝癌手术切除按其时机可分为一期切除、复发的再切除和降期（缩小）后切除；根据切除的彻底与否分为根治性切除和仍有残癌的姑息性切除。

国际上有两种常用的肝脏解剖和外科手术命名。一种是以胆管和肝动脉为肝内分段的基础（Healey，1953），用于美国；另一种是以门静脉为肝内分段的基础（Couinaud，1957），用于欧洲。为解决命名的统一，国际肝胆胰协会（IHPBA）在 2000 年提出了建议：首先，以胆囊窝和下腔静脉窝为界面划分为右半肝（或右肝，right hemiliver）和左半肝（或左肝，left hemiliver）。其次，根据右前和右后肝动脉/胆管，或右门静脉分支，将右半肝分为右前区和右后区（即过去国内常用的右前叶和右后叶）；再根据肝动脉和胆管的分支将左半肝分为左外区和左内区（即过去国内常用的左外叶和左内叶）。最后，将肝分为 Couinaud 1~8 段（segment）。如左外区即 2、3 段，左内区即 4 段，右前区即 5、8 段，右后区即 6、7 段，1 段即过去的尾叶。

规则性切除的命名：1 段切除（segmenectomy 1），过去称尾叶切除；左外区切除（left lateral sectionectomy），即 2、3 段切除，过去称左外叶切除；左内区切除（left medial sectionectomy），即 4 段切除，过去称左内叶切除；右前区切除（right anterior sectionectomy），即 5~8 段切除，过去称右前叶切除；左肝切除（left hepatectomy）或左半肝切除（left hemihepatectomy），即 2~4 段 ±1 段切除；右肝切除（right hepatectomy）或右半肝切除（right hemihepatectomy），即 5~8 段 ±1 段切除；左三区切除（left trisectionectomy），即 2~5 段 +8 段 ±1 段切除，它和扩大左半肝切除（extended right hepatectomy）不完全相同，后者可能部分保留 5、8 段；右三区切除（right trisectionectomy），即 4~8 段 ±1 段切除，它和扩大右半肝切除不完全相同，后者可能部分保留 4 段；单独一个肝段切除可直接指出该段，如 6 段切除（segmenectomy 6）；两个相邻肝段切除亦可直接指出该两段，如 5、6 段切除[27]。

本章暂沿用国内习惯用词。肝癌切除的术式可分为规则性切除与非规则性切除。规则性切除又分为左外叶、左半肝、左三叶、右前叶、右后叶、右半肝、右三叶、肝中叶切除等。近年又有第1肝段（尾叶）、第8肝段切除等。随着小肝癌的出现，不规则切除多为局部切除，包括楔形、梭形切除和剜出等，有条件者可做肝段切除。从表41-1可见在合并肝硬化者68.7%采用局部切除（含左外叶切除），即使无肝硬化者，局部切除也达57.1%。

表41-1 复旦大学肝癌研究所1 785例肝癌切除的术式

| 切除术式 | 伴肝硬化者 (n=1 493) | 无肝硬化者 (n=261) |
| --- | --- | --- |
| 局部切除(%) | 56.8 | 45.2 |
| 左外叶切除(%) | 11.9 | 11.9 |
| 左半肝切除(%) | 10.3 | 23.4 |
| 左三叶切除(%) | 0.9 | 1.9 |
| 右后叶切除(%) | 5.3 | 3.5 |
| 右半肝切除(%) | 3.0 | 5.8 |
| 右三叶切除(%) | 0.2 | 0.4 |
| 肝中叶切除(%) | 1.9 | 3.1 |
| 两处以上切除(%) | 9.7 | 5.0 |

近年肝癌外科采取了更为积极的态度。如对原先不能耐受巨量切除者，先做经皮肝内门静脉栓塞，等对侧肝代偿增大后做切除。在切除的同时做门静脉癌栓摘除者也日见增多，如Tanaka等报道62例切除时合并门静脉主干或第一分支癌栓摘除，与38例有癌栓而做保守治疗者比较，中位生存期前者305天，后者仅90天。

## 41.15.2 手术探查指征与术前准备

肝癌手术探查指征：①影像学检查肿瘤有切除可能，或可进行切除以外的姑息性外科治疗者。②肝功能代偿，或伴Child A和少数Child B肝硬化者。③无其他禁忌证，如严重心、肺、肾和血液系统疾病，未控制的糖尿病，年迈体弱等。

术前准备至关重要，尤其是伴肝硬化者。首先是彻底弄清肿瘤情况、肝功能情况与患者全身情况。手术者术前亲自做超声检查，有助于决定手术姿位与切口，估计肿瘤与重要血管、管道的距离，计划切除范围等。近年合并糖尿病者不少，术前应加以控制。原则上术前应保肝治疗，不宜用大剂量化疗或中药攻下之品。新近做放射介入治疗其肝功能尚未恢复者，不宜急于手术。GPT(ALT)和(或)GGT明显增高者宜短期保肝治疗。有报道，Child A肝硬化病人的手术死亡率：GPT<正常值2倍(2N)者为3.9%，GPT为2~4N者为13.0%，GPT>4N者达37.5%。其他还包括适当的营养和休息，术前酌补葡萄糖、维生素，肠道准备，术前置胃管等。

## 41.15.3 手术姿位、麻醉与切口

根据肿瘤的位置决定姿位。正确的姿位对良好的显露、顺利切除肿瘤与减少出血至关重要。通常左叶肿瘤可取平卧位，右前叶肿瘤可右侧垫高45°，右后叶肿瘤可取90°左侧卧位。

可用全身麻醉、硬膜外麻醉，或两者合用。足够的肌肉松弛对肝切除术十分重要，术中应注意足够的氧供。

复旦大学肝癌研究所早年用右侧腹直肌切口，对右叶肝癌常需做胸腹联合切口。目前多用右肋缘下切口。左侧者如肿瘤较大，切口可向左肋缘下延长。通常此切口可切除肝内任何部位肿瘤而无需进胸，但需拉钩的帮助。手术切口要满足显露术野的要求，过分追求小切口，有时会导致切除不满意或出血不易控制。

## 41.15.4 切除术式的选择

肝切除量的判断对有肝硬化者是提高切除率、降低手术死亡率的关键。如无肝硬化，对大肝癌而言，左侧者可做肝叶切除，右侧者可做右肝叶切除，甚或右三叶切除，通常切除的极量为肝的80%~85%；对小肝癌而言，左侧者可做左外叶或左半肝切除，右叶者多采用有足够切缘的局部切除。复旦大学肝癌研究所1985~2000年2 792例肝癌切除，合并肝硬化者占87.5%，无论大肝癌或小肝癌，多数难以耐受右半肝切除，故多采用局部切除。局部切除不仅可提高切除率，降低手术死亡率，且可提高远期生存率。因为局部切除，只要有足够的切缘即可，这样可保存较多有功能的肝组织，对免疫功能的损害也较轻。加上肝癌复发不少为多中心发生，即使做规则性肝叶切除，也难避免复发的发生。关于小肝癌与大肝癌的切除术式见表41-2。

表41-2 小肝癌与大肝癌的切除术式

| 切除术式 | 小肝癌($n=549$) | 大肝癌($n=831$) | 共计($n=1\ 380$) |
| --- | --- | --- | --- |
| 局部切除(%) | 70.1 | 40.8 | 52.5 |
| 左外叶切除(%) | 9.8 | 14.1 | 12.4 |
| 左半肝切除(%) | 5.7 | 19.6 | 14.1 |
| 左三叶切除(%) | 0.2 | 2.2 | 1.4 |
| 右后叶切除(%) | 6.6 | 3.3 | 4.6 |
| 右半肝切除(%) | 0.7 | 6.5 | 4.2 |
| 右三叶切除(%) | 0 | 0.5 | 0.3 |
| 中叶切除(%) | 2.2 | 1.8 | 2.0 |
| 两处或两处以上切除(%) | 4.7 | 11.3 | 8.7 |

（资料来源：复旦大学肝癌研究所1958~1994年资料）

## 41.15.5 手术要点

1) 常规肝切除的步骤　通常先游离拟切除侧的韧带，然后对第一肝门做暂时控制或不控制肝门，或解剖肝门，分别结扎相关血管。用电刀在拟切肝处做一切线，对肿瘤深藏于肝的深部者，术中超声有极大的帮助。然后以指制法或其他方式切肝，通常边切边结扎肝内管道，止血，对合或覆盖断面。逆行肝切除与常规肝切除不同者乃先切肝然后再游离切断韧带和粘连。对粘连严重者可采用此法。

2) 术中控制出血的要点　①正确的姿位，良好的显露，充分的游离，仔细的操作，尽可能输注新鲜血液。在局部切除时，笔者习惯在切线的外周做一排褥式缝线用以牵引，亦可减少切除时对肿瘤的挤压。②肝门血流的阻断：对位于周边的小肝癌切除，大多无需阻断肝门。对位于肝门区肝癌，必要时可分次阻断第一肝门。有肝硬化者，每次不超过10~15 min，复杂的肝切除可多次阻断，间隔至少5 min。③全肝血流阻断：过去有用低温或常温无血切肝者，近年已趋少用。对紧靠下腔静脉者，有时需在肝上和肝下的下腔静脉处放置纱带或胶管以备大出血的控制，但近年也趋少用。④解剖肝门的规则性切除在半肝切除时仍可应用，有时亦可做单侧血管暂时阻断。⑤切肝时边切边结扎肝内管道。

多数肝切除断面可对合缝闭，加1~2针褥式缝合对封闭空腔和止血帮助极大。但如对合缝闭导致肝内管道的压迫，则可用游离镰状韧带或带蒂网膜覆盖，或用纤维蛋白胶喷涂于断面。由于精细手术，认真止血，在肝硬化不严重和肝功能较好的患者，也可不放引流。反之，肝硬化严重、肝功能差者，充分的引流对了解术后出血、减少术后并发症有重要作用。

## 41.15.6 手术死亡率、术后治疗与并发症

（1）手术死亡率

复旦大学肝癌研究所手术死亡率已从1958~1974年的16.7%，降至1998~2008年的1.7%（其中，小肝癌切除者为1.25%，大肝癌切除者为2.21%）。经多因素分析，影响小肝癌切除手术死亡率的因素主要为GGT异常者。降低手术死亡率的关键是：严格掌握手术指征，重视术前、术后的处理，正确的姿位，良好显露，仔细操作，正确判断有肝硬化者的肝切除量，缩短肝门阻断时间或避免肝门阻断，对合并严重肝硬化的患者不做其他不必要的额外手术（如胆囊切除等），并减少术中出血。文献已有报道，术中输血可促进残癌的生长。

（2）术后治疗

术后早期除给予足够的葡萄糖、维生素、抗生素等外，应注意水、电解质平衡，尤其是血与蛋白质的补充。术后如发现不明原因的脉搏加快，应十分注意是否有内出血或肝功能失代偿。术后1~2周应注意感染、胸腔积液、胆汁漏等。术后3~4周时应考虑预防癌复发的治疗。

（3）术后并发症

术后并发症主要有肝功能失代偿、术后出血、胆汁漏、膈下脓肿、胸腔积液、应激性溃疡等。

1) 肝功能失代偿　表现为术后胆红素明显增高，1周后仍无下降趋势；早期出现腹腔积液；重者

出现肝昏迷、出血倾向等。近年来,由于掌握手术指征与术式的正确选择,其发生率已明显减少。处理包括足够的氧供、血与蛋白质的及时与足量的补充、给去氨剂等。

2)术后出血 多出现在术后早期,表现为引流管有新鲜血流出,或血压下降。主要与术中止血不周、肝功能不佳引起的出血倾向、断面覆盖或对合不佳等有关。如疑有手术止血不周,保守治疗未能控制者,应行手术探查。

3)胆汁漏 多见于左半肝切除或肝门区肝癌的切除。为此,对这类手术应仔细检查有无胆汁漏后才关腹。通常在术后1周左右出现。治疗措施主要是引流。

4)膈下脓肿 多见于右肝的切除,尤其是位于膈下或裸区者。主要由于止血不佳、有胆汁漏或引流不畅等所致。表现为手术1周以后仍高热不退,常伴寒战,或合并胸腔积液。治疗措施主要是超声引导下穿刺引流。

5)胸腔积液 多见于右侧肝切除后,尤其是有肝硬化者。亦表现为术后1~2周仍有发热。如补充蛋白质后仍未能控制,可抽胸腔积液。

6)腹腔积液 多见于肝硬化严重者,或肝切除量大者。

7)食管静脉曲张破裂出血和应激性溃疡 表现为术后1~3周上消化道出血,可按消化道出血处理。

## 41.15.7 疗效与影响因素

复旦大学肝癌研究所1958~2008年8 843例肝癌切除的5年生存率为43.7%。其中4 388例小肝癌切除者为57.5%,而4 455例大肝癌者为30.2%;根治性切除5 761例为51.6%,姑息性切除3 082例为29.2%。澳大利亚Chu等(2006)报道279例为33%[28];美国Liau等报道82例>10 cm肝癌者为33%[29]。

日本肝癌研究组报道用Cox多因素分析,影响切除预后的因素依次为AFP浓度、肿瘤大小、肿瘤数目、合并肝硬化等;而用逐步回归分析则为门静脉受侵、肿瘤数目、AFP值、肿瘤大小等。Liu等(2006)报道,对右侧大肝癌采用前入路较常规手术进路的预后要好[30]。对伴门静脉癌栓者,肿瘤切除加癌栓摘除加术后门静脉化疗疗效可取[31]。对丙型肝炎相关肝癌行规则性解剖切除并不优于局部切除,应优先考虑既切除肿瘤又保存较多肝组织[32]。尾叶

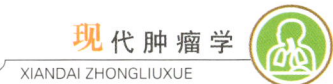

41 原发性肝癌

肝癌切除的5年生存率可达39%[33]。

## 41.15.8 肝癌的腹腔镜手术

由于微创外科技术的发展,在腹腔镜下做肝癌切除有所增加,但多限于周边和浅表的小肝癌,其并发症较少,但远期疗效相仿(Shimada等,2001;Gigot等,2002)。法国报道27例肝周边肝癌,包括解剖性切除17例,非解剖性切除10例;有7例中途改为开腹手术;无手术死亡,3年生存率为93%[34]。也有报道在腹腔镜下行各种局部治疗者,如PEI治疗(Okano等,2002)、RF治疗(Chung等,2001)、肝动脉灌注泵放置(Urbach等,2001)。有报道68例肝癌经腹腔镜做微波治疗,其5年生存率为43%[35]。但实验研究提示,增加腹腔充气压力会促进肿瘤播散(Ishida等,2001)。

## 41.15.9 肝移植术

自1963年Starzl开展肝移植以来,肝移植在治疗肝癌中的地位长期未得到证实。因患者多属中晚期,加上术后免疫抑制剂的应用,患者常早期死于复发。20世纪90年代,无论Starzl或Bismuth的报道均认为肝移植如用以治疗小肝癌,则疗效较好。因肝移植不仅切除了肝癌,且切除了多中心发生的土壤——肝硬化。通常肝移植后的5年生存率与肿瘤大小有关,曾有报道,单个肿瘤<4 cm者为57.1%,4~8 cm者为44.4%,>8 cm者仅11.1%。关于肝癌行肝移植的适应证,1996年Mazzaferro等提出了米兰(Milan)标准,即单个肿瘤直径≤5 cm,或多发肿瘤数目≤3个且最大直径≤3 cm。其后有UCSF标准,即单个肿瘤直径≤6.5 cm,或多发肿瘤数目≤3个且每个肿瘤直径≤4.5 cm,所有肿瘤直径总和≤8 cm。还有Pittsburgh的改良TNM标准,即只将大血管侵犯、淋巴结受累或远处转移三者中出现任何一项作为肝移植禁忌证。近年仍强调血管侵犯,但对肿瘤大小则有放宽趋势。复旦大学肝癌研究所结合我国实际,提出"上海复旦标准",即单个肿瘤直径≤9 cm,或多发肿瘤数目≤3个且每个肿瘤直径均≤5 cm,所有肿瘤直径总和≤9 cm,无大血管侵犯、淋巴结转移及肝外转移。总之,伴Child B或Child C肝硬化而不宜切除的较小肝癌,又无明显血管侵犯者是肝移植的指征(图41-19)。

有报道,肝移植前的局部治疗(TACE、RFA、PEI),通过使肿瘤降期,有助于改善肝癌肝移植的远

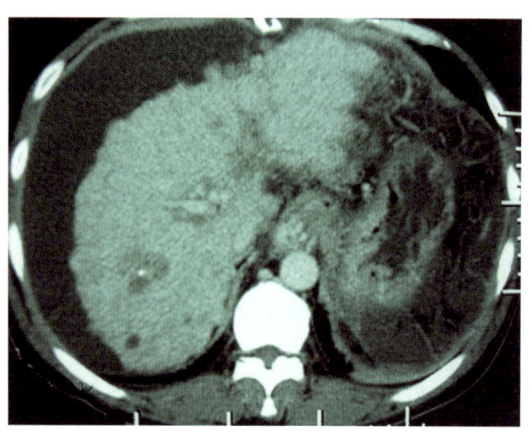

图 41-19　肝移植指征：小肝癌 + Child C

期疗效，与未用局部治疗者比较，5 年生存率分别为 82.4% 对 51.8%，局部治疗后肿瘤完全坏死者疗效更好[36]。但也有认为，移植前 TACE，无论对早期或晚期肝癌，其好处尚未能确定（Lesurtel 等，2006）。多中心前瞻性对照试验表明，肝癌者肝移植后全身应用低剂量多柔比星（阿霉素）并不能提高疗效[37]。活体供肝也是肝癌二线治疗的一个选择，Takada 等报道 93 例的 4 年生存率为 64%，超出米兰标准者的复发率明显较高[38]。有报道 155 例伴肝硬化肝癌者行肝移植（符合米兰标准者占 84%）后的 5 年生存率为 72%，影响预后因素为分化等级和肉眼血管侵犯[39]。复旦大学肝癌研究所发现，Capn 4 高表达与肝癌肝移植后转移有关[40]。

我国肝癌肝移植近年来发展迅速。复旦大学肝癌研究所做肝癌肝移植，不删除围手术期死亡（术后 1 个月内）及肉眼癌栓（门静脉、肝静脉、胆管肉眼癌栓）病例，从 2001 年 4 月 17 日至 2009 年 7 月 3 日，在复旦大学附属中山医院共施行肝癌肝移植 500 例，随访率为 94%，其 1、3、5 年总体生存率分别为 75.7%、58.9%、55.8%；符合米兰标准者有 193 例，其 5 年生存率为 76.9%；符合 UCSF 标准者有 227 例，其 5 年生存率为 72.4%；符合上海复旦标准者有 257 例，其 5 年生存率为 68.4%。但对发展中国家而言，由于供肝来源、经费，以及术后肝癌、乙型和丙型肝炎的复发等问题，近年肝移植仍然难以普遍推广。

## 41.16　切除以外的外科治疗

由于临床上不能切除者仍占大多数，故切除以外的外科治疗有其地位。切除以外的外科治疗分为经血管的治疗和经手术的局部治疗，笔者将其统称为姑息性外科治疗。前者如肝动脉结扎（HAL）、肝动脉插管药物灌注（HAI）、门静脉插管，以及联合应用。对不能切除肝癌而言，如肝硬化不太严重，HAL + HAI 为可取的治疗。后者包括术中液氮冷冻治疗、射频消融、微波治疗、无水乙醇注射等。复旦大学肝癌研究所 1 197 例姑息性外科治疗的 5 年生存率为 13.7%。

### 41.16.1　肝动脉插管和（或）结扎

HAI 和 HAL 自 20 世纪 50 年代即已用于临床，但疗效不佳。究其原因，除缺乏有效灌注药物外，插管技术也存在问题。因经胃网膜右动脉盲目插管，经常可插至腹腔动脉，甚或至腹主动脉，使药物灌注至异处。70 年代以来，采用明视下解剖肝门行患侧肝动脉插管和（或）结扎，术中并以亚甲蓝定位，特别是 HAI 与 HAL 合并应用，疗效得到明显提高。合并肝动脉结扎者，可视肿瘤累及范围而结扎相应动脉或动脉支，但仍保持动脉内导管的通畅；如肝功能欠佳，亦可在胃十二指肠动脉处结扎。通过肝动脉插管，可供化疗药物（如顺铂、多柔比星或表柔比星、丝裂霉素、氟尿嘧啶或氟尿苷等）、栓塞剂（主要为碘油）等的注入。近年多采用带有注射囊的导管埋于皮下。

通常肝癌结节血供 90% 来自肝动脉，正常肝则 25% 的血供来自肝动脉，故结扎或栓塞肝动脉可导致肝癌组织大部分坏死，而正常肝组织仍能耐受。但结扎 6 周后因侧支循环的建立使其疗效不能持久。复旦大学肝癌研究所曾统计，单一的 HAL 治疗无一生存 5 年以上，单一 HAI 治疗的 5 年生存率亦仅 9.9%，而 HAL 与 HAI 合并治疗，则 5 年生存率可达 18.1%。HAL 的并发症主要为肝、肾功能障碍。原先肝功能失代偿者行 HAL 后可引起黄疸、腹腔积液、白/球蛋白比值进一步倒置、GPT 明显上升等，甚至肝功能衰竭。巨大肿瘤行 HAL 后因大量肿瘤组织坏死，可导致肾功能障碍，轻者表现为多尿，重者为少尿或无尿。故肿瘤超过全肝的 70%、肝硬化功能失代偿、有门静脉主干癌栓者不宜行 HAL。

### 41.16.2　冷冻及其他术中局部治疗

使用 −196℃ 液氮通过冷冻头置于肿瘤区，20 min 后即可产生 80% 的最大冷冻效果，所有在冰球内的组织均产生凝固性坏死。通常采取快速冷冻和缓慢解冻的办法,可使冰球内的组织彻底坏死。关键在于使冰球覆盖整个肿瘤,两次冻-融的疗效优于一次较长时间的冻-融,合并 HAL 可提高疗效。除表面冷冻头外还有插入式冷冻头,可供深部肿瘤治疗之用。复旦大学肝癌研究所使用冷冻治疗不能切除的肝癌20余年,尚未观察到严重的并发症。

通过手术进行的局部治疗还有术中射频消融、微波、高功率激光、无水乙醇注射等。

## 41.17 经肝血管化疗栓塞

1953 年,Seldinger 创用经皮股动脉穿刺插管行动脉造影,至20世纪70年代此法被用于治疗肝癌,常用者为经导管动脉内栓塞(TAE)或化疗栓塞(TACE),成为不能切除肝癌非手术疗法中常用的方法。肝癌结节血供多来自肝动脉,故栓塞肝动脉可导致癌结节的坏死,但癌结节周边的血供来自门静脉,故单用 TACE 难以根治。近年有行肝段栓塞者。此外,超声引导下肝内门静脉支化疗栓塞有助于控制癌结节的周边部分,如与 TACE 合用,可提高疗效。

### 41.17.1 适应证

TACE 的主要应用对象是不能切除的(如肿瘤大、多个结节、累及左、右肝等)非晚期肝癌,且肝功能尚好者。有门静脉主干癌栓者宜慎用,但并非绝对禁忌,如肝功能好、侧支循环多仍可应用。肝癌结节破裂内出血而估计肝癌不能或不易切除者,TAE 常可有效控制出血。不宜切除的小肝癌也可采用超选择 TACE 治疗。肝、肾功能严重不全和有明显黄疸者应属禁忌。

对可切除肝癌术前行 TACE 反而降低远期疗效,与未用 TACE 者比,5 年生存率为28.6% 对 50.6%[41]。分析 84 例 TAE 后切除的肝癌标本发现,肝癌中央区坏死在小肝癌占80%,而大肝癌仅占35.3%;残癌在小肝癌主要见于周边区,而大肝癌则见于中央区(Higuchi 等,1994)。

### 41.17.2 使用要点

TAE 或 TACE 要取得好疗效,以下几点值得注意:①力争能超选择插管至患侧动脉支。②化疗栓塞所用药物的种类与剂量要根据不同目的、不同患者的不同情况而定。如碘油的剂量应视肿瘤大小和患者情况而增减。患者情况差或肝功能差者有时仅给予少量碘油而暂不用化疗;预期上次 TACE 已使血管闭塞者,碘油应减量。③2 次 TACE 的间隔时间宜适当。通常每2~3个月重复进行,可达4~8次。但随着次数的增多,通常肝脏受到的损害也加重,故间隔时间还可延长。④使用碘油栓塞后 3 周可摄 CT 平片,通常碘油浓聚于肿瘤区越多,则疗效越好,可重复进行。如肿瘤区未见碘油浓聚,则下次不一定再用碘油,仅用化疗。

### 41.17.3 疗效与影响因素

Takayasu 等(2006)报道日本 8 510 例不能切除肝癌 TACE 治疗的 5 年生存率为26%,中位生存期为34个月;肝损害程度、TNM 分期、AFP 值为独立影响因素[42]。Llovet 等(2003)对 7 个 TACE 的随机对照试验的联合分析,提示 TACE 能够提高不能切除肝癌的 2 年生存率。

国内程留芳等报道,240 例经 2 次以上 TACE 者的 5 年生存率为18.9%;其中 TACE 加手术切除者达59.0%,单纯 TACE 者仅13.7%;影响因素为肿瘤大小与肿瘤数目。法国 127 例 TACE 的 4 年生存率为27%(Bronowicki 等,1994)。意大利 94 例的生存率与碘油在肿瘤的摄取量相关,>75%者 3 年生存率为53%,50%~75%者为13%,<50%者为6%(Stefanini 等,1995)。日本 87 例,单个结者的疗效优于多个结节者,5 年生存率分别为32.2% 和3.3%(Taniguchi 等,1994)。复旦大学肝癌研究所759 例不能切除肝癌 TACE 治疗的 5 年生存率为23.1%。经 TACE 治疗肿瘤缩小后行二期切除术,由于进一步提高了这种方法的地位。为了提高 TACE 的疗效,有合并应用瘤内无水乙醇注射者。图 41-20 示碘油浓聚良好的肝癌获二期切除。

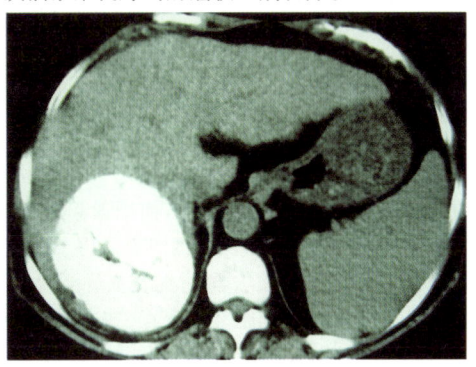

**图 41-20 碘油浓聚良好的肝癌获二期切除**

## 41.17.4 不良反应与联合应用

TACE 的不良反应为恶心、呕吐、发热、食欲减退、上腹痛或不适。尤其多次治疗后,由于血管床部分堵塞,碘油可反流至胃肠道血管,导致较持久的"胃痛",甚至导致胆囊梗死。随着 TACE 应用时间的增加,其负面的问题也日益受到重视。如观察到经 TACE 治疗者,肺转移出现率达 25.6%,而未经 TACE 治疗者仅为 8.1%。亦有报道,随着 TACE 次数的增多,肝功能受损加重。更有报道 TACE 后出现急性肝衰竭者高达 2.1%。大范围栓塞后发生肾功能障碍也应注意。TACE 治疗的最大问题是残癌问题,TACE 可促进残癌与血管内皮的增殖(Kim 等,2001),还可激活乙型肝炎病毒的复制(Jang 等,2004)。

## 41.18 局部治疗

诊断手段的进步使发现的癌越来越小,加上微创观念日益被接受,这是局部治疗得以发展的背景。由于影像学技术的进步,使局部治疗已可能通过经皮穿刺而实施。局部治疗不外乎给癌灶以热疗(射频、微波、激光、高功率聚焦超声)、冷冻治疗(液氮、氩氦)或瘤内注入(乙醇、醋酸、化疗药物和生物制剂)。从某种意义来说,精确放疗和化疗栓塞也属于局部治疗的范畴。对小肝癌而言,局部治疗的 5 年生存率已接近手术切除,在一些专业单位,局部治疗已部分取代手术切除。Chen 等(2006)报道随机对照临床试验,4 年生存率经皮局部治疗者为 67.9%,而切除者为 64.0%[43]。但几乎所有的局部治疗均存在残癌问题,除很小的肝癌外,均难以在三维范围内保证全部消灭肿瘤;另外,经皮穿刺还有针道肿瘤种植问题。

### 41.18.1 射频消融

射频消融(radiofrequency ablation,RFA)是肝癌局部治疗中最重要的方法之一。使用射频时,高频交流波通过电极顶端到达其周围组织。由于组织中的离子试图跟随交流波方向的变动而导致摩擦产热,当温度达 60℃时,细胞开始死亡,在电极周围生成一个坏死区。RFA 适合于不太大、数目不多的肝癌。但有些部位的肝癌宜慎用 RFA,如靠近膈顶和紧靠大管道者。RFA 可经皮穿刺使用,也可通过腹腔镜或手术时使用。Lencioni 等(2005)报道 187 例小肝癌 RFA 治疗的 5 年生存率为 48%,单个小肝癌伴 Child A 肝硬化者为 61%。Cabassa 等(2006)RFA 治疗 59 例小肝癌的 5 年生存率为 43%。复旦大学肝癌研究所 174 例 RFA 的 5 年生存率为 42%。RFA 治疗后肿瘤坏死的程度与肿瘤大小有关,达到肿瘤完全坏死的比例为:<3 cm 者为 90%,3~5 cm 者为 71%,5~9 cm 者为 45%(Livraghi 等,2001)。RFA 治疗的针道肿瘤种植达 12.5%(Llovet 等,2001)。Livraghi 等(2003)报道 2 320 例(其中 1 610 例为肝癌)的 RFA 治疗,手术死亡率为 0.3%,并发症发生率为 2.2%,包括出血、肿瘤种植、肝脓肿、肠穿孔等。对不能切除肝癌,有报道 65 例 RFA 治疗,5 年生存率为 39.9%(Machi 等,2005)。RFA 的疗效与细胞分化有关,5 年生存率 Edmondson 分化Ⅰ、Ⅱ和Ⅲ级者分别为 71%、44% 和 43%[44]。Cho 等对 4 个随机对照研究的 652 例 Meta 分析提示,射频的 3 年生存率明显高于 PEI 者[45]。有报道,RFA 可激活肿瘤特异性 T 细胞反应[46]。

### 41.18.2 经皮乙醇注射

超声引导下经皮穿刺瘤内无水乙醇注射(percutaneous ethanol injection,PEI)已成为不能切除的初发或复发、结节数目不多小肝癌(3 cm 以下)的有效疗法,其疗效仅次于切除术。Huang 等(2005)随机对照试验提示 PEI 与切除术疗效相仿。但关键是反复多次注射,通常每周 1~3 次,共 10 次以上,力求达到覆盖整个肿瘤结节。但无水乙醇可立即使癌组织产生蛋白质凝固性坏死,而阻止其进一步扩散,使治疗难以彻底。Livraghi 等曾报道 746 例肝癌做 PEI 治疗的结果,5 年生存率:单个<5 cm 小肝癌,Child A 肝硬化者为 47%,Child B 肝硬化者为 29%,Child C 肝硬化者为 0%;Child A 肝硬化多个结节者为 36%,单个结节>5 cm 者为 30%,晚期者为 0%。Ebara 等总结 PEI 治疗 20 年的经验,270 例的 5 年生存率为 60.3%,无治疗相关死亡,严重并发症发生率为 2.2%。此法通常不适用于大肝癌,但也有报道通过 PEI 与 TACE 合并治疗而有效者。PEI 后复发是最大的问题,5 年局部复发率为 33%,5 年新病灶发生率达 83%(Koda 等,2000)。瘤内局部注射还有用 15%~50% 醋酸代替无水乙醇者,Ohnishi 等报道 91 例 <3 cm 小肝癌以此治疗,5 年生存率达 49%。

## 41.18.3 其他局部治疗

1)冷冻治疗(cryosurgery) 1973年,复旦大学肝癌研究所在世界上最早采用-196℃的液氮做肝癌冷冻治疗。实验证明,在冰球内的所有组织均发生凝固性坏死,因此小肝癌冷冻治疗成败的关键是冰球是否覆盖整个小肝癌的结节。对手术中不能切除的小肝癌用冷冻治疗80例,5年生存率为55.4%(Zhou,Tang,1998)。通常每次冷冻约15 min,冻-融2次的效果优于1次较长时间的冷冻。除表面冷冻头外,近年还有插入式冷冻头,可作深部小肝癌的冷冻治疗。还有采用氩氦刀治疗者。

2)经皮微波固化治疗(percutaneous microwave coagulation, PMC) Itamoto等(2001)报道,33例小肝癌采用PMC治疗的5年生存率为49%。Lu等(2001)报道,50例平均直径2.7 cm的肝癌,3年生存率为73%。Dong等(2003)报道,234例肝癌(平均大小为4.1 cm)经PMC治疗后5年生存率为56.7%。Lu等(2005)报道,49例肝癌的5年生存率为36.8%[47]。Ohno等(2002)实验研究提示,微波固化治疗可加速肿瘤的生长。

3)经皮激光消融(percutaneous laser ablation, PLA) Pacella等(2009)报道,意大利9个单位432例伴肝硬化小肝癌,PLA治疗的中位生存期为47个月,5年生存率为34%,其中,伴Child A患者为41%,≤2.0 cm者达60%[48]。Vogl等(2002)报道,899例用此法治疗的手术死亡率为0.1%,并发症有胸腔积液、肝脓肿、胆道损伤等。

4)高功率聚焦超声(high intensive focussed ultrasound, HIFU) HIFU也是局部治疗的方法之一,但超声难以穿过肋骨,使深藏在肋骨后的肝癌治疗受到影响。

目前,还有许多新的局部治疗方法问世,如钬-166/脱乙酰壳多糖复合物(holmium-166/chitosan complex, Milican)治疗小肝癌[49]。

## 41.19 放疗

肝癌的放疗已有40年历史,自1956年Ariel应用外放射治疗肝癌至今,经历了全肝放疗、局部放疗、全肝移动条放疗、局部超分割放疗、适形放疗等变迁。全肝照射易诱发放射性肝炎而难以耐受较高的剂量。为此,放疗适用于肿瘤仍局限的不能切除肝癌,不宜或不愿做TAE/TACE者。通常如能耐受较大剂量,其疗效也较好。于尔辛等用放疗合并健脾理气中药,获得比单用放疗更好的疗效。此外,肿瘤较小,疗效也较好。

最近有用肝动脉内注射$^{90}$Y微球者(Lau等,1994)[50]。$^{131}$I-碘油的应用已有多年,其癌/肝放射强度比可达30:1(Novell等,1994)。

质子治疗近年也有报道,对一些难以耐受其他治疗者也有一定效果[51]。对肿瘤位于周边合并Child A肝硬化者,质子治疗还可重复使用,27例重复治疗后的5年生存率达55.6%[52]。

应用放疗也应注意其负面问题,如放疗可增强肝癌细胞的侵袭性,上调基质金属蛋白酶9(MMP-9)(Cheng等,2006);放疗可诱导血管内皮生长因子(VEGF)而促进肝癌细胞生长[53]。

总之,放疗已由过去认为的姑息治疗方法变为有治愈可能的一种疗法[54]。

## 41.20 化疗与其他药物治疗

由于大多数肝癌仍为不能切除者,故药物治疗应有重要地位。近年肝癌的化疗进展不大,可能与多药耐药基因(MDR)不无关系。有报道,43例肝癌MDR产物P糖蛋白阳性率为67.4%。目前常用顺铂、多柔比星(阿霉素)或表柔比星、丝裂霉素、氟尿嘧啶,氟尿苷(FUDR)也可应用。肝动脉内给药效果较肯定,少数患者因此获得降期后切除;而全身用药效果极微。口服者可用替加氟及氟尿嘧啶的前体如氟尿苷、卡培他滨等。近年一些报道认为化疗合并干扰素α可增效。但最近一个III期临床试验表明,对不能切除肝癌,合并干扰素α的化疗(顺铂+多柔比星+氟尿嘧啶)与单一多柔比星比较,其疗效并无统计学意义的提高[55]。

曾使用多时的他莫昔芬(tamoxifen),最终仍未能肯定其对晚期肝癌有延长生存期的作用。过去曾使用过的甲地黄体酮,一个II期临床试验表明,此药对肝癌无作用,但有改善症状的作用。三氧二砷对白血病有一定疗效,但对晚期肝癌的II期临床试验尚未肯定其作用(Lin等,2006)。晚期肝癌用大剂量维生素$K_3$治疗,有17%获得客观疗效,但未能改善总生存率[56]。有报道,茶多酚可诱导肝癌细胞凋亡,而可能改善肝癌患者的预后[57]。

Llovet等曾分析1978~2002年61个随机对照试验,只证实TACE对中等大的肝癌有中度的作用,而对所有不能切除肝癌尚无有效治疗可供选择。随后又分析2002～2005年的16个随机对照试验,结果发现射频消融对小肝癌的效果优于乙醇注射,而全身治疗对不能切除肝癌仍未见延长生存期者[58]。

## 41.21 生物治疗与中医治疗

### 41.21.1 生物治疗

通常随着肿瘤的发展,机体免疫功能日渐低下。为此,应用免疫治疗有其理论基础。近年在此基础上又进一步发展为生物治疗,并成为癌症的第四大疗法。过去常用的生物反应调变剂(BRM)如卡介苗(BCG)、短小棒状杆菌(CP)、混合菌苗(MBV)、OK432、转移因子、免疫核糖核酸等,其疗效不确定。目前较常用者为干扰素(IFN)、白细胞介素-2(IL-2)、胸腺素、淋巴因子激活杀伤细胞(LAK)、肿瘤浸润淋巴细胞(TIL)等。用自体树突状细胞疫苗过继免疫治疗的临床Ⅱ期试验已取得初步成效[59]。有人认为IFN较单用多柔比星好。但目前所用各种生物治疗剂的疗效仍有待更多的实践,一些老的BRM如OK432、MBV等可诱导淋巴因子和LAK的前体(Aramaki等,1994)。通常生物治疗适用于消灭少量的残余肿瘤,为此宜在手术、化疗或放疗消灭大部分的肿瘤后使用。近年的新型瘤苗、基因治疗等为肝癌的生物治疗提供了诱人的前景,要取得临床实效还需做很多工作。尤其是复发与转移的研究正成为肝癌研究的热点,生物治疗将有战略意义。但在使用细胞因子治疗时,还要注意其负面问题,如肿瘤坏死因子(TNF)在实验研究中有促进肝转移的作用(Orosz等,1995)。

**(1) 导向治疗**

以抗体为基础的导向治疗是20世纪80年代研究的热点,美国FDA于1997年批准了第1个治疗B细胞淋巴瘤的生物技术的单克隆抗体,至2006年已批准9个抗体药物。采用对肝癌有亲和力的抗体作为"载体",再与有杀癌作用的"弹头"(如放射性核素、化疗药物与毒素等)制成抗体偶联物,以达到较多杀伤肿瘤、较少损害机体的目的。过去复旦大学肝癌研究所一组75例不能切除肝癌,经肝动脉内注入$^{131}$I抗铁蛋白抗体或$^{131}$I抗人肝癌单克隆抗体,合并肝动脉结扎,由于有30例因肿瘤明显缩小得到二期切除,使全组的5年生存率达35%,而肝动脉结扎合并肝动脉内化疗组仅为15%。疗效的提高主要是导向治疗有助于使肿瘤缩小而获二期切除。但鼠源单克隆抗体的动脉内应用,约1/3的患者产生人抗鼠抗体(HAMA)而影响其反复应用。近年通过抗体人源化的努力已初步得到解决。

**(2) 分子靶向治疗**

针对癌的某些分子靶点而设计的分子靶向治疗是目前的热门领域。索拉非尼(sorafenib,为口服的针对Raf激酶和酪氨酸激酶受体等多种激酶的抑制剂)可延长晚期肝癌患者中位生存期3个月[60]。亚太区的患者其疗效相仿[61]。针对VEGF通道的贝伐珠单抗(bevacizumab)与化疗合用的Ⅱ期临床试验提示对晚期肝癌有中度抗肿瘤作用[62]。但目前实体瘤的分子靶向治疗仍存在有效率不高、常需与化疗合用、疗效持续时间不长、停药可能复发,以及费用昂贵等问题。

**(3) 基因治疗的研究**

基因治疗仍然是新疗法探索中备受关注者。通过向细胞转导遗传物质,如凋亡基因、自杀基因、抗血管生成相关基因、免疫调节相关分子、干扰RNA(siRNA)或溶瘤病毒载体等而起作用。虽由于种种障碍而未能纳入临床常规,但实验研究仍有所进展,如溶瘤腺病毒介导EIA基因治疗通过诱导凋亡和抑制血管而抑制动物模型的肿瘤生长(Ye等,2006),也有报道口服腺相关病毒——sTRAIL基因治疗可抑制裸鼠模型的人肝癌生长(Ma等,2005)。

### 41.21.2 中医治疗

中医治疗对肝癌而言,其作用有二:①作为中晚期患者的主要治疗方法;②作为手术、放疗、化疗的辅助疗法。中医治疗癌症的主要机制大体上包括:①提高免疫功能,尤其是补益之品,如人参、黄芪、茯苓、枸杞等单味药,以及六味地黄丸等复方制剂;②改善微循环,如活血化瘀之品。但多数中药在癌症治疗中的确切作用还不清楚。如中药作为肝癌的主要治疗方法,通常主张辨证论治,但有不同的方路,有主张健脾理气的,有主张活血化瘀为主的,有偏于清热解毒的,等等。根据国内部分报道,健脾理气法的生存期似较长。成药中,逍遥丸、杞菊地黄丸、人参鳖甲煎丸等颇为常用。如配合手术、放疗、化疗,则应以扶正为主,以改善症状为主,而不宜攻下。对晚期肝癌,有时中医辨证论治的疗效比单用化疗好。

复旦大学肝癌研究所证实含5味中药的"松友饮",在高转移人肝癌裸鼠模型,通过诱导凋亡、下调

MMP2 和 VEGF,有抑制肿瘤生长、延长荷瘤鼠生存期的作用[63]。近年炎症与癌症的密切关系成为研究热点,通过抗炎治疗以抗癌已提到议事日程,中药的清热解毒多有抗炎作用,值得进一步探讨。

## 41.22 综合与序贯治疗

肝癌为多因素、多基因参与,多阶段形成的疾病,难以找到单一的疗法。为此,综合与序贯治疗在肝癌治疗中将具有长远战略意义。对可切除的肝癌,综合与序贯治疗有助于进一步延长切除后的生存期;对不能切除的中期肝癌,综合与序贯治疗有助于延长生存期,并使其中的少数转变为可切除者;对已有黄疸、腹腔积液或远处转移的晚期患者,综合治疗可减轻痛苦,或短期延长生命。在过去的百年中,不能切除肝癌罕见有长期生存者。为此,研究其有效疗法对提高整个肝癌的预后具有十分重要的意义。不能切除肝癌中通常又可分为3类:第1类为肝功能代偿,肿瘤仍局限于半肝,因合并肝硬化而不能耐受切除;第2类为肝功能代偿,但肿瘤已累及全肝;第3类为肝功能失代偿,肿瘤又较广泛者。对综合与序贯治疗而言,第1类是最可能取得实效的。

所有用于肝癌的各种全身或局部治疗方法,均可作为肝癌综合与序贯治疗的方法来源。如放疗与化疗的同时合用,或同一疗法中不同制剂的合用,如不同生物治疗剂的合用常可增效。还有不同疗法的序贯应用,如"降期后切除",国外有倡导放疗、化疗的交替应用。综合治疗得当,常可获得 1 + 1 > 2 的结果。但如综合不当,则可能 1 + 1 < 2。如 >4cm 肝癌的射频消融和乙醇注射合用效果较好[64];乙醇注射间隔一段时间后再做射频效果更好[65]。对不能切除的大肝癌,TACE 加局部外放射可提高疗效[66]。

通常综合使用的疗法越多疗效越好。复旦大学肝癌研究所裸鼠人肝癌模型的实验性治疗提示:外放疗/放射免疫治疗(RAIT)、化疗(顺铂)、免疫治疗(MBV)的三者中,疗效最好者为三联治疗,其次为二联(放疗/RAIT + 顺铂,或放疗/RAIT + MBV),最差者为单一治疗(其疗效依次为放疗/RAIT、顺铂、MBV)。单一治疗无肿瘤完全消退者,而三联治疗9鼠中有8鼠出现肿瘤完全消退。临床上对不能切除肝癌行综合序贯治疗的结果相仿:三联(肝动脉插管 + 肝动脉结扎 + 导向/放疗/局部治疗)、二联与单一治疗比较,5 年生存率分别为 23.5%、13.7% 和 8.7%,获得降期后切除分别占 28.6%、13.2% 和 2.1%。但综合使用的疗法中应注意其相互搭配,尽可能选用疗效互补而不良反应不重叠者。新疗法的参与对提高综合治疗的疗效至关重要。

各种疗法的序贯应用时要注意"攻"与"补"的交替。例如,在两次足够剂量的 TACE 之间,通常不宜再用维持量的化疗,而应用提高免疫功能的治疗或改善症状的中医治疗。避免过度治疗是另一个重要问题。如 TACE 通常强调多次反复应用,单用一次常难以奏效。但当前的一个趋势是 TACE 的过度治疗,例如每月1次大剂量的 TACE,结果适得其反。因 TACE 既可杀伤肿瘤,又可损害肝细胞。应等待患者整体情况和肝功能恢复后再进行,而且最重要的是要因人而异。有的患者碘油在肿瘤浓聚较好,第 2 次 TACE 与第 1 次相隔 2 个月,第 3 次则相隔 3 个月,第 4 次半年,第 5 次 1 年,仍然带瘤生存。同样,在同一个时期使用太多的药物也会得到相反的效果。

近年不少报道认为,干扰素可增强全身化疗、局部治疗的疗效。如干扰素合并动脉内氟尿嘧啶,对晚期肝癌合并门静脉癌栓者有一定疗效[67]。

## 41.23 并发症治疗与对症治疗

肝癌有一些特殊的并发症,如小肝癌结节破裂,早期手术切除常可治愈。合并的食管静脉曲张破裂出血如治疗及时,也可能明显延长生存期。腹腔积液、胸腔积液、癌热、癌痛等如处理得当也将改善患者的生存质量。

肝癌结节破裂对有手术切除可能且肝功能好者宜手术切除,一组 33 例一期切除的 5 年生存率为 51%(Hai 等,2005);不能切除者做肝动脉结扎。中期者可用急诊 TACE 治疗,稳定后如有手术可能,可择期手术;如保守治疗无效,亦可手术止血,包括局部缝扎填塞合并肝动脉结扎。晚期者宜保守治疗。最近一篇肝癌结节破裂综述提示:急性期 TAE 的成功率为 53% ~ 100%,而 30 天内死亡率手术者为 28% ~ 75%,TAE 者仅 0% ~ 37%;TAE 后择期手术的切除率高于急诊手术者,为 21% ~ 56% 对 13% ~ 31%;择期手术者的 5 年生存率亦较好,为 15% ~ 21.2%[68]。食管静脉曲张破裂出血可做经食管镜注射硬化剂或套扎术,无条件者可用三腔管压迫。

腹腔积液可用利尿剂,可多种交替,但不宜突然停用,并注意补钾。胸腔积液可穿刺抽出,如为癌性胸腔积液,可注入化疗药物。癌热可用吲哚美辛(消炎痛),但常需维持一定的剂量。癌痛可用止痛剂,合并中医辨证论治,如疏肝理气,常可减少吗啡用量。

## 41.24 普查与小肝癌

小肝癌的研究是肝癌临床上出现的重要事件,笔者曾有过一些相关的论著[69-71]。目前小肝癌切除的疗效和小肝癌研究的意义已得到承认。

根据复旦大学肝癌研究所的材料,小肝癌研究的意义可概括为:①是获得肝癌长期生存者的重要途径。至2008年底共有1599例生存5年以上的肝癌患者,60.6%为小肝癌切除者。②是改善肝癌预后的重要途径。住院患者的5年生存率,1978~1987年为25.1%,1998~2008年提高到40.5%,与小肝癌切除在肝癌患者中的比例有关,分别为19.4%和48.2%。③小肝癌治疗的效益较高。与大肝癌比较,小肝癌切除后5年生存率约为大肝癌切除者的1倍(57.5%对30.2%)。④小肝癌研究促进了肿瘤标记和定位诊断的研究。⑤小肝癌研究为了解肝癌的早期发生与发展提供了条件。如更新了肝癌自然病程的概念,通过对亚临床期肝癌的研究,发现肝癌的自然病程至少为2年,与其他实体瘤一样,也有一个相当长的发生、发展阶段。此外,由于观察到小肝癌切除后有长期生存者,为此肝癌也有单中心发生。⑥小肝癌研究促进了诊断、治疗与预后等概念的更新。如小肝癌的诊断已由对四大症状的分析变为对甲胎蛋白和影像学检查的分析,小肝癌切除的术式已由肝叶切除变为局部切除,肝癌的预后也由不治变为部分可治。⑦小肝癌研究还促进了基础研究的开展。

### 41.24.1 早期发现

早期发现、早期诊断与早期治疗(三早)始终是实体瘤提高疗效的关键,肝癌也不例外。直至21世纪初,国际抗癌联盟仍认为"普查可挽救癌症患者的生命"。目前,小肝癌发现的途径已变为高危人群普查或监测,特别是有乙型或丙型肝炎者。小肝癌发现手段则由单一的AFP检测变为AFP与影像学的结合。

1989年,在阿拉斯加召开的肝癌普查会议上,提出了如下几个需进一步弄清的问题:①肝癌的高危险人群能否被明确划分?②肝癌能否被早期发现?③HBsAg携带者的AFP升高是否伴有可切除的肝癌?④在肝癌的早期发现中超声检查起什么作用?⑤肝癌的早期发现是否导致生存期的延长?当然还有很重要的"耗费与效益"问题。近年文献对肝癌普查持赞同态度者日渐增多。McMahon等(2000)总结美国阿拉斯加16年来对HBsAg携带者采用AFP每6个月普查,认为普查能发现可切除肝癌并提高生存率。香港Yuen(2000)认为,普查可增加治疗的机会。意大利Trevisani(2002)对肝硬化患者每6~12个月普查,也认为普查可增加局部治疗、化疗栓塞和肝移植的机会。我国台湾Chen(2002)对肝癌高危险人群以超声检查做普查,认为普查使死亡率降低41%。

近年复旦大学肝癌研究所开展了前瞻性随机分组肝癌普查试验,对18816位有HBV/HCV背景或有肝炎史的中年人群,采用AFP和超声检查,每6个月监测1次。其中普查组9373人,对照组9443人。结果普查组与对照组比较:查出的肝癌患者数分别为86例和67例,直径≤5 cm的小肝癌分别占45.3%和0%,获得切除的比例为46.5%和7.5%,5年生存率为46.4%和0%,肝癌死亡率为83.2/10万和131.5/10万,死亡率比值0.63。从而认为在高危人群每6个月采用AFP和超声检查监测,可有效查出小肝癌并降低死亡率,但条件是对查出的对象作出诊断要早,而且治疗要及时和充分[72]。

**(1) 肝癌的普查对象**

20世纪70年代,没有症状肝癌的早期发现主要是在自然人群中进行普查。上海普查近200万人,查出300例肝癌患者,其中134例为早期肝癌。换言之,每普查10万人,只查出15例肝癌患者。80年代初,普查对象已由自然人群变为高危险人群。从我国的国情出发,主要是有肝炎病史5年以上的人群(因我国肝炎主要为乙型肝炎);或已知有乙型或丙型肝炎病毒感染者,如已知HBsAg阳性者,或丙型肝炎抗体阳性者;年龄35~65岁者。普查高危险人群,肝癌患者的检出率为普查自然人群的34倍。80年代末,我们又提倡在每年一度的体格检查(多为中年人群)中加入AFP与超声检查这两个项目,结果也查出不少没有症状的肝癌患者。更为重要的是让高危人群主动至少每6个月到医院检查AFP和超声。关于肝癌的高危人群,文献多以HBsAg阳性者为主。1988年Beasley发现,HBsAg阳性者其相对危险性为HBsAg阴性者的98倍,其后的文献亦多在10倍以上。在日本,高危人群的范围:有肝病或肝炎史,有家属肝癌史,有输血史,或HBsAg阳性者。

### (2) 肝癌的普查手段

过去肝癌的普查手段为单一检测 AFP。20 世纪 80 年代,普查手段已由 AFP 检测变为 AFP 与影像学的结合。单一 AFP 检测,我国肝癌患者中仅 60%~70% 阳性,将遗漏 30%~40% 的早期肝癌患者。超声能检出 >1 cm 的小肝癌,这将大大减少漏查。国外由于肝癌患者的 AFP 阳性率较低,故有单用超声检查者。由于超声检查受操作者细致程度与经验的影响而难免疏漏,故仍以 AFP 检测合并超声检查较好。日本也有主张异常凝血酶原(DCP)与 AFP 合用的。

### (3) 肝癌普查的要点

①普查或对高危人群监测是发现小肝癌的主要途径。在我国中年人年度体格检查中,纳入 AFP 检测与超声检查,也可发现小肝癌。②结合国情,有肝炎史或已知 HBsAg/抗 HCV 抗体阳性的中年人群可作为普查对象。③AFP 检测和超声检查仍是主要的普查方法,最好每 6 个月检查 1 次。④普查既要重视第一轮的结果,更要重视其后几轮的结果,因其后几轮查出的患者肿瘤更小。⑤普查发现的 AFP 阳性或超声检查发现有占位性病变,应抓紧作出早期诊断。对 AFP 低浓度阳性而不伴肝功能异常者,应密切随访,而不要轻易下否定的结论。⑥对已确诊的小肝癌,应抓紧进行有效的手术或局部治疗(图 41-21)。⑦对治疗后的患者应每 2 个月随访 AFP 和超声检查,并采用相应的预防复发措施。⑧小肝癌做根治性切除后一旦发现亚临床期复发,应尽可能做再切除或局部治疗。⑨开展肝癌普查应有强大的临床作后盾,保证能准确诊断出小肝癌,有条件并能及时进行各种有效的治疗。如果没有临床的配合,普查将失去意义,这也是有些普查未能获得较好结果的原因。

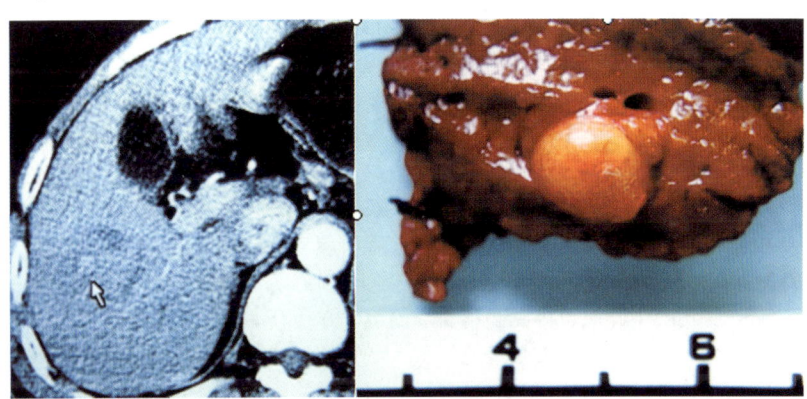

**图 41-21　普查发现 1 cm 肝癌的 CT 所见与手术标本**

## 41.24.2　小肝癌的治疗

小肝癌伴 Child A 肝硬化者,手术切除乃首选。伴有 Child B 肝硬化或不适于手术切除者,可选择局部治疗,如 RFA、微波、冷冻治疗、PEI 或肝移植。伴 Child C 肝硬化者,可考虑肝移植或保守治疗。总之,小肝癌的治疗过去是单一的手术切除,近年已变成手术切除、局部治疗和肝移植的综合模式。

### (1) 小肝癌的手术切除

1) 疗效　过去已一再证实,对伴有肝硬化的小肝癌,以局部切除代替肝叶切除可提高切除率、降低手术死亡率,而不影响远期生存率(图 41-22)。2001 年复旦大学肝癌研究所又对比 949 例小肝癌的局部切除与 51 例小肝癌的肝叶切除的生存率,结果未看到有统计学差别[73]。由于术中超声的应用,技术上已可能做到按解剖做肝段切除。根据文献报道,肝癌术后的转移复发主要来源于血管侵犯,而切端并非最主要因素。20 世纪 80 年代末的文献报道,小肝癌切除后的 5 年生存率为 11%~46%(Lai 等 39 例为 11%,Kanematsu 等 32 例为 22.2%,Okamoto 等 79 例为 46%),而 90 年代文献报道的小肝癌切除后的 5 年生存率均在 50% 左右(Makuuchi 等 349 例为 43.7%,Inoue 等 235 例为 49.7%,Lee 等 48 例为 50%,冯懿正等 50 例为 52%,Nagashima 等 50 例为 53%,Nakajima 等 52 例为 57%),说明小肝癌手术切除的疗效已得到公认。复旦大学肝癌研究所 1958~2008 年的 4 388 例小肝癌切除的 5 年生存率为 57.5%,10 年生存率为 38.9%。

2) 小肝癌与大肝癌的比较　复旦大学肝癌研究所曾比较 1 000 例小肝癌切除与 1 366 例大肝癌切除,小肝癌的切除率较高(93.6% 对 55.7%),根治性切除比例较高(80.5% 对 60.7%),手术死亡率较低(1.5% 对 3.7%),肿瘤细胞分化较好(分化 3~4

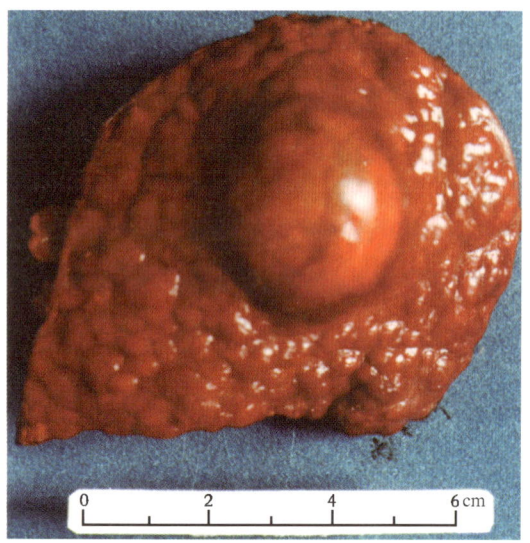

图 41-22 合并大结节性肝硬化小肝癌的局部切除

级者为 14.9% 对 20.1%),单个结节肿瘤比例较高 (82.6% 对 64.4%),胞膜完整者较多(73.3% 对 46.3%),门静脉癌栓较少(4.9% 对 20.8%),切除后生存率较高(5 年生存率为 62.7% 对 37.1%,10 年生存率为 46.3% 对 29.2%)[73]。

(2) 小肝癌的局部治疗

小肝癌由于种种原因不能耐受手术切除者,可采用肿瘤的局部治疗,复发的小肝癌也因此获得更多的治疗选择。局部治疗可经皮穿刺、腹腔镜或经手术进行。RFA 最为常用,其他如微波、激光、高功率聚焦超声等热疗也有应用;PEI 也是常用的治疗方法;冷冻治疗近年报道较少,但仍有其地位。伴肝硬化小肝癌的随机对照试验表明,就无瘤生存率而言,RFA 优于 PEI(Lencioni 等,2003)。RFA 与经皮微波固化相比,疗效和并发症均相仿,但 RFA 的治疗次数较少(Shibata 等,2002)。

TAE 或 TACE 对小肝癌而言,适用于少数不能或不宜切除的小肝癌。Uchida 等报道 130 例小肝癌做肝段碘油栓塞,5 年生存率为 26%;其中 <3 cm 的肝癌,5 年生存率达 57%。也有报道做亚肝段化疗栓塞,其效果优于通常的化疗栓塞(Iwamoto 等,2003)。但 TAE/TACE 治疗小肝癌也存在一个缺点,即难以达到完全消灭肿瘤的目的。Kuroda 曾发现 <2 cm 小肝癌经 TAE 治疗后做手术切除,14 个手术切除标本中 9 个有残癌。还有报道认为,TACE 的主要作用来自栓塞而非化疗(Lu 等,2003);TACE 可影响细胞免疫。

小肝癌手术切除与局部治疗的比较:Huang 等 (2005)随机分组研究 76 例小肝癌,结果 PEI 与手术切除的疗效相仿。Yamamoto 等(2001)比较小肝癌手术切除与 PEI,其 5 年生存率相仿,但 5 年无瘤生存率手术切除明显高于 PEI,分别为 25.7% 对 9.7%。Hong 等(2005)认为单个小肝癌、肝功能好者,RFA 与手术切除疗效相仿。有报道,对可切除小肝癌,手术切除的 5 年生存率为 54.6%,而 TAE 组仅 17.5%。Yamasaki 等曾报道 <3 cm 肝癌,手术切除与 PEI 的 3 年生存率相仿,而优于 TACE 组。为此,如患者肝功能好,肿瘤可手术切除者,手术仍为首选方法。

(3) 小肝癌的肝移植

21 世纪以来的文献对小肝癌者做肝移植得到进一步肯定。Margarit 等(2002)报道,103 例平均直径为 3.1 cm 肝癌者的肝移植,手术死亡率为 4%,5 年生存率为 58%,多因素分析提示血管侵犯是复发的危险因素。Poon 等(2002)报道,135 例小肝癌者做肝移植的 5 年生存率达 70%。Leung 等(2004)报道,144 例小肝癌者做肝移植的 5 年生存率为 47%。

关于肝癌者做肝移植的指征,前述已提到有米兰标准、UCSF 标准、Pittsburgh 标准等。DeCarlis 等(2003)亦认为,肿瘤大小和结节多少已不再是移植指征的重要因素,而主要的是细胞分化、AFP 水平、血管侵犯等反映肿瘤生物学行为的相关因素。Yoo 等(2003)分析美国 985 例肝癌者的肝移植,观察到其 5 年生存率在逐年提高:1987～1991 年为 25.3%,1992～1996 年 46.6%,1997～2001 年为 61.1%,可能与移植指征的逐步规范有关。Cheng 等(2001)认为,对伴有代偿性肝硬化的不能切除小肝癌,活体供肝移植比尸肝移植能明显延长生存期。Kaihara 等(2003)报道,活体供肝移植治疗 56 例肝癌的 3 年生存率为 55%。

小肝癌者肝移植与手术切除或局部治疗的比较:20 世纪 90 年代最大的一组对比研究来自美国,对比 294 例肝切除和 270 例肝移植,发现其生存率相仿,而手术死亡率则手术切除者较低,从而认为肝移植只适用于肝癌复发和(或)肝功能进行性衰竭者(Yamamoto 等,1999)。21 世纪的一些报道则认为,伴 Child A 肝硬化小肝癌,肝移植的总生存率和无瘤生存率均优于肝切除者(Bigourdan 等,2003)。Andriulli 等(2004)比较 5 年无瘤生存率,肝移植组为 84.6%($n=172$),而瘤内乙醇注射组则为 25.3%($n=417$)。

### 41.24.3 小肝癌手术切除的预后

通过综合努力,包括对复发的再切除、提高手术切除的技术等,小肝癌手术切除的 5 年生存率在早年有所提高,但近年已稳定在一定水平上,而不再明显提高。

复旦大学肝癌研究所曾统计 3 个不同时期小肝癌手术切除的 5 年生存率分别为 1958～1973 年的 33.3%,1974～1988 年的 55.2% 和 1989～2005 年的 58.0%,提示进一步提高小肝癌手术切除的预后还需另找良策。影响预后的因素中,肝硬化是一个重要因素,手术切除后 5 年生存率无肝硬化者为 72.9%,而有肝硬化者为 56.6%。根据多因素分析,其他影响小肝癌手术切除的预后因素有:GGT 值、肿瘤数目、肿瘤大小和癌栓。5 年生存率:GGT 正常与异常比为 64.2% 对 49.9%;单个肿瘤与非单个肿瘤比为 58.1% 对 48.6%;无癌栓和有癌栓比为 57.9% 对 44.3%。

## 41.25 不能切除肝癌的降期(缩小)后切除

临床上不能切除的肝癌仍占大多数,尽管近年综合治疗已能延长生存期,但难以彻底消灭肿瘤,故获得根治者较少。复旦大学肝癌研究所的资料表明,综合治疗后切除的标本约 70% 有残癌(图 41-23)。为此,经综合治疗再行降期后切除,是不能切除肝癌可能获得根治的重要步骤。复旦大学肝癌研究所 1984 年曾报道 4 例降期后切除,1991 年在国际上正式提出这一命题[74],1995 年报道 72 例(Tang 等,1995),至 2005 年手术证实不能切除肝癌的降期后切除共 152 例,另外还有 TACE 治疗的降期后切除者。

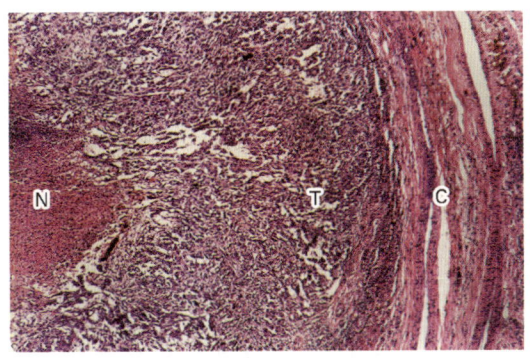

图 41-23 降期后手术切除标本示残癌

### 41.25.1 疗效与意义

复旦大学肝癌研究所至 2005 年共有 152 例手术证实不能切除肝癌的降期后切除,术前肿瘤中位直径 11 cm,肿瘤 98% 位于伴有肝硬化的右肝和肝门区,少数累及左、右肝,缩小疗法 95% 采用二联或三联治疗(肝动脉结扎、肝动脉插管药物灌注、外或内放疗、局部治疗等),缩小治疗至二期切除中位时间为 7 个月(1～16 个月),5 年生存率为 50.0%。综合治疗可提高二期切除率,但二期切除后的生存率则与原先的治疗方法无明显关系。影响预后的因素中,多因素分析提示,无癌栓、二期切除标本无残癌、仅伴小结节性肝硬化者预后较好。

"手术证实不能切除肝癌的降期后切除"这一途径的意义可归纳为:①仅复旦大学肝癌研究所已有 53 例手术证实不能切除肝癌降期后切除生存 5 年以上,17 例生存 10 年以上。说明不能切除肝癌中的一部分已由不治变为部分可治。②手术证实不能切除肝癌的降期后切除,其 5 年生存率接近小肝癌切除者,分别为 50.8% 对 57.5%。说明肝癌切除后的生存率取决于切除当时的肿瘤大小,而不取决于肿瘤原先的大小。为此,只要能将大肿瘤变小,不治就有可能转变为可治,但二期切除是一个重要的前提。

### 41.25.2 患者选择与缩小疗法

(1) 患者选择

缩小后切除的背景主要是我国肝癌患者大多伴有肝硬化,且半数以上位于右肝或肝门区,故切除率低。降期后切除的对象主要是肝功能代偿或 Child A 肝硬化,但因合并肝硬化而不能耐受一期切除者,或因大肿瘤紧靠大血管一期切除有困难者。根据复旦大学肝癌研究所资料,单个肿瘤,包膜完整,位于右叶或肝门区,伴有 Child A 或小结节性肝硬化者,综合治疗后获得二期切除较多;而多个肿瘤,肿瘤包膜不完整,位于左叶,合并大结节性肝硬化者,综合治疗后获得二期切除较少。因此,并非所有手术证实不能切除的肝癌均有降期后切除的可能。但多个肿瘤仍局限在右叶,或主瘤在右侧而左叶有小的可切除的肝癌,肿瘤包膜虽不完整但仍局限于一叶,合并大结节性肝硬化者,仍可一试而不要轻易放弃。肝门区肝癌(尤其是 1 段和 8 段),近年由于经验的积累,切除率已明显提高,但降期后切除仍有助于进一步提高其切除率。

**（2）缩小疗法**

有效的肿瘤缩小疗法是降期后切除的关键。复旦大学肝癌研究所的研究提示，多种方法的综合得当，以及新疗法的参与，有可能获得 1+1+1>3 的结果。

1) 经手术的缩小疗法　经手术的缩小疗法主要包括肝动脉结扎（HAL）、肝动脉插管（HAI）、肝动脉栓塞（HAE）、冷冻治疗、微波固化、瘤内乙醇注射和上述疗法的合并应用，以及术后与其他疗法的合并或序贯应用等。复旦大学肝癌研究所以裸鼠人肝癌模型做实验性治疗，提示超分割外放疗或放射免疫治疗+顺铂+混合菌苗（免疫治疗）的三联治疗优于二联（放疗+顺铂，或放疗+混合菌苗），而二联又优于单一治疗。已如前述，临床资料也提示，三联治疗的二期切除率高于二联治疗者，而二联治疗又优于单一治疗者。单一治疗罕见获得二期切除者。肿瘤原先的大小并非绝对因素，获二期切除最大的肿瘤达 24 cm。关键是搭配良好的综合治疗方案，持之以恒的治疗，有时需等 1 年左右才达到明显缩小而获二期切除。

2) 不经手术的缩小疗法　不经手术的缩小疗法主要为 TACE。其要点是反复多次，关键是肿瘤区碘油的良好浓聚。TACE 治疗后如肿瘤有效缩小，应争取做二期切除，其疗效也好。复旦大学肝癌研究所较早报道了这一方法（Yu 等，1993），其后报道 70 例不能切除肝癌（平均直径 9.4 cm）经 TACE 缩小后切除者，其 5 年生存率为 56%。

### 41.25.3　降期后切除的指征与方法

1) 缩小疗法后进行二期切除的指征　①肿瘤直径缩小至原先的 50% 以上；②白/球蛋白比例恢复正常；③综合治疗后不良反应消失，患者体重上升；④各种影像学检查提示技术上有切除可能。二期切除的最好时机是肿瘤缩小到最低点和患者恢复到最佳点，多数是缩小疗法后的 5~7 个月。二期切除的术式多为局部切除。二期切除的关键是切除彻底。

2) 二期切除的必要性及其优点　尽管综合治疗后肿瘤有明显坏死与缩小，但原先 AFP 阳性者仅 37.5% 降至正常，且二期切除标本中约 70% 有残癌，即使 AFP 恢复至正常者仍可能有残癌。说明综合治疗是使肿瘤缩小的重要途径，而二期切除则常是彻底消灭残癌所不可缺少的。缩小后切除的远期疗效远优于勉强做一期姑息性切除。这是由于二期切除时大部分肿瘤已坏死，且肿瘤明显缩小也有利于切除的彻底。此外，单侧肝动脉结扎后也促进了对侧肝的代偿性增大，有利于二期切除的安全。

## 41.26　转移复发的预测与防治

转移复发是肝癌手术切除和局部治疗后的主要问题。复旦大学肝癌研究所于 1984 年曾报道，肝癌根治性切除后其 1、3 和 5 年复发率分别为 17.1%、32.5% 和 61.5%；小肝癌切除其复发率仍高，分别为 6.5%、25.7% 和 43.5%。因此，肝癌的转移复发是进一步提高疗效的瓶颈。根治性切除后的复发有两种可能：一种是肝癌的多中心发生，多见于远期的复发；另一种是肝内播散（其实质为癌转移）与远处转移。前者需通过病因预防来解决，后者主要与肝癌侵袭性有关。本节主要探讨后者。

### 41.26.1　转移复发的预测与早期发现

小肝癌诊断与治疗的原理同样适用于肝癌根治性切除后复发的处理。为此强调肝癌根治性切除后每 2~3 个月随访 AFP 与超声检查，每 6 个月做肺部 X 线检查，持续 5 年甚至 10 年以上。这样的监测可查出亚临床期复发的小肝癌，至少可提早半年查出复发。对 AFP 阳性的肝癌而言，根治性切除后 1~2 个月内 AFP 应降至正常。如在随访中 AFP 又逐步上升，而无肝病活动证据者，应警惕复发。如影像学检查有占位性病变，则复发的诊断可以确立。对不明原因 AFP 上升者，PET 有助于检出复发灶。有报道，AFP mRNA 的检测有助于转移的预测。

转移复发的预测是当前研究的热点。复旦大学肝癌研究所的探索包括：①临床化验指标，如 GGT/ALT 比值[75]。②病理检查，如活化的肝星状细胞（癌旁炎症相关细胞）、肥大细胞和调节性 T 细胞（Treg，癌旁炎症免疫相关细胞）均能预测预后[76,77]。③分子标记，如 D8S298 和 D1S199 等位基因失衡是 TNM-Ⅰ期患者根治性切除预后差的指标[78]；术前血浆骨桥蛋白水平可预测预后（图 41-24）[79]；血清细胞角蛋白 19（CK19）的片段 CYFRA21-1 水平与转移有关（Li 等，2006）；最近还建立了一个含 20 个小 RNA 的预测模型可预测转移倾向[80]。此外，肝癌结节中有明显树突状细胞浸润者预后较好[81]。文献

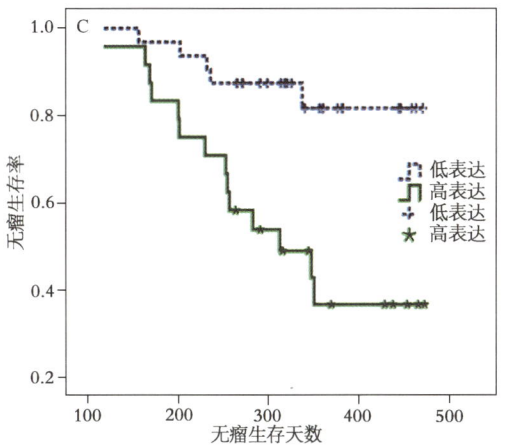

图41-24 血浆骨桥蛋白与生存率有明显相关性

报道相关预测指标很多,如CD151与肝癌侵袭呈正相关,可预测预后[82]。

### 41.26.2 转移复发的治疗

对肝内的转移复发,1984年复旦大学肝癌研究所已报道,AFP阳性肝癌根治性切除后,通过AFP监测,可发现亚临床期复发,对复发小肝癌做手术切除可有效延长生存期[83];在其后的报道中继续证明了其结果[84];至2008年底,717例再切除的5年生存率自第1次手术起计算达61.2%。国内、外文献报道与此相仿。近年局部治疗已兴起,有报道,根治性切除后肝内复发采用多次局部治疗可明显延长生存期,与未用局部治疗者相比,5年生存率为58.0%对39.1%[85]。射频消融治疗复发的疗效优于乙醇注射(Iwata等,2006)。对多个肝内转移复发灶则可采用经动脉化疗栓塞。

对肝癌肺转移做切除,其效果也好,尤其是1~2个转移灶者(Tomimaru等,2006)。Nakagawa等报道25例,5年生存率为36%[86]。图41-25示单个肺转移灶切除标本,术后患者生存30年。

伴肝门淋巴结转移者,放疗有一定疗效(图41-26)。但对可切除肝癌做淋巴结转移清扫则未能提高生存期(Sun等,2007)。

对门静脉或下腔静脉癌栓,局部放疗有一定疗效[87]。

对肝癌肾上腺转移者,有人报道25例,其中位生存期:经肾上腺切除者为21.4个月,非手术治疗者为11.1个月,未治疗者为5.6个月(Park等,2007)。

对肝癌骨转移者,局部放疗也有一定效果(He等,2009)。

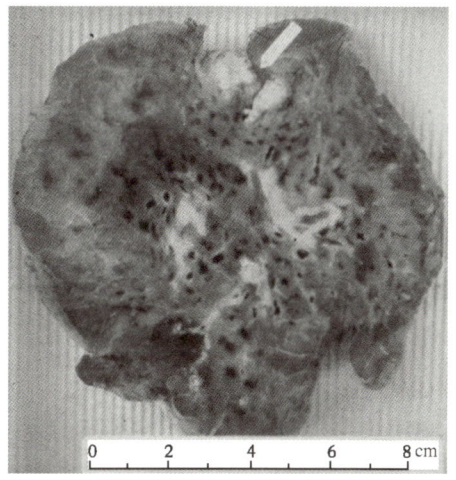

图41-25 单个肺转移灶切除后标本

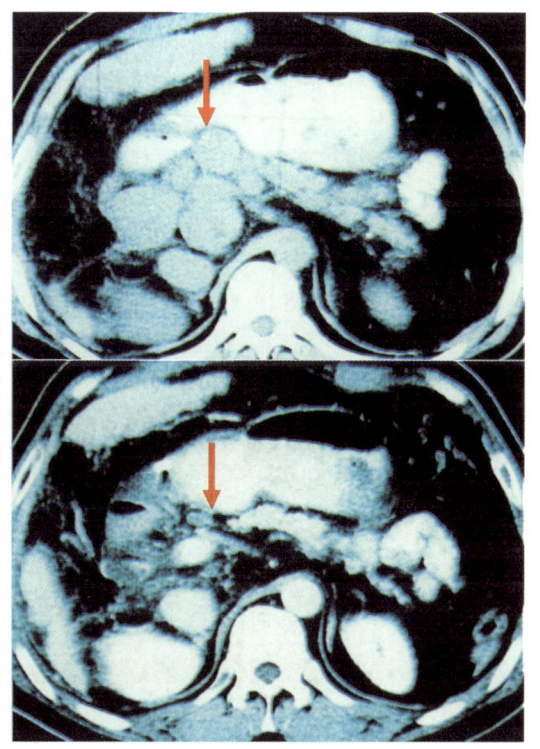

图41-26 肝门淋巴结转移放疗后消失

### 41.26.3 转移复发的预防

复发与转移的预防可分为针对癌和针对机体两个方面,并可从术前、术中和术后3个阶段进行。但要得出有价值的结果,还需进行随机分组临床试验。越来越多的文献对可切除肝癌的术前TACE持否定态度,认为术前TACE可提高近期疗效,但降低远期疗效,应避免应用(Wu等,1995;Harada等,1996;Uchida等,1996)。还有报道TACE可能增加肺转移,因此宜慎用。但对仍局限的不能切除肝癌,则TACE是使肿瘤缩小的有效疗法。

关于术中的研究,除过去强调的防止医源性播散外,还可进行先冻后切或先微波凝固再切等方法。

术后合并TACE多认为可降低复发率。复旦大学肝癌研究所的临床研究表明,根治性切除后合并TACE只对有残癌倾向者(如大肝癌、多个肿瘤、有癌栓等)有用。

关于复发的预防,无论术前或术后化疗均未充分证明有效。有报道,随机对照试验提示术后口服多萜醇酸(polyprenoic acid)可预防第二个原发性肝癌(Muto等,1996)。另一个随机试验则提示单剂$^{131}$I-碘油使术后3年生存率由对照组的46.3%提高到86.4%(Lau等,1999)。复旦大学肝癌研究所在裸鼠人肝癌转移模型证实干扰素α有抑制术后转移作用的基础上,通过随机对照试验证实了其临床价值,中位生存期干扰素组为63.8个月,对照组为38.8个月[88],并进一步发现对p48阳性者疗效更好[89]。也有报道,干扰素通过抑制肿瘤复发、控制肝炎活动、预防肝硬化恶化而改善丙型肝炎相关肝癌的预后(Uenishi等,2006)。近年也有报道自体瘤苗可降低复发率[90]。另有报道,维生素$K_2$类似物四烯甲萘醌(menatetrenone)可能有助于减少根治性切除术后的复发[91]。

## 41.27 肝癌转移的实验性研究

肝癌转移复发的实验性研究包括多个方面:癌细胞、微环境、肿瘤血管、机体免疫、实验性干预等,而这些研究又需要有转移性人肝癌裸鼠和细胞模型,复旦大学肝癌研究所已为此开展了10余年的工作[92]。

### 41.27.1 转移模型的建立

过去建立的人肝癌裸鼠模型几乎从不转移。近年根据"种子-土壤"学说,复旦大学肝癌研究所经过10多年的努力,建成转移性人肝癌模型系统(图41-27),包括供体内研究的高转移人肝癌裸鼠模型LCI-D20(图41-28)[93]和供体外研究的细胞模型MHCC97(图41-29)[94];遗传背景相仿而肺转移力逐级升高的细胞系(MHCC97L、MHCC97H、HCCLM3和HCCLM6)[95,96];高、低淋巴结转移的细胞系(HCCLYM-L和HCCLYM-H);表达绿色荧光的高、低转移潜能细胞系(MHCC97LG和MHCC97HG)[97]。用蛋白质组学技术已初步发现LCI-D20相关的蛋白谱,包括酶代谢、细胞运动调节、信号转导相关蛋白以及热激蛋白[98]。

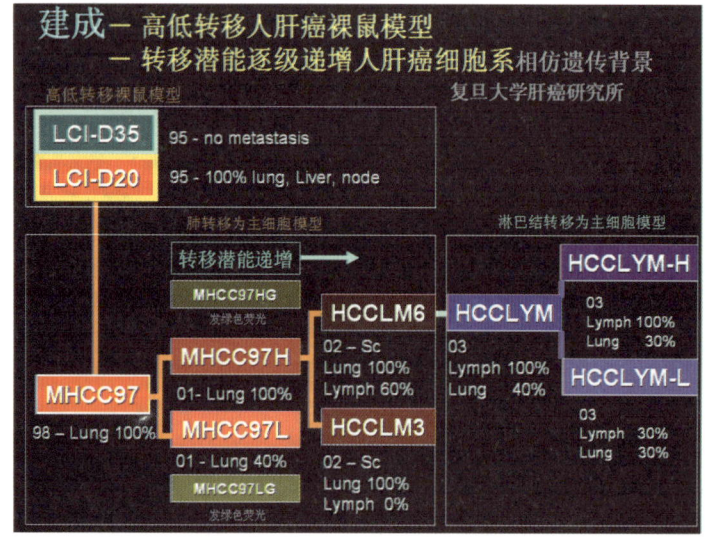

图41-27 转移性人肝癌模型系统

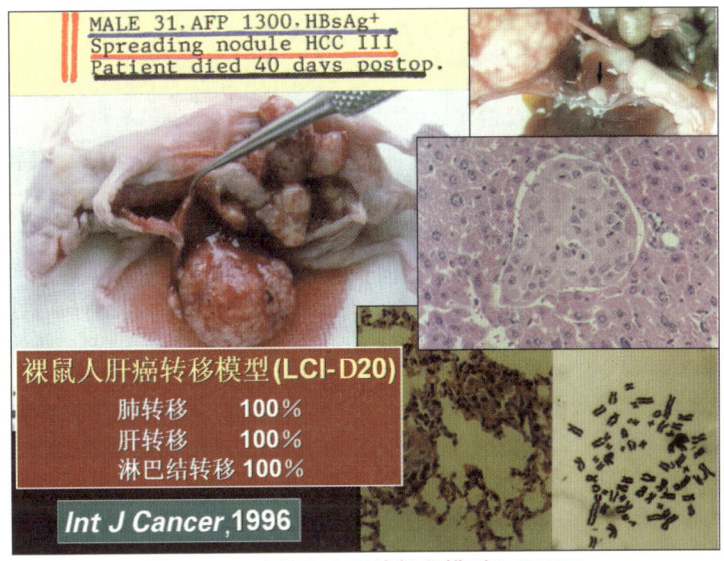

图 41-28　高转移人肝癌裸鼠模型 LCI-D20

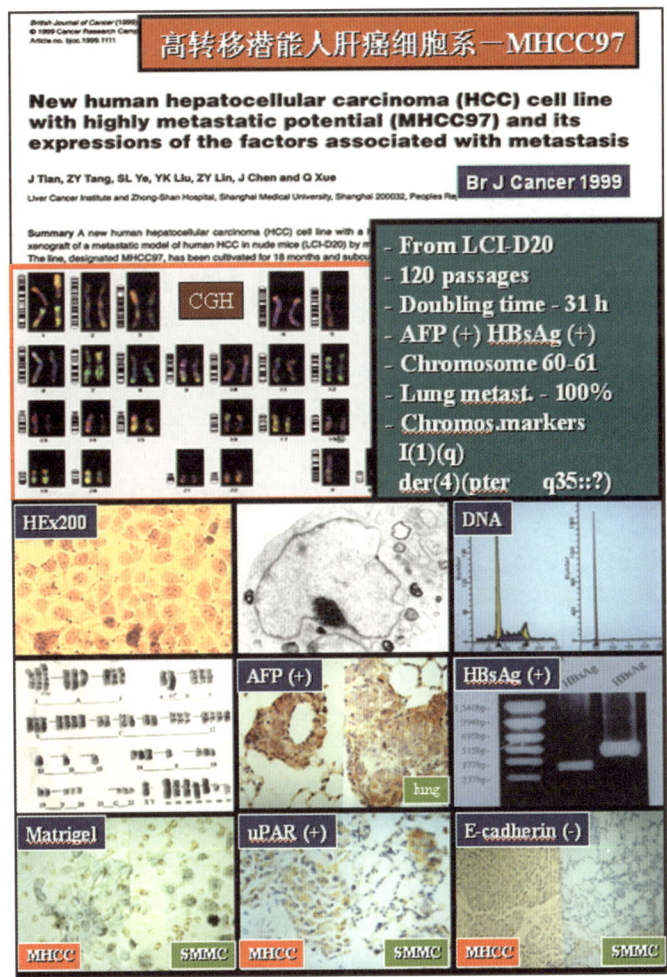

图 41-29　高转移人肝癌细胞系 MHCC97

## 41.27.2 抗肝癌转移"靶"的寻找

肝癌细胞遗传特性的改变导致癌变的发生,它的进一步改变使原先发展缓慢、相对稳定的原位癌逐步发展成为可转移的侵袭性肝癌。手术切除、肝移植和局部治疗,是目前常用的治疗手段,但治疗后转移复发是肝癌难以根治的最大障碍,即使肝癌根治性切除后,5 年内出现转移复发仍高达60%~70%。为此,寻找抗肝癌转移的靶点将有重要意义:①是进一步改善肝癌预后的关键;②可提供转移的预测指标;③可由此设计抗转移新药、多肽、反义核酸、基因治疗以及其他抗转移新途径;④由于肝癌与其他癌症在转移方面有很多共性,为此对其他癌症转移的防治也有参考价值。复旦大学肝癌研究所曾探索从以下途径寻找抗肝癌转移"靶"。

**(1) 单基因研究**

最初的 5 年,证实一系列与其他癌症转移相关的单个基因也与肝癌转移有关。如 p16、p53、p21、mdm-2、c-erbB-2、TGF、EGFR、MMP-2、ICAM-I、uPA、uPAR、PAI-1、VEGF 等与肝癌转移和侵袭呈正相关;而 nm23-H1、Kai-1、TIMP-2、整联蛋白 α5(integrin α5)、E-钙黏蛋白(E-cadherin)等与转移呈负相关。但至今尚未发现与肝癌转移特异性相关者。单基因研究的优点是较易临床转化,如针对 EGFR 的单克隆抗体,但理论上尚不理想,因为癌转移是多基因参与的复杂过程。

**(2) 比较高、低转移人肝癌裸鼠模型**

1996 年,在国际上报道建成高、低转移人肝癌裸鼠模型,前者肝、肺、淋巴结转移达100%,后者则未见转移。采用比较基因组杂交技术(CGH),发现前者有第 8 对染色体短臂(8p)的丢失,而后者则无,提示 8p 可能有转移抑制基因[99]。随后又发现位于8p 的 HTPAP 基因是转移抑制基因,转染 HTPAP 后肺转移明显减少[100]。

**(3) 比较遗传背景相仿而转移潜能不同的人肝癌细胞系**

在裸鼠人肝癌模型基础上建成高转移人肝癌细胞系,然后又进一步分出遗传背景相仿的高、低转移潜能细胞系。前者肺转移率达100%,后者仅40%。采用蛋白质组学技术,发现前者多了一个细胞角蛋白19(CK19),并证实 CK19 表达者,其门静脉癌栓发生率高[101]。国外近年也证实了这一发现[102]。

**(4) 比较不同手术切除标本**

与美国国立癌症研究所合作,用 CGH 比较手术切除的不同肝癌标本,发现 8p 丢失与人肝癌转移有关[103]。在扩大标本量后,进一步发现8p23.3 + 11.2、17p11.2-13、19p13.1 等部位均与肝癌转移有关,提示在这些部位有可能找到一些与人肝癌转移有关的基因。又与美国国立癌症研究所合作,比较有转移和无转移手术标本后,发现一个含 153 个基因的预测模型,这个模型可预测人肝癌有和无转移倾向;在 153 个基因中,骨桥蛋白是最主要的,而抗骨桥蛋白抗体可抑制高转移人肝癌裸鼠模型的肺转移[104],进一步证实临床患者血浆骨桥蛋白浓度与肝癌预后呈负相关。在 153 个基因的预测模型中另一个重要基因 KIAA0008,用手术切除标本验证,也发现它在高侵袭潜能肝癌中的表达明显高于低侵袭潜能者[105]。用蛋白质组学技术比较不同手术标本,发现热激蛋白 27(HSP27)也是人肝癌转移相关的重要蛋白,有转移的肝癌 HSP27 过度表达,而无转移者则不表达[106]。文献也有报道用蛋白质组学技术发现HSP27、HSP70、GRP78 的上调与预后有关[107]。

**(5) 从肝癌肿瘤血管寻找**

抗转移靶点的寻找除从肝癌细胞入手外,还可从肝癌肿瘤血管入手。复旦大学肝癌研究所发现肝癌血管内皮 PDGFR-α 的过度表达与肝癌的高转移潜能有关,高转移潜能细胞系 PDGFR-α 的表达明显高于低转移潜能细胞系者,用 PDGFR-α 的抑制剂ST571 可抑制裸鼠模型的肺转移,与干扰素合用效果更好[108]。另外,我们还找到一个肝癌血管的特异肽 LCI-X7(获国家专利),这个肽在 65% 的人肝癌标本中的血管表达,而乳腺癌、肺癌等肿瘤血管则不表达。

**(6) 从微环境寻找**

抗转移靶点除从癌细胞和肿瘤血管内皮寻找外,还可从微环境中寻找。复旦大学肝癌研究所发现肺提取物可促进肺转移潜能肝癌细胞的侵袭性,其中 H5 蛋白可能与之有关[109]。另外还发现,淋巴结提取物可促进淋巴结转移潜能肝癌细胞的侵袭性,并找到一个趋化因子 XCR1 在淋巴结高转移潜能细胞的表达高于无淋巴结转移的肝癌细胞。还证明基膜蛋白在肝癌转移中起主动作用(Tian 等,2005)。最近还证实,癌周肝组织的巨噬细胞集落刺激因子(M-CSF)的高表达与预后差有关[110]。另外,在癌周肝组织找到 17 个与免疫炎症相关(与非侵袭转移相关)的基因,有预测转移复发的作用(图 41-30)[111]。

总之,抗肝癌转移靶的寻找可从癌细胞、肿瘤血管、微环境以及裸鼠模型体内筛选入手,方法上可

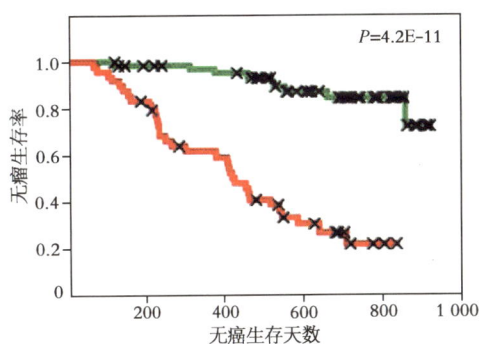

图 41-30　癌周肝组织 17 个与免疫炎症相关基因可预测转移

用基因芯片、蛋白质组学技术,以及裸鼠模型的实验性干预,它们各有利弊。相信这将是 21 世纪攻克肝癌的一项重要课题。

## 41.27.3　转移的实验性干预

复旦大学肝癌研究所建立的高转移人肝癌裸鼠模型也许是筛选抗肝癌转移新药、新途径的良好模型。在过去 10 年中,筛选了反义 H-ras、反义 VEGF,在细胞外基质方面筛选了 BB94、肝素,在抗黏附方面找到 β 肽[112]等,在分化诱导剂方面,筛选了尿多酸肽和维 A 酸,在抗血管生成方面筛选了 TNP470[113]、苏拉明、CAI、flk-1、内皮抑素、干扰素等,其他还研究了卡培他滨、酪丝亮肽等。除维 A 酸尚未证实对转移的抑制作用外,其余均有不同程度的抑制转移作用。尤其是证明干扰素 α 通过抑制血管生成而抑制裸鼠模型的肿瘤生长和复发(图 41-31)[114],并在临床随机对照试验中得到证实。卡培他滨可抑制裸鼠模型肝癌切除后的转移复发[115]。还发现干扰素通过上调胸苷磷酸化酶而增强卡培他滨的抗癌效果[116]。此外,证实尿多酸肽可抑制裸鼠模型的肺转移,其机制是通过下调一系列侵袭性相关基因而下调转移抑制基因,此药已获新药证书。有报道,FTY720 通过下调 Rac 信号转导通路而抑制转移性人肝癌裸鼠模型的转移率[117]。

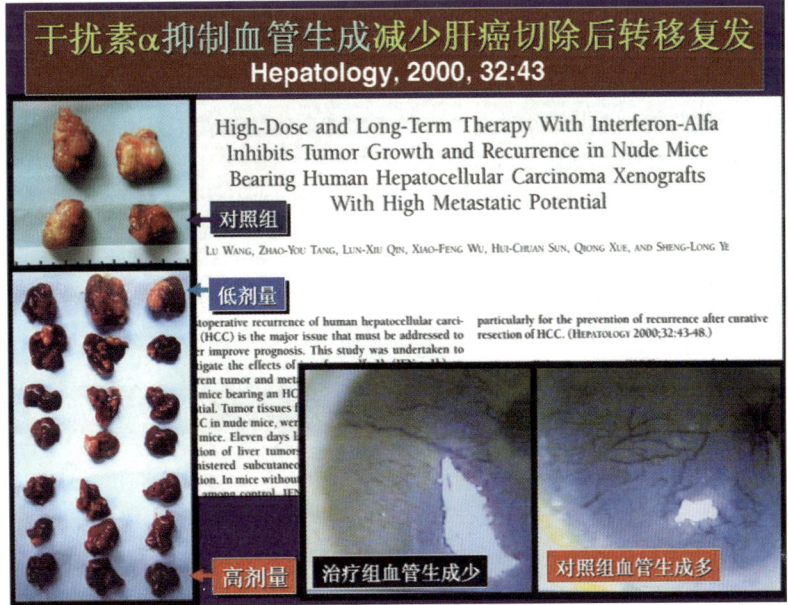

图 41-31　干扰素抑制血管生成预防转移

## 41.27.4　问题与展望

转移复发是所有实体瘤的共同问题,也是恶性肿瘤的根本问题。研究的难度主要是:①涉及的环节多,需从细胞方面、细胞外基质、肿瘤血管、机体免疫等多方面入手,而且每个方面又涉及诸多因素。②从分子水平而言,尽管已发现了不少线索,但很少有特异性或特有的因素,故难以通过单一的途径达到完全阻断的目的。如基因治疗的靶基因问题就是一个难题。③存在着肿瘤与机体动态的相互作用问题。

探讨肝癌转移的干预,先要更新两个概念。首先,肝癌及其转移是全身性病变,癌转移潜能是环境、机体、癌的微环境以及癌细胞相互作用的结果。其次,癌转移潜能是可双向改变的。复旦大学肝癌研究所在建立肝癌转移模型系统过程中发现,改变培育癌的环境,可改变其转移潜能和转移靶向。基于以上两点,今后针对全身的综合治疗和针对"改邪归正"的综合治疗将被重视。

关于转移复发的具体干预措施包括:①转移干预要从早期做起,因肝癌转移潜能起源于原发瘤,即使小肝癌也可有很高的转移潜能。②重视全身性干预,包括神经、免疫、内分泌、代谢等。③重视炎症干预,因肿瘤微环境的炎症有促进肿瘤的作用。为此,抗炎治疗是干预转移的新途径。近年非类固醇抗炎药(NSAIDs)已受到重视。④重视常规疗法负面问题的干预。有报道,环磷酰胺预处理可诱导转移,称这是化疗的"反作用";抑制血管生成可促进癌播散。⑤重视中西医结合。中医中药消灭肿瘤的力量可能较弱,但调变肿瘤可能有优势,可望达到带瘤生存,提高总生存率。⑥重视消灭肿瘤和调变肿瘤相结合。

如果说肝癌切除的研究是建立在解剖和生化的基础上,肝癌的早期发现和肝移植的研究是建立在免疫学的基础上,则肝癌转移复发的研究将主要建立在生物学的基础上,这无疑是比前者更为困难复杂的课题,但又是必须攻克的难题。展望未来,肝癌根治性切除后生物治疗可能占重要地位,尤其在提高机体免疫功能方面;另外,针对分子水平异常设计的反义治疗、基因治疗等可能是重要方向;鉴于难以通过单一的措施达到目的,综合几种方法同时应用可能是一个方向;对肝细胞癌而言,肿瘤血管的控制无疑是一个极其重要的方面,应包括抑制肿瘤血管的生成、较小和较大肿瘤血管的栓塞等多个层次,但又要解决因乏氧导致的侵袭转移潜能增强的问题。

## 41.28 预后

肝癌的预后就总体而言仍险恶。2005年发表的资料表明,美国肝癌的相对5年生存率在1974～1976年、1983～1985年和1995～2000年的3个时期,白种人分别为4%、6%和8%,黑种人分别为1%、4%和5%[118]。我国肝癌高发区江苏省启东县相对5年生存率1972～1981年为2.2%,1982～1991年为2.3%(男性1.8%,女性2.6%)。但在一些研究中心已有明显的进步。复旦大学肝癌研究所住院患者的5年生存率1978～1987年($n=711$)为25.1%,而1998～2008年($n=7\,300$)则上升为40.5%;生存5年及以上的患者为1 599人,生存10年及以上的为543人。文献中长期生存患者数也有所增加,Shimada等报道有随访的481例肝癌切除者,有105例生存10年或更长,年轻患者不伴肝硬化和血管侵犯者长期生存的较多[119]。

### 41.28.1 影响预后的临床和病理因素

据复旦大学肝癌研究所的资料,影响预后的临床因素中,γ-谷氨酰转移酶(GGT)明显升高者,预后多较差。GGT正常者的5年生存率为54.1%,GGT异常者仅为29.8%。在病理因素中,肿瘤大小仍然是重要预后因素。同样手术切除,≤5 cm小肝癌的5年生存率为57.5%,而>5 cm者仅为30.2%;肿瘤结节数为单个或多个也有很大区别,5年生存率单个者为46.0%,多个者仅24.4%。另外,肿瘤包膜完整者5年生存率为54.5%,包膜不完整者仅为21.4%。1 000例小肝癌切除的多因素分析提示以下为重要预后因素:GGT($P=0.005$)、肝硬化($P=0.007$)、肿瘤数目($P=0.032$)、癌栓($P=0.032$)[73]。

Makuuchi(1993)曾报道,影响小肝癌预后的因素有:肿瘤大小、肿瘤数目、肝内播散、血管侵犯和包膜浸润。TNM分期与预后也有较好的相关性。此外,肝细胞癌中的一个特殊类型,纤维板层型肝癌的预后较好。有报道,41例的5年生存率为76%[120]。

### 41.28.2 治疗方法与预后

分析复旦大学肝癌研究所各种治疗方法的生存率可以看到,切除的疗效最好,其中小肝癌切除更好,局部射频消融的疗效正迎头赶上,降期后切除值得重视,但各组是不可比的(表41-3)。

表41-3 复旦大学肝癌研究所肝癌各种治疗方法的生存率(1958～2008年)

| 治疗方法 | 例数 | 5年生存率(%) |
| --- | --- | --- |
| 肝癌手术切除 | 8 843 | 43.7 |
| 小肝癌切除 | 4 388 | 57.5 |
| 大肝癌切除 | 4 455 | 30.2 |

续表

| 治疗方法 | 例数 | 5年生存率(%) |
|---|---|---|
| 姑息性外科治疗（含降期后切除） | 1 197 | 13.7 |
| 经导管化疗栓塞（TACE） | 759 | 23.1 |
| 射频消融（RFA） | 313 | 41.6 |
| 经皮乙醇注射（PEI） | 279 | 36.1 |

## 41.28.3　肝癌生物学特性与预后

肝癌的生物学特性是影响预后最主要的因素，可从病理水平、细胞水平和分子水平加以叙述。

1）病理水平　如癌栓的有无等，前已叙述。

2）细胞水平　用流式细胞技术 DNA 分析，二倍体肝癌的预后优于异倍体肝癌。Okada 等前瞻性研究 98 例肝癌根治性切除后 3 年无瘤生存率，二倍体者为 48.4%，异倍体者为 0%。

3）分子水平　①与肝癌侵袭和转移相关分子。复旦大学肝癌研究所证实，与肝癌侵袭和转移呈正相关的分子有：p16（CDKN2）突变、p53 突变、p21（ras）、mdm-2、c-erbB-2、TGF-α、EGFR、VEGF、MMP-2、ICAM-Ⅰ、uPA、uPAR、PAI-1 等。如有肝内播散的肝癌，其 p16 突变率达 64.3%，而无肝内播散者仅 10%；复发转移的肝癌 p21 的阳性率达 38.6%，而无复发转移者为 0%；有肝内播散的肝癌 p53 突变的阳性率达 73.7%，而无肝内播散者仅 33.5%。与侵袭性呈负相关者如 nm23-H1、Kai-1、TIMP-2、整联蛋白 α5（integrin α5）和 E-钙黏蛋白等。如 nm23-H1 阳性者与阴性者相比，切除后的 5 年生存率为 81.4% 对 27.2%；TIMP-2 阳性者与阴性者相比，切除后的 5 年生存率为 71.9% 对 39.3%。两个分子合并应用其预测价值高于单一应用，如 CK10 + CK19[121]、骨桥蛋白 + CD44[122]。②肝的干细胞标记 EpCAM 合并 AFP 可分出不同预后的肝癌亚型[123]。③微环境（包括癌周肝组织）与免疫炎症相关分子。这是最近发现的影响预后的新进展，如发现癌周肝巨噬细胞集落刺激因子（M-CSF）高者预后差[110]。

Saike 等认为，DNA 为异倍体、免疫组织化学 p53 过度表达、增殖细胞核抗原（PCNA）指数 ≥40% 的患者预后差。此外，雌激素受体阳性者肝癌切除后生存率低于阴性者。

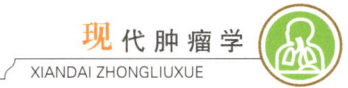

## 41.28.4　合并的肝病背景与预后

1）肝炎与预后的关系　对乙型肝炎相关肝癌而言，血清 HBeAg 阳性是根治性切除后预后差的指标[124]。

2）肝硬化与预后的关系　为排除肿瘤大小的影响，仅分析复旦大学肝癌研究所 1985～2005 年的 1 242 例小肝癌切除患者，其中合并肝硬化者 1 087 例，无肝硬化者 155 例；有肝硬化与无肝硬化者相比，其 5 年生存率分别为 56.6% 对 72.9%。法国报道，84 例不合并肝硬化肝癌手术切除的 5 年生存率为 44.4%，根治性切除者为 50.0%（Dupont-Bierre 等，2005）。文献报道，100 例 <5 cm 肝癌的中位生存期为：Child A 者 37.1 个月，Child B 者 16.2 个月，Child C 者 1.6 个月。近年报道认为 Child-Pugh 分级是预后的重要因素（Pascual 等，2006）。

## 41.29　问题与展望

尽管在某些研究中心肝癌的预后已有明显提高，肝癌早期切除也多可延长生存期，但就整个肝癌研究而言，仍存在不少问题。如肝癌的癌变为多因素、多阶段形成，故肝癌的危险因素难以统一划分；普查仍存在"耗费与效益"问题；诊断也存 AFP 阴性肝癌的早期诊断问题；治疗所存在的问题有切除后的高转移复发率，复发也有多中心发生，为防治提出了新的问题；而肝癌侵犯肝内血管，导致肝内播散仍为复发的主要原因。治疗存在的另一个问题是各种局部治疗的不彻底性，以及合并失代偿肝硬化者的治疗。但核心问题是肝癌的侵袭与转移特性。为此，未来的一个主要研究课题为肝癌的生物学特性，尤其是在分子水平研究肝癌细胞的侵袭与转移特性，及其与微环境和机体（如免疫）的相互作用。寻找预测指标和阻断的办法，如生物治疗、基因治疗等，可能是未来的重要研究目标。但应估计到，分子水平的研究要取得临床实际效益，还需要相当长的时间。在此以前，同时进行临床研究，尤其是综合治疗的研究，将是近期内进一步提高疗效、防治转移复发的重要途径。

（汤钊猷）

# 主要参考文献

[1] Parkin DM, Bray F, Ferlay J, et al. Global cancer statistics, 2002. CA Cancer J Clin, 2005, 55:74-108.

[2] 全国肿瘤防治研究办公室,全国肿瘤登记中心,卫生部疾病预防控制局编. 中国肿瘤登记年报 2004. 北京:中国协和医科大学出版社, 2008:31-82.

[3] 陈竺主编. 全国第三次死因回顾抽样调查报告. 北京:中国协和医科大学出版社, 2008.

[4] Murata M, Matsuzaki K, Yoshida K, et al. Hepatitis B virus X protein shifts human hepatic transforming growth factor (TGF)-beta signaling from tumor suppression to oncogenesis in early chronic hepatitis B. Hepatology, 2009, 49:1203-1217.

[5] di Bisceglie AM. Hepatitis B and hepatocellular carcinoma. Hepatology, 2009, 49:S56-S60.

[6] Fujita Y, Shibata A, Ogimoto I, et al. The effect of interaction between hepatitis C virus and cigarette smoking on the risk of hepatocellular carcinoma. Br J Cancer, 2006, 94:737-739.

[7] Asare GA, Mossanda KS, Kew MC, et al. Hepatocellular carcinoma caused by iron overload: a possible mechanism of direct hepatocarcinogenicity. Toxicology, 2006, 219:41-52.

[8] Furutani T, Hino K, Okuda M, et al. Hepatic iron overload induces hepatocellular carcinoma in transgenic mice expressing the hepatitis C virus polyprotein. Gastroenterology, 2006, 130:2087-2098.

[9] Franceschi S, Montella M, Polesel J, et al. Hepatitis viruses, alcohol, and tobacco in the etiology of hepatocellular carcinoma in Italy. Cancer Epidemiol Biomarkers Prev, 2006, 15:683-689.

[10] 李荣成,杨进业,龚健,等. 乙型肝炎疫苗接种预防乙型肝炎和肝癌效果. 中华流行病学杂志, 2004, 25:385-387.

[11] Lee CL, Hsieh KS, Ko YC. Trends in the incidence of hepatocellular carcinoma in boys and girls in Taiwan after large-scale hepatitis B vaccination. Cancer Epidemiol Biomarkers Prev, 2003, 12:57-59.

[12] Hung CH, Lee CM, Lu SN, et al. Long-term effect of interferon alpha-2b plus ribavirin therapy on incidence of hepatocellular carcinoma in patients with hepatitis C virus-related cirrhosis. J Viral Hepat, 2006, 13:409-414.

[13] Yuan JM, Gao YT, Ong CN, et al. Prediagnostic level of serum retinol in relation to reduced risk of hepatocellular carcinoma. J Natl Cancer Inst, 2006, 98:482-490.

[14] Chiba T, Kita K, Zheng YW, et al. Side population purified from hepatocellular carcinoma cells harbors cancer stem cell-like properties. Hepatology, 2006, 44:240-251.

[15] Desmet V. East-west pathology agreement on precancerous liver lesions and early hepatocellular carcinoma. Hepatology, 2009, 49:355-357.

[16] Nam SW, Park JY, Ramasamy A, et al. Molecular changes from dysplastic nodule to hepatocellular carcinoma through gene expression profiling. Hepatology, 2005, 42:809-818.

[17] Farazi PA, Glickman J, Horner J, et al. Cooperative interactions of $p53$ mutation, telomere dysfunction, and chronic liver damage in hepatocellular carcinoma progression. Cancer Res, 2006, 66:4766-4773.

[18] Zhou XD, Tang ZY, Fan J, et al. Intrahepatic cholangiocarcinoma: report of 272 patients compared with 5 829 patients with hepatocellular carcinoma. J Cancer Res Clin Oncol, 2009, 135:1073-1080.

[19] Kim J, Ki SS, Lee SD, et al. Elevated plasma osteopontin levels in patients with hepatocellular carcinoma. Am J Gastroenterol, 2006, 101:2051-2059.

[20] Ito H, Funahashi S, Yamauchi N, et al. Identification of ROBO1 as a novel hepatocellular carcinoma antigen and a potential therapeutic and diagnostic target. Clin Cancer Res, 2006, 12:3257-3264.

[21] Feng JT, Liu YK, Song HY, et al. Heat-shock protein 27: a potential biomarker for hepatocellular carcinoma identified by serum proteome analysis. Proteomics, 2005, 5:4581-4588.

[22] Riener MO, Stenner F, Liewen H, et al. Golgi phosphoprotein 2 (GOLPH2) expression in liver tumors and its value as a serum marker in hepatocellular carcinomas. Hepatology, 2009, 49:1602-1609.

[23] Maruyama H, Ebara M. Recent applications of ultrasound: diagnosis and treatment of hepatocellular carcinoma. Int J Clin Oncol, 2006, 11:258-267.

[24] Chen MH, Dai Y, Yan K, et al. The role of contrast-enhanced ultrasound on the diagnosis of small hepatocellular carcinoma ($\leq 3$ cm) in patients with cirrhosis. Hepatol Res, 2006, 35:281-288.

[25] Saborido BP, Diaz JC, de Los Galanes SJ, et al. Does preoperative fine needle aspiration-biopsy produce tumor recurrence in patients following liver transplantation for hepatocellular carcinoma? Transplant Proc, 2005, 37:3874-3877.

[26] 中国抗癌协会肝癌专业委员会. 原发性肝癌诊断标准. 中华肝脏病杂志, 2000, 8:135.

[27] Strasberg SM, Belghiti J, Clavien PA, et al. The Brisbane 2000 terminology of liver anatomy and resections. HPB, 2000, 2:333-339.

[28] Chu F, Morris DL. Single centre experience of liver resection for hepatocellular carcinoma in patients outside transplant criteria. Eur J Surg Oncol, 2006, 32:568-572.

[29] Liau KH, Ruo L, Shia J, et al. Outcome of partial hepatectomy for large (>10 cm) hepatocellular carcinoma. Cancer, 2005, 104:1948-1955.

[30] Liu CL, Fan ST, Cheung ST, et al. Anterior approach versus conventional approach right hepatic resection for large hepatocellular carcinoma: a prospective randomized controlled study. Ann Surg, 2006, 244:194-203.

[31] Peng B, Liang L, He Q, et al. Surgical treatment for hepatocellular carcinoma with portal vein tumor thrombus. Hepatogastroenterology, 2006, 53:415-419.

[32] Kaibori M, Matsui Y, Hijikawa T, et al. Comparison of limited and anatomic hepatic resection for hepatocellular carcinoma with hepatitis C. Surgery, 2006, 139:385-394.

[33] Peng SY, Li JT, Liu YB, et al. Surgical treatment of hepatocellular carcinoma originating from caudate lobe — a report of 39 cases. J Gastrointest Surg, 2006, 10:371-378.

[34] Cherqui D, Laurent A, Tayar C, et al. Laparoscopic liver resection for peripheral hepatocellular carcinoma in patients with chronic liver disease: midterm results and perspectives. Ann Surg, 2006, 243:499-506.

[35] Seki S, Sakaguchi H, Iwai S, et al. Five-year survival of patients with hepatocellular carcinoma treated with laparoscopic microwave coagulation therapy. Endoscopy, 2005, 37:1220-1225.

[36] Bharat A, Brown DB, Crippin JS, et al. Pre-liver transplantation locoregional adjuvant therapy for hepatocellular carcinoma as a strategy to improve longterm survival. J Am Coll Surg, 2006, 203:411-420.

[37] Soderdahl G, Backman L, Isoniemi H, et al. A prospective, randomized, multi-centre trial of systemic adjuvant chemotherapy versus no additional treatment in liver transplantation for hepatocellular carcinoma. Transpl Int, 2006, 19:288-294.

[38] Takada Y, Ueda M, Ito T, et al. Living donor liver transplantation as a second-line therapeutic strategy for patients with hepatocellular carcinoma. Liver Transpl, 2006, 12:912-919.

[39] Zavaglia C, de Carlis L, Alberti AB, et al. Predictors of long-term survival after liver transplantation for hepatocellular carcinoma. Am J Gastroenterol, 2005, 100:2708-2716.

[40] Bai DS, Dai Z, Zhou J, et al. *Capn* 4 overexpression underlies tumor invasion and metastasis after liver transplantation for hepatocellular carcinoma. Hepatology, 2009, 49:460-470.

[41] Sasaki A, Iwashita Y, Shibata K, et al. Preoperative transcatheter arterial chemoembolization reduces long-term survival rate after hepatic resection for resectable hepatocellular carcinoma. Eur J Surg Oncol, 2006, 32:773-779.

[42] Takayasu K, Arii S, Ikai I, et al. Prospective cohort study of transarterial chemoembolization for unresectable hepatocellular carcinoma in 8 510 patients. Gastroenterology, 2006, 131:461-469.

[43] Chen MS, Li JQ, Zheng Y, et al. A prospective randomized trial comparing percutaneous local ablative therapy and partial hepatectomy for small hepatocellular carcinoma. Ann Surg, 2006, 243:321-328.

[44] Kim SH, Lim HK, Choi D, et al. Percutaneous radiofrequency ablation of hepatocellular carcinoma: effect of histologic grade on therapeutic results. Am J Roentgenol, 2006, 186(suppl 5):S327-S333.

[45] Cho YK, Kim JK, Kim MY, et al. Systematic review of randomized trials for hepatocellular carcinoma treated with percutaneous ablation therapies. Hepatology, 2009, 49:453-459.

[46] Zerbini A, Pilli M, Penna A, et al. Radiofrequency thermal ablation of hepatocellular carcinoma liver nodules can activate and enhance tumor-specific T-cell responses. Cancer Res, 2006, 66:1139-1146.

[47] Lu MD, Xu HX, Xie XY, et al. Percutaneous microwave and radiofrequency ablation for hepatocellular carcinoma: a retrospective comparative study. J Gastroenterol, 2005, 40:1054-1060.

[48] Pacella CM, Francica G, di Lascio FM, et al. Long-term outcome of cirrhotic patients with early hepatocellular carcinoma treated with ultrasound-guided percutaneous laser ablation: a retrospective analysis. J Clin Oncol, 2009, 27:2615-2621.

[49] Kim JK, Han KH, Lee JT, et al. Long-term clinical outcome of phase II b clinical trial of percutaneous injection with holmium-166/chitosan complex (milican) for the treatment of small hepatocellular carcinoma. Clin Cancer Res, 2006, 12:543-548.

[50] Salem R, Lewandowski RJ, Atassi B, et al. Treatment of unresectable hepatocellular carcinoma with use of Y-90 microspheres (therasphere): safety, tumor response, and survival. J Vasc Interv Radiol, 2005, 16:1627-1639.

[51] Hata M, Tokuuye K, Sugahara S, et al. Proton beam therapy for hepatocellular carcinoma with limited treatment options. Cancer, 2006, 107:591-598.

[52] Hashimoto T, Tokuuye K, Fukumitsu N, et al. Repeated proton beam therapy for hepatocellular carcinoma. Int J Radiat Oncol Biol Phys, 2006, 65:196-202.

[53] Chung YL, Jian JJ, Cheng SH, et al. Sublethal irradiation induces vascular endothelial growth factor and promotes growth of hepatoma cells: implications for radiotherapy of hepatocellular carcinoma. Clin Cancer Res, 2006, 12:2706-2715.

[54] Hawkins MA, Dawson LA. Radiation therapy for hepatocellular carcinoma: from palliation to cure. Cancer, 2006, 106:1653-1663.
[55] Yeo W, Mok TS, Zee B, et al. A randomized phase III study of doxorubicin versus cisplatin/interferon alpha-2b/ doxorubicin/ fluorouracil (PIAF) combination chemotherapy for unresectable hepatocellular carcinoma. J Natl Cancer Inst, 2005, 97:1532-1538.
[56] Sarin SK, Kumar M, Garg S, et al. High dose vitamin $K_1$ infusion in advanced hepatocellular carcinoma. J Gastroenterol Hepatol, 2006, 21:1478-1482.
[57] Nishikawa T, Nakajima T, Moriguchi M, et al. A green tea polyphenol, epigalocatechin-3-gallate, induces apoptosis of human hepatocellular carcinoma, possibly through inhibition of Bcl-2 family proteins. J Hepatol, 2006, 44:1074-1082.
[58] Lopez PM, Villanueva A, Llovet JM. Systematic review: evidence-based management of hepatocellular carcinoma — an updated analysis of randomized controlled trials. Aliment Pharmacol Ther, 2006, 23:1535-1547.
[59] Palmer DH, Midgley RS, Mirza N, et al. A phase II study of adoptive immunotherapy using dendritic cells pulsed with tumor lysate in patients with hepatocellular carcinoma. Hepatology, 2009, 49:124-132.
[60] Llovet JM, Ricci S, Mazzaferro V, et al. Sorafenib in advanced hepatocellular carcinoma. N Engl J Med, 2008, 359:378-390.
[61] Cheng AL, Kang YK, Chen Z, et al. Efficacy and safety of sorafenib in patients in the Asia-Pacific region with advanced hepatocellular carcinoma: a phase III randomised, double-blind, placebo-controlled trial. Lancet Oncol, 2009, 10:25-34.
[62] Zhu AX, Blaszkowsky LS, Ryan DP, et al. Phase II study of gemcitabine and oxaliplatin in combination with bevacizumab in patients with advanced hepatocellular carcinoma. J Clin Oncol, 2006, 24:1898-1903.
[63] Huang XY, Wang L, Huang ZL, et al. Herbal extract "Songyou Yin" inhibits tumor growth and prolongs survival in nude mice bearing human hepatocellular carcinoma xenograft with high metastatic potential. J Cancer Res Clin Oncol, 2009, 135:1245-1255.
[64] Vallone P, Catalano O, Izzo F, et al. Combined ethanol injection therapy and radiofrequency ablation therapy in percutaneous treatment of hepatocellular carcinoma larger than 4 cm. Cardiovasc Interv Radiol, 2006, 29:544-551.
[65] Kurokohchi K, Masaki T, Watanabe S, et al. Time-lag performance of radiofrequency ablation after percutaneous ethanol injection for the treatment of hepatocellular carcinoma. Int J Oncol, 2006, 28:971-976.
[66] Shim SJ, Seong J, Han KH, et al. Local radiotherapy as a complement to incomplete transcatheter arterial chemoembolization in locally advanced hepatocellular carcinoma. Liver Int, 2005, 25:1189-1196.
[67] Obi S, Yoshida H, Toune R, et al. Combination therapy of intraarterial 5-fluorouracil and systemic interferon-alpha for advanced hepatocellular carcinoma with portal venous invasion. Cancer, 2006, 106:1990-1997.
[68] Lai EC, Lau WY. Spontaneous rupture of hepatocellular carcinoma: a systematic review. Arch Surg, 2006, 141:191-198.
[69] Tang ZY, ed. Subclinical hepatocellular carcinoma. Berlin: Springer, 1985.
[70] Tang ZY, Yu YQ, Zhou XD, et al. Surgery of small hepatocellular carcinoma — analysis of 144 cases. Cancer, 1989, 64:536-541.
[71] Tang ZY, Yu YQ, Zhou XD. Surgical resection of small hepatocellular carcinoma. In: Wanebo HJ, ed. Surgery for gastrointestinal cancer — a multidisciplinary approach. Philadelphia: Lippincott-Raven, 1997:503.
[72] Zhang BH, Yang BH, Tang ZY. Randomized controlled trial of screening for hepatocellular carcinoma. J Cancer Res Clin Oncol, 2004, 130:417-422.
[73] Zhou XD, Tang ZY, Yang BH, et al. Experience of 1 000 patients who underwent hepatectomy for small hepatocellular carcinoma. Cancer, 2001, 91:1479-1486.
[74] Tang ZY, Yu YQ, Zhou XD, et al. Cytoreduction and sequential resection: a hope for unresectable primary liver cancer. J Surg Oncol, 1991, 47:27-31.
[75] Ju MJ, Qiu SJ, Fan J, et al. Preoperative serum gamma-glutamyl transferase to alanine aminotransferase ratio is a convenient prognostic marker for Child-Pugh A hepatocellular carcinoma after operation. J Gastroenterol, 2009, 44:635-642.
[76] Ju MJ, Qiu SJ, Fan J, et al. Peritumoral activated hepatic stellate cells predict poor clinical outcome in hepatocellular carcinoma after curative resection. Am J Clin Pathol, 2009, 131:498-510.
[77] Ju MJ, Qiu SJ, Gao Q, et al. Combination of peritumoral mast cells and T-regulatory cells predicts prognosis of hepatocellular carcinoma. Cancer Sci, 2009, 100:1267-1274.
[78] Pang JZ, Qin LX, Ren N, et al. Loss of heterozygosity at D8S298 is a predictor for long-term survival of patients with tumor-node-metastasis stage I of hepatocellular carcinoma. Clin Cancer Res, 2007, 13:7363-7369.
[79] Zhang H, Ye QH, Ren N, et al. The prognostic significance of preoperative plasma levels of osteopontin in patients with hepatocellular carcinoma. J Cancer Res Clin Oncol, 2006, 132:709-717.
[80] Budhu A, Jia HL, Forgues M, et al. Identification of metastasis-related microRNAs in hepatocellular carcinoma. Hepatology, 2008, 47:897-907.
[81] Cai XY, Gao Q, Qiu SJ, et al. Dendritic cell infiltration and prognosis of human hepatocellular carcinoma. J Cancer Res Clin Oncol, 2006, 132:293-301.
[82] Ke AW, Shi GM, Zhou J, et al. Role of overexpression of CD151 and/or c-met in predicting prognosis of hepatocellular carcinoma. Hepatology, 2009, 49:491-503.
[83] Tang ZY, Yu YQ, Zhou XD. An important approach to prolonging survival further after radical resection of AFP positive hepatocellular carcinoma. J Exp Clin Cancer Res, 1984, 3:359-366.
[84] Zhou XD, Yu YQ, Tang ZY, et al. Surgical treatment of recurrent hepatocellular carcinoma. Hepato-Gastroenterol, 1993, 40:333-336.
[85] Taura K, Ikai I, Hatano E, et al. Implication of frequent local ablation therapy for intrahepatic recurrence in prolonged survival of patients with hepatocellular carcinoma undergoing hepatic resection: an analysis of 610 patients over 16 years old. Ann Surg, 2006, 244:265-273.
[86] Nakagawa T, Kamiyama T, Nakanishi K, et al. Pulmonary resection for metastases from hepatocellular carcinoma: factors influencing prognosis. J Thorac Cardiovasc Surg, 2006, 131:1248-1254.
[87] Zeng ZC, Fan J, Tang ZY, et al. Prognostic factors for patients with hepatocellular carcinoma with macroscopic portal vein or inferior vena cava tumor thrombi receiving external-beam radiation therapy. Cancer Sci, 2008, 99:2510-2517.
[88] Sun HC, Tang ZY, Wang L, et al. Postoperative interferon alpha treatment postponed recurrence and improved overall survival in patients after curative resection of HBV-related hepatocellular carcinoma: a randomized clinical trial. J Cancer Res Clin Oncol, 2006, 132:458-465.
[89] Qian YB, Zhang JB, Wu WZ, et al. P48 is a predictive marker for outcome of postoperative interferon-alpha treatment in patients with hepatitis B virus infection-related hepatocellular carcinoma. Cancer, 2006, 107:1562-1569.
[90] Peng B, Liang L, Chen Z, et al. Autologous tumor vaccine lowering postsurgical recurrent rate of hepatocellular carcinoma. Hepato-Gastroenterol, 2006, 53:409-414.
[91] Mizuta T, Ozaki I, Eguchi Y, et al. The effect of menatetrenone, a vitamin $K_2$ analog, on disease recurrence and survival in patients with hepatocellular carcinoma after curative treatment: a pilot study. Cancer, 2006, 106:867-872.
[92] Tang ZY, Ye SL, Liu YK, et al. A decade's studies on metastasis of hepatocellular carcinoma. J Cancer Res Clin Oncol, 2004, 130:187-196.
[93] Sun FX, Tang ZY, Liu KD, et al. Establishment of a metastatic model of human hepatocellular carcinoma in nude mice via orthotopic implantation of histologically intact tissues. Int J Cancer, 1996, 66:239-243.
[94] Tian J, Tang ZY, Ye SL, et al. New human hepatocellular carcinoma (HCC) cell line with highly metastatic potential (MHCC97) and its expression of the factors associated with metastasis. Br J Cancer, 1999, 81:814-821.
[95] Li Y, Tang ZY, Ye SL, et al. Establishment of cell clones with different metastatic potential from the metastatic hepatocellular carcinoma cell line MHCC97. World J Gastroenterol, 2001, 7:630-636.
[96] Li Y, Tian B, Zhao L, et al. Stepwise metastatic human hepatocellular carcinoma cell model system with multiple metastatic potentials established through consecutive in vivo selection and studies on metastatic characteristics. J Cancer Res Clin Oncol, 2004, 130:460-468.
[97] Xu Y, Sun HC, Tian B, et al. Establishment of green fluorescent protein-expressing hepatocellular carcinoma cell lines with different metastatic potential: relevant models for in vivo monitoring of metastasis and angiogenesis. J Cancer Res Clin Oncol, 2004, 130:375-382.
[98] Shen H, Cheng G, Fan H, et al. Expressed proteome analysis of human hepatocellular carcinoma in nude mice (LCI-D20) with high metastasis potential. Proteomics, 2006, 6:528-537.
[99] Qin LX, Tang ZY, Ye SL, et al. Chromosome 8p deletion is associate with metastasis of human hepatocellular carcinoma when high and low metastatic models are compared. J Cancer Res Clin Oncol, 2001, 127:482-488.
[100] Wu X, Jia HL, Wang YF, et al. HTPAP gene on chromosome 8p is a candidate metastasis suppressor for human hepatocellular carcinoma. Oncogene, 2006, 25:1832-1840.
[101] Ding SJ, Li Y, Tan YX, et al. From proteomic analysis to clinical significance-overexpression of cytokeratin 19 correlates with hepatocellular carcinoma metastasis. Mol Cellular Proteomics, 2004, 3:73-81.
[102] Durnez A, Verslype C, Nevens F, et al. The clinicopathological and prognostic relevance of cytokeratin 7 and 19 expression in hepatocellular carcinoma. A possible progenitor cell origin. Histopathology, 2006, 49:138-151.
[103] Qin LX, Tang ZY, Sham ST, et al. The association of chromosome 8p deletion and tumor metastasis in human hepatocellular carcinoma. Cancer Res, 1999, 59:5662-5665.
[104] Ye QH, Qin LX, Forgues M, et al. Predicting hepatitis B virus-positive metastatic hepatocellular carcinomas using gene expression profiling and supervised machine learning. Nature Med, 2003, 9:416-423.
[105] Zhao L, Qin LX, Ye QH, et al. KIAA0008 gene is associated with invasive phenotype of human hepatocellular carcinoma — a functional analysis. J Cancer Res Clin Oncol, 2004, 130:719-727.
[106] Song HY, Liu YK, Feng JT, et al. Proteomic analysis on metastasis-associated proteins of human hepatocellular carcinoma tissues. J Cancer Res Clin Oncol, 2006, 132:92-98.
[107] Luk JM, Lam CT, Siu AF, et al. Proteomic profiling of hepatocellular carci-

noma in Chinese cohort reveals heat-shock proteins (Hsp27, Hsp70, GRP78) up-regulation and their associated prognostic values. Proteomics, 2006,6:1049-1057.

[108] Zhang T, Sun HC, Xu Y, et al. Overexpression of platelet-derived growth factor receptor alpha in endothelial cells of hepatocellular carcinoma associated with high metastatic potential. Clin Cancer Res, 2005,11:8557-8563.

[109] Ji XN, Ye SL, Li Y, et al. Contributions of lung tissue extracts to invasion and migration of human hepatocellular carcinoma cells with various metastatic potentials. J Cancer Res Clin Oncol, 2003, 129:556-564.

[110] Zhu XD, Zhang JB, Zhuang PY, et al. High expression of macrophage colony-stimulating factor in peritumoral liver tissue is associated with poor survival after curative resection of hepatocellular carcinoma. J Clin Oncol, 2008, 26: 2707-2716.

[111] Budhu A, Forgues M, Ye QH, et al. Prediction of venous metastases, recurrence, and prognosis in hepatocellular carcinoma based on a unique immune response signature of the liver microenvironment. Cancer Cell, 2006, 10: 99-111.

[112] Sun JJ, Zhou XD, Liu YK, et al. Inhibitory effects of synthetic β peptide on invasion and metastasis of liver cancer. J Cancer Res Clin Oncol, 2000,126: 595-600.

[113] Xia JL, Yang BH, Tang ZY, et al. Inhibitory effect of the angiogenesis inhibitor TNP-470 on tumor growth and metastasis in nude mice bearing human hepatocellular carcinoma. J Cancer Res Clin Oncol, 1997,123:383-387.

[114] Wang L, Tang ZY, Qin LX, et al. High-dose and long-term therapy with interferon-alfa inhibits tumor growth and recurrence in nude mice bearing human hepatocellular carcinoma xenografts with high metastatic potential. Hepatology, 2000,32:43-48.

[115] Zhou J, Tang ZY, Fan J, et al. Capecitabine inhibits postoperative recurrence and metastasis after liver cancer resection in nude mice with relation to the expression of platelet-derived endothelial cell growth factor. Clin Cancer Res, 2003,9:6030-6037.

[116] Xiao YS, Tang ZY, Fan J, et al. Interferon-alpha 2a up-regulated thymidine phophorylase and enhanced antitumor effect of capecitabine on hepatocellular carcinoma in nude mice. J Cancer Res Clin Oncol, 2004,130:546-550.

[117] Lee TK, Man K, Ho JW, et al. FTY720: a promising agent for treatment of metastatic hepatocellular carcinoma. Clin Cancer Res, 2005,11:8458-8466.

[118] Jemal A, Murray T, Ward E, et al. Cancer statistics, 2005. CA Cancer J Clin, 2005,55:10-30.

[119] Shimada K, Sano T, Sakamoto Y, et al. A long-term follow-up and management study of hepatocellular carcinoma patients surviving for 10 years or longer after curative hepatectomy. Cancer, 2005,104:1939-1947.

[120] Stipa F, Yoon SS, Liau KH, et al. Outcome of patients with fibrolamellar hepatocellular carcinoma. Cancer, 2006,106:1331-1338.

[121] Yang XR, Xu Y, Shi GM, et al. Cytokeratin 10 and cytokeratin 19: predictive markers for poor prognosis in hepatocellular carcinoma patients after curative resection. Clin Cancer Res, 2008,14:3850-3859.

[122] Yang GH, Fan J, Xu Y, et al. Osteopontin combined with CD44, a novel prognostic biomarker for patients with hepatocellular carcinoma undergoing curative resection. Oncologist, 2008,13:1155-1165.

[123] Yamashita T, Forgues M, Wang W, et al. EpCAM and alpha-fetoprotein expression defines novel prognostic subtypes of hepatocellular carcinoma. Cancer Res, 2008,68:1451-1461.

[124] Sun HC, Zhang W, Qin LX, et al. Positive serum hepatitis B e antigen is associated with higher risk of early recurrence and poorer survival in patients after curative resection of hepatitis B-related hepatocellular carcinoma. J Hepatol, 2007, 47:684-690.

# 42 胰腺肿瘤和壶腹周围肿瘤

42.1 胰腺的外科解剖及病理生理
42.2 胰腺癌
    42.2.1 病理
    42.2.2 临床表现
    42.2.3 辅助检查
    42.2.4 治疗
42.3 壶腹周围肿瘤
    42.3.1 病理
    42.3.2 临床表现
    42.3.3 辅助检查
    42.3.4 鉴别诊断
    42.3.5 治疗
42.4 胰腺囊性肿瘤
    42.4.1 浆液性囊性肿瘤
    42.4.2 黏液性囊性肿瘤
    42.4.3 导管内乳头状黏液性肿瘤
    42.4.4 实性假乳头状瘤
42.5 胰腺的神经内分泌肿瘤
    42.5.1 胰岛素瘤
    42.5.2 胃泌素瘤
    42.5.3 胰高血糖素瘤
    42.5.4 血管活性肠肽瘤
    42.5.5 生长抑素瘤
42.6 其他少见的胰腺肿瘤
    42.6.1 胰腺腺泡细胞癌
    42.6.2 原发性胰腺淋巴瘤
    42.6.3 胰腺腺鳞癌

    胰腺肿瘤虽有良、恶性之分，但以恶性肿瘤居多，发病率也在逐年增加。根据我国 145 个疾病监测点的统计结果显示：胰腺癌的标化死亡率已经从 1991 年的 1.75/10 万上升至 2000 年的 3.06/10 万[1]。目前，上海市胰腺癌年发病率及死亡率分别为 10/10 万和 9.4/10 万，位列肿瘤发病率及死亡率的第 8 位和第 6 位[2]。由于早期诊断困难，大多数患者在确诊时已属中、晚期，常常失去了手术根治机会，手术切除率一般在 30% 左右。即便是能行手术切除的患者，其 5 年生存率也大约不到 10%；至于未切除者，多数在半年内死亡，故该病的预后极差。因此，如何提高早期诊断率是治疗和改善胰腺肿瘤预后的关键。

    胰腺兼具内分泌和外分泌两大功能，不同细胞成分来源的肿瘤在病理、临床表现、治疗及预后等方面有着显著不同。

## 42.1 胰腺的外科解剖及病理生理

    胰腺是人体除肝之外最大的腺体，位于十二指肠与脾之间，横卧于腹膜后位，相当于第 12 胸椎至第 1 腰椎或第 1 腰椎至第 2 腰椎水平。胰腺可分为头、颈、体、尾 4 部分。其周围有很多重要血管，如胰腺钩突包绕着肠系膜上动脉、静脉；胰头部深面为下腔静脉和右肾静脉；胰颈部深面有肠系膜上动脉、静脉，门静脉，脾静脉，有时可见到肠系膜下静脉；胰体及尾部上缘有脾动脉，其背侧有脾静脉通过，而其深面则为腹主动脉。由于这些血管和胰腺组织关系密切，极易受到来自胰腺肿瘤的侵犯，这是导致胰腺肿瘤切除率低下的一个重要原因。

    胰腺本身的血供主要来自于胰十二指肠上动脉（源自胃十二指肠动脉）、胰十二指肠下动脉（源自肠系膜上动脉）和脾动脉（图 42-1）。胰腺的各动脉分支在胰腺内形成血管弓，这样在胰腺部分切除后，一般不会出现残胰的供血不足。异常的肝总动脉或右肝动脉可能来自肠系膜上动脉，在行胰十二指肠切除时，也需警惕这种变异的存在，以免误伤。静脉回流常伴随相应的动脉，胰头部静脉血回流是经胰十二指肠静脉，而体尾部静脉血回流则经脾静脉汇入门静脉。通常，肠系膜上静脉和门静脉前方没有来自胰腺的静脉汇入，所以在行胰十二指肠切除时，可用血管钳钝性分离胰腺和肠系膜上静脉。值得注意的是,如果有肿瘤侵犯或有炎症性粘连时常难以分离,并易引起大出血。在肠系膜上静脉右侧则有数支来自胰头和钩突的小静脉汇入,手术时应注意避免撕裂导致大出血。

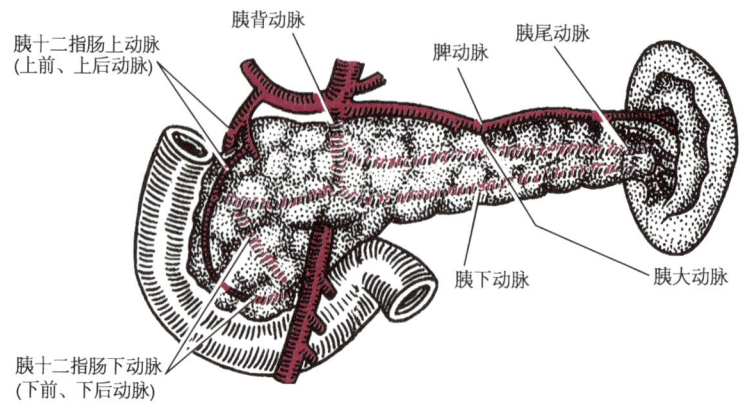

图 42-1　胰的动脉分布

胰腺内部毛细淋巴管非常丰富,胰腺周围分布复杂的淋巴管网及大量淋巴结,胰腺癌往往在早期即向周围扩散并发生淋巴结转移,这是导致胰腺癌难以达到根治的一个重要原因。胰腺钩突的淋巴结直接汇入腹主动脉与下腔静脉间淋巴结。胰头淋巴结分为前、后两组:前组为胰十二指肠前淋巴结,主要沿胃十二指肠动脉回流,分别与肝总动脉及肝十二指肠韧带内淋巴结相通;后组为胰十二指肠后组淋巴结,大多直接汇入腹腔干及肠系膜上动脉周围淋巴结。胰体尾淋巴回流可分为3组方向:①沿脾动、静脉汇入腹腔干周围淋巴结;②与脾门淋巴结相连;③沿胰下动脉汇入肠系膜上动脉周围淋巴结。

胰腺神经支配可分为胰内、胰外神经及胰腺周围的腹腔神经丛,胰腺癌具有嗜神经生长特性,对胰外神经侵犯是胰腺癌术后局部复发的重要原因。根据1986年日本胰腺学会发表的《胰腺癌临床及病理处理的一般原则》,胰周神经丛分为:①胰头神经丛,包括两部分,即从右腹腔神经节到胰腺钩突的上内侧及从肠系膜上动脉到胰腺钩突的上内侧;②腹腔神经丛;③肠系膜上动脉周围神经丛;④肝十二指肠韧带神经丛;⑤脾丛。为了改善预后,以手术清扫腹腔神经丛较为关键。

胰腺兼具外分泌和内分泌两大功能。胰腺的主胰管由胰头直到胰尾部,大约有85%人群的主胰管和胆总管汇合形成壶腹部,并共同开口于十二指肠降部。这也是胆、胰疾病之间容易发生相互影响的解剖学基础。如壶腹部肿瘤或胰头部癌可阻塞或压迫胆总管,从而导致梗阻性黄疸。

胰腺的外分泌为胰液,是一种无色透明等渗的液体,pH值为7.0~8.7,主要成分是水、无机盐和各种消化酶(胰酶)。这些消化酶在食物消化过程中具有十分重要的作用。

胰腺的内分泌功能主要由胰岛细胞承担。胰岛是大小不同的细胞团,散布在腺泡之间,胰体尾部分布较多。胰岛中不同的细胞分泌的激素也不尽相同,如A细胞分泌胰高血糖素,B细胞分泌胰岛素,D细胞分泌生长抑素,D2细胞分泌血管活性肠肽(VIP)等。不同来源的胰腺内分泌肿瘤,往往存在相应激素分泌增多的临床表现。

## 42.2　胰腺癌

胰腺癌是较为常见的一种消化道恶性肿瘤,在美国,其年发病率约为10/10万,病死率占所有恶性肿瘤的第4位或第5位。国内统计其年发病率也逐年升高。复旦大学附属中山医院2006年一年收治的病例数已达200余例,是20世纪90年代的4倍多。胰腺癌早期缺乏典型的临床表现,待诊断明确后往往已属晚期,现已被公认为是60余种恶性肿瘤中预后最差的。自然病程的中位生存期仅4~6个月,而根治手术后的5年生存率也始终徘徊在10%左右。虽然对胰腺肿瘤的影像学诊断技术有了较快的发展,根治手术切除率也有了很大的提高,但总的预后并未发生明显改观。

胰腺癌病因尚不明确,吸烟、饮酒、慢性胰腺炎、高脂肪和高蛋白饮食、遗传家族史可能与其发病相关。胰腺癌患者的糖尿病发病率增高,但是这两者之间的关系目前尚存有争议。胰腺癌以男性多见,男女之比为(1.5~2.1):1,且好发于40岁以上的中老年人。

## 42.2.1 病理

**(1) 病理特征**

胰腺癌的组织类型以导管腺癌最为常见,约占90%。大约70%的导管腺癌位于胰头部。肿瘤质地硬,界限不清,多为灰黄或灰白色,切面可有砂粒感。肿瘤周围可以有比较明显的间质增生和纤维化,并可伴有慢性胰腺炎的表现,这可能与肿瘤阻塞了周围的胰腺导管有关。黏液性非囊性癌(胶样癌)、印戒细胞癌、腺鳞癌、未分化癌、巨细胞癌及肉瘤样癌常被认为是导管腺癌的变异体。其他少见的类型还有腺泡细胞癌、胰胚细胞癌等。

胰腺癌在确诊时,癌或肿瘤直径往往已达到3 cm以上,并常有局部淋巴结和远处转移。肿瘤可沿胰管或胰内淋巴管扩散,在胰内也可能存在多个癌中心。胰体尾部的癌或肿瘤在发现时往往体积更大,且远处转移更为多见。胰腺癌对周围血管、淋巴管、神经和周围器官的侵犯较为常见,早期即可出现淋巴转移以及肠系膜上血管、门静脉、肝动脉、腹腔干的侵犯,中晚期时可累及下腔静脉、腹主动脉。多数病变在早期就有周围器官的累及,如胆总管下段受累、受压,出现梗阻性黄疸,病变也可累及十二指肠、胃、脾、空肠、横结肠、肾、肾上腺等。此外,胰腺癌的嗜神经生长也是其重要的生物学特性,肿瘤往往会因侵犯周围神经丛,而导致腹痛和背部疼痛。

**(2) AJCC的TNM分期(2002年)**

T——原发肿瘤
 TX 原发肿瘤无法评估
 T0 无原发肿瘤的证据
 Tis 原位癌
 T1 肿瘤限于胰腺内,直径<2 cm
 T2 肿瘤限于胰腺内,直径>2 cm
 T3 肿瘤超出胰腺范围,但没有累及腹腔干和肠系膜上动脉
 T4 肿瘤累及腹腔干或肠系膜上动脉(不可切除的原发肿瘤)

N——局部淋巴结
 NX 局部淋巴结情况无法评估
 N0 无局部淋巴结转移
 N1 有局部淋巴结转移

M——远处转移
 MX 远处转移情况无法评估
 M0 无远处转移
 M1 有远处转移

**(3) 临床分期**

0期 Tis N0 M0
Ⅰ期 T1 N0 M0,T2 N0 M0
Ⅱ期 T3 N0 M0
Ⅲ期 T1 N1 M0,T2 N1 M0,T3 N1 M0
ⅣA期 T4 任何N M0
ⅣB期 任何T 任何N M1

## 42.2.2 临床表现

早期胰腺癌多无明显症状,随着肿瘤的发展,可有不同的临床表现。而临床表现则与肿瘤的部位、大小及分期关系密切。

肿瘤可以导致胰管或胆管的梗阻而使胰管或胆管内压力增高,或侵犯胰包膜导致腹痛或腹部不适。当肿瘤侵犯腹腔神经丛,可出现持续剧烈的腰背部疼痛,患者可因疼痛出现蜷曲位以缓解疼痛,且这样的疼痛以夜间明显。同时,肿瘤导致周围胰腺组织慢性炎症,也可能是引起疼痛的机制之一。

梗阻性黄疸是胰头癌的突出表现。黄疸往往是胰头癌的首发症状,但并不是胰头癌的早期症状。肿瘤越接近壶腹部,黄疸出现就越早。由于肿瘤生长,黄疸一般呈进行性加重。同时有尿色加深,呈浓茶或酱油色,大便颜色变浅,甚至呈陶土色。皮肤、巩膜有黄染,可有瘙痒。梗阻严重时,可以在右侧肋下扪及肿大的胆囊。偶尔可以出现急性胆管炎或急性胰腺炎的表现。

肿瘤常导致胰液、胆汁的排泄受阻,由此可引起一系列消化道症状,如食欲减退、消化不良、腹泻、便秘、恶心、呕吐等。食欲减退、消化不良加之肿瘤的消耗,患者可出现明显的消瘦。肿瘤也可侵犯十二指肠,导致消化道的梗阻、出血。

胰腺癌由于出现症状常较晚,确诊时大多已经失去了手术机会,其晚期症状可出现明显的恶病质表现,如可扪及上腹部肿块、腹腔积液征阳性、锁骨上淋巴结肿大、直肠指检可扪及盆腔转移病灶等,若有骨转移时可出现明显的局部疼痛。

## 42.2.3 辅助检查

患者可因肿瘤消耗导致贫血。肿瘤若阻塞胆道出现梗阻性黄疸,可有血清胆红素的升高,尤其是以结合胆红素的升高为主。但是如果梗阻严重时,黄

疸可导致严重的肝功能损害,以致出现肝细胞性黄疸,血清非结合胆红素也会有明显的升高。在血清胆红素升高的同时,可以伴有尿胆原的升高,以及血清碱性磷酸酶、谷丙转氨酶、谷草转氨酶的升高。少数早期胰腺癌的患者,也可因胰管梗阻而出现一过性的血淀粉酶、尿淀粉酶的升高,部分患者可有血糖、糖耐量检查的异常。

很多肿瘤标记与胰腺癌相关,如 CEA、CA19-9、CA125 等。其中,CA19-9 相对敏感性和特异性较高,但是 CA19-9 在某些良性疾病中也会出现升高,因此不能作为确诊的依据。此外也有部分胰腺癌不表达 CA19-9,因此 CA19-9 不宜作为一个筛查的指标,可作为一个治疗后的随访指标。一些研究也表明,术后或化疗后 CA19-9 的水平同胰腺癌的预后相关。术后 CA19-9 的降低至正常,往往提示预后较好;手术后或化疗后,CA19-9 若再度升高,往往提示疾病的复发或进展。另有一些研究发现,一些癌基因或抑癌基因的表达或突变,同胰腺癌的发生和发展有密切的关系,如胰腺癌组织可以有较高水平的 $k\text{-}ras$ 基因第 12 位密码子突变。这方面的研究可能会给胰腺癌的早期诊断带来希望。

超声检查是胰腺癌首选的无创影像学检查。但由于受到肠道气体的干扰,超声检查对腹膜后位胰腺疾病的诊断还是存在一定的局限性;同时超声检查也受到检查者自身因素、超声检查设备的影响。对于超声检查发现有胆管扩张,而没有发现明显的胆石症者,应高度警惕是否存在胰头癌的可能。目前,采用内镜超声检查(EUS)可以提高对胰腺癌的检出率。内镜超声引导下的细针穿刺(EUS guided FNA)是在内镜超声基础上同细胞学检查结合的诊断方式,相对 CT 引导下经皮穿刺具有较高的敏感性和特异性,同时其针道播散和胰瘘等并发症的发生率相对较低。对于诊断困难的胰腺占位性疾病可采用此方法。

螺旋 CT 是常用的胰腺癌影像学诊断手段。随着 CT 技术的不断提高,目前已经有可能发现直径 <1 cm 的胰腺肿瘤。动态螺旋 CT 结合三维成像技术,可以直观地显示胰腺肿瘤和其周围血管的关系,对于判断肿瘤的可切除性具有重要的价值。MRI 在空间分辨率上不及多排螺旋 CT,磁共振胆道成像(MRCP)能显示胆道、胰管梗阻的部位、扩张的程度,对诊断有一定的价值。正电子发射体层成像(PET)除了可以发现胰腺肿瘤外,对于发现转移性病灶有其独特的价值。已有研究表明,PET 对胰腺癌手术后局部复发、腹腔转移灶及肝外转移的诊断价值优于 CT 和 MRI。但是,对于肝脏转移灶的诊断价值不如 CT 和 MRI,而且由于价格昂贵,限制了其应用。

内镜逆行胰胆管造影(ERCP)除能直接观察到十二指肠及乳头部的情况和病变外,还可通过造影显示胆道系统和胰管的解剖和病变,同时对病灶可取活组织病理学检查,也可以收集胰液进行脱落细胞、酶学、生物化学和基因等方面的检测。

经皮肝穿刺胆管造影(PTC)及引流(PTCD)适用于有梗阻性黄疸的胰腺癌患者,操作者可在 X 线或超声设备引导下实施穿刺。一方面 PTC 可行造影检查,具有一定的诊断价值;其次通过置管引流可以改善肝功能情况,减轻黄疸,是合并有重度梗阻性黄疸的胰头癌患者重要的术前准备措施之一。

选择性动脉造影对胰腺癌的诊断有一定的参考价值,但是随着 CT 技术的提高,其地位已经下降。常规的胃肠钡餐造影对胰腺癌的诊断价值有限,往往只能发现晚期病例,在胰头癌晚期可有十二指肠套扩大,或十二指肠呈反"3"形改变。

此外,由于一些胰腺癌可能会同时存在影像学技术难以发现的微小腹腔播散灶或肝脏转移灶,可以在手术前行腹腔镜探查。腹腔镜下超声检查也已经开始逐步进入临床应用阶段。

尽管目前有上述多种诊断方式,胰腺癌的早期诊断仍然是摆在广大胰腺肿瘤外科医师面前的难题。除了期待新的诊断技术的诞生外,或许对如下高危人群的重点检查可能是目前较为可行的方法:①年龄 >40 岁,有上腹部非特异性不适。②有胰腺癌家族史者。③年龄在 60 岁以上,无家族史,无肥胖,而突发糖尿病患者,特别是一些不典型糖尿病,并很快形成胰岛素抵抗者。已有文献报道,约 40% 的胰腺癌患者在确诊时伴有糖尿病。④目前有人认为,慢性胰腺炎在小部分患者中是一个重要的胰腺癌前病变,特别是有慢性家族性胰腺炎和慢性钙化性胰腺炎史的患者。⑤导管内乳头状黏液瘤亦属胰腺癌前病变。⑥患有家族性腺瘤息肉病者。⑦良性病变行远端胃大部切除者,特别是术后 20 年以上的人群。⑧吸烟、大量饮酒,以及长期接触有害化学物质等均是胰腺癌的高危人群。

### 42.2.4 治疗

胰腺癌预后差,手术切除率低,早期容易出现远处转移和局部浸润,术后易复发转移,应强调综合治疗的观念。

### (1) 手术治疗

手术切除可能是治愈胰腺癌的重要手段。根据胰腺肿瘤的性质、部位、侵犯的范围等可有多种术式的选择。随着手术技术、重症监护、营养支持等水平的不断提高，胰腺癌围手术期死亡率、并发症发生率已大大降低，目前国内、外主要的胰腺癌诊疗中心的胰十二指肠切除术的围手术期死亡率多在1%左右或更低。

1）Whipple 手术  即经典胰十二指肠切除术（pancreatoduodenectomy，PD），1935 年由 Whipple 首创。目前是治疗胰头癌的基本术式，其他不同术式都是在此基础上进行改进的结果。手术切除范围包括胰头（含钩突）、远端胃、全段十二指肠、屈氏韧带以下 20 cm 的空肠、胆囊和下段胆总管。本术式也适用于壶腹部肿瘤。消化道重建多采用 Child 法，即按胰肠、胆肠、胃肠的顺序进行吻合。由于胰腺癌易侵犯胰周大血管及后腹膜，且早期极易淋巴结转移及胰周神经侵犯，而该术式仅局限于切除胰头肿瘤及与胆总管右侧的淋巴结，不涉及血管切除，所以手术切除率低，术后复发率高，5 年生存率低。

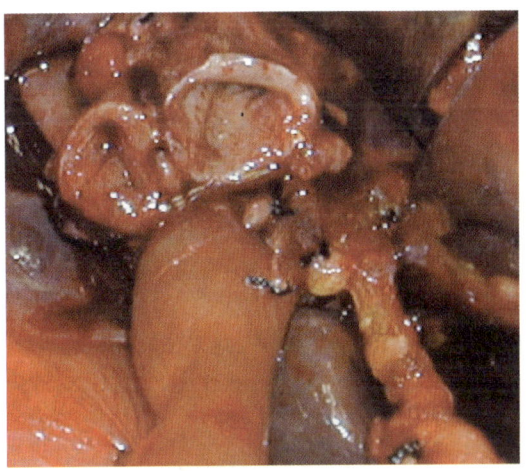

图 42-2  根治性胰十二指肠切除术：清扫肝门处的淋巴结及脂肪组织

2）根治性胰十二指肠切除术  由于传统的 Whipple 手术治疗胰腺癌疗效不佳，部分学者希望通过扩大手术切除或清扫范围以提高手术生存率，并提出了不同的手术方式，如区域性胰腺切除、扩大的（或广泛的）胰十二指肠切除、联合血管切除重建的胰十二指肠切除等。尽管如此，目前各种扩大的术式名称及切除范围尚无统一的标准。而根治性胰十二指肠切除术比较能概括上述术式的基本方式及范围，近年来也逐渐得到国内、外学者的认可。

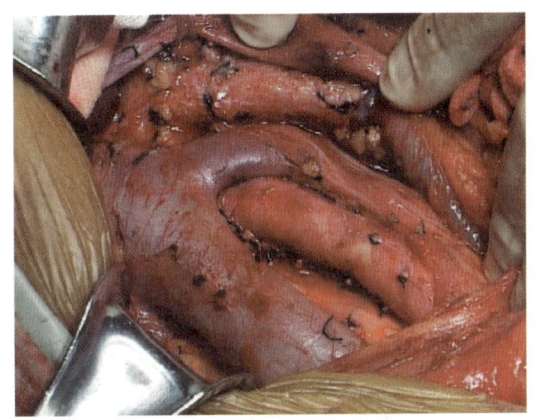

图 42-3  根治性胰十二指肠切除术：完整切除胰腺钩突

该术式切除范围：①门静脉左侧 2～3 cm 处切断胰腺；②在肝总管处切断胆道以及门静脉和肝固有动脉"骨骼化"，清扫肝门处的淋巴结及脂肪组织（图 42-2）；③1/2 远端胃、十二指肠、近端空肠10 cm 及右半大网膜；④完整切除胰腺钩突（图 42-3）；⑤清扫肝总动脉及腹腔干周围淋巴结；⑥清扫肠系膜上动脉右侧软组织；⑦清扫下腔静脉、腹主动脉与左肾静脉三角间的淋巴组织（图 42-4）。目前普遍认为，广泛淋巴结清扫有可能提高早期胰腺癌患者（Ⅰ、Ⅱ期）的手术效果，改善生存状况。但对于较为晚期的病例，这种术式并不能产生良好的临床效果[3]。

3）区域性胰腺切除术  由于解剖位置的关系，胰腺癌极易侵犯门静脉（肠系膜上静脉），这也是以往胰头癌切除率低的主要原因。1973 年，Fortner 提出了胰腺癌联合门静脉（PV）、肠系膜上静脉（SMV）、肠系膜上动脉（SMA）、肝动脉（HA）、腹腔

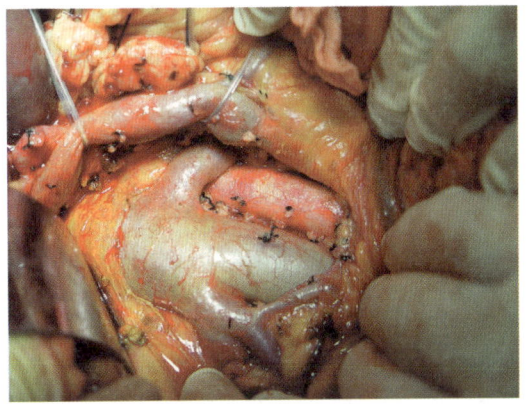

图 42-4  根治性胰十二指肠切除术：清扫下腔静脉、腹主动脉与左肾静脉三角间的淋巴组织

干(CA)等血管切除的区域性胰腺切除术,极大地提高了胰腺癌的切除率。Fortner 等提出的区域性胰腺切除术的分型为:①0 型,胃全胰切除(包括远端胃、胆囊胆管、脾及后腹膜淋巴结清扫);②Ⅰ型,胃胰部分切除或全部切除 + SMV 节段切除重建 + 后腹膜淋巴结清扫(图 42-5);③Ⅱ型,分为 3 个亚型,Ⅱa 型为Ⅰ型 + SMA 部分切除重建,Ⅱb 型为Ⅰ型 + CA 和(或)HA 部分切除重建,Ⅱc 型为Ⅰ型 + CA 和 SMA 部分切除重建。

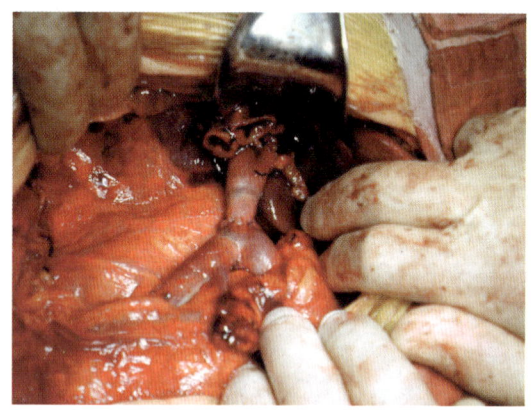

图 42-5 区域性胰腺切除术Ⅰ型:胃胰部分切除或全部切除 + SMV 节段切除重建 + 后腹膜淋巴结清扫

对于该术式的疗效目前尚存在着较大争议。有学者认为,肿瘤与静脉无法分离,并不能说明静脉是否真正受侵犯,有时为肿瘤侵犯,有时则为炎症性粘连,如为前者,即便是两者勉强分离,在和血管的接触面,部分患者仍有肿瘤细胞残留;而对有些静脉血管真正受累的患者,如肿瘤未侵及内膜,连同血管一并切除仍可取得较好的疗效。鉴于上述原因,目前一般认为,对于肿瘤侵犯门静脉或肠系膜上静脉的病例,如果侵犯范围在 2cm 以内或累及血管周径 <1/3 者,且无手术禁忌证,估计能达到切缘阴性,术者又具有良好的手术技巧,可考虑行胰腺癌联合门静脉(PV)、肠系膜上静脉(SMV)血管切除术,这样可使更多患者获得根治性切除的机会。但对于以下情况即便是连同血管一并切除,患者的生存率也并无改善:①术前影像学检查显示血管闭塞,肿瘤包裹血管,血管受累长度 >2cm 或血管内膜明显受侵犯者;②任何的胰周动脉受侵犯者;③术中发现血管受侵犯外,肿瘤局部侵犯严重,难以达到切缘阴性者。

4) 保留幽门的胰十二指肠切除术 1978 年,Longmire 和 Traverso 提出了保留幽门的胰十二指肠切除术(PPPD)。保留胃、幽门及十二指肠球部,在幽门下方 2cm 切断十二指肠,其他与 Whipple 手术一致。一般认为,由于 PPPD 切除范围小,术后消化道激素的分泌更接近生理状态,可防止经典 PD 术后的营养性并发症以及减少其他术后并发症,如碱性反流性胃炎、倾倒综合征等,从而提高了患者的生活质量。但是,由于手术保留幽门,可能影响幽门上、下淋巴结(No 5、6)的清扫;部分胰头癌患者,因肿瘤直接侵犯十二指肠球部及幽门,可能会降低手术的彻底性;由于手术可能会影响幽门及十二指肠球部的血供和迷走神经鸦爪神经丛的完整性,部分患者可能发生术后胃排空延迟。因此,PPPD 是否能作为胰头癌的标准术式,目前尚无定论。

从目前资料看[4],PPPD 与传统的 Whipple 手术相比,两者手术并发症(包括胃排空延迟)、死亡率及术后长期生存率均接近,但术后早期生活质量前者优于后者。所以对于小胰腺癌患者,PPPD 可能是合适的选择;而对于肿瘤 >4cm,估计幽门上、下有淋巴结转移或肿瘤已侵犯十二指肠球部的患者,仍需行 Whipple 手术。

5) 全胰切除术(total pancreatectomy,TP) 该术式治疗胰腺癌的合理性至今仍存在争议。赞成者认为部分胰腺癌为多中心,该术式可清除胰腺的所有肿瘤细胞,并可彻底清扫胰周淋巴结;此外还可避免胰腺切除术中最为严重的胰漏并发症的发生。反对者则认为只有少数胰腺癌为多中心(10% ~ 15%),且目前胰漏发生率已显著下降,即便发生胰漏,绝大多数经非手术治疗方式均可痊愈;且该术式术后需长期使用胰岛素替代治疗,消化功能差。目前,多数学者认为与传统胰十二指肠切除术相比,全胰切除术并不能提高长期生存率,生存质量也明显下降,所以不主张全胰切除。除非术中胰腺残端有肿瘤残留(术中冷冻切片证实),或残留胰腺已无法保留以及胰腺残端无法满足胰肠吻合的条件者,则可考虑行全胰切除术。

6) 胰体尾切除术(distal pancreatectomy,DP) 该术式是治疗胰体尾肿瘤的常用方法。由于胰体尾癌早期多无明显不适,待出现症状就诊时大多数已属晚期,根治手术切除率低。对Ⅰ、Ⅱ期患者行根治性切除加淋巴结清扫并联合其他辅助治疗,可提高患者 5 年生存率。此外,由于胰体癌易侵犯腹腔干,对于这类患者,有学者根据全胃切除手术中的 Appleby 术式,提出了联合腹腔干切除的胰体尾切除术(改良 Appleby 手术),即切除胰体尾的同时一并切除腹腔干。目前该术式的疗效尚不清楚[5],临床应用应十分慎重。

7）姑息性手术 对不能行根治性手术的患者，可根据情况行胆肠吻合、胃肠吻合、腹腔神经丛阻滞等，以改善患者的生活质量及为放化疗提供条件。

**（2）非手术治疗**

1）化疗 在胰腺癌的综合治疗中占有重要地位，现有的资料表明，无论是胰腺癌切除术后还是无法切除的胰腺癌患者，化疗对提高生存率均有一定的帮助。胰腺癌化疗可分为胰腺癌的术后辅助化疗及术前辅助化疗（新辅助化疗）。临床应用的化疗药物种类及配伍方案较多，可经外周静脉输入的全身系统化疗，也有经门静脉或肝动脉的区域性化疗。由于多数临床研究不是严格意义上的前瞻性双盲对照研究，所以得出的结论也各不相同。根据目前少数大宗病例数的前瞻性双盲对照试验结果，比较公认有效的方案为单用吉西他滨（gemcitabine）或吉西他滨与5-Fu的组合，两者疗效相似。在根治性切除的胰腺癌患者中，单用吉西他滨6个疗程，每疗程3周，每周静脉输入1 000 mg/m$^2$，3年及5年无瘤生存率分别达23%及16%[6]。胰腺癌的新辅助化疗目前研究的较少，从少数研究结果看，可以降低胰腺癌的术前分期，提高手术切除率，但对患者的长期生存率并无显著的影响。对于手术无法切除的胰腺癌患者，化疗可以部分缓解疼痛症状，但对其生存期的延长极其有限。

2）放疗 是胰腺癌综合治疗的另一个重要手段，一般与化疗配合施用，且部分化疗药物如5-Fu及吉西他滨等可以起到放疗增敏剂的作用。放疗可分为术前、术中及术后放疗。放疗对降低肿瘤分期、提高生存率、缓解疼痛症状均起到一定作用。但目前尚无统一的方案。适形增强放疗（intensity modulated radiation therapy，IMRT）又称调强放疗，是近年随着CT技术及三维适形放疗技术的发展而兴起的新技术，这项技术可以根据肿瘤三维外形调整放疗区域，增加放射剂量，均匀照射肿瘤组织，并最大限度地减少正常组织的放疗损伤，是目前胰腺癌放疗的先进手段[7]。

3）姑息治疗 对终末期胰腺癌患者，应按照癌痛三级镇痛的原则予以镇痛治疗。有骨转移者，可试用放射性核素内放疗。有梗阻性黄疸者，可行PTCD或ERCP减黄治疗。

## 42.3 壶腹周围肿瘤

壶腹周围肿瘤常指位于胆总管末端、Vater壶腹部和十二指肠乳头部的肿瘤。由于这些来源不同的肿瘤所在的特殊解剖部位，常有着相同的临床表现，手术时也难以将其截然分开，故常作为一个类型，统称为壶腹周围肿瘤。此外，壶腹周围肿瘤还可来源于多种不同的组织，如胰腺导管上皮、腺细胞本身、胆管上皮、壶腹和十二指肠乳头的腺上皮组织。以往曾习惯将胰头癌亦包括在内，但因两者在病程、手术切除率、预后等诸多方面均有明显不同，如前者病程相对较短，黄疸出现早，易被早期诊断，故手术切除率高；而胰头癌发展快，迅速出现胰周淋巴结转移，黄疸出现晚，手术切除率低。

### 42.3.1 病理

肿瘤大体标本呈息肉型、结节型、肿块型或溃疡型。壶腹周围肿瘤多为腺癌，大部为分化良好，分化差的仅占15%。组织学分类除腺癌外，余为乳头状癌、黏液癌、未分化癌、网织细胞肉瘤、平滑肌肉瘤、类癌。由于肿瘤的特殊位置，很容易阻塞胆总管和主胰管，致胆汁及胰液的引流不畅，引起梗阻性黄疸及消化不良，亦可直接浸润肠壁形成肿块或溃疡，加之消化液、食物的机械性损伤，可引起十二指肠梗阻与上消化道出血。其转移方式有：①直接蔓延至胰头、门静脉及肠系膜血管；②区域淋巴结转移如十二指肠后、肝十二指肠韧带、胰头上下等处的淋巴结转移；③肝转移。晚期可有更广泛的转移，如肺转移、盆腔转移和骨转移等。

### 42.3.2 临床表现

发病年龄多在40～70岁，男性居多，与胰头癌的临床表现极为相似，半数患者在有症状出现后3个月内就诊，仅10%的患者就诊时间在1年以上。无痛性进行性黄疸，肝、胆囊肿大，间歇性胃肠道出血为其主要症状。

1）黄疸 较早出现，且进行性加重，但少数患者可因肿瘤坏死、胆管再通而黄疸消退或减轻，但以后重新加深，呈现波动性黄疸。注意不应误为胆石症或肝细胞性黄疸。可有尿色深、粪色浅及胆盐在皮下沉着刺激神经末梢而出现皮肤瘙痒。

2）上腹痛 早期部分患者（约40%）可因胆总管扩张或因胰液排出受阻，致管腔内压力升高，而产生剑突下钝痛，可向背部放射，进食后较明显，常未受重视。后期因癌或肿瘤浸润范围扩大，或伴有炎症而疼痛加重，可出现背脊痛。但多不如胰头癌严重。

3）发热 合并胆道感染（约 20%）或邻近部位的炎症，可有寒战、高热，甚至出现中毒性休克。

4）消化道症状 因胆汁、胰液不能正常参与消化过程，患者有食欲缺乏、饱胀、消化不良、腹泻、乏力及体重下降。由于壶腹癌部分坏死后可慢性出血，以致黑便，潜血试验阳性，并出现继发性贫血。如果出现腹膜转移或门静脉癌栓，则可出现腹腔积液。

5）肝、胆囊增大 为胆管梗阻、胆汁淤滞所致，常可触及肿大的肝脏及胆囊，肝质地硬、光滑。

### 42.3.3 辅助检查

根据上述症状及体征，如进行性、近乎无痛性黄疸、肝及胆囊肿大等可作出初步诊断，为确诊还需进一步做如下辅助检查。

（1）实验室检查

淀粉酶可升高，血清胆红素升高，大便潜血试验有 85%~100% 患者为阳性，大便镜检可见未消化的肌纤维和脂肪，可有血糖增高。

（2）十二指肠引流液检测

引流液中有时可见鲜血或潜血试验阳性，或可见脱落的癌细胞。

（3）影像学检查

1）B 超 可确定胆管有无扩张，对无黄疸者可提供早期进一步检查的线索，有经验者可观察到局部的肿瘤。目前内镜超声技术的发展对诊断有较大帮助。

2）PTCD 可显示胆总管下端的阻塞部位，但需注意有可能出现胆漏致胆汁性腹膜炎等并发症。

3）ERCP 可以窥视十二指肠内侧壁和乳头情况，并可取活组织送病理检查，对壶腹周围肿瘤的诊断均有较大帮助。但有可能出现高淀粉酶血症或急性胰腺炎等并发症。

4）CT 对鉴别胰头癌有意义，有助于本病诊断，可显示肿瘤的位置与轮廓。

5）MRCP 可显示胆总管下端的阻塞部位，有助于本病诊断。

6）放射性核素检查 可了解梗阻部位。$^{75}$硒-甲硫氨酸胰腺扫描，在胰腺癌肿处出现核素缺损（冷区）。

7）选择性腹腔动脉造影（SCA） 从血管位置改变，可间接确定肿瘤所在部位。

8）胃肠钡餐及十二指肠低张造影检查 有时可见十二指肠外上方有胆囊压迹，或第一、二段交界处有增粗的胆总管压迹，十二指肠乳头增大；胰头癌者可见十二指肠套扩大；十二指肠内侧壁"僵硬"呈反"3"形，胃受压向前推移。

### 42.3.4 鉴别诊断

本病有上腹闷胀不适、黄疸，可并发胆道感染，血清淀粉酶升高，有时会误诊为胆管结石。其鉴别诊断主要根据后者有反复发作史、Charcot 三联征、波动性黄疸，此外影像学检查可予以区别。有时误诊为传染性肝炎，可根据壶腹周围肿瘤 AKP 升高，转氨酶与血清胆红素水平不平行予以鉴别。其他鉴别诊断有肝癌，则可根据肝癌 AFP 升高与本病区别。此外，本病还易与胰头癌相混淆，可行 B 超、CT 或 MRI 等检查可见胰腺内占位性病变予以鉴别。一般临床上可进行 B 超、PTC、ERCP 等检查，结合症状、体征便可诊断本病，同时鉴别其他易误诊的有关疾病。

### 42.3.5 治疗

本病一旦确诊，则应行胰十二指肠切除术，这是目前最为有效的治疗方法。其切除范围，包括胃的远侧 1/2 部分、全十二指肠、胰头部、空肠近端约 10 cm 以及胆管十二指肠球后段以下部分，然后进行各种方式的消化道重建。此手术范围广，创伤大，加之患者长期黄疸，肝、肾功能损害，消化吸收功能低下，营养不良，故必须做好充分的术前准备，给予高糖、高蛋白、高维生素饮食，并给予胆盐、胰酶等助消化药，强调给予维生素 K（肌内注射或静脉滴注），必要时术前给予输血、输血浆、输白蛋白予以支持，以纠正贫血及低蛋白血症。

Whipple 手术仍然是复杂、风险高的术式，相对固定的胰腺肿瘤外科手术专业组有着极高的切除率、低手术死亡率和并发症发生率[8]。肿瘤与门静脉-肠系膜上静脉的"粘连"不是手术切除的禁忌证，在无远处转移和肠系膜上动脉侵犯、门静脉-肠系膜上静脉上、下浸润范围不超过 2 cm 者，则可实施联合血管切除的胰十二指肠切除术。如发生广泛腹膜后转移、肝转移等不能切除，则应行内引流术以减轻黄疸，如行胆囊空肠吻合术或胆总管空肠或十二指肠吻合术等姑息性旁路手术。若发生十二指肠狭窄，则应行胃空肠吻合术以解除十二指肠梗阻。

化疗常用 5-Fu、丝裂霉素或与阿糖胞苷、长春碱、奥沙利铂等联合用药。若是偏向于胰腺来源的肿瘤,目前常采用 5-Fu、吉西他滨治疗。

## 42.4 胰腺囊性肿瘤

胰腺囊性肿瘤(cystic neoplasms of the pancreas, PCN)仅占胰腺肿瘤的 5%~10%。近年来,随着影像学诊断技术的发展,胰腺囊性肿瘤的发现较过去有了明显的增加。复旦大学附属中山医院自 1999~2006 年共收治胰腺囊性肿瘤病例数已达 194 例。世界卫生组织(WHO)2000 年公布的胰腺肿瘤分类中的囊性肿瘤包括浆液性囊性肿瘤(serous cystic neoplasm, SCN)、黏液性囊性肿瘤(mucinous cystic neoplasm, MCN)、导管内乳头状黏液性肿瘤(intraductal papillary mucinous neoplasm, IPMN)、实性假乳头状瘤(solid-pseudopapillary tumor, SPT)、腺泡细胞囊腺癌、导管腺癌囊性变和胰腺内分泌肿瘤囊性变。

胰腺囊性肿瘤涵盖了从良性到恶性的各种病变,诊断和鉴别诊断较困难,而且大多可手术切除,预后又明显好于胰腺导管癌,因此越来越受到关注。本节重点介绍浆液性囊性肿瘤、黏液性囊性肿瘤、导管内乳头状黏液性肿瘤和实性假乳头性肿瘤。而腺泡细胞囊腺癌、导管腺癌囊性变和胰腺内分泌肿瘤囊性变则分别见于"胰腺癌"和"胰腺内分泌肿瘤"章节。

### 42.4.1 浆液性囊性肿瘤

(1) 病理

浆液性囊性肿瘤起源于胰腺腺泡的中心细胞,多见于头颈部,一般分为微囊型和寡囊型两类。微囊型多见,占 70%~80%。最大的肿瘤直径可达 25 cm,平均 6~10 cm,可由许多直径<2 cm 的小囊组成,切面呈蜂窝状或海绵状。有时可见到中央纤维瘢痕,囊壁菲薄,囊腔内液体清亮。寡囊型则由单个或数个直径>2 cm 的囊组成,镜下见囊壁衬以富含糖原的单层扁平或立方上皮细胞。

浆液性囊性肿瘤被认为是无恶性倾向的完全良性疾病。但近年来已有近 10 例浆液性囊腺癌的报道,是否由浆液性囊腺瘤发展而来尚不清楚[9,10]。

(2) 临床表现

浆液性囊腺瘤多见于女性,临床表现无特征性,如腹痛、腹胀不适、食欲减退、黄疸、消瘦、腹块、腹泻等。美国麻省总院的 Tseng 等[11]对 106 例浆液性囊腺瘤进行回顾性分析后发现,浆液性囊腺瘤常见的症状依次为腹痛(25%)、腹胀(10%)和黄疸(7%)。而 47% 的患者无临床症状,因其他疾病或体检行影像学检查时偶然发现。肿瘤直径≥4 cm 组有 72% 的患者有症状,而肿瘤直径<4 cm 组只有 22% 的患者有症状,两组差异有统计学意义($P<0.001$)。

(3) 辅助诊断

浆液性囊腺瘤的实验室检查包括肿瘤指标的检测多在正常范围内,无诊断价值。其诊断主要依赖影像学检查,如 B 超、超声内镜、CT、MRI 等。CT 的诊断价值尤为突出,不仅能发现胰腺的囊性病变,而且能显示钙化、分隔等特征性表现。

浆液性囊腺瘤的典型 CT 表现为多个直径<2 cm 的囊,构成蜂窝状,中央呈星状瘢痕,并有中央型钙化的边界清楚的囊实性肿块,但也只有 30% 的患者有这种特征性的病征(图 42-6)。子囊直径>2 cm 的寡囊型,常常与黏液性囊腺瘤不易鉴别,有时也容易与胰腺假性囊肿相混淆。但相当薄的分隔、分隔轻度强化和没有邻近脏器的侵犯是浆液性囊腺瘤区别于黏液性囊腺瘤的特征。

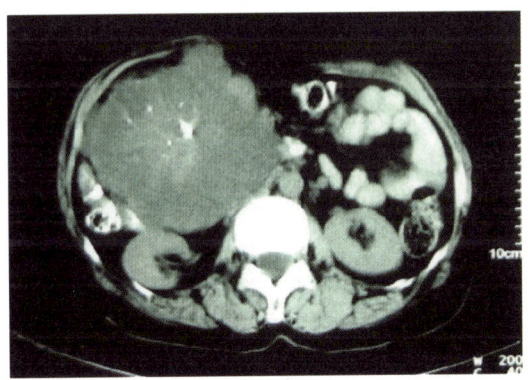

图 42-6 浆液性囊腺瘤的典型 CT 表现:多个囊实性肿块构成蜂窝状,中央呈星状瘢痕

(4) 治疗和预后

有症状的,或与黏液性囊性肿瘤不能鉴别的,应手术治疗[11,12]。无症状的且肿瘤较小的浆液性囊腺瘤,如肿瘤位于胰头部,可临床观察随访[12]。而对于胰腺体尾部的肿瘤,如无手术禁忌,可适当放宽手术指征。因其手术风险低、创伤小、预后好,且避免了因长期随访导致的较高医疗费用。

对于浆液性囊腺瘤,胰头部肿瘤可行经典或保留幽门胰十二指肠切除术,颈体部肿瘤可行胰腺节段切除术,体尾部肿瘤可行远端胰腺+脾或保留脾的切除术;如肿瘤未累及胰腺的主胰管或较大胰管,也可行囊肿摘除术。

浆液性囊腺瘤切除后即可获得治愈,术后的 CT

跟踪随访是没有必要的[13]。

## 42.4.2 黏液性囊性肿瘤

### (1) 病理

黏液性囊性肿瘤起源于胰腺外周的导管上皮,多见于体尾部。为巨囊或多房性,囊腔多在2cm以上,与胰管不相通,囊腔内可见纤维分隔,囊液为黏稠淡黄色液体。镜下见囊壁内衬有分泌黏液的柱状上皮,偶见乳头状结构。内衬上皮多为不连续,主要是因囊内高压使其大量剥脱所致。而同一肿瘤中可能同时存在着不同分化程度的上皮细胞。因此,应尽可能将囊壁全部取材进行病理检查,以免漏诊或误诊。黏液性囊性肿瘤的间质呈卵巢性,由较丰富的梭形细胞组成。

黏液性囊性肿瘤组织学分为良性(腺瘤)、低度恶性(交界瘤)和恶性(囊腺癌)。囊腺癌有非浸润癌和浸润癌之分。Sarr[14]报道了84例黏液性囊性肿瘤中腺瘤54例(65%),交界瘤和非浸润癌23例(27%),浸润癌7例(8%)。

黏液性囊腺瘤具有高度潜在恶性,瘤体越大,恶性的可能性也越大。文献报道[15],黏液性囊腺癌的直径均>3cm。

### (2) 临床表现

黏液性囊性肿瘤的临床表现也无特征性,多见于女性。复旦大学附属中山医院的资料显示,黏液性囊性肿瘤首发症状以腹痛最为多见(21%),其次为腹胀(15%),其他依次为腹块、黄疸、食欲缺乏及消瘦。黄疸及消瘦见于浸润性黏液性囊性肿瘤。38%的患者无临床症状,因其他疾病或体检行影像学检查时偶然发现。

### (3) 辅助诊断

黏液性囊性肿瘤的CT特征为单房或多房性低密度肿瘤,内有纤维分隔,囊壁较厚,可有结节,偶见高密度的钙化影。如囊壁不规则,分隔厚而不均匀,有乳头状突起,强化较明显者,或囊壁钙化明显,甚至呈蛋壳样钙化者,或有周围浸润征象者,提示恶性的可能。对不典型病例,如单囊、无囊壁结节或者囊内有出血坏死者,CT常不能作出明确的诊断。

### (4) 治疗和预后

黏液性囊性肿瘤因有恶变倾向及临床不能鉴别其良恶性,需手术治疗[13,16]。对黏液性囊腺瘤要求切除足够大的范围,仅行肿瘤摘除术是不恰当的[17]。因为,大的肿瘤周围常有一些子囊腺瘤,摘除时极易将其残留;同时肿瘤外周的胰腺导管上皮也常被检测出k-ras基因的突变,预示有恶变倾向,故应包括在切除范围内。

对于黏液性囊腺瘤、交界瘤和非浸润癌,胰头部的肿瘤可行经典或保留幽门胰十二指肠切除术,颈体部肿瘤可行胰腺节段切除术,体尾部肿瘤可行远端胰腺+脾或保留脾切除术,无需淋巴结清扫。Sarr等[14]对外科切除的54例腺瘤和23例交界瘤及非浸润性黏液性囊性肿瘤平均随访11年(2~31年)无复发。

浸润癌须根据肿瘤部位行胰十二指肠切除术或远端胰腺+脾切除术。需要强调的是,不要因为囊腺癌巨大而轻易放弃手术,临床发现肿瘤对血管的推移多于浸润。浸润癌的5年生存率为15%~33%[14,18]。

## 42.4.3 导管内乳头状黏液性肿瘤

### (1) 病理

导管内乳头状黏液性肿瘤是最近几年才被认识的一种胰腺囊性肿瘤。1982年,日本学者[19]首先报道了4例起源于胰腺大导管的恶性肿瘤,称为"胰腺产黏液癌"。1996年,WHO正式命名为导管内乳头状黏液性肿瘤(IPMN)。IPMN多位于胰头、钩突部,其次为体尾部,也可累及整个胰腺。其基本的病理改变是胰管内出现分泌黏液的异常上皮,导致胰管内大量黏液、胰液潴留和胰管扩张。根据肿瘤的起源不同分为主胰管型、分支胰管型和混合型3种类型。肿瘤与胰管相通,切面见主胰管及部分分支显著扩张,并有大量黏液潴留,导管壁部分增厚或有乳头状突起。显微镜下,IPMN是由立方上皮细胞或柱状上皮细胞围绕一纤维血管轴心形成的乳头构成,无卵巢性间质。

IPMN的组织学分型同黏液性囊性肿瘤。IPMN中恶性肿瘤的比例为38%~48%[20,21]。恶性的IPMN往往能从镜下观察到从良性腺瘤、不典型增生到恶性肿瘤的连续变化[22]。

导管内乳头状黏液腺瘤有恶变倾向,其中,主胰管型IPMN的恶变率高达60%~92%,分支胰管型的恶变率为6%~40%[23]。

### (2) 临床表现

IPMN多见于中老年男性,腹痛往往是主要的首发症状。在Sohn等[21]报道的136例IPMN中,有51%表现为腹痛,可能与胰管堵塞造成的胰管高压有关,这也是导致有些患者反复急性胰腺炎发作的主要原因。此外,有些患者因胰管的长期阻塞,引起内、外分泌功能受损,而导致特发性的慢性胰腺炎,常表现为脂肪泻、糖尿病和体重下降。复旦大学附属中山医院收治的76例患者多以腹痛(46%)和黄疸(32%)为首发症状,6例(11%)为偶然发现。

(3) 辅助诊断

研究发现,血清 CA19-9 水平在浸润性 IPMN 组显著高于非浸润组,因此测定血清 CA19-9 水平对判断 IPMN 的良恶性有参考价值[24]。

主胰管型 IPMN 的 CT 检查可发现导管节段性和弥漫性扩张,并见扩张的导管内充满低密度的黏液或多发乳头状结节(图42-7)。如主胰管直径＞10 mm,或胰管内结节＞10 mm,提示恶性的可能。主胰管型 IPMN 有时与慢性胰腺炎伴胰管扩张的病例很难鉴别,这也是常误诊为慢性胰腺炎的主要原因。其鉴别诊断为慢性胰腺炎扩张的胰管呈粗细不等的改变,内无结节,偶有结石;而 IPMN 扩张的胰管则是规则一致。

分支胰管型 IPMN 的 CT 表现为分叶状囊性肿物,包膜薄,境界清楚,与胰管相通(图42-8)。如肿瘤直径＞30 mm,且伴有导管腔内结节,提示恶性的可能。分支胰管型 IPMN 与黏液性囊性肿瘤的鉴别,关键是囊肿与胰管是否沟通,而 MRCP 和 ERCP 在这方面更具优势。

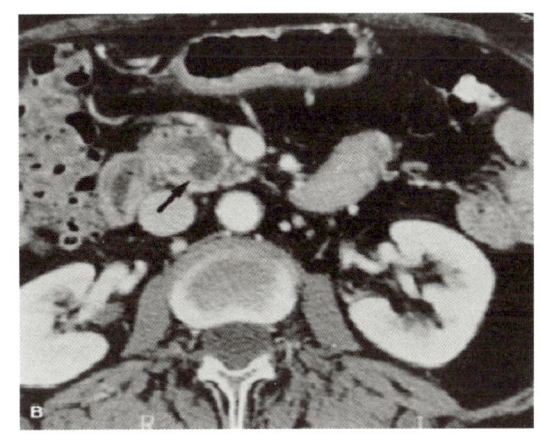

图42-8 分支胰管型 IPMN 的 CT 表现:分叶状囊性肿物,包膜薄,境界清楚,与胰管相通

文献报道[25,26],在超声内镜引导下细针穿刺吸取囊液并做细胞学、肿瘤标记及淀粉酶的检测,对鉴别胰腺囊性肿瘤有帮助(表42-1)。但潜在的出血、感染和肿瘤播散等并发症及较低的阳性率限制了其在临床的广泛开展。

(4) 治疗和预后

IPMN 因有恶变倾向以及临床诊断不能鉴别其良恶性时,需手术治疗[13,16]。

对于 IPMN 的手术原则,应切除所有的病灶,这样可最大限度地降低残留胰腺的复发。对分支胰管型,根据病变部位,可考虑行胰十二指肠切除术或远端胰腺切除术。主胰管型,如胰管扩张局限在胰体尾部,则行远端胰腺切除术;局限在胰头部,可行胰十二指肠切除术。必须强调的是术中应行远切端的冷冻切片检查,根据其报告的结果,决定切除范围。如切缘阳性,则须扩大切除范围,直至阴性,有时甚至须行全胰切除术(图42-9)。此外,浸润性 IPMN 还须行腹膜后淋巴结清扫。文献报道[27],腺瘤和非浸润性 IPMN 的1、2和5年生存率分别为97%、94%和77%,而浸润性 IPMN 的1、2和5年生存率分别为72%、58%和43%。

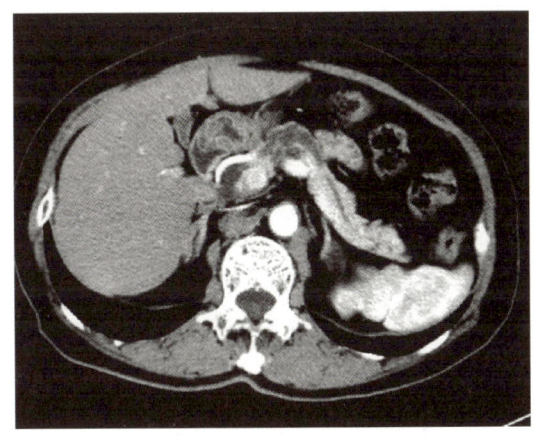

图42-7 主胰管型 IPMN 的 CT 表现:导管节段性和弥漫性扩张,导管内充满低密度的黏液或多发乳头状结节

表42-1 胰腺囊性肿瘤细胞学诊断和囊液分析

| 胰腺囊性肿瘤 | 淀粉酶 | CEA | 黏度 | 黏蛋白 | 细胞学 |
|---|---|---|---|---|---|
| 浆液性囊性肿瘤 | 正常 | 正常 | 正常 | - | 富含糖原细胞 |
| 黏液性囊性肿瘤 | 正常 | ↑↑↑ | ↑ | + | 黏液细胞 |
| 导管内乳头状黏液性肿瘤 | ↑↑ | ↑↑ | ↑ | + | 黏液细胞 |

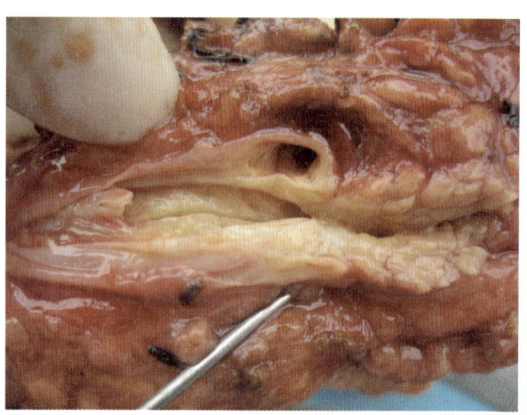

图 42-9 全胰切除标本

### 42.4.4 实性假乳头状瘤

(1) 病理

实性假乳头状瘤的组织来源尚不清楚,可能起源于胚胎发生过程中与胰腺原基连接的生殖脊——卵巢原基相关细胞,这符合该病女性多见的特点。肿瘤为实性或囊实性,多有包膜。较小的肿瘤以实性区为主,而较大的肿瘤以充满陈旧血液的囊性区为主,仅在边缘残留少数肿瘤细胞。镜下肿瘤实性区内为实性细胞巢,细胞均较均匀一致。但血管纤细而稀少,不同于胰腺内分泌肿瘤。囊性区残留的少量肿瘤成分由均匀细小的假乳头组成,部分瘤细胞空泡变而呈泡沫状,甚至气球状,类似吞噬脂肪的组织细胞。

实性假乳头状瘤属于交界性或低度恶性肿瘤,以膨胀性生长为主。随着肿瘤生长可发生恶性变,侵犯、突破包膜,并可浸润周围组织、血管和器官等。肿瘤常以血道转移为主,可通过肠系膜上静脉、门静脉首先转移到肝脏,故 10%～15% 的患者存在肝脏或腹腔转移[28,29]。

(2) 临床表现

实性假乳头状瘤好发于年轻女性,早期无症状,或出现上腹部轻微腹痛、腹胀等非特异性消化道症状,部分患者有腹泻、消瘦等。多数患者以腹部肿块为首发表现,就诊时肿瘤体积往往超过 10 cm。

(3) 辅助诊断

实性假乳头状瘤的 CT 检查显示一低密度境界清楚的胰腺占位性病变,似有包膜,其中液性成分较水的密度高,提示由肿瘤的出血、坏死、液化构成。即使肿瘤体积很大,也很少出现胰管和胆管梗阻征象。可以发现血管弯曲、管腔变窄,也往往是肿瘤推挤移位和压迫所致,很少有血管受侵犯的表现。

(4) 治疗和预后

实性假乳头状瘤对放疗、化疗均不敏感,手术切除是最有效的治疗方法。肝脏转移或复发病例,亦可采用手术治疗。

如果肿瘤包膜完整,位于胰腺表面,或外生性肿瘤,与周围组织界限清楚,可行肿瘤摘除术;胰腺颈部或体部肿瘤大部分位于胰腺实质组织中者可行胰腺节段切除术;而胰头部肿瘤行胰十二指肠切除术,如肿瘤侵犯门静脉或肠系膜上血管,可切除重建;胰腺体尾部的肿瘤可行胰体尾切除术,无需做扩大的淋巴结清扫术;如有肝脏局限性转移者可做肝脏局部切除术。实性假乳头状瘤进展非常缓慢,预后良好;即使肿瘤发生转移,或者肿瘤仅被部分切除,大部分患者也能获得 5 年以上的生存时间[28,30]。

## 42.5 胰腺的神经内分泌肿瘤

神经内分泌肿瘤以往习惯称为胰岛细胞瘤,但 2000 年 WHO 新的病理分类将这类肿瘤归为胰腺的神经内分泌肿瘤,总的发病率约为 0.4/10 万。胰腺的神经内分泌肿瘤包括:胰岛素瘤(insulinoma)、胰高血糖素瘤(glucagonoma)、生长抑素瘤(somatostatinoma)、胃泌素瘤(gastrinoma)、血管活性肠肽瘤、分泌血清素的肿瘤(serotonin secreting tumor)、ACTH 和异位产激素肿瘤(ACTH and other ectopic hormone producing tumors)、混合外分泌-内分泌肿瘤(mixed exocrine-endocrine carcinoma)、分化差的内分泌肿瘤(poorly differentiated endocrine carcinoma)、无功能肿瘤和微腺瘤(non-functioning tumors and microadenomas)。简要总结见表 42-2。

表 42-2　胰腺神经内分泌肿瘤的特点

| 肿瘤 | 主要临床表现 | 主要分泌的激素 | 恶性比例(%) | 其他临床表现 |
| --- | --- | --- | --- | --- |
| 胰岛素瘤 | 低血糖 | 胰岛素 | 10 | 儿茶酚胺过量 |
| 胰高血糖素瘤 | 糖尿病 | 胰高血糖素 | 90 | 氨基酸尿、体重减轻、血栓形成、坏死性游走性红斑 |
| 胃泌素瘤 | 反复发作的溃疡 | 胃泌素 | 90 | 腹泻、脂肪泻 |
| 生长抑素瘤 | 糖尿病、腹泻、脂肪泻 | 生长抑素 | 80 | 胃酸过少、体重减轻、胆囊疾病 |
| 血管活性肠肽瘤 | 水样腹泻、低钾血症 | 血管活性肠肽 | 50 | 代谢性酸中毒、高血糖、高钙 |

## 42.5.1 胰岛素瘤

胰岛素瘤是胰腺神经内分泌肿瘤中最常见的。男、女性的发病率几乎相等。绝大多数胰岛素瘤位于胰腺，在头、体、尾中均匀分布。异位胰岛素瘤占 2%～3%，主要位于十二指肠、脾门或胃结肠韧带中。发病年龄 20～75 岁，平均 45 岁。百万人平均发病率为 0.8～0.9。

**(1) 病理**

胰岛素瘤通常有包膜，质地坚实，表面呈黄灰色。通常直径为 10～15 mm，约有 30% > 1 cm。组织学上肿瘤包含分化良好的 B 细胞索或巢，与正常胰岛难以鉴别。电镜下胰岛素瘤细胞有内分泌细胞中常见的致密颗粒。约 10% 的胰岛素瘤是恶性的，但从组织学上难以与良性肿瘤相鉴别。恶性胰岛素瘤的诊断依据是发现有局部侵犯或远处转移。大多数胰岛素瘤为单发，约 10% 为多发，多发性胰岛素瘤的患者往往合并 I 型多发性内分泌瘤。

**(2) 临床表现**

1935 年，Whipple 提出了与胰岛素瘤相关的三联征（Whipple triad），即禁食时出现低血糖症状；发作时血糖低于 2.5 mmol/L；静脉注射葡萄糖后症状缓解。胰岛素瘤在血糖水平较低时，依然自主性合成和分泌胰岛素，导致自发性低血糖和典型的临床症状。这些症状可分为两大类：①低血糖诱导的儿茶酚胺释放症状（catecholamine-surge symptoms），如震颤、易怒、虚弱、出汗、心动过速和饥饿感；②神经低血糖症状（neuroglycopenic symptoms），如人格改变、木僵、惊厥、意识模糊和昏迷。长期频繁的低血糖发作往往会导致神经系统的永久性损害。

**(3) 辅助检查**

诊断胰岛素瘤的标准方法是：在严格监控下禁食，期间患者可饮用无热量的饮料。每 6 h 测定血糖和血胰岛素水平，禁食持续 72 h 或直到出现神经低血糖症状为止。此时，男性患者的血糖应 < 2.5 mmol/L，女性应 < 2 mmol/L；同时，血胰岛素浓度处于与血糖浓度极不相称的高水平，胰岛素（μU/ml）与血糖（mg/dl）的比值应 > 0.3。该比值在胰岛素瘤的诊断中非常重要，因为在胰岛素瘤症状发作时，胰岛素浓度的绝对值往往并不高。在一些正常的肥胖个体中，由于胰岛素的抵抗作用，胰岛素与血糖比值可升高，与胰岛素瘤的表现相似。鉴别的方法是，在这些个体中，即使在持续禁食的情况下，血糖值也不会 < 2.5 mmol/L。

测定血前胰岛素和 C-肽的水平也有助于诊断胰岛素瘤。约 90% 的胰岛素瘤患者血液循环中前胰岛素浓度占总循环胰岛素浓度的比例 > 24%，循环中前胰岛素活性 > 40%，往往提示恶性胰岛素瘤。C-肽的水平反映了 B 细胞的活性。对诊断困难的患者，可行 C-肽抑制试验：给受试患者注射成品胰岛素以产生低血糖，当血糖浓度 < 2 mmol/L 时，正常人内源性的胰岛素和 C-肽的分泌将降低 50%～70%，而胰岛素瘤患者 C-肽的分泌不被抑制，大部分胰岛素瘤患者此时 C-肽的水平 > 1.2 μg/ml。该方法使用得当，可使 95% 的胰岛素瘤患者得到诊断。

激发试验对禁食试验阴性的患者有一定的诊断价值，静脉注射葡萄糖酸钙（15 mg/kg），在正常人中不会导致血糖改变，在超过 90% 的胰岛素瘤患者中，4 h 内将导致低血糖和高胰岛素血症。

**(4) 鉴别诊断**

主要需与可导致低血糖的其他疾病进行鉴别，如慢性肾上腺功能不全、脑垂体功能低下、胃大部切除术后的倾倒综合征、注射胰岛素或服用磺脲类药物。出现精神症状时，需与精神疾病、癫痫等鉴别。值得特别提出的是低血糖症，该病多发生在与胰岛素密切接触的年轻女性中，如护士或糖尿病患者的亲属。此类患者血中 C-肽的水平低，前胰岛素水平正常，经常可测得胰岛素抗体。该病的预后欠佳，患者鲜有能恢复正常生活的。

**(5) 治疗**

1) 胰岛素瘤的术前定位方法　一旦高胰岛素

血症的诊断明确,下一步就是如何确定高胰岛素的来源,即确定肿瘤的确切位置。可应用的非创伤性检查方法包括 B 超、CT、MRI 和放射性核素扫描等;创伤性检查方法包括选择性血管造影、多段门静脉采血测定胰岛素等。这些方法或能提供肿瘤的精确图像,或能提供肿瘤位于胰腺哪一段的信息[31]。

腹部 B 超:检查方便、价格便宜,但对胰岛素瘤不敏感,阳性率仅 20% ~40% ,可做筛选之用。

CT 和 MRI 检查:由于肿瘤的血供丰富,胰岛素瘤在增强 CT 图像上是高亮区域。由于肿瘤较小,CT 的阳性率并不是很高。但在发现较大的肿瘤和肝转移灶方面 CT 较有价值。MRI 在诊断胰岛素瘤方面并不比 CT 优异,在 T2 加权图像上表现为高亮区。

奥曲肽(octreotide)标记放射性核素扫描:部分胰岛素瘤上有生长抑素受体,用[111]铟标记的奥曲肽经静脉注射后可与肿瘤结合,通过 γ 照相机可探测到肿瘤的位置。但由于胰岛素瘤上的生长抑素受体有限,该方法的敏感性仅 60% 左右。

选择性动脉造影(肠系膜上动脉和腹腔动脉):对胰岛素瘤有较高的诊断价值,其诊断的敏感性各医学中心的报道不一,从 90% 到 50% 不等。但特异性较高,在造影片上表现为造影剂浓集。由于术中超声技术的应用,选择性血管造影的应用已减少。

经门静脉采血测定胰岛素:将导管经肝脏插入门静脉,沿其在胰腺上的分支多点采血,测定胰岛素浓度。胰岛素浓度较外周血高 50% ,即提示胰岛素瘤位于该静脉引流的胰腺区域。该方法曾是定位胰岛素瘤的最有价值的方法,但只能提示肿瘤的大概位置,准确率约为 75% 。该方法价格昂贵,而且会导致腹腔出血和胆道出血等并发症,目前已较少应用。

选择性动脉内注射钙离子激发试验:首先经动脉插管行胰血管造影,确定哪支动脉灌流胰腺的哪些区域,然后分别经相应的动脉注射钙离子,同时从肝静脉采血测胰岛素浓度。如肿瘤位于某动脉供血区域内,当该动脉注入钙离子时,在 30 s 内,肝静脉内胰岛素的浓度将显著升高。目前的初步研究结果提示该方法能可靠地确定肿瘤的位置。

内镜超声和术中 B 超检查:这是两项应用于胰岛素瘤诊断的新技术,尽管积累的临床资料有限,但提示它们对胰岛素瘤的定位诊断极有价值。加州大学的研究显示,术中超声对胰岛素瘤的定位准确率达 91% ,高于其他各种技术。克利夫兰临床医学中心的 Hashimoto 等提出,对胰岛素瘤无需术前定位诊断,术中探查加术中超声即可发现绝大多数的胰岛素瘤。

2)内科治疗　胰岛素瘤的诊断一旦明确,就应采取措施避免低血糖的发生。增加进食的次数,包括在夜间唤醒患者进食、多食用植物纤维性食物以延长吸收时间,均可减少低血糖的发作次数。二氮嗪(diazoxide)可直接抑制 B 细胞分泌胰岛素来提高血糖水平,初始剂量为每天 3 mg/kg,分 2~3 次服用,最终可达到每天 600~800 mg。二氮嗪导致的水、钠潴留作用,可用噻嗪类利尿药对抗,后者通过抑制胰岛素的分泌,对二氮嗪有协同作用。由于二氮嗪可导致术中低血压,应在术前 1 周停用。奥曲肽在治疗婴儿胰岛细胞增殖症中有良好的效果,但对成人胰岛素瘤的疗效欠佳。

3)外科治疗　胰岛素瘤一经诊断明确,就应考虑手术治疗。胰岛素瘤是少见疾病,很少外科医师有丰富的手术经验,必须在手术以前对患者所有的资料做仔细的回顾,对手术的困难有充分的估计,并有相应的处置措施。手术的目的是找到肿瘤并予以切除。

充分显露胰腺,必要时切断脾韧带游离脾脏以便仔细检查胰尾。胰岛素瘤肉眼看是黄褐色,呈樱桃样肿块。但由于绝大部分肿瘤埋在胰腺实质中,肉眼检查不能发现。触摸检查时,与周围胰腺组织比较,肿瘤略呈坚实结节样。如肿瘤位于胰头部或比较小,通过触摸较难发现。术中检查的最佳方法是术中超声,与回声较强的胰腺组织相比,胰岛素瘤回声较低。通过术中超声,手术者不仅可确认肿瘤的位置,而且可判断肿瘤与胰管、肠系膜上静脉等重要结构的关系,从而确定正确的手术入路。如术中扪诊、超声仍不能发现肿瘤,可分段取门静脉、脾静脉血标本快速测定胰岛素浓度,有助于发现肿瘤。

由于胰岛素瘤大多为良性,找到肿瘤后行肿瘤摘除术即可,尤其是位于胰头部的肿瘤。摘除时沿肿瘤包膜逐步分离,仔细结扎止血,避免损伤大的血管和胰管以减少术后并发症。对胰体尾部的肿瘤,必要时可行胰体尾切除术。对胰头部较大的肿瘤可行胰十二指肠切除术。

有些学者推荐,在肿瘤定位不清的情况下逐步切除胰腺组织,同时术中密切监测血糖水平,以判断胰岛素瘤是否被切除。笔者认为这样做不可取,手术的目的是精确地切除肿瘤,而不是切除健康的胰腺组织。

恶性胰岛素瘤通常较大,合并局部浸润、淋巴结转移和远处转移(肝或腹膜)。如没有远处转移,在切除原发灶的同时清除胰周转移淋巴结,往往可使患者获得治愈。即使无法切除转移灶,对原发灶的减瘤手术常能明显缓解症状,这是因为并非所有的转移病灶都有分泌胰岛素的功能。

术中不常规输入葡萄糖溶液,以免影响血糖监测。应多次测定血糖,如过低时,可静脉输入50%葡萄糖20 ml。切除肿瘤后15 min、30 min、1 h、2 h和3 h分别测定血糖水平,如较切除肿瘤前血清水平达2.5 mmol/L以上,提示肿瘤已全部切除。

(6) 预后

恶性胰岛素瘤切除后,中位生存期约为5年。生长抑素类制剂如奥曲肽,对控制低血糖有一定疗效。辅助化疗或许有延缓肿瘤生长和缓解症状的作用,疗效尚难以预测。有报道称,链佐星和氟尿嘧啶(5-Fu)联用,其有效率达63%[31]。

## 42.5.2 胃泌素瘤

1955年,Zollinger和Ellison首先报道了严重消化性溃疡、胃酸分泌过多和胰腺非B细胞瘤同时存在的现象,称为卓-艾综合征,当时他们推测胰腺肿瘤分泌一种致溃疡激素样因子。1960年,Gregory等确认该致溃疡因子就是胃泌素,并称该类胰腺肿瘤为胃泌素瘤。

胃泌素瘤在胰腺内分泌肿瘤中的发病率仅次于胰岛素瘤,人群中的年发病率约为每百万人0.5~1,平均发病年龄50.5岁,患者中男性略占多数。75%的患者为单发肿瘤,其余的多为复发性内分泌瘤病1型(MEN-1综合征)的一部分。胃泌素瘤可分泌大量的胃泌素,导致胃酸分泌亢进,进而导致顽固性消化性溃疡。胃泌素瘤大部分为多发肿瘤,90%为恶性。

(1) 临床表现

胃泌素瘤的症状主要是由胃酸的过多分泌造成的。上腹痛是最常见的症状,进食可缓解症状,90%的患者在诊断胃泌素瘤时均有十二指肠溃疡。腹泻是另一个常见症状,腹泻次数多的可出现水、电解质紊乱。腹泻主要是由于大量胃液进入肠道,促使小肠泌钾增加,水、钠吸收减少和蠕动加速。控制胃酸分泌或经肠胃减压吸出胃液后,腹泻可停止。

胃泌素瘤溃疡的特点是暴发性、异位性和多发性,制酸治疗效果较差。大量胃酸侵蚀造成的溃疡往往较大。由于十二指肠液无法中和大量胃酸,致使十二指肠和空肠上段呈高酸状态,造成这些部位发生溃疡。但近年的流行病学调查发现,相当一部分胃泌素瘤患者的溃疡表现与普通的十二指肠溃疡无差异,而有20%的胃泌素瘤患者无溃疡。

(2) 诊断

胃泌素瘤的诊断标准:①反复发作的消化溃疡或胃食管反流性疾病;②无幽门螺杆菌,或经规范的$H_2$受体阻滞剂和针对幽门螺杆菌的治疗后失败的溃疡;③持续的分泌性腹泻;④MEN-1综合征的症状或体征。

胃泌素的定位可通过超声、血管造影、增强CT和MRI,但仅在部分患者中可精确定位。选择性门静脉定位在胃泌素瘤定位中的作用不如胰岛素瘤,同时行分段动脉注射胰泌素(secretin)可提高定位的准确率。目前定位最精确的诊断方法是SRS,即注射标记的生长抑素后行ECT检查,因90%的胃泌素瘤表达生长抑素受体,而该技术在发现转移肿瘤方面尤其敏感。但一项最新的研究发现,SRS技术对于<1.1 cm胃泌素瘤的诊断准确率明显下降。多项影像学技术的联合应用有助于提高诊断的准确率。位于十二指肠的胃泌素瘤通常很小,术前定位困难,内镜超声是目前最有效的手段。

(3) 治疗[32]

一旦胃泌素瘤的诊断确立,首先必须采取措施来防止并发症和控制症状。效果最好的是质子泵抑制剂,可控制胃酸分泌,这类药物是安全有效的。

手术切除是治疗胃泌素瘤的主要手段,以减少胃酸分泌为目的的胃切除术,在胃泌素瘤的治疗中已不再采用[33]。术中可辅以超声定位,位于胰腺的胃泌素瘤可予剜除,但应注意防止胰管损伤。位于胰头的肿瘤如剜除困难,可行胰十二指肠切除术。位于胰体尾的较大肿瘤可行胰体尾切除术。统计发现位于肠系膜上动脉左侧的胃泌素瘤最容易复发和转移。对转移性肿瘤的治疗,目前没有好的方法。生长抑素结合干扰素在某些病例中有效,所以建议可用于已切除的转移肿瘤或减瘤术后的患者,部分患者可改善生存。但对转移灶已无法切除的患者,是否要切除原发灶尚存争议[34]。

## 42.5.3 胰高血糖素瘤

胰高血糖素瘤(glucagonoma)起源于胰腺A细胞,极罕见,迄今全球报道数不超过300例。该肿瘤多为恶性,肝脏和周围淋巴结转移较多见。

(1) 临床表现

典型的临床表现包括游走性坏死性红斑、2型糖尿病、体重减轻和贫血。游走性坏死性红斑对该病具有诊断价值,主要发生于腹股沟、会阴和乳房下皱褶部位,初起时为环形红斑丘疹,以后增大融合形成水疱,进而破溃结痂,愈合后留下色素沉着。患者还有腹泻、贫血、消瘦和营养不良等表现,这可能与机体分解代谢亢进和低氨基酸血症有关。凡有以上症状者应考虑胰高血糖素瘤的可能。

(2) 辅助检查

诊断主要依靠测定血胰高血糖素浓度。正常人血胰高血糖素浓度一般 < 150 ng/L,通常认为 > 500 ng/L 者,则可确定诊断。

B 超和 CT 可发现较大的肿瘤,尤其是肝转移灶。选择性动脉造影诊断价值较大。奥曲肽标记放射性核素扫描有一定价值。

(3) 治疗及预后

手术切除是治疗胰高血糖素瘤的最有效方法。方式主要包括肿瘤摘除术和胰体尾切除术。对转移性肿瘤也应尽量切除原发灶。术后辅以化疗往往可使患者获得较长的生存期,化疗主要采用链佐星和5-Fu。对无法切除的转移灶,可采用动脉化学栓塞疗法。奥曲肽受体阳性者可使用奥曲肽药物治疗。

### 42.5.4　血管活性肠肽瘤

血管活性肠肽瘤来源于胰腺的 D2 细胞,肿瘤细胞可分泌大量的血管活性肠肽(VIP)。1958 年,Verner 和 Morrison 首先报道此病,当时称为胰霍乱,又称 Verner-Morrison 综合征。由于其典型的临床表现是水样腹泻(watery diarrhea)、低钾血症和无胃酸症(hypokalemia and achlorhydria),故又可称 WDHA 综合征[35]。

(1) 临床表现

本病的主要特点是大量水样腹泻,大便量每天 1.5～10 L。与胃泌素瘤的腹泻不同,血管活性肠肽瘤的腹泻不会由于胃肠减压而减轻,这是因为 VIP 有很强的刺激小肠分泌和蠕动的作用。大量的腹泻可导致明显的低钾。VIP 可抑制胃酸分泌,导致无胃酸或低胃酸。部分患者可有高血糖和高血钙。由于 VIP 的扩张血管作用,有些患者有面色潮红。

(2) 辅助检查

有上述临床表现的患者应考虑患血管活性肠肽瘤的可能。血 VIP 浓度具有诊断价值。正常人一般 < 20 pmol/L,如 > 150 pmol/L 则具有诊断价值。B 超、CT 和血管造影对血管活性肠肽瘤的定位有一定价值。

(3) 治疗及预后

血管活性肠肽瘤诊断明确后,首先需纠正患者的脱水、低钾和其他代谢异常。奥曲肽可显著降低血 VIP 的浓度,使机体的代谢迅速恢复正常水平。代谢异常纠正后,可行肿瘤摘除术或胰体尾切除术。近年报道的辅助化疗效果较好,主要采用链佐星、5-Fu 和多柔比星(阿霉素),同时辅以奥曲肽和干扰素 α。无肝转移患者的 5 年生存率达到 94.4%,肝转移者的 5 年生存率为 59.6%。对有肝转移的患者,有学者主张在切除原发灶的基础上可行肝移植术。

### 42.5.5　生长抑素瘤

生长抑素瘤来源于胰腺的 D 细胞,可分泌大量的生长抑素,90% 为恶性。患者的平均发病年龄约 50 岁,百万人发病率为 0.025,在男、女性中均匀分布。

生长抑素是机体主要的抑制性多肽,可抑制多种激素的分泌,其分泌量与一系列胃肠功能异常直接相关。

(1) 临床表现

生长抑素瘤的临床表现与生长抑素的过量分泌有关。典型的临床表现包括 2 型糖尿病、胆石症和脂肪泻。产生的机制是生长抑素抑制了胰岛素、胆囊收缩素和胰酶的分泌,抑制肠道对营养物质的吸收,减低了胃肠动力。部分患者有低胃酸症状。由于长期的腹泻和吸收不良,患者多有营养不良。

(2) 辅助检查

由于症状缺乏特异性,诊断的关键是临床医师要对该病有足够的认识。对疑为生长抑素瘤的患者可测定血浆中生长抑素浓度。正常人血浆生长抑素的浓度不超过 10 ng/L,而生长抑素瘤患者血中生长抑素明显升高,多超过 100 mg/L。

一旦血中检测到高浓度的生长抑素,即可考虑诊断生长抑素瘤。B 超、CT、血管造影和术中超声检查有助于肿瘤的定位诊断。

(3) 治疗及预后

对诊断明确者,可手术探查,行肿瘤摘除术或胰体尾切除术。复习文献,生长抑素瘤术后平均 5 年生存率为 75.2%,其中合并肝转移者为 59.9%,无肝转移者为 100%。

## 42.6　其他少见的胰腺肿瘤

### 42.6.1　胰腺腺泡细胞癌

胰腺腺泡细胞癌是胰腺外分泌肿瘤中少见的类

型,约占所有胰腺肿瘤的1%。根据美国癌症协会的统计,2000年,全美有300个新发病例,我国目前尚无统计资料。复旦大学附属中山医院自2000年至今仅2例患者诊断为该疾病。胰腺腺泡细胞癌的特点是肿瘤细胞可分泌胰酶,其组织学也反应了腺泡来源的特点。

### (1) 临床表现

胰腺腺泡细胞癌多见于老年人,发病年龄高峰在70岁左右,男性多见于女性。临床表现无特征,主要是腹痛、腹块和消瘦,黄疸不多见。由于血清中存在着的大量的脂肪酶,8%~16%的患者可出现副癌综合征,现又称为脂肪酶高分泌血症,主要表现为骨关节疼痛和皮下脂肪坏死结节。胰腺腺泡细胞癌可发生于胰腺的任何部分,但常见于胰头、钩突和胰颈,约占所有胰腺腺泡细胞癌的60%。单个病灶多见,多原发病灶极少见。

### (2) 辅助检查

此类肿瘤无特异性的血清学指标。仅依靠临床表现和实验室检查,常难以鉴别胰腺腺泡细胞癌和胰腺导管腺癌。但胰腺腺泡细胞癌在初诊时其肿瘤体积往往较胰腺导管腺癌大。CT检查可以提供以下有价值的信息:①超过50%的胰腺腺泡细胞癌有肿瘤中央钙化,而在胰腺导管腺癌中这一比例不足2%;②部分胰腺腺泡细胞癌有中央低密度区;③部分胰腺腺泡细胞癌有一完整或部分完整的包膜[36]。

### (3) 治疗及预后

手术切除是治疗胰腺腺泡细胞癌最有效的手段,在肿瘤的周边需要有足够的切缘,因为切缘是否阴性是影响患者长期生存的主要因素[37]。对无法切除的肿瘤,放疗往往有良好的效果。尽管目前尚无证实有效的化疗方案,但5-Fu常在放疗的同时作为放射增敏剂。肝脏是最为常见的转移部位。患者总的生存期,胰腺腺泡细胞癌较胰腺导管腺癌长,但不如胰腺的神经内分泌肿瘤。

## 42.6.2 原发性胰腺淋巴瘤

原发性胰腺淋巴瘤极为罕见,约占恶性淋巴瘤的2%,占胰腺肿瘤的0.5%。原发性胰腺淋巴瘤的病因至今未明,研究发现该病可能与某些病毒感染(如EB病毒、人类T细胞病毒等)、幽门螺杆菌等细菌感染、职业暴露(如杀虫剂、橡胶煤油加工等)、免疫力低下以及遗传有关[38]。西方国家报道的均是B细胞淋巴瘤,但有日本学者报道T细胞淋巴瘤。

### (1) 临床表现

原发性胰腺淋巴瘤好发于35~75岁的成年男性,男、女性之比为7∶1。临床表现缺乏特征性,早期症状不明显,常以腹痛、腹块、体重减轻为首发症状,无明显的腰背部疼痛,黄疸较胰腺癌少见。病灶主要位于胰头部。

### (2) 辅助检查

常见的诊断手段包括B超、增强CT和MRI。增强CT对鉴别胰腺导管腺癌和原发性胰腺淋巴瘤可提供有价值的信息。原发性胰腺淋巴瘤通常无明显的胰管扩张和胰管受侵犯的表现,而胰腺导管腺癌因近端胰管受侵犯常导致远端胰管扩张。此外,胰腺导管腺癌在肾静脉水平以下淋巴结较少受累。细针穿刺活检对原发性胰腺淋巴瘤的诊断有重要意义,可以在超声或CT引导下实施。

### (3) 诊断标准

原发性胰腺淋巴瘤的诊断标准:①无浅表和纵隔淋巴结肿大;②外周血白细胞计数正常;③肿块局限在胰腺并累及胰腺周围淋巴结;④无肝、脾累及。分期主要采用Ann Arbro的非霍奇金分期系统,分为4期:Ⅰ期,病变仅局限在胰腺内;Ⅱ期,病变除胰腺外,还累及区域淋巴结;Ⅲ期,病变除胰腺外,还累及横膈上、下淋巴结;Ⅳ期,病变除胰腺外,还累及多个脏器并有远处淋巴结转移[39]。

### (4) 治疗

原发性胰腺淋巴瘤的治疗措施包括手术、放疗、化疗或上述手段的综合治疗。大部分患者仅采用化疗即可取得良好的治疗效果。现有的对照研究发现手术切除不能延长患者的生存期,故目前大多数学者建议手术仅适用于穿刺诊断不明确,需要组织活检的患者。对肿瘤引起胆道或消化道梗阻的患者可行旁路手术,为放化疗创造条件。

原发性胰腺淋巴瘤常用的化疗方案包括CVP、CHOP和MACOP-B,一般建议用6个疗程。放疗在原发性胰腺淋巴瘤治疗中的价值还有待证实。

## 42.6.3 胰腺腺鳞癌

### (1) 病理

胰腺腺鳞癌是一种以腺癌和鳞癌混合为组织学特点的较罕见的胰腺恶性肿瘤。Herxheimer于1907年首次报道,其发生率约占胰腺恶性肿瘤的4%。组织学特点是光镜下肿瘤由腺癌与鳞癌成分混合构成,可见角化珠和细胞间桥,免疫组织化学染色角蛋白和上皮膜抗原可证实其上皮的本质。有学者认为,在胰腺腺鳞癌的组织切片中,鳞癌细胞可占所有癌细胞的30%以上。但也有学者认为,在腺鳞癌的切片中,只有仔细的病理检查,才能发现小的鳞癌细胞巢。而在笔者的腺鳞癌切片中,鳞癌成分平均约占31%。所以笔者认为在常规病理切片中,只要存在鳞癌成分,即可诊断为腺鳞癌。

胰腺腺鳞癌的起源目前有几种学说:①多数学者认同的观点是由于胰管腺上皮在慢性胰腺炎反复炎性刺激或肿瘤阻塞后鳞状化生的结果。②碰撞理论,腺癌和鳞癌同时发生,碰巧连在一起。支持此理论的依据是电镜下腺鳞癌是两种完全不同的细胞成分,腺癌细胞有丰富的内质网、成熟的高尔基复合体及分泌小泡,而鳞癌细胞中内质网很少,多见束状的张力丝。但目前还没有腺癌、鳞癌间移行的报道。③是由于多潜能的胰腺导管细胞向两种恶性表型分化的结果[40]。

(2) 临床表现

胰腺腺鳞癌患者中,老年男性占多数,且肿瘤大多位于胰头部。主要症状为上腹部和背部疼痛、体重减轻、厌食和黄疸,与胰腺导管腺癌相似。

(3) 辅助检查

在影像学检查方面与胰腺导管腺癌比较亦无特征性改变。但有人认为,在胰腺腺鳞癌患者中,一个较特征性的表现为胰腺巨大浸润性生长的肿块,中央可见坏死灶,或胰腺肿瘤富含血管,在原发灶或转移灶中有囊肿形成。也有人报道,运用[67]镓标记的枸橼酸通过闪烁照片可发现胰腺腺鳞癌。另有文献报道,胰腺腺鳞癌可产生类甲状旁腺激素样蛋白(PTH-rP),从而使血钙升高。相对于胰腺腺癌,血液CA19-9的检测不具有特异性。

(4) 治疗及预后

胰腺腺鳞癌的预后很差,文献报道平均生存时间为5.7个月,只有极少数患者的生存期超过1年[41]。文献报道手术切除并不能延长患者生存期。复旦大学附属中山医院近5年来,手术切除7例患者,术后辅以放化疗,但平均存活期也仅6.7个月,似乎显示手术、放化疗并未改善患者预后。Keiito总结了6例小胰腺腺鳞癌(肿块直径<2cm)的病例,其1年生存率明显高于胰腺腺鳞癌平均生存率,可达80%以上。故早期发现、早期诊治可能是提高疗效的关键。

(吴文川 靳大勇)

# 主要参考文献

[1] Wang L, Yang GH, Lu XH, et al. Pancreatic cancer mortality in China (1991-2000). World J Gastroenterol, 2003, 9:1819-1823.

[2] 李建新,郑莹,沈玉珍,等. 上海市胰腺癌的流行现状与趋势研究. 外科理论与实践,2003,6:342-345.

[3] Yeo CJ, Cameron JL, Lillemoe KD, et al. Pancreaticoduodenectomy with or without distal gastrectomy and extended retroperitoneal lymphadenectomy for periampullary adenocarcinoma, part 2: randomized controlled trial evaluating survival, morbidity, and mortality. Ann Surg, 2002,236:355-366.

[4] Seiler CA, Wagner M, Bachmann T, et al. Randomized clinical trial of pylorus-preserving duodenopancreatectomy versus classical Whipple resection-long term result. Br J Surg, 2005, 92:547-556.

[5] Sasson AR, Hoffman JP, Ross EA, et al. En bloc resection for locally advanced cancer of the pancreas: is it worth while? J Gastrointest Surg, 2002, 6:145-157.

[6] Oettle H, Post S, Neuhaus P, et al. Adjuvant chemotherapy with gemcitabine vs observation in patients undergoing curative-intent resection of pancreatic cancer: a randomized controlled trial. JAMA, 2007, 297:267-277.

[7] Milano MT, Chmura SJ, Garofalo MC, et al. Intensity-modulated radiotherapy in treatment pancreatic and bile duct malignancies: toxicity and clinical outcome. Int J Radiat Oncol Biol Phys,2004, 59: 445-453.

[8] Nordback L, Parviainen M, Raty S,et al. Resection of the head of the pancreas in Finland: effects of hospital and surgeon on short-term and long-term results. Scand J Gastroenterol, 2002, 37:1454-1460.

[9] George DH, Murphy F, Michalski R, et al. Serous cystadenocarcinoma of the pancreas: a new entity? Am J Surg Pathol, 1989,13:61-66.

[10] Abe H, Kubota K, Mori M, et al. Serous cystadenoma of the pancreas with invasive growth: benign or malignant? Am J Gastroenterol, 1998, 93: 1963-1966.

[11] Tseng JF, Warshaw AL, Sahani DV, et al. Serous cystadenoma of the pancreas: tumor growth rates and recommendations for treatment. Ann Surg, 2005, 242: 413-419.

[12] Bassi C, Salvia R, Molinari E, et al. Management of 100 consecutive cases of pancreatic serous cystadenoma: wait for symptoms and see at imaging or vice versa? World J Surg, 2003, 27:319-323.

[13] Brugge WR, Lauwers GY, Sahani D, et al. Cystic neoplasms of the pancreas. N Engl J Med, 2004, 351:1218-1226.

[14] Sarr MG, Carpenter HA, Prabhakar LP, et al. Clinical and pathologic correlation of 84 mucinous cystic neoplasms of the pancreas: can one reliably differentiate benign from malignant (or premalignant) neoplasms? Ann Surg, 2000, 231:205-212.

[15] Allen PJ, D'Angelica M, Gonen M, et al. Selective approach to the resection of cystic lesions of the pancreas: results from 539 consecutive patients. Ann Surg, 2006, 244:572-582.

[16] Sarr MG, Murr M, Smyrk TC, et al. Primary cystic neoplasms of the pancreas. Neoplastic disorders of emerging importance current state of the art and unanswered questions. J Gastrointest Surg, 2003, 7:417-428.

[17] 王单松,楼文晖,许雪峰,等. 胰腺浆液性囊腺瘤的诊断和治疗. 中华肝胆外科杂志,2006,12:539-540.

[18] Wilentz RE, Albores-Saavedra J, Zahurak M, et al. Pathologic examination accurately predicts prognosis in mucinous cystic neoplasms of the pancreas. Am J Surg Pathol, 1999, 23:1320-1327.

[19] Takagi K, Oota H, Ohhashi I, et al. Diagnostic ability and limitation of ERCP for pancreatic cancer. Stomach Intestine, 1982, 17:1065-1080.

[20] D'Angelica MD, Brennan MF, Suriawinata AA, et al. Intraductal papillary mucinous neoplasms of the pancreas: an analysis of clinicopathologic features and outcome. Ann Surg, 2004, 239: 400-408.

[21] Sohn TA, Yeo CJ, Cameron JL, et al. Intraductal papillary mucinous neoplasms of the pancreas an updated experience. Ann Surg, 2004, 239: 788-799.

[22] Hruban RH, Takaori K, Klimstra DS, et al. An illustrated consensus on the classification of pancreatic intraepithelianeoplasia and intraductal papillary mucinous neoplasms. Am J Surg Pathol, 2004, 28: 977-987.

[23] Sakorafas GH, Sarr MG, van de Veldec CJ, et al. Intraductal papillary mucinous neoplasms of the pancreas: a surgical perspective. Surg Oncol, 2005, 14: 155-178.

[24] 楼文晖,王单松,纪元,等. 胰管内乳头状黏液性肿瘤的临床特征和预后分析. 中华医学杂志, 2006,86:947-950.

[25] Hammel P, Levy P, Voitot H, et al. Preoperative cyst fluid analysis is useful for the differential diagnosis of cystic lesions of the pancreas. Gastroenterology, 1995, 108:1230-1235.

[26] Carlson,SK, Johnson CD, Brandt KR, et al. Pancreatic cystic neoplasms: the role and sensitivity of needle aspiration and biopsy. Abdom Imaging, 1998, 23:387-393.

[27] Neoptolemos JP, Stocken DD, Friess H, et al. A randomized trial of chemoradiotherapy and chemotherapy after resection of pancreatic cancer. N Engl J Med, 2004, 350:1200-1210.

[28] Horisawa M, Niinomi N, Sato T, et al. Frantz's tumor (solid and cystic tumor of the pancreas) with liver metastasis: successful treatment and long-term follow-up. J Pediatr Surg, 1995, 30: 724-726.

[29] Rebhandl W, Felberbauer FX, Puig S, et al. Solid-pseudopapillary tumor of

the pancreas (Frantz tumor) in children: report of four cases and review of the literature. J Surg Oncol, 2001, 76:289-296.
[30] Martin RC, Klimstra DS, Brennan MF, et al. Solid-pseudopapillary tumor of the pancreas: a surgical enigma? Ann Surg Oncol, 2002,9:35-40.
[31] Owen NJ, Sohaib SA, Peppercorn PD, et al. MRI of pancreatic neuroendocrine tumours. Br J Radiol, 2001, 74:968-973.
[32] Phan GQ, Yeo CJ, Hruban RH, et al. Surgical experience with pancreatic and peripancreatic neuroendocrine tumors: review of 125 patients. J Gastrointest Surg, 1998,2: 473-482.
[33] Dixon E, Pasieka JL. Functioning and nonfunctioning neuroendocrine tumors of the pancreas. Curr Opin Oncol, 2007, 19:30-35.
[34] Chu QD, Hill HC, Douglass HO Jr, et al. Predictive factors associated with long-term survival in patients with neuroendocrine tumors of the pancreas. Ann Surg Oncol, 1998,9:855-862.
[35] Peng SY, Li JT, Liu YB, et al. Diagnosis and treatment of VIPoma in China (case report and 31 cases review): diagnosis and treatment of VIPoma. Pancreas, 2004,28:93-97.
[36] Chiou YY, Chiang JH, Hwang JI, et al. Acinar cell carcinoma of the pancreas: clinical and computed tomography manifestations. J Comput Assist Tomogr, 2004,28:180-186.
[37] Holen KD, Klimstra DS, Hummer A, et al. Clinical characteristics and outcomes from an institutional series of acinar cell carcinoma of the pancreas and related tumors. J Clin Oncol, 2004,20:4673-4678.
[38] Saif MW. Primary pancreatic lymphomas. JOP, 2006, 7:262-273.
[39] Battula N, Srinivasan P, Prachalias A, et al. Primary pancreaticlymphoma diagnostic and therapeutic dilemma. Pancreas, 2006,33:192-194.
[40] Keiito N, Naotaka F, Yutaka N,et al. Pancreatic adenosquamous carcinoma, 9 mm in size, diagnosed preoperatively by transpapillary biopsy: report of a case. Digestive Endoscopy, 2003, 15:235-239.
[41] Nabae T, Yamaguchi K, Takahata S, et al. Adenosquamous carcinoma of the pancreas: report of two cases. Am J Gastroenterol, 1998,93:1167-1170.

# 43 大肠癌

43.1 流行病学和病因
　43.1.1 发病情况
　43.1.2 饮食结构及生活方式与大肠癌
　43.1.3 遗传与大肠癌
　43.1.4 大肠癌高危人群
43.2 组织学与解剖学
　43.2.1 大肠壁的组织结构
　43.2.2 大肠淋巴引流
43.3 病理学
　43.3.1 部位分布与大体类型
　43.3.2 组织学类型
43.4 播散途径与分期
　43.4.1 播散途径
　43.4.2 分期
43.5 临床表现
　43.5.1 大肠癌的临床特点
　43.5.2 症状与体征
43.6 诊断与鉴别诊断
　43.6.1 诊断
　43.6.2 检查方法
　43.6.3 鉴别诊断
43.7 外科治疗
　43.7.1 肿瘤外科在大肠癌诊治中的价值
　43.7.2 外科治疗原则
　43.7.3 术前准备
　43.7.4 结肠癌根治性切除术
　43.7.5 直肠癌的外科治疗
　43.7.6 直肠癌经腹会阴切除术
43.8 化疗
　43.8.1 辅助化疗
　43.8.2 晚期大肠癌的化疗
　43.8.3 分子靶向药物治疗
43.9 放疗
　43.9.1 可切除直肠癌综合治疗中的放疗
　43.9.2 放疗技术
　43.9.3 放疗同期化疗的应用
　43.9.4 放疗的并发症
43.10 复发转移与随访
　43.10.1 肝转移
　43.10.2 卵巢转移
　43.10.3 肺转移
　43.10.4 术后局部复发
　43.10.5 大肠癌的预后
　43.10.6 大肠癌的随访
43.11 大肠腺瘤
　43.11.1 大肠腺瘤与大肠癌
　43.11.2 分类
　43.11.3 大肠腺瘤癌变的影响因素
　43.11.4 预防性处理的价值
　43.11.5 临床表现
　43.11.6 诊断与鉴别诊断
　43.11.7 治疗
　43.11.8 大肠腺瘤的多发倾向及术后随访
43.12 多原发大肠癌
　43.12.1 概念与分类
　43.12.2 同时多原发大肠癌
　43.12.3 异时多原发大肠癌
　43.12.4 治疗
　43.12.5 预后
43.13 遗传性非息肉病性大肠癌
　43.13.1 临床特征
　43.13.2 诊断
　43.13.3 患者及其家庭成员的疾病监控
　43.13.4 治疗与随访
43.14 老年人大肠癌
　43.14.1 定义及发生率
　43.14.2 临床与病理学特点
　43.14.3 治疗
　43.14.4 预后
43.15 大肠恶性淋巴瘤
　43.15.1 临床与病理学特征
　43.15.2 治疗
　43.15.3 预后
43.16 大肠类癌
　43.16.1 流行病学
　43.16.2 临床表现
　43.16.3 治疗原则
　43.16.4 不同部位类癌的特点及处理
43.17 展望

随着经济的发展,生活方式发生改变,特别是饮食结构的改变,大肠癌的发病率越来越高。在发病率上升的同时,大肠癌的发病年龄趋向老龄化,发病部位趋向近侧结肠。为此,对大肠癌的预防、诊断、治疗的对策应有相应的变化。

已有的研究显示,大肠癌的发病与高蛋白、高脂肪、低纤维素的饮食,特别是腌、熏、炸的食品有关,少运动、肥胖也明确与大肠癌发病相关,而多食蔬菜、水果与大肠癌呈负相关。大肠癌的主要癌前病变已经确定,约80%的大肠癌系由大肠腺瘤演变而来,从腺瘤演变成癌历时5~10年。纤维结肠镜的应用与发展为大肠腺瘤的检出与摘除提供了满意的方法,从而为预防大肠癌的发生创造了有利条件。已有的研究证实,结肠镜检出与摘除腺瘤可使大肠癌的发病率下降76%~90%[1]。因此,大肠癌的规范性筛查和及时治疗可能减少大肠癌的发病,同时发现更多的早期大肠癌。

近年来医疗科学和设备的迅速进展,使大肠癌的诊断技术取得了明显进步及普及,内镜和影像学检查的发展使大肠癌的早期诊断与术前诊断的定性和定期有了较大的发展,使治疗计划的设计更符合患者的病情,改善了治疗效果。特别是近年多学科综合治疗观念的推广,使多种治疗手段合理的应用于患者,明显提高了治愈率和生活质量。大肠癌的5年生存率从20世纪80年代手术治疗为主的40%~50%提高到21世纪综合治疗的60%以上[2]。

## 43.1 流行病学和病因

### 43.1.1 发病情况

大肠癌在经济发达地区和国家十分常见,如北美、西欧、澳大利亚、新西兰等地大肠癌的粗发病率达每年40/10万~66/10万,一般为第2~4位常见癌症。据统计,约6%的美国人在其一生中将患大肠癌。但在发展中国家大肠癌较低发,如在西非、南亚等地大肠癌的粗发病率为每年13/10万~29/10万[3,4]。

2002年全球共有新发癌症病例1 090万,其中大肠癌102.3万,占9.36%,为第3位常见癌症(前两位为肺癌181.3万,乳腺癌115.1万)。大肠癌新发病例中男性550 465例,女性472 687例,发生于发达国家新发病例占2/3。但近年发展中国家大肠癌的发病率上升迅速,值得注意。2002年大肠癌共死亡528 978例,新发病例与死亡病例之比为1:0.517。

全球范围的统计发现,在原高发的地区大肠癌发病率的上升很少,但在经济迅速崛起的国家和地区大肠癌的发病率则迅速上升。如日本的宫城县1973~1987年男性大肠癌(年龄标化发病率)平均每5年增加35%,女性则增加27%。同期东欧大肠癌(年龄标化发病率)平均每5年增加14%[5,6]。中国的大肠癌发病情况与国际相同,发病率呈快速上升状态。目前尚无国家总的统计报告。Yang等2004年发表的根据中国1991年的死亡数报告预测中国大肠癌2000年和2005年的死亡数,与1991年相比,2005年的死亡数增加70.7%,年增长率为4.71%(表43-1)。

世界卫生组织报道,我国2002年新发大肠癌为150 656例,其中男性89 102例,女性62 514例,成为全球大肠癌发病数最多的国家。当年死亡数为89 102例,新发病例数与死亡数之比为1:0.591。

上海市肿瘤研究所金凡等的研究发现,1987~1989年与1972~1974年相比,上海市区胃癌、肝癌、食管癌的发病率已趋下降,但大肠癌尤其是其中的结肠癌发病率却迅速上升(男、女性的结肠癌分别上升84.6%与78.1%,直肠癌分别上升6.1%及8.8%)[7,8]。大肠癌的发病位次也发生了较大的变化,从1962年的第7位恶性肿瘤到2003的第2位恶性肿瘤(表43-2)。

表43-1 中国大肠癌死亡数变化

| 性别 | 1991年死亡数 | 2000年死亡数 | 2005年死亡数 | 增长率(%) | 年增长率(%) |
| --- | --- | --- | --- | --- | --- |
| 男 | 32 290 | 48 869 | 58 553 | 81.3 | 5.42 |
| 女 | 25 669 | 33 913 | 40 429 | 57.5 | 3.83 |
| 总计 | 57 959 | 82 782 | 98 982 | 70.7 | 4.71 |

表43-2　上海市区大肠癌发病位次变化

| 年份 | 新发病例数 | 粗发病率(1/10万) | 常见癌中所居位次 |
| --- | --- | --- | --- |
| 1962 | 557 | 8.7 | 宫颈、胃、肺、食管、肝、乳腺、大肠 |
| 1979 | 1 126 | 19.6 | 胃、肺、肝、大肠 |
| 1990 | 2 028 | 28.2 | 肺、胃、大肠 |
| 1998 | 2 384 | 37.7 | 肺、胃、大肠 |
| 2003 | 2 896 | 39.3 | 肺、大肠、胃 |

近年上海市大肠癌发病率仍在继续上升，2005年大肠癌标化发病率为43.55/10万，其中男性发病率为24.05/10万，女性为19.50/10万。上海市区大肠癌累积发病率(0～74岁)为2.3%～2.5%，即每出生40～42人，其中就有1人日后将患大肠癌。

## 43.1.2　饮食结构及生活方式与大肠癌

已有的研究显示，大肠癌是与饮食结构和生活方式关系非常密切的肿瘤，研究较多的主要有以下几个方面。

### (1) 高蛋白、高脂肪的摄入

全球范围内的调查发现，在大肠癌高发的北美、西欧、澳大利亚等国人们每日进食的脂肪量在120 g以上，在大肠癌发病率居中的波兰、西班牙、南斯拉夫等国每人每天消费的脂肪在60～120 g，而大肠癌低发的哥伦比亚、斯里兰卡、泰国等地每人每天的脂肪消费量只有20～60 g。高、低发区大肠癌的发病率相差可达6倍以上，中、低发区则相差3倍左右[9-12]。中国营养学会推荐，热能的食物来源中，脂肪能量不宜超过30%。据1992年的调查，上海市区每人每天消费脂肪86.4 g，在热能来源中占31.2%，郊区则分别为58.7 g与22.4%。同时期上海市区男性大肠癌年龄标化发病率为21.5/10万，与国际上大肠癌发病率居中的西班牙、波兰同时期的发病率相似。

对从日本移居到美国的男性日本移民的研究发现，将1959～1962年与1949～1952年相比，在这短短的10年之中，他们的结肠癌死亡率已迅速上升至与美国白种人相等的高水平。上述来自低发区的移民群体在短时间内大肠癌发病率迅速上升的情况有力地证明，环境因子系作用于癌形成过程的后期。对从大肠癌低发区南欧移居到高发区澳大利亚移民的研究发现，由于他们与来自波兰或东南亚移民的相比更大程度地维持其原来的烹饪饮食习惯，因此他们的大肠癌死亡率就没有很快地上升趋向澳大利亚人的高水平[6]。

### (2) 低纤维素的摄入

大肠癌与食物中纤维素含量呈负相关。浙江医科大学的杨工等在一项对照研究中发现，摄入新鲜蔬菜(尤其是十字花科蔬菜)、新鲜水果与结、直肠癌的发病危险性呈显著负相关，且剂量-反应关系非常显著($P<0.01$)。分析营养素与结、直肠癌关系发现膳食纤维起着重要的保护性作用[13]。

### (3) 微量元素与维生素

近年的研究显示，部分微量元素与大肠癌的发生密切相关，如硒、钙、锌、铁与大肠癌发生呈负相关。天津的一项研究显示，大肠癌患者饮食中，上述微量元素明显摄入不足[14]。

### (4) 体力活动减少和肥胖

美国加州的一项研究提示，经常进行体力锻炼或体力劳动的人群大肠癌的危险度明显减低[15]。

## 43.1.3　遗传与大肠癌

大肠癌的遗传倾向明显，有20%～30%的患者与遗传相关。主要分为两种情况：遗传易感性和遗传性大肠肿瘤。前者是指有大肠癌家族史；后者主要包括两种遗传性大肠肿瘤，即家族性腺瘤病(FAP)和遗传性非腺瘤病性结直肠癌。

有10%～15%的大肠癌发生于"一级亲"(包括父母、兄弟姐妹、子女)中有患大肠癌的家族中[16]。Lovett等发现，伦敦一般人群一生中患大肠癌的危险性为1/50，而"一级亲"中有患大肠癌时此危险性升至1/17。1个一级亲、1个二级亲(包括祖父母、外祖父母、伯、叔、姑、姨、舅、侄、甥、孙及外孙)患大肠癌时，此危险性为1/12；1个一级亲在45岁前患大肠癌时此危险性为1/10；2个一级亲患大肠癌时此危险性可高达1/6。文献中报道，对有大肠癌家族史的人群做纤维结肠镜检查，腺瘤的检出率为21%～40%。由于至少约80%的大肠癌系由腺瘤演变而来,故检出腺瘤并予摘除将可预防大肠癌的发生。Meagher 等对 600 例大肠癌患者的一级或二级亲(年龄 30~83 岁,平均 53 岁)做纤维全结肠镜检查,发现 39% 有息肉(其中 2/3 为腺瘤,1/3 为化生性息肉),6.2% 有癌(其中 Dukes A 54%、B 21%、C 25%)。Gullem 等报道大肠癌患者的无症状一级亲属中做纤维肠镜检查,大肠腺瘤的检出率为 14.4%(一级亲中有 1 人患大肠癌时检出率为 13.1%,有 2 人以上患大肠癌时检出率为 23.8%),而无症状的一般人群中检出率为 8.4%。他们发现大肠癌患者的男性一级亲 40 岁开始患大肠腺瘤的危险性上升,50 岁以上时腺瘤检出率比同年龄一般人群高 1 倍,达 40%。文献中大肠癌患者近亲中肠镜检查发现的腺瘤与癌有 31%~50% 位于脾曲近侧结肠,故均应行全结肠镜检查[17]。

目前已有两种遗传性易患大肠癌的综合征被确定。一种为"家族性腺瘤性息肉病",占大肠癌患者的 0.5%~1%。分子基因学已证实遗传性大肠癌的发生与基因变化的累积相关,FAP 是以 *APC* 基因突变致使一系列基因变化的结果。另一种为"遗传性非息肉病性大肠癌",大肠癌中 5%~10% 发生于本病患者中,主要是由错配修复基因突变所致的恶性肿瘤。

## 43.1.4 大肠癌高危人群

已有的研究支持有下列情况者属大肠癌高危人群。临床医师对高危人群的了解将有助于早期诊断,对高危人群进行监测、普查有利于降低大肠癌的发病率与死亡率。

(1) 有肠道症状的人群

在大肠癌日趋常见的情况下,临床医师切不可对有便血、大便频数、大便黏液、腹痛等症状的患者掉以轻心,轻率地诊断为痔、肠炎等。1993 年,Neugut[18] 对有便血、腹痛或大便习惯改变等症状的 1 172 例患者做结肠镜检查,发现 8.6% 的患者患大肠癌,25% 的患者患大肠腺瘤。欧美无症状的成人大肠癌普查中,大肠癌的检出率为 0.2%~0.4%。无症状与有症状的两者比较可十分清晰地证明有肠道症状者属高危人群[19]。

(2) 大肠癌高发区的中、老年人

大肠癌的发病率在 40 岁以后随年龄增长而迅速上升。以上海市区为例,1992~1997 年不同年龄组大肠癌的粗发病率(每年发病数)如下:35~40 岁 8.5/10 万,45~50 岁 21.2/10 万,55~60 岁 50.3/10 万,65~70 岁 111.2/10 万,75~80 岁 160.8/10 万[20]。Parker 等[4] 报道美国 1991~1993 年的调查资料,每诞生约 17 个婴儿,日后一生中就将有 1 人患大肠癌,即患大肠癌的概率为 1/17。其中,自出生至 39 岁时患大肠癌的概率男性为 1/1 667,女性为 1/2 000;40~59 岁时男性为 1/109,女性为 1/143;60~79 岁时男性为 1/23,女性为 1/31。以上两组资料均提示,40 岁以后大肠癌的发病危险性明显上升,年龄越大危险性也越大。在如今大肠癌正趋多见的情况下,临床医师对中、老年人出现便血、大便习惯改变、腹痛、贫血等症状时均应警惕,应及早做有关检查。

(3) 大肠腺瘤患者

大肠腺瘤属癌前病变,多数的研究认为 80% 以上的大肠癌系由大肠腺瘤演变而来。因此,凡检查发现的腺瘤均应摘除,以预防日后大肠癌的发生。但大肠腺瘤摘除后的患者中有 30% 以上的将会再长新的腺瘤,因此这些患者在治疗后仍应按高危人群严密随访。

(4) 以前患过大肠癌者

文献报道,有 2.5%~11% 大肠癌患者在手术切除后可在余留的大肠中再长新的原发性大肠癌。其发生率的高低与术后随访时间长短有关,时间越长其发生率也随之上升[21]。

(5) 大肠癌患者的家庭成员

大肠癌的发生虽然主要与生活方式、环境相关,但遗传因素也具有相当重要的角色。研究发现,大肠癌患者的子女患大肠癌的危险比一般人群高 2~4 倍。但患者的配偶虽生活于同一家庭,饮食相同,但大肠癌的发生机会并未上升。Woolf 在大肠癌患者的近亲中以硬管乙状结肠镜检查,发现 45% 有腺瘤,在患者的配偶中检出率仅 5%。在欧美 50 岁以上的人群中约 10% 有一级近亲患大肠癌。按美国结、直肠外科学会推荐的方案,一级亲属中有 1 人患大肠癌时,应从 35 岁起每年做直肠指检与大便隐血检查,自 40 岁起每 3~5 年做全结肠镜检查。如一级亲属中有 >2 人患大肠癌或有 40 岁以前患大肠癌时,则应更早开始上述检查,且应每 2 年做 1 次结肠镜检查[16]。

(6) 遗传性非腺瘤病性结直肠癌

为常染色体显性遗传性疾病,以大肠癌发病年龄早、癌位于近侧结肠中多见及多原发大肠癌常见为特点。患者的一级亲属中约 80% 将发病,在全部大肠癌患者中 5%~10% 系本病患者,因此并非罕见。为近年来大肠癌研究的热点之一。

### (7) 家族性大肠腺瘤病

为常染色体显性遗传性疾病,本病的发生现已确定与染色体 5q21 基因异常相关,50% 的患者子女将会发病。患者 5~10 岁时大肠开始出现腺瘤,25 岁左右时 90% 已有腺瘤发生。其腺瘤数在 100 只以上,甚至可数千只,遍布整个大肠。如不治疗,日后均将癌变(20 岁时约 50%、45 岁时约 90% 已癌变)。在全部大肠癌中由此病演变而来的大肠癌占 0.2%~1%[22]。其特点为:发病年龄比一般大肠癌提前 20 年以上;产生多原发大肠癌的机会可达 50%;有 1/7~1/3 的患者除多发大肠腺瘤之外,还伴发多发性皮肤表皮样囊肿、软组织肿瘤、多发性软骨瘤,称为 Gardner 综合征。他们还可患腹壁或腹腔硬纤维瘤(本病患者中有 10%~18% 患硬纤维瘤,在绝经前妇女多见)、肠系膜弥漫性纤维化、十二指肠癌、胃癌、甲状腺癌等。

### (8) 溃疡性结肠炎

本病在欧美较多见,但近 20 年来国内的发病也趋增加,故应对其与大肠癌的关系有所了解。Ekbom 等[23]对 1922~1983 年诊断的 3117 例溃疡性结肠炎患者研究发现,他们中的大肠癌发病率为一般人群的 5.7 倍(相对危险性为 5.7)。此相对危险性与病变部位相关,在溃疡性炎症病变限于直肠者最低为 1.7,位于左结肠者为 2.8,而累及全结肠时则为 14.8。发生大肠癌的危险也与溃疡性结肠炎的起病年龄相关,在≤15 岁发病者 40% 可患大肠癌,而在 35 岁后起病者中则为 30%。Heimann 等[24]报道 52 例溃疡性结肠炎癌变手术切除病例,患者患此病平均已 21 年(8~46 年)。溃疡性结肠炎癌变时常见多原发大肠癌,Heimann 的 52 例中 10 例同时有 2 处大肠癌,5 例有 3 处癌,1 例有 5 处癌,故共 31% 有同时多原发大肠癌。此外,其 52 例中分化差的大肠癌占 42%,比一般大肠癌中明显为多。Rosen 等[25]认为,患溃疡性全结肠炎病史≥7 年时属患大肠癌高危对象,应做全结肠镜检查每年 1 次。如连续 2 年病理检查无不典型增生,可改为每 2 年做 1 次全结肠镜检查。患溃疡性左结肠炎者可从患病第 15 年起做全结肠镜检查,每 2 年 1 次。患溃疡性直肠、乙状结肠炎者可如一般人群做普查。Choi 等[26]报道 Lahey Clinic 2050 例溃疡性结肠炎中有 41 例发生大肠癌,其中 19 例系定期做大肠癌监测检查发现多为早期癌,5 年生存率为 77.2%;另 22 例则未做监测检查,系出现症状而检查发现,较晚期,5 年生存率为 36.3%。应该指出的是,定期检查的目的不仅在于早期发现癌,而在于发现有癌变趋向时及早做结肠切除术,以预防大肠癌的发生。Langholz 等[27]报道 1161 例,中位随访 11.7 年(1~26 年),其中有 235 例(20.3%)在随访过程中做了结肠切除,207 例溃疡性全结肠炎中 35% 做了手术切除。统计发现此组患者一生中患大肠癌的可能性为 3.5%,而当地全部人群的可能性为 3.7%。可见此病通过积极的内科治疗,以及合理监测检查,发现有必要者适时手术,这样患者患大肠癌的危险可不高于一般人群。

### (9) 克罗恩病

长期患克罗恩病(Crohn's disease),且起病年龄在 30 岁以前者患大肠癌的危险估计为一般人群的 4~20 倍,从患本病到癌出现平均为 20 年。癌倾向于发生在炎性狭窄的肠段。本病患者发生的结肠癌与一般结肠癌不同之处为:患癌年龄平均为 49 岁,比一般人群患大肠癌早 10 年;10% 以上为多原发大肠癌;黏液腺癌 50%(一般人群中的大肠癌中只 9% 为黏液腺癌)。Landen 等[28]主张应从发病第 15 年起每 2 年做 1 次结肠镜检查及活检,第 20 年起则应每年检查 1 次。

### (10) 盆腔受过放疗者

子宫颈癌是女性生殖系统常见恶性肿瘤之一,其放疗敏感性高,疗效良好,患者多可长期生存(10 年生存率可达 65% 左右)。然而,子宫颈癌放疗后的患者属大肠癌高危人群,其患大肠癌的危险比一般人高 4 倍。Martins 等报道,放疗至大肠癌发生平均间隔 15.2 年,32% 发生于放疗后 10 年内,28% 发生于放疗后 20 年以后。复旦大学附属肿瘤医院病史资料显示,放疗至发生大肠癌间隔时间中位数为 19 年,36% 发生于放疗后 10 年内,36% 发生于 20 年以后。癌灶位于原放射野范围内的大肠中,大多为直肠癌。因此,妇科及外科医师对此必须充分了解,以利及时诊断与治疗。

除上述情况外,对石棉工人、吸烟者、乳腺癌或女性生殖系癌病史者、肾癌或膀胱癌病史者、做过输尿管-乙状结肠吻合术者、免疫缺陷者、糖尿病患者等也应注意,因为他们患大肠癌的危险比一般人群为高。

## 43.2 组织学与解剖学

大肠起自回盲瓣,止于肛门。根据大肠的位置和特点,可将其分为结肠(包括盲肠、阑尾、升结肠、横结肠、降结肠和乙状结肠)、直肠和肛管。由于大肠自内胚层及中胚层演化而来,所以可发生上皮性的肿瘤(腺瘤、腺癌)及间叶组织肿瘤(如脂肪瘤、平滑肌瘤、平滑肌肉瘤等)。肛管起自外胚层的原肛,故可有鳞状上皮癌、基底细胞癌、黑色素瘤等肿瘤发生。乙状结肠在相当于第3骶椎水平处与直肠连续。直肠一般长12~15 cm,其行程并非直线,在矢状面上有一向后的直肠骶曲,过尾骨后又形成向前的会阴曲。此外,在额状面上形成3个侧曲,上、下两个突向右面,中间一个较明显突向左面。由于直肠有上述弯曲,因此直肠癌手术游离直肠后,从癌灶到肛门的距离可以略有延长,使原来认为不能保留肛门的病例,或许可能做保留肛门手术。直肠位于盆隔以下长约2 cm的缩窄部分称为肛管。肛管上缘为齿状线,齿状线以上的大肠黏膜由自主神经支配,无痛觉;齿状线以下的肛管为脊神经支配,因而有痛觉。

## 43.2.1 大肠壁的组织结构

大肠的肠壁可分成黏膜层、黏膜肌层、黏膜下层、肠壁肌层及浆膜层(升结肠及降结肠之后壁与腹膜返折以下的直肠无浆膜层)。正常的黏膜层由肠腺构成,表面光滑,无环状皱褶和绒毛,但有许多肠腺开口。肠腺呈管状腺体。腺管下1/3的细胞不断分裂,细胞沿腺管向上逐渐分化成熟,形成杯状细胞与吸收细胞,腺管表面的细胞则不断脱落,两者保持平衡。大肠黏膜表面细胞一般4~8天即可更新一次。电子显微镜观察已证实,正常的大肠黏膜中不存在淋巴管,故局限于黏膜层的大肠癌不会发生淋巴结转移。大肠的黏膜肌层仅由2~3层平滑肌纤维组成,是黏膜层与黏膜下层的分界标志。黏膜下层则有丰富的淋巴管与血管网,故一旦起源于黏膜上皮的癌突破黏膜肌层,进入黏膜下层时,即有发生淋巴结转移的可能。肠壁肌层由环形肌与纵形肌构成。在结肠中纵形肌聚集成束形成3条结肠带,在结肠带之间,纵行肌薄弱不完整,因此,手术切除结肠后的标本长度无大的变化。但至直肠中、下部时结肠带消失,纵行肌形成一层均匀的纵行肌层,直肠癌保肛手术在肿瘤远侧切断直肠后,由于纵行肌层的收缩,下切缘至癌的距离一般要比活体上未切断时测量的缩短30%~40%。浆膜层由间皮细胞构成,沿结肠带附近的浆膜层有堆积的脂肪细胞,形成许多脂肪垂。

## 43.2.2 大肠淋巴引流

### (1) 结肠淋巴引流

结肠的淋巴输出管始于黏膜下和浆膜下淋巴网,出肠壁后其淋巴液先行至结肠的淋巴结(位于结肠壁上,有时可在脂肪垂内,是一些很小的淋巴结)及结肠旁淋巴结(沿结肠系膜缘及边缘动脉排列)。结肠癌中上述淋巴结转移率约30%,其中以结肠旁淋巴结转移为多。然后注入该肠段血供动脉旁的淋巴结,即中间结肠淋巴结。其中,升结肠主要注入回结肠、右结肠动脉旁淋巴结,部分升结肠上部可沿结肠中动脉右支注入结肠中动脉旁淋巴结。横结肠旁淋巴结发出的淋巴管注入结肠中动脉旁淋巴结,位于肝曲者也可部分注入右结肠动脉旁淋巴结,位于脾曲者沿左结肠动脉升支注入左结肠动脉旁淋巴结。降结肠、乙状结肠者分别注入左结肠动脉及乙状结肠动脉旁淋巴结。结肠癌发生中间淋巴结转移的机会为15%~20%。最后,注入终末结肠淋巴结。终末结肠淋巴结沿肠系膜上、下动脉排列,回结肠、右结肠与结肠中动脉旁淋巴结发出的淋巴管注入肠系膜上动、静脉右侧旁淋巴结,左结肠、乙状结肠动脉旁淋巴结发出的淋巴管注入肠系膜下动脉根部淋巴结(图43-1)。

除上述引流途径外,尚存在一些其他的引流途径:右卵巢的淋巴管与盲肠、阑尾区的淋巴管有吻合(故盲肠癌手术时应切除右卵巢);肝曲与横结肠的淋巴管与大网膜及胃幽门下的淋巴结相连接(故肝曲癌、横结肠癌手术时应一并切除大网膜、胃大弯侧与幽门下淋巴结);横结肠左侧与脾曲处的淋巴管可经大网膜达脾门淋巴结。

### (2) 直肠、肛管的淋巴引流

齿状线以上的直肠淋巴管主要向上引流,首先经直肠旁淋巴结,沿直肠上动脉及肠系膜下动脉而行,经位于沿上述血管分布的淋巴结后注入位于肠系膜下动脉根部的淋巴结。引流直肠的淋巴管可分成短、中、长3类,其中大部分是短的,引流至直肠旁淋巴结,而中、长两类淋巴管则可直接引至位于肠系膜下动脉分出左结肠动脉或乙状结肠动脉处的淋巴结。所以,临床上可见有些直肠癌患者无直肠旁及直肠上动脉旁淋巴结转移,但却已有肠系膜下动脉旁的淋巴结转移。在淋巴结转移的患者中有8%~12%的病例可发生这种"跳跃性转移"[29]。所以直肠癌患者手术时,应清除肠系膜下动脉根部旁的淋巴脂肪组织。

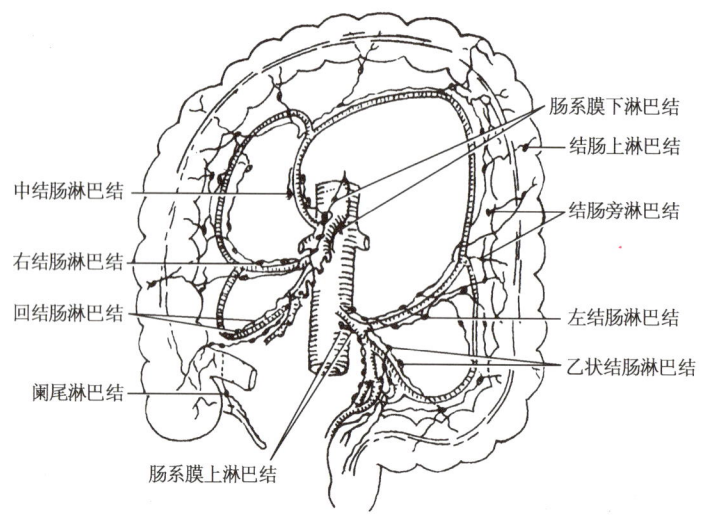

图 43-1 结肠的淋巴引流

腹膜返折以下的直肠淋巴引流除上述向上引流途径以外,还存在向两侧至侧韧带内的直肠下动、静脉(又名痔中动、静脉)旁淋巴结,然后再进入闭孔、髂内、髂总淋巴结的途径。日本东京癌研究会附属医院盐田吉重等报道 514 例直肠癌做了侧方淋巴结清除,结果 23.9% 有侧方淋巴结转移。在有侧方淋巴结转移的 105 例中 85.4% 同时有向上的淋巴结转移,仅 14.6%(18 例)无向上的淋巴结转移而只有侧方淋巴结转移。哈尔滨医科大学附属第三医院董新舒[30]等报道,543 例直肠癌侧方淋巴结清除的研究,发现位于腹膜返折水平以上的直肠癌仅 1.1% 发生侧方淋巴结转移,但位于返折水平以下的直肠癌中有 13.9% 发生侧方淋巴结转移。直肠癌有髂血管旁淋巴结转移时,癌细胞可逆流至腹股沟淋巴结而出现腹股沟淋巴结转移,此时病期已甚晚,治疗效果差。

## 43.3 病理学

### 43.3.1 部位分布与大体类型

(1) 大肠癌的部位分布

在大肠癌低发地区其发生部位一般以直肠为最多,但随着发病率的上升,大肠癌中结肠癌的比例明显上升。以上海为例,1972~1974 年的大肠癌 44% 位于结肠,但 2005 年时位于结肠者已达 59.6%。在大肠癌高发的美国约 70% 的大肠癌位于结肠。1988~1992 年,我国上海、天津、江苏启东县男性大肠癌年龄标化发病率分别为每年 21.5/10 万、11.8/10 万、9.5/10 万,三地大肠癌中结肠癌所占的比例则分别为 56.3%、47.5%、22.1%。可见由于国内各地大肠癌发病率不同,大肠癌的部位分布也不相同[20,31]。我国大肠癌的发病趋势为直肠癌发病率轻度增加,结肠癌发病率迅速增加,结肠癌比例增加,成为主要部分。分子病理学的依据已经显示了部位的不同:伴有高频率微卫星不稳定性(high-frequency MSI, MSI-H)或 ras 原癌基因突变的肿瘤更多地发生在盲肠、升结肠和横结肠。

高发区人群食物中脂肪消费量明显较高,而已知脂肪的摄入量与结肠癌发病的危险呈正相关(趋势检验 $P<0.01$,但与直肠癌无显著相关)[32]。可能是大肠癌高发区中结肠癌所占比例上升的主要原因。此外,高发区人群的平均预期寿命较高,如 2005 年时上海市民的平均预期寿命为 80.1 岁。20 世纪 90 年代初,上海市区大肠癌患者中 70 岁以上者占 32.9%(70 年代初上海市大肠癌发病率较低时,70 岁以上的患者在全部大肠癌患者中只占 20.4%),而老年人大肠癌患者中结肠癌,尤其是右半结肠癌明显居多[33]。高发区大肠癌中结肠癌所占比例高也与人口构成老龄化、大肠癌中老年患者比例高,而老年人大肠癌中结肠癌明显居多相关。

(2) 大肠癌的大体分类

大体形态特征与肿瘤发现时的病程有关。一般而言,瘤体可呈向肠腔内突出的外生性生长(息肉状)、向肠壁内突出的内生性生长(溃疡性生长),还可呈弥漫浸润性生长(伴有微小内生性生长、整周结直肠壁受累的环形生长和肠腔狭窄)。这 3 种类型相互重叠很常见。有蒂的外生性病变通过包含受累的黏膜层和黏膜下层的蒂与肠壁附着,但比肿瘤的顶部要窄。而无蒂的外生性肿瘤与肠壁附着广泛。

近端结肠的肿瘤多趋向于外生性的方式生长,而发生在横结肠和降结肠的肿瘤,内生性和环状生长更常见。切面可见灰白组织取代肠壁,黏液丰富的肿瘤可呈胶样、润泽的外观。如见有大量肉眼可见的黏液常常提示为黏液腺癌。伴 MSI-H 的肿瘤往往是局限性的,并且约20%是黏液性的[34]。

1)早期大肠癌  癌组织穿过黏膜肌层累及黏膜下层,但尚未侵犯浅肌层,称为早期大肠癌。一般无淋巴结转移,但浸润至黏膜下层的早期大肠癌有5%~10%有局部淋巴结转移。确定早期大肠癌要求必须把肿瘤病灶全部取材制片观察,目的是明确肿瘤细胞未超越黏膜下层。对大体呈溃疡型的肿瘤,取材时尤其要注意其肠壁的深度。

国内常用的大体分型分为 3 种类型,即息肉隆起型、扁平隆起型及扁平隆起伴溃疡型。

息肉隆起型(Ⅰ型):根据肿瘤蒂的形态,也可进一步分为有蒂型(Ⅰp)、广茎型(Ⅰs)两个亚型。息肉隆起型在组织学上多为黏膜内癌。

扁平隆起型(Ⅱ型):肿瘤如分币状隆起于黏膜表面,此型多为黏膜下层癌。

扁平隆起伴溃疡型(Ⅲ型):肿瘤如小盘状,边缘隆起,中心凹陷。此型均为黏膜下层癌。

2)进展期大肠癌  近端结肠的癌趋于外生型生长,而横结肠和降结肠常常以内生和环形生长。在横切面上大多数结直肠癌有相对均质形态,常可见坏死。黏液腺癌(胶样型)外观和切面均可见胶冻状。伴有 MSI-H 的癌通常境界清楚,其中约20%为黏液腺癌。

同早期大肠癌的大体形态一样,随肿瘤发现时自然病程的延长,肿瘤在生长方式上更隆起、溃疡更深以及浸润向更明显的方向发展。国内常用的大体形态可分为 4 型,即隆起型、溃疡型、浸润型及胶样型。

隆起型:凡肿瘤的主体向肠腔内突出者均属本型。肿瘤呈结节状、息肉状或菜花状隆起,有蒂或为广基。切面,肿瘤与周围组织境界常较清楚,浸润较为浅表局限。若肿瘤表面坏死,形成浅表溃疡,形如盘状者,称为盘状型。肿瘤向肠腔盘状隆起,边界清楚,广基,表面有浅表溃疡,其底部一般高于周围肠黏膜。切面,肿瘤边界多较清楚,局部肠壁肌层虽可见肿瘤浸润,但肌层结构仍可辨认。

溃疡型:凡肿瘤形成较深(深达或超出肌层)的溃疡者均属此型。根据溃疡的外形及生长情况又可分为两种亚型:局限溃疡型,肿瘤外观似火山口状,溃疡边缘肿瘤组织呈围堤状明显隆起于黏膜面。溃疡中央坏死,形成不规则形深溃疡。切面可见肿瘤底部向肠壁深层浸润,但边界尚清楚。浸润溃疡型,肿瘤主要向肠壁深层浸润生长,中央形成溃疡。溃疡口边缘多无围堤状隆起的肿物组织。切面可见肿瘤浸润至肠壁深层,边界不清楚。

浸润型:肿瘤向肠壁各层弥漫浸润,使局部肠壁增厚,但表面常无明显溃疡或隆起。肿瘤可累及肠管全周,常伴纤维组织异常增生,有时致肠管周径明显缩小,形成环状狭窄,此时局部浆膜面可见到因纤维组织牵引而形成的缩窄环。

胶样型:肿瘤外形不一,或隆起,或伴有溃疡形成,但外观及切面均呈半透明胶冻状。

复旦大学附属肿瘤医院曾对大肠癌手术标本中病理资料完整的 523 例大体类型进行分析,其中隆起型 127 例(包括 15 例早期癌),占 24.3%;溃疡型 334 例,占 63.9%;浸润型 16 例,占 3.1%;胶样型 46 例,占 8.8%。

## 43.3.2 组织学类型

2000 年出版的《WHO 肿瘤分类——消化系统肿瘤病理学和遗传学》对大肠癌明确定义为"结直肠癌为一种结肠或直肠的恶性上皮性肿瘤,只有此部位可见肿瘤穿过黏膜肌层到黏膜下层才视为恶性。散在 Paneth 细胞、神经内分泌细胞或小灶鳞形细胞分化区的存在仍符合腺癌的诊断"[34]。WHO 结直肠肿瘤的组织学分类见表43-3。

### (1)腺癌(adenocarcinoma)

大肠腺癌的明确特征就是穿过黏膜肌层侵袭到黏膜下层。过去经常可见到重度异型增生、原位腺癌、黏膜内癌和腺瘤癌变的病理诊断,病理学上界定这些概念是明确的。重度异型增生是指增生的腺管可见筛状结构,杯状细胞罕见,上皮细胞黏液消失,细胞核增大,染色深,可见核仁,部分极性明显紊乱,核分裂增多,出现于上皮的浅表部分,核复层(3~4层)可占据整个上皮层,基膜仍是完整。原位腺癌是指在重度异型增生的基础上,上皮细胞明显异形,核极性消失,核仁增大,核分裂象多见,并易见病理学核分裂,累及腺上皮全层。过去在实际工作中有时将重度异型增生视为原位腺癌。黏膜内癌是指癌细胞突破基膜到黏膜固有层和(或)黏膜肌层。腺瘤癌变是指在腺瘤背景基础上见到癌灶。

表 43-3　WHO 结直肠肿瘤的组织学分类

| 上皮性肿瘤 | 混合性类癌-腺癌 |
| --- | --- |
| 　腺瘤 | 　其他 |
| 　　管状 | 非上皮性肿瘤 |
| 　　绒毛状 | 　脂肪瘤 |
| 　　管状绒毛状 | 　平滑肌瘤 |
| 　　锯齿状 | 　胃肠道间质瘤 |
| 　上皮内瘤变(异型增生) | 　平滑肌肉瘤 |
| 　　伴慢性炎性疾病 | 　血管肉瘤 |
| 　　低级别腺体上皮内瘤变 | 　Kaposi 肉瘤 |
| 　　高级别腺体上皮内瘤变 | 　恶性黑色素瘤 |
| 　癌 | 　其他 |
| 　　腺癌 | 恶性淋巴瘤 |
| 　　黏液腺癌 | 　MALT 型边缘区 B 细胞淋巴瘤 |
| 　　印戒细胞癌 | 　套细胞淋巴瘤 |
| 　　小细胞癌 | 　弥漫性大 B 细胞淋巴瘤 |
| 　　鳞状细胞癌 | 　Burkitt 淋巴瘤 |
| 　　腺鳞癌 | 　Burkitt 样/非典型 Burkitt 淋巴瘤 |
| 　　髓样癌 | 　其他 |
| 　　未分化癌 | 继发性肿瘤 |
| 　类癌(分化好的内分泌肿瘤) | 息肉 |
| 　　EC 细胞,分泌 5-羟色胺肿瘤 | 　增生性(化生性) |
| 　　L 细胞,分泌胰高血糖素样多肽和 PP/PYY 肿瘤 | 　Peutz-Jeghers |
| 　　其他 | 　幼年性 |

　　临床上不同的医师对此理解不同,可能采取不同的治疗,一般而言,医患双方都愿意采取的是比较积极的,可能也是过度的治疗。具有以下腺癌的形态学特征的病变几乎没有发生转移的风险——腺癌局限在上皮或者仅累及固有层,未穿破黏膜肌层侵袭黏膜下层。在实际工作中,根据 WHO 的分类,使用上皮内瘤变(intraepithelia neoplasia,IN)将有助于避免治疗过度。

　　上皮内瘤变可视为异型增生。将轻度和中度异型增生归入低级别(low-grade)上皮内瘤变,重度异型增生、原位腺癌、黏膜内癌以及形态学上难以判断的黏膜癌缺乏浸润并穿透黏膜肌层进入黏膜下层依据的癌全部归入高级别(high-grade)上皮内瘤变。特别强调的是癌的诊断必须有组织学依据,镜下可表现为恶性,但只要不突破黏膜肌层,病理诊断不宜使用"癌"。

　　腺癌是最常见的组织学类型,占绝大多数。镜下主要可见呈不同程度的腺样结构,肿瘤细胞由柱状和杯状细胞组成,也可见少量神经内分泌细胞和 Paneth 细胞。通常腺癌都能看到有多少不等的黏液区,如果这些区域不超过镜下观察最大最多视野肿瘤区域的 50%,仍应归入腺癌这一类型。

　　目前关于腺癌的国内分类主要是考虑预后问题,将其又细分为管状腺癌(tubular adenocarcinoma)和乳头状腺癌(papillary adenocarcinoma)[35]。部分学者认为,乳头状腺癌从形态学观察癌细胞主要呈粗细不等的乳头状结构,预后较好。根据其生长方式又可分为两种类型:一种为腺癌组织向黏膜表面生长呈绒毛状;另一种则为肿瘤深部腺腔扩大呈囊状,囊内呈乳头状增生。乳头状腺癌预后较好,故从一般腺癌中划分出来。乳头状腺癌描述为癌细胞组成粗细不等的乳头状结构,在表面部分,乳头长,乳头中心间质很少,癌细胞呈柱状,可具有不同的分化程度。分化好的癌细胞多呈高柱状,形态上接近正常的大肠上皮细胞。分化差的癌细胞为低柱状、立方或多边形,胞质较少,核大,异型明显,核分裂象易见。介于两者之间的为中度分化癌细胞。

管状腺癌是指癌细胞主要呈腺管状结构。根据其分化程度分为3级。①高分化腺癌:癌组织由大小不一的腺管构成。癌细胞分化好,柱状,排列为单层,核多位于基底部。胞质内常有较多黏液,可出现散在的杯状细胞。②中分化腺癌:癌细胞分化较差,大小不甚一致,呈假复层,细胞核大,排列不整齐,常直达胞质顶端,可找到核分裂。胞质少,胞质内缺乏或仅有少量黏液。癌细胞构成大小不一、形态不规则的腺管。有时部分肿瘤细胞(约1/3)呈实性条索状或团块状结构。③低分化腺癌:癌组织中腺管状结构不明显,仅小部分(<1/3)可呈腺管状结构。癌细胞大多形成大小不一、形态不规则的实性团块。癌细胞分化更差,异型性更明显,易见核分裂象[36]。其按分化程度进行的分级意义不完全等同于WHO分类中的腺癌。

WHO分类中不再将腺癌细分为管状腺癌和乳头状腺癌。WHO分类中,腺癌主要是依据腺样结构形成的程度,而分为高分化、中度分化和低分化,或者将高分化、中度分化腺癌视为低度恶性,低分化腺癌和未分化癌归入高度恶性。当癌有异质性时,分级应该依据最低分化成分来确定,即同时存在低度恶性和高度恶性区时,应视为高度恶性。在癌的边缘常见有灶性低分化区域,不应视为低分化腺癌。

(2) 黏液腺癌(mucinous adenocarcinoma)

为肿瘤中含有大量黏液(多于肿瘤的50%)的腺癌,一般在大体观察时可辨认。常见两种生长方式:①由柱状黏液分泌上皮构成的腺体,与间质中的黏液混在一起;②由黏液围绕着的不规则的细胞索或巢。这种类型以细胞外黏液湖为特征,细胞外黏液湖含有以链状排列的细胞或单个细胞形式存在的恶性上皮。许多MSI-H癌属于黏液腺癌类型。有些肿瘤出现两种生长方式,并可出现印戒细胞。但是一旦印戒细胞数目占肿瘤50%以上成分时,则此类型应归于印戒细胞癌。黏液腺癌与一般腺癌相比易伴发结直肠腺瘤。

国内分类中描述为此型癌或肿瘤以癌组织内出现大量黏液为特征。根据其形态又可分为两种亚型:一种表现为大片"黏液湖"形成,其中漂浮小堆癌细胞;另一种表现为囊腺样结构,囊内充满黏液,囊壁衬覆分化较好的黏液柱状上皮。后者可伴有高分化腺癌或乳头状腺癌。

(3) 印戒细胞癌(signet-ring cell carcinoma)

常见于年轻患者。为印戒细胞数目占肿瘤50%以上成分时的恶性上皮性肿瘤。印戒细胞镜下形态是单个肿瘤细胞的胞质充满黏液,核偏于胞质一侧。典型的印戒细胞内有一个大的充满细胞质的黏液腺泡取代了细胞核。印戒细胞出现在黏液腺癌的黏液湖或者弥漫浸润过程中伴随少量细胞外黏液共同出现。MSI-H癌属于该类型。可见转移到淋巴结、腹膜表面和卵巢。扩散的方式是腹膜播散,预后极差。一般而言,大肠原发性印戒细胞癌并不多见,在诊断时须除外由邻近器官(如胃)直接播散或转移的可能。

(4) 小细胞癌(small cell carcinoma)

也称为燕麦细胞癌(oat cell carcinoma),是一种在组织学、生物学行为和组织化学与小细胞(燕麦胞)肺癌相似的恶性上皮性肿瘤。恶性程度高,诊断时常已出现广泛扩散。早期即可发生淋巴结和肝转移。

(5) 鳞癌(squamous cell carcinoma)

罕见,为完全由鳞状细胞构成的恶性上皮性肿瘤。诊断此癌应确定有细胞间桥和角质的存在。低位直肠鳞癌应考虑肛管鳞癌向上蔓延或黏膜下转移的可能。

(6) 腺鳞癌(adenosquamous carcinoma)

系一种同时出现腺癌和鳞癌成分的肿瘤,两者可以独立存在,也可以混合存在。在分化好的鳞癌成分中可见到典型的细胞间桥和角化现象。这一类型的肿瘤不常见。如果病变被诊断为腺鳞癌,其中肯定有多个小灶性鳞状上皮化生区。腺癌伴小灶性鳞化的,仍属腺癌。

(7) 髓样癌(medullary carcinoma)

一种罕见类型,恶性肿瘤细胞呈片状排列,以具有泡状核、明显核仁和大量粉红色胞质为特征,并可见明显的上皮内淋巴细胞浸润。常为MSI-H,与低分化腺癌及未分化癌相比,其预后较好。

(8) 未分化癌(undifferentiated carcinoma)

这种类型少见,为一类无腺上皮分化的形态学改变或其他明确分化特征的恶性上皮性肿瘤。形态上是未分化的,这类肿瘤遗传学特征独特,并且与MSI-H关系密切。癌细胞弥漫成片或呈团块状,不形成腺管状或其他组织结构,癌细胞大小形态可较一致。有时细胞较小,与恶性淋巴甚难鉴别。通过黏液染色和免疫组织化学方法可以将其与低分化腺癌、小细胞癌、淋巴瘤等其他类型恶性肿瘤进行鉴别。

**(9) 其他类型**

组织成分含有梭形细胞的癌最好以梭形细胞癌(spindle cell carcinoma)或肉瘤样癌(sarcomatoid carcinoma)命名。梭形细胞至少有一小灶的梭形细胞表达细胞角蛋白(CK)。癌肉瘤(carcinosarcoma)用于包含癌性和间叶成分的恶性肿瘤。大肠癌其他少见的组织类型包括多形性细胞(巨细胞)癌、绒毛膜上皮癌、色素性、透明细胞和富于Paneth细胞癌(隐窝细胞癌,crypt cell carcinoma)。

由于在病理诊断中并不完全呈现单一特征的肿瘤,因此国内分类对此进一步说明。当同一种肿瘤出现两种以上组织学类型时,建议按下述原则进行诊断:①两种组织学类型数量相似,则在诊断及分类时将两种类型均写明,但应将预后较差的类型置于首位,如黏液腺癌及高分化腺癌。②两种组织学类型,其中一类占2/3以上,另一类仅占1/3以下,则有两种情况:若小部分的肿瘤组织分化较差,则应将主要的组织学类型列在诊断的首位,分化较差的列在后面,如高分化腺癌,部分为黏液腺癌。若小部分的组织分化较高,则可不列入诊断[37]。

## 43.4 播散途径与分期

### 43.4.1 播散途径

**(1) 直接浸润**

一般来说,大肠癌的生长速度较慢,其环绕肠管扩展一周需18～24个月,即每5～6个月扩展1/4周。当始于大肠黏膜的癌浸润至黏膜肌层以下时,由于其沿淋巴管、血管四周的间隙扩展,其阻力小,因此癌在黏膜下层、肌层及浆膜下层中的蔓延要比黏膜层为广。手术时必须距黏膜表面的肿瘤相当距离切断肠管方才安全而无切缘有癌浸润之虞。大肠癌浸润穿透肠壁时,即可直接浸润邻近的组织器官。贴近腹壁的盲肠、升结肠及降结肠癌可侵及腹壁(文献中报道其机会约2%),升结肠上段癌可累及十二指肠降段,肝曲结肠癌可浸润蔓延达肝脏、胆囊、横结肠癌可侵及大网膜或胃。某段小肠如与癌灶所在的结肠粘连、浸润,有时可形成小肠-结肠内瘘,患者可出现餐后不久即排便、排便次数多、排出未消化食物等表现。直肠癌可侵及膀胱、子宫、阴道、前列腺、贮精囊、输尿管或骶骨。Gilchrist等报道200例结肠癌手术中,有35例(17.5%)因累及邻近器官而需将此器官一并部分或全部切除。由于结肠癌恶性程度较胃癌等为低,所以即使侵及邻近器官,如能将其一起整块广泛切除,患者往往仍能获根治而长期生存。因此结肠癌侵及邻近器官时,并非皆属晚期而不可治愈的征象。

**(2) 种植播散**

大肠癌浸润肠壁浆膜层时,癌细胞可脱落于腹膜而发生种植播散;广泛的种植播散可产生癌性腹腔积液;肿瘤表面的癌细胞可脱落进入肠腔。Cole等取手术切除的大肠癌标本作研究,在距肿瘤不同距离的远、近侧肠黏膜上做涂片检查。发现远、近侧肠段的涂片中分别有65%及42%可找到癌细胞,距肿瘤越近,找到癌细胞的机会越大(表43-4)。脱落入肠腔的癌细胞在正常黏膜上不至于形成种植,但如进入肠黏膜的破损处,则可存活而形成种植转移灶。Boreham等报道8例结肠癌患者伴肛门区种植癌,其中1例发生于痔注射治疗后,1例发生于痔切除瘢痕处,另外6例则均发生于肛瘘处。大肠癌手术时,肠腔内的瘤细胞沾染肠管的切缘,或作吻合时,缝针、缝线沾染了位于肠黏膜表面的癌细胞,使之植入肠壁组织内,均可成为术后吻合口肿瘤复发的原因。Smith等在120例癌根治性切除的手术野冲洗液里寻找癌细胞,发现26%有癌细胞,14%找到癌疑细胞。冲洗液中找到癌细胞者术后局部复发率为40%,未找到者局部复发率为26%。冲洗液中的癌细胞可能系癌已侵及浆膜并由浆膜上脱落而来,也可能是由于术中切断了引流肿瘤区的淋巴管或小静脉,使其中的癌细胞落入术野。

表43-4 距肿瘤不同距离肠黏膜上取材涂片寻找癌细胞的阳性机会

| 取材处距肿瘤(cm) | 0～4.9 | 5～9.9 | 10～14.9 | 15～19.9 | 20～24.9 | 25以上 | 总计 |
| --- | --- | --- | --- | --- | --- | --- | --- |
| 涂片数 | 27 | 28 | 13 | 9 | 4 | 10 | 91 |
| 阳性率(%) | 82 | 71 | 46 | 56 | 25 | 10 | 60 |

为了预防吻合口或腹膜腔、切口等处的种植复发,一般可选用5-Fu、聚维酮碘(碘伏)、无菌水、氯己定(洗必泰)等溶液冲洗肠腔及腹腔,以杀灭脱落的癌细胞。笔者采用的是0.05%氯己定溶液。动物

实验已发现氯己定杀灭大肠癌细胞的功效优于无菌水,甚至5-Fu,还可有效地杀灭细菌而减少术野感染的发生[38]。

(3) 淋巴道转移

癌细胞如只限于黏膜层时,由于黏膜层中无淋巴管存在,所以不至于发生淋巴道转移。但如癌已突破黏膜肌层浸润达黏膜下层时,就有可能发生淋巴道转移。随着癌向肠壁深层及向肠壁外浸润,淋巴结转移的机会明显增加。复旦大学附属肿瘤医院949 例根治性切除的大肠癌标本病理检查发现,当癌尚未侵透肠壁肌层时,21.8%有淋巴结转移;当癌已浸润浆膜或浸润至肠壁外组织时,则53%有淋巴结转移。上述949 例大肠癌中40.4%的有淋巴结转移,不同病理类型及不同分化程度的大肠癌淋巴结转移率,如表43-5 所示。淋巴结转移率的高低也与大肠癌的病理类型、分化程度密切相关。Dukes 等[39]报道的2 238 例大肠癌中,高、中、低分化癌的淋巴结转移率分别为30%、47.1%及81.3%。

表43-5 大肠癌病理类型、分化程度与淋巴结转移率关系

| 病理类型 | 管状腺癌 I~Ⅱ级 | 管状腺癌 Ⅲ级 | 黏液腺癌 | 印戒细胞癌 | 未分化癌 | 乳头状腺癌 | 鳞癌 | 其他 | 合计 |
|---|---|---|---|---|---|---|---|---|---|
| 病例数 | 546 | 71 | 202 | 41 | 15 | 51 | 15 | 5 | 949 |
| 淋巴结转移例数 | 183 | 38 | 89 | 32 | 11 | 25 | 4 | 1 | 383 |
| 淋巴结转移率(%) | 33.5 | 53.5 | 44.1 | 78.0 | 73.3 | 49 | 26.7 | 20.0 | 40.4 |

应该注意的是,一般文献中报道的淋巴结转移率均为普通的HE 染色切片病理检查的结果,如用免疫组织化学法对HE 染色淋巴结无转移者进行检测,淋巴结转移率就更高。如Andrew 等对130 例原诊断为淋巴结无转移患者的淋巴结以免疫组织化学法进一步检查,发现17.6%的患者淋巴结也有少数癌细胞转移。Cutait 等[40]对原诊断为淋巴结无转移的46 例的603 枚淋巴结以免疫组织化学法检查,发现12 例(26%)中共有22 枚淋巴结(22/601,3.6%)有转移。其中1 例有5 枚,另11 例各有1~2 枚淋巴结转移。随访发现此12 例淋巴结有微小转移者治愈率与另34 例复查仍无转移者无差异(P=0.472)。故这种有淋巴结微小转移者虽已属晚期,但只要手术上将这些淋巴结清除,则其预后可仍与Ⅰ、Ⅱ期相似。

此外,应注意的是一般病理医师检查标本时,均采用触摸的方法检出淋巴结,这种方法常不易发现直径≤5 mm 的淋巴结。采用廓清法先将标本中的脂肪溶解,则可检出直径1 mm 大小的淋巴结。Herrera 等[41]对27 例直肠癌根治切除标本用廓清法检查,共检出930 枚淋巴结,平均每例34 枚。在13 例有淋巴结转移的患者中共检出345 枚,其中72 枚(20.9%)见癌转移。有意义的是此72 枚中有56 枚(78%)的淋巴结直径≤5 mm,系常规病理标本检查中容易漏检的淋巴结。Gilchrist 等报道一组大肠癌标本以廓清法找淋巴结,结果病理检查发现68.1%的患者有淋巴结转移。而如用常规的方法检查,则仅26%的患者有淋巴结转移。

由以上的介绍可知,由于病理医师一般皆以触摸法寻找淋巴结及以HE 染色淋巴结切片检查,因此报道的淋巴结转移率比实际的淋巴结转移率为低。因此,临床上不能因直肠癌未穿透肠壁肌层时淋巴结转移率为20%左右,就认为此类直肠癌患者中约80%可以不必做清除淋巴结的大手术,而考虑经肛做局部切除。

(4) 血道转移

大肠癌发生血道转移的情况相当常见。复旦大学附属肿瘤医院手术治疗的大肠癌患者中有8.5%术中发现有肝转移。在根治性切除术后随访5 年以上的直肠癌患者中,发现有14.4%于术后5 年内发生血道转移。在这些发生血道转移的患者中,肝、肺、骨、脑转移分别占36.5%、34.6%、19.2%及3.9%,余5.8%的患者则为其他部位的血道转移。大肠癌侵入静脉的情况十分常见,文献中报道一般为20%~30%。直肠癌静脉受侵的情况多于结肠癌,这也是预后较结肠癌差的原因之一。Talbot 等报道伦敦St. Mark's 医院703 例直肠癌中,52%有静脉侵犯。在365 例有静脉侵犯者中,有35.1%在术后随访中发生肝转移,5 年生存率为43%。338 例无静脉侵犯者中有14.2%发生肝转移,5 年生存率为73%。Talbot 发现,如癌仅侵及肠壁内静脉者对预后影响不大,但肠壁外静脉(周围结缔组织中的静脉)受侵时,预后即明显较差。

### 43.4.2 分期

#### (1) Dukes 分期

此分期系 1935 年由著名的英国大肠癌专家 Dukes 创立[39]。他将大肠癌分为 A、B、C 3 期,方法简单实用,至今广为应用。A 期为癌限于肠壁内。B 期为癌已侵及肠壁外。无论癌限于肠壁内还是侵及肠壁外,只要淋巴结已有转移,即属 C 期。其中癌灶邻近淋巴结转移者属 C1 期,肠系膜高位淋巴结转移时属 C2 期。Dukes 之后,陆续有不少人对其分期加以修改,提出了各种"改良的 Dukes 分期"。如今引用较多的是 Astler 与 Coller 提出的改良 Dukes 分期[42,43]。他们仅将限于黏膜层及黏膜下层的癌归入 A 期;癌侵及固有肌层时属 B1 期;癌已侵出固有肌层时属 B2 期;癌限于肠壁内但有淋巴结转移时为 C1 期;癌已侵出肠壁且有淋巴结转移时为 C2 期。

#### (2) 我国的大肠癌分期

1978 年于第一次全国大肠癌会议提出了中国分期[44],后于 1982 年根据我国的临床资料提出了苏州分期[37],1990 年全国肿瘤防治办公室与中国抗癌协会合编的《中国常见恶性肿瘤诊治规范》再次修改了中国大肠癌分期。但是在肿瘤治疗国际化的今天,采用国际通用标准进行大肠癌分期是进行国际化标准治疗和比较的基础,我们建议采用 UICC/AJCC 的 TNM(2002)分期。

#### (3) TNM 分期

1997 年,UICC 提出的 TNM 分期[45],但 2002 年又在分析了大量的临床资料后作了修改,提出了 UICC/AJCC 的 TNM 分期系统(2002),是目前国际使用的标准系统。

1) 结直肠肿瘤 UICC/AJCC 的 TNM 分期(2002,仅适用于癌)

T——原发肿瘤

 TX  无法评价原发性肿瘤或原发瘤不能确定或不能确定浸润深度

 T0  无原发性肿瘤的依据

 Tis  原位癌,上皮内或黏膜内

 T1  肿瘤侵犯黏膜下层

 T2  肿瘤侵犯肠壁肌层

 T3  肿瘤穿透肌层达浆膜下或进入无腹膜被覆的结肠周围或直肠周围组织

 T3 扩展分期:

 pT3a  最小浸润,超出肠壁肌层 <1 mm

 pT3b  轻度浸润,超出肠壁肌层 1~5 mm

 pT3c  中度浸润,超出肠壁肌层 5~15 mm

 pT3d  扩散浸润,超出肠壁肌层 >15 mm

 T4  穿透浆膜或直接侵犯其他器官或组织结构

 T4 扩展分期:

 pT4a  肿瘤直接浸润邻近器官或组织

 pT4b  肿瘤穿透脏层腹膜

N——区域淋巴结

 NX  无法评价区域淋巴结

 N0  无区域淋巴结转移

 N1  结肠或直肠周围 1~3 个区域淋巴结转移

 N2  结肠或直肠周围 ≥4 个区域淋巴结转移

M——远处转移

 MX  无法评价远处转移

 M0  无远处转移

 M1  有远处转移

2) 结直肠癌 UICC/AJCC 的临床分期(2002)

| 分期 | T | N | M |
|---|---|---|---|
| 0 期 | Tis | N0 | M0 |
| Ⅰ 期 | T1 | N0 | M0 |
|  | T2 | N0 | M0 |
| Ⅱ A 期 | T3 | N0 | M0 |
| Ⅱ B 期 | T4 | N0 | M0 |
| Ⅲ A 期 | T1~2 | N1 | M0 |
| Ⅲ B 期 | T3~4 | N1 | M0 |
| Ⅲ C 期 | 任何 T | N2 | M0 |
| Ⅳ 期 | 任何 T | 任何 N | M1 |

## 43.5 临床表现

### 43.5.1 大肠癌的临床特点

#### (1) 年龄

一般来说,大肠癌的发病随年龄增长而迅速上升。上海市区居民从 45~75 岁,年龄每增加 10 岁,大肠癌的发病率增加 1 倍以上。上海市 2003 年资料显示,35~40 岁的大肠癌年发病率为 7.54/10 万,55~60 岁为 63.71/10 万,75~80 岁为 229.2/10 万。因此,大肠癌好发于中老年人群中。

但流行病学的研究发现,在大肠癌低发区青年人大肠癌十分常见。20 世纪 70 年代,笔者在收集分析国内大肠癌文献时发现,我国大肠癌患者的中位年龄为 50 岁左右,较欧美报道的提前了 15 年左右。欧美的大肠癌患者中40岁以下已属少见,一般只占2.2%~4.5%;30岁以下者更罕见,一般只占0.005%~2%。但国内20世纪70年代文献中40岁以下者一般占35%左右,30岁以下者也占10%左右。可见当时大肠癌发病年龄提前,青年人大肠癌常见成为我国大肠癌流行病学特点之一[46]。但随着大肠癌发病率的逐渐上升,这种情况逐渐发生变化。如上海市区1972~1974年共有2 312例新发病大肠癌患者,其中30岁以下者114例,占4.9%,全部患者的中位年龄为58岁;1990~1992年的新发病大肠癌患者数上升达6 096例,其中30岁以下者仅为51例,占0.8%,全部患者的中位年龄已达65岁;2003年<30岁大肠癌占0.42%,大肠癌的中位年龄超过70岁。我国20世纪提出的年轻人大肠癌特点已有很大变化。我国地域辽阔而各地经济发展参差不一,大部分内陆地区及农村大肠癌仍较低发,这些地区青年人大肠癌依然常见如前。因此,临床医师不能以患者年轻而忽视患大肠癌的可能。

但在上海及东南沿海及城市,大肠癌发病率上升较快的地区,主要是老年大肠癌增加明显。以上海市为例,1972~1974年上海市大肠癌新发病患者中70岁以上者只占20.4%,但1990~1992年时已占32.9%,2003年70岁以上的大肠癌更增加到占大肠癌的51.2%,即约每2例中有1例为70岁以上的老人。因此,如老年人出现有关症状时必须尽早做有关检查,避免延误诊断、治疗。

(2) 性别

大肠癌在男女性的患病概率相似。如1997年美国新发大肠癌患者男性67 800人,女性66 800人。大肠癌在男性癌症患者中占8.6%,仅次于前列腺癌(占43%)、肺癌(13%),为第3位常见癌。在女性癌症患者中大肠癌占11.2%,仅次于乳腺癌(30%)、肺癌(13%),亦为第3位常见癌。1995年的上海市区新发病大肠癌患者中,男性1 057人,女性987人。大肠癌在男性癌症患者中占10.8%,次于肺癌(25.3%)、胃癌(17.5%)、肝癌(11.9%),为第4位常见癌。在女性癌症患者中大肠癌占31.4%,仅次于乳腺癌(42.8%),为第2位常见癌症[47]。2003年的资料大肠癌在男女性中的发病位次未见改变。2005年上海市男性新发病例2 967例,女性新发病例为2 733例,发病机会近似。

(3) 部位分布

美国在1997年时有69.9%的大肠癌位于结肠[48],其所占比例的增加主要是由于右半结肠癌发病增多。以英国的Belfast市为例,1976~1978年大肠癌中的右半结肠癌占23.5%,直肠癌占44.4%。但1990年右半结肠癌已升至48.7%,而直肠癌已减至26.9%[49]。在我国大肠癌低发区,直肠癌远比结肠癌多见,可占80%左右[5]。但在发病率较高的上海市,2005年大肠癌中的结肠癌已占59.4%。

在我国,50%的大肠癌可通过简单易行的直肠指检发现,75%~80%的大肠癌可通过普通的硬管乙状结肠镜检查发现,这一概念依然应予反复强调。但随着大肠癌发病率的上升,对发病部位趋向近侧大肠的规律也必须有所认识。因此,用纤维结肠镜对全大肠进行检查也日趋重要。

1957~1989年,上海市男女性结肠癌的发病率比1972~1974年上升了80%左右。但同时期男女性胃癌的发病率却分别下降了19.2%与2.9%[50]。这种发病率一升一降的情况对临床鉴别诊断有重要影响。因为,结肠癌尤其是右半结肠癌与胃癌临床表现有相似之处,如均可有贫血、腹痛、黑便、大便隐血阳性。1972~1974年,上海市胃癌、结肠癌的新发病例分别为7 140例与1 014例,两者之比为7:1。当时如遇有上述症状的患者时,临床医师如考虑肿瘤,大多重视胃癌的可能而较少想到结肠癌的可能。但随着结肠癌发病率的迅速上升和胃癌发病率的逐渐下降,1995年时胃癌、结肠癌的新发病例分别为2 629例与1 202例,两者之比已减至2.19:1[47,50]。因此,如今临床医师遇到有上述症状的患者时,就不可忽视结肠癌的可能。至少在胃镜检查结果不能满意解释患者的症状时,必须及时做纤维全结肠镜检查或钡剂灌肠检查了解有无结肠肿瘤的可能。

(4) 病程

从出现症状至确定诊断所经历的时间谓之"病程"。大肠癌患者的病程长短可变化极大。由于约80%的大肠癌由腺瘤演变而来,而由腺瘤演变成癌平均历时5~10年。一些腺瘤尤其是位于直肠、乙状结肠的腺瘤常可出现便血、黏液便等症状,这些症状可间歇发生、反复多年直至最后演变成癌。这些患者的病程可长达数年之久。患者及医师常可因此病程漫长而误为痔、慢性结肠炎等,而不怀疑其有肿瘤的可能。另一方面不少腺瘤,尤其是位于近侧结肠者可不产生明显症状,甚至直到癌变仍可毫无症状。英国的Harolcastle等对27 000余例50~74岁的无症状人群做大肠癌普查,结果检出大肠癌111

例,其中分别有19%、5%已属第Ⅲ、Ⅳ期[19]。可见在无症状的大肠癌中有约1/4的患者病期已晚,故临床医师对有症状者更不能等闲视之。遗憾的是据复旦大学附属肿瘤医院统计,20世纪80年代在该院收治的直肠癌患者来院前有1/6在其他医院延误1年以上,有1/2的患者耽误3~12个月。这种情况与60~70年代相比变化不大。收集80年代国内各地报道的6 025例大肠癌中,Ⅰ、Ⅱ期患者只占43.2%,Ⅲ、Ⅳ期患者则占56.8%。此与患者出现症状后未及时就诊或被医师误诊耽搁的情况十分普遍密切相关,应该引起充分的注意。

### 43.5.2 症状与体征

如上所述,在无症状的人群中普查检出的大肠癌已有部分属Ⅲ、Ⅳ期,可见并非所有的大肠癌患者均有症状。临床上常见的症状与体征可归纳为以下几个方面。

**(1) 肿瘤出血引起的症状**

便血是大肠癌最常见的症状之一,是左半结肠癌和直肠癌最常见的症状[4,51]。血便的颜色可以为鲜红色、暗红色、柏油样或黑褐色。当肿瘤位于近端结肠,血液由于肠道的作用,可表现为黑便或柏油样便;远端结肠或直肠肿瘤出血时,血液常为暗红色或鲜红色。肿瘤的位置越靠近直肠,出血的颜色越接近于鲜血的颜色。值得指出的是,出血量与肿瘤性质无明显关系,与肿瘤的严重程度也无必然联系。良性肿瘤或非肿瘤病变也可发生大出血,而恶性肿瘤亦可仅有潜血阳性。

当长期的失血超过机体造血的代偿功能时,患者即可出现贫血。复旦大学附属肿瘤医院左、右半结肠癌患者中分别有38.0%和58.8%的患者血红蛋白<100 g/L,最低者甚至不足30 g/L。治疗的Ⅰ、Ⅱ期结肠癌患者中也分别有34.9%及50.9%血红蛋白低于100 g/L,故也不能以贫血情况而断定患者已属晚期。

**(2) 大便形状改变**

直肠、肛管肿瘤当体积增大到一定程度时,常使大便的外形发生改变,表现为大便变细、变形等。痔疮有时也可以有大便形状的改变,但一般痔疮患者虽有大便形状改变,但便血的特点和直肠肛管肿瘤不同,其大便带血常在大便表面,血不与粪便混合,血液呈鲜红色。而肛管、直肠癌患者的便血常为混合性,在粪便中混有脓血、黏液等成分,并常带有坏死组织,可资鉴别。

**(3) 大便习惯改变**

大便习惯改变主要是排便次数的改变,包括腹泻、便秘、腹泻便秘两者交替、排便不尽、排便困难等。腹泻是指排便频率增加,粪便稀薄和(或)含有异常成分,一般次数在每日3次以上。便秘是指排便次数减少,每2~3天或更长时间排便1次,无规律性,粪便干结,质地较硬,可伴有排便困难感。

**(4) 腹痛和腹部不适**

腹痛和腹部不适也是大肠癌的常见症状,结肠癌患者腹痛相对而言更为多见,其发生率可达60%~81%。根据疼痛时间可分为阵发性疼痛和持续性疼痛;根据疼痛的性质可分为隐痛、钝痛、绞痛。

**(5) 腹部肿块**

不管是良性还是恶性肿瘤,当肿瘤生长到一定体积时都可出现临床上可扪及的腹部肿块,恶性肿瘤较良性肿瘤更容易表现为腹部肿块。文献中大约40%的结肠癌患者在确定诊断时已有腹块可触及。

**(6) 急、慢性肠梗阻症状**

当肿瘤生长至相当体积阻塞肠腔或浸润肠壁引起肠管狭窄时,可以引起完全性或不完全性梗阻症状,特点是梗阻症状常呈进行性加重,非手术方法难以缓解。左半结肠中肠内容物比右半结肠中干稠,故阻塞症状较常见,发生肠梗阻的机会可达31.5%,比右半结肠癌多1倍左右。

**(7) 急性结肠穿孔和腹膜炎表现**

文献报道结肠癌合并结肠穿孔者占6%左右。大肠癌在穿孔发生之前常伴有不同程度的低位肠梗阻,如腹胀、腹痛、肛门停止排便排气等前驱症状,在此基础上突发腹部剧痛、全腹压痛及反跳痛、板样腹、发热或全身中毒症状者,此时应考虑是否有穿孔可能。值得注意的是,老年或体弱患者的腹膜刺激症状可不明显,应综合考虑,避免判断失误。

**(8) 慢性消耗性表现**

随着疾病的进展,肿瘤患者可出现慢性消耗性表现,如消瘦、乏力、贫血等,晚期患者可呈恶病质状态。贫血是大肠癌较为常见的临床表现。复旦大学附属肿瘤医院报道了226例结肠癌患者,有贫血者,左半结肠癌占38%,右半结肠癌占58.8%。贫血在右半结肠癌中更常见。对贫血伴大便性状和习惯改变者,应首先考虑大肠癌可能。

**(9) 淋巴结转移的临床表现**

部分大肠癌患者可以首发表现为左锁骨上淋巴结转移,而尚无肠道方面症状,其为晚期肿瘤的表现。结直肠癌发生髂血管旁淋巴结转移时,淋巴可逆流至腹股沟而发生腹股沟淋巴结转移,亦属晚期的表现。髂血管旁淋巴结广泛转移者可压迫髂静脉甚至下腔静脉,导致下肢的水肿和阴囊或阴唇水肿等。但肛管癌腹股沟淋巴结转移时,如尚局限则仍可行腹股沟淋巴结清除而有根治的可能。

(10) **腹腔种植播散引起的临床表现**

癌或肿瘤侵及浆膜层时癌细胞可脱落进入腹膜腔,种植于腹膜面。膀胱-直肠凹(或子宫-直肠凹)为腹膜腔最低的部位,癌细胞易种植于此。直肠指检(或阴道-直肠指检)可触及该区有种植结节。当腹膜面广泛种植播散时,可出现腹腔积液及种植灶浸润压迫肠管而致肠梗阻。有时癌细胞随肠腔中的大便下行而种植于肛瘘,或误将直肠癌诊断为"痔出血"而做痔切除术,在其手术创面上形成种植性转移灶。

(11) **血道播散引起的症状**

偶尔大肠癌患者原发灶症状不明显,却以血道转移如肝转移、骨转移等为首发临床症状。发生血道转移时最常见的部位为肝、肺、骨,分别占 36.5%、34.6% 和 19.2%[52]。

## 43.6　诊断与鉴别诊断

大肠癌治疗的基本前提就是有一个全面的、准确的肿瘤诊断。肿瘤的诊断是在综合病史、体检、相关器械检查基础上得出的结论,一般临床上要求术前诊断主要包括肿瘤情况和全身其他情况。

### 43.6.1　诊断

(1) **肿瘤的定位诊断**

1) 肿瘤的解剖部位　临床上要明确肿瘤所在的解剖部位,可以通过下列各种定位诊断技术来确定:①体检明确肿块部位,是一种简单有效的办法。但要注意部分游离度较大的横结肠和乙状结肠肿瘤可不在常规位置上,造成判断失误。②B 超、CT、MRI 可以确定肿块存在与否以及肿块的部位,但有时肿瘤较小,上述检查无法判断。③纤维结肠镜检查除了在直肠外,其他部位的定位功能是不可靠的,主要是由于肠镜和肠管之间的非直线关系造成的。肠管是可以被拉长或套入,临床上经常可以看到肠镜定位与手术发现巨大的差异,造成手术困难。④大肠肿瘤的最好定位诊断方法是钡灌肠检查,它可以给出最直观准确的肿瘤部位,同时还可以给出肠管的长度、松紧度,帮助确定手术切口的选择及切除肠段的范围。⑤直肠指检,对于 8 cm 以下的直肠癌,直肠指检非常重要。对于确定肿瘤的确切位置,直肠指检是最简单的可靠方法。⑥目前国际 NCCN 指南建议,主刀医师术前需要亲自做直肠镜检查,了解齿状线至肿瘤下缘的距离,对保肛的确定更有价值。

2) 肿瘤与周围组织结构的关系　除了明确肿瘤的解剖部位外,非常重要的是了解肿瘤与周围组织器官的关系,特别是与重要器官、大血管的关系。①结肠癌与周围组织的关系不太密切,只有肿瘤较大的时候方可侵犯其他器官。主要包括:巨大回盲部肿瘤侵犯髂血管、输尿管;结肠肝区癌侵犯十二指肠和胰头;降乙结肠癌侵犯输尿管。②直肠癌与周围组织器官关系密切,非常容易侵犯输尿管、子宫、卵巢、前列腺、盆腔侧后壁,形成无法切除的状况。所以术前了解肿瘤与周围组织的关系对术前切除的判断、患者和家属的告知有确定价值。

3) 肿瘤的远处转移情况　对于恶性肿瘤来讲,除了原发肿瘤的情况非常重要外,转移灶的情况更重要。因为有了转移灶后,整个治疗计划将发生重大变化,因此术前仔细检查可能的转移灶是术前的常规检查。对大肠癌来说,盆底种植转移、腹膜后淋巴结、肝、肺是转移的常见部位,应该常规检查;对于少见的骨、脑、肾上腺应根据临床症状来决定是否进行脑 CT、骨扫描等检查。

(2) **肿瘤的定性诊断**

疾病的定性诊断是要求明确:①疾病是不是肿瘤;②是恶性肿瘤还是良性肿瘤;③是恶性肿瘤的哪一类哪一型。因为是不是肿瘤、是恶性肿瘤还是良性肿瘤决定了是不是要手术和手术的范围;即使是恶性肿瘤,不同类型的手术方式和切除范围也是有很大的不同的。

虽然体检、B 超、CT、MRI、内镜检查可以进行初步的定性诊断,但大肠癌的定性诊断最后还是要靠组织病理学诊断。一般在大肠癌的诊断中,细胞学诊断较少采用,因为对于结肠癌来讲,只要肿瘤存在,细胞学诊断多不必要。对于直肠癌来讲,细胞学的诊断是不可靠的,一般情况下,不能依靠细胞学诊断去进行直肠癌需肛门改道的手术。在临床实践中,经常遇到可以摸得到看得到的肿瘤,基本上可以确定是恶性的。但病理上多次活检无法确定,笔者曾经有过直肠癌术前病理检查反复做 8 次的情况(包括纤维结肠镜检查、乙状结肠镜检查、扩肛活检)。需要强调的是,病理诊断是恶性肿瘤时,除了少数误诊外(极少数),恶性是肯定的。但是,如果病理报告是良性肿瘤,则不能排除恶性肿瘤,因为组织活检可能未能取到病灶或活检组织块较小无法确定。当临床怀疑恶性肿瘤时一定要反复检查,千万不能随意放弃检查,耽误了疾病的诊治。虽然患者及其家属多不满意,但只要讲明道理,多数人是可以理解并配合的。

在大肠癌的临床处理上,对术前病理有以下几点要求:对结肠癌和肯定可以保留肛门的大肠癌,术前的病理可以是不确定的,但是一定要有明确的病灶,且达到一定的大小;对于不能明确保留肛门的直肠癌,一定要有病理学诊断才能手术。

(3) 肿瘤的定量诊断

肿瘤的定量诊断广义上可以分为两个方面:①肿瘤的大小。可有两种表示方法,即肿瘤最大垂直径表示法和肿瘤侵犯肠管周径表示法。前者多用于较大的肿瘤,一般用肿瘤的最大径与其最大垂直径相乘,以 cm 表示;后者多用于中、小肿瘤,尚局限于肠管范围,临床上用肿瘤所占肠管的周径范围来表示,如 1/2 圈。②肿瘤的体积或重量,在肠癌上应用较少,该方法多用于较大的实体肿瘤,如软组织肿瘤。

(4) 肿瘤的术前分期

大肠癌的术前分期和其他肿瘤一样,存在着分期的准确性问题。一般根据以上的肿瘤定位、定性、定量可以给出一个术前分期,这个分期往往与术后分期有较大的差异。但这种术前分期对直肠癌的治疗有极大的价值。目前的研究已经显示,对于结肠癌的术前分期,临床指导意义不大。但对于 WHO 分期 II 或 III 期的即已侵出肠壁或有转移淋巴结的中、下段直肠癌,术前分期意义重大,因为新辅助放化疗有明确的临床价值(详见放疗章节)。同时研究显示,经肛直肠 B 超和盆腔 MRI 在术前直肠癌的分期上准确率达 80%～90%,上述两种检查在判断新辅助放化疗效果上亦有相当高的可靠性,因此对中、下段直肠癌常规进行经肛 B 超和盆腔 MRI 检查,可以确定临床分期并指导新辅助放化疗。

(5) 全身性非肿瘤疾病的诊断和处理

在处理肿瘤疾病时,除全面了解肿瘤的情况外,全身其他状况的了解和处理也是非常重要的,亦是制订治疗方案的重要依据。在此不作详述。

## 43.6.2 检查方法

(1) 直肠指检

直肠指检至少可摸清距肛门 7 cm 以内的直肠壁情况。早期的直肠癌可表现为高出黏膜面的小息肉样病灶,指检时必须仔细触摸,避免漏诊。大的病灶均易触知,表现为大小不一的外生型肿块,也可表现为浸润状狭窄。直肠指检时触摸必须轻柔,切忌挤压,以免促使癌细胞进入血液而散播。指检时应注意确定肿瘤大小、占肠壁周径的范围、有蒂或广基、肿瘤基底下缘至肛缘的距离、肿瘤向肠外浸润状况(是否累及阴道、前列腺,是否与盆壁固定)、肿瘤的质地等。结肠癌患者也应通过直肠指检或直肠-阴道双合诊检查了解膀胱-直肠凹或子宫-直肠凹有无种植灶。

(2) 乙状结肠镜检查

硬管乙状结肠镜一般可检查至距肛 25 cm 处,至少可仔细观察至距肛 15 cm 处,并可对所见病灶取活检标本。

(3) 钡灌肠检查

一般的钡灌肠检查不易发现直径 2 cm 以下的病灶,但有经验的检查医师用低张气钡造影法可发现直径 1 cm 以下的结肠癌。对临床疑有低位大肠癌症状的患者应首先采用直肠指检及硬管乙状结肠镜检查,因为这两种方法对距肛 20 cm 内的低位大肠癌检查较钡灌肠更为可靠。对已有肠梗阻表现的大肠癌患者是否要做钡灌肠检查必须慎重,因加重梗阻及导致梗阻部位以上结肠穿孔的可能(这种穿孔常位于盲肠)。

(4) 纤维结肠镜检查

对于距肛 15～20 cm 以上的结肠癌此为最可靠的检查方法。技术熟练的医师 90% 以上可检查至盲肠。纤维结肠镜检查不仅可以澄清钡灌肠检查有疑问病变的性质,还可以发现不少为钡灌肠所漏诊的小腺瘤与癌。Shinya 以纤维结肠镜检查发现的 425 例癌中竟有 43% 在钡灌肠检查时漏诊。Reilly 报道 92 例大肠癌患者在钡灌肠检查后再做纤维结肠镜检查,结果发现 7 例(7.6%)为钡灌肠漏诊的另一原发癌。近年来,纤维结肠镜检查在大肠肿瘤的诊断、腺瘤的摘除治疗上已显示了其无可争议的优越性。复旦大学附属肿瘤医院近 10 余年来收治的结肠癌与腺瘤患者中,其诊断 90% 以上系通过纤维结肠镜检查而确定。必须依赖钡灌肠做诊断的病例已不多,因此已很少应用。

(5) 大便隐血检查

结肠癌表面易出血,一般的大便隐血检查方法只要消化道内有 2 ml 左右的出血就可出现阳性。Hardcastle 报道用大便隐血检查的方法在无症状的人群中普查大肠癌,阳性者再进一步做纤维结肠镜检查。结果普查组有 2/3 的大肠癌患者因大便隐血阳性而检出,但有 1/3 的病例因隐血阴性而漏诊,在日后出现症状后再检查才被发现。文献中肠镜检出的腺瘤中大便隐血 65%～75% 呈阴性,检出的癌中大便隐血 38%～50% 呈阴性[19,46,53]。可见大便隐血阴性不能除外大肠腺瘤或癌的可能。Hardcastle 在无症状的人群中以大便隐血筛查时,有 2% 的人隐血阳性,阳性者中进一步行肠镜等检查,其中 10% 发现患大肠癌。可见在欧美大便隐血阳性者中大肠癌检出率颇高,因此欧美临床医师对大便隐血阳性者很重视做肠镜检查。我国多数地区胃癌远比肠癌多见(约为 3∶1),临床医师对大便隐血阳性者往往可反复做胃镜或 GI 检查,却忽视了肠镜检查的必要,因此常导致大肠癌诊断的延误。

(6) CT、MRI、腔内 B 超

目前此 3 种检查主要用于了解直肠癌的浸润状况。CT 对局部浸润广泛的直肠癌及直肠癌术后盆腔复发的诊断有所帮助,可以直接观察肿瘤是否侵犯盆腔肌肉(提肛肌、闭孔内肌、梨状肌等)、膀胱、前列腺。肌肉轮廓消失或体积增大常提示肿瘤侵犯肌肉。盆骨受侵犯时则表现为浸润性骨质破坏。膀胱有腔外性肿块存在时,应考虑为膀胱受浸润。女性直肠癌经腹会阴切除术后可通过阴道指诊检查盆腔内是否有复发病灶,但男性直肠癌经腹会阴切除术后了解盆腔有无复发就颇为困难。此手术后 CT 检查可见骶前出现瘢痕性软组织阴影,一般在手术后 2 个月内,其软组织边缘不清楚,4～9 个月内软组织肿块阴影缩小,边缘较清楚,最后残留呈横条状或碎片状阴影,其凹面向前。因此,术后 3 个月时可做盆腔 CT 检查作为基础片,以便日后随访时对照。如日后 CT 片示软组织增大,其凸面向前,软组织中央出现低密度区或弥散性钙化,则可能有复发。当诊断不确定时,可在 CT 引导下做细针吸取细胞学诊断。MRI 对于了解直肠癌浸润范围及盆腔内复发的意义与 CT 相仿。直肠腔内 B 超可较细致地显示直肠癌肠壁内、外的浸润深度,对临床研究是否需要做术前放疗等方面提供参考依据。此 3 种检查对确定直肠癌有无淋巴结转移的意义仍有限,因为它们均难发现小的淋巴结,而转移淋巴结可有 78% 其直径≤5 mm。它们可发现直径 10～15 mm 以上的淋巴结,但大的淋巴结不一定是转移的。

近年来,螺旋 CT 利用三维成像的原理可对空腔脏器进行检查。螺旋 CT 结肠镜检查技术有望成为大肠肿瘤检查的一种新的方法。

(7) 癌胚杭原(CEA)检查

CEA 不具有特异性诊断价值,既有假阳性又有假阴性。早期患者阳性率较低,淋巴结转移的患者中则有 50% 其 CEA 高于正常,因此不适于做普查或早期诊断,但对估计预后和诊断术后复发方面有一定帮助。美国纽约纪念医院 Zeng 等[54]报道,114 例淋巴结转移的大肠癌患者术前血清 CEA < 5 ng/ml,根治性切除后有 32 例复发,但此 32 例中有 44% 的患者在复发时 CEA 升高至 5 ng/ml 以上。远处转移者血清 CEA 升高远比局部复发时为多,他们的 21 例肝转移及 7 例肺转移患者中分别有 10 例、4 例 CEA 升高。因此,无论首次手术前 CEA 是否升高,当术后发生复发时均有相当部分患者的 CEA 可升高,有时 CEA 升高可在临床症状发生前 5～7 个月即出现。因此,有人主张随访中如 CEA 升高即开腹探查,以提高复发灶的切除率与治愈率。Martin 等对 400 例大肠癌根治切除术后的患者作研究,发现在每 1～2 个月查 1 次 CEA 的一组患者复发灶切除术后 5 年无癌生存率为 33%,但间隔 2 个月以上再复查 1 次 CEA 的患者,复发灶切除后 5 年无癌生存率仅为 10%。他们推荐术后 2 年内,每 1～2 个月查 1 次 CEA,术后 3～5 年内每 3 个月查 1 次,以后则每年 1 次。Moertel 等[55]对 1 017 例患者以 CEA 做术后监测,结果在 417 例复发患者中有 59% CEA 升高,41% 为假阴性。CEA 升高的复发患者中经再次手术等治疗后生存 1 年以上无复发者占 2.9%。CEA 正常的复发患者以及未以 CEA 做监测的 200 例发生复发的患者,经手术等治疗后生存 1 年以上无复发者分别占 1.9% 与 2%。他们认为 CEA 监测不能提高治愈率。Safi 和 Schneebaum 等[56,57]的结论亦相似。

## 43.6.3 鉴别诊断

(1) 大肠癌被误诊为其他疾病

不同部位的大肠癌可引起不同的症状,因此可被误诊为不同的疾病。盲肠癌与升结肠癌易被误诊为慢性阑尾炎、阑尾包块、上消化道出血、缺铁性贫血等。肝曲结肠癌或右侧横结肠癌可引起右上腹不适、疼痛,而右半结肠癌患者中合伴有胆石症者可占 30% 左右,这些胆石容易被 B 超检查发现,因此症状往往以胆石症解释。甚至做了胆囊切除术后症状仍存在,却以"胆囊术后综合征"解释,以致耽误诊断。中段横结肠癌形成的腹块有时需与胃癌鉴别。左半结肠癌、直肠癌又易被误诊为慢性结肠炎、慢性细菌性痢疾、血吸虫病、痔、便秘等。

(2) 其他疾病被误诊为大肠癌

偶尔位于盲肠或回盲部的结核或淋巴瘤可被误

诊为盲肠癌。偶尔老年人的阑尾包块亦可酷似为盲肠或升结肠癌。血吸虫性肉芽肿、局限性肠炎、溃疡性结肠炎的症状也可与结肠癌相类似。肠镜活检及钡灌肠检查有助于鉴别诊断。直肠子宫内膜异位症可表现如直肠癌(浸润型、溃疡型、外生型或直肠壁结节状病灶),如患者有痛经病史可提示此病的可能(但部分患者可无痛经史)。女性患者直肠指检及内镜所见似癌,但反复活检未见癌时,应想到子宫内膜异位症的可能,而应提醒病理医师切片镜检中可否见到子宫内膜样结构。近年来,各种内痔注射硬化剂治疗应用广泛,偶尔注射不当或剂量过大可致局部直肠壁硬变、隆起,但局部肠黏膜完整、无溃疡,结合注射病史可予鉴别。

## 43.7　外科治疗

肿瘤的治疗方式有外科治疗、放疗、化疗、生物学治疗、中医药治疗。肿瘤的外科治疗是最早的治疗方式,已经有100多年历史,同时也是治疗效果最肯定、治疗效果最好的方法。

大肠肿瘤的外科治疗是最早开展的几种肿瘤外科治疗之一,在其100多年的发展过程中,从肿瘤的手术切除率、治愈性切除规范、根治性切除率、肿瘤扩大切除的标准、手术并发症率、手术死亡率都有了很大的发展和改善。随着医学科学的发展,肿瘤外科在肿瘤处理中的作用,已经远远不是局限于它的外科治疗作用。目前,在大肠癌的预防、诊断、治疗、研究各方面肿瘤外科发挥着越来越大的作用,在目前的多学科大肠癌诊疗队伍中肿瘤外科医师仍然起着主导作用。

### 43.7.1　肿瘤外科在大肠癌诊治中的价值

(1) 肿瘤外科在大肠癌预防工作中的价值

肿瘤的治疗一直得到大多数医院和医师的重视,预防得到的重视不够。大多数肿瘤患者诊断时属于中晚期,而中晚期肿瘤治疗效果较差,因此在目前情况下提高第二级预防的水平是最有效的方法之一。

1) 在肿瘤的第一级预防方面　肿瘤外科医师可以根据流行病特点,协助基础研究人员研究、发现大肠癌的可能病因,同时配合相关研究者进行病因干预的宣传、组织、实施、随访、统计分析等研究。

2) 在肿瘤的第二级预防方面　即肿瘤的早发现、早诊断、早治疗。①加强肿瘤预防知识的宣传,提高普通人群的肿瘤知识;②癌前病变的诊断和处理,如各类腺瘤的诊断和处理;③积极开展肿瘤的普查;④开展高危人群的筛查;⑤遗传性肿瘤患者家属的宣传、检查、基因分析;⑥开展预防性切除,减少肿瘤恶变的发生率,如切除大肠腺瘤。最后要强调的一点是:对于有症状前来就诊的患者,千万不可不做检查而给予诊断和药物治疗,以免耽搁诊断,造成治疗困难。

3) 在肿瘤的第三级预防方面　中晚期肿瘤的合理处理以减少痛苦延长生命为目标,肿瘤外科医师更是起着不可替代的作用。肿瘤外科治疗仍然是唯一的治愈性和主要的姑息性手段。

(2) 肿瘤外科与大肠癌的诊断

外科在大肠癌治疗方面的地位是首选,同时其在大肠癌诊断中的地位也同样是无可替代的。首先绝大部分大肠癌患者的普查和筛查是由外科医师进行的;一旦出现临床症状,患者的首先诊疗科室也是外科;大肠癌的主要诊断手段也主要由外科执行,如直肠指检及肠镜活检等。

(3) 肿瘤外科在治疗方面的作用

外科在大肠癌的治疗价值是无可替代的,直到目前,外科治疗仍然是唯一的治愈性方式。外科在大肠癌的治疗上可分治愈性切除和姑息性切除,前者用于早中期肿瘤,后者主要用于中晚期和晚期大肠癌。

肿瘤的治愈性切除是肿瘤外科治疗的目标,是指完整切除肿瘤、部分周围正常组织以及区域淋巴结。由于临床上复杂的肿瘤情况和外科医师的技术问题,使得许多肿瘤患者不能达到治愈性切除的标准。影响治愈性切除的因素有两个:肿瘤情况和肿瘤外科医师技术水平。前者可以通过普及肿瘤知识、加强二级预防来早期发现肿瘤;后者可以通过加强肿瘤外科医师的治疗规范教育和提高外科技能来达到。

根治性切除一般用 R0 切除来表示。指的是在手术中肉眼和术后的病理检查均未发现切缘阳性,同时切除区域淋巴结。R0 切除是外科切除的目标,随着医学的发展,新辅助放疗、新辅助化疗、新辅助放化疗的应用均可提高 R0 切除的机会,改变肿瘤治疗效果。

肿瘤的姑息性切除是指肿瘤广泛并有区域性或全身性转移,无法达到治愈性切除的目的而进行的肿瘤切除。肿瘤的姑息性切除是肿瘤治疗的重要组成部分。大肠肿瘤的姑息性切除可以减少出血、减少梗阻、减少穿孔、减少肿瘤负荷。特别是大肠肿瘤非常容易造成肠梗阻,即使肿瘤不能切除,有时也需姑息性造瘘手术或短路以避免梗阻。由于大肠癌的生物学特点,即使有了肝转移或肺转移,属于Ⅳ期肠癌,但如果原发肿瘤能够切除仍需进行积极的切除。它具有二重意义:其一,肠癌肝转移原发肿瘤若不切除可能在后来引起肠阻困和出血,一旦切除则可减少出血、穿孔,同时减少了肿瘤负荷更适合术后的治疗;其二,大肠癌的肝、肺转移如果能够切除,虽然已是Ⅳ期,仍然可以获得23%~47%的5年生存率[58]。

## 43.7.2 外科治疗原则

大肠癌的外科治疗原则和其他手术原则多数相同,主要是无瘤原则。

1) 无瘤原则　肿瘤手术和非肿瘤手术的操作原则最主要的是无瘤操作原则。与细菌不同,由于抗生素的发展和应用,大多数感染可以被控制。但是,由于外科医师的操作不当而造成医源性肿瘤细胞扩散,则是无法控制的,同时是致命的。因此强调无瘤操作是必要的,而且无论如何强调也是不过分的。无瘤技术是一个在"无瘤思想"指导下贯穿手术每一步的技术,也是系统技术。

2) 无菌原则　无菌技术是任何一种手术的最基本原则,它包括各种无菌操作技术和抗生素的应用。

3) 微创切除　伴随着人们的不断追求和医疗设备的不断发展,以内镜和腔镜技术为主体的微创外科近20年来得到了迅速的发展。在大肠癌领域,内镜诊治技术和腹腔镜手术技术已逐渐成熟,成为临床应用的常规技术。

腹腔镜手术的主要优点:手术局部创伤小,如切口小减少了腹腔脏器的暴露;手很少进入腹腔,减少腹腔脏器浆膜的损伤,因此减少了粘连的机会;由于超声刀的应用,极大地减少了出血量;手术全身反应轻,由于创伤小,造成免疫功能的损伤小,胃肠功能恢复快,机体的应急反应轻。目前,结肠癌的腹腔镜手术已经有多中心前瞻性研究证明其可以获得开腹手术相同的临床疗效。但到目前为止尚未有充分的临床研究证明直肠癌的腹腔镜手术的价值,2009年的第二版《NCCN直肠癌治疗指南》仍不推荐腹腔镜应用于直肠癌手术。

4) 无血切除　手术无血是不可能的。手术的无瘤和无菌是相对的,无血也是相对的。由于电刀、超声刀的应用,手术的出血量大大减少。出血减少的主要优点:避免输血,减少社会负担;减少血源性传染性疾病,减少机体免疫力抑制;避免出血造成的组织层面的破坏,减少手术失误;减少出血对手术者心理的影响。

5) 根治性切除原则　在肿瘤手术中,正确摆正切除和重建的关系一直是重点。肿瘤手术的关键点是切除,因为切除的好坏决定了手术的结果,而重建仅是手术的基本操作。重建的好坏决定短期的愈合,而手术的规范性根治才是长期结果之所在。

## 43.7.3 术前准备

(1) 全身其他疾病的治疗

在进行肿瘤处理前,非肿瘤性疾病必须得到全面的评估及合理的处理,使其最小限度地影响肿瘤的处理。对多数肿瘤外科医师来说,在处理内科疾病方面往往经验不足,最好在处理之前,请内科专家或相关专家会诊,给予处理意见以及外科治疗过程中需要注意的情况,避免在肿瘤的处理过程中不适当的处理加重其他疾病,耽搁肿瘤治疗。以下是几种常见的需要术前得到控制的疾病。

1) 高血压　一般需要进行正规抗高血压治疗,使术前收缩压控制在150 mmHg、舒张压在90 mmHg以下。

2) 心律失常　要求经治疗后心律失常得到控制。对于<50次/分的窦性心动过缓,如阿托品实验无法使心率上升以及Ⅱ度Ⅱ型传导阻滞最好能放置临时起搏器。

3) 慢性呼吸系统疾病　需要术前控制肺部感染或预防性应用抗感染药物3~5天,使症状和检查结果基本达到正常。

4) 糖尿病　术前处理主要是控制血糖。一般建议应用胰岛素控制,而不是应用降糖药控制。因为降糖药控制血糖需要一定时间,效率较差,围手术期血糖控制需实时控制、动态检测,合理和准确的应用胰岛素是围手术期控制血糖的最佳选择。一次性血糖检测仪在术后随时检测血糖、调控血糖具有重要价值。

5) 贫血　一般要求贫血得到纠正,血红蛋白>90 g/L。如果血小板或出凝血功能异常,特别需要给予纠正,以免造成不可控制的出血。

6) 电解质紊乱　术前必须纠正电解质紊乱。

7) 肝、肾疾病　需尽量纠正肝、肾功能至正常范围。同时,注意在围手术期和治疗期间尽量避免应用损害肝、肾功能的药物。

在处理上述疾病时必须注意以下几点:肿瘤是一个限期处理的疾病,即不能不考虑全身情况对肿瘤处理的影响及治疗风险,又不能不考虑肿瘤治疗的时限性。正确处理两者的关系非常重要,同时需要丰富的临床经验,既要避免治疗风险,又要避免耽搁肿瘤的及时治疗。对于合并有传染性疾病的患者,如艾滋病、梅毒、传染性肺结核等,任何医师都不能以任何理由拒绝诊治该类患者,只能积极治疗,并采取措施减少传染给医护人员和其他患者的机会。

**(2) 肿瘤的术前治疗(即直肠癌的新辅助放化疗)**

近年肿瘤的新辅助治疗得到了很快的发展。新辅助治疗主要是通过合理的术前肿瘤治疗手段来改善治疗效果。它的主要价值有:减少肿瘤负荷;减少肿瘤的术中播散;增加切除率;了解药物敏感性;提高肿瘤治疗效果。主要方法有新辅助化疗和新辅助放疗。结肠癌的新辅助化疗,文献报道不多,临床较少应用。直肠癌(主要是中、下段直肠癌)的新辅助治疗一直是研究的热点,从直肠癌的小剂量放疗、中剂量放疗、大剂量放疗、新辅助化疗,一直到现在的新辅助放化疗。目前,中、下段直肠癌的新辅助放化疗在Ⅱ、Ⅲ期直肠癌的治疗价值已经得到了普遍的承认,已作为中、下段Ⅱ、Ⅲ期直肠癌治疗的"金标准"(详细情况请参见放疗章节)。

**(3) 肠道准备**

大肠癌前必须进行肠道准备,以减少手术过程的污染,减少术后感染的机会。术前肠道准备包括清洁肠道、减少肠道细菌两个方面。具体方法如下。

1) 传统的常规肠道准备法 口服流质3天,同时服用泻药,常用的有50%硫酸镁、石蜡油、番泻叶等。对于不全梗阻者宜用石蜡油;对于梗阻患者禁用泻药,以避免加重梗阻。该方法准备时间长,由于摄入不足易造成负氮平衡,可给予补液支持。该方法平和,适合老年患者和不适合全肠道灌洗的患者。

2) 灌肠法 该方法存在由于反复灌肠梗阻可能造成肿瘤肠道内逆行播散和血行播散的重大缺点,临床上不建议使用在大肠癌的术前肠道准备。

3) 全肠道灌肠法 术前3天进食低纤维饮食,术前1天早晨开始进食全流质(注意鼓励患者多进食并不限量,并以咸类流质为主),下午3时起开始全肠道灌洗。先肌内注射甲氧氯普胺(胃复安)10 mg(以促进灌洗液向下运动),随用37℃左右的10%甘露醇500 ml灌肠,约1 h后多数患者开始排大便。一旦开始排大便,即可开始口服灌洗液500 ~ 1 000 ml(其配方为1 000 ml水中加氯化钠6 g、碳酸氢钠2.5 g、氯化钾0.75 g)。如此反复服用灌洗液和排便,直至泻出物为淡黄色无渣粪液为止。一般多数需服灌洗液3 000 ml,持续时间为3 h左右。一般在灌洗前、灌洗后和手术日去手术室前要测量患者的体重,了解有无脱水和水、钠潴留。如果灌洗后体重下降500 g以上,说明有一定脱水,可以补充液体。如果灌洗后体重不变或升高,说明有水、钠潴留,可以给予利尿药以免造成组织水肿。对于有心、肝、肾功能不全,合并肠梗阻,年老、体弱、明显贫血和蛋白血症者,不宜应用此方法。如果患者灌洗后有饥饿感,可以服用糖水或巧克力。值得注意的是,对完全性梗阻患者,不必强调进行肠道准备,以免造成更大的损伤。

4) 减少肠道细菌的方法 主要是应用抗生素。过去多数医院进行肠道准备时常规服用两种抗生素,持续3天,如新霉素和甲硝唑或庆大霉素加甲硝唑。近年来,多数学者认为,满意的全肠道灌洗可以使肠道细菌减少95%,可以达到和口服抗生素相同的结果,不必应用抗生素,同时也可以减少肠道菌群的紊乱。但对于传统肠道准备的患者,仍需口服抗生素以减少肠道细菌,否则增加术中感染和肠炎的机会。多数研究显示,应用抗生素的最佳时机是手术开始时,此时早于术中可能造成的污染,达到最大的预防效果。如果术后需要预防性应用抗生素,一般不应超过3天。

## 43.7.4 结肠癌根治性切除术

手术范围包括肿瘤局部广泛切除与引流区域的淋巴结清除。

**(1) 右半结肠切除**

用于盲肠、升结肠及肝曲结肠癌。切除范围:末段15 cm左右回肠、盲肠、升结肠、横结肠右半及右半大网膜(如大网膜已粘连于病灶区肠段,则大网膜须贴近胃大弯切除,以一并清除幽门下淋巴结及胃右网膜动脉旁淋巴结)。淋巴结清除沿肠系膜上静脉表面解剖至胰腺下缘。回结肠动、静脉,右结肠动、静脉均在肠系膜上静脉的右缘处结扎、切断(有时回结肠动脉于根部结扎后可使远侧相当长的一段回肠血运受影响,因此也可沿回结肠动、静脉解剖仅清除其旁淋巴与脂肪组织,而保留血管),结肠中动脉的右支应于其根部结扎、切断。当癌已穿透后壁时,应将该区域深面的腰肌筋膜、肾前下方的肾周脂肪一并清除。

右半结肠癌在传统切除时首先游离升结肠,造成首先接触肿瘤,挤压肿瘤,同时血管与淋巴管未结扎,可能造成肿瘤的医源性播散。后来发展的根治性切除法,首先结扎切断右半结肠的血管与淋巴管,减少了肿瘤沿血管与淋巴管的播散,但未能减少肿瘤直接接触造成的播散。新的改良根治术采用首先结扎切断右半结肠的全部血管与淋巴管,然后自内向外游离结肠,既避免了沿血管与淋巴管的播散,又避免了首先接触肿瘤造成的直接播散,是最符合肿瘤切除原则的方法。同样可以相同的方法应用于其他结肠癌。

### (2) 横结肠切除

用于横结肠中段癌。切除自肝曲至脾曲的结肠,清除大网膜(包括幽门下淋巴结及胃网膜右、左动脉旁淋巴结),结肠中动、静脉分别于胰腺下缘,于肠系膜上动脉分出处及注入肠系膜上静脉处结扎、切断。

### (3) 左半结肠切除

用于脾曲结肠癌或降结肠癌。切除左半横结肠、降结肠及近侧乙状结肠。结肠中动脉的左支及左结肠动脉于根部结扎、切断。在此之前应先解剖清除结肠中动脉及肠系膜下动脉根部旁的淋巴与脂肪组织。

### (4) 乙状结肠切除术

用于乙状结肠癌。切除乙状结肠(病灶位于近侧乙状结肠时还应一并切除部分降结肠)和直肠-乙状结肠交接处(如病灶位于近直肠-乙状结肠交界处的乙状结肠时,其远切缘应距癌7～8 cm)。清除肠系膜下动脉根部旁的淋巴与脂肪组织直至其分出左结肠动脉处,保留左结肠动脉后结扎、切断肠系膜下动脉。

## 43.7.5 直肠癌的外科治疗

### (1) 直肠癌的治疗难点

直肠癌目前仍然是中国大肠癌的主要难点和重点。临床上,中下段直肠癌的治疗难点包括肛门的保留、膀胱和性功能的损害及局部复发率高。

1) 肛门的保留  中国的大肠癌过去是直肠癌占大多数,同时低位直肠癌多见,在治疗上认为Miles手术是中、低位直肠癌治疗的"金标准",肛门改道手术十分常见。但随着人们对直肠肿瘤认识的增加,同时对生存质量的要求提高以及医疗器械的发展,保肛手术得到了发展。影响保肛手术的因素有:主观因素和客观因素。主观因素是医师和患者,甚至患者家属的愿望。在主观上,医师不能为了提高保肛率或为了满足患者或家属的愿望降低保肛的基本条件,造成不可挽回的后果。客观因素是手术技能技巧、患者的身体状况和肿瘤情况。手术技能技巧可以在临床实践中改善,而患者的条件和肿瘤情况是不变的。

保肛手术相关的身体结构和肿瘤因素如下:①肿瘤的位置,决定是否有足够的下切缘易于吻合;②肿瘤的大小、类型和恶性程度,决定下切缘距离和切除满意度;③患者的性别和骨盆类型,决定手术难易程度、吻合难易程度;④肿瘤的下切缘距离,选择合理的下切缘;⑤患者的肥胖程度,决定手术和吻合的困难程度;⑥外科医师的手术技能和技巧,决定手术的根治、重建能力;⑦合适的手术器械,简化操作、暴露充分、简化重建。

笔者认为,保肛手术应该把肿瘤的根治始终放在第1位,在不降低根治的前提下最大限度地提高保肛概率,同时保留的肛门具有完整的肛门感觉、分辨、控制功能。

随着安全远切缘2 cm以上即可的观点风行,加上近10余年来吻合器的改进和推广,使盆腔中低位吻合易于进行,故保肛手术显著增加。但随之而来的是临床上见到保肛术后局部复发的患者已明显增加。1994年4月杭州召开的全国直肠癌保肛手术专题研讨会上,尽管不少专家报道局部复发率为10%左右,但高达25%～37%者也不少见。Malmberg收集的8篇报道中,局部复发率为0%～32.4%,其中4篇在22%以上。这种情况不能不引起我们的重视。直肠癌术后局部复发的患者,复发灶往往与盆壁、输尿管、膀胱、前列腺等粘连、浸润,再次手术相当困难。文献中只有5%～48%还可手术切除,而且在切除的患者中仅22%～42%可做到无肉眼可见的肿瘤残留。手术切除患者的5年生存率仅10%左右,因此全部局部复发的患者中能再次治愈的机会仅3%～5%,预后极差[5,59-62]。

保肛术后局部复发的原因大致如下:①肿瘤远侧肠段切除不足。北条庆一分析了30例吻合口复发患者,其中有16.6%与远侧清除不足相关。Goligher报道St Mark's医院的20例局部复发中有10%系术中判断肿瘤下缘位置失误,下切缘距癌太近所致。他们认为缺少经验的医师,在术中准确判断肿瘤下缘有困难的情况下,肿瘤远侧应清除5 cm较为可靠。②直肠系膜或直肠周围组织清除不充分。北条庆一报道的30例吻合口复发中有17例(56.7%)

与此有关。英国的 Heald 等自 1978 年起开始以"全直肠系膜切除"(total mesorectal excision,TME)原则治疗直肠癌。直肠系膜为由盆筋膜脏层包覆的直肠后方和两侧的血管、淋巴管和脂肪组织。癌细胞在肠壁内向远侧浸润极少超过 2cm,但在直肠系膜内可能存在播散的癌细胞巢或癌结节,也可存在直径<5mm 但却已有转移灶存在的淋巴结中。按 TME 原则切除的直肠癌标本中,直肠周围组织切缘处可见癌的概率降至 7%,明显低于常规方法手术切除标本中的发现率[63-66]。③术中癌细胞种植引起。Cole 等取手术切除的大肠癌标本,在肿瘤远、近侧肠黏膜上做涂片检查,结果分别有 65% 及 42% 可找到癌细胞。距肿瘤越近,找到癌细胞的机会越大。术前避免用灌肠方法准备肠道,术时在肿瘤远侧置直角钳后经肛门选用 1/2 000 氯己定(1997 年 Stuntz 等报道,氯己定杀灭大肠癌细胞的功效优于氟尿嘧啶[67],因此直肠残段腔内或腹膜腔内以氯己定冲洗可杀灭脱落的癌细胞,减少种植性复发)、1% 聚维酮碘(碘伏)或水 1 000ml 冲洗直肠残段,然后在直角钳下切断直肠做吻合,该方法是预防此类复发的有效措施。

2)膀胱和性功能损伤 排尿和男性性功能的调节是由盆腔自主神经控制的。直肠癌手术可能损伤到盆腔的自主神经。直肠癌根治术和直肠癌扩大根治术,在骶前分离和侧韧带切断时非常容易损伤腹下神经和盆神经丛,造成膀胱和性功能的损害。部分膀胱功能的障碍还与手术切除造成的周围支持丧失、膀胱颈成角有关。

术后排尿功能障碍主要表现:排尿困难、排尿时间延长、残余尿增多、部分需要长期留置导尿管。性功能障碍的主要表现为:勃起不能、勃起不佳、射精不能、无性高潮等。文献报道,直肠手术造成的排尿功能障碍为 8%~65%,造成的男性勃起功能障碍为 20%~90%,丧失射精功能为 17%~61%[51]。直肠癌术后的排尿功能障碍和性功能障碍给患者造成了极大的生理和心理的痛苦。

3)局部复发 直肠肿瘤所在部位决定了手术的困难程度及肿瘤容易侵犯邻近器官,所以有较高的局部复发率,远高于结肠癌,是直肠癌手术的困难点之一。直肠癌术后复发与很多因素相关,片面强调某一方面是不合理的。在设计治疗和执行治疗过程中,全面的考虑治疗方案和认真地执行操作细节是减少肿瘤局部复发和提高肿瘤治愈的保证。直肠癌手术后复发的相关因素如下。

肿瘤因素:在影响复发的因素里,肿瘤因素是无法改变的最主要因素。它与下列因素相关:①肿瘤的位置,肿瘤的位置越低,与周围组织、器官关系越密切,切除越不容易完整、干净,易于复发;②肿瘤大小,肿瘤越大,越容易复发;③肿瘤的类型,低分化腺癌及印戒细胞癌容易复发,中高分化腺癌及乳头状腺癌复发率较低;④肿瘤的生长方式,浸润性生长的容易复发,内生、溃疡型的复发率较低;⑤肿瘤分期,肿瘤分期晚者容易复发。

治疗相关因素:①术前的治疗,直肠癌手术前的新辅助放化疗已经明确具有提高切除率、减少复发率、改善生存率的效果;②手术相关因素,在肿瘤切除过程中,如肿瘤的切缘(包括肿瘤上切缘、肿瘤下切缘、肿瘤环行切缘)、淋巴结清扫(包括侧方淋巴结清扫、上方淋巴结清扫、下方淋巴结清扫)、全系膜切除和无瘤技术等可影响手术结果和术后复发;③术后的治疗,术后适当的辅助化疗、辅助放疗、辅助放化疗均可减少局部复发率、改善生存。

**(2)直肠癌手术的相关问题**

1)肿瘤的切缘 肿瘤的手术切除一直是以三维的广泛切除作为切除的基础。对于肠道肿瘤手术来说,它的三维是指上切端、下切端、肿瘤区的环行切缘。直肠癌的上切端一直未受到重视,肿瘤区环行切缘是最近提出的概念,临床上一直受到重视的是肿瘤切除的下切端。下面进行分别论述。

a. 肿瘤的上切缘:直肠癌手术切除的上切端由于一般距离肿瘤较远,几乎不可能会出现切缘肿瘤阳性的机会,所以一直未受到足够的重视。这里需要强调的是:肿瘤上切端的切除距离万万不可参照下切端>5cm 进行切除,因为直肠癌的淋巴回流是向上的,直肠癌治愈性切除要求切除至主干血管根部,即乙状结肠血管。如果考虑做扩大切除,要清扫肠系膜下血管根部,血管切除的范围决定了肠管切除范围,一般均>10cm。如果仅仅切除 5cm 肠管,不可能符合治愈性切除淋巴结的要求。

b. 肿瘤切除的下切缘:直肠癌手术中下切缘的距离一直是直肠癌手术的焦点,也是争取提高保肛的最关键问题。关于直肠癌手术切除的下切缘最早由 Handley 提出下切缘需>5cm,此标准的应用超过了半个世纪。直到 20 世纪 50 年代早期,Goligher 做了 1 500 例的直肠癌标本分析,结论认为肿瘤向远端扩散少见,70% 扩散<0.6cm,极少超过 2cm。Williams 等认为 2cm 以上即可达到安全切缘标准[20,52]。目前日本大肠癌研究会癌远端切缘为 2cm;中国大肠癌专家委员会建议癌远端切除为 3cm。目前大多数学者认为,肿瘤下切缘在 2~3cm,

极少数甚至建议下切端 1 cm 即可。

下切端距离的判定：①术时肿瘤下切缘的判定，笔者曾做过检测，在手术时确定肿瘤下端后即在该处缝线标记，待术后剖开标本检查术中确定的下缘是否准确。结果发现两者之间误差明显，为 0.5～1.5 cm，说明手术时肿瘤下端的判断不是非常准确，存在着判断误差。②肿瘤下切缘的距离测量。一般研究均明确指出测量时应无张力拉直，但临床上非常困难，牵拉时的张力误差极大，标准很难统一。③肿瘤切下后的收缩。临床上测定收缩率可在以下 3 个时间测量：手术标本切下时、手术结束后、手术标本固定后。复旦大学附属肿瘤医院曾做过上述标本的测量研究，结果显示，肿瘤标本切下后即刻测量下切缘收缩 25%～30%，手术结束后测量标本收缩 30%～40%，标本固定后的不同时间可收缩 40%～60%。国外 Weese 所做研究与本院研究结果相似[50]。许多文章在报道肿瘤侵犯距离时没能讲清楚是怎样测量下切端距离的，大多报道下切端的测量是标本固定后的测量，而此时标本已较手术时的距离收缩了约 50%。根据上述分析，笔者可以得出一个结论：肿瘤下切缘的判断和测量是很难准确的，需要有丰富的临床经验才能保证肿瘤下切缘的可靠性。笔者采用的是标本切下时的及时检查标本，一般肿瘤距离下切缘 <1～1.5 cm，送病理检查确定。

不同的肿瘤类型需要不同的下切端距离：研究显示肿瘤的不同类型和生长方式其向下侵犯的距离是不同的，因而所需求的切除距离也是不同的。①对于肿瘤较小、分化良好、病期较早、有蒂的、内生型生长为主的肿瘤，下切缘的距离要求 2～3 cm 即可；②对于分化较差的、恶性程度较高的如印戒细胞癌、低分化腺癌、浸润型生长的肿瘤，下切端的距离要求 5 cm。

笔者强调：①在有足够距离的情况下争取更大距离，在可能的情况下确保下切缘可靠；②无论何时要把根治性切除放在第一位，不要把满足患者的要求和片面提高保肛概率放在第一位；③积累经验，最大限度地提高保肛概率和保肛质量。

c. 中低位直肠癌的环行切缘：直肠癌的下切缘距离一直受到临床医师和学术界的极大关注，而直肠的侧方切缘距离一直未受到足够的重视。我们知道肿瘤是一个立体的肿块，会向任何方向侵犯而不是仅向下方侵犯。肿瘤的切除不仅是下切缘，而应是上切缘、下切缘和任一接近肿瘤的切缘。最近文献上有报道"环形切缘"(circumferential redial margin, CRM)概念，就是指包绕受到肿瘤最深浸润处肠壁的肠周围组织切缘[20]。NCCTG 的研究显示，CRM <1 mm，局部复发率是 25%；而 CRM≥1 mm，局部复发率仅为 3%[46]。DUTCH 的一组报道[68]，CRM≥2 mm，局部复发率为 6%；CRM <2 mm，局部复发率为 16%；CRM <1 mm，局部复发率为 38%。

临床上直肠的前方和后方均有间隙可作判断，而侧方的切除，主要是侧韧带处。多数医师在处理时过多地考虑直肠中动脉的处理以及盆神经丛的保护，而靠近肠壁切除，未能最大限度地切除侧韧带。值得重视的是：不能对下切缘距离要求 2～5 cm，而对侧方切缘只要求切除肠壁。在这里存在的矛盾是：侧韧带处是自主神经主要通道，从肿瘤学角度讲，应靠近盆壁切除，但那样切除会损伤自主神经，同时手术时侧韧带中的直肠中动脉的处理有困难。笔者建议根据肿瘤情况最大限度切除肿瘤侵犯侧的侧韧带，同时用电刀切除，避免钳夹结扎侧韧带，以减少自主神经的损伤。

2）直肠癌的淋巴结清扫

A. 直肠癌的上方淋巴结清扫：无论是上、中、下段直肠癌和肛管癌，上方淋巴结转移都是主要的方向。直肠癌的上方淋巴结清扫是直肠癌根治术的最基本也是最重要的手术策略。肠系膜下动脉起始部周围的淋巴结清扫是多数临床医师的上方清扫终点，该淋巴结是直肠癌根治术的第 3 站淋巴结。如日本癌症研究会附属医院的直肠癌标准手术规定：对直肠癌上方淋巴结清扫时，要对肠系膜下动脉周围淋巴结予以清扫。少数学者甚至提出：直肠癌应扩大淋巴清扫，其上方清扫达腹主动脉旁淋巴结。多数学者认为扩大清扫价值不大、手术操作复杂、手术时间较长、并发症多，临床应用很少。

对于直肠癌的上方淋巴结清扫至肠系膜下动脉根部的术式，临床上有两种常见做法：在肠系膜下动脉根部清扫并结扎血管，但许多医师怕影响吻合口血供。临床上更多使用的方法是，清扫肠系膜下动脉起始部周围淋巴结，并将其根部周围淋巴与脂肪组织向下清扫至左结肠动脉下方并结扎、切断。既清扫了肠系膜下动脉根部的淋巴结，又保留了左结肠动脉，减少了过多切除肠管和肠管血供影响的机会。Pezim 于 1984 年发表了关于是否在肠系膜下动脉根部结扎的研究，有 586 例上方淋巴结清扫在肠系膜下动脉根部结扎、切断者与 784 例在左结肠血管分支下方切断者进行比较，两组在任何一期 5 年生存率均未显示差异。

B. 直肠癌的侧方淋巴结清扫：腹膜反折以下的直肠癌的淋巴回流除了向上以外，尚有向侧方转移的可能。文献报道,有不同类型和大小的中、下段直肠癌侧方的淋巴结转移概率为1%~23.9%,欧美报道的转移率较低,日本报道的多较高(>12%),大多数在7%~12%范围[16]。

淋巴结转移率的高低与清扫的技术和手术困难程度有关。欧美患者多较肥胖,淋巴结清扫困难、并发症发生率非常高,主要是膀胱和性功能相关并发症,淋巴结清扫阳性率较低,因而生存率改善不明显,所以一般不推荐使用侧方淋巴结清扫。如GLASS等报道的扩大淋巴结清扫的5年生存率与常规淋巴结清扫的直肠癌手术的比较,两者无显著性差异。以日本东京癌症研究院为代表的日本大肠癌外科研究认为:直肠癌,特别是腹膜反折以下的直肠癌侧方淋巴转移率较高,清扫肠系膜下动脉以下的腹主动脉、腔静脉周围淋巴结,髂血管周围淋巴结,闭孔周围淋巴结,清扫阳性率达12%~23.9%,进行侧方清扫的直肠癌5年生存率可提高5%~12%,应该进行侧方淋巴结清扫。如加藤知行报道的直肠癌侧方扩大淋巴结清扫的5年生存率为54.7%,局部复发率为14.3%;而未进行侧方淋巴结清扫的5年生存率仅为40.2%,局部复发率为31.6%。国内也在20世纪80年代初开展了直肠癌扩大淋巴结清扫的研究。如国内董新舒报道的侧方淋巴结转移率为9.6%[17]。在进行扩大淋巴结清扫的直肠癌与常规淋巴结清扫的比较中,扩大淋巴结清扫的5年生存率为68%,而常规淋巴结清扫的仅为42.9%,两者差别明显。

目前,大多数学者认为不必常规进行侧方淋巴结清扫。主要依据是:①侧方清扫淋巴结阳性率低,多数报道<10%;②生存率改变不明显,部分生存率改变是由扩大淋巴结清扫后的分期位移造成的;③侧方淋巴结清扫手术时间延长、手术风险增大、手术后并发症增多、手术费用增加;④无前瞻性随机分组的研究,多为单组、回顾性分析。笔者认为:侧方淋巴结清扫对某些患者是有价值的,对于哪些患者需要侧方清扫值得研究;是否可以采用前哨淋巴结检测技术帮助确定需要侧方淋巴清扫的患者,减少不必要的扩大手术,改善患者生活质量。

C. 直肠癌的下方淋巴结清扫:直肠肛管部的淋巴可以向3个方向引流,即向上、向侧和向下方引流。以齿状线为界限,其上方的淋巴主要向上方引流,其下方的淋巴主要向下方引流。日本高桥孝报道601例直肠癌腹股沟淋巴结转移率研究,肿瘤下缘在齿状线上2.1cm以上者,仅0.4%腹股沟淋巴结转移;在1.1~2.0cm者,腹股沟淋巴结转移率为7.7%;肿瘤靠近齿状线者,转移率达12.5%;肿瘤越过齿状线者,转移率达40.0%。也就是说,肿瘤下缘越低,腹股沟淋巴结转移率越高。

肿瘤侵犯肛管的肿瘤有直肠癌侵犯肛管和肛管癌。无论是直肠肛管癌还是肛管癌,其淋巴转移的主要方向仍然是向上;腹膜反折以下的直肠肛管癌和肛管癌的侧方转移率近似;肿瘤接近并侵犯肛管,下方淋巴结转移率增加。高桥孝报道的34例肛管癌,淋巴结上方转移率为35.3%,侧方转移率为14.7%,下方转移率为17.6%。

侵犯肛管的癌或肿瘤可出现下方即腹股沟转移,有时合并腹股沟转移和异时发生腹股沟转移。对于同时发生腹股沟转移的患者,临床上有两种处理方法:①同时进行直肠癌根治术和腹股沟或髂腹股沟淋巴结清扫术;②分期进行直肠癌根治术和腹股沟淋巴结清扫术,即先进行肠癌手术,待手术恢复后(6周)再进行淋巴结清扫术。至于选用哪种方法,要根据患者的情况、肿瘤的情况以及手术者的情况决定,多数医师选用分期手术,主要考虑患者的耐受性。对于肛管原发肿瘤,没有发现腹股沟淋巴结转移的患者,部分学者建议进行预防性腹股沟淋巴结清扫术,但是多数学者考虑下方淋巴结转移概率<20%,且手术创伤大、治疗效果差,认为预防性清扫的价值不大。

3) 直肠癌的全直肠系膜切除　全直肠系膜切除(total mesorectal excision,TME)的概念最早由英国的Heald提出,于1978年开始用全直肠系膜切除的方式进行直肠肿瘤的切除,并于1982年报道了治疗结果[4]。Heald的TME概念包括:①无论直肠癌距肛缘距离,直肠系膜全切除;②重视周边缘大切除;③直肠远切缘可减少0.5cm;④肿瘤的分化不太重要;⑤保留盆腔自主神经;⑥不需要术前、术后放疗;⑦前切除保肛概率达90%。

在原有的教科书中直肠是没有系膜的,但有潜在的由盆筋膜脏层包绕直肠后方及侧方的血管、淋巴、脂肪组织类系膜结构。Heald从局部解剖和肿瘤复发的机制方面阐述了全系膜的概念和临床价值。在解剖上,直肠系膜是指直肠周围组织与盆壁之间存在的直肠周围间隙,分别被脏层和壁层筋膜包绕,其中脏层筋膜包绕在直肠侧后方的脂肪组织、血管、淋巴称为直肠系膜。在临床病理上,直肠壁的肿瘤向下方侵犯一般不超过2cm。但病理大体切片研究显示,肿瘤在系膜中的癌灶可以超过肿瘤下方4cm,因此进行全系膜切除是非常重要的。直肠的全系膜切除的概念针对临床手术有两种含义:①完整的切除盆筋膜脏层包绕的直肠及其周围淋巴、脂肪和血管,这里强调切除时保持盆筋膜脏层的完整性;②切除的直肠系膜达提肛肌水平或超过肿瘤下缘 5 cm,前者是狭义的全系膜切除,后者是广义的全系膜切除。

除了概念意义上的全系膜切除,Heald 还提出了临床切除的锐性分离方法,强调电刀直视下锐性分离的重要性,为全系膜切除提供了方法学保障,减少了肿瘤的播散以及出血造成的视野破坏,以保证系膜切除的完整性和自主神经的保留。

全系膜切除方法主要优点:切除了存在于直肠系膜中的肿瘤结节,这种结节可以存在于肿瘤上、下 5 cm 范围,超过了肿瘤上、下沿肠管侵犯的距离;切除保持完整的直肠系膜,避免撕裂包绕直肠的盆筋膜脏层,减少术中播散。在直肠全系膜切除的方法提出以后,临床治疗的结果非常令人满意,大大地减少了直肠手术后的局部复发率。在多个国家进行了相关的临床研究,同样取得了较好的结果,局部复发率为 2.2% ~ 7.3%[69]。

全系膜切除概念在国内近年来也得到许多医师的承认和积极的推广,使直肠手术规范化有了依据,减少了局部复发,改善了治疗效果。

4) 直肠肿瘤的局部切除　直肠中、下段肿瘤(包括恶性与良性肿瘤),特别是距肛 7 cm 下的较小肿瘤、良性肿瘤、早期恶性肿瘤有时可以进行局部切除术治疗。对于上述肿瘤的治疗,局部切除的适应证由以下两种因素决定。

a. 切除方法的可行性:局部切除的方法有两种,即经肛切除和经骶旁切口的局部切除,这是保肛手术的一个重要部分。经肛局部切除术的应用范围是:切除的上界为距肛 7 cm 以下肿瘤,肿瘤的基底直径要求 < 3 cm。如果肿瘤下界 > 7 cm,经肛切除十分困难;另外切除一旦控制不好,造成肠壁切穿或术后切除区漏,将污染腹腔。部分肿瘤位置较高,但肿瘤蒂部较长或肠黏膜脱垂明显者,也可经肛切除。肿瘤的基底部 > 3 cm 者,经肛切除较困难。主要是因为 3 cm 的肿瘤切除要求距离肿瘤 > 1 cm,这样切除后重建非常困难。一般来讲,对于肿瘤基底 > 3 cm 者,建议使用经骶旁切口切除。骶旁切口的局部切除适用于肿瘤位于腹膜反折以下,较大的良性或早期恶性肿瘤。

b. 局部切除的合理性:对于能够进行保肛切除的中、低位直肠较大的良性肿瘤和早期恶性肿瘤仍然是以经腹前切除为好。对于位置较低的不能经腹切除并保留肛门的中、低位直肠肿瘤无法确定肿瘤

性质和程度时,最好是经肛或经骶旁进行肿瘤的局部广泛切除(距肿瘤 1 cm),然后对切除的标本进行详细的病理检查,了解肿瘤的大小、生长方式、侵犯深度、肿瘤细胞类型、腺癌类型以及血管、淋巴管、神经有无肿瘤侵犯,最后决定是否需要进行肛门改道的大手术。局部的切除适用于直肠腺瘤、早期直肠类癌和部分早期直肠癌。对于直肠癌,要注意两个方面的问题:①部分外科医师只要看到病理报告是癌即进行大手术,这种盲目扩大手术使部分早期癌症患者进行了不必要的大手术,造成患者生活质量的下降。②对不适宜进行局部切除的肿瘤实施了不合适的局部切除术,造成患者的局部复发和区域转移,使可以治愈的癌症丧失了机会。

复旦大学附属肿瘤医院莫善兢教授总结多年的临床经验并结合国内、外文献,提出了对直肠腺瘤癌变局部切除的观点:①对有蒂的管状腺瘤癌变侵犯至黏膜下层时,其区域淋巴结转移约为 4%,一般局部广泛切除即可。但如果有肿瘤距切缘较近、肿瘤侵犯血管和淋巴管、肿瘤细胞属高度恶性,如低分化腺癌、印戒细胞癌,仍需行标准的根治术。②对广基的绒毛状腺瘤恶变侵犯黏膜下层时,其区域淋巴结转移约为 27%,一般均需行扩大根治性手术。③对于混合型腺瘤癌变,有蒂的治疗与管状腺瘤、广基的绒毛状腺瘤癌变相同[18]。④对于侵犯肌层的癌均需行扩大根治性切除。

## 43.7.6　直肠癌经腹会阴切除术

适用于无法做保肛手术的直肠癌和肛管癌。手术切除乙状结肠中点至肛门间的肠管和肠系膜;肠系膜下动脉根部旁的淋巴与脂肪组织清除,左结肠动脉可保留,肠系膜下动脉于分出左结肠动脉处的远侧结扎、切断;分离骶前间隙及直肠-膀胱、前列腺间隙(女性为直肠-阴道间隙);贴近盆壁切断两侧的侧韧带(直肠癌保肛手术时解剖与以上基本相同);贴近盆壁切断提肛肌及其上、下筋膜;切除距肛缘 3 cm 左右的皮肤及坐骨-直肠凹内的淋巴与脂肪组织。女性腹膜反折以下的直肠癌病灶位于直肠前壁或侵犯阴道后壁时,尚需一并切除阴道后壁及全子宫与两侧附件,即后盆腔清除术。

## 43.8　化疗

自 20 世纪 50 年代后期以来,氟尿嘧啶(5-Fu)

一直是大肠癌的基本化疗药物。临床研究已充分证明，与最佳支持治疗相比，5-Fu 对于晚期大肠癌在生活质量和生存期两个方面均占有明显的优势。90 年代中期后，大肠癌的化疗领域发生了深刻的变革，新的高效化疗药物如奥沙利铂、伊立替康、卡培他滨等相继研发上市并在临床广泛应用，接着分子靶向药物问世，并与新的化疗药物联合应用，使得大肠癌的治疗有了长足的进步，部分晚期患者有望达到长期生存甚至治愈，由此开创了大肠癌治疗的新纪元。

### 43.8.1 辅助化疗

手术是局限性大肠癌患者的主要治愈手段，即便肿瘤完全切除，仍有许多患者复发转移。Ⅰ期患者 5 年生存率在 90% 以上，但Ⅲ期患者只有 50% 左右[70]。辅助化疗的目的是为了杀灭微小转移病灶，减少复发，提高治愈率。

**(1) 5-Fu**

虽然 20 世纪 60 年代已经开始了辅助治疗的研究，直到 1988 年 Buyse 等[71]综合了 25 个随机对照研究近 10 000 例患者的结果，发现含 5-Fu 的辅助化疗比单用手术治疗略有生存优势。

INT 0035 随机对照研究[72]共入组 1 200 例Ⅱ期或Ⅲ期患者，有 929 例Ⅲ期患者随机进入单纯手术组、左旋咪唑（LEV）组或 5-Fu/LEV 组，随访 5 年以上（中位时间为 6.5 年）。与单纯手术组相比，5-Fu/LEV 可减少复发危险 40%（$P < 0.0001$）和死亡危险 33%（$P = 0.0007$）；单用 LEV 只有 2% 和 6%。由于 5-Fu/LEV 在Ⅲ期患者中具有良好的耐受性和有效性，曾作为标准的辅助治疗方案。

左旋咪唑作为驱虫药用于临床，与 5-Fu 之间的作用机制尚未明了。5-Fu 联合亚叶酸钙（LV）作用机制明确，LV 通过与胸苷酸合成酶发生作用形成稳定的三联复合物，增加 5-Fu 的疗效。IMPACT 综合了 5 个试验的结果，在Ⅱ期或Ⅲ期患者中比较单纯手术和术后使用 5-Fu/LV 的疗效，结果发现术后用 5-Fu/LV 提高了 3 年生存率（83% 和 78%，$P = 0.03$）[73]。

INT 0089 随机对照研究[74]评价 5-Fu、LEV 和 LV 在Ⅱ期或Ⅲ期患者中的疗效。3 794 例患者随机进入 5-Fu/低剂量 LV 组、5-Fu/高剂量 LV 组、5-Fu/低剂量 LV + LEV 组和对照组 5-Fu/LEV 组。前 3 组辅助化疗用 30~32 周，对照组用 1 年。中位随访 10 年，发现无病生存期（DFS）和中位生存期（OS）无明显差别。NSABP C-04 研究[75]发现辅助化疗使用 1 年，5-Fu/LV 的 5 年 DFS 优于 5-Fu/LEV（65% 和 60%，$P = 0.04$），5 年 OS 有延长的趋势（74% 和 70%，$P = 0.07$）。

5-Fu/LV 已取代 5-Fu/LEV 作为标准的辅助化疗方案，5-Fu/LV 辅助化疗的持续时间为 6~8 个月。低剂量和高剂量 LV 联合 5-Fu 的疗效相同[74,76]。

**(2) 口服的氟尿嘧啶类药物**

不少研究采用口服的氟尿嘧啶类药物作为术后辅助治疗。NSABP C-06 比较优福定（UFT）/LV 和 5-Fu/LV 在Ⅱ期或Ⅲ期患者中的疗效，中位随访 62.3 个月，结果 DFS 和 OS 相当，毒性相似[77]。X-ACT 研究比较卡培他滨和 5-Fu/LV 在Ⅲ期患者中的疗效，中位随访 3.8 年，结果卡培他滨的 DFS 至少与 5-Fu/LV 静脉推注相当，无复发生存延长（$P = 0.04$），毒性低（$P < 0.001$）[78]。

**(3) 奥沙利铂（L-OHP）或伊立替康（CPT-11）联合 5-Fu/LV**

由于 CPT-11 和 L-OHP 联合 5-Fu/LV 在晚期患者中取得了良好的疗效，因此在辅助化疗中的地位备受关注。

欧洲的国际多中心 MOSAIC 研究[79,80]比较静脉滴注 5-Fu/LV 和 FOLFOX 辅助化疗 6 个月，入组 2 246 例患者，Ⅱ期 40%，Ⅲ期 60%。结果 5 年 DFS（包括Ⅱ期和Ⅲ期患者）分别为 67.4% 和 73.3%（$P = 0.003$），亚组分析显示加用 L-OHP 使Ⅲ期患者 DFS 绝对值提高了 7.5%（$P = 0.005$），Ⅱ期患者虽提高了 3.8%（$P = 0.258$），但无统计学差异。随访 6 年，术后用 FOLFOX 比 5-Fu/LV 延长了Ⅲ期患者的生存率，但Ⅱ期患者中无优势。这是第一个研究证明在辅助化疗中联合化疗优于 5-Fu/LV 方案。

NSABP C-07[81]的研究也得到了相同的结果，该研究采用 L-OHP 联合 5-Fu/LV 静脉推注，2 407 例患者（Ⅱ期 29%，Ⅲ期 71%）5-Fu/LV 的 3 年和 4 年 DFS 分别为 71.8% 和 67.0%，FLOX 分别为 76.1% 和 73.2%（$P < 0.004$）。

CPT-11 联合 5-Fu/LV（IFL）的结果令人失望。CALGB C89803 的研究[82]比较 IFL 与 5-Fu/LV 在Ⅲ期患者中的辅助化疗，结果发现 IFL 不但未提高生存期和无失败生存率，反而增加了中性粒细胞减少、中性粒细胞减少性发热和治疗期间死亡的发生率。FOLFIRI 在辅助化疗中也不优于 5-Fu/LV[83,84]。

**(4) Ⅱ期患者辅助化疗的意义**

Ⅲ期患者需要辅助化疗已被广泛接受，但Ⅱ期患者是否需要辅助化疗仍有争议。Ⅱ期患者单纯手术后的 5 年生存率可达 75%～80%，而与辅助化疗预期的疗效差异不大，如果要证实治疗获益需要非常大的样本量[85,86]。

IMPACT B2[87]对 5 项试验进行综合分析，5 项试验均为术后 5-Fu/LV 辅助化疗与单纯手术比较，1 016 例 Ⅱ 期患者，中位随访 5.75 年，辅助化疗使 5 年无病生存率（分别为 76% 和 73%）和总生存率（分别为 82% 和 80%）有延长的趋势，但无统计学差异。其他综合分析研究也得到了类似的结果[88,89]。Schrag 等[90]利用美国 SEER 数据库对 Ⅱ 期患者实际治疗的情况进行分析，发现接受辅助化疗与未接受辅助化疗的患者 5 年总生存率分别为 78% 和 75%，无显著差异，与 IMPACT B2 等根据临床试验得出的结果一致。

迄今为止，针对这一问题的最大一项随机试验是 QUASAR 研究[91]，该研究证实了辅助化疗可以使生存率绝对值提高 3%～4%。3 238 例患者（结肠癌 71%，直肠癌 29%）入组，91% 是 Ⅱ 期患者，比较术后辅助化疗（5-Fu/LV ± LEV）与单纯手术的疗效。中位随访 4.6 年，辅助化疗显著降低了 5 年复发率（分别为 22.2% 和 26.2%，$P = 0.001$），提高了 5 年生存率（分别为 80.3% 和 77.4%，$P = 0.02$）。进一步对 Ⅱ 期患者的分析发现辅助化疗仍有生存益处（$P = 0.04$）。

Ⅱ 期患者辅助化疗尚未达成共识。由于辅助化疗所能带来的益处有限，而化疗相关的风险、毒性和给患者带来的不便，需要与患者进行充分沟通以决定是否进行辅助化疗。目前，不推荐对 Ⅱ 期患者常规进行辅助化疗，但对具有高危因素（送检淋巴结数目不足、T4、穿孔或者组织学分级差等）的患者可以考虑辅助化疗[92]。另外，影响 Ⅱ 期患者预后的一些分子标记也可能作为辅助化疗的参考指标。

## 43.8.2 晚期大肠癌的化疗

化疗是转移性大肠癌的主要治疗手段之一。化疗可以使不能手术切除的患者肿瘤缩小以后创造手术机会，延长无疾病生存时间；对于无法手术的患者化疗作为姑息治疗可以延长生存。长期以来，大肠癌的化疗以氟尿嘧啶类药物为主体，最近伊立替康和奥沙利铂显著提高了疗效，分子靶向药物进一步提升了大肠癌的治疗效果，开拓了有希望的前景。

### (1) 氟尿嘧啶类药物

在长达 40 年的时间里，晚期大肠癌的有效治疗一直以氟尿嘧啶类药物为主。氟尿嘧啶类药物 5-Fu 单用疗效有限，有效率为 10%～15%。对包括 19 个临床试验 3 300 例患者的 Meta 分析显示，5-Fu 加用 LV 的有效率从 11% 增加至 21%（$P < 0.000 1$），OS 从 10.5 个月增加至 11.7 个月（$P = 0.004$）[93]。在伊立替康（CPT-11）和奥沙利铂（L-OHP）出现之前，5-Fu/LV 的方案一直作为标准的一线治疗方案。多项临床研究探讨了 5-Fu 不同的给药方法对疗效和毒性的影响。一项包括 6 个随机试验 1 200 例以上患者的 Meta 分析显示，5-Fu 静脉滴注的有效率显著高于静脉推注（22% 和 14%，$P < 0.000 2$），但对 OS 的改善几乎没有影响。静脉滴注方案的血液学毒性低于静脉推注方案（4% 和 31%，$P < 0.000 1$），消化道反应也轻[94,95]。NCCN 推荐 5-Fu 静脉持续滴注联合 LV 作为一线治疗的选择。

卡培他滨是口服的氟尿嘧啶类药物，可以完整地通过消化道吸收。它本身无细胞毒性，但在体内经羧酸酯酶、胞苷脱氨酶和胸苷酸磷酸化酶（TP）转变为具有细胞毒性的 5-Fu。利用肿瘤组织中 TP 的活性比正常组织高的特性，达到选择性肿瘤内激活的目的，从而最大限度地降低 5-Fu 对正常人体细胞的损害。van Cutsem 等[96]综合了两项卡培他滨一线治疗晚期大肠癌包括 1 207 例患者的随机 Ⅲ 期临床试验的结果，卡培他滨单药与 5-Fu/LV 静脉推注方案比较，提高了有效率（分别为 25.7% 和 16.7%，$P < 0.000 2$），对预后指标差的患者有效率仍有提高。但在进展时间（TTP）（4.6 个月和 4.7 个月）和 OS（12.9 个月和 12.8 个月）方面两组无差别。卡培他滨的血液学毒性和消化道反应明显低于 5-Fu/LV 静脉推注，手足综合征的发生率高于 5-Fu/LV 静脉推注。目前没有随机临床试验比较卡培他滨单药与 5-Fu/LV 静脉滴注的方案。与历史对照，卡培他滨与 5-Fu/LV 静脉滴注方案在有效率、TTP 和 OS 方面相似[97]。

### (2) CPT-11

CPT-11 是拓扑异构酶 Ⅰ 抑制剂，可破坏 DNA 的双链结构[98]。在 5-Fu 抵抗的转移性大肠癌患者中，CPT-11 单药与最佳支持治疗相比，提高了 1 年生存率（36% 和 14%），改善了生活质量[99]。最早 CPT-11 被批准用于转移性大肠癌的二线治疗，随后 3 个随机 Ⅲ 期临床试验确定了 CPT-11 联合 5-Fu 静脉推注或静脉滴注的方案在一线治疗中的地位。欧洲 Douillard 等[100]比较 CPT-11 联合静脉滴注 5-Fu/LV 与单用静脉滴注 5-Fu/LV 一线治疗转移性大肠癌的效果，CPT-11 联合静脉滴注 5-Fu/LV 的有效率（35% 和 22%，$P = 0.005$）提高，至治疗失败时间

(TTF)(6.7个月和4.4个月,$P=0.001$)和OS(17.4个月和14.2个月,$P=0.031$)延长。Kohne等[101]比较每周静脉滴注5-Fu/LV加或不加CPT-11的疗效,加了CPT-11以后,提高了有效率(54%和31.5%,$P<0.0001$)和TTP(8.5个月和6.4个月,$P=0.0001$),但OS的差异(20.1个月和16.9个月,$P=0.2279$)没有达到统计学的显著性。在美国Saltz等[102]比较了CPT-11联合静脉推注5-Fu/LV(IFL)和单用静脉推注5-Fu/LV的方案,IFL在有效率(39%和21%,$P<0.001$)、中位无进展生存期(PFS)(7.0个月和4.3个月,$P=0.004$)和OS(14.8个月和12.6个月,$P=0.04$)方面都有所提高。联合5-Fu静脉推注的IFL方案比联合5-Fu静脉滴注的方案中腹泻、脱水和骨髓抑制的发生率较高。

BICC-C研究[103]比较了3种不同的含CPT-11和氟尿嘧啶类药物的方案,患者随机进入5-Fu静脉滴注联合CPT-11(FOLFIRI)组、改良的IFL(mIFL)组或卡培他滨联合CPT-11(CapeIRI)组。FOLFIRI组的PFS比mIFL组(7.6个月和5.9个月,$P=0.004$)和CapeIRI组(7.6个月和5.8个月,$P=0.015$)明显延长,OS在FOLFIRI组达到23.1个月,mIFL组17.6个月($P=0.087$),CapeIRI组18.9个月($P=0.27$)。Ⅲ度以上不良反应CapeIRI组最多,FOLFIRI组最少。该研究显示,FOLFIRI组在疗效和安全性方面优于mIFL组或CapeIRI组。FOLFIRI方案应作为晚期大肠癌一线治疗的选择。

CPT-11剂量限制性毒性是腹泻[103]。尿苷二磷酸葡萄糖醛酸基转移酶1A1(UGT1A1)参与CPT-11的代谢,同时参与胆红素等物质代谢。UGT1A1缺乏可导致高胆红素血症和CPT-11药物蓄积。因此,有Gilbert病和血清胆红素升高的患者使用时须谨慎并需要调整剂量[104,105]。

### (3) L-OHP

L-OHP是二氨基环己烷的铂类复合物,可阻断DNA的复制和转录[106]。3个欧洲的Ⅲ期临床研究比较了L-OHP联合5-Fu/LV与单用5-Fu/LV的一线治疗的疗效[107-109]。de Gramont等[107]比较L-OHP(2h滴注)联合静脉滴注5-Fu/LV(FOLFOX)与单用5-Fu/LV,有效率分别为50.7%和22.3%($P=0.0001$),PFS分别为9.0个月和6.2个月($P=0.0003$),FOLFOX组明显比单用组好。但OS无改善(16.2个月和14.7个月,$P=0.12$)。每组约60%的患者接受其他的后续治疗,单用5-Fu/LV组中有28%的患者又接受L-OHP治疗,两组20%~30%的患者又接受CPT-11治疗。这一试验是以PFS为主要终点,以致达到统计要求的样本量不足,故未能显示有生存益处。Giacchetti等[108]进行的研究中,使用5-Fu/LV的方案要求在一定时间内滴注,L-OHP 6h滴注,联合治疗组较单用组在有效率(53%和16%,$P<0.001$)和PFS(8.7个月和6.1个月,$P=0.048$)方面有明显改善,但OS仍无改善(19.4个月和19.9个月)。对照组中88例患者进展后55例(66%)又接受L-OHP治疗。Grothey等[109]报道了德国的随机试验,单用组的5-Fu/LV采用静脉推注,联合治疗组采用大剂量的5-Fu/LV(每周24h滴注)加L-OHP(每周用,连用4周,每5周重复)。同样地,在有效率(49.1%和22.6%,$P<0.0001$)和PFS(7.8个月和5.3个月,$P=0.0001$)方面联合治疗组有明显改善,但对OS无影响(19.7个月和16.1个月,$P=0.19$)。对照组中有31%的患者、联合治疗组中有67.5%的患者接受了所有3个有效药物的治疗。这一试验也以PFS为主要终点,未能入组足够的患者以显示生存优势。

上述3个试验均提示L-OHP联合5-Fu/LV的有效率提高1倍,PFS较单用5-Fu/LV延长约3个月,但OS均无差别。而对照组也就是单用5-Fu/LV治疗组的生存期比5-Fu时代有了显著的改进,间接提示后续治疗具有生存益处。3个试验总生存期的改善显而易见,可能与先后接受过所有3个有效药物治疗的患者比例高有关。

N9741[110]随机Ⅲ期试验评价FOLFOX4、IFL及L-OHP/CPT-11(IROX)方案一线治疗转移性大肠癌,明确FOLFOX4在有效率、PFS和OS(45%、8.7个月和19.5个月)方面优于IFL(31%、6.9个月和15.0个月),FOLFOX4方案Ⅲ、Ⅳ度的毒性除神经毒性外,均低于IFL。同时该研究提示,FOLFOX4比IROX有效率(35%)更高,PFS(6.5个月)延长,OS(17.4个月)相似。因此,FOLFOX可作为晚期大肠癌一线治疗的选择。

FOLFOX和FOLFIRI均为晚期大肠癌的一线方案,Tournigand等[111]的研究发现作为一线治疗两者疗效相当,两个方案的用药顺序与疗效无关。这一随机Ⅲ期临床试验序贯应用包含3个有效药物的FOLFOX6和FOLFIRI方案:一组先用FOLFIRI一线治疗,然后FOLFOX6二线治疗;另一组先用FOLFOX6一线治疗,然后FOLFIRI二线治疗。一线治疗两组的有效率分别为56%和54%,一线治疗后PFS分别为8.5个月和8.0个月($P=0.26$);二线治疗的有效率分别为15%和4%,入组至二线治疗后PFS分别为14.2个月和10.9个月($P=0.64$);OS

分别为 21.5 个月和 20.6 个月（$P=0.99$）。该研究主要终点是 PFS，两种用药顺序在 PFS 和 OS 方面差别无统计学意义。先用 FOLFIRI 组Ⅲ、Ⅳ度黏膜炎和恶性呕吐的发生率较高，先用 FOLFOX4 组Ⅲ、Ⅳ度中性粒细胞减少和神经毒性的发生率较高。另一项Ⅲ期研究比较 FOLFOX4 和 FOLFIRI 一线治疗也证实了这一结果，两个方案在有效率、PFS 和 OS 方面无差异[112]。

有研究表明，FOLFOX 和 CapeOX 方案一线治疗用于转移性大肠癌疗效相似。TREE 研究[113]比较了 3 种不同的含 L-OHP 和氟尿嘧啶类药物的方案，患者随机进入改良的 FOLFOX6 组（mFOLFOX）、静脉推注 5-Fu/LV 联合 L-OHP（bFOL）组或卡培他滨联合 L-OHP（CapeOX）组。有效率分别为 43%、22% 和 35%，PFS 分别为 8.7 个月、6.9 个月和 5.9 个月，OS 分别为 19.2月、17.9个月和17.2个月。NO16966（XELOX-1）[114]多中心随机Ⅲ期临床研究直接比较 FOLFOX4 和 XELOX 方案，提示静脉滴注 5-Fu 或口服卡培他滨联合 L-OHP 一线治疗同样有效。

L-OHP 主要的剂量限制性毒性是慢性神经毒性。这种剂量依赖性的感觉神经毒性在累积剂量超过 850 mg/m$^2$ 时有 12%～15% 的患者会发生神经毒性[115]。

### （4）联合化疗或序贯化疗

7 个随机Ⅲ期临床研究综合分析结果显示，转移性大肠癌整个治疗过程中用过所有 3 个有效细胞毒药物（5-Fu/LV、CPT-11 和 L-OHP）的患者生存期最长[116]。德国结直肠癌组（DCCG）进行了一项Ⅲ期研究[117]评价序贯化疗与一开始就联合化疗的疗效。A 组序贯化疗，一线治疗用卡培他滨，二线用 CPT-11，三线用 CapeOX；B 组一开始就用两药联合化疗，一线治疗用 CapeIRI，二线用 CapeOX。OS 在 A 组为 16.3 个月，B 组为 17.7 个月（$P=0.2$），Ⅲ、Ⅳ度的毒性除手足综合征（A 组 13%，B 组 6%，$P=0.0009$）外两组相似。由此可见，序贯化疗也是可选方案之一。

Falcone 等[118]在Ⅲ期临床研究中比较起始治疗用 3 药（5-Fu/LV、CPT-11 和 L-OHP）联合化疗（FOLFOXIRI）方案与 FOLFIRI 方案一线治疗转移性大肠癌，结果有效率（66% 和 41%，$P=0.0002$）提高，PFS（9.8 个月和 6.9 个月，$P=0.0006$）和 OS（22.6 个月和 16.7 个月，$P=0.032$）延长。FOLFOXIRI 组所有患者转移灶二次根治性切除比 FOLFIRI 组（15% 和 6%，$P=0.033$）为高，在只有肝转移的患者中这一比例更高（36% 和 12%，$P=0.017$）。但 FOLFOXIRI 组Ⅱ、Ⅲ度的外周神经毒性和Ⅲ、Ⅳ度中性粒细胞减少发生率也高。Souglakos 等[119]进行了类似的研究，FOLFOXIRI 的剂量低于 Falcone 等研究中的剂量，结果显示 FOLFOXIRI 腹泻、感觉神经毒性发生率高，而两者的有效率、TTP 和 OS 相似。

因此，对于一般状况好、疾病进展快以及有可能创造条件获得手术切除机会的患者起始治疗可以选择联合化疗，包括两药联合或 3 药联合化疗；对于无症状、疾病进展慢或不可能手术切除的患者可以选择序贯化疗。

### （5）治疗的持续时间

一直以来，大肠癌的化疗是持续给药至疾病进展或不能耐受为止。许多研究探讨了化疗获益后的后续治疗问题，是持续给药还是间断给药？Maughan 等[120]用间断给药（5-Fu 或雷替曲塞化疗 12 周后有效或疾病稳定的患者停止给药，疾病进展后再给予同样方案）与持续给药至疾病进展的患者相比较，毒性减少，而 OS 相似（$P=0.23$）。

Labianca 等[121]比较了 FOLFIRI 化疗持续 2 个月、停止 2 个月的方案与 FOLFIRI 化疗持续进行的方案，发现两组的有效率、肿瘤无进展时间和总生存期均相当。Tournigand 等[122]和 Maindrault-Goebel 等[123]进行了 OPTIMOX 1 和 2 的研究，采用打打停停的方法，以期在保证疗效的同时减少毒性。OPTIMOX 1 比较的是 FOLFOX 连续用药与 FOLFOX 间断应用 L-OHP（先用 FOLFOX 7×6 周期，然后用 LV/5-Fu 维持治疗，共 12 周，再用 FOLFOX 7×6 周期）的方案，两组疾病控制时间（DDC）、PFS 和 OS 相似。Ⅲ、Ⅳ度不良反应有所减少，特别是在 LV/5-Fu 第 2 阶段，Ⅲ度神经毒性明显减少，从而提高了生活质量。OPTIMOX 2 则是在维持期彻底停止化疗（先用 FOLFOX 7×6 周期，然后停用化疗，待疾病进展至基线水平时，再用 FOLFOX 7 化疗），结果显示，维持治疗比未维持治疗的 PFS（36 周和 29 周，$P=0.08$）和 OS（26 个月和 19 个月，$P=0.0549$）有延长的趋势，但未达到统计学差异。因此，目前尚不能明确治疗的持续时间，打打停停的策略以及维持治疗的模式仍需要进一步研究。

## 43.8.3 分子靶向药物治疗

### （1）贝伐珠单抗

贝伐珠单抗（bevacizumab）是一种重组的针对 VEGF 的人源化单克隆抗体，可抑制肿瘤血管形成。贝伐珠单抗除了直接抗血管作用外，通过改变肿瘤内血管和降低间质压力可增加化疗药物的传送[124,125]。贝伐珠单抗单药在转移性大肠癌治疗中没有显著疗效,联合常用的化疗药物(5-Fu/LV、CPT-11和L-OHP)则疗效显著[103,113,126-128]。

Hurwitz等[127]进行了一项随机的临床Ⅲ期研究一线治疗晚期大肠癌,比较单用IFL、IFL加贝伐珠单抗或5-Fu/LV加贝伐珠单抗的疗效,结果显示,Ⅲ、Ⅳ度的不良反应包括出血、血栓栓塞、蛋白尿和高血压等,除高血压外,两组无明显差别。IFL联合贝伐珠单抗比单用IFL提高了有效率(分别为44.8%和34.8%,$P=0.004$),延长了PFS(分别为10.6个月和6.2个月,$P<0.001$)和OS(分别为20.3个月和15.6个月,$P<0.001$)。IFL加贝伐珠单抗组的患者疾病进展后二线治疗用含L-OHP方案的OS达到25.1个月,超过了2年。作为标准治疗的FOLFIRI方案联合贝伐珠单抗[103]比IFL联合贝伐珠单抗得到了更好的结果,OS(前者未达到,后者19.2个月,$P=0.007$)明显延长。

FOLFOX、bFOL、CapeOX一线治疗晚期大肠癌加贝伐珠单抗与未加贝伐珠单抗比较,非随机研究[113]的结果发现有效率分别为53%和43%、41%和22%以及48%和35%,PFS分别为9.9个月和8.7个月、8.3个月和6.9个月以及10.3个月和5.9个月,OS分别为26.0个月和19.2个月、20.7个月和17.9个月以及27.0个月和17.2个月。多中心随机Ⅲ期临床研究NO16966(XELOX-1)[114]将贝伐珠单抗加入FOLFOX4或XELOX方案一线治疗用于转移性大肠癌,加贝伐珠单抗后的有效率相似(49%和47%),PFS从8.0个月提高至9.4个月($P=0.0023$),OS有延长的趋势($P=0.0769$)。目前NCCN推荐FOLFIRI、FOLFOX或卡培他滨加L-OHP方案联合贝伐珠单抗一线治疗转移性大肠癌。

不能耐受L-OHP和CPT-11的患者一线治疗可以用5-Fu/LV静脉滴注联合贝伐珠单抗,综合分析结果显示含5-Fu/LV方案中加入贝伐珠单抗的中位生存期为17.9个月,单用5-Fu/LV或5-Fu/LV联合CPT-11不加贝伐珠单抗的中位生存期为14.6个月。当然该方案较联合化疗毒性低,但总生存期也低。

美国东部肿瘤协作组(ECOG)的随机Ⅲ期临床研究E3200[126]证实了贝伐珠单抗在二线治疗中的地位。该研究针对复治的未用过贝伐珠单抗或L-OHP的晚期患者,随机进入贝伐珠单抗加FOLFOX4组、单用贝伐珠单抗组或单用FOLFOX4组治疗。结果显示,贝伐珠单抗加FOLFOX4与单用FOLFOX4比较显著提高了有效率(分别为22.7%和8.6%,$P<0.0001$),延长了PFS(分别为7.3个月和4.7个月,$P<0.0001$)和OS(分别为12.9个月和10.8个月,$P=0.0011$)。不推荐单用贝伐珠单抗,单用贝伐珠单抗的疗效低于单用FOLFOX或FOLFOX加贝伐珠单抗。既往用含CPT-11和L-OHP方案治疗过的患者三线治疗用贝伐珠单抗的疗效有限[129]。

贝伐珠单抗持续应用至疾病进展可能提高生存[114],而且Grothey等[130]发现一线治疗采用化疗联合贝伐珠单抗的患者疾病进展后,后续治疗中继续使用贝伐珠单抗能显著延长生存。该结果有待进一步研究证实。

大肠癌使用贝伐珠单抗治疗的毒性主要是可以控制的Ⅲ度高血压(3%~16%)[127],其他毒性包括出血(2%~9.3%)、肠道穿孔(1.5%)、动脉血栓栓塞(3.8%)、伤口愈合差(1%~2%)和蛋白尿(1%~2%)。胃肠道穿孔相对少见,但却是非常严重的副作用。老年患者接受贝伐珠单抗时发生脑卒中和其他血管意外事件的危险性增加。因此,在使用贝伐珠单抗治疗时必须仔细考虑这些毒性[131]。

**(2)西妥昔单抗**

西妥昔单抗(cetuximab,C225)是一种重组的人/鼠嵌合性EGFR的单克隆抗体。大肠癌以及许多实体瘤中EGFR过度表达。初步研究显示,C225联合FOLFIRI、FOLFOX或CapeOX一线治疗转移性大肠癌很有前景。CRYSTAL研究[132]发现,FOLFIRI加C225一线治疗转移性大肠癌比单用FOLFIRI方案的有效率提高(46.9%和38.7%,$P=0.005$),mPFS延长(8.9个月和8个月,$P=0.036$)。OPUS随机Ⅱ期研究显示一线FOLFOX联合C225治疗较单用FOLFOX的有效率有提高的趋势(46%和36%,$P=0.064$)[133]。

目前,C225推荐用于不能耐受含CPT-11方案化疗或含CPT-11方案化疗后疾病进展或失败患者的二线治疗,也推荐用于既往用含CPT-11和L-OHP方案治疗过的患者的三线治疗。NCIC CTG CO.17研究[134]入组572例曾使用5-Fu、CPT-11、L-OHP治疗或具有上述药物使用禁忌的大肠癌患者,随机分为C225单药治疗和最佳支持治疗组,结果单药C225较最佳支持治疗有明显的OS(6.1个月和4.6个月,$HR=0.77$,$P=0.005$)和PFS($HR=0.68$,$P<0.001$)的提高,同时不影响生活质量。Cuningham等[135]进行的肠肿瘤和C225研究,C225加CPT-11或C225单药用于CPT-11耐药的EGFR阳性的晚期大肠癌患者,有效率分别为22.9%和10.8%($P=0.007$),TTP分别为4.1个月和1.5个月

($P<0.001$),OS 分别为 8.6 个月和 6.9 个月($P=0.48$)。EPIC Ⅲ 期研究[136]对 1 298 例既往使用 5-Fu 和 L-OHP 治疗的患者采用单用 CPT-11 或 CPT-11 联合 C225 治疗。联合 C225 治疗后 PFS(4.0 个月和 2.6 个月,$P\leq0.0001$)和 RR(16.4% 和 4.2%,$P<0.0001$)显著提高,但两组的 OS 相似(10.7 个月和 10.0 个月,$P=0.71$)。远期生存未显示出差异,可能与后续治疗相关,有 46.9% 单独 CPT-11 组患者之后采用 C225 继续治疗。

C225 使用相对安全,主要的不良反应为皮肤毒性,最严重的只有 Ⅲ 度,发生率 < 20%,可表现为痤疮样皮疹、甲沟炎。严重输液反应发生率不到 3%[132]。C225 治疗后皮疹反应的严重程度被认为与疗效具有相关性[134]。

### (3) 帕尼单抗

帕尼单抗(panitumumab,ABX-EGF)是一种完全人源化的单克隆抗体,与 EGFR 具有高度亲和性,可同时阻断 EGF 和 TGF-2α 与 EGFR 结合,且半衰期更长。帕尼单抗在一项 Ⅱ 期研究[132]中,单药(每周 2.5 mg/kg)治疗 148 例既往重度治疗的转移性大肠癌,有效率达 9%,疾病稳定 29%,PFS 为 13.6 周,OS 为 37.6 周。van Cutsem 等[137]进行了一项 Ⅲ 期研究,对化疗抵抗的转移性大肠癌 463 例患者比较用帕尼单抗(每 2 周 6 mg/kg)加 BSC 或单用 BSC 的疗效。单用 BSC 的患者疾病进展后可进入另一项研究接受帕尼单抗治疗。帕尼单抗加 BSC 组的 PFS 明显高于单用 BSC 组(8 周和 7.3 周,$P<0.0001$),有效率分别为 10% 和 0%($P<0.0001$)。虽然 OS 没有差别,可能与单用 BSC 的患者疾病进展后可接受帕尼单抗治疗有关。常见的毒性包括皮疹、低镁血症和腹泻,没有 Ⅲ、Ⅳ 度的输液反应。Gibson 等[138]的研究也获得了类似的结果,90% 的患者有皮疹,皮肤毒性的程度与 OS 相关。单药帕尼单抗、帕尼单抗联合 FOLFOX 或 FOLFIRI 方案治疗晚期结直肠癌与既往报道的 C225 单用的结果相似。

### (4) 靶向药物的联合应用

BOND2 研究[139]加用了贝伐珠单抗,81 例患者随机进入 CPT-11/C225/贝伐珠单抗组和 C225/贝伐珠单抗组,有效率分别为 37% 和 20%,TTP 分别为 7.9 个月和 5.6 个月。C225 联合贝伐珠单抗可提高疗效。靶向药物的联合应用在转移性大肠癌治疗中的作用已进行了研究,然而结果令人失望。CAIRO2 研究对 CapeOX 联合贝伐珠单抗基础上能否进一步联合 C225 进行了探讨,PACCE 研究对 L-OHP/CPT-11 一线化疗联合贝伐珠单抗基础上能否进一步联合帕尼单抗进行了探讨,发现靶向药物两两联合未能对疗效和远期生存产生影响,甚至反而增加了毒性[70],因而不推荐靶向药物的联合使用。

### (5) KRAS 突变与 EGFR 单克隆抗体疗效的关系

近年来,对于 KRAS 突变与 EGFR 单克隆抗体疗效相关性研究获得了重大突破。最初研究发现,抗 EGFR 单克隆药物的疗效与 EGFR 表达的阳性率和免疫组织化学染色的强度无关,治疗无需测定 EGFR 的表达。多项前瞻性大型临床研究如 CRYSTAL 研究和 OPUS 研究的进一步分析显示,KRAS 野生型患者能从 C225 治疗中获益,而突变型非但无益,可能还会影响疗效。CRYSTAL 研究中[132] 35.6% 患者存在 KRAS 突变,野生型 KRAS 患者使用 FOLFIRI 方案加用 C225 后的有效率和 mPFS 分别为 59% 和 9.9 个月,单用 FOLFIRI 方案分别为 43%($P=0.0025$)和 8.7 个月($HR=0.68$,$P=0.017$);KRAS 突变人群的有效率分别为 36% 和 40%($P=0.46$),mPFS 分别为 7.6 个月和 8.1 个月($P=0.47$)。OPUS 研究发现有 42% 晚期初治转移性大肠癌患者存在 KRAS 突变,突变人群中加用 C225 联合 FOLFOX4 治疗非但不能提高有效率(33% 和 49%,$P=0.106$),PFS 反而缩短(5.5 个月和 8.6 个月,$P=0.0192$)。相似的结果在帕尼单抗药物中也有报道[140]。目前,对于考虑采用抗 EGFR 治疗的患者,进行 KRAS 状态的测定有助于个体化治疗的选择,减少不必要的医疗负担。

## 43.9 放疗

直肠癌的治疗是以手术为主的综合治疗。对于临床可切除的直肠癌,治疗模式按手术的时间顺序主要分为两种:①手术,然后根据术后的病理检查结果,给予术后辅助放化疗;②术前新辅助放疗±化疗,然后手术,根据术后的病理检查结果,给予术后辅助化疗。复发的或临床不可切除的肿瘤,可先给予外照射,然后争取手术,同时给予术中放疗或近距离放疗。在选择性的 T1~2 病例中,可应用局部切除结合腔内放疗或外照射,保留手术作为挽救性治疗。单纯根治性放疗仅在患者拒绝手术或因其他疾病而无法接受手术时采用。

对直肠癌治疗中辅助放疗的作用,结直肠癌协作组对 22 项随机研究共 8 507 例病例进行了 Meta 分析[141],其中术前放疗联合手术与单纯手术比较的研究为 14 项,共 6 350 例;手术联合术后放疗与单纯手术比较的随机研究有 8 项共 2 157 例。分析显示,接受放疗患者的总生存率提高的得益在临界水平,为 63% 比 62%。然而,对于局部复发的控制,与单纯手术相比,术前和术后联合放疗可降低局部复发率(分别为 46% 和 37%);两者相比,术前放疗较术后放疗对局部复发控制的作用更为明显。同时,术前放疗的剂量效应显示与生存率和局部控制率相关,BED 需 ≥30 Gy;其他相关因素显示年轻人、有高危因素的患者中,术前放疗可能提高生存率。

直肠癌最常见的治疗失败原因是局部复发,随疾病分期的增加局部失控明显增加,但腹股沟淋巴结的转移少见[142]。最常见的远处转移部位是肝脏,其次是肺。

影响直肠癌预后最主要的因素是肿瘤的分期。肿瘤的浸润程度(T)、淋巴结转移的情况(N)与疗效密切相关。Greene[143] 对 5 987 例病例的分析,证实了 T 分期对淋巴结转移阳性患者的预后影响意义。对 N1 病例,T 分期的不同显示有不同的预后差异,T1~T2 的预后较 T3~T4 好。而对 N2 病例,预后较 N1 病例差。但不同的 T 分期,未显示有在 N1 病例所见到的预后差异。

肿瘤的切除彻底性对预后也有很大影响。肿瘤环周切缘(circumferential radial margin, CRM)是影响复发的独立预后因素。

受检淋巴结的总数,对 N0 的确定非常有意义。如果受检淋巴结的总数过少,则 N0 的分期是不可靠的,对预后及综合治疗的指导意义有限[144]。美国病理学院推荐,明确诊断分期为 N0 时,需要受检淋巴结的总数在 12~15 个[145]。

其他影响预后的因素还有:血管、淋巴管的侵犯,肿瘤的病理分级,肿瘤微环境的不稳定性,分子生物学指标,机体淋巴对肿瘤的反应,手术医师的经验和接受培训的情况,这在全系膜切除术尤为重要。

## 43.9.1 可切除直肠癌综合治疗中的放疗

根治性手术是直肠癌的最主要治疗方法,目的是切除原发肿瘤包括其血供和周围淋巴结。早期的临床研究提示 T1~2N0M0 的局部失败率 <10%,T3N0M0 和 T1N1M0 为 15%~35%,T3~4N1~2M0 则可达 45%~65%,尽管远处转移也是治疗失败的重要原因,但局部复发是直肠癌治疗失败的主要原因,这也是在可切除直肠癌治疗中采用辅助治疗的依据。辅助放疗,无论是术后或术前新辅助放疗均可降低局部复发,这已经在Ⅲ期随机试验结果得到证实,而局部控制是直肠癌放疗时的重要观察目标,因此即使在生存上的得益仍未得到全面的证实,放疗在直肠癌治疗中是有价值的(表 43-6)。

表 43-6  Ⅱ/Ⅲ期直肠癌的随机临床试验

| 治疗方案 | 病例数 | 局部失控率 | 无病生存率 | 总生存率(5 年) |
| --- | --- | --- | --- | --- |
| NSABP R01 |  |  |  |  |
| 手术 | 184 | 25% | 无差异 | 无差异 |
| 手术 + 术后放疗 | 187 | 16% |  |  |
| NSABP R02 |  |  |  |  |
| 手术 + 化疗 | 348 | 13% |  |  |
| 手术 + 化疗 + 术后放疗 | 346 | 8% |  |  |
| GITSG |  |  |  |  |
| 手术 | 58 | 25% | 44% | 26% |
| 手术 + 放疗 | 50 | 20% | 50% | 33% |
| 手术 + 化疗 + 术后放疗 | 46 | 10% | 65% | 45% |
| 斯德哥尔摩(Ⅱ) |  |  |  |  |
| 手术 |  | 27% |  | 48% |
| 手术 + 术前放疗 |  | 12% |  | 58% |
| MRC |  |  |  |  |
| 手术 | 235 | 34% |  | 38% |
| 手术 + 术后放疗 | 234 | 21% |  | 41% |

## （1）术后辅助放疗

1）术后辅助放疗的随机临床研究　北美在20世纪80年代后期发表的单中心研究显示，Ⅱ/Ⅲ期直肠癌术后单纯放疗的局部控制失败率为15%~22%，无病生存率为50%~57%。在单中心研究的基础上，80年代起开始了多中心随机临床试验，这些试验的结果确立了术后辅助治疗的标准方式，所有试验的病例选择均为肿瘤完全切除的 T3、T4 和（或）$N^+$ 患者。

在欧洲进行的3项随机研究，比较了术后单纯放疗与单纯手术的结果。研究采用的放疗剂量是40~50 Gy/20~25次[146-148]，比较了Ⅱ/Ⅲ期直肠癌，术后辅助放疗和单纯手术的疗效[148]。所有的3项研究均显示辅助放疗可提高局部控制率，但没有观察到无病生存率或总生存率的提高。

美国胃肠道肿瘤研究组（Gastrointestinal Tumor Study Group, GITSG）进行的试验，术后患者被随机分成4组：无术后辅助治疗、术后化疗（5-Fu + MeCCNU）、术后放疗（40~48 Gy）、术后放化疗[149]。结果显示，与单纯手术比较，术后放疗可提高局部控制率（80%术后放疗，76%单纯手术），但术后放化疗联合治疗可明显提高无病生存率（$P < 0.009$）和局部控制率（89%）。

Mayo 多中心研究（NCCTG 79-47-51），比较术后放疗（45~50.4 Gy）与术后放化疗（放疗联合 5-Fu + MeCCNU）的疗效[150]。此研究证实了 GITSG 的结果，放化疗联合较单纯放疗明显提高了无病生存率（58%与38%，$P = 0.0016$），局部控制率（86%与75%，$P = 0.036$）。同时，此研究中还观察到放疗剂量的效应，在能避开小肠的情况下，肿瘤床加量5.4 Gy，显示可提高局部控制率。NSABP（National Surgical Adjuvant Breast Project）R01 和 R02 的研究结果[151,152]，显示术后联合放化疗较术后化疗明显增加了局部控制率，但未显示放化疗生存率的提高。

鉴于多中心研究中术后放化疗可提高局部控制率和生存率的结果，美国国立癌症中心（NCI）1990年治疗会议达成的共识是，T3 和（或）N1~2 患者，术后标准的辅助治疗是放化疗联合的综合治疗[153]。

随后进行的术后辅助治疗研究主要关注辅助放疗中化疗的应用。O'Connell 报道的随机研究评估了放疗±化疗、化疗的方案及 5-Fu 的用法[154]。与放疗联合，化疗方案随机分成 5-Fu 持续静脉滴注（每周 1 575 mg/m²）或静脉推注（500 mg/m²，放疗的第1和第5周各用3天）。结果显示，持续滴注的用法可降低远处转移，明显提高了生存率，可能与持续滴注方案中的化疗剂量强度较高有关。

综上所述，放化疗联合为直肠癌术后辅助治疗的方式。

2）术前及术后放疗　这种治疗方式也称为"三明治"式放疗，它包括了术前的短程放疗（5~15 Gy），随后手术，对术后病理分期为 T3~4N1~2 的患者，再接受 40~45 Gy 的术后放疗[155]。这种治疗方法的发展主要是在影像学对肿瘤 T 和 N 分期不足的时代，目的是试图通过术前的低剂量短程放疗降低肿瘤的种植，并保留对术后病理 T3~4 和（或）N1~2的患者可接受较高放疗剂量的可能。

RTOG81-15（美国的放射治疗协作组）的随机研究结果[156]，350 例患者随机分为术前 5 Gy 放疗组和手术组，术后病理为 T3 和（或）N1~2 分期的患者，接受 45 Gy 的术后放疗，未应用辅助化疗。在至少5年的随访后，两组间的局部控制率、远处转移率或总生存率均无差异。法国的 Gustave Roussy 研究所对 155 例病例回顾性分析结果也显示[157]，"三明治"式治疗方法无优势。

随着影像学的发展，使何类患者可在术前放疗中得益的评价更为准确，同时鉴于回顾性和随机临床研究均无明确的证据支持，"三明治"式治疗目前不再提倡。

3）术前新辅助放疗

A. 优缺点：术前放疗有其临床和生物学上的优点。采用术前放疗的优点：放疗后肿瘤退缩，可提高切除率；对低位直肠肿瘤，肿瘤的退缩可能增加保留肛门括约肌的机会；降低术中播散的概率；肿瘤乏氧细胞少，较术后放疗敏感；治疗的毒性反应较少。

但术前放疗也有其不足之处，放疗后产生的肿瘤退缩可能会影响疾病的最初分期，而分期又是预测判断治疗疗效的主要预后指标。但瑞典的多中心试验结果提示，术前放疗与单纯手术比较，对所有期别的肿瘤均有好处[158]，因此肿瘤最初分期的重要性并没有以往所认为的那么高。虽然目前影像学的发展，使得术前肿瘤分期的确定较以往容易且准确，但仍有分期过高或过低的可能性。

B. 术前放疗的随机临床研究：对术前放疗的随机研究，多数显示可降低局部复发，并且其中有5项研究达到统计学意义，但生存的得益尚不肯定。有关术前放疗对提高生存率的优势，Meta 分析的结果也不尽相同。Camma 的分析显示有生存率的提高[159]，而结直肠协作组的分析则未发现有生存率的得益[141]，但两者都显示术前放疗可降低局部复发，且显示有剂量效应，需等效生物剂量

(BED)≥30 Gy。

多项欧洲进行的随机临床研究,采用短程快速放疗[160]。以瑞典斯德哥尔摩研究为代表的一系列研究,确立了术前放疗、短程放疗方式的有效性。斯德哥尔摩研究Ⅰ和Ⅱ期,比较单纯手术与25 Gy/5次术前放疗,手术在1周内进行[161]。研究Ⅱ期的放疗范围及技术较研究Ⅰ期有改进,研究显示术前放疗明显提高了,无病生存率和局部控制率(58%比48%)。

但在瑞典研究中,并非所有手术为全直肠系膜切除术(TME)。而在近期的荷兰 CKVO 95-04 随机研究中,手术为规范的 TME,术前放疗并未显示有生存率的提高。此外,在直肠癌的治疗中还有其他重要的观察目标需要注意分析,包括肛门括约肌的保留及其功能、急性毒性反应、生活质量等[162,163]。

在 TME 广泛开展前进行的研究存在有对手术质控的质疑。荷兰的术前放疗随机研究(CKVO 95-04),是比较有手术质控的直肠癌 TME 的情况下术前放疗的作用[164]。患者被随机分成 TME 或术前快速短程放疗(25 Gy/5次)+ TME 两组。在 TME 组,术后如切缘阳性,则接受 50 Gy/25 次的术后放疗。2 年的局部失控率,TME 组为 8%,术前放疗 + TME 组为 2%。在Ⅲ期切缘阴性的患者中 2 年的局部复发率,TME 组为 15%,术前放疗 + TME 组为 4%(P<0.001)。结果显示,Ⅲ期和直肠中下段的肿瘤可从放疗中得益。

此项研究显示了术前放疗可进一步降低局部复发,且与肿瘤的临床特点有关。全系膜切除术后的局部复发率低于 10%,部分学者认为在 TME 后无须辅助治疗。但是,CKVO 95-04 随机试验证实了 TME 仍需联合辅助放疗的必要性,尤其是对Ⅲ期中、低位直肠癌患者,可明显降低局部复发率。全系膜切除术的应用提出了对手术者技术重要性的认识,而且强调了接受直肠肿瘤手术专科培训技术的重要性。

C. 术前放疗与化疗的联合治疗:有关术前放化疗是否比术前单纯放疗更有效,以及术后应用化疗对生存的影响,EORTC 进行了Ⅲ期临床随机研究[165],病例选择为临床分期 T3~4NM0 的患者,共有 22 921 例,随机分成 4 组:术前放疗 + 手术;术前放化疗 + 手术;术前放疗 + 手术 + 术后化疗;术前放化疗 + 手术 + 术后化疗组。放疗为 45 Gy/25 次;化疗为 5-Fu/LV 连续 5 天,放疗的第 1 周和第 5 周应用;术后化疗为 5-Fu/LV 4 个疗程。分析显示,接受术前放化疗的患者,病理完全退较术前放疗多,分别是 14% 和 5.3%(P<0.000 1)。但增加Ⅱ度腹泻的发生率(34.3% 和 17.3%,P<0.005)。同时该研究还观察到化疗的应用,无论是术前还是术后,对肿瘤的局部控制都起到了关键的作用。在未用术后化疗的术前单纯放疗组,其局部复发率为 17.1%,明显高于其他组;而在应用化疗的其他 3 组中,局部复发率分别为 8.7%、9.6% 和 7.6%(P=0.002),提示联合化疗可提高局部控制率[166]。研究各组的生存无差异,但在亚组分析中,观察到 785 例 M0 根治性切除患者,术前治疗后肿瘤有降期,即 ypT1~2 的患者较 ypT3~4 有生存提高(P=0.008),更能从术后辅助化疗中获益。提示术前治疗后,肿瘤退缩的增加可能转化为生存得益,而且可能为术后辅助治疗提供指导[167]。

另一项法国的研究(FFCD 9203)将 733 例随机分为两组,术前放化疗或术前单纯放疗,然后手术。放疗的剂量为 45 Gy,同期化疗为 5-Fu/LV,术后采用同样的化疗方案 4 个疗程。结果病理完全缓解率放化疗组高,为 11.4% 比 3.6%(P<0.000 1);局部复发率放化疗组低,两组分别是 8.1% 和 16.5%(P<0.05)。放化疗组发生Ⅲ和Ⅳ度急性反应较单纯放疗组多,为 14.6% 比 2.7%(P<0.05)。与 EORTC 研究相似,也未显示有生存率的差异[168]。

D. 术前放疗的方式:术前放疗的方式主要有两种。一为短程快速大分割放疗,多采用每次 5 Gy,25 Gy/5 次,放疗结束后 1 周内手术。另一种为常规分割,45~50.4 Gy,每次 1.8 Gy,在放疗结束后 4~6 周进行手术。因为两者的病例选择不同,因此很难准确地比较这两种方式对局部控制率和生存率的影响。

术前放疗除提高局部控制率外,另一个主要的目标为肿瘤的退缩和降期,从而增加保肛的机会。术前快速短程放疗,手术与放疗间隔时间短,未给肿瘤足够的时间产生退缩。斯德哥尔摩的两项研究,1 316 例病例分析,肿瘤的退缩降期主要发生在手术与放疗结束后的间期 >10 天的病例中[169]。荷兰 CKVO 95-04 研究,短程术前放疗没有观察到有肿瘤的降期。里昂 R 90-01 研究观察到,当术前放疗与手术的间隔时间 > 2 周时,可增加肿瘤降期的机会[170]。在短程大分割快速放疗的临床随机研究中,未将括约肌保留作为试验研究的观察目标,因此没有相关的报道。

波兰 Bujko 的随机研究[171],316 例临床 T3 的患者随机分成两组,即术前 25 Gy/5 次的短程放疗组(与手术间隔平均 8 天)与术前常规分割 50.4 Gy 放疗联合 5-Fu/LV 的放化疗组。结果显示常规分割放化疗组的病理完全缓解率明显高于短程放疗组,为16%和1%($P<0.001$);环切缘的阳性率也低于短程放疗组,为4%和13%($P=0.017$)。但未显示有保肛率的提高。可能的原因是在此研究中,外科医师手术的方式并未随放疗/化疗后肿瘤退缩的情况而调整。

从放射等效生物剂量(BED)计算,5 Gy×5次的BED为37.5(以肿瘤和早期反应组织$\alpha/\beta=10$)和66.7(以晚期反应组织$\alpha/\beta=3$)。荷兰研究的长期随访,术前短程放疗与单纯手术相比,大便失禁发生为51%与35%($P=0.002$),性功能障碍发生为31%与21%($P=0.03$)[170]。因此,对短程大分割放疗而言,较高的晚期反应组织BED使其有较高的后期并发症发生的可能。

短程大分割放疗的方式可降低局部复发,对临床分期较早、患者年龄较大、期望寿命较短而较少机会出现远期治疗并发症时可考虑。另外,其放疗费用低,时间短,对有经济、交通等问题的患者有一定的方便性。对低位直肠的局部进展期,推荐常规分割放化疗,可有更多的肿瘤降期,提高R0切除率,降低局部复发,提高保肛率,更重要的是有提高生存率的潜在可能。

4) 哪些患者需接受辅助治疗  Gunderson对直肠癌辅助治疗Ⅲ期随机研究的数据重组[172](详见表43-7),分析TNM分期对局部控制率、生存率等的影响,按复发概率分为低至高危复发4个组,其中中度复发危险的T3N0或T1~2N1患者中,术后放化疗与化疗相比,并未显示有生存率的提高。由此提出对中度复发危险的患者是否需放疗,需综合考虑其他的预后影响和疾病因素来确定,从而避免过度治疗[173]。目前认为除分期因素外,还应考虑原发肿瘤距肛缘的距离、病理分化程度、环周切缘是否足够、有无淋巴管和血管侵犯、受检的淋巴结总数是否达到≥12~14个、手术医师的熟练程度和经验。复旦大学附属肿瘤医院对直肠癌T3N0患者回顾性分析[174],低位者、p21低表达和CD44高表达与局部复发相关。对中度危险患者是否需接受辅助治疗,需进行前瞻性随机临床研究加以明确。

在决定患者的治疗方案时,需按多学科治疗原则,经多学科综合治疗组在治疗前讨论决定,而不是由患者就诊的某一领域的医师所决定。

5) 术前与术后辅助治疗的比较  对可切除直肠癌的辅助治疗,术前还是术后更好,在德国研究发表前是一个争议很久的问题。虽然回顾性的Meta分析提示术前放疗的局控较高,但需Ⅲ期随机临床研究证实。共有4项随机临床研究设计比较术前和术后辅助治疗临床可切除肿瘤的疗效。2项为美国的INT0 147和NSABP R03研究,另2项为德国的CAO/ARO/AIO 94研究和英国的MRCCR07研究。前3项研究的放疗方式均为常规分割,放疗同期应用5-Fu为基础的化疗。在随机分组治疗前,由手术医师评估需接受的手术类型。英国的研究中术前放疗为短程大分割放疗。遗憾的是,在美国进行的2项临床研究均因为入组病例数太慢而提前终止。

表43-7  不同T、N分期术后辅助治疗后的5年生存率(OS)

| 分期(复发危险度) | OS(%) | |
|---|---|---|
| | 化疗组 | 放疗+化疗组 |
| 中度 | | |
| T1~2 N0 | 85 | 78~83 |
| T3 N0 | 84 | 74~80 |
| 中高度 | | |
| T1~2 N2,T4 N0,T3 N1 | 43~70 | 44~80 |
| 高度 | | |
| T3 N2,T4 N1~2 | 25~45 | 29~57 |

即便如此,NSABP R03研究的一年随访初步报告提示术前治疗的优势[175],肿瘤降期和保肛率在术前治疗组高于术后治疗组。而且该研究显示,在术前放化疗后,获得病理完全缓解的15%患者,在长期随访后未发现有局部复发,提示了术前放化疗后病理完全缓解的治疗优势。

德国CAO/ARO/AIO 94研究是确立术前放化疗地位的基石性Ⅲ期随机临床研究[176],研究比较了术前和术后放化疗间的差异。手术方式均为TME。放疗的剂量均为常规分割,每次1.8 Gy,50.4 Gy/28次。在术后组,瘤床加量5.4 Gy,采用多野照射技术,均联合5-Fu同期化疗。术前治疗后6周手术。结果虽未观察到两组有生存差异,然而,局部复发率在术前组(6%)要较术后放化疗(13%)低($P=0.006$),而且肿瘤降期、病理完全消退率在术前比术后放化疗组高,分别是8%和0%($P<0.001$);淋巴结转移率也降低(Ⅲ期),术前组为20%,明显低于术后的40%($P<0.001$);行保肛术的病例,术前组为45/116(39%),比术后组15/78(19%)明显增多($P=0.004$)。急性和长期治疗的严重毒性反应,术前组也明显低于术后组。德国的研究证实了在Ⅱ期和Ⅲ期直肠癌中,术前放化疗优于术后放化疗,因此

已成为Ⅱ/Ⅲ期直肠癌的标准辅助治疗方法。需注意的是，研究中临床分期是依据直肠腔内超声，术后组有18%术后的病理结果显示分期过高，因此推荐术前分期以腔内超声结合MRI为佳。

MRCCR07研究[177]，一组为术前短程大分割放疗，照射5 Gy×5次；另一组为直接手术，术后病理环切缘阳性的患者接受术后放化疗。结果显示，术前放疗组的局部复发率较术后放疗组低6.2%（4.4%比10.2%，$P<0.0001$），且3年无疾病生存率提高（75.5%比71.5%，$P=0.013$），但生存率无差异。同时与早期较高治疗毒性反应的瑞典相比，该研究的术前放疗组的毒性反应较低，与未接受术后放疗的单纯手术患者类似。

目前的治疗指南或规范，对$T3^+/N^+$的Ⅱ/Ⅲ期直肠癌以术前辅助治疗取代传统的术后放疗。当临床分期为T1～2直接手术的患者，术后病理为T3或$N^+$者，应采取术后放化疗。

综上所述，临床可切除直肠癌的治疗，手术、放疗、化疗综合治疗的优化仍需探索，以求更有效的治疗方式。但是正如CKVO 95-04研究证实的，即使是全系膜切除术，辅助治疗仍是直肠癌治疗中的必须部分，术前放疗较术后放疗更有效。多数研究显示，放疗在联合化疗后，局部复发可再降低。常规分割并联合同期化疗的放疗方式，肿瘤的降期增加，并有完全缓解的可能，同时可增加括约肌保留的机会。

**（2）放疗在早期直肠癌中的应用**

对早期直肠癌的治疗手段有多种，但影响治疗结果的关键在于对患者的选择。根治性手术中的手术危险，手术时可能引起的肠、膀胱损伤和性功能的影响，使局部切除或局部保守治疗在部分选择性的病例中成为治疗手段。选择局部保守治疗作为替代根治性手术的依据是，文献报道局部保守治疗失败后，1/3～1/2的病例可经标准的根治性手术挽救[178-180]。但鉴于局部切除术后较高的局部复发率，因此在采用局部治疗后需密切随访。目前，对局部切除术及其联合的辅助治疗疗效尚无大样本的随机临床研究。

高度选择的T1和T2、无淋巴结转移证据的病例，无预后差因素的肿瘤，可以考虑局部治疗。采用的方法主要有两种：一为局部手术切除原发肿瘤，二为腔内高剂量放疗。局部治疗后是否需要结合外照射，以消除盆腔内的亚临床病灶和可能残留的原发肿瘤，单中心或较小样本的研究报道的结果不一，目前无大型随机临床研究的报道。但是，局部治疗不进行淋巴清扫，而影像学检查包括CT、MRI和直肠腔内超声检查有其局限性，无法提供完整的肿瘤TNM分期[181]，因此，在采用局部治疗时需严格掌握适应证，尽可能地减少局部区域复发的发生。

总体而言，适合采用局部治疗的病灶为：低位肿瘤，直肠腔内超声或MRI证实的T1或T2N0；完全活动，无固定，病灶占位肠腔不超过肠壁的40%；病理为分化好或中等细胞；活检未发现有淋巴管和血管的浸润；无直肠指检或影像学证据有区域淋巴结转移；肿瘤不超过3 cm。虽然，这些标准并未要求临床应用中必须遵循，但小样本的研究显示，如不完全遵循这些条件选择病例，局部治疗后发生局部复发的危险性相当高。尤其是对T2病灶需慎重，因为隐匿淋巴结转移发生随T分期而增加，T1淋巴结转移率<10%，而T2则上升到20%～30%[182]。需要注意的是，即使联合外照射，局部治疗仍有较高的复发率。Willett对125例T1和T2直肠癌的回顾性分析发现，具有预后因素好的早期直肠癌，局部切除+外照射与根治性手术的生存率和局部控制率相似，而有预后差因素的患者，如分化差、有血管侵犯等，局部切除相对于根治性手术，肿瘤的控制无论是生存还是局部控制率都较低。但手术的创伤较小，且可保肛，由此在临床实际中应用指征的掌握必须慎重。

1）局部切除  局部切除术结合盆腔外照射，选择性病例中的局部控制率为85%～94%，经挽救性手术后的局部控制率为87%～97%。而采用单纯局部切除术，未联合盆腔外照射的局部控制率为48%～73%。提示采用局部切除术后盆腔外照射可提高局部控制率，挽救性手术可提高约15%的局部控制率。

两项前瞻性多中心Ⅱ期试验评价采用局部切除术的保守治疗。局部切除术均为肠壁全层切除，除病灶为高或中度分化的T1病灶，切缘在4 mm以上，无淋巴管、血管浸润的病例外，其他所有病例均接受了术后放疗联合5-Fu为基础的化疗。

第一项Ⅱ期试验是由RTOG进行的[183]，盆腔外照射的剂量为45 Gy，根据手术后切缘的情况，缩野加量5～20 Gy；化疗为5-Fu，剂量为每天1 000 mg/m$^2$，静脉连续滴注4天，共2次。5年的随访结果显示局部控制率分别为T1 96%（26/27）、T2 86%（21/25）、T3 77%（10/13）。此研究显示，T1有相当高的局部控制率。但此研究结果中对T2和T3肿瘤的局部控制率可能过高，因为分析时剔除了肿瘤为部分切除的病例。

第二项Ⅱ期试验是由CLGB（Cancer and Leukemia Group B）、RTOG、ECOG（Eastern Cooperative Oncology Group)和SWOG(Southwest Oncology Group)联合进行的[184]。与RTOG试验不同的是,缩野加量的剂量考虑到前项RTOG的10%后期毒性反应,缩野剂量降低为9 Gy,5-Fu的应用方法为静脉推注。在除外了切缘阳性或T3的病例后,此项研究的初步结果与RTOG研究相似。但此项研究的长期随访结果尚未报道。

局部切除术选择病例时,术前正确评估肿瘤的浸润情况非常重要。对术前正确估计肿瘤浸润的检查,推荐行经直肠腔内超声或腔内MRI,以降低对无局部切除适合证的患者行局部治疗,而降低其手术彻底性发生的可能。

2) 腔内放疗 腔内放疗可考虑为小病灶全层局部切除术的替代治疗。无预后不良因素的小病灶用低能射线(50 kV)接触治疗,每次给予20~30 Gy的剂量。用于接触治疗的施源器开口仅3 cm。尽管可以采用重叠照射野的方法,但总的可治疗体积仍较小,故仅适用于小病灶。由于治疗的体积小,虽然剂量高,但患者可很好地耐受。单纯腔内治疗后的局部控制率可达86%~91%,仅适用于非常小且恶性程度低的肿瘤。若病灶条件非如此"理想",如溃疡型肿瘤,其局部控制率为76%,甚至更低(仅33%)。此外,未联合盆腔外照射的单纯腔内放疗与单纯局部切除术相比,局部控制率更低。华盛顿大学对15年治疗的199例病例进行的多因素分析显示,未行挽救性治疗的病例,影响局部控制最明显的因素是腔内放疗前有无接受过盆腔外照射($P < 0.001$)[185]。盆腔外照射通常在腔内治疗前的5~7周进行,剂量为45 Gy/25次。目的是降低亚临床病灶的转移和减小原发灶的体积,使腔内治疗可得到更好的效果。

需注意的是,如果直肠腺癌已侵及肛管,则不宜行腔内放疗。因为10%~20%接受过腔内放疗的患者可出现短期的浅表溃疡,愈合需要数月。这种溃疡如发生在直肠,常无症状或仅有轻度症状;如发生在肛管,会非常疼痛。因此,对病灶已侵及肛管,保守治疗的选择可考虑局部切除术结合外照射,低剂量的腔内放疗可用于肿瘤加量。

直肠癌的保守治疗,无论是局部切除术还是腔内放疗,在早期选择性病例中可作为一种治疗选择,可获得较高(90%)的局部控制率。但报道均为小样本研究,因此临床实际应用时需慎重。在局部保守治疗时,联合盆腔外照射的应用可提高局部控制率。需要认识到在选择预后较好的情况下仍有12%~44%的复发危险。T3或大病灶T2被认为不适合局部保守治疗,但如果患者有内科疾患,接受根治性手术风险大时,可考虑先接受外照射,使肿瘤缩小后再接受局部治疗。局部治疗中需考虑平衡低并发症与保肛的益处和较高复发危险,所有接受治疗的患者都需要术后密切随访。

### (3) 复发性直肠癌的放疗

复发性直肠癌的预后较差,复发的主要症状有疼痛、便血、盆腔感染和梗阻等。影响复发性直肠癌的局部控制率和生存的因素,不同的研究者有不同的结果,而且研究的较少。

在复发性直肠癌的治疗中,可再次手术的患者肿瘤控制较好,但再次手术后的切缘对肿瘤控制的影响意义尚无明确结论。MGH报道40例复发患者,5年的局部控制率为35%。但切缘阴性和阳性的局部控制率及生存率不同,分别为56%比13%和40%比12%[186]。MSKCC的74例复发性直肠癌治疗结果相似,5年的局部控制率为39%,切缘阴性和阳性分别为43%和26%。5年总生存率是23%,切缘阴性和阳性分别为36%和11%[187]。提示切缘阳性可降低疗效。但也有学者认为在复发性直肠癌的治疗中局部控制率和生存率与切缘状态无关,而与是否接受放疗相关。Mayo报道接受放疗和无放疗患者的5年局部控制率分别为63%和34%,生存率分别为20%和12%,显示接受放疗的患者有较高的局部控制率和生存率,而与切缘状态无相关。因此,切缘阳性的患者是否能从积极的治疗方式中获益尚不清楚。

Mohiuddin的研究中对复发直肠癌的再程放疗,剂量采用30 Gy,如果放射野中包括的小肠体积小,可加至40 Gy左右。103例患者,原先接受的放疗剂量为30~74 Gy(平均50.4 Gy)。复发后,仅照射局部的复发病灶,放疗剂量为15~49.2 Gy。放疗后34例患者可手术切除,5年生存率为22%,而未能手术的仅15%($P = 0.001$)[188]。

意大利多中心报道,59例复发患者采用超分割放疗,每次1.2 Gy,靶区范围为GTV外放4 cm,至30 Gy后,缩小至2 cm边界加量10.8 Gy。结束5年生存率为39%,放疗后可R0切除的生存率为67%,而R1~2切除的仅22%[189]。

对复发直肠癌的放疗,除症状控制外,要争取为再次手术提供机会,使通过放疗后肿瘤达到可切除,因此提高生存率。

## 43.9.2 放疗技术

放疗外照射采用高能射线,多野照射,剂量由治疗计划系统计算优化,使照射的靶体积受到所需的高剂量,且保护周围正常组织。

虽然有放疗的规范化原则,准确的设野仍需根据具体的临床情况。直肠癌治疗的局部区域性失败,主要是由原发灶及转移的淋巴结残留病灶所致。直肠的淋巴区主要为直肠周围、髂内和骶前淋巴区,引流至髂外的情况仅在肛管受侵时发生,或肿瘤侵犯盆腔其他器官时。因此,髂外淋巴引流区不作常规放疗,仅在上述肿瘤情况下才考虑照射。

局部复发主要发生在盆腔。在常规放疗中,放射野的上界设为骶岬上缘,通常直肠癌的盆腔软组织浸润较少超过此水平。设野的下界较上界稍复杂。大部分的教科书的下界设置是依据骨性标志,但骨性标志如坐骨结节与肛门括约肌、肛门边缘或齿状线等结构并无明确的对应关系,因此需要综合考虑手术及术前肿瘤的位置情况来决定。一般建议原则上放射野下界在术前病灶下缘下 3~5 cm (图43-2),但在肿瘤得到充分治疗而肛门括约肌照射体积又减少等因素之间需平衡。由于肿瘤可能对盆壁浸润,因此前、后野的侧界包括骨盆外 1.5~2 cm。对于侧野,上下界与前后野相同。后界需包括所有的骶前软组织,考虑到患者的移动和剂量变化,通常为从骶骨前缘向后 1.5~2 cm。前界需考虑到直肠充盈状态有差异,结合原发肿瘤的位置,给予足够的边界。

目前运用 CT 模拟,三维适形技术可以更好地照射肿瘤,保护正常组织,是目前推荐应用的技术。勾画 CTV 时,考虑可能产生复发的原发灶和淋巴引流区域,主要为肿瘤或原肿瘤床、直肠系膜区、坐骨下窝、骶前区及闭孔淋巴引流区、髂内淋巴引流区。在有盆腔其他脏器如膀胱、前列腺、阴道、子宫等受侵犯时需包括髂外引流区。PTV 应考虑包括摆位和器官移动的误差,常给予 CTV 外约 1 cm 边界[190]。但需结合治疗单位的实际数据。

直肠癌的放疗不同于头颈部肿瘤,器官的移动、不同的充盈状态等问题使 IMRT 计划的实施受到限制,目前 IMRT 在直肠癌治疗中的应用尚未得到确立。RTOG 正在进行的研究 0826,目的是评估 IMRT 在直肠癌治疗中的作用。盆腔上部分的靶区形态接近 U 形(避免进入盆腔的小肠照射),此种形态的靶区,常规或三维适形的剂量分布无法得到,故 IMRT 可提供更佳的剂量分布。在有肿瘤存在时,如术前放疗、复发灶放疗或针对术后高度复发危险区缩野加量放疗时,同期加量调强放疗可得到较理想的剂量分布。

### 43.9.3 放疗同期化疗的应用

在大肠癌的治疗中,化疗可减少远处转移,增加放疗的疗效。直肠癌术后辅助治疗的随机临床试验已证实放化疗联合可提高局部控制率,EORTC 的 III 期临床随机研究和 FFCD9203 的研究也已显示放化疗较单纯放疗可提高局部控制率。

放化疗同期应用主要是以 5-Fu 为基础的化疗。在 NCCTG 研究结果证实放疗同期持续滴注 5-Fu 较短时推注的用法可提高局部控制率、无病生存率和总生存率。INT 0144 的 III 期临床随机研究,未显示 5-Fu 联合 LV 或左旋咪唑比 5-Fu 单药可增加疗效[191]。另外一项放化疗的研究,卡培他滨作为单药应用,I 和 II 期的研究已证实了其可行性。目前卡培他滨与 5-Fu 持续滴注的疗效相似,可与放疗联合应用。

已在转移性结直肠癌治疗中证实有效的药物,如奥沙利铂、CPT-11,生物靶向药物如西妥昔单抗、贝伐珠单抗是否可与放疗同期应用以提高疗效? FOLFOX4 的化疗方案,在大肠癌术后辅助治疗中已证实较 5-Fu/LV 的标准方案可提高无病生存率 (78% 比 73%,$P = 0.002$),因此已成为辅助治疗的标准方案。与放疗同期应用的 2 项随机临床研究 ACCORD12 和 STAR-01[192,193],在局部进展期直肠癌的新辅助治疗中,早期报道显示联合奥沙利铂未增加病理完全缓解率,但仅少量残留肿瘤细胞的比例在联合组明显增加(29% 比 39%),联合组的放疗急性反应增加。2 项研究均未增加手术的并发症。NSABP R-04 也进行了类似的研究,目前结果尚未报道。因此,放疗同时联合的化疗药物还是以 5-Fu 为基础。此外,其他药物包括 CPT-11、S-1、靶向药物与放疗的联合,均为小样本的研究,有待更大样本的研究与探索。

### 43.9.4 放疗的并发症

虽然后期反应并非常见,但功能性胃肠道紊乱还是相当常见。主要的相关因素可能是术后的肠功能重建、神经功能受损,以及放疗后的肠道及神经功能反应。多数患者会有肠激惹等症状,但随时间的延长多可减轻,患者可适应其胃肠道的情况而保持正常生活。

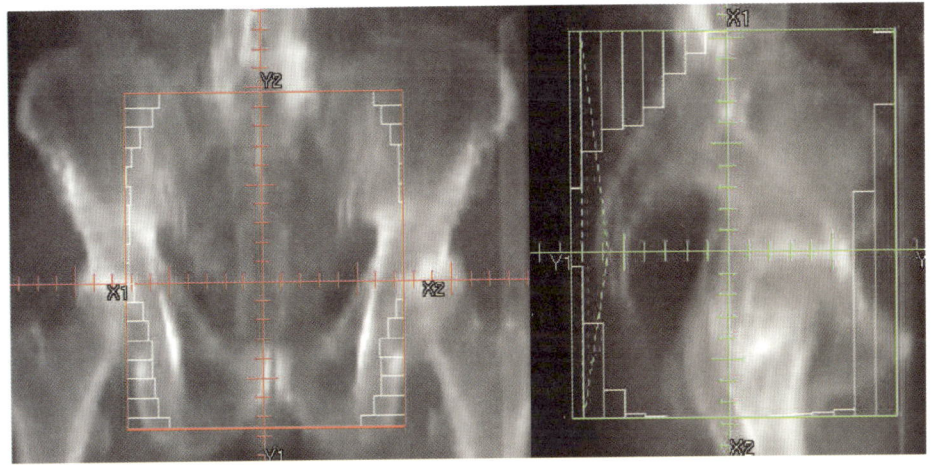

常规设野

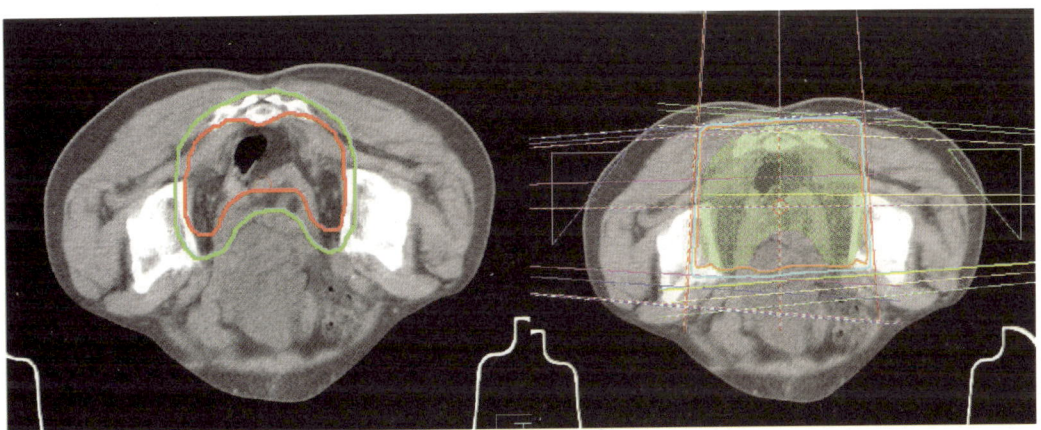

三维适形放疗照射野

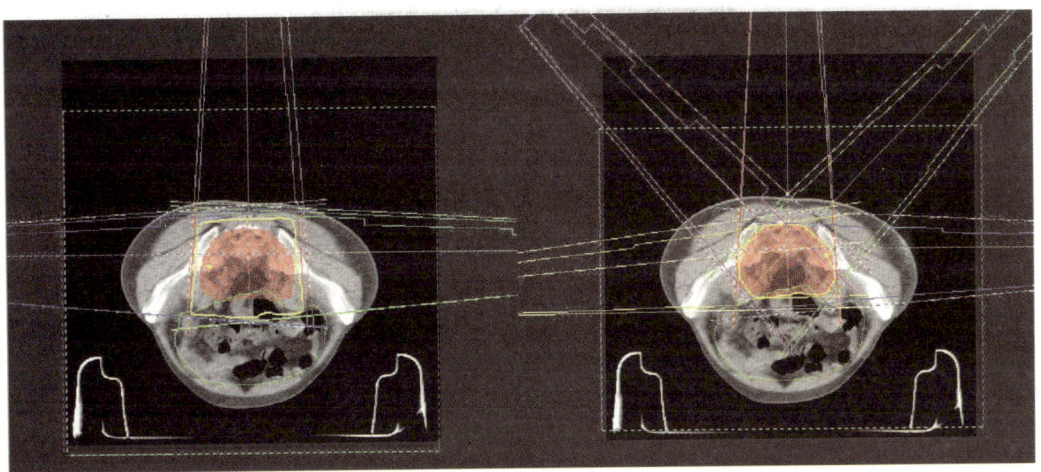

三维适形与调强放疗照射野

图 43-2　大肠癌放疗的照射野

小肠相关的并发症与放射野内小肠的容积直接相关。在放化疗的联合治疗中,受照射的小肠体积也限制了 5-Fu 的剂量递增。单野照射后,小肠梗阻的发生率可高达 21%,而多野照射后则为 9%。采用多野照射技术和俯卧位等方法可进一步降低小肠的容积,IMRT 可进一步降低小肠的受照体积。

术后放疗或盆腔手术后,小肠会产生粘连,在放射野内形成固定的小肠襻。在这种情况下,即使采取俯卧位、多野照射等技术,对小肠容积减少的影响有限。相反,如果是术前放疗,小肠的活动度大,可减少小肠的受照容积,从而降低治疗的毒性反应。

其他的治疗并发症还有放疗区域的皮肤反应、尿道炎和膀胱炎等,经对症处理后一般均能缓解。

## 43.10 复发转移与随访

大肠癌在诊断时多数已是中晚期患者,欧美大肠癌诊断时有 20%~25% 是Ⅰ期患者,而我国仅约 10%,上海市 20 世纪 90 年代Ⅰ期大肠癌为 8.99%。中晚期患者中有 50%~60% 将发生复发或转移。正确积极处理复发转移是临床治疗的重要工作。

正确处理复发转移病变的前提是全面的评估疾病,除了常规的全面体检外,NCCN 指南建议对具切除可能的患者常规进行 PET 检查,以排除广泛转移病变。

### 43.10.1 肝转移

大肠癌是一种常见的恶性肿瘤,易发生肝转移。在临床诊断结直肠肿瘤时,有 15%~25% 合并同时性肝转移[194];国内报道为 5%~12%[195,196]。复旦大学附属肿瘤医院的资料显示,结直肠癌同时性肝转移的发生率为 10.4%。近年积极治疗大肠癌肝转移的探索获得明显的生存改善,新辅助化疗后的转移灶切除开创了治疗的新天地。

(1) **大肠癌肝转移的外科治疗**

1)治疗现状  50 年前 Lortat-Jacob 首次进行了大肠癌肝转移灶病例的肝右叶切除手术。20 世纪 80 年代,随着外科技术的长足发展,肝转移灶的手术切除取得较大的进展。1988 年,欧洲肝转移登记的资料显示,859 例大肠癌肝转移患者 5 年生存率为 33%,从而确立了外科切除肝转移灶的治疗地位。近年许多大宗病例报道显示,大肠癌肝转移患者肝转移灶切除后的 5 年生存率为 23%~41%,而未手术病例鲜有存活超过 3 年者[197]。因此,积极切除肝转移灶成为肿瘤外科医师尽力争取的重要目标。除了肝转移灶切除的治疗效果外,手术安全性也是关注的重点。随着相关技术的进步及经验的积累,肝切除手术死亡率显著下降。大量的研究数据证明,大肠癌肝转移手术切除的手术死亡率在 5% 以下[198,199]。肝脏作为机体最重要的脏器之一,手术切除通常具有较高的并发症发生率,较严重的并发症发生率通常在 20%~50%[200,201],如肝功能衰竭、出血、胆瘘/漏和肝周脓肿等。但是,这些并发症的发生并不一定增加手术死亡率。在纽约纪念肿瘤医院连续切除的 577 例患者中,中位住院时间为 13 天,且仅有 7% 的患者需要在重症监护室接受治疗[202]。

2)适应证  传统的肝切除适应证主要有:原发灶根治性切除、无肝外病变、转移灶 <4 个、无肝门淋巴结转移、无瘤切缘 >1 cm、肿瘤累及门静脉或肝静脉的主要分支、保留肝 >30% 原肝体积等。但是,近 20 年来的临床实践使人们对上述标准有了新的认识:①如同时合并肝、肺转移可分期行肝、肺转移灶切除术;② >4 个转移灶的肝切除术,虽然其生存率 <4 个以下的肝转移灶者,但仍获得 20% 以上的 5 年生存率;③对有肝门淋巴结转移者行肝切除术,尽管其预后比无肝门淋巴结转移者差,但仍可获得 19% 的 3 年生存率[203];④ >1 cm 和 <1 cm 切缘的两组患者,其 5 年生存率的差异无统计学意义[204];⑤R0 和 R1 切除的两组患者,其 5 年生存率的差异无统计学意义[205]。

3)结直肠癌同时性肝转移的切除  大肠癌同时性肝转移的处理有原发灶、转移灶同期切除和分期切除两种。目前仍无法证明这两种手术方式孰优孰劣,NCCN 指南认为两者均为可选择的方式。同期切除的优点:一期完成手术,避免两次手术心理和生理上的负担。其缺点为:手术风险明显加大,不同部位切除切口暴露困难。同期切除的实施原则:先切除肝转移灶,再切除原发灶较符合无菌和无瘤原则。分期切除则适用于原发灶与转移灶不在同一手术区者、高龄且有合并症者。分期手术安全性和切除规范性均较好,于切除间期给予新辅助化疗,可能对手术切除及预后均有帮助。因此,选择同期还是分期手术,并不是依据技术的可行性,而应综合考虑患者的具体情况。

(2) **大肠癌肝转移的新辅助化疗**

20 世纪 90 年代,化疗药物及分子靶向治疗药物的发展为大肠癌的治疗提供了良好补充。Oncosurge

概念的提出为新辅助化疗在大肠癌肝转移的治疗开辟了新的天地[206]。NCCN 指南将可切除的肝转移的术前化疗定义为新辅助化疗;而对于不能切除的肝转移灶,经化疗最终可予手术切除则称为转化性化疗。

1) 新辅助化疗　对于可切除的肝转移,究竟是直接手术还是新辅助化疗后手术? EORTC 40983 临床试验将 364 例大肠癌肝转移患者随机分为单独手术组(182 例)和术前化疗组(182 例),结果显示,术前化疗组相对单独手术组患者 3 年 DFS 提高 8.1% ($P=0.041$);接受手术切除人群中术前化疗相比单独手术 3 年 DFS 提高 9.2% ($P=0.025$)。结果提示,术前接受化疗不影响肝转移手术切除率,但可以降低术后复发,延长无病生存期[207]。

2) 转化性化疗　以奥沙利铂(乐沙定)为主的联合化疗在大肠癌肝转移治疗中起着重要作用。1999 年,Giacchetti 等[199]首先总结了 151 例无法手术切除肝转移灶的患者,通过以奥沙利铂为主的联合化疗,77 例由不可切除变为可切除,接受二次手术,其 5 年生存率达 50%。2001 年,Adam 等[208]报道了 FOLFOX 方案术前化疗使 14% 的不可切除肝转移获得了切除,取得了 35% 的 5 年生存率。FOLFOX 为主的转化性化疗在大肠癌肝转移治疗中的价值已得到国际公认,成为标准治疗方案之一。

以 CPT-11 为主的转化性化疗也取得良好的结果。Folprecht 等[209]报道的 FOLFIRI 转化性化疗使 32.5% 的不可切除肝转移最终获得了手术切除。另有多宗报道显示肝转移灶切除率为 9% ~33%,从而使 FOLFIRI 成为不能切除肝转移治疗的主要方案[100,102]。

近年开展的三药联合化疗(FOLFOXIRI)显现出更高的转移灶切除率。Falcone 等[210]报道的Ⅲ期临床试验显示,三药联合可显著提高手术切除率、无病生存率及总生存率。三药联合在疗效尤其是针对肝转移灶切除率优于 FOLFIRI 方案。但应注意其相对较高的不良反应发生率[211,212]。

3) 联合化疗结合靶向药物治疗　西妥昔单抗与 FOLFOX 或 FOLFORI 方案的结合应用于晚期大肠癌,其缓解率和切除率均显著高于单纯化疗[213,214]。贝伐珠单抗与 FOLFOX 方案结合则未获得缓解率及切除率的提高[215,216]。

4) 新辅助化疗的不良反应　全身化疗除了可以引起常见的血液系统和消化系统不良反应外,近年来肝转移手术相关的肝损害也引起了重视。不同化疗药物所造成的肝毒性有所偏重,一般在化疗 6 个疗程后开始出现。奥沙利铂为主的化疗可出现"蓝色肝",表现为肝窦状隙扩张,发生率为 18.9%;伊立替康为主的化疗可出现"黄色肝",表现为脂肪性肝炎,发生率为 20.2%。蓝色肝和黄色肝均可增加手术并发症[217]。为了尽可能减轻化疗引发的肝损伤,通常术前化疗时间不宜超过 3~4 个月。

5) 辅助化疗　肝转移灶切除后是否需要行辅助化疗目前尚无定论。尽管目前缺乏确凿的研究证据,对于 R0 切除术后患者予以一定疗程的有效全身化疗,有提高杀灭残留微转移病灶的可能性。

6) 大肠癌肝转移新辅助化疗的选择　最近欧洲大肠癌肝转移治疗组提出肝转移的新分期,将肝转移分为:M1a 期(肝转移灶可切除)、M1b 期(肝转移灶潜在可切除,转移灶较大、多发或与大血管关系密切,直接切除困难,经过有效的新辅助化疗可能缩小肿瘤,再行手术切除)及 M1c 期(转移灶不可切除,转移灶巨大、多发或侵及 2 个以上肝叶)。根据此分期标准对肝转移的处理具有重要意义:①对于 M1a 患者可以选择直接手术治疗,有条件者也可行新辅助化疗后再手术,以了解化疗药物敏感性,提高治疗效果;②对于 M1b 患者要积极采取最有效的新辅助化疗方案,获得最大缓解率,增加肿瘤切除率,如 FOLFOXIRI 或结合西妥昔单抗;③对于 M1c 患者可采用规范的一、二线化疗药物进行处理。

在新辅助化疗的应用中以下几点也值得注意:①FOLFOX 和 FOLFIRI 方案均应用于转换性化疗,两者孰优孰劣尚未定论,但考虑相对有效率和不良反应,FOLFOX 略优于 FOLFIRI;②在化疗的基础上加用生物靶向药物,在目前公布的大型临床研究中,提高肝转移切除率最高不到 10%,与传统的化疗方案相比有优势,但并不明显,目前仅适用于 M1b 患者;③化疗期间手术时机的把握,肝转移灶缩小至可切除时即可手术,不要过分化疗,造成严重不良反应致无法手术,或肿瘤过分缩小导致无法确定肿瘤边界;④新辅助化疗后影像学上完全缓解并不能代表病理完全缓解,对于这部分患者进行手术切除仍然是必要的;⑤对于新辅助化疗致肿瘤缩小或影像学完全缓解患者的手术切除范围如何界定,目前尚无相关明确报道和衡量标准,值得研究。

总结上述治疗方式,大肠癌肝转移的治疗原则已逐渐清晰,总结起来主要有:①能切除的应积极切除;②不能切除的争取化疗后切除;③潜在可切除者争取采用最积极的新辅助化疗方案;④新辅助化疗至肿瘤可切除时即应手术切除;⑤肝转移灶切除后如肝内复发,可切除者应争取再次切除。

## 43.10.2 卵巢转移

大肠癌或肿瘤细胞主要通过直接种植、淋巴转移和血行转移3个途径至卵巢。大肠癌转移至卵巢的报道不一，其发生率为1.2%~14%[218-220]。据术中肉眼观察，卵巢转移率为1.2%~3.6%。根据双侧预防性卵巢切除术后标本的病理观察，卵巢转移率为6%~8%。其中，Dukes C期患者转移率高达17%~18%。也就是说，是盆腔检查发现双侧实质性活动的附件肿块均应考虑到大肠癌卵巢转移的可能。转移性卵巢肿瘤占同期卵巢肿瘤总数的9.5%~28%，其中有28.6%~32.3%的转移性卵巢肿瘤来源于大肠，41%来自于乙状结肠[221-224]。卵巢转移肿瘤的患者年龄较原发性卵巢肿瘤的发病年龄轻，平均年龄为40~43.7岁，这与卵巢功能旺盛、血运丰富、适于转移肿瘤生长有关。

大肠癌卵巢转移患者可以出现原发肿瘤和（或）转移肿瘤的症状，常见的有腹痛、腹胀、腹腔积液、腹部包块和阴道流血等。大肠癌卵巢转移在术前检出率较低，一般<20%。为了提高诊断率，一方面凡是盆腔检查到双侧实质性活动的附件肿块均应该考虑到该病，如果患者具有大肠癌病史，那么诊断基本可以成立；另一方面，对一切大肠癌患者应该常规检查盆腔，排除转移性肿瘤。

对大肠癌卵巢转移多主张积极手术治疗，术后化疗。对于是否常规行预防性卵巢切除，多数学者认为价值不大，但是对绝经后的患者或已近绝经年龄的患者手术时可考虑一并切除两侧卵巢。此手术简单，且至少可使2%的患者避免由于卵巢转移引起症状而需再次手术，还可使有潜在的、肉眼未能发现的卵巢转移患者可望获得根治。对于中、青年女性大肠癌患者，有如下情况时，应考虑是否一并切除卵巢：①卵巢肉眼检查有异常，疑有转移；②大肠癌已侵及浆膜时（癌细胞有可能脱落种植于卵巢）；③手术时病灶较广泛，有淋巴结转移的可能；④盲肠癌患者术时可先切除右侧卵巢，直肠癌、乙状结肠癌可先切除与之相近、邻接的一侧卵巢。术中切除的卵巢宜冷冻病理检查，如发现转移，还应一并做全子宫及对侧附件切除。然而，现有的资料还未能显示预防性双侧卵巢切除可使生存率明显改善的证据[225-227]。

## 43.10.3 肺转移

大肠癌发生转移主要是肝脏，肺转移往往发生在肝脏转移之后。所以，有学者认为肺转移灶是肝脏转移灶的进一步发展、转移所导致的。肺转移往往通过血道播散而来，常常合并多器官广泛转移病灶，是全身转移的一部分。但是同时，也有一些病例的肺转移是以孤立性转移病灶的形态存在的。

肺转移的临床表现主要是肺部疾病的一些特征性表现，例如咳嗽、胸痛、咳血、发热等。X线胸片和CT在帮助诊断方面应用价值显著。

肺转移的治疗以化疗为主，手术治疗仅仅用于选择性病例，单个病灶被认为是手术指征。对于2~3个肺转移灶是否手术存在争论。有大宗病例的研究报道[228]，单个病灶手术切除的5年生存率为43.6%，多个病灶手术切除的5年生存率为34%。单个病灶、无病生存时间间隔超过36个月，血CEA水平正常是手术治疗大肠癌肺转移的良好指标，此类患者手术治疗的5年生存率超过60%。术后复发同样是肺转移手术治疗的问题，对于选择性病例，可以再次手术切除。尽可能减少创伤，如果情况允许，推荐采用胸腔镜操作。术中注意尽可能保护正常肺组织，为以后再次手术提供基础。

## 43.10.4 术后局部复发

有30%~50%的大肠癌患者手术后会局部复发。如果复发的病变局限于一处，积极的局部治疗可望获得较好的结果。

大肠癌复发和转移的可能原因：①手术没有彻底切除肿瘤组织，残留的癌细胞继续增殖，导致复发和转移。②手术时已经存在的转移灶没有被发现，未被清除。例如，转移的淋巴结未发现或者清除不彻底，导致术后转移灶增殖。③晚期患者淋巴结转移较广泛，手术清除难以彻底。④直肠系膜或者直肠周围组织清除不充分，直肠系膜内即使无淋巴结存在也可能隐藏着癌细胞巢，而传统钝性分离的操作，不但使直肠系膜切除不全，而且可以引起癌细胞播散和残留，从而导致局部复发。⑤术中引起癌细胞种植，直肠浆膜面的癌细胞容易脱落进入腹腔，形成种植灶，手术区域、受损腹膜容易出现种植、复发。吻合口的复发可能为术中引起的肠内癌细胞种植引发。⑥大肠癌手术过程中，门静脉内有癌细胞转移，可以导致术后肝转移。⑦手术给机体造成创伤，导致免疫力下降，机体免疫监控丧失或减弱，给残留的癌细胞或者休眠状态的癌细胞复发、转移的机会。大肠癌局部复发的主要治疗方法如下。

1) 手术治疗　首先应根据各种结果确定肿瘤

的位置及周围脏器的侵犯情况,确定是否具有手术适应证。一般来说,远处转移、腹腔积液、双侧盆腔侵犯是再次手术的禁忌证。单纯的盆腔局部复发、影像学检查提示可以切除者是手术适应证。对于一般情况良好,发生孤立的肝或肺转移,而症状明显,盆腔局部病灶又可以切除者,可试行姑息性转移灶切除。手术方式包括局部切除、区域切除、腹会阴联合切除(APR)、脏器联合切除等。

2) 放疗  局部复发病例进行放疗可以获得姑息性疗效。经过治疗后大部分患者的出血和疼痛可以得到控制,但是对其他症状的控制作用非常有限。最恰当的姑息效果剂量为 40～55 Gy。但是,症状缓解的时间非常有限,中位有效期为 5 个月。单纯经过放疗治愈疾病的可能很小,一组大宗病例的研究发现,患者的中位生存时间为 14 个月,5 年生存率为 5%。仅有 1/3 的患者在以后的生命过程中盆腔症状控制良好。

手术前辅助治疗,单纯手术切除后再次局部复发率高达 30%～40%,手术前辅助放疗可以降低再次手术后的局部复发率。对于既往未接受放疗者,再次手术前应进行辅助治疗。一般术前放疗的剂量为 50～60 Gy。可以同时进行联合化疗,放化疗的联合比单纯采用某一种方法可获得更好的效果。主要优点体现在以下方面:化疗可以增加肿瘤细胞对放疗的敏感性,提高放疗效果;放化疗联合可以缩小肿瘤、降低肿瘤分期,提高根治性手术切除率;术前放化疗可以抑制或杀灭血液循环中的肿瘤细胞,降低远处转移或局部复发的机会。所以,对于局部复发的病例多主张进行 6～8 周的手术前综合治疗,然后再行手术。

3) 化疗  晚期肿瘤的化疗可明显延长生存时间和生存质量,是复发转移治疗的主要手段。

## 43.10.5  大肠癌的预后

大肠癌的治疗效果主要与病期相关,也与病理类型、病灶部位、手术水平、辅助治疗等相关。与 20 世纪 70 年代中期相比,大肠癌的 5 年生存率有了很大的提高,5 年生存率从 51% 提到 65%。主要原因有两个方面:一是近 20 年来大肠癌诊断水平的提高,早、晚期构成比发生了明显的变化;二是从 20 世纪 80 年代末期以 5-Fu 为基础的辅助化疗开始应用于可切除的Ⅲ期大肠癌患者,使得Ⅲ期患者的死亡率降低了 30%。

1994 年 Steele 等报道美国癌症资料库的统计结果,Ⅰ、Ⅱ、Ⅲ期结肠癌患者的 5 年生存率分别为 70%、63%、46%,直肠癌患者则分别为 70%、55%、41%。全部Ⅰ～Ⅳ期结肠癌患者的 5 年生存率为 50%～55%,直肠癌则为 44%～54%[229]。1997 年,Parker 等发现近 20 年来美国大肠癌患者的 5 年相对生存率已有明显改进,在 1974～1976 年时在白种人与黑种人患者中分别为 50% 和 45%,但在 1986～1992 年时已分别为 62% 和 53% ($P < 0.05$)[4]。根据 2008 年美国癌症协会发布的最新数据,1996～2004 年,美国大肠癌的Ⅰ/Ⅱ期约占 40%,5 年生存率为 90%,Ⅲ期和Ⅳ期患者 5 年生存率为 68% 和 11%[230]。说明大肠癌的诊断、治疗水平在近 20 年来已有所提高。

Koyama 等于 1997 年统计参加日本大肠癌协会的 170 余家医院的资料。在 1986 年时治疗的直肠癌Ⅰ、Ⅱ、Ⅲ期患者的 5 年生存率分别为 85.6%、78.6% 和 52.4%;结肠癌分别为 86.8%、79.8% 和 63.7%;全部Ⅰ～Ⅳ期患者的 5 年生存率在结肠、直肠癌患者分别为 63% 和 62%,而比较 1974～1977 年治疗的结肠、直肠癌患者,其 5 年生存率分别为 58.9% 和 51.8%。他们发现,1974～1979 年时Ⅰ、Ⅱ期患者数与Ⅲ、Ⅳ期患者数之比在结肠癌为 0.98,在直肠癌为 1.03,到 1991～1994 年已分别为 1.21 ($P < 0.0001$) 与 1.12 ($P < 0.01$)。

与发达国家相比,我国大肠癌患者中的早、晚期之比有相当差距。20 世纪 80 年代时统计我国省级医院及医学院附属医院报道的 6025 例大肠癌,早期大肠癌仅为 0.76%[46]。而根据上海市疾病预防控制中心 2006 年发布的报告,上海市Ⅰ期大肠癌所占比例 < 10%,Ⅰ期和Ⅱ期大肠癌仅占 20.88%。复旦大学附属肿瘤医院 1986 年报道 1956～1982 年手术治疗的大肠癌,其中Ⅰ、Ⅱ、Ⅲ和Ⅳ期患者分别占 21.7%、19.1%、27.7% 和 31.5%。5 年生存率在Ⅰ、Ⅱ、Ⅲ期的直肠癌患者分别为 94.0%、70.6%、43.4%,结肠癌患者分别为 93.3%、82.7%、73.6%。全组Ⅰ～Ⅳ期 1385 例大肠癌患者术后 5 年生存率为 49%(其中直肠、结肠癌患者 5 年生存率分别为 47.2% 与 54.6%)。同样,回顾性收集 1990～2004 年收治的 844 例接受直肠前切除的患者,TNM 分期Ⅰ、Ⅱ、Ⅲ期直肠癌患者的 5 年生存率分别为 91.3%、79.4% 和 57.5%。由此可见,虽然我国一些医院Ⅰ、Ⅱ、Ⅲ期患者的治疗效果已达国际水平,但Ⅰ～Ⅳ期全部患者的 5 年生存率由于其中Ⅲ、Ⅳ期患者比例太高,因而与国际先进水平仍有一定差距。

## 43.10.6 大肠癌的随访

恶性肿瘤治疗后的随访是大肠癌治疗的重要部分,是一个具有显著延续性的过程,包括预防、诊断、治疗、随访以及之后的相应处理,它们环环相扣、缺一不可。

(1) 随访的意义

大肠癌术后随访主要有以下意义:①了解术后患者的早期恢复情况;②掌握近期治疗后并发症等情况;③了解手术后功能的恢复情况;④开展术后的辅助性治疗;⑤了解肿瘤治疗的效果,评价治疗方案的优劣;⑥定期检查,早期发现复发和转移病灶;⑦发现肠外来源的其他肿瘤;⑧评价治疗后的总的生活质量。

(2) 随访的主要项目

1) 病史询问和体格检查 这两项方法是临床最常应用的手段,需要临床医师熟练掌握,而且在大肠癌患者的随访中还需要根据具体患者、具体病种做到个体化、针对性,以便获得最为详尽的临床资料,因为有些主观症状是应用其他方法所不能够检测的。体格检查可以不是全方位的,但是一定要根据结直肠肿瘤的临床特点,做到针对性。

2) 直肠指诊 是直肠手术后最重要的检查方法,可以发现直肠吻合口复发和盆腔的种植转移。

3) 生化检查 如果患者还在接受辅助性治疗,例如化疗,那么这些检查更为重要。如果出现异常情况,需要给予针对性的对症治疗和处理。

4) 影像学检查 影像学检查包括超声、X线片、CT 和 MRI,有症状时要针对性检查。

5) 内镜检查 结肠镜和乙状结肠是大肠癌术后随访的重要工具。针对肠内肿瘤的检查优势明显,不但显示清楚、直观,而且能够活检,现阶段还没有理想的替代方法出现。大肠癌常常合并腺瘤或者多原发肿瘤,在术后的随访中需要检测剩余肠黏膜的病理改变,而且手术后吻合口的炎症、肿瘤复发都需要结肠镜来进行观察。

6) 核医学检查 主要包括放射性核素扫描和PET 等手段。放射性核素骨扫描在明确肿瘤骨转移方面具有很高的敏感性;PET 在检测肿瘤的全身转移方面具有很好的效果,具有无可比拟的优势,它和CT、MRI 的显像原理不同,可以相互补充,在北欧等国家已经成为肿瘤检查的一个重要手段,但是在国内因为价格的因素应用存在局限性。

7) 免疫学检测 随着肿瘤病理生理学的发展,在监测肿瘤发生、发展的过程中,更多的指标应用于临床,对于肿瘤的早期发现和随访观察提供帮助。其中最有临床价值的是癌胚抗原(CEA)。

观察 CEA 水平的变化,可以发挥如下的临床指导作用:①估计预后,术后 CEA 持续下降至正常,说明原发肿瘤可能有残留[231]。②监测肿瘤复发,术后 CEA 降至正常后,如果进行性升高或 3 次检查值均超过 10 μg/L,或持续 6 周高于正常水平,或者每月持续升高超过 12.6%,均强烈提示可能有肿瘤复发或转移[232]。结肠癌术前 CEA < 5 μg/L 者,其监测的敏感性为 66%,特异性为 94%;术前 CEA > 5 μg/L 者,敏感性为 97%,特异性为 88%[233]。Moertel 监测 1 017 例结肠癌术后复发,CEA 的敏感性为 59%,特异性 84%,假阳性率 16%,假阴性率 41%[55]。CEA 能比临床症状提前 6 个月发现肿瘤复发,58%~95%的无症状复发患者可以出现持续性 CEA 升高[234]。③估计复发类型,CEA 浓度缓慢上升常提示局部复发,陡峭升高提示有远处转移。④指导二次探查手术,依靠 CEA 监测可以使 12%~58%的复发肿瘤得以手术切除,其中 6%的病例术后生存达到 5 年以上。Takahashi 等的研究表明,CEA 的倍增时间与胃肠道复发肿瘤的实际增加体积相一致。CEA 浓度缓慢升高常提示肿瘤手术切除的机会大,CEA > 200 μg/L 者往往不能手术切除。

国内多数医院临床上使用 CA19-9 作为随访指标,其有一定意义,但价值低于 CEA。

(3) 随访方案

目前国内主要参考 NCCN 指南进行随访,NCCN 大肠癌随访方案如下:①病史和体检,每 3~6 个月 1 次,共 2 年;然后每 6 个月 1 次,共 5 年。②对于 T2 或更大的肿瘤,监测 CEA 水平,每 3~6 个月 1 次,共 2 年;然后每 6 个月 1 次,共 5 年。③对于有复发高危因素的患者,行胸部/腹部/盆腔 CT 检查,每年 1 次,共 3 年。④术后 1 年内进行结肠镜检查,如果术前由于梗阻未进行结肠镜检查,则在术后 3~6 个月内进行;若发现异常,需在 1 年内复查;若发现晚期腺瘤,则 3 年内复查 1 次,然后每 5 年 1 次。⑤对于低位前切除(LAR)术后患者,可考虑直肠镜检查,每 6 个月 1 次,共 5 年。⑥PET 扫描不作为常规推荐。

具体随访手段的应用需要因人而异,做到个体化。对于不同的肿瘤类型、浸润范围、脏器侵犯、病理分期给予不同的随访重点。对于特殊患者,例如 HNPCC 和 FAP 等遗传性结直肠肿瘤,不但要随访患者本人,而且需要对直系亲属进行筛查,争取发现早期病例,给予相应的医疗干预和治疗。例如,FAP 患者和家属如果发现结肠多发息肉,可以尝试服用 COX-2 酶抑制剂或者接受预防性全结肠切除;HNPCC 的家族接受常规的内镜检查,早期发现肠道肿瘤,及时治疗。这些患者的家属相对于一般人群需要在较早的年龄接受检测(20～30 岁),一般建议从家族最早发病患者的年龄减 10 岁开始初次体检。目前对于遗传性结直肠肿瘤患者通过基因检测并制定相应的随访计划已经越来越被重视。

同时,对于一些容易合并肠道外肿瘤的大肠癌患者,还应该接受高危部位的检查。例如,FAP 患者进行 CT 或者 MRI 检查,监测腹腔韧带样瘤的发生;进行胃镜或者 ERCP 等检查,探寻十二指肠肿瘤和壶腹肿瘤。HNPCC 和 Peutz-Jeghers 综合征的患者进行阴道超声和宫腔镜的检查,早期发现子宫内膜癌。

## 43.11 大肠腺瘤

大肠腺瘤是指由表现为上皮内瘤变的管状或绒毛状结构构成的境界清楚的良性病变[235,236],属于上皮源性的良性肿瘤。组织学上具有肿瘤性上皮细胞核增大,强嗜碱性和不同程度复层排列等特点。腺瘤是大肠息肉最常见的病理学类型。已有的流行病学、病理学、临床研究显示,大肠腺瘤与大肠癌关系密切,是明确的癌前病变,积极主动、处理、预防大肠腺瘤具有明确的临床意义。

### 43.11.1 大肠腺瘤与大肠癌

英国著名的大肠癌病理学家 Morson[237]在伦敦 St Mark 医院对 1 961 例大肠癌研究发现,14.2% 的病灶中有多少不等的腺瘤组织存在;在早期的癌仅限于黏膜下层的病例中,60% 可见残剩的腺瘤组织;当癌已侵至肠壁外时,则仅 7% 还可见残剩的腺瘤组织。日本的武藤等[238]对 2 450 例大肠癌病理研究结果为:病灶中癌与腺瘤共存的机会在癌仅限于黏膜层时为 97.7%,癌侵至黏膜下层时为 56.6%,侵至肌层时为 18.3%,侵至浆膜时仅有 7.6% 的病灶中还可见到有腺瘤组织存在。法国的 Bedenne 等对 1 630 例大肠癌标本的研究发现 15.5% 的病灶中有腺瘤组织存在;当癌限于黏膜或黏膜下层时 79.4% 有腺瘤存在,侵及肌层时为 24.4%,侵至肌层外时为 5.7%;癌直径 < 2 cm 时 74.7% 有腺瘤存在,2～3 cm 时为 56.1%,> 3 cm 时仅 9.3% 还可见腺瘤残留。复旦大学附属肿瘤医院对 1995～1997 年手术治疗的 643 例大肠癌研究发现,148 例(23%)病理检查见病灶中尚有腺瘤组织残留。

上述病理研究表明,腺瘤组织的存在与否和癌的发展成反比。在早期的大肠癌中腺瘤组织的存在十分普遍,随着癌的浸润发展,原来存在的腺瘤组织逐渐被侵蚀破坏,所以病灶中就未能发现残剩的腺瘤组织。

### 43.11.2 分类

根据大体形态的不同,可将腺瘤分为隆起型(息肉型)、扁平型和凹陷型 3 类。根据腺瘤中绒毛状和腺管状结构成分所占的比例不同,在组织学上可将大肠腺瘤分为管状腺瘤、绒毛状腺瘤和管状绒毛状腺瘤 3 类。2000 年,WHO 的肿瘤分类丛书《消化系统肿瘤病理学和遗传学》一书中还另外列出了锯齿状腺瘤。

**(1) 管状腺瘤**

腺瘤中腺管状结构成分超过 80% 者称为管状腺瘤。管状腺瘤是大肠最常见的腺瘤,约占大肠腺瘤的 75%。腺瘤大多带蒂,尤其是大的腺瘤,少数可以呈现广基或无蒂(约 15%)。单发多见,但仍有约 25% 为多发。

**(2) 绒毛状腺瘤**

腺瘤中绒毛状结构成分超过 80% 者称为绒毛状腺瘤。约占大肠腺瘤的 10%。呈菜花状,体积一般较大,直径在 2～4 cm。大多为广基或无蒂,带蒂者少见。很少为多发,但可以和管状腺瘤并存。

**(3) 管状绒毛状腺瘤**

腺瘤中绒毛状和腺管状结构成分均超过 20%,但均不足 80% 者称为管状绒毛状腺瘤。约占大肠腺瘤的 15%。兼具管状腺瘤和绒毛状腺瘤的特点。体积一般较大,50% 的直径 > 1.5 cm。可以带蒂,也可以广基或无蒂。

**(4) 锯齿状腺瘤**

锯齿状腺瘤是指由锯齿状腺体构成的腺瘤。锯齿状腺瘤兼具增生性息肉和传统腺瘤的特点,在形态结构上类似增生性息肉,但在组织学上又具有传统腺瘤的特点。锯齿状腺瘤的概念最早由 Longacre 和 Fenoglio-Preiser 于 1990 年提出[239],目前多倾向于把锯齿状腺瘤视为结直肠上皮性肿瘤的一个独特类型。由于锯齿状腺瘤在形态结构上与增生性息肉有相似之处,因此容易被误诊为增生性息肉。锯齿状腺瘤具有较高的不典型增生率,属于肿瘤性息肉,为大肠癌的癌前病变[240]。研究发现锯齿状腺瘤和微卫星不稳定的散发性大肠癌关系密切,后者的一部分可能由前者发展而来[241]。而同样表现为微卫星不稳定的遗传性非腺瘤病性结直肠癌则一般认为来源于传统的腺瘤[242]。

*(5) 扁平腺瘤和凹陷型腺瘤*

1985年,Muto首次提出扁平腺瘤的概念。扁平腺瘤外观上表现为病变黏膜比正常黏膜增厚,但不超过正常黏膜厚度的2倍。凹陷型腺瘤表现为病变周围黏膜稍突起,中央呈凹陷,似吸盘状。这两种类型的腺瘤在组织学上均属于管状腺瘤。文献报道,凹陷型腺瘤重度不典型增生率为43%,远比没有中央凹陷的扁平腺瘤(7%)高[243],这也是将凹陷型腺瘤从扁平腺瘤中分离出来作为独立的一个类型的意义所在。

## 43.11.3 大肠腺瘤癌变的影响因素

腺瘤发生癌变时,如癌细胞仍限于腺管内时,所谓"原位癌"。当癌细胞侵入固有膜时则称为"黏膜内癌"。由于黏膜层内不存在淋巴管,故黏膜内癌与原位癌一样都不会发生淋巴道转移。可将两者统称为原位癌。由于它们都不会发生淋巴道转移,因此只需局部切除治疗即可。只有癌组织穿透黏膜肌层才被称为恶性肿瘤——浸润性癌。一些著名的大肠癌病理学家如英国的Morson、德国的Fenogll等均主张病理学医师在见到大肠腺瘤有原位癌或黏膜内癌变时,只报告为"腺瘤伴重度不典型增生"[46,237,244,245],以免临床医师采用不必要的扩大手术。因此,在阅读文献中往往会发现北欧文献中腺瘤癌变数常不如美国、日本报道多。腺瘤癌变时如癌细胞穿透黏膜肌层进入黏膜下层时称为"浸润性癌变"。由于黏膜下层有丰富的淋巴管,故此时即有发生转移的可能[35,237,245,246]。大肠腺瘤癌变的影响因素包括腺瘤的大小、数目、组织病理学类型、大体类型、不典型增生程度以及腺瘤患者的性别和年龄等因素。

*(1) 腺瘤的大小*

腺瘤越大,癌变的机会越大。直径<1cm的管状腺瘤很少发生癌变,多数研究显示其癌变率低于1%;直径>2cm的腺瘤癌变率则可高达30%~50%。郭志义等报道<1cm的大肠腺瘤癌变率为6.1%,而>2cm者癌变率上升至44.4%[247]。值得注意的是,同样是<1cm的扁平腺瘤和凹陷型腺瘤,其癌变率比息肉型管状腺瘤显著升高,可达4%~40%,甚至更高。扁平腺瘤和凹陷型腺瘤同样也具有腺瘤越大癌变机会越高的趋势。

*(2) 腺瘤的数目*

多发腺瘤的癌变率高于单发腺瘤,且随着腺瘤数目的增多,癌变率有上升的趋势。单发腺瘤的癌变率约为7%,多发腺瘤的癌变率可达14%~40%。吕农华等报道大肠腺瘤数目为1、2和3枚及以上者,癌变率依次上升分别为3%、15%和26%[248]。

*(3) 腺瘤的组织病理学类型*

管状腺瘤的癌变率最低,约为5%;绒毛状腺瘤癌变率最高,可达30%。管状绒毛状腺瘤的癌变率介于两者之间,为20%左右。锯齿状腺瘤癌变率约为4%[249]。

*(4) 腺瘤的大体类型*

扁平腺瘤和凹陷型腺瘤一般较小,直径常<1cm,与同样大小的息肉型腺瘤相比癌变率较高,但其总体的癌变率各家报道差异较大,为7.7%~40%[250-252]。带蒂的腺瘤恶变的机会较小,约为2%;而广基或无蒂的腺瘤癌变的机会大为增加,可达15%左右。

*(5) 腺瘤不典型增生的程度*

腺瘤癌变率随着不典型增生程度的加重而增加。郭志义等的研究表明腺瘤无或轻度不典型增生者癌变率为7.8%(19/243),而重度不典型增生者癌变率则上升至45.5%(5/11)[247]。辽宁省肿瘤医院的数据显示大肠腺瘤无不典型增生以及轻度、中度和重度不典型增生的癌变率依次上升,分别为5.9%、16.7%、34.4%和46.7%[253]。

*(6) 腺瘤患者的性别和年龄*

大肠腺瘤癌变的风险随年龄的增加而增加,从50岁之前的2%上升至70岁以后的15.3%。男女性的性别差异各家报道不一,倾向于腺瘤癌变率无明显的性别差异。

## 43.11.4 预防性处理的价值

目前多数的研究认为80%以上的大肠癌系由大肠腺瘤演变而来。大肠黏膜上先产生腺瘤,从腺瘤演变成癌大约需时5年以上,平均至少5~10年,但也可终身不变[254-257]。由于大肠癌发生需先经过腺瘤期,因此如能检出腺瘤并予摘除,则可避免大肠癌的发生。在欧美对无症状的一般人群中做纤维结肠镜普查时,大肠腺瘤的发生率为25%~41%。其发生率随年龄而上升,50~59岁组中为21%~28%,60~69岁组为41%~45%,>70岁时为

53%~58%。腺瘤患者的平均年龄比大肠癌患者年轻 5 岁[257]。美国息肉研究组 Winawer 等的随机研究结论为:内镜检出、摘除腺瘤可使大肠癌的发生减少 76%~90%。Murakami 等按首次肠镜检查的情况分成 3 组:①检查未见息肉 648 例;②检查见息肉且给予摘除共 136 例;③检查发现息肉但未做摘除 512 例。将 3 组患者随访中发现大肠癌的数目与一般人群中预期应发生的大肠癌患者数相比。在组①为 1,组②为 2.3,组③为 8。结果表明大肠息肉(70%~80% 为腺瘤)患者患大肠癌的危险明显上升。大肠息肉如不切除,则日后患大肠癌的危险为一般人群的 8 倍。大肠息肉切除后发生大肠癌的危险仍比一般人群高,但与大肠息肉不切除者相比可使大肠癌发病的危险性减少 71%。日本高野肛肠病院的 Nozaki 等报道 6 715 例大肠腺瘤摘除后的随访结果,发现此组患者中大肠癌的发生约减少了 80%[258]。尽管仍有学者认为大肠癌可由大肠黏膜上皮直接癌变而来,但上述资料均支持大肠腺瘤为重要的癌前病变,积极诊治大肠腺瘤是控制、减少大肠癌发病的重要途径。

## 43.11.5 临床表现

大肠腺瘤瘤体较小时多无任何症状,文献报道约 50% 的管状腺瘤、30% 的绒毛状腺瘤没有任何症状,这些无症状的大肠腺瘤多在体格检查或内镜、放射影像学检查中发现。常见的症状有便血、腹痛、大便习惯改变等。腺瘤瘤体较大时或伴有并发症如溃疡形成、肠脱垂、肠套叠时,可出现一系列相关症状。

## 43.11.6 诊断与鉴别诊断

### (1) 诊断

硬管乙状结肠镜可检查至距肛门 20 cm 处,距肛 20 cm 以上近侧大肠中的腺瘤,以往依赖于钡灌肠检查发现,但钡灌肠漏诊较多。Theurkauf 报道纤维肠镜检出的直径 1 cm 以下的息肉,钡灌肠只能发现其中的 46%;直径 2 cm 以上的息肉钡灌肠检查时也有 25% 被漏诊。因此,如今纤维肠镜为最可靠的检查方法,但仍有漏诊的可能。肠镜检查发现的息肉均应活检。小的或有蒂的息肉可电切摘除送验,较大的、广基的息肉则可于病灶中心区、有溃疡或硬结等可疑有癌变区多钳取几块组织送验。有癌变的腺瘤肉眼所见可与无癌变的腺瘤无区别,但肠镜中如见腺瘤表面不规则、有溃疡形成,以活检钳推移病灶基底有固定感、广基或质甚脆,常提示该腺瘤已有癌变。大便隐血试验在发现大肠腺瘤上意义有限,Reilly 对肠镜检出的 436 例腺瘤患者做大便隐血试验,仅 35.3% 呈阳性[35,46,244]。由于螺旋 CT 的问世,应用三维成像方法做螺旋 CT 结肠镜检查,可对整个大肠黏膜进行观察,已可发现直径 1 cm 以下的肿瘤[259]。此检查方法为一种无痛苦而又迅速的方法,有可能成为将来大肠腺瘤与癌的普查方法。

### (2) 鉴别诊断

大肠腺瘤主要需与大肠癌以及其他类型的大肠息肉相鉴别。而这三者的鉴别最终需要依靠结肠镜活检以及息肉切除术后行全息肉组织病理学检查。对于结肠多发腺瘤则还需与肠道气囊肿病以及 FAP、Peutz-Jeghers 综合征等息肉病、腺瘤病相鉴别。肠道气囊肿病表现为结肠黏膜上半球形的息肉样隆起,表面光滑,质地柔软,明亮反光,广基,常呈多发性,钳取活检时,肿块可立即塌陷,有时可见空腔形成。其他息肉病、腺瘤病详见"遗传性结直肠肛门肿瘤"等相关章节,这里不再赘述。

## 43.11.7 治疗

根据上述检查及活检病理提示的腺瘤大小、数量、大体类型、病理类型及有无癌变,而采取不同的治疗方案。

### (1) 管状腺瘤

管状腺瘤大多带蒂,广基者则一般较小,故多可经内镜行整个腺瘤的完整摘除。如果内镜切除后病理检查报告为腺瘤未发生癌变,则不必做进一步处理而予随访;如果为腺瘤癌变,则按以下腺瘤癌变的处理原则进行处理。

### (2) 绒毛状腺瘤

带蒂的绒毛状腺瘤以及直径 <1 cm 的广基绒毛状腺瘤也可经内镜行腺瘤的完整切除。如果内镜切除后病理检查报告为腺瘤未发生癌变,则不必作进一步处理而予随访;如果为腺瘤癌变,则按以下腺瘤癌变的处理原则进行处理。直径 >2 cm 的广基病灶若经内镜切除,往往不易完全切除,穿孔的风险也较大,故多主张手术切除。基于绒毛状腺瘤容易癌变以及保留功能的考虑,对于不同部位的绒毛状腺瘤一般应遵循以下手术原则。

1) 结肠绒毛状腺瘤以及部分不涉及保肛问题的高位直肠绒毛状腺瘤 如需开腹手术时,应按大肠癌根治性手术的范围和规范进行。

2) 距肛 7 cm 以上但可能涉及保肛问题的直肠

绒毛状腺瘤 距肛超过7cm但位置相对较低的直肠绒毛状腺瘤,理论上多数能够行保留肛门的低位直肠前切除术。如无法经内镜治疗,一般应按直肠癌的根治性手术要求行低位直肠前切除术或拉出术(Bacon手术)。但对于位置偏低刚好在距肛7cm左右的直肠绒毛状腺瘤,考虑到绒毛状腺瘤容易癌变,对于无法经内镜治疗而又无保肛的十分把握者,可考虑行经肛或经骶局部广泛切除(切缘距病灶边缘0.5cm,深度至少需达黏膜下层)。如果术后病理检查报告为绒毛状腺瘤无癌变证据或者癌变但局限于黏膜层未侵入黏膜下层时,可不必做进一步处理而予随访观察。如果术后病理检查报告为大肠癌浸润至黏膜下层,则需补充行低位直肠前切除术或者拉出术,甚至Miles手术。

3)距肛7cm以下的直肠绒毛状腺瘤 如果临床及多处活检均倾向于良性绒毛状腺瘤的诊断但又无法经内镜治疗时,可先经肛或经骶行局部广泛切除(要求同上)。如果病灶无法行局部的广泛切除,可先行拉出术。待术后病理检查报告再决定进一步的治疗。如果术后病理检查报告为绒毛状腺瘤无癌变证据或者癌变但局限于黏膜层未侵入黏膜下层时,可不必做进一步处理而予随访观察。如果术后病理检查报告为大肠癌浸润至黏膜下层及以下时,则需补充行Miles手术。

**(3) 管状绒毛状腺瘤**

管状绒毛状腺瘤的处理原则视其大体类型而有所区别。带蒂的管状绒毛状腺瘤处理原则同管状腺瘤,广基或无蒂的管状绒毛状腺瘤处理原则同绒毛状腺瘤。

**(4) 腺瘤癌变的处理原则**

1)腺瘤癌变局限于黏膜层 由于黏膜层不存在淋巴管,理论上不会发生淋巴结转移,一般认为仅行局部切除即可。

2)腺瘤癌变穿透黏膜肌层进入黏膜下层 癌细胞侵入黏膜下层后有一定的淋巴结转移率。关于这种情况的处理原则尚有一定的争议。一般将管状腺瘤和绒毛状腺瘤癌变区别对待。

管状腺瘤癌变穿透黏膜肌层进入黏膜下层:带蒂的管状腺瘤癌变侵入黏膜下层,约只有4%的机会有淋巴结转移,如果肠镜和病理学检查均证实病灶已经完全切除,一般可以不必进一步处理而予密切随访。但如果出现以下3种情况之一则需行根治术[260,261]:①癌组织学类型属于高度恶性、分化差者;②淋巴管或血管内见癌栓者;③基底或切缘有癌累及或十分贴近癌灶者。对于广基的管状腺瘤癌变侵入黏膜下层者一般倾向于行根治术[260]。

绒毛状腺瘤癌变穿透黏膜肌层进入黏膜下层:此种情况可有30%左右的机会出现淋巴结转移,故一般认为均应行根治术[46,261]。

管状绒毛状腺瘤癌变穿透黏膜肌层进入黏膜下层:带蒂的管状绒毛状腺瘤癌变侵入黏膜下层处理原则同侵入黏膜下层的带蒂的管状腺瘤癌变;广基或无蒂的管状绒毛状腺瘤处理原则同侵入黏膜下层的绒毛状腺瘤癌变。

但也有学者不同意以上原则,Colacchio认为不管何种类型的腺瘤,一旦发生癌变并侵入黏膜下层,均应行标准的根治性手术。也有学者对涉及保肛问题的局限于黏膜下层的早期直肠癌,经过严格的选择,采取各种方式的局部切除或保留肛门功能的肠段切除手术,据报道也取得了和Miles手术相近的疗效,而患者的生活质量则大为提高。

3)腺瘤癌变浸润至肌层 一般认为均应行根治性手术。

## 43.11.8 大肠腺瘤的多发倾向及术后随访

大肠癌的致癌因子存在于大便中,因此与之接触的各处大肠黏膜均有可能诱发肿瘤,所以大肠肿瘤往往呈多发性。Winawer综合欧美专家的研究结果后指出,有一腺瘤者30%~50%同时在大肠其他部位也另有腺瘤存在。因此,凡在直肠、乙状结肠发现有腺瘤者,均有做纤维全结肠镜检查的必要,以确定其他部位是否另有腺瘤存在。Winawer也强调大肠腺瘤摘除后约30%的患者日后又可再长新的腺瘤,因此必须定期随访检查[262]。

Ando等发现腺瘤摘除后出现新腺瘤的概率与随访时间相关,2年时为7.7%,2~4年时为46.7%,4年以上达70%。此外,有3.6%的患者在随访中检出限于黏膜层癌变的腺瘤。此危险性在原先摘除的腺瘤属轻、中、重度不典型增生的患者中分别为2.7%、5.3%与6.7%[263]。1997年Nozaki报道,日本高野肛肠病中心对6 715例大肠腺瘤摘除后的患者每2~3年以纤维结肠镜随访,平均随访6年,共发现2 964例患者又长新的腺瘤,占44.2%。其中38例的腺瘤有重度不典型增生,其10年累积发生率为0.7%;有31例患大肠癌,其10年累积发生率为0.63%。

研究发现,如患者摘除的腺瘤直径≤5 mm,而且病理检查为轻至中度不典型增生,则日后患大肠癌的机会将低于一般人群，10年累积发生率为0.35%。故只需每年做大便隐血检查，发现阳性时再做肠镜检查。但如患者摘除的腺瘤直径>5 mm，或为有重度不典型增生的腺瘤，或已有癌变的腺瘤，则日后患大肠癌的危险性明显上升，10年累积发生率分别为0.65%、7.78%、2.94%。

Atkin与Morson对伦敦St Mark医院1 618例低位大肠腺瘤患者平均随访13.8年，发现原来的腺瘤直径>1 cm，或腺瘤为绒毛状或混合性腺瘤者属高危险组，他们患结肠癌的危险性为一般人群的3.6倍。高危险组中原来发现的腺瘤数>2个时，则此危险性升至6.6倍。强调应对高危险组患者注意随访[264]。

鉴于大肠腺瘤的多原发倾向，因此近年来如何预防大肠腺瘤的再发已日益引起人们的重视，强调应每2年肠镜随访检查1次。而且由于日后发生的大肠癌58.1%位于降结肠及盲肠，因此须以全结肠镜作为随访检查。

## 43.12　多原发大肠癌

由于大肠腺瘤具多发倾向，因此由腺瘤癌变而来的大肠癌也具多原发的特点。文献报道，2%~9%的大肠癌患者为多原发大肠癌。

### 43.12.1　概念与分类

多原发大肠癌可同时发生，也可不同时发生。一般将几个原发癌于同一时间诊断，或诊断间隔时间在6个月之内者称为同时多原发大肠癌。几个癌的诊断时间相隔6个月以上时，则称为异时多原发大肠癌。但如今文献中对同时、异时原发大肠癌的划分意见尚不一致，其间隔时间的标准变化于3个月至3年之间。

大肠多原发肿瘤主要包括以下几种情况[35]：①大肠癌合并大肠腺瘤，包括大肠癌合并同时性大肠腺瘤、大肠癌合并异时性大肠腺瘤。②多原发大肠癌，包括同时性多原发大肠癌、异时性多原发大肠癌。③大肠癌合并其他器官原发性恶性肿瘤。以上几种情况也可能同时发生在同一个患者身上。如同时多原发大肠癌患者可合并同时性大肠腺瘤，大肠癌合并同时性大肠腺瘤的患者将来也可能发生异时性多原发大肠癌。大肠癌和大肠腺瘤关系密切，大肠癌合并同时性或异时性大肠腺瘤为临床常见现象，其发生率平均为30%左右[265-267]。

### 43.12.2　同时多原发大肠癌

文献中报道同时多原发大肠癌的发生率为1.4%~8%。如对其缺乏认识，则可能发生剖腹手术切除了一处大肠癌而将同时存在的另一处癌灶，甚至数处癌灶遗留腹内的情况。术前纤维肠镜检查有助于避免此类漏诊的发生。Reilly、Pagana、Carlssan分别对大肠癌患者以纤维结肠镜做术前检查，同时多原发大肠癌的发现率分别为7.6%、7.2%、2%。此外，有27%~29%的患者除癌以外，还另有腺瘤存在。复旦大学附属肿瘤医院分析1956~1982年根治性切除的949例大肠癌患者，仅发现13例(1.4%)同时患2~3处多原发大肠癌。但1992~1993年手术的640例大肠癌患者中则发现23例同时患2~9处多原发大肠癌(共59个癌灶)，占3.9%。发现率的增加主要与对大肠癌多原发倾向的重视，以及术前纤维结肠镜检查的开展有关。术前纤维结肠镜检查时，镜头通过癌灶所在的肠段常有困难。据Reilly的经验，早期大肠癌中约25%、较晚期大肠癌中约60%无法观察病灶近侧肠段内有无其他病灶存在。因此如术前未曾做过纤维结肠镜检查，或虽已做过但镜头未能通过病灶肠段者，皆应在术后2个月左右做肠镜检查，以免遗漏病灶，耽误治疗。

### 43.12.3　异时多原发大肠癌

大肠癌根治性切除术后5年生存率为50%左右。不少患者长期生存，其大肠黏膜在致癌因子作用下可再诱发异时大肠癌。文献中报道，异时大肠癌的发生率为1.6%~8%。发生率的高低与随访中是否定期行肠镜检查及随访年份的长短等有关。St Mark医院对3 381例大肠癌术后随访发现，10年内异时多原发癌发生率为0.7%，但20年时上升到3%，其中初次大肠癌手术时另有腺瘤者术后20年时异时多原发大肠癌的发生率为5%。Cali等[268]对5 476例大肠癌20年随访发现，术后再患异时多原发大肠癌的概率平均为每年0.35%，术后18年时共有6.3%的患者发生异时多原发大肠癌。首次癌至异时癌的间隔时间最长为18年，平均为7年。Luchtefeld报道的异时癌中有2/3发生于首次癌术后11年。Yamazaki等发现，首次大肠癌手术时有同时多发大肠癌或同时伴大肠腺瘤的183例患者平均随访53个月，有13.7%发生异时多原发大肠癌；

而同一时期首次大肠癌手术时仅有一癌且不另伴腺瘤的 101 例患者随访中有 4.95% 发生异时多原发大肠癌（$P<0.05$）[269]。Bulow 发现，40 岁以前患大肠癌者有 30% 将发生异时多原发大肠癌。

为了及时发现异时多原发大肠癌，患者术后宜每年肠镜检查 1 次（由于异时多原发大肠癌中有 50% 以上位于右半结肠，故应做纤维全结肠镜检查），3 年中无异常发现者可改为每 2～3 年检查 1 次，直至终身。复旦大学附属肿瘤医院的研究发现，在大肠癌术后无症状的患者中以肠镜随访检查时，异时多原发大肠癌的检出率为 5.8%，其中 66% 淋巴结尚未转移。但如只在患者出现便血等症状时再做肠镜检查，则异时多原发大肠癌检出率为 12.4%，但其中 63% 已有淋巴结转移[270]。术后肠镜检查还可检出腺瘤并予以摘除，可望减少和预防异时癌的发生。Cali 在美国 Nebraska 的研究发现，1980 年以后手术的大肠癌患者术后患异时多原发大肠癌的累积发病率比 1980 年前手术的患者低 1 倍（$P=0.04$）。认为可能与 1980 年以后开展术前、术后肠镜检查，摘除癌前病变腺瘤有关。

## 43.12.4 治疗

同时多原发大肠癌的根治性切除率与单发癌相差不大。复旦大学附属肿瘤医院 1958～1982 年的数据显示，同时多原发大肠癌的根治性切除率为 68%，而同期大肠癌的总体根治性切除率为 68.5%。同时多原发大肠癌的手术范围应在综合考虑多个因素后作出决定。这些因素包括年龄、肿瘤（包括伴存的腺瘤）的数目、大小、部位、肿瘤之间的距离、肿瘤的病理学类型、病期的早晚、肠段的血供等。关于全大肠切除和次全大肠切除（保留部分直肠）这些扩大的根治性手术的必要性尚存在很大争议。主张对同时多原发大肠癌行次全大肠切除甚至全大肠切除的学者的理由是，防止多原发癌的漏治，避免异时癌的发生，可免去内镜的监测随访。但这种兼具治疗性和预防性的手术术后患者生活质量有较大程度的降低，因此限制了这些手术的开展。许多学者质疑这类手术的必要性。

笔者认为只要能够切除所有的肿瘤并对每一个肿瘤都做到根治性的要求，保留一定长度结肠的根治性手术完全可以获得和次全大肠切除或全大肠切除同样的疗效，而术后生活质量明显提高。但需要术后定期的肠镜随访，及早发现和治疗新发腺瘤，可以在一定程度上减少异时癌的发生。即使发生了异时癌，再次手术也能够取得令人满意的结果。当然，在某些情况下，次全大肠切除和全大肠切除也是必要的。

具体的手术方式选择如下[271]：①多原发癌位于相邻肠段，可以主癌灶为主适当扩大切除范围，力求使各个肿瘤都达到单发癌的根治性手术要求。②多原发癌相距甚远，且只有 2 个，可根据具体情况选择各自按照单发癌的根治性手术规范切除，或选择次全大肠切除或全大肠切除。③多原发癌超过 2 个，且相距甚远，原则上应行次全大肠切除或全大肠切除。④多原发癌伴多发散在腺瘤，视腺瘤的多少和分布，尽量使多原发癌按照根治术要求切除，并且能够同时切除腺瘤，小的腺瘤可以考虑结合纤维结肠镜摘除。如果腺瘤为数较多，分散于各个距离较远的肠段，且直径较大，年龄较轻，无法经纤维结肠镜切除，可行次全大肠切除或全大肠切除。⑤若患者有大肠癌家族史，特别是 HNPCC 患者，倾向于行次全大肠切除或全大肠切除。

异时多原发癌多数仍可以行手术治疗。国外有报道其根治性切除率达 61%。国内报道一组 31 例异时多原发大肠癌的根治性切除率达 72.4%。异时多原发大肠癌的手术原则和首发癌相同，力求行根治性切除，必要时可行次全大肠切除或全大肠切除，例如对于 2 次发病的间隔时间较短的 HNPCC 异时癌患者。但再次手术由于腹腔粘连以及正常解剖结构的破坏，手术的难度往往较大。手术者术前应有充分的心理准备，并让患者做好细致的术前准备，以减少手术风险和术后并发症的发生。

基于多原发大肠癌和腺瘤的密切相关性，及时发现新发腺瘤并予以摘除是预防多原发大肠癌发生的重要途径，而兼具诊断和治疗功能的纤维结肠镜则是预防多原发大肠癌的重要手段。

## 43.12.5 预后

多原发大肠癌根治性切除术后的 5 年生存率并不比单个大肠癌差。Rau 报道的 116 例中，患 2 只大肠癌者根治切除后 5 年生存率为 66%，患 3 只或更多大肠癌者为 64%。发现生存率只与病期相关，而与癌灶数目无关。Barna 报道，同时、异时多原发大肠癌术后 5 年生存率分别为 46.3%、77%。莫善兢等报道，同时、异时多原发大肠癌根治切除术后 5 年生存率分别为 60%、90%。此处报道的异时多原发大肠癌 5 年生存率较高可能与术后注意肠镜检查，异时癌检出较早期有关。

## 43.13 遗传性非息肉病性大肠癌

遗传性非息肉病性结直肠癌（hereditary nonpolyposis colorectal cancer，HNPCC）是一种常染色体显性遗传的综合征，占总的结直肠癌的 1%～6%。具有发病年龄早（平均发病年龄 46 岁）、近侧大肠癌多见（70%）、同时或异时多原发大肠癌发生率高（35%）、家族成员肠内外恶性肿瘤（包括结直肠癌、卵巢癌、胰腺癌、乳腺癌、胆管癌、子宫内膜癌、胃癌、泌尿生殖系统癌和小肠癌）发生率高等特征[277,278]。HNPCC 又被称为 Lynch 综合征，并依据有无肠外肿瘤分为 Lynch Ⅰ型（无肠外肿瘤）和 Lynch Ⅱ型（有肠外肿瘤）[272-274]。

### 43.13.1 临床特征

HNPCC 在临床上有不同于散发性大肠癌的特有表现，对该病的诊断和治疗具有指导意义。

**（1）结直肠病变**

HNPCC 患者发生大肠癌年龄较散发性大肠癌早 20 岁，中位确诊年龄为 45 岁。约 70% 的大肠癌发生于近端结肠。

HNPCC 患者同时或异时多原发大肠癌发生率高。Lynch 等报道，分别有 18% 和 24% 的患者发生同时和异时大肠癌。第 1 次癌切除后 10 年内再发生大肠癌的机会达 40%～45%。复旦大学附属肿瘤医院报道，HNPCC 患者同时和异时大肠癌发生率为 19.5%。因此，对 HNPCC 家族中已患大肠癌者，主张行结肠次全切除术，不仅可减少同时和异时大肠癌发生机会，且能简化日后结肠镜检查。根据国际 HNPCC 合作小组的资料，接受结肠切除术后，仍约有 11% 的患者再次发生直肠癌，发病时间平均为术后 158 个月。可见结肠切除术后定期直肠镜检查极其重要[275-277]。

组织病理学上 90% 以上 HNPCC 肿瘤为二倍体或近似二倍体。肿瘤多呈外向型、膨胀型生长，分化差，尤以黏液腺癌、印戒细胞癌常见，肿瘤组织中常有多量淋巴细胞浸润和 Crohn 样反应。与散发性患者相比，HNPCC 患者的腺瘤发生早、多含有更多绒毛结构和不典型增生，癌变速度更快。

**（2）肠外病变**

肠外恶性肿瘤如子宫内膜癌、卵巢癌、胃、小肠癌、肝胆癌、胰腺癌、泌尿系统癌、乳腺癌和皮肤肿瘤在 HNPCC 家族成员中发病率高，发生年龄较普通人群早 20 年以上，以子宫内膜癌最常见。Watson 等对 86 个 HNPCC 家族中 1 018 位女性的研究发现，在 40～60 岁年龄段，子宫内膜癌的年发生率为 1%。Aarnio 等报道，HNPCC 家族中女性成员发生子宫内膜癌的累计危险度为 43%。因此建议对女性 HNPCC 患者，尤其是已育或已绝经者，应考虑行预防性子宫及附件切除术[276,277]。复旦大学附属肿瘤医院对 41 个 HNPCC 家族的调查发现，其女性家族成员在 0～80 岁发生子宫内膜癌的累计危险度为 29.6%，且大多数发病在 50～80 岁年龄段。

**（3）预后及化疗敏感性**

多组研究发现与同病期患者相比 HNPCC 患者较散发性大肠癌生存率高。Sankila 等对芬兰的人口普查研究显示，HNPCC 患者 5 年生存率达 65%，而散发性大肠癌为 40%。推测原因可能与肿瘤具有显著的局部淋巴细胞浸润和 Crohn's 样反应有关[273]。

体外实验表明，MMR 基因缺陷的肿瘤细胞株对一些常用化疗药如 5-Fu、DDP、氮芥等耐药，对 γ 线敏感。提示 HNPCC 患者需要不同的辅助治疗手段[278,279]。

### 43.13.2 诊断

1991 年，国际 HNPCC 合作小组建立了临床诊断 HNPCC 的 Amsterdam 标准：①3 个以上亲属患有病理检查证实的大肠癌，其中 1 人为另两人的一级亲属；②连续两代人受累；③其中 1 人以上发病年龄 <50 岁；④除外家族性腺瘤病。

然而 Amsterdam 标准强调特异性，因而作为一个临床标准过于严格，存在许多缺陷[280]：①没有认识到子宫内膜癌及其他肠外恶性肿瘤对诊断的价值，部分 HNPCC 患者可能因此而漏诊；②无法发现新突变的新发病例；③对小家庭和家族史不详者因无法达到足够病例数而漏诊；④可能错误地将由于生活方式或地理环境因素造成的好发大肠癌的家族诊断为 HNPCC。为了弥补这些缺陷，一些国家或机构制定了不同的 HNPCC 诊断标准。例如，日本 HNPCC 诊断标准包括：①一级亲属 3 个以上患大肠癌。②一级亲属两个以上患大肠癌，以及符合以下任何一条，发病年龄 <50 岁；右半结肠癌。③同时或异时多原发大肠癌和（或）肠外肿瘤。

1998 年，国际 HNPCC 合作小组对 Amsterdam 标准作了修改，保留原标准为标准Ⅰ，修改后的标准为标准Ⅱ。具体内容如下：①亲属中 3 个以上患有病理检查证实的 HNPCC 相关肿瘤（包括结直肠癌、子宫内膜癌、小肠癌、输尿管癌/肾盂癌），其中 1 人为另两人的一级亲属；②肿瘤累及连续的两代人；③其中至少 1 人发病年龄 < 50 岁；④除外家族性腺瘤病。Syngal 报道[281]，Amsterdam 标准Ⅰ的敏感性和特异性分别为 61% 和 67%；Amsterdam 标准Ⅱ的敏感性和特异性分别为 78% 和 61%。

Amsterdam 标准Ⅱ提高了部分肠外肿瘤在 HNPCC 诊断中的价值，但该标准未顾及中国等亚洲国家 HNPCC 肿瘤的发病状况，可能不完全适合中国 HNPCC 的发现及诊断要求。因此，建立符合我国 HNPCC 发病状况的诊断标准，不仅是大肠癌临床工作的迫切需要，也是 HNPCC 分子生物学研究的重要基础。

由于 90% 以上 HNPCC 患者的肿瘤存在微卫星不稳，可通过基因学检查确诊疑似患者是否为 HNPCC 患者，国际 HNPCC 合作小组制定了 Bethesda 指导标准，符合标准的患者建议检测其肿瘤是否存在微卫星不稳，以便为进一步基因检查提供依据。在美国有 15%～20% 的结直肠癌患者符合此标准[273]。

### 43.13.3　患者及其家庭成员的疾病监控

**（1）结直肠检查**

如前所述，HNPCC 患者的腺瘤和癌灶多发生于脾曲以上的近端结肠，20 岁起发生结直肠癌的危险性开始增加，45 岁时明显增高，至 60 岁时，57%～80% 的患者将发生结直肠癌。定期纤维肠镜检查整个结直肠是有效的监控手段，仅行乙状结肠镜检查是不够的。

由于癌变可能发生于肠镜下不明显的平坦病灶并且进展迅速，因此 HNPCC 患者肠镜检查的间隔时间应较一般人群短。进一步考虑到 HNPCC 患者 5 年生存率高于散发性大肠癌患者，因此肠镜检查可能使 HNPCC 患者受益更多。Jarvinen 等人比较了对 HNPCC 家族长期行结直肠癌筛查的效果，发现每 3 年行肠镜同时摘除所发现腺瘤的 HNPCC 家族结直肠癌的发生率为 6%，并且无结直肠癌死亡；而未筛查组结直肠癌发生率为 16%，19 例发生肠癌患者中有 9 例因此死亡[282]。

目前，多数学者建议对 HNPCC 家族成员主张自 25 岁起，每 1～3 年做 1 次肠镜检查，但是否应行预防性结肠次全切除尚有争议。Syngal 分析了定期肠镜检查和选择预防性结肠切除术两种预防肠癌模式对 HNPCC 患者死亡率和生活质量的影响，发现 HNPCC 患者一生中发生结直肠癌的累计危险度为 88.2%。定期肠镜检查能使累计危险度降至 52%，而肠镜检查死亡率仅为 0.02%。虽然，行预防性结肠切除术者较定期肠镜检查者平均寿命延长 2.1 年，但当分析中加入生活质量评估后，定期肠镜检查成为预防肠癌的最佳模式[283]。

**（2）基因诊断**

HNPCC 诊断的确立以往大多通过获得尽可能详尽的家族史，但得到客观准确的记录往往很困难，而且小家庭限制了信息的获得。通过分子生物学方法识别患者 MMR 基因缺陷，使准确诊断 HNPCC 成为可能。对缺乏家族史但高度怀疑为 HNPCC 的患者，若通过检测发现有 MMR 基因缺陷，就能确诊为 HNPCC，进而对其家属进行筛查和干预。

目前，多将 MIN 分析和免疫组织化学方法检测错配修复基因 hMLH1 和 hMSH2 的蛋白表达作为进行 MMR 基因突变检测前的初步筛查手段，随后再通过 DNA 连锁分析或直接 DNA 测序等方法进行 MMR 基因突变分析[284-286]。

### 43.13.4　治疗与随访

在临床收治大肠癌时，应认真了解其家族癌症史。在诊治 HNPCC 患者时，还有责任告知他们的一级亲属（包括兄弟姐妹、子女，也包括甚至年龄在 70 岁以上的父母），让其充分了解他们属于患大肠癌危险性最大的高危人群。HNPCC Ⅱ型患者的一级亲属除大肠癌外，子宫、卵巢、乳腺、胰、胆、胃等癌也高发，应建议定期做有关检查。

HNPCC 的治疗与散发大肠癌近似，以手术为主，手术基本参考广泛性根治切除术。由于本病患者发生异时多原发大肠癌的危险性大，Lynch 主张对他们施行预防性的大肠次全切除，术后再终身对保留的直肠段做内镜检查。Lin 等[287]报道在术后 18 年时有 37.8%、28 年时有 58.8% 发生异时多原发大肠癌，因此主张本病患者应做大肠次全切除，以免日后发生异时多原发大肠癌。1993 年，Mecklin 等[288]报道本病患者做大肠次全切除（保留大肠长度 ≤35 cm）术后随访中再发生大肠肿瘤（腺瘤或癌）的可能性为 24%，而做一般大肠癌根治术者再长大肠肿瘤的机会为 41%，两者有差别，但还不够显著。1997 年，Vasen 等报道 HNPCC 患者在做了大肠次全切除术后12年时,有11%的患者在残留的直肠中又有癌发生[272]。因此本病患者以大肠次全切除治疗虽可减少异时多原发大肠癌的发生,但仍应做内镜监测。好在残留的大肠较短,所以检查较为方便。

HNPCC Ⅱ型的患者由于患子宫、卵巢癌的危险性明显升高,因此有主张在大肠癌手术时,一并做预防性全子宫及双附件切除。对本病患者术后应长期进行纤维结肠镜随访,对检查阴性者可每2年查1次。如发现有腺瘤时则应摘除,以免日后癌变,且应至少每年肠镜检查1次。Mecklin对40例HNPCC患者每2年做1次肠镜检查,随访7年中发现大肠癌10例,其中5例为Dukes A期,3例为B期,但有2例已属C期。一般认为HNPCC患者的腺瘤发展成癌的速度较一般人的腺瘤快得多,因此术后应每年做结肠镜检查,至少每2年1次。

## 43.14 老年人大肠癌

### 43.14.1 定义及发生率

我国社会迅速向老龄化发展,2009年上海市发布2008年平均期望寿命为80.7岁,其中男性79.06岁,女性83.50岁。大肠癌的发病率随年龄增长而迅速上升。Donald等发现50岁以后患大肠癌的危险性每7年几乎升高1倍。在经济发达国家人们的平均期望寿命已达75~80岁,因此老年人大肠癌已十分常见。据美国癌症资料库统计,1993年时大肠癌患者中70~79岁者占33.5%,≥80岁者占20.9%,因此≥70岁的患者共占54.4%。上海市2003年大肠癌患者中≥70岁者已占51.7%,比1972~1974年时(占20.4%)已有明显上升。因此对老年人大肠癌的诊治必须予以重视。老年人大肠癌的年龄标准尚未统一。我国老年医学会的标准为65岁以上属老年期,但国外一般≥70岁作为老年标准。日本又特别将≥80岁的大肠癌患者称为"超高龄大肠癌"。在美国由于≥70岁的大肠癌患者已达一半以上,因此1997年Jessup等主张将年龄>75岁或80岁者称为老年人大肠癌[289]。

### 43.14.2 临床与病理学特点

(1) 临床特点

1) 以近端结肠癌更为多见 朱捷等报道,60岁以上结直肠中右半结肠癌的比例为28.5%,显著高于60岁以下组的19%[290]。Avital等报道,70岁以上的结直肠癌患者中,右半结肠癌占32.9%;70岁以下的结直肠癌患者中,右半结肠癌的比例只有16.2%[291]。美国SEER 1978~1998年的资料显示,60岁以上的患者近端结肠癌占大约43%,而60岁以下的近端结肠癌仅占28%。Gonzalez等发现,年龄每增长1岁,肿瘤分布于近端结肠的概率上升2.2%。

2) 肠道症状 青年人大肠癌最常见的症状为腹痛。国外资料显示青年人大肠癌患者中以腹痛为主诉的约占60%,国内王振义也报道青年人大肠癌表现为腹痛者高达73.4%。与青年人不同,老年人大肠癌较少以腹痛作为主诉。王曼彤等报道152例60岁以上大肠癌患者,只有20例(13.16%)表现为腹痛[292]。可能与老年人对疼痛的反应能力减退有关。老年人大肠癌最常见的症状为便血和大便习惯的改变[293,294];其次是腹块,老年人以腹块为主诉者较青年人常见。可能与老年人大肠癌分化较好者所占比例较大,肿瘤生长较为缓慢有一定关系。

3) 误诊率高 各家报道不一,多数在30%~50%[295-298],可高达70%[299]。误诊原因包括:①大肠癌早期症状不明显,临床表现不典型。老年人常有慢性便秘和粪块阻塞,往往掩盖了病情。②老年人对症状反应迟钝。老年人机体反应敏感度下降,往往不能及时发现症状;病史往往叙述不清,不能准确描述症状,从而导致就诊不及时。③临床医师警惕性不高。临床医师经常忽略老年人常合并多种疾病的临床特点,失去了早期诊断的机会。

4) 合并症多 老年人多数合并有一些慢性疾病,如心脑血管疾病(高血压、冠心病、心律失常等)、呼吸系统疾病(慢性支气管炎、肺气肿等)、肝肾疾病(慢性肝炎、慢性肾炎等)、糖尿病等。复旦大学附属肿瘤医院师英强等报道一组高龄大肠癌患者,66%合并有各种类型慢性疾病[300]。朱捷等的研究表明,60岁以上的老年大肠癌患者合并其他疾病的比例明显升高,高达71%($P=0.001$)[290]。Fitzgerald等报道老年人大肠癌平均每人患1.9种合并症。刘景林等报道,60岁以上的老年人大肠癌合并症的发生率为68.6%,合并1种疾病占41.8%,合并2种疾病占22.4%,合并3种疾病占4.5%[294]。彭健等报道,60岁以上大肠癌患者合并症的发生率为75%,合并2种疾病占15.4%,合并3种疾病占10.3%[293]。

5) 急诊手术机会较多 老年人常合并多种疾病,容易掩盖或混淆大肠癌的症状和体征,并且老年人对症状反应迟钝,因而容易延误诊断,导致部分患者在出现急性肠梗阻、肠穿孔等急诊情况下才发现结直肠肿瘤的存在而不得不行急诊手术。Payne 等发现,75 岁以上大肠癌患者急诊手术的比例为 7.4%,高于 75 岁以下组的 4%。Arnaud 等报道,80 岁以上组急诊手术的比例为 17%,远高于 80 岁以下组的 5.8%[301]。

**(2) 病理学特点**

1) 分化程度 老年人低分化腺癌及黏液腺癌比例比青年人低,李万浪等报道老年人低分化腺癌和黏液腺癌的比例分别为 14.3% 和 10.5%,均显著低于青年人(低分化腺癌和黏液腺癌的比例分别为 26.4% 和 29.2%)[302]。韦达等报道 70 岁以上老年人大肠癌黏液腺癌和印戒细胞癌的比例显著低于 70 岁以下组(8.7% 比 28.6%,$P<0.01$)[303]。

2) 淋巴结转移和远处转移 李万浪等报道 60 岁以上老年人大肠癌仅 35.2% 发生淋巴结转移和远处转移,远低于青年人的转移率(62.5%)[302]。彭佳萍等也报道青年人大肠癌的淋巴结转移率较中老年人高[304]。

3) TNM 分期 陈万源等的研究表明老年人大肠癌的分期较早,老年人大肠癌 Dukes A/B 期的比例显著高于青年组(42.5% 比 14.6%,$P<0.05$)[305]。韦达等报道 70 岁以上老年人大肠癌 Dukes C/D 期的比例显著低于 70 岁以下组(36.5% 比 72.8%,$P<0.01$)[303]。

## 43.14.3 治疗

**(1) 外科治疗**

近年来,由于老年人大肠癌的外科治疗受到重视以及麻醉、手术、监护等技术的改进和进步,手术适应证相对放宽,根治性切除率也有显著性提高。徐建国等报道老年人大肠癌的手术切除率为 83.3%,根治性切除率为 58.3%[296]。刘景林等报道,60 岁以上大肠癌 90.4% 可以手术切除,根治性手术切除率更高达 68.8%[294]。因此,除肿瘤晚期广泛转移无法手术切除或合并严重疾病不能耐受手术外,均应积极手术治疗。

在手术方式的选择上,由于老年人合并症较多,增加了手术的风险,因此,在手术方式的选择上,笔者认为在尽可能根治的前提下,应优先选择创伤小、出血少、手术时间短的手术方式,不主张行扩大根治术或附加其他手术。可更多地应用吻合器技术,以减少手术时间,提高吻合质量。Hartmann 术在老年人大肠癌中的应用要比青年人更多。

老年人由于抵抗力下降,合并症多,常伴有不同程度的慢性器质性疾病,因此,术后容易发生并发症。朱捷等报道 60 岁以上老年人大肠癌术后并发症的发生率为 33.9%,显著高于 60 岁以下组的 13.8%[290]。老年人手术风险相对较大,尤其在急诊手术时。Arnaud 报道,80 岁以上组手术死亡率为 15%,其中急诊手术死亡率高达 53.5%,择期手术死亡率则仅为 7.4%;80 岁以上组手术的总死亡率显著高于 80 岁以下组,但择期手术死亡率两组之间则没有显著性差别。说明经过合理充分的术前准备,老年人还是能够耐受大肠癌手术治疗的。

合理积极的围手术期处理可以减少手术并发症、降低手术的风险。围手术期处理包括以下几个方面:①术前准确全面地评估患者的功能状态和手术耐受性,对老年人患者应进行全面的身体检查,特别是对心、肺疾病和糖尿病;②对合并症进行有效的处理;③有效的肠道准备,对于老年人患者慎用全肠道灌洗,宜用缓泻剂,可适当给予要素饮食;④加强术中、术后管理,注意加强心电监护,控制补液速度,协助老年人术后尽早活动,减少深静脉血栓的形成。

**(2) 化疗**

多数的化疗相关临床试验将 75 岁以上的大肠癌患者排除在外[306],因此关于化疗在老年人大肠癌中应用的安全性以往一直没有翔实的证据,因而对于老年人大肠癌以往一直持谨慎的观点,更多倾向于不应用辅助化疗或减少化疗药物的剂量。在欧洲,仅 52% 的发生淋巴结转移的 70 岁以上的老年人大肠癌患者接受了辅助化疗[307]。近年来,这个观点已经发生了改变,因为已经有多项研究表明,常用的大肠癌化疗方案对老年人是安全有效的[35]。因此,笔者认为在临床实践中对于一般情况差、合并症多的老年大肠癌患者,在应用化疗时仍应充分权衡利弊。和 5-Fu/LV 静脉滴注相比,卡培他滨由于其全身毒性反应较小、服用方便的优点,更加适合于老年大肠癌患者使用。

## 43.14.4 预后

关于老年人大肠癌的预后,文献中有不同的观点。有研究认为老年人预后比年轻人好[303,308,309],更多的学者认为老年人和青年人大肠癌的预后没有显著性差别。朱捷等报道,60 岁以上老年人大肠癌的术后 5 年生存率为 48.1%,60 岁以下组为 52.3%,

但两者没有显著性差别[290]。Avital 等报道,170 例>70 岁组大肠癌术后 5 年生存率为 48.3%,而<70 岁组的为 53.7%,两者仍然无显著性差别。Arnaud 等报道,>80 岁组大肠癌术后 5 年生存率为 41.2%,而<80 岁组为 49.5%,但两者没有显著性差别[301]。笔者认为,在比较老年人和青年人大肠癌的预后时,需区分肿瘤引起的死亡以及老年人其他疾病引起的死亡,应注意老年人大肠癌是否接受了根治性手术、是否接受了规范的化疗,多因素分析或分层分析是必要的,因为年龄本身会影响许多方面。

## 43.15 大肠恶性淋巴瘤

### 43.15.1 临床与病理学特征

胃肠道原发性恶性淋巴瘤好发于小肠和胃,位于大肠者较为少见。大肠淋巴瘤可为肠道原发,亦可为全身淋巴瘤的一部分。原发性大肠恶性淋巴瘤(primary colonic maligant lymphoma,PCML)是指淋巴结以外的恶性淋巴瘤,临床少见,容易误诊。据复旦大学附属肿瘤医院 1956~1982 年所收治的 1 441 例大肠恶性肿瘤病例中,原发性大肠恶性淋巴瘤 20 例,占 1.4%,为仅次于腺癌、类癌之后大肠的第 3 位恶性肿瘤,占结肠恶性肿瘤的 1%~2%。分为原发性和继发性两种。结肠淋巴瘤占胃肠道恶性淋巴瘤的 10%~20%,结肠恶性淋巴瘤,约 70% 位于盲肠,可能与该处有丰富的淋巴组织有关;其次是直肠及升结肠。男性和女性之比为 2∶1,任何年龄均可发生,平均为 50 岁[310]。

大肠恶性淋巴瘤的临床表现多不典型,主要表现类似结肠其他恶性肿瘤。朱蕙燕等报道,复旦大学附属肿瘤医院 1971~1995 年共收治原发性大肠非霍奇金淋巴瘤 94 例,其分布部位以盲肠、升结肠为最多,共占 77.7%。有 7 例患者在大肠中有 2 个以上病灶,故应仔细检查,以防手术时遗漏其他病灶。上述 94 例年龄为 8~82 岁,中位年龄 38 岁。本病的症状与大肠癌相仿,以腹痛、腹块、便血、大便习惯改变为常见。但部分患者有发热症状,表现为原因不明的持续或反复发热。腹痛和便血为结肠淋巴瘤主要症状,约占 90%。该病 80% 通过钡剂灌肠有异常发现,内镜检查、活检、CT 检查和超声波检查均有助于诊断和肿瘤分期。准确诊断有赖于病理活检。但内镜下活检往往因咬取部位表浅,不能见到肿瘤组织。

大肠恶性淋巴瘤大体标本以环状斑块样增厚为常见类型,其次是隆突块状,较少见为增厚动脉样扩张肠壁。原发胃肠道者,应符合以下几点:①无周围淋巴结肿大;②除病灶部位外未见其他部位病灶;③周围血象正常;④胃肠道病灶仅伴区域淋巴结肿大;⑤肝、脾正常大小。镜下形态分类:组织细胞型占 43%,淋巴细胞型占 29%,混合型占 14%,霍奇金病占 3.5%。

根据组织学及免疫学分类,淋巴瘤可分为以下 3 级。

Ⅰ级:限于肠壁。

Ⅱ级:局部病灶血流区域淋巴结。

Ⅲ级:随主动脉周围淋巴结和(或)直接扩展到周围器官。

如肿瘤表面出现溃疡则应与腺瘤、血吸虫病、克罗恩病及溃疡性结肠炎等区别。组织学检查往往需与未分化癌识别,必要时借助于免疫组织化学检查。

### 43.15.2 治疗

目前,对大肠原发性恶性淋巴瘤的治疗多主张采用以手术为主的综合治疗。原发结肠淋巴瘤,以手术切除为首选。术中探察肝、淋巴结、脾等,必要时病理活检证实。由于该病以血行转移为主,病变范围较大,且呈多中心发生,手术除要求整块切除病灶和彻底清除淋巴结外,应注意病变残留及医源性血行转移问题。约 1/3 患者在手术中发现局限于肠壁,不能切除时可做局部放疗,一般在手术后 3~4 周开始。化疗作为全身治疗方式,一般在完成放疗 1~2 个月开始。尤其累及淋巴结者,必行全身化疗。本病对化疗和放疗均较为敏感。霍奇金病以 COPP 方案为主,环磷酰胺 400~600 mg,静脉滴注,每周 1、2 天各 1 次;长春新碱 1~2 mg,静脉滴注,每周 1、5 天各 1 次;甲基苄肼每日 150 mg,口服;泼尼松第 1 周每日 40 mg,第 2 周每日 20 mg,以后每日 10 mg,连服 2 周,停药 1 周。以 3~4 周为一个疗程,每 3~6 个月重复一个疗程,以后 2 个月重复一个疗程,共用 2~3 年。非霍奇金病以 EVAP 方案为主,环磷酰胺 600 mg,静脉滴注,每周 1、2 天各 1 次;长春新碱 1 mg,静脉滴注,每周 3、5 天各 1 次;阿糖胞苷 50 mg,静脉滴注,每周 3、5 天各 1 次;泼尼松第 1 周每日 40 mg,第 2 周每日 20 mg,第 3 周每日 10 mg。以 3~4 周为一个疗程,每 3~6 个月重复一个疗程,以后 2 个月重复一个疗程,共用 2~3 年。化疗效果好,但有 25% 患者死于免疫抑制[35]。

## 43.15.3 预后

国外文献报道,大肠的恶性淋巴瘤5年生存率可达50%,预后较小肠恶性淋巴瘤为好。但复发率较高,为20%~25%。儿童的预后较成人为佳。1983年日本Jinnai等[311]根治切除130例,在腹腔内无淋巴结累及、肿块≤5cm者预后较好。5年与10年生存率与病理类型有关,在组织细胞型,两者均为38.9%,淋巴细胞型43%,混合型5年生存率为43.8%,10年生存率为21.9%,而霍奇金病型均为100%。组织细胞型者有淋巴结转移的5年与10年生存率均为18.5%,无转移者分别为45.4%及37.1%。

# 43.16 大肠类癌

类癌(karzinoide)是一种特殊类型的肿瘤,初起时属良性,后期则变为恶性并可发生远处转移,但它又不同于腺癌。它起源于肠腺腺管基部的Kultschitzky细胞(或肠嗜银细胞),具有内分泌特性,因其具有嗜银性,故又称为嗜银细胞癌。

## 43.16.1 流行病学

国外统计类癌的发生率为1.5/10万[312]。国内统计其发病率较高,在上海纺织系统1972~1977年47余万人次的职工肿瘤普查中,发现直肠类癌92例,到1978年已检出直肠类癌125例,男性中检出率为27.53/10万,女性为21.99/10万[46]。浙江海宁县直肠癌普查186 234人共发现直肠类癌34例,发病率为18.2/10万人。美国Mayo Clinic报道的36万余次直肠镜检查中,共发现133例类癌,检出率为36.9/10万。可见人群中实际的类癌发病率是相当高的。

类癌在大肠恶性肿瘤中占0.3%~2%,但是85.5%的类癌发生在胃肠道,其中结、直肠类癌分别占6.0%~10%和15%~16.4%[313]。国内的一组资料统计显示肠道类癌中,直肠类癌64.3%、阑尾类癌12.1%、胃类癌8.2%、结肠类癌6.1%、小肠类癌2.2%。Orloff报道3 000例类癌患者,其中阑尾类癌47%、小肠类癌30.3%、直肠类癌17%、胃类癌2.5%、结肠类癌2%,其他1.2%[35]。

## 43.16.2 临床表现

类癌根据其所在部位不同而有不同的表现。50%~60%的胃肠道类癌无症状,许多病例是在开腹手术和尸检时偶尔发现。类癌症状多发生在出现并发症时,但由于类癌发生的部位和细胞分泌功能不同,症状各异。除分泌的肽类或胺类活性物质引起相应的临床症状或出现类癌综合征外,一般表现为腹痛、腹部不适、消化道出血、腹部肿块及其所引起的并发症,如胃肠道梗阻、急性阑尾炎等。阑尾类癌可以引起急性梗阻阑尾炎。由于症状缺乏特异性,且类癌发病率低,即使腹部出现肿块、发生消化道出血等并发症,术前仍难以诊断。胃肠道类癌出现类癌综合征已属晚期。

## 43.16.3 治疗原则

手术是类癌主要的治疗手段,胃肠道类癌对于放疗和化疗不敏感。由于原发肿瘤生长缓慢,局部的并发症如梗阻和套叠等常见,所以,尽管存在着转移,类癌也应当切除原发灶。手术时要注意类癌有多灶性和其他肿瘤同时并存的特点,尤其好与胃肠道肿瘤并存,手术探查必须仔细,避免手术遗留。因其发生的部位、大小、生物学行为等不同,治疗方法有较大的差异。

手术治疗原则:对于没有侵及肌层及直径<2cm者,可采用局部切除;对于侵及肌层或直径>2cm者,应按胃肠道腺癌的切除原则手术。对于类癌综合征的患者最有效的治疗是完全切除原发灶和肝内转移灶,即使肠系膜淋巴结和肝内转移灶不能切除干净,也应争取尽量多切除,这种减负荷手术方法,常可使患者症状获得明显减轻,并可消除致命并发症,延长患者生命。

## 43.16.4 不同部位类癌的特点及处理

**(1) 结肠类癌**

结肠类癌是消化道类癌中恶性比例最高的,较少见,以盲肠多见。结肠类癌在消化道类癌中转移率最高,达60%。结肠钡灌肠或气钡双重造影对原发结肠类癌的诊断很重要,并可发现多中心灶。结肠镜检查时,通过肿瘤组织活检加银反应染色和电镜下观察可作出诊断。

结肠类癌一般认为恶性且常见转移，肿瘤直径多在2 cm以上，多已浸润肌层或淋巴结转移。结肠类癌由于早期无明显症状，发现时往往已属晚期。肿瘤直径为1.0～1.5 cm的结肠类癌可考虑结肠镜下电灼摘除，同时应取少量基底组织，如发现有类癌组织残留或肌层浸润，则按早期结肠癌手术原则进行。对这类患者也可考虑用腹腔镜进行手术治疗。Stinner认为，对肿瘤直径为1～2 cm的结肠类癌行标准的半结肠切除术是明智的选择[314]。直径>2 cm的结肠类癌有85%～93%呈浸润性生长并伴有转移，应按恶性肿瘤治疗原则进行手术，包括右半结肠、左半结肠切除术。即使已有肝转移者也不应该放弃手术，应尽量切除原发病灶和肝转移病灶。肝转移灶不能切除时，可选用肝动脉插管注入碘油做栓塞治疗和化疗药物动脉灌注，以限制肿瘤生长。

结肠类癌预后最差，总的5年生存率为50%，主要是因为就诊时已有80%患者肿瘤的直径>2 cm，45%有局部扩散和38%有远处转移。如果肿瘤直径>2 cm，侵及肌层或已有淋巴结转移，中位生存期<12个月。

**（2）阑尾类癌**

阑尾类癌是最常见的阑尾肿瘤，在阑尾各种肿瘤中占50%～77.5%，原发类癌38%～40%发生于阑尾[315,316]。阑尾类癌也是胃肠道类癌中最常见的一种，国外报道阑尾类癌占胃肠道类癌的47%，其体积小，症状不明显，多在术中或术后发现，发病年龄较轻，多在30～35岁。

阑尾类癌无特异性症状和体征，多数病例是因表现为急性或慢性阑尾炎行阑尾切除，或因行腹腔其他手术附带切除阑尾，术后经过病理检查才作出诊断，因此切除阑尾后标本必须常规送病理检查。阑尾类癌主要位于远端黏膜或黏膜下，很少向腔内生长。因此，因肿瘤阻塞阑尾腔引起阑尾炎发作少见，临床上仅有10%的患者出现急性阑尾炎的表现。阑尾类癌极少发生转移，表现为良性生物学特性，并无临床症状，在腹腔或盆腔手术时发现。阑尾类癌发生转移或引起功能性综合征者极为罕见。

指导阑尾类癌手术治疗最可靠的指标是肿瘤的大小。类癌转移的可能性取决于原发灶的部位、大小及其浸润深度。因此，对其手术范围存有许多争议[317]。阑尾类癌<1 cm，且局限于阑尾而无转移时，生物学特性显示良性表现，做单纯性阑尾切除已足够，这已得到术后长期随访的证明。扩大的根治性右半结肠切除适合于：①阑尾类癌直径>2 cm；②阑尾类癌位于根部并已侵及盲肠；③阑尾类癌已侵及阑尾系膜、回盲部肠壁；④区域淋巴结肿大并术中病理快速冷冻活检证实有转移；⑤细胞为未分化型或有丝分裂增加。对于类癌直径>2 cm者，据估计60%已存在转移，做右半结肠切除术已无异议。对于类癌直径在1～2 cm者，手术范围多有争议，多数学者认为要以病理指标来指导手术。当术中未发现而术后病理检查发现阑尾类癌时，年轻者可根据指征考虑再次手术治疗；患者年迈体弱者可不再手术而随访观察，因类癌可随患者的年龄增长而发生退化改变。类癌合并有肝转移时，应根据原发病灶及肝转移的情况，决定是否一并切除。阑尾类癌治疗的关键在于术中发现其存在，探查明确病变范围，决定手术的选择。阑尾类癌术后5年生存率为76%～100%[35]。

**（3）直肠类癌**

直肠类癌以良性多见，起初时多系在直肠指诊时无意中发现。占所有直肠恶性肿瘤的1%左右和直肠肿瘤的0.14%～1.3%[318]。上海纺织系统在直肠癌普查中发现直肠类癌151例，发病率20.47/10万；复旦大学附属中山医院60例消化道类癌中，直肠类癌占32例；浙江海宁县直肠癌普查186 234人共发现直肠类癌34例，发病率为18.2/10万。直肠类癌多发生于30～40岁，男性多于女性。

直肠类癌的诊断有赖于直肠指诊及直肠镜检查。早期病变直肠指诊可触及0.3～0.5 cm大小、呈扁圆形或圆形的隆起结节，基地部较宽，色灰白或橘黄，表面黏膜完整、光滑、质硬，结节可以推动，确诊有赖于切除后做病理活检。如果肿瘤表面有正常黏膜覆盖，常需取黏膜下肿瘤组织方有价值。一次活检的确诊率不高，常需多次活检才可确诊。内镜超声检查（EUS）对直肠类癌的诊断帮助较大，表现为黏膜内低回声图形，椭圆形肿块边缘清晰，外形光滑，有助于确定患者有无局部淋巴结转移。EUS是一种有助于选择决定是内镜下手术或是局部切除的最有效方法，能避免不必要的根治性手术[319]。

直肠类癌多为单发，3%为多发病变，一般为2个，最多可达57个原发灶。有15%的患者就诊时有淋巴结、肝或其他部位转移，因此直肠类癌本质上属恶性肿瘤。单从组织学上难以判断其良恶性，临床上判断直肠类癌是良性或是恶性可从肿瘤大体上有无肌层侵犯以及是否为多发性来判断其性质。肿瘤直径<1 cm，恶变率为4%，很少累及肌层，几乎不发生转移；直径为1～2 cm者恶变率为10%；直径>2 cm者恶变率可达82%，有肌层浸润和远处转移达90%。根据复旦大学附属肿瘤医院的数据，肌层浸润是预测直肠类癌 5 年生存率的最重要的预后因素;肿瘤大小和肌层浸润有密切关系,当肿瘤在 1.5cm 以上时,其预测肌层浸润的敏感性和特异性分别为 80.6% 和 89.3%。

直肠类癌治疗以手术为主,术式选择取决于原发灶大小、部位、浸润深度和局部淋巴结及肝是否转移。冯福才报道肿瘤直径 <1.2cm 者行内镜下摘除,5 年以上随访无 1 例复发或转移[320]。直肠类癌转移率达到 18%。直肠类癌的发现往往早于结肠类癌,对于直径 <1cm 的类癌,若未侵入肌层,可通过结肠镜电灼或局部切除,切除距肿瘤 0.5cm 就足够,约有 3% 发生转移。直径在 1~2cm 的类癌,有 11% 转移,应行包括距肿瘤 2cm 以上经肛门扩大的局部切除术,包括肿瘤周围的正常黏膜和黏膜下层,术后定期行乙状结肠镜检查。直径 >2cm 或局部切除后发现肌层浸润的、明显恶性的,应做经腹直肠前根治性切除,有 74% 发生转移。对于切除标本病理检查发现类癌已侵入肌层,原来局部切除后改为广泛切除或经腹直肠前切除术。多发性直肠类癌应做根治术。直肠腔内超声对术前判断类癌的浸润深度及术式选择有帮助。对于已发生肠梗阻而肿瘤又无法切除的患者,应做结肠造瘘术;对发生了肝转移的患者,如果转移灶仍然可以切除的应尽可能切除。类癌转移多见于肝,如病灶局限、全身情况允许,由于类癌生长缓慢,仍可手术切除治疗,可行姑息性原发灶和转移灶切除;如肝转移灶广泛弥漫、全身情况较差,可行肝动脉栓塞、介入化疗或冷冻治疗等,同样可减轻症状,延长患者生存时间。由于直肠类癌的恶性程度较低,也可以考虑进行肝移植。

直肠类癌的预后一般较好。有报道治疗后的 5 年生存率为 18%~94%[321,322]。复旦大学附属肿瘤医院 103 例Ⅰ~Ⅳ期直肠癌类癌的 5 年生存率为 87%,在 92 例无远处转移的直肠类癌的 5 年生存率为 93.6%。

## 43.17 展望

大肠癌是发病率正在较快增长的常见癌症,约 80% 的大肠癌系由大肠腺瘤演变而来,而结肠镜的应用和发展为大肠腺瘤的检出、摘除提供了满意的方法,因此与其他癌症相比,大肠癌又是一种可以预防、发病可望控制和减少的癌症。积极开展大肠癌的筛查可以尽早发现大肠癌和癌前病变,取得良好的治疗结果。无痛肠镜检查和 CT、MRI 模拟结肠镜检查技术的发展有可能使结肠检查成为一种快捷、安全、无痛苦并易为患者接受的检查手段,使得普查、筛查和检查易于开展。

大肠癌的治疗仍然是大肠癌的主要治疗手段。近年外科新概念、新设备、新方法的应用,使大肠外科有了新的进步。腹腔镜和内镜切除技术(TEM、ESD)的发展使部分患者减少了损伤,改善了生活质量,值得注意的是需要更多的临床研究来确定适应证。同时由于老年患者的增多,上海约 51% 的患者超过 70 岁。因此,手术需要内科、麻醉科等技术的发展和配合,将是众多老年患者得到安全、有效治疗的关键。

综合治疗是大肠癌新的发展和主要方向。已有的研究显示,辅助化疗提高了大肠癌的 5 年生存率;直肠新辅助放化疗和辅助放化疗可以提高直肠癌的切除率、保肛率和改善生存率;晚期大肠癌通过姑息性化疗延长了生存时间,改善了生活质量。总之,综合治疗已经取得了很大的进步,但多数医院在执行规范性治疗方面仍有很大差距,如直肠癌的术前分期和新辅助放化疗国内开展的不尽如人意。同时国内在开展前瞻性临床研究方面与国际先进水平有较大差别,需要努力追赶。

(蔡三军 章 真 张 文
杜 祥 莫善兢)

## 主要参考文献

[1] Rex DK, Cutler CS, Lemmel GT, et al. Colonoscopic miss rates of adenomas determined by back-to-back colonoscopies. Gastroenterology, 1997, 112: 24-28.

[2] Cohen AM, Tremitterras S, Candela F, et al. Prognosis of node postive colon cancer. Cancer, 1991, 67:1859-1861.

[3] Parkin DM, Pisani P, Ferlay J. Estimates of the worldwide incidence of eighteen major cancers in 1985. Int J Cancer, 1993, 54: 594-603.

[4] Parker SL, Tong T, Bolden S, et al. Cancer statistics, 1997. CA Cancer J Clin, 1997, 47: 5-27.

[5] Parkin DM, Whelan SL, Ferlay J, et al. Cancer incidence in five continents, Vol Ⅶ. Lyon: IARC, 1997;143.

[6] Haenszel W, Kurihara M. Studies of Japanese migrants Ⅰ. Mortality from cancer and other diseases among Japanese in the United States. J Natl Cancer Inst, 1968, 40; 43-68.

[7] Howe HL, Wingo PA, Thun MJ, et al. Annual report to the nation on the status of cancer (1973 through 1998), featuring cancers with recent increasing trends. J Natl Cancer Inst, 2001, 93; 824-842.

[8] Keighley M R B, O'Morain C, Giacosa A, et al. Public awareness of risk factors and screening for colorectal cancer in Europe. Eur J Cancer Prev, 2004, 13; 257-262.

[9] Vogelstein B, Fearon ER, Hamilton SR, et al. Genetic alterations during colorectal-tumourdevelopment. New Engl J Med, 1988, 319; 525-532.

[10] Shephard RJ. Exercise in the prevention and treatment of cancer — an update. Sports Med, 1993, 15; 258-280.

[11] Thune I, Lund E. Physical activity and risk of colorectal cancer in men and women. Br J Cancer, 1996, 73; 1134-1140.

[12] 周伦,余海,郑树. 杭州市大肠癌危险因素分析. 浙江医科大学学报,1996, 25;204-206.

[13] 杨工,高玉堂,季步天,等. 不同来源膳食纤维、钙与结直肠癌关系的研究. 中华预防医学杂志,1994, 28; 195-198.

[14] 张俊. 大肠癌患者膳食中微量元素调查与分析. 微量元素与健康研究, 2000, 17;25-26.
[15] Whittemore AS, Williams AH, Lee M, et al. Diet, physical activity, and colorectal cancer among Chinese in North America and China. J Natl Cancer Inst, 1990, 82: 915-926.
[16] Hardcastle JD. Colorectal cancer. CA Cancer J Clin, 1997, 47: 66-68.
[17] Dunlop MG. Screening for large bowel neoplasms in individuals with a family history of colorectal cancer. Br J Surg, 1992, 79: 488-494.
[18] Neugut AI, Garbowski GC, Wayo JD, et al. Diagnostic yield of colorectal meoplasia with colonoscopy for abdominal pain occuring in bowel habits and rectal bleeding. Am J Gastroenterol, 1993, 88: 1179-1183.
[19] Hardcastle JD, Thomas WM. Randomised, controlled trial of faecal occult blood screening for colorectal cancer. Lancet, 1989, 8648:1160-1164.
[20] 莫善兢, 金凡, 孙璐. 上海大肠癌发病情况变化的研究. 上海预防医学杂志, 1998, 10: 4-5.
[21] 莫善兢. 大肠癌临床研究的进展. 见:曹世龙主编. 肿瘤学新理论与新技术. 上海:上海科技教育出版社, 1997: 782-784.
[22] 刘剑, 郑树, 冯懿正. 家族性腺瘤性息肉病登记与家系调查初步报道. 中国肿瘤临床, 1997, 24: 756-759.
[23] Ekbom A, Helmick C, Zack M, et al. Ulcerative colitis and colorectal cancer. New Engl J Med, 1990, 323: 1228-1233.
[24] Heimann TM, Oh SC, Martinelli G, et al. Colorectal carcinoma associated with ulcerative colitis: a study of prognostic indicators. Am J Surg, 1992, 164: 13-17.
[25] Rosen L, Abel ME. Practice parameters for the detection of colorectal neoplasms — supporting documentation. Dis Colon Rectum, 1992, 35: 391-394.
[26] Choi PM, Nugunt FW. Colonoscopic surveillance reduces mortality from colorectal cancer in ulcerative colitis. Gastroenterology, 1993, 105: 418-424.
[27] Langholz E, Munkholm P, Davidsen M, et al. Colorectal cancer risk and mortality in patients with ulcerative colitis. Gastroenterology, 1992, 103: 1444-1451.
[28] Landen S, Fonseca B, Mansvelt C, et al. Colonic carcinoma associated with Crohn disease. Br J Surg, 1992, 79 (suppl): S161.
[29] Shida H, Ben K, Mastsumoto M, et al. Prognostic significance of location of lymph node metastases in colorectal cancer. Dis Colon Rectum, 1992, 35: 1046-1050.
[30] 董新舒, 崔滨久, 刘淑珍, 等. 直肠癌侧方淋巴结转移及其清除的意义. 大肠肛门外科杂志, 1998, 4: 38-41.
[31] 李连弟, 鲁凤珠, 张思维, 等. 中国恶性肿瘤死亡率20年变化趋势和近期预测分析. 中华肿瘤杂志, 1997, 19:3-9.
[32] 杨工, 郑树, 金凡, 等. 结、直肠癌发病趋势变化的病因探索. 实用肿瘤杂志, 1998, 13: 136-137.
[33] Avital S, Kashtan H, Hadad R, et al. Survival of colorectal carcinoma in the elderly. Dis Colon Rectum, 1997, 40: 523-529.
[34] Hamilton SR, Vogelstein B, Kudo S, et al. Tumor of the colon and rectum. In: Hamilton SR, Aaltonen LA, eds. World Health Organization classification of tumors. Pathology and genetics of digestive system. Lyon: IARC Press, 2000: 103-142.
[35] 蔡三军主编. 结直肠肛管癌. 北京: 北京大学医学出版社, 2006.
[36] 中国抗癌协会. 新编常见恶性肿瘤诊治规范: 大肠癌分册. 北京: 中国协和医科大学出版社, 1998.
[37] 全国大肠癌病理研究协作组. 全国大肠癌病理研究统一规范. 中华肿瘤杂志, 1998, 8: 156-158.
[38] Stuntz M, Wilmoth G, Ong J, et al. Use of intraperitoneal 5-fluorouracil and chlorhexidine for prevention of recurrence of perforated colorectal carcinoma in a rat model. Dis Colon Rectum, 1997, 49: 1085-1088.
[39] Dukes CE. Cancer of the rectum: an analysis of 1 000 cases. J Pathol Bacteriol, 1940, 50;527-539.
[40] Cutait R, Alves VAF, Lopes LO, et al. Restaging of colorectal cancer based on the identificating of lymph node micrometastases through immunoperoxidase staining of CEA and cytokeratins. Dis Colon Rectum, 1991, 34: 917-920.
[41] Herrera L, Villarreal JR. Incidence of metastases from rectal adenocarcinoma in small lymph nodes detected by a clearing technique. Dis Colon Rectum, 1992, 35: 783-785.
[42] Juan Rosai, 主编. 回允中, 主译. 阿克曼外科病理学 (Ackerman's surgical pathology). 沈阳: 辽宁教育出版社, 1999.
[43] 刘复生, 刘彤华主编. 肿瘤病理学. 北京: 北京医科大学中国协和医科大学联合出版社, 1997.
[44] 全国大肠癌科研协作会议. 大肠癌手术性质分类及大肠癌临床病理分期试行方案. 浙江肿瘤通讯, 1978, 4: 276-277.
[45] AJCC: AJCC cancer staging manual. Fifth edition. Philadelphia: Lippincott, 1997.
[46] 莫善兢主编. 大肠癌. 上海:上海科学技术文献出版社,1989.
[47] 上海市肿瘤研究所流行病研究室. 1995年上海市区恶性肿瘤发病率. 肿瘤, 1998, 18: 2.
[48] Neary PC, Redmond PH, Houghton T, et al. Carcinoid disease. Dis Colon Rectum, 1997, 40: 349-362.
[49] Kee F, Wilson RH, Harper C, et al. Influence of hospital and clinician workload on survival from colorectal cancer: cohort study. Br J Cancer, 1999, 22, 318:1381-1385.
[50] Jin F, Devesa SS, Zhong W, et al. Cancer incidence trends in urban Shanghai, 1972~1989. Int J Cancer, 1993, 53: 764-770.
[51] Parkin DM, Laara E, Muir CS. Estimate of the worldwide frequency of sixteen major cancers in 1980. Int J Cancer, 1988, 41: 184-197.
[52] Wilmink ABM. Overviews of the epidemiology of colorectal cancer. Dis Colon Rectum, 1997, 40: 483-493.
[53] Jessup JM, Menck HR, Fremgen A, et al. Diagnosing colorectal carcinoma: clinical and molecular approaches. CA Cancer J Clin, 1997, 47: 70-92.
[54] Zeng Z, Cohen AM, Urmacher C. Usefulness of carcinoembryonic antigen monitoring despite normal preoperative values in node-positive colon cancer patients. Dis Colon Rectum, 1993, 36: 1063-1068.
[55] Moertel CG, Fleming TR, Macdonald JB, et al. An evaluation of the CEA test for monitoring patients with resected colon cancer. JAMA, 1993, 270: 943-947.
[56] Safi F, Link KH, Beger HG, et al. Is follow-up of colorectal cancer patients worthwhile? Dis Colon Rectum, 1993, 36: 636-644.
[57] Schneebaum S, Arnold MW, Young D, et al. Role of carcinoembryonic antigen in predicting respectability of recurrent colorectal cancer. Dis Colon Rectum, 1993, 36: 810-815.
[58] Benoist S, Brouquet A, Penna C, et al. Complete response of colorectal liver metastases after chemotherapy: does it mean cure? J Clin Oncol, 2006, 24: 3939-3945.
[59] Hojo K. Anastomotic recurrence afater sphincter-saving resection for rectal cancer. Dis Colon Rectum, 1988, 29;11-14.
[60] Malmberg M, Graffner H. Recurrence and survival after anterior resection of the rectum using the end to end anastomotic stapler. Surg Gynecol Obstet, 1986, 163;231-234.
[61] Bohm B, Schwenk W, Hucke HP, et al. Does methodic long-term follow-up affect survival after curative resection of colorectal carcinoma? Dis Colon Rectum, 1993, 36;280-286.
[62] Chen F, Stuart M. Colonscopic follow-up of colorectal carcinoma. Dis Colon Rectum, 1994, 37;568-572.
[63] Guillem JG, Paty PB, Cohen Am. Surgical treatment of colorectal cancer. CA Cancer J Clin, 1997, 47;113-128.
[64] Cawthorn SJ, Parums DV, Gibbs NM, et al. Extent of mesorectal spread and involvement of lateral resection margin as prognostic factors after surgery for rectal cancer. Lancet, 1990, 335;1055-1059.
[65] 郁宝铭. 直肠癌根治切除术的新内涵. 外科理论与实践, 1998, 3;138.
[66] Reynolds JV, Joyce WP, Ddan J, et al. Pathological evidence in support of total mesorectal excision in the management of rectal cancer. Br J Surg, 1996, 83;1112-1115.
[67] Oberg K, Eriksson B. The role of interferons in the management of carcinoid tumors. Br J Haematol, 1991, 79(suppl);74-79.
[68] Peeters KC, van de Velde CJ, Leer JW, et al. Late side effects of short-course preoperative radiotherapy combined with total mesorectal excision for rectal cancer: increased bowel dysfunction in irradiated patients — a Dutch colorectal cancer group study. J Clin Oncol, 2005, 23;6199.
[69] Daniels IR. Accurate staging, selective preoperative therapy and optimal surgery improves outcome in rectal cancer: a review of the recent evidence. Colorectal Dis, 2007, 9: 290-301.
[70] O'Connell JB, Maggard MA, Ko CY. Colon cancer survival rates with the new American Joint Committee on Cancer sixth edition staging. J Natl Cancer Inst, 2004, 96;1420-1425.
[71] Buyse M, Zeleniuch-Jacquotte A, Chalmers TC. Adjuvant therapy of colorectal cancer. Why we still don't know. JAMA, 1988, 259;3571-3578.
[72] Moertel CG, Fleming TR, Macdonald JS, et al. Fluorouracil plus levamisole as effective adjuvant therapy after resection of stage Ⅲ colon carcinoma: a final report. Ann Intern Med, 1995, 122;321-326.
[73] IMPACT. Efficacy of adjuvant fluorouracil and folinic acid in colon cancer. Lancet, 1995, 345;939-944.
[74] Haller DG, Catalano PJ, Macdonald JS, et al. Phase Ⅲ study of fluorouracil, leucovorin, and levamisole in high-risk stage Ⅱ and Ⅲ colon cancer: final report of Intergroup 0089. J Clin Oncol, 2005, 23;8671-8678.
[75] Wolmark N, Rockette H, Mamounas E, et al. Clinical trial to assess the relative efficacy of fluorouracil and leucovorin, fluorouracil and levamisole, and fluorouracil, leucovorin, and levamisole in patients with Dukes' B and C carcinoma of the colon: results from National Surgical Adjuvant Breast and Bowel Project C-04. J Clin Oncol, 1999, 17;3553-3559.
[76] QUASAR Collaborative Group. Comparison of fluorouracil with additional levamisole, higher-dose folinic acid, or both, as adjuvant chemotherapy for colorectal cancer: a randomised trial. Lancet, 2000, 355;1588-1596.
[77] Lembersky BC, Wieand HS, Petrelli NJ, et al. Oral uracil and tegafur plus leucovorin compared with intravenous fluorouracil and leucovorin in stage Ⅱ and Ⅲ carcinoma of the colon: results from National Surgical Adjuvant Breast and Bowel Project Protocol C-06. J Clin Oncol, 2006, 24;2059-2064.
[78] Twelves C, Wong A, Nowacki MP, et al. Capecitabine as adjuvant treatment

for stage Ⅲ colon cancer. New Engl J Med, 2005, 352:2696-2704.

[79] de Gramont A, Boni C, Navarro M, et al. Oxaliplatin/5Fu/LV in adjuvant colon cancer: updated efficacy results of the MOSAIC trial, including survival, with a median follow-up of six years. J Clin Oncol, 2007, 25: 18S (abstract 4007).

[80] André T, Boni C, Mounedji-Boudiaf L, et al. Oxaliplatin, fluorouracil, and leucovorin as adjuvant treatment for colon cancer. New Engl J Med, 2004, 350:2343-2351.

[81] Kuebler JP, Wieand HS, O'Connell MJ, et al. Oxaliplatin combined with weekly bolus fluorouracil and leucovorin as surgical adjuvant chemotherapy for stage Ⅱ and Ⅲ colon cancer: results from NSABP C-07. J Clin Oncol, 2007, 25:2198-2204.

[82] Saltz L, Niedzwiecki D, Hollis D, et al. Irinotecan plus fluorouracil/leucovorin (IFL) versus fluorouracil/leucovorin alone (FL) in stage Ⅲ colon cancer (intergroup trial CALGB C89803). J Clin Oncol, 2004, 22: 14S (abstract 3500).

[83] van Cutsem E, Labianca R, Hossfeld D, et al. Randomized phase Ⅲ trial comparing infused irinotecan / 5-fluorouracil (5-Fu)/folinic acid (IF) versus 5-Fu/FA (F) in stage Ⅲ colon cancer patients (pts) (PETACC 3). J Clin Oncol, 2005, 23: 16S (abstract 8).

[84] Ychou M, Raoul J, Douillard J, et al. A phase Ⅲ randomized trial of LV/5-Fu + CPT-11 vs LV/5-Fu alone in adjuvant high risk colon cancer (FNCLCC Accord02/FFCD9802). J Clin Oncol, 2005, 23: 16S (abstract 3502).

[85] Buyse M, Piedbois P. Should Dukes' B patients receive adjuvant therapy? A statistical perspective. Semin Oncol, 2001, 28 (suppl 1):20-24.

[86] Mamounas E, Wieand S, Wolmark N, et al. Comparative efficacy of adjuvant chemotherapy in patients with Dukes' B versus Dukes' C colon cancer: results from four National Surgical Adjuvant Breast and Bowel Project adjuvant studies (C-01, C-02, C-03, and C-04). J Clin Oncol, 1999, 17:1349-1355.

[87] IMPACT B2. Efficacy of adjuvant fluorouracil and folinic acid in B2 colon cancer. J Clin Oncol, 1999, 17:1356-1363.

[88] Gill S, Loprinzi CL, Sargent DJ, et al. Pooled analysis of fluorouracil-based adjuvant therapy for stage Ⅱ and Ⅲ colon cancer: who benefits and by how much? J Clin Oncol, 2004, 22:1797-1806.

[89] Figueredo A, Charette ML, Maroun J, et al. Adjuvant therapy for stage Ⅱ colon cancer: a systematic review from the Cancer Care Ontario Program in evidence-based care's gastrointestinal cancer disease site group. J Clin Oncol, 2004, 22:3395-3407.

[90] Schrag D, Rifas-Shiman S, Saltz L, et al. Adjuvant chemotherapy use for Medicare beneficiaries with stage Ⅱ colon cancer. J Clin Oncol, 2002, 20: 3999-4005.

[91] Gray RG, Barnwell J, Hills R, et al. QUASAR: a randomized study of adjuvant chemotherapy (CT) vs observation including 3238 colorectal cancer patients. J Clin Oncol, 2004, 22: 14S (abstract 3501).

[92] Benson AB, Schrag D, Somerfield MR, et al. American Society of Clinical Oncology recommendations on adjuvant chemotherapy for stage Ⅱ colon cancer. J Clin Oncol, 2004, 22:3408-3419.

[93] Thirion P, Michiels S, Pignon JP, et al. Modulation of fluorouracil by leucovorin in patients with advanced colorectal cancer: an updated meta-analysis. J Clin Oncol, 2004,22:3766-3775.

[94] Meta-analysis Group in Cancer. Efficacy of intravenous continuous infusion of fluorouracil compared with bolus administration in advanced colorectal cancer. J Clin Oncol, 1998,16:3301-308.

[95] Meta-analysis Group in Cancer. Toxicity of fluorouracil in patients with advanced colorectal cancer: effect of administration schedule and prognostic factors. J Clin Oncol, 1998,16:3537-3541.

[96] van Cutsem E, Hoff PM, Harper P, et al. Oral capecitabine vs intravenous 5-fluorouracil and leucovorin: integrated efficacy data and novel analyses from two large, randomised, phase Ⅲ trials. Br J Cancer, 2004, 90: 1190-1197.

[97] Saif MW. Capecitabine versus continuous-infusion 5-fluorouracil for colorectal cancer: a retrospective efficacy and safety comparison. Clin Colorectal Cancer, 2005, 5:89-100.

[98] Hsiang YH, Hertzberg R, Hecht S, et al. Camptothecin induces protein-linked DNA breaks via mammalian DNA topoisomerase Ⅰ. J Biol Chem, 1985, 260: 14873-14878.

[99] Cunningham D, Pyrhonen S, James RD, et al. Randomised trial of irinotecan plus supportive care versus supportive care alone after fluorouracil failure for patients with metastatic colorectal cancer. Lancet, 1998, 352: 1413-1418.

[100] Douillard JY, Cunningham D, Roth AD, et al. Irinotecan combined with fluorouracil compared with fluorouracil alone as first-line treatment for metastatic colorectal cancer: a multicentre randomised trial. Lancet, 2000, 355: 1041-1047.

[101] Kohne CH, van Cutsem E, Wils J, et al. Phase Ⅲ study of weekly high-dose infusional fluorouracil plus folinic acid with or without irinotecan in patients with metastatic colorectal cancer: European Organisation for Research and Treatment of Cancer Gastrointestinal Group Study 40986. J Clin Oncol, 2005, 23:4856-4865.

[102] Saltz LB, Cox JV, Blanke C, et al. Irinotecan Study Group: irinotecan plus fluorouracil and leucovorin for metastatic colorectal cancer. New Engl J Med, 2000, 343: 905-914.

[103] Fuchs C, Marshall J, Mitchell E, et al. Updated results of BICC-C study comparing first-line irinotecan/fluoropymidine combinations with or without celecoxib in mCRC: updated efficacy data. J Clin Oncol, 2007, 25: 18S (abstract 4027).

[104] Innocenti F, Undevia SD, Iyer L, et al. Genetic variants in the UDP-glucuronosyltransferase 1A1 gene predict the risk of severe neutropenia of irinotecan. J Clin Oncol, 2004, 22: 1382-1388.

[105] O'Dwyer PJ, Catalano RB. Uridine diphosphate glucuronosyltransferase (UGT) 1A1 and irinotecan: practical pharmacogenomics arrives in cancer therapy. J Clin Oncol, 2006, 24: 4534-4538.

[106] Woynarowski JM, Chapman WG, Napier C, et al. Sequence and region-specificity of oxaliplatin adducts in naked and cellular DNA. Mol Pharmacol, 1998, 54: 770-777.

[107] de Gramont A, Figer A, Seymour M, et al. Leucovorin and fluorouracil with or without oxaliplatin as first-line treatment in advanced colorectal cancer. J Clin Oncol, 2000, 18: 2938-2947.

[108] Giacchetti S, Perpoint B, Zidani R, et al. Phase Ⅲ multicenter randomized trial of oxaliplatin added to chronomodulated fluorouracil-leucovorin as first-line treatment of metastatic colorectal cancer. J Clin Oncol, 2000, 18: 136-147.

[109] Grothey A, Deschler B, Kroening H, et al. Phase Ⅲ study of bolus 5-fluorouracil (5-Fu)/folinic acid (FA) (Mayo) vs weekly high-dose 24h 5-Fu infusion/ FA + oxaliplatin (OXA) (FUFOX) in advanced colorectal cancer (ACRC). Proc Am Soc Clin Oncol, 2002,21: 129a (abstract 512).

[110] Goldberg RM, Sargent DJ, Morton RF, et al. A randomized controlled trial of fluorouracil plus leucovorin, irinotecan, and oxaliplatin combinations in patients with previously untreated metastatic colorectal cancer. J Clin Oncol, 2004, 22: 23-30.

[111] Tournigand C, Andre T, Achille E, et al. FOLFIRI followed by FOLFOX6 or the reverse sequence in advanced colorectal cancer: a randomized GERCOR study. J Clin Oncol, 2004, 22: 229-237.

[112] Colucci G, Gebbia V, Paoletti G, et al. Phase Ⅲ randomized trial of FOLFIRI versus FOLFOX4 in the treatment of advanced colorectal cancer: a multicenter study of the Gruppo Oncologico Dell' Italia Meridionale. J Clin Oncol, 2005, 23:4866-4875.

[113] Hochster H, Hart LL, Ramanathan R, et al. Safety and efficacy of oxaliplatin/fluoropyrimidine regimens with or without bevacizumab as first-line treatment of metastatic colorectal cancer (mCRC): final analysis of the TREE study. J Clin Oncol, 2006,24: 18S (abstract 3510).

[114] Saltz L, Clarke S, Diaz-Rubio E, et al. Bevacizumab (Bev) in combination with XELOX or FOLFOX4: updated efficacy results from XELOX-1/NO16966, a randomized phase Ⅲ trial in first-line metastatic colorectal cancer. J Clin Oncol, 2007, 25: 18S(abstract 4028).

[115] Grothey A, Goldberg RM. A review of oxaliplatin and its clinical use in colorectal cancer. Expert Opin Pharmacother, 2004, 5:2159-2170.

[116] Grothey A, Sargent D, Goldberg RM, et al. Survival of patients with advanced colorectal cancer improves with the availability of fluorouracil-leucovorin, irinotecan, and oxaliplatin in the course of treatment. J Clin Oncol, 2004, 22:1209-1214.

[117] Punt CJ, Koopman M, Douma J, et al. Sequential compared to combination chemotherapy with capecitabine, irinotecan, and oxaliplatin in advanced colorectal cancer (ACC): a Dutch Colorectal Cancer Group (DCCG) phase Ⅲ study. J Clin Oncol, 2007, 25: 18S(abstract 4012).

[118] Falcone A, Ricci S, Brunetti I, et al. Phase Ⅲ trial of infusional fluorouracil, leucovorin, oxaliplatin, and irinotecan (FOLFOXIRI) compared with infusional fluorouracil, leucovorin, and irinotecan (FOLFIRI) as first-line treatment for metastatic colorectal cancer: the Gruppo Oncologico Nord Ovest. J Clin Oncol, 2007, 25:1670-1676.

[119] Souglakos J, Androulakis N, Syrigos K, et al. FOLFOXIRI (folinic acid, 5-fluorouracil, oxaliplatin and irinotecan) vs FOLFIRI (folinic acid, 5-fluorouracil and irinotecan) as first-line treatment in metastatic colorectal cancer (MCC): a multicentre randomised phase Ⅲ trial from the Hellenic Oncology Research Group (HORG). Br J Cancer, 2006, 94;798-805.

[120] Maughan TS, James RD, Kerr DJ, et al. Comparison of intermittent and continuous palliative chemotherapy for advanced colorectal cancer: a multicentre randomised trial. Lancet, 2003, 361:457-464.

[121] Labianca R, Floriani I, Cortesi E,et al. Alternating versus continuous "FOLFIRI" in advanced colorectal cancer (ACC): A randomized "GISCAD" trial. J Clin Oncol, 2006,24: 18S (abstract 3505).

[122] Tournigand C, Cervantes A, Figer A, et al. OPTIMOX1: a randomized study of FOLFOX4 or FOLFOX7 with oxaliplatin in a stop-and-go fashion in advanced colorectal cancer — a GERCOR study. J Clin Oncol, 2006, 24:394-400.

[123] Maindrault-Goebel F, Lledo G, Chibaudel B, et al. Final results of OPTIMOX2, a large randomized phase Ⅱ study of maintenance therapy or chemotherapy-free intervals (CFI) after FOLFOX in patients with metastatic colorec-

tal cancer (MRC): a GERCOR study. J Clin Oncol, 2007, 25: 18S (abstract 4013).
[124] Jain RK. Normalizing tumor vasculature with anti-angiogenic therapy: a new paradigm for combination therapy. Nat Med, 2001, 7:987-989.
[125] Willett CG, Boucher Y, di Tomaso E, et al. Direct evidence that the VEGF-specific antibody bevacizumab has antivascular effects in human rectal cancer. Nat Med, 2004, 10:145-147.
[126] Giantonio BJ, Catalano PJ, Meropol NJ, et al. Bevacizumab in combination with oxaliplatin, fluorouracil, and leucovorin (FOLFOX4) for previously treated metastatic colorectal cancer: results from the Eastern Cooperative Oncology Group Study E3200. J Clin Oncol, 2007, 25:1539-1544.
[127] Hurwitz H, Fehrenbacher L, Novotny W, et al. Bevacizumab plus irinotecan, fluorouracil, and leucovorin for metastatic colorectal cancer. New Engl J Med, 2004, 350:2335-2342.
[128] Kabbinavar FF, Hambleton J, Mass RD, et al. Combined analysis of efficacy: the addition of bevacizumab to fluorouracil/leucovorin improves survival for patients with metastatic colorectal cancer. J Clin Oncol, 2005, 23:3706-3712.
[129] Chen HX, Mooney M, Boron M, et al. Phase II multicenter trial of bevacizumab plus fluorouracil and leucovorin in patients with advanced refractory colorectal cancer: an NCI Treatment Referral Center Trial TRC-0301. J Clin Oncol, 2006, 24:3354-3360.
[130] Grothey A, Sugrue M, Hedrick E, et al. Association between exposure to bevacizumab (BV) beyond first progression (BBP) and overall survival (OS) in patients (pts) with metastatic colorectal cancer (mCRC): results from a large observational study (BRiTE). J Clin Oncol, 2007, 25: 18S (abstract 4036).
[131] Saif MW, Mehra R. Incidence and management of bevacizumab-related toxicities in colorectal cancer. Expert Opin Drug Saf, 2006, 5:553-566.
[132] van Cutsem E, Nowacki M, Lang I, et al. Randomized phase III study of irinotecan and 5-Fu/FA with or without cetuximab in the first-line treatment of patients with metastatic colorectal cancer (mCRC): the CRYSTAL trial. J Clin Oncol, 2007, 25: 18S (abstract 4000).
[133] Venook A, Niedzwiecki D, Hollis D, et al. Phase III study of irinotecan/5Fu/LV (FOLFIRI) or oxaliplatin/5Fu/LV (FOLFOX) ± cetuximab for patients (pts) with untreated metastatic adenocarcinoma of the colon or rectum (MCRC): CALGB 80203 preliminary results. J Clin Oncol, 2006, 24: 18S (abstract 3509).
[134] Saltz LB, Meropol NJ, Loehrer PJ Sr, et al. Phase II trial of cetuximab in patients with refractory colorectal cancer that expresses the epidermal growth factor receptor. J Clin Oncol, 2004, 22: 1201-1208.
[135] Cunningham D, Humblet Y, Siena S, et al. Cetuximab monotherapy and cetuximab plus irinotecan in irinotecan-refractory metastatic colorectal cancer. New Engl J Med, 2004, 351:337-345.
[136] Malik I, Hecht JR, Patnaik A, et al. Safety and efficacy of panitumumab monotherapy in patients with metastatic colorectal cancer (mCRC). J Clin Oncol, 2005, 23: 16S (abstract 3520).
[137] Gibson TB, Ranganathan A, Grothey A. Randomized phase III trial results of panitumumab, a fully human anti-epidermal growth factor receptor monoclonal antibody, in metastatic colorectal cancer. Clin Colorectal Cancer, 2006, 6: 29-31.
[138] Mitchell E, Hecht J, Baranda J, et al. Panitumumab activity in metastatic colorectal cancer (mCRC) patients (pts) with low or negative tumor epidermal growth factor receptor (EGFr) levels: an updated analysis. J Clin Oncol, 2007, 25: 18S (abstract 4082).
[139] Saltz LB, Lenz H, Hochster H, et al. Randomized phase II trial of cetuximab/bevacizumab/irinotecan (CBI) versus cetuximab/bevacizumab (CB) in irinotecan-refractory colorectal cancer. J Clin Oncol, 2005, 23: 16S (abstract 3508).
[140] Moertel CG, Fleming TR, Macdonald JS, et al. Fluorouracil plus levamisole as effective adjuvant therapy after resection of stage III colon carcinoma: a final report. Ann Intern Med, 1995, 122;321-326.
[141] Colorctal Cancer Collaborative Group. Adjuvant radiotherapy for rectal cancer: a systematic overview of 8507 patients from 22 randomised trials. Lancet, 2001, 358: 1291-1304.
[142] Tocchi A, Lepre L, Costa G, et al. Rectal cancer and inguinal metastasis. Prognostic role and therapeutic indications. Dis Colon Rectum, 1999, 42: 1464-1466.
[143] Greene FL, Stewart AK, Norton HJ. New tumor-node-metastasis staging strategy for node-positive (stage III) rectal cancer: an analysis. J Clin Oncol, 2004, 22;1778-1784.
[144] Joseph NE, Sigurdson ER, Hanlon AL, et al. Accuracy of determining nodal negativity in colorectal cancer on the basis of the number of nodes retrieved on resection. Ann Surg Oncol, 2003, 10;213-218.
[145] Compton CC, Fielding LP, Burganrt LJ, et al. Prognostic factors in colorectal cancer. College of American Pathologists Consensus Statement 1999. Arch Pathol Lab Med, 2000, 124;979-994.
[146] Balslev I, Pedersen M, Teglbjaerg PS, et al. Postoperative radiotherapy in Dukes B and C carcinoma of the rectum and rectosigmoid. Cancer, 1986, 58;22-28.
[147] Treurniet-Donker AD, van Putten WIJ, Wereldsma JCJ, et al. Postoperative radiation therapy for rectal cancer, an interim analysis of a prospective randomized multicenter trial in the Netherlands. Cancer, 1991, 67;2042-2048.
[148] Medical Research Council Rectal Cancer Working Party. Randomized trial of surgery alone versus surgery followed by radiotherapy for mobile cancer of the rectum. Lancet, 1996,348;1610-1614.
[149] Gastrointestinal Tumor Study Group. Prolongation of the disease free interval in surgically treated rectal carcinoma. N Engl J Med, 1985, 312;1465-1472.
[150] Krook JE, Moertel CG, Gunderson LL, et al. Effective surgical adjuvant therapy for high-risk rectal carcinoma. N Engl J Med, 1991,324;709-715.
[151] Fisher B, Wolmark N, Rockette H, et al. Postoperative radiation therapy for rectal cancer: results from NSABP protocol R-01. J Natl Cancer Inst, 1988, 80;21-29.
[152] Wolmark N, Wieand HS, Hyams DM, et al. Randomized trial of postoperative adjuvant chemotherapy with or without radiotherapy for carcinoma of the rectum: National Surgical Adjuvant Breast and Bowel Project Protocol R-02. J Natl Cancer Inst, 2000, 92;388-396.
[153] National Institutes of Health Consensus Conference. Adjuvant therapy for patients with colon and rectal cancer. J Amer Med Assoc, 1990, 264; 1444-1450.
[154] O'Connell MJ, Martenson JA, Wieand HS, et al. Improving adjuvant therapy for rectal cancer by combining protracted infusion fluorouracil with radiation therapy after curative surgery. N Engl J Med, 1994, 331;502-507.
[155] Tveit KM, Guldvog I, Hagen S, et al. Randomized controlled trial of postoperative radiotherapy and short-term time-scheduled 5-fluorouracil against surgery alone in the treatment of Dukes B and C rectal cancer. Br J Surg, 1997, 84;1130-1135.
[156] Sause WT, Pajak T, Noyes, RD, et al. Evaluation of preoperative radiation therapy in operable colorectal cancer. Ann Surg, 1994, 220;668-675.
[157] Lusinchi A, Wibault P, Lasser P, et al. Abdominoperineal resection combined with pre and postoperative radiation therapy in the treatment of low-lying rectal carcinoma. Int J Radiat Oncol Biol Phys, 1997, 37;59-65.
[158] Swedish Rectal Caner Trial. Improved survival with preoperative radiotherapy in resectable rectal cancer. N Engl J Med, 1997, 336;980-987.
[159] Camma C, Giunta M, Fiorica F, et al. Preoperative radiotherapy for resectable rectal cancer. A meta-analysis. J Amer Med Assoc, 2000, 284; 1008-1015.
[160] Gerard A, Buyse M, Nordinger B, et al. Preoperative radiotherapy as adjuvant treatment in rectal carcinoma. Ann Surg, 1988, 208;606-614.
[161] Stockholm Rectal Cancer Study Group. Preoperative short-time radiation therapy in operable rectal carcinoma: a prospective randomized trial. Cancer, 1990, 66;49-55.
[162] Minsky BD. Multidisciplinary management of resectable rectal cancer. Oncology, 1996, 10;1701-1714.
[163] Minsky BD, Cohen AM, Enker WE, et al. Combined modality therapy rectal cancer: decreased acute toxicity with the pre-operative approach. J Clin Oncol, 1992, 10;1218-1224.
[164] Kapiteijn E, Marijnen CA, Nagtegaal ID, et al. Preoperative radiotherapy combined with total mesorectal excision for resectable rectal cancer. New Engl J Med, 2001, 345;638-646.
[165] Bosset JF, Calais G, Daban A, et al. Preoperative chemoradiotherapy versus preoperative radiotherapy in rectal cancer patients: assessment of acute toxicity and treatment compliance. Report of the 22 921 randomised trial conducted by the EORTC Radiotherapy Group. Eur J Cancer, 2004, 40;219-224.
[166] Bosset JF, Collette L, Calaris G, et al. Chemotherapy with preoperative radiotherapy in rectal cancer. New Engl J Med, 2006, 355;1114-1123.
[167] Collette L, Boeest JF, den Dulk M, et al. Patients with curative resection of T3~4 rectal cancer after preoperative radiotherapy or radiochemotherapy: dose anybody benefit from adjuvant fluorouracil-based chemotherapy? A trial of the European Organisation for Research and Treatment of Cancer Radiation Oncology Group. J Clin Oncol, 2007, 25:4375-4386.
[168] Gerard JP, Conroy T, Bonnetain F, et al. Preoperative radiotherapy with or without concurrent fluorouracil and leucovorin in T3~4 rectal cancers: results of FFCD 9203. J Clin Oncol, 2006, 24;4620-4625.
[169] Graf W, Dahlberg M, Osman MM, et al. Short-term preoperative radiotherapy results in down-staging of rectal cancer: a study of 1 316 patients. Radiother Oncol, 1997, 43;133-137.
[170] Francois Y, Nemoz CJ, Baulieus J, et al. Influence of the interval between preoperative radiation theapy and surgery on downstaging and on the rate of sphincter-sparing surgery for rectal cancer: The Lyon 90-01 randomized trial. J Clin Oncol, 1999, 17;2396-2402.
[171] Bujko K, Nowachi MP, Nasierowska-Guttmejer A, et al. Prediction of mesorectal nodal metastases after chemoradiation for rectal cancer: results of a randomized trial. Implication for subsequent local excision. Radiother Oncol, 2005, 76;234-240.
[172] Gunderson LL, Sargent D, Tepper JE, et al. Impact of T and N stage and

treatment on survival and relapse in adjuvant rectal cancer: a pooled analysis. J Clin Oncol, 2004, 22:1785-1796.

[173] Guillem JG, Diaz-Gonzalez JA, Minsky BD, et al. c T3N0 rectal cancer: potential overtreatment with preoperative chemoradiotherapy is warranted. J Clin Oncol, 2008, 26:368-373.

[174] Zhu J, Xu Y, Gu WL, et al. Adjuvant therapy for T3N0 rectal cancer in the total mesorectal excision era-identification of the high risk patients. Radiat Oncol, 2010, 5:118.

[175] Hyams DM, Mamounas EP, Petrelli N, et al. A clinical trial to evaluate the worth preoperative multimodality therapy in patients with operable carcinoma of the rectum. Dis Colon Rectum, 1997, 40:131-139.

[176] Sauer R, Becker H, Hohenberger W, et al. Preoperative versus postoperative chemoradiotherapy for rectal cancer. New Engl J Med, 2004, 351:1731-1740.

[177] Sebag-Montefiore D, Stephens RJ, Steele R, et al. Preoperative radiotherapy versus selective postoperative chemoradiv therapy in patients with rectal cancer (MRCCR07 and NCIC-CTGC016): a muticentre, randomised trial. Lancet, 2009, 373:811-820.

[178] Fortunato L, Ahmad NR, Yeung RS, et al. Long-term follow-up of local excision and radiation therapy for invasive rectal cancer. Dis Colon Rectum, 1995, 38:1193-1199.

[179] Gerard JP, Ayzac L, Coquard R, et al. Endocavitary irradiation for early rectal carcinomas T1(T2). A series of 101 patients treated with the Papillon's technique. Int J Radiat Oncol Biol Phys, 1996, 34:775-783.

[180] Wong CS, Stern H, Cummings BJ. Local excision and post-operative radiation therapy for rectal carcinoma. Int J Radiat Oncol Biol Phys, 1993, 25:669-675.

[181] Kwok H, Bissett IP, Hill GL. Preoperative staging of rectal cancer. Int J Colorectal Dis, 2000, 15:9-20.

[182] Sitzler PJ, Seow-Choen F, Ho YH, et al. Lymph node involvement and tumour depth in rectal cancers: an analysis of 805 patients. Disea Colon Rectum, 1997, 40:1472-1476.

[183] Russell AH, Harris J, Rosenberg PJ, et al. Anal sphincter conservation for patients with adenocarcinoma of the distal rectum: long-term results of Radiation Therapy Oncology Group Protocol 89-02. Int J Radiat Oncol Biol Phys, 2000, 46:313-322.

[184] Steele GD, Herndon JE, Bleday R, et al. Sphincter-sparing treatment for distal rectal adenocarcinoma. Ann Surg Oncol, 1999, 6:433-444.

[185] Aumock A, Birnmbaum EH, Fleshman JW, et al. Treatment of rectal adenocarcinoma with endocavitary and external beam radiation therapy, results for 199 patients with localized tumors. Int J Radiat Oncol Biol Phys, 2001, 51:363-370.

[186] Lindel K, Willett CG, Shellito PC, et al. Intraopertive radiation therapy for locally advanced recurrent rectal or rectosigmoid cancer. Radiother Oncol, 2001, 58:83-87.

[187] Alekitar KM, Zelefsky MJ, Paty PB, et al. High dose rate intraoperative brachytherapy for recurrent colorectal cancer. Int J Radiat Oncol Biol Phys, 2000, 48:219-226.

[188] Gagliardi G, Hawley PR, Hershman MJ, et al. Prognostic factors in surgery for local recurrence in rectal cancer. Br J Surg, 1995, 82:1401-1405.

[189] Gambacorta MA, Valentini V, Mohiuddin M, et al. Preoperative hyperfractionated chemoradiation of locally recurrent rectal cancer in patients previously irradiated on the pelvis: a multicentric phase Ⅰ-Ⅱ trial. Int J Radiat Oncol Biol Phys, 2003, 57:S385.

[190] Myerson RJ, Valentini V, Birnbaum E, et al. A phase Ⅰ/Ⅱ trial of three dimensionally planned concurrent boost radiotherapy and protracted venous infusion of 5-Fu chemotherapy for locally advanced rectal carcinoma: response to treatment. Int J Radiat Oncol Biol Phys, 2001, 50:1299-1308.

[191] Smalley SR, Benedetti J, Williamson S, et al. Intergroup 0144-phase Ⅲ trial of 5-Fu based chemotherapy regimens plus radiotherapy (XRT) in postoperative adjuvant rectal cancer. Bolus 5-Fu vs prolonged venous infusion (PVI) before and after XRT + PVI vs bolus 5-Fu + leucovorin (LV) + levamisole (LEV) before and after XRT + bolus 5-Fu + LV. Proc ASCO, 2003, 22:251.

[192] Gerard JP, Azria D, Sophie GB, et al. Comparison of two neoadjuvant chemoradiotherapy regimens for locally advanced rectal cancer: results of the phase Ⅲ trial (ACCORD 12). J Clin Oncol, 2010, 28:1638-1644.

[193] Aschele C, Pinto C, Cordio S, et al. Preoperative fluorouracil (FU)-based chemoradiation with and without weekly oxaliplatin in locally advanced rectal cancer: Dathologic response analysis of the Studio Terapia Adiuvante Retto (STAR)-01 randomized phase Ⅲ trial. J Clin Oncol, 2009, 27:170s(abstr CRA4008).

[194] Ballantyne Gh, Quin J. Surgical treatment of liver metastases in patients with colorectal cancer. Cancer, 1993, 71(suppl 12):4252-4266.

[195] 季政一,潘辉东,戴雪民,等. 结直肠癌肝转移的临床病理学特点分析. 外科理论与实践, 2001, 6:324-326.

[196] 王学浩. 结直肠癌肝转移的诊治特点. 中国实用外科杂志, 1995, 8:268-269.

[197] Bengtsson G, Carlsson G, Hafstrom L, et al. Natural history of patients with untreated liver metastases from colorectal cancer. Am J Surg, 1981, 141:586-589.

[198] Jenkins LT, Millikan KW, Bincs SD, et al. Hepatic resection for metastatic colorectal cancer. Ann Surg, 1997, 63:605-610.

[199] Jamison RL, Donohue JH, Nagorney DM, et al. Hepatic resection for metastatic colorectal cancer results in cure for some patients. Arch Surg, 1997, 132:505-510.

[200] Doci R, Gennari L, Bignami P, et al. Morbidity and mortality after hepatic resection of metastases from colorectal cancer. Br J Surg, 1995, 82:377-381.

[201] Cady B, Stone MD, McDermott WV Jr, et al. Technical and biological factors in disease-free survival after hepatic resection for colorectal cancer metastases. Arch Surg, 1992, 127:561-568.

[202] Fong Y, Blumgart LH, Fortner JG, et al. Pancreatic or liver resection for malignancy is safe and effective for the elderly. Ann Surg, 1995, 222:426-434.

[203] Jaeck D. The significance of hepatic pedicle lymph nodes metastases in surgical management of colorectal liver metastases and of other liver malignancies. Ann Surg Oncol, 2003, 10:1007-1011.

[204] Elias D, Blot F, El Otmany A, et al. Hepatic and extrahepatic colorectal metastases: when resectable, their localization does not matter, but their total number has a prognostic effect. Ann Surg Oncol, 2005, 12:900-909.

[205] Haas RJ, Wicherts DA, Flores E, et al. R1 resection by necessity for colorectal liver metastases: is it still a contraindication to surgery? Ann Surg, 2008, 248:626-637.

[206] Poston GJ, Adam R, Alberts S, et al. Oncosurge: a strategy for improving resectability with curative intent in metastatic colorectal cancer. J Clin Oncol, 2005, 23:7125-7134.

[207] Nordlinger B, Sorbye H, Glimelius B, et al. Perioperative chemotherapy with FOLFOX4 and surgery versus surgery alone for resectable liver metastases from colorectal cancer (EORTC Intergroup trial 40983): a randomised controlled trial. Lancet, 2008, 371:1007-1016.

[208] Adam R, Avisar E, Ariche A, et al. Five-year survival following hepatic resection after neoadjuvant therapy for nonresectable colorectal. Ann Surg Oncol, 2001, 8:347-353.

[209] Folprecht G, Grothey A, Alberts S, et al. Neoadjuvant treatment of unresectable colorectal liver metastases: correlation between tumour response and resection rates. Ann Oncol, 2005, 16:1311-1319.

[210] Falcone A, Ricci S, Brunetti I, et al. Phase Ⅲ trial of infusional fluorouracil, leucovorin, oxaliplatin, and irinotecan (FOLFOXIRI) compared with infusional fluorouracil, leucovorin, and irinotecan (FOLFIRI) as first-line treatment for metastatic colorectal cancer: the Gruppo Oncologico Nord Ovest. J Clin Oncol, 2007, 25:1670-1676.

[211] Masi G, Loupakis F, Pollina L, et al. Long-term outcome of initially unresectable metastatic colorectal cancer patients treated with 5-fluorouracil/leucovorin, oxaliplatin, and irinotecan (FOLFOXIRI) followed by radical surgery of metastases. Ann Surg, 2009, 249, 420-425.

[212] Masi G, Marcucci L, Loupakis F, et al. First-line 5-fluorouracil/folinic acid, oxaliplatin and irinotecan (FOLFOXIRI) does not impair the feasibility and the activity of second line treatments in metastatic colorectal cancer. Ann Oncol, 2006, 17:1249-1254.

[213] Bokemeyer C, Bondarenko I, Hartmann JT, et al. KRAS status and efficacy of first-line treatment of patients with metastatic colorectal cancer (mCRC) with FOLFOX with or without cetuximab: The OPUS experience. J Clin Oncol, 2008, 26(suppl): abstract 4000.

[214] van Cutsem E, Lang I, D'haens G, et al. KRAS status and efficacy in the first-line treatment of patients with metastatic colorectal cancer (mCRC) treated with FOLFIRI with or without cetuximab: the CRYSTAL experience. J Clin Oncol, 2008, 26(suppl): abstract 2.

[215] Cassidy J, Clarke S, Díaz-Rubio E, et al. Randomized phase Ⅲ study of capecitabine plus oxaliplatin compared with fluorouracil/folinic acid plus oxaliplatin as first-line therapy for metastatic colorectal cancer. J Clin Oncol, 2008, 26:2006-2012.

[216] Saltz LB, Locker PK, Pirotta N, et al. Bevacizumab in combination with oxaliplatin-based chemotherapy as first-line therapy in metastatic colorectal cancer: a randomized phase Ⅲ study. J Clin Oncol, 2008, 26:2013-2019.

[217] Bilchik AJ, Poston G, Curley SA, et al. Neoadjuvant chemotherapy for metastatic colon cancer: a cautionary note. J Clin Oncol, 2005, 23:9073-9078.

[218] Cutait R, Lesser ML, Enker WE. Prophylactic oophorectomy in surgery for large-bowel cancer. Dis Colon Rectum, 1983, 26:6-11.

[219] O'Brien PH, Newton BB, Metcalf JS, et al. Oophorectomy in women with carcinoma of the colon and rectum. Surg Gynecol Obstet, 1981, 153:827-830.

[220] MacKeigan JM, Ferguson JA. Prophylactic oophorectomy and colorectal cancer in premenopausal patients. Dis Colon Rectum, 1979, 22:401-405.

[221] 张惜阴主编. 临床妇科肿瘤学. 第2版. 上海:复旦大学出版社, 2002:269-271.

[222] 林巧稚主编. 妇科肿瘤学. 第2版. 北京:人民卫生出版社,1994: 584-592.
[223] Demopoulos RI, Touger L, Dubin N. Secondary ovarian carcinoma: a clinical and pathological evaluation. Int J Gynecol Pathol, 1987, 6: 166-175.
[224] Munnell K, Taylor H. Ovarian carcinoma. A review of 200 primary and 51 secondary cases. Am J Obstet Gynecol, 1949, 58:943-955.
[225] Copeland EM主编. 李国材主译. 肿瘤外科学. 上海:上海翻译出版公司, 1990:318.
[226] Young-Fadok TM, Wolff BG, Nivatvongs S, et al. Prophylactic oophorectomy in colorectal carcinoma: preliminary results of a randomized, prospective trial. Dis Colon Rectum, 1998, 41: 277-283.
[227] Sielezneff I, Salle E, Antoine K, et al. Simultaneous bilateral oophorectomy does not improve prognosis of postmenopausal women undergoing colorectal resection for cancer. Dis Colon Rectum, 1997, 40: 1299-1302.
[228] Ottavio R, Caterina C, Franco V, et al. Pulmonary resection for metastases from colorectal cancer: factors influencing prognosis. Twenty-year experience. Eur J Cardio-thoracic Surg, 2002, 22:906-912.
[229] Steele GD Jr. The national cancer data base report on colorectal cancer. Cancer, 1994, 74:1979.
[230] Ries L, Melbert D, Krapcho M, et al. SEER Cancer Statistics Review 1975—2005. http://seer.cancer.gov/csr/1975—2005/Bethesda, MD. National Cancer Institute, 2008.
[231] Micheal JD. Carcinoembryonic antigen as a marker for colorectal cancer: is it clinically useful? Clin Chem, 2001, 47:624-630.
[232] 王强,王元和主编. 肛肠外科学——理论与实践. 北京:人民军医出版社, 1998: 178-179.
[233] Meyerhardt JA, Mayer RJ. Follow-up strategies after curative resection of colorectal cancer. Semi Oncol, 2003, 30:349-360.
[234] Mccall J, Black RB, Rich CA, et al. The value of serum carcino-embryonic antigen in predicting recurrent disease following curative resection of colorectal cancer. Dis Colon Rectum, 1994, 37: 875-881.
[235] 朱雄增. 胃肠道癌前病变和癌的WHO诊断新标准. 中华病理学杂志, 2003, 32:168-169.
[236] Hamilton SR, Aaltonen LA. WHO classification of tumors. Pathology and genetics of tumours of digestive system. Lyon: IARC Press, 2000.
[237] Morson BC. The pathogenesis of colorectal cancer. Phiadelphia: Saunders Company, 1978.
[238] Muto T, Morson BC. Comparative histologic study of adenomas of the large intestine in Japan and England with special reference to malignant potential. Dis Colon Rectum, 1977, 20:11-16.
[239] Longacre TA, Fenoglio-Preiser CM. Mixed hyperplastic adenomatous polyps/serrated adenomas. A distinct form of colorectal neoplasia. Am J Surg Pathol, 1990, 14:524-537.
[240] Rubio CA, Rodensjo M. p53 overexpression in flat serrated adenomas and flat tubular adenomas of the colorectal mucosa. J Cancer Res Clin Oncol, 1995, 121: 571-576.
[241] Hawkins NJ, Ward RL. Sporadic colorectal cancers with microsatellite instability and their possible origin in hyperplastic polyps and serrated adenomas. J Natl Cancer Inst, 2001, 93:1307-1313.
[242] Jass JR, Walsh MD, Barker M, et al. Distinction between familial and sporadic forms of colorectal cancer showing DNA microsatellite instability. Eur J Cancer, 2002, 38:858-866.
[243] Jaramillo E, Watanabe M, Slezak P, et al. Flat neoplastic lesions of the colon and rectum detected by high-resolution video endoscopy and chromoscopy. Gastrointest Endosc, 1995, 42:114-122.
[244] Markowitz AJ, Winawer SJ. Management of colorectal polys. CA Cancer J Clin, 1997,47:93-112.
[245] Fenoglio-Preiser CM, Rossini FP. Adenomas and adenomas containing carcinoma of the large bowel. Italy: Edizinoi Libreria Cortina Verona, 1985.
[246] 全国肿瘤防治办公室,中国抗癌协会. 中国常见恶性肿瘤防治规范——大肠癌. 北京:北京医科大学中国协和医科大学联合出版社, 1990.
[247] 郭志义,李平,胡纲,等. 大肠腺瘤恶变的相关因素探讨. 中国普通外科杂志, 2004,13:279-281.
[248] 吕农华,徐家瑞. 大肠腺瘤性息肉癌变的探讨——附245例分析. 中华消化杂志, 1997,17:365-367.
[249] Iwabuchi M, Sasano H, Hiwatashi N, et al. Serrated adenoma: a clinicopathological, DNA ploidy, and immunohistochemical study. Anticancer Res, 2000,20(2B):1141-1147.
[250] Muto T, Kamiya J, Sawada T, et al. Small "flat adenoma" of the large bowel with special reference to its clinicopathologic features. Dis Colon Rectum, 1985, 28:847-851.
[251] Tsuda S, Veress B, Toth E, et al. Flat and depressed colorectal tumours in a southern Swedish population: a prospective chromoendoscopic and histopathological study. Gut, 2002, 51:550-555.
[252] Rembacken BJ, Fujii T, Cairns A, et al. Flat and depressed colonic neoplasms: a prospective study of 1 000 colonoscopies in the UK. Lancet, 2000, 355(9211):1211-1214.
[253] 郭杰,王辉. 大肠腺瘤恶变指标的临床与病理分析. 实用肿瘤学杂志,

2000,14:295-296.
[254] Jass JR, Walsh MD, Barker M, et al. Distinction between familial and sporadic forms of colorectal cancer showing DNA microsatellite instability. Eur J Cancer, 2002,38:858-866.
[255] 徐忠法,左文述,刘奇主编. 现代肛肠肿瘤外科学. 济南:山东科学技术出版社,1993.
[256] Asano TK, McLeod RS. Nonsteroidal anti-inflammatory drugs and aspirin for the prevention of colorectal adenomas and cancer: a systematic review. Dis Colon Rectum, 2004,47:665-673.
[257] Noshirwani KC, van Stolk RU, Rybicki LA, et al. Adenoma size and number are predictive of adenoma recurrence: implications for surveillance colonoscopy. Gastrointest Endosc, 2000,51:433-437.
[258] Nozaki R, Takagi K, Takano M, et al. Clinical investigation of colorectal cancer detected by follow-up colonoscopy after endoscopic polypectomy. Dis Colon Rectum, 1997, 40(suppl):S16-S22.
[259] 曹世龙主编. 肿瘤新理论与新技术. 上海:上海科技教育出版社,1997: 782-802.
[260] 杨国梁,郑树主编. 消化系统恶性肿瘤诊疗学. 北京:科学出版社, 2000.
[261] 赵超,冯干炘. 大肠腺瘤性息肉的诊疗. 华人消化杂志, 1998, 6: 270-271.
[262] Winawer SJ, Brien MJ, Wayo JD, et al. Risk and surveillance of individuals with colorectal polyps. Bull WHO, 1990, 68:789-795.
[263] Ando H, Awada T, Kubota M, et al. Surveillance proctocol for adenoma patients. J Jan Soc Colo Proctol, 1993, 46:665-673.
[264] Atkin WS, Morson BC, Cusick J. Long-term risk of colorectal cancer after excision of rectosigmoid adenomas. New Engl J Med, 1992, 326: 658-662.
[265] Arenas RB, Fichera A, Mhoon D, et al. Incidence and therapeutic implications of synchronous colonic pathology incolorectal adenocarcinoma. Surgery, 1997, 122:706-709.
[266] Pinol V, Andreu M, Castells A, et al. Synchronous colorectal neoplasms in patients with colorectal cancer: predisposing individual and familial factors. Dis Colon Rectum , 2004 ,47 :1192-1200.
[267] Nah BK, Kim SM, Lee YS, et al. Patterns of metachronous adenoma after colorectal cancer surgery. Korean J Gastroenterol, 2004, 44:212-216.
[268] Cali RL, Pitsch RM, Thorson AG, et al. Cumulative incidence of metachronous colorectal cancer. Dis Colon Rectum, 1993, 36:388-393.
[269] Yamazaki T, Takii Y, Okamoto H, et al. What is the risk factor for metachronous colorectal carcinoma? Dis Colon Rectum, 1997, 40:935-938.
[270] 沈俊,莫善兢. 356例大肠癌术后纤维结肠镜检查的评价. 中华外科杂志,1987,27:20-23.
[271] 刘宝善,许玉成,王辉等主编. 大肠肛门肿瘤学. 成都:四川科学技术出版社, 1998:183-194.
[272] Rodriguez-Bigas MA, Boland CR, Hamilton SR, et al. A national cancer institute workshop on hereditary nonpolyposis cancer. J Nat Cancer Inst, 1997; 89:1758-1762.
[273] Lynch HT, Riley BD, Weissman SM, et al. Hereditary nonpolyposis colorectal carcinoma (HNPCC) and HNPCC-like families: problems in diagnosis, surveillance, and management. Cancer, 2004, 100:53-64.
[274] Lynch HT, Smyrk T. Hereditary nonpolyposis cancer. Cancer, 1996, 78: 1149-1167.
[275] Lucci-Cordisco E, Zito I, Gensini F, et al. Hereditary nonpolyposis colorectal cancer and related conditions. Am J Med Gene, 2003,122A:325-334.
[276] Cai SJ, Xu Y, Cai GX, et al. Clinical characteristics and diagnosis of patients with hereditary nonpolyposis colorectal cancer. World J Gastroenterol, 2003, 9:284-287.
[277] Marra G, Boland CR. Hereditary nonpolyposis colorectal cancer: the syndrome, the genes, and historical perspectives. J Natl Cancer Inst, 1995, 2, 87:1114-1125.
[278] Dietmaier W, Wallinger S, Bocker T, et al. Diagnosis microsatellite instability: definition and correlation with mismatch repair protein expression. Cancer Res, 1997, 57:4749-4756.
[279] Tajima A, Hess MT, Cabrera BL, et al. The mismatch repair complex hMutS alpha recognizes 5-fluorouracil-modified DNA: implications for chemosensitivity and resistance. Gastroenterology, 2004, 127:1678-1684.
[280] Vasen HF, Watson P, Mecklinger JP, et al. New clinical criteria for hereditary nonpolyposis colorectal cancer (HNPCC Lynch syndrome) proposed by the international collaborative group on HNPCC. Gastroenterology, 1999, 116: 1453-1456.
[281] Syngal S, Fox EA, Eng C, et al. Sensitivity and specificity of clinical criteria for hereditary non-polyposis colorectal cancer associated mutations in MSH2 and MLH1. J Med Genet, 2000, 37:641-645.
[282] Jarvinen HJ, Aarnio M, Mustonen H, et al. Controlled 15-year trial on screening for colorectal cancer in families with hereditary nonpolyposis colorectal cancer. Gastroenterology, 2000, 118:829-834.
[283] Syngal S, Weeks JC, Schrag D, et al. Benefits of colonoscopic surveillance and prophylactic colectomy in patients with hereditary nonpolyposis colorectal cancer mutations. Ann Intern Med, 1998, 15,129:787-796.

[284] Shia J, Klimstra DS, Nafa K, et al. Value of immunohistochemical detection of DNA mismatch repair proteins in predicting germline mutation in hereditary colorectal neoplasms. Am J Surg Pathol, 2005, 29;96-104.

[285] Caldes T, Godino J, Sanchez A, et al. Immunohistochemistry and microsatellite instability testing for selecting MLH1, MSH2 and MSH6 mutation carriers in hereditary nonpolyposis colorectal cancer. Oncol Res, 2004, 12;621-629.

[286] Kievit W, de Bruin JH, Adang EM, et al. Cost effectiveness of a new strategy to identify HNPCC patients. Gut, 2005, 54;97-102.

[287] Lin K, Shashidharan M, Ternant C, et al. Colorectal and extracolonic cancer variations between MLH1/MSH2 HNPCC kindreds and general population. Dis Colon Rectum, 1997, 40;A2.

[288] Mecklin JP, Jarvinen H. Treatment and follow-up strategies in hereditary nonpolyposis colorectal carcinoma. Dis Colon Rectum, 1993, 36; 927-929.

[289] Jessup Jm, Menck HR, Fremgen A, et al. Diagnosing colorectal carcinoma: clinical and molecular approaches. CA Cancer J Clin, 1997, 47; 70-92.

[290] 朱捷,钱敏. 186例老年大肠癌临床特点与预后分析——附290例非老年大肠癌对照. 老年医学与保健, 2002, 8;153-155.

[291] Avital S, Kashtan H, Hadad R, et al. Survival of colorectal carcinoma in the elderly. A prospective study of colorectal carcinoma and a five-year follow-up. Dis Colon Rectum, 1997, 40;523-529.

[292] 王曼彤,王宏光,徐晓华. 结肠镜诊断老年人大肠癌152例分析. 南京铁道医学院学报, 1999, 18;63.

[293] 彭健,张阳德. 老年人大肠癌手术治疗(附104例病例分析). 中国现代医学杂志, 2002, 12;63-64.

[294] 刘景林,刘国理,林方. 老年人大肠癌67例临床观察. 中原医刊, 2004, 31;19-20.

[295] 于平,赵一桐. 老年大肠癌42例临床分析. 吉林医学,2004,25(12);59.

[296] 徐建国,黄爱萍. 老年人大肠癌60例外科治疗分析. 岭南现代临床外科, 2005, 5;193-194.

[297] 孙安华,史利萍. 老年人大肠癌误诊原因探讨. 中华综合医学, 2001, 2; 795-796.

[298] 徐岳明,陆崇川. 老年人大肠癌105例临床分析. 南通医学院学报, 2000, 20;262.

[299] 周燕燕,陆家涵,孙蕴川,等. 35例老年人大肠癌误诊分析. 中华医学实践杂志, 2003, 2;258-259.

[300] 师英强,莫善兢. 老年人大肠癌的临床分析. 中国癌症杂志,1998,8; 25-26.

[301] Arnaud JP, Schloegel M, Ollier JC, et al. Colorectal cancer in patients over 80 years of age. Dis Colon Rectum, 1991, 34; 896-898.

[302] 李万浪,巫佳明,刘桂,等. 青年人与老年人大肠癌的临床病理学特征. 广西医学, 2006, 28; 398-400.

[303] 韦达,许发培. 青年和高龄大肠癌的比较性研究. 肿瘤防治杂志,2005, 12;1878-1880.

[304] 彭佳萍,杨工. 青年人与中老年人大肠癌临床病理预后因素分析. 肿瘤, 1997,17;193-196.

[305] 陈万源,陈贤贵. 青年人和老年人大肠癌的比较研究. 实用癌症杂志, 2001,16;70-71.

[306] Gallego R, Sanchez N, Maurel J. Chemotherapy for elderly patients with advanced colorectal carcinoma. Expert Rev Anticancer Ther, 2006, 6; 795-800.

[307] Pasetto LM, Rossi E, Jirillo A, et al. Colorectal cancer adjuvant treatment in elderly patients. Crit Rev Oncol Hematol, 2005, 55; 201-206.

[308] 张献臣,牛根报,姚军强. 老年人大肠癌临床特点及预后. 河南外科学杂志, 2006, 12;58-59.

[309] 熊炜,周新成. 青年人和老年人大肠癌的临床病理对比研究. 岭南现代临床外科, 2005, 5;186-187.

[310] Goldon PH. Malignant neoplasms of the colon. In:Goldon PH, ed. Quality medical principles and practice of surgery for the colon, rectum and anus. Missouri: ST Lowis, 1992;569-574.

[311] Jinnai D, Iwasa Z, Watanuki T. Malignant lymphoma of the large instestine-operative results in Japan. Jpn J Surg, 1983,13;331-336.

[312] Modlin I, Lye K, Kidd M, A 5-decade analysis of 13 715 carcinoid tumors. Cancer, 2003, 97;934-959.

[313] Debas HT, Orloff SL. Carcinoid tumors and the carcinoid syndrome. In: David C,Sabiston Jr, eds. Text book of surgery. 15th ed. Philadelphia: WB Saunders, 1997; 95.

[314] Stinner B, Kisker O, Zielke A, et al. Surgical management for carcinoid tumors of small bowel, appendix, colon and rectum. World J Surg, 1996, 20;183-186.

[315] Thompson GB, van Heerden JA, Martin JK, et al. Cancinoid tumors of the gastrointestinal tract: presentation, management, and prognosis. Surgery, 1985, 98;1054 -1063.

[316] Bowman GA, Rosenthal D. Carcinoid tumors of the appendix. Am J Surg, 1983, 146;700-703.

[317] Sahas S, Hoda S, Godfrey R, et al. Carcinoid tumors of the gastrointestinal tract; a 44 years experience. South Med J, 1989, 82;1501-1505.

[318] Moyana TN. Gastrointestinal endocrine cells and carcinoids. Histogenetic and pathogenetic considerations. Pathol Annu, 1995, 30; 227-246.

[319] Fujishima H, Misaua T, MaruokaA, et al. Rectal carcinoid tumors;endoscopic ultrasonographic cletection and endoscopic removal. Eur J Radiol, 1993, 16;198-200.

[320] 冯福才. 大肠内镜诊治直肠类癌19例报告. 中国实用内科杂志,1997,19; 424.

[321] McDermott EW, Guduric B, Brennan MR, et al. Prognostic variables in patients with gastrointestinal carcinoid tumors. Br J Surg, 1994, 81; 1007-1009.

[322] Maggard MA, Connell JB, Ko CY. Updated population-based review of carcinoid tumors. Ann Surg, 2004, 240; 117-122.

# 44 乳腺癌

44.1 流行病学
　44.1.1 描述性研究
　44.1.2 病因学研究
　44.1.3 病理流行病学研究
44.2 乳腺肿瘤的病理学
　44.2.1 乳腺良性肿瘤的病理学
　44.2.2 乳腺恶性肿瘤的病理学
　44.2.3 乳腺癌的前驱病变
　44.2.4 乳腺分叶状肿瘤的病理学
44.3 临床表现及病程
　44.3.1 临床表现
　44.3.2 病程发展
44.4 乳腺癌检查
　44.4.1 临床检查方法
　44.4.2 X线检查
　44.4.3 超声显像学检查
　44.4.4 MRI检查
　44.4.5 CT检查
　44.4.6 乳管内视镜检查
　44.4.7 乳腺细胞学检查
　44.4.8 组织学检查
44.5 乳腺癌临床分期
　44.5.1 肿瘤的分期
　44.5.2 乳腺癌新分期的合理性
　44.5.3 第6版AJCC乳腺癌TNM分期
44.6 诊断及鉴别诊断
　44.6.1 良性增生病
　44.6.2 导管内乳头状瘤
　44.6.3 分叶状肿瘤
　44.6.4 恶性淋巴瘤
　44.6.5 浆细胞性乳腺炎

　44.6.6 其他间叶组织来源肿瘤
44.7 治疗前评估
44.8 手术治疗
　44.8.1 乳腺淋巴回流
　44.8.2 乳腺癌的多中心病灶
　44.8.3 乳腺癌的手术治疗：改良根治术、保乳手术、根治术、内乳淋巴结的处理
44.9 放疗
　44.9.1 乳房保留手术后的放疗
　44.9.2 乳房切除术后的放疗
　44.9.3 术前放疗
　44.9.4 局部区域性复发性乳腺癌的放疗
　44.9.5 乳腺癌放疗主要技术
44.10 内分泌治疗
　44.10.1 激素测定与内分泌治疗
　44.10.2 乳腺癌的内分泌治疗
44.11 乳腺癌的化疗
　44.11.1 乳腺癌常用的化疗药物
　44.11.2 晚期乳腺癌的联合化疗
　44.11.3 术后辅助治疗
　44.11.4 新辅助化疗
44.12 乳腺癌的靶向治疗
　44.12.1 曲妥珠单抗
　44.12.2 贝伐珠单抗
　44.12.3 拉帕替尼
44.13 乳腺癌的预后因素
　44.13.1 已确立的预后指标
　44.13.2 一般公认的预后因素
　44.13.3 预测分子指标在乳腺癌预后及治疗中的应用
　44.13.4 预后

# 44 乳腺癌

## 44.1 流行病学

### 44.1.1 描述性研究

（1）全球乳腺癌发病的地域分布状况及流行趋势

根据世界卫生组织 WHO 统计资料[1]，2000 年全球女性乳腺癌新发病例超过 100 万，标化发病率为 35.66/10 万，标化死亡率为 12.51/10 万。乳腺癌已成为全球妇女首发恶性肿瘤（图 44-1），而其发病率在世界各地间存在显著差异：北美、西欧、北欧、大洋洲和以色列犹太人定居区为高发地区，其次为东欧、南欧以及拉丁美洲，亚洲的发病率最低（图 44-2）。

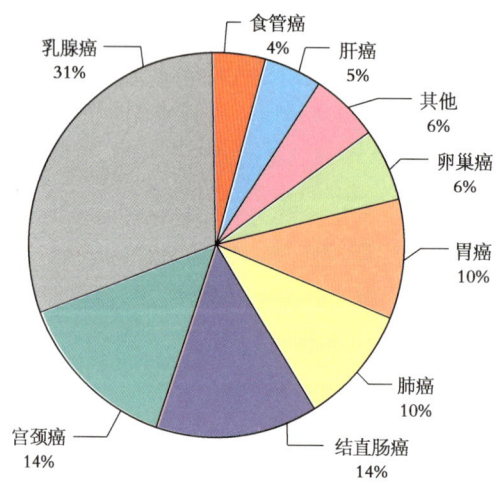

图 44-1　2000 年全球女性各部位恶性肿瘤发病率分布

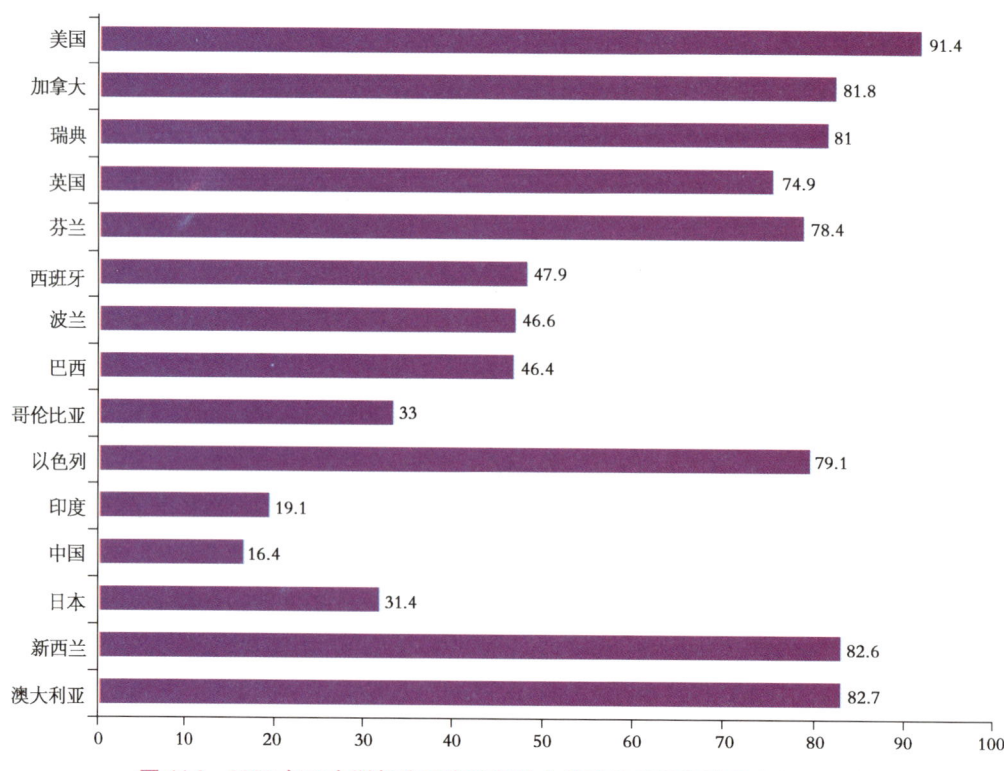

图 44-2　2000 年五大洲部分国家登记的女性乳腺癌标化发病率（1/10 万）

从世界范围来看,乳腺癌的发病率基本上呈逐年上升的趋势。亚洲等低发地区近20年来的发病率有明显上升,中国内地的城市地区、日本、新加坡的发病率都增长了1倍左右。另一方面,随着高发地区乳腺癌普查和早期诊断措施的推广,许多亚临床早期乳腺癌的检出率明显上升。美国卫生统计部门资料显示,由于20世纪80年代初乳腺X线普查的兴起,年检出率一度上升了20%,主要增长的是局部和早期(肿块<2cm,区域淋巴结阴性)的病例,而晚期乳腺癌发生率有所下降(图44-3)。推测现阶段乳腺癌发病率的明显增加至少部分与广泛开展的乳腺X线普查有关[2]。

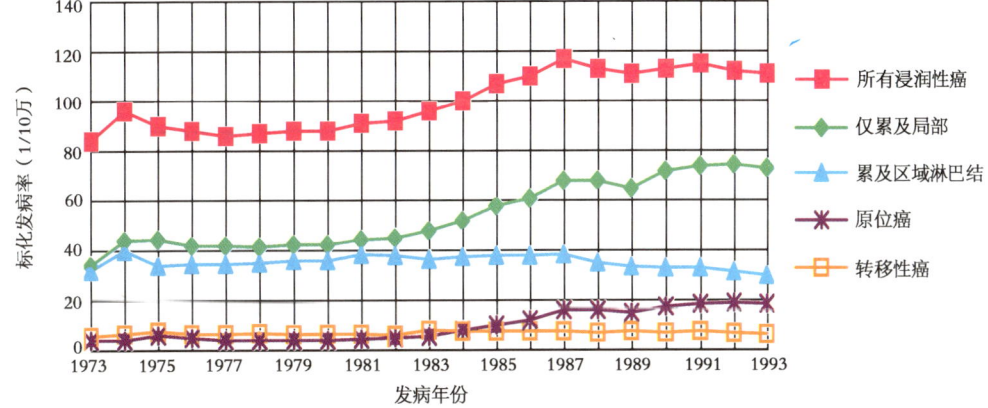

图44-3 1973~1993年美国白人妇女年龄标化的各期乳腺癌年发病率

### (2) 我国乳腺癌的发病情况

我国为乳腺癌低发国家,根据2000年中国内地城乡6市7县癌症登记数据,我国妇女乳腺癌标化发病率和死亡率分别为16.39/10万和4.51/10万,为全球最低。中国内地农村地区妇女乳腺癌发病率居癌症发病率排位第5,而城市地区乳腺癌仅次于肺癌为妇女第二大常见恶性肿瘤。中国内地乳腺癌发病率存在明显的城乡差异,高发地区主要集中在经济发达的大城市,尤其是京、津、沪。近20年来,城市妇女乳腺癌的发病率呈逐年上升趋势,以上海市区为例,2004年乳腺癌的标化发病率为40.22/10万,比1974年高出1倍有余(图44-4)。我国港、澳、台地区的乳腺癌发病率也较内地高。据2000年香港和台湾地区卫生统计部门的报告,妇女乳腺癌的发病率分别居第1和第2位,而死亡率则居第3和第5位。

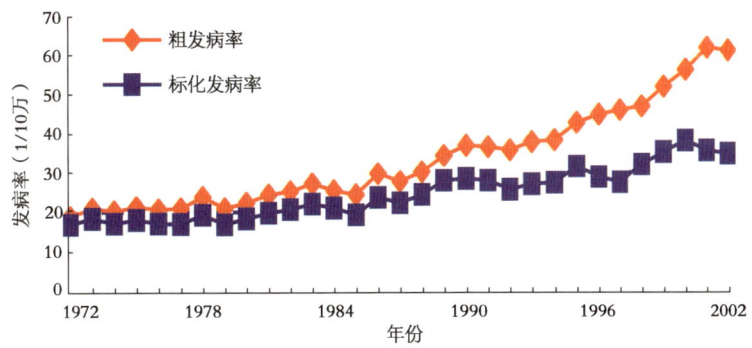

图44-4 上海市区女性乳腺癌的发病率趋势

### (3) 乳腺癌发病年龄的分布曲线

从乳腺癌的年龄—发病率曲线来看,30岁以下的病例是很少见的,20岁以下发病的极其罕见。从30岁左右乳腺癌的发病率开始上升。然而乳腺癌高发和低发地区乳腺癌发病率随年龄分布的曲线也存在着差异。以美国白人妇女为例,乳腺癌的发病率基本上是随年龄上升的,到85岁达高峰[3]。而亚洲地区的妇女(以上海市区妇女为例)乳腺癌高峰年龄大多在45~55岁,绝经后发病率有所回落,但在70~85岁年龄段又有一个小高峰(图44-5)。

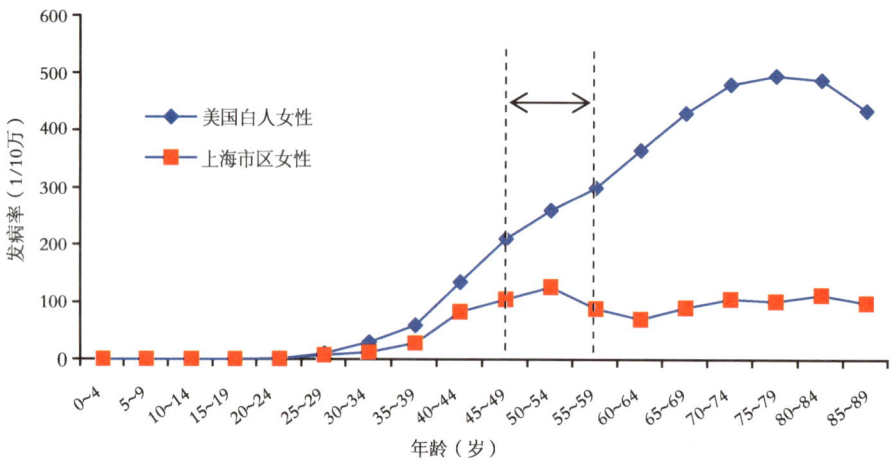

**图 44-5** 美国白人(1995~1999 年)和上海市区妇女(1999 年)乳腺癌发病率的年龄分布曲线比较

## 44.1.2 病因学研究

### (1) 家族史与乳腺癌相关基因

1974 年，Anderson 等注意到有一级亲属患乳腺癌的美国妇女其发生乳腺癌的概率较无家族史的高 2~3 倍，若一级亲属在绝经前患双侧乳腺则相对危险度更高达 9 倍。上海于 1988~1989 年的一项调查显示，有乳腺癌家族史的妇女患乳腺癌的相对危险度为 4.50（95%可信限 2.09~9.68）。研究认为，仅 5%~10% 的乳腺癌是由某种遗传基因突变引起的。例如，患 Li-Fraumeni 综合征（一种罕见的在儿童期易患颅内及肾上腺皮质肿瘤的遗传综合征）的年轻女性乳腺癌的发生率很高，发现该类患者的抑癌基因 *p53* 发生了突变。其他的乳腺癌相关基因还有 *BRCA-1* 和 *BRCA-2* 基因。

### (2) 生殖因素

妇女乳腺在青春期受卵巢激素的作用发育成熟，而乳腺细胞受每月体内激素水平的周期性变化以及妊娠期体内激素水平的升高而发生生理性的增生改变。这种细胞增殖分裂的形式于妇女绝经时终止。乳腺癌的发生与多种生殖因素有着密切的关系，如初潮年龄小，停经年龄晚，月经周期短，未生育或第 1 胎足月妊娠年龄大，产次少，缺乏母乳喂养。

### (3) 激素

1) 内源性激素　内源性雌激素、催乳素以及胰岛素样生长因子-1（IGF-1）与绝经后乳腺癌有关。

2) 外源性激素　妇女补充外源性雌激素的一个主要目的是改善停经后的更年期综合征，又称雌激素替代疗法。研究发现，如果近期内或正在应用雌激素替代疗法且应用时间较长（>5 年）的妇女发生乳腺癌的概率显著增加。口服避孕药也是一种外源性的性激素，其含有炔雌醇（或其衍生物）和（或）黄体酮。一项 Meta 分析发现，近期和 10 年之内停药或正在用口服避孕药者乳腺癌的风险有所增加[4]。

### (4) 营养饮食

1) 脂肪　饱和脂肪酸可能增加乳腺癌的风险，反之单链不饱和脂肪酸可降低乳腺癌的风险。成年后体重增加也是绝经后发生乳腺癌的高危因素，这种相关性在乳腺癌低发国家和地区更为突出。

2) 乙醇　日摄入乙醇量每增加 10 g，发生乳腺癌的风险就增加 9%。

3) 纤维素　纤维素对乳腺癌和结直肠癌有抑制发生的作用，少食蔬菜的妇女其乳腺癌的危险性轻度增加。

### (5) 其他环境因素

1) 大剂量电离辐射　在长崎及广岛原子弹爆炸幸存者中乳腺癌发病率有增高趋势；接受放疗的妇女以及因胸腺增大而行放疗的女婴，以后乳腺癌的发病率亦增高。暴露于放射线的年龄越小则危险性越大。

2) 药物　治疗肿瘤的化疗药物本身也有致癌作用。其中烷化剂可诱导多种实体瘤，包括乳腺癌的发生。

3) 体育锻炼　40 岁以前适当运动可以减少乳腺癌的危险性。1994 年 Bernstern 等估计育龄妇女每周平均 4 h 的体育锻炼较不锻炼的妇女危险性减少60%。

4）职业　1971～1994年共有115个有关妇女职业与乳腺癌关系的研究，显示从事美容、药物制造等职业的妇女乳腺癌危险性升高。

（6）其他系统的疾病与乳腺癌

一些疾病会增加乳腺癌的危险性，其中最有代表性的是2型糖尿病。另一些疾病如子痫、先兆子痫或妊娠高血压综合征的妇女乳腺癌的发病率低于正常人群。

## 44.1.3　病理流行病学研究

病理流行病学是研究恶性肿瘤自然史与流行病学的关系，不同癌前期病变与癌症的关系以及不同组织类型与危险度的关系的一门学科。研究发现，乳腺癌的危险性与某些乳腺良性疾病有关，目前普遍采用"非增生性"与"增生性"病变来区分不同良性病变的危险性（表44-1）。乳腺小叶原位癌（LCIS）究竟是乳腺癌的高危因素还是浸润性癌的早期组织形态学表现，目前尚有争议。有研究发现，LCIS在仅仅接受局部切除手术后，复发或第二原发乳腺癌的发生率每年递增1%，其发生浸润性乳腺癌的相对危险性为6.9～12.0。

表44-1　乳腺良性疾病的分类

| 分　类 | 疾　病 |
| --- | --- |
| 非增生性病变：不增加危险性 | 腺病、纤维变性、微小或巨大囊性病、导管扩张、乳腺炎、鳞状或顶泌化生、纤维腺瘤、轻度增生 |
| 单纯增生性病变：增加1.5～2.0倍危险性 | 中度或红色增生、乳头状瘤伴纤维血管核心 |
| 不典型增生：增加4.0～5.0倍危险性 | 小叶或导管的不典型增生 |

## 44.2　乳腺肿瘤的病理学

新版本WHO乳腺肿瘤组织学分类于2003年9月问世[5]，对浸润性乳腺癌的分型更加细化，还增加了流行病学、大体检查、免疫表型、遗传学改变等新内容，使每一个肿瘤类型的内容更加充实，诊断时重复性更高。新版分类更加注重与临床的结合，增加了肿瘤的预后、治疗意义等内容，使临床病理的联系更加紧密。

### 44.2.1　乳腺良性肿瘤的病理学

（1）乳腺腺瘤

乳腺腺瘤包括腺管腺瘤、泌乳腺瘤、大汗腺腺瘤、多形性腺瘤以及导管腺瘤等。

（2）乳腺良性纤维—上皮性肿瘤

1）纤维腺瘤　好发于年轻女性，为单发或多发的无痛性肿块，生长缓慢，界清，活动，是一种间质和上皮双相分化的肿瘤。病理学上可分为管内型和管周型两大类。灶性区间质细胞可较丰富，在20岁以下的患者中，有时间质可弥漫增生。核分裂象罕见，上皮成分也可增生，并出现化生。

2）良性分叶状肿瘤　间质比纤维腺瘤更富有细胞，膨胀性生长，间质细胞排列呈梭形，细胞分布较均匀，核分裂象罕见。

（3）导管内乳头状瘤

导管内乳头状瘤是一种具有纤维血管核心的乳头状病变，乳头衬覆上皮和肌上皮细胞，在导管腔内形成分支状结构。可分为中央型乳头状瘤（通常位于乳晕附近）及周围型乳头状瘤（起源于终末导管小叶单位）。中央型乳头状瘤多发生于40～50岁，以乳头溢液最常见。界限清楚，呈菜花样，可有或无蒂，肿瘤大小不等。除了乳头状结构外，还可同时出现导管结构。周围型乳头状瘤临床症状常不明显，较少出现乳头溢液。起源于终末导管小叶单位，往往累及多个导管，常同时合并普通型导管上皮增生、导管上皮不典型增生、导管内癌或浸润性癌。

（4）乳腺间叶源性良性肿瘤

乳腺间叶源性良性肿瘤包括血管瘤、脂肪瘤、肌纤维母细胞瘤、颗粒细胞瘤等，较少见。

### 44.2.2　乳腺恶性肿瘤的病理学

（1）乳腺癌的组织学分级

多项研究显示，在浸润性乳腺癌中，组织学分级与预后明确相关。复旦大学附属肿瘤医院病理科曾对有 5 年以上随访资料的 476 例乳腺癌患者进行了分级研究[6]，Ⅰ级、Ⅱ级和Ⅲ级患者的 5 年生存率分别为 82%、63.4% 和 49.5%，其差别有显著意义（$P<0.01$）。在同一临床分期内，患者的 5 年生存率随着组织学分级的提高而下降。WHO（2003 版）推荐的分级系统是经 Elston 和 Ellis 改良的 Bloom-Richardson 分级法，即根据腺管的多少、细胞核的异型性及核分裂数定量计分确定组织学级别。主要计分标准如下。①腺管形成的多少：>75% 为 1 分，10%~75% 为 2 分，<10% 为 3 分；②细胞核的多形性：核小、规则、形态一致为 1 分，细胞核中度增多和异型为 2 分，核的异型性显著为 3 分；③核分裂象计数。该分级主要参照 Bloom-Richardson 的分级标准，并对之进行修改：0~5/10 HPF 为 1 分，6~10/10 HPF 为 2 分，≥11/10HPF 为 3 分（视野直径 0.44 mm，面积 0.152 mm$^2$）。各标准的 3 项指标得分相加：3~5 分为Ⅰ级（分化好）；6~7 分为Ⅱ级（中等分化）；8~9 分为Ⅲ级（分化差）。

**（2）乳腺癌的病理类型**

与旧分类相比，新版本对浸润性乳腺癌的分型更加细化，肿瘤类型增加到 19 个，某些类型还增加了新的亚型（表 44-2）。

表 44-2　1981 版和 2003 版 WHO 乳腺肿瘤组织学分类对比[7]

| 2003 年版 | 1981 年版 |
|---|---|
| 浸润性导管癌（非特殊型） | 浸润性导管癌 |
| 　混合性癌 | |
| 　多形性癌 | |
| 　伴有破骨巨细胞的乳腺癌 | |
| 　伴有绒癌特征的癌 | |
| 　伴有黑色素特征的癌 | |
| 浸润性小叶癌 | 浸润性小叶癌 |
| 小管癌 | 小管癌 |
| 浸润性筛状癌 | |
| 髓样癌 | 髓样癌 |
| 黏液癌和其他分泌黏液的癌 | 黏液腺癌 |
| 　黏液腺癌 | |
| 　黏液性囊腺癌和柱状细胞黏液癌 | |
| 　印戒细胞癌 | |
| 神经内分泌癌 | |
| 　实体型神经内分泌癌 | |
| 　非典型类癌 | |
| 　小细胞癌/燕麦细胞癌 | |
| 　大细胞神经内分泌癌 | |
| 浸润性乳头状癌 | 乳头状癌 |
| 浸润性微乳头状癌 | |
| 大汗腺癌 | 大汗腺癌 |
| 化生性癌 | 伴有化生的癌 |
| 　纯上皮化生性癌 | |
| 　　鳞状细胞癌 | |
| 　　伴有梭形细胞化生的癌 | |
| 　　腺鳞癌 | |
| 　　黏液表皮样癌 | |
| 　上皮—间叶混合性化生性癌 | |
| 富脂质的癌 | |
| 分泌性癌 | 分泌性癌（幼年性癌） |
| 嗜酸细胞癌 | |
| 腺样囊性癌 | 腺样囊性癌 |
| 腺泡细胞癌 | |
| 富于糖原的透明细胞癌 | |
| 皮脂腺癌 | |
| 炎性乳癌 | 炎性乳癌 |

1）浸润性导管癌（非特殊型）及其亚型　占浸润性癌的大部分。呈巢状、条索样或小梁状排列。包括混合性癌、多形性癌、伴有破骨巨细胞的乳腺癌、伴有绒癌特征的癌和伴有黑色素特征的癌等几种亚型。若一个肿瘤中浸润性导管癌（非特殊型）仅占肿瘤的 10%~49%，余为另一肿瘤成分，则称为混合性癌。多形性癌指在腺癌或腺癌伴有梭形和鳞状细胞分化背景中出现大量奇异型瘤巨细胞（>50%）的癌，组织学级别高，预后比较差。伴有破骨巨细胞的乳腺癌主要特征为间质中出现破骨巨细胞，肿瘤成分可以是分化好或中等的非特殊型浸润性导管癌，也可以是其他特殊类型的浸润性癌。具有绒毛膜癌特征的乳腺癌：部分浸润性导管癌非特殊类型病例可出现血清 β-人绒毛膜促性腺激素（β-HCG）升高，60% 的病例中可找到 β-HCG 阳性细胞。具有黑色素特征的乳腺癌极罕见，需与恶性黑色素瘤转移至乳腺相鉴别。

2）浸润性小叶癌 占乳腺浸润性癌的5%~15%。①经典型：瘤细胞小，失黏附性，常围绕中央的正常导管形成靶心样排列。肿瘤细胞呈圆形或卵圆形，胞质相对较少，核分裂象较少。其中90%存在有小叶原位癌的区域。②实体型：肿瘤细胞小，失黏附性，但与经典型小叶癌中的细胞相比，本型出现明显的细胞多形性，核分裂象也显著增多，呈实性片状排列。③腺泡型：肿瘤常排列呈腺泡型，其余特点与经典型小叶癌相似。④多形性：细胞出现明显的异型性和多形性。常出现印戒样细胞或多形性细胞，并可出现大汗腺或组织细胞样分化。目前可运用上皮钙黏蛋白（E-cadherin）鉴别浸润性小叶癌和浸润性导管癌。前者E-cadherin阴性，后者阳性。70%~95%N的小叶癌显示雌激素受体（ER）阳性，孕激素受体（PR）阳性率为60%~70%。

3）小管癌 占浸润性乳腺癌的2%~7%。肿瘤细胞排列呈不规则小管状，管腔开放。管壁由单层上皮细胞构成，缺乏肌上皮细胞。癌细胞呈立方形或柱状，异型性不显著，核分裂象少见。间质常可见纤维结缔组织反应。90%以上的肿瘤成分为小管癌才能直接诊断为小管癌。

4）浸润性筛状癌 占乳腺癌的0.8%~3.5%，平均年龄为53~58岁。纯粹的浸润性筛状癌要求此种肿瘤成分>90%。肿瘤细胞有低至中度异型，核分裂象罕见。间质可有明显的纤维结缔组织反应。80%的病例中可找到筛状形的导管原位癌。14.3%的患者可出现腋窝淋巴结转移。浸润性筛状癌一般ER阳性，PR阳性率为69%左右。预后佳，10年生存率可达90%~100%。

5）髓样癌 须满足以下5项条件：①癌周边界清楚；②癌细胞密集，呈实性片状分布（合体状分布）；③癌巢周围有显著的淋巴细胞浸润；④癌细胞大，胞质丰富，淡嗜碱，胞膜不清，常相互融合。细胞核空泡状，核仁明显，分裂象多见。普遍认为其预后优于浸润性导管癌（非特殊型），仅10%出现腋窝淋巴结转移，10年生存率为50%~90%。

6）黏液癌和分泌黏液的癌 包括黏液腺癌、黏液性囊腺癌和柱状细胞黏液癌、印戒细胞癌3种亚型。黏液腺癌表现为间质内有大量黏液，多为ER阳性，70%的病例PR阳性。

7）神经内分泌癌 必须50%以上的肿瘤细胞表达神经内分泌标记时才能直接诊断。包括实体型神经内分泌癌、非典型类癌、小细胞癌和大细胞神经内分泌癌几种类型。

8）浸润性乳头状癌 癌实质以有纤维脉管束或无纤维脉管束的乳头状结构为主。界较清，乳头纤细或粗钝，部分区域呈实性生长。肿瘤细胞胞质呈嗜碱性，可伴有大汗腺化生或顶浆分泌。

9）浸润性微乳头状癌 占浸润性癌的2%。该肿瘤具有形成桑葚样小乳头状结构、无纤维脉管轴心及细胞团近间质面呈微绒毛样等形态学特点，预后差。

10）化生性癌 分为纯上皮化生和上皮—间叶混合性化生性癌两大类。其中纯上皮化生又包括鳞状细胞癌、伴有梭形细胞化生的癌、腺鳞癌和黏液表皮样癌四大类。上皮—间叶混合性化生性癌形态多样，上皮成分常表现为浸润性癌，间质出现各种异源性成分。

11）炎性乳癌 临床表现为红、肿、热及触痛。组织学上表现为非特殊类型的浸润性导管癌，3级，具有特征性的淋巴管扩张及癌栓，预后较差。

12）其他罕见癌 还包括大汗腺癌、分泌性癌、嗜酸细胞癌、富脂质的癌、腺样囊性癌、腺泡细胞癌、富于糖原的透明细胞癌以及皮脂腺癌等。

(3) 乳腺间叶源性恶性肿瘤

1）血管肉瘤 好发于20~40岁女性，高度恶性，占乳腺原发性恶性肿瘤的0.05%，乳腺肉瘤的9%。可原发于乳腺间质，也可发生于乳腺癌根治术及局部放疗后。表现为生长迅速的无痛性肿块。肿瘤直径1~20cm，平均5cm。质脆或硬，海绵状，呈暗红色、灰红色。高度恶性者可见出血、坏死形成的囊腔。肿瘤可浸润至皮肤，但累及胸筋膜十分罕见。肿瘤可向小叶内浸润，破坏小叶结构，也可向周围脂肪组织浸润。

2）脂肪肉瘤 罕见，多为恶性分叶状肿瘤伴有脂肪肉瘤样分化。乳腺癌放疗后也可发生。可为去分化脂肪肉瘤、分化良好的脂肪肉瘤、黏液性脂肪肉瘤、多形性脂肪肉瘤等。

3）横纹肌肉瘤 罕见，主要为腺泡状横纹肌肉瘤，40岁以上的患者可发生多形性横纹肌肉瘤。其他部位横纹肌肉瘤也可以转移至乳腺。也可见于恶性分叶状肿瘤或化生性癌。

4）骨肉瘤 罕见，多见于老年妇女，骨肉瘤成分常见于化生性癌和恶性分叶状肿瘤。高度恶性，5年生存率约为38%。一般没有腋窝淋巴结转移，但可出现肺转移。

(4) 其他乳腺恶性肿瘤

1）乳头Paget病 发生于乳头鳞状上皮内，绝大部分病例在其深部乳腺组织内能找到导管内癌，或者是浸润性癌。该病变的本质是腺癌。其发病原因可能有如下几种:①深部导管癌的细胞具有亲表皮性,细胞可迁移至表皮;②深部导管内癌直接蔓延至表皮和乳头;③输乳管和表皮基底层中具有多向分化潜能细胞的原位肿瘤转化。形态上表现为表皮内非典型细胞的增生,此种细胞核大,具有丰富的胞质,呈巢状、腺样或散在分布于表皮内。

2)恶性淋巴瘤　相对罕见。诊断标准为:①有足够的诊断性组织;②在淋巴瘤内或周围可见乳腺组织;③除同侧腋窝淋巴结外,不存在其他的淋巴结病变;④无其他脏器淋巴瘤的病史。多见于绝经后妇女,大部分病例属于弥漫性大B细胞淋巴瘤。

## 44.2.3　乳腺癌的前驱病变

### (1) 小叶瘤变

小叶瘤变指终末导管小叶单位上皮不典型增生的整个谱系,伴有或不伴有终末导管的Paget样累及。85%的患者为多中心性,30%为双侧性,大体检查常没有明确的肿块。病变中小叶结构仍保留,但1个或多个小叶中,腺泡出现明显扩大。WHO推荐的分级系统(2003版)将其分为A、B两型,根据小叶增生的范围、程度和细胞学特征划分将其分为3级。1级相当于原来的不典型小叶增生,2级相当于小叶原位癌,3级包括小叶原位癌。长期随访显示,小叶瘤变是发生浸润性癌(导管或小叶癌)的危险因素。

### (2) 导管上皮内瘤变

导管内增生性病变是一组主要发生在终末导管的小叶单位,并局限于导管小叶系统,细胞学和组织结构呈多样性的上皮增生性病变。WHO工作小组的某些成员建议用导管上皮内瘤变代替传统的不典型导管增生和导管原位癌的名称。并指出如应用导管上皮内瘤诊断系统,应该注明相应的传统诊断名称,以便临床处置和登记编码[8](表44-3)。

表44-3　导管上皮内瘤变新名称和传统名称对照表

| DIN命名 | 传统名称 |
| --- | --- |
| 导管上皮内瘤变1A级(DIN 1A) | 平坦上皮不典型增生 |
| 导管上皮内瘤变1B级(DIN 1B) | 不典型导管增生 |
| 导管上皮内瘤变1C级(DIN 1C) | 低级别导管原位癌 |
| 导管上皮内瘤变2级(DIN 2) | 中级别导管原位癌 |
| 导管上皮内瘤变3级(DIN 3) | 高级别导管原位癌 |

1)平坦上皮不典型增生　一种可能为肿瘤性的导管内病变,其特点是导管上皮被1层或3~5层具有轻度不典型性的细胞所替代。病变发生在终末导管小叶单位,是一种特殊上皮化生和(或)增生性病变,腺管可被覆不同状态的柱状细胞。

2)不典型导管增生　是一种肿瘤性导管内病变,以单一性细胞增生、细胞均匀分布为特点,其发展为浸润性癌的危险性有中度增高。组织学上具有普通导管增生及低级别导管原位癌两种形态学特点,目前公认诊断标准:必须在两个以上彼此分离的导管内具有低级别导管原位癌的全部特征时,才能诊断为导管原位癌,否则应诊断为不典型导管增生。

3)导管原位癌　是一种肿瘤性导管内病变,特征为导管上皮明显增生,有轻度至重度的细胞异型。依据细胞核的非典型性,并参照导管腔内是否出现坏死、核分裂象的多少等将导管原位癌分成低、中、高3个级别。①低级别导管原位癌:由小的单形性细胞组成,呈僵直搭桥状、微乳头状、筛状或实体状结构。细胞核大小一致,染色质均匀,核仁不明显,核分裂象少见。②中级别导管原位癌:通常由类似低级别导管原位癌的细胞组成,形成实体、筛状或微乳头结构,但导管腔内可出现坏死。部分中级导管原位癌显示有中间级别细胞核,可见核仁,染色质粗。③高级别导管原位癌:由高度不典型性细胞组成,形成微乳头状、筛状或实体状,具有高核级的细胞核,多形性明显,缺乏极性排列,染色质粗凝块状,核仁明显。核分裂象较多。管腔内出现伴有大量坏死碎屑的粉刺样坏死。

## 44.2.4　乳腺分叶状肿瘤的病理学

乳腺分叶状肿瘤是一种呈叶状结构、由乳腺纤维结缔组织和上皮组织组成的少见的纤维上皮性肿瘤,占乳腺肿瘤的0.3%~0.9%,占乳腺纤维上皮性肿瘤的2.5%。镜下可见丰富的间质细胞呈叶片状突入上皮裂隙。分为良性、交界性和恶性三大类(表44-4)。病理学上较重要的是鉴别良性与交界性分叶状肿瘤,因为前者不转移,局部复发的危险性低且出现晚,而交界性分叶状肿瘤局部复发的危险性高且出现早,复发时病变可升级。

表 44-4　良性、交界性和恶性分叶状肿瘤的组织学特征

| 特征 | 良性 | 交界性 | 恶性 |
|---|---|---|---|
| 间质细胞丰富程度 | 中度 | 中度 | 显著 |
| 核分裂象 | 少 | 中等 | 多(>10/10HPF) |
| 肿瘤边界 | 界限清楚,膨胀性生长 | 中 | 浸润性生长 |
| 间质结构 | 分布均匀 | 疏密不均 | 明显过度生长 |
| 间质细胞多形性 | 轻度 | 中度 | 显著 |
| 间质异源性分化 | 罕见 | 罕见 | 可见 |
| 分布情况 | 60% | 20% | 20% |

## 44.3　临床表现及病程

### 44.3.1　临床表现

过去原发性乳腺癌的首发症状是乳房肿块。而钼靶影像检查的普及,使很多乳腺癌在其有临床症状表现之前即被发现。乳腺疾病的临床表现多种多样,比如乳头、乳晕、乳腺皮肤、乳腺导管和实质、区域淋巴结的改变及相应的全身症状,现叙述如下。

**(1) 乳腺肿块**

患者自己摸到了乳房肿块或乳房的其他症状都需要仔细检查。病史中应对肿块发生时间、生长速度、生长部位、肿块大小、质地、活动度、单发或多发、与周围组织的关系以及是否同时伴有区域淋巴结肿大等情况及其变化特征作出全面的描述。纤维囊性的肿块可以变大或缩小,但是对于癌症来说只有不断地变大。与乳腺癌无痛性肿块相鉴别的包括乳腺炎症性肿块、管内乳头状瘤和乳腺良性疾病的肿块。良性肿块最常见的是乳腺纤维腺瘤和乳腺病。其他乳腺良性肿瘤引起的肿块如乳腺腺瘤、脂肪瘤、错构瘤、腺肌上皮瘤和良性间叶组织肿瘤等比较罕见。

**(2) 乳头溢液**

乳头溢液可以是浆液性、水样或乳汁样的,也可以是澄清的、黄色或绿色的,还可以是血性液性混合或单纯血水样的。尽管后者常表示存在新生物,但通常是良性的管内乳头状瘤,也可能是管内乳头状癌的表现,所以乳头溢液需要进一步检查。

澄清或浆液性的溢液可能是良性病变造成的,尤其当一个乳头上有多个导管开口累及。肿瘤或瘤样病变引起的乳头排液,常因溢液污染内衣而为患者发现,最常见的是管内乳头状瘤、乳腺囊性增长症和乳腺癌。非肿瘤性乳腺疾病引起的乳头溢液最常见的是乳腺导管扩张症。另外浆细胞性乳腺炎(常伴有导管扩张)、结核性乳腺炎(常为脓性乳头溢液)、乳汁潴留等疾病也可有乳头溢液的症状。乳头溢液还包括生理性乳头溢液和全身性疾病引起的乳头溢液。

**(3) 乳腺肿瘤的皮肤改变**

最常见的是皮肤粘连,典型的表现是"酒窝症",皮肤浅表静脉怒张、皮肤发红、局部温度升高、皮肤水肿和橘皮样变,晚期乳腺癌浸润皮肤可致皮肤溃疡。

1) 皮肤粘连　由于乳腺位于浅筋膜的浅深两层之间,借助于在乳腺间垂直走的乳腺悬韧带(Cooper 韧带)和纤维组织的包围,形成一个半球形的器官,一旦肿瘤侵犯 Cooper 韧带,使之缩短,就会牵拉皮肤,使皮肤下陷,故称"酒窝症"。

2) 局部发红、温度升高　常见于急性或亚急性乳腺炎,也可见于乳腺癌,典型的是炎性乳腺癌。其恶性程度高,发展快,皮下淋巴管充满了癌栓,皮肤呈炎性改变,同时伴有皮肤水肿。

3) 乳腺癌皮肤水肿　由于乳腺皮下的淋巴管为癌细胞所阻塞或位于乳腺中央区的肿瘤浸润使乳腺浅淋巴液回流受阻所致。皮下淋巴管中淋巴液的积聚,使皮肤变厚、毛囊开口扩大、深陷,显示出典型的橘皮样变,为晚期乳腺癌的临床表现。

4) 浅表静脉曲张　恶性肿瘤的生长和代谢较快,其皮下浅表血管,特别是静脉常可怒张,如乳腺巨纤维腺瘤、叶状囊肉瘤和乳腺癌等都可见乳腺皮肤浅表静脉怒张。

**(4) 乳头和乳晕异常**

1) 乳头回缩凹陷　当乳腺癌病灶侵犯到乳头

或乳晕下区时,乳腺的纤维组织和导管系统可因肿瘤侵犯而缩短,牵拉乳头,使乳头偏向(指向肿瘤方向),乳头扁平、回缩、凹陷,甚至完全缩入乳晕下,看不见乳头。有时因乳房内纤维组织的孪缩,使整个乳房抬高,两侧乳头不在同一水平面上。乳腺良性疾病的乳头皱缩常可以拉出回复原状,而乳腺癌所引起的乳头凹陷很少能拉出回复原状。

2)乳头糜烂 是乳腺湿疹样癌的典型症状,但早期仅见乳头上皮增厚、变红。随着病程的进展,乳头表面变得十分粗糙,逐渐出现糜烂,有时有浆液性或血性渗出,有时渗出减少,结有干痂或脱屑,貌似愈合,但干痂脱落后仍可见糜烂面。当整个乳头受累后,可以逐渐侵犯乳晕,甚至超出乳晕范围,形成大片糜烂,整个乳头可被肿瘤侵蚀而消失。

(5) 乳房疼痛

乳腺癌尤其在早期阶段并没有疼痛的表现,大多数的乳房疼痛是由于激素的刺激以及乳腺组织的膨胀(尽管这些症状会使人觉得有肿块并认为是肿瘤)。这种疼痛通常是周期性的,发生在排卵至月经来潮期间的任何时间,通常在月经来潮前的几天内疼痛特别显著。良性乳腺肿瘤和乳腺癌通常是无痛的,一般只有在伴有炎症时才会出现疼痛和压痛。至于晚期乳腺癌的疼痛常是肿瘤直接侵犯神经之故。

## 44.3.2 病程发展

侵袭和转移是癌症最可怕最威胁生命的因素[9-11]。除了很小的肿瘤或者不具侵袭性的肿瘤是可以通过完整切除而治愈的,绝大多数的肿瘤会渐渐表现出它们的侵袭性。一旦肿瘤新生物表现出侵袭性,就能够通过淋巴管和(或)血管播散,包括借助于肿瘤刺激淋巴管生成和血管生产,或者改变局部的微环境而播散。

(1) 乳腺癌的局部复发和转移途径

乳腺恶性细胞通过直接蔓延、播散的方式,向其周围组织中伸展的现象称为直接浸润。新发生的乳腺癌组织与原发灶连为一体,病理组织学将这种直接浸润基础上的恶性细胞的侵袭称为浸润性。浸润后脱离下来的恶性细胞,通过多种通道到达与原发灶不相连的组织或部位称为转移。

乳腺癌的复发可受患者的全身原因、机体的局部原因和治疗本身等原因共同影响。从严格意义上讲,只有患者机体内已扩散和隐藏的微小转移灶在机体免疫功能下降的情况下重新恢复生长能力,在已切除肿瘤的部位和远离肿瘤原发部位所发生的新的恶性肿瘤,才称为肿瘤的复发。

淋巴转移是乳腺癌最常见的转移方式,近年来认为乳腺癌癌细胞经淋巴液形成栓塞从而发生转移[12]。肿瘤细胞学研究认为,乳腺癌癌细胞经淋巴液到达淋巴结后,首先停留在淋巴窦内,在一定的生长条件下逐渐扩张到淋巴结的皮质窦和髓窦,最终侵犯整个淋巴结。乳腺淋巴输出有4个途径:①乳房大部分淋巴液经胸大肌外侧缘淋巴管流至腋窝淋巴结,再流向锁骨下淋巴结。部分乳房上部淋巴液可流向胸大、小肌间淋巴结,直达锁骨下淋巴结。通过锁骨下淋巴结后,淋巴结继续流向锁骨上淋巴结。②部分乳房内侧的淋巴液通过肋间淋巴管流向内乳淋巴结。③两侧乳房皮下有交通淋巴管,一侧乳房的淋巴液可流向另一侧。④乳房深部淋巴网可沿腹直肌鞘和肝镰状韧带通向肝。

乳腺癌的血行转移作为一种重要的转移方式已越来越受到重视。研究证明,25%以上的乳腺癌一开始即已发生了血行远处转移。血行转移的经脉管系统包括:上腔静脉系统、乳内血管系统、门静脉系统、脊椎静脉系统和动静脉的侧支与淋巴管的广泛交通。

(2) 乳腺癌浸润的机制

对于乳腺癌来说,即使是肿瘤<1 cm的Ⅰ期患者仍然有20%的复发率,提示转移潜能的发生、发展其实是肿瘤发生的早期事件。肿瘤的诊断和治疗通常仍然是在疾病发展较晚的时候。此时,很多患者已存在明显的或潜在的转移灶。转移灶的大小、播散的解剖位置及其组成成分的异质性决定了其动力学特性,影响了肿瘤的彻底切除,也限制了很多系统性抗癌治疗的疗效。在一些肿瘤中,获得侵袭性及血管生存表型很早就已存在,可能要早于症状出现5~10年。这些使得对抗肿瘤的侵袭和转移治疗又多了个可能性。

目前较公认的转移基质有以下几种:①乳腺癌细胞的增殖能力;②恶性肿瘤细胞自身的特性;③肿瘤细胞的黏着力;④乳腺癌细胞的运动能力;⑤恶性肿瘤细胞的代谢改变;⑥恶性细胞接触抑制的丧失。

(3) 肿瘤浸润转移的时机和特点

肿瘤是一种异常信号疾病,基因的突变和转化诱导了这种异常信号产生,并在肿瘤局部微环境中持续存在。肿瘤的转移潜能受局部的微环境、血管形成、基质—肿瘤间的互相作用、局部组织释放的细胞因子以及肿瘤和宿主细胞分子表型的影响。原发肿瘤及其转移灶的恶性表型是基于一系列基因改变的积聚。现有的证据表明,肿瘤诱导的新生血管形成和侵袭在肿瘤早期已存在,侵袭和血管形成使用的是相同的信号转导系统和基因表达序列。而在远处播散还没有发生的时候局部微浸润已经存在。局部浸润性癌每日脱落数百万肿瘤细胞进入循环系统,但只有极少部分(0.01%)形成与其原发肿瘤具有相同的抗癌治疗敏感性的转移灶[13]。

## 44.4 乳腺癌检查

### 44.4.1 临床检查方法

**(1) 临床体检**

患者首先应采取坐位检查。当患者举起手臂上伸的时候,乳房皮肤的外形会被拉紧,此时上半乳房的外形异常较易被察觉,也能使下半部乳房的凹陷更加明显。

当患者取仰卧位,并把手上举置于头后,肘部平放在枕头上时,乳腺组织展开于胸壁上有利于触诊,患者可以轻微地转向对侧更利于检查。除了巨大的乳腺,对于大多数乳腺组织能在这个体位时很好展开在肋骨上,在检查者的手指和肋骨间只有很少部分的乳腺组织,这样一旦在某个区域有肿块存在的话就不易被漏诊。而淋巴结的检查则应该让患者将手臂放松并内收,最后在坐位时进行。皮肤的改变,如皮肤凹陷、橘皮样变(水肿)、红斑、皮粘连和溃疡通常提示进展性病变已累及皮肤和皮下组织。皮肤回缩在患者坐位上举手臂或者向前探身时较易探查。由于成纤维细胞的作用以及肿瘤趋于侵袭或牵拉 Cooper 韧带,使其变短并在皮肤上呈凹陷。除非患者既往就表现有乳头凹陷或不对称,否则这些也是恶性病变的信号。乳头呈淡红色增厚则提示可能是 Paget 病。此外,体格检查还需包括对腋窝、锁骨上和锁骨下淋巴结的检查以及肝脏的触诊。

临床最难以区分的是病理性的肿块和生理性的纤维腺体组织(或纤维囊性)病变。很多处在后面一种情况的妇女其表现特征为无边界的肿块,密度似橡胶,病变似乎融入周围的乳腺组织。一个真性的肿块是有边界的,它既可以像囊肿或纤维腺瘤一样有清楚的界限,也可以如癌一样边界不规则。这个边界所勾画出的肿块则需要进一步的检查。

使用工具测量肿块的大小尤为重要,使后继的检查能精确判断肿块大小的变化。活动度好的病变通常认为是良性的,但这是另一个临床的不确定因素。进展性肿瘤一般是固定的,但是相对于皮肤、筋膜和胸壁肌肉来说早期可触及的病变也是可以活动的。然而,活动性好的良性病变是有包膜的,而癌是没有包膜的,它被周围浸润的结缔组织包裹,移动时趋向与周围组织一起移动而不是在其中移动。

月经来潮以后的第 9~11 天是乳腺疾病检查的最佳时间。此时内分泌激素(主要是雌激素)对乳腺的影响最小,最易发现病变或异常。对于在哺乳期出现的肿块,如疑为肿瘤,应于断乳后再进一步检查。小的乳腺纤维腺瘤等肿瘤在妊娠和哺乳期可以迅速长大,有时与乳汁潴留所引起的肿块不易鉴别,断乳后有利于对乳汁潴留、良性肿瘤或恶性肿瘤的鉴别,也有利于治疗。

乳腺肿瘤患者的随访频度:在门诊工作中对乳腺肿瘤患者的随访频度除决定于肿瘤的性质外,一般患者的随访取决于患者的年龄,25~40 岁的患者如属高危人群者至少 6~12 个月检查 1 次,40 岁以上的患者随访时间应为 3~6 月 1 次;乳腺癌手术治疗后的患者第 1 年应每 3 个月随访 1 次,第 2 年每 3~6 月检查 1 次,3~5 年内每半年至 1 年检查 1 次,以后每年检查 1 次。

**(2) 乳腺自查**

在美国健康保险计划组织(HIP)的研究中,只有 1/3 的乳腺癌是由钼靶影像检查发现的,75% 的肿瘤是通过临床体检发现的[14]。然而自 19 世纪 60 年代起随着钼靶影像检查技术的不断发展,现在临床体检和乳腺自查在诊断中的地位不很明确。瑞典乳腺钼靶影像检查研究中不包含临床体检和乳腺自查,结果显示这种检查模式可能更好。加拿大国家乳腺筛查研究(NBSS)包含了乳腺自查的指导以及后续的筛查,但是结果对于那些接受自查指导的妇女并无太多意义。推广乳腺自查作为一种筛查方法似乎较为合理,它不需要成本而且适用于每个人,但是支持这一观点的证据并不稳定且存在很多争议。此外,由于自查可能导致患者过于焦虑而增加了不必要的活检数量。很难说因焦虑而导致的活检数增加是可以有效对抗乳腺癌死亡危险的因素。然而从另一方面来说,大多数的乳房肿块还是由患者自己在无意中发现的,提示常规的自查可以早期诊断疾病,发现的肿块更小,但没有证据表明存在总死亡率的改变[15]。

### 44.4.2 X 线检查

常规投照体位包括内外侧斜位(MLO)及头足轴

位(CC)。对于 MLO 位及 CC 位显示不良或未包全的乳腺实质,可以根据病灶位置的不同选择以下体位予以补充:外内侧位(LM)、内外侧位(ML)、内侧头足轴位(MCC)、外侧头足轴位(LCC)、尾叶位(CLEO)及乳沟位。进一步显示出的异常改变,也可进行一些特殊摄影技术,包括局部加压摄影、放大摄影或局部加压放大摄影。1992 年美国放射学会提出的乳腺影像报告和数据系统(breast imaging reporting and data system, BI-RADS),到 2003 年已是第 4版。对规范乳腺 X 线报告、减少影像学描写的混淆,以及对普查的监测均起着很大的作用。

(1) 影像学表现

1) 肿块　在两个不同投照位置均可见的占位性病变,有鼓出的边缘,以边缘征象对判断肿块的性质最为重要。肿块的描述包括 3 个方面:形态、边缘和密度。

形态有圆形、卵圆形、分叶形和不规则形,其中不规则形多为恶性表现。

边缘对诊断病变的性质最为重要,包括以下 5种描述:清晰、模糊、小分叶、浸润和星芒状。边缘清晰是指 >75% 的肿块边界与周围正常组织分界清晰、锐利,剩下的边缘可被周围腺体遮盖,但无恶性证据;模糊是指肿块被其上方或邻近的正常组织遮盖而无法对其作进一步判断,一般用在报告者认为这个肿块的边缘是清晰的,仅仅是被周围腺体遮住的情况下;小分叶表现为边缘呈小波浪状改变;浸润是由病灶本身向周围浸润而引起的边界不规则;星芒状可见从肿块边缘发出的放射状线影。小分叶、浸润和星芒状边缘为恶性征象。

密度是以肿块与其周围相同体积的乳腺组织相比,分为高、等、低(不包括脂肪密度)和脂肪密度 4种描述。

2) 钙化　良性钙化常比恶性钙化大。恶性钙化常较小,需要放大镜来帮助显示。对钙化的描述从形态和分布两方面进行。形态上分为典型良性钙化、中间性钙化(可疑钙化)、高度恶性可能的钙化 3 种。

典型良性钙化有以下 9 种典型表现。①皮肤钙化较粗大,典型者中心呈透亮改变;②血管钙化表现为管状或轨道状;③粗糙或爆米花样钙化直径常 >2~3 mm,为纤维腺瘤钙化的特征表现;④粗棒状钙化连续呈棒状,偶可分支状,直径通常 >1 mm,边缘光整,多见于分泌性病变;⑤圆形和点状钙化,直径 <0.5 mm~1 mm,簇状分布者要引起警惕;⑥"环形"或蛋壳样钙化,环壁很薄,直径常 <1 mm,为球形物表面沉积的钙化,见于脂肪坏死或囊肿;⑦牛奶样钙化为囊肿内钙化,在头足轴位表现不明显,在 90°侧位上边界明确,形态随体位而发生变化是这类钙化的特点;⑧缝线钙化是由于钙质沉积在缝线材料上所致,绳结样改变常可见到;⑨营养不良性钙化常在放疗后或外伤后的乳腺上见到,钙化形态不规则,直径多 >0.5 mm,呈中空状改变。

中间性钙化(可疑钙化)包括不定形或模糊钙化和粗糙不均质钙化两种,弥漫性分布常为良性表现,而簇状分布、区域性分布、线样和段样分布需提请临床活检。

高度恶性可能的钙化也有两种表现形式,细小的多形性钙化(颗粒点状钙化)和线样或线样分支状钙化(铸形钙化)。颗粒点状钙化较不定形钙化更可疑,大小形态不一,直径常 <0.5 mm[16]。线样分支状钙化表现为细而不规则的线样,常不连续,直径 <0.5 mm。

钙化分布包括以下 5 种分布方式:①弥漫或散在分布指钙化随意分散在整个乳腺,常为双侧性,这样分布的钙化多为良性改变;②区域状分布是指较大范围内( >2 ml)分布的钙化,但又不能用导管样分布来描写,常超过一个象限的范围,这种钙化分布的性质需结合形态综合考虑;③簇状分布是指至少有 5 枚钙化占据在一个较小的空间内(直径 <2 cm),良性和恶性病变都可以有这样的表现;④线样分布的钙化排列成线形,可见分支点,提示源于 1支导管的,多为恶性改变;⑤段样分布常提示病变来源于 1 支导管束,导管原位癌首先被考虑。

3) 结构扭曲　是指正常结构被扭曲但无明确的肿块可见,包括从一点发出的放射状影和局灶性收缩,或者在实质的边缘扭曲。如果没有局部的手术和外伤史,结构扭曲可能是恶性或放射状瘢痕的征象,应提请临床切除并活检。

4) 特殊征象及合并征象　①特殊征象:非对称性管状结构、乳腺内淋巴结、球形不对称、局灶性不对称。②合并征象:皮肤凹陷、乳头凹陷、皮肤增厚、小梁增粗、皮肤病变投照在乳腺组织中、腋淋巴结肿大、结构扭曲和钙化。

(2) 总体评估

1) 评估是不完全的

0 级(需要其他影像学检查进一步评估或与前片比较):常在普查情况下应用,在完全的影像学检查后以及与前片比较后则很少用。推荐的其他影像学检查方法包括局部加压摄影、放大摄影、特殊投照体位摄影、超声检查等。

2) 评估是完全的

1级(阴性):无异常发现。

2级(良性发现):包括钙化的纤维腺瘤(图44-6A)、多发的分泌性钙化、含脂肪的病变、乳腺内淋巴结、血管钙化、植入体、有手术史的结构扭曲等等。

3级(可能是良性发现,建议短期随访):有很高的良性可能性,期望此病变在短期(<1年,一般为6个月)随访中稳定或缩小来证实判断。这一级的恶性率一般<2%。无钙化边界清晰的肿块、局灶性的不对称、簇状圆形和(或)点状钙化这3种征象被认为良性改变可能大。

4级(可疑异常,要考虑活检):这一级包括了一大类需临床干预的病变,此类病变无特征性的乳腺癌形态学改变,但有恶性的可能性。再继续分成4A、4B、4C,临床医生和患者可根据其不同的恶性可能性对病变的处理作出最后决定。①4A:包括了一组需活检但恶性可能性较低的病变。将可扪及的X线表现边缘清晰而B超提示可能为纤维腺瘤的实质性肿块、可扪及的复杂囊肿和可扪及的脓肿均归在这一亚级。②4B:中度恶性可能。对边界部分清晰、部分浸润的肿块穿刺为纤维腺瘤或脂肪坏死的可以接受,并予随访。而对穿刺结果为乳头状瘤的则需要进一步切取活检予以证实。③4C:更进一步怀疑为恶性,但还未达到5级那样典型的一组病变。形态不规则、边缘浸润的实质性肿块和簇状分布的细小多形性钙化可归在这一亚级中。

5级(高度怀疑恶性,临床应采取适当措施):这一类病变有高度的恶性可能性。检出恶性的可能性≥95%。形态不规则星芒状边缘的高密度肿块(图44-6B)、段样和线样分布的细小线样和分支状钙化(图44-6C)、不规则星芒状边缘肿块伴多形性钙化均应归在这一级中。

6级(已活检证实为恶性,应采取适当措施):这一分级用在活检已证实为恶性但还未进行治疗的影像学评价上。主要是评价先前活检后的影像学改变,或监测手术前新辅助化疗的影像学改变[17,18]。

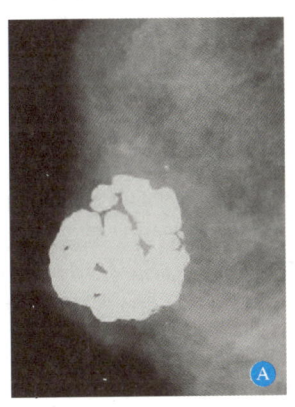 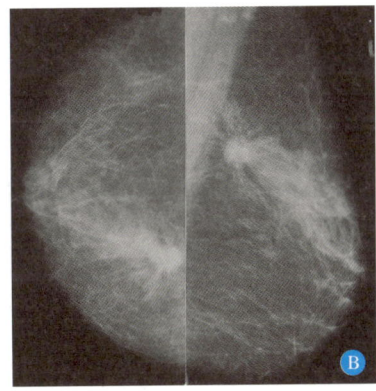 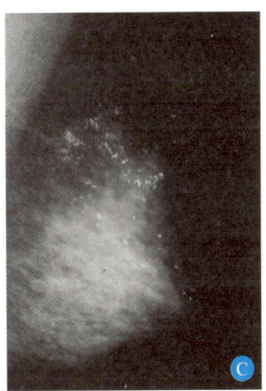

**图44-6 乳腺影像表面**

A. 直径>2~3mm的粗糙或爆米花样钙化,为纤维腺瘤钙化的特征表现;B. 星芒状边缘的高密度肿块为恶性征象,病理为浸润性导管癌;C. 段样和线样分布的分支状钙化为恶性征象,病理为导管原位癌

## 44.4.3 超声显像学检查

随着超声诊断技术的不断提高,越来越多的临床触诊不清的肿块被超声检查发现,其中乳腺癌占9%~42%。2001年及2005年对复旦大学附属肿瘤医院经手术及病理证实的乳腺癌病例统计,超声显像的确诊率分别为88.9%(218/245)、89.19%(635/712),结果表明超声显像对乳腺癌的诊断已达到了较高水平。乳腺癌的超声声像图特征为:边界清或不清,外形不规则或呈立体状,边缘成角或呈蟹足状,肿瘤无包膜,但周边有时可见厚薄不均的高回声晕,内部多呈低回声,后方回声可有衰减。肿块多有微钙化,呈针尖样或粗颗粒样,弥漫或成堆分布。肿瘤可与皮肤或胸肌分界不清,出现皮肤及皮下脂肪水肿增厚,胸肌的连续性中断改变;彩色多普勒表现:肿瘤内部及边缘多见丰富的粗大血流,典型的为由外穿入病灶,呈分支状[19]。频谱显示多为高阻血流即阻力指数(RI)>0.70;腋窝、锁骨上淋巴结转移时可探及肿大淋巴结;肝脏、卵巢转移时可探及转移病灶。相对于乳腺X线检查,超声显像的优点:无放射损害,对年轻女性,尤其是妊娠期、哺乳期妇女更

为适宜,且能多次重复检查,便于筛查及随访;对囊性及实性肿块鉴别意义大;超声对乳腺的层次显示清楚,病灶的定位较准确;对致密型乳腺,X线检查不满意,超声可以帮助排除肿瘤。缺点:<10 mm的肿瘤常显示不清或无法鉴别其良性和恶性;超声的分辨率不及X线,X线显示的特征性表现——微小钙化及毛刺样改变,有时超声显示不佳;超声检查需要一定的经验及操作技巧,且费时较长。目前随着乳腺弹性成像、乳腺三维成像、乳腺超声造影,以及超声定位乳腺微创术等新技术的开展及应用,超声显像对乳腺癌的诊断水平也在不断提高[20],如注意与临床乳腺触诊、乳腺X线检查及乳腺MRI技术联合应用,乳腺癌的诊断定将上一个新台阶。

### 44.4.4 MRI检查

乳腺MRI是一种无X线损伤的检查,软组织分辨率较高。MRI鉴别乳腺良性和恶性病变,不仅可根据病灶的形态、轮廓加以识别,还可结合病灶与正常乳腺的信号差异及其动态增强方式来区分[21,22]。

(1) 形态学

乳腺癌病灶多表现为形态不规则,与周围正常组织分界不清,可见周边长毛刺伸入正常组织。部分肿块与乳头之间有较长且较粗的条索影,提示肿瘤沿着导管途径向乳头方向浸润,甚至累及乳头、皮肤或深部胸壁结构,出现周围组织受浸润的征象,如牵拉、皮肤增厚、乳头凹陷等。这些征象均高度提示恶性。而良性肿瘤多与周围组织分界清晰,且边缘光整,形态规则。

(2) 病灶信号

乳腺肿瘤T1WI多呈等或稍低信号,T2WI由于病变内部细胞、纤维及含水量的不同而表现信号特征较复杂。大多数恶性病变在T2WI上呈高信号。因同时伴有液化、坏死、囊变或纤维化而致信号混杂不均。良性病变在T2WI上多呈等或高的均匀信号。

(3) 动态增强

良性肿瘤强化常始于中心区,继而向病灶周边区扩散,延迟扫描,整个病灶呈显著增强;反之,恶性肿瘤增强后病灶边缘于早期即出现显著强化,呈不规则环状或周边强化,且信号不均匀,甚至可见索条样强化影伸入病灶或与皮肤及胸肌筋膜。时间—信号强度曲线分为4型:A型、廓清型(快进快出型),峰值出现于120 s内,其后快速下降,下降幅度>10%;B型、双相型(平台型),相对快速上升,强化峰值出现于120~240 s,其后呈平台状;C型、单相型,缓慢上升,无高峰;D型、无明显强化。恶性病变以A型曲线为主,也可为B型曲线,少数为C型曲线;良性病变多为C型曲线,即缓慢持续强化;正常组织则为D型,无明显强化。综合病灶平扫时的形态、信号特点、强化模式和时间—信号强度曲线可提高诊断的敏感性、特异性。

(4) MRI功能成像

包括MRI波谱分析、弥散加权成像和灌注成像。

病例1:浸润性导管癌(图44-7)。病灶边缘不规则,边界欠清。平扫T1WI(A)呈低信号,边缘不规则,边界模糊,T2WI(B)呈高信号,增强后(C,D)明显强化,边缘不规则,矢状位(D)显示病灶边缘伴毛刺,边界不清。

病例2:浸润性导管癌(图44-8)。T1WI增强后(A)病灶呈分叶状,明显均匀强化,边界清晰,时间—信号强度曲线(B)呈廓清型,即Ⅲ型曲线。

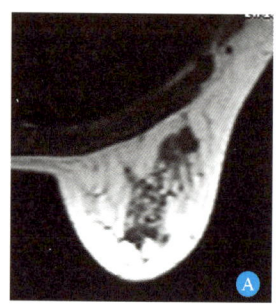 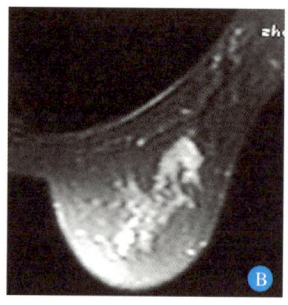 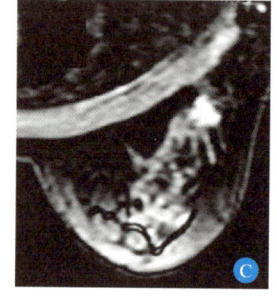 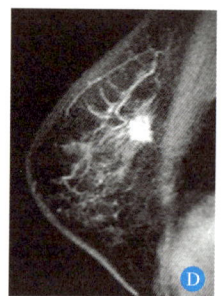

图44-7 浸润性导管癌(一)

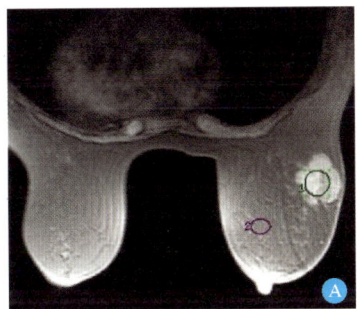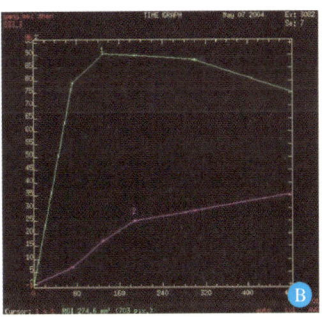

图44-8　浸润性导管癌(二)

### 44.4.5　CT检查

采用CT乳腺增强扫描可以很好显示一些乳腺X线所不能发现的乳腺癌病灶。但是乳腺CT辐射量较大,会对肺、胸壁等其他软组织造成不必要的辐射。进入21世纪后,随着多排螺旋CT(multi-detector-row CT, MDCT)广泛进入临床应用、计算机后处理硬件和软件的飞速发展以及专用乳腺CT的发明,CT有望重新成为乳腺癌诊断的重要工具[23]。

**(1) MDCT对乳腺癌术前评估的应用价值**

乳腺MRI扫描必须是在俯卧状态下进行的。由于与仰卧时形状不同,因此所观察到的癌灶位置、向各个方向的侵犯程度与手术、放疗时的实际情况有所不同,不利于病灶的精确定位。MDCT与MRI相比,优势在于它的扫描速度非常快,可以在仰卧或斜仰卧状态下一次屏气完成整个乳腺的薄层高分辨率扫描,与手术或放疗时的实际情况更加吻合。此外,MDCT扫描视野大,在乳腺检查的同时,还可观察到胸壁、肺、腋窝、乳内动脉组淋巴结情况。

乳腺癌灶在增强MDCT上的表现形式主要有:①实质性强化团块或结节影、形态不规则或呈分叶状、多数伴有毛刺、部分可见沿乳腺导管分布的导管内播散病灶;②节段性分布的片状强化区;③弥散分布的斑点或小斑片强化灶,多见于导管原位癌。

通常,浸润性癌灶的CT值呈快进快出的特点,即动脉期病灶迅速强化、延迟扫描后强化程度衰退较快。导管原位癌一部分也具有快进快出的特点,但也有相当部分在延迟期强化无衰减或略有加强。

**(2) 专用乳腺CT的研究进展**

在2000年和2005年,美国加利福尼亚州立大学Davis以及Rochester大学分别推出了专用乳腺CT。被检患者采取俯卧位,乳腺自然悬垂于扫描孔内,CT扫描射线仅限于扫描孔内,并与胸壁平行。一次检查仅4.5 mGy照射量,与乳腺X线检查的4.8 mGy相近。加之采用先进的锥束扫描技术、所得图像体素大小仅200 μm,与X线片的100 μm亦相接近。其一次检查时间<17 s,远快于X线检查。获得的图像很好地显示了癌灶的钙化、乳腺的细微结构,并且可以通过三维重建进一步分析,避免了常规乳腺X线片中组织重叠的问题。

### 44.4.6　乳管内视镜检查

乳管内视镜应用的最早临床探索应追溯到1988年,1年后成功地应用于临床,可以直接观察到放大的乳腺大、中导管内壁,腔内及小导管开口的一些病理变化,同时可结合导管内冲洗液细胞学检查及可疑病变的活检等。新一代的乳管内视镜主要由半硬式光导管、镜头、外接图像显示设备、计算计主机和若干输出打印设备组成。

乳管内视镜检查的适应证为临床上自发性乳头血性或浆液性溢液的患者[24]。复旦大学附属肿瘤医院通过对1 093例乳管内视镜检查结果的跟踪随访,最终手术确诊为乳腺癌52例,经乳管内视镜发现并在其定位下获得诊断的有49例,诊断敏感度为94.2%,而其他影像学检查方法如乳腺X线和高频超声的诊断敏感度仅分别为48.6%和36.4%[25,26]。乳腺导管内癌在乳管内视镜下的典型表现为不规则隆起的新生物,其周围管壁全部或部分消失,伴有导管内大量絮状或网状坏死组织和出血(图44-9)。

乳管内视镜检查应当与涂片细胞学检查相结合。伴有乳头溢液的乳腺癌单行涂片细胞学检查的敏感度不高,但可作为乳管内视镜检查的补充,在前面提到的52例乳腺癌中有3例乳管内视镜漏诊者,其中2例是经细胞学检查发现并经手术确诊的,如将两种诊断方法结合起来,诊断的敏感度可达到98.1%。

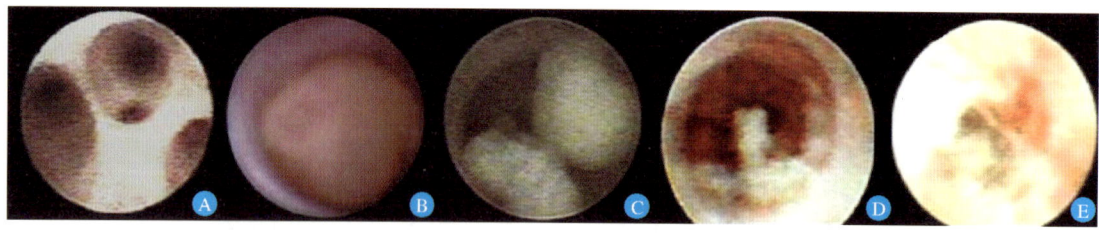

图 44-9 乳管内视镜典型表现
A. 正常乳管；B,C. 管内乳头状瘤；D,E. 管内乳头状癌

乳管内视镜主要的临床应用价值在于：①使以乳头溢液为表现而无肿块的乳腺疾病患者的手术指征明确化，使正常导管或导管扩张等患者避免了手术之苦；②可以明确进一步手术活检的部位和范围，提高手术的准确性，并缩小手术范围；③为乳腺癌手术治疗的范围提供依据[27,28]。例如对于乳管镜下距离乳头较远的乳腺癌可以考虑施行保留乳头、乳晕的乳腺切除＋术中乳房整形术，使患者获得良好的外形。

随着临床及科技的发展，在乳管内视镜引导下开展镜下直接摘除或应用激光消融技术治疗乳管内单发的良性肿瘤等微创手术将是未来的发展方向。

### 44.4.7 乳腺细胞学检查

**（1）常用细胞学检查方法**

细针穿刺：一般指使用 22 Ga. 及以上的细针头刺入肿块吸取细胞做细胞病理学检查的方法。分为直接穿刺和影像学定位下的穿刺。前者适用于触诊可及的体表肿块，包括乳腺和副乳腺肿块、乳腺癌复发或转移灶，如胸壁结节、腋下或锁骨上淋巴结等。后者则在钼靶 X 线、超声及 MRI 等引导下穿刺。

乳头液体涂片：主要指乳头溢液，即从乳头输乳管开口自然溢出或经按压乳房挤出的液体。此外利用负压装置可从乳头吸出乳腺导管内的液体或收集纤维乳管内视镜灌洗液做涂片检查。

乳头、乳晕和乳房皮肤刮片：将乳头、乳晕或乳房皮肤表面破溃处刮取物均匀涂布于载玻片上。常用于诊断乳头 Paget 病，晚期乳腺癌累及皮肤形成溃疡、皮肤湿疹等。

**（2）常见细胞形态学表现**

1) 良性细胞形态　包括乳腺导管上皮细胞；大汗腺化生细胞；肌上皮细胞；吞噬细胞和其他细胞，如间质细胞、来自乳头皮肤表层或输乳管的鳞状上皮细胞、炎症细胞和红细胞等。

2) 非肿瘤性疾病　有急性乳腺炎及乳晕下脓肿、导管扩张及浆细胞性乳腺炎及纤维囊性病。

3) 常见原发性肿瘤

腺癌：常见细胞学特征如下。①瘤细胞数量丰富；②细胞排列不规则，拥挤，重叠，分布失极性；③细胞黏附性下降，单个散在分布且胞质完整的上皮细胞较多见；④细胞异型性程度不一，异型显著者细胞增大，大小不一，核深染，核染色质粗且分布不均，核仁明显或增大，核轮廓不规则具多形性，核分裂象增多；⑤缺少双极裸核细胞。有任何怀疑均应在极端治疗前行局部切除或空芯针活检明确诊断。

管内乳头状肿瘤：细胞学常经乳头液体涂片诊断。涂片中常见成堆或散在的吞噬细胞，上皮细胞较少，甚至缺失，因此诊断灵敏度较低。组织学良性和恶性取决于上皮异型程度和是否具完整的肌上皮层。

纤维腺瘤：为上皮和纤维组织双向分化增生的良性肿瘤。典型病变 FNA 细胞学涂片可见具指状突的大片良性导管上皮细胞，单个散在分布的肌上皮细胞明显增加，增生的纤维结缔组织片段，有时可见多少不一的黏液样物质。

乳腺叶状肿瘤：与纤维腺瘤同属上皮和纤维双向分化的肿瘤，但细胞间质增生更显著，将导管上皮压缩呈裂隙状，且有良性、交界性和恶性之分。恶性乳腺叶状肿瘤上皮细胞少有恶变，主要为间质恶性。

乳头 Paget 病：刮片中可见非肿瘤性的鳞状上皮细胞、角化物及炎症细胞，肿瘤细胞包括普通腺癌和 Paget 细胞。后者单个或小堆状分布。细胞大且界清。胞质多而透亮，有时可见含黏液的胞质空泡。细胞核显著异型，核仁明显。

其他：如淋巴造血系统肿瘤、转移性恶性肿瘤以及男性乳房疾病[29,30]。

**（3）辅助检查**

细胞学检查由于可获取新鲜组织，且未经切片处理，细胞核保留完整，适用于多种辅助检查。目前最常应用的是雌孕激素受体蛋白免疫组化检测以及 Her-2 蛋白水平和基因扩增检测（荧光/显色原位杂交)[31-33]。此外流式细胞检查、DNA 倍体分析、基因突变/等位基因缺失检测和电镜等各类辅助检查方法均可用于乳腺细胞学标本。

*(4) 乳腺细胞学检查的优点和局限性*

细胞学在乳腺疾病的诊断中有独特价值。其优点为应用广泛、操作简单、安全、快速、经济。细胞学局限性之一为取材限制性,极可能漏诊或误诊。其次,很难辨别组织学结构。故细胞学诊断总的准确性低于组织学,阴性报告不能完全除外肿瘤,虽诊断特异性较高,但仍有假阳性诊断。判断乳腺细胞学诊断的准确性必须结合临床和影像学检查。

## 44.4.8 组织学检查

组织学检查又称组织学活检,是乳腺疾病诊断中最具确诊意义的手段。分为穿刺活检和手术活检两大类,前者根据活检工具的不同又分为空芯针活检和真空辅助微创活检。随着影像学检查被越来越多地用于无症状妇女的乳腺普查,发现了大量临床摸不到的乳房病灶,对这类病灶可以采取在影像学定位下进行活检。

*(1) 空芯针活检*

空芯针活检是应用机械弹射切割原理,通过活检针外套管的快速切割而获得组织条标本。它已被广泛用于多种体表肿瘤和经体腔的穿刺活检。乳腺原发灶或腋窝转移淋巴结的空芯针活检一般都建议在超声引导下进行。

相对于手术活检来说,空芯针穿刺在获得组织标本同时损伤小,皮肤瘢痕仅约 2 mm,对乳房外形基本无影响,术后并发症少,活检术后恢复迅速且费用低廉[34]。但是,空芯针活检获得的组织标本量比较少,有时会给病理科医师的诊断带来困难;而对于体积较小的病灶有时难免会发生遗漏。另外,为防止漏诊或便于对病灶各项病理指标的检测,通常需要获得多条空芯针活检标本,这就必须反复多次进针或多点穿刺。

*(2) 真空辅助微创活检*

真空辅助穿刺活检是近 10 年内发展起来的一项新的活检技术,目前已经越来越多地应用于乳腺疾病的临床活检,其应用价值已经得到较一致的公认[35]。真空辅助微创活检只需要一次进针过程,将活检针放置于待活检部位或距其 5 mm 范围之内,通过垂直负压将待活检组织吸入针前端一侧的活检槽内进行旋切活检,然后再通过平行负压吸出标本,如此切取获得的单个标本量是空芯针活检标本的

2.5~6倍。通过对针头位置的旋转调节可以完成多方向的组织活检,故一次进针即可获得足够多的组织标本量。真空辅助微创活检通常都在乳腺 X 线立体定位引导或超声引导下完成,最近还推出了专门用于 MRI 引导下的活检装置。与手术活检相比,真空辅助微创活检对乳腺外形的破坏小,而其诊断准确性不亚于手术活检,因此被广泛应用,尤其是针对那些影像学检查发现的而临床又摸不到肿块的乳腺病灶。

另外,由于真空辅助微创活检枪具有定向活检功能,每次旋切取出的组织量又比较多,因此还可用它来切除最大径 < 2.5 cm 的乳房良性肿瘤,例如纤维腺瘤,从而达到微创治疗的目的。

*(3) 手术活检*

手术活检是乳腺病灶最经典的活检手段,通过手术活检得到组织学标本可获得最可靠的病理组织学诊断。国内目前乳腺的手术活检主要应用于临床可扪及的可疑乳房肿块的组织学诊断,一般采用将肿块连同其周围部分组织整块切除的切除活检手术。对于巨大的无法手术的局部晚期乳腺癌,也可以采取切取活检,但目前正逐步为空芯针活检所取代。随着乳腺影像学普查的推广,各种影像学定位下的微创活检方法将会在乳腺癌的早期诊断中发挥更重要的作用。

# 44.5 乳腺癌临床分期

## 44.5.1 肿瘤的分期

对恶性肿瘤进行正确、合理的分期具有十分重要的意义。它有助于详细记录病变范围、播散程度,准确估计病情,判断预后,并制定有针对性的治疗方案,客观评价疗效,便于不同的医疗中心交流信息及比较疗效,也促进癌症研究的深入开展。目前临床工作中广泛应用的乳腺癌分期方法是美国肿瘤联合会(AJCC)和国际抗癌联盟(UICC)制定的 TNM 分期系统,由 3 个要素组成,T:原发肿瘤的范围;N:有无区域淋巴结转移及其程度;M:有无远处转移。

TNM 分期系统具有以下一些总的原则:

1) 所有病例需经病理学确诊,方可进行 TNM 分期。

2) TNM 分期系统包含 4 种类型:①临床 TNM 分期,简称 cTNM。②病理 TNM 分期,简称 pTNM。③再次治疗 TNM 分期,简称 rTNM。④尸解 TNM 分

期,简称 aTNM 分期。

3) 对 cT、cN、cM 与 pT、pN、pM 进行分级后,需行归类分期。临床分期是选择、评估治疗方案的基础,而病理分期有助于提供精确的预后信息。因此,cTNM 和 pTNM 均应记录在病历中。

4) 在某一特殊病例中,对正确的 T、N、M 评级有疑问,可选择相应的下一个级别。

5) 当一个器官中同时存在多个病灶,则取具有最高级别 T 的病灶作为分期的依据,并可在括号内注明多发及病灶数目,如 T2(m) 或 T2(5)。在成对脏器中同时发生的肿瘤,可分别作为独立的病变进行分期。

TNM 临床分期中的定义如下。

T——原发肿瘤
 TX 原发肿瘤无法评估
 T0 无原发肿瘤证据
 Tis 原位癌
 T1,T2,T3,T4 原发肿瘤大小和(或)局部浸润范围,并可进一步分级

N——区域淋巴结
 NX 区域淋巴结无法评估
 N0 无区域淋巴结转移
 N1,N2,N3 肿瘤累及区域淋巴结的数量,并可进一步分级
 注:原发肿瘤直接侵犯至淋巴结归类为淋巴结转移。除区域淋巴结以外的淋巴结转移归为远处转移。经显微镜确认的最大径 <3 mm 的肿瘤结节,定义为原发肿瘤的非连续播散,进入 T 分级;肿瘤结节 >3 mm,即使无残余淋巴结组织,也认为是区域淋巴结转移。

M——远处转移
 MX 远处转移无法评估
 M0 无远处转移
 M1 远处转移

随着循证医学的发展,临床资料积累和治疗观念的更新[36],AJCC 和 UICC 第 6 版的《乳腺癌 TNM 分期》于 2002 年出版。对乳腺癌分期所作的修改、补充遵循了以下原则:①有循证医学证据;②所导致的诊治标准变化应该在临床上达到广泛的共识;③修改应该获得统一的命名和编码体系,以便病例资料数据库信息的采集。

## 44.5.2 乳腺癌新分期的合理性

### (1) 微转移与孤立肿瘤细胞

免疫组化和分子生物学技术越来越多的应用使病理医师可能发现微小转移灶,直至孤立的肿瘤细胞。这些微小病灶的临床意义仍不明确。

第 6 版 AJCC 分期中,微转移灶指转移灶直径 > 0.2 mm,但 ≤2 mm。孤立肿瘤细胞(单个细胞或细胞团)定义为肿瘤细胞团直径 ≤0.2 mm,伴或不伴恶性表型。淋巴结中存在孤立肿瘤细胞归为淋巴结阴性。免疫组化发现微转移的临床意义尽管尚未达成共识,但是微转移灶的大小可能是判别转移潜力的重要标准。

### (2) 转移淋巴结数目

区域淋巴结转移数目是乳腺癌最重要的预后因子,但是这一共识未能在以往的 AJCC 分期中得到体现。因此在新的分期中,腋淋巴结转移 1~3 个(至少 1 个转移灶 >2 mm,且所有转移灶 >0.2 mm)归为 pN1a,腋淋巴结转移 4~9 个为 pN2a,腋淋巴结转移 10 个或 10 个以上归为 pN3a[37,38]。

### (3) 锁骨下淋巴结转移

锁骨下淋巴结位于胸小肌内缘的内侧,在以往的 AJCC 分期中将锁骨下淋巴结与腋淋巴结归在一起。Newman[39] 2001 年报道,在局部晚期乳腺癌患者中约 1/3 病例显示锁骨下淋巴结转移,与正常组比较,无复发生存率(50% 比 68%)和总生存率(58% 比 83%)均降低。因此,新分期建议将锁骨下淋巴结转移定为 N3a。

### (4) 非腋淋巴结的转移

乳房的淋巴引流主要方向是腋窝,但也包括内乳淋巴结和锁骨上淋巴结。

Klauber-DeMore[40] 2001 年分析一系列研究后认为,内乳淋巴结转移对预后的影响依赖于其他区域淋巴结的状态。因此,AJCC 分期作了如下修改:对于通过前哨淋巴结活检而非影像学检查(除外淋巴核素显像)发现的转移内乳淋巴结,同时腋淋巴结阴性者归为 pN1b;同时伴有 1~3 个转移腋淋巴结时,归为 pN1c;同时伴有 4 个及 4 个以上转移腋淋巴结时,归为 pN3b;通过临床检查或影像学检查(包括 CT、B 超,除外淋巴核素显像)发现的转移内乳淋巴结,同时腋淋巴结阴性时为 N2b/pN2b;如伴有腋淋巴结转移则为 N3b/pN3b。

以往,同侧锁骨上淋巴结转移的患者被视为远处转移(M1),预后较差,从而给予了大量姑息性的治疗。Brito[41] 研究发现 70 例锁骨上淋巴结转移的乳腺癌接受了积极的治疗,该组病例无复发生存率和总生存率与ⅢB 病例相似,明显优于Ⅳ患者。新的分期将同侧锁骨上淋巴结转移定为 N3c/pN3c,并确立了一个新的期别ⅢC 期。

### (5) 前哨淋巴结活检

在肿块较小(T1、T2)、临床淋巴结阴性的乳腺

癌病例中,前哨淋巴结活检正迅速成为标准治疗方法[42]。为了便于收集临床信息,也有必要在新分期中增设补充条款。仅依据前哨淋巴结活检作出的分期将注明(sn),如 pN1(sn);如果患者进行前哨淋巴结活检后,又接受了常规的腋淋巴结清扫,则依据全部的腋淋巴结情况归类,不再注明(sn)。

## 44.5.3 第6版 AJCC 乳腺癌 TNM 分期

T——原发肿瘤

TX 原发肿瘤无法确定(例如已切除)
T0 原发肿瘤未查出
Tis 原位癌
 Tis(DCIS) 导管原位癌
 Tis(LCIS) 小叶原位癌
 Tis(Paget) 不伴肿块的乳头 Paget 病
 注:伴有肿块的 Paget 病根据肿块大小进行分期
T1 肿瘤最大直径≤2 cm
 T1 mic 微小浸润性癌,最大直径≤0.1 cm
 T1a 肿瘤最大直径>0.1 cm,≤0.5 cm
 T1b 肿瘤最大直径>0.5 cm,≤1.0 cm
 T1c 肿瘤最大直径>1.0 cm,≤2.0 cm
T2 肿瘤最大直径>2.0 cm,≤5.0 cm
T3 肿瘤最大直径>5.0 cm
T4 不论肿瘤大小,直接侵犯胸壁或皮肤(胸壁包括肋骨、肋间肌、前锯肌,但不包括胸肌)
 T4a 侵犯胸壁
 T4b 患侧乳房皮肤水肿(包括橘皮样变)、溃破或卫星状结节
 T4c T4a 和 T4b 并存
 T4d 炎性乳腺癌

N——区域淋巴结

NX 区域淋巴结无法分析(例如已被切除)
N0 区域淋巴结无转移
N1 同侧腋淋巴结转移,可活动
N2 同侧转移性腋淋巴结相互融合,或与其他组织固定;或临床无证据显示腋淋巴结转移的情况下,存在临床明显的内乳淋巴结转移
 N2a 同侧转移性腋淋巴结相互融合,或与其他组织固定
 N2b 临床无证据显示腋淋巴结转移的情况下,存在临床明显的内乳淋巴结转移
N3 同侧锁骨下淋巴结转移;或有临床证据显示腋淋巴结转移的情况下,存在临床明显的内乳淋巴结转移;或同侧锁骨上淋巴结转移,伴或不伴腋淋巴结或内乳淋巴结转移
 N3a 同侧锁骨下淋巴结转移及腋淋巴结转移
 N3b 同侧内乳淋巴结及腋淋巴结转移
 N3c 同侧锁骨上淋巴结转移

pN——区域淋巴结

pNX 区域淋巴结无法分析(手术未包括该部位或过去已切除)
pN0 组织学无区域淋巴结转移,未对孤立肿瘤细胞另行检查
 pN0(i-) 组织学无区域淋巴结转移,免疫组化阴性
 pN0(i+) 组织学无区域淋巴结转移,免疫组化阳性,肿瘤灶≤0.2 mm
 pN0(mol-) 组织学无区域淋巴结转移,分子检测(RT-PCR)阴性
 pN0(mol+) 组织学无区域淋巴结转移,分子检测(RT-PCR)阳性
 pN1 mi 存在微转移,最大径>0.2 mm,≤2.0 mm
pN1 同侧1~3个腋淋巴结转移,或内乳前哨淋巴结镜下转移,而临床不明显
 pN1a 同侧1~3个腋淋巴结转移
 pN1b 内乳前哨淋巴结镜下转移,而临床不明显
 pN1c 同侧1~3个腋淋巴结转移,同时内乳前哨淋巴结镜下转移,而临床不明显
pN2 4~9个腋淋巴结转移,或临床明显的内乳淋巴结转移而腋淋巴结无转移
 pN2a 4~9个腋淋巴结转移,至少1个肿瘤灶>2.0 mm
 pN2b 临床明显的内乳淋巴结转移而腋淋巴结无转移
pN3 10个或10个以上腋淋巴结转移,或锁骨下淋巴结转移,或腋淋巴结转移的情况下伴临床明显的同侧内乳淋巴结转移,或3个以上腋淋巴结转移伴有临床阴性而镜下内乳淋巴结转移,或同侧锁骨上淋巴结转移
 pN3a 10个或10个以上腋淋巴结转移(至少1个肿瘤灶>2.0 mm),或锁骨下淋巴结转移
 pN3b 3个以上腋淋巴结转移伴有临床阴性而

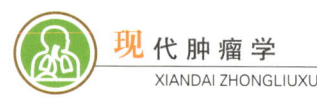

| | 前哨淋巴结活检镜下内乳淋巴结转移 |
| pN3 c | 同侧锁骨上淋巴结转移 |

M——远处转移
　MX　有无远处转移无法评估
　M0　无远处转移
　M1　有远处转移

临床分期：
　0期　　Tis　　N0　　M0
　Ⅰ期　　T1　　N0　　M0
　ⅡA期　T0　　N1　　M0
　　　　　T1　　N1　　M0
　　　　　T2　　N0　　M0
　ⅡB期　T2　　N1　　M0
　　　　　T3　　N0　　M0
　ⅢA期　T0　　N2　　M0
　　　　　T1　　N2　　M0
　　　　　T2　　N2　　M0
　　　　　T3　　N1～2　M0
　ⅢB期　T4　　N0　　M0
　　　　　T4　　N1　　M0
　　　　　T4　　N2　　M0
　ⅢC期　任何T　N3　　M0
　Ⅳ期　　任何T　任何N　M1

## 44.6　诊断与鉴别诊断

### 44.6.1　良性增生病

乳腺良性增生病是乳腺组织中常见的病变,多见于30～50岁,青春期及绝经后则少见。其病因主要与体内雌激素水平升高及雌、孕激素比例失调有关,表现为月经周期的乳腺实质过度增生而复归不全,在前一周期异常形态的基础上又发生下一周期的变化。该病在临床上的名称较多,如乳腺囊性病、乳腺囊性增生病、乳腺结构不良症、慢性乳腺病等。Hughes于1987年提出"正常发育和退化过程中的失常(简称ANDI)"的概念[43],但在国内一般称此为乳腺增生症或简称小叶增生。为区别乳腺癌的恶性增生,暂且称乳腺发育及退化不良性疾病为乳腺良性增生病。

乳腺良性增生病的病程从数周到数年不等,在临床上主要表现为乳房疼痛[44]。①显著性周期乳房疼痛:国外报道占乳房疼痛症患者的40%,疼痛与月经周期有关,有时整个月经周期都有疼痛感,常无固定部位,月经来潮后疼痛缓解;可在乳房的外上象限触及结节感或局部增厚感,部分患者乳房疼痛可放射至上臂中部;该病在钼靶检查上没有特异性的表现。②非周期性疼痛:发病平均年龄为34岁,大约占乳痛症患者的27%,与显著性周期乳房疼痛不同,该疼痛往往有固定的位置,以单侧乳房的外上象限居多,两侧乳房同时疼痛较少,大多患者描述为"针刺感"、"牵拉感"或"烧灼感",月经来潮后疼痛不缓解,在钼靶检查上亦无特异性表现。多数病例根据典型的临床表现即可确诊;因肿块形成难以与纤维腺瘤和乳腺癌相鉴别,需结合必要的辅助检查进行诊断。

乳腺良性增生病的病理形态可分为如下。①单纯性小叶增生:常为乳腺良性增生病的早期阶段。临床上表现为两侧乳房呈片状、颗粒状或结节状肿块,质韧,肿块的切面为均匀灰白色散在半透明的结节;显微镜下显示小叶末梢导管数目增多,小叶增大,形态不规则。小叶境界清楚,小叶内结缔组织轻度增生。②囊性小叶增生:病变组织内有小囊肿形成。临床上触及的肿块往往有沙砾或结节感,有时表现为大小不等的结节,大者直径可达1～2 cm,呈囊性感,标本肉眼检查除见腺病表现外,还可见大小不等的多数囊肿,表面呈蓝色,在囊肿内还有淡黄色或浅棕色液体;显微镜下小叶导管扩张而萎缩呈扁平。③腺性小叶增生:是小叶内末梢导管高度扩张的结果,镜下见小叶增生范围大,互相融合,末梢导管高度增生,密集呈腺瘤样。

弥漫性良性增生病有时与生理性乳腺周期肿胀不易鉴别,但后者与月经周期关系更加密切,胀痛症状明显,有些妇女有如同泌乳的感觉,局部较柔软。局限性的良性增生明显时要与乳腺癌相鉴别:乳腺癌的质地较硬,一般无压痛,平均发病年龄较良性增生病大10岁,临床上不能鉴别时需依靠病理诊断才能明确。乳痛症的患者需要与Tietze综合征(肋软骨炎)相鉴别,肋软骨炎并不是真正的乳房疼痛,但是疼痛经常被认为起源于覆盖疼痛的肋软骨的乳腺区域;Tietze综合征一般有慢性的病程,体检时可发现肋软骨触痛和肿大,疼痛在按压病变软骨时加剧;影像学检查往往无特异性表现。

## 44.6.2 导管内乳头状瘤

乳腺导管内乳头状瘤是发生于乳腺导管内上皮的良性肿瘤。2003 年版 WHO 乳腺肿瘤新分类将导管内乳头状瘤分为中央型乳头状瘤和外周型乳头状瘤。

自发性乳头溢液是乳腺导管内乳头状瘤最常见和最主要的临床症状,乳头溢液的诊断和鉴别诊断对于诊断乳腺导管内乳头状瘤具有重要的意义。首先应除外因乳头内陷、内翻所存的少量分泌物以及乳头湿疹样病变、糜烂、感染及炎性乳晕瘘管等假性溢液。其次鉴别生理性和病理性乳头溢液。①生理性乳头溢液指停止哺乳后双乳仍有少量乳汁分泌,可持续数月甚至数年,无停经等其他症状,血清泌乳素检查正常,临床上表现为挤压乳头后出现的溢液、双侧溢液以及多导管开口的溢液。②病理性乳头溢液应区分全身性疾病和乳腺疾病引起的乳头溢液,全身性疾病引起的乳头溢液包括女性内分泌功能紊乱,有长期服用避孕药物史,近期服用镇静剂、萝芙木碱等药物者;乳腺疾病引起的乳头溢液常为自发性、单侧单管溢液,有时也可有 2~3 个导管开口出现溢液[45],可同时伴有乳晕区的肿块,溢液性质有血性、浆液性、浆液血性或水样等。体检时导管内乳头状瘤患者常在乳晕区附近可找到一个"触发点",用手指压迫该处,可见乳头相应部位的导管开口有液体流出,仔细检查,有时可在"触发点"周围扪及直径≤1 cm 的肿块,肿块可为乳头状瘤,也可能是乳头状瘤远端扩张的导管所形成的囊肿。

对乳头溢液的辅助检查方法包括乳头溢液脱落细胞学检查、超声检查、乳房钼靶摄片及乳腺导管内镜检查等。①乳头溢液涂片有较高的假阴性率;②乳房钼靶摄片表现为局限性乳晕下肿块阴影,呈良性外观,或有时可见实性扩张的乳晕下导管阴影,偶见微小钙化;③乳腺超声检查表现为界限清楚的呈平坦回声的结节或是小叶状呈平坦回声的囊性病变伴实质成分,常见导管扩张形成的实性腔内回声;④乳腺导管内镜检查表现为乳腺导管内红色、黄色或红黄相间的充实性肿瘤,绝大部分肿瘤表面呈桑葚状。

乳腺导管内乳头状瘤需与早期仅表现为乳头溢液的乳腺癌相鉴别:乳腺癌早期临床上常扪不到乳腺肿块或仅有小片状腺体增厚,极易被忽略,乳头溢液可能是早期诊断的唯一线索,应特别注意;早期乳腺癌或其他类型乳腺癌侵犯导管时可引起各种性质的乳头溢液,但以清水样、浆液性、浆液血性和血性乳头溢液多见,若乳头溢液伴有相应区域的乳房内浸润性肿块时则提示恶性肿瘤可能大。

## 44.6.3 分叶状肿瘤

乳腺分叶状肿瘤是一种少见的纤维上皮性肿瘤,在所有乳腺肿瘤中,发病率不到 1%。1838 年,Muller 首先对其进行了报道,因切面呈囊叶状似鱼肉而得名,命名为分叶状囊肉瘤,并强调该肿瘤为良性。1931 年 Lee 首次报道了 1 例分叶状囊肉瘤术后肺转移,说明该肿瘤也有恶性性质。自 1838 年以后的 150 年间,至少在文献中出现过 62 个不同的类似名称来描述该肿瘤,命名的混乱从另一个侧面提示分叶状肿瘤生物学行为的异质性。

1982 年 WHO 将本病的组织学命名为"分叶状肿瘤",然后根据间质细胞的异型性、核分裂象、肿瘤边界情况以及有否间质的过度生长再进一步将分叶状肿瘤分为良性、交界性和恶性 3 类,其中尤以核分裂象最为重要[46]。

乳腺分叶状肿瘤在拉丁美洲白种人和亚洲人群中发病率较高,发病年龄主要在 35~55 岁,较纤维腺瘤发病时间推迟 20 年左右。分叶状肿瘤主要表现为临床上良性的乳房肿块迅速增长;有些患者也可表现为长时间存在的乳腺病变的体积急剧增大。肿块体积一般较纤维腺瘤为大,但是随着患者自检及筛查的开展,目前分叶状肿瘤就诊时的体积趋向变小。巨大肿瘤的乳房表面皮肤往往变得菲薄,皮下可见扩张的静脉,有时可因张力过高而出现坏疽。

分叶状肿瘤在钼靶影像上与纤维腺瘤表现相似,一般表现为肿块体积较大,边界清楚,椭圆形或偶有分叶的实性肿块,周边可伴有透明的晕轮和肿块内见粗大的钙化点。乳腺 B 超检查表现为不均一的内部低声的实性肿块,可有囊性变性区,囊壁光滑,对内有囊性区的肿块应高度怀疑分叶状肿瘤。

由于分叶状肿瘤与纤维腺瘤均属于纤维上皮性病变,应用细针穿刺抽吸方法对其进行精确的细胞学诊断是很困难的。空心针穿刺活检可获得较多的组织,可提高术前诊断率。国外推荐患者有以下表现的任何两项时需行空心针活检检查:长时间存在的乳腺病变的体积急剧增大,年龄>35岁或明显的纤维腺瘤>3 cm,乳房钼靶摄片有圆形边界或呈分叶状的实性肿块,乳房B超表现为内有囊性区的肿块,细针抽吸细胞学检查提示间质细胞增生及不能确定的病理学形态[47]。

良性分叶状肿瘤主要与青春型及富细胞性纤维腺瘤相鉴别,间质过度增生而形成的分叶状结构及基质量的多少,是分叶状肿瘤区别于后者的重要依据;分叶状肿瘤可有上皮下幼稚细胞带,而纤维腺瘤见不到;分叶状肿瘤间叶性瘤细胞密度较大,高倍视野下核所占面积>20%,而纤维腺瘤多<10%,间质细胞无异型,核分裂象不多或没有,肿物切除后极少复发。分叶状肿瘤还需与其他乳腺肉瘤相鉴别,纯粹的肉瘤内无上皮成分,为排除分叶状肿瘤的诊断,一定要多切组织块,观察有无上皮成分。

### 44.6.4 恶性淋巴瘤

乳腺恶性淋巴瘤临床上分为原发性及继发性,前者属于结外恶性淋巴瘤,后者为全身疾病的一部分。原发性乳腺恶性淋巴瘤发病率较低,占同期乳腺恶性肿瘤的0.04%～0.53%,结外恶性淋巴瘤的1.7%～2.2%[48]。大多数乳腺恶性淋巴瘤为B细胞来源的非霍奇金淋巴瘤,主要为弥漫性大B细胞淋巴瘤和黏膜相关淋巴组织型结外边缘区B细胞淋巴瘤两种类型。

乳腺恶性淋巴瘤好发年龄为50～60岁,女性多见,常为单发性,偶尔可双侧同时发生。临床表现与乳腺癌相似,可表现为无痛性肿块,活动,边界清楚,质软,生长迅速;肿块多位于外上象限或乳腺中央部,大小1.0～20 cm不等;与皮肤及胸肌多无粘连,无乳头凹陷或溢液,无乳房皮肤橘皮样改变;可伴腋下淋巴结肿大;肿物上方皮肤可呈青紫色改变。

乳腺恶性淋巴瘤临床诊断常较困难,确诊需依赖于病理学诊断。Wiseman等[49]提出以下原发性乳腺恶性淋巴瘤的病理诊断标准:①肿块有淋巴组织及乳腺组织并存;②以往无乳腺以外的恶性淋巴瘤病史;③乳腺是首发部位,以后可有同侧腋下淋巴结累及;④镜下示瘤细胞对乳腺小叶及导管的浸润,而乳腺上皮无恶变的证据。乳腺恶性淋巴瘤可行免疫组化染色进行进一步分型:DLBCL淋巴瘤细胞表现为全B细胞抗原标记(CD20)、CD79α和CD45RB阳性,CD3和全T细胞抗原标记(CD45RO)阴性;MALT型结外边缘区B细胞淋巴瘤细胞表达全B细胞标记,如CD20和CD79α,通常Bcl-2表达阳性而CD10、CD5和CD23表达阴性。

### 44.6.5 浆细胞性乳腺炎

浆细胞性乳腺炎是乳腺组织的化学性非细菌性炎性病变,炎性细胞以浆细胞为主[50]。哺乳障碍、乳房外伤、炎症、内分泌失调及乳房退行性变等各种原因引起的乳腺导管阻塞,导致乳管内脂性物质溢出管外,进入管周组织而造成无菌性炎症。

详细追问病史和认真分析病情即能对部分患者作出诊断:①临床上60%的患者有急性炎症病史,表现为红肿热痛、腋窝淋巴结肿大,部分患者症状自行缓解后又可出现乳房的红肿热痛,肿块较大时皮肤可呈橘皮样水肿。②40%的患者一开始即表现为慢性炎症,多以单发乳腺肿块为首发症状而就诊,肿块多位于乳晕深部,质实边界不清,无包膜;由于病变在乳晕旁,乳腺导管缩短和管壁纤维化,可引起皮肤粘连和乳头凹陷。③在某些病例中乳头溢液可为首发症状,且可为唯一体征,乳头溢液常为浆液性、脓性或血性。④同侧腋窝淋巴结肿大,早期即可出现,表现为质地较软,压痛明显,随病程进展可渐消退。⑤本病后期肿块可软化而形成脓肿,破溃后流出脓液,常伴有粉渣样物质排出,久治不愈者可形成通向乳头孔的瘘管;合并细菌感染时,可形成蜂窝织炎,有全身脓毒血症的表现。

浆细胞性乳腺炎的辅助检查如下。①乳房B超:可显示为低回声区,边界不规则,内部回声不均匀;②钼靶X线摄片:表现为病变乳腺区致密阴影,密度不均,边界模糊,外形不规则,肿块阴影与触诊大小相似;③乳房肿块细针抽吸细胞学检查可见大量炎性细胞、异形细胞但无癌细胞。但是,目前尚缺乏有效的辅助检查手段来诊断浆细胞性乳腺炎,最后可行空心针穿刺或手术活检以明确。

急性期浆细胞性乳腺炎需与急性化脓性乳腺炎和炎性乳腺癌相鉴别,炎性乳腺癌临床上表现为乳房弥漫性增大、变硬和触痛,乳房皮肤广泛红肿热痛、变厚及出现橘皮样外观,肿块穿刺物为鱼肉样组织颗粒,细胞学检查可查到癌细胞,病程进展迅猛,恶性程度高;急性化脓性乳腺炎好发于产后哺乳期的妇女,表现为乳房的红肿热痛,肿块边界不清,质地较韧,可有波动感,肿块穿刺物为脓液或坏死组织,应用抗生素治疗有效。慢性期浆细胞性乳腺炎需与乳腺癌相鉴别:前者好发于30~50岁的非哺乳期或绝经期妇女,常有哺乳障碍史,肿块多位于乳晕区,长轴与乳腺导管走行一致,边界不清,与皮肤粘连,有触痛,早期可有腋下淋巴结肿大,有触痛、活动,随病程的进展可消退;乳腺癌好发年龄为40~59岁,表现为边界不清的无痛性肿块,实性,质较硬,可伴有同侧腋下肿大的淋巴结,质硬,甚至融合成团、固定,最后可行空心针穿刺或手术活检明确诊断[51]。

### 44.6.6 其他间叶组织来源肿瘤

乳腺间叶组织来源的肿瘤是指来源于导管或小叶周围间叶组织的肿瘤,包括乳腺肉瘤、肌纤维母细胞瘤和乳腺颗粒细胞瘤等。

乳腺肉瘤是指乳腺间叶组织的恶性肿瘤,主要包括:血管肉瘤、脂肪肉瘤、横纹肌肉瘤、骨肉瘤、平滑肌肉瘤、恶性神经鞘瘤、多形性恶性纤维组织细胞瘤病、纤维肉瘤、软骨肉瘤、腺泡状软组织肉瘤、神经纤维肉瘤、恶性间叶瘤等。乳腺肉瘤占乳腺所有恶性肿瘤的1%左右,好发年龄为30~40岁。临床上多以乳房内无痛性肿块为首发症状,部分生长速的肿瘤在就诊时可占据整个乳房;病程长短不一,有的长达30年以上,有的肿瘤生长迅速,短期内迅速增大;多为单侧发病,双侧极少;肿瘤边界相对较清楚,质地较乳腺癌为软,一般无乳头凹陷及皮肤和胸肌的累及;肿瘤较大时,可压迫局部皮肤,使之紧张、变薄、发亮和发红,有明显的浅表静脉扩张,最终可致局部破溃。乳腺肉瘤较少发生腋窝淋巴结转移,其主要沿血道转移至肺、骨、肝、脑等[52]。

乳腺肉瘤辅助影像学检查缺乏特异性表现,最终诊断需行组织病理学检查,免疫组化对于进一步鉴别各种乳腺肉瘤帮助较大。对于临床考虑为乳腺肉瘤时,最好选用切除活检,减少医源性血道转移的机会。

乳腺间叶组织来源的肿瘤除了乳腺肉瘤外,还包括乳腺颗粒细胞瘤和肌纤维母细胞瘤等良性肿瘤,一般表现为乳腺实质内质硬、活动度较好的无痛性肿块,临床上与乳腺癌及乳腺肉瘤较难鉴别,确诊需行病理及免疫组化检查。

## 44.7　治疗前评估

早期乳腺癌的治疗是以手术为主的综合治疗。然而乳腺癌的手术治疗模式在近30年来发生了巨大的变革,保乳手术、前哨淋巴结活检替代传统腋淋巴结清扫的术式、各种方式的一期乳房重建手术越来越为患者所接受,治疗前对病情的评估显得尤为重要。

1) 病史和体检　乳房肿块时间、疼痛,记录肿块大小、部位、形态、质地,与皮肤、胸肌有无粘连;乳头凹陷及位置改变,乳头皮肤改变,是否溃破、糜烂,乳头溢液是否自发,溢液时间、颜色、单管或多管,是否伴发乳房肿块;乳房皮肤改变,是否存在增厚、水肿、红斑、溃破;腋窝淋巴结是否肿大、大小、与周围组织粘连情况;既往乳房手术史;婚育史;月经史;家族史,特别是乳腺癌、卵巢癌家族史。

2) 术前常规的理化检查　血、尿、粪常规,肝肾功能,心电图,胸正侧位片或胸部CT,腹壁超声。

3) 双侧乳房钼靶检查以及MRI　术前(通常指术前3个月内)的乳腺钼靶X线片是决定患者是否适合做保乳治疗的必备条件。该项检查要求在高质量的钼靶机下进行,并按照规范进行分级报告。钼靶摄片有利于了解病变的程度,是否存在多中心病灶,以及其他可能影响到治疗决策的因素;同时也了解对侧乳房的情况。在钼靶片报告中需记录肿块大小,若肿块同时伴有微小钙化灶,则需报告钙化范围及其与肿块的位置关系;对于微小钙化灶,必要时可进行放大的钼靶摄片。乳房MRI在良性和恶性病变的鉴别诊断、乳房恶性病变范围评价、多中心病灶的评估中均显示出独特的优势。

4) 病理诊断　对乳房原发灶的病理诊断已不再依赖于术中快速冷冻切片检查,肿块的空芯针活检、钙化灶的真空辅助活检已广泛应用于临床,术前明确的病理学诊断有利于医生与患者就手术方案进行充分沟通。如果病例已行手术活检,则应与病理医生充分沟通,了解原发肿块组织类型、切缘情况,是否存在广泛导管内癌成分,导管内癌患者应报告核分级,有无粉刺样坏死,手术切缘距离。

5) 其他特殊的评估　采用曲妥珠单抗时需评价心功能;接受芳香化酶抑制剂治疗需进行骨密度

测定;明确患者是否处于绝经状态需检测血清雌二醇、黄体释放激素、促卵泡生成激素等;对Ⅲ期患者进行放射性核素骨扫描。

患者自身的要求和愿望是影响治疗决策的一个极为重要的因素。患者与医生应就保乳治疗与根治术的优缺点、前哨淋巴结活检、乳房一期重建手术作详细的讨论。患者在对治疗作出选择时应考虑到自身对疾病控制的认识、术后机体的功能、性生活及其他方面的生活质量。

## 44.8 手术治疗

### 44.8.1 乳腺淋巴回流

#### (1) 乳房的淋巴管

乳房上皮组织下的淋巴管与全身表面上皮组织下的淋巴管相互贯通,这些淋巴管内壁没有瓣膜,与皮下淋巴管、乳晕下淋巴管丛相交通。通过连接皮下、上皮组织的垂直的淋巴管,乳晕下淋巴管丛收集乳头、乳晕的淋巴。淋巴由浅入深,从乳晕下淋巴管丛经过输乳管旁淋巴管至小叶旁与皮下深组淋巴管丛。输乳管旁淋巴管紧贴乳腺导管的肌上皮细胞。然后,皮下深组淋巴管丛与乳腺内淋巴管中的淋巴汇聚至腋淋巴结和内乳淋巴结。据估计,乳房3%的淋巴汇入内乳淋巴结,97%的淋巴汇入腋淋巴结。

乳房皮肤和乳腺实质的淋巴汇入相同的腋窝淋巴结,这些淋巴结代表了乳房淋巴引流的主要方向。淋巴造影研究发现,乳腺深部实质或乳房后间隙淋巴倾向于引流至内乳淋巴结;而乳晕下将经过乳晕外侧或上方的淋巴管,最终汇集至腋窝的前哨淋巴结。

#### (2) 腋淋巴结

解剖学研究证实,乳腺癌区域播散的主要途径是腋淋巴结转移。Packren 依据肿瘤转移的病理解剖学研究,将腋淋巴结分为:锁骨下(尖群)淋巴结,指位于胸小肌内侧的淋巴结;腋静脉淋巴结,指胸小肌至腋窝外侧界、沿腋静脉分布的淋巴结;胸肌间淋巴结(Rotter 淋巴结),指胸大小肌之间、沿胸外侧神经分布的淋巴结;肩胛组淋巴结,指沿着肩胛下血管分布的淋巴结;中央组淋巴结,位于胸大肌外缘和胸小肌的下方;其他组尚包括乳腺外侧淋巴结,指位于腋尾部的淋巴结、乳腺内淋巴结(28%的患者存在)、乳腺旁淋巴结(乳腺外上象限皮下存在)。

临床上为了便于区分淋巴结转移的扩散范围,人为地将腋淋巴结进行分组:Ⅰ组淋巴结位于胸小肌外缘的外侧,Ⅱ组淋巴结位于胸小肌的后方,Ⅲ组淋巴结位于胸小肌内缘的内侧。外科医生在术中对相应部位予以标记,有助于术后病理分组。

#### (3) 内乳淋巴结

内乳淋巴结的位置在胸骨旁、肋间隙的胸膜外脂肪组织中,紧贴内乳血管。自第 2 肋间向下,内乳淋巴结与胸膜之间由一层菲薄的胸横筋膜分隔,并逐渐过渡至由胸横肌分隔。内乳淋巴结链的淋巴结数目因人而异,在第 1 和第 2 肋间,约 88% 和 76% 的内乳淋巴结位于内乳血管的内侧;在第 3 肋间,79% 内乳淋巴结位于内乳血管的外侧。各个肋间隙存在内乳淋巴结的可能性:第 1 肋间 97%,第 2 肋间 98%,第 3 肋间 82%,第 4 肋间 9%,第 5 肋间 12%,第 6 肋间 62%。

当淋巴结发生癌转移时,生理的淋巴引流途径受阻,则会出现替代性的旁路,包括:通过深部、胸骨下方至对侧内乳淋巴链;通过浅层、胸骨前,向肋间、纵隔引流;通过腹直肌鞘膜向膈下和腹膜下淋巴丛引流(又称 Gerota 通路)。

### 44.8.2 乳腺癌的多中心病灶

由于多中心性(multicentricity)定义的差别、组织量的不同、病理检查的差异,各家报道乳腺癌多中心性的发生率为 9%～75%。

确定手术治疗方式前需要对肿瘤分布的范围、浸润的程度作详细的了解。Holland 等研究了 264 例乳腺癌根治术标本,临床及影像学检查均提示乳房肿块为≤4 cm 的孤立性病变,但是连续病理切片显示,39% 未见其他病灶;20% 的病例在距原发灶<2 cm 的组织中发现癌灶;41% 的病例距原发灶≥2 cm 存在癌灶,其中 27% 为导管内癌,14% 为浸润性癌。在其后的研究中,Holland 等报道了 10% 的患者在距原发病灶 2 cm 外可发现明显的导管内癌成分,5% 的患者甚至在 3 cm 以外发现上述改变;这种在主癌灶周围出现范围与数量上不同程度的微小癌灶的情况称为多灶性(multifocality)。乳腺癌这一特殊的生物学特性与乳腺癌单纯手术广泛切除后的局部复发有着直接的联系。乳腺癌另一种生长生物学行为称为多中心性,表示距主癌灶周围较远的微小癌灶,通常这些病灶存在于乳腺的其他象限。临床上多灶性远较多中心性常见。乳腺癌上述两种生物学特性提示,在保留乳房手术时,手术切除范围因人

而异;即使手术切缘阴性,也不能排除在周围乳腺中有残留癌灶的存在。

## 44.8.3 乳腺癌的手术治疗:改良根治术、保乳手术、根治术、内乳淋巴结的处理

### (1) 全乳切除的乳腺癌根治性手术

1) 乳腺癌根治手术的发展历程　根据医史记载,乳腺癌的局部治疗起始于公元前3000~2500年的古埃及,残酷的烧烙用于治疗许多乳腺疾病。直至文艺复兴时期,以Andreas Vesalius为代表,引领解剖学的创立,使乳腺癌切除从野蛮的烧烙走向以血管结扎为基础的解剖外科时代。

1757年的法国,Henri Francois Le Dran提出乳腺癌的淋巴转移是该病预后差的主要原因。法国手术学的奠基人Jean Louis Petit提出将乳腺、可触及的淋巴结及与肿瘤粘连的胸大肌做整块切除;英格兰的Samuel Sharpe和苏格兰的Benjamin Bell也提出了全乳切除和可触及的淋巴结清扫的手术原则。1867年,英格兰的Charles Moore详细阐述了乳腺癌手术的基本原则,提倡肿瘤的广泛切除,并在20世纪被广泛接受。1846年的全身麻醉和1867年Lister创建的无菌术,确立了乳腺癌全乳切除手术在乳腺癌治疗中的地位。德国的Ernst Kuster与英格兰的W. Mitchell Banks在1871年起将腋窝清扫常规纳入乳腺癌全乳切除手术。Richard von Volkmann和Lothar Heidenheim分别于1875年和1889年建议全乳切除、腋窝清扫术同时整块切除胸大肌筋膜。

William Stewart Halsted在von Volkmann提出的术式基础上加以发展,于1894年报道了根治性手术治疗50例乳腺癌患者的经验。该手术切除全部乳腺、胸大肌和腋淋巴结。1898年,Halsted报道了同时切除胸小肌的术式。Wily Meyer于1894年提出了根治性全乳切除术的一个变通的方法,即先行腋窝淋巴结清扫,再行乳腺、胸肌切除。Halsted在1894、1898和1907年发表的论文使乳腺癌根治性全乳切除得到广泛接受,该手术治疗观念占据了20世纪的前3/4。Halsted时期,大多数乳腺癌患者属局部晚期,3/4的患者存在腋淋巴结转移;以往的手术治疗局部复发率达60%~82%,3年生存率为9%~39%,Halsted报道局部复发率为6%,3年生存率为38%~42%,10年生存率为12%。

1948年,Patey提出切除胸大肌并不提高根治性全乳切除的手术疗效,他描述了一种改良的根治性全乳切除术,即切除乳腺、胸小肌和腋窝内容物,保留胸大肌;Auchincloss和Madden进一步改良了该术式,同时保留胸大肌和胸小肌。接着,许多大样本回顾性分析和两项前瞻性临床试验证实,无论局部控制率还是生存率,改良根治术和Halsted根治术效果相当。因此,改良的根治性全乳切除术比例自20世纪70年代初的27.7%不断上升,至1982年,改良根治术占全乳切除根治术的72.3%。

目前尚无一个统一的手术方式适合于不同类型、不同期别的乳腺癌。所以手术方式应该根据具体病期、肿瘤部位、外科医师习惯使用术式、医疗单位辅助治疗条件和随访条件等多项因素决定。

2) 乳腺癌手术适应证及禁忌证　对于病变局限于乳房局部及区域淋巴结的乳腺癌,手术治疗是主要的治疗手段。手术的目的是获得最大限度的局部控制以防止局部复发,同时能得到必要的病理资料供判断预后及选择术后辅助治疗方案。乳腺癌全乳切除的手术适应证为符合TNM分期0、Ⅰ、Ⅱ期以及部分Ⅲ期而无手术禁忌证的患者。

全身性的手术禁忌证:①肿瘤已有远处转移;②一般情况差,有恶病质者;③重要脏器有严重疾病,不能耐受手术者;④年老体弱,不适合手术者。

局部病灶的手术禁忌证:有以下情况之一者。①皮肤橘皮样水肿,超出乳房面积一半以上;②皮肤有卫星结节;③肿瘤直接侵犯胸壁;④胸骨旁淋巴结肿大证实为转移者;⑤锁骨上淋巴结肿大证实为转移者;⑥患侧上肢水肿;⑦炎性乳腺癌。有以下5种情况中任何2项以上者:①肿瘤溃破;②皮肤橘皮样水肿占全乳面积1/3以上;③肿瘤与胸大肌固定;④腋淋巴结最大直径>2.5 cm;⑤淋巴结彼此粘连或与皮肤或深部组织粘连。

3) 乳腺癌的各种全乳根治手术方式

乳腺癌根治术:乳腺癌根治术切除整个患侧乳房,胸大、小肌及全部腋淋巴结,适用于临床Ⅱ、Ⅲ期乳腺癌、肿瘤与胸大肌或其筋膜有粘连、临床腋淋巴结有明显肿大或胸肌间淋巴结受累。实施改良根治术过程中,若发现肿瘤与胸肌粘连或腋淋巴结肿大并证实为转移者,可改变术式为根治术;对于接受了新辅助化疗的局部晚期乳腺癌患者,一般均建议实施根治术。

手术切口方式主要根据肿瘤位置及已完成的活检手术切口决定,目前常用的切口包括Halsted-Meyer切口、Stewart切口及Greenouph切口等。切口设计的原则是以肿瘤为中心,皮肤切除的范围应尽量在肿瘤外3~5 cm,包括乳头、乳晕。Stewart横切

口的创面美观度较好,切口长度较竖切口短,有利于重建手术的开展,患者穿低领衣服时不会显露手术瘢痕。

乳腺癌改良根治术:改良根治术的术式有两种。①保留胸大肌、切除胸小肌的改良根治术(Patey 术式),该术式腋淋巴结清扫范围可达腋上群;②保留胸大肌、胸小肌的改良根治术(Auchincloss 术式),可清扫至腋中群淋巴结,难以清扫腋上群淋巴结,术中若发现明显的腋下群淋巴结肿大,可改行根治术或Patey 手术。改良根治术适用于临床Ⅰ、Ⅱ及ⅢA 期浸润性乳腺癌,对临床Ⅰ期及部分ⅡA 期病例,可以考虑做保乳手术,或改良根治术。

乳腺癌扩大根治术:复旦大学附属肿瘤医院在2 000余例乳腺癌扩大根治术后,病理分析发现内乳淋巴结转移率达15%,病灶位于乳房内侧或中央时,尤其是临床ⅡB或Ⅲ期的病例,内乳淋巴结转移率较高。在腋淋巴结病理证实转移的Ⅲ期乳腺癌患者中,内乳淋巴结转移率达25%;回顾性生存分析显示,应用扩大根治术可提高该组患者的生存率。

乳腺癌扩大根治术目前虽非常规术式,但仍选择性地用于部分Ⅱ、Ⅲ期病例。此手术有助于了解内乳淋巴结有无转移,同时清除了内乳淋巴结,对内乳淋巴结可能有转移者术后避免内乳区放疗,从而大大降低因放疗导致的心脏毒性。

乳腺癌扩大根治术分为胸膜内法(Urban 法)和胸膜外法(Margottini 法)。手术均将第2、3、4 肋软骨及其下方第1~4内乳血管、血管周围淋巴结一并切除;胸膜外法无需切除胸膜,减少了肺部、胸腔的并发症。

(2) 乳腺癌保乳手术

保乳治疗的目标是通过保乳手术及放疗使乳腺癌患者达到与根治性手术相同的生存率,同时要求患侧乳房复发率低,并且有良好的美容效果。几项大样本的临床随机试验(表44-5)均将乳腺癌保乳治疗与根治性手术进行比较,观察两个治疗组在生存率上是否存在差异。这些试验结果显示,两种治疗方法生存率相似,说明局部治疗方法的差异并不影响大多数乳腺癌患者的生存率。

表44-5 早期乳腺癌中比较保乳手术+放疗与全乳切除术的前瞻性随机试验

| 试 验 | 年 份 | 病例数 | 分 期 | 原发灶手术方式 | 放疗推量 |
|---|---|---|---|---|---|
| IGR | 1972~1984 | 179 | Ⅰ | 切缘距肿瘤2 cm | 15 Gy |
| 米兰Ⅰ期 | 1973~1980 | 701 | Ⅰ | 象限切除 | 10 Gy |
| NSABP-B06 | 1976~1984 | 1 219 | Ⅰ+Ⅱ | 肿块广切 | 无 |
| NCI | 1979~1987 | 237 | Ⅰ+Ⅱ | 广泛切除 | 15~20 Gy |
| EORTC | 1980~1986 | 874 | Ⅰ+Ⅱ | 切缘距肿瘤1 cm | 25 Gy |
| DBCG-82TM | 1983~1989 | 904 | Ⅰ+Ⅱ+Ⅲ | 广泛切除 | 10~25 Gy |

注:IGR,法国Gustave Roussy研究所;NSABP,全国乳腺癌与肠癌外科辅助治疗计划;NCI,美国国立癌症研究所;EORTC,欧洲癌症研究和治疗组织;DBCG,丹麦乳腺癌协作组。

欧美许多医疗中心还进行了有关保乳治疗的回顾性研究,不仅验证了保乳治疗可以取得很高的局部控制率及令人鼓舞的美容效果[53-55],而且长期随访有助于人们了解保乳治疗后局部复发的方式、病程,局部复发相关的因素及影响乳房外形的因素。这些结果为明确保乳手术、放疗的方式,以及保乳治疗指征提供了有效的依据[56-58]。

1) 保乳治疗的禁忌证及其他相关因素

绝对禁忌证:①原发病灶,位于乳房不同象限;或钼靶摄片提示乳房内弥漫性微小钙化,伴有恶性特征。②患侧乳腺曾接受放疗。③妊娠是进行乳腺放疗的绝对禁忌证,但可以在妊娠后期进行保乳手术,待分娩后进行放疗。④保乳手术标本切缘阳性,经扩大切除,仍无法达到切缘阴性。

相对禁忌证:①文献报道,胶原组织病变患者不能耐受放疗,所以被认为是保乳治疗的相对禁忌证。大多数放疗医师认为硬皮病、活动性的系统性红斑狼疮患者不适合放疗。然而,类风湿关节炎不是保乳治疗的禁忌证。②乳腺同一象限的多原发肿瘤及原发肿瘤周围存在性质不明的钙化灶。③肿瘤大小不是保乳治疗的绝对禁忌证,但是如果小乳房中相对较大的肿瘤会导致保乳治疗后美观效果受到很大影响。笔者单位规定,肿瘤最大直径>3 cm者不适合保乳治疗。

其他相关因素:①临床或病理检查腋淋巴结有转移者,欧美国家并未将腋淋巴结转移作为保乳治疗禁忌证。②在保乳手术及放疗之间,再次评估乳房局部复发的危险性,与术前体检和钼靶摄片后评估的局部复发的危险性存在一定差别是可能的。③放疗不会增加照射部位和未照射部位第二原发肿瘤的发生机会。④肿瘤部位不影响治疗方式的确定。肿瘤如果位于乳晕下浅表部位,可将乳头乳晕一并切除以期达到切缘阴性的要求。患者与医师可在术前讨论这种保乳手术方式与全乳切除的选择。⑤有家族史的乳腺癌患者也不是保乳治疗的禁忌证。⑥远处转移危险性高仅提示该病例需要接受全身性辅助治疗,而不应成为保乳治疗禁忌证。

2) 保乳手术的原则 保乳手术的目标之一是减少肿瘤局部复发的机会,其二是使患侧乳房保持良好的外形。保乳手术原发灶的术式最常用的是肿瘤广泛切除术(lumpectomy)[59],该术式在美国广泛采用;另一种术式称为象限切除术(quadrantectomy),需要切除肿瘤所在部位的区段乳腺组织、表面覆盖的皮肤、下方的胸肌筋膜[60]。由于切除大量的乳腺组织导致保乳治疗后乳房外形不佳,笔者认为肿瘤广泛切除如能保证肿瘤及其周围至少 1cm 正常乳腺组织及基底胸肌筋膜,并且病理证实切缘阴性,则不失为一种保乳的最佳术式;而且,我国女性乳房不太丰满,象限切除术更易影响乳房的美观。

肿块广切手术的关键步骤是准确评估是否完全切除了病灶。除肉眼观察标本以外,必须获得手术切缘的组织学诊断[61]。为了得到准确的组织学诊断,应与病理科医生密切合作。在手术标本上、下、内、外与基底各切缘进行定向标记,不仅有利于病理检查,而且在某一侧切缘阳性时,可以避免再次切除原手术残腔周围大量正常组织。Kearny 和 Morrow 报道在一组 239 例保乳病例中,如果切除肿瘤周围 0.5~1.0cm 的正常组织,那么 95% 的病例手术切缘组织学检查为阴性。对于伴广泛导管内癌成分(EIC)的浸润性导管癌和浸润性小叶癌患者而言,可能需要更为广泛的切除[62-64]。腋窝淋巴结清扫仍是保乳手术治疗的重要组成部分。前哨淋巴结活检是否可取代腋淋巴结清扫,有关内容将在前哨淋巴结活检章节中详细讨论。

3) 保乳手术后的辅助治疗 ①放疗。有 6 个随机临床试验比较了早期乳腺癌单纯保乳手术与保乳手术+放疗的疗效[65,66]。结果显示,手术+放疗组较单纯手术组局部复发率平均减少了 75%(63%~89%);部分试验的生存率资料显示,放疗组生存率优于未放疗组。为缩短放疗时间,正在进行有关瘤床局部放疗的临床研究。②辅助性全身治疗。全身性辅助治疗与保乳手术、放疗相结合,是减少局部复发的重要因素[67]。NSABP B-13 试验中,腋淋巴结阴性、ER 阴性患者随机接受化疗或随访,在 235 例保乳治疗患者中,未化疗组 8 年同侧乳房复发率 13.4%,化疗组为 2.6%。NSABP B-14 试验中,未用他莫昔芬(三苯氧胺)患者 10 年同侧乳房复发率为 14.7%,使用的患者为 4.3%。瑞典 Stockholm 乳腺癌研究组取得了相似的结果,432 例保乳治疗患者,未用他莫昔芬的患者 10 年同侧乳房复发率为 12%,使用的患者为 3%。

4) 保乳治疗后的局部复发 随机临床试验表明,保乳治疗后 7~18 年,局部复发率介于 7%~19%。而且,局部复发的危险性是伴随终生的。相同的患者如接受根治手术,局部复发率为 4%~14%。因此,即使在临床 Ⅰ、Ⅱ期乳腺癌,全乳切除并不能确保不出现局部复发[68,69]。保乳治疗后局部复发的危险性长期存在[70,71]。这与全乳切除术后不同,根治术后的复发大多数出现于术后 3 年之内。

许多学者根据复发灶与原发肿瘤的位置关系,对复发进行了分类。在原发部位或邻近原发部位的复发,称为真正的复发;这些复发往往位于放疗瘤床加量照射(boost)区域内;邻近 boost 区域的复发称为边缘遗漏(marginal miss);而远离原发肿瘤的乳腺其他部位的复发被认为是第 2 个原发病灶。其他未进行分类的复发,有皮肤的复发及乳腺内弥漫性的复发。Gage 等发现每年真正的复发与边缘遗漏性复发率在术后 2~7 年间为 1.3% 和 1.8%,治疗后 10 年降至 0.4%;而在其他部位的复发在保乳治疗后 8 年内每年上升 0.8%,并保持较高的水平。皮肤的复发较少见,往往提示预后不佳。说明全乳放疗虽能杀灭多中心性乳腺癌,但不能防止第二原发癌的发生。因此,保乳患者放疗后,需要对患侧及对侧乳房进行密切监测,以筛查第二原发癌。

5) 前哨淋巴结的处理 前哨淋巴结(sentinel lymph node,SLN)活检是 10 余年来发展起来的用于评估恶性肿瘤区域淋巴结转移状态的一种微创外科技术[72],其在乳腺癌新辅助治疗中也存在一定的临床价值[73]。

乳腺癌的前哨淋巴结活检:SLN 的定义是从原发肿瘤向淋巴池引流的第 1 个或数个淋巴结[74]。从技术层面而言,SLN 包括蓝染淋巴结、蓝染淋巴管直接指向的淋巴结、具有放射性热点的淋巴结、SLN 活检中发现的任何病理可疑淋巴结[75]。热点指注射点以外的腋窝放射性计数最高的点,以及最高计数 10% 以上的淋巴结。术中未发现蓝染淋巴结或蓝染淋巴管指向的淋巴结,腋窝淋巴结清扫标本中仍未发现放射性热点者定义为活检失败。SLN 阴性时,其他淋巴结受侵的概率很小;SLN 有肿瘤累及,腋窝其他淋巴结受累的概率为40%。

SLN 活检技术[76](图44-10):①示踪剂。采用染料和放射性核素联合作为示踪剂可以取得互补的作用,能够最为精确地识别并找到全部的 SLN,因为 SLN 常常不止1枚。联合示踪在联合组提高了检出率,并降低了假阴性率,起到了染料的补充作用。②示踪剂注射部位。乳腺实质内的注射能检出内乳和胸肌间 SLN,而肿瘤表面皮内、皮下和乳晕下注射只能识别腋窝的 SLN。③示踪剂注射时间。染料的注射时间已经标准化,一般在做皮肤切口前5 min。$^{99m}$Tc 标记的硫胶体半衰期为6 h,在手术前2~6 h 注射放射性核素示踪剂可作为操作标准。④术前淋巴的核素显像。乳腺的 SLN 位置相对局限,94%的 SLN 位于腋窝5 cm 直径的范围内,术中使用放射性核素探头可明确定位摄取了示踪剂的淋巴结。⑤SLN 的数量。乳腺癌 SLN 的平均数量是2~3枚,15%的患者可有4枚或4枚以上。为避免活检假阴性结果,应尽量将全部符合标准的 SLN 取出。⑥内乳 SLN 活检。乳房各个象限向内乳淋巴结引流的机会是均等的。在腋淋巴结阴性的情况下,内乳淋巴结转移为6%~14%。2005年美国临床肿瘤协会(ASCO)会议上,Goyal 等报道在内乳 SLN 单独显像的患者中,前哨内乳淋巴结转移率是30%,而腋窝、内乳同时显像的患者,内乳淋巴结转移率是12.5%。内乳 SLN 活检令少部分患者获得了局部治疗的可能,同时,在大部分患者中避免了术后内乳区的放疗,从而减少了许多相关的并发症。

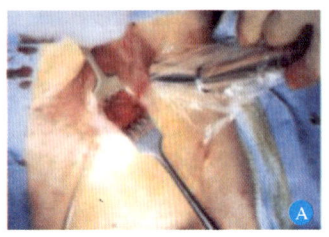 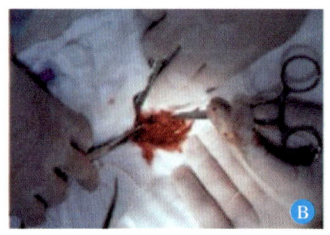 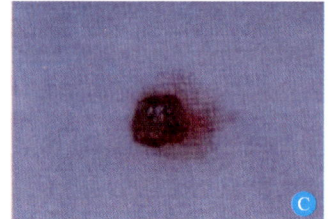

图44-10 前哨淋巴结活检
A. 示踪; B. 活检; C. 取出的前哨淋巴结

SLN 病理评估:①术中病理评估:快速冷冻切片与印片细胞学的比较。SLN 有转移的患者为25%~30%,术中快速、可靠的 SLN 病理学评估可使这部分患者当即行腋淋巴结清扫术。快速冷冻切片和印片细胞学是目前较常用的 SLN 术中病理评估方法。快速冷冻切片的优势在于可识别淋巴结结构,缺点是制片质量缺陷、耗费组织材料以及多切片取材的时间耗费;印片细胞学可对多切面进行快速检查,保留较多组织有助于石蜡切片检查,缺点是可供评价的细胞数量可能较少,并可出现无法评价的不典型、可疑细胞。②微转移:检测方法包括常规切片 HE 染色、免疫组化、RT-PCR。美国病理医师协会和外科医师协会明确 SLN 免疫组化可用于临床研究,但其结果不作为临床决策的依据。2005 年公布的指南中认为,前哨淋巴结活检可用于早期乳腺癌的腋窝分期,对任何方法检出的存在 SLN 微转移(0.2~2 mm)的患者应实施腋淋巴结清扫。

乳腺癌 SLN 活检取代腋淋巴结清扫:乳腺癌 SLN 活检的大型临床试验包括 NSABP-B32、Z0010、Z0011 试验。严格意义上,只有待前瞻性随机临床试验得到长期的局部控制率和生存率的结果,SLN 活检才能取代腋淋巴结清扫。然而,患者要求创伤更小的术式,许多外科医生和肿瘤中心已经在 T1~2 N0 期、SLN 阴性的患者中放弃常规的腋淋巴结清扫。一些小样本的研究经短期随访显示,单用 SLN 活检并未增加腋窝复发的危险性。我国有部分肿瘤中心正在开展相关的多中心临床研究。值得注意的是,开展 SLN 活检的外科医生必须接受培训,至少应积累30 例 SLN 活检和腋淋巴结清扫的经验,假阴性率<5%者,成功率>90%。

**(3)乳腺癌术后一期再造**

1)全乳切除乳腺癌根治手术后的乳房重建目前,乳腺癌的手术治疗向着微创的方向发展,许多乳腺癌患者有机会接受保乳治疗;腋淋巴结清扫受到质疑,前哨淋巴结活检广泛应用于临床。在一部分仍然需要根治性手术的病例中,选择一种对患者心理、美容上均能接受的治疗手段已成为趋势。在那些选择全乳切除手术或必须行该术式的病例中,一期乳房重建可以提供很好的美容效果,如可联合应用保留皮肤的全乳切除和自体组织皮瓣转移[77,78]。本节将着重介绍一期乳房重建的相关问题。

在早期乳腺癌中，尽管保乳治疗非常安全、有效，但是仍有较大部分患者选择全乳切除手术，其中原因主要：因为害怕残余乳腺组织的复发或不愿接受长达5~6周的术后放疗；医疗方面的原因如多中心病灶出现在乳腺不同象限，而导致患者必须选择全乳切除。全乳切除、一期乳房重建，同时进行对侧乳房的塑形以保证对称性，其结果是患者治疗过程中的心理创伤较小，术后体形良好。

乳房重建的类型：①植入物重建乳房。最为传统的乳房重建方法是使用硅胶或生理盐水植入物。然而，植入物重建乳房有其显著的缺点，对大多数患者而言，植入一侧的乳房皮肤需要4~6周时间的扩张，即全乳切除术中将扩张器放置于胸肌下方，通过皮下注射泵注入生理盐水使其逐渐扩张，再经手术将其替换为植入物。植入物重建乳房的主要并发症是感染，植入物破裂、突出或纤维囊挛缩，发生率可达20%~30%；而且这些并发症往往需要手术处理，因此从长期来看，这种方法的效价比会失去优势；另外，尽管没有临床试验依据证明硅胶植入物与自身免疫疾病存在关联，公众仍然对硅胶植入物的使用心存顾虑。②自体重建。自体重建是应用患者自身其他部位的组织重建一个有着自然外形的乳房。该组织可以是带蒂皮瓣，也可是游离皮瓣。目前应用较为广泛的是游离对侧腹直肌皮瓣（TRAM），TRAM可提供充足的组织量重建乳房，无需另外的植入物，皮瓣血供通过腹壁下血管与胸背血管吻合获得。该术式的禁忌证包括：非常瘦弱或曾行腹部整形手术导致重建组织量不足，其他手术导致的腹壁瘢痕，长期吸烟者皮瓣坏死机会较高。供体部位的并发症是TRAM的主要缺点，因为移除一侧下腹壁肌肉可引发疝、腹部不对称、躯干运动障碍。减少上述并发症的方法是运用一种改良的TRAM，称为腹壁下血管穿支皮瓣（DIEP），该术式仅使用皮肤、脂肪及腹壁下血管的肌皮支。DIEP尽管较为复杂，但是患者恢复快，住院时间缩短；当然，DIEP皮瓣脂肪坏死、皮瓣坏死的机会略高于经典的TRAM皮瓣。应用TRAM有禁忌证的患者可使用背阔肌皮瓣或游离臀大肌皮瓣，但两者往往需要人工植入物充填，因为供区移除过多的脂肪和皮肤可能造成明显的缺损。③乳头—乳晕复合体的重建对于确保双侧的对称性非常重要，一般在乳房重建术后伤口完全愈合，水肿消退时进行。乳头可应用提升皮瓣再造，乳晕可应用文身法进行。

2）保留皮肤的全乳切除术　所有乳房重建术中，与乳房美容相关的关键问题是获得一个与原乳房颜色、大小、外形相似的乳房，只有尽可能保留原乳房的皮肤才能达到这一目的，这项技术包括切除乳腺实质、腋淋巴结、乳头—乳晕复合体以及肿瘤活检手术瘢痕。通过保留原乳房皮肤和乳房下皱褶，整形手术即可再造一个与原乳房极为相似的乳房。这一术式在技术上要求较高，保证剥离皮瓣厚度的均一性，尽量减少乳腺组织残留尤为重要。术后多数复发灶表现为可触及的皮下结节，可以通过局部切除进行治疗，并保留重建的乳房。

保留皮肤的全乳切除术中，乳头—乳晕复合体常包括在切除范围内，一般二期重建乳头、乳晕。多数患者的乳头、乳晕重建是成功的，然而，提升皮瓣重建的乳头往往感觉缺失或减退，颜色变淡，瘢痕软化后乳头不再挺起。保留原有的乳头、乳晕当然可以解决上述问题，但临床上往往顾虑这一部位存在隐匿癌。研究发现保留乳头的术式仍然能够有选择地开展，Laronga报道，不存在多中心病灶，原发病灶不位于乳晕下方的情况下，乳头—乳晕复合体受癌累及率是3%，因此提出在临床腋淋巴结阴性，原发肿瘤较小、孤立并位于乳房周围，是实施保留乳头全乳切除术的适应证（图44-11）。

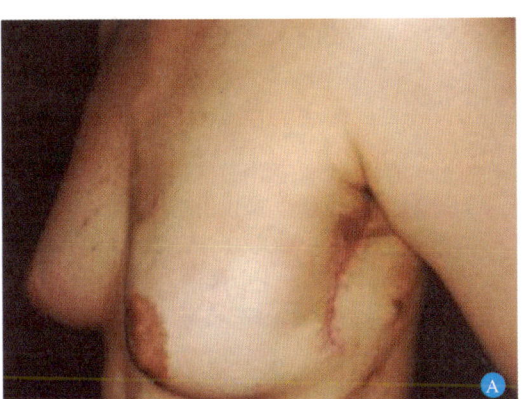
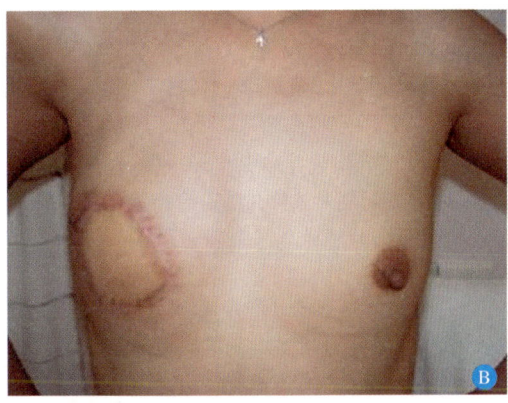

图44-11　乳腺癌术后一期重建

## 44.9 放疗

从综合治疗的整体观出发,放疗在乳腺癌治疗中的主要目的包括以下方面:①早期乳腺癌保乳手术后的根治性放疗,是乳房保留治疗不可或缺的部分。②早期患者选择性的乳房切除术后胸壁和区域淋巴结的术后放疗,可有效降低局部复发率,并在一定程度上提高生存率。③局部晚期患者综合治疗的手段之一。④局部区域性复发者重要的挽救性治疗措施。⑤转移性患者的姑息性放疗。

### 44.9.1 乳房保留手术后的放疗

**(1) 导管原位癌保乳手术后的放疗**

导管原位癌的治疗手段包括单纯肿块切除,肿块切除+全乳放疗和单纯乳房切除。Boyages 等[79]在 1998 年总结导管原位癌接受乳房切除、单纯乳房保留手术和乳房保留手术加术后乳腺放疗的回顾性文献,结果显示单纯乳房保留手术、乳房保留手术+术后放疗者和乳房切除 3 组治疗的复发率分别为 22.5%、8.9% 和 1.4%。

NSABP-B17[80]收治了 1985～1990 年间 818 例病例,肿块平均直径为 1.3 cm。EORTC-10853[81]在 1986～1996 年间入组了 1 010 例直径 ≤5 cm 的导管原位癌,对照肿块切除 ±50 Gy 的全乳放疗,证实术后放疗明显降低同侧乳房的局部复发率。

与导管原位癌保乳手术后的局部复发相关因素包括年龄、肿块大小、切缘和组织学级别等。<50 岁、肿块 >4 cm、切缘阳性或接近及有粉刺坏死者复发率高。Lagios 推荐下列患者可以考虑做单纯肿块切除:钼靶普查发现的以微灶钙化为表现的肿瘤,直径 ≤2.5 cm,切缘阴性,术后钼靶片阴性并且具备密切随访的条件[82]。Silverstein 提出 van Nuys 指数作为治疗策略选择[83]。内容包括以下组织学分化程度、肿瘤直径和手术切缘,每项指标评为 1～3 分(表 44-6)。

表 44-6 van Nuys 预后指数评分系统

| 评分 | 肿瘤直径(mm) | 手术切缘(mm) | 组织学分化 |
|---|---|---|---|
| 1 | ≤15 | ≥10 | Ⅰ级,Ⅱ级,无粉刺坏死 |
| 2 | 16～40 | 1～9 | Ⅰ级,Ⅱ级伴粉刺坏死 |
| 3 | >40 | <1 | Ⅲ级伴或不伴粉刺坏死 |

3 项评分总和为 van Nuys 预后指数(van Nuys Prognostic Index, VNPI),根据 VNPI 评分推荐治疗原则如下:

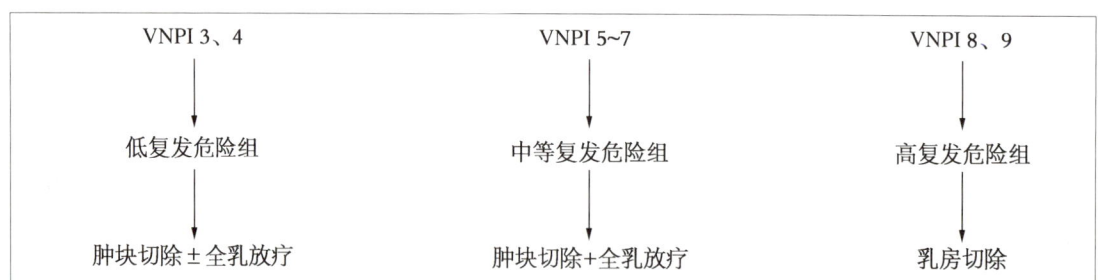

虽然该预后指数并非完美,但是综合各项因素判断特定患者的复发风险并确定治疗策略是导管原位癌局部治疗的原则。

**(2) 早期浸润性癌保乳手术后的放疗**

早期浸润性乳腺癌乳房保留治疗大规模随机研究结果证明,乳房保留手术+术后放疗获得了与根治术相似的局部控制率和长期生存率。目前发表的随访 10 年以上的大型随机研究共有 6 项,在入组条件从肿瘤直径 ≤2 cm 逐渐放宽到 ≤5 cm。除了米兰 Ⅰ 期为象限切除外均为肿块切除。放疗剂量为乳腺 ± 淋巴引流区 45～50 Gy/18～25 次,大部分瘤床加量 ≥60 Gy。大多数研究中腋淋巴结转移的患者接受全身化疗或内分泌治疗。6 项研究的结果一致证实,与根治术相比,乳房保留治疗无论是局部复发率(除外 EORTC 结果)、远处转移率还是总生存率都没有显著差异。该 6 项研究的详细资料和结果分别见

表 44-7 和表 44-8。随着随访时间延长，研究组和对照组的长期生存率继续保持一致，而非乳腺癌死亡率没有区别，证实了保乳治疗的安全性。

### 表44-7 乳房保留治疗与根治术/改良根治术比较的前瞻性随机研究（一）

| 研究 | 年限 | 入组患者数 | 原发肿瘤直径 | 手术方式 研究组 | 手术方式 对照组 | N＋患者辅助系统治疗 |
|---|---|---|---|---|---|---|
| 米兰Ⅰ期[84] | 1973～1980 | 701 | ≤2 cm | 象限切除 | 根治术 | CMF |
| IGR[85] | 1972～1980 | 179 | ≤2 cm | 肿块切除 | 改良根治术 | 无 |
| NSABP-B06[86] | 1976～1984 | 1 219 | ≤4 cm | 肿块切除 | 改良根治术 | 米法兰或5-Fu |
| NCI[87] | 1979～1987 | 237 | ≤5 cm | 肿块切除 | 改良根治术 | AC |
| EORTC-10801[88] | 1980～1986 | 902 | ≤5 cm | 肿块切除 | 改良根治术 | CMF |
| DBCG-82TM[89] | 1983～1989 | 905 | ≤5 cm | 肿块切除或象限切除 | 改良根治术 | CMF或他莫昔芬（绝经后） |

注：IGR，法国Gustave Roussy研究所；NCI，美国国立癌症研究所；DBCG，丹麦乳腺癌协作组。C，环磷酰胺；M，甲氨蝶呤；F，5-Fu；A，多柔比星。

### 表44-8 乳房保留治疗与根治术/改良根治术比较的前瞻性研究结果（二）

| 研究 | 随访时间（年） | 局部复发率（%）研究组 | 局部复发率（%）对照组 | 总生存率（%）研究组 | 总生存率（%）对照组 |
|---|---|---|---|---|---|
| 米兰Ⅰ期 | 20 | 8.8 | 2.3 | 58.3 | 58.8 |
| IGR | 15 | 9 | 14 | 73 | 65 |
| NSABP-B06 | 20 | 14.8 | 8* | 46 | 47 |
| NCI | 10 | 16 | 6 | 75 | 77 |
| EORTC | 10 | 20 | 12 | 65 | 66 |
| DBCG-82TM | 6 | 5 | 6 | 79 | 82 |

注：*为12年随访结果。

关于放疗在乳房保留治疗方面的必要性，亦有大型前瞻性研究发现，无论是腋淋巴结阴性或阳性的患者，术后的乳腺放疗都降低了约2/3的局部复发率，提高了乳房保留成功率。

近年临床研究探讨了在绝经后低危患者以内分泌治疗替代放疗的可行性[90,91]。结果发现在＞50岁的患者中，单纯他莫昔芬组仍然不能达到放疗的局部控制率。在≥70岁的低危患者中，虽然单纯他莫昔芬仍然未能达到对照组的5年局部控制率（4%比1%，$P<0.001$），但绝对差异值小，且高龄的患者放疗后的不良反应明显居多，可以考虑选择单纯内分泌治疗。

## 44.9.2 乳房切除术后的放疗

### (1) 背景和理论基础

乳房切除术后的胸壁和（或）区域淋巴结的放疗临床应用已超过半个世纪。与对照组相比，术后放疗平均降低了2/3的局部区域复发率。

### (2) 无辅助全身治疗基础的乳房切除术后放疗

虽然早期的研究技术规范无法与现代标准相提并论，但仍然显示术后放疗降低了40%～78%的局部复发率，部分研究显示出微弱的生存率优势。

### (3) 合并辅助全身治疗基础的乳房切除术后放疗

20世纪70年代中期以后，联合化疗和内分泌治疗广泛应用于乳腺癌的辅助治疗，开展了一系列更规范的随机研究。总体结果证实，放疗降低了60%～78%的局部复发率，有3项大型研究证实了术后放疗在生存率上的优势，分别为温哥华研究[92,93]和丹麦乳腺癌协作组82b和82c研究[94,95]，随访结果证实术后放疗不仅降低2/3的局部复发率，而且均提高了乳腺癌特异生存率和总生存率，有统计学意义（表44-9）。温哥华研究还发现，术后放疗减少了34%的远处转移率，降低了29%的乳腺癌死亡,支持有效的局部控制可减少远处转移的假设。

表 44-9 DBCG-82b 和 82c 研究结果

| 研究 | 时限 | 例数 | 局部复发率(%) | | 乳腺癌特异生存率(%) | | 总生存率(%) | |
|------|------|------|------|------|------|------|------|------|
| | | | 放疗组 | 对照组 | 放疗组 | 对照组 | 放疗组 | 对照组 |
| 82b | 1982~1989 | 1 708 | 9 | 32 | 58 | 43 | 54 | 45 |
| 82c | 1982~1989 | 1 375 | 8 | 35 | 60 | 47 | 45 | 36 |
| 温哥华 | 1978~1986 | 318 | 10 | 26 | 53 | 38 | 47 | 37 |

注:82b 和 82c 随访时间 10 年,温哥华研究随访时间 20 年。

### (4) 影响局部区域性复发的高危因素和术后放疗的指征

按照复发的危险性,可以将患者归为高危、中危和低危。在没有术后放疗的情况下,3 组患者的局部区域性复发率分别为 25%~30%、15% 左右和 10% 以下。另外腋淋巴结清扫完整性、淋巴结包膜外侵犯、切缘距、脉管有无受侵、受体状态、胸肌筋膜侵犯及年龄等亦影响局部复发率。50%~60% 的复发发生时没有合并远处转移,称为孤立性复发[96]。局部区域性复发最常见的部位是胸壁,其次是锁骨上淋巴结。临床报道的内乳淋巴结转移少见。如果腋清扫完整,腋下复发占所有局部区域性复发的 10% 以下。

根据乳房切除术后局部区域性复发出现的概率,术后放疗的指征目前有共识也有争议。共识为符合以下条件之一的高危患者可术后放疗:原发肿瘤直径 ≥5 cm,胸肌筋膜受侵,腋淋巴结转移数 ≥4 个及手术切缘阳性。照射的靶区应包括胸壁、锁骨上引流区。内乳淋巴结由于临床复发少见,心脏的剂量不可忽略,尤其病变在左侧时,放疗指征有一定的争议。争议集中的是 T1~2 期腋淋巴结转移数目 1~3 个的患者,目前临床研究还在进行中,尚无法定论。

## 44.9.3 术前放疗

与新辅助化疗的目的相似,术前放疗也可以在一部分患者中起到降期的作用从而提高乳房保留比例或者使不可手术患者获得手术机会。Calitchi 等[97] 在 138 例无一期乳房保留指征的患者中施行 45 Gy/25 次的术前放疗,22 例患者获得临床完全缓解(CR)而结束单纯放疗,52 例部分缓解(PR)接受乳房保留手术和术后瘤床加量,全组病例获得 90% 的 5 年局部控制率和 73% 的无病生存率。

术前放疗的靶区一般包括患侧全乳和锁骨上和腋窝淋巴引流区,在给予 45~50 Gy 的亚临床剂量以后进行疗效评价,并决定进一步治疗手段,如没有手术指征则需追加剂量至 60 Gy 以上。

## 44.9.4 局部区域性复发性乳腺癌的放疗

乳房切除术后的局部复发最常见的部位为胸壁,其次为锁骨上和腋淋巴结,再次为内乳淋巴结,可以单独或合并出现。发生局部区域性复发后 5 年生存率在 10%~50%。乳房切除术后的局部区域复发治疗原则为手术切除(如果有手术可能)、放疗和系统化疗、内分泌治疗。放疗在胸壁和区域淋巴结复发的治疗中有很重要的地位。在初次接受放疗的患者,由于局部小野胸壁照射的复发率高,应使用全胸壁照射[98,99]。淋巴引流区复发者后续胸壁复发率在 30% 左右,应考虑做胸壁预防性照射[100]。在接受完整复发灶切除的病例需要 50 Gy 的剂量,有大体病灶存在的需要 60 Gy 以上才能达到局部疾病控制的目的。配合热疗是提高局部控制率的另一项方法。

## 44.9.5 乳腺癌放疗主要技术

乳房照射和胸壁照射一般采用 4~6 MV 的 X 线,体格宽大的患者可以考虑采用 8~10 MV 的 X 线,基本技术为双侧切线野。胸壁照射需充分的皮肤剂量,复旦大学附属肿瘤医院放疗科全程采用 3 mm 组织等效填充物。常规乳房或胸壁切线野剂量为 50 Gy/20~22 次,通过治疗计划系统优化剂量均匀性。保乳术后切缘阴性者肿瘤床追加至 60 Gy,切缘阳性者需追加至 65 Gy 以上。手术部位金属标记对提高瘤床加量的准确性有很大帮助。

预防性照射剂量为 50 Gy/25~28 次,根治性照射或复发患者有大体病灶存在时剂量需达到 60 Gy

以上。锁骨上野可全程采用 $^{60}$Co 或 4～6MV 的 X 线,但为了避免脊髓受到过多散射剂量,建议采用光子线和电子线混合照射。腋窝照射时腋锁联合野照射 40 Gy/20～22 次后,通过腋后野补充腋窝剂量至 50 Gy,同时锁骨上区缩野至常规锁骨上野范围,采用电子线追加剂量至 50 Gy。为减少心脏照射剂量,内乳野建议采用光子线和电子线 1∶2 或 1∶3 的比例混合照射。

CT 定位和三维治疗计划设计适形照射可以显著提高靶区剂量均匀性和减少正常组织不必要的照射,尤其当治疗涉及左侧,患者需要尽可能降低心脏的照射剂量,存在射野的衔接(如胸壁和内乳野),以及复发患者常规射野不能完整包括靶区时,三维治疗计划上优化尤其体现出优势,是目前推荐的治疗技术。图 44-12 显示采用 CT 定位时锁骨上野射野。图 44-13 显示采用 CT 定位正向调强子野技术达到乳腺剂量优化的过程。

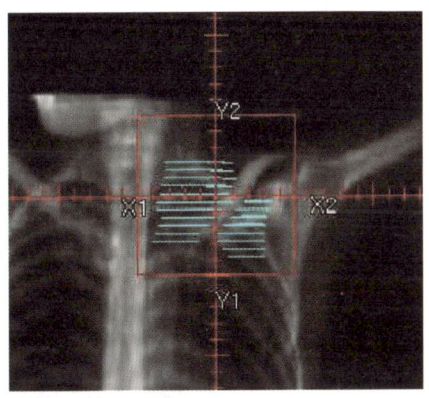

图 44-12　锁骨上野的射野边界,其中亮蓝色表示锁骨上和锁骨下淋巴引流区

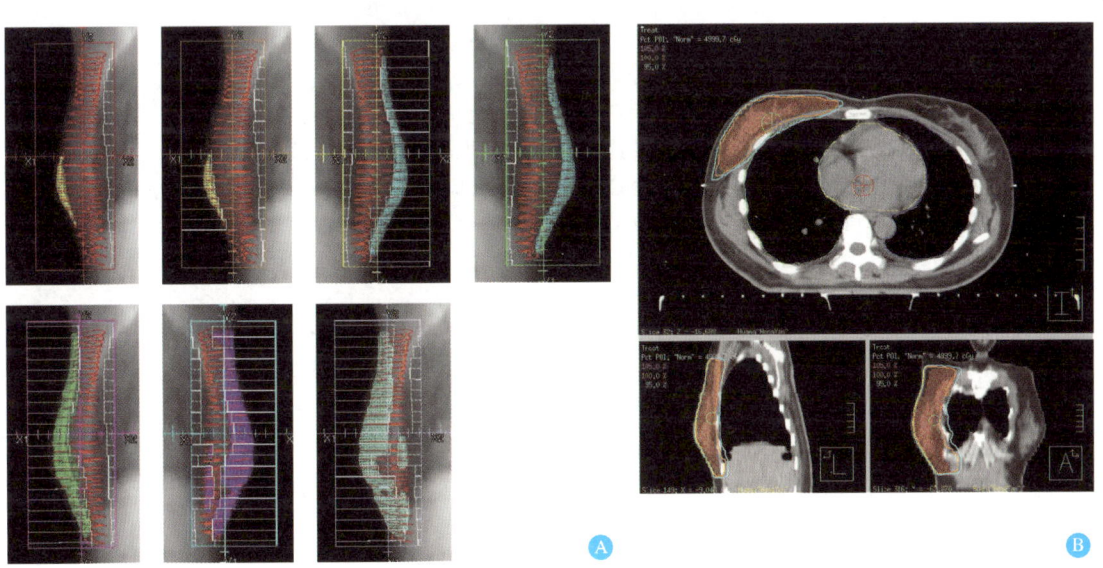

图 44-13　采用正向调强野中野技术(field in field,FIF)进行全乳照射剂量优化的过程,其中红色代表乳腺计划靶区(planning target volume,PTV),黄色、亮蓝色、绿色、紫色和淡绿色分别代表处方剂量 116%、113%、110%、108% 和 105% 由多页光栅遮挡形成子野的过程(A),叠加后形成均匀的乳腺靶区剂量(B)

## 44.10 内分泌治疗

### 44.10.1 激素测定与内分泌治疗

ER 的功能区被划分为 A～F 区,有 8 个外显子,595 个氨基酸,超过 140 000 个碱基对,其中 e-末段为激素结合区。雌激素依赖性 ER 末段,包括外显子 1～2、激活区称 AF-1,包括外显子 4～8 称 AF-2。ER 与雌激素结合形成同源二聚体,继之与 DNA 的结合区(DBD)相结合可调节许多雌激素相关基因如 PR 的表达。近年来发现另一种激素受体 ERβ,其分子量较小,含 530 个氨基酸,与 ER-α 的 DNA 配体结合区高度同源而 A/B 区连接区和 F 区不完全对应。DNA 配体区高度同源,两者可能为异二聚体,但有不同的生物学特性。ERβ 缺 e-末段 F 区,对抗雌激素的药物作用可能降低[101]。

激素受体测定的临床价值:ER 和 PR 是乳腺癌的预后因子[102],同时又是预测因子。其作用主要可预测对内分泌治疗的疗效。同时可作为判定预后的指标。①ER 阳性的患者应用一线内分泌治疗的有效率为 50%～60%,而阴性患者为 5%～10%。ER 阳性患者应用二线内分泌治疗的有效率为 20%～40%,而阴性者很少有效。ER 的量亦与药物治疗的反应率有关。ER 含量高的肿瘤对治疗的反应率高于浓度相对较低的阳性肿瘤。PR 蛋白的合成受 ER 的调控,ER 和 PR 共同表达时肿瘤对内分泌治疗有更好的疗效。②ER 和 PR 在预测辅助治疗疗效中的价值。受体阳性的肿瘤术后应用内分泌治疗能明显降低复发和死亡的风险,而 ER 阴性者则以化疗为主。③受体阴性的肿瘤细胞分化常较差,复旦大学附属肿瘤医院分析受体阴性的细胞中分化差的细胞>50%,术后复发率也较受体阳性的细胞为高。

### 44.10.2 乳腺癌的内分泌治疗

1894 年 Beaston 用双侧卵巢切除术治疗 3 例晚期乳腺癌有较好的疗效。然而不能预测哪些患者应用内分泌治疗有较好的疗效。近 30 年来,由于激素受体的测定以及新内分泌药物的临床应用,使内分泌治疗作为晚期或复发患者的治疗以及在术后辅助治疗中取得较好的疗效。

正常乳腺上皮受内分泌控制,乳腺生长亦与体内内分泌有关。内分泌治疗的不良反应较少,有效病例能取得较长的缓解期,生存质量亦较高。但内分泌治疗的作用机制尚不明了,可能是改变了体内内分泌环境使肿瘤细胞停止于 G0/G1 期。内分泌治疗的作用较慢,因而如果肿瘤发展较快,或危害机体生命时应采用化疗。此外,内分泌治疗对皮肤、软组织、淋巴结、骨及有些肺部转移疗效较好,而对肝、脑等部位的转移效果较差。

(1) 双侧卵巢切除术

双侧卵巢切除术是绝经期前激素受体阳性的乳腺癌常用的内分泌治疗方法[103]。双侧卵巢切除术后降低雌激素对肿瘤的刺激,从而使肿瘤退缩。未经激素受体测定的病例应用双侧卵巢切除术的平均有效率为 30%～40%,而激素受体测定阳性的病例有效率可达 60%～70%,有效病例术后的生存率亦较长。卵巢去势的方法有手术切除双侧卵巢或用放射去势。手术切除卵巢的作用较快,放射去势在照射 16～20 Gy 后也能达到同样的效果,但从治疗到达到去势效果的时间较长。卵巢切除术主要用于 ER 阳性患者,有些临床因素将影响卵巢切除术后的疗效,在绝经前或绝经 1 年内的患者效果较好,而绝经>1 年或年龄<35 岁者较差。手术与复发的间隔期>2 年及对软组织、皮肤、淋巴结、骨等部位转移的疗效较好,而对肝和脑转移者效果较差。

双侧卵巢切除术亦有用于乳腺癌术后的辅助治疗,但其疗效目前尚有争议。术后预防性卵巢切除可以推迟手术到复发期间,尤其是淋巴结有转移的患者,但总的生存率并不提高。对术后辅助卵巢切除的争议主要在于卵巢切除后是否延长生存期,预防性切除与治疗性切除是否相同,以及预防性切除的指征等。目前预防性卵巢切除主要用于绝经前(尤其是 40～50 岁)淋巴结转移较广泛的高危险复发病例,且激素受体阳性患者。

(2) 内分泌药物治疗

1) 抗雌激素药物　他莫昔芬是近年来最常用的抗雌激素药物[104]。其结构式与雌激素相似,作用机制是在靶器官与雌激素争夺 ER,从而阻断雌激素进入肿瘤细胞,阻断核内雌激素生成基因的转录,延缓细胞分裂,从而使肿瘤萎缩。

他莫昔芬的有效率在未经选择的患者中为 30%～40%,在激素受体测定阳性者中有效率可达 55%～60%。绝经后患者的疗效较绝经前为好。对软组织及骨、淋巴结转移者的效果较好,而对内脏转移者较差。有效患者常在用药数周后出现疗效。中位维持时间 8～10 个月(4～40 个月),对以往应用其他内分泌治疗有效者的有效率较高。

他莫昔芬的用量为每日 20～80 mg。常用量为每日 20 mg,增加剂量并不能提高疗效。不良反应有恶心、呕吐、潮热、外阴瘙痒、阴道流血等。偶有脱发、白细胞数降低,少数病例可引起视神经炎、眼球疼痛、视力降低等。长期应用时亦能引起卵巢囊肿、肝功能障碍以及子宫内膜增厚,增加子宫内膜癌发生的机会。

他莫昔芬目前亦常用作为术后激素受体阳性患者的辅助治疗,尤其是绝经后的患者,可降低复发率及减少对侧乳房第二原发肿瘤的发生。不论绝经前或绝经后患者均可获益。目前标准的应用时期为 5 年。超过 5 年以上应用,并不显示比 5 年更有效[105]。NSABP-B-14 以及 ECOG 等临床研究比较均未能证实,应用时间>5 年能提高疗效,相反可能增加其他不良反应。对激素受体阴性患者未能证实应用他莫昔芬能提高疗效(表 44-10)。

表 44-10 不同年龄患者他莫昔芬应用时间的疗效

| 分　组 | 降低年复发率(%) | 降低年死亡率(%) |
| --- | --- | --- |
| 他莫昔芬 1 年 | | |
| <50 岁 | 2±7 | -2±8 |
| 50～59 岁 | 28±6 | 21±6 |
| 全组 | 20±3 | 11±3 |
| 他莫昔芬 2 年 | | |
| <50 岁 | 14±5 | 10±6 |
| 50～59 岁 | 32±4 | 19±5 |
| 全组 | 29±3 | 17±3 |
| 他莫昔芬 5 年 | | |
| <50 岁 | 45±8 | 32±10 |
| 50～59 岁 | 37±6 | 11±8 |
| 全组 | 47±3 | 26±4 |

其他抗雌激素药物如法乐通,其结构式与他莫昔芬相似,两者效果亦相似。但不良反应较少,用量每日 60～120 mg。氟维司琼是新的 ER 拮抗剂,其结构式与天然甾体类雌激素结构式相仿,而区别在于 7γ 部位有长侧链键,能降低体外乳腺癌细胞中的 ER 水平,阻断受体,非竞争性地与 ER 相结合,同时亦没有类雌激素作用。

2) 雌激素合成的抑制剂　绝经后妇女体内雌激素来自肾上腺释放以及饮食中的胆脂醇转换成雌激素,后经外周组织中的芳香化酶转化成雌激素。而芳香化酶抑制剂(AI)能与芳香化酶结合,从而阻断雌激素的合成,因而芳香化酶抑制剂主要应用于绝经期后的乳腺癌患者[106]。

芳香化酶抑制剂中最早用于临床的是氨鲁米特(氨基导眠能),其除了抑制芳香化酶外还能抑制胆脂醇转化成孕烯雌酮所需的碳链酶,从而影响肾上腺皮质激素(ACIH)的合成,因而在应用时需补充氢化可的松以防止负反馈而使 ACTH 的过度分泌。同时氨鲁米特的疗效并不比他莫昔芬有明显改善,因而不再常用于乳腺癌的治疗。

第 2 代芳香化酶抑制剂有兰他隆等,但目前常用的是第 3 代。第 3 代芳香化酶抑制剂有非甾体类的阿那曲唑(anastrozole)、来曲唑(letrozol)以及甾体类的依西美坦(exemestane),前者与芳香化酶的结合是可逆性的,后者则主要与芳香化酶的底物相结合,因而是不可逆性。两类第 3 代芳香化酶抑制剂间无交叉耐药性,应用非甾体类芳香化酶抑制剂有效患者如肿瘤又有发展时,改用甾体类芳香化酶抑制剂,仍有部分患者可取得一定的疗效。

第 3 代芳香化酶抑制剂在复发或转移性乳腺癌患者中的应用已证实其疗效超过他莫昔芬,各组临床试验比较第 3 代芳香化酶抑制剂对以往用过内分泌治疗有效,而以后又有复发者的疗效均优于黄体酮类药物。

第 3 代芳香化酶抑制剂应用于早期乳腺癌术后的辅助治疗,有多项临床研究已证实其疗效较他莫昔芬为佳。具体应用的方法:①起初治疗,即开始应用第 3 代芳香化酶抑制剂与他莫昔芬应用 5 年疗效的比较,如 ATAC 试验[107](瑞宁得)、BIG1-98(弗隆);②转换应用,应用 2～3 年的他莫昔芬后继续应用他莫昔芬与转换应用第 3 代芳香化酶抑制剂的研究有 IES031[108](依西美坦)、ARNO95、ITA(瑞宁得);③延长治疗研究,在应用他莫昔芬 5 年后继续应用 5 年芳香化酶抑制剂的 MA-17[109](弗隆)及 ABCSG05(瑞宁得)的研究,各组的研究结果中应用第 3 代芳香化酶抑制剂的无复发生存期均优于他莫昔芬。

第 3 代芳香化酶抑制剂的应用中还有些问题未能解决:①第 3 代芳香化酶抑制剂应用于绝经后患者,对绝经前患者是否可与卵巢功能抑制剂合用。②3 种不同芳香化酶抑制剂疗效是否相同,三者如何选择。③应用的最恰当的时期。④与化疗或其他生物治疗剂的联合应用。

第 3 代芳香化酶抑制剂的不良反应如潮热,食欲减退,肌肉、关节疼痛,脱发等高于对照组。骨质疏松率高于对照组。骨折与心血管事件不良反应与他莫昔芬组相比无差异。但阴道流血、子宫内膜增厚及子宫内膜癌的发生率则较他莫昔芬照组为低。

3）药物性卵巢去势　主要有脑垂体促性腺激素释放的类似物（LHRHγ），包括戈舍瑞林（goserelin，zola-dex）、曲普瑞林（triptorelin）、醋酸亮丙瑞林（leuprolide）。

正常成年妇女的下丘脑定期分泌促性腺激素释放素（LHRH），与垂体细胞膜上促性腺素释放激素受体（GHR）结合，作用于卵巢释放雌激素。GHRHα类药物可以与垂体的 GHRH-R 相结合使 GH 分泌受抑制，从而抑制黄体生成素（LH）及滤泡刺激素（FSH）的生成，起到选择性药物垂体切除功能，抑制卵巢的功能，但其作用是可逆的。目前常用的药物有戈舍瑞林、曲普瑞林及醋酸亮丙瑞林。其他如布舍瑞林（buserelin）可以鼻腔内喷注，经黏膜吸收，但其生物利用度较低。戈舍瑞林、醋酸亮丙瑞林是目前应用较多的长效缓释型制剂，一次用药后短期内可出现血浆雌二醇及促性腺激素的暂时性升高，但很快会降到去势后水平，并可维持 28～35 天，因而每月注射 1 次即可起到药物性卵巢切除的功能，长期应用可使血浆雌激素水平维持在绝经后状态，停药后血浆雌二醇水平可逐渐恢复，月经通常在 1～2 个月内恢复。因而其作用起到药物性卵巢切除的功能，是可逆的。GHRHα 主要用于绝经前的患者，对绝经期后的患者有效率较低，约 8%（0%～20%）。GHRHα 对绝经后患者的作用，有研究者以为是直接作用于癌细胞或通过抑制 LH 和 FSH 使绝经后妇女雄激素分泌。

GHRHα 与他莫昔芬合用，对绝经前患者可提高疗效，但不能提高生存率。GHRHα 的不良反应主要表现为停经及停经综合征如潮热、阴道干燥、乳房萎缩、性欲减退以及头痛、眩晕、轻微的恶心等。

4）黄体酮类药物　黄体酮类药物的作用机制尚不完全了解，大剂量的黄体酮可以抑制垂体前叶分泌促性腺激素及催乳素，从而减少雌激素对乳腺及子宫内膜的作用。

常用的黄体酮制剂有甲羟黄体酮（MPA）及甲羟黄体酮（MA）。前者每日 1 000～1 500 mg 肌内注射，后者每日 160 mg 口服。黄体酮类药物低剂量应用时有效率为 16%～20%，高剂量时有效率可达 40%。一般对软组织转移、局部复发者效果较好，骨转移次之，对内脏转移者效果较差，对绝经前患者效果较差，对绝经后和激素受体阳性者的效果较好。

黄体酮类药物不良反应较少，有时有体重增加、高血压、阴道流血、皮疹等。减量或停药后可自行消失。黄体酮类药物治疗乳腺癌的缓解期与其他药物相似，一般作为二线用药。大剂量黄体酮类药物亦作为晚期肿瘤恶病质的治疗用药。

## 44.11　乳腺癌的化疗

乳腺癌是实体瘤中应用化疗最有效的肿瘤之一。化疗在整个治疗中占有重要的地位，化疗目前可用于转移复发病例，也用于术后的辅助治疗及术前新辅助治疗。

### 44.11.1　乳腺癌常用的化疗药物

目前在乳腺癌治疗中常用的化疗药物有烷化剂类药物环磷酰胺（CTX），抗代谢类药物如氟尿嘧啶（5-Fu）、甲氨蝶呤（MTX）、吉西他滨（gemcitabine）、卡培他滨（capecitabine），蒽环类药物如多柔比星（ADM）、表柔比星（Epi-ADM），植物类药物如长春花新碱（VCR）、异长春新碱（venorelbine），以及近年应用较多的紫杉醇类药物如紫杉醇（paclitaxel）、多西他赛（docetaxel）等。其他还有如丝裂霉素、顺铂等。各种药物单用的临床有效率见表 44-11。

表 44-11　各种抗癌药物二期临床应用的有效率

| 有效率 | | |
| --- | --- | --- |
| <25% | 25%～35% | >35% |
| 丝裂霉素 | 环磷酰胺 | 多柔比星 |
| 长春新碱 | 氟尿嘧啶 | 表柔比星 |
| 甲氨蝶呤 | | 异长春新碱 |
| 顺铂 | | 紫杉醇（泰素、泰索帝） |
| | | 卡培他滨（希罗达） |
| | | 吉西他滨（健择） |

## 44.11.2 晚期乳腺癌的联合化疗

1969年Copper报道60例晚期乳腺癌应用多药联合治疗。应用的药物为环磷酰胺、甲氨蝶呤、氟尿嘧啶、长春新碱及泼尼松,其有效率达90%。该方案被称为Copper方案(CMFVP)。重复该方案的有效率为50%~60%,明显高于单药应用。目前该方案有不同的修正方案,如CMF及CMF-P等方案。近年来蒽环类、紫杉类以及新的抗代谢类药物在临床应用中取得较好的疗效,因而用于联合化疗中,其有效率亦较单一应用时明显提高。有些抗癌药物有一定毒性,包括对心脏功能的影响等,因而临床应用对其剂量及疗效等受到一定的限制。选择疗效相似,而无交叉耐药的方案可以提高疗效。

联合蒽环类的方案效果较CMF方案为高[110],近年来含紫杉醇类药物的联合应用同样亦有较好的疗效[111,112]。该二类药物已作为近年来常用的方案。其他常用的方案为应用异长春新碱、吉西他滨等,一般均作为二线用药。

晚期乳腺癌目前常用的化疗方案有CAF/FAC、FEC、AC、EC、AT、CMF等方案,二线方案有XT及GT等方案。晚期乳腺癌常用的化疗方案见表44-12。

**表44-12 晚期乳腺癌常用的化疗方案**

| CAF方案 |
|---|
| 环磷酰胺 100 mg/m², po, d1~14 |
| 多柔比星 30 mg/m², iv, d1,8 |
| 氟尿嘧啶 500 mg/m², iv, d1,8 |
| 每28天为1个疗程 |
| **FAC方案** |
| 氟尿嘧啶 500 mg/m², iv, d1,8 |
| 多柔比星 50 mg/m², iv, d1 |
| 环磷酰胺 500 mg/m², iv, d1 |
| 每21天为1个疗程 |
| **AC方案** |
| 多柔比星 60 mg/m², d1 |
| 环磷酰胺 600 mg/m², d1 |
| 每21天为1疗程 |
| **FEC方案** |
| 氟尿嘧啶 500 mg/m², iv, d1,8 |
| 表柔比星 50 mg/m², iv, d1,8 |
| 环磷酰胺 400 mg/m², iv, d1,8 |
| 每28天为1个疗程 |
| **CMF方案** |
| 环磷酰胺 100 mg/m², po, d1~14 |
| 甲氨蝶呤 40 mg/m², iv, d1,8 |
| 氟尿嘧啶 600 mg/m², iv, d1,8 |
| 每28天为1个疗程 |
| **XT方案** |
| 希罗达 950 mg/m², po, d1~14 |
| 多西他赛 75 mg/m², iv, d1 |
| 每21天为1个疗程 |
| **GT方案** |
| 吉西他滨 1 250 mg/m², iv, d1,8 |
| 紫杉醇 175 mg/m², iv, d1 |
| 每21天为1个疗程 |

## 44.11.3 术后辅助治疗

乳腺癌是容易发生血道转移的疾病,局部治疗失败的原因主要是癌细胞的血道转移。血道转移有时可在术后早期出现,有50%~60%的病例就诊时可能已有血道转移。临床上在术后病理检查时淋巴结有转移的患者术后70%~80%可能发生远处转移,而淋巴结阴性的病例亦有20%~30%因复发转移而导致治疗失败。因而手术前后的全身性化疗的目的是杀灭亚临床型的转移灶,以提高疗效。对腋淋巴结有转移的病例,手术前后辅助化疗就更为重要,疗效也更明显。

自从Fisher领导的NSABP在1957年起开始应用围手术期化疗以来。术后辅助化疗已日趋成熟。早期围手术期化疗,当时以为肿瘤的播散主要与手术操作有关,因而采用手术前后的短程化疗。以后证实术后的复发主要是由于术前已存在的亚临床型微小的转移灶所造成,因而应用术后多药联合的方案。术后辅助化疗的特点:①根据肿瘤细胞的一级动力学原则,巨块肿瘤去除后,残留的肿瘤负荷较小,易被抗癌药物杀灭;②肿瘤负荷小,倍增时间短,增值比例大,对抗癌药物较为敏感。辅助化疗常用的方案有FAC、FEC、AC-T(紫杉醇)、TAC、A-CMF及CMF等(表44-13),其中部分方案及剂量与晚期复发病例相同。

#### 表 44-13　术后辅助化疗其他方案

**AC-T**

多柔比星 60 mg/m², iv, d1

环磷酰胺 600 mg/m², iv, d1

每 21 天为 1 个疗程,共 4 个疗程。以后再用下药:

紫杉醇 175~225 mg/m² 静脉滴注 3 h,21 天为 1 个疗程,共 4 个疗程

或紫杉醇 80 mg/m² 静脉滴注 1 h,每周 1 次,共 12 次

**TAC 方案**

多西他赛 75 mg/m², iv, d1

多柔比星 50 mg/m², iv, d1

环磷酰胺 500 mg/m², iv, d1

每 21 天为 1 个疗程,共 6 个疗程

**A(或 E)CMF 方案**

多柔比星 75 mg/m², iv, d1

或:表柔比星 100 mg/m², iv, d1(先用上药 4 个疗程,再继续用下面方案)

环磷酰胺 100 mg/m², po, d1~14

甲氨蝶呤 40 mg/m², iv, d1~8

氟尿嘧啶 600 mg/m², iv, d1~8

每 28 天为 1 个疗程,共 4 个疗程

目前术后辅助化疗应用较广泛,在应用过程中有一些共识。

辅助化疗的指征:术后病理检查对淋巴结有转移的患者,术后复发率可达 70%~80%,因而均需辅助化疗。对淋巴结没有转移的患者,术后亦有 20%~30% 出现复发,因而部分患者亦需辅助化疗以提高生存率。但淋巴结阴性的患者,应选择那些容易复发的中、高危患者辅助化疗,而低危复发者可避免不必要的治疗。

2005 年瑞士 ST. Gallen 会议所制定的复发危险度的分类是在 1995 年制定的区分预测指标与预后指标的基础上经多次修订而制定。已成为目前常用的指标(表 44-14)。

1)辅助化疗的方法　根据不同的危险度及激素受体测定,辅助化疗的方法可以归纳表 44-15。

2)辅助化疗时间　根据细胞一级动力学原则,术后辅助化疗开始时间应在术后早期应用。一般认为,术后化疗应在术后 1 个月内开始。间隔时间过长会影响疗效。化疗对伤口愈合的影响不大。但某些化疗药物(如多西他赛)术后早期应用容易引起伤口积液。

#### 表 44-14　复发危险度常用指标

| 复发危险度 |
|---|
| **低度** |
| 年龄 >35 岁 |
| 肿瘤 <2 cm |
| 分级 1 级 |
| 淋巴结无转移 |
| Her-2(-) |
| **中度** |
| 年龄 <35 岁 |
| 肿瘤 >2 cm |
| 分级 2~3 级 |
| 淋巴结无转移,Her-2(+) |
| 或淋巴结 1~3 个转移,Her-2(-) |
| **高度** |
| 淋巴结 1~3 个转移,Her-2(+) |
| 淋巴结 >4 个转移 |

#### 表 44-15　辅助化疗方法

| 危险度 | 激素治疗有反应 | 激素治疗效果不肯定 | 激素治疗无效 |
|---|---|---|---|
| 低度危险 | 内分泌治疗 | 内分泌治疗 | — |
| 中度危险 | 内分泌治疗或化疗—内分泌治疗 | 化疗—内分泌治疗 | 化疗 |
| 重度危险 | 化疗—内分泌治疗 | 化疗—内分泌治疗 | 化疗 |

3)辅助化疗的疗程　目前常用为 6~8 个疗程,Bonadonna 比较应用 6 个疗程与 12 个疗程辅助化疗的结果,经 5 年随访两组无差别。亦有研究报道,应用 24 个疗程同样亦未见差别,相反增加了并发症。由于术后辅助化疗的目的是杀灭亚临床型的微小转移灶,因而 6 个疗程的化疗已可达到目的。如果 6 个疗程后仍有癌细胞残留而导致复发也说明该化疗方案对此肿瘤细胞不敏感,或需要更换方案。

4）剂量 辅助化疗的疗效与剂量有一定的关系，各组临床研究表明，凡接受化疗剂量大于计划方案的85%以上者不论绝经与否均能受益，而化疗剂量小于原计划方案65%以下者不论绝经与否疗效不显著。

5）各种化疗方案疗效比较 各种化疗方案中CEF与CAF有较好的疗效，是目前最常用的化疗方案，适用于淋巴结有转移或淋巴结无转移但有中度以上复发危险的病例。近年来应用紫杉醇类药物作为辅助治疗，同样证实对淋巴结有转移患者能提高治愈率，其疗效较蒽环类药物略高。亦有紫杉醇与蒽环类药物联合应用。CMF是最早用的方案，1996年Bonadonna报道应用CMF方案作为辅助化疗的20年随访结果，使用者较未用者生存率明显提高，但与联合蒽环类的方案相比，其疗效不如后者，其不良反应及毒性较低，亦没有对心脏的损害，常用于高龄或以往有心脏疾病而需应用化疗患者。

6）辅助化疗的应用方法 辅助化疗常用的方法是每3周为1个疗程，共用6~8个疗程，近年来有应用剂量密集的方法，改为2周1次，同时应用重组人粒细胞集落刺激因子作为支持，以减少化疗所致的骨髓抑制，以及粒细胞减少性发热等不良反应，目前尚在临床试验中。

## 44.11.4 新辅助化疗

1982年Frei提出早期辅助化疗的概念，对局部晚期的乳腺癌尽早予以化疗即术前化疗，由于其不同于术后的辅助化疗，故又称为新辅助化疗。新辅助化疗的理论依据是早期化疗可以防止耐药细胞株的形成，同时亦使肿瘤降期，提高手术切除率及保乳手术的可能性，此外新辅助化疗亦可以了解体内肿瘤对化疗的敏感性。

新辅助化疗常用于临床局部晚期的肿瘤亦即临床ⅡB、ⅢA、ⅢB期肿瘤，部分病例新辅助化疗后肿瘤缩小降期达到保乳手术要求时，可进行保乳手术。新辅助化疗前必须行原发病灶的空芯针活检以取得到组织学的结果，同时亦可以了解化疗前肿瘤的生物学特性，为手术后辅助化疗提供依据。对腋淋巴结肿大的患者，淋巴结可以做细针穿刺细胞学检查，化疗可以观察淋巴结的改变，是否有降期。

临床上应用于手术后辅助化疗的方案，原则上多可用作新辅助治疗，常用的方案有CAF、CEF等，亦有含紫杉醇类药物的方案为AC-P（紫杉醇）及TAC（多西他赛、多柔比星、环磷酰胺）等[113]。复旦大学附属肿瘤医院应用NE（诺维本、表柔比星）以及CTF（T为吡柔比星）等方案，取得相等的效果。各类新辅助化疗方案的总有效率为60%~85%。

新辅助化疗的疗程为2~6个，在应用2~4个疗程后应作临床评估。有效患者可以继续应用，无效或肿瘤有增大时应改用其他方案或改用其他治疗方案。

多组临床研究表明，新辅助化疗的远期生存率与术后辅助化疗相同，但新辅助化疗提高了手术切除率。然而新辅助化疗后手术后病理检查无癌细胞残留患者的远期生存率明显提高。

新辅助化疗亦有一定的不良反应，如化疗引起的贫血、白细胞数降低，增加感染机会，延长了手术治疗的时间；此外，新辅助化疗后由于病灶的退缩，病理检查时不能确定为原位癌或浸润癌，同时淋巴结内癌细胞被杀灭，影响临床分期的准确性，对生存率的分析有一定的影响。

新辅助化疗是目前局部晚期乳腺癌的标准治疗方法，对其远期疗效，以及术后与其他辅助治疗的配合尚在进一步研究中。临床研究发现，有近20%的乳腺癌对新辅助化疗无效或出现疾病进展，因此寻找有效预测乳腺癌新辅助化疗的疗效预测因子已成为乳腺癌临床研究的重要课题。近年来随着分子生物学研究的深入，研究发现ER阴性或ER和PR均阴性的乳腺癌对多种新辅助化疗方案敏感，另外P53、Neu、TopoⅡ和MDR等肿瘤生物学因子的表达均可能预测乳腺癌新辅助化疗的疗效。但是至今为止，尚未获得公认的有效的新辅助化疗疗效预测方法，靠单一的预测因子很难有效预测新辅助化疗的疗效。将来可能的发展方向是在临床上结合肿瘤的临床特征和生物学因子表达特征，以及在包括基因芯片分析的大量数据基础上建立有效的多因素数学模型，以对新辅助化疗进行疗效预测。

乳腺癌新辅助化疗的研究可以为乳腺癌的系统性辅助治疗提供绝佳的生物学模型依据，在乳腺癌新辅助化疗中获得的有效治疗方案也将可以应用于早期原发性乳腺癌的治疗，从而可能更好地提高乳腺癌的总体治疗疗效。

## 44.12 乳腺癌的靶向治疗

很多传统的抗肿瘤治疗已经获得了较高的肿瘤缓解率和生存率，但是它们的细胞毒性作用通常都是没有选择性的——在杀伤恶性肿瘤细胞的同时也损伤了正常细胞,所以这些药物往往不良反应比较大,耐受性差。而靶向治疗则有可能使这一目标成为现实:通过作用于肿瘤细胞特有的靶点特异性地杀伤肿瘤细胞,从而提高肿瘤的治愈率并减少正常细胞的细胞毒性作用。

近年来靶向治疗飞速发展,目前能够通过多个靶点来作用于肿瘤细胞,其中包括细胞增殖、细胞凋亡、信号转导通路和新生血管形成等,其中信号转导通路又以 EGFR 通路为常见。另外,根据作用方式和作用位点的不同,又分为不同的治疗手段(图44-14)。根据不同的药物结构还有不同的分类,最常见的为单克隆抗体和酪氨酸激酶抑制剂[114]。不同药物的分子量差别很大,酪氨酸激酶抑制剂的分子量较小,为 400 左右,单克隆抗体的分子量则高达150 000。药物分子量的大小决定了药物穿透细胞的能力。

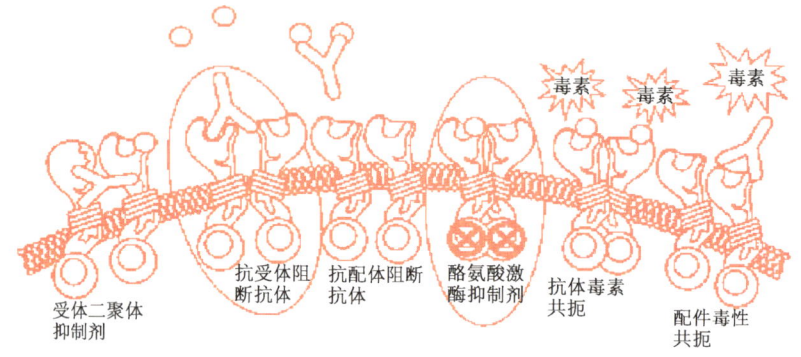

**图 44-14** 靶向治疗的不同作用方式

## 44.12.1 曲妥珠单抗

曲妥珠单抗是人源化的重组抗 Her-2 单克隆抗体,它是一个95%来自人和5%来自鼠的 IgG 抗体。这样就使其既保留了鼠单抗的高亲和性,又降低了其本身的免疫原性。大量临床前的研究证明,该药不仅本身具有抗肿瘤的作用,还能显著增强常规化疗药物的抗肿瘤作用。

在曲妥珠单抗单药应用于转移性乳腺癌的临床试验中[115],222 例 Her-2 高表达并且既往接受过化疗但疾病进展的转移性乳腺癌患者中,单药曲妥珠单抗获得了15%的肿瘤缓解率,同时中位疾病进展时间为3.1个月,中位生存时间为 13 个月。曲妥珠单抗与化疗联合应用的Ⅲ期临床试验发现,化疗(多柔比星/表柔比星+环磷酰胺方案或紫杉醇方案)加用曲妥珠单抗后,患者的肿瘤缓解率、肿瘤进展时间和整体生存时间都得到了显著的提高[116]。

NSABP-B31 试验、Intergroup N9831 试验、HERA 试验和 BCIRG 006 试验 4 个大规模的曲妥珠单抗应用于乳腺癌辅助治疗的临床研究,共涉及超过12 000例患者,比较了乳腺癌辅助治疗中应用与不应用曲妥珠单抗的差别,同时还比较了应用曲妥珠单抗 1 年与 2 年的差别,以及曲妥珠单抗与化疗联合应用与续贯应用的差别。结果显示,辅助治疗应用曲妥珠单抗 1 年后,乳腺癌的复发相对危险性减少46%~52%,死亡的相对危险性减少33%左右。

另外,曲妥珠单抗与内分泌治疗以及其他生物治疗药物联合应用的研究也在进行中。TAnDEM 试验显示在激素受体阳性、Her-2 高表达的转移复发性乳腺癌患者中,联合应用曲妥珠单抗和阿那曲唑与单用阿那曲唑相比,前者能显著延长患者的无疾病进展生存时间。

## 44.12.2 贝伐珠单抗

肿瘤"新生血管生成"在肿瘤生长过程中发挥着重要的作用,其中最重要的因素之一为血管内皮生长因子(VEGF),它与血管内皮细胞上的 VEGF 受体结合,能够促进新生血管的形成。而贝伐珠单抗(bevacizumab)就是通过特异性地抑制配体 VEGF 来发挥抑制肿瘤生长的作用。贝伐珠单抗也是人源化的重组单克隆抗体,93%来源于人,7%来源于鼠。

贝伐珠单抗作为肿瘤"新生血管形成"的抑制物,本身并没有杀死肿瘤的作用,它只是通过破坏肿瘤的血管形成而间接杀死肿瘤,所以贝伐珠单抗和化疗的联合应用能大大提高疗效。临床试验提示,越早应用贝伐珠单抗,就可能获得越好的疗效。

## 44.12.3 拉帕替尼

拉帕替尼(lapatinib)是一种能同时抑制 Her-1

和 Her-2 受体的小分子酪氨酸酶抑制剂。作为一种小分子药物,拉帕替尼可以进入细胞内直接阻断表皮生长因子受体的磷酸激酶活性。由于拉帕替尼能够同时特异性地阻断 Her-1 和 Her-2,所以它能阻止这两种受体的同源性二聚体或异源性二聚体的形成;另外,从理论上讲,它也能够阻断或减少这两种受体的单体与 EGFR 家族中的其他受体(例如 Her-3 和 Her-4)形成异源性二聚体。所以,拉帕替尼有可能在对曲妥珠单抗耐药的乳腺癌中具有独特的功效。

MD Anderson 肿瘤中心一项试验证实拉帕替尼和紫杉醇联合应用于炎性乳腺癌新辅助化疗有效[117]。爱丁堡总院的 EGF10051 试验显示,在曲妥珠单抗耐药的转移性乳腺癌中联合应用拉帕替尼 + 卡培他滨的患者无疾病进展时间显著提高[118]。

拉帕替尼作为小分子的酪氨酸抑制剂,能够通过血-脑屏障,从而有可能对脑转移进行有效的治疗。哈佛大学 Dana-Farber 癌症研究所的研究证实,即使在对曲妥珠单抗耐药的脑转移患者中,拉帕替尼仍具有一定的疗效。

## 44.13　乳腺癌的预后因素

随着新的检测方法及预后指标不断出现,对乳腺癌的临床病程及生物学行为有了更充分的估计,从而指导合理的临床治疗。当前许多分子生物学的预后指标还在进一步的研究之中而尚未列入常规的检测项目,因此临床医师及病理科医师必须认识到,常规采用的肿瘤的病理学特性仍然是目前对于乳腺癌最有效可行的预后评估手段。本文介绍目前已确立的乳腺癌的预后指标以及一部分未来可能有实用价值的预后因素。

### 44.13.1　已确立的预后指标

(1) 肿瘤的大小、淋巴结转移情况及其组织病理学性质(类型和分级)

迄今为止,以上项目是乳腺癌的 3 个重要的预后指标。激素受体水平是预测乳腺癌患者对内分泌治疗反应性的唯一指标,此外已确立的指标还包括 DNA 倍体和细胞增殖分数等。

(2) 乳腺癌的分期

肿瘤的分期对于肿瘤的评价、治疗以及决定治疗的方案十分重要。乳腺癌的分期主要是由原发瘤的大小、区域淋巴结状况以及远处转移的情况所决定的。许多研究表明,乳腺癌肿块越大,生存期越短。腋淋巴结转移的数目与生存期、局部复发、复发时间、远处转移以及治疗失败都密切相关。腋淋巴结阴性者 10 年无瘤生存率 70%~80%,而腋淋巴结阳性者 10 年无瘤生存率则 <30%,生存率随着阳性淋巴结数目的增多而低减。习惯上将腋淋巴结转移灶 <2 mm 者称为微转移灶,它可以在常规的组织切片中发现,但有研究者认为,镜下发现的转移灶不及肉眼发现的淋巴结转移灶对预后的影响大。常规病理切片不能发现的,而在连续切片(垂直于淋巴结标本长轴,每间隔 5~6 mm 连续切片)或采用免疫组化法发现的淋巴结转移灶称为隐性淋巴结转移灶,其预后意义目前仍有分歧。文献中报道的隐性淋巴结转移的发生率为 9%~30%。近年来,由于前哨淋巴结活检的开展,此类精确的检测手段也逐渐被列入前哨淋巴结的常规检测项目,从而更准确地推测腋窝淋巴结群的转移情况。

(3) 乳腺癌的组织病理学类型

根据 WHO 的组织学分类法,乳腺癌可分为非浸润性和浸润性两大类。在浸润性癌中依据预后的好坏又可将特殊类型癌分为预后良好、预后中等及预后不良 3 个亚类。

1) 非浸润性癌　非浸润性乳腺癌指癌细胞局限于导管基膜内的浸润前期癌,所以其预后明显好于浸润性癌。非浸润性乳腺癌按不同组织来源可分为导管内癌以及小叶原位癌。导管内癌可分为粉刺型(实质型)、筛状型和乳头状型 3 个亚型。其中粉刺型的预后较其他两型差,局部切除后较易复发。导管内癌若不经治疗大部分会发展成浸润性癌,但其淋巴结转移率很低,仅 0.5%~1.5%。小叶原位癌发展缓慢,预后良好。

2) 浸润性导管癌　目前普遍认为,无论是导管癌还是小叶癌都来自于终末导管—小叶单位。此类型包括所有不符合特殊类型癌标准的原发性乳腺癌。

3) 浸润性小叶癌　占乳腺癌的 2%~15%。在特殊类型的乳腺癌中预后相对较好的包括腺管样癌、浸润性腺管小叶癌、浸润性筛样癌、黏液样腺癌、分泌型癌;预后不良的包括有化生的乳腺癌、印戒细胞癌、炎性乳腺癌、富脂质癌、髓样癌等。

(4) 乳腺癌的分级

目前最常用的核分级法是由 Black 和 Speer 创立而经过后人不断改进的"改良 Black 核分级法"。它包含了 4 项细胞核的特征,将肿瘤细胞分为 1~3

级,级数越高分化程度越差。目前,尤其在欧洲最流行的组织学分级法是由 Elston 和 Ellis 提出的 Nottingham 乳腺癌分级法。它评价了 3 个独立的肿瘤特征,包括肿瘤中小管形成的比例、细胞核的形态以及有丝分裂细胞数。每个参数都有 1~3 三等,将三者合计得出总分,分级越高肿瘤的分化越差。

### (5) ER、PR 状况

近几十年来,人们对测定乳腺癌中 ER 和 PR 水平的临床意义有了充分的认识,并将这项检测作为原发性乳腺癌的一个标准的评估手段。激素受体的存在提示乳腺上皮的增生仍受一定程度的调控。ER 和 PR 的表达与乳腺癌的发病年龄有关,绝经后患者的受体阳性率明显高于绝经前患者。一般来说,激素受体阳性的肿瘤分化较好,多呈双倍体,增生分数较低,且发生内脏转移的概率较小,对内分泌治疗敏感;而受体阴性的乳腺癌通常分化较差,异倍体多见,增生分数较高,容易发生内脏(尤其是肝脏)及脑转移,并对内分泌治疗反应较差。对于乳腺癌术后的患者 ER 水平是预计无瘤生存期很好的指标,而对于复发和有远处转移的病例,它则有助于估计肿瘤对内分泌治疗的反应性。联合多家研究中心的资料显示,激素受体阳性的晚期乳腺癌自然病程发展较缓慢,生存期较长;而此类病例在接受内分泌治疗之后,50%~60% 的患者病情得到了控制。

### (6) DNA 倍体情况

文献报道,乳腺癌中各种类型的异倍体 DNA 的发生率为 44%~92%。通常采用静态细胞分析仪或者流式细胞分析仪来检测。二倍体 DNA 为主的肿瘤倾向于低度恶性,且 ER 和 PR 多为阳性;异倍体为主的肿瘤多表现为分级较高而激素受体阴性。预后良好的病理类型,如腺管样癌、黏液样腺癌和乳头状癌倾向于二倍体;而恶性程度较高的乳腺癌,如髓样癌大多为异倍体。研究发现异倍体更多的见于体积大、淋巴结转移率高的肿瘤中。

### (7) 肿瘤增殖分数

目前有许多指标可以用来反映乳腺癌细胞的增殖活性或 DNA 合成活性,并能提供有价值的预后信息。常用的描述方法为分裂指数,即每单位面积或一定数量细胞中有丝分裂象的数量。

## 44.13.2 一般公认的预后因素

目前还有许多乳腺癌相关的分子和基因为目前公认的预后因素,但仍需要进一步的研究来证实它们具有独立的预后价值。

### (1) 癌基因(Her-2/neu)/抑癌基因(p53)

目前认为,其在淋巴结有转移的乳腺癌患者中过度表达是预后不良的指标。Her-2/neu 是第 1 个用来预测化疗疗效的因子。研究认为,Her-2/neu 基因扩增或蛋白过度表达的患者对 CMF 化疗方案不敏感。表皮生长因子受体(EGFR)又称 cerb-B-1 或 Her-1 基因,几乎所有的报道都认为 EGFR 与激素受体状态负相关,EGFR 的表达与肿瘤细胞的分化密切相关,然而对于 EGFR 的预后价值还存在一定的争议。同时 EGFR 也被用来作为生物治疗的靶分子,一些临床试验正在评估 EGFR 单克隆抗体的效果。抑癌基因 p53 突变或蛋白过度表达与患者无病生存率(DFS)和总生存率(OS)较低相关,但 p53 还不足以单独用来指导辅助治疗[119]。

### (2) 转移抑制基因(nm-23)

研究发现 nm-23 基因转录水平与肿瘤分化程度、腋淋巴结转移直接相关,而与肿瘤大小、激素受体水平、EGFR 及绝经情况无关。Barnes 发现,nm-23 高表达者存活期长,提示 nm-23 是一个独立的预后指标。Heimann 发现,nm-23 高表达组的相对复发危险系数为 0.38。

### (3) 家族性乳腺癌和卵巢癌相关的基因 BRCA-1、BRCA-2

50% 的 BRCA-1 突变者在 50 岁时会得乳腺癌。Foulkes 等证实,BRCA-1 突变与年轻期发病、分级差、雌激素受体阴性和 p53 过度表达有关。COX 多因素分析显示 BRCA-1 是独立的预后因子。

### (4) 与激素有关的因子[pS2、热休克蛋白(HSP)]

pS2 是由雌激素诱导、受雌激素调控的蛋白。研究证实,pS2 表达与 ER、PR 的状态密切相关,pS2 的高表达是肿瘤预后良好的独立因素。热休克蛋白是人体对环境和生理变化的一种反应性蛋白,受雌激素调节。在单因素分析中证实,HSP 与无病生存率相关,但多因素分析认为 HSP 不是一个独立的预后因素。

### (5) 浸润、转移有关的分子

1) 组织蛋白酶 D(Cath-D)  是一种酸性溶酶体蛋白酶,癌细胞中 Cath-D 的分泌增加。在正常的生理环境中,Cath-D 酶活性较低,但在酸性环境下可降解细胞基膜、细胞间基质而促进肿瘤浸润,是肿瘤转移中的一步。应用免疫组织化学(IHC)法检测,Cath-D 高表达者的预后常不良,但其结果差异很大。

2) 尿激酶型纤维蛋白酶原激活剂(u-PA)、纤维蛋白酶原激活抑制剂(PAI)  u-PA 是一种丝氨酸蛋白激酶,能使纤维蛋白酶原转化成纤溶酶,后者能激活Ⅳ型胶原酶,从而降解胶原及基膜。u-PA 的受体(uPAR)为细胞膜上与糖脂结合的蛋白,u-PA 的活性受 PAI-1、PAI-2 控制。目前一些学者认为,u-PA/PAI-1 或 u-PA/PAI-2 的比值要比单个 u-PA 系统中的数值更具有预后价值。

3) 血管生成因子(angiogenesis factor) 新生血管对肿瘤的生长及转移具有重要意义,其预后价值格外受关注。新生血管的形成由一系列的诱导因子(如 VEGF、b-FGF、血管生成蛋白)和抑制因子(血管生成抑制因子、PF-4、TSP-1 等)所决定。

4) 骨髓微转移(bone marrow microrrlestasis,BMM) 淋巴结状况是乳腺癌重要的预后因子,但乳腺癌是一种全身性的疾病,约 1/3 的淋巴结阴性患者可发生远处转移导致治疗失败,因此 BMM 能为评估预后提供帮助。

(6) 其他因子

含有抑癌基因的杂合性丢失(LOH)可用来评估乳腺癌的预后。肿瘤患者中尽管多个染色体存在 LOH,但并不是每个都有预后价值,因此需要大规模前瞻性的随机对照试验来证实。

综上所述,目前除了对已确立的预后指标及公认的预后因素的研究外,许多研究小组尝试建立预测乳腺癌复发危险性的多因素联合的统计模型。此类模型的临床应用价值尚待证实,但相信其开发成功必将适应于当今乳腺癌的综合治疗模式,并对未来更趋个体化的治疗模式产生深远的影响。

## 44.13.3 预测分子指标在乳腺癌预后及治疗中的应用

(1) 预测乳腺癌的新辅助化疗反应

在过去 30 年中,肿瘤的生物学研究已经取得了突破性进展,尤其值得一提的是,预测乳腺癌的新辅助化疗反应这一领域。

自 19 世纪 70 年代起,新辅助化疗已经成为局部晚期乳腺癌和炎性乳癌治疗中不可缺少的一部分。随机实验在对照了相同方案的术前和术后化疗后发现,新辅助化疗没有明显提高无病缓解率和总生存率。但是,新辅助化疗与术后化疗相比,前者可以较早判断全身治疗是否有效。这样一来,临床医生就可以及早停止无效的化疗方案,以避免产生化疗毒副反应,从而尽快改变治疗方案和策略。

回顾性的试验分析显示,新辅助化疗的疗效与长期生存率有关。一个化疗后完全缓解的患者比部分缓解,或者完全无效的患者无病生存率和总生存率高。研究表明,化疗后如果达到了病理上的完全缓解,那么其长期疗效也比较乐观。这是因为化疗的真正疗效一般在 3~4 个月后才会显现。

目前,已证实的新辅助化疗的预后因子见表 44-16。

表 44-16 已证实的早期乳腺癌患者的预后影响因素

| 因 子 | 证实方法或评价 |
|---|---|
| 公认的: | 经多变量分析证实 |
| 　淋巴结状态 | |
| 　肿瘤大小 | |
| 　ER/PR | |
| 　组织学类型 | |
| 　组织学/核分级 | |
| 　Her-2 状态 | |
| 可能与预后相关的: | |
| 　胸腺嘧啶的标记指数 | 技术要求高,难普及 |
| 　S 期细胞分数 | 未标化 |
| 　u-PA/uPAR/PAI | 未标化 |
| 未经多变量分析证实: | |
| 　Ki-67,MIB-1,PCNA,有丝分裂素,Ki-S1,组织蛋白酶 D | |
| 未标化: | |
| 　EGFR | |
| 　P53 | |
| 　Bcl-2 | |

注:u-PA,尿激素纤溶酶原激活物;uPAR,尿激素纤溶酶原激活物受体;PAI,纤溶酶原激活物抑制剂;PCNA,增殖的细胞核抗体;EGFR,内皮生长因子受体。

上述预测因子仍缺乏有效的临床论证,很少有运用于临床的报道。以 Her-2 为例,1987 年 Slamon 和 McGuire 第 1 次报道了 100 例乳腺癌患者中 Her-2 的过度表达和扩增,这一现象提示患者的预后较差。在此后,有 300 多份研究报道将 Her-2 作为所谓的预后因素,有的认为 Her-2 的预测作用在所有患者中都适用,有的则认为它毫无意义。表 44-17 列举了目前关于 Her-2 运用于临床的论证。

临床上,没有充分的证据证明 Her-2 可以作为独立的化疗预后不良因子。这是因为 Her-2 只是一个影响力有限的因子,对区别哪些为化疗不良反应小、预后好的患者价值也不大。研究发现,Her-2 可能与 ER 阳性的术后或转移的患者内分泌治疗效果差有关[120]。

表 44-17 Her-2 作为预后及预测标记运用于临床

| 处理/用药 | Her-2 阳性患者较阴性患者的可能效果 | 效果强度 | 可信度分级 |
|---|---|---|---|
| 单纯观察预后 | 差 | 弱至中 | Ⅰ级（仅观察未证实） |
| 内分泌治疗 | | | |
| 　所有类型 | 差 | 弱 | 多个Ⅲ级 |
| 　SERM | 差 | 中 | 单个Ⅱ级 |
| 化疗 | | | |
| 　如 CMF 等非蒽环类 | 差 | 弱至中 | 多个Ⅲ级 |
| 　包含蒽环类药物 | 相近或好 | 中 | 多个Ⅲ级 |
| 　紫杉醇 | 好或差（可能是好） | 无法估计 | 少个Ⅲ级 |
| 　曲妥珠单抗 | 好 | 强 | 多个Ⅱ级 |

注：SERM，选择性雌激素受体调节剂；CMF，环磷酰胺、甲氨蝶呤、氟尿嘧啶。

在加拿大国立癌症协会的年会上曾经报道过这样一个研究，它通过在患者中随机给予 CMF（环磷酰胺、甲氨蝶呤、如氟尿嘧啶）或 CEF（环磷酰胺、表柔比星、如氟尿嘧啶）方案来评估 Her-2 的价值，结果发现，Her-2 阳性的乳腺癌患者以蒽环类药物做辅助化疗，疗效可能比 Her-2 阴性的差。另一些实验的结论则正好相反。关于 Her-2 和紫杉醇相互作用的研究还不完善。美国临床肿瘤协会会议上的一个研究提出：在 Her-2 阳性的乳腺癌患者中应用表柔比星 + 紫杉醇效果要比表柔比星 + 环磷酰胺好，而在 Her-2 阴性的乳腺癌患者中两者的效果相差无几。

最后，随着曲妥珠单抗在临床上被广泛认识和使用，目前选择哪些患者使用曲妥珠单抗治疗的适应证还未确立。曲妥珠单抗是一种针对 Her-2/neu 的复合人类单克隆抗体。临床前试验的提示：它只对 Her-2/neu 过表达的肿瘤有效。

对于 Her-2/neu 阳性的转移性乳腺癌患者，单药物的客观有效率为 12%~26%。此外，在常规化疗方案（如多西他赛，吉西他滨或者表柔比星，环磷酰胺）中加用曲妥珠单抗可以提高临床疗效。所有的临床研究均针对 Her-2/neu 过表达或者高表达（IHC 检测后 2 + ~3 + ）的患者。IHC 检测的 Her-2/neu 阳性程度直接与曲妥珠单抗的疗效有关。总体说来，上述数据表明，Her-2/neu 阳性是曲妥珠单抗治疗敏感的一项强有力的预测因子，并且通过检测 Her-2/neu 状态来筛选常规使用曲妥珠单抗的人群。

肿瘤的病理学特性对新辅助化疗的预测作用，包括以下几个方面：①肿瘤大小；②组织学类型；③淋巴结情况；④核型；⑤镜下细胞变化；⑥ER、PR 情况；⑦S 期细胞分数；⑧凋亡指数。

（2）分子水平上预测化疗疗效的标记

目前，掌握的分子水平上预测化疗疗效的标记如下。

1）Her-2/neu　Her-2/neu 的过度表达和（或）扩增往往提示肿瘤表型更具侵袭性，也增加了复发及术前化疗后死亡的可能。Her-2 阳性也是患者选用曲妥珠单抗的先决条件。Her-2/neu 扩增或过表达与内分泌治疗耐药有关[121]。但是临床数据并不完全支持此结论。因此，在辅助治疗和转移性乳腺癌的治疗中，并不能根据 Her-2/neu 的状态来决定使用内分泌治疗与否[122]。Her-2/neu 扩增或过表达的患者可能更容易对烷基类药物耐药，而从含蒽环类化疗药物的方案中获益。此外，Her-2/neu 扩增或过表达的患者表柔比星的使用剂量应该 > 60 mg/m$^2$，这样一来，获益更多。如果没有使用蒽环类药物的禁忌，建议根据 Her-2/neu 的状态来选择使用含蒽环类的药物。Her-2/neu 阳性患者并非对非蒽环类方案绝对耐药，但是如果需要辅助治疗或者可以使用蒽环类药物时，还是建议用此方案[123]（表 44-18）。

2）P53　技术问题一直困扰着对 P53 的临床研究。免疫组化尽管很有效，但是对确定分子水平上的异常和序列无能为力，同时也费时费力。其他方法也有各自的缺陷。

3）Bcl-2　在 Bcl-2 预测术前化疗结果的试验中，4 个认为 Bcl-2 异常和术前化疗反应无关，只有 1 个认为 Bcl-2 阳性患者对含蒽环类药物的化疗反应降低，而对紫杉醇的反应增强[124]。

**表 44-18 新辅助化疗效果的预测因子**

| 作者 | 病例数 | 化疗方案 | 预测结果 | 可信度 |
|---|---|---|---|---|
| 核分级 | | | | |
| Kemeny 等 | 58 | AVCF | 增效 | Ⅲ |
| Abu-Faraskh 等 | 287 | FAC | 增效 | Ⅲ |
| S 期细胞分数 | | | | |
| Spyratos 等 | 35 | AVCMF | 增效 | Ⅲ |
| Chevillard 等 | 87 | FAC 或 FTC | 增效 | Ⅲ |
| Remvikos 等 | 92 | FAC 或 FTC | 增效 | Ⅲ |
| Tubian-Hilin 等 | 150 | AVCMF | 增效 | Ⅲ |
| 凋亡指数 | | | | |
| Buchholz 等 | 26 | FAC 或紫杉醇或 ATxt | 无法预知 | Ⅲ |
| Ellis 等 | 27 | FEP 或 AV | 近似 | Ⅲ |
| Ellis 等 | 50 | ECF | 无法预知 | Ⅲ |
| Kandioler-Eckersberger 等 | 67 | FEC 或紫杉醇 | 增效/减效 | Ⅲ |
| Her-2 | | | | |
| Resnick 等 | 40 | FAC | 增效 | Ⅲ |
| Petit 等 | 79 | FEC 或紫杉醇 | 增效 | Ⅲ |
| Rozan 等 | 323 | FAC + 放疗 | 无法预知 | Ⅲ |
| P53 | | | | |
| Formenti 等 | 35 | 氟尿嘧啶 + 放疗 | 减效 | Ⅳ |
| Resnick 等 | 40 | FAC | 无法预知 | Ⅲ |
| Linn 等 | 51 | AC + 紫杉醇 | 无法预知 | Ⅳ |
| Kandioler-Eckersberger 等 | 67 | FEC 或紫杉醇 | 减效/增效 | Ⅲ |
| Archer 等 | 92 | 内分泌治疗 | 无法预知 | Ⅲ |
| Bottini 等 | 143 | 表柔比星或 CMF | 减效 | Ⅲ |
| Rozan 等 | 323 | FAC + 放疗 | 无法预知 | Ⅲ |
| Bcl-2 | | | | |
| Buchholz 等 | 25 | FAC + 紫杉醇或 ATxt | 无法预知 | Ⅲ |
| Ellis 等 | 50 | ECF | 无法预知 | Ⅲ |
| Kandioler-Eckersberger 等 | 67 | FAC + 紫杉醇 | 减效或增效 | Ⅲ |
| Bottini 等 | 143 | 表柔比星或 CMF | 无法预知 | Ⅲ |
| P-糖蛋白 | | | | |
| Verrelle | 17 | AVCF | 减效 | Ⅳ |
| Ro | 48 | FAC | 减效 | Ⅲ/Ⅳ |
| Bottini | 143 | 表柔比星或 CMF | 减效 | Ⅲ |
| MDR1 | | | | |
| Chevillard | 87 | FAC 或 FTC | 减效 | Ⅲ |

注:AVCF,多柔比星 + 长春碱 + 环磷酰胺 + 氟尿嘧啶;FAC,氟尿嘧啶 + 多柔比星 + 环磷酰胺;FTC,氟尿嘧啶 + 四氢多柔比星 + 环磷酰胺;AVCMF,多柔比星 + 长春碱 + 环磷酰胺 + 甲氨蝶呤 + 氟尿嘧啶;FEP,环磷酰胺 + 表柔比星 + 顺铂;AV,多柔比星 + 长春碱;ECF,表柔比星 + 顺铂 + 氟尿嘧啶;ATxt,多柔比星 + 多西他赛;AC,多柔比星 + 环磷酰胺;CMF,环磷酰胺 + 表柔比星 + 氟尿嘧啶。

4) P-糖蛋白 有3个临床试验认为P-糖蛋白是多药耐受的标记,如果在术前化疗前的肿瘤组织中有P-糖蛋白,就预示着它对术前化疗的反应率较低。

综上所述,上面提到的所有因子都不能简单地用正或负来形容其在预测疗效方面的作用。由于在临床运用上的局限性,制约了其在决定治疗方案方面的作用。所以在美国肿瘤临床协会的临床实践指南中,治疗乳腺癌只推荐常规检测ER、PR和Her-2受体[125]。

**(3) 肿瘤诊断、预后和预测中相关的新技术**

在过去的30年中,研究重点都放在寻找人类肿瘤表达的单个分子及其对预后、预测的价值。由于有了RNA印迹、原位杂交、寻找单个mRNA的PCR技术及运用蛋白质印迹和免疫组化寻找人体中特异的蛋白,将其投入临床研究变成了可能。一般说来,需要先找到生物学重要分子,然后再肯定其是否与临床疗效相关。但在检测了成百上千可能的分子后,仍未找到可作为乳腺癌临床上用来判断预后及预测的重要标记的基因。

随着基因芯片技术的问世,可以同时检测出一个标本中成千上万mRNA的表达,原则上可以通过监测1个标本来了解几乎所有人类的基因。测序可以发现很多在常规方法看来是更先进的预后及预测的标记,还可以靠其基因表达模型将肿瘤分为不同类型的亚组[126-128]。

较早对乳腺癌细胞进行DNA测序并且分类的是Perou等,他们将乳腺癌根据不同分子特性的分为四大类:导管上皮型、肌上皮型、正常乳腺型、Her-2过表达型。在此基础上,Sorlie等用相同的DNA测序方法,验证了Perou的结论,同时进一步细化了导管上皮型乳腺癌,将其又分为两个亚型:A和B。它们的不同在于,A高表达ER,预后更好;B虽然中低表达ER,但是其他基因表达与A相距甚远,相对A来说,预后较差[129-131]。

那么这些分类差异是存在于哪些乳腺癌患者中?其他临床特征如肿瘤大小、淋巴结状态、受体情况是否也影响这些分类?它们之间是否有一定的关联?

为了回答这些问题,回顾Carey等综合分析不同分型的肿瘤与临床特性之间的关系,可以发现临床的数据从另一个侧面论证了基因检测的结果:分子特性分类之间的差异与病理类型、细胞分级密切相关,与年龄(月经状态)也有一定关系。肌上皮型、Her-2(ER阴性)过表达型在基因型上恰恰高表达了某些与肿瘤细胞增殖相关的基因(表44-19)。

表44-19 不同分型肿瘤的临床特征

| 临床特征 | 肌上皮型 ($n=100$) | Her-2(ER 阴性)过表达型 ($n=33$) | 导管上皮 A 型($n=255$) | 导管上皮 B 型($n=77$) | 未分类 ($n=31$) | $P$ 值 |
|---|---|---|---|---|---|---|
| 绝经前 | 64% | 55% | 46% | 51% | 71% | 0.008 |
| 非裔美国女性 | 52% | 48% | 36% | 32% | 32% | 0.03 |
| 临床分期 | | | | | | |
| Ⅰ 期 | 24% | 28% | 44% | 39% | 48% | 0.06 |
| Ⅱ 期 | 62% | 53% | 47% | 54% | 39% | |
| Ⅲ 期 | 8% | 13% | 7% | 5% | 10% | |
| Ⅳ 期 | 5% | 6% | 2% | 1% | 3% | |
| 淋巴结阳性 | 41% | 56% | 34% | 47% | 29% | 0.04 |
| 浸润性导管癌 | 84% | 94% | 70% | 79% | 68% | <0.0001 |
| 浸润性小叶癌 | 0% | 0% | 12% | 7% | 7% | |
| 混合型 | 6% | 6% | 9% | 12% | 16% | |
| 细胞分级Ⅲ级 | 84% | 75% | 31% | 31% | 62% | <0.0001 |

临床实践显示,即使相同临床分期、病理类型的乳腺癌患者经过相同的治疗,有效率和总生存情况仍是千差万别。目前单从一些转移的预测因子分子标记是不能说明为何70%~80%的患者即使不采用

化疗、内分泌等治疗也可以长期生存。

van't Veer 发现了 70 个预后相关基因,据其将患者分为预后好和差两组。预后较差的那组尽管淋巴结为阴性也会在短时间内出现远处转移。进一步研究发现,这些预后相关的 70 个基因都是与细胞周期调节、肿瘤侵袭性、转移和血管生成相关的[132]。为了进一步论证分子特性和临床特征之间的关系,van de Vijver 等继续根据 Veer 预后相关基因得到的预后好和差两组,对 295 例 <53 岁临床 I 期和 II 期患者进行研究,这些患者中有淋巴结阴性的也有阳性的。结果发现,预后较差的那组基因型无论是无转移生存和 10 年总生存都不如预后好的那组,并且这种差异和淋巴结状态无关[133]。除了淋巴结状态以外,Sorlie 等在自己的研究中还进一步分析了受体状态,绝经与否,肿块大小等临床特性,通过研究了 99 例(淋巴结阴性 46 例,阳性 53 例)随意选择的患者组织标本进行基因表达分类和分子特性后,再次确认了其他人的结论,认为激素受体与预后的相关性最强,组织学分级次之,而与月经状态、肿瘤大小和淋巴结状态无关。文章中还论证了根据 Perou 的分类,ER 阴性表达的患者总生存率和无病生存率都要明显差于阳性患者[134,135]。

同时 van de Vijver 等在研究中还提出,侵袭转移的能力是肿瘤细胞固有特性。那么肿瘤细胞是如何具有转移侵袭能力的,至今没有一个明确答案。有学者认为,转移病灶来源于肿瘤组织中一些具有高转移潜能的细胞,也有学者认为它们只是偶然随机脱落的结果[136]。关于这个问题,Britta 发现转移灶和原发灶在分子特性方面惊人的相似[137],又根据 70 个预后相关基因表达对原发灶和转移灶进行检测,同样的,两者也十分相似[138]。从另一方面论证了 van de Vijver 的结论,侵袭转移的能力是肿瘤细胞与生俱来的特性,它不仅表现在分子特性上的一致,也表现在基因上。

尽管在原发灶和转移灶发现了分子特性与基因型的惊人相似,但是大多数患者的肿瘤状态不是一成不变的,经过化疗、内分泌治疗等,肿瘤细胞治疗前后的基因和分子特性的变化是否直接影响着治疗的效果?为此,Buchholz 等检测了 21 例患者在新辅助化疗前后的组织标本,通过测序后发现,几乎所有的患者在化疗前后肿瘤的基因及分子特性都发生了变化,但是没有发现一个共同的指标变化。有一点是肯定的,那就是:病理组织学上疗效好的和差的肿瘤之间基因和分子特性完全不同。这可能提示,不同的基因和分子特性的肿瘤对于治疗的效果也是不同的。

Rouzier 等对 80 多例局部晚期的乳腺癌患者采用相同的化疗方案(T-FAC),根据基因测序的结果,不同分子类型的患者获得无癌细胞残留的比例不同,具有显著的统计学差异。说明不同分子类型对于相同方案化疗的效果也不尽相同,这就为临床上选择性使用化疗提供了依据。Carey 等采用相同的 AC 新辅助化疗方案,也得到了相似的结论,对于肌上皮型和 Her-2 过表达型的局部晚期乳腺癌,往往化疗的有效率比较高,无癌细胞残留的比例也高于其他类型,提示这两种预后相对较差的分子类型乳腺癌可以通过化疗更多获益。

临床的随访研究表明,不同分类的乳腺癌患者预后不同,更体现了这种分类的意义。除此以外,那些肿瘤发生、发展过程中差异性表达的基因提示,它们可能与该过程有关。这些基因的产物或许可以作为肿瘤的特异性标记,而针对这些基因的药物可以高效、选择性地治疗一些特殊类型的乳腺癌患者,从而使其受益。

不管预测因子本身有多复杂,运用有多困难,DNA 测序技术仍然很有可能在不久的将来运用于临床,来预测现今很多其他技术手段无法预测的临床疗效。但其临床应用的前景和这项新技术本身存在的许多问题尚待进一步研究。

**(4)展望**

现在临床对可信度高、有实用价值的预测标记的需求比以前更迫切了。临床上已经出现了许多生物导向性的药物。在开始将第 1 代导向性药物运用于未经选择的人群中,它的反应率和临床疗效是微乎其微的。随着研究的深入,人们认识到有针对性地进行肿瘤治疗是很重要的。然而,到目前为止,只做了两个关于乳腺癌选择性治疗的试验,将预测标记作为指导用药的指针:一个是 ER/PR 阳性的乳腺癌患者应用内分泌治疗;另一个是 Her-2 过度表达的乳腺癌患者运用靶向治疗。

分子标记的应用之所以有限,是因为对其作用机制的了解还不够。生物分子的作用是很复杂繁琐的,也存在彼此交叉作用。目前,人们对其中一些重要的成分在整个反应的作用也知之甚少。

随着 DNA 测序技术的应用,其在解决现今很多其他技术手段无法预测的临床疗效问题上显示出巨大的潜力。尽管在临床研究和应用方面已经取得了一些可喜的成就,但是对于真正解决预测乳腺癌疗效和预后的问题仍任重而道远。

## 44.13.4 预后

随着20世纪80、90年代乳腺癌筛查的普及,越来越多的乳腺癌被早期诊断,提高了乳腺癌的预后。新的成熟的预后指标不断确立以及先进诊疗技术开展,手术治疗、化疗、放疗以及靶向治疗相结合的综合治疗模式的应用,使乳腺癌的预后得到了进一步的提高。从全球乳腺癌5年生存资料看(图44-15),乳腺癌患者的5年生存率平均为61%,发展中国家平均为56%,而发达国家已达到65%。复旦大学附属肿瘤医院的资料显示,上海乳腺癌患者5年生存率已提升至67%。目前该院治疗的乳腺癌患者,5年无病生存率和总生存率分别为:0～Ⅰ期88%、94%,Ⅱ期71%、84%,Ⅲ期48%、64%(图44-16)。相信随着更先进治疗手段不断面世,乳腺癌的危害性必将进一步降低,从而提高其预后。

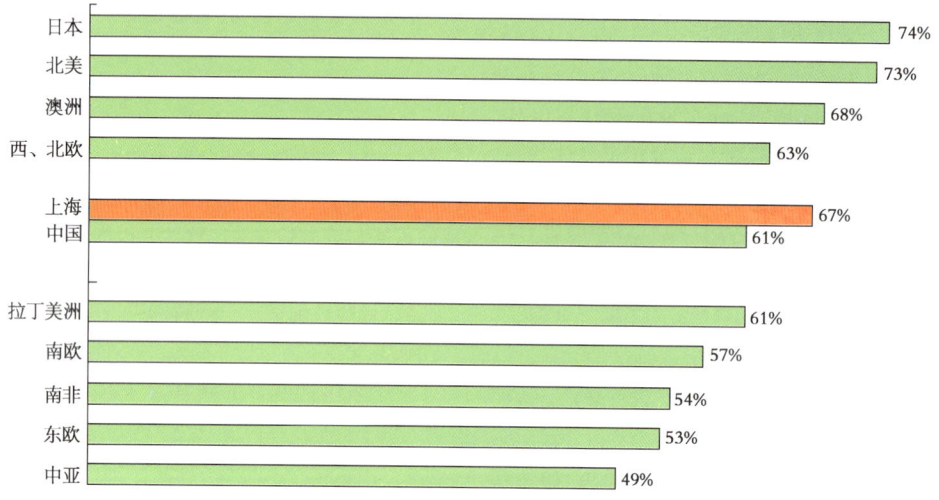

图44-15 全球乳腺癌5年生存率

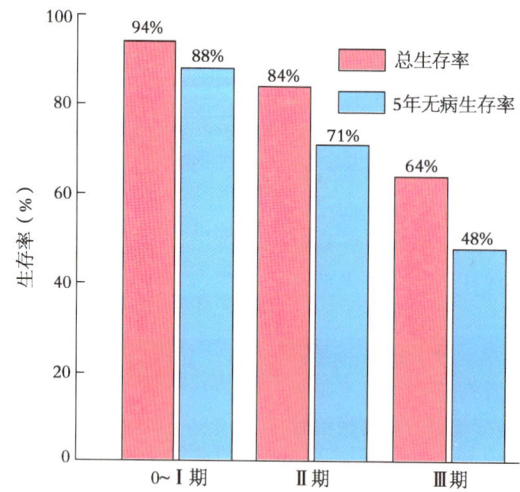

图44-16 各期乳腺癌5年无病生存率及总生存率
(复旦大学附属肿瘤医院资料)

(邵志敏 沈镇宙)

# 主要参考文献

[1] GLOBOCAN 2000: Cancer Incidence, Mortality and Prevalence Worldwide, Version 1.0(GLOBOCAN 2000 is a software program which provides access to information on the incidence and prevalence of, and mortality from 26 major cancers for all the countries in the world in 2000).

[2] Chu KC, Tarone RE, Kessler LG, et al. Recent trends in US breast cancer incidence, survival, and mortality rates. J Natl Cancer Inst, 1996, 88: 1571-1579.

[3] Hermon C, Beral V. Breast cancer mortality rates are levelling off or beginning to decline in many Western countries: analysis of time trends, age-cohort and age-period models of breast cancer mortality in 20 countries. Br J Cancer, 1996, 73:955-960.

[4] Collaborative Group on Hormonal Factors in Breast Cancer. Breast cancer and hormonal contraceptives: collaborative reanalysis of individual data on 53 297 women with breast cancer and 100 239 women without breast cancer from 54 epidemiological studies. Lancet, 1996, 347:1713-1727.

[5] Tavassoli FA, Devilee P. World Health Organization classification of tumours: pathology and genetics of tumours of the breast and female genital organs. Verh Dtsch Ges Pathol, 2002, 86:116-119.

[6] 张廷璆,徐小予,徐薇苓,等. 乳腺癌组织学分级及预后因素分析. 中华病理学杂志, 1998,27:405-407.

[7] 皋岚湘,丁华野. 新版WHO乳腺浸润性癌组织学类型的特点概述. 中华病理学杂志,2004,33:382-384.

[8] 龚西駼.WHO乳腺肿瘤组织学分类(2003)简介. 临床与实验病理学杂志, 2004,20:5-10.

[9] Kohn EC, Liotta LA. Molecular insights into cancer invasion: strategies for prevention and intervention. Cancer Res, 1995, 55:1856-1862.

[10] Liotta LA, Stetler-Stevenson WG. Tumor invasion and metastasis: an imbalance of positive and negative regulation. Cancer Res, 1991, 51:5054s-5059s.

[11] Duffy MJ. Inhibiting tissue invasion and metastasis as targets for cancer therapy. Biotherapy, 1992, 4;45-52.

[12] Liotta LA, Kohn EC. The microenvironment of the tumor-host interface. Nature, 2001,411:375-379.

[13] Woodhouse EC, Chuaqui RF, Liotta LA. General mechanisms of metastasis. Cancer, 1997,80:1529-1537.

[14] Shapiro S, Venet W, Strax P. Periodic Screening for Breast Cancer. The Health Insurance Plan Project and Its Sequelae 1963-86. Baltimore: Johns Hopkins University Press, 1988; 64-74.

[15] Baxter N. Preventive health care, 2001 update: should women be routinely taught breast self-examination to screen for breast cancer? CMAJ, 2001, 164: 1837-1846.

[16] Zhang L, Sankar R, Qian W. Advances in micro-calcification clusters detection in mammography. Comput Biol Med, 2002, 32: 515-528.

[17] Lazarus E, Mainiero MB, Schepps B, et al. BI-RADS lexicon for US and mammography: interobserver variability and positive predictive value. Radiology, 2006,239: 385-391.

[18] Krainick-Strobel U, Bergmann A, Huober J, et al. American College of Radiology Breast Imaging Reporting and Data System (BI-RADS). 2nd ed. Reston VA: American College of Radiology, 1995.

[19] Peters-Engl, C, Medi M, Leodolter S. The use of colour-coded and spectral Doppler ultrasound in the differentiation of benign and malignant breast lesions. Br J Cancer, 1995, 71: 137-139.

[20] Nakamura S. Present role and future perspectives of the evaluation of the effect of primary chemotherapy by breast imaging. Breast Cancer, 2004, 11: 134-138.

[21] Gundry KR. The application of breast MRI in staging and screening for breast cancer. Oncology (Williston Park), 2005,19: 159-169.

[22] Orel SG, Schnall MD. MR imaging of the breast for the detection, diagnosis, and staging of breast cancer. Radiology, 2001, 220:13-30.

[23] Izzo L, Stasolla A, Basso L, et al. Characterization of tumoral lesions of the breast: preliminary experience with multislice spiral CT. J Exp Clin Cancer Res, 2005, 24: 209-215.

[24] Okazaki A, Hirata K, Okazaki M, et al. Nipple discharge disorders: current diagnostic management and the role of fiber-ductoscopy. Eur Radiol, 1999, 9: 583-590.

[25] Shen KW, Wu J, Lu JS, et al. Fiberoptic ductoscopy for breast cancer patients with nipple discharge. Surg Endosc, 2001, 15;1340-1345.

[26] Shao ZM, Liu Y, Nguyen M. The role of the breast ductal system in the diagnosis of cancer (review). Oncol Rep, 2001, 8;153-156.

[27] Makita M, Sakamoto G, Akiyama F, et al. Duct endoscopy and endoscopic biopsy in the evaluation of nipple discharge. Breast Cancer Res Treat, 1991, 18:179-187.

[28] Mokbel K, Escobar PF, Matsunaga T. Mammary ductoscopy: current status and future prospects. Eur J Surg Oncol, 2005,31;3-8.

[29] Levine PH, Zamuco R, Yee HT. Role of fine-needle aspiration cytology in breast lymphoma. Diagn Cytopathol, 2004, 30: 332-340.

[30] Siddiqui MT, Zakowski MF, Ashfaq R, et al. Breast masses in males: multi-institutional experience on fine-needle aspiration. Diagn Cytopathol, 2002, 26: 87-91.

[31] Angelidou E, Politi E, Sotiropoulou G, et al. Evaluation of ER, PR, MIB-1, pS2, and nuclear grade in FNA specimens of cT1 breast carcinomas: clinicopathological correlation. Diagn Cytopathol, 2006, 34: 547-552.

[32] Beatty BG, Bryant R, Wang W, et al. HER-2/neu detection in fine-needle aspirates of breast cancer: fluorescence in situ hybridization and immunocytochemical analysis. Am J Clin Pathol, 2004, 122: 246-255.

[33] Bianco MK, Vasef MA. HER-2 gene amplification in Paget disease of the nipple and extramammary site: a chromogenic in situ hybridization study. Diagn Mol Pathol, 2006, 15: 131-135.

[34] Lee CH, Egglin TK, Philpotts L, et al. Cost-effectiveness of stereotactic core needle biopsy: analysis by means of mammographic findings. Radiology, 1997, 202;849-854.

[35] Liberman L, Sama MP. Cost-effectiveness of stereotactic 11-gauge directional vacuum-assisted breast biopsy. Am J Roentgenol, 2000, 175;53-58.

[36] Yarbro JW, Page DL, Fielding LP, et al. American Joint Committee on Cancer prognostic factors consensus conference. Cancer, 1999, 86: 2436-2446.

[37] Crump M, Goss PE, Prince M, et al. Outcome of extensive evaluation before adjuvant therapy in women with breast cancer and 10 or more positive axillary lymph nodes. J Clin Oncol, 1996, 14: 66-69.

[38] Diab SG, Hilsenbeck SG, de Moor C, et al. Radiation therapy and survival in breast cancer patients with 10 or more positive axillary lymph nodes treated with mastectomy. J Clin Oncol, 1998, 16: 1655-1660.

[39] Newman LA, Kuerer HM, Fornage B, et al. Adverse prognostic significance of infraclavicular lymph nodes detected by ultrasonography in patients with locally advanced breast cancer. Am J Surg, 2001, 181: 313-318.

[40] Klauber-DeMore N, Bevilacqua JL, Van Zee KJ, et al. Comprehensive review of the management of internal mammary lymph node metastases in breast cancer. J Am Coll Surg, 2001, 193; 547-555.

[41] Brito RA, Valero V, Buzdar AU, et al. Long-term results of combined-modality therapy for locally advanced breast cancer with ipsilateral supraclavicular metastases: The University of Texas M. D. Anderson Cancer Center Experience. J Clin Oncol, 2001, 19: 628-633.

[42] Singletary SE. Systemic treatment after sentinel lymph node biopsy in breast cancer: who, what, and why? J Am Coll Surg, 2001, 192: 220-230.

[43] Hughes LE, Mansel RE, Webster DJ. Aberrations of normal development and involution (ANDI): a new perspective on pathogenesis and nomenclature of benign breast disorders. Lancet, 1987, 2:1316-1319.

[44] Preece PE, Mansel RE, Bolton PM, et al. Clinical syndromes of mastalgia. Lancet, 1976, 2, 670-673.

[45] 姜军,贺青卿. 乳头溢液的病因及鉴别诊断. 中国实用外科杂志, 2005, 25:70-72.

[46] Histological typing of breast tumors. Tumori, 1982, 68;181-198.

[47] Jacklin RK, Ridgway PF, Ziprin P, et al. Optimising preoperative diagnosis in phyllodes tumour of the breast. J Clin Pathol, 2006, 59: 454-459.

[48] 左文述主编. 现代乳腺肿瘤学. 济南:山东科学技术出版社, 2006: 1339-1354.

[49] Wiseman C, Liao KT. Primary lymphoma of the breast. Cancer, 1972, 29: 1705-1712.

[50] 沈镇宙主编. 乳腺癌. 上海:上海科学技术文献出版社,1989: 177-180.

[51] Donegan WL, Spratt JS. Cancer of the Breast. 5th ed. London, UK: Elsevier Science Ltd. 2002: 67-132.

[52] Keelan PA, Myers JL, Wold LE, et al. Phyllodes tumor:clinicopathologic review of 60 patients and flow cytometric analysis in 30 patients. Hum Pathol, 1992, 23:1048-1054.

[53] Olivotto IA, Rose MA, Osteen RT, et al. Late cosmetic outcome after conservative surgery and radiotherapy: analysis of causes of cosmetic failure. Int J Radiat Oncol Biol Phys, 1989, 17:747-753.

[54] de la Rochefordiere A, Abner AL, Silver B, et al. Are cosmetic results following conservative surgery and radiation therapy for early breast cancer dependent on technique? Int J Radiat Oncol Biol Phys, 1992, 23:925-931.

[55] Boyages J, Barraclough B, Middledorp J, et al. Early breast cancer: Cosmetic and functional results after treatment by conservative techniques. Aust N Z J Surg, 1988, 58:111-121.

[56] Fisher B, Anderson S. Conservative surgery for the management of invasive and noninvasive carcinoma of the breast: NSABP Trials. National Surgical Adjuvant Breast and Bowel Project. World J Surg, 1994, 18: 63-69.

[57] Veronesi U, Banfi A, Salvadori B, et al. Breast conservation is the treatment of choice in small breast cancer: long-term results of a randomized trial. Eur J Cancer, 1990, 26: 668-670.

[58] Veronesi U, Luini A, Galimberti V, et al. Conservation approaches for the management of stage Ⅰ/Ⅱ carcinoma of the breast: Milan Cancer Institute Trials. World J Surg, 1994, 18:70-75.

[59] Fisher B, Costantino J, Redmond C, et al. Lumpectomy compared with

[60] Veronesi U, Volterrani F, Luini A, et al. Quadrantectomy versus lumpectomy for small size breast cancer. Eur J Cancer, 1990, 26:671-673.

[61] Gibson GR, Lesnikoske BA, Yoo J, et al. A comparison of ink-directed and traditional whole-cavity reexcision for breast lumpectomy specimens with positive margins. Ann Surg Oncol, 2001, 8:693-704.

[62] Klimberg VS, Harms S, Korourian S. Assessing margin status. Surg Oncol, 1999, 8:77-84.

[63] Noguchi M, Minami M, Earashi M, et al. Pathologic assessment of surgical margins on frozen and permanent sections in breast conserving surgery. Breast Cancer, 1995, 2:27-33.

[64] Klimberg VS, Westbrook KC, Korourian S. Use of touch preps for diagnosis and evaluation of surgical margins in breast cancer. Ann Surg Oncol, 1998, 5:220-226.

[65] Veronesi U, Luini A, Del Vecchio M, et al. Radiotherapy after breast-preserving surgery in women with localized cancer of the breast. N Engl J Med, 1993, 328:1587-1591.

[66] Rose MA, Olivotto I, Cady B, et al. Conservative surgery and radiation therapy for early breast cancer. Arch Surg, 1989, 124:153-157.

[67] Abner AL, Recht A, Vicini FA, et al. Cosmetic results after surgery, chemotherapy, and radiation therapy for early breast cancer. Int J Radiat Oncol Biol Phys, 1991, 21:331-338.

[68] Harris J, Levene M, Svensson G, Hellman S. Analysis of cosmetic results following primary radiation therapy for stages Ⅰ and Ⅱ carcinoma of the breast. Int J Radiat Oncol Biol Phys, 1979, 5:257-261.

[69] Clarke D, Martinez A, Cox RS. Analyses of cosmetic results and complications in patients with stage Ⅰ and Ⅱ breast cancer treated by biopsy and irradiation. Int J Radiat Oncol Biol Phys, 1983, 9:1807-1813.

[70] Cox CE, Pendas S, Ku NN, et al. Local recurrence of breast cancer after cytological evaluation of lumpectomy margins. Am Surg, 1998, 64:533-537.

[71] Mirza NQ, Vlastos G, Meric F, et al. Predictors of locoregional recurrence among patients with early-stage breast cancer treated with breast-conserving therapy. Ann Surg Oncol, 2002, 9:256-265.

[72] Koller M, Barsuk D, Zippel D, et al. Sentinel lymph node involvement — a prerdictor for axillary node status with breast cancer — has the time come? Eur J Surg Oncol, 1998, 24:166-168.

[73] Breslin TM, Cohen L, Sahin A, et al. Sentinel lymph node biopsy is accurate after neoadjuvant chemotherapy for breast cancer. J Clin Oncol, 2000, 18:3480-3486.

[74] Krag D, Weaver D, Ashikaga T, et al. The sentinel node in breast cancer: a multicenter validation study. N Eng J Med, 1999, 339:941-946.

[75] Kern KA. Sentinel nymph node mapping in breast cancer using subareolar injection of blue dye. J Am Coll Surg, 1999, 189:539-545.

[76] Kaplan JL, Allen RJ. Cost-based comparison between perforator flaps and TRAM flaps for breast reconstruction. Plast Reconstr Surg, 2000, 105:943-948.

[77] Kroll SS. Fat necrosis in free transverse rectus abdominis myocutaneous and deep inferior epigastric perforator flaps. Plast Reconstr Surg, 2000, 106:576-583.

[78] Chala LF, de Barros N, de Camargo Moraes P, et al. Fat necrosis of the breast: mammographic, sonographic, computed tomography, and magnetic resonance imaging findings. Curr Probl Diagn Radiol, 2004, 33:106-126.

[79] Boyages J, Delaney G, Taylor R. Predictors of local recurrence after treatment of ductal carcinoma in situ: a meta- analysis. Cancer, 1999, 85:616-628.

[80] Fisher B, Dignam J, Wolmark N, et al. Lumpectomy and radiation therapy for the treatment of intraductal breast cancer: findings from National Surgical Adjuvant Breast and Bowel Project B-17. J Clin Oncol, 1998, 16:441-452.

[81] Julien JP, Bijker N, Fentiman IS, et al. Radiotherapy in breast-conservative treatment for ductal carcinoma in situ: first results of the EORTC randomized phase Ⅲ trial 10853. Lancet, 2000, 355:528-533.

[82] Lagios MD. Lagios experience. In: Silverstein MJ. ed. Ductal carcinoma in situ of the breast. Baltimore: Williams & Wilkins, 1997:361-365

[83] Silverstein MJ. Predicting local recurrence in patients with ductal carcinoma in situ. In: Ductal carcinoma in situ of the breast. Baltimore: William &Wilkins, 1997:271-284.

[84] Veronesi U, Cascinelli N, Mariani L, et al. Twenty-year follow-up of a randomized study comparing breast-conserving surgery with radical mastectomy for early breast cancer. N Engl J Med, 2002, 347:1227-1232.

[85] Arriagada R, Lê MG, Rochard F, et al. Conservative treatment versus mastectomy in early breast cancer: patterns of failure with 15 years of follow-up data. J Clin Oncol, 1996, 14:1558-1564.

[86] Fisher B, Anderson S, Redmond CK, et al. Reanalysis and results after 12 years of follow-up in a randomized clinical trial comparing total mastectomy with lumpectomy with or without irradiation in the treatment of breast cancer. N Eng J Med, 1995, 333:1456-1461.

[87] Jacobson JA, Danforth DN, Cowan KH, et al. Ten-year results of a comparison of conservation with mastectomy in the treatment of stage Ⅰ and Ⅱ breast cancer. N Engl J Med, 1995,332:907-911.

[88] van Tienhoven G, Voogd AC, Peterse JL, et al. Prognosis after treatment for loco-regional recurrence after mastectomy or breast conserving therapy in two randomized trials (EORTC10801 and DBCG-82TM). Eur J Cancer, 1999,35:32-38.

[89] Blichert-Toft M, Rose C, Anderson JA, et al. Danish randomized trial comparing breast conservation therapy with mastectomy: Six years of life-table analysis Danish Breast Cancer Cooperative Group. Monogr Natl Cancer Inst, 1992, 11:19-25.

[90] Fyles AW, McCready DR, Manchul LA, et al. Tamoxifen with or without irradiation in women 50 years of age or older with early breast cancer. N Engl J Med, 2004;351;963-970.

[91] Hughes KS, Schnaper LA, Berry D, et al. Lumpectomy plus tamoxifen with or without irradiation in women 70 years of age or older with early stage breast cancer. N Engl J Med, 2004, 351:971-977.

[92] Ragaz J, Jackson SM, Le N, et al. Adjuvant radiotherapy and chemotherapy in node-positive premenopausal women with breast cancer. N Engl J Med, 1997, 337:956-962.

[93] Ragaz J, Olivotto IA, Spinelli JJ, et al. Locoregional radiation therapy in patients with high risk breast cancer receiving adjuvant chemotherapy: 20-year results from the British Columbia randomized trial. J Natl Cancer Inst, 2005, 97:116-126.

[94] Overgaard M, Hansen PS, Overgaard J, et al. Postoperative radiotherapy in high-risk premenopausal women with breast cancer who receive adjuvant chemotherapy. N Engl J Med, 1997,337:945-955.

[95] Overgaard M, Jensen MB, Overgaard J, et al. Postoperative radiotherapy in high-risk postmenopausal breast-cancer patients adjuvant tamoxifen: Danish Breast Cancer Cooperative Group DBCG 82 c randomized trial. Lancet,1999, 353:1641-1648.

[96] Recht A, Come SE, Troyan SL, et al. Local-regional recurrence after mastectomy or breast-conservative therapy. In: Disease of the Breast. 2nd ed. Baltimore:William &Wilkins, 1999:731-748.

[97] Calitchi E, Otmezguine Y, Feuilhade F, et al. External irradiation prior to conservative surgery for breast cancer treatment. Int J Radiat Oncol Biol Phys, 1991, 21:325-329.

[98] Halverson KJ, Perez CA, Kuske RR, et al. Locoregional recurrence of breast cancer: A retrospective comparison of irradiation alone versus irradiation and systemic therapy. Am J Clin Oncol, 1992, 12:177-185.

[99] 陈佳艺,冯炎.乳腺癌术后胸壁复发的放射治疗.中华放射肿瘤学杂志, 2004, 13:196-199.

[100] Schwaibold F, Fowble BL, Solin IJ, et al. The results of radiation therapy for isolated local regional recurrence after mastectomy. Int J Radiat Oncol Biol Phys, 1991, 21:299-391.

[101] 温险峰,邵志敏,沈镇宙.乳腺癌中 ERα 和 ERβ 研究进展.国外医学·肿瘤学分册,2001,28:60.

[102] Observe CK, Yochmowitz MG, Knight WA, et al. The value of estrogen and progesterone receptors in the treatment of breast cancer. Cancer, 1980, 46:2884-2888.

[103] Crump M, Sawka CA, DeBoer G, et al. An individual patient-based meta-analysis of tamoxifen versus ovarian ablation as first line endicrine therapy for premenopausal women with metastatic breast cancer. Breast Cancer Res Treat, 1997, 44:201-210.

[104] Early Breast Cancer Trialists' Collaborative Group. Tamoxifen for early breast cancer. An overview of the randomized trials. Lancet, 1998, 351:1451-1467.

[105] Fisher B, Dignam J, Bryant J, et al. Five versus more than five years of tamoxifen for lymph node-negative breast cancer: updated findings from the National Surgical Adjuvant Breast and Bowel Project B-14 randomized trial. J Natl Cancer Inst, 2001, 93:684-690.

[106] Harvey HA. Emerging role of aromatase inhibitors in the treatment of breast cancer. Oncology (Williston Park), 1998, 12:32-35.

[107] Baum M, Budzar AU, Cuzick J, et al. Anastrolzole alone or in combination with tamoxifen versus tamoxifen alone for adjuvant treatment of postmenopausal women with early breast cancer: first results of the ATAC randomized trial. Lancet, 2002, 359:2131-2139.

[108] Coombes RC, Hall E, Gibson LJ, et al. A randomized trial of exmestane after two to three years of tamoxifen therapy in postmenopausal women with primary breast cancer. N Engl J Med, 2004, 350:1081-1092.

[109] Goss PE, Ingle JN, Martino S,et al. A randomized trial of letrozole in postmenopausal women after five years of tamoxifen therapy for early-stage breast cancer. N Engl J Med, 2003,349:1793-1802.

[110] Levine MN, Bramwell VH, Pritchard KI, et al. Randomized trial of intensive cyclophosphamide, epirubicin and fluorouracil chemotherapy compared with cyclophosphamide, methotrexate and fluorouracil in premenopausal women with node-positive breast cancer. National Cancer Institute of Canada Clinical Trials Group. J Clin Oncol, 1998, 16:2651-2658.

[111] Nabholtz JM, Pienkowski T, Mackey J, et al. Phase Ⅲ trial copmaring TAC with FAC in the adjuvant treatment of node-positive breast cancer patients: In-

terim analysis of the BCIRG 001 study. Proc Am Soc Clin Oncol, 2002, 20: 36a (abstract 141).

[112] Henderson IC, Berry DA, Demertri GD, et al. Improved outcomes from adding sequential paclitaxel but not from the escalating doxorubicin dose in an adjuvant chemotherapy regimen for patients with node-positive primary breast cancer. J Clin Oncol, 2003, 21:976-983.

[113] Bear HD, Anderson S, Brown A, et al. The effect on tumor response of adding sequential preoperative docetaxel to preoperative doxorubicin and cyclophosphamide: preliminary results from National Surgical Adjuvant Breast and Bowel Project Protocol B-27. J Clin Oncol, 2003, 21: 4165-4174.

[114] Noonberg SB, Benz CC. Tyrosine kinase inhibitors targeted to the epidermal growth factor receptor subfamily: role as anticancer agents. Drugs, 2000, 59: 753-767.

[115] Cobleigh MA, Vogel CL, Tripathy D, et al. Multinational study of the efficacy and safety of humanized anti-HER2 monoclonal antibody in women have HER2-overexpressing metastatic breast cancer that has progressed after chemotherapy for metastatic disease. J Clin Oncol, 1999, 17: 2639-2648.

[116] Slamon DJ, Leyland-Jones B, Shak S, et Al. Use of chemotherapy plus a monoclonal antibody against HER2 for metastatic breast cancer that overexpression HER2. N Engl J Med, 2001, 344: 783-792.

[117] Cristofanilli M, Boussen H, Baselga J. A phase II combination study of lapatinib and paclitaxel as a neoadjuvant therapy in patients with newly diagnosed inflammatory breast cancer. Breast Cancer Res, 2006, 100 (Suppl 1): abstract 1.

[118] Geyer CE, Forster J, Lindquist D, et al. Lapatinib plus capecitabine for HER2-positive advanced breast cancer. N Engl J Med, 2006, 355: 2733-2743.

[119] Linderholm BK, Lindahl T, Holmberg L, et al. The expression of vascular endothelial growth factor correlates with mutant p53 and poor prognosis in human breast cancer. Cancer Res, 2001, 61: 2256-2260.

[120] Yamauchi H, Stearns V, Hayes DF. When is a tumor marker ready for prime time? A case study of c-erbB-2 as a predictive factor in breast cancer. J Clin Oncol, 2001, 19:2334-2356.

[121] Ellis MJ, Coop A, Singh B, et al. Letrozole is more effective neoadjuvant endocrine therapy than tamoxifen for ErbB-1-and/or ErbB-2-positive, estrogen receptor-positive primary breast cancer: Evidence from a phase III randomized trail. J Clin Oncol, 2001, 19:3808-3816.

[122] Lipton A, Ali SM, Leitzel K, et al. Elevated serum HER-2/neu level predicts decreased response to hormone therapy in metastatic breast cancer. J Clin Oncol, 2002, 20:1467-1472.

[123] Menard S, Valagussa P, Pilotti S, et al. Response to cyclophosphamide, methotrexate, and fluorouracil in lymph node-positive breast cancer according to HER-2 overexpression and other tumor biologic variables. J Clin Oncol, 2001, 19:329-335.

[124] Buchholz TA, Davis D, McConkey D, et al. Chemotherapy-induced apoptosis and Bcl-2 levels correlated with breast cancer response. Int J Cancer, 2003, 9:33-41.

[125] Bast RC Jr, Ravdin P, Hayes D, et al. 2000 Update of recommendations for the use of tumor markers in breast and colorectal cancer: Clinical Practice Guidelines of the American Society of Clinical Oncology. J Clin Oncol, 2001, 19:1865-1878.

[126] King HC, Sinha AA. Gene expression profile analysis by DNA microarrays. JAMA, 2001, 286:2280-2288.

[127] Roche PC, Mertens ML, Couch FJ, et al. Utilization of gene expression profiling to identify markers of disease recurrence in node-negative breast cancer [abstract]. Breast Res Treat, 2001,69:285.

[128] Pusztai L, Symmans WF, Ayers M, et al. Correlation between gene expression profiles obtained from single passage fine needle aspirations (FNA) of breast cancer and clinico pathologic parameters [abstract]. Clin Cancer Res, 2001,7:3692.

[129] Gruvberger S, Ringner M, Chen Y, et al. Estrogen receptor status in breast cancer is associated with remarkably distinct gene expression patterns. Cancer Res, 2001, 61:5979-5984.

[130] Khan J, Wei JS, Ringner M, et al. Classification and diagnostic prediction of cancers using gene expression profiling and artificial neural networks. Nat Med, 2001, 7:673-679.

[131] Sorlie T, Perou CM, Tibshirani R, et al. Gene expression patterns of breast carcinomas distinguish tumor subclasses with clinical implications. Proc Natl Acad Sci USA, 2001, 98:10869-10874.

[132] van't Veer LJ, Dai H, van de Vijver MJ, et al. Gene expression profiling predicts clinical outcome of breast cancer. Nature, 2002, 415:530-536.

[133] van de Vijver MJ, He YD, van't Veer LJ, et al. A gene-expression signature as a predictor of survival in breast cancer. N Engl J Med, 2001, 347: 1999-2009.

[134] Sorlie T, Tibshirani R, Parker J, et al. Repeated obseveration of breast tumor subtypes in independent gene expression data sets. Proc Natl Acad Sci USA, 2003, 100, 8418-8423.

[135] Sorlie T. Molecular portraits of breast cancer: tumor subtypes as distinct disease entities. Eur J Cancer, 2004, 40:2667-2675.

[136] Christos S, Soek-Ying N, Lisa MM, et al. Breast cancer classification and prognosis based on gene expression profiles form a population-based study. Proc Natl Acad Sci USA, 2003, 100: 10393-10398.

[137] Britta W, Annuska MG, Lodewyk FA, et al. Gene expression profiles of primary breast tumors maintained in distant metastases. Proc Natl Acad Sci USA, 2003, 100:15901-15905.

[138] Britta W, Zhiyuan H, van't Veer LJ, et al. Molecular portraits and 70-gene prognosis signature are preserved throughout the metastatic process of breast cancer. Cancer Res, 2005, 65:9155-9158.

# 45 肺癌

45.1 流行病学与病因
    45.1.1 概述
    45.1.2 吸烟
    45.1.3 职业性因子
    45.1.4 电离辐射
    45.1.5 大气污染
    45.1.6 生物学因子
45.2 预防
45.3 病理学
    45.3.1 大体分型
    45.3.2 组织学分型
    45.3.3 各型肺癌临床病理特征
45.4 临床表现
    45.4.1 原发肿瘤引起的症状和体征
    45.4.2 纵隔受累的症状和体征
    45.4.3 心血管症状
    45.4.4 肿瘤转移引起的症状
    45.4.5 副瘤综合征
45.5 诊断
    45.5.1 痰液细胞学检查
    45.5.2 X线检查
    45.5.3 CT检查
    45.5.4 MRI检查
    45.5.5 正电子成像检查
    45.5.6 纤维支气管镜检查
    45.5.7 纵隔镜检查
45.6 分期
    45.6.1 非小细胞肺癌的分期
    45.6.2 小细胞肺癌的分期
45.7 预后因子
45.8 治疗概述
    45.8.1 非小细胞肺癌
    45.8.2 小细胞肺癌
45.9 外科治疗
    45.9.1 手术适应证
    45.9.2 手术禁忌证
    45.9.3 手术方法
    45.9.4 手术并发症
45.10 放疗
    45.10.1 非小细胞肺癌的放疗
    45.10.2 小细胞肺癌的放疗
    45.10.3 放疗的并发症
45.11 化疗
    45.11.1 化疗的发展及其评价
    45.11.2 第3代抗肿瘤化疗药物
    45.11.3 分子靶向治疗
    45.11.4 化疗敏感性的预测
    45.11.5 非小细胞肺癌的化疗
    45.11.6 小细胞肺癌的化疗
45.12 对症治疗

## 45.1 流行病学与病因

### 45.1.1 概述

原发性肺癌是发达国家的主要肿瘤。以美国为例,2003年全美肺癌的发生数估计为171 900例,死于肺癌的有157 000例,居恶性肿瘤发病率第2位。在过去20年中,我国大中城市中肺癌的发病率亦逐年上升,尤以近20年为甚。以上海市为例,20世纪70年代男性肺癌年发病率在50/10万左右,女性15/10万。2004年上海市男性肺癌发病率为82.57/10万,女性为34.81/10万,分别居男女恶性肿瘤发病率的第1位和第2位[1]。

### 45.1.2 吸烟

吸烟与肺癌的关系已在十几个国家进行过30多次流行病学的回顾性调查和7次大规模的前瞻性调查。尽管调查的国家不同,时间、对象、研究途径不同,但都证实吸烟是引起肺癌的最主要因素,据美国国立癌症研究中心和美国环境保护总署估计，约85%肺癌的产生与烟草有关。英国的Peto研究表明，长期吸烟者患肺癌的概率是不吸烟者的16倍，如果开始吸烟时的年龄在15岁以前者，则其患肺癌的概率将提高到30倍以上。Alberg的癌症预防计划Ⅱ调查也表明，每天吸烟1包(20支)，吸30年以上的人，死于肺癌的概率是不吸烟人的20~60倍(男性)和14~20倍(女性)。如果吸烟的历史在40年以上，则概率还要翻1倍。吸烟是肺癌的重要病因已不容置疑，而且流行病学的调查还进一步表明，肺癌发生的概率与吸烟者的吸烟量及烟龄有关。肺癌发生的概率与每日吸烟的量，即吸烟的支数有关，肺癌发生的危险与日吸香烟的支数呈线性关系，即每日吸烟的支数增加3倍，则肺癌发生的概率也增加3倍，然而肺癌的产生与烟龄的关系更密切，两者呈指数性关系，即烟龄增加3倍，则肺癌的危险性增加100倍。

被动吸烟者患肺癌的问题，近年来也广为研究，所谓被动吸烟又称"二手烟"(second hand smoking)，是指非吸烟者与吸烟者同处一个环境，如办公室、房间，被动吸入烟雾，这种被动吸烟者包括配偶或同事或父母，他们暴露于烟雾的环境，比其他人吸入更多的烟雾。根据美国的调查结果，在美国发生的约17万/年肺癌患者中，约3 000例肺癌是由被动吸烟引起。有关调查也表明，非吸烟者中的肺癌约1/4由被动吸烟引起。深入的调查表明，与非吸烟者相比，如果女性非吸烟者的配偶是吸烟者，她们患肺癌危险性增加25%；男性非吸烟者若他们的配偶是吸烟者，则危险性增加35%；非吸烟者若他们工作场所的同事是吸烟者则危险性增加20%。Hecht等对被动吸烟者的尿液进行化学分析，发现其存在着烟草中的致癌剂，其含量是吸烟者尿中含量的1%~5%。因此，减少被动吸烟的现象也成为肺癌预防的一个重要环节。

通过对烟草化学成分的分析，发现烟草中包含了300多种化学物质，其中40种已证实为致癌剂或致癌突变剂，如 nitrosamine 4-( methylnitrosamine )-1-(3-pyridil)-1-butanone(NNA)，多环芳香烃(PAH)。这些化学物已成功诱导了动物的肺癌。这些动物肺癌从组织学的表现和基因的改变方面都与人类肺癌一致。如NNA诱导 $k$-$ras$ 基因突变、上调Ⅱ型肺泡细胞DNA甲基化转移酶的活力。而人类肺癌中 $k$-$ras$ 突变率可高达40%。又如PHA可诱导抑癌基因 $p53$ 突变，而在人肺癌中 $p53$ 突变率为50%~70%。这些动物实验的结果都强烈地支持烟草可诱导人类肺癌的产生。

近年来烟草制造商更多地推出了有长过滤嘴的香烟，由于过滤嘴的过滤作用，使吸烟者吸入烟雾中的颗粒变细、变小，由此导致这些细微颗粒进入更深的细支气管并积聚在那里。另外烟草商也生产含有更低煤焦油的香烟，当吸烟者吸这类香烟时，常常把烟吸得更深，以补偿他们对成瘾性的满足，从而也使烟草中的致癌剂进入更小的细支气管。上述两种现象可能部分解释近年来肺癌中的腺癌发生比例增加的原因，因为肺的周边地带更多地发生肺腺癌。

流行病学的调查和实验室研究都已明确支持吸烟是肺癌的最主要发生原因，因此减少吸烟将有助于肺癌发生率降低。20世纪70年代美国民众的吸烟率为：男性50%左右，女性32%。从70年代开始美国发动大规模的反吸烟运动，包括反烟草法律和法规的制定，对烟草公司的限制，公共媒体的宣传和群众的运动。经过近30多年来的努力，美国男性的吸烟率下降到25%左右，但女性的吸烟率，下降幅度不大(为25%)。令人欣慰的是，美国男性的肺癌死亡率上升速度减慢，80年代中期到达顶峰约85/10万，并维持在这个水平，从90年代中期开始逐步下降，到21世纪死亡率下降到80/10万。但是女性的肺癌死亡率未见明显改变，仍然维持在40/10万。因此，美国的经验从另一个方面再次证实了肺癌主要由吸烟引起的论断。

## 45.1.3　职业性因子

流行病学、病理学和实验证实为职业性致癌的因子有无机砷、石棉、铬、镍、煤焦油、烟炱和煤的其他燃烧物，以及二氯甲醚和氯甲甲醚等。

**(1) 无机砷**

美国癌症研究所Lee报道，暴露于三氯化二砷的工人肺癌死亡率3倍于对照组，工作15年以上者可高达8倍。砷引起的肺癌以分化差的癌为多，鳞癌次之，腺癌很少见。由于可溶性无机砷化合物毒性较高，难以使较多的实验动物长期生存，故用砷诱发肺癌的动物实验都无肯定的结果。

**(2) 石棉**

不同地区生产的石棉纤维长度、弯曲度各异，其中以直径<0.5 μm的石棉致癌力较强。石棉尘肺是石棉工人的常见疾病，据不同研究者报道，石棉尘肺者有10%~30%发展为肺癌或胸膜间皮瘤。据美国Dorn的统计，石棉工人患肺癌的概率是一般人群的15倍。在动物实验中，石棉尘能诱发小鼠和大鼠

的肺癌。

**(3) 铬**

据美、英、法等国的调查资料,与铬酸盐接触的工人肺癌死亡率为一般人群的5～25倍。铬酸盐也能引起工人的鼻中隔穿孔或发生鼻腔癌。动物实验中,接触亚铬酸盐矿尘和燃烧产物的大鼠嘴部可发生溃疡性鳞癌。将多种铬酸盐粉注入大鼠肌肉和胸膜腔内,能诱发局部的肉瘤、肺癌或纵隔肿瘤。

**(4) 镍**

英国在1933年开始注意到接触金属镍尘或羰基镍蒸气的工人中,患鼻腔、鼻旁窦和肺部癌症的增多。据Doll的统计,镍业工人肺癌死亡率为一般人群的6倍,鼻癌死亡率为一般人群的200倍。在动物实验中,使大鼠和豚鼠长期吸入金属镍尘,可诱发肺癌和肺癌样病变。大鼠吸入羰基镍也可诱发气管的腺样癌变和鳞状细胞癌。

**(5) 煤焦油**

煤焦油中含有苯吡类的多环芳烃,具有致癌性。众所周知,这类物质容易诱发人的皮肤癌,但在1937年英国人首先注意到煤气和沥青工人的肺癌患病率较一般人群为高,其后在美国、日本、加拿大和挪威也观察到煤气、沥青和炼焦工人肺癌发病率较一般人群为高,在我国北京和上海也有类似的发现。在动物实验中,用煤焦油涂抹家兔和小鼠皮肤都成功地诱发了皮肤癌,实验小鼠中诱发的肺腺癌高于对照组。20世纪70年代以来,认识到苯吡等多环芳烃并非是直接致癌物,这类物质必须先经组织中芳烃羟化酶的代谢转化为致癌物后才产生致癌作用。但不同机体内芳烃羟化酶的代谢能力有很大差异,这可能影响机体对多环芳烃致癌性的敏感程度。

**(6) 二氯甲醚和氯甲甲醚**

在工业中开始用这两种化学物质之后不久,就发现在接触这类物质的工人中肺癌发病率很高,而且基本上都是小细胞肺癌。在动物实验中,这两种化学物质很容易诱发大鼠、地鼠和小鼠的肺癌。因而,二氯甲醚和氯甲甲醚是强烈的致肺癌因子。

除了上述的职业性因子以外,值得研究的致肺癌因子还有铍、氯乙烯、石油、矿物油、石蜡、石油沥青、异丙油、甲基萘、石油燃烧物、页岩油及其衍生物等。

## 45.1.4 电离辐射

体内和体外的放射线照射都可引起肺癌,内照射引起癌变的剂量较外照射小。最早发现的职业性呼吸道癌与开采放射性矿石有关,不过当时并不了解致癌物的本质。几个世纪以来,在欧洲阿尔卑斯山脉的两侧开采了多种矿石,发现矿工多患所谓"矿上病",到了19世纪末,才确认为恶性肿瘤。1926年以后,诊断为放射性引起的职业性肺癌。这些地区矿工的70%～80%死于肺癌,以原发多灶性鳞癌为主,部分为小细胞癌。国内曾见云南个旧锡矿矿工肺癌高发的报道,据20世纪70年代统计资料,该矿矿工肺癌发病率和死亡率高达202/10万和151/10万。高发的原因也认为与矿中放射性物质,包括氡及其子体等有关。在动物实验中,用$^{60}Co$、$^{90}Sr$、$^{239}Pu$、$^{106}Ru$、$^{140}Ir$、$^{35}S$、$^{32}P$、$^{198}Au$、$^{59}Fe$、$^{106}Rh$等在小鼠、大鼠、狗、家兔中诱发了肺鳞癌和未分化癌。

## 45.1.5 大气污染

随着工业的发展,许多致癌性工业原料和产品的生产量和使用量增加,其影响不仅仅使直接接触的工人肺癌增多,也使致癌物污染大气的程度更加严重。各种交通工具,特别是汽车排出的废气以及道路和房屋的建筑中沥青等物质的大量使用也使大气受到污染。这类污染物中,确含有某些致癌物质。此外,肺癌发病率在许多国家的城乡差别也提示,大气污染与肺癌的发生有关。英国Stocks多次测定26个居民点大气中苯芳香族多环碳氢化合物的浓度,发现这种化合物的浓度与各居民点居民的肺癌死亡率之间呈明显的相关性。我国上海市居民肺癌死亡率市区高于郊区,近郊又高于远郊的事实也提示,大气污染可能对肺癌的发生起一定作用。但也有研究者认为肺癌城乡差别的原因,吸烟比大气污染更重要,因为城市居民中吸烟者的比例比农村高。

近年来女性非吸烟者的肺癌发生率有了较大的增加,根据上海市肿瘤研究所等的流行病学配对调查,发现与未患肺癌的女性相比,患肺癌女性家庭的厨房面积小,通风设备差,而且她们在烹饪时喜欢使用油炸等方法。采集她们烹饪时厨房内空气样本进行化学成分分析,发现空气中存在香烟中类似的化学致癌物质。上述流行病学调查的结果强烈提示,厨房内、室内的空气污染是女性非吸烟者肺癌发生的重要原因之一。

## 45.1.6 生物学因子

随着分子生物学的发展,大量资料提示,支气管上皮的癌变可能与细胞遗传物质的多次改变有关,其中包括染色体丢失、重排以及突变等，致使细胞内某些基因丢失或活化，导致细胞生长失控或提供发生癌变的有利环境，最终导致癌变。这一系列遗传物质的改变主要涉及两大类与癌变有关的基因，即原癌基因的活化或抑癌基因的丢失或畸变。近年来的研究发现，人肺癌的发生和演变往往涉及第1、3、11、13和17号染色体上的异常变化，使某些原癌基因（$ras$、$raf$、$fur$、$myc$等）活化或某些抑癌基因（$p53$、$Rb$等）丢失。总之，研究表明，人肺癌的发生、演变以及发展与某些癌基因的活化及抑癌基因的丢失有密切关系。

## 45.2 预防

肺癌主要是环境性因素引起的疾病，其中吸烟是重要的致癌因素，因此劝阻吸烟对肺癌的预防有积极意义。

### (1) 反对和控制吸烟

已知80%左右的肺癌由吸烟引起，如果控制了吸烟，就可以使肺癌的发病率大大降低，大多数肺癌就可以预防。世界卫生组织（WHO）指出，根除吸烟可有效地降低肺癌的发病率，应该将更多的精力和资金用于一级预防。目前已有一些国家和地区在控制人群吸烟率方面收到了明显的效果。如美国的反吸烟运动开始于20世纪60年代，经过30多年的努力，由于吸烟率的下降，美国男性肺癌的发病率在90年代开始走向平稳，并在其后逐步下降，因而证明了反吸烟运动的功效。

反对和控制吸烟，首先要着眼于减少吸烟者在人群中的比例。需要制定一定的法律或条例限制人们，特别是限制青少年吸烟。据北京市对几所中学13~19岁学生2790例（男1396人，女1394人）吸烟状况调查，男生吸烟为19.7%，女生为0.4%，合计为10%。可见青少年吸烟情况的严重性。对已吸烟者，应开展科学、行之有效的劝导戒烟的活动。

### (2) 控制大气污染

1976年英国学者报道，伦敦本是空气污染严重而肺癌死亡率不断增加的城市，1960年以后，大力控制了居民和工厂燃煤造成的空气污染，至20世纪70年代中期，该城市居民的肺癌死亡率不再上升，且有下降趋势。我国各大城市都设有环境保护专门机构，做好环境保护工作，必将有效地控制大气污染，从而达到预防肺癌的目的。

### (3) 职业防护

对开采放射性矿石的矿区，应采取有效的防护措施，尽量减少工作人员受辐射的量。在有放射性物质如氡及其子体的矿井，必须完善通风设施，降低放射性物质浓度，确实保证工作环境符合放射防护条例规定的安全程度。对暴露于致癌化合物的工人，必须采取各种切实有效的劳动防护措施，避免或减少与致癌因子的接触。

### (4) 普查

早期发现和诊断肺癌能明显提高患者治疗后的生存率，因此用普查的方法来早期发现和诊断肺癌的努力一直在进行中，20世纪70年代试用胸部平片来普查，然后试用痰液涂片，近来又试用低剂量的CT普查。较大的一项研究来自于日本国立癌症中心。共1611例进入前瞻性研究，全部为吸烟或曾经是吸烟者，同时采用胸部平片、痰液涂片和低剂量胸部CT 3种方法，首次筛查时，肺部异常发现的检出率分别是3.4%、0.8%和11.5%，其中发现了14例肺癌，以后的筛查异常发现率分别为2.6%、0.7%和9.1%，又发现了22例肺癌，在研究过程中共发现了36例肺癌。其中由低剂量胸部CT发现的有25例，占70%。36例中ⅠA期肺癌患者28例，占全部发现患者的77.8%。36例患者治疗后的5年生存率是76%（首次筛查患者）和64%（以后筛查发现患者）。另一项研究来自于美国纽约，共查高危肺癌人群1000例（中位年龄67岁）。每年做胸部平片和CT检查，共发现27例肺癌（2.7%），其中只有7例在胸部平片上能发现。23例（85%）是ⅠA期肺癌[2]。

上述前瞻性的肺癌筛查研究都证实了筛查能发现早期肺癌患者，因而治疗效果改善。在诸种筛查方法中，以低剂量胸部CT检查方法发现的肺癌更多，检出率更高，如小结节型或毛玻璃样病灶（GGO）。然而筛查的目标人群（高危人群）和较佳的筛查频率尚需进一步研究。对肺癌筛查意义的评价还存在不同的分歧，批评者提出筛查存在着过度诊断问题，而且质疑早期治疗的疗效，即是否真正降低肺癌的病死率，同时从卫生经济学的角度还存在一个经济—效益比的问题，即付出的代价高，而受益小。所以，我国作为一个发展中国家，开展大规模的肺癌筛查似乎时机还不够成熟。

### (5) 高危人群的预防

一般认为患肺癌的高危人群是：男性，45岁以上，吸烟指数>400（吸烟支数/天×吸烟年数），有肺瘤家族史。对高危人群做肺癌普查有积极意义，包括定期的痰液脱落细胞检查、胸部摄片。近年来，在这一人群中进行化学预防的研究也已开展，采用的药物主要是维 A 酸(RA)类,其中有全反式维 A 酸(all trans RA)、13-顺式维 A 酸(13-cis RA)、4HPR等。初步的结果显示,维 A 酸能使畸变的支气管上皮逆转为正常上皮。最终的预防结果还有待长期随访。

## 45.3 病理学

肺的恶性上皮性肿瘤起源于支气管上皮、支气管腺体、细支气管上皮和肺泡上皮,称支气管肺癌,简称肺癌。

### 45.3.1 大体分型

肺癌大体形态可按肿瘤发生部位和生长方式两种方法分型。

(1) 按肿瘤发生部位分型

1) 中央型  肿瘤发生在主支气管、叶支气管和段支气管。

2) 周围型  肿瘤发生在段支气管以下的小支气管和细支气管。

3) 弥漫型  肿瘤发生在细支气管和肺泡,弥漫分布在肺内。

(2) 按肿瘤生长方式分型

1) 管内型  肿瘤限于较大的支气管腔内,呈息肉状或菜花样突入管腔,少数有蒂。主要见于鳞癌。支气管外扩散轻微,如未侵及管壁外肺组织,属早期肺癌。

2) 管壁浸润型  肿瘤向较大的支气管壁内浸润,常侵入管壁外肺组织。管壁黏膜皱襞消失,代之以颗粒状或肉芽样表面,管壁增厚,管腔狭窄。少数肿瘤未侵及肺组织,也属于早期肺癌。

3) 巨块型  肿瘤大多邻近肺门,形状不规则,直径>5cm,边缘可呈大分叶状,与周围肺组织分界不清。

4) 球型  肿瘤呈圆形或类圆形,直径 3~5cm,边缘较平滑,可呈小分叶状,与周围组织分界清楚。

5) 结节型  肿瘤呈圆形或不规则形,直径<3cm,单个或多个,与周围组织分界清楚。结节直径<2cm 而无局部淋巴结转移,属周围型早期肺癌。

6) 弥漫浸润型  肿瘤不形成局限的肿块,而弥漫浸润肺叶或肺段的大部分,形态与大叶性肺炎或融合性支气管肺炎相似。

### 45.3.2 组织学分型

肺癌的组织形态较复杂,这是因为正常呼吸道上皮细胞类型多,在肿瘤发生过程中,多能干细胞能向不同方向分化,从而使肺癌在组织学上有显著异质性。同一肿瘤中常可出现两种或多种组织形态,即使同一类型肺癌组织中,其分化程度也可以不同。肺癌组织的这种不同分化不仅出现在原发病灶内,而且也表现在转移病灶内。

目前,肺癌的组织学分类是由 WHO 提出的,为国内外病理工作者所采用。2004 年 WHO 在原有光镜观察的基础上,结合电镜和免疫组化最新资料提出了新的肺肿瘤组织学分类草案(表 45-1)[3]。

表 45-1  肺肿瘤的 WHO 分类(2004)

| |
|---|
| 1  上皮性肿瘤 |
|   1.1  良性 |
|     1.1.1  乳头状瘤 |
|       1.1.1.1  鳞状细胞乳头状瘤 |
|         1.1.1.1.1  外生性 |
|         1.1.1.1.2  内翻性 |
|       1.1.1.2  腺样乳头状瘤 |
|       1.1.1.3  混合性鳞状细胞及腺样乳头状瘤 |
|     1.1.2  腺瘤 |
|       1.1.2.1  肺泡状腺瘤 |
|       1.1.2.2  乳头状腺瘤 |
|       1.1.2.3  唾液腺型腺瘤 |
|         1.1.2.3.1  黏液样腺瘤 |
|         1.1.2.3.2  多形性腺瘤 |
|         1.1.2.3.3  其他 |
|       1.1.2.4  黏液样囊腺瘤 |
|   1.2  浸润前病变 |
|     1.2.1  鳞状上皮不典型增生原位癌 |
|     2.2.2  不典型腺瘤样增生 |
|     1.2.3  弥漫性特发性肺神经内分泌细胞增生 |
|   1.3  恶性 |
|     1.3.1  鳞状细胞癌变异型 |
|       1.3.1.1  乳头状 |
|       1.3.1.2  透明细胞 |
|       1.3.1.3  小细胞 |
|       1.3.1.4  基底细胞样 |
|     1.3.2  小细胞癌变异型 |
|       1.3.2.1  复合性小细胞癌 |
|     1.3.3  腺癌 |
|       1.3.3.1  腺泡状 |

续表

|  |  |
|---|---|
| 1.3.3.2 乳头状 | 1.3.6.2 梭形细胞癌 |
| 1.3.3.3 细支气管肺泡癌 | 1.3.6.3 巨细胞癌 |
| 1.3.3.4 伴黏液形成的实性腺癌 | 1.3.6.4 癌肉瘤 |
| 1.3.3.5 混合性 | 1.3.6.5 肺母细胞瘤 |
| 1.3.3.6 变异型 | 1.3.7 类癌 |
|   1.3.3.6.1 分化好的胎儿腺癌 | 1.3.7.1 典型类癌 |
|   1.3.3.6.2 黏液样(胶样)腺癌 | 1.3.7.2 不典型类癌 |
|   1.3.3.6.3 黏液样囊性癌 | 1.3.8 唾液腺型癌 |
|   1.3.3.6.4 印戒细胞腺癌 | 1.3.8.1 黏液表皮样癌 |
|   1.3.3.6.5 透明细胞腺癌 | 1.3.8.2 腺样囊性癌 |
| 1.3.4 大细胞癌变异型 | 1.3.8.3 上皮—肌上皮癌 |
| 1.3.4.1 大细胞神经内分泌癌 | |
| 1.3.4.2 基底细胞样癌 | 2 间叶性肿瘤 |
| 1.3.4.3 淋巴上皮瘤样癌 | |
| 1.3.4.4 透明细胞癌 | 3 混杂性肿瘤 |
| 1.3.4.5 伴有横纹肌样表型的大细胞癌 | |
| 1.3.5 腺鳞癌 | 4 淋巴增生性肿瘤 |
| 1.3.6 肉瘤样癌 | |
| 1.3.6.1 多形性癌 | 5 转移性肿瘤 |

由于小细胞癌的生物学行为与其他类型肺癌显著不同,即前者临床上表现为高度恶性,早期发生广泛转移,对化疗和放疗敏感,因而治疗也不同于其他类型的肺癌。所以,从临床角度考虑,目前国内外都将这两类生物学行为完全不同的肺癌分为两大类:小细胞肺癌(small cell lung cancer)和非小细胞肺癌(non-small cell lung cancer)。

## 45.3.3 各型肺癌临床病理特征

**(1) 鳞状细胞癌**

鳞状细胞癌(鳞癌)是20世纪70年代前最多见的一种肺癌。最近资料显示,腺癌的发生率已超过鳞癌。鳞癌主要发生在段支气管,其次在叶支气管,因此约2/3癌为中央型。癌侵犯支气管黏膜,易脱落,故痰中容易找到癌细胞而早期发现。肿瘤向管腔生长,使支气管狭窄,甚至阻塞,导致肺不张、脂质性肺炎、支气管肺炎或肺脓肿。周围型鳞癌常可发生癌灶中心广泛凝固性坏死,可有空洞形成。

鳞癌按癌细胞分化程度可分为分化好、中度分化和分化差3级。WHO新分类中将原来的变型、梭形细胞(鳞)癌归入癌伴多形性、肉瘤样或肉瘤成分一类中,而列出4种新的变型:乳头状鳞癌、透明细胞鳞癌、小细胞鳞癌和基底细胞样鳞癌。这些变型中均存在鳞状分化灶,且形态学不符合其他类型肺癌。小细胞鳞癌的细胞巢较清楚,周围有较成熟的纤维性间质围绕,癌细胞很少发生坏死,不同于小细胞癌。由于小细胞鳞癌和小细胞癌的治疗和预后均不相同,故应注意鉴别。基底细胞样鳞癌类似于皮肤的基底细胞癌,有学者注意到此型鳞癌预后差,Ⅰ期和Ⅱ期患者的平均存活期仅22个月。

**(2) 腺癌**

肺腺癌在一些发达国家已成为最常见的一种肺癌,在我国其发生率也逐年上升,并已经超过了鳞癌。肿瘤可发生在各级支气管,但以小支气管为多,因此以周围型肿块多见。症状一般不明显,可偶然发现,但有时隐匿性原发性肺腺癌可表现为广泛转移或胸膜累及。位于胸膜下,直径多<3 cm,组织学上有大量纤维瘢痕组织的腺癌,称瘢痕癌(scar carcinoma)。

WHO新分类将腺癌分成腺泡状腺癌、乳头状腺癌、细支气管肺泡癌、实性腺癌伴黏液形成、混合性腺癌、变异型等6型。依据光镜、电镜、组织化学和免疫组化研究可将细支气管肺泡癌分为Clara细胞、肺泡Ⅱ型细胞和杯状细胞3个亚型,Clara细胞型和肺泡Ⅱ型细胞型的瘤细胞不产生黏液。Clara细胞型是最常见的腺癌。腺癌有数种变型,分化好的胎儿性腺癌是一种具有与肺母细胞瘤相类似的腺体成分而缺乏肉瘤成分的腺癌,也称为类似胎儿肺的肺内胚层瘤,最近资料显示此型腺癌预后非常好。其他变型包括胶样癌、黏液性囊腺癌、印戒细胞和透明细胞癌。

#### (3) 腺鳞癌

腺鳞癌的诊断必须存在确凿无疑的鳞状分化（角化或细胞间桥）和腺样分化（腺泡、小管或乳头结构），其中任何一种成分必须超过 5%。有个别黏液染色阳性细胞的鳞癌应诊断为鳞癌伴黏液形成，而不应诊断为腺鳞癌。

#### (4) 大细胞癌

大细胞癌指细胞体积较大、核大、核仁显著、胞质丰富的恶性上皮肿瘤，无鳞癌、小细胞癌或腺癌特点。肿瘤是依据纯形态学特点和组织化学（缺乏黏液）而定义的，如果应用电镜和免疫组化研究大细胞癌，则发现 80% 以上具有向鳞癌、腺癌和神经内分泌肿瘤分化的证据，真正未分化大细胞癌不足 20%。

大细胞癌高度恶性。肿瘤大多数发生在段支气管和叶支气管，大多数症状与肿瘤局部作用有关，少数患者可出现副瘤综合征。肿瘤体积较大，中央坏死常见，但空洞形成不常见。大细胞癌的变型中原有的透明细胞癌仍保留，而巨细胞癌列入其他类型，新增加的有大细胞神经内分泌癌、基底细胞样癌、淋巴上皮瘤样癌和大细胞癌伴横纹肌样表型。大细胞神经内分泌癌是一种光镜下癌细胞大、具有神经内分泌肿瘤特点（器官样结构、栅状、小梁状和菊形团排列）的分化差、高度恶性肿瘤，电镜和免疫组化可进一步证实神经内分泌分化的特征。此型肿瘤通常在手术后再做化疗，不同于小细胞癌的治疗。

#### (5) 小细胞癌

小细胞癌主要发生在主支气管和叶支气管，约 70% 病例表现为肺门周围肿块。肿瘤生长迅速，早期出现广泛转移，纵隔累及常见，表现为上腔静脉综合征、喉返神经麻痹和吞咽困难。远处转移到中枢神经系统、骨和肝等处，可出现相应症状。

WHO 分类中曾将小细胞癌再分成雀麦细胞癌、中间细胞型和组合性雀麦细胞癌 3 型。实践证明，雀麦细胞癌和中间细胞型小细胞癌的区分是人为的，形态上的差别主要与活检标本的大小、取材方法和固定及时与否等因素有关，故在 WHO 新分类中已予以取消。

现已有确切证据证实，小细胞癌为分化差的神经内分泌癌，而不是未分化癌的小细胞型。现也已明确类癌、大细胞神经内分泌癌属于神经内分泌肿瘤。此外，一些非小细胞癌（腺癌、鳞癌和大细胞癌）具有某些神经内分泌特点，在 WHO 新分类中没有将小细胞癌与其他神经内分泌肿瘤归于一类，这主要是从小细胞癌的临床特点、治疗和预后与其他类型神经内分泌肿瘤显著不同角度考虑而定的。

#### (6) 肉瘤样癌

肉瘤样癌包括多形性癌、梭形细胞癌和巨细胞癌，过去分别归入鳞癌和大细胞癌的变型。另外还包括癌肉瘤和肺母细胞瘤。癌肉瘤是由恶性上皮和间充质两种成分混合而成的肿瘤，其中间充质成分必须为特殊的异源性组织，如肿瘤性骨、软骨和横纹肌等。电镜和免疫组化研究表明，癌肉瘤和梭形细胞癌中的分化成分不能完全区分开，是一个连续的统一体。肺母细胞瘤是由恶性胚胎性腺体（类似子宫内膜样腺体）和恶性母细胞性间质组成的肿瘤。

#### (7) 类癌

类癌是一种起源于支气管和细支气管黏膜上皮中神经内分泌细胞（Kulchitsky 细胞）的肺癌，较少见，恶性程度低。临床上还常可出现副瘤综合征（类癌综合征、库欣综合征和肢端肥大征）。

依据组织形态特点，可将类癌分成典型类癌和不典型类癌，两者的区域淋巴结和远处转移率以及无瘤存活率有显著差别，因此，在病理诊断时应予以区分。微瘤性类癌（carcinoid tumorlet）是一种直径 <0.5cm 的神经内分泌细胞增生性病变，生物学行为一般良性，有时为多中心性，偶可见肺门淋巴结转移。

#### (8) 唾液腺型癌

这是一种起自支气管腺体的低度恶性肿瘤，支气管腺体及其肿瘤均与唾液腺及其肿瘤相同，故称为唾液腺型癌。肿瘤好发于中年人，男女均可发生，发生率大致相等。肿瘤绝大多数位于气管或主支气管内，最常见的组织学类型为黏液表皮样癌和腺样囊性癌，偶可为腺泡细胞癌和恶性混合瘤。

## 45.4 临床表现

肺癌的临床表现多种多样，最常见的有咳嗽、咯血、胸痛及发热等。

临床上肺癌的发生和发展大体可分为 3 个阶段：细胞间变阶段一般无特殊临床症状，但痰中可发现间变细胞；经数月或数年之后，间变细胞可逐渐演变发展为原位癌，此时痰液脱落细胞检查可找到癌细胞，但无其他阳性体征；以后逐渐出现临床症状及体征，其症状与体征取决于原发病灶的部位和大小、转移灶的部位以及副瘤综合征的出现等。不同组织类型的肺癌其症状和体征往往亦有所差别（表 45-2）。

表 45-2　不同组织类型肺癌患者的症状和体征

| 组织类型 | 原发灶 | 胸内扩散 | 远处转移 | 副瘤综合征 |
|---|---|---|---|---|
| 鳞癌 | ＋＋＋＋ | ＋＋ | ＋ | ＋＋ |
| 大细胞癌 | ＋＋＋ | ＋＋ | ＋＋ | ＋＋ |
| 小细胞癌 | ＋＋＋＋ | ＋＋＋ | ＋＋＋ | ＋＋ |
| 腺癌 | ＋＋ | ＋＋ | ＋＋ | ＋＋ |

注：＋，＜10％患者出现此症状；＋＋，10％～＜25％患者出现此症状；＋＋＋，25％～＜50％患者出现此症状；＋＋＋＋，≥50％患者出现此症状。

## 45.4.1　原发肿瘤引起的症状和体征

原发肿瘤引起的症状如表 45-3。中央型肺癌出现呼吸道症状和体征较周围型早而明显，周围型病灶除累及纵隔、胸膜或胸壁时出现胸痛外，一般早期多无明显症状。

表 45-3　肺癌的症状

| 中央型肺癌 | 周围型肺癌 |
|---|---|
| 咳嗽 | 胸痛 |
| 痰血 | 咳嗽 |
| 气促（阻塞性） | 气促（胸腔积液） |
| 胸痛 |  |
| 发热 |  |
| 哮鸣 |  |

## 45.4.2　纵隔受累的症状和体征

纵隔的症状和体征可因原发肿瘤直接侵犯或转移性肿瘤累及纵隔的大血管、神经等所产生。一般来说，出现纵隔组织受累征象时，往往表示病期较晚，手术应慎重考虑。常见纵隔受累的部位及其症状见表 45-4。

表 45-4　纵隔受累部位与症状

| 受累部位 | 症状 |
|---|---|
| 喉返神经 | 声音嘶哑 |
| 膈神经 | 膈肌麻痹 |
| 上腔静脉 | 上腔静脉综合征 |
| 心包或心肌 | 心律失常，心包填塞 |
| 胸膜 | 胸腔积液 |
| 食管 | 吞咽困难 |
| 胸导管 | 胸腔积液 |

## 45.4.3　心血管症状

肺癌患者出现心血管症状可由肿瘤引起，也可因副瘤综合征而产生。原因如下：①原发或转移癌累及心包或心肌，肺癌尸检材料中约 1/3 患者有心包或心肌受累，特别是中央型肺癌及小细胞癌。可引起心包积液，出现心包填塞症状。临床上有心律不齐、心动过速或房颤，叩诊时心浊音界扩大，超过心尖搏动处，听诊时心音低远，有心包摩擦音。吸气时常有静脉怒张。X 线片上可见心影扩大，超声显像时可见心包积液。②腺癌患者可以有非细菌性栓塞性心内膜炎，临床可有脑、脾、肾、心脏栓塞。肺癌患者可有凝血功能异常，出现游走性血栓性静脉炎。③类癌综合征，偶尔与小细胞癌伴发，主要表现为面部潮红、二尖瓣或主动脉瓣狭窄。

## 45.4.4　肿瘤转移引起的症状

**（1）淋巴结**

肺癌可转移到身体任何部位的淋巴结，最常见为锁骨上淋巴结转移。一般由原发灶转移到同侧肺门，然后至纵隔淋巴结，再转移到锁骨上淋巴结。少数病例可通过胸壁而转移到同侧腋下淋巴结。

**（2）腹部**

肺癌肝转移较常见，超声显像和 CT 检查对肝转移的诊断提供了证据，肝功能检测有参考价值。小细胞癌好发胰腺转移，临床上患者可出现胰腺炎症状或阻塞性黄疸。肾上腺和腹膜后淋巴结转移也多见，临床上多无症状，CT 腹部检查可能作出诊断。

**（3）骨**

肺癌骨转移的发生率非常高，其中以脊柱转移最常见，其他多见的有髂骨、股骨、肱骨、肋骨。骨转移产生局部持续的疼痛和压痛，有时会产生病理性骨折。大多为溶骨性病变，少数为成骨性。脊柱转移可压迫椎管，导致阻塞及脊髓压迫症状。

### (4) 中枢神经系统

肺癌引起中枢神经系统的症状主要由脑、脑膜或脊髓转移引起,肺癌中枢神经系统转移的以小细胞肺癌最多,依次为大细胞癌、腺癌、鳞癌。约10%肺癌患者出现脑转移,常见症状为颅压增高,如头痛、恶心、呕吐、精神状态改变和中枢定位症状,如癫痫发作、偏瘫、小脑功能障碍或失语等。脑神经受累亦可见。CT检查可以明确颅内转移灶的部位、大小。脑膜侵犯虽然不如脑转移常见,但在小细胞肺癌常有发生,其症状与脑转移相似,疑有脑膜受累时腰椎穿刺应慎重。脊髓的转移产生脊髓压迫,导致截瘫。

## 45.4.5 副瘤综合征

肺癌引起副瘤综合征很常见[4]。

#### (1) 脑病、小脑皮质变性、周围神经病变(感觉或运动)、肌无力

脑病的主要症状为痴呆、精神病或器质性病变,脑电图往往表现缓慢改变,脑脊液中淋巴细胞增多。小脑皮质变性表现为急性或亚急性机体功能障碍,两侧上下肢行动困难,动作震颤,发音困难,眩晕,但眼球震颤不常见。有报道肺癌切除后上述症状自行消退。运动、感觉等周围神经病变时可有急性或亚急性发作。感觉或感觉、运动神经兼有受累,主要表现为肢体感觉异常、疼痛、深部腱反射消失等。肌无力症可出现在小细胞癌患者,此种肌无力症与胸腺病变有关的重症肌无力不同,应用新斯的明等药物无缓解作用,但用皮质激素类可能有效。肿瘤经治疗后消失或缓解时,其肌无力症状也随之缓解。

#### (2) 黑棘皮病

黑棘皮病其主要表现为腋窝或肢体的曲面皮肤增厚及色素沉着,手掌、足底亦可受累,有时口腔黏膜亦有上述改变。以上改变可出现于肺癌发现之前或伴随肺癌同时出现。

#### (3) 自主神经功能亢进

自主神经功能亢进表现为单侧胸部或上肢出汗或潮红,多与肺尖部或肺上沟癌伴发,后期可出现相应部位交感神经麻痹及霍纳综合征。面部潮红等类癌综合征见于小细胞肺癌和支气管类癌。

#### (4) 皮肌炎

皮肌炎常与恶性肿瘤伴发,主要表现为肢体近端肌无力,骨盆带肌肉较肩胛带更严重,面部常有蝶形对称皮肤红斑。肌电图、肌活检以及血清肌酸磷酸激酶、碱性磷酸酶、肌酐等检查有助于明确诊断。

#### (5) 肺源性骨关节增生

肺源性骨关节增生(HPO)较常见的为杵状指及长骨骨膜炎。临床上病区软组织有肿胀压痛,以胫腓骨和桡尺骨远端较为明显,严重者可累及股骨、肱骨、掌骨和跖骨等。此外也有累及膝、踝、腕等大关节。X线片见骨膜炎可作为诊断依据。此症多见于腺癌患者,发生率约10%,其次为鳞癌,小细胞癌较少并发此症。肺源性骨关节增生症的确切病因尚不清楚,可能与生长素或神经功能有关。手术切除原发灶后,骨关节病变可以缓解。有报道迷走神经切断后也可使症状获得缓解。

#### (6) 弥散性血管内凝血

弥散性血管内凝血(DIC)在各种细胞类型的肺癌患者中均可出现,可能与肿瘤组织释放促凝血因子有关。患者常发生皮下瘀斑,紫癜、血肿、血尿亦常见。

#### (7) 皮肤色素沉着

小细胞癌患者可能出现异位的促肾上腺皮质激素(ACTH)或促黑色素细胞刺激激素(MSH)分泌而引起皮肤色素沉着,主要表现为身体暴露部位、乳头、嘴唇、颊黏膜、外阴等部位有皮肤色素沉着。

#### (8) 男性乳房发育

男性乳房发育常提示有异位促性腺激素的产生,一般在小细胞癌患者中发生较多。

## 45.5 诊断

## 45.5.1 痰液细胞学检查

原发性肺癌源于气管、支气管上皮,因而肿瘤细胞会脱落于管腔,随痰液排出。痰液的细胞学检查(痰检)已被广泛应用于肺癌的诊断。痰检简便易行,患者无痛苦,适用范围广。但痰检也有缺点和局限性:①有一定的假阴性率,一般报道为15%~25%,特别是周围型肺癌,因远离大的支气管,肿瘤细胞不易排出。②假阳性率为0.5%~2.5%,由于痰液中含有多种细胞成分,包括脱落的上皮细胞、炎性细胞,其中一些形态异常的细胞有时被误认为恶性细胞。因而国外有研究者强调,痰检必须由有经验的病理医师进行,且至少要两次阳性结果才作出肺癌的诊断。临床医师基于痰检结果作诊断时,必须结合患者的临床表现及影像学诊断,并排除上呼吸道肿瘤后才能确立肺癌的诊断。③以痰检作肺癌

病理类型分型不够确切。由于痰液中脱落肿瘤细胞的数量不多,且多数无肿瘤结构,因而有时分型错误。痰检分型的符合率为70%~85%。根据复旦大学附属肿瘤医院近30年的痰检结果,非手术治疗肺癌中的80%~90%由痰检确诊。在一组由组织学检查证实为肺癌的患者(114例)中,痰检阳性率为81.6%,假阴性率为18.4%。另一组非肺癌肺部疾患患者(40例)中,诊断准确率97.5%,误诊为肿瘤者2.5%。

肺癌中有些病例无咳嗽咳痰,做痰检有困难,因而从20世纪80年代起使用雾化引痰法。采用超声雾化器,喷雾液为含有0.1%薄荷的生理盐水。雾粒直径<5μm,能直接进入肺泡,在排出的过程中可冲刷支气管树,带出肿瘤细胞。

痰检可用于肺癌高危人群的普查。云南省宣威地区做了3365例痰检,发现肺癌78例,其中早期14例,中晚期64例。

### 45.5.2 X线检查

胸部X线检查是最基本的影像学诊断方法,对肺癌的诊断、鉴别诊断、分期都是必要的。胸部正侧位片是最常用的X线检查,可以获得很多有价值的信息,得到初步诊断。目前CT检查已经很普及,能代替胸部X线检查的大部分功能,但是在以下的情况时,它还有一定的优势:①透视可观察膈的活动度,如膈神经麻痹引起膈顶抬高或两膈矛盾运动。②呼气相摄片可发现早期中央型肺癌所致的局限性肺气肿。③胸部数字摄影(digital chest radiology)是近年来计算机技术发展的新成就,它将信息以数字电子的形式显示于监视器。可在监视器上调整灰阶,使之适合于肺、纵隔或骨骼的对比度。这种由计算机调控产生的最终影像,其光密度并不受最初曝光水平的影响,避免了过度曝光或曝光不足所造成的缺陷。该技术不采用胶片成像而是用可重复使用的感荧光盘成像,该盘存于特制片盒中,可用于任何常规的放射诊断设备曝光。这种方法特别适用于床旁摄片,并可对不同日期所获得信息进行比较。

### 45.5.3 CT检查

(1) CT检查的作用

从20世纪80年代初全身CT技术广泛应用以来,其应用技术得到了很大的发展,在肺癌的早期发现、早期诊断、定位、定性方面均为目前影像学检查的最佳方法,也是胸部疾病鉴别诊断的首选检查方法。由于CT的高密度分辨率,尤其是近年来螺旋CT(HCT)扫描的发展及应用,使肺癌的诊断、分期、治疗均取得了显著进步。表现在肺内小病灶检出,显示病灶的大小、形态、密度,诊断纵隔淋巴结肿大、远处转移(肝、肾上腺、脑转移)等方面。

螺旋CT扫描又称容积扫描CT(volumetric CT)。它使用滑环技术,在扫描架单向连续旋转的基础上患者随床一起以一定的速度纵向连续运动,同时X线连续曝光并围绕患者采集数据,构成三维信息。螺旋CT优点:①扫描速度快,仅用一次屏气即完成整个肺野的扫描,从而避免了常规CT由于各次屏气不均匀可能造成的某些层次漏扫的缺点,这对微小结节病灶的显示很重要;②减少造影剂的用量,易于掌握适当的扫描时机,从而提高造影剂的利用率;③扫描后可进行内插重建,不必如常规CT扫描那样发现问题需重新扫描;④患者所受的X线剂量少于常规CT扫描;⑤多层面高质量的重建和三维图像重建可真实地显示肿瘤病灶的形态及其与周围组织的关系。⑥CT仿真气管内镜(virtual bronchoscopy)技术的应用。CT仿真气管内镜是通过特殊软件对CT图像进行后处理,可显示类似内镜检查过程观察到的气管腔内的动态图像,可得到1~7级支气管气道及周围结构的连续三维影像,适合于支气管镜检查禁忌者,或因气道阻塞、气管镜检查失败者,或支气管镜检查不易发现的隐匿部位。胸部CT检查有以下的作用。

1) 发现病变 在胸正位片上约有26%的肺容量和43%的肺部面积与心脏、纵隔和膈相重叠,因此仅用正位胸片检查常易遗漏病灶,某些隐蔽部位如肺尖区、心后区、纵隔脊柱旁、膈面附近、奇静脉食管窝、中间支气管周围、胸膜下区等直径<3mm的病灶往往不易显示。胸部X线片不能发现的肺癌占8.1%~19.0%。CT有高度的密度分辨率,可发现更多的小病灶,尤其是对于肺内转移灶的显示明显优于常规胸片。但值得注意的是,常规CT有时由于呼吸运动控制欠佳而可能造成漏扫现象,故在CT检查前应训练患者,在每次平静呼吸时屏气并保持每次呼吸幅度均匀一致,以减少漏扫现象。目前先进的螺旋CT的容积扫描可在根本上克服这一缺点。因此,对肺微小病灶的检查,CT是目前最佳的影像学方法。

2) 病变的定性诊断 由于CT具有较高的空间分辨率和密度分辨率,因此在肺癌定性的大体形态学方面具有常规X线检查不能比拟的优势,尤其是对较小病变的定性诊断。CT检查中的各种技术包括薄层扫描，适当倾斜机架或采取直接冠状面扫描，可更好地显示气管、主支气管、叶支气管及段支气管内的病变，对早期中央型肺癌具有一定的价值。薄层高分辨CT(high-resolution CT,HRCT)对瘤—肺交界面和病灶内部结构的显示明显优于常规X线检查，增加了病灶定性的准确性。CT导向经皮穿刺活检，主要用于帮助确定穿刺部位、方向和深度，有利于病变的活检定性；CT可作支气管检查的导向，通过CT扫描可明确肿瘤与支气管的关系，有利于选择活检途径。目前螺旋CT容积扫描已广泛应用于三维重建中，CT模拟内镜(CTB)技术有效地显示病变的近端、病变本身的结构及病变远端的组织形态，有利于定性诊断及治疗的选择。

3) 确定治疗前分期和治疗后疗效的判断和随访。

**(2) 肺癌的CT表现**

1) 中央型肺癌

支气管改变：①支气管壁增厚。肺癌的早期黏膜浸润CT扫描难以显示，主要有赖于纤维支气管镜的观察及活检。正常管壁厚度均匀，为1~3mm。当管壁增厚时，支气管更易于显示，尤其是有周围充气肺组织衬托或周围脂肪层的对比时。为了提高支气管壁轻度增厚的检出率，对可疑支气管病变部位可进行薄层扫描或直接冠状面扫描。②支气管腔狭窄。CT扫描能显示支气管腔的形态、程度和范围。中央型肺癌的支气管腔改变在CT图像上依肿瘤生长方式和病变发展程度呈几种形态：向腔内突入的软组织块影，自轻微隆起到明显息肉状；管壁浸润增厚，支气管狭窄，局部管壁不规则，狭窄的形态可分为局限性环形狭窄，也可表现为完全性环状狭窄，在三维CT图像上显示更佳；支气管可由轻度狭窄到完全闭塞，呈向心性锥状或鼠尾状，管腔突然截断或管腔呈偏心性狭窄，在三维图像上显示最佳，并可从不同方向显示病理形态学的改变。

肺门肿块：是中央型肺癌最主要的影像学表现。肿瘤组织通过支气管壁在血管、支气管鞘内及淋巴结内浸润并侵入周围肺组织，形成肺门肿块。在病变晚期时，原发灶或转移灶直接与受侵的淋巴结融合，也可同样形成肺门肿块。肺门肿块表现为结节状，边缘不规则，可有分叶征，同时可见阻塞性肺炎、肺不张。当高度恶性的中央型肺癌形成肺门肿块，合并阻塞性癌性淋巴管炎时，见肿块周围沿肺血管、支气管向肺野内呈放射状分布的细条影，CT横断扫描图像常可明确肿块部位及大小，常见受累支气管被肿瘤所包绕。局部晚期肺癌的肿块常与肿大淋巴结融合。平扫的肿块内部密度均匀或不均匀。伴有肺不张时常难显示完整的肿块形态，必须有良好的增强扫描时才能将肿块与肺不张区分。当伴有肺门纵隔淋巴结肿大时，肿大的淋巴结与肿瘤融合，两者在CT图像上不易区分，增强扫描有时也难以区分。中央型肺癌可累及附近的大血管、心脏、食管，如右上叶肺癌浸润上腔静脉或淋巴结，压迫上腔静脉而产生阻塞综合征，出现颈胸部侧支循环。

支气管阻塞：胸部CT可发现局限性肺气肿及肺段以下轻度阻塞性肺炎或肺不张。支气管阻塞征象在中央型肺癌早期常首先出现。随着肿块的生长，其征象逐渐明显。早期表现为局限性阻塞性肺气肿，随着病变发展，支气管引流不畅，发生阻塞性肺炎，最后支气管完全阻塞引起肺不张。

阻塞性肺气肿：由于肿块生长使支气管狭窄后形成活瓣样作用，吸气时气体可通过，而呼气时气体受阻，导致气体在肺泡内滞留，形成呼气性局限性肺气肿。CT可以在可疑病变区进行吸气相、呼气相扫描，目前采用的高速螺旋CT作吸气、呼气双相扫描，可分辨很轻微的吸气、呼气相肺密度的变化差别，从而估计支气管的狭窄情况。当发现阻塞性肺气肿时，可对相应支气管进行薄层扫描，尤其是螺旋CT容积扫描有望发现一些早期的病变，将有利于肺癌的早期诊断和治疗。

阻塞性肺炎：这是中央型肺癌中最常见的征象之一，常伴部分性肺实变、肺不张，癌组织与阻塞性炎症或不张肺常形成肺门区较致密的块影，部分阻塞性肺炎经有效抗感染治疗后可完全吸收，而癌组织仍然存在，应注意对原发病变进一步检查。CT表现为斑片状，边缘模糊的肺内阴影，按肺叶或肺段分布，可提示支气管受累的情况，近肺门端往往较致密甚至有块影。阻塞性肺炎在良好的增强CT上表现为实变肺，呈不均匀强化，其中见条状影，接近水的密度，按支气管走行分布。应该注意，阻塞性肺炎尤其在早期时，常与一般肺炎相似。故凡在同一部位反复发生肺炎的患者，应在相应的支气管平面加作薄层高分辨率CT扫描，或采用螺旋CT扫描，或采用图像后处理的方法，观察段叶支气管近端有无阻塞占位因素，以提高早期病变的检出率。

阻塞性肺不张：也为中央型肺癌最常见的征象之一。CT平扫时，不张的肺呈高密度，肺体积缩小。肺不张时常见到叶间胸膜向肺中央凹陷。不张肺向肺门、纵隔移位，肿块小时，不张肺叶可掩盖肿瘤本身；当肿块大时，可使不张肺、叶间胸膜呈曲线状或

"S"状边缘,称"S"征。此病在平片、体层摄影、CT 和 MRI 上均可见到,为中央型肺癌的典型征象。肺不张也可因气体残留、侧支通气而显示不完全性肺不张,胸膜移位程度则较轻。

当肺实变或不张肺与肺门肿块相连时,CT 扫描常因肺门肿块密度差异较小,实变或不张的肺组织完全或部分将肿块掩盖,此时必须采用常规 CT 动态静脉团注增强扫描或采用螺旋 CT 或超高速 CT 快速增强扫描才能有效显示肺门肿块,与肺实质或不张肺组织区分。当在增强的峰值期(2 min)内完成扫描时,常可见到不张肺组织与肿瘤有不同的增强改变:体积缩小的不张肺增强明显,出现早,密度高,内见无增强的分支状条索影(为正常或略扩张的支气管)。在增强早期,肺实质达增强峰值前,不张肺内见高密度的血管影。而肺癌肿块此时强化不明显,与不张肺可形成对比,从而显示肿块形态。

其他征象:①黏液嵌塞为支气管内肿瘤占位,其阻塞远端支气管内黏液滞留,形成支气管铸型,常提示肺癌存在的可能。CT 上呈现为 1 条或几条呈梭形条状或分叉状软组织密度影,长轴指向肺门,肺门增大。当增强扫描时,含黏液的支气管不增强,呈低密度影。②手指状改变:肿瘤侵犯段支气管引起管壁增厚,管腔狭窄。病理上见癌组织侵蚀几支肺段支气管壁的各层组织,并沿管壁向近端扩散,故在胸片或 CT 图像上可形成手指状阴影。③肺血管改变:表现为癌组织直接侵犯邻近血管,或肿块对肺血管的压迫,使其变形、狭窄、不规则甚至中断。当肺不张时,肺内血管移位、聚拢,肺气肿时肺血管稀疏。中央型肺癌对纵隔及肺门区大血管如上腔静脉和肺动脉浸润、粘连、包绕,在增强良好的 CT 图像上可显示肿块与血管的关系。当肿瘤涉及血管周围脂肪时,原低密度脂肪层的密度增加;肿瘤包绕血管时,血管壁不规则增厚,边缘模糊。④胸膜腔积液:多发生于肺癌的同侧胸腔,CT 不能确定胸腔积液的原因。当合并肺不张时,可有明显的占位效应,纵隔移位不明显,膈肌位置也不下移。CT 较易显示胸腔积液掩盖的肺门肿块和肺不张,同时显示支气管阻塞和肿块征象。当肺癌伴有胸腔积液时,多数为胸膜转移和侵犯。当见到胸膜不规则增厚及胸膜结节时,更支持胸膜转移性病变的诊断。应注意部分患者胸腔积液是由于淋巴引流受阻(肺门纵隔淋巴结肿大),也有因合并肺部炎症引起的胸膜反应所致,故需结合临床资料综合考虑。⑤肺门、纵隔淋巴结肿大:CT 对显示纵隔淋巴结肿大很敏感,尤其是增强效果较佳的 CT 图像上,肺门及纵隔淋巴结显示十分明确。CT 对各组淋巴结的显示较常规检查方法优越得多,但目前 CT 诊断转移仍主要依据淋巴结的大小。一般将淋巴结长径 > 15 mm、短径 > 10 mm 作为转移的诊断标准,其敏感度为 64% ~ 70%,特异度为 62% ~ 65%,而值得注意的是,短轴 ≤ 10 mm 的淋巴结仍有 10% 的转移。有些研究者认为,多个小淋巴结聚集在一处时,也可视为转移。总之,CT 诊断淋巴结转移仍有局限性,不能取代组织学诊断。

2)周围型肺癌

瘤体内部的 CT 征象。①空泡征:多见于直径 ≤ 3 cm 的周围型肺癌。CT 表现为瘤体中央区和少数近边缘处呈点状低密度影,直径 1 ~ 2 mm,边界尚清,可单个或多个,多个者呈蜂窝状,多见于腺鳞癌、细支气管肺泡癌和高分化腺癌。在病理上与癌细胞伏壁式生长有关,癌细胞以肺泡壁为支架,呈单层或 2 ~ 3 层伏于肺泡壁沿气腔蔓延,在一定时期内瘤细胞与含气肺泡共存,故在 X 线片及 CT 上表现为病灶密度低而不均匀。有些肺泡其引流支气管受癌组织浸润形成活瓣状阻塞,形成癌内泡性气肿,体层摄影或 CT 图像上显示空泡征。②结节征:结节征与空泡征同时存在,为肿瘤组织所形成的致密结节影,大小不等,可相互融合,为癌组织实变区。③支气管充气征:表现为管状低密度(气体)影,部分呈分支状,单个圆形或椭圆形气体影,采用螺旋 CT 气道三维重建较易显示此征象。此征常见于细支气管肺泡癌和淋巴瘤,也可见于腺癌、鳞癌和腺鳞癌,有时炎性病变,尤其是局灶性机化性肺炎也可见到此征象。④肺癌的强化:近年来由于 CT 扫描速度加快,为肺癌增强扫描的准确性提供了条件。有些研究者认为,肺内良性和恶性结节的血供有明显差异,CT 表现可分为均匀增强型、外周增强型及不均匀增强型 3 种。采用螺旋 CT,可根据病灶强化的时间、强化程度和类型作进一步的定性诊断。最近有研究者认为,病灶增强平均 CT 值 > 40HU(20 ~ 108HU)的病灶考虑为恶性,而肉芽肿及良性肿瘤,增强后 CT 值平均增加 < 12HU( - 4 ~ 58HU)。完全的均匀性增强型多提示为肺癌,但肺癌伴大面积坏死时也可呈外围不均匀增强型。⑤肺癌的钙化:表现为细沙砾状,分布较弥散,或偏瘤体一侧。高分辨率 CT 对肺癌钙化的显示率在 6% ~ 7%。多数学者认为,CT 扫描中肿块内钙化对鉴别良性和恶性病变及对原发和继发性肺癌的区别无帮助,其中相对重要的是肿块内钙化的形态。肺癌的钙化为弥散性细点状,而多数良性病变如错构瘤、结核瘤、肉芽肿性病变的钙化为弥散性,较粗糙,形态不规则,有时呈同

心圆状（包壳状）、爆玉米花样，其中包膜下钙化、同心圆状钙化和爆玉米花样钙化为良性病变的特征。⑥癌性空洞：发生率为2%～10%，鳞癌最多，其次为腺癌和大细胞癌，一般认为小细胞癌在放化疗前极少发生空洞。典型的癌性空洞表现为空洞壁呈厚壁或壁厚薄不均，内壁凹凸不平或呈结节状（壁内结节征），外壁呈分叶状轮廓，空洞多为偏心性，大小不一，壁厚度不等（0.5～3 cm）。有学者统计，当壁厚≤4 mm者92%为良性，而>15 mm者95%为恶性。

瘤—肺交界面的CT征象。①毛刺征：应选择肺窗观察，表现为自瘤体边缘向周围肺伸展的放射性无分支的细线条影，近瘤体处略粗，以远瘤门侧显示率高，高分辨率CT上可显示90%的毛刺征。以腺癌最高（94%），鳞癌可表现为长毛刺，而腺癌以细短直毛刺为多见。毛刺征主要为伏壁式生长的肺癌所致，这种改变是腺癌侵袭瘤周组织引起间质出血、渗出及纤维性反应所致；也可能与瘤内瘢痕收缩使小叶间隔重新排列有关。而堆积式生长为主的鳞癌、未分化癌、类癌和部分腺癌瘤体挤压邻近肺泡壁及小叶间隔使肺泡萎缩、靠拢，形成假包膜，以致无毛刺征象。②分叶征：多选择纵隔窗观察，表现为肿瘤边缘凹凸不平，呈花瓣状突出，两个凸起间为凹入切迹，切迹处有时可见有血管进入，部分呈棘状突起，典型者为边缘隆起。小分叶是由于肿瘤在小叶内增殖，小叶间隔收缩所致。细小分叶征以高分辨率CT显示最佳，可达96%。一般在肿瘤病灶直径1～1.5 cm时可见此征，>3 cm时分叶征出现率明显增加。CT对分叶征的显示准确率达79.6%以上。应注意炎性肿块和炎性假瘤、结核瘤也可见到浅分叶或仅为波浪状边缘。对于肿瘤的分叶、毛刺征的显示，应强调采用高分辨率CT技术，因为其对肿瘤—肺交界面显示与大体标本肉眼所见大致相仿。

肿瘤邻近结构的CT表现。①胸膜改变：最常见为胸膜凹陷征，其次为胸膜浸润和播散。病理上胸膜凹陷征为瘤体内纤维瘢痕组织收缩造成，瘢痕收缩通过瘤体邻近纤维网架传导至脏层胸膜面，将脏层胸膜拉向瘤体，而壁层胸膜未受累，凹入区为不规则多条沟槽样凹陷，其中心与肿块部位相关，使CT表现各异。典型者为病灶与邻近胸壁构成三角形或形成喇叭口形，喇叭颈与线状影相连，线状影可为1条或多条。这在螺旋CT三维重建的表面重建技术（SSD）上显示最佳，可以从不同角度进行观察，有利于对此征象的进一步研究。胸膜凹陷征常见于腺癌（70%）。②邻近血管、支气管改变：周围型肺癌周围血管、支气管可相互聚拢，在连续扫描的图像上邻近肺静脉的中断、包绕时常提示为恶性病变，这种表现以螺旋CT显示最为理想。肿瘤与邻近支气管关系为支气管延伸达肿瘤边缘时被肿瘤所阻断，支气管伸入瘤体内，肿瘤沿支气管壁浸润，管壁不规则增厚，管腔不规则狭窄，肿瘤可推挤支气管。

### 45.5.4　MRI检查

目前CT仍然是肺癌的首选检查方法，尤其是对早期周围型肺癌的诊断。目前MRI的应用指征主要为：①对碘过敏患者，或者CT检查后仍难以诊断的特殊病例；②对肺上沟瘤（Pancoast瘤），需要显示胸壁侵犯及臂丛神经受累情况；③需要判断纵隔中的心包及大血管有无受侵，或有上腔静脉综合征的病例；④需要鉴别手术或放疗后肿瘤复发抑或纤维化的病例。

胸部MRI检查在胸部疾病的诊断中具有重要的临床意义，国内外对于这方面应用的报道较多。特别是门控技术和快速成像技术的应用，克服了心跳及呼吸运动造成的移动伪影，大大提高了图像质量。由于流空效应，纵隔大血管中流动的血液在MRI图像在T1加权图像上呈现无信号（黑色），纵隔内脂肪组织在T1加权图像上呈现高信号（白色），因此纵隔内病变极易与大血管、脂肪影像鉴别。MRI能直接三维，甚至任意角度成像，有利于病变的显示和定位，而且MRI可不用造影剂就可对大血管进行显示，因此在这方面MRI优于常规X线和CT检查。

胸部MRI检查一般采用SE技术，SE序列可进行多回波T2加权成像，且可以采用门控技术来减少心跳伪影。SE序列扫描成像需在同一层面进行T1加权和T2加权成像，以观察病变的T1与T2值的变化及病灶与周围组织的解剖关系。T1加权图像上肺野、纵隔内脂肪组织及大血管、胸壁肌肉等解剖结构具有不同的信号强度，层次丰富，图像清晰。T2加权图像则对病灶与胸壁组织间的关系，对发现肺内较小的病灶，显示病灶的组织结构变化等效果良好。MRI可直接进行冠状面和矢状面及不同角度的斜切面扫描，横断面一般作为常规成像，而其他平面可作为选择和补充。冠状面和矢状面对观察肺尖及肺底病变、主肺动脉腔内病变、纵隔内大血管与病变的关系非常有用。

(1) 肺癌MRI表现

1）发现病变　两肺野MRI信号极低，因此MRI图像较易发现肺癌病灶，且对病变的形态显示良好。

病变边缘特征 MRI 虽可显示但较 CT 要差。

2）肺癌病变信号改变　病变在 T1 加权图像上信号均匀,信号中等,与肌肉相似,而高信号极少见。病变液化坏死时,T1 加权信号更低;如空洞形成则成为无信号区;当肿瘤内出血时,T1 可呈高信号。T2 加权图像上病变呈现较高信号,液化坏死区则信号更高。

3）肺癌的 MRI 特点　肺门区病变与血管影融合时 MRI 图像由于血管流空效应而呈现黑色,与肺癌病变组织易于区分。

肺上沟癌,MRI 可行冠状面和矢状面成像,对肿瘤形态观察和显示肿瘤对胸膜、胸壁软组织及臂丛神经的侵犯效果较好。肺癌侵犯胸膜的 MRI 表现为:①肋骨破坏。②肿瘤突入胸壁软组织,以 T1 W 显示更可靠;胸壁增厚呈小结节状强化,在 T2 W 图像上较正常胸膜信号增高。③胸膜外脂肪线中断模糊。因此,肺癌的胸壁侵犯 MRI 可清楚地显示肿瘤侵及的范围和程度。

肺癌经放疗及化疗后,常伴有纤维组织增生及肿瘤部分坏死后被纤维组织替代,在常规 X 线检查及 CT 扫描上不易显示及区分肿瘤的形态和大小。MRI 很有价值,T2 加权图像上,肿瘤组织呈现较高信号,而纤维化组织呈现低信号,易于区别。因此,对肺癌放疗或放疗后患者的随访价值,MRI 大于 CT 检查。

中央型肺癌伴肺不张时,肿瘤与肺不张的区别,MRI 效果较优越。肺癌病变 MRI 信号 T1 加权图像上多高于肺不张组织,T2 加权图像上则病变低于肺不张;同时肺不张组织内可见条索状低信号影,提示为血管阴影。当采用 Gd-DTPA 增强后,T1 加权图像上信噪比明显提高,85% 的阻塞性病变可与肺门肿块相鉴别,明显高于 CT。目前 MRI 已成为肺癌与阻塞性肺炎鉴别的最有效方法。

肺癌侵犯纵隔、胸膜及胸壁时,MRI 显示较 CT 好。对上述病变进行 MRI 检查,纵隔内大血管由于流空效应而呈无信号,为黑色,而纵隔内组织为中高信号,极易区别。当肺癌侵及纵隔时,可清晰显示病变与上腔静脉、主动脉、心包及隆突的关系,有否侵及和累及程度,血管有否狭窄、闭塞,有否癌栓形成等改变。MRI 与磁共振血管成像(MRA)的联用有助于胸外科手术方式的选择。按 Teigen 分区,将肺动脉划分为中央区和周围区,中央区包括肺动脉主干、左、右肺动脉,右前干和左上叶干,两侧叶间肺动脉和两下叶肺动脉,其余为周围区。当肺癌侵犯中央区肺动脉时,可出现下述征象:血管周围脂肪层模糊或中断,即管周脂肪征阳性,但当管周脂肪单纯水肿,无癌细胞浸润时也可出现假阳性。肿块与中央区肺动脉紧密接触范围小于管周 180° 时,为肿块相贴,即肿块与血管壁之间呈等信号,两者不可分,表现为一侧管壁僵直,失去正常的血管轮廓。MRI 的多层面及多角度成像观察可判断肿块与血管壁的相贴关系,但粘连也可出现这种肿块相贴征象。肿块与血管壁紧密接触范围大于管周 180° 时称肿块包埋,此时管腔明显狭窄,但血管腔内面大多仍较光滑,少数可出现凹凸不平,血管压迫及移位,由于左肺动脉活动度较大,故压迫移位常发生于左侧。右肺动脉位置较固定,故仅其远端可能发生轻度上下移位。

当肺癌侵犯肺静脉干时,由于肿瘤或淋巴结压迫也可出现管周脂肪的中断(管周脂肪征阳性);此外,肿瘤可以穿透肺静脉干管壁,突入管腔,形成癌栓。肺癌侵犯肺静脉时同样也可以出现肿块相贴和肿块包埋,在肿块包埋时,MRI 仍表现管腔通畅,血流信号正常。在肿块包埋时 MRI 常不能显示肺静脉干的轮廓,但 T1 加权像上可显示不规则狭窄或闭塞的管腔,肺静脉干左心房开口常显示狭窄或完全闭塞,病理上癌块可沿心包内段管壁延续到左心房壁。如发生肺静脉干癌栓时,MRI 表现为管壁增厚,管腔内血流信号异常,T1 加权像为中等信号,梯度回波像上血流信号降低。当癌栓蔓延到左心房开口时,显示开口闭塞。此时心包外原发肺癌病灶与增粗的肺静脉干形成网球拍样改变。若左心房癌栓形成肿块时,则与原发性肺癌病灶及两者之间增粗的肺静脉干一起形成哑铃样改变。

肺癌侵犯中央区肺动脉及肺静脉干后,其周围区的相应肺实质和间质出现的继发性改变,MRI 显示不如 CT。CT 表现为肺野透明度增加,肺动脉分支变细稀疏,而远侧肺静脉分支扩张变粗,还可见小叶间隔增厚形成的间隔线等。MRI 对肺癌累及胸膜及胸壁的判断敏感,尤其是肺尖和肺底病变的显示,表现为肺癌与胸膜粘连、融合或增厚。胸腔积液时 T1 加权图像呈低信号,较肺癌病变信号低,易于区别,T2 加权图像上积液呈现高信号。

对淋巴结转移的显示,MRI 易于发现纵隔及肺门的淋巴结转移情况,表现为淋巴结肿大,而信号改变与正常淋巴结相似,T1 加权信号中等,T2 为高信号,因此尚不能根据信号改变来评价淋巴结有否转移。

**(2) 肺癌的 MRI 增强扫描对肺癌的诊断作用**

目前有学者采用 Gd-DTAP 增强对肺癌进行诊

断。当静脉内以 0.1 mmol/kg 或 0.2 mmol/kg 浓度注入 Gd-DTAP 后,对 T1 加权与增强前 T1 加权的信号强度进行比较,发现肺癌的强化比较明显,而肺结核瘤性肉芽肿增强幅度小;直径 <3 cm 的肺癌灶造影剂显示为均匀强化,>3 cm 的肿瘤内部有不同程度坏死,表现为周边强化,而内缘强化不规则,外缘呈不规则厚壁强化。

## 45.5.5 正电子成像检查

### (1) 正电子成像在能手术非小细胞肺癌诊断中的价值

正电子成像(positron emission tomograph, PET)是以正电子发射放射性核素标记的生物活性分子如葡萄糖、氨基酸、核苷酸等,通过示踪原理,反映生物活体内的生化改变和代谢信息的核医学显像技术。在肿瘤 PET 成像中,应用最普遍的示踪剂是 $^{18}$F 标记的脱氧葡萄糖($^{18}$F-FDG)。它是葡萄糖的类似物,是以正电子发射核素 $^{18}$F 取代葡萄糖分子 2 位上的氧原子,它与葡萄糖一样经同一途径被细胞摄取,在己糖激酶的作用下被酰化成氟-2-脱氧葡萄糖-6-磷酸盐,该产物与酶的底物不匹配,不能像正常葡萄糖一样被进一步代谢而被截留在细胞内。细胞内氟-2-脱氧葡萄糖-6-磷酸盐反映了该细胞的葡萄糖利用率。恶性肿瘤组织中普遍存在着细胞快速增生、细胞膜葡萄糖载体增多和细胞内磷酸化酶的活性增高等生物学特征,使得肿瘤细胞内的糖酵解代谢率明显增加。$^{18}$F-FDG 在细胞内的浓聚程度与细胞内葡萄糖的代谢水平高低呈正相关。因此,恶性肿瘤的 $^{18}$F-FDG 摄取往往增加,能用于诊断恶性肿瘤和鉴别病灶的良性和恶性。然而,部分急性炎性病变也可能呈 $^{18}$F-FDG 摄取增加,但是炎性病灶摄取 $^{18}$F-FDG 的增加没有恶性肿瘤高,在此情况下可用延迟扫描来鉴别,即在第 1 次扫描后的 2 h 后再次进行扫描。一般良性病变的 $^{18}$F-FDG 摄取降低,而恶性肿瘤的 $^{18}$F-FDG 摄取不降低,还可能升高。

判断 FDG 摄取是否异常的常用方法有两种:一种是目测图像法,以纵隔血池的摄取程度为参照,1 级为图像上没有明显摄取,2 级为摄取低于纵隔,3 级为摄取与纵隔相等,4 级为摄取高于纵隔,5 级为摄取远高于纵隔,4 级和 5 级被判为恶性病变,而 1~3 级则认为是良性病变。另一种是半定量分析法,以反映组织的葡萄糖代谢率的参数:以 FDG 标准摄取值(standard uptake value, SUV)的高低来鉴别病变的性质。利用肿瘤细胞摄取 FDG 能力增高的

特点,不仅可以早期发现和确定肺癌原发灶的部位、大小、代谢异常程度,还可以准确测定肿瘤的淋巴结及远隔转移。

PET 图像由于缺乏解剖结构参照,对原发灶的分期不如 CT,但是对非小细胞肺癌的纵隔淋巴结分期优于 CT。前瞻性研究显示,PET 诊断纵隔淋巴结转移的敏感度、特异度和准确率分别为 93%、95% 和 94%,而 CT 的相应值分别为 75%、63% 和 68%。Shon 分析了 16 项关于 PET 与 CT 对纵隔淋巴结分期的研究,在搜集的 894 例患者中,292 例(32.7%)经病理证实有 N2 或 N3 期病变,与 CT 相比,PET 正确地改变了 16.7% 患者的淋巴结分期,其中 23% 的患者 N 分期上升,13.8% 的患者分期下降。换言之,CT 未能检出 23% 患者的同侧或对侧纵隔淋巴结转移,使这部分不适于手术的患者遭受了不必要的手术,而 13.8% 无纵隔淋巴结转移的患者被错误地判为有转移而失去了根治性手术的机会[5]。Luketich 比较了 CT 和 PET 检查诊断纵隔淋巴结转移的准确性。用手术纵隔淋巴结活检的结果作为标准来比较,PET 诊断纵隔淋巴结转移的总准确率、敏感度和特异性分别是 78%、67% 和 79%,而 CT 诊断分别是 68%、50% 和 71%。Reed 在能手术的非小细胞肺癌患者中用 CT 检查后再用 PET 检查,对 N1 的检出率:PET 为 42%,而 CT 为 13%($P=0.017$);对 N2~3,分别为 58% 和 32%($P=0.004$)。Gonzalez-Stawinski 在用 PET 检查了 202 例非小细胞肺癌患者,然后手术,PET 诊断纵隔淋巴结的敏感度为 64%,特异度 77%,阳性预测值 45%,阴性预测值 88%,总准确率 74%。假阳性的主要原因是大量炎症细胞浸润的炎症。上述资料都证明,PET 诊断纵隔淋巴结转移价值优于 CT,而纵隔淋巴结有无转移对决定患者的治疗原则和预测预后有重要意义。一旦发生了纵隔淋巴结转移(N2),则应考虑术前的诱导化疗或放疗,而不一定直接手术。因此对准备做手术的早中期非小细胞肺癌,应推荐联合 CT、MRI 和 PET 检查以较准确地获得分期。

全身 $^{18}$F-FDG-PET 对远处转移的检出敏感度和特异度优于 CT 和 MRI 等。在一项包括 109 例患者的前瞻性研究中,PET 对远处转移的敏感度、特异度和准确率分别为 100%、84%、96%。PET 检出的远处转移率随传统检查的分期升高而增加,Ⅰ 期 7.5%,Ⅱ 期 10%,Ⅲ 期 24%[6]。Laking 等前瞻性地比较了 102 例患者的传统分期(CT、超声、骨显像及穿刺活检)和全身 PET 分期的差异,结果显示 PET 正确地改变了 60.8% 患者的分期[7]。Kalff 等所做

的一项前瞻性研究中,PET 引起的分期改变导致了 26% 患者治疗策略的改变,使 34 例接受根治性放疗的患者中 22 例(65%)的放疗射野发生改变[8]。

(2) PET 在不能手术的局部晚期非小细胞肺癌中应用

确定非小细胞肺癌放疗中的照射靶区是放疗成败的关键。$^{18}$F-FDG PET 在确定照射靶区中有重要的作用。过去放疗靶区的勾画多是以 CT 图像为参照,但仅以灰度的差异来鉴别肿瘤与肺不张、阻塞性肺炎、胸腔积液是很困难的,不同医生根据 CT 图像勾画的大体肿瘤靶体积(GTV)的差异较大。Caldwell 等比较了 3 位医师对 30 例非小细胞肺癌患者根据 CT 图像确定的 GTV,平均最大值与最小值之比为 2.31,而结合 PET 图像后同样的 3 位医师所勾画的 GTV 的平均最大值与最小值之比为 1.56。PET 的参与使不同观察者之间确定的 GTV 的平均变异系数(0.22)明显小于单用 CT 时的变异系数(0.34)($P<0.01$)。

在伴有肺不张和(或)阻塞性病变时,CT 图像无法清楚显示肿瘤边界。CT 对纵隔淋巴结转移的低敏感度和特异度,已不能提供准确的淋巴结分期,这些因素都可能造成靶区过大或遗漏。PET 对纵隔淋巴结的分期优于 CT,同时可显示肺不张或阻塞性炎症中的高代谢活性区,提供相对准确的肿瘤边界,若将 PET 和 CT 图像融合,在同一张图像上同时获得形态学和功能性信息,将有助于靶区的精确确定。较早的研究是回顾性分析结合 PET 检查确定的计划靶体积(PTV)与单用 CT 确定的 PTV 的差异,结果显示 PET 可影响 23%～53% 的肺癌患者 PTV 的确定。Hebert 等的研究显示,在 23% 肿瘤界限不清的患者,PET 确定的 PTV 小于 CT 确定的 PTV。Nestle 等回顾性分析了 17 例伴肺不张的肺癌患者,PET 导致其中 9 例患者的射野面积改变,其中 6 例射野面积缩小,中位几何射野大小改变为 19.3%。Erdi 等对 11 例肺癌患者以放疗时的体模固定体位,作 CT 模拟扫描和 PET 扫描,将两种图像融合后输入放疗计划系统,所有患者的 PTV 轮廓均有改变,其中 7 例 PTV 比单用 CT 时平均增加了 19%,已包括未被 CT 检出的纵隔淋巴结,4 例因排除肺不张或避免脊髓或心脏高剂量,PTV 平均降低 19%[9]。Vanuytsel 等分析了 73 例肺癌患者,他们的 CT 或 PET 显示纵隔淋巴结阳性。先用 CT 或融合图像来确定 GTV,并与病理结果进行对照。CT 勾画的 GTV 仅涵盖了 75% 的肿瘤,而融合图像的 GTV 则包括了 89% 的肿瘤。对其中 10 例融合图像导致 PTV 下降 29% ± 18% 的患者进一步分析,该人群中 PTV 的缩小导致 $V_{20}$(受到 20 Gy 照射的肺体积占全肺体积的百分比)下降 27% ± 18%[10]。目前的研究多是剂量学分析,尚未有临床随访结果以验证可能的治疗增益。

(3) PET 在评价肿瘤对治疗反应中的应用

目前临床上常用的监测肿瘤对治疗反应的方法是治疗前后的胸部 CT 检查,用以评价的标准是肿瘤的体积是否缩小。但残存肿瘤细胞的数量和增殖活性并不一定与肿瘤体积变化保持一致,因而 CT 评价肿瘤对治疗的反应不够准确。PET 上 FDG 的浓聚程度反映的是细胞的增殖能力,它与有活力的细胞数量和细胞的增殖活性有关。因此,诱导治疗后肿瘤内 FDG 摄取的状况,可提供更准确的治疗反应评价。PET 在肿瘤对放疗反应方面的应用有一些报道。Akhurst 等回顾性分析了 56 例接受术前化疗或联合放化疗的患者治疗前和治疗后 PET 检查,结果显示 PET 对原发肿瘤残留的阳性预测值为 98%,但对纵隔淋巴结的再分期准确率只有 52%,分期过高 33%,过低 15%[11]。有研究显示,治疗前肿瘤的 FDG 摄取高者对放疗的反应好于 FDG 摄取低者,放疗后持续的 FDG 高摄取意味着肿瘤复发[12]。然而,放疗后复查 PET 的最佳时间还没有定论,由于放疗后 6 个月以内,放射性肺炎和巨噬细胞的糖酵解都可造成假阳性结果,因此多数学者建议在放疗后至少 3 个月,最好 6 个月后复查 PET。

FDG 的摄取程度还能作为一项预后因素。Higashi 等研究了 57 例可切除的非小细胞肺癌患者的 SUV 与术后复发之间的关系,单变量分析发现,SUV ≤5.0 者无瘤生存明显优于 SUV >5.0 者。尤其对于 Ⅰ 期患者,SUV >5.0 者预期 5 年生存率为 17%,而 SUV ≤5.0 者为 88%。多变量分析确定 SUV 是最重要的术后无瘤生存的独立预后因素。美国哈佛大学 Choi 等的研究显示[13],术前治疗后残留病灶的葡萄糖代谢率与肿瘤控制率之间成反比,残留灶的葡萄糖代谢率越高则肿瘤控制率就越低。残留灶的高 FDG 摄取与不良预后之间的相关性可能解释为:FDG 摄取不仅与有活力的细胞数目有关,而且与细胞的增殖能力有关。化疗后残留肿瘤的 FDG 高摄取意味着高增殖能力,或化疗抗拒的肿瘤细胞的残留。尽管肿瘤体积的缩小是重要的,但若有高代谢和高增殖能力的肿瘤细胞残留,势必导致治疗后复发。PET 是一种相对准确的非侵入性检查,对选择进一步的局部治疗是有帮助的。

## 45.5.6 纤维支气管镜检查

纤维支气管镜(简称纤支镜)检查是诊断肺癌的一个重要方法,可观察声带、气管、隆突以及支气管的位置、形态、活动度和通畅情况,并可窥见肿瘤,取得活组织供病理学检查。纤支镜检查中央型肺癌时,可观察肿瘤与隆突、气管、支气管的关系,以明确是否需做袖式肺叶切除术或隆突切除成形术。当检查周围型肺癌时,可在CT下定位,通过纤支镜放入肺活组织钳或细胞刷到达肿瘤部位,取得组织供病理学检查或细胞学检查。

纤支镜检查的适应证:①咳血或痰血的患者,能找到病变部位并取到活检。②气管、支气管阻塞性病变或化脓性病变。③痰液脱落细胞中找到癌细胞,但影像学检查病变部位不明确的肺癌患者,可在纤支镜下逐一检查每一肺段的支气管,进行刷检和冲洗取得脱落细胞,或在腔内超声引导下行穿刺活检。④影像学检查发现肺实质性病变,如块影、肺不张等。⑤肺癌术后咳痰困难导致呼吸道并发症者必要时可纤支镜辅助吸痰。

**(1) 肺癌纤支镜检查的表现**

气管和支气管的应用解剖:气管起于环状软骨下缘,平第6颈椎,由12~20个马蹄形软骨组成。我国成年人的气管全长10~11cm,直径1.8~2.5cm。自隆突以下分成左、右主支气管,其分角为65°~80°。右主支气管较粗短,长2~3cm,与气管成20°~30°角;在第5胸椎体水平向右侧入肺门,方向较垂直,入肺门后再分为上叶支气管和中间支气管,长约1.5cm,再分为中叶与下叶支气管。左主支气管较右主支气管细,长约5cm,自隆突分出后方向较平斜,与气管成40°~50°角,在第6胸椎平面进入左肺门,分成左上叶及下叶支气管。

胸部影像学检查拟诊为肺癌的病例都应进行纤支镜检查,可见到以下几种表现。①中央型肺癌:在影像学检查中可见到肺门块影,一般纤支镜下见到支气管外压性狭窄或阻塞,大多能见到病变,且多来源于主支气管、叶支气管或段支气管。镜下可见管腔内肿块。若肿瘤在段或亚段支气管,则往往见到肿瘤引起的间接表现,如支气管外压性狭窄或阻塞(图45-1,45-2),而不能直接见到肿瘤。②周围型肺癌:影像学检查显示肺周围肿瘤,往往镜下不能直接见到肿瘤或肿瘤的间接表现。

**(2) 纤支镜检查的禁忌证和并发症**

纤支镜检查没有绝对的禁忌证,但在以下情况

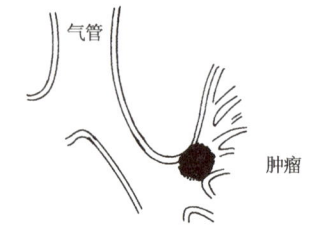

图45-1 支气管腔内肿瘤

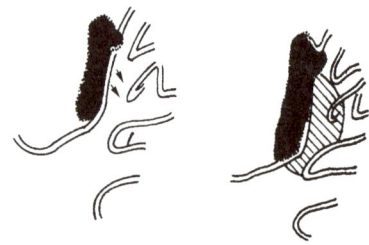

图45-2 支气管外压性狭窄或阻塞

纤支镜检查必须慎重。①咯血:因纤支镜吸引管径小,若有较多出血难以吸出,可能引起窒息;②严重肺功能减退者;③肺部严重感染及高热者;④一般情况极差者;⑤疑有主动脉瘤者。

纤支镜检查的并发症主要有呼吸道出血、发热、喉头水肿、缺氧、窒息、麻醉药过敏等。

**(3) 纤支镜在肺癌诊疗中的应用**

1) 常规检查 据估计90%~100%的中央型肺癌可经常规纤支镜检查得到组织学诊断,纤支镜检查对肺癌手术指征和术式的选择有十分重要的参考价值。一般认为,纤支镜检查发现以下情况应作为剖胸手术的禁忌证:①隆突部及两侧主支气管广泛肿瘤侵犯。②右上叶肺癌侵犯气管范围较长不能施行隆突全肺切除。纤支镜检查还对选择术式有指导意义。若肿瘤在叶或段口以下者,支气管切端的处理可以按传统方式做平切缝合或结扎;若肿瘤已累及叶支气管者要考虑做主支气管楔形或支气管肺袖式切除术。拟行全肺切除的患者术前必须行纤支镜检查,明确病灶与隆突的关系以判断是否行全肺或隆突全肺切除术。

2) 经气管肺活检 应用纤支镜通过气管、支气管到达肺组织行肿瘤活检,这是对肺周围型病变和弥漫性肺间质病变获得组织学诊断的较为简便的方法,但其阳性率不及近年来发展的电视胸腔镜肺组织"闭式活检"(closed biopsy)高。

3) 经支气管镜超声检查 1993年Ryosuke等首次经支气管镜超声检查对肺癌进行诊断和分期。目前气道超声检查仅有两种,一种为经纤支镜的小

型探头超声仪;另一种为电视超声支气管镜。小型探头的直径为0.15 cm,电视超声支气管镜最大外径为0.6 cm,它们均能十分容易到达段支气管开口内,而不引起段支气管堵塞。探头超声频率在7.5~20 MHz。由于气道和含气的肺组织影响,体表超声和经食管腔内超声都无法了解肿瘤在气道壁上的生长范围和气道旁淋巴结的情况。经气道超声能有效地避开这些含气器官的干扰,通过紧贴气道壁进行超声检查,并在超声引导下进行组织活检或穿刺针吸活检。经支气管镜超声检查可以达到以下目的:①清楚显示气道周围及纵隔内各大血管和心脏的结构;②了解肿瘤外侵的深度以及肿瘤与周围组织和器官的关系;③判断肿瘤在气道壁上浸润的范围;④了解邻近的肺门和纵隔肿大淋巴结的性质;⑤对肺癌进行诊断和TN分期。

经气道超声的操作过程与纤支镜相似。局部麻醉下,通过纤支镜对段支气管开口以内的气道进行全面观察,然后对病灶部位进行腔内超声检查,将超声探头紧贴气道壁,通过不同的频率和扫描方向,对气道壁及周围组织、器官进行连续扫描。通过测量距门齿的距离和扫描方向,对可疑的肺门和纵隔淋巴结进行定位,再在纤支镜下经气道壁穿刺行淋巴结活检术。对于中心型肺癌,经纤支镜下活检后,用超声探头对气道肿瘤段进行扫描,主要了解肿瘤外侵的深度、肿瘤与周围器官的关系,以及肿瘤在黏膜下浸润的范围。对于周围型肺癌,通过胸片和CT大致了解肿瘤位于肺的哪个亚段,然后,经纤支镜活检孔将小型超声探头尽量送到肿瘤相应的部位,向探头周围的水囊注1~3 ml水后,行超声扫描检查,在强回声的肺实质中出现低回声的软组织影时,除外血管后,则为肿瘤部位,再对相应的部位进行刷片或者活检。在气管镜不能观察到的周围型肺癌中,有70%~80%的患者通过这种小型超声探头能清楚地显示肿瘤。

中心型肺癌经气道超声判断肿瘤范围及周围情况的准确率为90%左右;对于肺门和纵隔淋巴结,气道超声引导下的穿刺活检阳性准确率和阴性准确率都在90%以上。

气道超声引导下经气管穿刺活检较纤支镜下的气管穿刺活检有以下优点:①提高了对肺门、纵隔淋巴结诊断的敏感度;②降低了为达到诊断目的所需的活检次数;③避免穿刺损伤纵隔内各正常器官,减少了穿刺的并发症;④由于穿刺准确,提高了活检的成功率;⑤明显提高了气管旁直径<1.5 cm淋巴结活检成功率。

4)肺癌定位 对影像学检查未见肿块,但痰脱落细胞学检查找到肿瘤细胞的TX期患者,在排除口腔、舌根、鼻咽、口咽和食管部位肿瘤后,应做纤支镜检查。在气管、主支气管和支气管的各叶、段、亚段可疑部位反复观察,做活检或刷检,以确定肿瘤的确切部位。

5)经纤支镜放置后装放疗施源器 采用影像学检查确认肿瘤部位,在直视下经纤支镜工作管口插入后装施源器(为特制的尼龙导管,内带金属导丝),直至肿瘤部位,固定施源器后退镜,然后经施源器送入放射源进行支气管腔内放疗。

## 45.5.7 纵隔镜检查

西欧国家在19世纪已开展了纵隔手术以治疗纵隔疾病,但直到20世纪中期才有较大的发展。虽然影像学检查亦能提示肺癌纵隔淋巴结转移情况,但淋巴结直径>1 cm才能显示,且不能获得组织学诊断。而纵隔镜检查能发现肿大淋巴结并得到组织学诊断,为肺癌的诊断、分期和制订治疗方案提供重要的依据。

(1) 器械

用于纵隔镜检查的器械有纵隔镜、活检钳、吸引器、钛夹钳和穿刺活检针等。纵隔镜长度为140~170 mm,后方把手与镜体成直角,把手上方可外接光源,经镜体可置入吸引器或活检钳,近年来已发展出带有摄像头的纵隔镜,可外接电视的电视纵隔镜。电视纵隔镜是在传统纵隔镜基础上加装一个光学内镜和一套电视显像系统。从外观上看,电视纵隔镜的镜管更像是"鸭嘴式"内窥器,长16 cm,镜管下叶可以打开,以便更好地显露纵隔内结构。与传统纵隔镜不同,电视纵隔镜可通过监视器,让全体手术人员均可看到清晰放大的镜下手术视野及术中操作过程。同时,应用全制式录像机和彩色打印机,可随时完成对手术资料的保存,便于教学和经验交流。

(2) 应用解剖

颈部:颈部气管的前方为颈前肌群、甲状腺峡部,两侧为甲状腺腺叶和颈内血管。纵隔内气管的前方为左右无名静脉和主动脉弓,左侧为左颈总动脉和左无名静脉,右侧为无名动脉、上腔静脉和奇静脉弓。纵隔淋巴结:根据日本癌症联合会(JJC)的淋巴结分类方法,肺癌的淋巴结可分为13组,与纵隔镜检查有关的淋巴结有10组:1组(最高纵隔组)、2组(气管前组)、3组(气管旁组)、4组(前纵隔组)、5组(主动脉弓前组)、6组(主动脉弓下组)、7组(隆突下组)、8组(食管旁组)、9组(肺下静脉组)、10组(主支气管旁组)。根据美国肿瘤联合会(AJCC)肺癌的淋巴结分类方法,纵隔淋巴结分为4组:①前纵隔组;②后纵隔组;③气管、支气管组;④支气管旁组。

### (3) 检查方法

在胸骨切迹处做3～4cm横切口,切开颈阔肌,中线分开带状肌达气管。在正中线进行分离可防止损伤血管,出血较少。气管前壁可以作为手指向下分离和插入镜管的引导,气管前筋膜则为一层屏障,可避免损伤大血管,若不在气管前筋膜下分离,则往往难以达到气管隆突部。到达隆突后再分别分离右侧气管旁和左侧气管旁。探查的要点为摸清正常结构及其相互关系,应特别注意气管旁、奇静脉及隆突下淋巴结,如扪到肿大的淋巴结,应注意其与大血管的关系。肺癌的转移性淋巴结一般都较硬,如欲钳取活检亦可先行穿刺试验,取到细胞学检查标本。

纵隔镜检查时有以下几种病理情况常造成检查上的困难:①纵隔纤维化。特别是第1次检查后数周或数月内行第2次检查。②胸骨后甲状腺肿瘤和胸腺瘤,伴有严重颈椎病者,颈椎前突或漏斗胸。③严重的气管偏位可能导致手指进入或插入镜管失去准确引导。④上腔静脉阻塞症。⑤血管畸形。无名动脉胸骨切迹处跨过气管的情况并非少见,也有双主动脉弓的上弓被误认为是瘤块。⑥心率过缓和血压急剧波动。可能发生在检查纵隔深部时,由于刺激心脏迷走神经丛引起,检查时尽量勿接近迷走神经并应用心脏监护。

### (4) 并发症

纵隔镜检查的并发症发生率约为1%,死亡率为0.09%。常见的并发症有以下几种。①出血:纵隔是大血管的所在地,操作不当易引起致命的大出血。②损伤胸膜:纵隔胸膜撕裂引起气胸或血胸,多发生在过于广泛的解剖,用手指分离或探查时没有紧贴气管或钳取与胸膜有粘连的淋巴结或肿瘤。③喉返神经损伤:活组织检查可能损伤喉返神经。④损伤食管:在气管分叉处食管稍偏于左侧,活检时钳得太深可能引起食管穿孔造成纵隔炎。⑤损伤气管:撕裂气管或支气管可能造成皮下或纵隔气肿。

### (5) 对纵隔镜检查的评价

对纵隔镜检查的评价尚有不同看法。一部分研究者认为这是个创伤性的检查方法,对纵隔镜技术的掌握具有一定规律和学习曲线。操作人员必须经过专业培训,如指征掌握不当或经验不足会发生一定的并发症。同时CT和MRI等检查已能明确纵隔内的淋巴结有无肿大,且无损伤,更易被接受。但是,近年来更多的研究者认为,纵隔镜检查的损伤不大,可避免不必要的剖胸手术,并有助于术前分期和改善手术预后。CT和MRI检查对纵隔淋巴结的诊断仍有假阴性和假阳性,故对CT或MRI检查提示纵隔淋巴结肿大的病例,应常规术前行纵隔镜检查,如隆突下淋巴结或对侧纵隔淋巴结证实已有肿瘤转移,则放弃剖胸手术。目前,对纵隔镜检查的主要争论为:①是否每个肺癌患者都必须进行纵隔镜检查。②对侧纵隔淋巴结转移是否是剖胸手术的禁忌证。

## 45.6 分期

### 45.6.1 非小细胞肺癌的分期

2002年美国肿瘤联合会(AJCC)对非小细胞肺癌的分期如下。

T——原发肿瘤

TX 原发灶不能评价,或由痰液或支气管清洗液检出癌细胞,但影像学和支气管镜均未检出肿瘤病灶

T0 没有原发性肿瘤的证据

Tis 原位癌

T1 肿瘤最大直径≤3cm,由肺或肺胸膜包裹,支气管镜未见叶支气管以外的浸润(不在主支气管)

T2 有以下任何特征或尺寸的肿瘤都属于T2:最大直径>3cm;侵犯主支气管,但距离隆突>2cm;侵犯肺胸膜;伴随肺叶不张或梗阻性肺炎侵犯肺门区域但未至全肺

T3 肿瘤已直接侵犯以下任何器官者:胸壁(包括肺上沟瘤)、膈、纵隔胸膜;或者位于主支气管内距隆突的距离<2cm但未侵犯隆突;或者伴随全肺不张或梗阻性肺炎

T4 肿瘤已直接侵犯任何以下器官者:纵隔、心脏、大血管、气管、食管、椎体、隆突;或者在同一肺叶有几个单独的肿瘤;或者肿瘤伴有恶性胸腔积液

注:①不常见的浅表性肿瘤不论肿瘤大小,如果侵犯仅限制在支气管壁以内,即使接近主支气管,也归入T1期。②多数肺癌伴随胸腔积液由肿瘤引起,然而也有一些患者多次病理或组织学检验未找到肿瘤细胞。如果积液非血性也不是渗出液,对这种患者

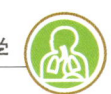

需要用电视胸腔镜（VATS）检测或者直接活检。当检验显示积液不是由肿瘤造成时，积液不能作为肿瘤分期指标，患者应该归入T1、T2或T3期。

N——局部淋巴结转移

 NX 局部淋巴结转移不能评价

 N0 没有局部淋巴结转移

 N1 淋巴结转移在原发灶同侧支气管周围和（或）在同侧肺门；或者肺门转移灶和原发灶直接相连

 N2 淋巴结转移在原发灶同侧纵隔和（或）隆突下淋巴结

 N3 淋巴结转移在原发灶对侧纵隔，对侧肺门，同侧或对侧斜角肌，或者锁骨上淋巴结

M——远处转移

 MX 远处转移不能评价

 M0 没有远处转移

 M1 出现远处转移

注：出现与原发灶不同肺叶的肺内病灶（同侧或对侧）也属M1期。

临床分期

| 分期 | T | N | M |
|---|---|---|---|
| 隐性癌 | TX | N0 | M0 |
| 0期 | Tis | N0 | M0 |
| ⅠA期 | T1 | N0 | M0 |
| ⅠB期 | T2 | N0 | M0 |
| ⅡA期 | T1 | N1 | M0 |
| ⅡB期 | T2 | N1 | M0 |
|  | T3 | N0 |  |
| ⅢA期 | T1 | N2 | M0 |
|  | T2 | N2 | M0 |
|  | T3 | N1 | M0 |
|  | T3 | N2 | M0 |
| ⅢB期 | 任何T | N3 | M0 |
|  | T4 | 任何N | M0 |
| Ⅳ期 | 任何T | 任何N | M1 |

### 45.6.2 小细胞肺癌的分期

目前仍沿用美国退伍军人医院提出的分期法（VALSG）。该分期将患者分为局限期和广泛期。局限期的定义：肿瘤局限于一侧胸腔，包括前斜角肌和锁骨上淋巴结的转移。肿瘤的范围能被一个合适的、患者能耐受的放射野包括。广泛期的定义：肿瘤范围超过局限期的定义。国内外部分学者对小细胞肺癌除采用此分期外，还同时使用TNM分期法，以评价小细胞肺癌原发灶的范围。

在VALSG分期中存在着一些不确定因素，在使用时，不同医师有不同的解释和在实践中有不同的做法，如把同侧胸腔积液、同侧或双侧锁骨上淋巴结转移、对侧纵隔淋巴结转移也包括在局限期，也有把同侧胸腔积液、心包积液划入广泛期，因此在作临床报告时，建议详细阐明分期细节，以便与不同临床资料作比较。

（5）病理分期

病理分期应基于下述信息：临床分期，剖胸探查所见，切除的手术标本病理学检查。同时发现组织类型不同的肺癌要分别进行分期。

## 45.7 预后因子

肺癌的生物学行为相差很大，即使是同一种病理类型，如腺癌，多数患者较早发生远处转移，但少数却较迟发生。对治疗的反应差别也较大，如多数非小细胞肺癌的放疗和化疗的敏感性较差，而少数却敏感。肺癌治疗效果不好的主要原因有两个，第一有较高的远处转移率，第二局部肿瘤控制较差。如果在治疗开始前能准确地预测肺癌的生物学行为和预后，则能制订相应的个体化治疗方案，如对有高度远处转移倾向的肺癌，更应该强调采用全身的治疗，如化疗、靶向治疗和免疫治疗，局部治疗为辅；反之则应强调局部治疗。因此，预测肺癌预后因子的研究具有临床实用价值，能提高肺癌的治疗效果。这方面的研究已进行了多年，虽然已累积了许多资料，但仍然没有一套能准确判断预后的指标。以下简述已取得的进展。

（1）非小细胞肺癌

在临床资料中能预测预后的参数主要是病期，其他已被证实的因素有：治疗前一般状况（常用卡氏评分），治疗前半年中体重下降的比例，特别对中晚期非小细胞肺癌有更明显的预后提示作用。一般认为，卡氏评分≥70，诊断为肺癌的前半年中体重下降<5%者的预后较好。部分调查表明，年龄大者预后差，男性患者的疗效差于女性。然而这两个因素并未完全证实。

在组织病理学方面，有报道表明腺癌有较高的远处转移率，故疗效差，但在文献中并未得到一致公认。肿瘤细胞的分化越差，其恶性程度越高，但是这一点还没有循证医学的证据。在组织病理学观察

中,肿瘤侵犯淋巴管或淋巴管内有癌栓者有很高的远处转移倾向,因而生存率很低。复旦大学附属肿瘤医院在1998年收集了158例非小细胞肺癌,经仔细阅读病理切片,有淋巴管受累的患者的5年生存率为27%,而没有受累者为51%。血管受肿瘤侵犯或血管中有癌栓患者的生存率并不比无血管受累者更差,这与Robert的观察结果一样。实验室检查已广泛开展,主要有如下方面的研究[14]。

1) 肿瘤标记 许多标记已被研究,包括癌胚抗原(CEA)、神经特异性烯醇化酶(NSE)、CA125、CA50,然而还没有发现某个标记与预后有关联。肿瘤增殖状态:常用$^3$H标记指数、DNA含量测定、增殖细胞核抗原(PCNA)、增殖细胞相伴蛋白Ki 67、肿瘤潜在倍增时间(Tpot)。从理论上推测,增殖快的肿瘤恶性程度高,预后差。许多临床研究已证实上述推测,但还有不少研究显示阴性结果。

2) 免疫状态的测定 部分研究提示,患者的免疫状态与预后有关。复旦大学附属肿瘤医院用流式细胞仪测定了266例非小细胞肺癌患者的T细胞及其亚群,T辅助细胞(T4)和T抑制细胞(T8),观察指标为T4/T8比例。健康人群的T4/T8比例为$1.9 \pm 0.4$,而非小细胞肺癌却降低为$1.0 \pm 0.4$,主要是T4降低,T8升高,提示非小细胞肺癌患者的T细胞免疫功能明显受到抑制。将非小细胞肺癌患者按T细胞免疫状态分为抑制组(T4/T8比例≥1.0)和严重抑制组(T4/T8比例<1.0),结果表明,上述两组放化疗后的3年远处转移率分别为60%和75%($P<0.05$),3年生存率分别为29%和15%($P<0.05$),提示T细胞免疫功能严重抑制的非小细胞肺癌患者预后很差。

3) 癌基因和抑癌基因的研究 近年来癌基因和抑癌基因的研究已被用于预测非小细胞肺癌的恶性程度,进而推测其预后。一般使用免疫组化染色技术来测定这些基因所表达的蛋白,这个方法简便易行。也可用分子生物学研究技术来测定这些基因本身或其mRNA。文献中已报道,ras过度表达、p53畸变或丢失的非小细胞肺癌患者生存期较短。myc、neu、表皮生长因子受体(EGFR)过度表达者的预后是否差,尚无定论。其他正在研究中的基因还有MDM2、p16、RB1等。复旦大学附属肿瘤医院报道了癌基因及抑癌基因作为预后指标的研究结果,检测了非小细胞肺癌的基因表达状态,包括neu、ras、myc、EGFR、p53,结果显示,非小细胞肺癌患者基因过度表达越多远处转移率越高,预后越差[14,15]。

(2) 小细胞肺癌

1) 临床指标 许多临床研究已证实,小细胞肺癌者的预后与年龄、性别、一般状态、病期有关。有利因子为<70岁、女性、一般状态好、病期早。

2) 实验室检查 血液生化检查常用于预后预测,预后差的因子为:血清乳酸脱氢酶升高,碱性磷酸酶升高,谷丙转氨酶升高,尿酸升高,低血钠,低血清白蛋白,低血红蛋白。神经特异性烯醇化酶也被用于预测预后。

## 45.8　治疗概述

肺癌的生物学行为相差颇大,在各组织学分型中,小细胞肺癌为一特殊类型的肺癌,其生物学行为显著不同于其他组织类型。这是一种高度恶性的肿瘤,易发生早期广泛的远处转移,因而患者的生存期很短。中位生存期:局限型为12周,广泛型只有5周。然而,这种肿瘤对化疗和放疗却较敏感。由于小细胞肺癌的生物学行为不同于其他上皮来源的肺癌,因而目前大多数临床肿瘤学家将肺癌粗分为小细胞肺癌和非小细胞肺癌,后者包括所有其他类型的上皮癌。虽然,在非小细胞肺癌中,不同类型肺癌的生物学行为仍有差异,但远不如与小细胞肺癌之间的差异大。对非小细胞肺癌和小细胞肺癌的治疗原则完全不同。

本节分非小细胞肺癌和小细胞肺癌分别叙述对各期的治疗原则。

### 45.8.1　非小细胞肺癌

因临床症状而就诊的非小细胞肺癌患者中,在确诊时,有20%~30%为Ⅰ和Ⅱ期,40%~50%为Ⅲ期,30%为Ⅳ期。各期肺癌的治疗原则如下。

(1) Ⅰ期

只要患者无手术禁忌证,建议患者接受手术切除治疗。手术以根治为目的,虽然并发症的死亡率可高达5%,但是手术后的5年生存率:ⅠA期70%左右,ⅠB期60%左右。手术包括原发灶切除和纵隔淋巴结的清扫或取样活检。

对于原发病灶的切除,目前公认的是用肺叶切除。临床资料已证明,用保守的肿块楔形切除或肺段切除,肿瘤的局部复发率明显增加。肺癌研究组(LCSG)的一个临床对照试验证实,肺叶切除患者胸腔肿瘤的局部复发率明显低于保守的肿块切除,局部复发率分别是5%和15%。当肿瘤做肺叶切除时,切缘残端可能为阳性时,做全肺切除是必要的,但是必须非常慎重的进行,因为全肺切除后的手术并发症显著增多,术后死亡率增高。纵隔淋巴结的切除应该是肺癌手术的一部分,然而对纵隔淋巴结的手术处理尚有不同的意见。持肯定意见者认为,同侧或两侧纵隔淋巴结清扫手术会对患者病期有一个准确的诊断,有利于术后治疗方针的决定,同时也能改善生存率。Keller 将 373 例肺癌随机分为肺叶切除加系统淋巴结活检(system sampling)或同侧纵隔淋巴结完全切除。外科病理检查显示,在淋巴结切除组有更多的患者有多站 N2 阳性。中位生存期在切除组是 64 个月,在活检组是 25 个月[16]。我国吴一龙等报道,把 471 例 I、II、III A 期非小细胞肺癌随机分为肺叶切除 + 纵隔淋巴结清除或淋巴结活检,结果表明淋巴结切除者的生存率优于活检组[17]。也有类似上述研究的随机对照试验并没有显示对 I~II 期非小细胞肺癌做纵隔淋巴结切除后,患者的生存率和肿瘤局部控制率有显著改善。总体而言,更多的肺癌研究者建议应该将肺叶切除加纵隔淋巴结切除作为非小细胞肺癌的标准手术方式。

对心肺功能不佳,不能耐受肺叶切除或不能耐受开胸手术的患者,通过电视辅助胸腔镜手术(VATS)来切除肿瘤也是这期患者的另一种治疗选择。

对 I 期患者因心肺功能差而不能耐受肺叶切除,甚至不能耐受 VATS 手术的患者,或者患者拒绝手术,对这类患者根治性放疗是一个较好的选择,采用三维适形放疗(3-dimensional conformal radiation therapy, 3DCRT)、调强放疗(intensity modulated radiation therapy, IMRT)或立体定向放疗(stereotactic radiotherapy, SRT)技术,能获得不错的疗效。

关于手术后的化疗,对 I A 期患者,不建议做术后的化疗,但是对有高度治疗失败危险的患者,可考虑做术后辅助化疗。高危患者的定义一般为:肿瘤细胞分化程度差,或淋巴管或血管中存在着瘤栓,也有研究发现,肿瘤细胞有多个癌基因过度表达,在基因水平或蛋白水平,也提示这类肿瘤的恶性程度较高,可考虑对他们进行手术后辅助化疗。对 I B 期患者,术后化疗的地位尚未最后确定。但有一个倾向性的意见是:对 I B 期患者做术后辅助化疗可能对提高生存率有益。文献中有如下 4 个重要的临床随机对照研究,虽然研究对象不仅限于 I B 期,但都包含了 I B 期。第 1 个是 Arriagada 进行一个 IALT 研究[18]。比较手术已全部切除肿瘤的 I、II、III A 期患者术后辅助化疗的作用,患者被随机分为以顺铂为基础的化疗或观察组,共 1 867 例。化疗组和对照组的中位生存期分别是 50 个月和 44 个月,5 年生存率分别是 44.5% 和 40.4%($P<0.03$)。第 2 个研究是 Winton 的 BR10 研究[19]。研究的对象是完全手术切除后的 I B 和 II 期患者,随机分为辅助化疗组(顺铂 + 长春瑞滨)和对照观察组。结果表明,化疗组和对照组的中位生存期分别是 94 个月和 73 个月。5 年生存率分别是 69% 和 54%。辅助化疗组的 5 年生存率提高了 5%,死亡率下降 30%($P=0.012$)。第 3 个研究是 CALGB9633,全部使用 I B 期患者进行试验,随机分为化疗组(卡铂 + 紫杉醇),每 3 周为 1 个疗程,共用 4 个疗程。共 344 例进入研究,术后化疗组和对照组的 3 年生存率分别是 79% 和 70%($P=0.045$),4 年生存率分别是 71% 和 59%($P<0.05$)。化疗改善了 3 年和 4 年生存率,然而在第 5 年时生存率未显示显著差别,分别是 60% 和 57%($P=0.32$)。若以无瘤生存率为观察指标,则化疗组的相对死亡危险度($HR$)为 0.74($P=0.02$),提示化疗改善了 I B 期患者的无瘤生存率。第 4 个研究是 ANITA[20],入组患者包括根治手术后病理分期是 I B~III A 患者,化疗采用 NVB 和顺铂,每 4 周为 1 个疗程,共 4 个疗程,对照为观察组,不用化疗。有 840 例个入组。5 年生存率在化疗组和观察组分别是 51% 和 43%,5 年生存率在 I B 期患者的化疗和观察组分别是 62% 和 63%,在 II 期患者分别是 52% 和 39%,在 III 期患者分别是 42% 和 26%,这项研究并没有显示辅助化疗提高了 I B 期患者的生存率。虽然,上述 4 个术后辅助化疗的大样本的随机试验并没有完全一致地支持对 I B 期患者进行手术后的辅助化疗,但表明可能有益于生存率的改善,因而可推荐患者使用。

**(2) II 期**

II 期治疗的原则与 I B 期相同,采用手术治疗和术后辅助化疗,对术后放疗地位的研究并没有显示它明显改善患者生存率。但对其中的 T3 N0~1 M0 患者尚有一些特殊性。T3 患者的肿瘤侵犯了胸壁或心包或膈,肺尖癌常侵犯胸壁。对这类病灶的外科切除应该遵循肿瘤外科切除的原则,即进行原发灶肿瘤和受累肋骨,或心包或膈的整块切除。对受累的肋骨,除了切除肋骨外还要包括肋间肌等。手术前应该使用 CT、MRI 等手段,明确肿瘤浸润的范围,以判断手术切除的可能性,避免剖腹探查时,肿瘤在技术上无法切除或勉强切除造成大量肿瘤残留。因此,胸外科医师必须非常认真地在手术前准确判断切除可能性。对手术切除可能性有疑问的患者,可选择先采用术前诱导化疗的方法。手术前的单纯放疗已被证实没有明显改善这批患者的生存率。然而,采用术前化放疗综合的诱导治疗(同步化放疗)是否有可能改善这组患者的生存情况,尚无结论性的意见。

T3 病灶中还有一类是肿瘤生长于主支气管,距隆突的距离 <2 cm,这类肿瘤可用全肺切除,但是全肺切除对肺功能的要求很高,而且手术后并发症发生率及术后的死亡率都比肺叶切除明显增高;同时如果患者需做术后放疗,则全肺切除后放疗的并发症发生率也明显增加。所以,要尽量避免做全肺切除,应更多考虑保留肺功能的袖状切除加血管重建。临床结果比较显示,袖状切除的手术并发症更少,生存率更高。如 Deslauriers[21] 比较了用手术治疗肿瘤接近隆突的肺癌患者,1 046 例做了标准的全肺切除,184 例做了肺袖状切除。手术死亡率在上述两组分别是 5.3% 和 1.6%,5 年生存率分别是 33% 和 52%。因此,对肿瘤接近隆突的患者,只要技术可行,首先考虑肺袖状切除,而不是全肺切除。

(3) Ⅲ期

1) 能手术的ⅢA期  T1~3 N2 M0 的ⅢA期患者占了肺癌的多数,临床见到的ⅢA(N2)患者有两种情况。

第 1 种是较轻程度的 N2,即同侧纵隔淋巴结的转移是单站的,而在 CT 或 MRI 影像中表现不明显,这些阳性淋巴结常常是在术前的纵隔镜检查时活检阳性或在手术中切下的淋巴结组织学检查发现肿瘤转移。这类患者都是可做手术的,应首选手术,在标准的手术切除后再进行术后辅助化疗。这已成为对这期患者的标准治疗。然而对这期患者在手术后的术后放疗目前尚无循证医学的证据来评价,不过国内肺癌研究的专家小组的共识是不必进行术后放疗。

第 2 种是较重程度的 N2,即在影像学检查显示同侧纵隔淋巴结肿大,体积较大,且为多组纵隔淋巴结转移。这组患者即使能行手术,手术后预后不好,因为很可能发生远处转移。单纯手术几乎不可能治好这类患者,手术参与的综合治疗后 5 年生存率在 10%~20%。这类ⅢA 患者可进一步划分为两种,一种有手术切除或手术临界切除可能的患者,另一种是局部病灶晚期,肿瘤在技术上不能被切除的患者。对这组患者治疗的分歧较大。

对肿瘤有手术可能的较重程度 N2 患者,有诱导治疗后进行手术治疗,以及化疗和放疗同步进行,然后再做治疗后的辅助化疗两种治疗方法可选择。

诱导治疗(化疗或化疗加放疗)后进行手术治疗:手术后根据原发肿瘤和淋巴结转移情况考虑手术后的治疗。由于Ⅲ期患者发生远处转移的概率很高,因此较多的医院使用手术前的诱导化疗,使用诱导化疗基于以下 7 个理论基础:①在诊断肺癌后的最早时间攻击可能已发生的亚临床微小转移灶,越早使用化疗对这类转移灶的抑制或杀灭效应越强;②患者对化疗的耐受性更好,因为患者在此时还未接受过任何抗肿瘤治疗,患者的营养及一般情况更好;③抗癌药物到达肿瘤更容易,因为肿瘤未接受任何治疗,肿瘤及周围血管未受到明显干扰,药物进入肿瘤相对更容易;④对原发肿瘤和纵隔转移淋巴结都有抑制效应,会使部分患者的肿瘤在体积上缩小,有利于肿瘤彻底切除;⑤有利于评价肿瘤对化疗的敏感性,在诱导化疗期间可观察肿瘤对已选用化疗药物的反应,就像一个活体的药物敏感试验,由此可决定在进行手术后的辅助化疗时使用何种化疗药物;⑥有利于病期的诊断,诱导化疗一般需进行 1 个月或以上,在这段时间时,部分患者如果已发生亚临床远处转移,可能成为临床远处转移,由此可避免不必要的局部治疗;⑦有利于患者潜在伴发疾病的观察,由于化疗作为一种对机体的打击,有可能使患者潜伏的一些疾病发作,如心脏和肺部疾病,由此可在对患者进行更强烈治疗如手术时有所准备,以减少治疗并发症的出现。对术前诱导化疗后手术的临床试验已有不少,几个小样本的临床对照实验已显示,手术前的辅助化疗对Ⅲ期患者手术后的生存率改善,如 Roth 报道了新辅助化疗后手术的ⅢA 患者 28 例,中位生存期为 21 个月,3 年和 5 年生存率是 43% 和 36%,而单纯手术的 28 例患者分别为 14 个月、19% 和 15%。Rosell 共有 60 例Ⅲ A 期患者,随机分为新辅助化疗 + 直接手术及手术组。中位生存期在上述两组分别是 22 个月和 10 个月,3 年和 5 年生存率分别是 20%、17% 和 5%、0%。虽然上述两个小样本随机对照试验显示了新辅助化疗的益处,但是至今还未获得大样本随机对照临床试验的证实。因此,新辅助化疗还不能作为对手术有困难的ⅢA 的标准治疗方案,但可以谨慎地试用。

对手术前的诱导治疗,国内外大多数医院使用单纯的化疗。然而,加入术前放疗是否会更好。德国为此进行了全国的临床随机对照试验,患者为Ⅲ期非小细胞肺癌。随机分为术前化疗 + 每日照射 2 次的超分割放疗(A 组)和术前化疗(B 组)。2004 年报道了手术的切除情况和手术并发症,共 358 例已进入研究,能分析的有 277 例,其中 273 例做了剖胸手术(其中ⅢB 168例),A组130例,B组143例。做根治性手术的比例在A组为80%,B组为76%。手术并发症:A组6.1%,B组5.6%。本研究的结果证明,术前放疗的加入作为诱导治疗的一部分,并没有增加手术的并发症,似乎彻底手术切除率略高,长期的生存率和局部控制率还需等待[22]。然而,手术前的诱导治疗中加入手术前放疗的优点并没有获得证实,还需要进一步研究。对在技术上手术切除有困难的T4患者,如肺尖癌,手术前的放疗有肯定价值。因此,对局部晚期的非小细胞肺癌的手术前化放疗联合诱导治疗的评价还远不能定论。但是一般认为,对技术上切除有困难的患者进行化疗和放疗综合治疗,能提高手术切除率。手术前放疗的剂量不应超过常规分割照射总剂量45 Gy,否则手术后的并发症会明显增加。

虽然最终的疗效尚不一致,但是对这组患者手术前进行诱导化疗或诱导化放疗已成为治疗的共识。

化疗和放疗同步进行,然后再做治疗后的辅助化疗:对有可能手术切除的ⅢA期患者不用手术治疗,而用化疗和放疗同步的治疗。对这种治疗的争议更多,但是仍是一种可选择的途径。美国RTOG进行了一项临床Ⅲ期试验(RTOG9309/Intergroup 0139),对经组织学证实的ⅢA(pN2)患者先进行同步化放疗:EP方案(顺铂+依托泊苷)和放疗45 Gy。然后随机分为手术组或继续放疗组,总剂量到达61 Gy。共429例进入研究,最终能分析的病例392例,其中手术组201例,放疗组191例。结果如下:手术和放疗组的中位生存期分别是22.1个月和21.7个月($P=0.51$);中位无瘤生存期分别是14.0个月和11.7个月($P=0.02$);局部复发率分别是4%和13%。复发加远处转移率分别是15%和28%;脑转移率分别是10%和18%;死于肿瘤的比例分别是71%和81%;死于治疗并发症的比例分别是11%和2%。该结果提示,对ⅢA(pN2)患者,在诱导化疗后行手术,肿瘤的局部控制率更好,远处转移的发生率更低,但是有更多的患者死于治疗并发症;相反,未做手术仅做化放疗者的局部控制率更差,发生局部复发和远处转移的患者更多,但死于治疗相关并发症也少,由此导致总的中位生存期在两种治疗组相似。上述研究结果虽然不能引出任何结论,但是表明,对ⅢA(pN2)这类有较高肿瘤局部复发和远处转移的患者,采用化放疗同步进行或治疗后再给予辅助化疗的治疗方法仍值得进一步研究。

2)不能手术的ⅢA和ⅢB(干性)期 对于这些患者,化疗和放疗的综合治疗是其治疗的首选。过去曾单独使用放疗,但是临床实践已经证实单纯放疗的疗效不佳。循证医学已有一级证据证实,在放疗后使用辅助化疗后,能减少13%的死亡率,因此化疗和放疗联合治疗是这类患者治疗的方法。化放疗综合治疗的模式有如下3种:诱导化疗→放疗→辅助化疗;化放疗同时→辅助化疗;诱导化疗→放化疗同时→辅助化疗。诱导化疗和辅助化疗一般每3周为1个疗程,而化放疗同时进行的化疗一般是每周1次或每3周1次。然而究竟哪一种联合治疗的模式更好,至今还没有定论。Komaki在2002年总结了RTOG 9204肺癌的化放疗研究课题,患者随机分为两组。诱导化疗组:顺铂+VBL,2疗程→63 Gy/34次,7周;同时放化疗组:顺铂+依托泊苷(etoposide,VP-16)+69.6 Gy/58次,6周,共163例非小细胞肺癌进入研究。结果显示,同时放化疗组的放射野内4年复发率为30%,诱导化疗组为49%。肿瘤进展时间(time to progression,TTP)也是诱导化疗组更短,然而在生存率上两组间无明显差别。该研究提示,同时放化疗能使胸腔内肿瘤的控制率提高。对失败原因的分析也提示,同时放化疗失败原因中远处转移更多,在化疗后放疗的序贯治疗中以局部未控更为多见。换言之,放化疗同时进行对局部肿瘤的抑制更明显,而诱导化疗对远处转移的抑制更甚。在上述3种化放疗联合治疗模式中,以放化疗同时进行的疗效更好些,但治疗毒性和不良反应也最严重,特别是放射性食管炎和肺炎,文献中的临床报道总结见表45-5。

最近,发表了一个由Powell等发表的Meta分析[23],比较同步化放疗和序贯化放疗的疗效。收集的资料包括:Ⅱ~Ⅲ期非小细胞肺癌,随机分组接受单纯放疗或序贯化放疗或同步化放疗。结果共收集到14个随机研究,共计2 393例患者,同步化放疗与单纯放疗相比,前者2年死亡率的相对危险度(RR)为0.93(95%可信限0.84~0.97,$P=0.005$)。上述结果表明,化放疗在生存率、局部肿瘤和转移淋巴结的控制方面都优于单纯放疗。进一步分析其中3个研究,比较同步化放疗和序贯化放疗究竟哪个好。结果是同步化放疗患者的2年死亡率下降,RR为0.86(95%可信限0.78~0.97,$P=0.003$)。同步化放疗在1天照射1次的放疗以及在化疗剂量大的患者中的优点更明显。但是同步化放疗的治疗毒性显著增加,主要是急性放射性食管炎、中性白细胞下降和贫血。

同步化放疗的疗效优于序贯化放疗,目前已经成为国际上治疗局部晚期不能手术非小细胞肺癌患者的标准治疗。但是同时也必须认识到,同步化放疗的毒性和不良反应明显增加,有可能造成放疗的中断,反而影响疗效。考虑到在我国大多数医院还缺乏强有力支持治疗的情况下,包括重组人粒细胞集落刺激因子的使用、放射保护剂的加入、足够的营养支持等,中国抗癌协会肺癌专业委员会建议:推荐序贯化放疗作为我国局部晚期的非小细胞肺癌的标准治疗,但是在条件好的大医院,可进行同步化放疗的研究。

**表 45-5　局部晚期非小细胞肺癌序贯放化疗和同步放化疗的疗效比较(临床Ⅱ/Ⅲ期试验)**

| 临床试验 | 中位生存期(月) | | 总生存率(%) | | 食管毒性(3~4级)(%) | |
| --- | --- | --- | --- | --- | --- | --- |
|  | 序贯 | 同步 | 序贯 | 同步 | 序贯 | 同步 |
| Furuse | 13.3 | 16.5 | 9 | 16 (5)* | 4 | 23 |
| RTOG | 14.6 | 17.1 | 12 | 21 (4) | 4 | 25 |
| GLOT | 13.9 | 15.6 | 24 | 35 (2) | 3 | 17 |
| Czech | 13.2 | 20.6 | 15 | 42 (2) | 4 | 28 |
| BROCAT | 14.0 | 19.0 | — | — | 0 | 26 |
| LAMP | 13.8 | 17.4 | 31 | 33 (2) | 3 | 28 |

*括号内为生存率的年数。

**(4) Ⅳ期**

在过去 10 余年,尽管在肿瘤治疗上有许多进步,化疗对于Ⅳ期非小细胞肺癌而言,疗效仅略有改善,患者在诊断后的中位生存期为 8~16 个月,1 年生存率在 30% 左右,2 年生存率在 10% 左右。对Ⅳ期患者治疗总的原则是姑息治疗,目标是改善患者生存质量,并尽可能延长无明显症状的生存期。

Ⅳ期的主要方法是全身化疗,然而化疗会带来骨髓抑制及消化道及其他系统的毒性和不良反应。与最佳支持治疗(best supportive case,BSC)相比,化疗治疗Ⅳ期患者是否有地位呢? 过去 10 多年的临床经验已经证明,从总体上而言,与 BSC 相比,采用铂类为基础的全身化疗,能改善患者生存质量,延长中位生存期,虽然延长的时间有限。表 45-6 是Ⅳ期非小细胞肺癌患者用化疗和 BSC 疗效比较的 Meta 分析结果。

多个随机对照临床试验文献的 Meta 分析结果显示,化疗在延长患者生存期方面比 BSC 更好。然而,化疗是否能使Ⅳ期患者的生存质量改善,文献中关于接受化疗患者生存质量的调查显示,其生命质量有改善,化疗相关不良反应的评价也显示没有明显增加。

**表 45-6　Ⅳ期非小细胞肺癌化疗和最佳支持疗法比较的 Meta 分析结果**

| 研 究 | 包含的临床研究数 | 结 果 | 结 论 |
| --- | --- | --- | --- |
| Souquet | 7 | 化疗组 3~6 个月时的死亡率下降 | 化疗值得给予 |
| Grilli | 8 | 化疗组 6 周时的死亡率下降 24% | 化疗应给予选择性患者 |
| Marino | 8 | 中位生存期 3.9 个月对 6.7 个月 | 化疗值得给予 |
| 非小细胞肺癌协作组 | 11 | 中位生存期 6 个月对 8 个月,1 年生存率 16% 对 26% | 化疗改善生存率 |

然而,并非所有Ⅳ期患者都适合化疗,美国 SWOG 研究组进行了预后因子的研究,他们对 2 531 例Ⅳ期患者进行多因子回归分析,有利的预后因子是:一般性情况好、女性、肿瘤负荷小、正常乳酸脱氢酶、正常血钙水平、血红蛋白 ≥110 g/L。对Ⅳ期患者化疗指征的共识是:一般情况好的患者(ECOG 评分 0~1),化疗能提高生存率或改善生存质量;一般情况中等的患者(ECOG 评分 2),化疗仅改善临床症状,不延长生存期;一般情况差的患者(ECOG 评分 ≥3),化疗没有任何好处。年龄的大小不影响化疗的疗效,因此Ⅳ期非小细胞肺癌全身化疗的指征应该是一般情况好的患者。对一般情况差的患者应建议给予 BSC。

靶向治疗目前已经开始在非小细胞肺癌中应用,并显示出可喜的疗效,而且治疗的毒性和不良反应小。靶向治疗非小细胞肺癌中应用最多的是 EGFR 拮抗剂,包括吉非替尼(gefitinib,iressa,ZD1839)和厄洛替尼(erlotinib,tarceva)。其他靶向治疗包括：①酪氨酸激酶 C 通路的阻滞剂 bryostation 和 ISIQS（ISIS 3525）（蛋白激酶 c-d 信息 RNA 拮抗剂）。临床研究使用其与化疗联合的途径。②对抗癌基因 ras 的靶向治疗，包括 farnesyl transferase 阻滞剂，抗 ras 反义核苷酸（ISIS 2503）、肽类疫苗、raf 激酶抑制剂（Bay 43-9006，反义 ISIS 5132）。③抗血管生成（antiangiogenesis），包括抗血管内皮生长因子单克隆抗体（贝伐珠单抗，bevacizumab），抗血管内皮生长因子（酪氨酸激酶阻滞剂）SU5416、SU6668、ZD6474。

## 45.8.2 小细胞肺癌

小细胞肺癌临床表现特点是早期远处广泛转移。根据文献报道，当小细胞肺癌被确诊时，70%～90%患者已有临床或亚临床的淋巴结转移和（或）远处转移，其中最多见为纵隔淋巴结，其次是肝、骨、骨髓、脑。因而，有研究者认为，小细胞肺癌一开始就发生远处转移，应将此病作为一种全身性的肿瘤来对待。

在20世纪60年代以前，人们并未认识到小细胞肺癌的特殊生物学行为，它与其他上皮性肿瘤一样对待，首选手术治疗，然而手术疗效极差，平均生存期为半年左右，5年生存率几近于零。20世纪70年代初，人们开始注意到小细胞肺癌的临床特点，同时发现此瘤对环磷酰胺等化疗药物较敏感，单纯化疗的疗效甚至优于单纯手术。因而从70年代到80年代初，小细胞肺癌的主要治疗方针是多药联合化疗，而手术被摒弃。对放疗在小细胞肺癌治疗中的地位也有争议。较多研究者认为，对局限型小细胞肺癌，化疗同时辅以胸腔及双锁骨上区放疗能提高肿瘤局部控制率。而反对使用放疗者认为，放疗仅改善局部肿瘤控制率，不延长生存期，因为大多数患者最终死于广泛的远处转移。近10余年临床资料表明，尽管使用多药联合化疗，或配以放疗，长期生存率仍不佳，肿瘤局部控制率也差。单纯多药联合化疗后，胸内肿瘤复发率为40%～60%，加胸腔放疗后还有20%～30%复发。因而人们又重新认识到，虽然胸内肿瘤的控制并不一定延长患者的生存期，但至少能改善患者的生存质量，同时也提供了延长患者生存期的可能性，控制局部肿瘤仍有重要意义。因此，手术治疗在小细胞肺癌中的作用再次提出，但仅作为一种辅助治疗，以提高局部肿瘤控制率。目前对小细胞肺癌的诊断和治疗原则的意见是：首先，在治疗前必须明确小细胞肺癌的病理诊断，除常规病理检查外，通过电镜检查找到肿瘤细胞中的神经内分泌颗粒，并经其他免疫组化检测，如神经特异性烯醇化酶等以确定小细胞肺癌的诊断无误。单凭细胞学光镜诊断远远不够。第二，要做全面的临床检查，以及胸腹、头颅 CT，骨髓穿刺，全身骨扫描或 PET 检查以明确有无远处转移。在此基础上获得准确的临床分期，即为局限型或广泛型。总的治疗策略是全身化疗应该成为小细胞肺癌治疗的基石，辅以局部肿瘤放疗和（或）手术。

(1) **局限期小细胞肺癌**

对局限期小细胞肺癌，治疗的原则是化疗+放疗。化疗方案首选 EP（顺铂+VP-16）方案，化疗的疗程是4个，每3～4周为1个疗程，推荐化放疗同步进行。胸腔肿瘤放疗介入治疗应该在化疗的早期进行，即在化疗的第1～2个疗程。放疗介入治疗越早越好。

化疗是小细胞肺癌治疗的基石，但是胸腔放疗的加入是必需的。早在1992年就有两个独立进行的 Meta 分析发表，研究局限期小细胞肺癌单纯化疗和化疗+放疗的疗效。其中 Ward 收集了11个随机试验，将局限期小细胞肺癌随机分为单纯化疗和化放疗。以2年生存率为观察终点，化放疗的生存概率高（OR=1.53，$P<0.01$），放疗提高2年生存率5.4%。若以局部控制率为观察指标，化放疗的局部控制率明显改善（OR=3.02，$P<0.001$），放疗使肿瘤局部控制率提高了25.3%。若观察治疗导致的死亡，则化放疗使死亡的概率增加（OR=2.54，$P<0.01$），化放疗的并发症导致的死亡概率增加1.2%。Pigon 收集了11个临床随机试验共计2 140例局限期小细胞肺癌，分为化放疗和单纯化疗组，与单纯化疗组相比，化放疗后患者死亡的相对危险性下降，RR 是0.86（$P=0.001$），死亡概率下降14%，3年总生存率提高5.4%±1.4%。但是对放疗在化疗疗程中什么时间介入的问题，在各亚组的分析中，没有发现两者合用最佳的联合方法。上述两个 Meta 分析奠定了对局限期小细胞肺癌治疗的基础，即必须采用全身化疗和局部放疗相结合的治疗模式。

关于化疗和放疗联合的次序，有如下几种方法：①先化疗4个疗程→放疗；②化疗和放疗间隔进行；③化放疗同步进行。文献中有多个化疗和放疗综合治疗局限期小细胞肺癌的临床研究。表45-7罗列了11个临床试验的结果，研究小细胞肺癌胸腔肿瘤的放疗在化疗疗程的什么时间进行最好。在表45-7中，按照胸腔放疗在化疗开始后的时间（周）早晚排序，0周为化放疗同步进行，20周为6个疗程化疗结束后再进行胸腔肿瘤放疗。以3年生存率为观察终点,从表中可以观察到,化放疗同步进行的3年生存率是20%~30%,随着胸腔肿瘤放疗介入时间的推迟,生存率逐步下降,在化疗结束或接近结束时再给放疗时,3年生存率下降到3%~13%。这个疗效与单纯化疗后的3年生存率也很接近。从表45-7获得的信息是:胸部肿瘤放疗在化疗的早期介入疗效较好,随着介入时间推迟,疗效下降,在6个疗程化疗结束后再放疗,则放疗提高化疗疗效的作用很弱。上述结论已被前瞻性临床随机试验证实,有两项较著名的研究,一项来自于加拿大国立癌症中心,将局限期小细胞肺癌随机分为两组。一组为放疗早期介入组(早介入):放疗在化疗第2个疗程加入(化疗开始后3周);另一组为放疗后期介入组(后介入):放疗在化疗的第6个疗程后进行(化疗开始后15周)。化疗为EP方案,放疗剂量40 Gy/15次,3周。3年、5年和7年生存率在早介入组分别为26%、22%和16%,而在后介入组分别为19%、13%和9%,两组疗效间有显著统计学差异($P = 0.013$)。第2项研究由日本临床肿瘤协作组完成[24]。共治疗了231例局限期小细胞肺癌,随机分为两组:化放疗同步进行(同步组)和放疗在4个疗程化疗后进行(序贯组)。化疗为EP方案,每3周重复,放疗采用加速超分割放疗(1.5 Gy,每日2次,总剂量45 Gy/30次,3周)。结果显示,同步组和序贯组的中位生存期分别是27.2个月和19.7个月。2年、3年和5年生存率分别是54.4%、29.8%、23.7%和35.1%、20.2%、18.3%。上述回顾性和前瞻性研究的结果都支持胸腔的放疗应在化疗的第1~2个周期时介入的意见。因此,化放疗同步进行或放疗在化疗1~2周期后插入,已成为局限期小细胞肺癌治疗的标准治疗方法。

在局限期小细胞肺癌中,有一类较早期患者即TNM分期为T1~2 N0 M0(I期)。对这类患者可考虑先做手术治疗,手术切除的基本原则同非小细胞肺癌的手术原则,即肺叶切除和纵隔淋巴结的清扫。如果病理学检查确认为N0,则手术后进行4~6个疗程化疗,若为N1~2,则进行术后放化疗。事实上,在接受手术的患者中,很大一部分在手术前并没明确小细胞肺癌诊断,或病理诊断有误。

表45-7 小细胞肺癌化疗和胸腔肿瘤放疗次序的研究

| 作者 | 化疗 | 放疗剂量 | 放疗开始时间(周) | 病例数 | 3年生存率(%) |
|---|---|---|---|---|---|
| McCracken | CAV/EP | 45 Gy/25次 | 0 | 154 | 30 |
| Perry | CEV | 50 Gy/25次 | 0 | 125 | 4 |
| Johnson | CAV | 45 Gy/25次 | 0 | 147 | 20 |
| Murry | CAV/EP | 40 Gy/15次 | 3 | 155 | 26 |
| Perez | CAV | 40 Gy/14次 | 5 | 149 | 18 |
| Jett | CAV | 37.5 Gy/15次 | 9 | 113 | 9 |
| Perry | CEV | 50 Gy/25次 | 10 | 145 | 14.8 |
| Murry | CAV/EP | 40 Gy/15次 | 15 | 153 | 19 |
| Feld | CAV/EP | 25 Gy/10次 | 18 | 154 | 10 |
|  | CAV/EP | 37.5 Gy/15次 | 18 | 146 | 9 |
| Goodman | CAV/EP | 50 Gy/25次 | 20 | 194 | 13 |
|  | CAVE | 50 Gy/25次 | 20 | 194 | 13 |
| Johnson | CAV | 0 | 未放疗 | 222 | 12 |
| Perez | CAV | 0 | 未放疗 | 142 | 8 |
| Perry | CEV | 0 | 未放疗 | 129 | 3 |

(2)广泛型小细胞肺癌

以化疗为主,经化疗后疗效较佳者,可做局部残留肿瘤的补充放疗。5年生存率为0%~1%。

(3)全脑预防性照射

脑转移在小细胞肺癌是一个常见的远处转移,在初次诊断时,脑转移的发生率在10%左右。随着病程进展,更多的脑转移会出现,特别是在治疗后长期生存者中,脑转移的发生率更高,如在生存2年以上的患者中,脑转移发生率可高达50%~80%。由此就提出了全脑预防性照射(prophylactic cranial irradiation,PCI)的治疗。原因是脑转移发生率较高;另外,小细胞肺癌是一个对放射敏感的肿瘤,不需用很高剂量的PCI照射,就能控制肿瘤。然而,对PCI在治疗小细胞肺癌中地位和作用的评价仍有一些分歧,主要是部分临床研究发现,PCI并不延长患者的长期生存,并有一定中枢神经系统的不良反应,包括智力下降等。

1999年曾发表一个PCI的Meta分析[25],旨在调查PCI在治疗小细胞肺癌中的作用。研究者收集了用PCI和不用PCI治疗的随机对照试验,在1977~1995年间共收集到7个试验,计987例。PCI的剂量在24~40Gy,以总生存率为观察终点。结果显示,接受PCI患者与观察组相比,PCI患者的RR是0.84(0.73~0.97)($P = 0.01$),PCI能提高3年生存率,从15.3%上升为20.7%。若以无瘤生存率作为指标,PCI患者的RR是0.75(0.65~0.85)($P = 0.001$)。以发生脑转移的危险为观察指标,PCI患者的RR是0.46(0.35~0.57)($P<0.001$)。上述Meta分析表明,PCI明显减少了脑转移的发生,改善了长期生存率,进一步分析PCI的剂量(8Gy、24~25Gy、30Gy、36~40Gy),发现随着放射剂量提高,脑转移发生率下降(倾向性检验$P = 0.02$),但是生存率未见明显提高;另外发现,早期进行PCI的患者脑转移发生率更低($P = 0.01$)。该Meta分析的结论是:PCI能减少脑转移发生率,改善长期生存率。

关于PCI的不良反应,部分临床研究发现,PCI治疗后的患者CT影像反映出中枢神经系统异常表现,且随着时间的延长变得更明显。临床检查也显现部分患者有中枢神经系统的症状和体征。但是深入的分析表明,这些异常表现更多地出现在PCI和化疗合用时,也更多出现在给予PCI较大分割剂量时,如4Gy/次。对PCI治疗后进行认知能力检测的研究不多,但是少数研究在PCI治疗后进行了认知能力检查,的确发现认知能力的损害,但是与没有接受PCI患者相比,认知能力损害的发生率并没有明显增加。小细胞肺癌患者认知能力损害包括下述功能损害:体记忆(verbal),额叶运动协调。这些损害可归因于小细胞肺癌经常伴发的中枢神经系统肿瘤伴发综合征(parneoplastic syndrome)和化疗对中枢神经系统的毒性。

对PCI总的评价,循证医学的一级证据证实了其在降低脑转移和延长患者生存期方面的有效性,推荐在治疗后(包括手术+化疗或放疗+化疗)肿瘤达到完全缓解,也可包括部分缓解,因为这部分患者最可能获得长期生存,在达到缓解后即可进行PCI。

## 45.9 外科治疗

外科治疗是肺癌多学科综合治疗的重要支柱,外科手术仍是可切除肺癌病例首选的治疗方式。手术治疗的基本原则是尽可能彻底切除肺部原发肿瘤,以及相应引流区域的淋巴结,并尽可能保留健肺和发挥余肺的代偿功能,减少手术创伤,提高术后生存期和术后生活质量。大多肺癌病例接受外科手术治疗后应结合放疗、化疗及生物治疗等综合治疗。

肺外科的发展起自1876年Hemwetz描述了胸腔闭式引流后,但直到1930年Churchill等才报道解剖肺门,分别处理肺动脉、静脉和支气管,对肺癌病例行肺叶切除术获得成功。1933年Rinhoff等报道了分别处理肺门方法的全肺切除术。20世纪50年代以来,由于对胸腔生理、病理的深入了解以及抗生素发展和麻醉的进步,肺切除术治疗肺癌已成为肺癌治疗的主要方法,手术死亡率也逐渐下降。标准的肺叶、全肺切除术及支气管袖状肺叶切除术+引流区域淋巴结清扫术是肺癌外科手术的主要术式。随着CT、MRI、纵隔镜等新技术的广泛应用以及外科手术技巧的提高,全肺切除的病例近年来已明显减少。近年来肺癌外科治疗的疗效有了一定的提高,这归因于早期诊断率提高,开展更多以手术为主的多学科综合治疗,也与肺癌手术方法的改进有关,包括手术适应证的合理化,充分保存和发挥余肺的代偿功能,注重降低手术创伤以提高术后生活质量。

目前胸部后外侧切口作为肺癌手术的标准术式已经为广大胸外科医生所接受。标准的后外侧切口长20~30cm,要切断背阔肌、前锯肌和斜方肌,必要时还要横断菱形肌和斜方肌,并要切除一根肋骨。这种切口对绝大部分的肺癌手术都提供了充分的手术视野,基本上满足肺癌手术的需要,所以用到现在。但是这种切口切断胸壁8块大的肌肉,出血多,开胸和关胸繁琐,时间长。手术后患者往往出现上肢上举困难,部分患者还会出现"冰冻肩"等后遗症。正是因为这种手术的破坏性较大,使一些年龄较大、肺功能差的患者不能耐受手术而失去了手术机会。

随着胸外科医生技术的不断提高，辅助手术器械的完善，麻醉技术的发展，尤其是选择性单肺通气技术的成熟，使微创手术治疗肺癌成为可能。现代肺癌的微创手术治疗主要包括两种方法：①电视胸腔镜手术（VATS）治疗肺癌；②微创肌肉非损伤性开胸术（muscle-sparing thoracotomy, MST）治疗肺癌。与传统后外侧切口开胸的肺癌手术相比，肺癌微创手术在手术适应证、手术禁忌证、手术方法、手术并发症等方面均具有一定的优势。

## 45.9.1 手术适应证

所有0期、Ⅰ期、Ⅱ期和ⅢA期的非小细胞肺癌，只要没有手术禁忌证，都应采取手术治疗，也有学者对部分ⅢB期肺癌也施行扩大根治手术治疗。

传统后外侧切口开胸的肺癌手术对肺功能的要求如下。做肺叶切除术的要求：①最大通气量（MBC）占预计值应≥50%；②时间肺活量（$FEV_1$/FEV）≥50%，最低界限第1秒用力呼气量（$FEV_1$）≥1 000 ml；③动脉氧分压（$PaO_2$）≥8.0 kPa（60 mmHg），动脉二氧化碳分压（$PaCO_2$）≤6.7 kPa（50 mmHg）。做全肺切除术的肺功能要求：①MBC≥70%，同时没有明显的阻塞性肺气肿；②$FEV_1$正常范围；③$PaO_2$≥10.6 kPa（80 mmHg），$PaCO_2$≤5.3 kPa（40 mmHg）。

而近年来新出现各种肺癌微创手术的适应证有所放宽，使部分年龄较大、肺功能较差的患者获得了手术机会。各种肺癌微创手术对肺功能的具体要求，因术式不同而各家报道不一。

## 45.9.2 手术禁忌证

肺癌外科手术禁忌证：①胸外淋巴结转移。②远处转移。③广泛肺门、纵隔淋巴结转移包绕肺动脉根部以及对侧纵隔淋巴结转移。④胸膜广泛转移或心包腔内转移。⑤广泛或多个肺内转移。⑥上腔静脉阻塞综合征。⑦喉返神经麻痹。大多为左侧喉返神经麻痹，常因肿瘤或转移的纵隔淋巴结直接侵犯喉返神经所致。⑧膈神经麻痹。此症状并非手术探查的绝对禁忌，但临床有膈神经麻痹时，一半患者已有远处转移。⑨气管镜检查发现有以下情况者剖胸探查应慎重考虑：气管隆突增宽、固定或溃疡形成；隆突受肿瘤侵犯；气管受肿瘤压迫；两侧主支气管均有肿瘤累及。⑩心、肺、肝、肾功能不全。

## 45.9.3 手术方法

### （1）肺切除术方式的选择

肺切除术方式的选择取决于肿瘤部位、大小和肺功能。可选择如下方法。

1) 肺叶切除术 是肺癌的首选手术方式，病变仅累及一叶肺或叶支气管是肺叶切除的适应证。标准的手术应包括肺叶切除和淋巴结清扫，如肺上叶切除术需常规清扫支气管汇总区组及肺门淋巴结，右肺上叶切除还应清扫上纵隔奇静脉周围和气管旁淋巴结，左肺上叶切除应清扫主动脉弓下淋巴结；肺下叶或中下叶切除术除清扫支气管汇总区及肺门淋巴结外，还应清扫隆突下、肺下韧带组淋巴结及食管旁淋巴结。

2) 袖式肺叶切除术 主要用于肿瘤位于支气管开口部，为避免支气管远端被肿瘤累及而不能施行单纯肺叶切除术的患者。手术方式是切除病变肺叶并环形切除邻近的一段主支气管，将余肺叶支气管与主支气管近端做端端吻合，既减少了残端复发可能性，又避免了全肺切除术。由于右肺中间支气管较长，右中、下叶与右主支气管吻合操作较方便，故右上叶袖式切除术较为多见。左侧由于左舌段支气管开口与左下叶背段开口几乎在同一平面，吻合后下叶背段支气管容易狭窄，故左上叶袖式切除技术要求高，术后并发残肺不张的概率较大。袖式肺叶切除的淋巴结清扫要求与规范性肺叶切除相同。

3) 支气管伴肺动脉袖式肺叶切除术 此手术是在袖式肺叶切除术基础上，再横截面袖状部分切除受累的肺动脉，将余肺的肺动脉与肺动脉主干做端端吻合。由于"双袖"切除术肿瘤多数已属晚期，手术操作要求高，术后并发症率较高，故需严格掌握手术指征。

4) 全肺切除术 一侧全肺尤其是右全肺切除术后对心肺功能损伤甚大，手术并发症及围手术期死亡率大大高于肺叶切除术，术侧残腔亦是胸外科至今未能满意处理的问题。因此，要严格掌握全肺切除术的指征：①心、肺功能能耐受全肺切除术；②支气管镜检查和影像学检查均证实主支气管已被肿瘤浸润；③剖胸探查证实肿瘤累及肺动脉主干，无法做肺动脉部分切除术或部分肺动脉袖状切除术；④肿瘤已累及全肺各个肺叶；⑤巨块性中央型肺癌。

5) 肺段或肺楔形切除术 对肺功能差，肿瘤位于肺周围的Ⅰ期（T1 N0 M0）病变，可考虑做肺段或肺楔形切除术。国外目前多采用直线切割吻合器完成上述手术。其突出的优点是肺断面关闭严密，可防止断面漏气。

### (2) 淋巴结清扫术

对于淋巴结清扫，各家意见不一。少数日本学者主张不论转移存在与否，应彻底清扫所有纵隔内淋巴结和脂肪结缔组织，甚至另加胸骨正中切口清扫对侧纵隔和肺门淋巴结。多数学者认为，清扫区域淋巴结已足够，广泛的纵隔淋巴结廓清术并不提高肺癌患者的长期生存率，且产生术后并发症的概率相对较高。

汇总区组、肺门组及肺下韧带组淋巴结可以与切除的肺整块取下。如上纵隔、气管旁等淋巴结连同肺叶或全肺切除有难度，亦可待肺切除后再予以清扫。为了减少大面积清扫淋巴结的并发症，纵隔淋巴结的清除不必强求彻底的区域性清扫，可以采用局部淋巴结摘除术。如手术摘除淋巴结有困难，可放置银夹标记便于术后放疗，有助于提高术后生存率。为了减少切断淋巴管可能引起癌的医源性扩散，在摘除淋巴结时尽量采用电外科技术，并用氮芥液（氮芥2 mg加生理盐水100 ml）或其他化疗药物清洗创面。

### (3) 肺癌手术中几种常见复杂情况的处理

1）支气管残端的处理  支气管残端的处理在肺癌规范性肺叶切除术中十分重要。周围型肺癌术后的支气管残端可以按传统方式处理。支气管残端长度不宜>5 mm。病变起于支气管或已累及叶支气管开口者，应行袖式切除术（图45-3）。肿瘤仅累及小部分肺叶管口者亦可做楔形袖式切除，以简化手术操作（图45-4）。当前趋势是术中做近切端快速病理检查，以保证支气管近切端无肿瘤残留。

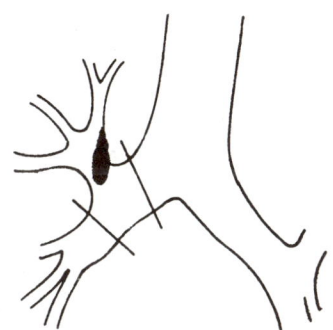

图45-3  支气管袖式切除术

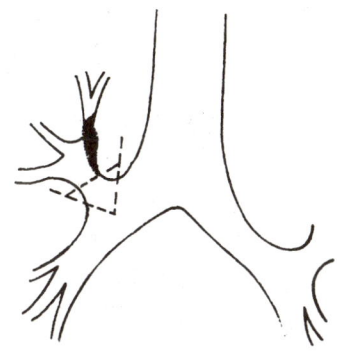

图45-4  支气管残端楔形切除术

2）胸壁受侵  不少周围型肺癌早期侵及胸壁，应将受侵的局部胸壁与肿瘤所在肺叶一并切除。胸壁切端距肿瘤边缘不少于2 cm。两根肋骨缺损可以直接缝合。更多肋骨缺损位于前胸壁者，常需用胸壁缺损材料修补，再用肌瓣转移覆盖。补片要有张力，以提高强度，还可减轻反常呼吸，有利于维持术后肺功能。胸壁肌层缝盖要紧密，术后做加压包扎，并预防感染。

3）肺尖癌的外科治疗  肺尖癌常穿过胸膜而突入胸顶入口，易压迫或侵犯臂丛神经和邻近的肋骨及椎体，产生Pancoast综合征，手术难度大，疗效差，常放弃手术治疗。然而，对肺尖肿瘤，如果术前CT、MRI等检查排除神经根及锁骨下血管直接受侵犯，可以积极争取手术治疗。手术取后外侧较高位切口，从第4肋床进胸，必要时在腋前或锁骨中线处将第3前肋、第2前肋连同肋间肌切断，然后在第1肋下缘将肋骨膜切开，锐性加钝性分离，用手指推开锁骨下动静脉，先断第1肋的前肋，再断后方肋骨根部。剥离胸顶部肿瘤，检查臂丛神经受侵情况，分离并在必要时切断第2、3后肋。最后处理肺门，将病肺和胸壁整块切除，缝合切口。留下胸壁缺损不必修补，术后可采用棉垫加压包扎，以减轻反常呼吸。术后做胸顶部放疗及全身化疗以提高手术疗效。

4）肺门冻结或肺静脉癌栓  中央型肺癌，常包绕心包外肺血管，并可直接侵犯部分心包，使肺门呈冻结状，无法在心包外解剖肺血管。此时可在膈神经前方做心包切口，打开心包予以探查。如心包内肺血管尚未受累，可在心包内切断缝合肺动静脉。如有肺静脉癌栓也可做心房壁部分切除。过大的肺静脉癌栓深入心房，无手术指征。

5）食管受累  少数有手术指征的中央型肺癌，如术前CT检查怀疑肿瘤累及食管，应做食管镜检查以确定累及范围。如食管黏膜正常，术中发现部分食管壁累及，宜在术中插入最粗号胃管或其代用品，然后切除部分食管肌层，即便食管黏膜少许破损亦有利于修补。如食管黏膜破损而术中未发现，将导致术后严重并发症，如脓胸、纵隔炎、纵隔脓肿而危及生命。

6）气管隆突部切除术 肺癌侵犯气管下端，甚至对侧主支气管根部者，如有全肺切除指征，可行袖状全肺切除术，将气管和对侧主支气管做对端吻合。在左侧者须结扎、切断两对肋间动静脉，将主动脉弓部向前推开，做隆突部切除，气管和右侧主支气管行对端吻合。术中应注意保护右侧奇静脉勿受损伤。

**(4) 微创伤外科手术在肺癌治疗中的应用**

在肺癌根治性切除术的原则下，减少手术创伤，提高术后生活质量是当今外科手术发展的指导思想。现在肺癌的微创手术治疗主要包括两种方法：微创肌肉非损伤性开胸术（MST）和电视胸腔镜手术（VATS）。目前，上述方法均已应用于肺癌的外科治疗，并取得较为满意的效果。

1）MST MST 治疗肺癌的手术方法[26]：静脉复合麻醉，单腔或双腔气管插管。标准后外侧切口体位，侧胸壁切口，长 7~14 cm，切开皮肤、皮下组织，以切口为对角线菱形游离皮下组织下肌层间隙，充分游离背阔肌和前锯肌。向后牵拉背阔肌，沿前锯肌肌肉纤维方向钝性分离至肋间表面，选定目标肋，沿目标肋骨的上缘进入胸腔。根据手术的不同和胸腔内操作的需要，目标肋间可以是第 3~7 肋间不同。肋间置入小号撑开器，根据手术的目的、病变的部位和分期行目的手术。进胸及关胸时间明显缩短（图 45-5）。

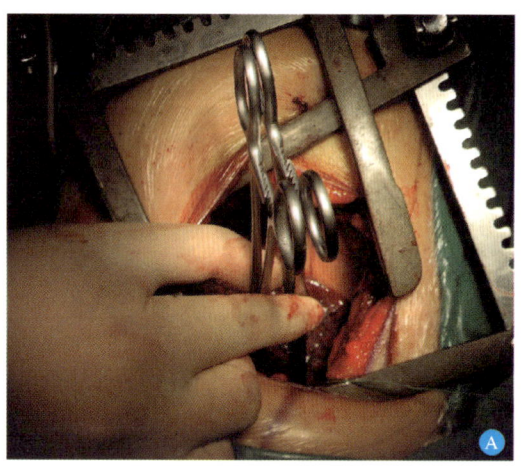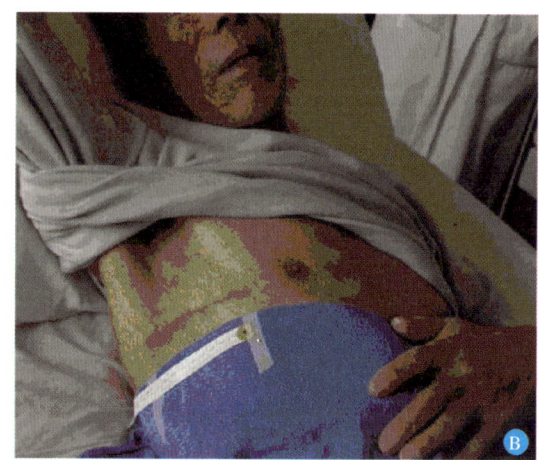

**图 45-5 微创肌肉非损伤性开胸术**
A. 肌肉非损伤性开胸术肋间撑开；B. 肌肉非损伤性开胸胸壁切口术后观

MST 治疗肺癌应该选择正确的切口和肋间入路，不论是肺叶切除还是全肺切除，最主要的是安全、正确地处理好肺血管和支气管。通过术前检查，对于肺癌的位置、大小、范围、胸壁或纵隔受侵、纵隔淋巴结转移等问题多有较明确的判断，分析手术的困难所在，切口的选择以方便处理肺门血管为准。对有胸壁受侵者，在选择好肋间入路的基础上，切口偏前或偏后些以靠近受侵犯的胸壁。

MST 治疗肺癌可获得满意的局部视野，麻醉双腔气管插管，选择性单肺通气，保证手术侧肺萎陷满意。手术的照明非常重要，单单无影灯是不够的，术者要带有头灯，这样可以没有盲区。

MST 治疗肺癌处理肺血管的技术：对于肿瘤较大或中央型肺癌，处理肺血管时，先结扎血管近心端，或使用无损伤的聚丙烯缝线先缝合近心端。两把血管钳钳夹，中间切断，再分别缝扎的方法不适合微创切口，两把血管钳钳夹占据了手术切口的 2/3，再缝扎或结扎都很困难，一旦失手，很难补救。这种情况下血管闭合器在处理肺血管时安全、迅速，优势明显，效果非常满意。

MST 治疗肺癌无论哪一肋间入路，均不影响纵隔淋巴结的清除，但是为了安全有效地清除淋巴结，要配有长柄电刀，对远离切口的出血点予以电凝或钛夹止血。

MST 治疗肺癌保持了背阔肌的完整，使患者术后疼痛减轻，上肢活动无明显受限，恢复时间快。该切口位于标准后外侧切口的中间，如有必要，可将切口向前、后延伸，改为标准后外侧切口。正是由于这种微创切口的优点，到 20 世纪 90 年代国内外很多医生开展了这项技术，并与传统的后外侧切口进行了比较，证实其有很多优点。早期主要用于肺良性病变的楔形切除、肺活检、肺大疱切除等。随着技术的进步和手术医师操作水平的提高,在国内外已广泛运用于肺部肿瘤手术。国外有报道这种技术辅助一定的康复计划,可以使肺叶切除患者的住院日降至1日[27-29]。

2) VATS  VATS治疗肺癌的手术操作:于第6或第7肋间腋中线置入套管用于胸腔镜摄像系统,于第7或第8肋间腋后线做一操作孔,沿第4肋间做一个5~7cm的切口,并置入小号胸腔撑开器,用于放入残端闭合器和取出标本。胸腔镜器械用于胸内操作,按传统方式分支游离肺血管、支气管。闭合器钉合肺血管、支气管。肺癌患者常规清扫肺门和纵隔淋巴结(图45-6)。

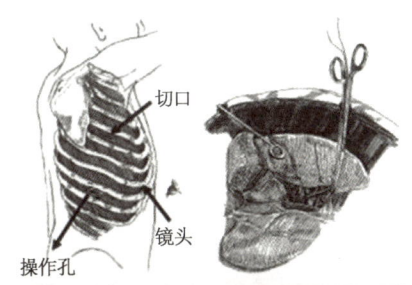
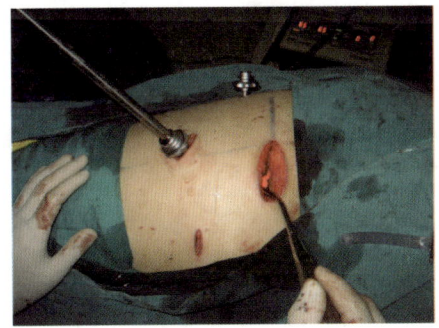

图45-6  电视胸腔镜手术

VATS治疗肺癌具有创伤小,恢复快,出血、输血少,对心肺功能损伤小,开、关胸时间短,术后并发症少,完全符合现代微创外科技术要求。然而,VATS也存在不足及争论,主要表现为:①适应证尚窄,由于技术和设备受限,尚不能进行特别复杂的手术。②费用较高。③肺癌的手术切除是否是根治性。目前VATS仅限于对早期肺癌或高龄低肺功能患者的治疗。④手术的安全性问题。这主要与操作技术和经验有关,若遇大出血,胸腔镜下缺少及时、有效的控制方法,所以术前要备开胸包,以便需要时及时中转开胸手术。对于胸腔内严重或致密粘连者;瘤体大、位于肺门区,解剖有困难者;肺癌跨叶,肺门、纵隔或隆突下淋巴结肿大需要广泛清除者;肺叶间裂分裂很差者;镜下出血难以控制者应中转开胸手术。

VATS治疗肺癌存有较多争议的几个问题:①是否需要一个切口和需要一个多大的切口,也就是VATS还是胸腔镜辅助下小切口外科手术(video-assisted mini thoracotomy,VAMT)是否要尽可能地撑开肋间。广为接受的观点是,VATS应以胸腔镜技术为主,主要的操作都不应在直视下完成,如需要做一肋间切口和轻微地撑开肋间,也仅仅是辅助手段,只用于取出标本。VAMT是胸腔镜辅助肋间切口,手术医生通过切口直视下进行操作。VAMT常规做一个5~7cm的肋间切口,分离和结扎血管通过切口和腔镜的组合。但如果病变复杂,手术需要一个更长的切口,较大撑开肋间,VAMT就失去了其优势。肋间撑开后,使周围肋间变小,胸腔镜活动不便,视野变小,胸腔镜仅起照明作用,这种情况下MST的优势会更大。②手术适应证。目前比较一致的观点是:肺肿瘤比较小(<5cm),周围型肺癌,无纵隔淋巴结肿大,胸膜无粘连,肺叶发育较好。③肿瘤学意义的彻底性。有些研究者对VATS进行系统的淋巴结清扫提出质疑,认为很难达到肿瘤学意义上的彻底性。但最近的报道认为,VATS下淋巴结清扫是可行的[30]。也有学者[31]认为,在VATS时对可疑转移的淋巴结需送冷冻切片检查,若出现组织学阳性结果,无论手术进行至哪一阶段,均转为开胸手术。

VATS治疗肺癌的生存率:Kaseta报道VAST对Ⅰ期肺癌治疗5年生存率高达97%[32];2006年McKenna[33]对1 100例Ⅰ~Ⅲ期(主要是Ⅰ期)行VATS肺叶切除术+淋巴结清扫的肺癌患者进行随访研究,发现其4年生存率为70%,与开胸肺叶切除术相近,这是目前最大宗的VATS治疗肺癌的生存率研究报道。须注意的是,目前有关VATS的研究绝大部分为回顾性病例总结,尚缺乏严格的前瞻性随机对照研究,目前还没有足够的证据表明VATS肺叶切除术比标准的开胸手术更优越。

(5) 肺癌外科手术方法和操作新进展

近年来随着科学技术的不断发展,各种新型手术材料、手术器械以及新型手术辅助设备广泛应用于临床。这些技术设备的应用提高了肺癌手术的安全性、切除的彻底性,并减少了手术创伤和并发症。

1) 单肺通气麻醉  新型的双腔气管插管在光导纤维镜引导下定位完成气管插管,并用气囊阻断患侧肺叶支气管,保证该侧肺萎陷及健侧的单肺通气麻醉。一方面使术侧暴露充分,提高了手术安全性,也使支气管近切端活检十分方便,从而降低支气管残端肿瘤复发率。

2) 支气管、血管闭合器的应用 一次性支气管、血管闭合器有用于开胸手术(TA)和专用于胸腔镜手术(endo-TA)的两种类型,其操作方便可靠,可缩短手术时间,减少手术创伤,有时在直视下难以满意显露的血管、支气管可借助上述器械满意完成手术操作。这类器械在小切口手术和VATS中已显示其优越性。

3) 新型胸壁缺损材料和缺损修补方法的进展 当肺癌侵犯多根肋骨时需行胸壁广泛切除修补术,以往的材料由于组织相容性、材料本身塑形性等方面的问题,胸壁修补往往不能令人满意。由于新型的胸壁修补材料如 Marlex-Marsh 具有组织相容性好、反应小、硬度适中、术中可随意裁剪以适合胸壁缺损所需形状等优点,手术修补胸壁缺损成功率高。目前国内已有类似材料。

4) 新型止血材料的应用 肺癌手术中胸壁的渗血及纵隔淋巴结清扫后纵隔创面的渗血往往需花费大量时间止血,而且有时效果不满意。目前新型的止血纱布、生物胶、可吸收创口敷料"特可靠"等的应用使手术创面止血变得十分方便,且效果可靠。

5) 直线切割吻合器的应用 肺癌患者如伴有慢性支气管炎、肺气肿或肺裂发育不全者,分离叶间裂后断面的漏气可造成严重的并发症,既往采用缝合断面的方法因肺质地疏松可造成针眼漏气。使用直线切割吻合器可一次关闭切割面,因其切割面有3排钉铰锁关闭残端,且能一次完成断面切割和关闭,从而大大减少断面漏气。

6) 纤支镜和新型呼吸机等在术后的应用 借助纤支镜可完成难以插入的气管插管或双腔气管插管的精确定位。纤支镜吸痰技术用于术后咳痰无力的患者既能解决排痰困难,又能通过纤支镜无菌内套管刷检痰培养,其准确率远高于普通痰培养,对术后肺部感染的治疗非常有用。术后合理使用呼吸机支持,帮助患者度过术后早期呼吸困难,使很多重危患者肺部手术获得成功。复旦大学附属中山医院采用术后面罩呼吸机支持的新技术,在部分患者中替代传统的气管插管呼吸机支持,取得良好的临床效果,且避免了插管损伤及肺部感染等并发症。

### 45.9.4 手术并发症

**(1) 胸内出血**

胸内出血往往是因为手术时胸膜粘连紧密、止血不彻底或血管结扎线脱落所致。如每小时胸腔引流量 > 200 ml,伴有失血性休克征象,应考虑剖胸止血。

**(2) 肺不张**

术后肺不张主要应注重预防,如双腔气管插管防止术中呼吸道分泌物流入对侧呼吸道,术毕拔除气管插管前充分吸痰,术中减少肺断面漏气等。采用胸腔镜或微创肌肉非损伤性开胸术治疗肺癌,术后6h患者即能恢复有效的咳嗽,亦使肺不张发生率大大下降。

**(3) 支气管胸膜瘘**

目前肺切除术后早期支气管残端瘘已少见。它常发生在术后第5~7天,多见于病灶累及支气管残端,或切除病变范围广泛造成残端缝合后张力过大,或术前曾接受新辅助化疗的患者。

**(4) 术后早期肺功能不全**

多发生于术前肺功能不良或切除肺超过术前估计范围的患者。对肺功能不良的患者,应用呼吸机支持辅助呼吸,帮助患者度过手术,一般术后第5~7天即可停用呼吸机。对年老体弱者,术后早期帮助患者咳嗽,及时用纤支镜吸痰,甚至术后可能要进行数次吸痰,方可使患者恢复。

## 45.10 放疗

### 45.10.1 非小细胞肺癌的放疗

**(1) 术前放疗**

对于处于手术切除临界或有困难的Ⅲ期患者,目前推荐先进行诱导治疗,用化疗或化放疗,已在本章"45.8"中阐述。虽然还没有被高级别的循证医学证据证实其有效性,但已成为较多肺癌研究者的共识。诱导治疗中是否要包括术前放疗的问题,较多的人认为对T3~4的患者可能更有益处,如肿瘤侵犯胸壁的和肺上沟瘤。然而对这类患者,单纯使用术前放疗的治疗是不推荐的。术前放疗的技术,应以3DCRT或调强适形放疗(IMRT)为首选。放疗的剂量一般建议使用常规分割照射,即1.8~2.0 Gy/次,每周照5次,总剂量不超过45 Gy。经过化放疗诱导治疗后进行手术的患者中,手术的肿瘤切除率33%~80%,病理的有效率为43%~87%,病理检查中未见肿瘤细胞残留的比例为15%~20%。患者治疗后的中位生存期为11~30个月。诱导化放疗的并发症主要是支气管残端愈合不佳,产生支气管瘘,并有更多的急性成人呼吸窘迫症发生,导致手术后死亡率增加,可达10%。术后并发症增加的原因主要是化疗造成免疫抑制,术后肺部感染率增加,放疗和化疗对心脏和肺的损害。然而进一步分析也表明,如果将手术前放疗的剂量限制在 45 Gy 以下,则并发症的发生情况并没有明显多于直接手术的患者。

文献中较大的临床报道有以下两项。美国 SWOG 和 INT 对 116 例肺上沟瘤进行诱导化放疗,术后病理肿瘤全消或接近全消率为 57.5%,63% 患者的分期下降,每 5 年生存率为 50%。另一项报道也来自于美国 SWOG,术前化疗(顺铂 + 依托泊苷)2 个疗程。放疗 45 Gy/25 次,5 周,放疗后 2～4 周进行手术。共进入了 156 例 ⅢA～B 患者(均为病理或细胞学证实为 N2)。最终能分析的有 127 例。其中 100 例最后进行手术,手术肿瘤切除率 86%。术后病理检查:肿瘤全消 22%,少量肿瘤残留 43%。中位生存期:ⅢA 期 13 个月,ⅢB 期 16 个月。3 年生存率:ⅢA 期 26%,ⅢB 期 24%。治疗失败原因:远处转移率 73%,局部肿瘤复发 27%。上述两项研究结果表明疗效并没有明显改善。

(2) 术后放疗

关于非小细胞肺癌根治性手术后是否作术后放疗(postoperative radiation therapy, PORT)的问题,目前还有许多争论。最近的一项 Meta 分析发表于 2005 年[34]。该分析收集了从 1965～1977 年期间有关 PORT 的文献。收集文献的标准是:已发表或未发表的报道;患者已进行了非小细胞肺癌根治手术;前瞻性随机对照实验:不进行和进行 PORT,所以原始临床资料齐全。结果共找到 10 个临床研究符合上述标准,共计 2 232 例,中位随访 4.25 年。分析结果表明:①若以总生存率为观察终点,PORT 的 OR 是 1.18($P$ = 0.002),接受 PORT 患者的死亡危险性增加了 18%。PORT 患者 2 年生存率从 58% 下降为 52%。②若以无复发生存率为观察终点,PORT 患者的 OR 是 1.10($P$ = 0.060),即增加了 10% 的死亡危险,其无病生存率从 49% 下降到 46%。③若以胸腔内无多发生存率为观察终点,PORT 患者的 OR 为 1.13($P$ = 0.020),即 PORT 患者发生远处转移的危险性增加了 13%。研究者进一步深入分析,按临床和病理参数细分,以总生存率为观察终点,结果如下:①年龄。不管患者的年龄大小,OR 在 1.10～1.23($P$ = 0.44)。都不支持 PORT 应用于任何年龄组的患者。②性别。PORT 患者的 OR:男性 1.20,女性 1.18($P$ = 0.92)。也没显示哪种性别的患者能得益于 PORT。③肿瘤的病理分型。在腺癌组、鳞癌组和其他类型组的 OR 分别是 1.20、1.12、0.92($P$ = 0.61)。④病期。患者分为 3 组:Ⅰ、Ⅱ和Ⅲ期。OR 在Ⅰ和Ⅱ期分别为 1.42 和 1.26,在Ⅲ期是 0.97。以"没有更差"为命题,以生存率为观察终点进行统计,结论是:对Ⅲ期患者用 PORT 的疗效没有比不用 PORT 的患者更差($P$ = 0.002 8)。⑤淋巴结。将患者分为 N0、N1、N2 三组。OR 分别为 1.41、1.21 和 0.96。与病期的分析一样,与 N0 和 N1 患者相比,N2 患者使用 PORT 后生存率没有变得更坏($P$ = 0.016)。这个 Meta 分析的结论如下:①对根治手术后的Ⅰ～Ⅱ期患者,PORT 治疗反而有害,使患者的生存率变得更差,但是对Ⅲ期患者(N2),PORT 究竟是否有生存率方面的优点尚无结论;②PORT 使肿瘤局部控制率的下降并不显著,提示 PORT 可能有助于胸腔和纵隔淋巴结转移的控制,但是这个效应是微弱的,可能被治疗造成的并发症而导致死亡的增加而抵消。

然而深入一步研究上述 Meta 分析的资料,笔者认为原研究者的结论尚有可商榷之处,对 PORT 在Ⅲ期患者的作用有必要进一步探讨。上述 Meta 分析存在 3 个问题:①收集资料的时间跨度大。治疗的患者从 1965～1977 年。在随后的 30 年中对非小细胞肺癌的治疗手段有了很大的发展,因此患者的临床治疗和辅助治疗及随访手段都不一样。②在 10 个临床研究中,放疗技术采用单用 $^{60}$Co 或 $^{60}$Co + 加速器放疗,用作 PORT 的放疗技术是落后的,特别是对心脏和肺的剂量较高。③该分析包括了近 2/3 的Ⅰ～Ⅱ期患者,Ⅰ、Ⅱ、Ⅲ和未知分期患者的数目分别是 666、718、808 和 40 例。从逻辑上推测,如果采用当代先进的 3DCRT 或 IMRT 技术,照射纵隔复发的高危人群,即Ⅲ期(N2)患者,特别是多站、较大纵隔淋巴结转移的患者,PORT 有可能会显示其提高局部控制率和生存率的作用。上述推测为美国肺癌临床研究界的共识,已写入 2007 年美国国家肿瘤网站(National Comprehensive Cancer Network, NCCN)的肺癌治疗的指南[35]。上述共识导致的临床实践将最终评价 PORT 的实际应用价值。

在文献中已有少数临床试验显示了 PORT 改善非小细胞肺癌术后生存率的作用。较近的一个研究由美国 RTOG 进行(RTOG-9705)[36]。该研究是一个Ⅱ期临床试验,入组患者病理分期Ⅱ～Ⅲ期,肿瘤已完全切除并做纵隔淋巴结清扫,术后用同步放化疗,化疗是紫杉醇 + 卡铂。放疗在手术后 8 周开始,放疗照射范围为纵隔和同侧肺门,用常规分割照射:1.8 Gy/次,每周照 5 次,总剂量 50.4 Gy/28 次,6 周。如转移淋巴结包膜外肿瘤侵犯或 T3,再局部加量

10.8 Gy/16 次。共有 88 例入组。治疗后患者 1 年、2 年和 3 年总生存率分别是 86%、70% 和 61%。全组中位生存期 56.3 个月。1 年、2 年和 3 年无病生存率分别是 70%、57% 和 50%。对于 Ⅲ 期非小细胞肺癌患者,这个治疗结果还是很好的。与作为标准治疗的 ECOG-3590 的中位生存期相比,PORT 延长了患者的中位生存期($P=0.0315$)。

显然,对非小细胞肺癌根治手术后 PORT 的作用还无循证医学的证据来评价,但是美国 NCCN 和中国抗癌协会肺癌专业委员会的共识是:① Ⅰ 期没有必要进行 PORT。② Ⅱ 期没有必要进行 PORT,但是对纵隔有复发危险人群可建议 PORT,复发危险的定义是:纵隔淋巴结清除不彻底,转移淋巴结的肿瘤侵犯到淋巴结包膜外,多个肺门淋巴结(N1)转移,肿瘤切缘更接近肿瘤。③ ⅡA 期(T1~2 N2 M0),对 N2 中的较重程度者建议进行 PORT(见"45.8")。

对非小细胞肺癌手术后肿瘤切除不完全的患者,进行 PORT 已无争论。这类患者包括:① 病理检查显微镜检切缘肿瘤阳性(R1)的患者;② 肿瘤残留,由于肿瘤累及邻近正常组织或器官(T3~4),以致手术切除肿瘤不完整,肿瘤临床残留(R2)。

PORT 治疗的技术如下。① 放射靶区:两侧纵隔包括隆突下淋巴结引流区以及肿瘤同侧的肺门;② 放疗技术:首先考虑 3DCRT 技术,必要时用 IMRT;③ 剂量:常规分割放疗,1.8 Gy/次,每日 1 次,每周 5 次,总剂量 45~50.4 Gy。对于肿瘤有残留的患者,对残留肿瘤部位加量 10.8~14.4 Gy,总剂量 61.2~64.8 Gy。

(3)根治性放疗

近 10 年来在放疗的技术方面出现 3DCRT 和 IMRT,建立在计算机技术在放疗过程应用的基础上,包括肿瘤和正常器官的三维结构重建,同时包括放疗计划的制订、剂量计算、计划验证、放疗实施、过程记录、质量保证和质量控制等各个方面。所有这些技术使得放疗更加精确,而且放疗剂量可以更好地集中在肿瘤上,而使肿瘤周围的正常组织受量降到最低。图 45-7 是肺癌的三维适形放疗的等剂量图,图中红色的图形是肺癌的肿瘤,咖啡颜色区域代表 90%~100% 的放射剂量区域,浅绿色的曲线代表 70%~80% 的放射剂量区域。从图中能看出,放疗的高剂量的形态在三维立体上与肿瘤的形态保持基本适合,即适形放疗。因此,能够在不增加正常组织受量、不增加放疗并发症的情况下,实施剂量递增,从而得到更高的肿瘤照射剂量,达到提高肿瘤局部控制率的目的。

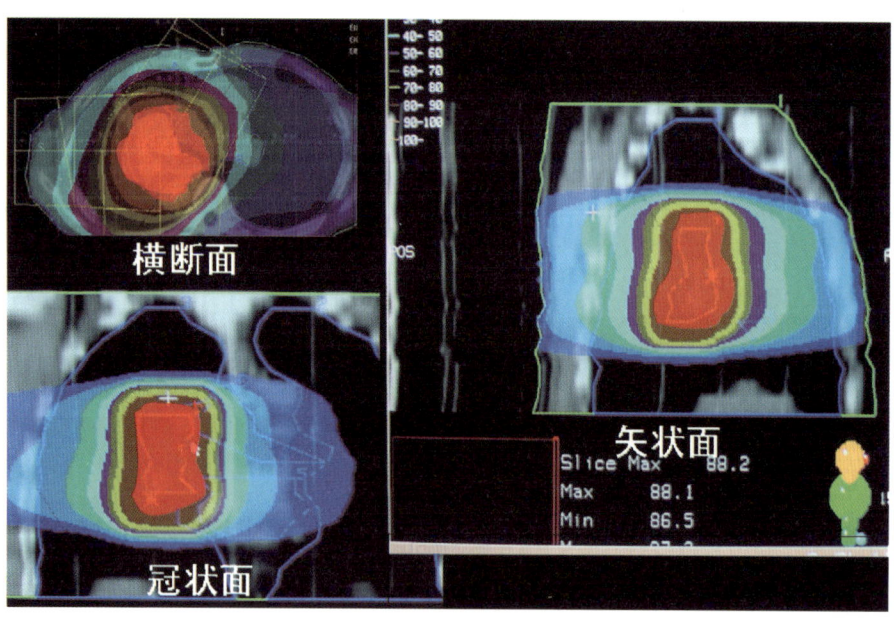

**图 45-7 肺癌的三维适形放疗的等剂量图**

对非小细胞肺癌,用常规放疗技术,患者能耐受的最大肿瘤剂量为 60~64 Gy(常规分割)。更高的剂量将引起急性放射性肺炎、后期肺纤维化等严重的放射并发症。然而对非小细胞肺癌,60~64 Gy 的剂量在大多数局部肿瘤晚期的患者只能抑制肿瘤一段时间,而不能长久控制肿瘤。由于有了 3DCRT 和

IMRT,可以显著提高对非小细胞肺癌的照射量,同时并不增加肿瘤周围正常组织和危险器官的受量。10 多年的临床实践已经证明了 3DCRT 和 IMRT 技术在治疗非小细胞肺癌中有益的价值。

1) 3DCRT 的临床研究

局部晚期非小细胞肺癌:过去十几年中,有很多关于非小细胞肺癌的 3DCRT 治疗的临床研究发表。所有资料均证明 3DCRT 能够改善肿瘤的局部控制率、提高患者的生存率,同时放疗的不良反应控制在耐受范围以内。大多数研究都是 3DCRT 联合化疗,这是因为由于晚期病例有很高的远处转移率,化疗是不可缺少的。肿瘤放疗剂量大约增加到 70 Gy,这比常规放疗技术能给予的剂量有了显著提高。由于给予较高肿瘤照射剂量,肿瘤的局部控制率有了提高,从而生存率也得以改善。文献报道 3DCRT 放疗局部晚期非小细胞肺癌后的中位生存期超过 15 个月,2 年的总生存率达 40% 左右。而用常规放疗技术,患者的中位生存期是 8~10 个月,2 年的总生存率约为 20%。虽然放射总剂量达到了常规放疗技术条件下患者无法耐受的剂量,但是大多数患者都能耐受,放疗的主要不良反应是食管和肺的反应。

关于放射的分割方法,大多数研究应用的还是常规分割,但是有用加速放疗的趋势。由于 3DCRT 可以使剂量集中在肿瘤上,并减少心脏和肺的受量。正因如此,在相对短的疗程中应用大分割剂量和高的放射总剂量成为可能。根据放射生物学研究,相同的剂量,在较短的疗程给予,对肿瘤有更高的杀灭效应。非小细胞肺癌细胞在放疗的后程,约放疗开始后的 4 周会出现增殖加速,因此在这个时候加速照射使肿瘤杀灭效应更强。然而对心脏、肺等正常组织,由于 3DCRT 技术减少了对它们的剂量,放射损伤不会明显增加。下面是 4 个详细的临床试验资料。

RTOG 9311[37]是一个 Ⅰ~Ⅱ 期前瞻性剂量递增试验,试图通过对急性和后期放射反应的评价,得到应用 3DCRT 技术后非小细胞肺癌患者的最大耐受放射剂量(MTD)。共有 197 例患者参加试验,通过治疗计划计算 V20(接受 >20 Gy 的肺体积占全肺体积的百分比)。根据放射递增的剂量将患者分层。1 组:V20 <25%;2 组:V20 25%~36%;3 组:V20 >36%。剂量递增从 70.9 Gy/33 次开始,最高剂量达到 90.3 Gy。第 3 组由于严重毒副作用提前结束。急性毒副作用包括体重减轻、恶心、血液系统毒性、食管炎和肺的毒副作用。1 组总剂量分别为 70.9 Gy、77.4 Gy、83.8 Gy 和 90.3 Gy,患者在 18 个月时 3 级以上的食管损伤率分别是 8%、0%、4% 和 6%。2 组总剂量为 70.9 Gy 和 77.4 Gy,患者的 3 级以上的食管损伤率分别为 0% 和 5%。1 组和 2 组各剂量组的局部控制率和总生存率相似,局部控制率达到 50%~78%。31 例患者发生了区域淋巴复发,有 12 例患者在未照射的淋巴区内淋巴结复发,14 例患者在照射区域内的淋巴结复发,2 例患者既有未照淋巴结复发又有照射区淋巴结复发。总之,运用 3DCRT 技术,1 组患者照射剂量可以安全提高到 83.8 Gy,2 组患者可以提高到 77.4 Gy。90.3 Gy 的最大剂量产生的放射毒性作用太大,有 2 例放射相关死亡,因此这个剂量不能耐受。没有预防照射的选择性淋巴结转移率 <10%,表明选择性淋巴结的预防性照射不是必需的。

韩国的一项前瞻性研究,共有 135 例ⅢB 期患者入组[38]。试验目的是评价 3DCRT 联合紫杉醇 + 顺铂同步放化疗的有效性和毒副作用。放疗总剂量为 70.2 Gy,1.8 Gy/次,5 次/周,连续 8 周,同时联合化疗。化疗是每周紫杉醇 40 mg/m$^2$ + 顺铂 20 mg/m$^2$,连续 8 周。所有患者常规放疗 41.4 Gy 后做 3DCRT 放疗。总缓解率是 75%,包括 2 例完全缓解。失败的主要原因是局部复发和远处转移。两年的总生存率和无进展生存率分别是 37% 和 18%。总的中位生存期和无进展生存期分别是 17 个月和 9 个月。有 19% 的患者血液系统毒性 >2 级,严重的非血液系统毒性很少见。

密西根大学的 Kong 及其同事们发表一个回顾性的分析[39]。他们研究了高放射剂量是否可以改善非小细胞肺癌局部控制率和生存率的问题。有 106 例新发或复发 Ⅰ~Ⅲ 期患者入组,接受的照射剂量为 63~102 Gy,应用 3DCRT 技术,2.1 Gy/次。19% 的患者接受了新辅助化疗。中位生存期是 19 个月,5 年生存率是 13%。多因素分析显示:体重下降($P = 0.011$)和放疗剂量($P = 0.0006$)与生存率显著相关。放疗剂量为 63~69 Gy、74~84 Gy、92~103 Gy 的患者 5 年生存率分别是 4%、22%、28%,5 年局部控制率分别是 12%、35%、49%。

复旦大学附属肿瘤医院吴开良等报道 50 例 3DCRT + MVP 化疗联合治疗非小细胞肺癌的结果。其中Ⅱ期 4 例、ⅢA 期 3 例、ⅢB 期 15 例,中位剂量 75 Gy(69~78 Gy),2 年生存率、局部控制率和远处转移率分别为 44%、40% 和 41%。主要的毒副作用是放射性食管炎 RTOG1~2 级 56%,3 级 4%;放射性肺炎 1~2 级 36%,3 级 2%,后期放射肺纤维化 1~2 级 30%[40]。另外,他们尝试用 3DCRT 对放疗后复发的肺癌进行再次放疗的尝试共 23 例,第 1 疗程放疗的中位剂量是 66 Gy(30～78 Gy),第 1 次放疗到复发的中位间隔时间是 13 个月,用 3DCRT 治疗第 2 疗程中位剂量 51 Gy(46～60 Gy),常规分割放疗。1 年和 2 年生存率分别为 59% 和 21%。1 年和 2 年局部控制率分别是 51% 和 42%。急性放射性肺炎 2～3 级发生率 22%,放射性肺纤维化 2～3 级 26%。研究结果比预期的好,放疗的并发症在可接受范围内并有一定疗效[41]。

Ⅰ 期非小细胞肺癌:Ⅰ 期患者的治疗首选手术治疗。但是对部分患者年龄大,或伴有心血管疾病、麻醉禁忌等不能接受手术,或者拒绝手术的患者,放疗可作为有效的替代治疗手段。表 45-8 列出了近期发表的对 Ⅰ 期非小细胞肺癌患者做 3DCRT 放疗的结果。表 45-9 列出的试验是立体定向放疗的治疗结果,这些结果都相当不错。

表 45-8　Ⅰ 期非小细胞肺癌患者 3DCRT 治疗的结果

| 作　者 | 病例数 | 放疗方式 | 中位生存时间/生存率 | 并发症 |
| --- | --- | --- | --- | --- |
| Rosenzweig (2001)[42] | 32 | 72.2 Gy | 30 个月;2 年 54%,5 年 33% | |
| LagerwaardJ (2002)[43] | 113 | 60 Gy/2～3 Gy/fx | 20 个月;1 年 71%,3 年 25%,5 年 12% | 肺炎 Ⅱ～Ⅲ级(SWOG)6% |
| Bradley(2003)[44] | 56 | 70 Gy(60～84 Gy)/1.8～2 Gy | 1 年 73%,2 年 51%,3 年 34%;局部控制率 1 年 88%,2 年 69%,3 年 63%;无远处转移 1 年 90%,2 年 85%,3 年 81% | |

注:SWOG,美国西南肿瘤学研究组。

表 45-9　Ⅰ 期非小细胞肺癌患者立体定向放疗的结果

| 作　者 | 病例数 | 放疗方式 | 中位生存时间/生存率 | 并发症 |
| --- | --- | --- | --- | --- |
| Uematsu (2001)[45] | 50 | 50～60 Gy/5～10 次,1～2 周 | 随访 30 个月;3 年总生存率 86%;局部控制率 94% | 骨折 2 例;胸痛 6 例 |
| Timmerman (2003)[46] | 37 (75 岁) | 8～20 Gy/3 次,MTD >60 Gy | 6 例复发(随访 15.2 个月) | 肺炎 Ⅲ 级 1 例 |
| Onishi (2004)[47] | 35 (78 岁) | 60 Gy/10 次,5～8 天,呼吸控制 | 2 年总生存率 58% | CTC > Ⅱ 级,9% |
| Hiraoka (2004) | Ⅰ A 29 Ⅰ B 14 | 48 Gy,4 次,2 周 | 3 年生存率 87% 80% | |
| Song (2005)[48] | 17 | 35 Gy(9～15 Gy/3 次,每日 1 次) | | 急性 Ⅰ～Ⅱ 级 2 例;后期 Ⅲ 级,粘连 1 例 |

Laqerwaad 等报道 113 例 Ⅰ 期非小细胞肺癌病例,他们用 3DCRT 技术,只照射肿瘤而不做选择性淋巴结照射。总剂量为 60 Gy 或更高,每日 1 次,每次 2～3 Gy。中位生存期是 20 个月,1、3、5 年的生存率分别是 71%、25%、12%。30% 的患者死于局部疾病进展,22% 的患者死于远处转移。有 6.2% 的患者发生了 2～3 级的急性放射性肺炎。局部无进展中位生存时间是 27 个月。1 年和 3 年局部无进展的患者分别是 85% 和 43%。多因素分析显示:T 分期与远处转移显著相关($P = 0.005$)。

华盛顿大学的 Bradley 回顾性研究了 56 例因不能手术而采用 3DCRT 放疗的 Ⅰ 期患者,用以研究选择性淋巴结照射的价值。所有患者的中位照射量 70 Gy(等中心处),每日剂量 1.8～2 Gy。22 例患者行区域淋巴结照射,剂量 45～50 Gy。其余 33 例患者只照射原发病灶。结果显示,1、2、3 年局部控制率分别是 88%、69%、63%,1、2、3 年疾病特异生存率分别是 82%、67%、51%,1、2、3 年的总生存率是 73%、51%、34%,1、2、3 年的无转移生存率分别是 90%、85%、81%。这项研究显示,放射剂量与总生存率相关,患者是否接受选择性淋巴照射在总生存率和疾病特异性生存率方面的差异没有统计学意义。33例未做选择性淋巴照射的患者中有2例发生区域淋巴结转移,这表明未做选择性淋巴照射患者的淋巴结复发并不常见。许多不能耐受手术的Ⅰ期患者死于其他原因。因此,不进行区域淋巴照射并不影响最后结果。

除了常规分割以外,很多研究者尝试用立体定向放疗Ⅰ期非小细胞肺癌,他们采用大分割照射。大分割照射的特点是分割次数减少,增加每次的分割剂量。这种放疗方式基于以下两点考虑:①大多数患者是老年人,行动不便,较少的照射次数容易被患者和家属接受。②大剂量分割有更好的杀灭肿瘤的效应。立体定向放疗的临床试验已经显示对Ⅰ期非小细胞肺癌有较好疗效。

日本的Uematsu做的试验规模最大,包括50个病理证实的Ⅰ期非小细胞肺癌患者。大多数患者立体定向放疗采用的分割方式是50~60 Gy/5~10次,1~2周。通过CT评价,局部无进展率是94%(47/50)。50例患者3年总生存率是66%,29例可手术患者的3年总生存率是86%。其3年疾病特异性生存率是88%。没有明确的相关不良反应,只有2例患者发生了不严重的骨折,6例患者出现了胸痛。

2003年印第安纳大学的Timmerman报道的分割剂量最大。该研究的目的是获得大分割放疗时患者能耐受的MTD。他们在2周多的时间内给予3次分割照射,每次8 Gy,最高递增到20 Gy/次(总剂量60 Gy)。有37例Ⅰ期非小细胞肺癌患者接受了这种放疗,中位年龄75岁,中位Kamafsky评分法(KPS)80分。1例患者发生了3级放射性肺炎,另1例患者有3级缺氧。在所有的患者中没有观察到心肺功能的下降,放疗有效率为87%(完全缓解为27%)。2005年该研究数据有了更新。T1期患者没能获得MTD(60 Gy),但是T2期肿瘤>5 cm的患者,MTD达到72 Gy。剂量限制性毒性主要表现为支气管炎、心包积液、组织缺氧和放射性肺炎。19例T1期患者中4例局部复发,28例T2期患者中6例局部复发。有9例复发患者的分割剂量<16 Gy,更高剂量照射只有1例复发。研究证明,大剂量分割,照射3次,患者可以耐受,并得到很好的局部控制率。

总之,对于Ⅰ期非小细胞肺癌不能耐受手术和拒绝手术的患者,放疗是可推荐给患者选择的一种治疗方法。常规分割和大剂量分割都得到了很好的结果。但是关于放疗的最佳分割方式需要进一步探讨。大剂量分割更容易被老年或伴有严重并发症的患者接受。至于放疗范围,只对CT显示的原发病灶和转移淋巴结进行照射,预防性纵隔淋巴结的照射是不必要的。

在非小细胞肺癌患者的放疗中,3DCRT能够在常规分割放疗条件下(2 Gy/次)将放疗剂量增加到70 Gy以上。患者可以耐受的剂量决定于受照正常肺组织的体积和总的照射剂量。较高的放疗剂量对局部晚期患者有更好的效果。最严重的放疗并发症是放射性肺炎,可以通过剂量学参数进行预测。放射性肺炎的预防是至关重要的。

2) IMRT的临床研究 IMRT是最先进的放疗技术,到目前为止只有少数肺癌临床试验的研究发表。然而大多数发表的研究都是关于IMRT和常规放疗技术以及3DCRT之间的剂量学参数比较。IMRT没能应用到非小细胞肺癌患者的日常放疗中的原因大致如下:①脏器移动的问题没有得到完全解决。放疗过程中,肺癌随着患者的呼吸主要在身体的头尾等方向移动。IMRT计划的强度设计是根据CT制订的,CT图像采集的是呼吸运动一个瞬间(时相)。虽然四维CT能够采集不同呼吸相一系列的图像,并将它们融合起来,最终形成的计划靶区(PTV)也是虚拟的,而不是真实的。因此IMRT计划的调强谱和剂量不可能得到准确执行。②虽然IMRT能够减少心脏和肺的受量,表现出在剂量分布上的优势,但是对大多数非小细胞肺癌患者来讲,采用3DCRT技术已经足够了,同时IMRT放疗计划的设计、实施和验证需要花费更多的时间和精力。③对晚期患者来说,治疗失败的主要原因是远处转移。虽然IMRT可以提高局部控制率,但是患者最后死于远处转移。从效价比的角度讲,IMRT并不值得应用。

尽管在非小细胞肺癌患者中应用IMRT技术还有较多问题需要解决,但是通过剂量学参数来比较IMRT和3DCRT技术,前者在提高肿瘤剂量、降低心脏和肺受量方面显示出了优势和优越性。下面是近期发表的论文,IMRT主要应用于两个方面:常规放疗后的加量,或全程应用。

韩国的Choi[49]通过评估几种加量放疗的剂量分布来研究经前后对穿野常规照射40 Gy后的中央性肺癌应用IMRT技术加量的可行性。该研究包括7个伴有纵隔淋巴结肿大的T3和T4期的患者。分为加量24 Gy组和加量30 Gy组,每组通过3DCRT,5野、7野、9野的IMRT 4种方式加量。通过比较剂量学参数显示,与3DCRT相比,IMRT在两个加量计划中明显降低了V20($P$=0.007和0.032)。4种方法的肺平均剂量在两个加量组没有差别。IMRT 加量计划的适形指数在两组中都低于 3DCRT 计划（$P=0.001$）。对于总的放疗计划,PTV 和肺的剂量分布在各方法中没有差别。结论是:IMRT 加量计划明显降低了 V20 和适形指数,但是从整个放疗计划来看,IMRT 在肿瘤和肺中的剂量分布优势（如 V20、适形指数）被抵消了。因此,要实现 IMRT 对肺癌放疗的优势,IMRT 技术应该全程应用而不是用于局部加量。

MD Anderson 肿瘤中心做了一系列关于非小细胞肺癌患者 IMRT 放疗的研究[50]。第 1 篇论文于 2004 年发表,共有 41 例Ⅲ期或Ⅳ期非小细胞肺癌的患者。IMRT 的计划设计是 63 Gy 的剂量包绕 95% 的 PTV,采用 6MV X 线 9 野等分共面照射方法。结果显示,通过 IMRT 技术 V10、V20 值减少的绝对值的中位值分别是 7% 和 10%。相应的肺平均受量下降 2 Gy 以上,放射性肺炎的发生率下降了 10%。心脏和食管受量 >45~50 Gy 的体积和胸腔组织受量 >10~40 Gy 的体积都下降了。IMRT 计划中肺的 V5 和脊髓最大受量体积有微弱增大,这可能是由增加照射时间导致漏射剂量造成的。因此,IMRT 计划可以显著改善靶区受照范围,减少受低剂量照射的肺的体积。正常组织受低剂量照射范围的增大可以通过选择合适的计划参数来控制。

IMRT 技术中存在一个重要的问题,即较多的正常肺组织受到低剂量的照射,这在长期存活的患者中可能增加患第二原发恶性肿瘤的概率。来自 MD Anderson 肿瘤中心的 Liu 等对减少非小细胞肺癌 IMRT 治疗中肺和胸腔正常结构低剂量照射体积的可行性做了进一步研究[51]。他们对 10 例Ⅰ~ⅢB 期的非小细胞肺癌患者的常规 3DCRT 计划和 IMRT 计划进行回顾性比较研究。比较了 9 野的 IMRT 计划和 3DCRT 计划,前者 V20 和肺平均受量在所有病例中都有下降,减少的中位值分别是 8% 或 2 Gy。整个胸腔的累积受量基本相当,应用 IMRT 的患者中甚至有 8 例还有下降。结论是:对应用 IMRT 的患者,减少胸腔正常组织低剂量受照区体积是可能的（如 V10、V20）。应用 IMRT 产生的累积受量和低剂量受照区体积增加是可以避免的。

那么最佳的 IMRT 放疗计划应该设几个照射野？每个照射野又应该设多少子野呢？Nioutsikou 做了一系列 IMRT 计划[52]。通过对上述计划的比较显示,对肺脏来讲,5 个照射野,总共最大 40 个子野的放疗计划对连续调强的 IMRT 计划几乎是最适合的。

通过以上剂量学参数的研究,很明显 IMRT 可以提供更适合的剂量分布和更好的适形性。与 3DCRT 相比,该技术可以给肿瘤更高的剂量,同时更好地保护关键脏器。但是 IMRT 的优势还需要用临床实践来证实。

文献中仅有 1 篇应用 IMRT 放疗非小细胞肺癌前瞻性临床报道。Holloway 等进行了临床Ⅰ期剂量递增试验,旨在获得 MTD[53]。他们应用 PET/CT 扫描及呼吸门控技术。5 例患者均接受了 84 Gy/35 次,7 周（2.4 Gy/次）。试验因为有 1 例患者出现放射性肺炎导致的死亡而告终。另 2 篇是 Yom 等以文摘的形式报道[54,55],他们回顾性分析了 MD Anderson 肿瘤中心 2002 年 8 月~2004 年 11 月应用 IMRT 治疗的 59 例肺癌患者（Ⅲ期 64%,放疗后复发 12%）。应用 IMRT 的原因是,肿瘤立体分布的跨度太大（49%）,肿瘤靠近关键器官（34%）,过去曾进行过放疗（14%）,肺功能较差不能耐受常规放疗技术（3%）。其中 17% 的患者接受了诱导化疗,61% 的患者同期化放疗。放疗的中位剂量是 63 Gy（14.4~70 Gy）。84% 的患者完成了治疗。毒副作用:41% 出现了不同程度的肺炎,其中有 10% ≥3 级肺炎（CTC AEv3.0）,其中 1 例导致死亡。有 27% 的患者出现了 3~4 级食管炎。从放疗开始日起算,6 个月的总生存率和局部控制率分别为 82% 和 47%。该研究的结论:对难治的非小细胞肺癌,IMRT 是个不错的选择。目前 MD Anderson 肿瘤中心已经开始进行 IMRT 治疗非小细胞肺癌的前瞻性临床试验。

复旦大学附属肿瘤医院回顾性分析应用 IMRT 技术治疗的非小细胞肺癌患者[56]。在 2004 年 10 月~2006 年 4 月治疗了 20 例非小细胞肺癌,其中男性 15 例（75%）、女性 5 例（25%）。患者的中位年龄为 54 岁（36~77 岁）。根据 1997 年 AJCC 临床分期,ⅢA 期 3 例（15%）。ⅢB 期 15 例（75%）,其中包括同侧锁骨上淋巴结转移的患者 8 例。Ⅳ期 2 例（10%）,这 2 例患者均是因为对侧上颈部淋巴结转移而诊断为Ⅳ期。所有患者均接受了 2~6 个疗程的序贯化疗。患者接受 IMRT 治疗的原因为肿瘤靶区跨度过大,或者与重要器官过于邻近,从而应用 3DCRT 的方法难以达到可接受的剂量要求。肿瘤 PTV 的中位体积为 629 $cm^3$,所有患者均接受 2 Gy/次的常规分割照射,中位处方剂量为 61 Gy（40~64 Gy）。结果所有患者均完成了放疗计划。中位随访时间 9 个月,中位生存时间为 11 个月。放疗结束后 2 个月时肿瘤反应情况为,完全缓解（CR）2 例（10%）,部分缓解（PR）7 例（35%）,稳定（SD）4 例

(20%),进展(PD)4 例(20%),不能评价的病例 3 例(15%)。毒副作用:有 4 例(20%)患者出现 1~2 级的急性放射性肺炎;无 3 级以上的急性放射性肺炎。7 例患者(35%)出现 1~2 级的后期放射性肺损伤;2 例患者(10%)出现 3 级以上的放射性肺损伤,其中包括 1 例死于放射性肺炎合并感染。有 8 例患者(40%)出现 1~2 级急性放射性食管炎,1 例(5%)出现 3 级急性放射性食管炎。未发现有后期放射性食管损伤的患者。另外发现 2 例患者出现 3 级放射性皮肤损伤。结论:对于因肿瘤跨度过大或者与重要器官过于邻近,而应用 3DCRT 技术难以达到可接受剂量的非小细胞肺癌,可以考虑应用 IMRT,治疗的近期毒副作用是可以接受的,长期的疗效和毒副作用有待更长时间的随访。

3)非常规分割放疗 所谓非常规分割放疗方法是指放射剂量的给予方法不同于常规分割,常规分割即每日照射 1 次,每次 2Gy,每周照射 5 次的方法。其中主要是超分割放疗和加速放疗和加速超分割放疗。

超分割放疗:超分割放疗即每日照射 2 次,每次照射的剂量减少,总剂量比常规分割照射的剂量稍增加。经放射生物学研究结果表明,这种照射方法能减少正常肺的放射损伤,从而提高肿瘤照射量。20 世纪 80 年代美国 RTOG 研究了超分割放疗,方法为每次 1.2Gy,每日 2 次,间隔≥6h,总剂量 69.6Gy,治疗有利型非小细胞肺癌(≤ⅢA 期,体重减轻<5%,KPS≥70)的中位生存期 14.8 个月,2 年生存率 33%,比常规分割照射的疗效提高。Mayo 医院的 Jeremic 用超分割放疗治疗ⅢA~B 非小细胞肺癌,每次 1.2Gy,每日 2 次,总剂量 64.8Gy,同时用化疗(卡铂+VP-16)。共治疗 69 例,中位生存期为 22 个月,4 年生存率 23%。而作为对照组的单纯超分割放疗共治疗 66 例,中位生存期 14 个月,4 年生存率 9%。复旦大学附属肿瘤医院在 20 世纪 90 年代做了随机对照的临床Ⅲ期试验,方法为 1.2Gy/次,每日 2 次,总剂量 69.6Gy,Ⅰ~ⅢA 期和ⅢB 期的 2 年生存率分别是 32% 和 7%。而对照的常规分割放疗组的 2 年生存率分别为 12% 和 7%。上述结果再次证实,超分割放疗能改善早中期非小细胞肺癌的疗效。然而,超分割放疗的疗效虽然比常规分割放疗的疗效有所提高,但是改善不显著,加上每日 2 次的照射方法在实际操作上的困难,因此目前超分割放疗的方法没有被临床广泛应用。

加速放疗和加速超分割放疗:这种放疗的分割方法是在较短的总疗程中,给较高的放射剂量,通过采用加速放疗(每日照射 1 次,每次的剂量>2Gy),或加速超分割放疗(每日多次照射,每次的剂量<2Gy)。从理论上推测,这种放疗方法能提高肿瘤杀灭效应,又不严重损伤正常肺组织。这种方法最早是由英国 Mount Vernon 医院创导的连续加速超分割放疗(CHART 方案):1.4~1.5Gy/次,每日 3 次,每次间隔 4h,每周 7 天,总量为 50.4~54Gy/36 次,12 天。共治疗 563 例非小细胞肺癌,2 年生存率 30%,而对照的常规放疗 2 年生存率仅为 20% ($P=0.006$)。

复旦大学附属肿瘤医院也进行了加速超分割放疗的临床Ⅰ~Ⅱ期试验,方法为 1.1Gy/次,每日 3 次,间隔 4h,照射总量为 72.6~75.9Gy/66~69 次,31~33 天,共治疗 60 例Ⅱ~Ⅲ期非小细胞肺癌(其中 2/3 合并化疗)。主要的急性放射反应是放射性食管炎,发生率为 87%。全组中位生存期 22 个月。1、2、3 年生存率分别为 72%、46%、28%。此结果明显优于同期进行的常规放疗[57]。复旦大学附属肿瘤医院还试用了逐步递量加速超分割放疗。提出该分割方法的放射生物学理论基础是:在上皮源性肿瘤放疗过程中存在着放疗后残留肿瘤的加速再增殖问题,加速再增殖的发生时间是在放疗开始后逐步发生,4 周后达到顶峰,逐步递量加速超分割放疗的放疗剂量,设计是:在放疗开始后逐步提高每周的剂量,即第 1~2 周,1.2Gy/次,每日 2 次;第 3 周,1.3Gy/次,每日 2 次;第 4 周,1.4Gy/次,每日 2 次;第 5 周,1.5Gy/次,每日 2 次;总剂量是 66Gy/50 次,5 周。放疗前 1~2 个疗程化疗,放疗后再用 2~3 个疗程化疗。共治疗了 73 例ⅢB 期患者,主要的治疗不良反应是放射性食管炎,发生率为 77%,其中 RTOG Ⅲ级以上者为 15%。全组中位生存期 13 个月,1 年和 2 年生存率分别为 51% 和 10%。1 年和 2 年局部肿瘤无进展率分别是 1% 和 34%。该项临床实验并未明显提高ⅢB 期患者的生存率,但是肿瘤的局部控制率有所改善[58]。

由于 3DCRT 技术的进步,使对肿瘤的放射剂量比常规放疗技术能给予的 60~64Gy 明显提高,所以非常规分割放疗已不经常使用。然而从非常规分割放疗的经验中,特别是加速分割放疗的结果证明,缩短放疗总疗程,但仍保留相同的总剂量或更高的剂量,则杀灭肿瘤的效应明显提高,肿瘤局部控制率改善。所以这个经验已用于 3DCRT 治疗非小细胞肺癌中。如复旦大学附属肿瘤医院,将 3DCRT 和加速超放疗结合起来,在照射的前 4 周用常规分割 2Gy/次给予 42Gy/21 次,4.2 周。然后给予加速照射,每次 3 Gy。美国 RTOG-9311 的 3DCRT 治疗非小细胞肺癌,分割剂量增加到 2.15 Gy/次。

## 45.10.2 小细胞肺癌的放疗

**(1) 常规放疗方法**

照射范围包括原发灶、同侧肺门、两侧纵隔。采用常规分割放疗,即 1.8 Gy~2 Gy/次,每周 5 次。关于照射总剂量,临床资料表明,剂量越高局部控制率越高。当照射总量为 < 40 Gy、40~45 Gy、45~50 Gy 和 50~60 Gy 时,局部控制率分别是 20%~31%、57%~77%、61%~84% 和 58%~75%。因而认为较合适的总剂量为 50~60 Gy。关于传统放疗加化疗后的长期生存率,由于化疗方案各家不同,结果相差颇大,5 年生存率在 5%~10%[59]。

**(2) 加速超分割放疗**

放射生物学研究表明,小细胞肺癌是放射敏感的肿瘤,放射后细胞生存曲线的肩区较小,因而用小于常规分割剂量(2 Gy)的小分割剂量就能有效杀灭肿瘤细胞,使其数量到达生存曲线的指数部分。而正常后期放射反应组织(如肺)的细胞生存曲线的肩区一般较宽,所以用小分割剂量照射有利于肺的保护,又能有效杀灭肿瘤。目前认为照射小细胞肺癌较合适的分割剂量是 1.15~1.60 Gy/次。另一方面,小细胞肺癌在放疗中可能存在加速再增殖现象,因而缩短总疗程可能减少这种增殖。基于上述考虑,美国 RTOG 设计了加速超分割放疗方案:1.5 Gy/次,每日 2 次,间隔 > 6 h,总量 45 Gy/30 次,3 周。Turrisi 报道了上述加速超分割放疗随机研究结果[60]。加速超分割放疗方法如前述,另一组为常规分割放疗:1.8 Gy/次,每周 5 次,总剂量 45 Gy/25 次,5 周。这两组的放射总剂量相同,但加速超分割放疗在 3 周内给予,而另一组在 5 周内给予。放射野包括原发肿瘤和两侧纵隔及同侧肺门的淋巴结,当锁骨上淋巴结转移时也包括该区域。化疗方案为EP,化放疗同步进行,共治疗 417 例局限期小细胞肺癌。加速超分割放疗组和常规放疗组的局部复发率分别是 36% 和 52%($P = 0.06$),同时局部复发加远处转移率分别是 6% 和 23%($P = 0.01$)。5 年生存率在上述两组分别是 26% 和 16%($P = 0.04$)。急性放射性食管炎在加速超分割放疗组更严重,其他的毒副作用在两组类似。由于加速超分割放疗获得了较好的结果,所以目前已经成为小细胞肺癌放疗的标准方法。

**(3) PCI**

PCI 在对原发灶治疗达到全消后可进行,分割方法推荐常规分割 1.8~2.0 Gy/次,每周照 5 次,总剂量可为 30 Gy/15 次,3 周;或 36 Gy/18 次,3.6 周;或 25 Gy/10 次,2 周。

## 45.10.3 放疗的并发症

**(1) 食管损伤**

急性放射性食管炎较为常见,发生于放射开始后 2 周左右,表现为进食疼痛或胸骨后疼痛,当放疗与化疗药物合用时(如环磷酰胺、多柔比星)更为严重。可作对症治疗,用黏膜表面麻醉剂。后期食管损伤较少见,但文献报道有食管狭窄、粘连、溃疡和瘘管形成等。

**(2) 肺损伤**

放射性肺损伤又称急性放射性肺炎、急性放射性肺病,它在肺癌的放疗中很常见。常发生于放疗开始后 6 周左右,即在放疗即将结束时。复旦大学附属肿瘤医院 574 例放疗病例中,急性放射性肺炎的发生率为 16.7%。临床表现为刺激性咳嗽、气促、高热、胸闷、气急,常伴肺部感染。放射性肺炎的产生与肺接受的放射总剂量有关,但有报道照射剂量仅为 20~25 Gy 时也会产生此并发症。另外它的发生与照射体积、每次分割剂量、是否与化疗合用以及放射前肺部已存在的疾病(如老年性慢性支气管炎、肺气肿)有关。急性放射性肺损伤的治疗主要是休息,使用肾上腺皮质激素和扩张支气管的药物,必要时吸氧。有继发肺部感染时必须同时使用抗生素。在急性症状被控制后,肾上腺皮质激素要在几周内逐步减量,突然停药会导致症状复发和肺损伤加重。后期放射性肺损伤发生于放射后 3 个月以后,表现为肺纤维化。在复旦大学属肿瘤医院 574 例放疗患者中,肺纤维化发生率为 50.3%,大多患者无明显临床症状。少数放射性肺纤维化可产生右心衰竭。对肺纤维化无特殊疗法,最重要的是避免其发生。尽可能设计较合理的放疗计划,使肺的受照剂量限制在能耐受的范围内。还应避免博来霉素等化疗药物与放疗合用。

近年来 3DCRT 已被应用于肺癌的放疗,放射性肺炎同样是 3DCRT 的主要治疗并发症。> RTOG 3 级的放射性肺炎是严重的并发症。因此,在设计放疗计划时应优先考虑避免放射性肺炎的发生。专家在努力寻找能够有效预测放射性肺炎的三维的剂量学参数。

Claude[61]等报道了一项非小细胞肺癌患者 3DCRT 放疗后发生放射性肺炎的前瞻性研究。该研究评价了96例接受3DCRT的ⅠA～ⅢB的患者。放疗后6～8周根据Lent-Soma分级对患者放射性肺炎进行评价。评价因子包括肺平均剂量(MD)和几个剂量级的剂量-体积直方图(dose-volume histogram, DVH)阈值。6周时40例患者(44%)出现了1级以上的放射性肺炎,其中7例患者为2级以上放射性肺炎。年龄、MD、V20、V30与放射性肺炎(≥1级)的发生显著相关。根据20～40 Gy不同的放疗剂量确定的DVH阈值可以预测放射性肺炎。对于2级以上的放射性肺炎,只有MD、V20、V30与肺损伤相关。

Yorke[62]做了一项78例非小细胞肺癌患者的3DCRT剂量递增研究。放疗后6个月内有10例患者出现3级以上的放射性肺炎。与发生放射性肺炎相关性最大的变量是:同侧肺照射量<20 Gy的肺体积($0.005 < P < 0.006$),其他相关的因素有V50、MD、f(dam)、d(eff);对全肺是V50、MD、f(dam)、d(eff);对下肺是V60、MD、f(dam)、d(eff)。相关性最密切的是同侧肺的V5～V13。

Piotrowski分析了3DCRT放疗非小细胞肺癌后的放射性肺炎发生率与DVH各参数间的联系[63]。62例患者接受了2 Gy/次,5次/周,总剂量60 Gy的放疗。0～1级放射性肺炎的发生率48%(30例),2～3级放射性肺炎的发生率52%(32例)。Logistic回归分析显示,所有的DVH参数都与放射性肺炎的发生相关($P < 0.01$),其中最密切的是V30($P = 0.004$)。V20也有一定的相关性($P = 0.007$)。所有DVH参数的相关性都有统计学意义。所观察到的DVH参数中相关性最好的是V20($r = 0.93, P < 0.001$)。

(3) 心脏损害

在放疗期间产生的急性放射性心脏损害常常是亚临床的,但通过心电图、心功能检测可发现心电图ST段改变以及心脏收缩力减弱。后期的放射性心脏损害表现为心包炎,一般较少见。特别要提出的是常用化疗药物,如多柔比星会增加放射对心脏的损害,因而对老年及有心脏病史者要避免两者同时使用。

(4) 放射性脊髓炎

脊髓的放射损伤主要为后期损伤,表现为横断性截瘫,发生于放疗后2年以上,然而绝大多数患者在产生此并发症之前已因肿瘤复发或转移而死亡。只要将脊髓的放射剂量限制在安全范围内,一般不会产生此并发症。

## 45.11 化疗

### 45.11.1 化疗的发展及其评价

肺癌的化疗起始于20世纪60年代,初期使用单药,主要用烷化剂如环磷酰胺、氮芥,或其他类药如甲氨蝶呤等,疗效都很差。当时,化疗在肺癌治疗中的地位并未被肯定。随着对肺癌生物学行为的深入研究,对肺癌细胞增殖动力学的了解,特别是在70年代以来,大批新的化疗药物问世,在临床上以顺铂为基础的多种化疗药物联合使用,使肺癌化疗的疗效明显提高,因而其地位已被肯定,化疗的指征也已逐步明了。

近20年来对非小细胞肺癌化疗的临床研究表明,化疗与手术、放疗并列为非小细胞肺癌治疗的三大手段之一,对手术无法切除或有手术禁忌证的患者可行姑息治疗,对手术可以切除的患者化疗作为综合治疗的手段之一与手术或放疗联合,作为辅助化疗或诱导化疗(又称新辅助化疗)使用。

### 45.11.2 第3代抗肿瘤化疗药物

(1) 紫杉类

紫杉类(taxanes)来自于太平洋紫杉的提取物,代表性的有两个药物:紫杉醇(paclitaxel)和多西紫杉醇(docetaxel)。它的抗肿瘤作用机制是抗微管分裂。微管是细胞分裂中纺锤体组成部分,在细胞分裂中起了关键作用。它还具有其他功能,如维持细胞的形态、运动,细胞内物质的传递。紫杉类药除了有抗肿瘤作用外,在低浓度与放疗合用时,有放射增敏作用。其放射增敏作用与放射的时机有关,当紫杉类药导致细胞在G2/M期阻滞最明显时,放射增敏作用最强。

1) 紫杉醇 20世纪90年代初将紫杉醇单独使用于晚期非小细胞肺癌,有效率(肿瘤全消和部分缩小)为21%～24%。如美国MD Anderson肿瘤中心Fossela用紫杉醇200 mg/m$^2$,24h滴注,每3周重复,治疗25例Ⅲ和Ⅳ期非小细胞肺癌,有效率24%(6/25),中位有效期27周,中位生存期40周。目前常与其他化疗药物联合使用,较多的与卡铂、顺铂、VP-16合用,治疗中晚期非小细胞肺癌的有效率在23%～63%,中位生存期25.5～53周。紫杉醇用于小细胞肺癌的临床研究也已开展,美国北中部肿瘤协作组用其治疗37例广泛期小细胞肺癌,有效率41%。紫杉醇的主要不良反应是骨髓抑制、过敏以及手足麻木等。

2)多西他赛 近年来的临床Ⅱ期试验用于治疗初治的晚期非小细胞肺癌,剂量100 mg/m²,1h内滴注,每3周重复,有效率20%～41%,有效时间14～36周,中位生存期21～47周。它的主要不良反应是骨髓抑制、水钠潴留和过敏反应。

**(2) 拓扑异构酶Ⅰ抑制剂**

这类药物在美国国立癌症研究所天然药物筛选过程中发现。拓扑异构酶与RNA的转录,DNA的复制、修复和基因的重组有关,因而这类药物干扰了细胞的分裂。主要的药物为伊立替康(irinotecan,CPT-11)和拓扑替康(topotecan)。

1)伊立替康 伊立替康治疗非小细胞肺癌的临床研究主要在日本进行,用100 mg/m²,90 min内滴注,每周1次,共治疗初治非小细胞肺癌72例。有效率32%,中位有效时间15周,中位生存期42周。他们还用同样的方法治疗了16例已反复做过化疗的小细胞肺癌,有效率47%,中位有效时间2个月。伊立替康的主要不良反应是骨髓抑制和腹泻,少数发生肺毒性,产生气急。

2)拓扑替康 目前欧洲肿瘤协作组临床Ⅱ期试验,剂量为每日1.5～2.0 mg/m²,连续5天,每3周重复。共治疗32例初治小细胞肺癌,有效率34%。对非小细胞肺癌的治疗结果不佳,有效率0%～18%。拓扑替康的主要不良反应是中性粒细胞和血小板数减少,少见的有呕吐、皮疹、腹泻、脱发和贫血。

**(3) 长春碱的衍生物**

近年来研究得较多的是长春瑞滨(navelbine,NVB),为半合成的长春碱衍生物。其抗肿瘤的机制是它与分裂中的纺锤体结合,阻止微管形成。NVB的临床Ⅰ期试验证实有较好的抗非小细胞肺癌作用,神经毒性较小。主要的不良反应是白细胞数减少。临床Ⅱ期试验已在日本和欧洲开展,法国的Depicrnc用该药治疗了78例初治非小细胞肺癌,剂量30 mg/m²,每周1次。总有效率29.4%,中位有效期34周,中位生存期33周。

**(4) 吉西他滨**

吉西他滨(gemcitabine)是一个抗代谢的核苷衍生物,主要的不良反应是骨髓抑制,以血小板减少和贫血为甚,其他还有皮肤损害等。临床Ⅰ、Ⅱ期试验用于治疗晚期非小细胞肺癌,常用1 000 mg/m²,每周1次,连续3周,每4周重复,有效率20%～22%。同样的剂量也用于治疗小细胞肺癌,有效率27%。吉西他滨还可与顺铂合用。近来的研究发现,该药与放疗合用有放射增敏作用。

**(5) 培美曲塞**

培美曲塞(pemetrexed,alimta)是基于经典的抗代谢类药物甲氨蝶呤和氟尿嘧啶基础上研制的新一代抗代谢药,它同样作用于叶酸依赖性代谢途径,除抑制二氢叶酸还原酶(DHFR)及胸苷酸合成酶(TS),还抑制甘氨酰胺核苷甲酰基转移酶(GARFT)的活性;对氨基咪唑羧酰胺核苷甲酰基转移酶(AICARFT)也有一定的抑制作用,它们均为重要的叶酸依赖性辅酶,涉及嘌呤和胸腺嘧啶核苷生物合成的整个过程。培美曲塞正是通过对这些关键酶活性进行多靶点抑制,使得嘌呤和胸腺嘧啶核苷生物合成减少,从而影响肿瘤细胞DNA合成,抑制细胞增殖。美国食品药品管理局(FDA)批准用于治疗恶性胸膜间皮瘤和非小细胞肺癌二线方案。培美曲塞推荐剂量为500 mg/m²,静脉滴注10 min以上,每21天滴注1次,使用时必须补充叶酸及维生素$B_{12}$。常见不良反应是血液系统毒性,以中性粒细胞数减少为著,常为剂量限制性毒性。另外,腹泻、黏膜炎、恶心、皮疹、疲乏及感觉异常也为常见的不良反应。

## 45.11.3 分子靶向治疗

肿瘤分子靶向治疗(molecular targeted therapy)是根据肿瘤发生、发展的分子生物学特征,利用瘤细胞和正常细胞分子生物学上的差异,开发选择性针对肿瘤而不影响正常细胞的药物,其作用靶点可以是细胞表面的生长因子受体或细胞内信号转导通路中重要的酶或蛋白质,能影响肿瘤细胞分化、周期、凋亡、迁移、浸润、淋巴转移、全身转移等过程。非小细胞肺癌靶向治疗主要包括单克隆抗体、抑制蛋白活性的小分子药物、抗血管生成药物、抑制蛋白翻译的反义RNA以及与细胞内分子特异性作用的药物等。目前研究最多且已经用于临床的是单克隆抗体、抑制酶蛋白活性的小分子药物及抗血管生成药物。

**(1) 表皮生长因子受体(EGFR)抑制剂**

EGFR家族包括Erb B1(EGFR)、Erb B2(HER2)、Erb B3(HER3)和Erb B4(HER4)4个结构相似的受体酪氨酸激酶蛋白。EGFR是酪氨酸激酶生长因子受体家族的成员之一。在肿瘤细胞的生长、修复和存活等方面具有极重要的作用。非小细胞肺癌中EGFR常表现为活性增高,文献报道非小细胞肺癌的 EGFR 阳性率为 23%～89%,主要表现有基因过度表达、基因扩增以及基因突变。其功能异常与生存期缩短、淋巴结转移、化疗抗拒等相关。EGFR 酪氨酸激酶抑制剂(EGFR tyrosine kinase inhibitor,EGFR-TKI)是一类能作用于细胞内受体酪氨酸激酶区的小分子药物,从而抑制酪氨酸激酶磷酸化和下游信号转导,通过促凋亡、抗血管生成、抗分化增殖和抗细胞迁移等起作用。目前应用于临床的有吉非替尼(gefitinib,irressa)和厄洛替尼(erlotinib,tarceva)两种药物。另一类是抗 EGFR 的单克隆抗体。

1)吉非替尼 对吉非替尼治疗非小细胞肺癌已经有了多项临床研究。在 IDEAL-1 和 IDEAL-2 的研究中,对于化疗失败的非小细胞肺癌,吉非替尼每日 250 mg 或每日 500 mg,其有效率分别为 18% 和 10%,有效率不随剂量的增加而提高,另外也发现 IDEAL-1 的有效率高于 IDEAL-2 是因为前者中包含了 50% 的日本人,其有效率明显高于欧美人种的有效率,达到了 27.5%。两个试验中欧美人种的有效率均在 10%(表 45-10)。而吉非替尼无论二线还是三线治疗非小细胞肺癌,疗效无区别。最常见的毒性为 1～2 级腹泻、皮疹[64,65]。

表 45-10 吉非替尼用于化疗失败的非小细胞肺癌的疗效(IDEAL-1 和 IDEAL-2 研究)

| 项目 | IDEAL-1 ($n=210$) | | IDEAL-2 ($n=216$) | |
|---|---|---|---|---|
| | 250 mg/d | 500 mg/d | 250 mg/d | 500 mg/d |
| 有效率(%) | 18.4 | 19.0 | 12 | 10 |
| 疾病控制率(%) | 54.4 | 51.4 | NR | NR |
| 症状改善率(%) | 40.3 | 37.0 | 44 | 40 |
| 中位生存期(月) | 7.6 | 8.0 | 7.0 | 6.0 |

在 ISEL 研究中,吉非替尼作为二、三线药物治疗晚期非小细胞肺癌,与安慰剂随机双盲对照,共治疗 1 692 例,按 2:1 随机。结果显示,吉非替尼和安慰剂的中位生存期分别为 5.6 个月和 5.1 个月($P=0.11$),两组无显著差异(表 45-11)。但在亚组分析中,显示东方人治疗组和对照组的中位生存期分别为 9.5 个月和 5.5 个月($P=0.01$),治疗组比对照组足足延长了 4 个月;不吸烟者治疗组和对照组分别为 8.9 个月和 6.1 个月($P=0.01$),同时在腺癌、非腺癌组及女性、男性亚组分析中,也显示病理为腺癌及女性患者疗效较好。至此认为酪氨酸激酶抑制剂(TKI)治疗非小细胞肺癌的临床优势人群为:东方人、腺癌患者、不吸烟者及女性[66]。

2004 年,在抗 EGFR 靶向治疗研究中有一个重要的发现。这是美国 Lynch 等对 17 例肺癌患者 EGFR 基因突变的研究,他们发现在 9 例吉非替尼治疗有效的患者中,8 例有基因突变;而 8 例无效患者均无突变。同时,Meyerson 等的研究也证实 5 例有效患者均有 EGFR 基因突变,而 4 例无效患者均无突变。他们还检测了日本肺癌患者,发现 EGFR 基因突变率为 15/58,而美国患者则为 1/61。从而解释了吉非替尼在东方和西方肺癌患者疗效差异的原因。结果表明,EGFR 基因突变可以预测患者对吉非替尼的反应。

表 45-11 吉非替尼的 ISEL 研究结果

| 项目 | 例数(百分比) | |
|---|---|---|
| | 吉非替尼($n=959$) | 安慰剂($n=480$) |
| 客观有效率 | 77(8%) | 6(1%) |
| 完全缓解 | 1 | 0 |
| 部分缓解 | 76(8%) | 6(1%) |
| 疾病稳定 | 304(32%) | 148(31%) |
| 疾病控制率 | 40% | 32% |
| 疾病进展 | 360(37%) | 232(48%) |
| 无法评估 | 218(23%) | 94(20%) |
| 中位生存期(月)* | 5.6 | 5.1 |

*:$HR=0.89$ (0.77～1.02),$P=0.087$。

另外几个研究则为了明确吉非替尼联合化疗是否能增加化疗的疗效。在 INTACT-1 研究中,晚期非小细胞肺癌患者接受顺铂+吉西他滨方案化疗的同时随机分为接受安慰剂或吉非替尼(250 mg/d 或 500 mg/d)治疗。结果 3 组的中位生存期分别为 10.9 个月、9.9 个月和 9.9 个月($P=0.46$);1 年生存率分别为 44%、41% 和 43%;有效率分别为 44.8%、50.3% 和 49.7%。在 INTACT-2 研究中,晚期非小细胞肺癌接受紫杉醇+卡铂方案化疗的同时随机接受安慰剂、吉非替尼 250 mg/d 或 500 mg/d 治疗。结果 3 组的有效率分别为 28.7%、30.4% 和 30.0%;中位生存期分别为 9.9 个月、9.8 个月和 8.7 个月($P=0.64$);1 年生存率分别为 42%、41% 和 37%。表明吉非替尼联合化疗治疗非小细胞肺癌非但不能增加疗效,反而有可能降低疗效[67,68]。

在 SWOG-0023 研究中,患者在接受同期化放疗和多西他赛(泰素帝)巩固化疗后,随机接受吉非替尼或安慰剂作为维持治疗。255 例随机进入吉非替尼维持治疗组和安慰剂组。两组的中位生存期分别为 19 个月和 29 个月($P=0.09$),中位无进展生存期(PFS)分别为 11 个月和 10 个月($P=0.54$),显示吉非替尼维持治疗没有明显延长生存期[69]。

2)厄洛替尼 厄洛替尼是另一个 EGFR-TKI,可选择性地直接抑制 EGFR 酪氨酸激酶并减少 EGFR 的自身磷酸化作用,从而导致细胞生长停止和走向凋亡。NCIC 的一项Ⅲ期临床试验 BR.21 比较了厄洛替尼和安慰剂对既往化疗失败的非小细胞肺癌的疗效,共入组 731 例,患者按 2:1 比例随机进行厄洛替尼或安慰剂治疗。厄洛替尼组 488 例,有效率 8.9%,中位缓解期 34.2 周。疾病无进展生存期在厄洛替尼组较安慰剂明显延长,分别为 2.2 个月和 1.8 个月($P<0.0001$),减少了 39% 的病情进展风险。厄洛替尼组总生存时间也明显延长,分别为 6.7 个月和 4.7 个月($P<0.0001$),减少死亡风险 29%,1 年生存率在两组分别为 31% 和 22%,临床获益率在两组分别为 44% 和 29%,中位缓解持续时间也较安慰剂为长,分别为 7.9 个月和 3.7 个月。皮疹和腹泻仍然是最常见的反应。另一方面,厄洛替尼较安慰剂延长了症状恶化时间,改善患者生存质量。亚组分析表明,有效率与患者一般情况及既往治疗无关,而女性、腺癌、不吸烟者效果好。BR.21 试验第 1 次证实了靶向治疗能改善非小细胞肺癌患者的生存。目前厄洛替尼已被 NCCN 中国版正式列入非小细胞肺癌的二线治疗方案。

3)西妥昔单抗(cetuximab,erbitus,C225) 这是针对 EGFR 的单克隆抗体(免疫球蛋白 IgG1),系人源化的嵌合体。它可以阻断 EGF 和肿瘤生长因子 α(TGF-α)与 EGFR 的结合。这一竞争性结合的后果是抑制了相关配体结合后的酪氨酸激酶活性和其后的肿瘤生长。Ⅰ期临床研究显示,西妥昔单抗 200~400 mg/m² 单用或与化疗联合安全性好。Hanna 等报道的一项西妥昔单抗单药治疗复治非小细胞肺癌的研究中,可评价病例 58 例,有效率 4.5%、疾病控制率 35%。试验组和对照组的中位生存期分别是 9.6 个月和 6 个月,1 年生存率为 64% 和 39%。最常见的毒性作用是皮疹(77%)。Rosell 等对比 NP 化疗方案(NVB+顺铂)或 NP 联合西妥昔单抗方案的Ⅱ期随机临床研究,报道时西妥昔单抗治疗组 43 例,对照组 43 例。治疗组与对照组的有效率分别为 31.7% 和 20%。研究者认为西妥昔单抗联合 NP 方案能提高疗效,毒性可以耐受。

(2)抗血管生成因子

血管生成是肿瘤生长和转移的关键步骤之一,因而抗血管生成成为肿瘤靶向治疗的热点。主要包括以下几类药物。

1)血管内皮生长因子(vascular endothelial growth factor,VEGF)和血管内皮生长因子受体(vascular endothelial growth factor receptor,VEGFR)抑制剂 VEGF 和 VEGFR 是内皮细胞增殖、新生血管形成及血管渗透性等过程中最重要的分子。VEGF 有 5 个异构体,VEGF 可与 VEGFR1、VEGFR2 结合而启动血管生成。肺癌中 VEGF 的表达率 40%~50%,其表达与不良预后相关。VEGFR 的表达也与肿瘤预后相关。目前针对 VEGF 途径的靶向治疗包括抗 VEGF 单克隆抗体和 VEGFR-TKI 两大类。

贝伐珠单抗(bevacizumab,avastin):贝伐珠单抗是重组人源化抗 VEGF 的单克隆抗体,能与所有 VEGF 异构体结合,阻止 VEGF 与受体结合,从而抑制 VEGF 的活性。Ⅱ期随机研究中用紫杉醇+顺铂(PC)化疗方案(对照组)或紫杉醇+顺铂联合贝伐珠单抗(PCB)方案(贝伐珠单抗组),共治疗了 99 例晚期非小细胞肺癌。贝伐珠单抗组与对照组的有效率分别为 31.5% 和 18.8%,中位生存期分别为 17.7 个月和 14.9 个月,化疗联合贝伐珠单抗能增加紫杉醇+顺铂化疗方案的疗效。贝伐珠单抗组最突出的不良反应是出血,其中少数为皮肤黏膜出血,大部分为咯血。咯血者主要为鳞癌患者、有肿瘤坏死空洞者、肿瘤邻近大血管者。研究认为非鳞癌者更能获益且安全性好。在 ECOG4599[70] 的研究中,随机对比 PC 化疗与 PCB 用于一线治疗晚期非小细胞肺癌。病例选择标准：初治非小细胞肺癌（非鳞癌）、PS 0～1 者、无脑转移者。患者随机接受 PC 方案或 PCB 方案治疗，共 878 例。PC 方案和 PCB 方案的有效率分别为 10% 和 27.7%（$P<0.0001$），男性有效率分别为 12.2% 和 23.5%（$P=0.006$）、女性分别为 7.4% 和 31.7%（$P<0.0001$）；PC 方案和 PCB 方案的中位疾病无进展生存期分别为 4.5 个月和 6.4 个月（$P<0.0001$），中位生存期分别为 10.2 个月和 12.5 个月（$P=0.0075$），1 年生存率分别为 43.7% 和 51.9%。PCB 方案的疗效均优于 PC 方案。分层分析显示，总生存期方面男性接受 PCB 方案更能获益（$HR=0.69, P=0.003$）。PC 和 PCB 方案的 4 级粒细胞减少分别为 16.4% 和 24%（$P=0.006$）、4 级血小板减少分别为 0% 和 1.4%（$P=0.01$）、3～4 级出血分别为 0.7% 和 4.5%（$P<0.001$）。研究显示，与 PC 方案相比，PCB 在非鳞癌的治疗中能明显提高生存期，而且毒性可耐受。而且第 1 次使晚期非小细胞肺癌的中位生存期超过 1 年。

VEGFR-TKI：ZD6474 是 EGFR2 和 EGFR 的受体 TKI。临床前研究中体内和体外试验对肿瘤均有生长抑制作用。Natale 等报道的一项研究中，病例选择包括一线或二线含顺铂方案治疗后进展者，患者随机接受 ZD6474 300 mg（83 例）或吉非替尼 250 mg（85 例）治疗，中位肿瘤进展时间分别为 11.9 周和 8.1 周（$P=0.011$）。ZD6474 的主要不良反应包括Ⅰ～Ⅱ级皮疹和腹泻，另外 21.7% 发生无症状心电图 QT 间期延长（Ⅰ级）。Herbst 等进行的一项多西他赛或联合 ZD6474 二线治疗非小细胞肺癌的随机研究中，127 例晚期非小细胞肺癌随机分组：紫杉醇＋安慰剂、紫杉醇＋ZD6474 100 mg、紫杉醇＋ZD6474 300 mg 3 组，中位肿瘤进展时间分别为 12 周、18.7 周和 17 周。Heymach 等进行了一项 PC 方案联合 ZD6474 治疗初治非小细胞肺癌的Ⅱ期临床研究，共 25 例，最常见的不良反应包括疲乏、腹泻、皮疹和恶心，6 例发生心电图 QT 间期延长（1 级 5 例，2 级 1 例），无治疗相关死亡病例。疗效评价：有效 12 例、稳定 2 例。研究者认为，ZD6474 联合 PC 方案耐受性尚好，可进行Ⅲ期临床试验[71-73]。

## 45.11.4 化疗敏感性的预测

最近药理遗传学（pharmacogenetics）和药理基因组学（pharmacogenomics）的研究表明，患者基因的单核苷酸多态性（single neucleotide polymorphism，SNP）、肿瘤组织的基因表达等分子水平的特点与化疗的预后相关。检测药物基因组学有助于开展个体化治疗，提高疗效，降低不良反应。

顺铂等细胞毒性化疗药物损伤肿瘤后，肿瘤细胞的 DNA 修复机制启动。具有较高修复能力的肿瘤细胞易对化疗耐药，反之，DNA 修复基因的多态性可能因其修复能力的不同从而影响化疗的敏感性。DNA 修复包括烷化 DNA 修复（DNA 甲基鸟嘌呤甲基转移酶 MGMT）、碱基切除修复（XRCC1 等）、核苷酸切除修复（ERCC1、XPD 等）、错配修复（MLH1、MSH 等）、重组修复（NHEJ 等）。研究提示，DNA 修复基因的表达状况可能作为化疗的相对理想预测因子。

Rosell 等进行的一项研究中，对接受吉西他滨＋顺铂方案（GP）化疗的晚期非小细胞肺癌的肿瘤标本进行分析显示，核糖核苷还原酶 M1（ribonucleotide reductase subunit M1，RRM1）mRNA 低表达者的有效率高，能延长总生存期，低表达者和高表达者的中位生存期分别为 13.7 个月和 3.6 个月（$P=0.009$）。Felip 等对 67 例接受吉西他滨＋顺铂方案术前化疗的ⅡB～Ⅲ期非小细胞肺癌的标本进行分析。研究对石蜡包埋标本抽取 mRNA 进行 ERCC1、RRM1 和 XPD 基因表达检测。总体病例的化疗有效率为 7%，中位生存期 38 个月。对 RRM1 的表达水平划分成 4 个区间，与最高表达的 1/4 象限者相比，最低表达的 1/4 象限者能显著降低死亡危险（$RR=0.30, P=0.033$）。RRM1 mRNA 表达最低 1/4 象限者和最高 1/4 象限者的中位生存期分别为 52 个月和 26 个月（$P=0.018$）。研究认为，RRM1 低表达能预测 GP 方案疗效，ERCC1 和 XPD 表达水平的分析则未显示意义。

在一项选择吉西他滨＋顺铂方案治疗晚期非小细胞肺癌的研究中，对 56 例 ERCC1 mRNA 表达水平分析显示，高表达者和低表达者的中位生存期分别为 5 个月和 15 个月。最近 Rosell 等进行的一项前瞻性随机临床试验对 ERCC1 mRNA 水平与含铂或非铂方案疗效相关性进行了研究。取得肿瘤组织活检标本的Ⅳ期非小细胞肺癌按 1：2 随机进入对照组（A 组）或基因型检测组（B 组）。对照组接受多西他赛＋顺铂方案化疗；基因型检测组中，肿瘤组织进行 ERCC1 mRNA 水平检测，低表达者接受多西他赛＋顺铂方案化疗（B1 组）、高表达者接受多西他赛＋吉西他滨方案化疗（B2 组）；对照组则对 ERCC1 mRNA 的表达进行回顾性分析。研究共 264 个可评价病例，结果显示 A 组（104 例）、B1 组（99 例）和 B2 组（64 例）的 ERCC1 mRNA 水平分别为 1.5、1.2

和 2.7,有效率分别为 40.4%、56.6% 和 37.7%。B1 组的有效率高于 A 组($P=0.04$),也高于 B2 组($P=0.02$)。A 组和 B1 组中化疗有效者的中位 ERCC1 水平较低,但 B2 组中有效者的 ERCC1 mRNA 表达水平则较高。

ERCC1 可能是预测顺铂耐药的重要指标,IALT 研究结果显示,对于 ERCC1 阴性的患者,辅助化疗组的中位生存时间比单纯手术组增加了 14 个月(56 个月对 42 个月,$P=0.002$),辅助化疗组中,阴性组也比阳性组增加了 6 个月,而在 ERCC1 阳性组,做辅助化疗与否,差异没有统计学意义(50 个月对 55 个月,$P=0.40$)。

## 45.11.5 非小细胞肺癌的化疗

### (1) 对 Ⅰ~ⅢA 期能手术患者的化疗

手术是治疗非小细胞肺癌首选的方法。然而由于非小细胞肺癌有较高的远处转移倾向,因而许多患者胸腔内局部肿瘤被控制,然而最终仍死于远处转移。即使是 Ⅰ 期肺癌,手术后的 5 年生存率也就是 60%~70%,仍有超过 20% 患者发生转移而死亡。因此人们企图在手术后以辅助化疗来减少远处转移发生率,提高生存率。

1)术后辅助化疗 手术后的化疗称为术后辅助化疗(adjuvant chemotherapy),1995 年的 Meta 分析提示了含铂方案在非小细胞肺癌术后辅助化疗中的地位,之后欧洲的 IALT 研究首次肯定了含铂方案术后辅助化疗可提高 5 年生存率 4%。在 2004 年和 2005 年相继发表的 JBR.10[74] 研究和欧洲的 ANITA 研究,进一步明确了 Ⅱ 期、ⅢA 期非小细胞肺癌术后辅以长春瑞滨和顺铂化疗的价值,术后 5 年生存率分别提高 15% 和 8.2%。2005 年另一个研究 CALGB9633,借助 PC 方案,将 ⅠB 期非小细胞肺癌的 4 年生存率提高了 12%,但在 2006 年的 ASCO 大会上公布的该试验 5 年生存率却是阴性结果[75]。

ANITA 实验的最终结果,840 例患者随机入组,分为术后 4 周期长春瑞滨 + 顺铂(NP)辅助化疗或术后观察组。NP 方案为长春瑞滨 30 mg/m², 每周 1 次,连用 16 周;顺铂 100 mg/m²,d1,每 4 周重复。中位随访期为 70 个月。结果显示,两组总生存期和无病生存期差异显著,NP 组分别为 65.8 个月和 36.3 个月,观察组分别为 43.7 个月和 20.7 个月($P$ 值分别为 0.013 1 和 0.002)。2 年、5 年和 7 年生存率在 NP 组分别为 68%、51% 和 45%,观察组分别为 63%、43% 和 37%;Ⅰ、Ⅱ、ⅢA 期 5 年生存率在 NP 组分别为 62%、52% 和 42%,观察组分别为 63%、39% 和 26%,表明 NP 方案术后辅助化疗对 Ⅱ 及 ⅢA 期有生存获益,而对 Ⅰ 期患者则没有。NP 组不良反应是可预测和可处理的,药物相关毒性死亡率 1.7%。

表 45-12 显示几个大型非小细胞肺癌术后辅助化疗临床试验的结果,表明术后辅助化疗对 Ⅱ 及 ⅢA 期有生存获益,而对 Ⅰ 期患者则是阴性结果,其中 CALGB 试验对 ⅠB 期非小细胞肺癌只在 4 年生存率为阳性结果。

**表 45-12 术后辅助化疗对不同分期非小细胞肺癌生存期的影响**

| 研究项目 | ⅠA 期 | ⅠB 期 | Ⅱ 期 | ⅢA 期 |
| --- | --- | --- | --- | --- |
| IALT | 阴性 | 阴性 | 阴性 | 阳性 |
| NCIC | 未观察 | 阴性 | 阳性 | 未观察 |
| CALGB | 未观察 | 阳性 | 未观察 | 未观察 |
| ANITA | 未观察 | 阴性 | 阳性 | 阳性 |

关于 Ⅰ 期非小细胞肺癌手术后是否要做辅助化疗的问题,至今还无明确定论。鉴于 Ⅰ 期非小细胞肺癌手术后在 5 年内仍有 20% 左右的患者死于淋巴结或远处转移,目前建议对有高危因素(肿瘤细胞有丝分裂数增加、细胞分化差,有脉管浸润或有癌栓)的患者进行术后辅助化疗的研究,希望通过肿瘤增殖动力学、癌基因和抗癌基因的研究,将这些可能有淋巴结和远处转移的患者挑选出来。

2)新辅助化疗 对 ⅢA 期非小细胞肺癌的治疗,近年来出现了另一种化疗形式,称为新辅助化疗(neoadjuvant chemotherapy),小称术前诱导化疗,即在手术前进行化疗,或加术前放疗,然后再做手术。ⅢA 期患者,特别是有多个纵隔淋巴引流区转移者[ⅢA(N2)],在手术后有 50%~70% 会发生远处转移,所以新辅助化疗的目的在于减少可能已发生的远处转移。因为化疗开始越早,对微小转移灶越有效。同时化疗或加术前放疗,对原发灶的生长也有抑制,有可能减少手术中肿瘤播散的可能。

随着对非小细胞肺癌辅助化疗的不断肯定,有关术前化疗的研究再次引起人们的注意。Pisters 报道了迄今为止最大规模的一项有关术前化疗的 S9900 研究结果。这也是人们一直在关注的由 SWOG 牵头,ACOSOG、ECOG、NCCTG、NCIC 和 RTOG 等多家协作组织共同参加的研究。该研究的入组对象为ⅠB～ⅢA 期患者,共纳入 354 例患者,其中术前化疗组 180 例,单独手术组 174 例,最后确定为 335 例。术前化疗方案为紫杉醇 225 mg/m$^2$,卡铂曲线下面积(AUC)每分钟 6 mg/ml,3 周后重复,共 3 个周期。手术至少为肺叶 + 纵隔淋巴结采样术。全组按ⅠB/ⅡA 和ⅡB/ⅢA 分层。患者中位年龄为 64 岁,63% 为 T2 N0 M0,5% 为 T1 N1 M0,19% 为 T2 N1 M0,10% 为 T3 N0 M0,4% 为 T3 N1 M0;其中 31% 是腺癌。主要终点是术前化疗组的中位生存时间增加 33%,达 2.7 年。结果显示,77% 的患者完成术前 3 个周期的化疗,其影像学有效率为 40%,化疗组治疗相关死亡 3 例,手术后 30 天死亡在化疗组 6 例,单手术组 4 例。虽然是提前终止研究,但 S9900 研究仍然是早期非小细胞肺癌术前化疗最大规模的随机对照研究,它充分肯定了术前化疗这一方法的可操作性,无复发生存率和总生存率也显示出有利于术前化疗的趋向。

另一个研究是 Scagliotti 牵头的 CHEST Ⅲ期临床试验,该研究比较了术前 3 周期吉西他滨 + 顺铂化疗 + 手术与单独手术的疗效,原计划入组 700 例,因被认为不符合伦理学而提前终止。2000 年 9 月～2004 年 12 月,来自欧洲 44 个中心共 267 例患者被随机分入单独手术组(141 例)和术前化疗组(126 例)。结果显示,术前化疗组和单独手术组 6 个月无复发生存率分别为 89.1% 和 79.6%。

总体而言,术前化疗的地位目前没有术后化疗那么明确,而且可能也较难明确,因为大部分研究因伦理问题而被迫停止。

(2) 对不能手术局部晚期患者的化疗

对局部肿瘤较大、累及纵隔重要脏器、无手术指征的ⅢA 期,或因医学原因不能做手术的Ⅰ～Ⅱ期患者,放疗是他们治疗的另一个选择。临床经验表明,在放疗中也应该联合使用辅助化疗。如 Dillman 比较单纯放疗(60 Gy/30 次,6 周)与同样的放疗加上化疗(顺铂 + 长春碱)治疗ⅢA、ⅢB 期非小细胞肺癌的结果,治疗的中位生存期前者为 9.7 个月,而后者为 13.6 个月,4 年生存率分别为 7% 和 19%。Lee 治疗 79 例ⅢA、ⅢB 期非小细胞肺癌,采用 1.2 Gy/次,每日 2 次的超分割放疗,总照射量 69.6 Gy,同时用化疗(顺铂 + 依托泊苷)每 4 周 1 次。治疗后中位生存期 18.9 个月,2 年生存率 35%,而单纯放疗组分别是 10.9 个月和 22%。上述结果都支持放疗中使用辅助化疗的必要性。一般与放疗结合的化疗也用以顺铂为基础的多药联合化疗,但在药物的选择上要避免使用对心脏有毒性的药物如多柔比星类和对肺有毒性的博来霉素,因为放疗也会损伤心脏和肺,两者联合使用使综合治疗的毒性增加。化疗使用的频率以每 3～4 周为 1 个疗程,共 4～6 个疗程。对手术无法切除局部晚期(ⅢA、ⅢB 期)患者的标准方案,近来研究表明,行化疗加放疗加或不加手术能明显改善患者的 1、2、3 年生存率,2 年生存率为 25%～40%。对一般情况较好的患者可采用同期放疗的方法,但对一般情况较差的患者则应采用化疗和放疗序贯进行的方法。

(3) 对Ⅳ期患者的化疗

全身化疗对Ⅳ期非小细胞肺癌是否有益,即能否延长生存期及改善症状,提高生活质量的问题,已经有多个随机对照临床实验的 Meta 分析。Bonomi 复习了文献中 5 个上述随机对照研究,化疗组都使用以顺铂为基础的联合化疗,包括顺铂 + 长春地辛,以及 CAP(环磷酰胺 + 多柔比星 + 顺铂)、EP(依托泊苷 + 顺铂)、CMP(环磷酰胺 + 丝裂霉素 + 顺铂)方案,对照组仅用支持疗法。结果显示,化疗组的中位生存期为 8.5～34 周,而支持疗法组为 4～17 周;1 年生存率化疗组为 21%～38%,支持疗法组为 10%～12%。经统计学检验,虽然 5 个研究中仅 2 个研究的 $P < 0.05$,然而每个研究中化疗组和支持疗法组的自身比较都显示,无论是中位生存期或 1 年生存率,化疗组都两倍优于支持疗法组。有一个综合 11 个随机对照研究,包括 1 190 例非小细胞肺癌患者的 Meta 分析资料显示,与支持疗法相比,以顺铂为基础的联合化疗能使 1 年生存率从支持疗法的 16% 提高到 26%($P = 0.000\ 7$)。近 10 年来,通过各种临床试验结果的 Meta 分析,含铂的化疗方案对晚期非小细胞肺癌患者能延长生存期,同时减轻症状,提高生活质量。法国 IGR 癌症中心的 Delbaldo 等在 2003 年的 ASCO 年会上报道他们进行 Meta 分析的结果。共总结了 1980～2001 年间发表的 65 个临床研究,共涉及 14 618 例患者,比较单药方案与两药方案、两药方案与三药方案的差别,评价指标为有效率和 1 年生存率。其中 33 个研究比较单药方案与两药方案的差别,结果显示,两药方案的有效率优于单药方案($OR = 0.39, P < 0.001$);两药方案 1 年生存率明显优于单药方案($OR = 0.67, P < 0.001$)。

另32个研究比较三药方案与两药方案的差别。结果显示,三药方案的有效率优于两药方案(OR=0.64,$P<0.001$);三药方案1年生存率与两药方案相似(OR=0.90,$P=0.30$)。同时也证实疗效是两药优于单药,三药与两药方案的生存期相似但毒性增加。在含铂的两药方案中,新药联合方案比老药联合方案有效率提高20%(25%对40%~50%),平均中位生存期延长2~3个月(6个月对9个月),1年生存率提高10%~15%(25%对40%)。目前达成的共识,在一线化疗方案中,第3代新药联合铂类的两药方案是晚期非小细胞肺癌的标准治疗方案,与老药相比,有效率提高,毒副作用减少;与最佳支持治疗(BSC)相比,可以延长生存期。

关于化疗药物的选择,在第3代新药联合铂类的化疗方案之间,有没有最佳方案?以ECOG1594、TAX326及SWOG9509为代表的随机对照临床试验所得出的结论可作为研究晚期非小细胞肺癌化疗方案的循证医学证据。

ECOG1594比较了4个含铂的两药联合方案,分别是:吉西他滨+顺铂(GC),紫杉醇+顺铂(PC),多西他赛+顺铂(DC),紫杉醇+卡铂(PCb)。其中GC为4周方案。入组的患者为PS 0~2,其中87%为Ⅳ期,4组患者的有效率、1年和2年生存率及总生存率均无统计学差异,其中GC方案较作为标准方案的PCb有略为延长的肿瘤进展时间(4.2个月)。Ⅲ~Ⅳ度的毒副作用4组基本相似,GC方案血小板数减少、贫血和肾脏毒性较多,而DC方案则表现为高敏反应。

TAX326研究的对照方案为长春瑞滨+顺铂(NC),试验方案为DC或DCb方案。DC方案与NC方案相比,总生存期分别为11.3个月和10.1个月($P=0.044$),有效率分别为31.6%和24.5%($P=0.029$)。与对照组相比,含多西他赛方案Ⅲ~Ⅳ度的毒副作用少见,Ⅲ~Ⅳ度的粒细胞缺乏、血小板减少、感染3组无显著差别,NC方案更易出现因毒副作用推迟或终止治疗以及住院期延长,而Ⅲ~Ⅳ度的腹泻在含多西他赛方案中更为常见,不可逆的周围神经毒性在含多西他赛方案中也仅为1%,明显少于DCb方案的7%~13%;生活质量较NC方案也明显为好;体重减轻和体能状况(KPS)评分降低也较NC方案少见。这是至今一线治疗晚期非小细胞肺癌病例数($n=1\,218$)最多的Ⅲ期临床试验,也是第1次在Ⅲ期临床试验中显示一种含铂方案在生存率方面优于另一种含铂方案。

SWOG9509研究比较PCb和NC方案,有效率和中位生存期两组相似,但NC方案毒副作用常见,表现为更多的Ⅲ~Ⅳ度白细胞数减少、粒细胞缺乏、恶心和呕吐,以及剂量强度减低,而PCb方案Ⅲ~Ⅳ度的感觉神经毒性常见。两组的生活质量无明显差别。

第3代新药方案与铂类组成的两药方案疗效相似,毒副作用不同,患者的耐受性较好。各新药毒副作用主要表现为:多西他赛易引起骨髓抑制,长春瑞滨产生神经、血管毒性和骨髓抑制,紫杉醇有较明显的肌肉关节疼痛、脱发、过敏等,吉西他滨易致血小板减少。这些化疗方案治疗晚期非小细胞肺癌得到广泛认可,第3代含铂双药方案已成为当今治疗转移性非小细胞肺癌的标准方案。

关于两种铂类比较,卡铂和顺铂治疗晚期非小细胞肺癌的等效性问题仍有争议。2006年ASCO的CISCA报道是首个关于治疗等效性的个体病例—对照数据Meta分析,比较顺铂或卡铂为基础方案作为晚期非小细胞肺癌一线化疗的随机临床试验进行个体病例数据Meta分析,检索到9项试验,共计2 968例患者,随机接受顺铂(1 489例)或卡铂(1 479例)为基础的化疗,含顺铂化疗方案有效率为30%,含卡铂的化疗方案有效率为24%,OR为1.37(95%可信区间:1.16~1.62,$P<0.001$)。而总生存率,卡铂的相关死亡风险较顺铂高7%,但两者无显著性差异($HR=1.07$,95%可信区间:0.99~1.15,$P=1.101$)。接受含顺铂方案化疗的患者恶心、呕吐和神经毒性的发生率较高,而接受含卡铂方案化疗的患者血小板数减少的发生率较高。亚组分析显示,在非鳞状细胞性的非小细胞肺癌患者和接受第3代新药化疗的患者中,含顺铂方案能显著延长生存期。因此得出结论:含顺铂的化疗方案在有效率方面优于含卡铂的方案,但增加的有效率并不能转换为生存获益;对于部分晚期非小细胞肺癌患者采用以顺铂为基础的第3代药物化疗可以获益更多。

有关晚期非小细胞肺癌化疗的疗程数问题,也有循证医学的资料。Smith等报道英国的Ⅲ期临床研究:选择ⅢB和Ⅳ期,PS 0~2的非小细胞肺癌患者,随机分组,一组予MVP方案化疗3个疗程,另一组化疗6个疗程。结果:两组患者完成3个疗程的百分率分别为72%、73%,6个疗程组患者只有31%患者按计划完成治疗;两组患者的中位生存期(6个月对7个月)及1年生存率(22%对25%)均无差别。两组患者平均肺癌相关症状缓解的时间均为4.5个月;3个疗程组患者的生活质量有改善,不良反应主要表现为乏力、恶心和呕吐,6个疗程组贫血

>3个疗程组。Socinski等报道多中心Ⅲ期临床研究:230例ⅢB和Ⅵ期的非小细胞肺癌患者随机分成两组:A组予PCb化疗4个疗程,B组则一直化疗至疾病进展。结果显示,两组患者的中位生存期及1年、2年生存率均无差别。B组患者的周围神经症状明显多于A组。一线肺癌化疗疗程数一般认为4个疗程较为适宜,疗效和耐受性好者可给予6个疗程。

对晚期非小细胞肺癌患者,目前最好的一线治疗有效率30%~40%。对局部晚期的患者,许多患者(50%~60%)在肿瘤缓解相当长一段时间后复发。复发后的体能状态仍然保持较好。Marinis等分析了培美曲塞和多西他赛二线治疗非小细胞肺癌Ⅲ期对照研究的数据,得出非小细胞肺癌单药二线化疗确实可改善患者的症状,特别是在达到疾病缓解或稳定的患者中,而且培美曲塞和多西他赛在缓解症状方面疗效相当。

目前,美国FDA已批准3种药物作为非小细胞肺癌的二线治疗,即多西他赛、培美曲塞和厄洛替尼。加拿大Shepherd的TAX317研究一线含铂方案(不含紫杉醇)化疗失败的非小细胞肺癌患者,二线治疗比较单药多西他赛与最佳支持治疗(BSC)的临床试验,结果表明75 mg/m²的多西紫杉醇较BSC能延长生存期(7.5个月对4.6个月,$P=0.01$),毒副作用可以耐受。在另一项试验TAX320中,Fosella比较了多西他赛与长春瑞滨或异环磷酰胺(IFO)二线治疗非小细胞肺癌的疗效,尽管就中位生存期而言,3种药物无明显差别,但多西他赛组较长春瑞滨或异环磷酰胺的1年生存率明显延长(30%对20%,$P=0.005$),总有效率在两组中分别为7%(75 mg/m²)、11%(100 mg/m²)和1%,也有显著性差异。正是这两项试验奠定了多西他赛在非小细胞肺癌二线治疗中的地位。Schuette在2005年ASCO会议上报道一项多中心Ⅲ期临床试验,对比多西他赛每周方案和3周方案二线治疗非小细胞肺癌,有效率分别为12.6%和10.5%,3周方案中位生存期为5.8个月,而一周方案尚未达标,既往一线未接受紫杉醇的患者能明显从一周方案中获得生存上的改善。

2003年,Hanna一项Ⅲ期临床试验比较了多西他赛和培美曲塞二线治疗非小细胞肺癌,两组有效率基本相同,分别为9.1%和8.8%,中位无进展生存期都为2.9个月,中位生存时间为8.3个月和7.9个月,1年生存率两组相同为29.7%,但多西他赛的毒副作用明显较培美曲塞严重,表现为Ⅲ~Ⅳ度的粒细胞缺乏、发热、脱发、住院延长、需要更多的重组人粒细胞集落刺激因子(G-CSF)的支持等。

## 45.11.6 小细胞肺癌的化疗

小细胞肺癌是一种有高度远处转移倾向的肿瘤,即使在原发肿瘤还处于早期时,已有2/3左右患者发生了亚临床的远处转移。由于小细胞肺癌对化疗较敏感,因而化疗已成为小细胞肺癌治疗的基石。但是单用化疗的疗效还不够好,必须同时进行胸腔局部肿瘤的治疗,如放疗或手术。

化疗是小细胞肺癌的基本治疗。临床上使用多药联合化疗的疗效达70%左右。对于局限期的小细胞肺癌,目前的标准治疗为化疗+放疗。20世纪70年代,环磷酰胺、多柔比星、长春新碱(CAV方案)是治疗小细胞肺癌的一线方案。80年代,依托泊苷+顺铂(EP方案)被证实治疗小细胞肺癌有效。Mascaux等发表了一项文献系统回顾,发现EP方案具有显著的生存益处,而毒性显著降低,确定了EP替代CAV成为一线治疗小细胞肺癌(包括局限期和广泛期)的标准方案。这些方案治疗的有效率为70%~90%,治后局限期者的中位生存期为12~18个月,广泛期者为7~9个月。对老年小细胞肺癌曾使用口服依托泊苷,亦有较好的姑息性治疗效果,在老年人无论局限期或广泛期总有效率为76%,中位生存时间为9.5个月,2年总生存率10%,且能明显改善老年人的生活质量。EP化疗方案的不良反应小。联合放疗时,EP方案的黏膜和血液系统毒性低于含环磷酰胺或多柔比星的方案。另一项随机试验显示,对于体能状况较差的小细胞肺癌患者,采用卡铂替代顺铂可获得相似的疗效及生存率,并可降低顺铂导致的毒性。

过去10年里,已证实对小细胞肺癌有抗癌活性的新药有紫杉类、吉西他滨、长春瑞滨、喜树碱及培美曲塞等。这些新药单药治疗小细胞肺癌的疗效在7%~39%,其中紫杉醇、伊立替康、拓扑替康和氨柔比星的有效率>30%[76,77]。新药联合方案的疗效在35%~89%,大多数方案有效率均>50%。日本进行的一项伊立替康+顺铂(IP方案)与标准EP方案对照的随机临床试验。结果显示,IP组的中位生存期和2年生存率(12.8个月,19.5%)均显著高于EP组(9.4个月,5.2%)。依据此项试验,日本批准IP为广泛期小细胞肺癌的一线化疗方案[78]。而另一项美国设计实施的相似试验未发现同样的结果。IP方案:伊立替康65 mg/m²,d1、d8,顺铂30 mg/m²,d1、d8,21天重复;EP方案:顺铂60 mg/m²,d1,依托泊苷120 mg/m²,d1~3,21天重复。结果显示,两组的有效率（IP:48%；EP:43%）、中位疾病进展时间（IP:4.1个月；EP:4.6个月）、中位生存期（IP:9.3个月；EP:10.2个月）及1年生存率（IP:35%；EP:36%）均无显著性差异。但是在治疗毒性方面，IP组患者骨髓抑制低于EP组，而腹泻较多见[79]。对于这两个相似试验结果不同的解释之一可能是由于种族的不同。目前尚无其他新药联合方案与标准方案（EP）的对照随机Ⅲ期试验结果，所以EP方案仍然是小细胞肺癌的标准治疗。

70%～80%的局限期小细胞肺癌患者和几乎所有的广泛期患者均可复发或者疾病进展，复发患者的预后很大程度上取决于一线治疗结束时至疾病复发的间隔时间长短，二线治疗根据复发时间早晚选择不同的方案。一线治疗后3个月内复发者，PS<2，可选用异环磷酰胺、紫杉醇、多西他赛、吉西他滨等药；3～6个月内复发者，可予以标准的二线化疗方案；6个月后复发者，可继续用原方案化疗。拓扑替康单药与CAV方案治疗复发性小细胞肺癌的疗效，两者的缓解率和中位疾病进展时间无显著性差异，中位生存期亦相似；对血液系统和非血液系统的毒性相似。但肿瘤相关症状（包括声嘶、呼吸困难、乏力、纳差、日常活动障碍）的改善率，拓扑替康单药显著优于CAV方案。研究表明，对于曾接受过治疗的小细胞肺癌，拓扑替康单药不仅可达到与CAV方案相同的缓解率和生存期，且姑息治疗效果优于CAV方案。

## 45.12 对症治疗

（1）上腔静脉综合征

肺癌的纵隔淋巴结转移压迫上腔静脉，产生上腔静脉综合征，引起头颈部肿胀、发绀、胸壁静脉怒张以及呼吸困难等症状。用放疗相当有效，可缓解症状，延长生存期，有10%～20%患者放疗后生存期超过2年。对症状、体征严重的患者先选用放疗，适当配用脱水剂，然后根据不同病理类型选择化疗方案。对症状、体征相对轻一些的患者可考虑先用化疗再放疗。

（2）脑转移

肺癌脑转移的发生率较高，为20%～50%，是肺癌治疗失败的常见原因。其中以小细胞肺癌更为常见。常见症状有头痛、意识障碍、精神异常、视力改变、失语、肢体活动障碍及共济失调等。脑CT和MRI的应用对脑转移的诊断和放疗的定位有较高价值。脑转移患者从有颅脑症状开始，如不积极治疗，常在3个月内死亡。对原发灶已控制，脑单个转移灶一般可采用手术治疗，但真正能进行手术的病例仅占20%左右。放疗是治疗脑转移的主要手段。如果患者脑转移的临床症状和体征不很严重，建议先采用全脑照射，剂量为30 Gy/10次，2周；然后对局部肿瘤加量15 Gy/5次，1周。如果患者有明显的脑部占位症状，急需缓解症状，则先进行局部占位病灶的放疗，可用立体定向放疗等，待症状缓解后，再进行全脑放疗。在放疗期间应使用脱水剂和皮质激素以减轻脑水肿。脑转移灶放射后局部复发或出现新的脑转移灶时可再次治疗，对这类患者以减轻症状为主，不必过多考虑脑损伤问题。对脑转移合并其他部位转移或肺原发灶未控制者以化疗为主。应选用能通过血—脑屏障的药物，如卡莫司汀（BCNU）、亚硝脲（CCNU）、替尼泊苷（VM26）等，配合其他化疗药物。如脑转移灶症状明显，可同时配合脑照射。

（3）恶性胸腔积液

肿瘤侵犯胸膜引起肿瘤在胸膜腔内种植，产生恶性胸腔积液，常为血性。以腺癌更多见。对胸腔积液量较多引起症状者，应在无菌操作下行胸腔穿刺抽液，一次抽液不宜超过1 000 ml，以避免纵隔摆动，导致心脏并发症，甚至心搏骤停。近来常使用24h胸膜腔持续引流胸腔积液，此方法更安全，一次能把胸腔积液抽净。抽胸腔积液后应往胸膜腔内注入药物，可用抗癌药物，如顺铂等。也可使用免疫治疗制剂，如干扰素，或中药制剂如榄香烯。对多数患者在抽胸腔积液2～3次后，胸腔积液量减少呈包裹状及胸膜增厚。在处理胸腔积液的同时，若患者情况许可，应采用全身化疗。除上述处理外，曾有学者试用全胸膜腔照射，用光子束加电子束混合射线，或用调强放疗，但是疗效并没有肯定。

（4）骨转移

骨转移是肺癌最常见的远处转移，产生疼痛和病理性骨折。椎体的转移能压迫脊髓引起横断性截瘫。可用放疗作姑息性治疗，常采用快速照射，如25 Gy/5次，或30 Gy/10次，止痛效果出现迅速，并能持续数月。若多处骨转移，可结合放射性核素内照射和外放射，仍能取得较佳姑息止痛疗效。双膦酸盐的使用不仅能在一定程度上缓解疼痛，更能减少骨相关事件的发生，从而延缓骨转移的发展，改善生活质量。

（蒋国梁　陈海泉　常建华　王　群　朱雄增）

# 主要参考文献

[1] 上海市疾病预防控制中心.2006年上海市恶性肿瘤报告.上海市疾病预防控制中心专业报告,2007:35-36.
[2] Song S, Takashima S, Li F, et al. Mass screening for lung cancer with mobil spiral CT. Lancet, 1998,351:1242.
[3] WHO. Histoloyical classification for lung cancer 2004.
[4] 蒋国梁. 原发性肺癌伴发的综合征. 见:蒋国梁主编. 肿瘤伴发性综合征. 上海:上海医科大学出版社,1998:206-207.
[5] Shon IH, O'Doherty, Maisey MN. Positron emission tomography in lung cancer. Sem Nucl Med, 2002, 4:240-271.
[6] Kalff V, Hicks RJ, MacManus MP, et al. Clinical impact of 18-fluorodeoxyglucose positron emission tomography in patients with non-small-cell lung cancer: a prospective study. J Clin Oncol, 2002, 19:111-118.
[7] Laking G, Price P. 18-Fluorodeoxyglucose positron emission tomography (FDG-PET) and the staging of early lung cancer. Thorax, 2001, 56:38-44.
[8] Kalff V, Hicks RJ, MacManus MP, et al. Clinical imapact of 18-fluorodeoxyglucose positron emission tomography in patients with non-small-cell lung cancer: a prospective study. J Clin Oncol, 2002, 19:111-118.
[9] Erdi YE, Rosenzweig K, Erdi AK, et al. Radiotherapy treatment planning for patients with non-small cell lung cancer using positron emission tomography (PET). Radioth Oncol, 2002, 62:51-60.
[10] Vanuytsel LJ, Vansteenkiste JF, Stroobants SG, et al. The impact of 18-fluoro-2-deoxy-D-glucose positron emission tomography (FDG-PET) lymph node staging on the radiation treatment volumes in patients with non-small cell lung cancer. Radioth Oncol, 2000, 55:317-324.
[11] Akhurst T, Downey RJ, Ginsberg MS, et al. An initial experience with FDG-PET in the imaging of residual disease after induction therapy for lung cancer. Ann Thorac Surg, 2002, 73:259-264.
[12] Akhurst T, Downey RJ, Ginsberg MS, et al. An initial experience with FDG-PET in the imaging of residual disease after induction therapy for lung cancer. Ann Thorac Surg, 2002, 73:259-264.
[13] Choi NC, Fischman AJ, Niemierko A, et al. Dose-response relationship between probability of pathologic tumor control and glucose metabolic rate measured with FDG PET after preoperative chemoradiotherapy in locally advanced non-small-cell lung cancer. Int J Radiat Oncol Biol Phys, 2002, 54:1024-1035.
[14] Fu XL, Zhu XZ, Shi DR, et al. Study of prognostic predictors for non-small cell lung cancer. Lung Cancer, 1999, 23(2):143-152.
[15] 蒋治勤,蒋国梁,施达仁,等.1期非小细胞肺癌预后因素的研究.中华肿瘤杂志,2004,26(6):364-368.
[16] Keller SM, Adak S, Wagner H, et al. Mediastinal lymmgh node dissection improves survival in patients with stage I and III a non-small cell lung cancer. ECOG. Ann Thorac Sarg, 2000,70:358-363.
[17] Wu YL, Huang IF, Yang XN, et al. A randomized trial of systemic node dissection in respectable non-small cell lung cancer. Lung Cancer, 2002, 3611:3616.
[18] Arriagada R, Bergman B, Dunant A, et al. Cisplatin-based adjuvant chemotherapy patients with completely resected non-small cell lung cancer. N Engl J Med, 2004, 350:351-261.
[19] Winton T, Livingston R, Johnson D, et al. Vinorelbine plus cisplatin vs. observation in resected non-small-cell lung cancer. N Eng J Med, 2005, 352:2589-2597.
[20] Douillard JY, Rosell R, De Lena M, et al. Adjuvant vinorelbine plus cisplatin versus observation in patients with completely resected stage IB-III A non-small-cell lung cancer [Adjuvant Navelbine International Trialist Association (ANITA)]: a randomised controlled trial. Lancet Oncol, 2006, 7(9):719-727.
[21] Deslauriers J, Gregoire J, Jacques LF, et al. Sleeve lobectomy versus peumonectomy for lung cancer: a comparative analysis of survival and sites or recurrences. Ann Thorac Surg, 2004,77:1152.
[22] Semi KM, Riesenbeck D, Linder A, et al. Preoperative chemotherapy with and without additional radiochemotherapy:benefit and risk for surgery of stage III non-small lung cancer. Eur J Cardiothorac Surg, 2004, 26(6):1205-1210.
[23] Powell NP, Orourlce NP. Concurrent chemoradiotherapy in non-small cell lung cancer. Cochrane Database Sys Rev, 2004, 18(4):CD002140.
[24] Takada M, Fukuoka M, Kawahara M, et al. Phase III study of concurrent versus sequenfial thoracic radiotherapy in combination with cisplatin and etoposide for limited-small cell lung cancer, results of Japan Clinical Oncology Group Study 9104. J Clin Oncol, 2002,20(14):3045-3047.
[25] Auperin A, Arriagada R, Pignon JP, et al. Prophylactic cranial irradiation for patients with small cell lung cancer in complete remission. Prophylactic Cranial Irradiatren Overevian Collaboration Group. N Engl J Med, 1999, 341:476-484.
[26] 陈海泉,周建华,曹勇,等. 微创肌肉非损伤性开胸术治疗肺癌的探讨. 生物医学工程与临床,2003,7(4):212-214.
[27] 陈海泉,曹勇,高宗礼,等. 微创肌肉非损伤性开胸术治疗肺癌. 中国癌症杂志,2001,11(6):536-537.
[28] Tovar EA, Roethe RA, Weissic MD, et al. One-day admission for lung lobectomy: An incidental result of a clinical pathway. Ann Thorac Surg, 1998, 65(3):803-806.
[29] Tovar EA. One-day admission for major lung resections in septuagenarians and octogenarians;a comparative study with a younger cohort. Eur J Cardiothorac Surg, 2001,20(3):449-453.
[30] Sugi K, Sato M, Sakurada A, et al. A prospective trial of systematic nodal dissection for lung cancer by video-assisted thoracic surgery:Can it be perfect? Ann Thorac Surg, 2002,73(6):900-904.
[31] Roviaro G,Varoli F, Vergani C. Long-term survival after videothoracoscopic lobectomy for stage I lung cancer. Chest, 2002,126(3):725-732.
[32] Kaseda S, Aoki T, Hangai N, et al. Better pulmonary fanction and prognosis with video-assisted thoracic surgery than with thoracotomy. Ann Thorac Surg, 2000,70(5):1644-1646.
[33] McKenna RJ, Wolf RK, Brenner M, et al. Is lobectomy by video-assisted thoracic surgery an adequate cancer operation? Ann Thorac Surg, 1998, 66(6):1903-1908.
[34] Cochrane Database Sys Rev. 2005, Apr18, CD004152, Burdetts, Lung Cancer, 2005,47(1):81-83.
[35] www. nccn. org NSCLC Version 1, 2007, 01/02/2007.
[36] Bradley JD,Graham MV,Ettinger DS, et al. Phase II trial of postoperative adjuvant paclitaxel/carboplatin and thoracic radiotherapy in resected stage II and III nonsmal cell lung cancer; Promising long-term results of the radiation Therapy Oncology Group (RTOG 9705). J Clin Oncol, 2005, 23 (15):3480-3487.
[37] Bradley J, Graham MV, Winter K, et al. Toxicity and outcome results of RTOG 9311: a phase I-II dose-escalation study using three-dimensional conformal radiotherapy in patients with inoperable non-small-cell lung carcinoma. Int J Radiat Oncol Biol Phys, 2005, 61(2):318-328.
[38] Kim YS, Yoon SM, Choi EK, et al. Phase II study of radiotherapy with three-dimensional conformal boost concurrent with paclitaxel and cisplatin for stage IIIB non-small-cell lung cancer. Int J Radiat Oncol Biol Phys, 2005;62(1):76-81.
[39] Kong FM, Ten Haken RK, Schipper MJ, et al. High-dose radiation improved local tumor control and overall survival in patients with inoperable/unresectable non-small-cell lung cancer: long-term results of a radiation dose escalation study. Int J Radiat Oncol Biol Phys, 2005, 63(2):324-333.
[40] Wu KL, Jiang GL, Liao Y, et al. Three dimensional conformal therapy for non-small cell lung cancer. Int J Radiat Biol Phys, 2003;57(5):1336-1344.
[41] Wu KL, Jiang GL, Liao Y, et al. Three dimensional conformal therapy for recurrent lung cancers after irradiation. Int J Radiat Biol Phys, 2003, 57(5):1345-1350.
[42] Rosenzweig KE, Dladla N, Schindelheim R, et al. Three-dimensional conformal radiation therapy (3D-CRT) for early-stage non-small-cell lung cancer. Clin Lung Cancer, 2001, 3(2):141-144.
[43] Lagerwaard FJ, Senan S, van Meerbeeck JP, et al. Has 3-D conformal radiotherapy (3DCRT) improved the local tumour control for stage I non-small cell lung cancer? Radiother Oncol, 2002, 63(2):151-157.
[44] Bradley JD, Wahab S, Lockett MA, et al. Elective nodal failures are uncommon in medically inoperable patients with stage I non-small-cell lung carcinoma treated with limited radiotherapy fields. Int J Radiat Oncol Biol Phys, 2003, 56(2):342-347.
[45] Uematsu M, Shioda A, Suda A, et al. Computed tomography-guided frameless stereotactic radiotherapy for stage I non-small cell lung cancer: a 5-year experience. Int J Radiat Oncol Biol Phys, 2001, 51(3):666-670.
[46] Timmerman R, Papiez L, McGarry R, et al. Extracranial stereotactic radioablation: results of a phase I study in medically inoperable stage I non-small cell lung cancer. Chest, 2003, 124(5):1946-1955.
[47] Onishi H, Kuriyama K, Komiyama T, et al. Clinical outcomes of stereotactic radiotherapy for stage I non-small cell lung cancer using a novel irradiation technique: patient self-controlled breath-hold and beam switching using a combination of linear accelerator and CT scanner. Lung Cancer, 2004, 45(1):45-55.
[48] Song DY, Benedict SH, Cardinale RM, et al. Stereotactic body radiation therapy of lung tumors: preliminary experience using normal tissue. Am J Clin Oncol, 2005, 28(6):591-596.
[49] Choi Y, Kim JK, Lee HS, et al. Impact of intensity-modulated radiation therapy as a boost treatment on the lung-dose distributions for non-small-cell lung cancer. Int J Radiat Oncol Biol Phys, 2005, 63(3):683-689.
[50] Murshed H, Liu HH, Liao Z, et al. Dose and volume reduction for normal lung using intensity-modulated radiotherapy for advanced-stage non-small-cell lung cancer. Int J Radiat Oncol Biol Phys, 2004, 58(4):1258-1267.
[51] Liu HH, Wang X, Dong L, et al. Feasibility of sparing lung and other thoracic structures with intensity-modulated radiotherapy for non-small-cell lung cancer. Int J Radiat Oncol Biol Phys, 2004, 58(4):1268-1279.

[52] Nioutsikou E, Bedford JL, Christian JA, et al. Segmentation of IMRT plans for radical lung radiotherapy delivery with the step-and-shoot technique. Med Phys, 2004, 31(4):892-901.

[53] Holloway CL, Robinson D, Murray B, et al. Results of a phase I study to dose escalate using intensity modulated radiotherapy guided by combined PET/CT imaging with induction chemotherapy for patients with non-small cell lung cancer. Radiother Oncol, 2004,73:285-287.

[54] Yom S, Liao Z, Liu H, et al. Analysis of acute toxicity results of intensity modulated radiation therapy (IMRT) in the treatment of non-small cell lung cancer (NSCLC). Lung Cancer, 2005, 49 (Suppl 2): S52(O-152).

[55] Chang JY, Liu HH, Komaki R. Intensity modulated radiation therapy and proton radiotherapy for non-small cell lung cancer. Curr Oncol Rep, 2005,7:255-259.

[56] 朱正飞,樊旼,傅小龙,等. 非小细胞肺癌调强放射治疗的近期疗效和毒性反应.中国癌症杂志,2007,17(1):80-83.

[57] Fu XL, Jiang GL, Wang LJ, et al. Hyperfractionated accelerated radiation therapy for non small cell lung cancer. Int J Radiat Oncol Biol Phys, 1997,39:545-552.

[58] Chen GY, Jiang GL, Qian H, et al. Escalated hyperfractionated accelerated radiation threapy for locally advanced non-small cell lung cancer: a clinical phase Ⅱ trial. Radiother Oncol, 2004,71(2):157-162.

[59] 王丽娟,钱浩,叶明,等.以替尼泊苷为主的化疗方案相伴放射治疗小细胞肺癌.中国癌症杂志,1997,7:22.

[60] Turrisi AT 3rd, Kim K, Blum R, et al. Twice-daily compared with once-daily thoracic radiotherapy in limited small cell lung cancer treated concurrently with cisplatin and etoposide. N Engl J Med, 1999, 340:265.

[61] Claude L, Perol D, Ginestet C, et al. A prospective study on radiation pneumonitis following conformal radiation therapy in non-small-cell lung cancer: clinical and dosimetric factors analysis. Radiat Oncol, 2004, 71(2):175-181.

[62] Yorke ED, Jackson A, Rosenzweig KE, et al. Correlation of dosimetric factors and radiation pneumonitis for non-small-cell lung cancer patients in a recently completed dose escalation study. Int J Radiat Oncol Biol Phys, 2005, 63(3):672-682.

[63] Piotrowski T, Matercka-Nowak M, Milecki P, et al. Prediction of radiation pneumonitis: dose-volume histogram analysis in 62 patients with non-small cell lung cancer after three-dimensional conformal radiotherapy. Neoplasma, 2005, 52(1):56-62.

[64] Fukuoka M, Yano S, Giaccone G, et al. Multi-institutional randomized phase Ⅱ trial of gefinitib for previously treated patients with advanced non-small cell lung cancer. J Clin Oncol, 2003, 21 (12):2237.

[65] Kris MG, Natale RB, Herbst RS, et al. A phase Ⅱ trial of ZD1839 (Iressa) in advanced non-small cell lung cancer (NSCLC) patients who had failed platinum — and docetaxel -based regimens (IDEAL-2). Proc Am Soc Clin Oncol, 2002,21(292a.):Abstract 1167.

[66] Thatcher N, Chang A, Parikh P, et al. ISEL: A phase Ⅲ survival study comparing gefitinib (IRESSA) plus best supportive care (BSC) with placebo plus BSC, in patients with advanced non-small-cell lung cancer (NSCLC) who had received one or two prior chemotherapy regiems. Lung Cancer, 2005, 49 (Supp 2):S4.

[67] Giaccone G, Herbst RS, Manegold C, et al. Gefitinib in combination with gemcitabine and cisplatin in advanced non-small-cell lung cancer: A phase Ⅲ trial — INTACT1. J Clin Oncol, 2004,22 (5):777.

[68] Herbst RS, Giaccone G, Schiller JH, et al. Gefitinib in combination with paclitaxel and carboplatin in advanced non-small-cell lung cancer: A phase Ⅲ trial — INTACT2. J Clin Oncol, 2004,22 (5):785.

[69] Kelly K, Gaspar LE, Chanksy K, et al. SWOG0023: A randomized phase Ⅲ trial of cisplatin petoposide plus radiation therapy followed by consolidation docetaxel then maintenance therapy with gefitinib or placebo in patients with locally advanced unresectable stage Ⅲ non-small cell lung cancer. Lung Cancer, 2005, 49 (Supp 2):S64.

[70] Sandler AB, Gray R, Brahmer J, et al. Randomized phase Ⅲ trial of paclitaxel plus carboplatin with or without bevacizumab (NSC # 704865) in patents with advanced non-squamous non-small cell lung cancer (NSCLC): An Eastern Cooperative Oncology Group (ECOG) trial — E4599. Proc Am Soc Clin Oncol, 2005,24: Abstract LBA4.

[71] Natale R, Bodkin D, Govindan R, et al. A comparison of the antitumor efficacy of ZD6474 and gefitinib in patients with NSCLC: results of a randomized double-blind phase Ⅱ study. Lung Cancer, 2005,49 (Suppl 2):S37.

[72] Herbst R, Johnson, Rowbottom J, et al. ZD6474 plus docetaxel in patients with previously treated NSCLC: Results of a randomized placebo-controlled phase Ⅱ trial. Lung Cancer, 2005,49 (Suppl 2):S35.

[73] Heymach J, West H, Kerr R, et al. ZD6474 in combination with carboplatin and paclitaxel as first line treatment in patients with NSCLC: Results of the run-in phase of a two-part randomized phase Ⅱ study. Lung Cancer, 2005, 49 (Suppl 2):S247.

[74] Alam N, Shepherd FA, Winton T, et al. Compliance with post-operative adjuvent chemotherapy in non-small cell lung cancer. An analysis of National Cancer Institute of Canada and Intergroup Trial JBR. 10 and a review of the literature. Lung Cancer, 2005,47(3):385-394.

[75] Strauss GM, Herndon J, Maddaus MA, et al. Adjuvant chemotherapy in stage IB non-small cell lung cancer (NSCLC); Update of ancer and Leukemia Group B(CALGB) protocol 9633. Am Soc Clin Oncol, 2006,365s: Abstract 7007.

[76] Simon M, Argiris A, Murren JR. Progress in the therapy of small cell lung cancer. Crit Rev Oncol Hematol, 2004, 49 (2):119-133.

[77] Socinski MA, Weissman C, Hart LL, et al. Randomized phase Ⅱ trial of pemetrexed combined with either cisplatin or carboplatin in untreated extensive-stage small-cell lung cancer. J Clin Oncol, 2006,24 (30):4840-4847.

[78] Noda K, Nishiwaki Y, Kawahara M, et al. Irinotecan plus cisplatin compared with etoposide plus cisplatin for extensive small-cell lung cancer. N Engl J Med, 2002, 346 (2):851.

[79] Hanna N, Bunn PA Jr, Langer C, et al. Randomized phase Ⅲ trial comparing irinotecan/cisplatin with etoposide/cisplatin in patients with previously untreated extensive-stage disease small-cell lung cancer. J Clin Oncol, 2006, 24 (13):20381.

# 46 宫颈癌

46.1 流行病学
46.2 病因
　46.2.1 HPV 与宫颈癌
　46.2.2 HPV 生物学
　46.2.3 HPV 类型特异性病变
　46.2.4 HPV 致癌过程
　46.2.5 与 HPV 相互作用的协同因子
　46.2.6 HPV 疫苗
46.3 宫颈上皮内瘤变
　46.3.1 Bethesda 命名系统
　46.3.2 病理特征
　46.3.3 临床表现
　46.3.4 转归
　46.3.5 致癌性问题
　46.3.6 诊断
　46.3.7 治疗
46.4 防癌普查
46.5 病理类型
　46.5.1 鳞状细胞癌
　46.5.2 腺癌
46.6 临床分期
　46.6.1 国际临床分期法
　46.6.2 分期规则及注意事项
　46.6.3 手术病理分期
46.7 临床表现
　46.7.1 症状
　46.7.2 体征
46.8 转移
46.9 辅助诊断检查
　46.9.1 阴道镜脱落细胞涂片检查
　46.9.2 阴道镜检查
　46.9.3 宫颈活组织检查及颈管刮出物检查
　46.9.4 宫颈锥形切除术
　46.9.5 其他辅助检查

46.10 治疗
　46.10.1 治疗原则与选择
　46.10.2 手术
　46.10.3 放疗
　46.10.4 化疗
　46.10.5 其他新治疗方法的探索
46.11 宫颈腺癌
　46.11.1 发病因素
　46.11.2 组织发生
　46.11.3 宫颈微灶型浸润腺癌
　46.11.4 临床表现
　46.11.5 诊断
　46.11.6 鉴别诊断
　46.11.7 治疗
　46.11.8 预后
46.12 宫颈复发癌
　46.12.1 临床表现
　46.12.2 诊断
　46.12.3 复发的时间
　46.12.4 复发的部位
　46.12.5 治疗
　46.12.6 预后
46.13 妊娠合并宫颈癌
　46.13.1 妊娠与宫颈癌的相互关系
　46.13.2 妊娠期宫颈组织学变化
　46.13.3 妊娠合并宫颈上皮内瘤变
　46.13.4 妊娠合并宫颈浸润癌
46.14 宫颈残端癌
　46.14.1 诊断
　46.14.2 治疗
　46.14.3 预后
　46.14.4 预防
46.15 展望

宫颈癌是最常见的女性生殖道恶性肿瘤,占女性生殖系统恶性肿瘤的半数以上,严重威胁妇女的健康和生命。发展中国家妇女中,宫颈癌的发病率仍居女性生殖系统恶性肿瘤的第1位;而在北美及欧洲妇女中,宫颈癌的发病率已退居女性生殖系统恶性肿瘤的第2位,低于子宫内膜癌及卵巢癌。我国在新中国成立以后由于重视妇女保健,推广新法接生,控制性传播疾病,加强对妇女的劳动保护,明显降低了生殖系统炎症的发生,从而为宫颈癌的防治打下了基础。20世纪50年代末少数大城市开展了妇女病的普查,70年代初开始了全国性妇女病的普查普治,于1978年绘制出我国不同地区宫颈癌发病率的地图。同时加强了对宫颈癌癌前病变的诊治与随访研究。经过30余年的努力,已在一些地区如北京、上海等降低了宫颈癌的发病率。

在病因学研究方面,大样本流行病学调查确立了高危人乳头瘤病毒(high-risk HPV)持续感染与宫颈癌发病的因果关系,2006年美国食品药品管理局(FDA)批准了 HPV 疫苗的上市。在病毒与宫颈癌关系方面,发现我国宫颈癌高发区的患者以 HPV-16、HPV-18 型为主。诊断方面,已摸索了一套常规综合应用的诊断方法,包括防癌涂片、阴道镜检查、各种荧光检查法、宫颈活检、颈管刮术以及宫颈锥切术等,提高了早期诊断率,尤其对诊断癌前病变及肉眼难辨的早期宫颈癌具有重要作用。治疗方面,我国宫颈癌根治手术后的5年生存率已达国际先进水平,并提出了手术范围必须根据病灶的大小、深浅、病理类型、临床期别等来决定。近年来,根据宫颈癌年轻化的发展趋势,国内外开展了保留生理生育功能的手术,提高宫颈癌患者的生存质量。放疗从应用深度 X 线、$^{60}$Co、镭锭腔内照射发展到直线加速器等体外照射;镭疗已废弃,改用$^{60}$Co、$^{192}$Ir、$^{137}$Cs 等后装治疗机;还设计了优化腔内放疗和中央遮挡楔形照射野。化疗与放疗、手术等综合应用,对晚期病例达到提高疗效或延长生命的作用。同步放化疗已成为局部晚期宫颈癌的标准治疗。

# 46.1 流行病学

宫颈癌的发病率有明显的地理差异,按其标化发病率分为高发区(30/10万),如哥伦比亚、巴西、哥斯达黎加、印度、波多黎各;中发区(15/10万～30/10万),如马提尼克、前东德、中国香港、罗马尼亚、丹麦、安的列斯群岛、前西德、菲律宾、新加坡、波兰、挪威、日本、前捷克等;低发区(15/10万),如新西兰、法国、前南斯拉夫、匈牙利、冰岛、英国、澳大利亚、加拿大、中国、瑞典、意大利、美国、瑞士、荷兰、西班牙、爱尔兰、科威特、芬兰、以色列等,其中以色列最低,仅为3.8/10万。中国为10.4/10万,居世界宫颈癌发病率的第27位[1-3]。

我国宫颈癌高发区常连接成片,从内蒙、山西、陕西经湖北、湖南到江西,形成一个高发地带,各省宫颈癌相对高发的市、县也常相互连接,山区患病率是平原的3倍。我国宫颈癌的发病率过去一直居妇科恶性肿瘤的首位,但自20世纪70年代开展普查普治以来,在一些大城市宫颈癌的发病率已退居妇科恶性肿瘤的第3位。上海市宫颈癌发病率自1988年起已下降为妇科恶性肿瘤的第3位。随着宫颈癌发病率的下降,或早期病例比例增多,其死亡率也在下降。Kessler(1980)报道美国宫颈癌的死亡率仅为20年前的一半,日本武田男报道为20年前的2/3。最近,据上海市疾病预防控制中心(SCDC)统计报道,2004年上海市宫颈癌的发病粗率为7.07/10万,死亡粗率为2.50/10万,整体维持在较低水平,这完全得益于该市较完善的妇女保健制度。死亡发病比为0.35,大于女性乳腺癌的0.27,小于卵巢癌的0.47。90年代中期上海市区宫颈癌发病最低时仅为1973年的1/10不到,但是近5年来发病率稍有抬头(图46-1)。

比照历年上海市区宫颈癌发病的年龄特征变化,20世纪80年代比70年代发病水平显著降低,90年代仍有下降,到了近几年老年人群的发病水平还在下降,但25～54岁人群的发病水平却不降反升,高发年龄段前移,值得关注(图46-2),也给临床治疗带来新的挑战。

世界卫生组织(WHO)1986年报道每年有20多万妇女死于宫颈癌。我国20世纪70年代宫颈癌的死亡率为9.08/10万,按世界人口调整为14.61/10万,占女性癌症死亡数的18.4%,居于胃、食管、肝癌之后。1996年报道1990～1992年我国宫颈癌的死亡率已下降为3.25/10万,占女性恶性肿瘤死亡数的4.86%,居第6位。1973～1975年全国29个省、市、自治区宫颈癌死亡回顾调查,上海市宫颈癌的标化死亡率为4.87/10万,1990～1992年上海市宫颈癌的标化死亡率为1.46/10万,有明显下降。我国宫颈癌标化死亡率最高为甘肃省(11.88/10万),最低为吉林省(1.14/10万)[4,5]。宫颈癌的发

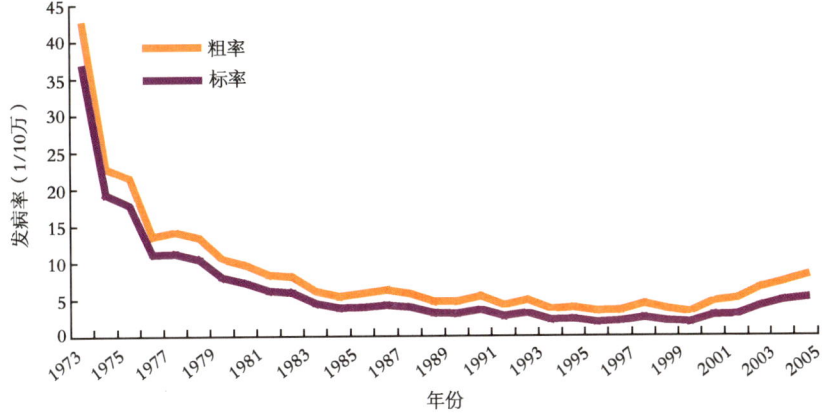

图 46-1　1973～2004 年上海市区宫颈癌发病趋势

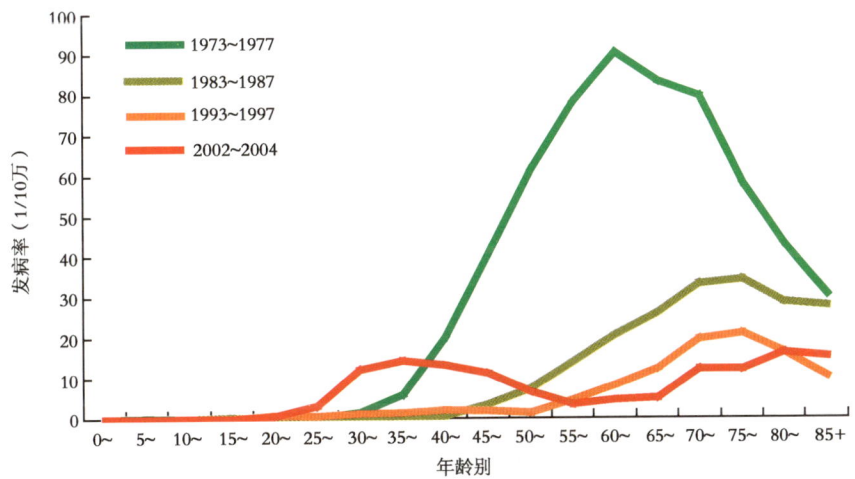

图 46-2　1973～2004 年上海市区宫颈癌发病年龄特征变化

病年龄从国内外的资料来看,宫颈上皮内瘤变(CIN)的发病年龄与浸润癌的发病年龄不同。宫颈原位癌(CIS)的发病高峰年龄为 30～34 岁,宫颈浸润癌的高峰年龄为 40～60 岁。CIS 的发病年龄较浸润癌早 20 年或 20 年以上。

我国宫颈癌的发病年龄,CIS 为 35～55 岁,宫颈浸润癌为 40～70 岁。我国的宫颈癌发病年龄较大,且有后延的趋势。1985～1986 年上海市居民宫颈癌患者平均年龄为 65 岁,较 1973 年报道的平均年龄推迟 10 年。

生活在同一地区的不同民族,其宫颈癌的发病情况也有不同。发病率最高的民族多为本地民族或长期移居该地的少数民族,这可能与社会经济地位影响有关。移居来的居民其宫颈癌的发病率也与同期原籍地区居民不同,即从高发区移居到低发区的居民,其宫颈癌的发病率也较原籍的居民下降。周有尚(1979)曾调查了我国 8 个少数民族宫颈癌的死亡率,结果维吾尔族的调整死亡率最高,为 17.27/10 万;其次是蒙古族,为 15.72/10 万;回族为 12.29/10 万;藏、苗、彝族的死亡率较低,为 5/10 万左右。新疆的维吾尔族死亡率较哈萨克族高 1 倍左右。

## 46.2　病因

### 46.2.1　HPV 与宫颈癌

1995 年,世界卫生组织癌症研究机构召集工作组(IARC 工作组)就 HPV 的特殊类型导致宫颈癌形成的证据进行探讨[6]。大量的分子生物学和流行病学研究资料证实,特殊的 HPV 类型对人类致癌,HPV-16 型、HPV-18 型持续感染是宫颈癌的病因。

我国在研究 HPV 与宫颈癌发生关系方面近年来有很多进展。山西襄垣县宫颈癌发病率为 1 013.4/10 万，是国内外罕见的宫颈癌高发区，其患者的 HPV 感染率为 40.2%，且感染率随病情进展明显增加，由 CIN Ⅰ 级的 25% 上升到宫颈原位癌（CIS）的 75%。HPV-16 型感染由 CIN Ⅰ 级的 25% 上升到 CIS 的 46.2%。宫颈浸润癌组全部为 HPV-16 型感染。江西省是我国另一个宫颈癌高发区，在探索江西地区 HPV 型别时发现除 HPV-16 型（占 26.9%）外，另发现一个新型，经前西德肿瘤研究中心确认，暂命名为 CHPV X 1 型（占 22.1%）。两者共占总数的 70% 左右。CHPV X 1 型可能是江西省宫颈癌患者的独特型别。香港王益夫所做的核型分析研究提示，3 号染色体短臂（3p）遗传学异常可能与宫颈癌发病有关。发生在 3p13～25 的 1 个或多个位点的杂合缺失（LOH）的频率为 79%（46/58），其中 3p13 的 LOH 在 Ⅰ、Ⅱ 期为 43%，而在 Ⅲ、Ⅳ 期为 79%（$P<0.05$）。提示宫颈癌的抑癌基因可能位于 3 号染色体，并可能在 3p13 或其附近；3p13 的 LOH 在宫颈癌的进展中是一个迟发事件[7]。

## 46.2.2 HPV 生物学

HPV 是微小的、无包膜的双链 DNA 病毒，它由 72 面的蛋白衣壳所包裹。HPV 基因组包含环状双链 DNA，大约包含 7 900 个核酸碱基对。乳头状瘤病毒是一组进化上相关的病毒，具有相似的生物学特征，但不同类型之间在特异性、特定部位和致癌能力方面都有很大差异。已有超过 70 种 HPV 类型的病毒序列被测出。乳头瘤病毒不仅可感染人类，还有许多其他种属特异的乳头瘤病毒可感染其他哺乳动物，包括牛、马、羊、狗、兔、猴、猪和鹿。

基因组通常以病毒游离基因的形式存在，在受感染的细胞核内独立于宿主细胞的基因组。在高级别宫颈病变，尤其宫颈癌时 HPV 的基因组与宿主染色体以共价结合或与之整合[8]。这种整合在宿主基因组中是随机发生的，但对于病毒基因组却是特异的，包括早基因 E1 和 E2 基因，这对于调节病毒基因的表达至关重要（图 46-3）。

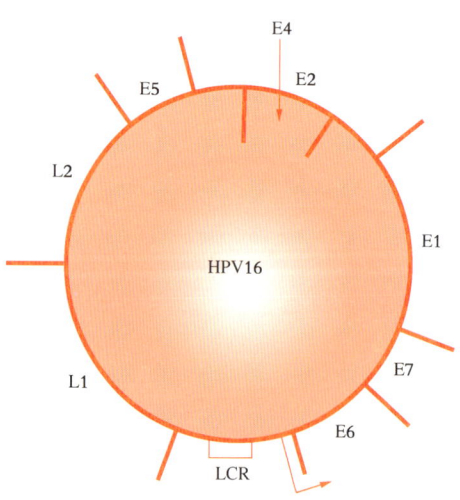

图 46-3 HPV 基因组图示

病毒晚基因 L1 和 L2 的序列在所有乳头瘤病毒中都是高度保守的，编码衣壳蛋白。这些病毒蛋白反映了病毒晚基因的表达，主要存在于高分化角化细胞中。在活跃的癌基因存在时，HPV 高危型如 HPV-16 型、HPV-18 型的 E6、E7 基因编码的蛋白直接参与了细胞转化。E6、E7 蛋白可使宫颈上皮来源的角化细胞永生化，影响病毒和细胞促进子的转化作用。这些病毒癌基因的活性导致基因的不稳定，从而出现恶性表型。HPV 高危型的 E6 蛋白可以与肿瘤抑制基因产物 P53 蛋白相结合[9,10]。从而引起 P53 的降解，使宿主细胞周期失去 P53 的控制。E6 还可以通过诱导 c-myc 基因增加端粒酶分解亚单位基因（TERT）的转化来增加角化细胞的端粒酶活性。

E7 基因产物是一种核蛋白。它可以与对细胞生长起负调控的肿瘤抑制基因即视网膜母细胞基因（pRb）的产物相作用[11,12]。E6 基因引起的 P53 降解与 E7 基因引起的 pRb 功能性灭活，是 HPV E6、E7 癌蛋白的表达干扰细胞周期负调控功能的主要机制。HPV E5 基因的表达产物是一个与细胞膜相结合的小蛋白分子，它可以合成表皮生长因子刺激表皮细胞增殖。HPV E2 基因的产物与 HPV 基因组的转录调节有关。发生在部分 CIN Ⅲ 病变和大多浸润型宫颈癌中的 HPV 整合入细胞基因组的过程影响了 E2 基因,引起 E6、E7 基因表达水平升高,又促使了细胞永生化。

### 46.2.3　HPV 类型特异性病变

特异 HPV 类型的不同核酸序列是形成每一型 HPV 特异解剖结构的原因。生殖器 HPV 类型易感染生殖道黏膜,但也可以在外阴、会阴、阴茎和肛周的角化上皮存在。生殖器 HPV 类型偶尔也与鼻咽部、结膜和甲下病变有关。生殖器 HPV 的分型是根据恶性肿瘤的发病率及致癌可能性划分的。4 种病毒类型(HPV-16、HPV-18、HPV-45 和 HPV-56)被认为是高危型;11 种病毒类型(HPV-31、HPV-33、HPV-35、HPV-39、HPV-51、HPV-52、HPV-55、HPV-58、HPV-59、HPV-66 和 HPV-68)为中危型;8 种病毒类型(HPV-6、HPV-11、HPV-26、HPV-42、HPV-44、HPV-54、HPV-70 和 HPV-73)为低危型。

低危型 HPV 类型,特别是 HPV-6 和 HPV-11 与两性生殖道的尖锐湿疣有关。它们也在低级别的宫颈病变如外生型尖锐湿疣、亚临床 HPV 感染和 CIN Ⅰ 中被检测到。采用更加可靠的 HPV 检测技术,没有一种宫颈癌显示与低危型 HPV(尤其是 HPV-6 和 HPV-11)有关。这些病毒似乎并不会诱导恶性转化,也不能整合进入宿主的基因组。这些低危型 HPV 病毒的 E6、E7 蛋白仅能微弱地与 $p53$、$pRb$ 结合,在体外并不能使角化细胞永生化。

HPV-16 最常在高级别 CIN 及浸润型癌中检测到。HPV-16 与 50% 的宫颈鳞癌及 30% 以上的宫颈腺癌有关。它在 80% 以上的宫颈高级别 CIN,阴道、外阴、肛周及阴茎浸润前病变中可检测出。它在 25% 以上的宫颈低级别病变,40% 的亚临床外阴 HPV 感染和 10% 的生殖道尖锐湿疣,尤其是难治型病变中可检测到。HPV-18 是浸润型宫颈癌中第 2 常见类型(25%),但在低级别宫颈病变中不常见(5%)。鉴于 HPV-18 与浸润型宫颈腺癌尤其是年轻妇女宫颈腺癌的关系,而且这种病毒类型在浸润前病变的低表达,因此有观点认为 HPV-18 可能与一过性癌有关,因为这样可逃避可靠的细胞学检测。尽管这仍然是一个有争议的问题,但流行病学和分子学资料均支持这种假设。HPV-18 DNA 在 1 年内涂片阴性而发生宫颈浸润癌中的检测率是 HPV-16 的 2.6 倍。HPV-18 阳性的宫颈癌患者平均年龄较 HPV-16 阳性患者年轻 8 ~ 12 岁,且复发率更高(45% 对 16%)。

### 46.2.4　HPV 致癌过程

尽管宫颈 HPV 感染流行的真实情况尚不清楚,但它是最常见的性传播疾病,超过 70% 的年龄 <35 岁的性活跃女性有 HPV 感染。最近的前瞻性研究数据表明,年轻女性生殖道初次 HPV 感染的 2 年累计发生率为 32%。有性生活史和无性生活史的女性从接触新的性伴侣开始,其发生率是相似的。抽烟、口服避孕药以及男性性伴侣数是感染发生率的预测因素。男性避孕套的使用不是保护因素。处女的感染发生率极低,但是任何非深入的性接触都可能增加感染危险。宫颈破损处的上皮基底层细胞可受病毒感染。

高危型 HPV 感染合并协同因子的作用,宫颈上皮会偏离化生的过程而转向肿瘤形成。病变开始于新的鳞柱交界区,最初常表现为低级别病变。这些病变为真正的癌前病变和良性 HPV 感染的混合表现。

多数 HPV 感染都是一过性的,通常在感染数月至 2 年内消退。HPV 的持续性感染常见于老年女性,常为致癌型 HPV 且 HPV DNA 量很高。病毒量的多少可替代 HPV 持续性感染而成为 CIN 发生的独立影响因子,但还不能成为 CINⅢ 及癌变的独立预测因子。只有宫颈上皮的 HPV 持续性感染可能诱发肿瘤形成[13,14]。有关低级别宫颈病变发生进展的报道虽少,但进展确实是肯定的。根据选择标准的不同,细胞学或阴道镜检查选择患者活检及随访的情况,发生率为 12% ~ 33%。

CINⅢ 病变表现为一致的非整倍体改变,常与致癌型 HPV 有关,这种病变是真正的癌前病变。近来有数据表明,CINⅡ 病变比通常认为的表现为更大程度的异质性。这些病变发生进展的可能性已经被证实,但尚无临床上的可靠指标表明发生进展的危险性增大。正因为如此,CIN Ⅱ 和 CIN Ⅲ 被作为高级别病变而需要采取相应的治疗。多数宫颈异常并不会发展为宫颈癌。发展成为浸润癌的间期可由 12 ~ 18 个月至几十年时间。

宫颈肿瘤可被认为是"种子"(高危型 HPV)与"土壤"(未成熟的宫颈转化区化生上皮)之间复杂相互作用的结果(图 46-4)。HPV 是肿瘤发生、发展的必要因素。恶性肿瘤及细胞系中病毒 DNA 的持续存在,恶变前和恶性细胞中病毒 DNA 活跃的转录活动均强烈提示其在维持恶性病变中的作用。

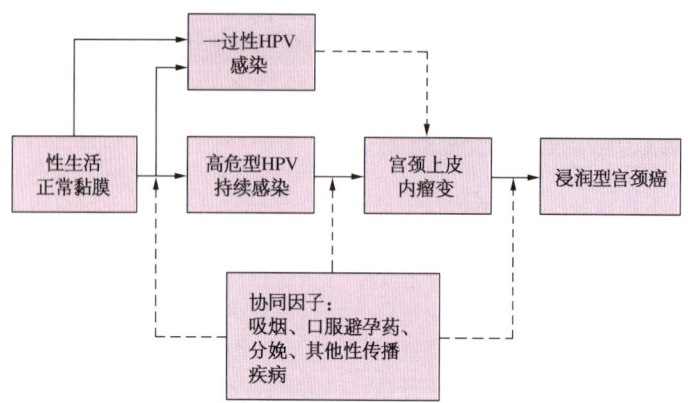

图 46-4　宫颈癌形成的"种子、土壤和营养"模式

单纯 HPV 感染是必要的而不是必然地引起免疫功能健全的宿主发生癌。致癌型 HPV 感染远较宫颈癌的发生普遍，表明在宫颈癌发生过程中还有协同因子在发挥作用。

## 46.2.5　与 HPV 相互作用的协同因子

高危 HPV 感染是宫颈癌发病的必要条件，促使宫颈癌和下生殖道癌发生还可能与其他协同发病因子相关，这些协同因子包括吸烟、其他微生物感染、特定的维生素缺乏、激素影响和免疫抑制。

### (1) 吸烟

吸烟已被证实为宫颈癌和外阴癌的危险因素[15]。高危 HPV 感染妇女中主动及被动吸烟者发生高度鳞状上皮内病变(HSIL)的危险度增加。烟草燃烧降解的产物中包括尼古丁、烟碱、碳氢化合物和焦油，这些产物在吸烟者的宫颈分泌物中可检测到，且已证实在宫颈细胞中的致突变作用，其作用类似于在肺细胞中的作用，表明这些化合物在宫颈癌形成中的重要作用。

吸烟通过减少生殖道上皮中抗原呈递细胞朗格汉斯细胞数目而影响上皮的免疫功能。宫颈 HPV 感染和 CIN 均与上皮内朗格汉斯细胞的数目减少有关。局部免疫功能抑制有助于病毒的持续存在，从而导致癌变。烟草浓缩液已在体外实验中证实可使 HPV 感染的永生化宫颈管细胞恶变。但实验尚未证实吸烟导致宫颈腺癌的危险性增加。被动吸烟导致宫颈癌危险性增大的可能在观察中与主动吸烟者一样大，可能与被动吸入的氮氨类物质有关。

### (2) 其他微生物感染

生殖道 HPV 感染和宫颈肿瘤常见于有多个性伴侣女性或与其性接触的男性有多个性伴侣。其他性传播疾病的增加也与生殖道 HPV 感染和宫颈肿瘤形成有关。与沙眼衣原体、奈瑟淋球菌、单纯疱疹病毒(HSV)或阴道滴虫有关的急性宫颈炎引起上皮完整性的破坏和化生的修复，可增加对生殖道 HPV 感染的易感性。但尚无流行病学的研究结果证实这种相关性[16-18]。

### (3) 性激素的影响

孕期尖锐湿疣的生长加快。这表明女性雌激素水平有助于 HPV 复制，尽管也可能反映了孕期的免疫抑制状态。孕期宫颈细胞学标本中 HPV DNA 含量增加，致癌型 HPV 在孕妇中的检出率达 27%，表明激素诱导病毒的活跃复制。

CIN 和宫颈癌常见于有多个性伴侣的女性及与性生活无关的口服避孕药物的女性[19-21]。流行病学资料表明，长期使用口服避孕药的女性患 CIN 的风险增加，使用 5 年以上的女性发病率增加 2 倍。口服避孕药引起叶酸缺乏，导致致癌物代谢下降被认为是危险性增加的机制。但目前尚无可证实的临床依据需要采取停用口服避孕药以治疗 HPV 相关疾病。避孕套方式的保护益处尚不明确[22]。

### (4) 外源性和内源性免疫抑制

药物引起的免疫抑制使肾移植患者 CIN 的发生率为常规人群的 16 倍。艾滋病(HIV)女性患者 CIN 和宫颈癌的发生率增加，浸润前病变的治疗失败比例亦增加。系统性免疫抑制疾病如霍奇金病、白血病和胶原血管疾病都与 HPV 相关疾病的发病率增高和难治性有关[23,24]。

**(5) 饮食因素**

食物中维生素 A 或 β-胡萝卜素缺乏可致 CIN 和宫颈癌的危险性增加。饮食中多摄入维生素 A、维生素 C、维生素 E、β-胡萝卜素，且提高某些微量营养素的循环浓度是宫颈肿瘤发生的保护因素。维生素 A 和胡萝卜素的含量高提示更多的蔬菜摄入和番茄红素的循环浓度增加，这些均与 50% 以上的高危型 HPV DNA 量降低有关。高危型 HPV DNA 的持续高水平是宫颈肿瘤发生的重要危险标志[25-27]。

## 46.2.6　HPV 疫苗

多数宫颈癌和 CIN 病变都与高危型 HPV 感染有关，预防或治疗性 HPV 疫苗对 HPV 感染及 CIN 和宫颈癌的发生有很大防治作用。2006 年 6 月 8 日，FDA 正式批准美国默沙东公司生产的宫颈癌疫苗(Gardasil)上市，主要预防 HPV-6、HPV-11、HPV-16、HPV-18 4 种亚型，疫苗的临床使用对象主要为 9~26 岁的女性，这是世界上第 1 个肿瘤疫苗。新近，葛兰素公司又推出了针对 HPV-16、HPV-18 亚型的预防性疫苗(Cervarix)。在过去的 20 多年，研究者在这方面投入了大量精力。多聚核酸和重组病毒疫苗在动物模型中已显示出治疗和预防效果。这些疫苗可用于免疫治疗，特别是针对已存在的低度良性生殖道 HPV 感染。专门针对 HPV E6、E7 癌蛋白的细胞毒性 T 淋巴细胞的疫苗已完成设计。

最近一项关于 HPV-16 L1 病毒样颗粒疫苗的 Ⅲ 期多中心随机双盲临床试验证实这种疫苗的高免疫原性、安全性和有效性[28-30]。HPV 的免疫原性包括重要的衣壳蛋白 L1 呈递给免疫系统。空的病毒衣壳称病毒样颗粒(VLP)，它是由微生物或细胞表达系统合成的。L1 VLP 疫苗产生很强的细胞和体液免疫反应。

2 392 例年轻女性在使用了 HPV-16 L1 VLP 疫苗后发生 HPV-6 感染和 HPV-16 相关 CIN 病变的比例下降。该疫苗能很好耐受，无严重的不良反应，经证实在安慰剂使用的 HPV-16 新发病例和 HPV-16 相关 CIN 发病者中 100% 有效，而对其他 HPV 类型的交叉保护作用很小或无作用。尽管 HPV-16 是最常见的类型，并且与高度 CIN 病变和宫颈癌有关，然而生产具有广谱或多价的 HPV 疫苗用于预防感染将会更加优越[31]。

HPV 疫苗提供了有效控制宫颈癌的重要手段。数年后有关针对女性某种性传播疾病及其相关疾病的方案将会引起很大的兴趣[32,33]。例如，一项针对覆盖 90% 人群，产生平均 10 年的有效性为 75% 的疫苗计划将使目标人群的地方性流行下降 44%。仅女性的疫苗计划将使 HPV 的流行下降 30%。

针对某种高危型 HPV 或亚型的疫苗对于已经有 CIN 病变的女性所产生的长期保护作用与转化区破坏或切除的作用是不同的。虽然由于某种特异性 HPV 疫苗的保护，使得其相关高度 CIN 和浸润癌的发生减少，但是又会有其他类型 HPV 导致的病变。近年来有研究表明，疫苗作用下某些 HPV 类型(HPV-6 或 HPV-11)的去除可导致高危型 HPV(如 HPV-16)致癌性的暴发。疫苗不可能消除宫颈癌，但可以使相当部分 CIN 病变患者不必接受治疗和随访，也可以有效减少筛查的次数。

# 46.3　宫颈上皮内瘤变

## 46.3.1　Bethesda 命名系统

有关宫颈鳞状上皮内病变的命名随时间而改变。早期曾使用不典型增生(轻度、中度和重度)和原位癌(carcinoma in situ, CIS)等名称。尔后又建议使用宫颈上皮内瘤变(cervical intraepithial neoplasm, CIN)。最近，宫颈阴道细胞学诊断的 Bethesda 系统又建议采用鳞状上皮内病变(squamous intraepithial lesions, SIL)这个名称。Bethesda 命名系统最初是在 1988 年由美国国立癌症研究院(NCI)工作组建立的，用于报告宫颈和阴道的细胞学诊断结果[33]。该工作组在当时宫颈细胞学诊断混乱的情况下建立了统一的命名系统，以便为临床治疗提供明确的指导。极为重要的是，有必要给临床医生明确的诊断名称，以将细胞学表现与临床联系起来，同时也有助于实验室和临床同行复查和提供质量保证。

工作组 1988 年的建议很快被美国实验室广泛接受。1991 年又一个 NCI 资助的工作组在实验室和临床实践的基础上复习和修改了 Bethesda 命名系统[34](表 46-1)。

表 46-1 Bethesda 命名系统与原来命名系统对照

| Bethesda 命名系统 | | | | | |
|---|---|---|---|---|---|
| 正常 | 不明意义的非典型细胞(ASC-US) | 低级别鳞状上皮内瘤变(LSIL) | 高级别鳞状上皮内病变(HSIL) | 高级别鳞状上皮内病变(HSIL) | 癌 |
| **不典型增生/CIN 系统** | | | | | |
| 正常 | 炎症/不典型 | 轻度不典型增生 CIN Ⅰ | 中度不典型增生 CIN Ⅱ | 重度不典型增生 | 癌 |
| | | | | 原位癌 | |
| | | | | CIN Ⅲ | |
| **旧的巴氏分级** | | | | | |
| Ⅰ级 | Ⅱ级 | Ⅲ级 | Ⅲ级 | Ⅳ级 | Ⅴ级 |

一份采用修改后 1991 年 Bethesda 系统的宫颈、阴道涂片报告应包括以下 3 部分:一是对涂片的描述;二是总的印象,如正常或非正常;三是细胞学异常的描述,特别是鳞状或腺状上皮。异常的形态学可代表浸润前鳞状病变,再分为 ASC-US、LSIL 和 HSIL。

## 46.3.2 病理特征

**(1) 宫颈鳞状细胞癌的癌前病变——宫颈不典型增生和 CIS**

1) 宫颈不典型增生 宫颈不典型增生的病理特征是,鳞状上皮细胞的异形变化往往起源于基膜以上的上皮层,逐渐向上延伸,侵犯部分或几乎全部上皮层,表现为鳞状上皮细胞分化不良,排列紊乱,但保持极性,细胞核增大、染色深,核异形,有分裂象等。根据细胞异形变化的程度及所累及的上皮层范围,宫颈不典型增生可分为轻、中、重 3 度或称Ⅰ、Ⅱ、Ⅲ级。

轻度不典型增生(Ⅰ级):病变局限在鳞状上皮层的下 1/3,细胞形态、大小与正常细胞不同,排列不整齐,但仍保持极性。胞核增大,有些异形,核染色深,细胞膜或边界清楚,核分裂少见,属正常。病变部分与上层分裂正常的细胞层分界清楚。

中度不典型增生(Ⅱ级):病变占鳞状上皮层的下 2/3。细胞变化同轻度,但细胞核大,异形明显,染色质深染,核分裂多,细胞边界清楚,病变部分与上层分化正常的细胞层分界清楚。

重度不典型增生(Ⅲ级):病变几乎累及全部上皮层,仅剩一二层表面的正常鳞状上皮细胞。细胞形态异形明显或全部未分化,细胞失去极性、成堆,细胞核大、深染,分裂象不典型。

2) CIS CIS 常开始于宫颈鳞—柱状上皮交界处,为单发性,多数位于宫颈前唇,然后向着柱状上皮或鳞状上皮方向扩展。细胞排列紊乱,无极性,细胞大,边界不清;细胞核与细胞质比例大;核异形,大小差异明显,核染色深浅不一,核分裂多见;有时癌细胞小而一致或为一片梭形深色细胞,基膜完整,间质未浸润。

CIS 也可以沿着表面柱状上皮向间质内的腺体周围生长,但限于基膜之内而无浸润,称原位癌累及腺体。其组织学形态的特征:腺体完全保持原有的轮廓,呈圆形或粗管状癌灶,互相平行。如累及较多较深的腺体可见圆形细胞团成串,癌灶边缘整齐,癌巢内无角化倾向。

**(2) 宫颈尖锐湿疣**

1) 尖锐湿疣 表现为具有纤维血管轴心的乳头,表面衬有增厚的鳞状上皮,上皮内可见凹空细胞。凹空细胞是一种鳞状细胞,其特征为核周空亮区(空晕),细胞边界增厚,细胞核轻度异形,表现为细胞核增大、不规则,染色质加深,双核或多核。这些改变多见于鳞状上皮的上 1/3 层。湿疣也可伴有异形增生,需对其进行分级,分级方法与 CIN 分级一致。不伴有上皮内瘤变的尖锐湿疣是一种与 HPV6 和 HPV11 相关的良性病变,病变可持续多年,也可自行消退,其自然病史在一定程度上与患者的免疫状态相关。

2) CIN 与 HPV 的关系 HPV 刺激鳞状细胞增生,并进行 DNA 合成,甚至反复合成,导致细胞 DNA 含量为正常的 2~4 倍或有时为 8 倍。结果核增大、深染,双核或多核。染色质结构无明显变化。低级别的 CIN,仍保持成熟及细胞极性,凹空细胞不明显,核轻度不规则,增生较无并发症的湿疣稍多。基底旁层内可见异常分裂象。

当 CIN 病灶进展时,增生细胞不典型,欠成熟,细胞结构破坏增多。正常极性丧失的早期征象之一是基底细胞层被不同大小的细胞替代,进一步的畸变导致高层内的核排列不规则。核深染,染色质粗,大小及形状不规则。随着畸变的严重性,变化更明显。核分裂象的数目、位置及类型是 CIN 的严重程度及恶性趋向的重要线索。宫颈湿疣及 CIN 退缩时,有丝分裂象≤7/10HP,而持续及进展性 CIN 多见分裂象>7/10HP。伴 HPV-6 及 HPV-11 型感染者,有丝分裂象≤7/10HP。85% 的 CIN 伴其他 HPV 类型,尤其是 HPV-16、HPV-18 及 HPV-33 型,分裂象>7/10HP。低级别 CIN 的有丝分裂象局限在鳞状上皮的下 1/3,高级别 CIN 分裂象则见于上皮的中、上层。湿疣或 CIN 伴 HPV-6、HPV-11 型感染者,很少见有丝分裂细胞有弥散的染色质及三级构型。其他异常有丝分裂象,尤其有各种异常的中期及多极有丝分裂是非整倍体的辨识标记。约 80% 以上的具有非整倍体 DNA 的 CIN,伴 HPV-16、HPV-18 型感染。其他非整倍体的标记是细胞核中度至重度不规则。高级别 CIN,凹空细胞表达缺如或仅为局限性的。因此,应用合适的组织学结构、细胞学的及分裂的标准就可以区别低级别及高级别 CIN。

(3) 宫颈腺癌及腺鳞癌的癌前病变

近 30 余年来,宫颈腺癌的发生从以往占宫颈癌的 5% 增加到 20%。宫颈腺癌的增加提示宫颈鳞癌相应下降,而且近年来发现<35 岁妇女患宫颈腺癌者在增加。

现时的资料认为,与宫颈鳞癌一样,HPV 也是宫颈腺癌及腺鳞癌的重要病原。HPV-16 型是宫颈鳞癌及其癌前病变中最常见的病毒,约占 50%,其次是 HPV-18 型。宫颈腺癌及原位腺癌的 40%~50% 伴 HPV-18 型感染,10%~20% 伴 HPV-16 型感染。宫颈腺鳞癌伴 HPV-16、HPV-18 型感染的比例基本相同,约占 20%[31]。虽然宫颈原位腺癌是宫颈腺癌的癌前病变,但宫颈原位腺癌很少见,只有宫颈腺癌的 8%。可能与下列因素有关:①其解剖部位不易用宫颈刮术检测到;②宫颈原位腺癌患者平均年龄为 36~39 岁,在这种年龄,绝大多数妇女的移行带的位置已向颈管内上移,阴道镜检查不能见到;③宫颈涂片及宫颈管刮片偶然可见恶性细胞,但由于这些细胞与正常宫颈管细胞十分相像,常误认为良性细胞。除非常规做宫颈管抽吸术,病理学家熟悉了宫颈原位腺癌的形态特征,否则很难检测到。绝大多数的宫颈原位腺癌在因良性病变切除的子宫或在 CIN 宫颈活组织及锥切标本中检查所得。约 50% 以上的宫颈原位腺癌与鳞状上皮内瘤变并存,后者用细胞学涂片常可检测到。

宫颈原位腺癌常位于鳞—柱状上皮交界处的近端并沿颈管扩散。80% 以上的病灶在颈管黏膜表面呈扁平、绒毛或乳头状增生。其下面的腺体表现为分支、出芽或呈筛状。腺体轮廓光滑、规则,周围的正常纤维肌肉间质缺少促结缔组织生成的反应,提示为原位疾病。

赘生性上皮与正常宫颈管细胞明显不同,正常宫颈管细胞的细胞核小,位于基底、单层,不正常细胞堆积、分层排列,核常增大,染色过深,不规则。常见有丝分裂象。胞质含丰富的黏液或泡沫状胞质,类似宫颈细胞。有时可见杯状细胞及有吸收力的、边缘毛刷样的肠型细胞。内膜样细胞可见于局部或组成全部病灶。在透明细胞腺癌的外周有时可见由管状内膜细胞覆盖的异常细胞。

有 56%~71% 的原位腺癌与鳞状细胞赘生物往往与高级别 CIN 合并存在,少见合并鳞状细胞微灶型浸润癌。这两种原位癌,虽然侵犯宫颈的不同部分,但常在移行带处结合。鳞状细胞与腺细胞混合较少见。Steiner 及 Friedell 描述的腺鳞原位癌含有形成空泡的细胞,在鳞状细胞原位癌内有黏蛋白卡红染色及对氨基水杨酸阳性物质。这种共存的鳞状细胞及腺细胞病灶被认为是腺鳞癌的前期病变。研究了腺原位癌的局部解剖,发现病灶深度为 5 mm,沿颈管的线形长度为 0.5~25 mm,平均 12 mm。如从外口测量,直径从数毫米至 30 mm,有多个灶的约占 15%。上述所见如拟选择宫颈锥形切除术作为治疗手段,其手术范围必须同圆柱状切除术。

如做颈管刮术或宫颈活检,发现存在的赘生性组织是腺原位癌,应进一步检查,常做宫颈锥形切除术以除外浸润型腺癌。如果有乳头状肿瘤或赘生性腺体伴促结缔组织生成的间质往往提示浸润型腺癌。

## 46.3.3 临床表现

(1) 发病年龄

近年来宫颈癌的发病年龄有年轻化的趋势。Coppelson(1992)收集多篇文献资料发现,不典型增生者的发病高峰年龄为 30~39 岁,CIS 者为 35~42 岁。瑞士报道 CIS 者的高峰年龄为 30~39 岁,平均年龄为 37 岁。吴爱如(1992)等报道宫颈不典型增生者为 30~44 岁,CIS 者 40~44 岁。Kolstad 等发现 CIS 的发病年龄有左移现象,其原因可能为:①普查工作的深入开展及普查质量的提高,较早查出 CIN;②普查人群的年龄构成比起了变化;③与 HPV 感染有关的生殖道湿疣发病率急剧上升。

**(2) 临床表现**

CIN 患者一般不表现明显症状,或有一般宫颈炎的症状如白带增多,也有主诉白带带血或性接触后少量阴道流血等。妇科检查可见宫颈光滑,无明显炎症,或有宫颈充血或糜烂,糜烂程度不等,范围也不同,触之有时易出血,与一般慢性宫颈炎无明显差别,有时可见白斑。因此 CIN 的临床表现并无特异性,单凭其症状及体征是无法诊断的,主要根据组织学检查而确定。

## 46.3.4 转归

宫颈不典型增生是癌前病变,它具有可逆性,即一部分病变可自然消失;但它还具有进展性,即病灶可发展,甚至变癌。其可逆性和进展性与病变的范围、程度有关。轻度不典型增生自然消失的可能性明显大于中、重度,重度不典型增生发展为癌的可能性明显大于轻、中度。也有专家认为宫颈轻度不典型增生是良性的异常增殖,可自然转为正常。

文献报道有关不同程度的宫颈不典型增生退缩、持续、进展的情况见表 46-2。宫颈不典型增生转化的平均年限见表 46-3。

文献报道,宫颈不典型增生约有 50% 的病例保持持续不变或逆转,20%~30% 的病变进展。舒义经(1995)报道 1 000 例 CIN Ⅰ 级及 CIN Ⅱ 级的随访结果:CIN Ⅰ 级 27.8% 持续不变,11.6% 逆转,60.6% 有进展;CIN Ⅱ 级 23.1% 持续不变,36.3% 逆转,40.6% 进展。因此 CIN Ⅰ 级、Ⅱ 级病例是不稳定的一组病例。

表 46-2 宫颈不典型增生的转归

| 宫颈不典型增生 | 转归率(%) | | | |
|---|---|---|---|---|
| | 萎缩 | 持续 | 进展 | 癌变 |
| 轻度 | 62.2 | 24.4 | 13.4 | 62 |
| 中度 | 32.9 | 48.7 | 18.4 | 12.9 |
| 重度 | 19.1 | 47.6 | 33.3 | 29.2 |

表 46-3 宫颈不典型增生平均转化的年限

| 宫颈不典型增生的转化程度 | 平均年限(年) |
|---|---|
| 正常→轻度不典型增生 | 1.62 |
| 正常→中、重度不典型增生 | 2.20 |
| 正常→原位癌 | 4.51 |

## 46.3.5 致癌性问题

CIN Ⅰ 级是低级别的 CIN,有高度的自然缓解率,即不大可能发展为浸润癌,即使进一步发展,所需时间也很长,短期随访时发展为癌的危险性可以忽略不计。CIN Ⅱ 级是中度级别的 CIN,一部分病例可能自然逆转,大部分病例将进展为 CIN Ⅲ 级。CIN Ⅲ 级是真正的癌前病变,大多数将发展为浸润癌。

CIN 与 HPV 感染关系密切。目前已证实有 70 余种 HPV,其中 20 余种存于女性生殖道,按其致癌危险性可分为 3 组:①致癌危险性很小或没有,如 HPV-6、HPV-11、HPV-42 型;②中度致癌危险性,如 HPV-31、HPV-33、HPV-35、HPV-51 型,普遍存在于 CIN Ⅱ、CIN Ⅲ 级;③高度致癌危险性,如 HPV-16、HPV-18、HPV-45、HPV-56 型,多见于浸润癌。CIN 的不同级别及不同类型的 HPV 感染,都可影响 CIN 的致癌性,所以不同致癌危险性的 CIN,其治疗方法也不同。如低级别 CIN 伴低致癌性病毒可以随访为主。低级别 CIN 伴高致癌性病毒可选择适当治疗或严密随访。HPV 分型的检测由于试剂的敏感性差,广泛应用还有困难,所以对低级别 CIN 是随访还是治疗,必须认识其危险性和必须具备的条件。除根据患者所感染的 HPV 类型,还应根据患者的年龄、身体状况、医疗条件而定,尤其重要的是是否具备随访条件。若患者不具备随访条件,仍应积极治疗。

## 46.3.6 诊断

无论是宫颈不典型增生或是 CIS,肉眼观察无明显特征,所以 CIN 的诊断必须做一系列的特殊检查。

**(1) 碘试验**

碘试验(Schiller test)是将碘溶液涂在宫颈和阴道壁上,观察其染色的部位。正常宫颈鳞状上皮含糖原,糖原和碘混合后产生深赤褐色或深棕色。不染色为阳性结果，说明鳞状上皮不含糖原。但很多病变都可使鳞状上皮内不含糖原，例如瘢痕形成、宫颈炎、宫颈腺体囊肿、宫颈癌前病变或癌等。因此碘试验对癌无特异性，只能发现不含糖原的上皮。不成熟的化生上皮常不被染色。

常用的碘溶液有两种。① Schiller 液：由碘 0.33 g，碘化钾 0.67 g，加水至 120 ml 制成；② Lugol 液：由碘 5 g，碘化钾 10 g，加水至 100 ml。Lugol 液较 Schiller 液浓 10 倍，染色所需时间短、效果好。现在也有用 2% 碘溶液直接涂在宫颈上而进行观察者。故碘试验用于 CIN 主要是识别宫颈病变的危险区，以便确定活检的部位。

(2) 宫颈脱落细胞涂片检查

自从 Papanicolaou 及 Traut(1943) 报道采用宫颈脱落细胞学可有效地鉴别宫颈赘生物以来，宫颈脱落细胞涂片(Papanicolaou smear, Pap 涂片)检查已成为筛选宫颈上皮异常的一种主要方法。

CIN 是癌前病变，细胞学的病变不一定很明显，可能出现假阴性。Richart 报道涂片检查诊断 CIN 的假阴性率为：阴道刮片 50%，宫颈刮片 15%，颈管刮片 8%。因此脱落细胞防癌涂片不仅要刮宫颈，也要同时刮颈管，以便提高阳性率。复旦大学附属妇产科医院 1953～1985 年共诊治宫颈原位癌 748 例，宫颈刮片阳性率为 74.3%，可疑为 21.1%，阴性率仅 4.6%。所以宫颈刮片细胞学检查是一个有效的初步诊断 CIN 的方法，虽不能最后确诊，但至少可以提供有异常变化或癌的信息，遗漏诊断的机会不多。

数十年来巴氏涂片是常用的早期发现宫颈病变的方法，但巴氏涂片的缺点是：①以级别来表示细胞学改变的程度易造成假象，似乎每个级别之间有严格的区别，使临床医生仅根据分类级别的特定范围来处理患者，实际上Ⅰ、Ⅱ、Ⅲ、Ⅳ级之间的区别没有一个严格的客观标准，主观因素较多；②对癌前病变也无明确规定，可疑癌是指可疑浸润癌还是 CIN 不明确；③不典型细胞全部作为良性细胞学改变也欠妥，因为偶尔也见到轻度不典型增生伴微小浸润癌的病例。

为了改进细胞学涂片的分类法，美国国际癌症协会在马利兰的 Bethesda 举行会议，提出了 TBS 分类，改良了以下 3 个方面：①将涂片制作的质量作为细胞学检查结果报告的一部分；②引进了鳞状上皮内病变的观念；③提出治疗建议。1991 年美国国际癌症协会再次评价 TBS 的实际应用价值，并作了修正，提出了完善的诊断标准及标本质量描述法。

TBS 分类法[35]：2001 年美国 NCI 资助了一项多学科工作组对 Bethesda 系统进行重新评价和更新（表 46-4）。其中最新的变化描述如下。

**表 46-4　2001 Bethesda 宫颈细胞学诊断报告系统**

标本量充足
　满意：
　　是否存在宫颈管或移行区成分或是否有其他质量的
　　　影响因素，如混有血液或炎性细胞
　不满意（指明原因）：
　　标本无用或无法分析（指明原因）
　　标本尚可诊断，但对评价上皮异常欠满意（指明原因）
总的分类（可选）
　无上皮内病变或恶性证据
　上皮细胞异常
　其他
描述性诊断/结果
　无上皮内病变或恶性证据
　　微生物
　　　阴道滴虫
　　　真菌形态符合念珠菌属
　　　菌群变化提示细菌性阴道炎
　　　细菌形态符合放线菌属
　　　细胞形态改变符合单纯疱疹病毒感染
　　其他非肿瘤性发现（可选择报告）
　　　反应性细胞改变
　　　炎症（包括典型的修复）
　　　放射
　　　宫内节育器
　　　子宫切除后腺细胞状态
　　　萎缩
　上皮细胞异常
　　鳞状细胞
　　　不典型鳞状细胞（ASC）
　　　　不明临床意义的 ASC（ASC-US）
　　　　不能排除高级别鳞状上皮内病变的 ASC（ASC-H）
　　　低级别鳞状上皮内病变（LSIL）
　　　　包括：人乳头瘤病毒（HPV），轻度异形和 CIN Ⅰ
　　　高级别鳞状上皮内病变（HSIL）
　　　　包括：中重度异形，原位癌，CIN Ⅱ，CIN Ⅲ
　　　鳞状细胞癌
　　腺上皮细胞
　　　不典型腺上皮细胞（AGC）
　　　　指明宫颈管的、宫内膜的或别的腺细胞

续表

不典型腺上皮细胞,倾向肿瘤
　　指明宫颈管的或别的来源
宫颈原位腺癌(AIS)
腺癌
**其他(所列不全面)**
　　40岁以上的子宫内膜细胞
**自动分析和辅助检查**
**提示和建议(可选择)**

(资料来源:Solomon D, Davey D, Kurman R, et al. The 2001 Bethesda System: terminology for reporting results of cervical cytology. JAMA, 2002, 287:2116)

**(3) 阴道镜检查**[36]

阴道镜检查是一种简单而有效的估价宫颈有无病变的方法,肉眼不能看出的异常上皮及异常毛细血管,通过阴道镜检查能清楚看到,尤其在用3%醋酸溶液涂抹以后看起来更清楚。

宫颈赘生物都是从移行带开始。移行带异常上皮的特征为:①细胞及细胞核的密度增加,故较邻近正常上皮的颜色白且不透明。②肿瘤表面上皮的轮廓及血管结构变化。正常鳞状上皮的轮廓扁平、光滑,不典型的上皮常不规则,还有特殊的血管变化表现为点状或镶嵌。正常宫颈上皮、间质血管用碱性磷酸酶染色,在指间质乳头内的终末环状毛细血管向上皮突起,往往与表面呈切线。而上皮内的扭曲或弯曲的毛细血管斜行表面以致在阴道镜下表现为点状。镶嵌是由于表面血管扩张,排列成蜂窝状,由上皮岛分开。③白色上皮是CIN的另一特征。在上皮表面有一层厚的角化蛋白,阻碍了下面宫颈的血供,用醋酸涂抹以后即呈白色。

阴道镜检查只能发现病变部位从而指导临床医师应采取活检的部位,但不能区别原位癌与不典型增生。如在阴道镜下见到奇特的毛细血管,例如呈螺旋状、逗点状、细条实心面状等,应疑有间质浸润,可能已不属于CIN的范围。

阴道镜检查结果的准确性与是否全面观察到移行带有关。移行带的位置随患者年龄、性活跃期、胎次和产次等而上移或下移。妊娠时宫颈生理性外翻,移行带下移,阴道镜下能满意地观察到移行带;绝经期移行带上移至颈管内,不易观察。在阴道镜指导下做宫颈活检,需常规刮宫颈管检查,以便提高诊断CIN的阳性率。

**(4) 宫颈活组织及宫颈管刮术检查**

宫颈活组织检查是宫颈活检钳从子宫颈上夹取组织送病理检查,是诊断CIN及宫颈癌最可靠的方法。在上述各种检查结果可疑或阳性的病例,或宫颈病变不易与CIN及宫颈癌鉴别时均应做宫颈活组织检查。取材的方法是在子宫颈上做多点活检,至少取4块组织,各块组织分瓶送病理检查。活检标本应从鳞—柱状上皮交界处钳取,钳取的活组织应包括鳞状上皮层并有足够的间质组织,最好能取到病灶及周围组织。同时还必须做颈管刮术,颈管刮术不需扩张宫颈,只要用细小的刮匙伸入颈管内全面搔刮一圈,刮取组织送病理检查以除外颈管有无病变或癌浸润。宫颈活组织及宫颈管刮术同时进行可以早期发现CIN及早期宫颈癌。

**(5) 宫颈锥形切除术**

宫颈锥形切除术是将宫颈阴道部及宫颈管做锥形切除。宫颈外口部分作为圆锥的底面,并将颈管及宫颈组织做锥形切除。在应用阴道镜以前绝大部分阴道涂片异常的患者,都需行宫颈锥形切除术作为辅助诊断方法以排除宫颈浸润癌,因为碘试验阳性部位做活检并不一定能准确诊断。随着阴道镜的应用,对阴道涂片异常的患者,宫颈锥形切除术的指征已重新修订如下:①阴道镜检查宫颈上皮无异常或看不见全部异常的上皮;②移行带不能完全暴露;③阴道涂片结果与阴道镜下定位活检的结果不相符合;④宫颈活检诊断为微型浸润癌。

做宫颈锥形切除术时,应注意:①手术前应避免过多揩拭阴道及宫颈,以免破坏上皮;②用冷刀做锥切术;③锥切范围应包括阴道镜下确定的异常部位及颈管的异常上皮;④术前必须扩张颈管并做颈管刮术。锥切的部分应分成12块,每块做3～4张切片检查。在可疑部位应做亚连续或连续切片检查。文献报道锥切的误诊率为1%～3%,如果能遵守上述注意点,误诊率还可降低。

## 46.3.7 治疗

治疗CIN的方法很多,应根据标本的范围、组织学异常的程度、患者的愿望及医生的经验等选择不同的方法。近年来CIN的治疗较以前趋向于保守,其原因是:①诊断CIN及早期癌的水平较以前明显提高;②从CIN发展到癌要经过较长的时间,需10年左右;③宫颈不典型增生者有20%～50%能发生逆转;④CIN病灶绝大多数为局限性病灶,保守性治疗的治愈率高达97%;⑤CIS的5年生存率可达100%。

在治疗CIN时,分歧意见较多的是关于CIN I级及CIN Ⅲ级的治疗。有学者认为CIN I级是最早的癌前病变,应予随访观察。但也有不少学者认为已是 CIN 患者,从宫颈癌的防治出发,应给以癌前阻断治疗。对 CIN Ⅲ 级是否采用保守治疗分歧较大。国外文献报道 CIN Ⅲ 级用冷冻治疗后失败率较高,故认为不宜用冷冻治疗。Anderson(1980)报道 CIN Ⅲ 级采用一定深度的锥切术,可能提高治愈率。高级别 CIN,即 CIN Ⅲ 级发展为 CIS,继而又进展到浸润癌的机会较多。另外,CIN Ⅲ 级常与微灶浸润或浸润癌并存,如不仔细检查易发生漏诊。对 CIN Ⅲ 级采用保守治疗后需密切随访,无随访条件者宁可采用积极治疗。总之 CIN 的治疗也应根据不同情况区别对待。CIN 的治疗应根据 CIN 的级别、病变范围、年龄、生育要求、医疗条件及医生的经验等来决定。总的治疗原则应为:CIN Ⅰ、CIN Ⅱ 级采用保守性治疗。年轻患者 CIN Ⅰ 级病变范围小者可以随访观察,CIN Ⅲ 级患者年轻要求生育者可行锥形切除,术后密切随访。CIN 采用保守治疗时必须注意:①决定治疗方案前,必须仔细检查,首先要排除早期浸润及浸润癌;②宜在阴道镜直视下进行治疗;③治疗范围应包括宫颈的全部病变,超出病变 5 mm 为宜,深度必须足够,不应少于 4 mm;④保守治疗后应长期随访,包括阴道细胞学、阴道镜和病理检查等。

常用的治疗 CIN 的方法如下。

(1) 观察随访

个别病灶小、组织病变轻的病例,可以考虑观察随访,暂不予治疗。

(2) 电凝治疗[37]

电凝是治疗慢性宫颈炎的有效方法,也可用于治疗 CIN。Wilbanks 等用电凝治疗 CIN 并与四环素阴道栓对照比较,认为前者疗效优于后者。Ortiz 等用电凝治疗 CIN Ⅰ 级及 CIN Ⅱ 级无一例失败,CIN Ⅲ 级失败率为 13%。Chanen 及 Rome 应用电凝治疗 CIN 患者 1 700 例以上,效果明显,失败率仅 3%。如果电凝部位较深,可引起疼痛。

(3) 冷冻治疗

近 10 余年来屡见冷冻治疗 CIN 的报道。冷冻治疗无疼痛等不良反应。Charles 及 Savage(1980)报道 16 位学者应用冷冻治疗 3 000 例患者,成功率为 27% ~ 96%。不同学者所报道的成功率差异极大,其原因可能与手术者的经验,治疗的病例数,治愈的标准,冷冻的技术操作、设备、冷却剂等因素有关。Townsend 提出 CIN Ⅰ 级经治疗失败后再用冷冻治疗往往还能获得成功。CIN Ⅱ 级治疗的失败率为 3%,CIN Ⅲ 级为 7%。但也有不同的看法,Ostergard 最近报道用冷冻治疗 354 例 CIN,效果欠佳,其失败率 Ⅰ 级为 6%、Ⅱ 级为 7%、Ⅲ 级为 46%(重度不典型增生 7%、CIS 39%),认为 CIN Ⅲ 级不宜行冷冻治疗。

冷冻治疗操作虽简单,但应注意:①常用的冷冻剂为 $CO_2$ 或液氮;②冻结时压力很重要,如果压力下降至 392Pa($40kg/m^2$)以下,应该停止治疗;③为使冻结均匀而且迅速,冷冻探头上应涂一薄层水溶性润滑剂;④冷冻探头应将全部病灶覆盖,在 1.5 ~ 2 min 内在探头周围形成 4 ~ 5 mm 冰球,冷冻才足够;⑤应用两次冷冻技术,即第 1 次冷冻后,复温 4 ~ 5 min 再冻第 2 次;⑥冷冻治疗后应禁止性交,常有阴道水样排液增多 10 ~ 14 天,可用月经垫保持外阴清洁;⑦冷冻后 4 个月复查防癌涂片,如为阴性,说明病灶在愈合中,以后每 4 ~ 6 周复查 1 次,如果治疗后 6 个月防癌涂片仍为阳性者,作治疗失败论,需再次检查和治疗。

(4) 激光治疗

近年来激光已应用于治疗 CIN,开始应用时仅用激光照射病灶处,失败率较高,而且治疗失败都发生在移行带,因此照射的部位必须包括移行带。以后 Masterson 等发现这样的治疗并不能提高成功率,设想破坏组织的深度可能是关键。如果破坏深度为 1 ~ 2 mm,失败率高,如果增加组织破坏的深度,一般以 5 ~ 7 mm 的深度并必须包括固有层,则失败病例较少。Brate 等认为治疗的成功与否与组织学分级或病灶范围大小无关,用持续的光束照射较间断的为好。应用激光治疗时,应注意:①应采取措施保护工作人员的眼睛;②尽量吸去组织气化排出的烟雾;③不良反应可有局部疼痛,往往较冷冻治疗时严重,但尚能耐受;④照射后可能有点滴状少量阴道流血。激光治疗是一项新技术,其效果国外文献报道差异较大,可能与治疗的经验有关。有学者认为激光治疗失败率高,其效果不如电凝或冷冻治疗。复旦大学附属妇产科医院报道宫颈不典型增生 601 例,用激光治疗占 36.6%,药物治疗占 11.7%,其他物理治疗(包括电熨、冷冻等)占 14.1%,综合治疗(应用两种以上方法)占 5.2%,其治疗效果以激光为最佳。各种方法治疗后,宫颈不典型增生的转常率:激光治疗组 16.6%,药物治疗组 12.0%,物理治疗组 7.7%,综合治疗组 12.0%($P < 0.05$)。因此激光治疗是促使宫颈不典型增生转常的有效治疗方法。

(5) 内凝治疗

这是 Semm 提出的一种新的治疗方法,利用一种特殊的仪器称为内凝器,其有特殊的探头可接触病灶部位进行内凝。此法的特点是凝固温度较低(100℃)。本法省时、花费少、无痛、不良反应极少、

#### (6) 宫颈锥形切除术

宫颈锥形切除术主要用于诊断明确的年轻 CIN 患者,尤其是要求保留子宫和生育功能的 CIN Ⅱ 级的患者。在欧洲宫颈锥形切除术已广泛应用于治疗 CIN。Bjerne 等报道 2 099 例妇女因阴道脱落细胞涂片异常而做宫颈锥形切除术,其中 1 500 例(71.5%)诊断为 CIS,治愈率为 87%。Kolstad 等报道 CIS 1 121 例,其中 795 例做宫颈锥形切除术,随访 5~25 年,复发率为 2.3%,0.9% 发展为浸润癌。

宫颈锥形切除术操作简单,但可以引起并发症。根据并发症发生的时间可分为两大类。①近期并发症:常见的有出血、子宫破裂、麻醉意外,合并妊娠时易发生羊膜早破、早产等;②后期并发症:常见的有晚期出血、宫颈狭窄、不孕、宫颈内口松弛,合并妊娠时易发生早产,晚期出血一般多发生在手术后第 10~14 天。

#### (7) 宫颈环状电切除术[38]

宫颈环状电切除术(loop electrosurgical excision procedure,LEEP)或转化区大环形切除术(large-loop excision of the transformation zone,LLETZ)是一种新的治疗方法。Cartier 于 1981 年首创了 LEEP 法,Prendiville 及 Cullimore 根据 Cartier 的 LEEP 法而创造了 LLETZ 法,20 世纪 90 年代以来很多学者分别采用 LEEP 和 LLETZ 法治疗 CIN,结果提示 LEEP 法具有快速简便、并发症少及费用低等优点,但 1/3 的病例仍有热损伤变化而影响锥切边缘的组织学评价。LLETZ 法的优点是:①切除的组织无损坏,可供病理学检查;②即使对阴道镜检查经验不足的医生也不致延误浸润癌的诊断;③器械简单,价格便宜;④诊断和治疗同时进行,以减少患者往返。手术后的并发症有出血和感染,但不常见。

#### (8) 全子宫切除术

在老年或年轻但已生育的 CIN 患者,全子宫切除术是最恰当的治疗方法。CIN 患者做全子宫切除术是否需同时切除部分上段的阴道壁是多年来争论的问题。Creasman 及 Rutledge 提出,根据 CIS 的复发率与切除阴道壁的多少无关,认为除非阴道镜检查阴道壁有明显的浸润现象,否则不需常规切除上段阴道壁,更不需做子宫次根治术或子宫根治术。但患者手术后仍需定期随访。

#### (9) 宫颈原位腺癌的处理[39]

对宫颈原位腺癌的处理最常用的方法是全子宫切除术,因为这样有足够的组织供病理学检查,并且可以除外浸润性病变。赞成做全子宫切除者认为病灶不一定局限于移行带,可以侵犯颈管的任何部位,同时宫颈原位腺癌常与 CIN 合并存在,所以在处理 CIN 时不应疏忽同时处理宫颈原位腺癌。但是在年轻要求生育的妇女处理宫颈原位腺癌时也有建议采用锥形切除术者,其争论点在于:①宫颈原位腺癌常为多灶性病变,锥切的顶点可能疏忽了最高部位的病灶,或者遗留了较深的裂缝内的残余灶;②曾有报道(1979),行锥形切除术后又行全子宫切除术的标本病灶残余率高。但是 Bertrand 及 Lickrish 等(1987)报道宫颈原位腺癌 19 例,其宫颈病灶的最高点离宫颈口不会超过 30 mm,14/19 例 <15 mm,18/19 例离宫颈口 <25 mm。Ostor(1987)测量了从宫颈口以上为 0.5~30 mm,腺体侵犯的深度为 0.5~4 mm。这样的病灶在阴道镜检查时,用阴道扩张器将宫颈稍外翻,就可以全部暴露移行带,而宫颈原位腺癌几乎都是在移行带部位,说明仔细设计的锥形切除可能包括绝大多数的病灶。近年来 Ostor(1980)、Luesley(1985)、Hopkin(1988)等分别报道了原位腺癌先做锥切活检,以后做子宫切除,发现锥切边缘无残余灶者,子宫标本也无残余病灶。所以 Bertrand 及 Lickrish 提出宫颈原位腺癌患者应做宫颈圆柱状切除术,以切除所有的移行带,包括深部的宫颈腺体(离宫颈管 5 mm)以及与宫颈管平行至少 25 mm 处,做 90°垂直切除形成平的圆柱形底,这样手术的结果是大部分的病例(约 95%)可以获得全部切除病灶的效果。

总之,宫颈腺上皮内病变及原位腺癌的处理目前尚无一致的意见,但鉴于宫颈腺上皮病变及原位腺癌特有的生物学行为,对这些病例应进行仔细全面的检查,准确诊断后根据患者的年龄、生育要求、随访和医疗条件等综合考虑后作出恰当的处理。

## 46.4 防癌普查

早期发现、早期诊断和早期治疗,是降低宫颈癌发病率和死亡率的有效途径之一。自 Papanicolaou 发现采取阴道及宫颈脱落细胞制成涂片,经染色可观察脱落细胞的变异后,世界各国都采用该法作为宫颈癌普查的手段。早在 20 世纪 50 年代末~60 年代,世界上已有一些国家把普查列为控制宫颈癌的措施,如挪威、丹麦、瑞典、冰岛、芬兰等国,从 1965 年开展普查,宫颈癌发病率持续下降。以后很多国家如英国、美国、加拿大、日本等都陆续开展了防癌普查。我国上海市在 1958 年曾开展一次较大规模的防癌普查,1974年起将妇女普查普治列入妇女保健的常规工作之一,使上海市宫颈癌的发病率从1965年的27.8/10万下降到1996年的3.7/10万,足以说明普查普治的重要性。

### (1) 确定合理的普查方案[40,41]

开展持续、定期的防癌普查可降低宫颈癌的发生,其效果已获国际公认。但防癌普查是一项群众性工作,搞一次普查要花费大量的人力、物力和财力,尤其像我国这样人口众多的国家。以上海为例,假如每年普查1次,应查100万妇女,这样的一次普查,所花的人力、物力十分可观,为此需研究制定优化普查方案。从20世纪60年代以来世界各国都在致力寻求合理的普查方案,研究阴道宫颈取材的方法,控制和提高普查质量以及完善随访制度等。

在普查方案上各国主张不尽相同,20世纪70年代以来人们提出的宫颈癌优化普查程序均着力于普查年龄、检查次数和间隔以及终止检查的年龄等。如美国癌症协会1968年规定妇女每年必须普查1次,1980年又规定20~65岁间,至少每3年普查1次。英国1977年规定无症状的妇女,35岁以下每5年查1次,35岁以上每3年查1次,1980年以后又规定35岁以上每5年查1次。芬兰(1965)则规定25~55岁的妇女,需每5年查1次。冰岛(1978)规定妇女从25岁起每3年查1次,40岁以后每5年查1次,到60岁共查10次。一般认为,宫颈部普查不宜过迟,25岁左右较合适,每次检查的间隔时间为3~5年,一个妇女一生中检查10次左右。但尚有很多专家仍支持每年查1次的方案。

为了提高宫颈癌筛检的效率,世界各国都在继续寻找优化普查方案,希望通过筛检10%的人口,却能查到90%的宫颈癌病例。主要是使用多变量判别分析法及logistic回归方法综合判断宫颈癌的危险因素。该方法的优点是普查费用明显降低,但敏感度也下降了,许多变量被漏入低危组,因此该法仍难以推广应用。

1990年复旦大学公共卫生学院流行病教研室、江西省妇产科医院及江西省靖安宫颈癌研究所共同研究利用靖安县1974~1985年23 737名妇女6轮复查资料作回顾性分析,制订普查方案,选择3个客观指标,即年龄、6轮普查中最严重的一次细胞学涂片和宫颈糜烂程度作为自变量,建立一个非条件的logistic模型,估计不同人群的累积发病概率,确定高危、低危人群。该方案的敏感度可达90.7%,特异度为72.1%,选择只占总人数30%的高危人群检查。高危、低危人群筛检的频度有区别:一般普查的间隔时间以3~4年为准,如60岁以前有3次涂片检查阴性者,60岁以后则可每5年查1次;但高危人群每3年筛检1次,65岁以后酌情再查1~2次。该法比较简单,是否适合于其他地区,还有待于进一步总结。

### (2) 确实保证普查质量

除普查方案外,普查质量也是普查工作的重要内容,它包括受检对象的登记、填卡、涂片取材的方法、涂片的制作、染色的技巧、读片的水平等,这些都会影响普查的效果。

上海市妇女病的普查曾取得较好的结果,但1987年上海市子宫卵巢癌协作组及上海市妇女保健所对全市1985~1986年宫颈癌发病情况进行调查,发现:①1985年上海市区宫颈癌发病212例,发病率为6.19/10万,1986年199例,发病率为5.72/10万。②发病年龄<50岁占4.2%,≥50岁占95.8%,平均发病年龄65岁,最小30岁,最大89岁。③临床分期:1985年0~Ⅰ期占17.9%,Ⅱ期以上占66.9%;1986年0~Ⅰ期占10.5%,Ⅱ期以上占84%。2年中宫颈癌Ⅱ期以上占80%左右。④普查发现宫颈癌的情况:1985~1986年上海市共普查434 686人,发现宫颈癌27例;市区1985年普查106 475人,发现宫颈癌10例;1986年普查109 094例,未发现1例宫颈癌。⑤调查1985~1986年上海市区的104例宫颈癌,发现其中5年内接受过普查的只有20例(19.2%),其余84例未接受普查。在104例宫颈癌中,仅有3例是由普查发现的,其他101例都是有症状就诊后才发现的。

上述调查结果说明,宫颈癌的普查质量急需提高,为此必须采取措施。①普及妇科防癌知识,提高妇女自我保健意识,特别要对中老年妇女普及肿瘤防治知识,主动参加妇科普查,出现早期症状及时就医。②上海市目前宫颈癌的平均发病年龄是65岁,所以要重视50岁以上中、老年人群的普查。③普查时间暂规定为:一般妇女市区人口每1~2年查1次。④提高普查质量,加强普查专业队伍的组织建设与业务培训,特别是基层业务人员的素质亟待提高。

## 46.5 病理类型[42]

宫颈癌中最常见的是鳞状上皮细胞癌,其次是腺癌,腺鳞癌、透明细胞癌等较少见。

### 46.5.1 鳞状细胞癌

宫颈鳞状上皮发生癌变即导致鳞状细胞癌。宫颈上皮发生癌变后,如突破基膜侵犯间质,即称为宫颈鳞状细胞浸润癌。一般浸润癌都是由 CIS 发展而来,但并不一定都经过原位癌阶段。有时上皮层细胞分化较成熟,但基底部分细胞生长活跃,不向表面生长而是向间质浸润,此时往往发病短,浸润灶多,早期浸润阶段不明显。由原位癌发展而来的浸润癌发展慢,有较明显的早期浸润阶段,治疗效果好,预后好。宫颈鳞状细胞癌又分如下。

**(1) 微灶浸润癌或早期浸润癌**

Mest Werdt(1947) 首先提出微灶浸润癌的概念,是指微灶突破基膜,浸润间质深度在 5 mm 内,后来又有学者提出其侵犯间质的深度应为 3 mm。Rubio 研究了浸润间质 3 mm 或 5 mm 患者的复发、转移和死亡率无明显区别。全国宫颈癌协作组于 1978 年曾将微灶浸润癌的诊断标准定为浸润深度为 3～5 mm。1985 年国际妇产科协会(FIGO)根据浸润间质的程度将早期浸润癌又分为两种。

1) 轻微的镜下间质浸润癌(临床为ⅠA1 期) 指癌细胞突破基膜,浸润深度不超过 1 mm。最早浸润的肿瘤组织可呈芽状,以后呈圆形、舌状或分叉状。有时在大块累及腺体的基础上,其病灶边缘出现浸润,在浸润灶周围间质中有很多淋巴细胞浸润。

2) 可测的微小癌(临床ⅠA2 期) 在显微镜下见可测量的病灶,其浸润间质的深度不超过 5 mm,水平播散范围不超过 7 mm。病灶由小微灶融合,肿瘤细胞呈各种分化程度,有时由很多钉脚形成网状结构,有的呈团块状。在周围间质组织中有很多圆形细胞浸润,有时有巨细胞,间质纤维松弛或收缩。Creasman(1995) 报道 FIGO(1994)对ⅠA 期又作了新的规定[43]如下。

Ⅰ期 癌局限于宫颈。

ⅠA 期 肉眼看不见癌灶,仅在显微镜下见浸润癌。间质浸润最深5mm,宽度在7mm以内。又分为ⅠA1 及ⅠA2 期。ⅠA1 期 间质浸润深度≤3 mm,宽度≤7 mm。ⅠA2 期间质浸润深度 > 3 mm、≤5 mm,宽度≤7 mm。

**(2) 宫颈鳞状细胞浸润癌**

宫颈鳞状细胞浸润癌(临床≥ⅠB 期)是指鳞状细胞癌向间质内浸润的深度已超过可测的微小癌(ⅠA 期)的标准。可呈网状或团块状融合浸润间质。根据细胞的分化程度又分为 3 种类型。

1) 角化型大细胞型 肿瘤分化好,相当于鳞状细胞癌Ⅰ级。癌细胞大,胞质多,有角化不良,癌细胞巢内有角化珠形成,有时细胞由于糖原贮存而呈透明。细胞间桥存在,核大,不规则,染色质多、深染,有多个核仁,有大量角化物质形成,在细胞巢的边缘部见有正常及不正常和分裂象。

2) 非角化型大细胞型 肿瘤分化中度,相当于鳞状细胞癌Ⅱ级,是最多见的一种鳞癌,细胞异形明显,边缘间桥不明显,无角化珠,但仍有角化不良细胞,核分裂相当多。

3) 小细胞型 肿瘤分化差,相当于鳞状细胞癌Ⅲ级。细胞有两种类型,一种为细胞小,胞质少,核浅染,圆形,如同柱形下细胞,核分裂相当多,正常或不正常,有时肿瘤细胞有异形明显的"奇怪核"。另一种细胞呈梭形,胞质少,核梭形而深色如同基底细胞。

**(3) 其他类型鳞状细胞癌**

1) 乳头状鳞状细胞癌(papillary squamous cell carcinoma) 癌瘤外观呈乳头状或菜花状或疣状。显微镜下见乳头状结构,鳞状细胞呈复层,核明显异形,纤维中心血管柱位于乳头中央,癌细胞浸润中心柱间质。活检必须取整个乳头的厚度及其中心柱组织。本癌类似于女阴疣性癌。

2) 疣状癌 为一种分化很好的鳞癌。鳞状细胞保持成熟和有层次,细胞无明显不典型,也无纤维中心柱结构。肿瘤以膨胀性或推移性生长及浸润,常见直接浸润邻近器官,未见有淋巴结转移。

3) 梭形细胞癌 为一种低分化鳞状上皮癌,细胞呈梭形如肉瘤细胞,电镜下见有桥粒、张力原纤维。免疫组化检测,角蛋白呈阳性,波形蛋白则呈阴性。与恶性黑色素瘤内的梭形细胞鉴别,则恶性黑色素瘤对 S-100 蛋白和 HMB45 皆为阳性,而梭形细胞癌则均为阴性。

4) 淋巴上皮瘤样癌 大体表现为界限清楚,肿块呈膨胀性生长,略隆起,切面均质,有浅溃疡。癌细胞大小形状一致,排列成索状;鳞状细胞大,胞质透亮或浅伊红色,或呈颗粒状,核分裂很多,见 2 个核仁,间质内见很多淋巴细胞和一些嗜酸性粒细胞浸润。

### 46.5.2 腺癌

肿瘤细胞具有柱状上皮的特征,形成腺状结构,浸润间质。根据癌细胞的来源,可分为下列多种类型。

**(1) 来自宫颈内膜**

又分以下组织来源。

1) 宫颈内膜柱状黏液细胞来源的腺癌 又称宫颈管黏液腺型或黏液癌(mucinous adenocarcinoma),来源于宫颈内膜柱状黏液细胞,为最常见的一种宫颈腺癌。按癌细胞的分化程度又可分为如下。①黏液腺癌中度分化型:较为多见,腺体结构形态正常,但轮廓不整齐,大小不一。腺上皮为复层上皮,由柱状、立方形或扁平细胞组成,内含黏液。细胞核形态不一,有卵圆形、杆形、不规则圆形或多角形,位于底部,增大,深染,核仁大。腺体分散,间质多,并有淋巴细胞及组织细胞浸润,常伴小部分功能分化较差的腺体,不含黏液,胞质呈伊红色。②黏液腺癌低度分化型:腺体结构消失,只见一片黏液。黏液泡中见细胞,核增大,深染等。细胞形态变化多,分裂象多,间质形成纤维带将上皮分割之。③黏液腺癌高度分化型:比较少见,细胞大小不一,形状多变,腺体多,常含点状突起。侵犯宫颈壁的深层,并有间质反应包绕,肿瘤的腺上皮由高柱状细胞覆盖。分化最好的宫颈腺癌过去称为宫颈恶性腺瘤(adenoma malignum),现在称为微偏腺癌(minimal deviation adenocarcinoma)。

2) 宫颈内膜柱状下细胞(即来源于储备细胞)腺癌 本类型比较少见,但恶性程度高,预后差。其癌细胞幼稚,常同时向腺癌和鳞癌方向发展,可分为如下。①鳞状腺上皮癌:又称腺鳞癌,宫颈内膜柱状下细胞同时向腺癌及不典型鳞状化生方向发展而成。两种上皮性癌在同一部位紧密结合,有时可见从一种上皮癌过渡到另一种癌。②黏液表皮样癌:腺癌成分是由黏液性立方形柱状上皮组成,腺腔内充满黏液,腺体周围有复层鳞状上皮细胞,还有呈立方形的中间细胞。核圆,大小一致,犹如储备细胞。

③未分化腺癌:细胞小,为立方形或柱形,形态一致,密集成片,有时有围成腺腔的倾向。无腺体或鳞状细胞结构。

**(2) 来自残留副中肾管上皮的腺癌**

可分为3种。①腺型腺癌:由残留的副中肾管上皮向子宫内膜腺癌方向分化而形成。也可发生于异位的子宫内膜。腺体上皮为单层或假复层柱状上皮,胞质呈伊红,无黏液产生。②乳头状腺癌:由残留的副中肾管上皮向输卵管腺癌方向分化而形成。其特点为乳头多,间质中心柱细。③透明细胞癌:病灶为一片胞质透亮的细胞或腺状结构,多与患者胚胎期其母服用己烯雌酚有关。

**(3) 来自残留中肾管的腺癌**

残留的中肾管可形成腺癌、囊腺癌。癌细胞透亮,不含黏液,形如鞋钉向腔内突出,核圆、深染。腺腔圆形或低乳头状或呈实质一片。

**(4) 其他类型腺癌**

1) 乳头状腺癌 自宫颈表面上皮长出,形成乳头,乳头细,有间质中心柱。细胞为多层立方形或低柱状,胞质呈伊红,无黏液分泌,核深染而小,有时可见钙化砂粒小体。

2) 硬癌 较少见,癌组织质硬,纤维组织多,腺癌小体分散于其中。

## 46.6 临床分期

### 46.6.1 国际临床分期法

宫颈癌的分期方法有很多,近年来都采用FIGO 1994年(蒙特利尔)修订的国际临床分期法(表46-5)。

表46-5 子宫颈癌:FIGO 分期标准

| | |
|---|---|
| 0期 | 原位癌,宫颈上皮内瘤变Ⅲ(CINⅢ) |
| Ⅰ期 | 肿瘤仅局限于宫颈(不考虑肿瘤向宫体侵犯) |
| ⅠA | 仅能由显微镜诊断为浸润癌,任何大体所见病灶,甚至表皮浸润都属于ⅠB |
| | 浸润限制于可测定的间质内浸润范围:最大垂直深度5.0 mm,最大水平宽度≤7.0 mm |
| | 垂直浸润深度应从表皮或腺体的基底层≤5.0 mm,脉管(静脉或淋巴管)累及不改变分期 |
| ⅠA1 | 测定的间质深度≤3.0 mm,宽度≤7.0 mm |
| ⅠA2 | 测定的间质深度>3.0 mm 而≤5.0 mm,宽度≤7.0 mm |
| ⅠB | 临床可见肿瘤限于子宫颈,或临床前肿瘤大小超出ⅠA范围 |
| ⅠB1 | 临床可见肿瘤大小≤4.0 cm |
| ⅠB2 | 临床可见肿瘤大小>4.0 cm |

| | | 续表 |
|---|---|---|
| Ⅱ期 | | 宫颈癌侵犯超出子宫,但未累及骨盆壁或阴道下1/3 |
| | ⅡA | 无明显宫旁侵犯 |
| | ⅡB | 明显宫旁侵犯 |
| Ⅲ期 | | 肿瘤已侵犯盆壁,直肠检查发现宫颈肿瘤与盆壁之间无间隙;或者肿瘤已累及阴道下1/3。所有的肾积水或无功能肾均包括在内,除非这些肾异常有已知的其他原因可解释 |
| | ⅢA | 肿瘤累及阴道下1/3,但未侵犯盆壁 |
| | ⅢB | 盆壁累及,或肾积水,或无功能肾 |
| Ⅳ期 | | 肿瘤扩散的范围已超出真骨盆,或经活检证实膀胱或直肠黏膜受侵。这些黏膜泡状水肿不属于Ⅳ期 |
| | ⅣA | 肿瘤累及邻近器官 |
| | ⅣB | 肿瘤转移到远处脏器 |

## 46.6.2 分期规则及注意事项

(1) 分期规则

对患者进行FIGO修订的分期时,需遵照下列规则。

1) 分期必须根据认真仔细的临床检查,且需在治疗前确定。分期一经确立,不得再行变更。

2) 分期有疑问不能确定时,应列入较早期。

3) 确定分期需根据全身检查、妇科三合诊检查、阴道镜检查、子宫镜检查、膀胱镜及直肠镜检查、静脉肾盂造影、肺及骨骼X线检查,膀胱或直肠黏膜受累必须经活检组织学证实。

4) 淋巴造影、血管造影、超声探查、CT扫描和MRI检查、腹腔镜检查所见不能作为更改临床分期的依据,但这些检查有助于制订治疗计划。

(2) 注意事项

1) 0期是指根据上皮全层均有不典型细胞,但无间质浸润者。

2) ⅠA期又分为ⅠA1期及ⅠA2期,目的是要进一步了解这些病变的临床行为。ⅠA1期及ⅠA2期的诊断必须根据切除组织的显微镜检查结果才能确定。

3) 取消过去所用的"ⅠB期隐匿癌"的名称。

4) 临床检查难以确定宫旁组织增厚是炎症或癌症,所以规定肿瘤固定于盆壁,宫旁组织增厚为非结节状者为ⅡB期。只有当宫旁组织增厚呈结节状直接蔓延到盆壁,或肿瘤本身扩展到盆壁时,才定为Ⅲ期。

5) 凡因癌性输尿管狭窄产生肾盂积水或肾无功能时,即使局部检查属Ⅰ期或Ⅱ期,均应列为Ⅲ期。

6) 有膀胱泡样水肿者不能列为Ⅳ期,膀胱镜检查见到隆起及沟裂时,并同时通过阴道或直肠触诊证实该隆起与沟裂与肿瘤固定时,应视为膀胱黏膜下受侵,膀胱冲洗也找到恶性细胞时,应做膀胱镜取活检组织病理检查证实。

## 46.6.3 手术病理分期

在经手术治疗的病例中,病理医师检查切除的标本,病检结果是最确切诊断肿瘤侵犯范围的方法,但这些结果不能改变临床分期,可将这些结果记录在疾病的病理分期法则中,TNM分期正适合这种情况。比较罕见的是,有的病例行全子宫切除术后,才发现术前未发现的浸润型宫颈癌,对此情况,不能作为临床分期,也不能包括在治疗的统计中,只能作为个例报道。因为所有的妇科肿瘤都是在首次诊断时确定分期,而且不能更改,即使复发时也是如此。只有在临床分期的准则严格执行时,才有可能比较各个临床单位和不同治疗方式的结果(表46-6)。

表 46-6　子宫颈癌 FIGO 与 UICC 分期

| FIGO 分期 | UICC | | |
| --- | --- | --- | --- |
| | T | N | M |
| 0 | Tis | N0 | M0 |
| ⅠA1 | T1a1 | N0 | M0 |
| ⅠA2 | T1a2 | N0 | M0 |
| ⅠB1 | T1b1 | N0 | M0 |
| ⅠB2 | T1b2 | N0 | M0 |
| ⅡA | T2a | N0 | M0 |
| ⅡB | T2b | N0 | M0 |
| ⅢA | T3b | N0 | M0 |
| ⅢB | T1 | N1 | M0 |
| | T2 | N1 | M0 |
| | T3a | N1 | M0 |
| | T3b | 任何 N | M0 |
| ⅣA | T4 | 任何 N | M0 |
| ⅣB | 任何 T | 任何 N | M1 |

注：FIGO，国际妇产科学联盟；UICC，国际抗癌联盟；T，肿瘤；N，淋巴结；M，转移。

## 46.7　临床表现

早期宫颈癌常无明显症状，也无特殊体征，与慢性宫颈炎无明显区别。检查有时见宫颈光滑，尤其在老年妇女宫颈已萎缩者。在某些宫颈管癌患者，由于病灶位于颈管内，阴道部宫颈外观仍表现正常，易被忽略以致漏诊或误诊。

### 46.7.1　症状

宫颈癌患者最早出现的症状主要是阴道流血及白带增多。

(1) 阴道流血

年轻患者常主诉接触性出血，发生在性生活后或妇科检查后。出血量可多可少，根据癌灶的大小、病理类型、接触时损伤的血管大小而不同。早期病例流血多为少量，到了晚期癌灶较大则表现为多量出血，甚至量多如冲而危及生命。年轻患者也有表现为经期延长或经期缩短、经量增多等，老年患者则表现为绝经后阴道出血，量多或少。

(2) 白带增多

白带呈白色、淡黄、血性或脓血性等，稀薄似水样或米泔水样，腥臭。晚期患者继发感染则呈恶臭或脓性。在黏液性腺癌患者，由于癌灶分泌大量黏液，故患者常诉大量液体自阴道排出，水样或黏液样，需用月经垫。

(3) 晚期症状

根据癌灶侵犯的脏器而出现一系列继发性症状。如癌灶侵犯盆腔结缔组织、骨盆壁，压迫输尿管、直肠和坐骨神经等时，患者常诉下腹痛、腰痛、尿频、尿急、肛门坠胀、里急后重、下肢肿痛、坐骨神经痛等。癌灶压迫或侵犯输尿管，严重时可导致输尿管梗阻、肾盂积水、肾功能损害等，最后导致尿毒症而死亡。终末期患者往往出现消瘦、恶病质、贫血、发热、全身衰竭等。

### 46.7.2　体征

宫颈癌常见有 5 种类型。

(1) 外生型

外生型 (exophytic type) 最常见，癌灶来自外宫颈，向外生长，状如菜花，触之易出血，并产生血性、浆液性渗出液。由于症状出现早，患者能较早就医，易于早期发现和诊断。单独癌灶较大时可占据阴道上部，妨碍检查，有时甚至不能查清块物的大小、部位以及扩散的情况，宫颈口也被遮蔽，阻碍宫颈管的探查。

**（2）内生型**

内生型（endophytic type）指癌灶不向外生长而向周围组织侵犯，浸润宫颈管组织，使之扩张并侵犯子宫下段，因此宫颈管及子宫下段较大，质硬，犹如桶状。外宫颈可能正常大小，表面光滑或仅见轻度糜烂，但宫颈质硬如石头，有时可使宫颈的解剖部位改变，易误诊为肌瘤、子宫内膜异位症或其他良性妇科疾病。

**（3）溃疡型**

溃疡型（ulcerative type）指无论是外生型或内生型宫颈癌，均可形成溃疡或空洞，又称为空洞型。当癌灶继续生长，浸润癌灶根部的血管，外生部分脱落，最后根部中心脱落而留下空洞。空洞表面盖有坏死组织，阴道排液增多，呈米泔水或脓血性，奇臭。

**（4）颈管型**

颈管型（endocervical type）指癌灶发生在宫颈外口内，隐蔽在颈管，往往较大。其与内生型的区别是：后者是由特殊的浸润性生长扩散到颈管，前者则由颈管病灶侵入宫颈及子宫下段的供血层，转移到盆壁的淋巴结，颈管内的病灶溃疡长得较大。由于癌灶从宫颈深部血管层获得营养，因此有些细胞处于缺氧状态，但仍可存活，这就为治疗提供了不利因素。

**（5）表面型**

表面型（surface type）指癌灶浸润宫颈外口部分的宫颈以及邻近阴道黏膜，范围较宽，也可侵入上皮下组织，但一般不会很深。此类癌灶对放疗敏感，但易发生远处转移。

## 46.8 转移

宫颈癌一旦癌细胞突破基膜侵入间质，病程即为不可逆，并可向外扩散。其主要播散途径是：直接侵犯宫颈间质、宫体、阴道和宫旁组织；淋巴的扩散和转移；血行播散。

**（1）直接侵犯**

外生型宫颈癌常向阴道壁蔓延，颈管内的癌灶则使颈管扩张并向上蔓延累及宫腔。由于宫颈旁组织缺乏保卫膜（restraining membrane），耻骨膀胱宫颈筋膜仅覆盖宫颈的前后侧，癌灶常沿阻力最弱的组织间隙、神经周围及血管周围的组织侵入宫颈旁组织、主韧带及子宫骶骨韧带。即使是早期宫颈癌也有可能转移至双侧附件或向宫旁组织扩散达骨盆壁。有时癌灶可压迫一侧或双侧输尿管而引起输尿管梗阻。若癌灶向宫腔扩散，可穿透宫壁向腹腔内扩散。若向阴道蔓延可波及膀胱及直肠，最后导致膀胱阴道瘘或直肠阴道瘘。

**（2）淋巴转移**

尽管宫颈癌最易转移到闭孔淋巴结，但所有的盆腔淋巴结组都能累及。在盆壁淋巴结累及前，宫旁淋巴结不一定侵犯。尽管髂总和腹主动脉旁淋巴结可能直接通过宫颈后淋巴干转移，但这种情形少见，宫颈癌淋巴结转移顺序模式基本不变，即从盆侧壁淋巴结到髂总淋巴结，然后到腹主动脉旁淋巴结组。从腹主动脉旁淋巴结，偶尔会通过胸导管至左锁骨上三角区淋巴结（图46-5）。ⅠB期宫颈癌盆腔淋巴结转移率如表46-7所示，Ⅱ期和Ⅲ期腹主动脉旁淋巴结转移率见表46-8[44]。

2000年Dargent[45]首先提出了宫颈癌诊断前哨淋巴结的概念，采用特定的蓝染料和放射性标记的胶体混合物术前注入宫颈，随后数位研究者在70%～100%患者中确定前哨淋巴结[46-49]。前哨淋巴结常常位于髂内、髂外，或闭孔淋巴结，但还有位于髂总和腹主动脉旁区域。有1例患者的前哨淋巴结位于左侧腹股沟。所以，宫颈癌前哨淋巴结的实际应用价值尚在探讨。

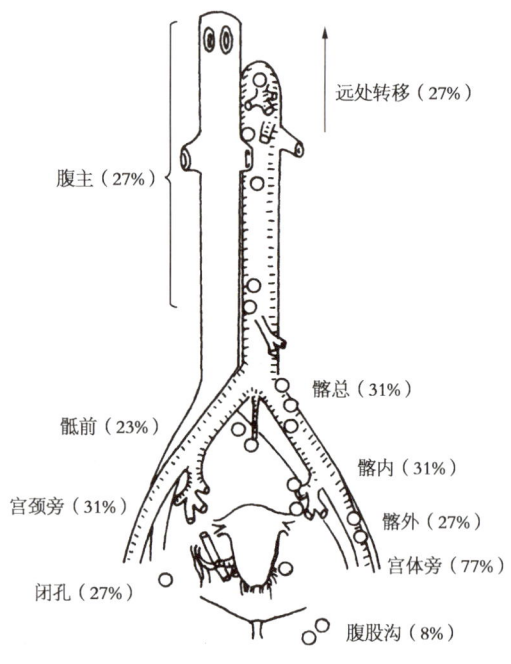

**图46-5 宫颈癌淋巴结转移途径示意图**

表 46-7　ⅠB期宫颈癌盆腔淋巴结转移率

| 作　者 | 病例数 | 淋巴结阳性病例数 | % |
|---|---|---|---|
| Zander 等，1981 | 860 | 163 | 18.9 |
| Fuller 等，1982 | 280 | 42 | 15.0 |
| Timmer 等，1984 | 119 | 18 | 15.1 |
| Inoue 和 Okamura，1984 | 362 | 47 | 13.0 |
| Creasman 等，1986 | 258 | 36 | 14.0 |
| Finan 等，1986 | 229 | 49 | 21.4 |
| Artman 等，1987 | 153 | 13 | 8.5 |
| Monaghan 等，1990 | 494 | 102 | 20.6 |
| Samlal 等，1997 | 271 | 53 | 19.6 |
| 总　计 | 3 026 | 523 | 17.3 |

表 46-8　Ⅱ期和Ⅲ期宫颈癌腹主动脉旁淋巴结转移率

| 作　者 | Ⅱ期 | | | Ⅲ期 | | |
|---|---|---|---|---|---|---|
| | 探查病例数 | 阳性病例数 | % | 探查病例数 | 阳性病例数 | % |
| Nelson 等，1977 | 63 | 9 | 14.3 | 39 | 15 | 38.5 |
| Delgado 等，1977 | 18 | 8 | 44.4 | 13 | 5 | 38.5 |
| Piver 和 Barlow，1977 | 46 | 6 | 13.0 | 49 | 18 | 36.7 |
| Sudarsanam 等，1978 | 43 | 7 | 16.3 | 19 | 3 | 15.8 |
| Buchsbaum，1979 | 19 | 1 | 5.3 | 104 | 34 | 32.7 |
| Hughes 等，1980 | 80 | 14 | 17.5 | 96 | 23 | 24.0 |
| Ballon 等，1981 | 48 | 9 | 18.8 | 24 | 4 | 16.7 |
| Welander 等，1981 | 63 | 13 | 20.6 | 38 | 10 | 26.3 |
| Berman 等，1984 | 265 | 43 | 16.2 | 180 | 45 | 25.0 |
| Potish 等，1985 | 47 | 5 | 10.6 | 11 | 4 | 36.4 |
| La Polla 等，1986 | 47 | 6 | 12.8 | 38 | 14 | 36.8 |
| 总　计 | 739 | 121 | 16.4 | 611 | 175 | 28.6 |

宫颈癌累及卵巢罕见，出现的最大可能是子宫与附件结构相连的淋巴通路所致[50]。妇科肿瘤组（GOG）研究ⅠB期宫颈癌卵巢转移，在鳞癌仅4/770（0.5%），在腺癌2/120（1.7%），这6例卵巢转移患者都有其他部位宫颈外转移的证据[51,52]。

（3）血行播散

较少见，一般多发生在晚期病例，多见于小细胞鳞癌。可扩散至肺、肝、骨、心、皮肤、脑及全身其他部位。

关于宫颈癌浸润和转移的分子机制研究显示，E-钙黏蛋白（一种 $Ca^{2+}$ 依赖性的细胞—细胞黏附分子）能够下调表皮生长因子受体（EGFR）的表达，并逆转已转染 HPV-16 E6、E7 而获得不死性的角质形成细胞的浸润表型。另一方面，关于黏附分子 CD44 及其变异体表达的研究提示，宫颈癌癌前病变时即有 CD44、CD44-4v 和 CD44-6v 表达减少，而 CD44-9v 则明显过表达。重度不典型增生及宫颈癌患者较正常人及轻度不典型增生患者 CD44 和 CD44-4v 明显低表达。分析显示，CD44 和 CD44-4v 与宫颈癌的病理分级有关，但与 HPV 存在与否无关。

此外，许多研究也证实，纤维蛋白溶解系统，包

1143

括丝氨酸纤溶酶及其活化物尿激酶型纤溶酶原激活物(uPA)，uPA 受体(uPA-R,CD87)及其抑制物血小板活化抑制因子(PAI-1 和 PAI-2)，也与宫颈癌的侵袭和转移密切相关，提示对细胞表面蛋白水解活性的抑制可能有助于宫颈癌侵袭与转移的治疗。

## 46.9 辅助诊断检查

一般说来，根据临床症状和体征诊断宫颈癌并不困难，但在癌前期或早期病例，患者往往无症状，体征也不明显，用肉眼很难分辨，有时必须采用各种必要的辅助诊断方法，以免发生漏诊及误诊。另外，单凭肉眼观察，也不能最后确诊，必须依靠活组织检查的病理结果。

### 46.9.1 阴道镜脱落细胞涂片检查

采集阴道脱落细胞制成涂片、染色，显微镜下观察有无癌细胞，是最常用的辅助诊断方法，也是在大规模普查时简便、准确率高的筛选早期病变的方法。经典的染色方法是由 Papanicolaou 及 Traut 首创，故又称为 Pap 涂片。Pap 涂片的准确性与采取样本的方法和染色方法有关。

Pap 染色法是经典的染色法，简易可行，细胞染色清晰，便于观察鉴别。读片技术是影响 Pap 涂片结果的关键。读片人员一定要经过专业培训，熟悉细胞的各种正常及异常结构，观察时要认真细致。熟练的读片可使涂片的准确率达 95%。应在鳞—柱上皮交界处取材，因为宫颈癌好发于移行带。不仅要在宫颈外口取材，还要在颈管内取材，故采集样本的刮板很重要。过去一直应用竹制或木制的小脚板式刮板，近 5 年广泛采用液基薄层细胞学检查。

#### (1) 液基薄层宫颈细胞学检查

传统细胞学筛查的敏感度和特异度平均为 58% 和 69%，大多数研究中传统细胞学涂片的敏感度估计都有偏倚[53-55]。基于最小偏倚的研究得出，传统细胞学的敏感度为 51%，远低于通常人们的认识。

取样和制片错误造成 70% 的巴氏涂片假阴性结果[56]。将细胞涂在玻璃片上的操作很难标准化。传统涂片法约 80% 的细胞随着取样工具被丢弃[57,58]。传统涂片中如果有异常细胞也很难识别和诊断，因为有很多干扰因素如空气干燥后的人造物、过多的血液、黏液和炎性碎片，或涂片过厚导致固定液未能充分渗入标本。

曾诊断为宫颈癌患者的阴性涂片被再次复查时，多数报道显示为假阴性[59]。为了解决这个问题，发明了一种新的制片方法。宫颈样本仍采用常规取样工具按照常规方法收集。新方法不是将标本涂在玻璃片上，而是将采样工具浸放入一个装有 20 ml 的缓冲液、乙醇保存液的小瓶中。小瓶再在常温下送至细胞学实验室，在那里将细胞悬液制片、染色和读片。涂片上的细胞分布很薄且均匀。

#### (2) 液基细胞学技术

最常用的液基细胞学研究技术是 ThinPrep 方法，它是 FDA 在 1996 年 5 月通过的[60]。这种涂片技术是自动化的。阅片通常由细胞学技术员或细胞学家进行，也可采用自动图像分析技术。

另一种液基细胞学技术 SurePath，FDA 于 2003 年 5 月通过。有关这项技术的临床使用效果目前报道较少。近来荷兰的分析表明，这项技术还需要进一步评估，而英国在比较了这两项技术后得出尚无充分证据表明某项技术更好。

评价 ThinPrep 方法的研究包括样本分离实验[61]，即先制作常规涂片，再将标本的剩余部分浸入小瓶中做薄层细胞涂片；以及"直接到小瓶"研究[62]，即薄层细胞学涂片用作取代传统细胞学涂片。这些研究显著提高了活检证实的高度宫颈病变的检出率，范围 16%～100%，显著减少了涂片不满意的情况。由于不满意的巴氏涂片报告常需在 3～6 个月内复查，因此筛选的费用增加了，而且带给患者不必要的麻烦和焦虑，从而造成患者的依从性下降。由于 ThinPrep 技术在不同人群中显著提高了宫颈低度病变及其更为严重病变的检出率，因而 FDA 同意将这项技术取代传统的细胞学涂片。

美国在过去的 5 年中已经广泛采用了液基细胞学技术。目前美国约 60% 的宫颈细胞学涂片采用这种技术。随着自动分析技术的进展，液基技术的应用将更加普及。对标本中 HPV DNA 和其他性传播疾病的检测能力将进一步提高这项技术的临床应用。复旦大学附属肿瘤医院病理科细胞室近 3 年开展了该项技术，并废弃传统的刮片方法。

### 46.9.2 阴道镜检查

阴道镜可观察宫颈血管和组织的变化，对肉眼未见明显癌灶的病例（包括早期及癌前病变者）协助辨别宫颈鳞—柱状上皮交界部位有无异形上皮变化，并可根据检查所见异常行定位活组织检查，以提高活检的准确率。

鳞癌患者在阴道镜下可见镶嵌、点状血管、白色病变、异形血管等。宫颈腺癌的一般阴道镜图像有别于宫颈鳞癌。宫颈腺癌生长特殊，柱状上皮的中心血管呈高度扩张，末端终止于类似正常柱状上皮的绒毛突状瘤组织中，形成大而分散的点状血管，有时异形血管呈发夹状，血管粗大且分布异常；血管异形及毛细血管间距离增加的程度均不及鳞癌时明显；宫颈表面腺口异常增多和（或）不规则分布，腺口白色环在Ⅲ型以上居多；腺口大小不规则以致宫颈表面似蜂窝状图像，尤其在黏液腺癌，其腺口异形更为显著。

### 46.9.3 宫颈活组织检查及颈管刮出物检查

病理检查是必不可少的最后确诊宫颈癌的手段，在"46.3.2"内已详述，不再重复。

### 46.9.4 宫颈锥形切除术

若阴道脱落细胞检查多次找到癌细胞，但阴道镜下定位活检都未发现癌，宫颈多点活检为CLS癌，但临床又不能排除浸润癌者，可行宫颈锥切术。锥切标本行快速病理检查，如结果为浸润癌，即行宫颈癌根治手术，如为CIN，根据情况仅做锥切术或全子宫切除术或继续密切随访。

### 46.9.5 其他辅助检查

宫颈癌病变范围的信息是决定治疗计划的关键，因此不同的放射诊断方法用于更准确地确定病灶范围。

(1) CT 检查

约在1975年以来，CT就用于协助盆腔肿瘤的分期，除了淋巴结以外，盆、腹腔CT扫描还用于诊断肝脏、泌尿系统和骨骼结构病变。与淋巴管造影术不同，CT不能确定淋巴结结构的改变，仅能测定淋巴结大小的变化，淋巴结直径>1.0 cm则通常考虑为阳性。因此，体积正常但有镜下转移的淋巴结会出现假阴性结果，而炎症或增生性病变引起的淋巴结增大会造成假阳性结果。如果将直径1.5 cm作为阳性标准，则会提高敏感度而降低了特异度。

(2) 超声波检查

与CT相似，超声检查也不能区别良性和恶性增大的淋巴结，但它的优点是花费少、费时少，可避免放射线照射。

(3) MRI 检查

由于CT不能区别宫颈和宫体肿瘤与正常软组织，所以在诊断早期宫颈癌时受到限制。自从20世纪80年代早期MRI开始应用，具有高对比度的分辨率和多方位的断层成像能力，在诊断肿瘤大小、间质浸润深度、阴道和宫旁扩散范围和淋巴结状态方面具有价值。MRI具有更准确测定肿瘤直径和宫旁浸润能力，特别是在大块宫颈肿瘤病例中，使之成为临床诊断和治疗计划中的有力帮手。另外，由于MRI对胎儿无害，可作为怀孕患者的诊断方法。

(4) PET/CT 检查

20世纪90年代中期，这项影像学技术在一些医学中心开始应用，它测定疾病的代谢改变而不是解剖改变。PET/CT所采用的放射性核素能在衰变过程中发射正电子。因为癌细胞对葡萄糖利用率较高，利用放射性标记核素的2-氟-2-脱氧-D-葡萄糖（FDG），通过测定糖代谢增高的位点，用于测定恶性肿瘤的位置。PET/CT具有更精确描绘原发灶和淋巴结转移灶病变范围的作用，特别是在淋巴结不大和常规方法不能测出的远处转移。

(5) 细针吸取细胞学检查

当体检或影像学检查时，如果发现盆腔或腹部肿块或肿大的淋巴结，则可以在CT或超声的引导下行细针吸取术，可在局部麻醉下进行，无大的并发症，甚至可在空腔脏器和凝血功能障碍时进行。报道的腹盆腔结节准确率可达到74%~95%。只有阳性的细胞学检查才能作出治疗的决定。

## 46.10 治疗

宫颈浸润癌患者一旦诊断明确，就应拟定最恰当的治疗方案。治疗方案的确定与患者的年龄、一般情况、病灶的范围、有无并发症存在等有关，因此在治疗前必须对患者进行全身检查，并结合各种脏器及系统功能检查结果考虑和制订治疗方案。

### 46.10.1 治疗原则与选择

浸润型宫颈癌的治疗应包括对原发灶和可能的转移灶的恰当处理，尽管手术和放疗均可作为首选治疗，但手术治疗主要用于治疗Ⅰ期和早ⅡA期的患者，有些欧洲和日本治疗中心对ⅡB期的患者仍首选手术治疗。

**(1) 微小浸润癌**

1) ⅠA1期：切缘阴性的锥切活检和阴性宫颈诊刮术（ECC）是足够的治疗。如果将来无生育的要求，则考虑筋膜外子宫切除术。

2) ⅠA2期：改良的根治性子宫切除术和盆腔淋巴结切除术；有手术禁忌症者，可采用腔内放疗。许多早期宫颈癌患者年纪轻，要求保留生育功能，可选择手术切除原发肿瘤和区域性淋巴结，根治性宫颈切除和腹腔镜盆腔淋巴结切除术及经腹根治性宫颈切除术。

**(2) ⅠB1期和早ⅡA期**

尽管采用放疗能达到相等的疗效，但临床上往往采用根治性子宫切除术和盆腔淋巴结切除术。

**(3) ⅡB～ⅣA期**

根治性的外照射加腔内放疗是治疗晚期宫颈癌的金标准，同时采用铂类为主的同步放化疗。

## 46.10.2 手术

Werthein于1889年进行了第1例经腹子宫根治术及部分盆腔淋巴结清扫术，并于1911年报道了500例子宫根治术及选择性盆腔淋巴结清扫术，手术死亡率为10%。Schauta(1902)开展了经阴道的子宫根治术，其手术死亡率低，5年治愈率提高到41%。其后数十年中，Schauta手术经过改良而进一步发展。日本的Okabayashi(1921)提出切除更多宫旁组织的子宫根治术。Meigs(1930)改良了Werthein的手术，进行更广的盆腔淋巴结清扫术，治愈率上升到30%。以后又有很多专家进行各种改进的手术方式，目的在于减少泌尿道及其他并发症，并保持广泛的切除宫旁组织以及完全的盆腔淋巴结清扫术，甚至有同时行腹主动脉旁淋巴结清扫者。目前多数认为，宜根据病灶大小、深浅决定手术范围，早期病例可相应缩小手术范围。

在宫颈癌根治术术式方面国内有不少改进，如保留子宫动脉输尿管支的术式以降低手术后膀胱麻痹，保留盆腔神经丛以利于手术后排尿功能的恢复。为了预防淋巴囊肿的发生，有学者提出根治手术时不缝合后腹膜，盆底不用腹膜覆盖。为改进盆腔淋巴结清扫术，有学者提出了撕剥式盆腔淋巴结清扫术，其优点是手术时间短，淋巴结剥离完整、干净，手术出血少，操作简单、安全、易掌握[63]。

**(1) 手术适应证**

宫颈癌手术适应证：①必须有病理学检查确诊为宫颈浸润性鳞癌。②早期患者（Ⅰ期及ⅡA期）。③患者无严重内、外科并发症并估计患者能耐受该手术。④老年患者并非手术禁忌。⑤宫颈癌合并妊娠者，早期及中期妊娠可一并手术，晚期妊娠者可先行剖宫产术，取出胎儿后，接着再行子宫根治术。⑥宫颈残端、阴道狭窄伴宫颈癌等不宜行放疗者。

**(2) 手术的类型**

1974年Piver等描述了如下5种子宫切除术的类型。

1) 筋膜外子宫切除术（extrafascial hysterectomy）（Ⅰ型） 即单纯子宫切除，适用于ⅠA1宫颈癌。

2) 改良根治性子宫切除（modified radical hysterectomy）（Ⅱ型） 即基本上是Wertheim所描述的子宫切除术。在与输尿管交汇处结扎子宫动脉，主韧带中间和宫骶韧带靠近子宫近端被切除。Piver等还描述切除上1/3阴道，但这并无必要，除非是广泛阴道上皮内瘤（VAIN）Ⅲ型累及上阴道。在Wertheim所描述的手术中不是系统地切除盆腔淋巴结，而是切除增大的淋巴结。改良的根治性子宫切除术适用于ⅠA2宫颈癌。

3) 根治性子宫切除术（radical hysterectomy）（Ⅲ型） 即最常用于治疗ⅠB期宫颈癌的手术，1944年最初由Meigs记述，于膀胱上动脉或髂内动脉的起始部结扎子宫动脉，切除整个宽度的主韧带。Piver等最初还描述了于骶骨附着处切除宫骶韧带，切除上半阴道。对于ⅠB期宫颈癌，很少需要切除如此广泛范围的宫骶韧带和阴道。

4) 扩大的根治性子宫切除（extended radical hysterectomy）（Ⅳ型） 与PiverⅢ型相比，有3个方面的不同：①输尿管自宫颈韧带中完全游离；②膀胱上动脉完全被切除；③3/4的阴道被切除。该术式形成瘘的危险性随之增加，Piver等选择放疗后小的中心性复发患者实施该术式。

5) 部分盆腔除脏术（partial exenteration）（Ⅴ型） 该术式的适应证是中心性复发病灶的切除，复发病灶及部分远端输尿管或膀胱，相应累及的器官部分被切除后，输尿管重新移植到膀胱。此外，在行根治性子宫切除术式时意外发现远端输尿管被肿瘤包绕，也要考虑实施该术式；否则，应放弃手术，改以放疗为主。

**(3) 经阴道子宫根治术**[63]

子宫根治术也可经阴道操作。其手术特点：①手术时患者置膀胱截石位，首先做Schuchardt会阴切口，这个切口应比一般第1胎孕妇足月分娩时的会阴切口还要大些，约在会阴口5点或7点的部位行左或右会阴侧切。可先做一侧会阴切开，如仍较紧，再做另侧会阴切开。②环切阴道黏膜形成阴道袖口，环切缘至少距宫颈癌组织3cm以上。然后分离阴道前、后壁至一定距离，将阴道前后壁闭合。分离时注意选择正确层次，以免损伤膀胱和直肠。③为游离输尿管膝部（即输尿管下段进入膀胱部），需先切断宫骶韧带，剪开两侧膀胱侧窝。先用手指触摸输尿管，为略有弹性的小条状感觉。④输尿管游离暴露后，子宫动静脉即能清楚暴露，然后钳夹、切断并以粗丝线结扎之。⑤钝性分离直肠侧窝，分次钳夹宫骶韧带中层和深层，切断并缝之。⑥沿输尿管膝部用手指向上做钝性分离，游离输尿管隧道3~4cm长。钳夹、切断和缝扎宫旁组织，宫旁结缔组织切除的范围根据需要。然后开放阴道前、后穹窿部腹膜。子宫切除与阴道式全子宫切除术相同。⑦游离的输尿管下段和隧道用细肠线缝合固定，游离的膀胱用细肠线做半荷包缝合，必要时将膀胱底部固定在耻骨联合处后筋膜，目的在于预防和治疗手术后膀胱后屈。⑧缝合黏膜及Schuchardt会阴切口，取出术前放置的输尿管导管，手术即告完成。

经阴道子宫根治术的优点：①腹部无切口。②手术时影响肠道少，手术后腹部胀气少，肠道功能恢复快。③膀胱功能恢复快，并发症少。

(4) **腹腔镜下根治性子宫切除术**

近年来腹腔镜下根治性子宫切除和分期术、淋巴结清扫已经在一些早期的患者中应用，并且达到了满意的效果。多数专家的共识是目前腹腔镜下根治性子宫切除尚未普及，也不能作为标准治疗方法（见《2008年NCCN指南》）。

(5) **盆腔淋巴结清扫术**

将盆腔各组淋巴结整块清除的手术。切除的淋巴结有髂总、髂外、髂内及各组闭孔淋巴结。盆腔淋巴结清扫术有两种方法。

1) 经腹腔盆腔淋巴结清扫术 做正中或正中旁腹壁切口，分层进入腹腔，剪开一侧盆腔腹膜，暴露腹膜后区域，由上向下一次暴露髂总、髂内、髂外血管和输尿管等，从上而下一次剥下上述血管周围的脂肪和淋巴结，自外围向内整块切除以上各组淋巴结。切除的淋巴结应将髂总淋巴结和其他盆腔淋巴结分别送病理检查。

2) 腹膜外盆腔淋巴结清扫术 同样切开腹壁，暴露腹膜，用手掌轻轻将腹膜与腹壁分开，在膀胱侧方间隙暴露腹膜外盆腔，找到该侧圆韧带（腹膜外部分），钳夹、切断，贯穿缝扎残端，暴露髂血管，将腹膜向内侧分离。与经腹腔内清扫盆腔淋巴结同样的操作将各组盆腔淋巴结清扫。腹膜外盆腔淋巴结清扫术的优点是手术时未切开腹膜，腹腔未暴露，干扰腹腔内脏器较少，时间亦短，手术后患者恢复快，反应小，主要应用于宫颈癌的分期手术。其缺点是手术野的暴露不如腹腔内行手术方便。

(6) **腹主动脉旁淋巴结切除术**

腹主动脉旁淋巴结状况决定放疗野的设定，如腹主动脉旁淋巴结转移，则需在盆腔野的基础上加腹主动脉旁的延伸野，目前虽有CT、MRI及PET/CT等影像学检查作为腹主动脉旁淋巴结转移诊断手段，但均存在不足之处。宫颈癌根治术中行腹主动脉旁淋巴结切除术或活检术，能提供准确的治疗依据，因此，《2008年NCCN指南》更新为腹主动脉旁淋巴结取样术作为宫颈癌根治术的重要内容。复旦大学附属肿瘤医院最近总结196例宫颈癌根治术时腹主动脉旁淋巴结切除术的资料，发现腹主动脉旁淋巴结转移率达14.6%，切除范围包括下腔静脉外侧、前方，下腔静脉与腹主动脉之间，以及腹主动脉外侧淋巴结，自髂总延伸至肠系膜下动脉以上水平（图46-6）。

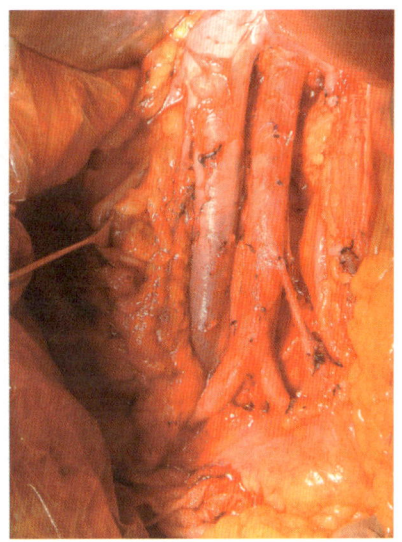

**图46-6 腹主动脉旁淋巴结范围**

(7) **保留生育功能的根治性宫颈切除术**

宫颈癌近年来出现了年轻化趋势，保留生殖或生育功能的治疗成为必然。复旦大学附属肿瘤医院妇瘤科在根治性子宫切除术过程中延长阴道，将卵巢侧方移位以避免术后卵巢位于放射野内[64,65]，已作为常规治疗，于2000年开展保留盆丛神经的手术，并于2002年开始了保留年轻患者生育功能的经腹根治性宫颈切除术[66]（图46-7）。1994年，法国

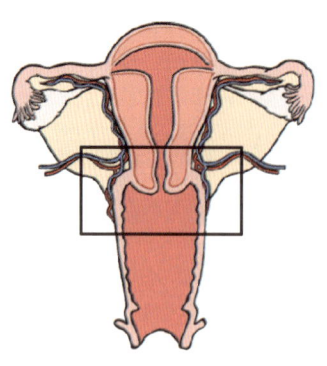

图46-7 经腹宫颈切除术手术范围

Dargent等开创了经阴道根治性宫颈切除和腹腔镜盆腔淋巴结切除术，即将子宫峡部和宫颈、阴道上段，以及宫颈阴道旁组织、主韧带、骶韧带切除，然后将阴道残端与子宫体下段吻合（图46-8）。1997年Smith等首先报道了经腹根治性宫颈切除术和盆腔淋巴结切除术，该手术的优点是大多数妇科医师对这种解剖结构更熟悉，而且切除的范围更彻底，病例选择更广（图46-9）。

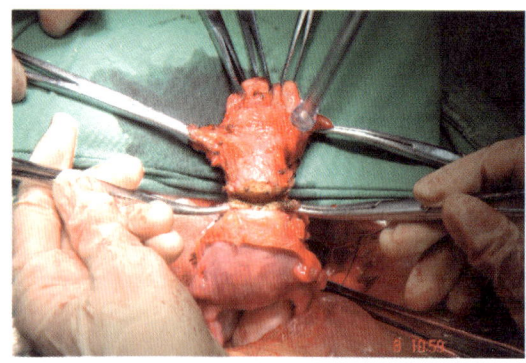

图46-8 根治性宫颈切除术范围

经腹根治性宫颈切除术适应证。①确诊宫颈癌：鳞癌，腺癌，腺鳞癌；②肿瘤直径≤4cm；③FIGO分期：ⅠA1伴LVSI，ⅠA2～ⅠB1；④术前MRI证实肿瘤位于宫颈：无淋巴结转移证据；⑤先前无不孕症证据；⑥有今后生育愿望。根治性宫颈切除术的关键在于切除足够范围的宫颈及周围组织、子宫下段环扎术，以达到安全性和能够足月妊娠。复旦大学附属肿瘤医院目前行经腹根治性宫颈切除术29例，无复发，1例患者已于孕39周足月妊娠分娩成功。

（8）保留盆腔自主神经的根治性子宫切除术

为了避免根治引起的膀胱、直肠和性功能的损伤，在不影响根治术的彻底性的前提下，开展了保留支配上述脏器的盆腔交感和副交感神经的手术。从

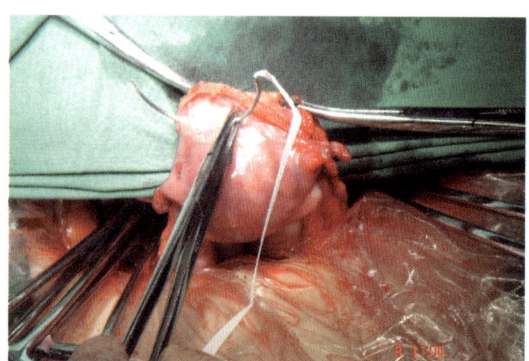

图46-9 于子宫峡部断离宫颈，并用特制不可吸收带线环扎子宫下段

位于骶胛的骶前神经丛发出含有交感纤维的两股腹下丛（盆丛）神经，从输尿管下进入小盆腔，具有支配膀胱收缩、排尿、性高潮相关的小肌肉收缩的功能。来自骶神经根2、3、4的盆内脏神经（盆神经，为副交感神经）融合形成盆神经丛，位于宫旁组织的背部和膀胱宫颈韧带的背部（图46-10）。副交感神经纤维支配阴道湿润、性兴奋期张开、逼尿肌收缩和多种直肠功能。复旦大学附属肿瘤医院回顾性比较保留神经的根治性子宫切除术和传统的根治性子宫切除术对患者盆腔自主神经功能的影响以及围手术期并发症。2005年3月至2006年3月间在复旦大学附属肿瘤医院妇科接受手术治疗的患者共93例，其中接受保留神经的根治性子宫切除术患者24例，为ⅠB1～ⅡA期浸润型宫颈癌；接受根治性子宫切除术患者69例，为ⅠA～ⅡB期浸润型宫颈癌。术后平均尿管留置时间和肠蠕动功能恢复情况，保留神经的根治性子宫切除术组均优于根治性子宫切除术组，分别为8.71天和14.75天、2.88天和3.18天。平均手术时间、术中失血、术后住院时间，两组无明显差别，分别为：146.67 min和143.3 min、441.67 ml和565.9 ml、10.21天和10.19天。两组术后病理均未提示有阳性手术切缘。保留神经的根治性子宫切除术组未见明显围手术期并发症，而根治性子宫切除术组术后肠梗阻1例和淋巴囊肿感染1例。术后6个月随访，保留神经的根治性子宫切除术组（37.5%）患者性生活明显好于根治性子宫切除术组（17.4%）（$P=0.042, \chi^2=4.119$）；保留神经的根治性子宫切除术组患者大小便基本正常，根治性子宫切除术组有2例患者出现大便次数增多。

（9）手术并发症

近年宫颈癌手术并发症已明显降低，国内外文献报道手术死亡率约在1%以下。复旦大学附属肿

瘤医院妇科 1995～2005 年共行各类宫颈癌手术 4 586 例，无 1 例手术死亡。宫颈癌的手术并发症可发生在手术时及手术后，分述如下。

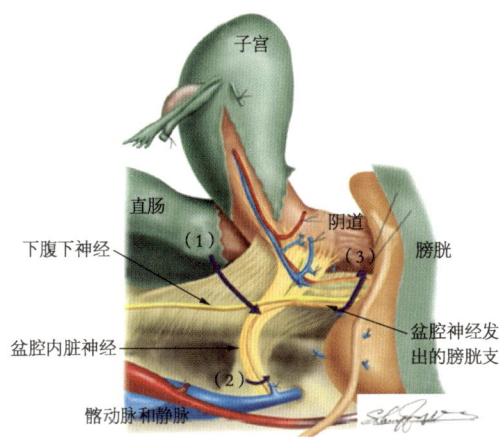

**图 46-10** 位于宫骶韧带外侧的下腹下神经和位于主韧带下方盆腔内脏神经，于宫颈外侧交汇称盆丛，发出神经纤维支配膀胱、阴道、直肠、宫颈等脏器

1) 近期并发症　术中并发症包括失血，盆腔血管、输尿管、膀胱、直肠或闭孔神经损伤，这些损伤应立即发现并及时修补。泌尿道感染是最常见的术后并发症，因而需延长导尿管留置时间。其他原因如肺不张、切口感染等引起的发热也较常见。静脉血栓常常被忽视，临床医师应采取恰当的预防性措施，而肺栓塞不常见。膀胱阴道瘘或输尿管阴道瘘的发生率约为 1%。

2) 晚期并发症

膀胱功能障碍：最难忍的晚期并发症是膀胱恢复功能时间延长，迫使定时通过腹肌帮助排尿，在部分患者中行自我导尿。术后最初几天膀胱排空困难和肠道不通是不可避免的，故术后至少 1 周应予耻骨上或尿道置管排尿。

性功能障碍：瑞典大样本宫颈癌患者性功能研究发现，55% 的患者根治性子宫切除术后出现了性功能障碍，包括湿润不足、兴奋期阴道张开困难、阴道长度和弹性差以及性交困难。但术前腔内放射和（或）外照射不会加重性功能障碍。为了避免肠道、膀胱和性功能障碍，应行保留神经的根治性子宫切除术。

淋巴囊肿：淋巴囊肿作为盆腔淋巴结切除术的晚期并发症很少在医学文献中报道，复旦大学附属肿瘤医院 233 例盆腔淋巴结切除术患者中，47 例（20.2%）发生了淋巴囊肿，其中 53% 开始于 3 个月内，71% 开始于 6 个月内，84% 开始于 12 个月内。术后盆腔放疗增加了淋巴囊肿的危险性。

## 46.10.3 放疗

镭于 1897 年发现后不久即用于治疗宫颈癌，1913 年首次有临床治疗的报道。至 20 世纪 30 年代末腔内镭疗已形成 3 个主要的流派，即斯德哥尔摩、巴黎和曼彻斯特治疗方法。各种方法均有其特点。以往称斯德哥尔摩法为高剂量短时间分次治疗，巴黎法为低剂量连续治疗，曼彻斯特法则是在巴黎法基础上的改良，提出了 A 点、B 点为宫颈癌放疗的剂量参考点。20 世纪 50 年代宫颈癌放疗方法逐渐趋于完善，腔内镭疗针对宫颈及其周围的局部病灶，体外放射针对盆腔淋巴结，以补充镭疗的不足。60 年代由于 $^{60}$Co、电子加速器的应用，减少了盆腔淋巴转移的可能性，提高了疗效。但镭疗有很多缺点，如不易防护，衰变产物放射性氡易污染环境，且不易处理，因而 60 年代末在传统腔内放疗中许多医院以 $^{137}$Cs 取代了镭。近年来应用远距离控制的后装治疗机，已由简单机械或手动式发展到由电脑控制，具有安全防护、剂量控制、信息储存等功能，并可分为高剂量率、中等剂量率和低剂量率 3 种后装治疗机。高剂量率后装治疗机具有治疗时间短、痛苦少、可多治患者等优点，受到多数学者重视。应当说近 50 年来，子宫颈癌放疗的最大技术改革是后装腔内放疗取代了传统的腔内放疗，据报道远期疗效略高于传统的腔内镭疗。

宫颈癌放疗的有利因素：①无论对鳞癌或腺癌均有一定敏感性；②宫颈癌的发展在相当长的时间内，病变局限于盆腔内；③达到宫颈癌根治剂量时，直肠膀胱受量基本在耐受量以内；④有自然腔道（阴道及宫腔），便于腔内放疗。

宫颈癌放疗的优点：①适应证广，可用于临床各期病例；②疗效高，早期宫颈癌放疗与手术的疗效相仿，晚期（Ⅲ 期）宫颈癌的 5 年生存率也可达到 30%～50%，即使不能根治，放疗也有良好的姑息作用，能减轻症状，延长生命；③操作简便，易于推广。缺点：①须有价格高昂的放疗设备和专业训练的技术人员；②有 2%～5% 的宫颈癌患者对放疗不敏感；③有 5%～10% 的患者可能出现不同程度的直肠膀胱反应。

(1) 腔内放疗

腔内放疗是以封闭的放射源进行近距离放疗的一种方法。其特点是治疗距离短，在放射源周围剂量下降的梯度很大,因此可给予肿瘤局部高剂量,减少周围组织的受量。曼彻斯特系统的剂量参考点 A、B 是 1938 年由 Tod 及 Meridith 提出,这一概念长期以来一直被临床应用,目前仍为多数学者所采用。A 点位于宫腔放射源的末端(相当于宫口部位)上方 2 cm 旁开 2 cm,A 点是宫颈癌腔内放疗最常用的计算点。A 点同一水平外侧 3 cm 为 B 点(图 46-11)。

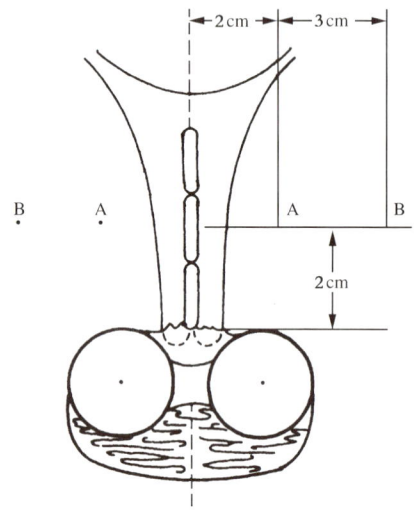

**图 46-11　宫颈癌腔内放疗参考点 A、B**

1) 盆腔淋巴区的定位　B 点代表闭孔淋巴结,相当于髋臼中心稍上方。由骶椎 1、2 交界与耻骨联合中点连线,取其中点向两侧各旁开 6 cm,上方由腰 4 锥体中点向两侧各旁开 2 cm,与下方两点相连形成梯形(Fletcher 梯形平面);上方两点代表腹主动脉旁下段淋巴结,下方两点代表左右髂外淋巴结,侧边中点代表左右髂总淋巴结(图 46-12)。为了完善剂量学系统,国际辐射单位和测量委员会(ICRU)38 号报告推荐剂量参考面的概念[55],即等剂量面应包含整个靶区,同时还建议完整的剂量资料应包括直肠、膀胱、肛门、宫底、宫颈口、腹主动脉旁、髂总淋巴结及盆腔淋巴系统的剂量监测。

2) 腔内放疗的剂量计算及测量　腔内放疗的剂量计算,一般应先摄骨盆正侧位片,以确定放射源在盆腔内的位置,然后由电子计算机按基本公式及各种校正因素编制的程序进行运算,即可求得 3 个平面的剂量分布图,保证了剂量分布的准确性。由于测量技术的进步,如电离室的微型化,热释光、半导体测量技术的应用等,可对腔内进行直接测量,在宫颈癌放疗中直接测量直肠受量,保证直肠免受严重的放射损伤。

3) 传统的腔内放疗　腔内放疗以往都用 $^{226}$Ra,以后改用 $^{137}$Cs。国内医院在应用后装治疗机以前基本上采用以斯德哥尔摩的排管式为主或兼有巴黎、曼彻斯特方法的特点。如每周腔内放疗 1 次,每次 20~24h。放射源一般为 70~100 毫克镭当量,全疗程共 4~5 次;总量为 7 000~8 000 毫克镭当量时,A 点总量为 70~80 Gy,宫腔及阴道可同时治疗。

4) 腔内后装放疗　腔内后装放疗是先将不带放射源的容器放置宫腔或阴道内,然后将放射源以手工方式或电动装置传送入容器内进行治疗,工作人员避免了过多的放射线受量。20 世纪 60 年代初后装机试制以来,经过 20 多年的不断发展和完善,现已具备有电脑控制的信息处理系统和相应的剂量计算系统,有可靠的剂量监测和安全保障设备。

5) 腔内后装治疗机种类　按剂量率可分为高剂量率(A 点剂量率 > 20 cGy/min)、低剂量率(A 点剂量率 1~3 cGy/min,与传统镭疗相仿)及中剂量率(A 点剂量率介于高、低剂量率之间)治疗机[67,68]。按后装放射源运动方式可分为固定式、振荡式和步进式。国内常用为高剂量率后装治疗机。

6) 后装放射源　20 世纪 50 年代原子能工业发展,$^{60}$Co、$^{137}$Cs、$^{192}$Ir 用于临床,逐渐淘汰了镭。$^{60}$Co 半衰期 5.3 年,产生的两种 γ 线的平均能量为 1.25 MeV,对子宫颈癌的腔内放疗来说仍高,曾在少数国家用于传统的腔内放疗及早期的遥控高剂量后装治疗。$^{137}$Cs 虽半衰期(30 年)及能量(0.662 MeV)均较适于腔内放疗,但由于是反应堆内裂变产物,不易化学提纯,放射比度低,只能用于传统腔内放疗或作为中、低剂量率后装治疗的放射源。$^{192}$Ir 的 γ 能谱复杂,但平均能量不过 350 keV,半衰期亦短(74 天),易于防护,反应堆能制备成高强度的微型源,用于当代电脑控制的多功能型后装机中。20 世纪末中子源高强度 $^{252}$Cf 已能在反应堆生产(俄罗斯可达 1 500 μg),用于中子后装治疗。近年来 Maruyama、Yamashita 等报道应用 $^{252}$Cf 作为放射源进行腔内治疗,目前已有少数临床报道。Maruyama(1994)对 11 例 ⅢB、ⅣA 期宫颈癌以 $^{252}$Cf 腔内中子治疗并合用顺铂(CDDP)、氟尿嘧啶及体外加速超分割放疗,治疗结果所有患者肿瘤完全消退,3 年无癌生存率为 90%,放射反应不大[68]。Marjina(1997)又报道对 345 例 Ⅱ、Ⅲ 期宫颈癌患者给予 $^{252}$Cf 腔内中子治疗加外放射,结果 Ⅱ、Ⅲ 期宫颈癌的 5 年生存率为 72.3%,早期放射反应与 γ 射线后装治疗相似[69]。关于 $^{252}$Cf 作为腔内后装治疗的放射源,值得进一步研究。

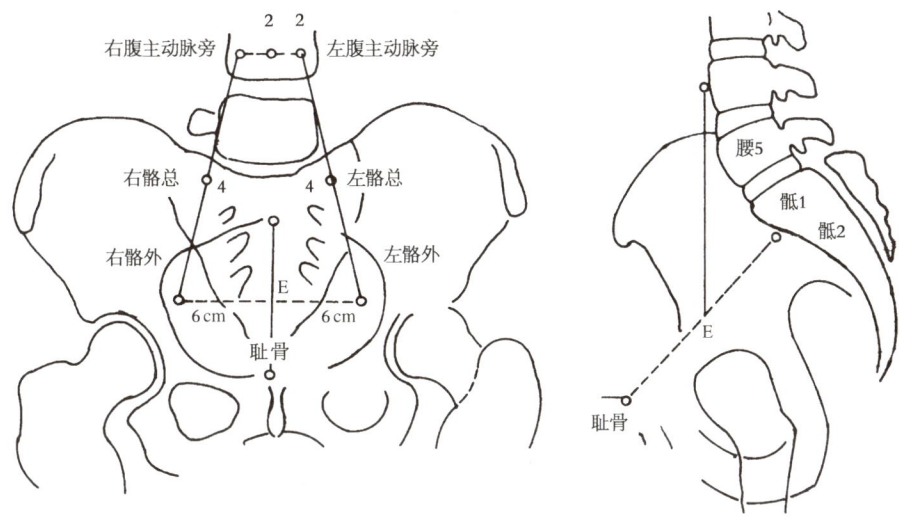

**图 46-12** 盆腔淋巴区梯形位置及膀胱、直肠、宫底等参照点的正、侧位图

7）腔内后装治疗方法　低剂量率后装治疗同传统镭疗方法。高剂量率后装治疗方法为每周1～2次，宫腔及阴道可同时或交叉进行，每次A点5～7 Gy，总量40～50 Gy。若配合全盆腔体外放射20～25 Gy，则腔内后装放射量可减少10～15 Gy。高剂量率腔内后装治疗的时间每次仅几分钟。为了减少因子宫偏移或前后移位造成的盆腔内剂量不均匀分布，复旦大学附属肿瘤医院设计了优化腔内放疗和楔形照射野，可达到盆腔内剂量均匀分布的目的[70]。应用这种方法，能降低宫颈和子宫旁癌组织的复发率，提高疗效。高剂量率腔内放疗的优点是治疗时间短，不需特殊护理，可在门诊治疗，治疗时施用器移位少，放射剂量在盆腔内分布均匀。

8）剂量率效应　随着辐射剂量率的改变，其生物效应也发生相应变化的现象，称为剂量率效应。实验证明，不同剂量率的放射生物效应各异，但只在1～100 cGy/min的范围内最为明显（剂量率效应），低于或高于这范围时差异就不明显。这种剂量率效应的差别，主要是由于在进行照射的期间就有亚致死性损伤细胞的修复所致。传统的腔内镭疗属于低剂量率放射（A点剂量率<3 cGy/min），与目前应用的高剂量率腔内后装治疗（A点剂量率>20 cGy/min）有显著不同的生物效应，因而放疗反应亦不同。在实际工作中许多学者常采用时间—剂量—分割系统（TDF）、累积放射效应（CRE）和Liversage公式将低剂量率放射换算成高剂量率放射，并已在临床工作中总结了许多经验[71]。

近10多年来，宫颈癌高剂量率后装治疗的方法经过不断改进，疗效已有明显提高。多数学者报道其5年生存率与镭疗相仿，但后期直肠、膀胱反应高于镭疗。

Teshima报道以$^{60}$Co为放射源，宫颈癌高剂量率后装治疗的5年生存率在Ⅰ、Ⅱ、Ⅲ期分别为90%（27/30）、70%（53/75）及40%（35/85），但严重的直肠、膀胱等并发症占4%。Vahrson报道以$^{192}$Ir为放射源，宫颈癌高剂量率后装治疗的5年生存率在Ⅰ、Ⅱ、Ⅲ期分别为71%（17/24）、76%（28/37）、62%（18/29），略高于传统镭疗，但后期并发症也高于镭疗[72]。

Patel对428例宫颈癌以高剂量率腔内后装治疗做前瞻随机研究，高剂量率Ⅰ、Ⅱ、Ⅲ期5年生存率为74.6%、62.5%、42.6%（总计53.6%），而低剂量率Ⅰ、Ⅱ、Ⅲ期5年生存率为69.9%、60.1%、50.0%（总计55.1%）；两组局部控制率分别为73.8%、78.0%，直肠反应复发率为6.4%、19.9%，3～4度直肠反应发生率为0.4%、2.4%，膀胱反应发生率为3.8%、3.7%[73]。

复旦大学附属肿瘤医院通过实验和临床研究，发现采用$^{60}$Co高剂量率后装治疗（剂量率80～100 cGy/min），A点总量给50 Gy/5周，疗效较好，反应小[74]。在1984～1986年采用以上方法共收治Ⅰ～Ⅲ期宫颈癌528例，5年生存率为68.9%（1980年镭疗为62.8%），略高于镭疗。其中Ⅰ、Ⅱ、Ⅲ期的5年生存率分别为100%、74.1%、58.8%。后期直肠中、重度反应2.2%，膀胱反应3.4%（镭疗为8.2%及5.2%），低于镭疗。

由此可见，高剂量率腔内后装治疗已取得与低剂量率腔内放疗同样的疗效。

### (2) 体外放疗

用 $^{60}Co$ 或加速器进行盆腔外照射,主要针对盆腔淋巴结区,与腔内放疗密切配合,相互补充。照射野面积一般为 $(16\sim18)cm\times(13\sim15)cm$,上界相当于腰 $4\sim5$ 椎体水平,下界为闭孔下缘,外界在真骨盆最宽径外 $2cm$。照射野包括髂总淋巴群下组,髂内、髂外、闭孔及骶前诸淋巴群。照射野方式:①全盆腔放射。盆腔前后大野,对肥胖者也可用侧野(Box 技术)。②盆腔四野照射。全盆腔照射时中央挡铅 $3\sim4cm$,图 46-13)。③盆腔楔形照射野。见图 46-14。中央遮挡的楔形照射野,使骨盆中线部剂量(A、B 点水平)小于 B 点剂量的 1%,A 点剂量相当于 B 点的 30%。用铅块遮挡野的右上角及左上角,使照射野面积减少 12.5%,优点是 A 点受照量较均匀。

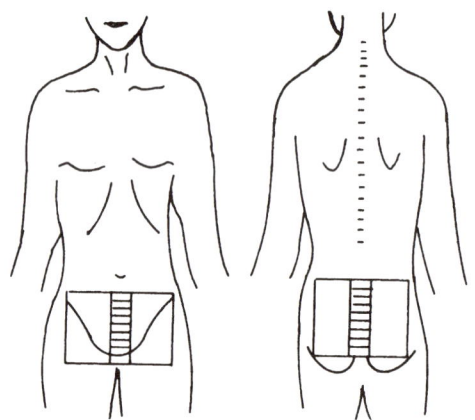

**图 46-13 盆腔四野照射**(全盆照射中央防护)

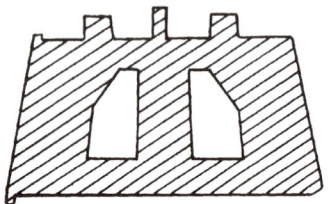

**图 46-14 盆腔楔形照射野**

体外照射可与腔内治疗同时进行,每周 $4\sim5$ 次(腔内治疗当日一般不做体外放疗),每日肿瘤量为 $1.8\sim2.0Gy$,B 点总量(骨盆中平面)为 $45\sim50Gy$,总时间为 $4.5\sim5.5$ 周。常用的体外放射野及剂量如下。Ⅰ期:盆腔四野照射,骨盆中平面剂量为 $40Gy/4$ 周。Ⅱ期:盆腔四野照射,骨盆中平面剂量为 $45\sim50Gy/5$ 周。Ⅲ、Ⅳ期:全盆腔照射,骨盆中平面剂量达到 $20\sim30Gy/3$ 周后再用四野照射,中平面剂量为 $25\sim30Gy/3$ 周。

对髂总淋巴结或腹主动脉旁淋巴结有转移的患者,加照腹主动脉旁野,剂量为 $40\sim50Gy$,对阴道切缘有癌者,术后尽早补充阴道模后装治疗,给残端黏膜下 $0.5cm$ 处 $30Gy/2$ 周,多数患者能很好耐受,并发症少。对腹主动脉旁野照射或盆腔野须加量者,可采用适形放射或调强适形放射。

### (3) 宫颈癌患者的放疗选择

1)综合考虑治疗方案 应根据宫颈病变的不同类型、阴道及宫旁浸润、盆腔解剖情况、肿瘤敏感度以及盆腔内其他病变等,综合考虑治疗方案。①极早期浸润癌,单纯腔内治疗即可。②阴道浸润达中 1/3 者,应加用阴道模治疗。③宫颈肿瘤体积大,可适当增加宫颈局部或宫颈管剂量。④晚期、宫颈空洞型肿瘤或合并盆腔炎者,应先从体外放射开始。盆腔有团块浸润者,应适当增加局部体外照射量。⑤宫颈小病灶者,可适当减少宫腔内剂量。⑥合并卵巢肿瘤或炎性包块者,可先手术切除再做放疗。⑦腹主动脉旁淋巴结有转移者,可沿腹主动脉走向设野,野宽 $8\sim10cm$,上界按转移位置而定,剂量为 $30\sim40Gy$,常与化疗合并应用,照射时应注意避免肾脏及脊髓损伤。⑧残端癌放疗时增加体外照射剂量,腔内放疗应根据残留宫颈管长度、阴道弹性等决定放疗剂量。⑨宫颈肿瘤出血多者,应提早给予腔内放疗。⑩宫颈癌放疗后有残癌者,应争取手术切除。

2)术前放疗 术前放疗目的在于使肿瘤缩小,减少手术引起的癌细胞播散。主要采用腔内放疗。适应证:①ⅠB2 期宫颈癌,有较大的外生型肿瘤;②ⅡA 期宫颈癌累及阴道较多;③病理检查为细胞分化差,Ⅲ级以上;④黏液腺癌、鳞腺癌等。术前腔内放疗一般给腔内放疗量的 $1/3\sim1/2$。

3)术后放疗 宫颈癌术后,其 5 年生存率为 $40\%\sim56\%$,但在手术标本发现有复发高危因素者,出现复发后 5 年生存率不足 $10\%$。及时采用术后放疗可提高疗效。主要采用体外照射。适应证:①盆腔或腹主动脉旁淋巴结有癌转移;②病理检查血管和淋巴管有癌栓、深部浸润、局部肿瘤大等;③手术不彻底、切缘有癌者。术后放疗一般给肿瘤量 $40\sim45Gy$。

Hart(1997)报道术后有高危因素补充放疗者 83 例,采用外放射 $45\sim50Gy$ 和腔内治疗黏膜下 $0.5cm$ 处给 $20Gy$,总时间为 56 天。结果低剂量照射组(LDR)5 年无癌生存率为 $89\%$,高剂量照射组(HDR)为 $72\%$,局部控制率 LDR 组为 $90\%$,HDR 组为 $89\%$,总局部控制率为 $89.5\%$,但有淋巴结阳性和脉管受侵者,明显影响预后[75]。

4) 放疗总时间与疗效的关系 实验和临床证明,放疗后肿瘤细胞的潜在倍增时间缩短,肿瘤细胞快速再增殖,因此延长放疗疗程时间,生存率会下降。Girinsky(1993)报道 286 例ⅡB、Ⅲ期宫颈癌放疗的预后分析,结果表明,治疗总时间超过 52 天,局部控制率和生存率按每日 1% 减少[76]。Lanciano(1993)分析宫颈鳞癌 837 例,放疗疗程为 <6.6 周和 >10 周,其野内复发率分别为 5.4%、11.9%,4 年生存率分别为 81.8%、66.4%,两者有显著差异,对于Ⅲ期宫颈癌的影响最大[77]。Petereit 报道 209 例宫颈癌(ⅠA ~ ⅢB 期)放疗的 5 年局部控制率和生存率,治疗时间 <55 天组的局部控制率为 87%,≥55 天组为 72%($P = 0.006$),5 年生存率前者为 65%,后者为 54%($P = 0.03$),均有显著差别,因此治疗中不应随意延长总时间[78]。

**(4) 放疗并发症的防治**

宫颈癌放疗引起的并发症,可分为近期反应和远期并发症,其中以直肠、膀胱并发症最为常见。并发症发生的原因有阴道狭小、子宫过于前倾或后倾、腔内放射源位置不当、放射剂量过高等,此外年龄、既往盆腔炎史以及某些疾病如高血压、糖尿病等也易加重放射损伤。因此,在治疗前要作充分估计,强调个别对待,尽量去除发生并发症的可能原因,特别是保持放射源于正确位置,既要治愈疾病,又要尽量减少反应。

1) 近期反应 发生在治疗中或治疗后 3 个月内。①全身反应。主要表现为头痛、眩晕、乏力、食欲不振、恶心、呕吐以及血常规变化。其反应程度与机体的神经类型、年龄、全身情况等均有关系。一般经对症治疗,并给高蛋白、多种维生素及易消化的饮食,多能继续放疗。②直肠反应。表现为里急后重、大便时疼痛、黏液便、腹泻、便血等。直肠镜检查可见宫颈水平附近的直肠前壁黏膜充血、水肿。必要时可暂停放疗,给予对症治疗,待症状好转后,再恢复照射。③膀胱反应。表现为尿急、尿频、尿痛、血尿、排尿困难等。经抗炎、止血及对症治疗,症状可很快消退,必要时暂停放疗。

2) 远期并发症 ①放射性直肠炎或乙状结肠炎。多数发生在放疗后半年至 1 年内,按直肠病变程度分为 3 度。轻度:直肠镜检查可见直肠壁黏膜充血、水肿,临床检查无明显异常。中度:肠壁有明显增厚或溃疡。重度:肠管有明显狭窄,肠梗阻、肠穿孔需手术治疗或直肠阴道瘘形成。一般轻、中度放射性直肠炎以保守治疗为主,可消炎、止血及对症处理,也可以药物保留灌肠。如以便血为主,可于灌肠液内加入 1% 肾上腺素 1 ml。常用灌肠液配方如下:阿片酊 0.5 ml,颠茄酊 0.5 ml,庆大霉素 12 万 U,泼尼松 10 mg,加米汤至 30 ml,保留灌肠,每日 2 次,每次 30 ml。②放射性膀胱炎。多发生在放疗后 1 年以上,按临床表现分为 3 度。轻度:有尿急、尿频、尿痛等症状,膀胱镜检查可见黏膜充血、水肿。中度:膀胱黏膜毛细血管扩张性血尿,可反复发作,有时形成溃疡。重度:膀胱阴道瘘形成。对轻、中度放射性膀胱炎,采用保守疗法、抗炎、止血及对症治疗,保持膀胱空虚,失血多者输新鲜血。重度损害者,必要时考虑手术治疗。保守疗法一般用药物做膀胱冲洗,常用配方为苯佐卡因 0.3 g,颠茄酊 0.5 g,庆大霉素 12 万 U,泼尼松 10 mg,加生理盐水至 30 ml。③放射性小肠炎。小肠放射性损害较直肠少见,临床表现为稀便、大便次数增多、黏血便、腹痛等,严重时出现小肠溃疡、梗阻、穿孔,需手术治疗。④盆腔纤维化。在大剂量全盆腔放射后,可引起盆腔纤维化,重者可继发输尿管梗阻及淋巴管阻塞,引起下肢水肿,治疗较困难,可用活血化瘀类中药治疗。

**(5) 宫颈癌复发再次放疗**

宫颈癌放疗后复发,能手术者尽量采用手术切除病灶,不能手术者采用放疗。决定放射剂量须考虑以下几点,如复发部位、首次治疗时的放射受量、间隔时间、首次治疗后的放疗反应,以及复发灶的大小等。首次放疗后 5 年以上复发者疗效较好,阴道复发者较盆腔复发为好。

复旦大学附属肿瘤医院治疗 73 例宫颈癌放疗后阴道晚期复发(治疗后 5 年以上)病例,均用近距离放疗,给予肿瘤基底 60 ~ 70 Gy/6 ~ 7 周,其 2、3 和 5 年生存率分别为 54.7%、46.6% 和 40.3%,疗效尚好,但不良反应较重[79]。因此再次放疗必须慎重考虑。

**(6) 放疗新技术在子宫颈癌放疗中的使用**

放疗的目的是努力提高放疗的增益比,即最大限度地将放射剂量集中到病变区(靶区)内杀灭肿瘤细胞,而使周围正常组织和器官少受或免受不必要的照射。因此,理想的放疗技术应按照肿瘤形状给靶区很高的致死剂量,靶区周围的正常组织不受到照射。

近些年来放疗技术发展很快,一些放疗新技术如三维适形放疗(3DCRT)、调强放疗(IMRT)、图像引导的放疗(IGRT)等用于临床治疗,使放疗进入了新的时期。

3DCRT 是指对影像学所显示的肿瘤,利用先进的计算机技术进行三维重建,按临床要求从三维立体方向设计照射野,进行剂量计算、优化和验证,从而在照射方向上照射野和高剂量区的剂量分布形状与病变一致。严格控制主要组织放疗的受照量和受照体积,使肿瘤获得比常规放疗高得多的剂量,而肿瘤周围正常组织照射量显著减少,从而提高肿瘤的局部控制率和减少并发症的发生率。在临床工作中可以看到,特别对于靶区较大者,正常组织保护并不十分理想,多用于子宫颈癌常规放疗后增加某些病灶的剂量和某些盆外转移灶和复发的局部照射。中国医学科学院肿瘤医院和复旦大学附属肿瘤医院报道过以3DCRT技术对主动脉淋巴区进行照射剂量可达到60~70 Gy,与化疗合并治疗有很好的止痛效果和近期疗效,但远期效果尚不好评估。对有过放疗的部位,增加剂量仍有限,效果不佳[79,80]。

IMRT则比3DCRT有更多的优点,计划靶体积(PTV)的剂量分布也更均匀。为实现IMRT必须具备以下条件:①在照射方向上,射野形状应与靶区形状一致;②射野内诸输出剂量率应按要求分布。目前认为,IMRT能提高肿瘤的局部控制率和生存率,明显减少正常组织的放射损伤,该技术将是今后放疗发展的方向。

IMRT用于前列腺癌、原发性肺癌、头颈部肿瘤已取得一定进展,提高了局部控制率和生存率,而正常组织的放射损伤没有相应增加。对于子宫颈癌的外放射,近年来也有学者进行了研究。Roeske对5例ⅠB～ⅡB期宫颈癌做腔内放疗前和5例ⅠC～ⅡB期子宫内膜癌做术后全盆腔放疗,盆腔处方剂量为45 Gy,每日1.8 Gy,据CT片定出直肠、膀胱、小肠位置,比较四野(Box)和IMRT的剂量—体积图,结果显示IMRT减少在处方剂量(45 Gy)时小肠的照射体积(17.4对34.8%,$P=0.0005$),而直肠、膀胱在处方剂量时,平均照射体积均减少23%($P=0.0002$和$P=0.0005$),平均PTV在四野和IMRT各为47.8 Gy和47.4 Gy,而仅3.2%的PTV在IMRT时超过50.0 Gy。结论认为IMRT在全盆照射中可有效地减少小肠的照射体积。

Portelance研究子宫颈癌做全盆及腹主动脉旁照射时(靶区包括腹主动脉旁、髂总、髂内、髂外淋巴结和子宫),采用IMRT技术减少小肠、直肠、膀胱剂量。结果表明,盆腔接受处方剂量45 Gy,小肠照射体积IMRT九野为13.56±5.30%,而四野为34.24±17.82%($P<0.05$);直肠照射体积大于处方剂量者IMRT九野为3.34±3.0%,而四野为46.37±24.97%($P<0.001$);膀胱接受处方剂量以上者IMRT九野为26.91±55.7%,而四野为60.48±31.80%($P<0.05$)。结论显示,子宫颈癌放疗接受同样靶区剂量明显减少正常组织的照射。

这些放疗新技术使肿瘤剂量得以提高,减少了正常组织的剂量,改进了放疗效果。但它们也有适应范围。大的肿瘤病灶、靶区体积较大和浸润性生长的肿瘤以及活动范围大器官的肿瘤并不适合这些技术。这也是由3DCRT→IMRT→IGRT放疗不断改进和它们不能完全取代常规放疗的原因[79-83]。

近几年国内外均有IMRT治疗子宫颈癌的研究,但数量不多,特别对初治患者的根治性放疗存在问题较多,顾虑较大,质疑颇多[84,85],主要问题有以下几方面。①3DCRT及IMRT远不能达到像近距离照射所给予宫颈的剂量。而且以往的经验显示,单纯体外照射效果远不如传统的腔内放疗+体外照射。②3DCRT、IMRT计划设计均以影像学表现为基础,但目前影像学水平对子宫颈病变及病变范围显示不好,解释与临床也存在问题。子宫颈癌的根治性放疗计划仍以临床妇科检查为基础。③盆腔器官并不是固定不动的,此问题虽然研究不多,但已知随膀胱、直肠充盈程度不同,子宫位置有颇大变异。3DCRT、IMRT均系分割照射,治疗计划做不到每次治疗均进行校定,而且内脏运动难以掌握。在其他部位肿瘤也是如此,所以在制订治疗计划时必须考虑器官的运动,扩大照射野,这也是3DCRT、IMRT存在的问题。

近几年放疗发展出IGRT新技术,IGRT又称为"四维放疗",是将CT与加速器联网,实时监控靶区位置进行修订,并通过高速计算机运算控制加速器的出束,达到治疗的准确。赛博刀(cyber knife)是此种治疗技术的代表,但对分辨率较低的组织仍存在问题,甚至需在照射组织内加金属标记来跟踪定位。对有关子宫颈癌的治疗资料很少。该机在临床使用已有几年,我国有个别单位引进,机器本身及治疗费用颇为昂贵[86,87]。

## 46.10.4 化疗

### (1) 宫颈癌化疗现状

早期子宫颈癌采用手术或放疗,疗效满意,但对晚期和复发宫颈癌的疗效仍差。近年来,许多学者试用化疗作为常规治疗的辅助治疗(如术前新辅助化疗、术后化疗、同期放化疗),目的在于提高治愈率,已取得初步效果。对复发宫颈癌亦已取得一定疗效。用药途径有静脉给药或动脉介入化疗。Chamber采用顺铂(DDP)($80 mg/m^2$,静脉滴注,

d1)、博来霉素(BLM)(10 mg/m², 静脉滴注, d2~5)、氟尿嘧啶(1 000 mg/m², 静脉滴注, d2~5)方案治疗23例复发宫颈癌和17例晚期癌, 复发癌缓解率30.4%, 晚期癌缓解率41.2%。Chang采用化疗(DDP、VCR、BLM)、放疗同时应用, 治疗晚期巨大宫颈癌, 结果表明化疗、放疗同时应用, 能提高局部病灶控制率。近年来, 随着异环磷酰胺(IFO)的应用, 宫颈癌化疗出现了一些可喜的效果。IFO对局部病灶大、有盆腔外转移者有效率为20%~40%。IFO与DDP、BLM、VCR等联合应用, 有协同作用, 可提高疗效。

目前常用化疗方案：

1) 鳞癌 ①PVB方案(DDP、VCR、BLM); ②BIP方案(BLM、DDP、IFO)。

2) 腺癌 ①FIP方案(5-Fu、IFO、DDP); ②PM方案(DDP、MMC)。

**(2) 新化疗方案**

1) BIP方案

IFO 1.0 g/m² 静脉滴注, d1~5(与美司钠合用)
DDP 50 mg/m² 静脉滴注, d1(水化)
BLM 15 mg/m² 静脉滴注, d1

第4周为1个疗程

Kumar采用BIP方案治疗复发和晚期宫颈癌25例, 化疗最多用4个疗程, 化疗结束后15天开始放疗。客观疗效达67%, 其中完全缓解为19%, 部分缓解为48%, 并认为肿瘤对BIP方案有效者对放疗更有效。

2) VIP方案

VP-16 75 mg/m² 静脉滴注, d1~3
IFO 1.0 g/m² 静脉滴注, d1~3(与美司钠合用)
DDP 25 mg/m² 静脉滴注, d1~3(水化)

每4周为1个疗程

Kredentser报道采用VIP方案治疗晚期和复发宫颈癌, 14例中8例有效, 缓解期7~24个月。

3) IFO、奈达铂(nedaplatin)、培洛霉素方案

IFO 1.5 g 静脉滴注, d1~5(与美司钠合用)
奈达铂 80~100 mg/m² 静脉滴注, d1
培洛霉素 5 mg, 肌内注射, d1~6

每4周为1个疗程

Hirabayashi报道用IFO、奈达铂、培洛霉素联合化疗治疗晚期及复发宫颈癌取得较好疗效, 37例晚期宫颈癌有效率为83.8%, 23例复发宫颈癌有效率为60.9%。奈达铂是一种新的顺铂衍生物, 其水溶性高于顺铂10倍, 动物实验及Ⅱ期临床试验证实, 其抗肿瘤活性均高于顺铂和卡铂, 肾毒性较顺铂轻。培洛霉素是博来霉素的衍生物, 其肺毒性较轻。

4) GP方案 Burnett报道17例晚期和复发宫颈癌, 采用吉西他滨 1 250 mg/m² 静脉滴注 d1、d8。顺铂 50 mg/m² 静脉滴注 d1, 3周为1个疗程, 平均5个疗程, 完全缓解(CR)1例, 部分缓解(PR)6例, 有效率41%(7/17)。未放疗区有效率为57%(4/7)。

5) 伊立替康(CPT-11)+DDP Suyiyama对宫颈癌局部晚期病例采用CPT-11 60 mg/m² 静脉滴注 d1、d8、d15, DDP 60 mg/m² 静脉滴注 d1, 4周为1个疗程, 共2~3个疗程, 在23例中CR 3例, PR 15例, 有效率78%, 不良反应腹泻为10%, 中性粒细胞降低3~4度为75%。

6) 紫杉醇+DDP Piver对20例晚期或复发宫颈癌病例采用紫杉醇 135 mg/m², DDP 75 mg/m² 或卡铂(CBP)300 mg/m², 4周为1个疗程, 治疗结果CR 2例, PR 7例, 有效率45%。

**(3) 新辅助化疗**

新辅助化疗主要用于局部晚期宫颈癌, 使肿瘤缩小, 以利于肿瘤切除。由于联合化疗对宫颈癌的有效率约为50%, 有一定局限性, 因而新辅助化疗的意义有赖于化疗的有效性。新辅助化疗对预测肿瘤对化疗的敏感性有重要意义, 如果肿瘤对化疗不敏感, 则新辅助化疗反而延误适宜的治疗, 且对患者带来化疗不良反应。

分析多项临床因素对选择新辅助化疗有一定帮助。Sardi等经静脉给予VBP新辅助化疗(DDP、BLM、VCR), 结果宫颈癌患者4 cm肿块的总反应率为94%, 而5 cm肿块的总反应率为82%, 6 cm肿块的总反应率只有50%。随着肿瘤的增大, 淋巴结的转移率和复发率明显增高。随着病期的剧增, 化疗反应率下降。其次组织学分级和细胞类型也对化疗反应有一定影响。影像学手段(CT、MRI、B超、PET)对分期起重要作用。也有学者研究生物学指标来预测化疗疗效, 如化疗前鳞状细胞癌抗原(SCC)≤5 μg/ml者, 其化疗疗效明显优于SCC>5 μg/ml者, 也有认为不管是鳞癌或腺癌, 高增殖细胞核抗原(PCNA)指数(PI)≥40.2%, 新辅助化疗后肿块体积缩小明显。化疗前凋亡指数高、野生型的P53阳性细胞数所占比例高者, 以及P-糖蛋白表达阴性者, 化疗疗效明显。

由此可见, 新辅助化疗治疗局部晚期宫颈癌适用于ⅠB2期, 病灶大小在直径5 cm左右, 影像学诊断无淋巴结转移者, 以及一部分Ⅱ期患者。若病变超越以上范围, 则应及时早行同期放化疗, 否则延误

有效治疗。因此,新辅助化疗尚不能作为常规应用。

**(4) 化疗与放疗的综合治疗**

采用化疗合并放疗有可能提高晚期宫颈癌的治疗效果。其应用方法可以放疗前先化疗、化疗与放疗同时应用、放疗后加用化疗等。放疗前先化疗的目的在于使肿瘤体积缩小,为放疗创造条件,并能控制远处转移的亚临床病灶。文献报道化疗与放疗同时应用能起协同抗癌作用,因此适用于:①宫颈肿瘤直径 >4 cm;②肿瘤分化不良或分级在Ⅲ级以上。放疗后化疗的目的主要是杀灭亚临床的转移灶,适用于较晚期和复发可能性大的病例。Twiggs 证明顺铂可增加缺氧状态下细胞的放射敏感性。此外,放疗后即给顺铂可阻止亚致死损伤细胞的修复,从而提高放疗的疗效[88-92]。

近年来化疗,尤其是同期放化疗作为高危宫颈癌或者中晚期宫颈癌的治疗手段之一备受关注,并取得一定成效。1999～2000 年,由 GOG、RTOG、SWOG 分别主持的 5 个同期放化疗大型随机对照临床研究的结果相继公布,证实了同期放化疗在提高宫颈癌生存率等方面具有显著优势(表 46-9)。NCI 基于这 5 个临床研究的结果,建议对具有高危因素早期及局部晚期宫颈癌患者进行放疗时,应强烈考虑同期放化疗。然而何种化疗方案最佳、化疗药的剂量强度、如何与放疗同期配合等问题尚无定论,而且同期放化疗对于提高Ⅲ～Ⅳ期宫颈癌的治疗价值有限。因此,近年来仍有许多新的药物及方案用于宫颈癌的同期放化疗中,值得进一步研究。

**表 46-9  5 个 NCI 公布的宫颈癌同期放化疗随机对照临床研究**
(RTOG9001、GOG123、SWOG8797、GOG85、GOG120)

| 参考 | 药物 | 病例数 | 生存率(%) 化疗/放疗 | 生存率(%) 放疗 | P 值 |
|---|---|---|---|---|---|
| 同期放化疗对单纯放疗 | | | | | |
| RTOG9001 | CF | 388 | 73 | 58 | 0.004 |
| GOG123 | C | 369 | 83 | 74 | 0.008 |
| SWOG8797 | CF | 243 | 80 | 63 | 0.01 |
| 化疗方案的比较 | | | | | |
| GOG85 | CF 对 H | 368 | 55 CF | 43 H | 0.018 |
| GOG120 | C 对 H | 526 | 64 C | 39 H | 0.002 |
| GOG120 | CHF 对 H | | 66 CHF | 39 H | 0.002 |

注:C,顺铂;F,氟尿嘧啶;H,羟基脲;GOG,Gynecologic Oncology Group;N/S,未标明;RTOG,Radiation Therapy Oncology Group;SWOG,Southwest Oncology Group。

RTOG9001 中为 5 年生存率,GOG123、SWOG8797 中为 4 年生存率,GOG85 的随访时间为 8.7 年,GOG120 的随访时间为 35 个月。

上述研究中前 3 组都是以顺铂为基础的同期放化疗与单纯放疗进行比较,后两组是在相同放疗方法及相似剂量的前提下,给予不同的化疗方案。经分析,以顺铂为基础的同期放化疗可以降低死亡危险度 30%～50%。虽然毒性反应如中性粒细胞减少症和胃肠道反应等在同期放化疗组较为多发,但都是短暂和可逆的,其迟发反应相似。

Green 对于同期放化疗进行了 Meta 分析,系统分析了 1981～2000 年所有已知的关于宫颈癌同期放化疗的随机对照临床研究,患者总数为 4 580 例,2 865～3 611 例(62%～78%)有效。顺铂是最常用的化疗药物。分析提示无论铂类使用与否,同期放化疗能提高总体生存率(风险比 0.71,$P < 0.000 1$) 和无疾病进展生存率(风险比 0.61,$P < 0.000 1$),但很大一部分同期放化疗的有效性体现在含Ⅰ期及Ⅱ期患者较多的试验中($P = 0.009$),对于Ⅱ期以上宫颈癌并未显著提高生存率。分析同时显示,同期放化疗组对于远处转移的显著控制性,一些药物如顺铂、丝裂霉素等与放疗协同作用,增加了治疗的有效性,但对于具体药物毒性程度的量化却难以做到。对于局部和远处复发的优势比分别为 0.61 和 0.57 ($P < 0.000 1$)。所有的同期放化疗组都有急性毒性反应,尤其是 3～4 级血液系统毒性(优势比 1.49～8.61)和胃肠道反应(优势比 2.22)显著增高。如果放疗时间持续过长,就有可能加重化疗的毒性反应。若治疗时间超过 7 周,局部控制率就会下降 1%[93]。

急性毒性反应都是短暂和可控的,如果是迟发毒性反应,就很难逆转,而且会影响患者的生活质量。对于迟发毒性反应在同期放化疗组是否高发还没有有效的数据[94]。

目前基本一致的观点是,同期放化疗的疗效优于单纯放疗和单纯化疗,其中以盆腔淋巴结转移病例最为明显,至于同期放化疗的方式尚无一致意见,如应用化疗方案、药物剂量、放疗的结合、给药方式等。有在放疗中安排2～4个疗程化疗,也有每周小剂量化疗以增加放疗敏感性,何种方式最为适宜尚待进一步研究。总之,高危宫颈癌术后同期放化疗可提高局部控制率,减少远处转移率,提高5年生存率和无进展生存率。

**(5) 化疗与手术的综合治疗**

应用的方法有术前化疗和术后化疗。术前化疗的目的是缩小肿瘤体积,提高手术切除率,同时可以在手术前对有淋巴结转移和(或)有亚临床转移灶的病例先行治疗。术后化疗的目的是降低局部复发率,减少远处播散及提高生存率。

**(6) 动脉插管区域性化疗**

一般宫颈癌化疗的给药途径是全身静脉用药,动脉插管区域性化疗是近年来发展的一种化疗方法,经腹壁下动脉向髂内动脉插入至髂总动脉水平,灌注化疗药物。常用的药物有氟尿嘧啶、氮芥、博来霉素、顺铂、多柔比星等。一般以氮芥为首选。对未行手术的患者可采用序贯疗法,先采用细胞周期非特异性药物大剂量冲击,然后用小剂量周期特异性药物,以杀灭继续进入增殖周期的癌细胞。该法对晚期患者可延长缓解期,创造条件争取其他方法治疗,并有全身不良反应小而局部药物浓度高的优点。

复旦大学附属肿瘤医院正进行一项上海市多中心Ⅲ期前瞻性随机对照临床研究。对于FIGO分期ⅠB2、ⅡA期(>4 cm)宫颈癌患者比较包括静脉化疗和髂内动脉介入化疗在内的多种新辅助治疗的局部病灶控制率、无进展生存率、总生存率,以及毒性反应、患者的生活质量、医疗费用和住院时间。

### 46.10.5 其他新治疗方法的探索

新近的一些研究结果表明,有些非致病性病毒的应用可能有益于宫颈癌的治疗。如已有报道提示,非致病性腺相关病毒(adeno-associated virus, AAV)可在体内或体外使HeLa宫颈癌细胞对γ射线敏感,Ⅱ型腺病毒(AAV-2)感染可明显提高化疗药(如顺铂)的细胞毒活性。体内实验也证实,AAV-2感染可提高顺铂的治疗作用,降低宫颈癌的成瘤率,而单独的AAV-2感染对宫颈癌细胞的生存能力无影响[95]。

腺病毒(adenovirus, AdV)E1B基因表达蛋白可以使抑癌基因$p53$失活。但是,一种不表达E1B基因的AdV突变体可以逆转和溶解$p53$失活的人肿瘤细胞,而对$p53$有功能的细胞则无作用。向荷宫颈癌裸鼠的瘤体内注射这种AdV突变体可以使瘤体缩小,有60%的肿瘤完全消失[96,97]。另一个对宫颈癌治疗的新探索领域是基因治疗研究。有研究发现,以地塞米松调节表达的基因载体携带野生性$p53$基因及针对HPV-16 E6、E7的反义核酸导入宫颈癌细胞,在给予地塞米松后出现癌细胞生长抑制,其恶性表型得到逆转。其他基因治疗方法应用于宫颈癌的研究也有报道,如免疫基因治疗、自杀基因治疗等。也有学者致力于研究基因治疗与传统化疗的联合应用。已有资料表明,$p53$表达与化疗敏感性关系密切,化疗有反应者$p53$阳性率较高。顺铂的细胞毒作用可激活$p53$介导的细胞凋亡。当然,这些治疗方法目前尚处于基础研究阶段,有待于进一步深入研究[98,99]。

## 46.11　宫颈腺癌

宫颈腺癌是较少见的一种宫颈癌。常见于老年妇女,但也可发生在年轻患者。宫颈腺癌以往仅占宫颈癌的4%～5%,现上升为14%～18%。根据复旦大学附属妇产科医院的统计,1956～1975年宫颈腺癌占宫颈癌的4.2%,1976～1989年则占13.9%。

中国医学科学院肿瘤医院报道,从1959～1993年3月,共收治宫颈癌14 782例,其中腺癌363例(占2.5%),1959～1968年占1.5%,1989～1993年占8.9%。

宫颈腺癌的增加是因其发生率上升还是由于宫颈鳞癌的发生率降低从而使腺癌的发生率相对上升了,尚待进一步研究[100]。

宫颈腺癌既可发生于年轻妇女也可发生于老年妇女,其平均发病年龄49岁左右,多发生于更年期妇女。但是年轻妇女患宫颈癌者,腺癌的比例则较高。

### 46.11.1　发病因素

宫颈腺癌的发病因素尚不十分清楚,但认为与宫颈鳞癌的发病因素不完全相同。与宫颈鳞癌发病有关的因素如早期性生活、多个性对象、吸烟等对宫颈腺癌来说，其关系并不是很明显。

宫颈腺癌多见于肥胖合并糖尿病的妇女。有报道长期服避孕药可能与发生宫颈腺癌有关，但对此还有争论。在长期服用避孕药（孕激素类）妇女的宫颈常合并微腺型腺体增生（microglandular hyperplasia），长期服用孕激素可能引起宫颈内膜柱形细胞下储备细胞发生增生，并向腺体方向分化。Qizilbash等报道应用高剂量黄体酮制剂≥10年，增加了发生宫颈腺癌的危险性。Gallup报道宫颈腺癌35例，其中曾应用过性激素制剂的有8例，曾服用避孕药1~8年者5例。

宫颈癌与HPV有一定的关系，HPV感染尤其是HPV-16、HPV-18、HPV-31型已被认为与宫颈癌的发生密切有关。宫颈鳞癌中以HPV-16型为主，而宫颈腺癌中以HPV-18型为主。在宫颈浸润癌的癌组织中HPV DNA阳性率高达85%。Smotkin等在宫颈癌及腺鳞癌组织中均找到HPV DNA。但腺癌常合并CIN及鳞癌，说明CIN及腺癌存在共同发病因素即HPV感染[101]。

### 46.11.2 组织发生

宫颈腺癌与鳞癌的发生有类似之处，其起源于宫颈腺上皮细胞轻度不典型增生，逐渐发展到中、重度，最后发展为宫颈内膜原位腺癌，称为宫颈表皮内腺体瘤变（cervical intraepithelial glandular neoplasm, CIGN）。所以从宫颈腺上皮不典型增生至原位腺癌、浸润腺癌也是一个连续发展的过程。

多数宫颈腺癌起源于宫颈管内膜，它若向子宫内膜方向分化可形成子宫内膜样癌和透明细胞癌，若向输卵管上皮方向分化则形成浆液乳头状腺癌。若起源于中肾残迹的腺癌则为中肾腺癌。若来源于宫颈柱状上皮下的储备细胞，可同时向鳞癌、腺癌两个方向分化而形成腺鳞癌。由于鳞癌、腺癌的比例不一，而形成各种类型的腺鳞癌。①成熟型，即分化良好型。②未熟型，又分为印戒细胞型、黏液表皮样癌（mucoepidermoid carcinoma）、毛玻璃细胞癌（glassy cell carcinoma）等。

### 46.11.3 宫颈微灶型浸润腺癌[102]

宫颈微灶型浸润腺癌是指早期浸润的宫颈腺癌，是介于宫颈原位腺癌及浸润型腺癌间的一种病变。其定义及诊断标准至今尚未统一。因为宫颈管的正常腺体可以延伸至间质，测量微灶型浸润癌的穿透深度有一定困难，其诊断不如早期浸润型鳞癌那样明确。宫颈早期浸润型鳞癌常无盆腔淋巴结转移，但文献报道宫颈腺癌浸润间质深度3 mm时，已发现有淋巴结转移，此种病例若按早期浸润癌处理，显然是不够的。所以有学者提出，腺体细胞不典型增生，颈管腺体结构正常，腺体增生，呈小芽状或网状浸润，浸润间质深度为1 mm作为微灶型浸润腺癌的标准。其他一些学者提出其浸润间质深度<2 mm，水平扩散<7 mm作为微灶型浸润腺癌的标准。我国陈忠年、杜心谷等提出以腺体的基膜完整性决定有无浸润。基膜的局限性破坏或缺损，可由局部组织再产生，因此还需要根据浸润灶周围的间质反应作出判断，从浸润处的间质有水肿、淋巴细胞浸润和（或）成纤维细胞增生，浸润深度<2 mm为标准。也有以瘤体体积<500 mm³为界限。但实际应用以浸润深度<2 mm为标准较方便。

### 46.11.4 临床表现

宫颈腺癌的临床表现与宫颈鳞癌一样，极早期病变可以无症状。一旦出现症状主要如下。①白带增多：呈水样或黏液样，色白，无臭；合并感染时，白带可成脓性或黄水样，伴臭味，量多时每日要湿透内裤数条或需用月经垫。②阴道流血：可表现为性交出血、白带含血、不规则流血或绝经后阴道流血等。③晚期病例可根据病灶广泛的程度及侵犯其他脏器的程度而出现一系列继发性症状，如疼痛、肛门坠胀、泌尿系统症状、贫血、发热、全身衰竭等。

体征常表现为宫颈菜花样、息肉样或乳头状赘生物，晚期时可见溃疡或空洞形成，并有坏死组织覆盖等。由于宫颈腺癌的病灶常位于颈管内，并向内生长，因而有时检查见到宫颈光滑或仅见轻度糜烂，但宫颈管扩大质硬，形成桶状宫颈。

宫颈腺癌患者常合并CIN，Maier曾报道宫颈腺癌230例，合并CIN者99例（占43%），合并宫颈鳞癌6例。复旦大学附属妇产科医院报道109例宫颈腺癌，合并宫颈原位鳞癌10例，合并宫颈浸润性鳞癌4例。

宫颈腺癌还可与乳腺癌、外阴原位癌、外阴Paget病、直肠癌等并存。所以在诊断妇女患有宫颈腺癌时，还应仔细检查全身情况，是否有其他癌并存。

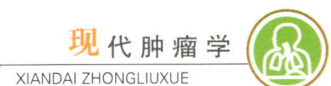

## 46.11.5 诊断

宫颈腺癌患者15%～20%无症状,33.3%患者宫颈外观正常,肿瘤往往位于颈管内,绝经后患者阴道穹隆萎缩,病变不明显,所以必须做妇科三合诊检查,以早期发现宫颈管癌。

宫颈腺癌的辅助诊断方法与宫颈鳞癌的基本相同,但腺癌各种方法的检测结果有不尽相同之处。

**(1) 宫颈脱落细胞学涂片检查**

应用阴道脱落细胞涂片筛选宫颈腺癌,阳性率仅48%左右。早期无症状的病例,只有20%阳性。阴道脱落细胞涂片在宫颈腺癌阳性率低的原因可能与下列因素有关:①宫颈腺癌病灶隐匿,因其多为位于颈管的柱状上皮及间质的腺体内,取材常嫌不足;②宫颈腺癌早期病例,其脱落细胞核异质改变不如宫颈鳞癌显著,特别是高分化黏液腺癌的病例。在可疑病例,反复做宫颈管或宫颈刮片细胞学检查,或许可能提高阳性率。

**(2) 阴道镜检查**

宫颈腺癌的一般阴道镜图像不同于宫颈鳞癌。由于宫颈腺癌组织的生长特殊,宫颈柱形上皮的中心血管呈高度扩张,末端终止于类似正常柱形上皮的绒毛突状腺样组织中形成大而分散的点状血管,有时呈发夹状异形血管,血管粗大,分布异常,但血管异形及毛细血管间距增加的程度不及鳞癌时明显。宫颈表面腺口异常增多和(或)不规则分布,腺口白色环Ⅲ型以上居多,腺口大小不规则以致表面似蜂窝状图像,尤其在黏液腺癌其腺口异形更为显著。

**(3) 宫颈活组织检查及宫颈管刮术**

宫颈腺癌常位于颈管内,因此不仅要做宫颈多点活检取材送病理检查,同时还需做宫颈管刮术,刮出物需送病理检查。有时宫颈深部活检送病理检查更能发现问题,它可替代大部分诊断性宫颈锥形切除术。

**(4) CT、MRI检查**

腹部及盆腔CT、MRI检查可能有助于诊断。

## 46.11.6 鉴别诊断

宫颈腺癌既可以是原发性的也可以是继发性的,特别需要与子宫内膜癌侵犯子宫颈管的继发性宫颈腺癌相鉴别。Maier及Norris提出原发性宫颈腺癌的诊断标准是:①颈管内见到良—恶性移行区;②在诊刮或切除的子宫标本中,子宫内膜无恶性证据;③宫颈残端腺癌常在切除子宫5年以上发现;④肿瘤位于宫颈,子宫大小正常,宫腔内未见明显病灶。

临床上宫颈腺癌Ⅰ期有时难以与子宫内膜癌Ⅱ期即癌灶扩展到宫颈的病例相鉴别。一般可根据临床资料区分:如宫颈扩大、子宫不增大则考虑原发灶来自颈管;如子宫增大、宫颈不大,则可能是子宫内膜癌;癌细胞内有黏液提示为宫颈腺癌;宫颈腺癌患者的癌胚抗原、免疫过氧化酶染色等阳性结果较子宫内膜癌多见;宫腔镜直接观察原发病灶部位也有助于诊断。

## 46.11.7 治疗

关于宫颈腺癌的治疗方式,意见尚不统一。特别对放疗的效果,争议较大。Andras、Fletcher等认为宫颈腺癌对放疗的敏感性与鳞癌相似。Narano(1995)报道单用放疗的宫颈腺癌58例,其5年生存率Ⅰ期85.7%、Ⅱ期66.7%、Ⅲ期32.3%、Ⅳ期9.1%。Gallup等则认为放疗对宫颈腺癌不敏感,特别是分化好的腺癌。我国章文华等报道,Ⅰ、Ⅱ期宫颈腺癌放疗后,21%的病例有肿瘤残存;宫颈腺癌121例,其中单放疗98例,其肿瘤未控率及复发率达38.8%,而宫颈鳞癌放疗后的未控率及复发率仅21.5%。一般认为,宫颈腺癌的治疗应考虑下列问题:①宫颈腺癌发生于宫颈管内,呈桶状病灶,且常延伸至子宫下段及深入肌层,因此采用与鳞癌相同的放疗技术,对腺癌可能是不够的;②宫颈腺癌放疗后残余癌率较高,可达40%～50%,甚至有达70%的报道,故单放疗的效果欠佳,放疗后需再行手术治疗;③腺癌对放疗的敏感性较差,尤其是有分泌功能的腺癌。根据上述资料可认为一般腺癌对放疗敏感性较差,因此只要患者能耐受手术,病灶虽较大但仍能推动,估计能手术切除者应尽量争取手术治疗。虽然腺癌对放疗不敏感,但在晚期病例手术困难或估计难以切净者,在术前或术后加用放疗或许有助于提高疗效。其治疗原则分述如下。

**(1) 宫颈腺癌Ⅰ期**

宫颈腺癌Ⅰ期应行子宫根治术及双侧盆腔淋巴结清扫术。但有专家主张如果宫颈正常大小,肉眼观察原发病灶不明显,可行筋膜外全子宫切除术,手术后选择性加用放疗;如果宫颈直径<4 cm,原发灶位于颈管内,应行根治术。手术加放疗能否提高疗效,争议很多,尚待研究。根据笔者的实践经验及总

结复旦大学附属妇产科医院20年的治疗经验,认为宫颈腺癌Ⅰ期行子宫根治术及盆腔淋巴结清扫术后加用放疗似乎不能提高疗效,但单行筋膜外全子宫切除术是不够的。

#### (2) 宫颈腺癌Ⅱ期

宫颈腺癌Ⅱ期宜用综合治疗,能手术者可先行子宫根治术及双侧盆腔淋巴结清扫术,根据情况决定是否术前或术后放疗。病灶大者可先行术前放疗,待病灶缩小后手术,以便彻底清除病灶。如病灶不大估计能手术者,可先行子宫根治术及盆腔淋巴结清扫术,根据病理切片决定是否术后放疗。也有研究者建议先给全盆腔体外照射及宫腔内照射,48h或6周后行筋膜外全子宫切除术,可能提高治愈率。但放疗后再行手术者,手术并发症较单纯手术者高。

#### (3) 宫颈腺癌Ⅲ期及Ⅳ期

宫颈腺癌Ⅲ期及Ⅳ期以放疗为主。若病变仅侵犯膀胱或直肠黏膜,腹主动脉旁淋巴结阴性,患者一般情况能耐受手术者,可考虑加行全、前或后盆腔清扫术。放疗常用体外加腔内照射,然后辅以化疗。常用的化疗药物有依托泊苷(VP-16)、丝裂霉素(MMC)、多柔比星(ADM)、长春新碱(VCR)、顺铂(DDP)、表柔比星等。化疗药物除静脉注射外,也有行动脉灌注治疗者。Narimatsu(1996)等报道以DDP10 mg/d、5-Fu 250 mg/d 大动脉灌注治疗宫颈腺癌ⅡB及ⅢB期者,10次为1个疗程,间隔3周再次治疗,肿瘤消退率达83.5%,然后再行子宫根治术而完全切除肿瘤。

### 46.11.8 预后

宫颈腺癌的预后较鳞癌为差[103],可能是因为肿瘤向内生长,不易早期发现,以致诊断时疾病较迟,已有盆腔淋巴结转移及远处转移。Eifel报道宫颈腺癌的远处转移率为46%,而鳞癌只有12.5%。我国章文华等报道腺癌的总生存率45%,鳞癌则为60.7%。有关的预后因素如下。

#### (1) 临床期别

与预后密切有关。临床期别越晚,预后越差。Berek报道宫颈腺癌的5年生存率为:Ⅰ期82.9%、Ⅱ期42.9%。曹斌融等报道Ⅰ期为85.1%,Ⅱ期为60.6%。

#### (2) 组织学类型

宫颈腺癌不同的组织学类型,预后也不同。一般说子宫内膜样腺癌预后较好,鳞腺癌、玻璃样细胞腺癌及微偏腺癌预后差。有腺腔或乳头结构及不含黏液的腺癌较实质和黏液型预后好,纯腺癌较混合型预后好。

#### (3) 细胞分化程度

分化好的腺癌预后好。Hurt(1997)报道宫颈管腺癌细胞分化1、2、3级者5年生存率分别为70%、25%和11.1%。Eifel(1995)报道宫颈腺癌分化好和差的5年生存率分别为61%、30%。

#### (4) 病灶大小

病灶越大,预后越差。Rutldge、Hurt等均提出腺癌病灶大的治疗后复发及远处转移率较高。Kilgore提出癌灶<3 cm与≥3 cm直径者,5年生存率有明显差异。Berek等报道病灶直径<2 cm者,5年生存率为96.7%,2~4 cm者为80%,4~5 cm者为50%,>5 cm者无1例存活。病灶>3 cm者,盆腔及腹主动脉旁淋巴结转移率高达50%。

#### (5) 淋巴结转移

宫颈腺癌转移至盆腔及腹主动脉旁淋巴结的发生率较高。随着临床期别、病灶大小、肿瘤浸润深度的变化,肿瘤细胞分化的差异,淋巴结转移率增加。有淋巴结转移者,预后极差。

#### (6) 肿瘤浸润深度

肿瘤浸润越深,患者预后越差。即使Ⅰ期患者,肿瘤浸润宫颈50%者,预后明显变差。

#### (7) 治疗方式

治疗方式也会影响预后。曾报道单手术治疗者,无癌生存率为63%,手术加放疗者为83%,而单放疗者仅25%。

## 46.12 宫颈复发癌

宫颈复发癌是指宫颈癌患者经用某种或某几种根治性方法治疗,已治愈一段时间后,肿瘤再出现。宫颈复发癌治疗困难、预后差,导致宫颈癌患者经前次治疗后最终仍死于宫颈癌。以往宫颈复发癌的概念也包括宫颈癌经手术和(或)放疗后,癌灶未控制继续扩散的病例。1992年Manetta提出了宫颈癌未控的定义。宫颈癌治疗后复发和未控是两件事。宫颈癌未控又分两种。①手术后未控:是指经根治性手术后手术野内仍有癌灶残留,包括手术未能切除的肿瘤,或手术标本各切缘见有肿瘤细胞,或手术后1年以内局部又有肿瘤生长;②放疗后未控:指宫颈癌经全量放疗后,宫颈上的肿瘤病灶和(或)宫旁浸润病灶持续存在或盆腔内又出现新癌灶[104]。

宫颈癌复发也有两种:①手术后复发是指宫颈

癌经彻底的根治性手术切除,手术标本切缘无肿瘤,术后 1 年后又出现癌灶;②放疗后复发是指宫颈癌经全量放疗后,宫颈原发病灶及宫旁浸润灶均已消失,宫颈创面已完全愈合,但经一段时间后(至少 3 个月),于盆腔内或远处又有肿瘤生长。按宫颈癌复发部位又分为:中心性复发(包括宫颈、阴道和宫体)、宫旁复发(包括盆壁)、远处复发(或)转移(包括肿瘤转移到盆腔外及全身不同部位)。

治疗后宫颈癌未控和复发有时很难截然分清。有时需根据临床动态观察来决定,特别是放疗后复发和未控主要是根据宫颈创面愈合的时间而定,但宫颈组织的愈合时间标准计算有 2 种。①Manetta (1992)提出以放疗结束后 3 个月为标准。②中国医学科学院肿瘤医院提出从放疗开始计算 6 个月为标准[105]。

宫颈晚期复发癌(late recurrence in carcinoma of cervix)是指患者初次治疗 10 年以后再出现宫颈癌者。这究竟是复发抑或新发生的癌还有待讨论。放疗后的迟发反应也有引起组织癌变的可能,或由于放疗后纤维瘢痕断裂,陷落其中的有活力的肿瘤细胞再生长并扩散所致。

## 46.12.1 临床表现

宫颈复发癌患者的主要症状和体征常表现为消瘦、下肢水肿及盆腔疼痛。下肢水肿是由于淋巴管被癌栓等逐渐阻塞或股、髂静脉系统阻塞,回流受阻所致;盆腔疼痛是因癌组织侵犯宫旁组织,压迫神经所致,常放射到大腿的前内侧或向后至臀部,也有主诉臀部疼痛或位于盆腔深部中央的疼痛。此外,阴道流血或水样、恶臭排液也是复发癌的重要症状。如患者首次治疗一段时间后又出现阴道流血或水样排液,应疑有中心性复发。中心性复发症状出现早,是最易发现的一种复发癌。

按癌灶复发的部位、转移的部位,患者可表现咳嗽、咯血、胸痛、排尿困难、尿少或尿闭、锁骨上淋巴结肿大等。

复发癌的临床表现常是逐渐进展的,而且各病例不同。患者常在首次治疗一般情况好转一段时间后,表现体重下降,胃纳欠佳,治疗后很少超过 1 年,即表现消瘦,此时应做肺部摄片、静脉肾盂造影、肝肾功能检查等以明确诊断。

宫颈复发癌如为肺转移时,患者常有咳嗽、胸痛和(或)背痛、咳痰、痰中带血或咯血等;骨转移时常有固定的局灶性疼痛;肝转移时患者常诉肝区不适或疼痛、肝大等;淋巴结转移时常见锁骨上、腹股沟等处淋巴结肿大。

晚期患者可出现食欲减退、消瘦、恶病质、肾衰竭等全身消耗综合征表现。

## 46.12.2 诊断

根据患者接受宫颈癌治疗一段时间后,出现上述临床表现,即应怀疑有宫颈癌复发的可能,但明确诊断应根据组织学检查。

(1) 阴道脱落细胞学检查

放疗后,阴道脱落细胞找癌细胞评估有困难。从放射生物学角度看,有活力的细胞是指具有持续增生能力的细胞;无活力的细胞是指丧失增生能力的细胞,但它仍具有代谢活性。放疗后癌细胞可持续数月酷似未受损伤的癌细胞,但从生物学上角度看这些细胞无活力,因此放疗后阴道脱落细胞涂片仍可找到癌细胞,而误认为肿瘤继续扩散,同时肉眼观察因受放射反应影响亦很难鉴别,称为放射作用(radiation effect)。因此要诊断复发癌必须根据病理检查,至少要在治疗结束后 3 个月后才能做阴道脱落细胞学检查。

(2) 阴道镜检查

经放疗后的阴道镜检查与阴道脱落细胞学检查一样,会受放射反应的影响而不易诊断,需有一定经验的医师才能作出正确的诊断,但最后仍要做病理检查。

(3) 宫颈活检及颈管刮术、针刺活检

宫颈活检及颈管刮术送病理检查是常用的明确诊断的方法。针刺活检是另一种行之有效的方法,可以直接穿刺病灶,或在 X 线透视下或 B 超引导下进行。

(4) 深部复发灶的诊断

可采用静脉肾盂造影、淋巴造影、CT、MRI、骨扫描等,均有助于诊断。患者放疗后出现输尿管梗阻有两种可能:①由于放射后引起纤维化;②癌灶复发引起。如果中心性病灶不明显,也找不到其他引起输尿管梗阻的可能,应考虑剖腹探查,并做选择性活检以明确复发癌的诊断。如肯定无癌复发,而有输尿管梗阻应考虑做排尿改道。

(5) 肿瘤标记

目前对宫颈癌监测有意义的肿瘤标记是鳞状细胞癌抗原(SCC-Ag),Pectasides(1994)报道 92% 的患者癌复发或进展时 SCC-Ag 上升。

### 46.12.3 复发的时间[106]

宫颈复发癌75%发生在首次治疗后的2年内。李孟达(1992)报道宫颈癌术后复发,1年内占36.9%,2年内占61.9%,3年内占72.8%,5年内占93%以上。张晓春等(1995)报道在治疗后2年内发生复发者占60.8%。因此在这段时间里必须经常随访,每3~4个月必须检查1次,每次都应做阴道脱落细胞涂片检查。妇科检查时要特别注意宫旁组织以发现病灶的扩散,宫旁组织穿刺活检、颈管刮术等检查将有助于诊断。在无症状患者,若疑有盆腔复发者,每年至少应做静脉肾盂造影及摄肺片2次,必要时再做盆腔CT检查。每次均应仔细检查腹部,以便尽早发现有无腹主动脉旁淋巴结肿大、肝大及腹块,同时还要检查锁骨上淋巴结有无肿大。

### 46.12.4 复发的部位

宫颈癌复发部位多见于局部,占60%以上。宫颈癌术后复发以阴道上段及原宫颈癌部位最为常见。李孟达(1992)报道局部复发率为59.8%,远处转移占40.2%,其中以肺(16.9%)、锁骨上淋巴结(12.0%)及骨、肝多见。

放疗后复发,多数文献报道盆腔内复发多于盆腔外转移。于国瑞(1979)报道盆腔内复发占70%,远处转移占30%;侯亚君(1986)报道肺转移占2.4%;姚志惠(1988)报道锁骨上淋巴结转移占2.97%,骨转移占5.0%;Manetta(1992)认为放疗技术的提高使中心性复发有所下降;孙建衡(1993)报道盆腔内复发占19.7%,远处转移占59%;张晓春等(1995)报道盆腔复发为19.7%,其中宫旁复发占53.3%,中心性复发占46.7%。

### 46.12.5 治疗

宫颈复发癌的治疗很困难,其原因:①首次治疗无论是放疗或是手术,治疗后常会引起解剖变异、组织粘连、纤维形成等,再次手术不仅治疗困难,而且可能发生严重并发症;②手术瘢痕、放疗后的纤维化,再加上癌复发都会使机体免疫功能降低,影响以后的治疗尤其是化疗的效果;③若首次治疗已用足量放疗,现复发若再给放疗,盆腔组织对放疗的耐受量较差,难以掌握恰当的放射剂量;④目前尚无有效办法评估首次放疗所致的放射损伤、对放射的敏感性及周围正常组织对再次放疗的耐受性等。

总之,宫颈复发癌的治疗有其特殊性和复杂性,需要个别制订计划,采用综合治疗。应根据复发部位和时间、复发肿瘤的范围及程度、初次治疗的方法、手术的范围及根治性、首次放疗的剂量、放疗并发症及全身状况等选择不同的治疗方案。

宫颈复发癌的治疗原则:①术后盆腔复发者,首选放疗。若病灶局限,有手术切除可能者,应充分准备后行剖腹探查,决定手术范围。②放疗后中心性复发者,以手术为主,不宜手术者考虑是否再加放疗或采用化疗。③放疗后盆腔复发,宜用综合治疗,以化疗为主辅以姑息性放疗。但再次放疗的剂量、方法等应慎重考虑。④远处转移时多需用综合治疗,可采用相应部位的放疗、手术或以化疗为主的综合治疗。

下面介绍不同复发部位的治疗方法[107]。

**(1) 放疗**

在原发灶以外的复发癌,放疗对控制复发灶或减轻症状等是一种有效的方法。骨转移时用中等剂量的体外照射可使疼痛消失,2~3周给3 000 cGy常使脊椎及长骨转移灶的疼痛消失。手术后局部盆腔复发也可以选用外照射或间质内照射。但手术后再放疗,其反应可能比较大。

宫颈癌放疗后盆腔复发再次放疗的问题,专家们有争议。文献报道治疗效果也不同,其5年治愈率为9%~25%。Kyrohara等认为再次放疗的效果与下述因素有关:复发部位、原始的临床期别、首次放疗的剂量等。通过对复发癌再次放疗有效的患者分析发现,癌复发往往都是首次治疗剂量不足。现在首次治疗剂量不足者已不多见,因此复发癌再次放疗效果常不满意,最多也只能起到姑息的作用。

**(2) 手术**

宫颈复发癌或晚期宫颈癌可采用手术治疗,Brunschwig(1948)首先提出宫颈癌的盆腔清扫术。盆腔清扫术有3种:①前盆腔清扫术是指切除内生殖器及膀胱,保留乙状结肠及直肠。②后盆腔清扫术是指切除内生殖器及乙状结肠、直肠,保留膀胱。③全盆腔清扫术是指切除盆腔脏器包括膀胱、乙状结肠、直肠,常用于宫颈癌放疗复发,复发灶局限在盆腔内[105]。

盆腔清扫术只适用于少数复发癌患者,盆腔以外已有转移者,无论是手术前已发现或剖腹探查时发现均禁忌做盆腔清扫术。单侧下肢水肿、坐骨神经痛以及输尿管梗阻者是复发不能手术切除的典型病征。手术前详细检查盆腔及全身情况很重要,首先要评估全部病灶能否清除。中心性病灶小,宫旁结缔组织仍可推动,提示有手术切除的可能。当然有时宫旁结缔组织的固定也可能是由于放疗后纤维化或盆腔炎性病变。如果检查后认为局部病灶不能切除,而其他因素却表明是可以手术的,那么可以做剖腹探查,详细探查后决定能否手术,以避免因估计错误而丧失了手术治疗的可能性。因此,必须严格掌握手术适应证,既不要放弃能行手术的病例,也不要选择不适于手术的病例强行手术。剖腹探查时全腹腔及盆腔均要仔细检查以便及时发现转移病灶。腹主动脉旁淋巴结应做活检,如为阴性,即做盆腔淋巴结清扫术。如盆腔淋巴结多处阳性,患者能存活的机会绝无仅有,故盆腔淋巴结必须送冷冻切片,以决定是否应继续手术。

为了减少手术后并发症,以及考虑到患者对本手术的可接受性,盆腔清扫术的范围应根据疾病的范围。一般保留膀胱是比较困难的,因为其与宫颈的关系较密切。乙状结肠有时还可以保留,可行乙状结肠下段切除,先做暂时性结肠造瘘,以后再行吻合术。年轻患者有时需考虑重建阴道的手术。

手术后常见的并发症为肺栓塞、肺水肿、心肌梗死以及脑血管意外等,常发生在手术后1周。另外易并发败血症,常起源于盆腔,形成盆腔脓肿或弥漫性盆腔结缔组织炎,如不积极治疗将严重威胁患者的健康与生命。

最严重的一种手术后并发症是与盆底组织坏死有关的小肠梗阻。一旦发生小肠梗阻,保守治疗较恰当,但很多患者需要再次手术,手术率极高,可达50%。盆腔感染会加重肠梗阻,若两者同时存在是发生小肠瘘的先兆,需要手术,预后极差。放疗后复发的病例手术后并发症较多见,放疗过的组织愈合能力差,肉芽组织生长延迟,因此形成瘘管的机会多。放疗后再手术,由于粘连多,手术困难,手术时间长,因此手术并发症也必然会增加。

盆腔清扫后最重要的并发症是与排尿改道有关。主要表现为败血症、泌尿道梗阻及感染,这三者也可能危及患者生命。肾盂肾炎是常见的并发症,必须积极治疗,定期做静脉肾盂造影。手术后患者常会有轻度输尿管梗阻,如果进行性发展则为肾盂积水,需要及时纠正以保护肾功能。其他并发症还有尿道狭窄、改道口的狭窄或脱垂等。

文献报道,盆腔清扫术后的累积5年生存率为20%~62%。

随着技术操作的不断改进,术前的仔细检查和充分准备,盆腔清扫术的术后病死率及术后并发症将不断降低,患者的存活率可相应提高,许多患者通过手术不仅可以治愈,而且可以恢复工作能力以及生活得更愉快,所以不应轻易放弃手术机会。

(3) 化疗

从前认为广泛扩散的宫颈癌采用化疗,效果不满意。其原因可能:①大部分复发癌患者的病灶常位于以前放疗过的部位,病灶包在纤维及无血管的膜内,药物很难进入病灶内,因此效果不好;②鳞状细胞癌对很多化疗不敏感;③很多药物对肾脏有毒性,复发癌常有输尿管梗阻,不宜使用。随着化疗药物的不断迅速发展,近年来很多文献报道,化疗对宫颈复发癌有一定的效果,有效率为25%~60%,完全缓解率为29%。采用的药物有丝裂霉素、长春新碱、博来霉素、多柔比星、顺铂、异环磷酰胺等。目前异环磷酰胺被认为是宫颈复发癌最有效的单药,总有效率为33%,含顺铂的联合化疗有效率达43%~78%,完全反应率为15%~29%,异环磷酰胺+顺铂+博来霉素治疗宫颈晚期转移癌的有效率为38%~69%。

动脉介入化疗是近年来发展的较新的治疗方法,采用的药物有丝裂霉素、长春新碱、博来霉素、多柔比星、羟基脲、顺铂等。Kruamr(1991)、Lorvidnaya(1991)等分别报道动脉内化疗可改善反应率。Kigawa(1992)报道用顺铂 50 mg/m$^2$ + 博来霉素 30 mg/m$^2$ 做髂内动脉灌注治疗宫颈转移癌的有效率为71.4%。Verma(1994)治疗盆腔复发的宫颈癌12例,用卡铂 300~400 mg/m$^2$ 治疗均无效。章文华(1994)报道用AP方案(表柔比星+顺铂)做动脉插管化疗治疗宫颈复发癌,近期有效率为23.1%。

## 46.12.6 预后

宫颈复发癌的预后差。Manetta(1992)报道1年存活率仅为10%~15%,5年生存率<5%。宫颈复发癌的预后与复发部位、病灶大小、复发间隔的时间、初治的方法、再治疗方法等有关。

宫颈癌中心性复发较宫旁及盆腔外复发的预后好。远处转移的病例预后差。Coleman(1994)报道宫颈复发癌癌灶直径<2 cm、局限于宫颈、静脉肾盂造影正常者与病灶直径>2 cm者比较,均采用子宫根治手术治疗,结果5年生存率分别为90%和64%,10年生存率分别为80%和48%。

复发间隔的时间较长,则再治疗的效果较好。张晓春(1995)报道复发间隔的时间2年以上者较2年以内的治疗效果为好。这大概是由于间隔时间长,组织对再放疗的耐受性增加,有利于加强再治疗的效果。宫颈复发癌首次用放疗者预后差。盆腔外复发对化疗的反应率较盆腔内复发为好。手术后复发的预后较放疗后或手术加放疗后复发为好。Long(1995)报道应用联合化疗治疗晚期宫颈复发癌,其结果提示有无放疗史的反应率分别为61%和83%,两者明显不同。

再治疗的方法与预后也有关。刘炽明(1994)综合文献报道宫颈复发癌者手术治疗的生存率为22%~58%。张晓春(1995)总结术后复发用放疗者中位生存期为24个月,而放疗后复发再放疗或化疗者预后差,中位生存期仅为10~12个月。

总之,复发癌的预后虽较差,但治疗后仍有不少患者可治愈,故应积极对待这些患者,不宜轻易放弃治疗。

## 46.13 妊娠合并宫颈癌

妊娠合并宫颈癌是指孕妇在妊娠期或至产后12个月内发现患有宫颈癌。其发生率文献报道差异较大。Orr(1984)报道妊娠合并宫颈浸润癌的发生率为0.02%~0.4%,即250~5 000例妊娠中有1例合并宫颈癌。Pepe报道在57 393例妊娠中有21例合并宫颈浸润癌,发生率为0.037%(1/2 733)。差异大的原因可能:①宫颈癌不一定都能在妊娠期作出诊断;②有的报道仅包括在妊娠期诊断的宫颈癌,多数报道包括产后6~12个月的患者,有的甚至包括产后18个月的患者;③有些报道仅指宫颈浸润癌,不包括宫颈微灶型浸润癌,有些报道包括CIN。

### 46.13.1 妊娠与宫颈癌的相互关系[108,109]

妊娠合并宫颈癌虽然比较少见,但因妊娠可影响宫颈癌的发展,宫颈癌又可影响妊娠的结局,所以妊娠合并宫颈癌时较非妊娠期宫颈癌复杂。为了积极治疗孕妇的宫颈癌,取得最佳的治疗效果,又要设法尽量提高围产儿的存活率,所以必须充分认识妊娠与宫颈癌的相互关系。

(1) 妊娠对宫颈癌的影响

认识妊娠是否会加速宫颈癌的扩散是多年来专家们关心的问题,但到目前为止,意见尚不一致。Meyer、Doderlein、Stockel等认为妊娠不致加速宫颈癌的扩散,反而能抑制其生长。Corscaden、Sadugor等根据临床资料分析认为采用同样方法治疗宫颈癌合并妊娠及宫颈癌不合并妊娠的患者,其效果相同,动物实验结果也一样。Holzaepfel、Danforth、Kistner等则认为妊娠可能促进宫颈癌扩散,因为妊娠时生殖器充血,血液循环及淋巴回流最佳,从而加速癌的生长,尤其是在妊娠晚期及产褥期,分娩时的创伤可能将存活的癌细胞挤入血循环,从而加速癌组织的扩散。Nisker报道宫颈癌合并妊娠者盆腔淋巴结转移率高于无妊娠合并的宫颈癌患者。中山医科大学肿瘤医院报道Ⅰ期宫颈癌合并妊娠者盆腔淋巴结转移率占16.7%,明显高于非妊娠宫颈癌的6.1%,Ⅱ期患者妊娠与非妊娠组分别为62.5%及18.02%。

(2) 宫颈癌对妊娠的影响

早期宫颈癌一般不会影响妊娠。中、晚期宫颈癌患者,因为白带增多改变了阴道酸碱度或继发感染而对妊娠不利,所以胎儿和患者的危险性增加。晚期宫颈癌时,癌组织严重浸润宫旁组织、主韧带等,有可能影响胚胎的生长发育以致发生流产或早产。晚期宫颈癌患者,当病灶广泛浸润,分娩时宫颈不易扩张而引起难产,如经阴道分娩易使宫颈撕裂、癌灶撕裂等,导致产时、产后大出血。

宫颈癌对胎儿发育的影响一般不大,但为了及时治疗以挽救患者的生命,常常需要牺牲胎儿。如在妊娠晚期发现宫颈癌,一般可稍等待,待胎儿有存活力后再行剖宫取胎,因此出生的婴儿常为早产儿。有时先给患者部分放疗。至于放疗对胎儿的影响,取决于接受放疗时妊娠的期限及所接受的放射剂量。若在胚胎种植期行放疗,则可使胚胎死亡。若在妊娠中期行放疗,此时胎儿对射线敏感度较低,预后较好,但给予大剂量照射后仍会影响胎儿,而引起脑、肝、脾及造血器官障碍。在妊娠晚期采用宫颈局部放疗,若胎儿为头位可引起胎儿暂时性脱发,若系臀位则可影响胎儿骨盆发育。有些研究者报道当胎儿头皮接受放射量达300~350 cGy时,可产生暂时性脱发,如一次剂量达500 cGy以上者,可能产生永久性脱发。妊娠晚期发现的宫颈癌虽可等待至胎儿有存活力时行剖宫产,但出生的胎儿常为早产儿,死亡率较高。

### 46.13.2 妊娠期宫颈组织学变化

妊娠期妇女身体产生一系列变化,宫颈也会有相应的变化,有些变化与CIN或宫颈癌相似,至产后6周恢复正常,所以应注意区别。

(1) 黏膜腺体变化

表现为腺体数目增多,并侵入间质,向颈管突出。颈管黏膜不仅厚度增加,而且黏膜面皱襞也增加。宫颈腺体的组织学变化:①腺瘤样增生。腺体数目增多,分支多,腺壁呈高柱状,假复层。宫颈内膜表面上皮下伸展出与表面平行的裂隙状和隧道状分支的腺管,有的腺上皮呈乳头状突向腔内。②微腺型增生。增生腺体呈小线圈状,紧密排列,其组织学表现与腺癌相似,易误诊为腺癌。③蜕膜反应(A-S)反应。个别腺体上皮呈跳跃式分布,核增大,深染或异形。④高度鳞状化生。形成一团一团的鳞状上皮,中心有残留腺腔。

(2) 鳞状上皮的变化

表现为基底旁细胞增生,有核分裂象,也有呈乳头状瘤样增生者。需与宫颈癌相鉴别。

(3) 间质变化

可见于1/3的孕妇,表现为间质细胞蜕膜反应,间质内有血管增生扩张、水肿和炎性细胞浸润。

### 46.13.3　妊娠合并宫颈上皮内瘤变

众所周知,CIN和宫颈癌的发生与HPV密切有关。妊娠时孕妇阴道HPV感染率也上升,可达28%。妊娠也可影响CIN的表现。妊娠时宫颈鳞状上皮的基底细胞增生活跃,易误诊为宫颈不典型增生,所以必须十分注意。

(1) 临床表现

妊娠合并CIN的临床表现与非妊娠期CIN患者相同,无特异性。一般无明显症状,如有症状可表现为白带增多,或有白带血染或含血丝,有时表现为性交出血。妇科检查宫颈可光滑,或有不同程度的糜烂,触之有少许出血或无触血。

(2) 辅助诊断

妊娠合并CIN的诊断与非妊娠时患CIN者相同,常用的辅助诊断方法有阴道脱落细胞学检查及阴道镜检查。如发现阴道脱落细胞学涂片异常,即做阴道镜检查。

妊娠期阴道镜检查是安全可靠的方法,但妊娠时观察宫颈有时较困难,这是因为:①妊娠时宫颈黏液多,影响观察;②妊娠期宫颈腺体增生,以致阴道镜检查常发现异常;③妊娠期移行带外移,故易见到移行带内缘,而忽略了阴道部的宫颈;④妊娠期宫颈管上皮易翻出,形成新的广泛的鳞状上皮化生,有时阴道镜下似白色上皮,初学者会误认为是恶性。宫颈活组织检查是最后明确诊断的方法。如阴道镜检查发现异常,应做宫颈定位活检送病理检查。

妊娠期一般不做宫颈锥形切除术,除非宫颈活检为微灶浸润癌,而临床不能除外浸润癌者。

(3) 治疗

妊娠合并CIN,可暂不做治疗,但需定期随访细胞学涂片及阴道镜检查。一般可经阴道分娩,除非有产科指征可行剖宫产。分娩后6周进一步检查,如宫颈活检仍为CIN,按CIN的不同级别,酌情选用激光、冷冻、微波等治疗。

若在妊娠期确诊为CIS者,目前趋向于保守治疗。患者年轻要求生育,可定期密切随访,至妊娠足月行剖宫产结束分娩,产后6周随访,仍为CIS者按CIS处理。若CIS病灶较多,患者不希望再生育,可行全子宫切除(连同胎儿、胎盘一并切除)。双侧卵巢正常者均予保留。若系高危CIS,手术应选择筋膜外扩大全子宫切除术或子宫次根治术为宜。

### 46.13.4　妊娠合并宫颈浸润癌

妊娠合并宫颈浸润癌者很少见。由于定义的差异较大,文献报道的发生率差异也很大,为0.45‰~10.6‰。平均患病年龄31~36.5岁,比非妊娠期宫颈浸润癌者的年龄轻14~16岁。

(1) 临床表现

妊娠合并宫颈癌的症状与非妊娠期宫颈癌的相同。约20%的病例可以无症状,宫颈外观与慢性宫颈炎相同,有症状的病例则表现为白带增多、性交出血、不规则流血等。晚期病例可表现为腰痛、下肢水肿、贫血、发热、恶病质、全身衰竭等。妊娠合并晚期宫颈癌者现已很少见。

妊娠合并宫颈癌的体征与非妊娠期宫颈癌相同。但妊娠期由于宫颈充血、增大,呈紫蓝色,肉眼观察不清楚,且宫颈组织偏软等,体征不明显,可导致误诊。

(2) 辅助诊断

辅助诊断方法与妊娠期CIN的相同,不再赘述。妊娠期合并宫颈浸润癌者一般禁做宫颈锥切术。

(3) 治疗

妊娠合并宫颈浸润癌原则上一经诊断明确,必须及时进行治疗。宫颈癌合并早、中期妊娠者常采用及时治疗宫颈癌而牺牲胎儿的治疗方案。牺牲胎儿的方法有两种:①行子宫根治术连同胎儿一并切除;②先行放疗,待胎儿流产后而行子宫根治术[110]。妊娠24周后才明确合并宫颈癌者,其治疗方法应根据宫颈癌的病期及对胎儿要求的迫切性来决定。若

*1165*

患者迫切要求胎儿存活，要求继续妊娠者是否可延缓治疗，专家们尚有不同意见。Prem、Boutsells、Thompson、Lee 等报道Ⅰ期患者延缓至产后治疗，最后婴儿存活，癌症并无进展。但 Dudan、Nisker、Shubat 等报道有不同意见，延缓治疗后癌症进展了。因此，是否可延缓治疗应考虑考虑如下。①宫颈癌的临床期别。②病理组织学细胞的分化程度，癌灶浸润深度，肿瘤的生长类型，外生型还是内生型。其治疗方法一般认为：①宫颈癌ⅠA期、ⅠB期病灶小者，坚决希望继续妊娠者，可酌情考虑延缓至胎儿成熟后治疗。分娩方式应以剖宫产为宜，同时行子宫根治术及盆腔淋巴结清扫术。应尽量避免阴道分娩，以免胎儿通过宫颈时可能促使癌症扩散，也有可能引起产后出血和感染。若剖宫产后不拟行子宫根治术，可考虑放疗。②若宫颈癌已为Ⅱ期以上者，可行剖宫取胎或剖宫产后再行放疗。

## 46.14　宫颈残端癌

宫颈残端癌是指妇女因其他妇科病行子宫次全切除术后，残留的子宫颈又发生癌。若在次子宫切除术后再发生宫颈癌的称为真性癌；若在次子宫手术时早已有宫颈癌存在，但临床上漏诊了，在次全子宫手术后发现者称隐性癌。宫颈残端癌可在子宫次全切除术后月余至 2 年内发病。根据文献报道，多数学者认为在次全子宫手术后 2 年之内发生的宫颈癌不能诊断为宫颈残端癌，子宫切除 2 年以后发生的才能诊断为宫颈残端癌。Lone K(1992)提出子宫次全切除术后 2 年以内发生的宫颈残端癌有可能是在手术时已患有宫颈癌而没有获得诊断，这是属于遗漏的宫颈癌。真性宫颈癌是指在行次全子宫切除术时，宫颈阴道部及宫颈管确实无癌存在，而手术后 2 年以上才发病者。宫颈残端癌比较少见，其发病率为 0.2% ~ 1.8%[111]。

### 46.14.1　诊断

宫颈残端癌的诊断与一般宫颈癌的诊断相同，主要根据临床表现、辅助诊断及病理诊断。

(1) 临床表现

宫颈残端癌的发病年龄较宫颈癌推迟 10 年左右。江森(1992)报道宫颈残端癌的发病年龄为 40 ~ 66 岁，平均 58 岁左右。

其症状与宫颈癌的一样，早期可以无症状，一旦出现症状表现为白带增多、阴道流血、性交出血等。妇科检查可见宫颈仅呈现不同程度的糜烂，见赘生物呈菜花状、结节状、溃疡或形成空洞，宫旁组织增厚、结节状等。

(2) 辅助检查

与一般宫颈癌的辅助检查方法一样，有阴道脱落细胞涂片检查、阴道镜检查、颈管刮术、多点组织检查等。最后确诊需根据病理检查结果。

### 46.14.2　治疗

宫颈残端癌的治疗与宫颈癌一样，应根据临床期别决定治疗方案。治疗方法以手术、放疗为主，晚期病例宜采用手术、放疗及化疗等综合治疗[112]。早期病例多采用手术治疗，由于以前已行次全子宫切除术，难免留下瘢痕及粘连，影响此次手术，手术时要特别注意解剖关系，特别是在分离膀胱及宫颈残端时，以免造成膀胱损伤。如采用放疗，由于次全子宫切除术后残留的宫颈管较短，给腔内放疗时，剂量往往不足，只能通过阴道外照射或间质内放疗作部分补充。宫颈残端癌放疗后，放疗并发症多见。这是由于手术后解剖学的变化，失去了膀胱和直肠的正常组织的保护作用，故易导致放射反应。近年来考虑用不同放疗方法以降低并发症的发生。例如孙建衡(1992)采用后装治疗，适当减少腔内放疗次数，采取部分全盆腔照射，可降低放疗反应。张蓉(1997)报道采用体外全盆腔照射 20 ~ 40 Gy，腔内后装治疗 3 ~ 5 次，A 点剂量 6 ~ 23 Gy，无严重并发症发生。

### 46.14.3　预后

关于宫颈残端癌的预后，各位研究者报道结果不一致。有的认为与宫颈癌的预后相同，也有认为预后较差。Peterson(1992)报道 28 例，5 年存活率为 62%[113]；张蓉(1997)报道 9 例，存活率为 66.7%。

### 46.14.4　预防

妇女因妇科病需要做子宫切除术，特别是拟做次全子宫切除术保留宫颈者，医务人员必须先了解宫颈情况，常规做防癌涂片检查，必要时做阴道镜检查或宫颈活组织检查，排除恶变，以免漏诊。次全子宫切除术后也应定期检查以早期发现宫颈残端癌。宫颈残端癌治疗后与宫颈癌一样，应定期按常规随访。如有复发可疑，应进一步检查，如确实有复发，应积极进行治疗。

## 46.15 展望

1928 年 Papanicoloau 医生首次发表了关于巴氏涂片论文，题目是《新的癌症诊断》，*New York World* 发表了如下评论："Papanicoloau 医生目前还不愿意预测这种新的诊断方法在癌症的治疗中有多少实际价值，但似乎将会证明这种新方法在宫颈癌生长早期的诊断意义，这样患者更易治愈。甚至我们希望在癌前期病变即可得到发现和治疗。"事实证明，巴氏涂片每年挽救了成千上万妇女的生命，也成为人类与肿瘤斗争的成功典范。2006 年 6 月 FDA 首次批准了 HPV 疫苗上市同样是人类防治宫颈癌的里程碑，它从根本上抑制宫颈癌的发生，可以预见在不久的将来宫颈癌将会是被人类首先征服的恶性肿瘤。

（吴小华　黄　啸　林　原）

## 主要参考文献

[1] Muir C. Cancer incidence in five continents. Volume V. IARC Sci Publ, 1987, 88:1-970.
[2] Parkin DM, Laara E, Muir CS. Estimates of the worldwide freqency of sixteen major cancers in 1980. Int J Cancer, 1988, 41:184-197.
[3] Bosch FX, Munoz N, Shah KV, et al. Second international workshop on the epidemiology of cervical cancer and human papillomaviruses. Int J Cancer, 1992, 52:171-173.
[4] 上海市肿瘤研究所流行病学研究室. 上海市市区居民恶性肿瘤发病率统计. 肿瘤, 1993, 16:445-447.
[5] 杨学志. 子宫颈癌. 见：王淑贞主编. 妇产科理论与实践. 上海：上海科学技术出版社, 1990:503-504.
[6] International Agency for Research on Cancer. IARC monograph on the evaluation of carcinogenic risks to humans. Volume. 64: human papillomaviruses. IARC Sci Publ, 1995.
[7] Wong YF, Chung TK, Cheung TH, et al. Frequent loss of heterozygosity of chromosome 3 short arm detected by PCR-based microsatellite polymorphisms in cervical squamous cell carcinoma. Cancer Lett, 1997, 115:161-164.
[8] Einstein MH, Goldberg GL. Human papillomavirus and cervical neoplasia. Cancer Invest, 2002, 20:1080-1085.
[9] Scheffner M, Werness BA, Huibregtse JM, et al. The E6 oncoprotein encoded by human papillomavirus types 16 and 18 promotes the degradation of p53. Cell, 1990, 63:1129-1136.
[10] Dyson N, Howley PM, Munger K, et al. E. The human papillomavirus-16 E7 oncoprotein is able to bind to the retinoblastoma gene product. Science, 1989, 243:934-937.
[11] Balsitis SJ, Sage J, Duensing S, et al. Recapitulation of the effects of the human papillomavirus type 16 E7 oncogene on mouse epithelium by somatic Rb deletion and detection of pRb-independent effects of E7 in vivo. Mol Cell Biol, 2003, 23:9094-9103.
[12] Paquette RL, Lee YY, Wilczynski SP, et al. Mutations of p53 and human papillomavirus infection in cervical carcinoma. Cancer, 1993, 72:1272-1280.
[13] Remmink AJ, Walboomers JM, Helmerhorst TJ, et al. The presence of persistent high-risk HPV genotypes in dysplastic cervical lesions is associated with progressive disease: natural history up to 36 months. Int J Cancer, 1995, 61:306-311.
[14] Ho GY, Burk RD, Klein S, et al. Persistent genital human papillomavirus infection as a risk factor for persistent cervical dysplasia. J Natl Cancer Inst, 1995, 87:1365-1371.
[15] Coker AL, Bond SM, Williams A, et al. Active and passive smoking, high-risk human papillomavirus and cervical neoplasia. Cancer Detect Prev, 2002, 26:121-128.
[16] Matsumoto K, Yasugi T, Oki A, et al. Are smoking and chlamydial infection risk factors for CIN? Different results after adjustment HPV DNA and antibodies. Br J Cancer, 2003, 89:831-833.
[17] Tran-Thanh D, Provencher D, Koushik A, et al. Herpes simplex virus type II is not a cofactor to human papillomavirus in cancer of the uterine cervix. Am J Obstet Gynecol, 2003, 188:129-134.
[18] Castle PE, Escoffery C, Schachter J, et al. Chlamydia trachomatis, herpes simplex virus 2, and human T-cell lymphotrophic virus type 1 are not associated with grade of cervical neoplasia in Jamaican colposcopy patients. Sex Transm Dis, 2003, 30:575-580.
[19] Hildesheim A, Reeves WC, Brinton LA, et al. Association of oral contraceptive use and human papillomaviruses in invasive cervical cancer. Int J Cancer, 1990, 45:860-864.
[20] Gram IT, Macaluso M, Stalsberg H. Oral contraceptive use and the incidence of cervical intraepithelial neoplasia. Am J Obstet Gynecol, 1992, 167:40-44.
[21] Ye Z, Thomas DB, Ray RM. Combined oral contraceptive and risk of cervical carcinoma in situ: WHO collaborative study of neoplasia and steroid contraceptives. Int J Epidemiol, 1995, 24:19-26.
[22] de Villiers EM. Relationship between steroid hormone contraceptives and HPV, cervical intraepithelial neoplasia and cervical carcinoma. Int J Cancer, 2003, 103·705-708.
[23] Conley IJ, Ellerbrook TV, Bush TJ, et al. HIV-1 infection and risk of vulvovaginal and perianal condylomata acuminate and intraepithelial neoplasia: a prospective cohort study. Lancet, 2002, 359:108-113.
[24] Ferenczy A, Coutlee F, Franco E, et al. Human papillomavirus and HIV coinfection and the risk of neoplasias of the lower genital tract: a review of recent developments. CMAJ, 2003, 169:431-434.
[25] Sedjo RL, Papenfuss MR, Craft NE, et al. AR. Effect of plasma micronutrients on clearance of oncogenic human papillomavirus (HPV) infection (United States). Cancer Causes Control, 2003, 14:319-326.
[26] Kjaer SK, van den Brule AJC, Paull G, et al. Type specific persistence of high risk human papillomavirus (HPV) as indicator of high grade cervical squamous intraepithelial lesions in young women: population based prospective follow-up study. BMJ, 2002, 325:572-578.
[27] Sedjo RL, Fowler BM, Schneider A, et al. Folate, vitamin B12, and homocysteine status findings of no relation between human papillomavirus persistence and cervical dysplasia. Nutrition, 2003, 19:497-502.
[28] Koutsky LA, Ault KA, Wheeler CM, et al. A controlled trial of a human papillomavirus type 16 vaccine. N Engl J Med, 2002, 347:1645-1651.
[29] Kirnbauer R, Hubbert NL, Wheeler CM, et al. A virus-like particle enzyme-linked immunosorbent assay detects serum antibodies in a majority of women infected with human papillomavirus type 16. J Natl Cancer Inst, 1994, 86:494-499.
[30] Wideroff L, Schiffman M, Haderer P, et al. Seroreactivity to human papillomavirus types 16, 18, 31 and 45 virus-like particles in a case-control study of cervical squamous intraepithelial lesions. J Infect Dis, 1999, 180:1424-1428.
[31] Harro CD, Pang YY, Roden RB, et al. Safety and immunogenicity trial in adult volunteers of a human papillomavirus 16 L1 virus-like particle vaccine. J Natl Cancer Inst, 2001, 93:284-292.
[32] Pinto LA, Edwards J, Castle PE, et al. Cellular immune responses to human papillomavirus (HPV)-16 L1 in healthy volunteers immunized with recombinant HPV-16 L1 virus-like particles. J Infect Dis, 2003, 188:327-338.
[33] Stanley MA. Progress in prophylactic and therapeutic vaccines for human papillomavirus infection. Expert Rev Vaccines, 2003, 2:381-389.
[34] Garnett GP, Waddell HC. Public health paradoxes and the epidemiological impact of an HPV vaccine. J Clin Virol, 2000, 19:101-111.
[35] National Cancer Institute Workshop. The 1988 Bethesda system for reporting cervical/vaginal cytological diagnoses. JAMA, 1989, 262:931-934.
[36] National Cancer Institute Workshop. The Bethesda System for reporting cervical/vaginal cytological diagnoses: revised after second National Cancer Institute Workshop. Acta Cytol, 1993, 37:115-124.
[37] Kurman RJ, Solomon D, Luff R, et al. The Bethesda system for reporting cervical/vaginal cytologic diseases. Berlin, Heidelberg, New York: Springer-Verlag Telos, 1994:1-78.
[38] 章文华, 孙建衡, 吴爱如. 宫颈癌普查中应用阴道镜的初步报告. 中华肿瘤杂志, 1994, 16:59-61.
[39] Andersen ES, Pederson B, Nielsen K. Laser conization: the results treatment of cervical intraepithelial neoplasia. Gynecol Oncol, 1994, 54:201-204.
[40] Messing MJ, Othen L, King LA, et al. Large loop excision of the transformation zone (LLETZ): a pathologic evaluation. Gynecol Oncol, 1994, 52:207-211.
[41] Poynor EA, Barakat RR, Hoskins WJ. Management and follow-up of patients with adenocarcinoma in situ of the uterine cervix. Gynecol Oncol, 1995, 57:158-164.

[42] Prorok PC,Chamberlain J,Day NE,et al. UICC workshop on the evaluation of screening programme for cancer. Int J Cancer,1984,34;1-4.
[43] Zhang ZF,Parkin DM,Yu SZ, et al. Cervical screening attendance and its effectiveness in a rural population in China. Cancer Detect Prev, 1989, 13: 337-342.
[44] 陈忠年,杜心谷,刘伯宁主编.妇产科病理学.上海:上海医科大学出版社,1996:96-102.
[45] Greer BE,Figge DC,Tamimi HK,et al. Stage I A2 squamous carcinoma of the cervix;difficult diagnosis and therapeutic dilemma. Am J Obstet Gynecol,1990, 162:1406-1409.
[46] Berek JS,Hacker NF. 吴小华主译.实用妇科肿瘤学.南京:江苏科学技术出版社,2005;346-378.
[47] Dargent D, Martin X, Mathevet P. Laparoscopic assessment of sentinel lymph node in early stage cervical cancer. Gynecol Oncol, 2000, 79;411-415.
[48] Malur S, Krause N, Kohler C, et al. Sentinel lymph node detection in patients with cervical cancer. Gynecol Oncol, 2001, 80:254-257.
[49] Verheijen R, Pijpers R, van Diest PJ,et al. Sentinel node detection in cervical cancer. Obstet Gynecol, 2000, 96;135-138.
[50] Levenback C, Coleman RL, Burke TW, et al. Lymphatic mapping and sentinel node identification in patients with cervix cancer undergoing radical hysterectomy and pelvic lymphadenectomy. J Clin Oncol, 2002, 20;688-693.
[51] Shingleton HM, Orr JW Jr. Cancer of the cervix. Philadelphia; JB Lippincott, 1995:234-249.
[52] Sutton GP, Bundy BN, Delgado G, et al. Ovarian metastases in stage IB carcinoma of the cervix; a Gynecologic Oncology Group study. Am J Obstet Gynecol, 1992, 166; 50-53.
[53] Wilkinson EJ. Pap smears and screening for cervical neoplasia. Clin Obstet Gynecol, 1990,33;817-825.
[54] Fahey MT, Irwig L, Macaskill P. Meta-analysis of Pap test accuracy. Am J Epidemiol, 1995, 141;680-689.
[55] Gay JD, Donaldson LD, Goellner JR. False-negative results in cervical cytologic studies. Acta Cytol, 1985,29;1043-1046.
[56] Sawaya GF, Kerlikowske K, Lee NC, et al. Frequency of cervical smear abnormalities within 3 years of normal cytology. Obstet Gynecol, 2000, 96; 219-223.
[57] Martin-Hirsch P, Lilford R, Jarvis G, et al. Efficacy of cervical-smear collection devices; a systematic review and meta-analysis. Lancet, 1999, 354; 1763-1770.
[58] Corkill M, Knapp D, Hutchinson ML. Improved accuracy for cervical cytology with the ThinPrep method and the endocervical brush-spatula collection procedure. J Lower Genital Tract Dis, 1998,2;12-16.
[59] Vikki M, Pakkala E, Hakama M. Risk of cervical cancer after a negative Pap smear. J Med Screen, 1999,6;103-107.
[60] Klinkhamer PJ, Meerding WJ, Rosier PF, et al. Liquid-based cervical cytology; a review of the literature with methods of evidence-based medicine. Cancer, 2003, 99;263-271.
[61] Sheets EE, Constantine NM, Dinisco S, et al. Colposcopically-directed biopsies provide a basis for comparing the accuracy of ThinPrep and Papanicolaou smears. J Gynecol Tech, 1995,1;27-34.
[62] 高永良.撕剥式盆腔淋巴结清扫术.中华妇产科杂志,1991,26;284-286.
[63] 张技本.子宫颈癌手术学.北京:人民卫生出版社,1992;56-187.
[64] 吴小华,李子庭,黄啸,等.宫颈癌根治术后放疗对移位卵巢功能的影响.中华妇产科杂志,2005,40;220-222.
[65] 吴小华.保留生育功能根治性宫颈切除术治疗宫颈癌的技术要点.肿瘤学杂志,2007,13;260-262
[66] Koga K, Watanabe K, Kawano M,et al. Radiotherapy for carcinoma of the uterine cervix by remotely controlled afterloading intracavitary system with high-dose-rate. Int J Radiat Oncol Biol Phys,1987,13;615-618.
[67] Cai SM,Wang XE, Wang Q. High dose-rate afterloading in the treatment of cervial cancer of the uterus. Int J Radiat Oncol Biol Phys,1989,16;335-338.
[68] Maruyama Y,Bowen MG, Van Nagell JR,et al. A feasibility study of $^{252}$Cf neutron brachytherapy,cisplatin+5-Fu chemo-adjuvant and accelerated hyperfractionated radiotherapy for advanced cervical cancer. Int J Radiat Oncol Biol Phys,1994,29;529-534.
[69] Marjina LA. 高剂量率$^{252}$Cf中子腔内治疗宫颈癌与宫体癌.中华肿瘤杂志,1997,6;145.
[70] 蔡树模,王ечка,王珉,等.子宫颈癌放疗中盆腔剂量均匀分布的研究——提高宫颈癌放疗的新方法.肿瘤,1991,11;60-63.
[71] 王香娥,蔡树模,丁亚琴,等.子宫颈癌HDR后装治疗的实验和临床研究.肿瘤,1994,14;125-126.
[72] Vahrson H, Romer G. 5-year results with HDR afterloading in cervix cancer; dependence on fractionation and dose. Sonderb Strahlenther Onkol,1988,82; 139-144.
[73] Patel FD,Sharma SC,Negi PS,et al. Low dose rate vs. high dose rate brachytherapy in the treatment of carcinoma of the uterine cervix;a clinical trial. Int J Radiat Oncol Biol Phys,1994,28;335-341.
[74] 王香娥,蔡树模,丁亚琴,等.子宫颈癌高剂量率$^{60}$Co腔内后装治疗的远期疗效分析.中华肿瘤杂志,1993,15;114-116.

[75] Hart K,Han I, Deppe G,et al. Postoprative radiation for cervical cancer with pathologic risk factors. Int J Radiat Oncol Biol Phys,1997,37;833-838.
[76] Girinsky T,Rey A,Roche B,et al. Overall treatment time in advanced cervical carcinomas;a critical parameter in treatment outcome. Int J Radiat Oncol Biol Phys,1993,27;1051-1056.
[77] Lanciano RM, Pajak TF, Martz K,et al. The influence of treatment time on outcome for squamous cell cancer of the uterine cervix treated with radiation;a patterns-of-care study. Int J Radiat Oncol Biol Phys,1993,25;391-397.
[78] 柯桂好,吴小华,黄啸,等.宫颈癌根治性子宫切除术后3维延伸野同步放化疗.中华妇产科杂志,2007,42;788-790.
[79] 马绍康,高菊珍,吴令英,等.宫颈癌复发肿瘤适形照射联合化疗30例临床观察.中国肿瘤临床,2006,33;96-98.
[80] 孙建衡主编.妇科恶性肿瘤放射治疗学.北京:中国协和医科大学出版社,2002;36-44;134-135;47.
[81] Ahamad A,Jhingran A. New radiation techniques in gynecological cancer. Int J Gynecol Cancer,2004,14;569-579.
[82] 杨兴纲主编.新概念放疗物理.杭州:西泠出版社,2004;159-172;46-47.
[83] 陈真云,盛修贵.宫颈癌调强放射治疗的研究进展.肿瘤学杂志,2006,12; 373-376.
[84] 布洁.适形调强放射治疗在妇科恶性肿瘤中的应用.见:孙建衡主编.妇科恶性肿瘤继续教育教程.北京:中国协和医科大学出版社,2007;48-51.
[85] 孙建衡.妇科恶性肿瘤放疗的几个问题.肿瘤学杂志,2006,12;357-359.
[86] 杨兴纲主编.新概念放疗物理.杭州:西泠出版社,2004;159-172;46-47.
[87] Xiang EW, Shu-mo C, Ya-qin D,et al. Treatment of late recurrent vaginal malignancy after initial radiotherapy for carcinoma of the cervix;an analysis of 73 cases. Gynecol Oncol,1998,69;125-129.
[88] Wong LC,Choo YC,Choy D,et al. Long-term follow-up of potentiation of radiotherapy by cis-platinum in advanced cervical cancer. Gynecol Oncol,1989,35; 159-163.
[89] Soeters R,Bloch B,Levin W,et al. Combined chemotherapy and radiotherapy in patients with advanced squamous carcinoma of cervix (cis-platinum- bleomycin-vinblastine). Gynecol Oncol,1989,33;44-45.
[90] Roberts WS, Kavanagh JJ, Greenberg H, et al. Concomitant radiation therapy and chemotherapy in the treatment of advanced squamous carcinoma of the lower female genital tract. Gynecol Oncol,1989,34;183-186.
[91] Sardi J,Sananes C,Giaroli A, et al. Neoadjuvant chemotherapy in locally advanced carcinoma of the cervix uteri. Gynecol Oncol,1990,38;486-493.
[92] Thomas G, Dembo A, Fyles A, et al. Concurrent chemoradiation in advanced cervical cancer. Gynecol Oncol,1990,38;446-451.
[93] Perez CA, Grigsby PW, Castro- Vita H, et al. Carcinoma of the uterine cervix. I. Impact of prolongation of overall treatment time and timing of brachytherapy on outcome of radiation therapy. Int J Radiat Oncol Biol Phys, 1995, 32; 1275-1288.
[94] Green JA, Kirwan JM, Tierney JF, et al. Survival and recurrence after concomitant chemotherapy and radiotherapy for cancer of the uterine cervix; a systemic review and meta-analysis. Lancet, 2001,358;781-786.
[95] Klein-Bauernschmitt P, von Knebel Doeberitz M, Ehrbar M, et al. Improved efficacy of chemotherapy by parvovirus-mediated sensitisation of human tumour cells. Eur J Cancer,1996,32A;1774-1780.
[96] Heise C, Sampson- Johannes A, Williams A, et al. ONYX-015, an E1B gene-attenuated adenovirus, causes tumor-specific cytolysis and antitumoral efficacy that can be augmented by standard chemotherapeutic agents. Nat Med,1997,3; 639-645.
[97] Bischoff JR, Kirn DH, William A, et al. An adenovirus mutant that replicates selectively in p53-deficient human tumor cells. Science,1996,274;373-376.
[98] Iwasaka T, Zheng PS, Ouchida M, et al. Cytologic changes in two cervical carcinoma cell lines after transfection of the wild-type p53 gene. Acta Obstet Gynecol Scand,1996,75;797-803.
[99] Garzetti GG,Ciavattini A, Provinciali M,et al. Expression of p53 and apoptosis of tumor cells in locally advanced cervical carcinoma after cisplatin based neo-adjuvant chemotherapy. Anticancer Res,1996,16;3229-3234.
[100] Parazzini F,La Vecchia C. Epidemiology of adenocarcinoma of the cervix. Gynecol Oncol,1990,39;40-46.
[101] Hording U,Teglbjaerg CS,Visfeldt J,et al. Human papillomavirus 16 and 18 in adenocarcinoma of the uterine cervix. Gynecol Oncol,1992,46;313-316.
[102] Ostor A, Rome R, Quinn M. Microinvasive adenocarcinoma of the cervix; a clinicopathologic study of 77 women. Obstet Gynecol,1997,89;88-93.
[103] Eifel PJ,Burke TW, Morris M,et al. Adenocarcinoma of the uterine cervix as an independent risk factor for disease recurrence in patients with stage I B cervical carcinoma. Gynecol Oncol,1995,59;38-44.
[104] 林从尧.复发性子宫颈癌.见:陈惠祯主编.实用妇科肿瘤手术学.成都:四川科技出版社,1990;96-108.
[105] Manetta A. Advanced and recurrent carcinoma of cervix. In; Coppleson M. ed. Gynecal Oncology. 2nd ed. New York;Churchill Livingstone,1992;717-728.
[106] 王桂香.宫颈癌中心性复发的治疗.中华放射肿瘤学杂志,1992,1;34-36.
[107] Rutledge FN,Smith JP, Wharton JT,et al. Pelvic exenteration, analysis of 296 patients. Am J Obstet Gynecol,1977,129;881-892.
[108] 高菊珍.宫颈癌合并妊娠458例分析.中华肿瘤杂志,1985,7;366-368.

[109] 李孟达.妊娠合并子宫颈癌的处理.中国实用妇科与产科杂志,1993,9：136-138.
[110] Sood AK,Sorosky JI,Krogman S,et al. Surgical management of cervical cancer complicating pregnancy, a case-control study. Gynecol Oncol, 1996, 63：294-298.
[111] 张蓉,于国瑞.12例宫颈残端癌治疗分析.浙江肿瘤,1997,3:28-30.
[112] Miller BE, Copeland LJ, Hamberger AD, et al. Carcinoma of the cervical stump. Gynecol Oncol,1984,18:100-108.
[113] Petersen LK,Mamsen A,Jacobsen A. Carcinoma of the cervical stump. Gynecol Oncol,1992,46:199-202.

# 47 前列腺癌

47.1 概述
47.2 前列腺的解剖和生理
47.3 流行病学
47.4 病因学
    47.4.1 遗传因素
    47.4.2 环境因素
    47.4.3 其他因素
47.5 预防
47.6 病理学
    47.6.1 病理分型
    47.6.2 Gleason 评分
    47.6.3 癌前期病变
    47.6.4 分子生物学改变
47.7 诊断
    47.7.1 肿瘤分期
    47.7.2 临床表现
    47.7.3 直肠指检
    47.7.4 PSA 和相关参数
    47.7.5 其他肿瘤标记
    47.7.6 影像学检查
    47.7.7 经直肠超声引导下的前列腺穿刺活检
    47.7.8 危险度分组
47.8 局限性前列腺癌的治疗
    47.8.1 治疗方式的选择
    47.8.2 随访观察治疗
    47.8.3 前列腺癌根治术
    47.8.4 放疗
    47.8.5 根治性治疗后复发
47.9 转移性前列腺癌的系统治疗
    47.9.1 转移性前列腺癌的自然史
    47.9.2 前列腺癌的内分泌治疗
    47.9.3 雄激素非依赖性前列腺癌的治疗
47.10 结语

## 47.1 概述

前列腺癌是威胁男性健康的常见肿瘤之一,2002年全球新发病例679 000例,位列男性肿瘤的第2位[1]。近30年来,得益于前列腺特异抗原(PSA)筛查、解剖性前列腺癌根治术和药物内分泌治疗等诊治手段的进步,欧美国家前列腺癌的死亡率逐步下降,大部分患者得以早期根治。20 世纪80年代以来,我国前列腺癌发病率呈上升趋势,对疾病认识的不足和诊治经验的缺乏使得我国前列腺癌的生存率远低于欧美国家[2]。因此,借鉴国外的经验以改进我国前列腺癌的预防、诊断和治疗将是泌尿肿瘤医师面临的艰巨任务。

## 47.2 前列腺的解剖和生理

前列腺是男性的附属性腺,精液的液体成分主要由前列腺所分泌。成人的前列腺如板栗大小,包绕尿道并与膀胱、直肠相邻。靠近膀胱的平坦部分称为前列腺底部,逐渐缩窄的远端称为尖部,紧贴直肠的两叶称为背侧。前列腺表面有包膜覆盖,尖部有尿道括约肌结构,腺体的背外侧有通往阴茎海绵体的性神经,解剖性前列腺癌根治术需要仔细解剖以上结构以保留术后控尿和性功能[3]。前列腺的腺体根据超声检查和病理切片可分为中央区、移行区、外周区和前纤维肌肉区。中央区包绕射精管,占前列腺组织的25%;移行区靠近前列腺尿道,占前列腺组织的10%,是良性前列腺增生的好发区域;外周区位于前列腺的背外侧,是前列腺癌、前列腺上皮内瘤变(PIN)和前列腺炎好发区域;前纤维肌肉区则是与膀胱相延续的结构[4](图47-1)。

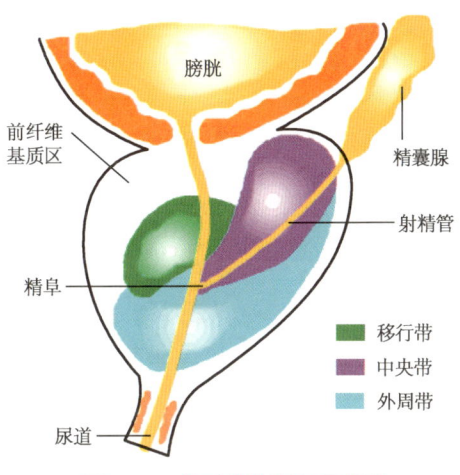

图 47-1　前列腺的解剖示意图

前列腺的生长发育需要雄激素和完整的雄激素受体（AR）。在前列腺内，睾酮首先被 5α-还原酶转化为 5α-双氢睾酮（DHT），随后 DHT 与细胞内的 AR 结合，使 AR 与结合蛋白脱离并进入细胞核内，进一步激活特定基因的表达。正常的前列腺上皮由基底上皮细胞、柱状分泌上皮细胞和神经内分泌细胞构成。基底上皮细胞的特点是表达细胞角蛋白（CK）CK5、CK14 和 P63，同时具有自我更新增殖和分化的能力。柱状分泌上皮细胞表达 AR、PSA、CK8 和 CK18、前列腺特异性膜抗原（PSMA）和前列腺特异性酸性磷酸酶（PAP），与基底细胞不同的是，柱状分泌细胞是终末分化的细胞。神经内分泌细胞占的比例很小，分泌嗜铬粒蛋白 A、神经元特异性烯醇酶和突触素。前列腺的上皮结构为基质成分所支持，基质细胞表达 AR 并分泌多肽生长因子。基质和上皮相互作用的异常导致上皮细胞增生和分化的失调控，最终促使前列腺癌的发生。

前列腺癌细胞和前列腺上皮内瘤变的细胞均来源于前列腺上皮，仍具有分化的柱状分泌细胞的特点，如表达 AR、PSA、PSMA 和 PSAP，不同的是肿瘤细胞具备增殖能力。具有基底细胞特点和具有神经内分泌细胞特点的前列腺癌细胞较少见。目前的观点认为：前列腺内具有成瘤特点的细胞是介于基底上皮干细胞和分化的柱状上皮细胞之间的细胞，具有干细胞和分化细胞的双重特点。前列腺癌细胞的另一个特点是通过 AR 通路分化，并且实现增殖，进而表现为依赖于雄激素的生长和存活，当然最终前列腺癌细胞会进展为雄激素非依赖的肿瘤。

## 47.3　流行病学

虽然前列腺癌的全球发病率位列男性肿瘤的第 2 位，但是有着显著的地区差异。2006 年美国预期新发病例 234 460 例，占所有男性肿瘤的 1/3；2002 年中国的标化发病率为 1.6/10 万，仅为美国的 1/10（124.8/10 万）。虽然与发达国家相比，中国仍是前列腺癌的低发国家，但近年来发病率却稳步升高，上海地区 2000 年的标化发病率为 7.7/10 万，较 30 年前（1.6/10 万）增加了 4 倍。

1973～2000 年，上海市前列腺癌发病率增加了 4.8 倍，从 1.6/10 万升至 7.7/10 万，跃居男性泌尿生殖系肿瘤的第 1 位[5]。同期以华裔人种为主的中国台湾和新加坡地区的前列腺癌发病率分别增加了 4.8 倍和 8.5 倍，已经跨入前列腺癌发病的中危地区（发病率>15/10 万）。30 年来上海市前列腺癌的发病率趋势分为两个阶段：1973～1987 年，前列腺癌发病率基本处于同一水平；20 世纪 80 年代后期开始，前列腺癌发病率呈快速上升趋势，1991～1999 年发病率年均增长 14%。虽然上海目前的标化发病率低于发达地区华人的发病水平，但从发病率趋势来看，上海正处于快速上升期，并于 2010 年超过 10/10 万。对年龄别发病率的分析发现：≥60 岁年龄组的发病率增加均在 130% 以上，尤以≥75 岁明显，75～79 岁组增幅达 470.2%[6]。高年龄组在前列腺癌患者中的比重逐年增加，1973～1975 年 75 岁以上病例占 22.7%，至 1997～1999 年上升至 51.2%。病例统计分析显示，国内大部分的前列腺癌患者是以尿路症状或骨痛起病，仅 6.2% 是由于 PSA 升高而就诊[7]。1988～1995 年上海前列腺癌患者的 5 年生存率仅为 36.5%[8]。

前列腺癌发病率与社会经济状况相关，发达地区往往呈现高发病的趋势。世界各地的华人也呈现明显不同的发病率变化，美国夏威夷华人的前列腺癌发病率是新加坡华人的 5.5 倍，是中国香港地区的 9 倍。上海市前列腺癌发病率也在近 10 年来出现高速增长，由于目前国内缺乏前列腺癌筛查，因此人群暴露因素的变化是导致前列腺癌发病增多的重要原因。随着生活水平的提高，城区居民的脂肪摄入量持续增加，尤其是 20 世纪 80 年代中期以来增加更为明显，主要的食物来源中粮食和蔬菜的消费量出现下降，而动物脂肪、肉类的消费量大幅上升。1996 年，上海市区居民各年龄组的脂肪热量能占总热量比均超过了30%,其中饱和脂肪酸的摄入量增加最多。相反,具有保护作用的豆制品蛋白质占总蛋白质的比重下降,1982年占总蛋白质的14.5%,1992年降低到5.4%。生活方式的西方化导致前列腺癌危险因素和保护因素的失衡,在低危人群中出现明显的发病率增高的趋势。由于前列腺癌进展缓慢,致病因素的刺激往往在数十年后才能表现为发病率的增高,因此目前国内的发病趋势必须引起足够重视。

前列腺癌发病率有着显著的种族、地区差异,2000～2003年美国前列腺癌发病率为170.3/10万,并有显著的种族差异:黑种人为258.3/10万,高于白种人的163.4/10万,亚洲和太平洋岛国人种为96.8/10万。前列腺癌发病率随着年龄增长也逐渐升高,≥65岁男性的发病率高达938.5/10万,<65岁的仅有59.2/10万。除此以外,前列腺癌发病率明显受到PSA筛查的影响。分析美国1975～2003年前列腺癌的发病趋势可以发现:1975～1988年前列腺癌发病率年增长率2.6%,1988～1992年的年增长率高达16.3%,随后于1992～1995年出现发病率的降低,年增长率为-10.7%,1995～2003年重新出现缓慢增长,为0.7%。1975～1988年前列腺癌发病率的增高可能是由于前列腺电切开展增多,随后1988～1992年发病率的迅速升高则主要归于PSA筛查的广泛应用。由于相当部分的潜伏期前列腺癌通过PSA检查得以早期发现,在PSA筛查引入后第5年前列腺癌的发病率出现明显的下降(1992～1995年)。进入PSA时代后(1995～2003年),美国的前列腺癌发病仍保持缓慢的增长趋势,提示致癌因素仍在持续作用。对于不同年龄组发病趋势的研究发现:近30年来,<65岁人群的发病率呈现持续升高趋势,在PSA引入后(1989～1992年)年发病率升高达26.4%,1992年后并未出现下降,仍保持2.7%的年增长,2003年的发病率是1975年的4.4倍;≥65岁男性的发病率曲线则近似于总体人群曲线,2003年的发病率是1975年的1.4倍。这一现象提示年轻人群中患有潜伏期前列腺癌的概率较高,PSA筛查能够显著提高此类人群的诊断率。比较PSA广泛使用前(1975～1988年)和PSA时代(1988～2003年)的前列腺癌发病率变化,发现PSA使用前发病率增加了1.5倍,PSA时代发病率增加了1.2倍。其中一个有趣的现象是:PSA时代<65岁男性的前列腺癌发病率增加了2.7倍,而同期≥65岁男性的发病率反而有所降低。

2000～2003年美国前列腺癌的死亡率为27.4/10万,黑种人(59.1/10万)显著高于白种人(26.3/10万)和亚太裔人种(12.2/10万)。观察1975～2003年的死亡率变化可以发现:1975～1987年死亡率年增长0.9%,1987～1991年由于发病人数的激增,死亡率上升加快达3.1%,随后于1991～1994年出现下降(0.6%),1994～2003年更是以4.0%的速度降低。在≥65岁和<65岁的人群中死亡率都有着相似下降趋势,这主要是由于PSA筛出的前列腺癌多为早期癌,通过根治性治疗能够获得治愈,同时治疗技术和手段也有了显著提高。对前列腺癌生存率和分期、分级的分析更是证实了以上观点。1975～1977年前列腺癌的5年相对生存率为68.8%,而1996～2002年则达到了99.9%。1996～2002年前列腺癌分期统计发现,局限性肿瘤占91%,远处转移的为5%,未分期的为4%,其中局限性肿瘤的5年相对生存率为100.0%,远处转移的仅为33.3%。中、高分化的前列腺癌逐渐成为最常见的分级诊断,1974～1997年中分化前列腺癌的发病率增加了10倍。这些资料显示,前列腺癌死亡率的降低主要归功于肿瘤分期构成的改变和根治性治疗进步,晚期病变并没有显著的治疗进步。

美国前列腺癌发病趋势的分析使得人们有必要探讨PSA筛查在前列腺癌诊治中的作用。首先,PSA筛查能够检出人群中的潜伏期前列腺癌,1988～1992年前列腺癌发病率的迅速升高就归于潜伏期前列腺癌的检出增多;其次,PSA筛查使得前列腺癌诊断年龄"年轻化",在PSA时代<65岁男性前列腺癌发病率不断上升,而≥65岁的发病率则在近年出现下降,提示越来越多的潜伏期前列腺癌被早期诊断;再次,PSA筛查改变的美国前列腺癌的分期构成和预后,局限性病变成为主流,5年生存率接近100%,2006年前列腺癌的发病人数是肺部肿瘤的2.5倍,然而死亡人数仅为其1/3。

如果引入PSA筛查,我国前列腺癌发病率和疾病特点可能会产生何种变化?首先需要回答是PSA筛查还是暴露因素造成我国的前列腺癌发病率远远低于美国华人,以往认为西式的生活方式是造成差异的主要原因,近期长春市的一项筛查研究显示≥50岁男性的前列腺癌发病率为0.57%[9],提示国内潜伏期前列腺癌发病率并不低,PSA筛查能够发现相当部分的无临床症状的前列腺癌。其次,国内前列腺癌的临床资料显示就诊的多为晚期患者,治疗效果差,PSA筛查有助于提高局限性病变的比例,进而改善长期生存。最后,如何来定义PSA筛查的年龄?美国45～49岁男性的前列腺癌发病率为

39.2/10万,50~54岁为138.7/10万,因此≥50岁男性是前列腺癌发病的高危人群,易于从筛查中获益,并且有选择的筛查也会减少医疗费用的负担。国内的高发人群主要为>75岁男性,由于前列腺癌具有进展缓慢的特点,因此PSA筛查的年龄可能>60岁,当然前瞻性的筛查试验才能够确定PSA筛查在我国人群中的作用和前列腺癌流行病学特点。

## 47.4 病因学

### 47.4.1 遗传因素

家族史是前列腺癌的高危因素,一级亲属患有前列腺癌的男性的发病危险是普通人的2倍,并且当患病亲属个数增加或患病年龄降低时,本人的发病危险明显增加。双胞胎肿瘤发病率的流行病学研究发现:单卵双生子的前列腺癌同病率明显高于双卵双生子,也提示遗传因素在前列腺癌发病中占有重要地位[10]。值得注意的是,遗传因素的作用在年轻患者中体现更为明显。台湾地区的一项回顾性研究显示:6%的前列腺癌患者有阳性家族史,而发病年龄<70岁的患者中9.1%有阳性家族史。

当然,引起前列腺癌家族聚集性的原因包括:遗传的易感基因、暴露于共同的环境因素或仅由高发病率所引起。进一步分离分析显示某些常染色体显性基因导致前列腺癌的发生,43%的<55岁的前列腺癌病例由这一致病因素所致[11]。1996年对前列腺癌高危家族的基因组研究首次将前列腺癌可疑位点定位于1号染色长臂,称为遗传前列腺癌1(*HPC*1)基因座[12]。进一步的研究发现位于*HPC*1基因座的RNASEL基因在部分连锁家族中出现种系突变,导致其产物(核糖核酸分解酶)的表达异常,使前列腺细胞凋亡失控[13]。巨噬细胞消除受体1(*MSR*1)是另一个前列腺癌的易感基因,与*MSR*1基因有关的突变大多数只限于遗传性前列腺癌家族中的成员。对非遗传性前列腺癌患者和非癌症患者的MSR1基因检测情况发现:在欧澌人后裔中,有4.42%的肿瘤患者出现MSR1基因变异,而在非癌症患者中基因变异的概率只有0.78%($P=0.009$);在非洲裔美国人中,相对应的概率分别为12.50%和1.82%($P=0.01$)[14]。

重要基因的多态性是导致前列腺癌基因易感性的另一个原因,研究较多的有AR、维生素D受体、细胞色素P450和2型5α还原酶的编码基因。以AR基因为例,其第1个外显子包含编码转录激活域的两个多态性三核苷酸重复序列(CAG、GGC)。较短的CAG重复长度会导致AR的转录活性升高,进而增加前列腺癌的患病危险。国内的研究发现:中国男性的CAG重复序列的长度大于西方人群;相对于CAG重复长度大于中位值的男性,重复较少者患前列腺癌的危险增加了65%[15]。

### 47.4.2 环境因素

众多的病因学研究提示,前列腺癌和西方生活方式相关,特别是与富含脂肪、肉类和奶类的饮食相关。美国出生的亚裔人群前列腺癌的发病危险与其在美国居住的时间和饱和脂肪酸的摄入量密切相关。国内的一项病例对照研究也证实,前列腺癌患者的脂肪摄入量和脂肪所占的能量比明显高于对照者[16]。脂肪酸过氧化过程中可产生具有致癌损伤的过氧化物。研究发现参与脂肪酸过氧化的酶——α-甲基酰基辅酶A消旋酶(AMACR)在前列腺癌组织中过度表达,但不存在于正常前列腺组织中[17]。因为牛肉和奶制品是日常支链脂肪酸的主要来源,前列腺癌中AMACR的上调可能有助于解释西方饮食和前列腺癌的相关性。除此以外,动物脂肪可能通过影响体内激素水平、在高温烹调加工过程中产生致癌物等途径促使前列腺癌的发生。

流行病学的研究同样提示许多有前景的预防前列腺癌的食物,如大豆和番茄。大豆被认为是亚洲国家发病率低的原因之一。其富含植物类雌激素,在动物实验中能够缩小肿瘤体积并减少PSA的分泌。番茄中富含一种抗氧化剂——番茄红素,摄入量大的人群相对于较小者减少了16%的患病危险。

### 47.4.3 其他因素

雄激素在前列腺的发育和前列腺癌的进展过程中起关键作用。在动物实验中,雄激素和双氢睾酮能够诱发前列腺癌。然而,流行病学研究并未肯定雄激素浓度在前列腺癌患者与对照人群之间存在显著差异。这可能是由于雄激素的致病作用是在肿瘤形成前数十年间所产生的,同时目前的研究忽略了复杂的激素网络的相互作用。

胰岛素样生长因子(IGF)也是前列腺癌发病的相关因素。国内的流行病学资料显示:按胰岛素浓度均分为4组,浓度最高组的人群患前列腺癌的危险为最低组的2.6倍。IGF-1是一种多肽生长因子,参与调节肿瘤细胞的增殖、分化和凋亡。前瞻性研究显示：与 IGF-1 浓度最低的人群相比，最高组患前列腺癌的相对危险高达 4.3 倍[18]。

近年来，慢性炎症和前列腺癌的相关性成为关注热点。有性传播疾病或前列腺炎病史的男性的前列腺癌发病危险增高，并且遗传流行病学提示前列腺癌的易感基因 *RNASEL* 和 *MSR*1 正是炎症反应的调控基因。1999 年，约翰·霍普金斯大学的研究者发现一种称为"增殖性炎性萎缩"（PIA）的前列腺新病变，并认为 PIA 是 PIN 和前列腺癌的前驱病变[19]。PIA 常伴有慢性炎症，并且 PIA 内的上皮细胞高表达一些应激反应多肽。越来越多的信息提示炎症是前列腺癌可能的致病原因，许多的临床试验也尝试采用不同的抗氧化剂来防治前列腺癌的发生[20]。

## 47.5 预防

一级预防在肿瘤的防治体系中具有重要的意义，尤其对于前列腺癌而言：老年患者有着很高的前列腺癌患病率、疾病治疗的不良反应显著、经济负担重、晚期肿瘤的致命威胁。另一方面，前列腺癌发病率显著地区、人种差异为发现致病因素提供了线索，也使得一级预防具备可能。目前较为确定的前列腺癌危险因素为生活方式的西方化，即过度的饱和脂肪、红肉制品，较少摄入水果蔬菜。同时，随着前列腺癌病因学研究的深入，针对前列腺内 AR 的 5α 还原酶抑制剂和针对炎症损伤的抗氧化微量元素用于前列腺癌的预防。

前列腺癌预防试验（PCPT）是评价长期服用非那雄胺（2 型 5α 还原酶抑制剂）能否预防 ≥55 岁健康男性发生前列腺癌的大型临床试验[21]。PCPT 共入组了 18 882 例 PSA ≤3 ng/ml 并且肛门指检阴性的男性，随机分组后接受非那雄胺（5 mg/d）和安慰剂。研究中 PSA >4 ng/ml（非那雄胺组为经过调整的 PSA 值）或肛门指检异常的男性均需接受前列腺穿刺，加上试验结束时的前列腺穿刺，在随访 7 年时约 60% 的男性获得病理诊断并纳入分析。非那雄胺组的前列腺癌发生率为 18.4%，而安慰组为 24.4%（$P<0.001$）。虽然非那雄胺组的前列腺癌发生率较低，然而高级别（Gleason ≥7）的前列腺癌更常见于非那雄胺组（6.4% 对 5.1%，$P=0.005$）。这个试验提出了一个难题：难道非那雄胺只是有助于预防低级别的前列腺癌？进一步的分析发现：非那雄胺显著提高了 PSA 和肛指检出前列腺癌的敏感性[22,23]。PCPT 试验设计时非那雄胺组和对照组进行前列腺穿刺活检的标准是一致的，但 PSA 和肛指在非那雄胺组更为敏感，能够检出更多的前列腺癌，因此 PCPT 相悖的结论很可能是由于不一致的检出率造成的。

抗氧化剂如硒和维生素 E 一直是肿瘤预防的候选药物。初步的试验结果显示，血清微量元素水平低的男性易于发生前列腺癌，而针对此类人群的补充可能会减少前列腺癌的发生。目前一项前瞻性随机安慰剂对照的临床试验正在评估硒、维生素 E 的预防效果。

## 47.6 病理学

### 47.6.1 病理分型

根据最新的世界卫生组织（WHO）的组织学分类，前列腺原发性恶性肿瘤可分为：上皮性肿瘤、神经内分泌肿瘤、前列腺间质肿瘤、间叶性肿瘤、血管淋巴系肿瘤和其他类型。>95% 的前列腺恶性肿瘤是来源于腺泡和近端导管上皮的腺癌。大体标本上，腺癌可表现为黄白色或灰色斑片样组织，触之质硬、边界不清、难以与周围组织分辨。前列腺腺癌通常为多灶的异质性病变，呈乳头样、筛孔样、粉刺样或腺泡样结构（图 47-2）。免疫组织化学指标有助于鉴别少量穿刺标本中的可疑区域为前列腺癌还是高级别上皮内瘤变。前列腺癌的典型免疫组化表现为 34βE12 和 P63 阴性、AMACR 阳性。

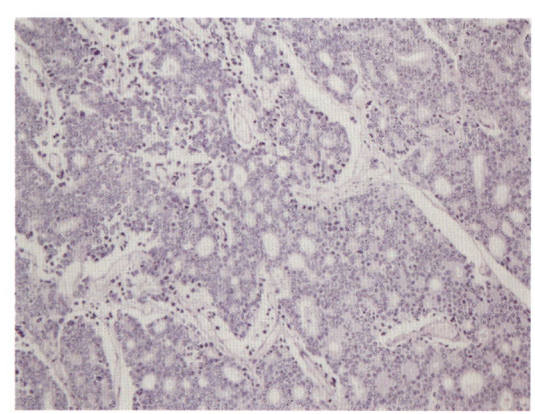

图 47-2 前列腺腺癌病理图片（HE ×200）

前列腺原发性恶性肿瘤中非常见类型包括：上皮来源的导管腺癌、尿路上皮癌、鳞状细胞癌和基底细胞癌，神经内分泌分化的腺癌、小细胞癌，间叶组织来源的平滑肌肉瘤和横纹肌肉瘤以及淋巴瘤。这些类型的前列腺恶性肿瘤多以尿路症状起病,除了导管腺癌和神经内分泌分化的腺癌外往往不伴有PSA升高,横纹肌肉瘤好发于年轻人群。

## 47.6.2　Gleason 评分

对于前列腺腺癌而言,分化程度具有重要的预后价值,Gleason 评分即通过评估肿瘤腺体的组织结构来量化肿瘤的分化程度,细胞核改变等高倍镜下表现不列入 Gleason 评分系统[24]。具体而言,Gleason 评分依据分化好差程度对 5 种不同的生长方式依次给予 1~5 分。Gleason 1 分的前列腺癌分化最好,表现为独立的腺体结构;Gleason 5 分分化最差,表现为腺体结构的完全丢失。最终广泛应用于临床的 Gleason 积分是指肿瘤组织内最常见和次常见 Gleason 评分的总和,可 2~10 分。值得注意的是,Gleason 积分是基于常见癌组织结构的评分,而非组织内的最高 Gleason 评分。在积分相同的情况下,最常见的类型分值越高则预后不良,例如 Gleason 4+3 的前列腺癌患者的长期生存就要差于 Gleason 3+4。相对于发源于外周带的前列腺癌,移行带的肿瘤往往有较高的 Gleason 积分,虽然肿瘤并不容易突破前列腺包膜。目前美国 85% 的前列腺癌的 Gleason 积分为 5~7 分,11% 为 2~4 分,4% 为 8~10 分。Gleason 积分在患病人群中的分布受到 PSA 的明显影响,国内目前主要以中低分化(Gleason 5~10 分)前列腺癌为主。值得注意的是,细胞学标本和转移瘤无法进行 Gleason 评分。

## 47.6.3　癌前期病变

前列腺上皮内瘤变(PIN)是前列腺的癌前期病变,镜下表现为前列腺导管和腺泡上皮细胞的恶变,但病变局限于上皮内并未突破基膜。PIN 分为高级别(HGPIN)和低级别(LGPIN),其中 HGPIN 具有重要的临床意义:25% 的 HGPIN 再次穿刺后可以发现前列腺癌,如果 PSA 升高和 HGPIN 同时存在,那么二次穿刺发现前列腺癌的概率高达 50%。许多病理学证据提示 HGPIN 是前列腺癌的前期病变:①HGPIN 多见于包含前列腺癌的前列腺中;②HGPIN 和前列腺癌都易发生于前列腺的外周带并互相延续;③HGPIN 和前列腺癌表达相似的生化指标并且具有许多类似的基因改变。PIN 在人群中有着与前列腺癌相似的年龄分布,9% 的 20 岁男性、22% 的 30 岁男性、40% 的 40 岁男性、70% 的 80 岁男性可发现 PIN,年轻男性的 PIN 病变大部分是 LGPIN,HGPIN 出现的概率随着年龄而不断增加[25]。不同于前列腺癌,PIN 往往不会破坏前列腺的结构而升高血清 PSA,当然如果伴发前列腺癌则 PSA 会升高。目前而言,HGPIN 不等同于前列腺癌,仍是可逆转的病变,因此根治性治疗是不合适的[26]。但是由于发生前列腺癌的危险增加了数十倍,因此建议严密随访,必要时需要再次穿刺(同时增加穿刺针数)。

## 47.6.4　分子生物学改变

前列腺癌细胞往往具有一系列的基因组学改变,包括基因突变、基因缺失、基因扩增、染色体重排和 DNA 甲基化。分子生物学研究发现不同患者、不同器官、不同区域的前列腺癌细胞具有不同的染色体异常。最常见的有 7p、7q、8q 和 Xq 染色体的扩增以及 8p、10q、13q 和 16q 的缺失。如此众多的基因组学改变,在不同生活环境和方式下的发病差异和漫长的病程提示,前列腺癌的发生是由于长期反复暴露在基因破坏的压力下或对抗基因破坏的保护功能缺失所致。

GSTP1 基因启动子区的 CpG 岛序列的过甲基化是前列腺癌最常见的基因组学改变。GSTP1 的基因产物为谷胱甘肽 S-转移酶 π(GST),GST 参与催化致癌因子或化学活性物质的解毒。去除 GSTP1 的前列腺癌细胞在暴露于致癌因子和氧化应激的情况下容易出现基因的损伤。正常的前列腺基底细胞含有 GSTP1,柱状分泌细胞在面对基因损伤的压力下也会产生 GSTP1。相反的,GSTP1 并不存在于前列腺癌细胞中,而 90% 的 GSTP1 缺失病例归咎于 CpG 岛的过甲基化[27]。GSTP1 表达的缺失和 CpG 岛的过甲基化同样见于 PIN 这一癌前期病变。

NKX3.1 编码一种前列腺特异的同源盒基因,其往往是导致染色体 8p21 缺失的作用靶点。在男性中,8p21 序列的缺失发生在前列腺成瘤的早期,63% 的 PIN 和 >90% 的前列腺癌出现 8p21 的杂合性缺失。研究也证实,伴随着前列腺癌的进展 NKX3.1 的表达缺失越加显著,20% 的 PIN、6% 的低分期前列腺癌、22% 的高分期前列腺癌、34% 的雄激素非依赖性前列腺癌、78% 的前列腺癌转移灶出现 NKX3.1 表达的丢失[28]。

PTEN 是具备蛋白、脂质底物磷酸化效应的抑癌基因,其也是前列腺癌进展常见的基因改变靶点。PTEN 主要通过抑制 PI3K/Akt 信号通路来调节细胞周期和细胞存活。正常的前列腺上皮细胞和 PIN 表达 PTEN,而前列腺癌细胞往往没有 PTEN 的表达。前列腺癌患者的尸检研究也发现 PTEN 的改变更常见于转移灶,并且同一患者的不同转移灶具有明显的 PTEN 缺失的异质性[29]。

P27 是一种细胞周期蛋白依赖的酶抑制剂,其表达下调也常见于前列腺癌的发生过程。在 PIN 和前列腺癌细胞中,P27 的水平很低。P27 的表达受到编码基因 CDKN1B 的直接调控,同时 PTEN 通过 PI3K/Akt 通路也会影响 P27 的水平。动物实验发现,CDKN1B 等位基因的破坏会导致前列腺增生的发生,而 $PTEN^{+/-}CDKN1B^{-/-}$ 会导致前列腺癌的发生[30]。

在雄激素非依赖性前列腺癌细胞中,AR 的表达和 AR 信号通路仍然存在,但低睾酮水平不起反应。进一步的研究发现,雄激素非依赖性前列腺癌中 AR 出现一些改变,使得这条通路不依赖于雄激素而激活。首先是 AR 扩增,AR 的高表达能够增加肿瘤细胞对低浓度雄激素的敏感性。其次是 AR 的突变,在前列腺癌细胞中可以检测到具有不同配体结合特异性的 AR。对于某些突变的 AR,抗雄药物能够产生激动受体的效果。除此以外,通过 AR 的转录后修饰或其他生长因子通路的共激活都能导致雄激素缺失情况下 AR 通路的激活。

近年来,通过基因芯片技术发现了众多前列腺癌基因表达的改变,如 Hepsin、AMACR 和 EZH2。Hepsin 位于染色体 19 q11~13.2,其编码跨膜丝氨酸蛋白酶并在前列腺组织内有高表达。AMACR 在几乎所有前列腺癌内都有高表达,其抗体用于前列腺癌的病理诊断。EZH2 是转录调节蛋白,在雄激素非依赖性前列腺癌内有高表达并与预后不良相关。

## 47.7 诊断

### 47.7.1 肿瘤分期

前列腺癌的分期系统包括 Jewett-Whitmore 系统和 TNM 系统。Jewett-Whitmore 分期可以简单概括如下。A 期:偶然发现的前列腺癌;B 期:可以触及但局限于前列腺内的肿瘤;C 期:包膜或邻近结构侵犯的前列腺癌;D 期:淋巴结转移或远处播散的前列腺癌。TNM 分期系统进一步细分了肿瘤的侵犯范围,有助于临床资料的比较和个体化的治疗。

T——原发肿瘤

TX 原发肿瘤无法评估
T0 没有原发肿瘤的证据
T1 临床上不能通过触诊和影像学检查发现的肿瘤
  T1a 偶然发现的肿瘤占切除前列腺组织的 5% 及以下
  T1b 偶然发现的肿瘤占切除前列腺组织的 5% 以上
  T1c 通过穿刺活检所发现的肿瘤(例如因为 PSA 升高)
T2 肿瘤局限于前列腺[1]
  T2a 肿瘤侵犯前列腺一叶的一半及以下
  T2b 肿瘤侵犯前列腺一叶的一半以上,但未侵及两叶
  T2c 肿瘤侵犯前列腺两叶
T3 肿瘤侵犯超出前列腺的包膜[2]
  T3a 包膜外侵犯(单侧或双侧)
  T3b 精囊侵犯(单侧或双侧)
T4 肿瘤固定或侵犯除精囊以外的周围结构:膀胱颈、外括约肌、直肠、肛提肌或盆壁。

N——区域淋巴结[3]
NX 区域淋巴结无法评估
N0 没有区域淋巴结转移
N1 存在区域淋巴结转移

M——远处转移[4]
MX 远处转移无法评估
M0 没有远处转移
M1 存在远处转移
  M1a 非区域性淋巴结转移
  M1b 骨转移
  M1c 其他部位转移

注:1. 穿刺活检发现肿瘤位于一叶或两叶,但是未能触及且影像学不能发现,被归入 T1c。
2. 侵犯前列腺尖部或者侵犯(但未超过)前列腺包膜则归入 T2 期,而非 T3 期。
3. 不超过 0.2 cm 的转移可归为 pN1 mi。区域淋巴结是指真骨盆内的淋巴结,即低于髂总血管分叉的盆腔淋巴结。
4. 如果存在 1 个以上的转移灶,则采用分期最高的类型。

### 47.7.2 临床表现

由于大部分的前列腺癌产生于腺体的外周带,

远离尿道,所以早期的前列腺癌很少引起症状,等前列腺癌出现相应症状往往为局部晚期或转移病变。下尿路的症状如梗阻、刺激往往是由于前列腺癌侵犯尿道、膀胱颈所引起的。前列腺癌阻塞射精管会导致血精和减少射精量。前列腺癌外侵还会损伤盆丛神经而出现勃起功能障碍(ED)。晚期患者的下肢水肿可能由于肿瘤侵犯盆腔淋巴结并压迫髂血管引起。前列腺癌转移至中轴骨和四肢骨骼会导致骨痛,如果侵犯骨髓会导致全血细胞减少,转移瘤所致的脊髓压迫可能引起截瘫。由于缺乏前列腺癌筛查和公共健康教育不足,国内前列腺癌的常见临床表现为尿路症状和骨痛。而在美国90%的前列腺癌因直肠指检和PSA异常被发现。

## 47.7.3 直肠指检

直肠指检的异常可能是早期前列腺癌唯一的体检发现。然而如果仅用直肠指检进行筛查,则会漏检23%~45%的前列腺癌(这些肿瘤仅有PSA或超声影像的异常)。触及硬节或硬度不对称的腺体往往提示前列腺癌的可能,但这些表现也有可能是由于前列腺炎(如肉芽肿性前列腺炎)、前列腺增生和前列腺结石所引起。此外,直肠指检的准确性受医师经验的限制。

直肠指检检查的阳性预测值受被检者的年龄、种族和PSA水平的影响。国外的筛查资料显示:PSA介于4~10 ng/ml的灰区时,1/3的直肠指检异常的男性被证实患有前列腺癌。当PSA>10 ng/ml时,直肠指检的阳性预测值可达83%。直肠指检即使是在PSA<4的情况下仍具有一定价值,PSA介于0~1.0、1.1~2.5、2.6~4.0 ng/ml时直肠指检的阳性预测值分别是5%、14%和30%[31]。同时,直肠指检发现的前列腺癌往往具有较晚的病理分期。因此无论PSA的水平,直肠指检异常的男性均建议施行前列腺穿刺活检。在用于临床T分期时,直肠指检往往会低估肿瘤的范围,一半以上的前列腺癌会出现直肠指检和肿瘤病理分期的不吻合。

## 47.7.4 PSA和相关参数

PSA为人类激肽释放酶基因家族的一种丝氨酸蛋白酶,由位于19号染色体的基因编码。PSA由前列腺的柱状分泌细胞所产生并在精液中排泄,其表达受雄激素所调节,在青春期可测到并随着黄体生成素和睾酮水平升高而表达增加。如果没有前列腺癌,血清PSA水平随着年龄和前列腺体积的增加而不断升高,并且在非洲裔美国人中有较高的表达水平。研究发现前列腺体积每增加1 ml,血清PSA水平增加4%。正常人的PSA变化30%归于前列腺体积,5%归结于年龄。

PSA水平的升高往往是由于正常前列腺结构被破坏,腺腔内的PSA进入前列腺实质并最终进入血液循环。这种情况既能发生在良性前列腺疾病,亦有可能发生在恶性前列腺疾病,前列腺检查也会导致PSA升高。5α还原酶抑制剂如非那雄胺治疗12个月后能够将PSA值降低50%,因此估算此类人群的真实PSA值需要加倍。

患有前列腺癌的危险与血清PSA水平密切相关,PSA作为诊断工具能够检出大部分没有临床表现的前列腺癌。在欧美国家,随着PSA筛查的广泛开展,人群中前列腺癌的诊断时间明显提前,筛查发现的前列腺癌可能需要5年以上才能进展为有临床症状的肿瘤,同时疾病的分期、分级也产生了显著的改变。目前而言,PSA和直肠指检的结合能够使前列腺癌的筛查发现率最高[32]。

PSA的引入虽然使得前列腺癌的早期诊断得以迈进一大步,但是如何进一步改善检测准确性,特别是增加特异性成为新的研究热点。几种常见的手段包括:个体化的PSA界值,根据前列腺体积调整的PSA值(PSA密度,PSAD),观察PSA时间变化(PSA速度,PSAV)和测试血清内不同的PSA分子形式(fPSA/tPSA)。

(1) PSA界值

PSA>4 ng/ml是医师建议进一步评估前列腺癌可能的常用值,但也有专家建议采用更低的PSA界值(2.5 ng/ml)以避免遗漏具有临床意义的肿瘤,并使得发现的前列腺癌处于可治愈的早期。不同界值的争论主要由于PSA受年龄、种族的影响很大:检出95%的前列腺癌患者的PSA界值在40~50岁男性中<4 ng/ml,在50~69岁男性中,白种人的界值为3.5 ng/ml而非洲裔为4~4.5 ng/ml。因此确立年龄特异性和种族特异性的PSA界值对于指导进一步处理很有价值。目前较简便的做法是对于没有显著前列腺增生的年轻男性(<50岁),可以采用较低的PSA界值(<2~3 ng/ml)。对于老年男性,4 ng/ml是一个较好的选择。

(2) PSAD

PSA密度(PSAD)即为根据前列腺大小调整的血清PSA值。通过PSAD的计算有助于鉴别良性前列腺增生(BPH)和前列腺癌而升高的PSA。研究发现:对于 PSA 4~10ng/ml,直肠指检和经直肠超声没有阳性发现的男性,如果 PSAD>0.15 者,则建议行前列腺穿刺活检。由于没有前列腺癌的男性其 PSA 来源主要是移行区上皮而非外周带上皮,并且 BPH 主要是移行区的增大,所以 BPH 的 PSA 的升高往往与移行区体积成正比。因此,根据移行区的大小调整 PSA 可能有助于更好地区分前列腺癌和前列腺增生。

(3) PSAV

PSA 速度(PSAV)即 PSA 在特定时间内的升高幅度,计算公式为(PSA2-PSA1)/T1 + (PSA3-PSA2)/T2,PSA1~3 依次为先后 3 次 PSA 值,T1~2 分别为两次 PSA 值的间期。前列腺癌患者往往 PSA 升高较快。一项研究发现:对于 4~10 ng/ml 的人群而言,72% 的前列腺癌患者每年的 PSAV>0.75 ng/ml,而仅有 5% 的无前列腺癌人群具有如此的速度。在一项前瞻性研究中每年 PSAV>0.75 ng/ml 的人群的前列腺癌筛查出率为 47%,而 PSAV 较小者仅有 11%。用于计算 PSAV 的最佳间期宜在 18 个月以上,同时至少需有 3 次 PSA 检查去了解 PSA 变化的平均速度。PSAV 并未用于 PSA<4 ng/ml 男性的前列腺癌筛查。

(4) fPSA/tPSA

fPSA/tPSA 即游离 PSA(fPSA)和总 PSA(tPSA)的比值。血清内可测得的 PSA 大部分(65%~90%)与 α1 抗胰糜蛋白酶结合,小部分(10%~35%)是未结合的或游离的。前列腺癌患者的结合 PSA 比例往往高于无肿瘤男性,这可能是由于前列腺移行区和外周带产生不同类型的 PSA 所致。fPSA 比值对预测 tPSA 介于 4~10 ng/ml 的人群有无前列腺癌具有一定的价值。在一项前瞻性研究中,PSA 介于 4~10 ng/ml、肛指未有异常的 50~75 岁的男性接受了 fPSA 比值的检查,fPSA 比值<25% 发现了 95% 的前列腺癌,减少了 20% 不必要的前列腺活检。在这项研究中,前列腺癌的概率随着 fPSA 比值的不同有着明显的不同,fPSA 比值>25% 时仅有 8% 的前列腺癌发生率,fPSA 比值<10% 时有 56% 的概率为前列腺癌。因此 fPSA 能够在保证灰区人群(4~10 ng/ml)前列腺癌筛查敏感的前提下减少不必要的活检。

除了辅助诊断价值以外,近年来越来越多的研究发现 PSA 参数具有重要的预后价值。对于 40~49 岁的男性,如果基础 PSA 值高于此年龄特异性 PSA 中位值则发生前列腺癌的危险明显增加[33]。手术前的 PSAV 能够预测前列腺癌根治术后的肿瘤特异性生存率[34]。内分泌治疗 7 个月后 PSA 能否降到<0.2 ng/ml 与生存时间明显相关[35]。近年来许多研究发现,PSA 倍增时间(PSADT)能够预测前列腺癌的进展和生存。PSADT 的计算公式为 ln 2 × T/(ln PSA2 - ln PSA1),其中 PSA2 是最近一次 PSA 值,PSA1 是前一次 PSA 值,T 是两次 PSA 值之间的时间,Sengupta 等还提供了较为简便的图表来估计 PSADT[36]。首先,PSADT 能够用于选择进行随访观察的前列腺癌患者。Klotz 通过 PSADT 随访前列腺癌患者,一旦 PSADT≤2 年则进行根治性治疗,结果 8 年后有 299 例前列腺癌仍继续随访,肿瘤特异性生存率为 99%,随访患者中 42% 的 PSADT>10 年[37]。其次,PSADT 能够预测局部治疗后的复发。Roberts 等分析了 879 例前列腺癌根治术后复发的患者,多因素分析显示 PSADT 是预测疾病复发和远处转移的重要因素。PSADT≥10 年、1.0~9.9 年、0.5~0.9 年和<0.5 年的患者的 5 年无远处转移生存率分别为 99%、95%、93% 和 64%,对应的 5 年无复发生存率分别为 87%、62%、46% 和 38%[38]。Slovin 等分析 PSADT<12 个月的患者,发现 PSADT 与局部治疗后远处转移显著相关[39]。最后,PSADT 与前列腺癌相关死亡有密切联系。根治性治疗后 PSADT<3 个月的患者死于前列腺癌的危险增加了 19.6 倍[40]。PSADT 也是雄激素非依赖性前列腺癌生存的重要预后因素($HR = 0.605, P < 0.001$)[41]。今后,PSA 参数将在指导前列腺癌的诊断、治疗上发挥更大的价值。

## 47.7.5 其他肿瘤标记

PAP 是最先发现的前列腺癌血清标记。PAP 由前列腺导管和腺泡上皮细胞所分泌并直接释放入前列腺导管系统。前列腺增生、前列腺炎、前列腺癌的患者均可能出现 PAP 的升高。在前列腺癌患者中,升高的 PAP 值很有可能(>80%)预示包膜外侵犯的肿瘤,但正常的 PAP 并不能够说明为局限早期病变。在 PSA 时代,PAP 的临床价值很有效。

PSMA 是一种膜结合糖蛋白,对前列腺良性和恶性上皮细胞均有很高的特异性。正常男性的血清可以检测到 PSMA,而前列腺癌患者的 PSMA 值较高。PSMA 值与高分期病变或雄激素非依赖状态有一定的相关性。

反转录聚合酶链反应(RT-PCR)具有很高的敏感性,能够检测到 $1 \times 10^8$ 个细胞中的 1 个前列腺癌细胞。但 RT-PCR 检测容易受环境和标本的污染,同时由于缺少量化的检测结果,目前仍处于实验室研究阶段。

### 47.7.6 影像学检查

根据 TNM 分期可以知道前列腺癌的影像学检查主要关注局部的肿瘤范围和淋巴结转移、骨转移的情况。因此对于初诊的前列腺癌患者,常规的影像学分期检查包括经肛门超声、盆腔 CT 或 MRI 和全身骨核素显像。

肛门超声能够评估前列腺的体积同时描绘局部病灶,但目前主要用于引导前列腺穿刺活检。肛门超声影像在诊断前列腺癌和评估有无外侵尚缺乏特异的标准。虽然 70%~75% 的前列腺癌表现为低回声病灶,但有 25%~30% 为等回声而难以分辨;同时,并非所有的低回声病灶均为前列腺癌,准确率仅为 20%~25%。因此超声怀疑的病灶必须结合病灶的体积、肛指检查和 PSA 值进行综合判断。

断层扫描技术如 CT 和 MRI 能够较为准确地勾画前列腺的外形,但对前列腺癌检测的特异性很低。MRI 在前列腺癌患者的局部分期(T 和 N)中有一定价值:T2 加权能够清晰显示外周带,典型的前列腺癌 MRI 影像为外周带高信号中的低信号病灶。MRI 波谱分析(MRS)是近年来引入的分析局部病灶代谢情况的无创检测手段,虽然对于微小病灶的敏感性不高,但 MRS 的引入使得医师能够有机会评估前列腺癌的生物学行为,有助于治疗的选择。

前列腺癌易于发生骨性转移,放射性核素骨扫描是目前检查骨转移最为敏感的手段,同时骨扫描可能会偶然发现前列腺癌所致的上尿路梗阻。骨扫描的阳性预测值为 50%~62%,经常有外伤造成的假阳性结果,需要通过局部 MRI 鉴别。对于初诊的前列腺癌患者,如果 PSA≤20 ng/ml、无骨痛症状、非分化差的肿瘤,则骨转移概率很低。对于治疗后进行的骨扫描需要结合 PSA 值变化和以往的影像学资料综合判断。PET 是近年来引入的新兴手段,目前并未显示出影像学分期上的优势。

### 47.7.7 经直肠超声引导下的前列腺穿刺活检

经直肠超声引导下的前列腺穿刺活检是确诊前列腺癌最常用的手段,标准的方式是不仅对超声图像上的可疑病变进行穿刺,同时必须进行前列腺的系统活检。早期的系统活检为 6 针活检方案,包括前列腺两侧叶尖部、中部和底部的取样。这一方案针对前列腺癌发生最常见的部位,但漏诊较常见。通过 10~12 针的系统活检可以提高 35% 的前列腺癌检出率,增加的针数主要位于前列腺外周带的两侧,因为在这一区域有较高的前列腺癌发生率。常规的系统活检并未进行移行区的取样,研究发现移行区的活检仅增加了 1.8%~4.3% 的前列腺癌检出率,因此移行区的活检适用于 PSA 持续升高怀疑前列腺癌漏检而进行重复活检的男性。5 802 例前列腺活检的总结显示:血尿、血精发生率分别为 22.6% 和 50.4%,3.5% 出现发热,0.4% 发生尿潴留,0.5% 需要住院治疗[42]。

### 47.7.8 危险度分组

由于缺乏准确的影像学检测手段,前列腺癌的临床分期往往不能准确反映病变的范围。许多研究发现,结合临床分期、Gleason 评分和血清 PSA 水平能够较好地预测根治术后的肿瘤分期,最为著名的系统就是 Partin 表[43]。Partin 表对于临床局限性前列腺癌的治疗选择具有重要的价值,有效地弥补了影像学检查无法发现病变外侵和微转移灶的缺陷。如 PSA≤10 ng/ml,临床分期≤T2a 和 Gleason≤6 分的前列腺癌淋巴结转移概率<10%,而 PSA>10 ng/ml,临床分期 T2c 和 Gleason>7 分,则淋巴结转移的概率为 33%~38%,这些数据都能有效地帮助医师作出治疗的建议[44]。在国内应用 Partin 表时需要注意的是:Partin 表建立的人群大部分是局限早期前列腺癌(>60% 为 T1c 病变)。除此以外,许多研究者关注原发灶病理特点与治疗预后的关系。D'Amico 等综合一些预后因素将局限性前列腺癌分为 3 组。低危组:T1c~2a,PSA≤10 ng/ml,且 Gleason≤6,局部治疗后 5 年的 PSA 复发率<25%;高危组:T2c,或 PSA>20 ng/ml,或 Gleason≥8,5 年的 PSA 复发率>50%;中危组:T2b,或 PSA 10~20 ng/ml,或 Gleason=7,5 年的 PSA 复发率介于 25%~50%[45]。这一分组系统细化了生物学行为差异巨大的局限性前列腺癌,为个体化的治疗提供了基础。

## 47.8 局限性前列腺癌的治疗

### 47.8.1 治疗方式的选择

局限性前列腺癌患者拥有众多的治疗选择,包括随访观察、前列腺癌根治术、外照射放疗、粒子植入放疗和冷冻治疗等。每种治疗方式都有各自的适应证,也有着不同的不良反应。年龄和预期寿命也必须在治疗选择的考虑之列。前列腺癌患者多为老年男性,众多的并发症可能会加重前列腺癌的治疗不良反应。局限性前列腺癌的治疗是多学科综合治疗的典范,需要个体化地评估局部治疗后的复发危险并选择有效的辅助治疗。

不同于肺癌,前列腺癌可能具有非常惰性的自然病史。自然死亡男性的尸检证实前列腺癌在高龄人群中患病率很高,但相当一部分表现为潜伏性病变,并非致死原因。在欧美国家,由于前列腺癌筛查和健康教育的普遍开展,容易发现一些没有临床意义(亦即没有致命威胁)的前列腺癌。总体上说,过度诊断常见于老年男性,而年轻、健康的男性如果患有恶性程度高的前列腺癌则会从早期诊断和确切治疗中受益。由于目前国内大部分的前列腺癌患者是出现症状而就诊,病变分期又明显晚于欧美国家,因此诊断和治疗应遵循具有致命威胁的前列腺癌。

在过去的30年间,前列腺癌的手术和放疗都有了明显的进步,能够提供更确切的局部治疗,同时不良反应也明显减少。以往的研究往往支持根治性手术能够达到更好的肿瘤控制效果,这可能是由于过去放疗的病例往往为老年患者、合并较多并发症、肿瘤级别和分期更高。近年来随着三维适形放疗、调强放疗等技术进步,放疗对局限性前列腺癌能达到良好的治疗效果。因此,对于局限性前列腺癌患者而言,究竟是手术还是放疗更合适仍有争论。目前,治疗的并发症和就诊的中心能够提供哪种更为成熟、更有经验的治疗手段是影响患者选择的主要因素。

2007年美国癌症协作网(NCCN)的治疗指南反映了局限性前列腺癌的治疗需要综合考虑预期生存时间和肿瘤的进展危险。根据这一指南,预期生存时间<10年满足低危前列腺癌标准的患者可以选择随访观察或放疗,如果预期寿命>10岁,低危和中危的前列腺癌则建议行前列腺癌根治术或放疗。高危的前列腺癌患者除了接受局部治疗外,可能还需要接受辅助内分泌治疗。这里需要介绍预期生存时间的评估方法,除了通过当地人群寿命表进行估计外,患者的健康状况、直系亲属的寿命都会影响预期寿命的估计,在NCCN的指南中健康状况处于人群前1/4的患者的预期寿命较同龄人增加50%。

## 47.8.2 随访观察治疗

随访观察治疗的观点来源于对前列腺癌自然病史的观察,部分局限性前列腺癌表现为相当缓慢的进展病程。通过对1971~1984年767例接受随访观察或内分泌治疗的前列腺癌患者的观察发现:诊断15年后死于前列腺癌的危险在Gleason 2~4分的患者中<10%,但8~10分的患者死于前列腺癌的风险高达60%~87%。值得注意的是,即使对于70~74岁年龄组Gleason 8~10分仍预示着60%的前列腺癌相关死亡[46]。这一观点在局限性前列腺癌的进展危险分组中也得到了体现。当然,上述研究是在PSA应用前进行的,在PSA时代,由于诊断时间得以提前,进展危险低的高龄患者可能更适合进行随访观察。

除了预期生存时间这个影响治疗决策的因素外,更重要的是在众多PSA筛查发现的前列腺癌患者中挑选出那些进展危险低的病例,因为在因PSA升高而发现的前列腺癌(T1c)中仅20%~30%具有小灶病变(≤0.5 ml)并且不是低分化肿瘤。由于影像学无法确切地描绘前列腺癌病灶,Epstein等通过分析术前指标和根治术后病理提出了无临床意义病变(<0.2 ml、局限于前列腺内且Gleason<7分)的预测标准:①PSAD<0.1 ng/(ml·g)并且穿刺没有发现不佳的病理指标;②PSAD介于0.1~0.15 ng/(ml·g),仅有1针穿刺发现<3 mm的高中分化前列腺癌[47]。根据他们的结果,如果穿刺标本Gleason≤6分,<3针发现前列腺癌,任何针的癌组织≤50%,则79%的患者具有≤0.5 ml且非高级别的局限性前列腺癌。但当PSAD≥0.15 ng/(ml·g),或者穿刺发现了不佳的预后指标(如Gleason≥7,>2针具有前列腺癌,任何一针有>50%的癌组织),则83%的男性具有>0.5 ml或高级别或侵犯前列腺外的肿瘤。这一标准的预测价值随后被一项前瞻性研究所证实,一群中位年龄为67岁且满足微小肿瘤标准的患者接受随访观察治疗,每年进行前列腺穿刺活检[48]。随访时间>1年的男性中30%在随后的穿刺活检中发现了不佳的病理指标并进行了根治性治疗,其中90%可达到治愈效果。因此,对于具有微小病灶的患者,随访观察并未使其丧失治愈的机会。同时这一前瞻性试验还提示前列腺穿刺的结果是决定是否继续随访观察的指标:再次穿刺未发现肿瘤的患者具有较小的前列腺癌进展危险(2%对56%,$P<0.001$)。

由于筛选随访观察的病例首先需要通过前列腺穿刺了解肿瘤的情况,因此首次前列腺穿刺宜>10针。在进入随访观察后,为了评估肿瘤有无进展可能需要多次穿刺。其次,随访观察需要严密监测PSA,PSADT<3年或每年PSAV>0.75 ng/ml 都是提示病灶显著进展的指标。最后,现有的临床病理指标仍无法非常准确地预测前列腺癌的生物学行为,因此随访观察需要谨慎应用。

## 47.8.3 前列腺癌根治术

前列腺癌根治术用于治疗预期生存时间≥10年的临床局限性前列腺癌。T1~2期前列腺癌在根治术后10年的PSA无复发率可>70%[49,50]。对于T3期的前列腺癌,手术后的阳性切缘和淋巴结转移概率较高,一半以上的患者需要辅助放疗或内分泌治疗。近年来的研究显示:T3期前列腺癌接受根治术后的10年无PSA复发生存率为43%~51.1%,肿瘤特异性生存率为90%~91.6%[51,52]。包括根治性手术的综合治疗在此类患者中可以取得不错的效果。当然,前列腺癌的临床分期并不准确,1/3的术后病理分期与术前临床分期不吻合。因此,通过Partin表预测前列腺癌的侵犯程度有助于医师选择能够手术根治的患者。据报道,PSA>20 ng/ml、临床分期T2b、Gleason 7分的前列腺癌仅有5%的可能为局限性,精囊侵犯的概率为27%,淋巴结累及的概率为25%[43]。因此,这个患者如果选择前列腺癌根治术则须先行盆腔淋巴结清扫,同时需要告知术后综合治疗的可能性。

年龄>75岁的男性的预期生存时间<10年,这一年龄段人群能否接受前列腺癌根治术需要考虑其一般健康状况。有众多并发症的患者也不适合接受前列腺癌根治术,既往盆腔手术史或放疗病史也是根治术的相对禁忌。前列腺癌的术前评估与常规盆腔手术相比并无特殊,术前的肛门指检有助于术者了解前列腺和直肠的关系。前列腺癌根治术通常在前列腺穿刺后6~8周进行以使穿刺形成的血肿消失。如果准备施行手术,患者需要停用阿司匹林、非甾体类抗炎药和大剂量的维生素E以避免大量出血。手术前还可进行血液存储以备手术中输血用。前列腺癌根治术的麻醉可以采用全身麻醉或硬膜外麻醉的方式,但通常采用半身麻醉以减少出血和肺栓塞的危险,术后恢复也较快。

目前最广泛使用的前列腺癌根治术式是经耻骨后前列腺癌根治术,能够最大限度地切除肿瘤组织并且保留勃起和尿控组织的解剖结构[53]。其他可选的手术方式包括经会阴的前列腺癌根治术、腹腔镜下前列腺癌根治术和机器人辅助腹腔镜下前列腺癌根治术。经耻骨后前列腺癌根治术步骤包括分期性的盆腔淋巴结清扫,耻骨前列腺韧带的分离,确认和保留血管神经束(如果有肿瘤累及仍需切除),分离精囊和膀胱颈,吻合尿道和膀胱颈。术中最常见的并发症是出血,由于前列腺癌手术需要熟练的盆腔解剖经验,随着手术施行例数的增多可以逐渐减少大出血的发生。少见的情况下,盆腔淋巴结清扫可能会损伤闭孔神经,在近膀胱颈附近有可能损伤输尿管,在分离前列腺尖部时可能会损伤直肠。前列腺癌根治术的死亡率(术后30天内死亡)为0.2%。围手术期常见并发症及发生率为:大量出血(1.0%~11.5%),直肠损伤(0%~5.4%),淋巴囊肿(1.0%~3.0%),尿漏(0.3%~15.4%),轻微尿失禁(4%~50%),勃起功能障碍(29%~100%),尿道狭窄(2%~9%)。

(1) 前列腺癌根治术后尿控

前列腺癌根治术后尿失禁概率在不同的报道中相差很大,在整体人群中尿失禁率为31%,而在好的治疗中心可以<10%[54]。尿失禁概率的差异可能是由于定义的差别(压力性尿失禁和严重的尿控困难),尿控评价的时间(术后1年仍有可能有尿控的改善),尿控问卷的完成者(外科医师还是患者)所造成的。然而,目前看来外科操作是影响尿控最显著的因素。尿道横纹肌和尿道周围平滑肌在手术中都有损伤,术后膀胱尿道吻合口的狭窄也能影响尿控。精细解剖前列腺尖部,保留尽可能长的功能尿道,改进尿道和膀胱的吻合能够改进尿控的情况。在尿控较为成功的病例资料中,>95%的男性在根治术后2年保持完全干燥,98%的男性没有显著的尿控问题[55]。术后具有持续或严重尿控问题的男性可通过尿道周围胶原注射或放置人工尿道括约肌加以改进。

(2) 前列腺癌根治术后勃起功能障碍

Walsh和Donker细心研究了从前列腺外侧面延伸至阴茎海绵体的神经结构,发现性神经和血管结构非常接近[3]。为了保留术后的勃起功能,Walsh等提出了改良的前列腺癌根治术以保留血管神经束[53]。广泛采用这项技术使前列腺癌根治术后的性功能保留情况得以明显改善,Walsh的经验显示,86%的男性在术后能够足够勃起并完成性交[56]。术前有良好勃起功能的年轻男性(<50岁)、肿瘤分期较早、在解剖性前列腺癌根治术中保留血管神经

束的患者有91%能够在术后保持性功能,性功能的改善在术后24个月仍能够观察到[57]。术后性功能恢复不佳与年龄增长(50~60岁男性75%可恢复,60~70岁男性58%可恢复,>70岁男性25%可恢复)、术前勃起不佳、肿瘤分期晚(包膜侵犯或精囊侵犯)与血管神经束切除相关。神经代替疗法尝试用于恢复术中切除的神经的功能,但是效果仍不确定。西地那非有助于改善术后性功能。

(3) 前列腺癌根治术后肿瘤控制情况

前列腺癌根治术是治疗局限性前列腺癌的有效手段。在随机对照比较前列腺癌根治术和随访观察的研究中,接受手术的人群死于前列腺癌的相对危险度为0.5(95%可信限0.27~0.91,$P=0.02$),显示显著生存的优势[58]。根治术后血清PSA值应该降至检测不出,如果PSA仍可测得则往往存在远处播散的肿瘤或残留的前列腺组织。如果降至检测不出,随后发现PSA持续升高则提示前列腺癌复发,但PSA复发(又称生化复发)要比临床进展早6年或更多。众多的临床资料显示,69%~84%的局限性前列腺癌患者在根治术后5年无PSA复发(表47-1)。通过多因素分析发现,前列腺癌根治术后复发与肿瘤的临床分期、活检的Gleason评分、术前PSA值、病理分期和标本的Gleason评分相关。

表47-1 局限性前列腺癌在前列腺癌根治术后的肿瘤控制情况

| 临床中心 | 病例数 | 平均随访时间(月) | 临床T分期(%) | | 无PSA复发生存率(%) | |
|---|---|---|---|---|---|---|
| | | | T1 | T2 | 5年 | 10年 |
| Johns Hopkins Medical Institutions (2001)[49] | 2 404 | 75 | 44 | 54 | 84 | 74 |
| Washington University School of Medicine (2004)[59] | 3 478 | 65 | 54 | 46 | 80 | 68 |
| Memorial Sloan-Kettering Cancer Center (2005)[60] | 1 746 | 72 | 38 | 40 | 82 | 77 |
| Medical University of South Carolina (2002)[50] | 1 000 | 53 | 42 | 57 | - | 75 |
| Mayo Clinic (1994)[61] | 3 170 | 60 | 7 | 93 | 70 | 52 |

## 47.8.4 放疗

放疗用于前列腺癌已经有接近一个世纪的历史。相对于接受外科手术的患者,接受放疗的患者往往年龄较老、健康状况差,并且局部高危或局部晚期肿瘤多见,而且既往的回顾性研究不能体现近10年放疗技术的巨大进步。就目前的研究结果而言,对同样复发危险的前列腺癌患者放疗能提供与手术相似的无病生存期。

(1) 常规外放疗

常规的外放疗采用标准放射野,以骨盆为标记确定的照射范围。前列腺、精囊和淋巴引流区域接受45~50 Gy/1.8~2.0 Gy的放疗,随后缩野照射前列腺及精囊,总剂量可达65~70 Gy。虽然外放疗有很多不足,但仍是一种有效的治疗手段。在RTOG77~06研究中,A2B期前列腺癌放疗后5年和10年总生存率分别为87%和63%,10年的肿瘤特异性生存率为86%[62]。

术前的PSA能够预测前列腺癌放疗的结果,在MDACC的一项461例T1~2期前列腺癌患者的研究中,5年的无PSA复发生存率在治疗前PSA <4 ng/ml、4~10 ng/ml组、10~20 ng/ml组和 >20 ng/ml分别是91%、69%、62%和38%[63]。另一项研究也报道,4年的无PSA复发生存率在PSA <15 ng/ml组为65%,>15 ng/ml组为6%。

常规外放疗剂量的增加受毒性反应的限制。大部分男性在接受外放疗治疗期间会出现解尿困难、腹泻,但这些症状往往在治疗数周后逐渐缓解。晚期的Ⅲ~Ⅳ级泌尿系统并发症发生率(例如血尿、膀胱炎、膀胱缩窄、尿道狭窄)为7.7%,0.5%的患者需要外科干预;Ⅲ或Ⅳ度直肠并发症,如出血、溃疡、直肠炎、直肠肛管狭窄、慢性腹泻,发生率为3.3%,0.6%的患者需要手术治疗肠梗阻或穿孔。值得注意的是,并发症发生概率在>70 Gy剂量且采用非适形技术时明显升高[64]。

关于外放疗后勃起功能障碍发生率的数据差异很大。首先,性功能受许多因素的影响,虽然前列腺癌根治术后勃起功能随着保留神经技术的采用而有很大的改进,放疗导致的勃起功能障碍似乎与血管神经束并不相关。Zelefsky 和 Eid 研究了放疗后勃起功能障碍的男性,结果发现 63% 出现最高阴茎血流率的减少,32% 出现海绵体的膨胀异常[65]。因此放疗所致勃起功能障碍很可能是血管的损伤而非神经损伤。Fisch 发现放疗后勃起功能障碍发生的概率与阴茎球部血管接受的放射剂量相关,阴茎球部 70% 以上区域接受 >70 Gy 的剂量往往导致勃起功能障碍[66]。外放疗的患者随着时间的流逝往往会出现比较明显的勃起功能减退。900 多例前列腺癌患者的随访资料显示:在放疗后 15 个月,86% 的患者能够勃起,5 年后仅 50% 能够勃起[67]。74% 的放疗后勃起功能障碍患者在服用西地那非后出现性功能改善,如果药物治疗无效,可以尝试海绵体注射前列腺素。

放疗后的第二原发肿瘤并不常见于前列腺癌。通过美国 SEER 数据库的资料显示,放疗组仅仅增加了很小的第二肿瘤危险[68]。最常见放疗所致的肿瘤是膀胱癌、直肠癌或者肉瘤。第二肿瘤的绝对危险是 1/290。如果生存期 >10 年,则危险升至 1/70。

### (2) 三维适形放疗

随着 CT 模拟机、治疗计划系统(TPS)的产生和直线加速器中多叶准直器的改进,更加精确的放疗手段三维适形放疗成为前列腺癌放疗的新趋势。通过 CT 影像实现了目标区域的三维重建,能够精确地界定靶区和需要避开的重要结构。TPS 能够优化适合肿瘤形状的剂量分布,使得靶区受到均匀的高剂量照射同时减少周围重要组织器官的剂量。同时,TPS 为特定的治疗计划产生相应的剂量-体积直方图,能够客观地评估放疗计划的预期效果。电脑控制的多叶准直器能够调整射线的形状使其适合目标区域的照射要求。20 世纪 90 年代开始,这些先进技术开始用于增加前列腺癌放疗剂量的研究。

Zelefsky 等分析了 1 100 例接受三维适形放疗的局限性前列腺癌患者,常规剂量为 64.8~70.2 Gy,高剂量为 75.6~86.4 Gy[69]。中位随访 60 个月的结果显示:在低危组中常规剂量和高剂量的无 PSA 复发生存率分别为 77% 和 90%($P = 0.04$),中危组为 50% 和 70%($P = 0.001$),高危组为 21% 和 47%($P = 0.008$)。3 组中放射剂量均显著影响了无 PSA 复发生存率,并且中危、高危组的改善较为显著。PROG95~09 试验评估了剂量增加在 393 例 T1b~T2b 期且 PSA < 15 ng/ml 前列腺癌患者中的效果,75% 的病变 Gleason≤6 分,86% 的患者 PSA < 10 ng/ml。患者先随机接受前列腺区 19.8 GyE 或 28.8 GyE 的质子线剂量,随后靶区接受 50.4 Gy 的照射[70]。中位随访 5.5 年时结果显示:剂量增加(79.2 GyE 对 70.2 GyE)显著提高了无复发率(80.4% 对 61.4%,$P = 0.00001$)。此试验入组的大部分为低危(58%)和中危(33%)前列腺癌,仅有 33 例高危前列腺癌。亚组分析显示,低危患者的复发危险降低了 51%($P < 0.001$),中高危患者降低了 44%($P = 0.03$)。Pollack 等将 301 例 T1~3 期前列腺癌患者随机分入 70 Gy 组和 78 Gy 组,6 年的无 PSA 复发生存率在两组分别为 64% 和 70%($P = 0.03$),其中治疗前 PSA > 10 ng/ml 的患者从剂量增加中受益最多,无 PSA 复发生存率分别为 43% 和 62%($P = 0.01$),PSA≤10 ng/ml 的患者未发现剂量增加的益处[71]。目前的研究显示,高剂量的三维适形放疗显著降低了 PSA 复发率,总生存的益处仍有待长期的随访。为取得疗效和不良反应的平衡可以根据不同的复发危险采用不同的剂量强度。

总体而言,三维适形放疗的毒性反应较为少见,90% 的患者没有或仅有轻微的晚期肠道和泌尿系毒性反应。但是随着总剂量的增加仍然会明显增加周围组织的后期毒性反应[72]。Zelefsky 等报道接受三维适形放疗的患者 5 年内出现Ⅲ度以上直肠毒性反应的比例为 1.2%,照射剂量 > 75.6 Gy 的患者有 17% 出现Ⅱ度直肠出血,64.8~70.2 Gy 的患者仅有 6%。即使放疗中保护直肠使得受量 < 72 Gy,仍有 15% 的患者出现Ⅱ级毒性反应。尿道狭窄见于 1.5% 的男性患者,如果以往接受过经尿道前列腺电切治疗则尿道狭窄概率增加为 4%。Ⅲ度血尿见于 0.5% 的男性,照射剂量 > 75.6 Gy 的患者有 13% 出现Ⅱ度血尿,总剂量较小时仅有 4% 出现。三维适形放疗后出现尿失禁的比例 < 0.2%,但既往接受经尿道前列腺电切的患者会有 2% 发生尿失禁。

### (3) 调强适形放疗

调强适形放疗是对精确放疗的又一大改进。通过逆向计划系统,调强适形放疗能够从周围正常组织中识别特定的区域进行治疗,治疗软件能够改变通过特定区域的射线的数量、方向和强度来实现不同的剂量分布(图 47-3)。不同于三维适形放疗,射线的安排和照射形状必须通过多叶光栅叶片调节以实现预订的剂量/体积目标,因此照射时间明显延长。Memorial Sloan-Kettering 肿瘤中心的 772 例局限性前列腺癌的治疗经验显示:调强适形放疗相对于三维适形放疗减少了后期直肠毒性反应[73]。该研究中 90% 的患者(698/772)接受了 81 Gy 的总剂量,剩余者接受了 86.4 Gy,中位随访时间为 24 个月。

结果显示:3年的Ⅱ度以上直肠出血发生率为4%,仅有0.5%的患者发生了Ⅲ度直肠毒性反应,无1例Ⅳ度直肠毒性。但是调强适形放疗并未显著减少晚期的泌尿系统毒性反应,仍有15%的男性出现Ⅱ度泌尿系统毒性反应。这可能是由于尿道仍然接受高剂量照射,减少局限于外周带前列腺癌的尿道剂量可能减少后期尿道反应。初步的治疗数据显示,调强适形放疗和三维适形放疗的效果类似,低中高危组的3年无PSA复发率分别为92%、86%和81%。目前精确放疗正尝试通过实时调整系统来改进前列腺的固定和定位。

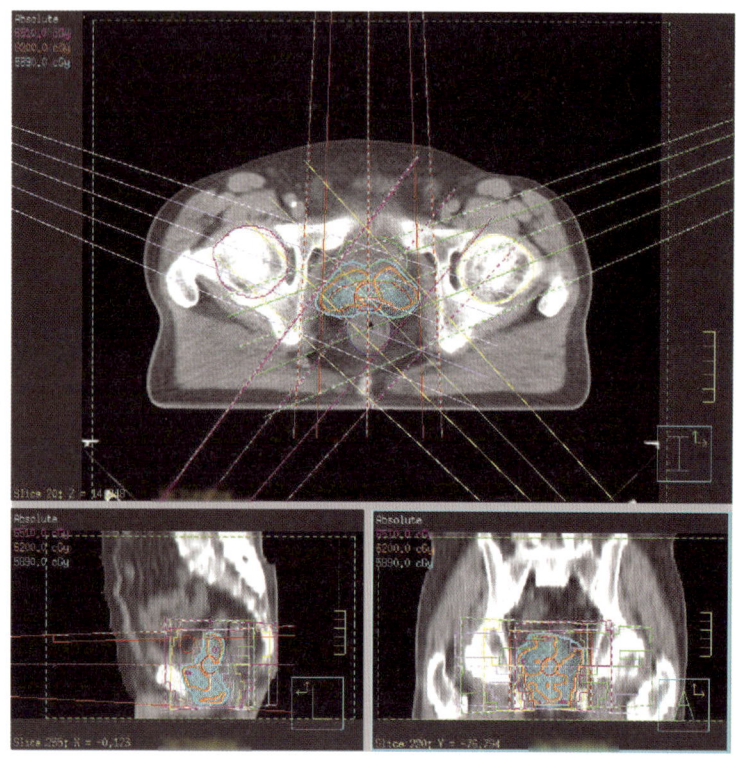

图47-3 前列腺癌调强放疗治疗计划图
红线表示肿瘤靶区;绿线表示膀胱;蓝线表示直肠

### (4) 粒子植入治疗

前列腺粒子植入治疗是指在肛门超声引导下往前列腺内植入放射活性物质。在粒子植入前,医师通过B超或CT检查前列腺的体积以确立治疗计划,随后通过计算机化的治疗系统确定放射粒子的三维分布并给予指定的治疗剂量和放射边界。手术时患者在硬膜外麻醉下置截石位,插入导尿管后,用肛门超声引导空心针通过会阴部进入前列腺组织,放射活性物质根据术前计划在针撤退时植入前列腺内,最后通过术后CT评估粒子植入的质量。从理论上看,粒子植入治疗有着诱人的优势:能够提高放射剂量并且满足适形照射的要求。由于粒子植入的过程耗时短,且是在局部麻醉下施行,患者可以迅速出院并返回正常的生活状态。

虽然粒子植入治疗具有许多理论上的优势,但是目前为止这方面的临床经验往往局限于单中心、回顾性研究。因此,很难比较粒子植入治疗与外放疗或前列腺癌根治术的优劣,同时粒子植入治疗受操作技术、放射源、剂量的显著影响。就现有的资料而言,粒子植入治疗对低危前列腺癌的效果与根治性手术或外放疗相似,对于具有高危因素的患者仍逊于后者[45]。1999年美国粒子治疗协会的建议是:粒子植入治疗宜用于临床分期T1～2a、PSA≤10 ng/ml且Gleason≤6分的患者,对于危险度更高的患者则应该辅助外放疗[74]。粒子植入治疗联合外放疗可以提供更高的生物活性剂量、避免粒子植入治疗的冷点,但是治疗的不良反应和费用均显著增加。Davis等评估了前列腺包膜外侵犯的距离,发现大部分<5 mm,这应该在粒子植入治疗的剂量分布范围内[75]。因此,采用较为宽松的周边界限可能有

助于减少辅助外放疗的需要。

目前,粒子植入治疗的长期随访结果并不多见。Ragade等报道了229例T1~3期前列腺癌粒子植入治疗后12年的随访结果。低危患者147例接受单纯粒子植入治疗,高危患者82例接受外放疗及随后的粒子植入[76]。无PSA复发生存率在低危组为66%,高危组为79%。这项研究中低危组接受粒子植入治疗后效果不佳,可能是由于开展初期治疗技术和计划并不成熟。结果分析也显示:1988~1990年治疗的患者无进展生存好于1986~1987年的患者。Zelefsky等总结了2 693例接受粒子植入治疗的T1~2期前列腺癌患者,中位随访时间达63个月[77]。结果发现,前列腺接受剂量与无PSA复发生存显著相关($P<0.001$),90%的前列腺接受剂量≥130 Gy的患者8年无PSA复发生存率可达93%。这一研究还显示,治疗后的PSA最低值与无PSA复发生存显著相关:PSA最低值0~0.49的患者8年无PSA复发生存达92%,而最低值>2.0 ng/ml的患者8年无PSA复发生存为67%。

使用前列腺粒子植入治疗的相对禁忌证是前列腺体积较大、植入前有尿路梗阻症状、既往经尿道前列腺电切病史。前列腺体积较大的患者在植入治疗后有较高的尿路并发症,同时由于耻骨弓的干扰也不容易植入粒子。因此,前列腺体积>50 ml的患者或者选择其他治疗手段,或者先进行雄激素去除治疗(ADT)缩小前列腺体积。粒子植入前尿路梗阻症状和植入后发生尿路梗阻有一定的相关性,治疗前的国际前列腺症状评分具有预测价值。有报道显示,在植入前后使用α受体阻滞剂有助于减少尿路梗阻的发生。经尿道前列腺电切被认为是前列腺粒子植入治疗的相对禁忌证,往往伴有较高的尿失禁发生率。这可能是由于粒子植入的治疗方式会导致经尿道前列腺电切缺损处接受很高的中心剂量,因此可以采用外周植入的方式以降低尿失禁的发生率。

前列腺粒子植入治疗在采用何种放射性元素以及是否使用ADT上有较多争议。目前最常用的放射性核素是碘($^{125}$I)和钯($^{103}$Pd)。从理论上讲,$^{103}$Pd具有较高的剂量传递效率,对前列腺癌更有益,然而回顾性研究并不支持这种推理。目前前列腺癌的粒子植入治疗主要是永久的低剂量率(LDR)放射源的植入。近年来,一些中心开展了短暂高剂量率粒子(HDR)植入治疗前列腺癌的研究。HDR在治疗低α/β值的肿瘤(如前列腺癌)时具有理论上优于LDR的基础。回顾性研究显示:平均随访9.43年,接受HDR的前列腺癌患者生化控制率在低、中、高危组分别为98%、90%、78%[78]。常见的不良反应如腹泻和失眠与外放疗类似,而勃起功能障碍的发生率明显增高。

对于前列腺体积较大的患者,ADT能够缩小前列腺体积并改善粒子植入治疗的效果。大多数的前列腺腺体在3个月的ADT后出现体积的缩小,为30%~40%,约10%的前列腺在ADT后不出现体积缩小。缩小的前列腺体积会减少耻骨弓的干扰,并仅需要较少的粒子植入。然而目前为止没有数据显示较小的前列腺体积与较少的早期、晚期并发症相关。虽然前瞻性研究证实外放疗联合ADT能够延长局部晚期前列腺癌患者的生存,还没有类似证据显示粒子植入治疗联合ADT能够有同样的效果。

永久性粒子植入治疗最常见短期并发症的是夜尿(80%)和解尿困难(48%),通常发生在植入后2周内。植入12个月后,这些并发症的发生率都有所下降(45%和20%)。3%~14%的男性会发生尿潴留。较为严重的晚期并发症是尿道狭窄和尿失禁。Ragde等随访7年的资料显示粒子植入治疗后有5.1%的尿失禁发生率,所有的尿失禁患者均有经尿道前列腺电切的历史,尿道狭窄发生于14.4%的男性[79]。在另一项大宗病例统计中,尿失禁的发生率为6.6%,尿路梗阻并需要外科处理的患者约占8.3%[80]。

粒子植入治疗后的直肠并发症包括大便习惯的改变、直肠出血、溃疡或窦道形成。Kleinberg等报道25%接受粒子治疗的患者在植入后2个月内出现大便习惯的改变,但12个月后没有人出现Ⅱ度以上直肠症状[81]。3年累计的直肠出血发生率为31%,直肠溃疡为16%。随着操作经验的增多,直肠并发症发生率明显降低,成熟的中心仅有9%的直肠出血发生率。大宗病例统计显示:直肠损伤无需直肠造口的5.1%,需要直肠造口的0.3%,放疗所致直肠炎2.2%、瘘管1.8%、溃疡1.1%[80]。总体而言,晚期直肠并发症往往在植入3年内发生,而且保守处理往往能够使出血自发缓解。

前列腺粒子植入治疗的另一优势是治疗相关的勃起功能障碍发生率低于外放疗和根治性手术。Stock等报道粒子植入治疗2年后有94%患者保留勃起功能[82]。然而长期随访的结果显示,保留性功能的患者比例持续下降,5年时仅57%的患者仍然保持性功能[83]。粒子植入治疗后的勃起功能障碍可能与阴茎球部接受的剂量相关。当然,治疗前的勃起程度的好差也会影响治疗后的勃起功能。

目前,生活质量已经成为评价前列腺癌治疗效果的重要因素。一项前瞻性研究比较了前列腺癌患者接受粒子植入治疗、外放疗和根治性手术后生活质量[84]。接受外放疗的男性在治疗结束时并没有显示出明显健康相关的生活质量改变。接受粒子植入治疗和根治术的患者在治疗后的第1个月有明显的生活质量降低。在治疗12个月后,健康相关的生活质量在3种治疗中都回归到基础水平。

### (5) 质子线放疗

虽然全世界仅有少数中心进行质子线放疗,但是其在前列腺癌治疗中的应用已经引起关注。质子线独特的物理学特性使其成为治疗与重要器官紧密相关疾病的理想工具。质子的大部分能量在其线性轨迹的最末,称为 Bragg 峰现象,射线的能量在超过 Bragg 峰后迅速降低。这对于治疗前列腺癌非常有价值,能够减少直肠和膀胱的剂量。Loma Linda 大学报道了应用质子线治疗 319 例 T1~2 期且 PSA ≤15 ng/ml 前列腺患者的经验[85]。患者接受 74 cGyE 的质子线照射,或者先用 45 Gy 的光子线照射随后质子线增强到 75 cGyE。5 年的无 PSA 复发率为 88%,没有发现严重的并发症。3 年的累积Ⅱ度尿路症状发生率为 5%,Ⅱ度直肠症状为 6%。

### (6) 放疗联合内分泌治疗

ADT 和外放疗是通过不同的方式促使细胞死亡,因此辅助内分泌治疗尝试用于提高局限性前列腺癌的治愈率。由于复发的危险很高,ADT 联合外放疗广泛应用于局部高危前列腺癌(T2c、Gleason 8~10 分或 PSA > 20)和局部晚期前列腺癌(T3~4 N0 M0)。近年来一些Ⅲ期临床试验业已显示出联合治疗在局控和生存上的优势。

RTOG86~10 比较了单用外放疗组和 ADT 联合外放疗组,入组者为前列腺较大(>25 cm²)的局部晚期肿瘤(T2b~4 N0~1 M0)患者,ADT 方案为戈舍瑞林和氟他胺的全雄阻断治疗,在放疗前和放疗中各应用 2 个月[86]。盆腔照射剂量为 45 Gy,前列腺区接受 20~25 Gy 的增强,淋巴结有累及的患者采用扩大野照射。试验结果显示:ADT 联合外放疗明显提高了肿瘤局部控制率($P<0.001$),远处转移率(34% 对 45%,$P=0.04$)、无病生存率(33% 对 21%,$P=0.004$)和肿瘤特异性死亡率(23% 对 31%,$P=0.05$)均有显著改善。亚组分析中,Gleason 2~6 分的前列腺癌有生存率的显著提高(70% 对 52%,$P=0.015$),而 Gleason 7~10 分的前列腺癌并没有显著的生存率改善。当然这项研究的缺陷在于并没有取得入组前所有患者的 PSA,缺少了一个重要的预示疾病范围和预后的指标,此外淋巴结阳性病变也会影响试验的结果。尽管如此,这个实验仍然证实了 ADT 和外放疗联合治疗局部高危和局部晚期前列腺癌的益处。

随后 RTOG85~31 试验评估了长期辅助雄激素阻断在局部晚期患者中的作用。入选患者包括临床 T3 期(>25 cm²)、T1~2 并有影像学或组织学上的淋巴结累及,同时前列腺癌根治术后有包膜侵犯、阳性切缘或精囊侵犯的也可入选[87]。共有 945 例患者入组,放疗方案为:盆腔剂量 44~46 Gy,随后前列腺或者手术后的前列腺窝接受 20~25 Gy,总剂量为 65~70 Gy。ADT 采用戈舍瑞林,从放疗的最后一周开始。随访中位时间 4.5 年时,接受 ADT 的患者 5 年无局部复发率为 84%,而没有接受 ADT 的患者仅 71% 无局部复发($P<0.0001$)。无远处转移率和无病生存率分别为 83%、70%($P<0.0001$)和 60%、44%($P<0.0001$)。5 年生存率在加用 ADT 组为 75%,单用放疗组为 71%($P=0.52$)。然而对 Gleason 8~10 分,加用 ADT 组显示出显著的生存优势($P=0.03$),5 年生存率为 66% 对 55%。随着中位随访达 5.6 年,总生存率和肿瘤特异性生存率均在 ADT 组得到改善[88]。

EORTC22863 是另一个关注局部晚期和局部高危前列腺癌的Ⅲ期临床试验,入组了 415 例 T3~4 期任何级别、T1~2 且 WHO 分级 3 的前列腺癌,所有患者均没有淋巴结或远处转移的证据。患者随机接受外放疗或 ADT 联合外放疗。ADT 方案为放疗前口服醋酸环丙黄体酮 4 周,随后戈舍瑞林在放疗的第 1 天应用达 3 年[89]。放疗方案为 50 Gy 照射前列腺和局部淋巴结,20 Gy 增强前列腺区,总剂量 70 Gy。一共研究了 401 例患者,中位随访时间 45 个月。联合 ADT 组的 5 年总生存率为 79%,外放疗组为 62%($P=0.001$)。局部无复发率在 ADT 组为 97%,而单独外放疗组为 77%($P<0.001$)。无复发生存率为 85% 对 48%($P<0.001$)。中位随访 66 个月后,5 年生存率为 78% 对 62%,ADT 联合外放疗组更优($P=0.0002$),5 年的无复发生存率同样支持联合治疗组(74% 对 40%)[90]。

RTOG92~02 同样是比较 ADT 联合外放疗在局部晚期前列腺癌患者中作用的前瞻性Ⅲ期随机临床试验。不同于 RTOG86~10 和 EORTC22863 的是:这项研究关注短期 ADT 的效果。共有 1554 例局部晚期前列腺癌(T2c~4,PSA<150 ng/ml)入组,随访 4.8 年。所有患者均接受了 4 个月的戈舍瑞林 + 氟他胺治疗,放疗前 2 个月和放疗中 2 个月,然后随机不接受进一步的 ADT 或再接受 24 个月的 ADT。放

疗的剂量是前列腺 65～70 Gy,盆腔淋巴结 44～50 Gy[91]。长期 ADT 组显示出 5 年无病生存率的显著改善(54% 对 34%,$P=0.0001$),临床局部进展率为 6.2% 对 13%($P=0.0001$),无远处转移率为 11% 对 17%($P=0.0001$),5 年生存率在两组之间没有显著差别(78% 对 79%)。亚组分析直接比较了这项研究和 EORTC22863 及 RTOG85～31。第 1 组是与 EORTC22863 比较了高危前列腺癌(T3～4,或者 T2 且 Gleason 8～10 分),5 年生存率没有显著的差别,长期 ADT 组的无病生存率较好(90% 对 86%,$P=0.03$)。第 2 组是与 RTOG85～31 比较了所有的 Gleason 8～10 分的男性,5 年总生存为 80% 对 69%($P=0.02$),无病生存率为 90% 对 78%($P=0.007$),都支持长期 ADT 组更好的结论。

RTOG92～02 的结果提示,高危或局部晚期前列腺癌实施更长时间的 ADT 更具优势,然而放疗和 ADT 的最优顺序仍然具有争论。RTOG94～13 实验比较了全盆腔放疗和仅前列腺区放疗,还比较了新辅助 + 同期 ADT(在放疗前 2 个月和放疗中 2 个月应用)与辅助 ADT(在放疗结束后应用 4 个月)的差别[92]。总共 1 295 例前列腺癌患者(淋巴结转移危险 >15%)随机接受 4 种治疗。新辅助和辅助 ADT 没有显著差异,比较所有 4 种治疗组,无进展生存在全盆腔放疗联合新辅助和同期 ADT 最佳(61% 对 45%、49%、47%,$P=0.005$)。目前这一实验仍有待进一步的随访。

由于内分泌治疗本身具有显著的不良反应,对于复发危险较低的中危和低危组前列腺癌患者,联合治疗究竟利弊如何? D'Amico 等报道了一项大规模的回顾性研究,1 586 例不同危险度的患者接受三维适形放疗,中位的放疗剂量为 70.2 Gy,其中 276 例患者接受了辅助 ADT,时间为 6 个月[93]。中位随访 51 个月时,5 年无 PSA 复发生存率在低危组为 92%(接受 ADT 组),没有接受 ADT 组为 84%($P=0.09$),未显示出显著的生存优势。在中危和高危组,辅助内分泌治疗则显著降低了 PSA 复发率($P<0.001,P=0.009$)。因此,中危前列腺癌患者适宜接受短期的辅助 ADT,而低危患者可能无需辅助 ADT。

Cochrane Meta 分析再一次证实放疗前的新辅助和辅助内分泌治疗对生存有明显的益处[94]。当然,内分泌治疗在高剂量放疗中的作用仍然未完全明确。

(7) 盆腔淋巴结累及的危险和决定放射野的大小

前列腺癌具有不同的盆腔淋巴结累及危险,Partin 表显示淋巴结阳性率为 5%～50%。由于三维适形放疗的出现和不断改进的剂量控制技术,关于是否需预防性照射盆腔淋巴结的争论越来越多。由于全盆腔放疗具有较高的风险,因此如果没有益处则不应扩大放疗区域。RTOG7706 试验提示,盆腔放疗对于 T1～2 期前列腺癌没有益处,然而这一试验人群具有较低的盆腔淋巴结累及危险,还包括了一些病理证实的盆腔淋巴结阴性患者。RTOG 94～13 比较了全盆腔放疗和前列腺区放疗,全盆腔放疗为常规的四野技术,最小的野区为 16 cm × 16 cm。先接受最大达 50.4 Gy 的剂量,随后前列腺区接受 19.8 Gy。仅前列腺区的放疗包括前列腺和精囊,最大的区域为 11 cm × 11 cm,总剂量为 70.2 Gy[92]。5 年无进展生存率在全盆腔组为 56%,仅有前列腺组为 46%($P=0.014$),但总生存率并没有差异。两组的急性和晚期胃肠道、泌尿系统毒性反应并没有显著的差异。

(8) 前列腺癌根治术后辅助放疗

阳性切缘、包膜侵犯、精囊侵犯、Gleason ≥ 7 分均提示前列腺癌根治术后的复发危险,许多回顾性研究报道了此类高危患者接受辅助放疗后无 PSA 复发生存得以改善。在一项研究中,T3 N0 前列腺癌患者(术后 PSA 降至不可测得)接受中位剂量为 64.8 Gy 的放疗,而对照组不接受进一步治疗[95]。在该对照研究中,5 年无 PSA 复发率在辅助放疗组为 89%,在单纯手术组仅 55%($P<0.01$)。Tayler 等也总结了 75 例患者具有不良病理指标的前列腺癌患者,采用中位 60 Gy 的剂量进行放疗,5 年无 PSA 复发率为 88%,精囊侵犯的 5 年无 PSA 复发率仅为 65%,而没有精囊侵犯的为 94%[96]。目前最大的一项报道中,病理分期 T3 N0 的前列腺癌患者接受了中位剂量 48 Gy 的放疗并随访 7 年[97]。5 年时 69% 患者 PSA < 0.05,10 年时仍有 51% 患者 PSA < 0.05,5 年和 10 年总生存率为 92% 和 73%。多因素分析显示,精囊侵犯和 Gleason > 7 分提示预后不良。目前对前列腺癌根治术后放疗的并发症经验较少。尿失禁的发生率似乎没有增加,勃起功能并没有在辅助放疗后变差。随着 PSA 的引入,术后辅助放疗和挽救性放疗孰优孰劣成为新的疑问。EORTC 22911 试验比较了术后立即辅助放疗(60 Gy)和挽救性放疗(70 Gy)在根治术后病理分期 T3 N0 患者中的效果,结果显示 5 年无复发生存为 72.2% 对 51.8%($P<0.0001$),倾向早期辅助放疗。挽救性放疗建议在 PSA 升至 0.5 ng/ml 后即开始,如果 PSA > 1.0 ng/ml 则局部控制率明显降低[98,99]。

## 47.8.5 根治性治疗后复发

### (1) 前列腺癌根治术后复发

在成功的前列腺癌根治术后,患者的血清PSA水平应在2~4周内下降到接近0值并一直维持于临床检测不到的水平。根据不同的报道,手术后有27%~53%的患者出现复发[100]。相对于影像学可见的局部复发或远处转移的证据,PSA监测能够早6~48个月提示复发,因此仅有PSA升高而无临床进展证据的复发称为生化复发。生化复发的界值尚有争论,以往多将血清PSA水平连续两次≥0.2 ng/ml定义为生化复发。Amling等分析了2 782例前列腺癌根治术患者的资料,分别以0.2 ng/ml、0.3 ng/ml和0.4 ng/ml为界,患者PSA水平进一步上升的比例分别49%、62%和72%[101]。由此可见,有半数PSA>0.2 ng/ml的患者其疾病并不进展。临床上也有一些根治术后患者的血清PSA值常保持>0.2 ng/ml的水平长期不变,因此建议对于PSA>0.2 ng/ml的患者加强PSA随访,如果出现持续升高的趋势则应在PSA升至1 ng/ml前应用挽救治疗手段。

出现生化复发后首先需要评估有无临床可见的病灶,但随着PSA的引入,影像学手段往往在生化复发时无法检出病灶部位。PSA>1 ng/ml后,MRI和PET有可能发现局部病灶复发,PSA<20 ng/ml时腹腔、盆腔CT的阴性率很高。如果肛门超声、MRI和ECT等检查没有阳性发现,则需要通过临床病理指标预测肿瘤是局部复发还是远处转移。综合文献分析显示,前列腺癌根治术后局部复发的可能性在以下几种情况时>80%:①术后3年才发生PSA上升;②PSADT≥11个月;③原发灶Gleason≤6分;④原发灶病理分期≤pT3a。前列腺癌根治术后广泛转移的可能性在以下几种情况时>80%:①术后1年内发生PSA上升;②PSADT为4~6个月;③原发灶Gleason 8~10分;④原发灶病理分期≥T3b。

局部复发的患者可选用挽救性放疗,广泛转移者则选用内分泌治疗。1999年ASTRO的共识认为:治疗根治术后局部复发的挽救性放疗在放疗前PSA<1.5 ng/ml时更容易成功,并建议用>64 Gy的剂量用于挽救治疗[99]。随后许多研究分析了可能从放疗中受益的患者。Cadeddu等报道Gleason>8分的前列腺癌患者在根治术后接受挽救性放疗都不能避免PSA复发[102]。对接收挽救性三维适形放疗病例的多因素分析显示,4个独立的预测挽救性放疗失败的指标为:放疗前PSA>0.6 ng/ml,阴性手术切缘,Gleason>8分,精囊侵犯。无危险因素和1项、2项、3~4项危险因素患者的无PSA复发生存率(4年)为94%,55%,21%和0[103]。此外,前列腺癌根治术后PSA持续升高接受挽救性放疗与术后一段时间出现PSA升高接受治疗的效果也具有明显差异,5年无PSA复发率为43%和78%,提示术后PSA持续升高的患者往往有局部治疗无法涵盖的病灶[96]。这些数据有助于选择不能从挽救性放疗中获益的人群。

目前还没有足够研究揭示ADT与放疗联合作为手术后辅助治疗或挽救性治疗的价值。RTOG85~31试验分析了T3 N0期患者接受根治性手术并给予辅助放疗(剂量60~65 Gy),随后随机接受立即ADT或在PSA升高时启动ADT。5年后65%接受立即ADT和42%接受延迟ADT的患者没有PSA复发[104]。目前还没有前瞻性研究比较ADT联合挽救性放疗治疗前列腺癌根治术后局部复发。Taylor等在一项回顾性研究中报道了附加ADT的优势,该研究中接受挽救放疗的患者同时给予ADT达24个月[96]。接受ADT的患者5年无PSA复发率为81%,未接受者为54%。

### (2) 根治性放疗后复发

由于前列腺癌放疗后PSA呈现缓慢下降趋势,因此如何定义PSA复发更为困难。1997年ASTRO采用的标准是:放疗后PSA值降至最低点后的连续3次PSA升高,复发的确切时间是PSA最低值与第1次升高之间的中点时刻。由于这一标准操作性差,2006年RTOG和ASTRO将PSA复发定义修改为PSA上升至最低点+2,时间定义为实现最低点+2时[105]。在确定生化复发后,先行影像学检查(骨扫描、腹盆CT),如果影像学检查没有阳性发现可以考虑行前列腺穿刺活检。前列腺穿刺阳性的患者可以选择接受局部挽救性治疗,如前列腺癌根治术、粒子植入治疗。挽救性前列腺癌根治术适应于预期寿命>10年、复发时临床分期≤T2期、放疗后前列腺活检Gleason<7分、挽救术前PSA<10 ng/ml的患者。当然由于放疗引起的纤维化、粘连及组织平面的闭塞,挽救性前列腺癌根治手术难度较大。如果前列腺穿刺无阳性发现,可结合患者放疗前的临床病理指标再选择内分泌治疗、局部治疗或者随访观察。

## 47.9 转移性前列腺癌的系统治疗

### 47.9.1 转移性前列腺癌的自然史

目前在国内,转移性前列腺癌仍占据临床患者的大部分,此类患者的病灶评估主要基于 PSA 的变化。由于 PSA 的进展明显早于临床病灶的进展,因此转移性前列腺癌的自然病史有了显著延长。在 PSA 应用前,新诊断的转移性前列腺癌患者应用 ADT 的中位进展时间为 12~18 个月,中位生存时间为 24~30 个月。其中转移灶较为局限的前列腺癌患者的中位生存时间为 52 个月,广泛骨转移或内脏转移者仅 24 个月。在 PSA 检测引入后,越来越多的患者早期诊断为转移性前列腺癌,同时转移灶明显少于 PSA 引入前。约翰·霍普金斯大学的资料显示:从前列腺癌根治术后出现复发到临床转移的中位时间可达 6 年。这也提出了转移性前列腺癌治疗手段需要进一步多样化、个体化,以改善患者的长期生存。

### 47.9.2 前列腺癌的内分泌治疗

前列腺癌细胞的生长和分化依赖于雄激素,睾丸 Leydig 细胞产生的睾酮在前列腺组织中经 5α 还原酶作用转化为 DHT,DHT 与 AR 结合后促进目标基因的表达。自从 20 世纪 40 年代 Huggins 和 Hodges 首先提出 ADT 能够缓解前列腺癌骨转移导致的骨痛和降低血清碱性磷酸酶水平以来,ADT 一直是转移性前列腺的最有效治疗手段之一,目的是使睾酮水平到达或低于去势水平( <50 ng/ml)从而诱导癌细胞凋亡。ADT 也产生了一种新的疾病状态:雄激素非依赖性的前列腺癌。不幸的是,虽然 ADT 初期的治疗效果是如此显著,雄激素非依赖性前列腺癌的治疗仍然有待更多的突破。

(1) ADT 策略

目前 ADT 的治疗策略包括降低睾丸产生的睾酮或阻止雄激素与 AR 的结合(图 47-4)。前者可以通过手术切除双侧睾丸,或通过促黄体生成素释放激素(LHRH)类似物抑制垂体促性腺激素的合成和释放,或通过服用雌激素实现。后者包括各种抗雄药物,包括氟他胺、比卡鲁胺和孕激素。

双侧睾丸切除能够在 24 h 内迅速降低睾酮到正常值的 5%~10%,是具有严重症状前列腺癌患者的首选治疗。去势手术的主要缺点在于手术创伤、治疗不可逆和产生负面的心理影响。LHRH 激动剂(LHRHa)是目前广泛应用的药物去势手段,其作用则是通过垂体—睾丸轴来实现的。LHRHa 具有较体内 LHRH 更强的生物活性,长期作用垂体细胞上的 LHRH 受体使其表达下调抑制下游激素的分泌。虽然 LHRHa 降低睾酮的远期效果与手术去势相同,但是血清睾酮的最低点直到治疗的 3~4 周后才能达到,并且治疗初期会产生闪烁现象( flare phenomenon)。闪烁现象是指 LHRHa 应用初期会致 LH 和睾酮水平的升高,临床表现为有症状患者的疼痛加剧,或者导致脊髓压迫、尿潴留等并发症,临床上采用预服抗雄激素药物来对抗这种现象。众多的研究证实,双侧睾丸切除和 LHRHa 治疗转移性前列腺癌患者具有类似的效果。由于药物的便捷性和保持男性特征的特点,LHRHa 成为欧美国家降低前列腺癌患者血清睾酮水平最广泛使用的手段,在我国部分发达地区使用药物去势的患者也逐渐增多。近年来研发的 LHRH 拮抗剂能够减少血清睾酮水平,同时又不会因为刺激垂体促性腺激素释放激素的释放而导致睾丸雄激素水平升高,避免了闪烁现象。LHRH 拮抗剂的治疗效果仍有待进一步评估。

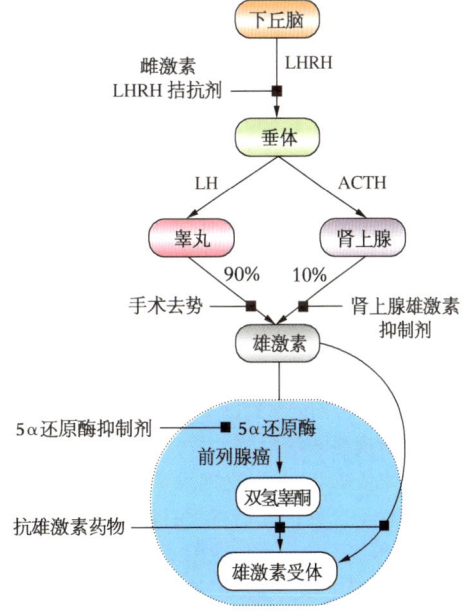

图 47-4 前列腺癌雄激素去除治疗的策略

注:LHRH,黄体生成素释放激素;LH,促黄体生成激素;ACTH,促肾上腺皮质激素。

乙烯雌酚是早期用于前列腺癌治疗的雌激素药

物,其作用于下丘脑抑制 LHRH 产生,血清睾酮水平的降低与乙烯雌酚的剂量相关。1960～1975 年退役军人泌尿研究组(VACURG)对乙烯雌酚在前列腺癌中的应用进行了大规模临床试验,得出了一些有益的结论:5 mg 的乙烯雌酚剂量会产生显著的心血管毒性;睾丸切除联合接受已烯雌酚不优于单用已烯雌酚;1 mg 和 5 mg 乙烯雌酚对于前列腺癌生存率的作用相似,然而 1 mg 乙烯雌酚的心血管毒性较小;1 mg乙烯雌酚不能确实地的降低年轻前列腺癌患者的睾酮水平[106]。基于以上结论,3 mg 乙烯雌酚能够较好地满足睾酮水平达到去势标准和心血管毒性较低两个条件。虽然口服乙烯雌酚是药物去势的手段之一,但是潜在的心血管不良反应和 LHRHa 的出现使得其不再推荐用于前列腺癌的常规治疗[107]。

抗雄激素药物和雄激素竞争性结合 AR,阻断雄激素相关基因的转录激活。抗雄激素药物与睾丸切除或药物去势联合构成全雄激素阻断。近年来也有许多临床试验尝试用抗雄激素药物单药治疗,目的在于避免性功能的丧失。当然,单纯抗雄治疗并非没有不良反应:50% 接受比卡鲁胺 150 mg/d 的患者有乳房肿胀发生,虽然性欲得以保留,但能够保留勃起功能的并不多。Iversen 等的研究显示:对未转移的局部晚期前列腺癌(T3、T4),比卡鲁胺单药治疗与睾丸切除具有相似的生存率[108]。对于转移性前列腺癌,前瞻性研究证实抗雄激素单药治疗的效果逊于 ADT。抗雄激素药物用于根治术后高危患者或生化复发患者的有效率仍有待进一步研究。目前国内常用的抗雄激素药物为氟他胺和比卡鲁胺。

虽然 DHT 是比睾酮效能更强的雄激素,5a 还原酶抑制剂单药用于治疗转移性前列腺癌并无显著效果。合用 2 型 5a 还原酶抑制剂非那雄胺和非甾体类抗雄激素药物氟他胺并未在临床试验中显示出优势。

**(2) 全雄激素阻断**

手术或药物去势所致的雄激素水平降低能够使前列腺癌出现显著的缓解,但一段时间后肿瘤即进入雄激素非依赖状态,出现雄激素去势水平下的肿瘤进展。对于这种情况的发生,Labrie 等提出假设认为:前列腺癌细胞会适应 ADT 后较低的雄激素浓度,此时一些肾上腺产生的雄激素(占整体的 5%～10%)会刺激前列腺癌细胞生长[109]。为了中和肾上腺产生的雄激素,在双侧睾丸切除(或 LHRHa 应用)的同时,需要联合非甾体类抗雄激素药物实现全雄激素阻断。

INT-0036 是第 1 个比较全雄激素阻断和单纯去势治疗的大规模前瞻性随机临床试验,603 例 D2 期前列腺癌患者随机接受药物去势联合氟他胺或药物去势联合安慰剂治疗。全雄激素阻断组的中位总生存时间为 36 个月,单独去势治疗组的中位总生存期为 28 个月($P = 0.035$)[110]。虽然 INT-0036 试验显示出全雄激素阻断的优势,但是有学者指出单独药物去势组的反跳现象可能会影响最终生存。因此,随后的 INT-0105 试验采用双侧睾丸切除来验证全雄激素阻断是否为最佳的内分泌治疗手段[111]。INT-0105 临床试验将 1 387 例 D2 期前列腺癌患者随机分入双侧睾丸切除联合氟他胺组和单纯双侧睾丸切除组,中位随访 50 个月后,全雄激素阻断组的中位生存时间为 33 个月,单纯睾丸切除组为 30 个月($P = 0.14$)。随后许多Ⅲ期临床试验试图验证究竟全雄激素阻断是否优于单纯去势治疗,然而试验的结果却使得结论越来越模糊。EORTC 组织了一项随机临床试验比较药物去势联合氟他胺和双侧睾丸切除的效果,最终的分析显示全雄激素阻断组能有 7 个月的中位生存时间改善($P = 0.04$)[112]。然而另一项几乎类似的临床试验却提示接受双侧睾丸切除的患者有更长的生存[113]。

如此不一致的结果使得全雄激素阻断是否真正具有优势备受争议。2000 年,前列腺癌试验者协作组(PCTCG)对 27 个随机临床试验进行 Meta 分析,总共纳入了 8 275 例前列腺癌患者,但该分析并未包括 INT-0105 试验[114]。分析结果显示,接受全雄激素阻断患者的 5 年存活率为 25.4%,略高于单纯去势治疗组的 23.4%,差异无显著意义。由 Cochrane 协作组进行的 Meta 分析包含了 20 项临床随机试验的 6 320 例患者,其中包括了 INT-0105 试验。结果显示:与单纯去势治疗相比,接受全雄激素阻断治疗的患者 5 年存活率有提高,但治疗引起的并发症及治疗中断率较高[115]。

抗雄激素药物包括非甾体类(如氟他胺、比卡鲁胺)和甾体类(如孕激素),有着不同的作用效果和不良反应。PCTCG 的 Meta 分析显示:联合孕激素的最大限度雄激素阻断(MAB)的 5 年生存率较单纯去势组降低了 2.7%,而采用氟他胺和尼鲁米特的最大限度雄激素阻断提高了 2.9% 的 5 年生存率。需要指出的是:上述分析并未入选采用比卡鲁胺的研究。一项临床试验显示:相对于联合氟他胺的最大限度雄激素阻断,采用比卡鲁胺的方案有较长的中位生存时间,生存危险比为 0.87(95% 可信限 0.72～1.05,$P = 0.15$),比卡鲁胺组的腹泻较少而血尿较多[116]。一项Ⅲ期临床试验的中期结果显示:联合比卡鲁胺的最大限度雄激素阻断相对于单纯 LHRHa 减少了 54% 的进展危险（HR 0.46,95% 可信限 0.25～0.84,$P$ = 0.011）[117]。由于随访时间仅有 16 个月,联合比卡鲁胺的全雄激素阻断的生存益处有待更长随访的支持。

全雄激素阻断另一个备受争议之处在于联合抗雄激素药物往往会增加内分泌治疗的不良反应。NCI INT-0105 试验通过生活质量问卷评估了两种内分泌治疗手段的不良反应,并与治疗的益处进行比较[118]。内分泌治疗能够改善患者的生活质量,然而接受单纯双侧睾丸切除的患者受益较接受全雄激素阻断的患者更明显。接受全雄激素阻断的患者报道了更高的腹泻发生频率,同时情绪较差,双侧睾丸切除产生的生活质量益处似乎被增加的抗雄激素药物（氟他胺）抵消了。

目前基础研究也提示,前列腺癌包含对于雄激素依赖和敏感程度异质性的肿瘤细胞,同时 AR、作用通路的变化使得细胞逐渐适应低浓度的雄激素水平,因此这可能是全雄激素阻断临床益处并不显著的重要原因。

### （3）内分泌治疗启动的时间

ADT 治疗能够迅速缓解前列腺癌患者的临床症状、提高生活质量,随着 PSA 的引入,前列腺癌的内分泌治疗表现为针对 PSA 的治疗,那么早期治疗是否肯定能够改善患者的生存呢？治疗启动时间的争论主要在 3 个方面:初发晚期、确切治疗后局部复发和生化复发的前列腺癌。

英国的医学研究委员会（MRC）评估了立即和延迟 ADT 对于局部晚期或者无症状转移性前列腺癌的效果。在他们的研究中,934 例前列腺癌患者（261 例有转移,500 例没有转移,173 例未进行转移情况评估）随机接受早期 ADT 或者等到前列腺癌症状进展时再进行 ADT,研究的终点是死于前列腺癌。结果发现,早期和晚期 ADT 治疗组没有显著差异（65% 对 69%）,但没有转移的患者接受早期 ADT 后较少死于前列腺癌（32% 对 49%）[119]。Studer 等将 197 例高龄（中位年龄 76 岁）前列腺癌患者随机分入立即睾丸切除组或等待症状出现再治疗组,入选患者大部分为局部晚期病变,立即治疗组的肿瘤特异性生存略好但没有显著差异（$P$ = 0.09）,两组的总体生存没有显著差异（$P$ = 0.96）[120]。与早期前列腺癌的随访观察类似,等待症状出现再治疗组必须要求严密随访以防止严重并发症的发生。目前而言,推迟 ADT 可能适合于预期寿命短、并发症多、可以严密随访的无症状前列腺癌。

ECOG 进行了一项前瞻性随机临床试验比较立即 ADT 和观察在 98 例接受前列腺癌根治术且有淋巴结转移患者中的效果。中位随访时间为 7.1 年时的分析显示:立即 ADT 组有显著的生存优势[121]。

生化复发后的治疗比较棘手,首先明确复发位于局部还是远处,以考虑局部挽救性治疗能否提供治愈的机会。对于很可能有远处转移的患者,早期内分泌治疗最能体现优势。目前有许多预测指标可用于提示生化复发为远处病灶进展,其中 PSADT 最受重视。PSADT < 1 年的患者建议立即内分泌治疗,> 1 年的需结合 Gleason 评分、治疗前 PSA 值和复发的间隔期来综合判断[122,123]。目前越来越多的临床证据显示,内分泌治疗具有显著的不良反应,因此重要的是选择不同进展危险的患者进行针对性治疗。

### （4）间歇内分泌治疗

长期 ADT 后大部分患者均不可避免地转化为雄激素非依赖性前列腺癌,ADT 导致雄激素敏感细胞凋亡并抑制细胞增殖,而雄激素不敏感的克隆逐渐增多。间歇雄激素阻断的理论基础就是将前列腺癌细胞重新暴露在雄激素下使其分化获得凋亡的能力,期望能够延长激素依赖的时间,同时还能够减少 ADT 治疗的不良反应和治疗费用。

动物实验提示:相对于持续 ADT,间歇阻断雄激素能够显著延缓前列腺癌进展为雄激素非依赖[124]。Akakura 等将雄激素依赖的前列腺癌植入老鼠皮下,一旦长到 3 g 则行双侧睾丸切除,当肿瘤缩小 30% 时重新植入未去势的新老鼠,然后等待肿瘤长到 3 g,再次接受双侧睾丸切除。这一治疗周期持续到肿瘤变为雄激素非依赖（切除睾丸后肿瘤不再缩小）。而对照组负载 3 g 肿瘤的老鼠接受持续 ADT 直至进展。结果显示,接受持续 ADT 的前列腺癌在 51 天时出现进展,而周期接受间歇 ADT 的前列腺癌可达 147 天。

虽然动物实验的结果非常振奋人心,间歇 ADT 的主要障碍在于难以选择合适的治疗对象和制订合理的治疗计划。一般在治疗 8～9 个月或在 PSA 达到最低点再延长 1～3 个月后开始间歇,再次启动治疗的 PSA 值根据病变情况而定。局限性病变通常在 4～10 ng/ml 时启动,根治性治疗后复发的患者可以更早；如果已有转移或肿瘤负荷大的患者,可以在 10～20 ng/ml 时开始治疗。Ⅱ 期临床研究显示,确切治疗后局部复发或生化复发的患者进行间歇内分泌治疗后有较长的治疗间歇期,约占整个周期的 50%,同时进展为激素非依赖的时间得以延长。有多处转移或肿瘤负荷大的患者治疗间歇期仅占 30%,且往往在 1～2 个治疗周期后变为激素非依赖。对于生活质量的改善仍有争议,这与睾酮水平能否恢复有关,但是间歇治疗能够减少长期内分泌治疗带来的潮热和骨质疏松。一项Ⅲ期临床报道显示:中位随访时间达2.5年时,内分泌治疗的不良反应在间歇组明显少于持续治疗者(如潮热、性功能等),首次治疗后 PSA<1 ng/ml者有80%可以无需治疗1.5年以上[125]。NCI PR7 和 SWOG9346 是评估间歇ADT 效果的两个Ⅲ期临床试验,前者入组放疗后复发的前列腺癌,而后者入组的是转移性前列腺癌,这两项试验还在随访中。SWOG9346 的中期结果显示,首次 ADT 治疗7个月后 PSA 值与生存期密切相关,PSA≤0.2 ng/ml 的患者中位生存期达75个月,多因素分析提示 PSA 降到0.2 ng/ml 的患者死亡危险明显降低($HR$ =0.17,95%可信限0.13~0.21,$P$<0.0001)。显而易见,这部分患者比较适合间歇ADT 治疗,其初始临床病理指标要求以下条件:中位PSA 值30 ng/ml,较少骨痛症状,Gleason≤7分,一般情况较好[35]。

### (5) 新辅助和辅助内分泌治疗

虽然根治术前的新辅助内分泌治疗能够显著降低切缘阳性率、减少前列腺体积,但是许多临床试验证实并未有无进展生存的改善[126,127]。Cochrane Meta 分析的结果也证实,前列腺癌根治术前的新辅助内分泌治疗没有显著的无病生存和总生存的改善[94]。新辅助内分泌治疗后精囊和前列腺周围组织的粘连更常见,纤维化反应使得性神经的暴露和保留变得困难。

哪些患者术后需要辅助内分泌治疗? 首先比较肯定的就是局部晚期病变(精囊侵犯或淋巴结转移)和术后 PSA 持续升高者。若术后首次 PSA 值不可测,此时需要根据原发灶的病理情况决定治疗方案。对于高危的病理指标:Gleason 8~10 分、PSA>20 ng/ml、T2c,由于复发危险很高(>70%)同时早期治疗能够治愈微小转移灶,因此需要采取内分泌治疗。当然这种情况下,辅助放疗能够提高局部控制率并可能治愈局部残留的肿瘤,因此可以根据切缘情况、病理分期、Gleason 评分考虑应用。中危患者(Gleason 7分、PSA 11~20 ng/ml、T2b)虽然有一定的复发概率,但是一半的患者无需接受内分泌治疗而长期生存,且目前对生化复发有严密的监测,辅助内分泌治疗可以选择使用。Cochrane Meta 分析的结果显示,术后辅助内分泌治疗能够显著改善无病生存率(OR=3.73,95%可信限 2.3~6.03,$P$<0.00001),但是没有总生存率的显著差异[94]。

近年来许多研究证实,放疗联合内分泌治疗显示出生存益处并减少了并发症[90,93]。内分泌治疗在放疗的不同时期有着不同作用:作为新辅助治疗能够缩小前列腺体积而减少照射区域并提高局部控制率;同期内分泌治疗与放疗协同诱导肿瘤细胞凋亡;作为辅助治疗能够消除微小病灶。Cochrane Meta 分析的结果显示:放疗前的新辅助内分泌治疗显著改善了无病生存率(OR=1.93,95%可信限 1.45~2.56,$P$<0.00001),但是肿瘤特异性生存率有无改善仍有争论;辅助内分泌治疗则显著改善了肿瘤特异性生存率(OR=2.10,95%可信限 1.53~2.88,$P$=0.00001)、无病生存率(OR 2.53,95%可信限 2.05~3.12,$P$<0.00001)和总生存率(OR 1.46,95%可信限 1.17~1.83,$P$=0.0009)[94]。现有的临床试验结果提示:局部晚期和高危患者经过长期(2~3年)的内分泌治疗后生存明显改善。对于中危患者,4~6个月的辅助内分泌治疗比较合适。MD Anderson 肿瘤中心采用了更为精确的 Partin 表,如果前列腺肿瘤为局限性的概率≤75%,则建议采用联合内分泌治疗的放疗。当然无论是手术还是放疗后的辅助内分泌治疗,目前还存在治疗人群和治疗时间选择的困难。

### (6) 二线内分泌治疗

Kelly 等首先描述了氟他胺撤退综合征[128],随后在其他抗雄激素药物也观察到类似现象:20%~25%的前列腺癌患者在停用抗雄激素药物治疗后出现 PSA 和病灶的改善,虽然仅持续3~5个月。值得注意的是,抗雄激素药物撤退并非是停止 ADT,而是仅仅撤除抗雄激素受体药物。这一奇特现象有助于人们重新认识 AR 在前列腺癌中的生物学作用。可能的解释是:AR 基因在长期的治疗压力下出现突变,编码出配体特异性改变的 AR,此时抗雄激素药物可能反而作为激动剂激活下游通路[129]。

前列腺癌对于多种内分泌治疗药物有效,因此二线内分泌治疗的手段很多。首选的是抗 AR 药物的更换,反应率约为50%。其中从非甾体类抗雄激素药物更换为甾体类药物的有效率为83%,非甾体类更换的有效率为43%,从甾体类更换为非甾体类的有效率为13%[130]。其次的选择为肾上腺来源雄激素的抑制剂,包括酮康唑和氨鲁米特。Ⅲ期临床试验(CALGB 9583)结果显示:相对于单纯抗雄撤退,联合应用酮康唑能够显著提高 PSA 反应率和客观反应率,并且酮康唑联合氢化可的松方案易于耐受[131]。其他一些药物也降低 PSA 和缓解症状,如乙烯雌酚(反应率为26%~66%)和糖皮质激素(反应率18%~22%)。虽然二线内分泌治疗的选择很多,但是缺乏预测治疗有效的指标,并且没有临床证

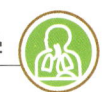

据显示能够延长生存率。

**(7) 内分泌治疗的不良反应**

虽然与化疗相比,前列腺癌的内分泌治疗具有效果好、严重毒性反应少的特点,但是其仍然具有显著的不良反应。根据不良反应发生的时机可以分为:即刻不良反应、急性不良反应和慢性不良反应。

即刻不良反应是应用 LHRHa 产生的闪烁现象,需要联合抗雄激素药物的应用加以防治。急性不良反应是指睾酮达到去势水平后产生的不良事件,常见的如潮热、性欲减退和勃起功能障碍。60% 接受 ADT 的患者有潮热现象,小剂量孕激素能够明显缓解此症状[132]。大部分 ADT 患者有勃起功能障碍,磷酸二酯酶抑制剂可能有助于恢复勃起,但是由于性欲的减退使患者较少接受性功能恢复的治疗。慢性不良反应是指长期 ADT 后产生机体改变,以肌肉骨骼系统和血液系统最为显著。Morote 等的研究发现,随着 ADT 的时间延长,骨质疏松患者比例逐渐升高,80.6% 接受 10 年以上 ADT 患者有骨质疏松[133]。一些生活方式的改变有助于减少骨质丢失,如停止吸烟、减少饮酒、增加运动和补充钙质。对于出现骨密度下降的前列腺癌患者,应用双膦酸盐有助于预防和缓解骨质疏松[134]。贫血是另一个常见的 ADT 不良反应,Bogdanos 等报道,在 ADT 治疗 6 个月后平均血红蛋白下降为 1.5 g/L,14.3% 的患者有 <110 g/L 的严重贫血,但应用重组促红细胞生成素后均能纠正[135]。近年来 ADT 导致的代谢异常引起关注,Braga-Basaria 等报道,50% 以上接受长期 ADT 的患者有代谢综合征[136]。相对于未接受 ADT 的患者,应用 LHRHa 的患者出现糖尿病、冠心病和心肌梗死的危险显著增加[137]。

## 47.9.3 雄激素非依赖性前列腺癌的治疗

ADT 状态下前列腺癌的进展通常首先表现为 PSA 水平的升高,虽然也有少部分患者表现为软组织或骨病灶的进展。除了出现 PSA 或临床病灶的进展,雄激素非依赖性前列腺癌的定义还需要满足以下的条件:血清睾酮为去势水平,已经尝试过抗雄激素药物撤除和二线内分泌治疗。在 PSA 引入后,雄激素非依赖性前列腺癌患者的中位生存时间为 12~18 个月。雄激素非依赖性前列腺癌的预后指标可分为患者状态和肿瘤特征两部分,前者包括一般情况、贫血、疲劳,后者包括代表肿瘤负荷的转移灶部位、PSA 水平和碱性磷酸酶以及肿瘤生物学行为的 Gleason 评分和 LDH 水平[138]。预后差的雄激素非依赖性前列腺癌中位生存时间仅 7.5 个月,而预后好的可达 27.2 个月。对于雄激素非依赖性前列腺癌患者应用外源性睾酮会使一部分患者出现疾病的进展。因此雄激素非依赖性前列腺癌的治疗首先是继续 ADT 治疗。

**(1) 全身化疗**

目前全身化疗已经成为转移性雄激素非依赖性前列腺癌的首选治疗。对于局限性雄激素非依赖性前列腺癌,何时化疗仍然需进一步研究。曾经广泛应用于前列腺癌的化疗药物包括雌二醇氮芥和米托蒽醌,多西他赛是 2004 年才认可的有效药物。米托蒽醌联合泼尼松方案能够显著缓解临床症状,然而与单用泼尼松相比并未提高生存率[139,140]。多西他赛能够稳定微管和避免有丝分裂纺锤体的解聚,同时还能抑制 Bcl-2 的作用。2004 年两个Ⅲ期临床试验(TAX327 和 SWOG99-16)的结果发现基于多西他赛的方案首次提高了雄激素非依赖性前列腺癌患者的生存时间[141,142]。TAX327 试验包括了 1 006 例雄激素非依赖性前列腺癌患者,均每日两次服用 5 mg 泼尼松,随机分入 3 组:米托蒽醌 12 mg/m$^2$ 每 3 周 1 次,多西他赛 75 mg/m$^2$ 每 3 周 1 次,每周 1 次多西他赛 30 mg/m$^2$(用药 5 周,停药 1 周)。结果显示,多西他赛 3 周方案相对于米托蒽醌 3 周方案延长了 2.5 个月的中位生存时间($P=0.009$),多西他赛单周方案的生存优势并未达到统计学意义。多西他赛 3 周方案同样显示出对于疼痛、生活质量、PSA 控制的改善,并且不良反应与米托蒽醌类似。SWOG99-16 试验入组了 674 例雄激素非依赖性前列腺癌患者,比较了米托蒽醌+泼尼松方案和多西他赛+雌莫司汀(雌二醇氮芥)方案。结果显示,多西他赛方案显著延长了 1.9 个月的生存时间($P=0.01$)。虽然试验中预防性应用抗凝血药物,但多西他赛和雌莫司汀方案的心血管、胃肠道、血栓并发症仍明显增加。雌莫司汀的雌激素成分会明显增加血栓并发症的发生率,同时对生存率的改善并没有重要作用。因此 TAX327 的多西他赛 3 周方案成为目前的常规方案。靶向药物、抗血管新生药物、免疫治疗等正在用于雄激素非依赖性前列腺癌的临床试验。

神经内分泌性前列腺癌是一种特殊的病理类型,临床行为多表现为内脏和软组织转移、溶骨性骨转移、高血钙、没有 PSA 升高的疾病进展。分子生物学检测发现,肿瘤细胞没有 AR 和 PSA 的表达,而是具有一些多肽生长因子和生长因子受体。神经内分泌性前列腺癌治疗通常参照肺小细胞癌的治疗,联合顺铂(或卡铂)和依托泊苷[143]。

### (2) 骨转移的治疗

90%的雄激素非依赖性前列腺癌患者会发生骨转移,骨转移会产生显著的并发症如严重的疼痛、骨折、脊髓压迫。双膦酸盐能够抑制骨质的丢失,从而缓解骨转移的进展。以往的临床试验显示,第1代和第2代的双膦酸盐对于预防骨相关事件没有显著作用。唑来膦酸是第3代双膦酸盐,近来一项Ⅲ期双盲安慰剂对照的临床试验比较了其对骨相关事件的作用。试验入组了643例有骨转移的前列腺癌患者,所有均接受钙补充和维生素D[144]。结果显示唑来膦酸能够减少骨相关事件(33.2%对44.2%,$P = 0.021$),同时显著延长了出现骨相关事件的时间(420天以上对321天,$P = 0.011$),但没有前列腺癌进展、生活质量和生存率的差别。目前唑来膦酸已经成为预防骨相关事件的有效手段,但是否在骨转移出现前应用仍有争论。

针对骨的放射性药物是前列腺癌骨转移治疗的另一种手段,常用于缓解全身骨痛。一项前瞻性临床试验将72例雄激素非依赖性前列腺癌伴骨转移的患者随机分入多柔比星组和多柔比星联合$^{89}$Sr组。结果显示单纯化疗组的中位生存时间为16.8个月,联合治疗组为27.7个月($P = 0.0014$)[145]。由于全身放射性核素药物治疗可能会引起比较严重的骨髓抑制,因此应用往往限于化疗失败患者的姑息治疗。

## 47.10 结语

发达国家前列腺癌的死亡率在过去的十几年间有了明显下降,而中国却呈现发病率升高、生存率降低的趋势。伴随着人口老龄化和人群寿命的延长,前列腺癌逐渐成为国内老年男性的重要健康问题之一。不同于国外普遍存在的前列腺癌筛查,国内前列腺癌患者的病变分期较晚,而建立适合我国高危人群筛查、增加早期前列腺癌的比例是改善整体治疗效果的根本途经。目前,局部晚期前列腺癌的综合治疗、内分泌治疗的优化和雄激素非依赖性前列腺癌的新兴治疗手段是迫切需要进一步改进的领域。通过基础研究的不断进步和临床试验的广泛开展,前列腺癌的预防、诊断和治疗会迈向新的台阶。

(叶定伟 郭小毛)

### 主要参考文献

[1] Parkin DM, Bray F, Ferlay J, et al. Global cancer statistics, 2002. CA Cancer J Clin, 2005, 55:74-108.
[2] 叶定伟. 前列腺癌的流行病学和中国的发病趋势. 中华外科杂志, 2006, 44:362-364.
[3] Walsh PC, Donker PJ. Impotence following radical prostatectomy: insight into etiology and prevention. J Urol,1982,128:492-497.
[4] McNeal JE. Normal histology of the prostate. Am J Surg Pathol, 1988,12:619-633.
[5] 上海市疾病预防控制中心. 2000年上海市恶性肿瘤发病率. 肿瘤, 2003, 23:532.
[6] 刘振伟, 项永兵, 张薇, 等. 上海市区1973~1999年前列腺癌发病趋势分析. 中国卫生统计, 2003,20:335-337.
[7] Peyromaure M, Debre B, Mao K, et al. Management of prostate cancer in China: a multicenter report of 6 institutions. J Urol, 2005, 174:1794-1797.
[8] 邵素霞, 项永兵, 刘振伟, 等. 上海市区泌尿系统恶性肿瘤相对生存率分析. 中国肿瘤临床, 2005,32:321-327.
[9] Zhang HF, Wang HL, Xu N, et al. Mass screening of 12 027 elderly men for prostate carcinoma by measuring serum prostate specific antigen. Chin Med J (Engl), 2004, 117:67-70.
[10] Lichtenstein P, Holm NV, Verkasalo PK, et al. Environmental and heritable factors in the causation of cancer — analyses of cohorts of twins from Sweden, Denmark, and Finland. N Engl J Med, 2000, 343:78-85.
[11] Carter BS, Beaty TH, Steinberg GD, et al. Mendelian inheritance of familial prostate cancer. Proc Natl Acad Sci USA, 1992, 89:3367-3371.
[12] Smith JR, Freije D, Carpten JD, et al. Major susceptibility locus for prostate cancer on chromosome 1 suggested by a genome-wide search. Science, 1996, 274(5291):1371-1374.
[13] Carpten J, Nupponen N, Isaacs S, et al. Germline mutations in the ribonuclease L gene in families showing linkage with HPC1. Nat Genet, 2002, 30:181-184.
[14] Xu J, Zheng SL, Komiya A, et al. Germline mutations and sequence variants of the macrophage scavenger receptor 1 gene are associated with prostate cancer risk. Nat Genet, 2002, 32:321-325.
[15] Hsing AW, Gao YT, Wu G, et al. Polymorphic CAG and GGN repeat lengths in the androgen receptor gene and prostate cancer risk: a population-based case-control study in China. Cancer Res, 2000, 60:5111-5116.
[16] Lee MM, Wang RT, Hsing AW, et al. Case-control study of diet and prostate cancer in China. Cancer Causes Control, 1998, 9:545-552.
[17] Rubin MA, Zhou M, Dhanasekaran SM, et al. alpha-Methylacyl coenzyme A racemase as a tissue biomarker for prostate cancer. JAMA, 2002, 287:1662-1670.
[18] Chan JM, Stampfer MJ, Giovannucci E, et al. Plasma insulin-like growth factor-I and prostate cancer risk: a prospective study. Science, 1998, 279:563-566.
[19] De Marzo AM, Marchi VL, Epstein JI, et al. Proliferative inflammatory atrophy of the prostate: implications for prostatic carcinogenesis. Am J Pathol, 1999, 155:1985-1992.
[20] De Marzo AM, Platz EA, Sutcliffe S, et al. Inflammation in prostate carcinogenesis. Nat Rev Cancer, 2007, 7:256-269.
[21] Thompson IM, Goodman PJ, Tangen CM, et al. The influence of finasteride on the development of prostate cancer. N Engl J Med, 2003,349:215-224.
[22] Thompson IM, Chi C, Ankerst DP, et al. Effect of finasteride on the sensitivity of PSA for detecting prostate cancer. J Natl Cancer Inst, 2006, 98:1128-1133.
[23] Thompson IM, Tangen CM, Goodman PJ, et al. Finasteride improves the sensitivity of digital rectal examination for prostate cancer detection. J Urol, 2007, 177:1749-1752.
[24] Gleason DF. Classification of prostatic carcinomas. Cancer Chemother Rep, 1966,50:125-128.
[25] Sakr WA. Prostatic intraepithelial neoplasia: A marker for high-risk groups and a potential target for chemoprevention. Eur Urol, 1999,35:474-478.
[26] Bostwick DG, Neumann R, Qian J, et al. Reversibility of prostatic intraepithelial neoplasia: implications for chemoprevention. Eur Urol, 1999, 35:492-495.
[27] Lin X, Tascilar M, Lee WH, et al. GSTP1 CpG island hypermethylation is responsible for the absence of GSTP1 expression in human prostate cancer cells. Am J Pathol, 2001,159:1815-1826.
[28] Bowen C, Bubendorf L, Voeller HJ, et al. Loss of NKX3.1 expression in human prostate cancers correlates with tumor progression. Cancer Res, 2000,60:6111-6115.
[29] Suzuki H, Freije D, Nusskern DR, et al. Interfocal heterogeneity of PTEN/MMAC1 gene alterations in multiple metastatic prostate cancer tissues. Cancer Res, 1998,58:204-209.
[30] Di Cristofano A, De Acetis M, Koff A, et al. Pten and p27KIP1 cooperate in prostate cancer tumor suppression in the mouse. Nat Genet, 2001, 27:222-224.
[31] Carvalhal GF, Smith DS, Mager DE, et al. Digital rectal examination for detecting prostate cancer at prostate specific antigen levels of 4 ng/ml or less. J Urol, 1999, 161:835-839.

[32] Catalona WJ, Richie JP, Ahmann FR, et al. Comparison of digital rectal examination and serum prostate specific antigen in the early detection of prostate cancer: results of a multicenter clinical trial of 6 630 men. J Urol, 1994, 151: 1283-1290.

[33] Fang J, Metter EJ, Landis P, et al. Low levels of prostate-specific antigen predict long-term risk of prostate cancer: results from the Baltimore Longitudinal Study of Aging. Urology, 2001, 58: 411-416.

[34] D'Amico AV, Chen MH, Roehl KA, et al. Preoperative PSA velocity and the risk of death from prostate cancer after radical prostatectomy. N Engl J Med, 2004, 351: 125-135.

[35] Hussain M, Tangen CM, Higano C, et al. Absolute prostate-specific antigen value after androgen deprivation is a strong independent predictor of survival in new metastatic prostate cancer: data from Southwest Oncology Group Trial 9346 (INT-0162). J Clin Oncol, 2006, 24: 3984-3990.

[36] Sengupta S, Slezak JM, Blute ML, et al. EJ. Simple graphic method for estimation of prostate-specific antigen doubling time. Urology, 2006, 67: 408-409.

[37] Klotz L. Active surveillance with selective delayed intervention is the way to manage 'good-risk' prostate cancer. Nat Clin Pract Urol, 2005, 2(3): 136-142.

[38] Roberts SG, Blute ML, Bergstralh EJ, et al. PSA doubling time as a predictor of clinical progression after biochemical failure following radical prostatectomy for prostate cancer. Mayo Clin Proc, 2001, 76: 576-581.

[39] Slovin SF, Wilton AS, Heller G, et al. Time to detectable metastatic disease in patients with rising prostate-specific antigen values following surgery or radiation therapy. Clin Cancer Res, 2005, 11: 8669-8673.

[40] D'Amico AV, Moul J, Carroll PR, et al. Prostate specific antigen doubling time as a surrogate end point for prostate cancer specific mortality following radical prostatectomy or radiation therapy. J Urol, 2004, 172: S42-S46; discussion S46-S47.

[41] Shulman MJ, Benaim EA. The natural history of androgen independent prostate cancer. J Urol, 2004, 172: 141-145.

[42] Raaijmakers R, Kirkels WJ, Roobol MJ, et al. Complication rates and risk factors of 5802 transrectal ultrasound-guided sextant biopsies of the prostate within a population-based screening program. Urology, 2002, 60: 826-830.

[43] Partin AW, Kattan MW, Subong EN, et al. Combination of prostate-specific antigen, clinical stage, and Gleason score to predict pathological stage of localized prostate cancer. A multi-institutional update. JAMA, 1997, 277: 1445-1451.

[44] Partin AW, Mangold LA, Lamm DM, et al. Contemporary update of prostate cancer staging nomograms (Partin Tables) for the new millennium. Urology, 2001, 58: 843-848.

[45] D'Amico AV, Whittington R, Malkowicz SB, et al. Biochemical outcome after radical prostatectomy, external beam radiation therapy, or interstitial radiation therapy for clinically localized prostate cancer. JAMA, 1998, 280: 969-974.

[46] Albertsen PC, Hanley JA, Gleason DF, et al. Competing risk analysis of men aged 55 to 74 years at diagnosis managed conservatively for clinically localized prostate cancer. JAMA, 1998, 280: 975-980.

[47] Epstein JI, Walsh PC, Carmichael M, et al. Pathologic and clinical findings to predict tumor extent of nonpalpable (stage T1 c) prostate cancer. JAMA, 1994, 271: 368-374.

[48] Carter HB, Walsh PC, Landis P, et al. Expectant management of nonpalpable prostate cancer with curative intent: preliminary results. J Urol, 2002, 167: 1231-1234.

[49] Han M, Partin AW, Pound CR, et al. Long-term biochemical disease-free and cancer-specific survival following anatomic radical retropubic prostatectomy. The 15-year Johns Hopkins experience. Urol Clin North Am, 2001, 28: 555-565.

[50] Hull GW, Rabbani F, Abbas F, et al. Cancer control with radical prostatectomy alone in 1 000 consecutive patients. J Urol, 2002, 167: 528-534.

[51] Hsu CY, Joniau S, Oyen R, et al. Outcome of surgery for clinical unilateral T3a prostate cancer: a single-institution experience. Eur Urol, 2007, 51: 121-128.

[52] Ward JF, Slezak JM, Blute ML, et al. Radical prostatectomy for clinically advanced (cT3) prostate cancer since the advent of prostate-specific antigen testing: 15-year outcome. BJU Int, 2005, 95: 751-756.

[53] Walsh PC, Lepor H, Eggleston JC. Radical prostatectomy with preservation of sexual function: anatomical and pathological considerations. Prostate, 1983, 4: 473-485.

[54] Stanford JL, Feng Z, Hamilton AS, et al. Urinary and sexual function after radical prostatectomy for clinically localized prostate cancer: the Prostate Cancer Outcomes Study. JAMA, 2000, 283: 354-360.

[55] Walsh PC. Radical prostatectomy for localized prostate cancer provides durable cancer control with excellent quality of life: a structured debate. J Urol, 2000, 163: 1802-1807.

[56] Walsh PC, Marschke P, Ricker D, et al. Patient-reported urinary continence and sexual function after anatomic radical prostatectomy. Urology, 2000, 55: 58-61.

[57] Quinlan DM, Epstein JI, Carter BS, et al. Sexual function following radical prostatectomy: influence of preservation of neurovascular bundles. J Urol, 1991, 145: 998-1002.

[58] Holmberg L, Bill-Axelson A, Helgesen F, et al. A randomized trial comparing radical prostatectomy with watchful waiting in early prostate cancer. N Engl J Med, 2002, 347: 781-789.

[59] Roehl KA, Han M, Ramos CG, et al. Cancer progression and survival rates following anatomical radical retropubic prostatectomy in 3 478 consecutive patients: long-term results. J Urol, 2004, 172: 910-914.

[60] Bianco FJ Jr, Scardino PT, Eastham JA. Radical prostatectomy: long-term cancer control and recovery of sexual and urinary function ("trifecta"). Urology, 2005, 66: 83-94.

[61] Zincke H, Oesterling JE, Blute ML, et al. Long-term (15 years) results after radical prostatectomy for clinically localized (stage T2 c or lower) prostate cancer. J Urol, 1994, 152: 1850-1857.

[62] Hanks GE, Asbell S, Krall JM, et al. Outcome for lymph node dissection negative T-1b, T-2 (A-2,B) prostate cancer treated with external beam radiation therapy in RTOG 77-06. Int J Radiat Oncol Biol Phys, 1991, 21: 1099-1103.

[63] Zagars GK, Pollack A, von Eschenbach AC. Prognostic factors for clinically localized prostate carcinoma: analysis of 938 patients irradiated in the prostate specific antigen era. Cancer, 1997, 79: 1370-1380.

[64] Lawton CA, Won M, Pilepich MV, et al. Long-term treatment sequelae following external beam irradiation for adenocarcinoma of the prostate: analysis of RTOG studies 7506 and 7706. Int J Radiat Oncol Biol Phy, 1991, 21: 935-939.

[65] Zelefsky MJ, Eid JF. Elucidating the etiology of erectile dysfunction after definitive therapy for prostatic cancer. Int J Radiat Oncol Biol Phys, 1998, 40: 129-133.

[66] Fisch BM, Pickett B, Weinberg V, et al. Dose of radiation received by the bulb of the penis correlates with risk of impotence after three-dimensional conformal radiotherapy for prostate cancer. Urology, 2001, 57: 955-959.

[67] Bagshaw MA, Cox RS, Ray GR. Status of radiation treatment of prostate cancer at Stanford University. NCI Monogr, 1988, 7: 47-60.

[68] Brenner DJ, Curtis RE, Hall EJ, et al. Second malignancies in prostate carcinoma patients after radiotherapy compared with surgery. Cancer, 2000, 88: 398-406.

[69] Zelefsky MJ, Fuks Z, Hunt M, et al. High dose radiation delivered by intensity modulated conformal radiotherapy improves the outcome of localized prostate cancer. J Urol, 2001, 166: 876-881.

[70] Zietman AL, DeSilvio ML, Slater JD, et al. Comparison of conventional-dose vs high-dose conformal radiation therapy in clinically localized adenocarcinoma of the prostate: a randomized controlled trial. JAMA, 2005, 294: 1233-1239.

[71] Pollack A, Zagars GK, Starkschall G, et al. Prostate cancer radiation dose response: results of the M. D. Anderson phase III randomized trial. Int J Radiat Oncol Biol Phys, 2002, 53: 1097-1105.

[72] Zelefsky MJ, Cowen D, Fuks Z, et al. Long term tolerance of high dose three-dimensional conformal radiotherapy in patients with localized prostate carcinoma. Cancer, 1999, 85: 2460-2468.

[73] Zelefsky MJ, Fuks Z, Hunt M, et al. High-dose intensity modulated radiation therapy for prostate cancer: early toxicity and biochemical outcome in 772 patients. Int J Radiat Oncol Biol Phys, 2002, 53: 1111-1116.

[74] Nag S, Beyer D, Friedland J, et al. American Brachytherapy Society (ABS) recommendations for transperineal permanent brachytherapy of prostate cancer. Int J Radiat Oncol Biol Phys, 1999, 44: 789-799.

[75] Davis BJ, Pisansky TM, Wilson TM, et al. The radial distance of extraprostatic extension of prostate carcinoma: implications for prostate brachytherapy. Cancer, 1999, 85: 2630-2637.

[76] Ragde H, Korb LJ, Elgamal AA, et al. Modern prostate brachytherapy. Prostate specific antigen results in 219 patients with up to 12 years of observed follow-up. Cancer, 2000, 89: 135-141.

[77] Zelefsky MJ, Kuban DA, Levy LB, et al. Multi-institutional analysis of long-term outcome for stages T1-T2 prostate cancer treated with permanent seed implantation. Int J Radiat Oncol Biol Phys, 2007, 67: 327-333.

[78] Phan TP, Syed AM, Puthawala A, et al. High dose rate brachytherapy as a boost for the treatment of localized prostate cancer. J Urol, 2007, 177: 123-127; discussion 127.

[79] Ragde H, Blasko JC, Grimm PD, et al. Interstitial iodine-125 radiation without adjuvant therapy in the treatment of clinically localized prostate carcinoma. Cancer, 1997, 80: 442-453.

[80] Benoit RM, Naslund MJ, Cohen JK. Complications after prostate brachytherapy in the medicare population. Urology, 2000, 55: 91-96.

[81] Kleinberg L, Wallner K, Roy J, et al. Treatment-related symptoms during the first year following transperineal 125 I prostate implantation. Int J Radiat Oncol Biol Phys, 1994, 28: 985-990.

[82] Stock RG, Stone NN, Iannuzzi C. Sexual potency following interactive ultrasound-guided brachytherapy for prostate cancer. Int J Radiat Oncol Biol Phys, 1996, 35: 267-272.

[83] Zelefsky MJ, Hollister T, Raben A, et al. Five-year biochemical outcome and toxicity with transperineal CT-planned permanent I-125 prostate implantation for

patients with localized prostate cancer. Int J Radiat Oncol Biol Phys, 2000, 47:1261-1266.
[84] Lee WR, Hall MC, McQuellon RP, et al. A prospective quality-of-life study in men with clinically localized prostate carcinoma treated with radical prostatectomy, external beam radiotherapy, or interstitial brachytherapy. Int J Radiat Oncol Biol Phys, 2001, 51:614-623.
[85] Slater JD, Rossi CJ Jr, Yonemoto LT, et al. Conformal proton therapy for early-stage prostate cancer. Urology, 1999, 53:978-984.
[86] Pilepich MV, Winter K, John MJ, et al. Phase Ⅲ radiation therapy oncology group (RTOG) trial 86-10 of androgen deprivation adjuvant to definitive radiotherapy in locally advanced carcinoma of the prostate. Int J Radiat Oncol Biol Phys, 2001, 50:1243-1252.
[87] Pilepich MV, Caplan R, Byhardt RW, et al. Phase Ⅲ trial of androgen suppression using goserelin in unfavorable-prognosis carcinoma of the prostate treated with definitive radiotherapy: report of Radiation Therapy Oncology Group Protocol 85-31. J Clin Oncol, 1997, 15:1013-1021.
[88] Lawton CA, Winter K, Murray K, et al. Updated results of the phase Ⅲ Radiation Therapy Oncology Group (RTOG) trial 85-31 evaluating the potential benefit of androgen suppression following standard radiation therapy for unfavorable prognosis carcinoma of the prostate. Int J Radiat Oncol Biol Phys, 2001, 49:937-946.
[89] Bolla M, Gonzalez D, Warde P, et al. Improved survival in patients with locally advanced prostate cancer treated with radiotherapy and goserelin. N Engl J Med, 1997, 337:295-300.
[90] Bolla M, Collette L, Blank L, et al. Long-term results with immediate androgen suppression and external irradiation in patients with locally advanced prostate cancer (an EORTC study): a phase Ⅲ randomised trial. Lancet, 2002, 360:103-106.
[91] Hanks GE, Pajak TF, Porter A, et al. Phase Ⅲ trial of long-term adjuvant androgen deprivation after neoadjuvant hormonal cytoreduction and radiotherapy in locally advanced carcinoma of the prostate: the Radiation Therapy Oncology Group Protocol 92-02. J Clin Oncol, 2003, 21:3972-3978.
[92] Roach M 3rd, DeSilvio M, Lawton C, et al. Phase Ⅲ trial comparing whole-pelvic versus prostate-only radiotherapy and neoadjuvant versus adjuvant combined androgen suppression: Radiation Therapy Oncology Group 9413. J Clin Oncol, 2003, 21:1904-1911.
[93] D'Amico AV, Manola J, Loffredo M, et al. 6-month androgen suppression plus radiation therapy vs radiation therapy alone for patients with clinically localized prostate cancer: a randomized controlled trial. JAMA, 2004, 292:821-827.
[94] Kumar S, Shelley M, Harrison C, et al. Neo-adjuvant and adjuvant hormone therapy for localised and locally advanced prostate cancer. Cochrane Database Syst Rev, 2006, 4:CD006019.
[95] Valicenti RK, Gomella LG, Ismail M, et al. The efficacy of early adjuvant radiation therapy for pT3N0 prostate cancer: a matched-pair analysis. Int J Radiat Oncol Biol Phys, 1999, 45:53-58.
[96] Taylor N, Kelly JF, Kuban DA, et al. Adjuvant and salvage radiotherapy after radical prostatectomy for prostate cancer. Int J Radiat Oncol Biol Phys, 2003, 56:755-763.
[97] Petrovich Z, Lieskovsky G, Stein JP, et al. Comparison of surgery alone with surgery and adjuvant radiotherapy for pT3N0 prostate cancer. BJU Int, 2002, 89:604-611.
[98] Wilder RB, Hsiang JY, Ji M, et al. Preliminary results of three-dimensional conformal radiotherapy as salvage treatment for a rising prostate-specific antigen level postprostatectomy. Am J Clin Oncol, 2000, 23:176-180.
[99] Cox JD, Gallagher MJ, Hammond EH, et al. Consensus statements on radiation therapy of prostate cancer: guidelines for prostate re-biopsy after radiation and for radiation therapy with rising prostate-specific antigen levels after radical prostatectomy. American Society for Therapeutic Radiology and Oncology Consensus Panel. J Clin Oncol, 1999, 17:1155.
[100] Pound CR, Partin AW, Eisenberger MA, et al. Natural history of progression after PSA elevation following radical prostatectomy. JAMA, 1999, 281:1591-1597.
[101] Amling CL, Bergstralh EJ, Blute ML, et al. Defining prostate specific antigen progression after radical prostatectomy: what is the most appropriate cut point? J Urol, 2001, 165:1146-1151.
[102] Cadeddu JA, Partin AW, DeWeese TL, et al. Long-term results of radiation therapy for prostate cancer recurrence following radical prostatectomy. J Urol, 1998, 159:173-177; discussion 177-178.
[103] Katz MS, Zelefsky MJ, Venkatraman ES, et al. Predictors of biochemical outcome with salvage conformal radiotherapy after radical prostatectomy for prostate cancer. J Clin Oncol, 2003, 21:483-489.
[104] Corn BW, Winter K, Pilepich MV. Does androgen suppression enhance the efficacy of postoperative irradiation? A secondary analysis of RTOG 85-31. Radiation Therapy Oncology Group. Urology, 1999, 54:495-502.
[105] Roach M 3rd, Hanks G, Thames H Jr, et al. Defining biochemical failure following radiotherapy with or without hormonal therapy in men with clinically localized prostate cancer: recommendations of the RTOG-ASTRO Phoenix Consensus Conference. Int J Radiat Oncol Biol Phys, 2006, 65:965-974.
[106] Byar DP, Corle DK. Hormone therapy for prostate cancer: results of the Veterans Administration Cooperative Urological Research Group studies. NCI Monogr, 1988, 12:165-170.
[107] The Leuprolide Study Group. Leuprolide versus diethylstilbestrol for metastatic prostate cancer. N Engl J Med, 1984, 311:1281-1286.
[108] Iversen P, Tyrrell CJ, Kaisary AV, et al. Bicalutamide monotherapy compared with castration in patients with nonmetastatic locally advanced prostate cancer: 6.3 years of followup. J Urol, 2000, 164:1579-1582.
[109] Labrie F, Dupont A, Belanger A, et al. New approach in the treatment of prostate cancer: complete instead of partial withdrawal of androgens. Prostate, 1983, 4:579-594.
[110] Crawford ED, Eisenberger MA, McLeod DG, et al. A controlled trial of leuprolide with and without flutamide in prostatic carcinoma. N Engl J Med, 1989, 321:419-424.
[111] Eisenberger MA, Blumenstein BA, Crawford ED, et al. Bilateral orchiectomy with or without flutamide for metastatic prostate cancer. N Engl J Med, 1998, 339:1036-1042.
[112] Denis LJ, Keuppens F, Smith PH, et al. Maximal androgen blockade: final analysis of EORTC phase Ⅲ trial 30853. EORTC Genito-Urinary Tract Cancer Cooperative Group and the EORTC Data Center. Eur Urol, 1998, 33:144-151.
[113] Iversen P, Rasmussen F, Klarskov P, et al. Long-term results of Danish Prostatic Cancer Group trial 86. Goserelin acetate plus flutamide versus orchiectomy in advanced prostate cancer. Cancer, 1993, 72:3851-3854.
[114] Maximum androgen blockade in advanced prostate cancer: an overview of the randomised trials. Prostate Cancer Trialists' Collaborative Group. Lancet, 2000, 355:1491-1498.
[115] Schmitt B, Bennett C, Seidenfeld J, et al. Maximal androgen blockade for advanced prostate cancer. Cochrane Database Syst Rev, 2000, 2:CD001526.
[116] Schellhammer PF, Sharifi R, Block NL, et al. Clinical benefits of bicalutamide compared with flutamide in combined androgen blockade for patients with advanced prostatic carcinoma: final report of a double-blind, randomized, multicenter trial. Casodex Combination Study Group. Urology, 1997, 50:330-336.
[117] Akaza H, Yamaguchi A, Matsuda T, et al. Superior anti-tumor efficacy of bicalutamide 80 mg in combination with a luteinizing hormone-releasing hormone (LHRH) agonist versus LHRH agonist monotherapy as first-line treatment for advanced prostate cancer: interim results of a randomized study in Japanese patients. Jpn J Clin Oncol, 2004, 34:20-28.
[118] Moinpour CM, Savage MJ, Troxel A, et al. Quality of life in advanced prostate cancer: results of a randomized therapeutic trial. J Natl Cancer Inst, 1998, 90:1537-1544.
[119] The Medical Research Council Prostate Cancer Working Party Investigators Group. Immediate versus deferred treatment for advanced prostatic cancer: initial results of the Medical Research Council Trial. Br J Urol, 1997, 79:235-246.
[120] Studer UE, Hauri D, Hanselmann S, et al. Immediate versus deferred hormonal treatment for patients with prostate cancer who are not suitable for curative local treatment: results of the randomized trial SAKK 08/88. J Clin Oncol, 2004, 22:4109-4118.
[121] Messing EM, Manola J, Sarosdy M, et al. Immediate hormonal therapy compared with observation after radical prostatectomy and pelvic lymphadenectomy in men with node-positive prostate cancer. N Engl J Med, 1999, 341:1781-1788.
[122] Freedland SJ, Humphreys EB, Mangold LA, et al. Risk of prostate cancer-specific mortality following biochemical recurrence after radical prostatectomy. JAMA, 2005, 294:433-439.
[123] D'Amico AV, Moul JW, Carroll PR, et al. Surrogate end point for prostate cancer-specific mortality after radical prostatectomy or radiation therapy. J Natl Cancer Inst, 2003, 95:1376-1383.
[124] Akakura K, Bruchovsky N, Goldenberg SL, et al. Effects of intermittent androgen suppression on androgen-dependent tumors. Apoptosis and serum prostate-specific antigen. Cancer, 1993, 71:2782-2790.
[125] Da Silva FC GF, Santos A, Kliment J, et al. Phase 3 Study of intermittent monotherapy versus continuous combined androgen deprivation. American Urological Association 2006 Annual Meeting. Atlanta, Georgia: American Urological Association 2006.
[126] Aus G, Abrahamsson PA, Ahlgren G, et al. Three-month neoadjuvant hormonal therapy before radical prostatectomy: a 7-year follow-up of a randomized controlled trial. BJU Int, 2002, 90:561-566.
[127] Klotz LH, Goldenberg SL, Jewett MA, et al. Long-term followup of a randomized trial of 0 versus 3 months of neoadjuvant androgen ablation before radical prostatectomy. J Urol, 2003, 170:791-794.
[128] Kelly WK, Scher HI. Prostate specific antigen decline after antiandrogen withdrawal: the flutamide withdrawal syndrome. J Urol, 1993, 149:607-609.
[129] Shi XB, Ma AH, Xia L, et al. Functional analysis of 44 mutant androgen receptors from human prostate cancer. Cancer Res, 2002, 62:1496-1502.
[130] Okihara K, Ukimura O, Kanemitsu N, et al. Clinical efficacy of alternative

antiandrogen therapy in Japanese men with relapsed prostate cancer after first-line hormonal therapy. Int J Urol, 2007,14:128-132.

[131] Small EJ, Halabi S, Dawson NA, et al. Antiandrogen withdrawal alone or in combination with ketoconazole in androgen-independent prostate cancer patients: a phase III trial (CALGB 9583). J Clin Oncol, 2004, 22: 1025-1033.

[132] Langenstroer P, Kramer B, Cutting B, et al. Parenteral medroxyprogesterone for the management of luteinizing hormone releasing hormone induced hot flashes in men with advanced prostate cancer. J Urol, 2005,174:642-645.

[133] Morote J, Morin JP, Orsola A, et al. Prevalence of osteoporosis during long-term androgen deprivation therapy in patients with prostate cancer. Urology, 2007, 69:500-504.

[134] Greenspan SL, Nelson JB, Trump DL, et al. Effect of once-weekly oral alendronate on bone loss in men receiving androgen deprivation therapy for prostate cancer: a randomized trial. Ann Intern Med, 2007,146:416-424.

[135] Bogdanos J, Karamanolakis D, Milathianakis C, et al. Combined androgen blockade-induced anemia in prostate cancer patients without bone involvement. Anticancer Res, 2003,23:1757-1762.

[136] Braga-Basaria M, Dobs AS, Muller DC, et al. Metabolic syndrome in men with prostate cancer undergoing long-term androgen-deprivation therapy. J Clin Oncol, 2006, 24:3979-3983.

[137] Keating NL, O'Malley AJ, Smith MR. Diabetes and cardiovascular disease during androgen deprivation therapy for prostate cancer. J Clin Oncol, 2006, 24:4448-4456.

[138] Halabi S, Small EJ, Kantoff PW, et al. Prognostic model for predicting survival in men with hormone-refractory metastatic prostate cancer. J Clin Oncol, 2003, 21:1232-1237.

[139] Kantoff PW, Halabi S, Conaway M, et al. Hydrocortisone with or without mitoxantrone in men with hormone-refractory prostate cancer: results of the Cancer and Leukemia Group B 9182 study. J Clin Oncol, 1999, 17: 2506-2513.

[140] Tannock IF, Osoba D, Stockler MR, et al. Chemotherapy with mitoxantrone plus prednisone or prednisone alone for symptomatic hormone-resistant prostate cancer: a Canadian randomized trial with palliative end points. J Clin Oncol, 1996,14:1756-1764.

[141] Tannock IF, de Wit R, Berry WR, et al. Docetaxel plus prednisone or mitoxantrone plus prednisone for advanced prostate cancer. N Engl J Med, 2004, 351:1502-1512.

[142] Petrylak DP, Tangen CM, Hussain MH, et al. Docetaxel and estramustine compared with mitoxantrone and prednisone for advanced refractory prostate cancer. N Engl J Med, 2004, 351:1513-1520.

[143] Papandreou CN, Daliani DD, Thall PF, et al. Results of a phase II study with doxorubicin, etoposide, and cisplatin in patients with fully characterized small-cell carcinoma of the prostate. J Clin Oncol, 2002, 20:3072-3080.

[144] Saad F, Gleason DM, Murray R, et al. A randomized, placebo-controlled trial of zoledronic acid in patients with hormone-refractory metastatic prostate carcinoma. J Natl Cancer Inst, 2002, 94:1458-1468.

[145] Tu SM, Millikan RE, Mengistu B, et al. Bone-targeted therapy for advanced androgen-independent carcinoma of the prostate: a randomised phase II trial. Lancet, 2001,357:336-341.

# 48 白血病

48.1 分类和分型
48.2 流行病学
   48.2.1 发病率与死亡率
   48.2.2 性别和年龄发病率
   48.2.3 各型白血病的发病率与构成比
48.3 病因和发病机制
   48.3.1 病毒
   48.3.2 遗传因素
   48.3.3 放射因素
   48.3.4 化学因素
   48.3.5 细胞遗传学和分子生物学发病机制
48.4 急性白血病的临床表现和诊断
   48.4.1 临床表现
   48.4.2 实验室检查
   48.4.3 诊断和鉴别诊断
48.5 急性白血病的治疗
   48.5.1 治疗原则
   48.5.2 支持疗法
   48.5.3 化疗
   48.5.4 中枢神经系统白血病的预防与治疗
   48.5.5 造血干细胞移植
   48.5.6 急性白血病疗效标准
48.6 慢性粒细胞白血病
   48.6.1 临床表现
   48.6.2 实验室检查
   48.6.3 病程
   48.6.4 分期和诊断标准
   48.6.5 治疗概述
   48.6.6 慢性期治疗
   48.6.7 加速期治疗
   48.6.8 急变期治疗
48.7 慢性淋巴细胞白血病
   48.7.1 临床表现
   48.7.2 分期
   48.7.3 诊断和鉴别诊断
   48.7.4 治疗
   48.7.5 预后的评定
48.8 少见和特殊类型白血病
   48.8.1 低增生性急性白血病
   48.8.2 髓系肉瘤
   48.8.3 嗜酸性粒细胞白血病
   48.8.4 急性嗜碱性粒细胞白血病
   48.8.5 肥大细胞（或组织嗜碱性粒细胞）白血病
   48.8.6 成人T细胞白血病
   48.8.7 毛细胞白血病
   48.8.8 急性巨核细胞白血病
   48.8.9 急性未定系列白血病
   48.8.10 急性全髓增殖伴骨髓纤维化
48.9 骨髓增生异常综合征
   48.9.1 分型
   48.9.2 病理生理
   48.9.3 诊断
   48.9.4 预后
   48.9.5 治疗
48.10 骨髓增生异常/骨髓增殖性肿瘤
   48.10.1 慢性粒-单核细胞白血病
   48.10.2 不典型慢性髓系白血病
   48.10.3 幼年型粒-单核细胞白血病

  白血病（leukemia）是一组异质性恶性克隆性疾病，是因造血干/祖细胞于分化不同阶段发生分化阻滞、凋亡障碍和恶性增殖而引起的造血系统恶性肿瘤。其主要的临床表现为异常白细胞及其幼稚细胞（通常称白血病细胞）在骨髓或其他造血组织中快速增殖，经血流浸润各种组织，从而使正常血细胞生成减少，产生相应临床表现，外周血白细胞有质和量的变化[1-3]。

## 48.1 分类和分型

  白血病的分类和分型具有重要临床价值，因为它是一组异质性很大的疾病，其临床表现、预后和治疗方法均有很大差异。一般可根据临床表现、细胞形态学、细胞化学、细胞免疫学和细胞遗传学进行分类[1]。传统有下列分类方法。

**（1）根据病程缓急以及细胞分化程度分类**

1）急性白血病　病情发展迅速,骨髓及外周血中以异常原始及早期幼稚细胞为主,原始细胞一般>20%

2）慢性白血病　病程较缓慢,骨髓及外周血中以异常的成熟细胞为主,其次为幼稚细胞,原始细胞常<10%~15%。

**（2）根据白血病细胞的形态和生化特征分类**

1976年FAB（法—美—英）协作组将急性白血病分成急性淋巴细胞白血病（简称急淋,ALL）和急性髓系白血病（AML）两类。FAB分类以形态学为主,自1976年发表以来,因方法简易实用,对白血病的治疗和估计预后有一定价值。20世纪80年代以来经多次修订完善,已为世界各国血液病学专家所采用,成为国际上统一的分型方法。FAB分类将ALL按原淋巴细胞的大小及形态学分$L_1$、$L_2$和$L_3$ 3个亚型,将AML分成$M_0$至$M_7$8个亚型,其中$M_0$、$M_1$、$M_2$、$M_3$系按髓系白血病细胞的分化程度依次分型,$M_4$为急性粒—单核细胞白血病（简称急粒单,AMMoL）,$M_5$为急性单核细胞白血病（简称急单,AMoL）,$M_6$为急性红白血病（AEL）,$M_7$为急性巨核细胞白血病（MKL）。我国1986年在天津召开全国白血病分类、分型讨论会,根据FAB分型方法补充将AML分成$M_1$、$M_{2a}$、$M_{2b}$、$M_{3a}$、$M_{3b}$、$M_{4a}$、$M_{4b}$、$M_{4c}$、$M_4E_0$、$M_{5a}$、$M_{5b}$、$M_6$、$M_7$等亚型。

慢性白血病分为慢性淋巴细胞白血病（简称慢淋,CLL）、慢性粒细胞白血病（简称慢粒,CGL或CML）、慢性粒—单核细胞白血病（CMML）、慢性中性粒细胞白血病（CNL）、毛细胞白血病（HCL）和幼淋巴细胞白血病（PLL）等。

少见和特殊类型白血病包括低增生性白血病、髓系肉瘤、嗜酸性粒细胞白血病、嗜碱性粒细胞白血病、肥大细胞（或组织嗜碱细胞）白血病、成人T细胞白血病（ATL）、浆细胞白血病、急性混合细胞白血病和急性全髓增殖症伴骨髓纤维化等。

**（3）根据白血病细胞形态、免疫学标记及细胞遗传学分类**

随着单克隆抗体在白血病中的应用,又可根据免疫学标记将ALL分成6个亚型：早B前体型、普通型、前B型、B细胞型、早T前体型和T细胞型。但大多数髓系细胞的单克隆抗体缺乏特异性,且髓系白血病细胞在不同成熟阶段的表面抗原并不呈一致性顺序出现,所以髓细胞白血病免疫学分类尚有待探索。由于单克隆抗体较为广泛应用,已发现了有两系甚至三四系标记并存的恶性造血细胞。成人ALL中有23%表达髓系抗原,AML中有20%表达淋巴细胞相关分化抗原,这是细胞系间反ібла抗原表达。而急性混合细胞白血病系指髓细胞系和淋巴细胞系共同累及的一组急性白血病。

对白血病细胞遗传学的研究,尤其是染色体高分辨技术的应用等,也发现了各类白血病的遗传学特征。所以20世纪80年代以来,国际上已提出白血病的最新分类,即结合形态学（M）、免疫学（I）和遗传学（C）的MIC分类法,如再加上基因分型（M）,即MICM分类。2001年和2008年正式公布的世界卫生组织（WHO）造血和淋巴组织肿瘤分类（简称WHO分类）即MICM分类[4]。WHO分类中疾病实体之间界限清晰,解决了某些单凭形态难以分型或易混淆白血病的诊断,目前已为国外众多国家血液和肿瘤工作者所采用,国内有条件单位也逐渐在推广。WHO有关AML分类详见表48-1；ALL仅分为前体B-急性淋巴细胞白血病/原始淋巴细胞淋巴瘤（前体B-ALL/B-LBL）和前体T-急性淋巴细胞白血病/原始淋巴细胞淋巴瘤（前体T-ALL/T-LBL）,而将FAB ALL-L3命名为Burkitt淋巴瘤/白血病,归入成熟B细胞肿瘤；将慢性淋巴细胞白血病/小淋巴细胞淋巴瘤（CLL/SLL）、B-幼淋巴细胞白血病（B-PLL）、HCL归入成熟B细胞肿瘤；将T-幼淋巴细胞白血病（T-PLL）、大颗粒淋巴细胞白血病（LGL）、侵袭型NK细胞白血病、成人T细胞白血病/淋巴瘤（ATL）归入成熟T细胞和NK细胞肿瘤；将CML、CNL、慢性嗜酸粒细胞白血病/高嗜酸粒细胞综合征（CEL/HES）归入慢性骨髓增殖性肿瘤（CMPN）；将CMML归入骨髓增生异常/骨髓增殖性肿瘤（MDS/MPN）[3,4,67]。

**表48-1　AML WHO分类**

| |
|---|
| AML伴重现性遗传学异常 |
| 　　AML伴t(8;21)(q22;q22);(AML1/ETO) |
| 　　AML伴inv(16)(p13q22)或t(16;16)(p13;q22);（CBFβ/MYH11） |
| 　　APL*[AML伴t(15;17)(q22;q12);(PML/RARα)和变异型] |
| 　　AML伴11q23(MLL)异常 |
| AML伴多系病态造血(有或无MDS病史) |
| 治疗相关性AML/MDS(烷化剂相关性,拓扑异构酶Ⅱ抑制剂相关性) |
| 不另行分类的AML |

续表

AML 微分化型
AML 未成熟型
AML 成熟型
急性粒/单核细胞白血病
急性原始单核细胞/单核细胞白血病
急性红白血病/纯红系白血病
急性巨核细胞白血病
急性嗜碱粒细胞白血病
急性全髓增殖症伴骨髓纤维化
髓系肉瘤
系列不明急性白血病(急性未分化细胞白血病,急性双表型/双系列白血病)

\*:APL,急性早幼粒细胞白血病。

# 48.2 流行病学

白血病是一种常见的恶性肿瘤,占癌症总发病数的3%~5%。据西方国家统计,白血病总年发病率8/10万~10/10万,近30年来都稳定在此水平,推算全世界每年有新病例20万~25万,在同一时期的估计病例数可达50万。我国各年龄组恶性肿瘤的死亡率中白血病占第6位(男性)和第8位(女性),在儿童及<35岁的人群中则占第1位。

## 48.2.1 发病率与死亡率

白血病的分布是世界性的,其发病率和死亡率有相当大的地区差别。据统计,全球最高年龄标化死亡率见于西欧、大洋洲和北美,男性达4.8/10万人年~7.4/10万人年,女性达3.2/10万人年~4.6/10万人年,据以色列、哥斯达黎加的统计,与上述工业化国家类似。但亚洲及拉丁美洲则较低,男性为3.7/10万~4.5/10万,女性为2.8/10万~3.5/10万。据美国统计,1970~1994年年龄标化白血病死亡率,白人男性8.80/10万、女性5.16/10万,与前20年类似[5]。根据我国恶性肿瘤3年(1973~1975年)死亡回顾调查,白血病年龄校正死亡率男性为2.79/10万,女性为2.23/10万,与亚洲国家相近而明显低于欧美国家[6]。20世纪70年代以后开展了联合化疗及骨髓移植,有些患者能长期生存,因此上述死亡率已不能完全代表目前发病情况。

白血病发病率和死亡率的地区差异基本一致。根据1997年五大洲癌症发病率统计,白血病发病率最高的还是北美、澳大利亚和新西兰的白人;其次是北欧、西欧人;南欧和以色列犹太人为中等水平;中国、日本、印度为低水平,美国非西班牙裔白人男性年龄校正发病率高达14.1/10万人年,女性为8.3/10万人年。我国白血病的发病率与亚洲国家相近而明显低于欧美国家。中国医学科学院血液学研究所曾组织了全国22个省、市、自治区46个调查点、60 557 127人年(1986~1988年)的白血病发病率调查,年发病率为2.76/10万,大部分地区的发病率与全国发病率相比无明显差别,但油田和污染地区的发病率明显增高,大城市的发病率高于农村。

白血病发病率的种族差别只有CLL较肯定,而其他类型白血病并不明显。男性CLL的发病率北美洲为0.9/10万~3.1/10万,欧洲为0.1/10万~2.7/10万,大洋洲为0.5/10万~1.6/10万,而亚洲为0.1/10万~0.4/10万,我国为0.05/10万。

白血病的发病率是否逐年升高未有肯定的结论。国外多数统计资料认为从全球来讲,自20世纪60年代以来,白血病的发病率基本上是平稳的,所谓白血病总死亡率的增高主要与老年人白血病死亡率显著升高有关,儿童白血病发病率反而有不同程度降低。我国平顶山市10年白血病发病率追踪观察也未发现有明显差别[7]。

## 48.2.2 性别和年龄发病率

据各地区、各年代白血病的性别发病率调查,男女之比为(1~1.6):1。我国1986~1988年调查资料表明,男性白血病发病率为2.98/10万,女性为2.52/10万,男性发病率略高于女性,尤其是青少年和老年人发病率的性别差别更明显,前者尤见于ALL,后者尤见于急非淋[6]。CML各年龄组都是男性发病率高于女性;CLL在>50岁年龄组,男性发病率明显高于女性。

观察白血病年龄的发病率曲线,发现在<5岁及15~20岁间有两个小高峰,在40岁以后随年龄增加发病率逐渐升高,高峰年龄在60岁以后。各型白血病发病年龄不尽相同,据美国统计,ALL在5岁以下发病率较高(3.8/10万),5岁以后逐渐下降,至25~29岁最低(0.2/10万),到老年期又升高(3.7/10万);AML在30岁以前发病率较低(0.8/10万)以后随年龄逐渐升高,至70岁以后可高达14.8/10万;CML发病率在25岁以前甚低(0.2/10万),中年后发病率增高;CLL在30岁以前罕见,而老年人可达28.3/10万。我国1986~1988年的调查资料也有类似情况。白血病发病高峰年龄为50~69岁;

ALL 发病高峰年龄在 10 岁之前,之后逐渐降低,进入老年期又略升高;CML 发病率随年龄增长逐渐升高,50~59 岁达高峰;CLL 发病率在 50 岁以后才有明显升高。据上海地区报道;老年急性白血病的构成比已从 1984 年的 9.3% 上升至 1993 年的 21.2%,并且逐年升高[8]。

### 48.2.3 各型白血病的发病率与构成比

各型白血病的构成比以急性多于慢性。据美国统计各型白血病的构成比:AML 34%,CLL 28%,CML 13%,ALL 11%,其余为其他类型白血病。日本由于 CLL 发病率低(构成比 2.5%),因此急性白血病占 70% 以上。在儿童中绝大多数为急性,慢性仅占 2.7%~5.7%,几乎所有儿童慢性白血病均为 CML。根据我国 1986~1988 年调查资料,各型白血病的发病率以 AML 最高(1.62/10 万),ALL 次之(0.69/10 万),CML(0.36/10 万)、CLL(0.05/10 万)和特殊类型(0.03/10 万)最低。1999 年上海市白血病协作组统计 2 867 例急性白血病 FAB 分型资料,各亚型构成比:AML 61.6%、ALL 35.4%,其他 3%;其中儿童分别为 31.3%、66.3%、2.5%;青壮年分别为 70.6%、26.8%、2.6%;老年分别为 77.5%、17.0%、5.5%。ALL 中 $L_1$ 43.6%、$L_2$ 48.4%、$L_3$ 8%。AML 中 $M_1$ 7%、$M_2$ 24.9%、$M_3$ 22.7%、$M_4$ 15.1%、$M_5$ 26.5%、$M_6$ 3.1%、$M_7$ 0.7%[9]。2007 年上海市中美联合白血病协作组采用 MICM 分型统计 572 例成人急性白血病的 WHO 分型[10],各亚型构成比见表 48-2。

**表 48-2　2007 年上海市急性白血病 WHO 分型构成比**

| WHO 亚型 | 例数 | 构成比(%) |
| --- | --- | --- |
| AML | 436 | 100.0 |
| 　AML 伴 t(8;21)(q22;q22) | 46 | 10.6 |
| 　AML 伴 inv(16)(p13q22)或 t(16;16)(p13;q22) | 13 | 3.0 |
| 　AML 伴 t(15;17)(q22;q12) | 78 | 17.9 |
| 　AML 伴 11 q23(MLL) | 17 | 3.9 |
| 　AML 伴多系病态造血 | 57 | 13.1 |
| 　治疗相关 AML | 4 | 0.9 |
| 　微分化型 AML | 10 | 2.3 |
| 　未成熟型 AML | 4 | 0.9 |
| 　成熟型 AML | 56 | 12.8 |
| 　急性粒-单核细胞白血病 | 107 | 25.4 |
| 　急性单核细胞白血病 | 38 | 8.7 |
| 　急性红白血病 | 3 | 0.7 |
| 　急性巨核细胞白血病 | 3 | 0.7 |
| ALL | 119 | 100.0 |
| 　前体 B-ALL | 101 | 84.9 |
| 　Buckitt 白血病 | 1 | 0.8 |
| 　前体 T-ALL | 17 | 14.3 |
| 其他类型白血病 | 17 | |

## 48.3　病因和发病机制

人类白血病的确切病因至今未明。许多因素与白血病的发病有关。病毒可能是主要的因素,此外尚有遗传因素、放射、化学毒物或药物等因素。某些染色体的异常与白血病的发生有直接关系,染色体的断裂和易位可使癌基因的位置发生移动和激活,染色体内基因结构的改变可直接引起细胞发生突变,免疫功能的降低则有利于白血病的发病。

### 48.3.1　病毒

早已证实,C 型 RNA 肿瘤病毒或称反转录病毒是哺乳类动物(如小鼠、猫、牛、绵羊)和灵长类动物自发性白血病的病因,这种病毒能通过内生的反转录酶按照 RNA 顺序合成 DNA 的复制品,即前病毒,当插入宿主的染色体 DNA 中后可诱发恶变。肿瘤病毒携有病毒的原癌基因(v-onc),大多数脊椎动物(包括人)的细胞基因体内也有与 v-onc 同源的原癌基因。v-onc 被整合入宿主细胞的基因后可使邻近的基因发生恶变。反转录病毒的感染也可致原癌基因激活,成为恶性转变的基因,导致靶细胞恶变。进入体内的病毒基因即使不含有 v-onc,如果改变了基因的正常功能,也有可能引起白血病。

人类白血病的病毒病因研究已有数十年历史,但至今只有两种少见白血病与病毒相关:ATL 肯定是由反转录病毒引起;EB 病毒属 DNA 病毒,被认为与 Burkitt 白血病(成熟 B-ALL)发病有关。1976 年日本学者发现 ATL,以后流行病学调查,发现在日本西南部、加勒比海区域及中部非洲为高发流行区。1980 年在 ATL 细胞系中发现 ATL 相关抗原,并在电镜下发现了病毒颗粒。美国的 Gallo 和日本的日昭赖夫分别从患者培养细胞株中分离出 C 型反转录 RNA 病毒,命名为人类 T 细胞白血病/淋巴瘤病毒(HTLV-Ⅰ)和成人 T 细胞白血病病毒(ATLV),以后证实 HTLV-Ⅰ 和 ATLV 是一致的。这是对人类白血病病毒病因研究的重大贡献。在 ATL 细胞中发现有 HTLV-Ⅰ 前病毒 DNA,ATL 患者血清中可检出 HTLV-Ⅰ 抗体。ATL 的高发区也是 HTLV-Ⅰ 感染的高发区。血清流行病学调查表明,日本 ATL 流行区 40 岁以上的健康人群中 HTLV-Ⅰ 抗体阳性率达 6%~37%,而非流行区抗体阳性率仅 0%~0.015%。HTLV-Ⅰ 具有传染性,可通过乳汁母婴传播,通过性交和输血传播,除 ATL 外其他类型白血病尚无法证实具有传染性。我国东南沿海的地理位置和气候条件与日本西南部相似,并且日本与我国相邻,两国交往密切,这些地区是否也有本病流行? 我国预防医学科学院病毒学研究所等单位曾调查我国 28 个省、市、自治区人群的 10 013 份血清标本,发现 8 例 HTLV-Ⅰ 抗体阳性,其中 3 例日本人,2 例为我国台湾省人,2 例中国妇女系上述阳性者的妻子,1 例我国海员,常在日本港口居住。说明病毒可由与日本人密切接触而传播[11]。1989 年吕联煌在福建沿海地区发现 HTLV-Ⅰ 小流行区。共调查 518 人,包括白血病患者 210 人,发现 2 例 ATL 患者和 5 例血清 HTLV-Ⅰ 抗体阳性者,其中 1 例 ATL,患者的妻子和次子血清 HTLV-Ⅰ 抗体均为阳性,1 例 HCL 患者血清 HTLV-Ⅰ 抗体也呈阳性[12]。1982 年 Kalyanaraman 从 1 例 T 细胞型 HCL 患者的细胞株中分离出 HTLV,他认为该例患者的病毒有别于以前分离出的 HTLV,称为 HTLV-Ⅱ 型病毒,提出 HCL 的病毒是 HTLV-Ⅱ。HTLV-Ⅰ 和 HTLV-Ⅱ 虽是两型病毒,但在血清学上可发生交叉反应,因此上述吕氏报道的 HCL 患者 HTLV 抗体阳性,尚难确定其所感染的病毒是 HTLV-Ⅰ 或 HTLV-Ⅱ。

### 48.3.2 遗传因素

遗传因素与某些白血病发病有关。白血病患者中有白血病家族史者占 8.1%,而对照组仅 0.5%。近亲结婚人群 ALL 发病率比期望值高 30 倍。单卵双胎者如一人患白血病,另一人患白血病的概率为 20%,并且双胎可得同型白血病。家族性白血病占白血病病例总数的 7%,国外已报道 100 多例。国内张氏和程氏曾报道 11 户 22 例和 8 户 16 例家族性白血病,主要为父母与子女或兄妹之间[13]。1985 年以来我国报道先天性白血病 11 例,其中有 AML 4 例,AMMOL 1 例,AMOL 3 例,ALL 3 例。在白血病的第 1 代家族中患白血病者,急性白血病占 2%,CLL 占 3.5%,CML 只占 0.8%,故 CLL 的家族性较显著。

某些染色体有畸变、断裂或 DNA 修复有缺陷的遗传性疾患常伴较高的白血病发病率[14],如 Down 综合征、先天性血管扩张红斑症(Bloom 综合征)、共济失调毛细血管扩张症、遗传性 8 号染色体三体综合征和 Fanconi 贫血等。Down 综合征有 21 号染色体三体异常,其发生急性白血病的危险性比一般人群高 20 倍,且发病比其他儿童为早(中数发病年龄 2~3 岁对 5~6 岁),并且常伴 AML-M7。Bloom 综合征易有染色体断裂,其发生急性白血病的危险性可高达 50%。Fanconi 贫血是常染色体隐性遗传性疾病,具有自发性染色体断裂,患者及其家族中白血病的发病率甚高。上述遗传性疾患不仅有染色体的异常,并且其体细胞在体外病毒作用下有很高的恶变率。先天性无丙种球蛋白症虽未检出有染色体异常,但均有细胞免疫及体液免疫的缺陷,严重联合免疫缺陷者白血病的发生率也很高。

白血病和 HLA 抗原型别有某种联系尚有争议,如 ALL 常伴 HLA-A2 和 HLA-A9 等。上述说明遗传因素与白血病的发病有某种联系,但对大多数白血病而言,白血病毕竟不是遗传性疾病。

### 48.3.3 放射因素

电离辐射有致白血病作用,其作用与放射剂量大小、放射部位及年龄有关。短期内较大剂量照射、全身和放射野较大的照射,特别是骨髓受到照射,可导致骨髓抑制和免疫抑制,照射后数月可观察到染色体的断裂和重组。尤其是年幼患者危险性较高。放射可诱发 AML、ALL 和 CML,但未见 CLL,并且发病前常有一段骨髓抑制期,其潜伏期为 2~16 年。1945 年日本广岛和长崎遭原子弹袭击后幸存者中发生白血病数比未经辐射者高数十倍。在广岛和长崎严重辐射地区的白血病发病率分别较未辐射地区高 30 倍和 17 倍,到 1978 年止发现 135 例急性白血病和 53 例 CML,并发现其发病数与受照剂量有关。放疗也可致白血病,强直性脊柱炎患者放疗后白血病发生率较一般人群高十几倍,并且与剂量有关:累积剂量>20 Gy,其相对危险度为 14.4;<5 Gy,相对

危险度为4.2。真性红细胞增多症采用随机对照设计,不同治疗方法观察以后发生白血病危险性:放血治疗1%,$^{32}$P治疗6%,苯丁酸氮芥治疗11%。说明化疗致白血病作用高于放疗。职业性长期照射也可致白血病,据我国1950~1980年调查,临床X线工作者白血病发病率为9.61/10万(标化率9.67/10万),而其他医务人员为2.74/10万(标化率2.77/10万)。对1950~1990年放射诊断工作者白血病的危险性进行分析,发现其白血病发病率为对照组的2.25倍[15]。诊断性照射是否会致白血病尚无确切的根据,但孕妇胎内照射可增加出生后小儿白血病的危险性。超低频非离子化电磁场也可致白血病,但作用甚小。

## 48.3.4 化学因素

苯的致白血病作用比较肯定。苯的毒性作用与累积剂量有关,$(1~10)\times 10^{-6}$浓度(1~10 ppm)可致染色体损伤,$(124~200)\times 10^{-6}$浓度(124~200 ppm)有致白血病危险。对我国工厂接触苯的工人调查,其发生白血病危险性是一般人群的4~7倍,平均潜伏期11.4年,暴露在$\geqslant 25\times 10^{-6}$浓度(25 ppm)危险性最高,并有剂量-反应关系。据报道40例苯致白血病的类型包括AML(15例)、红白血病(7例)、白血病前期(7例)、ALL(4例)、AMOL和AMMOL(3例)、CML(2例)、早幼粒细胞白血病(PML)及不能分类白血病各1例,未见慢淋。苯致急性白血病以AML和红白血病为主,红白血病占相当比例值得注意;并且在出现白血病临床表现常有一阶段骨髓抑制期。复旦大学上海医学院经调查还发现长期接触氯乙烯工人发生白血病的危险性是对照组的10~11倍,长期接触铅者发生白血病的危险性是对照组的4倍[16],尚需要进一步研究它们与白血病发病的关系。

烷化剂和拓扑异构酶Ⅱ抑制剂可致继发性白血病也较肯定。烷化剂可致点突变,激活癌基因致染色体异常,拓扑异构酶Ⅱ抑制剂可致DNA复制关键酶缺失,导致染色体异常。Curtis调查了美国1973~1980年诊断为癌症的44万例患者,其中单用化疗者发现了47例继发性白血病,显著高于预期数,其中AML 34例。多数继发性白血病是在原有淋巴系统恶性肿瘤和易产生免疫缺陷的恶性肿瘤经长期烷化剂治疗后发生,乳腺癌、卵巢癌和肺癌化疗后也易发生继发性白血病。文献中收集到22 986例Hodgkin淋巴瘤,经化疗后0.17%~2.4%发生白血病,发病间隔2~8年。2 861例多发性骨髓瘤,经化疗后0.6%~7.9%发生白血病,发病间隔2.5~6年。烷化剂应用后发生继发性白血病,潜伏期常为5~9年,老年人危险性增加,潜伏期可缩短,发生白血病前均有MDS前期,常呈骨髓低增生和纤维化,白血病类型多数是AML,很少有Auer小体,累及染色体异常多为复杂核型、单体7(-7)、del(5q)和单体5(-5)。拓扑异构酶Ⅱ抑制剂致继发性白血病潜伏期短(6个月~5年),无MDS前期,多数为AML-M$_4$和AML-M$_5$,累及染色体异常为11q23和21q22。

近年来国内陆续报道乙亚胺(乙双吗啉)所致继发性白血病近80例。该药是乙亚胺的衍生物,用于治疗银屑病,是一种极强的致染色体畸变物质。服乙亚胺后1~7年发生白血病(中位数4年),白血病类型主要为AML,其中以AML-M$_3$最多,可能乙亚胺作用于15号和17号染色体。与白血病发病有关的药物还有氯霉素和保泰松,但尚无肯定的结论。

## 48.3.5 细胞遗传学和分子生物学发病机制

白血病是一组造血细胞恶性克隆性疾病。恶性克隆的产生可能有多种因素,其中反转录病毒感染使v-onc激活可能是主要的,而放射线、化学毒物、烷化剂以及遗传因素致染色体异常和免疫功能降低等促使了恶性克隆的产生和发展,但大多数自发白血病缺乏上述因素。某些染色体的异常与白血病的发生有直接关系,染色体的断裂和易位可使癌基因的位置发生移动和激活,染色体内基因结构的改变可直接引起细胞发生突变。白血病细胞染色体重排对细胞癌基因结构或调节发生改变,使基因产物发生质和量的改变,后者可能与白血病的发生和维持有一定关系。

t(8;21)(q22;q22)是AML中最常见染色体易位之一,t(8;21)-AML中90%具有FAB-M$_2$的形态表现,t(8;21)引起21号染色体上核心结合因子CBFα亚单位和8号染色体上ETO基因融合。inv(16)或t(16;16)是FAB-M$_4$Eo的染色体异常,inv(16)引起16号染色体长臂CBFβ亚单位和短臂的MYH11基因融合。两个累及CBF的AML可以干扰DNA转录致白血病。t(8;21)和inv(16) AML有较高缓解率,有利于长期生存。t(15;17)致急性早幼粒细胞白血病[APL(M$_3$)],系17号染色体维A酸受体α基因(RARα)和15号染色体PML基因融合成PML/RAR-α融合基因,含PML/RAR-α融合基因转基因鼠,经长期潜伏期可发生白血病,正常 PML 基因有肿瘤抑制功能,RAR-α 基因有促分化和抑制生长的作用。染色体 11q23 的 MLL 基因易位是肿瘤中常见染色体异常,MLL 基因重排见于拓扑异构酶Ⅱ抑制剂引起的继发性白血病。FMS 样酪氨酸激酶 3(FLT3)基因突变主要包括两种形式:串联重复突变和 ASP$^{835}$ 点突变,在急性白血病,尤其是 AML 发生中起重要作用。FLT3 基因突变见于 20%~40% AML,其中 10%~30% 为串联重复突变,5%~10% 为点突变。FLT3 阳性 AML 常呈高白细胞性,对治疗反应差[17]。90% 以上典型 CML 有 Ph$^1$ 染色体,t(9;22),断裂点在第 9 号染色体长臂,使细胞癌基因 C-ABL 和 22 号染色体上 BCR 基因融合成 BCR/ABL 融合基因,编码 P210 蛋白,是一种酪氨酸激酶,促发 CML 细胞无限增殖。成人 ALL 最常见色体异常是 Ph$^1$ 染色体,也形成 BCR/ABL 融合基因,但 BCR 断裂点与 CML 略有差别,因此 ALL 产生 P190 蛋白,见于 20% 成人 ALL 和 5% 儿童 ALL。儿童 ALL 最常见易位是 t(12;21),累及 TEL 和 AML1 基因,也因干扰 CBF 正常功能致 DNA 转录异常,见于 25% 儿童 ALL 和 4% 成人 ALL。近年来研究发现,白血病细胞中仅有极少数具有无限自我更新和起始白血病能力的细胞,称为白血病干细胞,在 AML(除外 M$_3$)、ALL 和 CML 都证明了白血病干细胞的存在,白血病的发生和维持都依赖于白血病干细胞[18]。

## 48.4 急性白血病的临床表现和诊断

### 48.4.1 临床表现

急性白血病起病一般比较急,但也有缓慢起病者。起病急者 ALL 多于 AML,ALL 罕见白血病前期表现;缓慢起病者主要见于 AML。各种类型的急性白血病常有共同的临床表现,因正常血细胞减少,导致贫血、出血、继发性感染和发热;因白血病细胞广泛浸润各组织脏器,导致肝、脾、淋巴结肿大及其他器官功能障碍。急性白血病引起正常血细胞减少、造血衰竭的机制复杂,不仅有骨髓白血病细胞的排挤,可能还有细胞和体液介导的造血抑制。

(1) 贫血

急性白血病患者贫血的症状常出现得早而严重,呈进行性发展,确诊时约 60% 以上患者血红蛋白 < 60 g/L[19]。贫血发生的机制与下列因素有关。①红细胞生成减少:白血病细胞可抑制正常多能干细胞和红系祖细胞,并可破坏红系诱导微环境,导致红细胞生成减少;②无效性红细胞生成:DiGuglielmo 综合征和某些 AML 白血病可见幼红细胞增生,其发生贫血机制与无效性红细胞生成有关;③溶血:某些急性白血病可存在隐性溶血,DiGuglielmo 综合征的红细胞寿命缩短,由于造血代偿能力降低,也会发生溶血性贫血;④失血;⑤化疗药物引起的贫血包括抗代谢药产生药物性巨幼细胞性贫血。总之,急性白血病发生贫血的原因是综合性的,但主要原因是红细胞生成减少。

(2) 出血

以出血为早期表现者占成人急性白血病的 38.6%。未并发弥散性血管内凝血(DIC)的病例,其出血发生率为 67%~75%,其中 10%~15% 的患者死于出血;并发 DIC 的病例,其出血发生率可达 95%~100%,其中有 20%~25% 死于 DIC[19]。急性白血病的死因分析中,62.24% 死于出血,其中 87% 为颅内出血。APL 出血发生率甚高,DIC 的发生率达 33.1%(48/148),显著高于 AML 的 6.6%(6/90)。血小板减少是急性白血病出血的最重要原因,95% 患者有血小板减少。急性白血病还有平均血小板体积变小、形态变异的血小板增多、血小板黏附和聚集功能异常、血小板第 3 因子有缺陷;凝血因子和抗凝血因子异常,包括纤维蛋白原含量异常,凝血酶原和凝血因子Ⅴ、Ⅶ、Ⅸ、Ⅹ减少,凝血因子Ⅷ复合物异常,凝血因子Ⅷ减少和抗凝血酶Ⅲ异常;纤维蛋白溶解亢进,包括组织纤溶酶原激活物增多、纤溶酶原异常、纤维蛋白原降解产物增高、α$_2$ 纤溶酶抑制物及 CT 灭活异常;血循环中抗凝物质增多,包括肝素和类肝素物质增多。白血病细胞的浸润、化疗药物和感染毒素的破坏均可损伤血管内皮细胞,导致广泛局部出血。

(3) 感染和发热

成人急性白血病以发热为早期表现者占 52%[19],发热常伴感染。以口腔炎最多见,齿龈炎或咽峡炎严重时可发生溃疡,甚至坏死;肛周炎或肛旁脓肿和肺部感染也甚常见,严重感染常导致败血症和菌血症。有时出现高热而感染灶却不易发现,但急性白血病发热常提示有感染。据 Bodey 统计,在 494 例急性白血病 1 894 次发热中,感染性发热占 64%,不明原因发热占 35%,非感染性发热占 1%;在感染性发热中,全身性感染占 35%,肺炎占 34%,蜂窝织炎占 11%,泌尿道感染占 7%,其他为消化道感染等；感染性发热能明确病原菌者73%，其中革兰阴性需氧菌占70%，革兰阳性菌占6%，真菌占8%，13%为多种细菌混合感染[19]。一般在诱导缓解治疗期因中性粒细胞减少和化疗引起消化道和呼吸道黏膜损害，病原菌大多为肠道革兰阴性杆菌或金黄色葡萄球菌；长期住院或曾接受多种抗生素治疗者，真菌感染亦不少，主要为曲菌或念珠菌；维持化疗期间患者主要呈现细胞免疫缺陷，此时易发生细胞内寄生的病原感染，如卡氏肺孢子虫及各种病毒（水痘—疱疹病毒、巨细胞病毒、乙型肝炎病毒等）的感染；长期应用肾上腺皮质激素者可使结核病复发。

(4) 淋巴结和肝脾肿大

淋巴结肿大以ALL发生率最高，初诊时可达80%，尤见于T细胞、B细胞和前B细胞型，常有淋巴结显著肿大；AML者较少见，成人有10%，但儿童可达60%[20]；T细胞ALL和非霍奇金淋巴瘤细胞白血病常有纵隔淋巴结肿大，前者60%~80%有此症状，甚至可导致上腔静脉压迫综合征。

急性白血病常有轻度到中度肝大，初诊时75% ALL和40% AML有肝大[20]，AML中以AMOL最多见。白血病浸润肝脏形成占位性病变者罕见。脾大甚常见，初诊时70% ALL和35% AML有脾大[20]。巨脾主要见于CML急变、HCL及PLL等，ALL出现巨脾者甚罕见。血象和骨髓象缓解后仍有脾大不一定是白血病浸润持续存在，亦可能是代偿性肿大[20]。

(5) 骨和关节表现

骨痛以ALL多见，初诊时有骨、关节症状者ALL占11%，AML占2%[20]。CML急变常有显著骨痛，剧烈者可呈持续性有炸裂感。胸骨下端压痛也甚常见。骨痛原因系髓腔内白血病细胞异常增生致压力增高、骨膜下浸润、骨髓网硬蛋白变性、骨梗死及罕见的溶骨性粒细胞肉瘤。伴有髓坏死者也不少见，易发生于儿童ALL。以关节肿为起病症状者多见于小儿，常误诊为风湿性或类风湿关节炎，也可发生继发性痛风性关节炎[19]。

(6) 眼部表现

白血病的眼部表现常由浸润或出血引起。白血病细胞可直接浸润视神经、脉络膜、视网膜及供应眼的血管，引起相应的症状。出血比浸润常见。由于抗白血病药物难以进入眼部，因此眼的浸润并不少见。绿色瘤或粒细胞肉瘤好发部位为眼眶，可致突眼[19]。

(7) 口腔表现

急性白血病的口腔表现可由浸润、感染和出血引起。白血病细胞浸润可引起巨舌或齿龈增生，以后者常见，尤多见于AMOL和AMMOL。出血与黏膜溃疡甚为常见。口咽部淋巴组织、扁桃体及唾液腺均可因浸润或炎症而肿大，有时可见继发性口干燥症与Mikulicz综合征，后者常有腮腺累及[19]。

(8) 肺部表现

急性白血病的肺部表现可由感染、浸润及白细胞淤滞等引起。急性白血病的肺部浸润初诊时可占5%，占尸检病例的50%[19]。肺浸润以AML和AMMOL为常见，并且与外周血液中白血病细胞数有关。浸润多位于肺泡间隔，尤其在血管和小支气管周围，引起肺动脉栓塞导致肺梗死者罕见，极少数可出现空洞。肺门和纵隔淋巴结浸润的发生率分别为27%和36%，尸检报告达50%[19]。急性白血病因浸润并发渗出性胸膜炎及血性胸腔积液者多见于ALL，亦可见于AMOL，并可与结核或化脓性炎症并存。肺部浸润的X线表现可呈弥漫性网状结节样改变，也可散在分布，与感染并存可呈片状阴影。肺部血管的白细胞淤滞可导致呼吸窘迫综合征，主要见于高白细胞急性白血病，以CML急变和AML多见，病死率较高。

(9) 心脏表现

心肌和心包的浸润也常见，尸检报告可达35%，多见于ALL，以心肌浸润为主，偶有心包炎，亦可有出血而无浸润者。但有心脏方面临床表现者不到5%[19]，可表现为心肌炎、心律紊乱、心力衰竭，偶有心包炎表现。

(10) 胃肠道表现

尸检发现10%急性白血病有胃肠道浸润[19]，但引起症状者不多。白血病本身可导致胃肠出血、腹泻、黏膜炎和肠梗阻等。腹痛可因白血病浸润、炎症、肠梗阻及肝脾包膜胀痛等引起。

(11) 泌尿生殖系统表现

约有2% ALL病例在初诊时有睾丸白血病。白血病性睾丸炎是血液缓解病例白血病持续存在和髓外复发的主要形式之一，仅次于中枢神经系统白血病。受累睾丸呈弥散性肿大，质软，浸润常为双侧性，但体检时可能仅有单侧睾丸肿大，可藉局部穿刺或活检获得诊断。卵巢白血病发生率低且难诊断。阴茎异常勃起偶见于急性白血病，与海绵体内白血病细胞栓塞有关。白血病肾脏浸润率可达52%[19]。

(12) 皮肤表现

白血病的皮肤表现分特异性和非特异性皮损两类。特异性皮损系由白血病细胞浸润所引起，典型的称白血病疹,常见于 AMOL 和 AMMOL。绿色瘤和粒细胞肉瘤的白血病疹可发生于皮肤和乳腺部位。非特异性皮损系由皮肤感染和出血所致。所谓 Sweet 综合征,又称急性发热性中性粒细胞性皮病,发生率约为 10%,可能为白血病细胞抗原在皮肤沉积所致[19]。

(13) 神经系统表现

约有 2% 急性白血病初诊时有中枢神经系统白血病,如未进行中枢神经系统白血病预防处理,则 70% 的 ALL、20%~40% 儿童及 5% 成人 AML 可发生中枢神经系统白血病[20]。轻者可无症状或仅有轻微头痛、脑脊液压力增高,重者可呈典型脑膜炎表现,但不发热。脑脊液检查可见压力增高、细胞数增多甚至发生混浊、蛋白增多、糖降低,利用细胞离心沉淀涂片染色检查可检出白血病细胞。白血病细胞浸润蛛网膜可影响脑脊液循环,造成颅内高压、交通性脑积水、视神经乳头水肿和展神经麻痹。脑神经根周围浸润可导致第Ⅲ、第Ⅶ对脑神经麻痹,直接压迫和浸润视神经可致失明和视乳头水肿。白血病细胞栓塞性出血常发生在大脑半球内,患者迅速进入昏迷致死。白血病引起脊髓硬膜外压迫甚罕见,因为白血病很少形成肿块,但粒细胞肉瘤可导致脊髓压迫症。

(14) 内分泌系统表现

白血病细胞常浸润甲状腺,但引起甲状腺肿大及功能改变者罕见。白血病可累及下丘脑和垂体后叶,并导致尿崩症。

(15) 代谢紊乱表现

最常见的代谢紊乱是高尿酸血症,白血病尿路结石发生率为 5%,高尿酸肾病发生率可达 10%,严重者可出现尿痛、少尿、尿流中断、蛋白尿,甚至急性肾衰竭。急性白血病还可因脱水致血液渗透压升高。白血病患者可有高血糖,也可有假性低血糖,后者系外周血液大量白血病细胞"窃取"血糖所致。急性白血病发生脱水和尿崩症可引起高钠血症;伴有抗利尿激素分泌异常时或继发于抗白血病治疗及白血病细胞释放的排钠物质,均可引起低钠血症。高钾血症是细胞崩解所致常见表现;低钾血症常见于 AMOL 和 AMMOL,系因尿溶菌酶增高引起肾小管损害,使排钾增多。急性白血病患者如白血病细胞数异常增多,对化疗又非常敏感,常可导致化疗后急性溶瘤综合征,临床上有高尿酸血症、高钾血症、高磷血症和低钙血症,甚至发生急性肾衰竭。代谢性酸中毒常因乳酸过多引起,可能是由于白血病细胞过度淤滞,引起无氧糖酵解所致。

### 48.4.2 实验室检查

急性白血病的实验室检查进展很快,电镜、细胞遗传学和免疫学等检查均已在临床广泛应用。目前血象、骨髓象和细胞生化检查仍为诊断与病情随访的基础,但细胞遗传学检查在分型和预后判断中的意义日益得到重视。

(1) 血象

急性白血病初诊时,多数病例外周血有不同程度的血红蛋白及红细胞减少,据统计血红蛋白测定的范围为 17~147 g/L。贫血大多数呈正常细胞性,仅少数有成熟红细胞大小不等、嗜碱性点彩、多染性红细胞及出现幼红细胞,半数病例网织红细胞计数偏低。白血病可引起红细胞血型抗原减弱,造成血型鉴定困难。急性白血病初诊时外周血白细胞计数可降低、正常、增高或显著增高。约 50% 的 AML 和 30% 的 ALL 患者白细胞计数可 $< 5 \times 10^9/L$,甚至可 $< 1 \times 10^9/L$;也有 $> 100 \times 10^9/L$,称为高白细胞急性白血病,占所有急性白血病的 8.5%。约有 5% AML,9% 儿童 ALL 和 17% 成人 ALL 发生高白细胞急性白血病,尤见于 T 细胞 ALL 和 AML-$M_5$。高白细胞急性白血病病情凶险,早期病死率高,缓解率低,预后差[21]。外周血白细胞分类,最主要的发现是被累及的血细胞系列中原始和幼稚(早幼)细胞百分比显著增多,范围为 5%~100%,而正常白细胞所占比例明显减少。但白细胞不增多性白血病患者,外周血中可仅有极少量甚至没有原始细胞或幼稚细胞出现;而一般白血病者,则有大量原始及幼稚细胞出现。急性白血病患者初诊时均有不同程度血小板减少,据统计血小板计数范围为 $(8~175) \times 10^9/L$,有 52.4% 患者 $< 60 \times 10^9/L$[19]。

(2) 骨髓象

急性白血病初诊时骨髓象绝大多数呈增生活跃、明显活跃或极度活跃,分类中最主要的特征是被累及的血细胞系列有原始和幼稚(早幼)细胞大量增生,而正常造血细胞如红细胞和巨核细胞则明显受抑制。据统计,增生极度活跃者占 45.4%,明显活跃者占 30.2%,活跃者占 20.6%,增生减低者占 3.8%;后者多见于 AML[19]。约有 10% 的 AML 骨髓活检中显示增生降低,称为低增生性急性白血病。据统计,分类中原始细胞平均占 64.4%,最低占 10%,最高占 99.2%[19]。

白血病患者的骨髓涂片大多缺乏油滴(84.4%),骨髓小粒的有无则与细胞类型有关,ALL

和 AMOL 大多无骨髓小粒,而 AML、亚急粒和红白血病则多数具有骨髓小粒。白血病细胞具有共同的形态特点:大小不一,多数体积增大,核质比值增大,细胞核形态不规则,常有异形,核染质粗糙,分布不均,核仁较正常原始细胞大且显著;核分裂象多见,核质发育失调,胞核发育常落后于胞质,细胞分化停滞在原始细胞或幼稚细胞(早幼)阶段,而趋向于成熟的细胞极少见,呈所谓"裂孔"现象。在部分 AML 的胞质内常可发现有 Auer 小体,这是白血病细胞克隆的形态标记,系嗜苯胺蓝颗粒聚集和浓缩过程紊乱,融合成有结晶核心的 Auer 小体。据统计,它的出现率按高低排列:AML(42.2%),AMMOL(36.8%),PML(34.9%),红白血病(25%),AMOL(19%);一般不会出现在 ALL 中,CML 原粒细胞危象中找到 Auer 小体罕见[19]。每份涂片 Auer 小体阳性的原粒细胞一般占 1%~5%,Auer 小体常见于原粒和早幼粒细胞,而罕见于成熟中性粒细胞。AML 白血病细胞经 3,3-二氨基联苯胺染色,在光镜下可见一种棒状小体和纺锤形颗粒,称 Phi 小体,系由微体演变而来,内含过氧化氢酶。Phi 小体在 AML 中检出率可达 92%,其诊断价值较 Auer 小体为高[19]。

(3) 细胞化学染色

细胞化学染色在急性白血病的分型诊断中有重要意义。①ALL 的细胞化学染色特征[19]:过氧化酶(POX)、苏丹黑 B(SB)和氯化醋酸 AS-D 萘酚酯酶(AS-D-CE)均呈阴性反应;醋酸 AS-D 萘酚酯酶(AS-D-AE)阴性或弱阳性;α-醋酸萘酚酯酶(α-NAE)大多阴性,一些细胞可呈局灶性阳性,少数病例有局灶性强阳性反应;PAS 染色在部分病例的部分细胞中呈块状或颗粒状阳性,而无弥漫性着色(图 48-1);酸性非特异性酯酶(ANAE)和酸性磷酸酶(ACP)呈阴性或弱阳性反应。T 细胞 ALL 的 ANAE、ACP 及末端脱氧核苷酸转移酶(TdT)的活性都显著增高;B 细胞 ALL 的 ACP、ANAE 及 TdT 均为阴性反应。FAB 协作组规定 ALL 可有 3% 原始细胞 POX 染色可呈阳性,因此 POX 阳性原始细胞 > 3% 可作为 ALL 和 AML 的鉴别点。其实 ALL 的 3% POX 阳性原始细胞并非是白血病原始细胞,而是正常的原粒和早幼粒细胞。②AML 细胞化学染色的特征[19]:POX(图 48-2)和 SB 染色对分化差的原粒细胞呈阴性反应,分化好的呈阳性反应,其强弱程度各异,$M_1$ 型以阴性或弱阳性反应多,$M_{2a}$ 和 $M_3$ 型以强阳性为多,Auer 小体也呈阳性;AS-D-CE 染色呈特异性阳性反应;非特异性酯酶(NSE)可呈阳性反应,但不被 NaF 抑制或抑制率 < 50%;中性粒细胞碱性磷酸酶(NAP)明显减少或消失;尿液水解和热盐水溶解试验时核被溶解;PAS 染色根据白血病细胞的分化程度可呈阴性反应或呈弥漫性淡红色反应,$M_3$ 型呈弥漫性红色反应。③AMOL 细胞化学染色的特征[19]:POX 和 SB 染色时原幼单核细胞呈阴性或弱阳性反应;NSE 呈阳性或强阳性反应,可被 NaF 抑制,抑制率 > 50%;AS-D-CE 呈阴性反应,偶见弱阳性反应;NAP 积分增高;血、尿溶菌酶活性显著增高。④AMMOL 细胞化学染色的特征:具有上述两系细胞的特征,并且过氧化酶-溶菌酶(POX-Lz)双重染色时 Lz 活性 > POX,AS-D-CE 和 AS-D-AE 双重染色时两类不同细胞可显示两种不同的染色。⑤红白血病的幼红细胞 PAS 染色呈阳性反应,且多为颗粒或块状分布。

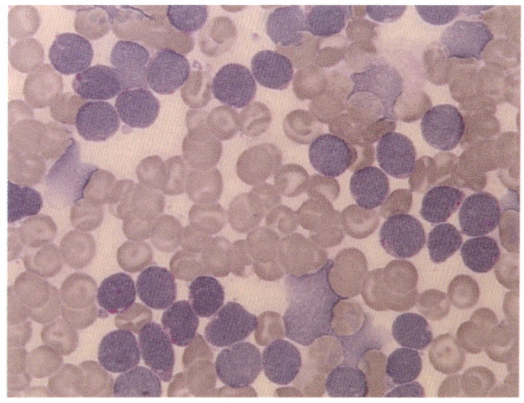

图 48-1 ALL 的 PAS 染色

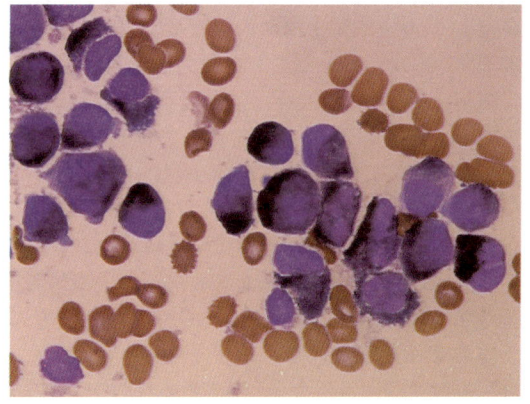

图 48-2 AML 的 POX 染色

(4) 电镜检查

白血病的诊断目前主要依靠光镜水平的细胞形态学和细胞化学染色技术,但是一些无明显分化特征的急性白血病细胞在光镜下不易鉴别,须借助于白血病细胞的超微结构诊断。国内已开始用透射电镜、扫描电镜和电镜细胞化学技术研究白血病细胞超微结构特征[19]。白血病细胞在透射电镜下具有下列特征：细胞大小差别较大，外形不规则；细胞核形状不规则，常有深浅不等凹陷及畸形；细胞核内可出现核泡、核内小体、假包涵体和核环等结构；细胞质内线粒体和内质网可出现不正常的集中，线粒体和高尔基复合体可出现肿胀和髓鞘样变等；细胞质内微丝可明显增多，常呈束状出现在细胞核周围，在细胞核凹陷处更多；部分细胞质内可出现一些特殊结构，如 Auer 小体、板层小体等，还可看到一些聚集成团的小管状结构，其性质未明。

在鉴别各类白血病细胞时以下几点可参考。①细胞质颗粒的大小和形态：如白血病性原粒细胞细胞质颗粒要大于白血病性原单核细胞的颗粒，嗜酸性粒细胞和嗜碱性粒细胞白血病其细胞质颗粒有特殊形态。②细胞核的形态结构：如核/质比例以白血病性原淋巴细胞最高，其次是白血病性原单核细胞和原巨核细胞；细胞核内异染色质与常染色质的比例也是白血病性原淋巴细胞最高；核内小体多见于白血病性原粒细胞，核环多见于白血病性原淋巴细胞，核泡多见于白血病性原单核细胞，原巨核细胞白血病未见上述特殊结构。③细胞器的形态结构：非常原始的白血病细胞中细胞器都比较少，难以区分类型。当细胞分化时，细胞器的差异也趋向明显，可作为白血病分型的参考。例如早幼粒细胞中糙面内质网丰富；幼单核细胞的糙面内质网比早幼粒细胞少，呈细管状分散分布，高尔基复合体也比早幼粒细胞小；幼淋巴细胞中糙面内质网很少，高尔基复合体不发达。对一些内部形态结构上很难鉴别的白血病细胞，则须进一步结合扫描电镜和电镜细胞化学检查。扫描电镜主要观察细胞的表面形态。AML 白血病细胞有较多嵴状突起和少量小的皱折状突起，很少有微绒毛；AMOL 白血病细胞表面有很多具有宽阔基底部的皱折状突起和少量嵴状突起，微绒毛少见；ALL 白血病细胞表面有数量不等的微绒毛，而嵴状和皱折状突起极少；巨核细胞白血病细胞表面较光滑，具有大小不等的泡状或结节状突起。

电镜细胞化学检查，目前主要有髓过氧化物酶（MPO 酶）、血小板过氧化物酶（PPO 酶）及胞嘧啶-5'-单核苷酸酶（CMP 酶）3 种。MPO 酶阳性反应的白血病细胞见于 AML 和 AMOL，阴性反应见于 ALL 和巨核细胞白血病；PPO 酶是巨核细胞系统和血小板标记酶，定位于巨核细胞的内质网和核膜中，有助于巨核细胞白血病的诊断；CMP 酶有助于鉴别 AML 和 AMOL，前者反应较弱，后者反应较强。

**（5）白血病细胞免疫学检查**

急性白血病的分型诊断具有重要意义，按目前细胞形态学和细胞化学检查方法作为分型的基础，其符合率为 60%～70%。20 世纪 80 年代以来，由于杂交瘤技术与分子生物学技术的发展，大量单克隆抗体相继问世，加上免疫荧光和免疫细胞染色方法的标准化，为建立急性白血病免疫分型诊断奠定了基础。早年采用分化抗原细胞膜标记的识别对 ALL 的亚型作鉴别，如羊红细胞（E-玫瑰花）受体以识别 T 细胞 ALL，小鼠红细胞受体识别不成熟 B 细胞，膜表面免疫球蛋白（SmIg）识别 B 细胞 ALL，胞质免疫球蛋白（CyIg）识别前 B 细胞 ALL，普通型 ALL 抗原可识别普通型 ALL。但随着白细胞表面分化抗原的研究，并研制出大批相应的单克隆抗体，上述免疫分型方法已为单克隆抗体所取代。

按照 T 细胞分化模式，在淋巴系干细胞阶段仅有 CD34、HLA-DR 及 TdT 表达；继而出现 CD7，同时胞质中开始表达 CD3，标志着发育至幼稚胸腺细胞阶段，此时部分细胞可出现 CD5、CD2；到皮质胸腺细胞期，CD1、CD4、CD8 共同表达；髓质胸腺细胞和外周血 T 细胞一样，CD1 消失，CD4 或 CD8 在不同细胞上独立表达，胞膜上出现 T 细胞抗原受体复合物 CD3 标记。按照 B 细胞分化过程，其抗原表达继淋巴系干细胞之后，B 系祖细胞便出现 CD19，胞质中 CD10 开始表达；早前 B 细胞期 CD34、TdT 消失，膜 CD10 及胞质 CD22 出现；进入前 B 细胞期，Cyμ 链、CD22、CD20 均已表达；SmIg 为成熟 B 细胞标记。按照髓系（粒—单系）细胞的分化过程，CD33 和 CD13 是髓系发育成熟全过程均存在的抗原；CD34 在髓系祖细胞表面出现，分化至原粒细胞逐渐消失；HLA-DR 存在于粒—巨噬系祖细胞（CFU—GM）各期单核细胞上；到幼稚及成熟期，粒—单核细胞表面出现 CD11b，粒系同时有 CD15，单核细胞则表达 CD14。应用多种抗淋和抗粒系单克隆抗体可区分 90%～99% 的 AML 和 ALL；CD19（B4）和抗 HLA-DR 可识别全部 B 细胞而不识别 T 细胞，CD7（WT1/Leu9）可识别全部 T 细胞而与 B 细胞无反应。细胞表面免疫学标记对白血病分型诊断意义见表 48-3。

应用单克隆抗体进行免疫分型过程中，有认为 B 系单克隆抗体中的 CD10、CD19、CD22 的特异性较好；T 系单克隆抗体中的 CD3、CD4、CD8 的特异性较好，但表达率低；髓系单克隆抗体中的阳性表达率依次为 CD33 > CD13 > CD14 > CD15[22]。60% ALL 表达普通型 ALL 抗原（CALLA，即 CD10），CALLA 是种糖蛋白，偶见于正常早期淋巴细胞和其他非造血组织,CALLA 阳性的 ALL 实际上是极早期 B 细胞;20% CALLA 阳性 ALL 有胞质免疫球蛋白,称前 B 细胞 ALL;不到 5% ALL 为 B 细胞 ALL 存在细胞表面免疫球蛋白;20% ALL 属 T 细胞 ALL,表达正常早期 T 细胞抗原如 CD5、CD3 或 CD2;15% ALL 缺乏 CALLA、T、B 标记,称裸型(Null-ALL)。25% ALL 表达髓系抗原,其预后不佳。

**表 48-3　细胞表面免疫学标记对白血病分型诊断意义**

| 标记名称 | 正常细胞的分布 | 白血病细胞的分布 |
| --- | --- | --- |
| HLA-DR | 早期髓系、单核系、B 细胞系 | ALL,AML,CLL(APL 阴性) |
| CD34 | 造血干/祖细胞 | ALL,AML(早期阶段的亚型) |
| CD19,CD20 | B 细胞系 | ALL(B 细胞),CLL,HCL |
| CD21 | 中间阶段的 B 细胞系 | CLL |
| CD22 | B 细胞系 | ALL(B 细胞),HCL |
| CD79α | B 细胞系 | ALL(B 细胞) |
| SmIg | 中间及成熟 B 细胞系 | ALL($L_3$),CLL,HCL |
| CD13 | 髓系和单核系 | AML(所有亚型) |
| CD14 | 髓系和单核系 | AML(常为 $M_4$、$M_5$) |
| CD15 | 髓系和单核系 | AML(分化好的亚型) |
| CD33 | 早期髓系、单核系 | AML(所有亚型) |
| CD117 | 造血祖细胞、肥大细胞 | AML |
| MPO | 髓系 | AML |
| CD1 | 早期(胸腺)T 细胞 | T-ALL |
| CD2 | T 细胞系 | T-ALL |
| CD3 | 成熟 T 细胞 | T-CLL,ATL |
| CD5 | T、B 细胞 | T-ALL,B-ALL |
| CD7 | T 细胞系 | T-ALL,20% AML |
| CD16 | NK、粒细胞 | NK 白血病,Tγ 白血病 |
| CD25 | 激活的 T 和 B 细胞 | HCL,ATL |
| CD41 | 血小板、巨核系 | AML-$M_7$ |
| CD61 | 血小板、巨核系 | AML-$M_7$ |

**(6) 细胞遗传学检查**

多数急性白血病都有染色体数量和结构上的异常,表现为染色体数量增加或丢失,染色体结构改变如易位、缺失和倒位等。白血病完全缓解后染色体异常可消失,复发时再次出现。

据目前的资料,ALL 约 66% 有特异性染色体变化,在有染色体畸变的 AML 中约 60% 有特异性染色体变化,因此细胞遗传学检查已成为急性白血病 MIC 分类诊断的重要项目之一。AML 的特异性染色体变化如下:①t(8;21)(q22;q22):与 AML-$M_2$ 型有特殊联系,据报道 30% 的 $M_2$ 型患者有 t(8;21),t(8;21)往往伴有性染色体缺失,85% 的男性患者缺少 Y 染色体,60% 女性患者缺少 X 染色体。②t(15;17)(q22;q21):此易位限于 APL($M_3$ 型),至少见于 90% 的 $M_3$ 患者;t(15;17)的检出对细颗粒和微颗粒型 APL 诊断有重要价值,此外约 1/3 患者伴有 +8。③t/del(11)(q23):本组染色体异常呈异质性,易位中最多见的是 t(9;11),其他尚有 t(11;9)(q23;p13)、t(10;11)(p11-p15;q23)和 t(11;17)(q23;q21-25),它们均可出现在 AML 患者,约 50% 为 AML-$M_{5a}$ 型,但也可见于 T 细胞 ALL。④inv/del(16)(q22):多见于 AMMOL 白血病 $M_4E_0$ 型。⑤t(9;22)(q34;q11):AML 少见 Ph 染色体异常,主要见于 $M_1$ 型,它与 CML 不同,Ph(+)的 AML

初诊时多数细胞为正常二倍体。⑥t(6;9)(p21~22;q34):多见于 $M_2$ 或 $M_4$ 型患者,极易涉及骨髓嗜碱性粒细胞但非绝对,约 20% 患者有 MDS 病史。⑦inv(3)(q21;q26):可见于 $M_1$、$M_2$、$M_4$、$M_7$ 型和 MDS 转变的 AML 白血病,伴血小板数升高,其他染色体异常如插入、易位等多见于 $M_1$ 型。⑧t(8;16)(p11;p13):系伴吞噬细胞增多,有吞噬红细胞现象的 $M_{5b}$ 具有此异常。⑨t/del(12)(p11~13):可见于 AML $M_2$ 型和 $M_4$ 型,其部分细胞向嗜碱性粒细胞分化。⑩+4:多见于 $M_4$ 或 $M_2$ 型 AML。成人 ALL 15%~20% 有 Ph 染色体,其断裂点精确位置可能与 CML 不同,伴有 Ph 染色体的 ALL 常为非 T 非 B 型,有时为前 B 细胞型;t(4;11)最常见于新生儿 ALL,t(8;14)可见于 ALL L3 型,t(1;19)见于前 B 细胞 ALL;约 20% ALL 有染色体数量的增加,可达 50~60 条,这种超二倍体白血病化疗效果好。

(7) CFU-GM 和白血病祖细胞(CFU-L)的体外培养[19,20]

急性白血病骨髓 CFU-GM 生长形式有不生长型、小丛型、大丛型和集落型,约有 85% AML 患者 CFU-GM 体外培养不形成集落,仅 15% 形成集落,但集落数量减少,约 60% 患者形成小集簇。骨髓 CFU-GM 生长形式与预后有关,达到完全缓解后 CFU-GM 可恢复到正常,并且可预示患者即将进入缓解期。急性白血病 CFU-L 在治疗前增高,化疗期下降,缓解期不生长或可见少量集落。

### 48.4.3 诊断和鉴别诊断

(1) 急性白血病的诊断

急性白血病时白细胞显著增高,外周血液有大量白血病细胞,一般血涂片检查即可明确诊断;但对白细胞不增多性白血病则必须借助骨髓检查才能明确诊断。在未进行骨髓象检查之前,某些临床表现常易造成误诊。如儿童急性白血病常因发热、关节肿痛、心动过速而误诊为风湿热;有全血细胞减少的临床表现易误诊为再生障碍性贫血;某些急性白血病初起时可单系血细胞减少,如以粒细胞减少或血小板减少为首起表现的急性白血病常易误诊为粒细胞缺乏症或血小板减少性紫癜。上述情况只要及时进行骨髓象检查即可明确诊断。

ALL 须注意与传染性单核细胞增多症及传染性淋巴细胞增多症相鉴别。传染性单核细胞增多症可有发热、淋巴结和肝脾大,外周血象和骨髓象中出现大量不典型淋巴细胞,易误诊为 ALL,但传染性单核细胞增多症常无贫血和血小板减少,嗜异凝集试验及 EB 病毒血清试验有助于鉴别;传染性淋巴细胞增多症虽有显著淋巴细胞增多,但均为成熟淋巴细胞,形态正常,且无贫血和血小板减少。儿童的神经母细胞瘤和横纹肌肉瘤及青少年和成年人的 Ewing 肉瘤及小细胞肺癌,有骨髓浸润时呈小圆细胞形态,如不注意时易误诊为 ALL,须注意鉴别。肿瘤细胞的免疫表型和基因重排的类型有助于鉴别。药物引起粒细胞缺乏症的恢复期,骨髓可有早幼粒细胞显著增多,须注意与 AML 相鉴别,前者常无贫血和血小板减少,且早幼粒细胞形态正常,存在环核浅染带,无 Auer 小体。粒细胞类白血病反应白细胞可 $>50\times10^9$/L 且有核象左移,须注意与 AML 相鉴别。

类白血病反应的骨髓象原粒细胞极少 >2% 且 NAP 积分增高。低增生性急性白血病要注意与急性再生障碍性贫血相鉴别,只要仔细检查骨髓象不难鉴别,因为前者原始细胞百分比已达诊断急性白血病的标准。

(2) 急性白血病的分型诊断

1) 国内诊断标准 AML 的分型诊断可参考 1986 年天津白血病分类、分型讨论会提出的标准(表 48-4)。ALL 按 1980 年 9 月苏州召开的全国白血病分型经验讨论会分为 3 个亚型:第 1 型($L_1$)、第 2 型($L_2$)和第 3 型($L_3$),其分型诊断依据见表 48-4[19]。鉴别 $L_1$ 与 $L_2$ 型主要按细胞大小,$L_1$ 以小原、幼淋巴细胞为主,$L_2$ 型以大原、幼淋巴细胞为主。细胞直径 $\leq 12\ \mu m$ 者为小细胞,$> 12\ \mu m$ 者为大细胞。一般规定大原淋巴细胞 $\leq 25\%$ 时为 $L_1$ 型,大原、幼淋巴细胞 $>25\%$ 时为 $L_2$ 型。国内诊断标准系在 FAB 分类基础上提出。

2) FAB 诊断标准 FAB 协作组于 1976 年和 1985 年先后提出急性白血病的形态学诊断标准及修改建议,1991 年又增补了 AML 的一项亚型,即 AML 微分化型($M_0$)。$M_0$ 不能用通常的形态学和细胞化学方法找到肯定的髓系分化证据,但可以通过单克隆抗体发现特殊的髓系抗原,如 CD13 或 CD33,或通过抗胞质 MPO 单抗或者电镜 MPO 颗粒的超微结构来确定(表 48-5)。急性未分化型白血病与 AML-$M_0$ 不同,急性未分化型白血病是指细胞表面无系列特异或系列相关抗原表达,细胞形态和细胞化学特征也无法确定哪一系列的白血病[23]。有认为是否属于真正的急性未分化型白血病尚须经过基因分型的检测如 MPO 酶基因表达、免疫球蛋白重链(IgH)或 T 细胞受体(TCR)基因重排等,证实无任何基因型和免疫学标记,才属于真正的急性未分化型

表 48-4　急性白血病国内诊断标准

**AML**

急性粒细胞白血病未分化型($M_1$):骨髓原粒细胞在 NEC 中≥90%,早幼粒细胞很少,中幼粒细胞以下阶段不见或罕见。

急性粒细胞白血病部分分化型($M_2$):分为以下两种亚型。$M_{2a}$:骨髓中原粒细胞为 30%~<90%(NEC),单核细胞<20%,早幼粒细胞以下阶段>10%;$M_{2b}$:骨髓中原粒细胞及早幼粒细胞明显增多,以异常的中性中幼粒细胞增生为主,其胞核常有核仁,有明显的核浆发育不平衡,此类细胞>30%。

急性颗粒增多的早幼粒细胞白血病($M_3$):骨髓中以颗粒增多的异常早幼粒细胞增生为主,>30%(NEC);其胞核大小不一,胞质中有大小不等的颗粒。可分为两种类型。①$M_{3a}$(粗颗粒型):嗜苯胺蓝颗粒粗大,密集甚至融合。②$M_{3b}$(细颗粒型):嗜苯胺蓝颗粒密集而细小。

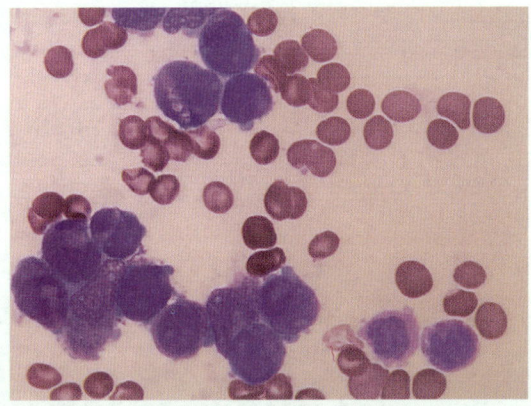

**AML-$M_3$ 骨髓象**

急性粒—单核细胞白血病($M_4$):按粒系和单核细胞系形态不同,可包括下列 4 种类型。①$M_{4a}$:原粒和早幼粒细胞增生为主,原、幼单核和单核细胞≥20%(NEC)。②$M_{4b}$:原、幼稚单核细胞增生为主,原粒和早幼粒细胞>20%。③$M_{4c}$:原始细胞既具粒细胞系,又具单核细胞系形态特征者>30%(NEC)。④$M_4E_0$:除上述特点外,还有粗大而圆的嗜酸颗粒及着色较深的嗜碱颗粒,占 5%~30%(NEC)。

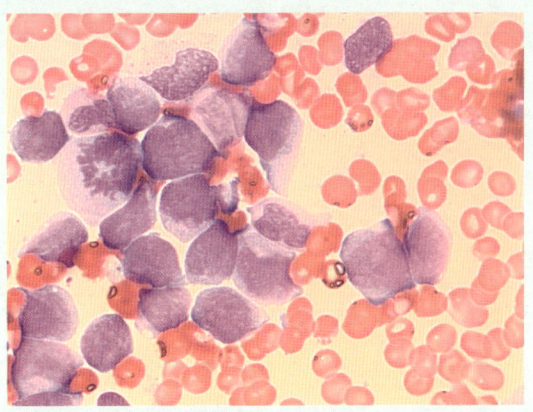

**AML-$M_4$ 骨髓象**

急性单核细胞白血病($M_5$):分以下两种亚型。①未分化型($M_{5a}$):骨髓中原始单核细胞Ⅰ型+Ⅱ型≥80%(NEC)。②部分分化型($M_{5b}$):骨髓中原始和幼稚单核细胞(NEC)>30%,原单核细胞(Ⅰ型+Ⅱ型)<80%。

续表

| AML |
|---|
| 红白血病($M_6$):骨髓中红细胞系>50%,且带有形态学异常,NEC中原粒细胞(或原始+幼稚单核细胞)Ⅰ型+Ⅱ型>30%;若血片中原粒细胞或原单核细胞>5%,骨髓NEC中原粒细胞或原始+幼稚单核细胞>20%。 |
| 急性巨核细胞白血病($M_7$):外周血中有原巨核(小巨核)细胞;骨髓中原巨核细胞≥30%;原巨核细胞有电镜或单克隆抗体证实;骨髓细胞少,往往干抽,活检有原始和巨核细胞增多,网状纤维增加。 |

| ALL |
|---|
| $L_1$:原始和幼稚淋巴细胞以小细胞(直径≤12μm)为主;核圆形,偶有凹陷与折叠,染色质较粗,结构较一致,核仁少而小,不清楚;胞质量少,轻中度嗜碱。过氧化物酶或苏丹黑阳性的原始细胞一般≤3%。 |
| $L_2$:原始和幼稚淋巴细胞以大细胞(直径>12μm)为主;核形不规则,凹陷和折叠可见。染色质较疏松,结构较不一致,核仁较清楚,1个或多个;胞质量常较多,轻中度嗜碱,有些细胞深染。 |
| $L_3$:似Burkitt型,原始和幼稚淋巴细胞大小较一致,以大细胞为主;核形较规则,染色质呈均匀细点状,核仁明显,1个或多个,呈小泡状;胞质量较多,深蓝色,空泡常明显,呈蜂窝状。 |

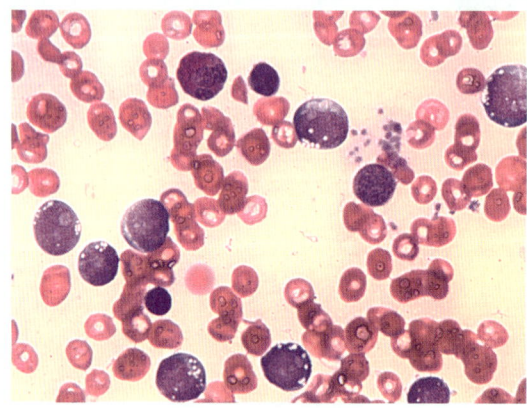

**ALL-$L_3$ 骨髓象**

注:①NEC 指非红系细胞计数;②原粒细胞Ⅰ型指典型原粒细胞,胞质中无颗粒,Ⅱ型指有原粒细胞特征,胞质量少,有少量细小颗粒,原单核细胞Ⅰ型、Ⅱ型标准与原粒细胞类似。

白血病[24]。除此以外,FAB分型与国内分型不同之处在于不将AML-$M_2$进一步区分为$M_{2a}$和$M_{2b}$两个亚型(表48-5)。

**表 48-5 FAB 分类急性白血病诊断标准**

| AML |
|---|
| 急性髓细胞白血病微分化型($M_0$):骨髓原始细胞Ⅰ型+Ⅱ型在非红系(non-erythroid cell,NEC)中≥90%,原始细胞形态大多数类似ALL-$L_2$的原始淋巴细胞,AML-$M_1$原始细胞或少部分似AML-$M_5$原始单核细胞,无嗜天青颗粒及Auer小体,常规细胞化学染色阴性。免疫表型无特异性高的淋系标记如cCD3、cCD79a和cCD22,但可表达特异性较低的淋系相关标记如CD2、CD4、CD7、CD10和CD19等,髓系分化抗原CD13、CD14、CD33、CD64、CD65或CD117等阳性,单抗检测细胞质髓过氧化酶(cMPO)阳性。 |
| 急性粒细胞白血病未分化型($M_1$):骨髓原始细胞Ⅰ型+Ⅱ型在NEC中≥90%,≥3%细胞过氧化物酶(POX)或SB染色阳性。 |

续表

| AML |
|---|
| 急性粒细胞白血病部分分化型($M_2$):骨髓原始细胞Ⅰ型+Ⅱ型在 NEC 中占 30%~89%,单核细胞<20%,其他粒细胞>10%。 |
| 急性早幼粒细胞白血病($M_3$):骨髓以颗粒增多的异常早幼粒细胞增生为主,在 NEC 中占>30%;以细颗粒为主,形态似单核细胞者为变异型 $M_3$($M_{3v}$),如不仔细检查血与骨髓涂片,$M_3$ 易与 $M_{5b}$ 相混,细胞化学染色有鉴别意义。 |
| 急性粒—单核细胞白血病($M_4$):骨髓原始细胞在 NEC 中占≥30%。各阶段粒细胞占 30%~79%,各阶段单核细胞>20%。 |
| 急性单核细胞白血病($M_5$):分两种亚型。$M_{5a}$(未分化型):骨髓中原始单核细胞Ⅰ型+Ⅱ型在 NEC 中占≥80%;$M_{5b}$(部分分化型):骨髓中原始单核细胞Ⅰ型+Ⅱ型在 NEC 中≥30%,原始单核细胞<80%。外周血的单核细胞常较骨髓中的成熟。有一种少见类型的急性单核细胞白血病($M_{5c}$),具有类似巨噬细胞或组织细胞的形态学特征,可能被诊断为恶性组织细胞病的白血病期。 |
| 急性红白血病($M_6$):骨髓中幼红细胞≥50%,且有形态学异常,NEC 中原始细胞Ⅰ型+Ⅱ型≥30%。$M_6$ 可自发或从 MDS 转化来,具有特征性的三系病态造血。 |
| 急性巨核细胞白血病($M_7$):骨髓中原始巨核细胞≥30%,有细胞化学、电镜或单克隆抗体证实为巨核细胞系。 |
| ALL |
| $L_1$:原始和幼稚淋巴细胞以小细胞(直径≤12 μm)为主。 |
| $L_2$:原始和幼稚淋巴细胞以大细胞(直径>12 μm)为主。 |
| $L_3$:原始和幼稚淋巴细胞大小较一致,以大细胞为主,胞质较多,深蓝色,空泡常明显,呈蜂窝状,因极深蓝色的胞质及胞质中突出的多个空泡,镜下透亮如满天星样。亦称 Burkitt 白血病。 |

3) WHO 分类标准 1999 年 WHO 组织了 100 多位国际著名血液病理、临床及其他相关领域的专家,制定了新的造血与淋巴组织肿瘤的疾病分类。这个分类综合了造血淋巴系统恶性肿瘤的细胞形态学、病理学、免疫学、细胞遗传学及分子生物学等的最新研究进展,尽可能使每一种类型成为具有一定实验室和临床特征的独立疾病。WHO 分类将 AML 分为 4 类 19 种(表 48-1)。由于 WHO 造血与淋巴组织肿瘤分类未将 ALL 与原始淋巴细胞淋巴瘤作为两种不同的疾病实体进行区分对 ALL 有新的分类标准(表 48-6)。将一些目前还不能划分为髓系或淋系(急性未分化型白血病)、同时有粒系和淋系的形态学和(或)免疫学特征或同时有 B 系和 T 系的形态学和(或)免疫表型特征(急性双系列性白血病和急性双表型白血病)的 3 类急性白血病暂列于 AML 的 4 类之后。与 FAB 分型比较,WHO 分类整体上更体现出细胞遗传学异常特征对急性白血病分类的重要性。在细胞形态学方面,WHO 分类不再将骨髓原始细胞区分为Ⅰ、Ⅱ两型;诊断 AML 骨髓原始细胞的标准从≥30%下降至≥20%,并且特别指出当患者被证实有克隆性重现性细胞遗传学异常时,即使原始细胞<20%,也应诊断为 AML。

**表 48-6 WHO ALL 的分类标准**

| 急性前体 B 淋巴细胞白血病/原始淋巴细胞淋巴瘤 |
|---|
| t(9;22)(q34;q11);BCR/ABL |
| t(v;11q23)MLL 重排 |
| t(1;19)(q23;p13);PBX/E2A |
| t(12;21)(p13;q22);TEL/AML1(RUNX1) |
| 急性前体 T 淋巴细胞白血病/原始淋巴细胞淋巴瘤 |
| t(11;14)(p13;q11);RHOM/TTG2 |
| t(1;14)(p32;q11);TAL1/TCR |
| t(7;19)(q32-6;p34);TAN1/TCR |
| Burkitt 细胞白血病/淋巴瘤 |
| t(8;14)(q24;q32);MYC/IgH |
| t(2;8)(p12;q24);Igκ/MYC |
| t(8;22)(q24;q11);MYC/Igλ |

4）ALL 的免疫分标准型　1994 年在法国召开了欧洲白血病免疫学分型协作组（EGIL）会议，提出 ALL4 型 21 类法，即先按 T、B 细胞系和髓系抗原积分系统确定不同抗原积分，再按积分和抗原表达及分化程度将 ALL 分为 4 型（裸型、纯型、变异型、多表型）21 亚型。由于该分型法比较复杂，不便临床医师记忆，国内学者卞寿庚等[3]将其简化归纳为表 48-7。

表 48-7　ALL 的免疫学分型（EGIL，1994）

| | |
|---|---|
| 1. B 细胞系 ALL[CD19$^+$ 和（或）CD79$^+$ 和（或）CD22$^+$，至少两个阳性] | |
| 　　早期前 B-ALL（B-Ⅰ） | 无其他 B 细胞分化抗原表达 |
| 　　普通型 ALL（B-Ⅱ） | CD10$^+$ |
| 　　前 B-ALL（B-Ⅲ） | 胞质 IgM$^+$ |
| 　　成熟 B-ALL（B-Ⅳ） | 胞质或膜 κ 或 λ$^+$ |
| 2. T-细胞系 ALL（胞质/膜 CD3$^+$） | |
| 　　早期前 T-ALL（T-Ⅰ） | CD7$^+$ |
| 　　前 T-ALL（T-Ⅱ） | CD2$^+$ 和（或）CD5$^+$ 和（或）CD8$^+$ |
| 　　皮质 T-ALL（T-Ⅲ） | CD1a$^+$ |
| 　　成熟 T-ALL（T-Ⅳ） | 膜 CD3$^+$，CD1a$^-$ |
| 　　α/β$^+$ T-ALL（A 组） | 抗 TCRα/β$^+$ |
| 　　γ/δ$^+$ T-ALL（B 组） | 抗 TCRγ/δ$^+$ |
| 　　（α/β$^+$ T-ALL、γ/δ$^+$ T-ALL：是 T-ALL 中根据膜表面 TCR 的表达情况进行的分组） | |
| 3. 伴髓系抗原表达的 ALL（My$^+$ ALL） | 表达 1 或 2 个髓系标记，但又不满足急性双系列或双表型白血病诊断标准 |

5）急性白血病的预后分型　急性白血病的预后分型对于指导急性白血病的治疗具有重要意义。国内外大量资料表明，急性白血病患者的预后与发病时的年龄、白细胞计数、髓外浸润情况及 FAB 分型等多种因素有关，但随着白血病细胞分子遗传学研究的不断深入，越来越多的证据显示在众多的预后相关因素中，白血病细胞的细胞分子遗传学改变特征与预后的关系最为密切。目前国际上公认 AML 可根据染色体核型分析将其分成好、中等、差 3 个不同的预后组（表 48-8）。

表 48-8　按细胞遗传学特征 AML 的预后分组

| 预后 | 细胞遗传学特征 |
|---|---|
| 好 | t(15;17)，inv(16)(p13q22)/t(16;16)，t(8;21)(q22;q22) 不伴 del(9q) |
| 中等 | +8，正常核型 |
| 差 | -5/del(5q)，-7/del(7q)，20q，21q，del(9q)，inv(3q)，11q23，t(9;22)(q34;q11)，t(6;9)，17q，3 个以上的复合异常 |
| 未知 | <3 个的其他染色体异常 |

成人 ALL 与预后相关因素较 AML 似更为复杂，但特殊的细胞分子遗传学特征同样在预后判断中日益得到重视。目前许多学者认为成人 ALL 75% 属高危组，25% 为标危组。判别高危和标危的因素可综合归纳为表 48-9。

表 48-9　成人急性淋巴细胞白血病的预后因素

| 特　征 | 高危因素 | 标危因素 |
|---|---|---|
| **病例相关因素** | | |
| 年龄 | >50 岁 | <35 岁 |
| 行为状态 | 差 | 好 |
| 性别 | 男 | |
| 种族 | 黑种人 | |
| 血浆白蛋白水平 | 低 | 正常 |
| **治疗相关因素** | | |
| 治疗反应延迟 | 获得完全缓解的时间 >4 周,治疗第 7 天外周血中、第 14 天骨髓中原始细胞持续存在 | 获得完全缓解的时间 <4 周,原始细胞得到及时清除 |
| 对类固醇激素的反应 | 延迟,不完全 | 快速,完全 |
| 化疗的剂量强度 | 减少 | |
| 药效学 | 6-巯嘌呤、甲氨蝶呤未达到治疗所需水平 | 药物达到治疗所需水平 |
| **疾病相关因素** | | |
| 白细胞计数增多 | $>30\times10^9/L$(B 细胞系) $>100\times10^9/L$(T 细胞系) | $<30\times10^9/L$ |
| 细胞遗传学 | t(9;22),t(4;11) | t(12;21)超二倍体 |
| 免疫表型 | 早期和成熟 T 细胞型、早—前 B 细胞型（裸型） | 皮质 T 细胞型 |
| **其他特征** | | |
| P-糖蛋白 | 高表达 | |
| P53 | 异常表达 | |
| P15INK4b | 高度甲基化 | |
| 谷胱甘肽 | 高水平 | |
| Caspase-2 和 Caspase-3 | 高水平 | |

## 48.5　急性白血病的治疗

### 48.5.1　治疗原则

20 世纪 70 年代急性白血病的化疗取得很大进展。儿童 ALL 的 3~5 年无病存活率达 70% 以上,成人也已达 25%;儿童 AML 的 3~5 年无病存活率达 40%~50%,成人为 30% 左右。80 年代异基因及自身骨髓移植迅速开展,急性白血病近期疗效又有进一步提高,当然其远期疗效是否优于化疗尚有待长期实践证实。

通过细胞动力学及染色体研究,可以认为白血病患者体内有两个血细胞群体,一个群体为白血病细胞,另一个群体为正常血细胞。急性白血病的治疗原则就是要控制白血病细胞群体大量增殖,以解除因白血病细胞浸润而引起的各种临床表现。目前常用的化疗药物,除肾上腺皮质激素外都有抑制造血功能的不良反应,并且对肝、肾、胃肠道也有毒性作用,所以用药时要严密观察,随时调整剂量。治疗目的既要杀伤白血病细胞,又要保护正常细胞群,所以必须加强支持疗法,防治感染和出血,以保证化疗的顺利进行。治疗方法必须个体化,根据白血病类型、病情程度和客观条件灵活掌握。

## 48.5.2 支持疗法

### (1) 控制感染

白血病患者本身可有发热，但大部分患者都是由于继发感染而发热，主要有皮肤、黏膜、软组织感染、上、下呼吸道感染，消化道和尿路感染等。病原体除来自外界环境，也易来自自身皮肤、鼻咽腔、胃肠道天然存在的细菌。根据复旦大学附属华山医院抗生素研究所及血液学研究室20年来调查研究，80年代革兰阴性杆菌特别是铜绿假单胞菌感染一直是化疗后粒细胞缺乏症患者感染的主要病原体，但近年肺炎克雷伯菌和嗜麦芽假单胞菌、不动杆菌等的感染有所增加。随着第3代头孢类抗生素的广泛应用，白血病患者的细菌感染出现新的特点：①革兰阳性球菌逐步呈上升趋势，其中主要是凝固酶阴性的葡萄球菌和金黄色葡萄球菌，肠球菌、草绿色链球菌感染也有所增多。②致病菌出现耐药趋势，特别是产新型耐药酶如超广谱β-内酰胺酶(ESBL)的细菌和新出现的耐药菌株感染明显增加。对怀疑感染发热患者应千方百计寻找病原菌并进行药敏试验。在细菌培养有结果前先按经验早期应用广谱高效抗生素，以后再根据病原学检查及药敏试验结果调整用药。最好静脉内给药，剂量要充分。对产ESBL细菌的治疗可参考以下原则：①如怀疑产ESBL菌感染时，不管体外药敏结果是否敏感，应避免使用青霉素类、头孢类抗生素；②选用使用碳青酶烯类抗生素、加酶抑制剂抗生素(头孢派酮/舒巴坦、帕拉西林/三唑巴坦等)、氨基糖苷类及头霉素类抗生素。嗜麦芽假单胞菌感染在插管和置管患者并不少见，该菌对亚胺培南天然耐药，可供选择的抗生素依次为头孢派酮/舒巴坦、头孢他啶、替卡西林/克拉维酸，其次为头孢吡肟、环丙沙星、复方磺胺甲基异噁唑。对于耐甲氧西林金黄色葡萄球菌(MRSA)和耐甲氧西林凝固酶阴性葡萄球菌(MRCNS)感染首选万古霉素或去甲万古霉素，肾功能有损害者可选择替考拉宁。

如果是真菌感染，局限在口腔或咽部，可涂搽制霉菌素。深部真菌感染以念珠菌最常见，包括白念珠菌、热带念珠菌、光滑念珠菌、近平滑念珠菌、克柔念珠菌等。曲霉和隐球菌感染近来也不少见。常用的抗真菌药有三唑类(氟康唑、伊曲康唑、伏立康唑)、棘白霉素类(卡泊芬净、米卡芬净)、大环内酯多烯类(两性霉素B及两性霉素B脂质体)等。氟康唑对白念珠菌、近平滑念珠菌、热带念珠菌敏感，对新型隐球菌敏感率达89%。光滑念珠菌、克柔念珠菌耐药，对曲霉无效。伊曲康唑抗菌谱广，可治疗深部白念珠菌和曲霉感染，不宜用于尿路感染，肾功能减退、肌酐清除率<30 ml/min禁用。伏立康唑为第2代三唑类抗真菌药，抗菌谱包括耐氟康唑和伊曲康唑的念珠菌属、新型隐球菌、毛孢子菌、球孢子菌、曲霉、组织胞浆菌。卡泊芬净作用于真菌细胞壁的葡聚糖合成酶，主要用于治疗对三唑类及两性霉素B耐药的曲霉属和念珠菌属感染。两性霉素B可与真菌细胞膜上甾醇结合，使真菌细胞膜内重要物质外漏，致其死亡。主要用于治疗耐氟康唑和伊曲康唑的念珠菌属、曲霉、毛霉、球孢子菌、皮炎芽生菌、组织胞浆菌感染。两性霉素B不易透过血—脑屏障，治疗隐球菌性脑膜炎需要和氟胞嘧啶合用。由于两性霉素B肾毒性显著，对于总量>0.5g无效或不能耐受者，深部真菌感染伴肾功能减退(血肌酐>221μmol/dl)者，可考虑用两性霉素B脂质体治疗。

急性白血病患者的病毒感染以单纯疱疹病毒(HSV)、水痘—带状疱疹病毒(VZV)和巨细胞病毒(MCV)感染为多见。阿昔洛韦(无环鸟苷)为病毒DNA多聚酶抑制剂，对HSV、VZV及CMV感染都有预防和治疗作用。更昔洛韦是目前最有效的抗MCV药，但有导致粒细胞减少的不良反应。阿糖腺苷亦可用于HSV、VZV感染的治疗，但对MCV感染无效。此外，可用于预防和治疗病毒感染的药物还有干扰素、磷甲酸钠、大蒜素等[25]。

由于急性白血病患者机体免疫功能低下，对严重细菌和病毒感染疗效不佳者可静脉滴注大剂量丙种球蛋白，每日20g，共5天。

### (2) 纠正贫血

纠正贫血最有效的方法为积极缓解白血病。有显著贫血可酌量输注红细胞或输全血。自身免疫溶血性贫血可用肾上腺皮质激素。病情开始缓解，但血红蛋白恢复不满意，可加丙睾酮注射，司坦唑口服或红细胞生成素皮下注射。

### (3) 防治出血

使疾病缓解是纠正出血的最有效方法。有严重出血时可用肾上腺皮质激素，输新鲜血或输血小板。急性白血病(尤其是AML-M$_3$型)易并发DIC，一经诊断，应迅速给予肝素治疗，持续至凝血现象好转。当DIC并发纤维蛋白溶解症，可在肝素治疗同时并用抗纤溶药物(如对羧基苄胺、氨甲环酸等)。局部出血(如鼻咽部)用填塞或明胶海绵止血。

### (4) 纠正高尿酸血症

大量白血病细胞破坏分解时血尿酸增高，有时尿路为尿酸结石梗阻,引起少尿等急性肾衰竭。别嘌醇为黄嘌呤氧化酶抑制剂,能阻断次黄嘌呤和黄嘌呤变为尿酸,可纠正尿酸过高。剂量为 10 mg/kg 体重,每日 3 次口服,共 5~6 天。当血尿酸 > 595 μmol/L(10 mg%),应大量输液和碱化尿液。

## 48.5.3 化疗

白血病细胞虽是一类异常增殖的肿瘤细胞,但其细胞增殖、分化与 DNA 和 RNA 密切相关。因而干扰核酸代谢和破坏核酸结构的化学药物也可用来治疗白血病。目前治疗急性白血病的常用化学药物有以下几类:①直接与 DNA 发生共价结合的药物,如环磷酰胺、双氯乙基亚硝脲;②干扰 DNA 生物合成药物,如二氢叶酸还原酶抑制剂(甲氨蝶呤)、抗嘌呤药(6-巯基嘌呤及 6-硫代鸟嘌呤)、DNA 聚合酶抑制剂(阿糖胞苷及环胞苷)、核苷酸还原酶抑制剂(羟基脲)及左旋门冬酰胺酶;③插入 DNA 双螺旋,与其形成非共价结合物,如柔红霉素、多柔比星等;④抑制有丝分裂期活动药物,如长春新碱等。

应先肯定白血病类型,再选择适当药物。例如 ALL 选择长春新碱,AML 则以柔红霉素为首选药物,肾上腺皮质激素多适用于 ALL。为了防止耐药性产生,首治时应采用对白血病细胞极敏感的药物,在患者耐受范围内尽可能加大剂量,采用联合或序贯化疗,务望在极短时间内(2~3 周或 1~2 个疗程)杀伤大量肿瘤细胞而使疾病进入缓解期。化疗疗程以超过白血病细胞增殖周期或倍增时间为妥。急性白血病细胞的倍增时间为 4~5 天,所以抗白血病药物应连续应用 5~10 天,使进入周期的所有细胞都受到药物作用。为了避免造血系统不可逆损害,应该间歇用药,以使正常血细胞得以恢复而白血病细胞不致增殖为准则。正常血细胞复原较白血病细胞为快,而血细胞从骨髓增殖池释放至外周血中需 8~15 天,因而间歇期应以 1~2 周为好。这样既能杀灭大量白血病细胞,又有利于血象恢复。对抑制造血系统作用较轻的药物(如长春新碱或肾上腺皮质激素)一般可连续给药。

急性白血病化疗可分成诱导缓解和缓解后继续治疗两大阶段。①诱导缓解:所谓缓解,即指白血病细胞减少到一定程度,正常造血功能得以恢复,患者症状消失,一般检查方法血片中不能找到白血病细胞。用于诱导的药物要求对白血病细胞较敏感,短期内(疗程)能杀伤大量白血病细胞,而正常骨髓干细胞得到复原。所以诱导缓解药物不但要求有特异的抗白血病细胞效能,而且对非增殖细胞也应具有杀伤效力,并不致在短期内产生耐药性。目前 ALL 的诱导缓解方案是以长春新碱加泼尼松为基础加用蒽环类药物,AML 以阿糖胞苷加柔红霉素或三尖杉为基本方案(表 48-10)。按现有治疗水平 ALL 缓解率高于 AML,后者在诱导过程中,常需白细胞数抑制在很低水平(< 2 × 10$^9$/L)相当一段时期才能进入缓解。目前主张争取早期诱导,特别重视初治效益,1~2 个疗程即予缓解,不但缓解率高,而且存活时间也较长。对白细胞不增多性白血病可先用小量化疗,如阿糖胞苷或三尖杉合并肾上腺皮质激素,待血象稍见上升,再按一般化疗方案治疗。对此类患者必须反复检查骨髓,随时调整剂量。②缓解后继续治疗:虽然疾病已进入缓解期,但体内仍残留一定数量白血病细胞,必须继续应用抗白血病药物,并间歇使用大剂量巩固强化,以消灭尽可能多的残留白血病细胞,从而取得长期无病存活期。缓解后继续治疗期药物要求耐药性出现缓慢,且与诱导缓解药物无交叉耐药性。对继续治疗时间目前尚无统一意见,大多主张 AML 在完全缓解后巩固强化 6~8 个月即停药;ALL 患者经巩固强化后,尚须维持治疗 3 年之久。

表 48-10 成人急性白血病诱导缓解治疗的常用化疗方案

| 药物 | 剂量(mg) | 用法 | 备注 |
|---|---|---|---|
| **AML** | | | |
| DAUN | 40~60 | d1~3, iv | |
| Ara-C | 150~200 | d1~7, ivgtt | |
| H | 4~6 | d1~7, ivgtt | |
| Ara-C | 150~200 | d1~7, ivgtt | |
| IDA | 10~15 | d1~3, qd, iv | |
| Ara-C | 150~200 | d1~7, ivgtt | |
| DAUN | 40~60 | d1~3, iv | |

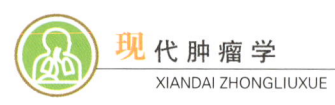

续表

| 药　物 | 剂量(mg) | 用　法 | 备　注 |
| --- | --- | --- | --- |
| Ara-C | 150~200 | d1~7,ivgtt | |
| VP-16 | 100 | d1~7,ivgtt | |
| **ALL** | | | |
| VCR | 1~2 | 每周1次,iv | 至少2~3周 |
| P | 40~60 | 每日分次,po | |
| VCR | 1~2 | 每周1次,共4周,iv | |
| DAUN | 40~60 | d1~3,iv | |
| P | 40~60 | 每日分次,po | 第15天开始逐步减量 |
| L-ASP | 5 000~1 000(u) | d19~28,ivgtt | 用前必须做皮试 |
| VCR | 1~2 | 每周1次,共4周,iv | |
| DAUN | 40~60 | d1~3,d15~17,iv | |
| CTX | 600~1 000 | d1,d15,iv | |
| P | 40~60 | 每日分次,po | 第15天开始逐步减量 |
| L-ASP | 5 000~1 000(u) | d19~28,ivgtt | 是否加用 L-ASP 根据患者具体情况而定 |
| CTX | 400 | d1~3,iv | 即 Hyper-CVAD 方案,第1、3、5、7 疗程用 |
| VCR | 2 | d4,d11,iv | 第2、4、6、8 疗程用 HD-MTX-Ara-C 方案 |
| ADM | 60 | d4,iv | 美司钠 600~800 mg/d,d1~3,ivgtt,维持至 CTX 结束后 6 h |
| DXM | 20 | d1~4,d11~14,q12h,ivgtt | |

注:VCR,长春新碱;P,泼尼松;DAUN,柔红霉素;ADM,多柔比星;L-ASP,左旋门冬酰胺酶;DXM,地塞米松;H,三尖杉酯碱(或高三尖杉酯碱);Ara-C,阿糖胞苷;IDA,去甲氧柔红霉素;VP-16,依托泊苷。

(1) **AML 的治疗**

1) 诱导缓解治疗　柔红霉素与阿糖胞苷联合的 DA 方案是 AML 最常用的诱导治疗方案。完全缓解率为 60%~85%,但对于>60 岁的患者完全缓解率只有 45%~55%。由于柔红霉素对心脏具有明显毒性,因此一般应限制累积剂量≤550 mg/m²,老年患者及原有心脏疾病患者尤其需要谨慎使用。去甲氧柔红霉素是柔红霉素的衍生物,其特点是细胞毒作用较柔红霉素更强,心脏毒性低,与其他蒽环类无交叉耐药性。近年来一些临床研究显示,应用去甲氧柔红霉素代替 DA 方案中的柔红霉素,疗效更优。此外,蒽醌类药物米托蒽醌与阿糖胞苷组成方案也可用于 AML 的诱导缓解治疗。20 世纪 80 年代有研究者报道在 DA 方案的基础上加依托泊苷对<55 岁的年轻患者能进一步提高完全缓解率、延长生存期,尤其对于 $M_4$ 和 $M_5$ 型患者。但这一结果并未得其他研究者的一致认可。三尖杉酯碱或高三尖杉酯碱与阿糖胞苷组成的 HA 方案是国内常用于 AML 的诱导缓解治疗的另一方案,其完全缓解率为 76.0%,与 DA 方案相似。三尖杉酯碱或高三尖杉酯碱也有较强的心脏毒副作用。1995 年中国医学科学院血液学研究所设计以高三尖杉酯碱与阿糖胞苷+柔红霉素组成的 HAD 方案治疗成人初治 AML,取得 85% 的完全缓解率,其中 1 个疗程完全缓解率达 80%。据认为 HAD 方案的优势主要在于高三尖杉酯碱与柔红霉素之间存在一定的协同作用。

大剂量阿糖胞苷在 AML 的疗效已得到国外多项研究的肯定。但用于诱导缓解治疗因治疗相关死亡率相对较高,因此并不能提高完全缓解率。目前多数学者主张将大剂量阿糖胞苷用于完全缓解后的强化治疗。澳大利亚白血病研究组的一项研究显示,301 例<60 岁的 AML 患者初治时随机接受大剂量阿糖胞苷或标准剂量阿糖胞苷与柔红霉素和依托泊苷化疗,两组的完全缓解率分别为 71% 和 74%。但大剂量阿糖胞苷组的中位缓解持续时间长达 45 个月,显著高于标准剂量组的 12 个月。

2）缓解后治疗　诱导完全缓解后的治疗方案和强度直接影响患者的长期生存率。美国东部肿瘤协作组（Eastern Cooperative Oncology Group，ECOG）比较以下4个治疗组的远期疗效：①停药观察；②长期小剂量维持治疗；③常规剂量联合化疗巩固加长期小剂量维持化疗；④含大剂量阿糖胞苷联合方案巩固强化后停药，不再维持治疗。4组的4年无病生存率依次为0%、15%、20%和30%。而美国西南肿瘤研究组（SCOG）的研究结果更为令人振奋，采用大剂量阿糖胞苷诱导和强化治疗的年轻患者4年总体生存率和无病生存率分别达52%和34%，而采用标准剂量阿糖胞苷诱导和强化治疗组相应为34%和24%。

大剂量和中剂量阿糖胞苷单用或联合蒽环类、鬼臼类等药物是当前广泛使用的完全缓解后的强化巩固治疗方案。美国癌症与白血病协作组（CALGB）的研究显示，接受标准剂量阿糖胞苷＋柔红霉素诱导治疗以及3个疗程大剂量阿糖胞苷巩固治疗的患者4年无病生存率达44%。治疗相关死亡率为5%，严重神经毒性反应发生率为12%。如果再按细胞遗传学危险度分层后进行比较，具有良好细胞遗传学改变患者的无病生存率为60%，中危患者为30%，不良预后者为12%。但必须注意到大剂量阿糖胞苷对有MDS病史及老年患者疗效并不理想。

也有一些研究认为，巩固治疗并非影响AML患者长期生存率的主要因素。澳大利亚白血病和淋巴瘤组（ALLG）$M_7$临床试验采用ICE方案（去甲氧柔红霉素9或12 mg/m² 连用3天；阿糖胞苷3 g/m²，每日2次，d1、d3、d5、d7；依托泊苷75 mg/m² 连用7天）诱导治疗292例15～60岁AML患者，234例获得完全缓解，其中225例1个疗程达完全缓解，9例2个疗程达完全缓解，总完全缓解率为80%。将完全缓解患者中的202例随机分为两组进行巩固治疗：一组为ICE组，即用原方案治疗1个疗程。另一组为IcE组（去甲氧柔红霉素9 mg/m² 连用2天；阿糖胞苷100 mg/m² 连用5天，伊托泊苷75 mg/m² 连用5天），共2个疗程。ICE组与IcE组的3年无复发存活率分别为49%和48%；3年存活率分别为61%和62%。研究者认为采用含大剂量阿糖胞苷方案诱导治疗后获完全缓解的患者采用强烈巩固治疗并无明显益处[26]。

**（2）APL的治疗**

1）诱导缓解治疗　采用全反式维A酸诱导分化是目前国际上公认的APL的首选诱导缓解方案。APL因15号与17号染色体之间易位形成PML/RARα的融合基因，其表达的PML/RARα融合蛋白通过阻断细胞分化和凋亡导致APL发生。全反式维A酸可与RAR受体结合，加快PML/RARα融合蛋白的降解，使早幼粒细胞继续分化成熟。常用剂量为每日45 mg/m²，或60～80 mg/d 连续口服至完全缓解。1991年华东地区全反式维A酸协作组会议共总结787例APL，初治603例，完全缓解率为85.4%，复治60例，完全缓解率为74%；单独应用维A酸治疗组，其完全缓解率为85.2%。1995年上海交通大学附属瑞金医院又报道以30～40 mg/d 的剂量治疗，同样可以达到87.5%的完全缓解率。全反式维A酸治疗伴t（15；17）APL一般不诱发DIC，但可出现白细胞增多引起的维A酸综合征、颅内压增高、皮肤黏膜干燥、消化道反应、肝功能损害、外阴水肿甚至溃疡等不良反应。其中以维A酸综合征最为严重，发生率为20%～25%。主要临床表现为发热、肺间质浸润、胸腔积液、呼吸窘迫甚至呼吸衰竭，可伴有或不伴有白细胞计数增高。紧急救治方法为加用地塞米松20 mg/d 静脉注射，连续3天，并正压持续吸氧等各种对症处理。全反式维A酸的另一缺点是不能用作维持治疗。诱导缓解成功后，如不加用其他化疗，3～4个月后大多复发。

继全反式维A酸之后我国学者又首创砷剂治疗APL取得成功。最常用的砷剂有三氧化二砷（亚砷酸，$As_2O_3$）、硫化砷（$As_2S_3$）和四硫化四砷（$As_4S_4$），其中以$As_2O_3$应用最广。砷剂治疗APL的主要机制为诱导早幼粒白血病细胞凋亡。亚砷酸的常规用法是5或10 mg/m²，加入5%葡萄糖溶液500 ml 中静脉滴注3～4h，连续28天为1个疗程。间歇1～2周，再重复1个疗程，连用2个疗程未缓解可视为无效。完全缓解率90%～98%，并可较早获得分子生物学缓解。砷剂的另一重要特点是与全反式维A酸无交叉耐药。全反式维A酸治疗后复发和难治的患者应用$As_2O_3$再诱导治疗，完全缓解率为78%～93%[27]。砷剂的主要毒副作用为白细胞增高、APL分化综合征、心电图Q-T间期延长、周围神经病变、皮疹及胃肠道反应等。近年国内外有学者尝试全反式维A酸联合$As_2O_3$用于初治APL患者的诱导治疗。初步观察结果表明，全反式维A酸联合$As_2O_3$诱导缓解要比单用全反式维A酸或$As_2O_3$达到完全缓解时骨髓细胞PML-RARα转录会更低，因此复发率亦更低[28]。

2）缓解后的治疗　正如在诱导治疗阶段阿糖胞苷几乎不起作用一样，缓解后治疗大剂量阿糖胞苷也无明显作用。在全反式维A酸（或$As_2O_3$）＋

DNR(或 IDA)双诱导治疗后,用 DNR 或 IDA 至少 2 个疗程巩固治疗已经成为缓解后治疗的常规方法。亦有研究者根据完全缓解后 3、6 个月 PCR PML-RARα 检测结果分为两组,阴性患者采用阿糖胞苷与 $As_2O_3$ 交替治疗 28 周的巩固疗法($As_2O_3$ 0.15 mg/kg,1~4 周,9~12 周,17~20 周,25~28 周,每周用 5 天;全反式维 A 酸每日 45 mg/m$^2$,1~2 周,5~6 周,9~10 周,13~14 周,17~18 周,21~22 周,25~26 周);阳性患者则在此基础上加用抗 CD33 单抗 GO 9 mg/m$^2$,每月 1 次,共 3 次,两组均取得较好疗效[29]。

尽管以全反式维 A 酸为基础的治疗使 APL 的预后大为改观,但仍有部分患者存在复发的风险。西班牙和意大利协作组通过对 217 例 APL 患者的随访观察表明,患者初诊时外周血白细胞和血小板计数是预后的独立因素。白细胞计数 ≤ $10 \times 10^9$/L,血小板计数 > $40 \times 10^9$/L 属低危组(24%);白细胞计数 ≤ $10 \times 10^9$/L,血小板计数 ≤ $40 \times 10^9$/L 为中危组(53%);白细胞计数 > $10 \times 10^9$/L 则归入高危组(23%)[30]。

目前多数学者主张,首次获得完全缓解的 APL 患者不推荐立即行造血干细胞移植。造血干细胞移植的时机一般可选择在 CR 2 期。欧洲血液和骨髓移植组织报道,APL 患者 CR 2 期行异基因造血干细胞移植的总生存率、无病生存率、复发率及治疗相关死亡率分别为 58%、57%、15% 和 33%;自体造血干细胞移植为 40%、45%、44% 和 25%。故无合适供体者采用自体造血干细胞移植亦不失为一项有效治疗措施。

全反式维 A 酸的应用使 APL 患者生存期显著延长,但中枢神经系统白血病的发生率也随之多见,其原因是否与全反式维 A 酸治疗使白血病细胞的黏附分子表达增高有关尚不清楚。临床上应将中枢神经系统白血病的预防作为 APL 患者缓解后治疗的一项常规措施。

(3) ALL 的治疗

1) 诱导缓解治疗 泼尼松与长春新碱联合的 VP 方案,可使标危儿童 ALL 的完全缓解率达 95%,是 ALL 的基本诱导治疗方案。然而该方案用于成人 ALL 的诱导缓解治疗,完全缓解率仅为 47%,在 VP 加用蒽环类药物,其完全缓解率可提高到 83%。目前由 VP 方案加柔红霉素组成的 VDP 方案已普遍成为 ALL 诱导缓解治疗的标准方案。在 VDP 方案方案中蒽环类的剂量和用法一些学者也进行过研究。去甲氧柔红霉素每日 12 mg/m$^2$,2~4 天诱导治疗 ALL 的死亡率高达 50%,而减低剂量至每日 10 mg/m$^2$,2~3 天,其相关死亡率降至 9%。柔红霉素或米托蒽醌持续静脉滴注并不优于静脉推注,而且柔红霉素用药延长至 1 周也不优于 3 天的疗效。近年来国外又有多柔比星取代柔红霉素的趋势。

地塞米松与泼尼松比较,用于 ALL 的治疗主要有两方面的优势。①抗白血病作用更强,体外实验证明地塞米松对 ALL 细胞的作用较泼尼松强 16 倍。②更容易渗透进入中枢神经系统,在脑脊液中药物浓度更高,半衰期更长。荷兰的一项历史对照研究显示,地塞米松与泼尼松比较,ALL 患者 3 年无事件生存率(EFS)分别为为 80% 与 66%。另一些临床试验也证实,在减少 ALL 中枢神经系统白血病的复发率及 3 年 EFS 方面,地塞米松优于泼尼松。但地塞米松的使用剂量和时间应严格掌握。因为长期大剂量应用会导致远期并发症如缺血性骨坏死及增加感染的发生率与死亡率。德国多中心研究小组(GMALL)报告连续使用 10 mg/m$^2$ 16 天早期死亡率为 16%,完全缓解率为 76%;而 10 mg/m$^2$ 间断应用(1~5 天,11~14 天)的早期死亡率为 5%,完全缓解率为 82%。L-门冬酰胺酶是另一种常用于 ALL 诱导缓解的药物,它有 3 种不同的制剂,一种是天然 E. Coli A,半衰期为 1.2 天;第 2 种是 Erwinia A,半衰期 0.65 天;第 3 种是 PEG-L-A,半衰期为 5.7 天。这 3 种 L-门冬酰胺酶的用法为 Erwinia A 每日 1 次;E. Coli A 每 2 天 1 次;PEG-L-A 每周 1~2 次。临床研究显示,L-门冬酰胺酶并不能提高诱导治疗的完全缓解率,但可延长缓解期。在 VDP 方案中加入 L-门冬酰胺酶的 VDP-L 方案也是目前常用的 ALL 诱导治疗方案。一些非随机研究认为,在 VDP-L 方案基础上加入环磷酰胺(VDCP-L)可进一步提高完全缓解率,尤其适用于成人 T-ALL 患者。

最近的一项大样本的国际临床试验研究显示,1 521 例成人 ALL 患者第 1~4 周采用 VDP-L 方案 + 甲氨蝶呤鞘内注射(柔红霉素 60 mg/m$^2$,d1,d8,d15,d22;长春新碱 1.4 mg/m$^2$;L-门冬酰胺酶 10 000 U;泼尼松 60 mg/m$^2$,d1~28;甲氨蝶呤 12.5 mg 鞘内注射,d15)。第 5~8 周采用环磷酰胺 650 mg/m$^2$,d1,d15,d29,静脉注射;阿糖胞苷 75 mg/m$^2$,d1~4,d8~11,d15~18,d22~25,静脉注射;6-巯基嘌呤 6 mg/m$^2$ d1~28,口服;甲氨蝶呤 12.5 mgd1,d8,d15,d22,鞘内注射方案,总体完全缓解率为 91%,其中 1 153 例 Ph 阴性患者完全缓解率为 93%,293 例 Ph 阳性患者完全缓解率为 83%[31]。

法国 LALA-94 临床试验将入组的成人 ALL 患

者分为4组。第1组为标危组,第2组为高危组,第3组为Ph$^+$组,第4组为中枢神经系统白血病组。各组均采用去甲氧柔红霉素(9 mg/m$^2$,d1,d2,d3,d8)或柔红霉素(30 mg/m$^2$,d1~3,d15,d16)、长春新碱(2 mg/m$^2$,d1,d8,d15,d22)、环磷酰胺(750 mg/m$^2$,d1,d8)、泼尼松(60 mg/m$^2$,d1~7,d15~21)4药联合的诱导方案。第1组诱导后的化疗随机分为两组,A组采用阿糖胞苷(1 g/m$^2$,d1,d2,d3,d4)和米托蒽醌(10 mg/m$^2$,d3,d4,d5);B组采用环磷酰胺(1 g/m$^2$,d1,d15,d29)、阿糖胞苷(75 mg/m$^2$,d3~6,d10~13,d17~20)及6-巯基嘌呤(60 mg/m$^2$,d1~28)。随后采用长达30个月的维持化疗。其余3组在第35天进行米托蒽醌联合中等剂量阿糖胞苷的第2个疗程的强烈化疗,患者如不能达到完全缓解,则退出研究。此后第2组患者如有合适亲缘供体进入异基因造血干细胞移植组,其余患者随机分为自体造血干细胞移植组或化疗组。第3、4组则根据有无合适的亲缘供体分为异基因造血干细胞移植和自体造血干细胞移植两组。922例患者中771例获得完全缓解,完全缓解率为84%。中位无病生存期为17.5个月。3年无病生存率为37%,其中第1组41%、第2组38%、第3组24%、第4组44%[32]。

含Hyper-CVAD方案的诱导缓解治疗是国外近年来推出的一种新的成人ALL治疗策略,与上述方案不同之处主要在于将环磷酰胺改为分段使用,并增加了交替使用大剂量阿糖胞苷和大剂量甲氨蝶呤。研究结果表明,诱导缓解率和长期生存率较VAD(长春新碱、多柔比星、地塞米松)更高。

国外近期一项长期随访研究显示,288例成人ALL接受含Hyper-CVAD方案治疗,其中Ph阳性患者占17%,T细胞占13%。总体完全缓解率达92%,5年存活率为38%。不利因素为年龄≥45岁,白细胞数≥$50\times10^9$/L,体能状态差(东方协作肿瘤组积分3~4)、Ph阳性、FAB分型为$L_2$、>1个疗程达完全缓解,第14天骨髓白血病细胞>5%。诱导治疗方案由以下两阶段组成:第1阶段为强剂量阶段(dose-intensive phase),第2阶段为维持阶段。

Hyper-CVAD(第1、3、5、7个疗程):环磷酰胺300 mg/m$^2$,静脉注射2~3 h,每12 h 1次,共6次,d1~3。长春新碱2 mg,静脉注射,d4,d11。多柔比星50 mg/m$^2$,d4,地塞米松每日40 mg,d1~4和d11~14。HD-甲氨蝶呤—阿糖胞苷(第2、4、6、8个疗程):甲氨蝶呤1 g/m$^2$,静脉注射,d1。甲酰四氢叶酸15 mg,静脉注射,在甲氨蝶呤完成后12 h,每6 h 1次,共8次。阿糖胞苷3 g/m$^2$ 输注2 h,每12 h 1次,共4次,d2,d3。甲泼尼龙50 mg,静脉注射,每日2次,d1~3[33]。

另有报道,在含Hyper-CVAD方案基础上加用抗CD20单克隆抗体美罗华治疗Burkitt淋巴瘤/白血病,完全缓解率为86%,3年总生存率、无事件生存率、无病生存率分别达89%、80%和88%。与单用含Hyper-CVAD方案的历史对照组比较,优势较为明显[34]。

2)缓解后治疗 与AML的治疗策略一样,成人ALL取得完全缓解后必须进行强化巩固治疗,时间应坚持3年以上。前6个疗程的强化治疗对于提高患者的长期无病存活率尤为重要。国内贵阳会议曾建议完全缓解后的前6个疗程强化治疗方案为:第1、4个疗程为VDCP-L,第2、5个疗程为依托泊苷+阿糖胞苷(EA)方案,第3、6个疗程为大剂量甲氨蝶呤。每疗程之间间隔一般为2~3周,不宜过长。对于高危患者可采用Hyper-CVAD与HD-甲氨蝶呤—阿糖胞苷交替方案强化治疗。

3)Ph染色体阳性ALL的治疗 Ph染色体阳性ALL(Ph$^+$ALL)占成人ALL的20%~30%。随着年龄的增加,发生率也随之增高。>50岁的ALL患者中发生率可>40%。Ph$^+$ALL主要见于前B-ALL,>90%的患者表达CD34;>50%的患者还表达髓系抗原标记,如CD13、CD33等。临床上白血病计数常增高,脾脏及淋巴结肿大少见。Ph$^+$ALL的预后不良,化疗虽然能使60%的患者获得完全缓解,但易复发,平均缓解期仅为9个月,其5年无病生存率<10%~20%。有报道Hyper-CVAD方案虽能使90%的Ph$^+$ALL达完全缓解,但并不能明显改善无病生存率。异基因造血干细胞移植的疗效显著高于化疗和自体造血干细胞移植,缺点是移植相关死亡率亦增高。国外报道167例Ph$^+$ALL诱导缓解后随机分为亲缘移植组49例、非亲缘移植组23例、自体移植组7例、继续化疗组77例,其治疗相关死亡率分别为37%、43%、14%和8%。5年复发率,异基因移植组(亲缘与非亲缘组)为29%,自体移植组和化疗组为81%;5年生存率,异基因移植组(亲缘与非亲缘组)为43%,自体移植组和化疗组为19%。

最近来自GIMEMA临床试验的一组资料显示,101例Ph$^+$ALL成人患者中p190 bcr/abl阳性占(59例)57.6%,p210 bcr/abl阳性占42.4%(p210 bcr/abl单独阳性23例,p210与p190共同阳性19例)。均采用泼尼松、长春新碱、大剂量柔红霉素(总剂量达270 mg/m$^2$)和L-门冬酰胺酶诱导治疗,继以大剂量阿糖胞苷联合米托蒽醌强化治疗,并在完全缓解

1 期行异基因或自体造血干细胞移植。在可评估的 92 例资料中,治疗相关死亡率为 15.2%,总完全缓解率为 67.4%,其中 p190 bcr/abl 阳性组完全缓解率分别为 69.8%,p210 bcr/abl 阳性组为 64.1%。两组间无显著性差异。52 例行强烈再诱导治疗后进行造血干细胞移植,36 例(20 例异基因造血干细胞移植,16 例自体造血干细胞移植)获得持续完全缓解。研究者评估时 6/20、4/16 例仍然处于持续缓解之中。未接受造血干细胞移植的 16 例无 1 例存活。研究还认为,p190 bcr/abl 阳性组在总生存率和无病生存率方面要优于 p210 bcr/abl 阳性组[35]。

甲磺酸伊马替尼(imatinib mesylate)在 CML 治疗取得成功以后,国外开展了治疗 Ph+ ALL 的临床试验。I 期临床试验 20 例 Ph+ ALL 异基因造血干细胞移植后复发的病例,应用伊马替尼 600 mg/d 治疗,有 11 例(55%)获得完全血液学缓解,4 例骨髓完全缓解,但外周血象未完全恢复,5 例患者为难治性或仅获得部分缓解。在有效的病例中,应用伊马替尼治疗的前 4 周,骨髓或外周血供者嵌合体增加到 96%,提示伊马替尼对 Ph 阳性白血病细胞有选择性抑制作用,从而间接促进 Ph 阴性细胞增殖。

一个由多个国家、多个中心参与的 II 期临床试验结果显示,48 例难治复发的 Ph+ ALL 和 8 例 CML 急淋变患者,平均年龄 50 岁,口服伊马替尼 400~600 mg/d,60% 的病例获得血液学反应,19% 的病例获得完全的血液学缓解。几乎所有的病例都表现出外周血原始细胞快速减少,在治疗 1 周后完全清除。完全血液学或骨髓缓解而外周血象未完全恢复的占 29%,6% 的病例服药 4 周以上才能达到完全缓解。单用伊马替尼治疗 Ph+ ALL 停药后易复发,一些研究资料提示,与 Hyper-CVAD 方案联合治疗可提高疗效。Anderson 肿瘤中心研究了在初发 Ph+ ALL 患者中应用伊马替尼联合 Hyper-CVAD 方案的疗效,8 个疗程的诱导缓解和巩固治疗中,每疗程的第 14 天给予伊马替尼,8 个疗程结束后给予伊马替尼 600 mg/d,维持治疗 1 年。初步的研究结果显示这种联合治疗是安全的,并且缓解率较高。但是否对患者的长期无病生存率有益尚不清楚。

近期韩国的一组资料显示,29 例初发 Ph+ ALL 患者在接受改良 Hyper-CVAD 方案化疗后,当患者外周血白细胞数恢复至 ≥3×10^9/L,血小板数恢复至 ≥6×10^9/L,无论缓解与否即给予伊马替尼 400~600 mg/d 口服。完全缓解期给予大剂量阿糖胞苷联合米托蒽醌强化治疗,最终共有 28 例患者(CR1 期 25 例,难治性 3 例)接受异基因造血干细胞移植。

中位随访时间 25 个月。3 年估计可能复发率、非复发死亡率、无病生存率、总生存率分别为 3.8%、8.7%、78.1%、78.1%,疗效较不含伊马替尼的历史对照组有显著提高[36]。日本的资料提示,成人 Ph+ ALL 初诊时存在 t(9;22)以外的细胞遗传学异常是独立的预后不良因素[37]。

### (4)难治性急性白血病的化学治疗

国内外学者对于难治性白血病的判断标准尚未完全统一。其中德国 AMLCG 协作组提出的 4 项标准得到较为广泛的认可:①标准方案诱导治疗 2 个疗程不能缓解;②CR1 后 6 个月内复发;③CR1 后 6 个月后复发,且原诱导缓解方案再诱导治疗无效;④二次或多次复发。从中可以看出,所谓的难治性白血病其实包括原发性难治和复发两类患者。

目前对难治性白血病的治疗策略[38,39],首先应选择与原治疗方案无交叉耐药性的药物,以组成新的治疗方案;也可将常规化疗药物加大剂量使用。如上述治疗方案仍不见效,则必须采用与常规药物作用机制不同的抗白血病新药。总之,凡患者年龄较轻,一般状况尚可,系复发的早期病例,尽量采用较大剂量方案。高龄患者,一般情况较差,或已到疾病晚期,应酌情使用较保守治疗。

1)难治或复发性 AML 的化疗 难治与复发 AML 的治疗目前尚无统一的化疗方案。原则上采用无交叉耐药的化疗药物及加大阿糖胞苷的剂量。其中大剂量阿糖胞苷是近 10 余年来研究得最多的用于难治与复发急性白血病的化疗方案。大剂量阿糖胞苷可单独使用,也可选用去甲氧柔红霉素、米托蒽醌、安吖啶及依托泊苷等联合应用。

氟达拉滨是一种合成的嘌呤类似物,其结构类似于阿糖胞苷,在阿糖胞苷的 2 位上加氟,增强了对腺苷脱氨酶的脱氨作用,在糖的部位增加了磷,使其水溶性增强。在体内经磷酸化成为有活性的三磷酸形式 F-Ara-ATP,通过抑制核糖核酸还原酶、DNA 聚合酶、DNA 引物酶、DNA 连接酶的作用而抑制 DNA 的合成,并能部分抑制 RNA 聚合酶 II 减少蛋白质的合成。由氟达拉滨、大剂量阿糖胞苷联合重组人粒细胞集落刺激因子(G-CSF)组成的 FLAG 方案是目前常用的难治与复发 AML 的治疗方案。其特点是 G-CSF 可动员静止期白血病细胞进入增殖周期;氟达拉滨可增强阿糖胞苷的细胞毒作用。FLAG 方案治疗难治复发白血病的完全缓解率达 50%~75%。对晚期复发(停药 >6 个月)患者的完全缓解率明显好于早期复发(停药 <6 个月)和难治患者。

非大剂量阿糖胞苷的治疗方案有两类。一类是标准剂量阿糖胞苷联合去甲氧柔红霉素、米托蒽醌、依托泊苷、安吖啶等;另一类不含阿糖胞苷,如依托泊苷联合米托蒽醌、阿柔比星、安吖啶等。Brown 等采用大剂量依托泊苷(总量 1.8～4.2 g/m²)加大剂量环磷酰胺(50 mg/kg,3～4 天),难治性 AML 完全缓解率为 42%,其中对大剂量阿糖胞苷耐药的病例完全缓解率也达 30%。该方案的主要毒副作用有黏膜炎、肝脏损害及出血性膀胱炎,17% 的患者死于骨髓抑制期发生的严重感染。

拓扑替康是拓扑异构酶 I 抑制剂,可特异性与 DNA 单链断端上的拓扑异构酶 I 相结合,阻止拓扑异构酶 I 对单链断端的修复,破坏 DNA 双链结构,从而导致细胞死亡。Lee 等采用去甲氧柔红霉素每日 10 mg/m²,d1～3;阿糖胞苷 1 g/m²,q12h,d1～5,拓扑替康 1.25 mg/m²,d1～5,治疗难治复发 AML 40 例,完全缓解率为 59%,中位完全缓解率和生存期分别为 6 个月和 12 个月。

CAG 方案最初由日本学者报道,以小剂量阿柔比星和阿糖胞苷与 G-CSF 联合应用治疗难治和复发、继发 AML,完全缓解率分别达到 87% 和 62%。其原理是 AML 细胞表达 G-CSF 和 GM-CSF 受体,G-CSF 可预激(priming)处于 $G_0$ 期的白血病细胞进入增殖周期与化疗药物接触,从而增强抗白血病的疗效。由于本方案中阿柔比星和阿糖胞苷的剂量明显低于常规剂量,因此毒副反应相对较小。该方案不仅适用于难治和复发 AML,也可用于老年及低增生 AML。

2) 难治或复发性 ALL 的化疗 无论是难治或复发 ALL 对化疗药物均有不同程度的耐受性,对常规联合化疗反应皆不满意,预后较差,是当今急需探讨的课题之一。虽然 50% 的复发性 ALL 使用原诱导缓解方案仍有效,但再度缓解期极短。与 AML 相似,复发病例的疗效与上次缓解期的长短有关:第 1 次缓解期越长,获第 2 次缓解的概率越高,完全缓解后持续时间也越长。复发后病情严重患者很少能再次完全缓解,即使缓解,极少(<5%)能长期存活。ALL 患者的复发部位在髓外,如中枢神经系统或睾丸等预后更差。对难治和复发的成人 ALL 目前治疗方法主要有大剂量甲氨蝶呤方案、大剂量环磷酰胺为基础的方案以及大剂量阿糖胞苷为基础的方案等。单用阿糖胞苷对晚期 ALL 的疗效不如 AML,完全缓解率仅 30% 左右。去甲氧柔红霉素联合大剂量阿糖胞苷治疗难治性 ALL 的完全缓解率为 44%。鬼臼类药物鬼臼霉素或依托泊苷与阿糖胞苷有协同作用。Gore 等(1989 年)报道鬼臼霉素 100～

200 mg/m²,阿糖胞苷 2 g/m²,连用 5 天,治疗 18 例难治与复发 ALL,完全缓解率为 56%,中位完全缓解期 106 天。Sung 等报道采用安吖啶每日 150 mg/m²,d1～3;阿糖胞苷 2 g/m²/d,d1～5,治疗 22 例难治与复发 ALL,完全缓解率为 68%。FLAG 方案对复发和难治性 ALL 也有效[40]。

Martino 等 1999 年报道含大剂量环磷酰胺和大剂量阿糖胞苷的多药联合方案,长春新碱 2 mg,d1;米托蒽醌 12 mg/m²,d1～3;阿糖胞苷 1.2 g/m²,q12h,d1～4;环磷酰胺 1.5 g/m²;泼尼松每日 80 mg/m²,d1～4;甲氨蝶呤 500 mg/m²,d5。45 例 ALL(难治 17 例,第 1 次复发 28 例)中,34 例达完全缓解,完全缓解率为 74%;难治组完全缓解 15 例,完全缓解率为 88%。缓解患者中 23 例接受造血干细胞移植。45 例总的中位生存期为 5.7 个月,2 年生存率 25%;34 例完全缓解患者中位无病生存率为 4.6 个月。23 例接受造血干细胞移植患者的中位生存期超过 15.4 个月。

意大利 GIMEMA ALL-Rescue 97 方案设计大剂量阿糖胞苷每日 3 g/m² 静脉输注,d1～5,第 3 天加去甲氧柔红霉素 40 mg/m²,静脉注射。G-CSF 从第 7 天开始直至中性粒细胞恢复。甲氨蝶呤鞘内注射仅用于已发生中枢神经系统白血病的患者,用法为每次 12 mg,每周 1 次直至脑脊液中原始细胞清除为止。135 例难治与复发患者(28 例难治患者,107 例复发患者,其中 6 例合并中枢神经系统白血病,8 例为第 2 次复发)接受该方案治疗,74 例获得完全缓解,完全缓解率为 55%。其中 $Ph^+$ ALL 完全缓解率为 54%,B-ALL 为 52%,T-ALL 为 70%。8 例第 2 次复发患者中有 6 例达到完全缓解[41]。

总之,复发和难治性成人 ALL 的预后也极差,与 AML 相似,平均缓解期仅 6～12 个月,长期存活者仅极个别。所以多数学者主张,这类患者一旦缓解后应尽早进行自体或异基因干细胞移植。

## 48.5.4 中枢神经系统白血病的预防与治疗[42,43]

随着急性白血病缓解率提高和存活期延长,中枢神经系统白血病的发生率也明显增多。目前所用抗白血病药物在常规剂量下多数不能通过血—脑屏障,故中枢神经系统成为白血病细胞的隐蔽所,常为急性白血病复发的重要根源,应加强防治。

对 ALL 患者应常规采用预防中枢神经系统白血病的措施。标准办法是鞘内注射抗白血病药物。

通常在诱导缓解一开始或完全缓解后,立即在鞘内注射甲氨蝶呤,每次 10 mg,每周 2～3 次。大剂量阿糖胞苷或甲氨蝶呤全身化疗能使药物透过血—脑屏障,对中枢神经系统白血病也有肯定的预防作用。低危 ALL 的预防措施可采用大剂量全身化疗加 4 次鞘内化疗,高危 ALL 为大剂量全身化疗加 8 次鞘内化疗,成熟 B-ALL 或 Burkitt 白血病则须将鞘内注射增至 16 次。对于 AML 患者至今尚无统一的规定,一般认为,$M_4$、$M_5$ 患者尤其是高白细胞者应常规在完全缓解后开始每周 1 次的鞘内注射,共 8～12 次。近年来已不推荐头颅照射作为预防中枢神经系统白血病的措施。

确诊为中枢神经系统白血病,治疗方法有以下几种。

1) 肾上腺皮质激素　主要控制中枢神经系统白血病的症状。地塞米松 10 mg 静脉注射 2～3 天,可使头痛、呕吐等症状减轻,但脑脊液、脑神经瘫痪及神经乳头水肿无明显改善。

2) 甲氨蝶呤鞘内注射　以 10～15 mg,每 2～3 天或 4～5 天鞘内注射 1 次,直至脑脊液细胞数恢复正常。本法能较快控制中枢神经系统白血病,但缓解期短,容易复发。所以中枢神经系统白血病缓解后应继续用甲氨蝶呤 5～10 mg 鞘内注射,每 6～8 周 1 次,本法缓解率为 52%～100%,中数缓解期为 2.5～4.2 个月。鉴于甲氨蝶呤经鞘内注射,在脑室内浓度常不易达到抗肿瘤作用,现设计有皮下脑脊液贮存器,将甲氨蝶呤直接注射至脑室。Bleyer 等将脑室和鞘内甲氨蝶呤注射作了比较,前者治疗效果较好。但脑脊液贮存器安装后约 18% 病例有出血、阻塞和继发感染等并发症。脑脊液贮存器用于中枢神经系统白血病为髓外复发的病例较为合适。

甲氨蝶呤鞘内注射后可引起急性化学性蛛网膜炎和亚急性脑和脊髓运动神经元功能不良等毒性作用。患者可有头痛、发热或呕吐,出现于第 1～10 次注射期间。如不停药,反应可逐渐加重。曾报道有 7 例 ALL 中枢神经系统白血病在治疗过程或停药后不久发生痴呆、神经错乱、易激惹、嗜睡、共济失调、癫痫发作,其中有 2 例昏迷,1 例死亡。另有报道在注射甲氨蝶呤后发生意外者共 7 例,表现有感觉障碍伴轻度运动功能减退,下肢或四肢瘫痪等,其中死亡 2 例。意外反应常突然发生,或出现在鞘内注射 0.5～24h 内。上述毒性反应可能与甲氨蝶呤的保存液羟基甲酸或稀释液甲醇有关,它们能阻断神经纤维传导,也可使神经纤维脱髓鞘。个别病例可能是机体对甲氨蝶呤产生急性变态反应。甲氨蝶呤可通过脑膜吸收而产生全身反应,应加注意。骨髓已受抑制或肾功能不全更应慎用。鞘内注射药物容积一般为脑脊液的 10%,即 10～15 ml。当脑脊液压力过高时,应酌情减量。注射应缓慢,有反应时随时停药。监测脑脊液内甲氨蝶呤浓度,可减少甲氨蝶呤神经毒反应的发生率。

3) 阿糖胞苷鞘内注射　甲氨蝶呤鞘内注射有抗药者,可试用阿糖胞苷 25 mg/$m^2$,每周 2 次,鞘内注射;也可采用甲氨蝶呤、阿糖胞苷与地塞米松联合鞘内注射,其疗效与头颅放疗＋鞘内注射甲氨蝶呤相似。

4) 脊髓照射　仅用颅脑$^{60}$Co 或直线加速器照射(5～10 Gy)只能缓解症状,不能使脑脊液恢复正常,缓解率也低。如果加用脊髓照射 10 Gy,效果较好,但对骨髓抑制作用比较明显。以往已用过放疗作为中枢神经系统白血病预防措施者,应避免脑部再照射。

## 48.5.5　造血干细胞移植[44-46]

造血干细胞移植根据供体与受体的基因型差异,分为同基因移植、异基因移植及自体移植 3 种。根据干细胞来源的不同,又可分为骨髓移植(BMT)和外周血干细胞移植(PBSCT)两种。目前随着对脐带造血干/祖细胞研究的深入,脐血移植(CBT)也日益受到人们的重视。

(1) 异基因造血干细胞移植

AML 和 ALL 均为异基因造血干细胞移植的适应证。据国际骨髓移植登记处(IBMTR)公布的 1994～1999 年登记的病例资料,5 126 例 AML 患者接受了异基因造血干细胞移植,在人类白细胞抗原(HLA)配型相合的同胞供体移植中,当移植在首次缓解期进行,其 3 年无病生存率由 1983 年的 45% 上升到 1999 年的 60%±2%,而移植在第 2 次缓解期或更晚时进行,3 年无病生存率为 44%±4%,无关供体者移植的 3 年无病生存率在首次缓解期和以后阶段进行分别为 40%±5% 和 37%±5%。综合世界各地骨髓移植中心的资料,AML 移植 8 年无病生存率为 48%～75%,复发率为 14%～29%,移植相关死亡率为 8%～33%。

首次完全缓解期的 AML 患者,应当根据疾病细胞遗传学的特征以决定缓解后的继续治疗措施。对预后好的患者,可采用足够强度的化疗作为巩固治疗,5 年总生存率可达 50% 以上。也可考虑自体造血干细胞移植。风险更大的异基因造血干细胞移植一般不作为患者的首选,可作为复发早期或第2次缓解期的治疗策略。对预后中等的患者,如有HLA匹配的家庭成员供者进行移植,3年无病生存率可达65%,3年复发率为18%。对预后差的患者如有HLA匹配的家庭成员供体,应当在完全缓解后尽快行造血干细胞移植。在经过选择的病例中,如果在第1次缓解期就接受非血缘关系的HLA相匹配供者或家庭成员供者移植,长期生存率仍可达到40%~50%。

成人ALL复发率高,异基因造血干细胞移植在成人ALL的治疗中占据重要地位。2008年报道的一项国际协作临床试验(MRC UKALL XII/ECOG E2993)分析1993~2006年1 913例成人ALL的资料表明,$Ph^-$ ALL患者采用异基因造血干细胞作为缓解后的治疗措施,其5年总生存率为53%,明显高于自体移植和化疗患者的45%($P=0.01$)[47]。2002年IBMTR报道接受移植的2 820例ALL患者资料显示,在CR1期移植,年龄<20岁与年龄≥20岁组3年无病生存率分别为61%±4%和48%±4%;在CR2以上缓解期移植,3年无病生存率在年龄<20岁与年龄≥20岁组分别为47%±6%和30%±5%;无关供者的移植在CR1或以后的缓解期进行3年无病生存率分别为45%±3% 36%±8%;处于疾病进展期的患者无病生存率为10%~15%。法国的一项大型多中心临床试验(LALA87)的资料显示,257例随机抽样的ALL病例中,116例接受异基因造血干细胞移植,对照组114例接受化疗或自体造血干细胞移植,两组的5年生存率差异无统计学意义。但在高危病例,异基因造血干细胞移植组5年总生存率和5年无病生存率分别为44%和39%,明显高于对照组的20%和14%。另有一项关于$Ph^+$ ALL的研究结果显示,167例接受造血干细胞移植,其中49例为HLA相配的相关供体移植,23例为HLA相配的无关供体移植,7例为自体造血干细胞移植。77例接受持续化疗。5年的疾病复发危险性,异基因造血干细胞移植组为29%,明显低于自体造血干细胞移植/化疗组的81%。而5年生存率,异基因造血干细胞移植组为43%,自体造血干细胞移植/化疗组为19%。因此,目前较为一致的观点是对于$Ph^+$ ALL患者,尽可能争取在首次缓解后实施异基因造血干细胞移植。

**(2) 自体造血干细胞移植**

自体造血干细胞移植与异基因造血干细胞移植比较,主要优势在于:①不受HLA配型的限制;②不会发生移植物抗宿主病;③年龄限制相对较宽。其缺点主要有:①移植物中可能存在白血病细胞;②无移植物抗白血病作用(GVL);③由于患者经历了多次化疗,其造血干细胞的数量和质量受到不同程度的影响。

AML:2002年来自希腊的120例临床病例研究显示,年龄≤60岁的AML患者,自体造血干细胞移植的疗效明显不如异基因造血干细胞移植,3年无失败生存率(FFS)分别为42%和73%,与大剂量阿糖胞苷巩固治疗比较也不能显示其优势[48]。以往认为对于具有良好细胞遗传学预后因素的AML患者,自体造血干细胞移植的疗效优于单纯化疗,但近年来随着抗白血病新药的出现和化疗方案的改进,尤其是大剂量阿糖胞苷等在巩固强化治疗阶段中的应用,自体造血干细胞移植在该组AML中的地位受到质疑,目前国外一些临床研究中心有放弃将自体造血干细胞移植作为首次缓解后的一线治疗措施的趋势。对于具有中等细胞遗传学预后因素的AML患者,由于复发率较预后良好患者显著高,如无异基因造血干细胞移植的合适供体,可考虑行自体造血干细胞移植。国外的一项资料显示,该组患者5年生存率,自体造血干细胞移植为56%,单纯化疗为48%。具有不良细胞遗传学预后因素的AML患者,自体造血干细胞移植疗效欠佳,5年生存率仅为15%,远低于异基因造血干细胞移植的疗效。对于>60岁的老年AML患者,最近来自EORTC-Gimema AML-13临床试验的资料表明,自体外周血干细胞移植亦不能改善其预后[49]。不过也有持不同观点的研究结果[50]。

ALL:国外多项临床资料表明,成人ALL自体造血干细胞移植的疗效明显较异基因造血干细胞移植为差。法国的大型多中心临床试验(LALA87)数据表明,无论高危和标危ALL患者,自体造血干细胞移植与化疗比较不能显示其优势。Anderson癌症中心的资料也得出类似的结论,他们比较CR1应用自体造血干细胞移植和持续化疗,3年无病生存率分别为60%和49%,总生存率分别为58%和62%。2008年报道的MRC UKALL XII/ECOG E2993临床试验甚至得出自体造血干细胞移植不如化疗的结论。欧洲骨髓移植组曾报道510例ALL患者行自体骨髓移植的疗效,CR1和CR2的7年无病生存率分别为50%和20%,其中CR1在诊断40天内达完全缓解者其无病生存率较40天以上达完全缓解者显著增高,分别为60%和30%。从这项结果可以看出,自体造血干细胞移植治疗ALL的时机应选择CR1,其疗效与白血病细胞对化疗药物的敏感性相关。意大利协作组总结了 154 例两次或更多次缓解的儿童 ALL 自体骨髓移植的资料,分析表明,单纯髓外复发患者 8 年无病生存率为 68.5%,明显优于髓内复发患者的 18.2%。但成人 ALL 是否存在类似结果尚不清楚。

### 48.5.6 急性白血病疗效标准

1987 年全国白血病化学治疗讨论会提出的急性白血病疗效标准如下。

**(1) 完全缓解**

1) 骨髓象 原粒细胞 I 型 + II 型(原单 + 幼单或原淋 + 幼淋巴细胞)≤5%,红细胞及巨核细胞系正常。

$M_{2b}$ 型:原粒 I 型 + II 型≤5%,中性中幼粒细胞比例在正常范围。

$M_3$ 型:原粒 + 早幼粒≤5%。

$M_4$ 型:原粒 I、II 型 + 原单及幼单细胞≤5%。

$M_6$ 型:原粒 I、II 型≤5%,原红、幼红以及红系细胞比例基本正常。

$M_7$ 型:粒、红二系比例正常,原、幼巨核细胞基本消失。

ALL:原始淋巴细胞 + 幼稚淋巴细胞≤5%。

2) 血象 血红蛋白 100 g/L(男)或≥90 g/L(女及儿童),中性粒细胞绝对值≥$1.5×10^9$/L,血小板≥$100×10^9$/L,外周血分类中无白血病细胞。

3) 临床表现 无白血病浸润所致的症状和体征,生活正常或接近正常。

**(2) 部分缓解**

骨髓原粒细胞 I 型 + II 型(原单 + 幼单或原淋 + 幼淋)>5%,但≤20%,或临床表现、血象两项中有 1 项未完全达到标准者。

**(3) 未缓解**

骨髓象、血象及临床表现 3 项均未达上述标准者。

**(4) 白血病复发**

有下列三者之一称为复发:①骨髓原粒细胞 I 型 + II 型(原单 + 幼单或原淋 + 幼淋)>5%,但≤20%,经过有效抗白血病治疗 1 个疗程仍未能达到骨髓完全缓解标准者;②骨髓原粒细胞 I 型 + II 型(原单 + 幼单或原淋 + 幼淋)>20% 者;③骨髓外白血病细胞浸润者。

**(5) 持续完全缓解**

指从治疗后完全缓解之日起计算,其间无白血病复发达 3~5 年以上者。

**(6) 长期存活**

白血病自确诊之日起,存活时间(包括无病或带病生存)达 5 年或 5 年以上者。

**(7) 临床治愈**

指停止化疗 5 年或无病生存达 10 年者。

## 48.6 慢性粒细胞白血病

CML 是一种起源于多能干细胞的肿瘤性增生疾患,其临床特点是粒细胞显著增多,脾脏明显肿大,绝大多具有相对特异的 Ph 标记染色体及 bcr-abl 融合基因,病程较缓慢,大多以急性变而死亡。

### 48.6.1 临床表现

各种年龄均可发病,但以中年最常见,男性较女性为多。早期多无症状,偶然因发现粒细胞增多或脾大而被确诊。患者除有低热、消瘦及乏力症状外,可有脾大压迫胃肠而引起食欲减退、左上腹坠痛等消化道症状。疾病早期已可触及脾脏,晚期病例几乎都有脾大,甚至可占满全腹而入盆腔,质地坚硬而表面光滑。脾栓塞或脾周围炎并发症较其他白血病为多见。约 40% 病例有肝脾大,约 75% 病例有胸骨压痛,但淋巴结大以及皮肤、眼眶和骨组织浸润很少见,除非患者有急变倾向。当外周血白细胞>$60×10^9$/L 时可有视网膜静脉扩张、增粗及出血,伴渗出物及结节等,当白细胞计数>$200×10^9$/L 时常发生白细胞淤滞症,可导致中枢神经系统出血、阴茎异常勃起,甚至骨髓坏死。

### 48.6.2 实验室检查

**(1) 血象**

白细胞数可高达 $100×10^9$/L 或更多,主要为中性中幼粒、晚幼粒和杆状核细胞,原粒细胞≤5%,嗜酸性和嗜碱性粒细胞增多,血中偶见幼红细胞。红细胞及血小板数早期多正常,少数可以增多,血小板可高达 $1000×10^9$/L。随着病程进展,红细胞及血小板逐渐减少,发生贫血和出血。

**(2) 骨髓象**

粒细胞增生明显至极度活跃,中、晚幼粒和杆状核粒细胞增多,原粒细胞≤10%。粒细胞大小不一,核与胞质成熟不平衡。粒细胞核分裂象相对多见。嗜碱性和(或)嗜酸性粒细胞增多。幼红细胞和巨核细胞早期增生活跃，晚期则增生被抑制。中性粒细胞碱性磷酸酶活性降低或消失。骨髓细胞培养，CFU-GM 集落或集簇较正常明显增多（图 48-3）。

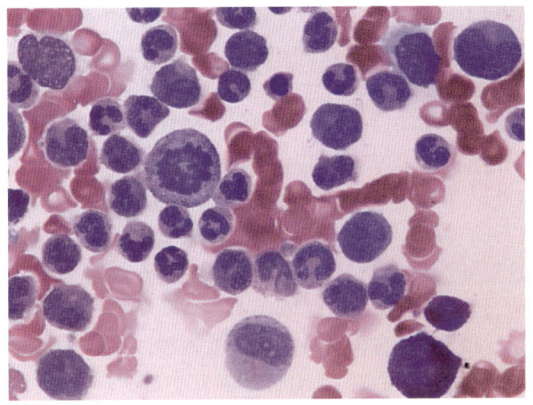

图 48-3　CML 骨髓象

(3) 染色体检查

Ph 染色体被认为是 CML 多能干细胞的肿瘤性标记。Ph 染色体存在于骨髓的全部造血细胞中，包括粒系、红系与巨核系，但不存在于体细胞中，包括皮肤或骨髓的成纤维细胞，因此它不是经遗传获得的异常。Ph 染色体常为 22 号染色体长臂部分缺失，约有 90% 患者此缺失可易位至 9 号染色体的长臂上（标准易位），另有 10% 则随机易位至其他染色体上（变异易位）。现已明确，染色体断裂点的精确位置是 t(9;22)(q34.1;q11.21)。约有 95% 的 CML 患者 Ph 染色体阳性。除 CML 外，ALL（5% ~ 20%）及急粒（1% ~ 3%）也可出现 Ph 染色体。$c$-$abl$ 原癌基因位于人类第 9 号染色体 q34.11 上，该位置恰好是 t(9;22) 中第 9 号染色体的断裂点。与第 9 号染色体原癌基因断裂点不同，22 号染色体断裂点相对限制在 5.8 kb 区域，称为 $bcr$（break point cluster region）。CML 第 9 号染色体上 $c$-$abl$ 原癌基因易位于第 22 号染色体上 $bcr$ 基因区，形成一个新的 $bcr$-$abl$ 融合基因。Goldman 已在动物实验中证实 $bcr$-$abl$ 融合基因具有致癌作用，它在 CML 的发病机制中有重要意义。

CML 急变患者中 80% ~ 90% 具有另一种染色体，即超二倍体，染色体数为 47 ~ 57 条/细胞，主要由于 8 号染色体三体性或有额外 Ph 染色体；另有一种异常是 17 号染色体长臂的等臂染色体[i(17q)]，常出现在急变期。8 号三体性，额外的 Ph 染色体，17 号染色体的等臂染色体与 19 号染色体三体性等都不是随机发生的，具有这类染色体改变的患者存活期较短。这类染色体变化比 CML 急变的临床出现要早。曾发现 1 例 CML 急变时，正常 $bcr$ 基因减少以至完全消失，而重组 $bcr$ 基因逐渐增多而达纯合子状态，提示 $bcr$-$abl$ 数量增加可能与急变有关。

### 48.6.3　病程

CML 的自然病程可分为慢性期和加速期。大多数患者在慢性期确诊。此时骨髓已有较多原始细胞但症状不明显，白细胞数可显著增多但无或仅有轻度贫血，对多数药物疗效较好，并均可取得暂时缓解。经过一段时期后病程开始进入加速期（又称变异期或增殖期），患者常有不明原因发热，贫血及出血逐渐明显，脾脏进行性肿大，血小板逐渐减少或进一步增多；在血中或骨髓中原始细胞 > 10%，外周血嗜碱性粒细胞 > 20%，CFU-GM 增殖和分化有缺陷，集簇增多，集落和集簇的比值增高。

急变期是指 CML 转变为急性白血病的过程，系大多数 CML 的终末期表现。急变可发生在慢性期的任何阶段，临床不易与其他急性白血病相鉴别。细胞遗传学检查方面出现 Ph 染色体以外的其他异常染色体，例如原先存在的 Ph 染色体阳性标记的附加、缺少和重排，双倍 Ph 染色体也非常多见。

约 80% CML 急变为原粒细胞型，20% 为原淋巴细胞型。急变期时骨髓或血中原始细胞 ≥ 20%，并有髓外原始细胞浸润，CFU-GM 培养呈小簇生长或不生长。

### 48.6.4　分期和诊断标准

1989 年召开的第 2 届全国白血病治疗讨论会，对 CML 诊断标准提出如下建议。

(1) 慢性期

1) 临床表现　无症状或有低热、乏力、多汗、体重减轻等症状。

2) 血象　白细胞计数增高，主要为中幼粒、晚幼粒和杆状核粒细胞，原始（Ⅰ型 + Ⅱ型）≤ 5% ~ 10%，嗜酸性粒细胞和嗜碱性粒细胞增多，可有少量幼红细胞。

3) 骨髓象　增生明显至极度活跃，以粒系增生为主，中幼粒、晚幼粒和杆状核粒细胞增多，原始细胞（Ⅰ型 + Ⅱ型）≤ 10%。

4) 染色体　有 Ph 染色体。

5) CFU-GM 培养　集落或集簇较正常明显增加。

(2) 加速期

具下列 2 项者，可考虑为本期。

1）不明原因的发热、贫血、出血加重和（或）骨骼疼痛。

2）脾脏进行性肿大。

3）非抗肿瘤药物引起的血小板进行性减少或增高。

4）原始细胞（Ⅰ型+Ⅱ型）在血中和（或）骨髓中>10%。

5）外周血嗜碱性粒细胞>20%。

6）骨髓中有显著的胶原纤维增生。

7）对传统的抗CML药物治疗无效。

8）出现Ph染色体以外的其他染色体异常。

9）CFU-GM增殖和分化缺陷，集簇增多，集簇和集落的比值增高。

(3) 急变期

具下列1项者，可诊断为本期。

1）原始细胞（Ⅰ型+Ⅱ型）或原淋+幼淋或原单+幼单在外周血或骨髓中≥20%。

2）外周血中原始粒+早幼粒≥30%。

3）骨髓中原始粒+早幼粒≥50%。

4）有髓外原始细胞浸润。

此期比加速期更为恶化，CFU-GM培养呈小簇生长或不生长。

### 48.6.5 治疗概述

CML细胞中存在Ph染色体及bcr-abl融合基因，表明CML细胞来自异常干细胞克隆。经用$^3H$标记的胸腺嘧啶核苷和$^{32}P$标记的氟磷酸二异丙酯研究粒细胞增殖周期时间，证明CML细胞数的不断增长主要是由于白血病细胞通过增殖池以及在血中清除时间延长所致。通过染色体、白细胞碱性磷酸酶活性和细胞动力学研究证明，CML并不是患者体内所有粒细胞均发生白血病改变，而是在骨髓中存在着白血病与正常血细胞两类细胞群。CML急变时Ph染色体并不消失，提示急变时白血病细胞与CML细胞是同一来源。治疗后白细胞减少到$50×10^9/L$以下，Ph染色体阳性细胞百分率明显减少，大多数患者在缓解时白细胞碱性磷酸酶活性可以增高，说明正常细胞群的增殖复原。因此，在CML治疗过程中应充分考虑CML细胞动力学特点，千方百计扩大正常细胞群，限制或缩小CML细胞群。

### 48.6.6 慢性期治疗

(1) 羟基脲

本药是一种核糖核酸还原酶抑制剂，系细胞周期特异性药物，抑制脱氧核糖核酸的合成。对慢性期CML有效。羟基脲的优点是能迅速控制疾病的发展，过量应用引起的不良反应是可逆的，与烷化剂和放射线无交叉耐受性，并可用于变异期治疗。常用剂量为每日3g，分2次服用，可使白细胞数迅速减少；以后可用维持剂量，每日1~1.5g。当每日剂量>3g时，可出现恶心、呕吐。羟基脲的缺点是停服后白细胞数回升较快，故必须维持治疗；连续服药数月后可出现耐药性。羟基脲可以在短期内迅速减少白细胞数（一般在服药后24h白细胞数即下降），而且对加速期和急变期均有效。白细胞数明显增多时，羟基脲剂量可加至每日4g口服，待白细胞降至$10×10^9/L$左右再予减量。白细胞数以维持在$(5~10)×10^9/L$为宜。如对羟基脲发生耐药，可再提高剂量；以羟基脲与6-巯嘌呤合用，后者剂量为每日口服50mg。本药可用于CML慢性期向变异过程衍变者。本药主要缺点为不能减少和消除Ph染色体阳性细胞，所以对延长患者存活期无帮助。

(2) α-干扰素

α-干扰素可减少肿瘤基因表达，促进淋巴细胞的细胞毒性，所以在白血病治疗方面，有抑制肿瘤细胞增殖及分裂作用。1981年Talpaz等用天然干扰素治疗51例CML，其中36例获得缓解。此后Talpaz报道用基因重组α-干扰素$5×10^6 IU/m^2$皮下或肌内注射，治疗107例CML，有70%病例获得完全缓解，中数存活期达64个月。Mahon 1994年报道单用α-干扰素每日$5×10^6 IU/m^2$治疗52例CML，结果血象完全缓解者为81%，Ph染色体阳性细胞减少34%~0%者为44%，进一步证实干扰素有显著减少Ph染色体阳性细胞的作用。为获得较满意的细胞遗传学反应，治疗剂量应不少于每日$5×10^6 IU/m^2$，应争取早期、持续每日注射，白细胞宜抑制在$(5~10)×10^9/L$，血小板$<50×10^9/L$。获得任何细胞遗传学反应后，其慢性期均显著延长，但存活期仅稍有改善。干扰素长期注射可有疲劳、失眠和抑郁等三联症，可给予盐酸阿米替林口服，每日2次，每次25mg，按病情逐渐增加剂量，老年患者宜适当减少剂量。

初治患者如白细胞数增多，可先用羟基脲，待白细胞低至$(10~20)×10^9/L$，改用干扰素治疗；待Ph染色体阴性后，继续用干扰素治疗2年左右。停用干扰素后仍可复发，且不能防止急变。

(3) 伊马替尼[51-53]

伊马替尼即甲磺酸伊马替尼又称STI571，商品名格列卫（gleevec），是第1个取得临床成功疗效的分子靶向治疗药物。伊马替尼能选择性抑制 bcr-abl 酪氨酸激酶、PDGF 受体酪氨酸激酶和 C-kit 受体激酶,竞争性阻断 ATP 结合到这些激酶的 ATP 结合位点,由此使其下游的信号转导通路有关的底物蛋白的磷酸化与活化受抑制。伊马替尼自 1998 年 6 月开始应用于临床。2001 年 5 月,美国食品药品管理局(FDA)批准伊马替尼的治疗指征为干扰素治疗失败、无效或不能耐受的 CML 慢性期、加速期及急变期患者。2002 年 12 月,FDA 批准用于新诊断 CML 患者的一线治疗。

伊马替尼易溶于水及 pH5.5 的缓冲液,因此口服易吸收。最小的有效治疗剂量为 300 mg/d,口服。Ⅲ期临床试验曾对新诊断的 1 106 例 CML 患者进行了伊马替尼 400 mg/d 单药治疗和 α-干扰素联合阿糖胞苷治疗两方案进行比较,14 个月的随访结果显示,无论在完全血液学缓解(CHR)、主要细胞遗传学缓解(MCR)、完全细胞遗传学缓解(CCR)及疾病进展等各个方面,伊马替尼治疗组均优于 α-干扰素联合阿糖胞苷组。国外报道,388 例患者采用 400 mg/d 治疗 3 个月后,细胞遗传学反应为 37%($Ph^+$ 细胞 <35%),其中 13% 为完全反应($Ph^+$ 细胞为 0),24% 为部分反应($Ph^+$ 细胞 1%~34%)。治疗 6 个月的 290 例患者细胞遗传学反应率为 56%。最近国外另一项随机对照研究显示,553 例接受伊马替尼起始治疗后 12 个月,完全血液学缓解率为 96%,主要细胞遗传学反应为 85%,完全细胞遗传学反应率为 69%;60 个月时相应为 98%、92%、87%。60 个月时 7% 的患者进展到加速期或急变期,整体存活率为 89%。

目前对于慢性期患者,建议从 400 mg/d 开始治疗,晚期患者也可从 600 mg/d 开始。不论白细胞正常或高于正常,都可以进行治疗。如白细胞 >2×$10^9$/L,应给予水化碱化,并加用别嘌醇。白细胞一般在 2 周内开始下降,4~6 周内降至正常。如患者原来接受羟基脲治疗而白细胞数又较高者,羟基脲可联合应用 1~3 周。如患者血象因前期治疗低于正常时,可等待血象恢复至接近正常时再开始服药。伊马替尼治疗 6 个月如患者 $Ph^+$ 细胞 >65%,则其获得主要细胞遗传学缓解的可能性较小,这时应考虑更改治疗方案,如增加伊马替尼剂量、联合其他药物或进行造血干细胞移植。由于伊马替尼在脑脊液的浓度要比血液低 2 个数量级,故不能预防和治疗中枢神经系统白血病。针对伊马替尼的耐药问题研制的新酪氨酸激酶抑制剂尼罗替尼(nilotinib)和达沙替尼(dasatinib)目前正处于临床试验阶段。

伊马替尼的主要不良反应有骨髓抑制、恶心、水肿、肌肉痉挛、关节痛、腹泻、皮疹等。偶有转氨酶升高、体重增加、乏力。

### (4) 异基因造血干细胞移植

异基因造血干细胞移植是目前唯一能根治 CML 方法。目前主张年龄 <55 岁且有 HLA 匹配的同胞供体的患者,1 年内应进行移植。3~5 年生存率为 38%~77%,复发率通常 <20%。无关供体造血干细胞移植由于免疫排斥所致的移植死亡率高,但移植物抗白血病效应较强,5 年生存率为 56%,无病生存率约 50%,5 年复发率约 19%,10% 的患者可在无病生存 5 年后复发。非清髓造血干细胞移植可用于老年患者。

与移植相关死亡率为 20%,复发率 15%。Bortin 等 1993 年报道,国际和欧洲骨髓移植登记处长期随访 2 508 例 CML,接受自体骨髓移植(ABMT)患者 5 年无事故生存率达 40%~45%。Arcese 1993 年分析 130 例 CML 自体骨髓移植后复发者 6 年存活率可能为 36%;29 例进行第 2 次自体骨髓移植,预计 4 年生存率为 26%。近年来自体骨髓移植疗效的改进归功于病例选择、移植后分子生物学监测、移植后支持疗法及移植物抗宿主病处理的改进。自体骨髓移植的预处理方法尚有待进一步研究改善。

目前仍强调 CML 要尽早进行移植以彻底清除 Ph 染色体阳性细胞,Clift(1994)认为慢性期诊断后 1~2 年进行自体骨髓移植,5 年无病存活率基本相同,为 35%~40%;加速期和急变期 5 年无病存活率分别降至 15%~40% 及 10%;急变期自体骨髓移植后复发率高达 60%~80%。

匹配的无关供体移植失败率为 16%,严重急性和广泛性移植物抗宿主病分别高达 54% 及 52%,2 年死亡率 >50%。所以匹配的无关供体的骨髓移植选择对象为 <30 岁的年轻患者及对干扰素耐药者。自体骨髓移植后复发的补救治疗为输注异基因 T 细胞或 NK 细胞,注射免疫调节药物如 α-干扰素、白细胞介素-2、G-CSF 及三羧氨基喹啉(linomide)等。淋巴细胞输注后遗传学(Ph 染色体消失)完全缓解率为 78%~82%,3 年存活率为 67%。

### (5) 自体造血干细胞移植

由于体外净化方法尚不成熟,预处理的化疗及放疗常又不足以清除 Ph 染色体阳性白血病细胞,因此复发率很高,目前不作为首选推荐。国外一组来自 8 个移植中心的报告显示,200 例 CML 患者接受自体造血干细胞移植的中位生存期为 42 个月。也有将 CML 慢性期时的骨髓或外周血干细胞采集后保存在 -196℃，待患者发生急变后，即用大剂量放、化疗，并再输入保存的自身骨髓，可促使患者重复进入至慢性期，但存活期并未延长。当今均主张 CML 患者最好在 Ph 染色体转阴后再做自体骨髓移植，复发率较低。

(6) 白消安

白消安用于 CML 治疗已有 30 年历史，口服方便，不良反应小，对慢性期有效。但白消安对 Ph 染色体阳性非整倍体细胞的作用不及对整倍体细胞为好，提示前者对其有相对耐药性。当 Ph 染色体阳性的非整倍体细胞衍变为 CML 的变异株，白消安口服后虽仍能减少白细胞数量，但不能清除这类变异细胞，因而变异株细胞积累越来越多，以致发生急变。所以一旦 CML 发生变异，白消安治疗不但无效，反而抑制正常造血功能，导致贫血及血小板减少。白消安用于慢性期，对大多数患者有效。给药剂量为每日口服 2～4 mg。白消安作用于骨髓的前体细胞水平，所以要 2 周左右白细胞数才下降；即使停药后，血象抑制也要持续 2～4 周。白消安口服后 2 周，外周血白细胞数有所下降，未成熟粒细胞也有减少。随着血象改善，脾脏也渐缩小。要口服白消安长达 3 个月或更长时间，脾大至不能触及。对白细胞显著增多者（>100×10$^9$/L），可一次大剂量服用 1～2 mg/kg。当外周血白细胞减少至 20×10$^9$/L，应暂停服药。初次治疗过程需 4～6 周。停药后 6～8 个月，白细胞又可增至 >50×10$^9$/L。所以，大多数患者需要维持治疗，维持量为 2 mg 隔日 1 次，或 2 mg 每日 1 次。长期口服白消安者要定期随查血象，以防骨髓衰竭。

皮肤色素沉着是白消安长期口服后较常见的不良反应。较罕见的有两肺纤维化，并可发展至肺骨化（pulmonary ossification）以及肺源性心脏病。妇女服用白消安 2 个月后可发生闭经。此外，尚有发生白内障的报道。

白消安服用方便，对 CML 控制虽有效但可能具有致白血病变异的作用，所以目前仅被推荐用于不考虑其变异过程，不准备做根治的老年患者。

(7) 其他药物

近年有学者试用高三尖杉静脉滴注每日 2.5 mg/m$^2$，共 14 天，以后每月注射 7 天作为维持治疗，遗传学转阴率为 30%。如高三尖杉与 α-干扰素合用，遗传学完全或部分缓解可达 60%，值得重视。其他药物尚有二溴甘露醇，系二溴糖醇类药物，控制 CML 作用近似白消安。对白消安有耐药患者在慢性期可用本药治疗，可能有短期疗效。此外，环磷酰胺、6-巯嘌呤及阿糖胞苷对 CML 的疗效尚待观察。

(8) 放疗

在白消安应用以前，以脾区放疗作为标准治疗方法。脾区放疗后虽然可使脾缩小，白细胞数减少，但疗效短暂，一般 6 个月后症状重现，必须重复治疗。脾区放疗的作用机制尚有争论，可能是多因素的综合。由于放疗的作用不及白消安，现已很少使用。$^{32}$P 可以口服或静脉注射，但仅限于白消安及脾区放疗效果不佳时应用。总的疗效较白消安或脾区照射为差。每周口服 2～4 mCi，待白细胞 <3×10$^9$/L 时停用。用药后第 2 周起白细胞数下降，脾脏缩小，但缓解期仅 6 个月左右。

(9) 白细胞分离术

采用白细胞分离机，一次分离去除 10$^{11}$ 或更多的白细胞，以减少白细胞数量和解除脾区疼痛。连续进行多次血细胞分离，脾脏也可缩小。优点是粒细胞体积减少后，可防止患者过多接触有诱导变异性能的细胞毒药物。进行白细胞分离的指征有以下 3 点：①出现威胁生命的白细胞或血小板极度增多；②急需及时治疗的孕妇；③以备日后自体干细胞移植用。

### 48.6.7 加速期治疗

慢性期原先应用 α-干扰素和羟基脲治疗的患者进入加速期，加大 α-干扰素和羟基脲剂量可能有效。也可采用干扰素联合小剂量阿糖胞苷治疗，能使部分患者达到血液学缓解。伊马替尼用于加速期治疗的剂量一般为 600～800 mg/d。效果要优于 α-干扰素加化疗药。北京大学人民医院 2004 报道伊马替尼治疗 30 例加速期患者，剂量 400～600 mg/d，用药时间持续 7～9 个月，结果血液学完全缓解 14 例（46.7%）、骨髓缓解 10 例（33%）、回到慢性期 4 例（13.3%），总有效率为 93.3%。

### 48.6.8 急变期治疗

至今尚无有效的治疗措施。传统按急变的类型采用 AML 或 ALL 的相应化疗方案，疗效并不乐观。如 AML 变时采用 AML 的化疗方案，完全缓解率 <20%，ALL 变采用 ALL 的化疗方案，完全缓解率虽要高于 AML 变，但缓解维持时间很短。伊马替尼对急变期患者仍有一定疗效，常用剂量 600～800 mg/d，

持续完全缓解率5%，MCR率14%，18%的患者进入稳定的慢性期，12个月时预期总生存率为32%。加速期和急变期患者，病情一旦得到控制，应尽快行异基因造血干细胞移植。

伊马替尼还可以用于异基因造血干细胞移植后复发的CML患者，128例在接受伊马替尼治疗时，51例处于慢性期，31例处于加速期，46例处于急变期。在51例慢性期患者中，14例为细胞遗传学复发，2例为分子遗传学复发。复发至伊马替尼治疗的中位间隔期为5个月。在伊马替尼治疗前，共有50例患者经供体淋巴细胞输注治疗失败。治疗后总体血液学反应率为84%（慢性复发患者的反应率为98%）。慢性期、加速期和急变期患者的完全细胞遗传学反应率分别为58%、48%和22%。25例（26%）患者获得分子遗传学反应，其中21例处于慢性期或加速期。

## 48.7　慢性淋巴细胞白血病

CLL系非增殖性形态为成熟的淋巴细胞在血液、骨髓、淋巴结和脾内蓄积，CLL细胞凋亡途径受阻，90%患者CLL细胞Bcl-2高表达。CLL细胞来源于单克隆B细胞，为CD5和CD23阳性B细胞。是否有T-CLL尚存在争议，>95%为B-CLL，仅1%免疫表型确为T细胞，易累及皮肤，呈进行性发展，对化疗效果不佳，但有学者认为可能是T幼淋巴细胞白血病的小细胞类[54]。

### 48.7.1　临床表现

CLL是老年期的白血病，发病中位年龄55岁，80%患者>60岁，并随年龄增长，发病率呈直线上升。CLL的发病率在西方国家显著高于东方国家，据国际癌症研究中心统计年发病率在0.1/10万~3.1/10万。1986~1988年中国科学院血液学研究所组织的全国调查显示，CLL的年发病率为0.05/10万。随着我国人口老龄化的发展，诊断CLL病例也日益增多。由于流式细胞术的广泛应用，其发病率将高于实际报告数[55]。

确诊时50%患者无症状，多数系在常规体检中发现淋巴细胞增多，伴或不伴有淋巴结肿大和(或)脾大。临床表现呈异质性，可从无症状惰性淋巴细胞增多，到累及全身淋巴组织伴全血细胞减少，呈进展型。存活期可从2~3年至10~20年。

B-CLL于确诊时常伴免疫异常，20%~70%病例具有低丙种球蛋白血症，15%病例伴丙种球蛋白增高，并伴单克隆IgM升高（亦可是IgG和IgA），10%~20%病例伴Coombs阳性自身免疫性溶血性贫血，2%病例伴免疫性血小板减少。CLL伴免疫缺陷机制除低丙种球蛋白血症，还有T细胞功能异常，补体及中性粒细胞减少和功能异常，加上化疗等因素，因此80%病例反复发生感染，并且是致死的主要原因。

CLL病程中可发生幼淋变，幼淋巴细胞>55%。3%病例可发生Richter综合征，系CLL克隆转变为大细胞非Hodgkin淋巴瘤，亦可发生Richter综合征伴Hodgkin特性。发生急性白血病变仅占1%，发生第二肿瘤的危险性增高。

### 48.7.2　分期

1975年Rai提出了CLL分期法，有提示预后和指导临床实践的意义。病程中临床分期可逐步演变，现将分期标准列表如下（表48-11）。

表48-11　慢性淋巴细胞白血病Rai分期

| 分期 | 诊断标准 |
| --- | --- |
| 0期 | 外周血中淋巴细胞绝对数>5×$10^9$/L，骨髓中淋巴细胞比例>40% |
| Ⅰ期 | 淋巴结肿大 |
| Ⅱ期* | 脾大和(或)肝大 |
| Ⅲ期* | 贫血（血红蛋白<100 g/L） |
| Ⅳ期 | 血小板减少（<100×$10^9$/L） |

\*：在Ⅱ、Ⅲ期淋巴结可大或不大。

Binet(1981)提出较简便分期法，将淋巴结分为数个区域：颈淋巴结丛、腹股沟淋巴结丛、脾脏及肝脏等；累及≤2处者为A期，≥3处者为B期，血红蛋白<100 g/L或血小板<100×$10^9$/L都为C期[56]。

### 48.7.3　诊断和鉴别诊断

1988年美国国立癌症研究所（NCI）CLL协作组提出的诊断标准[57]：①外周血淋巴细胞绝对值≥5×$10^9$/L，形态成熟，持续4周；②骨髓增生活跃或明显活跃，淋巴细胞>30%（图48-4）；③外周血淋巴细胞主要为单克隆B细胞表型，同时表达CD5、sIg低水平表达。若无条件分析免疫表型，外周血淋巴细胞应>10×$10^9$/L。FAB依据形态将CLL分为3型，典型CLL（90%为小淋巴细胞）；混合型（CLL/PL），幼淋巴细胞11%~54%；不典型CLL(淋巴细胞为浆样或裂细胞,幼淋巴细胞<10%)。典型CLL占80%病例,混合型和不典型CLL仅占20%。CD5⁻CLL少见,遇到CD5⁻应首先考虑其他B细胞增殖性疾病,CD5⁻CLL分期多属晚期,形态不典型,生存期短。"冒烟性"CLL指属BinetA期,骨髓浸润为非弥漫型,无贫血,外周血淋巴细胞<30×10⁹/L,倍增时间<12个月。诊断低淋巴细胞CLL要慎重,外周血淋巴细胞<5×10⁹/L,要求骨髓淋巴细胞≥40%,持续≥2个月,要有克隆性增生证据,并除外反应性淋巴细胞增多症。

CLL与小淋巴细胞淋巴瘤(SLL)的关系[54]：CLL与SLL两者系同一疾病的不同临床表现。诊断SLL限于组织形态学和免疫学与CLL相同,而无白血病者；如确认时主要累及外周血的骨髓,淋巴细胞>10×10⁹/L应诊断CLL。15%SLL病程中出现外周血淋巴细胞增多,形态同CLL,1/3病例有骨髓浸润,均为结节型,淋巴结活检CLL与SLL相同。有时两者难以区别,则称CLL/SLL。

以外周血淋巴细胞增多为主要表现的CLL应与意义不明单克隆B细胞增多症(B-MLUS)和持续性多克隆B细胞增多症相鉴别。B-MLUS有克隆性B细胞增生证据,但无症状,无脏器肿大,无贫血和血小板减少,免疫表型为CD19⁺、CD20⁺、CD5⁻、CD23⁻,随年龄增长,3.5%老年人有B-MLUS。B-MLUS和持续性多克隆B细胞增多症均认为是良性增生。

CLL和其他慢性淋巴细胞增殖性疾病的鉴别主要借助于淋巴细胞的免疫表型(表48-12)和CLL诊断评分系统(表48-13)进行鉴别[55,57]。采用该评分系统,92%病例为4~5分,6%病例为3分,2%病例为1或2分；所有B细胞淋巴瘤病例评分1或2分。

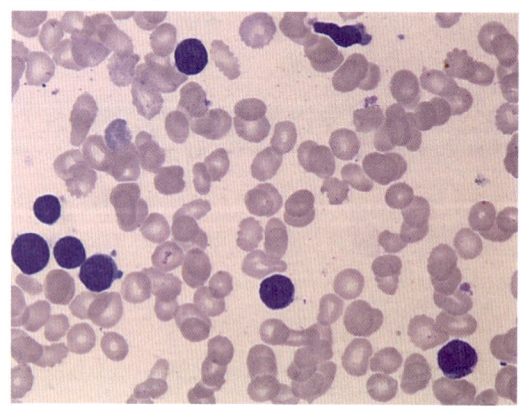

图48-4 CLL骨髓象

表48-12 慢性B淋巴细胞增殖性疾病免疫表型的鉴别诊断

| | SmIg | CD5 | CD10 | CD11C | CD19 | CD20 | CD22 | CD23 | CD25 | CD43 | CD79b | CD103 | FMC7 |
|---|---|---|---|---|---|---|---|---|---|---|---|---|---|
| CLL | 弱 | ++ | - | -/+ | ++ | 弱 | -/+ | ++ | +/- | + | - | - | -/+ |
| Waldenstrom MG | ++ | - | - | -/+ | ++ | ++ | + | - | -/+ | +/- | + | - | + |
| PLL | +++ | -/+ | -/+ | -/+ | ++ | ++ | +++ | ++ | ++ | -/+ | + | ++ | + |
| HCL | +++ | - | - | ++ | ++ | +++ | +++ | - | +++ | + | + | +++ | +++ |
| SLVL | ++ | -/+ | - | +/- | ++ | ++ | ++ | +/- | -/+ | + | ++ | -/+ | ++ |
| MCL | ++ | ++ | - | -/+ | ++ | ++ | ++ | - | - | + | + | - | ++ |
| FL | ++ | -/+ | ++ | - | ++ | ++ | ++ | -/+ | - | - | + | - | ++ |

注：MG,巨球蛋白血症；PLL,幼淋巴细胞白血病；HCL,毛细胞白血病；SLVL,伴有毛细胞的脾淋巴瘤；MCL,套细胞淋巴瘤；FL,滤泡性淋巴瘤。

表48-13 CLL诊断评分系统

| 指标 | 分值 | |
|---|---|---|
| | 1 | 0 |
| SmIg | 弱阳性 | 强阳性 |
| CD5 | 阳性 | 阴性 |
| CD23 | 阳性 | 阴性 |
| FMC7 | 阴性 | 阳性 |
| CD22或79b | 弱阳性 | 强阳性 |

### 48.7.4 治疗

CLL治疗方案的选择需要考虑几个基本情况：①迄今为止,尚无方法可改变CLL的自然病程,采用常规化疗不能治愈本病。骨髓移植有望成为根治CLL的手段,但不适用于高龄者。②无并发症的早期CLL,属低危"冒烟"型CLL或BinetA期CLL不需要治疗,化疗反而缩短生存期。③老年人本身免疫功能差,容易引起各种感染,加上疾病多,对化疗耐受性差,强烈化疗只会加速患者死亡。基于上述基本情况,治疗方针应保守为宜。情况不明者,最好观察3~6个月,待情况摸清后,再作决策。NCI 推荐的治疗指征为:①进行性骨髓衰竭,出现贫血或血小板减少(但属并发免疫性血细胞减少,可治疗并发症,不一定需要治疗白血病)。②进行性淋巴结肿大(>10 cm)或(和)脾大(>6 cm)。③进行性淋巴细胞增多(2 个月内增加>50%,倍增时间<6 个月)。④出现全身症状。

化疗首选苯丁酸氮芥(瘤可宁,CB1348),有两种给药方法:①小剂量连续每日 0.1 mg/kg。②大剂量间歇 0.4 mg/kg,每 2 周 1 次;有学者认为后者骨髓抑制轻,但疗较相同。有效率 40%~60%,但仅 4%~10% 达完全缓解。和泼尼松联合治疗可提高缓解率,但可使淋巴细胞数上升。Meta 分析(2 035 例)发现,含蒽环类联合化疗与标准苯丁酸氮芥±泼尼松相比,前者的生存率并不比后者提高,说明强烈化疗并不能改善生存率,相反却增加了骨髓抑制和继发感染的概率。嘌呤类似物氟达拉滨的有效率、缓解率要优于苯丁酸氮芥,但氟达拉滨的毒副作用大,特别是骨髓抑制引起继发感染,免疫抑制作用持续时间长,易激发自身免疫性溶血性贫血,对肺有毒性,易致周围神经炎,应用后并发感染危险性增加要持续数月至数年。因此老年 CLL 不宜作为一线治疗,但可作为烷化剂耐药时二线用药,并且剂量宜减少(每日 25 mg/m²,连用 3 天,每 4 周 1 次)[58]。尽可能不要应用肾上腺皮质激素,没有证据表明长期应用对 CLL 有效,但可用于并发免疫性血细胞减少的治疗。抗 CD20 单克隆抗体利妥昔单抗(美罗华)对滤泡性淋巴瘤有效率可达 50%,但对 CLL 仅 13%,因此初治患者不推荐单独使用利妥昔单抗,放疗仅适用于有症状的巨脾和巨大淋巴结肿块。脾切除适用于巨脾合并功能亢进或合并自身免疫性溶血性贫血药物治疗无效者,但术后感染率可达 50%。

CLL 反复并发感染是一个很重要的问题。大剂量静脉用丙种球蛋白(400 mg/kg,每 3 周 1 次)大约可减少 50% 细菌感染的机会,但不能延长生存期。有条件的患者,建议使用。但剂量可减少,如 250 mg/kg 每 4 周 1 次或 10 g 每 3 周 1 次。

### 48.7.5 预后的评定

CLL 生存期差别很大,有些病例即使不治疗亦可长期生存,甚至自发缓解,而有些患者发展很快,生存期很短。大约 1/3 患者不需要治疗;另 1/3 病例需要严密观察,在疾病进展时开始治疗。预后因素的评估有助于合理进行决策[54]。

(1) 临床分期

Binet 和 Rai 临床分期系统是最简单有效的预后评估方法。Rai 0 期属低危组,约占 31% 病例,生存期 >10 年,不需要治疗;Rai Ⅰ、Ⅱ期属中危组,中数生存期 7~9 年,约占 61% 病例;Rai Ⅲ、Ⅳ 期为高危组,中数生存期 5 年,约占 8% 病例。中数生存期 Binet A(占 63%)、B(占 30%)、C(占 7%)分别为 >10 年、7 年和 5 年。血细胞减少系免疫因素引起并不预示预后不良。

(2) 外周血淋巴细胞数量、形态和倍增时间

淋巴细胞数量 ≤20×10⁹/L,中数生存期 8.6 年,>40×10⁹/L 时中数生存期 3.7 年,淋巴细胞形态不典型预后差,淋巴细胞倍增时间 <12 个月为高危因素。

(3) 骨髓浸润类型

弥散型为高危因素,结节型和间质型为低危因素。中数生存期,弥散型、间质型和结节型分别为 28、46、90 个月。

(4) IgVH 基因状况

50% CLL 患者有 IgVH 基因突变,淋巴细胞形态典型,病情稳定,中数生存期可达 25 年;而无此基因突变者淋巴细胞形态不典型,疾病进展,预后不良,中数生存期仅 8 年。

(5) 细胞遗传学异常

由于很难得到中期分裂细胞,因此需要借助于 FISH 检测,如有 17p13 缺失(p53 突变)、11q22~11q23 缺失、三体 12 预后不佳。

(6) 血清学指标

包括 $\beta_2$ 微球蛋白、乳酸脱氢酶(LDH)、血清胸腺嘧啶脱氧核苷激酶及可溶性 CD3 等。乳酸脱氢酶和 $\beta_2$-微球蛋白水平可反映肿瘤负荷。

(7) CD38 表达情况

白血病淋巴细胞 CD38 高表达为不良预后因素。

(8) ZAP-70 表达

患者 CLL 细胞中 ≥20% 表达 ZAP-70 比 <20% 者的预后为好。不表达 ZAP-70 提示预后不佳。

## 48.8 少见和特殊类型白血病[43,59,60]

### 48.8.1 低增生性急性白血病

1951年由Beyers首先命名,其发生率占白血病的7.7%。本病男性多于女性,半数以上年龄>50岁;起病隐袭,病程缓慢,白血病细胞浸润现象不明显,肝、脾、淋巴结一般均不肿大。外周血三系细胞减少,仅1/3病例可见到少量(6%~8%)原始细胞。骨髓呈灶性增生减低,原始细胞>20%。细胞类型以急粒为多,也可粒、单混合,AMOL或ALL。化疗缓解后骨髓增生活跃,病情复发时增生又呈低下。

本病诊断标准尚未统一,结合多部位骨髓活体组织检查,如有增生低下则具有诊断价值。本病需与骨髓增生异常综合征中的难治性贫血伴原始细胞增多(RAEB)相鉴别。

本病患者年龄高,骨髓增生低下,大剂量化疗容易导致免疫和造血功能衰竭,故多主张先以支持疗法,待病情稳定后再予小剂量阿糖胞苷或三尖杉碱间歇静脉滴注。也有报道用大剂量化疗而获得较好疗效。

### 48.8.2 髓系肉瘤

髓系肉瘤(myeloid sarcoma)曾用的名称有髓外髓系肿瘤、粒细胞肉瘤、原始粒细胞瘤及绿色瘤等,是一种由髓系原始细胞或未成熟髓系细胞形成的肿块,发生于髓外部位或骨骼。最常见的髓系肉瘤类型为粒细胞肉瘤,根据细胞的成熟程度可分3型。①原始细胞型:主要由原始粒细胞组成;②未成熟细胞型:主要由原始粒细胞和早幼粒细胞组成;③成熟细胞型:主要由早幼粒细胞和偏成熟的中幼粒细胞组成。另一种较少见的髓系肉瘤为原始单核细胞肉瘤,主要细胞构成成分为原始单核细胞。慢性骨髓增殖性疾病的急性转化期,可出现粒、红、巨核三系造血细胞增殖的髓系肉瘤,肉瘤的细胞成分也可以红系前体细胞或巨核细胞增殖为主。MDS患者亦有发生髓系肉瘤的报道。

髓系肉瘤常发生于儿童及青年,男多于女。肿块可为单个、多个或播散性。可单独出现或与AML、MPN伴发。常见的发生部位为颅骨、鼻旁窦、胸骨、肋骨、椎骨、盆骨的骨膜下,淋巴结及皮肤也较常见,乳腺、肝、脾、肾、肌肉偶有累及。髓系肉瘤发生于眼眶骨膜下,可引起突眼症。以一侧或双侧不对称的突眼最为典型,严重时有眼睑水肿,结膜外翻、发炎,角膜干燥、溃疡,眼肌瘫痪,视觉锐减甚至失明。肿瘤侵及颞骨,可引起眩晕、听力减退、面神经麻痹、中耳炎、乳突炎等。胸骨是第2个好发部位,并可侵入肌肉、胸膜甚至心肌。

细胞化学染色和免疫表型检测是髓系肉瘤诊断和分型的重要手段。细胞化学染色原始粒细胞及中性粒细胞MPO阳性,AS-D-CE也阳性。原始单核细胞非特异性酯酶阳性。免疫表型检测显示大部分髓系肉瘤CD43阳性。原始粒细胞表达髓系相关抗原CD13、CD33、CD117、MPO。原始单核细胞CD14、CD116、CD11C阳性,溶菌酶及CD68亦可阳性。细胞遗传学检查粒细胞肉瘤可有t(8;21)(q22;q22)、inv(16)(p13q22)、t(16;16)(q13;q22),单核细胞肉瘤可涉及11q23的易位。

治疗一般采用与AML相似的化疗方案。放疗对仅有局部瘤块而无白血病表现者有较好的治疗效果,但单独应用认为不能阻止其最终向白血病阶段发展。

### 48.8.3 嗜酸性粒细胞白血病

本病为白血病中的罕见类型,由Stitman(1912年)首先报道,是粒细胞白血病的一种亚型,WHO分型将CEL/HES归入CMPD中。临床表现除发热、贫血和肝脾大等白血病常见症状外,尚有心、肺、中枢神经和皮肤病变等表现。嗜酸性粒细胞易浸润心肌,导致心肌损害、心脏扩大、心律不齐和充血性心力衰竭,其他尚有咳嗽、呼吸困难、皮损、全身抽搐、麻痹或昏迷等。血中白细胞增多者占2/3,多>50×$10^9$/L,甚至高达200×$10^9$/L;嗜酸性粒细胞占60%~85%,半数患者可见嗜酸性幼粒细胞,偶出现原粒细胞。骨髓象显著增生,嗜酸性粒细胞明显增多,出现幼稚嗜酸性粒细胞,恶性嗜酸性粒细胞形态异常,颗粒粗大,分布不均,胞质中有空泡,核分叶过多。诊断CEL需要有嗜酸性粒细胞克隆性增殖的依据(FIP1L1-PDGFRA融合基因阳性),外周血和骨髓原始细胞增多。无原始细胞增多,无克隆性增殖依据,宜诊断为HES。诊断CEL/HES外周血嗜酸性粒细胞≥1.5×$10^9$/L,且要除外反应性嗜酸性粒细胞增多及恶性血液病伴嗜酸性粒细胞增多。少数患者Ph染色体阳性,但粒细胞碱性磷酸酶活性大多正常。治疗可采用羟基脲及肾上腺皮质激素。FIP1L1-

PDGFRA 融合基因阳性者小剂量伊马替尼有效。

### 48.8.4 急性嗜碱性粒细胞白血病

急性嗜碱性粒细胞白血病甚为罕见,占 AML 的 <1%,可见于各年龄组。由于嗜碱粒细胞颗粒中含组胺和肝素,患者的临床表现除一般急性白血病的症状外,还可出现高组胺血症的症状,如皮肤瘙痒、水肿、荨麻疹样皮疹、心动过速、哮喘及溃疡等;肝素释放过多可导致凝血功能异常。本病的外周血和骨髓中的原始细胞形态为中等大小,核/浆比例高,核呈卵圆形、圆形或双叶型,有 1~3 个明显核仁。胞质中度嗜碱性,含数量不等的粗嗜碱性颗粒。电镜下可见幼稚嗜碱性粒细胞或肥大细胞中有特征性的 θ 颗粒。细胞化学最典型的特征是甲苯胺蓝异染性。原始细胞 ACP 呈弥漫性阳性,PAS 块状阳性,SBB、MPO、NSE 为阴性。免疫表型检查原始细胞表达髓系抗原如 CD13、CD33 及早期造血细胞标记 CD34、HLA-DR。CD9 和 TdT 也可阳性。但特异性淋系相关抗原阴性。本病尚未发现特异的染色体核型异常。嗜碱性粒细胞白血病一般采用 AML 的治疗方案,但预后很差。

### 48.8.5 肥大细胞(或组织嗜碱性粒细胞)白血病

WHO(2001)髓系肿瘤分类及诊断标准中将肥大细胞增生症分为皮肤肥大细胞增生症和系统性肥大细胞增生症两大类,肥大细胞白血病属于系统性肥大细胞增生症的一个类型。WHO 提出本病的诊断标准为:①符合系统性肥大细胞增生症的诊断标准;②活检见不典型的不成熟肥大细胞弥漫性间质性浸润;③骨髓涂片见≥20% 的肥大细胞;④外周血白细胞中,肥大细胞≥10%;⑤变异型:即非白血病性肥大细胞白血病,外周血白细胞中肥大细胞 <10%,其余同①、②、③。

肥大细胞白血病很少见。临床表现有因肥大胞释放组胺和其他物质引起的局部和全身症状,如皮肤潮红、色素性荨麻疹、皮肤瘙痒、发作性支气管痉挛、消化性溃疡、腹泻、低血压及昏厥等。肝、脾、淋巴结可肿大,骨骼可有压痛。血清及尿内组胺升高。本病常与骨髓纤维化或骨硬化症并存。鉴别诊断时须与嗜碱性粒细胞白血病及肥大细胞增生症的其他类型相区别。正常肥大细胞表达 CD45、CD33、CD68 和 CD117,不表达 CD14、CD15 和 CD16,也不表达 T 细胞和 B 细胞相关抗原。肿瘤性肥大细胞除表达类似的抗原谱外,还可表达 CD2、CD25。因此 CD2 和 CD25 的检测有助于诊断。正常肥大细胞缺乏 MPO,表达 AS-D-CE,但在颗粒过少的肿瘤性肥大细胞可缺乏 AS-D-CE。所有肥大细胞都表达肥大细胞类胰蛋白酶。分子细胞遗传学检测多数患者有 c-kit 基因突变,部分患者可检测到 FIP1L1-PDGFRA 融合基因。

本病病情大多凶险,进展迅速,目前尚无有效的治疗方法。

### 48.8.6 成人 T 细胞白血病

ATL 是 1976 年首先由日本高月清描述的一种独特的外周 T 细胞肿瘤,其发病与 ATLV 或称 HTLV-Ⅰ感染密切相关。但资料显示,只有 2.6%~4.5% 的 HTLV-Ⅰ感染者经过 20~30 年甚至更长时间的潜伏期才会发生 ATL,提示 HTLV-Ⅰ感染后有多种因素参与发病。本病好发于日本、加勒比海湾、南美洲及非洲中部的部分地区。我国沿海地区也有散在病例报道。发病年龄中位数 55 岁,男女之比为 1:1.5。根据临床特征可将本病分为 4 型,即急性型、慢性型、冒烟型及淋巴瘤型。急性型是临床上最常见的主要类型,有发热、消瘦、乏力等全身症状及肝、脾、淋巴结肿大。皮肤损害可呈局限或广泛分布,病变亦可累及肺及脑膜。白细胞计数常升高,异常淋巴细胞可 >10%。乳酸脱氢酶(LDH)升高,高钙血症多见。慢性型皮疹多见,可有肝、脾、淋巴结肿大。外周血淋巴细胞数 $>3.5\times10^9$/L,异常淋巴细胞 >5%,无高钙血症,但 LDH 可升高。冒烟型主要表现为皮肤和肺部损害,肝、脾、淋巴结肿大不明显。外周血白细胞计数正常,异常淋巴细胞 <5%。无高钙血症。淋巴瘤型的特征为明显淋巴结肿大,可以有结外浸润,但不伴有外周血的累及(异常淋巴细胞≤1%),一般也无高钙血症。

急性型和淋巴瘤型的肿瘤细胞体积中等至大,常有明显的核多形性。因其扭曲、多叶或折叠成花瓣状,故称为花细胞。核染色质呈粗块状,伴有明显清晰的核仁。慢性型和冒烟型肿瘤细胞体积较小,形态改变远不如急性型和淋巴瘤型显著。冒烟型患者淋巴结活检中如见到散在分布 R-S 样细胞和分叶或扭曲核巨细胞,属 EBV 阳性的 B 细胞,可表达 CD30、CD15。这类患者往往病情发展迅速。

肿瘤细胞表达 T 细胞相关抗原 CD2、CD3、CD5,但通常不表达 CD7。大多数患者 $CD4^+/CD8^-$,极少

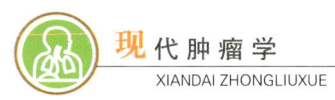

数患者 CD4⁻/CD8⁺ 或 CD4⁺/CD8⁻。几乎所有的病例都表达 CD25。肿瘤细胞中可见 C 型 RNA 病毒颗粒，并证明为 ATLV-I。所有患者血清抗 ATLV-I 抗体阳性。TCR 克隆性重排。

本病治疗反应差，不易缓解。对冒烟型和慢性型患者一般不主张化疗。对急性型患者可根据病情采用不同化疗方案：如长春新碱 1 mg/m²，每周 1 次静脉注射；环磷酰胺 300 mg/m²，每周 1~2 次静脉注射；或多柔比星 20~40 mg/m²，每 3 周 1 次。日本学者报道 4 种药物联合化疗的完全缓解率为 16%，8 种药物联合可使完全缓解率提高至 43%。但总体存活率未见改善。核苷类似物喷司他丁（pentostatin）治疗有使个别患者获得长期缓解的报道。另有文献报道异基因骨髓移植治疗 1 例化疗无效的患者，完全缓解时间 >36 个月。本病死亡的主要原因常为不易控制的严重感染及高钙血症。

### 48.8.7 毛细胞白血病

HCL 是 B 细胞的增殖性疾病，大多数毛细胞具有 B 细胞特征，能合成及分泌单克隆免疫球蛋白，细胞膜上有多种重链异构型免疫球蛋白，往往是 IgG 或 IgA 型。所以 HCL 是由成熟的接近浆细胞期的 B 细胞演变而来。

**(1) 临床表现**

发病年龄较 CLL 和幼淋巴细胞白血病为年轻，多数 40~50 岁。临床以发热、脾大及贫血为特征。脾大最为常见（占 70%~90%），肝大占半数，但淋巴结肿大罕见。2/3 的患者有不同程度的全血细胞减少，至少有两系列血细胞减少，往往影响血小板和中性粒细胞，也有单核细胞减少者。绝大多数病例兼有骨髓累及、血细胞减少及脾大。血细胞减少除因骨髓造血功能衰竭外，尚有脾功能亢进因素存在。患者可伴有门静脉高压症，少数有腹腔积液。

HCL 可伴全身性脉管炎，有溶骨性病变者可类似骨髓瘤，多累及股骨。HCL 还可引起浆细胞反应性增生，或与骨髓瘤同时并存。

至少有 1/3 患者常继发感染。除革兰阴性杆菌及病毒外，尚有典型或不典型分枝杆菌的感染，其发生率较其他血液病为高。粒细胞减少，特别是单核细胞减少，常是分枝杆菌易感染的原因。

**(2) 实验室检查**

除全血细胞减少外，外周血中可找到毛细胞，至少有 1/3 患者血中毛细胞 >50%，少数患者可达 90%，甚至有 >10×10⁹/L 者。毛细胞是一种单个核细胞，边缘可见清楚的长绒毛，长达 4 μm。

约半数患者骨髓涂片中也可找到典型毛细胞。骨髓活检诊断意义较大，病变为弥漫性，较少呈斑片状浸润，主要表现为细胞增生，呈疏松海绵状排列，细胞核边界清楚，染色质呈点状，核仁不清，胞质丰富，边界不清，边缘透明清亮，在核周呈一晕轮。银染色可见网状纤维增多。

毛细胞对 ACP 反应主要呈强阳性，且不被酒石酸所抑制，仅少数患者可以阴性。ANAE 和 α-萘酚丁酸酯酶反应呈弱阳性或中等阳性。有些患者对氟化钠抑制试验很敏感。

透射电镜可见毛细胞有长而微细的绒毛。核糖体-板层体复合物（ribosome-lamella complex）是一种具有恒定内径的圆柱体结构，由单层或多层薄板围绕着中心轴呈螺旋样分布，这是 HCL 中的一种相对特异性结构，但也可见于少数 CML 及单核细胞白血病。高尔基复合体发达。电镜扫描毛细胞有基底宽广的粗皱的膜以及成簇的微绒毛，延伸的毛有交叉现象，最长可 >4 μm。

毛细胞免疫标记大多呈 B 细胞特征，呈 sIg⁺、CD19⁺、CD20⁺、CD21⁺、CD22⁺，富有特征性的膜标记。目前认为 CD103⁺ 最特异，其次为 CD25⁺ 和 CD11c⁺。

**(3) 治疗**

对年龄较大，轻度脾大，外周血中仅有少量毛细胞者，可暂不治疗。治疗方法大致可归纳以下几种。

1) 干扰素　Guterman 曾用 α-干扰素治疗 30 例 HCL，其中 9 例获完全缓解，17 例获部分缓解，4 例仅血象改善。腹膜后和纵隔淋巴结肿大者仅取得部分缓解或治疗后容易复发。Colomb 等用 γ-干扰素（2~5）×10⁶ U/m² 皮下注射，每周 3 次，治疗 193 例，有效率为 80%，可获得血象缓解，但骨髓内仍有毛细胞。干扰素治疗还可减少感染与出血，延长存活期，但停药后有复发。α-干扰素的应用剂量开始为 3×10⁶U 隔天皮下注射，以后逐渐加至每日或隔日 6×10⁶ U，一般 6 个月后脾可缩小，血象达正常，需维持治疗 2~3 年，以免复发。干扰素已成为治疗毛细胞白血病的主要药物，目前正在探索其与脾切除及其他化疗联合应用问题，以期取得较好效果。

2) 脾切除　脾大伴显著白细胞减少是切脾指征。大多学者认为切脾者的存活率较不切脾者为高。Jansen 及 Hermans 分析 391 例，其中 225 例切脾者的中数存活期为 90 个月，不切脾的 166 例 <30 个月。脾肿大在肋缘下 <4 cm 者，切脾的疗效不明显。切脾后血象可恢复，其中 1/3 患者不论骨髓象是否

缓解,均呈持久好转,提示有脾性毛细胞白血病。骨髓造血功能差以及脾不大者,切脾的疗效不佳,且存活期短。

3) 化疗 毛细胞对抗肿瘤化疗一般不敏感。采用小剂量苯丁酸氮芥、环磷酰胺、柔红霉素等治疗可能取得部分或完全缓解。喷司他丁是一种腺苷脱氨酶抑制剂,对α-干扰素无效的病例,喷司他丁仍然有效,50%可获完全缓解。剂量为4~5 mg静脉注射,每2周1次,一般4个月内达到缓解,也可与干扰素联合治疗。

### 48.8.8 急性巨核细胞白血病

急性巨核细胞白血病是指原始巨核细胞≥50%的AML亚型,即FAB分型中的$M_7$,临床上并不常见,占AML的3%~5%。临床表现与其他类型AML相似,2/3病例有血细胞减少。血小板大多减少,但也有增多的病例。脾大并不常见。男性年轻成人,常可与纵隔生殖细胞肿瘤同时存在。诊断主要依靠骨髓检查。骨髓中原始细胞≥20%,其中≥50%为巨核细胞。原始巨核细胞常为中等至偏大,核圆形,轻度不规则或呈锯齿状核。核仁1~3个,胞质嗜碱性,常无颗粒,可有明显的空泡和伪足形成。有些病例原始细胞体小,核浆比例大,类似于原始淋巴细胞。也可在同一病例有大小原始细胞存在。外周血可有小巨核细胞、原始巨核细胞碎片、异常大的血小板和颗粒少的中性粒细胞,常可伴骨髓纤维化。骨髓活检既可见分化不良的原始细胞单一增多,也可见分化不良的原始细胞与分化成熟发育异常的巨核细胞混合增生;网状纤维可有不同程度的增多。光镜下诊断有困难时常借助于电镜检查,电镜下原巨核细胞质中细胞器显著增生,细胞表面有泡状突起或呈结节状,而微绒毛和皱褶状突起极少见。核膜、内质网和颗粒可显示POX活性,这一点与光镜下显著不同。原始巨核细胞表达1种或多种血小板糖蛋白,如CD41(GPⅡb/Ⅲa)和(或)CD6(GPⅢa),偏成熟型血小板相关标记CD42(GPⅠb)很少表达。原始细胞抗MPO及其他髓系标记阴性,不表达淋系及TdT,可异常表达CD7,像血小板黏附于原始细胞之故。流式细胞检测CD41或CD61,胞质常较胞膜表达更为特异、敏感。骨髓活检可通过Ⅷ因子抗体或CD61识别异常巨核细胞及某些原始细胞。本病的预后较差。

### 48.8.9 急性未定系列白血病

急性未定系列白血病是WHO1999年确立的一种白血病类型,它与传统意义上的急性混合细胞白血病并不完全一致。急性未定系列白血病是指急性白血病中增殖的原始细胞的形态学、细胞化学及免疫表型缺乏足够证据划分为髓系或淋系(急性未分化型白血病),或同时有粒系和淋系的形态学和(或)免疫学表型特征,或同时有B系和T系的形态学和(或)免疫表型特征(急性双系列和急性双表型白血病)。本病占急性白血病<4%,可见于儿童与成人,但以成人多见。临床表现与其他类型急性白血病相似。诊断方法主要依靠细胞化学、免疫学及细胞遗传学检测手段确定。光镜下急性未分化型白血病无任何细胞分化特征。急性双表型与双系列白血病既可有某种类型AML的特点,又可有ALL的特点。免疫表型检查急性未分化型白血病通常表达HLA-DR、CD34、CD38以及TdT与CD7。不表达某一系列特征性抗原标记如CD79a、CD22、CD3和MPO。急性双系列白血病可检测到两群各自表达不同系列标记的细胞,如髓系与淋系、B系与T系。急性双表型白血病为原始细胞同时表达髓系和T细胞抗原,或同时表达B细胞与T细胞抗原。极少数情况下,同一病例的原始细胞同时表达髓系、B细胞系与T细胞系三系抗原。WHO推荐欧洲白血病免疫分型研究组(EGIL)1998提出的免疫标记积分系统加以鉴别(表48-14)。对于那些不能确诊为双表型白血病而又表达淋系相关抗原的AML,可诊断为淋系抗原阳性AML($Ly^+$ AML);反之,对那些不能确诊为双表型白血病而又表达髓系相关抗原的ALL,则诊断为髓系抗原阳性ALL($My^+$ ALL)。应该指出的,是以往诊断的"白血病系列转化"的病例,现认为这类患者很可能起病时就存在两个白血病细胞群,当对化疗敏感的一个系列抑制后,另一个不敏感的系列便发生增殖。

急性双系列与双表型白血病多有细胞遗传学异常发现,约1/3病例有Ph染色体,有些病例t(4;11)(q21;q23)或其他11q23异常。急性T系/髓系双表型或双系列型白血病的核型异常可以更为复杂。

本病预后不良。有t(4;11)或Ph染色体者预后更差。目前尚无公认有效的标准化疗方案。一般主张给予大剂量化疗及异基因造血干细胞移植。

表 48-14　欧洲白血病免疫分型研究组（EGIL）免疫标记积分系统（1998）

| 积分* | B 细胞系 | T 细胞系 | 髓系 |
| --- | --- | --- | --- |
| 2 | CytCD79a | CD3（m/cyt） | MPO |
|  | CytIgM | anti-TCR |  |
|  | CytCD22 |  |  |
| 1 | CD19 | CD2 | CD117 |
|  | CD20 | CD5 | CD13 |
|  | CD10 | CD8 | CD33 |
|  |  | CD10 | CD65 |
| 0.5 | TdT | TdT | CD14 |
|  | CD24 | CD7 | CD15 |
|  |  | CD1a | CD64 |

\*：各系列积分达 2 分可以确认为该系列。

### 48.8.10　急性全髓增殖伴骨髓纤维化

急性全髓增殖伴骨髓纤维化（acute panmyelosis with myelofibrosis，APMMF）是 WHO（2001）分类方案中新确定的一种 AML 亚型。其特征是全髓细胞增生伴骨髓纤维增生。本病非常少见，主要发生于成年人，可为原发性或继发于烷化剂或放疗者。临床表现主要为疲乏无力，无或轻度脾大。病情发展迅速，全血细胞减少显著，骨髓穿刺常为"干抽"。骨髓活检有核细胞增多，红系祖细胞、粒细胞和巨核细胞均有不同程度增多，散在分布原始幼稚细胞灶，巨核细胞增多且常有发育不良的形态学改变，网状纤维显著增多，可有胶原纤维但不常见。原始细胞表达 1 个或多个髓系抗原：CD13、CD33、CD117 和 MPO。细胞遗传学检查常为复杂染色体核型异常，多累及 5 号和（或）7 号染色体。本病需与急性巨核细胞白血病、其他类型急性白血病伴骨髓纤维化及慢性特发性骨髓纤维化（CIMF）相鉴别。一般来说，如果以某一系细胞增生为主且伴有骨髓纤维化，应诊断为某亚型合并骨髓纤维化，如果确认是粒、红、巨三系均增生，则诊断为 APMMF。CIMF 患者常有显著的脾大。本病化疗疗效差，生存期短。

## 48.9　骨髓增生异常综合征

MDS 是一组起源于造血干细胞的获得性克隆性疾病，以克隆性造血干/祖细胞发育异常（病态造血）和无效造血为特征的病理生理改变，其基本临床特征是外周血中血细胞减少，骨髓中造血细胞有病态造血的形态改变，以及转变为 AML 的高风险。自发性 MDS 很少发生在年轻患者，但随年龄增高，发病率迅速增加，>60 岁人群可达 25/10 万 ~ 50/10 万，欧美国家 MDS 中数发病年龄为 70 岁，我国为 56 岁。强烈化疗及造血生长因子的应用，使治疗相关 MDS 发生率增高。

### 48.9.1　分型

1982 年 FAB 协作组发表了关于 MDS 的分型建议见（表 48-15）。FAB 协作组将 MDS 确认为独立的疾病实体，提出 MDS 血细胞发育异常的形态学特征和分型标准，规范了 MDS 的诊断。实践证明，FAB 分型简单、易行，并能反映预后。鉴于 MDS 的高度异质性，发病机制复杂，各国血液学工作者也发现了 FAB 分型的不足，遂于 2001 年 WHO 的"造血组织和淋巴组织肿瘤分类"中，在 FAB 分型基础上将 MDS 分型进行修订，此即 WHO 分型（表 48-16），修订的内容有：①骨髓红系一系发育异常，即可诊断难治性贫血或难治性贫血伴铁幼粒细胞（RARS）；②增加"难治性血细胞减少伴多系发育异常（RCMD）"和"5q-综合征"两个亚型；③将 RAEB 分为 RAEB-Ⅰ 和 RAEB-Ⅱ 两个亚型；③将 MDS 与 AML 骨髓原始细胞分界线降低为 20%，取消 RAEB-t 亚型；④将 CMML 归入 MDS；⑤增设 MDS 不能分类亚型；⑥有 t（8；21），t（15；17），inv（16）/t（16；16）核型异常者，即使骨髓原始细胞<20% 亦可诊断 AML[61,62]。

### 表 48-15 MDS 的 FAB 分型

| 亚型 | 临床特征 | 外周血原始细胞(%) | 骨髓原始细胞(%) | 形态特征 |
|---|---|---|---|---|
| 难治性贫血(RA) | 难治性全血细胞减少 | <1 | <5 | |
| 难治性贫血伴铁粒幼细胞(RARS) | 贫血为主,可伴出血 | <1 | <5 | 环形铁粒幼细胞 >15% |
| 慢性粒-单核细胞白血病(CMML) | 贫血为主,常有脾大和牙龈增生、糜烂 | <5 | 5~20 | 血中单核细胞 >$1 \times 10^9$/L |
| 难治性贫血伴原始细胞增多(RAEB) | 全血细胞减少,伴进行性贫血、出血、感染 | <5 | 5~20 | |
| 难治性贫血伴原始细胞增多转变型(RAEB-T) | 全血细胞减少,伴进行性贫血、出血、感染 | >5 | 20~30 | 可有 Auer 小体 |

### 表 48-16 MDS 的 WHO 分型

| 亚型 | 外周血 | 骨髓 |
|---|---|---|
| 难治性贫血(RA) | 贫血 无原始细胞或罕见 | 仅有红系形态发育异常(≥10%),原始细胞<5% |
| 难治性贫血伴环状铁粒幼细胞(RARS) | 贫血 无原始细胞或罕见 | 仅有红系发育异常(同上),环状铁粒幼细胞≥15%(占红系),原始细胞<5% |
| 难治性血细胞减少伴多系发育异常(RCMD) | ≥两系血细胞减少,无原始细胞或罕见,无 Auer 小体,单核细胞<$1 \times 10^9$/L | 髓系中≥2个系列形态发育异常(≥10%),原始细胞<5%,无 Auer 小体 |
| 难治性血细胞减少伴多系发育异常和环状铁粒幼细胞(RCMD-RS) | 同"RCMD" | 同"RCMD",环状铁粒幼细胞≥15%(占红系) |
| 难治性贫血伴原始细胞过多-Ⅰ(RAEB-Ⅰ) | 血细胞减少,原始细胞<5%,无 Auer 小体,单核细胞<$1 \times 10^9$/L | 一系或多系形态发育异常(≥10%),原始细胞5%~9%,无 Auer 小体 |
| 难治性贫血伴原始细胞过多-Ⅱ(RAEB-Ⅱ) | 血细胞减少,原始细胞5%~19%,有/无 Auer 小体,单核细胞<$1 \times 10^9$/L | 原始细胞10%~19%,余同"RAEB-Ⅰ" |
| MDS,不能分类(MDS-U) | 血细胞减少,无原始细胞或罕见,无 Auer 小体 | 粒系或巨核系一系形态发育异常,原始细胞<5%,无 Auer 小体 |
| MDS 伴单纯 del(5q)(5q-s) | 贫血,原始细胞<5%,血小板数正常或增高 | 单纯 del(5q),原始细胞<5%,无 Auer 小体 |

WHO 分型比 FAB 分型更完善,目前国内有条件单位也正在推行 WHO 分型,允许两种分型同时存在。上海市中美联合白血病协作组将 245 例确诊的 MDS 按 WHO 分型,其构成比如下[63]:RA(4.1%)、RARS(1.2%)、RCMD(67.8%)、RCMD-RS(4.1%)、RAEB(19.2%)、5q-综合征(0.4%)、MDS-U(3.3%)。有染色体异常31.2%。该组构成比与欧美国家大系列报道相比有下列特点:发病年龄(中数 56 岁)、染色体异常率、RA 和 5q-综合征的构成比较西方国家为低,而 RCMD 构成比显著高于西方国家,但与日本报道相似。

## 48.9.2 病理生理

MDS 确切发病机制尚不清楚,它是良性多克隆造血由于多次基因事件后逐步被恶性单克隆造血替代的过程。其基本病理特征是骨髓无效造血,造血组织处于高增殖、高凋亡状态,外周血呈血细胞减少,而反映在细胞形态学上的发育异常(病态造血)提示 DNA 复制紊乱。据研究,发现在低危 MDS(RA、RARS)阶段,其骨髓细胞凋亡水平明显高于正常人,是由于异常造血克隆激活 T 细胞免疫,结果造成正常造血细胞凋亡,出现外周血细胞减少,此时凋亡占优势;到了高危 MDS(RAEB、RAEB-t)阶段,其骨髓细胞凋亡反而低于正常人,而大量异常克隆增殖,超过了凋亡,出现原始细胞增多,直至发展到 AML。

MDS 的无效造血、病态造血特征表现是骨髓增生但外周血细胞减少。表现在形态学上有:①红系。外周血大红细胞增多,红细胞大小不匀,可见巨大红细胞(直径 > 2 个红细胞)、异形红细胞、点彩红细胞,可出现有核红细胞;骨髓中幼红细胞巨幼样变,幼红细胞可有多核、核形不规则、核分叶、核出芽、核碎裂、核间桥、Howell-Jolly 小体,早期细胞胞质可有小突起,可出现环状铁粒幼细胞。②粒系。外周血中性粒细胞颗粒减少或缺如,胞质偏嗜碱性,个体小,分叶少,假性 Pelger-Huët 样核异常,或核分叶过多;骨髓中出现异型原粒细胞(Ⅰ型、Ⅱ型),幼粒细胞核浆发育不平行,嗜天青颗粒粗大,消退延迟,中性颗粒减少或缺如,幼粒细胞巨变,可见环形核幼粒细胞。③巨核系。外周血可见巨大血小板;骨髓中出现小巨核细胞,包括淋巴样小巨核细胞,小圆核(1~3 个核)小巨核细胞,或有多个小核的大巨核细胞。骨髓组织切片可见造血细胞定位紊乱,粒系不成熟前体细胞异常定位(即 ALIP 现象):原粒和早幼粒细胞在小梁间中心区形成集丛(3~5 个细胞)或集簇(> 5 个细胞),每张骨髓切片至少有 3 个集丛和(或)集簇为 ALIP$^+$(图 48-5,48-6)。

病态造血不仅表现在细胞形态学上,也表现在细胞功能异常,无效造血本质是造血细胞分化、成熟障碍,即使没有出现形态学上病态造血,MDS 早期就可能有细胞功能异常。MDS 患者骨髓细胞培养不能有效形成细胞集落;红细胞寿命缩短,红细胞酶异常,血型抗原丢失;粒细胞吞噬功能减低,白细胞抗原表达异常,骨髓 CD34 表达细胞数增多;血小板聚集和黏附功能低下等[64]。

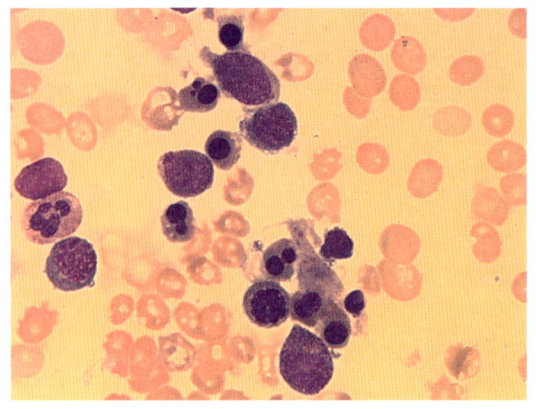

图 48-5　MDS 的红系病态

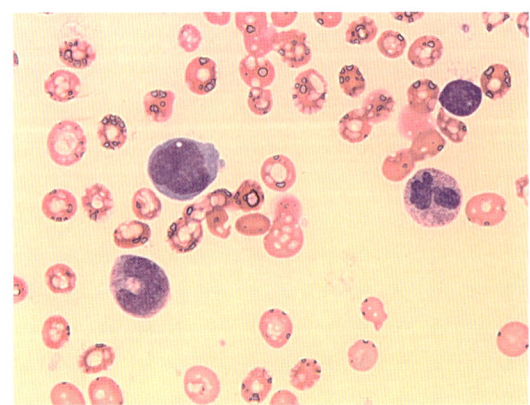

图 48-6　MDS 的粒系病态

## 48.9.3 诊断

骨髓和外周血细胞发育异常的形态学改变和原始细胞比例是 MDS 诊断和分型的主要依据。但前者并不特异,不少疾病也可出现程度不等的类似改变,如巨幼细胞性贫血、先天性红细胞生成异常性贫血、骨髓增殖症、阵发性睡眠性血红蛋白尿、再生障碍性贫血、恶性肿瘤骨髓转移和中毒等,因此 WHO 标准中明确提出血细胞形态发育异常的定量标准至少要占该系细胞 10% 或以上。

MDS 的诊断缺乏特异方法。细胞遗传学异常虽有特异性,但据国内统计,仅占 MDS 病例的 31.2%,多数病例缺乏染色体核型异常的依据。因此,目前 MDS 的诊断主要依据临床和实验室的综合诊断和排除诊断。所谓综合诊断即诊断方法应包括病史(有否化学和放射因素的暴露史)、外周血细胞分类与形态、骨髓涂片细胞形态学检查、骨髓病理学检查、流式细胞术、细胞遗传学检查及治疗反应(是否为难治性贫血)等。所谓排除诊断,即应排除血细胞减少、骨髓呈无效造血、血细胞有发育异常形态学表现的其他造血系统疾病。

## 48.9.4 预后

1997年国际MDS预后分析研讨会依据3个预后意义最大的参数:骨髓原始细胞百分比、染色体核型和外周血细胞减少系列数,制订国际预后积分系统(IPSS)(表48-17)。

其中染色体核型分组:预后良好核型[正常核型,-Y,5q-,20q-];预后不良核型[复杂核型异常(>3种异常),7号染色体异常];预后中间核型[除上述2类此外其他核型异常]。按IPSS积分标准危险度分组为低危(0分)、中危Ⅰ(0.5~1分)、中危Ⅱ(1.5~2.0分)和高危(≥2.5分)。IPSS已被各国血液工作者接受,已成为估计预后、决定治疗方法的主要依据[61]。

**表48-17 IPSS积分标准**

| 预后参数 | 积 分 | | | | |
|---|---|---|---|---|---|
| | 0 | 0.5 | 1.0 | 1.5 | 2.0 |
| 骨髓原始细胞(%) | <5 | 5~10 | — | 11~20 | 21~30 |
| 染色体核型 | 良好 | 中间 | 不良 | | |
| 血细胞减少 | 0~1系 | 2~3系 | | | |

MDS转变为白血病AML的百分率(简称转白率)欧美国家报道为30%,我国报道为20%左右,一致认为MDS由低危组向高危组进展,转白率逐步增高。据国外资料按WHO分型RA、RARS、RCMD、RAEB-1、RAEB-2,其转白率分别为6%、2%、11%、25%、33%;中数生存期分别为66个月,72个月,33个月,18个月,10个月[4]。

## 48.9.5 治疗

除异基因造血干细胞移植可治愈MDS外,迄今尚无其他特效治疗方法,因此治疗原则应采用个体化的综合性治疗。对于大多数病程平稳,主要表现顽固性血细胞减少,恶性表现不明显者,治疗目标应是提高血细胞数量和生活质量;对于有向AML转化倾向者,治疗目标主要是杀灭恶性克隆,恢复正常造血功能。目前常用治疗方法如下。

(1) 支持治疗

适用于IPSS低危和(或)中危Ⅰ患者,特别是高龄、体能不佳的患者。支持疗法包括输血治疗,因反复输红细胞(累计≥25 U或血清铁蛋白>1 500 μg/L)需要祛铁治疗,以及细胞因子治疗,采用EPO±G(GM)-CSF,15%~30%患者对rhu EPO有效,特别当血清EPO<200 U/L时[65]。

(2) 异基因造血干细胞移植

由于MDS患者移植相关病死率较高,因此需要掌握移植的时机。异基因造血干细胞移植适用于IPSS中危Ⅱ和高危患者;年龄<55岁患者应选择HLA匹配的同胞供者;年龄<40岁的中危Ⅱ或高危患者也可选择无关供体异基因造血干细胞移植;低危或中危Ⅰ患者宜在进展为IPSS危险度更高时或病情加重,出现新的染色体异常时施行。非清髓异基因造血干细胞移植也可适用于55~66岁的患者。

(3) 表观遗传学药物

5-氮杂胞苷(5-AC)和地西他滨(DAC)为DNA甲基转移酶抑制剂,可逆转DNA过度甲基化使因过度甲基化而致缄默的基因重新表达。5AC每日75 mg/m² 皮下注射,连用7天,4周为1个疗程,至少4个疗程,其有效率48%,完全缓解10%。DAC 15 mg/m²,持续静脉注3 h以上,8 h1次,连用3天,6周为1个疗程,至少4个疗程,有效率49%,完全缓解24%。

(4) 抗血管新生药物治疗

沙利度胺(反应停)和雷利度胺,后者系第2代免疫调节剂,其抗肿瘤和免疫调节作用更强,而不良反应明显低于沙利度胺,推荐剂量为10 mg/d,有60%疗效,尤对5q-综合征,为首选药物。

(5) 免疫抑制剂

环孢素A(每日3 mg/kg)和抗胸腺球蛋白(ATG)(每日40 mg/kg,连用4天),适用IPSS低危组的治疗。

(6) 化疗

小剂量化疗,如美法仑(2 mg/d)、阿柔比星(每日3~14 mg/m²),静脉滴注2 h,7~10天为1个疗程;依托泊苷,50 mg/d,静脉滴注2 h,每周给药2~7天,至少4周;拓扑替康(每日2 mg/m²,连用5天),

亦可采用 CAG 预激方案治疗。标准抗白血病治疗如 DA 方案（柔红霉素、阿糖胞苷）和 FLAG 方案（氟达拉滨、阿糖胞苷、G-CSF）缓解率18%～44%，但治疗相关病死率高达50%，且缓解期短。化疗仅适用于高危患者。

**(7) 诱导分化剂**

全反式维 A 酸（10～20 mg/d，3～6 个月），$AS_2O_3$（10 mg/d 静脉滴注，连用 4 周）和丙戊酸钠（200～300 mg/d），后者具有组蛋白去乙酰化酶抑制剂的活性。

## 48.10 骨髓增生异常/骨髓增殖性肿瘤

MDS/MPN 系造血干细胞恶性克隆性疾病，其临床、血液学具有 MDS 和 MPN 双重特点，即一系或多系髓系细胞具有 MDS 的无效造血和病态造血，外周血出现该系血细胞减少，又具有另一系或多系髓系细胞出现 MPN 的有效增殖，引起外周血该系血细胞增多。如 MPN 病程中转为侵袭性，出现病态造血明显者，属 MPN 的加速期和急变期，不属于 MDS/MPN。2008 年 WHO 将具有 MDS 和 MPN 特征，又无 Ph 染色体和 BCR/ABL 融合基因的疾病归为 MDS/MPN，分类有：CMML、不典型慢性髓系白血病（aCML），幼年型粒-单核细胞白血病（JMML）和 MDS/MPN 不能分类（MDS/MPN-U）[4,67]。

### 48.10.1 慢性粒-单核细胞白血病

FAB 关于 MDS 分类中包括了 CMML，其后发现 CMML 有异质性，1994 年 FAB 将 CMML 按外周血白细胞数 $\geq 13 \times 10^9/L$ 和 $< 13 \times 10^9/L$ 分为 CMML-MP 型和 CMML-MD 型，我国 1994 年第 9 届血细胞学术会议重申 CMML 为白血病，不应列为 MDS。2001 年 WHO 分类将 CMML 作为独立疾病实体归入 MDS/MPN。

复旦大学附属华山医院回顾分析16例 CMML，认为 CMML 多见于老年人，>50 岁占68.7%，起病缓急不等，多数进展缓慢，可有肝、脾、淋巴结大，甚至可有巨脾及髓外浸润表现，根据病情变化也可分为慢性期、加速期和急变期，也有从慢性期迅速转入急变期[66]。绝大多数患者均有贫血，白细胞轻、中度增高，特征表现为单核细胞增多（$>1 \times 10^9/L$），单核细胞大多为成熟型并显示病态造血现象，血小板常减少。骨髓增生，粒、单核和红系可增生，伴病态造血形态学表现，30% 伴有不同程度骨髓纤维化。原始细胞（原粒+原、幼单核细胞）<20%。

诊断标准：①持续性外周血单核细胞增多 $>1 \times 10^9/L$；②$Ph^-$，$BCR/ABL^-$；③外周血和骨髓原始细胞 <20%；④骨髓髓系细胞≥一系有病态造血或髓细胞有获得性克隆性细胞遗传学异常；或单核细胞增多持续 >3 个月，且除外其他引起单核细胞增多原因；⑤原始细胞外周血 <5%，骨髓 <10%，诊断为 CMML 1；原始细胞外周血 5%～10%，骨髓 10%～19% 诊断为 CMML-2；⑥符合 CMML 诊断标准，其外周血嗜酸粒细胞 $\geq 1.5 \times 10^9/L$，诊断为 CMML 1 或 CMML 2 伴嗜酸粒细胞增多。

治疗无特效疗法，可参考 CML 和 MDS 治疗方法。常选用依托泊苷（50 mg/d 口服）、小剂量阿糖胞苷（25～50 mg/d，连用 14 天）、高三尖杉酯碱（1～2 mg/d，连用 15 天）或拓扑替康（每日 2 mg/m²，连用 5 天）。

### 48.10.2 不典型慢性髓系白血病

aCML 可无症状或有与贫血、血小板减少和脾大相关表现，为老年期疾病。血液学变化多样，可从酷似 CML 至酷似 CMML，它与 CML 和 CMML 鉴别参见表 48-18。25%～40% 可转为急性白血病或死于造血功能衰竭。

**表 48-18 CML、aCML 和 CMML 鉴别**

| 血液学表现 | CML | aCML | CMML |
|---|---|---|---|
| 嗜碱粒细胞数（%） | >2 | <2 | <2 |
| 外周血幼粒细胞数（%） | >20 | 10～20 | <10 |
| 粒系病态造血形态 | - | ++ | + |
| 外周血单核细胞数（%） | <3 | 3～10 | >10 |
| 骨髓幼红细胞增生 | 无 | 无 | 有 |
| Ph 染色体和 BCR 重排 | 有 | 无 | 无 |

aCML 的诊断标准：①外周血白细胞增多，主要是成熟和幼稚中性粒细胞；②显著粒系细胞形态发育异常；③$Ph^-$，$BCR/ABL^-$；④外周血中性幼粒细胞（早幼～晚幼）≥10%；⑤嗜碱粒细胞<2%；⑥外周血单核细胞<10%；⑦骨髓组织切片有核细胞增生，以粒系为主并伴形态发育异常，伴有或不伴有红系和巨核系形态异常；⑧外周血或骨髓中原始细胞<20%。

治疗可参考 CML 治疗方法，羟基脲和 α-干扰素有效，柔红霉素＋阿糖胞苷（DA 方案）可达完全缓解，异基因造血干细胞移植可望治愈。

## 48.10.3 幼年型粒-单核细胞白血病

JMML 主要见于儿童（<14 岁，95%<4 岁）的造血干细胞恶性克隆性疾病，增生血细胞以粒系和单核系为主，约10% 病例同时伴神经纤维瘤病 I 型（NF-I），皮疹可为 JMML 首发表现，有 NF-I 者还有牛奶咖啡色斑。

JMML 的诊断标准如下。

1）外周血单核细胞增多，>$1 \times 10^9/L$。

2）原始细胞（包括原、幼单核细胞）<20%。

3）$Ph^-$，$BCR/ABL^-$。

4）外加下列 3 项中的任何两项：① HbF 高于年龄应有值；②外周血有幼稚粒细胞；③白细胞数 >$10 \times 10^9/L$，有克隆性染色体异常（常为 7 单体）。

5）粒、单系祖细胞在体外培养中对 GM-CSF 高度敏感。

无特效治疗，可选用 13-顺式维 A 酸或全反式维 A 酸、6-巯嘌呤、阿糖胞苷、依托泊苷或拓扑替康。JMML 预后不良，多于 1 年内死亡，10%～20% 可进展成急性白血病，因此最好能行异基因造血干细胞移植。

（林果为　许小平）

## 主要参考文献

[1] 林果为,王小钦.白血病概述.见：陈灏珠主编.实用内科学.第 12 版.北京：人民出版社,2005;2307-2310.
[2] Goldman L, Ausiello D, ed. Cecil Medicine. 23rd ed. Philadelphia: Sauders Elsevier, 2008;1387-1408.
[3] 张之南,沈悌主编.血液病诊断及疗效标准.第 3 版.北京：科学出版社,2007;103-105;157-165;117.
[4] Jaffe ES, Harris NL, Stein H, et al. World Organization Classification of Tumors Pathology and Genetics. Tumors of Hematopoietic and Lymphoid Tissues. Lyon: IARC Press, 2001;75-117;47-73.
[5] Hendeson ES, Lister TA, Greaves MF. Leukemia. 7th ed. 北京：人民卫生出版社,2002;131-225.
[6] 全国白血病与再生障碍性贫血流行病调查协作组.全国白血病发病情况调查.中国医学科学院学报,1992,14;12-19.
[7] 王鸿勋,席雨人,褚建新,等.河南省平顶山市十年白血病流行病学调查报告.中华血液学杂志,1984,5;217-219.
[8] 上海市白血病协作组.上海地区老年急性白血病 417 例回顾性研究.中华血液学杂志,1998,19;3-5.
[9] 上海市白血病协作组.2867 例急性白血病的临床分析.中华血液学杂志,1999,20;91-92.
[10] 上海市中美联合白血病协作组.上海市成人急性白血病 572 例世界卫生组织分型的临床研究.中华血液学杂志,2007,28;444-448.
[11] 曾毅.成人 T 细胞白血病病毒抗体的血清流行病学调查.病毒学报,1985,15;344-348.
[12] 吕联煌,周瑶,薛守贵,等.福建沿海地区人类 T 淋巴细胞白血病病毒小流行区的发现.中华血液学杂志,1989,10;225-227.
[13] 程昌斌,黄建尧,蔡学杰,等.八个家系 16 例白血病报告.中华血液学杂志,1996,17;99-99.
[14] Greer JP, Foerster S, Lukens JN, et al. Wintrobe's Clinical Hematology. Vol Ⅱ 11th ed. Philadelhia: Lippincott William&Wilkins, 2004. 2097-2142.
[15] 王继先,李本孝,高智伟,等.我国医用 X 线诊断工作者 1950～1990 年间白血病危险分析.中华血液学杂志,1997,18;84-86.
[16] 上海市白血病流行病调查协作组.白血病发病因素的病例对照研究.中华血液学杂志,1991,12;544-545.
[17] 张苏江,李建勇,施静艺,等.急性髓系白血病 FLT3 基因突变的研究.中华血液学杂志,2007,28;124-126.
[18] 王国蓉,邱录贵.白血病干细胞研究进展.中华血液学杂志,2007,28;214-216.
[19] 林果为主编.白血病.上海：上海科学技术文献出版社,1989. 13-25,74-100,178-248,271-297.
[20] Williams WJ. Hematology. 4th ed. New York: Mc-Graw-Hill Book Co. 1990; 236-249;251-261;994-1003.
[21] 上海市白血病协作组.高白细胞性急性白血病 244 例临床分析.中华内科杂志,1997,36;532-535.
[22] 郑列琳,刘征辉,陆廷伟,等.105 例成人急性白血病形态学分型与免疫学分型的比较研究.中华血液学杂志,1996,17;206-207.
[23] 肖志坚,郝玉书.免疫表型分析与急性白血病诊断.中华血液学杂志,1997,18;53-55
[24] 艾辉胜.白血病基因分型研究的进展.国外医学·输血及血液学分册,1996,19;69-72
[25] Wade JC. Management of infection in patients with acute leukemia. Hematol Oncol Clin North Am, 1993, 7;293-315.
[26] Bradstock KF, Matthews JP, Lowenthal RM, et al. A randomized trial of high- versus conventional-dose cytarabine in consolidation chemotherapy for adult de novo acute myeloid leukemia in first remission after induction therapy containing high-dose cytarabine. Blood, 2005, 105;481-488.
[27] Asou N. Arsenic trioxide in the treatment of relapsed and refractory acute promyelocytic leukemia. Intern Med, 2005, 44;775-776.
[28] Shen ZX, Shi ZZ, Fang J, et al. All-trans retinoic acid/$As_2O_3$ combination yields a high quality remission and survival in newly diagnosed acute promyelocytic leukemia. Proc Natl Acad Sci, USA 2004,101;5328-5335.
[29] Estey E, Garcia-Manero G, Ferrajoli A, et al. Use of all-trans retinoic acid plus arsenic trioxide as an alternative to chemotherapy in untreated acute promyelocytic leukemia. Blood, 2006, 107;3469-3473.
[30] Sanz MA, Lo Coco F, Martín G, et al. Definition of relapse risk and role of nonanthracycline drugs for consolidation in patients with acute promyelocytic leukemia: a joint study of the PETHEMA and GIMEMA Cooperative Groups. Blood, 2000, 96;1247-1253.
[31] Rowe JM, Buck G, Burnett AK, et al. Induction therapy for adults with acute lymphoblastic leukemia: results of more than 1500 patients from the international ALL trial: MRC UKALL Ⅻ/ECOG E2993. Blood, 2005, 106;3760-3767.
[32] Thomas X, Boiron JX, Huguet F, et al. Outcome of treatment in adults with acute lymphoblastic leukemia: analysis of the LALA-94 Trial. J Clin Oncol, 2004,22;4075-4086.
[33] Kantarjian H, Thomas D, O'Brien S, et al. Long-term follow-up results of hyperfractionated cyclophosphamide, vincristine, doxorubicin, and dexamethasone (Hyper-CVAD), a dose-intensive regimen, in adult acute lymphocytic leukemia. Cancer, 2004, 1;2788-2801.
[34] Thomas DA, Faderl S, O'Brien S, et al. Chemoimmunotherapy with hyper-CVAD plus rituximab for the treatment of adult Burkitt and Burkitt-type lymphoma or acute lymphoblastic leukemia. Cancer, 2006, 106;1569-1580.
[35] Cimino G, Pane F, Elia L, et al. The role of BCR/ABL isoforms in the presentation and outcome of patients with Philadelphia-positive acute lymphoblastic leukemia: a seven-year update of the GIMEMA 0496 trial. Haematologica, 2006,91;377-380.
[36] Lee S, Kim YJ, Min CK, et al. The effect of first-line imatinib interim therapy on the outcome of allogeneic stem cell transplantation in adults with newly diag-

[37] Yanada M, Takeuchi J, Sugiura I, et al. Karyotype at diagnosis is the the major prognostic factor predicting relapse-free survival for patients with Philadelphia chromosome-positive acute lymphoblastic leukemia treated with imatinib-combined chemotherapy. Haematologica, 2008, 93; 287-290.

[38] 丁训杰. 难治性和复发性急性髓性白血病的治疗. 实用肿瘤杂志, 1996, 11:5-7.

[39] Bloomfield CD. Acute leukemia; recent advances in management from hematology; education program. Am soc Hematol, 1992, 6; 12-28.

[40] Sung WJ, Kim DH, Sohn SK, et al. Phase Ⅱ trial of amsacrine plus intermediate-dose Ara-C (IDAC) with or without etoposide as salvage therapy for refractory or relapsed acute leukemia. Jpn J Clin Oncol, 2005, 35; 612-616.

[41] Camera A, Annino L, Chiurazzi F, et al. GIMEMA ALL-Rescue 97; a salvage strategy for primary refractory or relapsed adult acute lymphoblastic leukemia. Haematologica, 2004, 89; 145-153.

[42] Sancho JM, Ribera JM, Oriol A, et al. Central nervous system recurrence in adult patients with acute lymphoblastic leukemia; frequency and prognosis in 467 patients without cranial irradiation for prophylaxis. Cancer, 2006, 106; 2540-2546.

[43] 张东华,刘文励,张瑶珍主编. 白血病基础与临床. 北京:中国医药科技出版社, 2005; 300-302; 197-222.

[44] 沈志祥主编. 难治性血液系统疾病. 上海:上海科学技术出版社, 2007; 154-155; 173-175.

[45] 卞寿庚主编. 白血病. 北京:中国医药科技出版社, 2003; 444-445.

[46] 陈运贤主编. 现代造血干细胞移植. 广州:广东科技出版社, 2004; 116-125; 171-175.

[47] Goldstone AH, Richards SM, Lazarus HM, et al. In adults with standard-risk acute lymphoblastic leukemia, the greatest benefit is achieved from a matched sibling allogeneic transplantation in first complete remission, and an autologous transplantation is less effective than conventional consolidation/maintenance chemotherapy in all patients; final results of the International ALL Trail (MRC UKALL Ⅻ/ECOG E2993). Blood, 2008, 111; 1827-1833.

[48] Tsimberidou AM, Stavroyianni N, Viniou N, et al. Comparison of allogeneic stem cell transplantation, high-dose cytarabine, and autologous peripheral stem cell transplantation as postremission treatment in patients with de novo acute myelogenous leukemia. Cancer, 2003, 97; 1721-1731.

[49] Thomas X, Suciu S, Rio B, et al. Autologous stem cell transplantation after complete remission and first consolidation in acute myeloid leukemia patients aged 61-70 years; results of the prospective EORTC-GIMEMA AML-13 study. Haematologica, 2007, 92; 389-396.

[50] Oriol A, Ribera JM, Esteve J, et al. Feasibility and results of autologous stem cell transplantation in de novo acute myeloid leukemia in patients over 60 years old. Results of the CETLAM AML-99 protocol. Haematologia, 2004, 89; 791-800.

[51] Druker BJ, Guilhot F, O'Brien SG, et al. Five-year follow-up of patients receiving imatinib for chronic myeloid leukemia. N Engl J Med, 2006, 355; 2408-2417.

[52] Talpaz M, Shah NP, Kantarjian H, et al. Dasatinib in imatinib-resistant Philadelphia chromosome-positive leukemias. N Engl J Med, 2006, 354; 2531-2541.

[53] Kantarjian H, Giles F, Wunderle L, et al. Nilotinib in imatinib-resistant CML and Philadelphia chromosome-positive ALL. N Engl J Med, 2006, 354; 2542-2551.

[54] 林果为. 老年慢性淋巴细胞性白血病. 老年医学与保健, 2006, 12:4-6.

[55] Bain BJ, Barnett D, Linch D, et al. Rivised guideline on immunophenotyping in acute leukemias and chronic lymphoproliferative disorders. Clin Lab Haematol, 2002, 24, 1-13.

[56] 姚尔固,林风茹,郭晓楠,等主编. 恶性血液病的诊断与治疗. 北京:人民军医出版社, 2004; 221-250.

[57] 英国血液学标准委员会/英国慢性淋巴细胞白血病论坛方案工作小组. 慢性淋巴细胞性白血病诊治指南. 孙蕾译. 国外医学·输血及血液学分册, 2005, 28;1-7.

[58] 徐才刚,吴俣,朱焕玲,等. 氟达拉宾治疗难治性慢性淋巴细胞白血病临床疗效观察. 中华血液学杂志, 2004, 25;492-493.

[59] Jaffe ES, Harris NL, Stein H, et al. 造血与淋巴组织肿瘤病理学和遗传学. 周小鸽,陈辉树主译. 北京. 人民卫生出版社. 2006;106-112.

[60] 郝玉书,王建祥,肖志坚,等主编. 白细胞疾病基础理论与临床. 上海:上海科技出版社, 2006. 490-497.

[61] 肖志坚. 骨髓增生异常综合征的规范化诊治. 中国实用内科杂志. 2007, 27;1091-1094.

[62] 林果为,余润泉主编. 造血系统疾病的诊断与鉴别诊断. 天津:天津科学技术出版社, 2004;329-341.

[63] 上海市中美联合白血病协作组. 282例原发骨髓增生异常综合征诊断和分型的前瞻性临床研究. 中华血液学杂志, 2006, 27;546-549.

[64] 邵宗鸿. 骨髓增生异常综合征的发病机制. 中华血液学杂志, 2004, 25; 701-702.

[65] 肖志坚,郝玉书. 骨髓增生异常综合征的治疗选择. 中华内科杂志, 2007, 46;265-267.

[66] 梁晓华,林果为,林佩娣,等. 慢性粒-单核细胞白血病——附16例分析. 中华血液学杂志, 1996, 17;626-628.

[67] Swerdlow SH, Campo E, Harris NL, et al. WHO classification of Tumours of Haematopoietic and Lymphoid Tissues. Lyon; IARC Press, 2008;75-86.

# 其他肿瘤篇

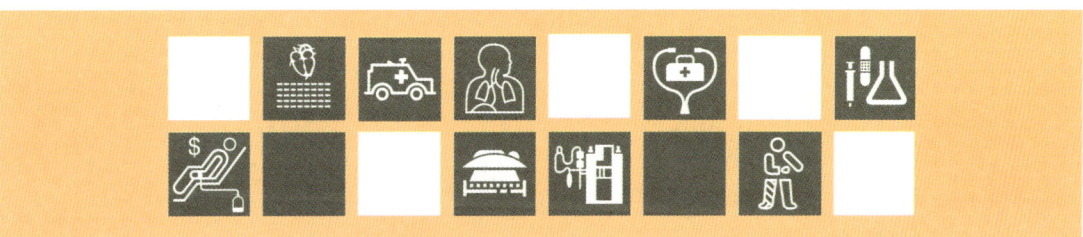

| | | | |
|---|---|---|---|
| 49 | 口腔癌 | 64 | 睾丸肿瘤 |
| 50 | 涎腺肿瘤 | 65 | 阴茎癌 |
| 51 | 鼻腔与鼻窦恶性肿瘤 | 66 | 子宫内膜癌 |
| 52 | 喉癌 | 67 | 卵巢癌 |
| 53 | 耳部肿瘤 | 68 | 恶性滋养细胞肿瘤 |
| 54 | 眼部肿瘤 | 69 | 外阴癌与原发性阴道癌 |
| 55 | 甲状腺肿瘤 | 70 | 恶性淋巴瘤 |
| 56 | 纵隔肿瘤 | 71 | 多发性骨髓瘤 |
| 57 | 胸壁、胸膜肿瘤 | 72 | 软组织肿瘤 |
| 58 | 小肠肿瘤 | 73 | 骨肿瘤 |
| 59 | 胆道肿瘤 | 74 | 皮肤及附件肿瘤 |
| 60 | 腹膜后肿瘤 | 75 | 恶性黑色素瘤 |
| 61 | 肾细胞癌 | 76 | 神经系统肿瘤 |
| 62 | 肾上腺肿瘤 | 77 | 小儿肿瘤 |
| 63 | 膀胱肿瘤 | | |

# 49 口腔癌

49.1 概述
49.2 流行病学与病因
  49.2.1 流行病学
  49.2.2 病因
  49.2.3 发病机制
49.3 病理
  49.3.1 大体病理
  49.3.2 组织学类型
  49.3.3 浸润和转移
  49.3.4 癌前病变
  49.3.5 癌前状态
  49.3.6 第二原发癌和重复癌
49.4 临床表现
49.5 诊断和鉴别诊断
  49.5.1 诊断
  49.5.2 鉴别诊断
49.6 口腔癌的分期和评估
  49.6.1 口腔癌TNM分期方法
  49.6.2 原发灶的评估
  49.6.3 颈部淋巴结的评估
  49.6.4 远处转移灶的评估
49.7 口腔癌的治疗原则
49.8 手术
  49.8.1 原发灶的手术
  49.8.2 下颌骨的处理
  49.8.3 颈部淋巴结的处理
49.9 放疗
  49.9.1 外放疗
  49.9.2 近距离间质插植放疗
  49.9.3 口腔筒照射
49.10 化疗
  49.10.1 化疗的方法
  49.10.2 化疗的应用和评价
49.11 口腔癌的多学科治疗
49.12 挽救治疗和姑息性治疗
  49.12.1 挽救治疗
  49.12.2 姑息性治疗
49.13 口腔癌术后的修复

49.14 随访
49.15 预后
49.16 预防
  49.16.1 一级预防
  49.16.2 二级预防
49.17 唇癌
  49.17.1 解剖
  49.17.2 发病情况
  49.17.3 病理
  49.17.4 临床表现
  49.17.5 诊断和鉴别诊断
  49.17.6 治疗
  49.17.7 预后
49.18 舌癌
  49.18.1 解剖
  49.18.2 发病情况
  49.18.3 病理
  49.18.4 临床表现
  49.18.5 诊断
  49.18.6 治疗
  49.18.7 预后
49.19 牙龈癌
  49.19.1 解剖
  49.19.2 发病情况
  49.19.3 病理
  49.19.4 临床表现
  49.19.5 诊断和鉴别诊断
  49.19.6 治疗
  49.19.7 预后
49.20 颊黏膜癌
  49.20.1 解剖
  49.20.2 发病情况
  49.20.3 病理
  49.20.4 临床表现
  49.20.5 诊断
  49.20.6 治疗
  49.20.7 预后
49.21 口底癌

49.21.1 解剖
49.21.2 发病情况
49.21.3 病理
49.21.4 临床表现和诊断
49.21.5 治疗
49.21.6 预后
49.22 腭癌
49.22.1 解剖
49.22.2 发病情况
49.22.3 病理
49.22.4 临床表现
49.22.5 诊断
49.22.6 治疗
49.22.7 预后
49.23 磨牙后区癌
49.23.1 解剖
49.23.2 临床表现和诊断
49.23.3 治疗
49.23.4 预后
49.24 口咽癌
49.24.1 解剖
49.24.2 发病情况
49.24.3 病理
49.24.4 临床表现
49.24.5 诊断
49.24.6 治疗
49.24.7 预后

## 49.1 概述

广义的口腔癌包括唇癌、口内癌和口咽癌，狭义的口腔癌指口内癌，其范围以唇内侧黏膜为其前界，后界为咽环，即以硬、软腭的分界线为上缘，沿两侧舌腭弓向下，并以舌的轮廓乳头线为下缘所形成的环形入口，其中包含有颊黏膜、上下颌牙龈、舌活动部、口底以及磨牙后区。在国际抗癌联盟(International Union Against Cancer, UICC)[1]和美国癌症联合委员会(American Joint Committee on Cancer, AJCC)[2]的分类中，唇癌、口腔癌、口咽癌均分别列出，但在许多流行病学资料中，往往按广义口腔癌进行分类，本文所指的口腔癌为广义口腔癌。

## 49.2 流行病学与病因

### 49.2.1 流行病学

据估计，全球口腔癌年新发病例数约274 000例，约占全身各部位恶性肿瘤的2.5%以下，约占头颈部癌的24%左右[3]。按标化发病率口腔癌列全世界第6位[4]，其中男性列第8位(6.3/10万)，女性在10位以外(2.9/10万)。而在印度的某些地区，男性口腔癌的发病率占首位[5]。全球最高发的地区为西南太平洋的美拉尼西亚群岛，年发病率男性为31.5/10万，女性为20.2/10万，可能与当地人咀嚼槟榔的习惯有关[6]。

国内口腔癌的发病情况缺乏大规模的发病情况的资料。据估计，口腔癌从未进入前10位常见恶性肿瘤，其中男性发病率约为4/10万，女性为2/10万，为口腔癌发病较低的国家。但是，我国台湾省是口腔癌的高发地区之一，据1997年的资料统计，发病率为8.56/10万(男女分别为14.67/10万、2.11/10万)[7]。

口腔癌有90%发生>45岁，确诊时年龄的中位值在60岁左右，可能与人体长期暴露的致癌因素累积作用有关。近年来的资料表明，口腔癌有低龄化的趋势[8,9]。

口腔癌的病例中，男性发病率高于女性，其中鳞癌性别差最大(3~4:1)，腺癌性别差最小(1.02:1)[10]。近年来男女性差别有缩小趋势，从6:1下降至2:1[11,12]，可能与女性吸烟者增加等因素有关。

在全球范围内，舌癌在口腔癌的构成比呈上升趋势，我国20世纪50~60年代医院收治的病例中，牙龈癌占首位。但是，在最近数十年的流行病学统计中，舌癌占第1位，颊癌居次。在美国，舌癌占首位(26%~30%)，其次为唇癌(17%)和口底癌(14%)[9]。而在印度，以往颊癌占所有口腔癌的一半以上[13]，近年来舌癌也成为最常见的口腔癌[14]。

口腔癌的发病趋势各国并不平衡，美国的资料表明男性发病率从1975年开始下降，女性1980年开始下降[10]。国内口腔癌的发病情况缺乏全国的发病情况的资料，据上海市区1996~1999年的肿瘤登记报告,口腔癌男性标化发病率 1.6/10 万,女性为 1.1/10 万,与 1972~1974 年间的资料相比较,男女性的发病率均有下降趋势[15]。但是在有些地区,口腔癌的发病呈上升趋势,如台湾地区的口腔癌发生率从 1986 年的 2.43/10 万,上升至 1997 年的 8.56/10万[16,17],同样,在欧洲的有些地区也有口腔癌发病率上升的报告[18,19]。

## 49.2.2 病因

口腔癌的确切病因尚未明确,目前普遍认为吸食烟草、酗酒等不良嗜好和饮食习惯以及长期的局部慢性刺激是口腔癌的主要病因。

### (1) 烟草

据估计,至少有 75% 的口腔癌与烟草有关。流行病学调查发现,吸烟者口腔癌的危险性是非吸烟者的 5~9 倍,在大量吸烟者(80 支/天)危险性可增至 17 倍[20],口腔癌治疗后患者继续吸烟者其发生第二原发癌的危险性是戒烟者的 2~6 倍。鼻烟和咀嚼烟草也能增加口腔癌的危险性,长期吸鼻烟者口腔癌的危险增加 4 倍。非吸入的烟草与口腔癌也有一定的关系[21],研究发现在咀嚼烟草部位发生口腔癌的危险性明显增加,但是,非吸入性烟草的危险性相对小于吸入烟草。

在烟草产生的烟雾和吸食者的涎液中发现 300 多种致癌物质,主要包括苯并芘、烟草特有亚硝胺(tobacco specific nitrosamine,TSN)、亚硝基去甲烟碱(N-nitrosonornicotine,NNN)等,一些致癌物的代谢异常与口腔癌的发病也有一定的关系,对烟草致癌物的激活和清扫除有关基因的研究,还发现一些无效基因型的人谷胱甘肽硫转移酶(GST)基因 GST1、GSTM1、GSTP1(AG 或 GG)基因型,为口腔癌的危险因素,并且表明在烟草有关的致癌过程中可能有遗传学易感性[20]。

### (2) 乙醇(酒精)

体外试验和动物实验中均未发现纯乙醇有直接的致癌作用,乙醇可能与饮料中的其他成分或烟草协同作用,同时大量吸烟的酗酒者口腔癌危险性增加 100 倍。然而,最近也发现在不吸烟者中,乙醇增加肿瘤危险性的报道,大量饮酒会增加癌症的危险性。研究表明,在对吸烟情况进行调整后,中、重度饮酒者口腔癌的危险性增加 3~9 倍。严重酗酒者(乙醇 100 g/d)口腔癌的危险性增加 30 倍。目前认为,乙醇作为一种溶剂可能使某些致癌物质更易被黏膜吸收,乙醇的代谢产物乙醛是一种致癌物质,乙醇脱氢酶 2(ADH2)基因多态性与乙醛的产生和代谢异常有关,部分乙醇也被 P450 ⅡEI(CYP2E1)代谢为乙醛,肿瘤抑癌基因(TSG)的一些突变与 P450 基因型有关,并会增加口腔癌的易感性。此外,大量饮酒者往往同样伴有营养不良和代谢功能异常,这与口腔癌的发病可能有关[21]。

### (3) 槟榔

槟榔与口腔癌也有密切的关系,在亚洲部分地区有食用槟榔的嗜好,这些地区往往也是口腔癌的高发地区。根据台湾省的资料,食用槟榔者口腔癌的危险性增加 24 倍,同期口腔癌的发生率从 1986 年的 2.43/10 万,上升至 1997 年的 8.56/10 万,与槟榔人均消费量的上升相平行[7]。印度人使用的一种槟榔嚼块哌安(paan)也是一种致癌物,咀嚼后可引起口腔黏膜下纤维化,而后者明确为口腔癌的癌前状态[22]。

目前的资料表明,槟榔含有多种致癌的生物碱,如槟榔碱(arecoline)、槟榔次碱(arecaidine)、去甲槟榔碱(guvacoline)、去甲槟榔次碱(guvacine)等。一些研究表明,槟榔提取物有细胞毒性,对口腔上皮细胞的 DNA 有较强的损伤作用,其细胞毒性作用与剂量呈正相关[7]。

### (4) 日光照射

唇癌与日光照射有密切的关系,唇癌病例约有 1/3 是户外工作者,长期暴露于阳光下是唇癌发病的重要因素,白种人缺乏色素保护,其唇癌发病率是黑人的 10 倍。

### (5) 病毒

越来越多的资料表明,人乳头瘤病毒(human papillomavirus,HPV)与上呼吸消化道癌症有关,其中关系最密切的为口咽癌。特别是扁桃体癌。国际癌症研究所(International Agency for Research on Cancer,IARC)的一个多中心的病例对照试验表明,HPV 在许多口咽癌和部分口腔癌的发病中重要作用[23]。对肿瘤标本的检测表明,25% 的口咽癌为 HPV 阳性,其中 84% 为 HPV-16,口腔癌的阳性率为 4%~31%。除在肿瘤标本外,在癌前病变、细胞株、转移淋巴结中都发现有 HPV DNA。HPV 的致癌作用的主要基因为 $E6$ 和 $E7$,$E6$ 基因可以阻断 P53、P21,使细胞生长失去控制,$E7$ 与 pRb(retinoblastoma protein)和 P21 有关,最终会导致细胞分裂失控[24,25]。

### (6) 营养

据研究,铁、抗氧化剂和针对自由基的维生素(A、C、E)、微量元素(Zn、Se)有一定的保护作用。

慢性贫血、吞咽困难、舌炎、黏膜萎缩（如Plummer-Vision、Paterson-Kelly综合征）的中年妇女上消化道癌的发生率有明显增加。动物实验中，通过低铁饮食等造成缺铁后，会出现黏膜萎缩和癌症发生率增加，表明这些动物对化学致癌物质的敏感性增加。前瞻性研究表明，饮食中（而非添加）的维生素C（而非添加）能显著降低口腔癌前病变的危险性[26]。

（7）其他

口腔中的残根、残冠，不良修复体如长期刺激口腔黏膜，引起创伤性溃疡，可发生癌变。有研究者提出了吸食大麻[27]、经常使用漱口水与口腔癌危险性的增加有关，但目前尚未证实。

### 49.2.3 发病机制

口腔癌的致癌过程是一个复杂的过程，这个过程中有多因素参与，对口腔癌发病分子机制的研究发现，原癌基因激活和抑癌基因的失活、细胞信号转导异常所导致的细胞增殖和凋亡调节的失控是重要的发病机制。

大量研究发现，在口腔癌癌前病变中就出现了基因组不稳定的现象，包括杂合性缺失（loss of heterozygosity, LOH）和微卫星不稳定（microsatellite instability, MSI），多集中在3、9、11、13和17对染色体上，与口腔癌的发生和发展有密切的关系，在一些癌前病变中就可以发现这些异常改变[28]。

原癌基因的激活在口腔癌的发生过程也有很大作用，口腔癌中，表皮生长因子受体（EGFR）/c-erb B基因扩增，EGFR数量增加，与表皮生长因子和转移生长因子α结合，导致新生血管形成，并促进肿瘤生长，与非吸烟者的正常上皮相比，口腔癌病例组织学形态正常的上皮中，EGFR水平提高29倍，肿瘤组织中提高69倍。在癌前病变中，EGFR的水平随组织学改变的进展而呈增高趋势。这些结果表明，正常黏膜暴露于致癌物质后其生长因子信号的传递可发生改变[29]。其他原癌基因如染色体11上的Cyclin D1（PRAD1）、染色体17的Harvey ras，（H-ras）的激活可以影响细胞生长控制，最终导致癌细胞的生长无法控制。如Cyclin D1对于G1/S转换有重要作用，在头颈部肿瘤以及癌前病变中，都发现了这些基因的过度表达[30]。

抑癌基因的失活和变异在口腔癌的致病机制中也有很重要的作用。口腔癌中研究较多的是p53基因，它与阻止细胞异常增殖、DNA损害后的修复和细胞凋亡有关，有20%~80%口腔癌及一些癌前病变中，可以观察到p53的表达过度，或突变。此外，在一些肿瘤周围的癌前病变中，p53的改变与癌前病变的组织进展呈一致，并在远离肿瘤的上皮中也发现有p53的改变，提示在肿瘤的发生过程中，p53可能是一个很好的分子生物学标记。有研究表明，p53可能成为口腔癌预后的标记[31]。p16基因又叫（multiple tumor suppressor 1, MTS）基因，定位于人染色体qp21，可抑制细胞周期素依赖性激酶（cyclin-dependent kinase, CDK）与细胞周期蛋白的复合体，P16的失活会引起细胞恶性增殖。在头颈部的肿瘤中发现有p16纯合子缺失等异常，在一些癌前病变中也发现P16蛋白的缺失[32]。此外还发现脆性组氨酸三聚体（fragile histidine triad gene, FHIT基因）缺失和重排与口腔癌有关[33]。

目前，还发现口腔癌的发生与端粒酶的激活、视黄醇受体β表达受抑制等有关。

## 49.3 病理

### 49.3.1 大体病理

鳞状上皮癌一般均无包膜，边界不清，与周围和基底组织粘连固定，巨检上可分为溃疡型、浸润型和外生型3种，溃疡型表现为肿块表面发生溃烂或坏死，周围可呈堤状隆起，底部凹凸不平，深层往往有浸润；浸润型表面黏膜无明显破溃，但深层有浸润块。外生型表现为突出的肿块，常呈菜花状。有时各种类型的表现可同时存在。

小涎腺来源的恶性肿瘤早期多表现为黏膜下的肿块，高度恶性肿瘤往往包膜不完整和界限不清，低度恶性者早期与周围组织可有一定的界限甚至完整的包膜，肿瘤发展到后期可出现表面黏膜破溃、周围浸润等表现。

### 49.3.2 组织学类型

口腔黏膜癌以鳞癌为主，占口腔癌的80%~90%，其次起源于小涎腺的恶性肿瘤，如黏液表皮样癌、腺样囊性癌等。

鳞状细胞癌是一种表现为鳞状分化的恶性上皮性肿瘤，其组织病理学形态和浸润能力与其他部位的鳞状细胞癌并无差别。世界卫生组织（WHO）的分类方法，基于Broder的方法，包括对角化程度、细胞及细胞核的多形性、有丝分裂活跃程度等的主观评价,可分为高分化(Ⅰ级)、中分化(Ⅱ级)和低分化(Ⅲ级),此类分级方法虽在诊断病理和临床上广泛采用,但对判断肿瘤生物学行为和疗效的作用有限。有研究者提出了肿瘤前沿学说(invasive tumor front),主张根据肿瘤细胞的浸润方式、周围淋巴细胞浸润情况、角化程度、核异形性等综合判断。

口腔原位癌是指位于鳞状上皮全层或几乎全层的病损,表现为无间质浸润癌的特点,重度异常增生可归入原位癌,通常区分重度异常增生和原位癌较难。就目前所知,还不能说明重度异常增生与原位癌发展为浸润癌的潜在危险性有何不同。口腔原位癌大多与口腔黏膜白斑、红斑等癌前病变有关。

口腔疣状癌是一种较为少见的病理学类型,肿块呈外突形,沿黏膜表面扩展,似乳头状,组织学特征为表面有过度不全角化形成角质珠;细胞分化较好,异形性不明显,可见角化珠,高分化角化上皮外生性生长,细胞不典型性轻微,与下层结缔组织交界处可有局部破坏性推进边缘。此瘤生长缓慢,侵袭性弱,邻近浸润缘可发生局部结缔组织破坏,肿瘤生长缓慢,转移发生较晚或不发生。

除此之外,还有梭形细胞癌、乳头状鳞状细胞癌、基底样鳞状细胞癌(basaloid squamous cell carcinoma)、腺样鳞状细胞癌(adenoid squamous cell carcinoma)、腺鳞癌(adenosquamous cell carcinoma)等,但较少见。

小涎腺来源的口腔癌较少,但病理类型较多,其中以黏液表皮样癌和腺样囊性癌为主。

## 49.3.3 浸润和转移

### (1) 直接浸润

口腔溃疡型癌先在黏膜表面出现坏死,并向周围扩展,中央坏死组织脱落后形成凹陷性溃疡,边缘隆起外翻,同时向深层组织浸润。外生型肿瘤组织向表面扩展,浸润不深,而浸润型早期向深层及周围组织侵入,在黏膜下及周围组织形成固定肿块。

口腔癌往往侵犯与其相邻的颌骨,肿瘤侵犯的途径与牙列情况及是否接受放疗有关,由于牙槽嵴部位无完整骨膜,在无放疗史、牙列完整的病例中,肿瘤主要是通过咬合平面,由牙齿间隙直接侵入下颌骨;在牙列有缺失的病例中,牙齿缺失处常常是肿瘤侵入的部位,肿瘤往往从一个缺失部位侵入,然后侵犯下颌骨其他部位;对于有放疗史的病例,由于骨膜的屏障作用减退,肿瘤可直接通过皮质骨侵犯下颌骨,因此肿瘤往往会从多个部位侵入下颌骨[34,35]。

### (2) 淋巴结转移

区域性颈部淋巴结转移是口腔癌最常见的转移途径,在转移早期,单个或小簇癌细胞循淋巴管进入淋巴结,随着病情的发展,淋巴结内肿瘤细胞增多,一般将癌灶<2~3 mm的淋巴结转移称为微转移(micrometastases),病理检查往往容易遗漏。随后淋巴结开始增大,在完全癌变期,淋巴结全部被肿瘤细胞充满,或可见内部液化坏死,在破溃融合期,包膜破坏,数个淋巴结融合。上述发展过程可互相重叠,如有些微转移淋巴结即可出现包膜外浸润。

与口腔癌转移有关的颈部淋巴结可分为以下5个区。

Ⅰ区(Level Ⅰ):颏下、颌下淋巴结群,分为ⅠA(颏下三角区淋巴结)和ⅠB(颌下三角区淋巴结);

Ⅱ区(Level Ⅱ):颈深上淋巴结群,Ⅱ区内有副神经穿过,以副神经为界将Ⅱ区分为两个亚区——ⅡA和ⅡB区,分别为副神经前下方和后上方;

Ⅲ区(Level Ⅲ):颈深中淋巴结群;

Ⅳ区(Level Ⅳ):颈深下淋巴结群;

Ⅴ区(Level Ⅴ):颈后三角淋巴结群。

淋巴结转移主要与肿瘤的部位、原发灶的大小及深度、组织学特征等因素有关。唇癌和腭癌早期发生转移相对较少,而舌癌、口底癌、口咽癌的淋巴结转移率较高。最早发生的颈部淋巴结称为哨位淋巴结(sentinel lymph node,SLN),唇癌往往首先转移到双侧的Ⅰ区,口腔前部的口底、舌、颊黏膜、下牙龈癌为Ⅰ、Ⅱ区,口咽癌首先在Ⅱ区,体积大或接近中线的口腔癌易出现双侧颈部转移。约85%淋巴结转移是按顺序由Ⅰ区渐向Ⅱ、Ⅲ区发展,淋巴结浸润程度和包膜外浸润发生率也自上而下递减,瘤栓向邻近淋巴结扩散、相邻淋巴结的直接播散而呈多个淋巴结的融合是转移的主要方式。越过Ⅰ、Ⅱ区,直接转移到Ⅲ、Ⅳ区的跳跃式转移仅占10%左右,多水平淋巴结的微转移约5%。

口腔组织的区域性淋巴引流,对口腔癌的治疗和估计预后有十分重要的意义,对口腔癌患者必须作颈部淋巴结状况的评定。

### (3) 远处转移

晚期口腔癌可通过血行途径转移至远处器官。一般认为,与T分级相比,远处转移与N分级的关系更为密切。远处转移以肺部最为常见,其次为肝和骨。

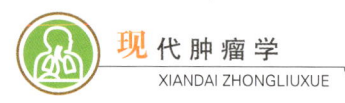

### 49.3.4 癌前病变

癌前病变(precancerous lesion)指一种仍归属良性(非恶性)的组织形态改变,但该病变具较高恶变的危险性,鳞状细胞癌常在癌前病变基础上发生。与口腔癌有关的癌前病变如下。

**(1) 白斑**

白斑(leukoplakia)指不能以临床或病理特征诊断为其他病变的一种白色斑块或白斑,其发病与长期的慢性刺激有关。临床上常分为均匀型(平坦、褶皱、皱纹、浮石样)或非均匀型(疣状结节、溃疡、红白斑)。据统计,白斑中有12.2%有轻、中度不典型增生,4.6%重度不典型增生和原位癌,3.1%为鳞癌,有3.6%~17.5%的白斑最终会发生癌变。非均质、组织病理学检查有不典型增生的白斑恶变率更高。因此,对于持续存在的白斑应做活检了解不典型增生的程度及癌变的可能性,并进行长期随访。

**(2) 红斑**

红斑(erythroplakia)指临床或病理不能归为任何其他已定义的病损的火红斑块,其病因不明,一般认为与口腔癌致病因素相同,可发生于口腔各个部位,以中、老年居多,临床上可分为均质型、间杂型和颗粒型3种。红斑患者多无明显自觉症状,少数患者自诉有烧灼感。在红斑中均有不同程度的不典型增生,其中9%有轻度至中度不典型增生,40%有重度不典型增生或原位癌,51%为浸润癌,所以对红斑均应切除以明确病理性质[36]。

**(3) 与倒吸烟有关的腭部角化症**

在印度和拉美国家的一些地区,有倒吸烟的习俗,即将香烟或雪茄燃着的一端放入口内。与倒吸烟有关的腭部角化症(palatal keratosis associated with reverse smoking)病损的特征为高起的白色斑块,红色区域,溃疡,可有色素过度沉着。

### 49.3.5 癌前状态

癌前状态(precancerous status)是指与显著增高的癌变危险性相关的一般状态,与癌前病变的定义相比,癌前状态强调的是流行病学的依据,癌前状态的共同特性是上皮萎缩。口腔常见的癌前状态如下。

**(1) 口腔扁平苔藓**

口腔扁平苔藓(oral lichen planus,LP)为病因不明的皮肤黏膜炎症性疾病。其组织学特征为:过度角化(正角化或不全角化),棘层增生或上皮萎缩,基底细胞液化变性,上皮下无定形嗜酸性带,固有层浅层淋巴细胞浸润界限清楚,上皮钉突消失或呈锯齿状改变,有时可见异常增生。临床上分为6型:丘疹状、网状、斑片状、萎缩型、糜烂型(溃疡型)和大疱型。一些研究表明,约2%的患者可发生恶变[37,38],女性患扁平苔藓者较正常人群口腔癌发病率高50倍。对于长期糜烂溃疡不愈要考虑恶变的可能,应及时活检明确。

**(2) 口腔黏膜下纤维化**

口腔黏膜下纤维化(oral submucous fibrosis,OSF)特征为重度上皮萎缩及下层密集的胶原组织纤维形成,同时可有不同程度的过角化及上皮异常增生,口腔黏膜硬化,呈瘢痕慢性递增现象,常与其他癌前病变或口腔癌并存,与嚼食槟榔关系密切。患者张口受限,严重时最大开口度可能<1~2 cm,对辛辣食物极度敏感,难忍口腔内灼热感或刺痛。口腔黏膜干涩、颜色泛白或淡黄,并可能出现小水泡、瘀斑等,口腔黏膜大致平滑,但明显缺乏弹性,严重时可摸到纤维带,尤以颊黏膜、软腭、上下唇黏膜等处为常见部位,悬雍垂亦可能变形萎缩。口腔黏膜下纤维化是一种高度危险的癌前状态,印度对66例口腔口腔黏膜下纤维化随访17年,其中7.6%病例发生口腔癌[39];中国台湾地区对口腔黏膜下纤维化病例随访10年,恶变率为3.0%[37]。

此外,盘状红斑狼疮、梅毒、缺铁性咽下困难(Paterson-Kelly或Plummer-Vision综合征)、着色性干皮病、大疱性表皮松解也被认为是口腔癌的癌前状态。

### 49.3.6 第二原发癌和重复癌

口腔癌的第二原发癌或重复癌(multiple primary malignancy)的病例亦非罕见,其中以舌癌的第二原发癌最为常见。据文献报道,同时型(synchronous)第二原发癌约4%,异时型(metachronous)可高达40%,多发生于上呼吸消化道其他部位、食管、肺,第二原发癌患者的预后通常较差。重复癌的现象目前多以Slaughter的区域恶化(field cancerization)学说[40]来解释,认为由于呼吸消化道黏膜同时暴露在各种致癌因子(如烟、酒、槟榔)中,因此都具有癌变的风险,只是发生的时间先后有别而已。对口腔癌手术标本的研究发现,口腔癌周围看似正常的组织或远离口腔癌的口腔其他部位中,存在早期的致癌基因变化,这些证据表明区域癌化现象是导致重复癌的重要机制。近年来分子生物学研究也发现有些第二原发癌往往与原口腔癌(index tumor)具有共同的遗传学特征,提示这些肿瘤可能起源于共同的细胞克隆[41]。

## 49.4 临床表现

口腔癌早期表现口腔黏膜溃疡或肿块,可在白斑、红斑等癌前病变或状态的基础上出现,也可表现为小硬块,或在黏膜表面出现裂隙,多不规则,边界不整齐,继而迅速增大,并向周围及深部组织浸润、粘连,基底固定、变硬。溃疡增大后中央坏死形成凹陷,边缘隆起外翻如菜花样,并伴有出血、感染。肿瘤增大后,按其部位可出现相应软组织或骨组织的破坏和功能障碍,如疼痛、口臭、牙齿松动、颌骨病理性骨折、张口困难等,并影响进食、吞咽和语言。肿块可侵犯周围三叉神经、舌下神经等,引起面部麻木、舌活动受限等神经系统症状。

口腔癌主要沿淋巴系统转移到颈部淋巴结,早期多出现于Ⅰ、Ⅱ区,可为单个活动淋巴结,继而出现多个区域的淋巴结肿大或浸润周围组织而固定,晚期可由数个转移淋巴结融合成巨大颈部肿块,累及皮肤则有破溃、感染、出血等症状。极少数口腔癌临床上以颈部淋巴结为首发表现。

## 49.5 诊断和鉴别诊断

### 49.5.1 诊断

口腔癌的确诊主要根据病理检查。口腔黏膜的溃疡或肿块去除局部刺激因素(残根、不合适的修复体等)后仍不愈合或消失、拔牙后经久不愈的创口等都应及时做组织病理检查,以明确有无恶变。原有的癌前病变或癌前状态基础上如出现糜烂、溃疡不愈、局部硬节、裂隙也应做活检明确性质。

活组织检查应选择在高度怀疑癌变处取材,对于表面有破溃的肿块,可在肿块边缘做切取活检,较小的病变也可做切除活检,要有一定深度,并包括少许边缘的正常组织,避开坏死、严重感染部位,尚应避免切取时的机械损伤。对于黏膜完整的肿块宜做切除活检,尽量不做切取活检,术中做冷冻切片,如证实为恶性再作进一步处理。如肿块较大但黏膜完整的肿块可做切取活检,但切口的部位选择应便于根治性手术时将活检切口切除。

除组织病理学检查外,细针穿刺细胞学检查也是判断病变性质的一种方法,但准确性稍低于组织病理学检查,常用于黏膜完整的肿块和颈部肿大淋巴结。

### 49.5.2 鉴别诊断

口腔癌被误为其他口腔黏膜病,牙龈癌误为牙周病而行拔牙术等,因而延误早期诊断与治疗。需要鉴别的常见疾病如下。

(1) 创伤性溃疡

可表现为黏膜表面的溃疡,但无浸润块,往往可找到与溃疡相对应的局部刺激因素,如尖锐的残根、残冠、不合适的修复体等,最重要的是去除这些刺激因素后创伤性溃疡一般能自行愈合,对去除病因后3周以上溃疡不愈,或不能除外恶性的溃疡应做活检明确性质。

(2) 坏死性涎腺化生

多发于腭部,最初的通常为黏膜结节,尔后不久出现表面继发性溃疡。由于缺血或外伤(包校近期手术所致)及自发性溶解引起。病程一般4～10周,有自愈倾向。

(3) 口腔结核

最初表现为黏膜表面的小结节,破溃后形成浅表、微凹而平坦的溃疡,溃疡表面可有少许脓性渗出,去除后可见暗红色的桑葚样肉芽肿,溃疡边缘微隆,患者可有不同程度的疼痛,典型的病例可伴有结核的全身表现,确诊有待病理检查。

## 49.6 口腔癌的分期和评估

### 49.6.1 口腔癌 TNM 分期方法

口腔癌的分期目前通用 UICC 和 AJCC 的分期方法。UICC 和 AJCC 在 2002 年发表的 TNM 分期上取得了一致,与以前的版本相比,主要的改动在于将 T4 进一步分为 T4a(可以手术切除的)和 T4b(无法手术切除的),相应将Ⅳ期细分为ⅣA、ⅣB 和ⅣC。临床分期对于肿瘤的评估、治疗方案的制订和预测预后有重要的意义(表 49-1～49-4)。

## 表 49-1 唇、口腔、口咽癌的 T 分级

T——原发肿瘤

| | |
|---|---|
| TX | 原发灶大小无法估计 |
| T0 | 原发灶无 |
| Tis | 原位癌 |
| T1 | 肿瘤最大径≤2 cm |
| T2 | 肿瘤最大径>2 cm,但≤4 cm |
| T3 | 肿瘤最大径>4 cm |
| T4 | 唇癌:肿瘤累及骨皮质、下齿槽神经、口底、面部皮肤 |

口腔癌

| | |
|---|---|
| T4a | (口腔)肿瘤侵透骨皮质、侵及非固有舌肌深层(颏舌肌、舌骨舌肌、腭舌肌、茎突舌肌)、上颌窦或面部皮肤 |
| T4b | 肿瘤侵及咀嚼肌间隙、翼板、或颅底和(或)颈内动脉 |

口咽癌

| | |
|---|---|
| T4a | 肿瘤累及喉、舌外/深肌、翼内肌、硬腭或下颌骨 |
| T4b | 肿瘤累及翼外肌、翼板、鼻咽侧壁、颅底或包裹颈动脉 |

## 表 49-2 唇、口腔、口咽癌的 N 分级

N——区域淋巴结(颈部)

| | |
|---|---|
| NX | 不能评估有无区域性淋巴结转移 |
| N0 | 无区域性淋巴结转移 |
| N1 | 同侧单个淋巴结转移,直径≤3 cm |
| N2 | 同侧单个淋巴结转移,直径>3 cm,但≤6 cm;或同侧多个淋巴结转移,但其中最大直径<6 cm;或双侧或对侧淋巴结转移,其中最大直径≤6 cm |
| N2a | 同侧单个淋巴结转移,直径>3 cm,但≤6 cm |
| N2b | 同侧多个淋巴结转移,其中最大直径≤6 cm |
| N2c | 双侧或对侧淋巴结转移,其中最大直径≤6 cm |
| N3 | 转移淋巴结最大直径>6 cm |

注:中线淋巴结肿大作为同侧转移考虑。

## 表 49-3 唇、口腔、口咽癌的 M 分级

M——全身转移

| | |
|---|---|
| MX | 不能评估有无远处转移 |
| M0 | 无远处转移 |
| M1 | 有远处转移(应同时注明转移部位) |

## 表 49-4 唇、口腔、口咽癌的临床分期

| | |
|---|---|
| 0 期 | Tis N0 M0 |
| Ⅰ 期 | T1 N0 M0 |
| Ⅱ 期 | T2 N0 M0 |
| Ⅲ 期 | T3 N0 M0 |
| | T1~3 N1 M0 |
| Ⅳ A 期 | T4a |
| | T1~3,T4a N0~1 |
| | N2 M0 |
| | M0 |
| Ⅳ B 期 | 任何 T N3 M0 |
| | T4b 任何 N M0 |
| Ⅳ C 期 | 任何 T 任何 N M1 |

### 49.6.2 原发灶的评估

原发灶的估计主要根据临床检查,但要注意肿块的实际浸润范围往往超过黏膜表面溃疡的大小,多可根据触诊来估计,对于深部组织的浸润性情况可借助于 CT、MRI 等影像学检查。

上、下颌骨的累及情况,是决定 T 分级的一个重要指标,影像学检查至今仍是诊断颌骨受累的重要检查手段,但是无论是 X 线平片、曲面体层全景片或 CT,均可显示颌骨齿槽的受累情况、骨质增厚及骨松质间隙的破坏等,CT 是比较准确的方法之一[42],如果采用较高分辨率和较薄的扫描层厚,有条件时可以对图像进行重建[43]。放射性核素$^{99m}$Tc 骨扫描的敏感度最高,但是特异度不高,有一定的假阳性率。

### 49.6.3 颈部淋巴结的评估

临床上对颈部淋巴结最常用的评估方法就是触诊,任何可触及的肿大淋巴结,均考虑为转移的可能,但是触诊的敏感度和特异度较低。

影像学检查(B 超、CT、MRI、PET)也是评估颈部淋巴结的一个重要手段。CT 在颈部转移淋巴结诊断方面有一定的优势。以淋巴结的最小轴径为标准,即Ⅰ、Ⅱ区淋巴结最小轴径>11 mm,其余部位>10 mm 诊断为淋巴结转移,其准确率可>90%。此外,肿瘤在淋巴结内坏死所致的影像、淋巴结形态改变、淋巴结聚集成组及淋巴结周边环状增强和脂肪层消失等也是转移淋巴结的诊断依据。

MRI 的转移淋巴结诊断标准与 CT 相似,但 MRI 对软组织的分辨率优于 CT,T2 加权时信号明显增

强,表现为点状高信号区;T1 加权时表现为均匀信号减低,T2 加权时出现均匀高信号区,提示淋巴结中心部分坏死。

B超在评估淋巴结转移也有重要的价值,颈部转移淋巴结肿块特征出现早,甚至不足1 cm大小时,已可呈现为结节状、轮廓不清、结构紊乱的高密度影。但超声检查结果易受仪器、技术及检查者经验等因素的影响,应用 B 超引导下的细针穿刺细胞学检查(ultrasound-guided fine needle aspiration cytology),其敏感度、特异度和准确率更高,但技术要求较复杂,临床应用受限。

PET 是根据局部组织代谢功能情况进行诊断,阳性的判断是以氟脱氧葡萄糖(FDG)代谢水平为参照。其检测转移淋巴结的能力取决于淋巴结内肿瘤细胞的数量,可检测到直径为 4 mm 的转移淋巴结,其敏感度、特异度和准确率分别可达 70%、82% 和 75%。但 PET 提供的定位和解剖信息不及其他影像学检查[44]。

此外,对淋巴结评估的金标准一直以手术后病理检查为依据,以往文献关于颈部淋巴结转移的报道以采用单一切片、HE 染色方法进行回顾性研究。结果表明,cN0 的隐匿性淋巴结转移率为 11%~33%[45,46]。在一些前瞻性的研究中发现,隐匿性淋巴结转移率为 35%~48%[47,48],如果采用连续切片技术和免疫组化技术,pN0 的病例中还可能发现额外的 8%~10% 的转移率,如采用 RT-PCR 等基因技术检查 CK 等标记,可增加 19% 的微转移[49]。值得注意的是,20%~44% 的隐匿转移有包膜外浸润,有些直径<5 mm 的转移淋巴结也存在包膜外浸润。因此,可靠的病理检查是准确判断 N 分级的方法,对患者治疗方案的选择和预后有重要的价值。

### 49.6.4　远处转移灶的评估

肺部是口腔癌最常见的远处转移部位,由于胸部 X 线平片检查敏感度不高,因此,主张常规做肺部 CT 检查,并要注意与第二原发癌相鉴别。其他部位如肝、骨骼可根据需要做 B 超、放射性核素、CT 等检查。PET 对检查远处转移有一定的优势,但价格昂贵,不易普及。

## 49.7　口腔癌的治疗原则

手术和放疗是口腔癌治疗的主要手段,早期的口腔癌多可选择手术或放疗,晚期或预后不佳的病例主张采取手术和放疗的综合治疗。化疗一般用于鳞癌的辅助治疗,对提高疗效有一定的作用。口腔癌的治疗除了考虑肿瘤的治疗外,还应该考虑肿瘤治疗后对患者外形、言语、吞咽、咀嚼等功能的影响。手术方案的选择,要根据肿瘤的组织学类型、部位、分期、患者的状况和意愿选择,具体的治疗方案应由包括头颈肿瘤外科或口腔颌面外科、放疗科、肿瘤内科、病理科、影像诊断科、口腔修复科等多学科团队对患者情况进行评估后,决定个体化的治疗方案。

## 49.8　手术

手术是口腔癌的主要治疗手段。口腔癌的手术治疗,除完全彻底地切除原发病灶外,必要时还应包括颈部淋巴结的处理,并要求尽可能整块切除,这类手术称为根治性手术。近年来,由于口腔癌的生存情况有了明显的改善,手术后患者的生存质量越来越引起人们的重视,功能性外科应运而生。口腔癌的功能性外科包括两个方面,一为保留性功能外科,即在一定条件下尽可能保留无肿瘤累及的结构,如改良性、择区性颈淋巴结清扫术以及保留下颌骨连续性的部分切除;另一类为修复性功能外科,即修复肿瘤切除后的缺损,尽可能恢复原有的外形和功能。

### 49.8.1　原发灶的手术

口腔癌的手术应该严格按照肿瘤外科的治疗原则进行,口腔肿瘤往往位于黏膜表浅部位,手术操作时应注意防止肿瘤细胞的脱落、种植,可以在肿瘤表面缝纱布或橡胶皮片加以保护。手术的切除应在距肿瘤>1.5 cm 的正常组织中进行,切除肿瘤时不仅要注意手术的周界,还要注意切除的深度,防止深部肿瘤组织的残留,应常规在术中做冷冻切片以监测切缘,对有怀疑的部位应重点了解切缘的情况。口腔癌治疗失败的最主要原因是原发部位的复发,而手术切缘又是复发的关键因素[50],如难以保证足够的切缘,应做银夹标记,以便术后放疗。

### 49.8.2　下颌骨的处理

口底癌、舌癌等手术往往涉及下颌骨的处理。过去一直认为下颌骨舌侧骨膜淋巴管是舌、口底癌向颈部淋巴结转移的一个必经通道,因此经典的手术方法主张在切除舌、口底癌原发灶的同时,常规做下颌骨的部分切除。现已明确,口腔癌的颈部转移是通过口底舌颌沟区再至颌下和颈深上淋巴结的,不存在下颌骨骨膜播散至颈部的途径,因此没有必要常规做节段性的下颌骨切除(segmental mandibulectomy)。

目前主张,如果肿块与下颌骨之间仍有 >5 mm 的正常黏膜组织,可不做下颌骨切除。对于肿瘤接近下颌骨或下颌骨牙槽突仅有轻微侵犯和破坏的病例,如术前临床及影像学检查下颌骨无明显破坏,术中对骨膜检查未发现有累及的病例,可以做保留下颌骨下缘的方块切除(marginal mandibulectomy)。下列情况不宜做方块切除:术前下颌骨有明显的肿瘤累及;下颌骨舌侧或唇颊侧有肿瘤包裹;在放疗或无牙病例中,牙槽骨有肿瘤累及。因牙列缺失、老龄等原因造成牙槽骨萎缩,下颌骨垂直高度缩小,做方块切除后残存下颌骨下缘不能保证下颌骨的连续性也应该做为方块切除的相对禁忌证[51]。

## 49.8.3 颈部淋巴结的处理

颈部淋巴结转移是口腔癌最常见的转移途径,颈部淋巴结的处理是口腔癌治疗的一个重要内容。

**(1)颈淋巴结清扫术的方法**

颈淋巴结清扫术(简称颈清扫术)的术式很多,名称也比较混乱。参照美国耳鼻咽喉头颈外科学会的头颈外科和肿瘤学委员会制定的颈清扫术分类系统,国内也制定了手术命名方案[52]。

根据手术的指征,颈清扫术可分为:①治疗性颈清扫术(therapeutic neck dissection),即针对临床上有淋巴结转移的证据的病例(cN1~3)。②选择性颈清扫术(selective neck dissection),曾称为预防性颈清扫术,针对临床上尚无淋巴结转移证据的病例(cN0),其目的是切除可能存在的颈部隐匿性转移淋巴结。

根据颈清扫术的范围,又可分为:①全颈清扫术(radical neck dissection,RND),属于最经典的颈清扫术。其手术范围包括Ⅰ~Ⅴ区的颈淋巴结,以及副神经、颈内静脉和胸锁乳突肌。②改良性颈清扫术(modified neck dissection,MRND):与常规的 RND 相比,保留了1个以上的非淋巴结的结构(副神经、颈内静脉和胸锁乳突肌)。其中 MRND Ⅰ型仅包留副神经;MRND Ⅱ型保留副神经和静内静脉;MRND Ⅲ型保留副神经、颈内静脉和胸锁乳突肌。③择区性颈清扫术(selective neck dissection,SND):与常规的 RND 相比,保留了1组或多组的淋巴结。与口腔癌的治疗关系比较密切的为肩胛舌骨上颈清扫术(supraomohyoid neck dissection,SOHND),其清扫范围包括颏下、颌下淋巴结(Ⅰ区)、颈深上淋巴结(Ⅱ区)和颈深中淋巴结(Ⅲ区)。④扩大颈清扫术(extended neck dissection):在常规 RND 基础上,还切除1组或多组其他淋巴结,如咽旁淋巴结、上纵隔淋巴结、气管旁淋巴结,或者非淋巴结的结构如颈动脉、舌下神经、迷走神经、脊旁肌肉或皮肤等。

**(2)颈清扫术的适应证**

目前,对治疗性颈清扫术的指征是一致公认的,但对术式的选择还有不同意见。以往一般都采用 Crile 的 RND 术式,但是,由于 RND 切除了颈部的一些重要结构,会引起一定的功能障碍。研究发现,颈部转移性淋巴结只有晚期才会侵犯胸锁乳突肌、颈内静脉和副神经,而 MRND 可明显改善患者的功能和外形,目前认为主要适用于颈部有淋巴结转移但尚不侵犯或与周围组织发生粘连的病例。临床研究表明,指征选择适当,MRND 能取得与 RND 相同的疗效。

但是,对于选择性颈清扫术,还存在着一定的争议。有研究者主张颈清扫术以切除隐匿的转移淋巴结,也有主张先观察,待临床上出现颈部转移时再做治疗性颈清扫术。近年来还有不少研究者采用哨位淋巴结活检的方法来决定是否要做颈清扫术,一项 Meta 分析发现哨位淋巴结检查的敏感度为 92.6%[53],但是主要问题在于可能存在淋巴结跳跃性的转移,以及术中如何准确判断哨位淋巴结的情况。目前为止,尚无以肿瘤控制及生存情况为终点大组病例的随机对照临床试验,因此这种方法尚未成为标准的治疗方法[54]。由于在 cN0 病例中有隐匿转移的可能性,一项前瞻性的多中心研究表明,T1~2 N0 做口腔癌中,选择性颈清扫术组的复发率明显低于对照组[55];相反,如在发现时再做治疗性的颈清扫术会影响疗效,而且选择性颈清扫术后能对颈部淋巴结进行病理检查,从而更准确地对患者病情进行评估。也有相反观点认为,如果常规做选择性的颈淋巴结清扫,使一部分患者接受了不必要的手术,而颈淋巴结清扫术会给患者带来一定的功能障碍,甚至出现一定的并发症,主张先观察,如临床上发现转移淋巴结再处理。目前大多数研究者主张对颈部隐匿淋巴结发生率 >20% 的肿瘤做选择性颈清扫术。

关于选择性颈清扫术的具体术式,目前大多数主张做 SND,根据对口腔癌颈部淋巴结转移规律的研究结果,目前主张对唇癌一般选择Ⅰ、Ⅱ区的颈清扫术(舌骨上颈清扫术),口腔癌则采用包括Ⅰ、Ⅱ、Ⅲ区的SOHND,口咽癌则采用Ⅱ、Ⅲ区的颈清扫术。一些前瞻性研究表明,SND的复发率及生存情况与MRND相似[56],因此,对于cN0的病例做SND完全可靠。

对于选择性颈清扫术后发现有隐匿淋巴结(pN+)的处理,有研究者主张对所有病例都做补充放疗,大多数主张对于转移淋巴结数目>2个或有包膜外浸润的病例做补充放疗[45]。

### (3) 双侧颈淋巴结根治性清扫

口底癌和位于中线的其他口腔癌易发生双侧颈部淋巴结的转移,有些原发灶较大、一侧多个区域的淋巴结转移、组织病理学特征提示生物学行为不佳者对侧转移的危险性增加,对上述情况有进行双侧颈清扫术的需要。

双侧颈清扫术需要考虑的问题在于颈内静脉的处理,颈内静脉是头颈部主要的回流血管,两侧的颈内静脉切除往往会引起颅内高压,导致严重的并发症,包括脑水肿、惊厥、昏迷、颅内高压、失明、甚至死亡,同期做双侧颈内静脉结扎病例术后死亡率可达14%。

近年来,各种MRND或SND的应用,双侧的全颈清扫术逐渐减少,在选择性颈清扫术时应避免选用双侧全颈清扫术这一术式。对于少数晚期有可能需要做双侧全颈清扫术的病例,应重视术前对患者的评估和手术准备,手术中应尽可能保留一侧颈内静脉。如颈部的情况不允许保留颈内静脉时,尽可能做一侧颈内静脉的重建。术后要做颅内压的监测,注意控制输液量,适当使用利尿剂和糖皮质激素,并常规做预防性的气管切开,防止面颈部严重肿胀而影响呼吸道通畅。分期进行的双侧颈清扫术,颈内静脉切除后的并发症相对较少。

### (4) 累及颈动脉的处理

颈动脉累及多见于晚期的颈部转移癌,属颈清扫术中较难处理的一种情况。颈动脉结扎、颈动脉切除或两者同时进行在颈动脉破裂或将要破裂时以及有动脉累及时都是非常必要的。一般认为,肿瘤包围颈动脉3/4周长以下有机会剥离,因此术前可根据B超、CT、MRI检查进行评估。非计划性的此类手术可能出现严重的并发症和一定的死亡率,因此术前对颈内动脉侧支循环情况的评估非常重要。评估的方法很多,如颈内动脉造影球囊阻断、Xenon吸入CT扫描、SPECT等。如术前检查侧支循环不佳,患者存在高龄、心脑血管疾病等不良因素等,应做好血管重建的准备,可根据颈部创面软组织覆盖情况,是否污染切口及术前、术后放疗情况选择人造血管或自体大隐静脉移植。由于颈动脉有累及的病例多系晚期病例,即使手术切除肿瘤,手术后生存情况往往不佳,因此对于此类病例的手术前应慎重考虑[57]。

### (5) 放化疗后的颈部处理

放化疗在口腔癌综合治疗中的应用呈增加趋势,对于放化疗后的颈部处理,目前也还存在争议。文献报道治疗后20%~40%的病例有淋巴结残留。原则上对有明确残余的病例应做颈部淋巴结清扫,但是,放疗后由于颈部组织纤维化,常用的体检和影像学检查方法对颈部淋巴结残余情况的估计更加困难,现有的方法包括临床检查、CT和MRI、B超、细针抽吸活检(FNAB),甚至PET都不能满意解决这一问题[58],而且,复发后颈部挽救手术的效果较差。

放化疗后持续存在的颈部肿块,即未获临床完全缓解者是明确的手术指征。有争议的指征包括N1获完全缓解(极有争议),N2获完全缓解(较少有争议),N3获完全缓解(极少有争议)。由于目前缺乏大病例组的随机对照临床试验,目前多数研究者主张根据初始时颈部的分期,对放疗前颈部N1患者不必做颈部清扫,除非有未获完全缓解的证据。对N2~3患者,除非无法切除的颈部肿瘤、原发灶未控制和存在远处转移,不管放疗后的反应如何,都有做颈清扫术的必要[59]。

放疗后颈清扫术往往因软组织血供不佳,可出现伤口愈合延迟,甚至裂开,严重时会引起颈部大血管破裂,术中应注意采用颈深肌瓣移位保护大血管。

## 49.9 放疗

口腔癌治疗中,放疗无论是单用或与外科手术综合应用均起重要作用。对早期病变采用外照射配合间质插植治疗可获得与手术治疗同样的效果,并使患者保持美容与正常咀嚼、吞咽及发音功能,提高生存质量。对中晚期病变尤其是出现颈淋巴结转移时,单纯放疗疗效较差,理想的治疗方案选择需经放疗科与外科医师互相配合,根据病变的解剖部位、浸润范围、颈淋巴结转移程度以及患者全身情况等制订综合治疗方案。

### 49.9.1 外放疗

外放疗适用于因各种原因不能接受间质治疗或

与手术综合治疗者,以及治疗后局部复发或病变广泛行姑息治疗者。放射性骨坏死与受照容积及总剂量有关,而放疗前口腔牙齿处理也是减少放疗后颌骨骨髓炎或骨坏死的重要措施之一,应在拔除龋齿、牙龈愈合后开始放疗。常规放疗可根据解剖部位,设单侧野或双侧平行野,或根据 CT 定位进行治疗计划的设计,包括原发肿瘤及可能潜在的亚临床病灶区。肿瘤量 45 Gy/4.5 周后缩样至肿瘤病变区,追加剂量达 65~70 Gy/6.5~7.0 周。由于口腔各解剖部位与颌骨邻近,而杀灭肿瘤细胞所需剂量较高,因此单纯外照射易引起下颌骨坏死。采用 $^{60}$Co γ 射线或 4~6MV X 线外照射,深度剂量比普通千伏 X 线治疗有了提高,但颌骨的受量仍为高剂量。近 20 年来,根据放射生物学概念,许多放疗学家研究了外照射超出每日 1 次的照射方法,即采用每日 1 次以上的分割次数,间隔 4~6h,总疗程缩短或不变,而总剂量提高的超分割方式。超分割放射是根据放疗中细胞再修复、再增殖、再分布和再充氧的概念进行的一种非常规放疗方法,希望正常细胞能最大限度修复和增殖,而肿瘤细胞被最多杀灭,使局部控制率提高,但后期反应与常规放疗相似。较多学者报道采用此法局部控制率提高,而后期组织反应未增加。Bourhis 等[60]报道对 15 个随机研究共 6 515 例头颈部癌的 Meta 分析结果提示,中位随访 6 年,非常规分割放疗比常规分割放疗提高 5 年生存率 3.4%($P=0.003$),其中超分割放疗获益最大,5 年生存率提高了 8%。非常规分割放疗比常规分割放疗 5 年局部控制率提高了 6.4%($P<0.000\,1$)。

### 49.9.2 近距离间质插植放疗

镭针组织间插植治疗在 20 世纪前半个世纪广泛应用于临床,并对舌癌、颊黏膜癌、口底癌等的治疗取得了满意的局部控制效果。随着人工放射性核素 $^{192}$Ir、$^{125}$I、$^{198}$Au、$^{137}$Cs 等的出现及后装技术的发展,镭针治疗已被 $^{192}$Ir 后装间质治疗所代替。后装治疗技术解决了医务人员的防护问题,同时使用计算机计算放射源周围的等量线,能清楚显示靶区剂量,使放疗计划得到保证。

自 20 世纪 70 年代起,国外应用低剂量率 $^{192}$Ir 进行舌癌、颊黏膜癌、口底癌的间质插植治疗,其插植方式大致与镭针插植规则类似,不同的是用 $^{192}$Ir 作为放射源行后装放疗。

目前国内所应用的高剂量率 $^{192}$Ir 后装机,具有时间短、剂量高,并有计算机绘制等量线分布等优点,已较广泛应用于鼻咽、食管、肺部等肿瘤的腔内治疗,对口腔癌的高剂量间质插植治疗仍在继续探讨中。为防止远期并发症的发生,同时局部控制率与镭针治疗相仿,需研究高剂量率间质插植的分割次数、分割剂量以及与外照射配合的问题。

### 49.9.3 口腔筒照射

口腔筒照射适用于病灶表浅,易于暴露,并能保持照射位置的小病灶,而且癌浸润 <0.5 cm。作为外照射前或后的一种加量照射技术,采用千伏 X 线或电子束照射,使颌骨受量减少,肿瘤区剂量提高,减少周围正常组织后期并发症。

## 49.10 化疗

### 49.10.1 化疗的方法

(1)系统化疗

系统化疗药物种类繁多,对口腔癌,特别是鳞癌效果较好的药物有顺铂、卡铂、氟尿嘧啶(5-Fu)、甲氨蝶呤(MTX)、紫三醇类、长春新碱(VCR)、平阳霉素(PYM)等。

近年来一些新的药物,如针对表皮生长因子受体(EGFR)、环氧化酶抑制剂、肿瘤新生血管抑制剂等,其中西妥昔单抗(cetuximab)在口腔癌治疗中的作用已得到了肯定。该药物属于单抗类分子靶向药物,能与 EGRF 竞争结合,阻断肿瘤细胞的信号转导,抑制肿瘤细胞生长,诱导细胞凋亡。在一个转移和复发病例组的研究中[61],西妥昔单抗与顺铂合用,有效率高于单纯顺铂化疗。研究表明,在放疗同时使用西妥昔单抗,与单纯放疗相比,能改善晚期病例的区域控制[62]。西妥昔单抗的不良反应较小,常见的有痤疮样皮炎,最适合于不能耐受常规化疗病例的治疗。

联合化疗目前应用较多,首选的化疗方案为顺铂、5-Fu(顺铂 100 mg/m$^2$,d1,5-Fu 1 000 mg/m$^2$,连续 5 天;每 21 天重复),其缓解率可达 90% 以上。近年来,有些含有紫杉醇的化疗方案能获得较高的缓解率,但目前尚无足够的证据证明这些方案优于其他方案。

(2)插管化疗

除系统化疗以外,插管化疗在 20 世纪 50~60 年代运用较多,其优点在于局部浓度较高,可增加化疗药物的作用，并减少全身的药物不良反应，对缩小肿瘤原发体积、改善功能、缓解疼痛有明显的作用，但因插管部位选择性较差，有可能引起死亡等严重并发症，使用受到限制。近年来影像学和导管技术的发展使插管更为精确，可显著提高疗效并减少不良反应，采用顺铂动脉插管化疗作为无法手术的晚期口腔癌病例的姑息性治疗，有效率为45%（完全缓解10%，部分缓解率35%）[63]；采用动脉插管大剂量的顺铂（150 mg/m²）诱导化疗，临床总有效率69%，组织病理学完全缓解25%[64]。除药物不良反应外，动脉插管最可能的不良反应是局部肿胀，极少需做气管切开；其缺点是插管操作比较复杂，设备技术要求较高，而且仅针对原发病灶，对颈部转移灶和远处转移无作用，因此，一般均结合手术、放疗和系统化疗。

### 49.10.2 化疗的应用和评价

单纯化疗仅用于姑息性治疗，化疗在口腔癌治疗中多作为手术和放疗的辅助，具体方法如下。

**（1）诱导化疗**

术前或放疗前的辅助化疗亦称诱导化疗（induction chemotherapy），如果患者系初治病例则又称新辅助化疗，其目的是缩小肿瘤，便于手术操作并降低肿瘤的活性，并期望能提高生存率。术前化疗的近期疗效已经基本确定，但是随机对照临床试验表明，在手术前做诱导化疗并不能改善远期生存率[65]。

尽管有临床甚至组织病理学检查完全缓解的病例，有些研究者也认为诱导化疗能减少下颌骨切除的机会，但另有研究表明，化疗后肿瘤退缩区域内的细胞93%仍为DNA异倍体；增殖指数、G0/G1、G2/M等比值以及细胞凋亡率与残存的肿瘤之间并无明显统计学上差异，提示手术范围仍不宜过于保守。目前多数研究者认为化疗后手术的切除范围仍应根据化疗前的肿瘤范围决定。

**（2）术后、放疗后辅助化疗**

有个别回顾性分析发现，术后做辅助化疗者5年生存率高于非化疗组，而且复发病例的缓解期较非化疗组长，但是这些结论有待进一步证实。有关辅助化疗的疗效尚无随机对照临床试验证实，因此目前尚不主张在手术或放疗后常规进行辅助化疗。

**（3）同步放化疗**

对口腔癌联合应用化疗和放疗能获得较好的效果，放疗可以控制肿瘤的局部病灶，化疗可控制播散转移灶，发挥协同作用。此外，化疗可改变辐射剂量—效应曲线，抑制细胞损伤的修复，干扰细胞动力学，增强放疗效应，缩小肿瘤体积，以加强放疗的效应。

Meta分析表明，对于Ⅲ、Ⅳ期的手术后病例，术后补充放化疗，局部控制率和生存率优于单纯术后放疗者[66]，且其效果与年龄有关，<60岁者效果最明显，>70%仅下降3%[67]。但是放化疗有可能增加药物的毒副作用，其远期毒副作用尚待进一步评估。同步化疗药物的选择中，铂类药物单一化疗与铂类联合用药同样有效，非铂类的化疗效果相对较差，因此以铂类药物作为首选，不能耐受铂类化疗方案的可考虑在放疗同时运用西妥昔单抗。

## 49.11 口腔癌的多学科治疗

除早期口腔癌可做单纯手术或放疗外，对晚期口腔癌或其他预后不佳的高危病例，由于单纯手术或者放疗疗效往往不佳，多主张采用更为积极的手段，包括综合手术、放疗和化疗等方法以提高患者的疗效。这些病例包括：①原发灶较大的肿瘤（T3～4）；②紧靠切缘或切缘阳性；③神经、淋巴管或血管浸润；④淋巴结阳性，特别是多个淋巴结阳性或较大的转移淋巴结（N2～3）；④ Ⅳ或Ⅴ区淋巴结阳性；⑤淋巴结包膜外浸润。从美国的资料发现，近年来口腔癌单纯放疗的病例有下降趋势，而手术结合放疗呈增长趋势[68]。

手术和放疗是最常用的综合治疗手段，这些手段的合理选择和次序安排才能使患者取得最大的疗效，目前常用的综合治疗方法主要有术前放疗、手术和手术、术后放疗两类。术前放疗的目的是控制原发灶或颈淋巴结的亚临床病灶，减少手术时的播散机会，同时使肿瘤体积缩小，使原来不能手术的肿瘤病灶变为可以手术，从而提高手术切除率，减少局部复发率，并使肿瘤血管坏死、闭塞，减少手术造成的远处转移机会。设野方法同单纯外放疗，肿瘤量45～50 Gy/5～5.5周，放疗结束后6周以内手术。术前放疗后肿瘤缩小，原肿瘤确切范围不清楚，因此放疗前必须详细记载肿瘤范围，放疗后手术野仍需包括潜在病变区，以达根治目的。术前放疗的缺点在于一般放射野较大才能放心设置安全缘，增加了不必要的组织损伤；放疗后组织瘢痕增加，层次不清，给手术和重建带来一定的困难；特别是大剂量照射后常使创口延迟愈合，甚至需用其他整复手段方能达到二期愈合。

术后放疗的目的在于控制或减少亚临床灶的复发,降低局部和区域淋巴结复发率,适用于手术后癌残留或病理检查提示切缘有癌组织、切缘离肿瘤组织边缘<0.5 cm或颈部淋巴结有外侵,血管、神经有侵犯的病例。术后伤口愈合即可放疗。如手术为根治性切除,对可能潜在病变区行预防性放疗,剂量为50~55 Gy/5~6周;如手术为姑息性切除者,对肉眼残余病灶可通过缩野技术给病变区追加剂量,使总剂量达65~70 Gy/7~7.5周。有学者报道,原发性浸润性口腔癌术后放疗的疗效除与病理分期、切缘阳性等有关外,还与治疗总时间(从手术至完成放疗)有关,≤100天者局部控制率高。其优点是术后病理可提供更多有关预后的信息;无术前放疗后手术创口愈合能力较差所致的立即整复、器官重建等困难;如术中有残留病灶,可采用阻射材料(如银夹)定位,使术后追加放疗更有目的性;可经受较高剂量,甚至达60 Gy的放射量。术后放疗的主要缺点是由于手术后局部瘢痕形成,致局部组织乏氧细胞较多,对放疗的敏感度自然会有所降低。

研究表明,对于手术能完全切除(T2~4 N0~2)的口腔癌,与术前放疗相比,术后放疗的局部控制率较高,但总生存率无明显差别。术前和术后放疗的手术与放疗的并发症也相似。目前倾向采用手术、术后放疗的方法,主张先进行手术治疗,如果没有手术并发症或系统性疾病,手术和放疗的总治疗期应尽可能控制在10~11周以内,如果能够耐受化疗(特别是<70岁者),应考虑在放疗的同时进行化疗。

但是,对口腔癌不同的综合治疗方案进行疗效比较的临床随机对照研究不多,特别是缺少以生存率为终点的单一部位肿瘤的研究,目前取得的一些初步结论,循证医学的证据等级不是很高,有待于进一步研究加以明确。

## 49.12　挽救治疗和姑息性治疗

### 49.12.1　挽救治疗

局部复发是治疗失败的最主要原因,对于能够进行挽救治疗的病例可采用手术或放疗,尽可能控制肿瘤。对明确复发病例应进行重新评估,包括rTNM和患者的行为状态。治疗方案的选择应由多学科治疗团队进行,应根据复发肿瘤的分期和切除的可能性、初次治疗的方法、挽救治疗的疗效、治疗的不良反应和对患者功能和外形以及生活质量的影响、患者的一般情况和患者及其家属的意愿。

不管初次治疗是手术、放疗,对于能够手术切除的复发病例应可考虑再次手术切除,挽救手术往往需要对手术后的缺损进行重建,术前应有充分准备和计划。放疗失败的口腔癌病例进行挽救手术的5年生存率为43.4%,挽救手术的生存率与复发时的分期有关,手术后的并发症高于初次治疗,对一些病例挽救治疗后仍能恢复手术前的生活质量。

如果患者的初次治疗仅采用手术而未做放疗,可采用放(化)疗进行治疗,特别是肿瘤已无法切除或再次手术切除可造成不可接受的畸形和功能障碍。

如果患者曾接受放疗,可试行再次放疗,对于放疗后较小的复发病灶或早期的重复癌,组织间近距离放疗(60 Gy)的5年局部控制率为69%~80%,5年总生存期率为30%,大多数死于肿瘤以外原因。对于初次放疗后复发肿瘤无法切除的病例,根治量外照射或同步化疗可能是唯一的治愈机会。一些有选择性的小组病例报道表明,5年生存率为9%~20%,局部控制率为11%~48%。如果再照射剂量>50 Gy,则局部控制率会明显提高。但是,再次放疗可引起较严重的放疗反应,有9%~18%患者会出现远期的严重不良反应[69]。调强适形放疗(IMRT)可能在再放疗方面有一定的优势[70]。

### 49.12.2　姑息性治疗

姑息性治疗仅针对无法通过手术或放疗达到根治的病例,包括晚期或复发病例无法手术或放疗达到根治的病例、患者有手术或放疗的禁忌以及有远处转移的病例。姑息性治疗的方式主要根据患者行为状态决定。

姑息性化疗的方案较多,单一药物化疗中,顺铂的生存率优于MTX,但毒性作用更大。联合化疗的有效率较高,但毒性作用增加,尚无证据表明能比单一化疗改善生存率。

对于晚期或复发病例的姑息性化疗有效率一般为10%~35%,某些方案(顺铂+5-Fu+阿糖胞苷)可高达57%[71],但是目前不能证明姑息化疗和一般支持治疗在控制症状、改善生活质量和生存率方面的价值。

姑息性放疗对于已失去手术机会或有手术禁忌证及拒绝手术的晚期病例可起到姑息减症的作用,特别是对控制骨转移的疼痛有一定的效果。

姑息性手术的目的在于缓解患者的症状特别是疼痛、出血和呼吸困难,包括气管切开、栓塞和胃造瘘。做肿块的部分切除效果不佳,并发症也较多,可采用冷冻、激光治疗以减少肿瘤的体积。

## 49.13　口腔癌术后的修复

口腔癌手术时往往要切除一些重要的解剖结构,这不仅造成较大的组织缺损,还会严重影响术后的功能。因此,口腔癌术后的修复不仅能够关闭术后的创面,保证术时切除有足够的安全范围,而且为术后功能的恢复创造了一定的条件。

早期对口腔癌术后的缺损主要采用游离植皮或邻近皮瓣如舌瓣、腭瓣、额瓣、鼻唇沟皮瓣的运用,使一些口腔癌术后的缺损能够得到修复,但对体积较大的缺损仍难以获得同期的整复。20 世纪 70 年代以来,各种带蒂轴型皮瓣的应用,特别是显微外科技术的发展,血管化游离组织瓣广泛应用于口腔癌的根治性手术中,使口腔癌术后缺损的立即修复获得了很大的提高。

### (1) 软组织缺损的修复

口腔癌术后的软组织缺损修复主要根据缺损的部位和大小。

1) 较小缺损的修复　口腔内的一些黏膜瓣如舌瓣、腭瓣、颊脂垫瓣等即可修复,而且方法简单易行,也不增加手术的复杂性。对于一些较大的缺损,则常须做带蒂或血管化的游离(肌)皮瓣来修复,常用的(肌)皮瓣见表 49-5,49-6。组织瓣的选择主要根据缺损的大小与部位、患者的情况及手术医师的技能。

2) 舌缺损和口底缺损的修复　一般认为舌的缺损如果达到舌体的 1/2 就有必要做舌再造术,直接拉拢缝合会影响舌的功能。舌再造的方法很多,带蒂的组织瓣运用较早,手术操作较为方便,组织瓣坏死也较少发生,但由于舌体的主要功能为前伸和上抬,而绝大多数带蒂组织瓣的供区位于受区下方,手术后由于蒂部收缩,可将皮瓣向下牵拉,影响舌体的活动。血管化游离组织瓣的运用可克服这一缺点。因此,凡是无吻合血管手术禁忌证,并且在有相应技术条件的情况下,游离皮瓣或肌皮瓣应作为首选。对舌前部分的缺损采用比较薄的皮瓣如前臂皮瓣等,有利于舌的活动;舌后部的缺损宜选择组织量较大的肌皮瓣,如阔筋膜张肌皮瓣、股薄肌肌皮瓣,有助于吞咽功能的恢复。

3) 软腭缺损的修复　软腭的部分缺损可选择邻近组织瓣修复,而全软腭的缺损则要以血管化的筋膜皮瓣修复,一般以前臂皮瓣最为常用。软腭修复的要点在于要同时修复口腔面和鼻腔面的黏膜缺损。一般有一期成形术和二期成形术两种方法。前者是将咽后组织瓣翻起充当鼻腔面,皮瓣作口腔面;其优点在于手术可以一期完成,并可避免重建的软腭下垂,有利于腭咽闭合。二期成形术则先将皮瓣翻起,游离植皮作为鼻腔面,待植皮成活后再做断蒂转移。

表 49-5　口腔颌面部常用皮瓣

| 皮瓣名称 | 血管蒂 | 优点 | 缺点 |
| --- | --- | --- | --- |
| 前臂桡侧皮瓣(游离) | 桡动脉伴行静脉、头静脉 | 解剖恒定;血管蒂较粗;较薄,适用于黏膜缺损 | 牺牲手部动脉;手掌动脉弓可有变异;供区需植皮,影响外观 |
| 足背皮瓣(游离) | 足背动、静脉 | 质地薄,无毛发;可同时切取骨瓣 | 供区植皮不易存活 |
| 下腹或腹股沟皮瓣(游离) | 旋髂浅、腹壁浅或阴部外浅动脉及伴行静脉 | 皮瓣较厚;供区隐蔽 | 血管变异大;血管蒂较短 |
| 臂外侧皮瓣(游离) | 桡侧副动脉及伴行静脉 | 皮瓣较薄;体位适于与供区同时手术 | 血管变异大;血管蒂较短 |
| 肩胛或肩胛旁皮瓣(游离) | 旋肩胛动脉或肩胛下动脉及伴行静脉 | 解剖恒定,蒂长;皮瓣面积大,可同时制备背阔肌肌皮瓣;供区隐蔽 | 供区植皮不易存活 |

表 49-6　口腔颌面部常用肌皮瓣

| 肌皮瓣名称 | 血管蒂 | 优　点 | 缺　点 |
|---|---|---|---|
| 胸大肌肌皮瓣（带蒂或游离） | 胸肩峰血管 | 组织量较大；血供可靠；皮肤无毛发 | 供区畸形明显 |
| 背阔肌肌皮瓣（带蒂或游离） | 胸背血管 | 组织量大，适用于较大的缺损；解剖恒定，血管蒂长 | 组织量大，皮肤较厚，不适于较小的缺损；供区常易遗留死腔 |
| 腹直肌肌皮瓣（游离） | 腹壁上、下血管 | 解剖恒定，血管粗；可切取较大的皮瓣；供区可直接拉拢 | 肌肉较薄；供区可继发腹壁疝 |
| 股薄肌肌皮瓣（游离） | 股深血管肌支 | 供区位置隐蔽；供区可直接拉拢；皮肤质地较好 | 血管较细；肌下 1/3 段皮肤供血不全，易坏死，血管蒂较短 |
| 舌骨下肌群肌皮瓣（带蒂） | 颈外动脉分支 | 供区邻近手术区 | 取瓣过大时需植皮 |

4）面颊部洞穿缺损的修复　面颊部洞穿缺损的修复，特别是大面积的洞穿缺损，一直是口腔颌面部缺损修复中的一个难点。常用的方法有一块皮瓣折叠法和两块皮瓣瓦合法。前者在皮瓣中央去除一部分表皮后加以折叠，一面用于修复皮肤缺损，另一面修复黏膜缺损。对于口角和口唇的缺损单纯做折叠即可。一般可选用前臂皮瓣、背阔肌皮瓣等。采用皮瓣折叠手术较简单，成功率也较高。两块皮瓣瓦合法即将两块皮瓣瓦合，分别修复黏膜和皮肤缺损。可采用多种形式的组合，如一块游离（肌）皮瓣和带蒂（肌）皮瓣、一块（肌）皮瓣（游离或带蒂）和植皮、两块游离瓣等，其中以两块瓣难度最大，手术方法较为复杂，技术要求较高，手术风险也较大。一般为 4 个吻合口，如受区血管不足，也可做串联皮瓣，即以前臂皮瓣作为中间皮瓣，在前臂皮瓣的远端血管蒂上吻合第 2 块皮瓣。尽管头颈部修复可用的组织瓣很多，但只有前臂皮瓣因其末端的血管管径较大可作为中间皮瓣，其他皮瓣的末端血管过细而难以吻合第 2 个（肌）皮瓣。另一种方法是选择两个有共同血管蒂的组织瓣，如以肩胛下血管为总蒂，可切取肩胛皮瓣和背阔肌肌皮瓣，分别以胸背血管及肩胛血管为蒂，相对减少手术的复杂程度并提高手术的成功率。

**（2）骨组织复合缺损的修复**

颌骨缺损的修复方法很多，一般游离的骨块移植因不能耐受放疗或在放疗后的患者中应用，且口腔癌手术常为污染手术，易发生感染和坏死，故在口腔癌术后的修复中应用不多。

口腔癌术后的骨性缺损最常用的方法是用血管化的骨瓣或骨（肌）皮瓣（表 49-7）来修复，该方法适用于放疗和污染区域，能耐受术后的放疗，而且可同时修复软组织的缺损。一些骨量较大的骨瓣如髂骨，还可以植入种植体修复牙齿的缺损，有助于术后功能的恢复，是比较理想的修复方法。

表 49-7　口腔颌面部常用骨瓣和复合瓣

| 瓣名称 | 血管蒂 | 优　点 | 缺　点 |
|---|---|---|---|
| 髂骨瓣 | 旋髂深血管 | 有一定的长度；形态与下颌骨的弧度比较接近；具有一定的高度和厚度，可以植入种植体 | 皮瓣较为臃肿；必须维持骨与皮肤的正常解剖关系 |
| 肩胛骨瓣 | 旋肩胛动脉和伴行静脉 | 动脉对肩胛骨外侧缘的供应为节段性，因此该骨瓣可成段折叠；皮瓣与骨瓣之间有较大的旋转度；血管蒂较长 | 骨质较薄；手术时必须侧卧位，不能与肿瘤切除同时进行 |
| 第二跖骨复合瓣 | 第一跖趾分支 | 可以切取岛状足背皮瓣，其质地较薄，且无毛发；长度最长，可达 7 cm | 血供往往有变异 |
| 腓骨复合瓣 | 腓动脉及其伴行静脉 | 腓骨的血供呈节段性供应，可以做楔形切除后塑形，用于较大的下颌骨缺损 | 骨段高度不足；皮瓣血供并不可靠 |

其他的修复方法有带蒂骨肌皮瓣,但可供选择的骨瓣供区有限,且软组织瓣与骨瓣之间的血供并不可靠,临床应用不多。骨松质的移植也常用于修复上颌骨的缺损,该移植物的存活情况较好,但要求受区组织有良好的血液供应。

## 49.14 随访

口腔癌治疗后大多数复发发生在术后 2 年之内[72],因此,治疗结束后 2 年是随访的关键。一般建议在口腔癌结束治疗后的第 1 年内,每 1~3 个月复查 1 次,第 2 年内每 2~4 个月 1 次,第 3~5 年每 4~6 个月 1 次,5 年后每 6~12 个月 1 次。第 1 次应对原发灶及颈部做 CT 或 MRI 检查,作为以后复查的对照。每次检查应包括原发灶及颈部情况的检查,原发灶一般采用体检方式,颈部最方便准确的方法是体检及 B 超检查,如有可疑应做 CT、MRI 甚至活检以进一步明确。

PET 对治疗后情况的判断也有非常重要的价值,特别有助于发现远处转移,但是 PET 在治疗结束后的前 3 个月内检查假阳性率较高。

第二原发癌也是影响患者预后的一个重要因素,随着患者生存率的延长,重复癌的危险性逐渐增加,有报道异时型的重复癌可高达 40%[73],在随访时应重视对重复癌的早期发现,有学者建议定期作三腔镜检查(咽喉、气管和食管)以求早期发现。由于其好发部位为上呼吸消化道其他部位、食管和肺部,因此应重视这些部位的检查,并注意区别远处转移和第二原发癌。

## 49.15 预后

国内 20 世纪 90 年代报道的口腔鳞癌 3、5 与 10 年生存率为 64%、61% 与 56%[11],处于世界领先水平。根据美国 1996~2002 年诊断的口腔癌的统计资料,口腔癌 1 年生存率为 84%,5 年和 10 年生存率分别为 60% 和 48%。口腔癌的 5 年相对生存率为 60%,1975~1977 年此数据在 53% 左右,表明近年来的生存率有所提高[74]。口腔癌的预后与诊断时肿瘤的分期有显著关系,肿瘤仅限于原发部位者 5 年生存率为 81%,有颈部转移者为 50.7%,有远处转移者为 29.5%[75]。

尚有很多因素影响口腔癌的预后,如手术切缘、肿瘤的浸润深度、组织病理学特征、肿瘤分子生物学特征等[76]。

## 49.16 预防

### 49.16.1 一级预防

口腔癌的一级预防主要在于避免各种致癌因素,如烟草、乙醇以及不良生活习惯和方式,减少口腔癌的危险性,这对于口腔癌患者防止第二原发癌的发生也非常重要。研究发现,口腔癌治疗后继续吸烟者其第二原发癌的发生率高于戒烟者和不吸烟者。因此,口腔癌患者纠正不良生活习惯和方式非常重要[77]。

基于癌症的发生是多步骤和多灶性的,Sporn 最早提出了癌症的化学预防(cancer chemoprevention)的概念,即用化学药物预防肿瘤的发生,或使肿瘤细胞分化逆转,从而达到预防恶性肿瘤的目的[78]。

维 A 酸是最有前途的一类化合物,越来越受到人们的重视。研究表明,维 A 酸通过一系列复杂的机制能够逆转癌变过程。小鼠模型中,维 A 酸能有效逆转癌前病变,采用大剂量 13-顺式维 A 酸治疗白斑,治疗组白斑有好转,优于安慰剂组,口腔癌治疗后患者服用大剂量异维 A 酸后,第二原发灶的发生率明显下降,但是大剂量维 A 酸有明显的不良反应。

也有一些研究未能重复上述结果[77],有学者认为可能与维 A 酸信号转导系统不完整有关[79],对维 A 酸信号转导系统的进一步研究并寻找高效、低毒、选择性强的新型维 A 酸类化合物是目前的研究方向。除维 A 酸类外,还有一些药物有可能用于口腔癌的化学预防,如 β-胡萝卜素、环氧化酶-2(COX-2)抑制剂、姜黄色素等,但目前尚在研究之中。

### 49.16.2 二级预防

口腔癌的早期发现是二级预防的主要内容。口腔癌一般发生于易于发现的部位,但一半以上的患者在确诊时已伴有颈部或远处转移[68],因此对患者的卫生宣传教育和医务人员的重视于口腔癌的早期诊断有重要意义。大约 85% 的口腔癌是易于发现的,因此对高危患者进行定期筛查是一个简单易行的方法。重点人群包括:①大量吸食烟草制品;②大量饮用乙醇;③病毒感染(人乳头瘤病毒,HPV);④较少食用蔬菜、水果;⑤食用槟榔;⑥>45 岁;

⑦男性。印度的一项研究表明,采用视诊筛查口腔癌,能明显提高高危人群的生存率[80]。

目前是否需要对一般人群常规进行口腔癌的筛查还有争议,有建议每年对>40岁人群进行口腔癌的筛查,对20~39岁的人群每3年检查1次,也有主张在常规的牙科检查时进行口腔癌的筛查[81]。

## 49.17 唇癌

### 49.17.1 解剖

自然外露的唇红黏膜称为唇红,临床上所称的唇癌(lip cancer)是指发生在唇红部分的癌。唇红部黏膜与皮肤连接形成唇红缘,在上唇则形成弓形的唇弓,唇红缘以外发生的癌为皮肤癌,唇的后界为上下唇自然闭合时的接触面,其内侧黏膜构成口腔前庭的前部,为颊黏膜的一部分。

### 49.17.2 发病情况

唇癌在我国不如西方国家多见,据上海市市区2003年肿瘤统计资料,唇癌标化发病率男性为0.07/10万,女性为0.03/10万[82],国内其他报道中,唇癌发病率亦低于舌癌和牙龈癌。美国唇癌发病率为1.1/10万[3],3倍于口腔癌。澳大利亚的男女发病率分别为9.2/10万和3.0/10万,可能与过多的紫外线照射有关[12]。唇癌患者约有1/3是户外工作者,长期暴露于阳光下是唇癌发病的重要因素,白种人缺乏色素保护,日晒易引起光化性改变,因此白种人发生唇癌是黑人的10倍。此外,吸烟特别是烟斗的使用与唇癌有一定的关系。唇癌多见于>60岁的男性,男女比例在下唇为(7~9):1,上唇为5:1。

### 49.17.3 病理

唇癌绝大多数是鳞癌,且多为良好分化者,仅<5%为其他类型。此外,尚有起源于唇黏膜下小涎腺的腺癌、黏液表皮样癌和腺样囊性癌,以上唇居多。唇癌可由白斑、盘状红斑狼疮和糜烂型扁平苔藓等的慢性黏膜病变基础上恶变产生。

### 49.17.4 临床表现

唇癌多发生在下唇,上唇仅占全部唇癌的1.8%~7.7%。原发口角者仅1%~2%。多起源于唇红边缘,在上、下唇接触面的外侧暴露部位。85%下唇癌位于下唇中线到口角的中间部位,上唇癌则多见于上唇中线附近。

临床表现主要有外生、溃疡和疣状3种类型,其中外生型略多于溃疡型,疣状型少见。外生型病变表浅,转移慢,开始时在黏膜表面,尔后向周边和深部组织发展,形成盘状底部,基底通常只有1~2 mm深,为黏膜上皮下组织,但可高出黏膜表面1~2 cm,肿瘤直径可增大至6~7 cm,但对唇组织破坏较小;肿瘤增大至一定程度后,可发生坏死、溃疡,表面覆盖红色、棕色或黑色痂皮,揭除痂皮可引起出血,并出现灰红色或深红色颗粒状溃疡面。外生型可逐渐向深部浸润,失去肿瘤外生型的特点。溃疡型初起时即可形成溃疡,并不明显高出黏膜表面。肿瘤多呈圆形或卵圆形,易出血,并有炎性渗出,很快侵犯深部肌肉和周围唇组织,晚期可累及颏、颊部皮肤,甚至颌骨。疣状型外观似疣,表面呈不规则角刺状或乳头状,很少侵犯深部组织和出现转移,为分化良好的鳞癌,预后好(图49-1)。

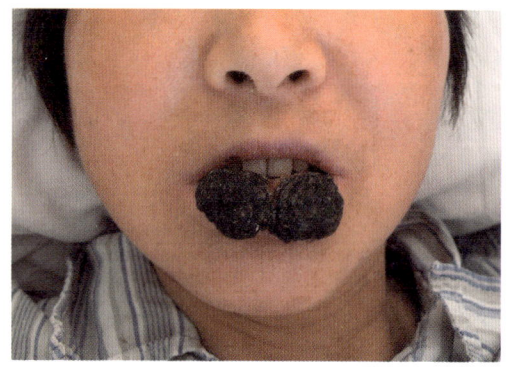

图49-1 下唇癌

唇癌的颈部淋巴结转移率较低,约10%,其转移与肿块大小、细胞分化有关。Ⅰ级肿瘤,隐匿转移率为2%,而Ⅳ级肿瘤为20%,直径>3 cm的高于30%。下唇的淋巴结转移绝大多数发生在Ⅰ区(95%),其次为Ⅱ区(9%),其他部位罕见。上唇癌除Ⅰ、Ⅱ区转移外还可向腮腺区淋巴结转移。中线部位的唇癌可向双侧颈部转移,唇外侧1/3的肿瘤约10%有对侧淋巴结的转移[83]。

### 49.17.5 诊断和鉴别诊断

唇癌发生在身体显露部位,易于发现及诊断,临床上需与角化性棘皮瘤、盘状红斑狼疮、结核性溃疡、梅毒性下疳、慢性唇炎等相鉴别,活检可以明确诊断。

### 49.17.6 治疗

早期唇癌外科手术和放疗疗效相近。外科切除方法简单,外形和功能满意,无后遗症,应作为首选的治疗方法。晚期应做包括手术和放疗等多学科综合治疗。

唇切除后缺损1/3以内者可做直接拉拢缝合。缺损1/3~1/2而未累及口角时,按Abbe法做唇交叉唇瓣移植术,累及口角者行唇颊扇形瓣整复。缺损≥2/3者,如缺损位于中央部分,而两侧面颊部有足够松弛组织者,可做两侧颊部组织瓣向中央的滑行推进整复;缺损在一侧者,可用鼻唇沟组织瓣修复,两侧面颊部组织无法利用时,则做远处带血管蒂的游离组织瓣修复(图49-2)。

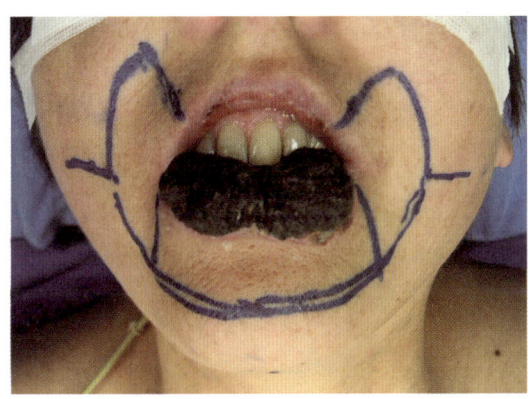

**图49-2　下唇癌行双侧唇颊扇形瓣整复**

下唇癌如颈部出现肿大淋巴结,则行RND术。由于下唇癌主要转移至双侧颌下及颏下淋巴结,因此有的学者主张常规行选择性的双侧舌骨上淋巴结切除术。上唇癌转移至耳前或腮腺淋巴结者应同时行耳前淋巴结清扫。

放疗主要用于中等度大小的浸润性病变(≥3 cm)、拒绝手术或不能耐受手术者,术后复发及手术切除不净或安全边界不够和颈淋巴结有外侵者行术后放疗。采用深部X线或6~10 MeV电子线,设单前野局部照射,需行口腔和下颌骨防护,也可行切线照射。肿瘤边缘外放至少10 mm,原发灶周围的白斑改变应包括在照射野内。一般不做颈部淋巴引流区的预防照射。外照射40~50 Gy/4~5周,组织间插植补量25~35 Gy,单纯外照射70 Gy/7周。

### 49.17.7 预后

下唇癌预后较好,仅限于局部者5年生存率高达91.4%,有淋巴结转移者82.6%,远处转移者52.2%[3]。

## 49.18　舌癌

### 49.18.1 解剖

舌分为两部分,以舌背后部呈"V"形分布的轮廓乳头为界。舌前部占舌2/3的部分称为舌活动部,又可分为舌尖、舌背、舌缘和舌腹面4个区。后1/3为舌根,属口咽部。

### 49.18.2 发病情况

20世纪80年代以来,舌癌(tongue cancer)发病率明显上升,2003年上海市市区的肿瘤统计资料显示,男性标化发病率为0.53/10万,女性标化发病率为0.47/10万[82]。但印度和法国男性舌癌发病率可高达为6.5/10万、8.0/10万。我国舌癌在口腔癌中列居首位,可占口腔癌的32.3%~50.6%。近年来,无论国内外的报道,女性和年轻人群的发病率呈上升趋势,国内报道男女之比已降至1.17:1[11]。

### 49.18.3 病理

舌癌以鳞状细胞癌为主。

### 49.18.4 临床表现

舌癌中以舌中1/3的侧缘最为常见,占舌癌的70%以上;其次为舌腹面;发生在舌背或舌中线者少见,舌尖癌更少。

舌癌以溃疡和浸润型多见,也有外生型。舌癌早期表现为硬结、糜烂,病变发展迅速,形成中心部分溃疡,边缘外翻的浸润性肿块,累及舌内肌和口底,向舌外肌,如颏舌肌、舌骨舌肌和茎突舌骨肌扩展,并可侵犯咽前柱、舌根甚至下颌骨。早期自觉症状主要是疼痛,随着病变扩展,疼痛加剧,进食时更甚,并可向耳周及颞部放射。如舌的活动受限,表明舌深部肌肉已浸润,完全固定不能活动是由于舌内、外肌均累及所致,可有流涎、口臭、进食、说话和吞咽功能障碍。此外,还可发现局部的残根、残冠、不良义齿锐利边缘所致的创伤,舌癌与白斑病变往往同时存在,在舌癌溃疡的周边常可见到白斑的病损。

舌有丰富的淋巴引流,舌癌的区域性淋巴转移较为常见,舌癌颈部淋巴结转移率在口腔癌中居首位,首诊时转移率可在25%~40%,T3~4者转移率可>60%。肿瘤深度>4 mm者也易发生颈部淋巴结的转移。转移淋巴结主要位于Ⅰ、Ⅱ区,跳跃式转移到Ⅳ、Ⅴ区少见,接近中线的舌癌可向双侧颈部转移。远处转移主要发生在晚期或复发的病例(图49-3)。

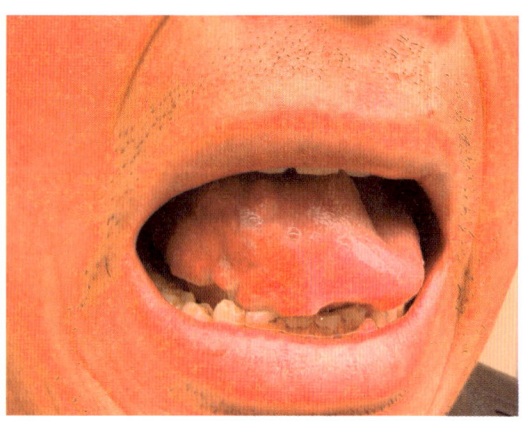

图49-3 舌活动部癌

## 49.18.5 诊断

舌癌应与舌缘创伤性溃疡、白斑、乳头状瘤、结核性溃疡、舌肌母细胞瘤等相鉴别,病理活检可以明确诊断。

## 49.18.6 治疗

舌癌颈部淋巴结转移率高,据文献报道,舌癌颈淋巴结转移率达15%~57%。复旦大学附属肿瘤医院报道123例Ⅰ、Ⅱ期舌活动部鳞癌,原发灶放疗后6个月内行颈淋巴结清扫术,病理证实淋巴结转移率为27.6%。有学者报道,早期舌癌颈淋巴结隐性转移率为22%,因此主张舌癌治疗需包括原发灶及颈淋巴结引流区两部分。

### (1)手术

舌癌,特别是位于舌侧缘,病变为T1者,无论是单纯手术,还是放疗,疗效都好。舌部分切除可在口内进行,缺损多可直接拉拢缝合,方法简单,对舌活动功能无明显影响,可作为首选的治疗方法。对T1伴N0的颈部淋巴结或定期严密随访观察或行SND术。

T2~4舌癌手术常需经下唇切开进入口内,做包括相应舌内肌的半舌切除、次全切除甚至全舌切除。舌活动已受限者尚应包括相应的舌外肌切除。未累及舌腹面者,可保留部分口底及下颌骨,做原发灶与颈淋巴结非连续性切除;如已累及口底则做下颌骨方块切除,保留下颌骨下缘的连续性,原发灶与颈淋巴结需做连续性切除。病变累及口底和下颌骨舌侧骨膜者,做舌颌颈联合根治术。

由于舌癌颈部淋巴结转移率高,治疗后最终出现颈部淋巴结转移者可高达70%左右。因此,除T1或浸润厚度<4 mm,临床颈部未触及淋巴结肿大者可严密随访外,T2~4病例应做选择性或治疗性颈清扫术。舌缺损≥1/2者,均应做缺损的立即修复。可用带蒂或吻合血管的皮瓣、肌皮瓣移植于口内重建舌。由于舌内肌的解剖结构和舌活动功能很复杂,迄今各种整复方法对舌功能恢复都远不满意,目前应用的所有皮瓣或肌皮瓣均不具备与舌内肌相似的解剖结构,移植瓣都无临床意义上的活动功能,必须依赖残余舌的动力。最近,国外报道异体舌的移植,是否可在功能重建上有所突破,尚有待于进一步的观察。

T2~4舌癌往往需要多学科综合治疗,包括手术、放疗和化疗等有计划的序列治疗。

### (2)放疗

1)T1~2 按部位,如肿瘤位于舌前1/3以手术治疗为主,舌中1/3以间质插植治疗为主。复旦大学附属肿瘤医院123例T1~2 N0舌活动部鳞癌,原发灶外照射20~30 Gy/2~3周,休息1~2周后给予镭针插植治疗,剂量为70~80 Gy/6~7天。其5年局部控制率:T1为92.3%,T2为86.6%。间质治疗前的外照射有利于消除舌癌病灶常伴有的局部炎症,抑制肿瘤外围细胞的生长,减少间质治疗时可能引起的肿瘤播散。原发灶肿瘤量主要来自间质治疗。根据生物学概念,肿瘤中心的低氧细胞需较大剂量才能杀灭,而间质治疗可使肿瘤中心达到足够大的剂量,对周围正常组织损伤较小。

Inoue等[87]报道,59例早期舌活动部鳞癌随机分组行低剂量率(70 Gy/4~9天)或高剂量率(每60 Gy/10次,两次治疗间隔>6 h)间质插植治疗,低剂量率组与高剂量率组的5年局部控制率分别为77%和76%,两组结果相仿。目前国内已应用高剂量率治疗后装机,进行舌癌的治疗。复旦大学附属肿瘤医院选择 T1～2 N0 患者中病灶＜3.0 cm，肌肉浸润深度＜1.0 cm 的病例 12 例，外照射 20～40 Gy/2～4 周，休息 1～2 周，在神经阻滞麻醉下对设定的靶区经颌下进行假源导管的插植，导管间距 1.0～1.5 cm，然后通过模拟机摄片并经治疗计划系统（treatment planning system，TPS）绘制等量线图，符合计划要求后行放射源的输入。采用分割剂量每次为 3～6 Gy，每日照射 2 次，间隔时间≥6 h，共照射 10 次。结果急性黏膜反应与镭针插植治疗相似；12 例中随访满 4 年 8 例（局部控制 5 例，1 例局部复发用化疗无效死亡，1 例脑转移死亡，1 例治疗后 1 年死于对侧口底癌）；12 例中 4 例随访少于 1 年无复发；12 例中仅 1 例出现放射性口底溃疡，保守治疗无效，采用手术治疗后仍存活。后期反应在继续随访中（图 49-4）。

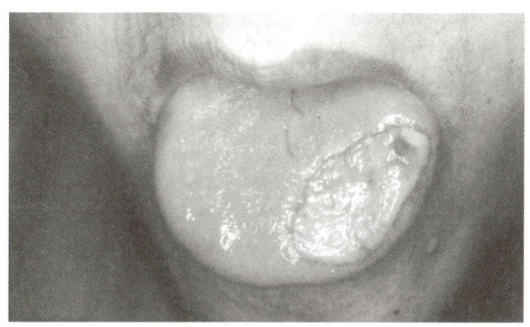

图 49-4　舌癌插植治疗后

2）T3～4　根据原发肿瘤侵犯范围决定治疗方案。肿瘤未侵及邻近解剖结构，如舌根、牙龈、咽柱等，可与外科医师共同商讨、制订放疗与手术的综合治疗方案。如肿瘤已侵犯舌外肌，引起舌活动困难，或邻近解剖结构广泛侵犯，患者全身情况良好，可予姑息性外照射，必要时辅以化疗，可达缓解症状、缩小肿瘤的目的。

外照射采用 4～6MV 高能 X 线、8～12MeV 电子线，设双侧平行相对野，或根据肿瘤情况采用 CT 定位，三维适形放射治疗（3DCRT）。原发灶野包括原发灶和双上颈淋巴结，照射剂量 36～40 Gy 后将原发灶野的后界前移避开脊髓。颈部野包括下颈和锁骨上区。根治性放疗原发灶 DT：70 Gy/7 周。术前放疗和颈部预防量：50 Gy/5 周。术后放疗剂量：临床或病理阳性区 60～64 Gy，临床或病理阴性区 50～54 Gy。组织间插植治疗前，原发灶外照射剂量：40～50 Gy/4～5 周。

3）N0　T1 N0、T2 N0 经口腔手术切除者，淋巴结转移的潜在危险可达 30%～40%，随着 T 分期的增加，淋巴结的转移率也随之增加。因此，颈淋巴结的预防性治疗在舌癌中具有重要意义。如原发灶采用放疗后 3 个月检查原发灶已控制，则行同侧颈淋巴结预防性清扫术。如采用单纯手术治疗，则原发灶与颈淋巴结做联合根治术。复旦大学附属肿瘤医院 123 例 T1～2 N0 舌活动部鳞癌，原发灶外放射加间质插植治疗后 3 个月复查，102 例局部肿瘤控制，按计划行预防性颈淋巴结清扫术，5 年中颈淋巴结复发仅 2 例，对这 2 例再通过局部区域放疗，均存活＞5 年，治疗后 5 年颈部控制率为 100%；另外 21 例放疗后局部控制，6 个月以内出现颈淋巴结转移行治疗性颈淋巴结清扫术，5 年中颈部复发 2 例，均于 1 年内死亡，最终颈部控制率为 90.5%。

4）N1～2　舌癌颈部的转移淋巴结对射线不敏感，应积极争取原发灶及颈淋巴结的联合根治手术或放射与手术综合治疗。术后病理证实，淋巴结包膜侵犯或手术时淋巴结残留或颈部不同部位多个淋巴结侵犯均应行术后放疗，肿瘤量 50 Gy，对残留者缩野加量 10～15 Gy。

5）N3　现有各种治疗方法均难达治愈目的，如有条件可试放射与加热或化疗的综合治疗，达姑息治疗目的。

### 49.18.7　预后

舌癌Ⅰ、Ⅱ期的 5 年生存率为 70%～90%，而Ⅲ、Ⅳ期只有 30%～40%，总的 5 年生存率在 60% 左右。

据统计，舌癌治疗后，除其他死因外（28%），原发灶或颈部失败分别为 15%、6%，原发灶和颈部失败为 5%，远处转移为 9%，第二原发癌为 12%[76]。

## 49.19　牙龈癌

### 49.19.1　解剖

牙龈是指环绕着牙齿，并覆盖在上、下牙槽嵴面上的黏膜组织，牙颈处的牙龈是游离的边缘，称为牙龈的游离缘；其余大部分的牙龈紧贴在牙槽骨面上，称为附着牙龈。牙龈外侧面与上、下颊龈沟的颊黏膜相连接，内侧分别与硬腭黏膜或口底黏膜相连，但均无明确界限。下牙龈终止于最后一个磨牙处，与下颌骨升支前缘覆盖的黏膜，即磨牙后区的颊黏膜相连。上牙龈的后界则为翼腭弓的上部。

### 49.19.2 发病情况

牙龈癌（gingival cancer）以往在口腔癌中最为常见，近年来呈下降趋势，根据上海市区肿瘤统计资料，其发病率男女均为 0.3/10 万。多见于下牙龈，发生在上牙龈者较少，两者比例为 2∶1。下牙龈的双尖牙区和磨牙区为好发部位，前牙区少见。

牙龈癌与嗜烟有明显关系，据报道男性患者中有 94% 嗜烟，有 63% 每日至少抽 1 包香烟，另外的 26% 也使用其他方式吸烟，47% 同时有每日饮酒史。此外，牙龈癌与口腔卫生差、不良牙齿和义齿的刺激也有一定关系。

### 49.19.3 病理

牙龈癌绝大多数为鳞癌，多数分化较好。

### 49.19.4 临床表现

临床常见溃疡型和外生型两种，以溃疡型多见，多起源于颊侧牙龈黏膜，也可起源于舌、腭侧，或牙龈乳头和游离牙龈缘。早期表现为牙龈肿块或溃疡，易引起出血和牙齿松动，易误诊为牙周炎而延误早期治疗。继而通过牙齿间隙，向颊、舌、腭侧蔓延，侵及所有牙龈组织，并向唇、颊黏膜、口底或腭部黏膜扩展。

牙龈的黏膜与牙槽骨间无黏膜下组织紧密附着，故极易早期侵犯牙槽骨，或致牙槽骨压迫性吸收，X 线片表现为牙槽骨压迫性吸收，或不规则破坏；中、晚期也可直接浸润下颌骨的骨皮质和骨松质，出现下唇麻木，影像学检查可表现为下颌骨体部骨质的虫蚀状破坏，甚至有病理性骨折。上牙龈癌可侵犯上颌窦底壁，侵入上颌窦腔内，出现上颌窦癌的临床症状。

下牙龈癌主要向Ⅰ、Ⅱ区的颈部淋巴结转移，上牙龈癌主要直接转移至Ⅱ区。下牙龈癌颈部淋巴结转移率在 30% 左右，首次就诊出现肿大淋巴结者占 20%。晚期牙龈癌常与肿大的颌下淋巴结累及口底浸润块融合，在面下 1/3 部分形成巨大肿块，成为晚期下牙龈癌的典型临床表现。

牙龈癌累及颌骨往往从牙槽骨开始，但有 22% 病例 X 线可呈假阴性结果，经术后标本的病理检查，证实有骨质的受累（图 49-5）。

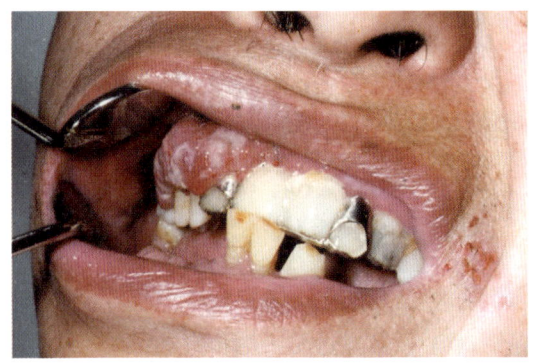

图 49-5　上颌牙龈癌

### 49.19.5 诊断和鉴别诊断

早期的牙龈癌应注意避免误诊为牙周病变，因牙齿松动拔牙后创面长期不愈者也应警惕牙龈癌的可能，必要时应及早做活检明确。上牙龈癌应与上颌窦癌相鉴别，可根据 X 线或 CT 检查、病变累及范围作出判断。

### 49.19.6 治疗

**（1）手术**

牙龈癌治疗主要是外科手术，早期病例 X 线片上无明显骨质破坏者，也应做颌骨的方块切除，保留部分下颌骨下缘的连续性。中、晚期病例则做部分下颌骨切除术。下颌骨的缺损，尤其下颌骨颏部的弓形骨质缺损，应行吻合血管的骨移植术，以重建下颌骨。上牙龈癌未累及上颌窦者，可经口内行上颌骨部分；已累及上颌窦者，则做上颌骨全切除术或次全切除术。

颈部淋巴结有转移者，可做 RND。中、晚期病例应结合放疗。

**（2）放疗**

因肿瘤与颌骨关系密切，不适合间质治疗。单纯外照射常引起颌骨坏死，故以手术治疗为首选。放疗仅作为手术治疗的一种辅助手段，目的在于术前照射以缩小肿瘤，提高手术切除率或术后残留灶给予补充放疗，以期提高局部控制率。无手术指征病例外放射仅达姑息性治疗目的。采用同侧正交两楔形野（前野加侧野，夹角 90°，采用 45°楔形板），或两斜野加同侧电子线补充照射，以保护对侧腮腺。下齿龈癌照射野应包括同侧全下颌骨（尤其下齿龈癌侵及颌骨时）；颈淋巴结阴性的患者，照射野下界应至少包括二腹肌淋巴结(至舌骨下缘)。上齿龈癌常易侵及上颌骨及上颌窦,照射野在满足肿瘤情况的同时,应包括上颌窦。前界至下颌骨前缘(尽可能将上、下至于照射野外),后界至椎体后缘,DT40 Gy/4 周时缩野避开脊髓,50～60 Gy/5～6 周后可进一步缩野推量,至根治量 66～70 Gy/33～35F,6.5～7 周。术前、术后放疗剂量为 50～60 Gy/5～6 周。颈部预防剂量 DT:50 Gy/5 周。早期表浅的 < 3 cm 的病变可采用电子线口腔筒照射 55～60 Gy/3～4 周。对非常表浅的早期病变,也可采用 $^{192}$Ir 近距离敷贴治疗。术前放疗与手术综合治疗适用于大部分患者,尤其是有骨受侵的患者。照射范围包括原发灶和同侧上颈淋巴引流区。术前放疗结束后休息 2 周行手术治疗。下牙龈癌以手术治疗为主,必要时可行术前放疗,使肿瘤缩小,以便手术切除。

## 49.19.7 预后

牙龈癌治疗后 5 年生存率在 60% 左右,上牙龈癌预后比下牙龈癌差。病变早期,局限于牙龈或齿槽突者,5 年生存率可达 80%,颈部淋巴结转移仅限Ⅰ区者,5 年生存率在 54% 左右,转移至其他水平者下降至 35%。下颌骨有明显浸润性破坏者预后较差。

# 49.20 颊黏膜癌

## 49.20.1 解剖

颊黏膜构成口腔的侧壁,覆盖在颊和唇的内侧面。在相对于上颌第二磨牙牙冠处有腮腺导管的开口,并形成乳头样突起称为腮腺导管乳头。颊黏膜的上、下界为上、下龈颊沟,前界为口角处皮肤与黏膜的连接缘,后部为翼下颌皱襞和磨牙后三角区的黏膜,并以舌腭弓为界。颊黏膜在临床上可划分为唇内侧黏膜,颊黏膜,上、下龈颊沟 4 个区。

## 49.20.2 发病情况

颊黏膜癌(buccal cancer)的发病率有明显的地区差异,在亚洲有些地区占口腔癌的首位,可能与这些地区居民咀嚼槟榔有关。南亚如印度为仅次于舌癌,居口腔癌的第 2 位。印度南方某些地区颊黏膜癌发病数可占口腔癌的一半以上,为最常见的口腔癌。在欧美等西方国家颊黏膜癌仅占口腔癌的 10% 左右。

我国西南地区颊黏膜癌发病率也高于北方地区。颊黏膜癌发病与咀嚼槟榔、烟叶有明显关系。我国台湾和一些南亚国家有咀嚼槟榔的习惯,同时此地区也是颊黏膜癌的高发区。颊黏膜癌发病还与残根、残冠或不良义齿的刺激有关。此外,颊黏膜癌与口腔的癌前病变或状态,如白斑、红白斑、萎缩型或糜烂型扁平苔藓,也有明显关系。

## 49.20.3 病理

颊黏膜癌多数为中等分化的鳞状细胞癌,一小部分可来自小涎腺的黏液表皮样癌或其他腺癌。常见有多中心起源,在主要癌灶周边,可同时出现多个小的癌灶,相互间可有正常的黏膜组织间隔,用染色剂涂布后,小的溃疡可因染色而显现。在主要癌灶的周围,还常可见有白斑等癌前病变或状态同时存在。

## 49.20.4 临床表现

颊黏膜癌好发于磨牙区和双尖牙区的咬合线附近,其次为口角附近的颊黏膜,发生在唇内侧黏膜少见。临床表现多为溃疡型,早期为小硬结,稍增大后呈有浸润性的硬块,并迅即出现溃疡,向深层肌肉、上下颊龈沟、牙龈、口角等部位扩展,出现张口受限,甚至牙关紧闭。可侵及颊肌,向面部皮肤浸润,造成皮肤破溃穿孔,也可通过颊龈沟累及颌骨、腭和口底等部位。

颊黏膜癌首诊颈部淋巴结肿大发生率为 38%,与 T 分级有关。发生在后部颊黏膜者,颈部转移率高,可直接转移到Ⅱ区。前部的颊黏膜癌,易于早期发现,颈部转移率低,且常局限于Ⅰ区。

## 49.20.5 诊断

颊黏膜是白斑、扁平苔藓等口腔黏膜病的好发部位,临床疑有癌变时应及时做活检。取材的选择对获得可靠的病理诊断有重要意义,应选择高度怀疑部分取材,并应切取一定的深度。

## 49.20.6 治疗

(1) 手术

对于早期的颊黏膜癌可做单纯手术切除,中、晚期病例术后均应补充放疗。有学者认为,鉴于颊黏膜癌的预后不良,对T1～2 N0的病例也应做补充放疗。

颊黏膜癌手术切除必须有至少1.5 cm的足够切缘,特别应注意深度,手术中应该对切缘做冷冻病理切片进行检查。

颊黏膜癌在手术切除时还要注意腮腺导口开口的处理,对导管开口位于切除范围的病例,导管的切端应作为切缘,术中做冷冻切片进行监测;还应注意将导管断端固定于切口边缘,如导管过短可在导管用静脉接长或直接将导管结扎。

颊黏膜癌有较高的颈部转移率,除T1以外,一般都应同期处理颈部淋巴结。

颊黏膜切除后,除非较小的缺损可直接拉拢缝合,对于一些较大的缺损,如果勉强拉拢缝合可引起瘢痕挛缩,导致张口明显受限,甚至牙关紧闭,因此有必要做组织移植修复缺损。组织瓣的选择可根据缺损的大小、深度和部位,较小的缺损可选择颊脂垫瓣、颏下瓣等,较大的缺损应考虑采用血管化前臂皮瓣、带蒂胸大肌肌皮瓣、背阔肌肌皮瓣等修复,以皮瓣为佳,肌皮瓣往往显得臃肿。对于洞穿性的缺损,应分别修复颊黏膜和皮肤的缺损(图49-6,49-7)。

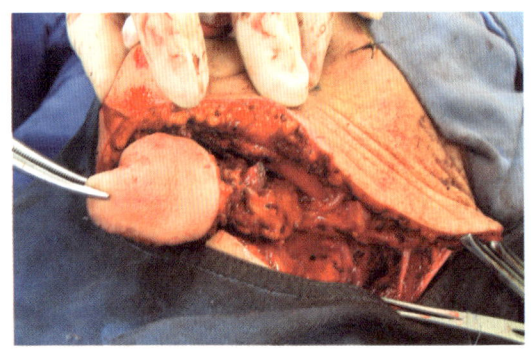

图49-6　颏下瓣做颊部缺损修复(术中)

### (2) 放疗

早期颊黏膜癌,如部位偏前中部,浸润深度<0.5 cm,采用间质放疗效果良好,而对病变较大、浸润较广泛,尤其伴颈淋巴结转移时,无论是外照射加间质治疗或单纯外照射,疗效均差。颊黏膜癌如位于后部,侵犯臼后三角或龈颊沟、齿龈,进而侵犯翼内肌或翼颌间隙发生张口困难时,必须与外科医师共同制订治疗方案。一般选择单纯放疗的患者,除因患者有内科疾病不能手术外,多因病变广泛无手术指征者。外照射设单侧或双侧颊部野。用高能X线照射至40 Gy/4周时缩野,避开脊髓,至DT:

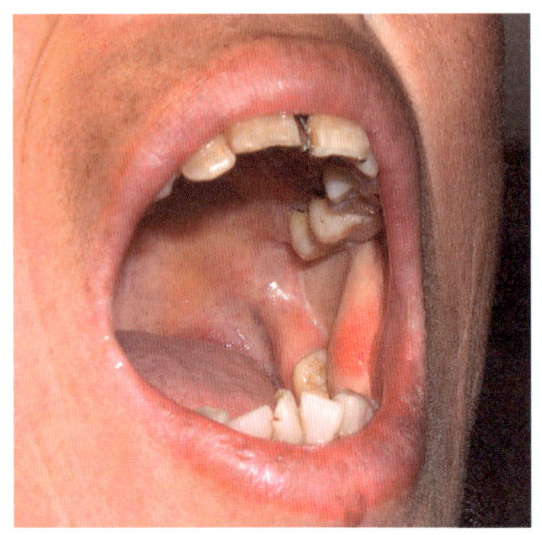

图49-7　颏下瓣做颊部缺损修复(术后)

50～56 Gy/5～5.5周,再行组织间插植或高能电子束口腔筒放疗,以减少下颌骨的受量。对于已有骨受侵的病例,应以外照射为主,(6MV～8MV X线+高能电子束体照射)。DT:66～70 Gy/6.5～7周。较大的病变也可行3DCT治疗。病变位于颊黏膜后半部侵及臼后三角、咽前柱、软腭而无张口困难,拔除照射区牙齿,选择适当大小的口腔筒,其直径最好能包括病变及周边0.5 cm的范围,采用8～9MeV电子线照射,T1病变可采用单纯口腔筒照射;60 Gy/15F,3F/周;也可外照射50 Gy后加口腔筒照射;300 cGy/F,照射8～10次。组织间插植近距离治疗适合于肿瘤位于颊黏膜前中部、无邻近结构侵犯者。病灶<2.0 cm,浸润<0.5 cm,在肿瘤与距离最近的骨之间至少有1 cm的正常黏膜的病变,可行单纯组织间插植近距离治疗,采用$^{192}$Ir后装治疗,60 Gy～70 Gy/2F～3F/4～5周(中心剂量率),但是每次插植时应尽量避开上一次的进针点。如肿瘤>2.0 cm,可先用6～8 MV X线,采用上述技术或单野(上、下唇内侧病变) DT:45 Gy～50 Gy/4.5～5周,再行组织间插植。应特别注意颌骨不能在高剂量区,治疗时单平面插植,颊黏膜与齿龈间安置2 mm铅片,以避免颌骨受量过高。颊黏膜癌无颈淋巴结转移者,不做常规预防性治疗。如出现颈淋巴结转移,则放射野应包括原发灶及颈淋巴引流区。术前放疗后做原发肿瘤及颈淋巴结根治术。如无手术指征,则放疗仅为姑息性治疗。早期患者放疗或手术治疗可获类似的结果,但晚期患者放疗的疗效差,以手术或综合治疗为好。

### 49.20.7 预后

颊黏膜癌的预后较差,总体 5 年生存率在 40% 左右,治疗失败病例约 80% 为局部复发,其原因可能与肿瘤在颊间隙侵犯时缺乏解剖屏障,颊肌和颊肌筋膜是唯一的解剖屏障,肿瘤一旦突破这一屏障进入颊部脂肪垫,就容易向深部组织浸润。

## 49.21 口底癌

### 49.21.1 解剖

口底位于两侧舌腹面和下牙龈之间,呈新月形,并构成固有口腔的底部。其黏膜覆盖在下颌舌骨肌和舌骨舌肌的面上。后部与舌腭弓基底部黏膜及舌后侧缘黏膜相连接,前部中央有舌系带,并以此为界将口底分为左、右两部分。紧邻舌系带两侧各有一个黏膜突起,称为舌下肉阜,是颌下腺导管开口处。舌下腺位于口底黏膜下。口底黏膜下尚有许多黏液腺,其导管穿过黏膜,开口于口底黏膜的表面。

### 49.21.2 发病情况

口底癌(cancer of the floor of mouth)约占口腔癌的 28%~35%,我国口底癌发病率较低,2001 年上海统计资料显示,标化发病率男女均为 0.06/10 万[84]。西方国家发病率远高于我国,仅次于舌癌,居口腔癌的第 2 位。口底癌的好发年龄 >50 岁,其发病与烟酒嗜好关系明显,口底解剖结构似马蹄形蓄水池,故认为本病发生可能与长期接触贮留在口底唾液中的致癌物质有关。口底和舌腹面是白斑发生恶变的高危区域,因此在口底癌灶周围,常可见同时存在的白斑病变。

### 49.21.3 病理

口底癌多数为中度或高度分化鳞状细胞癌,部分可来自口底黏膜的小涎腺,如腺样囊性癌或黏液表皮样癌等,但原发于舌下腺的肿瘤不应列入口底癌范畴。

### 49.21.4 临床表现和诊断

肿瘤好发在舌系带一侧,以溃疡型多见,也可出现浸润性肿块,继而出现溃疡,肿瘤很快向深部和周围组织浸润,扩展到对侧口底;累及舌腹面、舌体、舌内肌和舌外肌,引起舌活动受限,甚至完全固定于口底,向前可侵及舌侧牙龈和下颌骨舌侧骨板、骨松质,使下前牙松动,出现疼痛、流涎、吞咽困难等症状。颌下腺导管开口处,因肿瘤浸润而致颌下腺肿大、疼痛,此与转移性颌下淋巴结肿大有时难以鉴别,双合诊则有助于判断。

颈部淋巴结转移率仅次于舌癌,有 30%~50% 在首诊时发现有Ⅰ区或同时有Ⅱ区淋巴结的肿大,口底癌易发生双侧颈淋巴结转移。

口底癌的确诊需根据病理活检。

### 49.21.5 治疗

(1) 手术

Ⅰ期口底癌可选择手术或放疗,疗效相似,因为手术切除比较简单,并发症较少,多数选择手术治疗。Ⅰ期的颈淋巴结可做选择性颈清扫术或密切观察。Ⅱ期也可选择手术或放疗,但一般主张应做颈部淋巴结的处理。

Ⅲ、Ⅳ期口底癌建议采用多学科综合治疗,由于肿瘤往往已累及双侧口底,有必要同时处理双侧颈部淋巴结,cN0 者可做双侧 SND,cN(+)病例在颈清扫术应尽可能保留一侧的颈内静脉以减少术后并发症。

对较小的口底癌,手术切除应包括肿块及周围 1.5 cm 的正常组织,并注意切除的深度;对较大的口底癌,还需切除部分舌体、下颌骨等结构。下颌骨的处理主要根据肿瘤与下颌骨的关系,如仅有骨膜累及或少量骨质破坏可做方块切除,如有骨皮质或骨髓的破坏则应做节段性切除。

早期口底癌术后较小的缺损可直接拉拢缝合,较大的缺损需行皮瓣或肌皮瓣整复。下颌骨缺损,尤其下颌骨颏部的弓形缺损,需用血管化骨肌皮瓣重建下颌骨连续性。

(2) 放疗

对口底癌早期病变可采用外照射加间质插植治疗。如病灶已侵及牙龈且紧贴下颌骨或伴颈淋巴结转移,则以外照射与手术综合治疗为好。口底癌单纯外照射可设颏部平行相对野或病变侧前野和侧野加楔形滤片照射,使靶区剂量较均匀。照射 45~50 Gy/4.5~5 周后,改颏下野加量照射,使总量达 65~70 Gy/6.5~7 周,病变区可达高剂量,但下颌骨受量高,易并发下颌骨坏死。因此,病变区适合间质插植治疗或手术者,不宜选用单纯外照射。口底癌未累及舌腹面的浅小病灶,对无牙患者,也可予外照射 45~55 Gy/5~6 周后选用适当大小的口腔筒进行口底病变区照射,每次 3 Gy,共 5~8 次,使病变区总量达 65~70 Gy。病变 <1.5 cm,病变与下颌骨间的最近距离 >5 mm,可行组织间插植近距离治疗,按巴黎系统的布源规则进行。若病变小,无舌肌侵犯、深部浸润和骨受侵,可行单纯组织间插植近距离治疗。T1 N0、T2 N0 一般不常规做下颈和锁骨上淋巴结的预防性照射。

复旦大学附属肿瘤医院放疗 23 例口底癌,5 年生存率为 39.1%,其中无颈淋巴结转移 6 例全部生存 >5 年,有颈淋巴结转移者仅 17.6% 生存 >5 年。

### 49.21.6 预后

口底鳞癌 5 年生存率大约为 50%,颈部淋巴结有转移者则下降至 25%。

## 49.22 腭癌

### 49.22.1 解剖

硬腭构成固有口腔的顶部,其覆盖的黏膜与骨膜紧贴,直接附着在上颌骨的腭突和腭骨水平部分的骨质上,因此硬腭黏膜固定,不能移动。前界和两侧与上牙龈相连,后界终止于腭骨水平部的后缘,与软腭黏膜相连接。前部黏膜呈多个嵴状皱褶,中央部分常有椭圆形的骨性隆起,称为腭隆突。在双尖牙以后的黏膜下有众多黏液腺分布,并向后逐渐增多,因此常有涎腺类型的肿瘤如黏液表皮样癌、腺样囊性癌等发生。

### 49.22.2 发病情况

腭癌(cancer of the hard palate)与烟酒嗜好有明显关系,与其他病因如不合适的义齿、口腔卫生不良等也有一定的关系。

### 49.22.3 病理

硬腭癌中,鳞癌的比例少于口腔其他部位,约占 53%;其他为小涎腺恶性肿瘤,其中以腺样囊性癌(15%)、黏液表皮样癌(10%)居多。

### 49.22.4 临床表现

腭部鳞癌多为外生型,高出表面,中央低陷溃疡,边缘外翻,覆盖有血痂或渗出物,有的也可为溃疡型和疣状型。约有 70% 的鳞癌会累及硬腭骨板,甚至可引起腭穿孔。肿瘤也向周边扩展,累及牙龈、齿槽骨,引起牙齿松动,越过中线延及对侧硬腭,侵入鼻腔、上颌窦,出现鼻塞、鼻出血、头痛等症状,向后则累及软腭、咽侧壁以及翼腭窝,引起张口受限及三叉神经麻痹。淋巴结转移相对较少,第 1 站多为 I、II 区淋巴结。

小涎腺来源的腭癌,以腺样囊性癌和黏液表皮样癌居多,发病年龄较鳞癌早,生长往往比较缓慢,常表现为无痛性肿块,黏膜完整,黏膜下常见有扩张毛细血管,并呈淡蓝色,易误为血管瘤。肿瘤增大后,或咬合创伤,可出现溃疡。腺样囊性癌也较易侵犯硬腭骨板,并沿腭大肌、翼腭管血管神经束向颅底扩展,疼痛症状明显。小涎腺来源的腭癌除高度恶性黏液表皮样癌外,颈部淋巴结转移率较低。

### 49.22.5 诊断

硬腭癌需与牙龈癌、上颌窦癌相鉴别;此外,尚应与结核性溃疡、涎腺坏死性化生、梅毒性树胶样肿、腭隆突以及中线致死性肉芽肿等相鉴别,对可疑的肿块可做活检以明确诊断。

### 49.22.6 治疗

**(1) 手术**

硬腭癌一般主张以手术治疗为主,术式应根据病变病理学类型、累及范围选择,T1、T2 的腭癌可选择手术或放疗,而手术较为简单、较少引起并发症及功能障碍,一般以选择手术较多。如肿块未累及骨膜,则无必要做贯通式的切除,只要从口内肿块外 1 cm 正常组织切除肿块及对应骨膜,术中可根据对骨膜切缘的监测决定是否要去除骨质。对于大多数病例术后腭部软组织缺损二期愈合,不需要植皮或其他修复。

对于 T1~2 的 cN0 病例可一般不做选择性颈清扫术,N1 病例行颈部淋巴结清扫术,如有包膜外浸润则应做术后放疗,N2 以上的病例应做手术并术后放疗。

T3~4 的硬腭鳞癌需要以手术、放疗为主的综合治疗。如肿瘤累及硬腭骨板，可做腭骨部分切除；如肿块累及鼻腔或上颌窦，则应根据情况做上颌骨部分切除、上颌骨全切术。手术后造成的口—鼻瘘或口腔—上颌窦瘘可做赝复修复或软组织瓣转移修复。cN0 者可做 SND 术（Ⅰ～Ⅲ区），对于高度恶性、T3~4、切缘阳性、神经累及或有颈部淋巴结转移者应做术后补充放疗。

对于小涎腺来源的肿瘤，手术治疗是首选的方法，原发灶切除范围可参照鳞癌；但对于腺样囊性癌等局部及神经浸润能力较大的肿瘤除应扩大切除范围外，还应对周围可能累及的神经如腭大神经在术中做冷冻切片检查，必要时应扩大切除范围。如追寻肿瘤至颅底仍未能得到阴性切缘术后应做放疗。小涎腺来源的腭癌颈部淋巴结转移仅约3%，除高度恶性的黏液表皮样癌等肿瘤外，一般不做选择性颈清扫术。

**（2）放疗**

近年来，随着放疗设备及照射技术的改进，放疗不仅用于术后的补充放疗，对早期浅表的硬腭癌也可采用近距离放疗。先制作硬腭模型，内有预置塑料施源器管，根据设定的靶区安排施源管数量和部位（注意参考距离不宜过大，以免造成硬腭穿孔）。每次剂量不宜过高，一般 500~600 cGy/次，单纯近距离治疗剂量 4 000~5 000 cGy（HDR）。如先行外照射 40~50 Gy/4~5 周，则补充近距离放射 2 000~2 500 cGy（HDR）。外照射采用两侧颊部平行相对野、平行相对野加前野或前野加侧野两楔形野照射。早期病变照射野应包括上颌窦下半部、全部硬腭和部分软腭。小涎腺来源的腺样囊性癌，因其有沿神经鞘播撒的可能，照射野要适当扩大。单纯外照射剂量为 70~76 Gy/7~8 周。对于病灶<2 cm，浸润深度<0.5 cm 或硬腭骨质无破坏，可做口腔筒照射，外照射 50~55 Gy/5~5.5 周，口腔筒照射 300 cGy/次，照射 8~10 次。复旦大学附属肿瘤医院放疗 99 例硬腭癌，5 年生存率为 46.5%，其中单纯外照射为 39.3%，外照射加口腔内照射（口腔孔、镭模）为 68.0%。

### 49.22.7 预后

腭鳞癌的 5 年生存率为 50%~70%，有淋巴结转移者下降至 25%~35%。涎腺型上皮癌中，以黏液表皮样癌预后最好，腺样囊性癌次之，恶性混合瘤最差。

## 49.23 磨牙后区癌

### 49.23.1 解剖

磨牙后区癌（retromolar trigone cancer）在以往的分类中常归入颊癌或口咽癌，在最新的 UICC/AJCC 的分类中列为单独的解剖区域，其范围指覆盖下颌升支的附着黏膜，位于最后磨牙远中，其尖端向上与上颌结节连接。三角区的外侧与颊黏膜，内侧与舌腭弓的黏膜相连接。

### 49.23.2 临床表现和诊断

磨牙后三角癌发生率不高，约仅占口腔癌的 7%，由于磨牙后三角是一个较局限的区域，与颊黏膜，上、下颌牙龈，上颌结节，咽前柱，软腭和口底相邻，肿瘤往往易累及其他部位。在报道的病例中，约有 84% 累及颊黏膜，14% 累及口咽部，22% 累及咬肌间隙，34% 累及上、下颌骨，磨牙后三角癌易沿着翼下颌缝侵犯翼肌、翼板，引起张口受限，或从外侧直接侵犯上颌骨，由于下颌骨皮质较厚，磨牙后三角癌较少侵犯下颌骨，但是，缺牙患者下颌骨萎缩或磨牙区有拔牙创伤者，易受到侵犯。

磨牙后区癌患者的主要表现为局部疼痛溃疡和张口受限，有时疼痛可向耳部放射，淋巴结转移率为 26%~44%，大多数位于同侧Ⅱ区淋巴结[85,86]。

### 49.23.3 治疗

磨牙后区癌磨牙后三角癌主要采用手术和放疗，对于比较小的磨牙后三角癌或仅有少量皮质累及的可做下颌颊瓣，做下颌骨升支和磨牙区下颌骨边缘切除，但要注意保留下颌骨的血供；如肿瘤范围较大，则要做上颌骨下部切除或部分切除和下颌骨节段性切除。对于Ⅲ、Ⅳ期的病例主张术后补充放疗。放疗采用高能 X 线和高能电子线混合束单野或平行相对野照射，单纯放疗剂量：66~76 Gy/7~8 周。手术、放疗综合治疗疗效优于单纯放疗[85]。

### 49.23.4 预后

磨牙后区癌的预后可能比其他口腔癌差，Ⅰ、Ⅱ、Ⅲ、Ⅳ期的 5 年生存率分别为 100%、74.1%、

75%、43.6%,总体60.6%,有嚼肌间隙累及者5年生存率仅为22.5%[86]。

## 49.24 口咽癌

### 49.24.1 解剖

口咽是咽的中间部分,上与鼻咽、下与喉咽相通,位于硬腭水平到舌骨水平之间。前界为舌轮廓乳头线和两侧的舌腭弓,后壁是相当于第二、第三颈椎前壁的黏膜。口咽的两侧壁是咽腭弓、舌腭弓,以及位于其间的腭扁桃体。软腭构成口咽顶部的前部分,并通过咽门与口腔相通。口咽包括舌根、软腭、咽后壁、咽侧壁和扁桃体。口咽黏膜下分布有丰富的淋巴组织,构成咽淋巴环的一部分。舌根黏膜下分布有舌扁桃体,而致黏膜高低不平,并且还有许多小涎腺散布于黏膜下。因此,口咽部除有鳞状细胞癌外,还多见有淋巴瘤和涎腺型的上皮性肿瘤。

### 49.24.2 发病情况

上海市的扁桃体癌男女标化发病率分别为0.11/10万、0.00/10万,其他口咽癌(oropharyngeal cancer)为:男性0.17/10万、女性0.05/10万。美国扁桃体癌男女标化发病率分别为2.6/10万、0.6/10万,其他口咽癌为:男性0.7/10万、女性0.2/10万,发病率为1.6/10万,明显高于我国。

### 49.24.3 病理

鳞状细胞癌可发生在口咽的任何部位,以低分化或未分化为多见。小涎腺来源的腺癌也好发在口咽部,尤多见于舌根和软腭,且以腺样囊性癌最多,其次为黏液表皮样癌,恶性混合瘤和其他腺癌少见。

### 49.24.4 临床表现

口咽癌发病初期,可局限于口咽的一个部位,但可迅速向附近的舌根、软腭、咽侧壁、磨牙后三角区、会厌等处蔓延,晚期的病例常难以确定其最初的起源部位。口咽癌早期多无明显自觉症状,肿瘤稍增大后可引起咽部不适,最早主诉多为咽部有异物感。疼痛也是口咽癌的主要症状,并随着病变增大而加剧,可向耳部放射,疼痛加重表明肿瘤已向深部浸润。舌根腺样囊性癌和黏液表皮样癌表现为黏膜下肿块。黏液表皮样癌边界尚清,而腺样囊性癌常呈浸润性肿块,边界不清,且疼痛明显,晚期均出现肿块的溃疡。鳞状细胞癌多为溃疡型,早期难以发现,常因舌活动受限,或出现颈上部淋巴结肿大而就诊。晚期可向前累及舌体和口底,舌活动受限表明肿瘤已侵及深层组织,下唇麻木说明已累及下齿槽神经,或沿下齿槽神经向下颌骨升支扩展。向后侵及会厌和下咽,疼痛可向耳颞部放射,影响进食和吞咽。软腭癌也以黏液表皮样癌、腺样囊性癌或恶性混合瘤为多见,所出现的黏膜下肿块,表面黏膜完整,可呈淡蓝色,增大后可有溃疡;鳞癌以溃疡型多见,且病史时间短,病程发展快。软腭癌可向软腭鼻腔面、硬腭、舌根、磨牙后三角区和咽侧壁扩展,出现疼痛、进食、吞咽和说话的功能障碍。扁桃体癌可起源于腺体或扁桃体窝黏膜,表现为肿块或溃疡,以低分化鳞癌多见,增大后向周边组织浸润,累及咽后壁和舌根,也可向下扩展到下咽部,向深部侵及下颌骨升支和翼内肌。咽旁间隙受累后,肿瘤可沿间隙内的脑神经向颅底扩展。常见症状是咽部疼痛,常是单侧、持续性疼痛,并向耳周放射。因咽部异物感而刺激性咳嗽,早期可误诊为咽炎(图49-8)。

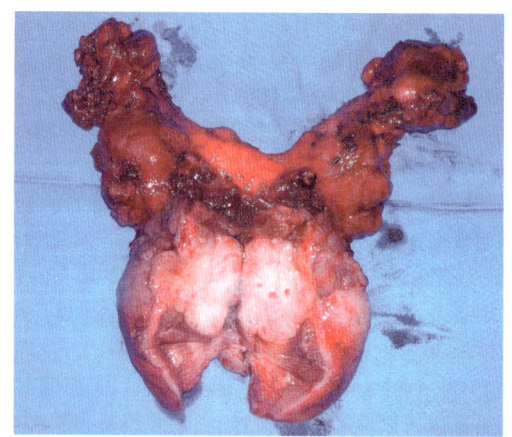

图49-8 舌根癌

口咽癌颈部淋巴结转移率高,首诊出现肿大淋巴结者有55%~75%,多发生在Ⅱ、Ⅲ、Ⅳ区,其中舌根癌双侧颈部淋巴结转移率可高达55%,而早期扁桃体癌对侧转移率较低。远处转移率也较其他口腔癌高,临床发现远处转移率占20%。

### 49.24.5 诊断

口咽部解剖位置深在,且较隐蔽,早期病变不易发现,但仔细检查仍可发现黏膜表面溃疡或肿块,可通过病理活检确诊。口咽部也是恶性淋巴瘤好发部位,病理活检可资鉴别。

## 49.24.6 治疗

目前,口咽部肿瘤主要采取放疗,主要原因是因为多数口咽部肿瘤分化较差,手术后缺损的修复比较困难。近年来由于各种组织瓣的运用,根治性手术治疗或手术加放疗的综合治疗方法亦不断被采纳,尤其是病变较晚、已有颈淋巴结转移、对放疗不敏感的涎腺肿瘤或放疗难以控制的病例[88]。

### (1) 放疗

放疗是口咽部恶性肿瘤的基本治疗方法。放疗不仅可取得治疗性效果,而且能有效保留器官解剖结构的完整性。晚期口咽癌采用放疗和手术的综合治疗,可提高手术的切除率,降低手术的局部复发率,改进生存率。主要采用外照射,有时可并用腔内照射。采用$^{60}$Co或加速器治疗。

外照射通常采用两侧平行相对野,包括原发灶和上颈部淋巴结。通常大野剂量至40 Gy,避开脊髓,继续加量至65～70 Gy/6.5～7周。下颈、锁骨上区另设一个单前野垂直照射,预防剂量50 Gy/5周。术前放疗剂量40～50 Gy/4～5周;术后放疗50～60 Gy/5～6周,应在术后6周内开始。

组织间近距离后装放疗,可用于舌根癌和扁桃体肿瘤。一般外照射45～50 Gy后,休息1～2周,再做组织间插植补量20～30 Gy。

对于放疗后肿瘤有残余或复发的病例,手术可作为挽救治疗。

### (2) 手术

口咽部位置较深,手术进路应根据肿块的部位和范围决定。经口腔切除术、经舌骨上咽切开进路适用于口咽部壁比较表浅的和比较局限的肿瘤;对于较大的肿瘤宜采用下颌骨升支锯开进路或下唇正中切开,除少数较小的肿瘤术后缺损可直接拉拢外,多数应采用组织瓣移位修复(图49-9)。

手术时还应同期做颈部的处理,cN0者应做选择性颈清扫术(包括Ⅱ～Ⅳ区),N1～3应做MRND或RND,对于中线(如舌根、软腭等)应做双侧的颈部处理。

对于手术后的病例,如术中或术后发现有复发危险性较高的因素特别是淋巴结包膜外浸润、切缘紧靠肿块或切缘阳性,应做补充放(化)疗。

口咽癌治疗方法的选择主要根据肿瘤的分期、

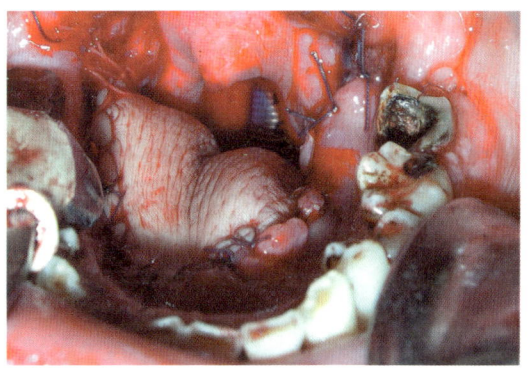

**图49-9** 舌根癌切除后胸大肌肌皮瓣修复缺损部位

组织学类型、医疗机构的技术和设备条件以及患者的意愿,对于疗效的差别,目前尚无随机对照临床试验进行比较,有待于进一步明确。

## 49.24.7 预后

口咽部恶性肿瘤治疗后5年生存率在30%～55%,在各部位肿瘤中以舌根癌疗效较差。病变早晚与预后关系密切,一旦出现颈淋巴结转移,生存率明显下降。单纯放疗失败的主要原因为放射剂量不足,或定位不准确。

(严文洪 应红梅)

### 主要参考文献

[1] Sobin LH, Wittekind C. TNM classification of malignant tumours. 6th ed. Hoboken, New Jersey: John Wiley & Sons, 2002:22-26.

[2] American Joint Committee on Cancer. AJCC cancer staging manual. 6th ed. New York: Springer-Verlag, 2002:23-45.

[3] Carvalho AL, Nishimoto IN, Califano JA, et al.. Trends in incidence and prognosis for head and neck cancer in the United States: a site-specific analysis of the SEER database. Int J Cancer, 2005, 114:806-816.

[4] IARC-WHO (2000). GLOBOCAN 2000 Database: Cancer incidence, mortality and prevalence worldwide, estimates for the year 2000: International Agency for Research on Cancer and World Health Organization.

[5] Kannan S, Tahara H, Yokozaki H, et al. Telomerase activity in premalignant and malignant lesions of human oral mucosa. Cancer Epidemiol Biomarkers Prev, 1997, 6:413-420.

[6] Parkin DM, Bray F, Ferlay J, et al. Global cancer statistics, 2002. CA Cancer J Clin, 2005, 55:74-108.

[7] Lin YS, Jen YM, Wang BB, et al. Epidemiology of oral cavity cancer in Taiwan with emphasis on the role of betel nut chewing. ORL J Otorhinolaryngol Relat Spec, 2005, 67:230-236.

[8] Shiboski CH, Schmidt BL, Jordan RC. Tongue and tonsil carcinoma: increasing treads in the U. S. population ages 20-44 years. Cancer, 2005, 103: 1843-1849.

[9] Silverman S Jr. Demographics and occurrence of oral and pharyngeal cancers. The outcomes, the trends, the challenge. J Am Dent Assoc, 2001, 132: S7-S11.

[10] Canto MT, Devesa SS. Oral cavity and pharynx cancer incidence rates in the United States, 1975-1998. Oral Oncol, 2002, 38:610-617.

[11] 邱蔚六. 中国口腔颌面肿瘤学进展50年. 中华口腔医学杂志, 2002, 37: 161-164.

[12] Sugerman PB, Savage NW. Oral cancer in Australia: 1983～1996. Aus Dent

J,2002,47:45-56.
[13] Sankaranarayanan R. Oral cancer in India: an epidemiologic and clinical review. Oral Surg Oral Med Oral Pathol, 1990, 69: 325-330.
[14] Elango JK, Gangadharan P, Sumithra S, et al. Trends of head and neck cancers in urban and rural India. Asian Pac J Cancer Prev, 2006, 7:108-112.
[15] 刘恩菊,项永兵,金凡,等. 上海市区恶性肿瘤发病趋势分析(1972~1999年). 肿瘤,2004,24:11-15.
[16] Stewart BW, Kleihues P. World Cancer Report. Lyon: WHO International Agency for Research on Cancer, 2003:232-236.
[17] Petersen PE. The World Oral Health Report 2003: continuous improvement of oral health in the 21st century — the approach of the WHO Global Oral Health Programme. Community Dent Oral Epidemiol, 2003, 31(Suppl 1): S3-S23.
[18] Neville BW, Damm DD, Allen CM, et al. Oral and Maxillofacial Pathology. 2nd ed. Phila., PA: Saunders, 2002:337-369.
[19] Cogliano V, Straif K, Baan R, et al. Smokeless tobacco and tobacco-related nitrosamines. Lancet Oncol, 2004, 5:708.
[20] Buch SC, Notani PN, Bhisey RA. Polymorphism at GSTM1, GSTM3 and GSTT1 gene loci and susceptibility to oral cancer in an Indian population. Carcinogenesis, 2002, 23: 803-807.
[21] Poschl G, Seitz HK. Alcohol and cancer. Alcohol, 2004, 39:155-165.
[22] Balaram P, Sridhar H, Rajkumar T, et al. Oral cancer in southern India: the influence of smoking, drinking, paan-chewing and oral hygiene. Int J Cancer, 2002, 98:440-445.
[23] Herrero R, Castellsague X, Pawlita M, et al. Human papillomavirus and oral cancer: the International Agency for Research on Cancer multicenter study. J Natl Cancer Inst, 2003, 95:1772-1783.
[24] Tran N, Rose BR, O'Brien CJ. Role of human papillomavirus in the etiology of head and neck cancer. Head Neck, 2007, 29:64-70.
[25] Syrjanen S. Human papillomavirus (HPV) in head and neck cancer. J Clin Virol, 2005, 32 (Suppl 1): S59-S66.
[26] Maserejian NN, Giovannucci E, Rosner B, et al. Prospective study of fruits and vegetables and risk of oral premalignant lesions in men. Am J Epidemiol, 2006, 164: 556-566.
[27] Rosenblatt KA, Daling JR, Chen C, et al. Marijuana use and risk of oral squamous cell carcinoma. Cancer Res, 2004, 64: 4049-4054.
[28] Grati FR, Sirchia SM, Garagiola I, et al. Losses of heterozygosity in oral and oropharyngeal epithelial carcinomas. Cancer Genet Cytogenet, 2000, 118: 57-61.
[29] Grandis JR, Tweardy DJ. Elevated levels of transforming growth factor alpha and epidermal growth factor receptor messenger RNA are early markers of carcinogenesis in head and neck cancer. Cancer Res, 1993, 53: 3579-3584.
[30] Izzo JG, Papadimitrakopoulou V, Li XQ, et al. Dysregulated cyclin D1 expression early in head and neck tumorigenesis: in vivo evidence for an association with subsequent gene amplification. Oncogene, 1998, 17: 2313-2322.
[31] Brennan JA, Mao L, Hruban RH, et al. Molecular assessment of histopathological staging in squamous-cell carcinoma of the head and neck. N Engl J Med, 1995, 332;429-435.
[32] Lai S, El-Naggar AK. Differential expression of key cell cycle genes (p16/cyclin D1/pRb) in head and neck squamous cell carcinomas. Lab Invest, 1999, 79:255-260.
[33] Kujan O, Oliver R, Roz L, et al. Fragile histidine triad expression in oral squamous cell carcinoma and precursor lesions. Clin Cancer Res, 2006, 12: 6723-6729.
[34] McGregor AD, McDonald DG. Patterns of spread of squamous cell carcinoma to the ramus of the mandible. Head Neck, 1993, 15:440-444.
[35] Mc Gregor AD, McDonald DG. Routes of entry of squamous cell carcinoma to the mandible. Head Neck Surg, 1988, 10:294-301.
[36] Shafer WG, Waldron CA. Erythroplakia of the oral cavity. Cancer, 1975, 36: 1021-1028.
[37] Hsue SS, Wang WC, Chen CH, et al. Malignant transformation in 1458 patients with potentially malignant oral mucosal disorders: a follow-up study based in a Taiwanese hospital. J Oral Pathol Med, 2007, 36:25-29.
[38] van der Meij EH, Schepman KP, van der Waal I. The possible premalignant character of oral lichen planus and oral lichenoid lesions: a prospective study. Oral Surg Oral Med Oral Pathol Oral Radiol Endod, 2003, 96:164-171.
[39] Murti PR, Bhonsle RB, Pindborg JJ, et al. Malignant transformation rate in oral submucous fibrosis over a 17-year period. Community Dent Oral Epidemiol, 1985, 13:340-341.
[40] Slaughter DP, Southwick HW, Smejkal W. Field cancerization in oral stratified squamous epithelium: clinical implications of multicentric origin. Cancer, 1953, 6:963-968.
[41] Braakhuis BJ, Tabor MP, Leemans CR, et al. Second primary tumors and field cancerization in oral and oropharyngeal cancer: molecular techniques provide new insights and definitions. Head Neck, 2002, 24:198-206.
[42] Mukherji SK, Isaacs DL, Creager A, et al. CT detection of mandibular invasion by squamous cell carcinoma of the oral cavity. Am J Roentgenol, 2001, 177:237-243.
[43] Brockenbrough JM, Petruzzelli GJ, Lomasney L. DentaScan as an accurate method of predicting mandibular invasion in patients with squamous cell carcinoma of the oral cavity. Arch Otolaryngol Head Neck Surg, 2003, 129: 113-117.
[44] Stuckensen T, Kovacs AF, Adams S, et al. Staging of the neck in patients with oral cavity squamous cell carcinomas: a prospective comparison of PET, ultrasound, CT and MRI. J Craniomaxillofac Surg, 2000, 28: 319-324.
[45] Hosal AS, Carrau RL, Johnson JT, et al. Selective neck dissection in the management of the clinically node-negative neck. Laryngoscope, 2000, 110:2037-2040.
[46] Mira E, Benazzo M, Rossi V, et al. Efficacy of selective lymph node dissection in clinically negative neck. Otolaryngol Head Neck Surg, 2002, 127:279-283.
[47] Civantos FJ, Gomez C, Duque C, et al. Sentinel node biopsy in oral cavity cancer: correlation with PET scan and immunohistochemistry. Head Neck, 2003, 25:1-9.
[48] Tschopp L, Nuyens M, Stauffer E, et al. The value of frozen section analysis of the sentinel lymph node in clinically N0 squamous cell carcinoma of the oral cavity and oropharynx. Otolaryngol Head Neck Surg, 2005, 132:99-102.
[49] Hamakawa H, Fukizumi M, Bao Y, et al. Genetic diagnosis of micrometastasis based on SCC antigen mRNA in cervical lymph nodes of head and neck cancer. Clin Exp Metastasis, 1999, 17:593-599.
[50] Ribeiro NF, Godden DR, Wilson GE, et al. Do frozen sections help achieve adequate surgical margins in the resection of oral carcinoma? Int J Oral Maxillofac Surg, 2003, 32:152-158.
[51] O'Brien CJ, Adams JR, McNeil EB, et al. Influence of bone invasion and extent of mandibular resection on local control of cancers of the oral cavity and oropharynx. Int J Oral Maxillofac Surg, 2003, 32:492-497.
[52] 中华耳鼻咽喉头颈外科杂志编委. 中华医学会耳鼻咽喉科学分会:头颈部恶性肿瘤颈淋巴转移治疗方案和手术命名. 中华耳鼻咽喉头颈外科杂志, 2005, 40:84-86.
[53] Paleri V, Rees G, Arullendran P, et al. Sentinel node biopsy in squamous cell cancer of the oral cavity and oral pharynx: a diagnostic meta-analysis. Head Neck, 2005, 27:739-747.
[54] Devaney KO, Rinaldo A, Rodrigo JP, et al. Sentinel node biopsy and head and neck tumors — where do we stand today? Head Neck. 2006, 28: 1122-1131.
[55] Wolfensberger M, Zbaeren P, Dulguerov P, et al. Surgical treatment of early oral carcinoma-results of a prospective controlled multicenter study. Head Neck, 2001, 23:525-530.
[56] Brazilian Head and Neck Cancer Study Group. Results of a prospective trial on elective modified radical classical versus supraomohyoid neck dissection in the management of oral squamous carcinoma. Am J Surg, 1998, 176:422- 427.
[57] Freeman SB, Hamaker RC, Borrowdale RB, et al. Management of neck metastasis with carotid artery involvement. Laryngoscope, 2004, 114:20-24.
[58] Brkovich VS, Miller FR, Karnad AB, et al. The role of positron emission tomography scans in the management of the N-positive neck in head and neck squamous cell carcinoma after chemoradiotherapy. Laryngoscope, 2006, 116: 855-858.
[59] Sewall GK, Palazzi-Churas KL, Richards GM, et al. Planned postradiotherapy neck dissection: Rationale and clinical outcomes. Laryngoscope, 2007, 117: 121-128.
[60] Bourhis J, Overgaard J, Audry H, et al. Hyperfractioned or accelerated radiotherapy in head and neck cancer: a meta-analysis. Lancet, 2006, 368: 843-854.
[61] Burtness B, Goldwasser MA, Flood W, et al. Phase III randomized trial of cisplatin plus placebo compared with cisplatin plus cetuximab in metastatic/recurrent head and neck cancer: an Eastern Cooperative Oncology Group study. J Clin Oncol, 2005, 23;8646-8654.
[62] Bonner JA, Harari PM, Giralt J, et al. Radiotherapy plus cetuximab for squamous-cell carcinoma of the head and neck. N Engl J Med, 2006, 354: 567-578.
[63] Rohde S, Kovacs AF, Turowski B, et al. Intra-arterial high-dose chemotherapy with Cisplatin as part of a palliative treatment concept in oral cancer. Am J Neuroradiol, 2005, 26:1804-1809.
[64] Kovacs AF, Ghahremani MT, Stefenelli U, et al. Postoperative chemotherapy with cisplatin and 5-fluorouracil in cancer of the oral cavity and the oropharynx — long-term results. J Chemother, 2003, 15;495-502.
[65] Licitra L, Grandi C, Guzzo M, et al. Primary chemotherapy in resectable oral cavity squamous cell cancer: a randomized controlled trial. J Clin Oncol, 2003, 21;327-333.
[66] Winquist E, Oliver T, Gilbert R. Postoperative chemoradiotherapy for advanced squamous cell carcinoma of the head and neck: a systematic review with meta-analysis. Head Neck, 2007, 29:38-46.
[67] Bourhis J, Amand C, Pignon JP. Update of MACH-NC (Meta-Analysis of Chemotherapy in Head and Neck Cancer) database focused on concomitant chemoradiotherapy. J Clin Oncol, 2004, 22(14S):5505.
[68] Carvalho AL, Nishimoto IN, Califano JA, et al. Trends in incidence and prognosis for head and neck cancer in the United States: a site-specific analysis of the SEER database. Int J Cancer, 2005, 114:806-816.

[69] Dawson LA, Myers LL, Bradford CR, et al. Conformal re-irradiation of recurrent and new primary head-and-neck cancer. Int J Radiat Oncol Biol Phys, 2001, 50:377-385.
[70] Chen YJ, Kuo JV, Ramsinghani NS, et al. Intensity-modulated radiotherapy for previously irradiated, recurrent head-and-neck cancer. Med Dosim, 2002, 27:171-176.
[71] Jelic S, Stamatovic L, Vucicevic S, et al. Use of high-dose cytarabine to enhance cisplatin cytotoxicity-effects on the response and overall survival rates of advanced head and neck cancer patients. Eur J Cancer, 2002, 38:1478-1489.
[72] Hao SP, Tsang NM. The role of omohyoid neck dissection in patients with oral cavity carcinoma. Oral Oncol, 2002, 38:309-312.
[73] Di Martino E, Sellhaus B, Hausmann R, et al. Survival in second primary malignancies of patients with head and neck cancer. J Laryngol Otol, 2002, 116:831-838.
[74] American Cancer Society: Cancer Facts and Figures, 2007:20.
[75] Jemal A, Siegel R, Ward E, et al. Cancer statistics. CA Cancer J Clin, 2007, 57:43-66.
[76] Sessions DG, Spector GJ, Lenox J, et al. Analysis of treatment results for oral tongue cancer. Laryngoscope, 2002, 112:616-625.
[77] Khuri FR, Lee JJ, Lippman SM, et al. Randomized phase Ⅲ trial of low-dose isotretinoin for prevention of second primary tumors in stage Ⅰ and Ⅱ head and neck cancer patients. J Natl Cancer Inst, 2006, 5,98:441-450.
[78] Sporn MB, Dunlop NM, Newton DL, et al. Prevention of chemical carcinogenesis by vitamin A and its synthetic analogs (retinoids). Fed Proc, 1976, 35:1332-1338.
[79] Freemantle SJ, Dragnev KH, Dmitrovsky E. The retinoic acid paradox in cancer chemoprevention. J Natl Cancer Inst, 2006, 98:426-427.
[80] Sankaranarayanan R, Ramadas K, Thomas G, et al. Effect of screening on oral cancer mortality in Kerala, India: a cluster-randomised controlled trial. Lancet, 2005, 365: 1927-1933.
[81] Preventive Services Task Force: The Guide to Clinical Preventive Services, 2006.
[82] 上海市疾病预防控制中心. 2003 上海市市区恶性肿瘤发病率. 肿瘤, 2006, 26:694.
[83] Zitsch RP 3rd, Lee BW, Smith RB. Cervical lymph node metastases and squamous cell carcinoma of the lip. Head Neck, 1999, 21: 447-453.
[84] 上海市肿瘤研究所流行病学研究室. 2001 年上海市市区恶性肿瘤发病率. 肿瘤, 2005, 25:636.
[85] Mendenhall WM, Morris CG, Amdur RJ, et al. Retromolar trigone squamous cell carcinoma treated with radiotherapy alone or combined with surgery. Cancer, 2005, 103:2320-2325.
[86] Hao SP, Tsang NM, Chang KP, et al. Treatment of squamous cell carcinoma of the retromolar trigone. Laryngoscope, 2006, 116:916-920.
[87] Inoue T, Yoshida K, Yoshioda Y, et al. Phase Ⅲ trial of high-dose-rate vs. low-dose-rate interstitial radiotherapy for early mobile tongue cancer. Int J Radiat Oncol Biol Phys, 2001, 51:171-175.
[88] Parson JT, Mendenhall WM, Stringer SP, et al. Squamous cell carcinoma of the oropharynx: surgery, radiation therapy, or both. Cancer, 2002: 2967-2980.

# 50 涎腺肿瘤

50.1 概述
50.2 涎腺的组织学与解剖学特点
50.3 流行病学与病因
50.4 临床分期
50.5 病理与生物学特性
50.6 临床表现
50.7 诊断性检查

50.8 治疗
　50.8.1 治疗原则
　50.8.2 手术
　50.8.3 放疗
　50.8.4 化疗
　50.8.5 靶向治疗
50.9 预后和随访

## 50.1 概述

涎腺又称唾液腺,是分泌唾液的腺体。大涎腺有3对,即腮腺、颌下腺和舌下腺;小涎腺又称副涎腺,其分布广、数量多,主要在口腔、鼻旁窦以及气管等处的黏膜下。涎腺肿瘤绝大多数起源于腺体,少数可来自涎腺的间质、血管和淋巴网状组织,如血管瘤、恶性淋巴瘤、神经鞘瘤等。头颈部的恶性肿瘤有时可以转移至腮腺内或颌下区淋巴结,易误认为涎腺肿瘤,应仔细鉴别。涎腺肿瘤的治疗主要是外科手术。外科医师对涎腺肿瘤的病理类型、生物学特性、临床分期以及局部解剖需有充分的了解,才能采用相应的手术方式。近年来随着对涎腺肿瘤认识的提高,手术的指征及规范化逐渐趋向统一,其疗效进一步改善。但由于解剖部位和病期的限制,对有些较晚期的肿瘤单纯手术的疗效仍不理想。近10年来国内外一些医院开展了手术加放疗和化疗的综合治疗,显著提高了这类肿瘤的切除率和患者的生存率[1]。随着对肿瘤生物学的认识和靶向治疗的兴起,针对涎腺肿瘤的靶向治疗药物的临床试验也正在进行。

## 50.2 涎腺的组织学与解剖学特点

涎腺的功能单位是分泌性腺泡和相关的导管及肌上皮细胞,腺泡可以分为浆液性、黏液性和混合性3种。浆液性腺泡由楔形细胞构成,它们围成一个腔,是闰管的起始点,其主要分泌物是淀粉酶。黏液性腺泡细胞胞质透明,其分泌物也通过闰管排出。闰管在常规组织切片中常不明显,它们由单层立方细胞衬附,闰管与较大的纹管相延续,纹管衬覆的细胞呈高柱状,这些细胞的基底部具有与唾液的成分修饰相关的胞质皱褶。纹管与小叶间的排泄管汇合,后者衬附假复层柱状上皮,常含有少许黏液细胞[2]。

肌上皮细胞,或称篮细胞,有收缩功能,位于基膜和腺泡细胞的基底部胞膜之间,在HE切片中,形态不一且不易观察。它们含有平滑肌肌动蛋白、肌球蛋白和中间丝包括角蛋白-14。角蛋白-14的免疫组化显示这些细胞呈星状,有长的树枝样突起,包绕腺泡。肌上皮细胞也围绕闰管,但其在纹管外围是否存在尚未确定。超微结构显示,肌上皮细胞的胞质含肌球蛋白微丝,其走行与细胞的外表面平行。肌上皮细胞在涎腺肿瘤发生中的作用越来越受到重视,同时由于肌上皮细胞在形态学上的不同和多种分化潜能,使得涎腺肿瘤的病理学诊断纷繁复杂。

（1）腮腺

腮腺是最大的涎腺,尽管近年解剖学研究认为腮腺是单叶性结构,然而在临床上将腮腺分出深、浅叶是有实用价值的。所谓腮腺浅叶就是指在神经、血管平面以上的腺体。腮腺浅叶切除有利于面神经的解剖,可减少术中失血。笔者的体会在腮腺深、浅叶间确有一个潜在的间隙,若能在这个平面仔细解剖,面神经很容易分离。要成功完成腮腺手术,首先要熟悉面神经的解剖。面神经的解剖复杂多变，但也有较恒定的标志。面神经从颅底经茎乳孔，向下前方行进 0.5~1.5 cm，从腮腺后缘进入腮腺，至此称为面神经总干，无重要分支。进入腺体后约 0.5 cm 即分出耳颞干和面颈干，然后再分出若干分支如颞支、颧支、颊支、下颌缘支和颈支等，支配额部、上下眼睑和上下唇的运动。各分支常互相吻合，变化甚多，损伤后功能可以代偿。根据笔者经验，颞支和下颌缘支属边缘支，损伤后功能不能代偿，手术时要对其妥善保护。除面神经外，耳颞神经和腮腺的关系也十分密切。耳颞神经是三叉神经的分支，在下颌骨髁状突后进入腮腺组织，为腮腺带来节后纤维（具分泌功能），腮腺手术后的 Frey 综合征与该神经手术后的异位再生有关。

腮腺中有随机分布的淋巴样组织以及 1~20 个淋巴结，其淋巴引流也十分丰富。淋巴结共分 3 组：①浅表或腺体旁淋巴链，位于腺体表面，接受耳、颞、头皮、额和上面部皮肤的淋巴引流，然后输出至颈外链和二腹肌下淋巴结；②腺内淋巴链，位于面神经平面，接受同侧腮腺浅叶和鼻、眼睑的淋巴引流，然后输出至颈深淋巴结；③深部淋巴结，位于腮腺最深部及咽侧壁，接受鼻咽和后鼻腔的淋巴引流，再输出至颈深淋巴结。另外，正常腮腺的淋巴结内含涎腺导管和腺泡（Neisse Nicholson 剩余）的情况并不少见，这是在胚胎发育过程中迷离的腮腺组织，推测可能与沃辛瘤（Warthin 瘤）的发生相关。如果广泛取材，在腮腺中还可发现单个的或小团的皮脂腺。

### （2）颌下腺

颌下腺是第二大涎腺，位于颌下三角内，大多数腺体均超过二腹肌前后腹。腺体周围被颈深筋膜浅层覆盖，颌下区的淋巴结多在包膜之外，可以与颌下腺肿瘤相鉴别。颌下腺后缘与腮腺下极间有茎突下颌韧带。颌下腺也可分为浅叶和深叶两部分：在下颌舌骨肌浅面的部分为浅叶，绕过下颌舌骨肌游离缘紧贴在舌骨舌肌表面的部分为深叶。虽然颌下腺的解剖没有腮腺区复杂，但手术时必须注意勿误伤舌神经和舌下神经。舌神经有一分支由颌下腺深叶上方进入腺体，支配腺体的分泌功能。颌下腺切除时需将该分支切断，此时慎勿过度牵拉腺体，以免伤及舌神经。舌下神经与颌下腺深叶仅隔一层极薄的舌骨舌肌筋膜，手术时如将此筋膜切破，解剖平面就会过深，易引起口底静脉渗血，从而导致舌下神经受损。颌下腺导管从颌下腺深叶发出，行向前上，开口于舌系带旁侧。颌下区的淋巴结多在颌下腺包膜以外，收集面部、鼻腔、上下唇和口腔前部的淋巴引流，然后输入颈深淋巴结。面动脉和颌下腺的关系也十分密切，绝大多数面动脉穿过颌下腺。颌下腺切除时要两次断扎该动脉，一次在下颌骨水平支下缘，术时要注意勿误伤面神经下颌缘支；另一次在颌下腺切除时于二腹肌后腹上缘处断扎血管，若结扎不善，血管回缩会导致严重出血。

### （3）舌下腺

舌下腺肿瘤仅占所有上皮性涎腺肿瘤的 0.5%~1%，占大涎腺肿瘤的 1.5%，但 80%~90% 的舌下腺肿瘤是恶性的。舌下腺是最小的大涎腺体，位于下颌骨的舌下隐窝至下颌骨联合，底为下颌舌骨肌，周围结构为舌下腺导管、舌的血管、舌神经、舌下神经和口底黏膜，有大约 20 个或更多的腺体的外分泌导管开口于口底。血供来源于面动脉，引流静脉与动脉伴行，淋巴引流沿颌下三角至颈深淋巴结，与来源于口腔肿瘤的引流途径相同。

## 50.3　流行病学与病因

涎腺肿瘤并不罕见，但涎腺肿瘤的流行病学资料并不丰富。将所有的涎腺肿瘤考虑在内，全球的年发病率为 0.4/10 万~13.5/10 万，恶性肿瘤的发病率为 0.4/10 万~2.6/10 万。相对来讲，欧洲的发病率最高，北美次之，而亚洲和非洲最低[3]。涎腺肿瘤在头颈部肿瘤中占 3%~12%，约占全身肿瘤的 1.2%，约 80% 的涎腺肿瘤位于腮腺，10% 位于颌下腺，1% 在舌下腺，其余分布在小涎腺，其中最常见的受累部位为腭。我国目前还没有全国性资料，根据 1972~1999 年上海市恶性肿瘤的统计资料[4]，恶性涎腺肿瘤 1972~1974 年平均每 10 万人中男性发病率为 0.5 人，女性为 0.6 人，而 1996~1999 年平均每 10 万人中男性发病率为 0.7 人，女性为 0.7 人，发病率有上升趋势。

多形性腺瘤是最常见的涎腺肿瘤，约占所有涎腺肿瘤的一半，Warthin 瘤次之（30%）[5]；黏液表皮样癌是最常见的恶性涎腺肿瘤（35%），腺样囊性癌紧随其后（20%）[3,6]。复旦大学附属肿瘤医院 1956~1990 年共诊治大涎腺肿瘤 1 644 例，其中良性 856 例、恶性 788 例。恶性中女性 329 例（41.7%），男性 459 例（58.3%）；良性中混合瘤 712 例（83%）。儿童患涎腺肿瘤较少见，文献报道 <16 岁患者不到 3%，最常见的大多为良性混合瘤、血管瘤和淋巴管瘤。根据复旦大学附属肿瘤医院 1 644 例涎腺肿瘤的资料，<16 岁患者有 25 例（1.5%），其中恶性肿

瘤 18 例,混合瘤 7 例;年龄最小仅 4 岁。

涎腺肿瘤的病因不明,与其他头颈部肿瘤不同,吸烟、饮酒与恶性涎腺肿瘤发病的关系并不明确,涎腺的慢性炎症似乎也并不是一个肯定的影响因素。营养可能是危险因素,低维生素 A 和维生素 C 与高发生率相关。年轻时患过良性肿瘤的患者(如多形性腺瘤)有患恶性腮腺肿瘤的高危险性,可能这类肿瘤有恶性转换的可能(3% ~ 10%)。辐射可能是另外一个病因,日本核爆炸幸存者和儿童时接受放疗的患者,其发病率增高,并且有病种的特异性。根据日本广岛和长崎原子弹爆炸后幸存者的数据显示,黏液表皮样癌和 Warthin 瘤随着接受放射剂量的增加而发病率增高[7];病毒与涎腺肿瘤也有明确的相关性,在淋巴上皮癌的病灶内可以检测到 EB 病毒,在多形性腺瘤中证实有猿猴空泡病毒 40(SV40)的序列。另外,工业暴露与涎腺肿瘤相关,镍、铬、石棉工业接触者其涎腺肿瘤的发病率增加。

## 50.4 临床分期

大涎腺癌的分期根据国际抗癌联盟美国癌症联合会(UICC/AJCC)2002 年的肿瘤分类和分期系统进行分期。该版分期系统较先前的版本有一些改变的地方,将腺体实质外的侵犯归入 T3,同时将 T4 分为:可进行手术切除的 T4a 和不可进行手术切除的 T4b,这样更加体现了肿瘤侵犯范围对预后和治疗的影响。发生于小涎腺的肿瘤的分期,按照发生部位的肿瘤进行分期,如发生于口腔的则按口腔肿瘤的分期进行。

T ——原发肿瘤
 TX 原发肿瘤无法估计
 T0 无原发肿瘤证据
 T1 肿瘤最大直径 <2 cm,无腺体实质外的侵犯
 T2 肿瘤最大直径 2 ~ 4 cm,无腺体实质外的侵犯
 T3 肿瘤最大直径 >4 cm,或肿瘤有腺体实质外的侵犯
 T4a 肿瘤侵犯皮肤、下颌骨、耳道、面神经
 T4b 肿瘤侵犯颅底、翼板、包绕颈动脉
  注:除 T4a 和 T4b 规定的以外,腺体实质外的浸润是临床或肉眼软组织或神经的侵犯表现,只有镜下表现不算作腺体实质外侵犯。

N——区域淋巴结转移
 NX 区域淋巴结有无转移不能评估
 N0 区域淋巴结无转移
 N1 有 1 个同侧淋巴结转移,最大径 <3 cm
 N2
  N2a 有 1 个同侧淋巴结转移,最大径 3 ~ 6 cm
  N2b 有多个同侧淋巴结转移,最大径 <6 cm
  N2c 双侧或对侧淋巴结转移,最大径 <6 cm
 N3 转移淋巴结最大径≥6 cm
  注:中线淋巴结视为同侧淋巴结。

M——远处转移情况
 MX 不能评估远处是否转移
 M0 无远处转移
 M1 远处转移

分期

| | T | N | M |
|---|---|---|---|
| Ⅰ | T1 | N0 | M0 |
| Ⅱ | T2 | N0 | M0 |
| Ⅲ | T3 | N0 | M0 |
| | T1 ~ 3 | N1 | M0 |
| ⅣA | T1 ~ 3 | N2 | M0 |
| | T4a | N0 ~ 2 | M0 |
| ⅣB | T4b | 任何 N | M0 |
| | 任何 T | N3 | M0 |
| ⅣC | 任何 T | 任何 N | M1 |

## 50.5 病理与生物学特性

涎腺肿瘤的分类主要依据形态学,涎腺肿瘤可以来源于腺泡、导管、肌上皮细胞、淋巴细胞和脂肪细胞,当前通用的为世界卫生组织(WHO)2005 年分类[8](表 50-1)。根据涎腺恶性肿瘤的生物学特性,可分为低度恶性(低分级)、中度恶性和高度恶性组。低度恶性组包括高分化黏液表皮样癌、腺泡细胞癌、多形性低度恶性腺癌、基底细胞腺癌、非特异性腺癌、转移性混合瘤;中度恶性组包括中分化黏液表皮样癌、腺样囊性癌(筛状型)、上皮—肌上皮癌、中分化非特异性腺癌、非特异性透明细胞癌、囊腺癌、皮脂腺癌、皮脂淋巴腺癌、黏液腺癌;高度恶性组包括低分化黏液表皮样癌、腺样囊性癌(实性型)、癌肉瘤、癌在多形性腺瘤中、鳞状细胞癌、小细胞癌、淋巴上皮癌、嗜酸细胞腺癌、涎腺导管癌、肌上皮癌。以下将根据组织学的角度,分类讨论不同涎腺肿瘤的病理学特点、生物学行为以及对涎腺肿瘤组织发生的新的认识。

**表 50-1　涎腺肿瘤的病理分类**

| 恶性肿瘤 | 良性肿瘤 |
|---|---|
| 腺泡细胞癌 | 多形性腺瘤 |
| 黏液表皮样癌 | 肌上皮瘤 |
| 腺样囊性癌 | 基底细胞腺瘤 |
| 多形性低度恶性腺癌 | Warthin 瘤 |
| 上皮—肌上皮癌 | 嗜酸细胞腺瘤 |
| 非特异性透明细胞癌 | 管状腺瘤 |
| 基底细胞腺癌 | 皮脂腺瘤 |
| 皮脂腺癌 | 皮脂淋巴腺瘤 |
| 皮脂淋巴腺癌 | 非皮脂淋巴腺瘤 |
| 囊腺癌 | 导管乳头状瘤 |
| 低度恶性筛状囊腺癌 | 内翻性导管乳头状瘤 |
| 黏液腺癌 | 导管内乳头状瘤 |
| 嗜酸细胞腺癌 | 乳头状涎腺瘤 |
| 涎腺导管癌 | 囊腺瘤 |
| 非特异性腺癌 | 软组织肿瘤 |
| 肌上皮癌 | 血管瘤 |
| 癌在多形性腺瘤中 | 淋巴造血系统肿瘤 |
| 癌肉瘤 | Hodgkin 淋巴瘤 |
| 转移性多形性腺瘤 | 弥漫性大 B 细胞淋巴瘤 |
| 鳞状细胞癌 | 结外边缘区 B 细胞淋巴瘤 |
| 小细胞癌 | 继发性肿瘤 |
| 大细胞癌 | |
| 淋巴上皮癌 | |
| 成涎细胞瘤 | |

**（1）多形性腺瘤、转移性多形性腺瘤、多形性低度恶性腺癌、癌在多形性腺瘤中**

多形性腺瘤又名混合瘤，是以镜下结构的多形性而不是细胞的多形性为特征的良性肿瘤，最常见的是上皮和变异的肌上皮成分与黏液样或软骨样成分的混合。多形性腺瘤是最常见的涎腺肿瘤，腮腺下极是最常见的部位。通常表现为缓慢生长的、孤立的肿块，多次复发可以形成固定的肿块，在腭部，好发于软、硬腭交界处，发生于硬腭的有固定的感觉，因为它们与下方的骨膜贴得非常紧密。大体检查：肿瘤多有包膜，界限清楚，但也可有部分包膜或无包膜，发生于小涎腺者，通常包膜不完整或没有。组织病理学检查：具有很大程度上的变异，主要成分有包膜、上皮和肌上皮细胞、间叶或间质成分。以往认为包膜完整与否是判断手术彻底与否的标志，但在连续切片时发现，在所有的肿瘤都有包膜缺乏区，多数肿瘤都有向包膜突入的指状突起，此外肿瘤有时穿出包膜，形成卫星结节。

转移性多形性腺瘤，又名转移性混合瘤、恶性混合瘤，关于这类肿瘤的界定，引用 WHO 肿瘤分类的话就是组织学上良性的多形性腺瘤莫名其妙发生局部或远处转移。多次复发和手术造成瘤细胞进入脉管系统是可能的原因，3/4 以上发生在腮腺。大体检查：原发和转移的肿瘤都界限清楚；组织学：原发和转移肿瘤都是典型的、上皮和间质部均为良性表现的多形性腺瘤，不能根据组织学表现来预测转移的可能。该肿瘤首选手术切除，30% 可出现淋巴结转移，可多次复发，原发与出现转移间隔时间长（1.5～55 年）。约一半的远处转移至骨，30% 至肺，20%～40% 的患者可死于该肿瘤[9]。

多形性低度恶性腺癌，是以细胞学的一致性、形态学的多样性、浸润性生长、低转移潜能为特征的涎腺上皮性恶性肿瘤，又名终末导管癌、小叶癌。60% 发生于腭，是口腔内第 2 位常见的涎腺恶性肿瘤，大涎腺则比较少见，70% 发生于 >50 岁患者。尽管细胞学表现为无害的，但始终侵袭邻近组织，无包膜，具有嗜神经性，可见骨侵犯。多形性腺瘤与多形性低度恶性腺癌的鉴别在于前者总是界限清楚的，由增生的间质、上皮和肌上皮细胞构成，无后者的浸润、无包膜的特点，GFAP 染色有助于鉴别。多形性低度恶性腺癌的总生存率很高，局部复发在 9%～17%，区域淋巴结转移率为 9%～15%，7.5% 有远处转移，12.5% 死于该病。治疗以手术为主，有淋巴结转移的需行颈清扫术[6]。

癌在多形性腺瘤中，又名癌在良性混合瘤中、恶性混合瘤等，目前认为其是来自于多形性腺瘤的恶性上皮性肿瘤，可能是长期的多形性腺瘤导致遗传学不稳定性积累的结果，常见于腮腺，发病年龄比多形性腺瘤晚 10 年。典型表现为长期存在的肿块，在最近数月快速生长。大体检查：通常为界限不清的、广泛浸润的肿瘤。组织学上，良性与恶性成分的比例不同，偶尔需多处取材，才能发现良性成分；罕见情况，不能发现良性成分。但如果在以前的相同部位切除多形性腺瘤，则归于该类肿瘤。恶性成分最常见的是低分化腺癌（涎腺导管癌或非特异性腺癌）或未分化癌，也可见其他类型的癌，最可靠的诊断标准是侵袭性、破坏性生长方式。总体来讲，其 5 年生存率为 66.7%，颈淋巴结转移与预后相关[10]，恶性成分的病理学特点和分级与预后也有重要关系，5 年生存率在未分化癌、肌上皮癌、导管癌、终末导管癌分别为 30%、50%、62% 和 96%。根据恶性成分与包膜的关系，将其分为 3 种类型：非侵袭性、微侵袭性（恶性成分侵入包膜外 ≤1.5 mm）、侵袭性（肿瘤侵入邻近组织的深度 >1.5 mm）。前两种预后好，后一种预后差。非侵袭性也称原位癌和包膜内癌，最早期的变化是肿瘤取代导管的内层细胞，而周围的肌上皮细胞仍完整。治疗以局部广泛切除和邻近的淋巴结清扫,对于广泛侵袭性术后需行辅助放疗。一项研究发现,浸润深度<6mm 的局部复发率与>6mm 的分别为 16.6% 和 70.5%,而<8mm 的无死亡,≥8mm 的都死于该病,因此肿瘤浸润包膜外的深度对于治疗决策和预后判断有重要意义。

多形性腺瘤的恶性转化可能为 6%,但至今为止,没有任何肯定的指标可以预测哪种腺瘤可以发生恶性转化,可能的病理学特征为:瘤细胞有异形、增加的有丝分裂象、浸润包膜、细胞丰富、透明样变、瘢痕和局部的钙化等。从临床的角度,由于多次的复发可能是多形性腺瘤恶性转换的原因,因此肿瘤的剜除术应当放弃,因为这类手术后有将近 40% 的复发可能[6]。

### (2) 肌上皮瘤、肌上皮癌、上皮—肌上皮癌

肌上皮瘤是良性涎腺肿瘤,几乎全部由片状、岛或条索状排列的具有肌上皮分化特点的细胞构成,这些细胞可以呈梭形、浆细胞样、上皮样或胞质透明样。肌上皮瘤占所有涎腺肿瘤的 1.5%,占大涎腺良性肿瘤的 2.2% 和小涎腺良性肿瘤的 5.7%,主要发生于腮腺。临床表现为缓慢生长的无痛性肿块。大体检查:肿瘤界限清楚,实性,直径通常<3cm,切面实性,褐色或黄褐色,有光亮。组织学检查:细胞形态多样,可由一种细胞类型构成,也可是联合构成。免疫组化:细胞角蛋白通常阳性,特别是 CK7 和 CK14。与癌不同,肌上皮瘤为非浸润性,边界清楚,其术后复发倾向报道不一,手术切缘阴性对于预防复发有重要意义。良性肌上皮瘤可发生恶变,特别是长时间的肿瘤或多次复发的肿瘤。

肌上皮癌,又称恶性肌上皮瘤,占涎腺癌的 2%,是具有浸润性生长和转移潜能的由肌上皮分化的肿瘤细胞构成的涎腺肿瘤,这是与肌上皮瘤的主要鉴别点。临床上主要发生于腮腺,表现为无痛性生长,但具有局部破坏性的特点。大体检查:肿瘤无包膜,但可有清楚的结节状表面,切面灰白色,可呈透明状,肿瘤结节常见中心坏死,可发生假囊肿或真性囊性变。肌上皮癌可累及邻近骨组织,发生周围神经和血管侵犯,就诊时局部和远处转移不常见,但可发生于疾病进展过程中。肌上皮癌有特征性的多叶状结构,细胞类型与良性的肌上皮瘤相对应,同一肿瘤可见不同的细胞类型和结构类型。免疫表型:诊断该病需要细胞角蛋白和至少 1 种以上的肌上皮标记,包括平滑肌肌动蛋白、胶质原纤维酸性蛋白(GFAP)、CD10、调宁蛋白和平滑肌肌球蛋白重链。肌上皮癌可原发,但有半数病例发生于多形性腺瘤或肌上皮瘤,特别是多次复发。临床预后不一,约 1/3 死于肿瘤,另 1/3 复发,余下 1/3 无瘤生存。

上皮—肌上皮癌,又名腺肌上皮瘤、透明细胞癌(瘤),是由两种细胞以不同比例构成的恶性肿瘤,好发于腮腺,占涎腺肿瘤的 1%。临床表现为无痛性、缓慢生长的肿块,可呈多结节性肿物,基底宽,无真正包膜。镜下呈分叶状生长,典型的表现为双层管状结构,其内层为上皮细胞,外层为肌上皮细胞,神经、血管侵犯常见,也可发生骨侵犯。该病可发生淋巴结和肺、骨等远处转移,约 40% 的病例有术后复发,14% 有转移,5 年和 10 年生存率分别为 80% 和 72%。当镜下出现去分化区时,预后较差,约 70% 的病例有复发和转移。

### (3) 基底细胞腺瘤、基底细胞腺癌

这两类肿瘤是由基底样细胞构成的恶性肿瘤,腺癌具有转移潜能,两者最大的不同之处在于腺癌细胞可以局部浸润腮腺实质、表皮、骨骼肌或腺周脂肪。发病率较低,好发于腮腺,可同时伴发皮肤附件的肿瘤。一般认为,多数基底细胞腺瘤为不复发的肿瘤,除外伴发皮肤肿瘤的亚型。基底细胞腺癌具有局部破坏和复发的可能,但少见转移的报道,并且认为多数基底细胞腺癌是原发的,但有些是来自于基底细胞腺瘤恶变。该病有家族性倾向,可能与 16q12~13 区的杂合子缺失(LOH)相关。

### (4) 嗜酸细胞腺瘤、嗜酸细胞腺癌

嗜酸细胞腺瘤、嗜酸细胞腺癌是由大嗜酸瘤细胞构成的一组疾病。腺癌具有癌细胞的结构表型和浸润特点,可以是原发,也可以是嗜酸细胞腺瘤的恶变。罕见情况下,组织学上表现良性的嗜酸性腺瘤局部复发后发生转移,即使缺乏恶性细胞学形态也可诊断为癌,Ki-67 检测有助于良性和恶性的鉴别。临床上好发于腮腺,表现为无痛性、不规则的肿块,突然生长加快或面神经受累的症状者可考虑恶性。癌通常无包膜,常浸润肌组织、淋巴组织和神经。良性肿瘤手术后很少复发,而恶性者具有多灶性局部复发、区域淋巴结转移或远处转移的特点。

### (5) 囊腺瘤、囊腺癌、低度恶性筛状囊腺癌

囊腺瘤,又名单形性腺瘤,是以多囊性生长为特征的罕见的涎腺上皮性肿瘤,切面为多个小囊性腔隙或为单个大囊,组织学上由大小和数量不等的囊性腔隙构成,可分为乳头状囊腺瘤和黏液性囊腺瘤两种类型。

囊腺癌为罕见的恶性肿瘤,特征为囊性生长,无任何附加的其他类型伴囊性生长的涎腺肿瘤的组织学特点,通常表现为缓慢生长、可压缩的、无症状的

肿块。该病与囊腺瘤鉴别较困难,在很大程度上依赖于有腺实质和周围组织浸润。囊腺癌为低度恶性腺癌,在随访的40例中,无1例因该病死亡。

低度恶性筛状囊腺癌,是一种罕见的囊性增生性癌,类似于乳腺的非典型性导管增生至微乳头状和筛状低度恶性导管原位癌,又称低度恶性涎腺导管癌,临床表现为腮腺囊性肿瘤,组织学表现为无包膜,由单个或多个囊及邻近的导管内增生构成。以往该病报道为涎腺导管癌的低度恶性亚型,但无资料显示其与导管癌的关系,现将其归为囊腺癌的亚型。

(6) 导管乳头状瘤、涎腺导管癌

导管乳头状瘤是一组相对罕见的良性乳头状涎腺肿瘤,有内翻性乳头状瘤、导管内乳头状瘤和乳头状涎腺瘤3种。它们为独特、有乳头状结构、与排泄管系统有共同关系、无侵袭性生物学行为、多发生在小涎腺的腺瘤,倾向发生于老年人。3种肿瘤完全的手术切除是治疗的首选,但需要注意的是乳头状涎腺瘤亚型有10%~15%的复发倾向。

涎腺导管癌,是一种类似于低分化乳腺导管癌的侵袭性腺癌,是最具侵袭性的涎腺恶性肿瘤。不同于导管乳头状瘤,该病好发于腮腺,表现为快速生长的肿块,大体检查为硬、实性、褐色、白色、灰色含囊性成分的肿块,通常有邻近组织的浸润,也可以作为多形性腺瘤中的恶性成分,周围神经扩散(60%)和血管内瘤栓(31%)常见,多数就诊时已属晚期,59%的患者有淋巴结累及。因此,对于该类疾病,预防性的侧颈淋巴结清扫对于N0患者是可行的。手术后33%的患者有局部复发,复发的中位时间为10个月,50%~70%的患者将发生远处转移,转移可能与T分期无关,而与淋巴结转移与否有相关性。65%的患者5~10年内死于肿瘤[11]。

(7) 皮脂腺肿瘤

皮脂腺瘤罕见,通常为界限清楚的、由大小和形态不规则巢状排列的皮脂细胞构成,细胞无异形。皮脂腺癌是由不同成熟程度的皮脂细胞构成的恶性肿瘤,细胞排列成片或巢,有不同程度的细胞核异型性及侵袭性,通常表现为疼痛性肿块,伴不同程度的面神经麻痹,偶固定于皮肤,其5年生存率为62%,高度恶性者,术后需行放疗。皮脂淋巴腺瘤是罕见的、界限清楚的、有包膜的肿瘤,由大小和形态不同的皮脂细胞巢构成,常含有大小和比例不同的导管,背景为淋巴细胞和淋巴滤泡。非皮脂淋巴腺瘤与皮脂淋巴腺瘤相似,但无皮脂分化。皮脂淋巴腺癌是皮脂淋巴腺瘤的恶性型,发生于皮脂淋巴腺瘤中,又名癌在皮脂淋巴腺瘤中,恶性成分可为皮脂腺癌至片状低分化癌样区。

(8) 管状腺瘤

管状腺瘤为一种罕见的、好发于小涎腺的良性肿瘤,80%发生于唇,其次为颊黏膜,少见于大涎腺,又名管状基底细胞腺瘤、管状单形性腺瘤,临床表现为增大的结节,有多发倾向。

(9) Warthin 瘤

Warthin瘤又名腺淋巴瘤、淋巴囊腺瘤、淋巴乳头状囊腺瘤,由常呈囊性的腺样结构构成的肿瘤,有时为乳头状腺样,囊腔衬覆特征性的双层上皮,内层为柱状嗜酸性粒细胞,外围为较小的基底细胞,间质含不等量的含生发中心的淋巴样组织。Warthin瘤是第2位常见的涎腺肿瘤,占涎腺肿瘤的3%~30%,好发于高加索人和亚洲人,非洲人的发病率低。根据复旦大学附属肿瘤医院的资料,在1 644例涎腺肿瘤中有50例Warthin瘤,占3%,多见于中老年男性。Warthin瘤几乎全部发生在腮腺和腮腺淋巴结,多数累及腮腺下极。在临床上,12%~20%肿瘤是多中心的,而5%~14%为双侧的,但大多为异时发生,而在连续切片中发现50%有附加的亚临床病变。该病与吸烟、辐射暴露有明确关系。临床表现为无痛性肿块,但可浓聚锝($^{99m}Tc$)。大体检查:肿块为界限清楚的圆形至椭圆形,呈部分囊性。该病主要以手术切除为主,复发率低,再次手术者大多为多灶性的结果。关于Warthin瘤的组织学起源,有各种各样的猜测,但最广泛接受的为两种。一种认为,其起源于在胚胎发育时陷于腮腺淋巴结的腮腺导管细胞的增殖;另一种认为,其是淋巴细胞浸润的腺瘤。目前更倾向于前者,主要依据是在胎儿和婴儿的腮腺中发现了腮腺导管包埋在淋巴组织中。但是是什么原因造成了导管细胞的肿瘤性改变,有研究在肿瘤细胞中检测到EB病毒DNA,推测EB病毒可能参与肿瘤的形成;其他原因如烟草、孕激素和老龄等可能也参与了疾病的发生[12]。

(10) 黏液表皮样癌

黏液表皮样癌是一种以具有柱状、透明和嗜酸性粒细胞样的黏液细胞、中间细胞和表皮样细胞构成的腺体的上皮性恶性肿瘤。该病是儿童和成人最常见的原发性涎腺恶性肿瘤,约一半发生于大涎腺,约45%发生于腮腺。临床表现为实性、固定的无痛性肿块,口腔内较表浅者可呈蓝红色,发生于腭部者,其表面黏膜可呈乳头状。大体检查:肿瘤实性、光滑,褐色、白色、粉红色,边界清楚或边缘有浸润。该病易淋巴结转移,转移部位因肿瘤的原发部位不同而不同。

肿瘤的分化程度与预后有明确关系,表 50-2 为按照镜下形态和生物学行为来判断肿瘤分化程度的两个标准。在 Brandwein[13]的分级中,Ⅰ、Ⅱ、Ⅲ级患者的 10 年生存率分别为 100%、70% 和 40%。在 AFIP 的分级系统中,5% 发生于大涎腺的 Ⅰ 级黏液表皮样癌患者转移或死于该疾病。除了分级,分期与预后也有重要关系,Ⅰ、Ⅱ 期患者的 10 年生存率 > 90%,而 Ⅲ、Ⅳ 期患者的 10 年生存率 < 30%。

表 50-2 黏液表皮样癌的分级

| 组织学特点 | 评分 AFIP | 评分 Brandwein |
| --- | --- | --- |
| 囊性成分 < 25% | 2 | 2 |
| 神经侵犯 | 3 | 3 |
| 坏死 | 3 | 3 |
| 有丝分裂象 > 4/10HP | 3 | 3 |
| 间变(核异型) | 4 | 2 |
| 以小的巢或岛状侵袭 | NI | 2 |
| 淋巴管或血管侵袭 | NI | 3 |
| 骨侵袭 | NI | 3 |
| Ⅰ级(低度恶性) | 0 ~ 4 | 0 |
| Ⅱ级(中度恶性) | 5 ~ 6 | 2 ~ 3 |
| Ⅲ级(高度恶性) | 7 ~ 14 | ≥ 4 |

总体来讲 75% 患者经初次治疗后获无病生存,9% 有局部复发,5% 有转移,11% 死于疾病[14]。高龄、大的肿瘤、术前已经有症状与差的预后相关,组织学分级与预后相关,腮腺的预后好于颌下腺[14]。

**(11)腺样囊性癌**

腺样囊性癌是由上皮细胞、肌上皮细胞构成的,具有不同形态学结构包括管状、筛状和实性型的基底样细胞肿瘤,占涎腺上皮肿瘤的 10%[2],临床表现为缓慢生长的肿块以及疼痛和面神经麻痹等。神经周围和较少的神经内侵犯是腺样囊性癌的突出特点,可沿神经浸润至相当远的距离。大体检查:肿瘤实性,为大小不同的浅褐色实性肿块,伴浸润性生长。镜下主要由两种细胞构成,即导管细胞和变异肌上皮细胞,细胞构成管状、筛状、实性型 3 种类型,筛状型最为常见,根据形态学将肿瘤分为 3 级:Ⅰ 级筛状或管状,Ⅱ 级 < 30% 的实性,Ⅲ 级 > 30% 的实性,筛状分类比较容易局部复发,而实性则容易远处转移。腺样囊性癌的生物学行为是矛盾的。

1)肿瘤生长缓慢,而临床过程是进展性的。80% ~ 90% 的患者死于就诊后 10 ~ 15 年,在一个日本的研究中,诊断肺转移后的生存时间为 32.3 个月,因此其是一个发展较慢的疾病。

2)手术是可行的,但常见复发。大部分的肿瘤(60%)会局部复发,大约 50% 在手术后 2 年内发现。复发与病理分型相关,实性型复发率高达 100%,而管状和筛状型有 50% ~ 80% 复发率。

3)转移到局部淋巴结不常见,但远处转移到肺和骨很常见。转移的发生率随时间而增加,在 15 年和 20 年分别为 35% 和 50%,仅有 10% 有淋巴结转移。

4)5 年生存率很高,但 10 年、20 年生存率很低。文献报道的 5 年生存率为 62% ~ 82%,而 10 年则降至 38% ~ 54%,20 年则为 20%。有报道对于高分级的患者,10 年生存率为 0%。除了分级可影响预后外,分期也是影响预后的重要因素。在一组黏液表皮样癌的实验数据中,Ⅰ、Ⅱ 期的患者 5 年和 10 年生存率分别为 91.9% 和 89.5%,而 Ⅲ、Ⅳ 期的患者生存率则降至 63.5% 和 52%。

复旦大学附属肿瘤医院孟刚等随访了 45 例腮腺的腺样囊性癌[15],发现其 3 年、5 年、10 年、15 年和 20 年的生存率和无病生存率分别为 100%、96.8%、87.5%、80.0%、42.8% 及 91.2%、83.9%、43.8%、40%、28.6%。管状型、筛状型和实体型的 15 年生存率分别为 100%、75% 和 33.3%。Ⅰ、Ⅱ 期的预后好于 Ⅲ、Ⅳ 期,女性患者预后好于男性。单纯手术组复发率(33.3%)高于手术 + 放疗组(6.7%);有两例患者,虽然有肺转移,仍生存 5 ~ 6 年。在另一个包含 196 例患者的报道中,随访 10 年,37.7% 患者发生远处转移,而 59% 局部治疗失败的患者发生了远处转移,肿瘤直径 > 3 cm。局部治疗失败和颈部淋巴结转移是远处转移的高危险因素,出现转移后,40 例(54%)在 3 年内死亡,而 7 例(9.4%)有超过 10 年的生存期,最长达 16 年。

综上所述,腺样囊性癌的治疗一般以局部广泛切除,术后根据病理检查行放疗为主;癌细胞极易沿神经蔓延,受累的神经会明显增粗,手术时应将受累神经切缘送检,必须确认切缘无癌细胞存在才能减少复发的概率。即使切缘阴性,仍然不能排除跳跃式转移的可能,术后放疗野应当包含颅底。腺样囊性癌的自然病史是非常长的,即使在最初根治性手术后 10 年仍有可能复发,但肿瘤发展很慢,即使出现远处转移,患者仍可带病长期生存(5 ~ 10 年者并非少见),所以对腺样囊腺癌治疗后的随访应是长期的,至少要随访 15 年。对于没有症状的单发的转移,观察被有些专家认为是最好的方式,对于有症状的转移灶,放疗或外科是治疗的首选,全身治疗适应于那些有症状或快速发展的疾病。

**(12) 腺泡细胞癌**

腺泡细胞癌是一种好发于腮腺的涎腺上皮恶性肿瘤,至少有一些细胞有浆液性腺泡细胞分化是该病的主要特点。大体检查:通常为界限清楚的实性结节,切面呈分叶状,褐色至红色,质地硬至软,实性至囊性。腺泡细胞癌通常转移至淋巴结,以后可发生肺等远处转移。该病的平均复发率为35%,转移率和死亡均约为16%,多次复发和转移的预后差,Ki-67指数为很好的预测生物学行为的指标,当阳性细胞<5%时,无复发出现;当>10%时,多数患者预后不佳。

根据国际癌症数据库(National Cancer Data Base,NCDB)的数据[11],在1985~1995年有1 353例头颈部的腺泡细胞癌,预后分析显示:高的分级、年龄≥30岁、存在远处转移与差的预后相关,在591例随访5年以上的患者中发现,15例发生了远处转移,9例死亡患者的中位生存期为31个月。而一组来源于Mayo Clinic的数据显示,发生转移的中位时间为3年,最长可达30年,而在发生转移的病例,在发生转移前,局部控制仍然很好。

**(13) 非特异性透明细胞癌**

非特异性透明细胞癌是一种单形性细胞构成的恶性上皮性肿瘤,在常规HE染色时胞质透明,常见于口腔内的小涎腺,多数肿瘤只有肿胀,偶伴溃疡和疼痛,浸润性生长,侵犯邻近组织,该病预后良好。

**(14) 黏液腺癌**

黏液腺癌是罕见的恶性肿瘤,由大的细胞外黏液湖和黏液湖内的肿瘤细胞团构成,黏液成分通常占肿瘤的大部分,该病好发于腭和舌下腺。大体检查:肿瘤呈结节状,界限不清,切面灰白,有许多含黏液物质的囊性腔隙。该病有复发和转移倾向,对放疗不敏感。

**(15) 非特异性腺癌**

非特异性腺癌是一个有导管分化但没有任何相似于其他确定类型的涎腺恶性肿瘤,发生于大、小涎腺的比例为6:4,大涎腺者多为腮腺,小涎腺者多为腭。对其发病率报道不一,有称其发病率仅次于黏液表皮样癌,属位居第2位常见的涎腺恶性肿瘤。大体检查:边界不清,切面白色或黄色,可见坏死或出血。根据组织学形态,将其分为低、中、高度恶性,其15年生存率分别为54%、31%和3%。

**(16) 癌肉瘤**

癌肉瘤属罕见的由癌和肉瘤成分构成的恶性肿瘤,许多患者有复发性多形性腺瘤病史,具有局部浸润和破坏的特点,软骨肉瘤和骨肉瘤是常见的肉瘤成分,中至低分化的导管癌或未分化癌是最常见的癌成分。治疗以广泛手术切除联合术后放疗为主,约60%的患者死于局部复发或远处转移。

**(17) 鳞状细胞癌**

鳞状细胞癌是由表皮样细胞构成的原发性恶性上皮性肿瘤,光镜下见肿瘤细胞形成角化和(或)细胞间桥,又称表皮样癌。该病是一种相对高度恶性和侵袭性的涎腺癌,5年生存率为25%~30%。该病约80%发生于腮腺,20%发生于颌下腺,应与转移性肿瘤相鉴别。与辐射有关。潜伏期为15~30年。临床表现为快速生长的硬而固定的肿块,常有疼痛,呈侵袭性生长,边界不清,切面实性、硬浅灰色。镜下肿瘤细胞排列呈巢状或梁状,类似头颈部鳞癌,颈淋巴结转移率非常高。肿瘤的分期是重要的预后因素,约半数发生局部复发,远处转移发生在20%~30%的患者。

**(18) 小细胞癌**

小细胞癌属罕见的恶性涎腺上皮性肿瘤,特征是胞质少的小间变细胞增生,又名小细胞间变性癌、燕麦细胞癌、神经内分泌癌,占涎腺恶性肿瘤的2%。腮腺最常见。临床表现为无痛性、迅速增长的肿块,颈淋巴结转移和面神经麻痹常见,肿瘤质地硬、边界不清,常浸润至周围的正常涎腺实质,免疫组化至少1种神经内分泌标记阳性有助于诊断。该病的局部复发率和远处转移率见于50%以上的肿瘤,发生于大涎腺的小细胞癌5年生存率为13%~46%。

**(19) 大细胞癌**

大细胞癌属罕见的高度恶性的涎腺上皮性肿瘤,由含有丰富胞质的多形性细胞构成,无其他特殊类型的肿瘤特征。报道的大多发生于腮腺。临床表现为快速生长的实性肿块,面神经麻痹和淋巴结转移常见,肿瘤界限不清、实性,常浸润脂肪、肌组织和邻近涎腺组织。该病具有侵袭性,报道直径>4 cm的均死于远处转移。

**(20) 淋巴上皮癌**

淋巴上皮癌是一种伴明显的非肿瘤性淋巴浆细胞浸润的未分化癌,又称恶性淋巴上皮病。该病罕见,占所有涎腺肿瘤的1%以下,有明显的地域特性。北极地区、中国南方、日本人发病率高。地方性的涎腺淋巴上皮癌高发与EB病毒有关,约80%发生于腮腺。临床表现为腮腺或颌下腺肿胀,由于该病与鼻咽癌转移在形态学上较难鉴别,因此在确定淋巴上皮癌时需检查鼻咽部。大体检查：呈鱼肉样实性，有局部淋巴结扩散倾向。

### （21）成涎细胞瘤

成涎细胞瘤是发生于腮腺或颌下腺的罕见潜在侵袭性肿瘤。通常出生时即存在，偶尔见于2岁后诊断者。男女性之比为2:1，多数表现为颊部或颌下区肿块。推测该肿瘤来自于残留的胚细胞而不是基底储备细胞，有复发可能，偶尔发生转移，以外科手术切除为主。

近来对涎腺肿瘤组织学和遗传学研究有两点值得重视，一为肌上皮细胞在涎腺肿瘤发生中的作用：Savera 和 Zarbo 很好地总结了肌上皮在涎腺肿瘤形成中的作用，肌上皮细胞是外胚层起源，参与涎腺、乳腺、汗腺、泪腺、消化呼吸道黏液和黏液浆液腺的腺泡和导管的构成。在涎腺，肌上皮参与构成腺泡和闰管，位于基膜的上皮细胞面，并且在腺泡和闰管周围伸出细胞突起包围腺泡和闰管。肌上皮细胞具有限制肿瘤生长的作用，它不仅仅起生物屏障的作用，还参与细胞外基质的重构、抑制新生血管形成、减少肿瘤细胞 MMP 基因的表达等功能。肌上皮细胞具有向各种形态细胞分化的潜能，在细胞学水平，肿瘤性的肌上皮细胞可以表现为多种形态，如菱形/类基底细胞样细胞、上皮样细胞、透明细胞、梭形细胞、浆细胞样（透明）细胞。大部分有肌上皮分化的肿瘤如多形性腺瘤和肌上皮瘤，包含超过1种以上的细胞类型，在典型的不同类型细胞之间，有中间型细胞出现，这些细胞同时会出现进一步化生，如软骨化、鳞化和嗜酸性变等。

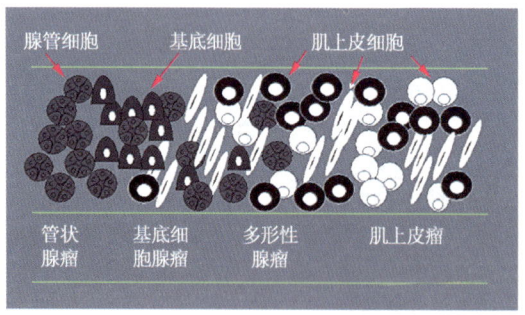

**图 50-1　良性涎腺肿瘤的细胞构成示意图**[16]

图 50-1 显示在不同的良性涎腺肿瘤中腺管细胞、基底细胞和肌上皮细胞的构成，更进一步体现了肌上皮细胞在涎腺肿瘤发生中的作用。涎腺腺瘤组织学上形态学的多样性是由构成细胞形态学的异质性、细胞排列的不同、细胞产生的细胞外基质的类型所形成的。在这个良性肿瘤谱中，主要由腺管细胞和肌上皮细胞构成的管状腺瘤与肌上皮瘤分别位于两极。肌上皮细胞（上皮样、透明样、梭型、类浆细胞样）及其分泌的细胞外基质（基膜、硫酸软骨素多糖）的参与使涎腺腺瘤表现出不同的形态。而基底细胞腺瘤和多形性腺瘤的重要不同点就在于由肌上皮细胞产生的细胞外基质的不同。前者细胞外基质可能是硫酸软骨素多糖（黏液软骨样），而后者主要是基膜成分（透明样的基质）。在恶性肿瘤，腺样囊性癌、上皮-肌上皮癌、肌上皮癌的主要细胞构成为肌上皮细胞；基底细胞腺癌、多形性低阶腺癌、黏液表皮样癌，有部分肌上皮细胞成分；其他类型的肿瘤很少有肌上皮细胞。

另外一值得重视的是，涎腺肿瘤具有广泛的核异型、基因的易位和重排。多形性腺瘤是第1个良性肿瘤发现特异性染色体异位的肿瘤，在一个500个多形性腺瘤的细胞遗传学研究中，发现39%的肿瘤涉及 8q12 的重排发生，其中一半是 t(3;8)(p21;q12)移位；而8%的肿瘤涉及 12q14~15 的重排，其中最常见的是 t(9;12)(p12~22;q13~15)；只有30%的肿瘤表现为正常的核型。在 Warthin 瘤中，发现 t(11;19)(q21~22;p13)染色体异常，而此类重排也在30%的黏液表皮样癌中发现。根据这些染色体重排位点，发现新的在涎腺肿瘤发病中起重要作用的基因，如位于 8q12 的 PLAG1（pleomorphic adenoma gene 1）和位于 12q14~15 的 HMGA2 基因[17]。

免疫组化在病理诊断中的作用越来越受到重视，尤其当涎腺肿瘤具有共同的镜下表现时。大量研究集中于角蛋白（CK）、S-100、肌动蛋白（actins）、上皮细胞膜抗原（EMA）、波形蛋白（vimentin）、癌胚抗原（CEA）等，但都不具有一定的灵敏度和特异度。最近的研究表明，c-kit 原癌基因（CD117）、胶质纤维酸性蛋白（glial fibrillary acidic protein，GFAP）可以用于鉴别3种常见而且相似的涎腺肿瘤：多形性腺瘤、多形性腺癌、腺样囊性癌。Kit 在腺样囊性癌高表达，而在多形性腺瘤和多形性腺癌中低或不表达；GFAP 在多形性腺瘤呈强阳性，而在多形性腺癌则呈阴性，当然这仅仅是辅助的工具，GFAP 不能将癌-多形性腺瘤共存与多形性腺癌相鉴别[6]。

## 50.6　临床表现

每一个涎腺肿块都应当引起注意，典型的良性肿瘤边界清楚呈结节状、包膜感明显、活动度好、无疼痛、增长很慢。恶性涎腺肿瘤的征兆为：快速生长、疼痛、累及面神经、儿童发生、颈部淋巴结肿大、其中面神经麻痹是腮腺癌的典型体征。咽旁间隙占位、腭部肿瘤都是肿瘤的症状。进行性的张口困难、皮肤溃疡、窦道形成是晚期肿瘤的特点。但是一个缓慢生长的肿块不能排除恶性的可能。小涎腺肿瘤的症状和体征因发病部位的不同而不同，发生于口腔的可以表现为肿块、溃疡等，发生于喉、气管的可以表现为声嘶、声音改变、呼吸困难等，发生于鼻腔和鼻咽的，可能出现面部疼痛、鼻塞、出血等症状。

恶性肿瘤的比例因解剖部位的不同而不同，约80%的腮腺、60%的颌下腺、10%的舌下腺肿瘤是良性的。而在一些部位，良性肿瘤很少见，如舌和磨牙后三角几乎所有的小涎腺肿瘤是恶性的。在唇，70%的肿瘤是良性，大部分是基底细胞腺瘤和管状腺瘤。发生于下唇的很少见，大部分是单纯的黏液囊肿[6]。

体检对于诊断涎腺肿瘤有重要意义，除检查原发灶的肿块质地、活动度、与周围组织的关系外，还应着重检查颈部引流区淋巴结及神经系统体征，如有面神经麻痹、伸舌偏斜等表现，要怀疑神经受累。发生于颌下区和腮腺区的肿块，还要排除转移性淋巴结的可能。对于颌下区肿块应常规做双合诊检查，即检查者一手用示指放在口底，另一手放在颌下，两手配合进行扪诊，慢性颌下腺炎常可在口底扪到结石，而转移淋巴结则可与颌下腺相鉴别。腮腺区扪及1个或多个卵圆形的肿块，要排除转移灶的可能，必须仔细寻找头面部有无原发的皮肤癌和黑色素瘤，必要时还需检查鼻咽和口腔等处，甚至要做全身检查以确定是否为恶性淋巴瘤。

## 50.7 诊断性检查

在一般情况下，涎腺肿瘤的临床诊断是不困难的，但有时为了手术前对肿瘤性质和范围准确评估，以便选择最佳的治疗方案，有些辅助性检查还是十分必要的。常用的影像学检查有以下几种。

### (1) B 超检查

B 超检查对正常涎腺组织和肿瘤组织有较高的分辨率，对肿瘤的定位、大小、质地（实质还是囊性）、有无包膜、血供情况等都有一定的参考价值，其优点是简单易行，没有痛苦，可以反复检查。

### (2) CT 和 MRI 检查

CT 和 MRI 检查特别适用于检查腮腺深叶的肿瘤以及恶性肿瘤的淋巴结转移情况，部分腮腺深叶肿瘤向咽侧延伸，与咽旁软组织来源的肿瘤如神经元或淋巴系统肿瘤在临床上很难鉴别。CT 的应用不但可以定位而且可以观察肿瘤的范围和与周围组织如血管的关系。MRI 检查因为可以多角度成像并且不同组织的信号丰富，因此在涎腺肿瘤诊断中的作用越来越受到重视[18]。

### (3) 细针吸取检查

细针吸取检查是细胞学检查，不同于以往的吸取活检。其操作简单安全，能用来初步鉴别良性和恶性肿瘤，所以该方法目前应用甚广。但临床上认为是混合瘤时，诊断和手术可以一次完成，最好避免细针穿刺。从理论上讲，刺破混合瘤包膜，瘤细胞可能带至包膜外导致种植，增加术后复发的机会。对于晚期涎腺癌或非手术治疗的病灶，用细针吸取以明确病理性质是十分必要的。细针吸取也有不足之处，有时未吸到代表性组织会误诊为良性肿瘤，所以诊断要结合临床，必要时可重复进行。涎腺肿瘤细针穿刺细胞学的灵敏度、特异度分别为92%和100%[19]。

### (4) 放射性核素检查

$^{99m}Tc$ 不仅可用于甲状腺和骨的扫描，还可应用于涎腺肿瘤的诊断。几乎所有涎腺肿瘤，不论良性、恶性，用 $^{99m}Tc$ 扫描均有冷结节，只有 Warthin 瘤或嗜酸细胞腺瘤呈热结节。特别是应用维生素 C 刺激促使唾液排空后，Warthin 瘤内仍有较多的 $^{99m}Tc$ 存留，所以 $^{99m}Tc$ 扫描对 Warthin 瘤有特殊的诊断价值。

### (5) PET 检查

FDG-PET 广泛应用于鉴别良性和恶性肿瘤。在一项研究中发现[20]：Warthin 瘤、恶性腮腺肿瘤、良性腮腺肿瘤的标准化摄取值（SUV）值分别为：7.06±3.99、5.82±3.95、2.07±1.33。Warthin 瘤作为一种良性肿瘤，其高的 SUV 值是造成 PET 用于鉴别良恶性腮腺肿瘤的混淆因素，因此 PET 检查用于鉴别腮腺肿瘤一定要与其他检查相结合，首先将可能的 Warthin 瘤排除，这样才能增加根据 SUV 值来鉴别肿瘤良性和恶性的价值。另外，多形性腺瘤也具有高 SUV 值的可能，这可能归因于其高的生长活性。

### (6) 腮腺碘油造影

在以往 CT、MRI 不是很普及的情况下，腮腺碘油造影是一种重要的检查手段。随着诊断技术的不断更新，该检查目前已经较少应用。沿患侧腮腺导管开口处注入40%碘油0.8ml，先摄前后位片，证实湿片拍摄良好后，再从导管注入碘油0.2ml 摄侧位片。主要从造影片上观察各级导管的走向和管腔通畅情况来判断肿瘤的性质。

## 50.8 治疗

随着对涎腺肿瘤认识的深入，目前越来越强调首次治疗的重要性。在采用治疗前，一个相对明确的临床诊断是重要的，目前已经基本放弃治疗前的活检手术，而是根据临床、超声、CT等影像学检查，再结合必要时的细针穿刺活检，得到一个明确的诊断，然后设计手术方案，手术中送冷冻病理检查，根据结果，确定进一步的手术范围，这样做更加符合无瘤原则。手术方式已经基本放弃了肿瘤局部的剜除术和局切术，而采用腮腺浅叶切除、腮腺下极切除和颌下三角清扫术等包含安全范围的手术方法。

### 50.8.1 治疗原则

在NCCN的临床实践指南中，对于发生于大涎腺的肿瘤，有明确的管理策略，但由于涎腺恶性肿瘤的发病率相对较低、病理学分类复杂，当前尚缺乏明确的根据随机化、对照、前瞻性的临床试验来证明现行治疗方法的有效性。即使是NCCN实践指南，也大多是专家的实践经验，因此对于不同的病理类型和TNM分期的肿瘤，需行不同的治疗方式，随访也需根据疾病的生物学特性决定随访时间，这在前面的病理学及生物学特性部分有相对细致的描述。

### 50.8.2 手术

(1) 腮腺肿瘤

手术的方式有多种，要根据肿瘤的病理类型、解剖部位来选择，术中冷冻病理检查对于决定手术方案有重要意义。

1) 腮腺浅叶切除术　适用于腮腺浅叶的混合瘤和其他良性肿瘤，同样也是术前不能判断良性和恶性的肿瘤的首次诊断手术。沿着面神经和面后静脉表面进行解剖，神经不易损伤，且失血量少，可将腮腺浅叶和肿瘤一并切除，是一种"干净"的符合生理解剖的手术。手术切口从耳屏前开始垂直向下，绕过耳垂折向耳后再转向前经下颌骨角和下颌骨下缘平行，距下颌骨下缘2～3cm。切开皮肤和皮下脂肪以及颈阔肌，沿腮腺筋膜向前游离，直至腮腺前缘。在极薄、透明的咬肌筋膜下可以隐约看到面神经的部分分支，接下去关键在于解剖面神经。寻觅面神经的方法很多，一种是静脉法，面神经下颌缘支和颈支在面后静脉前或后交叉而过，在该静脉的表面或深面即可找到下颌缘支，再向后追溯即可找到面神经总干。另一种是下颌角法，以下颌角为标志，在腮腺前缘轻轻切开咬肌筋膜就可看到下颌缘支。这两种方法都是先找到分支再追溯总干，部位表浅，位置恒定，操作比较简便。有学者主张直接寻觅面神经总干，利用乳突和二腹肌后腹作标志，将腮腺后下缘向前牵拉，在外耳道软骨和二腹肌形成的三角顶部钝性分离即可找到面神经总干。以上几种解剖面神经的方法最常用，主要根据肿瘤的部位和医师的习惯正确选用，但应熟悉多种方法，因为面神经的解剖标志并不总是恒定的。

2) 全腮腺切除术　适用于腮腺恶性肿瘤或位于腮腺深叶的混合瘤。先做腮腺浅叶切除，将面神经诸分支完全游离，于二腹肌后腹靠近下颌角处断扎颈外动脉，于下颌骨升支后缘断扎颌内动、静脉，于耳屏前方断扎颞浅动脉，最后将腮腺全部切下。有时咽突部腮腺组织较少，可从颈外动脉表面剥下，不必切除动脉。腮腺癌的切除范围还必须考虑其病理类型和病变的浸润程度，高度恶性的癌或复发性癌局部有广泛浸润者，除全腮腺切除外还需扩大切除范围，包括耳颞神经、咬肌、下颌骨、皮肤和其他有关组织。总之，凡肉眼可见的病灶应尽可能地切除，必要时根据术时发现将可疑的切缘送冷冻病理检查，以确定切除是否足够。对于靠近肿瘤的面神经分支，必须一并切除，特别对富于神经浸润倾向的腺样囊腺癌，一般多不主张保留面神经。对于小病灶，在不影响手术彻底性的情况下，尽量保留下颌缘支和眼支。如果肿瘤是低度恶性，病灶又较小，肉眼未见面神经或周围组织浸润，做保留神经的全腮腺切除术还是可行的。

3) 咽旁间隙腮腺深叶肿瘤切除术　少数来自腮腺深叶咽突部位的肿瘤，限于颅底和后壁的解剖，只能向咽旁间隙发展，造成患侧软腭和扁桃体移位。常规的手术入路无法暴露肿瘤。操作的方法改从下颌区入路，切断茎突下颌韧带进入咽旁间隙，此法适用于较小的肿瘤。另一种手术入路是切断下颌骨升支，充分暴露肿瘤前壁，肿瘤切除后下颌骨可以复旧。

4) 腮腺手术的并发症　面神经的损伤、Frey综合征(味觉性出汗)、耳大神经切断后的感觉减退、腮腺瘘是腮腺手术常见的4个并发症。

腮腺切除术后有30%～60%的患者发生暂时性的面神经功能减退，4%～6%发生永久性的，下颌缘支是最常见的面神经损害支，在手术中监测神经的完整性将减少神经功能障碍的发生率,但是连续的肌电监测仅仅能减少短期的可逆转的神经麻痹,而永久性的神经损伤则取决于手术。应用显微外科技术用自体神经做面神经移植,目前正作为腮腺外科的重要部分,面神经移植的效果也十分满意,一般在1年内可以恢复正常的功能,常用的移植神经取自颈浅丛或下肢的腓肠神经。

Frey综合征典型的三联征是:味觉性出汗、颜面潮红、耳前区和颞区的湿热感。其发生率在不同的研究中变化较大,很可能是由评价标准不同造成的,应用碘淀粉实验证实90%的患者发生该并发症[21]。腮腺手术的范围可能是唯一影响其发生率的因素,更容易发生在全腮腺切除及复发肿瘤术后的患者。可能因为腮腺手术后,面部汗腺失去了神经的支配,原来支配腮腺的耳神经节后的副交感神经促分泌神经纤维沿着汗腺异常再生,在咀嚼时,这些神经通过胆碱能神经传递激活汗腺分泌。研究者认为,在皮瓣与腮腺床的创面之间放置一个屏障减少神经纤维的再生,将减少该并发症的发生[21,22]。

耳大神经主要感知耳郭及其周围的皮肤感觉,关于耳大神经在腮腺手术中的保留问题一直存在争议。在保留耳大神经的患者,感觉减退是一过性的;而未保留患者,感觉减退在2年后仍未完全恢复。患者主观的麻木感也存在同样情况,在不影响肿瘤切除的情况下,应常规保留[23]。

腮腺瘘发生于部分腮腺切除术后,预防措施为对残留的腮腺仔细关闭残端,引流管放置4~5天为宜,术后负压引流。一旦出现腮腺瘘,可加大负压吸引,延长引流时间,很少需再次手术。

(2) 颌下腺肿瘤

颌下腺任何肿块最小的手术就是颌下三角清扫术。如果是恶性肿瘤要仔细检查神经有无受到浸润,一般面神经下颌缘支受侵者少,但相邻的下颌舌骨肌、舌下神经、口底很可能成为肿瘤扩散的途径。特别是腺样囊腺癌常浸润舌下神经,肉眼可见受累的神经呈束样增粗。手术一定要切到正常神经为止,但切端还是要送冷冻病理检查,可及时决定是否需补充切除。如果下颌骨或周围软组织受累,手术范围还应扩大。关于颈淋巴结清除与否,指征同腮腺肿瘤。

(3) 舌下腺肿瘤

舌下腺最常见的恶性肿瘤是腺样囊性癌,其次是黏液表皮样癌。外科手术是舌下腺肿瘤治疗的首选,但手术的范围需根据疾病的程度设计。对于小的肿瘤,局部的充分切除包括舌下腺和导管是足够的。但当肿瘤>2cm,更广范围的切除是必须的,尤其对于高危的腺样囊性癌,包括切除舌神经,并且冷冻病理检查远端切缘。当肿瘤侵犯骨膜时,做部分下颌骨切除;当有明显的骨受累时,节段性的下颌骨切除是必要的[25]。

### 50.8.3 放疗

(1) 放疗进展

由于解剖位置的关系,涎腺肿瘤大多毗邻重要的血管神经,限制了手术的根治性,因此除了对一些早期、小体积、低度恶性的可以根治的涎腺肿瘤外,临床上许多涎腺恶性肿瘤必须配合放疗。涎腺肿瘤因放疗后反应和消退缓慢,常误认为是对放疗不敏感。近年随着现代放疗技术的进展,涎腺恶性肿瘤术后放疗的局部控制率明显提高,并发症也明显减少。由于涎腺肿瘤发病率低,没有Ⅲ期的随机临床试验去比较单纯手术和手术加术后放疗的疗效,大多数报道来自于回顾性资料。表50-3总结了北美5个治疗中心20世纪90年代发表的研究结果,这5组资料均显示,术后加用放疗无论对局部控制率还是生存率都带来了提高。辅以术后放疗区域局部控制率可提高到88%左右。

(2) 术后放疗的适应证

1) 手术安全边界不足(腮腺深叶,面神经保留的手术)。

2) 手术切缘阳性,肉眼残留或无法手术切除及不能手术的病例。

3) 组织学恶性程度高或侵袭性强的肿瘤(如未分化癌、鳞状细胞癌、腺样囊性癌、低分化黏液表皮样癌等)。

4) 肿瘤腺体包膜外侵犯累及皮肤、肌肉、骨以及神经等。

5) 颈部淋巴结转移。

6) 手术中肿瘤破裂。

7) 复发病变,包括反复复发的低度恶性病变。

(3) 放疗技术

1) 术后放疗的剂量 目前推荐的术后放射剂量为60~66 Gy/30~33次/6~7周,而手术切缘阳性或T4期大病灶病例可能需要更大的剂量。目前对于已知残留病变或不能手术的病变,一般给予66~70 Gy/30~35次的剂量,对于镜下病变,剂量为55~60 Gy,选择性的颈淋巴结预防照射50 Gy/25次。近年由于3DCRT及IMRT技术的广泛开展和应用,在给予靶区体积足够剂量覆盖的前提下,同时能很好地保护正常组织,避免脊髓及对侧唾液腺的过量照射。笔者推荐的正常组织剂量—体积限定为脊髓 $D_{max}$ 45 Gy 或 1 $cm^3$ 体积≤50 Gy;健侧腮腺平均剂量<26 Gy 或健侧腮腺 50% 腺体受量<30 Gy。

**表 50-3　单纯手术与手术+术后放疗治疗恶性涎腺肿瘤的比较**

| 治疗中心 | 病例数 | 中位随访时间 | 预后分层 | 5 年局部控制率(%) 手术 | 5 年局部控制率(%) 手术+放疗 | P 值 | 5 年生存率(%) 手术 | 5 年生存率(%) 手术+放疗 | P 值 |
|---|---|---|---|---|---|---|---|---|---|
| MSKCC | 92 | 10.5 | Ⅰ/Ⅱ期 | 79 | 91 | 0.14 | 96 | 82 | 0.015 |
|  |  |  | Ⅲ/Ⅳ期 | 17 | 51 |  | 9.5 | 51 |  |
|  |  |  | 淋巴结阳性 | 40 | 69 | 0.05 | 19 | 49 | 0.015 |
|  |  |  | 高度恶性 | 44 | 63 |  | 28 | 57 |  |
| John Hopkins | 87 |  | 所有病例 | 58 | 92 | 0.001 | 59 | 75 | 0.01 |
| MDACC | 155 | 7.5 | 所有病例 | 58 | 86 |  | 50~56 | 66~72 |  |
| PMH | 271 | 10 | 所有病例 | — | — |  | 60 | 75(CSS) | 0.039 |
|  |  |  |  |  |  |  | 29 | 68(RFS) | 0.005 |
| MGH | 62 | 5.5 | 所有病例 | — | 95 |  | — | 77(DFS) |  |

注:MSKCC,美国纽约 Memorial Sloan-Kettering Cancer Center;MDACC,美国休斯敦 MD Anderson Cancer Center;MGH,美国波士顿 Massachusetts General Hospital;PMH,加拿大多伦多 Princess Margaret Hospital;CSS, Cause Specific Survival;DFS,无病生存 disease free survival;RFS,无复发生存 recurrence free survival。

2) 术后放疗的范围

腮腺肿瘤:对于低度恶性的局部病变,淋巴结转移的发生率低,这些病变的治疗一般不包括颈部淋巴结区,仅给予肿瘤床原腮腺区的照射。对于其他有高危因素的病变,照射范围包括全腮腺区及至少同侧的上颈淋巴引流区。颈淋巴结阴性,只做同侧上半颈淋巴结预防性照射。有多个颈淋巴结转移者,应包括同侧上颈淋巴结及下颈淋巴结、锁骨上淋巴结预防性照射。病灶如侵及面神经则照射范围应包括部分颅底,特别是面神经出颅处—茎乳孔,这在腺样囊性癌特别重要。

肿瘤侵袭限于一侧腮腺浅叶,深叶无侵袭:可用单侧照射野,采用 6MV X 线加电子线混合照射。如病灶位于深叶或靶区涉及面神经,可采用加楔形板的成角侧斜野照射。体位的选择可根据使用的固定装置取侧卧位或仰卧位。通常射野上界达颅底或颧弓水平;下界在下颌角下方 3~4 cm 或甲状切迹,若为低度恶性肿瘤,下界可在下颌骨下缘下 1 cm;前界为咬肌前缘;后界为乳突后缘;外界为皮肤表面;内界为口咽侧壁。用电子线加量时,要用填充物保护外耳郭、中耳及内耳,根据病变深度,采用 12~15 MeV 电子线。治疗原发灶和颈部时,上颈和原发灶通常给予同一射野;下颈需要照射时,上下野连接部位大约在甲状切迹水平。在体表标出手术瘢痕、眼外眦,有助于模拟定位时减少靶区的遗漏及加强对眼睛的保护。45 Gy 照射后避开脊髓,60 Gy 照射后对病灶区缩野推量照射等常规技术运用基本同其他头颈部肿瘤的放疗。图 50-2 比较了 3 种放疗技术的剂量分情况,IMRT 技术的靶区剂量适形性最好,且中位正常组织受量最低。

颌下腺和舌下腺肿瘤:若颌下腺病变局限,病理分化程度高,可用一前斜野加侧野;病变广泛且向中线浸润时,可采用两平行相对野照射,包括同侧颌下三角区及上颈区。上界为耳根与口角连线;下界为甲状软骨切迹水平;前界开放;后界在下颌骨升支后缘;同侧中下颈及锁骨上区用单前切线野。当有神经周围侵犯,仅局灶性累及小神经或不知名的神经分支,照射范围应在上述范围基础上适当扩大 2 cm;如病灶累及大神经(舌下神经或舌神经)时,照射范围应追踪神经走向扩放至颅底。颌下腺肿瘤的放射剂量同腮腺肿瘤。对于舌下腺肿瘤主要采用两侧平行相对野,设野方法和剂量基本同颌下腺肿瘤。也可用等中心两前斜野加楔形板照射。

小涎腺肿瘤:小涎腺癌的放疗技术与相应原发部位的鳞状细胞癌一致。小体积或低度恶性的病灶术后放疗范围为原发肿瘤床或手术床。高度恶性和淋巴结阳性的病例,照射范围应包括相应部位的颈淋巴引流区,放射剂量基本等同于大涎腺肿瘤。某些特殊部位的病灶可能用到特殊的照射技术,如口腔病变者可能运用到口腔孔或近距离放疗的推量照射。

3) IMRT 技术　尽管常规布野对大多数病例已能取得理想的剂量分布,但计算机优化的调强放疗计划在获得相同靶区剂量覆盖的同时,能更好地减少重要正常器官组织的受量。特别是对神经受累，需要照射神经出颅端的病例，IMRT可以更好做到减少脑干、脊髓及眼球的照射量，并将其受量有效地控制在安全范围内。另外在保护健侧唾液腺、减少口干并发症方面，IMRT更显出其特有的优势。复旦大学附属肿瘤医院开展了多重子野的正向调强技术，在不降低逆向调强剂量分布优势的情况下，进一步简化了治疗计划优化过程，缩短了治疗时间。

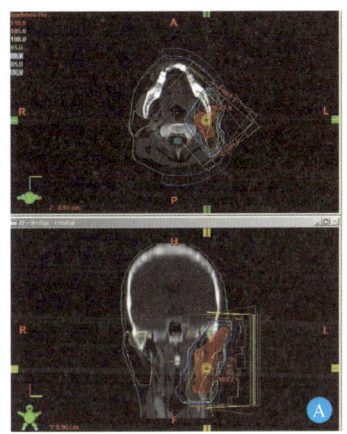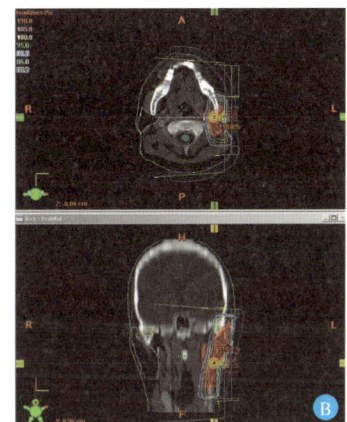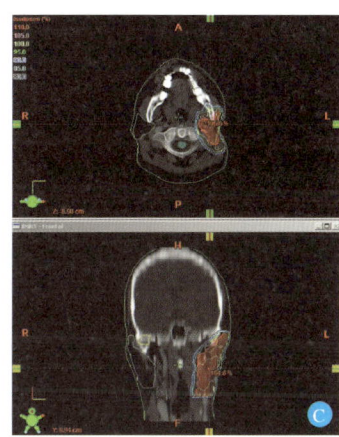

图50-2 不同放疗计划的剂量分布情况
A. 成角斜野+楔形板；B. 光子+电子线混合照射；C. IMRT技术

### （4）放疗的毒副作用

急性放疗毒副作用因照射部位、剂量、范围不同而有所不同。常见的有轻至中度的皮肤红斑、色素沉着以及口腔黏膜放射性炎症。腮腺癌治疗后口干的发生比例约占41%，其中轻度15%、中度22%、重度4%。口干出现时间大多数在术后1周内，提示与放疗关系不大。约13%患者1年内有牙痛、咀嚼困难等口腔卫生方面的不适主诉。晚期不良反应常见的有皮肤麻木、照射野内肌肉痉挛。听力下降者约4%，耳道干燥者20%，鼓膜穿孔者约2%。放射致癌及放射性骨坏死很少发生。

## 50.8.4 化疗

化疗是治疗涎腺肿瘤的一种重要辅助手段。因为涎腺肿瘤发病率低，很少有临床实验来证实哪种化疗方案对该肿瘤中是合适的，即使已有的实验结果也因为其复杂、改变的病理分类而可比性较差(表50-4)。

表50-4 涎腺肿瘤中证实有效的药物治疗方案

| 方 案 | 腺样囊性癌 | | 黏液表皮样癌 | | 腺 癌 | |
|---|---|---|---|---|---|---|
| | 有效 | 有效比* | 有效 | 有效比 | 有效 | 有效比 |
| 顺铂 | R | 2/13 | R | 1/5 | NR | 0/5 |
| 紫杉醇 | NR | 0/14 | R | 3/12 | R | 4/17 |
| 长春瑞滨 | R | 2/13 | — | — | R | 2/5 |
| 表柔比星 | R | 2/20 | — | — | — | — |
| 米托蒽醌 | R | 5/50 | — | — | — | — |
| 甲氨蝶呤 | | | R | 2/5 | | |
| 环磷酰胺/多柔比星/顺铂±5-Fu | R | 12/43 | R | 5/6 | R | 23/37 |
| 蒽环类/顺铂±5-Fu | R | 6/19 | R | 1/4 | R | 8/14 |
| 环磷酰胺/多柔比星 | R | 2/6 | NR | 0/6 | R | 1/1 |
| 顺铂/甲氨蝶呤/博来霉素 | NR | 0/3 | R | 2/3 | — | — |
| 顺铂/长春瑞滨 | R | 4/9 | — | — | R | 1/5 |
| 卡铂/紫杉醇 | R | 2/10 | — | — | R | 1/1 |

*：有效人数/参加实验人数；R，客观有效；NR，无效。大部分数据来源于病例分析和回顾性研究，而不是前瞻性研究。

姑息性的化疗是有效的。最好的单药是顺铂、5-Fu、多柔比星。研究最广泛的方案是 CAP(CTX、ADM 和 DDP)方案，反应率为 22%～100%，完全反应率为 40%。腺癌、腺样囊性癌、腺泡细胞癌、恶性混合性肿瘤是对 CAP 方案相对敏感的肿瘤，而黏液表皮样癌、未分化癌对那些对鳞癌有效的化疗药反应率高(如顺铂、5-Fu、甲氨蝶呤)。当前对于复发性和转移性涎腺肿瘤的化疗方案都是姑息性，并没有证据显示对化疗反应的患者的预后好于不反应的患者。

## 50.8.5 靶向治疗

越来越多的研究用于发现涎腺肿瘤的分子异常，希望能够为肿瘤的靶向治疗提供有效的参考。例如在正常涎腺组织和癌中发现了雌激素受体的表达，其他如表皮生长因子受体(EGFR)、Her-2、c-kit 等。由于涎腺肿瘤复杂的病理学分类，使得这些研究结果有很大的异质性。同样，不同的免疫组化技术、评价标准等也影响了结果的一致性。Kit 在 80%～90% 的腺样囊性癌中表达，但是外显子 11 和 17 的突变并没有发现，甲磺酸伊马替尼(imatinib mesylate)对于免疫组化表达 Kit 的晚期腺样囊性癌的临床 II 期实验显示：对于表达 c-kit 的腺样囊性癌无效[26,27]。Her-2 原癌基因在各种上皮性肿瘤都有表达，曲妥珠单抗(trastuzumab, herceptin,赫赛汀)对 Her-2 阳性的乳腺癌单药有效，同时可增加对细胞毒药物的敏感性。Glisson 等对 137 例涎腺肿瘤的免疫组化分析[28]显示，Her-2 过度表达存在于 17% 的肿瘤，在常见的肿瘤类型腺样囊性癌和黏液表皮样癌为 4% 和 21%，但在涎腺导管癌，75% 过度表达。在一个针对过度表达 Her-2/neu 的涎腺肿瘤应用曲妥珠单抗治疗的临床 II 期试验中，仅有低的有效性[29]。雄激素受体在一些类型的涎腺肿瘤表达，如导管癌和腺癌，但仅有无对照的研究激素治疗在涎腺肿瘤治疗中的作用。

不同类型的涎腺肿瘤靶向分子的表达情况见表 50-5。

表 50-5 不同类型的涎腺肿瘤靶向分子的表达情况

| 组织类型 | Her-2 | EGFR | c-kit | 雄激素受体 | 雌激素受体 | 孕激素受体 |
|---|---|---|---|---|---|---|
| 腺样囊性癌 | 罕见 | 多样 | 常见 | 罕见 | 罕见 | 罕见 |
| 腺癌 | 少见 | 少见 | 多样 | 少见 | 罕见 | 罕见 |
| 黏液表皮样癌 | 少见 | 常见 | 罕见 | 少见 | 罕见 | 罕见 |
| 涎腺导管癌 | 常见 | 常见 | 罕见 | 常见 | 罕见 | 罕见 |

注：没有关于 EGFR 与 c-kit 突变的分析。常见：阳性率 >50%；少见：阳性率 10%～50%；罕见：<50%；多样：报道不一[30]。

# 50.9 预后和随访

影响涎腺癌的远期疗效有两个重要因素，一是病理类型，一是临床分期。当然治疗规范化也是一个不可忽视的条件。根据复旦大学附属肿瘤医院 300 例腮腺恶性肿瘤手术后的随访资料，黏液表皮样癌 15 年生存率为 84%，而淋巴上皮癌则为 52%；I 期腺样囊性癌 5 年生存率为 100%，而 III 期降至 66%。其他影响预后的因素因研究不同而不同。Carrillo 等[31]在对 127 例大涎腺恶性肿瘤患者的资料随访研究中发现肿瘤 T 分类、外科切除、年龄、肿瘤分级是与复发和生存率相关的危险因素，年龄小的患者预后相对较好。Johns Hopkins 医院的资料多因素分析表明，面神经麻痹、未分化病理类型及皮肤侵犯是重要的不良预后因素。MDACC 这组病例的多因素分析表明，是否有颈淋巴结转移、肿瘤位于深叶还是浅叶以及肿瘤的大小是局部控制重要的影响因素，而组织学分级、病灶大小、颈淋巴结转移和神经是否受侵则对生存率产生影响。PMH 的资料显示，肿瘤大小、区域淋巴结转移是影响疾病相关生存率的两个最主要因素。荷兰头颈肿瘤协作组的多因素分析表明，T 分期、骨侵犯、肿瘤部位和切缘情况是影响局部控制的主要因素，N 分期和是否面神经受累可以预测区域复发。总生存率则依赖于年龄、性别、T 和 N 分期、肿瘤部位以及皮肤、骨是否受侵[5]。Chen 分析了 247 例单纯根治性手术的大涎腺肿瘤患者，发现阳性切缘、颈淋巴结转移、高度恶性病理和 T3～4 分期是影响局部控制的独立预后因素，他们建议有这些因素的患者应接受术后辅助治疗以降低局部复发的风险。

在最初的 3 年，应当每 2～3 个月随访 1 次，因为 70% 的局部复发发生于 3 年以内，除了某些低分级的和腺样囊性癌的组织学类型。以后每6个月1次,对于高分级、颌下腺的、小涎腺的肿瘤至少每年1次的胸片检查是必需的,因为这一类有高的肺转移危险。随访应当是终身的,因为一些低度恶性的肿瘤可以在术后多年发生复发或转移,但即使复发和转移,预后仍然很好,如腺样囊性癌,即使没有进行辅助治疗仍可存活20年[3]。

　　涎腺肿瘤是部位较表浅的肿瘤,容易及时被发现,所以贯彻"早发现、早诊断、早治疗"方针是完全有可能的。目前的治疗方法已从单纯手术进入多学科综合治疗的阶段,所以涎腺癌的疗效可望进一步提高。

(嵇庆海)

## 主要参考文献

[1] 汤钊猷. 现代肿瘤学. 第2版. 上海:上海医科大学出版社,2000:1011-1021.
[2] Bradley PJ. Adenoid cystic carcinoma of the head and neck: a review. Curr Opin Otolaryngol Head Neck Surg, 2004,12:127-132.
[3] Licitra L, Grandi C, Prott FJ, et al. Major and minor salivary glands tumours. Crit Rev Oncol Hematol, 2003,45:215-225.
[4] 刘恩菊,项永兵,金凡,等. 上海市区恶性肿瘤发病趋势分析(1972~1999年)肿瘤,2004,24:11-15.
[5] Pinkston JA, Cole P. Incidence rates of salivary gland tumors: Results from a population-based study. Otolaryngol Head Neck Surg, 1999,120:834-840.
[6] Speight PM, Barrett AW. Salivary gland tumours. Oral Dis, 2002,8:229-240.
[7] Saku T, Hayashi Y, Takahara O, et al. Salivary gland tumors among atomic bomb survivors, 1950~1987. Cancer, 1997,79:1465-1475.
[8] Barnes L, Eveson JW, Reichart P, et al. 刘红刚,高岩主译. 头颈部肿瘤病理学和遗传学. 北京:人民卫生出版社,2006:245-327.
[9] Queimado L, Lopes CS, Reis AM. WIF1, an inhibitor of the Wnt pathway, is rearranged in salivary gland tumors. Genes Chromosomes Cancer, 2007,46:215-225.
[10] 黄彩平,王弘士,涂小予. 24例涎腺恶性多形性腺瘤的临床分析. 中华肿瘤杂志,2003,25:91-93.
[11] Bradley PJ. Distant metastases from salivary glands cancer. ORL J Otorhinolaryngol Relat Spec, 2001,63:233-242.
[12] Teymoortash A, Werner JA. Tissue that has lost its track: Warthin's tumour. Virchows Arch, 2005,446:585-588.
[13] Brandwein MS, Ivanov K, Wallace DI, et al. Mucoepidermoid carcinoma: a clinicopathologic study of 80 patients with special reference to histological grading. Am J Surg Pathol, 2001,25:835-845.
[14] Goode RK, Auclair PL, Ellis GL. Mucoepidermoid carcinoma of the major salivary glands: clinical and histopathologic analysis of 234 cases with evaluation of grading criteria. Cancer, 1998,82:1217-1224.
[15] 孟刚,马东白,袁建达. 45例腮腺腺样囊性癌临床分析. 肿瘤,1998,18:180-181.
[16] Savera AT, Zarbo RJ. Defining the role of myoepithelium in salivary gland neoplasia. Adv Anat Pathol, 2004,11:69-85.
[17] Stenman G. Fusion oncogenes and tumor type specificity — insights from salivary gland tumors. Semin Cancer Biol, 2005,15:224-235.
[18] Okahara M, Kiyosue H, Hori Y, et al. Parotid tumors: MR imaging with pathological correlation. Eur Radiol, 2003,13 (Suppl 4):L25-33.
[19] Stewart CJ, MacKenzie K, McGarry GW, et al. Fine-needle aspiration cytology of salivary gland: a review of 341 cases. Diagn Cytopathol, 2000,22:139-146.
[20] Uchida Y, Minoshima S, Kawata T, et al. Diagnostic value of FDG PET and salivary gland scintigraphy for parotid tumors. Clin Nucl Med, 2005,30:170-176.
[21] Govindaraj S, Cohen M, Genden EM, et al. The use of acellular dermis in the prevention of Frey's syndrome. Laryngoscope, 2001,111:1993-1998.
[22] Kerawala CJ, McAloney N, Stassen LF. Prospective randomised trial of the benefits of a sternocleidomastoid flap after superficial parotidectomy. Br J Oral Maxillofac Surg, 2002,40:468-472.
[23] Hui Y, Wong DS, Wong LY, et al. A prospective controlled double-blind trial of great auricular nerve preservation at parotidectomy. Am J Surg, 2003,185:574-579.
[24] Spiro JD, Spiro RH. Cancer of the parotid gland: role of 7th nerve preservation. World J Surg, 2003,27:863-867.
[25] Rinaldo A, Shaha AR, Pellitteri PK, et al. Management of malignant sublingual salivary gland tumors. Oral Oncol, 2004,40:2-5.
[26] Hotte SJ, Winquist EW, Lamont E, et al. Imatinib mesylate in patients with adenoid cystic cancers of the salivary glands expressing c-kit: a Princess Margaret Hospital Phase II Consortium Study. J Clin Oncol, 2005,23:585-590.
[27] Pfeffer MR, Talmi Y, Catane R, et al. A phase II study of imatinib for advanced adenoid cystic carcinoma of head and neck salivary glands. Oral Oncol, 2007,43:33-36.
[28] Glisson B, Colevas AD, Haddad R, et al. HER2 expression in salivary gland carcinomas: dependence on histological subtype. Clin Cancer Res, 2004,10:944-946.
[29] Haddad R, Colevas AD, Krane JF, et al. Herceptin in patients with advanced or metastatic salivary gland carcinomas. A phase II study. Oral Oncol, 2003,39:724-727.
[30] Laurie SA, Licitra L. Systemic therapy in the palliative management of advanced salivary gland cancers. J Clin Oncol, 2006,24:2673-2678.
[31] Carrillo JF, Vazquez R, Ramirez-Ortega MC, et al. Multivariate prediction of the probability of recurrence in patients with carcinoma of the parotid gland. Cancer, 2007,109:2043-2051.

# 51 鼻腔与鼻窦恶性肿瘤

51.1 概述
51.2 鼻腔恶性肿瘤
51.3 鼻窦恶性肿瘤
　51.3.1 上颌窦恶性肿瘤
　51.3.2 筛窦恶性肿瘤
　51.3.3 额窦恶性肿瘤
　51.3.4 蝶窦恶性肿瘤
51.4 外鼻恶性肿瘤
51.5 其他恶性肿瘤
　51.5.1 鼻腔鼻窦腺样囊性癌
　51.5.2 鼻腔鼻窦恶性淋巴瘤

51.5.3 鼻腔鼻窦恶性黑色素瘤
51.5.4 鼻腔鼻窦神经内分泌癌
51.5.5 嗅母细胞瘤
51.5.6 鼻腔鼻窦恶性周围神经鞘瘤
51.5.7 软骨肉瘤
51.5.8 滑膜肉瘤和肌纤维母细胞肉瘤
51.6 鼻内镜下鼻内恶性肿瘤的手术治疗
51.7 放疗
　51.7.1 鼻腔癌与鼻前庭癌
　51.7.2 鼻窦癌
　51.7.3 放疗并发症

## 51.1 概述

鼻腔与鼻窦恶性肿瘤占全身恶性肿瘤的1%～2%，占耳鼻喉科恶性肿瘤的25%～50%，在我国华北、东北等地则占耳鼻喉科恶性肿瘤的首位。复旦大学附属眼耳鼻喉科医院10年的病理标本统计鼻腔与鼻窦恶性肿瘤2 014例，占耳鼻喉科恶性肿瘤7 351例的27.4%。

患者中男性多于女性，男女性之比为（1.5～2.0）:1。患者几乎包括任何年龄，文献报道最大者83岁，最小者为新生儿，但以中老年者比例较大。上皮癌多发于＞40岁者，且以40～60岁为高发年龄，肉瘤发生者年龄较轻。

病理组织学显示，鼻腔与鼻窦恶性肿瘤中鳞状细胞癌居首位，腺癌及腺样囊性癌次之，且各种肉瘤亦占相当比例。良性新生物转为恶性的包括鼻息肉恶变、乳头状瘤癌变以及纤维瘤恶变为纤维肉瘤等。

患者的症状视肿瘤的部位、范围及组织破坏程度而异。单侧长期少量多次的鼻出血是最值得重视的常见症状。

诊断主要是根据症状、X线检查、CT扫描、MRI等建立临床印象后，再通过活组织病理检查确定。

治疗方法视肿瘤的病理性质、范围、患者体质而定，大多采取放疗与手术相结合的综合治疗方法。

## 51.2 鼻腔恶性肿瘤

据复旦大学附属眼耳鼻喉科医院2 014例患者情况统计，鼻腔与鼻窦的恶性肿瘤的发生率分别为55.3%和54.7%。

鼻腔恶性肿瘤的发生率居鼻部恶性肿瘤的首位，多发于鼻腔侧壁、鼻底及鼻中隔面。上颌窦、筛窦、眼眶和鼻咽等部位的恶性肿瘤可直接扩展入鼻腔；远处器官的恶性肿瘤如肾上腺癌、肾癌亦可转移至鼻腔，但甚少见。

(1) 病理

以癌为多见，包括鳞状细胞癌、腺癌、未分化癌、淋巴上皮癌、基底细胞癌、嗅神经上皮癌以及恶性黑色素瘤等。肉瘤较少见，有淋巴肉瘤、平滑肌肉瘤、软骨肉瘤等。复旦大学附属眼耳鼻喉科医院统计10年（1978～1987）86例鼻腔恶性肿瘤，结果鳞状细胞癌占61.6%，腺癌占9.3%，未分化癌占8.1%，淋巴上皮癌占7.0%，肉瘤占5.8%，恶性黑色素瘤占4.7%，乳头状瘤恶变占3.5%。本节以鳞状细胞癌（图51-1）为例进行阐述。

(2) 临床表现

1) 鼻部　一侧鼻出血为最常见的症状，出血量

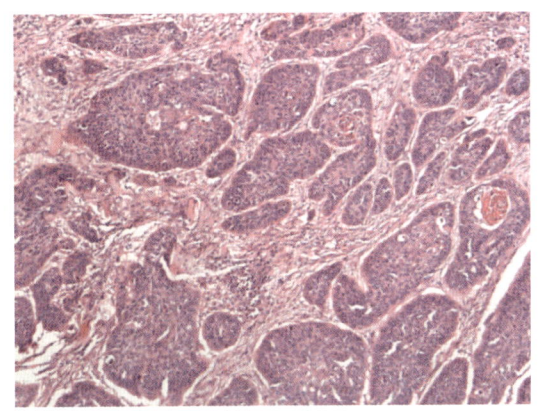

图51-1　鼻腔鳞状细胞癌分化中等（HE×200）

往往不多但频繁发生，或经常涕中带血。初为间歇鼻塞，后为持续鼻塞。检查可见鼻腔有新生物。肿瘤表面呈粉红或红色，似菜花样，粗糙不平，或伴有溃烂，质较硬而脆，触之易出血。

2）眼部　肿瘤侵犯相邻的眼眶时可出现眼球移位、突眼、复视、流泪、视力减退。患侧眼球可向外上或前上方移位、突出，眼球向内或向下受限，眶内侧饱满隆起。

3）面颊部　晚期肿瘤如侵犯上颌窦，可出现面颊部麻木、胀满感及疼痛。检查见患侧面颊隆起，可触及面颊部皮下肿块。此肿块质地较硬，表面不规则或与皮肤粘连。

4）耳部　肿瘤向后侵犯鼻咽部，可出现耳鸣、耳胀、听力减退。检查可见后鼻孔或鼻咽部有新生物。

5）头部　可有头痛。晚期侵犯颅底、颅内，头痛剧烈。

6）颈部　肿瘤可转移至颈部，多位于同侧颌下区淋巴结。

7）远处转移　包括肺、肝、胃肠道、骨等部位的转移，并产生相应症状。

（3）诊断

大致可按如下的方法与步骤建立诊断。

1）病史的综合分析　凡出现一侧进行性鼻塞、经常有血性涕或鼻出血者，尤其为>40岁的患者，应高度怀疑，仔细检查。

2）新生、可疑物活检　检查前、后鼻孔有新生物或可疑肿块时，可直接取活检。凡鼻内肿物，即使临床上认为是良性的，切除后亦应常规做病理检查。

3）X线摄片　为重要的辅助检查手段。目前水平位与鼻额位（Caldwell位）平片应用较少，CT扫描及CT增强扫描已经成为常规诊断方法，MRI检查对于鉴别肿瘤是否侵及眼眶和颅底很有帮助。

4）颈淋巴结活检　对颈部出现肿大的淋巴结，临床上不能确定是否为癌转移时，可行颈淋巴结穿刺活检。

（4）鉴别诊断

1）血管瘤　一般可分为毛细血管瘤和海绵状血管瘤。好发于鼻中隔，尤以前下区多见。瘤体呈红色或紫红色，质软，易出鲜血。X线检查与CT扫描显示团块状肿物，无明显骨破坏。

2）乳头状瘤　呈桑葚状，常见于鼻前庭、鼻中隔。除病程较长外，临床上常不易与恶性肿瘤相鉴别，且有少数会癌变，因而需做活检鉴别。

（5）分期

根据国际抗癌联盟（UICC）1991年制定的"TNM恶性肿瘤的分类"方法，分期如下。

T——原发肿瘤

T1　肿瘤限定于1个亚区，伴有或不伴有骨质侵犯

T2　肿瘤侵犯单一区域内的两个亚区或扩展至累及鼻筛窦复合体内的1个邻近区域，伴有或不伴有骨质侵犯

T3　肿瘤扩展侵犯眼眶的内侧壁或底壁、上颌窦或筛板

T4a　肿瘤侵犯下列任何一个部位：前部眼眶内容物、鼻部或颊部皮肤、最小限度地延伸至前颅窝、翼板、蝶窦或额窦

T4b　肿瘤侵犯下列任何一个部位：眶尖、硬脑膜、脑、颅中窝、除上颌神经（V2）以外的脑神经、鼻咽部或斜坡

N——区域淋巴结转移

NX　区域淋巴结无法评估

N0　无区域淋巴结转移

N1　转移于同侧单个淋巴结，最大径≤3 cm

N2　转移于同侧单个淋巴结，3 cm＜最大径≤6 cm；或同侧多个淋巴结转移，最大径≤6 cm；或双侧或对侧淋巴结转移，最大径≤6 cm

　　N2a　转移于同侧单个淋巴结，3 cm＜最大径≤6 cm

　　N2b　同侧多个淋巴结转移，最大径≤6 cm

　　N2c　双侧或对侧淋巴结转移，最大径≤6 cm

N3　淋巴结转移，最大径＞6 cm

M——远处转移

MX　远处转移无法评估

M0　无远处转移

M1　有远处转移

临床分期

Ⅰ期 肿瘤局限于鼻腔内,无转移或扩展(T1 N0 M0)

Ⅱ期 肿瘤已侵及并破坏鼻腔骨壁至1个鼻窦或侵入对侧鼻腔,无淋巴结转移(T2 N0 M0);或第1期肿瘤伴有可活动的1个小淋巴结转移(T1 N1 M0)

Ⅲ期 肿瘤已明显侵入鼻窦内或眶内,但无明显的淋巴结转移或同侧有一可活动的淋巴转移(T3 N0,1 M0);或Ⅰ、Ⅱ期肿瘤伴有固定的淋巴结转移(T1~2 N2 M0)

Ⅳ期 肿瘤侵犯颅底,引起颅底骨质破坏,不论有无淋巴结转移(T4 N0~2 M0);或任何一期肿瘤具有远处器官转移(T1~4 N0~2 M1)。

(6) 治疗

根据肿瘤病理类型、肿瘤范围及患者全身情况,制订最佳治疗方案。目前主要治疗方法有放疗、手术与化疗相结合的综合治疗。

1) 放疗 适用于放疗敏感的鼻腔浅表肿瘤,如未分化癌或低分化癌。常用 $^{60}$Co 照射和加速器等治疗。详见"51.7"。

2) 手术 对放疗不敏感的肿瘤如黑色素瘤,根据肿瘤波及范围的大小可施行鼻内镜下手术、鼻侧切开术或颅鼻联合进路手术;肿瘤已侵犯鼻窦和眼眶时,可考虑上颌骨、筛窦截除及眶内容清除;颈部有淋巴结转移,可行颈淋巴结清扫术。

3) 放疗加手术 适用于大多数病例。凡采用放疗加手术,无论是先放疗后手术或先手术后放疗,均称为综合治疗。采用先放疗后手术者,以放疗结束后3~4周施术为佳,因此时放疗的急性损伤已消失,杀灭肿瘤的效应得以充分发挥。

4) 化疗 常作为辅助治疗或姑息性治疗。通常用多种药物联合应用方案。如以环磷酰胺(CTX) 600 mg、长春新碱(VCR) 2 mg、氟尿嘧啶(5-Fu) 500 mg,用生理盐水稀释后静脉注射,每周1次。

## 51.3 鼻窦恶性肿瘤

据复旦大学附属眼耳鼻喉科医院2 014例患者情况统计,鼻窦各部位恶性肿瘤的发生率依次为上颌窦(占33.7%)、筛窦(占4.3%)、额窦(占1.1%)、蝶窦(占0.4%)。临床上涉及两种鼻窦的肿瘤并不少见,有时很难确定原发于何窦,故有上颌筛窦癌、筛额窦癌等的诊断。

### 51.3.1 上颌窦恶性肿瘤

作为鼻窦中容积最大的上颌窦,其恶性肿瘤的发生率亦为各鼻窦之冠。

(1) 病理

以鳞状细胞癌居首位,占50%以上。复旦大学附属眼耳鼻喉科医院10年的统计数据显示,鳞状细胞癌为68.5%,腺癌为9.2%,未分化癌为9.2%,各种肉瘤为6.0%,其他为7.1%。

(2) 临床表现

1) 鼻部 肿瘤破坏较薄的内侧壁产生相应鼻部症状。①鼻出血:常为涕中带血,有时为量少次数多的鼻出血或擤鼻后出血;②流涕:大半为脓血性涕;③鼻塞:早期多不影响通气,随着肿瘤不断向内侧扩展,鼻塞呈进行性加重;④嗅觉减退:早期易被掩盖。

检查鼻腔可见大多数病例鼻腔有异常,鼻腔外侧壁内移致总鼻道狭窄。肿瘤侵入鼻腔时可借前鼻孔或间接鼻咽镜后鼻腔检查直接窥见,瘤体位于鼻腔侧壁或顶壁,呈灰红色,表面粗糙,或呈烂肉状,触之易出血;有时表面覆有污秽灰膜,伴组织坏死。鼻中道或鼻下道可见血性分泌物或血痂。

2) 面颊部 肿瘤向前壁扩展,破坏骨质,使患侧颊部肿起,产生发胀及轻度面痛;若病变波及眶下神经、三叉神经,则局部疼痛转剧,或有麻木感。

3) 口腔 上颌窦与上齿列第二双尖牙、第一磨牙及第二磨牙关系密切,当病变累及时,临床上可出现牙齿疼痛、松动、脱落、出血以及牙龈肿块。患者张口困难,提示肿瘤累及翼板翼肌,向翼腭窝方向纵深发展,预后欠佳。检查见窦内肿瘤向下扩展致两侧硬腭不对称,患侧隆起、饱满,表面黏膜粗糙、肿胀,有时可见癌穿出。

4) 眼眶 窦内肿瘤向上扩展至眼眶时,可出现突眼,眼球向上、向前移位,结膜充血,溢泪,复视与视力减退。患侧眶下缘常饱满、变钝,通过扪诊与对侧比较,不难确定。

5) 颈部 颈部常为上颌窦肿瘤的转移部位,多转移至同侧颌下区、上颈深部淋巴结与耳前淋巴结。转移性淋巴结初起较小、无痛、质地较坚实,可活动;随着肿瘤的浸润发展,其可粘连而活动受限,直至固定。

6) 远处转移 常见有肺、肝、骨等组织的转移,出现咳嗽、咳血、肝大、肝区疼痛、受侵骨局部疼痛等相应的症状,B超、X线、CT、MRI检查,以及甲胎蛋白检测等有助于早期发现。

(3) 诊断

大致可按如下方法、步骤进行,但最后确诊均需病理组织学证实。

1) 病史的综合分析　上颌窦恶性肿瘤局限于窦腔时,很可能缺乏阳性体征,为争取早期诊断,要特别重视量少次数多的鼻涕带血或鼻出血;面痛、麻木感、上齿列的牙痛,牙松动等也不可忽视。

2) 初查发现及早处理　以症状为线索,详查前后鼻腔,如发现肿瘤,可直接进行活检。注意有无鼻腔外侧壁内移等窦内占位性病变体征。鼻内检查无特殊,亦不能完全除外上颌窦恶性肿瘤,只要有临床症状,就应做进一步检查。

3) X 线摄片及 CT 扫描　X 线检查能显示有无肿瘤及肿瘤的性质、形状、范围和周围结构情况,对鉴别诊断也有一定意义。近年来应用较少,逐渐被 CT 取代。CT 扫描远比 X 线检查更加全面、精确,分层影像综合且富立体感,显示上颌窦病变非常理想,因而应用日益广泛,目前已成为诊断上颌窦恶性肿瘤的常规辅助工具。

4) MRI 检查　MRI 在某些方面更比 CT 检查优越,如当肿瘤穿过颅底至前颅窝,或破出窦壁扩展至眶内、颞下窝时更为清晰。若与 CT 结合应用,诊断价值更大。

5) 活检　①经口活检:若口腔见肿瘤穿出,可自该处取活检。②上颌窦穿刺活检:是目前临床上最常用的确诊方法,用上颌窦穿刺活检针穿刺入窦,取出少量组织做病理检查。此法阳性率高,必要时可重复进行。③上颌窦探查:一般将此作为最后的也是最可靠的活检手段,当上述方法多次阴性,临床上又不能除外上颌窦恶性肿瘤时,可考虑行上颌窦探查术。

(4) 鉴别诊断

1) 上颌窦良性出血性新生物　包括血管瘤、假性血管瘤、出血性息肉等。此类疾患的共同特点是:病程较长;常有鼻出血,且量较多;CT 扫描示窦内团块状物,上颌窦诊断性穿刺可除外恶性肿瘤。

2) 上颌窦囊肿　常有周期性鼻内流出黄液,或间歇流出微量血性液。局限于窦内的小囊肿,面颊多无改变;做上颌窦穿刺,得黄液或黏液,为囊肿所特有。

3) 上颌骨化纤维增生症　患者发病年龄较轻,常以面部无痛性隆起逐渐缓慢增大为主诉,一般无鼻出血、流涕。可产生鼻塞、突眼等症状,X 线摄片有其特征,易与恶性肿瘤相鉴别。

(5) 分期

目前,国际上尚无统一的上颌窦恶性肿瘤分期标准。美国肿瘤联合会(AJCC)制定的对原发肿瘤的分期标准如下。

T1　肿瘤局限于窦黏膜,无骨质侵蚀或破坏

T2　肿瘤侵蚀或破坏下结构(infrastructure,自内眦至同侧下颌角连线,即 Ohngren 线之下的结构)

T3　肿瘤侵及下列任一部分:颊皮肤,上颌窦后壁,眶底或眶内壁,前组筛窦

T4　肿瘤侵入眶内和(或)下列任一部分:筛状板,后组筛窦或蝶窦,鼻咽,软腭,翼突上颌或颞窝,颅底

(6) 治疗

主要有放疗、手术与化疗 3 种。临床上常用放疗与手术的综合治疗,此法又分先放疗后手术和先手术后放疗两种,有学者比较经此两种方式治疗患者的预后,结果表明无明显差别。

1) 放疗　详见"51.7"。

2) 手术　以上颌骨切除为主。手术范围可分为 6 种:①上颌骨部分切除;②上颌骨全切除;③上颌骨部分切除加眶内容清除;④上颌骨全切除加眶内容清除;⑤上述任一手术加筛窦切除术;⑥上述任一手术加颈淋巴结清扫术。

T1 期肿瘤以上颌骨部分切除为主,T2 期以上颌骨全切除为主,T3 期以上颌骨全切除加眶内容清除或筛窦切除术为主。对 T3 期肿瘤侵及皮肤经切除的面部缺损,可行胸大肌带血管蒂肌皮瓣做修补术。术前行放疗者,一般于放疗结束 3~4 周后进行手术。

3) 化疗　多作为一种辅助疗法或姑息性疗法。一般拟订多种药物联合应用方法,如以 CTX 600 mg、5-Fu 500 mg、VCR 2 mg,分别用生理盐水稀释后静脉注射,每周 1 次。另外,亦可采用颞浅动脉插管灌注疗法,药物包括博来霉素(BLM)、甲氨蝶呤(MTX)等。绝大部分抗癌药物在使肿瘤退缩的同时,均有抑制造血系统功能的不良反应,故化疗期间需定期检查血常规,白细胞计数 $< 3.5 \times 10^9 / L$ 则暂停治疗。

## 51.3.2　筛窦恶性肿瘤

在鼻窦恶性肿瘤中,筛窦恶性肿瘤的发生率次于上颌窦而高于额窦和蝶窦,男性发生率远较女性高。

(1) 病理

鳞状细胞癌居首位,腺癌与腺样囊性癌也占一

定比例,其他尚有各种肉瘤、淋巴系统恶性肿瘤、黑色素瘤以及乳头状瘤癌变等。

(2) 临床表现

1) 鼻部 患侧鼻涕带血、鼻塞、流脓涕与嗅觉减退。鼻内检查可见易出血的鼻腔新生物。

2) 眼部 患筛窦恶性肿瘤时眼部症状较多,如突眼、溢泪、复视及视力减退等,且这些症状出现较早,常为患者第一主诉而先就诊于眼科。检查常见眼向外上方移位、突出,眼球向内或向下活动受限,眶内侧饱满隆起。

3) 头部 早期可有头痛症状,若肿瘤侵及筛状板,侵入颅底、颅内,头痛将持续、剧烈。

4) 脑神经 肿瘤易向颅底、颅内扩展,侵及脑神经,尤以第Ⅰ~Ⅵ对脑神经易波及而产生相应的麻痹症状;有的甚至引致多发性脑神经损害,如一患者涉及第Ⅱ、Ⅲ、Ⅳ、Ⅴ、Ⅵ对脑神经麻痹。

5) 颈部 肿瘤可转移至颈部。多转移至位于同侧颌下区的淋巴结,亦可转移至耳前淋巴结。

6) 远处转移 有肺、肝、骨、胃肠道等部位的转移。

(3) 诊断

可按如下的方法与步骤建立诊断。

1) 临床表现的综合分析 筛窦部位较隐蔽,肿瘤初发体征多不明显。因此,重视最初症状是争取早期发现肿瘤的重要环节之一。大部分病例,最早出现量少次数多的鼻涕带血或鼻出血;若伴有突眼、眼移位等症状,应首先考虑恶性肿瘤。

2) 鼻侧与眶周的隆起 除外感染,往往提示筛窦内有占位性病变的可能,应做深入的检查。

3) 检查前、后鼻孔有新生物或可疑肿块 如发现鼻腔外侧壁有新生物或可疑肿块时,可直接取活检。对鼻顶塌陷、中鼻甲下移及鼻腔外侧壁饱满的病例,必要时可仔细小心对其进行局部穿刺活检。

4) CT 检查 CT 检查能显示肿瘤范围、破坏程度及邻近结构情况,为不可缺少的辅助检查,对于协助诊断、拟订治疗方案和推测预后均有重要意义。有条件者,尽可能结合 CT、MRI 检查,以更加全面精确地了解肿瘤波及眼眶或(和)颅内的情况。

5) 筛窦探查 若鼻内或鼻外无法活检或多次活检阴性,临床可疑肿瘤而又未能证实的病例,可考虑做筛窦探查。对已证实病例应早做处理,以减少肿瘤扩散机会。

6) 颈淋巴结穿刺活检 一般限于诊断不明,实属必要的少数病例。若根据淋巴结性质可确定为转移性癌时,则不必活检。

(4) 鉴别诊断

1) 筛窦囊肿 临床上远较筛窦恶性肿瘤多见,可有鼻内滴出黄液或微带血性液病史,突眼、眼移位、视力减退等均常见;眶缘、鼻侧隆起部表面光滑,扪诊可有乒乓球样略带弹性的感觉。X 线检查与 CT 扫描有其特点,容易鉴别。

2) 乳头状瘤 病程较长,临床上有时难以与恶性肿瘤相鉴别,且有 10% 左右乳头状瘤发生癌变,因此需做活检鉴别。

3) 眶内肿瘤 一般说来,眶内肿瘤侵入筛窦出现眼部症状较鼻部症状为早,CT 扫描也有助于两者鉴别。

(5) 分期

目前,国际上尚缺乏统一的分期标准,复旦大学附属眼耳鼻喉科医院曾初步提出对原发肿瘤的分期标准如下。

Ⅰ期 肿瘤局限于筛窦窦房
Ⅱ期 肿瘤侵入鼻腔,未累及其他鼻窦
Ⅲ期 肿瘤侵入眶内或上颌窦等其他鼻窦
Ⅳ期 肿瘤破坏广泛,侵入颅底颅内

(6) 治疗

治疗包括放疗、手术、化疗 3 种主要方法。常用放疗加手术的综合疗法。此外,尚有激光、冷冻等疗法。

1) 放疗 详见"51.7"。

2) 手术 单纯手术适用于对放疗不敏感的肿瘤。手术结合术前放疗或术后放疗的综合治疗,适用于大多数病例。

手术种类如下。①鼻侧切开筛窦切除术:为切除筛窦恶性肿瘤的基本手术,切除范围包括前后组筛房、中上鼻甲。术中需探查上颌窦内上角及鼻中隔上段。②眶内容剜除术:筛窦肿瘤易侵入骨质菲薄的外侧壁,累及眶内,故需做眶内容清除术者比例甚大。对术前未能完全确定边缘的病例,待术中检查眶骨膜是否完好再决定是否要摘除眶内容。③颅面联合手术:对于部位较高,已侵入颅底的 T4 期肿瘤,以采用颅面联合进路为佳,否则很难彻底切除肿瘤。近年,由于头颅 CT 扫描与 MRI 的应用、耳鼻喉科与神经外科的密切合作,此项手术开展日益广泛。对于涉及筛状板的 T4 期肿瘤,可取额部冠状切口或眉弓鼻侧切口手术。肿瘤切除后的颅骨缺损,可选用颅骨骨膜及前额部肌瓣进行修补。④颈淋巴结清扫术:筛窦恶性肿瘤转移至颈部淋巴结,需行清扫术。

3) 激光与冷冻治疗 多作为手术的辅助治疗。

### (7) 预后

复旦大学附属眼耳鼻喉科医院曾随访 1952～1984 年经治疗（主要用先放疗后手术的方法）的 77 例筛窦恶性肿瘤患者，结果 5 年生存率为 30%（23/77），5 年内死亡率为 18%（14/77），失访占 52%（40/77）。Sisson 等[1]报道（1989）的 14 例患者，5 年生存率已达 68%[2]。

## 51.3.3 额窦恶性肿瘤

原发性及继发性额窦恶性肿瘤均极少见，发生率仅占鼻窦癌的 0.5%～1%。国外 Osborn 等（1967）报道的 1 378 例鼻窦恶性肿瘤中，原发于额窦者仅 1 例。国内仅有十几例散发病例的报道。复旦大学附属眼耳鼻喉科医院曾报道原发性额窦肿瘤治疗 12 例[3]。

### (1) 病理

以癌为多见，肉瘤极少。其余为基底细胞癌、未分化癌、移行细胞癌、圆柱细胞癌与黑色素瘤等。

### (2) 临床表现

早期肿瘤局限于额窦内时，常无明显症状，待侵犯破坏额窦壁后，症状即可出现。

1) 鼻部 患侧常有鼻涕带血、鼻塞、流脓涕及嗅觉减退。检查见中道出现肉芽样新生物，伴有血性分泌物。也可无特殊发现。

2) 眼部 有突眼、复视、视力减退、眼痛、溢泪、上睑浮肿、眼肌麻痹等症状。检查常见眼球向外下方移位、突出，眼球向内或向上活动受限。

3) 额部 额窦区肿胀隆起，并可溃破。检查见患侧额窦区隆起，皮下或可扪及骨缺损和质硬的块状物；或皮肤与肿块粘连，癌溃破形成癌瘘。

4) 头部 肿瘤波及脑膜时出现剧烈头痛与脑膜刺激症状，也可有脑神经损害的表现。

5) 颈部 晚期多转移至同侧颌下区淋巴结。

6) 远处转移 包括肝、肺、骨、胃肠道等处的转移。

### (3) 诊断

大致可按如下的方法与步骤建立诊断。

1) 病史的综合分析 如经常有血涕、渐进性鼻塞及嗅觉减退、额区胀痛感、突眼、眼球移位等症状，应首先考虑恶性肿瘤。

2) 检查前、后鼻孔有新生物或可疑肿块 如额区有肉芽样物穿出时，可直接取组织活检。凡额窦手术中发现黏膜异常增厚和肉芽样增生者，均应做病理检查，以排除肿瘤。

3) CT 与 MRI 检查 可显示肿瘤大小、波及范围及眼眶和颅内受侵犯情况。

4) 颈淋巴结活检 如额窦恶性肿瘤已确诊，而颈部肿块又具有癌转移的特点时不必再做活检。颈淋巴结穿刺活检多用于临床可疑转移的病例。切开活检易致肿瘤扩散，应尽量避免。

### (4) 鉴别诊断

1) 额窦黏液囊肿 此病较肿瘤常见，发展缓慢，一般为数年。随着囊肿扩大，骨壁可吸收变薄，额窦区可隆起，触之有按乒乓球之感。CT 扫描均能显示扩大的额窦腔，密度均匀、边缘光滑的囊肿阴影，以及邻近骨质有受压吸收的现象。

2) 额窦骨瘤 当骨瘤超出窦腔，侵入鼻腔、眼眶时，亦可出现鼻塞、突眼、眼球移位、复视、视力减退、头痛等症状。CT 扫描示高密度边界清晰的骨肿瘤影，易与额窦恶性肿瘤相鉴别。

### (5) 分期

根据 UICC 制定的"TNM 恶性肿瘤的分类"方法，结合我国临床工作实践，提出分期如下：

Ⅰ 期 肿瘤局限于额窦腔内，无骨破坏（T1 N0 M0）

Ⅱ 期 肿瘤侵及骨壁引起下壁骨破坏，但未出窦腔；颈淋巴结转移有或无（T2 N0 M0 或 T2 N1 M0）

Ⅲ 期 肿瘤超出窦腔，侵及鼻腔、眼眶或同侧其他鼻窦；有颈淋巴结转移（T2～3 N1 M0 或 T3 N1 M0）

Ⅳ 期 肿瘤超出额窦范围，侵及皮、眼眶、翼腭窝及颅底等；颈淋巴结转移固定或远处器官转移（T3～4 N2 M0，T4 N0～1 M0，或 T1～4 N0～2 M0～1）

### (6) 治疗

多采用放疗加手术的综合治疗。因早期诊断不易，临床所见多属晚期，故无论用手术、放疗或化疗效果均不佳。

1) 放疗 详见"51.7"。

2) 手术 对放疗不敏感的癌，可按额窦根治术途径切除额窦癌。肿瘤已侵犯眼眶和筛窦，宜考虑筛窦切除、眶内容物清除。颈部淋巴结已有转移，可行颈淋巴结清扫术。

3) 综合治疗 即采用放疗加手术，包括先放疗后手术或先手术后放疗两种方法。先放疗后手术者，通常于放疗结束后 3～4 周手术。

4) 化疗 常作为辅助治疗或姑息性治疗。一般采用多种药物联合应用，如一次用 CTX 600 mg、

5-Fu 500 mg、VCR 2 mg,以生理盐水稀释后静脉注射,每周 1 次;一般 2 个月为 1 个疗程。

(7) 预后

额窦恶性肿瘤因早期诊断不易,故预后很差。复旦大学附属眼耳鼻喉科医院统计 20 年(1965 ~ 1985)共 12 例原发额窦恶性肿瘤,随访的 9 例中,仅 1 例存活 5 年,余 8 例均由于局部复发、颅内转移(1 例)、腹腔转移(1 例)在出院后 3 个月至 3 年内死亡。

### 51.3.4 蝶窦恶性肿瘤

蝶窦恶性肿瘤的发生率在各鼻窦中最低,也偶见由鼻咽、后组筛窦与脑垂体恶性肿瘤的扩展侵入成继发肿瘤者。患者中男性多于女性。好发年龄较轻,在 40 岁左右。

(1) 病理

多为上皮癌,如移行细胞癌、淋巴上皮癌以及鳞状细胞癌等。

(2) 临床表现

早期可无症状,有时可出现涕中带血以及颅顶、眶后、枕部等处隐痛。肿瘤扩展,破坏蝶鞍侵入颅中窝后,引起第Ⅱ、Ⅲ、Ⅳ、Ⅴ、Ⅵ对脑神经损害,产生相应的症状,如复视、视力减退,甚至失明等。肿瘤可转移至颈部淋巴结,晚期可转移至肺、肝等处。

(3) 诊断

以症状为线索,做 CT 与 MRI 检查,显示蝶窦具恶性占位病变后,经活检证实确诊。

(4) 鉴别诊断

1) 蝶窦黏液囊肿　远较蝶窦恶性肿瘤常见。可因局部受压,出现头痛及第Ⅲ、Ⅳ、Ⅴ、Ⅵ对脑神经受压的症状。CT 扫描显示圆形扩大、边缘光滑的良性占位影,不难鉴别。

2) 蝶窦真菌感染　由于抗生素应用日益广泛等原因,此病近年似有增多趋势。病程较缓慢,病史中亦常有涕血及头部隐痛,也可出现眼部症状。CT 扫描显示蝶窦腔内高密度影,可以鉴别。

(5) 分期

根据 UICC 制定的 TNM 恶性肿瘤分类方法,结合我国临床实践,提出对原发肿瘤的分期如下。

Ⅰ期　肿瘤局限于窦腔内
Ⅱ期　肿瘤向前侵及筛窦,或向下突向鼻咽
Ⅲ期　肿瘤扩展累及邻近的脑神经如第Ⅱ、Ⅵ、Ⅲ、Ⅳ、Ⅴ对脑神经
Ⅳ期　肿瘤侵入颅腔或侵入眼眶

(6) 治疗

蝶窦隐蔽于颅骨深部,又与诸多脑神经和大血管等重要结构相邻。对蝶窦恶性肿瘤的治疗,手术极难彻底,放疗效果亦不理想,多采用综合疗法。近年鼻内镜下手术切除可减少损伤,但对于晚期肿瘤也难以切除干净,但认为可增加疗效。

(7) 预后

因早期诊断困难,治疗效果又很差,预后不佳。

## 51.4　外鼻恶性肿瘤

位于鼻前庭、鼻小柱、鼻翼与鼻背等部位单纯的外鼻恶性肿瘤少见,发病率明显低于鼻腔、上颌窦、筛窦恶性肿瘤。病变表现虽然也可以是一种突起肿块,但更多的是像一种经久不愈、污秽的皮肤溃疡,其表面常有渗液。患者自觉不适、轻度疼痛与痒感。病理组织学检查多为低分化鳞癌。转移罕见,如有发生,主要转移至靠近下颌骨角的面动脉前淋巴结。

治疗方法首先考虑放疗,也可手术切除。切除后的面部皮肤缺损,必要时可利用附近皮瓣进行整复。

外鼻肿瘤因易早期发现,且范围局限,处理较易,预后良好。

## 51.5　其他恶性肿瘤

### 51.5.1　鼻腔鼻窦腺样囊性癌

腺样囊性癌较少见,在头颈部恶性肿瘤中所占的比例<1%,占唾液腺肿瘤的 10%,而鼻腔鼻窦腺样囊性癌占头颈部腺样囊性癌的 10% ~25%。该病多起源于小唾液腺,而鼻窦正是含有较多小唾液腺的区域,其中以上颌窦的发病率最高,其次为鼻腔。鼻窦恶性肿瘤中 5% ~15% 为腺样囊性癌,在该区域它是继鳞癌后的第二高发恶性肿瘤。与其他鼻腔鼻窦肿瘤相比,它潜在发病,缓慢生长侵袭周围组织,易局部复发和远处转移[4-6]。

Lupinetti 等[6]对 105 例鼻腔鼻窦腺样囊性癌患者的回顾性研究发现,该病没有明显的性别差异,女性发病率稍高一点,可发生于多个年龄段,白种人居多。最常见的症状有鼻塞、面部疼痛、鼻出血、多涕以及嗅觉障碍等,这些症状与鼻部炎症疾病症状相同,具有非特异性,往往导致诊断和治疗上的延误。后期

向周围组织侵犯可出现失明、耳聋、吞咽困难、构音困难、面部畸形、面部三叉神经第二支支配区域麻木等症状。该病的病理特征为肿瘤细胞排列呈腺管样、条索样及筛孔样结构,互相吻合,围成许多大小不等的圆形或卵圆形腔隙,呈筛孔状(图51-2,51-3)。

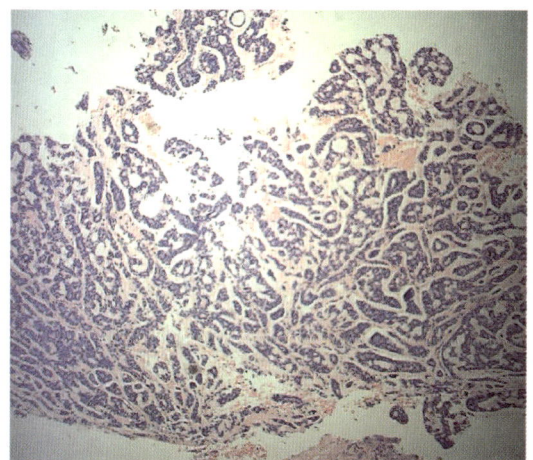

图51-2 腺样囊性癌,肿瘤细胞排列呈腺管样、条索样及筛孔样结构(HE×100)

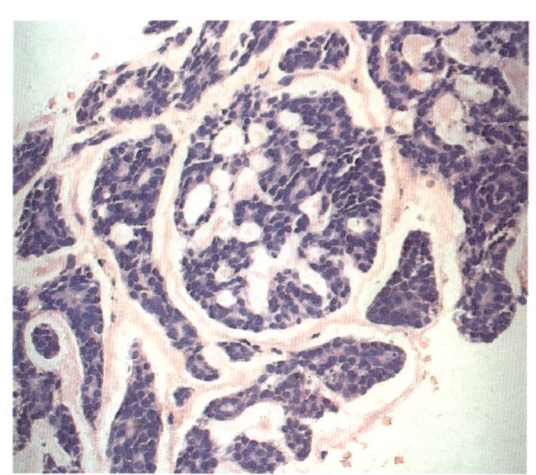

图51-3 腺样囊性癌,肿瘤细胞排列呈腺管样、条索样及筛孔样结构(HE×200)

与头颈部其他恶性肿瘤不同的是,鼻腔鼻窦腺样囊性癌患者存活时间相对较长,但易发生远处转移(肺、骨、肝、脑等),颈部淋巴结转移少见。腺样囊性癌可沿神经浸润且易破坏骨质,从而可导致颅底及颅内的侵犯,给治疗带来了困难。

该病的治疗方法有手术、放疗、化疗以及手术联合辅助治疗等,虽然腺样囊性癌对放疗是敏感的,但对于大多数患者来说单纯放疗难以控制病情,单纯放疗多用于那些无法手术的患者。而单纯手术治疗即便是采取上颌骨切除术、眶内容物剜除术以及颅面切除术等破坏性较大的手术,术后切缘阳性的比例仍相当高,尤其是那些侵及颅底和重要神经的肿瘤。先前已有研究表明,手术联合术后放疗是治疗本病的首选方法。现有的研究还发现,原发灶治疗方法的不同导致患者存活率存在差异,采取手术治疗原发灶的患者,其存活率明显高于未行手术者,但复发灶治疗方法的选择对存活率没有影响。因此,为了使患者生存率提高,需保证第1次手术时的彻底性,甚至需要进行破坏性较大的手术,当然该手术的范围和程度需权衡患者的生活质量。目前化疗也越来越受到重视。国内学者多采用顺铂(顺氯氨铂)、VCR及5-Fu化疗方案,收到良好疗效,但化疗的有效性仍有待进一步证实。目前认为,手术加术后放疗是治疗本病的主要方法。

鼻腔鼻窦腺样囊性癌患者的5年存活率为50%～86%[7]。放疗、化疗、手术以及三者之间如何更好地结合应用从而提高患者的预后是有待进一步研究的问题,也仍需进一步努力来提高患者的生活质量。

### 51.5.2 鼻腔鼻窦恶性淋巴瘤

恶性淋巴瘤一般分为霍奇金淋巴瘤(Hodgkin lymphoma,HL)和非霍奇金淋巴瘤(non-Hodgkin lymphoma,NHL),而鼻腔鼻窦淋巴瘤大多为NHL。根据病理学,鼻腔鼻窦淋巴瘤可大致分为T、B和NK/T细胞淋巴瘤3种病理亚型。鼻NK/T细胞淋巴瘤既往称为中线恶网,因肿瘤细胞表达T细胞分化抗原和NK细胞相关抗原,故称为NK/T细胞瘤,目前世界卫生组织(WHO)肿瘤分类认为本病是NHL的一个独立临床病理分型。鼻腔鼻窦NHL发病率有明显的地域差异,亚洲地区高于西方,分别占总NHL发病的2%和6.7%[8]。近年来,鼻腔鼻窦NHL的发病率逐年提高,且早期临床表现及影像学检查无特异性,极易造成误诊漏诊。该类疾病恶性程度较高,多预后不佳,应引起临床医师足够的重视。

目前鼻腔鼻窦恶性淋巴瘤病因尚未明确,病毒学说颇受重视。多数学者认为NHL可能与EB病毒感染有关,特别是鼻NK/T细胞淋巴瘤与EB病毒感染有密切关系。Mishima等研究日本冲绳、本州和中国上海3所城市NK/T细胞淋巴瘤患者的EB病毒阳性率,分别为67%、33%和100%[9]。

免疫缺陷也是NHL的危险因素。人类免疫缺陷病毒(HIV)感染患者比正常人易发生NHL。Baris

等[10]学者认为原发性免疫缺陷也可能是淋巴瘤发生的重要因素。肾移植、心脏移植及骨髓移植患者术后使用免疫抑制药物可能增加患病风险。

此外，环境因素、遗传因素、输血、饮酒、吸毒等因素在恶性淋巴瘤的发生、发展过程中也起一定的作用。

鼻腔鼻窦恶性淋巴瘤在世界范围均有发生，但有明显的地区和性别差异。在西方国家B细胞淋巴瘤发病率较高，而在亚洲和拉丁美洲，T和NK/T细胞淋巴瘤流行程度相对较高[11]。

中国是NK/T细胞淋巴瘤的高发区，尤其是中国南方地区。国内报道，该病患者发病年龄为14～65岁（平均39岁），发病高峰在40岁前后，男女性之比约4:1。EB病毒与该疾病高度相关[12]。

早期临床表现不典型，与病变部位和累及范围有关。一般以鼻腔鼻窦的破坏以及面部中线的肿块最常见。常见症状有进行性鼻塞、脓血涕、鼻出血及面颊部肿胀等，部分患者可伴有发热，但往往非特异性，因此易造成漏诊误诊。3种亚型在病变累及部位有区别。B细胞淋巴瘤多累及鼻窦，表现为鼻窦肿物，并可累及周围组织如眼眶、面颊部、前颅窝等导致相应症状。而T和NK/T细胞淋巴瘤多累及鼻腔，当病变向周围侵犯，则表现为头颈部中线部位的肿物伴进行性坏死溃疡，中隔、腭部穿孔等组织缺损及外鼻破坏等，晚期可出现恶臭。

恶性淋巴瘤的B症状在NK/T细胞淋巴瘤中比另两者常见，包括发热、体重减轻、盗汗等。鼻型NHL结外器官受侵以皮肤最常见，睾丸、脑、肺次之。

局部检查：早期鼻腔黏膜充血、肿胀，分泌物增多，出血，或可见肉芽增生，继而进行性坏死破坏，形成难以治愈的鼻咽等部位的溃疡，并可导致鼻中隔坏死、穿孔，鼻甲脱落，鼻外形改变，甚至骨质破坏、脑神经受损等。

病理组织学及免疫组化检查是淋巴瘤确诊及分型依据。

形态学上，镜下B细胞淋巴瘤肿瘤细胞通常形态均一，但大小不等，且反应性细胞不明显。而T和NK/T细胞淋巴瘤肿瘤细胞呈多形性，伴血管侵犯和凝固性坏死。其中鼻NK/T细胞淋巴瘤以血管中心性病变为主要病理特征，表现为肿瘤细胞侵犯小血管壁或血管周围组织，导致组织缺血和广泛坏死。镜下可见在凝固性坏死和多种炎性细胞混合浸润的背景下，大小不等的多形性肿瘤细胞散在或呈弥漫性分布。

免疫组化是鼻腔鼻窦恶性淋巴瘤鉴别诊断及分型的主要依据。B细胞淋巴瘤中，肿瘤细胞表达B淋巴细胞分化抗原如CD20$^+$、CD79α$^+$、CD19$^+$，而不表达T细胞和NK细胞相关抗原CD3$^-$、CD56$^-$。T细胞淋巴瘤表达T细胞分化抗原CD3$^+$、CD45RO$^+$、CD43$^+$、CD5$^+$等，而不表达NK细胞相关抗原CD56$^-$。NK/T细胞淋巴瘤中，肿瘤细胞常表达T细胞分化抗原，如胞质型CD3、CD45RO、CD43等，强表达细胞毒性颗粒，如细胞毒颗粒相关蛋白TIA-1和粒酶B（Granzyme B）；表达NK相关抗原CD56；不表达膜型CD3抗原及B淋巴细胞分化抗原如CD19、CD20。EB病毒原位免疫杂交检测为阳性[13,14]（图51-4～51-6）。

鼻腔鼻窦恶性淋巴瘤早期虽无特异性表现，但临床中出现以下几点应考虑鼻腔鼻窦恶性淋巴瘤可能：①鼻塞、流涕、发热，检查局部肿胀明显而通过一般治疗不能消退者；②局部肿胀基础上有黏膜不光滑，或坏死、溃疡无法用其他疾病解释者；③局部黏膜肿胀有反应性白膜附着而不易拭去的，又无外伤

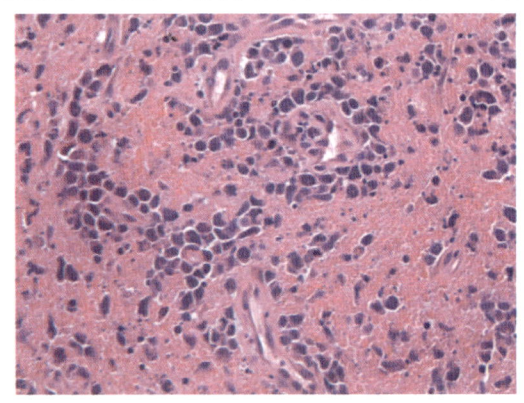

图51-4 鼻腔NK/T细胞淋巴瘤，淋巴细胞大，异型显著伴大量坏死（HE×400）

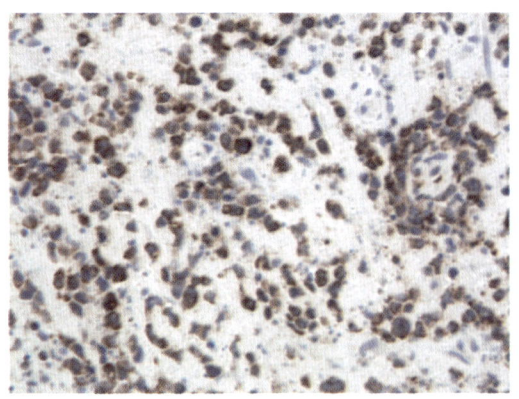

图51-5 鼻腔NK/T细胞淋巴瘤，肿瘤细胞表达T细胞的标记CD3，IHC：CD3（HE×400）

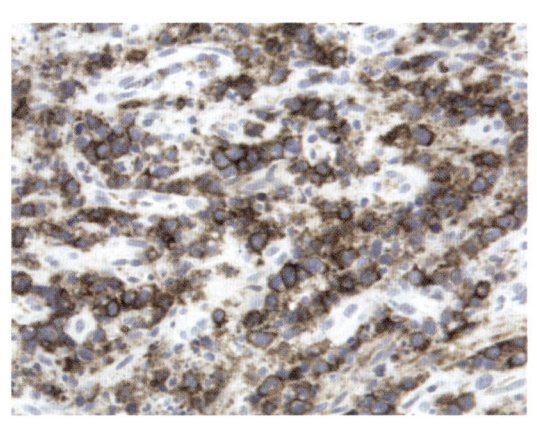

图51-6 鼻腔NK/T细胞淋巴瘤,肿瘤细胞表达NK细胞的标记CD56,IHC:CD56（HE×400）

或手术创伤者;④局部有坏死又伴有恶臭尤其典型的"死鱼味";⑤病理检查提示坏死伴炎性浸润等情况。最终鼻腔鼻窦恶性淋巴瘤的确诊及分型有赖病理学结果。

该病需高度重视,若一次病检不能确诊时,需进行反复活检,如仍不能明确者,可配合免疫组化或电镜检查,可减少临床误诊率,做到早诊断、早治疗。此疾病易误诊,主要原因有:①早期临床表现及影像学检查无特异性,且临床医师对此疾病认识不足,易误诊为鼻炎、鼻窦炎、鼻息肉;②活检时取材不当,由于鼻腔鼻窦恶性淋巴瘤表面易出现坏死,取材时往往未取到肿瘤的实质性部分,对高度怀疑者,应该取足够大且深的组织活检,有时需要多次重复取标本,尽量采用"咬切",避免挤压,新鲜标本送检行免疫组化检查以提高阳性率。

目前,关于鼻腔鼻窦恶性淋巴瘤的最佳治疗方案及治疗结果尚未达成共识。治疗方法主要包括放疗、化疗、联合放化疗。目前多以综合治疗为主,即采用放化疗相结合的方法,手术多不推荐。一般认为Ⅰ期、Ⅱ期鼻腔鼻窦淋巴瘤采用联合放化疗能提高患者的长期生存率。以CHOP（CTX、多柔比星、VCR、泼尼松）为基础的化疗是常用的化疗方案。

鼻NK/T细胞淋巴瘤对放疗敏感,放疗是早期鼻NK/T细胞淋巴瘤的主要治疗手段,即使是进展期患者,姑息性放疗仍有积极意义。临床上大多采取适度剂量的放疗。40~55 Gy,每区域1.8~2.0 Gy,每周5天,连续照射。现在采取的CHOP化疗方案在放疗前或后应用。Ⅰ~Ⅱ期患者常在放疗前或后行3~4个周期CHOP治疗,Ⅲ~Ⅳ期患者往往在放疗后行化疗。而是否应常规采取联合放化疗尚存在争议。有学者研究发现,单纯放疗比放化疗联合治疗的总生存率要高[15,16]。

与鼻NK/T细胞淋巴瘤相比较,B细胞淋巴瘤对化疗相对敏感,常规采取联合放化疗。

自体或异体外周血干细胞移植或EB病毒单克隆抗体治疗也可能是今后的研究新方向[17]。

总的来说,目前对鼻腔鼻窦淋巴瘤患者的最佳治疗方法还没有达成一致意见。对于3种不同免疫表型的鼻腔鼻窦淋巴瘤,有待于在多中心、大样本、前瞻性的研究中,进一步总结制订出具有针对性的、更加有效的治疗方法。

本病恶性程度较高,预后较差,5年生存率较低,其中NK/T细胞淋巴瘤约为20%。多因素分析显示,预后与临床分期及亚型密切相关。肿瘤局部侵犯范围是影响预后的重要因素。3种亚型中,T细胞淋巴瘤预后最好,NK/T细胞淋巴瘤最差。

NK/T细胞淋巴瘤的治疗完全缓解率低、复发率高,这与肿瘤的高侵袭性以及对化疗的不敏感有关。与B细胞淋巴瘤相比较,很多研究发现NK/T细胞淋巴瘤对化疗的敏感性差[18]。晚期鼻NK/T细胞淋巴瘤预后极差,极少患者生存5年以上。

综上所述,鼻恶性淋巴瘤早期临床特征不典型,各亚型之间临床表现、治疗和预后也不尽相同,易误诊、误治。目前多需根据肿瘤的分型和分期制订放化疗相结合的综合性治疗。此病发病率逐年提高,早期临床表现及影像学检查无特异性,病理活检及免疫组化检查是最终确诊及分型依据。临床医师需对此病重视,对可疑病例,尽早行病理学检查,早期确诊疾病并分型,制订治疗措施。

### 51.5.3 鼻腔鼻窦恶性黑色素瘤

大约20%的恶性黑色素瘤发生在头颈部,其中涉及呼吸消化道黏膜的仅占10%[19],发生在鼻腔鼻窦黏膜的恶性黑色素瘤更是少见。文献资料认为,鼻腔鼻窦黏膜恶性黑色素瘤约占所有恶性黑色素瘤的1%,占鼻腔鼻窦恶性肿瘤的2%~8%[20]。

恶性黑色素瘤的病因及病理基础仍不清楚。目前认为它起源于上呼吸道黏膜中的黑色素细胞。曾有报道认为,恶性黑色素瘤虽可累及鼻腔和鼻窦,但更多起源于鼻腔。典型的鼻腔鼻窦恶性黑色素瘤多侵犯>50岁人群（尤其是60及70多岁）且多发于白种人。但是,也有10%~20%的病例<50岁,儿童极少。

该病最常见的症状是鼻塞、鼻出血,有时出现鼻部或面颊部的肿胀;此外,疼痛也很常见[20]。常规的鼻部检查很难发现病变,但鼻内镜检查可以提高检出率。相对于鳞癌来说,鼻腔鼻窦原发恶性黑色素瘤较少转移至颈部淋巴结,更容易远处转移至肺和脑。

大体上看,恶性黑色素瘤是无蒂新生物,有时质地很脆或部分出血坏死[20],可单发也可多中心来源。通常呈黑色,但也有很多恶性黑色素瘤颜色很浅或无色,给诊断带来了很大的困难。镜下,恶性黑色素瘤由小蓝色细胞、纺锤细胞、上皮细胞和多晶细胞排列成团或层向组成[21]。最常见的是嵌套或细胞团排列的生长模式,伴有大量带有嗜酸性核仁的上皮细胞(图51-7~51-9)。

鼻腔鼻窦恶性黑色素瘤的诊断对于那些病变颜色不典型的患者来说很难且容易延误。有时候还易与慢性鼻窦炎或鼻息肉相混淆。此外,鼻腔鼻窦恶性黑色素瘤可以是多中心来源的。由于上述这些因素的存在,彻底切除肿瘤变得非常困难,甚至切除范围足够大时也可能出现阳性切缘。

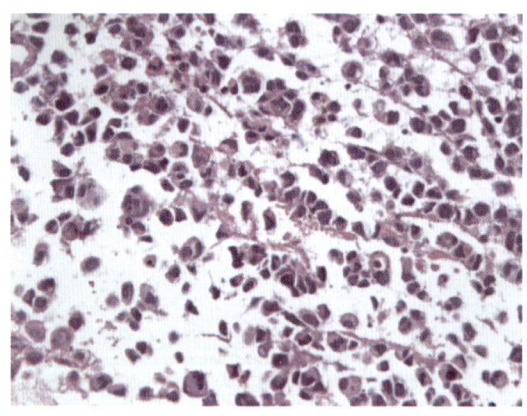

图51-7 恶性黑色素瘤,大多数鼻腔恶性黑色素瘤呈无色素性肿瘤,瘤细胞大小不一,异型显著(HE×200)

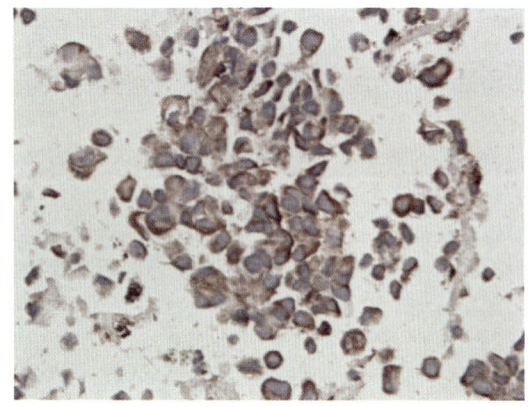

图51-8 恶性黑色素瘤,肿瘤细胞表达间叶性标记VIM(IHC×400)

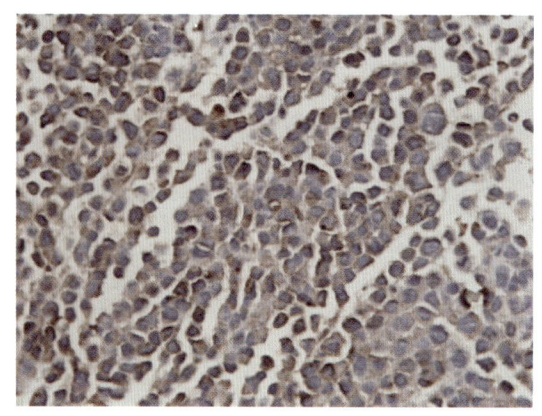

图51-9 恶性黑色素瘤,肿瘤细胞表达黑素瘤标记HMB45(IHC×400)

本病需与嗅神经母细胞瘤、淋巴瘤、浆细胞瘤、横纹肌肉瘤、小细胞未分化癌以及其他小细胞肿瘤相鉴别。

恶性黑色素瘤的治疗首选肿瘤原发部位彻底切除。此病的经典外科治疗方法为上颌骨切除术,必要时需去除所有骨壁及部分鼻中隔。放疗对该病治疗的有效性仍有很多争议。Gilligan和Slevin[22]报道了最大数量的一批接受放疗的恶性黑色素瘤病例,5年生存率只有18%。很多恶性黑色素瘤是多中心起源的,经过手术切除切缘往往也是阳性的。因此,多数学者认为,应当考虑对患者进行术后放疗。虽然通常认为恶性黑色素瘤对于射线是不敏感的,但放疗仍可能在局部控制上起一定的作用。另一项关于58例鼻腔鼻窦恶性黑色素瘤患者的研究表明,单纯接受手术治疗的患者的生存率与接受手术及放疗患者相比,没有明显差异。化疗、肿瘤部位、外科手术方法、淋巴转移以及患者年龄对存活率均没有影响。5年生存率为28%,10年生存率为20%,平均存活期为21个月。总的来说,存活率很低,也没有证据表明放疗能延长鼻腔鼻窦恶性黑色素瘤患者的存活时间[23,24]。

鼻腔鼻窦恶性黑色素瘤最主要的问题是存在局部复发和淋巴结转移。目前在选择性淋巴结清除方面还没有相关的资料,也没有达成一致观点。原发肿瘤切除术后的患者需密切随访,在此过程中临床发现有明显淋巴结病变时考虑行颈部淋巴结清扫术。根据淋巴结病变的范围、转移灶的大小以及节外是否有扩散,决定是否需放疗来控制颈部病变的复发。

恶性黑色素瘤晚期复发灶的治疗效果欠佳,关键在于没有很好的辅助方法可以使用,免疫治疗或化疗只能作为姑息性治疗。

鼻腔鼻窦恶性黑色素瘤患者的5年生存率为20%～30%,通常无色素性恶性黑色素瘤的存活率更低[25]。

总之,鼻腔鼻窦黏膜恶性黑色素瘤少见但很有挑战性,治疗仍以外科手术治疗为主,辅以放疗、化疗及免疫治疗等,但疗效仍然不确定。

## 51.5.4 鼻腔鼻窦神经内分泌癌

发生于鼻腔鼻窦的神经内分泌癌很少见。Chowdhuri在1965年首次报道鼻窦神经内分泌癌,并认为在组织病理学上其与发生于肺部的神经内分泌癌相似。由于鼻腔鼻窦神经内分泌癌发病率低、缺乏循证医学资料、病理表现复杂、发病机制不明等原因,目前关于鼻腔鼻窦神经内分泌癌的治疗争议较大。

鼻腔鼻窦神经内分泌癌是一种少见的鼻窦恶性肿瘤,其确切的发生部位尚不清楚,大部分肿瘤同时侵犯鼻腔、筛窦和上颌窦。与其他鼻窦恶性肿瘤一样,鼻腔鼻窦神经内分泌癌确诊时多已是晚期。关于发病年龄,目前报道不一,多见于50～60岁人群[26]。国内资料显示,鼻腔鼻窦神经内分泌癌的年龄分布较广泛,无明显规律[27]。鼻腔鼻窦神经内分泌癌的发病机制尚不清楚,多认为发生于具有神经内分泌功能的嗜银细胞(APUD)。APUD细胞广泛分布于机体各组织,通常包含致密核颗粒,分泌生物胺、神经元特异性烯醇酶及其他特异蛋白。APUD肿瘤多分泌异位激素,从而产生相应的症状,即副肿瘤综合征,但头颈部APUD肿瘤较少产生副肿瘤综合征。至今为止,仅报道2例鼻腔鼻窦神经内分泌癌产生副肿瘤综合征[28,29],这可能与发病率低有关。异位激素检测对鼻腔鼻窦神经内分泌癌有诊断价值。

根据侵犯部位不同,可出现相应的症状和体征,但无特异性。主要症状为鼻塞和涕中带血,其他症状包括面部肿胀、麻木感、头痛、眼球突出、复视等,较少出现副肿瘤综合征的临床表现,偶有报道出现低钠血症表现,侵犯颅底可出现脑神经浸润症状。鼻腔检查可见淡红色或灰白色肿物,表面有伪膜,为坏死组织或渗出物所致,肿瘤易溃烂,质地脆软,触之易出血。影像学检查除鼻腔占位性病变外,常出现多个鼻窦、眼眶、颜面、鼻咽或颅内侵犯。

光镜下HE染色,可分为类癌、不典型类癌、小细胞型、大细胞型和巨细胞型神经内分泌癌:①类癌:癌细胞较小,大小形状一致,胞核位于中央,呈圆形或卵圆形,核分裂象少见。②不典型类癌:癌细胞较小,呈多角形或梭形,胞核深染,核分裂象多见,癌细胞成巢状、条索状或小梁状,常见菊形团结构。③小细胞型神经内分泌癌:癌细胞小,呈圆形或卵圆形,亦可呈梭形、多角形或燕麦形,胞核深染,胞质少,核分裂象多见。④大细胞型神经内分泌癌:癌细胞体积较大,呈多角形,核异型性明显,染色质粗,常见核仁,核分裂象多见,癌细胞排列成巢状或片状,可有菊形团结构,常伴广泛坏死。⑤巨细胞型神经内分泌癌:癌细胞较大,形状大小不一,常见双核或多核瘤巨细胞,核分裂象常见,癌细胞呈弥漫性分布,易见片状坏死。

鼻腔鼻窦神经内分泌癌的临床表现缺乏特异性,其诊断需要组织活检病理检查。鼻腔鼻窦神经内分泌癌的组织学诊断需与鼻腔低分化癌、恶性黑色素瘤、嗅母细胞瘤相鉴别。

目前,鼻腔鼻窦神经内分泌癌尚缺乏统一的治疗方式,常用的治疗方式包括手术、放疗和化疗,可单独或联合应用。但到目前为止,各种治疗方式疗效均不理想。鼻腔鼻窦神经内分泌癌的传统疗法是手术+术后放疗,局部复发率较高,常需多次手术切除。许多学者主张采用综合治疗,术前先行化疗,再行局部放疗,然后手术切除,术后放疗,并定期化疗。

关于鼻腔鼻窦神经内分泌癌的预后,各文献报道不一。Perez-Ordonez等[30]报道鼻窦神经内分泌癌有着良好的生存率,5年生存率是100%,7年生存率是88%。Fitzek等[31]报道一组病例,5年生存率为74%。Ada等报道鼻腔鼻窦小细胞型神经内分泌癌的1年生存率为61%,5年生存率为8%,总体生存率为43%,转移率为30%。以上报道的生存率差异较大,分析原因主要与各组数据的病理分型不同有关。总体上看,鼻腔鼻窦神经内分泌癌中的小细胞型和低分化型生存率低、预后较差。

总之,鼻腔鼻窦神经内分泌癌是一种少见的鼻腔鼻窦恶性肿瘤,早期诊断较困难。病理表现复杂,很难与其他鼻腔鼻窦未分化癌相鉴别。由于缺乏循证医学数据,目前治疗经验多来自于多个病例报告性研究。术前化疗、放疗+术后放疗、化疗是目前较好的治疗方式,但疗效仍较差,尚须对其发病机制进一步研究,以探寻更好的治疗方案。

## 51.5.5 嗅母细胞瘤

嗅母细胞瘤是一种较少见的鼻部恶性肿瘤,起源于鼻腔上部的嗅神经上皮,约占鼻腔鼻窦恶性肿瘤的6%[32]。嗅母细胞瘤发病年龄分布较广泛,呈双峰状分布,10~20岁和50~60岁两个年龄段发病率较高,无性别和种族差异[33]。

嗅母细胞瘤与内分泌癌、未分化癌的病理学表现有许多相似之处,高分化的肿瘤在光镜下结合免疫组化较容易诊断,而低分化肿瘤诊断比较困难,常需结合免疫组化和电镜观察组织超微结构才能诊断。嗅母细胞瘤的光镜表现:肿瘤组织由不均一的小细胞组成,胞质缺乏纤维成分,细胞间含有较多的纤维成分,胞核圆黑,肿瘤细胞呈小叶状分布,含有分散的 Homer-Wright 菊形团。根据形态学表现,肿瘤可分为许多亚型。当肿瘤细胞分化程度较低时,单凭光镜下表现诊断较困难。免疫组化有很高的诊断价值,常用的分子标记包括:神经元特异性烯醇酶、嗜铬粒蛋白、S-100 及上皮标记等(图51-10,51-11)。

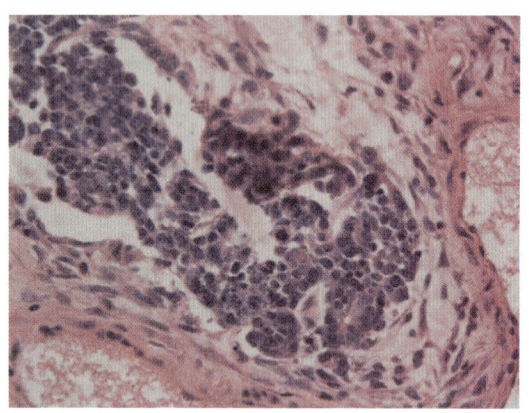

图51-10 嗅神经母细胞瘤,肿瘤细胞较小,可有菊形团结构(HE×200)

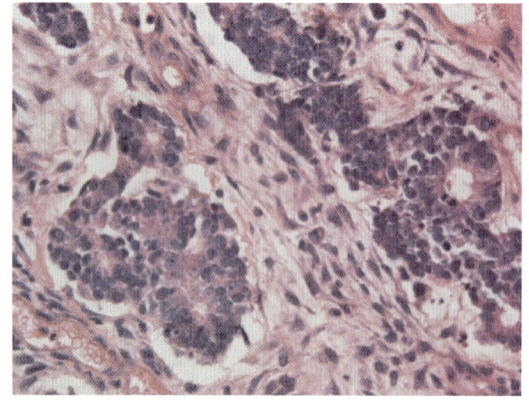

图51-11 嗅神经母细胞瘤,肿瘤细胞较小,可有菊形团结构(HE×400)

嗅母细胞瘤呈局部浸润性生长,从筛板开始逐渐侵犯鼻窦、颅底,甚至可侵犯大脑额叶。嗅母细胞瘤较易发生转移,以淋巴结转移和血行转移为主,最常见的转移是淋巴结转移。各类文献的统计数据差异较大。有报道统计,在初次就诊时,约有5%的患者出现颈部淋巴结转移,约有6%的患者出现远处转移[34]。

由于缺乏特异性症状,嗅母细胞瘤明确诊断时多为晚期,最常见的症状是鼻塞和鼻出血,其他症状包括嗅觉丧失、头痛等。因无特异性症状,嗅母细胞瘤的早期诊断较困难。CT 扫描可见骨质破坏,MRI 扫描可以明确侵犯到颅内肿瘤的边界。

目前,对嗅母细胞瘤的治疗建议,主要来自于多个单中心回顾性的研究。

手术是嗅母细胞瘤的主要治疗方式,颅面切除是肿瘤整块切除的标准术式。该术式需要多学科合作,术中应切除筛板,直视侵犯到颅内的肿瘤,注意保护脑实质和视神经。手术并发症主要包括感染、脑脊液漏、视神经损伤和脑血管痉挛等。

内镜下切除嗅母细胞瘤是近年来手术治疗的一大进展。未侵犯硬脑膜的肿瘤可以通过单纯内镜切除,手术范围包括双侧蝶窦切除,上颌窦、额窦开放,切除筛板,可用鼻中隔修补颅底缺损。据统计,对早期的病变,单纯内镜手术可以达到与颅面切除相同的治疗效果[35]。若肿瘤有颅内广泛侵犯,通常需与神经外科联合操作,首先由神经外科切除颅内病变,然后通过内镜切除鼻腔鼻窦内肿瘤,颅底缺损可用硬脑膜、腹部脂肪及颅骨膜瓣修复。内镜手术视野放大、清晰,有利于减少手术过程中病变的残留。对晚期病变的治疗,内镜辅助的颅面切除术也是一种很好的选择[36]。

放疗主要分为分次放疗,可单独应用,也可联合化疗。目前多主张放疗与手术联合应用。

关于术前应用放疗还是术后放疗尚有争论。有研究表明,术前放疗与术后放疗的疗效无明显差异[37],目前许多研究中心广泛采用术后放疗。从理论上分析,术前放疗或术前放化疗较术后放疗效果要好,因为:①术前放疗,肿瘤血供未受破坏,放疗效果较好;②肿瘤血供完整,化疗药物更易到达瘤体,疗效较好;③肿瘤保持完整,边界容易界定,利于更好地制订放疗计划。

总之,手术和放疗是主要的治疗方式,颅面切除+术后放疗被认为是标准治疗方式[38]。颅面切除可以更完整地切除肿瘤,取得较好的治疗效果。化疗在嗅母细胞瘤治疗中的作用,目前尚不明确,现多单独或联合其他治疗方式用于肿瘤的姑息性治疗,估计在未来10年里会有较好的发展。

虽然目前可采用的治疗方式很多,但嗅母细胞瘤的复发率仍较高。一项研究报道,15年生存率为65%,复发率为55%。复发多发生于明确诊断的5年后,且多为局部复发。有颈部淋巴结转移的生存率仅为29%,无颈部淋巴结转移的生存率为64%。肿瘤复发后治疗较困难,现多采取颈淋巴结清扫术和放疗或化疗的姑息性治疗[39]。

综上所述,嗅母细胞瘤是一种少见的鼻腔鼻窦恶性肿瘤,早期诊断较困难。病理表现复杂,很难与其他鼻腔鼻窦未分化癌相鉴别。由于缺乏循证医学数据,目前治疗经验多来自于多个单中心研究。手术联合放疗是目前公认的治疗方式,颅面切除术是手术治疗的标准术式。随着内镜技术的发展,根据肿瘤侵犯范围的不同,内镜单独应用或内镜辅助的颅面切除术可取得良好的治疗效果。化疗不是首选的治疗方式,但在晚期病例或复发肿瘤,化疗联合手术治疗或放疗有一定的治疗效果。

### 51.5.6　鼻腔鼻窦恶性周围神经鞘瘤

恶性周围神经鞘瘤(malignant peripheral nerve sheath tumour,MPNST)是一种高度恶性的肿瘤,容易局部复发和远处转移。凡是起源于周围神经鞘细胞,或者有分化为周围神经鞘细胞倾向的恶性肿瘤都称为恶性周围神经鞘瘤,但不包括起源于神经外膜和周围血管神经的肿瘤。恶性周围神经鞘瘤这一病名在20世纪90年代被采用,此前恶性周围神经鞘瘤有许多其他名称,包括神经纤维肉瘤、神经源性肉瘤、恶性神经鞘瘤和恶性雪旺瘤等,但都没有准确描述此类肿瘤的病理学特征。

无论在全身还是头颈部,恶性周围神经鞘瘤都是一种罕见的肿瘤。恶性周围神经鞘瘤的年发病率约为0.1/10万,占所有软组织肉瘤的5%～10%,可发生于任何年龄,但多发生于20～50岁人群,没有明显的性别和种族差异[40]。

恶性周围神经鞘瘤常见的发病部位为四肢、胸部和腹膜后腔,只有<10%的恶性周围神经鞘瘤发生于头颈部。鼻部的神经源性肿瘤占整个头颈部的神经性肿瘤的4%,而颅底则更少。因此,发生于鼻腔、鼻窦和前颅底的头颈部的恶性周围神经鞘瘤十分罕见[41]。

恶性神经鞘瘤原发于神经鞘,或继发于神经纤维瘤。尽管诊断技术和超微结构分析已经有了很大进展,但其确切的发生来源仍存在争议,采用恶性周围神经鞘瘤作为病名也表明这类肿瘤可能有不同的组织学来源。大部分的学者推测,鼻腔、鼻窦、前颅底及头颈部的恶性周围神经鞘瘤起源于三叉神经在眼部和上颌部的分支,以及三叉神经的终末分支和自主神经节。

恶性神经鞘瘤的组织形态复杂多变,缺乏特征性表现。瘤细胞呈长梭形、核梭形或卵圆形,核染色质均匀或致密,核仁小或不清楚,核异形性不显著,瘤细胞丰富、密集,排列成束状、漩涡状,可见栅栏状。其病理诊断依据为:①肿瘤源于神经干或沿神经干分布及蔓延;②肿瘤富含细胞区和稀疏细胞区交错存在;③梭形细胞呈"S"形弯曲,排列成栅栏状或漩涡状,细胞核呈波浪状或逗点状;④应与纤维肉瘤、平滑肌肉瘤、单相性纤维型滑膜肉瘤相鉴别。

恶性周围神经鞘瘤表现为逐渐增大的无痛性肿块,与其他鼻窦和前颅底的肿瘤相似,该区域恶性周围神经鞘瘤的临床症状主要有单侧鼻塞、嗅觉减退、鼻出血、面部感觉减退和麻木感、面部和眼眶局灶性肿胀、鼻腔黏脓涕以及头痛等,眼球突出和脑神经受损也可发生。

手术是唯一有效的治疗办法,但到目前为止,恶性周围神经鞘瘤的治疗方法并没有统一的标准。一旦病理确诊,可尽快行扩大根治术。头颈部的扩大根治术包括切除相关的软组织、肌肉和骨质,相连神经至少需要追踪至安全边缘[42]。由于恶性周围神经鞘瘤局部的淋巴转移十分罕见,预防性的颈淋巴结清扫并不推荐[43]。

波及前颅底的恶性周围神经鞘瘤,常十分接近致命的结构和血管,增加肿瘤的切除难度,整块切除肿瘤几乎不可能,只能分块进行。近几年,颅底颌面外科取得了巨大的进展,在计算机辅助系统的帮助下,以往很难进入的区域也能充分暴露,使以往不能切除的肿瘤可以彻底切除。即便如此,恶性周围神经鞘瘤的预后并没有得到明显改善。

放化疗的疗效仍然存在争议。传统认为恶性周围神经鞘瘤对放疗不敏感,但最近有学者认为术后放疗有一定效果。对于术后复发的病例,再次行扩大根治术仍有治愈的可能性[44]。

恶性周围神经鞘瘤的恶性程度较高,在所有的肉瘤中,有着最高的局部复发率(50%),局部复发率与手术切除彻底与否以及肿瘤的部位有关,并且容易远处转移(80%),最先转移至肺部[45,46]。尽管有多种治疗方法,在进行根治性的外科切除后再辅以放化疗,其预后仍然不佳,特别是在头颈的恶性周围神经鞘瘤,手术切除只能起到局部控制的作用,放化疗的效果也不明显。

### 51.5.7 软骨肉瘤

软骨肉瘤是起源于软骨细胞或间胚叶组织的一种少见的恶性肿瘤。占原发性恶性骨肿瘤的17%～24%。大约10%发生在头颈部,最常见的是腭部、鼻窦和喉,好发年龄30～60岁,男女发病率之比为1.8:1[48]。

超过13%的复发软骨肉瘤较原发肿瘤有更高的恶性程度,表明软骨肉瘤在生物学上的恶性化。而且,低度恶性软骨肉瘤的复发可能向高度恶性化发展或是去分化,因此有更差的预后。

在组织学水平,软骨瘤和低度恶性软骨肉瘤较易混淆,它们的区别在于生长模式和细胞形态学特征。

鼻腔鼻窦的软骨肉瘤均以鼻塞、面颊部肿胀、硬腭肿块或隆起、牙槽肿胀、眼球突出移位、复视、头痛等为主要表现。原发性软骨肉瘤大多病变较为局限,而发生于软骨瘤恶变的继发性者大多较为广泛,这可能是因为继发性软骨肉瘤的症状和体征容易被认为是原发疾病所致,即使加重也易被患者和医师忽视,导致诊断延误[49]。

通过临床症状和影像学特征来鉴别软骨瘤与低度恶性软骨肉瘤缺乏特异性。快速的增强的MRI对于鉴别良性病变与所有传统的高度恶性的软骨肉瘤有所帮助。与良性病变和交界性的病变相比,高度恶性的软骨肉瘤容易被强化。组织学上,软骨瘤由没有血管的软骨基质组成,而低度恶性的软骨肉瘤在无血管的软骨结节周围有血管纤维组织,这就是快速增强MRI特征的组织学基础(图51-12)。X线等影像学表现为骨质破坏,呈边界不清的分叶状的透光区,其间混杂有不规则的斑块状钙化点是软骨肉瘤较为典型的影像学特点(图51-13),有助于与其他肿瘤相鉴别,钙化点数量越多,提示肿瘤恶性越低[49-51]。

对软骨肉瘤,传统化疗和放疗的效果很差,目前为止,外科手术是唯一有效的治疗方式。成功的治疗是通过手术彻底切除。随着颅面手术的发展,通过完整的颅底软骨肉瘤切除可以提高肿瘤的控制率。其生存率直接与可切除性、部位和肿瘤恶性程度相关。低度恶性、完整切除的肿瘤5年生存率为70%～90%,而无法切除或高度恶性的肿瘤总体5年生存率为0%～50%[52]。

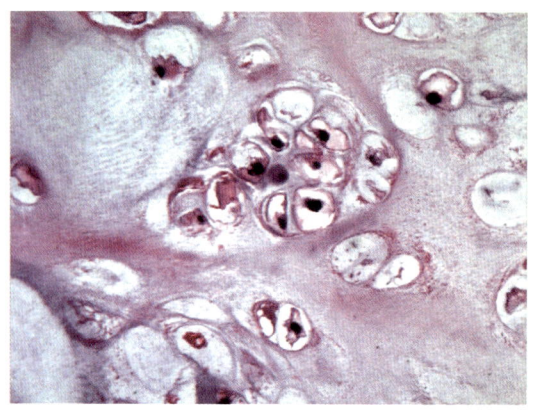

图51-12 软骨肉瘤,软骨细胞大,双核,明显异型(HE×400)

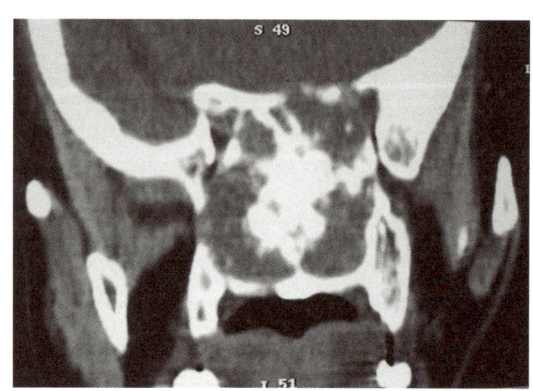

图51-13 软骨肉瘤,骨质破坏,呈边界欠清的肿块,其间混杂有不规则的斑块状钙化点

### 51.5.8 滑膜肉瘤和肌纤维母细胞肉瘤

滑膜肉瘤(synovial sarcoma,SS)、肌纤维母细胞肉瘤均为软组织肉瘤。头颈部的软组织肉瘤非常少见,约占所有软组织肉瘤的1%。肉瘤早期症状不明显,因为软组织有弹性,肿瘤可以长得相当大,挤压周围正常组织而没有症状;通常因无痛性肿块和隆起而引起注意。肿块进一步长大后,压迫周围肌肉和神经组织,引起疼痛。

滑膜肉瘤多发生在四肢末端的软组织中,发生在鼻腔鼻窦的滑膜肉瘤是非常少见的。据报道,滑膜肉瘤的5年生存率为36%～76%,10年生存率为20%～63%。

大约有30%的滑膜肉瘤出现钙化区[53]。

滑膜肉瘤由两种不同形态的细胞组成,表皮细胞和梭形细胞。根据这两种细胞的比例和分化程度分为不同亚型。经典的双相型滑膜肉瘤亚型包括上皮细胞和梭形细胞,其他亚型包括单相纤维型、单相上皮细胞型(少见)。

对于鼻部及颅底区滑膜肉瘤通常实施彻底手术切除,辅助术后放疗可以提高生存率,降低复发率。术后放疗剂量一般为60~66 Gy。但化疗的效果值得商榷。

肌纤维母细胞肉瘤是一种好发于头颈部、分布广泛的恶性肿瘤。临床上,患者常表现为无痛性逐渐增大的肿块,伴随鼻塞、出血和大量流涕。当肿瘤侵犯眼眶,常导致突眼。CT检查上的浸润和破坏的生长方式有助于与其他鼻腔鼻窦恶性肿瘤相鉴别。

肌纤维母细胞肉瘤的概念还有很大争议。一些学者认为,其细胞来源于成纤维细胞、平滑肌细胞[54]。发生在鼻腔鼻窦的肌纤维母细胞肉瘤呈梭形、胖椭圆形,或由于核异形或核分裂象广泛存在而使肿瘤细胞呈羽毛状。在不同肿瘤病例或同一肿瘤的不同区域可以观察到多种核型和核分裂象(图51-14~51-16)。

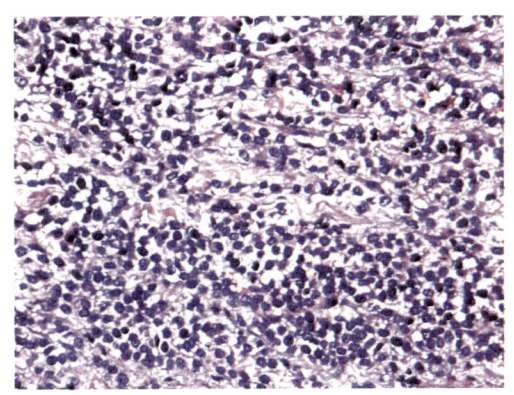

**图51-14** 胚胎性横纹肌肉瘤,肿瘤细胞小,弥散,胞质较丰富,嗜伊红(HE×200)

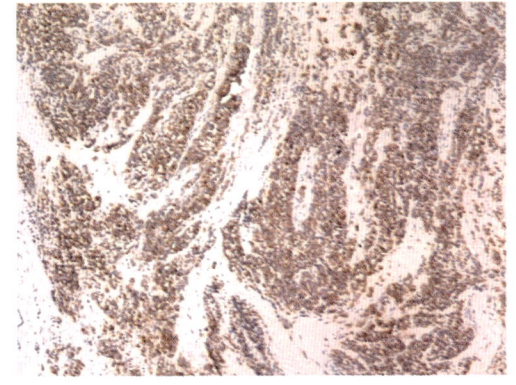

**图51-15** 胚胎性横纹肌肉瘤,肿瘤细胞表达肌源性标记 DES(IHC×100)

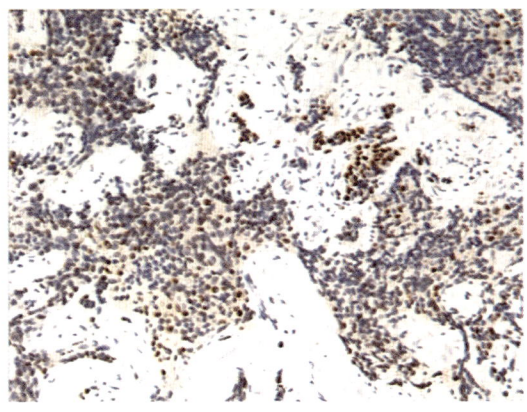

**图51-16** 胚胎性横纹肌肉瘤,肿瘤细胞表达肌源性标记 myogene(IHC×200)

本病需与肌纤维瘤和炎性肌纤维母细胞瘤相鉴别。后者属于低到中度恶性的肌母细胞新生物,病理特征与低度恶性肌纤维母细胞肉瘤相似,但间变性淋巴瘤激酶(ALK)阳性。肌纤维瘤的边界不清,可见肌纤维母细胞的多形性特点,以及其超微结构和免疫组化特点,但没有细胞异形,胖梭形的细胞呈束状围绕在更为原始的肌纤维母细胞周围,并集中在新生的血管周围。

广泛的局部切除,联合术前术后放疗与术前术后的化疗仍是主要的治疗方法。

手术的目的是完整切除肿瘤。放疗是一个有效降低软组织肉瘤局部复发的治疗方法。化疗也有一定效果,但疗效仍不确定。

## 51.6 鼻内镜下鼻内恶性肿瘤的手术治疗

### (1) 概述

鼻内镜技术的应用极大改进了鼻部疾病的治疗。近年来鼻内镜技术不断扩大应用的适应证,目前广泛应用于脑脊液鼻漏的修补、鼻泪管阻塞、甲状腺眼病、创伤性视神经病等。同时,鼻内镜手术也越来越多地应用于多种良性肿瘤,包括内翻性乳头状瘤、鼻咽纤维血管瘤、垂体瘤等的治疗。

鼻内镜手术技术、设备及相关技术的进步促使学者们进一步扩大其手术适应证,并开始应用于鼻部恶性肿瘤的治疗,鼻内镜下鼻部恶性肿瘤的治疗具有创伤相对较小、视野清晰、可保留重要结构、避免面部切口等优点。并因此提出了微小创伤内镜下肿瘤切除术的概念(minimally invasive endoscopic resection, MIER)。

与开放性鼻部肿瘤切除术一样,术前准确评价对于 MIER 至关重要。术前应进行全面、准确的局部检查及全身检查。鼻部恶性肿瘤常表现为鼻塞、鼻出血、鼻分泌物、头痛及嗅觉障碍等。晚期的肿瘤可波及眼眶、颅底、硬腭、翼腭窝及颞下窝等部位。要取得相应专科的合作。

CT 扫描是术前关键的检查技术,对于确定肿块范围及相邻器官波及程度至关重要。可清晰显示纸板、颅底的破坏情况。薄层增强 CT 对于肿块与炎性组织的鉴别有所帮助。MRI 检查对于软组织的鉴别,特别是肿块与周围鼻窦炎症阻塞病变的鉴别意义更大。同时也更有利于眶骨膜及硬脑膜是否有肿瘤波及的判定。

**(2) 术前准备**

鼻部恶性肿瘤的鼻内镜手术以鼻科医师为主,常需要多学科合作,包括神经外科、眼科以及头颈外科。如果采用 MIER 技术,应向患者解释这是一项相对较新的技术,并宣教其优缺点。无病技术仍是 MIER 的基本原则。手术的最终目的是肿瘤彻底切除,同时也要更注意神经系统、视觉、面部外形等的保护。术者要熟悉外进路的技术。有时术中内外技术可联合应用。

**(3) 手术技术**

MIER 技术是多种鼻内镜技术的整合,内容包括所有鼻内镜下的手术技术,术中应尽力确定好肿瘤边缘,沿肿瘤边缘切除肿块,肿块较大时,可先切除肿块中心部分,使肿块向内塌陷,有利于确定边界。术中尽量保留安全边缘,术中常常进行单侧或双侧全蝶筛切除术。若中隔肿块波及常需进行中隔切除术;若额隐窝区或蝶骨体部有肿瘤波及,常需面部骨质磨除术;术前有纸板波及者,常规行纸板,甚至眶下缘切除术;若眼眶软组织波及,可同期行眶内容物切除术。

肿瘤切除的最后一步是颅底的处理。若筛板或筛顶被肿瘤波及,术中应用金刚钻去除骨质,再切除被肿瘤局限性波及的硬膜。若肿瘤弥漫性波及硬膜或脑实质被肿瘤侵犯,MIER 技术难以切除,应采用颅鼻联合进路进行手术切除。手术后的颅底缺损应进行 Ⅰ 期修补以免术后出现颅内并发症。可采用 3 层组织颅底修补技术,采用内搓法将游离的筛膜拍入硬膜与颅骨之间,再以骨片或中隔软骨加固以免迟发性医源性脑膜脑膨出,再采用内拍法拍入筋膜一层,以外拍法辅以中隔或颅底黏膜片,以生物胶固定。明胶海绵等材料填塞 2 周以支撑修补材料。

术后常规应用抗生素预防感染,对于颅底重建的患者,应选择易通过血—脑屏障的抗生素。鼻腔填塞材料术后 7~10 天取出。有颅底重建的患者术后 1 个月后再考虑鼻腔内清理,以免出现脑脊液漏。其他的辅助治疗,如化疗、放疗待术后 3~4 周可开始进行。术后每 3~4 个月随访 1 次。

鼻内镜下鼻部恶性肿瘤的手术治疗的疗效是备受关注的一个问题。过去几年中,这一方面的报道越来越多。Goffart[55] 等报道了 78 例鼻腔鼻窦恶性肿瘤病例,主要为腺癌。66 例行单纯鼻内镜手术,9 例同时行颅鼻联合进路,另 3 例行部分或全部眶内容物切除术。2 年和 5 年的生存率分别是 73.1% 和 54.9%,无瘤生存率分别是 54.9% 和 52.3%,而且腺癌的生存率更高。Stammberger[56] 报道了共 36 例单纯鼻内镜手术的鼻部恶性肿瘤患者,其中以嗅母细胞瘤居多,结果显示与鼻外进路相近。Roh[57] 等报道了共 19 例鼻部恶性肿瘤病例,其中 13 例单纯鼻内镜手术,6 例行鼻颅联合进路手术。术后 32 个月的生存率为 78.9%,术后 33 个月的无瘤生存率为 68.4%。Yuen[58]、Unger[59] 和 Casiano[60] 分别报道了不同例数的嗅母细胞瘤的鼻内镜手术结果,术后 31 个月无瘤生存率达 80%。在另一组鼻内镜下手术和传统颅面联合进路手术的比较中,9 例患者行单纯鼻内镜手术,16 例行传统颅面联合进路手术,发现两组患者手术时间、出血量、住院时间相近,而两者术后并发症分别是 22% 和 44%,术后复发率分别是 33% 和 36%,术后死亡率分别是 0% 和 27%[61]。结果提示,鼻内镜下恶性肿瘤切除术可能成为传统开放进路的有效替代方法。与传统鼻外进路相比,鼻内镜下进路具有几项明显的优点:鼻内镜提供的良好照明和分辨率可以更准确地切除肿瘤组织和保留相对正常组织;对于相对重要的区域,如蝶窦外壁、眶尖区的处理更加准确;更有利于确定是否行鼻颅进路手术。同时,鼻内镜手术可避免面部切口。当然鼻内镜手术也有相应的缺点:对技术及设备有特别的要求;当面部软组织受肿瘤侵犯时不适合鼻内镜进路手术。肿瘤范围较大、双侧病变、血供丰富的肿瘤、翼腭窝及颞下窝被肿瘤波及等并非内镜下手术的绝对禁忌证,但手术难度明显加大。手术需要由富有经验的医师完成。鼻内镜下手术的另一项缺点是难以实现整块切除。理论上讲分块切除可能导致术中种植和增加术后复发。多项研究结果提示,鼻内镜下手术结果与开放手术的结果相近。此外,受鼻腔鼻窦肿瘤周边重要器官(脑、眼眶、脑神经)的限制以及筛窦组织较脆的影响,传统外进路手术常常难以完成整块切除。

## 51.7 放疗

### 51.7.1 鼻腔癌与鼻前庭癌

**(1) 放疗原则**

放疗在鼻腔癌与鼻前庭癌的治疗中有重要地位。对于鼻腔癌的治疗一般建议使用手术结合术前放疗或术后放疗的综合疗法,究竟术前放疗好还是术后放疗好,目前尚无统一意见,各有优缺点。

鼻腔癌的颈部淋巴结转移率低,因此笔者对初诊时 N0 期患者不主张做颈部放疗。然而当肿瘤治疗后复发,或肿瘤细胞分化较差,或肿瘤已侵及富淋巴组织的结构如鼻咽、口咽时,考虑到发生颈淋巴结转移的可能性较大,因而对这些患者通常采用预防性上颈照射。对初诊时已有颈淋巴结转移,或随访时出现颈转移者,首选根治性颈淋巴结清扫术。当肿瘤已穿破淋巴结包膜,并已侵及周围软组织时,则给予术后放疗。

**(2) 放疗方法**

鼻腔癌的放疗选用 $^{60}$Co 或 4~6 MV 直线加速器。使用缩野照射技术。开始用较大的射野照射,照射野包括鼻腔肿瘤、上颌窦内侧壁、筛窦、眼眶内侧壁、鼻咽蝶窦和颅底。照射野常用一鼻前野加两耳前楔形滤片侧野照射。术前放疗剂量为 45~50 Gy/23~25 次,5 周,放疗后 3~4 周手术。若单纯放疗,则再缩小照射野,仅包括治疗初时的临床肿瘤,加量照射到 65~70 Gy/33~35 次,7 周。术后放疗在手术伤口愈合后即可进行,亦先用较大射野,包括整个手术区域,当到达 50 Gy/25 次,5 周时,缩小照射野照射手术切除不彻底或残留部位,加照 10~15 Gy/5~8 次,1~1.5 周。

鼻前庭癌有别于鼻腔癌,它属于皮肤肿瘤,较表浅,用 $^{60}$Co 或 4~6MV 直线加速器联合电子束照射为佳。一般用两相对侧野,若不能包括全部肿瘤再加用鼻前野。由于鼻外形不规则,会造成放射剂量不均匀,甚至产生剂量过高的热点,可用组织等效物质如石蜡填充,或使用楔形滤片等。放射剂量同鼻腔癌。对早期病例,为达到更好的美容效果,减少放疗并发症,可使用外照射和组织间质放射联合治疗。近来有文献报道,在外照射 50 Gy/25 次,5 周后,用后装放疗机做间质插植放疗。使用 $^{192}$Ir 高剂量率放疗的方法及经验还有待摸索和累积。然而对肿瘤已累及鼻腔底或鼻中隔等软骨和骨者,则不宜用间质插植放疗。

**(3) 放疗疗效**

鼻腔癌放疗后失败的主要原因是局部肿瘤复发。据 Hawkins 报道,局部肿瘤复发率、颈部淋巴结转移率和远处转移率分别为 64%、39% 和 29%。治疗后的 5 年生存率为 41%~64%,单纯放疗的疗效较综合治疗稍差。鼻前庭癌的预后较鼻腔癌的预后好,5 年生存率达 70%~80%。

### 51.7.2 鼻窦癌

**(1) 放疗原则**

早期的病例首选手术治疗,但当手术切缘阳性或肿瘤有残留时,应考虑术后放疗。由于多数患者在确诊时已属中晚期,单纯手术已难奏效,因而主张综合治疗,即先放疗后手术或先手术后放疗。

**(2) 放疗指征**

1) 术前放疗 常作为综合治疗的一部分,一般用于肿瘤侵润范围较大、彻底手术切除有困难的病例。目的除了用于缩小肿瘤外,还能减少术中出血,为手术切除提供有利条件。对某些眼眶受累的患者,由于放疗后肿瘤的退缩,增加了保留眼球的机会。一般主张术前放疗后的手术范围仍应包括放疗前的肿瘤范围,但对眶内容物剜除术要持慎重的态度。

2) 术后放疗 术后放疗用于手术切缘阳性或有肿瘤残留的病例。有研究者建议,除 T1 期肿瘤外,对其他各期鼻窦癌,术后均应加放疗。理由是鼻窦相邻的颅底和眼眶等为重要的骨性结构,彻底手术易受限制,术后放疗能减少局部肿瘤的复发率。

临床实践证实,术前放疗与术后放疗的局部控制率和生存率基本相似。

3) 单纯放疗 适用于较局限的对放疗较敏感的肿瘤,如未分化癌等。对于肿瘤浸润范围较大,如侵及颅底,手术有困难但尚无远处转移的病例,亦可考虑单纯放疗。放疗使肿瘤生长受到抑制,患者的临床症状改善,生存期延长。

**(3) 放疗方法**

放射源用 $^{60}$Co 或 4~6 MV 直线加速器。放射野采用鼻前和病侧两野成角楔形滤片照射,或一鼻前两耳前侧野楔形滤片照射。放射计划设计中特别要注意保护健侧的眼睛以及脑与脑干。术前放疗剂量 50 Gy/25 次,5 周。术后放疗剂量 55~60 Gy/30 次,6 周,若有肿瘤残留,则缩小照射野包括残留灶加照

5~10 Gy。单纯放疗剂量 60 Gy/30 次,6 周,然后缩小照射野对准残留肿瘤加量照射,使肿瘤总量达 70 Gy/35 次,7 周。术前放疗和手术间隔时间以放疗后 3~4 周为宜。手术和术后放疗的间隔时间则越短越好,在手术切口愈合后即可开始。

### (4) 放疗疗效

治疗失败的主要原因是局部肿瘤未控制。有报道单纯放疗后的复发率可达 70%。5 年生存率为 20%~30%。术前放疗+手术和手术+术后放疗的疗效大致相似。各中心报道的 5 年生存率差距较大,从 30%~64% 不等,但多数在 40%~50%。复旦大学附属肿瘤医院 1985 年报道上颌窦癌 149 例放疗结果,术前、术后、单纯放疗的 5 年生存率分别是 38%、25%、32%,其中术后放疗的疗效较差,可能是病例数少抽样误差所致。

## 51.7.3 放疗并发症

放疗过程中的急性放射反应主要是黏膜的放射性炎症。若眼球受照,则会产生角膜、结膜的急性放射性炎症,甚至引起全眼球炎,导致失明。这归因于射线对眼球的直接损伤以及对泪腺的损害。泪液分泌的减少加重了放射性角膜和球结膜的损伤。后期眼的放射性损伤可发生于放疗后数年中,包括放射对角膜(溃疡、穿孔、瘢痕形成)、视网膜、视神经和视交叉的损伤,可导致失明。根据美国 MD Anderson 肿瘤中心的经验,放疗中要尽可能妥善保护眼球和泪腺,保护得越好,眼部并发症发生率越低,甚至仅保护眼眶外上方的大泪腺也能减少眼部并发症。其他后期并发症包括骨坏死、脑坏死、张口受限等。此外,大量研究证实术前放疗后手术并发症增加,包括切口愈合延迟、切口破裂、皮瓣剥脱等。最新的放射生物学研究表明,放射并发症,特别是后期放射损伤,与放射总剂量有关,因而要尽可能减少关键脏器的剂量,限制剂量在耐受量以下。

(迟放鲁 王德辉)

## 主要参考文献

[1] 丘明生,黄鹤年,仇荣星. 筛窦恶性肿瘤 86 例临床分析. 中华耳鼻咽喉科杂志,1988,23:250.
[2] Sisson GA Sr, Toriumi PM, Atiyah RA. Paranasal sinus malinancy: a comprehensive update. Laryngoscope, 1989,99:143-150.
[3] 周娴,王正敏. 原发性额窦恶性肿瘤 12 例分析. 上海医学,1988,11:485.
[4] Fordice J, Kershaw C, El-Naggar A, et al. Adenoid cystic carcinoma of the head and neck: predictors of morbidity and mortality. Arch Otolaryngol Head Neck Surg, 1999,125:149-152.
[5] Goepfert H, Luna MA, Lindberg RD, et al. Malignant salivary gland tumors of the paranasal sinuses and nasal cavity. Arch Otolaryngol, 1983,109:662-668.
[6] Lupinetti AD, Roberts DB, Williams MD,et al. Sinonasal adenoid cystic carcinoma. Cancer, 2007,110:2726-2731.
[7] Katz TS, Mendenhall WM, Morris CG, et al. Malignant tumors of the nasal cavity and paranasal sinuses. Head Neck, 2002, 24:821-829.
[8] Chain JR, Kingdom TT. Non-Hodgkin's lymphoma of the frontal sinus presenting as osteomyelitis. Am J Otolaryngol, 2007, 28:42-45.
[9] Mishima K, Horiuchi K, Kojya S, et al. Epstein-Barr virus in patients with polymorphic reticulosis (lethal midline granuloma) from China and Japan. Cancer,1994,73:3041-3046.
[10] Baris D,Zahm SH. Epidemiology of lymphomas. Curr Opin Oncol, 2000, 12: 383-394.
[11] Cuadra-Garcia I, Proulx GM, Wu CL,et al. Sinonasal lymphoma:a clinicopathologic analysis of 58 cases from the Massachusetts General Hospital. Am J Surg Pathol ,1999, 23:1356-1369.
[12] 周安梁,安云芳,赵长青. 15 例原发性鼻腔鼻窦非霍奇金淋巴瘤临床分析. 山西医科大学学报,2008,39:272-275.
[13] Mendenhall WM,Olivier KR, Lynch JW Jr, et al. Lethal midline granuloma-nasal natural killer/T-cell lymphoma. Am J Clin Oncol,2006, 29:202-206.
[14] Al-Hakeem DA, Fedele S,Carlos et al. Extranodal NK/T-cell lymphoma, nasal type. Oral Oncol, 2007, 43:4-14.
[15] Li YX, Yao B, Jin J, et al. Radiotherapy as primary treatment for stage IE and ⅡE nasal natural killer/T-cell lymphoma. J Clin Oncol ,2006, 24:181-189.
[16] Barrionuevo C, Zaharia M, Martinez MT, et al. Extranodal NK/T-cell lymphoma, nasal type: study of clinicopathologic and prognosis factors in a series of 78 cases from Peru. Appl Immunohistochem Mol Morphol, 2007, 15:38-44.
[17] Avilés A, Neri N, Fernández R, el al. Nasal NK/T-cell lymphoma with disseminated disease treated with aggressive combined therapy. Med Oncol,2003, 20:13-17.
[18] Kim WS, Song SY, Ahn YC, et al. CHOP followed by involved field radiation: is it optimal for localized nasal natural killer/T-cell lymphoma? Ann Oncol, 2001,12:349-352.
[19] Kingdom TT, Kaplan MJ. Mucosal melanoma of the nasal cavity and paranasal sinuses. Head Neck, 1995, 17:184-189.
[20] Barnes L, Brandwein M, Som PM. Diseases of the nasal cavity, paranasal sinuses, and nasopharynx. In: Barnes L. ed. Surgical Pathology of the Head and Neck. Vol. 1. 2 nd ed. New York: Marcel Dekker, 2001. 439-555.
[21] Leoni-Parvex S, Mihaescu A, Pellanda A, et al. Esophageal cytology in the follow-up of patients with treated upper aerodigestive tract malignancies. Cancer, 2000, 90:10-16.
[22] Gilligan D, Slevin NJ. Radical radiotherapy for 28 cases of mucosal melanoma in the nasal cavity and sinuses. Br J Radiol, 2991, 81: 1147-1150.
[23] Patel SG, Prasad ML, Escrig M, et al. Primary mucosal malignant melanoma of the head and neck. New York: Presented at the New York Head Neck Society. 2001.
[24] Lund VJ, Howard DJ, Harding L, et al. Management options and survival in malignant melanoma of the sinonasal mucosa. Laryngoscope, 1999, 109:208-211.
[25] Nandapalan V, Roland NJ, Helliwell TR, et al. Mucosal melanoma of the head and neck. Clin Otolaryngol Allied Sci, 1998, 23:107-116.
[26] Resto VA, Deschler DG. Sinonasal malignancies. Otolaryngol Clin North Am, 2004, 37:473-487.
[27] 黄德亮,于国,杨伟炎,等. 鼻神经内分泌癌. 中华耳鼻咽喉头颈外科杂志,1998,33:265-266.
[28] Ma AT, Lei KI. Small cell neuroendocrine carcinoma of the ethmoid sinuses presenting with generalized seizure and syndrome of inappropriate antidiuretic hormone secretion: a case report and review of literature. Am J Otolaryngol, 2009, 30:54-57.
[29] Vasan NR, Medina JE, Canfield VA,et al. Sinonasal neuroendocrine carcinoma in association with SIADH. Head Heck, 2004, 26:89-93.
[30] Perez-Ordonez B, Caruana SM, Huvos AG, et al. Small cell neuroendocrine carcinoma of the nasal cavity and paranasal sinuses. Hum Pathol, 1998, 29: 826-832.
[31] Fitzek MM, Thornton AF, Varvares M, et al. Neuroendocrine tumors of the sinonasal tract. Results of a prospective study incorporating chemotherapy, surgery, and combined proton-photon radiotherapy. Cancer, 2002, 94: 2623-2634.
[32] McLean JN, Nunley SR, Klass C, et al. Combined modality therapy of esthesioneuroblastoma. Otolaryngol Head Neck Surg, 2007, 136:998-1002.
[33] Klepin HD, McMullen KP, Lesser GJ. Esthesioneuroblastoma. Curr Treat Options Oncol, 2005, 6;509-518.
[34] Capelle L, Krawitz H. Esthesioneuroblastoma: a case report of diffuse subdural recurrence and review of recently published studies. J Med Imaging Radiat Oncol, 2008, 52:85-90.
[35] Prasad KC, Kumar A, Prasad SC, et al. Endoscopic-assisted excision of esthesioneuroblastoma. J Craniofac Surg, 2007,18:1034-1038.
[36] Zafereo ME, Fakhri S, Prayson R, et al. Esthesioneuroblastoma:25-year experience at a single institution. Otolaryngol Head Neck Surg, 2008, 138:

452-458.

[37] Bachar G, Goldstein DP, Shah M, et al. Esthesioneuroblastoma: The Princess Margaret Hospital experience. Head Neck, 2008, 30:1607-1614.

[38] Nakao K, Watanabe K, Fujishiro Y, et al. Olfactory neuroblastoma: long-term clinical outcome at a single institute between 1979 and 2003. Acta Otolaryngol Suppl, 2007, 559:113-117.

[39] Kim HJ, Cho HJ, Kim KS, et al. Results of salvage therapy after failure of initial treatment for advanced olfactory neuroblastoma. J Craniomaxillofac Surg, 2008, 36:47-52.

[40] Anghileri M, Miceli R, Fiore M. Malignant peripheral nerve sheath tumours: prognostic factors and survival in a series of patients treated at a single institution. Cancer, 2006, 107: 1065-1074.

[41] Mannan AA, Singh MK, Bahadur S, et al. Solitary malignant schwannoma of the nasal cavity and paranasal sinuses: report of two rare cases. Ear Nose Throat J, 2003, 82: 634-636;638-640.

[42] Mosharrafa TM, Kuppersmith RB, Porter JP, et al. Pathologic quiz case 1. Malignant peripheral nerve sheath tumour of the ethmoidal sinus. Arch Otolaryngol Head Neck Surg,1997, 123: 654;656-657.

[43] Nagayama I, Nishimura T, Furukawa M. Malignant schwannoma arising in a paranasal sinus. J Laryngol Otol, 1993, 107: 146-148.

[44] Pfeiffer J, Arapakis I, Boedeker CC, et al. Malignant peripheral nerve sheath tumour of the paranasalsinuses and the anterior skull base. J Craniomaxillofac Surg, 2008 36, 293-299.

[45] Stark AM, Buhl R, Hugo HH, et al. Malignant peripheral nerve sheath tumours — report of 8 cases and review of the literature. Acta Neurochir (Wien), 2001, 143: 357-364.

[46] Imamura S, Suzuki H, Koda E, et al. Malignant peripheral nerve sheath tumour of the parotid gland. Ann Otol Rhinol Laryngol, 2003, 112: 637-643.

[47] Geirnaerdt MJ, Hogendoorn PC, Bloem JL, et al. Cartilaginous tumors: fast contrast-enhanced MR imaging. Radiology, 2000,214: 539-546.

[48] Azzarelli A, Gennari L, Quagliuolo V, et al. Chondrosarcoma — 55 unreported cases: epidemiology, surgical treatment and prognostic factors. Eur J Surg Oncol, 1986,12: 165-168.

[49] Guo L, Chi F, Wang S, et al. Clinical analysis of 9 cases chondrosarcoma in nasal cavity and paranasal sinuses. 临床耳鼻咽科杂志, 2003,17: 78-80.

[50] Koch BB, Karnell LH, Hoffman HT, et al. National cancer database report on chondrosarcoma of the head and neck. Head Neck, 2000,22: 408-425.

[51] Koka V, Vericel R, Lartigau E, et al. Sarcomas of nasal cavity and paranasal sinuses: chondrosarcoma, osteosarcoma and fibrosarcoma. J Laryngol Otol, 1994,108: 947-953.

[52] Burkey BB, Hoffman HT, Baker SR, et al. Chondrosarcoma of the head and neck. Laryngoscope, 1990,100: 1301-1305.

[53] Kaushal A, Citrin D. The role of radiation therapy in the management of sarcomas. Surg Clin North Am, 2008,88: 629-646.

[54] Jay A, Piper K, Farthing PM, et al. Low-grade myofibroblastic sarcoma of the tongue. Oral Surg Oral Med Oral Pathol Oral Radiol Endod, 2007, 104: E52-E58.

[55] Goffart Y, Jorissen M, Daele J, et al. Minimally invasive endoscopic management of malignant sinonasal tumours. Acta Otorhinolaryngol Belg, 2000, 54: 221-232.

[56] Stammberger H, Anderhuber W, Walch C, et al. Possibilities and limitations of endoscopic management of nasal and paranasal sinus malignancies. Acta Otorhinolaryngol Belg, 1999, 53:199-205.

[57] Roh HJ, Batra PS, Citardi MJ, et al. Endoscopic resection of sinonasal malignancies: a preliminary report. Am J Rhinol, 2004,18:239-246.

[58] Yuen AP, Fung CF, Hung KN. Endoscopic cranionasal resection of anterior skull base tumors. Am J Otolaryngol, 1997,18:431-433.

[59] Unger F, Walch C, Stammberger H, et al. Olfactory neuroblastoma (esthesioneuroblastoma): report of six cases treated by a novel combination of endoscopic surgery and radiosurgery. Minim Invasive Neurosurg, 2001, 44:79-84.

[60] Casiano RR, Numa WA, Falquez AM. Endoscopic resection of esthesioneuroblastoma. Am J Rhinol, 2001, 15:271-279.

[61] Kuhn FA, Javer AR. Low-grade fibrosarcoma of the anterior skull base: endoscopic resection and repair. Am J Rhinol, 2003,17:347-350.

# 52 喉癌

52.1 概述
52.2 流行病学
52.3 病因学
52.4 病理学
52.5 喉癌的转移与扩散
52.6 喉癌的TNM分期
52.7 临床表现
52.8 检查
52.9 诊断与鉴别诊断
52.10 治疗原则
52.11 手术
 52.11.1 声门上水平部分喉切除术
 52.11.2 喉声门上水平垂直部分切除术
 52.11.3 喉裂开声带切除术
 52.11.4 喉额侧垂直部分切除术
 52.11.5 喉垂直部分切除及整复术
 52.11.6 喉扩大垂直部分切除及整复术
 52.11.7 喉次全切除会厌整复术
 52.11.8 喉环状软骨上部分切除术
 52.11.9 喉近全切除及整复术
 52.11.10 喉全切除术
52.12 放疗
52.13 化疗
52.14 生物治疗
52.15 喉切除喉的功能重建及语言康复

## 52.1 概述

喉癌是常见的头颈部恶性肿瘤之一,是一种与生活方式,如吸烟和饮酒有关的恶性肿瘤。随着内镜诊断技术和影像学诊断技术的发展,以及喉癌治疗水平的提高,早期喉癌的治疗取得了较为满意的疗效,既能根治肿瘤,又能保留发音、呼吸和吞咽三大功能。

## 52.2 流行病学

据北美及欧洲流行病学研究显示,喉癌的发病率为7.0/10万~16.2/10万。我国部分省市的发病率为1.5/10万~3.4/10万。1983~1992年我国13个省、市部分医院恶性肿瘤就诊患者中,喉癌占头颈肿瘤的13.9%,占全身恶性肿瘤的2.1%。喉癌的发生存在种族和地区差异,在20世纪80年代中期通过对160个地区的人口调查得知,全世界喉癌发病率最高的国家为西班牙、法国、意大利和波兰。我国华北和东北地区的发病率远高于江南各省份。近年来喉癌的发病率有明显增加的趋势。喉癌男性较女性多见,男女性之比为(7~10):1,以40~60岁最多。喉部恶性肿瘤中96%~98%为鳞状细胞癌,其他如腺癌、基底细胞癌、低分化癌、淋巴肉瘤和恶性淋巴瘤等较少见。

## 52.3 病因学

喉癌的病因至今仍不十分明了,可能与以下因素有关,常为多种致癌因素协同作用的结果。

1) 吸烟 据统计,约95%的喉癌患者有长期吸烟史,而且开始吸烟年龄越早、持续时间越长、数量越大、吸粗制烟越多、吸入程度越深和不戒烟者的发病率越高[1]。一般估计,吸烟者患喉癌的危险度是非吸烟者的3~39倍。而吸烟者戒烟5年后得喉癌的风险下降,戒烟10年后得喉癌的风险接近非吸烟者。烟草燃烧后产生的苯丙芘可使呼吸道黏膜充血、水肿,上皮增生和鳞状上皮化生,纤毛运动停止或迟缓,有致癌性。

2) 饮酒 临床观察和流行病学调查结果均显示,慢性乙醇摄入与喉癌发生有一定相关性。饮酒者患喉癌的危险度是非饮酒者的1.5~4.4倍。而且吸烟和饮酒对致癌的协同作用已被一些学者所证实。

3) 病毒感染 成年型喉乳头瘤是由人乳头瘤病毒(HPV)引起的病毒源性肿瘤[2],目前认为是喉癌的癌前病变。尤其是高危型（HPV-16、HPV-18）与喉癌的发生关系比较密切。

4）环境因素　多种环境因素可能与喉癌发生有关，其中包括各种有机化合物（多环芳香烃、亚硝胺）、化学烟雾（氯乙烯、甲醛）、生产性粉尘和废气（二氧化硫、石棉、重金属粉尘）、烷基化物（芥子气）等。目前石棉和芥子气的致癌作用基本肯定。

5）接触放射线　长期接触镭、铀、氡等放射性核素可引起恶性肿瘤。有报道在少数患者头颈部放疗可诱导喉癌、纤维肉瘤和腺癌等恶性肿瘤。

6）性激素水平　喉癌的发病率男性明显高于女性。研究表明，喉癌患者体内雄激素水平相对较高，而雌激素水平则较低。

7）微量元素缺乏　体内某些微量元素，如锌（Zn）、硒（Se）等缺乏可引起酶的结构和功能发生改变，影响细胞的分裂和增殖，导致基因突变。

## 52.4　病理学

原发性喉恶性肿瘤中鳞状细胞癌约占98%。喉鳞早期病变仅局限于上皮层，基底膜完整。癌突破上皮基膜可在固有层内形成浸润癌巢。喉癌可发生于喉内所有区域，但以声门区癌（glottic carcinoma）最为多见，约占60%；声门上区癌（supraglottic carcinoma）次之，约占30%；声门下区癌（subglottic carcinoma）极为少见。但在我国北方某些地区则以声门上区癌为主。

喉癌的大体形态可分为如下。①溃疡浸润型：癌组织稍向黏膜面突起，表面可见向深层浸润的凹陷溃疡，边界多不整齐，界线不清；②菜花型：肿瘤主要外突生长，呈菜花状，边界清楚，一般不形成溃疡；③结节型或包块型：肿瘤表面为不规则隆起或球形隆起，多有较完整的被膜，边界较清楚，很少形成溃疡；④混合型：兼有溃疡和菜花型的外观，表面凹凸不平，常有较深的溃疡。

## 52.5　喉癌的转移与扩散

喉癌的扩散和转移与其原发部位、分化程度及肿瘤的大小等关系密切，其途径如下。①直接扩散：喉癌常向黏膜下浸润扩散。位于会厌的声门上型喉癌可向前侵犯会厌前间隙、会厌谷、舌根。杓会厌襞部癌可向外扩散至梨状窝、喉咽侧壁。声门型喉癌易向前侵及前联合及对侧声带；亦可向前破坏甲状软骨，使喉体膨大，并侵犯颈前软组织。声门下型喉癌向下蔓延至气管，向前外可穿破环甲膜至颈前肌层，向两侧侵及甲状腺，向后累及食管前壁。②淋巴转移：发生颈淋巴结转移的早晚与肿瘤的原发部位、肿瘤的分化程度以及患者对肿瘤的免疫力有密切关系。一般来说，肿瘤分化越差，患者免疫力越低，则颈淋巴结转移越早。肿瘤所在部位淋巴管越丰富，颈淋巴结转移率越高。声门上型喉癌多数分化程度较低，声门上区淋巴管丰富，因而易早期发生颈淋巴结转移。声门型喉癌因分化程度多数较高，声门区淋巴管稀少而早期很少发生转移。转移的部位多见于颈深淋巴结上群，然后再沿颈内静脉转移至颈深淋巴结中群和下群。声门下型喉癌多转移至喉前及气管旁淋巴结。③血行转移：少数晚期患者可随血循环转移至肺、肝、骨、肾、脑垂体等。

## 52.6　喉癌的TNM分期

根据肿瘤的生长范围和扩散的程度，国际抗癌协会（UICC）制定了TNM分期标准（2002）（表52-1～52-3）。

治疗之前对喉癌进行TNM分期非常重要，其意义在于：①制订治疗计划；②对预后进行判断；③不同治疗方法及不同治疗中心之间疗效进行比较；④进行流行病学调查。

但是喉癌TNM分期有一定局限性：①无法反映患者的免疫功能、肿瘤生长的速度、肿瘤的恶性程度等与预后密切相关的因素；②无法反映肿瘤的大小；②Ⅳ期病例包括了可手术切除和无法手术切除的病例，显然两组病例的预后是完全不同的；④无法反映患者的全身情况；⑤分期未反映转移淋巴结所在的区（水平）；⑥N分期无法反映转移淋巴结是否有包膜外侵犯；⑦双侧转移或对侧转移（N2病变）的预后好于N3病变（>6 cm）。

表52-1　国际抗癌协会（UICC）TNM分期标准（2002）——解剖分区

1. 声门上区
   （1）舌骨上会厌（包括会厌尖，舌面，喉面）
   （2）杓会皱襞，喉面
   （3）杓状软骨
   （4）舌骨下部会厌
   （5）室带
2. 声门区
   （1）声带
   （2）前联合
   （3）后联合
3. 声门下区

表 52-2　国际抗癌协会(UICC)TNM 分期标准(2002)——临床分期

T——原发肿瘤
　　TX　原发肿瘤不能估计
　　T0　无原发肿瘤证据
　　Tis　原位癌
声门上型
　　T1　肿瘤限于声门上 1 个亚区,声带活动正常
　　T2　肿瘤侵犯声门上 1 个亚区以上、侵犯声门或侵犯声门上区以外(如舌根黏膜、会厌谷、梨状窝内壁黏膜),无喉固定
　　T3　肿瘤限于喉内,声带固定,和(或)下列部位受侵:环后区、会厌前间隙、声门旁间隙、和(或)伴有甲状软骨局灶破坏(如内板)
　　T4a　肿瘤侵透甲状软骨板和(或)侵及喉外组织(如气管、颈部软组织、带状肌、甲状腺、食管等)
　　T4b　肿瘤侵及椎前间隙,包裹颈总动脉,或侵及纵隔结构
声门型
　　T1　肿瘤侵犯声带(可以侵及前联合或后联合),声带活动正常
　　　　T1a　肿瘤限于一侧声带
　　　　T1b　肿瘤侵犯两侧声带
　　T2　肿瘤侵犯声门上或声门下,和(或)声带活动受限
　　T3　肿瘤局限于喉内,声带固定和(或)侵犯声门旁间隙,和(或)伴有甲状软骨局灶破坏(如内板)
　　T4a　肿瘤侵透甲状软骨板或侵及喉外组织(如气管、包括舌外肌在内的颈部软组织、带状肌、甲状腺、食管)
　　T4b　肿瘤侵及椎前间隙,侵及纵隔结构,或包裹颈总动脉
声门下型
　　T1　肿瘤限于声门下
　　T2　肿瘤侵及声带,声带活动正常或受限
　　T3　肿瘤限于喉内,声带固定
　　T4a　肿瘤侵透环状软骨或甲状软骨板,和(或)侵及喉外组织(如气管、包括舌外肌在内的颈部软组织、带状肌、甲状腺、食管)
　　T4b　肿瘤侵及椎前间隙,侵及纵隔结构,或包裹颈总动脉

表 52-3　国际抗癌协会(UICC)TNM 临床分期标准(2002)——综合分期

| 临床分期 | | | |
|---|---|---|---|
| 0 期 | Tis | N0 | M0 |
| Ⅰ期 | T1 | N0 | M0 |
| Ⅱ期 | T2 | N0 | M0 |
| Ⅲ期 | T3 | N0 | M0 |
| ⅣA 期 | T1~3 | N1 | M0 |
| | T4a | N0~1 | M0 |
| | T1~T4a | N2 | M0 |
| ⅣB 期 | 任何 T | N3 | M0 |
| | T4b | 任何 N | M0 |
| ⅣC 期 | 任何 T | 任何 N | M1 |

## 52.7　临床表现

**(1) 声门上癌(包括边缘区)**

大多原发于会厌喉面根部。早期,甚至肿瘤已发展到相当程度,常仅有轻微的或非特异性的症状,如痒感、异物感、吞咽不适感等而不被患者注意。声门上癌分化差、发展快,故肿瘤常在出现颈淋巴结转移时才引起警觉。咽喉痛常于肿瘤向深层浸润或出现较深溃疡时才出现。声嘶为肿瘤侵犯杓状软骨、声门旁间隙或累及喉返神经所致。呼吸困难、咽下困难、咳嗽、痰中带血或咳血等常为声门上癌的晚期症状。原发于会厌喉面或喉室的肿瘤,由于位置隐蔽,间接喉镜检查常不易发现,纤维喉镜仔细检查可早期发现病变。

**(2) 声门癌**

早期症状为声音改变。初起为发音易倦或声

嘶,无其他不适,常未受重视,多误以为感冒、喉炎,特别是以往常有慢性喉炎者。因此,>40岁,声嘶超过2周,经发声休息和一般治疗不改善者,必须仔细做喉镜检查。随着肿瘤增大,声嘶逐渐加重,可出现发声粗哑,甚至失声。呼吸困难是声门癌的另一常见症状,常为声带运动受限或固定,加上肿瘤组织堵塞声门所致。肿瘤组织表面糜烂可出现痰中带血。晚期,肿瘤向声门上区或声门下区发展,除严重声嘶或失声外,尚可出现放射性耳痛、呼吸困难、咽下困难、频繁咳嗽、咳痰困难及口臭等症状。最后,可因大出血、吸入性肺炎或恶病质而死亡。

(3) 声门下癌

即位于声带平面以下,环状软骨下缘以上部位的癌。声门下喉癌少见,因位置隐蔽,早期症状不明显,不易在常规喉镜检查中发现。当肿瘤发展到相当程度时,可出现刺激性咳嗽、声嘶、咯血和呼吸困难等。

(4) 跨声门癌

是指原发于喉室的癌,跨越两个解剖区域即声门上区及声门区,癌组织在黏膜下浸润扩展,以广泛浸润声门旁间隙为特征。该型癌尚有争议,UICC亦尚未确认。由于肿瘤深在而隐蔽,早期症状不明显,当出现声嘶时,常已先有声带固定,而喉镜检查仍未能窥见肿瘤。其后随癌向声门旁间隙扩展、浸润和破坏甲状软骨时,可引起咽喉痛,并可于患侧摸到甲状软骨隆起。

## 52.8　检查

应用间接喉镜、硬管喉镜、直接喉镜或纤维喉镜等仔细检查喉的各个部分。应特别注意会厌喉面、前联合、喉室及声门下区等比较隐蔽的部位。可见喉部有菜花样、结节样或溃疡性新生物。应注意观察声带运动是否受限或固定。还要仔细触摸会厌前间隙是否饱满,颈部有无肿大的淋巴结,喉体是否增大,颈前软组织和甲状腺有无肿块。

## 52.9　诊断与鉴别诊断

凡年龄>40岁,有声嘶或咽喉部不适、异物感者均应用喉镜仔细检查以免漏诊。对可疑病变,应在间接喉镜、直接喉镜或纤维喉镜下进行活检,确定诊断。喉部X线侧位片、断层摄片、喉部CT及MRI等检查有助于了解肿瘤的浸润范围。喉癌应与下列疾病相鉴别。

(1) 喉结核

主要症状为喉痛和声嘶。喉镜检查见喉黏膜苍白水肿,伴多个浅表溃疡,病变多位于喉的后部。也可表现为会厌、杓会厌襞广泛性水肿和浅表溃疡。胸部X线检查,部分有进行性肺结核。痰的结核分枝杆菌检查有助于鉴别诊断。但近年临床上发现不少喉结核者肺部检查为阴性。因此确诊仍依赖于活检。

(2) 喉乳头状瘤

主要表现为声嘶,肿瘤可单发或多发,乳头状,淡红色或灰白色。肉眼较难以与喉癌相鉴别,须依靠活检确诊。

(3) 喉淀粉样变

系由于慢性炎症、血液和淋巴循环障碍、新陈代谢紊乱而引起的喉组织淀粉样变。主要表现为声嘶。检查可见声带、喉室或声门下区有暗红色肿块,表面光滑。病理检查可以鉴别。

(4) 喉梅毒

表现为声嘶、喉痛轻。喉镜检查病变多见于喉前部,黏膜红肿,常有隆起的梅毒结节和深溃疡,愈合后瘢痕收缩粘连,致喉畸形。血清学检查及喉部活检可确诊。

## 52.10　治疗原则

与其他恶性肿瘤一样,喉癌的治疗手段包括手术、放疗、化疗及免疫治疗等,目前多主张以手术为主的综合治疗。

早期喉癌(Tis、T1及T2)采用手术、激光或放疗都可取得较好的疗效,5年生存率在85%~95%。主张放疗的理由是放疗能保留较满意的发音功能,而手术可造成不同程度的声音嘶哑(如垂直前侧位部分喉切除术)和误吸(如声门上水平部分喉切除术)。然而,主张手术治疗的认为放疗比手术需要更长的治疗时间,更多费用,放疗可有某些后遗症,放疗本身也可致癌,而手术在明视下切除肿瘤,比较确切。目前认为$CO_2$激光对T1和T2早期喉癌也是比较理想的治疗方法。激光治疗疗效确切、痛苦小、无须做气管切开、治疗费用低、住院时间短、喉的发音功能保留满意。

而对晚期肿瘤,如T3~4喉癌和复发喉癌应采用手术+放疗的综合治疗,同时合理地采用化疗、免疫治疗等手段。喉癌的综合治疗有以下几种不同的治疗选择。①术前放疗+手术（较少应用）；②手术+术后放疗（较多应用）；③辅助化疗+手术（多用于肿瘤大、发展迅速的病例）；④辅助化疗+手术+术后放疗（多用于肿瘤大、发展迅速病例）；⑤同步放化疗，复发者挽救手术（国外报道其在肿瘤的局部控制率和喉功能保留方面有优势）。

## 52.11 手术

手术为治疗喉癌的主要手段。其原则是在彻底切除肿瘤的前提下，尽可能保留或重建喉的功能，以提高患者的生存质量。喉癌的手术包括喉全切除术和各种喉部分切除术。近几十年来，随着喉外科的发展和临床经验的积累，喉部分切除术逐渐被广泛采用。喉部分切除术的术式很多，不同术式的选择主要根据肿瘤的部位、范围以及患者的全身状况等因素而定。

喉癌常有颈淋巴结转移，为此颈淋巴结清扫是喉癌手术的重要组成部分。特别是声门上型喉癌，颈淋巴结转移率高达55%，N0病例的隐匿性转移率为38%。故除了对临床上触及颈淋巴结肿大的病例应行颈淋巴结清扫术外，对N0的声门上型喉癌，应行分区性颈淋巴结清扫术（selective neck dissection）。

### 52.11.1 声门上水平部分喉切除术

声门上水平部分喉切除术（supraglottic horizontal partial laryngectomy）是一种治疗声门上型喉癌的部分喉切除手术[3,4]。手术切除喉室以上的喉部分组织，切除范围包括两侧室带、杓会厌皱襞的一部分、会厌及会厌前间隙。

(1) 手术指征
1）声门上型喉癌T1~2，位于会厌喉面，向下未侵犯喉室和声带，声带活动正常。
2）杓会厌皱襞癌，局限于一侧，未侵犯环后区黏膜且同侧襞裂未受侵犯者。
3）声门上型喉癌T3，肿瘤已侵入会厌前间隙或侵犯会厌舌面，但未累及舌根部。

(2) 术前准备
1）常规行全身检查，详细了解主要脏器的功能。

2）行颈部CT、纤维喉镜或硬管喉镜等检查，详细了解肿瘤的部位和病变的范围。
3）术前6h禁食。
4）术前0.5h肌内注射苯巴比妥和阿托品。

(3) 麻醉与体位
1）麻醉 一般采用全身麻醉，先行气管切开，气管内插入麻醉插管后开始全身麻醉。
2）体位 仰卧位，垫肩，头后仰，头部固定。

(4) 手术步骤
1）切口 考虑到需要行一侧分区性、功能性或根治性颈淋巴结清扫术，可做患侧的大"L"形切口。切口从乳突尖开始，沿胸锁乳突肌后缘向下，至颈下部锁骨上2~3cm处转为水平切口，达对侧胸锁乳突肌前缘。如需要行双侧颈淋巴结清扫，则可做大"U"形切口。
2）分离皮瓣 切开皮下组织达颈阔肌下，分离并翻起颈阔肌皮瓣，暴露胸锁乳突肌、颈前肌和舌骨。
3）淋巴结清扫 根据需要完成一侧或两侧分区性、功能性或根治性颈淋巴结清扫。
4）切断附着于舌骨的肌肉 在舌骨下缘切断颈前肌，并将颈前肌向下翻起，暴露甲状软骨和舌甲膜。
5）剥离甲状软骨膜和切除甲状软骨 在甲状软骨上缘切开软骨膜，向下剥离至甲状软骨中部平面。用电锯在甲状软骨中上1/3交界处切开，切除上1/3甲状软骨板。
6）切断舌骨 游离舌骨后，将舌骨两外侧剪断，舌骨体附着于甲状舌骨膜上，术终与上半喉一并切除。
7）进入喉咽腔 在舌骨上缘切入，从会厌舌面上方经会厌谷进入喉咽腔。用爱力斯钳夹持会厌，将会厌向外拉出，沿会厌两侧缘切开，此时可清楚地观察到声带以上的喉结构以及两侧梨状窝，根据肿瘤的范围决定切除的术式。
8）切除肿瘤 先在肿瘤对侧杓状软骨前方切开杓会厌皱襞，直达喉室，然后从后向前，沿声带上方喉室侧壁切至前联合，再用同样方法切开患侧前联合。最后将声门上的喉室、室带、部分杓会厌皱襞、会厌、会厌前间隙、舌骨包括肿瘤一并切除。
9）修复喉腔创面 切除上半喉后，在两侧声带上缘均有创面，可利用预先向下剥离的甲状软骨膜覆盖在创面上，并缝合固定。
10）封闭喉腔 此时将患者头部垫高，肩放平。用3~4根"1-0"可吸收缝线从环甲膜进针，穿入下半喉甲状软骨板内面,并由上方穿出,再穿过舌根部,将上下缝线拉紧,将下半喉与舌根部固定缝合,封闭喉腔。再将原切断的颈前肌加以缝合,加固喉前和外侧壁。

11)缝合皮肤切口　术腔放引流管,然后逐层缝合皮下和皮肤。

(5) 重要解剖结构的辨认与保存

喉声门上水平部分切除术是切除声门以上的上半部分喉,术中保护并避免损伤声带非常重要。建议进入喉咽腔后,在行喉部肿瘤切除时,手术者与助手交换位置,站到患者头部,这样手术者可以看清肿瘤的范围,并在明视下切除声门上部分喉的结构,以免损伤声带。

(6) 组织缺损的处理及立即修复

1)上半部喉切除后创面的修复,建议用预先剥离的甲状软骨膜与声带上缘的创面缝合。如利用梨状窝黏膜覆盖声门上创面,在喉咽部梨状窝黏膜切除较多时,易造成两侧声带外移,致声带闭合不全,影响术后发音和吞咽功能。而利用甲状软骨膜覆盖则无此弊病。

2)手术常规切除舌骨,采用舌根与下半喉固定缝合(下半喉上提)封闭喉咽腔的方法,有利于术后在吞咽时舌根覆盖喉部,避免或减轻误咽。

(7) 术中、术后并发症的诊断和处理

1)手术中判断是否有足够的手术切缘非常重要,手术切缘尤其是下切缘不够是造成术后复发的主要原因。必要时可依靠术中冷冻病理检查来确定。对切缘不够的病例,应放弃喉声门上水平部分切除术,而改行全喉切除术或其他术式。

2)由于本手术要切除整个会厌,术后误咽是本术式主要的并发症,因此术前应给患者做好解释工作,让患者有充分的思想准备,这样术后能积极地配合医师进行吞咽训练。多数患者最终都能克服误咽,正常进食。

3)如术后有严重的误咽,有可能并发肺部感染,因此对术后呛咳症状明显,并有发热的病例,应及时进行肺部透视或X线摄片。如发现肺部感染,应及时采取抗感染措施。

(8) 小结

喉声门上水平部分切除术是治疗声门上型喉癌有效的术式,手术成功的关键是严格掌握手术适应证。术前常规CT检查和喉内镜检查对判断肿瘤的范围很重要。

由于声门上型喉癌一般分化较差,恶性程度高,容易发生颈淋巴结转移,因此对临床N0的病例,应常规行患侧Ⅱ、Ⅲ区的分区性颈清扫术。

## 52.11.2　喉声门上水平垂直部分切除术

喉声门上水平垂直部分切除术(supraglottic horizontovertical laryngectomy)又称喉3/4切除术,是一种治疗侵犯一侧声带的声门上型喉癌的喉部分切除术[5]。切除范围包括舌骨体、甲状软骨上半、会厌、双侧室带、会厌前间隙、一侧声带、一侧杓状软骨(必要时切除部分环状软骨及环杓关节)。

(1) 手术指征

1)声门上型喉癌T2,肿瘤从声门上侵及声门,杓状软骨活动良好。

2)声门上型喉癌T3,一侧杓状软骨固定,会厌前间隙受侵。对侧声带及杓状软骨正常。

3)下咽癌侵及一侧梨状窝内侧壁、杓会厌皱襞及会厌舌面部分。

(2) 术前准备

同"声门上水平部分喉切除术"。

(3) 麻醉与体位

同"声门上水平部分喉切除术"。

(4) 手术步骤

1)切口　考虑到需要行一侧分区性、功能性或根治性颈淋巴结清扫术,可做患侧的大"L"形切口。切口从乳突尖开始,沿胸锁乳突肌后缘向下,至颈下部锁骨上2~3cm处转为水平切口,达对侧胸锁乳突肌前缘。如需要行双侧颈淋巴结清扫,则可做大"U"形切口。

2)分离皮瓣　切开皮下组织达颈阔肌下,分离并翻起颈阔肌皮瓣,暴露胸锁乳突肌、颈前肌和舌骨。

3)淋巴结清扫　根据需要完成一侧或两侧分区性、功能性或根治性颈淋巴结清扫。

4)切断附着于舌骨的肌肉　在舌骨下缘切断颈前肌,并将颈前肌向下翻起,暴露甲状软骨和舌甲膜。

5)剥离甲状软骨膜和切除甲状软骨　在甲状软骨上缘切开软骨膜,向下剥离至甲状软骨下缘。用电锯从患侧甲状软骨上角起向中线至甲状软骨1/2高度处切开,切除上1/2甲状软骨板。

6)切断舌骨　游离舌骨后,将舌骨两外侧剪断,舌骨体附着于甲状舌骨膜上,术终与上半喉一并切除。

7)进入喉咽腔　在舌骨上缘切入,从会厌舌面上方经会厌谷进入喉咽腔。用爱力斯钳夹持会厌，将会厌向外拉出，沿会厌两侧缘切开，此时可清楚地观察到声带以上的喉结构以及两侧梨状窝，根据肿瘤的范围决定切除的术式。

8) 切除肿瘤　先在肿瘤对侧杓状软骨前方切开杓会厌皱襞，直达喉室，然后从后向前，沿声带上方喉室侧壁切至前联合，再距患侧肿瘤下缘 5 mm 切除患侧的肿瘤。最后将患侧声带、喉室、室带、部分杓会厌皱襞、对侧的室带、整个会厌、会厌前间隙、舌骨包括肿瘤一并切除。可同时切除患侧梨状窝内侧壁。

9) 修复喉腔创面　切除肿瘤后，在两侧均有创面，可利用预先向下剥离的甲状软骨膜覆盖在创面上，并缝合固定。然后用胸骨舌骨肌筋膜—舌骨瓣修复患侧喉部的缺损。

10) 封闭喉腔　此时将患者头部垫高，肩放平。用两侧咽侧黏膜与舌根两侧黏膜缝合，再将颈前筋膜和颈前肌与舌根黏膜下层缝合，两侧带状肌在中线缝合。

11) 缝合皮肤切口　术腔放引流管，然后逐层缝合皮下和皮肤。

(5) 重要解剖结构的辨认与保存

喉声门上水平垂直部分切除术切除了声门上全部、会厌前间隙、舌骨及一侧的声带，术中保护并避免损伤健侧声带非常重要。建议进入喉咽腔喉，在行喉部肿瘤切除时，手术者与助手交换位置，站到患者头部，这样手术者可以看清肿瘤的范围，并在明视下切除肿瘤，以免损伤健侧声带。

(6) 组织缺损的处理及立即修复

肿瘤切除后喉腔的修复可用三角形的甲状软骨瓣向内骨折到声带缺失部位进行修复，笔者建议用胸骨舌骨肌筋膜—舌骨瓣修复。

(7) 术中、术后并发症的诊断和处理

1) 手术中判断是否有足够的手术切缘非常重要，手术切缘尤其是下切缘不够是造成术后复发的主要原因。必要时可依靠术中冷冻病理检查来确定。对切缘不够的病例，应放弃行喉声门上水平部分切除术，而改行全喉切除术或其他术式。

2) 由于本手术要切除整个会厌，术后误咽是本术式主要的并发症，因此术前应给患者做好解释工作，让患者有充分的思想准备，这样术后能积极配合医师进行吞咽训练。多数患者最终都能克服误咽，正常进食。

3) 如术后有严重的误咽，有可能并发肺部感染，因此术后呛咳症状明显，并有发热的病例，应

及时进行肺部透视或 X 线摄片。如发现肺部感染，应及时采取抗感染措施。

(8) 小结

喉声门上水平垂直部分切除术是治疗侵及一侧声带的声门上型喉癌有效的术式，手术成功的关键是严格掌握手术适应证。术前常规 CT 检查和喉内镜检查对判断肿瘤的范围很重要。

由于声门上型喉癌一般分化较差，恶性程度高，容易发生颈淋巴结转移，因此对临床 N0 的病例，应常规行患侧 Ⅱ、Ⅲ 区的分区性颈清扫术。

### 52.11.3　喉裂开声带切除术

喉裂开声带切除术（laryngo fissure and cordectomy）的切除范围是一侧声带，主要的适应证是位于一侧声带膜部的早期喉癌。由于这一部位的病灶采取放疗和激光治疗可取得相同的疗效，目前这一术式已较少应用。

(1) 手术指征

声门型喉癌 T1a 病变，肿瘤向前未达前联合，向后未侵及杓状软骨声带突，且声带活动正常。

(2) 术前准备

同"声门上水平部分喉切除术"。

(3) 麻醉与体位

同"声门上水平部分喉切除术"。

(4) 手术步骤

1) 切口　颈前正中垂直切口或平环状软骨下缘横切口，切口两侧达胸锁乳突肌前缘，呈小"U"形。

2) 分离皮瓣　向皮下切开皮下组织达颈阔肌下，分离并翻起颈阔肌皮瓣，暴露颈前肌和舌骨。

3) 暴露喉体　沿中线切开颈白线，分开胸骨舌骨肌，显露甲状舌骨膜、甲状软骨、环甲膜和环状软骨。

4) 喉裂开　切开环甲膜，检查声门下区未被肿瘤侵犯。用电锯正中切开甲状软骨，然后用剪刀剪开喉内黏膜。用两个拉钩拉开两侧甲状软骨板，清楚地显露喉部的肿瘤。

5) 声带切除　在明视下距肿瘤 5 mm 处切除患侧声带，同时切除肿瘤相对应的甲状软骨内软骨膜。

6) 修复　可将患侧室带松解后，将喉内黏膜上下创缘直接间断缝合。

7) 关闭喉腔和缝合皮肤　将两侧颈前肌对位间断缝合关闭喉腔。术腔放引流管，逐层缝合皮下组织和皮肤。

**(5) 重要解剖结构的辨认与保存**

喉裂开声带切除术切除了患侧的声带,术中保护并避免损伤健侧声带非常重要。因为该术式的适应证为位于声带中 1/3 的声门型喉癌。因此,喉内黏膜的剪开可沿中线剪,尽可能不损伤健侧声带。

**(6) 组织缺损的处理及立即修复**

由于该术式仅切除患侧声带,缺损较小,一般将患侧室带稍做松解后便可直接将上下创缘缝合修复。

**(7) 术中、术后并发症的诊断和处理**

1) 手术中判断是否有足够的手术切缘非常重要,手术切缘一般掌握在距肿瘤 3~5 mm 处。必要时可依靠术中冷冻病理检查来确定。

2) 术后部分患者可能会出现误咽,一般经过一段时间的训练后都能克服。

3) 术后可能会出现声音嘶哑,但以后多能恢复比较满意的发音功能。

**(8) 小结**

喉裂开声带切除术是治疗位于一侧声带中 1/3 声门型喉癌的术式,手术成功的关键是严格掌握手术适应证。术前常规 CT 检查和喉内镜检查对判断肿瘤的范围很重要。

随着喉显微外科技术的发展、激光技术在喉外科的应用以及放疗技术的提高,对早期的声门型喉癌,放疗和 $CO_2$ 激光手术都能取得与喉裂开声带切除术一样的远期疗效。况且放疗和激光手术创伤小,功能保护满意,因此目前喉裂开声带切除术在喉癌的治疗中已经较少应用,基本被放疗或激光手术取代。

## 52.11.4 喉额侧垂直部分切除术

喉额侧垂直部分切除术(frontolateral partial laryngectomy)主要应用于治疗声门型喉癌,病变以一侧为主,对侧声带前端侵犯不超过 2~3 mm。手术切除范围为:一侧声带、部分室带、前联合及前联合处的一条甲状软骨、对侧声带的前 1/3[6]。

**(1) 手术指征**

声门型喉癌 T1b 病变,声带马蹄型病变前联合受侵。

**(2) 术前准备**

同"声门上水平部分喉切除术"。

**(3) 麻醉与体位**

同"声门上水平部分喉切除术"。

**(4) 手术步骤**

1) 切口  颈前正中垂直切口或平环状软骨下缘横切口,切口两侧达胸锁乳突肌前缘,呈小"U"形。

2) 分离皮瓣  向皮下切开皮下组织达颈阔肌下,分离并翻起颈阔肌皮瓣,暴露颈前肌和舌骨。

3) 暴露喉体  沿中线切开颈白线,分开胸骨舌骨肌,显露甲状舌骨膜、甲状软骨、环甲膜和环状软骨。在甲状软骨板的上、下缘及正中切开甲状软骨膜,剥离甲状软骨膜至甲状软骨板的后 2/5。

4) 进入喉腔  横切环甲膜,探查声门下,如无肿瘤侵犯声门下,分别于患侧甲状软骨板前 2/5 或 1/2 处及健侧距前中线 2~3 mm 处用电锯或剪刀垂直切开甲状软骨,直视下沿健侧甲状软骨切线从下向上垂直剪开喉内黏膜,应注意避免剪到肿瘤。

5) 切除肿瘤  用小拉钩牵开两侧甲状软骨板,充分显露位于声门的肿瘤。距肿瘤 5 mm 处切除肿瘤,垂直切除患侧甲状软骨板前 2/5 或 1/2 及部分对侧甲状软骨板的前部。连同声带肿瘤一并整块切除。

6) 喉腔修复  用"5-0"可吸收缝线将健侧声带前端与甲状软骨膜固定缝合,再将会厌根部向前固定于舌骨。将环后及梨状窝黏膜拉向喉内与切缘黏膜缝合。取一蒂在下、宽 1.5~2 cm 的胸骨舌骨肌筋膜瓣修复喉腔的缺损。也可用患侧的甲状软骨膜修复喉腔的缺损。

7) 关闭喉腔和缝合皮肤  将两侧颈前肌对位间断缝合关闭喉腔。术腔放引流管,逐层缝合皮下组织和皮肤。

**(5) 重要解剖结构的辨认与保存**

喉垂直部分切除术切除一侧声带、室带及部分对侧声带的前部,应注意保护和避免损伤健侧声带。

**(6) 组织缺损的处理及立即修复**

肿瘤切除后喉部缺损的修复除了应用胸骨舌骨肌筋膜瓣和甲状软骨膜修复外,亦可用颈前皮瓣进行修复。

**(7) 术中、术后并发症的诊断和处理**

1) 手术中判断是否有足够的手术切缘非常重要,手术切缘不够是造成术后复发的主要原因。必要时可依靠术中冷冻病理检查来确定。对切缘不够的病例,应放弃行喉额侧垂直部分切除术,而改行扩大垂直部分喉切除术或其他术式。

2) 由于本手术要切除一侧的声带和室带,部分患者可能术后发生误咽,因此术前应给患者做好解释工作,让患者有充分的思想准备,这样术后能积极地配合医师进行吞咽训练。多数患者最终都能克服误咽,正常进食。

3）如术后有严重的误咽,有可能并发肺部感染,因此对术后呛咳症状明显,并有发热的病例,应及时进行肺部透视或 X 线摄片。如发现肺部感染,应及时采取抗感染措施。

4）部分患者可发生术后拔管困难。如果是因为喉腔瘢痕粘连导致喉狭窄,可采用激光切除瘢痕后拔除气管套管。

**（8）小结**

喉额侧垂直部分切除术是治疗病变以一侧为主,对侧声带前端侵犯不超过 2~3 mm 的声门型喉癌的有效术式,手术成功的关键是严格掌握手术适应证。术前常规 CT 检查和喉内镜检查对判断肿瘤的范围很重要。

由于声门型喉癌一般分化较好,早期不容易发生颈淋巴结转移,因此对临床 N0 的病例,不必常规行颈淋巴结清扫术。

## 52.11.5 喉垂直部分切除及整复术

喉垂直部分切除术及整复术(vertical partial laryngectomy)是一种治疗声门型喉癌的部分喉切除术,手术切除患侧甲状软骨板(或部分切除)、室带及声带,保留会厌、对侧的声带、室带、两侧杓状软骨、两侧(或一侧)甲状软骨[7-9]。

**（1）手术指征**

1）声门型喉癌 T1~2 病变,肿瘤局限于一侧声带。

2）部分经选择的 T3 声门型喉癌。

**（2）术前准备**

同"声门上水平部分喉切除术"。

**（3）麻醉与体位**

同"声门上水平部分喉切除术"。

**（4）手术步骤**

1）切口 颈前正中垂直切口或平环状软骨下缘横切口,切口两侧达胸锁乳突肌前缘,呈小"U"形。

2）分离皮瓣 向皮下切开皮下组织达颈阔肌下,分离并翻起颈阔肌皮瓣,暴露颈前肌和舌骨。

3）暴露喉体 沿中线切开颈白线,分开胸骨舌骨肌,显露甲状舌骨膜、甲状软骨、环甲膜和环状软骨。在甲状软骨板的上、下缘及正中切开甲状软骨膜,剥离甲状软骨膜至甲状软骨板的后 2/5。

4）进入喉腔 横切环甲膜,探查声门下,如无肿瘤侵犯声门下,分别于患侧甲状软骨板前 2/5 或 1/2 处及健侧距前中线 2~3 mm 处用电锯或剪刀垂直切开甲状软骨,直视下沿健侧甲状软骨切线从下向上垂直剪开喉内黏膜,应注意避免剪到肿瘤。

5）切除肿瘤 用小拉钩牵开两侧甲状软骨板,充分显露位于声门的肿瘤。距肿瘤 5 mm 处切除肿瘤,垂直切除患侧甲状软骨板前 2/5 或 1/2。连同声带肿瘤一并整块切除。

6）喉腔修复 用"5-0"可吸收缝线将健侧声带前端与甲状软骨架固定缝合,再将会厌根部向前固定于舌骨。将环后及梨状窝黏膜拉向喉内与切缘黏膜缝合。取一蒂在下、宽 1.5~2 cm 的胸骨舌骨肌筋膜瓣修复喉腔的缺损。也可用患侧的甲状软骨膜修复喉腔的缺损。

7）关闭喉腔和缝合皮肤 将两侧颈前肌对位间断缝合关闭喉腔。术腔放引流管,逐层缝合皮下组织和皮肤。

**（5）重要解剖结构的辨认与保存**

喉垂直部分切除术切除一侧声带和室带,应注意保护和避免损伤健侧声带。

**（6）组织缺损的处理及立即修复**

肿瘤切除后喉部缺损的修复除了应用胸骨舌骨肌筋膜瓣和甲状软骨膜修复外,亦可用颈前皮瓣进行修复。

**（7）术中、术后并发症的诊断和处理**

1）手术中判断是否有足够的手术切缘非常重要,手术切缘不够是造成术后复发的主要原因。必要时可依靠术中冷冻病理检查来确定。对切缘不够的病例,应放弃行喉垂直部分切除术,而改行扩大垂直部分喉切除术或其他术式。

2）由于本手术要切除一侧的声带和室带,部分患者可能术后发生误咽,因此术前应给患者做好解释工作,让患者有充分的思想准备,这样术后能积极地配合医师进行吞咽训练。多数患者最终都能克服误咽,进食正常。

3）如术后有严重的误咽,有可能并发肺部感染,因此对术后呛咳症状明显,并有发热的病例,应及时进行肺部透视或 X 线摄片。如发现肺部感染,应及时采取抗感染措施。

4）部分患者可发生术后拔管困难。如果是因为喉腔瘢痕粘连导致喉狭窄,可采用激光切除瘢痕后拔除气管套管。

**（8）小结**

喉垂直部分切除术是治疗局限于一侧声带的声门型喉癌的有效术式,手术成功的关键是严格掌握手术适应证。术前常规 CT 检查和喉内镜检查对判断肿瘤的范围很重要。

由于声门型喉癌一般分化较好，早期不容易发生颈淋巴结转移，因此对临床 N0 的病例，不必常规行颈淋巴结清扫术。

## 52.11.6　喉扩大垂直部分切除及整复术

喉扩大垂直部分切除及整复术（extended vertical partial laryngectomy）主要用于治疗肿瘤位于一侧声带，向后已经累及声带突和杓状软骨的声门型喉癌，手术切除一侧甲状软骨板（前 2/3）、一侧声带和室带及杓状软骨，必要时切除部分环状软骨及环杓关节。

（1）手术指征

声门型喉癌 T3，一侧声带和杓状软骨已固定，后联合及对侧喉无病变或对侧前联合少许受侵。

（2）术前准备

同"声门上水平部分喉切除术"。

（3）麻醉与体位

同"声门上水平部分喉切除术"。

（4）手术步骤

1）切口　颈前正中垂直切口或平环状软骨下缘横切口，切口两侧达胸锁乳突肌前缘，呈小"U"形。

2）分离皮瓣　向皮下切开皮下组织达颈阔肌下，分离并翻起颈阔肌皮瓣，暴露颈前肌和舌骨。

3）暴露喉体　沿中线切开颈白线，分开胸骨舌骨肌，显露甲状舌骨膜、甲状软骨、环甲膜和环状软骨。在甲状软骨板的上、下缘及正中切开甲状软骨膜，剥离甲状软骨膜至甲状软骨板的后 2/5。

4）进入喉腔　横切环甲膜，探查声门下，如无肿瘤侵犯声门下，分别于患侧甲状软骨板前 2/5 或 1/2 处及健侧距前中线 2～3 mm 处用电锯或剪刀垂直切开甲状软骨，直视下沿健侧甲状软骨切线从下向上垂直剪开喉内黏膜，应注意避免剪到肿瘤。

5）切除肿瘤　用小拉钩牵开两侧甲状软骨板，充分显露位于声门的肿瘤。距肿瘤 5 mm 处切除肿瘤，垂直切除患侧甲状软骨板前 2/5 或 1/2。连同声带肿瘤和杓状软骨一并整块切除。

6）喉腔修复　用"5-0"可吸收缝线将健侧声带前端与甲状软骨膜固定缝合，再将会厌根部向前固定于舌骨。将环后及梨状窝黏膜拉向喉内与切缘黏膜缝合。取一蒂在下、宽 1.5～2 cm 的胸骨舌骨肌筋膜瓣，该瓣的前端连一小段舌骨，用小段舌骨修复杓状软骨切除后的缺损，用肌筋膜瓣修复喉腔的缺损[7]。

7）关闭喉腔和缝合皮肤　将两侧颈前肌对位间断缝合关闭喉腔。术腔放引流管，逐层缝合皮下组织和皮肤。

（5）重要解剖结构的辨认与保存

喉扩大垂直部分切除术切除一侧声带和室带，应注意保护和避免损伤健侧声带。

（6）组织缺损的处理及立即修复

肿瘤切除后喉部缺损的修复除了应用胸骨舌骨肌筋膜瓣和甲状软骨膜修复外，亦可用颈前皮瓣进行修复。

（7）术中、术后并发症的诊断和处理

1）手术中判断是否有足够的手术切缘非常重要，手术切缘不够是造成术后复发的主要原因。必要时可依靠术中冷冻病理检查来确定。对切缘不够的病例，应放弃行该术式，可改其他术式。

2）由于本手术要切除一侧的声带和室带，部分患者可能术后发生误咽，因此术前应给患者做好解释工作，让患者有充分的思想准备，这样术后能积极地配合医师进行吞咽训练。多数患者最终都能克服误咽，进食正常。

3）如术后有严重的误咽，有可能并发肺部感染，因此对术后呛咳症状明显，并有发热的病例，应及时进行肺部透视或 X 线摄片。如发现肺部感染，应及时采取抗感染措施。

4）部分患者可发生术后拔管困难。如果因为喉腔瘢痕粘连导致喉狭窄，可采用激光切除瘢痕后拔除气管套管。

（8）小结

喉扩大垂直部分切除术是治疗侵及声带突和杓状软骨的声门型喉癌的有效术式，手术成功的关键是严格掌握手术适应证。术前常规 CT 检查和喉内镜检查对判断肿瘤的范围很重要。

由于声门型喉癌一般分化较好，早期不容易发生颈淋巴结转移，因此对临床 N0 的病例，不必常规行颈淋巴结清扫术。

## 52.11.7　喉次全切除会厌整复术

喉次全切除会厌整复术（Tucker operation）是治疗 T1b 声门型喉癌的术式，手术切除两侧声带、室带和一侧的杓状软骨，保留环状软骨和至少一侧杓状软骨，然后用会厌修复喉部的缺损[10]。

（1）手术指征

声门型喉癌 T2 或 T3 病变，双侧声带前 1/2 或

2/3受侵犯,声门下前中部侵犯<1 cm,向上肿瘤未侵犯会厌根部,至少有一侧杓状软骨声带突未受累者。

(2) 术前准备

同"声门上水平部分喉切除术"。

(3) 麻醉与体位

同"声门上水平部分喉切除术"。

(4) 手术步骤

1) 切口　颈前正中垂直切口或平环状软骨下缘横切口,切口两侧达胸锁乳突肌前缘,呈小"U"形。

2) 分离皮瓣　向皮下切开皮下组织达颈阔肌下,分离并翻起颈阔肌皮瓣,暴露颈前肌和舌骨。

3) 暴露喉体　沿中线切开颈白线,分开胸骨舌骨肌,显露甲状舌骨膜、甲状软骨、环甲膜和环状软骨。在甲状软骨板的上、下缘及正中切开甲状软骨膜,剥离甲状软骨膜至甲状软骨板的后2/5。

4) 进入喉腔　横切环甲膜,探查声门下,如无肿瘤侵犯声门下,分别于两侧甲状软骨板前2/5或1/2处用电锯或剪刀垂直切开甲状软骨,直视下沿健侧甲状软骨切线从下向上垂直剪开喉内黏膜,应注意避免剪到肿瘤。

5) 切除肿瘤　用小拉钩牵开两侧甲状软骨板,充分显露位于声门的肿瘤。距肿瘤5 mm处切除肿瘤。切除范围包括:一侧的声带、室带、杓状软骨,对侧声带、室带。保留双侧甲状软骨后翼板、会厌和至少一侧杓状软骨。

6) 喉腔修复　先将梨状窝内侧壁黏膜稍行分离,将其缝合覆盖喉后部创面,将两侧胸骨舌骨肌后缘与双侧咽侧缘黏膜缝合。喉腔的缺损用会厌修复,为了松动和下移会厌,先将会厌与其附着韧带和舌面的黏膜分离至会厌上部,然后用爱力斯钳将会厌向下牵拉,将其下缘与环甲膜或环状软骨缝合,两侧缘与残留的甲状软骨后翼板缝合。

7) 缝合肌层和皮肤　将两侧颈前肌对位间断缝合。术腔放引流管,逐层缝合皮下组织和皮肤。

(5) 重要解剖结构的辨认与保存

在分离会厌舌面黏膜的过程中应注意防止穿透会厌舌面黏膜,后者可能影响会厌黏膜的血循环。

(6) 组织缺损的处理及立即修复

该术式的特点是用下移会厌来修复和重建喉部的缺损。会厌下移能替代切除的大部分甲状软骨的支架作用,保持呼吸道的通畅,而会厌喉面完整的黏膜又能避免术后喉腔的粘连。

(7) 术中、术后并发症的诊断和处理

1) 手术中判断是否有足够的手术切缘非常重要,手术切缘不够是造成术后复发的主要原因。必要时可依靠术中冷冻病理检查来确定。对切缘不够的病例,应放弃行该术式,而改行其他术式。

2) 由于本手术要切除两侧的声带和室带,部分患者可能术后发生误咽,因此术前应给患者做好解释工作,让患者有充分的思想准备,这样术后能积极地配合医师进行吞咽训练。多数患者最终都能克服误咽,进食正常。

3) 如术后有严重的误咽,有可能并发肺部感染,因此对术后呛咳症状明显,并有发热的病例,应及时进行肺部透视或X线摄片。如发现肺部感染,应及时采取抗感染措施。

4) 部分患者可发生术后拔管困难。如果是因为喉腔瘢痕粘连导致喉狭窄,可采用激光切除瘢痕后拔除气管套管。

(8) 小结

喉次全切除会厌整复术是治疗T2或T3侵犯双侧声带的声门型喉癌的有效术式,手术成功的关键是严格掌握手术适应证。术前常规CT检查和喉内镜检查对判断肿瘤的范围很重要。

由于声门型喉癌一般分化较好,早期不容易发生颈淋巴结转移,因此对临床N0的病例,不必常规行颈淋巴结清扫术。

## 52.11.8　喉环状软骨上部分切除术

喉环状软骨上部分切除术(supracricoid partial laryngectomy)1959年首先由Majer和Rieder报道,是一类功能保全性喉切除手术,其目的是既能切除喉肿瘤,又能保留喉的发音、呼吸和吞咽功能。根据切除范围的不同,可分为环状软骨舌骨会厌固定术(cricohyoidoepiglottopexy或CHEP、Majer-Piquet手术)[11-13]和环状软骨舌骨固定术(cricohyoidopexy或CHP、Labayle手术)[14-16]两种术式。前者主要适用于声门型喉癌,后者主要适用于声门上型喉癌。

### 52.11.8.1　环状软骨舌骨会厌固定术

(1) 手术指征

1) 声门型喉癌T1b　双侧声带癌,累及一侧声带全程、前联合,向后累及杓状软骨声带突及对侧声带前1/3或前1/2,并有声带肌受侵犯和声带活动受限,但有一侧声带后1/3的黏膜正常,声带活动良好。

2) T2声门型喉癌　向上侵及喉室、室带和前联合,但未累及会厌根部及会厌前间隙,向下侵犯声门下区前中部分≤1 cm,后部≤0.5 cm。

3)部分经过选择的 T3 声门型喉癌 如一侧声带固定的声门型喉癌,肿瘤的范围未超过适应证"2)"。

（2）术前准备

同"声门上水平部分喉切除术"。

（3）麻醉与体位

同"声门上水平部分喉切除术"。

（4）手术步骤

1)做颈前正中垂直切口或颈部"U"形切口。后者是笔者常用的切口,沿环状软骨上缘做一水平略带两侧向上的弧形切口,切口的两侧在胸锁乳突肌前缘,相当于舌骨的高度。切开皮肤、皮下组织及颈阔肌,向上翻起颈阔肌皮瓣至舌骨上 1 cm 水平,显露颈前诸肌。

2)沿颈中线切开颈深筋膜,分离两侧胸骨舌骨肌、胸骨甲状肌和甲状舌骨肌,并于舌骨下缘切断胸骨舌骨肌和甲状舌骨肌,暴露舌骨、甲状软骨、环状软骨和环甲膜。

3)在环状软骨上缘水平切开环甲膜进入喉腔,仔细检查并确定肿瘤下缘未超过声门下 1 cm。沿甲状软骨板两侧切断咽下缩肌,剥离两侧梨状窝黏膜。

4)于甲状软骨切迹上缘水平切开甲状舌骨膜、会厌前间隙的结缔组织,并切断会厌根部进入喉腔。先沿健侧甲状软骨上缘向外切开,切断健侧的杓会厌襞,并于健侧杓状软骨声带突前切断室带和声带,向下至环状软骨上缘与环甲膜切口相连。然后沿患侧甲状软骨上缘向外切开,切断患侧的杓会厌襞,直到杓状软骨后方切除患侧的室带、声带、杓状软骨,并向下至环状软骨上缘与环甲膜切口相连,应注意尽量保留杓状软骨后面的黏膜。这样整个甲状软骨连同患侧的室带、声带、杓状软骨以及健侧的室带和声带已被整块切除,仅保留环状软骨,健侧的杓状软骨及会厌软骨。如声带癌仅限于声带中前1/3,未累及声带突,可保留两侧杓状软骨,但肿瘤切除的安全边缘至少要 >0.5 cm。

5)仔细止血后,将患侧杓状软骨后面保留的黏膜与环状软骨切缘的黏膜缝合。用 3 根"1-0"可吸收缝线做环状软骨舌骨会厌固定缝合。第 1 根在中线从环状软骨下缘进针进入喉腔,然后向上穿过会厌根部从舌骨上缘穿出,另外两针方法相同,但分别在中线旁两侧1 cm处。扎紧 3 根缝线,使舌骨下缘正好对接在环状软骨上缘,关闭咽腔。

6)逐层缝合舌骨下肌群,术腔放置负压引流管,再用丝线分层缝合切口。

（5）重要解剖结构的辨认与保存

在切除肿瘤时应注意避免损伤保留侧的杓状软骨和喉返神经。建议进入喉咽腔后,在行喉部肿瘤切除时,手术者与助手交换位置,站到患者头部,这样手术者可以看清肿瘤的范围,并在明视下切除肿瘤。

（6）组织缺损的处理及立即修复

该术式在肿瘤切除后,喉腔的修复和重建方式是用 3 根"1-0"无损伤缝线做环状软骨、舌骨和会厌的固定缝合。

（7）术中、术后并发症的诊断和处理

1)术中判断是否有足够的手术切缘非常重要,手术切缘不够是造成术后复发的主要原因。必要时可依靠术中冷冻病理检查来确定。对切缘不够的病例,应放弃行该术式,而改行其他术式。

2)由于本手术要切除两侧的声带和室带,部分患者可能术后发生误咽,因此术前应给患者做好解释工作,让患者有充分的思想准备,这样术后能积极地配合医师进行吞咽训练。多数患者最终都能克服误咽,进食正常。

3)如术后有严重的误咽,有可能并发肺部感染,因此对术后呛咳症状明显,并有发热的病例,应及时进行肺部透视或 X 线摄片检查。如发现肺部感染,应及时采取抗感染措施。

4)部分患者可发生术后拔管困难。如果是因为喉腔瘢痕粘连导致喉狭窄,可采用激光切除瘢痕后拔除气管套管。

（8）小结

环状软骨舌骨会厌固定术是治疗 T1b、T2 或部分经过选择的 T3 声门型喉癌的有效术式,手术成功的关键是严格掌握手术适应证。术前常规 CT 检查和喉内镜检查对判断肿瘤的范围很重要。

为了避免在整块切除甲状软骨时,尤其在靠近健侧环杓关节附近操作时损伤健侧喉返神经,如果切除病变允许,笔者只切除两侧甲状软骨板的内侧 2/3 或 1/2,保留两侧甲状软骨板的外 1/3 或 1/2,并不影响环状软骨舌骨和会厌的固定缝合,对病变的根治也无影响,还省去了剥离两侧梨状窝的步骤,可缩短手术时间。

为了减少术后误咽和改善术后发音质量,笔者常规在切除患侧杓状软骨后用小块自体软骨埋植于原环杓关节处垫高,形成假的襞裂,从而使新的喉腔在发音和吞咽时关闭得更紧。

由于声门型喉癌一般分化较好,早期不容易发生颈淋巴结转移,因此对临床N0的病例,不必常规行颈部淋巴结清扫术。

### 52.11.8.2 环状软骨舌骨固定术

**(1) 手术指征**

本术式主要适应于侵犯声门区的声门上型喉癌。

1) 声门上型喉癌累及舌骨水平以下的会厌、室带和一侧杓状软骨,导致一侧声带活动受限。

2) 声门上型喉癌累及前联合、一侧或两侧声带,一侧声带活动受限,但至少有一侧声带后1/3的黏膜正常,声带活动良好。

3) 声门型、声门上型和跨声门癌出现一侧声带活动明显受限或固定,但声门下区侵犯前中部分<1cm,尚可保留环状软骨和另一侧杓状软骨者。

**(2) 术前准备**

同"声门上水平部分喉切除术"。

**(3) 麻醉与体位**

同"声门上水平部分喉切除术"。

**(4) 手术步骤**

1) 根据是否行一侧或双侧颈淋巴结清扫术,采用不同的切口。如不做颈淋巴结清扫术,手术切口同环状软骨舌骨会厌固定术;若需行一侧颈淋巴结清扫术,可采用一侧的"L"形切口,切口上端起自乳突尖,沿胸锁乳突肌后缘向下,至该肌中下1/3处弧形转向中线,成水平切口。若需行双侧颈淋巴结清扫术,则可采用大"U"形或"H"形切口。

2) 翻起颈阔肌皮瓣后,沿颈中线切开颈深筋膜,分离两侧胸骨舌骨肌、胸骨甲状肌和甲状舌骨肌,并于舌骨下缘切断胸骨舌骨肌和甲状舌骨肌,暴露舌骨、甲状软骨、环状软骨和环甲膜。

3) 在环状软骨上缘水平切开环甲膜进入喉腔,仔细检查并确定肿瘤下缘未超过声门下1cm。沿甲状软骨板两侧切断咽下缩肌,剥离两侧梨状窝黏膜。

4) 在相当于会厌谷水平切开甲状舌骨膜进入咽腔。用爱力斯钳夹持会厌,并提出咽腔,先用剪刀沿健侧会厌襞,在健侧杓状软骨声带突前切断室带和声带,并向下至环状软骨上缘与环甲膜切口相连。然后将甲状软骨翻向患侧,看清肿瘤的范围,再沿患侧杓会厌襞剪开,直到杓状软骨后方切除患侧的室带、声带和杓状软骨。并向下至环状软骨上缘与环甲膜切口相连,应注意尽量保留杓状软骨后面的黏膜。这样整个甲状软骨、会厌连同患侧的室带、声带和杓状软骨以及健侧的室带和声带已被整块切除,仅保留环状软骨和健侧的杓状软骨。如声带癌仅限于声带中前1/3,未累及声带突,可保留两侧杓状软骨,但肿瘤切除的安全边缘至少要>1cm。

5) 仔细止血后,将患侧杓状软骨后面保留的黏膜与环状软骨切缘的黏膜缝合。用3根"1-0"可吸收缝线做环状软骨舌骨固定缝合。第1根在中线从环状软骨下缘进针进入喉腔,然后向上从舌骨上缘穿出,另外两针方法相同,但分别在中线旁两侧1cm处。扎紧3根缝线,使舌骨下缘正好对接在环状软骨上缘,关闭咽腔。

6) 逐层缝合舌骨下肌群,术腔放置负压引流管,再用丝线分层缝合切口。

**(5) 重要解剖结构的辨认与保存**

在切除肿瘤时应注意避免损伤保留侧的杓状软骨和喉返神经。建议进入喉咽腔后,在行喉部肿瘤切除时,手术者与助手交换位置,站到患者头部,这样手术者可以看清肿瘤的范围,并在明视下切除肿瘤。

**(6) 组织缺损的处理及立即修复**

该术式在肿瘤切除后,喉腔的修复和重建方式是用3根"1-0"无损伤缝线做环状软骨和舌骨的固定缝合。

**(7) 术中、术后并发症的诊断和处理**

1) 术中判断是否有足够的手术切缘非常重要,手术切缘不够是造成术后复发的主要原因。必要时可依靠术中冷冻病理检查来确定。对切缘不够的病例,应放弃行该术式,而改行其他术式。

2) 由于本手术要切除两侧的声带、室带和整个会厌,多数患者可能术后发生误咽,因此术前应给患者做好解释工作,让患者有充分的思想准备,这样术后能积极地配合医师进行吞咽训练。多数患者最终都能克服误咽,进食正常。

3) 如术后有严重的误咽,有可能并发肺部感染,因此对术后呛咳症状明显,并有发热的病例,应及时进行肺部透视或X线摄片检查。如发现肺部感染,应及时采取抗感染措施。

4) 部分患者可发生术后拔管困难。如果是因为喉腔瘢痕粘连导致喉狭窄,可采用激光切除瘢痕后拔除气管套管。

**(8) 小结**

环状软骨舌骨固定术是治疗侵犯声门区的声门上型喉癌的有效术式,手术成功的关键是严格掌握手术适应证。术前常规CT检查和喉内镜检查对判断肿瘤的范围很重要。

为了避免在整块切除甲状软骨时,尤其在靠近健侧环杓关节附近操作时损伤健侧喉返神经,如果切除病变允许,笔者只切除两侧甲状软骨板的内侧

2/3或1/2。保留两侧甲状软骨板的外1/3或1/2，并不影响环状软骨舌骨和会厌的固定缝合，对病变的根治也无影响，还省去了剥离两侧梨状窝的步骤，可缩短手术时间。

为了减少术后误咽和改善术后发音质量，笔者在常规切除患侧杓状软骨后用小块自体软骨埋植于原环杓关节处并垫高，形成假的裂隙，从而使新的喉腔在发音和吞咽时关闭得更紧。

由于声门上型喉癌一般分化较差，早期容易发生颈淋巴结转移，因此对临床N0的病例，应行Ⅱ~Ⅲ区的分区性颈清扫术。

## 52.11.9 喉近全切除及整复术

喉近全切除及整复术(near total laryngectomy)，也称为Pearson手术，是一种在切除T3~4喉癌或下咽癌后，利用健侧保留的喉气管瓣做成发音管，来恢复患者发音功能的手术[17]。

(1) 手术指征
1) 喉癌，声门型或声门上型T3~4。
2) 梨状窝癌，T3~4。
3) 颈段食管癌，T3~4。

(2) 术前准备
同"声门上水平部分喉切除术"。

(3) 麻醉与体位
同"声门上水平部分喉切除术"。

(4) 手术步骤
1) 根据是否行一侧或双侧颈淋巴结清扫术，采用不同的切口。如不做颈淋巴结清扫术，手术切口同环状软骨舌骨会厌固定术；若需行一侧颈淋巴结清扫术，可采用一侧的"L"形切口，切口上端起自乳突尖，沿胸锁乳突肌后缘向下，至该肌中下1/3处弧形转向中线，成水平切口。若需行双侧颈淋巴结清扫术，则可采用大"U"形或"H"形切口。

2) 翻起颈阔肌皮瓣后，沿颈中线切开颈深筋膜，分离两侧胸骨舌骨肌、胸骨甲状肌和甲状舌骨肌，并于舌骨下缘切断胸骨舌骨肌和甲状舌骨肌，暴露舌骨、甲状软骨、环状软骨和环甲膜。

3) 纵行切开健侧甲状软骨板，用钩子拉开甲状软骨板后缘后，从喉室进入并向上切开，再在环状软骨后部纵行裂开，然后在明视下切除患侧甲状软骨和部分健侧甲状软骨、部分舌骨、会厌、双侧室带、双侧声带、患侧杓状软骨、杓会厌皱襞、环状软骨。从健侧杓会厌皱襞开始，保留一段喉黏膜，直到环状软骨和气管环处。喉内病变切除后，留有一个杓状软骨和一长条完整黏膜，可以缝合成一根约0.4 cm直径的发音管。

4) 将保留的喉气管瓣黏膜卷成发音管，发音管的大小以能包绕1根14号导尿管而无张力为宜，以满足发音的需要。

5) 关闭咽腔的方法与全喉切除术同。在气管下端的前壁开一孔，做气管造口。

6) 逐层缝合舌骨下肌群，术腔放置负压引流管，再用丝线分层缝合切口。

(5) 重要解剖结构的辨认与保存
喉近全切除术在切除喉部肿瘤后，要用健侧的喉气管瓣做成发音管，因此必须保留健侧的杓状软骨和一段喉气管黏膜。进入喉腔的入路除了经典术式经健侧喉室入路外，还可以经会厌谷入路。

(6) 组织缺损的处理及立即修复
喉近全切除后用健侧保留的喉气管瓣做发音管需要至少2.5 cm宽的黏膜。但通常喉剩余的黏膜会少于这个宽度，可用转移局部下咽黏膜瓣的方法进行补充修复。

(7) 术中、术后并发症的诊断和处理
1) 术中判断是否有足够的手术切缘非常重要，手术切缘不够是造成术后复发的主要原因。必要时可依靠术中冷冻病理检查来确定。对切缘不够的病例，应放弃行该术式，而改行喉全切除术。

2) 制作发音管的大小必须适当，做得过小造成以后发音时气流不能通过而无法发音。做得过大则可能引起以后进食时误咽。因此，缝合发音管时，一般掌握在能包绕1根14号导尿管而无张力为宜。

(8) 小结
如果正确掌握手术适应证，喉近全切除术能够使部分原本需要做喉全切除术的T3~4期喉癌和下咽癌在完整切除肿瘤的前提下，保留发音功能。手术成功的关键是手术适应证的掌握、手术切缘的判断和适当大小发音管的制作。

## 52.11.10 喉全切除术

喉全切除术(total laryngectomy)是一种主要用于治疗晚期喉癌或下咽癌，以及放疗后复发喉癌的手术方法。虽然该术式能完整地切除喉部的肿瘤，疗效较好，但是由于术后患者失去发音功能而终身残疾，给患者的生活和工作带来不便，严重影响了患者的生活质量。近几十年来，由于喉部分切除术和喉功能重建手术的普遍开展，喉全切除术有减少趋势。但是对晚期喉癌和下咽癌的治疗，喉全切除术仍然是一种较为常用的手术方法。

(1) 手术指征

1) 声门上型喉癌：T3~4。

2) 声门型喉癌：T4及选择性的T3；肿瘤侵及杓间区；肿瘤向声门下广泛侵犯。

3) 声门下型喉癌：向上扩展到声门区或侵犯环状软骨者。

4) 喉部分切除术后、激光手术后或放疗后复发的喉癌病例，已无喉部分切除术指征者。

(2) 术前准备

同"声门上水平部分喉切除术"。

(3) 麻醉与体位

同"声门上水平部分喉切除术"。

(4) 手术步骤

1) 根据是否行一侧或双侧颈淋巴结清扫术，采用不同的切口。如不做颈淋巴结清扫术，手术切口同环状软骨舌骨会厌固定术；若需行一侧颈淋巴结清扫术，可采用一侧的"L"形切口，切口上端起自乳突尖，沿胸锁乳突肌后缘向下，至该肌中下1/3处弧形转向中线，成水平切口。若需行双侧颈淋巴结清扫术，则可采用大"U"形或"H"形切口。

2) 翻起颈阔肌皮瓣后，沿颈中线切开颈深筋膜，分离两侧胸骨舌骨肌、胸骨甲状肌和甲状舌骨肌，并于舌骨下缘切断胸骨舌骨肌和甲状舌骨肌，暴露舌骨、甲状软骨、环状软骨和环甲膜。

3) 分离切断舌骨上诸肌，然后切除舌骨体或整个舌骨，这样可充分切除会厌前间隙，还可减少缝合下咽黏膜时的张力。

4) 先在甲舌膜两外侧甲状软骨上角上方分离出喉上动、静脉，并结扎切断。分离或剪断甲状软骨上角，然后沿甲状软骨翼板后缘切断咽下缩肌，将梨状窝黏膜自甲状软骨翼板后内侧面剥离。

5) 在第一气管环与环状软骨之间切断气管，如保留环状软骨，则在环甲膜切开。用组织钳夹持环状软骨向上牵拉，用弯剪分离喉后部与食管前壁，达杓状软骨上缘及两侧梨状窝的黏膜下层。横行切开杓间区的黏膜，进入喉咽腔，直视下分别沿两侧杓会厌皱外缘，剪开梨状窝前壁黏膜，汇合至舌根部，切断舌根部下缘及会厌谷黏膜，整块切除喉体。

6) 喉咽部黏膜的切缘做间断缝合，然后将咽缩肌切缘做加固性间断缝合。再缝合先前切断的颈前肌和颈白线，术腔放置引流管，间断缝合切口的皮下和皮肤。

7) 利用切口上下皮瓣与气管断端缝合做气管造瘘口，放置气管筒。

(5) 重要解剖结构的辨认与保存

1) 如果术前检查显示肿瘤局限在喉部未侵及两侧梨状窝，术中应尽可能保存两侧梨状窝的黏膜。如果肿瘤侵及一侧梨状窝，估计该侧梨状窝黏膜无法保留，更应注意尽可能保留对侧梨状窝的黏膜，这样在喉切除后缝合喉咽腔时有足够的黏膜，避免术后咽腔狭窄的发生。

2) 如果术前喉镜检查和影像学检查未提示会厌舌面受累，术中应尽可能保留会厌舌面的黏膜，这样可使缝合喉咽腔时有足够的黏膜。这种方法在喉咽癌手术需要切除比较多喉咽黏膜的情况下更为重要。

(6) 组织缺损的处理及立即修复

喉全切除后喉咽腔的缺损一般通过直接的间断缝合都能顺利关闭。如肿瘤切除后剩余的喉咽黏膜太少，无法缝合，或估计虽能缝合但术后咽狭窄的可能性较大，可考虑做胸大肌肌皮瓣修复。

(7) 术中、术后并发症的诊断和处理

1) 伤口感染　由于无菌技术的进步和抗生素的广泛应用，伤口感染已经较以前大大减少，但在一些全身营养状况不佳、有重要器官慢性病以及放疗后手术的患者仍可发生。为了减少术中感染，喉咽腔开放后，应随时吸尽下咽的分泌物，术中彻底止血，闭合时减少死腔，术腔放置负压引流并保持通畅，术后颈部加压包扎，可减少感染的机会。

如果已经发生伤口感染，一般通过局部换药和全身抗生素的应用都能治愈。

2) 出血　术后原发性出血，多因术中止血不当，结扎线滑脱造成。继发性出血系创口感染、血管壁糜烂等原因引起。为了避免术后出血，要求术中彻底止血，关闭伤口前仔细检查术野有无出血点。手术结束时如有鲜血从引流管、口腔、气管内涌出，应重新打开创口止血。

3) 咽瘘　术后唾液从创口漏出即为咽瘘。多为喉咽黏膜缝合不当、术前放疗、创口感染、喉咽黏膜缝合线裂开等原因引起。如果发生咽瘘，小的咽瘘经过局部换药、用抗生素生理盐水冲洗伤口等，多能自行闭合。如果咽瘘经过2~3个月仍未愈合者，可考虑用瘘口周围皮肤或胸大肌肌皮瓣修复。

(8) 小结

喉全切除术是一种治疗晚期喉癌、下咽癌有效的手术方法，手术成功的关键是手术适应证的掌握、手术切缘的判断以及手术技巧的掌握。

## 52.12 放疗

### (1) 单纯放疗

主要适应于：①早期声带癌，向前未侵及前联合，向后未侵及声带突，声带活动良好；②位于会厌游离缘，比较局限的声门上型癌；③全身情况差，不宜手术者；④晚期肿瘤，不宜手术治疗的各期病例，可采用姑息性放疗。

### (2) 术前放疗

对病变范围较广，波及喉咽且分化程度较差的肿瘤，常采用放疗+手术的方式。术前放疗的目的是使肿瘤缩小，癌细胞活力受到抑制，更有利于彻底手术切除。

### (3) 术后放疗

①原发肿瘤已侵至喉外或颈部软组织；②多个颈淋巴结转移或肿瘤已侵透淋巴结包膜；③手术切缘十分接近瘤缘（<5 mm）或病理证实切缘有肿瘤残留者可采用术后放疗。

## 52.13 化疗

喉癌中98%左右为鳞状细胞癌，常对化疗不太敏感，虽然近年来化疗有一定的进展，但在喉癌的治疗中仍不能作为首选治疗方法。目前化疗主要用于喉癌的综合治疗。最近的实验研究提示，间质化疗有望提高喉癌的疗效和减轻全身毒副作用[18]。

## 52.14 生物治疗

近十几年来，随着分子生物学、细胞生物学、肿瘤免疫学遗传工程的发展，肿瘤生物治疗将可能成为肿瘤治疗的第4种方式。生物治疗主要包括生物反应调节和基因治疗。

## 52.15 喉切除喉的功能重建及语言康复

喉全切除术后，患者失去了发音能力，无论从功能上和心理上对患者影响都是巨大的。目前，常用的发音重建方法主要有以下几种。

### (1) 食管发音法

其基本原理是，经过训练后，患者将吞咽进入食管的空气从食管冲出，产生声音，再经咽腔和口腔动作调节，构成语言。其缺点是发音断续，不能讲较长的句子。

### (2) 人工喉和电子喉

人工喉是将呼气时的气流从气管引至口腔同时冲击橡皮膜而发音，再经口腔调节，构成语言。其缺点是佩带和携带不便；电子喉是利用音频振荡器发出持续音，将其置于患者颏部或颈部做说话动作，即可发出声音。但所发出的声音略欠自然。

### (3) 食管气管造瘘术

在气管后壁与食管前壁间造瘘，插入发音钮或以肌黏膜瓣缝合成管道。包括 Blom-Singer 发音钮法和 Provox 发音钮法等。

（周 梁）

## 主要参考文献

[1] Pelucchi C, Gallus S, Garavello W, et al. Cancer risk associated with alcohol and tobacco use: focus on upper aero-digestive tract and liver. Alcohol Res Health, 2006, 29: 193-198.
[2] Doyle DJ, Henderson LA, LeJeune FE Jr., et al. Changes in human papillomavirus typing of recurrent respiratory papillomatosis progressing to malignant neoplasm. Arch Otolaryngl Head Neck Surg, 1994, 120: 1273-1276.
[3] 米玉录，段东升，康巨瀛，等. 声门上水平部分喉切除术. 中华耳鼻咽喉科杂志, 1999, 34: 49-51.
[4] 王天铎. 喉癌喉部分切除术的现状. 临床耳鼻咽喉科杂志, 2000, 14: 531-532.
[5] 屠规益，佟凯，李进让. 喉癌喉部分切除术的扩展：声门上型喉癌——喉水平垂直部分切除术. 耳鼻咽喉头颈外科, 1995, 2: 131-136.
[6] 赵瑞力，胡俊兰，葛俊恒，等. 喉额一侧切除术的临床应用. 中华耳鼻咽喉科杂志, 2003, 38: 7-9.
[7] 屠规益，唐平章，贺永乐，等. 应用舌骨肌瓣修复部分喉术后缺损. 中华耳鼻咽喉科杂志, 1996, 31: 39-42.
[8] 许安廷，王天铎，栾信庸，等. 喉部分切除术的临床评价. 耳鼻咽喉头颈外科, 1994, 1: 204-207.
[9] 李晓明，张慰天，郭晓峰. 喉癌患者喉部分切除术的远期疗效分析. 耳鼻咽喉头颈外科, 2002, 9: 342-345.
[10] 农辉图，黄光武，农晓东，等. 声门术后会厌塑成形改良经验. 中华耳鼻咽喉科杂志, 1997, 32: 100-103.
[11] 周梁，王家东，皇甫慕三，等. Majer-Piquet 手术治疗声带癌的体会. 耳鼻咽喉头颈外科, 1994, 1: 38-40.
[12] Bron L, Brossard E, Monnier P, et al. Supracricoid partial laryngectomy with cricohyoidoepiglottopexy and cricohyoidopexy for glottic and supraglottic carcinomas. Laryngoscope, 2000, 110: 627-634.
[13] 周梁，王家东，皇甫慕三，等. Majer-Piquet 手术治疗喉癌的远期疗效分析. 中华耳鼻咽喉科杂志, 1998, 33: 24-26.
[14] 周梁. 喉环状软骨上部分切除术治疗声门上型癌. 中国耳鼻咽喉头颈外科, 2005, 12: 205-207.
[15] 秦永，韩德宽，李志光，等. 环状软骨上喉次全切除及其疗效. 中华耳鼻咽喉科杂志, 2000, 35: 181-184.
[16] 郭睿，郭志祥. 喉环上部分切除术及其疗效. 中华耳鼻咽喉科杂志, 2000, 35: 178-180.
[17] 唐平章，祁永发，屠规益. 喉近全切除术: Pearson 手术在晚期喉癌及下咽癌治疗中的应用. 中华耳鼻咽喉科杂志, 1994, 29: 10-12.
[18] Xie M, Zhou L, Hu T, et al. Intratumoral delivery of paclitaxel-loaded poly (lactic-co-glycolic acid) microspheres for Hep-2 laryngeal squamous cell carcinoma xenografts. Anticancer Drugs, 2007, 18: 459-466.

# 53 耳部肿瘤

53.1 病理学分类
53.2 临床表现
　53.2.1 听神经鞘膜瘤
　53.2.2 面神经鞘膜瘤
　53.2.3 岩尖胆脂瘤
　53.2.4 鼓室体瘤
　53.2.5 颈静脉球体瘤(副神经节瘤)
　53.2.6 颞骨恶性肿瘤

53.3 诊断
　53.3.1 耳神经学诊断
　53.3.2 影像学诊断
53.4 治疗
　53.4.1 手术
　53.4.2 放疗
　53.4.3 立体定向放射外科
53.5 预后及影响因素

耳居颅底侧部(侧颅底)。耳部肿瘤除早期局限在颞骨内,临床诊断时常有不同程度超越颞骨范围,扩大或播散至侧颅底其他部分(蝶骨大翼、颞颌关节和颈静脉窝等)及桥小脑角、中后颅窝、颞下窝、鼻咽、腮腺等。耳肿瘤可破坏作为位听感觉器官的耳传音机构(耳道、鼓膜、听骨等)和内耳,造成听力减退、耳鸣、眩晕和失衡等症状,还可侵犯过经或旁经颞骨的脑神经(Ⅴ、Ⅶ、Ⅷ、Ⅸ、Ⅹ、Ⅺ和Ⅻ等)而有头痛、面瘫、吞咽困难、声嘶和伸舌偏斜等临床表现。岩段颈内动脉和颈静脉球被肿瘤侵蚀可导致耳严重出血性脑供血不足等症状。耳肿瘤可直接压迫或侵入大脑颞叶、小脑和脑干,危及生命。常见的是阻塞引流和继发感染,发生硬膜外或侧窦周围脓肿,甚至并发脑膜炎和脑脓肿[1,2]。

耳肿瘤多可在耳道内发现,取活组织标本检查比较方便,但也有深居在咽鼓管、鼓室上隐窝、鼓窦、岩尖、内听道和颈静脉窝等处的,物理检查不易发现。CT和MRI影像学检查不仅可以确认上述肿瘤的部位,还可了解其范围和与重要构造的关系,提高诊断阳性率,是制订治疗方案的重要依据。耳肿瘤虽然是破坏性病变,但结合显微外科技术,可在一定程度上保存或重建传音机构和脑神经的功能,使手术安全操作,不损及颅底大血管,将过去破坏性耳肿瘤外科转变为侧颅底区的显微外科。耳肿瘤广泛切除后留下的侧颅底和软组织的大片缺损可通过游离肌瓣、肌皮瓣修复,使部分晚期肿瘤得到救治[3,4]。

## 53.1 病理学分类

耳部肿瘤按来源分为原发性、转移性和起自邻近组织外侵性3类。各类肿瘤按病理学分类见表53-1[2,5,6]。

表53-1 耳部肿瘤病理学分类

| 类别 | 肿瘤 |
| --- | --- |
| 原发性 | 颈静脉球体瘤,脑膜瘤,脑神经鞘膜瘤,骨瘤,巨细胞瘤,鳞状细胞癌,腺癌,纤维肉瘤 |
| 转移性 | 前列腺腺癌,乳腺癌,肾癌,支气管癌(鳞癌、腺癌),胃肠道癌(鳞癌、腺癌),黑色素瘤,淋巴瘤,多发性骨髓瘤 |
| 外侵性 | 神经:脑膜瘤,胶质瘤,神经纤维瘤<br>腮腺:圆柱瘤<br>耳周皮肤:上皮样癌,基底细胞癌<br>鼻咽:鳞状细胞癌,未分化癌 |

## 53.2 临床表现

### 53.2.1 听神经鞘膜瘤

听神经瘤因源自神经膜,故又称听神经鞘膜瘤(acoustic neurolemmoma),其主要来源于听神经的前庭支,又称前庭神经瘤,约占颅内肿瘤的8%。内听道和桥小脑角神经鞘膜瘤的主要症状是进行性听力减退,特别是言语辨别力下降。约有15%患者的耳聋是突发的。临床早期症状多为耳鸣(以高音调为主,逐渐变响),很少诉有眩晕,纯音测听表现为感音神经性高频听觉下降。随着肿瘤增大会出现三叉神经麻痹和面神经瘫痪,后期则出现头痛、复视、步态不稳、声嘶及吞咽困难。对于听神经瘤的诊断主要依据颞骨CT和头颅MRI。在临床听力学检测方面以听性脑干反应(ABR)的阳性检测率最高。ABR异常而畸变产物耳声发射正常是早期识别较小的听神经瘤或其他蜗后病变的指标。ABR测试异常主要表现为Ⅰ~Ⅴ波潜伏期延长,阈值提高。ABR检测已成为CT或MRI检查前的常规预检。影像学诊断为听神经瘤提供了可靠依据,CT检查能够显示内听道的骨质改变,表现为内听道扩大。空气对照CT可提高小听神经瘤的阳性率,但需做腰穿和注入空气,比较麻烦,常可引起患者头痛,且有假阳性。MRI可以显示听神经瘤的瘤体组织,且无伪影,是显示内听道和桥小脑角听神经瘤的最可靠方法。对2~3mm直径的微小听神经瘤,可行Gd增强MRI,肿瘤因明显强化而可确诊(图53-1)[1]。

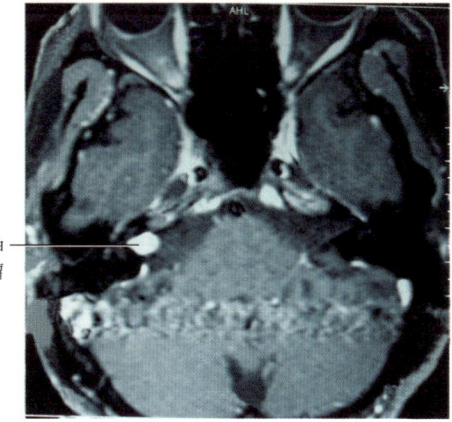

**图 53-1　听神经瘤**
MRI强化条件下显示右侧内听道肿瘤

### 53.2.2 面神经鞘膜瘤

自1930年Schmidt首次报道面神经瘤以来,全世界文献报道只有400例。面神经肿瘤非常罕见,发病率为0.15%~0.8%,在周围性面瘫病因中占5%。面神经肿瘤可发生在面神经从脑干到神经肌肉接头的任何部位,如内听道及桥小脑角、迷路段、膝状神经节、水平段、垂直段、鼓索神经及腮腺。

发生于内听道及桥小脑角区的面神经瘤往往很少伴发面瘫,发生于膝状神经节的肿瘤常首先出现渐进性面瘫,发生于颞内段的面神经瘤面瘫程度往往不严重,发生于腮腺内者面瘫程度则更轻。

面神经瘤患者常伴有面瘫的发生,面神经麻痹发生率各家报道不一,但多数在50%左右,发生于内听道及桥小脑角区的面神经瘤往往很少伴发面神经麻痹。Kubota等报道2例位于桥小脑角的较大面神经瘤,其中1例已发展至颅中窝及颅后窝,均未出现面瘫,但症状主要为听力损害、耳鸣及眩晕等。因此发生于内听道、桥小脑角的面神经瘤在临床上极易与听神经瘤相混淆,两者无论在临床表现还是在MRI等影像检查方面都不易区分,往往需在手术中才能确定,Kania等将之称为前庭样面神经雪旺瘤(vestibular-like facial nerve Schwannoma)。颅外段面神经瘤主要发生于腮腺内,与鼓室-乳突段面神经瘤一样易伴发面瘫,且多伴有耳部疼痛、外耳道或腮腺区肿块等。文献报道,面神经瘤主要发生部位在膝状神经节。复旦大学附属眼耳鼻喉科医院的资料显示,乳突段面神经肿瘤的发生率高于其他部位[7]。

对复旦大学附属眼耳鼻喉科医院收治的25例面神经瘤进行分析,其中22例面神经鞘膜瘤(facial neurolemmoma)和3例面神经纤维瘤,男10例,女15例。年龄12~64岁,平均为44.5岁。所有患者都是单侧面神经瘤患者,其中右侧面神经瘤13例,左侧面神经瘤12例。治疗前病程1~35年,平均6.83年(不足1年按1年计算)。

面神经瘤以周围性面瘫为主要临床表现,面神经麻痹21例,其中病程1年以内8例、1~10年8例、10~35年5例。面神经麻痹程度按照House-Brackman评级Ⅱ级1例、Ⅴ级1例、Ⅵ级19例。面神经瘤伴发症状除了面瘫外,听力下降9例、伴耳鸣3例、眩晕1例、无面神经麻痹患者5例,其中首发症状为耳道肿块2例(曾在外院行耳道肿块摘除术,术后病理诊断为神经鞘膜瘤)、耳下(腮腺)肿块2例、听力下降1例[7]。

面神经瘤发病率低,其临床表现呈多样性,主要以缓慢或突发性单侧周围性面神经麻痹为主。临床上容易误诊为面神经的炎性疾病。多数面神经瘤是良性肿瘤,生长缓慢,因而对于面神经功能仍正常或不完全面瘫的患者,在手术时机方面,存在争议。面神经瘤可以通过手术完全摘除,但由于肿瘤与面神经束粘连紧密,实际手术中很难追踪到完整的面神经,通常将受累及的面神经与肿瘤一起切除,并根据术中情况进行面神经移植等面神经功能重建(图53-2)[8]。

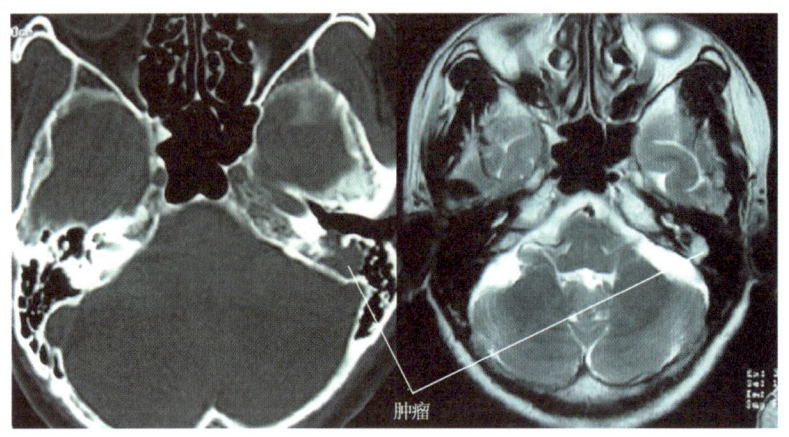

**图 53-2　面神经鞘膜瘤**

颞骨水平位 CT 及 MRI 示左侧乳突腔有均匀一致密度的膨胀性肿块

### 53.2.3　岩尖胆脂瘤

CT 和 MRI 问世以来,原来以为罕见的岩尖胆脂瘤(petrous apex cholesteatoma)多能被诊断,其发病率并非想象中那么低。岩尖胆脂瘤还局限在岩骨内时,临床可无任何症状。通常在侵及面神经,引起神经缺血和受压出现面瘫时才被察知。岩尖胆脂瘤可破坏迷路走向中耳乳突,此时鼓膜后可隐现白色肿物,而无鼓膜穿孔和中耳感染表现。胆脂瘤可破坏破裂孔周围骨质,侵蚀岩骨体,母质上皮可与岩段颈内动脉外膜层粘连。胆脂瘤可破坏鼓室底壁与颈静脉球窝而向颅底扩展,并引起第Ⅸ、Ⅹ、Ⅺ和Ⅻ对脑神经麻痹。胆脂瘤可向内破坏枕骨斜坡,并可在坡后于脑干之间潜行达对侧岩尖甚至桥小脑角区,引起对侧耳聋和面瘫。巨大的胆脂瘤可破坏蝶骨体和蝶窦乃至鞍背视神经交叉,引起视力障碍。有时可破坏蝶骨大翼,引起卵圆孔处下颌神经麻痹。CT 和 MRI 检查是估计胆脂瘤部位、范围及其与邻近重要构造关系不可缺少的诊断步骤(图53-3)[9]。

### 53.2.4　鼓室体瘤

鼓室体瘤(tympanic body tumor)是局限于鼓室内的颈静脉体瘤,源起耳蜗鼓岬舌咽神经鼓支(Jacobson

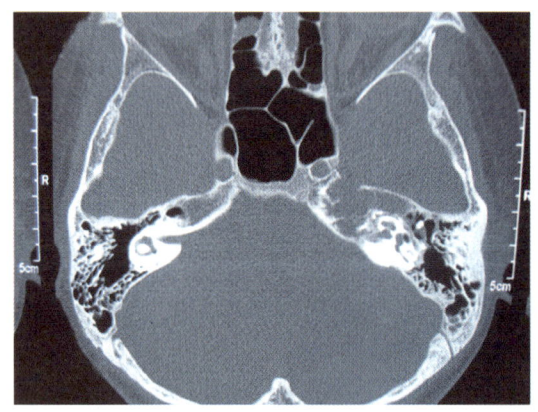

**图 53-3　岩尖胆脂瘤**

颞骨水平位 CT 显示胆脂瘤位于岩尖部,呈膨胀性改变

神经)、鼓丛或迷走神经的耳支(Arnold 神经)的鼓室化学感受器瘤。早期主要在鼓室内生长。孤立的鼓室副神经节瘤局限在中耳和鼓室窦内的 Jacobson 神经和下鼓室。临床表现为脉跳状耳鸣和进行性传导性听力减退,检查可见中耳内有红色搏动性肿块,鼓室耳镜可压迫肿块使之变白,搏动也随之减弱(Brown 征)。瘤体增大可侵及面神经导致周围性面瘫,肿瘤可浸润或穿破鼓膜,长入耳道似质脆息肉。Fisch(1979)提出颈静脉体瘤的分类,将鼓室体瘤列为颈静脉球体瘤的 A 型,作为手术入路的参考[8]。

临床诊断依据为:搏动性耳鸣;耳闷感,有轻度传导性耳聋;透过鼓膜可见鼓岬表面红色肿块;影像学检查:中耳冠位和水平位CT显示鼓岬处有边缘光滑的软组织占位改变,乳突无破坏(图53-4)。

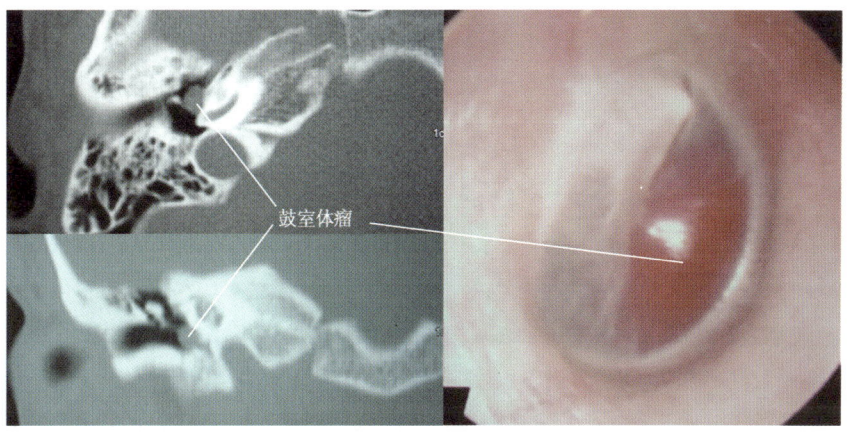

图 53-4　鼓室体瘤

左上图为颞骨水平位CT,左下图为颞骨冠位CT,鼓岬表面有一孤立的类圆形肿块,颈静脉球窝骨壁完整。右图为鼓膜,透过鼓膜管见樱桃红色鼓室体瘤影

### 53.2.5　颈静脉球体瘤(副神经节瘤)

颈静脉球体瘤(glomus jugulare turmor)是起自颈静脉球的肾上腺外副神经节(嗜铬体)。本病多见于女性(82%~87%),男女性之比为1:(4~5),年龄为13~76岁。

颈静脉球体瘤侵占颈静脉窝和颈静脉球的穹窿,肿瘤继续长大可侵蚀下鼓室壁,进入鼓室和乳突,肿瘤继续向前内侧增大可侵入颈内动脉、舌下神经和颈交感神经链,并沿颈内动脉进入颅内,产生颈静脉窝综合征(第Ⅸ、Ⅹ、Ⅺ对脑神经麻痹),出现吞咽困难、声嘶和误咽呛咳。颞骨迷路和耳蜗被肿瘤侵蚀可发生进行性感音神经性聋和眩晕。若三叉神经被侵(在颅底广泛破坏时可发生)可产生面部感觉迟钝、牙关紧闭和咀嚼困难。

颈鼓室副神经节瘤的组织构成类似于球体的化学感受器,由中央的主细胞及边缘的支持细胞构成细胞巢,被薄层网状纤维包绕,形成Zellballen样结构,又称器官样结构或腺样结构。细胞间质富含毛细血管及血窦,但也有某些颈静脉球体瘤无血窦的报道。颈静脉球体瘤具有奇特的生物学行为:2%~5%的颈静脉球体瘤为恶性,只有少数恶性颈静脉球体瘤呈现恶性组织学特征,表现为细胞有丝分裂增加和细胞巢中央坏死,淋巴结和(或)远处器官转移是恶性颈静脉球体瘤的唯一可靠依据;大多数颈静脉球体瘤是良性肿瘤,但具有局部侵袭性[10]。

迷走神经副神经节瘤发生在迷走神经周膜的副神经节细胞,多位于结状神经节。此肿瘤酷似鼓室体瘤和颈静脉球体瘤,症状相当隐匿,为一无痛性缓慢增大的肿物。迷走神经麻痹引起的声嘶可能是患者最早的主诉,当瘤体波及咽丛时才有颈或咽痛。肿瘤长入中耳可产生脉动性耳鸣、听力减退和眩晕。

CT可精确测定瘤体部位和周围骨及软组织受累状态。动态CT可帮助了解肿瘤血运程度。MRI则可显示肿瘤边界,特别是能清晰显示其与脑的关系,此外还能区别炎症和血肿。血管造影术不仅可知肿瘤本身的多血管性,还可知肿瘤的供血动脉以及做肿瘤动脉栓塞之用(图53-5)。

(1) 分类

Fisch(1979)提出肿瘤分类,为手术入路提供参考(表53-2)[8]。

(2) 治疗

1) 早期局限在中耳的肿瘤可经中耳乳突摘除。

2) 瘤体较大波及颈静脉孔及脑神经时,应做乳突、颞下窝侧颅底联合径路,并同时做同侧乙状窦和颈内静脉结扎,以控制出血。为安全计,宜分期摘除侵入脑内的瘤体。

做乳突、颞下窝侧颅底联合进路时,虽然采取乙状窦、颈内静脉、颈外动脉结扎的措施,术中出血仍难以控制。术中用控制性降压的措施可以减少出血。在将面神经从面神经骨管中分离并悬挂在耳道前壁的前提下,采用微波、激光等辅助手术治疗有助

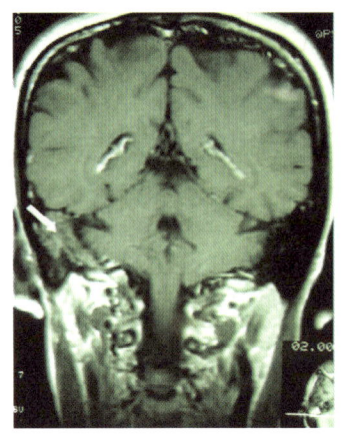
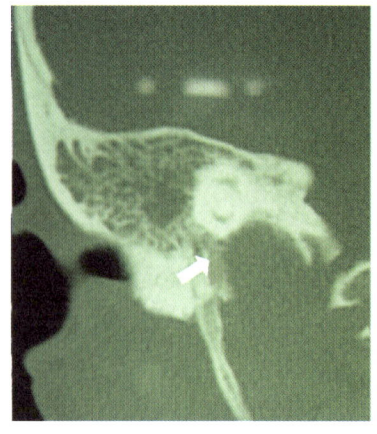

**图 53-5　颈静脉球体瘤**

左图为冠位头颅 MRI 的 T1 加权条件下乳突层面的颈静脉球体瘤,右图为通常 CT

**表 53-2　颈静脉球体瘤的 Fisch 分级**

| 分级 | 特点 |
| --- | --- |
| A | 肿瘤局限于鼓室,来源于鼓岬,没有骨质破坏证据 |
| B | 肿瘤涉及鼓室,可能累及乳突,来源于下鼓室;颈静脉球顶壁骨质完整 |
| C | 肿瘤破坏颈静脉球上的骨质;肿瘤侵入并破坏迷路下区和岩尖骨质 |
| C1 | 肿瘤累及颈动脉外口 |
| C2 | 肿瘤累及颈动脉管垂直段 |
| C3 | 肿瘤累及颈动脉管水平段 |
| C4 | 肿瘤向同侧破裂孔和海绵窦扩展 |
| D | 肿瘤向颅内扩展 |
| De1 | 肿瘤向颅内扩展达 2 cm,但尚未穿破硬脑膜 |
| De2 | 肿瘤向颅内扩展 >2 cm,但尚未穿破硬脑膜 |
| Di1 | 肿瘤穿破硬脑膜向颅内扩展达 2 cm |
| Di2 | 肿瘤穿破硬脑膜向颅内扩展 >2 cm |
| D3 | 肿瘤向颅内扩展,不可手术切除 |

于减少出血[8]。

3) 放疗　颈静脉球体瘤对放射不敏感,放射仅用于姑息性治疗。伽玛刀适用于手术残留或复发的情况。放疗的控制率可达 79%~100%。但放疗可能导致脑坏死、颞骨坏死及诱发恶性肿瘤,并不是最佳选择。

### 53.2.6 颞骨恶性肿瘤

颞骨恶性肿瘤多起源于外、中耳,60% 源起耳郭,28% 首发于耳道,发生于中耳者仅占 12%。患者平均年龄为 55 岁。颞骨恶性肿瘤最常见是鳞状细胞癌,次之为基底细胞癌、腺癌、黑色素瘤等。肿瘤可来自邻近部位肿瘤的扩散,如腮腺、颞颌关节处癌等,也可是乳腺癌、肾癌、肺癌、前列腺癌等从远处转移而来。临床表现依部位而异,主要是耳痛、血性耳溢及听力减退(早期为传导性,后期内耳被侵时为感音神经性),面瘫、眩晕甚为少见。耳郭、外耳道和中耳出现溃疡,易出血的"肉芽组织"和抗生素药物不能控制的疼痛性"炎症"应考虑恶性肿瘤可能。有的耳恶性肿瘤在发病前有长期慢性炎症史,流脓史长达数年乃至数十年。癌组织可逐渐堵满耳道,局部取活组织病理检查,则能明确诊断。外耳道癌可通过外耳道 Santorini 裂侵犯颞颌关节,致使张口困难,并很快出现腮腺、面和颈静脉二腹肌区淋巴结转移。区域性淋巴结转移的发生率达 30%。

中耳乳突癌(cancer of middle ear)占全身癌的 0.06%,占耳部肿瘤的 1.5%。中耳癌以鳞状上皮癌最多见,40~60 岁为好发年龄。性别与发病率无显著相关。约 80% 的中耳癌患者有慢性化脓性中耳炎病史,中耳炎的病程一般在 10 年以上,故认为其发生可能与炎症有关。慢性化脓性中耳炎症的过程常常因鼓室黏膜上皮血循环及营养障碍而化生形成复层鳞状上皮,部分中耳鳞癌组织切片中有胆脂瘤结构,提示中耳癌也可以起源于胆脂瘤上皮。中耳乳头状瘤亦可发生癌变。外耳道癌可以向内侧扩展至中耳乳突腔,临床上常常无法分辨原发部位在何处。中耳癌可向前入咽鼓管并扩展至岩骨颈动脉管;向下破坏中耳底壁,浸润颈静脉球;向内侵犯面神经、鼓岬,循前庭窗和圆窗达耳蜗;向后可入乳突气房,达乙状窦、后颅窝脑膜;向上可溃破天盖达中颅窝、岩上窦和颞鳞部以及横窦。影像学评价是颞骨癌诊断和预后判断所必不可少的,尤其是 CT 可提供肿瘤大小和颅内、外被累及范围[9,11]。

### (1) 临床表现

1) 耳道无痛性出血 中耳癌最早的症状是外耳道自发性出血或挖耳后耳道出血,在慢性化脓性中耳炎有血性分泌物时,应考虑中耳癌的可能性。病程晚期肿瘤侵蚀骨质,破坏血管,可出现大出血。

2) 耳部疼痛 中耳癌早期无明显疼痛,或者仅仅表现为耳内胀痛或者钝痛感。病情重者可出现明显耳痛,尤以夜间疼痛为主。中耳癌的耳部疼痛常常与局部继发感染或新生物压迫中耳组织有关。此时的疼痛表现为耳部的刺痛或者跳痛,有时向耳后及咽部放射。

3) 同侧周围性面瘫 在慢性化脓性中耳乳突炎的基础上,出现周围性面瘫应警惕中耳癌的可能性。中耳癌的破坏性较大,常常造成面神经骨管的缺损,直接压迫或者侵犯鼓室段或者乳突段的面神经造成周围性面瘫。面瘫的出现一般是一个缓慢的过程。

4) 听力障碍 多数患者因原有慢性化脓性中耳炎,表现为传导性耳聋。但慢性中耳乳突炎癌变时,肿瘤组织的阻塞性病变可能会加重耳聋。

5) 外耳道或者中耳腔新生物 多数患者有鼓膜穿孔,通过穿孔可见中耳腔红色肉芽,触之易出血。当肿瘤破坏骨性外耳道,在耳道内也可以看到肉芽组织,红色质软脆,易出血。

### (2) 术前肿瘤分期

第 1 期:肿瘤局限在外耳道。

第 2 期:肿瘤范围超过外耳道进入中耳,侵袭鼓膜和听骨,但未侵袭中耳周围的骨壁(中颅窝底、鼓岬和下鼓室)。

第 3 期:肿瘤已侵及中耳乳突周壁,壁外的相邻结构有刺激性反应(水肿、纤维增生)但无肿瘤浸润。

第 4 期:肿瘤范围已超过中耳和外耳道,侵入相邻构造,如颅中和后窝脑膜、颞颌关节、颈动脉管、颈静脉孔、翼肌和腮腺(图 53-6)。

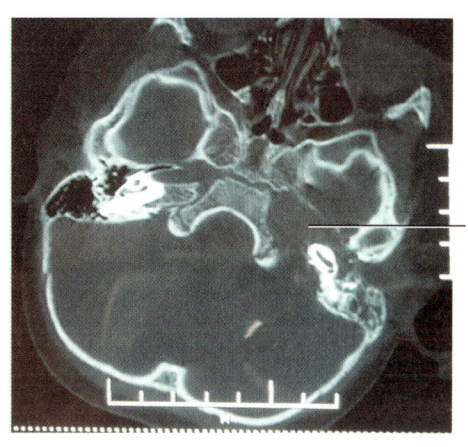

**图 53-6 颞部横纹肌肉瘤**
肿瘤占据颞骨岩部、中耳腔及内听道

## 53.3 诊断

### 53.3.1 耳神经学诊断

耳神经学各项试验的主要目的是协助蜗性和蜗后性损害的鉴别诊断。内听道和桥小脑角占位性肿瘤的耳神经学检查具有典型的蜗后损害特点[1]。

#### (1) 听力学检查

纯音听力检查时蜗后损害多为高频听力减退。

#### (2) ABR 检查

人类 ABR V 波最显著。听神经占位性病变会使 V 波潜伏期延长,波形畸变、降低或消失,双耳间 V 波潜伏期之差多数可 ≥ 0.3 ms。由于感音神经性聋和传导性聋会使 I 波潜伏期延长,故潜伏期应从 I 波作为起点计算,以获得正确的中枢传导时间。已知 I、II 波发自耳蜗神经;III 波源起蜗核;IV 波可能来自上橄榄体;V 波来源比较复杂,由外丘系和下丘组成。肿瘤压迫耳蜗神经会引起 II 波潜伏期延长、波幅缩小和 III 波潜伏期变动,但 III~V 波间距保持正常。只有大肿瘤压迫和推移脑干时,才会使此间距延长。

#### (3) 镫肌反射

蜗性损害因有复聪,镫肌反射阈不常升高。而肿瘤压迫耳蜗神经、面神经及其与中枢连接时,可使镫肌反射阈提高。反射阈可从正常听阈 85~95 dB 增至 95 dB 以上,甚至达到最大刺激强度 120 dB。当面神经损害水平低于镫肌支,临床虽见面瘫,但镫肌反射正常。

#### (4) 耳声发射

耳声发射是反映耳蜗功能的一项可靠指标,主要用于鉴别耳蜗性或蜗后性听力损伤,听神经瘤时耳声发射正常,耳 ABR 潜伏期的 I～V 波间期延长。耳蜗性听力损伤时耳声发射和 ABR 均异常。

(5) 前庭试验

虽然听神经瘤开始多生长在前庭神经,但因肿瘤生长缓慢,前庭系统可逐渐适应,很少有眩晕症状,大概只有20%听神经瘤患者有眩晕史。平衡障碍不及半数,共济失调和步态障碍只在瘤体相当大时才出现,此时多已有头痛、面部麻木和 Brun 眼球震颤(向患侧视粗幅无规律眼球震颤,伴向健侧视细幅快速眼球震颤,是脑干小脑受压的特定体征)。此外,还可有不能被注视抑制的自发性眼球震颤,方向可变或不变的位置性眼球震颤和优势偏向性眼球震颤等。

## 53.3.2 影像学诊断

(1) 外耳道

CT 可显示外耳道骨蚀和肿瘤播向乳突、颞颌关节和中耳的范围。恶性外耳道炎有骨破坏征,需与恶性肿瘤相鉴别。CT 还可提示面神经管和 Santorini 裂受累状态(图 53-7)。

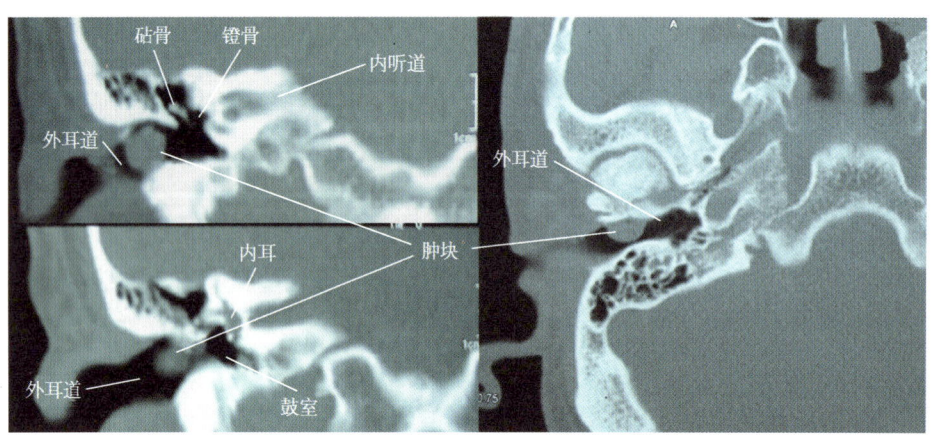

图 53-7　外耳道肿块
肿块位于外耳道前骨壁

(2) 中耳和颈静脉球区

该区主要疾病为胆脂瘤和体瘤。CT 可明确显示胆脂瘤周界。小胆脂瘤可无骨破坏,此时 CT 所见的胆脂瘤与肉芽和黏膜肥厚无明显区别。CT 可显示听骨、外半规管、乙状窦壁、鼓室盖与窦盖有无破坏及颅内并发症。CT 还可显示颈静脉球骨壁。体瘤不伴颈静脉窝骨破坏,是鼓室体瘤而不是颈静脉体瘤。副神经节瘤引起的骨破坏具虫蚀样边缘。有骨破坏的副神经节瘤应做数字减影动脉造影,以评估肿瘤血供程度,向供血动脉插入导管可行栓塞治疗。高分辨 CT 可显示肿瘤与耳蜗、内听道和颈内动脉的关系。颈动脉侧壁完好,位置正常且低于耳蜗水平者可排除中耳有迷离颈动脉。迷离颈动脉的 CT 表现可似副神经节瘤,误诊会导致手术撕破此动脉壁而发生大出血的严重后果。MRI 不作为首选检查方法,仅特殊需要时使用,可与炎症及其他肿瘤相鉴别,因静脉球瘤内有血液的流动效应结构。

(3) 岩骨尖

岩骨尖位置深匿且不易取到活组织,影像学诊断更显重要。颈静脉球体瘤多破坏颈静脉孔外侧壁,而神经鞘膜瘤多居颈静脉孔内侧,破坏其内侧壁。低密度影像多为上皮样囊肿、胆脂瘤、囊肿和蛛网膜囊肿。侵犯面神经管的有神经鞘膜瘤、脑膜瘤、血管瘤和骨化血管瘤等。近岩枕缝处,岩尖病变多属软骨瘤或源于三叉神经节或鼻咽部的肿瘤[1]。

(4) 内听道和桥小脑角

椎管内注入少量空气,可显示内听道小听神经瘤。结合增强过的 MRI 甚至可诊断直径 2～3 mm 的微小听神经瘤。MRI 在诊断恶性肿瘤方面不一定强于 CT,因为前者不能显示骨破坏情况[12]。

## 53.4　治疗

### 53.4.1　手术

(1) 颞进路肿瘤摘除术

局限在颈静脉孔和迷路下腔的肿瘤可通过此进

路摘除肿瘤。此进路的优点是保留外耳道和鼓室（图53-8）[13]。

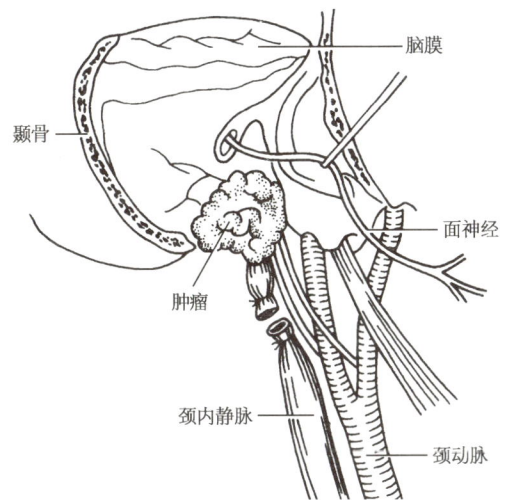

**图53-8　颞进路肿瘤摘除术充分显露**
（肿瘤居静脉球处）

手术步骤：耳后上颈联合切口，显露颈总、颈内、颈外动脉，双道结扎和切断颈内静脉；切开乳突，开放面神经隐窝并切去乳突尖、鼓骨下部和茎突；开放自面神经外膝到茎乳孔的骨管，显露该段面神经和达腮腺后缘的颞外段面神经，结扎侧窦以控制窦壁破裂的出血，至此即可显示肿瘤。为了扩大术野便于操作，可将面神经向前上移位，将鼓骨磨薄，可充分显露颈静脉球和岩骨腹侧的颈内动脉入口。这一手术进路不仅可完全切除位于颈静脉孔和迷路下腔的较小颈静脉球体瘤及神经鞘膜瘤，而且能完整保全外耳道、中耳和面神经，术后听力不受影响，面肌运动也可正常。

（2）颞下窝进路肿瘤摘除术

当肿瘤超过颞骨范围时，被肿瘤侵袭的颈内动脉高于其鼓段水平时，这一入路除了可充分显露颞骨外，还可进入颞下窝、颈内动脉岩段、鼻咽、斜坡和乙状窦。为这一入路所需付出代价是牺牲耳和颞颌关节的正常构造，并发传导性耳聋和张口困难，术后要做预防性气管切开术和鼻饲（因后组脑神经被肿瘤侵袭需切除或被手术损伤）。

手术步骤：耳后切口达上颈部，使呈一"C"形包括耳郭和外耳道外2/3段的大皮瓣；将皮瓣翻向前方，可充分暴露颞骨、枕骨、颈、中颅窝和颞下窝。术中外耳道、鼓膜（连同锤骨、砧骨和镫骨板上构造）需被切除，开放面神经骨管（垂直段和部分鼓段），将面神经从管内迁出，将旁膝状神经节至腮腺后缘一段距离的面神经迁移至前上方（图53-9A），并将下颌骨髁状突前移，将颈内动脉岩段前外壁骨壁磨除。为了将术野扩大到颞下窝，需切去颧弓，将颞肌向下翻转（图53-9），切去咽鼓管向前可达蝶骨大翼、棘孔、卵圆孔及翼突，切去迷路向后可达内听道、后颅窝和桥小脑角。此手术进路可用于大型颈静脉球体瘤、神经鞘膜瘤和恶性肿瘤的手术治疗[14]。

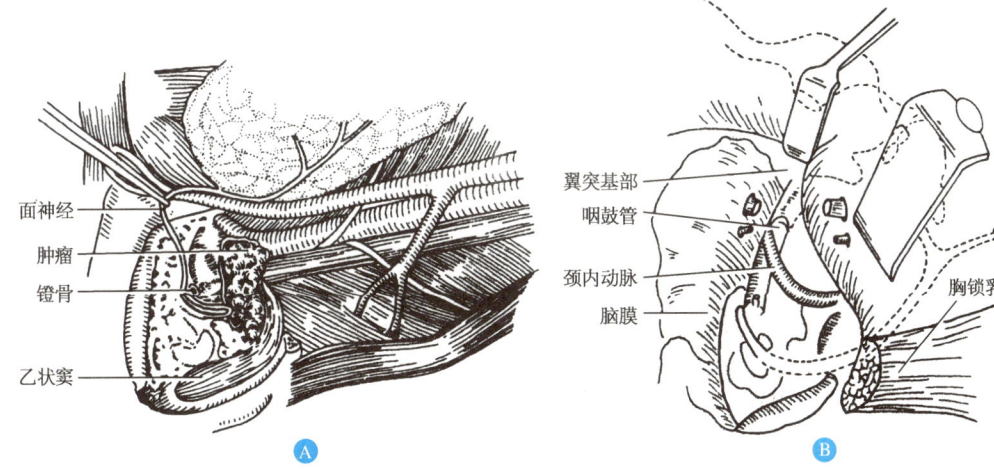

**图53-9　颞下窝进路手术**
A. 切除外耳道、鼓膜等，面神经改道；B. 示咽鼓管、颈内动脉等结构

肿瘤切除后，留下脑膜缺失、脑脊液漏和颅内容（脑、血管）显露等问题，通常采用带筋膜颞肌瓣、胸锁乳突肌瓣或游离腹壁脂肪填充修复。在经放疗的局部血供不佳时，可做腹直肌游离瓣植入（与颈外动脉和颈内静脉做血管吻合）。修复的目的不仅在于外观改善，更在于预防颅内并发症（脑膜炎、脑脓

肿）。修复成功的关键之一是脑脊液引流，特别是颈内静脉断离结扎后脑脊液压力可上升1倍，在如此高压下修复组织会被挤压，发生坏死或移位、脱离。脑脊液引流有腰穿引流和局部适度负压引流两种。

### （3）耳蜗进路肿瘤摘除术

此进路适用于岩尖和斜坡肿瘤的摘除。

手术步骤：在完成迷路切除后，切断岩浅大神经。将面神经自骨管内向后改道，并将岩颈动脉管磨薄或磨除，达岩尖的入路处于后移面神经和颈内动脉之间。事实上，这一入路可达桥小脑角和内听门。进一步扩大术野可结合乙状窦后进路，或结扎断离乙状窦。从此入路可探查第Ⅴ、Ⅶ、Ⅷ、Ⅸ、Ⅹ和Ⅺ对脑神经以及椎动脉，继续深探可达斜坡。根据术野需要，可切除外耳道和中耳（图53-10）。面神经改道可能会引起面神经缺血。作为改良，可保留磨薄的骨管而不改道。这一进路可用于岩尖斜坡先天性胆脂瘤、皮样囊肿、脑膜瘤和听神经瘤等的摘除[8]。

### （4）外耳道癌切除术

外耳道癌切除应包括全耳道、乳突和中耳。事实上只适用于迷路、面神经管、天盖、迷路下区和咽鼓管以及未受累的颞骨各壁等范围较小的手术。由于外耳道癌常常侵及腮腺，有时需要联合腮腺切除。

手术步骤：耳后"C"形切口，切开耳屏和耳甲软骨，在茎乳孔处确认面神经，完成典型的乳突切除开放面隐窝，下颌骨髁状突前移，显露外耳道前壁前面。从面隐窝入路分离砧镫关节，切除锤、砧骨。开放乳突段面神经骨管，确认管内面神经（乳突段至腮腺后缘）（图53-11）。术腔用带骨膜的颞肌瓣填充。外耳道癌可通过淋巴向腮腺、颞颌关节、二腹肌沟播散，所以常需同时做腮腺切除和颈（或上颈）清扫术。面神经受累必须切除，可同时做神经移植或面舌下神经吻合术[15]。

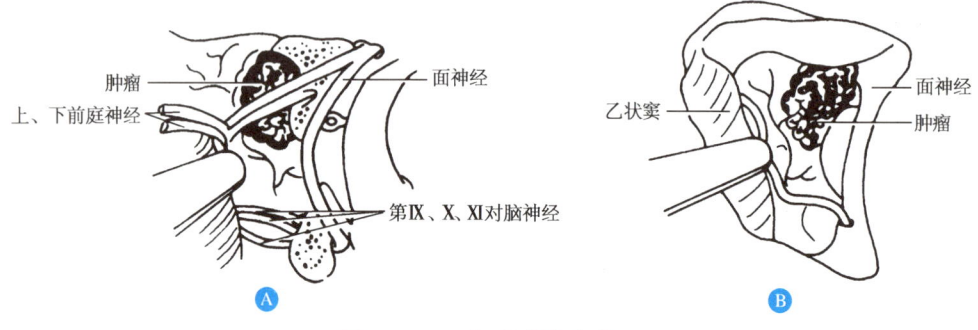

图53-10　耳蜗进路摘除肿瘤
A. 面神经在原位；B. 面神经向后移位

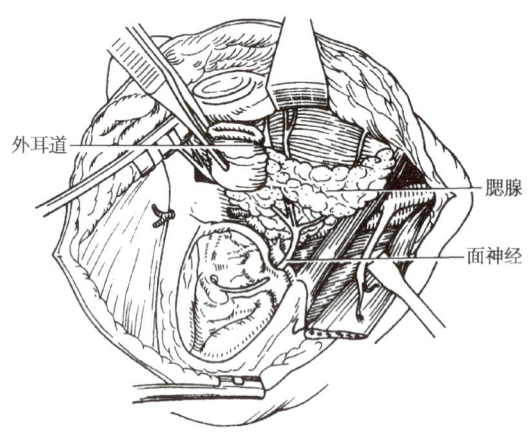

图53-11　显露面神经

### （5）颞骨切除术

对颞骨恶性肿瘤仅做乳突根治术（或综合放疗），治愈率甚低（<5%）。早期颞骨切除术治疗中耳癌治愈率可达25%~40%，但并发症（颈内动脉破裂，继发于脑脊液漏的颅内感染）发生率为10%~15%。颞骨切除术适用于超越外耳道、中耳和乳突范围，侵及颞鳞和岩骨癌，也用于局限手术（或放射）复发的中、外耳癌。

手术步骤：做耳后"C"形切口，切断外耳道，将皮瓣向前翻起，暴露颈内、外动脉和颈内静脉（图53-12A），供出血时紧急结扎用。做颞鳞部开窗显露颅中窝。如肿瘤穿破天盖侵犯脑膜，宜将这部分脑膜切除。将后颅窝脑膜和乙状窦与颞骨分离，切断颧根和下颌骨髁状突，暴露颈动脉。用脑板将颞叶从颞骨面上提起，沿岩上窦向内寻获内听道顶壁，取凿子在耳蜗和迷路内侧、颈动脉后外侧断离岩骨（图53-12B），稍稍旋动可折断与蝶骨大翼的连接。在茎乳孔水平切断面神经，即可将颞骨（除岩尖）整块取出。静脉窦破裂可有较多出血,可用肌肉覆盖裂口,并与窦壁缝合止血。术前影像学发现颈动脉壁被肿瘤累及的必须做动脉球塞试验,以指明是否可予切除。海绵窦受侵预后很差,事实上手术是不予考虑的。用游离肌瓣或骨膜瓣做术腔填充和修复。如耳郭及其周围皮肤也因肿瘤侵蚀而必须同时切除,可用胸大肌皮瓣修复。面神经和副神经可做神经移植(用耳大或腓肠神经)。脑膜缺损区可用阔筋膜或骨筋膜瓣修复(图53-12C)[8]。

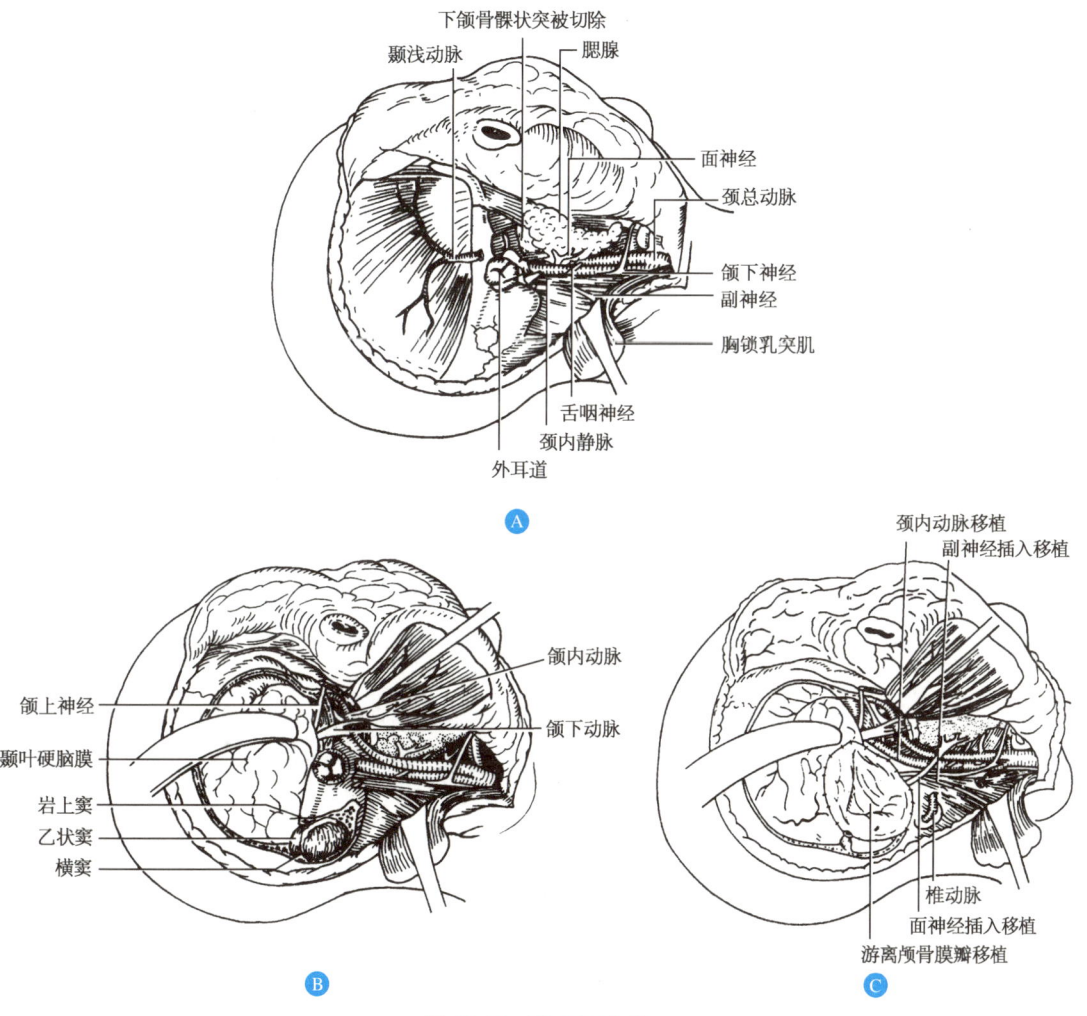

**图 53-12 颞骨切除术**

A. 显露乳突和上颈部;B. 部分切除颞骨鳞部、乙状窦和蝶骨大翼;C. 用筋膜修复缺失脑膜

## 53.4.2 放疗

外耳道中耳乳突癌的治疗包括放疗、手术、放疗后手术或手术后放疗等方法。大多数学者赞成手术后放疗的方法,尤其是中晚期肿瘤。近年来,随着放射设备及放射技术的提高,采用高能射线和逆向设计系统,使得耳部恶性肿瘤的疗效有了很大提高。1963 年 Boland 报道用 4MeV 加速器治疗中耳癌 18 例,5 年生存率为 56%[16]。1979 年,复旦大学附属肿瘤医院采用单纯 $^{60}$Co 外照射治疗外耳道及中耳癌 130 例,5 年生存率为 65.3%[17]。2006 年,Pemberton 等报道外耳中耳癌 123 例单纯放疗,5 年、10 年生存率分别为 40% 和 21%[18]。

在手术结合放疗治疗方面,中山大学附属肿瘤医院采用手术后放疗外耳道中耳癌 41 例患者,根据 Stell 分期法,5 年生存率在 T1、T2 和 T3 分别为 100.0%、55.6% 和 9.5%[19]。2006 年,Nakagawa 等报道,术前放化疗结合完整肿瘤切除,T1、T2肿瘤3年生存率为100%,T3、T4的5年生存率分别为80%和35%[20]。Ogawa对87例外耳中耳癌进行多中心回顾研究,对早期肿瘤,T1单独手术和单独放疗预后效果都较好,但对较大肿瘤(T2或T3),综合治疗(手术+放疗)能明显提高生存率[21]。

（1）放射前准备及注意事项

绝大多数外耳道及中耳癌都伴有局部感染,因此放疗前应先控制局部炎症。先用3%过氧化氢溶液清洗耳道,再用0.3%氧氟沙星滴耳液滴耳,每日3~4次。严重者应用抗生素控制。口腔有龋齿应给予修补,牙残根应给予拔除。头痛剧烈者应予消炎止痛药,改善全身情况。放疗中,耳道应保持清洁,预防和控制感染,促使肿瘤消退,减轻放射损伤。

（2）单纯放疗

靶区范围及照射角度应以CT或MRI所示的肿瘤范围为依据,经治疗计划系统(TPS)制订治疗计划。外耳道癌采用单侧垂直照射或耳前及耳后野加楔形板给角照射。对于中耳乳突癌,可以外耳孔为中心,耳前、耳后交叉楔形野照射,前野与两外耳道口连线成20°~25°角,后野与两外耳道口连线成50°~60°角。照射面积应根据病变范围决定,一般采用5 cm×7 cm野。照射剂量70~75 Gy/7.5~8周,设计时应尽量保护晶状体和角膜,控制脑干的剂量<45 Gy。必要时可采用高能X线和高能电子线混合照射。

（3）手术加放射的综合治疗

1）术前放疗:照射给予剂量50~60 Gy,设野同单纯放疗,一般放疗后休息2~4周后手术。

2）术后放疗:手术有肿瘤残余或安全界限不足时,应将整个手术野设在照射野内,照射瘤床60~70 Gy/7~7.5周。

（4）颈部淋巴结处理

没有颈部淋巴结转移者可不做预防性颈部淋巴结清扫术或放疗。有颈部淋巴结转移者,以手术治疗为首选。若患者有手术禁忌证,不宜做外科颈部淋巴结清扫术者可行单纯放疗。先于颈前切线照射40 Gy/4周,再缩小放射野,垂直照射20~30 Gy/2~3周。

（5）放疗后并发症

主要有长期耳道流水、照射野皮肤纤维化、耳道变狭或闭塞。严重者有骨坏死、张口困难、放射性脑损伤等。根据复旦大学附属肿瘤医院资料,放射性骨坏死的发生与剂量有密切关系,也与放疗设备和放疗技术有关(表53-3)[17]。

Holmes治疗78例中耳癌,剂量45~55 Gy/3周,有10例(13%)发生骨坏死,其中6例是常规X线治疗,3例镭锭线治疗和1例氡治疗,而加速器治疗生存5年以上者均未见骨坏死发生[22,23]。

表53-3 274例耳部肿瘤放疗后遗症情况

| 后遗症 | 病例数 | 发生率(%) |
| --- | --- | --- |
| 耳道流脓 | 29 | 10.6 |
| 耳道闭锁 | 12 | 4.4 |
| 骨坏死 | 6 | 2.2 |
| 张口困难 | 5 | 1.8 |

（6）放疗后复发

由于第1次放疗后局部复发再予放疗肿瘤是不敏感的,其次外耳道及中耳邻近脑组织易引起放射脑损伤,所以对外耳道及中耳癌放疗后局部复发病例应采用外科手术或次颞骨切除术,有获得拯救的可能。外耳道及中耳癌放疗后颈部淋巴结转移灶对放疗缺乏敏感性,一般应采用颈部淋巴结清扫术为好。

### 53.4.3　立体定向放射外科

立体定向放射外科是立体定向技术与放疗相结合的一门新兴学科,最早由瑞典神经外科学家Leksell提出,其理念是:利用立体定向技术对目标靶点进行精确定位,单次或分次大剂量放射线集中照射,使肿瘤在短时间内被摧毁,或是发生一系列放射生物学效应以达到治疗目的。立体定向使用的放射源主要有:重粒子束、γ射线和X线。伽玛刀是放射外科中最常使用的武器,自1969年Leksell等用伽玛刀治疗听神经瘤以来,已治疗万余例,术后2~3年的肿瘤局部控制率达70%~80%。近年来耳显微外科已使听神经瘤的全切率、面神经和听神经保留率明显提高,但由于伽玛刀安全、无创,治疗时间短和痛苦小,仍成为某些听神经瘤的常规治疗方法。其适应证包括:肿瘤直径1.5~2.5 cm;年老体弱不能耐受手术者;双侧听神经瘤,或仅存听力侧的听神经瘤患者;外科手术后听神经瘤复发者。一般采用201束$^{60}$Co源,达肿瘤中部的剂量是15~25 Gy,外周是10~15 Gy。

## 53.5　预后及影响因素

根据复旦大学附属肿瘤医院资料,耳部肿瘤78

例死亡病例中,死于肿瘤本身者61例、死于其他癌者3例、死于其他疾病者5例、死因不明者9例。61例中,死于肿瘤局部复发41例、颈部淋巴结转移11例、肺转移4例、骨转移3例、肝和腹腔转移各1例。一般在1~2年内复发或转移机会较多,经过3年后死亡率大大降低。有关外耳道及中耳癌预后的文献,国内外报道不多,5年生存率<40%[17]。

**(1) 放疗设备和放疗技术对疗效的影响**

近年来放疗设备和放疗技术有了飞速发展,高能X线得到了广泛应用。射线穿透力强,骨吸收和屏障作用小,提高治疗外耳道及中耳癌疗效的同时减少了放疗后遗症。1965年,Holmes报道用不同射线治疗78例中耳癌,5年生存率为36%,用4MeV直线加速器治疗的24例中耳癌,5年生存率为54%[23]。2006年,Pemberton等报道外耳中耳癌123例单纯放疗,5年、10年肿瘤局部控制率分别为56%和56%[18]。而用常规X线治疗的36例中耳癌,5年生存率只有20%[19]。常规X线治疗外耳及中耳癌不仅局部复发率高,而且后遗症严重。1979年,复旦大学附属肿瘤医院报道274例外耳道及中耳癌用$^{60}$Co外放疗,其5年生存率为66.8%,10年生存率为61.2%[16]。

在放疗实施上,过去多采用单野或1个病侧主野和3~4个对侧辅助野照射中耳癌。Holmes改用1个病侧野加对侧颏下和颞部野照射,剂量为50~55 Gy/3周,5年生存率为36%,放射性骨坏死发生率为13%[23]。而复旦大学附属肿瘤医院采用大小为5 cm×6 cm的耳前、耳后各一野交叉照射法,4~7周给40~70 Gy,5年生存率为66.8%,放射性骨坏死发生率仅为2.2%[17]。显然,设野和剂量、时间、次数等对疗效是有影响的。

近10多年来,国内外有关中耳癌的报道中,5年生存率均有所提高(表53-4)。

**表53-4 近年来不同治疗方式治疗外耳及中耳癌的疗效**

| 报道者 | 治疗方法 | 5年生存率(%) |
|---|---|---|
| Wang(1975)[24] | 乳突根治术放疗 | 45(9/20) |
|  | 术前放疗 | 66.7(2/3) |
| 日坛医院(1977)[25] | 术前放疗+乳突根治术+术后放疗 | 100(8/8) |
|  | 单纯放疗 | 16.7(1/6) |
| Sinha(1978)[26] | 乳突根治术放疗 | 40(6/15) |
|  | 单纯放疗 | 14.3(1/7) |
| 吴同保等(1974)[27] | 全颞骨切除术 | 70(7/10) |
| Boland(1963)[16] | 单纯放疗 | 56(10/18) |
| Holmes(1965)[23] | 根治性放疗 | 36(28/78) |
|  | 姑息性放疗 | 4.5(1/22) |
| 复旦大学附属肿瘤医院(1979)[17] | 术前放疗组 | 73.6(39/53) |
|  | 术后放疗组 | 67.1(55/82) |
|  | 单纯放疗组 | 65.4(85/130) |

注:括号内为生存者与病例数之比。

**(2) 不同治疗方式对疗效的影响**

目前,国内外学者一般都认为乳突根治术和放射综合治疗是比较好的方法。根据复旦大学附属肿瘤医院报道,术前放疗、术后放疗和单纯放疗的5年生存率分别为73.6%、67.1%和65.4%,3组经统计学处理,$P>0.05$,差别无统计学意义。因此,如果恰当掌握放疗技术和剂量,单纯放疗的疗效并不亚于术前或术后的放疗。

**(3) 照射剂量对疗效的影响**

治疗任何肿瘤都有适宜剂量,外耳道及中耳癌也不例外。笔者分析不同治疗方法都有其适宜剂量,如术前放疗是40~60 Gy,术后放疗是50~70 Gy,单纯放疗是60~75 Gy。局部肿瘤复发与剂量是否适宜密切相关。肿瘤复发1年内占45.2%,1~2年内占26.1%,2～3年内占11.9%,3年以后复发机会大大减少。

**(4) 肿瘤范围对疗效的影响**

肿瘤侵犯范围越广泛,疗效则越差。表53-5说明面神经麻痹、张口困难、颅底骨破坏、颈部淋巴结及远处器官转移对预后有影响,其中颈部淋巴结和远处器官转移对预后影响较大。但从上述资料看来,面神经麻痹还不能认为是晚期症状,还是有治愈希望的。至于年龄、性别和病理方面尚难看出与预后有明显的关系。

表53-5 肿瘤范围对疗效的影响

| 肿瘤范围 | 病例数 | 5年生存数 | 5年生存率(%) |
|---|---|---|---|
| X线片未见骨破坏 | 98 | 75 | 76.5 |
| 中耳或乳突骨破坏 | 119 | 79 | 66.4 |
| 面神经麻痹 | 75 | 42 | 56 |
| 张口困难 | 11 | 6 | 54.6 |
| 蝶骨大翼或颞颌关节骨破坏 | 29 | 15 | 51.7 |
| 颈部淋巴结转移 | 24 | 7 | 29.2 |
| 远处器官转移 | 2 | 0 | 0 |

(王正敏 迟放鲁)

## 主要参考文献

[1] Pillsburg HC, Charles IW. Clinical, neurophysiologic, and radiologic diagnosis of skull base lesions. In: Jackson CG. ed. Surgery of Skull Base Tumors. London: Churchill Livingstone, 1991;19.

[2] Rutka JT, Rosenbum ML. The biology of skull base tumors. In: Sekhar LN, Schramm VL. eds. Tumours of the Cranial Base. New York: Mount Kisco, Ftura Publishing Company Inc. , 1987;25.

[3] 王正敏主编. 耳鼻喉科学新理论与新技术. 上海:上海科技教育出版社,1997.

[4] 王正敏主编. 颅底外科学. 上海:上海科学技术出版社,1995.

[5] Kuhel WI, Hume CR, Selesnick SH. Cancer of the external auditory canal and temporal bone. Otolaryngol Clin North Am,1996,29;827-852.

[6] Leonetti JP, Smith PG, Kletzker GR, et al. Invasion patterns of advanced temporal bone malignancies. Am J Otol, 1996,17;438-442.

[7] 迟放鲁,王正敏,陈泽宇,等. 面神经瘤的诊断与处理. 中华耳鼻咽喉头颈外科杂志,2006, 41;262-265.

[8] Fisch U, Matto D. Microsurgery of the Skull Base. New York: Thieme Medical Publishing Inc. 1988;44.

[9] Mafee MF, Valvassori GE, Kumar A. Tumors and tumor-like conditions of the middle ear and mastoid: role of CT and MRI. An analysis of 100 cases. Otolaryngol Clin North Am, 1988,21;349-375.

[10] Moller MB. Otoneurological evaluation of patients with posterior fossa tumors. In: Sekhar LN, Schramm VL. eds. Tumors of the Cranial Base. New York: Mount Kisco, Futra Publishing Company Inc. 1987;553.

[11] Truck WW. Carcinoma of the middle ear. Cancer, 1965,18;642.

[12] Schwaber MK. Acoustic neuroma and tumors of the cerebellopontine angle. In: Glasscock ME, Johnsen GD. eds. Surgery of the Ear. 4th ed. Philadelphia: WB Sauders, 1990;535.

[13] Prasad S, Janecka IV. Efficacy of surgical treatments for squamouscell carcinoma of the temporalbone, a literature review. Otolaryngol Head Neck Surg, 1994,110;270.

[14] Lannetti G, Belli E, Cicconetti A, et al. Infratemporal fossa surgery for malignant disease. Acta Neurochir, 1996, 138;658-671.

[15] Kinney SE, Wood BG. Malignancies of the external ear canal and temporal bone: surgical techniques and results. Laryngoscope, 1987, 97;158-164.

[16] Boland J. The management of the middle ear. Radiology,1963,80;285.

[17] 上海第一医学院肿瘤医院. 外耳道及中耳癌的治疗. 中华肿瘤杂志,1979,1;41.

[18] Pemberton LS, Swindell R, Sykes AJ. Primary radical radiotherapy for squamous cell carcinoma of the middle ear and external auditory canal: an historical series. Clin Oncol,2006, 18;390-394.

[19] 陈锡辉. 手术后放疗治疗外耳道中耳癌的临床观察. 临床耳鼻咽喉科杂志, 2003,17;485-487.

[20] Nakagawa T, Kumamoto Y, Natori Y, et al. Squamous cell carcinoma of the external auditory canal and middle ear: an operation combined with preoperative chemoradiotherapy and a free surgical margin. Otol Neurotol, 2006,27;242-248.

[21] Ogawa K, Nakamura K, Hatano K, et al. Treatment and prognosis of squamous cell carcinoma of the external auditory canal and middle ear: a multi-institutional retrospective review of 87 patients. Int J Radiat Oncol Biol Phys, 2007, 68;1326-1334.

[22] Holmes KS. The treatment of carcinoma of the middle ear by the 4MV linear accelerator. Proc R Soc Med, 1960,53;242-244.

[23] Holmes KS. Carcinoma of the middle ear. Clin Radiol, 1965,16;400-404.

[24] Wang CC. Radiation therapy in the management of carcinoma of the external auditory canal, middle ear and mastoid. Radiology, 1975,116; 713-715.

[25] 北京日坛医院. 外耳中耳癌的治疗. 肿瘤防治研究,1977,4;85.

[26] Sinha PP, Aziz HI. Treatment of cancer of the middle ear. Radiology, 1978, 126;485-487.

[27] 吴同保,汪馥堂,张福安. 全颞骨切除术治疗中耳和颞骨癌瘤. 中华医学杂志,1974,2;80.

# 54 眼部肿瘤

54.1 眼睑肿瘤
　　54.1.1　眼睑肿瘤分类
　　54.1.2　眼睑恶性肿瘤
　　54.1.3　眼睑恶性肿瘤的治疗
　　54.1.4　眼睑恶性肿瘤的预后
54.2 角结膜肿瘤
　　54.2.1　迷芽瘤
　　54.2.2　鳞状上皮源性的肿瘤
　　54.2.3　黑色素细胞源性的肿瘤
　　54.2.4　其他角结膜肿瘤
　　54.2.5　角结膜肿瘤的手术原则
54.3 眼球内肿瘤
　　54.3.1　视网膜母细胞瘤
　　54.3.2　葡萄膜黑色素瘤

54.4 眼眶肿瘤
　　54.4.1　眼眶肿瘤的分类及发病频数
　　54.4.2　眼眶血管瘤及淋巴管瘤
　　54.4.3　眼眶泪腺肿瘤
　　54.4.4　眶部横纹肌肉瘤
　　54.4.5　眼眶恶性淋巴瘤
　　54.4.6　眼眶囊肿
　　54.4.7　眼眶部转移性肿瘤
　　54.4.8　眼眶继发性肿瘤
54.5 眼眶炎症
　　54.5.1　眼眶感染性炎症
　　54.5.2　眼眶非特异性炎症
　　54.5.3　特殊类型的眼眶炎症

　　眼部肿瘤包括眼睑肿瘤、角结膜肿瘤、眼球内肿瘤及眼眶肿瘤4部分，其中眼睑肿瘤占全部眼肿瘤的半数以上，角结膜肿瘤与眼眶肿瘤发病数相近，眼内肿瘤最少。在临床上，眼眶炎症因其独特的表现常常与眼眶肿瘤相混淆，因此本章同时列出几种主要炎症的特点，以资鉴别。

## 54.1　眼睑肿瘤

### 54.1.1　眼睑肿瘤分类

　　眼睑皮肤薄，又处于暴露部位，其皮肤附件及腺体种类繁多，因此从皮肤表皮及腺体上皮起源的肿瘤远较从中胚叶起源的肿瘤为多。眼睑肿瘤中有几种特殊腺体肿瘤，如 Zeis 腺癌、Moll 腺癌（大汗腺癌）以及睑板腺癌常被误诊，在一般书的分类中亦常被漏列。兹根据复旦大学附属眼耳鼻喉科医院的材料[1]，按照组织发生，将眼睑肿瘤的病理分类列举如下。

　　（1）上皮性肿瘤
　　良性：乳头状瘤、老年疣、毛母质瘤、混合瘤、汗腺及汗管瘤、生乳头性大汗腺囊腺瘤、角化棘皮瘤、倒生性毛囊角化病。
　　囊肿：表皮样囊肿、皮样囊肿、潴留囊肿（皮脂腺、副汗腺、汗腺、大汗腺、穹窿部结膜假腺、毛囊等）。
　　恶性：基底细胞癌、睑板腺癌、鳞状细胞癌、未分化腺癌、皮肤附件癌、Zeis 腺癌、Moll 腺癌、基底鳞状细胞癌、黏液表皮样癌、腺样囊性癌（副泪腺癌）、黏液腺癌。
　　瘤样病变：传染性软疣、寻常疣、炎性假瘤、浆细胞瘤、假上皮瘤样增生。

　　（2）间叶组织及神经源性肿瘤
　　良性：血管瘤及血管淋巴管瘤、神经纤维瘤及神经鞘瘤、纤维瘤及纤维组织细胞瘤。
　　恶性：恶性淋巴瘤、未分化肉瘤及横纹肌肉瘤、恶性间叶瘤、血管外皮瘤、纤维肉瘤、恶性神经鞘瘤、血管肉瘤、卡波西肉瘤。

　　（3）色素性肿瘤
　　良性：色素痣、蓝痣、黑色素沉着症。
　　恶性：恶性黑色素瘤、癌黑色素沉着症。

　　（4）其他
　　Merkel 细胞癌。

## 54.1.2 眼睑恶性肿瘤

皮肤肿瘤的发病与种族、皮肤色素含量、地理环境及光照强度等因素有关。据复旦大学附属眼耳鼻喉科医院病理室资料,眼睑恶性肿瘤前5位依次为基底细胞癌、睑板腺癌、鳞状细胞癌、恶性黑色素瘤及未分化腺癌。恶性淋巴组织肿瘤仅占第6位[2]。

基底细胞癌居眼睑恶性肿瘤的首位,在世界各国都是如此,但基底细胞癌在眼睑恶性肿瘤中所占比重以及第2、第3位以下的各种眼睑恶性肿瘤的分布情况,东西方不同。如哈佛大学医学院眼耳医院眼科病理室资料,基底细胞癌占眼睑恶性肿瘤的95%,眼睑恶性肿瘤第2、第3位分别为恶性黑色素瘤及恶性淋巴瘤;复旦大学附属眼耳鼻喉科医院眼科病理室资料,眼睑恶性肿瘤第2位的睑板腺癌却占眼睑恶性肿瘤的31.6%。

### (1) 眼睑基底细胞癌

眼睑基底细胞癌从皮肤或其附件起源,占眼睑恶性肿瘤的第1位。以下睑内眦部最为多见,女性比男性稍多,老年人比青壮年多,发病年龄高峰在50~60岁。一般仅在局部呈浸润性生长,极少发生转移,晚期则侵入鼻旁窦及颅内引起死亡(2%)。

病变初期为微小透明结节,似红斑、湿疹或乳头状瘤,含色素者似痣或黑色素瘤(>30%)。皮肤结节外常有曲张血管围绕,表面有痂皮或鳞屑覆盖。积年累月,结节缓慢增大;损伤后溃破形成典型的浅在性溃疡,边缘参差不齐,变硬、高起、内卷,有侵蚀性溃疡之称。溃疡底部为癌组织及纤维组织所构成。溃疡一般较浅。外伤和不适当处理可使肿瘤发展加快,病变扩大,形成较大肿块,易误诊为鳞状细胞癌或恶性黑色素瘤。

病理上,癌细胞小,核着色深,大小一致。癌巢外围有一排染色深的梭形或柱状上皮细胞,形成典型的栅栏状排列。癌巢呈分支状或棒杆状,向下浸润较浅,且到同一平面为止,这是基底细胞癌与鳞状细胞癌的一个不同点。一部分病例细胞内含有大量黑色素者,称为色素性基底细胞癌,其恶性程度与无色素者一样。若癌组织中有部分为基底细胞癌,一部分为鳞状细胞癌,称为基底鳞状细胞癌,其性质较单纯基底细胞癌恶性程度高,其生物学行为与鳞状细胞癌相似。

### (2) 眼睑鳞状细胞癌

眼睑鳞状细胞癌是从皮肤上皮或睑结膜上皮起源的恶性肿瘤。皮肤和结膜交界处的睑缘是其好发部位。起源于睑结膜者占半数。总发病率占睑恶性肿瘤的20%。因其病理形态易与鳞状细胞睑板腺癌或良性病变如角化棘皮瘤、倒生性毛囊角化病、假上皮瘤增生症等相混淆,故各家对其发病率的统计差异甚大。此癌恶性程度较基底细胞癌为高,发展较快,破坏较广,可转移到局部淋巴结(2%~5%)或全身,引起死亡,死亡率为10%左右。

男性比女性多,老年比青壮年多,平均发病年龄为59岁。癌半数以上在上睑,并可发生在皮肤病变的基础上,如老年性角化病、慢性皮炎、慢性溃疡等。部分病例由皮角、乳头状瘤、皮样囊肿等良性病变恶变而成。

早期病变在外观上与基底细胞癌甚至良性病变类同,不易鉴别。病变发展后,临床上有两型:①癌组织呈乳头状或菜花样,主要向外发展,形成巨大肿块,外观呈乳头状,表面常溃破,基底广阔,少数可带蒂。癌组织发展较快,在快速发展时,形成菜花样肿块,质脆,基底固定,表面溃破感染出血,与一般乳头状瘤不同。②溃疡型:眼睑鳞状细胞癌发展到一定阶段和一定高度时常形成溃疡,或开始即以溃疡的形式出现。溃疡边缘高耸、外翻,基底不平,呈火山口样外观。溃疡边缘饱满外翻,是其与基底细胞癌溃疡的不同之处。

从睑结膜上皮发生的鳞状细胞癌较从皮肤上皮起源者稍多,临床上常呈扁平乳头状或息肉样。病理上称为乳头状鳞状细胞癌,分化较差,分化程度多为Broder 2~3级。淋巴结转移的发生率也较从皮肤上皮起源者高。

### (3) 眼睑睑板腺癌

眼睑睑板腺癌(Meibomian 腺癌)起源于睑板腺,恶性程度高。发病率次于基底细胞癌,占眼睑恶性肿瘤的第2位。患者多为高龄女性,平均年龄>60岁,上睑比下睑好发(约为3:2)。病程短的仅2个月,长者可达24年,平均为2年。病变较深,初起时为位于眼睑皮下深部的小结,质硬,边界清楚,表面皮肤不破,病变外观上酷似睑板腺囊肿(霰粒肿),但结膜面较粗糙,能见到黄白色斑点,是其与一般睑板腺囊肿不同之处。发展到睑板外时,在眼睑皮下能扪到核桃状硬块,表面皮肤血管曲张,结膜面局部充血。少数病例可因肿瘤坏死而致结膜破溃,由此露出黄白色结节状瘤组织。多数癌组织呈弥漫性增殖,使眼睑高度肥厚变形,而皮肤和结膜不破,这是其与鳞状细胞癌或基底细胞癌的不同之处。癌组织容易沿着睑板腺主导管蔓延,故睑缘受累者多见。该处皮肤萎缩,睫毛脱落,癌组织与睑缘融合,或从睑板腺开口处穿出，形成痣样、囊肿样、肉芽样或乳头状瘤的外观。晚期睑缘严重受累，皮肤面有溃疡形成，一种特殊的黄色癌组织由溃破处暴露于外，有助于临床鉴别诊断。少数病例癌组织可经穹窿部向眼眶深部发展，引起眼球突出。极少数可从泪腺部起源，以眼眶肿瘤的形式出现。

肿块大多坚硬如骨，囊性变时质地较软。手术时常见到它与睑板关系密切或即在睑板当中，外有假包膜，内含黄白色豆渣样内容物（因癌组织富含脂肪）。坏死广泛者尚可有小区钙化。巨检形态及临床发展过程与病理分化程度有密切关系。

光镜下，此癌可分为5型[4]。①分化型：癌细胞大而空，呈典型的小叶状排列。此型需与睑板腺瘤相鉴别。②鳞状细胞型：癌细胞较大，且大小不一，核增大并且异形性显著，胞质较红，有细胞内角化或上皮珠形成，偶见癌巨细胞。此型易误诊为鳞状细胞癌。③基底细胞型：癌细胞大小一致，核色深。此型常误诊为基底细胞癌。④腺型：此型癌细胞呈柱状或方形，排成条索状或腺样，与一般腺癌相似。⑤梭形细胞型：最少见，由长短不等的梭细胞构成，排成束形，且可含有色素。常误诊为恶性黑色素瘤。

诊断要结合临床和病理两方面。患者多为高龄女性，上睑好发，病程中常有反复发作睑板腺囊肿史，病变处有时能见到黄白色豆渣样瘤组织。病理上，主要根据癌组织呈小叶样排列，癌巢外有毛细血管的内皮细胞包绕，癌细胞脂肪染色阳性；梭形细胞型，特别当含有色素时，与恶性黑色素瘤的鉴别诊断十分困难，需做连续切片寻找癌组织与正常睑板腺的过渡，才能确定诊断。电镜及免疫组化检查有助其鉴别诊断。

早期癌组织在睑板内生长缓慢，到睑板外则发展加速，可浸润肌肉。侵入结膜上皮或皮肤上皮，可产生类似 Pagetoid 的图像。侵入眼眶者，可浸润球后视神经，还可浸润周边神经，是临床上引起眼痛、头痛的原因。

此癌易复发（37.1%），复发者可蔓延到额部、颞部、鼻旁窦、牙龈，甚至鼻咽和颅底，报道中有2例浸润到对侧眼部，转移多经淋巴道（33.0%）。转移至耳前淋巴结者最多，次为颌下及颈部淋巴结，也可首先出现于锁骨上淋巴结。转移率各型不等，以基底细胞型（35.3%）和鳞状细胞型者（26.5%）较高，分化型者最低。转移常在多次复发后，也可发生在原发灶很小者。少数病例（4%）可经血道转移到肺、肝、胃等脏器。血道转移发生在局部多次复发或局部已有淋巴结转移之后。分子生物学技术为肿瘤研究提供了有效方法。

**（4）眼睑恶性黑色素瘤**

眼睑恶性黑色素瘤在中国比较少见，远次于基底细胞癌、睑板腺癌及鳞状细胞癌，居眼睑恶性肿瘤的第4位（4.2%）。在白种人中，此瘤较多见。患者中女性多于男性，平均发病年龄54岁，平均病程4～5年，由痣或色素沉着症恶变者病程较长，自发者病程较短。病变外观及发展过程变化甚大，多呈结节状，血管丰富，或为色素斑块及丘疹样，边缘不整，增大迅速。早期形成溃疡者，是其恶性的临床表现。但也有的肿物缓慢增大，历时多年，长成巨大肿物而表面不溃破。极少数病变甚小，外观似痣者，可能已是恶性，甚至发生转移，因此对于眼部色素性病变必须保持高度警惕。

病理上，此瘤可由梭形细胞、圆形痣细胞、大多角形细胞及各种形状的瘤细胞混合而成。多核瘤巨细胞常见，瘤组织内可有坏死或炎症细胞浸润，病变早期沿平面扩展，晚期则为垂直形浸润。炎症细胞浸润常早期即可发生，紧贴于上皮层之下，呈片状或带状，是恶性肿瘤反应的一部分，与皮肤溃疡引起的炎症细胞反应有别。

含色素的或不含色素的异形细胞，向上浸润表皮或向下浸润上皮下组织，包括肌肉、脂肪、血管、神经等，是诊断恶性黑色素瘤的依据。瘤细胞本身的异形性，核质比例的增大，核的形状、大小及异形性，以及核分裂象的出现，也是判断恶性的根据。其中，肿瘤深面淋巴细胞浸润带的存在，对诊断为恶性很有帮助。需与眼睑恶性黑色素瘤鉴别诊断的有梭形或上皮样细胞痣、色素性睑板腺癌和恶性淋巴瘤（无色素的小圆形细胞黑色素瘤与其鉴别）。特殊染色（脂肪染色阳性为睑板腺癌）、临床特点（梭形或上皮细胞痣、年龄较轻、病变色红而直径很少>1 cm）和免疫组化检查（恶性淋巴瘤）有助于鉴别诊断。

## 54.1.3 眼睑恶性肿瘤的治疗

眼睑恶性肿瘤的治疗有手术、放射等。根据肿瘤的病理类型、病变部位及范围等采取不同的治疗方法。

肿瘤不大、局限在眼睑范围内的基底细胞癌和鳞癌，内眦、穹窿部结膜和球结膜未受累者，可行手术治疗。切除范围在肿瘤外0.5 cm。肿瘤为溃疡浸润型者，切除范围应更广泛些，有条件者可在手术时做冷冻病理检查以了解肿瘤切缘是否足够。如肿瘤已累及结膜，特别已累及内眦部泪囊，切除后需行泪小管成形术。

睑板腺癌对放射线不敏感,手术治疗是唯一有效的治疗方法。分化型者生长较缓慢,就诊时范围常较局限,可行局部切除,如留有一定安全边缘,术后很少复发。鳞状细胞癌和基底细胞癌由于发展较快,就诊时肿瘤累及范围较广,常需做眶内容物剜除术,必要时还需做耳前和颈部的淋巴结清扫术。对那些就诊时即有眼痛、头痛的病例,提示已有浸润周边神经的情况切除时更应广泛些,以免沿着神经浸润的癌组织残存下来。对局部切除后复发的睑板腺癌病例且范围较广泛者,更需尽早采用眶内容物剜除术。

恶性黑色素瘤因其恶性程度较高,一经确诊,手术切除应为首选治疗方法。切除的安全边缘应较鳞状细胞癌和睑板腺癌者为广。手术最好在冷冻或快速切片检查控制下进行。病灶大者往往需做眶内容物剜除术。如有局部淋巴结转移需做淋巴结清扫术。

### 54.1.4 眼睑恶性肿瘤的预后

眼睑的基底细胞癌和鳞状细胞癌的预后较好,鳞状细胞癌的死亡率一般在10%左右,基底细胞癌在3%~5%。预后与病程早晚、病灶大小、病变部位、浸润深度及治疗的彻底性有关。睑板腺癌的预后较前两者差,其预后与癌细胞的分化程度关系密切。死亡原因中,分化型者多因局部复发、肿瘤过大、合并继发感染和出血消耗、衰竭所致。自复发至死亡可拖延数年之久。鳞状细胞癌和基底细胞癌者发展快,转移早,多因肿瘤经淋巴道或血道转移至肝、肺、胃等处而死亡,死亡时间平均半年至1年,少数可在手术后存活多年。恶性黑色素瘤的恶性程度高,其预后与下列因素有关:①年龄越小预后越差。②病程长者预后较好。反之,病变发展迅速,肿瘤增大快,表面溃破出血,且有多个卫星结节者预后差。③肿瘤浸润浅,局限于表皮者预后较好。如浸润已超过真皮网状层或肌肉层,或 > 2 mm 者转移可能性增大,预后差。④组织学类型与预后有关,表浅型者转移少,预后好;结节型者多转移,预后差。⑤性别与预后有关,男性较女性患者预后差。⑥色素含量与预后有关,无色素者恶性程度更高。⑦核分裂象越多,恶性程度越高。⑧淋巴结有转移者,预后差。

## 54.2 角结膜肿瘤

结膜肿瘤类型繁多,表现各异。可以是常见的痣,也可以是罕见的青少年黄色肉芽肿;可能巨大而影响外观,如皮样脂肪瘤,也可能隐匿、扁平但致命,如卡波西肉瘤和源于原发性获得性黑色素增多症(primary acquired melanosis, PAM)的黑色素瘤;可以是先天性的,如泪腺迷芽瘤,或与日晒有关,如光化性角化病,也可是全身病的一个部分,如淋巴瘤、白血病等。限于篇幅,本章只选择常见的几种结膜肿瘤的典型表现予以描述。同时,由于结膜富含水分,肿瘤质脆、易碎,有些病灶如原发性获得性黑色素增多症,边缘不清,不适当的手术或活检反而恶化病情,加速肿瘤转移。

### 54.2.1 迷芽瘤

迷芽瘤(choristoma)是一种良性肿瘤,其所含的组织成分在正常情况下不应出现在此部位。角结膜的迷芽瘤可以是 Goldenhar 综合征、Treacher-Collins 综合征的眼部表现之一。

(1)皮样瘤

皮样瘤(dermoid)是先天性的、境界清晰的、圆形黄白色实质性占位,位于球结膜或角巩膜缘。最常见于外下方角巩缘,表面可有毛发、角化斑,影响外观,并可因散光而有损患儿的视功能。严重的病例累及整个角膜,但多止于后弹力膜之前。累及前房、虹膜者甚为罕见。组织病理上,皮样瘤由致密的纤维组织构成,内含皮脂腺和毛囊。

(2)皮样脂肪瘤

皮样脂肪瘤(dermolipoma)组织学上类似于皮样瘤,只是含有更多的脂肪。常常多年没有症状,直至青少年期眶脂肪脱出于外上方穹窿部。表现为黄白色、质软肿块,表面多有纤细的毛发,相应处的结膜角化、坚硬。临床上有时误诊为眶脂肪脱垂、泪腺肿瘤等。

(3)泪腺迷芽瘤

泪腺迷芽瘤(lacrimal gland choristoma)较为罕见,幼儿颞上方或颞侧球结膜上粉红色实质性团块,无疼痛不适,肿块周围无血管扩张等炎症征象。泪腺迷芽瘤实质上是异位的泪腺。

## 54.2.2 鳞状上皮源性的肿瘤

结膜鳞状上皮源性的肿瘤(squamous conjunctival tumor)多与日晒有关,因此好发于气候炎热、日照充足的地区。常见的肿瘤有结膜乳头状瘤、光化性角化病、角结膜上皮内新生物(conjunctival and corneal intra-epithelial neoplasia,CCIN)、结膜鳞癌(squamous cell carcinoma,SCC)等。由于 CCIN 和 SCC 发病机制完全一致,临床表现极为相似,有赖于病理组织学检查才能鉴别,因此本文遵从目前国际上研究眼表肿瘤的趋势,将其统称为眼表鳞状上皮新生物(ocular surface squamous neoplasia,OSSN)[3]。

(1) 结膜乳头状瘤

乳头状瘤(squamous papilloma)与人类乳头瘤病毒(HPV)感染有关,好发于儿童和成人。儿童结膜乳头状瘤可能源于分娩时的产道传染。临床上乳头状瘤表现为粉红色、半透明、指状或花瓣状赘生物,可带蒂、狭长,也可无茎、扁平。裂隙灯下瘤体上有无数的红色小点,代表上皮下的基质血管芽。儿童乳头状瘤常较小,为多个带蒂的病灶,位于下方穹窿部,有一定的自愈性;成人乳头状瘤多为独立、无蒂的病灶,常常累及角膜,需与鳞癌相鉴别。病理上,乳头状瘤由纤维血管束和包裹血管的鳞状上皮所组成。挤揉或不彻底的切除易出血。

(2) OSSN

OSSN 囊括了结膜鳞状上皮来源的退变、原位癌和鳞癌。与长期的日晒有关,紫外线损伤了上皮细胞的 DNA,造成体细胞的突变,因此 OSSN 好发于低纬度地区的室外工作人群。近年的研究表明,HPV,尤其是 HPV-16 型在 OSSN 瘤体中有着较高的检出率,但该病毒本身尚不足以导致 OSSN 发生。另外,在艾滋病(AIDS)患者中,OSSN 发病率高,起病早,而且病情严重,符合病毒感染在免疫功能低下者中表现的一般规律,也从另一个角度支持 OSSN 的病毒学说[4]。

OSSN 好发于睑裂部,尤其是角膜缘,病程数周至数年。临床表现多样,呈胶冻状、乳头状或多结节状,可以有白色角化斑覆盖,有时类似于弥漫性炎症性病灶。瘤体的表面和周围可见滋养血管。仅凭临床体征多不足以鉴别 CCIN 和 SCC。CCIN 累及角膜时表现为角膜表面雾状不规则浑浊,可以荧光素染色标出分界。多个结节状病灶、高度扩张的滋养血管、继发青光眼或葡萄膜炎、颈淋巴结肿大等均提示 SCC。

OSSN 的诊断有赖于病理检查。结膜脱落细胞学检查、印迹细胞检查常常无助于肿瘤定性。组织学上,原位癌是指肿瘤仍然局限于上皮,未突破基膜,细胞异形,伸长增大,见有丝分裂象。鳞癌因肿瘤突破了基膜而有别于原位癌。多数的结膜鳞癌分化较好,表面有角化,很少转移。但有 3 种浸润性鳞癌预后较差,包括:梭形细胞型,免疫组化角蛋白阳性可揭示其上皮来源;黏上皮样细胞型,含可分泌黏多糖的黏液分泌细胞;腺样型,细胞外有透明质酸,细胞内无黏蛋白,此型易侵犯眼球和眼眶,远处转移常见。

手术是 OSSN 的主要治疗手段,尽管术后复发率可高达 10%~40%。术前的准确定位、术中的无瘤技术是成功的关键。也有学者采用 Mohs 法控制安全切缘,可以一次性切除的结膜肿瘤。

以 $^{125}I$、$^{106}Ru$ 等局部放疗 OSSN 在国外已开展多年。但有导致干眼、眼球粘连、白内障等并发症的风险。由于 CCIN 很少发展为浸润性鳞癌,而鳞癌也甚少转移,同时局部放疗的复发率为 2%~47%,因此目前学界多不主张对 OSSN 施以局部放疗。

局部化疗药物滴眼有一定的疗效,如 0.02%~0.04%丝裂霉素、1%氟尿嘧啶、干扰素 α-2β 等。要控制疗程,并密切随访。局部化疗作为手术切除后的补充,也显著改善了 OSSN 的预后。

## 54.2.3 黑色素细胞源性的肿瘤

黑色素细胞源性的肿瘤(melanotic conjunctival tumor)包括结膜痣、眼部黑色素细胞增多症、种族性黑色素增多症、原发性获得性黑色素增多症、恶性黑色素瘤等[5,6]。其中眼部黑色素细胞增多症不属于结膜肿瘤的范畴,但易与结膜肿瘤相混淆,故列出以资鉴别。

(1) 结膜痣

痣是最常见的结膜色素灶,多在青春期显现。依照痣细胞所在的部位可分为交界痣、混合痣、皮下痣,这也代表了痣细胞从皮内移行至皮下的自然生理成熟过程。相应的,痣从扁平变得隆起,随着青春发育、妊娠,逐渐增大、色素加深。

结膜痣(nevus)多位于睑裂暴露区的球结膜、半月皱襞、泪阜以及眼睑,甚少累及角膜。色灰、褐或深黑,少数无色;境界清晰,无明显的滋养血管;可推动,与巩膜无粘连。约50%的痣有囊样腔隙,此为良性的标志。绝大多数的痣不会发展为恶性黑色素瘤,但结膜黑色素瘤中有25%源自痣。如果痣出现在睑结膜、穹窿部或累及角膜;与巩膜相粘连;有明显的滋养血管;无囊样腔隙;老人新发现的结膜痣;痣切除后复发,都应引起警惕,及时活检,以排除黑色素瘤的可能。值得注意的是,儿童交界痣在病理上常与黑色素瘤或获得性黑色素增多症相混淆,年龄是最重要的鉴别要点。

为了美观、活检或减少恶性转化的风险,痣可予完整切除。如果累及巩膜,切除范围务必包括表层巩膜。当然,对于没有任何恶性征象的痣,随访也是一个很好的选择。

### (2) 眼部黑色素细胞增多症

眼部黑色素细胞增多症(ocular melanocytosis)常常同时累及眼周皮肤,称为Ota痣,是一种先天性色素性病变,黄种人和黑人多见。表现为眼周皮肤、软腭、巩膜青石板样色素沉着。病变可累及双眼。在裂隙灯下仔细观察,色素位于正常结膜下的巩膜床。受累眼的脉络膜色素加深,双眼对照更加明显。在高加索人种中,眼部黑色素细胞增多症患者患葡萄膜黑色素瘤的概率为1/400,应定期随访。

### (3) 种族性黑色素增多症

种族性黑色素增多症(racial melanosis)多见于黑人和深色皮肤的白人,为先天性的、双眼球结膜和角膜缘的弥散性色素沉着。病变甚少累及穹窿部和睑结膜。病理上,位于结膜上皮基底层的黑色素细胞数量和形态均正常,不伴有不典型增生,但细胞分泌了较多的黑色素颗粒。种族性黑色素增多症没有恶性转化的倾向,可定期随访。

### (4) 原发性获得性黑色素增多症

1) 临床表现　原发性获得性黑色素增多症(PAM)好发于中老年人,尤其是白人。表现为单眼、弥漫性、不规则、境界不清的结膜黄褐色斑块,常呈颗粒状外观,可为多灶,无囊样变。色素是后天获得的,并随着时间的推移而变深或变浅。病灶多位于角膜缘,可累及角膜、睑结膜、穹窿部以及眼睑。约50%的伴有不典型增生的PAM可发展为恶性黑色素瘤,不伴不典型增生的PAM无此风险。但尚无确切的数字表明会有多少不伴不典型增生的PAM会转化为伴有不典型增生的PAM,而两者在临床上是难以鉴别的。在40～50岁的PAM人群中,5～10年内患结膜黑色素瘤的可能高达30%。PAM可水平生长多年,一旦向垂直方向生长,则预示着恶性倾向。有鉴于此,Zimmerman将水平生长期的称为良性PAM,而将垂直生长期的称为恶性PAM。

2) 病理表现　不伴不典型增生的PAM,病理上细胞形态正常,有树枝状突起,细胞位于上皮的基底层。而伴有不典型增生的PAM,细胞不典型增生,无树枝状突起,有时呈类上皮样,细胞可分布于上皮全层,甚至完全替代了正常的上皮细胞,此时多数的黑色素细胞无色素,在临床上不显现,延误诊治,预后差。形态上,可以S-100抗体标记无色素的黑色素细胞;以PC-10抗体标记增殖的黑色素细胞核抗原,提高病理诊断的准确率。

3) 治疗　尽管不伴不典型增生的PAM没有发展为黑色素瘤的倾向,但临床鉴别困难,因此PAM原则上以手术切除为主。1988年Jakobiec主张以冷冻处理手术切缘,被广泛采纳,沿用至今[7]。鉴于PAM可无色素,因此术中应同时行4个象限的"正常"结膜活检。另外,局部滴用丝裂霉素C也有一定的治疗作用。

### (5) 黑色素瘤

结膜黑色素瘤(melanoma)是恶性程度高、预后较差的恶性肿瘤。它可起源于PAM、痣或正常结膜组织。平均发病年龄60岁,但也有儿童黑色素瘤的报道。

1) 临床表现　黑色素瘤的临床表现多样。肿块多呈灰色、黑色,少数为无色或粉红色,可位于角膜缘、球结膜、睑结膜、穹窿部。PAM来源的黑色素瘤还可能侵及眼睑皮肤。病灶呈半球形隆起或弥漫性生长,亦有环角膜生长,并有扩张的血管滋养。瘤体可能固定于表层巩膜。肿瘤有在上皮内跳跃性生长的特点,从而向远处结膜播散。瘤细胞沿神经侵及深层基质,并向眶内蔓延。黑色素瘤易早期经淋巴道转移,其预后与瘤体的厚度相关。脑、肝、肺、骨是其远处转移的目标。

2) 病理　肿瘤由不典型增生的黑色素细胞构成,核仁明显,有丝分裂象常见。其细胞有4种类型:多角形、类上皮样形、梭形、气球样形。可为这几种细胞的任意组合。免疫组化检查S-100、HMB-45标记有助于诊断。

3) 治疗　广泛、彻底的切除,并辅以冷冻和(或)放疗是防止局部复发的关键。运用无瘤技术、控制安全切缘。大范围的切除有时需要同时进行黏膜移植、同种异体结膜移植等修复技术。眶内容物剜除不能提高黑色素瘤患者的生存率,因此只作为最后的治疗选择。局部滴用丝裂霉素以及100 Gy的贴敷放疗也都有一定的疗效,可作为手术的补充。

鉴于经淋巴道转移率达40%,有学者主张对厚度>2 mm或角膜缘外的黑色素瘤患者行耳前和颈淋巴结清扫[8]。

4）预后　单纯切除,10年结膜黑色素瘤的复发率高达60%。经综合治疗,目前5~10年的复发率为40%~50%。Werschnik和Lommatzsch经长期随访,5年、10年结膜黑色素瘤患者的生存率分别为84.8%、77.7%。Shields等的研究表明,10年转移率为26%,死亡率为13%。

### 54.2.4　其他角结膜肿瘤

**（1）淋巴管瘤**

淋巴管瘤（lymphangioma）多在儿童期起病,表现为球结膜多个液性囊腔,囊腔内含淡黄色淋巴液或陈旧性积血,亦称为巧克力囊肿。病情常因感冒等病毒感染而反复发作。结膜淋巴管瘤可以是眼眶深部淋巴管瘤的一部分,后者可能危及视功能。另外,有些结膜淋巴管瘤患儿的上颚也有淋巴管瘤,表现为红色、蛙卵状结节。对于单纯的结膜淋巴管瘤以随访为主,若合并眶内大的出血灶,可考虑切开减压。

**（2）炎性肉芽肿**

炎性肉芽肿（pyogenic granuloma）是结膜对炎症、外伤或手术的一种增殖性纤维血管反应。表现为生长迅速的、粉红色团块,常呈息肉状。病理上,肿块由慢性炎症细胞和扩张的小血管构成。对激素治疗部分有效,但常需手术切除。对于反复发作的病例,可考虑进行小剂量的贴敷放疗。

**（3）淋巴性肿瘤**

结膜淋巴性肿瘤（lymphoid tumor）表现为结膜下淡红色鱼肉样隆起,扁平、质软,多位于上、下穹窿部,常为眼眶淋巴性肿瘤的前哨体征。可以是良性的淋巴组织反应性增生,亦可为恶性淋巴瘤。如果是恶性淋巴瘤,则以低度恶性的黏膜相关淋巴组织最为常见。但在临床上无法鉴别结膜淋巴性肿瘤的良性和恶性,必须进行活检,并借助于免疫组化、分子生物学技术才能最终定性。治疗上,低剂量的外放射常能根治结膜淋巴性肿瘤,但对有系统性淋巴瘤患者,则必须结合化疗等综合治疗。

**（4）卡波西肉瘤**

卡波西（Kaposi）肉瘤是侵犯皮肤和黏膜的恶性肿瘤,由8型疱疹病毒所致,一般见于免疫功能低下的老人或AIDS患者。结膜的Kaposi肉瘤表现为结节状或弥漫性红色血管性病灶,非常类似于结膜下片状出血或出血性结膜炎。病理上,Kaposi肉瘤是由扩张的血管和多形梭形细胞构成。Kaposi肉瘤对外放射敏感,当然,也可采用抗病毒、干扰素等治疗。

### 54.2.5　角结膜肿瘤的手术原则

结膜肿瘤的手术看似简单,其实极富挑战性。OSSN多与HPL感染有关,单纯切除极易复发;PAM的境界不清,可无色素,类似于正常结膜;结膜黑色素瘤常常侵犯巩膜,并经孔道和神经生长,一旦切除后局部复发,极易远处转移。同时,结膜富含水分、肿瘤质脆易碎,不注重细节常致手术前功尽弃。Wills眼科医院Shields的结膜肿瘤手术原则值得借鉴,概述如下[9]。

**（1）术前准备和麻醉**

相比手术显微镜,裂隙灯检查能够获得更佳的立体效果。同时术中的表面麻醉、平衡盐液（BSS）冲洗等会导致结膜充血,使得细微的眼表病灶如CCIN难以充分显现。因此,术前应在裂隙灯下仔细检查,并作详细的图示记录,以为术中指导。

麻醉方法可采用全身麻醉或球后麻醉。对于较小的结膜肿瘤,同时患者能够充分配合的,也可行表面麻醉,但不提倡。球结膜下的局部浸润麻醉应予避免,因为会改变肿瘤的自然形态,也不利于对结膜切除范围的准确判断。

**（2）手术原则**

对于结膜肿瘤,除非过于巨大,否则均应一次性切除,不宜活检。手术中任何器械都不应碰触瘤体,保证安全切缘是成败的关键。具体操作分为4步：以乙醇处理病变区的角膜上皮,广泛的肿块切除、冷冻、缝合。首先用浸泡了纯乙醇的棉片覆盖病变区的角膜,并超越其边缘2 mm,再以虹膜铲将上皮轻轻刮下。由于纯乙醇不仅可以松脱上皮,而且可致其失活,因此即使有少量的瘤细胞残存,复发率也很低。注意刮除时不要损伤了Bowman膜,除非肿瘤已经累及。第2步,沿瘤体外4~5 mm剪开相应的结膜,并在瘤体外2 mm处做一浅层的巩膜板层切开,用宝石刀削除包括瘤体在内的板层巩膜,组织送检。更换新的手术器械。第3步,以自动冷凝器冷冻结膜切缘,注意不要冻伤了巩膜和眼外肌。冷冻以结膜结冰为度,每点重复一次。最后,缝合结膜创面,必要时可行黏膜、结膜移植。对巩膜深层已有累及的结膜恶性肿瘤,可在术后1~2周内放置贴敷板,施以局部放疗。

## 54.3 眼球内肿瘤

### 54.3.1 视网膜母细胞瘤

视网膜母细胞瘤(retinoblastoma,RB)是婴幼儿最常见的眼内恶性肿瘤,对视力和生命有严重的威胁和危害。1597年荷兰Petras Pawius最早对本病作了病理描述,我国首例为毕华德于1921年报道。近年来,随着分子生物学技术的迅猛发展,视网膜母细胞瘤作为研究儿童恶性肿瘤的典型,其细胞遗传学和分子遗传学受到广泛而深入的研究。特别是第1个人类肿瘤抑制基因——视网膜母细胞瘤基因(*Rb*基因)的发现更成为人类肿瘤学研究的里程碑[10]。在治疗方面,视网膜母细胞瘤的综合治疗有着极其重要的意义,改变了视网膜母细胞瘤的治疗预后,使很多患儿保存了眼球,避免了外放射。

(1) 流行病学

视网膜母细胞瘤的发病无民族、性别及地域差异。其中1/4为双眼发病。全世界每年新发病例为5000例,在美国每年新诊断病例数为250~300例,在中国、印度等人口众多的国家,这一数字可以达到每年1000例。目前发病率有所提高的原因可能是由于诊断登记的完善减少了漏诊病例,同时早期诊断与合理的治疗提高了治愈率,存活者有较高机会将病理基因遗传给后代。此外,也可能与环境污染导致基因突变率增加有关。

视网膜母细胞瘤几乎均在儿童早期发病,部分患儿出生后即已患病;平均诊断年龄,双眼患者为10个月龄(>3岁少见),单眼患者为24个月龄(>7岁少见)。发病年龄双眼早于单眼患者,有家族史者早于散发病例。

(2) 遗传学和发病机制

1) 临床遗传学  90%的视网膜母细胞瘤(包括单眼和双眼病例)表现为散发发病,10%的病例有家族史。视网膜母细胞瘤可分为遗传型和非遗传型两大类。约40%的病例属于遗传型,是由患病或基因携带者父母遗传所致,或正常父母生殖细胞突变所致,为常染色体显性遗传。这类患者发病早,约85%为双眼发病,有多个病灶,易发生第二恶性肿瘤。约15%为单眼发病。一般公认本病外显率为90%左右。约60%的病例属于非遗传型,其发病系患者视网膜细胞发生突变所致,不遗传,发病较晚,单眼发病,单个病灶,不易发生第二恶性肿瘤。

2) 分子遗传学  Knudson 1971年提出"二次突变"理论,即一个正常细胞要经过至少二次突变才能演变成癌细胞。首次突变在遗传型中发生于生殖细胞,因而此次突变的基因将存在于发育后的全身体细胞;在非遗传型中则发生于视网膜细胞。无论遗传型或非遗传型,第二次突变均发生于体细胞(视网膜细胞)。

"二次突变"理论正确地预测到视网膜母细胞瘤的发生至少需要二次突变。但越来越多的证据表明,通过二次突变导致的*Rb*基因失活并不足以形成视网膜母细胞瘤,视网膜母细胞瘤的形成还需要三次突变或更多次的突变。例如*Rb*基因突变可以只形成良性的视网膜母细胞瘤;又如细胞遗传学及对比基因组杂交(CGH)均表明,视网膜母细胞瘤中还存在其他染色体或基因的非随机改变。

Laurie在最新研究中表明,在视网膜生发过程中,在*Rb1*基因缺失后,Arf、MDM2、MDMX介导的肿瘤监视通路和P53通路激活。*Rb1*基因缺失的视网膜母细胞瘤存在P53介导的凋亡并存在于细胞周期。*MDMX*基因的扩增和MDMX蛋白的高表达通过与P53结合,使P53通路失活,抑制P53通路,使P53失活,去除了对细胞生长的抑制,在*Rb1*缺失的视网膜细胞中促进了肿瘤发展。而不是过去所认为的肿瘤起源于视网膜发育过程中的内在的抗死亡细胞。所以,在*Rb*基因缺失后P53的失活在视网膜母细胞瘤发生中起着至关重要的作用。

3) *Rb*基因  *Rb*基因是人类发现的第1个肿瘤抑制基因,公认为人类肿瘤学研究、细胞周期研究的一个重要里程碑。*Rb*基因定位于13q14,全长约180kb,共27个外显子,转录成一条长4.7kb的mRNA,编码具有928个氨基酸残基的Rb蛋白。大约80%的视网膜母细胞瘤可发现*Rb*基因突变,主要有4种类型:无义(null)突变、阅读框架内(in frame)突变、启动子突变(点突变和甲基化)和杂合性丧失(loss of heterozygosity,LOH)。阅读框架内突变的*Rb*基因仍有部分正常功能。早期*Rb*基因突变的检测主要靠Southern杂交,目前主要用定量PCR及直接DNA测序。通过对比患者肿瘤及外周血白细胞的*Rb*基因突变状态可以较准确地预测该视网膜母细胞瘤是否会遗传。*Rb*基因突变也广泛地存在于其他多种恶性肿瘤中。

*Rb*基因编码110 000的核磷蛋白,结合并抑制E2F转录因子家族。E2F转录因子调节DNA合成期和细胞周期需要的其他基因。细胞周期蛋白依赖的磷酸化激酶调节*Rb*和E2F的结合。作为抑癌基

因 *Rb* 通过 G1/S 限制点抑制细胞周期。Rb 蛋白的磷酸化去除了细胞生长的抑制,是细胞分裂开始。Rb 家族的其他两个成员 P107、P130 已经被发现。这些蛋白与 Rb 有类似功能,但是也有其独特作用。

### (3) 病理

1) 肉眼形态　视网膜母细胞瘤大体形态具有鲜明的特点。肿瘤位于视网膜,向玻璃体或视网膜下生长,呈团块状,大多呈灰白色,常有钙化及坏死。肿瘤的生长方式可分为:内生型、外生型、混合生长型、弥漫生长型以及苔藓状生长型,以混合生长型最常见,后两型极少见。以上分型并不意味着视网膜母细胞瘤来源于视网膜哪一层。

2) 组织病理学分型　显微镜下较多见肿瘤坏死,坏死区内常可见到钙化灶。根据显微镜下瘤细胞的改变可将视网膜母细胞瘤分为未分化型和分化型。①未分化型:瘤细胞排列不规则;细胞形态差异大,可为圆形、椭圆形、多角形或不规则形;胞质少,核大而深染,分裂象多见,恶性程度较高,但对放化疗较为敏感。由于肿瘤生长迅速,血液供应不足,在远离血管处的瘤组织可大片坏死,而围绕血管外围的存活瘤细胞可成袖套样排列,称为假菊花形排列。②分化型:主要标志为有菊花团结构。一是 Flexner-Wintersteiner(F-W)菊花:F-W 菊花团瘤细胞呈方形或低柱形,围绕一个中央腔隙形成菊花形排列,在光镜下近中央腔边缘似有一膜,细胞核位于远离中央腔的一端,相对较小,细胞质较多,核分裂象少,恶性程度较低;该型菊花为视网膜母细胞瘤所特有,只有在极罕见的松果体母细胞瘤中可见到。二是 Homer-Wright(H-W)菊花:H-W 菊花团瘤细胞不是围绕一个空腔排列,细胞呈锥状,有些胞突交错伸出,占据菊花团的中心。这种细胞较 F-W 菊花团分化稍差。三是花状饰(fleurettes):类似光感受器的成分呈花瓣样突起伸向中央腔内,胞突呈花束状,见于分化更好的病例,恶性程度更低。

3) 超微结构　未分化的视网膜母细胞瘤细胞排列紧密,无间质组织,偶尔可见中间连接方式。细胞形态差异大,核大,具有多形性,有多核及多核仁现象,细胞质少并富有游离核糖体。有光感受器分化的瘤细胞呈环形排列,中央为含抗透明质酸酶的酸性黏多糖腔隙,相邻的细胞以中间连接方式相连。瘤细胞为柱状,核较小,位于远离中央腔的一端,每个细胞只有 1 个核,核内 1 个核仁。细胞质较多,主要细胞器为线粒体、微管、粗面内质网及高尔基复合体。

4) 细胞起源　关于视网膜母细胞瘤起源于神经元还是神经胶质细胞,是一个长期的争论问题,至今未有定论。目前认为:瘤组织中的一部分细胞来源于向视网膜光感受器分化的神经上皮细胞,但对个别病例神经胶质分化的可能性不能除外。

### (4) 自然病程

视网膜母细胞瘤以快速生长为特征。数周内瘤体即可充满眼内,未经治疗,肿瘤向眶内或颅内蔓延,经血管或淋巴管向远处转移,患儿数月内死亡。临床可分为 4 期,即眼内生长期、青光眼期、眼外扩展期及全身转移期。

1) 眼内生长期　早期病变可发生于眼底任何部位,但以后极部偏下方为多。若肿瘤发生于视网膜内核层,易向玻璃体内生长。眼底检查可见肿瘤呈圆形或椭圆形,边界不清,呈白色或黄白色的结节,表面有新生血管或出血。可单独发生,也可同时发生数个结节,可以是肿瘤发生学上第 2 次突变中的多个独立事件,也可以是单一病灶生长种植所致。由于肿瘤组织脆弱,肿瘤团块可散播于玻璃体及前房,造成玻璃体混浊、假性前房积脓、角膜后沉着或在虹膜表面形成灰白色肿瘤结节。若肿瘤发生于视网膜外核层,则易向脉络膜生长,常引起视网膜脱离,脱离的视网膜上血管怒张弯曲。

2) 青光眼期　眼内肿瘤生长增大,特别是影响脉络膜和前房角,可导致眼内压升高,引起明显的头痛、眼痛、结膜充血、角膜水肿等青光眼症状。增大的肿瘤也可导致眼球后节缺血,引起虹膜新生血管,从而形成新生血管性青光眼。由于儿童眼球壁弹性较大,在高眼压作用下,眼球膨大,角膜变大,形成"牛眼"或巩膜葡萄肿。

3) 眼外扩展期　视网膜母细胞瘤易侵犯视神经,可直接经神经轴索向颅内蔓延;也可穿过软脑膜,经脑脊液循环入颅。肿瘤还可以沿视网膜中央动脉穿入视神经鞘的间隙进入眶内。巩膜导水管也是肿瘤入眶的途径之一。肿瘤一旦侵及脉络膜,那么经血循环转移的可能就较大。肿瘤亦可向前发展,突破房角,进入眼表,借淋巴道向远处转移。

4) 全身转移期　晚期瘤细胞可经视神经向颅内转移;经淋巴管向淋巴结、软组织转移;或经血循环向骨骼、肝、脾、肾及其他组织器官转移。最终导致死亡。

5) 特殊表现　除上述典型的临床表现和经过,部分病例还有以下特殊表现。

视网膜母细胞瘤的自发消退(spontaneous regression)和视网膜细胞瘤(retinocytoma):少数视网膜母细胞瘤不经处理,可自发消退,主要表现为眼球萎缩。可能是由于增大的肿瘤致视网膜中央血管堵塞,引起肿瘤及整个眼球缺血,肿瘤坏死,眼球萎缩塌陷,表现为临床"自愈";也可能是与肿瘤细胞的凋亡有关。

视网膜母细胞瘤的自发消退应与视网膜细胞瘤相鉴别。视网膜细胞瘤过去一直被认为是视网膜母细胞瘤自发消退的一种主要形式,但目前认为是一独立病种,是 Rb 基因失活导致的一种视网膜良性肿瘤。没有证据表明视网膜母细胞瘤可以不经治疗而自发消退为视网膜细胞瘤。视网膜细胞瘤表现为视网膜非进行性灰白色半透明包块,常伴有钙化、色素紊乱、脉络膜视网膜萎缩。视网膜细胞瘤占所有视网膜母细胞瘤中的1.8%。常在6岁以后发现,平均诊断年龄为15岁。这类患者可以有视网膜母细胞瘤家族史,可另眼或同眼同时患视网膜母细胞瘤。

三侧型视网膜母细胞瘤(trilateral retinoblastoma,TRB):由于松果体与视网膜光感受器细胞有着种系发生和个体发生的关系,一些双眼视网膜母细胞瘤患者颅内蝶鞍区松果体亦见占位,为原发性肿瘤,而不是视网膜母细胞瘤的颅内蔓延。其预后极差,以往常作为不治之症。近年来,综合治疗已有成功报道。

第二原发恶性肿瘤:部分视网膜母细胞瘤患者若干年后发生第2种恶性肿瘤,如骨肉瘤、横纹肌肉瘤、神经母细胞瘤、网状肉瘤、肾细胞瘤、急性淋巴性白血病等,其中又以骨肉瘤最常见。最初认为第二恶性肿瘤的发生是对视网膜母细胞瘤放疗引起的,但大宗病案分析发现,不少患者发生在远离放射部位,以及一些未接受过放疗的患者也发生第二恶性肿瘤,说明部分第二恶性肿瘤的发生与放射无关。绝大部分第二恶性肿瘤(88.2%~97.5%)发生于遗传型视网膜母细胞瘤患者(双眼患者,或有家族史的单眼患者),目前一般认为第二恶性肿瘤的发生与 Rb 基因改变有关。但对遗传型视网膜母细胞瘤患者进行的早期(<12个月龄)外放疗可以显著增加第二恶性肿瘤的发生率。一旦发生第二恶性肿瘤,预后很差。

(5) 临床表现

视网膜母细胞瘤发生于婴幼儿,不易为家长发现,往往丧失早期诊治良机。最常见的症状是瞳孔区有黄光或白光反射,即白瞳症,占所有病例的60%。白瞳是晶状体后巨大的瘤体或全脱离的视网膜的外观影像。事实上瞳孔出现黄白色反光时,病情已发展到相当程度。斜视为第2位症状,占所有病例的20%,必须对所有斜视的儿童进行眼底检查。由弥漫性视网膜母细胞瘤所致的眼前节受累较为少见,临床特征为多灶性的虹膜浸润,或伴有假性前房积脓的疼痛性红眼,严重的病例可因巨大瘤体推挤虹膜根部或虹膜红变而产生青光眼。视网膜母细胞瘤亦可表现为眼眶蜂窝织炎的症状,可发生在眼部有肿瘤坏死时,但这并不提示肿瘤向眼外蔓延扩散。眼球突出是肿瘤侵犯眼眶的结果,发生于非常晚期的患儿。

就诊时20%~30%为双眼患病,故对每一例疑为视网膜母细胞瘤的患儿,均应在全身麻醉下散瞳,彻底检查双眼眼底,尤其是周边部。

(6) 诊断

多数视网膜母细胞瘤病例,在其发展过程中常具有典型的临床表现,如"猫眼"样反光、斜视、弱视、眼球震颤等症状,临床诊断并不困难。对于部分表现不典型的病例,玻璃体混浊、出血和视网膜脱离常常掩盖了实质性肿块。因此,超声波、CT 等影像学检查已经成为视网膜母细胞瘤诊断的常规步骤。诊断和检查手段包括以下几项。

1)超声波检查 对那些由于屈光间质混浊或因合并视网膜脱离等继发性病变而难以诊断的非典型病例更有诊断价值。表现为玻璃体腔内形态不规则的实质性肿块,内回声强弱不均,可有钙化斑。超声波生物显微镜(UBM)对于累及前段的视网膜母细胞瘤有辅助诊断价值。

2)X 线检查 眼眶 X 线检查可显示肿瘤内的钙化,以及眼眶骨壁的破坏,晚期可有视神经孔扩大。<3岁患儿眼内出现钙化,应高度怀疑视网膜母细胞瘤。

3)CT 扫描 CT 扫描不仅可显示肿瘤的位置、形状和大小,而且可检出晚期肿瘤向眼球外蔓延引起的视神经粗大、眶内包块、颅内转移以及三侧型视网膜母细胞瘤松果体占位等。80%的病例 CT 扫描可显示肿瘤内的钙化,对诊断极有参考价值。但对于儿童,应尽量减少 CT 检查的频率。

4)MRI 扫描 MRI 扫描虽然不能发现钙化斑,但在评价视神经和发现视网膜母细胞瘤松果体占位等方面优于 CT,且更为安全。

5)眼底图像采集 定期对眼底肿瘤进行照相、摄像,有助于诊断及病情判断,可很好地指导治疗。目前广泛应用的是一种眼底广角摄像机 RETCAM,可在术中应用。

(7) 鉴别诊断

视网膜母细胞瘤主要需与其他疾病引起的白瞳症相鉴别。

1）Coats 病 多发生于>6 岁男性儿童,病程较长,发展较慢。视网膜血管广泛异常扩张,常伴有微血管瘤,视网膜下形成大片白色渗出,常伴有出血和胆固醇结晶,进而继发视渗出性网膜脱离而呈白色瞳孔,超声波检查无实质性占位回声;有时胆固醇结晶显示为细小的回声,但无钙化。

2）早产儿视网膜病变 多发生于接受过高浓度氧气治疗的早产儿,氧对未成熟视网膜,即未完全血管化的视网膜引起原发的血管收缩和继发的血管增殖。常在生后 2～6 周双眼先后或同时发病。典型者周边视网膜出现分隔血管区和无血管区的嵴,并有新生血管形成,嵴向玻璃体内生长。晚期玻璃体内血管增生,结缔组织形成,牵引视网膜形成皱褶,重则晶状体后可见机化膜,散瞳后可见被机化膜拉长的睫状突。病史和超声波检查可供鉴别。

3）原始玻璃体增生症 是胎儿期的玻璃体动脉未消失并增殖所致。表现为晶状体后面有较厚的灰白色结缔组织并伴新生血管。一般出生后即发现白瞳症,见于足月产婴儿,90%以上为单眼发病。多伴有小眼球、浅前房、瞳孔异常等。超声波检查显示病变呈漏斗状,后端与视神经乳头相连。

4）转移性眼内炎及葡萄膜炎 小儿高热急性传染病后,病原体(细菌、病毒等)引起视网膜血管阻塞,形成局限性黄白色病灶,进而导致玻璃体脓肿。此外,小儿肉芽肿性葡萄膜炎、周边性葡萄膜炎有时亦呈白瞳。病史、超声波、X 线检查及前房穿刺细胞学检查可资鉴别。

5）弓蛔虫病 患儿有与犬、猫密切接触史,多单眼发病,眼底表现为视网膜形成孤立的白色肉芽肿性占位,与视网膜母细胞瘤甚难鉴别。患儿可伴有白细胞及嗜酸性粒细胞增加,肝脾大,犬弓形虫血清抗体效价上升等。

6）先天性眼底异常 视网膜发育不全、先天性视网膜皱襞、先天性脉络膜缺损和先天性视网膜有髓神经纤维等,均为先天性眼底异常,严重者可呈白瞳孔。眼底检查可以鉴别。

(8) 临床分期

Murphree 和 Shields 等学者根据肿瘤的大小、位置,特别是有无种植,制定了新的国际视网膜母细胞瘤的分期[11]。A 期:肿瘤≤3 mm。B 期:肿瘤>3 mm,或黄斑累及,或少量视网膜下液。C 期:伴有局部种植的视网膜母细胞瘤。D 期:伴有广泛种植的视网膜母细胞瘤。E 期:需要摘除眼球的巨大视网膜母细胞瘤(表 54-1)。此分期可指导视网膜母细胞瘤的综合治疗。

表 54-1 国际视网膜母细胞瘤的分期

| 分期 | 简介 | 特点 |
| --- | --- | --- |
| A | 小肿瘤 | 肿瘤≤3 mm |
| B | 大肿瘤 | 肿瘤>3 mm |
|  | 黄斑 | 黄斑区肿瘤(距中心凹距离≤3 mm) |
|  | 近视乳头 | 近视乳头肿瘤(距视盘距离≤1.5 mm) |
| C | 视网膜下液 | 视网膜下液(距肿瘤边缘≤3 mm) |
|  | 局部种植 | 距肿瘤≤3 mm 的视网膜下种植 |
|  |  | 距肿瘤≤3 mm 的玻璃体种植 |
|  |  | 距肿瘤≤3 mm 的视网膜下种植同时有距肿瘤≤3 mm 的玻璃体下种植 |
| D | 弥散种植 | 距肿瘤>3 mm 的视网膜下种植 |
|  |  | 距肿瘤>3 mm 的玻璃体种植 |
|  |  | 距肿瘤>3 mm 的视网膜下种植同时有距肿瘤>3 mm 的玻璃体下种植 |
| E | 巨大肿瘤 | 占眼球 50%的巨大肿瘤 |
|  |  | 或新生血管性青光眼 |
|  |  | 前房出血引起屈光介质混浊,侵犯筛板后视神经、脉络膜(>2 mm)、眼眶、前房 |

(9) 治疗

视网膜母细胞瘤作为一发生在儿童的遗传性眼内恶性肿瘤,影响患儿生命、视力、面部外形及心理发育。在对视网膜母细胞瘤的处理上,一定要强调多学科、多中心的合作。视网膜母细胞瘤的治疗目标首先是挽救生命,其次是保留眼球及部分视力。治疗原则应根据眼部及全身受肿瘤侵犯的情况而定。方法的选择应根据肿瘤的大小和范围、单侧或双侧,以及患者的全身情况而定。

常用的治疗方法有手术治疗(包括眼球摘除、眼眶内容物摘除)、外放疗、局部治疗(光凝治疗、冷冻治疗、加热治疗、浅层巩膜贴敷放疗)及化疗等。表54-2是根据肿瘤的单眼/双眼以及国际分期制定的基本原则。

**表54-2  根据肿瘤的单眼/双眼以及国际分期制定治疗原则**

| 国际分期 | 单眼肿瘤 | 双眼肿瘤 |
| --- | --- | --- |
| A | 激光或冷冻 | 激光或冷冻 |
| B | VC 或敷贴局部放疗 | VC |
| C | VEC 或敷贴局部放疗 | VEC |
| D | 眼球摘除或 VEC + SCC | VEC + SCC |
| E | 眼球摘除 | 眼球摘除,如果双眼受累情况相同则 VEC + SCC + EBRT |

注:EBRT,外放射;SCC,结膜下注射卡铂;VC,长春新碱 + 卡铂 + 温热疗法或冷冻疗法;VEC,长春新碱 + 卡铂 + 依托泊苷 + 温热疗法或冷冻疗法。

1)化疗  除了极早期的视网膜母细胞瘤,单纯的化疗本身并不能完全治愈视网膜母细胞瘤,但可使肿瘤体积显著缩小(称为化学减容术,chemoreduction),继发性的视网膜脱离复位、转移减少,从而使局部治疗得以实施[12]。对于遗传型视网膜母细胞瘤,化疗还可预防新的肿瘤灶及第二恶性肿瘤(特别是颅内的三侧型视网膜母细胞瘤)的发生。目前已与局部治疗合并应用,以治疗眼内期视网膜母细胞瘤。常用的方案是 VEC 方案,即长春新碱、依托泊苷、卡铂联合应用 6 个疗程,每个疗程间隔 28 天[13]。

对于全身转移期的视网膜母细胞瘤,可进行联合自体干细胞移植的大剂量化疗。

在应用化疗期间或者之后,仍有 24% 的患者会发生新的视网膜母细胞瘤,其平均高峰为开始治疗后的 5 个月,其中绝大部分为早期发病(平均 2 个月)和有家族史的患儿。幸运的是,所有新发肿瘤在发现时都很小,常可以局部治疗如冷冻和(或)热疗,而并没有给予额外的化疗或放疗,发生新的视网膜母细胞瘤不是眼球摘除的指征。

化学减容术所面临的另一主要问题是玻璃体或视网膜下种植的复发。Shields 在一项研究中发现,诊断时伴有视网膜下种植的患眼更易发生复发,位于黄斑处、厚度较厚的肿瘤更易复发[14]。总体来说,玻璃体或视网膜下种植的复发治疗效果不理想,通常予以局部治疗加上 2~3 个周期的额外化疗,大多数患者最终仍需行眼球摘除或外放射。

2)局部治疗  局部治疗在视网膜母细胞瘤的治疗中显得越来越重要。其效果与肿瘤的厚度密切相关。除了国际视网膜母细胞瘤分期的 A 期肿瘤只需单纯局部治疗,其余局部治疗必须联合化疗。常用的局部治疗有以下 4 种方法。①光凝治疗:光凝治疗系将强光源发出的光经光学系统聚焦在视网膜肿瘤区,借光热(大约75℃)凝结作用截断进入肿瘤的血管,或直接凝结肿瘤组织表面,以促使肿瘤细胞坏死萎缩。有报道表明,激光治疗可能增加玻璃体种植复发的风险,其原因可能为较大的激光能量在破坏内界膜的同时,使肿瘤细胞播散到玻璃体腔内。应尽可能使用冷冻或局部敷贴放疗,避免激光治疗。②冷冻治疗:冷冻治疗适用于较小的肿瘤,特别是放射和光凝治疗较困难的赤道部以前的周边部肿瘤,且对肿瘤邻近的玻璃体种植有效。③经瞳孔温热疗法(TTT):是运用二极管红外激光系统加热肿瘤。治疗目标是使肿瘤温度达到 42~60℃,这一温度范围低于热凝固温度的阈值。TTT 与化疗的联合称为化学温热治疗[15,16]。④浅层巩膜贴敷放射疗法:目前主要使用$^{60}$Co、$^{125}$I 贴敷板,将其缝在与肿瘤相应的巩膜面,当释放出 3.0~4.0 Gy 后再手术取除。敷贴放疗既可以作为初始治疗,也可以作为后续治疗。⑤外放疗:视网膜母细胞瘤(尤其是未分化型)对放疗敏感,因此放疗是该病的有效疗法[17]。但外部放疗可显著增加第二恶性肿瘤的发生率,并引起患者颜面部畸形、干眼症、辐射性白内障、放射性视网膜病变等,目前仅用于国际分期 E 期或其他治疗失败者。常用的是$^{60}$Co 治疗机和电子加速器,通过眼前部或颞侧部照射,总剂量为 35~40 Gy(图 54-1)。⑥选择性眼动脉插管化疗:可有效减少全身化疗的不良反应,并提高化学减容的疗效,是目前临床研究的热点。⑦手术:目前眼球摘除仍然是视网膜母细胞瘤治疗常用而重要的方法,单眼散发型视网膜母细胞瘤的眼球摘除率为 90%。根据国际视网膜母细胞瘤分期,对于单眼视网膜母细胞瘤,D 期和 E 期仍需眼球摘除,对于双眼 E 期,先摘除较重的眼球,如果双眼受累情况相同,则采取 VEC + 结膜下注射卡铂 + 外放射。手术操作应十分轻柔,以防肿瘤细胞进入血循环,切除视神经应尽量长一些,不少于10 mm。

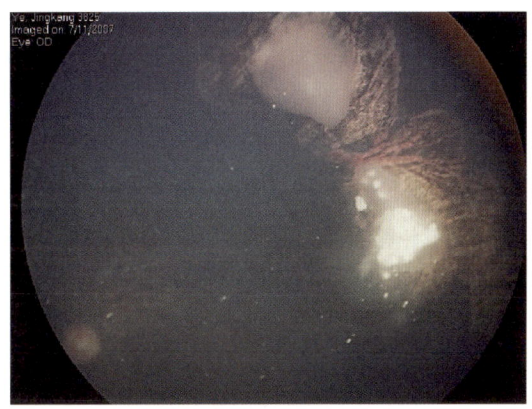

**图 54-1　视网膜细胞瘤**
双眼视网膜母细胞瘤患儿,右眼已摘除,左眼国际分期 C 期,综合治疗后瘤体缩小,趋于痊愈

关于高危视网膜母细胞瘤眼球摘除术后的辅助疗法,比较公认的观点为:对有转移的组织病理学风险因素患者(如前房子瘤、虹膜浸润、睫状体浸润、大量脉络膜浸润、视神经筛板侵犯、筛板后视神经侵犯、视神经断面侵犯、巩膜浸润和巩膜外蔓延),在单纯眼球摘除后给予 6 个周期 VEC 化疗。所有视神经断端侵犯、巩膜外蔓延的患者,必须接受放疗。

(10) 预后

1) 生命预后　近年来,视网膜母细胞瘤的生命预后已有很大改善,由于诊断和治疗技术的改进,目前在欧美及其他工业国家,本病死亡率已<5%。生命预后与许多因素有关,如肿瘤的大小和部位、诊断和治疗的迟早、治疗措施是否合理等。预后亦与组织学改变有关。如果是三侧型视网膜母细胞瘤,或已有远处转移,那么生命预后极差[18]。

2) 视力预后　单眼患者未受累眼的视力预后是良好的。在患眼摘除或治疗后,另眼应定期检查,多数患儿成年后,健眼视力良好。双眼患者视力预后取决于病变范围及治疗效果。若肿瘤小未侵及视盘和黄斑中心凹,治疗后可望获得较好的视功能;若肿瘤侵及视盘附近或黄斑中心凹,即使成功根治了肿瘤,视力预后亦不佳。

## 54.3.2　葡萄膜黑色素瘤

葡萄膜黑色素瘤是来源于葡萄膜色素细胞或睫状神经鞘膜细胞的恶性肿瘤,发病率为 0.02% ~ 0.06%,是成人最常见的原发性眼内恶性肿瘤[19]。

在葡萄膜肿瘤中,80% 为脉络膜肿瘤,其余依次为睫状体和虹膜。男女发病率相近,多为单眼。发病率与人种有关。白种人,尤其是高加索人种发病率显著高于黑色人种[20]。本病主要发生在成年人,不同研究者报道不一,其发病平均年龄约 50 岁,但青少年及儿童的发病亦可见,并且死亡率极高。尽管 20 世纪对葡萄膜黑色素瘤的治疗有所改善,但其转移率仍未见下降。Albert 等认为,葡萄膜黑色素瘤与皮肤黑色素瘤是两种截然不同的疾病,两者在遗传性、细胞学、转移方式、肿瘤切除后生存率、转移性肿瘤对放疗的反应、基因变异等方面均不同[21]。

(1) 病因

具体尚不明了,可能与遗传及环境因素如日光照射、病毒感染及某些致癌化学物有关。Singh 等对 4 500 例葡萄膜黑色素瘤患者进行家族调查研究发现,有家族史者占 0.6%。黑变病、痣、神经纤维瘤或内分泌病变等可引发葡萄膜黑色素瘤。

(2) 临床表现

葡萄膜黑色素瘤如生长在黄斑区,早期患者可有视物变形、视力减退、远视加深及色觉改变等症状,如生长在周边部则无明显症状。整个病程可分为眼内、眼外蔓延及全身转移期。

1) 眼内期　葡萄膜黑色素瘤根据其生长方式分为结节型和弥漫型。①结节型:较多见。因外受巩膜,内受玻璃膜的限制,只能在脉络膜内生长。初期瘤体隆起度不高,表现为圆形或类圆形的灰黄色乃至青灰色斑块。当肿瘤生长至一定高度,突破脉络膜的 Bruch 膜时,肿瘤可向玻璃体腔生长,形成典型的有实体感的头大、底宽而颈细的蕈状肿物。晚期可因瘤体大量坏死,瘤体血管破裂,或因瘤体表面的视网膜血管破裂而致玻璃体内大量积血,也可诱发剧烈眼内炎症或引起眼压升高。葡萄膜黑色素瘤可因新生血管引起继发性青光眼,因瘤细胞种植到虹膜房角内,或瘤体充满玻璃体腔,向前挤压晶状体,以致房角阻塞,继发青光眼。②弥漫型:较少见,Shields 等统计占 3%。此型肿瘤沿脉络膜平面生长,增长缓慢,病程较长。多呈弥漫性扁平肿块,厚度一般为 3~5 mm,≤7 mm。一般不穿破 Bruch 膜。早期转移较结节型多见。

2) 眼外蔓延期　葡萄膜黑色素瘤可经涡静脉、穿通巩膜的其他血管神经、视神经及房水循环系统转移到眼外。位于赤道以前的球外转移,多可经球结膜透见灰黑色斑块。

3) 全身转移期　葡萄膜黑色素瘤转移的方式为血行转移,最多见于肝,其他可见于皮肤、胃肠道、肺、心、中枢神经系统等。引起相应器官系统的症状体征，并最终剥夺患者的生命。

(3) 病理

根据黑色素瘤细胞的组织形态，葡萄膜黑色素瘤细胞主要分为 4 种类型。①梭形细胞 A 型：细胞呈梭形，细胞核小，胞核内染色质较细，核仁不显，病理性核分裂象罕见。②梭形细胞 B 型：细胞体积稍大，呈椭圆形，胞核呈长椭圆形，核染色质粗，可见圆形、深染的核仁。此类细胞较梭形 A 型细胞排列密，且易见病理性核分裂象。③上皮样细胞：细胞体积较大，呈圆形或多边形，形状或大小不一致，胞膜界限清楚，胞质嗜酸。胞核较大，核内有一大而深染的核仁（嗜双色）。此型瘤细胞有明显异形性和病理性核分裂象，瘤细胞之间黏附性很差。④其他：如气球样细胞型、坏死型，较少见。

Callender 等（1931）根据葡萄膜黑色素瘤的组织病理学，将肿瘤分成 6 类。McLean 等（1978）改良了 Callender 分型，使其更为准确，与肿瘤预后相关。1980 年世界卫生组织（WHO）制定的分类标准，将其分为 4 类[22]。①梭形细胞型：梭形细胞 A 型 > 75% 为梭形 A 型细胞，余为梭形 B 型细胞；梭形细胞 B 型：> 25% 为梭形 B 型细胞，无上皮样细胞。②上皮样细胞型：上皮样细胞 > 75%，余为梭形 A 型或梭形 B 型细胞。③混合细胞型：由类上皮样细胞和梭形细胞构成。④其他：不符合上述分类的，如坏死型、气球样细胞型等。

葡萄膜黑色素瘤是一种恶性肿瘤，但恶性程度高低与细胞成分有关，梭形细胞分化程度好，恶性程度低；在梭形细胞中，A 型较 B 型分化程度好，恶性程度也较低；而上皮样细胞分化程度差，恶性程度高；混合型的恶性程度因各种细胞所占的比重不同而改变，梭形细胞（特别是 A 型细胞）所占比重越大，恶性程度越低。

(4) 检查

1）超声波检查　为首选辅助检查手段，特别是在屈光间质混浊时，超声波是最主要的检测手段。应用 B 超检查，葡萄膜黑色素瘤表现出主要特征如下。①肿瘤呈蕈状或半球形；②挖空现象：在声像图上表现为前缘回声光点多而强，向后光点逐渐减少，接近眼球壁时形成无回声区；③脉络膜凹：因瘤体压迫巩膜面而形成眼球壁凹陷；④声影：因块状瘤体声衰减较显著，眼球壁及球后脂肪组织回声相对较低而形成。⑤继发改变：可显示继发视网膜脱离、玻璃体混浊等改变。

2）眼底荧光血管造影（FFA）　FFA 早期，肿瘤处以无荧光为主要表现。动静脉期，有的肿瘤血管与视网膜血管同时显现，呈双循环现象。此现象是已突破 Bruch 膜的黑色素瘤的特点之一，它通常支持葡萄膜黑色素瘤的诊断。随造影时间增加，出现荧光渗漏并可融合成片。后期，肿瘤部位呈现高低荧光混杂的斑驳状荧光。晚期，肿瘤处呈弥漫荧光，其外围可有一荧光晕或弧。

3）吲哚青绿眼底血管造影（ICGA）　非色素性瘤体可表现为弱荧光、强荧光或等荧光；而色素性瘤体多表现为弱荧光。值得一提的是，多数可见瘤体滋养血管，特别在肿物呈蕈状生长处，血管特别粗大。该血管的特征为：①血管壁可有染色及染料渗漏。②血管的分布及分支无规律。该血管对诊断脉络膜恶性黑色素瘤有较重要意义。

4）MRI 检查　葡萄膜黑色素瘤的黑色素物质有顺磁作用，因此形成独特的 MRI 影像。T1 加权显示中或高信号，而玻璃体为低信号。T2 加权显示低信号，而玻璃体为高信号，因而对明确诊断有重要价值。而无色素性葡萄膜黑色素瘤则无此特征。

5）CT 检查　多表现为向眼球内生长的半球形或蘑菇形的实质性肿块，边界比较清晰。

6）病理活检　①细针吸取活检法：早在 20 世纪 50～60 年代，有些学者报道用 25 号细针通过玻璃体或巩膜至肿瘤内吸取组织进行细胞学检查，诊断准确率很高；②玻璃体切割联合活检：Anders 等采用经平坦部玻璃体切割联合病理活检 10 例不典型病例，均明确诊断[23]。

7）视野检查　脉络膜恶性黑色素瘤的视野相应部位有缺损，对于随诊病例定期行视野检查，可进行对比。此外，对葡萄膜黑色素瘤患者还应进行全身检查，以除外葡萄膜黑色素瘤转移。全身转移最常见于肝脏，故临床上需行肝酶测定及肝脏 B 超检查。另外肺、皮肤及其他脏器也可发生转移。

(5) 诊断

典型病例根据病史、临床表现及辅助检查即可作出诊断。随着医学的进步及辅助检查技术的发展，对脉络膜恶性黑色素瘤诊断的准确率明显提高，对于大的葡萄膜黑色素瘤诊断的准确率，北美多中心协作眼黑色素瘤研究小组（Collaborative Ocular Melanoma Study，COMS）统计为 99.7%，但对不典型病例及早期病例还是非常容易发生误诊[24]。确诊须依病理检查。

(6) 鉴别诊断

有许多其他类型的脉络膜、视网膜肿瘤或其他病变的临床表现类似于葡萄膜黑色素瘤的眼底改变。

1）脉络膜色素痣 脉络膜色素痣是良性、静止性的病变,轻度隆起,一般≤2～3 mm。超声及CT检查无明显异常。荧光血管造影一般无渗漏。

2）脉络膜转移癌 转移癌多有明确的恶性肿瘤病史,此点非常重要,但也有原发于其他部位,但以脉络膜转移病灶为首发症状的癌;脉络膜转移癌多沿着脉络膜生长,少有局部隆起;转移癌多不含色素,色较淡,呈黄色或黄白色。

3）脉络膜血管瘤 血管瘤呈橘红色,多位于眼底后极部,是一种良性病变,故隆起度相对较低。也是一种实质性占位病变,内回声均匀,为中高回声,声衰减不明显,没有脉络膜凹陷。彩色多普勒超声有特征性的斑点状血流信号。

4）脉络膜黑色素细胞瘤 该病为良性病变,多位于视神经及其周围,色素人种的发病率大于非色素人种的发病率,长期随访无明显改变。确诊须依病理检查[25]。

5）其他 如渗出性年龄相关性黄斑病变、脉络膜出血等,与葡萄膜黑色素瘤在眼底及造影上类似,但该病多无肿块影,影像学检查多可以鉴别。

**(7) 扩散及转移途径**

1）眼内扩散 ①玻璃体腔扩散:偶见体积较大的肿瘤可侵犯和穿透其表面的视网膜向玻璃体腔内生长,主要见于上皮样细胞型黑色素瘤。②前房内扩散:弥漫型生长的葡萄膜黑色素瘤或睫状体黑色素瘤易穿透虹膜根部进入前房内。

2）眼外扩散 ①巩膜外扩散:瘤细胞可直接穿透巩膜进入眶内。涡状静脉、睫状血管及神经穿入巩膜的通道是葡萄膜黑色素瘤向眶内扩散的主要途径。②视神经侵犯:偶见葡萄膜黑色素瘤侵犯视神经,但较视网膜母细胞瘤明显少见。③瘤细胞可进一步穿透前房角组织,扩散到结膜下生长。④全身转移:由于眼内组织无淋巴管,主要经血行转移。全身转移最常见于肝脏,其他还有肺、胃肠道、皮肤、中枢神经系统或骨骼等部位[16]。

**(8) 治疗**

目前可供选择的治疗方案有局部物理方法治疗、手术治疗、综合治疗及随诊观察。物理方法治疗包括放疗、激光光凝、光动力治疗、热疗、冷凝,手术治疗包括局部切除、眼球摘除及眶内容物剜除术。临床医师在决定治疗策略时需考虑的因素包括肿块大小、病理类型、肿块位置、形态、患眼及对侧眼的视力、患者年龄、全身情况、肿块生长速度、患者心理因素等。由于脉络膜恶性黑色素瘤特殊的解剖位置(位于眼眶内、位置较深)和解剖结构(位于眼球壁的中间层),因而不易局部手术切除。20世纪70年代以前眼球摘除术一直是脉络膜恶性黑色素瘤的标准治疗方案,但随着治疗技术的发展和对疾病的进一步认识,自80年代以后,在发达国家保留眼球的局部物理方法治疗逐步盛行起来,进而成为中小脉络膜恶性黑色素瘤的首选治疗方法。

1）眼球摘除 一直是葡萄膜黑色素瘤的标准治疗方案。但Zimmerman等认为,术中挤压眼球可能将瘤细胞挤入血循环内,发生转移,导致术后2～3年内出现死亡高峰。因此,目前多认为只有当肿瘤进展到较大(排除全身转移)且患者视功能丧失或继发青光眼或眼痛明显时,眼球摘除才不可避免。

2）局部切除 玻璃体切割联合葡萄膜黑色素瘤切除(内路)和经巩膜部分板层巩膜脉络膜切除术(外路)。内路手术主要适用于位置偏后极的肿瘤,外路手术主要适用于位置在赤道部的肿瘤。内路手术先切割玻璃体,然后切开视网膜切除肿瘤。外路手术需低压全身麻醉以防驱逐性出血和眼内容物脱出,且手术并发症多,开展较难。对较小的前部瘤体可选择性采用,并联合局部放射。

3）放疗 直接杀伤瘤细胞,破坏肿瘤血管,使血管闭锁纤维化。治疗方法有远距离放疗(teletherapy)、近距离放疗(brachytherapy),即巩膜表面放射敷贴疗法、带电粒子束放疗(charged particle radiotherapy)。目前在欧美发达国家巩膜表面敷贴放疗是中小型葡萄膜黑色素瘤(<1 125 mm$^3$)的首选治疗方法。它可单独使用,亦可联合其他治疗方法。最常用的放射性核素为$^{125}I$、$^{60}Co$、$^{106}Ru$、$^{192}Ir$、$^{103}Pa$、$^{90}Sr$等。其中$^{106}Ru$、$^{90}Sr$发射β射线,其他均发射γ射线。一般认为巩膜外敷贴器治疗适应证为:肿瘤高度<8 mm,直径<15 mm,无眼外蔓延及全身转移,残留一定视力的眼球,特别是独眼患者应尽可能予以保留眼球而行巩膜外敷贴放疗。

4）经瞳孔温热疗法(TTT) 多用于厚2～5 mm,距眼球后极较近的葡萄膜黑色素瘤。单独采用TTT治疗小的葡萄膜黑色素瘤的复发率各家报道不一,复发率0%～56%,复发可能是由于无色素巩膜对红外线的吸收较差,因而巩膜内的肿瘤细胞复发。总之,TTT可与巩膜表面敷贴放疗联合应用("三明治"疗法)或用于敷贴放疗术后复发者,单独采用TTT治疗葡萄膜黑色素瘤应慎重考虑[26]。

5）随诊观察 随着辅助检查技术的发展和对疾病认识的加深,对大的葡萄膜黑色素瘤诊断的准确率明显提高,但是对小的不典型病灶仍不易确诊,可随诊观察,如病灶增长较快应及时采取治疗措施。

葡萄膜黑色素瘤的治疗趋势是局部治疗和联合治疗,如放射敷贴治疗联合 TTT、局部切除联合放射敷贴治疗和激光光凝、放射敷贴治疗联合微波热疗、放疗联合激光光凝等,以求提高患者的生存率和保留一定的视力、减少并发症的发生。随着 COMS RCT 试验的开展和结论的产生,对葡萄膜黑色素瘤的治疗原则将趋于一致,患者也将从中受益。

(9) 预后

中等大小以上的葡萄膜黑色素瘤,在没接受治疗或延迟治疗的情况下,5 年的死亡率为 30%(95% 可信限:18% ~ 47%)[27],COMS 中等大小组葡萄膜黑色素瘤(治疗后)患者的 5 年死亡率为 18%(95% 可信限:16% ~ 20%),巩膜外敷贴放疗和单纯眼球摘除治疗相差无统计学意义[28,29]。COMS 大的葡萄膜黑色素瘤患者的 10 年死亡率为 61%。影响葡萄膜黑色素瘤预后的因素很多,比较重要的是细胞类型、肿瘤体积、巩膜外有无扩散、肿瘤前缘位置、肿瘤基底部的最大径、患者的年龄等一般情况及治疗处理措施。其中最重要的是细胞类型,梭形细胞型预后最好(A 型好于 B 型),上皮样细胞型易发生转移,预后最差,混合型居中。

## 54.4 眼眶肿瘤

### 54.4.1 眼眶肿瘤的分类及发病频数

眼眶由 4 个骨壁及其包含的软组织、神经组织等构成。眼眶肿瘤种类繁多,眼眶骨壁起源的有骨瘤、骨肉瘤、软骨肉瘤、皮样囊肿、嗜酸性肉芽肿;眼眶骨膜起源的有纤维瘤、纤维肉瘤、滑膜瘤、滑膜肉瘤、异位的脑膜瘤等;位于骨膜与直肌间边缘空隙内的有泪腺肿瘤、淋巴系统肿瘤及炎性假瘤等;肌圆锥内包含视神经、眶内感觉和运动神经及睫状神经节等,这个间隙的肿瘤有视神经胶质瘤、脑膜瘤、神经鞘瘤、神经纤维瘤、化学感受器肿瘤、血管瘤等。根据复旦大学附属眼耳鼻喉科医院住院患者统计,在原发性眼眶肿瘤中,血管瘤居首位,泪腺肿瘤次之,以下依次为神经鞘瘤、脑膜瘤、囊肿等。眼眶炎性假瘤仅一部分收入病房,相当一部分在门诊治疗,因此统计的炎性假瘤所占比例较低,实际的发病情况较统计者为高。少见的病种有横纹肌肉瘤、血管肉瘤、滑膜肉瘤、脂肪肉瘤、内胚窦癌等。

### 54.4.2 眼眶血管瘤及淋巴管瘤

血管瘤是眼眶中极常见的肿瘤,占眼眶肿瘤的首位,主要有窦型血管瘤、毛细血管瘤和血管外皮瘤 3 种。前两者属先天性发育畸形,又称多型性血管瘤(polymorphous hemangioma),发病频数占良性眼眶肿瘤的 36%;血管外皮瘤为血管外皮细胞增生所形成的真性肿瘤,又称单型性血管瘤(monomorphous hemangioma),其发病频数占眼眶恶性肿瘤的 6.7%。目前毛细血管瘤、血管外皮瘤被归为真性的血管性肿瘤,而窦性血管瘤、静脉性血管瘤、淋巴管瘤是血管畸形的不同表现类型。本文仍以原分类逐一描述。

(1) 窦型血管瘤(海绵状血管瘤)

患者女性稍多于男性,青、中年时期发病,多为单侧性,肌锥内及上眶部为好发部位,一般为单发,少数可为多发。临床症状主要为眼球突出、眼位偏斜,眶尖者可致视力减退,肌锥内者晚期有眼底改变(视盘水肿或萎缩眼后极部受压征,甚至可有视网膜水肿、脱离等)、眼外运动障碍等,位于肌锥外者可扪及眶缘肿块。CT 能提示肿瘤的形状、位置及数目。超声波检查中可见中高回声的占位,具有诊断价值。

1) 病理  瘤体一般呈圆形或椭圆形,表面光滑,包膜完整,切面上见瘤实质有许多血腔。光镜下肿瘤由大小不等的海绵状窦腔构成,内衬以扁平的内皮细胞,间质为疏松的纤维结缔组织,常有黏液变性及水肿。电镜下可见到平滑肌细胞,紧贴包膜内有细小扩张的毛细血管,在其外的脂肪组织内也有扩张的小血管,是毛细血管转变为窦型血管瘤的前身,是前者演变为后者的证据。

肿瘤内血腔与动脉无直接联系,肿瘤内血液淤滞可导致静脉血栓及静脉石形成,以后的继发性改变有钙化、纤维化、含铁血黄素沉积及灶性慢性炎症反应。

此瘤诊断问题不大,根据临床病史、体征,加 CT、超声波检查等基本可确诊。

2) 治疗  本瘤对放疗不敏感,化疗无必要,主要是手术摘除。位于眼眶边缘空隙特别偏前眶者,眶缘皮肤切开即能顺利取出肿瘤。由于此瘤有完整包膜,且与全身血管无联系,手术时出血不多,剥离也不太困难,但在有灶性炎性反应区,剥离时需要缓慢和耐心。

位于眶尖部视神经附近者,因位置偏后,眶缘皮肤切开手术难以得到理想暴露,可以外侧开眶术代之。如能将眶尖部狭小区暴露,直视下仔细分离,有可能避免损伤血管引起手术时大出血、损伤眼球运动神经,造成术后眼肌麻痹及瞳孔扩大等后遗症。如发现某部分肿瘤和视神经粘连牢固,强行分离有损伤视神经导致失明的危险,在两害相权取其轻的选择下,可将肿瘤部分切除,残存部分有可能自行萎缩。

窦型血管瘤占眼眶血管瘤>95%。有学者认为它是毛细血管瘤的进一步发展,但大多数学者不相信这一观点,因为:①窦型血管瘤也可发生在婴幼儿,不完全限于成年或中年以上患者;②窦型血管瘤不经治疗,不会自行萎缩,与毛细血管瘤不同;③窦型血管瘤壁上有平滑肌细胞,毛细血管瘤则无。

**(2) 眼眶毛细血管瘤**

毛细血管瘤患者为婴幼儿,在眼睑上极为常见,造成眼睑下垂,遮盖瞳孔可致弱视。局限于眼眶内者甚少。主要临床症状为眼球突出和眼球运动障碍,好发于眼眶内上象限,眼球突出常朝内外下方,眼球向内上方运动受限。一部分病例,内上方结膜有血管曲张,这是肿瘤经眶隔向前发展的结果。除眼球突出及屈光度的改变因素外,要警惕弱视的可能性。

3个月左右的婴儿患此瘤,临床表现为肿瘤发展迅猛,眼球突出几乎与日俱增,数周内可发展到很高程度,这时最易误诊为恶性的横纹肌肉瘤。由于毛细血管瘤无包膜,增大时呈浸润性生长,这种生物学行为使其与恶性肿瘤确有相像之处。但到1岁以后,此瘤生长由减慢而趋于停顿,以后逐渐萎缩,眼球突出减低,眼球运动障碍亦随之逐步恢复,这些皆是伴随肿瘤的自然消退和体积缩小而同步发生的。

肿瘤无包膜,瘤组织呈灰褐色颗粒状,质脆易碎。巨检时易错诊为恶性肿瘤。此瘤因呈浸润性生长,很难见到完整取出的标本。镜检:肿瘤由大小不等的毛细血管构成,内皮细胞增生活跃,不难见到核分裂象。在高度增生部分可见到增生的内皮细胞将管腔填满,需要用网状纤维特殊染色始能显示毛细血管壁,而增生的内皮细胞均在管腔内,这一点有助于鉴别诊断。管腔一般较小,常为稀疏的纤维结缔组织分为许多小隙,但在肿瘤的边缘或灶性小区内,可有内衬以扁平细胞的扩张血腔并存。这种现象并不妨碍毛细血管瘤的诊断,也不能因此就作为海绵状血管瘤为毛细血管瘤的进一步发展的根据。正在发展中的毛细血管瘤边缘不清,可浸润邻近的脂肪、肌肉、纤维结缔组织等。时间长久者,病变瘤组织萎缩,其外围可有薄包膜形成,毛细血管外纤维组织增生使管闭塞,以后为纤维组织或脂肪组织所代替,因此有学者称为纤维血管瘤或脂肪血管瘤。纤维组织间隔内原有小动脉供应,在毛细血管萎缩后,间隔结缔组织增多、变厚,此营养血管亦闭塞而消失。

1)诊断及鉴别诊断 婴幼儿半岁到1岁时,眼球突出发展迅猛,可误诊为眼眶横纹肌肉瘤,但超声波(A超或B超)对诊断此病有价值,加上CT检查及多普勒超声能准确显示肿瘤的形态与肿瘤内血液供应状况,对鉴别诊断极有帮助。位于眼眶前部特别是内上方者需与脑膨出相鉴别,后者为囊性,扪之有搏动感,啼哭时肿块增大,CT显示眶骨缺损,记住这一点,鉴别一般不难。

2)治疗 轻度眼球突出、上睑下垂可不予治疗,肿瘤在患儿1岁后有自行萎缩的倾向,故密切随访就是最好的治疗。

眼球突出明显,上睑下垂可能遮盖瞳孔时应及时干预,以防视功能的不可逆损害。可考虑以下几种治疗:①大剂量糖皮质激素疗法,一般为口服泼尼松,目的在于促使肿瘤局限化;②肿瘤内注射糖皮质激素,有的病例对此反应良好;③手术切除。

**(3) 眼眶静脉性血管瘤**

眶内静脉性血管瘤并非罕见,因有多种不同命名而被分类在其他血管瘤内,需要临床和病理密切配合,才能作出正确诊断。

1)临床特点 ①虽好发于幼童,但年龄常较毛细血管瘤患者为大;②好发于眼眶内上方的肌锥外间隙内,眼球突出偏下或稍外,眼外运动有不同程度障碍;③内侧眼睑或结膜可同时有血管瘤或静脉曲张存在;④俯首弯腰或突然用力时可使眼球突出加重;⑤病变缓慢进展,不会自行停顿,更不可能完全萎缩,此为其与毛细血管瘤的最重要不同点;⑥X线平片常有眼眶扩大,并偶见静脉石;⑦视力一般影响不大,但如此瘤位于眶尖部可因自发性出血而致视力锐减,瘤内血栓形成可使肿物突然增大。

2)病理特点 肿物紫褐色,无包膜。瘤组织主要由粗细不一的血管及纤维结缔组织构成,偶尔能找到小颗粒的静脉石。纤维结缔组织成分多时,瘤组织坚韧。光镜下见血管管腔较大,管壁厚,常有平滑肌增生、肥厚,外面还可围以纤维结缔组织。

3)诊断与鉴别诊断 因患者年龄较小,且眼球突出明显,因此常需与畸胎瘤、皮样囊肿、横纹肌肉瘤等相鉴别。体位改变和突然用力时可使眼部症状加重,是此瘤的重要体征之一,而其他诸瘤均无此特征。X线平片检查及CT扫描可帮助进一步鉴别,患者的年龄、病史及病程亦有助于诊断。

4）治疗　此瘤由成熟的血管及纤维结缔组织构成,对放疗及化疗皆不敏感,手术切除是唯一可供选择的有效疗法。但因此瘤无包膜,手术时将其与周围组织分离亦非易事,而且在分离时有出血的危险,要像手术摘除淋巴管瘤那样随时做好止血的准备。症状不明显者随访不失为明智的选择。

#### (4) 眼眶淋巴管瘤

眼眶淋巴管瘤远较窦型血管瘤或毛细血管瘤为少,有些病例虽系与生俱来,但就诊患者的年龄常较眼眶毛细血管瘤者为大,10岁左右是好发年龄组,成年患者也有,但罕见。

此瘤常位于肌锥外的边缘空隙内,眼眶内上象限是其好发部位。临床上很有特点的一个体征是每逢上呼吸道病毒感染时,眼球突出迅速增加;痊愈后,瘤组织内的淋巴滤泡亦慢慢缩小和萎缩,眼球突出即又好转。反复发作性眼球突出是淋巴管瘤很有特点的一个体征,它随着呼吸道病毒感染而忽起忽落的情况,在其他眼球突出病中罕见。

有时虽无全身性病毒感染,患者的眼球突出可突然加重,往往是瘤组织内自发出血到扩张的淋巴管内,形成所谓巧克力囊肿所致。此种出血一般不需治疗,可自行吸收。反复出血会引起肿瘤与周围组织的粘连,增加了手术摘出肿瘤时分离的难度。位于眶尖部的淋巴管瘤如发生大出血,可严重累及视神经而导致失明,造成更危险的后果。

总之,此瘤总是持续向前发展,不像眼眶毛细血管瘤会中途停顿,更不会自然萎缩而消失。反复发作的淋巴管瘤常可发展到眶周组织内,包括结膜下及眼睑内,出血囊肿发生在结膜下者可错诊为黑色素瘤或巩膜葡萄肿。蔓延到眼睑者使眼睑松软、弥漫肿起,甚至累及面部及颊部,酷似神经纤维瘤,比较局限性者可似囊肿,半透明,能透光。另一方面,此瘤还常与神经纤维瘤并存。这种情况可在身体其他部分咖啡斑等神经纤维瘤病的皮肤特征性改变加以验证。

由于淋巴管瘤是一种先天发育性病变,其分布往往较广,眼眶淋巴管瘤和眼睑、结膜淋巴管瘤同时存在者也并非少见,甚至口腔、鼻腔、鼻旁窦也有淋巴管瘤并存。淋巴管瘤和毛细血管瘤并存者更是多见。

X线摄片常提示眼眶腔扩大和肿瘤密切接触的眶骨硬化,甚者有骨质缺损。

病理:肿瘤无包膜,主要由淋巴管构成。根据淋巴管的大小及形态,又分为毛细血管型、海绵窦型及囊型3种。在一个肿瘤中,三型常混合存在,小管腔的毛细管多在病变表层,大血窦及囊腔多在病变深部。巨大囊腔多为出血的结果,腔内既有淋巴液,也有红细胞。

在眼眶深部病变中,淋巴管网与不含血的海绵状血腔可并存,腔内衬以一层扁平的内皮细胞、管壁上无外皮细胞或平滑肌细胞,间质疏松,内有淋巴球及淋巴滤泡形成,大小不等,常有显著的生发中心,此种淋巴组织对病毒感染易有反应性增生。瘤组织内有散在的小血管分布,有的血管甚至突入淋巴腔隙之内,其破裂即有血囊肿形成。陈旧者即演变为巧克力囊肿,成为淋巴管瘤特有的病理特点之一。

淋巴管瘤和全身血循环无直接交通,但因其向周围组织浸润性生长,在边缘常有反应性血管肉芽组织形成,特别在经过1次或多次不全切除的标本中常能见到这种改变。所以,这种病例经过手术的次数越多,粘连越广,新生血管也越多,手术分离肿瘤和止血都是困难的,术前对此应有所估计。

即使在未经过手术和不存在继发性血管肉芽组织增生的病例中,也有相当多病例由淋巴管瘤演变为血管淋巴管瘤,肿瘤中的一部分演变成血管瘤,管腔中的一部分含有血液,内层扁平内皮细胞极薄,间质纤细疏松。这样的肿瘤手术时很易出血。

电镜检查可以更清楚和明确看出管壁上无外皮细胞或平滑肌细胞,一层扁平的内皮细胞直接被包裹在断断续续的基膜之内。管壁上无平滑肌细胞存在,这是其与静脉瘤或静脉畸形的重要鉴别点。

淋巴管瘤为良性肿瘤,内皮细胞无异形性,不会自动恶变。

眼眶内无淋巴管或淋巴间隙,那么眼眶内淋巴管瘤从何而来? 目前认为,它起源于眼眶内的内皮细胞原基,后者在眼眶内血管系统发生的过程中未能与动脉或静脉取得联系,因而孤立发展形成淋巴管瘤。

诊断及治疗:此瘤在病理上(巧克力囊肿形成)及临床上(年龄、病毒性上呼吸感染时肿瘤增大,上呼吸道感染痊愈后肿块又缩小)均有特点,诊断应不困难。但是,在临床上常将此瘤错诊为眼眶毛细血管瘤及眼眶静脉血管瘤,在病理上将此瘤的眼眶标本误诊为炎性假瘤。如果不注意临床特点和局部检查,不密切结合病理改变,不深入细致研究,误诊的可能性还是会发生的。

此瘤对放疗及化疗均不敏感,手术摘除是唯一可供选择的有效疗法。但由于此瘤无包膜,呈浸润性生长,瘤组织边缘常有粘连,手术完整取出肿瘤而又不损伤周围组织是很难做到的。高度发展的病例往往需要行眼眶内容物剜除才能解决问题。若肿瘤已蔓延到眼睑，手术摘除肿瘤后，还有眼睑的成形问题。

## 54.4.3 眼眶泪腺肿瘤

泪腺肿瘤是原发性眼眶肿瘤中发病频数相当高的一种(25%)，其中以良性混合瘤最多(51.5%)，腺样囊性癌次之(25%)，余为分化性或未分化性腺癌、黏液表皮样癌、恶性混合瘤等。

### (1) 良性泪腺混合瘤

患者男性较多，平均年龄为 40 岁(10~70 岁)，病程长者 30 年，平均病程 5~6 年。起病徐缓隐匿，早期仅患侧上睑外缘比较饱满。若能在外上眶缘扪到肿块，则要想到此瘤的可能性。肿块表面多呈结节状而质地坚实，部分可硬如骨质，肿块表面皮肤滑动自如，与眶缘无粘连。若肿块和眶骨已有粘连或扪诊时引起压痛，则要考虑恶变或炎症的可能。眼球突出是常见的体征，突出朝向下内方是其有别于其他眼眶肿瘤的特点。眼球向外上方运动受限提示其来源于眶部泪腺，对鉴别诊断有一定帮助。

视力减退是另一常见症状，早期者为屈光度改变所致，摘瘤后视力可恢复。晚期视力减退有病理改变基础，如角膜遭破坏(暴露性角膜炎)或视神经受压萎缩，即使摘去肿瘤后也难恢复有用视力。

上睑下垂也可为少数泪腺肿瘤的首发体征，提示肿瘤起源于睑部泪腺，此种情况易早期发现，及时摘除肿瘤，效果较好。

1) 病理　肿瘤多为圆形或椭圆形，具有完整包膜。表面结节状，结节突起处包膜可部分缺失。切面灰白色或略带黄色，有小囊腔及黏液样区，质地软硬不一。镜下瘤细胞常呈腺管样双层排列，内层为柱状，外层为梭形，前者是腺上皮，后者为肌上皮。肌上皮向外移行，散开即形成黏液样或软骨样间质。此外还可见到巢状排列的鳞状细胞及角化(图 54-2)。

2) 诊断　临床症状及体征很典型，如中年以上患者，外上眶缘能扪到结节形肿块，眼球向内下方突出；X 线摄片能见到泪腺窝加深或扩大；CT 扫描显示泪腺窝内有圆形或椭圆形阴影，边界清楚，密度不均匀，用对比增强剂后可增强；超声波检查显示边界清楚的圆形或椭圆形病变，透声性强。根据上述检查，结合病史及体征，诊断基本上可确定。

3) 治疗　局部摘除，应力求连包膜完整取出。不全切除者可有复发或恶变。

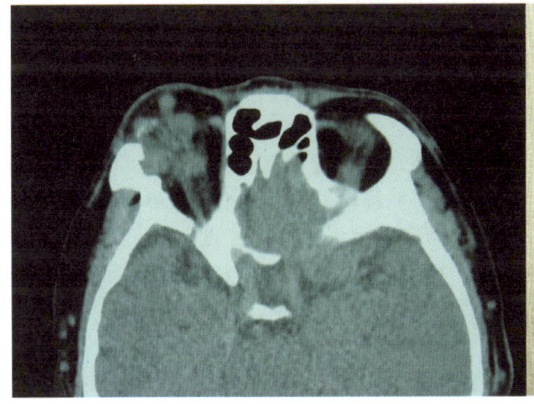 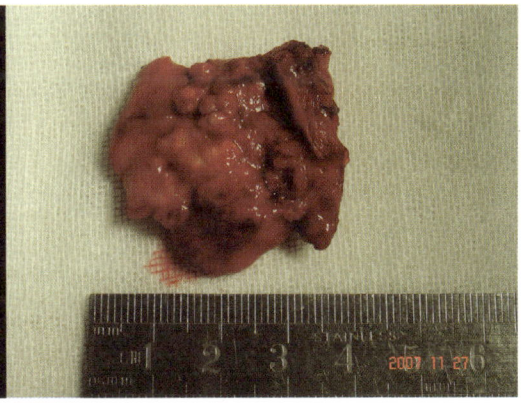

**图 54-2　泪腺腺癌**

54 岁男性，因右眼突出 3 个月入院，19 年前曾行泪腺混合瘤手术。CT 显示泪腺区不规则占位，伴骨质破坏。手术摘除瘤体，见泪腺窝骨壁呈蜂窝状

### (2) 恶性混合瘤

恶性混合瘤有两种。①一种起病即为恶性，患者多为 >60 岁老人，男性多于女性，起病急，病程短(1.5~2 年)，局部疼痛和压痛显著，提示肿瘤已浸润感觉神经或眶骨膜，检查时可见眶部肿块有粘连，X 线片及 CT 眶片显示泪腺窝有骨质破坏。眼球突出可高可低，高则提示肿瘤已蔓延到眼球后。手术时能见到肿块无包膜，质地软硬不一，大部分较软，颜色淡灰带红，剥离时易出血。肿块大者直径可 >6 cm。②另一种恶性混合瘤是由良性混合瘤恶变而成，可在多次复发后开始恶变，或一次复发即恶变。患者年龄较良性混合瘤者大 5~10 岁，一般在首次手术后 5~10 年内恶变，最长者可在 17 年后开始恶变。

恶性混合瘤的病理诊断标准:此瘤必须包含两种成分,即良性混合瘤成分及恶性成分。后者多为腺癌,少数为鳞状细胞癌、黏液表皮样癌或肉瘤。黏液表皮样癌为恶性成分时预后较好。

治疗:恶性混合瘤应考虑行眼眶内容物剜除术。局部切除肿瘤难以根治,化疗及放疗均不敏感。

**(3) 腺样囊性癌**

此癌占泪腺肿瘤的25%～30%,系从泪腺小导管起源,恶性度高,发展快,易转移,是眼眶肿瘤中死亡率最高的一种(＞80%)。患者女性多于男性,年龄最小者10岁,老者＞70岁,中位年龄为39岁。病程一般较短,多在半年以内,癌组织易浸润神经和眶骨膜。眼痛、复视、头痛往往为患者就诊的重要主诉。此癌在泪腺窝内呈浸润性弥漫性生长,不像泪腺混合瘤那样容易在眶缘或眼睑皮下扪到肿块,眼球突出也无混合瘤那样明显。患者有眶周皮肤麻木、疼痛,是眶内感觉神经受到癌组织浸润的结果;有的患者有复视,是眶内眼运动神经及眼肌被癌累及所致。

CT检查见到肿块多为扁形、椭圆形或圆形(少数),但其边缘常为锯齿状,提示病变的浸润及破坏性;肿瘤有向眶尖扁平、蔓延生长的趋势;泪腺窝邻近的眶骨破坏者相当多见,不像泪腺混合瘤仅为压迫性改变,使泪腺窝扩大或加深而罕有骨质破坏。

手术探查有时也见到肿块似有包膜,境界比较清楚,但此为假包膜,在包膜之外还有癌组织浸润,分离困难,难以用局部摘除的办法完整取出而不遗留残癌。

病理上,此癌主要由分化差的基底样细胞构成,因其排列方式及分化程度不等而分为如下5型。①筛状型:此型的癌细胞团块中有大小不等的微黏液性囊肿,使肿瘤团块呈筛状故名。由于此微小囊肿并非真正腺体导管,称为腺样较宜。②圆柱瘤型:此型的癌细胞巢外有较厚基膜样物质包围,立体上看去形如许多柱子,称为圆柱瘤型。③粉刺型:在此型中,癌巢较大,中央部癌组织坏死,形成类似乳腺癌中的粉刺型外观,故名为粉刺型。④腺样型:此型癌巢外的间质较为疏松丰富。癌巢很小,有的似单个腺导管,分散存在于广大的间质中,其筛状结构及癌巢外围的基膜样物质均不明显。取小块组织活检时,易与混合瘤混淆。⑤未分化型:此型为小基底样癌细胞形成实心的癌巢,无任何分化的迹象。此型恶性程度高,预后最差。一般说来,如癌巢中的分化＜30%,预后都比较差。电镜下,癌巢中的基底样癌细胞有些类似泪腺的小导管细胞,细胞内能见到分泌颗粒及张力纤维,癌巢外硬化及玻璃样变物质由增厚的基膜及胶原细纤维构成。

多数腺样囊性癌患者因肿瘤蔓延到颅内死亡,一部分有内脏的血道转移,包括肺转移和肝转移。转移可发生在眼眶部有复发或局部复发的情况下,历时长者血道转移可发生在首次手术的5～10年内。淋巴道转移可至局部淋巴结,但比较少见。

本病应行眼眶内容物剜除术。放疗及化疗均不敏感,但可作为手术的补充。

## 54.4.4 眶部横纹肌肉瘤

眶部横纹肌肉瘤居儿童眶部恶性肿瘤的首位。患者男性多于女性,年龄80%＜10岁,中位年龄为7岁。突眼是最多见的临床症状,次为眶缘肿块(上内侧好发)。起病急,发展迅速,病程短(以月计或以周计,甚至一天一个样)是其特点。幼儿患者的眼球突出常伴有眼睑及结膜水肿,似炎症;眼球运动显著障碍;皮下出血、球结膜充血及坏死出血偶可在严重患者中见到。发生在上方眶部侵犯上睑提肌及上直肌者,早期出现上睑下垂;起于球后者,压迫眼后极部,引起视盘充血、水肿,黄斑部放射纹或眼底压迫条纹。症状及体征多种多样,与肿瘤的原发部位、肿瘤的生长速度、肿瘤的继发改变(如坏死、出血)以及患者的年龄等诸多因素有关。X线摄片及CT检查可见早期患者眶骨无改变,晚期者有眼眶、眶上裂及视神经孔等处扩大或伴以骨质破坏。眶缘肿块有的界限清楚,具有弹性似血管瘤或囊肿,易错诊为良性肿瘤。病程较长的病例肿块边界不清,与眶骨粘连并有压痛,可误诊为眼眶假瘤。起自结膜下的胚胎型横纹肌肉瘤在结膜面上呈息肉样,为一种特殊类型,称为葡萄簇肉瘤。球后及内上方眼眶是横纹肌肉瘤的好发处。晚期肿瘤可侵犯颅内或转移到内脏(肺、肝、肾等处),皆为血道转移,早、中期患者亦可有头颈部淋巴结转移。

1) 病理　横纹肌肉瘤分为分化型(亦称多型性)、腺泡型、胚胎型3种。分化型者最少,发生的部位常与眼外肌有关,患者年龄较大,可为成人或＞60岁。腺泡型者次之,患者年龄较胚胎型者大,发生部位典型的多在眶底,瘤细胞为圆形或多角形,疏松分布在纤维结缔组织间隔围成的腺泡腔内,瘤细胞漂浮在腔内,边缘部瘤细胞有突起与腔壁相连;胞质红染,但横纹难找到。有时一部分瘤组织为腺泡型,另一部分为胚胎型,提示两者有密切关系。

最多见的是胚胎型(60%),多从球后原始间叶组织起源。瘤细胞为小圆形或小梭形,排列成束,分布在黏液样的疏松间质内。有时,小梭形瘤细胞密集,核排为栅栏状。需要与恶性神经鞘瘤相鉴别。其核分裂象多见,在带状细胞及蝌蚪样细胞质内,横纹较在腺泡型者易见;PAS染色能显示瘤细胞中的糖原,PTAH染出瘤细胞中的肌丝,使横纹更明显;免疫组化染色可辅助鉴别诊断。在许多抗体中,以Acting的效果最稳定,绝大多数横纹肌肉瘤对其呈阳性反应。电镜检查是另一有价值的诊断方法,即在很不分化的横纹肌肉瘤中,电镜下每次能看到成束的肌纤维;在较分化的瘤细胞中,有时能见到Z线。分化型者的病理改变与四肢者相同,瘤细胞的多型性也是其特点。具有诊断价值的瘤细胞是网球拍样细胞及蜘蛛样细胞以及带状瘤细胞等(图54-3)。

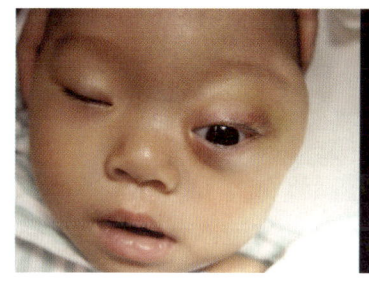 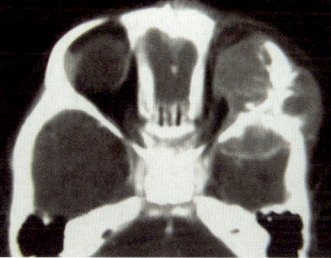 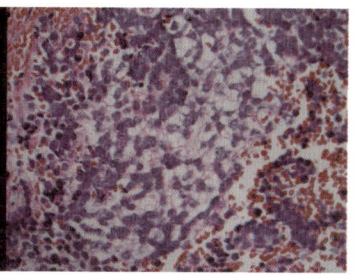

图54-3 胚胎型横纹肌肉瘤

10个月的女婴,左眼进行性突出1个月,CT提示以蝶骨大翼为中心的眶、颅、颞窝占位,伴骨质破坏,活检病理可见大量小圆细胞,核分裂象多见

2)治疗和预后 过去单纯用手术治疗包括眶内容物剜除甚至鼻旁窦切除,疗效欠佳,治愈率≤30%。现提倡以化疗为主的综合治疗,疗效>90%,免疫了眶内容物剜除的不良后果,这是眶部横纹肌肉瘤治疗史上的一个飞跃。

## 54.4.5 眼眶恶性淋巴瘤

眼眶恶性淋巴瘤的发病率近年来呈现明显上升态势,已成为眼眶第1位恶性肿瘤。眶内见到的恶性淋巴瘤有4种,即分化好及中等分化性恶性淋巴瘤、滤泡性淋巴瘤、分化差的恶性淋巴瘤与Hodgkin淋巴瘤。

(1) 分化好及中等分化的恶性淋巴瘤

1)临床特点 患者>50岁,男性多于女性。肿块偏眼眶上方,伴有眼球突出或皮下深部肿块,倘累及穹窿部结膜向前发展,可透过菲薄的结膜组织窥见肿物,这时需与结膜原发的恶性淋巴瘤相鉴别。后者恶性较前者低。鉴别点为结膜恶性淋巴瘤较小,扁平隆起,境界清楚,不引起眼球运动障碍,不伴有眼球突出;肿物表面呈特殊的鲑肉色或深赭石色,可移动;肿块本身主要限于结膜下的结缔组织层内,向外围发展不快。眼眶恶性淋巴瘤起病和发展均快。此型在儿童患者中罕见。

CT检查见到肿块典型,受到周围组织如眶骨、眼球、视神经及眶筋膜等的限制,形成一种外凸内凹、扁平的肿块,后边缘呈棱角形,是肿瘤缺少包膜、浸润眼眶脂肪的表现;冠状切面上,肿块上方拱起是受眶骨的形状影响,下方肿块凹入是受眼球的形状限制所塑造成的。眼眶CT片的特点对鉴别诊断有帮助。临床上鉴别良性和恶性有时是困难的,如肿块增大快,病变为双侧性以及切除后复发是此瘤恶性的表现。

2)病理

巨检:新鲜标本呈鱼肉色或乳酪色,血管丰富者为淡红色,质脆(因瘤细胞缺少纤维组织间质)是其重要特点;无包膜或有假包膜;大标本超出眼眶外者边缘不整齐(浸润周围组织),但标本大者并非均恶性,亦可为假瘤。

组织细胞学特点:瘤细胞呈弥漫性片状排列,各部密集不均,纤维组织间质特别稀少是与炎性病变不同点之一。瘤细胞小,可与正常淋巴细胞近似;核大,深染,分裂象不易见,核边缘欠平滑,有皱褶及小泡形成,核染色质结块但较疏松,核仁比较明显;透视电镜下见胞质内有许多短小粗面内质网及散在的线粒体。

中等分化的恶性淋巴瘤,瘤细胞核大,比小淋巴细胞大1/2,核膜更不规则,内陷可达核中央,核染色质更弥散,核仁更大,胞质中短突粗面内质网及线粒体多,但核分裂象并不多见。

向浆细胞分化的未分化性恶性淋巴瘤相当多见,可视为其亚型。瘤细胞核质细密深染,核与淋巴细胞相似，但细胞较大，胞质着色与浆细胞相同，细胞核内可见到嗜酸性包涵体，称为 Dutcher 体，代表细胞质内来源的免疫球蛋白结晶体，它可为 IgA 和 IgM，此时 PAS 染色阳性，若为 IgG 时，PAS 染色阴性。瘤细胞胞质内还可含有免疫球蛋白结晶体，后者常排出到细胞外的间隙内，被大吞噬细胞所吞噬。

眶部淋巴浆细胞性病变可为局部病变，也可是全身性病变的一个组成部分。在一组 12 例眼眶淋巴浆细胞性病变中，3 例伴有全身性淋巴瘤。

分化性恶性淋巴瘤是眼眶淋巴瘤中多见的一种，亦是最难诊断的一种，这是因为节外淋巴性病变不像节内者那样有几条很好的判断良性、恶性的标准，如侵犯淋巴结包膜、瘤细胞浸润淋巴窦使窦腔消失等。在分化好的弥漫性眼眶淋巴瘤中，这些标准很难应用。此外，分化好的弥漫性淋巴瘤病变中，可能有一部分已演变为肿瘤，另一部分还是淋巴组织增生，或是病变深部为肿瘤，其边缘浅部为肿瘤引起的炎症反应，这些都造成诊断困难，但是应用免疫组化方法能解决一部分鉴别诊断问题。

（2）滤泡性或巨滤泡性淋巴瘤

此型在眼眶少见，预后良好。瘤细胞由小裂细胞或小裂与大裂细胞混合组成，滤泡大小一致，外围由纤维组织组成滤泡壁，囊壁和滤泡部常有一部分裂开形成的间隙。滤泡内的瘤细胞大小一致，但分化程度较滤泡间为低。与良性淋巴组织增生相比，生发中心的核分裂象也并不特别多，血管内皮细胞增生也不特别显著。

（3）分化差的眼眶淋巴瘤

此组亦系弥漫性病变，包括淋巴母细胞型淋巴肉瘤及组织细胞性淋巴肉瘤，前者多为儿童及青少年，后者主要发生在成人。Burkitt 淋巴瘤亦属此组，但在中国极少见。

淋巴母细胞型淋巴瘤的瘤细胞大，分化程度低，胞质内含有免疫球蛋白。病变中除淋巴细胞增生外，还有数目众多的组织细胞有规则地分布于瘤细胞巢中，呈现为一种特殊的"星空"样，在低倍镜下看到此图像可辅助诊断。Burkitt 淋巴瘤常有上颌骨的骨质破坏，但一般无此现象。

另一种高度恶性淋巴瘤为大细胞组织细胞性淋巴瘤，过去称为网织或网状细胞肉瘤，瘤细胞大，核仁着色深，核仁明显，胞质丰富。根据形态有学者将其归入免疫母细胞型一组。仅发生在成人，倘若患者为儿童，则要先将白血病中的白血肉瘤（granulocytic sarcoma）排除。

上述两种眼眶高恶性的淋巴瘤发展均快，常在短短数月或数周内长成巨大的眼眶肿块，使眼球高度突出，眼球运动严重障碍，视力剧减或完全消失，短期内肿块发展到眶外；半数伴有全身性淋巴瘤，另半数则在病程中发生全身性扩散，多数在病程早期即死亡。

还有一种大细胞型组织细胞瘤可引起眼眶内侧壁骨质破坏，同时存在大量肿瘤坏死，过去称为中线坏死性肉芽肿，现在认为此可能为 T 细胞型淋巴瘤。

估计眼眶淋巴瘤预后，一看病理组织学类型，二看病程分期，后者比前者更重要。分化好的眼眶弥漫性淋巴瘤随访的时间越久，全身扩散发生率也越高。总之，眼眶淋巴瘤约有 33% 发生全身性播散。

（4）眼眶 Hodgkin 淋巴瘤

眼眶 Hodgkin 淋巴瘤极为罕见。治疗上，也更重视分期的参考价值。早期局限性眼眶淋巴瘤用局部放疗，随访注意全身有无播散。对有全身播散的患者及大细胞型淋巴瘤应该用化疗，分化好的弥散型淋巴瘤如已有播散可用姑息性放疗。

### 54.4.6 眼眶囊肿

眼眶囊肿多与眼眶的胚胎发育有关，如皮样囊肿、畸胎瘤、脑脑膜膨出、伴囊肿的真性小眼球等[30]。也有部分眼眶囊肿是源于实质性肿瘤的囊样变，如腺样囊性癌、横纹肌肉瘤、转移性腺癌等，或淋巴管瘤体内的自发性出血[31]。

（1）皮样囊肿和表皮样囊肿

皮样囊肿和表皮样囊肿（dermoid and epidermoid）是最常见的眼眶囊肿。囊肿壁均为内衬皮肤样结构，其中，仅含表皮者为表皮样囊肿，同时含有真皮和皮肤附件者为皮样囊肿。由于病理机制一致，临床表现无从区分，本文统称为皮样囊肿。有些囊肿囊壁为结膜或呼吸道上皮，严格意义上属于单纯性囊肿，其在临床上也类似于皮样囊肿，但甚少伴有骨的改变，且内容物为清澈的液体。

1）发病机制　在胚胎颅骨的发育过程中，属于表皮外胚层的皮肤未能完全发育至体表，深陷于中胚叶中，形成皮样囊肿。皮肤代谢产物的集聚使得囊肿不断增大。有些囊肿与眼眶的骨膜相粘连，尤其是眼眶深部者，骨壁有时成为囊壁的一部分。少数皮样囊肿，骑跨在眶内外或眶颅之间。

2）临床表现　皮样囊肿可见于任何年龄。眶隔前表浅的皮样囊肿多见于儿童，因外观异常而就诊。此型皮样囊肿好发于眶外上或眶上缘，肤色正常，可扪及类圆形、弹性、光滑肿块，如果与骨膜无粘连,可以推动。眶深部的皮样囊肿可发生于任何眼眶骨缝处,尤以颧额缝、眶上裂、眶下裂为多。巨大的囊肿可致眼位偏斜、突眼、视功能减退。眶缘常常难以触及瘤体。有些皮样囊肿内容物外渗,造成异物肉芽反应,产生类似于炎性假瘤的临床表现,由此形成的组织粘连也为手术摘除带来不便。

表浅的皮样囊肿多可依临床表现作出诊断。深部者则要借助于影像检查。根据皮样囊肿的特征表现,CT扫描常具诊断价值。典型的CT征象:囊样病灶;囊壁呈环形,可部分钙化,囊壁可被增强;其内为均质或有液平面,但不被强化;CT负值;相应处眶腔扩大,压陷骨质吸收;异常骨脊;光滑的骨缺失;瘤体可呈哑铃状沟通眶、颞窝或眶、颅。

3)病理表现 皮样囊肿的囊壁是由角化的复层鳞状上皮所构成,并含毛囊、汗腺等皮肤附件。内容物为皮脂、毛发、胆固醇等皮肤的代谢产物。

4)治疗 皮样囊肿应择期手术。对于表浅的皮样囊肿,可经与皮纹一致的眼睑切口完整摘除,要注意避免损伤提上睑肌。眼眶深部皮样囊肿的手术会有一定的挑战性。由于瘤体位于肌锥外间隙,多可以前路开眶术顺利摘除,尽量不要选择Kronlein术式。分离时首先游离囊肿的眶面,这在没有炎症的病例中多能轻松实现。对于巨大的囊肿,可在分离基本完成后,在适当的部位切开囊壁,娩出部分内容物,以便操作。囊肿的骨面常常粘连紧密、高低不平,有时骨壁就是囊壁的一部分。在囊壁大部切除后,应以刮匙或电钻仔细刮除可能残存的上皮,并以石碳酸处理。但要注意,此时眶壁菲薄,不要损伤了颅脑或致脑脊液漏。在眶上、下裂处还要避免不必要的血管和神经损伤。巨大的皮样囊肿摘除后可能遗有眼球内陷,应行一期或二期成形矫正。

(2) 黏液囊肿

黏液囊肿(mucocele)是鼻旁窦引流障碍所致的阻塞性囊肿。少数患者可有相应部位的炎症或外伤、手术史。以额窦、前组筛窦最为常见,上颌窦、蝶窦较少见。鼻窦开口阻塞,上皮分泌的黏液积聚,腔内压力升高,菲薄的窦间隔被吸收、破坏,终至较大的囊肿形成,并突向眶内,重症者累及前颅窝。囊肿内含淡黄色、灰色、铁锈色黏液。与眼眶软组织间的骨板菲薄,黏液可自发性或由于轻微外伤而渗入眼眶,引起炎症反应,类似于炎性假瘤。部分患者可合并细菌感染,形成急性化脓性炎症,亦称为黏液脓肿。

黏液囊肿多数起病缓慢,因眼球突出、眼位偏斜而就诊,也有部分因眼眶红痛反复发作而寻医。临床上可在眶缘触及蛋壳状光滑隆起,固定、坚实。除非病变累及后组筛窦或蝶窦,否则多无视功能障碍。巨大的额窦黏液囊肿可能破坏颅底骨板,沟通颅眶,将脑血管搏动传递至眼表。上颌窦的黏液囊肿如果破坏了眶底,眶腔扩大,会造成自发性眼球内陷。

影像检查常能定性,尤其是CT扫描。病灶始于鼻旁窦,呈现为边界清晰的高密度块影,环形的囊壁突入眼眶,囊腔内的间隔被吸收或破坏。黏液囊肿的内容物不被强化,可与鼻旁窦实质性癌相鉴别。

眼眶黏液囊肿以外科引流为主,常需鼻科医师联合手术。单纯的吸出而未彻底引流,终致复发。

(3) 畸胎瘤

畸胎瘤(teratoma)是一种先天性、多囊性肿块,内含2~3个胚层的组织结构。好发于生殖腺,如睾丸,常为恶性;眼眶者罕见,并常为良性。患儿出生时即呈现高度的单眼突出,并可在数天至数周内迅速生长,挤压眼球,导致角膜暴露、视力丧失,重症者严重毁容。肿块呈囊性,CT、MRI等影像检查提示眶内多囊性软组织占位,囊壁和内容物密度不均,并可有软骨影。病理充分提示2~3个胚层来源的组织结构。囊壁可衬以表皮、胃肠道黏膜或呼吸道上皮,并可见脑组织、平滑肌、软骨等。曾有学者报道了1例畸胎瘤内含一完整的胎儿。

多数眼眶畸胎瘤需以眶内容物剜除才能彻底治愈,但会留下严重的外观缺陷。少数较小的畸胎瘤,可先吸出囊液,缩小瘤体,再完整摘除。

(4) 动脉瘤性骨囊肿

动脉瘤性骨囊肿(aneurysmal bone cyst)罕见于眼眶,是一种溶解性、扩张性骨病变,呈囊样膨大,内含丰富的动脉血管。理论上易发于眶顶骨,但笔者诊治的两例均位于眶外下缘。囊肿在青春期快速生长,并产生外观异常和压迫症状,可有疼痛。肿块表面光滑,坚硬如骨。CT扫描骨窗片上可分辨出瘤体与正常骨壁的界线。手术有一定的难度,应超越瘤体的外界,否则极易大出血。

(5) 寄生虫囊肿

总体说来眼眶的寄生虫囊肿(parasitic cyst)较为罕见,并有区域分布的特点。在我国西北地区相对多见,这可能与生食动物肉类的饮食习惯有关。致病的寄生虫有猪囊虫、棘球绦虫、裂头绦虫,其中尤以猪囊虫多见。猪囊虫侵犯眼部的最常见部位是玻璃体和视网膜下,眼眶内的猪囊虫多数累及眼外肌,造成永久性眼球运动障碍。

眼眶寄生虫囊肿多见于青少年,临床表现兼具囊肿占位和炎症征象。早期轻微的眼球突出常常不为患者注意,以后虫体的渗液溢出囊壁,产生严重的刺激反应,疼痛渐起、眼球突出、复视、眼位偏斜。病程中有些患者的症状会有所缓解,但复视和眼球运动障碍不会改善。

CT 扫描显示眶内高密度块影,其边缘模糊,中央为一液性暗区。肿块多与周围的眼外肌相粘连。多数患者的补体结合试验阳性,血嗜酸性粒细胞数增高。

对于眼眶的寄生虫囊肿,主张手术摘除。术中组织粘连紧密,要尽量避免损伤肌肉和神经,囊液需反复清洗,术后辅以激素治疗,以期减轻过敏反应。鉴于寄生虫可能同时潜伏于脑、肝等重要脏器,不适当的驱虫治疗可能招致严重的死虫反应,危及生命。因此,眼科医师不宜施行。

### 54.4.7 眼眶部转移性肿瘤

眼眶部转移性肿瘤相当少见,继发性肿瘤较多见。

眼眶转移性肿瘤有以下数种:乳腺癌、肺癌、前列腺癌居成人患者中的前 3 位,其他有肝癌、肾癌、睾丸癌、胰腺癌。肉瘤中见到过滑膜肉瘤、平滑肌肉瘤、浆细胞肉瘤、骨肉瘤、恶性黑色素瘤、甲状腺癌等。类癌在西方国家中多见,我国少见。鼻咽癌也可转移到眶内,但少见。

成人转移性眼眶肿瘤的临床症状多以复视为首发症状,继之有眼球突出、视力减退、眶缘肿块、疼痛可有可无。早期眼底正常,晚期压迫球后壁引起视盘水肿、视网膜静脉曲张及视网膜出血,甚至引起视网膜脱离等。病理上转移性肿瘤一般与原发灶的肿瘤病理相似,少数可比原发部位的肿瘤更不分化。

儿童患者中,神经母细胞瘤居转移性眼眶肿瘤的首位,其他有肾母细胞瘤、肝母细胞瘤、绿色瘤等。临床症状有眼球突出、眶周皮下出血或 Horners 综合征。

### 54.4.8 眼眶继发性肿瘤

眼眶继发性肿瘤中最多见的为鼻旁窦癌,特别是上颌窦癌,此在眼眶继发性肿瘤中占居首位。患者中男性较女性多见。临床上主要症状为眶部或面部疼痛或麻木,复视,视力减退,眼球突出,下部眶缘扪到质地坚硬的肿块,扪诊有压痛;眼底检查可见到视盘肿胀,视网膜血管怒张淤血或有出血。X 线平片或 CT 扫描可见到骨质破坏,有助于临床诊断为鼻旁窦恶性肿瘤,其中癌占绝大多数,少数为横纹肌肉瘤、淋巴肉瘤及纤维肉瘤。

除鼻旁窦恶性肿瘤外,其他蔓延入眶的恶性肿瘤依次有视网膜母细胞瘤、眼睑及结膜鳞状细胞癌、眼睑睑板腺癌、基底细胞癌、眼睑及结膜恶性黑色素瘤、结膜梭形细胞癌、眼球内睫状上皮恶性肿瘤等。

颅内肿瘤蔓延入眶者主要为良性和恶性脑膜瘤,特别是蝶骨嵴脑膜瘤,良性者也可经眶上裂蔓延入眶。曾见一位 3 岁颅内横纹肌肉瘤患儿,在短短半年内将眶骨及鼻旁窦破坏后入眶,引起死亡。

## 54.5 眼眶炎症

广义的眼眶炎症包括眼眶的感染性炎症、非特异性炎症、甲状腺相关眼病以及结节病、血管炎等眼眶特殊炎症。本章重点阐述眼眶感染性炎症和非特异性炎症,适当提及结节病、血管炎等特殊炎症。

### 54.5.1 眼眶感染性炎症

#### (1) 眼眶的细菌感染

正常的鼻窦内含有细菌,其与眼眶隔以菲薄的骨板,在病理状态下,不足以阻挡细菌经鼻窦进入眼眶,尤其是筛窦。另外,解剖上面部血管没有静脉瓣,表浅的皮肤外伤、疖肿以及齿龈感染可导致细菌经血流入眶。所谓的眼眶蜂窝组织炎症,只是眼眶细菌感染的一种表现形式或阶段,还可表现为眶隔前的感染、眶骨膜下脓肿、眼眶多发性脓肿、海绵窦脓栓等。

1)病原学 金黄色葡萄球菌和链球菌是最常见的致病菌。在儿童,流感嗜血杆菌也常见;成人患者的全眼球炎蜡样芽胞杆菌和梭状芽胞杆菌可能蔓延入眶,有生命危险。另外,粪链球菌和牛嗜血杆菌感染时有报道。儿童眼眶厌氧菌感染多是致死性的;成人链球菌与葡萄球菌的混合感染会造成面部的广泛坏疽。伴有皮肤瘘管和骨侵蚀的眼眶炎症提示结核感染,即使没有任何肺部体征。

2)临床表现 儿童患者常有外伤、上呼吸道感染、泪管阻塞等病史,成人则多有鼻旁窦炎症。眼眶的细菌感染表现为眶部的红、肿、热、痛。眶隔前的炎症仅为眼睑的红肿、疼痛,不累及眼眶。一旦出现眼球前突、运动障碍则提示眶内炎症;眼位偏斜、视力丧失是眼眶骨膜下脓肿或海绵窦脓肿的前兆;角弓反张、嗜睡提示感染已蔓延入颅。

CT 扫描有助于了解眼眶感染的范围,确定感染是否源自鼻旁窦、有无骨膜下脓肿。但是 CT 扫描对脓肿诊断的敏感性有限。

3) 治疗　原则上,眼眶的细菌感染需选用大剂量、广谱抗生素静脉用药。用药前提取血、分泌物培养,但阳性率不高。被咬伤者用药谱应覆盖革兰阴性菌和厌氧菌;合并上呼吸道感染或脑膜炎的患儿,应使用氯霉素、第 3 代头孢类抗生素、氨苄西林等。一旦脓肿形成或感染源于鼻旁窦,应切开引流。

(2) 眼眶的真菌感染

眼眶真菌感染的常见致病菌有毛霉和曲霉,都是条件致病菌。前者多发生在糖尿病酮症酸中毒、白血病、淋巴瘤、AIDS 等免疫功能低下的患者中,病情凶险;后者可见于健康人群,但以肿瘤患者为多,病情隐匿。

由于病菌来源于鼻旁窦,占位可致眼位偏斜。患者主诉眼眶疼痛、头痛、视力下降、复视等。曲霉感染者,病情反复、迁延,以激素治疗可部分缓解。笔者接诊过 1 例,外院以眼眶炎性假瘤反复治疗了近 1 年,我们因其占位不典型而活检,病理见大量菌丝,证实为曲霉。毛霉感染患者的鼻腔检查可见黑色的血痂,恶臭的脓性分泌物也有助于诊断。

眼眶的真菌感染死亡率颇高,应同时针对并发症,多学科合作治疗。手术清创、开放引流,用两性霉素 B 做系统治疗。

## 54.5.2　眼眶非特异性炎症

眼眶非特异性炎症(nonspecific idiopathic orbital inflammation),俗称炎性假瘤(orbital pseudotumor),是眼眶的急性、亚急性或慢性特发性炎症,以不同程度的淋巴细胞浸润和纤维化为特征。作出诊断前必须首先排除感染性炎症、眼眶血管炎、肉芽肿性炎症、甲状腺相关眼病等。眼眶非特异性炎症的临床表现多样、病理分类复杂,是一系列人们尚未完全认识的疾病的总称。既往眼眶反应性淋巴组织增生被认为是非特异性炎症的一种,其分子遗传学的单克隆性导致 15%～33% 的患者最终合并全身淋巴瘤,目前多数学者将其踢出眼眶非特异性炎症的范畴[32]。笔者相信,随着对疾病认识的深入以及各种诊疗技术的发展,眼眶非特异性炎症的疾病谱会越来越窄。

1) 临床表现　炎症可累及眶内任何组织,如眼外肌、眶脂肪、泪腺、筋膜囊、视神经等,产生相应的临床症状。不同程度的红肿、疼痛和肿块的占位性表现,如突眼、眼位偏斜。急性期红痛明显,慢性期则以占位为主要体征。局限于眶隔前的软组织炎症眼睑潮红,且反复发作。如果累及泪腺,则上睑呈"S"形下垂,泪腺区有触痛,泪腺导管开口扩张,眶缘常能触及肿大的泪腺边缘。肌炎型多累及上直肌与提上睑肌复合体、内直肌,可伴有眼球转动痛和复视。理论上,炎症同时侵及肌腹和肌腱,可借此与甲状腺相关眼病相鉴别,但临床实践中这一体征的价值有限。眶尖型的炎症表现为眶深部的疼痛或头痛,可伴有复视、视物模糊。此型的诊断必须排除眶尖的肿瘤、真菌感染,甚至出血。不典型炎症类似于眶内占位,应开眶活检以明确诊断。硬化型炎症起病隐匿,就诊时多有复视、视力障碍、眼位偏斜,而炎症征象不显。既往有学者认为是急性炎症反复迁延所致,笔者认同目前部分学者的观点,此为一特殊类型的眼眶炎症,起病即为纤维化,类似于腹膜后硬化症。

影像检查有助于眼眶非特异性炎症的诊断以及病变范围的判定。CT 扫描最为常用,表现多样,边缘模糊的块影、肥大的肌束、"T"形的筋膜囊等。

2) 诊断　必须排除眼眶感染性炎症、血管炎、特殊炎症、甲状腺相关眼病、肿瘤等。通常情况下,甲状腺相关眼病易于排除,但有时两者甚难区分。诊断性治疗有帮助,但必须明白有些疾病,如淋巴瘤、眼眶真菌等对激素也有一定的敏感性,病情的改善不表明一定是非特异性炎症。另外,有些硬化型炎症对激素治疗不敏感。适当的实验室检查是必须的。血管紧张素转化酶(ACE)、血清中性粒细胞细胞质抗体(ANCA)的水平测定应成为眶内炎症鉴别诊断的常规。对于不典型病例或激素治疗不敏感的病例,组织活检不应迟疑。鉴于眼眶非特异性炎症的复杂性,有时即便是病理检查也难以定性,因此细针穿刺活检对眶内炎症的诊断价值非常有限。笔者完全赞同目前国外多数学者的主张,即开眶活检,切取尽可能大的组织块,一般 ≥ 1 cm。当然,对肌炎型和眶尖型要慎用。

3) 病因和病理　眼眶非特异性炎症的确切病因不明,可能与呼吸道病毒感染有关,但自身免疫机制在发病中起了一定的作用。病理呈现慢性炎症细胞浸润,以成熟的淋巴细胞为主,间以浆细胞、中性粒细胞和嗜酸性粒细胞,可见组织细胞和巨噬细胞。淋巴滤泡较为常见。在儿童有时可见大量的嗜酸性粒细胞。基质中结缔组织增生,这在慢性和硬化型炎症中更为突出,严重者广泛玻璃样变性。部分病例血管增生,呈现血管炎改变。炎症可累及眶内任何组织,尤以眼外肌、泪腺、眶肌为著。脂肪因病变而增厚,脂肪肉芽肿形成,失去正常的弹性(图54-4)。

4)治疗 规范化的皮质激素治疗是目前的首选。原则上首量要充足、减量要缓慢,一般1个疗程在3个月,否则极易复发。首剂可参考每日1.0~1.5 mg/kg,肌炎型和泪腺炎型可适当减量。治疗中要注意防止、减少激素不良反应,适当补钙、保护胃黏膜、监测眼内压。对激素治疗不敏感的病例,可考虑小剂量的外放射,总剂量为1 000~3 000 cGy。但糖尿病患者有发生放射性视网膜病变、视神经病变的风险,应慎用。另外,环磷酰胺等细胞毒性药物也是选择之一,尤其对糖尿病患者。

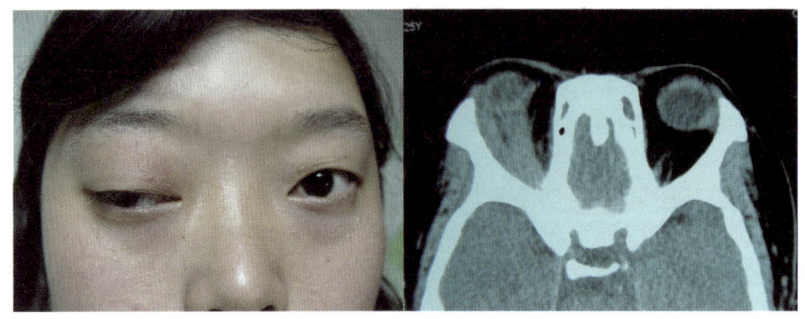

图54-4 右眼眶非特异性炎症

患者,25岁,右眼红胀2周。上睑红肿、下垂,无触痛,CT示外直肌、骨膜、上直肌、提上睑肌弥漫性增厚,边缘模糊。以皮质激素治疗后症状显著改善

### 54.5.3 特殊类型的眼眶炎症

结节病属特殊类型的眼眶炎症,是累及多器官系统的、非干酪样类上皮细胞肉芽肿性炎症。有种族性差异,黑种人多见,好发年龄20~40岁。国内并不少见,其发病年龄似乎普遍高于国外的文献报道。

全身表现以肺门淋巴结肿大和多发性动脉炎最为常见。90%的患者肺部摄片阳性,但35%~40%没有任何肺部症状。

眼部结节病多以肉芽肿性葡萄膜炎就诊。眼眶多累及泪腺、眼睑、结膜、眼外肌和视神经,尤以前两者为甚。眶缘多可触及肿大的泪腺边缘,有时眼睑皮下能扪及多个质韧结节。其炎症较炎性假瘤轻微。

70%~80%的结节病患者血管紧张素转化酶水平升高,另外,镓扫描有助于诊断。结节病以中等剂量的皮质激素治疗有效。

(钱 江 倪 逴)

## 主要参考文献

[1] 倪逴. 2 950例眼睑肿瘤的病理分类及误诊分析. 实用肿瘤杂志,1988,4:17-20.

[2] 倪逴. 3 510例眼睑肿瘤病理学分类. 中华眼科杂志,1996,32:435-438.

[3] Pe'er J. Ocular surface squamous neoplasia. Ophthalmol Clin North Am, 2005, 18:1-13.

[4] Shields CL, Shields JA. Tumors of the conjunctiva and cornea. Surv Ophthalmol, 2004, 49:3-24.

[5] Rodriguez-Sains RS. Pigmented conjunctival neoplasms. Orbit, 2002, 21: 231-238.

[6] Kurli M, Finger PT. Melanocytic conjunctival tumors. Ophthalmol Clin North Am, 2005, 18:15-24.

[7] Jakobiec FA, Rini FJ, Fraunfelder FT, et al. Cryotherapy for conjunctival primary acquired melanosis and malignant melanoma: experience with 62 cases. Ophthalmology, 1988, 95:1058-1070.

[8] Werschnik C, Lommatzsch PK. Long-term follow-up of patients with conjunctival melanoma. Am J Clin Oncol, 2002, 25:248-255.

[9] Shields JA, Shields CL, De Potter P. Surgical management of conjunctival tumors. The 1994 Lynn B. McMahan Lecture. Arch Ophthalmol, 1997, 115: 808-815.

[10] Zhang J, Schweers B, Dyer MA. The first knockout mouse model of retinoblastoma. Cell Cycle, 2004, 3:952-959.

[11] Murphree AL. Intraocular retinoblastoma: the case for a new group classification. Ophthalmol Clin North Am, 2005, 18:41-53.

[12] Shields CL, Mashayekhi A, Cater J, et al. Chemoreduction for retinoblastoma. Analysis of tumor control and risks for recurrence in 457 tumors. Am J Ophthalmol, 2004, 138:329-337.

[13] Abramson DH, Lawrence SD, Beaverson KL, et al. Systemic carboplatin for retinoblastoma: change in tumour size over time. Br J Ophthalmol, 2005, 89: 1616-1619.

[14] Shields CL, Mashayekhi A, Demirci H, et al. Practical approach to management of retinoblastoma. Arch Ophthalmol, 2004, 122:729-735.

[15] Robertson DM, Buettner H, Bennett SR. Transpupillary thermotherapy as primary treatment for small choroidal melanomas. Arch Ophthalmol, 1999, 117: 1512-1519.

[16] Abramson DH, Schefler AC. Transpupillary thermotherapy as initial treatment for small intraocular retinoblastoma: technique and predictors of success. Ophthalmology, 2004, 111:984-991.

[17] Shields CL, Honavar SG, Meadows AT, et al. Chemoreduction plus focal therapy for retinoblastoma: factors predictive of need for treatment with external beam radiotherapy or enucleation. Am J Ophthalmol, 2002, 133:657-664.

[18] Abramson DH. Retinoblastoma in the 20th century: past success and future challenges. The Weisenfeld Lecture. Invest Ophthalmol Vis Sci, 2005, 46: 2683-2691.

[19] 魏文斌. 葡萄膜疾病. 见:李凤鸣主编. 中华眼科学. 北京:人民卫生出版社, 2005:2041-2053.

[20] Shields CL, Shields JA. Recent developments in the management of choroidal melanoma. Curr Opin Ophthalmol, 2004, 15:244-251.

[21] Mukai S, Reinke MH, Gragoudas ES. Diagnosis of choroidal melanoma. In: Albert DM, Jakobiec FA. eds. Principles and Practice of Ophthalmology. Philadelphia: WB Saunders, 2000:5017-5046.

[22] Spencer WH. Ophthalmic Pathology — An Atlas and Textbook. Philadelphia: WB Saunders, 1996:2122-2159.

[23] Kvanta A, Seregard S, Kopp ED, et al. Choroidal biopsies for intraocular tumors of indeterminate origin. Am J Ophthalmol, 2005,140:1002-1006.

[24] Collaborative Ocular Melanoma Study Group. Histopathologic characteristics of uveal melanomas in eyes enucleated from the Collaborative Ocular Melanoma Study. Am J Ophthalmol, 1998,125:745-766.

[25] Viestenz A, Conway RM. Malignant melanoma of the choroid associated with misdiagnosed ocular melanocytosis. Acta Ophthalmol Scand, 2005, 83: 109-110.

[26] Spire M, Devouassoux MS, Kodjikian L, et al. Primary transpupillary thermotherapy for 18 small posterior pole uveal melanomas. Am J Ophthalmol, 2006, 141:840-849.

[27] Straatsma BR, Diener-West M, Caldwell R, et al. Mortality after deferral of treatment or no treatment for choroidal melanoma. Am J Ophthalmol, 2003, 136:47-54.

[28] Diener-West M, Earle JD, Fine SL, et al. The COMS randomized trial of iodine 125 brachytherapy for choroidal melanoma, Ⅲ. Initial mortality findings. Arch Ophthalmol, 2001,119:969-982.

[29] Hawkins BS. The Collaborative Ocular Melanoma Study (COMS) randomized trial of pre-enucleation radiation of large choroidal melanoma: Ⅳ. Ten-year mortality findings and prognostic factors. Am J Ophthalmol, 2004, 138: 936-951.

[30] Shields JA, Shields CL. Orbital cysts of childhood — classification, clinical features, and management. Surv Ophthalmol, 2004,49:281-299.

[31] Penne RB. 眼眶病与整形. 钱江,袁一飞译. 上海: 上海科学技术出版社. 2005:175-178.

[32] Mombaerts I, Goldschmeding R, Schlingemann RO, et al. What is orbital pseudotumor? Surv Ophthalmol, 1996,41:66-78.

# 55 甲状腺肿瘤

55.1 概述
55.2 流行病学与病因
    55.2.1 发病率
    55.2.2 死亡率
    55.2.3 病因
55.3 诊断方法
    55.3.1 病史与局部检查
    55.3.2 超声波检查
    55.3.3 细针吸取细胞学检查
    55.3.4 实验室检查
    55.3.5 放射性核素检查
    55.3.6 影像学检查

55.4 甲状腺腺瘤
    55.4.1 病理分型
    55.4.2 临床表现
    55.4.3 治疗
55.5 甲状腺癌
    55.5.1 临床病理分类
    55.5.2 临床分期
    55.5.3 病理和临床表现
    55.5.4 治疗
55.6 预后和影响预后的因素
55.7 术后随访

## 55.1 概述

甲状腺肿瘤是临床的常见病多发病,在非缺碘地区大约有5%的女性与1%的男性发生可触及的甲状腺肿块,在低碘饮食地区发病率更高,如使用高分辨超声检查,在女性和老年人群中19%~67%可发现甲状腺肿瘤[1]。甲状腺肿瘤大多为良性,少数为癌,罕见肉瘤。甲状腺肿瘤的诊断与鉴别诊断目前仍是困扰临床医师的一个重要课题。虽然甲状腺癌的发病率并不高,占所有甲状腺肿瘤的5%~10%,但它是内分泌系统中最常见的恶性肿瘤,应引起临床医师与患者的重视。

## 55.2 流行病学与病因

### 55.2.1 发病率

随着人们生活水平的提高、医学知识的普及以及定期的体检,甲状腺肿瘤的检出率在不断提高,根据上海市肿瘤研究所流行病学研究室提供的资料,上海市民1987年甲状腺癌年发病率男性为1.0/10万,女性为2.9/10万。到2005年男性为4.21/10万,女性为13.99/10万[2,3]。是最近10年来上升最快的肿瘤之一。文献报道美国居民甲状腺癌的发病率:男性2.5/10万,女性6.4/10万,每年约23 500新患者,并有逐年上升的趋势。夏威夷Filipino族人是世界上发病率最高的,男性为6.6/10万,女性为24.2/10万。希腊人发病率是最低的,男性仅为0.4/10万,女性为1.5/10万[4]。甲状腺癌发病率资料最完整的国家是芬兰,其年发病率为1.2/10万,其中男性为0.69/10万,女性为1.7/10万。由于大多数甲状腺癌是分化性甲状腺癌,即甲状腺乳头状癌和甲状腺滤泡样癌,其恶性程度低,发展较慢,少数甚至在死亡前仍未出现任何甲状腺的异常表现,Harach等报道一组芬兰尸检结果,其甲状腺隐癌的发生率高达34.5%[5],同样日本的一组报道显示,甲状腺隐癌的检出率也>28%[6]。甲状腺癌好发于女性,通常女性患者是男性的2~4倍,不同类型的甲状腺癌发病年龄高峰不同,乳头状癌多见于30~39岁。滤泡样癌多见于30~49岁,而未分化癌多见>65岁老年患者。

### 55.2.2 死亡率

甲状腺癌的死亡率较其他恶性肿瘤是比较低

的,美国每年死于甲状腺癌的患者约1 200例,占美国全部恶性肿瘤死亡率的0.2%。上海20世纪90年代甲状腺癌的死亡率:男性为0.4/10万,女性为0.9/10万。死亡率较高的是瑞典和澳大利亚的甲状腺肿流行区,最低的是新西兰、荷兰、英国,芬兰虽为甲状腺肿流行区,但其死亡率并不高,为0.4~0.7/10万。

甲状腺癌的死亡率与年龄有密切关系,年龄越大死亡率越高,>45岁呈倍数递增。病理类型也是影响死亡率的重要因素,其中致死性最大的是未分化癌,一旦诊断明确后,大多数患者1年内死亡,其次是髓样癌,分化性甲状腺癌次之。

## 55.2.3 病因

甲状腺癌的病因至今尚不明确,已知有些髓样癌有家族遗传性,部分未分化癌可能来自于分化性甲状腺癌。有些甲状腺的恶性淋巴瘤可能是淋巴细胞性甲状腺炎(桥本甲状腺炎)的恶变。

### (1) 电离辐射

早在1950年Doniach实验发现用放射线诱发鼠甲状腺癌,鼠接受[131]I或并用甲基硫脲嘧啶诱发甲状腺癌,小量(5 uCi)即可促使癌的发生。最大剂量为30 uCi,再大量(100 uCi)则抑制。1925~1955年很多美国儿童的胸腺和头颈部接受X线照射,目的是为了治疗慢性颈淋巴结炎、腮腺炎或预防哮喘病的发生,由于放射筒过大以致不适当地将甲状腺亦包括在放射野内。经长期观察,发现经X线照射的6 603例儿童中,患甲状腺癌36例,患甲状腺瘤60例,而12 435例对照组仅发现8例甲状腺瘤。笔者曾总结复旦大学附属肿瘤医院11例有头颈部放疗史的病例[7],提示有头颈部放疗史的甲状腺肿瘤中,癌症发生率可高达45%,儿童期有头颈部放疗史患者所诱发的甲状腺癌的发病率更高,提示儿童甲状腺对放射线更敏感。乌克兰切尔诺贝利核泄漏所造成的核污染使该地区的儿童甲状腺癌发生率高于污染前的15倍。放射线所诱发的甲状腺肿瘤往往是双侧性的,一般潜伏期为10~15年。

### (2) 缺碘与高碘

早在20世纪初,即有学者提出有关缺碘可致甲状腺肿瘤的观点,1938年Hellwig饲鼠以低碘饮食,成功诱发了甲状腺肿瘤。在芬兰地方性甲状腺肿流行区,甲状腺癌的发病率为2.8/10万,而非流行区为0.9/10万。其致病原因可能是缺碘而引发甲状腺滤泡过度增生而致癌变,其所诱发的甲状腺癌以滤泡样腺癌和未分化癌为主。流行病学研究发现,高碘饮食亦是甲状腺癌高发的诱因。我国东部沿海地区是高碘饮食地区,亦是我国甲状腺癌高发地区,主要以乳头状癌为主,其致病原因可能是长期高碘刺激甲状腺上皮而致突变所产生癌变。

### (3) 癌基因及生长因子

许多人类肿瘤的发生与原癌基因序列的过度表达、突变或缺失有关,目前有关甲状腺肿瘤的分子病理学研究的重点有以下两类。

1) 癌基因、抑癌基因与甲状腺癌  有报道从甲状腺乳头状癌细胞中分离出*RET/PTC*癌基因,认为是序列的突变。*H-ras*、*K-ras*及*N-ras*等癌基因的突变形式已被发现在多种甲状腺肿瘤中。此外,也发现*c-myc*和*c-fos*癌基因的异常表现在各种甲状腺癌组织中,*c-erbB*癌基因过度表达在甲状腺乳头状癌中被检出;活跃的*c-res*癌基因出现在多数甲状腺滤泡状癌组织中,*p53*是一种典型的抑癌基因,突变的*p53*不仅失去了正常野生型*p53*的生长抑制作用,而且能刺激细胞生长,促进肿瘤生长,分化性甲状腺癌组织中*p53*也呈高表达现象[8]。

2) 近年来认为,至少50%的甲状腺乳头状癌发生染色体结构异常,多为10号染色体的长臂受累。其中,大多为原癌基因*ret*的染色体内反转[9];滤泡癌起源可能是单克隆的。癌基因常因*ras*变异和错位而激活,约40%可见此种情况,细胞水平的遗传异常包括了3号染色体短臂缺失和重组;髓样癌起源于甲状腺滤泡旁细胞,又称C细胞,一般常先有前恶性C细胞过度增生而后出现家族性多样表现,原癌基因*ret*与家族性C细胞以及多发性内分泌腺瘤的结构异常存在相关性[9]。

促甲状腺素(TSH):TSH可以促进甲状腺细胞的DNA合成。鼠甲状腺细胞株FKTL5为持续生长的细胞株,一直保持着甲状腺分化过程受TSH作用而行有丝分裂。实验表明,甲状腺滤泡的生长、分化与功能主要受TSH支配,这对甲状腺癌的发生也起促进作用[10]。TSH与甲状腺癌胶质的特异性受体和G蛋白传感器结合,现已证明在甲状腺及其肿瘤组织中,均可查见TSH受体(TSHR)。分子生物学技术发现,甲状腺肿瘤组织中*TSHR*基因突变,尤其在高功能甲状腺肿瘤中多见。现认为*TSHR*结构活性在甲状腺良性和恶性肿瘤的病因学中发挥作用。

类胰岛素生长因子(IGF):为多面性生长因子,影响DNA合成及多种细胞分子功能。在甲状腺滤泡细胞中,IGF-1有力促进DNA合成及甲状腺球蛋白mRNA的表达,但不作用于甲状腺分化功能。在

IGF-1 的存在下,TSH 方可对 FRTS5 细胞起生长促进作用。临床上 IGF-1 对甲状腺肿瘤的产生起重要作用。人的甲状腺组织中 IGF-1 在结节性甲状腺肿的水平高出正常甲状腺组织的 2～3 倍。从甲状腺瘤及甲状腺组织中分离出来的滤泡细胞也产生 IGF-1,表明 IGF-1 有促进这些细胞生长的作用。

上皮生长因子(EGF):EGF 为上皮细胞及间质细胞的有丝分裂源。在甲状腺组织中,c-erbB2 癌基因为 EGF 受体(EGFR)编码,尤其在甲状腺乳头状癌组织中显示比正常甲状腺更为高度的表达[11]。

综上所述,甲状腺癌的发生和生长为一复杂的生物过程,受不同癌基因和多种生长因子的影响,这些因子对甲状腺癌细胞各个阶段生长及分化的调节作用以及各类癌的特异基因,仍待深入研究。

(4) 性别与女性激素

甲状腺癌发病性别差异较大,女性明显高于男性。近年研究显示,雌激素可影响甲状腺的生长,主要是促进垂体释放 TSH 而作用于甲状腺,因而当血清雌激素水平升高时,TSH 水平也升高。至于雌激素是否直接作用于甲状腺尚不明确。有报道,采用 PCR 方法检测各类甲状腺疾病中雌激素受体(ER)及孕激素受体(PR),结果表明以乳头状癌组织中 ER 及 PR 阳性率最高,表明甲状腺癌组织对女性激素具有较活跃的亲和性,女性激素是否作为甲状腺致癌因素之一,有待进一步研究。

(5) 家族因素

在一些甲状腺癌患者中,常可见到一个家族中 1 个以上成员同患甲状腺乳头状癌[12]。文献报道,家族性甲状腺乳头状癌发生率在 5%～10%[13]。尤其来源于滤泡旁细胞的家族性甲状腺髓样癌和来源于滤泡旁细胞的家族性非甲状腺髓样癌,前者对 10 号染色体 ret 突变的基因检测有助于家族中基因携带者的诊断,并对其进行预防性手术治疗;后者可单独发生与其他家族性癌症综合出现,如 Gerdner 综合征及 Cowden 病。

## 55.3　诊断方法

甲状腺的异常肿大包括癌、腺瘤,以及结节性甲状腺肿、甲状腺功能亢进、淋巴细胞性甲状腺炎、亚急性甲状腺炎及单纯性甲状腺肿等。有时可以几种疾病混杂在一起,如淋巴细胞性甲状腺炎伴随癌症等。临床上对典型的甲状腺良性和恶性肿瘤较易鉴别,但腺内型的甲状腺癌和腺瘤十分相似,单靠临床鉴别有困难,还需做其他辅助检查。少数结节性甲状腺肿、亚急性甲状腺炎、淋巴细胞性甲状腺炎等,尤其是结节性淋巴细胞性甲状腺炎与甲状腺癌有时很难鉴别。由于治疗方法不同,所以必须仔细询问病史和进行体检,结合相关的检查,尽可能作出准确的临床诊断。

### 55.3.1　病史与局部检查

异常的甲状腺肿大或结节首先要与肿瘤相鉴别,病史与体检对鉴别诊断有很大帮助,如主诉心悸、多汗、消瘦和性情急躁等。体检发现甲状腺弥漫性肿大或具轻度结节肿,并有手指震颤或突眼表现,心动过速,应考虑毒性甲状腺瘤,结合 $^{131}$I 核素扫描和吸碘试验,大多能确诊,如先有类上呼吸道感染史,然后在甲状腺区出现有压痛的结节,要考虑亚急性甲状腺炎[14]。做血细胞沉降率或细针穿刺细胞学检查以确诊。再如甲状腺结节样肿大,伴有轻度的甲亢或甲减症状,体检发现甲状腺对称性弥漫肿大,边界清楚,轮廓分明,质地实而富有弹性,颈部淋巴结不肿大,要考虑淋巴细胞性甲状腺炎,可做血清 TGA、TPO 检测,必要时结合细针穿刺以明确诊断。如果患者有多年甲状腺结节史,病程长,症状明显,颈部无异常肿大淋巴结,有关检查均在正常范围,应考虑结节性甲状腺肿可能;如果部分结节在短期内迅速增大伴疼痛,则要考虑腺瘤形成、囊性变、囊内出血可能,也要考虑结节恶变的可能。

在确定甲状腺肿瘤后,应鉴别肿瘤的良性和恶性。年龄是一个重要因素,甲状腺孤立结节中,年幼的比成年人恶性比例要大,<15 岁的患者甲状腺单个结节中 20%～50% 是恶性的,但大多数为分化好的甲状腺癌[15]。中老年的甲状腺癌发病率也较高,特别是未分化癌患者大多 >60 岁。其次是性别与各种病理类型甲状腺癌有关,其中乳头状甲状腺癌特别好发于青年女性;相反髓样癌与未分化癌好发于男性。同时,要注意甲状腺肿瘤有较明显的家族史。10%～20% 的甲状腺髓样癌有家族遗传史。

甲状腺的肿块有时较小,较隐蔽,需要准确熟练的检查手法,否则容易遗漏。检查时要求患者整个颈部充分暴露,观察有无手术瘢痕和颈前静脉怒张等。胸骨后甲状腺肿或甲状腺癌转移至纵隔淋巴结压迫上腔静脉,可造成颈前静脉回流不畅或受阻怒张。正常的甲状腺轮廓初诊不易发现,若看到甲状腺的外形常提示甲状腺肿大,要进一步扪诊,检查甲状腺的大小,质地,有无肿块,肿块数目、边界、活动度及有无压痛,颈部淋巴结肿大与否等。一般甲状腺的肿块可以随吞咽上下活动,但有时肿块边界不清,移动性差,确定肿块来源发生困难,此时重要的依据是颈总动脉,如果肿块在颈总动脉内侧考虑来自甲状腺,如在颈总动脉外侧可以排除甲状腺肿块。甲状腺恶性肿瘤可侵犯邻近器官与组织,所以还应评估肿块与颈动脉、颈静脉、气管、食管迷走神经和颈部肌肉的关系;了解有无粘连、压迫和固定。喉镜检查声带活动应列为常规。除检查甲状腺外还要仔细检查胸骨切迹上、喉前区和颈侧区有无肿大淋巴结,尤其要注意颈内静脉附近的淋巴结,对其部位、大小、质地、数目和活动度等都要仔细检查并作记录。

### 55.3.2 超声波检查

超声波检查甲状腺始于20世纪50年代末,但由于当时仪器的局限,仅能探测较大肿块,区分是实质还是囊性。70年代后期,由于灰阶实时高分辨超声仪的问世,超声图像质量有了明显的改善。特别从90年代以来,高频探头、彩色多普勒成像技术的应用,超声能够观察到甲状腺内2~3mm的微小病灶,并能较清晰地显示结节内部结构、有无包膜和钙化等细小结构的改变以及彩色血流信号和多普勒频谱的变化[16],为迅速、正确、方便诊断甲状腺疾病提供了有利的条件,发挥着不可替代的作用。

超声波检查可以探测甲状腺肿块的形态、大小、数目,更重要的是可以了解肿块是否有包膜、肿瘤内部与周围血流情况、肿瘤有无钙化灶等。图55-1呈现光点分布均匀,光带清楚,边界整齐,大多数为良性肿瘤。图55-2表现为肿瘤不均质,无明显包膜,形态不规则,加上有细小的钙化灶,为癌的可能为大。甲状腺癌往往同时伴有颈淋巴结转移,因此在做甲状腺检查时应同时观察颈部淋巴结情况,如探测到颈部异常淋巴结则有助于甲状腺癌的诊断。正常颈部淋巴结呈椭圆形弱回声。长短轴之比>2。当有甲状腺癌淋巴结转移时,声像图表现为长短轴之比缩小,甚至呈圆形,内部回声增强、增粗、淋巴门结构消失。较为典型的转移淋巴结的特征性改变是淋巴结内布满了细钙化点及部分或全部囊性变。有些癌转移淋巴结仅表现为轻度肿大,内部呈均匀的弱回声,与炎症淋巴结不易鉴别。但是,肿大淋巴结如出现在邻近颈总动脉或气管旁时,应高度怀疑甲状腺癌存在的可能性。

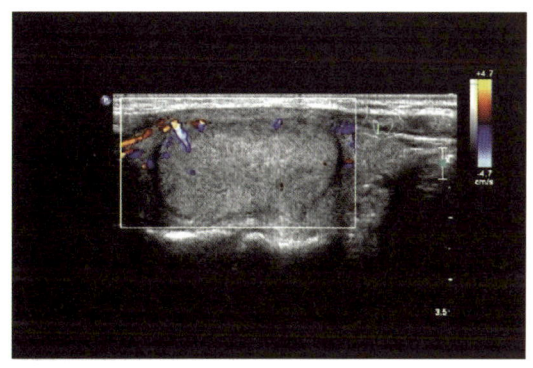

图55-1 甲状腺腺瘤

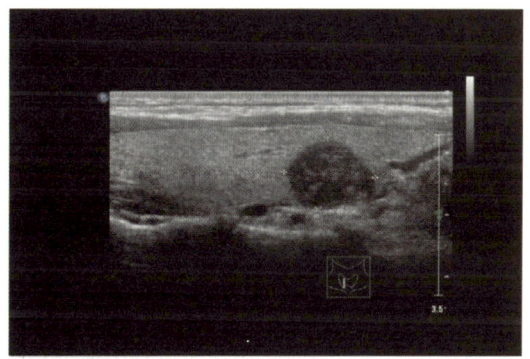

图55-2 甲状腺癌

### 55.3.3 细针吸取细胞学检查

细针吸取细胞学检查(fine-needle aspiration cytology, FNAC)是一项较成熟的诊断技术,事实证明FNAC较其他常规检查方法优越,操作简便、损伤小、诊断率高、价格低廉。国外大量文献报道,FNAC对术前甲状腺结节的评估比临床扪诊、核素检查、生化测定等方法准确性高,在澳洲、北欧等国家已出现FNAC替代术中冷冻的趋势。目前,还可以通过FNAC做免疫组化测定,以利于病理学鉴别诊断,如通过FNAC标本中半乳糖凝集素-3(Galectin-3)测定,其鉴别良性和恶性肿瘤的敏感度和特异度分别高达92.3%和84.4%[17]。

FNAC一般不受甲状腺结节大小的限制,只要临床扪及即可操作,几乎无任何并发症,亦未见有肿瘤种植的报道,可以重复操作,还可以在超声引导下对甲状腺可疑结节穿刺检查,提高穿刺的准确性。大量文献证明,甲状腺结节的FNAC对诊断良性结节十分可靠,假阴性率为1.3%~11.5%,平均为5.2%。假阴性发生在囊性结节较多。囊性癌主要是乳头状癌,为将假阴性率降到最低程度,关键要吸取到足够的有代表性的组织,初次涂片常常不能说明问题,应在病灶囊壁或边缘部重做吸取,尽量取到有代表性的肿瘤组织。另一个易造成假阴性的原因是肿瘤较小,且位置较深或被其他良性结节遮蔽,因此未能取到真正的肿瘤组织。FNAC 假阳性率非常低,复旦大学附属肿瘤医院 122 例 FANC 诊断为恶性肿瘤,均做手术,对照术后组织学切片,仅 1 例误诊,假阳性率为 0.8%(1/122)[18]。FANC 最高出现的假阳性在非典型性腺瘤和伴有乳头状结构的增生结节。

FNAC 有一定的局限性,尚有不少可以完善与改进的地方,除了取材的因素外,其只能观察细胞形态和结构变化,缺乏对整体组织结构的了解;有时 FNAC 鉴别诊断非常困难,FNAC 可以确认甲状腺滤泡肿瘤,但缺乏进一步恶性特征,无法区别滤泡腺瘤或滤泡样癌,因后者一定要有包膜的侵犯才能作出诊断,而 FNAC 不能提供肿瘤的这些情况。

FNAC 不但对原发病灶的诊断有价值,而且对颈部转移的淋巴结诊断也有很高的价值,甲状腺癌尤其是分化性甲状腺癌极易颈淋巴结转移,有时可以原发病灶很小,但转移淋巴结临床已扪及,如 FNAC 发现颈部淋巴结内有来源于甲状腺滤泡的肿瘤细胞,甲状腺癌颈淋巴结转移即可以明确诊断。

## 55.3.4 实验室检查

对弥漫性甲状腺肿大重点要查清有无功能异常,对甲状腺结节要鉴别结节的性质,对弥漫性甲状腺肿大除了常规做核素检查外,还应检测血清 T3、T4、TSH 以确定有无甲状腺功能亢进。疑为淋巴细胞性甲状腺炎(桥本病),应做甲状腺抗体的检测,有相当高的诊断价值,常用的有甲状腺球蛋白抗体(TGA)、甲状腺过氧化酶抗体(TPOA)。对于甲状腺术后长期补充甲状腺素片患者,应定期测定 T3、T4、TSH,如果给药不足,TSH 会升高,反之则降低,所以测定 TSH 可以作为调节甲状腺素片剂量的一个依据。甲状腺球蛋白(TG)在全甲状腺切除术后持续升高提示有肿瘤复发或转移的可能。临床疑为髓样癌的患者要测定血清降钙素(CT)和癌胚抗原(CEA)的水平,如高于正常值有诊断意义。

## 55.3.5 放射性核素检查

放射性核素检查可以明确甲状腺的形态与功能,所以,该项检查已成为诊断甲状腺疾病的常规手段之一。目前常用的甲状腺显影剂有$^{131}$I、$^{99m}$Tc(V)-DMSA 等(5 价锝标记的二疏基丁二酸)。碘($^{131}$I)化钠的半衰期较短,进行甲状腺扫描时必须先做甲状腺摄碘测定,如果甲状腺摄碘过少,甲状腺扫描就不会显示。高锝酸盐($^{99m}$Tc)也是常用的甲状腺显影剂,凡是$^{131}$I 摄取率低的患者可以改用$^{99m}$Tc 进行扫描。$^{99m}$Tc(V)-DMSA 是一种趋骨的肿瘤显像剂,早期心血池放射性高,无正常甲状腺组织摄取,是目前公认最好的甲状腺髓样癌显像剂,灵敏度、特异性分别达 84% 和 100%[19]。大约 90% 的甲状腺癌其吸碘功能低于正常,而良性结节往往在正常范围内。甲状腺扫描不但有助于甲状腺肿瘤的鉴别诊断,而且还可作为甲状腺癌转移灶的定位,确定异位甲状腺以及对甲状腺切除后或药物治疗后功能和形态等方面的评价。

根据甲状腺对放射性核素摄取的情况,一般将其分为 4 类。①热结节:多见于滤泡型腺瘤、毒性腺瘤,少数滤泡性腺癌亦可有热结节表现。②温结节:多见于腺瘤、结节性甲状腺肿。③凉结节:最多见于甲状腺肿,其次为甲状腺癌及淋巴细胞性甲状腺炎或亚急性甲状腺炎。④冷结节:单个实质性甲状腺肿瘤,表现为冷结节,约 50% 有癌变可能。当然其他良性肿瘤也可出现此图像,应结合病史、体检和其他有关检查,综合分析才能作出临床诊断。

## 55.3.6 影像学检查

### (1) X 线检查

巨大的甲状腺肿瘤或较晚期的甲状腺癌以及怀疑有纵隔甲状腺时,都需做气管正、侧位摄片检查。以了解肿瘤的范围。X 线检查有一个重要的目的就是观察气管与甲状腺的关系,巨大的甲状腺良性肿瘤一般仅导致气管移位,不会引起气管狭窄。不过也有例外,如果甲状腺多次手术后,由于瘢痕化,使气管位置固定,当另一叶又有结节出现时,气管受压可致狭窄。较晚期的甲状腺癌常可侵犯气管壁,使气管狭窄,而移位程度反而较轻。甲状腺癌可以侵犯食管,故临床有怀疑时应考虑做食管造影,以利于充分了解肿瘤的浸润范围,作出正确的治疗方案。

### (2) CT 检查

CT 检查能清晰显示甲状腺影像,为甲状腺病变的诊断提供一个新的诊断手段,CT 的主要作用体现在以下几点。

1) 甲状腺内有较高的碘含量,密度明显高于邻近的肌肉,根据 CT 值可以大致了解甲状腺的功能,并可较早发现病变。

2) CT 检查可明确显示病变的范围,肿瘤向邻近器官及组织侵犯情况,对邻近结构如气管、食管及肌肉、血管等有无压迫、破坏,以及颈部淋巴结有无转移等(图 55-3,55-4)。

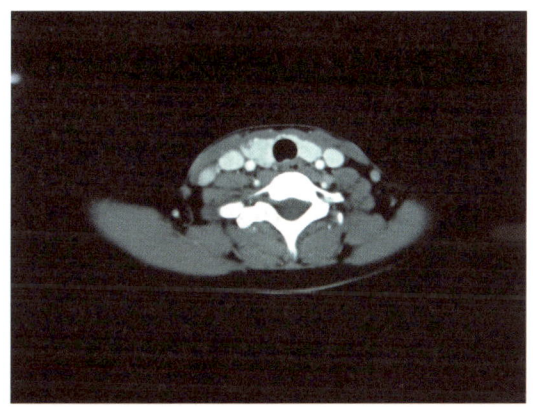

**图 55-3　右侧甲状腺癌伴右颈淋巴结转移**
CT 图像示右侧甲状腺内有不规则占位,质地不均匀,右侧颈内静脉外侧见肿大淋巴结

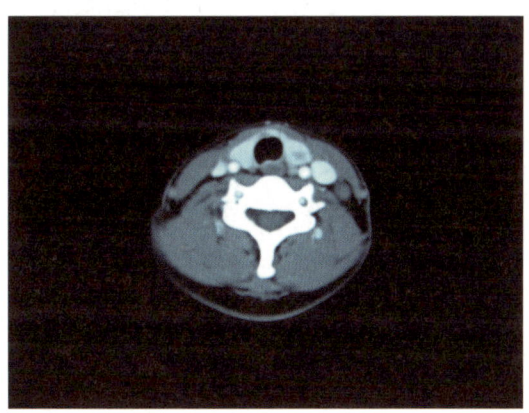

**图 55-4　左侧甲状腺癌伴左Ⅵ区淋巴结转移**
CT 图像示左侧甲状腺不规则占位伴左气管旁淋巴结肿大

3) 通过 CT 表现,对大部分病变可以作出良性和恶性的定性诊断。

4) 对胸内甲状腺,CT 有独特的诊断价值,特别当病变无功能时。CT 检查还能确定胸内甲状腺的侵犯范围,纵隔内有无转移病灶,以及与邻近结构如大血管的关系,为治疗方案提供可靠依据。

CT 对甲状腺肿瘤有较可靠的诊断依据,直径 >1 cm 的肿瘤,CT 均能检出;直径 ≤1 cm 的肿瘤则有可能被遗漏。

(3) **MRI 检查**

MRI 检查在甲状腺肿瘤诊断上价值同 CT 检查,对颈部转移淋巴结与肌肉、血管的关系有一定的临床意义。

(4) **PET/CT**

是一项新的甲状腺肿瘤定性检查,通过肿瘤 $^{18}$氟-脱氧葡萄糖的代谢状况,辨别肿瘤的良性和恶性。当标准摄取值(SUV 值)高于正常,要考虑恶性肿瘤的可能,对亚临床的转移灶也有较高的诊断价值。

## 55.4　甲状腺腺瘤

甲状腺腺瘤是头颈部常见肿瘤,好发于女性,男女性之比为 1∶2.4。好在甲状腺功能活跃时期发病,即多发于 20~40 岁,40 岁以后,发病逐渐下降。病灶大小为单发结节,部分可多发,可累及两叶,个别可伸入纵隔,甲状腺腺瘤均来自甲状腺滤泡上皮。

### 55.4.1　病理分型

大体形态上为单发的圆形或椭圆形肿瘤,多数直径在 1.0~5.0 cm,常为实质,亦可囊性,包膜完整,质韧,与周围腺体组织分界清楚。多并发囊性变,囊腔大小不一,大者可为单囊,占据整个肿瘤,病变可为若干小囊,囊腔内含棕褐色液或胶浆液。实质者切面呈肉样,均匀一致,有时可钙化,其中常见小型坏死或囊膜,少数囊壁有颗粒状乳头,此时须仔细检查包膜是否完整,以与乳头状癌相鉴别。切面可因结构不同呈蛋白色或棕色,可见不同数量的胶样物和不同程度的退行性变,如囊内出血、血管栓塞、继发性纤维化和钙化,这种变化是血供受干扰所致而非感染引起。不典型的滤泡状腺瘤实质且富细胞,与恶性肿瘤相似,需仔细鉴别。镜检具有以下特点:有完整包膜,组织结构与周围甲状腺组织不同,肿瘤压迫周围甲状腺组织结构相对一致。根据病理形态,一般可分为以下 6 种类型。

(1) **滤泡状腺瘤**

多见,由成熟滤泡构成,细胞形态,胶质含量皆与正常甲状腺相似,滤泡排列紧密,肿瘤间质少时,称单纯型腺瘤;胶体含量丰富,滤泡扩大且大小不一时,称胶体型腺瘤。

(2) **胚胎型腺瘤**

较少,构成实体型腺泡巢或条索,无明显滤泡或胶质形成,瘤细胞多为立方型,体积较小,边界不清,常埋在水肿的纤维间质中,包膜和血管无侵犯。

(3) **胎儿型腺瘤**

较少,由较小、体积一致的滤泡构成。滤泡内含少量或不含胶质。滤泡细胞小、呈立方型,胞核染色深,其形态、大小和染色可有变异。滤泡分散于疏松水肿的结缔组织之间,有丰富薄壁的血管,常见出血和囊性变。

(4) **嗜酸性腺瘤**

较少见,瘤细胞较大,呈多角形,胞质含嗜酸性颗粒,排列成条索或片状,偶可呈滤泡或乳头状。瘤细胞边界一般清楚,核大小一致,染色深。不少细胞核呈固缩状态。现认为此病并非独特一型,为各型腺瘤的退行性变所致。

(5) **乳头状腺瘤与乳头状囊腺瘤**

较少见,病理组织常形成大小不等的囊腔,内含胶样物,乳头突入囊腔内,有时见乳头中含有胶质滤泡。瘤细胞较小,大小形态一致,无明显的多形性或核分裂,无核磨砂玻璃样改变,无砂粒体,乳头状腺瘤与乳头状囊腺瘤有时单凭少数切片很难与乳头状癌相鉴别。故应多沿瘤包膜取材、切片,仔细检查有无包膜、血管或淋巴管侵犯,慎重诊断。

(6) **不典型腺瘤**

见少数报道,此型细胞更丰富,细胞形态和结构显示异形性,个别细胞可变长,甚至呈纺锤形,核仁不明显,可有核分裂象,瘤细胞密集成实性团,排列不规则,仅见发育不全的滤泡,大小不等,无滤泡液或无滤泡形成。此瘤是否为具有完整包膜的甲状腺癌,需深入研究。此种腺瘤应着重检查包膜,视其有无包膜及血管浸润,如多数切片均无浸润,方可认为良性。

### 55.4.2 临床表现

甲状腺瘤大多无自觉症状,常偶尔发现,或普查时发现,多为无意中发现颈前区肿块,大多为单个,包膜感明显,质地偏软,可随吞咽上下活动。肿瘤生长缓慢,有时肿瘤突然增大,伴有疼痛,多由于囊内出血所致,但过一时期血液被吸收,可见肿瘤缩小甚至消失。少数增大的肿瘤可以压迫周围组织引起气管移位,但极少造成呼吸困难,罕见喉返神经压迫症状。笔者曾处理多例良性甲状腺瘤引起喉返神经麻痹者,主要是肿瘤位于甲状腺背侧,其突然增大压迫喉返神经所致。经手术处理后,均恢复功能。胸骨后甲状腺瘤压迫气管和大血管可引起呼吸困难和上腔静脉压迫症。少数腺瘤可因钙化斑块使瘤体变得十分坚硬。典型的甲状腺瘤很容易作出诊断(图55-5),功能检查一般均正常。

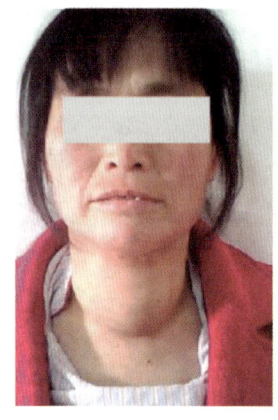

**图 55-5 双侧甲状腺腺瘤**
见颈前双侧甲状腺肿块随吞咽上下活动

### 55.4.3 治疗

甲状腺腺瘤多采用手术治疗,但药物治疗有时可以使肿瘤稳定甚至缩小。为解决众多甲状腺瘤的治疗问题,当病灶最大直径 <2.5 cm 时,可首先使用药物治疗,无效时再行手术切除[20]。常用的药物为左甲状腺素片 50~100 μg/d,或甲状腺素片 40 mg/d。

鉴于甲状腺单发结节中 10%~25% 病理检查为甲状腺腺瘤,临床上甲状腺瘤(癌)与早期癌难以鉴别,故一般不宜做单纯瘤体切除,除非在术中冷冻病理检查的保证下,否则应做患侧腺叶次全切或腺叶切除术。如病变在峡部,可做峡部切除术,在行腺叶切除时要注意保护喉返神经及甲状旁腺,以免引起术后并发症。

## 55.5 甲状腺癌

甲状腺癌是头颈部比较常见的恶性肿瘤,占全身恶性肿瘤的 1%~2%,女性多见。由于其病理类型较多,生物学行为差异很大。低度恶性的甲状腺癌有时可自然生存 10 年以上,有的甚至在肺部转移时还能带病生存 5 年以上,但高度恶性的甲状腺未分化癌可以在短期内死亡。绝大多数的甲状腺癌发生在中青年。

## 55.5.1 临床病理分类

绝大多数甲状腺癌的发生来自滤泡上皮,少数可以来自滤泡旁细胞,极少数来源于甲状腺间质。甲状腺除了原发癌外,还可以有继发癌,目前国内外多采用以下临床病理分类。

1) 乳头状癌 微小癌、腺内型、腺外型。
2) 滤泡样癌 包括 Hürthle 细胞癌。
3) 髓样癌 家族遗传型,包括 MEN-2A、MEN-2B;散发型。
4) 未分化癌 包括鳞状细胞癌。
5) 恶性淋巴瘤。
6) 转移癌。
7) 其他原发肿瘤。

此 7 种临床病理分类中前 5 种是主要的,每一种都有其特有的病理和临床表现。乳头状癌和滤泡状癌又称为分化性甲状腺癌,恶性程度最低,未分化癌属高度恶性肿瘤,大多在明确诊断 1 年内死亡。髓样癌的恶性程度介于两者之间。恶性淋巴瘤原发于甲状腺者并不多见,常是全身性疾病的一部分。

## 55.5.2 临床分期

根据世界抗癌联盟(UICC)第 6 版(2002 年)[21]修订的 TNM 分期如下。

**(1) 分类**

T——原发肿瘤

TX 无法对原发肿瘤作出估计
T0 未发现原发肿瘤
T1 肿瘤限于甲状腺,最大直径≤2 cm
T2 肿瘤限于甲状腺,最大直径>2 cm,≤4 cm
T3 肿瘤限于甲状腺,最大直径>4 cm,或者微小甲状腺外侵犯(如胸骨甲状肌、甲状腺周围软组织)
T4a 肿瘤已侵犯甲状腺包膜外,肿瘤侵犯皮下软组织、喉、气管、食管、喉返神经
T4b 肿瘤侵犯椎前筋膜、纵隔血管或颈总动脉。

注:以上各项可再分为:①孤立性肿瘤;②多灶性肿瘤。

N——区域淋巴结转移

NX 未确定有无淋巴结转移
N0 未发现区域淋巴结转移
N1 区域淋巴结有转移
 N1a 肿瘤转移至Ⅵ区淋巴结(气管前、食管前、喉前及 Delphian 淋巴结)
 N1b 肿瘤转移至一侧、双侧或对侧颈淋巴结及纵隔淋巴结

M——远处转移

MX 未确定有无远处转移
M0 无远外转移
M1 有远处转移

**(2) 分期**

见表 55-1 ~ 55-3。

表 55-1 分化型甲状腺癌(乳头状癌与滤泡样癌)临床分期

| 分化型甲状腺癌(乳头状癌与滤泡样癌) | | | | |
|---|---|---|---|---|
| | <45 岁 | | ≥45 岁 | |
| Ⅰ期 | 任何 T 和 N | M0 | T1 | N0 M0 |
| Ⅱ期 | 任何 T 和 N | M1 | T2 | N0 M0 |
| Ⅲ期 | | | T3 | N0 M0 |
| | | | T1~3 | N1a M0 |
| Ⅳ期 A | | | T1~3 | N1b M0 |
| | | | T4a | N0 N1 M0 |
| B | | | T4b | 任何 N M0 |
| C | | | 任何 T | 任何 N M1 |

表 55-2 髓样癌临床分期

| 髓样癌 | | | |
|---|---|---|---|
| Ⅰ期 | T1 | N0 | M0 |
| Ⅱ期 | T2 | N0 | M0 |
| Ⅲ期 | T3 | N0 | M0 |
| | T1~3 | N1a | M0 |
| Ⅳ期 A | T1~3 | N1b | M0 |
| | T4a | N0 N1 | M0 |
| B | T4b | 任何 N | M0 |
| C | 任何 T | 任何 N | M1 |

表 55-3 未分化癌临床分期

| 未分化癌(任何未分化癌均为Ⅳ期) | | | |
|---|---|---|---|
| Ⅳ期 A | T4a | 任何 N | M0 |
| B | T4b | 任何 N | M0 |
| C | 任何 T | 任何 N | M1 |

## 55.5.3 病理和临床表现

### (1) 乳头状癌

乳头状癌是一种分化好的甲状腺癌，也是甲状腺癌中最常见的一种。复旦大学附属肿瘤医院头颈外科的资料约占甲状腺癌的82%，国外文献报道为75%~85%。病灶一般是单发，也可多发；可发生在一侧叶，亦可以发生在两叶、峡部或锥体叶。体积可以大小不等。肿瘤最大直径≤1.0 cm，称为微小癌，常在尸检中发现，国外文献报道为6%~34.5%，国内报道为2.1%~4.3%。微小癌可较长时间保持隐性状态，而不发展成临床癌。近年，对甲状腺乳头状癌的病理组织学诊断标准，已逐步取得较为一致的意见，即乳头状癌病理组织中，虽常伴有滤泡样癌成分，有时甚至占较大比重，但只要查见浸润性生长且具有磨砂玻璃样的乳头状癌结构，不论其所占成分多少，均应诊断为乳头状癌。因本病的生物学行为特性，主要取决于是否有乳头状癌成分的存在。

1）病理

大体形态：微小病变，往往硬而坚实，大者可以>10cm，硬韧或呈囊性，囊变者可见到囊壁有弯弓簇样结节突入囊腔，腔内贮有棕褐色液体或陈旧血水。肿瘤一般无包膜，仅5%有不完整包膜，肿瘤常伴有钙化，故切割时可闻磨砂音。少数病例腺体内可见1个以上的病灶，故有多中心的说法[22]。

甲状腺乳头状癌的组织学特征：甲状腺乳头状癌的乳头由中央为纤维血管轴心，表面衬覆一层肿瘤上皮所构成。典型的乳头较长，有复杂的分支。有些乳头细而直，平行排列；有些乳头粗而短，乳头中央为疏松结缔组织和大小不一薄壁血管所形成的纤维血管中心。衬覆在乳头表面和肿瘤性滤泡的上皮细胞具有特征性改变，细胞较大，互相重叠在一起。核圆形或卵圆形。核边缘不太规则，呈锯齿状或有皱褶。核染色质常平行排列，聚于核内膜下，致使核膜增厚，核呈淡透明水样，或呈毛玻璃样，核仁小，不明显，核分裂象罕见或无。在乳头纤维血管轴心中，淋巴管内，实性上皮成分之间和肿瘤性滤泡之间的间质中常存在同心圆层状结构的砂粒体，砂粒体不出现在滤泡腔内。

甲状腺乳头状癌组织学变型：甲状腺乳头状癌是一种显示滤泡细胞分化，以形成特征性乳头和（或）一组核改变的恶性上皮性肿瘤。肿瘤内乳头和滤泡的数量不一，当滤泡中细胞核特征与乳头状癌细胞核特征相同时，肿瘤中无论乳头多少，其生物学行为与乳头状相同，应归为乳头状癌。除典型的乳头状癌外，有许多形态学变型，其临床特点、病理改变、治疗及预后均有差异。认识这些变型无论在诊断、治疗和预后判断上都具有十分重要意义。①乳头状微小癌：直径≤1 cm的乳头状癌，临床可发生颈淋巴结转移，但很少发生远处转移，无论有无淋巴结转移，预后良好。②有包膜变型：有包膜的乳头状癌预后极好，5年生存率几乎100%。③滤泡性变型：常呈多中心生长，易发生颈淋巴结转移而非血道转移，转移灶中常出现典型的乳头状结构。当肿瘤中大滤泡>50%时，称为巨滤泡变型，此时常误以为结节性甲状腺肿或巨滤泡性腺瘤，但细胞核的改变有助于作出正确诊断，预后同典型乳头状癌。当滤泡弥漫于整个甲状腺而没有明显结节形成时，称为弥漫滤泡性变型。此型好发于青少年，肿瘤全部或一部分为滤泡结构，弥漫滤泡性变型乳头状癌易发生肺与骨转移，预后较差。④弥漫硬化性变型：肿瘤弥漫累及双侧或一侧甲状腺。好发于青年女性。颈淋巴结转移率很高，可发生远处转移（尤其肺），预后比典型乳头状癌差。⑤高细胞变型：30%~70%瘤细胞的高度超过宽度2倍的乳头状癌，定义为高细胞变型。此型好发于老年人，肿瘤体积较大，半数以上病例有甲状腺包膜外侵，局部复发和远处转移常见，死亡率可高达25%，预后比典型乳头状癌差。⑥嗜酸细胞型：少数具有典型乳头结构的肿瘤完全由嗜酸细胞组成。生物学行为与典型乳头状癌相似。⑦柱状细胞变型：一种由高柱状细胞组成的乳头状癌。肿瘤好发于中老年男性，呈浸润性生长，易发生局部淋巴结与远处转移，预后较典型乳头状癌差。⑧窦性、小梁状变型：70%~100%瘤细胞形成窦性、小梁状排列的乳头状癌称为窦性、小梁状变型。生物学行为与典型乳头状癌相似。⑨透明细胞型：一种由于糖原积聚成空泡形成致使瘤细胞胞质透明的乳头状癌。少见，预后较好。⑩结节性筋膜炎样间质变型：少数乳头状癌的间质高度增生，似结节性筋膜炎，肿瘤被大量间质分隔成小叶状。因此，在甲状腺的任何纤维组织增生的病变中，应仔细寻找有无乳头状癌。此型预后较好。⑪Warthin瘤样变型：一种形态上类似涎腺Warthin瘤的乳头状癌，预后较好。⑫筛状—桑葚状变型：一种新近认识的乳头状癌变型，少见。此型好发于青年女性，肿瘤常呈多灶性，临床上常伴有家族性结肠腺瘤性息肉病，此型预后与典型乳头状癌相同。⑬未分化变型：乳头状癌伴有低分化或未分化癌的成分称为未分化乳头状癌。此型为高度恶性，预后很差。

2）临床表现 甲状腺乳头状癌可发生在任何年龄,男女都可发生。但最常见于中青年女性。男女性之比为1:3,以21～40岁的女性为多见。患者因多无自觉不适,且肿瘤生长缓慢,故一般就诊较晚,从发病到就诊为期10个月至30余年,约2/3在2年内,约1/3在3～10年内发现。

大部分病例除甲状腺区有一无痛性肿块外,很少有其他症状。一般活动度尚好,仅约1/10与气管粘连。瘤体较小者,可＜1 cm,多坚硬且难以触及,常以颈淋巴结肿大转移为主诉而来就诊;瘤体较大时,直径可≥10 cm,常伴有囊性改变,穿刺可吸出浅棕黄色液体,易误诊为囊肿。晚期可累及周围软组织或气管软骨而使肿瘤固定,或累及喉返神经而至音嘶,少数合并不同程度的呼吸困难。典型的甲状腺乳头状癌常伴有同侧颈部淋巴结转移,其转移率为50%～70%。根据笔者的经验,即使临床检查颈淋巴结阴性,术后颈淋巴结标本病理检查仍有10%～30%为阳性。转移的淋巴结第1站往往是喉返神经区或气管前,亦称中央区淋巴结(Ⅵ区淋巴结)[23],然后转移至颈侧区,大多在颈内静脉链,很少转移至颌下淋巴结,但也可进一步转移至颈后三角或纵隔淋巴结。有时虽然淋巴结转移很广泛,但癌仍局限在淋巴结包膜内,若活动度好,一般仍可手术彻底清除。颈部淋巴结转移灶可以穿破淋巴结包膜,互相融合成块或浸润至邻近的血管、神经和周围软组织,影响手术彻底性,5%～10%的病例可以转移至对侧颈部淋巴结。

3）特殊类型的甲状腺乳头状癌

青少年甲状腺乳头状癌:甲是一种特殊类型的甲状腺癌,一般指年龄＜20岁的青少年甲状腺癌患者,约占甲状腺癌发病率的5%。笔者总结了复旦大学附属肿瘤医院70例青少年甲状腺癌病例,以女性为多见,累及双侧甲状腺组织占34%,临床淋巴结阳性者占61%。经治疗15年生存率达96%。青少年甲状腺癌具有病期晚、临床症状严重,但经合适治疗后有预后好的特点,所以手术既要彻底清除病灶,又要尽可能保留外观与功能,减少术后并发症,避免致残手术。

甲状腺微小癌:指病灶最大直径≤1 cm的甲状腺癌,临床不易发现,常因其他甲状腺疾病行手术治疗或出现颈部肿大淋巴结转移而确诊[24]。甲状腺微小癌临床并不少见,笔者总结复旦大学附属肿瘤医院135例甲状腺微小癌,占同期甲状腺癌的10.6%,以女性为多见,其中以颈淋巴结转移为首发症状占57%。经治疗10年生存率达87%,其中以甲状腺结节手术最终明确诊断的10年生存率达100%,而以颈淋巴结转移为首发症状的10年生存率仅81.25%,($P<0.05$),笔者根据甲状腺微小癌的临床生物学行为将其分为两型。Ⅰ型:甲状腺其他疾病手术发现的微小癌,其生物学行为与尸检发现的微小癌一样,大多可伴随患者终身而无临床表现,其预后极好。Ⅱ型:以颈淋巴结转移为首发症状,男性多于女性,瘤体相对较大,其预后相对较差。

家族性甲状腺乳头状癌:甲状腺乳头状癌中有一部分患者具有家族性[25],有文献报道其发病率占甲状腺乳头状癌的5%～10%,目前国际上家族性甲状腺乳头状癌诊断仍没有统一标准,Thomas提出一个参考标准。主要条件:①在一等亲(父母、子女、兄弟姐妹)中有2个和2个以上甲状腺乳头状癌患者;②在一等亲属中有1个甲状腺乳头状癌患者和3个结节性甲状腺肿或子代中有3个结节性甲状腺肿患者。次要条件:①患者的年龄＜33岁;②多发或双侧甲状腺乳头状癌;③T4病灶;④有淋巴结转移或远处转移;⑤家族中有多个青春性甲状腺疾病患者。满足2个主要条件或者1个主要条件和3个次要条件即可诊断为家族性甲状腺乳头状癌。在所有的病例中必须排除家族性息肉病和家族性多发性内分泌肿瘤等。家族性甲状腺乳头状癌不一定是遗传性甲状腺乳头状癌。发病相关基因定位工作正在进行,但目前无统一结果。大多数报道的家族性甲状腺乳头状癌为一种外显率降低的常染色体显性遗传,实际可能是一种异源基因,多基因遗传和基因与环境相互作用的复合状况。根据笔者医院的经验,推荐以下原则:①在所有甲状腺乳头状癌的患者中有5%～10%是家族性甲状腺乳头状癌。所以在该病患者中要仔细询问和检查一等亲属。②流行病学研究发现,在家族性甲状腺乳头状癌中一等亲属患病是普通人群的5～8倍。当一个家族中有2个或2个以上甲状腺乳头状癌患者时,一等亲属和二等亲属都要定期仔细检查甲状腺,如果发现有结节,应适当放宽手术指征,及时处理。③家族性甲状腺乳头状癌者近一半以上为双侧病灶,所以术前应仔细检查对侧甲状腺情况,了解是否存在双侧病灶。④由于至今家族性甲状腺乳头状癌没有统一的金标准,与家族性大肠腺瘤综合征中甲状腺乳头状癌很难鉴别,所以要注意家族是否有大肠肿瘤疾病。

**(2) 滤泡状癌**

甲状腺滤泡状癌是另一种分化好的甲状腺癌,但较乳头状癌显著少见,占甲状腺癌的10%左右。根据世界卫生组织(WHO)组织病理分类,将嗜酸细胞癌归入滤泡状癌,其占滤泡状癌的 15%~20%。

1) 病理 ①大体形态:局部侵犯不明显时,大体多不易与腺瘤相鉴别,瘤体大小不一,切面呈肉样,褐红色,常被结缔组织分隔成大小不等的小叶。常见纤维化或钙化,较大肿瘤常合并出血、坏死或静脉内瘤栓。②镜检:本型以滤泡状结构为主要组织学特征。无乳头状形成,无淀粉样变。瘤细胞一般分化良好,似正常甲状腺组织,常见包膜、淋巴管侵犯,癌组织在包膜外浸润性生长是其病理特征。

2) 临床表现 此病可发生在任何年龄,患病年龄以 30~50 岁多见,多以颈前肿块来诊,一般病程较长,病期数月或数年,生长缓慢,常缺乏明显的局部表现。多为单发,少数可多灶性或双侧病变。较少发生淋巴结转移,一般仅 20%~30%,主要是血道转移,常转移至肺、骨。转移癌组织可分化良好,有良好转移性甲状腺肿瘤之称。

3) 诊断 本病主要依靠病理来确诊,最近应用单克隆抗体 MOAb-47 对肿瘤行甲状腺过氧化酶免疫组织检查,有助于滤泡样腺瘤与癌的鉴别。

4) Hürthle 细胞癌 Hürthle 细胞癌是由 Ewing Hürthle 在 1928 年首先报道的。Hürthle 细胞是一种大的能产生甲状腺球蛋白的细胞,Hürthle 细胞癌是指肿瘤 >75% 由 Hürthle 细胞组成[26]。Hürthle 细胞癌约占分化性甲状腺癌的 7%,男女性之比为1:3,中位发病年龄约为 57 岁。根据形态学,Hürthle 细胞癌可分为两型,即滤泡状型与乳头状型。滤泡状型 Hürthle 细胞癌宜侵犯血管,产生血道转移;而乳头状 Hürthle 细胞癌则更趋向淋巴管道转移。

### (3) 髓样癌

髓样癌为发生于甲状腺滤泡旁细胞,亦称 C 细胞的恶性肿瘤。其发病、病理及临床表现均不同于一般甲状腺癌,独成一型。C 细胞为神经内分泌细胞,该细胞的主要特征为分泌降钙素及多种物质,包括 CEA 原,并产生淀粉样物。本病占甲状腺癌的 3%~10%,目前发病有增高的趋势[27]。临床上分散发型与家族型。

1) 病理 ①大体形态:散发型病变多为单发,家族型病变多为双侧,瘤体可以大小不一,呈实质性,局限而硬,包膜多不完整,偶见钙化。②镜检:癌细胞多排列成实体性团块,偶见滤泡,不含胶样物质,胞质有嗜酸颗粒,深染,间质有多少不等的淀粉样物质,有时可见淀粉样物质引起的异物质细胞。淀粉样物质为肿瘤细胞产生的降钙素沉积。常见包膜与气管被侵犯。

2) 临床分型 甲状腺髓样癌根据临床特征可分为散发型与家族型。散发型约占 80% 以上,国内主要以散发型为主,其临床表现基本同分化性甲状腺癌。家族型根据临床特征又可分为 3 型。①多发内分泌瘤 2A 型(MEN 2A):本病较多合并单侧或双侧嗜铬细胞瘤及甲状旁腺亢进症。②多发内分泌瘤 2B 型(MEN 2B):本病多含嗜铬细胞瘤及多发神经节瘤综合征,包括舌背或眼结膜神经瘤及胃肠道多发神经节瘤。③不伴内分泌特征的家族型髓样癌(FMTC)。甲状腺髓样癌 MEN 2B 型,一般较 MEN 2A 型进展快,易于早年发病,常较早出现转移,原发癌多为双侧,约半数出现双侧嗜铬细胞瘤。除上述综合征外,甲状腺髓样癌患者尚可见到一些其他与内分泌有关的症状,如腹泻及库欣综合征等。本病 20%~30% 有顽固性腹泻,发生转移者合并腹泻可达 40% 以上。多为水泻,含有未消化食物,每日数次乃至数十次。腹泻时伴面部潮红、心悸等,颇似类癌综合征。肠吸收功能障碍一般多不明显,无脂痢,维生素 $B_{12}$ 及糖的吸收不受影响,严重时仅见轻度脱水及电解质丢失。腹泻与肿瘤生长情况有明显关联。癌彻底切除后,腹泻可消失。复发或转移时,腹泻又反复出现。腹泻是由于髓样癌分泌前列腺素,影响血管活性的肠肽或 5-羟色胺等引起,髓样癌细胞能产生降钙素,在原发癌,转移病灶以及血浆内的浓度可以很高,但血钙降低现象临床很少表现,可能是由于甲状旁腺代偿所致。

3) 临床表现 本病除合并内分泌综合征外,一般临床表现与分化性甲状腺癌基本相似。主诉大多为颈前肿物,多数生长缓慢,病程较长。80%~90% 为散发型,10%~20% 为家族型,前者多为 50 岁左右,病变以单发为主;后者发病年龄较年轻,常在 20 岁左右或以前发病,病变常为两侧多发。颈淋巴结转移较多见,据 Moley 报道颈淋巴结转移率 >75%[28]。且易发生前上纵隔淋巴结转移。

4) 诊断 本病合并内分泌综合征为其临床表现特点,但就国内所见病例,合并内分泌综合征者尚属少数,多数病例初诊时,与其他类型甲状腺癌并无明显差异,依靠病理组织学检查以确诊。降钙素为本病具有诊断性标记,对临床考虑为本病的均需进行降钙素检测。

癌胚抗原(CEA)的异常升高也是甲状腺髓样癌的一个特征。近年来 CEA 作为普查的一项指标,笔者多次发现患者 CEA 升高,辅以降钙素升高,最终明确诊断为甲状腺髓样癌。1987 年 MEN2A 基因被发现,它是 ret 原癌基因突变从而导致遗传性甲状腺髓样癌的发生。故临床检测 ret 癌基因可以提前检出基因携带者。检测呈突变阳性者应考虑手术处理。当 C 细胞增生时,*ret* 原癌基因也可以呈阳性表达。发现携带 *ret* 突变基因的高危家族成员,必要时可行预防性甲状腺切除术。

#### (4) 未分化癌

未分化癌是临床高度恶性肿瘤。大多数患者首次就诊时病灶已广泛浸润或已有远处转移。大多不宜手术治疗或仅能做活检明确诊断,或由于气道压迫造成呼吸困难行气管造瘘术。此类癌变占甲状腺癌的 3%~7%。

1) 病理 大多数病例的巨检标本中发现甲状腺几乎全被癌取代。标本切面呈苍白色,常伴有出血和坏死区。镜下检查可见肿瘤细胞由分化差的上皮细胞组成,有时可看到一些分化好的乳头状或滤泡状癌的成分,提示可能由上述两种癌进一步恶变而来。应引起重视的是,小细胞型未分化癌必须与甲状腺恶性淋巴瘤相鉴别。后者通过放化疗,常能得到长期缓解。

2) 临床表现 本病好发于老年患者,男性多于女性,发病前常有甲状腺结节。肿块可于短期内急骤增大,快速进展,形成双侧弥漫性甲状腺巨大肿块。质硬固定,边界不清,广泛侵犯邻近组织,患者常以呼吸困难就诊,常伴疼痛、声音嘶哑或吞咽困难。每每伴有颈淋巴结肿大或远处转移,绝大多数甲状腺未分化癌首次就诊时已失去了治愈的机会。

#### (5) 甲状腺其他恶性肿瘤

1) 恶性淋巴瘤 甲状腺恶性淋巴瘤是一种临床少见的恶性肿瘤,约占全身恶性淋巴瘤的 2%、甲状腺恶性肿瘤的 2%~8%[29,30]。临床上甲状腺恶性淋巴瘤早期难以与其他甲状腺肿瘤相鉴别,故而有相当一部分患者首诊在外科。

甲状腺原发恶性淋巴瘤常同时伴有淋巴细胞性甲状腺炎,可以表现为单侧或双侧甲状腺肿块。常侵犯周围组织,细针穿刺有助于诊断。肿瘤的病理类型是影响治疗结果和预后的最重要指标之一。黏膜相关型低度恶性淋巴瘤的预后明显好于弥漫大 B 细胞型等甲状腺恶性淋巴瘤[31]。

甲状腺恶性淋巴瘤主要采用 CHOP(环磷酰胺、多柔比星、长春新碱、泼尼松)方案为主的全身化疗,辅以甲状腺区及颈部的局部放疗的综合治疗。复旦大学附属肿瘤医院 22 例患者治疗结果,5 年生存率为 60%[32]。

2) 其他肉瘤 其他肉瘤甚为罕见,少数报道包括纤维肉瘤、血管肉瘤、骨软骨肉瘤及血管外皮肉瘤。这些病例必须反复切片、仔细检查后方可确诊。

本病恶性程度高,患者多为老年患者,主要采用手术治疗,预后较差。

3) 甲状腺转移性癌 甲状腺转移性癌多数来自于乳腺癌、肺癌、恶性黑色素瘤等。肾癌亦常转移至甲状腺,须与甲状腺透明细胞癌相鉴别。临床常可见食管癌甲状腺侵犯,其常转移至气管前甲状腺后包膜处。在 CT 图像表现中,凡甲状腺被肿瘤推向前方,而气管前呈肿瘤表现时,要注意检查食管,避免误诊。

4) 甲状舌管癌 甲状舌管癌是一种极少见的恶性肿瘤[33],1927 年由 Owen 首先描述,多见于女性,以乳头状癌最为多见,生长缓慢,可以侵犯带状肌,颈淋巴结转移率为 8% 左右,约 5% 为鳞状细胞癌。要注意与甲状腺癌舌骨前淋巴结转移相鉴别,治疗以手术为主,预后良好。

### 55.5.4 治疗

甲状腺癌的治疗以手术为主。

#### (1) 手术

甲状腺癌一旦明确诊断,如无手术禁忌证应及时手术。根据不同的病理类型与临床分期,可采用不同的手术方式。

1) 分化性甲状腺癌 从 UICC 与美国癌症分期委员会(AJC)发表的甲状腺癌分期中可以发现一个非常有趣的现象,即分化性甲状腺癌患者年龄 <45 岁,即使出现远处转移,临床分期仍属 Ⅱ 期。正是由于分化性甲状腺癌的这个临床生物学特性,其生长缓慢,通过外科正确处理,大部分患者能得以长期生存[34]。

甲状腺切除范围:行甲状腺全切除还是行腺叶切除术至今仍有不同意见。欧美学者主张采用全甲状腺切除或近全甲状腺切除术,其理论基础是:①分化性甲状腺癌常表现为多灶性,尤其是乳头状癌,国外有报道分化性甲状腺癌多灶发生率为 42.4%~65%,且 2.8%~45% 发生在对侧甲状腺,所以只有切除全部甲状腺,才能保证肿瘤的彻底清除。②残留在腺体内的微小病变,可以转化成低分化癌,造成临床处理困难或成为转移病灶的源泉。③有利于监控肿瘤的复发与转移。主要通过对甲状腺球蛋白的检测,可以预测肿瘤的复发与转移。④有利于手术后放射性核素碘的治疗。⑤有学者报道,少于全甲状腺切除会造成局部复发率的提高。由于全甲状腺切除术容易产生较多的术后并发症,除了甲状腺功能低下以外,主要是低钙血症及增大喉返神经损伤的概率,所以目前国内外有相当部分学者主张对原发病灶行甲状腺腺叶+峡部切除术。其理论基础是:①在残留甲状腺叶中,真正有临床意义的复发率远低于病理检测出的微小癌,国内报道仅3% ~ 4.6%。②分化性甲状腺癌转变成低分化癌的概率极低。③大多数研究已证实,10年生存率在腺叶切除+峡部切除术与全甲状腺切除术相似,差异无统计学意义。④行甲状腺腺叶切除+峡部切除术的患者长期生存质量远优于全甲状腺切除术者。⑤在随访中发现,对侧甲状腺如出现肿瘤,再行手术并不增加手术的难度与手术并发症。复旦大学附属肿瘤医院头颈外科对T1 ~ 3期的分化性甲状腺癌行腺叶切除+峡部切除术。对T4期的患者由于肿瘤已侵犯邻近器官,外科手术往往不能彻底清除病灶,常需要手术后的进一步治疗,如放射性核素$^{131}$I或外放疗。为了有利于进一步治疗,主张行全甲状腺切除术,有远处转移者应行全甲状腺切除,为放射性核素治疗创造条件。①位于双侧的分化性甲状腺癌,可采用全甲状腺叶切除术。②位于峡部的分化性甲状腺癌,可采用峡部切除+双侧甲状腺次全切除术。

颈淋巴结清扫术的指征:分化性甲状腺癌治疗的另一个焦点是选择性颈淋巴结清扫术的手术指征。对于这个问题国外学者的观点已越来越趋向一致:对临床颈淋巴结阳性患者应行颈淋巴结清扫术;对临床颈淋巴结阴性患者,则无需行选择性颈清扫术。其理论基础是:①虽然分化性甲状腺癌,尤其是甲状腺乳头状癌颈淋巴结转移可达35% ~ 50%,隐匿性淋巴结转移更高达60% ~ 90%,可是在临床颈淋巴结阴性的患者中,真正有临床意义的仅占10% ~ 15%,大多数患者不出现临床症状,可以长期观察。在随访期间,一旦发现颈淋巴结阳性转移,再行颈淋巴结清扫术,并不影响预后,也不增加手术危险性。②分化性甲状腺癌中的滤泡样癌,临床颈淋巴结转移率为20%左右,主要以血道转移为主,故对滤泡样癌临床颈淋巴结阴性患者,可以不行选择性颈清扫术。但也有学者认为,分化性甲状腺癌,主要是乳头状癌,其区域淋巴结转移率高,对有肿瘤包膜外侵犯患者应做选择性颈淋巴结清扫术。其理论基础是:①淋巴结转移是影响预后的主要因素之一。②在长期随访临床颈淋巴结阴性患者中,有部分患者出现颈部转移时,会给根治带来困难,部分患者会出现远处转移,影响预后。③功能性颈淋巴结清扫术对患者破坏性较小,对生存质量影响不大。笔者的体会是,对分化性甲状腺癌颈淋巴结阴性的患者不做选择性颈淋巴结清扫术,可长期随访;但在处理原发病灶时,应同时清扫中央区淋巴结(指气管前与喉返神经旁淋巴组织)[23]。甲状腺癌颈淋巴结转移第1站往往在中央区,所以中央区淋巴结清扫术对甲状腺癌的治疗显得尤为重要[35]。该手术的最大特点是既可保留颈部的功能与外形,又可得到根治的目的。即使在随访期间出现颈侧区淋巴结转移,再实施颈侧区淋巴结清扫术并不影响预后,也可避免再次行中央区淋巴结清扫时因瘢痕反应而致喉返神经损伤。

2)甲状腺髓样癌 属中等恶性肿瘤,常见淋巴结转移及血道转移,尤其好转移至前上纵隔淋巴结,对原发病灶的处理可参照分化性甲状腺癌;对颈淋巴结的处理,应放宽选择性颈淋巴结清扫的指征,尤其要重视对前上纵隔淋巴结清扫;对伴有嗜铬细胞瘤的患者,应先处理嗜铬细胞瘤,以免出现高血压危象,造成患者生命危险。

3)未分化癌 是高度恶性肿瘤,仅对部分由分化性甲状腺癌转移变成未分化癌患者可以做姑息性手术处理。

(2) 放疗

放疗是甲状腺癌综合治疗的重要方法之一,分外放疗和内放疗两种。

1)外放射 主要针对手术局部有残留的病灶做补充放疗,及对骨孤立转移灶做姑息放疗,虽然外放疗对甲状腺癌,尤其是分化性甲状腺癌不敏感,但能起到姑息性治疗的效果,应该强调的是,不应该对甲状腺癌做常规的术后放疗。

2)内放射 指放射性核素$^{131}$I的治疗,主要针对有远处多灶转移的患者。治疗前应先切除残留的甲状腺组织,使放射性核素$^{131}$I可以聚集在转移病灶中,起到治疗的效果。放射性核素$^{131}$I治疗的方法分两种:即小剂量多次治疗和大剂量冲击治疗。由于其治疗的满意剂量与安全剂量界线很接近,为了安全起见,现在大多采用小剂量多次疗法。放射性核素$^{131}$I治疗常需治疗后数月才能出现效果,所以整个治疗的周期较长,可以产生骨髓抑制与放射性肺炎,临床应予重视。

(3) 化疗

甲状腺癌对化疗不敏感,不应对甲状腺癌做常规术后化疗,仅对未分化癌或不能切除的甲状腺癌使用化疗,常用药物是多柔比星、氟尿嘧啶。

(4) 内分泌治疗

除了对甲状腺素片有药物过敏的患者,甲状腺癌患者术后应服用甲状腺素片,目的是替代切除的甲状腺功能,同时抑制TSH的过度分泌,减少对甲状腺滤泡的刺激。长期以来,习惯将剂量控制在临床轻度甲亢的状况,TSH 值低于正常值。但甲状腺素片对心脏有毒性作用,并会造成脱钙现象。甲状腺癌患者大多为中青年,长期处于甲亢状况,会影响患者的生存质量,所以现在提倡服用的剂量使 TSH 值处于正常范围的下限即可[20]。

## 55.6 预后和影响预后的因素

大多数分化性甲状腺癌预后良好,复旦大学附属肿瘤医院分化性甲状腺癌的 10 年生存率为 91.9%,髓样癌的 10 年生存率为 60%,而未分化癌一旦明确诊断,绝大多数在 1 年内死亡。

影响甲状腺癌的预后因素,主要是病理类型、临床分期、年龄及治疗是否恰当。其中,病理类型是最主要的预后因素,以上已阐述。其次是临床分期,肿瘤一旦侵犯出甲状腺包膜外,预后将明显欠佳。年龄因素也是影响预后的因素之一,年龄越轻,预后越好。UICC 与 AJC 将分化性甲状腺癌的年龄划在 45 岁,凡年龄 < 45 岁,即使有远处转移,也属临床 II 期,而 > 45 岁则定为临床 IV 期,可见年龄的重要性。手术根治程度也是影响预后的因素之一,如术中有肿瘤残留或手术过于保守均可导致预后不佳。

## 55.7 术后随访

由于甲状腺癌大多术后能长期生存,所以术后随访显得非常重要,通过患者的随访,了解患者有无肿瘤复发、转移,药物使用剂量是否合适,可以及时给予合理的指导与必要的治疗。笔者建议术后第 1 年,每 3 个月复查 1 次,术后第 2 年起可以每 6 个月复查 1 次。复查的内容主要是体检、超声波检查、甲状腺功能检查,每年应做 1 次 X 线胸片检查,必要时可以全身骨扫描,排除远处转移的可能。

(吴 毅)

### 主要参考文献

[1] The American Thyroid Association guideline taskforce. Management guideline for patients with thyroid nodules and differentiated thyroid cancer. Thyroid, 2006, 16:109-141.
[2] 上海市肿瘤研究所流行病学研究室. 1987 年上海市市区居民恶性肿瘤发病率统计, 肿瘤, 1990, 10:144.
[3] 上海市疾病预防控制中心. 2005 年上海市市区恶性肿瘤发病率, 肿瘤, 2008, 8:726.
[4] Biersack HJ, Grünwald F. Thyroid Cancer. Berlin: Springer, 2001:5-9.
[5] Harach HR, Franssila KO, Wasenius VM. Occult papillary carcinoma of the thyroid. A "normal" finding in Finland. A systematic autopsy study. Cancer, 1985, 56:531-538.
[6] Degroot LJ. Radiation-associated Thyroid Carcinoma. New York: Grune & Straffon, 1997:137-140.
[7] 吴毅,王俊德. 头颈部肿瘤放疗后发生的甲状腺肿瘤 11 例分析. 中国癌症杂志, 1995, 5:144-145.
[8] 吴毅,许良中,沈强,等. 分化性甲状腺癌组织 p53 基因蛋白表达及临床意义. 中国癌症杂志, 1997, 7:267-268.
[9] Paz-Pacheco E. Management of thyroid carcinoma. Medi Prog SEA, 2000, 27:30-35.
[10] Polak M. Mutations activantes du recepteur de la TSH: synthese souliquant certains aspects pediatriques Arch Pediatr, 1998, 5(Suppl 4):S375-S379.
[11] 吴毅,许良中,王卓颖,等. 组织蛋白酶 D、表皮生长因子受体 在分化性甲状腺癌中的表达及临床意义. 中国肿瘤临床, 1998, 25:357-359.
[12] 嵇庆海,吴毅,朱永学. 家族性甲状腺乳头状癌. 中华外科杂志, 2002, 40:564-566.
[13] Musholt TJ, Musholt PB, Petrich T, et al. Familial papillary carcinoma: genetics, criteria for diagnosis, clinical features, and surgical treatment. World J Surg, 2000, 24:1409-1417.
[14] 吴毅. 亚急性甲状腺炎的诊断与治疗. 中国实用外科杂志, 2004, 24:25-26.
[15] Wu Y. Cancer difference de la thyroid chez l'enf ant et l'adolesent. Ann Chir, 2001, 126:977-980.
[16] 陈敏,黄雅芳. 早期甲状腺癌的超声诊断. 外科理论与实践, 2005, 10:507-508.
[17] 孙团起,王卓颖,吴毅,等. 甲状腺肿块细针穿刺细胞学标本中 Galectin-3 和 VEGF-C 的检测及其价值. 中国癌症杂志, 2005, 15:527-530.
[18] 马东白,王龙富,平波. 甲状腺结节细针穿刺细胞学检查的临床意义. 外科理论与实践, 1999, 4:197-199.
[19] 章英剑,王弘士. 甲状腺髓样癌$^{99m}$Tc(V)-DMSA 的临床显像研究. 第三届全国甲状腺肿瘤会议论文, 2002:52-53.
[20] 吴毅. 甲状腺肿瘤治疗的几点思考. 外科理论与实践, 2005, 10:505-506.
[21] Sobin LH, Wittekind CH. UICC TNM Classifications of Malignant Tumors. 6th ed. New York: Wiley-Liss, 2002.52-56.
[22] 蔡伟耀. 分化型甲状腺癌甲状腺切除范围的争论. 外科理论与实践, 2003, 8:289-292.
[23] 吴毅,王卓颖. 中央区淋巴结清扫术的临床应用. 外科理论与实践, 2003, 8:293-294.
[24] WuY, Wang JD, Yuan JD, et al. Micro cancer papillaire de la thyroid. Ann Chirrurgie, 1995, 49:959-962.
[25] Malchoff CD, Malchoff DM. Familial nonmedullary thyroid carcinoma. Semin Surg Oncol, 1999, 16:18-18.
[26] Maxwell EL, Palme CE, Freeman J. Hürthle cell tumors: applying molecular markers to define a new management algorithm. Arch Otolaryngol Head Neck Surg, 2006, 132:54-58.
[27] 吴毅. 甲状腺髓样癌的外科治疗. 中国普外基础与临床杂志, 2006, 13:250-251.
[28] Meloy JF, DeBenedetti MK. Patterns of nodal metastases in palpable medullary thyroid carcinoma: recommendations for extent of node dissection. Ann Surg, 1999, 229:880-887.
[29] Ha CS, Shadle KM, Medeiros LJ, et al. Localized non-Hodgkin lymphoma involving the thyroid gland. Cancer, 2001, 91:629-635.
[30] Ansell SM, Grant CS, Habermann TM. Primary thyroid lymphoma. Semin Oncol, 1999, 26:316-323.
[31] Thieblemont C, Mayer A, Dumontet C, et al. Primary thyroid lymphoma is a heterogeneous disease. J Clin Endocrinol Metab, 2002, 87:105-111.
[32] 王卓颖,王弘士,吴毅,等. 甲状腺非霍奇金淋巴瘤的诊治. 耳鼻咽喉头外科, 2003, 10:36-39.
[33] Pribitkin EA, Friedman O. Papillary carcinoma in a thyroglossal duct remnant. Arch Otolaryngol Head Neck Surg, 2002, 128:461-462.
[34] 吴毅. 分化性甲状腺癌外科治疗的有关问题. 中国实用外科杂志, 2004, 24:577-578.
[35] 朱永学,王弘士,吴毅,等. 甲状腺乳头状癌VI区淋巴结的归属. 中华外科杂志, 2004, 42:867-869.

# 56 纵隔肿瘤

56.1 概论
　　56.1.1 纵隔应用解剖
　　56.1.2 纵隔肿瘤的发生率和病理分类
　　56.1.3 纵隔肿瘤的诊断和鉴别诊断
56.2 常见的纵隔肿瘤

56.2.1 胸腺肿瘤
56.2.2 神经源性肿瘤
56.2.3 畸胎类肿瘤和囊肿
56.2.4 胸内甲状腺肿
56.2.5 其他肿瘤

## 56.1 概论

纵隔肿瘤有原发性和继发性之分。原发性纵隔肿瘤可以来源于纵隔的任何器官或组织,但以胸腺组织、神经组织、淋巴组织、精原细胞和间叶组织常见。除胸腺来源的所有原发性纵隔肿瘤均可发生在人体纵隔以外的其他部位。继发性纵隔肿瘤比原发性纵隔肿瘤更为常见,通常表现为淋巴结肿大,患者原发肿瘤多在肺部或横膈下脏器如胰腺、胃、睾丸等部位。纵隔肿瘤男女发病率相似,但畸胎瘤和胸内甲状腺肿以女性占多数,支气管囊肿和心包囊肿男性较常见。不同组织类型的肿瘤好发于不同的年龄组,如畸胎瘤常见于<30岁青壮年,胸内甲状腺肿常见于50岁左右的中年人。每种类型的纵隔肿瘤均有其好发部位,如胸腺肿瘤、畸胎类肿瘤好发于前纵隔,淋巴瘤、支气管或心包囊肿多见于中纵隔,后纵隔以神经源性肿瘤最常见。本章将对一些常见的肿瘤如胸腺组织来源肿瘤、神经系统来源肿瘤、畸胎瘤和胸内甲状腺肿等予以具体介绍。

### 56.1.1 纵隔应用解剖

纵隔位于两侧胸膜腔之间,上为胸腔入口,下为膈肌,后为脊柱及相应的肋缘(图56-1)。

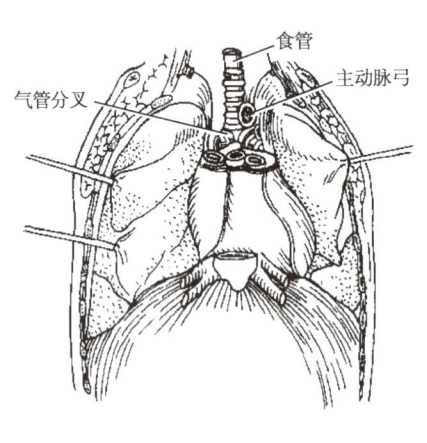 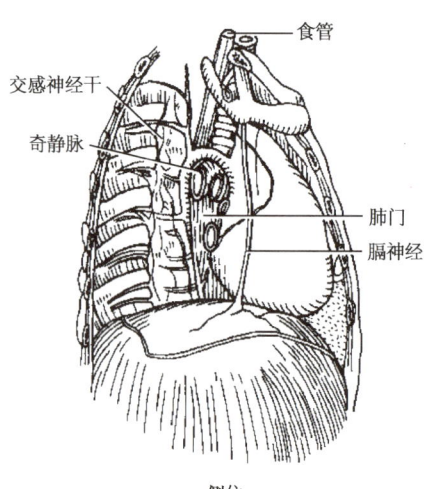

正位　　　　　　　　　　　　侧位

图56-1　纵隔解剖图

按照纵隔肿瘤及囊肿的所在部位,可将纵隔分为前纵隔、中纵隔及后纵隔。每区均从胸腔入口起至膈肌止。前纵隔的前界为胸骨内板,后为心包的前缘;后纵隔的前界为脊柱的前缘线并向后延伸到两侧肋脊沟;中纵隔则界于前、后纵隔之间。关于纵隔分区的划分,不同学者各有不同(图56-2)。胸腺位于前纵隔;心脏及大血管、气管和食管、迷走神经、膈神经及大多数淋巴结在中纵隔内;后纵隔内主要有交感神经和周围神经。纵隔分区的划分主要是从肿瘤的发生和临床诊断方面出发的。

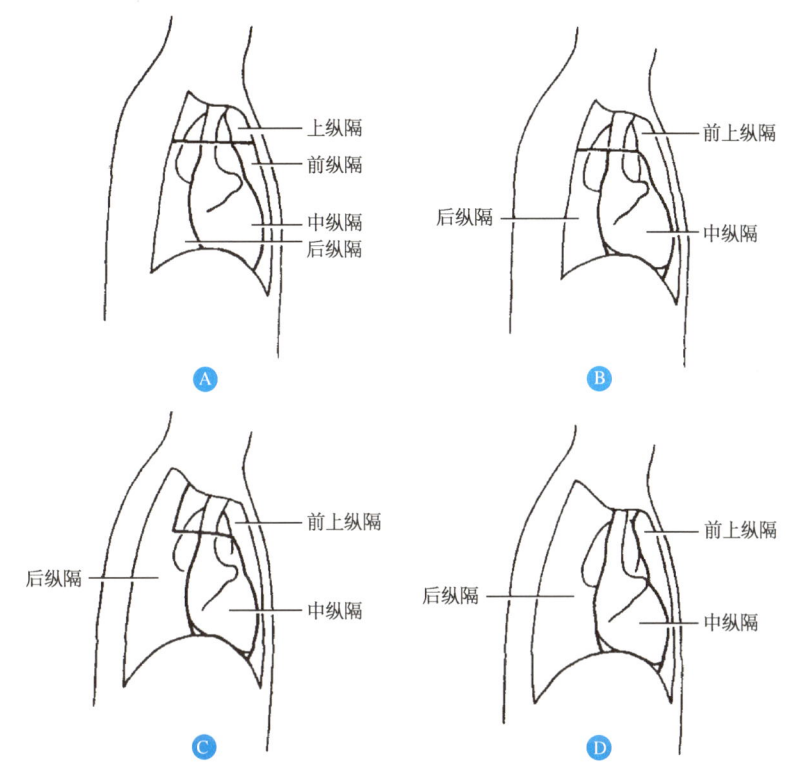

图56-2 纵隔的不同分区法

## 56.1.2 纵隔肿瘤的发生率和病理分类

纵隔肿瘤并非所有年龄段人群的常见肿瘤,好发于30~60岁成人[1]。表56-1显示纵隔肿瘤的分类和分布情况。有1 900例患者的大宗病例报道显示,原发性纵隔肿瘤的发生率如表56-2所示。其中18%的纵隔肿瘤是囊性病变。前纵隔好发的病变依次为胸腺肿瘤、淋巴瘤、精原细胞瘤和癌变,支气管源性、肠源性以及心包囊肿为中纵隔最常见病变,中纵隔其他常见病变还有淋巴瘤、间质瘤和癌。后纵隔病变以神经源性肿瘤和食管癌最为常见,肠源性囊肿、间叶组织肿瘤和内分泌源性肿瘤也可见于后纵隔。

不同部位的纵隔肿瘤发病率随患者年龄而异。对于成人来说,54%的纵隔肿瘤发生在前纵隔,20%的纵隔肿瘤发生在中纵隔,而26%的纵隔肿瘤发生在后纵隔;对于儿童来说,前、中、后纵隔肿瘤发生率分别为43%、18%和40%,这种差异可能与成人有较高的胸腺肿瘤发生率而儿童有较高的神经源性肿瘤发生率有关。Azarow等比较了195例成人和62例儿童纵隔肿瘤的发生情况(表56-3),这里不包括囊肿,实际上囊肿占成人纵隔肿瘤的16%~18%,占儿童纵隔肿瘤的24%。因此,对于纵隔肿瘤来说,年龄和肿瘤的部位是诊断的重要依据。

表 56-1 纵隔肿瘤分类

| | |
|---|---|
| 神经源性(后纵隔) | 类癌 |
|   来源于周围神经系统 | 胸腺脂肪瘤 |
|     神经纤维瘤 | 胸腺癌 |
|     神经鞘瘤 | 动脉瘤（中、后纵隔） |
|     神经肉瘤 |   升主动脉 |
|   来源于交感神经结 |   主动脉弓 |
|     成神经节细胞瘤 |   降主动脉 |
|     神经节细胞瘤 |   其他大血管 |
|     神经母细胞瘤 | 间质肿瘤（前、中、后纵隔） |
|   来源于副节组织 |   纤维瘤,纤维肉瘤 |
|     嗜铬细胞瘤 |   脂肪瘤,脂肪肉瘤 |
|     化学感受器瘤（副神经节瘤） |   黏液瘤 |
| 生殖细胞肿瘤 |   间皮瘤 |
|   精原细胞瘤 |   平滑肌瘤,平滑肌肉瘤 |
|   非精原细胞性瘤 |   横纹肌肉瘤 |
|   单纯性胚胎细胞性肿瘤 |   黄色肉芽肿 |
|   混合性胚胎细胞性肿瘤 |   间质瘤 |
|     含精原细胞成分 |   血管瘤 |
|     含滋养层细胞成分 |   血管内皮瘤 |
|     含畸胎瘤成分 |   血管外皮细胞瘤 |
|     含内皮窦成分 |   淋巴管瘤 |
|   良性畸胎瘤 |   淋巴管外皮瘤 |
| 疝（前、中、后纵隔） |   淋巴管肌瘤 |
|   膈疝 | 淋巴结病(前、中、后纵隔) |
|   先天性胸骨后膈疝(Morgagni综合征) |   炎性病变 |
| 囊肿(前、中、后纵隔) |   肉芽肿 |
|   心包 |   结节病 |
|   支气管源性 |   淋巴瘤（多发于前中纵隔,后纵隔少见） |
|   肠源性 |   霍奇金病 |
|   胸腺源性 |   组织细胞淋巴瘤 |
|   胸导管囊肿 |   未分化的淋巴瘤 |
|   脑(脊)膜膨出 | 内分泌（前、中纵隔） |
| 胸腺来源（前纵隔） |   甲状腺 |
|   胸腺瘤 |   甲状旁腺 |

### 表56-2 原发性纵隔肿瘤的相对发生率

| 肿瘤 | 发生率（%） |
|---|---|
| 神经源性 | 25.3 |
| 胸腺瘤 | 23.3 |
| 淋巴瘤 | 15.3 |
| 生殖细胞肿瘤 | 12.2 |
| 内分泌肿瘤 | 7.8 |
| 间质肿瘤 | 7.3 |
| 原发癌 | 5.7 |
| 其他 | 2.9 |

### 表56-3 成人和儿童原发性纵隔肿瘤的发病比率

| 肿瘤 | 发生率（%） 成人 | 发生率（%） 儿童 |
|---|---|---|
| 胸腺来源 | 31 | 28 |
| 神经源性 | 15 | 47 |
| 淋巴瘤 | 26 | 9 |
| 生殖细胞来源 | 15 | 9 |
| 血管源性 | 1 | 6 |
| 其他 | 13 | 2 |

## 56.1.3 纵隔肿瘤的诊断和鉴别诊断

详细病史和体检，加上不同的影像学检查、血清学检查和其他侵袭性检查通常能够帮助明确诊断。随着影像学手段的发展及活检和病理技术的提高，大部分纵隔肿瘤患者在确定治疗方案之前已不再需要开放性手术活检。

### （1）症状和体征

大约40%的纵隔肿瘤没有临床表现而是通过常规的X线胸片检查发现，另外60%的患者因为肿瘤压迫症状或肿瘤侵袭周围纵隔结构或者伴瘤综合征而发现。无症状患者通常病变为良性，而有症状患者通常表现为恶性肿瘤。Davis等发现恶性纵隔肿瘤患者85%有症状，而良性肿瘤患者仅46%有症状。纵隔肿瘤患者最常见的症状有胸痛、咳嗽和呼吸困难，恶性患者还常表现有上腔静脉综合征、Horners征、声音嘶哑及神经功能受损。表56-4和56-5列出了纵隔肿瘤的各种全身表现。

### （2）影像学检查

X线影像学检查可以首先帮助确立纵隔肿瘤的部位。根据后前位和侧位胸片可以确定肿瘤的部位、大小、密度及肿瘤有无钙化。到目前为止，增强CT仍是判定纵隔肿瘤性质的最佳影像学方法，增强CT可以评估肿瘤的囊实性、区分脂肪组织及钙化组织、判断肿瘤与周围组织的关系，甚至判断肿瘤的侵袭性。

MRI检查的使用频率≤CT，其优势在于提供了多平面的影像，并且无电离辐射。MRI扫描在判定有无血管侵犯和区分肿瘤复发和瘢痕方面优于CT。然而由于检测费用、花费时间等问题限制了MRI的使用。其他有价值的影像学检查方法包括经食管心动超声和超声检查等。

尽管PET在肺癌和淋巴瘤纵隔淋巴结评估方面有较高的价值，但PET对原发性纵隔肿瘤评估的价值尚待进一步确定。有研究显示，PET能帮助判定纵隔肿块的性质及纵隔肿瘤在治疗后的残留情况[2]。

### （3）血清学检测和生化检查

一些纵隔肿瘤可以向血清中分泌肿瘤标记，可以通过对肿瘤标记的检测以明确诊断、评估肿瘤对治疗的反应、监测肿瘤有无复发等。一些生殖细胞肿瘤分泌甲胎蛋白（AFP）、β-人绒毛膜促性腺激素（β-hCG）及乳酸脱氢酶，通常可在男性前纵隔肿瘤患者的血清中检测到，另外促肾上腺激素释放激素、甲状腺激素、甲状旁腺激素也可以帮助鉴别这些纵隔肿瘤（表56-5）。

### （4）侵袭性诊断措施

纵隔肿瘤的合理治疗依赖于明确的组织学诊断，以前多数纵隔肿瘤需要接受外科手术活检，然而随着细胞病理技术的进步，使得目前可以根据很少标本组织明确病理诊断。CT引导下经皮穿刺活检可以使用细针吸取技术和细胞学检测，也可以通过粗针活检和组织学诊断，目前是多数纵隔肿瘤的标准评估手段。尽管细针穿刺标本通常可以区分许多癌，但粗针穿刺仍是大多数纵隔肿瘤的确诊手段，尤其是淋巴瘤和胸腺瘤。最近有报道显示，90%纵隔肿瘤患者可以通过经皮针吸活检明确诊断。针吸活检的并发症主要包括气胸（25%），其中需要放置胸管的血胸约占5%，7%~15%患者有咯血。某些中、后纵隔的肿瘤也可以使用经食管超声内镜引导细针穿刺针吸活检明确诊断。

但对有些纵隔肿瘤，外科手术仍是诊断的有效途径。纵隔镜是一种相对简单的操作，对中上、前纵隔和后纵隔肿瘤的活检诊断准确率＞90%。对一些前纵隔肿瘤可以进行胸骨旁纵隔切开手术（Chamberlain手术），诊断准确率可达到95%，可在局部麻醉下完成[3]。胸腔镜是一种微创手术，对多数纵隔肿瘤的诊断准确率可达100%。单纯从诊断角度来说，对纵隔肿瘤开胸的必要性不大。

表56-4 纵隔肿瘤相关的全身表现

| 肿瘤 | 症状 |
| --- | --- |
| 胸腺瘤 | 急性心包炎、艾迪生病、粒性白细胞缺乏症、脱发、库欣综合征、溶血性贫血、低γ球蛋白血症、边缘性脑病、重症肌无力、心肌炎、肾病综合征、垂体功能减退、恶性贫血、多肌炎、类风湿关节炎、硬皮病、甲状腺炎、溃疡性结肠炎 |
| 霍奇金病 | 乙醇性疼痛，Pel-Ebstein发热 |
| 神经纤维瘤 | 多发性神经纤维瘤病，骨关节炎 |
| 胸腺癌 | 多发性内分泌腺瘤病 |
| 神经母细胞瘤 | 肌—眼阵挛，红细胞异常 |
| 神经壳瘤 | 消化性溃疡 |

表56-5 纵隔肿瘤内分泌相关的全身表现

| 症状 | 激素 | 肿瘤 |
| --- | --- | --- |
| 高血压 | 儿茶酚胺 | 嗜铬细胞瘤、化学感受器瘤、神经母细胞瘤、神经节细胞瘤 |
| 高血钙 | 甲状旁腺激素 | 甲状旁腺腺瘤 |
| 甲状腺功能亢进 | 甲状腺素 | 甲状腺瘤 |
| 库欣综合征 | ACTH | 类癌 |
| 男子女性型乳房（Gynecomastia） | hCG | 生殖细胞肿瘤 |
| 低血糖 | 胰岛素 | 间质瘤 |
| 腹泻 | VIP | 神经节细胞瘤、神经母细胞瘤、神经纤维瘤 |

注：ACTH，促肾上腺皮质激素；hCG，人绒毛膜促性腺激素；VIP，血管活性肠肽。

## 56.2 常见的纵隔肿瘤

### 56.2.1 胸腺肿瘤

胸腺组织是与T细胞成熟相关的淋巴器官，由胸腺细胞、淋巴细胞和上皮基质成分组成。尽管胸腺组织内可发生淋巴瘤、类癌和生殖细胞肿瘤，但真正起源于胸腺成分的肿瘤为胸腺瘤、胸腺癌和胸腺脂肪瘤。胸腺肿瘤中绝大部分为胸腺瘤，在成人中占前纵隔肿瘤的30%，在儿童中占前纵隔肿瘤的15%[4]。约一半的胸腺瘤无症状，在常规胸片检查时发现，40%患者有重症肌无力（MG）症状，主要表现为复视、上睑下垂、吞咽困难、乏力等，而其他主诉包括胸痛、出血症状或纵隔结构受压等。胸腺瘤比较少见，在一般大医院中每年不过收治几例到几十例。复旦大学附属肿瘤医院在过去的30多年中共收治胸腺瘤320例。

（1）胸腺的解剖和生理

胸腺起源于第三咽囊腹侧部分成对的上皮原基，与甲状旁腺的发育密切相关。胸腺上皮基质细胞起源于外胚层和内胚层成分。在胚胎发育的第7、8周，胸腺伸展，向骶尾方向下降，沿腹中线向前深入前纵隔；在胚胎发育的第9周，淋巴样细胞起源于肝脏和骨髓,并被上皮细胞产生的血—淋巴屏障从血管周围间隙分开,在没有抗原的环境中完成分化和成熟;到 12 周出现明显的皮质和髓质之分;到胚胎发育的第 4 个月,淋巴细胞通过循环到达外周淋巴组织。

胸腺位于上纵隔前方,有两个不对称的左、右侧叶,中间为峡叶。胸腺在出生后幼年期非常发达,青春期最盛可至 30~40g。随年龄增大,胸腺萎缩由脂肪组织代替,生理功能也随之减退。异位胸腺位置变化较大,可分布于纵隔或颈部,特别是主肺动脉窗和隆突后区,通常与纵隔脂肪难以区分。由于异位胸腺的存在,所以胸腺瘤可以发生在前纵隔以外的区域。某些重症肌无力患者,在局限性胸腺切除术后症状无缓解可能也与异位胸腺的存在有关。

(2) 病理和分期

90% 的胸腺瘤发生在前纵隔,而其余纵隔肿瘤发生在颈部或纵隔其他区域。总体来说,胸腺瘤可有分叶,质地较硬,可含有囊性成分、钙化或伴有出血。胸腺瘤可以有包膜,与周围结构有粘连或侵犯周围结构。镜下显示胸腺瘤来源于胸腺上皮细胞,尽管胸腺细胞/淋巴细胞可能在组织学上占主导地位,胸腺癌在细胞学上显示恶性特征。过去良性和恶性名称常使人们混淆胸腺瘤和胸腺癌。目前较多学者使用侵袭性和非侵袭性概念。非侵袭性胸腺瘤可以与邻近器官有粘连,但其有完整的包膜,活动度好,容易切除;相反,侵袭性胸腺瘤即使有良性细胞学表现,也与周围结构关系密切,如果不整块切除周围组织常难以切除,可以发生转移,通常表现为胸膜种植、肺部结节等,胸腔外转移较为少见。

1976 年 Rosai 和 Levine 建议,根据肿瘤的主要构成将胸腺瘤分成 3 种类型:淋巴细胞型、上皮型和混合型(淋巴上皮型),但是这种分类方式与患者的预后关系较小。1985 年 Marino 和 Muller-Hermelink 建议,根据肿瘤胸腺起源部位对胸腺瘤进行分类:起源于皮质层上皮细胞的胸腺瘤称皮质型胸腺瘤(对应传统的上皮型胸腺瘤),起源于髓质区纺锤形细胞的称髓质型胸腺瘤,混合型胸腺瘤有以上两型胸腺瘤的特征。Muller-Hermelink 分类系统后来进一步发展,将胸腺瘤分成髓质型、混合型、皮质为主型、皮质型、高分化胸腺癌。髓质型和混合型胸腺瘤即使有包膜侵犯也无复发危险;皮质为主型和皮质型胸腺瘤有中等程度的侵袭性,有较低的复发危险性;高分化胸腺癌具有侵袭性,有高复发危险和致死性。由于胸腺瘤的分期较为混乱,世界卫生组织(WHO)胸腺瘤分类委员会建议对胸腺瘤采取表 56-6 的新分类,具有相似预后的细胞学特征肿瘤归为一类[5]。

1981 年,Masaoka 等以 Bergh 等的前期工作为基础,提出了对胸腺瘤的分期系统,将胸腺瘤分成 4 期(表 56-7)。Masaoka 分期与患者的预后相关,5 年生存率Ⅰ期胸腺瘤患者为 96%,Ⅱ期为 86%,Ⅲ期为 69%,Ⅳ期为 50%[6]。复旦大学附属肿瘤医院报道的 259 例胸腺瘤中,Masaoka 分期Ⅰ期 55 例(占 21%),Ⅱ期 56 例(占 21%),Ⅲ期 131 例(占 51%),ⅣA + ⅣB 期共 17 例(占 7%)。上皮细胞为主型占 35%,淋巴细胞为主型占 25%,混合细胞型占 40%。

表 56-6 世界卫生组织胸腺上皮肿瘤分型

| 分型 | 细胞 | 临床病理分型 | 组织学类型 |
| --- | --- | --- | --- |
| A | 纺锤形或椭圆形细胞 | 良性胸腺瘤 | 髓质型 |
| B | 上皮样或树突状细胞 | Ⅰ型恶性胸腺瘤 | 皮质型;器官样 |
| B1 | | | 淋巴细胞丰富型;皮质为主型 |
| B2 | | | 皮质型 |
| B3 | | | 分化好的胸腺癌 |
| AB | | 良性胸腺瘤 | 混合型 |
| C | | Ⅱ型恶性胸腺瘤 | 非器官样胸腺癌;表皮角化型和非角化型癌;淋巴表皮样癌;肉瘤样癌;透明细胞癌;基底细胞癌;黏液表皮样癌;未分化癌 |

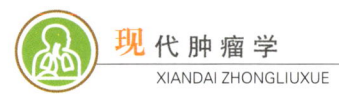

表 56-7　Masaoka 胸腺瘤分期系统

| 分期 | 标准 |
| --- | --- |
| Ⅰ期 | 肉眼见肿瘤包膜完整，镜下无包膜侵犯 |
| Ⅱ期 | 肉眼见肿瘤侵犯周围脂肪组织或纵隔胸膜或镜下侵犯包膜 |
| Ⅲ期 | 肉眼见肿瘤侵犯邻近脏器（胸膜、大血管、肺等） |
| ⅣA 期 | 胸膜或心包播散 |
| ⅣB 期 | 淋巴道或血道转移 |

（3）全身表现

70% 左右的胸腺瘤可有不同程度的全身症状。主要表现为：自身免疫性疾病（如系统性红斑狼疮、硬皮病、多肌炎、心肌病、溃疡型结肠炎、类风湿关节炎等）和内分泌异常（甲状腺功能亢进症、甲状旁腺功能亢进症、艾迪生病等）。常常因全身症状的存在而发现纵隔肿瘤。

胸腺瘤患者还可表现为血液系统的异常，如红细胞发育不全、低 γ 球蛋白血症、T 细胞缺乏综合征、红细胞增多症、全血细胞减少症、巨核细胞减少症、T 细胞增多症、恶性贫血。除了肌无力的表现，其他神经肌肉综合征还包括强直性肌肉营养不良、肌炎 Eaton-Lambert 综合征等，其他还包括骨关节肥大、肾病综合征、慢性皮肌型念珠菌病。另外，15% 的淋巴瘤患者也可发生第二原发恶性肿瘤，如卡波西肉瘤、化学受体瘤、多发性骨髓瘤、急性白血病、非霍奇金淋巴瘤、肉瘤及其他癌症（如肺癌、结肠癌等）。吴开良等报道的 259 例胸腺瘤：男性 166 例，女性 93 例，男女性之比为 1.8∶1，中位年龄 45 岁（10～76 岁）。临床表现中无症状或者在体检中发现 59 例，咳嗽 55 例，胸痛 43 例，上腔静脉压迫症 14 例，重症肌无力 48 例，其他症状 40 例（包括气急、胸闷、声音嘶哑等）。

重症肌无力是胸腺瘤患者最为常见的自身免疫性疾病的表现，发生于 30%～50% 的胸腺瘤患者。复旦大学附属肿瘤医院资料显示，胸腺瘤患者重症肌无力的发生率为 48/259。年轻患者和年老患者均可发生，女性较为常见，男女性发生之比为 1∶2。重症肌无力是神经肌肉传导异常所致，是由于神经肌肉接头处突触后膜抗乙酰胆碱受体抗体产生过多所致。早期表现为视觉异常，胸腺对重症肌无力的影响目前尚不完全清楚，但 T 细胞对乙酰胆碱受体蛋白自身敏感性的增高或胸腺激素的作用可能与重症肌无力发病机制有密切关系。70% 重症肌无力患者的胸腺有病理改变，但重症肌无力患者胸腺瘤的发生率仅为 15%[7]。

重症肌无力的治疗包括抗胆碱酯酶制剂如溴吡斯的明。对于重症患者可采取血浆置换以清除高浓度的乙酰胆碱抗体。胸腺切除作为重症肌无力的一种治疗手段逐渐被接受，但目前对手术的适应证、治疗时机和手术入路还存在争议。胸腺切除术后患者重症肌无力症状几乎均有不同程度的改善，但完全缓解的患者仅占 7%～63%。胸腺切除术对于重症肌无力症状的缓解，在没有胸腺瘤的患者优于有胸腺瘤或胸腺癌的患者。年龄 >55 岁且症状 <1 年的患者预后较差[8]。有胸腺瘤的重症肌无力患者总体生存率低于无胸腺瘤的重症肌无力患者。

（4）治疗

胸腺生长较慢，具有潜在的恶性。手术、放疗和化疗在胸腺瘤的治疗中均有一定的作用。

1）手术　完整的手术切除仍然是胸腺瘤的主要有效治疗手段，也是患者长期生存的最重要预测指标。胸骨正中切开入路仍是胸腺瘤的主要手术方法，但对晚期或向两侧生长的胸腺瘤可采取双前胸切口加胸骨横断。有报道采取电视辅助胸腔镜技术治疗胸腺瘤，但长期生存结果尚未证实。考虑到肿瘤种植问题，对胸腺瘤患者不常规采取活检。术中外科医师应仔细评估肿瘤侵犯或粘连的范围。扩大的胸腺切除术包括从横膈到颈部、两侧膈神经之间心包前区全部组织。肿瘤能达到完整切除的患者 7 年生存率可以达 82%，而未达到完整切除的患者 7 年生存率仅 71%，活检的患者 7 年生存率仅 26%。有研究报道显示，达到完整切除的侵袭性或非侵袭性胸腺瘤患者的生存时间相似。Crucitti 等[9] 研究了合并重症肌无力胸腺瘤患者的治疗情况，接受胸腺扩大切除术后 10 年生存率可达 78%，术后复发率 3%，手术死亡率 4.8%（1980 年后降至 1.7%）。超扩大手术包括肺、膈神经、胸膜种植病灶和肺转移灶的切除可能对治疗有帮助。

对Ⅲ、Ⅳ期患者是采取整块切除，还是部分切除目前尚有争议。一些研究显示，部分切除术后患者 5 年生存率可达 60%～75%，而活检患者的 5 年生存率仅占 24%～40%。最近有研究显示，整块切除+放疗和放疗单独使用对患者的生存时间影响无显著差异。外科手术在复发肿瘤中的地位目前尚不确定。Maggi 等报道，12 例接受外科手术的患者 5 年生存率达 71%，而 11 例接受放疗的患者 5 年生存率为 41%。Kirschner 报道的 23 例胸腺瘤患者显示手术治疗延长了无瘤生存期。

2）放疗　胸腺瘤对放疗敏感,放疗被用于各期胸腺瘤及复发性胸腺瘤的治疗。对Ⅰ期胸腺瘤有辅助放疗的报道,但与单纯手术比较并未改善生存时间（10年生存率＞80%）。对Ⅱ期和Ⅲ期侵袭性病变,辅助放疗可使肿瘤完全切除患者的复发率由28%下降至5%。另外 Pollack 等[10] 报道,对Ⅱ期～ⅣA期患者,辅助放疗可使5年无病生存率由18%提升至62%。皮质型肿瘤的Ⅱ期患者及镜下有胸膜和心包侵袭的患者更倾向于从术后放疗获益。对晚期胸腺瘤患者采取术前放疗的报道较少,术前放疗可能有降低肿瘤负荷和较少术中肿瘤种植的作用。

放疗在治疗晚期疾病方面有较高的价值。外科不能达完整切除的患者,对Ⅲ期病例放疗可使局部肿瘤控制率达到35%～74%,而5年生存率达50%～70%;对ⅣA期患者放疗可使者5年生存率达20%～50%。另外也有报道显示,对Ⅲ期、Ⅳ期和胸腔复发的患者,单纯放疗能达到与手术部分切除＋放疗相似的生存率（5年生存为87%,7年生存率为70%）。但是由于病例数较少,放疗手段和剂量也有较大差异,目前对晚期患者手术和放疗的地位尚有争议。

一般采取30～60Gy的放疗总量,每次分割成1.8或2Gy,分3～6周进行,研究显示,60Gy的剂量并不能提高局部控制率。对肉眼完整切除、镜下残留的患者,40～45Gy的放疗剂量可以满意控制病灶。照射野包括单一前野、权重不一致的前后对穿野（前后野权重2:1或者3:2）、一对加用楔形板的照射野以及多野照射。大体肿瘤体积（GTV）定义为CT图像上可见的肿瘤或者手术银夹标记,亚临床靶区（CTV）是指肿瘤可能浸润的区域,CTV外放一定的边界来解决日常摆位和呼吸运动的差异成为计划靶区（PTV）。可以使用门控技术减小呼吸运动以及束流调强放疗等新的技术提高剂量分布的均匀性,提高照射的总剂量和分次剂量,同时降低毒性反应。对锁骨上以及同侧胸腔预防性照射能够增加放射性肺纤维化、心包炎以及脊髓炎的危险性,所以不主张应用预防性照射。

3）化疗　化疗越来越多地用于侵袭性胸腺瘤的治疗,无论是辅助治疗还是新辅助治疗,单药化疗和联合化疗都有疗效。作为单药治疗的药物有多柔比星、顺铂、异环磷酰胺、皮质类固醇激素。顺铂、异环磷酰胺、皮质类固醇激素药效较好,但进入Ⅱ期临床试验的药物仅有顺铂、异环磷酰胺。100 mg/m² 的顺铂可以获得长达30个月的完全缓解期,但较低剂量的顺铂（50 mg/m²）仅有11%的缓解率。异环磷酰胺单剂量应用7.5 g/m² 或每日1.5 g/m² 连续静脉注射5天,3周为1个疗程,可达到50%的完全缓解率和57%的总体缓解率,完全缓解时间6～66个月。在小规模临床研究中,不同方案的皮质类固醇对所有组织学类型的胸腺瘤都显示出了疗效（合并或不合并重症肌无力）,总缓解率达77%。对经化疗失败的胸腺瘤患者,类固醇激素也显示出疗效;但类固醇激素可能仅对淋巴细胞有作用,而对肿瘤的恶性上皮成分不起作用。

联合化疗用于晚期侵袭性、转移性和复发性胸腺瘤的辅助治疗或新辅助治疗,显示出比单药治疗较高的缓解率。Fornasiero 等报道,对37例未经治疗的Ⅲ、Ⅳ期侵袭性胸腺瘤患者进行联合化疗,方案为每月1次化疗（中位5个月）:顺铂50 mg/m²,d1;多柔比星40 mg/m²,d1;长春新碱0.6 mg/m²,d3;环磷酰胺700 mg/m²,d4,完全缓解率达43%而总缓解率可达91.8%,中位生存时间达15个月。Loehrer 等[11] 对29例转移性或局部进展复发性胸腺瘤进行了报道,在放疗后患者接受每3周1次的化疗方案:顺铂50 mg/m²,多柔比星50 mg/m²,环磷酰胺500 mg/m²,最多接受8个疗程,结果完全缓解率达10%,总缓解率达50%,而中位生存时间为37.7个月。Park 等回顾性分析了17例Ⅱ期和Ⅳ期侵袭性胸腺瘤患者,在复发后接受环磷酰胺、多柔比星、顺铂联用或不联用泼尼松作为初始化疗,完全缓解率达35%,总缓解率达64%,有效患者中位生存时间达67个月,而无效患者中位生存时间仅17个月。欧洲癌症治疗和研究协会[12] 报道16例晚期胸腺瘤患者的治疗结果,患者接受顺铂和依托泊苷治疗获得31%的完全缓解率和56%的总缓解率,中位生存时间4.3年;顺铂联合依托泊苷的基础上加用异环磷酰胺达到的缓解率比期望值低,仅为32%。

4）综合治疗　Tomiak 等对Ⅲ、Ⅳ期胸腺瘤患者新辅助化疗进行了分析,6个研究共61例患者接受不同方案的新辅助化疗（80%顺铂为主）,完全缓解率31%而总缓解率89%。22例患者（36%）接受手术治疗,11例患者肿瘤得到完全切除（18%）（均为含有顺铂的新辅助化疗方案）;19例患者接受放疗,仅5例患者无病生存时间＞5年。Rea 等报道了16例Ⅲ期和ⅣA期患者接受顺铂、多柔比星、长春新碱和环磷酰胺进行初始治疗然后手术,完全缓解率达43%,总缓解率达100%,中位生存时间66个月,3年生存率70%。手术时,69%患者获得完全切除,而剩下的31%患者接受术后放疗。Macchiarini 等报道了相似的结果。MD Anderson 肿瘤中心报道了 12 例不可手术切除局部晚期胸腺瘤的治疗结果,患者接受顺铂、多柔比星、环磷酰胺、泼尼松诱导化疗后接受手术治疗或放疗(不可切除的患者),其中手术治疗患者完全切除率达 80%,新辅助治疗完全缓解率达 25%,总缓解率达 92%,7 年无病生存率可达 83%。化疗诱导的肿瘤坏死情况与 Ki-67 的表达有关[13]。

一个多中心前瞻性临床研究入组 23 例Ⅲ期(22 例)、Ⅳ期(1 例)不可手术切除胸腺瘤患者,所有病例接受 2~4 个疗程的顺铂、多柔比星和环磷酰胺化疗后序贯使用放疗(54Gy),结果完全缓解率 22%,总缓解率 70%,中位生存时间 93 个月,Kaplan-Meier 5 年无进展生存率达 54.3%,本组病理中仅约 25% 患者有重症肌无力。尽管本组治疗结果优于其他新辅助治疗后接受手术和放疗的报道,但仍需进一步临床研究的证实。

5) 治疗结果 文献报道Ⅰ、Ⅲ、Ⅳ期胸腺瘤患者 5 年生存率分别为 89%~95%、70%~80%、50%~60%,而 10 年生存率分别为 78%~90%、21%~80% 和 30%~40%[14]。另有报道Ⅰ、Ⅱ、Ⅲ、Ⅳ期胸腺瘤患者的无病生存率分别为 74%、71%、50% 和 29%。Maggi 等对 241 例患者进行了报道,总复发率为 10%,非侵袭性胸腺瘤复发率<5%,侵袭性胸腺瘤复发率为 20%。另一组来自日本的多中心研究包括 1 093 例患者,对 Masaoka 分期Ⅰ、Ⅱ、Ⅲ、ⅣA 和ⅣB 期患者 5 年生存率分别为 100%、98.4%、88.7%、70.6% 和 52.8%。尽管重症肌无力曾被认为是不良预后因子,但随着围手术期处理的进展,这种观念已经改变。目前认为,重症肌无力的存在事实上可以帮助早期发现胸腺瘤患者,从而改善患者的生存情况。复旦大学附属肿瘤医院吴开良等最近报道的 283 例患者以手术为主的综合治疗结果,全组 5 年和 10 年总生存率分别为 80.4% 和 68.4%,5 年和 10 年肿瘤特异性生存率分别为 81.4% 和 69.8%,5 年和 10 年无瘤生存率分别为 75.6% 和 60.7%,5 年和 10 年无远处生存率分别为 77.6% 和 63.3%,5 年和 10 年局部控制率分别为 85.0% 和 76.8%,Ⅰ期、Ⅱ期、Ⅲ期和Ⅳ期的 5 年总生存率分别为 94.3%、86.3%、71.6%、39.4%,10 年总生存率分别为 84.3%、75.4%、56.6% 和 29.6%。多因素分析显示,手术切除的完整性、Masaoka 分期和性别是影响长期生存的独立预后因素[15]。

胸腺癌的治疗结果明显差于胸腺瘤者。在复旦大学附属肿瘤医院治疗的 51 例患者中,分期为Ⅱ期 5 例、Ⅲ期 34 例、ⅣA 期 5 例、ⅣB 期 7 例。手术完全切除 19 例,不完全切除 23 例,仅做活检 4 例;放射治疗中位剂量 5 586 cGy(2 250~7 000 cGy);5 年总生存率为 55%,5 年局部控制率为 71%。单因素分析表明,Masaoka 分期是影响胸腺癌预后的因素,但多因素分析未见何因素为胸腺癌的独立预后因子[16]。

### 56.2.2 神经源性肿瘤

神经源性肿瘤是常见的纵隔肿瘤。可分为两大类,一类为来自自主神经者,如神经节细胞瘤,属良性;恶性者为神经母细胞瘤和节细胞神经母细胞瘤。亦有来自副交感神经节细胞的含嗜铬细胞或非嗜铬性副神经节瘤(化学感受器瘤)。另一类为起源于周围神经的肿瘤,良性者为神经鞘膜瘤及神经纤维瘤,恶性者为恶性神经鞘膜瘤和神经纤维肉瘤。几乎所有的纵隔神经源性肿瘤皆位于后纵隔脊柱旁沟内,仅少数起源于迷走神经者可位于前纵隔。

大多数患者无自觉症状,或偶感患侧胸痛,神经节细胞瘤可有同侧交感神经麻痹综合征表现;若恶变则症状加重,压迫脏器时可出现上腔静脉综合征、呼吸困难、吞咽梗阻等。X 线片示单侧后纵隔块影。肿块为边缘清楚、密度均匀、圆形或椭圆形阴影,侧位片上阴影常与椎体相重叠;部分病例可见肿块相邻的肋骨或脊椎受压或破坏,肋间增宽或椎间孔扩大及侵蚀等情况。

由于神经源性肿瘤有部分为恶性或会恶变,故一经诊断,原则上应尽早手术切除。此类肿瘤大多有完整包膜,易于完整摘除。多数肿瘤与肋间神经或交感神经相关,有时肿瘤部分伸入椎间孔呈哑铃状,手术时应扩大椎间孔,并注意勿损伤脊髓。肿瘤位于胸顶者应避免损伤胸 1~2 交感神经节而导致颈交感神经麻痹综合征。来源于迷走神经者要注意勿损伤喉返神经。良性者手术完整切除后预后良好;恶性者肿瘤生长快,不易完整彻底切除,预后差。少数肿瘤如成神经细胞瘤对放疗或化疗有一定敏感性,可在手术病理确诊后进行。

### 56.2.3 畸胎类肿瘤和囊肿

纵隔畸胎类肿瘤和囊肿亦为常见的纵隔肿瘤。胚胎早期第三、四腮弓在中线融合,其原始细胞可在胚胎发育过程中随心、肺、大血管和胸腺一起下降到纵隔内,随年龄增长可逐渐成为畸胎类肿瘤。因而大多数畸胎瘤位于前纵隔近心包底部,与胸腺残留组织常有联系。以往临床及病理常将其分为表皮样囊肿(仅含表皮组织)、皮样囊肿(含皮肤及其附件组织)、畸胎瘤(兼有外、中、内3种胚层组织),现在发现表皮样囊肿和皮样囊肿也可见3个胚层组织,只是含量不同,无性质上的不同。

纵隔良性畸胎瘤呈圆形或椭圆形,分叶状,有完整包膜,其中可有骨、软骨、支气管黏膜或腺体组织。恶性畸胎瘤约占纵隔畸胎瘤的10%,大多数患者在20~40岁出现症状而就诊。常见症状为胸闷、胸痛、咳嗽、气促及心悸等。X线表现为前纵隔近心基部有一侧生长的圆形或椭圆形影,有时呈分叶状;CT检查可清晰地显示肿瘤的轮廓、内容及其与周围组织的关系。常在X线和CT上均可见囊壁钙化或不规则骨骼影,并由此而确诊。

纵隔畸胎类肿瘤的治疗以外科手术为主。这类肿瘤有一定的恶变倾向,易发生继发感染,常压迫纵隔脏器;即使是良性囊性肿块,因其易感染甚至溃破入肺形成支气管瘘及肺化脓症、脓胸或心包感染。因此,诊断为纵隔畸胎类肿瘤或囊肿者,不论良性或恶性,均应及早手术。

由于炎症等原因,肿瘤与周围重要脏器、大血管粘连严重时,应尽量将瘤体大部分切除,其余部分行肿瘤袋形缝合。恶性者即使完整切除,复发、转移的机会亦很大,术后宜加放疗或化疗。

## 56.2.4 胸内甲状腺肿

胸内甲状腺肿大多为颈部甲状腺肿大或腺瘤向胸骨后延伸,少数是在迷走甲状腺基础上发生的甲状腺肿瘤。临床上多无症状,肿瘤较大者可出现压迫现象,引起刺激性咳嗽、呼吸困难等,压迫食管或腔静脉时可引起相应的症状。这些症状往往在仰卧或头颈伸张时加重。大约10%的患者可有甲状腺功能亢进症状。

X线检查可见上纵隔轮廓清晰的圆形阴影,多有分叶状,单侧或向两侧突出。大部分患者可见气管推压现象,吞咽时肿瘤有上下移动现象。少数病例肿块有钙化。$^{131}$I扫描可见吸碘肿块(热结节)或不吸碘的阴性肿块(冷结节)或部分吸碘肿块(温结节)。CT检查可显示肿瘤的边界、质地及其与邻近组织的关系。

胸内甲状腺肿大可压迫重要脏器,部分可能为恶性,一经明确诊断均应考虑外科手术治疗。因其血供大多来自颈部甲状腺血管,且常为颈部甲状腺肿大延伸至胸内,一般手术从颈部领式切口可将肿瘤自胸骨后提出。对个别较大肿瘤可将胸骨劈开,或将胸部切口向肿瘤巨大一侧横行扩大,迷走甲状腺肿瘤与颈部甲状腺无关时按肿瘤部位开胸手术。

## 56.2.5 其他肿瘤

(1) 纵隔囊肿

纵隔囊肿有支气管囊肿、心包囊肿、肠源性囊肿等。X线和CT检查是本病的主要诊断方法。这类囊肿少有恶变。手术切除可获治愈。

(2) 生殖细胞肿瘤

生殖细胞肿瘤如精原细胞瘤、绒毛膜上皮癌、纵隔原发性内胚窦瘤、胚胎瘤等均少见或罕见,诊断亦较困难。肿瘤恶性程度高,治疗以综合治疗为主。除精原细胞瘤预后较好外,其余均预后很差,除非肿瘤能彻底切除。

(3) 纵隔淋巴瘤

详见"70"。

(相加庆 吴开良 李鹤成)

# 主要参考文献

[1] Azarow KS, Pearl RH, Zurcher R, et al. Primary mediastinal masses: a comparison of adult and pediatric populations. J Thorac Cardiovasc Surg, 1993, 106:67-72.

[2] Kubota K, Yamada S, Kondo T, et al. PET imaging of primary mediastinal tumours. Br J Cancer, 1996, 73:882-886.

[3] Rendina EA, Venuta F, De Giacomo T, et al. Biopsy of anterior mediastinal masses under local anesthesia. Ann Thorac Surg, 2002, 74:1720-1722.

[4] Thomas CR Jr, Wright CD, Loehrer PJ Sr. Thymoma: state of the art. J Clin Oncol, 1999, 17:2280-2289.

[5] Masaoka A, Monden Y, Nakahara K, et al. Follow-up study of thymomas with special reference to their clinical stages. Cancer, 1981, 48:2485-2492.

[6] Crucitti F, Daghetto GB, Bellantone R, et al. Effects of surgical treatment in thymoma with myasthenia gravis: our experience in 103 patients. J Surg Oncol, 1992, 50:43-46.

[7] Pollack A, Komaki R, Cox JD, et al. Thymoma: treatment and prognosis. Int J Radiat Oncol Biol Phys, 1992, 23:1037-1043.

[8] Marx A, Muller-Hermelink HK. From basic immunobiology to the upcoming WHO-classification of tumors of the thymus. Pathol Res Pract, 1999, 195:515-533.

[9] Sasaki H, Ide N, Fukai I, et al. Gene expression analysis of human thymoma correlates with tumor stage. Int J Cancer, 2002, 101:342-347.

[10] Lopez-Cano M, Ponseti-Bosch JM, Espin-Basany E, et al. Clinical and pathologic predictors of outcome in thymoma-associated myasthenia gravis. Ann Thorac Surg, 2003, 76:1643-1649.

[11] AA Loehrer PJ, Kim KM, Aisner SC, et al. Cisplatin plus doxorubicin plus cyclophosphamide in metastatic or recurrent thymoma: final results of an intergroup trial. J Clin Oncol, 1994, 12:1164-1168.

[12] Giaccone G, Ardizzoni A, Kirkpatrick A, et al. Cisplatin and etoposide combination chemotherapy for locally advanced or metastatic thymoma: a phase Ⅱ study of the European Organization for Research and Treatment of Lung Cancer Cooperative Group. J Clin Oncol, 1996, 14:814-820.

[13] Shin DM, Walsh GL, Komaki R, et al. A multidisciplinary approach to therapy for unresectable malignant thymoma. Ann Intern Med, 1998, 129:100-104.

[14] 吴开良,蒋国梁,茅静芳,等.259例胸腺瘤术后放射治疗长期生存结果及预后因素分析.中华放射肿瘤学杂志,2005,14:467-470.

[15] 吴开良,蒋国梁,茅静芳,等.283例胸腺瘤综合治疗结果及预后因素分析.中华肿瘤杂志,2008,30:74-76.

[16] 吴开良,蒋国梁,茅静芳,等.51例胸腺癌治疗结果及影响预后因素分析.中华放射肿瘤学杂志,2006,15:19-22.

# 57 胸壁、胸膜肿瘤

57.1 胸壁肿瘤
   57.1.1 概述
   57.1.2 临床表现
   57.1.3 诊断与鉴别诊断
   57.1.4 治疗
   57.1.5 随访与预后

57.2 胸膜肿瘤
   57.2.1 概述
   57.2.2 病理
   57.2.3 临床表现
   57.2.4 诊断与鉴别诊断
   57.2.5 治疗

## 57.1 胸壁肿瘤

### 57.1.1 概述

胸壁肿瘤包括原发性肿瘤和转移性肿瘤,以及邻近器官如乳腺、肺、胸膜和纵隔的原发肿瘤直接侵犯胸壁形成的肿瘤。其组织来源复杂,病理类别众多(表57-1)。

表57-1 胸壁原发肿瘤的分类

| 组织来源 | 良性 | 恶性 |
| --- | --- | --- |
| 皮肤与软组织 | 皮肤痣 | 恶性黑色素瘤 |
| | 脂肪瘤 | 淋巴瘤 |
| | 纤维瘤 | 硬纤维瘤 |
| | 淋巴管瘤 | 脂肪肉瘤 |
| | 血管瘤 | 纤维肉瘤 |
| | 肉芽肿 | 淋巴管肉瘤 |
| | 神经纤维瘤 | 血管外皮细胞瘤 |
| | 横纹肌瘤 | 横纹肌肉瘤 |
| | 血管外皮细胞瘤 | 神经纤维肉瘤 |
| | | 恶性纤维组织细胞瘤 |
| 骨与软骨 | 动脉瘤样骨性囊肿 | 骨肉瘤 |
| | | Ewing 肉瘤 |
| | 纤维性结构不良 | Askin 肿瘤 |
| | 软骨瘤 | 软骨肉瘤 |
| | 骨软骨瘤 | 多发性骨髓瘤 |
| | 巨细胞瘤 | 淋巴瘤 |
| | 嗜酸性肉芽肿 | |

原发性胸壁肿瘤可起源于胸壁软组织和骨骼组织,占胸部肿瘤的5%,其中良性和恶性病变分别各占50%。大多数原发性胸壁软组织肿瘤为良性,其中硬纤维瘤是一种交界性肿瘤,组织学上,有学者认为是良性纤维瘤病,也有学者认为是低度恶性的纤维肉瘤。外科处理常需根治性扩大切除,以防复发。

原发于胸壁骨骼组织的肿瘤占全身骨骼肿瘤的7%~8%,其中仅11%为良性病变[1]。最常见的胸壁骨骼组织良性病变主要包括骨软骨瘤、软骨瘤和纤维性结构不良等。骨软骨瘤通常无症状,多在检查 X 线胸片时发现。软骨瘤主要起源于胸肋接合处的软骨组织,而纤维性结构不良多发生于肋骨侧部和后部,占良性肋骨肿瘤的60%~70%。其他较少见的骨骼良性肿瘤还有动脉瘤样骨囊肿、巨细胞瘤和嗜酸性肉芽肿等。骨髓炎性突起有时因肋骨炎性浸润疼痛而误诊为肿瘤。

原发性胸壁恶性肿瘤可起源于胸壁软组织或软骨、骨骼组织,最常见的是肉瘤,较少见的有孤立性浆细胞瘤和淋巴瘤。据报道,大约45%的原发性胸壁恶性肿瘤起源于胸壁软组织,约55%则起源于软骨或骨骼组织。软骨肉瘤是比较常见的原发性胸壁骨骼组织恶性肿瘤,常起源于肋骨前端、胸骨、肩胛骨或锁骨,其预后与肿瘤分级密切相关,高分化的软骨肉瘤在临床和放射学上易误诊为软骨瘤。其他相对多见的恶性胸壁骨骼肿瘤还有骨肉瘤、小细胞恶性肿瘤如 Ewing 肉瘤和 Askin 肿瘤。常见的原发性胸壁软组织恶性肿瘤有硬纤维瘤、纤维肉瘤、恶性纤维组织细胞瘤和神经纤维肉瘤。

原发性胸壁恶性肿瘤除局部生长外,还可直接侵犯胸膜、纵隔、心包、膈肌和腹壁等,也可经血运转移到肺、肝、脑、骨等组织或经淋巴转移到区域淋巴结。

大多数胸壁恶性肿瘤是其他器官恶性肿瘤转移或直接浸润（乳腺、肺、胸膜或纵隔等肿瘤）所致。

## 57.1.2 临床表现

胸壁良性肿瘤常见于青壮年，平均年龄为 26 岁左右。原发性胸壁恶性肿瘤常发生在中年，平均年龄为 40 岁左右，而转移性肿瘤则多见于老年。大多数胸壁肿瘤中，男女性发病之比为 2∶1，而在胸壁硬纤维瘤中，男女性发病之比为 1∶2。

胸壁肿瘤通常表现为逐渐增大的肿块，多数开始并无症状，随着肿块的持续生长，可出现恒定的疼痛，有些仅在常规胸部 X 线检查时偶然发现。胸壁软瘤和骨肿瘤，疼痛常是疾病的首发表现。以胸壁肿块就诊者约为 70%，而有疼痛症状者为 25%～50%。疼痛症状较多见于恶性肿瘤。其他症状还包括体重减轻、发热、淋巴结肿大以及臂丛神经病变等相应的症状。

乳腺癌、肺癌的胸壁侵犯或其他肿瘤的胸壁转移常伴随原发肿瘤的症状及晚期肿瘤病症。

## 57.1.3 诊断与鉴别诊断

对怀疑患有胸壁肿瘤的患者，检查应包括详细的病史、体检、实验室检查和影像学检查，胸壁肿瘤在血常规、尿常规及血液生化检查方面一般无明显诊断性改变，晚期及骨转移者可有红细胞沉降率增快或血清钙的升高。

胸部 X 线、CT、MRI 及超声检查有助于诊断和鉴别诊断。既往的影像学检查有助于确定肿瘤的生长速度。CT、MRI 检查可以明确病变部位、评估邻近器官是否累及、明确乳腺癌或肺癌对胸壁的侵及程度以及探测肺部的转移灶。MRI 可通过多维成像及高对比分辨率探明胸壁和脊柱的累及情况，以及通过信号强度的不同显示肿瘤与血管的关系。近来，PET 被用于肺部结节的诊断和肺癌分期，同时也可用于显示胸膜和胸壁的侵及情况[2]。大多数良性病变通过常规影像学检查即可明确，而一些疑难病例则可能需要 CT、MRI 进行良性和恶性的鉴别，CT 显示伴有低密度坏死灶和骨质破坏的肿块往往提示为恶性病变。脂肪瘤是常见的胸壁软组织肿瘤，其与脂肪肉瘤的鉴别通过超声或 CT 即可明确：脂肪瘤表现为低密度病变，而脂肪肉瘤则为高密度。

大多数原发性恶性肿瘤在影像学上有其特有表现，软骨肉瘤多发生在肋骨，常伴有散点状、环形或弓形钙化。骨浆细胞瘤的影像学表现为溶骨现象，常伴胸膜外软组织块影。Ewing 肉瘤由于有多层骨膜新骨形成，其典型的 X 线表现为特征性的"洋葱皮样"影像。而骨肉瘤在 X 线片上通常可看到典型的新的骨膜成骨，形成"光芒四射"的影像，同时可见由于反应性新骨形成导致骨膜三角形增高，即所谓 Codman 三角。

放射性核素骨扫描是通过放射性核素检测骨组织的代谢异常，所以能在 X 线和 CT 扫描出现异常之前显示某些骨组织病变。此外，骨扫描可辅助其他影像学检查明确临床诊断。骨扫描通常假阴性 < 3%，假阳性 < 5%，但骨扫描的缺点是特异性不高。$^{99m}Tc$ 是目前最理想、有效的骨显像剂。骨扫描主要是了解骨病变是单发性还是多发，多发性骨髓瘤中由于大部分多发性骨髓瘤成骨较少，主要以溶骨性破坏为主，放射性核素骨扫描并不比 X 线检查更敏感，放射性核素骨扫描可能低估每个病灶的范围，但在显示多发性病灶方面具有优越性。大多数情况下，放射性核素骨扫描主要用于寻找转移性病灶。骨扫描是探查骨转移高度敏感的方法，也是对全身骨骼进行检查的最简单方法。但骨扫描无特异性，有时应结合其他影像学方法对骨扫描阳性者进行评价。

大多数原发性胸壁肿瘤需要组织学诊断，恶性病变的鉴别仅仅通过临床和影像学检查可能无法明确，组织学检查是唯一能确诊胸壁肿瘤的方法。选择正确的组织学检查方法有利于明确诊断并采用最佳的治疗措施。组织学诊断的方法主要有细针抽吸、切开或切除活检、直接诊断性或治疗性切除。细针抽吸多用于患者已知曾患过恶性肿瘤时，可明确转移或复发。切开活检多用于细针抽吸无法明确或巨大肿瘤需行新辅助治疗时。通常情况下，切除活检优于细针抽吸和切开活检，既可明确诊断又可防止播散。切除活检主要用于病变小、可全部切除的肿块，可获得足够的组织标本用以明确诊断。

胸壁肿瘤需注意与增大的肋软骨、胸壁感染、骨折、佝偻病及其他一些病症相鉴别，一般通过仔细询问病史及体检可明确。胸壁肿瘤在临床上常易与胸壁结核相混淆，后者起病较缓慢，有冷脓肿形成，较少有肋骨破坏，此类病例做超声检查，可见一液性区，以示区别。

## 57.1.4 治疗

胸壁良性肿瘤可手术根治，除孤立性浆细胞瘤以外,外科手术切除也是大多数恶性胸壁肿瘤的最佳治疗方案,孤立性浆细胞瘤明确诊断后主要采用放疗。对于胸壁小细胞肿瘤(如 Ewing 肉瘤或 Askin 肿瘤等),应采用多学科的综合治疗,包括外科手术、化疗及放疗。辅助化疗对于原发性胸壁肉瘤的作用尚不明确,有报道对于高度恶性的胸骨肉瘤,诱导化疗和术后放化疗有利于提高疗效[3]。而 Ewing 肉瘤等的化疗主要用于控制远处转移,可以降低远处转移的发生率,提高患者生存率,常联合应用多柔比星(ADM)、放线菌素 D、环磷酰胺(CTX)和长春新碱(VCR)等几种化疗药物。

现代胸壁肿瘤外科治疗原则建立于 20 世纪 60 年代。自从 Airman 在 1778 年完成第 1 例胸壁切除术以来,随着根治性切除技术的提高和胸壁缺损修复技术与重建材料的进步,恶性胸壁肿瘤的外科治疗已取得很好的效果。目前,肿瘤大小、部位、累及的相邻器官,以及胸壁缺损的范围大小已不再影响手术切除的根治性,外科手术切除成为大多数恶性胸壁肿瘤的最佳治疗方案。

广泛切除是原发性胸壁恶性肿瘤治疗成功的关键,切缘残留是局部复发的重要危险因子,而且也影响了无瘤生存率和总生存率。手术治疗时切除包括肿瘤周围的至少 4 cm 正常组织,其 5 年生存率为 56%,而切除包括肿瘤周围仅 2 cm 的正常组织时,5 年生存率为 29%。因此,所有原发性胸壁恶性肿瘤在行切除活检确诊后,均应行范围更大的切除,各个方向的切除应包括至少 4 cm 的正常组织。若皮肤受累,则 0.75 cm 的正常皮肤应切除。若皮肤未受累,切口可做于肿块表面,皮瓣可缝合。另外,原皮肤瘢痕及放射野的皮肤均需切除。

全部切除范围应包括足够的肿块周围正常组织。恶性肿瘤细胞可通过骨髓腔或经骨膜胸膜壁层浸润,因此建议切除肿瘤应包括周围 4~5 cm 正常组织,高度恶性的肿瘤应切除全部受累骨骼,如果来源于肋骨,切除范围应包括患肋;如果肿瘤位于前胸壁,还应包括受累的肋弓,而且肿瘤上下多根肋骨应行部分切除[4]。未累及的肌肉应保留用于重建。胸膜腔打开,累及的器官(如肺、心包和膈肌等)需与胸壁病变一起行整块切除。进胸一般于受累肋骨的上、下一肋间,切除应包括上、下各一正常肋骨。对于胸骨肿瘤,切除应包括累及的胸骨干及两侧周围 3 cm 的肋骨肋软骨。

伴有转移的胸壁肿瘤患者的预后明显差于无转移的患者,其 5 年生存率为 27%~79%,高度恶性肿瘤的转移发生率高达 51%,5 年生存率为 49%;而低度恶性肿瘤的转移发生率为 10%,5 年生存率为 90%。手术治疗的绝对禁忌证是伴发恶性胸腔积液者。

胸壁重建:胸壁切除术后,胸壁皮肤、软组织缺损,或小范围的骨性缺损,用肌皮瓣修补覆盖即可。而大面积骨骼组织和软组织切除后,如不进行有效的修补,则易造成胸壁软化,产生反常呼吸,影响呼吸功能,如果单纯闭合皮肤及软组织,则易发生肺疝,易受钝、锐性损伤。胸壁缺损修复重建通常包括两个方面,即骨性胸廓重建(恢复胸壁稳定性)和软组织重建。肿瘤的大小和部位决定了骨性胸廓重建的策略[5]。胸骨、前胸壁或侧胸壁的缺损需要重建,而由于有肩胛骨的覆盖或邻近肌肉的稳固,后胸壁的缺损可无需重建修复。胸壁缺损直径 >5 cm 的均需行胸壁重建修复,曾经用于重建的材料主要有阔筋膜、肋骨、金属板、不锈钢板及玻璃纤维等。但这些材料质地过于坚硬,且不断的活动可能腐蚀和损坏邻近的肌肉。现在已有多种合成材料用于重建修复,主要有聚丙烯补片(Marlex mesh)、薇乔网片(Vicryl mesh)、聚四氟乙烯片(Gore-Tex)和普理灵网片(Prolene mesh)。这些材料耐受性好而且易于修剪,但重建时必须拉紧缝合固定以替代骨性胸壁。聚四氟乙烯片的优点在于对气体和液体不通透。聚丙烯补片坚固富有拉力,易于操作且耐受性较好,允许胸壁软组织长入网孔中,但其缺点在于感染和异物反应。前胸壁或侧胸壁切除范围超过 4 根肋骨和全胸骨切除后,使用聚丙烯补片和异丁烯酸混合物重建修复具有很好的坚硬度和稳定性,能保护胸内器官和维护肺功能,预防反常运动。

软组织重建:肌肉和网膜可用于重建软组织性胸壁缺损。肌皮瓣的优点主要有安全、可靠、可单纯用肌瓣或用肌皮瓣移植,根据胸壁缺损的程度,可选择单块肌肉或联合肌瓣。胸壁的肌肉均可沿单轴旋转,移植于胸壁其他位置。用于胸壁重建的肌肉有背阔肌、胸大肌、腹直肌、前锯肌、腹外斜肌及斜方肌等,其中背阔肌、胸大肌和腹直肌等是最常用的肌肉。背阔肌是胸部最大的扁平肌,可转移至全部前、后胸壁。腹直肌的应用也逐渐增多,最初腹直肌主要用于乳房重建,后期研究发现腹直肌的良好血供使其可用于修复大多数腹侧或中央部的胸壁全层缺损。另外,网膜因其血管良好也成为用于胸壁缺损修复的选择之一,尤其适用于感染区域。但其不足之处在于需要行剖腹术和需要另取皮肤覆盖,而且,由于其缺乏硬度而需使用合成材料。

近期研究发现,肺癌直接累及胸壁而不伴有区域淋巴结转移时,采用肺与累及胸壁组织的大块切除,其疗效比较乐观,5 年生存率可达 33% ~ 40%。对于乳腺癌局部复发是否行手术切除目前尚不明确,有理论认为采用复发灶联合胸壁切除不仅可控制局部病灶,减少症状及复发肿瘤的影响,而且可能会取得一定的疗效。

### 57.1.5 随访与预后

与其他肿瘤处理一样,胸壁肿瘤治疗后应定期随访,这对恶性肿瘤患者尤为重要。随访应包括常规体检以及 X 线、CT、MRI 等影像学检查,一般要求在术后短期即先作 1 次基础检查,以备随访对照。

原发性胸壁恶性肿瘤的长期生存率取决于肿瘤细胞类型和胸壁切除范围,有报道高度恶性肿瘤的术后 5、10 年生存率分别为 49%、39%,而低度恶性肿瘤的术后 5、10 年生存率分别为 90%、82%。由于肉瘤的发生率远低于癌,发生于胸壁的肉瘤少于全部肉瘤的 10%,关于这方面的治疗和结果少见报道,而且有些报道结果也存在矛盾争议。有学者发现,患者年龄、性别、临床表现及肿瘤部位、大小与预后无明显相关,而肿瘤细胞类型及侵袭程度则可影响预后。软骨肉瘤广泛切除 5 年生存率可达到 96%,而局部切除仅为 70%,横纹肌肉瘤的 5 年生存率约为 70%,恶性纤维组织细胞瘤的 5 年生存率仅为 38%,而 Ewing 肉瘤经彻底的外科切除及放疗后 93% 局部可不再复发,有报道其 5 年生存率可达到 52%。

## 57.2 胸膜肿瘤

### 57.2.1 概述

胸膜肿瘤分为原发性和转移性两大类。转移性肿瘤较常见,以肺和乳腺来源者居多,其可通过直接侵犯或经淋巴、血液转移而发生。原发性胸膜肿瘤最早由 Lieutaud 报道于 1767 年,以胸膜间皮瘤居多,占整个胸膜肿瘤的 5%,占全部癌症的 0.02% ~ 0.4%。胸膜间皮瘤分为局限型和弥漫型,局限型极少见,至今见报道者仅 600 余例,大多为胸膜纤维瘤(fibrous tumor of the pleural),起源于胸膜间皮层附近腔隙里的不定型间质细胞,为良性或低度恶性,可被完整手术切除。弥漫型即为恶性胸膜间皮瘤(malignant pleural mesothelioma,MPM),较局限型常见,起源于胸膜间皮细胞,恶性程度极高,治疗上仍存在较大的争议[6]。本章节将着重讨论 MPM。

MPM 的首例报道在 1870 年,由于较为少见,在 20 世纪 50 年代前仅见零星报道[7]。1960 年 Wagner 在南非西北开普省的 33 例 MPM 患者中揭露了石棉接触与 MPM 之间的关系,1965 年 Selikoff 的报道进一步证实,引起了人们的普遍关注。目前该病的发生率呈逐年上升趋势,美国现在每年的发病 2 000 ~ 3 000 例,西欧约为 5 000 例。澳大利亚是至今发病率最高的国家,男性发病率为 59.8/100 万人年,女性为 10.9/100 万人年。预计 2020 ~ 2030 年,全球将达到 MPM 的发病高峰。国内 1958 年首次报道该病,但至今尚无各地区有关 MPM 发病率及死亡率的详细资料,据初步估计发病率大概在 0.1/10 万人年 ~ 0.6/10 万人年,且各地差异较大[8]。我国云南省大姚县是 MPM 的高发区,流行病学调查资料显示 MPM 发病率达到 8.5/10 万人年(1977 ~ 1983 年)和 17.75/10 万人年(1987 ~ 1995 年)。我国在近 20 年才开始重视石棉相关工业的控制和从业者的保护,故预计我国将在 2030 年左右面临 MPM 的发病高峰。

80% 的 MPM 患者发病与石棉纤维的接触有关,其中包括温石棉、青石棉、透闪石棉及铁石棉,潜伏期为 35 ~ 40 年。另外 20% 的患者不存在职业或环境石棉接触史,发病原因尚不清楚。近年来,有研究发现可能与恒河猴病毒 40(SV40)有关。Pass 等在 MPM 标本中发现了 SV40 的同源序列,Carbone 等更认为石棉接触与 SV40 在 MPM 的发病中起到了协同作用。此外,沸石、放射线及二氧化钍等也可能是其致病原因。

### 57.2.2 病理

正常胸膜是薄而透明且有光泽的浆膜,表面被覆间皮细胞。MPM 即源自于此,几乎均为弥漫性病变。组织病理学传统上将 MPM 分 3 型:上皮型(epithelial type)、肉瘤型(sarcomatoid type)和双相型(biphasic type)。最新的世界卫生组织(WHO)分类新添了第 4 种类型——促结缔组织增生性间皮瘤(desmoplastic mesothelioma)[9]。

上皮型占所有 MPM 的 50%,预后相对较好。肉瘤型,占 16%,病理特征是在纤维肉瘤中出现的纺锤形细胞,临床上较上皮型或双相型预后更差。双相型亦称混合型,兼有上皮型和肉瘤型的特点,镜下每种成分至少超过总体肿瘤组份的 10% 以上[9]。

各类 MPM 还可以分出许多形态学变型,如上皮型可有管状乳头变型、腺瘤样型、小细胞变型等。近年来的研究发现,原来认为属于肉瘤型间皮瘤形态学变型的促结缔组织增生性间皮瘤,实际上具备独立的生物学特性。该型间皮瘤常常侵犯胸壁脂肪组织、骨骼肌或肺,并可远处转移,生物学行为高度侵袭,所以 WHO 的最新分类已经将此型单独列出,构成了第 4 种病理类型。

### 57.2.3 临床表现

MPM 多见于 >60 岁男性,发病高峰年龄在 50~70 岁,男性多于女性,男女性之比约为 3∶1,病变往往局限于一侧胸腔(95%)并以右侧为多(60%)。临床症状常无特异性,起病较为隐匿,易导致疾病诊断的延误,有的患者在症状出现后 3~6 个月方能得到确诊。

大多患者的初始症状往往表现为大量胸腔积液所致的进行性呼吸困难以及持续的非胸膜炎性胸痛。85%~90% 的患者可发现大量的胸腔积液,随着病变的进展,胸腔积液反而逐步减少。部位固定的胸痛常为肿瘤侵犯胸壁所致,是病情恶化的表现之一。此外患者还可有干咳、体重减轻、发热、乏力以及盗汗等症状。病变晚期的患者可因肿瘤的局部侵犯而出现上腔静脉压迫、脊髓压迫、Horner 综合征、吞咽困难、声音嘶哑、臂丛神经痛、恶性心包疾病以及咯血等症状。晚期患者尚可出现肺门、纵隔淋巴结转移以及肝、肾、上腺、肾以及头颅等部位的远处转移。

体检时常可发现胸腔积液和胸膜增厚的体征,表现为一侧呼吸运动下降、肋间饱满或膨出,大量胸腔积液或巨大肿块时可出现纵隔移位。病变晚期可见受累胸腔活动受限,呈"冰冻胸",肋间隙变窄,肋骨呈瓦片状重叠,叩诊为浊音,听诊时可发现呼吸音下降或消失以及胸膜摩擦音。局部侵犯时亦会表现出相应的体征。

### 57.2.4 诊断与鉴别诊断

对于有石棉接触史且临床上除了单侧胸腔积液和胸痛外无其他表现时,首先应怀疑为 MPM。除了症状和体征外,影像学检查对诊断有重要意义。

胸部 X 线平片是 MPM 患者首诊时最常用的检查方法。局限型 MPM 表现为周围型、边缘清晰、与胸壁成钝角的肿块。弥漫型 MPM 往往表现为单侧胸腔积液以及胸膜的明显增厚。20% 的患者可在胸部平片上发现有石棉沉积症的表现。此外,部分患者可发现有石棉相关的胸膜钙化。

增强 CT 比胸部平片能更早发现胸膜异常、少量胸腔积液和以胸膜为基底的小结节。此外胸部增强 CT 能够帮助了解有否侵犯胸壁、肋骨和纵隔,对临床制订治疗方案及评估疗效都有相当大的帮助。胸膜不规则的增厚、胸膜多发的强化结节(以胸腔下部为多)、大量胸腔积液是 MPM 的特征性表现(图 57-1)。当纵隔内正常脂肪间隙消失、纵隔内脂肪组织大范围受侵以及肿瘤组织包绕纵隔大血管超过周长的 50% 时往往提示纵隔受侵犯。但 CT 在评判纵隔淋巴结有否转移方面作用有限,准确率仅约 50%。

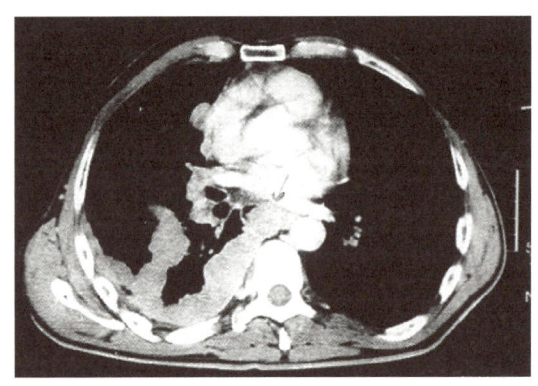

图 57-1　恶性胸膜间皮瘤的典型胸部 CT 表现

MRI 的诊断准确率与 CT 相仿,但 MRI 在评估 MPM 患者病变范围以及有否侵犯胸内筋膜、心包、胸壁和膈肌方面具有较高的应用价值。在评判 MPM 的术后复发以及放化疗疗效时 MRI 也比 CT 具有更高的准确率[10]。

18F-FDG PET(18-fluorodeoxyglucose position emission tomography)为 MPM 患者提供了一种新的影像学检查手段,其在鉴别胸膜良性和恶性病变以及发现远处转移方面比 CT 具有更高的敏感度,但在肿瘤分期方面仍存在局限性。Flores 等[11] 报道的一项 60 例 MPM 患者的回顾性研究发现,PET 判断 T4 期病变的敏感度只有 19%,判断有否淋巴结转移的敏感度仅有 11%。Benard 等在 1999 年的一项有关 MPM 的研究中发现 FDG 低摄取的患者相对高摄取的患者有更长的生存期,从而提示 PET 在 MPM 患者的预后评价中有一定的应用价值。但目前 PET 在 MPM 方面的研究较少,尚有待进一步的深入。

MPM 和胸膜转移性肿瘤往往以胸腔积液为首发症状,故胸腔穿刺亦是 MPM 最常用的诊断方法。MPM 患者的胸腔积液大多为血性,少数可表现为黄色渗出液。由于间皮细胞可分泌透明质酸,故胸腔积液非常黏稠。Boutin等的研究显示,MPM患者的胸腔积液中透明质酸含量比肺腺癌高40～230倍,若胸腔积液中透明质酸含量>8μg/ml可排除腺癌并高度提示为MPM。胸腔积液细胞学检查较难鉴别MPM与反应性间皮细胞,故确诊率仅为20%～33%。经CT引导下的细针穿刺活检能提高诊断率,其敏感度可达87%。近来有学者提出,应用PET显像技术选择FDG高摄取区域作为穿刺点可能会提高穿刺的阳性率。但由于MPM的胸膜胶原纤维多,活检较困难,穿刺活检所获组织较少,故限制了胸膜活检在MPM患者中的应用。

现在大多学者主张使用胸腔镜胸膜活检术来获得组织学的诊断,其可获得足够的肿瘤组织标本以进行免疫组化染色检查和电镜检查,敏感度>95%。当肿瘤进展致使胸腔镜胸膜活检困难时可考虑行小切口剖胸活检术。值得一提的是,无论是胸腔穿刺、细针穿刺活检术还是胸腔镜、小切口胸膜活检术均易导致局部切口的肿瘤种植,发生率接近20%,应引起重视[12]。以往的研究证实,伴有纵隔淋巴结转移的MPM患者的预后往往较差,故纵隔镜纵隔淋巴结活检术越来越多地应用于MPM的诊断及淋巴结分期。

在MPM的病理诊断中,由于其形态变化范围广且常需与肺腺癌相鉴别诊断,故免疫组化染色已成为一种不可缺少的诊断手段。研究显示[13]存在一些特异性和敏感性均较高的标记可能对MPM的鉴别诊断有帮助。如细胞角蛋白(cytokeratin)、钙网膜蛋白(calretinin)、Wilms瘤基因产物(Wilms' tumour-1)、D2-40可作为MPM的阳性标记,而癌胚抗原(carcinoembryonic antigen,CEA)、甲状腺转录因子-1(thyroid transcription factor-1,TTF-1)、MOC-31、Ber-EP4、BG-8以及B72.3等可作为MPM的阴性标记用于诊断。但至今尚无任何一种对MPM完全特异的标记,故在实际应用中需要选择一组包括2种阳性标记、2种阴性标记在内的相对特异的抗体。Mimura等[14]在一项回顾性研究中对66例MPM患者应用D2-40、钙网膜蛋白(阳性标记)以及CEA、TTF-1(阴性标记)进行免疫组化染色,发现D2-40和钙网膜蛋白的MPM诊断特异度为95.5%,CEA、TTF-1肺腺癌诊断特异度为100%,此外他们尚在15例MPM患者中应用上述4种标记进行了前瞻性研究,诊断准确率达到100%。但至今在如何选择一组最适宜的标记以及如何解释检验结果尚未取得一致意见,有待进一步的研究。

Robinson等[15]发现,84%的MPM患者血浆中可溶性间皮相关蛋白(soluble mesothelin-related protein,SMRP)浓度增高,而98%的其他肿瘤或胸膜疾病患者SMRP浓度不增高,从而提示SMRP浓度与MPM患者的肿瘤大小以及进展有关,可以利用SMRP浓度监测肿瘤对治疗的反应,并可能通过SMRP来推断MPM的发病人群。这一发现为MPM的诊断和鉴别诊断提供了新的思路和方法。

在细胞遗传学方面,不同的研究显示,MPM中60%～78%是二倍体,而85%～88%的肺癌是异倍体。此外尚发现MPM患者中染色体1、3、9短臂(p)和6、13、15长臂(q)某些特殊区域缺失。这些发现在MPM与肺腺癌的鉴别诊断中也有一定的帮助。

电镜检查在MPM的鉴别诊断尤其是在组织学分类中也有较大意义。

目前MPM应用最广泛的分期方法是Rusch等[16]报道的国际间皮瘤学会(International Mesothelioma Interest Group,IMIG)的TNM分期。该分期在国际抗癌联盟(UICC)制定的分期基础上进行了一些经验性改良,对于肿瘤T分期的描述更为详尽科学,并在2002年被美国癌症联合会(American Joint Committee on Cancer,AJCC)和UICC所接受。具体分期归类见后分述。

## 57.2.5 治疗

由于发病率较低等原因,MPM的治疗经验多来自于临床Ⅱ期研究或回顾性分析,迄今为止并没有一个完善研究、广泛接受的治疗模式。临床所采用的治疗策略大都取自于既往治疗中最成功的报道系列。不过,近年来包括大样本随机对照试验在内的各类研究开始广泛进行,这一高度恶性疾病的治疗水平有了较大提高。

### 57.2.5.1 外科治疗

局限型胸膜间皮瘤可以手术切除,且大多数局部切除后不复发。

一直以来,由于MPM对各种治疗反应欠佳、预后极差,故在MPM的治疗上存在较大争议。近年来,越来越多的研究显示,以胸膜外全肺切除术为核心的联合治疗能够减轻MPM患者的局部症状、延长生存期,在严格掌握适应证的前提下,5年生存率可接近25%,使得MPM的外科治疗得到了飞速发展,尤其是胸腔镜技术的应用使得越来越多的MPM患者能够在疾病早期得到确诊并争取到根治性手术的机会。但这些研究大多为回顾性研究且缺乏随机对照证据支持,且越来越多的专家认为在考虑疗效的同时尚应考虑患者接受治疗后的生活质量,故对于MPM患者究竟如何选择最佳治疗方案尚不能妄下定论[17]。

**(1) 手术术式**

MPM最常用的外科治疗包括胸腔镜下滑石粉胸膜固定术(VATS talc pleurodesis)、胸膜切除/剥脱术(pleurectomy/decortication)和胸膜外全肺切除术(extrapleural pneumonectomy,EPP)。

胸腔镜手术在进行胸膜活检明确诊断的同时,排净胸腔积液后喷洒5g消毒滑石粉进行胸膜固定,消除胸膜腔,从而可以减轻因大量胸腔积液引起的呼吸困难。此外,尚可在胸腔镜下对病灶范围进行准确评价,对有机会接受根治性手术的患者进行滑石粉胸膜固定术后仍可以进行胸膜外全肺切除术;对疾病进展期患者则接受全身化疗。尽管目前没有证据提示胸腔镜滑石粉胸膜固定术可以提高生存率,但有研究[18]表明滑石粉在体外可以诱导一些MPM细胞株的凋亡。

1) 恶性胸膜间皮瘤IMIG分期TNM描述

T——原发肿瘤

 T1a 肿瘤限于一侧壁层胸膜,包括纵隔和膈肌胸膜,未累及脏层胸膜

 T1b 肿瘤限于一侧壁层胸膜,包括纵隔和膈肌胸膜,但有散在局灶性的脏层胸膜受累

 T2 肿瘤累及一侧胸膜腔的某一胸膜面(壁层、纵隔、膈肌和脏层胸膜)且至少伴有下述特征之一:①累及膈肌;②融合的脏层胸膜肿瘤(包括叶间裂)或肿瘤从脏层胸膜扩展到肺实质

 T3 局部晚期但可能切除的肿瘤,肿瘤累及一侧胸膜腔的所有胸膜(壁层、纵隔、膈肌和脏层胸膜)且至少伴有下述特征之一:①侵犯胸内筋膜;②侵犯纵隔、脂肪;③孤立的完全可以切除的病灶,但扩展入胸壁软组织;④侵犯心包

 T4 局部晚期且技术上无法切除的肿瘤,肿瘤累及一侧胸膜腔所有胸膜面(壁层、纵隔、膈肌及脏层胸膜)且至少伴有下述特征之一:①肿瘤直接经膈肌向腹膜蔓延;②肿瘤直接向对侧胸膜蔓延;③肿瘤直接侵犯1个或1个以上纵隔器官;④肿瘤直接侵犯脊柱;⑤肿瘤扩展到心包内表面,伴或不伴心包积液,或肿瘤直接侵犯心肌

N——区域淋巴结

 NX 区域淋巴结情况无法估计

 N0 无区域淋巴结转移

 N1 同侧支气管、肺或肺门淋巴结转移

 N2 隆突下或同侧纵隔淋巴结转移(包括同侧乳内淋巴结转移)

 N3 对侧纵隔、乳内、同侧或锁骨上淋巴结转移

M——远处转移

 MX 远处转移无法估计

 M0 无远处转移

 M1 有远处转移

2) 恶性胸膜间皮瘤IMIG TNM分期

| 分期 | T | N | M |
|---|---|---|---|
| ⅠA期 | T1a | N0 | M0 |
| ⅠB期 | T1b | N0 | M0 |
| Ⅱ期 | T2 | N0 | M0 |
| Ⅲ期 | 任何T3 | 任何N1 任何N2 | M0 |
| Ⅳ期 | 任何T4 | 任何N3 | 任何M1 |

胸膜切除/剥脱术是在第6肋后外侧切口下尽可能切除包括纵隔、心包及膈肌在内的所有壁层、脏层胸膜,保留肺组织。该手术由于手术创伤和手术难度相对较小,患者的适应证和耐受性较好,在临床获得了广泛应用,术后胸腔积液的复发概率较胸膜固定术少,但由于手术后肺组织的保留而限制了放疗的应用。主要的术后并发症包括术后漏气、脓胸、出血、膈肌功能或膈神经功能受损,总体发生率在1.5%~5%,肿瘤组织残留发生率约80%[19],局部复发率高达80%~90%。1988~2003年的8篇回顾性研究[17]显示,胸膜切除/剥脱术并不能延长生存期,其中位生存期10.9~18.1个月。一项单中心非对照研究[20]显示27例选择性MPM患者(以上皮型间皮瘤为主)接受胸膜切除/剥脱术结合术后辅助治疗,中位生存期可达22.5个月,2年生存率为41%,但进一步的研究并未证实胸膜切除/剥脱术疗效优于胸膜外全肺切除术。

胸膜外全肺切除术是MPM患者相对根治性的手术,通常在第6肋骨表面做后外侧切口,将患侧胸膜腔及其内的全部器官包括膈肌、部分心包完整切除(图57-2)。膈肌缺损通常以人工材料(如Gortex、Marlex补片)加以修补。由于患侧胸腔内肺已被切除,患者可以接受较高剂量的放疗。该手术由于技术难度大,对患者创伤亦较大,围手术期死亡率高达30%。近年来,随着医疗技术、器械和止血技术等的发展,以及手术适应证的仔细筛选,在经验丰富的医疗中心围手术期病死率下降到可以接受的5%以下[21],并且接受胸膜外全肺切除术者的无瘤生存期相对于接受胸膜切除/剥脱术者显著延长,5年生存率可接近10%~20%。但单纯胸膜外全肺切除术的

治疗效果仍不理想,中位生存期仍低于 2 年,对于肉瘤型以及纵隔淋巴结转移的患者效果尤差。现今多数学者认为,对有合适适应证的患者,均应积极施行胸膜外全肺切除术,以获得良好的局部控制率及远期生存率,并在术后接受全身化疗以及最高剂量可达 55Gy 的患侧胸腔放疗。

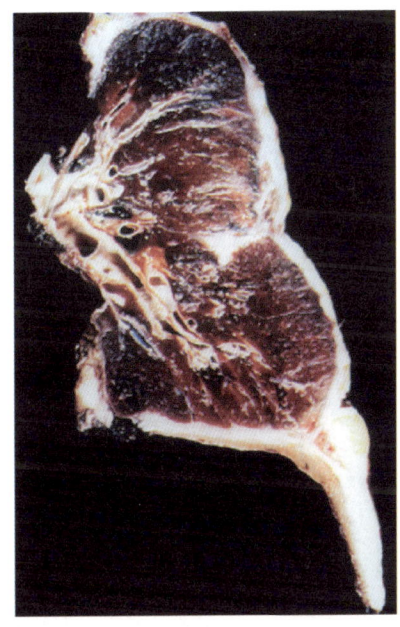

图 57-2 胸膜外左全肺切除术大体标本

胸膜外全肺切除术适应证:①ECOG 评分 0~1;②病程Ⅰ、Ⅱ期(极少数Ⅲ期);③未进行过冠脉手术;④心脏射血指数 >45% 并且没有心律失常及心功能障碍等心脏疾病;⑤肺功能能够耐受全肺切除术;⑥没有明显的肝、肾功能异常;⑦无胸痛或仅有轻微胸痛症状;⑧上皮型 MPM;⑨未进行过其他胸腔手术(胸腔镜胸膜固定术除外)。

(2)术后辅助治疗

1)辅助放疗 近 20 年来,数项研究显示术后辅助放疗可以减少 MPM 的局部复发。无论是否进行化疗,还是手术方式,辅助放疗对局部控制均有帮助[22]。早期研究中患者大多接受的是胸膜切除术、部分胸膜切除术或者活检,放疗的方法也不甚一致。病例较多的报道中,纽约 Memorial Sloan-Kettering 医院使用的是术中(肉眼残留病灶)125I 粒子植入 + 术后外照射的方法。Lee 等回顾性分析了术中放疗 + 术后外照射的局部控制率在 25% 左右[22]。

随着胸膜外全肺切除术的广泛应用,2001 年 Memorial Sloan-Kettering 医院的 Rusch 教授及其研究组新报道了一项临床Ⅱ期研究的结果[23]。62 例接受胸膜外全肺切除术的患者和 5 例接受胸膜切除 + 术中放疗 15 Gy(高剂量率铱源)的患者均接受半胸 54 Gy/30 次的前—后野对穿照射术后放疗接受胸膜外全肺切除术的患者中位生存期为 17 个月,3 年生存率 27%,仅 13% 出现局部复发,优于半胸照射 30 Gy 的历史对照数据。这样的治疗方式强度较高,该组共计有 7 例患者死于肺损伤,另外 33 例出现不同程度的不良反应,包括 17 例房颤、6 例呼吸衰竭以及肺炎、肺气肿各 5 例。虽然相关毒性比较严重,术后辅助放疗仍被广泛接受。

2)辅助放化疗 结合手术、放疗和化疗的综合模式(又称为三联治疗,trimodality therapy)是近年的研究热点。

波士顿的 Sugarbaker 研究组自 1980 年就开始进行相关工作,在 19 年中有 183 例患者接受了三联治疗[24]。其中外科术式以胸膜外全肺切除术为核心,放疗剂量为 40.5 Gy,化疗方案则随着时代的发展而变化。1980~1985 年 ADM + CTX 方案,1985~1994 年为 ADM + CTX + 顺铂(DDP),1994 年以后先卡铂(CBP)+ 紫杉醇(泰素,TAX)化疗 2 个周期,然后放疗加 TAX,最后重复 2 个周期 CBP + TAX。全组围手术期死亡率为 3.8%,2 年生存率 38%,5 年生存率 15%。Ⅰ期患者中位生存期 51 个月,2 年及 5 年生存率分别为 68%、46%。N2 患者(隆突下或同侧纵隔内乳淋巴结转移)5 年生存率为零,胸膜外全肺切除术 + 放化疗似乎最适合没有淋巴结转移、手术可切除病变者。

Zellos 等在一项 137 例 MPM 患者接受三联治疗方案的研究中显示,中位生存期为 19 个月,2 年生存率和 5 年生存率分别为 38% 和 15%。肿瘤可完整切除的上皮型 MPM 并且纵隔淋巴结阴性患者,2 年和 5 年生存率可高达 68% 和 46%,中位生存期可达 51 个月[12]。

严重的不良反应是三联治疗中不可忽视的影响因素。近年来放疗技术突飞猛进,三维和调强放疗(intensity modulated radiotherapy,IMRT)技术日益广泛开展,放疗学者对 MPM 剂量参数的控制也有深入理解。Allen 等的研究中,健侧肺接受了较高剂量的照射,中位平均肺剂量达到了 13.8 Gy,有近半患者(6/13)死于急性肺损伤。Rice 等刚刚发表的回顾性分析却有不同发现,同样是 IMRT,由于剂量参数控制得较好(中位平均肺剂量 8.3 Gy),63 例患者中只有 9 例出现了致死性肺损伤[22]。

放疗并非造成肺损伤的唯一因素。在手术术式基本恒定的情况下,化疗的影响不容小觑。如上述

Allen 等研究中的 11 例患者在接受了术中 DDP(225 mg/m$^2$)热灌注化疗,2 例于术前、10 例于术后接受了培美曲塞 + DDP 的化疗;而 Rice 的回顾性分析中仅仅有 5 例在放疗前接受了全身化疗[22]。三联治疗是否能够获得较好的疗效,在很大程度上取决于治疗团队是否选择了合适的患者,以及是否对这些患者给予了合适强度的治疗方案。这两项研究中正反两方面的经验即是明证,值得记取。

### (3) 术前新辅助治疗

基于三联治疗取得的喜人成绩和胸膜外全肺切除术术后放疗的必要性,一些研究者开始前瞻性评价新辅助化疗的作用。Rea 等最近的研究显示,对 MPM 患者进行吉西他滨 + CBP 方案治疗 3 个周期后疾病无进展者接受胸膜外全肺切除术,术后再接受患侧胸腔放疗,80% 的患者(17/21)能够完成治疗,中位生存期为 25.5 个月,2 年和 5 年生存率分别为 52% 和 19%[21]。这一研究结果为 MPM 患者的治疗提供了希望,但值得注意的是,术后病理评估中没有发现完全缓解(CR)患者,肿瘤坏死亦不少,所以尚需随机对照试验以求进一步证实。

### 57.2.5.2 放疗

上节中已经述及放疗在综合性治疗中的作用。除此以外,放疗对于止痛、防止肿瘤种植的姑息性治疗亦有重要贡献。

与大多数恶性肿瘤的生长方式不同,MPM 沿着胸膜腔呈片状蔓延并可侵袭、包绕肺叶。由于受到肺、脊髓、心脏等周边关键脏器的安全耐受剂量限制,单一方式的根治性放疗一直没有取得成功。

### (1) 姑息性放疗

1) 止痛  呼吸困难和胸壁疼痛是 MPM 患者的常见主诉。

呼吸困难常与胸腔积液相关,放疗不是缓解此症状的主要方式。

胸壁疼痛多为胸膜病灶直接导致,有时复发于胸壁的肿瘤也可以产生。放疗可以有效减轻胸痛,其镇痛效应与剂量相关[22]。1984 年,Law 等观察了 38 例患者的姑息止痛放疗效果,仅 5 例减用了止痛药,其结果似乎并不令人满意。Bissett 等的回顾性分析发现,通过半胸照射 30 Gy/10 次,68% 的患者(13/19)疼痛在放疗后获得缓解。不过,止痛效果并不持久。能够维持 3 个月和 5 个月的分别仅有 3 例和 1 例。Gordon 等则观察到更加明确的(放疗)剂量—(止痛)效应关系,照射剂量达到 40~50 Gy 的患者有 65% 疼痛缓解,而低于此剂量的患者仅有 10% 的缓解率。该文还提示,每次分割量似乎也影响最终的止痛效果,分割量≥4 Gy 的患者中有 50% 疼痛缓解,而分割量 <4 Gy 的患者为 39%。全组患者的中位维持止痛时间为 69 天(32~363 天)[22]。

2) 预防肿瘤种植  MPM 患者在其诊处过程中往往会接受胸腔镜、胸腔引流或穿刺活检术。这些操作非常重要,有 20%~50% 造成术径肿瘤种植。种植性肿瘤可以造成剧烈的胸壁疼痛,且极难利用放疗缓解,所以预防性照射手术或穿刺部位就成为一个合理的临床选择。

有数项回顾性研究肯定预防性放疗的价值。Low 等使用 140~250 kV 的光子线(X 线)治疗了 20 例患者的 38 处手术部位,没有 1 处在放疗后出现种植性转移。De Bree 等选择在减瘤术和术中热化疗后的 6~12 周进行预防性放疗,24 Gy/3 次,3 周,也没有 1 处种植性转移[22]。

有两项已经发表的前瞻性随机研究探讨了预防性放疗问题。Boutin 等将 40 例接受胸腔镜检查的 MPM 患者随机分入预防性放疗组(12.5~15 meV 电子线,21 Gy/3 次)和观察组,发现预防性放疗组的中位生存期 14 个月,术径肿瘤种植率为零。而观察组中位生存期仅 8 个月,肿瘤种植率为 40%($P < 0.001$)[25]。

Bydder 等[26]的另一项随机研究观察了 43 例患者,结果发现预防性放疗组(9 meV 电子线,10 Gy/1 次)的中位生存期为 8.7 个月,肿瘤种植率为 7%;观察组肿瘤种植率为 10%,与放疗组没有显著差异($P = 0.53$),中位生存期则没有报道。这项研究的结果似乎不支持预防性放疗的合理性,但是应该注意以下一些因素对最终结果的可能影响。首先,Bydder 研究的入组患者所接受的侵入性检查除了胸腔镜以外,还包括胸腔引流或穿刺活检。其次,该研究所使用的是 9 meV 电子线,其穿透能力较差,影响剂量分布。第三,仅仅照射了 10 Gy/1 次。Bydder 在其发表的论文中讨论时也认为上述的放疗方案欠妥,所以与其说这项研究没能证明预防性放疗的作用,毋宁认为作者证明了"9 meV 电子线,10 Gy 单次照射"是不能预防术径肿瘤种植的照射方式。

虽然缺乏大样本的随机研究,但是大部分的临床证据提示预防性放疗可以减少肿瘤种植,所以现今很多欧美肿瘤中心都将侵入性操作后的预防性放疗作为 MPM 患者的常规治疗方式。放疗方案则尚不统一,常用电子线 21 Gy/3 次,0.5~1 周。术后多久开始放疗也没有定论。由于现代的穿刺活检术多于 CT 引导下进行,肿瘤种植的发生率可能会降低。

如果 Bydder 研究中观察组的 10% 肿瘤种植率具有代表性,那我们仍应该积极进行研究,以证明预防性放疗在当代综合治疗中的地位。

**(2) 非手术患者的根治性放疗**

1) 单纯放疗 MPM 的累及广泛,相应的根治性放疗需要进行大范围照射。由于肺、脊髓、心和肝等关键脏器的耐受剂量有安全范围的限制,放疗剂量一般都在 40~50 Gy,远远低于一般意义上根治性放疗所要求的 60~70 Gy。如果没有进行胸膜切除/剥脱术或胸膜外全肺切除,而单纯以放疗作为根治手段,传统方式的 MPM 放疗其实是难以担负"根治性"其名的,报道中的疗效也不尽相同。

有的研究似乎提示单纯根治性放疗能够带来生存获益。如 Ball 与 Cruickshank 利用 4~6 MV 的光子线治疗了 12 例患者,方法为前后对穿半胸照射 40 Gy 后保护脊髓,总量 50 Gy,中位生存期达到 17 个月,明显高于姑息性放疗。但是由于病例选择的缘故,这些患者的一般情况均好于接受姑息性放疗的患者。依据 CALBG 的研究,行为状态评分(PS)是 MPM 患者的预后指标,所以这样的疗效有可能是选择性偏倚的反映[27]。

1989 年,Ruffie 等[28]曾经回顾性总结了 332 例患者的资料,49 例接受单纯放疗的患者中位生存期为 9.8 个月,同一研究中接受最佳支持治疗的患者中位生存期也有 7.6 个月,所以作者认为单纯根治性放疗没有生存获益,不优于姑息性治疗。

除了疗效以外,治疗相关损伤亦颇引人关注。根治性单纯放疗时肺、肝在内的大量脏器均在照射野内,即使剂量较低,在传统半胸照射治疗技术下的严重不良反应十分常见。仍以 Ball 与 Cruickshank 的研究为例,12 例患者中就出现了 2 例致死性损伤(放射性肝脏损伤和脊髓损伤各 1 例)。由此可见,单一放疗的疗效不确切,同时严重不良反应的问题也无法回避,所以长期以来对其应用一直缺乏共识。

2) 放化疗综合治疗 放化疗综合治疗是许多局部晚期实体瘤的标准治疗。由于单纯根治性放疗的疗效差强人意,人们对放疗结合化疗的治疗方式寄予期望。Ruffie 的回顾性研究中,接受化疗的患者中位生存期为 12.3 个月,而不接受化疗的患者为 7.3 个月。可是 Alberts 等在同一时期完成的前瞻性 II 期研究中,接受异环磷酰胺的患者没有显著中位生存期延长。其他的一些研究结果也不甚一致。总体而言,无法手术的 MPM 患者接受放化疗综合治疗后似乎没有较单一治疗提高疗效,病例的选择依然主导着各项研究的最终结果[29]。

### 57.2.5.3 化疗

化疗既是综合治疗的重要部分,也是治疗晚期患者的常用手段。化疗在综合治疗中的应用已经在前两节中叙述,故本节内容主要针对晚期 MPM。

晚期 MPM 的化疗经验是从单药开始的,且主要集中于蒽环类、铂类和抗代谢类化疗药物。通过较小样本的研究,发现蒽环类的有效率为 0%~15%,中位生存期 4.4~9.5 个月;DDP/CBP 有效率为 7%~16%,中位生存期 5~8 个月。抗代谢类药物中吉西他滨(31%)和甲氨蝶呤(37%)的有效率较高,但中位生存期依然为 7~9 个月,所以 Ong 等在其 1996 年的系统性文献回顾中认为,并没有一个药物可以成功超越它,成为"标准化疗方案"[30]。

联合化疗是主要的化疗方式,且一般以蒽环类或铂类为基础。Steele 和 Klabatsa 在其 2005 年的综述中记录了多种方案的有效率。不含铂的化疗方案一般较差,如 CPT11 + 多西他赛疗效为零,ADM + CTX 为 12%。ADM、吉西他滨、培美曲塞(pemetrexed)、雷替曲塞(raltitrexed) + DDP 有 20%~40% 的有效率,奥沙利铂与长春瑞滨、吉西他滨、雷替曲塞的组合与含 DDP 方案相似[31]。

近年来,针对 MMP 这一发病率较低疾病的 III 期随机研究开始出现,且都与联合化疗相关。2003 年,Vogelzang 等[32]报道了多中心的培美曲塞 III 期研究。448 例不能手术的患者随机分为培美曲塞 + DDP 组(226 例)和 DDP 单药组(222 例)。研究组在 117 例患者入组后加用叶酸和维生素 $B_{12}$ 补充疗法以减轻培美曲塞的毒性反应。中位生存期分别为(12.1 个月和 9.3 个月,$P = 0.02$,$HR = 0.77$),中位肿瘤进展时间分别为 5.7 个月和 3.9 个月,$P = 0.001$;有效率分别为 41.3% 和 16.7%,$P < 0.0001$。此外,培美曲塞/DDP 较 DDP 单药可以显著改善患者的临床症状,包括生活质量、疼痛、疲劳和呼吸困难,也能改善肺功能。补充低剂量的叶酸和维生素 $B_{12}$ 可以控制培美曲塞的毒性且不影响疗效。

2005 年,van Meerbeeck 等[33]报道了 EORTC——加拿大 NCI 的另一项随机研究。这项联合研究招募了 249 例患者。患者随机分为接受雷替曲塞联合 DDP(125 例)或 DDP 单药组(124 例)。联合方案的有效率为 24%,单药为 14%($P = 0.06$);无进展生存期分别为 5.3 和 4.0 个月($P = 0.058$),中位生存期分别为 11.4 和 8.8 个月($P = 0.0483$,$HR = 0.76$),雷替曲塞联合 DDP 方案的毒性可以耐受。这是第 2 个证明 DDP 联合抗叶酸剂超过 DDP 单药的 III 期研究。

这些大样本随机研究的结果已经对临床工作产生了深刻影响。2004 年 2 月美国食品药品管理局（FDA）批准培美曲塞＋DDP 为无法手术切除 MPM 患者的一线化疗。不过如何科学诠释其结果却引发了不少争论。争论焦点如下：单药化疗是不是标准的姑息方案。迄今为止还没有比较积极支持治疗（ASC）联合或不联合化疗的研究报道，英国 MRC 正在进行的一项随机试验比较 ASC、长春瑞滨和 MVP 方案化疗 3 组患者的生存情况。在此研究之前就认为单药化疗优于支持治疗是否太早？

DDP 是不是单药化疗的标准？Vogelzang 和 van Meerbeeck 的研究报道中，实验组的中位生存期均较对照组显著延长，前者自 9.3 个月提高至 12.1 个月，后者也增加了增加 2.6 个月（从 8.8 个月提高至 11.4 个月），但是正如上文中所提到的 MPM 单药"标准化疗方案"其实并不明确，而且吉西他滨和甲氨蝶呤的单药有效率均似乎比 DDP 高，所以有学者认为以 DDP 为标准方案并不恰当。

如何确立随机研究的对照组？由于在临床工作中联合化疗是主要的化疗方式，且一般以蒽环类或铂类为基础，所以以两药的联合方案作为对照组更加恰当。

以上的观点得到了不少肿瘤学者的支持，但是认同现有随机研究结果的学者也很多。作者认为任何研究都难以完全脱离试验设计的局限性，最严格的批评者也必定会认同培美曲塞或雷替曲塞＋DDP 将成为今后研究的基石。

（王 群 樊 旼）

## 主要参考文献

[1] Sabanathan S, Shah R, Mearns AJ. Surgical treatment of primary malignant chest wall tumours. Eur J Cardiothorac Surg, 1997, 11：1011-1016.
[2] Erasmus JJ, McAdams HP, Pats EF, et al. Thoracic FDG PET：state of the art. Radiographics, 1998, 18：5-20.
[3] Martini N, Huvos AG, Burt ME, et al. Predictors of survival in malignant tumors of the sternum. J Thorac Cardiovasc Surg, 1996, 111：96-105.
[4] Pairolero PC. Surgical management of neoplasm of the chest wall. In：Sabiston DC Jr, Spencer FC. eds. Surgery of the Chest. 6th ed. Philadelphia：WB Saunders, 1995：516-521.
[5] 皮尔逊 FG. 普通胸部外科学. 赵凤瑞译. 沈阳：辽宁教育出版社, 2000：1191.
[6] Rusch VW. Mesothelioma and less common pleural tumors. In：Pearson FG, Cooper JD, Deslauriers J, et al, eds. Thoracic Surgery. 2nd ed. Singapore：Health Science Asia, Elsevier Science, 2002：1241-1263.
[7] 高玉堂. 流行病学与病因. 见：廖美琳主编. 恶性胸膜间皮瘤. 上海：上海科技教育出版社, 2005：1-37.
[8] 曲宸绪, 周珊珊, 乔友林. 我国部分地区胸膜间皮瘤的描述流行病学分析. 肿瘤研究与临床, 2004, 16：143-144.
[9] 朱雄增, 陈岗, 王坚. 胸膜间皮瘤病理学. 见：廖美琳主编. 恶性胸膜间皮瘤. 上海：上海科技教育出版社, 2005：38-45.
[10] Marom EM, Erasmus JJ, Pass HI, et al. The role of imaging in malignant pleural mesothelioma. Semin Oncol, 2002, 29：26-35.
[11] Flores RM, Akhurst T, Gones M, et al. Position emission tomography defines metastatic disease but not locoregional disease in patients with malignant pleural mesothelioma. J Thorac Cardiovasc Surg, 2003, 126：11-16.
[12] Zellos LS, Sugarbaker DJ. Multimodality treatment of diffuse malignant pleural mesothelioma. Semin Oncol, 2002, 29：41-50.
[13] Sterman DH, Albelda SM. Advances in the diagnosis, evaluation, and management of malignant pleural mesothelioma. Respirology, 2005, 10：266-283.
[14] Mimura T, Ito A, Sakuma T, et al. Novel marker D2-40, combined with calretinin, CEA, and TTF-1：an optimal set of immunodiagnostic markers for pleural mesothelioma. Cancer, 2007, 109：933-938.
[15] Robinson BW, Creaney J, Lake R, et al. Mesothelin-family proteins and the diagnosis of mesothelioma. Lancet, 2003, 362：1612-1616.
[16] Rusch VW. A proposed new international TNM staging system for malignant pleural mesothelioma. From the International Mesothelioma Interest Group. Chest, 1995, 108：1122-1128.
[17] Maziak DE, Gagliardi A, Haynes AE, et al. Surgical management of malignant pleural mesothelioma：a systematic review and evidence summary. Lung Cancer, 2005, 48：157-169.
[18] Nasreen N, Mohammed KA, Dowling PA, et al. Talc induces apoptosis in human malignant mesothelioma cells in vitro. Am J Resp Crit Care Med, 2000, 161：595-600.
[19] van Ruth S, Baas P, Zoetmulder FA. Surgical treatment of malignant pleural mesothelioma：a review. Chest, 2003, 123：551-561.
[20] Stewart DJ, Martin-Ucar A, Pilling JE, et al. The effect of extent of local resection on patterns of disease progression in malignant mesothelioma. Ann Thorac Surg, 2004, 78：245-252.
[21] Rea F, Marulli G, Bortolotti L, et al. Induction chemotherapy, extrapleural pneumonectomy (EPP) and adjuvant hemi-thoracic radiation in malignant pleural mesothelioma (MPM)：Feasibility and results. Lung Cancer, 2007, 57：89-95.
[22] Waite K, Gilligan D. The role of radiotherapy in the treatment of malignant pleural mesothelioma. Clin Oncol (R Coll Radiol), 2007, 19：182-187.
[23] Rusch VW, Rosenzweig K, Venkatraman E, et al. A phase Ⅱ trial of surgical resection and adjuvant high-dose hemithoracic radiation for malignant pleural mesothelioma. J Thorac Cardiovasc Surg, 2001, 122：788-795.
[24] Sugarbaker DJ, Flores RM, Jacklitsch MT, et al. Resection margins, extrapleural nodal status, and cell type determine postoperative long-term survival in trimodality therapy of malignant pleural mesothlioma：results in 183 patients. J Thorac Cardiovasc Surg, 1999, 117：54-65.
[25] Boutin C, Rey F, Viallat JR. Prevention of malignant seeding after invasive diagnostic procedures in patients with pleural mesothelioma. Chest, 1995, 108：754-758.
[26] Bydder S, Phillips M, Joseph DJ, et al. A randomised trial of single-dose radiotherapy to prevent procedure tract metastasis by malignant mesothelioma. Br J Cancer, 2004, 91：9-10.
[27] Ball DL, Cruickshank DG. The treatment of malignant mesothelioma of the pleura：review of a 5-year experience, with special reference to radiotherapy. Am J Clin Oncol, 1990, 13：4-9.
[28] Ruffie P, Feld R, Minkin S, et al. Diffuse malignant mesothelioma of the pleura in Ontario and Quebec：a retrospective study of 332 patients. J Clin Oncol, 1989, 7：1157-1168.
[29] Eng TY, Stevens CW, Rice D, et al. Uncommon thoracic tumors. In：Gunderson LL, Tepper JE. eds. Clinical Radiation Oncology. 2nd ed. philadelphia：Churchill Livingstone, 2007：973-1005.
[30] Ong ST, Vogelzang NJ. Chemotherapy in malignant pleural mesothelioma：a review. J Clin Oncol, 1996, 14：1007-1017.
[31] Steele JP, Klabatsa A. Chemotherapy options and new advances in malignant pleural mesothelioma. Ann Oncol, 2005, 16：345-351.
[32] Vogelzang NJ, Rusthoven JJ, Symanowski J, et al. Phase Ⅲ study of pemetrexed in combination with cisplatin versus cisplatin alone in patients with malignant pleural mesothelioma. J Clin Oncol, 2003, 21：2636-2644.
[33] van Meerbeeck JP, Gaafar R, Manegold C, et al. Randomized phase Ⅲ study of cisplatin with or without raltitrexed in patients with malignant pleural mesothelioma：an intergroup study of the European Organisation for Research and Treatment of Cancer Lung Cancer Group and the National Cancer Institute of Canada. J Clin Oncol, 2005, 23：6881-6889.

# 58 小肠肿瘤

58.1　概述
58.2　流行病学
58.3　病因
58.4　预防
58.5　病理学
　58.5.1　小肠良性肿瘤
　58.5.2　小肠恶性肿瘤
58.6　分子生物学
58.7　临床表现
　58.7.1　常见症状
　58.7.2　良性肿瘤症状
　58.7.3　恶性肿瘤症状
58.8　小肠肿瘤标记
58.9　其他实验室检查
58.10　影像学检查

58.11　诊断
58.12　鉴别诊断
58.13　临床分期
　58.13.1　分类规则
　58.13.2　解剖分区
　58.13.3　TNM临床分期
58.14　治疗原则
　58.14.1　良性肿瘤的手术治疗
　58.14.2　恶性肿瘤的手术治疗
58.15　其他外科治疗
58.16　放疗
58.17　化疗及其他药物治疗
58.18　并发症及处理
58.19　预后

## 58.1　概述

小肠占整个消化道长度的75%，包括十二指肠、空肠、回肠，其黏膜面积占消化道面积的90%，但癌发病率仅占所有胃肠道恶性肿瘤的5%，发病率明显低于胃及大肠，说明其起源及发病具有独特的生物学特性。

小肠的恶性肿瘤发病率较良性为高，国外资料提示约2/3的小肠肿瘤为恶性，国内文献统计原发性小肠肿瘤5 905例，其中良性肿瘤1 265例，恶性肿瘤4 640例，两者之比为1:4.66。

良性肿瘤包括腺瘤、平滑肌瘤、错构瘤、神经源性肿瘤等。而恶性肿瘤包括腺癌、类癌、肉瘤、淋巴瘤等，以上4种恶性病变占小肠恶性肿瘤的95%。

不同恶性肿瘤的发生部位不同。癌多发生于十二指肠，尤其是壶腹部；而淋巴瘤及类癌易发生于回肠及小肠远端部位；肉瘤则可分布于整个小肠的不同肠段。根据不同部位易发生的癌，提示诊断的可能性。

小肠肿瘤难以诊断，文献报道术前诊断的准确率仅为21%~56%。由于肿瘤部位及性质不同，临床症状可无或轻微，腹痛、腹块、出血是最常见临床表现，严重者表现为肠梗阻、出血性休克等，因此小肠肿瘤是临床变异最大的肿瘤。近年来随着影像学检查及其他诊断措施的增多，诊断率较前有所提高。

小肠肿瘤的治疗包括内容也较多，手术、化疗、放疗均适合不同癌及不同部位的肿瘤。如何选择正确治疗手段及提高生存率仍是当今肿瘤专业研究的课题。

## 58.2　流行病学

小肠癌的发病率呈现缓慢上升的趋势。小肠腺癌的发生率每年为0.4/10万。据美国报道，每年约4 600新发病例，小肠癌发病率在1983~1993年10年中已从1.2/10万增加至1.6/10万。随着内镜的开展，十二指肠肿瘤发现增多。1990年代初，我国十二指肠肿瘤已占小肠肿瘤的30%。根据2005年上海市恶性肿瘤报道，小肠恶性肿瘤175例，其中男性96例、女性79例。

小肠肿瘤好发年龄为30～59岁,腺癌患者的年龄常大于淋巴瘤。小肠肿瘤的男性发病稍高于女性。

## 58.3 病因

小肠肿瘤发病率较低的原因可能与以下有关:①小肠内为碱性,不利于肿瘤生长;②肠内液体流动快,减少了食物中致癌物质的接触;③小肠内菌群少,细菌致癌因素降低;④小肠内有密集的淋巴组织,具备高免疫力,其中IgA介导的免疫系统可能防止癌的发生。而某些人群的免疫球蛋白缺陷可导致小肠肿瘤发病高于正常人群。生活环境因素也与小肠肿瘤发生有关,已有报道该肿瘤的发生与烟、酒消耗量有关。

某些炎症因素也增加小肠肿瘤的发生,如Crohn病,但这种癌并不易发生于十二指肠,而在所有小肠段均可发生,但以回肠多见。Crohn病的存在使小肠癌发生的危险性增加了数十倍。有文献报道,患Crohn病10年以后发生小肠癌的病例,内脏及腹腔内的某些慢性炎症的长期刺激,可能是小肠淋巴瘤的起因之一。

## 58.4 预防

吸烟、饮酒可能引起小肠癌的发生,因此不良生活习惯需改正。只有在良好的精神及生活状态下,才能保持机体免疫力及抵抗力,防止小肠肿瘤发生。有报道乳糜泻是小肠癌发生的因素,但中国人似乎少见原发乳糜泻的患者。保持消化功能健康,也可预防小肠癌的发生。

## 58.5 病理学

小肠肿瘤的发生部位各国报道不同,日本报道481例恶性肿瘤,小肠腺癌、恶性间质瘤、淋巴瘤各占30%左右,而欧美国家以类癌较多。近年来,小肠间质瘤诊断增多。小肠肿瘤的发生部位也依次为回肠50%,空肠30%,十二指肠20%左右(表58-1)。

表58-1 小肠肿瘤的组织学分类

| 肿瘤 | ICO-O 编码 | 肿瘤 | ICO-O 编码 |
| --- | --- | --- | --- |
| 上皮性肿瘤 | | 髓样癌 | 8510/3 |
| 　腺瘤 | 8140/0 | 未分化癌 | 8020/3 |
| 　　管状 | 8211/0 | 类癌(高分化内分泌肿瘤) | 8240/3 |
| 　　绒毛状 | 8261/0 | 胃泌素细胞癌,功能性(胃泌素瘤),或无功能性 | 8153/1 |
| 　　管状绒毛状 | 8263/0 | 生长抑素细胞瘤 | 8156/1 |
| 　上皮内瘤变(异型增生) | | EC细胞,5-羟色胺生成性肿瘤 | 8241/3 |
| 　　伴慢性炎性病变 | | L细胞,胰高血糖素样肽和PP/PYY生成性肿瘤 | |
| 　　低级别腺上皮内瘤变 | | 混合性类癌—腺癌 | 8244/3 |
| 　　高级别腺上皮内瘤变 | | 神经节细胞性副神经节瘤 | 8683/0 |
| 　癌 | | 其他 | |
| 　　腺癌 | 8140/3 | 非上皮性肿瘤 | |
| 　　黏液腺癌 | 8480/3 | 脂肪瘤 | 8850/0 |
| 　　印戒细胞癌 | 8490/3 | 平滑肌瘤 | 8890/0 |
| 　　小细胞癌 | 8041/3 | 胃肠间质瘤 | 8936/1 |
| 　　鳞状细胞癌 | 8070/3 | 平滑肌肉瘤 | 8890/3 |
| 　　腺鳞癌 | 8560/3 | 血管肉瘤 | 9120/3 |

续表

| 肿瘤 | ICO-O 编码 | 肿瘤 | ICO-O 编码 |
|---|---|---|---|
| Kaposi 肉瘤 | 9140/3 | T 细胞淋巴瘤 | 9702/3 |
| 其他 | | 肠病相关性 | 9717/3 |
| **恶性淋巴瘤** | | 非特异性 | 9702/3 |
| 免疫增生性小肠病 | 9764/3 | 其他 | |
| （包括重链病） | | **继发性肿瘤** | |
| 西方型 B 细胞性 MALT 淋巴瘤 | 9699/3 | **息肉** | |
| 套细胞淋巴瘤 | 9673/3 | 增生性（化生性） | |
| 弥漫性大 B 细胞淋巴瘤 | 9680/3 | Peutz-Jeghers | |
| Burkitt 淋巴瘤 | 9687/3 | 幼年性 | |
| Burkitt 样/非典型 Burkitt 淋巴瘤 | 9687/3 | | |

小肠癌可呈息肉型、浸润型、狭窄型。空回肠的肿瘤常有肠壁浸润，并累及浆膜面。回肠腺癌无论临床、影像学、内镜、病理均与 Crohn 病类似，难以鉴别。

## 58.5.1 小肠良性肿瘤

（1）异位组织

十二指肠可出现异位胰腺，组织学上可有胰管及胰腺组织，多位于十二指肠壶腹部，这些组织结构也可含有平滑肌，常称此为腺肌瘤。

（2）错构瘤

黑斑息肉病（Peutz-Jeghers 综合征）可以伴随错构瘤存在于消化道。表现为口腔及唇黏膜常有色素改变，肠道病变也类似于腺瘤样息肉，组织学上仅有平滑肌、结缔组织、小肠腺上皮。这些良性病变可类似小肠恶性肿瘤，但这些病例可增加小肠恶性肿瘤及其他恶性肿瘤的发病率。

（3）间质瘤

间质瘤来源于小肠血管、神经、平滑肌及黏膜、黏膜下。良性肿瘤 <5 cm，显微镜下无核分裂象，多表现为梭形细胞，近年来许多以往诊断的平滑肌瘤归于间质瘤，CD117 及 CD34 等免疫组化标记阳性。

（4）平滑肌瘤

平滑肌瘤空肠、回肠较多见。也可以表现为神经纤维瘤病的症状。但其起源应为平滑肌组织，CD117 阴性。目前平滑肌瘤的诊断日趋减少。

（5）脂肪瘤

脂肪瘤为小肠较常见良性肿瘤，60% 发生于回肠。X 线表现为脂肪瘤样特征，可单发或多发。

（6）血管瘤

大约 10% 血管瘤发生于小肠，常为毛细血管瘤或混合性血管瘤。位于黏膜下，可多发。也可表现为血管瘤样多种综合征。淋巴血管瘤也可存在于淋巴组织中。

（7）神经源性肿瘤

可表现为神经鞘瘤，或并有神经纤维瘤病。也有神经节细胞瘤，但罕见。副神经节瘤易发生于十二指肠壶腹部。黏膜下病变可出血或溃疡。有时可分泌多肽类激素，但多数为良性，也偶见局部淋巴结转移的个案报道。

（8）腺瘤

较大肠腺瘤相对较少，多位于十二指肠，常被认为是家族性腺瘤性息肉病（PAP）的一部分，有恶性变趋势。腺瘤也可分为管状、绒毛状及混合性，绒毛状腺瘤易转为癌。

## 58.5.2 小肠恶性肿瘤

（1）腺癌

腺癌是最常见的小肠恶性肿瘤，男性多于女性。易发生于小肠近侧，50% 位于十二指肠，40% 为空肠，只有 10% 在回肠。巨检形态分为息肉型、浸润溃疡型、缩窄型及弥漫型。镜下常为分化较好的乳头状腺癌，亦可分为黏液腺癌，少数为未分化癌。小肠癌常在某些疾病如 Crohn 病、FAP、遗传性非息肉病性大肠癌（HNPCC）、Peutz-Jeghers 综合征、绒毛状腺癌等情况下发生。小肠癌主要通过淋巴道转移至系膜淋巴结，也可发生腹膜、盆腔的种植性播散，血道转移至肝、肺等脏器。有报道，淋巴道转移占67%，远处转移为22%，小肠腺癌少见，很难研究遗传学证据，K-ras 基因突变，p53 过度表达，17p、18q 的缺失均可见于小肠癌起源研究，同时也有小肠肿瘤微卫星不稳定性（MSI）现象。同时 Crohn 病也存在类似基因变化情况，也可能是向癌发生的致病过程。

**（2）淋巴瘤**

淋巴瘤原发于小肠肠壁淋巴组织的恶性肿瘤。非霍奇金淋巴瘤仅占胃肠恶性肿瘤的1%～3%，而在小肠癌中占20%～30%。可发生在十二指肠，但回肠多见，也可见同时发生于十二指肠及回肠的病例。小肠淋巴瘤包括10个主要类型，并根据年龄、性别、部位、分期来确定，临床上可分为低度、中度、高度恶性。

小肠淋巴瘤的巨检形态可分为息肉型、溃疡型、浸润型和缩窄型。按组织学形态分为淋巴细胞型、淋巴母细胞型、网织细胞型、巨滤泡型和霍奇金病型。

淋巴瘤可直接浸润蔓延至邻近组织器官，较早即出现淋巴结转移，血行播散至肝、肺、脑等器官。

**（3）恶性间质瘤**

恶性间质瘤为近年来诊断增多的恶性肿瘤，起源于小肠的 Cajal 细胞，CD117 及 CD34 为阳性标记，但平滑肌肌动蛋白（SMA）很少表达。病理类型可表现为多形性，即不同区域可分别出现梭形细胞型、上皮细胞型、混和型的镜下形态。

间质瘤的恶性标准包括以下几点：① 肿瘤 >5cm；② 出现肿瘤性坏死；③ 核分裂象见 >10 个/高倍视野；④ 肿瘤细胞围绕血管排列。

**（4）平滑肌肉瘤**

随着间质瘤诊断增多，平滑肌肉瘤诊断日趋减少。镜下与平滑肌瘤常难以鉴别，也可出现多形性、异型性。病变可突于肠腔内，质地较软。免疫组化 SMA 及结蛋白（Des）阳性，而 CD34 及 CD117 阴性。

**（5）恶性神经源性肿瘤**

恶性神经源性肿瘤较少见。多数表现为梭形细胞。免疫组化中神经烯醇化酶（NSE）、S-100 阳性表达。

**（6）类癌**

类癌较少见，占小肠恶性肿瘤的2.6%～14%。以回肠多见。可在黏膜下生长，为结节状，多为1～3cm，可单发或多发，多者可达数十个病灶。镜下可见低柱状或多角形细胞，用硫酸银的氨化合物染色呈现嗜银颗粒。小肠类癌也可分泌生物活性胺，包括 5-羟色胺、生长激素、肾上腺皮质激素（ACTH）、转移生长因子（TGF）等，均可引起类癌综合征的表现。由于肝脏有清除激素的能力，因此小肠类癌较少出现类癌综合征，而类癌综合征多见于肝转移、化疗、外科手术及穿刺等的患者。小肠类癌主要通过淋巴道转移，血道转移以肝转移多见，其次为肺、骨等。

## 58.6　分子生物学

癌基因及抑癌基因的变化与癌发生有关。类似大肠腺瘤，小肠腺瘤同样可作为基因突变的部件发生癌变。有50%的标本显示 K-ras 基因突变，40%显示 cyclin P，及 p53 表达增加，neu 基因的蛋白产物 P185 在小肠息肉的致癌过程中也起一定作用，小肠低水平的 bcl-2 表达可能使某些突变细胞在凋亡过程中形成癌变。某些遗传性疾病也增加了小肠癌的危险，如 FAP 以及 HNPCC 等，可以同时发生十二指肠及回肠等处的息肉性病变，可出现 APC 基因的突变[1]。Peutz-Jeghers 综合征病例可能因错构瘤性息肉病而导致异常发育最终致癌。

自 1998 年日本学者 Hirota 等[2]发现胃肠道间质瘤有 c-kit 基因功能获得性突变，近几年在此方面研究深入。c-kit 基因突变主要发生于恶性肿瘤。Antonescu 报道 120 例胃肠间质瘤，突变率为78%[3]，突变率最常见于第 11 外显子，有关突变片断缺失及重复突变，其中第 550～560 位点即 11 号外显子 51 端以点突变和缺失为主，此外可发生第 9 外显子突变。Lasota 等认为，第 9 外显子恒定的突变方式往往发生于小肠，具有更强的侵袭行为[4]。

## 58.7　临床表现

小肠肿瘤表现因良性和恶性、肿瘤大小、病理及部位不同而不同。许多良性肿瘤可以无任何症状，只有在体检或内镜检查或 X 线检查时发现，而恶性肿瘤则有时出现出血、腹痛、腹块等症状。

### 58.7.1　常见症状

**（1）腹痛**

腹痛是最常见的症状，占70%～86%。疼痛性质不一，与肿瘤部位有关。十二指肠肿瘤常出现类似溃疡病的上腹部疼痛,进食及止酸药物不能缓解。而空肠、回肠肿瘤则表现为脐周或下腹部隐痛及胀痛,进食及肠蠕动增强时疼痛加重,若发生并发症腹痛则加重。小肠淋巴瘤腹痛多见,可呈现阵发性,局部有触痛。

（2）腹块

腹块可在30%~65%的病例中出现。空肠肿块多位于上腹部及脐旁,回肠肿瘤多位于下腹部及右下腹,十二指肠常无法扪及肿块,但当肿块为外生型时,可扪及较固定的右上腹块。良性肿瘤表面光滑,活动度大,恶性肿瘤体积较大,且形态不规则,边界不清,活动度小。有时可并有肠型,时隐时现,也可引起肿瘤性肠套叠。

小肠肿瘤多为恶性,较少在上腹部扪及肿块。因小肠位置相对较深,时可扪及或消失。位于肠系膜根部肿块相对固定,有时可扪及。小肠肿瘤还可并有腹痛、便血、肠梗阻等。小肠癌可合并有食欲不振、贫血、肠梗阻等现象。小肠平滑肌瘤、腺瘤、间质瘤因常<5cm,难以扪及。横结肠癌也可在中上腹扪及,但发生在此区的癌相对较少。胃肠腺癌腹腔广泛转移时,中上腹可扪及饼状肿物,有时有结节感。

（3）消化道出血

消化道出血占小肠肿瘤的半数病例。多表现长期粪便隐血阳性,严重者出现贫血。也有间歇性出血,曾有报道间歇性出血10年以上者。血便还可呈现暗红色与鲜红色,且可中等量及大量,严重者出现失血性休克,即血压下降、大汗淋漓、四肢冰冷等循环衰竭征象。

临床上多注意胃及大肠出血,且有内镜等诊断手段,所以胃及大肠部位的出血较小肠出血易诊断,而小肠肿瘤出血诊断困难,小肠出血可源于良性肿瘤、肉瘤、淋巴瘤、小肠癌、间质瘤等。但由于小肠肿瘤2/3均为恶性,所以确定小肠出血后要考虑恶性可能。小肠肿瘤的出血发生率为30%~60%。少量出血仅表现为黑便或隐血阳性,可间歇性发作,甚至有持续数年后经手术确诊的报道,如果出血量多可出现短期内暗红色血便,新鲜血便较少。一般不引起呕吐,但可以伴有腹痛、肠梗阻、肠套叠等征象。大量出血也可出现短期休克,需积极治疗。小肠肿瘤引起的出血早期诊断困难,术前确诊率仅为30%~50%。但近年来依靠全消化道钡餐,选择性动脉造影、小肠镜、B超及CT等检查,诊断率较前已有所提高。

（4）肠梗阻

肠梗阻占小肠肿瘤的20%~30%。肠梗阻的严重程度不等。良性肿瘤呈现缓慢性、复发性,发作时腹痛、腹部扪及包块,包块消失后腹痛缓解,如为恶性肿瘤则表现呕吐、腹胀、腹痛性梗阻,并呈现进行性,尤以小肠腺癌进展较快,易发生完全性梗阻,另外十二指肠肿瘤也可出现梗阻性黄疸等。

低位小肠梗阻无排气及排便。腹部膨隆较明显,胃肠减压液为黄色小肠液,量多,肠鸣音可亢进,或气过水声、金属音,此时多意味着梗阻部位难以通过,需考虑手术。有时小肠梗阻可通过保守治疗呈现间歇缓解期,甚至可持续10天以上,但随着时间推移,脱水、电解质紊乱等全身症状出现,并可影响血压、脉搏等循环系统,严重者出现休克症状。临床上虽然小肠梗阻多见,但也时常见到因结肠肿瘤产生的梗阻症状,腹痛较明显,且呈进行性加重。病程较小肠梗阻为长,但常见不排气、不排便、腹胀,急需手术探查者。多见左半结肠梗阻,由于病情较重,行I期造口及II期切除者。近年来,I期切除率较前增加。

无论发生大、小肠梗阻,高位或低位,均需拍摄腹部X线立、卧位片,以了解病情的转归,保守或手术常依靠腹部X线片的征象决定。另外血常规、电解质及全身情况也是评价梗阻的重要指标。

小肠肿瘤依部位不同疼痛表现各异,但多为持续性隐痛,如有肠梗阻疼痛较剧烈,并有不排气、不排便现象。小肠系膜游离度较大时疼痛部位可随之移动。

（5）肠穿孔

肠穿孔占小肠恶性肿瘤的10%左右。肠穿孔多发生于晚期病例,以淋巴瘤多见。表现为剧烈腹痛,并引起腹胀、腹膜炎等,慢性穿孔可形成类似炎性包块或肠瘘或发热等。

## 58.7.2　良性肿瘤症状

良性肿瘤常无症状,但也可表现为类似恶性肿瘤的征象。腺瘤可长期慢性出血,少数病例可因肠套叠而发生肠梗阻。平滑肌瘤可出现腹痛、乏力、体重减轻等。位于十二指肠部位可出现呕血、大便隐血阳性,脂肪瘤也可发生肠套叠肠梗阻,神经源性肿瘤、纤维瘤及血管瘤可出现出血、梗阻、肠套叠等。

## 58.7.3　恶性肿瘤症状

（1）十二指肠腺瘤

十二指肠腺瘤早期症状多不典型,仅有上腹不适、疼痛、无力、贫血等症状,腹痛多为上腹部隐痛、烧灼样痛或钝痛,酷似十二指肠溃疡;有时肿瘤侵犯胰腺和腹膜后，疼痛可放射至腰及背部。黄疸与发生部位有关，黄疸多为轻到中度，并可有间歇性缓解或波动，随着病情进展，可有皮肤瘙痒、陶土便等。重度黄疸常预示癌已广泛侵犯乳头周围组织，为晚期表现。肠梗阻易发生在缩窄型癌，表现为食后上腹部不适、恶心、呕吐等。乳头部以上癌呕吐物不含胆汁，类似幽门梗阻症状，另外可出血、呕血或大便隐血阳性，还可表现出乏力、体重减轻、贫血等症状。

（2）空肠、回肠腺癌

空肠、回肠癌早期可有脐周疼痛，后期可出现痉挛样痛，并有恶心、呕吐。空肠、回肠腺癌除具有腹痛、乏力、贫血等全身症状外，主要临床表现有梗阻。空肠癌梗阻好发于 Treitz 韧带附近，呈现高位梗阻症状。另外可出现出血，常为黑便，以及大便习惯改变，严重者出现腹块、癌性穿孔等。

（3）恶性淋巴瘤

恶性淋巴瘤症状与其他小肠肿瘤类似，但小肠淋巴瘤出血较胃淋巴瘤少，腹泻及内脏穿孔则较胃淋巴瘤多。据报道，60%左右的病例出现腹块，40%发生不全性肠梗阻，15%～20%发生穿孔。

（4）肉瘤

肉瘤包括恶性间质瘤及平滑肌肉瘤。肿瘤常较大，中央部缺血产生坏死及溃疡，也有肠道出血，并有恶心、食欲减退、肠梗阻等。发生于回肠的间质瘤常较空肠部位易触及，时隐时现，或合并肠蠕动出现腹痛等。

（5）类癌

类癌属于内分泌肿瘤，30%病例出现于回肠，位于黏膜下生长，可出现腹块及出血，出现症状至诊断时可达 20 个月，有时在切除阑尾时发现，疼痛占 27%，恶心呕吐占 10%，出血、腹块各占 10%，腹泻占 5%。如出现类癌综合征，可表现为面孔潮红、气管痉挛及皮肤改变等，严重者出现休克、四肢厥冷、血压下降。

## 58.8　小肠肿瘤标记

小肠肿瘤标记中癌胚抗原（CEA）、甲胎蛋白（AFP）均不甚敏感，偶见 CA19-9 等增高的情况，需临床定期随访观察，测定血清氨基甲酰鸟氨酸的浓度，可以监测某些恶性肿瘤治疗过程中的小肠毒性反应。小肠类癌可在血浆中测出色素 A、5-羟色胺、ACTH、TGF 等。

## 58.9　其他实验室检查

小肠肿瘤常因出血、慢性失血造成血红蛋白降低以及大便隐血阳性，应针对不明原因的贫血行血液方面检查，排除原发的血液系统癌症。十二指肠癌可发生肝功能异常，或形成梗阻性黄疸，造成血中胆红素升高，小肠类癌在 24 h 尿中发现 5-羟吲哚乙酸含量增高。

## 58.10　影像学检查

（1）钡剂造影

钡剂造影检查是目前最为普遍、最可利用的方法。由于小肠蠕动较快、充盈不连续、影像迂回重叠等原因，诊断率维持在 50%左右，如采用低张钡剂造影，或经胃管向十二指肠注入钡剂及空气，可提高诊断率。气钡双重造影可使十二指肠肿瘤诊断率提高，但水平部和升部癌易漏诊。X 线可表现为部分黏膜增粗、紊乱、皱襞消失、肠壁僵硬。也可见充盈缺损、十二指肠狭窄等。近端空肠的双重对比造影较易检出病变，但对远端小肠癌易误诊。采用钡灌肠，通过回肠末端可显示远端回肠肿瘤。

（2）肠系膜上动脉造影

肠系膜上动脉造影能显示血管的分布，对平滑肌瘤、血管瘤及恶性肿瘤确诊率为 50%～78%。恶性肿瘤动脉造影可显示浸润或血管推移，富于新生血管，肿瘤包绕致使血管狭窄、闭塞、动静脉分流等。选择性肠系膜动脉造影是目前公认的灵敏度和特异度均较高的诊断方法。在非活动性出血期可显示异常的肿瘤血管或肿瘤轮廓，合并活动性出血 >0.5～1.0 mL/min 时，可发现造影剂自血管渗入肠腔。

（3）CT 及 MRI 检查

CT 及 MRI 检查主要用于诊断原发肿瘤以及所属肠壁淋巴结、肝等处有无转移。女性可检查卵巢是否有转移灶。小肠脂肪瘤的 CT 值似脂肪密度，平滑肌类肿瘤可显示软组织块影，与小肠关系密切，增强扫描后，中央区密度可无改变，但周围组织强化明显。恶性淋巴瘤显示肠管间有结节状团块，在造影剂对比下，肠腔不规则、扩张或狭窄。肿瘤 >2 cm 时较易诊断。腺癌常在病灶 >3 cm 时诊断。类癌的 CT 诊断困难，仅能通过系膜密度及牵缩等现象推测。MRI 诊断小肠肿瘤的准确率类似 CT。

(4) **放射性核素显像**

应用 $^{99m}Tc$ 标记的红细胞进行显像。在出血期即可应用,观察不同时期的变化,对急性和慢性出血病例均有诊断意义。

(5) **PET/CT 检查**

PET/CT 检查是近年来较为认可的诊断手段,通过标准化摄取值(SUV)摄取变化,区分出良性和恶性肿瘤成为可能,并可确定肿瘤系单发或多发,不同肿瘤的表现也有所不同,对小肠肿瘤转移的病例,也可通过 PET/CT 发现转移的部位。近年来已有应用 PET/CT 监测小肠肿瘤治疗效应。PET/CT 可根据肿瘤内部糖代谢变化反映肿瘤细胞的代谢状况,辅助区分坏死、肿瘤组织、瘢痕或复发等,功能代谢与影像学诊断增加了诊断小肠肿瘤的价值。

## 58.11 诊断

小肠肿瘤术前诊断率较低,其原因是缺少特征性症状,往往与其他疾病难以鉴别。多数病例首诊即为急腹症如出现出血、穿孔等征象,往往难以详细采集病史及进一步检查。同时缺乏小肠肿瘤的特异性诊断方法。因此,对于任何腹部出现的腹痛、出血、穿孔、肠套叠、肠梗阻等均应考虑小肠肿瘤的可能。

(1) **纤维内镜检查**

应用纤维内镜使十二指肠肿瘤及末端回肠肿瘤的诊断率得以提高。十二指肠侧视镜可以窥视十二指肠升部。病变部位黏膜破溃,表面有坏死、糜烂,必要时可取活检行病理检查。纤维结肠镜可经回盲瓣窥视末端回肠。近年来有应用小肠镜进行检查,但成功率较低。用探头型小肠镜仅能窥视 50%~70% 的小肠黏膜,可以识别小病变及活检,也可发现小肠部位的出血病灶。目前小肠新型内镜的问世,提高了小肠疾病的诊断水平,其中内镜仅局限于诊断作用,但某些情况下肠梗阻时可发生内镜滞留,往往需外科手术治疗。双气囊小肠镜可弥补内镜的不足,通常经口进镜可达末段回肠,而经肛门进镜可达空肠中上段,交叉进镜可使全小肠进行完全、彻底的检查。胶囊内镜的使用使得小肠肿瘤的诊断率由以往的 3%~8% 翻倍[5,6]。近年来,超声内镜的应用使小肠肿瘤诊断率也明显提高,根据黏膜及黏膜下层以及肌层不同超声强度,决定肿瘤是否已侵犯至各解剖位置。因此,今后超声内镜应用得更加广泛,尤其对早期肿瘤的随访观察以及术前分期尤为重要。

(2) **B 超检查**

对小肠肿瘤诊断意义未明确,较大肿瘤易发现,而较小的肿瘤常难以发现,但通过 B 超可明确有无肝转移。对怀疑有肿块或肠壁增厚者,可饮水后检查,了解肠壁增厚程度与周围淋巴结的关系。恶性淋巴瘤可出现小肠壁全周增厚,出现"假肾征"等,平滑肌肉瘤内部回声不均,或液化坏死。文献报道,B 超检查诊断率可达 63.6%,而 CT 为 53.8%[7,8]。

(3) **针吸穿刺**

针吸穿刺已广泛应用于其他癌的诊断,但小肠肿瘤是否可在超声内镜引导下穿刺活检尚有争论,因小肠肿瘤往往质脆,易出血,考虑防止播散,尽量避免穿刺,但 2007 年美国国立综合癌症网络(NCCN)对胃肠道间质瘤如需行伊马替尼(格列卫,gleevec)治疗者,仍认为需行活检,临床酌情掌握。

(4) **实验室检查**

小肠肿瘤伴有慢性出血时红细胞及血红蛋白降低,大便隐血为阳性。十二指肠癌堵塞肝胰壶腹(Vater 壶腹)时引起梗阻性黄疸,血中胆红素、碱性磷酸酶及尿胆红素增高。小肠类癌综合征时尿中 5-羟吲哚乙酸增高,有时可 > 100 mg。

## 58.12 鉴别诊断

小肠肿瘤由于症状不特异,有效诊断方法少,故常与下列疾病难以鉴别。

(1) **胆管系统癌**

由于胆管系统癌也可早期出现黄疸,故难以与十二指肠壶腹部癌相鉴别。但胆管系统癌可有发热、黄疸症状出现早,梗阻症状不缓解,不易出现呕吐等。另外,胰胆管造影、CT 及 MRI 可以从不同角度及影像学加以鉴别区分。

(2) **肠结核**

肠结核也需与小肠肿瘤相鉴别。肠结核患者可有结核病史,或饮用未经消毒的含有结核分枝杆菌的牛乳或乳制品。好发部位也以回盲部为多,但病变范围较广泛,往往在较长一段的肠管出现病变,腹痛多为胀痛,且易伴腹泻。粪便多为糊状,罕见脓血便。增生型结核则以便秘为主要表现。实验室检查结核菌素试验强阳性,粪便浓缩找到结核分枝杆菌。X 线显示回盲部激惹征象。另外患者多为年轻人,并有消瘦等全身结核病征象。

(3) **Crohn 病**

Crohn 病与小肠肿瘤相似,但其临床症状有明显发作与缓解交替现象。患者较消瘦,体检腹壁常较薄,X 线征象在回盲末端有边缘不齐的线条状阴影,肠曲病变呈现节段分布,间以扩张的肠曲。肠梗阻与肠瘘等并发症也较小肠肿瘤多见。

(4) **肠系膜肿瘤**

该肿瘤也难与小肠肿瘤相鉴别,但此肿瘤活动度更大,常无出血、肠梗阻等症状。肿块增大,但症状不明显,甚至无明显腹痛,行钡剂造影肠管可无异常,B 超及 CT 检查常发现肿物呈实质性,较小肠肿瘤的全身症状少,贫血、体弱等少见。

(5) **阑尾脓肿**

位于回肠的肿瘤有时难与阑尾脓肿相鉴别,但阑尾脓肿常有发热史,腹痛较固定,白细胞数增高,病程在 1 个月内逐渐加重。用抗菌药物后,肿块可以缩小,发热可减轻。B 超及 CT 常可见此区域有液性物,并有脓肿外壳包绕。查体肿块活动度小,触痛明显,无贫血及肠梗阻等征象。

## 58.13 临床分期

### 58.13.1 分类规则

此规则只适用于小肠癌。疾病必须有组织学检查证实。评价 TNM 类别的步骤如下。

T:体检、影像学检查、内镜检查和(或)手术检查。

N:体检、影像学检查和(或)手术探查。

M:体检、影像学检查和(或)手术检查。

### 58.13.2 解剖分区

解剖分区:①十二指肠;②空肠;③回肠(不包括盲瓣)。注:此分类不适用于壶腹癌。

1)区域淋巴结 十二指肠的区域淋巴结包括胰十二指肠淋巴结、幽门淋巴结、肝淋巴结(胆总管周围淋巴结、胆囊淋巴结、肝门部淋巴结)、肠系膜上淋巴结。

2)空肠和回肠的区域淋巴结 包括肠系膜淋巴结、肠系膜上淋巴结。对于回肠末端,其区域淋巴结为包括盲肠后淋巴结的回结肠淋巴结。

### 58.13.3 TNM 临床分期

T——原发肿瘤

TX 原发肿瘤无法评估

T0 无原发肿瘤证据

Tis 原位癌

T1 肿瘤侵及固有层或黏膜下层

T2 肿瘤侵及肌层

T3 肿瘤侵透肌层进入浆膜下层或非腹膜化的肌层周围组织(肠系膜及腹膜后腔),浸润范围 ≤2 cm

T4 肿瘤穿透脏腹膜或直接侵及其他器官或组织(包括其他小肠肠襻,浸润范围 >2 cm 的肠系膜或腹膜后腔,透过浆膜侵及腹壁,而对于十二指肠还有侵及胰腺)

注:非腹膜化的肌层周围组织在空肠和回肠是指部分肠系膜,对缺少浆膜的十二指肠来说是指部分腹膜后腔。

N——区域淋巴结

NX 区域淋巴结转移无法评估

N0 无区域淋巴结转移

N1 有区域淋巴结转移

M——无远处转移

M1 有远处转移。

pTNM 病理分类:pT pN pM 分类规则与 TNM 一致。

pN0 区域淋巴结组织病理学检查应切取至少 6 枚淋巴结,如果淋巴结检查阴性、但未达到所要求的淋巴结数目,则划分为 pN0(表 58-2)。

表 58-2 小肠肿瘤 TNM 分期

| T1 | 肿瘤侵及固有膜或黏膜下层 | Ⅰ 期 | | |
|---|---|---|---|---|
| T2 | 肿瘤侵及肌层 | T1 | N0 | M0 |
| M0 | 无区域淋巴结转移 | T2 | N0 | M0 |
| T3 | 肿瘤侵及肌层到达浆膜下层或无腹膜覆盖的组织(肠系膜或腹膜后)≤2 cm | Ⅱ 期 | | |

| | | | |
|---|---|---|---|
| T4 | 肿瘤侵透浆膜或直接侵透其他器官和结构(包括其他小肠、肠系膜或腹膜后)>2 cm,或壁腹膜及十二指肠侵犯胰腺 | T3 N0 M0 | |
| | | T4 N0 M0 | |
| M0 | 无区域淋巴结转移 | | |
| N1 | 局部淋巴结转移 | Ⅲ期 | |
| M1 | 远处转移 | 任何T N1 M0 | |
| | | 任何T 任何N M1 | |

## 58.14 治疗原则

小肠肿瘤无论良性和恶性治疗原则均以手术为主。

### 58.14.1 良性肿瘤的手术治疗

(1) 手术探查指征

小肠良性肿瘤也可以引起肠套叠、出血、穿孔等严重情况,而且某些绒毛状腺瘤、平滑肌瘤有恶变倾向,故一旦明确诊断则应予以切除。但有时CT及消化道钡剂造影,甚至内镜检查也会提供假象,手术探查时并未发现任何肿块,所以一般<2 cm的肿瘤,剖腹探查要慎重。

(2) 切口与切除术式的选择

手术切除肿物要根据部位、大小、形态、病理类型决定。较小的浆膜下脂肪瘤、平滑肌瘤、神经鞘瘤,行浆膜下局部切除即可,但要保证一定的切缘。带蒂的管状腺瘤,可做基底肌层切除即可。绒毛状腺瘤连同基底部的肠壁部分切除,或楔形切除,缝合肠壁全层。另外对于某些难以排除癌的病灶,如条件许可,应行距肿瘤10 cm的肠段切除,同时行系膜淋巴结清除,这样可避免日后病理证实为癌而再次手术的痛苦。十二指肠腺瘤的处理要根据不同情况决定,对于单发、较小、长蒂、无恶变的腺瘤可采用内镜切除。如果肿瘤较大,则不宜采用。也有用电灼或圈套切除,较易发生出血、肠穿孔,对于基底较宽,远离十二指肠乳头的腺瘤,可采用经十二指肠切除肿物。在游离十二指肠后,选定切开部位至少4 cm长,沿肿瘤基底缝合后,切开十二指肠黏膜,在肌层表面切除肿瘤。十二指肠乳头附近的腺瘤,应先自乳头插入导管,将肿瘤和乳头一并切除,并行肝胰壶腹(Oddi)括约肌成形和胆、胰管成形术,可减少术后胆、胰管开口狭窄,避免术后胰腺炎和十二指肠瘘的发生。壶腹部腺瘤也可行胃大部切除。十二指肠较大腺瘤切除后,由于缺损常难以缝合,可以制作一段带系膜的肠瓣加以缝合修复。十二指肠良性肿瘤尽量行局部切除,避免行胰十二指肠切除,除非肿瘤巨大或疑有恶变时才实施。位于空肠及回肠的良性肿瘤,如开腹手术,则根据肿瘤位于浆膜下、肌层、黏膜下决定。如不增加手术风险,局部切除、楔形切除、肠段切除均可。原则上不增加手术并发症即可。良性和恶性难以区分时,应按恶性处理。

### 58.14.2 恶性肿瘤的手术治疗

(1) 十二指肠癌

十二指肠癌65%发生在乳头周围,20%发生在乳头上部。因此,一般情况下均需行胰十二指肠切除术。扩大的腹膜后淋巴结清扫术并未增加生存率。十二指肠第4段肿瘤行肠段切除即可。病灶小且靠近幽门的病变可行胃大部切除术,但切缘必须距肿瘤>2 cm。近年来,保留幽门的胰十二指肠切除术对维持患者胃肠道生理功能有帮助,是否引起术后胃排空迟缓仍有争论。另外在此基础上,国外近年采用保留胰腺的十二指肠切除术已引起重视,但是否适合恶性肿瘤的治疗仍有争议,对于有梗阻难以切除的癌,或并有腹膜后淋巴转移时,行短路手术也可以起到姑息作用,有梗阻性黄疸,行内引流或放置记忆合金支架也可缓解黄疸症状。

(2) 空肠和回肠癌

空肠癌如紧邻Treitz韧带,则切除方法为充分游离十二指肠外侧缘,切除Treitz韧带,游离十二指肠水平部,切除包括肿瘤在内的十二指肠段及其淋巴引流区组织,将空肠远端在肠系膜血管后方拉至右侧,与十二指肠降部行端端吻合。空肠癌距肿瘤

10～15 cm切除,肠管及其所属淋巴结,达到根治目的。回肠癌的切除也需行系膜扇形切除,同时结扎肠系膜血管,并将小肠系膜一同结扎,以免术后小肠淋巴液漏出。并注意在切断血管后,行双重结扎,避免结扎点脱离致腹腔内大出血。同时在切除系膜时,要保护好肠系膜上动脉,避免损伤。肠管及标本切除后,选择两侧肠管行端端吻合。要注意血管良好、无张力、距回盲瓣<20 cm的回肠癌,因血供主要来源于回结肠动脉,其淋巴引流也伴随动脉达其根部,所以回肠末端癌必须行根治性右半结肠切除术,回肠与横结肠吻合。空肠、回肠癌一般情况下均能切除,所以尽量避免姑息性捷径手术,应努力切除肿瘤,尤其是出现小肠出血及肠梗阻时,更应以切除肿瘤达到治疗目的。

(3) 小肠间质瘤

小肠间质瘤的恶性程度较胃间质瘤高,术后极易复发,尤其是首次治疗时更应慎重,防止肿瘤破溃最为关键,一旦肿瘤破溃,基本上均会散落在手术区及术野,造成日后复发的根源。所以,对于小肠间质瘤,无论从术前准备及手术探查,还是手术操作及术后处理,均有其特殊性。手术探查时,要避免过多触摸肿瘤,尤其空肠及回肠游离度较大,有时开腹后即可发现肿瘤,>5 cm的肿瘤往往血供丰富,颜色可呈樱桃色、李子色,有一层完整包膜,光滑、圆或椭圆,可附于肠壁;也有呈蒂状游离于肠壁外,由肠壁肌层生长出的间质瘤可以压迫肠管形成肠梗阻;也有凸入肠腔形成腔内出血性病灶。>10 cm的肿瘤,张力已很高,包膜近似破溃,此时应避免再触及肿瘤,否则稍一触摸即发生破溃,污染腹腔。因此,对于小肠间质瘤,要尽量避免过多的探查,以目视为主,一旦发现肿瘤应将其外围10 cm的两侧肠管提起,拉正手术区再决定行何种手术方式,避免直接触摸肿瘤。

小肠间质瘤的切除范围要根据肿瘤大小、有无坏死决定,肿瘤>5 cm一定要按恶性处理。由于小肠间质瘤恶性程度高,对于>3 cm的肿瘤即可按恶性处理。<3 cm时才考虑局部或楔形切除。由于近年来病理科医师认为胃肠间质瘤均有潜在恶性可能,所以在不排除恶性情况下,尽量多切除,但对于1 cm左右,偶尔发现的小肠间质瘤,局部切除或楔形切除即可,即按以往"良性平滑肌瘤"切除即可。十二指肠间质瘤如果能局部切除,也常可达到治疗目的(图58-1～58-4)。

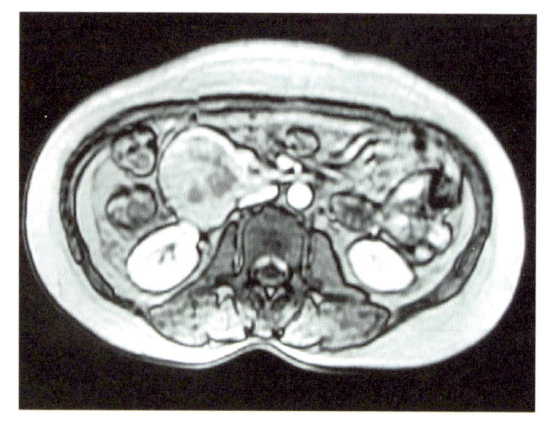

图58-1 磁共振显像示十二指肠占位

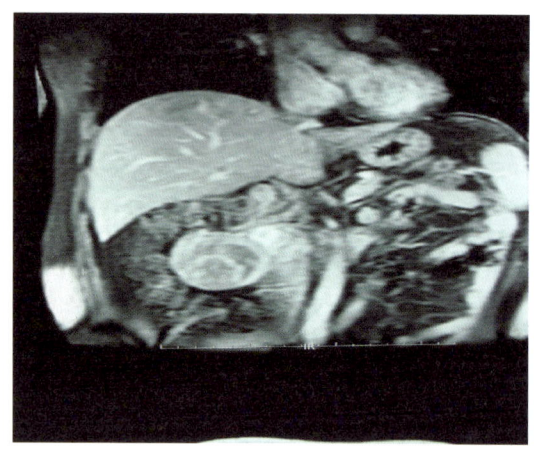

图58-2 三维成像图示肿瘤位于肾脏前方,与十二指肠关系密切

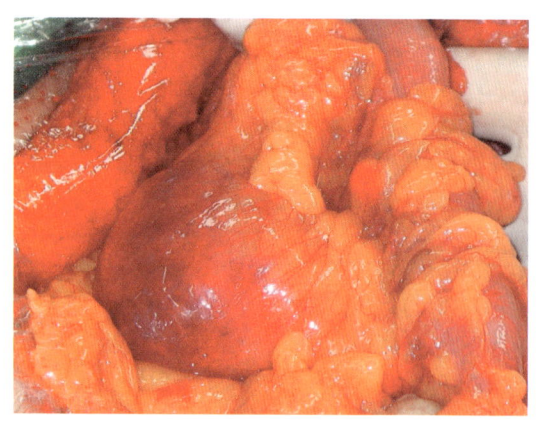

图58-3 手术中显露十二指肠旁肿物

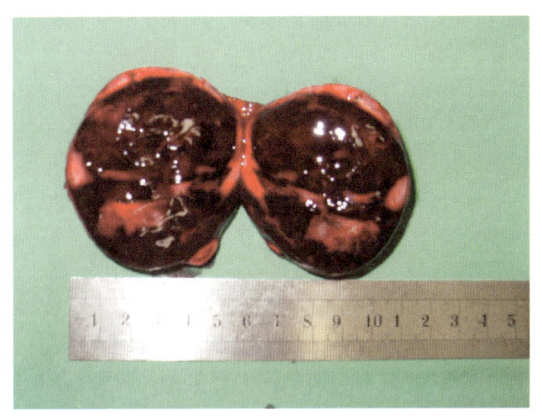

图58-4 切除标本后,肿瘤内有出血坏死

小肠间质瘤肠切除的范围与小肠癌一样,基本在肿瘤内侧各10cm,也包括了所属的区域淋巴结。小肠间质瘤以血行转移为主,但也有淋巴结转移的病例,所以距肿瘤两侧10cm切除,包括所属小肠系膜,呈扇形切除后,将两切端对拢,在无张力情况下行端端吻合,吻合术后再将系膜对拢缝闭,重建小肠系膜。手术难度不大,但要在结扎两侧血管时注意结扎稳妥可靠,缝闭小肠系膜时,缝针不要过深,以免形成小肠系膜血肿。

复发性小肠间质瘤治疗常较困难,由于常为多发性,难以根治。整个小肠间质瘤及小肠壁可散在大小不等、密集分布的肿瘤。颜色也不尽相同,较大者色暗红,易出血;小者则如黄豆粒,颜色也为黄色,最多时可达百枚以上,对于此类病例治疗除切除较大肿瘤或肠切除外,还应将肉眼所看到的肿瘤尽可能切除干净。残余者服用靶向药物治疗[9]。

小肠间质瘤从广义来讲归于胃肠道间质瘤。目前治疗观点发生了较大变化,以往单纯外科手术治疗已结合药物靶向治疗,疗效较前明显提高。小肠间质瘤可发生于十二指肠、空肠上段以及回肠。由于发生部位不同,治疗也有所区别。发生于十二指肠的间质瘤根据肿瘤大小决定治疗方案,可以局部切除、楔形切除或胰十二指肠切除。空肠上段或十二指肠水平部也是肿瘤常见发生部位,此部位的肿瘤常较小,有时甚至在其他手术时发现。该部位的肿瘤手术切除一般以肠段切除为主,但有时十二指肠水平部比较固定,切除术后肠端端吻合时发生困难,吻合后有张力,或吻合后壁时缝合困难,有时会发生十二指肠悬韧带重建部位卡压吻合口的现象,要防止类似情况发生。空肠及回肠处的间质瘤活动度较大,便于手术切除肿瘤及吻合。除较大肿瘤以外,一般情况下手术并不困难,无论肿瘤大小,防止肿瘤破溃仍是重要环节。

近年来应用腹腔镜治疗小肠肿瘤的病例日渐增多,目前观点尚未统一。有学者不主张行腹腔镜手术,原因在于发生肿瘤破裂和继发腹腔种植的风险高于开腹手术[10],但现已有大量应用腹腔镜的病例报道,并提出腹腔镜手术治疗胃肠道间质瘤应<5cm的肿瘤为宜[11],今后可能成为一种趋势。10%~15%的病例可出现淋巴结转移,手术时要酌情掌握所属淋巴结清扫范围。

(4) 淋巴瘤

淋巴瘤的治疗尚存在争议,关键是正确应用手术、化疗、放疗的综合措施。理论上讲,外科应作为治疗的主要措施,但外科治疗应根据无瘤生存率及总生存率判断,同时也要考虑局部控制率、手术死亡率等因素。外科对进展期淋巴瘤可能不作为主要手段,化疗较多应用于进展期病例,但有些小肠淋巴瘤的出血或穿孔往往由化疗引起。所以有学者认为,预防性切除可能更能保证化疗的安全性。外科手术也需要考虑会引起的肠瘘、吻合口瘘、出血、脓肿等并发症。如发生并发症则必然延误了日后的化疗。外科手术的死亡率约占5%。化疗期间肠穿孔的手术死亡率更高。弥漫性腹膜炎及多发穿孔所造成严重的中毒症状,常难以治愈,因为20%的小肠淋巴瘤系多发。近来D'Amore及其同事报道109例小肠非霍奇金淋巴瘤的疗效,结论为外科手术+化疗可明显改善小肠淋巴瘤的生存率,并主张小肠淋巴瘤应首选外科手术,这样可减少局部复发危险性10倍。List的报道也证实类似结论,因为高分级的小肠淋巴瘤采用化、放疗的并发症(出血、穿孔)明显高于手术切除者。因此,目前认为小肠淋巴瘤手术切除后,化疗可减少复发,而放疗可补充外科手术的不足。虽然有少数学者认为,对进展期病例外科手术并无太大意义,但对于低分级小肠淋巴瘤,外科手术仍系主要治疗手段。

小肠淋巴瘤临床上常与小肠癌及间质瘤难以区分,除影像学诊断原发灶表现类似外,最大区别可出现多发病灶或淋巴结转移灶,尤其小肠系膜增厚或融合成团的淋巴结手术中可见肿块位于空肠、回肠间,尤以回肠多见,可呈红色,组织有小肿样改变,肿块包界清,系膜淋巴结可扪及肿大,小肠淋巴瘤切除范围可小于小肠癌,主要将原发灶切除即可。切除过程将系膜两侧切开,呈扇形切除,并将保留端两侧系膜血管予以认真可靠结扎,因系膜多增厚,结扎2次,防止线结滑脱。因小肠系膜淋巴结有时为炎症性增生,所以不主张过多切除小肠系膜,如有淋巴结转移,也系小肠淋巴瘤自身病变所致,日后需给予化疗。原则上在小肠出血或穿孔时考虑手术。

小肠淋巴瘤出血及穿孔是较严重的并发症,尤其发生在化疗期间,如出现出血,除观察生命体征外,还要注意出血量,如出血量较大,则应即刻手术,过多的检查可能延误抢救治疗的时间,出血量少时可行保守治疗并应用止血药物。如出现小肠穿孔,一旦腹部平片、B超、CT及腹腔穿刺证实,则立即行剖腹探查术,术中要仔细找寻穿孔部位,有时往往为多发性肠管穿孔,所以不要仅找到一个穿孔部位即治疗,应全面从十二指肠处探寻共有几个部位穿孔,复旦大学附属肿瘤医院曾遇一小肠淋巴瘤穿孔,共有4个部位穿孔,其中包括十二指肠水平段,如不认真探查,很容易遗漏。肠穿孔修补较为困难,肠管水肿严重,往往行切除后,端端吻合要注意在吻合处要基本保证吻合口组织健康,否则很难生长愈合,易发生吻合口漏,急诊手术时要避免手术时间过长,以及人为延长手术时机,以免增加毒素吸收,造成术后休克难以纠正。所以在明确出血、穿孔部位,决定手术方式后,清洗腹腔,尽早关腹,穿孔病例需多放置引流管引流,有时甚至行上下左右共4根引流管,这样可以保证膈下、盆腔等处无积液及脓肿出现,便于术后早期恢复,小肠淋巴瘤无论是出血还是穿孔,均为凶险病征,需在手术前与患者家属认真沟通。

约有20%的小肠淋巴瘤系多发性,在手术时要仔细探查自Treitz韧带以下至回肠末端,避免有肿瘤遗漏,如决定多个肿瘤切除,要考虑切除肠管的长度及范围,避免过多切除后造成短肠现象。因淋巴瘤系全身疾病,所以不主张过度的外科治疗。

小肠淋巴瘤对化疗、放疗均敏感,术后一般先行联合化疗2~3次,药物有多柔比星、环磷酰胺、甲氨蝶呤、丙卡巴肼、泼尼松等。然后再行术后放疗40Gy/4周,或采用全腹腔移动条放疗。合理应用综合治疗者,疗效明显高于单纯手术者。

(5) 类癌

小肠类癌在小肠肿瘤中并不少见,占所有小肠恶性肿瘤的20%左右。小肠类癌多发生于回肠,并可有类癌综合征表现。另外类癌也可多发,并常发现远处转移,以肝转移多见。小肠类癌也可出现肠梗阻,影像学诊断提示有部分梗阻现象,也有患者以阑尾炎收入院手术。手术过程中应仔细探查肝及盆腔、肠系膜有无转移病灶,是否为多发。肿块常呈质硬、棕褐色黏膜下肿块,多位于末端回肠,肿块有时界线不甚清晰,局限性增厚,有时与炎症病变较难鉴别。但类癌更加质硬些,肿块大小不等,<1 cm少见,但如肿块>3 cm时转移发生率可达75%~90%,许多病例在手术时即存在转移灶,需考虑原发灶与转移灶的处理问题。

手术切除包括所有肠管病灶及相应系膜,手术相对不复杂,按小肠癌切除范围即可,由于有报道<1 cm的类癌也可发生远处转移,所以对于类癌的手术范围来讲,不必拘于过小,应当按治癌原则处理。

近阑尾炎的类癌往往以阑尾肿块切除,但要明确位于阑尾的根部、中部及尖端,类癌大小、侵犯组织深度等,有时末端回肠及阑尾类型往往需行右半结肠切除术,这是临床医师要考虑的问题。

对于有远处转移的手术治疗仍有争议,无症状的患者可采取观察。而肝转移时也应积极手术或切除其他部位肿瘤,常能延长生存率,也可以用介入化疗。全身化疗常无明显效果,但可以试用氟尿嘧啶(5-Fu)、多柔比星及达卡巴嗪(氮烯脒胺)等。30%~60%的病例用干扰素治疗有效,并能较少出现类癌综合征。但只有15%的患者治疗后肿瘤缩小,并相应延长生存期。类癌虽少见消退,但50%的病例可以在相当一段时间内趋于稳定。

## 58.15 其他外科治疗

(1) 微创外科

近年来随着微创外科的进展,通过腹腔镜及内镜手段治疗小肠肿瘤的报道日渐增多,腹腔镜治疗小肠息肉及间质瘤也成为可能,但需掌握有关指征,避免肿瘤播散及防止术后复发,也有应用内镜治疗早期小肠腺癌的报道[12]。但小肠早期癌罕见,只占腺癌的3%~10%,通过内镜新技术已经可以发现早期癌并用内镜治疗,主要并发症是出血及穿孔。如能避免,今后应是一治疗方向。小肠肿瘤应用微创外科主要用于良性肿瘤的切除,如息肉、腺瘤等,恶性肿瘤应严格掌握指征。小肠癌应在极早的原位癌或T1的病例,而小肠间质瘤根据专家委员会共识,应掌握<3 cm;较大的肿瘤、侵犯系膜淋巴结的恶性肿瘤均不适于腹腔镜或内镜治疗。近年来由于微创技术的进展,对较小的病变(<2 cm),也多试图摘除或切除,其临床意义仍不明确,以往均属于观察、随访的病变,是否需积极治疗尚有待今后关注此问题。

(2) 其他局部治疗

小肠肿瘤的局部治疗以良性病为多,有应用微波治疗小肠息肉多者,也有晚期患者无法彻底切除试用局部冷冻治疗者,常常也可达到较好疗效。以某些小肠梗阻者,在不考虑手术的情况下,或年龄较大的晚期病例,可试行通过介入手段放置支架,使梗阻段解除,达到姑息性治疗的作用。

## 58.16 放疗

放疗较少应用于小肠肿瘤,其原因是小肠壁对放射线耐受差,放疗可使小肠受损,并发生恶心、呕吐等消化道反应。对小肠肿瘤姑息切除术后,局部可放置标记,可根据不同病理性质考虑放疗。但要掌握剂量,一般不超过 4 000 cGy,并需防护措施,对小肠淋巴瘤的放疗要酌情掌握,避免放射性肠炎及肠穿孔的发生;对于系膜淋巴结肿大者,放疗及手术结合优于单纯手术。小肠类癌对放疗几乎无效。

## 58.17 化疗及其他药物治疗

### (1) 辅助化疗

迄今为止,仅小肠恶性淋巴瘤的辅助化疗地位得到肯定。据报道,根治术后接受辅助化疗的小肠淋巴瘤患者 5 年生存率可达 60%,化疗方案同淋巴瘤方案。小肠腺癌根治术后是否有必要行辅助化疗,目前尚无定论,多数研究均认为辅助化疗并不能带来生存获益[13,14]。

### (2) 姑息性化疗

对于晚期不能手术或者术后复发、转移的患者,姑息性化疗成为主要的治疗手段。常用的化疗药有 5-Fu、顺铂(DDP)、奥沙利铂(LOHP)等,联合用药优于单药。对于腺癌患者,一线方案可以选择 5-Fu 或铂类化合物为基础的联合化疗方案,吉西他滨(健择)、伊立替康(CPT-11)等新型化疗药单药或联合方案也已显示出潜在的优越性[15,16]。

### (3) 新辅助化疗

对于巨大的平滑肌肉瘤,可以考虑新辅助化疗,使瘤体缩小,提高切除率,可选择的药有多柔比星(ADM)、DDP、放线菌素 D(ACTD)、长春新碱(VCR)等[17]。

### (4) 靶向治疗

目前小分子靶向药物伊马替尼(格列卫,gleevec)用于小肠恶性间质瘤治疗的疗效已基本得到公认。据报道,有近 50% 的患者可达到部分缓解,因此无法手术者可考虑试用此药,但要求患者病理组织的免疫组化结果 CD117 阳性。由于伊马替尼的显著疗效,近年来已明显取代化疗成为恶性间质瘤的首选。其他病理类型的小肠恶性肿瘤的靶向治疗药物尚在探索之中,希望在不久的将来,能够像大肠癌一样,靶向治疗也为小肠癌提供另一条有效的治疗途径。目前,伊马替尼可用于小肠间质瘤的一线治疗,如发生耐药,可应用其他药物。2008 年美国临床肿瘤学会(ASCO)会议报道,在伊马替尼和索坦耐药的病例中,应用索拉非尼也有效[18]。

## 58.18 并发症及处理

### (1) 吻合口漏

小肠肿瘤术后吻合口漏并不多见,但某些营养不良及蛋白含量低的患者可以发生,另外某些小肠特异性炎症或肠结核误认为小肠肿瘤,切除术可发生吻合口漏,吻合口漏的原因还有肠粘连、不全梗阻造成局部肠管扩张。如吻合口压力增大可致漏的发生;胰十二指肠肿瘤切除术后,由于吻合周围炎症及胆胰液的刺激也可发生吻合口漏。所以为防止吻合口漏,术中应放置双套管,观察引流液的颜色及量,是否有含胆汁的液体流出、量有多少,口服造影剂及亚甲蓝也可观察到漏的情况,如有漏的发生,要了解漏口大小,小的破损口经保守治疗可以恢复,较大的漏口则需采取综合措施治疗。原则上发生小肠漏后,要观察全身情况,是否有高热,局部压痛如何,血实验室检查是否正常等。除观察全身情况外,还需加强营养,可用静脉肠外高营养,维持静脉营养根据配方调整每日的用量,一般给 10～15 天后,观察疗效。在静脉营养的同时给予充分电解质,以保证电解质平衡。如果有贫血及低蛋白血症也可以酌情输入,根据实验室检查结果调整抗生素。

近年来保守治疗逐渐增多,在充分引流的基础上,临床还可以用生长抑素(善宁)、重组人生长激素(思真)等药物治疗,充分减少肠道引流量,为进一步应用生长激素等药物创造条件。

小肠漏的发生是较复杂的临床问题,虽近年生存率提高,但临床仍有许多复杂的漏形成,有些可持续 1 年以上。也有用生物蛋白封闭试行堵漏口,疗效不尽相同,临床上需认真处理对待此并发症。

### (2) 吻合口出血

小肠肿瘤术后可发生吻合口出血。出血可以是肠管吻合处小动脉出血及肠黏膜渗血。发生出血时可表现为便血,严重者可出现血压下降等休克症状。

一般发现小肠出血,需给予全身静脉输液,并可给血浆代用品琥珀酰明胶(血定安)等。同时静脉应用巴曲酶(立止血)2U,肌肉也再同时应用,还可考虑应用凝血酶原复合物、注射用血凝酶(巴曲亭)、酚磺乙胺(止血敏)等。如出血不止,在有条件的情况下可以行动脉造影或栓塞止血。如果在出血不止、保守治疗无效、血压无法维持等情况下,尽早再次手术止血则成为必须。

吻合口出血需与胃应激性溃疡相鉴别,如认为应激性溃疡,可以按抑酸止血处理,避免不必要的手术造成患者痛苦。

### (3) 肠梗阻

术前小肠肿瘤引起的梗阻较多见,但术后肠梗阻并不常见,主要是小肠游离度较大,蠕动范围也广,很少形成真正的肠梗阻状态,如手术后7~10天出现的梗阻,多系麻痹性肠梗阻,经置胃管减压、静脉输液、抗生素应用等综合措施,常可在1周内缓解。而肠梗扭转、肠坏死性的完全性梗阻少见,但如出现此种情况往往腹痛等症状加剧,患者局部及全身症状明显,需要及时手术以免延误诊治导致不可逆休克。术后1个月以后有时可出现粘连性肠梗阻,原则上以保守治疗为主,极少经腹手术治疗,即使手术在分解粘连带后,仍可出现粘连,常应用Miller-Abbott管(M-A管)通过回盲部至空肠上段,术后3周逐渐拔除。

## 58.19 预后

小肠恶性肿瘤因诊断困难,病情较晚,疗效并不满意,5年生存率仅20%左右。一般认为腺癌预后最差,恶性淋巴瘤、肉瘤次之。部位越高预后越差。但也有回盲部淋巴瘤短期内出现远处转移者。十二指肠癌行胰十二指肠切除术后5年生存率为5%~37%,空肠、回肠癌手术后5年生存率为6%~33%。

恶性淋巴瘤术后平均5年生存率为40%,其中Ⅰ期患者高达75%,肉瘤及恶性间质瘤5年生存率为30%~50%。现用靶向治疗药物后,小肠间质瘤的1年生存率明显提高,5年生存率仍在观察中。

(师英强 李 进)

## 主要参考文献

[1] Biasco G, Nobili E, Calabrese, et al. Impact of surgery on the development of duodenal cancer in patients with familial adenomatous polyposis. Dis Colon Rectum, 2006, 49: 1860-1866.

[2] 季加孚. 小肠间质瘤的外科治疗. 中国实用外科杂志, 2006, 26: 582-584.

[3] 胡伟民, 马君俊, 陆爱国, 等. 腹腔镜手术治疗胃和小肠间质瘤. 中华胃肠外科杂志, 2007, 10: 35-38.

[4] Hirota S, Isozaki K, Moriyama Y, et al. Gain-of-function mutations of C-kit in human gastrointestinal stromal tumors. Science, 1998, 279: 577-580.

[5] Delvaux M, Gerard Gay. Capsule endoscopy in 2005: facts and perspectives. Best Pract Res Clin Gastroenterol, 2006, 20: 23-39.

[6] Eliakim AR. Video capsule endoscopy of the small bowel. Curr Opin Gastroenterol, 2006, 22: 124-127.

[7] 陈衣, 施敦, 张威. 小肠肿瘤的诊断. 中国实用外科杂志, 2002, 22: 356-358.

[8] 赵巧玲, 穆俊武, 王居邻, 等. 原发性小肠肿瘤的超声诊断探讨. 腹部外科, 2002, 15: 343-344.

[9] 师英强, 杜春燕. 胃肠间质瘤的外科治疗问题. 肿瘤研究与临床, 2006, 18: 518-520.

[10] Antonescu CR, Sommer G, Sarran L, et al. Association of KIT exon 9 mutations with nongastric primary site and aggressive behavior: KIT mutation analysis and clinical correlates of 120 gastrointestinal stromal tumors. Clin Cancer Res, 2003, 9: 3329-3337.

[11] Lasota J, Wozniak A, Sarlomo-RiKala M, et al. Mutation in exons 9 and 13 of KIT gene are rare events in gastrointestinal stromal tumors. A study of 200 cases. Am J Pathol, 2000, 157: 1091-1095.

[12] Friedrich-Rust M, EII C. Early-stage small-bowel adnocarcinoma: a review of local endoscopic therapy. Endoscopy, 2005, 37: 755-759.

[13] Talamonti MS, Goetz LH, Rao S, Joehl RJ. Primary cancers of the small bowel: analysis of prognostic factors and results of surgical management. Arch Surg, 2002, 137: 564-570.

[14] Fishman PN, Pond GR, Moore MJ, et al. Natural history and chemotherapy effectiveness for advanced adenocarcinoma of the small bowel: a retrospective review of 113 cases. Am J Clin Oncol, 2006, 29: 225-231.

[15] Gibson MK, Holcroft CA, Kvols LK, et al. Phase Ⅱ study of 5-fluorouracil, doxorubicin, and mitomycin C for metastatic small bowel adenocarcinoma. Oncologist, 2005, 10: 132-137.

[16] Locher C, Malka D, Boige V, et al. Combination chemotherapy in advanced small bowel adenocarcinoma. Oncology, 2005, 69: 290-294.

[17] Joensuu, H. Gastrointestinal stromal tumor (GIST). Ann Oncol, 2006, 17 (Suppl 10): X280-X286.

[18] Wiebe L, Kasza KE, Maki RG, et al. Activity of sorafenib (SOR) in patients with imatinib (IM) and sunitinib (SU)-resistant (RES) gastrointestinal stromal tumors (GIST): A phase Ⅱ trial of the University of Chicago phase Ⅱ Consortium. J Clin Oncol, 2008, 26 (15S part I of Ⅱ): 553, S10502.

# 59 胆道肿瘤

59.1 胆囊良性肿瘤
　59.1.1 病理
　59.1.2 临床表现和治疗
59.2 胆囊癌
　59.2.1 病因
　59.2.2 病理
　59.2.3 临床表现
　59.2.4 诊断
　59.2.5 治疗
　59.2.6 预后

59.3 胆管良性肿瘤
　59.3.1 病理
　59.3.2 临床表现和治疗
59.4 胆管癌
　59.4.1 病因
　59.4.2 病理
　59.4.3 临床表现
　59.4.4 诊断
　59.4.5 治疗
　59.4.6 预后

## 59.1 胆囊良性肿瘤

### 59.1.1 病理

胆囊良性肿瘤少见,主要为腺瘤,可分为乳头状腺瘤、管状腺瘤和管乳头状腺瘤3种类型。乳头状腺瘤为单个或多个,直径<1.5 cm,常有蒂。光镜下见上皮呈乳头状,表面为单层柱状上皮,少数呈假复层状,具有结缔组织的中心柱。管状腺瘤少见。肉眼观其黏膜呈局部圆顶状隆起,直径多<1 cm;光镜下见肿瘤形成许多腺腔,衬以高柱状或立方形上皮细胞,排列整齐。管乳头状腺瘤具有上述两型腺瘤的组织形态。胆囊的其他良性肿瘤,如纤维瘤、脂肪瘤、平滑肌瘤、神经纤维瘤等罕见。

胆囊隆起性病变,又称息肉样病变,即临床通常所称的胆囊息肉,是指突入胆囊腔的局限性肿块,在临床上并不少见。有此表现的疾病包括增生性病变,如胆囊胆固醇性息肉、增生性息肉、淋巴组织增生性息肉、胆囊腺肌瘤等;炎性病变,如炎性息肉、黄色肉芽肿性胆囊炎等;肿瘤性病变,如腺瘤和腺癌等;其他尚有异位组织,如胆囊壁异位胰腺。复旦大学附属华山医院264例经手术和病理证实的胆囊息肉样病变占同期胆囊切除术的10.5%,其中胆固醇性息肉209例(79.2%),腺肌瘤15例(5.7%),腺瘤样增生10例(3.9%),乳头状腺瘤10例(3.9%),管状腺瘤10例(3.9%),炎性息肉4例(1.5%),胆囊癌3例(1.1%),黄色瘤、胆囊壁憩室样增生、胆囊壁纤维增生各1例。良性腺瘤仅占息肉样病变的一小部分(7.8%)。

腺瘤、腺肌瘤有恶变倾向,称为胆囊癌相关息肉,其余的息肉样病变则为非胆囊癌相关息肉。前者多数为单发,半数以上直径>1 cm;后者大多数为多发,绝大部分直径<1 cm。这些病理特征在决定治疗方案时有一定的参考价值。

### 59.1.2 临床表现和治疗

胆囊良性肿瘤的症状与肿瘤部位有关,位于底部、体部者一般无临床症状,大多于体检或因其他疾病B超检查时发现;位于颈部附近者可有饭后上腹闷胀、不适、隐痛,症状与慢性胆囊炎相似。B超是最实用和有效的检查方法,可见突入胆囊腔内的光团,其后方无声影,不随转动体位而移动位置。彩超的诊断价值更高,能观察光团内有无彩色血流,可与临床上最常见的胆固醇性息肉相鉴别。如瘤体较小,口服胆囊造影和CT的检出率低,其诊断价值不如彩超。如瘤体较大,行CT增强扫描时,如果见瘤体强化,有助于胆囊肿瘤的诊断。据复旦大学附属华山医院264例胆囊息肉样病变术前检查结果,B超、CT和口服胆囊造影的检出率分别为83.3%、

55.6%和46.7%。要从众多的胆囊息肉样病变中鉴别出胆囊良性肿瘤则并非易事，往往需经病理切片检查才能确诊。因此，目前临床上只能从两方面进行把关，一是掌握手术指征，二是术中正确处理。综合文献上各家报道，胆囊息肉样病变的手术指征为：①单发，直径>10 mm者；②年龄>50岁，症状明显者；③合并胆囊结石者；④B超随访短期内体积明显增大或病灶周围的黏膜有浸润、增厚的表现。凡因胆囊息肉样病变而施行手术者，胆囊切下后应立即剖开检查，如病变像肿瘤者，均应送冷冻病理检查，以发现腺瘤癌变和息肉型早期胆囊癌，并做相应的手术处理。对单发、直径>15 mm者施行胆囊切除术时，应高度警惕恶性可能，宜将胆囊和胆囊床上的纤维脂肪组织一并切除。一旦冷冻切片证实为癌，将胆囊三角区和肝十二指肠韧带内淋巴脂肪组织切除。

## 59.2 胆囊癌

### 59.2.1 病因

胆囊癌是最常见的胆道恶性肿瘤，发病率逐年上升，占胆囊手术的2%，占全部尸解病例的0.5%。主要发生在年龄≥50岁的中老年，女性患者为男性患者的3倍多。

胆囊癌的病因尚不清楚。据流行病学调查资料统计，与胆囊癌发病相关的危险因素有年龄、性别、种族、饮食、激素、细菌感染、肥胖、糖尿病、胆囊结石等。根据1997年6月至2001年5月间上海市胆道癌全人群病例对照研究结果[1]，既往有胆囊疾病史者患胆囊癌的危险性升高，调整的比数比（OR）为2.2（95%可信限1.3～3.6）。糖尿病患者患胆囊癌的危险性增加，OR为1.5（95%可信限0.9～2.5）。肥胖（BMI>25）者患胆囊癌的风险亦增加，OR为2（95%可信限1～4）。在分析饮食与胆囊癌的关系时发现，腌制品摄入，尤其是腐乳可能会增加胆囊癌的发病风险，而新鲜蔬菜，尤其是葱属类蔬菜对胆囊癌起保护作用，以大蒜头、洋葱的保护作用较为显著，且女性比男性更为明显。喝茶在女性显著降低胆囊癌的风险（OR=0.56，95%可信限0.38～0.83），而在男性则不明显。在日本，人们注意到油腻食物爱好者可增加胆囊癌的危险性。Kowalewski报道，给仓鼠口服亚硝基胺可诱发胆囊癌，同时在胆囊内植入人工胆固醇晶体结石，胆囊癌的发病率高出10倍以上。较多学者报道，消化道内存在的或感染的胆汁中的厌氧菌——梭状芽胞杆菌，能使胆酸脱氧而转化为去氧胆酸和石胆酸，两者与致癌物质多环芳香烃的结构相似。Moosa等提出，胆囊结石合并感染时，细菌作用于胆汁，可产生胆蒽和甲基胆蒽，亦为强烈的致癌物质，能诱发胆囊癌。Fortner等将甲基胆蒽注入狗的胆囊内，结果引起胆囊癌。由此可见，某些化学性物质的致癌作用不容忽视。胆囊慢性炎症使黏膜上皮发生反复损伤→再生修复→上皮异型化→癌变的过程是胆囊癌发生的又一种推理。

胆囊结石与胆囊癌的关系更引起人们关注。胆囊癌合并胆囊结石的发生率在25%～95%，多数在50%～70%，而胆囊结石病例中有1.0%～6.3%合并胆囊癌。其机制可能为结石长期刺激胆囊黏膜导致慢性炎症和癌变，也可能导致胆囊排空障碍、胆汁淤滞，加上细菌感染等因素，使胆酸转化成有致癌作用的物质。

胆囊腺瘤、腺肌瘤、胰胆管连接异常、瓷性胆囊均易伴发胆囊癌，已取得共识。

### 59.2.2 病理

早期胆囊癌为黏膜息肉样病变，直径绝大多数>10 mm，以单发为主，多位于胆囊颈部。中期胆囊癌向胆囊壁内浸润性生长，胆囊壁局部增厚，质地僵硬。切面见肿瘤处黏膜已破坏，壁内有灰白色实质性脆性病灶组织。有时癌沿囊壁环状浸润生长，使胆囊腔呈葫芦样；有时癌呈蕈状向腔内生长，或呈乳头状，像菜花样充满胆囊腔。晚期胆囊癌则穿破胆囊浆膜面，向周围肝实质浸润性生长，或累及肝、胆总管致梗阻性黄疸；或浸润十二指肠、结肠肝曲、腹壁。在组织学上大多数胆囊癌为腺癌（70.2%），其次为乳头状腺癌、黏液腺癌和腺鳞癌等[2]。按瘤细胞分化程度的差异，可分为高、中、低分化腺癌。

许多研究表明，肿瘤预后除与瘤细胞的分化程度和形态结构有关外，瘤细胞的生物学行为和肿瘤进展情况均显著影响患者的预后。根据肿瘤侵犯深度和有无转移，Nevin于1976年将胆囊癌分为5期[3]。

Ⅰ期　肿瘤仅侵犯黏膜层的原位癌

Ⅱ期　肿瘤侵犯到黏膜下层和肌层

Ⅲ期　肿瘤侵犯至胆囊壁全层，但尚无淋巴结转移

Ⅳ期　胆囊壁全层受累及，合并胆囊管周围淋

巴结转移

Ⅴ期　肿瘤侵犯至肝或其他脏器伴胆总管周围淋巴结或远处转移

国际抗癌协会(UICC)颁布的 2002 年第 6 版恶性肿瘤 TNM 分类标准中胆囊癌的 TNM 分类如下。

T——原发肿瘤
 TX　原发肿瘤不能确定
 T0　无原发肿瘤证据
 Tis　原位癌
 T1　肿瘤侵犯固有层或肌层
  T1a　肿瘤侵犯固有层
  T1b　肿瘤侵犯肌层
 T2　肿瘤侵犯肌肉周围结缔组织,扩散未超出浆膜或未累及肝
 T3　肿瘤穿透浆膜,和(或)直接侵犯肝脏,和(或)直接侵犯 1 个邻近器官或组织,如胃、十二指肠、结肠、胰腺、大网膜、肝外胆管
 T4　肿瘤直接侵犯门静脉或肝动脉主干,或侵犯 2 个或更多的肝外器官或组织

N——区域淋巴结
 NX　区域淋巴结不能确定
 N0　无区域淋巴结转移
 N1　有区域淋巴结转移。区域淋巴结包括胆囊管淋巴结、胆总管周围淋巴结、肝门部淋巴结、胰头周围淋巴结、十二指肠周围淋巴结、门静脉周围淋巴结、腹腔动脉和肠系膜上动脉周围淋巴结

M——远处转移
 MX　不能确定远处转移的存在
 M0　无远处转移
 M1　有远处转移

G——组织病理学分级
 GX　分级不能确定
 G1　高分化
 G2　中分化
 G3　低分化
 G4　未分化

分期标准

| 0 期 | Tis | N0 | M0 |
|---|---|---|---|
| ⅠA 期 | T1 | N0 | M0 |
| ⅠB 期 | T2 | N0 | M0 |
| ⅡA 期 | T3 | N0 | M0 |
| ⅡB 期 | T1～3 | N1 | M0 |
| Ⅲ 期 | T4 | 任何 N | M0 |
| Ⅳ 期 | 任何 T | 任何 N | M1 |

国内钱礼、日本胆道外科学会、美国抗癌联合会都提出了胆囊癌的分期标准。因目前国内多采用 Nevin 的分期标准,故不赘述。

胆囊癌的恶性程度较高,具有生长快和转移早的特点。胆囊癌淋巴转移发生极早,肿瘤位于黏膜层时约 60% 即可发生转移,其发生率随肿瘤侵犯深度增加而上升,总发生率为 25%～85%。胆囊癌的淋巴结转移途径见图 59-1[4]。

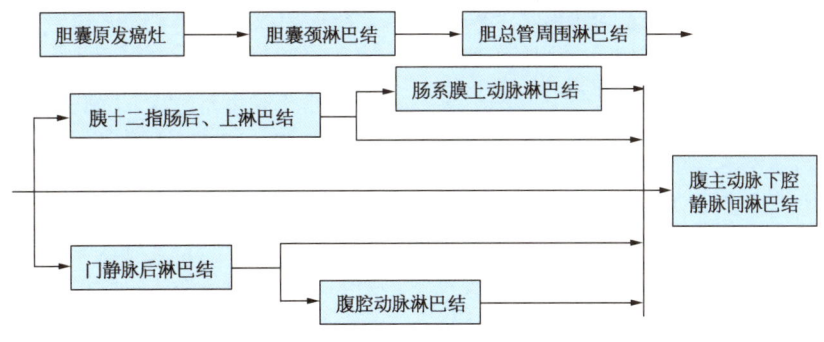

**图 59-1　胆囊癌的淋巴结转移示意图**

胆囊淋巴回流一般不上行至肝门部。累及肝门部者均属晚期肿瘤。肝脏转移亦是最常见的方式,发生率为 65%～90%。原发病灶可经胆囊床直接侵犯肝实质,或肿瘤细胞经胆囊深静脉回流至肝方叶,表现为近原发病灶处肝内局部肿瘤形成,伴或不伴卫星结节。癌亦可沿胆囊颈管下行至胆总管,在胆总管内壁种植,造成梗阻性黄疸。有时癌阻塞了胆囊管后可继发感染,产生急性胆囊炎,很难与急性结石性胆囊炎相鉴别。此外,癌尚可侵犯神经、腹膜或向更远处转移。

### 59.2.3　临床表现

早期胆囊癌缺乏临床症状,往往在 B 超检查后

发现胆囊隆起性病变才引起医师和患者的注意。出现临床症状时主要有中上腹及右上腹隐痛、胀痛、不适、恶心、呕吐、嗳气、乏力、纳差等,一旦出现右上腹包块、黄疸、腹腔积液、消瘦等症状,提示已属晚期。国内邹声泉等对 430 例胆囊癌调查分析表明,临床症状表现为上腹痛者占 87%,恶心、呕吐者占 31%,黄疸者占 31%,消瘦者占 28%,右上腹包块者占 22%,低热者占 19%。因半数以上的胆囊癌伴有胆囊结石,结石性胆囊炎的症状有时掩盖了胆囊癌的表现,甚至发生急性胆囊炎,切除的胆囊经病理切片检查才发现为胆囊癌。近些年来,在腹腔镜胆囊切除术和小切口胆囊切除术甚至开腹胆囊切除术后才发现胆囊癌的报道日益增多,这种情况称意外胆囊癌[5,6],其防治应引起人们的重视。当胆管阻塞或癌累及肝脏或邻近器官时,有时可在右上腹扪及坚硬肿块。如癌侵犯十二指肠,可出现幽门梗阻症状。当癌直接累及肝外胆管或发生胆管转移时,可出现梗阻性黄疸。

### 59.2.4 诊断

对胆囊癌的早期诊断首推超声波检查,B 超检出胆囊的最小病变直径为 2 mm,能对胆囊内隆起性病变的大小、部位、数目、内部结构及其与胆囊壁的关系清楚显示,凡病变 >10 mm,形态不规则,基底宽,内部回声不均,呈单发性或合并有结石,有自觉症状者应高度怀疑早期胆囊癌。彩超能检测到胆囊癌块及胆囊壁的彩色血流,并测及动脉频谱,可与最多见的胆固醇性息肉相鉴别。超声内镜则经胃或十二指肠壁观察胆囊壁情况,图像更为清晰。超声还可引导细针穿刺进行细胞学检查。中晚期胆囊癌 B 超检查时更容易被发现。胆囊癌的声像图可分为 5 型,即小结节型、蕈伞型、厚壁型、实块型和混合型。超声还是随访病变大小变化的最简易手段。

CT 是胆囊的重要诊断手段。厚壁型胆囊癌常呈局限性、不对称、不规则增厚,增强时扫描均匀程度不如慢性胆囊炎。结节型胆囊癌可见突入胆囊腔内的结节,多发或单发。结节的基底部与胆囊壁呈钝角,结节局部的胆肝界面胆囊壁增厚,增强扫描时结节影明显强化或不均匀强化。肿块型胆囊癌整个胆囊腔闭塞,平扫时肿瘤组织密度为 30~50 Hu,与肝组织比较呈低密度,增强后肿瘤强化。合并胆囊结石时尚可显示肿瘤内的结石影。CT 还能显示胆囊癌浸润肝实质的深度、范围,肝内转移病灶,肝内胆管是否扩张以及肝十二指肠韧带周围、后腹膜淋巴结有无肿大等。

胆囊癌的 MRI 表现分 3 种类型:胆囊壁浸润增厚型、腔内型和肿块型。前者胆囊壁的增厚多为局限性、不规则性。腔内型主要表现为突向腔内的肿块,可以有较宽的不规则的基底。肿块型表现为胆囊区的不规则肿块,胆囊的基本形态往往消失。胆囊癌病灶在 T1WI 多表现为稍低或等信号,T2WI 表现为中等度的高信号。胆囊癌强化较明显,且持续时间较长。T2WI 上胆囊周围脂肪层的消失提示侵犯。胆囊癌出现黄疸时,宜行磁共振胆管成像,以了解胆管受侵犯的部位和范围,供决定治疗方案时参考。

口服胆囊造影对早期胆囊癌的发现率低,对中晚期胆囊癌则胆囊常不能显示。如能显示罗—阿氏窦,则可提示为腺肌瘤。对中晚期胆囊癌,经内镜逆行胰胆管造影(ERCP)可确定肝外胆管是否累及。选择性肝动脉造影对早期胆囊癌诊断并不敏感,因为一旦发现肿瘤血管已多属晚期。血清 CA19-9 值的显著增高也可作为一项辅助诊断指标。

术中探查是诊断胆囊癌的重要手段。因为不少胆囊癌病例缺乏特异性症状,术前未作出确诊,多因胆囊结石或胆囊息肉做胆囊切除时才发现为胆囊癌。因此,手术医师应常规检查每一个胆囊切除标本,先观察胆囊的大体轮廓有无异常;然后按摸胆囊壁有无局限性增厚区、有无硬结或肿块;最后剖开胆囊壁,观察黏膜是否光滑,有无隆起样病变,疑为肿瘤时取病灶组织做冷冻切片或快速石蜡切片病理检查,根据结果作相应的处理。这是预防意外胆囊癌发生的关键步骤。

至今,胆囊癌的早期诊断率仍低,据上海市胆道癌研究协作组资料统计[7],390 例胆囊癌中 0 期 13 例(占 3.3%),Ⅰ期 44 例(占 11.3%),共计 57 例(占 14.6%),其中意外胆囊癌 36 例(占 63.2%)。因此,为提高早期诊断率,应通过卫生宣教,使内科、外科、B 超医师和患者提高对胆囊癌的警惕性。胆囊结石患者应每半年 B 超检查 1 次,观察胆囊壁有无癌征象,必要时行 CT 增强扫描。对于充满型胆囊结石、胆囊萎缩等难以看清胆囊壁情况者,建议早些手术。而胆囊癌高危人群,如胆囊颈部结石嵌顿、胆结石 >3 cm、胆囊息肉样病变 >10 mm、胆囊腺瘤、腺肌瘤、胆囊壁局限性增厚 >5 mm、瓷性胆囊等,宜及时切除胆囊,去除隐患。

### 59.2.5 治疗

早期诊断、活检和手术方法规范、综合治疗是提高疗效,改善预后的重要环节[8]。

胆囊肿块可位于胆囊床,也有位于底、体部游离缘,可位于腔内,也可已穿透浆膜层,或浸润肝、结肠肝曲、胃十二指肠、肝外胆管等毗邻器官。因此,活检时应遵循整块切除胆囊、避免胆汁外流、癌细胞播散和种植的原则,不应剖开胆囊取组织活检。当术前彩超、CT、MRI等影像学表现和术中探查高度怀疑胆囊癌时,宜在胆囊肿块周围正常肝、胃、肠组织处解剖和分离。对胆囊游离缘肿块,可用电刀将胆囊从胆囊床上全层切下;对胆囊床处肿块,直径<1 cm者,按上述方法切下胆囊;直径>1 cm或向肝脏浸润性生长者,行肝楔形切除;当胆囊肿块向横结肠、十二指肠、胃窦部呈浸润性生长、紧密粘连时,行胃肠壁部分切除。胆囊及周围组织整块切除后,送冷冻切片病理检查,根据肿瘤病理分期,确定肝部分切除和淋巴结清扫范围。最难与胆囊癌相鉴别的是黄色肉芽肿性胆囊炎和胆囊胃、十二指肠瘘,可在肿块处用穿刺活检针取材,行冷冻或快速石蜡切片病理检查,穿刺孔用化学胶封堵。

胆囊癌的治疗方法有手术、化疗、放疗、介入治疗等。对 Nevin Ⅰ、Ⅱ、Ⅲ、Ⅳ 期胆囊癌患者,手术是主要的治疗手段。即使是 Nevin Ⅴ 期患者,只要没有腹腔积液,低蛋白血症,凝血功能障碍和心、肺、肝、肾的严重器质性病变不应放弃手术探查的机会。

### (1) 单纯胆囊切除术

单纯胆囊切除术仅适用于术后病理报告胆囊壁癌灶局限于黏膜者或虽然累及肌层,但癌灶处于胆囊底、体部游离缘者。对位于胆囊颈、胆囊管的早期胆囊癌,或累及肌层而位于胆囊床部位者,应再次手术,将胆囊床上残留的胆囊壁、纤维脂肪组织清除,同时施行胆囊三角区和肝十二指肠韧带周围淋巴清扫。

### (2) 根治性胆囊切除术

适用于 Nevin Ⅲ、Ⅳ 期胆囊癌患者。切除范围包括:①完整的胆囊切除;②胆囊三角区和肝十二指肠韧带骨骼化清扫;③楔形切除胆囊床深度达2 cm 的肝组织。

### (3) 胆囊癌扩大根治性切除术[9,10]

适用于 Nevin Ⅴ 期胆囊癌患者。手术方式视癌累及的脏器不同而异。如侵犯肝实质较浅,可附加施行肝Ⅳ、Ⅴ段下段切除;如侵犯肝实质较深、较广,可施行右半肝或右三肝叶切除术;如累及肝外胆管、结肠、十二指肠,则将受累及的器官部分切除,必要时甚至施行胰十二指肠切除。需采用扩大根治术者大多病情已属晚期,病变范围大,淋巴转移广,常伴有黄疸和低蛋白血症,要保证手术的彻底性和安全性,需要在术前和术中对病情有精确的评估,又要具有精良的肝胆外科手术技巧和对手术并发症的处理能力,否则,不宜贸然采用。

### (4) 胆囊癌姑息性手术

为解除梗阻性黄疸,可切开肝外胆管,于左、右肝管内置入记忆合金胆管内支架,或术中穿刺胆管置管外引流。为解除十二指肠梗阻,可施行胃空肠吻合术。

胆囊切除术后发现的意外胆囊癌的处理是一值得关注的新问题。张玲等[11]报道意外胆囊癌41例,均再次施行改良的 Glenn 根治性胆囊癌切除术,第2次手术后1年生存率为100%,3年生存率为53.8%,5年生存率为17.5%。充分说明意外胆囊癌再手术的必要性。但在操作上又必须考虑:①肿瘤的病理分期。在查阅原始病历资料、术前影像资料、手术记录、病理报告后,病理分期为 pTis、pT1a,不必再手术。但位于胆囊颈或胆囊管的癌,或为 pT1b、pT2,因存在淋巴结转移的可能性,仍需再次行根治性切除。如为 pT3 则行根治或扩大根治性切除。②癌是否已播散。对胆囊破裂、癌组织破碎、行胆囊大部切除而对残留黏膜烧灼处理者,因癌细胞已明显在手术野播散,难以达到根治性切除的目的,也不宜再手术。

### (5) 化疗

胆囊癌的化疗缺乏大宗病例的报道,文献上常用的化疗药物有氟尿嘧啶(5-Fu)、多柔比星(ADM)、丝裂霉素(MMC)及亚硝基脲类等。可经静脉给药,或在术中于胃十二指肠动脉内置管药泵皮下植入后给药。术中取小块癌组织进行化疗药物敏感性测定(如 MTT 法),可指导化疗药物的选择。根据我们的检测结果,胆囊癌的化疗药物敏感性如下:表柔比星(EADM)77.8%,MMC 66.7%,卡铂(CP) 66.7%,顺铂(DDP)66.7%,多柔比星(ADM) 44.4%,5-Fu 22.2%,甲氨蝶呤(MTX)11.1%[12]。

### (6) 放疗

胆囊癌对放疗有一定的敏感性,故手术可辅加放疗。方法有术前、术中和术后放疗。胆管有部分阻塞征象者慎用或不用,胆管完全阻塞者应在植入胆管内支架或内支撑管后进行。

### (7) 介入疗法

胆囊癌已失去手术机会时,尚可采用介入性胆管引流术,经皮、经肝或经十二指肠乳头切开置入镍钛形状记忆合金胆管内支架解除梗阻性黄疸。采用介入性肝动脉插管进行区域动脉灌注化疗。

**(8) 术后综合治疗**

胆囊癌的切除范围有限,且容易发生后腹膜淋巴结和肝脏转移,术后宜辅助化疗。根据化疗药敏试验结果,联合应用2种药物进行化疗,能取得一定的疗效。即使癌复发或转移,出现梗阻性黄疸,亦可经内镜逆行胰胆管造影(ERCP)或经皮肝穿刺胆道引流(PTCD)途径植入胆管内支架。如果出现十二指肠梗阻而患者一般情况尚可时,可行胃空肠吻合。

### 59.2.6 预后

胆囊癌的预后取决于早期诊断、病理类型和分期、手术方式以及术后综合治疗。根据上海市胆道癌研究协作组资料[7],0期(13例)、Ⅰ期(44例)患者术后5年生存率分别为100%和58.7%。Ⅱ期(66例)、Ⅲ期(89例)患者1年、3年、5年生存率分别为76.9%、42.3%、40.2%和34.9%、9.2%、9.2%。而ⅣA期(37例)、ⅣB期(127例)患者仅为32.4%、13.5%、13.5%和15%、7.1%、7.1%。行根治性切除术(69例)1年、3年、5年生存率分别为58.5%、42.8%和40.7%,而仅行单纯胆囊切除术(183例)分别为56.1%、31.3%和31.3%。胆囊未切除者(127例)1年生存率仅14.8%。上述资料是在78例意外胆囊癌仅行单纯胆囊切除尚未再手术情况下的随访结果,如果对其中大部分患者进行再手术,又能在术后进行规范性综合治疗,胆囊癌的疗效有望可以进一步提高。

## 59.3 胆管良性肿瘤

### 59.3.1 病理

胆管良性肿瘤相当少见,其中以乳头状瘤为多见,其次为腺瘤和囊腺瘤,纤维瘤、平滑肌瘤、神经鞘瘤等则更罕见。乳头状瘤有可能发生恶变,一般为单发性,少数为多发性,称为乳头状瘤病。

### 59.3.2 临床表现和治疗

一般无症状,只有当肿瘤长到足以造成胆管梗阻时才出现症状。此时可有上腹部疼痛、黄疸和出现胆管炎等症状。早期诊断较困难。在肿瘤较大时,静脉胆管造影片中可见胆管内有充盈缺损,造影剂有排空延迟现象。X线胃肠钡餐检查有时可见十二指肠乳头处有增大现象。CT检查有时可见胆管腔内肿瘤,增强后瘤体强化。诊断主要依靠手术探查后明确。瘤体处胆管有扩张,内扪及质软可推动的肿物。术中胆道镜检查能见到肿瘤全貌,但必须做冷冻切片或快速石蜡切片病理检查,才能与恶性肿瘤相鉴别。

治疗原则应将胆管局部切除,以免术后复发。位于高位胆管者,切除后如胆管重建有困难,可考虑做肝方叶切除,以利肝胆管显露及行胆肠吻合。位于肝、胆总管游离段者,可做胆管对端吻合、"T"管支撑引流,或胆管空肠Roux-Y吻合。位于壶腹部者,可切开Oddi括约肌做肿瘤局部切除。如肿瘤位于胆总管胰腺段,难以做胆总管局部切除,则只能做胰十二指肠切除术。

## 59.4 胆管癌

### 59.4.1 病因

胆管癌的发病率逐年上升。患者的年龄大多在50~70岁,男女性之比为(2~2.5):1。其病因尚不清楚。文献报道,先天性胆管扩张症、溃疡性结肠炎、家族性结肠息肉病、中华分枝睾吸虫病患者胆管癌发生机会比一般人群高得多。口服亚硝胺类化学物质可诱发仓鼠的胆管癌,如同时伴有胆管不完全性梗阻,则胆管癌发生率更高。甚至在行胆管空肠Roux-Y吻合术、Oddi括约肌成形术后,由于肠内容物及细菌逆流入胆管内,长期反复感染和机械性损害亦可导致胆管黏膜上皮增生、癌变。另外,胆管腺瘤亦可癌变。据上海市胆道癌临床流行病学调查资料[1],既往有胆囊炎病史者胆管癌的危险性升高,调整的比数比(OR)为1.9(95%可信限1~3.3)。肝硬化者胆管癌的危险性明显增加,OR为3(93%可信限1~9.1)。在笔者的另一项研究中发现,胆管癌与乙型肝炎病毒感染密切相关[13]。

### 59.4.2 病理

胆管癌是指发生在左右肝管直至胆总管下端的肝外胆管癌。按其发生部位,可分为:①上段胆管癌,或称高位胆管癌、肝门胆管癌。肿瘤位于肝总管、左右肝管及其汇合部。位于后者部位的癌又称Klatskin瘤[14]。②中段胆管癌。肿瘤位于胆囊管水平以下、十二指肠上缘以上的胆总管。③下段胆管癌。肿瘤位于十二指肠上缘以下、Vater 壶腹以上的胆总管。其中以上段胆管癌为最多见，占胆管癌的43%～75%。

巨检时，胆管癌可分为乳头型、结节型、硬化型和弥漫型[15]。肿瘤可以多中心和伴发胆囊癌。乳头型肿瘤呈菜花样向腔内生长，扩张的胆管壁薄，隔着胆管壁能扪及质软肿瘤，稍能推动。结节型肿瘤呈结节状凸向胆管腔，管腔不规则狭窄，胆管壁稍增厚。硬化型肿瘤最为常见，呈一生姜样质硬肿块，剖面灰白色或淡黄色，胆管壁极度增厚，中央仅见纤腔道，甚至完全闭锁，与正常胆管交界处呈漏斗样缩窄，有时肿瘤沿黏膜向近或远端胆管浸润延伸，黏膜增厚和发白处即为肿瘤组织。弥漫型肿瘤的胆管壁广泛增厚，呈一条索状管道结构。

镜检时，胆管癌大部分是分化良好的有黏液分泌的腺癌，甚至在其转移灶中有时也很难找到腺体及细胞的异型。癌细胞呈腺泡状、小腺腔、腺管状或条索状排列。癌细胞为柱形，核长卵型，浅或深染，异型性不大。同一腺腔中细胞异质性，核质比例升高，核仁明显，间质和周围神经浸润。腺腔周围的间质富于细胞，并呈同心圆排列。这些都是胆管癌的重要特征。其中，正常的腺上皮和那些核大、核仁明显的腺上皮存在于同一腺腔中最具有诊断价值。硬化型胆管癌伴有明显纤维化。部分胆管癌伴有神经内分泌分化，这种癌的预后较差。胆管癌可向肝十二指肠韧带旁、肝总动脉与腹腔动脉周围淋巴结转移，亦可向胰后和肠系膜上动脉周围淋巴结扩散，肝转移亦较多见，但较少发生远处转移。

肝门胆管癌由于占胆管患者的大多数及解剖部位特殊，特别引人关注。1975 年 Bismuth-Corlette 将肝门胆管癌分 4 型：Ⅰ型，肿瘤位于肝总管，未侵犯汇合部；Ⅱ型，肿瘤累及汇合部，未侵犯左右肝管；Ⅲ型，肿瘤已侵犯右肝管（ⅢA 型），或左肝管（ⅢB 型）；Ⅳ型，肿瘤已侵犯左右双侧肝管。这种分型法对肝门胆管癌的手术方案有指导作用。

## 59.4.3　临床表现

胆管癌早期缺乏特异性临床表现，仅出现中上腹胀、隐痛、不适、乏力、纳差、消瘦等症状。当出现尿色加深、巩膜与皮肤黄染时，部分患者因伴有 ALT 轻度升高，易误诊为肝炎而进入传染病病房治疗。部分患者有胆石病史，可出现中上腹绞痛，伴畏寒、发热等症状，甚至已行胆管手术，术中发现有胆管狭窄而仅放"T"管引流，再次手术时取狭窄处胆管壁活检，才发现为胆管癌。少数患者在 ERCP 时发现扩张的胆管内有充盈缺损，酷似结石，肿瘤较大时也可不出现黄疸。大多数患者表现为黄疸进行性加深，尿色深如红茶，大便呈陶土色，伴有皮肤瘙痒。经 B 超、CT 等检查，发现有肝内胆管扩张、肝大。肝功能检查直接胆红素和总胆红素明显升高，碱性磷酸酶和血清总胆汁酸值升高，才考虑为胆管癌而做进一步检查。上段胆管癌患者，胆囊一般萎瘪，当癌累及胆囊管致阻塞时，胆囊亦可积液肿大。中段和下段胆管癌患者，胆囊一般肿大。上段胆管癌起先来自左或右肝管时，首先引起该侧肝管梗阻、肝内胆管扩张、肝实质萎缩和门静脉支闭塞，门静脉血流向无梗阻部位的肝脏内转流，该肝叶便增大、肥厚，可产生肝叶肥大—萎缩复合征。

## 59.4.4　诊断

当患者有上述临床表现，B 超检查发现肝内胆管扩张，而肝外胆管未发现结石或无胆管疾病既往史，应对胆管梗阻的部位和性质做进一步检查。彩超有时可在胆管梗阻部位测及肿瘤及肿瘤内彩色血流，并测及动脉频谱，可与结石相鉴别[16]；尚可观察肝动脉、门静脉血流情况，以判断肿瘤是否侵犯血管。

经皮肝穿刺胆管造影（PTC）能清楚地显示梗阻近端胆管扩张，胆管断面呈"截断征"、"鸟嘴征"、不规则狭窄等各种形态，有时可见扩张的胆管内有圆形、椭圆形或结节状充盈缺损。PTC 的缺点是当左、右肝管被肿瘤分割时，右侧肝内胆管容易显示，左侧显示较差。如采用多点穿刺，则增加出血、胆瘘的发生率。PTC 主要显示胆管腔情况，不能显示胆管壁的情况，就难以与胆管的其他狭窄性病变作鉴别诊断。

在胆管腔完全堵塞时，ERCP 仅能显示梗阻远端胆管情况。如胆管高度狭窄，造影剂加压进入肝内胆管，又容易引起重症胆管炎。

CT 是目前常用的检查方法[17]，能显示梗阻近端的胆管扩张、肝内转移病灶和区域淋巴结肿大，尚能显示胆管壁增厚或胆管腔内肿瘤，增强后胆管壁和肿瘤能强化。CT 的缺点是对肝门部软组织分辨率差，不能显示完整的胆管树图像，对肝门胆管癌切除可能性的术前评估帮助不大。

采用经 PTC 螺旋 CT 胆管成像[18]，则可将 PTC、CT、胆管三维重建技术结合在一起，结合螺旋 CT 门静脉血管成像，可判断门静脉血管受累及的情况，为判断肿瘤能否切除提供多方面的资料。

MRI 可采用不同的扫描序列和成像参数,对肝门部软组织的分辨率高于 CT,不但能显示扩张胆管的形态,还可提供胆管内肿瘤、胆管壁情况以及肝内有无转移等信息。采用 MRI 胆管成像技术,无需注射造影剂、不受胆管分隔的影响、无创伤性、无放射性、无需依赖有专门经验的医师,且易于被患者接受,安全性好,无并发症。再结合 MRI 门静脉血管成像,观察肿瘤是否侵犯门静脉。这是目前影像学技术的最佳选择[19]。

肿瘤相关抗原检测是诊断胆管癌的另一条途径[20]。血清 CA19-9 值的显著升高对胆管良性和恶性病变有一定的鉴别诊断价值。但在胆管感染时,胆管良性病变患者的 CA19-9 值亦可显著升高。因此,术前宜在胆管感染得到控制的情况下检测血清 CA19-9 值。对胆管癌,血清 CA242 的敏感度比 CA19-9 低,但特异性比 CA19-9 高。CA50 诊断胆管癌的敏感度可达 94.5%,但特异度只有 33.3%。国内梁平报道,从人胆管癌组织中提取、纯化出一种胆管癌相关抗原(CCRA),建立了血清 CCRA 的 ELISA 检测法,对胆管癌的诊断敏感度达 77.78%,特异度达 75%。

胆汁脱落细胞检查诊断胆管癌的阳性率太低,仅 6%~27%。经 ERCP 内镜刷洗物或经 PTCD 刷洗物细胞学检查,阳性率可有所提高,但癌细胞播散,并发胆管出血、胆瘘、胆管感染的机会增加,故这些方法并不实用。

经 PTC 或 ERCP 取得胆汁,采用分子生物学技术检测胆管癌 K-ras 基因第 12 位密码子点突变,这是正在研究的新的诊断方法。

## 59.4.5 治疗

由于胆管炎性狭窄、畸形、结核、硬化性胆管炎、转移性癌、肝癌胆管癌栓都可产生与胆管癌相同的临床表现,故只要患者能耐受手术,宜进行剖腹探查,必要时经术中冷冻切片或快速石蜡切片检查以明确诊断。在未经手术探查和病理证实之前,不能随便作出胆管癌的诊断,不能轻易下肿瘤不能切除的结论,也不能随便放置记忆合金胆管内支架。

胆管癌应以手术治疗为主,目的是切除肿瘤和恢复胆管的通畅。对下段胆管癌和中段胆管癌累及胰腺者应行胰十二指肠切除。对中段胆管癌且局限者可行胆管部分切除、胆管空肠 Roux-Y 吻合术。对肝门胆管癌应取积极手术治疗的态度,只要没有手术禁忌证,均应行手术探查。Wetter 在讨论 Klatskin 瘤的鉴别诊断时指出,发现有 31% 的假阳性率。因此认为,在无病理证据情况下,不要认为预后不佳而过早地作出肿瘤不可治愈或不能切除的决定。肝门胆管癌的手术方式如下。

(1) 肝门胆管癌根治性切除术[21,22]。

实施肝门胆管癌骨骼化切除,将包括肿瘤在内的肝、胆总管、胆囊、部分左右肝管以及肝十二指肠韧带内除血管以外的所有软组织整块切除,将肝内胆管与空肠做 Roux-Y 吻合(图 59-2~59-5)。

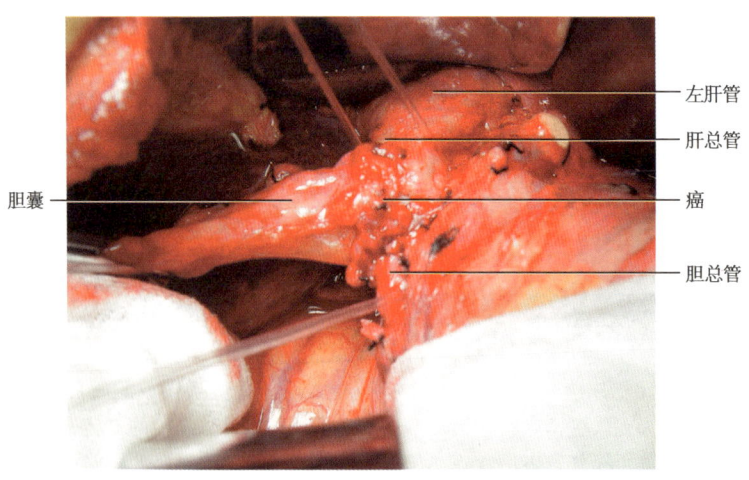

图 59-2  游离肝、胆总管连接处癌和近、远端胆管

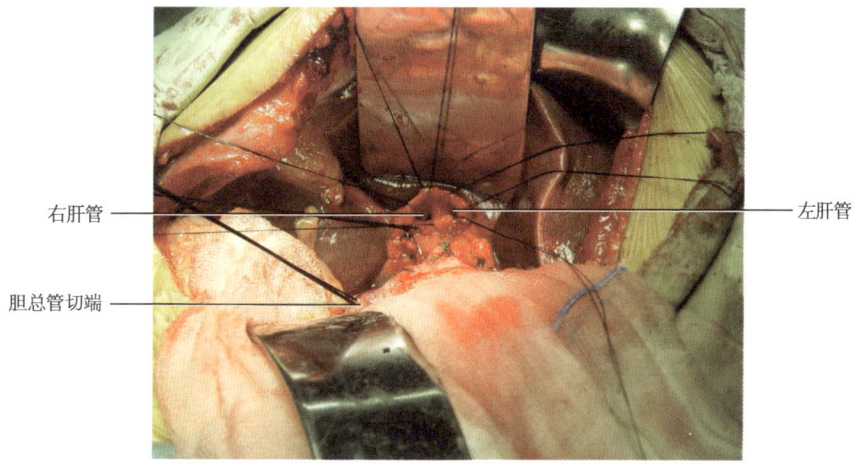

图 59-3　整块切除癌、肝总管和胆总管上段

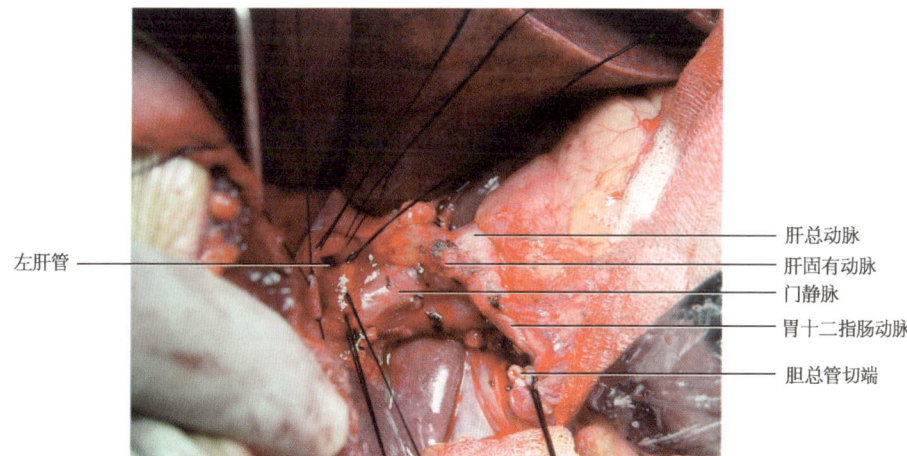

图 59-4　肝十二指肠韧带内淋巴脂肪组织骨骼化清扫

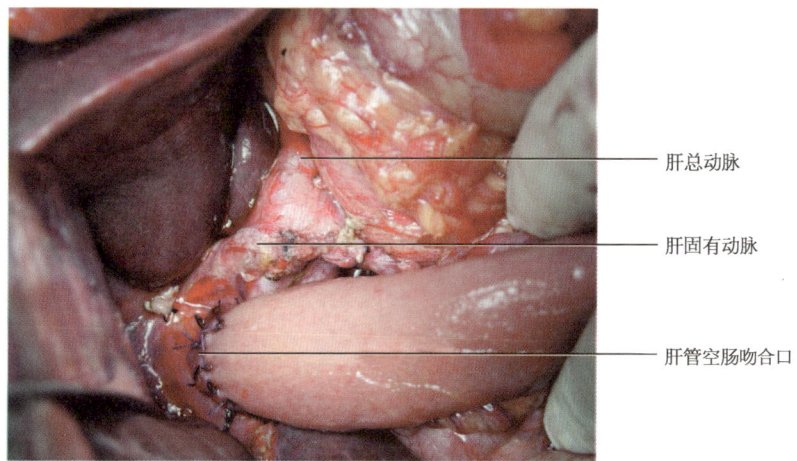

图 59-5　肝管空肠 Roux-Y 吻合

### (2) 肝门胆管癌扩大根治性切除术[23-25]

视肿瘤累及肝管范围的不同或是否侵犯血管，在肝外胆管骨骼化切除的同时，一并施行左半肝、右半肝或尾叶切除、门静脉部分切除、修补，或整段切除后血管重建。

### (3) 肝门胆管癌姑息性部分切除术[26]

手术包括肝门胆管癌部分切除、狭窄肝管记忆合金内支架植入、肝管空肠 Roux-Y 吻合、胃十二指肠动脉插管、药泵皮下埋置。

这样做利于切开狭窄的肝管，充分发挥内支架的作用，减少癌瘤体积，为术后综合治疗提供方便，比如可切取小块癌组织进行化疗药物敏感性测定，挑选注入药泵的化疗药物。

### (4) 肝门胆管癌姑息性减黄引流术

手术方式：保存肿瘤的肝管空肠 Roux-Y 吻合术，间置胆囊肝管空肠 Roux-Y 吻合术，肝管置管内引流或外引流术，经 PTCD 或 ERCP 记忆合金胆管内支架植入等。

金属胆管内支架的应用实践说明：①金属支架也会被胆泥堵塞（一般可用 1 年左右）。②植入胆管后不能再取出。③植入下段胆管后可发生反流性胆管炎、十二指肠不全梗阻和穿孔。④肿瘤可经网眼长入管腔。

放置金属胆管支架的指征：①肝癌累及肝门部胆管、肝门部胆管癌行姑息性胆管引流时。②胆囊癌累及肝门部胆管伴腹腔积液或肝内转移。③胃肠道和腹腔癌肝门部转移。

下列情况则不放置金属胆管内支架：①胆管良性病变，如炎症、畸形、损伤等。②胆总管中、下段和壶腹部病变性质不明而又无手术禁忌证者。

### (5) 放疗与化疗

胆管癌尚可采用术中放疗、术后定位放疗及经导管内照射[27]，尤其适用于对化疗疗效较差的硬化型胆管癌。根据笔者对胆管癌的化疗药物药敏试验结果[12]，化疗敏感性依次为：EADM 62.1%，CP 58.6%，MMC 51.7%，ADM 48.2%，DDP 48.2%，5-Fu 24.5%，MTX 3.4%。

### (6) 术后综合治疗

胆管癌的手术切除范围有限，胆管切端累及、区域淋巴结清扫不彻底的情况较常见。因此，术后宜辅助化疗，静脉给药或行区域动脉灌注化疗。患者带"T"管引流者，采用 5-Fu 胆管灌注，也有一定的疗效[28]。

术后肿瘤复发或胆泥堵塞胆管内支架致梗阻性黄疸者，只要患者情况尚可，可分不同情况，经 ERCP 或 PTCD 途径，再次疏通或引流胆管，以延长患者的生存期。

## 59.4.6 预后

胆管癌的疗效仍差[29,30]。据上海市胆道癌研究协作组资料统计，仅 26.2% 的患者获根治性切除的机会，术后 1 年、2 年、3 年、5 年生存率分别为 58%、40%、28.3% 和 11.1%。除乳头状癌和腺瘤癌变的近期疗效较好外，其余病理类型者绝大多数在近期内死亡。行姑息性引流术的大多数患者在术后 1 年内死亡。不论采用何种内支撑法解除胆管梗阻，平均生存期均为 7 个月左右。提高早期诊断率和手术切除率，加强术后的综合治疗，有望进一步提高胆管癌的疗效。

（王炳生）

## 主要参考文献

[1] 刘恩菊，高玉堂，邓杰，等．既往疾病史和胆道癌关系的全人群病例对照研究．肿瘤，2002，22：453-456．

[2] 沈铭昌，储谦，詹容洲，等．上海市胆道癌病理形态的初步观察：附 487 例分析．肿瘤，2005，25：596-599．

[3] Nevin JE, Moran TJ, Kay S, et al. Carcinoma of the gallbladder: staging, treatment and prognosis. Cancer, 1976, 37: 141-148.

[4] 傅德良，张延усе．原发性胆囊癌的转移方式与扩大根治术．国外医学·外科学分册，1996，23：274-276．

[5] 姚成汉，蔡裕福，郑成竹，等．有关意外胆囊癌的问题．外科理论与实践，2005，10：376-381．

[6] 秦净，王炳生，韩天权，等．术后意外胆囊癌．中华肝胆外科杂志，2005，11：601-603．

[7] 秦净，王炳生，韩天权，等．上海市胆囊癌诊治现状分析．中华普通外科杂志，2005，20：584-586．

[8] 王炳生．胆道癌诊治应注意的若干问题．中华肝胆外科杂志，2006，12：505-507．

[9] Onoyama H, Yamamoto M, Tseng A, et al. Extended cholecystectomy for carcinoma of gallbladder. Wrold J Surg, 1995, 19: 758-763.

[10] 彭淑牖，牟一平，曹利平，等．扩大根治术治疗进展期胆囊癌．外科理论与实践，1999，4：39-42．

[11] 张玲，韩风，张大山，等．误诊为胆囊良性疾病的胆囊癌二次根治术．中华外科杂志，2005，43：460-462．

[12] 汪裕，王炳生．胆道癌的化疗敏感性测定．中华肝胆外科杂志，2001，7：114．

[13] 王炳生，钱振宇，刘厚宝，等．胆管癌病因的初步探讨．中华普通外科杂志，2004，19：642-643．

[14] Klatskin G. Adenocarcinoma of the hepatic duct at its bifurcation within the porta hepatis. Am J Med, 1965, 38: 241-256.

[15] 李维华，黄志强，周宁新，等．肝门部胆管癌的临床与病理学观察．中华外科杂志，1993，31：536-538．

[16] 梁萍，郝风鸣，周宁新，等．彩色多普勒血流显像和双功能超声对高位胆管癌切除可能性的术前评估．中华外科杂志，1994，32：259-261．

[17] 徐智．肝门部胆管癌的影像学诊断及评价．中国实用外科杂志，2007，27（5）：356-358．

[18] 刘厚宝，王炳生，陈培，等．经 PTC 螺旋 CT 胆道成像对肝门胆管癌的诊断价值．肝胆胰外科杂志，1996，8：127-129．

[19] 王炳生，彭卫军，刘厚宝，等．磁共振和磁共振胆道成像对肝门胆管癌的诊断价值．中国现代医学杂志，1998，8：19-22．

[20] 夏锋，王曙光，郑璇，等．十二种肿瘤标记联合检测在胆管癌诊断中的价值．中华肝胆外科杂志，2008，14(2)：92-94．

[21] Bismuth H, Castaing D, Traynor O. Resection or palliation: priority of surgery in the treatment of hilar cancer. World J Surg, 1988, 12: 39-47.

[22] 黄志强．肝门部胆管癌外科治疗的现状与我见．中国实用外科杂志，2007，

27(5):341-364.
[23] 张永杰,俞文隆,黄立嵩,等.联合肝叶切除及区域淋巴清扫治疗肝门部胆管癌的初步观察.外科理论与实践.2005,10:323-328.
[24] 姜洪池,陆朝阳.肝门部胆管癌联合尾状叶根治性切除.中国实用外科杂志,2007,27(5):364-366.
[25] 张忠涛,郭伟.肝门部胆管癌肝动脉或门静脉受累的处理.中国实用外科杂志,2007,27(5):367-369.
[26] 王炳生,金晓凌,刘厚宝,等.肝门胆管癌姑息性切除术.中华肝胆外科杂志,2001,7:625-626.
[27] 孟岩,张柏和.肝门部胆管癌的放射治疗.中国实用外科杂志,2007,27(5):372-375.
[28] 谈景旺,陈文,吴燕斌,等.肝外胆管的外科及综合治疗.中华肝胆外科杂志,2007,13(1):28-31.
[29] 周宁新,黄志强,冯玉泉,等.肝门部胆管癌103例外科治疗远期疗效的评析.中华外科杂志,1997,35:649-651.
[30] 王炳生,秦净,邓杰,等.上海市胆道癌诊治情况的调查和分析.中华外科杂志,2005,43:455-459.

# 60 腹膜后肿瘤

60.1 概述
60.2 腹膜后间隙的解剖
60.3 肿瘤的组织起源
 60.3.1 起源于胚胎生殖泌尿残留组织
 60.3.2 起源于间叶组织
 60.3.3 起源于神经组织
 60.3.4 来源不明的肿瘤和肿瘤样病变
60.4 临床表现
 60.4.1 症状
 60.4.2 体征
60.5 辅助检查和诊断
 60.5.1 X线摄片
 60.5.2 胃肠钡剂造影
 60.5.3 泌尿系造影术
 60.5.4 血管造影术
 60.5.5 B超检查
 60.5.6 CT检查
 60.5.7 MRI检查
 60.5.8 细针穿刺细胞学检查
 60.5.9 病理诊断
 60.5.10 实验室检查
60.6 鉴别诊断
60.7 外科治疗
 60.7.1 手术前准备
 60.7.2 手术基本原则及要点
 60.7.3 切口的选择
 60.7.4 探查、分离和切除肿瘤
 60.7.5 联合脏器切除
 60.7.6 大血管受累时的处理
 60.7.7 手术中大出血的预防和处理
 60.7.8 复发性腹膜后肿瘤的再手术
 60.7.9 术后并发症的预防和处理
60.8 辅助治疗
60.9 预后

## 60.1 概述

原发性腹膜后肿瘤（primary retroperitoneal tumor，PRT）是指起源于腹膜后间隙的肿瘤，可发生于任何年龄，高发年龄为50~60岁，男性略多于女性。原发性腹膜后肿瘤的发病率很低，国外报道该区域肿瘤占全身肿瘤的0.07%~0.20%[1-5]。腹膜后肿瘤组织起源多样化，病理分类复杂，常见为软组织肿瘤，但也包括胚胎、生殖泌尿系残留组织来源的肿瘤。也有起源于交感神经系统的肿瘤，如神经母细胞瘤、嗜铬细胞瘤及神经节细胞瘤。但不包括原发胰腺、肾、肾上腺等腹膜后实质性脏器的肿瘤，血管来源肿瘤，以及腹膜后转移性癌。国内外大宗病例分析和个案报道表明，腹膜后肿瘤的病理性质以恶性者较多，约占2/3。在恶性肿瘤中又以各种软组织肉瘤最多见[1,3-5]。因腹膜后肿瘤常难以早期诊断，治疗困难，疗效较差，所以至今仍是腹部肿瘤外科诊治难度较大的一类肿瘤。

腹膜后肿瘤往往生长到较大体积时始获诊断，肿瘤常造成周围解剖组织变异并累及邻近器官，导致术中难以确定其切除边界，因而常很难施行广泛的切除手术，手术后复发率高。难以控制的局部复发是主要致死原因。腹膜后肉瘤完全切除率多在50%~75%，完全切除者5年生存率达50%~65%，未完全切除者仅8%~12%[1,5,6,7-9]。近来有文献报道，完全切除率达95%，5年生存率为65%[8]。迄今辅助治疗的疗效不肯定。

## 60.2 腹膜后间隙的解剖

腹膜后间隙位置深在、解剖关系复杂，涉及许多重要器官和血管。要进行腹膜后肿瘤切除手术，首先必须熟悉腹膜后间隙的解剖。广义的腹膜后间隙上达横膈，下至盆底肛提肌，两侧达第12肋尖端到髂嵴中点的垂直线处。前方是后腹膜、肠系膜根部以及肝右叶后裸面、十二指肠、升结肠、降结肠和直肠；后方则为腰大肌、腰方肌和腹横肌的腱部。在盆腔内其后壁则为骶前间隙、髂腰肌的连续部、闭孔内肌和梨状肌，下界则为肛提肌和尾骨肌所组成的盆膈，在这组肌肉群的表面还附有一层筋膜和松软的结缔组织。以上这些结构形成了一条面积广阔、组织松软、非常有利于感染扩散和肿瘤生长的潜在通道。腹膜后间隙内含有的器官内容物包括胰、肾、输尿管、肾上腺、部分十二指肠、交感神经干和神经节、脊椎神经、精索或卵巢血管、腹主动脉和下腔静脉及其分支，以及淋巴结、淋巴管、脂肪、纤维结缔组织等。腹膜后肿瘤可紧邻或压迫、包裹、侵犯上述组织器官，因此不仅要熟悉腹膜后间隙的正常解剖关系，更要充分估计到腹膜后肿瘤所致的腹膜后间隙内重要器官的移位，尤其要明确主要血管如腹主动脉和下腔静脉及其分支、肠系膜上动静脉等大血管解剖方位的变化，以最大限度减少手术中副损伤。

临床上常根据肿瘤起源部位将腹膜后间隙分为腹部腹膜后肿瘤和盆部腹膜后肿瘤。腹部腹膜后肿瘤多为各种肉瘤；盆部腹膜后肿瘤约占原发性腹膜后肿瘤的30%，以神经源性肿瘤、胚胎源性肿瘤较多见[4,10]。

# 60.3 肿瘤的组织起源

腹膜后间隙内的组织繁杂，可发生许多不同种类型的肿瘤。腹膜后肿瘤中恶性淋巴瘤所占比例较高，但恶性淋巴瘤的治疗以化疗和放疗为主，不列为原发性腹膜后肿瘤，故本章不予列入，而在"恶性淋巴瘤"章节中详细论述。

## 60.3.1 起源于胚胎生殖泌尿残留组织

在胚胎期的正常状态下，原始生殖细胞向背中线两侧移动形成生殖嵴，然后再继续演变成为正常的生殖腺。如果生殖细胞在移动过程中停留或迷走到背中线以外的其他部位继续生长，向胚内结构分化者则会形成3种胚胎组织的畸胎瘤；向胚外结构分化者则成为胚体的附属组织，进而会发生绒毛膜上皮癌或卵黄囊瘤（又称内胚窦瘤）。这些肿瘤有囊性和实质性之分，也有良性和低度恶性与高度恶性之别。来自中肾残留组织者多演变成浆液性囊肿和黏液性囊性瘤，多见于女性，因男性的中肾体组织均发育为睾丸和输精管。此外，未退化的Müllerian组织则会形成孤立的子宫内膜瘤及Müllerian管囊肿。脊索瘤是由残留的或错位的胚胎性脊索组织演变而来，好发于骶尾部的神经与骶骨交界处，其体积可生长很大，也可引起骶骨的溶骨性破坏，虽属低度恶性肿瘤，却很早即会产生局部疼痛和压迫症状。来自胚胎残留组织的肿瘤大多位于盆腔腹膜后骶尾部的前方。畸胎瘤和内胚窦瘤也多见于女性儿童，良性畸胎瘤较恶性者多见[10]。

## 60.3.2 起源于间叶组织

间叶组织来源的肿瘤多属恶性的肉瘤[5]。以脂肪肉瘤的发病率最高，依次为平滑肌肉瘤、纤维肉瘤、恶性纤维组织细胞瘤、间皮肉瘤、血管肉瘤等。也有极少数横纹肌肉瘤、滑膜肉瘤、腺泡状软组织肉瘤、间叶性软骨肉瘤及未能分类的软组织肉瘤。一般肿瘤体积较大，其直径从数厘米到数十厘米。形态各异，有的呈分叶状，有的外被一层假包膜，有的边界清晰，有的漫无边界呈浸润性生长；有的病理形态为良性，而其生物学行为却为侵袭性生长，很早就可侵犯其周围的重要神经、血管和脏器。来自间叶组织的腹膜后肿瘤占绝大部分。

## 60.3.3 起源于神经组织

主要来自腹膜后的脊椎神经，包括第12胸神经前支及腰骶神经干的所有分支。最多发生的是周围神经鞘膜瘤，其周围有一层很完整的包膜，手术时极易钝性剥离。有时可多发或呈哑铃状向椎体或骨盆骨孔延伸生长而固定。恶性周围神经鞘膜瘤也是类似情况，唯包膜不完整，易侵犯大血管和破坏附近骨质，多有剧痛，术后易复发。神经纤维瘤和神经纤维肉瘤均无明显包膜，呈浸润性生长，边界不清，体积巨大，这是临床上与良性周围神经鞘膜瘤最大的区别。这些恶性神经源性肿瘤不但向其周围的组织器官浸润生长，还可沿其原发的神经纵轴向神经根侵犯，钻入椎孔压迫神经总干并破坏椎体骨质，引发剧痛或截瘫。来源于交感神经系统的肿瘤一般有3种，即神经母细胞瘤、嗜铬细胞瘤和副神经节瘤。这些肿瘤源于外胚层与神经管之间的神经脊，沿神经管均纵向生长伸展，其中一些细胞演变成部分中枢神经结构，如大脑灰质部和蛛网膜及神经鞘细胞，而大部分发育成为交感神经细胞胚。在交感神经细胞胚的发育过程中，一些细胞脱落并进入肾上腺髓部与其结为一体;另一些细胞则演变为神经母细胞,继而变为交感神经节,如发生肿瘤则为神经母细胞瘤;还有一些细胞则演变为嗜铬细胞组织,沿腹主动脉及其分支生长成为副交感神经节链,其中最大一个神经节位于肠系膜下动脉根部,称为 Zuckercandl 体。这些细胞虽有嗜铬特点,但不一定都属功能性。一旦这些细胞发生肿瘤,能分泌升血压物质儿茶酚胺者为嗜铬细胞瘤,无分泌功能者多为副神经节瘤。这些肿瘤也有可能为恶性。神经母细胞瘤系恶性瘤,多见于儿童,高发年龄是 3~5 岁。这种肿瘤也有分泌儿茶酚胺的功能(详见"77")。嗜铬细胞瘤与副神经节瘤均详见"62",在此不予赘述。副神经节瘤可同时伴发胃平滑肌肉瘤和肺软骨瘤,切勿误诊为转移,而是与源于神经系统的肿瘤在不同部位同时发生的表现,应予严格鉴别。

## 60.3.4 来源不明的肿瘤和肿瘤样病变

腹膜后没有上皮组织,但也偶有原发性腺癌发生,这种现象很可能与迷走上皮组织和腹膜后肠源性囊肿有关。还有一些不能分类的肿瘤和肿瘤样病变也常见到:①腹膜后纤维性变(fibrosis),表现为腹膜后弥漫性纤维化,它可以浸润、围绕、压迫腹膜后一切结构,常引起输尿管梗阻、血管狭窄,严重者也可引起十二指肠、结肠和胆总管狭窄梗阻。其形态与组织结构完全表现为炎性浸润性病变,分布于胶原纤维之中,尤其多集中于血管周围,明显不同于纤维瘤病,因为它的雌激素受体测定很低。临床上表现为巨大固定肿块,多发生于 50 岁左右的男性,应列为罕见的良性肿瘤样病变。②Castleman 疾病,又称血管滤泡型淋巴结增生、淋巴错构瘤、巨淋巴结增生或滤泡型淋巴网状内皮瘤。1956 年 Castleman 首先报道。多见于纵隔内,至 1992 年止文献资料共有 54 例发生于腹膜后。其特征表现为局限性淋巴组织大量增生,并具有侵袭性,可向周围蔓延生长。病理学分透明血管型、浆细胞型和混合型。患者多无明显症状,半数主要表现为贫血,检查发现肿块和高 $\gamma$-球蛋白血症。局部肿块富含血管,有包膜,色深黄,为均质,常附于邻近的结构上,术前很难诊断,有赖于手术病理确诊。病理诊断也需与风湿性关节炎、自身免疫性疾病、艾滋病和转移性癌相鉴别。手术切除后症状消失,很少复发,但多灶性者预后极差。

原发性腹膜后肿瘤的组织来源和病理类型,国内外的统计资料大致相仿,仅就复旦大学附属肿瘤医院外科收治的 201 例病例资料列表说明(表 60-1)。

**表 60-1　复旦大学附属肿瘤医院 201 例原发性腹膜后肿瘤的病理类型**

| 组织来源 | 良性肿瘤 | 例数 | 恶性肿瘤 | 例数 |
| --- | --- | --- | --- | --- |
| 间叶组织 | 纤维瘤 | 6 | 纤维肉瘤 | 8 |
|  | 脂肪瘤 | 2 | 脂肪肉瘤 | 34 |
|  | 纤维瘤病 | 2 | 间皮肉瘤 | 16 |
|  |  |  | 平滑肌肉瘤 | 10 |
|  |  |  | 间叶肉瘤 | 6 |
|  |  |  | 恶性纤维组织细胞瘤 | 6 |
|  |  |  | 横纹肌肉瘤 | 3 |
|  |  |  | 滑膜肉瘤 | 3 |
|  |  |  | 软骨肉瘤 | 2 |
|  |  |  | 肉瘤(不能分类) | 1 |
| 神经组织 | 周围神经鞘膜瘤 | 30 | 恶性周围神经鞘膜瘤 | 5 |
|  | 神经纤维瘤 | 13 | 神经纤维肉瘤 | 6 |
|  | 节细胞神经瘤 | 6 | 神经母细胞瘤 | 2 |
|  | 肾上腺外嗜铬细胞瘤 | 4 |  |  |

续表

| 组织来源 | 良性肿瘤 | 例数 | 恶性肿瘤 | 例数 |
|---|---|---|---|---|
| 胚胎组织 | 畸胎瘤 | 17 | 恶性畸胎瘤 | 5 |
| 其他组织 | 囊肿 | 8 | 黏液囊腺癌 | 1 |
| | | | 未分化癌 | 1 |
| | | | 恶性肿瘤(不能分类) | 4 |
| 合计 | | 88(44%) | | 113(56%) |

## 60.4 临床表现

### 60.4.1 症状

腹膜后间隙的解剖范围广,部位深,故早期诊断困难。体积较小的肿瘤(直径<5 cm),除少数具有内分泌功能肿瘤外,一般没有任何症状。随着肿瘤的不断生长,根据其发生的部位、生长速度、与邻近组织器官的关系和病理性质等,则会出现一系列不同的症状。临床上可出现压迫性表现、占位性表现、肿瘤毒性反应性表现和内分泌功能紊乱性表现等(表60-2)。

表60-2 201例原发性腹膜后肿瘤临床表现

| 症状 | 良性肿瘤(n=88) | | 恶性肿瘤(n=113) | |
|---|---|---|---|---|
| | 例数 | (%) | 例数 | (%) |
| 腹块 | 51 | 58 | 55 | 49 |
| 腹块,腹痛 | 16 | 18 | 35 | 31 |
| 腹痛 | 8 | 9 | 11 | 10 |
| 胃肠道症状 | 6 | 7 | 19 | 17 |
| 泌尿系症状 | 4 | 5 | 11 | 10 |
| 直肠症状 | 9 | 10 | 7 | 6 |
| 消瘦 | 6 | 7 | 17 | 15 |
| 发热 | 1 | 1 | 9 | 8 |
| 腰背痛 | 3 | 3 | 8 | 7 |
| 下肢感觉异常 | 8 | 9 | 4 | 4 |
| 下肢肿 | 2 | 2 | 5 | 4 |
| 会阴坠胀感 | 3 | 3 | 3 | 2 |

(1) 压迫性表现

患者主诉的首发症状一般是胀、酸、麻、痛,这是因为脏器受压和肿瘤累及血管、神经等引起的。腹胀、腹痛是最常见的症状。胃肠道受压引起进食后不适、恶心,严重者出现呕吐。肿瘤压迫直肠,会出现肛门排气和大便不畅感,严重者会有排便困难、次数增多、大便变形及里急后重下坠感。压迫膀胱会有下腹胀及小便不畅、尿急、尿频、尿潴留等。巨大肿瘤压迫大血管,影响下肢的静脉和淋巴回流,引起腹壁、会阴部和下肢静脉曲张,严重者会引起下肢和会阴部肿胀和沉重感。肿瘤所产生的毒素会影响胃肠道的正常蠕动,从而更感到腹胀不适。如肿瘤累及门静脉系统,影响腹腔内脏器的静脉回流,也会产生大量腹腔积液,腹胀感会更严重。酸的感觉往往出现在腰部、臀部和下肢。腰酸是由肿瘤本身的重量及其压迫刺激腰椎神经引起的。肿瘤压迫肾脏和输尿管引发肾盂积水,会加重腰部酸胀感。麻木和疼痛的感觉除了一部分腹膜后神经源性肿瘤,如周围神经鞘膜瘤本身的刺激外,其他组织来源的巨大肿瘤都会引发,这是由于肿瘤压迫或侵犯附近神经根,甚至破坏附近骨质的缘故。麻木和疼痛只是程度的不同。这些感觉可延伸至臀部、会阴部和下肢。

(2) 占位性表现

腹部肿块和盆腔肿块是主要占位表现,多因肿瘤压迫不适后发现,或体检时发现,或施行其他腹腔手术时偶然发现。在儿童也多为其亲属或就医体检时发现。盆腔腹膜后的脂肪源性和神经源性肿瘤可能穿出坐骨大孔、闭孔以及腹股沟韧带和坐骨直肠窝向外生长;囊性畸胎瘤还能穿破骶尾骨或在骶尾骨附近向外溃破形成溃疡或窦道,久治不愈。经肛门指检会发现溃疡和窦道是来自盆腔的肿瘤。

(3) 毒性反应表现

巨大肿瘤的代谢产物和肿瘤坏死组织产生的毒素,直接危害着机体,会引起全身发热;消化系统功能紊乱影响着消化和吸收,也会引起全身营养不良;泌尿系统的排泄障碍,可引起尿毒症。这一切毒性反应再加上肿瘤本身的大量消耗,致使患者日渐衰弱。如不及时处理,预后极差。

(4) 内分泌功能紊乱性表现

有时低血糖是巨大肿瘤的首先症状,在临床并不少见。阵发性高血压是腹膜后肾上腺外嗜铬细胞瘤的一种特有的症状,应在采集病史时加以询问。

### 60.4.2 体征

腹部肿块是主要体征。肿块一般不易推动。体检可采用双手触诊法轻触肿块,忌重压,以免引起肿瘤内出血。通过膝胸卧位了解肿瘤是否活动。对腹膜后肿瘤,特别对盆部腹膜后肿瘤应常规行直肠指检,了解肿瘤是否向盆腔侵袭性生长,是否压迫直肠,对判断手术切除可能性很有帮助。男性患者应注意检查睾丸是否位于阴囊内,以排除腹膜后隐睾恶变。疑嗜铬细胞瘤者,可先做肿块按压试验,观察按压肿块前后血压变化,作出初步诊断,并进一步检查。

## 60.5 辅助检查和诊断

### 60.5.1 X线摄片

腹部平片对诊断腹膜后肿瘤无特异性,可协助诊断。自CT开始应用以来,其重要性有所下降。脂肪肿瘤通常表现为局限性可透X线的肿块。对于畸胎瘤及神经母细胞瘤,腹部平片偶可发现其中的钙化物质,如牙齿、骨骼等。腹部平片如显示肾影移位、腰大肌影消失及胃泡变形,提示有腹膜后病灶。侧位、斜位片可协助确定腹膜后肿瘤的位置、肾脏的形状及位置改变。

### 60.5.2 胃肠钡剂造影

胃肠钡剂造影对腹膜后肿瘤的诊断价值主要是具有定位意义,可显示胃肠道受侵犯或移位等征象,胃肠钡剂造影检查对判断肿瘤是否涉及胃肠道本身很有帮助,可帮助排除原发于胃肠道的病变,判断腹膜后肿瘤的部位。通过胃肠钡餐或钡剂灌肠检查,胃肠道解剖相对固定部分如胃附着部、十二指肠球降部、十二指肠空肠曲、肝脾曲、升降结肠与腹后壁连接部,易于在钡造影片上显示非特异性移位。

### 60.5.3 泌尿系造影术

肾脏和输尿管是最易受腹膜后肿瘤累及的脏器,了解其位置的变化和走向对腹膜后肿瘤的诊断和手术治疗极有价值。静脉肾盂造影(IVP)或逆行输尿管肾盂造影是诊断腹膜后及盆腔肿瘤基本检查项目之一,可显示肾、输尿管或膀胱的受压,移位,浸润或尿路本身的病变,了解两侧肾功能。造影可见肾脏向内或向前移位、肾门转向前、肾盂或输尿管受压积水等征象。恶性肿瘤可引起输尿管扭曲、移位和梗阻,良性肿瘤多数仅见输尿管移位,扭曲和梗阻少见。

如因过敏而不能使用造影剂时,应采用放射性核素(肾图)检查,以判断肾功能并确定是否有泌尿系梗阻。

### 60.5.4 血管造影术

数字减影血管造影(DSA)检查已被认为是腹膜后肿瘤的重要检查方法,可明确显示肿瘤血供以及重要血管的走向。丰富的新生血管常提示恶性肿瘤的存在。DSA在CT不确定血管内侵犯情况时意义较大,有时在计划手术方案或行术前介入化疗时颇有价值。血管造影可发现肿瘤血供来源、了解重要血管及其分支的行径和分布、主要血管受侵犯的程度(如挤压、浸润、包绕等),有助于术前估计肿瘤能否切除以及术中减少主要血管的损伤。还可将肿瘤主要供血动脉栓塞,以减少术中出血(图60-1)。下腔静脉造影能够显示肿瘤对静脉壁的侵犯和推挤程度,有助于术前设计对受累下腔静脉的处理方法,并予以适当的准备。

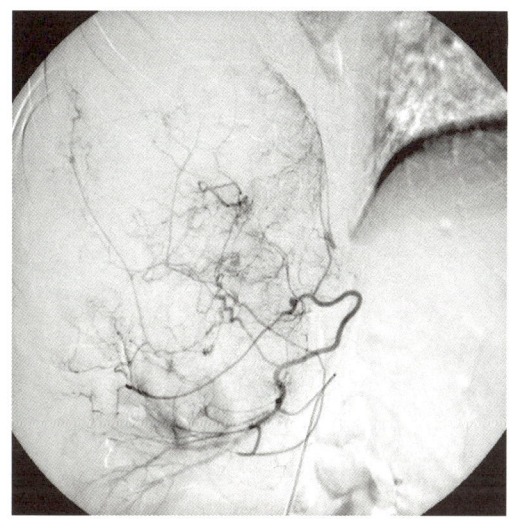
供瘤动脉来自右肾动脉

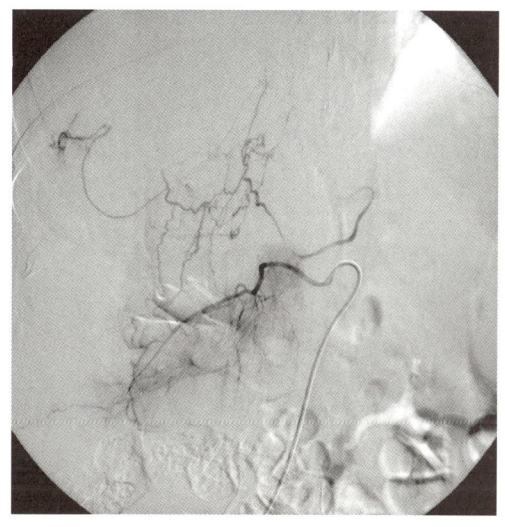
供瘤动脉栓塞后所见

图60-1　右侧腹膜后脂肪肉瘤DSA影像

## 60.5.5　B超检查

B超在原发性腹膜后肿瘤的定位准确率为60%~89%,其诊断腹膜后肿瘤的意义主要在于:①能显示出肿块的位置、大小、数目、实体或囊性,以及与周围脏器的关系;②鉴别腹腔内肿瘤和腹膜后肿瘤,可显示临床上尚不能触及的肿瘤;③在B超引导下细针穿刺细胞学检查或穿刺活检术能明确肿块性质或组织学类型;④B超这一无创伤性检查方法还可用于腹膜后肿瘤患者术后的长期随访[11]。

## 60.5.6　CT检查

CT是腹膜后肿瘤术前最有用的影像学检查。近年来多排螺旋CT的发展为腹膜后肿瘤提供了更多有价值的临床信息[1,12]。它可用于发现腹膜后肿瘤、判定肿瘤特征、分析肿瘤来源,具有较强可靠性。CT扫描可发现直径>2 cm肿瘤的部位、大小、形态、数目、密度、边界等,能明确显示肿瘤侵犯周围脏器的程度,周围脏器、血管的移位情况及腹膜后淋巴结肿大情况(图60-2)。增强CT可以显示主要血管、输尿管位置,双侧肾功能以及供瘤血管(图60-3)。CT下原发性腹膜后肿瘤可表现为肾周围脂肪轮廓消失,肾、输尿管受压移位;肿块紧贴腰大肌,腰大肌团块增宽或受压变形,密度不均,脂肪轮廓消失;腹主动脉、下腔静脉、肾静脉受压前移;胰腺、十二指肠被肿瘤推向前方。对于腹膜后肿瘤术后患者的随访,CT亦被列入常规检查项目。

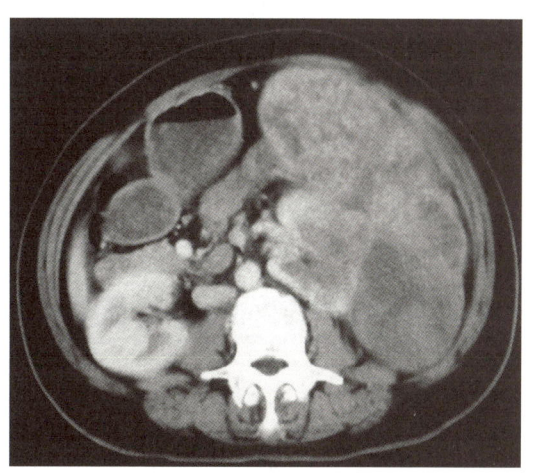

图60-2　左腹膜后平滑肌肉瘤CT影像

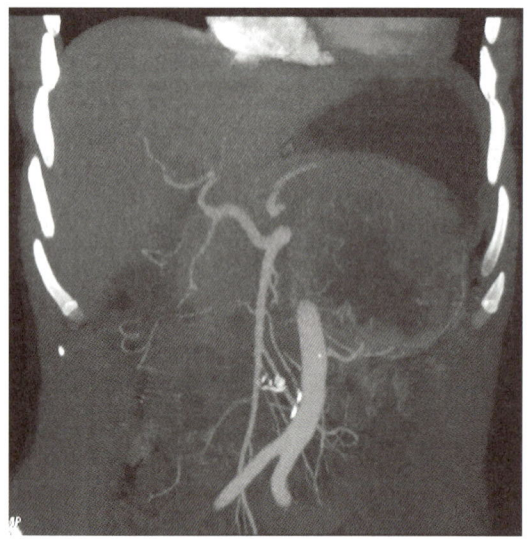

图 60-3　螺旋 CT 冠状切面显示腹膜后恶性纤维组织细胞瘤来自腹主动脉的供瘤血管

显示肿瘤内出血、积液、组织坏死和水肿等特性,确定肿瘤范围并判断神经血管束受累情况(图 60-4)。

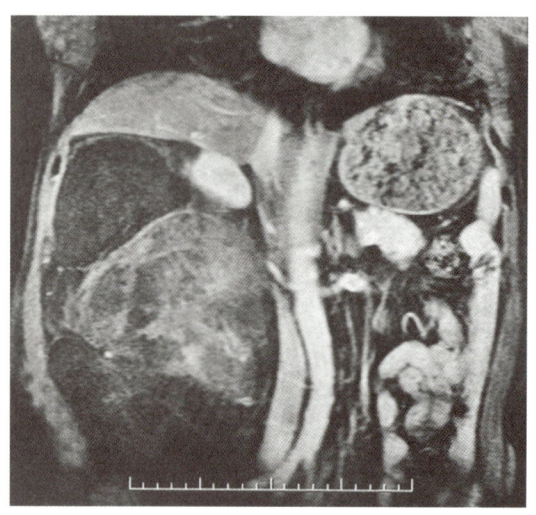

图 60-4　右腹膜后脂肪肉瘤 MRI 影像

CT 对良性和恶性肿瘤的鉴别方面仍存在着一定困难,当出现肿瘤周围组织浸润破坏或有远处转移征象者多为恶性肿瘤。一般情况下可根据肿块的部位、形态、密度、信号强度和强化程度来判断肿瘤性质和病理类型。如:神经源性肿瘤肿块偏向于中线脊柱两侧,密度较均匀,或出现囊性变为主的混合性占位,包膜完整,边缘光滑,或实质性肿块呈不均匀性网格状强化;脂肪肉瘤通常呈不均匀脂肪密度,其内见粗细不等的条状肌肉样组织,浸润性生长,有时同一患者肿瘤可同时存在不同分化,分化好者呈脂肪样密度,分化差者部分密度较高或密度高低不均;平滑肌肉瘤肿块内明显坏死或囊性变;畸胎瘤含多种组织成分,如骨组织、软组织、液体、脂肪和毛发等,CT 可显示不同成分密度,诊断多可明确。恶性纤维组织细胞瘤常出现不定型钙化或坏死。然而,原发性腹膜后肿瘤尚缺乏一定特征性,肿瘤的类型或良性和恶性鉴别均有一定困难,需结合肿瘤好发部位、密度、信号强度、形态、增强形式、有无脂肪、钙化等特征及临床症状综合考虑。

### 60.5.7　MRI 检查

MRI 检查是目前诊断腹膜后肿瘤的最佳方法之一。其图像清晰,可多方位成像,影像分辨率高且无辐射,定位价值更大,对腹膜后肿瘤的诊断率可达 100%,而 CT 确诊率为 80%~90%。特别适用于腹膜后肿瘤的术前检查[1,3,12]。与 CT 比较,MRI 能

### 60.5.8　细针穿刺细胞学检查

细针穿刺细胞学检查对腹膜后肿瘤术前诊断颇有价值,尤其在怀疑腹膜后肿块为淋巴瘤及转移癌等不需外科处理的肿瘤时,穿刺病理诊断可为其治疗提供重要依据。术前针吸细胞学检查可鉴别腹膜后肿块的良性和恶性,确定肿瘤的病理类型,协助外科医师确定手术的意义,制订手术方案。针吸细胞学诊断应由经过专门训练的病理医师完成,一般需在 B 超引导下或 CT 定位穿刺。

### 60.5.9　病理诊断

术前对腹膜后肿瘤病理类型和性质的确定有一定困难,常根据以下因素推断肿瘤是否为恶性:①肿瘤直径≥5 cm;②病程较短且出现症状;③肿瘤组织内无钙化;④肿块边界不规则;⑤瘤内出现液化、出血变或坏死。但最终仍需获得组织学检查来确诊。

腹膜后肿瘤术前病理学检查,有学者推荐经皮穿刺活检。对腹膜后肿块施行腹腔镜直视活检是可行的诊断方法。术中冷冻切片病理检查,明确肿瘤性质,对确定手术方案等有重要意义。

### 60.5.10　实验室检查

嗜铬细胞瘤可分泌儿茶酚胺,应检查患者的尿

液中尿香草扁桃酸(VMA)的排泄量,如高于正常值有诊断价值。对胚胎源性恶性肿瘤者,可根据血清甲胎蛋白(AFP)含量高低来诊断该肿瘤,并判断手术的彻底性及随访中检查有无复发,推测其预后等。巨大的腹膜后肿瘤往往会出现低血糖症状,测定血糖并加以控制,有利于手术前后的处理。

## 60.6 鉴别诊断

原发性腹膜后肿瘤临床表现以腹块和腹痛为主,肿瘤往往已很大时始被发现。鉴别诊断主要是确定腹块的来源。需与腹膜后肿瘤相鉴别的疾病很多,多囊肾、肾积水及肾上腺瘤是肾脏最常见的疾病,位于腹膜后两侧;胰腺肿瘤及假性囊肿位于中腹部;肝肿瘤、肝囊肿及脓肿位于右侧;脾、胃病变位于左侧;在盆腔、卵巢、子宫肿瘤以及膀胱本身可与腹膜后肿瘤相混淆。腹主动脉及髂动脉瘤可能与腹膜后肿瘤相似,但有搏动性。肾上腺起源的肿瘤可能表现为腹膜后肿块。另外,腹腔或腹膜后的炎性病变亦可与腹膜后肿瘤相混淆,虽然炎症常出现发热及其他全身症状。根据经验,最常误诊的腹膜后脏器肿瘤是肾上腺、肾、胰腺。CT 和 MRI 的普及使得腹膜后肿瘤与腹腔内肿块和腹膜后其他脏器来源的肿瘤较易鉴别。由于治疗方法不同,腹膜后肿块尤其应考虑以下疾病的可能[13]。

(1) 腹膜后淋巴瘤

腹膜后恶性淋巴瘤有时以腹膜后肿块首诊。恶性淋巴瘤的治疗以化疗和放疗为主,术前应予以鉴别,以避免不必要的手术。腹膜后淋巴瘤患者常有发热、消瘦、盗汗等症状,其肿块多位于腹主动脉周围,呈对称性分布,在 CT 和 MRI 上常显示为多个结节融合成团,较为均质,增强后有轻度强化,肿块可包绕血管,但血管管壁多较完整,未被破坏,肠系膜也可见同样性质的结节灶,怀疑者可采用 B 超或 CT 引导下的细针穿刺细胞学检查相鉴别。

(2) 嗜铬细胞瘤

腹膜后嗜铬细胞瘤多来源于肾上腺,也可发生于肾上腺外腹膜后间隙,有时误诊为腹膜后软组织肉瘤而行手术治疗。对未经准备的嗜铬细胞瘤贸然进行手术,极有可能在手术时出现血压的剧烈波动,甚至心搏骤停。即使对无高血压表现的患者,对腹膜后肿块,尤其是位于肾上腺附近、腹主动脉和(或)下腔静脉旁以及紧贴脊椎的肿块,可先做肿块按压试验,观察按压肿块前后血压变化,作出初步诊断,并测定 24 h 尿液中 VMA 含量,VMA 含量高于正常者有诊断价值。凡怀疑嗜铬细胞瘤均应行术前准备,采用 α 肾上腺能阻滞剂酚苄明(苯氧苄胺)口服 10~14 天。对未做术前准备的腹膜后肿瘤在手术中触摸、按压或搬动肿瘤出现血压急剧升高时,应高度怀疑嗜铬细胞瘤,此时应立刻终止手术,以免发生意外。待充分的术前准备后,再行切除手术。

(3) 睾丸肿瘤腹膜后转移

睾丸精原细胞瘤占睾丸肿瘤的 60%,对转移性腹膜后精原细胞瘤一般采取非手术的放疗和化疗。少数睾丸肿瘤原发灶不明显,最初表现为巨大腹膜后转移淋巴结,易误诊为原发性腹膜后软组织肿瘤。体检注意睾丸的触诊,对腹膜后融合性肿块行细针穿刺细胞学检查有助于鉴别。

## 60.7 外科治疗

迄今手术切除肿瘤是治疗原发性腹膜后肿瘤的最有效手段。对无手术禁忌证的患者均应争取完整切除肿瘤。由于腹膜后肿瘤体积多较巨大,并且常累及邻近脏器和腹膜后重要血管,所以完全切除率不高,一般在 50%~60%。行肿瘤与邻近脏器联合切除可增加肿瘤的完全切除率。近年由于影像学的发展,手术技术特别是血管外科技术的提高,以及围手术期处理的进步,已使腹膜后恶性肿瘤的切除率有较大提高(表 60-3)。统计复旦大学附属肿瘤医院报道,1965~1989 年 110 例腹膜后软组织肉瘤完全切除率为 51%;对 1990~2005 年 158 例原发性腹膜后恶性肿瘤手术病例统计,完全切除率达 64%。Ferrario 报道 130 例腹膜后软组织肉瘤,完全切除率为 95%,系近年来所报道切除率最高的。由此可见,随着医学的进步,手术条件的完善和技术的改进,腹膜后肿瘤的切除率还可提高。完全切除者 5 年生存率可达 55% 左右,而行肿瘤部分切除者 5 年生存率 <12%[8,14-16]。

表 60-3　腹膜后恶性肿瘤完全切除率和 5 年生存率

| 作者 | 报道年份 | 总例数 | 完全切除率 | 5 年生存率* |
|---|---|---|---|---|
| Pierie[6] | 2006 | 103 | 60% | 62% |
| Erzen[1] | 2005 | 155 | 62% | 52% |
| Chen[5] | 2005 | 546 | 59% | 53% |
| Gronchi[7] | 2004 | 167 | 88% | 54% |
| Ferrario[8] | 2003 | 130 | 95% | 70% |
| Stoeckle[9] | 2001 | 145 | 65% | 49% |

\*：行肿瘤完全切除者的 5 年生存率。

原发性腹膜后肿瘤起病隐匿，一旦确诊肿瘤常累及重要血管、神经或脏器，因而外科处理常很困难和复杂，加之发病率极低，即使较大规模的医院每年也仅能遇到数例此类肿瘤病例。由于难以获得较多的手术处理经验，许多外科医师常不能成功地完全切除肿瘤，而是选择放弃切除肿瘤，或肿瘤切除不完全导致肿瘤残留，或发生难以控制的术中大出血。因此，对腹膜后肿瘤的手术要有一个包括麻醉医师在内的有经验的、能够密切配合的手术团队，才能成功完成肿瘤的完全切除手术。

## 60.7.1　手术前准备

腹膜后肿瘤术前必须周密准备，以应对术中和术后可能出现的各种情况。

1) 与患者和家属充分沟通，告知手术危险性及切除的可能性、手术后再发的可能，使患者和家属了解此肿瘤的手术属高风险手术。

2) 强调完整的影像学检查，如 B 超、CT、MRI、钡餐检查、IVP，根据需要做选择性动脉造影（如 DSA）。要求图像清晰，以充分了解肿瘤大小、位置，与周围脏器、血管的关系，有利正确制订手术方案。

3) 需行联合肾切除者，应了解保留侧肾功能状况。

4) 胃肠道清洁准备：大多数巨大腹膜后肿瘤术中均涉及肠道，尤其是结肠，往往需行肠切除。

5) 盆腔腹膜后肿瘤，女性患者应行阴道清洁准备，因术中可能伤及阴道，而需要切除和修补阴道壁。

6) 备好充足的血源。对巨大、复发、复杂的腹膜后肿瘤，应有 3 000～5 000 ml 的储备血。

7) 充分准备手术器械和设备，如血管外科器械、人造血管等。

8) 建立大静脉通道，多采用上肢及颈静脉，可进行中心静脉压测定，一般不用下肢输液，避免手术时压迫下腔静脉影响液体回流。术中要进行有创动脉压监测。

9) 纠正患者的营养状况，补充维生素 K 及其他微量元素。

10) 对输尿管可能移位较重的病例术前可放置输尿管导管以防术中损伤。

11) 术中留置胃管和导尿管。

12) 神经母细胞瘤及嗜铬细胞瘤术前行尿 VMA 检查。如怀疑为嗜铬细胞瘤，应于术前服用酚苄明（苯苄胺）10 mg，每日 2 次，逐步增加到 30～40 mg，每日 2 次，也可根据血压变化调节药量。服药 2 周后手术。

13) 强调多学科配合手术，尤其是与麻醉医师共同制订手术方案。必要时与血管外科、泌尿外科等专科医师共同参与手术。

## 60.7.2　手术基本原则及要点

腹膜后肿瘤唯一有效的治疗方法是手术切除肿瘤，其原则是争取将肿瘤完整、整块切除，包括周围受累的组织和器官，不残留肿瘤包膜和肿瘤组织，不分破肿瘤，也就是尽可能地达到肿瘤的全部切除（R0）[1,17]。由于该切除手术系非定型术式，含不确定因素多、难度大、风险高，术中常可出现一些难以预料的情况，因此任何腹膜后肿瘤的手术对术者无论从手术技能还是在心理上都是巨大的挑战。

保证腹膜后肿瘤手术切除成功的要点：①切口足够大、术野暴露良好。②正确的手术解剖间隙。③对手术中大出血的应急处理准备充足。④制订完善合理可应变的肿瘤切除方案，包括可能切除的脏器和血管以及重建方案。⑤有一个平稳的麻醉和良好的心脏、血压、呼吸监测系统。

## 60.7.3 切口的选择

腹膜后肿瘤多较巨大,累及重要器官和血管时给手术分离和切除带来困难,经验不足的医师往往不能选择合理的手术进路,导致无法充分暴露肿瘤及周围组织,难以顺利切除肿瘤,甚至放弃手术。因此,手术切口及路径选择要以良好的术野显露及相对从容的操作空间为基本原则。对巨大的腹膜后肿瘤,应强调做一满足手术操作需要的大切口,腹部直切口利于上下延长,最为常用,根据需要切口可从剑突至耻骨联合,必要时加做左右横切口或胸腹联合切口,甚至做腹部大"十"字切口,充分显露术野,以免给深部操作带来困难,或在视线不清的情况下盲目操作,导致误伤和大出血等并发症。肾上极周围、复发性左上或右上腹膜后肿瘤、肿瘤位于肾脏或腔静脉后方,如肿瘤并非巨大(<20 cm)可采用腰部切口(常取第11肋切口)较易显露肿瘤,也便于联合肾切除。笔者曾遇到1例右上腹膜后复发性肿瘤,经腹部入路发现右肝及下腔静脉覆盖肿瘤并呈纤维化粘连,无法分离,后改为经腰部切口入路顺利切除。盆腔腹膜后肿瘤,体积巨大时,肿瘤四周无足够的空间供术者解剖游离,有时需要切开耻骨联合,使肿瘤有松动的余地,利于术者解剖肿瘤四周间隙,缩短手术时间,减少术中出血。髂窝部位以及与盆腔侧壁固定的肿瘤可采取腹部和腹股沟联合切口,有利于髂血管的显露。

## 60.7.4 探查、分离和切除肿瘤

术中对肿瘤周围情况的探查十分重要。巨大腹膜后肿瘤一般采取边探查边分离来判断肿瘤能否完整切除。甚至分离切除整个肿瘤的大部分过程也是探查的过程。分离解剖肿瘤及周围组织和脏器时,应遵循由易到难、由外到内、由浅入深的原则,随时注意解剖变异,尤其是重要血管及其分支的走向。

一般肿瘤越大手术越困难,但有些情况下腹膜后肿瘤手术难点并不在于肿瘤的大小。巨大良性肿瘤、囊性肿瘤或分化好的脂肪肉瘤的切除并非困难。相反,肿瘤恶性程度高、边界不清、侵犯面积广或累及重要大血管者,才是手术的难点。

切除过程应先沿肿瘤包膜外解剖,避免破溃。良性和恶性肿瘤均可有包膜,但恶性肿瘤由于表层瘤组织和肿瘤外围组织受压形成假包膜。良性肿瘤应在包膜外完整切除,恶性肿瘤更应力争在假包膜外切除。肿瘤巨大、基底部粘连甚紧、无法显露时,为避免深面大血管损伤,可在靠近基底部用手指小心行钝性剥离,此时手感及熟悉重要血管解剖极为重要。应避免暴力分离肿瘤基底部。肿瘤如呈巨大囊性,为便于手术操作,可行瘤体穿刺放液,再予以切除。

腹膜后肿瘤常引起邻近脏器、血管的解剖变异或移位,可见胰腺受压位置改变,输尿管、门静脉、肝动脉、胆总管拉长变细,形态改变,手术中易损伤,此时除须对正常解剖熟悉外,还要善于辨别手术中发生的各种变异情况,及时正确判断及处理。鉴于腹膜后的血供均来自体中线区域的大血管,有学者认为切除肿瘤应先控制其血运,主张采用内侧进路方法,即先切开腹主动脉或下腔静脉外侧边缘的后腹膜,在血管外鞘内分离、保护血管并切断其伸向肿瘤的所有血管分支,沿肿瘤背面继续向外分离达肿瘤基底部。然后在肿瘤外侧切开侧腹膜,沿肿瘤包膜间隙向背部分离,与内侧分离面会师于肿瘤基底部,再将肿瘤整块切除。

手术操作可采用锐性及钝性分离交替实施,遇到分离困难及解剖不清晰时,可改向另一方向进行分离,原则上应由周围向中心推进,表浅向基底解剖。遇到基底解剖不清,粘连紧密,为防止意外,允许先将大体肿瘤切下,再清除残留肿瘤。

切除肿瘤并妥善止血后,仔细检查有无肿瘤残留,对怀疑有残留或肿瘤浸润明显的区域可补充切除或予电刀烧灼。关腹前以氯己定(洗必泰)、碘伏等稀释液冲洗术野,放置引流管。

## 60.7.5 联合脏器切除

腹膜后肿瘤累及邻近组织器官,如无法分离或分离困难,应考虑行肿瘤联合脏器的整块切除,如此可提高完整切除率,尤其可提高肿瘤R0切除率,从而减少复发率,同时可减少大出血的发生。常见切除的器官有肾、脾、肠、胰体尾、胃、肝等。一般左上腹部腹膜后肿瘤可联合切除左肾、脾、结肠、胰体尾(图60-5);右上腹可联合切除右肾、右半结肠、右肝等。Erzen等报道,联合脏器切除在腹膜后肿瘤手术中占76%[1]。复旦大学附属肿瘤医院统计,腹膜后恶性肿瘤完全切除术中行联合脏器切除者占33%。

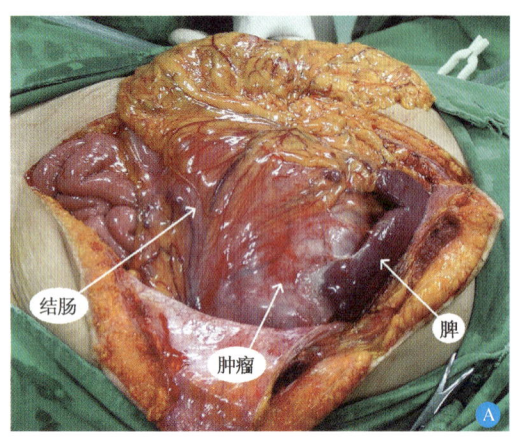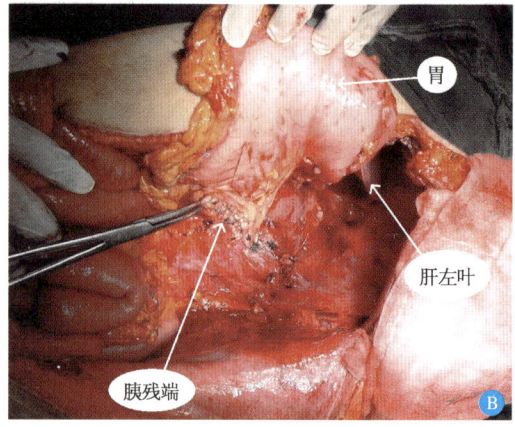

图 60-5　联合脏器切除

A. 左腹膜后平滑肌肉瘤侵犯左肾、脾、胰体尾、降结肠；B. 行肿瘤联合左肾、脾、部分胰体尾、左半结肠切除术后所见

## 60.7.6　大血管受累时的处理

主要大血管与肿瘤紧密粘连或被肿瘤所包裹，是肿瘤不能完整切除的最常见原因。但对于部分病例手术耐受性好，肿瘤浸润较局限，所累及的主要血管范围不广，无远处转移和种植，能完整切除肿瘤者，可考虑行主要血管的切除并修复重建[18,19]。要进行主要大血管切除、修复和重建的先决条件是术者有精练娴熟的手术技巧和血管外科技术，患者及其家属对手术要求强烈并充分理解可能发生的意外和不良后果。

大动脉管壁较厚，有搏动，一般不易损伤；而静脉则相反，容易误伤。最常遇到的情况是下腔静脉和髂静脉受累时的处理。腹膜后肿瘤包绕或浸润下腔静脉时，与静脉壁无间隙可分离，不要在肿瘤内剥离游离腔静脉，应于肿瘤外正常组织内游离。肾静脉水平以下的腔静脉常有较丰富的侧支循环，一般认为手术切除此段不会有余患，切除时需保留髂总静脉汇流部，以平衡两侧循环。血管重建可减少并发症且符合生理状态，适用于：①肿瘤根治性完整切除；②下腔静脉通畅，侧支循环未完全形成者。有时下腔静脉受压变薄，紧贴肿瘤难以分辨静脉边界，小的破口出血可不明显，但可导致气栓，极为危险。笔者曾遇1例腹膜后副神经节瘤压迫下腔静脉和肾静脉，分离肿瘤时下腔静脉出现小破口，未及时发现，引起气栓，表现为急性心衰征象，虽经抢救脱险，由于事发突然，惊心动魄，教训也极为深刻。

## 60.7.7　手术中大出血的预防和处理

在进行腹膜后肿瘤的切除手术时，常有不同程度的出血，平均出血量为2 800ml[1]。尤其是恶性肿瘤血管丰富，静脉怒张，易在分离过程中引起大出血，且出血量难以估计，有时出血极为凶猛。对于巨大腹膜后肿瘤、复发性腹膜后肿瘤，由于暴露困难、解剖不清、周围关系复杂，尽管对这些病例术前做了充分的准备，有时也难免发生术中大出血，导致失血性休克，危及生命[10]。因此手术成功的关键是预防和控制手术中大出血。腹膜后肿瘤术中发生大出血的原因有以下几种：①术中误伤腹膜后大血管破裂出血，如腹主动脉、下腔静脉、髂血管、肠系膜血管，以及腹膜后器官供应血管。②肿瘤周围的粗大供瘤血管在分离肿瘤过程中破裂出血。③盆腔腹膜后肿瘤在游离骶前间隙和盆侧壁时，骶前和盆侧壁血管破裂出血。④肿瘤切除之后大面积瘤床出血不止。

术前应备有充足血源，包括各种凝血因子的准备。估计创面大、出血多者，术前给予维生素K。术中还可适当给予止血药物如巴曲酶（立止血）等，以减少创面渗血。

分离肿瘤过程中发生大出血时，术者要镇静，避免慌乱，手术者及麻醉师要密切配合。如出血>3 000ml，由于循环血量不足，患者将出现血压下降、心率加速等失血性休克症状，此时应严密监测生命指标，快速补充血浆、红细胞、羧甲淀粉（代血浆）以及进行其他抗休克措施。如出血点清晰，则钳夹止血，或缝扎和结扎出血点。如出血部位不明，切忌慌乱中盲目钳夹,以免造成重要大血管或腹膜后器官误伤,而且腹膜后大血管的裂口可能在止血钳的钳夹下越裂越大,出血更加凶猛,危及患者生命。此时应立即以手指或纱布纱垫压迫止血,迅速判明出血原因,若为大血管破裂出血,立刻取出血管器械,用无创钳控制破裂的大血管,直视下缝合修补。有时肿瘤占据空间并遮掩视野,无法显露出血部位,应在快速输血、输液下,迅速将肿瘤从胞膜内钝性剥离剜出。在大出血的情况下剜出肿瘤时,切忌手法粗暴,应做到胆大心细,扪及搏动性管状及条索状物时,要考虑到重要血管、器官及输尿管的可能性,避免撕破损伤。肿瘤取出后,立刻以干纱布垫填塞肿瘤床,10～15 min后,缓缓掀起取走纱布垫,将出血点逐一缝扎或修补撕破的血管。

当巨大的腹膜后肿瘤经过长时间艰难的手术被切下后,由于手术过程大量的出血和输血,丢失很多凝血物质,患者的凝血功能很差,肿瘤床出血有时很难控制,尽管将可见出血的血管结扎或缝扎后,或局部使用各种凝血海绵或止血材料,也无法控制,并且在进行止血的同时,创面仍在不停渗血,而患者的血压脉搏很不稳定,应尽快结束手术。此时最简便有效的止血方法是用填塞法止血,即使用长纱条或纱垫填塞、压迫创面,填塞前可先以止血材料如明胶海绵、止血纱布、止血菱、特可靠等铺盖出血创面,再用纱条加压填塞。切记准确记录填压的长纱条或纱垫数,并将纱条一端置于切口外,术后5～7天开始逐步拔除。复旦大学附属肿瘤医院曾发生数例腹膜后肿瘤患者术中大出血超过10 000 ml,甚至其中1例患者出血凶猛导致心脏骤停,采用填塞法均抢救成功。

盆腔腹膜后肿瘤位置较深,肿瘤几乎占据所有的空间,盆腔入口和肿瘤周围缝隙很小,手术中完整解剖很困难,往往在分离到一定程度后用手紧贴肿瘤进行潜行分离剜出肿瘤,易造成骶前及盆壁的大出血。此时一般止血常难以奏效,多采用上述长纱条填塞压迫止血。

## 60.7.8　复发性腹膜后肿瘤的再手术

尽管腹膜后肿瘤肉眼上能完整切除,甚至病理切片切缘无肿瘤残存,但仍存在很高的术后复发率,尤其是恶性腹膜后肿瘤。文献报道肿瘤切除术后2、5、10年复发率分别高达40%、72%、91%。复发中位时间为13～15个月。腹膜后肿瘤多为局部复发或种植转移,较少有远处转移,而难以控制的局部复发是导致死亡的主要原因(占2/3)。大多数复发

腹膜后肿瘤对放疗、化疗不敏感。再次对复发性肿瘤施行切除术仍然是治疗的主要方法。因此外科医师常面临许多复发腹膜后肿瘤的治疗问题。术后的随访一旦证实肿瘤复发,只要无手术禁忌,应争取再次行切除手术。

腹膜后肿瘤术后复发率高的原因为:①腹膜后解剖的限制无法行肿瘤广泛切除,因而不能保证足够的安全切缘;②手术探查和分离操作过程中致肿瘤细胞脱落种植;③术中致肿瘤破溢播散;④肿瘤向周围组织间隙和器官浸润,虽肉眼完整切除肿瘤,仍有部分肿瘤遗漏残留。因此,应强调第1次手术的细致和彻底,尽可能避免手术中操作不当而导致肿瘤的医源性播散。

复发腹膜后肿瘤解剖关系和层次不如初次手术清楚,有些还经历了二次以上的肿瘤切除手术,故复发性肿瘤的切除难度增加。复发肿瘤多为恶性,且恶性程度较高,与周围组织器官界限更加不清,要再次彻底切除肿瘤,往往需要联合脏器切除。由于复发肿瘤手术难度大,更易伤及大血管,大出血发生率较高,术前应做好充分的技术准备和备好充足的血源。

有些类型腹膜后肿瘤,如脂肪肉瘤,虽然反复复发,仍可以反复手术切除,达到缓解症状、延长患者生存期的目的[20-22]。分析复旦大学附属肿瘤医院手术治疗软组织肉瘤110例,其中完全切除的58例中,有18例(31%)属复发2次以上者。复发2次以上者也有44%的病例实施完全再切除,5年生存率仍达37.5%。其中1例脂肪肉瘤行2次切除术后复发,第3次手术时将左肾、脾、左半结肠、部分小肠联合切除,现已存活13年无肿瘤复发。说明对多次复发的患者,争取再手术,仍可获得较好疗效。

## 60.7.9　术后并发症的预防和处理

术后应进行心电图监护及24 h出入量、氧饱和度、中心静脉压、动脉压等监测,及时发现和处理有关并发症。

**(1) 术后腹腔出血**

为较常见并发症,多发生在术后3天内,出血量多少不等。因肿瘤创面大而出现的渗血,只要生命体征平稳,可以保守治疗,包括输血、应用止血药物。术中经大量输血者,还可输入凝血酶原复合物,以提高凝血功能。如出血量较多,颜色鲜红,应立刻决定再次手术止血,不应延误,防止血压过低引起休克。有时血凝块堵塞引流管,造成腹腔或腹膜后大量积血形成血肿,临床表现心率明显加快、尿量减少、面

检查,明确诊断后根据血肿大小和贫血程度判断出血量,如血红蛋白下降速度快,血肿较大,应手术处理。手术中出现大出血而采用填塞法止血者,术后对填塞的纱条在拔除过程中,应逐日缓慢拉出,避免再出血,有时需2~3周才全部拔除。

#### (2) 术后肠麻痹和肠梗阻

术后7~10天出现的肠梗阻可为粘连性或功能性。术后常发生腹胀和肠麻痹,多与手术时间长、手术创伤大以及腹膜后自主神经损伤等因素有关,一般可保守治疗。如症状不缓解可摄腹部X线立、卧位片判断是否为机械性梗阻,根据病情决定是否再手术治疗。由于腹膜后肿瘤常行联合脏器切除,腹膜后及肠系膜重建过程中应防止遗漏孔隙,以免造成日后肠内疝及狭窄。

#### (3) 消化道漏

术中如行联合胃肠切除、部分胰腺切除者,术后可能并发胃肠吻合口漏、胰漏等并发症。预防此类并发症,应放置胃肠减压管,术中置双腔管引流,术后给予生长抑素以抑制消化液分泌。如术后一旦出现腹膜炎征象,应高度怀疑消化道漏,及早手术探查,酌情行修补术或造口术,并做充分的冲洗和引流。

#### (4) 其他

术后并发症还包括肾功能障碍、心肺功能不全、腹腔内感染、切口感染等,可根据病因相应处理。

## 60.8 辅助治疗

由于腹膜后肿瘤常无法施行广泛的切除手术,局部复发率高。近年来有学者报道采用术中放疗和术后辅助放疗来提高疗效,但收效不明显[14,16,23-30]。主要原因是腹腔脏器对放射线耐受性较差,难以对肿瘤床进行高剂量放射,导致行放疗者并发症发生率较高。近年来有学者采取术中放疗加术后放疗来提高局部放射剂量,不仅降低了放疗并发症,还可降低局部复发率,但是否能提高生存率尚不明确。同样,辅助化疗除了增加患者的不良反应外,并不能降低复发率和提高生存率[1,30,31]。因此,除了尽可能彻底切除肿瘤,迄今为止尚无有效的辅助治疗手段。

## 60.9 预后

良性腹膜后肿瘤切除术后预后良好。恶性腹膜后肿瘤治疗后的复发率很高,虽经再手术或多次手术,有的甚至加辅助放疗和化疗的综合治疗,但疗效仍不满意。影响腹膜后恶性肿瘤的主要预后因素是肿瘤恶性程度(肿瘤分级)和手术方式,低度恶性肿瘤以及肿瘤完全切除者预后较好[15,31,32]。据复旦大学附属肿瘤医院收治手术并随访到的201例的统计,5年和10年生存率分别为61%和54%,其中88例良性肿瘤者分别为96%和95%,而恶性肿瘤完全切除58例的5年和10年生存率仅分别为56%和30%,部分切除及探查活检术的5年和10年生存率只有8%,两者相比有显著差异($P<0.001$)。

腹膜后恶性肿瘤死亡原因中1/3是远处转移,2/3系难以控制的局部复发。尽管施行了肿瘤的完全切除,术后5年和10年局部复发率分别高达72%和91%。Erzen采取联合脏器切除来提高腹膜后肿瘤的R0切除率,可使5年局部复发率降低至37%,5年生存率达75%;而R1切除者5年局部复发率和生存率为71%和25%,明显较R0切除者预后差。

据近年来国内外一些资料统计,虽然恶性肿瘤的切除率不断上升,但生存率并无明显提高(见表60-3)。其主要原因:①由于腹膜后间隙的解剖关系,不可能有一个足够的切除安全区;②患者就诊往往肿瘤体积巨大,病期较晚,肿瘤与重要组织器官关系密切,手术难度也大,术中难免有意或无意切破肿瘤,导致医源性种植性播散,极易复发;③其他辅助治疗,如放疗和化疗等收效甚微。因此,目前对腹膜后肿瘤的最佳治疗手段是努力提高手术操作水平,尤其是掌握大血管的处理技术,尽可能达到肿瘤的R0切除,以最大限度地减少局部复发和提高远期生存率。

(王亚农)

## 主要参考文献

[1] Erzen D, Sencar M, Novak J. Retroperitoneal sarcoma: 25 years of experience with aggressive surgical treatment at the Institute of Oncology, Ljubljana. J Surg Oncol, 2005, 91:1-9.

[2] Windham TC, Pisters PW. Retroperitoneal sarcomas. Cancer Control, 2005, 12:36-43.

[3] Mendenhall WM, Zlotecki RA, Hochwald SN, et al. Retroperitoneal soft tissue sarcoma. Cancer, 2005, 104:669-675.

[4] 蒋彦永, 罗成华. 原发性腹膜后肿瘤外科学——理论与实践. 北京:北京人民军医出版社. 2006:18-46.

[5] Chen L, Li T, Li R, et al. Clinical experience of primary retroperitoneal tumor: report of 600 cases. Chin Ger J Clin Oncol, 2005, 4:206-208.

[6] Pierie JP, Betensky RA, Choudry U, et al. Outcomes in a series of 103 retroperitoneal sarcomas. Eur J Surg Oncol, 2006, 32:1235-1241.

[7] Gronchi A, Casali PG, Fiore M, et al. Retroperitoneal soft tissue sarcomas: patterns of recurrence in 167 patients treated at a single institution. Cancer, 2004, 100:2448-2455.

[8] Ferrario T, Karakousis CP. Retroperitoneal sarcomas: grade and survival. Arch Surg, 2003, 138:248-251.

[9] Stoeckle E, Coindre JM, Bonvalot S, et al. Prognostic factors in retroperitoneal sarcoma: a multivariate analysis of a series of 165 patients of the French Cancer Center Federation Sarcoma Group. Cancer, 2001, 92:359-368.
[10] 罗成华,李荣,宋少柏,等. 原发性盆部腹膜外肿瘤 84 例的外科治疗. 中华外科杂志, 2004, 42:1250-1253.
[11] 何婉媛,毛枫,徐斌,等. 原发性腹膜后肿瘤的超声诊断价值. 中国临床医学影像杂志, 2003, 14:108-110.
[12] Francis IR, Cohan RH, Varma DG, et al. Retroperitoneal sarcomas. Cancer Imaging, 2005, 5:89-94.
[13] 王亚农. 软组织肉瘤的鉴别诊断. 中国实用外科杂志, 2007, 27:269-270.
[14] Raut CP, Pisters PW. Retroperitoneal sarcomas: combined-modality treatment approaches. J Surg Oncol, 2006, 94:81-87.
[15] Chiappa A, Zbar AP, Biffi R, et al. Effect of resection and outcome in patients with retroperitoneal sarcoma. Anz J Surg, 2006, 76:462-466.
[16] Pawlik TM, Pisters PW, Mikula L, et al. Long-term results of two prospective trials of preoperative external beam radiotherapy for localized intermediate- or high-grade retroperitoneal soft tissue sarcoma. Ann Surg Oncol, 2006, 13:508-517.
[17] Hassan I, Park SZ, Donohue JH, et al. Operative management of primary retroperitoneal sarcoma: a reappraisal of an institutional experience. Ann Surg, 2004, 239:244-250.
[18] 李滨,陈福真,杨珏,等. 原发性腹膜后肿瘤切除合并重要血管重建 56 例. 中华普通外科杂志, 2004, 19:18-20.
[19] Fueglistaler P, Gurke L, Stierli P, et al. Major vascular resection and prosthetic replacement for retroperitoneal tumors. World J Surg, 2006, 30:1344-1349.
[20] Wang YN, Zhu WQ, Shen ZZ, et al. Treatment of locally recurrent soft tissue sarcomas of the retroperitoneum: report 30 cases. J Surg Oncol, 1994, 56:213-216.
[21] Avances C, Mottet N, Mahatmat A, et al. Prognostic factors for first recurrence in patients with retroperitoneal sarcoma. Urol Oncol, 2006, 24:94-96.
[22] Neuhaus SJ, Barry P, Clark MA, et al. Surgical management of primary and recurrent retroperitoneal liposarcoma. Br J Surg, 2005, 92:246-252.
[23] Caudle AS, Tepper JE, Calvo BF, et al. Complications associated with neoadjuvant radiotherapy in the multidisciplinary treatment of retroperitoneal sarcomas. Ann Surg Oncol, 2007, 14:577-582.
[24] White JS, Biberdorf D, DiFrancesco LM, et al. Use of tissue expanders and pre-operative external beam radiotherapy in the treatment of retroperitoneal sarcoma. Ann Surg Oncol, 2007, 14:583-590.
[25] Ballo MT, Zagars GK, Pollock RE, et al. Retroperitoneal soft tissue sarcoma: an analysis of radiation and surgical treatment. Int J Radiat Oncol Biol Phys, 2007, 67:158-163.
[26] Tzeng CW, Fiveash JB, Popple RA, et al. Preoperative radiation therapy with selective dose escalation to the margin at risk for retroperitoneal sarcoma. Cancer, 2006, 107:371-379.
[27] Krempien R, Roeder F, Oertel S, et al. Intraoperative electron-beam therapy for primary and recurrent retroperitoneal soft-tissue sarcoma. Int J Radiat Oncol Biol Phys, 2006, 65:773-779.
[28] Dziewirski W, Rutkowski P, Nowecki ZI, et al. Surgery combined with intraoperative brachytherapy in the treatment of retroperitoneal sarcomas. Ann Surg Oncol, 2006, 13:245-252.
[29] Zlotecki RA, Katz TS, Morris CG, et al. Adjuvant radiation therapy for resectable retroperitoneal soft tissue sarcoma: the University of Florida experience. Am J Clin Oncol, 2005, 28:310-316.
[30] Pisters PW, Ballo MT, Fenstermacher MJ, et al. Phase I trial of preoperative concurrent doxorubicin and radiation therapy, surgical resection, and intraoperative electron-beam radiation therapy for patients with localized retroperitoneal sarcoma. J Clin Oncol, 2003, 21:3092-3097.
[31] van Dalen T, Plooij JM, van Coevorden F, et al. Long-term prognosis of primary retroperitoneal soft tissue sarcoma. Eur J Surg Oncol, 2007, 33:234-238.
[32] Chiappa A, Zbar AP, Bertani E, et al. Primary and recurrent retroperitoneal soft tissue sarcoma: prognostic factors affecting survival. J Surg Oncol, 2006, 93:456-463.

# 61 肾细胞癌

61.1 概述
61.2 流行病学
61.3 病因学
    61.3.1 吸烟
    61.3.2 肥胖
    61.3.3 高血压
    61.3.4 其他因素
    61.3.5 von Hippel-Lindau 病
    61.3.6 家族性肾乳头状癌
61.4 筛查
61.5 病理学
    61.5.1 肾癌的起源
    61.5.2 大体病理
    61.5.3 分级
    61.5.4 分型
61.6 分子生物学
    61.6.1 信号转导通路和相关分子
    61.6.2 肾癌转移的分子机制
61.7 临床表现
    61.7.1 传统的"三主征"
    61.7.2 肾癌的肾外表现
    61.7.3 肾癌的转移
    61.7.4 自然病程
61.8 影像学检查
    61.8.1 超声检查
    61.8.2 X线尿路平片和排泄性尿路造影
    61.8.3 CT检查
    61.8.4 MRI检查
    61.8.5 放射性核素显像
    61.8.6 血管造影
    61.8.7 细针穿刺细胞学检查
61.9 诊断与鉴别诊断
    61.9.1 诊断
    61.9.2 肾癌亚型的鉴别
    61.9.3 与其他肾占位性病变的鉴别
61.10 临床分期
61.11 治疗总论
61.12 根治性肾切除术
    61.12.1 手术指征与术前准备
    61.12.2 麻醉、体位与切口
    61.12.3 手术范围与淋巴结清扫
    61.12.4 腹腔镜根治性肾切除术
    61.12.5 手术并发症
    61.12.6 伴有肾静脉、下腔静脉癌栓的处理
61.13 保留肾单位的肾癌切除术
    61.13.1 手术指征与术前准备
    61.13.2 手术要点
    61.13.3 并发症
    61.13.4 疗效与局部复发
    61.13.5 腹腔镜保留肾单位的肾癌切除术
61.14 局部治疗
61.15 免疫治疗
    61.15.1 白细胞介素-2
    61.15.2 α-干扰素
    61.15.3 其他免疫治疗
61.16 分子靶向治疗
    61.16.1 药物和作用机制
    61.16.2 适应证与疗效评价
    61.16.3 不良反应
61.17 化疗
    61.17.1 肾癌的多药耐药性
    61.17.2 化疗的应用与评价
61.18 放疗
61.19 影响预后的因素

## 61.1 概述

肾细胞癌又称肾癌（renal cell carcinoma, RCC），是发生在肾的最常见的恶性肿瘤，占原发性肾恶性肿瘤的85%左右。肾癌的组织病理类型多种多样，其中肾透明细胞癌是主要的病理类型。近年来，肾癌的发生率逐年升高，肾癌已占美国成人恶性肿瘤的3%，其发病率仅次于膀胱癌，占泌尿系统肿瘤的第2位。

随着医学影像学的发展，肾癌早期发现率逐渐增长，局限性肾癌经过根治性肾切除或保留肾单位的肾切除术可以获得满意的疗效。但是，由于肾癌缺乏特异性的早期表现，确诊时约30%患者已属晚期而预后较差。随着肾癌免疫治疗的进展和近年来分子靶向治疗的兴起，晚期肾癌的疗效也逐步得到改善。

## 61.2 流行病学

肾癌发病占成人全身所有恶性肿瘤的2%~3%。在许多欧美国家和我国都仅次于膀胱癌居泌尿系统肿瘤发病率第2位[1,2]。肾癌在各国或各地区的发病率不同，发达国家发病率高于发展中国家。我国各地区肾癌的发病率差异也较大。据统计，2004年上海市市区肾肿瘤发病率男性为10.43/10万，女性为5.96/10万，男女性发病率之比为1.75:1，男性肾肿瘤已进入男性恶性肿瘤发病率前10位。发病年龄可见于各年龄段，50~70岁为高发年龄。

## 61.3 病因学

肾癌的病因尚不明确。目前比较公认的危险因素包括吸烟、肥胖及高脂饮食、高血压等。此外，对于许多其他环境、职业、饮食等因素与肾癌发病的联系也有研究，但尚无明确的结论。两类家族遗传性疾病与肾癌的关系已经得到证实，即von Hippel-Lindau 病（VHL 病）和家族性肾乳头状癌（hereditary papillary RCC, HPRCC），占肾癌总数的4%。非遗传性因素引起的肾癌称为散发性肾癌。

### 61.3.1 吸烟

吸烟与肾癌发病的关系已得到证实。病例对照研究的结果显示，吸烟者发生肾癌的危险因子为1.4~2.3。并且，随着吸烟数量与年限的增长，肾癌发病率也随之升高。研究显示，吸烟者在戒烟后发生肾癌的危险因子也随之下降，并可在数年后达到正常人群的水平。

### 61.3.2 肥胖

肥胖与高脂饮食也被证实与肾癌发生密切相关。加拿大的一项研究提示，体质指数（BMI）超标者发生肾癌的危险因子为2.57，而每日热能摄入过高人群肾癌发生的危险因子为1.30。目前认为高脂肪、高蛋白饮食而蔬菜、水果摄入过少将增高肾癌发生的危险。对于肥胖者，通过体育活动能否降低其发生肾癌的危险因子，目前尚存争议。

### 61.3.3 高血压

流行病学研究证实，高血压是肾癌发病的独立危险因子，高血压患者发生肾癌的机会是正常人群的1.4~2倍，但其发病机制尚不明确。另有研究发现，抗高血压药物尤其是利尿剂的长期应用也会增加肾癌发生的机会，但远小于高血压病本身。

### 61.3.4 其他因素

许多其他因素与肾癌发生的关系也有报道，但仍有争议。例如职业性致癌物质的长期接触、镇痛药物的应用、射线暴露、糖尿病、妊娠与激素水平变化、饮酒等。有报道肾癌患者中14%有糖尿病，是正常人群的5倍。还有研究认为，经产妇比未经产女性将来发生肾癌危险性升高。然而，也有研究认为，适当饮酒、增加钙和维生素C摄入量可以降低肾癌的发生率。

在慢性肾功能不全接受血液透析的人群中，可以发现肾囊性变，即所谓获得性囊性病（acquired cystic disease, ACD），并容易恶变。因此，透析超过3年的患者应密切随访肾B超或CT。

### 61.3.5 von Hippel-Lindau 病

VHL 病是一类非常罕见的以多系统肿瘤为表现

的家族遗传性疾病，而家族性肾透明细胞癌是其突出表现之一。VHL病可以表现为肾透明细胞癌、肾囊肿、肾上腺嗜铬细胞瘤、中枢神经系统血管网状细胞瘤、视网膜血管瘤、面部蝶形红斑、癫痫等，其中肾透明细胞癌的发生率为24%～70%（平均50%），且一般出现在30～50岁。遗传学研究发现，VHL病主要由位于染色体3p25～26的VHL抑癌基因突变所致，这对于了解肾透明细胞癌发生的分子机制提供了重要线索。

### 61.3.6 家族性肾乳头状癌

HPRCC是另一类遗传性肾细胞癌。与VHL病不同的是，该病患者除发生肾乳头状癌外，无其他系统累及。HPRCC主要由定位在染色体7q31的 *met* 原癌基因（proto-oncogene）错义突变启动，其蛋白质产物是肝细胞生长因子的受体，从而导致肾小管上皮细胞异常增殖和分化。

## 61.4 筛查

肾癌筛查最简便和廉价的方法是B超和尿液分析。Landis等统计无症状人群中，B超检查发现偶发性肾癌的机会是8.9例/10万人·年。虽然近年来体检发现的早期肾癌逐年增多，但在人群中进行普查仍需比较大的费用，对发现的一些肾腺瘤等良性疾病常会过度治疗。因此，肾癌的筛查应在相对高危的人群中进行。①终末期肾病患者：该组患者中约80%可能发生（ACD），其中1%～2%为肾癌，对于该组人群，应从透析的第3年开始进行常规B超或CT检查；②VHL病患者：应定期进行腹部CT检查，有条件者可以进行VHL基因相关分析，VHL基因突变者应密切随访；③VHL病患者或其他家族性肾癌患者的亲属：应进行基因分析，阳性人群应定期B超或CT检查；④结节性硬化症（tuberous sclerosis，TS）患者：可表现为肾多发肿瘤、错构瘤等，需每年进行B超或CT检查。

## 61.5 病理学

### 61.5.1 肾癌的起源

传统观点认为，肾癌起源于肾近曲小管。通过肾癌超微结构和单抗检测结果发现，肾透明细胞癌88.5%表达近曲小管抗原特性，而乳头状癌87.5%表达远曲小管抗原特性。由此认为，肾透明细胞癌多起源于近曲小管，而乳头状癌、嫌色细胞癌、集合管癌等则起源于肾单位中更为远端的部分。

### 61.5.2 大体病理

肾癌多为单侧性、单发，双侧肾癌占散发性肾癌的2%～4%，而在VHL病和HPRCC患者中双侧肾癌发生率可高达10%～20%。大体观察，肾癌呈圆形或类圆形肿块，其外周可见假包膜，假包膜主要由受压的肾实质和纤维组织组成。肿块大小并不能完全代表肿瘤的分期，有些小肾癌在发现时已有远处转移。肿块切面呈黄色或棕色，肿块内可见纤维化、钙化、坏死和出血，后两者尤其多见于肿块较大者。部分肿瘤内可见囊性变（占10%～25%），而囊性肾癌则表现为囊性或囊实性肿块（图61-1）。肿块大小多在5～8cm，随着B超检查的普及，越来越多的肾癌被早期发现，故肿块的大小可从几毫米到十几厘米不等。目前常将<4cm的肾癌称为小肾癌。

肿瘤可局限在肾实质，当肿瘤逐渐增大穿透假包膜后，也可破坏肾盂、肾盏，并可侵及肾周脂肪、血管、淋巴管。肾癌突破肾周筋膜又可侵犯肾上腺、淋巴结和其他邻近脏器。肾癌较易侵犯静脉血管形成癌栓，癌栓可沿肾静脉、下腔静脉生长，直至右心房。肾癌经血液和淋巴转移至肺、脑、骨、肝等。淋巴转移最先到肾蒂淋巴结。

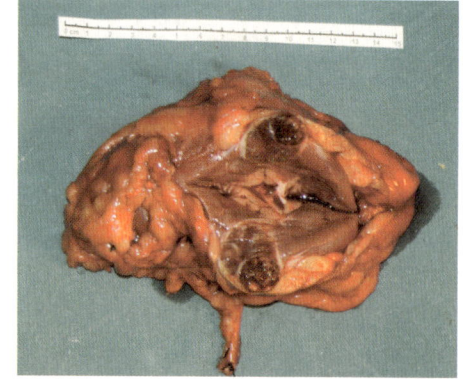

**图61-1 左肾下极肿瘤**
根治性左肾切除标本，病理示肾细胞癌，透明细胞型

## 61.5.3 分级

1982年Fuhrman提出了核分级系统,根据肿瘤细胞核大小、边界、形态等将肿瘤分为1~4级。1997年国际抗癌联盟(UICC)和美国癌症联合委员会(AJCC)根据临床资料统计的结果,建议将Fuhrman1、2级合并,采用3级核分级系统,即高分化、中分化、低分化(未分化)。核分级系统被证实与肿瘤预后相关,由于主观性较强,应结合其他形态学指标如核分裂象等综合判定。

## 61.5.4 分型

肾癌有几种分型标准,以往我国最常用的是1981年Mostofi分型标准,现在普遍采用世界卫生组织(WHO)1997年根据肿瘤细胞起源以及基因改变等特点制定的肾实质上皮性肿瘤分型标准。肾癌的病理类型分为:透明细胞癌、乳头状癌、嫌色细胞癌、集合管癌、未分类肿瘤等。由于各型肾细胞癌均有可能表现为部分呈肉瘤样形态,所以肉瘤样癌已经不作为一种独立的病理类型(图61-2)。

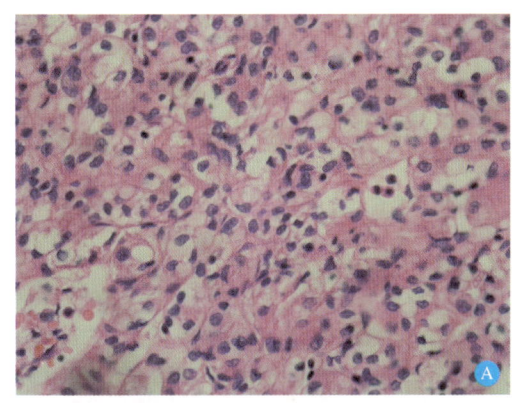
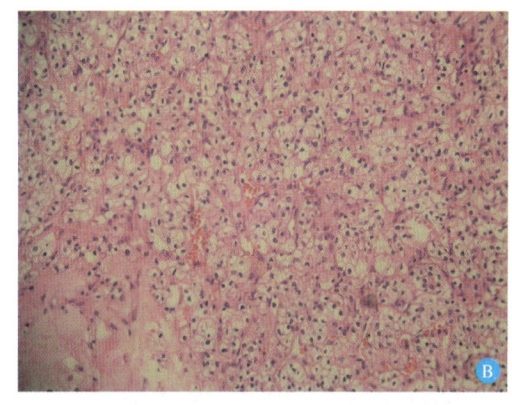
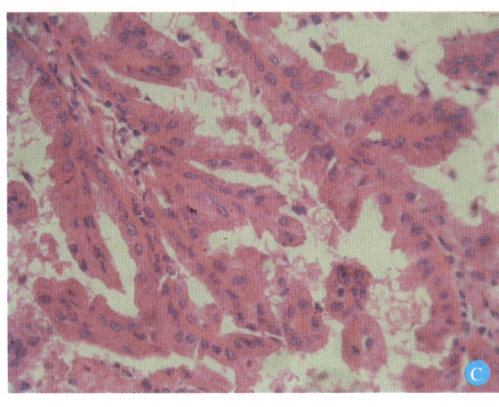
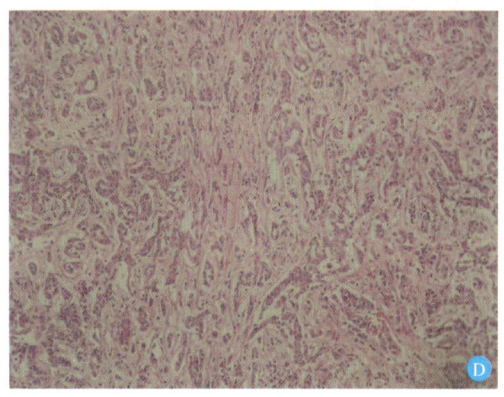

**图61-2 肾癌4种常见病理类型的镜下表现**
A. 透明细胞型(×400);B. 乳头状癌(×100);C. 嫌色细胞癌(×400);D. 集合管癌(×100)

(1) 透明细胞癌

占70%~80%。肿瘤呈圆形,切面呈黄色或灰黄色,多为实质性,常伴有囊性变和出血。镜下肿瘤细胞胞质丰富,由于胞质内富含糖原、磷脂和中性脂肪,这些物质在切片制作过程中被溶解,使细胞呈透明状,故名。此外肿瘤组织内还可见到或多或少的胞质嗜酸或嗜碱性细胞。透明细胞癌随着恶性程度增加胞质内脂肪含量减少、核固缩深染、核仁明显,甚至出现细胞明显异型及核分裂象。透明细胞癌患者约75%可发现VHL基因突变、功能失活。

(2) 乳头状癌

又称嗜色细胞癌,占肾上皮源性恶性肿瘤10%~15%,在终末期肾病的患者中较为多见。肿瘤中央易出血坏死,外周靠近假包膜处常可见黄色闪光点。镜下绝大多数呈乳头状结构,细胞呈嗜色型,细胞可嗜碱性或嗜酸性,大部分肿瘤细胞嗜酸性。肿瘤间质中常可见到泡沫细胞和沙砾体以及肿瘤细胞吞噬含铁血黄素等形态。其细胞遗传学特点为7号和17号染色体三体性以及Y染色体的缺失。

**(3) 嫌色细胞癌**

占4%~5%。最早在1985年由Thoenes等描述。镜下细胞呈多角形,普通染色胞质不染呈透明状,内见细网状结构,细胞膜厚,细胞分界清楚,形似"植物细胞"。电镜下可见150~300 nm的微管状嵴线粒体结构。采用Hale胶体铁染色阳性,具有诊断意义。细胞遗传学研究发现染色体1、2、6、10、13、17和21杂合性缺失。

**(4) 集合管癌**

相对少见,占肾恶性上皮源性肿瘤的1%。多见于年轻人,肿瘤切面呈白色,多位于肾髓质,向肾皮质和肾盂浸润明显,恶性程度高。镜下可见扩张的小管、腺样结构或乳头状结构,肿瘤细胞嗜碱性,胞质淡,间质纤维组织常明显增生。免疫组化染色高分子角蛋白(HCK)阳性。临床资料显示患者常伴发镰刀型细胞贫血症[3]。

**(5) 未分类肿瘤**

如髓样癌、神经内分泌肿瘤等。髓样癌较多见于年轻的美国黑种人,目前认为起源于肾乳头处的肾盏上皮,浸润性强,多数病理确诊时已发生局部扩散或远处转移。其组织学形态与集合管癌相似,常需结合肿瘤部位和伴红细胞镰形改变等特点作出诊断。

# 61.6 分子生物学

## 61.6.1 信号转导通路和相关分子[4]

对VHL基因相关信号转导通路的研究是近年来肾癌发病机制研究中最重要的成果,在此基础上兴起的肾癌分子靶向治疗成为转移性肾癌治疗方法的重大突破。

大部分透明细胞癌中都可发现VHL基因突变导致功能失活,VHL基因的功能是调节转录因子——缺氧诱导因子(hypoxia inducible factor,HIF)水平。当VHL基因失活时,HIF大量蓄积,从而导致一系列与肿瘤相关的分子过表达。①与细胞生长、增殖有关的分子:转化生长因子-α(transforming growth factor α,TGF-α)、表皮生长因子受体(epithelial growth factor receptor,EGFR)等;②与血管生成有关的分子:血管内皮生长因子(vascular endothelial growth factor,VEGF)、血小板衍化生长因子-β(platelet-derived growth factor β,PDGF-β)。这两种因子的激活可导致血管内皮细胞和外膜细胞的VEGF受体2(VEGFR-2)和PDGF受体β PDGFR-β激活,从而导致肿瘤血管形成。

在许多恶性肿瘤(包括肾癌)中都可以发现哺乳动物雷帕霉素靶蛋白(mammalian target of rapamycin,mTOR)及其相关信号通路的激活。mTOR通路的功能主要是调节mRNA的翻译,也就是蛋白质合成,从而有利于细胞增殖。另一方面,有研究证实mTOR可以使HIF的功能上调,从而导致其下游分子的激活。在结节性硬化合并肾癌的患者中也发现,结节性硬化复合体1和2(tuberous sclerosis complex 1 and 2,TSC1 and TSC2)的破坏可以导致mTOR激活从而进一步激活HIF途径。

Raf/MEK/ERK信号转导途径也在肾癌发生中具有重要意义。由于VHL基因失活导致HIF途径激活,TGF-α、PDGF和VEGF激活。TGF-α和EGF具有自分泌功能,肿瘤细胞中的这两种分子被分泌出细胞外后,可以激活细胞自身表面的EGFR,进一步激活Ras/Raf-1/MEK/ERK这一系列的丝氨酸/苏氨酸激酶系统,从而促进肿瘤细胞增殖。另一方面,PDGF和VEGF通过旁分泌功能激活血管内皮细胞和血管外膜细胞中的Ras/Raf-1/MEK/ERK通路,促进血管生成。

图61-3表示信号转导通路和相关分子在肾癌发生中的相互作用。

## 61.6.2 肾癌转移的分子机制

肿瘤的侵袭通常可以分为细胞黏附、基质降解、细胞移动3个过程。从原发灶侵袭出去的肿瘤细胞要通过血行转移到另一个器官并定植、生长,还需要肿瘤血管生成、免疫逃逸及与宿主器官的黏附。肾癌转移也不例外,在上述肿瘤转移的各环节中,许多生物分子都起一定作用。在细胞黏附过程中,整合素样金属蛋白酶(ADAM)、连环素-β和KAI-1等起重要作用,这些分子的异常表达常提示肿瘤转移的风险增大。纤溶酶原和基质金属蛋白酶(MMP)在细胞外基质降解中起重要作用。肝细胞生长因子与c-Met受体结合可促进细胞移动。肾癌中抗原加工相关转运蛋白(TAP)作用缺失可导致肿瘤细胞免疫逃逸。趋化因子基质细胞衍生因子1及其受体CXCR4对肿瘤远处黏附有重要意义,尤其是在高表达该因子的肝、肺等组织中发生转移灶的可能性增高。因此,肾癌转移是多种生物分子共同作用、相互促进的过程[5]。

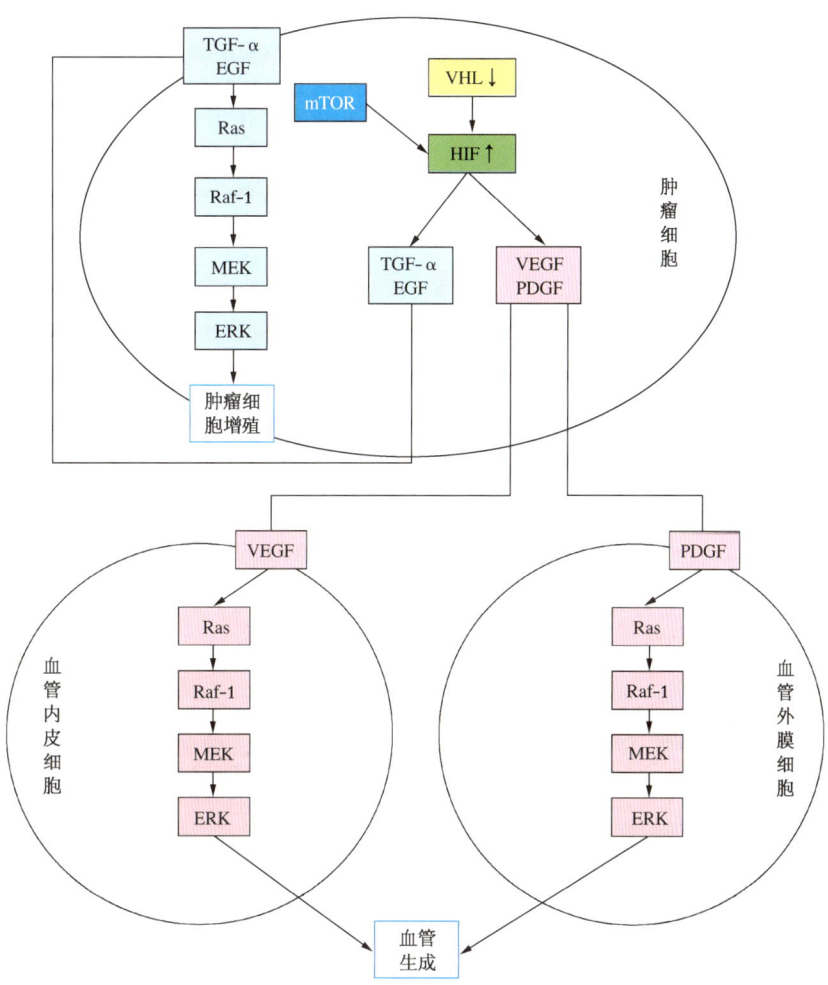

图 61-3　信号转导通路和相关分子在肾癌发生中的作用

## 61.7　临床表现

### 61.7.1　传统的"三主征"

传统的肾癌"三主征"是指血尿、腰痛和肿块。由于肾解剖位置较深,而且在后腹膜间隙,因此肾癌在早期发展隐匿、缺乏典型的临床表现。当出现"三主征"时,往往意味着肿瘤已进入进展期。随着医学影像学的发展和普及,约50%的肾癌患者是体检发现的"无症状"患者。但是,传统的"三主征"仍是肾癌最常见的临床表现。

(1) 血尿

通常由肿瘤侵犯肾盏、肾盂等集合系统所致,多见于位置比较靠近肾盂的肿瘤,常表现为无痛性、间歇性、全程肉眼血尿,部分患者也可表现为镜下血尿。此外,当肿瘤较大、生长较快出现肿瘤破裂时,可表现为突发大量血尿;有血块通过输尿管时可引发肾绞痛。血尿及其严重程度与肿瘤大小或分期并不呈正相关,外生性肿瘤即使体积很大时也可不出现血尿。

(2) 腰痛

早期肾癌可以表现为腰区或胁腹部隐痛,由于疼痛不典型及呈间歇性而并不被重视。进展期肾癌由于肿瘤生长迅速、包膜牵拉,或伴有急性出血、囊性变,或肿瘤侵犯邻近脏器、神经等而出现持续而明显的腰痛。

(3) 肿块

肾位于后腹膜间隙,位置较深,肾肿块一般不能被扪及。只有肿瘤体积很大时,才可能在胁腹部被扪及,往往肿块边界不清,质地较硬,表面光滑。如果肿块不随呼吸而移动、位置固定,常提示已侵犯邻近脏器或腰大肌。肿块压迫患侧精索内静脉或合并肾静脉癌栓时可出现该侧精索内静脉曲张。

### 61.7.2 肾癌的肾外表现[6]

肾癌的肾外表现与其局部表现相比更为复杂多样。这主要是由于肾除了排泄功能外,还是重要的内分泌器官,可以分泌促红细胞生成素、肾素、前列腺素、1,25-(OH)$_2$D$_3$ 等物质。而肾癌也会分泌这些激素类物质,且分泌的量会超过正常肾组织,从而产生一系列代谢紊乱的症状。另一方面,由于肿瘤生长对营养物质的消耗,以及肿瘤分泌的多种细胞因子等炎症介质的作用,肾癌患者会有发热、贫血、体重下降等全身症状。

(1) 发热

发生率为10%~20%。多为持续性或间断性低热,但也可表现为高热甚至出现类白血病反应。目前认为发热可能与肿瘤产生内生性致热源有关,也可能因肿瘤坏死、出血所致。有研究发现,术前有发热的肾癌病例在术后体温常恢复正常,而体温持续不退者常提示肿瘤残留,术后体温恢复正常后再次升高则应警惕肿瘤复发。

(2) 红细胞沉降率

可出现于半数的肾癌患者。虽然在诊断上无特异性的应用价值,但是出现发热和红细胞沉降率增快常提示预后不良。

(3) 贫血

曾认为血尿是贫血的原因,但是近年来研究发现,大部分伴有贫血的肾癌病例并无血尿。进一步研究发现,贫血患者血清铁和血清转铁蛋白下降、单核巨噬细胞系统内含铁血黄素沉积增多,提示贫血可能与铁进入肿瘤细胞有关。此外,贫血还可能与大量肾组织破坏导致促红细胞生成素减少有关。

(4) 食欲减退、体重下降

有报道肾癌伴有食欲减退、消瘦、乏力等症状的发生率可达30%~40%。但是,近年来随着大量偶发性肾癌的发现,上述症状发生率大大降低,并多见于进展期的患者。这些症状可能与肿瘤代谢产物作用于中枢神经系统有关。根治性手术后症状常可改善。

(5) 高血压

Moein等认为高血压是肾癌少见的临床表现,也有报道肾癌合并高血压的发生率可达35%~45%,且术后血压可恢复正常,借此可与原发性高血压病相鉴别。Grossman等认为高血压可能与肾癌组织分泌肾素、肿瘤内部动静脉短路或肿瘤直接侵犯肾动脉有关,且晚期及恶性程度高的肿瘤肾素分泌也较高,因而高血压可作为判断肿瘤恶性程度的指标之一。

(6) 肝功能异常

无肝转移的肾癌伴发肝功能改变称为Stauffer综合征,可以表现为血清碱性磷酸酶(AKP)升高、低蛋白血症、血清胆红素和转氨酶升高、凝血酶原时间延长等。Blay等发现Stauffer综合征患者血清白细胞介素-6(IL-6)升高,提示肝功能异常可以与肿瘤分泌的炎性介质有关。60%~70%患者术后肝功能恢复正常,肝功能持续异常或正常后再次发现异常提示肿瘤残留或复发。

(7) 内分泌紊乱症状

肾癌组织可产生多种激素或活性物质,出现一系列内分泌紊乱的症状。如分泌甲状旁腺素、1,25-(OH)$_2$D$_3$ 和前列腺素等导致高钙血症;分泌促红细胞生成素以及动静脉内瘘、组织供血供氧不足导致红细胞增多症;分泌胰岛素或胰高血糖素导致血糖异常;分泌皂位绒毛膜促性腺素导致性征异常等。

(8) 神经肌肉病变

可表现为血管炎、淀粉样变等,与肿瘤免疫反应有关,较为少见。

### 61.7.3 肾癌的转移

约30%的肾癌患者明确诊断时已有远处转移。肾癌转移的途径包括直接浸润、淋巴转移和血行转移。肾癌可直接浸润穿透肾包膜、脂肪囊和肾周筋膜,侵犯同侧肾上腺,也可通过脉管浸润至肾静脉、下腔静脉。淋巴转移的途径主要是通过肾门淋巴结至腔静脉或主动脉旁淋巴结。肾癌血行转移以肺转移最多见(约75%),部分病例可以咯血为首发症状。其次为肝和骨(约20%),肝转移的患者可表现为肝区疼痛、黄疸、腹腔积液等;骨转移者可出现病理性骨折、脊髓压迫症状。此外尚可转移到同侧或对侧肾上腺、脑、甲状腺、乳腺、胰腺等。更少见的转移灶如睾丸、卵巢、膀胱、舌、颈部软组织、骨骼肌转移也有报道。肾癌转移病灶中1.5%~3.5%为单发,可手术切除。晚期肾癌也可导致腹腔广泛种植转移和癌性腹腔积液。

### 61.7.4 自然病程[7]

罕见关于肾癌自然病程的研究。文献报道,未经治疗的肾癌3年生存率4.4%、5年生存率1.7%。另有报道,18例小肾癌观察12个月不予治疗,肿瘤生长速度平均为每年0.42cm。

## 61.8 影像学检查

### 61.8.1 超声检查

超声检查是一种无创、经济、简便的诊断手段,超声检查的应用使偶发性肾癌的发现率大大提高。B超检查可以发现肾内直径≥1cm的占位性病变,其特点:肿块处肾组织结构不清,向外隆起或压迫肾窦使之变形、移位。大部分肾癌呈低回声或中等回声,直径<3cm者可为高回声。较大的肾癌因内部出血、坏死、钙化等可表现为内部回声不均,出现液性暗区、散在高回声斑伴声影。肿瘤内部出现多个中等强度的结节回声是肾癌的重要特征。

彩色多普勒超声显示肾癌可呈抱球型、星点型、富血管型,少数呈少血管型,前三者分别表现为在肿块周边出现环状动脉血流,肿块内出现点状血流或"火球样"血流的声像图。彩超尚可显示肾静脉、下腔静脉有无侵犯或癌栓。

近年来,超声造影的应用逐渐推广。对于直径<3cm的高回声肾占位,应用超声造影检查对鉴别肾癌、错构瘤、肾柱肥大等有重要价值。有研究发现,应用造影剂(levovist)进行造影,恶性肿块内血流显像增强速度较快,持续时间较长。良性肿瘤血流增强开始时间均>15s,而恶性肿瘤血流增强开始时间均<50s;增强持续时间>400s者在恶性组占83%,在良性组仅占18%。Manno等应用新型造影剂Sonovue超声造影,认为其可以增强显示肾实质大血管、微循环血流灌注,发现肾细胞癌及其假包膜,并以此为依据判断保留肾单位手术的可行性[8]。

### 61.8.2 X线尿路平片和排泄性尿路造影

传统的X线尿路平片和尿路造影在肾癌诊断中目前已处于次要地位。尿路平片上可见肾轮廓增大、变形,典型的改变是驼峰样,肿瘤内有钙化时显示絮状高密度影。肿瘤较大时可在造影片上见到肾盂肾盏受压变形、局限性肾积水。肿瘤巨大可导致患肾无功能、不显影。排泄性尿路造影对于显示对侧肾功能、选择手术方式有应用价值,此外尚可鉴别肾盂肿瘤等其他占位病变。

### 61.8.3 CT检查

CT是诊断肾癌的最重要影像学检查,其诊断小肾癌的敏感度可达95%,可以发现直径≥0.5cm的肾癌。CT在肾癌诊断中的应用主要包括以下几方面。

(1) 鉴别肿块性质

CT平扫时可发现肾实质性肿块,边界清楚或模糊,密度不均,通常CT值略低于或与正常肾组织相似,可有出血、囊性变、坏死、钙化等表现,一般无脂肪密度影。增强扫描后,肿块明显强化,CT值呈几倍增高,由于肿瘤内动静脉短路等原因,强化的病灶消退也较快,在肾实质期密度反而低于正常肾组织,这就是通常称为"快进快出"的现象(图61-4)。增强CT对肾癌诊断的准确率可达95%。

(2) 分期

CT检查是肾癌术前临床分期的重要依据。CT可以了解肿瘤周围器官组织的形态及其与肿瘤的关系。但是,CT对肿瘤是否侵犯脂肪囊和肾周筋膜的判断有局限性,较小的浸润病灶只有在显微镜下才被发现,因为有时脂肪组织水肿、感染也可表现为肾周脂肪囊内密度不均、结节状等表现。高分辨率的螺旋CT对肾癌伴静脉癌栓诊断准确性较高,可表现为肾静脉、下腔静脉增粗,管腔内出现充盈缺损,但尚应与血栓相鉴别。CT发现肾门或后腹膜淋巴结肿大>2cm者,转移可能性大,而较小的淋巴结则一般为反应性增生。CT对肾癌伴肝、肾上腺、肺和脑转移等的诊断特异性较高。

(3) 指导手术

随着多排螺旋CT和CT三维重建技术的出现和进展,CT三维血管成形(CTA)和尿路重建(CTU)得以实现,从而在术前为外科医师提供更多信息,可以指导手术。例如,清晰地显示肿瘤边界及其与集合系统和肾门血管的关系,可以了解保留肾单位手术的可行性、切除范围和预防术后尿外渗;显示肾动静脉位置、分支和变异情况,可以在根治手术或保留肾单位手术中更好地处理或控制血管,减少出血,这一点在腹腔镜手术的应用中显得尤为重要。

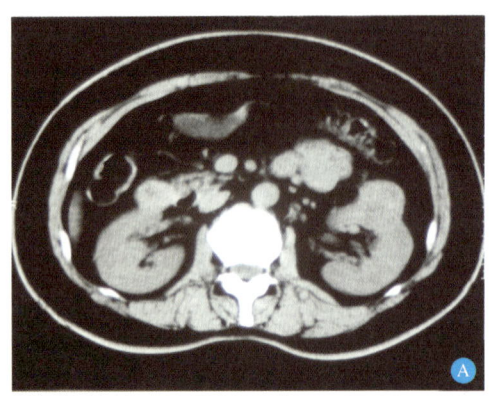
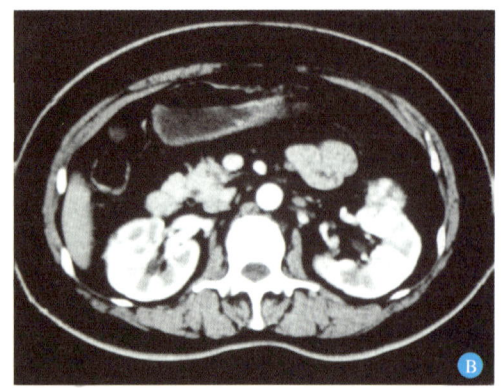
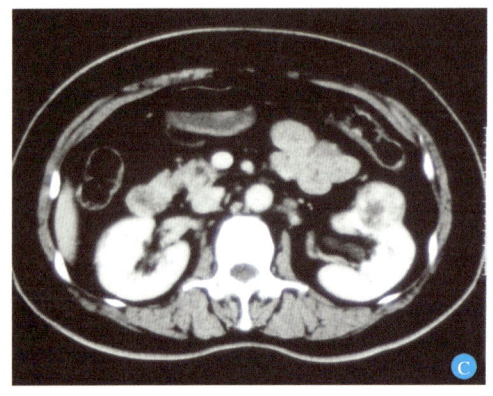

**图 61-4　肾癌 CT 表现**

A. 平扫:左肾下极肾癌,癌病灶密度略低于正常肾组织,右肾正常;B. 增强、皮质相:癌病灶明显强化,边界与大小更加清晰;C. 增强、实质相:癌病灶密度反而低于正常肾组织

### 61.8.4　MRI 检查

肾癌的 MRI 表现变化较大,通常在 T1WI 呈均匀低信号,T2WI 呈高信号,边缘为中等信号,肿瘤伴钙化时呈低信号。肿瘤伴出血时在 T1WI 也可呈高信号,此时应通过脂肪抑制与脂肪组织相鉴别。目前认为 MRI 较 CT 的优势主要在于:①显示静脉癌栓。由于 MRI 不需造影即可显示血管内的血流,因此对肾静脉、下腔静脉癌栓的发现率高于 CT。②显示肾周组织侵犯。通过脂肪抑制技术,当发现低信号的肾周组织内出现高信号病灶时,提示肿瘤侵犯。③慢性肾功能不全伴肾癌患者的诊断。肾功能不全者肿瘤血管少,增强 CT 诊断可能较困难,而采用 MRI 小剂量造影,肾实质增强明显而肾癌增强较轻、不均匀,既有利于肾癌的检出,肾毒性也较小。④适合碘过敏的患者。

### 61.8.5　放射性核素显像

较少用于肾癌原发病灶的检查。临床上主要用于:①肾显像和肾功能测定,了解对侧肾功能,决定是否可行患肾切除手术;②全身骨显像,了解有无骨转移。

### 61.8.6　血管造影

肾动脉造影如今已较少用于肾癌的诊断。随着 CT 和 MRI 的发展,CT 和 MRI 血管重建(CTA 和 MRA)已逐渐替代肾动脉造影对肿瘤血管的显示。肾动脉造影时,肾癌病灶内可见造影剂聚集、肾包膜血管增多、动静脉短路等表现。临床上,对较大的肾癌可以术前行介入放射栓塞治疗,使肿瘤缩小,降低手术难度,减少出血量。怀疑有静脉癌栓,尤其是拟行取癌栓手术时,可行肾静脉—下腔静脉造影,以了解癌栓的具体部位、长度及与静脉壁的关系。此外,对于肾静脉、下腔静脉癌栓的患者可在手术前通过静脉造影引导下放置下腔静脉滤器,预防术中、术后癌栓脱落而发生肺栓塞。

### 61.8.7 细针穿刺细胞学检查

由于细针穿刺细胞学检查(fine needle aspiration biopsy,FNAB)对肾癌诊断的准确率并不高于CT和MRI,且穿刺有出血、气胸、感染等潜在风险,因此不推荐FNAB作为肾肿块常规的检查手段。主要用于:①排除肾脓肿、淋巴瘤等不需手术治疗的肾占位性病变;②由于各种原因导致原发病灶估计无法手术切除,需要行其他治疗方法前获得病理诊断。

## 61.9 诊断与鉴别诊断

### 61.9.1 诊断

B超检查是肾癌筛查的重要手段,正常人群每年进行1次B超检查非常必要,有利于发现无症状的偶发性肾癌。对于有腰痛、血尿的患者,或不明原因的发热、红细胞沉降率快、血常规异常等的患者也应考虑肾癌可能,首选B超检查。对于B超发现肾占位的患者,再进行增强CT检查,大部分即可作出临床诊断,并进行临床分期。不能明确的可选用MRI、彩超、超声造影甚至肾动脉造影检查。手术前应对患者进行全面的评估:胸片或胸部CT、核素骨显像等排除远处转移,核素肾图检查或静脉尿路造影了解对侧肾功能等。

### 61.9.2 肾癌亚型的鉴别

肾癌各亚型的临床病理特点各异,尤其是肿瘤的生物学行为和预后有较大差异。例如透明细胞癌最为常见;乳头状癌和嫌色细胞癌恶性程度较低,预后较好,肿瘤内血管较少,血管造影时表现为少血管或无血管;集合管癌多见于年轻人,易表现为腰痛和血尿等,恶性程度高,预后差。但是,肾癌各亚型在术前很难通过影像学检查明确鉴别,病理诊断仍是唯一可靠的诊断手段。

### 61.9.3 与其他肾占位性病变的鉴别

(1) 肾囊性肿块

单纯性肾囊肿与肾癌易于鉴别,主要依靠B超检查。对于B超检查发现的多房囊性肿块、高密度囊肿,应与肾癌相鉴别。多层螺旋CT对诊断有较大帮助,囊性肾癌表现为:①直径>5 cm的多房或单房性囊性肿块,病灶与肾脏移行处可见局部浸润;②囊壁和(或)间隔不均匀增厚(正常厚度约1 mm),尤其是出现囊壁结节,具有诊断意义;③偶见囊壁或间隔散在性小钙化,此处可能显示壁增厚或壁结节。

其他需与囊性肾癌相鉴别的有:①肾脓肿。通常有发热、尿路刺激症状,可出现脓尿、血尿,CT检查显示囊壁较厚,注射造影剂后囊壁增强明显,囊液密度高于水的密度(CT值>20 HU)。②肾结核。结核性脓肿或结核空洞应与肾癌相鉴别,但结核病变有时可为双侧,有结核的相关症状,囊壁厚,可见钙化、囊液密度不均,尿厚涂片找抗酸杆菌及结核分枝杆菌培养可鉴别。无法确诊的肾囊性肿块可用FNAB。对于复杂性肾囊肿应密切随访,必要时手术并取得病理检查。

(2) 肾血管平滑肌脂肪瘤

肾血管平滑肌脂肪瘤又称错构瘤。由于肿瘤内含有脂肪成分,因而在B超检查时呈中高回声肿块,CT检查时肿瘤内可见脂肪密度成分,CT值为负值,注射造影剂后该成分不增强。较小的肾癌与错构瘤不易鉴别,少脂肪、富平滑肌成分的错构瘤也易与肾癌相混淆。错构瘤不发生侵袭和转移,有双侧倾向。无法鉴别时,可采用肾部分切除送病理检查。由于错构瘤富血管,有破裂出血倾向,因而一般不推荐采用针吸活检。

(3) 肾盂尿路上皮癌

肾盂尿路上皮癌侵犯肾实质,肿块较大时与肾癌穿破肾盂时难以鉴别。肾盂癌一般较早出现血尿,尿液中可找到病理细胞,静脉尿路造影或逆行尿路造影可见肾盂内充盈缺损。CT检查肾癌病灶增强更为明显,肾实质广泛侵犯并有向外周生长的趋势,而肾盂癌多位于肾中部,向肾实质侵犯。

(4) 淋巴瘤

非霍奇金淋巴瘤易发生肾累及。患者常出现淋巴瘤的相关症状如周期性发热、全身其他部位淋巴结肿大等。肾肿块有多发、双侧倾向,可表现为肾病灶不大而后腹膜淋巴结肿大明显。对于高度怀疑淋巴瘤的患者可采用针吸活检的方法,一般不手术。

## 61.10　临床分期

目前公认的 AJCC 公布的 TNM 分期（AJCC 2002 年第 6 版）

T——原发肿瘤
- TX　原发肿瘤无法评估
- T0　无原发肿瘤证据
- T1　肿瘤局限于肾，且最长径≤7 cm
  - T1a　肿瘤局限于肾，且最长径≤4 cm
  - T1b　肿瘤局限于肾，且 4 cm＜最长径≤7 cm
- T2　肿瘤局限于肾，且最长径＞7 cm
- T3　肿瘤延伸至大静脉或侵犯肾上腺或肾周组织，但未超过 Gerota 筋膜
  - T3a　肿瘤侵犯肾上腺或肾周和（或）肾窦脂肪组织，但未超过 Gerota 筋膜
  - T3b　肉眼见肿瘤延伸至肾静脉或其包含肌层的分支或横膈以下的下腔静脉
  - T3c　肉眼见肿瘤延伸至横膈以上的下腔静脉或侵犯下腔静脉壁
- T4　肿瘤侵犯超过 Gerota 筋膜

N——区域淋巴结*
- NX　区域淋巴结转移无法评估
- N0　无区域淋巴结转移
- N1　单个区域淋巴结转移
- N2　多个区域淋巴结转移

*：单侧或双侧不会影响 N 分期，如果进行淋巴结清扫，那通常至少需要 8 枚淋巴结用于病理评估。

M——远处转移
- MX　远处转移无法评估
- M0　无远处转移
- M1　有远处转移

分期分组

| 分期 | T | N | M |
|---|---|---|---|
| Ⅰ期 | T1 | N0 | M0 |
| Ⅱ期 | T2 | N0 | M0 |
| Ⅲ期 | T1 或 T2 | N1 | M0 |
|  | T3 | N0 或 N1 | M0 |
| Ⅳ期 | T4 | N0 或 N1 | M0 |
|  | 任何 T | N2 | M0 |
|  | 任何 T | 任何 N | M1 |

## 61.11　治疗总论

手术治疗是局限性肾癌首选的治疗方法，包括肾癌根治性肾切除和保留肾单位的肾切除术。两种手术目前都可以在腹腔镜下进行。2007 年欧洲泌尿外科协会（EAU）肾癌治疗指南中，对肾癌手术治疗与 TNM 分期中 T 分期的关系作了推荐，详见表 61-1。其他的局部治疗方法包括冷冻治疗、射频消融、高强度聚焦超声等，可用于无法耐受手术的局限性肾癌。介入治疗也常用于无法手术的较大肿瘤或术前缩小肿瘤体积、减少出血。转移性肾癌的治疗在条件允许时首先应考虑姑息性肾切除和转移病灶的切除。此外，转移性肾癌推荐的治疗方法包括免疫治疗或联合化疗、分子靶向治疗。单纯化疗和放疗对肾癌疗效甚差，不作为首选。

表 61-1　肾癌外科治疗选择与 T 分期的关系（根据 2002 年 TNM 分期系统）

| T 分期 | 外科治则 | 术式 | 治疗选择 |
|---|---|---|---|
| T1a | 保留肾单位手术 | 开放手术 | 推荐，标准 |
|  |  | 腹腔镜 | 对有经验的中心推荐 |
|  | 根治性肾切除 |  | 部分患者可选 |
| T1b～T2 | 根治性肾切除 | 开放手术 | 常用推荐，标准 |
|  |  | 腹腔镜 |  |
|  | 保留肾单位手术 |  | 可行，但一般不推荐 |
| T3、T4 | 根治性肾切除 | 开放手术 | 大部分患者推荐 |
|  |  | 腹腔镜 | 部分患者可行 |

# 61.12 根治性肾切除术

## 61.12.1 手术指征与术前准备

1969年Roberson将根治性肾切除手术作为早期局限性肾癌的标准手术。根治性肾切除手术的适应证是肿瘤未突破Gerota筋膜,无远处转移。肾静脉、下腔静脉癌栓形成但无远处转移者也属此手术适应证。对于肿瘤侵犯邻近器官但估计局部肿瘤可彻底切除者,也可行根治性切除,必要时可行扩大切除,手术范围包括邻近受累的器官,例如脾切除、胰尾部切除等。

术前准备除常规检查外,应行彩超或CTA了解静脉有无癌栓。肿瘤较大、手术有难度的可以在术前使用介入栓塞治疗。术前应常规备血1 000 ml,估计需要取栓的应增加备血量,必要时应准备体外循环装置。肾静脉癌栓患者为预防术中术后肺栓塞,可以在术前放置下腔静脉滤器。术前晚灌肠。

## 61.12.2 麻醉、体位与切口

采用全身麻醉。体位与切口有关。通常采用经腹手术途径,取肋弓下斜切口进腹,有利于较快地显露肾门血管。经腹手术采用平卧、患侧适当垫高的体位。也可采用经腰途径,一般取第12肋缘下切口,不易损伤胸膜,不进腹腔,术后恢复较快。根据肿瘤部位、大小以及是否需要取栓和癌栓的上界位置,可以改用第11肋间切口(切除或不切除肋骨)、胸腹联合切口等。

## 61.12.3 手术范围与淋巴结清扫[9]

**(1) 手术范围**

在肾周筋膜外切除肾和上1/2输尿管,中上极的肿瘤可切除同侧肾上腺,淋巴结清扫的问题下文进一步讨论。经腹手术时,先切开结肠旁沟,向腹内侧推开结肠,在肾蒂处打开肾周筋膜前层,显露肾蒂血管。右侧肾癌手术时,应做Kochor十二指肠切口,将十二指肠向内侧翻起。由于右肾静脉很短,手术时容易损伤下腔静脉,可以在下腔静脉与主动脉之间分离右肾动脉;左侧肾癌手术时,可以先分离结扎左肾静脉的属支如生殖腺静脉、肾上腺静脉、腰静脉,这时左肾静脉比较游离,用静脉拉钩牵开左肾静脉,并在左肾静脉的深面找到左肾动脉。手术时,应该先结扎肾动脉、再结扎肾静脉,因为如果先结扎静脉,动脉血流仍持续注入肾,会导致肾内高灌注,压力升高,容易导致肿瘤细胞通过侧支循环入血。处理肾蒂血管后,即可在肾周筋膜外游离肾,注意静脉的侧支,例如腰静脉等。左侧分离上极时应注意避免损伤脾脏和胰尾,右侧分离时应注意保护十二指肠。分离时一般应采用钳夹、切断、结扎,忌粗暴地做钝性分离。输尿管应尽量在低位结扎切断。经腹手术一般不放置引流,经腰手术可放置粗乳胶管引流,胸腹联合切口应放置胸腔引流。

关于是否切除同侧肾上腺的问题,存在争议。通常认为肾上极肿瘤,尤其是肿瘤与肾上腺较近或证实有侵犯时应切除同侧肾上腺。但2007年EAU肾癌指南中认为,只要术前CT检查未见到肾上腺侵犯,即可保留同侧肾上腺[1]。

**(2) 淋巴结清扫**

目前存在争议[10]。①完全性淋巴结清扫。即清扫从膈上肠系膜上动脉到肠系膜下动脉水平的淋巴结,以及主动脉和下腔静脉旁的淋巴结。主张这种意见的医师认为淋巴结转移是肾癌重要的转移途径,完全清扫淋巴结有利于切除肉眼和影像学检查没有发现的淋巴结转移灶。②不清扫淋巴结。持这种观点者认为早期肾癌极少淋巴结转移,发生淋巴结转移者往往已有血行转移,淋巴结清扫并不能提高生存率,反而增加手术创伤。1992年欧洲癌症研究组织(EORTC)进行的多中心、随机、前瞻性研究指出:637例局限性肾癌患者,其中313例行完全性淋巴结清扫、324例未行淋巴结清扫,结果前者病情恶化者21例(6.7%),后者病情恶化者17例(5.2%),两者无显著性差异。该项研究尚未结束,最终结果将有利于解决淋巴结清扫的争议。③只清扫肾门处淋巴结。2007年EAU肾癌指南认为,肾门处淋巴结清扫有利于进行分期,而进一步扩大清扫范围并不能改善长期生存。Terrone等认为,术后标本中发现淋巴结的数量可以预测淋巴结转移的可能性。④有研究显示,对于肉眼可见的淋巴结肿大或肿瘤分期为T3或T4的进展性肿瘤,行淋巴结切除术并在术后进行辅助免疫治疗有利于提高5年生存率。

## 61.12.4 腹腔镜根治性肾切除术

近年来,随着腹腔镜技术的推广,腹腔镜肾癌根治性肾切除术得到广泛应用,在有经验的医院已经成为T1、T2期肿瘤标准的手术方式。腹腔镜手术的方式可以分为纯腹腔镜和手辅助腹腔镜两种,手术入路可以分为经腹途径和经后腹腔途径。手术前禁食1天,采用全身麻醉。经腹手术采用70°侧卧位,用气腹针或Hansson技术建立气腹。穿刺点位置可以选择在麦氏点(反麦氏点)处、肋缘下腋前线处、平脐水平腹直肌外缘下方。手术步骤与开放手术基本相同,手术中可以选用扇形拉钩牵开脾脏或肝脏,一般采用超声刀进行分离,肾蒂血管可以用血管夹(Hem-o-lok)或切割钉合器(Endo-cut)处理。标本可以将穿刺孔适当延长取出。经后腹腔途径手术采用侧卧位,置腰桥。在腋中线髂嵴上二横指处做切口,钝性分离进入后腹膜间隙,放入气囊扩张,置入套管,插入30°腹腔镜并建立气腹;然后分别在腋后线、腋前线肋缘下置套管及操作器械。术中首先应扩展后腹膜腔,沿腰大肌找到肾脂肪囊以及输尿管,并沿输尿管向上找到肾门血管,其余处理同经腹手术。Hemal等比较41例行腹腔镜肾癌根治术,71例行开放手术,结果腹腔镜组在术中失血、术后镇痛需要和住院时间等方面均优于开放组,但腹腔镜组需要的手术时间更长。Permpongkosol等对121例T1或T2期患者进行分析,其中67例行腹腔镜手术,54例行开放手术,随访12~164个月,分别统计T1期和T2期两种手术方式的5年和10年疾病无进展生存率,两者无统计学差异。因此,认为腹腔镜肾癌根治性肾切除创伤小于开放手术,对肿瘤的治疗效果两者无差异[11]。

手辅助腹腔镜手术是利用手助装置,术者将一只手伸入腹腔配合腹腔镜器械完成的手术,具有技术容易掌握、安全性高、不增加切口的优点[12]。目前一般采用LAP DISC手助装置。左侧取腹部正中绕脐向左6~8 cm进入腹腔,置LAP DISC,术者左手经手助器入腹腔。在左手保护下,左下腹在脐与左髂前上棘之间置1枚10~12 mm套管,建立气腹,30°腹腔镜监视下,左上腹腹直肌旁与左肋弓交界处置1枚10~12 mm套管。然后,左上腹套管换置30°腹腔镜,而左下腹套管置超声刀等腹腔镜器械。右侧取麦氏切口,安置手助装置,在左手保护下,右侧脐水平与右腹直肌旁交界处置1枚10~12 mm套管,建立气腹,30°腹腔镜监视下,右上腹腹直肌旁与剑突之间再置2枚10~12 mm套管。然后,脐水平套管置超声刀等腹腔镜器械,剑突下套管置扇形牵开器牵开肝脏,脐与剑突之间的套管置30°腹腔镜。手术过程同纯腹腔镜手术。Nelson和Wolf比较了22例手辅助腹腔镜与16例腹腔镜根治性肾切除,手辅助腹腔镜与腹腔镜手术时间分别为3.4 h和4.5 h,在麻醉药使用、进食时间、住院天数、完全恢复时间均没有差别。Chung等比较了54例手辅助腹腔镜与70例开放肾癌根治性肾切除病例,发现两者手术失血量分别为161 ml和630 ml,差异有统计学意义,两者5年无疾病进展生存率无显著性差异。

### 61.12.5 手术并发症

1983年Swanson等报道,肾癌根治性肾切除术后并发症发生率为20%,手术死亡率近2%。近年来,并发症和死亡率有所下降。主要并发症如下。

(1) 出血

术中出血的原因包括肾动脉或肾静脉多支、走行变异,未完全结扎肾静脉的细小属支,肾上腺周围血管出血,较大肿瘤的周围滋养血管出血或正常血管受压走向变化等。术中大出血往往因下腔静脉损伤、脾损伤等。术前进行CTA评估有利于发现血管变异。肾上极分离时应尽量结扎、切断处理。发生下腔静脉损伤时应先压迫,吸净积血,再暴露出血点,小的出血点可用丝线修补,大的裂口或断裂应用血管缝线缝合。腹腔镜手术时应使用合适的带锁扣的血管夹(Hem-o-lok)或切割钉合器(Endo-cut)处理肾蒂,避免术后血管夹脱落导致大出血。

(2) 十二指肠损伤

术中发现术野有胆汁样液体流出提示十二指肠损伤,应仔细修补,必要时先切除肾,再充分显露十二指肠进行修补,并在十二指肠处置管引流,术后胃肠减压,禁食3~5天。十二指肠损伤在术中不易被发现,术后可能发生严重的十二指肠瘘。48 h内发现者应剖腹探查并修补。超过48 h不宜立即修补,应禁食、胃肠减压、肠外营养,伤口引流管改换双套管冲洗,积极控制感染,维持水、电解质平衡,直至瘘口自行愈合。

(3) 胰腺损伤

行左肾根治性肾切除术时易损伤胰尾,术后可能发生胰瘘,严重的胰瘘可能危及生命。术中发现胰包膜破裂应进行修补,并在术后延长禁食时间,可使用生长抑素减少消化液分泌。

(4) 肠损伤

多由于肿瘤较大,与结肠粘连致密所致,所以术前估计肿瘤与结肠关系密切者应进行肠道准备。术中发现结肠小破口应立即局部清洗、修补,并放置粗管引流。术后发生结肠瘘则按肠瘘处理。此外尚有因解剖不清损伤肠系膜上动脉导致肠缺血坏死的，应手术探查。

（5）气胸

多见于经第11肋间切口的病例，术中发现应在麻醉师配合下进行修补。

### 61.12.6 伴有肾静脉、下腔静脉癌栓的处理

肾癌伴静脉癌栓的发生率约为1%。根据癌栓的水平可以分为5级：0级——癌栓局限在肾静脉（包括术中发现或病理检查时发现）；1级——癌栓延伸至下腔静脉，但在肾静脉水平以上2 cm内；2级——癌栓延伸至下腔静脉，超过肾静脉水平以上2 cm，但在肝静脉水平以下；3级——癌栓延伸至肝静脉或其以上水平，但在横膈以下；4级——癌栓延伸至横膈以上的腔静脉[13]。伴有癌栓的根治性肾切除手术总的手术原则是先结扎肾动脉，再处理癌栓，最后行肾切除。手术一般采用腹部纵行切口或肋缘下切口，对于癌栓水平较高的可以采用胸腹联合切口。0级和1级癌栓的病例，可以不完全阻断下腔静脉血流，连同肾静脉或部分下腔静脉壁一同切除癌栓，下腔静脉的缺损用"4-0"血管缝线闭合。2级的癌栓一般不需体外循环，先充分游离下腔静脉以及各属支，用无损伤血管钳或血管夹分别闭合癌栓近端、肾静脉下方的下腔静脉，以及对侧肾静脉，结扎腰静脉、副肝静脉等属支，切开下腔静脉壁取栓，粘连较致密处可以一并切除部分下腔静脉壁，再用血管缝线缝合静脉。3级和4级的癌栓应与心外科医师合作，在低温和体外循环的辅助下完成，必要时可能需采用肝移植的技术充分游离肝右叶，以充分显露肝后和肝上的下腔静脉。Boorjian等介绍了术中采用静脉—静脉转流的技术，可以不用体外循环，缩短手术时间，减少并发症[13]。近年来有学者尝试采用腹腔镜手术治疗0～1级癌栓的肾癌病例。Kapoor等报道12例肾静脉癌栓病例，采用腹腔镜根治性肾切除，并用腹腔镜下的超声探头进行术中超声检查，了解癌栓末端的位置，其中6例采用手辅助的方法将癌栓挤向肾静脉的远端，4例直接结扎肾静脉，2例中转开放[14]。Romero等报道1例纯腹腔镜下完成下腔静脉阻断、取栓、缝合并行根治性肾切除，手术时间143min，术中估计失血量仅200ml[15]。Lowentritt等则报道了术中应用腔静脉镜（venacavoscopy）直视下观察有无小癌栓残留，避免局部复发或残留癌栓漂移导致肺栓塞[16]。癌栓切除手术的并发症包括出血、深静脉血栓形成、肺栓塞、心肌梗死、急性肾衰竭、气胸、慢性肾衰竭、肝衰竭等。手术死亡率为1%～3%。

## 61.13 保留肾单位的肾癌切除术

### 61.13.1 手术指征与术前准备

保留肾单位的肾癌切除术(nephron-sparing surgery, NSS)的绝对指征是先天性或功能性的孤立肾肾癌，以及双侧肾癌。相对适应证是一侧肾癌，对侧肾有发生肿瘤的潜在危险，例如遗传性肾癌；或对侧肾将来可能功能受损，例如严重高血压、糖尿病、慢性肾病等。近年来，对于对侧肾功能正常的单侧肾癌也可选择行NSS，公认的指征是肿瘤直径<4 cm，尤其是比较靠近肾外周、呈外生性的肿瘤。也有报道肿瘤直径>4 cm而行NSS者，但不推荐作为标准的术式。

术前除常规准备外，应注意：①仔细阅读CT等资料，必要时应行三维重建，了解肿瘤与肾段血管和集合系统的关系；②备血；③准备可吸收缝线；④必要时应准备低温手术用品。

### 61.13.2 手术要点

手术一般采用侧卧位、经腰途径，可选择第11肋间切口。先充分游离肾，在肿瘤周边打开Gerota筋膜。切缘要求≥1 cm。手术时可以选择不阻断肾蒂、只阻断肾动脉和同时阻断肾动静脉。阻断肾蒂的时间≤30 min，对肾功能影响不大，>30 min则可能发生缺血性肾损伤，主要表现为肾小管坏死、微血栓形成等。对于肿瘤较大、估计切除时间较长者，应在局部低温条件下阻断肾蒂，一般温度为15℃。阻断肾蒂的方法可以使用无损伤血管钳、血管夹，也可以用乳胶管环扎肾蒂，并可调节其松紧。此外尚有采用体外工作台手术＋自体肾移植术的方法。Morgan等认为工作台手术可以在无出血条件下进行，视野清晰，有利于比较完整地切除肿瘤，避免切缘阳性的发生。但是，也有学者认为工作台手术增加了肾缺血的危险，自体肾移植需要进行血管吻合，可能发生血栓形成等导致术后肾失功能。NSS的切除方法根据肿瘤的大小、位置而不尽相同。对于比较表浅的肿瘤可以行肾极切除或肿瘤剜出，切除肿瘤后先

用"4-0"可吸收缝线缝扎创面的血管,再用"2-0"可吸收缝线将肾对合。肾组织较脆,缝合肾脏时应注意避免缝线切割,可以在进出针处加垫脂肪。肿瘤位置较深者应仔细解剖其与肾段血管和集合系统的关系,必要时用可吸收缝线缝合肾盏、肾盂,并放置输尿管支架管。术后应常规放置引流。手术后应绝对卧床2周,3个月内应避免剧烈活动和腹压增加。

### 61.13.3　并发症

NSS除与肾癌根治性肾切除手术相同的并发症外,还应特别注意下列几项并发症。

（1）出血

包括术后短期内出血和迟发性出血。出血可以表现为肾周积血或大量肉眼血尿。术后短期出血常可自愈,应绝对卧床、静脉使用止血药物,密切监测生命体征、腰部症状和体征、尿色尿量以及随访血常规、B超、CT等,严重的出血经保守治疗不好转的可以行肾动脉造影并进行栓塞止血,仍无效的需手术探查、切除肾。迟发性出血多由于肾动静脉瘘形成,严重者需介入栓塞治疗。

（2）尿外渗

多见于肿瘤比较靠近集合系统,术中未确切缝合肾盏、肾盂者。应保持引流通畅、预防感染,必要时通过膀胱镜逆行放置输尿管支架管或行经皮肾造瘘,尿外渗多可自愈,极少需要二次手术。

（3）肾功能不全

多见于孤立肾行NSS后,可能由于术中缺血性肾损伤或保留的肾组织较少,大部分患者术后剩余的肾组织会代偿性增生,肾功能可部分恢复。

一项多中心的研究共比较了268例NSS和273例根治性肾切除手术患者,发现围手术期失血量＞500 ml的比例NSS组高于根治组（96.0%对87.2%）,严重出血发生率NSS组高于根治组（3.1%对1.2%）,尿外渗在NSS组发生率为4.4%,根治组无尿外渗者。而在气胸、脾脏损伤、二次手术率等方面两者无明显差异[17]。

### 61.13.4　疗效与局部复发

Pahernik等的一项研究随访了381例RCC行NSS的患者,平均随访5.74年（0.4~23.9年）,5年和10年总生存率为88.3%和69.2%,肿瘤特异性生存率为98.5%和96.7%。其中11例发生远处转移,平均发生远处转移的时间为3.76年,9例发生局部复发[18]。Link和Novick的研究显示,对于肿瘤＜4 cm的患者,NSS对肿瘤的疗效与根治手术相当。Dash等比较45例NSS和151例根治手术患者,肿瘤直径均为4~7 cm,结果没有证明NSS对肿瘤的疗效差于根治手术。Becker等也对368例直径＞4 cm的RCC行NSS,平均随访6.2年,肿瘤复发率5.8%,5年、10年、15年总生存率分别为94.9%、86.7%和86.7%。因此认为,对于某些＞4 cm的病例,采用NSS也可以获得较好的疗效。

NSS术后肿瘤局部复发可能与切除范围不足有关,也有认为与肾癌的多中心病灶（multicentricity）有关。肾癌多中心病灶是指同一个肾内原发病灶以外的其他肾癌病灶,且与原发灶间有正常肾实质间隔。国外报道肾癌多中心病灶的发生率约为6.5%~28%,其中直径＜4 cm为4.9%。Junker、Miyake等利用细胞遗传学研究显示,肾癌多中心病灶的染色体畸变类型与原发灶类似,推断多中心病灶与肾癌的肾内转移有关。而术前和术中目前尚无探测多中心病灶的有效方法。研究肾癌多中心病灶的发生机制、探测方法对于减少NSS术后复发有重要意义。但是术中充分游离肾,仔细探查,必要时使用术中超声有一定意义。

### 61.13.5　腹腔镜保留肾单位的肾癌切除术

从1998年开始有报道腹腔镜下NSS手术,其适应证与开放手术基本相同。由于腹腔镜NSS手术中无法实现局部低温,因此不适合于较大或位置较深的肿瘤。手术一般采用经腰部途径,体位和穿刺位置与腹腔镜肾切除基本相同。术中先游离肾、解剖肾门,然后用腹腔镜无损伤血管夹阻断肾蒂。确定切除范围后,用超声刀完整切除肿瘤。然后缝合肾切口,缝合时可以打结也可以改用创缘两边拉紧后用Hem-o-lok固定缝线的方法,这样可以缩短手术时间。

Schiff等比较了66例腹腔镜NSS和59例开放NSS病例,发现术中失血量、住院时间、术后禁食时间、术后肾功能恢复等方面腹腔镜组均优于开放组,并发症两组相似,但是腹腔镜组肿瘤分期更早。Ukimura等介绍了利用腹腔镜NSS治疗T2及以上分期的RCC 525例,平均随访29个月,肿瘤特异性生存率为95%,未发现切缘阳性[19]。而另一个17个中心、共855例腹腔镜NSS,切缘阳性者21例（2.4%）,其中14例在术中冷冻发现,并行根治性肾切除,7例为术后病理发现,接受二次手术。腹腔镜NSS的并发症与开放手术相似。Simmons等报道200例腹腔镜NSS,并发症发生率为19%。平均术中失血量150 ml,出血和尿外渗的发生率分别为4.5%和2%。中转开放2例(1%),中转腹腔镜肾癌根治性肾切除1例(0.5%)。总之,腹腔镜NSS手术可以应用于较小的浅表RCC,但应该由有经验的医师进行[20]。

## 61.14　局部治疗

肾癌的局部治疗主要包括射频消融(radiofrequency ablation,RFA)、冷冻治疗(cryotherapy)、高强度聚焦超声(high intensive focus ultrasound,HIFU)和介入治疗。局部治疗主要应用于比较小的局限性肾癌患者,尤其是患有各种并发症不能耐受手术者、肾功能不全者、有多发肿瘤倾向如VHL病患者等。有时也用于根治术后或NSS术后局部复发但无远处转移者,也可用于晚期患者合并血尿的治疗。较大的肾癌常在术前应用介入栓塞治疗使肿瘤缩小。

RFA的原理是通过射频技术在肿瘤局部产生高温从而使肿瘤组织坏死,局部的治疗温度可达90℃以上。RFA可以通过经皮穿刺放置射频电极,也可在腹腔镜下进行[21]。经皮RFA可在超声、X线或CT、MRI引导下进行手术。目前较为常用的是在增强CT引导下经皮穿刺,对肿瘤及其边缘以外5mm的区域进行RFA,术后再通过增强CT了解治疗效果,病灶局部无增强信号出现表示治疗彻底。有报道232例276个肿瘤行RFA,平均随访7.7个月,无肿瘤生存率达81.8%。RFA的并发症主要由穿刺和热损伤所致,包括出血、肠道和集合系统损伤、穿刺点肿瘤种植等[22]。

冷冻治疗是比较古老的局部治疗方法,其适应证与RFA相似,可用于<5 cm的局限性、表浅肿瘤,通常采用二氧化碳或液氮作为冷冻剂。手术可以在开放手术中、腹腔镜下或经皮途径下实施,冷冻的范围一般距离肿瘤边缘>1 cm。在治疗时组织的局部温度将降至-40~-20°C,通常在治疗中对组织进行"冷冻—解冻—冷冻"循环进行以达到最大限度的组织破坏,冷冻后的细胞肿胀、破裂、微循环淤滞,最终纤维化[23]。术后也可通过增强CT了解治疗效果。Kaouk等报道,单侧偶发性肾癌行冷冻治疗后3年的无瘤生存率可达98%。冷冻治疗的并发症包括出血、集合系统损伤(但极少发生尿外渗)等。

HIFU主要通过聚焦在肿瘤局部的超声能量使靶组织温度瞬间升达70~100℃,从而导致组织坏死达到治疗目的。目前HIFU治疗肾癌主要限于动物实验的报告。复旦大学附属中山医院王国民等通过建立家兔VX-2肾癌模型,进行HIFU治疗,治疗后采用CT评估治疗效果,发现肿块明显缩小、造影剂强化减弱或消失,并出现钙化[24]。HIFU通过能量聚焦治疗深部肿瘤而无需穿刺或切口,创伤较小,可用于非表浅肿瘤的治疗,但是聚焦的精确程度将明显影响其疗效和并发症的发生。HIFU治疗肾癌正在逐步开展,有待临床积累经验。

介入栓塞治疗是通过股动脉插管、肾动脉造影,利用碘油、无水乙醇或金属栓子高选择性地栓塞肿瘤血管,使肿瘤缺血、坏死,主要用于较大肿瘤的术前治疗和晚期患者的姑息性治疗。Henryk等分析234例肾癌患者,均行根治性肾切除,其中118例术前行介入栓塞治疗,该组5年和10年生存率分别为62%和47%,而术前未行介入治疗组分别为35%和23%,差异有显著性[25]。陈仲武等比较36例和17例中晚期肾癌患者,两者均行肾切除术,前者术前采用介入栓塞治疗,结果介入组在肾切除手术时间、失血量等方面明显优于非介入组,经介入治疗后肿瘤表面血管塌陷、肿瘤周边组织形成水肿带,易于剥离。Maxwell等使用介入栓塞治疗晚期肾癌患者,发现其对缓解血尿和腰痛有利[26]。

## 61.15　免疫治疗[27,28]

临床发现某些肾癌病灶不经任何治疗可长期保持稳定,一些转移性肾癌患者接受肾切除手术后一段时间转移病灶可自发消退。这些现象引起人们对于肾癌的免疫原性的研究以及肾癌生物免疫治疗的各种探索,其中比较成熟的是白细胞介素-2(IL-2)和α-干扰素(IFN-α),此外树突细胞(DC)、肿瘤浸润淋巴细胞(TIL)、同种干细胞移植等的应用也在进一步研究中。肾癌的免疫治疗应用于转移性肾癌患者,由于其疗效有限、价格昂贵、有一定不良反应,因此对于预防肾癌转移复发的使用尚存争议,各种治疗指南中也不作推荐。

### 61.15.1　白细胞介素-2

IL-2是重要的细胞因子,在抗原—抗体反应时由激活的$CD4^+$淋巴细胞产生。IL-2可以与T细胞表面膜受体结合并激活T细胞，使之克隆扩增，同时可以使自然杀伤(NK)细胞、淋巴因子激活的杀伤细胞(LAK)成熟、活化，并可以增强CD8$^+$T细胞和单核细胞激活，增强其免疫活性。

大剂量IL-2在1992年被美国食品药品管理局(FDA)批准用于转移性肾癌的治疗。Fyfe等应用大剂量IL-2治疗255例转移性肾癌，治疗方案为IL-2 72万IU/kg体重，15min内静脉推注。每8小时1次，5天内不超过14次，休息10天后可重复，其总反应率为15%，完全缓解7%，部分缓解8%，平均生存时间54个月。Libam等研究发现，65例大剂量静脉推注IL-2，患者的2年、5年生存率分别为42%和21%。小剂量静脉滴注、静脉推注和门诊皮下注射IL-2是另一类治疗方案。Sleijfer等对65例患者给予静脉推注IL-2每次72 000 IU/kg体重(为高剂量的10%)，其总反应率为15%。另一组27例门诊皮下注射IL-2的研究，其总反应率为22%。为了比较大剂量和小剂量静脉给药以及小剂量皮下注射的治疗效果，美国国立癌症研究院(National Cancer Institute, NCI)和细胞因子工作组(Cytokine Working Group, CWG)分别进行了大宗病例的随机对照研究。NCI的研究比较大剂量静脉注射IL-2、小剂量静脉注射IL-2和小剂量皮下注射IL-2，发现大剂量静脉注射IL-2总反应率和反应持续时间优于另两组。CWG的研究比较小剂量皮下注射IL-2或IFN-α和大剂量静脉注射IL-2，总反应率分别为10%和23%，差异有统计学意义，但总生存时间两者无明显差异。根据这些研究结果，目前认为大剂量IL-2静脉注射治疗转移性肾癌有较高的反应率，是推荐的免疫治疗方案，但是对总生存率的改善并不优于其他方案，且不良反应与剂量呈正相关。

IL-2最严重的不良反应是导致血管通透性增加，大量体液进入组织间隙，导致低血压、少尿、腹腔积液、肺水肿等。一旦发生，应补充晶体液，必要时用去氧肾上腺素和(或)多巴胺升压治疗，预防急性肾衰竭。其他不良反应包括发热、寒战、食欲减退、胃肠道反应等。少数患者可能发生呼吸衰竭、心肌梗死、心律失常，因此用药前应注意评估患者的心肺功能。

### 61.15.2　α-干扰素

IFN-α可以调节肿瘤的免疫原性，抑制肿瘤增殖和肿瘤毛细血管的生成，提高NK细胞、巨噬细胞对肿瘤的杀伤作用。目前临床常用的IFN-α包括IFN-α 2a和IFN-α 2b两种，其抗肿瘤效果并无差异。目前权威的治疗指南均认为干扰素应用于转移性肾癌的治疗，不推荐作为早期肾癌手术后预防性使用。

一组350例肾癌患者，分别给予IFN-α 10 MU每周3次皮下注射共12周以及甲羟孕酮300 mg每天口服共12周，两组的生存时间分别为8.5个月和6.0个月($P=0.017$)。另一组160例转移性肾癌，分别给予IFN-α 18 MU每周3次皮下注射和长春新碱0.1 mg/kg体重静脉滴注，结果总反应率分别为16.5%和2.4%($P=0.003$)，完全缓解率为8.9%和1.2%，中位疾病进展时间为3个月和2个月($P<0.001$)。2005年报道的一组Meta分析中，共总结了42个临床试验4 216例患者，IFN-α组总反应率优于对照组11%，平均生存时间优于对照组3.8个月($P<0.001$)。

关于IFN-α与IL-2联合应用，法国免疫学治疗组(French Immunotherapy Group, FIG)进行了两项大宗随机研究，分为IFN-α、IL-2和联合治疗3组，发现联合治疗组的总反应率高于两个单独用药组，但是生存时间在各组间无明显差异，而联合治疗组的不良反应发生率明显高于单独用药组。IFN-α的不良反应包括发热、寒战等流行性感冒症状，贫血，白细胞下降，食欲减退，疲乏等。发热、寒战通常为自限性，可给予非甾体类抗炎药以缓解症状。严重贫血或白细胞下降应立即停药并予相应治疗。

### 61.15.3　其他免疫治疗

DC是免疫系统中重要的抗原递呈细胞。它表面的MHC分子能与肿瘤抗原结合，从而使T细胞识别抗原，同时DC表面的B7分子能提供T细胞协同刺激信号，进一步激活T细胞。荷瘤宿主DC功能缺陷，呈递抗原和激活T细胞的能力减弱。因此，DC疫苗的研制和应用有利于增强DC功能，产生抗肿瘤免疫。DC疫苗的制备方法包括以下3种：①将肿瘤细胞溶解物与DC混合培养再回输机体；②将肿瘤细胞和DC通过聚乙二醇或电融合技术实现融合，使之既表达肿瘤抗原又有DC的抗原呈递功能；③用肿瘤细胞mRNA转染DC，这种方法可以通过PCR从有限的肿瘤组织中扩增到足够的mRNA以满足治疗需要。DC疫苗已有应用于临床的一些报道，但病例数均较少。

TIL是肿瘤内的T细胞，与IL-2培养后在体外具有很强的抗肿瘤活性。有应用小剂量IL-2联合TIL治疗转移性肾癌62例，总反应率达34.6%。

非骨髓抑制性同种干细胞移植（non-myeloablative allogeneic stem cell transplantation，NMASCT）可用于治疗肾细胞癌。常用的方案是环磷酰胺每日60 mg/kg，共2天，然后用氟达拉滨每日25 mg/m$^2$，共5天，然后开始移植人类白细胞抗原（HLA）匹配的同种造血干细胞，移植后应用环孢素和甲氨蝶呤预防移植物抗宿主病（graft versus host disease，GVHD）。19例患者中完全反应3例，部分反应7例。疗效与GVHD的发生密切相关，表明主要是供体的免疫系统，尤其是供者的T细胞介导了抗肿瘤治疗作用。许多研究表明，患者和供者之间次级组织相容性复合体抗原的差异是干细胞移植抗肿瘤效应的靶点[29]。

## 61.16 分子靶向治疗

分子靶向治疗是近年来新兴的晚期肾癌治疗方法。它主要基于人们对肾癌发生机制中各种信号转导通路和其中各种激酶作用的认识，通过激酶抑制剂抑制肿瘤的增殖和血管生成，从而达到抗肿瘤的作用。目前经FDA批准上市的药物有两种，即索拉非尼（sorafenib，商品名Nexavar）和舒尼替尼（sunitinib，商品名Stent），而mTOR抑制剂西罗莫司脂化物（temsirolimus）治疗肾癌也有初步结果，证实对于某些病例可作为一线治疗。

### 61.16.1 药物和作用机制

索拉非尼是一种口服的多激酶抑制剂。临床前研究显示，索拉非尼对下列因子有抑制作用：①丝氨酸/苏氨酸激酶Raf-1；②野生型B-raf；③致癌的B-raf V600E；④VEGFR-1、VEGFR-2、VEGFR-3、PDGFR-β和酪氨酸激酶（RET）；⑤促进肿瘤生长的C-kit及Flt-3受体酪氨酸激酶。索拉非尼通过肿瘤细胞和血管内皮细胞或外膜细胞两个系统内的信号转导通路发生作用。如前文（详见"61.6.1"）所述，各种原因引起的VHL基因变异导致的Raf/MEK/ERK通路的激活是肿瘤细胞增殖的重要条件，索拉非尼通过抑制Raf-1阻断上述通路，从而抑制肿瘤细胞增殖；另一方面，索拉非尼通过抑制多种受体酪氨酸激酶，阻断血管内皮细胞或外膜细胞中VEGFR-2和PDGFR-β介导的Ras/Raf-1/MEK/ERK通路，从而抑制肿瘤血管生成。体外实验还证实，索拉非尼可以增强抗凋亡的Bcl-2家族中Mcl-1蛋白酶的降解，诱导细胞凋亡。

舒尼替尼是另一种口服的受体酪氨酸激酶抑制剂，主要抑制VEGFR和PDGFR，从而抑制由这两种因子介导的血管内皮细胞增殖和肿瘤细胞增殖。主要机制与索拉非尼类似。

### 61.16.2 适应证与疗效评价

根据2007年美国国立综合癌症网络（NCCN）肿瘤临床实践指南，索拉非尼和舒尼替尼是转移性肾癌或复发性肾癌的一线治疗药物，尤其对病理为透明细胞癌的患者是首选。对于一线系统性治疗后肿瘤发生进展的转移性肾癌患者，若原一线治疗为免疫治疗，则索拉非尼和舒尼替尼为强烈推荐（1类推荐）的二线治疗；若原一线治疗已经为分子靶向治疗，则更换其他靶向治疗药物为2类推荐的二线治疗。

2007年Escudier等报道903例索拉非尼治疗转移性肾癌的Ⅲ期临床随机对照研究的结果，剂量为400 mg每日口服2次。该研究在2005年1月由于索拉非尼组显示出有统计学意义的较高无疾病进展生存率，因而进行了交叉，将安慰剂组转入索拉非尼治疗。在交叉前，索拉非尼组和安慰剂组的无疾病进展生存率分别为5.5个月和2.8个月（$P<0.01$）。研究结束时索拉非尼组和安慰剂组的临床反应情况（按RECIST标准）分别为：完全缓解1例（<1%）和0例，部分缓解10%和2%，疾病稳定74%和53%（$P<0.001$）。在索拉非尼组完全缓解和部分缓解的44例患者中，从治疗到缓解的中位时间为80天，中位缓解持续时间为182天[30]。

同年Motzer等报道750例舒尼替尼与IFN-α治疗转移性肾癌的多中心随机对照研究。舒尼替尼的用法以6周为1个周期，前4周为50 mg每日口服1次，后2周停药。IFN-α的剂量为9MU每周3次皮下注射。结果舒尼替尼组和IFN-α组的中位无疾病进展生存时间分别为11个月和5个月，达到目标缓解的百分率为31%和6%（$P<0.001$）[31]。

2010年复旦大学附属中山医院王国民报道24例舒尼替尼治疗转移性肾癌的疗效，全组客观反应率21%，疾病控制率83%，中位无疾病进展生存时间11个月，1年无进展生存率80%[32]。

### 61.16.3 不良反应

目前限制分子靶向治疗大规模应用的主要障碍是昂贵的价格和不良反应，主要的不良反应包括如下。

### (1) 皮疹

皮疹多发生于治疗早期,表现为斑丘疹和红色小皮疹伴水疱疹。可在治疗开始时涂抹保湿霜,避免热水沐浴和直接日晒。

### (2) 手足皮肤反应

手足皮肤反应是分子靶向治疗独特的不良反应,可发生于治疗的任何时期,但多见于前6周,尤其是前1~2周。根据反应严重程度不同,表现为一系列影响手足的症状如麻木、感觉异常,手足红斑或肿胀,脱屑、溃疡、起泡直至疼痛而导致不能正常生活。症状常为双侧,主要影响手足的受力区。较轻的手足皮肤反应可以继续药物治疗,同时给予局部治疗;中等程度的手足皮肤反应初次发生可以继续用药并局部治疗,7天内未改善或改善后第2次、第3次发生则需暂停治疗直至症状缓解,然后重新用药并将剂量减半;严重的手足皮肤反应初次或第2次发生需立即停药直至症状缓解然后半量开始用药,若发生第3次严重反应则终止治疗。减少手足皮肤反应的措施:穿软底鞋或棉袜以减少足部受压,硫酸镁浸泡或尿素软膏涂敷手足,或使用芦荟汁涂抹患处。

### (3) 高血压

治疗前6周应每周监测血压,治疗期间出现血压升高>160/100 mmHg或出现相关症状应进行治疗,可使用血管紧张素转化酶抑制剂(ACEI)类或血管紧张素Ⅱ受体拮抗剂(ARB)类药物,避免使用钙离子拮抗剂。

### (4) 胃肠道反应

胃肠道反应包括恶心、呕吐、腹泻等。索拉非尼导致的腹泻主要表现为次数增加的稀便,不是水样便。轻度腹泻可通过饮食调节,也可使用常规的止泻药物。腹泻达到Ⅲ级应考虑药物减量。

### (5) 血液系统并发症

血液系统并发症包括中性粒细胞和淋巴细胞减少、血小板减少和贫血等。严重者可能发生粒细胞缺乏、血小板缺乏,从而导致感染、出血等。

### (6) 其他不良反应

其他不良反应包括乏力、发热、体重减轻等,可予对症处理。

## 61.17　化疗

### 61.17.1　肾癌的多药耐药性[33]

肾癌对多种化疗药物的耐药性(multidrug resistance, MDR)很早就被发现,Yagoda复习83组实验结果,4 093例肾癌对化疗的总有效率仅为6%,且多为短期缓解。

近年的研究表明,肾癌MDR机制主要有以下方面:①MDR-1基因过表达,导致其产物P糖蛋白生成增多。P糖蛋白具有能量依赖性药物排出泵的功能,能主动将通过被动扩散进入细胞的药物泵出细胞,从而降低细胞内药物浓度而产生耐药,主要介导对长春花属生物碱等的耐药。有学者应用环孢素、糖皮质激素、钙离子拮抗剂等药物使MDR-1基因逆转,降低肾癌的耐药性,在体外实验有效,但临床应用未获得满意的结果。②谷胱甘肽-S-转移酶π(GST-π)的过度表达:GST-π不仅可催化亲电物质与谷胱甘肽结合,而且本身可以与亲脂性细胞毒药物结合,增加其水溶性,促进其代谢,从而降低抗肿瘤药物的细胞毒作用,它与氮芥类化合物的耐药有密切关系。③DNA拓扑异构酶Ⅱ(Topo Ⅱ)表达下降:Topo Ⅱ是肿瘤化疗的重要靶点,对各种DNA Topo Ⅱ抑制剂的敏感与否主要取决于Topo Ⅱ水平。

### 61.17.2　化疗的应用与评价

传统的化疗药物单独应用已被证实疗效很差。近年来化疗的主要研究方向包括:①新型化疗药物的应用。例如吉西他滨和卡培他滨。Stadler等报道应用吉西他滨联合卡培他滨治疗转移性肾癌56例,平均反应率为11%,中位生存时间14.5个月,2级以上乏力、恶心呕吐、腹泻的发生率分别为32%、59%和22%[34]。此外尚有吉西他滨联合5-Fu或卡培他滨单独使用的报道。由于分子靶向治疗在肾透明细胞癌中显示出良好的疗效,因而吉西他滨或卡培他滨的化疗方案仅作为转移性非透明细胞癌推荐的治疗方法。②化疗药物与免疫治疗联合应用。报道应用5-Fu联合高剂量IL-2或IFN-α可提高其疗效。

## 61.18　放疗[35]

肾癌对放疗并不敏感,因此放疗主要作为手术的辅助治疗。主要包括:术前进行患侧肾脏和区域淋巴结照射,使T2和T3期肿瘤完全切除率提高;肾癌根治或NSS手术后切缘阳性或局部浸润性肿瘤的术后放疗,一些研究显示其疗效并不理想,主要与照射野在术后为小肠等填充和剂量选择困难有关。但也有一些研究认为,术后放疗对减少局部复发和延长生存有作用。近年来,关于分子靶向治疗联合放疗的研究正在进行中,索拉非尼是否具有放射增敏作用还有待证实。

## 61.19 影响预后的因素[36-39]

长期以来,对于影响肾癌预后的预测因子的研究从未间断。总结这些研究的结果,目前认为影响肾癌预后的因素如下。①病理因素:TNM 分期(包括肿瘤大小、肾上腺累及、癌栓、淋巴结转移)、肿瘤细胞学分级、肿瘤的病理分型、肿瘤组织碳酸酐酶 IX(CAIX)表达等。近年来,关于肾周脂肪的微转移和微血管癌栓形成对预后的影响也是研究的热点。②非病理因素:患者总体状态的 Karnofsky 评分、血小板计数、中性粒细胞计数、C 反应蛋白、血钙浓度、乳酸脱氢酶浓度等。基于上述因素,建立了许多预测肾癌预后的模型。例如美国斯隆—凯特琳肿瘤纪念中心(MSKCC)制定的未经治疗和有既往治疗史的转移性肾癌提示较短生存时间风险分类。对于未经治疗的转移性肾癌,提出 5 项预后因素:Karnofsky 机体状态评分 < 80%,乳酸脱氢酶(LDH)浓度超过上限 50%,血红蛋白浓度低于下限,校正血钙浓度高( > 10 mg/dl),未行肾切除术。无上述因子为低风险,1~2 个因子为中风险,3 个以上为高风险。有既往治疗的转移性肾癌,提出 3 项预后因素:Karnofsky 机体状态评分 < 80%,血红蛋白浓度降低,校正血钙浓度高。无上述因子为低风险,1 个因子为中风险,2~3 个因子为高风险。经过上述分组,不同风险程度的转移性肾癌在治疗方法的选择上不尽相同,例如大剂量 IL-2、索拉非尼和舒尼替尼可作为低~中风险患者一线治疗,而西罗莫司脂化物(tem-sirolimus)则被认为对高风险患者有应用价值。此外,一些指标还对治疗方法的选择有一定提示作用,例如肿瘤组织中 CAIX 高表达患者预后相对较好,且对高剂量 IL-2 治疗的反应明显优于低表达的患者。Mayo 评分系统根据肿瘤分期、大小、淋巴结、组织学分级和坏死情况进行评分,并将患者分为低、中、高风险组,各组患者在接受肾切除术后 1 年、3 年、5 年和 10 年发生远处转移的风险有明显差异(表 61-2,61-3)。

表 61-2 Mayo 评分表

| 评分内容 | 分数 |
| --- | --- |
| T 分期 | |
| T1a | 0 |
| T1b | 2 |
| T2 | 3 |
| T3~4 | 4 |
| 肿瘤大小 | |
| ≤10 cm | 0 |
| >10 cm | 1 |
| 区域淋巴结 | |
| Nx/N0 | 0 |
| N1/N2 | 2 |
| 核分级 | |
| 1~2 级 | 0 |
| 3 级 | 1 |
| 4 级 | 3 |
| 肿瘤坏死 | |
| 无坏死 | 0 |
| 有坏死 | 1 |

低风险:0~2 分,中风险 3~5 分,高风险 >6 分

表 61-3 Mayo 评分系统与肾癌切除术后发生转移的风险(%)的关系

| Mayo 分组 | 1 年 | 3 年 | 5 年 | 10 年 |
| --- | --- | --- | --- | --- |
| 低风险 | 0.5 | 2.1 | 2.9 | 7.5 |
| 中风险 | 9.6 | 20.2 | 26.2 | 35.7 |
| 高风险 | 42.3 | 62.9 | 68.8 | 76.4 |

(王国民 朱延军)

## 主要参考文献

[1] Ljungberg B, Hanbury DC, Kuczyk MA, et al. Renal cell carcinoma guideline. Eur Urol, 2007,51;1502-1510.
[2] Andrew CN, Steven CC. Renal Tumors. In: Walsh PC. ed. Campbell's Urology, 8th ed. Philadelphia. WB Saunders, 2002. 2686-2719.
[3] 孔祥田,曾荔,宓培,等. 肾集合管癌的临床病理研究. 中华外科杂志,2000,38(9):719-720.
[4] Brugarolas J. Renal cell carcinoma — mmlecular pathways and therapies. N Engl J Med, 2007,356(2):185-187.
[5] 李广永,曾进. 肾细胞癌远处转移的分子生物学机制. 癌症进展杂志,2006,

4(5):423-426.
[6] 顾方六.肾恶性肿瘤.见:吴阶平主编.吴阶平泌尿外科学.济南:山东科学技术出版社,2004:898-918.
[7] Crispen PL, Uzzo RG. The natural history of untreated renal masses. BJU Int, 2007,99:1203-1207.
[8] 王飞,戴宇平,万广生.超声造影在肾细胞癌诊断中的临床应用进展.国外医学·泌尿系统分册,2005,25(5):638-641.
[9] 李晓飞,梅骅.肾癌根治切除术.见:梅骅主编.泌尿外科手术学.第2版.北京:人民卫生出版社,2000:40-50.
[10] Joslyn SA, Sirintrapun SJ, Konety BR. Impact of lymphadenectomy and nodal burden in renal cell carcinoma: retrospective analysis of the national surveillance, epidemiology, and end results database. Urology, 2005, 65(4): 675-680.
[11] Permpongkosol S, Chan DY, Link RE, et al. Long-term survival analysis after laparoscopic radical nepherectomy. J Urol,2005,174:1222-1225.
[12] Miyake H, Hara I, Nakano Y, et al. Hand-assisted laparoscopic radical nephrectomy: comparison with conventional open radical nephrectomy. J Endourol, 2007,21(4):429-432.
[13] Boorjian SA, Sengupta S, Blute ML. Renal cell carcinoma: vena caval involvement. BJU Int, 2007,99:1239-1244.
[14] Kapoor A, Nguan C, Al-Shaiji TF, et al. Laparoscopic management of advanced renal cell carcinoma with level I renal vein thrombus. Urology, 2006, 68(3):514-517.
[15] Romero FR, Muntener M, Bagga HS, et al. Pure laparoscopic radical nephrectomy with level II vena caval thrombectomy. Urology, 2006, 68(5):1112-1114.
[16] Lowentritt B, Phelan MW, Vanzijl PS, et al. Venacavoscopy during nephrectomy for renal cell carcinoma with inferior vena caval thrombus. J Urol, 2006, 176(2):468-471.
[17] Van Poppel H, Da Pozzo L, Albrecht W, et al. A prospective randomized EORTC intergroup phase 3 study comparing the complications of elective nephron-sparing surgery and radical nephrectomy for low-stage renal cell carcinoma. Eur Urol, 2007,51(6):1606-1615.
[18] Pahernik S, Roos F, Hampel C, et al. Nephron sparing surgery for renal cell carcinoma with normal contralateral kidney: 25 years of experience. J Urol, 2006,175(6):2027-2031.
[19] Ukimura O, Haber GP, Remer EM, et al. Laparoscopic partial nephrectomy for incidental stage pT2 or worse tumors. Urology, 2006,68(5):976-982.
[20] Breda A, Stepanian SV, Liao J, et al. Positive margins in laparoscopic partial nephrectomy in 855 cases: a multi-institutional survey from the united states and Europe. J Urol, 2007,178(1):47-50.
[21] Perry K, Zisman A, Pantuck AJ, et al. Laparoscopic and percutaneous ablative techniques in the treatment of renal cell carcinoma. Rev Urol, 2002, 4(3):103-111.
[22] Weizer AZ, Raj GV, Connell MO, et al. Complications after percutaneous radiofrequency ablation of renal tumors. Urology, 2005,66(6):1176-1180.
[23] Schwartz BF, Rewcastle JC, Powell T, et al. Cryoablation of small peripheral renal masses: a retrospective analysis. Urology, 2006, 68(Suppl 1):14-18.
[24] 胡骁轶,王国民,徐叶青,等.高强度聚焦超声治疗兔肾癌细胞株 VX2 的 CT 动态观察.中华实验外科杂志,2005;22(9):1048-1050.
[25] Henryk Z, Stanislaw S, Zbigniew P. Comparison of preoperative embolization followed by radical nephrectomy with radical nephrectomy alone for renal cell carcinoma. Am J Clin Oncol,2000,23(1):6-12.
[26] Maxwell NJ, Amer NS, Rogers E, et al. Renal artery embolization in the palliative treatment of renal carcinoma. Br J Radiol, 2007,80(950):96-102.
[27] Halbert RJ, Figlin RA, Atkins MB, et al. Treatment of patients with metastatic renal cell cancer: a rand appropriateness panel. Cancer, 2006, 107(10): 2375-2383.
[28] McDermott DF, Rini BI. Immunotherapy for metastatic renal cell carcinoma. BJU Int, 2007,99:1282-1288.
[29] Peccatori J, Barkholt L, Demirer T, et al. Prognostic factors for survival in patients with advanced renal cell carcinoma undergoing nonmyeloablative allogeneic stem cell transplantation. Cancer, 2005,104(10):2099-2103.
[30] Escudier B, Eisen T, Stadler WM, et al. Sorafenib in advanced clear-cell renal cell carcinoma. N Engl J Med, 2007,356(2):125-134.
[31] Motzer FJ, Hutson TE, Tomczak P, et al. Sunitinib versus interferon alfa in metastatic renal cell carcinoma. N Engl J Med, 2007,356(2):115-124.
[32] 胡骁轶,王国民,郭剑明,等.舒尼替尼治疗转移性肾癌的初步评价.中华泌尿外科杂志,2010,31(5):300-303.
[33] 张强,陈梓甫,施作霖,等.肾癌对化疗药物的多种耐药机制及其意义的研究.中华肿瘤杂志,2000,22(2):145-147.
[34] Stadler WM, Halabi S, Rini B, et al. A phase II study of gemcitabine and capecitabine in metastatic renal cancer: a report of cancer and leukemia group B protocol 90008. Cancer, 2006,107(6):1273-1279.
[35] 陈兵.肾细胞癌.见:曾昭冲主编.腹盆部肿瘤放射治疗学.上海:复旦大学出版社,2007:391-401.
[36] Park WH, Eisen T. Prognostic factors in renal cell cancer. BJU Int, 2007,99:1277-1281.
[37] Lee SE, Byun SS, Han JH, et al. Prognostic significance of common preoperative laboratory variables in clear cell renal cell carcinoma. BJU Int,2006,98:1228-1232.
[38] Karakiewicz PI, Hufterer GC, Trinh QD, et al. C-reactive protein is an informative predictor of renal cell carcinoma-specific mortality: a European study of 313 patients. Cancer, 2007,110(6):1241-1247.
[39] Dall MF, Antunes AA, Sarkis AS, et al. Microvascular tumour invasion in renal cell carcinoma: the most important prognostic factor. BJU Int, 2007,100(3):552-555.

# 62 肾上腺肿瘤

62.1 肾上腺肿瘤的分类
62.2 肾上腺皮质肿瘤
   62.2.1 皮质醇症
   62.2.2 原发性醛固酮增多症
   62.2.3 肾上腺性征异常综合征
   62.2.4 无功能性肾上腺皮质肿瘤
   62.2.5 肾上腺皮质偶发性肿瘤
62.3 肾上腺髓质肿瘤
   62.3.1 嗜铬细胞瘤
   62.3.2 恶性嗜铬细胞瘤
   62.3.3 神经母细胞瘤
   62.3.4 神经节瘤
62.4 肾上腺髓脂瘤
62.5 肾上腺囊肿
62.6 肾上腺转移性癌

## 62.1 肾上腺肿瘤的分类

肾上腺分内外两层,外层称皮质起源于中胚层,占腺体的80%~90%;内层称髓质,起源于外胚层。肾上腺皮质细胞排列分3层,自外向内分别是球状带、束状带和网状带。皮质分泌类固醇激素,主要有球状带分泌的盐皮质激素如醛固酮、脱氧皮质酮,束状带分泌的糖皮质激素如皮质醇、皮质酮,网状带分泌的性激素如脱氢异雄酮。由这些细胞产生的腺瘤和腺癌,常表现为肾上腺皮质功能亢进,称为功能性肾上腺皮质肿瘤。也有部分肿瘤不产生上述皮质激素,不表现出皮质功能亢进,称为无功能性肾上腺皮质肿瘤(图62-1)。

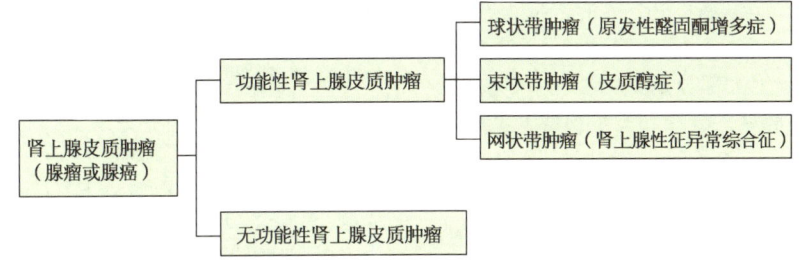

图 62-1 肾上腺皮质肿瘤的分类

肾上腺髓质由交感神经系统的原始细胞衍化而来,这些细胞以对铬盐亲和为特征,称交感神经元细胞。它们向两方向分化,形成交感神经母细胞(发展为成熟的交感神经节细胞)和嗜铬母细胞(发展为嗜铬细胞)。肾上腺髓质肿瘤包括由这些细胞产生的肿瘤。交感神经元细胞(交感神经元细胞瘤)、交感神经母细胞(交感神经母细胞瘤)、交感神经节细胞(神经节瘤)、嗜铬母细胞(恶性嗜铬细胞瘤)、嗜铬细胞(嗜铬细胞瘤)(图62-2)。

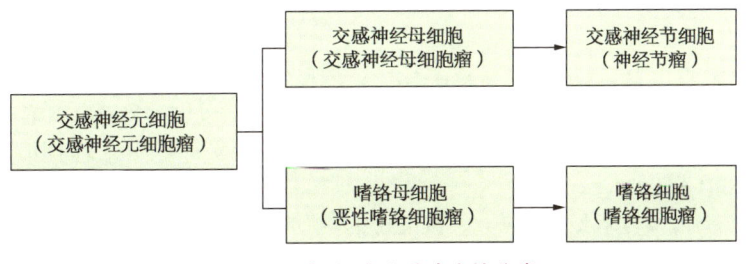

图 62-2 肾上腺髓质肿瘤的分类

## 62.2 肾上腺皮质肿瘤

肾上腺皮质肿瘤可来自1种或多种肾上腺皮质细胞,因而产生1种或多种过量的皮质类固醇,在临床上出现单纯的皮质醇症、原发性醛固酮增多症、肾上腺性征异常综合征,或它们的综合表现。肾上腺皮质癌更多地表现为非单一激素引起的临床征象。下列征象应高度怀疑肾上腺皮质癌:儿童皮质醇症、儿童性早熟、成年女子男性化、成年男子女性化。

### 62.2.1 皮质醇症

#### (1) 概述

皮质醇症是由体内分泌过多的肾上腺皮质醇引起。Cushing于1932年对本症临床特点作了详尽描述,认为是垂体嗜碱细胞瘤引起,因而被称为Cushing综合征。瘤细胞显微镜下见大量透明细胞,呈巢状或索状分布(图62-3)。产生皮质醇症的病因很多,其中最常见的是垂体性肾上腺皮质增生,占70%~80%,又称Cushing病。在这类患者中约10%临床检查有明显的垂体肿瘤,近年报道60%以上病例存在微腺瘤。第2类病因即肾上腺皮质肿瘤,大部分是良性肿瘤,癌症很少。北京协和医院报道274例皮质醇症中,肾上腺皮质癌仅7例(2.6%)[1]。肿瘤绝大部分是单侧性,左右两侧发病率相仿。肿瘤能自主分泌大量皮质醇及其他激素,不依赖于垂体分泌的促肾上腺皮质激素(ACTH)。皮质醇的升高可抑制ACTH,所以患者体内ACTH水平明显下降,致使肾上腺非肿瘤部分的皮质萎缩。第3类病因是非垂体性分泌ACTH的肿瘤,即异位ACTH综合征,是垂体以外的肿瘤分泌类似ACTH的物质,刺激肾上腺引起皮质继发性增生和皮质醇、性激素及盐皮质激素分泌增加。患者除了原发肿瘤的症状外,有部分皮质醇症的临床表现,高血压、低血钾、低钾性碱中毒和皮肤色素沉着往往表现突出。这种肿瘤极为少见,主要有肺小细胞癌、支气管类癌、胸腺癌和胰腺癌[2,3]。

#### (2) 病因

1) ACTH依赖性(下丘脑—垂体性皮质醇增多症) ①垂体性皮质醇增多症(即Cushing病);②异位ACTH综合征(ectopic ACTH syndrome)或异位促皮质素释放激素(CRH)综合征。

2) ACTH非依赖性(肾上腺性皮质醇增多症)

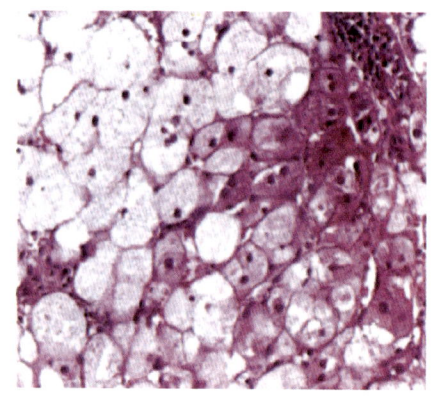

图62-3 肾上腺皮质腺瘤(Cushing综合征)示大量透明细胞、致密细胞

①肾上腺皮质腺瘤;②肾上腺皮质腺癌;③原发性肾上腺皮质结节性增生。

3) 假性Cushing综合征(类Cushing综合征) ①医源性类Cushing综合征;②乙醇性类Cushing综合征。

#### (3) 临床表现

皮质醇症女性发病高于男性,女性占2/3,发病年龄多在20~40岁。不管何种病因临床表现相仿,只是皮质增生者病情发展缓慢,有的甚至不为患者及家属所察觉。出现典型症状常在1年以上。癌发展迅速,出现典型症状及体征时往往已发生癌转移。皮质醇症的典型症状和体征:①体态改变。满月脸,水牛背,罗汉腹,向心性肥胖。②皮肤、毛发改变。多血质面容,皮肤粗糙,痤疮,下腹、大腿及臀部紫纹,多毛症,脱发。③性功能改变。月经紊乱,闭经,性欲下降,勃起功能障碍。④骨质疏松。背痛、头痛,疲劳、乏力,尿钙排出增加、尿路结石,低钾性碱中毒,病理性骨折、生长发育障碍。⑤糖尿病或糖耐量试验阳性。⑥真菌感染。⑦多尿症。⑧高血压、动脉粥样硬化。⑨精神症状和压抑。

#### (4) 诊断

该病诊断包括:①定性诊断,确定是否为皮质醇症;②病因诊断,确定是皮质增生还是皮质肿瘤,抑或异位ACTH综合征;③定位诊断,确定肿瘤的具体部位。

1) 定性诊断 是否皮质醇症除依据上述临床表现之外,主要依据:①血浆皮质醇浓度丧失昼夜节律性变化;②尿皮质类固醇排量增加,常用参数有24 h尿17-羟皮质类固醇(17-OHCS)和17-酮皮质类固醇(17-KS),24 h尿游离皮质醇>303.6 μmol/24 h,诊断价值更高;③小剂量地塞米松试验不能抑制皮质功能,是皮质醇症确定诊断的最有价值的指标。具体做法为患者午夜口服地塞米松 1 mg,次晨 8 时取血测定血浆皮质醇水平,并收集 24 h 尿测定尿游离皮质醇,若血浆皮质醇 <0.14 μmol/L,尿皮质醇正常则可排除皮质醇症;若血浆皮质醇不下降,24 h 尿皮质醇 >331.2 μmol,则提示为皮质醇症。

2) 病因诊断  通过表62-1中的试验可鉴别其病因。

表 62-1  皮质醇症的病因诊断

| 试验项目 | 肾上腺皮质增生 | 肾上腺肿瘤 | 异位 ACTH 综合征 |
| --- | --- | --- | --- |
| 血浆 ACTH 测定 | 正常或中度增加 | 降低 | 增加 |
| 正常值 4.4~22.0 pmol/L | 11.0~44.0 pmol/L | <4.4~6.6 pmol/L | >44.0 pmol/L,可高达 2 202 pmol/L |
| 大剂量地塞米松抑制试验<br>(午夜口服 8mg,次晨 8 时测定血浆皮质醇含量) | <正常晨间值 50% | 不被抑制 | 不被抑制 |
| 肾上腺功能兴奋试验 | 外源 ACTH 注射后 24 h 尿 17-羟类固醇排量上升 >50% | 无反应 | 无反应 |
| 甲吡酮 | 试验抑制皮质醇合成,通过负反馈调节,增加垂体分泌 ACTH,导致尿 17-羟类固醇、17-酮类固醇排量增加 | 无反应 | 无反应 |
| 加压素 | 尿类固醇排出量增加 | 无反应 | 无反应 |

对肿瘤性质,下列几点倾向于恶性肿瘤诊断:①同时有性激素增加引起的男性化或女性化,或醛固酮增多引起的高血压和低血钾性碱中毒;②儿童皮质醇症经常是恶性的;③临床表现有非感染性发热和局部疼痛者;④临床检查扪到肿块者;⑤过高尿 17-羟或 17-酮皮质类固醇水平,尤其是后者明显增高;⑥B 超、CT 检查发现肿瘤侵入周围组织。

3) 定位诊断  对垂体性皮质增生病例,蝶鞍摄片或 CT、MRI 检查有可能发现垂体肿瘤,甚至微腺瘤。对肾上腺肿瘤定位的常用方法如下。①CT 检查:正常肾上腺左侧 80%、右侧 50% 左右可在 CT 上见到。左侧呈半月形或三角形结构,位于左肾上极中前方、胰尾后和腹主动脉外侧;右侧为一薄片组织,位右肾上极上方,紧贴下腔静脉后。根据肾上腺体轮廓改变,通过 CT 可辨认直径小至 1 cm 的病变。这些肿瘤的吸收系数值类似于肝、肾等周围组织(+32~+40 EMI 单位),取决于它们血管丰富程度。在静脉注射造影剂后,这些肿瘤的吸收系数值可能提高。肾上腺肿瘤表现为肾上腺上边界清楚的肿块。如果肿瘤小,部分正常肾上腺仍可辨认;若肿瘤大则 CT 片上不能看到正常肾上腺。有时肾上腺肿瘤脂肪含量高,其吸收系数值接近腹膜后脂肪,给诊断造成困难,特别是对小病灶的诊断。因此,在排除肾上腺疾病之前必须直接看到正常肾上腺。肿瘤 >6 cm,伴有坏死和钙化多考虑恶性。若周围组织如下腔静脉被肿瘤侵入,则肿瘤为恶性。CT 诊断率可 >90%,几乎没有假阳性。若肿瘤太小(直径 ≤0.5 cm)或缺乏腹膜后脂肪,假阴性在 10% 左右[4]。②B 超检查:正常位置的肾上腺可在双肾的冠状切面中显示。皮质肿瘤边界清楚,内部回声不一。对肾上腺皮质肿瘤的定位诊断符合率也可达 90%。③碘化胆固醇肾上腺扫描:放射性碘化胆固醇注入人体后,被肾上腺皮质摄取浓集,用 γ 照相对肾上腺病变进行定性和定位诊断[5]。增生者双侧对称显像,放射性浓集;腺瘤者病侧放射性浓集,对侧不显像;腺癌者与腺瘤同,但也有癌侧不显像,可能是由于每单位重量的肿瘤组织功能低下或内分泌合成产生旁路,摄取胆固醇较少,致放射性不浓集。④其他:腹部平片肾上腺区域钙化影,静脉肾盂造影肾脏被压迫推移,有助于肾上腺肿瘤定位诊断以及与肾肿瘤的鉴别诊断。其他侵袭性诊断措施,如肾上腺周围注气造影、肾上腺动脉造影、肾上腺静脉导管采集血标本测定皮质醇同时做肾上腺静脉造影等,随着超声和 CT 诊断的普及已被取代。

皮质醇症诊断步骤见图62-4。

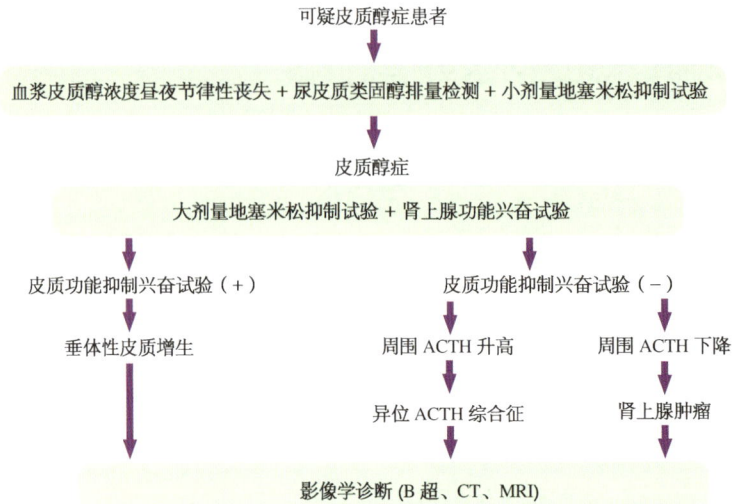

图62-4 皮质醇症诊断步骤

**（5）治疗**

1）垂体性肾上腺皮质增生 由于确信多数病例垂体存在微腺瘤，所以近年来经蝶窦切除垂体微腺瘤成为该症的首选手术，只在治疗失败时才考虑施行肾上腺切除[6]。

2）异位 ACTH 综合征 早期切除产生异位 ACTH 的原发肿瘤。

3）肾上腺皮质腺瘤和腺癌 肾上腺皮质腺瘤切除疗效佳。肾上腺皮质腺癌的最佳治疗方法仍然是完全切除病灶[7]。但因早期诊断困难，肿瘤侵入邻近致命结构并非少见，所以术后平均存活时间在48个月左右，5年生存率为9%～13%。肾上腺皮质腺癌对放疗不敏感。对癌转移病例，手术切除肿瘤之后，辅以化疗是必要的，主要药物有对二氯苯二氯乙烷（$O,P'$-DDD）和氨鲁米特（aminoglutethimide，氨基导眠能）。$O,P'$-DDD 是一种杀虫剂，能阻滞皮质醇分泌和缩小瘤体，对肾上腺皮质功能和非功能性肿瘤均有效，治疗有效率可>60%，主要用于无法根除的皮质癌和转移灶，开始剂量可为 10 mg/d，如能忍受，则逐渐增加到 20 mg/d，分次进餐时服可增加忍受性。最大不良反应是胃肠道和中枢神经系统毒性反应如厌食、恶心、呕吐、嗜睡、视物模糊、言语不清和流涎等，其他少见不良反应还有腹泻、眩晕、皮疹、乳房发育和色素沉着。氨鲁米特同样能阻滞皮质醇的分泌，每日 1.5～2.0 g，分次口服即能缓解症状。其作用迅速，但不能阻滞肿瘤生长，与 $O,P'$-DDD 联合应用可以提高疗效。监测疗效指标是激素水平和瘤体大小。在药物效应达到后，定期测定尿类固醇水平，若其水平上升，则疾病进展。但少数病例疾病进展并不伴有尿类固醇水平相应上升，所以激素指标不能作为单一的监测指标。

肾上腺皮质肿瘤导致正常肾上腺皮质萎缩，因此手术前、后应注意皮质类固醇的保险储备和补充。手术前肌内注射琥珀酸钠氢化可的松 100 mg，因其吸收迅速，1 h 内即显示效应。麻醉开始后，再给 100 mg 于 5% 葡萄糖溶液或葡萄糖氯化钠溶液中静脉滴注，手术完成后再给 100 mg 持续静脉滴注 8 h，以后根据恢复平稳性，以每日 50～100 mg 剂量逐渐减少，过渡到口服醋酸可的松 25～50 mg/d。为促进退化萎缩的肾上腺再生，可在术后第 2 天起补充 ACTH（25～50U＋5% 葡萄糖溶液 500 ml 静脉滴注），持续 2 周。若癌未能彻底切除，应在术后 1 周测定尿类固醇水平，若仍为高水平，应停用皮质激素并给 $O,P'$-DDD 等药物治疗。

## 62.2.2 原发性醛固酮增多症

**（1）概述**

1955年 Conn 首先叙述了由肾上腺皮质肿瘤分泌过多的醛固酮而引起的高血压、低血钾临床综合征，伴随有异常高的血浆醛固酮和尿 17-羟类固醇，因此该症又称 Conn 综合征。

这种病变在肾上腺的醛固酮增多症称原发性醛固酮增多症（原醛症）。因肾上腺皮质分泌过多醛固酮引起钠潴留，导致血浆容量增多、肾动脉压高、肾素分泌受抑制。它有别于因肾上腺以外疾病，如肝硬化、充血性心力衰竭、肾病综合征、肾性高血压等引起的动脉灌注压下降,刺激球旁结构分泌过多肾素,使得血管紧张素原变为血管紧张素,刺激肾上腺增加醛固酮(继发性醛固酮增多症)。因此,这两种醛固酮增多症可以由测定血浆肾素水平鉴别,原发性醛固酮增多症肾素活性低,而继发性醛固酮增多症肾素活性高。

### (2) 病因和病理

目前了解原发性醛固酮增多症有下列几个病因或亚型:①皮质腺瘤(aldosterone producing adenoma, APA);②皮质腺癌(aldosterone producing carcinoma, APC);③原发性肾上腺增生(primary adrenal hyperplasia, PAH);④双侧特发性醛固酮增多症(bilateral idiopathic aldosteronism, BIA);⑤糖皮质激素可抑制性醛固酮增多症(glucocorticoid suppressible aldosteronism, GSA)[8]。

1) 皮质腺瘤 占原发性醛固酮增多症的大多数。原统计占 90% 左右,现随着 BIA 诊断的增加,APA 比例有所下降,有报道占 71.4% 左右。腺瘤多为单侧,且左侧多于右侧,罕见有双侧(占 3% 左右)。腺瘤呈色黄、质软的球体,通常为单个,界限清楚。肿瘤直径虽有小至 0.5 cm、大至 10 cm,但一般为 1~2 cm。其大小与醛固酮产生速率几乎无关。醛固酮产生是部分自主性,对血管紧张素Ⅱ不起反应,但对 ACTH 水平改变起反应。醛固酮分泌仍表现昼夜节律性,和 ACTH 水平平行。腺瘤以外的肾上腺通常不萎缩,在显微镜下显示正常。分泌醛固酮的细胞一般来自球状带,有时有球状带、束状带的混合成分(图 62-5)。

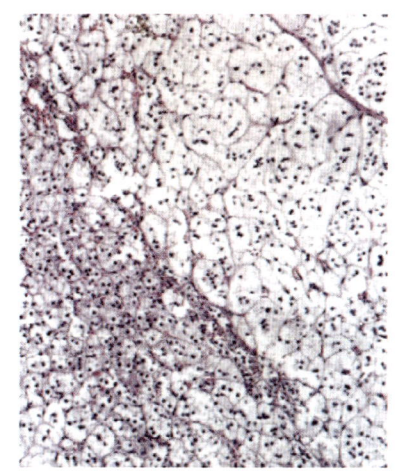

**图 62-5** 肾上腺皮质腺瘤(醛固酮瘤)示球状带样细胞与束状带样细胞

2) 皮质腺癌 罕见,仅占原发性醛固酮增多症的 1%。癌除分泌醛固酮外,经常同时分泌糖皮质激素和性激素。瘤体直径几乎总是 >3 cm。该癌仅有的肯定证据是存在转移灶,虽然肿瘤良性和恶性之间组织学参数指标或有丝分裂活性存在差异。肾上腺皮质癌的预后通常是差的,术后 50% 左右患者存活少于 21 个月。皮质腺癌比其他肾上腺皮质癌患者存活时间略长。患者生化异常如低钾和高醛固酮明显,大部分病例对 ACTH 不起反应。

3) 原发性肾上腺增生 更罕见,仅占原发性醛固酮增多症的 0.5%。患者双侧肾上腺增生,激素检查与皮质腺瘤相似,体位试验阴性可与双侧特发性醛固酮增多症相鉴别。与双侧特发性醛固酮增多症的结局相反,患者对单侧或次全肾上腺切除治疗反应非常好。

4) 糖皮质激素可抑制性醛固酮增多症 1966 年 Sutherland 首例报道,迄今文献报道较少,且大部分在北美和日本。患者双侧肾上腺结节性增生,诊断高血压时平均年龄为 10.8 岁,是一种家族性低肾素醛固酮增多症,属常染色体显性遗传。是由于 CYP11B 基因发生变异,从而导致该疾病的发生。此型醛固酮分泌对血管紧张素Ⅱ不起反应,而对 ACTH 反应异常敏感。醛固酮分泌水平同样平行于 ACTH 的昼夜节律。对糖皮质激素治疗效应好,长期口服地塞米松不仅能纠正高血压和生化指标异常,而且能恢复醛固酮对其他生理刺激物,包括血管紧张素Ⅱ的反应。

5) 双侧特发性醛固酮增多症 占原发性醛固酮增多症第 2 位。患者双侧球状带增生,经常是结节性增生。与皮质腺瘤比较,本病患者生化异常不明显,血浆肾素活性抑制也不完全。患者醛固酮和 ACTH 不存在平行关系,醛固酮对血管紧张素Ⅱ反应过分。这两点与皮质腺瘤正相反。这种对血管紧张素Ⅱ的高敏感性可能在本病的病理生理中起作用。转换酶抑制剂可使其高血压、低血钾和其他生化指标异常复原是个证据。某些学者认为,本病病因在肾上腺。也有一些学者认为它不是一个独特的疾病,只是低肾素特发性高血压的严重型,表现肾上腺对血管紧张素Ⅱ应答增加。本病不同于原发性肾上腺增生,双侧肾上腺切除不能使患者血压恢复正常,外科手术已被摒弃。

### (3) 临床表现

虽然男女各年龄组均可发病,但大部分病例是 30~50 岁女性。所有症状均因醛固酮分泌过多所致。醛固酮促进远曲肾小管钠—钾交换,潴钠排钾,导致体液滞留,细胞外液容量增加,引起血压增高。由于排钾,细胞内、外液钾下降,出现低血钾症。同时细胞内丢失钠,氢离子增加,细胞外液氯离子相应减少,导致碱中毒。所以低血钾、高血压、碱中毒"三联症"是原发性醛固酮增多症的特征性临床表现。血清钾含量平均为 2.7 mmol/L,低血钾导致功能性肾性糖尿病厌食,夜尿、烦渴是常见症状。严重低血钾症可出现肌无力及肌麻痹症状,包括疲乏、痉挛、感觉异常、间歇性瘫痪、视物模糊、头痛、腰强直。高血压经常是轻型的,但在某些病例可表现为长期严重高血压。高血压水平与醛固酮过量程度及期限有关。高血压可导致心脏损害和眼底改变。碱中毒几乎普遍存在,平均 $CO_2$ 含量为 31 mmol/L。严重碱中毒罕见。

### (4) 诊断

对所有伴有低血钾的高血压病例均应考虑原发性醛固酮增多症诊断。在进一步诊断前,这些病例应停用有关药物,如螺内酯(安体舒通)停用 6 周,β阻滞剂停用 1 周。若患者仍然有低血钾或在正常低值(<4 mmol/L)或高钠饮食几天后出现低血钾,则应怀疑原发性醛固酮增多症。

为了证实诊断,应测定尿和(或)血浆醛固酮含量和血浆肾素活性,若醛固酮与肾素活性比值 >40,则可拟诊原发性醛固酮增多症,但未能鉴别增生和肿瘤[9]。进一步确诊依据是醛固酮抑制试验和肾素激发试验。

1) 醛固酮抑制试验 ①钠负荷试验:食钠 100~250 mmol/d,正常人因钠负荷,血容量扩张,醛固酮分泌显著减少,尿醛固酮 <28 nmol/24 h(<10 μg/24 h)。而原发性醛固酮增多症病例醛固酮分泌为部分自主性,不因血容量增加而被抑制,仰卧位血浆醛固酮至少为 277 pmol/L,80% 病例 >554 pmol/L。该试验也可用 4 h 内静脉滴注生理氯化钠溶液 2 000 ml,或口服氟氢可的松,或静脉注射去氧皮质酮代替。②卡托普利(开搏通,captopril)抑制试验:卡托普利是一种转换酶抑制剂,可减少正常人和原发性高血压患者血管紧张素Ⅱ和醛固酮水平,而原发性醛固酮增多症者则不被抑制,口服卡托普利 25 mg,2 h 后测定血浆醛固酮 >415 pmol/L(15 ng/dl)或醛固酮与血浆肾素活性比值 >50,提示为原发性醛固酮增多症。

2) 肾素激发试验 低钠饮食 3 天后,应用呋塞米(速尿)减少血容量配合立位姿态 4 h,在正常组可显著刺激血浆肾素活性。原发性醛固酮增多症者肾素—血管紧张素系统不被低钠低血容量激活,所以试验结果血浆肾素活性 <3 μg/L,提示原发性醛固酮增多症。对困难病例诊断性治疗不失为一种方法:螺内酯具有拮抗醛固酮对肾小管的作用。螺内酯每次 25~50 mg,每日 3~4 次口服,1~2 周后血钾上升,2~3 周后血压有不同程度下降,症状改善,即可证实原发性醛固酮增多症临床诊断。

定型和定位诊断主要有以下几方面[10]。

1) 体位试验 测定晨 8 时平卧位血浆醛固酮和直立位 4 h 后血浆醛固酮水平。特发性醛固酮增多症的血浆醛固酮水平随体位改变,至少增加 33%,而皮质腺瘤者不增加(表 62-2)。此试验常和高盐饮食同时进行。准确率达 80%~90%。但需避免心理影响和外界干扰,除停用利尿和降压药 3 周外,需提前静脉插管以免可能应激增加 ACTH 分泌和醛固酮刺激。原发性肾上腺增生和糖皮质激素可抑制醛固酮增多症,体位试验也呈阴性。

**表 62-2 皮质腺瘤和特发性醛固酮增多症的鉴别诊断**

| 项目 | 皮质腺瘤 | 特发性醛固酮增多症 |
|---|---|---|
| 临床症状 | 较明显和严重 | 较轻 |
| 体位试验 | 血浆醛固酮不随体位改变 | 随体位改变血浆醛固酮至少增加 33% |
| 对 ACTH 的反应性 | 对 ACTH 反应敏感,醛固酮分泌与 ACTH 不成平行关系 | 醛固酮分泌与其呈平衡关系 |
| 对血管紧张素Ⅱ反应性 | 对血管紧张素Ⅱ高敏感性 | 对血管紧张素Ⅱ不起反应 |
| 血浆 18-羟皮质酮 | 显著增高 | 无明显升高 |
| 赛庚啶试验 | 血浆醛固酮无变化 | 血浆醛固酮下降 |
| 肾上腺碘胆固醇扫描 | 肿瘤侧早期摄取示踪剂 | 3~5 天后双侧摄取示踪剂 |
| 影像学检查 | 显示肿瘤 | 显示正常或两侧结节性增生 |
| 手术 | 首选治疗,疗效好 | 疗效差,已摒弃 |

2) 18-羟皮质酮测定 在高盐基础上,测定晨8时平卧位18-羟皮质酮,在皮质腺瘤其值>1 μg/L,在特发性醛固酮增多症其值<1 μg/L,两者鉴别准确率>80%。

3) 赛庚啶试验 口服赛庚啶前及服后每半小时采血测血浆醛固酮,共2 h。肿瘤性原发性醛固酮增多症患者其值无变化。特发性醛固酮增多患者可降低30%以上。

4) 肾上腺放射性碘胆固醇扫描显像 每日口服4 mg 地塞米松7天后,注射示踪剂放射性碘甲基正胆固醇($^{131}$I-6β 磺甲基-19 去甲胆固醇),并在整个扫描期持续应用地塞米松。扫描显像示:皮质腺瘤早期肿瘤侧摄取示踪剂(平均2.7天),特发性醛固酮增多症3~5天后双侧摄取示踪剂,而皮质腺癌通常显示病变侧摄取示踪剂下降。该诊断技术提供解剖性和功能性两方面资料,诊断准确率达72%~91%,为保护甲状腺不受放射性碘损害,宜口服Lugol液或碘化钾饱和溶液。

5) 超声、CT和MRI检查 超声和CT检查已普遍应用,可定位直径<7 mm的肾上腺肿瘤,肿瘤直径>3 cm可怀疑腺癌。特发性醛固酮增多症显示正常肾上腺或两侧结节增生。诊断准确率随肿瘤大小而波动在73%~96%。MRI并不比CT检查有更多优越性。

选择性插管左、右肾上腺静脉采血测定血浆醛固酮和皮质醇,并作肾上腺静脉造影,定位和定性诊断准确率>90%,肿瘤性者醛固酮:皮质醇>4:1。肿瘤侧比对侧通常高10倍以上。增生性者醛固酮:皮质醇<4:1。该技术操作困难且为侵入性,仅在碘甲基正胆固醇扫描和CT诊断结果不确定或截然相反时进行。

6) 诊断性治疗 糖皮质激素可抑制性醛固酮增多症体位试验阴性,定性、定位诊断类似于特发性醛固酮增多症。对可疑病例口服地塞米松2 mg/d,共3周,若血压和血浆钾、醛固酮水平恢复正常,则证实诊断。

(5) 治疗
1) 手术治疗原发性醛固酮增多症的指征 ①肾上腺腺瘤型原发性醛固酮增多症;②肾上腺腺癌型原发性醛固酮增多症;③原发性肾上腺增生。

腺瘤型原发性醛固酮增多症:外科手术摘除腺瘤效果好,几乎所有病例血钾可恢复正常,2/3病例血压恢复正常,1/3病例高血压症状改善。为完全控制高血压,通常需要药物治疗。若腺瘤多发或伴增生,双侧肾上腺切除疗效相似。术后血压是否恢复决定于:①术前对螺内酯的反应;②高血压的严重性和期限;③肾脏组织学改变的程度。随着定位诊断水平提高,经单侧腰后切口已成为首选手术途径,很少需双侧探查。术前需口服螺内酯200~600 mg/d,至少2~3周以恢复血钾水平。螺内酯还可预防术后由于双侧球状带抑制引起的低醛固酮症。个别病例术后低醛固酮症需肌内注射去氧皮质酮治疗。

腺癌型原发性醛固酮增多症:手术切除为主要治疗手段。术前应用螺内酯和补充钾同腺瘤型原发性醛固酮增多症。术后辅助治疗或对肿瘤未能切除病例,有效的药物是 $O,P'$-DDD。据报道该药物可抑制类固醇分泌和缩小瘤体分别达5个月和10个月,总临床效应为45%。联合应用手术和 $O,P'$-DDD 可延长患者生存达($74\pm33$)个月,而单纯手术患者平均存活仅($10.3\pm8.7$)个月。$O,P'$-DDD 能抑制醛酮分泌,使其恢复至正常水平,使患者高血压得到控制。$O,P'$-DDD 的应用及不良反应详见"62.1.1",其他许多抗癌药曾尝试均无效。有报道顺铂(DDP)可能是一种有希望治疗肾上腺皮质癌的药物。放疗通常无效,偶有个别病例可见瘤体缩小。对骨转移放疗有姑息作用。

原发性肾上腺增生:虽为双侧增生,但与特发性醛固酮增多症不同,单侧或次全肾上腺切除术效果好。

2) 药物治疗原发性醛固酮增多症的指征 ①糖皮质激素可抑制性醛固酮增多症;②双侧特发性肾上腺增生;③拒绝手术或手术有禁忌证的腺瘤型醛固酮增多症。

糖皮质激素可抑制性醛固酮增多症:用地塞米松,通常剂量为0.5~1.0 mg/d,可高达2.0 mg/d,治疗2~3周,可使患者血钾、血压和血浆醛固酮水平恢复正常。对儿童疗效优于成人。成人可能因长期高血压导致肾脏继发性病变。大剂量地塞米松治疗可能使患者产生类皮质醇症,可代替以螺内酯、氨苯蝶啶(三氨蝶啶),或联合使用氨苯蝶啶和噻嗪类利尿药治疗。对本病患者应密切随访。在地塞米松治疗期间应监测其肾素—血管紧张素—醛固酮系统的生理变化。有个别报道本病可转变为双侧特发性肾上腺增生。

特发性肾上腺增生:用手术治疗,不管是肾上腺单侧、次全或全切除对此病均难奏效,唯一可行的是药物治疗。已应用的药物很多,首选药物是醛固酮拮抗剂螺内酯,用量为100~400 mg/d,如因不良反应而不能继续应用可代替钠转运抑制剂,它阻碍钠—钾在远端小管交换,达到保钾作用,如氨苯蝶啶每次 100 mg，每日 2 次。钙通道阻滞剂硝苯地平（nifedipine）、转换酶抑制剂依那普利（enalapril）均已于临床使用，但经验有限。在类固醇合成抑制剂中，氨鲁米特和酮康唑可能有前途。

上述这些药物同样应用于拒绝手术或有手术禁忌的腺瘤型醛固酮增多症患者。

### 62.2.3 肾上腺性征异常综合征

肾上腺皮质网状带增生或肿瘤产生过多的性激素可引起性征及代谢异常的综合征。若雄激素过多，在女性患者出现男性化现象，在男性出现不完全性性早熟；若雌激素过多，在男性产生女性化现象，在女孩则引起假性性早熟。引起性征异常的肾上腺肿瘤多为恶性肿瘤。肿瘤经常是多功能的，除分泌性激素外，还分泌皮质醇、去氧皮质酮等。所以临床上除性征异常外，还出现皮质醇症、高血压、水肿等症状和体征。瘤体常较大，部分患者就诊时于腰部或季肋部常可触及。

实验室检查尿 17-酮类固醇排出量增加明显，尤其是去氢异雄酮增加多提示恶性肿瘤。

B 超和 CT 检查是主要的肿瘤检出手段。因肿瘤多为恶性。肾上腺放射性核素扫描患侧肾上腺不能显示。静脉肾盂造影显示肾脏被肿瘤压迫推移，有助于诊断和设计手术方案。

对引起性征异常的肾上腺肿瘤应早期手术治疗。因肿瘤主要分泌性激素，对垂体分泌 ACTH 抑制作用微弱，所以健侧肾上腺通常无明显萎缩。恶性肿瘤未能切除者，大剂量放疗可延长患者生存时间。$O,P'$-DDD 合并 5-Fu 治疗有一定疗效。

对肾上腺皮质增生者可用糖皮质激素治疗。可的松成人 50 mg/d，儿童 25 mg/d，待尿类固醇排出量控制到满意水平再减半量维持。

### 62.2.4 无功能性肾上腺皮质肿瘤

无功能性肾上腺皮质肿瘤，指不产生大量糖皮质激素、盐皮质激素和性激素的肾上腺皮质肿瘤，临床上无皮质功能亢进的症状和体征，常因肿瘤本身引起的症状而就诊。复旦大学附属中山医院曾统计 1962～1990 年肾上腺皮质肿瘤 60 例，其中无功能性肿瘤 17 例，占 28.3%。Luton 等报道无功能肿瘤占 21%，较以往报道低，可能是采用了更敏感的功能测定方法所致[11]。

肾上腺皮质无功能性肿瘤以恶性多见。肿瘤细胞分化不良，瘤细胞侵入包膜和血管。不少病例就诊时肿瘤已扩散至区域淋巴结和邻近器官。因为其无功能，所以不易早期发现，往往要待病变增大足以压迫邻近组织、器官或肿瘤组织坏死出现症状时才就诊。肿瘤体积通常很大，直径 > 10 cm 的不在少数。目前证实这些皮质腺瘤、腺癌可产生孕烯醇酮，但酶系不完备，缺乏 17α-羟化酶或 $\Delta^5$-3-β-羟类固醇脱氢酶，不能继续转变为皮质激素，所以无激素功能。

肾上腺皮质无功能性肿瘤患者常因腹部肿块、发热和疼痛而就诊，在恶性肿瘤 3 种症状常同时存在。晚期病例常出现乏力、消瘦、食欲减退等症状。

B 超和 CT 检查能作出正确诊断，还能检查肿瘤对周围器官和血管的侵犯程度。静脉肾盂造影作为常规检查是必要的，一能显示患侧肾脏被压迫推移或被侵蚀的程度，有助鉴别诊断和估计手术范围；二能证实对侧肾的健全与否，为手术时是否切除肾脏提供指征。

手术切除肿瘤是首选治疗方法。因肿瘤较大且往往侵入周围器官，所以经腹切口就安全性和手术彻底性优于经腰切口。必要时需用胸腹联合切口。

对手术未能切除或未能完全切除的病例，联合应用化疗药物 DDP、$O,P'$-DDD 和放疗有姑息作用。

### 62.2.5 肾上腺皮质偶发性肿瘤

随 B 超和 CT 检查的普及，经常会发现一些毫无症状和体征的肾上腺肿瘤。近来将这种因定期健康检查或其他疾病检查偶然发现的无症状肾上腺肿瘤称为肾上腺偶发性肿瘤（adrenal incidentaloma）。据估计，腹部 CT 检查发现偶发性肾上腺肿瘤的机会是 0.6%～1.0%[12]。区别偶发性肿瘤的良性和恶性是重要的。在 B 超和 CT 的影像诊断上，通常良性肿瘤表现为肿块边界清楚且光滑，密度均匀；若有斑点钙化或密度不均，则提示恶性病变，少有例外。鉴别良性和恶性肿瘤，除上述影像学特征外，还有两方面因素有助于鉴别诊断。①肿瘤大小：肿瘤越大，恶性可能性越大。上述 2 例偶发性腺癌直径均 > 10 cm。笔者等统计的肾上腺偶发性肿瘤和无功能肿瘤 33 例中，肿瘤直径 < 6 cm 者均为良性病变，但肾上腺良性肿瘤也可以相当大。②年龄：肾上腺腺癌很少发生在高年龄组。笔者等统计的 80% 以上肾上腺恶性肿瘤的病例，包括功能性、非功能性和偶发性，患者年龄均 < 50 岁。

对肾上腺偶发性肿瘤是否手术治疗或对哪些病

例需要手术,有不少争论。Kasperlik 等[13] 主张只对瘤体直径 >5 cm 的肾上腺无症状肿瘤进行手术,他们报道的 208 例中无 1 例恶性肿瘤直径 <5 cm;鉴于肿瘤在 CT 显像上可能比实际偏小,Sworczak 等[14,15] 建议对 CT 或 MRI 上 >4 cm 的肿瘤应手术治疗,肿瘤直径 <3 cm 者随访保守治疗。笔者等认为,对偶发性肿瘤决定手术与否不能只依靠某个单项参数,应根据影像学特征、肿块大小和患者年龄综合考虑。在超声或 CT 引导下肿块细针穿刺活检可选择应用。对直径 <3 cm 明显良性倾向的肿瘤也应密切随访,至少在 1 年内每 6 个月做 B 超和(或)CT 检查 1 次;若影像学特征有变化,要及时给予手术治疗。

## 62.3 肾上腺髓质肿瘤

### 62.3.1 嗜铬细胞瘤

(1) 概述

分泌儿茶酚胺的肾上腺髓质肿瘤称为嗜铬细胞瘤。肾上腺髓质外的交感神经系统也存在分泌儿茶酚胺的细胞,由这些细胞产生的肿瘤称肾上腺外的嗜铬细胞瘤。瘤细胞形态呈不规则的多面形,较大,胞质丰富,含嗜铬性颗粒,细胞核大,圆形(图62-6)。肾上腺嗜铬细胞瘤占所有嗜铬细胞瘤的 80%~90%。肾上腺外的嗜铬细胞瘤分布广,但主要位于腹腔或腹膜后,如交感链和 Zucherkandl 器;其他发现于中膈或颅内等。还有异位嗜铬细胞瘤发现于膀胱、阴道等。90% 患者嗜铬细胞瘤是单发的,但在儿童 20%~40% 为多发和双侧病变。

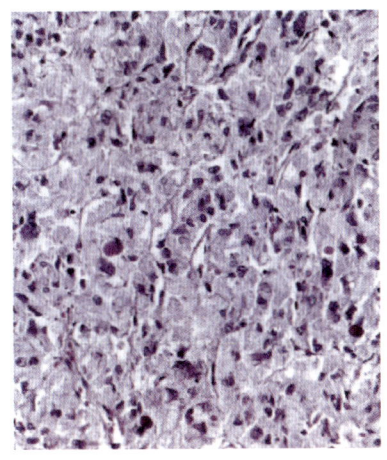

图 62-6 嗜铬细胞瘤,细胞多边形,含嗜铬性颗粒

嗜铬细胞瘤是分泌儿茶酚胺的功能性肿瘤。正常人有 3 种天然的儿茶酚胺,即多巴胺(DA)、去甲肾上腺素(NE)和肾上腺素(E)。在肾上腺髓质存在这 3 种儿茶酚胺,但在节后交感神经末梢仅能检出多巴胺和去甲肾上腺素。通常大部分肾上腺外嗜铬细胞瘤产生去甲肾上腺素,而肾上腺髓质肿瘤产生肾上腺素和去甲肾上腺素。单纯分泌多巴胺的瘤很少。儿茶酚胺在血循环中作用时间很短,可很快被氧化为香草扁桃酸(vanilly mandelic acid, VMA),这些物质可在尿中测定到。正常分泌的儿茶酚胺大约 1/3 以 VMA 出现在尿中,一半以游离或结合的甲氧基肾上腺素形式排出。

(2) 临床表现

嗜铬细胞瘤并不罕见,占高血压病例的 0.1%~0.5%,男女性发病率无明显差异。各年龄段均可发生,儿童占 10% 左右,发病高峰年龄是 20~40 岁。

嗜铬细胞瘤的临床表现取决于儿茶酚胺释放到血循环中的浓度。儿茶酚胺的影响是广泛的,涉及心、血管、平滑肌以及众多的中间代谢过程。如糖原从肝脏动员,脂肪分解、代谢率增加,刺激胰高血糖素释放,抑制胰岛素分泌和抑制周围胰岛素的敏感性等。虽然嗜铬细胞瘤的表现多种多样,但高血压是其突出症状。凡起病年龄轻、高血压呈进展性或恶性过程,对降压药物治疗效应不佳,或因麻醉、手术、分娩、血管造影等诱发高血压危象者均应首先考虑嗜铬细胞瘤。

多数嗜铬细胞瘤病例高血压是持续性高血压或持续性高血压阵发性加剧。患者同时表现代谢亢进,因而体重减轻或儿童病例不能维持其应有的体重;还有糖尿、头痛、视物模糊、面色苍白、心悸和心动过速、季肋部或心窝部痛等。

部分病例高血压为发作性高血压。发作性高血压是嗜铬细胞瘤的典型表现。高血压呈间歇性发作。间歇期血压完全正常。发作次数从 1 年几次到 1 日数次。发作时患者软弱无力、焦虑不安、呼吸困难、出汗增多、恶心、呕吐,发作可能持续几分钟或更久,80% <1 h,很少 >1 天。发作严重者周围血管极度痉挛,以致发生假性低血压和测不到脉搏,甚至发生肢端坏死;长久发作后可能出现低血压、休克、高热、脑出血、心室颤动、肺水肿以致死亡。发作可以是自发的,也可能由饮食、体位、吸烟、药物、外科麻醉和手术、腹部按摩或排尿所致。

膀胱嗜铬细胞瘤还表现为排尿时头痛,一半病例有血尿。

嗜铬细胞瘤可能与一些家族性的神经嵴病有关联,如多发性内分泌肿瘤 2A 型(MEN type 2A:甲状腺髓样癌、甲状旁腺功能亢进和嗜铬细胞瘤)、多发性内分泌肿瘤 2B 型(MEN type 2B:甲状腺髓样癌、神经节瘤病、角膜神经增生和嗜铬细胞瘤)、von Hippel Lindau 病(视网膜血管瘤病、小脑血管母细胞瘤、嗜铬细胞瘤和其他肿瘤包括肾上腺样瘤)和神经纤维瘤病。

单纯分泌多巴胺的嗜铬细胞瘤,临床表现独特,以低血压、脉速、多尿和腰部肿块为主,经常为恶性病变。嗜铬细胞瘤还可以合成并分泌多种生物活性物质,引起与儿茶酚胺无关的症状,如 Cushing 综合征、水样腹泻、低血钾、便秘、肢端肥大等。极少数嗜铬细胞瘤无临床症状,只在肿瘤增大足以产生局部压迫症状或腹块时手术探查时病理确诊为嗜铬细胞瘤。有些肿瘤在患者生前无任何不适,仅在尸体解剖时才被发现。这些嗜铬细胞瘤称为无功能性嗜铬细胞瘤。

(3) 诊断

1) 对高血压患者的临床筛选  比较一致的看法是,对年龄 <45 岁高血压患者、高血压呈阵发性发作者、高血压恶性进展或对药物治疗无效者,或有与嗜铬细胞瘤有关症状者,应怀疑患有嗜铬细胞瘤,需做有关生化筛选检查。但考虑到嗜铬细胞瘤的症状常不典型或表现繁杂,以及部分病例仅在术后或死亡后才被确诊,所以部分学者主张对所有高血压病例均做有关生化筛选检查。

2) 生化筛选试验  在做有关生化指标检查之前应排除食物和药物干扰,否则假阳性率可达 10% ~15%,还要排除非嗜铬细胞瘤的生理或病理因素所释放的儿茶酚胺,如疼痛、直立体位、低血容量或急性发作的严重疾病如心肌损害时。

有关的生化筛选试验是依据儿茶酚胺的合成和代谢(图 62-7)过程选择的。①尿游离儿茶酚胺测定,或分别测定其中的肾上腺素和去甲肾上腺素。正常值儿茶酚胺 <1 092 nmol/24 h,以去甲肾上腺素为标准则 <886.5 nmol/24 h,以肾上腺素为标准则 <273 nmol/24 h。如去甲肾上腺素单独升高则肿瘤多在肾上腺外。②VMA:正如上述,VMA 是尿中最大数量的儿茶酚胺代谢产物。正常值为 10.1 ~34.3 μmol/24 h。③尿间甲肾上腺素和间甲去甲肾上腺素:正常平均为 0.5 mg/d(高限为 1.3 mg/d),嗜铬细胞瘤一般在 3 ~113 mg/d。④血浆儿茶酚胺:十分不稳定。禁食、平卧,经预先插管抽血,80% 病例 >10.9 nmol/L(200 ng/L),正常血压者为 0.5 ~2.7 nmol/L(100 ~500 ng/L)。⑤多巴胺及代谢产物:高香草酸(homovanillic acid, HVA):正常人尿多巴胺排泄量平均为(2.063 ± 0.330)μmol/24h [(0.316 ± 0.05)mg/24h],尿 HVA 为 16.5 ~43.9 μmol/24h(3 ~8 mg/24 h);它们明显升高常提示恶性嗜铬细胞瘤。⑥其他:多巴胺 β-羟化酶和嗜铬粒蛋白(chromogranin)伴随儿茶酚胺分泌,也被作为嗜铬细胞瘤的筛选指标。此外,血小板集聚血浆中的儿茶酚胺,且波动缓慢,因此血小板儿茶酚胺也被作为嗜铬细胞瘤的诊断性测定指标。

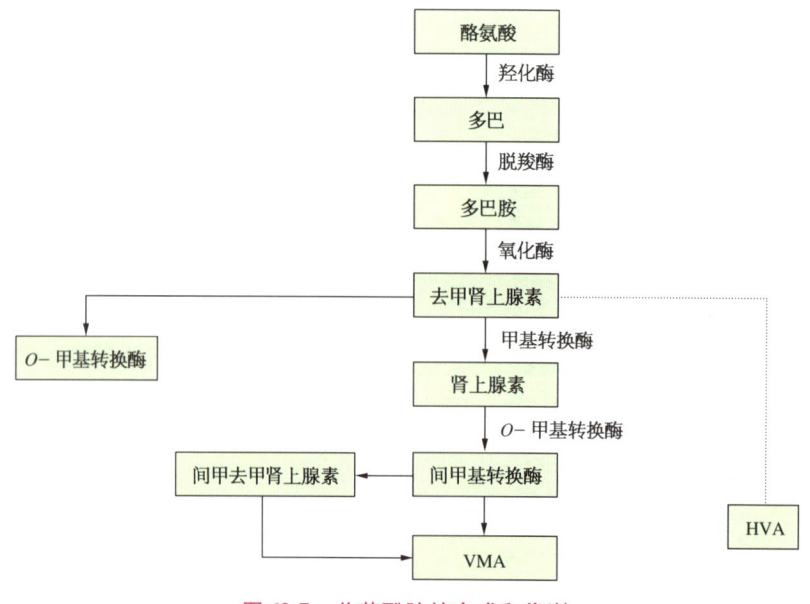

图 62-7  儿茶酚胺的合成和代谢

对发作性高血压病例,发作间期上述指标可能均在正常范围,所以发作期后测定上述参数是重要的。对照发作后和不发作时的测定指标,诊断价值更大。

3) 药理试验  应用于诊断不能肯定的病例,对诊断肯定者不必再进行本试验,因为有一定危险性和不良反应。药理试验包括激发试验和抑制试验,前者用于阵发性高血压病例发作期间血压正常时,后者用于持续性高血压病例以及阵发性高血压病例发作期。

激发试验:①试验对象。临床可疑嗜铬细胞瘤,但生化筛选试验未能证实的阵发性高血压病例的发作间期,或持续性高血压病例血压 < 21.3/13.3 kPa。②试验前准备。停用降压药 1 周,停用镇静剂 2 天;留试验前 3 h 尿液测定儿茶酚胺,以便与试验后 3 h 尿液的儿茶酚胺值作对比;准备快速短效的 α 受体阻滞剂酚妥拉明,以对抗可能发生高血压危象;预先静脉穿刺滴注 5% 葡萄糖溶液,以免临时静脉穿刺刺激血压波动,并提供抢救可能发生高血压危象的静脉通道。患者平卧 15 min,待血压稳定后即开始试验。③具体试验方法。应用药物有组胺、胰高糖素和酪胺。以组胺试验为例,静脉快速注射组胺 0.025 mg 或 0.05 mg(用结核菌素注射器抽取,加生理氯化钠溶液至 0.5 ml)后,每 30 s 测血压 1 次,3 min 后每 1 min 测血压 1 次,直至测满 15 min。如发生高血压危象或收缩压 > 26.7 kPa,则立即静脉注射酚妥拉明 5 mg,必要时重复注射以解除危象。④结果解释。若注射组胺后 30 s 血压即上升,2 min 血压升到最高值,激发上升血压比基础血压升高 > 6.0/3.0 kPa 以上,则试验阳性,即嗜铬细胞瘤临床诊断成立。不过组胺试验有 10% 的假阳性和 5% 的假阴性。用胰高糖素 0.5~1.0 mg,或酪胺 1 mg 代替组胺,其具体方法和结果解释相同,也有一定比例假阳性和假阴性。

抑制试验:①试验对象。临床可疑嗜铬细胞瘤,但生化筛选试验未能证实的高血压病例,血压 > 22.7/14.7 kPa 者。②试验前准备。同"激发试验"。要求准备肾上腺素,以对抗可能出现的低血压休克。③具体方法。酚妥拉明 5 mg,用生理氯化钠溶液 5 ml 稀释后缓慢静脉注射(历时约 1 min),每 30 s 测血压 1 次,持续 3 min,以后每分钟测血压直至平稳。如出现低血压休克,立即皮下注射肾上腺素 1 mg 以制止血压继续下降。④结果解释:注射酚妥拉明后血压下降幅度 ≥ 4.7/3.3 kPa,并持续低血压 3 min 以上为阳性反应,即嗜铬细胞瘤临床诊断成立。

临床上还有用可乐定(chonidine)做抑制试验,以儿茶酚胺及其代谢产物取代测定血压作为观察指标。可乐定降低交感神经紧张度,因此降低血浆儿茶酚胺水平。但嗜铬细胞瘤分泌儿茶酚胺是自主性的,不受神经支配,所以对可乐定不起反应。口服可乐定 300 μg,比较服药前、后 2 h 内每 30 min 1 次的血浆儿茶酚胺水平,或比较服药前、后夜间 12 h 尿儿茶酚胺及其代谢产物水平,来推断是否患有嗜铬细胞瘤。

4) 定位诊断  目的是揭示肿瘤的具体部位。尤其对肿瘤位于肾上腺外的患者,或肿瘤呈多病灶或存在转移病灶的患者,定位诊断非常重要。

对传统定位诊断方法的评价:尿路平片和静脉肾盂造影,以及腹膜后充气造影已逐渐废弃,少数病例局部钙化和肿瘤压迫推移肾脏有提示意义。胸片仅有助于了解心脏大小和心力衰竭的证据,它可能发现胸腔原发或肺转移肿瘤。腹主动脉造影或选择性动脉造影以及肾上腺静脉造影是侵入性检查手段,可能会引起高血压危象和肾上腺出血,但它对有疑问的肾上腺外肿瘤,了解其血管解剖详情可能有帮助。静脉插管不同水平血样标本生化测定需要很高技巧,它的好处在于提供功能性资料,但若肿瘤有众多引流静脉或患者以前曾手术过,则可能导致错误判断。其操作危险性和并发症同血管造影。对多发性、复发性以及肾上腺外的嗜铬细胞瘤病例有一定应用价值。

目前经常使用的定位诊断方法:①B 超显像。超声检查有助于定位肾上腺内嗜铬细胞瘤。肿瘤位置常在肾上极的内侧前上方,超声图像上为圆形或椭圆形的中等回声区或低回声区,边界明亮清晰。内部回声一般分布均匀,但瘤体常有囊性变,因而出现透声区。对肾上腺外嗜铬细胞瘤,B 超发现病灶能力较低,很大程度取决于操作者水平。②CT 检查。CT 已经成为定位嗜铬细胞瘤的主要方法。定位肾上腺内肿瘤 CT 罕有失败,但对儿童或消瘦病例,由于缺乏腹膜后脂肪,或是曾经手术过的病例正常组织界面被扰乱,CT 定位可能失败。CT 检查应首先针对肾上腺区域,因肾上腺嗜铬细胞瘤占 80%~90%。无功能的肾上腺嗜铬细胞瘤在 CT 图像上有时很难与肾脏肿瘤相鉴别。有无正常的肾上腺影像是鉴别要点,存在正常的肾上腺影像则可推断肿瘤是肾源性。对诊断困难病例,再配合以静脉肾盂造影显示肾脏被压迫推移,而肾盏、肾盂形态相对正常可能提供肾上腺肿瘤的诊断依据。③MRI 检查。易于多平面的切面显像,某种程度上显示了活体组织特征。大部分嗜铬细胞瘤表现 T2 加权高信号,这可能有助于鉴别嗜铬细胞瘤与肾上腺皮质肿瘤,但它不能鉴别肾上腺转移肿瘤。因为血流放出信号的缘故,MRI 很适用于大血管旁的肿瘤显像。但总的说,MRI 比 CT 没有太大的优点,有一个可能的例外是 MRI 能正确地显示肿瘤扩展进棘孔或转移到椎体的情况。④肾上腺髓质显像剂 $^{131}$I-间位碘代苄胍($^{131}$I-metaiodobenzylguamidine,$^{131}$I-MIBG)放射性核素扫描。是一简单、安全、非侵袭性的诊断方法,对原发性或转移性、肾上腺内或肾上腺外嗜铬细胞瘤以及与神经嵴病理表现有关联的嗜铬细胞瘤均有定位能力。敏感度和特异度 >80%。但由于需要特殊标记的示踪剂,限制了其广泛应用[16]。

(4) 手术

外科手术是根治嗜铬细胞瘤的唯一方法。对双侧或多发病变者,手术要求切除嗜铬细胞瘤所有病灶。1926 年首例手术成功。随着麻醉技术的进步和手术前、后处理的完善,目前已大大降低了手术死亡率和并发症发生率。

1) 术前准备 为了保证手术成功及术后平稳恢复,术前准备至关重要。嗜铬细胞瘤患者术前要达到以下要求:①血压控制在正常或接近正常范围;②心率每分钟≤90 次;③红细胞比容 <0.45。

α 肾上腺能阻滞剂的应用:手术前 10~14 天开始应用酚苄明(phenoxy benzamine,苯氧苄胺),初剂量每次为 10 mg,每日 2 次,隔日增加剂量,可达到每日 100 mg 或更高。满意剂量应保证血压正常,阵发性发作得以消除或明显减弱。此时往往有无症状性体位低血压和典型的药物不良反应如鼻塞、射精障碍。某些患者因酚苄明引起严重体位性低血压、恶心、精神抑制和视物模糊,只能在血压控制在接近正常范围内接受手术。因为酚苄明同时抑制突触后 $α_1$ 受体(治疗反应)和突触前 $α_2$ 受体(增加儿茶酚胺分泌),作为无对抗的 β 肾上腺能协同作用的结果,可能伴随发生儿茶酚胺上升和心动过速、心收缩力和氧耗增加,导致心绞痛,因此在术前 48~72 h 应停用酚苄明以减少术后低血压。有些学者主张酚苄明仅应用在严重高血压病例,对一般病例仅单纯用于扩容准备。

术前即时给予硝普钠(nitroprusside)或酚妥拉明。哌唑嗪(prazosin)是一种选择性 $α_1$ 拮抗剂,几乎不引起心动过速。哌唑嗪比酚苄明作用短,允许更迅速调节至满意剂量,因而术后低血压持续时间短。开始应用时应特别注意可能发生明显低血压。初剂量为每次 1mg,每日 3 次,可增加到 8~17 mg/d

或更高,以达到控制血压的满意剂量。拉贝洛尔(labetalol)是合并有 α 和 β 阻滞的药物,也已成功地应用于嗜铬细胞瘤术前准备。

β 肾上腺能阻滞剂的应用:在大部分病例无需应用 β 肾上腺能阻滞剂。它也绝不应该在应用 α 肾上腺能阻滞剂前应用。因为 β 阻滞剂消除了儿茶酚胺对 β 受体的扩张血管之后,导致无对抗 α 肾上腺能协同作用,α 受体收缩血管的作用不再受到拮抗,可引起高血压危象。同时 β 阻滞剂通过其不良反应影响肌收缩力效应,可能产生充血性心力衰竭,甚至急性肺水肿。但是 β 阻滞剂对持续窦性心动过速(心率每分钟 >120 次)、某些室上性心动过速和嗜铬细胞瘤引起的心绞痛是必要的。经常应用的 β 阻滞剂是普萘洛尔(心得安),对大部分病例每日剂量 80~100 mg 足够控制心率,某些分泌肾上腺素的肿瘤可能需要高达 480 mg/d 的剂量。阿替洛尔、美托洛尔和埃司洛尔(esmolol)抗心律失常的作用强,不引起心力衰竭和哮喘,优于普萘洛尔。

儿茶酚胺合成阻滞剂的应用:α-甲基对位酪氨酸(α-methyl paratyrosine)与酪氨酸相竞争,抑制酪氨酸羟化酶,因而抑制酪氨酸形成多巴,直接减少或阻滞儿茶酚胺合成,也用于术前准备。但实际应用剂量抑制儿茶酚胺不完全,通常需要同时应用 α 阻滞剂。不过该药治疗儿茶酚胺引起的心肌病特别有用。通常剂量为每次 300~600 mg,每日 2 次,最大剂量可达 4 g/d。高剂量 α-甲基对位酪氨酸可发生结晶尿,应摄取足够量的液体。该药不良反应有嗜睡、焦虑、震颤、口干和溢乳等。

其他抗高血压药物的应用:某些嗜铬细胞瘤病例由于高儿茶酚胺、低血容量以及嗜铬细胞瘤异常分泌,可使肾素产生增加。因高肾素症,α 阻滞剂不能控制其高血压,对这些病例用卡托普利或依那普利可控制其血压,避免其阵发性发作。

钙阻滞剂的应用:如硝苯地平(心痛定)、维拉帕米(异博定)能阻滞钙离子进入嗜铬细胞,抑制儿茶酚胺释放,也有控制高血压作用。

许多病例存在低血容量,且 α 阻滞剂有扩张血管床的作用,术前同时补充适量的晶体溶液以扩充血容量是必要的。

2) 术中监护和手术要点 手术要求外科医师、麻醉师和心血管医师通力合作。经常需要心电监护、术中监测动脉压和中心静脉压。如心血管失代偿或高危病例更要插管监测肺动脉压、楔压和心搏出量,以设法维持心血管内环境稳定。气囊导尿管每半小时测定尿量有利于判断肾灌注是否正常。

尽管术前已充分应用α肾上腺能阻滞剂,术中肿瘤仍可能释放大量儿茶酚胺,甚至危及生命,因此术中仍需要给予α肾上腺能阻滞剂如酚妥拉明,但要警惕α肾上腺能阻滞剂的延续作用可能导致肿瘤游离后心率过速和低血压。拉贝洛尔同时是α和β肾上腺能受体阻滞剂,当心动过速或心率失常并发高血压时可能有用。术中心动过速可用β受体阻滞剂普萘洛尔控制。心率失常可静脉推注利多卡因和氧烯洛尔(心得平)。警惕当肿瘤血流被阻断或肿瘤切除后突发的低容量休克,此时充分补充血容量是至关重要的。若血压仍不能维持,有必要应用去甲肾上腺素或麻黄碱。

切口选择经腹或胸腹联合切口为好。虽然后一切口易于接近病灶,但不利于检查对侧肾上腺、腹膜后肾上腺外病灶和揭示肝脏转移病灶,若原先诊断的肿瘤切除以后血压仍不下降或下降幅度不大且很快上升,说明体内还有肿瘤存在。整个腹膜后从膈肌角到腹主动脉分叉均要仔细观察和触摸,注意血压变化,任何可疑病变均应送组织学检查。虽然有报道包膜内剜出肿瘤组织的手术方法,但通常情况应要求完整切除肿瘤,保持包膜完整。因为即使良性肿瘤也可能因包膜破裂使肿瘤细胞种植于手术野。肾上腺嗜铬细胞瘤囊性变后包膜易破裂。对肾上腺嗜铬细胞瘤,最好大块切除肾上腺及周围蜂窝组织,若肿瘤蔓延进入引流静脉,可扩展到肾静脉和腔静脉,甚至右心房,这些病灶的切除则需要切开静脉,甚至需要心肺分流。

双侧肾上腺嗜铬细胞瘤需全肾上腺切除术。原位保留部分肾上腺皮质,也有成功的报道,但可能因此导致局部复发,或因残留肿瘤或因残留的髓质重新形成肿瘤。为保存肾上腺皮质功能,部分肾上腺皮质可以移植到手术易于接近的部位如腹壁或前臂。有时为了根治肿瘤,可能需要切除周围器官如脾、肾等。

3) 术后处理 ①心血管监护:术后仍应密切监护心血管和其他生理参数。由于术后嗜睡和对麻醉止痛剂的敏感性增加,小剂量止痛剂静脉给予要比一次剂量肌内注射优越。②术后血容量补充:随着肿瘤被游离切除,血浆儿茶酚胺急剧下降,加上术前α阻滞剂的残留影响和术中失血等因素导致的术后低血容量应迅速充分补充。通过中心静脉压和患者对输液的反应调节补液的速度和量。一般患者手术后应保持液体正平衡1 000~1 500ml,液体补充要超过所测定的损失量。这是因为部分液体被留在腹膜后手术探查部位,α肾上腺能阻滞剂的残留影响,以及由于在肿瘤相关的高儿茶酚胺血症期间明显的受体低调节结果,引起肾上腺能神经支配的血管对相对正常水平的儿茶酚胺不敏感等因素所决定的。③糖皮质激素的补充:若双侧肾上腺全切除,除术中应给应激剂量外,术后应补充糖皮质激素。根据患者应激程度、血压变化、体位性低血压和心动过速以及水肿等情况调节剂量。患者倦怠、腹胀、心动过速、血压下降往往提示肾上腺功能低下,糖皮质激素补充不足。最初可给氢化可的松每次50mg,每日4次,肌内注射,逐渐减量过渡到口服。④低血糖血症的纠正:由于儿茶酚胺调节的β细胞抑制被中止,以及应用非选择性β肾上腺能抑制剂,可能出现术后低血糖血症,因此术后应继续补充含糖液体。

4) 术后疗效判断及随访 儿茶酚胺半衰期仅数分钟。随着肿瘤切除血浆儿茶酚胺水平急剧下降,但血浆和尿儿茶酚胺水平完全正常要等10~14天,不了解这一现象可能导致错误判断存在残瘤或转移灶。术后大部分病例血压恢复正常,但在1/3病例残留某种程度的高血压,这些患者的血压均比术前低,呈非发作性,不伴有高儿茶酚胺血症特征。

对嗜铬细胞瘤患者,长期随访是必要的。第1年每3~6个月随访1次,以后每年随访。这是基于以下理由:①某些肿瘤完全切除困难,可能残留肿瘤;②转移性恶性病灶发生率占10%,潜伏期可以长达几十年;③高达10%病例有多发性原发病灶。随访内容除病史及体征外,主要是测定血压和儿茶酚胺生化指标。个别参数升高即可能是不祥征兆。最重要的转移症状是骨痛。早期骨痛轻度、间歇性发作且定位不清。[131]I-MIBG可以全身筛选揭示隐蔽的嗜铬细胞瘤。除非临床或生化测定提示有残留、复发或转移灶,影像诊断随访一般不必要。

## 62.3.2 恶性嗜铬细胞瘤

恶性嗜铬细胞瘤占嗜铬细胞瘤的10%。儿童嗜铬细胞瘤,肿瘤发生于双侧或多发性,或肿瘤位于肾上腺外,则有更大的恶性倾向性。

恶性嗜铬细胞瘤可发生于任何年龄组,但最常见于30~50岁。临床上大多发现于腹腔内,腹腔外极少。通常存在转移灶,特别是骨转移。临床上除高血压外,经常有出汗、焦虑、头痛、心悸,还可能存在甲状腺毒症和类癌症状。恶性嗜铬细胞瘤有高家族发生率,所以应强调遗传咨询。

恶性嗜铬细胞瘤的自然病程很不一致。有的病例一开始即呈明显恶性。有的病例则隐匿存在许多年后手术根治切除;某些病例即使存在广泛转移病灶,只要用药物控制过量的儿茶酚胺,仍可长时间存活。

实验室检查发现血浆容量下降、红细胞增多,这缘于儿茶酚胺的作用或肿瘤存在促红细胞因子;偶有白细胞增加,可能发现空腹血糖增高和脂肪分解证据。由于同时存在甲状旁腺功能亢进,可能出现高血钙,这在家族性症候群中表现突出。尿儿茶酚胺排泄物增多,特别是尿多巴胺及代谢产物 HVA 增高。

从组织学上很难鉴别嗜铬细胞瘤的良性和恶性。组织学上的标准如细胞染色过深、缺乏包膜或包膜受侵犯、血管受侵、奇异有丝分裂象等,对嗜铬细胞瘤的生物学特征性仅有很低的提示性。相反,临床发现组织学上明显良性的肿瘤可发生转移。所以恶性嗜铬细胞瘤的可靠依据只能是肿瘤入侵周围组织,或淋巴、骨骼、肺、肝等部位出现转移病灶。嗜铬细胞瘤手术后,肾上腺部位或交感链上又"复发"新的嗜铬细胞瘤,不一定断定肿瘤为恶性性质,很可能是新的良性病灶。因为多发性嗜铬细胞瘤可以是非对称性的或非同步的,可以相隔十多年甚至几十年后再发生。

流式细胞术(FCM)研究嗜铬细胞瘤的 DNA,发现正常 DNA 图像提示良性病变,而 DNA 呈现非整倍体高峰或四倍体、多倍体者则经常提示为恶性肿瘤[17]。

手术是首选的治疗方法。尽可能根治性切除包括肿瘤、周围脂肪组织和附近的淋巴结;部分病例,肿瘤广泛浸润,可能需切除肾脏。切口宜选择经腹途径。

对转移病灶,手术处理几乎无作用。若肿瘤仅为个别转移灶且易于切除,手术切除后患者可能有希望长期存活。对大的症状性肿瘤行姑息切除或减细胞手术,可能对减轻肠梗阻或缓解神经根或脊髓压迫有好处。

药物治疗主要是用 α 和 β 阻滞剂控制因儿茶酚胺引起的症状,α-甲基对位酪氨酸也有良好的控制症状的效果,用法可详见"62.2.1"。

$^{131}$I-MIBG 在 1/3 高选择病例可达到部分治疗效应,即肿瘤体积减 >50% 或儿茶酚胺分泌减少 50%。因为许多病例可摄取足够量 $^{131}$I-MIBG 以诊断显像,但不能摄取达到治疗目的的放射剂量,所以仅有1/4病例可接受该治疗。应用 3 700~9 250 MBq 治疗剂量能释放至少 20 Gy 到肿瘤部位,仅释放 <0.5~1.0 Gy 到血及全身的患者可接受该治疗。间隔 3~6 个月重复,蓄积剂量可达 29 600 MBq。该疗法治疗效应出现缓慢,若病情反复,再次用 $^{131}$I-MIBG 治疗无效。化疗效果不肯定,Averbuch 等(1988)报道,联合应用环磷酰胺(CTX)、长春新碱(VCR)和达卡巴嗪(DTIC),肿块和生化指标治疗效应分别达 57% 和 79%。外射线远距放疗和肿瘤栓塞均有尝试。

### 62.3.3 神经母细胞瘤

神经母细胞瘤是来自交感神经系统,主要为肾上腺或交感神经节原始细胞的恶性肿瘤(图 62-8),为婴儿和儿童仅次于白血病和中枢神经系统肿瘤的最常见恶性肿瘤,大约占儿童恶性肿瘤的 1/10,和新生儿恶性肿瘤的 1/5~1/2。在初诊时约有 2/3 患者存在转移病灶。

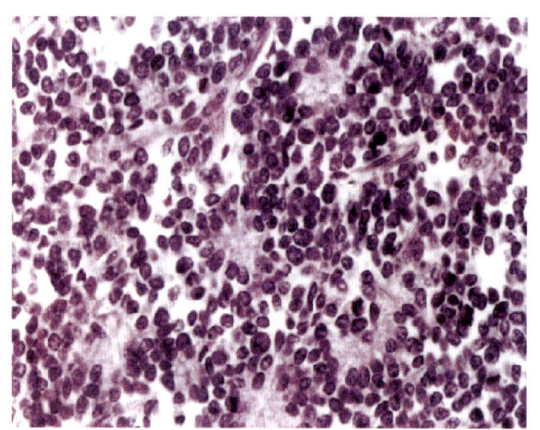

图 62-8 神经母细胞瘤,假菊形团结构

身体各个区域均可发生神经母细胞瘤,肾上腺与颈、胸、腹交感神经节为常见部位,膀胱、唇及坐骨神经处发生也有报道。>80% 病例在诊断时年龄 <2 岁,男性发病率略高。腹块是主要临床表现。腹块常很大,肾脏常被推移;肝脏可因转移灶而明显增大。患儿有恶心、呕吐、食欲下降和腹泻等消化症状。这些患儿经常呈慢性病容,面色苍白,易受激惹。部分病例表现神经系统症状,包括视性眼痉挛、眼球震颤、Horner 综合征、小脑共济失调、轻截瘫等。

有些家庭不只是 1 个成员发生神经母细胞瘤,经常是同胞间多个发病。多发性原发病灶也时有发现。

最有意义的实验室诊断是尿儿茶酚胺代谢产物 VMA 和 HVA,在 80% 左右病例显示为升高。此外胱硫醚(cystathionin)不存在于正常人尿中,但可在高达半数的神经母细胞瘤患者尿中观察到。如果能排除先天性胱硫醚尿症和原发性肝癌,它可作为有价值的神经母细胞瘤的肿瘤标记。骨髓穿刺可发现神经母细胞瘤细胞。

在30%病例,腹部平片可发现神经母细胞瘤的钙化灶。脊柱摄片可能显示椎间孔增大。静脉肾盂造影证实肾脏收集系统的移位而非扭曲变形,有助于与肾母细胞瘤相鉴别。放射性核素骨扫描比X线检查骨转移更敏感。CT检查已被证实是对腹膜后肿块有价值的诊断技术。

神经母细胞瘤自然病程的变化十分常见,可以成熟成良性的神经节瘤,也可以迅速进展引起早期死亡。神经母细胞瘤的自我消退率占其他任何肿瘤的首位,这可能是免疫机制在起作用。已经发现若有淋巴细胞和浆细胞浸润肿瘤,则患者预后良好。相反某些患者存在阻滞抗体,干扰血浆中淋巴细胞的细胞毒活性,则肿瘤易于生长。年龄也是影响预后的一个重要因素,<1岁有70%可期待长期存活,≥2岁则仅有10%的存活机会。此外,肿瘤发生部位也影响预后,胸腔和盆腔肿瘤预后较好,而肾上腺肿瘤长期存活率最低。其他影响肿瘤预后的因素还有肿瘤的成熟程度和分期。

手术切除是最有效治疗神经母细胞瘤的方法,肿瘤局限于原发部位或已扩展但不超过中线,经常可以根治性切除。有些肿瘤扩展不能切除,首次手术仅行活检,术后放疗、化疗后再次手术可成功切除。

神经母细胞瘤是对放疗最敏感的肿瘤之一,但单独应用罕有治愈者。配合手术和化疗,对肿瘤已扩展超过中线或有远处转移病例,放疗最有价值,对痛性骨转移有很好的姑息疗效,根据年龄可用18~40 Gy剂量,化疗不能明显影响预后。CTX、VCR、DTIC和多柔比星(ADM)可以选用或联合应用,有一定治疗作用。近年来已有配合免疫治疗的经验。

### 62.3.4 神经节瘤

神经节瘤临床少见,它源于神经嵴,可发生于胸、腹部交感神经节,较少发生于肾上腺髓质。一些学者认为它是神经母细胞瘤发展中的一个阶段,细胞成熟为良性肿瘤。儿童、成人均可发病,临床症状取决于肿瘤的部位和大小,可压迫脊髓导致神经源性膀胱,或引起肾输尿管移位和梗阻,有时可引起腹泻等胃肠道症状。神经节瘤也可能分泌儿茶酚胺,尿VMA和HVA有时可能升高,但低于神经母细胞瘤水平,经常在正常范围内。

外科切除肿瘤,预后良好。

## 62.4 肾上腺髓脂瘤

肾上腺髓脂瘤病因不清。患者常较胖,男性发病略高于女性。肿瘤富含造血和脂肪组织,是良性病变[18]。肿瘤通常单侧,直径<5 cm,无症状。肿瘤大者,患者可能有疼痛主诉。

以往仅在尸体解剖时偶然发现。随着CT和MRI的普及应用,因其低密度的特征性影像表现,容易诊断,故临床时有发现。

有报道肾上腺髓脂瘤和皮质功能性肿瘤同时并存。因此,对可疑病例者应进行肾上腺功能的有关检查。

除非肿瘤大,或与肾上腺癌病灶坏死不能鉴别,一般不必手术切除。

## 62.5 肾上腺囊肿

肾上腺囊肿少见,过去多在尸体解剖中发现,至1997年国外文献统计约250例。但随B超和CT的普及应用,临床发现率有所增加[19]。肾上腺囊肿可发生于各年龄组,以中青年为多发,女性发病率略高。多数为单侧,双侧者约占8%。多数肾上腺囊肿无明确临床表现,少数病例主诉腰疼痛和(或)上腹饱胀不适,一般与囊肿体积较大或并发感染、出血有关。囊肿通常不具备分泌功能,但偶有产生高血压、Cushing综合征或嗜铬细胞瘤表现的报道。

肾上腺囊肿绝大部分为良性,有寄生虫囊肿(占7%)、上皮性囊肿(占9%)、内皮性包括血管淋巴性囊肿(占45%)和假性囊肿(占39%)4种类型。

CT对囊肿的定位和定性优于B超。CT片上肾上腺囊肿的表现为肾上腺部位边界清晰的圆形或椭圆形,密度接近水的肿块,注射造影剂后肿块不增强。密度不均匀或有钙化则疑有恶性倾向。在B超或CT引导下经皮穿刺抽吸细胞检查是最好的鉴别良性和恶性的方法。若囊液澄清则为良性囊肿,囊液血性或混有组织应进行生化及组织学检查。

肾上腺囊肿处理取决于临床症状、囊肿大小和病理。囊肿直径>5 cm,有症状者需手术,无症状者进行细针穿刺,有恶性倾向者手术切除,若囊液澄清、血生化检查正常者可以不手术。囊肿直径<3.5 cm者可定期B超或CT随访,稳定者表示良性,不手

术;若囊肿增大则手术探查。囊肿直径3.5~5cm则根据具体病例决定随访或手术。手术可单纯切除囊肿或同时切除全部同侧肾上腺。

## 62.6 肾上腺转移性癌

肾上腺转移性癌比肾上腺原发性恶性病变常见,估计所有转移性肿瘤的8.3%左右位于肾上腺。尸体解剖发现肾上腺是下列肿瘤的转移部位之一:60%的黑色素细胞瘤,58%的乳腺瘤,45%的肾细胞癌,36%的肺癌;其他顺序是对侧肾上腺、膀胱、结肠、食管、胆囊和子宫等器官的癌。但临床上也常发现在其他脏器有癌的患者身上可见肾上腺有肿块而并不一定是转移病灶。

发现肾上腺转移癌,很可能患者还存在其他部位的转移病灶,且说明原发癌病情属晚期,一般已丧失手术切除机会。手术切除仅保留给那些原发癌已切除或可切除,肾上腺为单部位转移灶者。化疗选择原发肿瘤敏感的药物,可能有姑息作用。

(丁 强 方祖军)

## 主要参考文献

[1] 吴阶平. 吴阶平泌尿外科学. 济南:山东科学技术出版社,2004:1645.

[2] Penezić Z, Savić S, Vajović S, et al. The ectopic ACTH syndrome. Srp Arh Celok Lek, 2004, 132:28-32.

[3] Dall'Asta C, Santambrogio L, Castellani M, et al. Difficulties in diagnosis and treatment of ectopic ACTH-producing tumors of the chest. Eur J Cardiothorac Surg, 2002, 21:149-151.

[4] Del Pizzo JJ. Radiographic evaluation of the incidental adrenal lesion. Curr Urol Rep, 2006, 7:69-72.

[5] Nakajo M, Nakabeppu Y, Yonekura R, et al. The role of adrenocortical scintigraphy in the evaluation of unilateral incidentally discovered adrenal and juxtaadrenal masses. Ann Nucl Med, 1993, 7:157-166.

[6] Jan M, François P, Trouillas J, et al. Indications for total hypophysectomy in Cushing's disease. Neurochirurgie, 2002, 48:266-270.

[7] Ng L, Libertino JM. Adrenocortical carcinoma:diagnosis, Evaluation and treatment. J Urol, 2003, 169:5-11.

[8] Shenker Y. Medical treatment of low-renin aldosteronism. Endocrinol Metab Clin North Am, 1989, 18:415-442.

[9] Pimenta E, Calhoun DA. Primary aldosteronism:diagnosis and treatment. J Clin Hypertens, 2006, 8:887-893.

[10] Young WF Jr. Primary aldosteronism changing concepts in diagnosis and treatment. Endocrinology, 2003, 144:2208-2213.

[11] Luton JP, Cerdas S, Billand L, et al. Clinical features of adrenocortical carcinoma, prognostic factors, and the effect of mitotane therapy. N Engl J Med, 1990, 322:1195-1201.

[12] Del Pizzo JJ. Radiographic evaluation of the incidental adrenal lesion. Curr Urol Rep, 2006, 7:69-72.

[13] Kasperlik-Zeluska AA, Roslonwska E, Slowinska-Srzednicka J, et al. Incidentally discovered adrenal mass (incidentaloma):investigation and management of 208 patients. Clin Endocrinol (Oxf), 1997, 46:29-37.

[14] Sworczak K, Babniska A, Stanek A, et al. Clinical and histopathological evaluation of the adrenal incidentaloma. Neoplasma, 2001, 48:221-226.

[15] Terzolo M, Ali A, Osella G, et al. Prevalence of adrenal carcinoma among incidentally discovered adrenal masses. A retrospective study from 1989 to 1994. Arch Surg, 1997, 132:914-919.

[16] Manger WM. An overview of pheochromocytoma:history, current concepts, vagaries, and diagnostic challenges. Ann N Y Acad Sci, 2006, 1073:1-20.

[17] Pang LC, Tsao KC. Flow cytometric DNA analysis for the determination of malignant potential in adrenal and extra-adrenal pheochromocytomas or paragangliomas. Arch Pathol Lab Med, 1993, 117:1142-1147.

[18] Daneshmand S, L Quek M. Adrenal myelolipoma:diagnosis and management. J Urol, 2006, 3:71-74.

[19] Jiang Z, Sheng P, Qi F. 8 cases of adrenal gland cysts. Hunan Yi Ke Da Xue Xue Bao, 1999, 24:585-586.

# 63 膀胱肿瘤

63.1 概述
63.2 流行病学
63.3 病因
63.4 分子生物学研究
    63.4.1 癌基因
    63.4.2 抑癌基因
63.5 病理
    63.5.1 病理类型
    63.5.2 组织学分级
    63.5.3 分期
63.6 诊断
    63.6.1 临床表现
    63.6.2 影像学检查及器械检查
    63.6.3 实验室检查
    63.6.4 鉴别诊断
63.7 治疗
    63.7.1 肿瘤分期和治疗选择
    63.7.2 非肌层浸润性膀胱癌的治疗
    63.7.3 肌层浸润性膀胱癌的治疗
    63.7.4 转移性膀胱癌的治疗
    63.7.5 少见类型膀胱癌的治疗
63.8 随访
63.9 预后

## 63.1 概述

膀胱肿瘤是泌尿系统肿瘤最常见的疾病之一,组成膀胱的各种组织都可以发生肿瘤,上皮细胞发生的尿路上皮癌、鳞状细胞癌、腺癌,占全部肿瘤的95%以上,其中尿路上皮癌约占90%。其他组织发生的纤维瘤、平滑肌瘤、血管瘤、嗜铬细胞瘤等以及膀胱以外异位组织发生的横纹肌肉瘤、软骨瘤、皮样囊肿等均罕见。膀胱肿瘤中最直接威胁生存的是膀胱癌。临床上膀胱癌主要分为两种类型,一种是乳头状的表浅肿瘤,约占膀胱癌的80%,大多数具有良性病程,预后佳,但其中10%~15%日后会发展成浸润性肿瘤;另一种是在诊断之初就表现为浸润性生长的恶性肿瘤,约占20%,预后不佳。认识这两类不同性质的肿瘤对于膀胱癌的诊断、治疗、评估预后均具有重要意义。

## 63.2 流行病学

世界范围内,膀胱癌位列男性最常见实体瘤的第4位,在女性位列第7位,每年新诊断的膀胱癌患者超过350 000例。美国癌症协会预计2006年美国膀胱癌新发61 420例,死亡13 060例[1,2]。在我国,膀胱癌目前仍是最常见的泌尿系统肿瘤,2005年男性标化发病率为4.0/10万,女性为1.5/10万[3]。近几年,我国部分城市膀胱癌的发病率呈现稳中有升的趋势。国内大城市中如北京、上海、天津,膀胱癌的发病率已位列男性常见恶性肿瘤的第6位,而死亡率位列第7位,但与世界其他国家相比,如北美和西欧,我国仍属膀胱癌发病率较低的国家之一[2,3]。膀胱癌好发年龄51~70岁,发病高峰为65岁,罕见于30岁以前。发病时80%~85%患者肿瘤局限于膀胱,15%~20%有区域淋巴结转移或远处转移。复旦大学附属肿瘤医院泌尿外科住院患者中,膀胱肿瘤占35%,发病年龄在24~90岁,中位年龄61岁。

## 63.3 病因

膀胱癌的发病是一个多因素、多基因、多步骤参与形成的过程,异常基因型的积累加上外在环境的作用最终导致恶性表型的出现。目前比较公认的观点是,病毒或某些化学致癌物作用于人体,使原癌基因激活成癌基因,抑癌基因失活而致癌。>80%的膀胱癌发病与致癌的危险因素相关。

吸烟和职业接触芳香胺是已知明确的膀胱癌危险因素。吸烟者患膀胱癌的危险性是不吸烟者的2～4倍，发病危险与吸烟数量、持续时间和吸入程度有关。以往吸烟者比正在吸烟者患膀胱癌的危险性低30%～60%，吸烟者将发病危险降到基线水平，至少要戒烟20年以上。西方国家约一半的膀胱癌与吸烟有关。烟草中能导致膀胱癌的特异性致癌物尚未被确定，研究显示烟雾中存在的亚硝胺、2-萘胺和对氨基联苯增加了吸烟者尿中色氨酸的代谢产物[4]。某些职业，如从事芳香胺、染料、橡胶、铝、皮革生产的工人，油漆工和经常使用染料可以增加膀胱癌患病的危险性，主要原因之一是接触了2-萘胺和联苯胺等芳香胺物质。除了上述两大因素外，其他与膀胱癌发病有关的危险因素包括：①饮水中的致癌物。饮用经氯消毒并且含有氯化副产物的自来水，可使膀胱癌危险性增加；我国台湾和南美阿根廷的饮用水中的砷污染也与膀胱癌危险性增加有关。②咖啡。饮咖啡者的膀胱癌危险性高于不饮者，但两者无剂量—时间趋势，流行病学研究的结果已排除咖啡与膀胱癌之间的强相关性，但不排除两者之间相关。③尿道疾病。尿道上皮长期受到慢性刺激或人体代谢产物使尿中致癌物水平增高，可使尿路上皮增殖后癌变，例如膀胱鳞癌与埃及血吸虫感染或膀胱结石有关。④药物。大量服用含非那西汀的止痛药可使膀胱癌危险性增加，目前该药已停售。用环磷酰胺治疗的淋巴瘤患者膀胱癌发病的危险性可增高几倍，且肿瘤常为浸润性。⑤人工甜味剂。20世纪70年代末研究报道甜味剂可使男性膀胱癌危险性增加60%，但此后的研究未能证实该相关性，故目前国际癌症研究机构已不再将甜味剂列入人类膀胱癌的致癌物质。⑥家族史。患者的直系亲属患膀胱癌的危险性约为无家族史者的2倍，年轻膀胱癌患者的直系亲属危险性更高。此外，有研究显示，大量摄入液体、蔬菜和水果可使膀胱癌的发病危险降低。我国人群膀胱癌发病的主要危险因素为吸烟、职业接触化学物质、膀胱癌家族史、饮用乙醇与咖啡以及性别[5]。

## 63.4 分子生物学研究

近几年，随着分子生物学研究的快速发展，使得人们可以从分子水平研究膀胱癌的发病机制，了解相关基因及其蛋白在膀胱癌发生、发展中的作用。目前，已有不少膀胱癌的分子事件被确认，对膀胱癌的生物学行为也有了更深的认识。

### 63.4.1 癌基因

细胞原癌基因的产物多为激酶、生长因子或其受体。正常情况下，这些产物在维持细胞信号转导和增殖过程中起着重要作用。当原癌基因在某些条件下，通过适当的形式激活后，即转变为癌基因，通过过度表达基因产物或表达功能异常的蛋白产物而致癌。目前与膀胱癌相关的已知癌基因和可疑癌基因包括 *H-ras*、*c-erbB-2*（*Her-2/neu*）、*ccnd*1、*c-myc*、*FGFR*3、*E2F*3、*CDC*91*L*1 等。

（1）*H-ras*

*ras* 基因家族包括 *H-ras*、*K-ras* 和 *N-ras*，这3种癌基因编码产物的分子量均为21 000，称为P21蛋白。点突变是 *ras* 基因活化的主要形式，*K-ras* 和 *N-ras* 的突变在膀胱癌中很罕见，*H-ras* 在膀胱癌中通过表达突变的蛋白产物致癌。*H-ras* 突变后，其蛋白产物保留了 GTP 结合活性，但失去了 GTP 水解活性，故 G 蛋白持续激活，有丝分裂信号持续传入，细胞过度增殖。膀胱癌中 *H-ras* 的突变率为6%～36%，研究表明 *H-ras* 的突变可能与肿瘤的分期、分级以及复发有关[6-9]。

（2）*c-erbB-2*（*Her-2/neu*）

*c-erbB-2* 与表皮生长因子受体（EGFR）的癌基因以及病毒癌基因有很高的同源性。基因扩增是膀胱癌 *c-erbB-2* 活化的主要形式，活化后过度表达的蛋白有酪氨酸激酶活性，可刺激细胞生长。*c-erbB-2* 在膀胱癌中过表达的范围从28%～81%不等，*Her-2* 基因扩增可能与肿瘤分期、分级有关，但仍存有争论[10-12]。

（3）*ccnd*1

10%～20%的膀胱癌患者中 *ccnd*1 基因会发生基因扩增和过度表达[13,14]。其编码的蛋白产物是细胞周期素 D1（cyclin D1），它在 Rb 基因通路中参与细胞周期的调节。*ccnd*1 基因过表达与膀胱癌早期复发有关[15]。早期膀胱癌中 *ccnd*1 基因的过度表达对预测临床发生肌层浸润有一定意义[16]。

（4）*c-myc*

该基因定位于8q，编码细胞核磷酸蛋白，参与转录调节，对调控细胞增殖、分化和凋亡有一定作用。早期的研究认为，*c-myc* 基因在一些低分化的膀胱癌中存在过度表达的现象，但与疾病的预后无明确相关性[17,18]。最近，Mahdy 等发现

c-myc 基因与膀胱癌分期、分级、p53 基因的缺失均存在相关性,可能对预测膀胱癌的进展有一定意义[19]。

(5) *FGFR3*

FGFR3(成纤维细胞生长因子受体 3)基因属于一组结构相似的酪氨酸激酶受体家族结构编码基因。此基因的突变在膀胱癌中具有很高的特异性[20]。目前发现 FGFR3 基因在膀胱癌中的突变类型只有点突变一种形式,突变发生率与肿瘤分期、病理分级呈负相关。因此,FGFR3 的突变可能为表浅性膀胱肿瘤的特征性事件,在膀胱癌的发生初始起作用,并且能够抑制肿瘤进展[21,22]。

(6) *E2F3*

E2F3 是最近发现的膀胱癌候选癌基因之一。该基因定位于 6p22,通过基因扩增或过度表达而激活,编码的蛋白产物位于细胞核内,可能参与调控细胞周期,促进细胞增殖。约 1/3 的原发膀胱癌会出现 E2F3 蛋白的过度表达,并与肿瘤的高分期、高分级相关。研究表明,E2F3 在细胞核内参与了 Rb 基因的调控,可能是其下游分子之一,Rb 抑癌基因的失活与 E2F3 癌基因的激活,两者共同参与了膀胱癌的发生[23-25]。

(7) *CDC91L1*

CDC91L1 是最近才确认的人膀胱癌基因,定位于 20q11,编码的同名蛋白产物包含 435 个氨基酸,位于细胞质的内质网和细胞膜上[26]。CDC91L1 过表达后可能通过糖脂磷脂酰肌醇(GPI)锚定通路,激活 JAK/STAT 信号途径,诱导激肽酶活性升高及相关蛋白的磷酸化,上调早期反应基因 c-myc、c-fos、c-jun,促进肿瘤的发生、发展。研究发现,该分子在 30.1%~36% 的人膀胱癌细胞株及膀胱癌组织中存在过表达,是已知的膀胱癌基因中过表达频率最高的癌基因之一[26,27]。CDC91L1 蛋白高表达于膀胱癌组织,与肿瘤病理分级及浸润与否有关,可能是预测表浅性膀胱癌早期复发及进展的标记[27]。

## 63.4.2 抑癌基因

细胞的生长增殖是促进作用(由癌基因调节)与抑制作用(由抑癌基因调节)互相平衡的结果。抑癌基因的失活将导致细胞增殖失控,从而致癌。目前已经确定的或候选的与膀胱癌相关的抑癌基因包括 Rb、TP53、INK4A/ARF、PTEN 等。

(1) *Rb*

Rb 基因是人类分离出的第 1 个抑癌基因,位于 13q14,编码一组 105 000~110 000 的核磷酸蛋白。Rb 基因的失活方式包括杂合性缺失(LOH)、突变或删失。在膀胱癌中,Rb 基因的失活率在 30% 左右,特别是在低分化、晚期的浸润性膀胱癌中常有表达下降,同时 Rb 基因对判断膀胱癌的预后有一定价值[28]。

(2) *TP53*

TP53 基因位于 17p13.1,编码 53 000 的应激诱导性核磷酸蛋白。膀胱癌中 TP53 突变多发生在低分化、晚期以及表浅肿瘤进展至浸润性肿瘤中[29-31],突变率为 10%~70%[32-34]。最近有学者通过 Meta 分析总结了 TP53 在预测膀胱癌方面的价值,TP53 能够预测膀胱癌复发、进展及死亡的比例分别为 27%、50% 及 29%[35]。

(3) *INK4A/ARF*

一半以上的膀胱癌中都出现染色体 9p 的缺失,特别是在 9p21 的 INK4A/ARF 和 INK4B 位点上。该区编码 3 种不同的蛋白:P16、P14ARF、P15。三者都是 P53 及 Rb 通路中细胞周期的负性调节因子。膀胱尿路上皮癌中 9p21 的这 3 个基因常发生纯合性缺失或杂合性缺失,其中 P16 缺失在浸润性膀胱癌中发生较表浅癌更普遍[36]。分别有 14%、22% 的患者中存在 INK4A/ARF 基因纯合性缺失与杂合性缺失,并且与肿瘤分期、分级无关,提示 INK4A/ARF 基因的失活是膀胱癌的早期事件[37]。

(4) *PTEN*

PTEN 基因位于 10q23,产物为磷酯酰肌醇磷酸化酶,通过降低蛋白激酶 B(AKT/PKB)的活性,抑制了依赖磷酸肌醇-3-激酶(PI3K)信号转导活性的代谢增殖活动及其抗凋亡途径。PTEN 基因能够在不需要磷酸酯酶的作用下抑制肿瘤浸润,10q 的杂合性缺失与突变可能会导致 PTEN 基因改变,主要发生在肌层浸润性膀胱癌中。

(5) 杂合性缺失

在各级各期的膀胱癌中,有一半以上发生 9 号染色体的缺失。在 T2 期和一些 T1 期肿瘤中这个改变常伴随许多其他遗传事件发生,而在大多数 Ta 和 T1 期肿瘤中只发现这一个变化。因此,9 号染色体上某 1 个或某几个基因的改变可能是尿道上皮转化的早期事件。目前认为,9 号染色体上可能存在的候选抑癌基因位点有 9q32-33(DBCCR1)、9q34(TSC1)、9q22.3(PTCH)。此外,8p、3p、18q 等位点也可能存在膀胱癌的抑癌基因。

## 63.5 病理

### 63.5.1 病理类型

根据组织发生学,膀胱癌可以分为上皮癌和非上皮性肿瘤。上皮癌占膀胱肿瘤>95%,以尿路上皮癌为主,占90%;其次为鳞癌和腺癌,分别占3%~7%和2%。其他少见的类型还有转移性癌、小细胞癌和癌肉瘤等。近20%~30%的尿路上皮癌有区域性鳞状或腺样化生。按照肿瘤生长方式分3类,一类是肿瘤和间质共同组成向膀胱腔内生长成为乳头状瘤或乳头状癌,占70%;另一类是肿瘤在上皮内浸润性生长,形成内翻性乳头状瘤、浸润性癌,占25%;非乳头和非浸润性者(原位癌)占5%。肿瘤侵犯膀胱壁以3种方式进行:肿瘤浸润呈一致密团块的包裹性浸润,占70%;孤立的凸出式浸润,占27%;沿肌肉内平行或垂直于黏膜表面的淋巴管浸润扩散,占3%。由于肿瘤实际侵犯膀胱壁的范围远比临床所见为广,肿瘤不能充分切除而易复发,这是临床上膀胱肿瘤易复发的重要原因。膀胱肿瘤可发生在膀胱的任何部位,但以三角区和输尿管口附近最多,约占一半以上;其次为膀胱侧壁、后壁、顶部、前壁。非上皮来源的恶性肿瘤主要来自间叶组织,占全部膀胱肿瘤<2%,如横纹肌肉瘤、平滑肌肉瘤、淋巴瘤、血管肉瘤等。

膀胱癌的转移途径包括血道、淋巴道、直接扩散、种植转移等。淋巴道转移发生最早,是最常见的转移途径,最多转移至闭孔淋巴结;其次为髂外淋巴结,骶前、髂内、髂总和膀胱周围淋巴结。晚期患者常发生血行转移,常见转移部位依次为肝、肺、骨、肾上腺等处。膀胱癌可浸润出膀胱壁直接侵及前列腺、尿道、子宫、阴道等处,甚至直接侵及盆壁和腹壁。种植转移常发生在术中,是术后发生切口和尿道残端复发的原因之一。

### 63.5.2 组织学分级

膀胱癌的分级与其复发和侵袭行为密切相关。按照1973年世界卫生组织(WHO)的膀胱癌组织病理学分类系统,将其分为高分化、中分化和低分化3级,分别用G1、G2、G3表示。膀胱癌的分级与浸润性成正比,G1发生浸润的可能性为10%,G2为50%,G3为80%。1998年WHO和国际泌尿病理协会(ISUP)提出了乳头状非浸润性尿路上皮肿瘤的新分类法,并于2004年正式出版,称作WHO/ISUP 2004分级系统[38]。它主要基于光镜下膀胱肿瘤的显微组织特征、相关形态特征的细胞类型和组织构型,将乳头状尿路上皮肿瘤分为低度恶性潜能的尿路上皮乳头状肿瘤(PUNLMP),低级别尿路上皮癌和高级别尿路上皮癌(表63-1,图63-1~63-4)。与WHO 1973年的老系统相比,新系统最主要的改变之一是增加了PUNLMP这一新分类,该类肿瘤形态上类似于外生性尿路上皮乳头状瘤,但上皮细胞显著增生,厚度超过7层,细胞排列有序,核分裂象少见,且位于基底部。PUNLMP绝大多数不会进展为癌,但不完全属于良性病变,仍有复发的可能,需要长期随访。而浸润性尿路上皮癌一般均是高级别的癌,相当于WHO 1973年分级系统的G2和G3级别的肿瘤[39]。

表63-1 膀胱乳头状尿路上皮肿瘤分级系统: WHO 1973 和 WHO/ISUP 2004 及其关系

| WHO 1973分级 | WHO/ISUP 2004分级 |
| --- | --- |
| 乳头状瘤 | 乳头状瘤 |
| 尿路上皮癌1级,高分化 | 低度恶性潜能的乳头状尿路上皮肿瘤 |
| 尿路上皮癌2级,中分化 | 乳头状尿路上皮癌,低级别 |
| 尿路上皮癌3级,低分化 | 乳头状尿路上皮癌,高级别 |

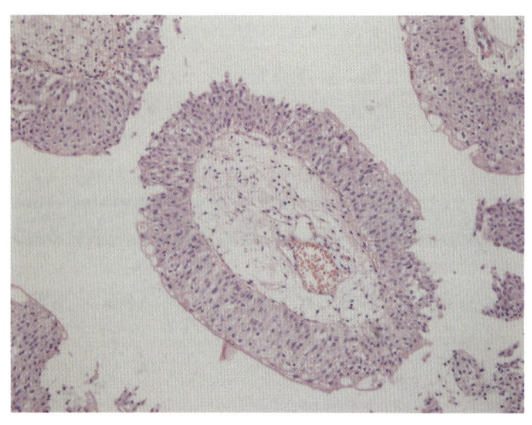

图63-1 膀胱乳头状瘤

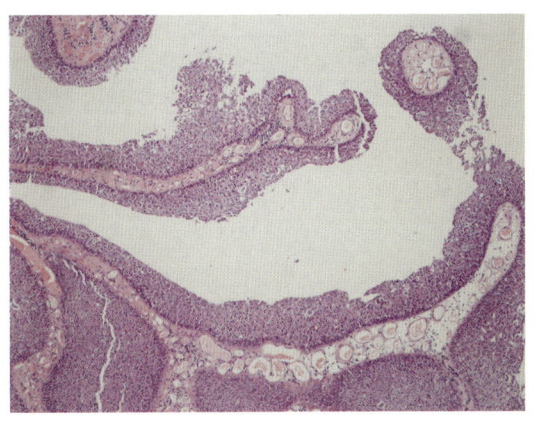

图 63-2　膀胱低度恶性潜能的乳头状尿路上皮肿瘤

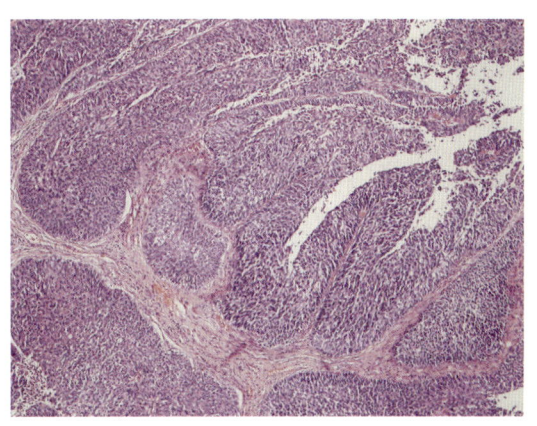

图 63-4　膀胱乳头状尿路上皮癌,高级别

虽然 WHO/ISUP 2004 系统改善了 WHO 1973 年老系统在形态学分类标准上的模糊和定义不清,减少病理医师在诊断时主观因素的干扰,但目前仍未被充分验证,也未得到泌尿科医师、肿瘤科医生的广泛接受。因此,在证明 WHO/ISUP 2004 新分类法比 WHO 1973 分类法更合理之前,应该平行运用这两套分类系统[40]。

### 63.5.3　分期

目前,膀胱癌的临床和病理分期按照膀胱肿瘤浸润深度,多采用 Jewett-Marshall 分期和美国癌症联合会(AJCC)分期两种方法(表 63-2,图 63-5)。

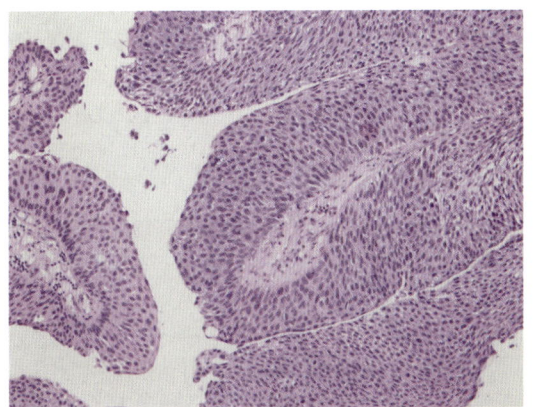

图 63-3　膀胱乳头状尿路上皮癌,低级别

表 63-2　膀胱癌的分期

| 病理检查 | Jewett-Marshall 分期 | AJCC 分期(2002,第 6 版) | |
|---|---|---|---|
| | | 临床分期 | 病理分期 |
| 原位癌 | 0 | Tis | Pis |
| 非浸润性乳头状瘤(黏膜层) | 0 | Ta | Pa |
| 侵犯黏膜下层(固有层) | A | T1 | P1 |
| 侵犯浅肌层(不超过肌肉层一半) | B1 | T2a | P2 |
| 侵犯深肌层(超过肌肉层一半,但未超过全肌层) | B2 | T2b | P2 |
| 侵犯膀胱周围组织 | C | T3a(镜下) T3b(肉眼) | P3 |

续表

| 病理检查 | Jewett-Marshall 分期 | AJCC 分期(2002,第6版) | |
|---|---|---|---|
| | | 临床分期 | 病理分期 |
| 邻近器官转移 | D1 | T4a(前列腺、子宫、阴道)<br>T4b(盆壁、腹壁) | P4 |
| 区域淋巴结转移 | D1 | N1~3 | |
| 远处淋巴结转移 | D2 | M1 | |
| 远处器官转移 | M1 | M1 | |

注:N1,单个≤2 cm 的淋巴结转移;N2,单个直径在 2~5 cm 的淋巴结或多个直径均<5 cm 的淋巴结转移;N3,淋巴结转移直径>5 cm。

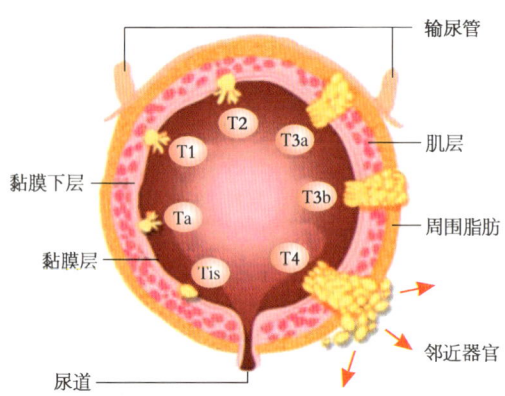

图 63-5 膀胱癌的 AJCC 分期(2002,第6版)

非肌层浸润性膀胱癌包括 Tis、Ta、T1 期的膀胱癌,又称为表浅性膀胱癌。肌层浸润性膀胱癌是指 T2 期以上的膀胱癌。局限于黏膜(Ta~Tis)和黏膜下(T1)的非肌层浸润性膀胱癌占 75%~85%,肌层浸润性膀胱癌占 15%~25%,前者中大约 70% 为 Ta 期病变,20% 为 T1 期病变,10% 为 Tis。Tis 虽然也属于非肌层浸润性膀胱癌,但一般分化差,属于高度恶性肿瘤,向肌层浸润的概率较高。因此,应将 Tis 与 Ta、T1 期膀胱癌加以鉴别。

## 63.6 诊断

### 63.6.1 临床表现

(1) 血尿

无痛性肉眼血尿是最常见的症状,有>80% 的患者可以出现,其中 17% 血尿严重,但也有 15% 可能开始仅有镜下血尿。血尿多为全程,间歇性发作,也可表现为初始血尿或终末血尿,部分患者可排出血块或腐肉样组织。血尿持续的时间、出血量与肿瘤恶性程度、分期、大小、数目、范围、形态有一定关系,但不一定成正比。原位癌常表现为镜下血尿,膀胱脐尿管癌血尿可以不明显。非尿路上皮来源的膀胱肿瘤如果病变没有穿透膀胱黏膜,可以没有血尿。

(2) 膀胱刺激症状

如尿频、尿急、尿痛,约占 10%,与广泛分布的原位癌和浸润性膀胱癌有关,尤其病变位于膀胱三角区时。故长期不能痊愈的"膀胱炎"应警惕膀胱癌可能,尤其是原位癌。

(3) 尿流梗阻症状

肿瘤较大、膀胱颈部位的肿瘤及血块堵塞均可引起排尿不畅甚至尿潴留。肿瘤浸润输尿管口可引起梗阻,出现腰痛、肾积水和肾功能损害。

(4) 晚期肿瘤表现

晚期肿瘤侵犯膀胱周围组织、器官或有盆腔淋巴结转移时导致膀胱区疼痛、尿道阴道瘘、下肢水肿等相应症状,远处转移时也可出现转移器官功能受损及恶病质等表现。

(5) 其他

肿瘤较大时,采用阴道或直肠双合触诊可扪及包块,但该方法不够精确,加上双合触诊未必能检查到膀胱所有部位,松弛不佳的腹壁更是难以检查清楚,近年随着影像学的进步,此项检查已少用。

### 63.6.2 影像学检查及器械检查

(1) B 超检查

B 超能较好地提示膀胱肿瘤大小、数目、部位和浸润情况,帮助判断膀胱癌的分期,了解局部淋巴结有无转移,是否侵犯相邻器官,并可同时检查双肾、腹部、腹膜后以及盆腔。B 超不易发现直径<0.5 cm 且位于膀胱前壁的肿瘤,而 83% 直径>1 cm 的肿瘤和95%直径>2 cm的肿瘤可以通过B超发现。此外，采用经尿道和经直肠的超声检查，图像更清楚，对分期可能也有帮助，但因为是创伤性检查，临床应用不多。

**(2) 尿路平片和静脉肾盂造影**

临床怀疑膀胱肿瘤的患者，一般均应考虑行此检查，它对早期膀胱肿瘤诊断的阳性率不高，但可以发现和排除上尿路异常情况，除外肾盂、输尿管原发肿瘤，并鉴别来源于肾脏、输尿管的肿瘤转移至膀胱，同时了解双侧肾脏的功能。较大膀胱肿瘤表现为膀胱充盈缺损，输尿管受侵可表现为肾积水，严重时肾脏不显影，但大多数膀胱内小肿瘤和原位癌不能被发现。

**(3) 膀胱造影**

一般不常规做，除非怀疑有膀胱憩室或输尿管反流。

**(4) CT检查**

对膀胱肿瘤的诊断有一定价值，常用作膀胱癌的临床分期，有助于发现肿瘤浸润深度、邻近脏器侵犯范围和淋巴结的转移，也可用作鉴别阴性结石、乳头状肿瘤和血块。但不能发现直径<5 mm的肿瘤和原位癌，当淋巴结直径>1.5 cm时，常提示转移病灶。以往盆腔手术史、经尿道手术后的膀胱壁改变，与周围组织的粘连可影响诊断。

**(5) MRI检查**

MRI可三维成像，对软组织显示优于CT，能够更准确地判断膀胱肿瘤的大小和浸润深度，分期作用优于CT和B超，准确率可达85%。当肾功能不全导致静脉肾盂造影肾脏不显影时，还可采用MRI水成像使无功能肾的集合系统清晰显像，有助于发现上尿路肿瘤。近来MRI仿真膀胱镜技术被用于诊断膀胱癌，据报道对直径<1 cm的肿瘤检出率>70%[41]。但MRI不能区分膀胱壁各层的结构，且容易受出血影响，临床应用有一定限制。

**(6) 盆腔动脉造影**

一般不需要。盆腔动脉造影可以发现膀胱肿瘤血管，对于动脉插管化疗或动脉栓塞止血有一定价值。

**(7) 膀胱镜检查和肿瘤活组织检查**

所有怀疑为膀胱肿瘤的患者均应接受膀胱镜检查，以确定有无肿瘤存在。膀胱镜检查可以了解膀胱内肿瘤数目、大小、位置、形态（乳头状、实性块状、扁平状）和基底情况（有蒂、广基），并对肿瘤、邻近黏膜和其他怀疑部位进行活检。膀胱黏膜充血，呈天鹅绒样的苔藓状改变，应怀疑原位癌存在，检查时出现膀胱激惹或痉挛提示有广泛的原位癌，应该行随机多处活检证实。表浅的Ta期和T1期乳头状肿瘤常表现为水草状突起，在水中漂浮，粉红、有细长的蒂；浸润肌层的T2期肿瘤表现为结节或团块状，深红或褐色，广基或短蒂，表面有坏死，相邻黏膜增厚，有充血和水肿；浸润更深的T3期和T4期肿瘤表现为无蒂的结节状隆起，表面坏死有溃疡，并覆盖脓苔或有磷酸盐类沉淀，肿瘤附近黏膜皱缩，相邻黏膜水肿、充血或出血，膀胱内尿液浑浊并混有腐肉样坏死物。膀胱镜活检时需要注意尽可能在肿瘤深部进行，对判断肿瘤分期和制订治疗计划有指导意义。此外，在切除膀胱内肿瘤的同时也可以进行选择性黏膜活检，如肿瘤对侧、膀胱顶部、三角区、前列腺尿道等处，对判断预后和早期发现原位癌有一定价值。但也有研究认为膀胱黏膜的随机活检没有必要，因为有可能破坏膀胱黏膜的完整性，容易造成肿瘤种植，从而增加复发的概率。欧洲泌尿外科协会（EAU）指南建议尿细胞学阳性或存在原位癌的患者应行随机活检。虽然膀胱镜检查是一种有创性检查手段，但其在膀胱肿瘤的诊断中占有非常重要的地位，一些无创性检查手段至今尚无法完全替代。

免疫荧光膀胱镜，也就是近年兴起的光动力学诊断技术。其原理是利用膀胱肿瘤细胞对某些光敏物质具有特异性的黏附作用，如光福啉（photofrin）、5-氨基乙酰乙酸（5-ALA）等，这些光敏物质可在一定波长的光源激发下产生特异性荧光，据此可显示膀胱内是否有肿瘤。此方法结合膀胱镜活检可准确诊断一些普通膀胱镜难以发现的小病灶，提高了早期膀胱肿瘤的检出率，明显减少了术后病灶的残余和复发，有助于在随访中早期发现肉眼无法可见的病灶[42]。此项检查的敏感度可>90%，但特异度低于传统的膀胱镜，仅有50%~60%[43]，较高的假阳性率主要是由于光敏物质的结合易受到炎症、膀胱灌注、近期膀胱手术等因素的影响。

## 63.6.3 实验室检查

**(1) 尿液常规检查**

尿液常规检查是一种简单易行的实验室检查，尤其某些膀胱肿瘤在发病开始肉眼血尿不严重，仅为镜下血尿且间歇出现时。如果离心后的尿沉渣中每高倍镜视野下红细胞数目>5个，应引起重视。

**(2) 尿脱落细胞学检查**

尿脱落细胞学检查对泌尿系统上皮肿瘤的诊断

有重要意义,此法取材方便,无痛苦,患者易于接受,是较好的诊断方法,但也存在一定局限性,如分化较好的肿瘤细胞和正常细胞相近,细胞间粘连紧密不易脱落,所以对诊断 G1 级的膀胱癌敏感性差,阳性率仅有 3%;而对分化较差的原位癌、G2 级和 G3 级膀胱癌诊断阳性率较高,如 G2 级阳性率达 50%,G3 级阳性率 >90%[44]。此外,炎症、结石、异物、放疗、化疗、导尿和膀胱内器械操作等可引起尿路上皮脱落和影响细胞形态而造成一定假阳性率,约为 15%。由于细胞在膀胱内存留时间太长会发生变性,故早晨起床第 1 次排尿不能用作检查,通常留取清晨第 2 次新鲜尿液,连续送检 3 天。使用膀胱冲洗标本进行检查的准确性优于排泄性标本,因为冲洗可增加脱落细胞数,并得到质量较好的细胞。尿脱落细胞检查可以作为职业性膀胱癌患者的筛查方法,是接触化学致癌物人群普查的首选。

(3) 膀胱肿瘤标记检查

近年来对于膀胱肿瘤标记的研究发展迅速,该方法是以自然排出的尿液为标本的无创性分子生物学诊断技术,对于膀胱癌的早期诊断和监测随访具有重要意义。理想的肿瘤分子标记检测应该敏感度高、特异度高、快速简便且费用低廉。

1) 膀胱肿瘤抗原(bladder tumor antigen,BTA)

BTA 是膀胱肿瘤在生长过程中释放的蛋白水解酶降解基膜的各种成分形成的胶原片段、糖蛋白和蛋白多糖等释放进入膀胱腔内形成的复合物。主要包括 3 种不同的实验。BTA 检测是将尿标本与含人 IgG 包裹的乳胶颗粒相混合,再通过特定试纸观察有无凝集现象,定性测定尿中的基膜蛋白抗原。BTA-STAT 和 BTA-TRAK 均是检测患者尿中的补体成分 H,前者也是一种定性实验,5 min 即可出结果,而后者是一种定量实验,对于低级别膀胱癌诊断的敏感度较尿脱落细胞学检查更好,且随着肿瘤分期、分级的提高,敏感度和特异度也随之提高。BTA-STAT 与 BTA-TRAK 的敏感度分别为 70% 和 66%,特异度为 75% 和 65%[45]。虽然 BTA 在临床上有比较广泛的运用,但是当合并有泌尿系良性疾病,如炎症、结石、尿路损伤或泌尿生殖系其他恶性肿瘤时可有假阳性存在,接受膀胱灌注化疗对结果也有一定影响。

2) 核基质蛋白-22  核基质蛋白-22(NMP-22) 是核基质蛋白家族成员之一,为细胞核的结构成分,在核形态维持、DNA 重组、转录、复制以及 RNA 的加工中具有重要作用。NMP-22 检测是用于测定尿中 NMP 复合物,尤其是测定 NMP-22 含量的酶联免疫法。在膀胱恶性肿瘤中,NMP 通过凋亡细胞核的溶解释放入尿液中,正常人尿中仅有少量的 NMP-22,但在复发或浸润性膀胱癌患者的尿中 NMP-22 水平可以很高。美国食品药品管理局(FDA)批准 NMP-22 检测可指导泌尿外科医师决定患者是否需要做膀胱镜检查,但不能代替膀胱镜检查,其敏感度为 48% ~81%,特异度为 60% ~86%[46],远高于尿细胞学检查 30% ~40% 的敏感度。然而,不同学者对 NMP-22 检测的特异度报道大不相同,其正常值目前尚未完全确定。此外,NMP-22 在尿石症、前列腺增生症及其他泌尿系疾病患者中有较高的假阳性,若排除上述病史者其测定的特异度可提高至 95.6%[47]。值得一提的是,膀胱癌的病理分期和分级不影响 NMP-22 检测的特异度和敏感度。

3) 纤维蛋白和纤维蛋白原降解产物  膀胱癌患者的尿中存在纤维蛋白和纤维蛋白原的降解产物(FDP),采用单抗和 ELISA 可在尿标本中检测出这些物质。该方法比尿细胞学检查有更高的敏感度(68% 对 34%),且特异度较高(96%),但在尿路结石或间质性膀胱炎时可出现假阳性[48]。

4) 透明质酸和透明质酸酶  透明质酸(HA)是一种糖胺聚糖,在体内广泛存在于各种液体、结缔组织和细胞外基质;透明质酸酶(HAase)是一种内生性糖苷酶,能降解透明质酸成小片段,两者在肿瘤的浸润和转移中起重要作用。膀胱癌组织中透明质酸含量明显高于正常组织,并可分泌至尿液中。透明质酸和透明质酸酶皆是早期诊断膀胱癌的方法。联合应用时,敏感度达 91%,特异度为 88%,结果优于 BTA、NMP-22 和 FDP 测定[49]。若两者测定均为阳性,提示 G2 级或更高分级的肿瘤;当透明质酸阳性而透明质酸酶阴性时,提示低分级肿瘤[50]。

5) ImmunoCyt 试验  ImmunoCyt 是一种免疫细胞学检查,利用单抗,通过免疫荧光显微镜识别尿脱落细胞表面的两种黏蛋白和一种糖基化癌胚抗原(CEA),敏感度比尿细胞学检查高,达 86.1%,检测低级别膀胱癌时敏感度亦可达 84%,但特异度相对较低,为 79.4%,两者同时运用对膀胱癌患者随访有一定价值[51]。

6) Urovysion 技术  Urovysion 是利用 3 个染色体探针,即 CEP17、CEP3 和 CEP7,通过免疫荧光原位杂交(FISH)试验,检测尿脱落细胞基因拷贝数,由于该技术是检测染色体的异常而非细胞形态的异常,因而能较好地鉴别恶性肿瘤细胞和由于炎症而导致的细胞改变。目前在美国已经有商品化的检测试剂,敏感度为 70%,特异度较高,可达 90%,但尚无法取代膀胱镜检查[52]。

7）端粒酶　端粒酶（telomerase）是一种能延长端粒末端的核糖蛋白酶，具有引物特异识别位点，能以自身 RNA 为模板，合成端粒 DNA 并将其连接到染色体末端，使端粒延长，从而延长细胞寿命，避免死亡。已经证明，端粒酶活化与膀胱癌有关。Kinoshita 等运用同位素端粒酶重复序列扩增法（TRAP）检测膀胱癌患者的尿液及膀胱冲洗液中端粒酶活性，结果阳性率为 89%，而尿细胞学检查阳性率仅为 42%，同期检测的无癌患者皆为阴性。此外，尿液端粒酶活性与癌细胞分级相关，G1 阳性率为 75%，G2 阳性率达到 96%[53]。在一项比较不同膀胱肿瘤标记诊断价值的研究中，端粒酶的敏感度为 75%，特异度为 86%，与尿液细胞学检查、BTA、BTA-STAT、BTA-TRAK、NMP-22 相比，端粒酶具有最高的敏感度，而尿细胞学检查的特异度最高[45]。将端粒酶与尿细胞学以及其他肿瘤标记如基质金属蛋白酶-9（MMP-9）联合可明显提高多项检测指标[54]。

8）存活素　存活素（survivin）是一种细胞凋亡抑制蛋白，存在于人的各种胚胎组织中，除胸腺和生殖腺外，在成人分化成熟的组织中丧失表达。在人多种恶性肿瘤中，存活素均有高表达，伴随明显的凋亡抑制，并与细胞增殖和血管生成正相关。在诊断尿路上皮移形细胞癌时，尿存活素检测比尿细胞学检查更简单、经济，并具有很高的敏感度[55]。Shariat 等比较了尿细胞学、NMP-22、存活素等几项膀胱癌诊断指标的敏感度和特异性，结果显示存活素的各项指标均优于尿细胞学、NMP-22，并且尿中存活素表达水平与肿瘤的恶性程度正相关[56]。存活素还可用来判断膀胱癌的预后，已有多个研究发现尿存活素水平与膀胱癌的复发和生存率有关[57-59]。

9）微卫星检测　微卫星（microsatellite）是 DNA 序列内的串联重复，在人类基因中经常出现，微卫星分析检测肿瘤相关基因的改变，如杂合性缺失、微卫星不稳定性等。微卫星分析对检测膀胱癌复发具有较高的敏感度[60]，但该方法操作比较繁琐，临床不易推广。

以上所涉及的几种膀胱肿瘤标记在诊断的敏感度、特异性、检测方法的便捷性等方面均不令人十分满意。此外，缺乏标准化和可重复性差也妨碍了上述大部分肿瘤标记的临床应用。尽管与尿细胞学相比有较高的敏感度，特别对于低级别肿瘤，但特异性仍低于尿细胞学检查。故目前尚不能取代膀胱镜检查和尿细胞学，但其临床应用可减少膀胱癌高危人群监测及随访中的膀胱镜使用频率，临床价值也会随着未来研究的深入进一步提升。

### 63.6.4　鉴别诊断

膀胱肿瘤的主要症状是血尿，因此要与以血尿为表现的疾病相鉴别。

（1）上尿路肿瘤

肾盂、输尿管尿路上皮肿瘤出现的血尿和膀胱肿瘤相似，都表现为无痛性全程肉眼血尿。膀胱肿瘤血尿可同时伴有膀胱刺激症状，有时影响排尿，可以尿出血块或腐肉。但肾脏或输尿管肿瘤一般没有膀胱刺激症状，排尿通畅，尿出的血块呈条状，不含腐肉。通过影像学检查以及膀胱镜检查可以区分血尿的来源。需要注意的是，部分膀胱肿瘤可合并有上尿路肿瘤。

（2）非特异性膀胱炎

多为女性，血尿突然发生，常伴随膀胱刺激症状。尿常规检查可见白细胞、脓细胞，中段尿培养发现细菌生长可确诊。

（3）尿石症

一般血尿较轻，以镜下血尿多见，劳动后可有加重，常伴有尿路结石的疼痛症状，根据结石部位不同症状表现不同，膀胱结石可有膀胱刺激症状，上尿路结石可有恶心、呕吐，B 超、腹部平片和静脉肾盂造影检查可以确诊结石。

（4）良性前列腺增生

也可以出现无痛性肉眼血尿，往往由于腺体表面静脉怒张破裂出血引起。由于常常有排尿梗阻症状，有时合并感染和结石，血尿症状和膀胱肿瘤类似，且两者也可同时存在。但良性前列腺增生的血尿常为一过性，间歇期长达数月或数年。尿细胞学检查、膀胱肿瘤标记，以及膀胱镜检查可以帮助鉴别。

（5）腺性膀胱炎

临床表现与膀胱肿瘤很相似，血尿一般不严重，通过膀胱镜检查和活检可以鉴别。

（6）尿路结核

具有一般结核感染的全身表现，出现低热、盗汗、消瘦、血尿终末加重，常合并膀胱刺激症状，以尿频为主。尿中出现结核分枝杆菌，结核分枝杆菌培养可为阳性。膀胱镜检查和活检可以明确诊断。

（7）前列腺癌

前列腺癌侵犯尿道和膀胱可以出现血尿，但常伴有排尿困难症状。血清前列腺特异抗原（PSA）测定、直肠腔内 B 超和前列腺活组织检查等有助于诊断前列腺癌，有时需要行膀胱镜检查。

### (8) 放射性膀胱炎

盆腔脏器肿瘤放疗后可发生放射性膀胱炎,急性期出现在放疗后数天,主要表现为血尿和膀胱刺激症状,膀胱镜检可见到膀胱黏膜毛细血管放射状扩张,局部有溃疡和肉芽肿,慢性期一般在放疗后数年出现,可致膀胱挛缩、膀胱直肠瘘等,一般需行膀胱镜检查和活组织病理检查确诊。

### (9) 宫颈癌

女性晚期宫颈癌侵犯膀胱时可出现血尿,但一般先有阴道流血,膀胱镜检查可见浸润性癌病灶,活组织检查和妇科检查可以鉴别。

## 63.7 治疗

### 63.7.1 肿瘤分期和治疗选择

膀胱癌的自然病程由恶化进展程度和是否复发决定。首先应对患者进行分期,根据肿瘤分期(TNM)、分级、大小、数目、复发性等决定治疗方法(表63-3)。

表63-3 膀胱癌的治疗方法选择

| 类型 | 分期 | 肿瘤特点 | 治疗方法 |
| --- | --- | --- | --- |
| 非肌层浸润性膀胱癌(表浅性膀胱癌) | Tis | | 经尿道膀胱肿瘤电切术(TURBT)+卡介苗膀胱灌注;根治性膀胱切除术 |
| | Ta | 单发、G1级或G2级 | TURBT或+术后24 h内单次膀胱腔内化疗 |
| | | 多发、G3级或复发性 | TURBT+膀胱腔内化疗或免疫治疗 |
| | T1 | 单发、G1级或G2级 | TURBT+膀胱腔内化疗或免疫治疗 |
| | | 多发、G3级或复发性 | TURBT+膀胱腔内化疗或免疫治疗;根治性膀胱切除术 |
| 肌层浸润性膀胱癌 | T2~4a N0 M0 | | 根治性膀胱切除术或+放化疗;TURBT+根治性放疗或+化疗 |
| 转移性膀胱癌 | 任何T N+ M1 | | 全身化疗或+选择性手术或放疗 |

### 63.7.2 非肌层浸润性膀胱癌的治疗

#### (1) 经尿道膀胱肿瘤切除术

多数非肌层浸润性膀胱癌可以通过经尿道膀胱肿瘤切除术(TURBT)切除干净,选择适当的患者行TURBT治疗才能取得好的效果。虽然泌尿外科医师对选择患者意见不完全一致,但大致认为对于Ta、T1期肿瘤行TURBT可以治愈,而T2期以上有肌层浸润的患者行TURBT后还需考虑更进一步的治疗。此外,需要注意的是,原位癌是一种高级别、高侵袭表现的表浅性膀胱癌,50%~80%的患者可发展成浸润性膀胱癌,其生物学行为与Ta、T1期肿瘤差别较大,多数无法通过TURBT治愈,需要联合卡介苗膀胱灌注,当治疗失败时有必要行根治性膀胱切除术。

手术具体操作步骤:患者取截石位,术者先向尿道内注入润滑剂,有尿道狭窄者先以大号金属探子探查尿道,将膀胱镜插入膀胱,先从各个角度仔细全面地检查膀胱内情况,注意肿瘤的大小、范围、部位、数目、形态,与膀胱颈和输尿管口的关系。非常小的肿瘤应先抓取活检而不直接电灼。表浅有蒂的乳头状肿瘤应直接从基底切除,若肿瘤较大,难以看清时争取先电凝肿瘤蒂部而凝固蒂内血管,然后再逐步切除其余部分,以减少出血,也可以先从肿瘤顶部一侧开始切除,逐渐接近蒂和基底部而切除之。切除范围应以肿瘤为中心达周边0.5~1 cm正常黏膜,深度应达膀胱逼尿肌纤维。切除全部肿瘤后在基底部抓取活检以评价浸润深度和切除是否彻底,这点十分重要。临床上常出现对表浅性膀胱癌分期偏低的现象,以至于误导治疗方法的选择。有时一次TURBT并非想象得那么彻底,再行手术仍有较高的阳性率。Miladi 等[61]报道再次 TURBT 在 26% ~ 83%的患者中发现残余肿瘤,9% ~ 49%的分期错误被纠正。Grimm 等[62]对 83 例 Ta/T1 期患者在初次TURBT后7周进行再次TURBT,33%的患者仍能发现残余肿瘤,其中 53% 为 T1 期,81%的病变存在于初次切除的区域。因此,对 T1 期合并高危因素以及初次治疗的标本病理检查中未发现肌纤维者在初次治疗后 2~6 周应该进行再次 TURBT。

通常,TURBT 后进行持续膀胱冲洗,冲洗液一般用蒸馏水,以使手术创面止血和漂浮残留的肿瘤细胞坏死。术后留置导尿管 2~3 天,如创面较大、较深,导尿管应适当延长至1周左右。电切术后并发症少,如止血不满意引起血块积存,可经膀胱镜冲洗净后电凝止血处理。偶有手术者未察觉的膀胱穿孔,可导致尿外渗。患者可有腹痛、发热,一般只须留置导尿管 7~10 天,尿外渗严重或并发感染者,可穿刺或手术引流。发生低钠血症时应严密观察病情病化,酌情应用呋塞米、高渗盐水对症处理。

经尿道激光治疗与 TURBT 类似,激光可以汽化组织,有一定穿透深度和凝固作用,出血极少,有时可免除术后留置导尿管,术中膀胱穿孔发生率低且没有闭孔神经反射。常用的激光有 Nd:YAG(钕—钇铝石榴石)激光,Ho:YAG(钬—钇铝石榴石)激光。光动力疗法(PDT)是通过静脉注入光敏物质,选择性地到达滞留于肿瘤处,通过膀胱镜导入光纤,以特殊波长的光照射膀胱黏膜,对肿瘤产生直接破坏作用,同时破坏血管和产生免疫作用,特别对原位癌和复发性肿瘤疗效较好。Berger 等采用 5-ALA(5-氨基乙酰乙酸)作为光敏物质对 31 例复发性膀胱癌进行 PDT 治疗,随访 2 年有 16 例未见肿瘤复发[63]。电汽化切除(TVBT)作为对 TURBT 的扩充,以其出血少、并发症少的特点已在临床上广泛开展。但以上治疗方式在总体效果上仍不超过 TURBT。

(2) 膀胱腔内化疗和免疫治疗

非肌层浸润性膀胱癌行 TURBT 治疗后,有50% ~ 70%的患者复发,其中 10% ~ 15%的患者肿瘤会向肌层进展。通过尿道插导尿管进行膀胱腔内化疗和免疫治疗,可以消灭 TURBT 后的残余肿瘤,预防复发和延缓肿瘤进展,对因病变广泛而无法完全切除的肿瘤如原位癌也有治疗作用。

根据非肌层浸润性膀胱癌术后复发的危险度大小,膀胱腔内灌注的药物和疗程也有所不同。欧洲泌尿外科协会(EAU)将非肌层浸润性膀胱癌分为3个危险组,低危组包括孤立肿瘤、Ta 期、G1 级、肿瘤直径 < 3 cm 者;高危组中包括 T1 期、G3 级、多发、高度复发及原位癌;其余肿瘤均属于中危组。对于低危患者,TURBT 完整切除肿瘤后可以立即膀胱腔内灌注一次化疗药物以预防肿瘤细胞种植,据报道对低危患者术后24 h内单次灌注丝裂霉素(MMC)可以降低 39%的复发率[64];而对于中、高危组患者则需在 TURBT 完整切除肿瘤后进行系统地膀胱腔内灌注药物预防或延缓肿瘤复发和进展。

目前膀胱腔内灌注的药物主要有两类:免疫调节剂和化疗药物。免疫调节剂主要是卡介苗(BCG),另外还有白细胞介素-2(IL-2)、干扰素(IFN)、肿瘤坏死因子(TNF)、LAK 细胞、肿瘤浸润淋巴细胞(TIL)等。化疗药物主要有丝裂霉素、吡柔比星,表柔比星、米托蒽醌等。疗程常规设置方案为术后 1 周开始膀胱灌注,每周 1 次,共 8 ~ 12 次,BCG则因为不良反应较大需在术后至少两周开始灌注。3 个月后膀胱镜复查正常则改为每两周 1 次,共 6 次,膀胱镜复查正常再改为每月 1 次,灌满 1~2 年。

尽管有多种化疗药物以不同的剂量和疗程进行了临床试验,但目前尚未证明任何一种药物的疗效优于其他药物。膀胱灌注化疗能降低 TURBT 术后肿瘤短期复发率,但不能延缓肿瘤的浸润性发展,也不能提高肿瘤相关的生存率[65],因此不少研究通过改进灌注的方法和寻找更有效的药物来提高疗效。Colombo 等[66]比较了 83 例中高危表浅膀胱肿瘤灌注丝裂霉素和同时加用高温的效果,保持灌注溶液在 42℃至少 40 min,发现加用高温后复发危险从57.5%降至17%。新药如吉西他滨、戊柔比星等也已尝试用于灌注化疗,并在临床试验中显示初步的效果[67,68],但目前仅用作 BCG 治疗失败后的二线治疗,其疗效有待进一步观察。BCG 是治疗高危非肌层浸润性膀胱肿瘤最有效的灌注药物,其确切机制仍未阐明。研究表明 BCG 在局部引起炎症反应,导致巨噬细胞和 Th1 细胞聚集,增加各种炎症因子和细胞因子的分泌,共同增强机体的免疫反应,从而杀伤肿瘤细胞。BCG 灌注比单独 TURBT 治疗显著减少 Ta、T1 期病变的复发率,并且无论是否合并 Tis,BCG 均能减少肿瘤的复发[69,70]。Bohle 等[71]的 Meta 分析比较了 BCG 和丝裂霉素的治疗效果,发现无论肿瘤的危险程度,BCG 相对于丝裂霉素 C 显著减少肿瘤的复发率。BCG 维持治疗是在诱导治疗后 3、6、12、18、24、30、36 个月时分别给予 3 周的灌注治疗,其减少肿瘤复发的机制可能在于维持局部的免疫监视以杀灭卫星灶。虽然维持治疗不良反应较大,不易耐受,但有研究发现BCG维持治疗的不良反应大部分集中在诱导阶段和维持治疗的前半年,随着治疗时间的延长并不明显增加[70]。因此,在欧美国家,卡介苗仍是高危患者尤其是治疗膀胱原位癌的首选药物。卡介苗灌注的不良反应主要为膀胱炎、血尿、发热和尿频,全身并发症相当少见。

膀胱灌注治疗前患者应尽量少饮水,以减少尿液对药物的稀释而影响疗效。在有膀胱损伤、炎症、血尿及感染的患者,灌注治疗应适当延迟,因其可促进药物的全身吸收,增加不良反应。灌注药物后拔出导尿管,患者应每10~15 min变换1次体位,保留1~2 h随尿排出,切不可随意增加药物保留时间,长时间留置可明显增加药物的不良反应,但疗效不会相应增加。

### 63.7.3 肌层浸润性膀胱癌的治疗

#### (1) 根治性膀胱切除术

根治性膀胱切除术是肌层浸润性膀胱癌的首选治疗,也是避免肿瘤局部复发和远处转移最有效的方法。

1) 适应证 ①除外远处转移的浸润性膀胱癌(T2~4a,N0~X,M0);②T1G3的表浅性膀胱癌,卡介苗治疗无效的原位癌;③反复复发的表浅性膀胱癌伴严重的黏膜病变;④保留膀胱治疗后无效或肿瘤复发者;⑤膀胱非尿路上皮癌,如腺癌、鳞癌等。

2) 手术切除范围 膀胱、膀胱周围脂肪,顶部覆盖的腹膜,同时行盆腔淋巴结清扫术;男性还应包括前列腺、精囊;女性还包括子宫、附件和阴道前壁。如果肿瘤累及男性的前列腺部尿道或女性的膀胱颈部,则须考虑施行全尿道切除。

男性根治性膀胱切除手术的要点:①下腹部正中切口进腹,探查腹腔脏器,沿脐尿管切除腹膜前壁至膀胱顶部向膀胱两侧延长,断扎输精管。②在右侧盲肠下方、髂血管分叉上方切开后腹膜,分离输尿管,近膀胱处将其切断,近端剪除少许送冷冻活检。③于Douglas窝膀胱侧分离出后腹膜并切断,提起输精管,沿其近端向精囊方向分离,直至精囊顶部。将膀胱向前方牵引,于精囊后方、前列腺基底部后方用钳提起前列腺精囊筋膜后层并切开,在Denonvillier筋膜前后层间隙内紧贴前列腺钝性分离至前列腺尖部,将前列腺与直肠分开。④用拇指和示指夹持膀胱后侧韧带,大弯钳钳夹、切断并缝扎后侧韧带,达精囊顶部。⑤于膀胱颈的前外侧游离,在前列腺的前侧方打开盆底筋膜,完成前列腺侧韧带的分离,切断耻骨前列腺韧带,暴露阴茎背静脉复合体,钳夹切断阴茎背静脉复合体,游离前列腺尖部前的尿道,剪开尿道前壁,看到留置的导尿管,将其提起剪断,继续离断尿道后壁,沿前列腺尖部紧贴前列腺,将前列腺与直肠分离,膀胱上下游离面相通后,整个切除标本取出。

女性根治性膀胱切除术基本步骤同男性,进入腹腔后先分离、切断及结扎卵巢血管,再断扎子宫圆韧带,看清膀胱上动脉及其后方横跨输尿管的子宫动脉,将这两条动脉及其他髂内动脉前组的分支钳夹、切断及结扎。近主韧带切断输尿管,将双侧的阔韧带、输卵管和卵巢拉向中线一并结扎。于Douglas窝基部切开腹膜,用手指于子宫颈后方做钝性分离,将子宫颈及阴道上部与直肠分开。分离阔韧带及主韧带,靠近盆壁将其钳夹、切断,直达阴道与直肠交界处的后穹隆。切开覆盖膀胱顶的腹膜,切断膀胱韧带,将膀胱与周围组织分离。助手用持纱布球的卵圆钳从阴道插至后穹隆,并向头侧抬高,将阴道壁顶起,分离阴道侧壁与直肠交界处的上缘,显露位于阴道侧的膀胱外侧韧带。钳夹、切断及结扎该韧带,直达盆腔深部、盆内筋膜壁层和脏层及反折处。沿壁层、脏层交界处切开盆筋膜,显露远侧段的阴道壁。用持纱布球的卵圆钳在后穹隆顶起阴道壁,于与直肠交界的上方切开阴道壁,去除持纱布钳,术者用中指和示指夹持阴道壁,用手掌握住子宫及膀胱并向上提起,以便将阴道切口向侧壁延长,直达阴道入口。直视下切断耻骨尿道韧带,贴近耻骨缝扎静脉丛。切断膀胱尿道连接部,将整个标本取出。肠线将阴道壁纵行缝合。

男性膀胱根治性切除术时保留神经血管束则可保留阴茎勃起功能,但笔者认为应该以根治肿瘤为第一目的,避免勉强保留神经导致手术不彻底,出现术后复发和转移。根治性膀胱切除术的同时需要行双侧盆腔淋巴结清扫术。笔者通常在膀胱标本整个切除后进行淋巴结清扫,因为这样盆腔的视野暴露清楚、操作较快且安全性高。清扫范围顶界为髂总动脉水平,外侧界为生殖股神经,底界为腹股沟韧带,内侧界为膀胱壁,这个区域包括了双侧髂内、髂外淋巴结,闭孔淋巴结,骶前淋巴结,髂总淋巴结以及下腹淋巴结,清扫出的淋巴结平均数目为13~20个。近来有主张在上述清扫范围的基础上将上界提高到主动脉分叉水平,甚至达肠系膜下动脉水平,虽然这样对于明确分期有一定意义,但治疗作用有待研究[73,74]。

根治性膀胱切除术后尿流改道、膀胱重建的方案很多,包括不可控尿流改道、可控尿流改道、膀胱重建等。需要根据患者的具体情况,如预期寿命、年龄、健康条件、肿瘤分期、尿道和肠道解剖情况等综合选择,并结合患者自己的要求及术者的经验。总的原则应该是在确保不影响肿瘤手术效果的基础上,尽可能保护患者的肾功能,提高患者生活质量。

回肠膀胱术(Bricker 术)是一种简单、安全、有效的术式,应用也较为广泛。主要缺点是需要腹壁造口、终身佩戴集尿袋,患者生活质量较低。输尿管皮肤造口术操作简便,但需终身留置导尿管或佩戴集尿袋,适用于预期寿命短、有远处转移、姑息性膀胱全切、膀胱旷置、肠道疾病无法利用肠管进行尿流改道或全身状态不能耐受其他手术者。可控贮尿囊需要患者自行插管导尿,如使用缩窄的末端回肠作输出道的回结肠贮尿囊,使用原位阑尾作输出道的回肠结肠贮尿囊以及去带盲升结肠贮尿囊;或利用肛门括约肌控制尿液,如尿粪合流术,包括输尿管乙状结肠吻合术、输尿管结肠、结肠直肠吻合术等;尿粪分流术,包括直肠膀胱术、直肠膀胱、结肠腹壁造口术等。可控贮尿囊患者术后不需要佩戴尿袋,生活质量有了明显提升。适用于预期寿命较长、能耐受复杂手术;双侧肾脏功能良好可保证电解质平衡及废物排泄;无上尿路感染;肠道未发现病变;能自行导尿者。原位新膀胱术(orthotopic neobladder)是最理想的接近生理排尿功能的尿流改道膀胱重建术式,患者不需要腹壁造口,可以通过腹压排空尿液,术后生活质量高。常用的术式有 Studer 术、Camey 术、Kock 术等,渐已成为目前尿流改道膀胱重建的首选术式。

**(2)膀胱部分切除术**

适应证是原发性、肌层浸润性、高分级局限性的膀胱肿瘤,且其位置有利于做一定范围的切除,术前应排除原位癌可能。有些大小和位置不适合做 TURBT 的表浅性膀胱癌、膀胱憩室内肿瘤、位于输尿管开口周围的肿瘤也可行膀胱部分切除术。手术经过下腹正中切口,除了切除肿瘤外,肿瘤周围 2cm 之内的膀胱壁全层也应予切除。根据肿瘤所在部位有无腹膜覆盖决定是否打开腹腔。如有输尿管受累,应行输尿管再植术。但需注意膀胱部分切除术不是一种根治性手术,达不到最佳的肿瘤控制目的,且术后可能导致肿瘤切口种植。对于浸润性膀胱癌患者,只要能耐受就应首选根治性膀胱切除术治疗。

**(3)放疗**

随着人们对肿瘤治疗后生活质量要求的提高,保留器官的根治性治疗在肿瘤的治疗上地位日显重要,对 T1 期表浅性膀胱癌而言,TURBT 即可根治又可保留器官,故已成为标准治疗方式,而对 T2 期以上的浸润性膀胱癌患者而言,既能根治又可保留膀胱的治疗方式就是以放疗为主的综合治疗,这已成为目前治疗浸润性膀胱癌的研究热点之一。在国内,以放疗为主的膀胱癌综合治疗模式尚未广泛应用,但对晚期或有全身转移的膀胱癌,放疗的姑息作用不言而喻。

应用单一治疗手段保留膀胱治疗浸润性膀胱癌的疗效,无论是 TURBT,还是单纯放疗或化疗都不理想(表 63-4)[75]。若采用根治性膀胱切除术,则其 5 年生存率可达 68%,10 年生存率亦达 66%,但代价是失去了膀胱[76,77]。现有的资料表明,对这部分患者采用以放射为主的综合治疗不但可保留膀胱,治疗后的 5 年生存率也可达 40%~60%,已十分接近根治手术的水平,但好处是保留了膀胱,提高了生活质量,并且即使肿瘤复发仍然有挽救性手术的机会。

表 63-4 浸润型膀胱癌,保留膀胱单一治疗的疗效

| 治疗方法 | 研究组数 | 病例数 | 局部控制率(%) |
| --- | --- | --- | --- |
| 经尿道肿瘤切除 | 2 | 331 | 20 |
| 单纯放疗 | 5 | 949 | 41 |
| 单纯化疗 | 1 | 27 | 19 |

目前采用这一治疗方式比较成熟的是美国、英国和德国,共同之处是:①首先行 TURBT 最大限度地切除肿瘤明确分期;②采用同期放化疗,化疗方案多选择以顺铂(DDP)为主的联合方案,或加 5-Fu,或加多柔比星;③放化疗后再行膀胱镜检查对疗效进行评估,若治疗不成功再改行根治性膀胱切除术。不同之处是:美国学者放疗至 40Gy 即行膀胱镜检查以评估疗效,而英、德国学者则在放疗至根治剂量再评估疗效(图 63-6)。

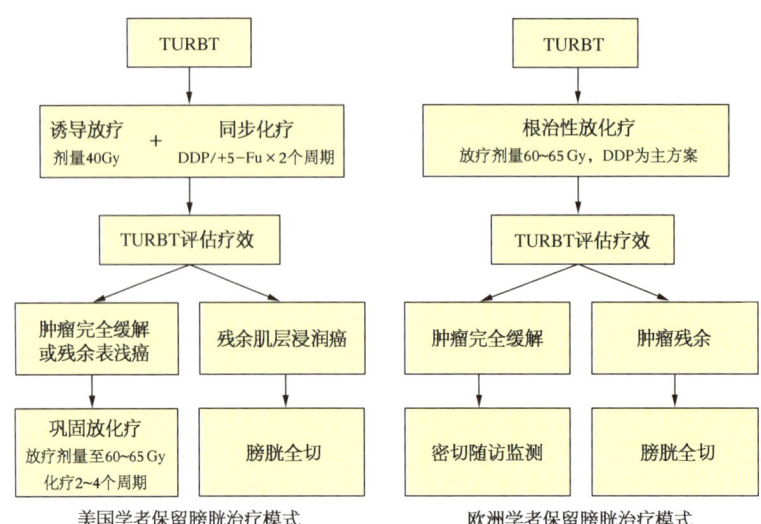

图 63-6 美国和欧洲学者保留膀胱治疗浸润性膀胱癌的流程图

英国伯明翰大学研究组 2001 年和 2004 年分别报道了 2 组患者,采用同期放化疗治疗膀胱癌的结果,病例数分别是 31 例和 41 例,放疗总剂量为 55Gy/20 次,1 年生存率为 68%,5 年生存率为 36%[78]。德国学者报道,采用在 TURBT 后同步化放疗,化疗在第 1、5 天进行,放疗先采用大野照射全盆腔至 50.4 Gy(常规照射)再局部全膀胱加量至 59.6 Gy,结果 49 例患者总的 5 年生存率达 65%,有 54% 的患者保留了膀胱[79]。美国放射肿瘤协作组(RTOG)总结了过去 15 年共 415 例浸润性膀胱癌患者接受同步放化疗的结果,完全有效率为 70% 左右,5 年保留膀胱的生存率达 50%。美国马萨诸塞总医院自 1986~1997 年共治疗 190 例 T2~4a 期的膀胱癌患者,总的 5 年生存率为 54%,10 年生存率达 36%,保留膀胱的 5 年生存率为 45%,其中 T2 期者为 50%,T3~4a 期者为 34%(表 63-5)[80]。

表 63-5 膀胱切除术和保留膀胱的治疗结果对比

| 研究方法及研究单位 | 期别 | 例数 | 5 年生存率(%) | 10 年生存率(%) |
|---|---|---|---|---|
| 膀胱切除术 | | | | |
| 美国癌症协会(2001) | T2~4a | 633 | 48 | 32 |
| 美国纽约纪念医院(2001) | T2~4a | 181 | 36 | 27 |
| 保留膀胱的综合治疗 | | | | |
| 德国研究组(2002) | T2~T4 | 326 | 45 | 29 |
| 马萨诸塞总医院(2001) | T2~4a | 190 | 54 | 36 |
| 美国 RTOG(1998) | T2~T4 | 123 | 49 | — |

保留膀胱的综合治疗模式中,TURBT 的准确、彻底施行是该模式能否取得成功的关键,应尽量切除所有在膀胱镜下可见的肿瘤,并借此取得比较精确的临床分期,在此后第 2 次进行的旨在评估疗效的 TURBT 中,仍然必须遵循第 1 次 TURBT 的原则。对全部治疗结束后取得完全缓解(CR)的患者进行随访时,若发现孤立性的浅表病灶仍可行 TURBT 进行治疗,从而尽可能达到保留膀胱的目的。

目前同步采用化疗有两种给药策略,第 1 种 DDP 每 3 周 1 次,70 mg/m²;另一种是将 DDP 作为增敏剂使用,25 mg/m²,d1~d5 和 d29~d33。由于膀胱癌部分患者中有肾功能不全的情况,不适合用 DDP,改用 5-Fu 和丝裂霉素(MMC)或改用吉西他滨(健择),也可取得相似的疗效。

1)放疗的具体实施策略 传统上,一般先予全盆腔照射 40~45 Gy,然后再缩野照射全膀胱或针对病灶照射至 60~65 Gy。也有学者建议一开始就照射全膀胱至 50 Gy,再对准病灶照射至 60~65 Gy。目前对旨在保留膀胱的综合治疗方案中,对 T2 期患者,放疗学家已达成共识,即无需照射全盆腔,因为这部分患者的膀胱外亚临床病灶在加用化疗的情况下已获解决,而膀胱内病灶经 TURBT 后肉眼已不可见,因此主张从一开始至结束均施行全膀胱照射,总剂量可 60~65 Gy。膀胱的耐受量也恰好为全膀胱接受。

在全膀胱照射时应采用排空尿液的状态,以最大限度地保证病灶不被漏照;相反,部分膀胱照射时应取膀胱充盈的状态,以便保护不照的膀胱部分。膀胱癌定位 CT 扫描一般认为已足够,对部分怀疑有复发者 MRI 可能有帮助,但对行 TURBT 的患者因为出血水肿可能导致 MRI 的失真,须注意。放疗时野的边界问题,推荐应超出膀胱外 1.5~2.5 cm。表 63-6 列出了在适形放疗的条件下计算机靶区(CTV)到计划靶区(PTV)的边界范围[81]。

表 63-6  全膀胱照射时 CTV 至 PTV 的边界

| 边界 | 朝脚方向 | 朝头方向 | 左 | 右 | 前 | 后 |
| --- | --- | --- | --- | --- | --- | --- |
| 摆位误差 | 0.6 | 0.3 | 0.2 | 0.3 | 0.3 | 0.4 |
| 内在误差 | 1.0 | 2.0 | 1.1 | 0.8 | 2.0 | 1.4 |
| 总的 CTV 至 PTV 的边界 | 1.6 | 2.3 | 1.3 | 1.1 | 2.3 | 1.8 |

2)膀胱的放射耐受量及放疗的不良反应 耐受剂量:膀胱并发症的发生与剂量及体积明显相关。全膀胱接受中等剂量的照射(<40~50 Gy)时,全膀胱损伤较少发生,膀胱损伤的发生主要依赖于膀胱接受的最大剂量;当接受 50~60 Gy 照射时,发生全膀胱损伤的风险开始增加;接受 60~65 Gy 者,并发症的发生率较高。1/3~1/2 的膀胱施以 50~65 Gy 照射时,并发症发生率 5%~10%。对 1/5 的膀胱施以 60~75 Gy 照射时,并发症发生率为 5%~10%。60~70 Gy 照射后,在未接受过 TURBT 的患者,0%~5% 出现尿道狭窄,在接受 TURBT 者尿道狭窄的发生率为 5%~15%。

化疗与放疗同时应用时会增加放疗对膀胱的损伤作用。联合应用放疗、化疗,9~12 个月出现组织和功能性反应较单纯放疗显著。因此,对膀胱放疗的患者,应避免应用环磷酰胺等对膀胱有损害的药物;对联合化疗的患者,应降低膀胱的放疗剂量。

放疗的不良反应:放疗对膀胱的不良反应通常可分为急性期、亚急性期和后期反应 3 类。急性反应常发生于放疗过程中和放疗后 3 个月内,常见症状为尿频、尿急、尿痛和血尿。亚急性表现与急性大致类似。晚期反应的临床表现有多种。常用的分级方法为:轻度后遗症指膀胱刺激症状轻微,病变为自限性;中度后遗症包括持续的膀胱刺激征或间歇性血尿,需长期服药治疗;重度后遗症包括出血性膀胱炎、膀胱瘘及其他需外科手术的情况直至死亡。

(4)新辅助化疗和辅助化疗

新辅助化疗即在根治性治疗前进行的辅助化疗,其目的主要有两方面。第一,控制局部病变,使肿瘤缩小、降期,从而使某些需要膀胱全切的患者保留膀胱,某些本不能根治切除的肿瘤得以根治。第二,消除微转移灶,提高术后长期生存率。最近有研究证实[82,83],新辅助化疗对于浸润性膀胱癌的效果是肯定的,它能够使总生存率提高 5%~6.5%,死亡风险降低 14%。新辅助化疗可提高 T3~T4a 患者的生存率,而对 T2 期患者意义不大。目前对于新辅助化疗的方案及剂量和疗程尚无统一的意见,也不应作为所有浸润性膀胱癌患者的标准治疗,对局部肿瘤超过根治性手术范围的患者可选择性采用。笔者认为,可在根治性治疗前使用以铂类为基础的联合方案化疗 2 个疗程,如无效则及时终止而进行手术或其他治疗,如有效可再用 1~2 个疗程后进行后续治疗。

辅助化疗即根治性治疗后的化疗,目前常用方案为 MVAC(甲氨蝶呤+长春碱+多柔比星+顺铂)、CMV(甲氨蝶呤+长春碱+顺铂)、GC(吉西他滨+顺铂)。辅助化疗能够杀灭术后微转移灶,预防和降低远处转移率,推迟肿瘤复发,但对控制局部盆腔肿瘤无益。因此,浸润性膀胱癌患者术后尚不推荐常规行辅助化疗,对于术后有高危复发转移倾向者,如 T3 期以上,盆腔淋巴转移,以及 P53 阳性患者,可加用辅助化疗 4~6 个疗程。目前,根治性膀胱切除术后辅助化疗的应用及临床效果仍存在一定争议,辅助化疗能提高患者的无瘤生存率,但尚未发现其对总生存率的益处[84]。

## 63.7.4 转移性膀胱癌的治疗

对于晚期转移性膀胱癌患者,手术或放疗等局部治疗仅能起到止血、止痛等姑息性效果,化疗是唯一能延长患者生存时间合并改善生活质量的治疗方法,可使多数患者的预计生存时间由3~6个月延长至1年左右,少数患者可获得长期生存[85]。

MVAC方案有效率高,应用广泛,是晚期膀胱癌传统的标准化疗方案,具体为d1、d15、d22注射甲氨蝶呤30 mg/m$^2$,d2、d15、d22注射长春碱3 mg/m$^2$,d2分别注射多柔比星30 mg/m$^2$以及顺铂30 mg/m$^2$,有效率可达69%。但其毒性反应较大,主要表现为骨髓抑制、黏膜炎、恶心、呕吐、脱发以及肾功能损害等,超过一半的患者因此而需要减量。GC是新一代的膀胱癌一线化疗方案,目前已广泛应用,研究表明GC方案与MVAC方案在有效率、疾病进展时间、总生存时间等方面均相近,但前者毒性反应及化疗相关死亡率明显低于后者[86]。笔者采用GC方案治疗晚期尿路上皮癌,具体方法为:吉西他滨1 000 mg/m$^2$、d1、d8静脉滴注,顺铂30 mg/m$^2$、d2、d8、d9静脉滴注,每3周重复1次,治疗总有效率达55.6%,毒副作用较轻,患者耐受性良好[87]。此外,紫杉醇类药物与铂类药物联合的方案也在临床试验中显示了较好的效果,有效率可达58%,可作为转移性膀胱癌化疗的二线方案[88]。

## 63.7.5 少见类型膀胱癌的治疗

少见类型的膀胱癌包括鳞癌、腺癌、小细胞癌等,约占所有膀胱癌的10%。这些肿瘤较常见的尿路上皮癌预后差。膀胱鳞癌应该首选根治性膀胱切除术,无法手术的可考虑根治性放疗。膀胱腺癌亦首选根治性膀胱切除术,位于膀胱顶壁的脐尿管癌,若患者保留膀胱的愿望强烈,可考虑包括整个脐尿管组织在内的膀胱部分切除术,术后应该行辅以5-Fu为基础的联合化疗,而MVAC方案通常无效。小细胞癌也以局部治疗为主,包括手术和放疗,新辅助或辅助化疗有一定治疗效果。

## 63.8 随访

非肌层浸润性膀胱癌中预后良好(Ta期、G1级、单发、肿瘤直径<3 cm、无原位癌)的患者建议前2年每3个月检查1次,第3、4年每6个月1次,以后每年1次,至少随访5年。有高度进展危险的非肌层浸润性膀胱癌(T1期、G3级、多发、原位癌),需在2~6周内行经尿道再切除,并需终身严密观察。检查项目包括:①尿道膀胱镜检查。②尿脱落细胞学检查,G3级或原位癌者必须检查,G1~G2级者建议检查。③尿路造影,无症状者仅在有高度进展危险、输尿管反流或尿脱落细胞学阳性时检查。肌层浸润性膀胱癌2年内必须严密检查,除体检外,包括B超、胸片、CT或MRI等。尿流改道患者检查项目包括:①体检,注意尿流改道口周围皮肤刺激和外口狭窄;②B超;③血电解质和血气分析;④代膀胱内镜检查,术后第3年开始每年检查1次。

## 63.9 预后

膀胱癌的治疗效果与肿瘤的病理类型、病理分级和分期密切相关。尿路上皮癌的治疗效果最好,鳞癌和腺癌恶性程度高。除了手术切除外,对化疗、放疗都不敏感,治疗效果差。膀胱癌Ta~T1期5年生存率为91.9%,T2期为84.3%,T3期为43.9%,T4期为10.2%;G1级5年生存率分别为91.4%,G2级为82.7%,G3级为62.6%。

(叶定伟 姚伟强)

## 主要参考文献

[1] Jemal A, Murray T, Ward E, et al. Cancer statistics, 2005. CA Cancer J Clin, 2005,55:10-30.
[2] Parkin DM, Bray F, Ferlay J,et al. Global cancer statistics, 2002. CA Cancer J Clin, 2005,55:74-108.
[3] 杨玲,李连弟,陈育德,等. 中国2000年及2005年恶性肿瘤发病死亡的估计与预测. 中国卫生统计,2005,22:218-221.
[4] Burch JD, Rohan TE, Howe GR, et al. Risk of bladder cancer by source and type of tobacco exposure:a case-control study. Int J Cancer, 1989, 44:622-628.
[5] 韩瑞发,潘建刚. 中国人群膀胱癌发病的危险因素的Meta分析. 中华泌尿外科杂志,2006,27:243-246.
[6] Knowles MA, Williamson M. Mutation of H-ras is infrequent in bladder cancer: confirmation by single-strand conformation polymorphism analysis, designed restriction fragment length polymorphisms, and direct sequencing. Cancer Res, 1993, 53:133-139.
[7] Burchill SA, Neal DE, Lunec J. Frequency of H-ras mutations in human bladder cancer detected by direct sequencing. Br J Urol, 1994, 73:516-521.
[8] Czerniak B, Deitch D, Simmons H, et al. H-ras gene codon 12 mutation and DNA ploidy in urinary bladder carcinoma. Br J Cancer, 1990,62:762-763.
[9] Levesque P, Ramchurren N, Saini K, et al. Screening of human bladder tumors and urine sediments for the presence of H-ras mutations. Int J Cancer,1993,55:785-790.
[10] Jimenez RE, Hussain M, Bianco FJ Jr, et al. Her-2/neu overexpression in muscle-invasive urothelial carcinoma of the bladder: prognostic significance and comparative analysis in primary and metastatic tumors. Clin Cancer Res, 2001,7:2440-2447.
[11] Tsai YS, Tzai TS, Chow NH, et al. Prognostic values of p53 and Her-2/neu coexpression in invasive bladder cancer in Taiwan. Urol Int, 2003, 71:

262-270.
- [12] Wester K, Sjostrom A, de la Torre M, et al. Her-2 — a possible target for therapy of metastatic urinary bladder carcinoma. Acta Oncol, 2002, 41: 282-288.
- [13] Proctor AJ, Coombs LM, Cairns JP, et al. Amplification at chromosome 11q13 in transitional cell tumours of the bladder. Oncogene, 1991, 6:789-795.
- [14] Bringuier PP, Tamimi Y, Schuuring E, et al. Expression of cyclin D1 and EMS1 in bladder tumours: relationship with chromosome 11q13 amplification. Oncogene, 1996, 12:1747-1753.
- [15] Shin KY, Kong G, Kim WS, et al. Overexpression of cyclin D1 correlates with early recurrence in superficial bladder cancers. Br J Cancer, 1997, 75: 654-658.
- [16] Watters AD, Latif Z, Forsyth A, et al. Genetic aberrations of c-myc and CC-ND1 in the development of invasive bladder cancer. Br J Cancer, 2002, 87: 654-658.
- [17] Kotake T, Saiki S, Kinouchi T, et al. Detection of the c-myc gene product in urinary bladder cancer. Jpn J Cancer Res, 1990, 81:1198-1201.
- [18] Lipponen PK. Expression of c-myc protein is related to cell proliferation and expression of growth factor receptors in transitional cell bladder cancer. J Pathol, 1995, 175:203-210.
- [19] Mahdy E, Pan Y, Wang N, et al. Chromosome 8 numerical aberration and c-myc copy number gain in bladder cancer are linked to stage and grade. Anticancer Res, 2001, 21:3167-3173.
- [20] Kimura T, Suzuki H, Ohashi T, et al. The incidence of thanatophoric dysplasia mutations in FGFR3 gene is higher in low-grade or superficial bladder carcinomas. Cancer, 2001, 92:2555-2561.
- [21] Feber A, Clark J, Goodwin G, et al. Amplification and overexpression of E2F3 in human bladder cancer. Oncogene, 2004, 23:1627-1630.
- [22] Oeggerli M, Tomovska S, Schraml P, et al. E2F3 amplification and overexpression is associated with invasive tumor growth and rapid tumor cell proliferation in urinary bladder cancer. Oncogene, 2004, 23:5616-5623.
- [23] Logothetis CJ, Xu HJ, Ro JY, et al. Altered expression of retinoblastoma protein and known prognostic variables in locally advanced bladder cancer. J Natl Cancer Inst, 1992, 84:1256-1261.
- [24] Cordon-Cardo C, Wartinger D, Petrylak D, et al. Altered expression of the retinoblastoma gene product: prognostic indicator in bladder cancer. J Natl Cancer Inst, 1992, 84:1251-1256.
- [25] Cairns P, Proctor AJ, Knowles MA. Loss of heterozygosity at the RB locus is frequent and correlates with muscle invasion in bladder carcinoma. Oncogene, 1991, 6:2305-2309.
- [26] Guo Z, Linn JF, Wu G, et al. CDC91L1 (PIG-U) is a newly discovered oncogene in human bladder cancer. Nat Med, 2004, 10(4):374-381.
- [27] Shen YJ, Ye DW, Yao XD, et al. Overexpression of CDC91L1 (PIG-U) in bladder urothelial cell carcinoma: correlation with clinical variables and prognostic significance. BJU Int, 2008, 101(1):113-119.
- [28] Smith ND, Rubenstein JN, Eggener SE, et al. The p53 tumor suppressor gene and nuclear protein: basic science review and relevance in the management of bladder cancer. J Urol, 2003, 169:1219-1228.
- [29] Lu ML, Wikman F, Orntoft TF, et al. Impact of alterations affecting the p53 pathway in bladder cancer on clinical outcome, assessed by conventional and array-based methods. Clin Cancer Res, 2002, 8:171-179.
- [30] Sidransky D, Von Eschenbach A, Tsai YC, et al. Identification of p53 gene mutations in bladder cancers and urine samples. Science, 1991, 252:706-709.
- [31] Williamson MP, Elder PA, Knowles MA. The spectrum of TP53 mutations in bladder carcinoma. Genes Chromosomes Cancer, 1994, 9:108-118.
- [32] Nishiyama H, Gill JH, Pitt E, et al. Negative regulation of $G_1/S$ transition by the candidate bladder tumour suppressor gene DBCCR1. Oncogene, 2001, 20: 2956-2964.
- [33] Hornigold N, Devlin J, Davies AM, et al. Mutation of the 9q34 gene TSC1 in sporadic bladder cancer. Oncogene, 1999, 18:2657-2661.
- [34] McGarvey TW, Maruta Y, Tomaszewski JE, et al. PTCH gene mutations in invasive transitional cell carcinoma of the bladder. Oncogene, 1998, 17: 1167-1172.
- [35] Malats N, Bustos A, Nascimento CM, et al. P53 as a prognostic marker for bladder cancer: a meta-analysis and review. Lancet Oncol, 2005, 6:678-686.
- [36] Yeager TR, DeVries B, Jarrard DF, et al. Overcoming cellular senescence in human cancer pathogenesis. Genes Dev, 1998, 12:163-174.
- [37] Berggren P, Kumar R, Sakano S, et al. Detecting homozygous deletions in the CDKN2A(p16$^{INK4a}$)/ARF(p14$^{ARF}$) gene in urinary bladder cancer using real-time quantitative PCR. Clin Cancer Res, 2003, 9:235-242.
- [38] Eble JN, Sauter G, Epstein JI, et al. World Health Organization classification of tumours. Lyon: IARC Press, 2004:90-115.
- [39] Jimenez RE, Gheiler E, Oskanian P, et al. Grading the invasive component of urothelial carcinoma of the bladder and its relationship with progression free survival. Am J Surg Pathol, 2000, 24:980-987.
- [40] 程亮,张绍渤,黄受方. 低度恶性潜能之乳头状尿路上皮肿瘤. 中华病理学杂志,2006,35:520-522.
- [41] Lammle M, Beer A, Settles M, et al. Reliability of MR imaging-based virtual cystoscopy in the diagnosis of cancer of the urinary bladder. Am J Roentgenol, 2002, 178:1483-1488.
- [42] Zaak D, Hungerhuber E, Schneede P, et al. Role of 5-aminolevulinic acid in the detection of urothelial premalignant lesions. Cancer, 2002, 95: 1234-1238.
- [43] D'Hallewin MA, Bezdetnaya L, Guillemin F. Fluorescence detection of bladder cancer: a review. Eur Urol, 2002, 42:417-425.
- [44] Hughes JH, Raab SS, Cohen MB. The cytologic diagnosis of low-grade transitional cell carcinoma. Am J Clin Pathol, 2000, 114 Suppl:S59-S67.
- [45] Glas AS, Roos D, Deutekom M, et al. Tumor markers in the diagnosis of primary bladder cancer. A systematic review. Urol, 2003, 169:1975-1982.
- [46] Ross JS, Cohen MB. Biomarkers for the detection of bladder cancer. Adv Anat Pathol, 2001, 8:37-45.
- [47] Sharma S, Zippe CD, Pandrangi L, et al. Exclusion criteria enhance the specificity and positive predictive value of NMP22 and BTA stat. J Urol, 1999, 162: 53-57.
- [48] Schmetter BS, Habicht KK, Lamm DL, et al. A multicenter trial evaluation of the fibrin/fibrinogen degradation products test for detection and monitoring of bladder cancer. J Urol, 1997, 158:801-805.
- [49] Lokeshwar VB, Obek C, Pham HT, et al. Urinary hyaluronic acid and hyaluronidase: markers for bladder cancer detection and evaluation of grade. J Urol, 2000, 163:348-356.
- [50] Lokeshwar VB, Block NL. HA-HAase urine test. A sensitive and specific method for detecting bladder cancer and evaluating its grade. Urol Clin North Am, 2000, 27:53-61.
- [51] Mian C, Pycha A, Wiener H, et al. Immunocyt: a new tool for detecting transitional cell cancer of the urinary tract. J Urol, 1999, 161:1486-1489.
- [52] Friedrich MG, Toma MI, Hellstern A, et al. Comparison of multitarget fluorescence in situ hybridization in urine with other noninvasive tests for detecting bladder cancer. BJU Int, 2003, 92:911-914.
- [53] Kinoshita H, Ogawa O, Kakehi Y, et al. Detection of telomerase activity in exfoliated cells in urine from patients with bladder cancer. J Natl Cancer Inst, 1997, 89:724-730.
- [54] Eissa S, Swellam M, el-Mosallamy H, et al. Diagnostic value of urinary molecular markers in bladder cancer. Anticancer Res, 2003, 23:4347-4355.
- [55] Sharp JD, Hausladen DA, Maher MG, et al. Bladder cancer detection with urinary survivin, an inhibitor of apoptosis. Front Biosci, 2002, 7:E36-E41.
- [56] Shariat SF, Casella R, Khoddami SM, et al. Urine detection of survivin is a sensitive marker for the noninvasive diagnosis of bladder cancer. J Urol, 2004, 171:626-630.
- [57] Ku JH, Kwak C, Lee HS, et al. Expression of survivin, a novel inhibitor of apoptosis, in superficial transitional cell carcinoma of the bladder. J Urol, 2004, 171:631-635.
- [58] Swana HS, Grossman D, Anthony JN, et al. Tumor content of the antiapoptosis molecule survivin and recurrence of bladder cancer. N Engl J Med, 1999, 341:452-453.
- [59] 曹贵华,吴小侯,张尧,等. 膀胱癌患者尿脱落细胞存活素表达的临床意义. 中华泌尿外科杂志, 2004, 25:377-379.
- [60] van Rhijn BW, Lurkin I, Kirkels WJ, et al. Microsatellite analysis — DNA test in urine competes with cystoscopy in follow-up of superficial bladder carcinoma: a phase II trial. Cancer, 2001, 92:768-775.
- [61] Miladi M, Peyromaure M, Zerbib M, et al. The value of a second transurethral resection in evaluating patients with bladder tumours. Eur Urol, 2003, 43:241-245.
- [62] Grimm MO, Steinhoff C, Simon X, et al. Effect of routine repeat transurethral resection for superficial bladder cancer: a long-term observational study. J Urol, 2003, 170:433-437.
- [63] Berger AP, Steiner H, Stenzl A, et al. Photodynamic therapy with intravesical instillation of 5-aminolevulinic acid for patients with recurrent superficial bladder cancer: a single-center study. Urology, 2003, 61:338-341.
- [64] Sylvester RJ, Oosterlinck W, van der Meijden AP. A single immediate postoperative instillation of chemotherapy decreases the risk of recurrence in patients with stage Ta T1 bladder cancer: a meta-analysis of published results of randomized clinical trials. J Urol, 2004, 171:2186-2190, quiz 2435.
- [65] Nilsson S, Ragnhammar P, Glimelius B, et al. A systematic overview of chemotherapy effects in urothelial bladder cancer. Acta Oncol, 2001, 40: 371-390.
- [66] Colombo R, Da Pozzo LF, Salonia A, et al. Multicentric study comparing intravesical chemotherapy alone and with local microwave hyperthermia for prophylaxis of recurrence of superficial transitional cell carcinoma. J Clin Oncol, 2003, 21:4270-4276.
- [67] Newling DW, Hetherington J, Sundaram SK, et al. The use of valrubicin for the chemoresection of superficial bladder cancer — a marker lesion study. Eur Urol, 2001, 39:643-647.
- [68] Laufer M, Ramalingam S, Schoenberg MP, et al. Intravesical gemcitabine therapy for superficial transitional cell carcinoma of the bladder: a phase I and pharmacokinetic study. J Clin Oncol, 2003, 21:697-703.
- [69] Lamm DL, Blumenstein BA, Crawford ED, et al. A randomized trial of intra-

vesical doxorubicin and immunotherapy with Bacillus Calmette-Guerin for transitional-cell carcinoma of the bladder. N Engl J Med, 1991, 325: 1205-1209.

[70] Shelley MD, Kynaston H, Court J, et al. A systematic review of intravesical Bacillus Calmette-Guerin plus transurethral resection vs transurethral resection alone in Ta and T1 bladder cancer. BJU Int, 2001, 88: 209-216.

[71] Bohle A, Jocham D, Bock PR. Intravesical Bacillus Calmette-Guerin versus mitomycin C for superficial bladder cancer: a formal meta-analysis of comparative studies on recurrence and toxicity. J Urol, 2003, 169: 90-95.

[72] van der Meijden AP, Sylvester RJ, Oosterlinck W, et al. Maintenance Bacillus Calmette-Guerin for Ta T1 bladder tumors is not associated with increased toxicity: results from a European Organisation for Research and Treatment of Cancer Genito-Urinary Group Phase III Trial. Eur Urol, 2003, 44: 429-434.

[73] Stein JP, Cai J, Groshen S, et al. Risk factors for patients with pelvic lymph node metastases following radical cystectomy with en bloc pelvic lymphadenectomy: concept of lymph node density. J Urol, 2003, 170: 35-41.

[74] Leissner J, Ghoneim MA, Abol-Enein H, et al. Extended radical lymphadenectomy in patients with urothelial bladder cancer: results of a prospective multicenter study. J Urol, 2004, 171: 139-144.

[75] 傅小龙. 化疗和放疗的综合治疗. 见: 蒋国梁主编. 现代肿瘤放射治疗学. 上海: 上海科学技术出版社, 2003: 427~458.

[76] 刘继红, 袁响林. 膀胱癌的放射治疗. 见: 周四维, 杨为民, 李家贵主编. 现代膀胱肿瘤学. 北京: 人民军医出版社, 2005: 436-467.

[77] Cookson MS. The surgical management of muscle invasive bladder cancer. Semin Radiat Oncol, 2005, 15: 10-18.

[78] Hussain SA, James N. Management of muscle invasive bladder cancer — British approaches to organ conservation. Semin Radiat Oncol, 2005, 15: 19-27.

[79] Rodel C, Weiss C, Sauer R. Organ preservation by combined modality treatment in bladder cancer. Semin Radiat Oncol, 2005, 15: 28-35.

[80] Shipley WU, Zietman AL, Kaufman DS, et al. Selective bladder preservation by trimodality treatment for patients with muscularis propria-invasive bladder cancer and who are cystectomy candidates — The Massachusetts General Hospital and radiation therapy oncology group experiences. Semin Radiat Oncol, 2005, 15: 36-41.

[81] McBain CA, Logue JP. Radiation therapy for muscle-invasive bladder cancer: treatment planning and delivery in 21st century. Semin Radiat Oncol, 2005, 15: 42-48.

[82] Winquist E, Kirchner TS, Segal R, et al. Neoadjuvant chemotherapy for transitional cell carcinoma of the bladder: a systematic review and meta-analysis. J Urol, 2004, 171: 561-569.

[83] Grossman HB, Natale RB, Tangen CM, et al. Neoadjuvant chemotherapy plus cystectomy compared with cystectomy alone for locally advanced bladder cancer. N Engl J Med, 2003, 349: 859-866.

[84] Rosenberg JE, Carroll PR, Small EJ. Update on chemotherapy for advanced bladder cancer. J Urol, 2005, 174: 14-20.

[85] Hussain SA, James ND. The systemic treatment of advanced and metastatic bladder cancer. Lancet Oncol, 2003, 4: 489-497.

[86] von der Maase H, Hansen SW, Roberts JT, et al. Gemcitabine and cisplatin versus methotrexate, vinblastine, doxorubicin, and cisplatin in advanced or metastatic bladder cancer: results of a large, randomized, multinational, multicenter, phase III study. J Clin Oncol, 2000, 18: 3068-3077.

[87] 叶定伟, 戴波, 方银忠, 等. 吉西他滨联合顺铂方案治疗晚期尿路上皮移行细胞癌18例报告. 中华泌尿外科杂志, 2005, 26: 331-333.

[88] Garcia del Muro X, Marcuello E, Guma J, et al. Phase II multicentre study of docetaxel plus cisplatin in patients with advanced urothelial cancer. Br J Cancer, 2002, 86: 326-330.

# 64 睾丸肿瘤

- 64.1 概述
- 64.2 流行病学
- 64.3 病因学
- 64.4 预防
- 64.5 组织病理学
- 64.6 分子生物学
- 64.7 临床表现
  - 64.7.1 症状与体征
  - 64.7.2 少见临床表现
- 64.8 影像学检查
- 64.9 诊断
- 64.10 鉴别诊断
- 64.11 临床分期
- 64.12 治疗总论
  - 64.12.1 精原细胞瘤
  - 64.12.2 非精原细胞瘤
  - 64.12.3 晚期睾丸肿瘤的治疗原则
- 64.13 手术
  - 64.13.1 睾丸高位切除术
  - 64.13.2 腹膜后淋巴结清扫术
  - 64.13.3 传统的腹膜后淋巴结清扫术
  - 64.13.4 保留神经的腹膜后淋巴结清扫术
- 64.14 化疗及其他药物治疗
  - 64.14.1 睾丸肿瘤化疗指征
  - 64.14.2 联合化疗方案
  - 64.14.3 化疗后残存肿瘤的处理
  - 64.14.4 挽救治疗
- 64.15 放疗
- 64.16 预后

## 64.1 概述

睾丸肿瘤约占人类恶性肿瘤的2%,占泌尿生殖系统肿瘤的3%~9%,是15~34岁男性的好发恶性肿瘤之一,该病在过去40年间增加1倍以上。睾丸恶性肿瘤有明显的地域分布,北美和北欧的发病率远高于亚洲和非洲。

睾丸恶性肿瘤包括组织形态学和临床表现不同的一大类恶性肿瘤,绝大部分发生于阴囊内睾丸,也可发生于异位睾丸,如盆腔隐睾或腹股沟隐睾。睾丸恶性肿瘤在病理上分为生殖细胞瘤和非生殖细胞瘤,其中前者约占95%,是主要的病理类型(表64-1)。生殖细胞瘤可分为精原细胞瘤(SGCT)和非精原细胞瘤(NSGCT),两者各约占50%。

15%~20%精原细胞瘤血清人绒毛膜促性腺激素(hCG)β增高,但甲胎蛋白(AFP)阴性。非精原细胞性生殖细胞瘤占生殖细胞瘤的50%,包括胚胎癌、绒癌、内胚窦癌和畸胎瘤,畸胎瘤分为成熟和不成熟两种类别。大部分非精原细胞性生殖细胞瘤为

表64-1 睾丸恶性肿瘤的组织病理学分类

| 类 型 | 名 称 |
|---|---|
| 生殖细胞肿瘤 | 精原细胞瘤 |
|  | 胚胎癌 |
|  | 畸胎瘤 |
|  | 绒癌 |
|  | 内胚窦癌 |
| 性腺基质肿瘤 | 间质细胞瘤 |
|  | 滋养细胞瘤 |
|  | 颗粒细胞瘤 |
| 生殖细胞和基质瘤 | 性腺胚胎细胞瘤 |
| 附件和睾丸旁肿瘤 | 间皮瘤 |
|  | 软组织肿瘤 |
|  | 腺瘤样肿瘤 |
|  | 附睾囊腺瘤 |
| 其他肿瘤 | 类癌 |
|  | 淋巴瘤 |
|  | 表皮样囊肿 |
| 转移癌 |  |

混合性生殖细胞瘤,含有多种非精原细胞瘤成分。病理上任何非精原细胞性生殖细胞瘤成分都影响预后,当精原细胞瘤和非精原细胞性生殖细胞瘤同时存在时,治疗上必须根据非精原细胞性生殖细胞瘤处理。因此,纯的精原细胞瘤指组织学上纯精原细胞瘤和血清 AFP 阴性,因 AFP 仅由非精原细胞分泌。

睾丸恶性肿瘤的治疗取决于病理类型。放疗是早期睾丸精原细胞瘤重要的治疗手段。最近 10 多年来,化疗显著改善了睾丸生殖细胞瘤的生存率。现在化疗在睾丸生殖细胞瘤治疗中的作用在增大。目前一线化疗在多数患者中有很高的治愈率,如何进一步限制或减轻与治疗相关毒性的研究仍在继续当中,复发和难治病例的治疗探索仍是热门的研究领域。同样,涉及疾病的病理生理学和分子途径也正在逐渐阐明。

## 64.2 流行病学

睾丸恶性肿瘤相对少见,仅占男性恶性肿瘤的 1%。但是,睾丸生殖细胞瘤是 20~35 岁男性青壮年中最常见的恶性肿瘤。睾丸恶性肿瘤主要有 3 个发病高峰:儿童期、25~40 岁和 >60 岁。睾丸恶性肿瘤的发生率有明显的地理分布,瑞士、德国和新西兰发病率最高,美国和英国次之,非洲和亚洲发病率最低。2000 年,美国有 6 900 例新患者,其中 300 例死亡。

瑞典的一项研究发现,1969~2001 年,芬兰籍瑞典人的男性子孙与瑞典本土居民在睾丸生殖细胞瘤方面有同样的发病率,表明环境因素起很大的作用。芬兰的研究表明,睾丸生殖细胞瘤增加的危险与杀虫剂、纺织尘埃、有机溶剂如脂肪族的和脂环族的碳氢化合物有关。另外,没有研究支持诸如父母亲乙醇和烟草的使用以及母亲怀孕时雌激素水平的提高与睾丸肿瘤有关。

## 64.3 病因学

睾丸生殖细胞瘤的病因不明,可能的危险因素主要有以下几种。

(1) 隐睾

隐睾发生恶性肿瘤的危险性显著高于正常下降的睾丸,达 15~45 倍。盆腔隐睾更易发生恶性肿瘤,危险性比腹股沟隐睾高约 6 倍。异位睾丸发生的恶性肿瘤以精原细胞瘤较常见,达 60%~80%。我国隐睾发生情况:青春期为 1%,成年期为 0.3%;单侧隐睾占 80%~90%,双侧隐睾占 10%~20%;腹股沟隐睾占 70%,腹腔隐睾占 30%;隐睾肿瘤占睾丸肿瘤的 20%~30%。

(2) 己烯雌酚

动物实验证明,妊娠小鼠服用外源性己烯雌酚能导致睾丸下降不全和后代发育不全。育龄妇女使用己烯雌酚或口服避孕药可导致男孩产生隐睾或发育不全。虽然非对照性研究证明了己烯雌酚和生殖细胞瘤发生的相关性,但流行病学研究并不支持这一观点。

(3) Klinefeher 综合征

该综合征的特征为睾丸小,伴有细精管透明性变,精子缺乏与不育,身高腿长,尿中促性腺激素增加,男子乳房女性化,主要与第 47 条性染色体 XXY 表型有关。Klinefeher 综合征的患者与纵隔生殖细胞瘤发生率高相关。

(4) 其他

睾丸恶性肿瘤患者常有外伤病史,但没有证据证明外伤与肿瘤发生有关,外伤常常使患者注意到睾丸肿块,因而就诊。流行性腮腺炎病毒引起的病毒性睾丸炎可导致睾丸萎缩,但是流行病学研究未能证明感染是睾丸恶性肿瘤的病因。人类免疫缺陷病毒(HIV)感染患者也可发生睾丸肿瘤,但没有足够的证据认为发病率高于健康人群。

与普通人群相比较,睾丸肿瘤发生对侧肿瘤的危险倍数是 12.4,支持了遗传因素在睾丸生殖细胞瘤发展中的重要原因。另外,也发现患睾丸生殖细胞瘤的亲属患生殖器官肿瘤,如前列腺、子宫和宫颈癌的危险也增加。

## 64.4 预防

异位睾丸患者易患生殖细胞肿瘤,以精原细胞瘤常见。我国隐睾发生率与国外相似,但隐睾肿瘤的比例明显高于国外,可能与我国尚未普遍在学龄前对隐睾患儿进行睾丸牵引固定术有关。就目前的资料来看,还很难确定睾丸固定术能够减少隐睾肿瘤的发生率,但大部分研究认为,青春期前睾丸固定术能够减少睾丸生殖细胞瘤的发生。如果隐睾位于腹股沟、有功能且容易检查,建议临床观察。如果隐睾(如盆腔隐睾)不容易检查,则应考虑做睾丸固定术。

## 64.5 组织病理学

睾丸恶性肿瘤在病理上分为生殖细胞瘤和非生殖细胞瘤,其中前者约占95%,是主要的病理类型(表64-1)。生殖细胞瘤可分为精原细胞瘤和非精原细胞瘤,两者各约占50%。1960~1990年复旦大学附属肿瘤医院共收治单纯型睾丸生殖细胞肿瘤1056例,其中精原细胞瘤948例(占89.78%),中位年龄38.5岁;胚胎癌73例(占6.91%),中位年龄27.7岁;畸胎瘤33例(占3.13%),中位年龄31.7岁;绒癌2例(占0.19%)。这可能提示我国精原细胞瘤的比例要高于非精原细胞瘤(图64-1)。

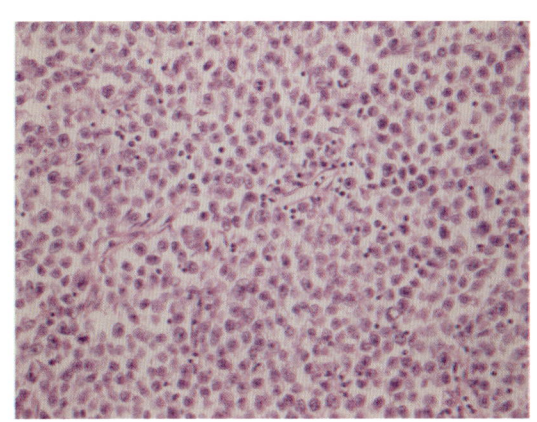

**图64-1** 精原细胞瘤的病理照片(HE×40)

精原细胞瘤可分为经典型、间变型和精母细胞型3个亚型。经典型精原细胞瘤,约占80%,生长较慢,预后好。间变型精原细胞瘤,约占10%,恶性程度较高,预后比典型精原细胞瘤差。精母细胞型精原细胞瘤是极少见的病理类型,约占10%,常发生于>65岁,生长缓慢,极少转移,预后极好。也有临床研究提示精原细胞瘤病理亚型的预后意义不大。

非精原细胞性生殖细胞瘤包括胚胎癌、绒癌、内胚窦瘤和畸胎瘤,畸胎瘤分为成熟和不成熟两种类别。大部分非精原细胞性生殖细胞瘤为混合性生殖细胞瘤,含有多种非精原细胞瘤成分(图64-2)。绒毛膜细胞癌约占1%,易早期发生血道播散,预后差。

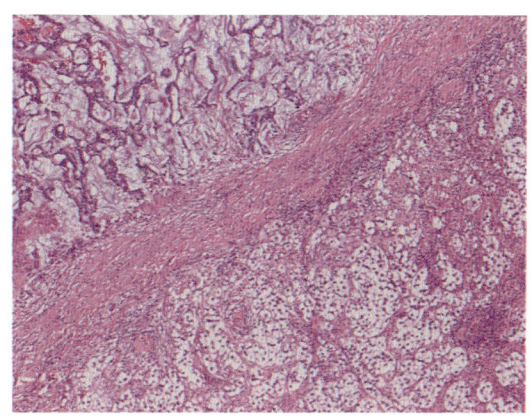

**图64-2** 恶性混合性生殖细胞瘤的病理照片
(含精原细胞瘤和卵黄囊瘤成分,HE×20)

成人胚胎癌约占睾丸肿瘤的20%,好发于<30岁;原发肿瘤体积较小,局部侵犯力强,易较早发生腹膜后淋巴结和血道转移,预后较精原细胞瘤差(图64-3)。婴儿型胚胎癌又称睾丸母细胞瘤、卵黄囊瘤、内胚窦瘤、婴儿型腺癌、幼年胚胎癌等,大多发生于<18个月婴儿。预后较成人胚胎癌好。

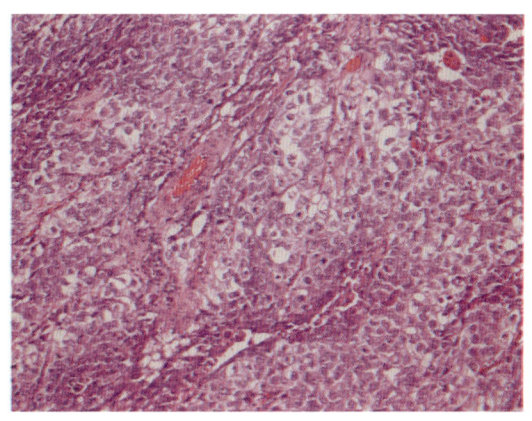

**图64-3** 胚胎性癌的病理照片(HE×20)

畸胎瘤约占睾丸肿瘤的10%,可发生于任何年龄,但多见于<40岁;原发肿瘤较大,常与其他生殖细胞肿瘤并存。成人畸胎瘤即使组织学呈良性表现,亦应按恶性肿瘤处理,因其中约30%的患者最终出现远处转移。儿童及幼儿畸胎瘤预后较好。

## 64.6 分子生物学

过去几年微阵列研究表明,导致睾丸生殖细胞瘤的分子途径相当复杂。对睾丸原位癌（CIS），精原细胞瘤和非精原细胞瘤显示了基因表达的差异性，且不同疾病状态基因表达也有所不同。比较一致的是非精原细胞瘤基因组比睾丸原位癌或精原细胞瘤的甲基化程度高，通过微阵列分析前者DNA甲基转移酶表达高于后者。

临床分期为Ⅰ期的精原细胞瘤，治疗前升高的hCG是否显示预后不良，以及是否需要进一步的干预？一项253例的研究中，19例有hCG升高，并在睾丸切除后降到正常。平均随访6.1年，11例有腹膜后淋巴结复发，然而复发的患者中仅1例过去有hCG升高。这些结果显示，治疗前升高的hCG不能成为预后不良的因子。

近期的研究还显示，OCT4，一个具有多项潜在功能转录因子在睾丸生殖细胞瘤中的作用。Jones等证实，44例睾丸原位癌中有OCT4显著表达，相反在对照组中无1例表达，认为OCT4可以作为睾丸原位癌的一种可能的肿瘤标记。

## 64.7　临床表现

### 64.7.1　症状与体征

睾丸肿瘤多发生于性功能活跃的20~40岁青壮年，虽然婴幼儿和老年人亦有发生，但较少见。精原细胞瘤患者的年龄比胚胎癌和畸胎瘤大。

睾丸肿瘤早期症状不明显。典型的临床表现为睾丸逐渐增大的无痛性肿块，半数患者有睾丸沉重下坠和牵拉感，跳跃、跑步、站立过久时症状加重，有时有疼痛感，挤压或碰击时加重。部分患者有类似急性睾丸炎或附睾炎症状，抗炎后症状缓解，但睾丸肿块不消退。

极少数睾丸恶性肿瘤患者的最初症状为肿瘤转移所致。腹膜后转移淋巴结融合成巨块，压迫邻近组织、血管、神经丛和胃肠道时可产生各种压迫症状，如腰背酸痛、下肢水肿和胃肠道症状；肺转移时可引起咳嗽、咯血和气急。

腹股沟隐睾肿瘤典型表现为腹股沟肿块和疼痛。腹腔隐睾肿瘤常表现为一侧下腹部进行性增大肿块，有时可引起腹痛或肠梗阻。隐睾肿瘤体检时可发现同侧阴囊内睾丸缺如。

睾丸肿瘤多为单侧性，少数为双侧同时或先后发生。

### 64.7.2　少见临床表现

睾丸肿瘤偶尔引起内分泌失调症状，多发生于滋养叶细胞癌、间质细胞癌及胚胎癌患者，表现为男性乳房肥大、性早熟或女性化。

## 64.8　影像学检查

（1）B超检查

阴囊B超是一项必要的检查，7.5MHz探头可以正确显示睾丸的影像，阴囊超声探测睾丸肿瘤的敏感度为100%，可以显示肿瘤在睾丸内或睾丸外。一般纯精原细胞瘤回声中等亮度细小光点，均匀分布；胚胎癌、畸胎瘤及混合性肿瘤，呈混乱不均的声波。B超还可以用于探测腹膜后有无转移肿瘤，肾区有无转移性淋巴结，或腹腔脏器有无转移；有助于肿瘤的分期和疗效的观察。

（2）磁共振尿路成像

对于睾丸肿瘤，磁共振尿路成像（MRU）能够提供100%的敏感度和95%~100%的特异度，但由于价格较高，只有在必要时应用。

（3）X线胸部检查

睾丸肿瘤容易转移到肺部，胸片能够提供有或无的影像证据，必要时加CT扫描，能够进一步了解病情状况。

（4）静脉尿路造影

静脉尿路造影（IVU）可明确有无先天性尿路畸形、梗阻，输尿管受压、移位和积水等现象，并可了解治疗效果及肿瘤有无复发，但不作为必要检查。

（5）血清肿瘤标记

血清肿瘤标记是预后因子，也是诊断和分期的参照指标。AFP的平均血清半衰期是5~7天，而hCG为2~3天，因此，在睾丸切除前和切除后每周检测这些肿瘤标记，直到正常。AFP由卵黄囊（yolk sac）细胞产生，hCG是滋养层细胞分泌的一种物质；乳酸脱氢酶（LDH）是组织破坏的一种标记。一般来说，51%的睾丸肿瘤患者会有肿瘤标记增高。非精原细胞瘤中，50%~70%患者表现AFP增高，40%~60%的患者表现为hCG升高。大约90%的非精原细胞瘤患者会表现AFP或hCG的升高。相对而言，LDH是一个特异性较低的肿瘤标记，其浓度与肿瘤体积呈正相关，进展性睾丸癌中80%的患者表现为

LDH 升高。需要注意的是,肿瘤标记阴性并不表明排除生殖肿瘤的诊断。其他的肿瘤标记包括神经非特异烯醇化酶(NSE)以及胎盘碱性磷酸酶(PLAP)。NSE 和 PLAP 对监测纯精原细胞瘤患者的价值有限。通常来说,血清 AFP、hCG 和 LDH 的测定是必须的,而 NSE 和 PLAP 的监测可以有选择性。

## 64.9 诊断

睾丸恶性肿瘤的诊断可根据常见症状和体征及睾丸超声,AFP、LDH、β-hCG 检测及胸部 X 线检查初步临床诊断。血清肿瘤学标记 AFP、LDH 和 β-hCG 在睾丸生殖细胞肿瘤的诊断、治疗、预后和随访中起着非常重要的作用。精原细胞肿瘤和非精原细胞瘤患者 LDH 和 β-hCG 都可能增高,但 AFP 的增高仅见于非精原细胞瘤[1]。

更进一步明确诊断,需要行穿刺或切除活检,但睾丸穿刺细胞学检查穿破各层被膜可能导致肿瘤种植,应首先考虑经腹股沟睾丸切除术,隐睾患者须行下腹腔剖腹探查。部分病例因粘连较严重而无法全切,可仅做活检或肿瘤部分切除。异位生殖细胞瘤必须做睾丸检查,以除外转移的可能。

睾丸切除术的一个重要目的在于明确睾丸肿瘤的病理学类型,用于指导治疗。病理上任何非精原细胞瘤成分都会影响患者的预后,因此精原细胞瘤是指组织学上纯精原细胞瘤成分和血清 AFP 阴性。

## 64.10 鉴别诊断

睾丸肿瘤需与下列疾病相鉴别。

(1) 附睾炎

不论是急性或慢性,常引起整个睾丸增大。解剖关系不易区分,详细询问病史,多有急性炎症表现。体检发现附睾尾部增大明显,常为硬结,B 超辅助检查,能明确病变部位。

(2) 鞘膜积液

阴囊增大明显,但不易触及睾丸,透光实验阳性,B 超提示鞘膜有液体。

(3) 睾丸外伤

有时难以与睾丸肿瘤相鉴别,有时是引起睾丸肿瘤的原因,因此临床容易误诊。体检不易区分增大的睾丸是由血肿机化引起还是由肿瘤所致,B 超或 CT 可以帮助诊断。

(4) 精液囊肿

阴囊内肿块,但仔细查体不难发现,精液囊肿主要集中在附睾头,透光试验阳性,B 超提示液性表现。

(5) 腹股沟疝

阴囊内常见肿物,查体发现与睾丸分离,多数能回纳于腹。

## 64.11 临床分期

肿瘤的分期对指导治疗和估计预后具有很大意义。目前至少有 9 种睾丸肿瘤的临床分期系统,这么多分期系统多数是在 Boden 和 Gibb(1951 年)分期的基础上改进的。鉴于描述腹膜后淋巴结清扫术时多使用临床分期方法,所以选取了实用的 Samuels 分期法(表 64-2)。

表 64-2 修正的 Samuels 分期法
(MD Anderson 肿瘤中心,1998 年)

| Ⅰ期 | 肿瘤局限于睾丸。肿瘤切除后 6 周,血清肿瘤标记、胸片、腹部和盆腔 CT、淋巴造影均为阴性 |
|---|---|
| Ⅱ期 | 肿瘤转移至腹膜后淋巴结 |
| A | 睾丸切除后,AFP 或 β-hCG 水平升高 |
| B | 腹膜后淋巴结≤2 cm |
| C | 腹膜后淋巴结>2 cm 但<5 cm |
| D | 腹膜后淋巴结≥5 cm 但<10 cm |
| Ⅲ期 | 纵隔、锁骨上淋巴结转移和远处转移 |
| A | 有纵隔和(或)锁骨上淋巴结转移,但无远处转移 |
| B | 远处转移仅限于肺 |
| C | 任何肺以外的血行转移 |
| D | 根治性手术后,无明确的残存病灶,但肿瘤标记阳性 |

注:该分期主要应用于睾丸非精原细胞瘤。

## 64.12 治疗总论

无论何种类型的睾丸肿瘤,首先行经腹股沟切口的睾丸高位切除术,切除的睾丸做病理切片。根据肿瘤的性质和分期,可能行严密监测、腹膜后淋巴结清扫术(RPLND)、放疗或化疗。

### 64.12.1 精原细胞瘤

**(1) 精原细胞瘤Ⅰ期**

针对腹主动脉周围淋巴结区域设野进行20 Gy的辅助性放疗,或严密随访;作为补充选择,可以选择以铂类为基础的化疗方案。

**(2) 精原细胞瘤Ⅱ期**

ⅡA/B的标准治疗方案是放疗。其中,ⅡA期的放射剂量是30 Gy,ⅡB期为36 Gy。标准的放射区域为Ⅰ期要进行照射的主动脉周围淋巴结区域并包括同侧的髂血管周围淋巴结区域。如果患者不能接受放疗,应该进行3~4个疗程的BEP方案的化疗(具体用药及剂量详见"64.14.2")。

**(3) 精原细胞瘤Ⅲ期及以上**

N3M1以下的转移精原细胞瘤的治疗首选放疗,有必要时,化疗可作为挽救性治疗。而N3M1的患者应该首选化疗。

### 64.12.2 非精原细胞瘤

**(1) 临床ⅠA期(pT1,无血管侵犯),低危患者**

严密随访并长达5年是一种可选择的处理方式,假如患者不愿意严密监测,辅助化疗及保留神经的RPLND是主要的处理方法。假如RPLND揭示淋巴转移,随后要进行2个疗程BEP方案的化疗。

**(2) 临床ⅠB(pT2~pT4),高危患者**

可选择的治疗方案之一是2个疗程的化疗;如果患者不愿意进行辅助化疗,严密监测或保留神经RPLND是必要的。假如RPLND揭示病理分期已属Ⅱ期,需进一步化疗。

**(3) 临床Ⅱ期(ⅡA/B)患者**

肿瘤标记无升高的Ⅱ期,应该选择RPLND手术或严密观测。除此之外,多数的意见主张进行BEP方案的化疗。根据肿瘤标记水平,预后良好的给予BEP 3个疗程和预后中等的给予BEP 4个疗程。大约有30%的患者在化疗后不能达到完全缓解,需要进行残余肿瘤的切除。

不愿意进行原化疗的患者,可以直接选择保留神经的RPLND,随后进行2个疗程的BEP化疗。直接化疗或直接RPLND具有相当的疗效,但是不良反应和毒性表现不同。

### 64.12.3 晚期睾丸肿瘤的治疗原则

ⅡC期以上的患者,首先选择直接的BEP方案。以后再进行重新分期。化疗后切除残余肿瘤的指征是肿瘤标记正常或接近正常,肿瘤>1 cm。

临床Ⅰ期(肿瘤局限于睾丸)非精原细胞瘤患者在睾丸切除术后CT检查和血清肿瘤标记都应正常。对于这部分患者,可供选择的治疗方式有3种:①观察治疗,至复发后立即化疗;②RPLND;③对高危患者给予辅助化疗。

大约70%的临床Ⅰ期患者行RPLND后病理分期与临床分期相同,这部分患者不能从RPLND中获得任何治疗上的益处,相反可能出现各种手术并发症,所以有更多的患者在睾丸切除后选择严密随访观察,有报道,其治愈率可达99%[2]。

何种患者适于随访观察,主要依据为是否存在转移的高危因素。对于睾丸原发灶有血管淋巴管浸润、有胚胎癌成分、侵及睾丸外的患者,30%~80%可能出现转移[3],而不具有上述高危因素的患者,约80%仅通过单纯睾丸切除即可治愈[4]。观察治疗的复发率为13%~37%,复发后通过3个周期的BEP方案化疗及根据化疗后情况行RPLND手术,治愈率仍可>95%[5]。观察治疗要求患者有良好的依从性,与单纯RPLND相比其日后接受化疗的可能性更大且相关并发症的发生率也更高[2,6]。患者术后随访可简化为肿瘤标记的测定和胸部X线片检查,较常规观察治疗方便且节省费用。

RPLND手术在提供精确分期的同时,亦有治疗作用,单用RPLND就有65%~90%的治愈率。传统的根治性RPLND手术范围广,创伤大,时间长,并发症发生率高,术后射精功能障碍发生率接近100%[4]。目前临床多采用改良的或保留神经的RPLND,其术后保留射精功能分别可达51%~88%或95%以上,与传统术式相比,其术后5年复发率并不增加[7]。

## 64.13 手术

### 64.13.1 睾丸高位切除术

睾丸高位切除术适应于睾丸肿瘤患者。即采用腹股沟切口，剪开腹外斜肌腱膜和外环口，找到并游离精索，向上拉开联合肌腱，将精索游离到内环处。在此处将精索分为2～3束切除精索，将近侧精索动脉、精索静脉及输精管分别妥善结扎和缝扎，以防近端精索回缩或线结脱落（图64-4）。将精索轻轻向上牵拉，在鞘膜外层面上游离精索周围，使阴囊内容物被轻许挤出切口，通常可分辨出睾丸引带与鞘膜之间的关系，锐性或钝性离断睾丸引带和鞘膜连接，除去病变睾丸；如肿瘤与阴囊周围粘连时，应将该部位阴囊皮肤一起切除。手术中尽量不要挤压睾丸，以防止肿瘤扩散；切断精索处尽量高位，最好位于内环处；如果睾丸肿瘤较大，切口可向阴囊方向延长2～3cm，以使睾丸顺利地在无挤压情况下拉出切口；缝合腹外斜肌腱膜时要关闭外环口，以防止疝的发生。精索结扎后一般缩进腹膜，术中应仔细检查结扎是否牢靠，这是预防并发症的关键。重点强调的是输精管应单独结扎，输精管滑脱导致结扎线松弛也是残端出血的原因之一。若术后切口内血肿明显，应高度怀疑残端出血，必要时打开切口重新结扎止血。

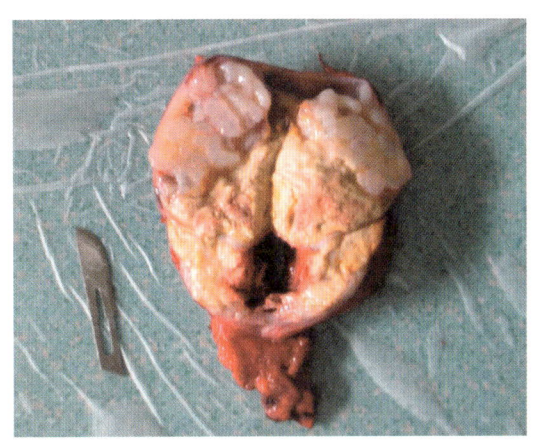

图64-5 切除的腹膜后淋巴结

（1）淋巴结清扫范围

睾丸淋巴引流通常不经过髂淋巴结而是直接向腹膜后淋巴结引流，对睾丸肿瘤早期转移的研究发现，左侧睾丸淋巴主要引流至主动脉左侧淋巴结包括左侧肾蒂淋巴结，然后为腹主动脉和下腔静脉间淋巴结，但不会引流到腔静脉右侧淋巴结。相反，右侧睾丸淋巴引流主要为腹主动脉和下腔静脉间淋巴结，其次为右肾蒂下方的下腔静脉右侧淋巴结，有小部分为腹主动脉左侧旁淋巴结。但是广泛转移的晚期睾丸肿瘤，由于淋巴管交通支存在或可能存在淋巴逆流现象，淋巴转移可出现在腰部淋巴结的任何部位，甚至是髂总淋巴结。

按照上述的解剖规律，右侧睾丸肿瘤RPLND清扫范围应为：向左达主动脉中线（自肾静脉到肠系膜下动脉），然后沿主动脉右侧向下达髂总血管中部，向上达右肾静脉上沿水平，向右达右输尿管旁；左侧睾丸肿瘤RPLND清除范围应为：向右达腔静脉中线，由左肾静脉上缘至肠系膜下动脉处，然后沿主动脉外侧向下达髂总动脉中部，向左达左输尿管边缘。性腺血管应全部切除。

（2）保存射精功能手术的神经解剖学

以往的RPLND手术创伤较大，术后较多发生不射精。近20年来，行保存射精功能的RPLND患者均能保存射精功能，主要由于有关射精功能的神经解剖学已被清楚认识。发射（emission）（射精的最初步骤）是由来自$T_{12}～L_3$的神经纤维介导，它进入交感神经干后沿着腰干走行，神经纤维在腹膜后中部离开腰干，称为腰内脏神经，其表型因人而异。腰内脏神经在两侧向腹主动脉方向走行，一些纤维在肠系膜上、下动脉间加入主动脉前神经丛，其他腰内脏

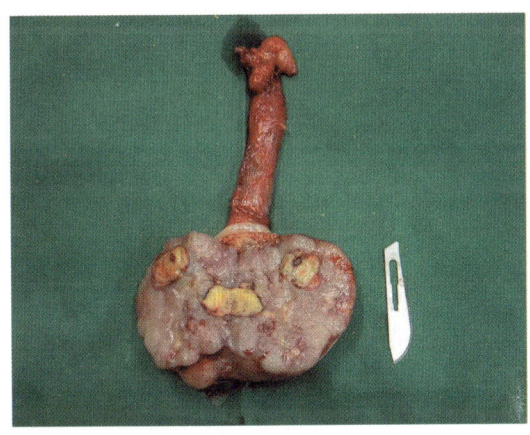

图64-4 高位切除的睾丸肿瘤

## 64.13.2 腹膜后淋巴结清扫术

通常，对于Ⅰ期非精原细胞瘤者，在行睾丸高位切除术后有3种可供选择的治疗方法，包括严密随访检测、化疗和RPLND。由于临床分期评估不易非常准确，因此，通过RPLND进行病理分期成为准确判断腹膜后有无淋巴结转移的唯一可靠方法，同时也避免了对没有腹膜后淋巴结转移的患者进行不必要的化疗。而对Ⅱ期非精原细胞瘤，在行高位睾丸切除术后单独采用化疗并不能取得良好疗效，结合RPLND，可得到90%的治愈率（图64-5）。

神经离开交感神经链向下斜行,在主动脉前方、肠系膜下动脉处或其下方加入腹主动脉前丛。这些纤维向下后沿髂总血管近侧走行,组成上腹下丛,在行 RPLND 则必须全部保留。

腰交感神经干位于腰肌和脊柱之间,在右侧是位于下腔静脉后方,左侧位于主动脉外缘。此处的神经节数目和位置因人而异。在 RPLND 时交感神经干通常不会损伤,但若误伤腰血管则可能将其损伤。腰血管离开下腔静脉或主动脉后,向后、向脊柱方向走行,交感神经干通常于内侧走行,但有时可于其外侧经过。因此,可在沿着来自大血管的腰血管(通常为腰静脉)后方行程中,认清交感神经干,在清扫术中不要损伤。

### 64.13.3 传统的腹膜后淋巴结清扫术

(1) 手术指征
1) 睾丸非精原细胞瘤Ⅰ期或ⅡA/B 期。
2) 睾丸非精原细胞瘤化疗后 4~6 周,影像学检查发现腹膜后肿块或肿瘤标记仍升高者。
3) 含有胚胎癌、畸胎癌成分或未分化型精原细胞瘤。

(2) 禁忌证
1) 睾丸肿瘤Ⅲ期,淋巴结转移至膈肌以上或血行转移者。
2) 腹膜后转移淋巴结严重侵犯腹主动脉、下腔静脉、肠系膜血管者,且不能切除者。
3) 全身情况差,有严重心、肺、肝、肾疾病不能耐受手术者。

本类手术通过经腹途径,适合大部分的 RPLND,但个别病例需要胸腹联合腹膜外途径切口。术中应观察肠管的血循环情况,防止过度牵拉肠系膜上动脉及胰腺。因创面渗液会导致肾脏灌注减少,甚至发生少尿,应补充足够的液体。左侧腹膜后显露不满意时,可将断结扎肠系膜下动脉,使术野暴露充分。遇有淋巴干应给予结扎,以防止术后出现乳糜腹腔积液。术中注意保护输尿管。术毕时,用蒸馏水或氮芥等渗盐水浸泡 5 min,以杀死可能脱落的肿瘤细胞。将肠管复位,必要时间断缝合后腹膜。腹腔内常规留置引流管,必要时接负压吸引。术后尽可能早日坐起和下床活动,以促进肠蠕动及防止肺部感染。如淋巴结有转移癌,切口愈合后再行化疗或放疗。

### 64.13.4 保留神经的腹膜后淋巴结清扫术

传统的双侧 RPLND 会导致大多数患者射精障碍。解剖学研究证实,支配正常射精的神经是组成上腹下丛的腰内脏神经,因此许多学者尝试改良手术方式保护上述神经,而同时又不增加肿瘤的复发。Jewett 和 Donohue 首先描述了保留神经的 RPLND,这一术式几乎 100% 保存了低分期睾丸肿瘤患者 RPLND 后的射精功能,甚至在一部分经过选择的高分期睾丸肿瘤患者中也取得了满意的效果。

(1) 手术指征
1) 睾丸非精原细胞瘤Ⅰ期、ⅡA 期。
2) 睾丸肿瘤术后、化疗后仍残留腹膜后肿块者。

(2) 禁忌证
睾丸非精原细胞瘤ⅡB 期以上。

(3) 清扫范围
1) 右侧睾丸肿瘤的清扫范围 上界为右肾肾蒂水平,右侧至右输尿管,左侧界限为肾蒂和肠系膜下动脉之间的主动脉左侧缘,下界为主动脉系膜下动脉分支至右髂总动脉分叉。
2) 左侧睾丸清扫范围 上界为左肾肾蒂水平,左侧至左输尿管,右侧界限为肾蒂和肠系膜下动脉分支水平之间的下腔静脉左侧缘,下界为主动脉肠系膜下动脉分支处至左髂总动脉分叉。

熟悉交感神经链的解剖、分支及腹膜后大血管的解剖关系是保证手术成功的关键所在。在分离组织块时要先辨认交感神经纤维并加以保护。这些神经通常从交感神经链发出在主动脉前和肠系膜下动脉处交织成丛。腹下神经丛发出神经沿腹主动脉下行入盆腔支配盆腔脏器。近来越来越多的学者认为,对化疗后残留的腹膜后肿块同样可适时保留神经的 RPLND。能否实施保留神经的 RPLND 要根据术中情况而定,不能因为要保留神经而缩小手术的根治范围;如果术中探查后不宜保留神经的 RPLND,则应果断地改行传统的 RPLND。

低分期的睾丸非精原细胞瘤很少有肾蒂上方的转移,因此可将清扫范围上界降低至肾蒂处而不包括肾蒂上方膈肌脚后区域,从而减少胰腺和肾脏损伤引起的并发症。

术后射精障碍难以避免,甚至部分患者发生不育,因此未生育的患者最好术前能保存精子。另外,在保证根治性腹膜后淋巴结切除的前提下行保留神经的 RPLND,可减少这一并发症。

## 64.14 化疗及其他药物治疗

### 64.14.1 睾丸肿瘤化疗指征

睾丸生殖细胞肿瘤患者是否选择化疗主要根据肿瘤病理类型和临床分期。非精原细胞瘤和分期晚者更多考虑化疗。

(1) 精原细胞瘤

1) Ⅰ期精原细胞瘤 目前放疗仍是术后标准治疗手段,放疗后复发率为 5%~15%,病死率极低,因此目前一般不提倡预防性化疗。最近有资料显示,2 个周期卡铂治疗有望取代术后放疗。总的来说,到目前为止,已有的临床试验证明单药卡铂化疗能取得与纯放疗同样的疗效,但随诊时间短,与经典放疗比较,病例数相对较少,须进一步研究。

2) ⅡA 和ⅡB 期精原细胞瘤 对有放疗禁忌的低负荷Ⅱ期精原细胞瘤患者,仍须考虑化疗或者观察。放疗禁忌证主要有:马蹄肾,此类患者腹膜后照射可产生放射性肾衰竭;非同时发生的睾丸生殖细胞瘤,既往已做 RPLND 或放疗;结肠炎。

3) ⅡC 和Ⅲ期精原细胞瘤 单纯放疗的生存率较低,为 60%~70%,主要表现为远处转移和(或)膈上淋巴结复发,复发率达 48%。因此,ⅡC 期精原细胞瘤患者应以化疗为主要治疗手段。

(2) 非精原细胞瘤

1) Ⅰ期非精原细胞瘤 对高危患者可给予辅助化疗,如睾丸原发灶有血管淋巴管浸润、有胚胎癌成分、侵及睾丸外的患者,30%~80% 可能出现转移。而不具有上述高危因素的患者,约 80% 仅通过单纯睾丸切除即可治愈。

2) ⅡA 和ⅡB 期非精原细胞瘤 目前主张对ⅡA 期患者 RPLND 后行严密随访,发现复发即给予全身化疗;而ⅡB 期患者则须进行术后辅助化疗。

3) ⅡC 和Ⅲ期非精原细胞瘤 均须化疗。

### 64.14.2 联合化疗方案

晚期非精原细胞瘤单纯手术,放疗或单药化疗的治愈率仅 50%~60%,多药联合化疗显著改善了非精原细胞瘤的生存率,联合化疗后生存率增高至 85%。晚期睾丸生殖细胞瘤以化疗为主要治疗手段,70%~80% 的患者能够被以顺铂为基础的联合化疗方案治愈。EP(VP-16 + DDP)和 BEP(BLM + VP-16 + DDP)方案等已成为晚期睾丸恶性肿瘤的标准化疗方案(表 64-3)[8,9]。相对于以前的 PVB 方案(DDP + VLB + BLM),这些方案在保证了较高的缓解率(85%)外,还明显减轻了神经肌肉毒性、骨髓抑制和肺纤维化等相关不良反应[10,11]。

对顺铂耐药的睾丸生殖细胞瘤的化疗是研究的热点(表 64-3)。Farmakis 等近期回顾了紫杉醇、吉西他滨、奥沙利铂单药或联合的药物作用,结果显示这些新药对睾丸生殖细胞瘤均具有一定的疗效。Kondagunta 等评价了紫杉醇、异环磷酰胺、顺铂组合在一组复发病例中的价值,这组病例曾经对化疗部分或完全缓解。39 例患者接受了 4 个周期的 21 天方案化疗,7 例没有完成 4 个疗程。32 例患者(70%)达到完全缓解,其中 3 例还接受了腹部残余肿瘤的切除。平均随访 69 个月,29 例患者继续完全缓解[12,13]。

表 64-3 睾丸恶性肿瘤的标准化疗方案

| 化疗方案 | 药物 | 剂量(mg/m²) | 给药途径 | 给药时间 | 周期(d) |
| --- | --- | --- | --- | --- | --- |
| 标准方案 | | | | | |
| EP | VP-16 | 100 | 静脉滴注 | d1~5 | 21 |
| | DDP | 20 | 静脉滴注 | d1~5 | |
| BEP | VP-16 | 100 | 静脉滴注 | d1~5 | 21 |
| | DDP | 20 | 静脉滴注 | d1~5 | |
| | BLM | 30 mg* | 静脉滴注 | d1,8,15 | |
| 挽救方案 | | | | | |
| VeIP | IFO | 1 200 | 静脉滴注 | d1~5 | 21 |

续表

| 化疗方案 | 药物 | 剂量（mg/m²） | 给药途径 | 给药时间 | 周期（d） |
|---|---|---|---|---|---|
| VIP | DDP | 20 | 静脉滴注 | d1~5 | |
| | VLB | 0.11 mg/kg | 静脉注射 | d1~2 | |
| | mesna | 400 | 静脉注射 | d1~5（q8h） | |
| | IFO | 1 200 | 静脉滴注 | d1~5 | 21 |
| | DDP | 20 | 静脉滴注 | d1~5 | |
| | VP-16 | 75 | 静脉滴注 | d1~5 | |
| | mesna | 400 | 静脉注射 | d1~5（q8h） | |
| TIP（G-CSF支持） | PTX | 250 | 静脉滴注 | d1 | 21 |
| | IFO | 1 500 | 静脉滴注 | d2~5 | |
| | mesna | 500 | 静脉注射 | d2~5（0h,4h,8h） | |
| | DDP | 25 | 静脉滴注 | d2~5 | |

\*：30 mg为成人每次用药总量，非30 mg/m²。BLM的终身最高限量为300 mg。mesna，美司钠。

干细胞支持下的大剂量化疗是复发性睾丸生殖细胞瘤的另外一种选择。在一项研究中，45例复发的生殖细胞肿瘤接受了2个周期的表柔比星和紫杉醇（在干细胞的支持下），随后接受了1个周期环磷酰胺和塞替派与2个周期的异环磷酰胺、卡铂和依托泊苷（ICE）。仅22例患者完成了全疗程。总有效率为37.7%，完全缓解率为8.9%，中位生存期为11.8个月。25例死于进展，5例死于毒性。但是至今尚无证据表明干细胞支持下的大剂量化疗在一线治疗中高危转移性睾丸生殖细胞瘤中的价值。Motzer等报道了一项总例数为219例的中高危转移性睾丸生殖细胞瘤的随机Ⅲ期临床试验的结果，分别接受BEP×4或BEP×2序贯干细胞支持下的大剂量化疗，两组的1年持续完全缓解率分别为48%和52%（$P=0.53$）[14]。

### 64.14.3　化疗后残存肿瘤的处理

单纯精原细胞瘤化疗后残存肿瘤≤3 cm时应观察，如果残存肿瘤>3 cm，处理则有争议，可做观察、手术或放疗。如做放疗，75%的患者接受了不必要的治疗，而且放疗未减少其复发。手术切除并发症低，并且能够指导进一步治疗。最近资料显示，PET/CT检查可能有助于治疗手段的选择，化疗后如PET/CT阳性，考虑手术或挽救化疗；PET阴性但CT发现残留病灶>3 cm，可行手术或放疗。

非精原细胞瘤化疗后残存肿瘤者应选择手术治疗。CT发现残余肿瘤且血清肿瘤标记保持高水平，则需进行VIP二线方案挽救化疗。CT发现残余肿瘤而血清学标记阴性患者可手术切除残留病灶，如果病理类型是畸胎瘤或坏死灶，则继续观察治疗。如残余病灶是胚胎癌、内胚窦癌、绒癌，或发现精原细胞成分则从EP方案、TIP方案或VIP方案选择一种方案继续化疗2个疗程[15,16]。

### 64.14.4　挽救治疗

以前接受一线化疗未获完全缓解及VIP方案化疗后复发的患者，经挽救治疗后仍有约50%的患者可获完全缓解，预后较好的指标包括肿瘤原发于睾丸，对一线治疗敏感，血清学肿瘤指标阴性，肿瘤负荷较小。对这些患者的标准挽救治疗方案主要有VIP方案和TIP方案。如这两种方案未获完全缓解或再次复发，则考虑大剂量化疗。如仅为单个可切除病灶可行手术挽救治疗。

预后较差的患者或须行三线治疗的患者可选择大剂量化疗+自身外周血干细胞移植或进入临床试验。2个疗程的大剂量卡铂加依托泊苷，加或不加环磷酰胺（或异环磷酰胺）可使15%~20%的患者持续完全缓解。

预后因素有助于拟订是否可行大剂量化疗。原发于睾丸的肿瘤患者如果在第1个疗程中血清学肿瘤标记指标持续升高可考虑将大剂量化疗作为二线治疗。对大剂量化疗疗效不理想的指标包括高血清hCG水平、原发于纵隔的肿瘤和对顺铂不敏感。具有这些指征的患者不考虑大剂量化疗，仅行手术挽救或观察治疗。对大剂量化疗耐药的患者基本上无法治愈,唯一的可能就是极少数患者由于肿瘤位置较局限而行手术挽救治疗,其他患者仅考虑姑息性治疗。

## 64.15 放疗

术后放疗是Ⅰ期精原细胞瘤的标准治疗,但地位受到了挑战。在精原细胞瘤睾丸切除术后密切随访的研究中发现,精原细胞瘤术后有15%～20%复发,复发主要发生在腹膜后淋巴结,其次是同侧髂血管旁淋巴结、纵隔。因此Ⅰ期精原细胞瘤的术后放疗目的就是预防淋巴结复发。Ⅰ期精原细胞瘤的标准治疗是患侧睾丸切除加术后腹主动脉旁淋巴结预防照射(para-aortic strip,PA)或PA加同侧髂血管旁淋巴结放疗(dog-leg field,DL,图64-6)。复发风险<5%,且复发的患者能够被联合化疗治愈,治愈率接近100%。目前Ⅰ期精原细胞瘤放疗的重点在于:在不降低生存率的情况下,能否缩小照射野,能否降低照射剂量,从而减小治疗的毒性作用,提高生活质量。

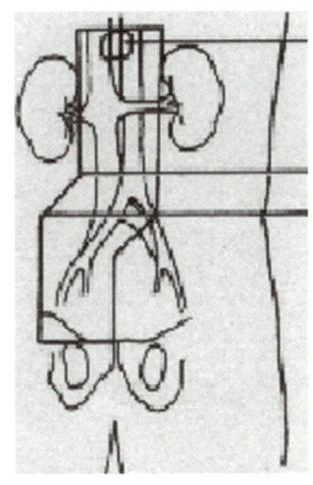

图64-6 "DL"野(右)

1999年Fossa等报道了英国医学会睾丸癌工作组组织的TE10Ⅲ期临床试验的结果,目的是比较Ⅰ期精原细胞瘤患者PA野或者DL野照射30 Gy/15Fx后复发率和毒性。478例患者,随机分到PA野照射和DL野照射两组中,平均随访4.5年。结果PA组9例复发,其中有4例在盆腔内;DL野也9例复发,没有1个在盆腔内。PA组粒细胞减少和腹泻的发生率较DL组少,差别有统计学意义。PA野精子计数也较DL野多。单纯腹主动脉旁淋巴引流区放疗还保留了盆腔淋巴引流系统。尽管PA组有盆腔复发,但差别很小。两组3年无复发生存率分别为96%、96.6%,3年总生存率分别为99.3%、100%,差别没有统计学意义。另外,照射体积减小,第二原位癌的发生可能减少。因此,单纯腹主动脉旁淋巴结照射可能优于腹主动脉旁+同侧髂血管旁淋巴结照射。一些文献报道,既往有经腹股沟盆腔手术或者阴囊手术的患者盆腔淋巴结复发率高,建议这部分患者行DL野放疗。

2005年Jones等报道了睾丸Ⅰ期精原细胞瘤术后腹主动脉旁或者腹主动脉旁+同侧髂血管旁淋巴引流区照射30 Gy/15Fx与20 Gy/10Fx的疗效比较,该Ⅲ期临床试验入组625例患者,随机分到两个剂量组中,中位随访61个月,高剂量组有10例复发,低剂量组11例复发。高剂量组粒细胞下降较低剂量增多($P=0.02$),低剂量组感到乏力或者不能正常工作的患者明显少于高剂量组($P<0.001$),差别均有统计学意义。两组患者2年绝对复发率相差0.7%,5年绝对复发率相差0.6%。而高剂量组第二原发癌较低剂量组多(9例对6例)。低剂量组的住院费用和平均住院时间均明显下降。另外,Oliver等报道的一项放疗和单剂量卡铂化疗疗效比较的Ⅲ期临床研究中,放疗的入组患者中包括了30 Gy和20 Gy两种,亚组分析两组结果与上述报道相似。因此,Ⅰ期精原细胞瘤放疗总剂量20 Gy/10Fx可能优于30 Gy/15Fx。

放疗在消灭肿瘤的同时也会给机体带来不可逆的损伤。最严重的是第二原发癌和心血管疾病。MD Anderson肿瘤中心最近报道一个长期毒副作用的结果,癌症相关的标化死亡率和心血管疾病相关的标化死亡率均增高。在其他学者的报道中也有相似的结果。

睾丸精原细胞瘤是对化疗高度敏感的肿瘤。Oliver等报道了Ⅰ期精原细胞瘤的术后放疗与单剂卡铂化疗疗效比较的随机对照的Ⅲ期临床研究结果,从1996～2001年入组了1 477例患者,中位随访4年,放疗组904例中有36例复发;化疗组573例中有29例复发。两组患者生活质量比较,化疗组优于放疗组。两者的2年和3年无复发生存率相似(96.7%对97.7%;95.9%对94.8%)[17]。在一些回顾性病例分析中,术后单药卡铂化疗1或2个疗程,复发率为3%～8%,且2个疗程复发率更低。2002年Warde等对Ⅰ期精原细胞瘤术后密切随访的患者进行系统综述,10年复发率达21%,多因素分析发现肿瘤>4 cm或者睾丸网膜浸润是高危因素,同时具有2个因素复发率更高。基于这一研究,西班牙生殖细胞瘤工作组提出了根据危险因素来选择术后辅助治疗方式,入组了314例患者,其中100例患者肿瘤<4 cm且没有睾丸网膜浸润,接受密切随访。214例患者至少有1个高危因素接受2个周期单药卡铂化疗。中位随访34个月,13例患者复发,5年总生存率100%。由于目前辅助化疗与放疗相似的结果,睾丸Ⅰ期精原细胞瘤的术后辅助放疗受到了挑战,这在美国国立综合癌症网络(NCCN)的指南中体现出来。但是,放疗在Ⅰ期精原细胞瘤术后辅助治疗已经有50年的历史,长期效果很好,而化疗的随访时间还相对很短,因此目前的睾丸Ⅰ期精原细胞瘤的常规治疗仍然是辅助放疗。

## 64.16 预后

20世纪70年代以后,睾丸生殖细胞肿瘤的治疗取得突破性进展,手术+放疗,尤其是加上顺铂为主的联合化疗,使病死率从50%降到10%左右,生存率显著提高。

睾丸肿瘤的预后与肿瘤的组织类型、细胞分化程度、病理改变、临床分期、肿瘤标记水平等因素有关。

精原细胞瘤生长缓慢,局部侵犯程度较低,转移较迟,浸润较少。精原细胞瘤对放疗敏感,化疗的作用也显著。经过综合治疗,据TNM分期,T1~4 N0 M0 5年生存率为99%;T1~4 N1~3 M0 5年生存率为92%;T1~4 N1~3 M1 5年生存率为40%~60%。

非精原细胞瘤采用顺铂为主的联合化疗(PVB或BEP),完全缓解率为80%;治疗无效者85% 2年内死亡,15%在3年内死亡。据TNM分期,T1~4 N0 M0 5年生存率为98%;T1~4 N1~3 M0 5年生存率为88%;T1~4 N1~3 M1 5年生存率为40%~60%。

(郭小毛 胡夕春 姚旭东)

## 主要参考文献

[1] Bosl GJ, Motzer RJ. Testicular germ-cell cancer. N Engl J Med, 1997, 337: 242-253.
[2] Foster R, Bihrle R. Current status of retroperitoneal lymph node dissection and testicular cancer: when to operate. Cancer Control, 2002, 9: 277-283.
[3] Heidenreich A, Sesterhenn IA, Mostofi FK, et al. Prognostic risk factors that identify patients with clinical stage I nonseminomatous germ cell tumors at low risk and high risk for metastasis. Cancer, 1998, 83: 1002-1011.
[4] Sogani PC, Perrotti M, Herr HW, et al. Clinical stage I testis cancer: long-term outcome of patients on surveillance. J Urol, 1998, 159: 855-858.
[5] Sonneveld DJ, Koops HS, Sleijfer DT, et al. Surgery versus surveillance in stage I non-seminoma testicular cancer. Semin Surg Oncol, 1999, 17: 230-239.
[6] Atsu N, Eskicorapci S, Uner A, et al. A novel surveillance protocol for stage I nonseminomatous germ cell testicular tumours. BJU Int, 2003, 92: 32-35.
[7] Donohue JP, Foster RS. Retroperitoneal lymphadenectomy in staging and treatment. The development of nerve-sparing techniques. Urol Clin North Am, 1998, 25: 461-468.
[8] Oliver RT, Mason MD, Mead GM, et al. Radiotherapy versus single-dose carboplatin in adjuvant treatment of stage I seminoma. Lancet, 2005, 366: 293-300.
[9] Donadio AC, Sheinfeld J, Bacik M, et al. Paclitaxel, ifosfamide, and cisplatin (TIP): an effective second-line therapy for patients with relapsed testicular germ cell tumors. Proc Am Soc Clin Oncol, 2003, 22: 383.
[10] Bhayani SB, Allaf ME, Kavoussi LR. Laparoscopic RPLND for clinical stage I nonseminomatous germ cell testicular cancer: current status. Urol Oncol, 2004, 22: 145-148.
[11] Steiner H, Peschel R, Janetschek G, et al. Long-term results of laparoscopic retroperitoneal lymph node dissection: a single-center 10-year experience. Urology, 2004, 63(3): 550-555.
[12] Amato RJ, Ro JY, Ayala AG, Swanson DA. Risk-adapted treatment for patients with clinical stage I nonseminomatous germ cell tumor of the testis. Urology, 2004, 63: 144-148.
[13] Kondagunta GV, Motzer RJ. Adjuvant chemotherapy for stage Ⅱ nonseminomatous germ-cell tumors. Semin Urol Oncol, 2002, 20: 239-243.
[14] Kondagunta GV, Sheinfeld J, Mazumdar M, et al. Relapse-free and overall survival in patients with pathologic stage Ⅱ nonseminomatous germ cell cancer treated with etoposide and cisplatin adjuvant chemotherapy. J Clin Oncol, 2004, 22: 464-467.
[15] Motzer RJ, Nichols CJ, Margolin KA, et al. Phase Ⅲ randomized trial of conventional-dose chemotherapy with or without high-dose chemotherapy and autologous hematopoietic stem-cell rescue as first-line treatment for patients with poor-prognosis metastatic germ cell tumors. J Clin Oncol, 2007, 25: 247-256.
[16] Patel MI, Beck S, Bosl GJ, et al. Histology of goor risk non-seminomatous germ cell tumor patients following postchemotherapy retroperitoneal lymph node dissection after four cycles of etoposide and cisplatin. J Urol, 2003, 169: 681.
[17] Onozawa M, Kawai K, Yamamoto T, et al. Clinical parameters that predict histology of postchemotherapy retroperitoneal lymph node mass in testicular cancer. Int J Urol, 2004, 11: 535-541.
[18] Oliver RT, Mason MD, Mead GM, et al. Radiotherapy versus single-dose carboplatin in adjuvant treatment of stage I seminoma. Lancet, 2005, 366: 293-300.

# 65 阴茎癌

- 65.1 流行病学和病因学
- 65.2 病理
- 65.3 分级分期
- 65.4 临床表现
- 65.5 诊断
- 65.6 鉴别诊断
- 65.7 治疗
  - 65.7.1 手术
  - 65.7.2 放疗
  - 65.7.3 化疗
  - 65.7.4 其他治疗
- 65.8 预后

阴茎癌曾经是我国最常见的男性泌尿生殖系恶性肿瘤,严重危害人民健康,随着生活和卫生状况的改善,发病率呈现逐渐下降趋势。通常认为包茎或包皮过长与阴茎癌的发生有关,而卫生状况以及病毒感染等也起着重要作用。病变范围和有无淋巴结转移是影响预后的重要因素,5年生存率分别为87%和29%。在某些地区,阴茎癌仍是较常见的男性恶性肿瘤之一。

## 65.1 流行病学和病因学

阴茎癌在欧美地区的年发病率约为1/10万,占男性恶性肿瘤的0.4%~0.6%,而亚洲、非洲及南美洲的比例较高,占10%以上[1-6]。20世纪50年代以前,阴茎癌是我国最常见的男性恶性肿瘤。建国初期,北京协和医院外科的病理报告中,阴茎癌占第1位[3]。随着人民生活水平的提高和卫生条件的改善,我国阴茎癌的发病率明显下降。北京大学附属第一医院报道,阴茎癌占男性泌尿生殖系肿瘤的比例,从20世纪50年代的26.26%降至20世纪末的0.5%[2,3]。目前我国城市居民中阴茎癌的年发病率已降至发达国家水平。

在我国,阴茎癌多见于40~60岁。复旦大学附属中山医院报道165例阴茎癌,年龄19~72岁,其中31~60岁占79.4%[7];复旦大学附属肿瘤医院报道133例阴茎癌,年龄20~79岁,平均49.5岁,其中40~59岁占54.9%[8];四川大学附属华西医院报道319例阴茎癌,年龄15~89岁,平均54.4岁,其中40~59岁占59.25%[9]。在欧美等发达国家,阴茎癌是一种老年性疾病,60岁后发病率明显上升,80岁时达到顶峰。

阴茎癌的发生与包茎、包皮过长有着密切的联系。复旦大学附属中山医院报道的阴茎癌病例中,有包茎者占61.8%,有包皮过长者占29.1%[7];复旦大学附属肿瘤医院报道的阴茎癌病例中,有包茎者占51.13%,有包皮过长者占32.3%,两者共计有95.6%[8];四川大学附属华西医院报道的阴茎癌患者中,有包茎史的占68.65%,有包皮过长史的占15.98%[9];中山大学附属肿瘤医院报道的200例阴茎癌中,有包茎史者占59%,有包皮过长史者占29%[10]。信仰犹太教民族的男婴在出生后8天即施行包皮环切手术,结果男性几乎不患阴茎癌;信仰伊斯兰教的男孩子在4~10岁时施行包皮环切手术,只有极少数人患阴茎癌。由于包茎或包皮过长,引起排尿不畅,经常有尿液残留于包皮囊内,细菌作用于包皮囊内的脱落细胞形成包皮垢,导致炎症,包皮垢、炎症等的慢性刺激,最终可导致癌的发生[11]。Maden等报道未做包皮环切术的患者为手术者的3.0倍[12]。凡有包茎或包皮过长者,应劝其在成年前手术,对预防阴茎癌的发生有积极意义。加强卫生宣传,养成良好卫生习惯,经常翻转、清洗包皮,也是预防阴茎癌的重要措施。

随着分子生物学技术的发展,有越来越多的证据提示病毒感染及肿瘤基因等对阴茎癌的发生有重要作用。文献报道,人乳头瘤病毒(HPV)中HPV-16及HPV-18等在阴茎癌中有较高表达,在转移性淋巴结中也能检测出[13-15]。其他如肿瘤抑制基因产物PRb和P53等也有表达[11]。关于癌基因、抑癌基因及基因的突变在阴茎癌发作中的作用,正受到越来越多的重视。

其他与阴茎癌发生有关的危险因素,包括外生殖器疣、阴茎皮疹、吸烟和大麻、阴茎硬化性苔藓、可能的阴茎外伤、紫外线暴露及性伙伴数等[3,11]。关于阴茎癌发生的多因素间的相互作用,仍在进一步研究中。因此,从病因学上着手,多数阴茎癌是可以预防的。

## 65.2 病理

阴茎癌常发生于阴茎头部、冠状沟及包皮内板。因尿道海绵体的白膜较为坚韧,能抵御癌细胞的侵袭。在早期,不论哪一型都很少侵及尿道,因此多无排尿障碍。但到晚期,癌组织不但可侵及尿道,使尿道口受压、变形,尿道外口不易辨认,且可破坏整个阴茎。

从形态学上阴茎癌大致可分为原位癌、乳头状癌、浸润型癌和溃疡型癌。

(1) 原位癌

多位于阴茎头和冠状沟。病变呈边界清楚的红色略突起的斑块,可单发或多发,表面有脱屑或糜烂,有的表面为炎症性湿疹样改变,可伴有分泌物和疼痛,生长缓慢或数年不变。显微镜下可见病变局限于上皮,正常黏膜结构消失,其表皮增厚,细胞呈显著异型性,细胞排列不整齐,核大、核分裂象多、大小及染色深浅不一,基膜完整,与正常组织分界清楚。

(2) 乳头状癌

常好发于包皮内板、冠状沟及阴茎头部。开始为一突起的小乳头状样瘤,可单发或复发,表面可呈结节状或乳头状分叶,高低不平。后期肿瘤渐渐增大,由于尿液浸泡肿瘤表面,常有感染,可溃烂呈典型的菜花样肿瘤,有脓性渗出物时具有特殊臭味。病变组织较脆,主要呈外生性生长,其体积虽然较大,但与皮下组织粘连不甚紧密,浸润程度不深,可以移动。肿瘤一般较局限,淋巴道转移较少。

(3) 浸润型癌

以冠状沟处较多见,其他部位亦有发生。肿瘤表面呈结节状,有溃疡,有脓性或有血性渗出液(图65-1)。此型病变组织质硬,体积可大可小,较固定不易推动(图65-2)。因肿瘤浸润性生长,故可破坏阴茎筋膜、白膜达海绵体。如达海绵体,则因血供丰富可促使肿瘤生长迅速,很快发生淋巴道转移。肿瘤和周围组织无明显界限。

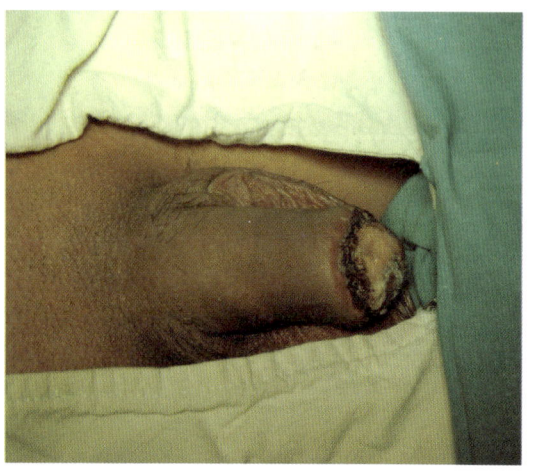

图65-1 阴茎癌表面渗出

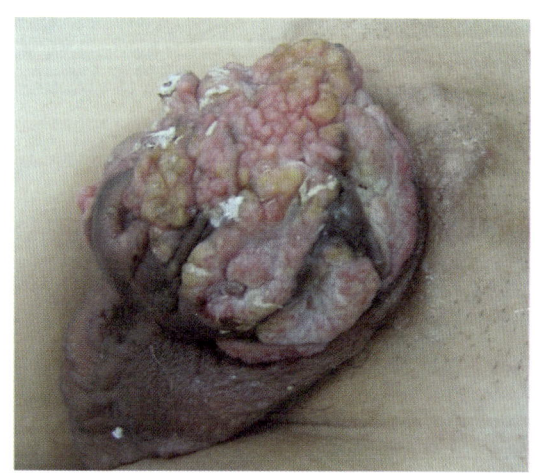

图65-2 巨块状浸润癌

(4) 溃疡型癌

是浸润型的一种,仅因肿瘤生长迅速,中央以大量坏死为主,而四周仍呈结节状隆起。此型肿瘤生长快、浸润深,更易发生淋巴道转移。

从组织学上分类,阴茎癌绝大多数为鳞形上皮细胞癌,占95%,通常癌细胞较大,呈多边形,异型性较轻,癌巢呈不规则乳头状或团块状;浸润型癌分化程度低,浸润深,异型性较明显,癌巢呈不规则索状或团状;溃疡型分化程度最差,有呈未分化的,其生长快,浸润深,易发生淋巴道和血道转移。其他少见的阴茎癌组织类型,有基底细胞癌、黑色素癌、肉瘤、Paget病、腺癌、淋巴网状内皮细胞恶性肿瘤及阴茎转移性癌等。

阴茎癌的转移主要是经淋巴道。阴茎头部、冠状沟有丰富的淋巴管,癌细胞沿着淋巴管转移到耻骨联合处淋巴结、双侧腹股沟浅淋巴结、腹股沟深淋巴结及股后淋巴结。腹股沟浅淋巴结与腹股沟深淋巴结有交通。因此,通过这些通道,癌可以转移到髂外淋巴结,继而到达髂总淋巴结和腹主动脉旁淋巴结。位于大隐静脉进入股静脉处上内侧的股淋巴结,多数情况下是阴茎癌最早转移的部位,称为前哨淋巴结,应引起重视。

阴茎癌晚期侵入海绵体即易血行播散,可转移到全身各部位,常见的部位是肝、肺、骨和脑。

## 65.3　分级分期

阴茎鳞形上皮细胞癌的分级,从组织学上根据角化、核异型、有丝分裂的数目和其他一些特征等来确定分化程度。采用 Broder 分类方法分为 4 级:Ⅰ级,细胞角化,细胞分化良好,细胞间桥形成和角化珠;Ⅱ~Ⅲ级,比较大的核异型性,有丝分裂增加,角化珠少;Ⅳ级,明显的核异型性,无数的有丝分裂,坏死,淋巴及神经周围的侵犯,无角化珠,深部侵犯。临床上一般简单分为高分化、中分化、低分化 3 级。

阴茎癌常用的分期有两种:即 Jackson 分期法、国际抗癌联合会(UICC)和美国癌症联合委员会(AJCC)统一标准后的 TNM 分期法。

### (1) Jackson 分期法

Ⅰ期:肿瘤局限于阴茎头或包皮部位,最大直径 < 2cm,无转移

Ⅱ期:肿瘤侵犯阴茎体,无淋巴结或远处转移

Ⅲ期:肿瘤累及腹股沟淋巴结,但淋巴结可手术切除

Ⅳ期:原发肿瘤浸润至阴茎体外,或腹股沟淋巴结已不能切除,或已有远处转移

### (2) TNM 分期法

T——原发肿瘤

 TX　原发肿瘤不能评估
 T0　未发现原发肿瘤
 Tis　原位癌
 Ta　非浸润疣状癌
 T1　肿瘤侵犯皮下结缔组织
 T2　肿瘤侵犯海绵体
 T3　肿瘤侵犯尿道或前列腺
 T4　肿瘤侵犯相邻组织

N——区域淋巴结

 NX　局部淋巴结不能评估
 N0　未发现局部淋巴结转移
 N1　单个局部淋巴结转移
 N2　多个或双侧表浅腹股沟淋巴结转移
 N3　单侧或双侧深腹股沟或盆腔淋巴结转移

M——远处转移

 MX　不能评估远处转移
 M0　无远处转移
 M1　远处转移

分期

| 期 | T | N | M |
|---|---|---|---|
| 0 期 | Tis | N0 | M0 |
|  | Ta | N0 | M0 |
| Ⅰ期 | T1 | N0 | M0 |
| Ⅱ期 | T1 | N1 | M0 |
|  | T2 | N0 | M0 |
|  | T2 | N1 | M0 |
| Ⅲ期 | T1 | N2 | M0 |
|  | T2 | N2 | M0 |
|  | T3 | N0 | M0 |
|  | T3 | N1 | M0 |
|  | T3 | N2 | M0 |
| Ⅳ期 | T4 | 任何 N | M0 |
|  | 任何 T | N3 | M0 |
|  | 任何 T | 任何 N | M1 |

## 65.4　临床表现

阴茎癌的临床表现主要视包皮能否上翻而定。包皮过长者的癌变发现较包茎者早。在包皮过长者中,早期常在阴茎头或包皮内板见到丘疹、湿疹、疣、小疱及溃疡等表现,初时很小,尔后逐渐增大,虽经一般治疗而不见好转,有的呈乳头状生长或溃疡经久不愈,更应引起警惕。在包茎者中,由于其包皮口狭小,不易见到病变。起初患者有可能仅感包皮内有刺痒不适,或有烧灼、疼痛感觉,或在阴茎头某部能摸及肿块。此时必须与包皮垢相鉴别。如同时伴有包皮阴茎头炎,由包皮口常有脓性渗出物流出,或有血性液;分泌物均有恶臭。当肿瘤继续生长,侵及阴茎头的大部时,则能清楚触及肿块,因合并有感染,可使阴茎头部疼痛、排尿不适或尿道疼痛。如肿瘤在包皮囊内占位过多,可使尿道口移位,尿线变形。晚期出现恶病质。

阴茎癌早期也可能出现单侧或双侧的腹股沟淋巴结肿大,部分为肿瘤转移,部分为感染所致。关于阴茎癌的淋巴结转移率,各家报道不一,一般在 30%~60%。复旦大学附属肿瘤医院报道的 133 例阴茎癌中,施行双侧腹股沟淋巴结清扫术 97 例(占

72.9%),有41例病理证实有转移,占手术病例的42.3%,占全部病例数的31%。复旦大学附属中山医院报道的165例中,腹股沟淋巴结肿大的有144例(占87.3%),但病理证实有转移的仅20例(占12.1%)。故阴茎癌伴有腹股沟淋巴结大,并非均为转移,大部分为感染所致。相反,没有摸到腹股沟淋巴结肿大的患者,其腹股沟淋巴结转移也有一定比例,约占3%。

## 65.5 诊断

根据病史及临床表现,一般诊断并不困难,尤其是对于晚期阴茎癌呈菜花状且伴有特殊恶臭的分泌物;或因阴茎已破坏呈烂肉状;或腹股沟淋巴结肿、质硬,甚至溃烂时,则诊断更可确立。但对某些早期阴茎癌患者,诊断则较难,因有包茎而不能直接检视阴茎龟头部,时常只能隔着包皮触及可疑肿块,且常不易与包皮垢等相鉴别。对这些患者应即时施行包皮环切手术,若包皮与阴茎头有粘连,则应尽量剥离以显露冠状沟处,仔细检查包皮内板、冠状沟、阴茎头、包皮系带等处有无溃疡、肿块等异常情况,如发现有可疑病变应立即做活组织检查或细胞学检查,以达到早期诊断。对包皮过长的患者将包皮上翻进行同样的检查。若包皮环切术的患者,伤口经久不能满意愈合,则应警惕局部有无癌变可能,需及时活检。

阴茎癌诊断确定后,尚应明确有无腹股沟及盆腔淋巴结转移等。应仔细检查耻骨联合上区和双侧腹股沟等部位有无肿块,以及肿块的硬度、大小和数目。如发现耻骨上或腹股沟淋巴结肿大的长径>1.5cm、质坚硬,或经短期抗炎药物治疗不见好转者,则癌转移的可能性很大,应即时做细胞学或活组织检查。B超、CT及MRI等检查能比较全面地了解盆腔淋巴结有无肿大、转移,对评估非常肥胖的患者腹股沟区以及做过腹股沟区手术患者的淋巴情况尤其重要。

## 65.6 鉴别诊断

### (1) 阴茎乳头状瘤

可发生在阴茎的包皮、阴茎头及冠状沟等处。肿瘤可有蒂或无蒂,边界清楚,表面呈红色或淡红色;肿瘤质软。如有继发感染则有恶臭分泌物,亦可有表面溃疡形成或出血;生长较慢。较大的乳头状瘤常不易与阴茎癌相鉴别,依靠活组织检查才能明确诊断。本病虽属良性肿瘤,但有的组织生长很活跃,甚至有癌变。该病一般可行肿瘤局部切除治疗。

### (2) 阴茎白斑症

许多学者认为这是阴茎癌的癌前病变。常发生于包皮、阴茎头及尿道外口等处。病变边界清楚,呈灰白色,大小不等,继发感染及渗出物均较少,但也有表面糜烂并有少量渗出物。此病常伴有癌变,应以手术切除为主。

### (3) 阴茎增殖性红斑症

此病也认为是阴茎癌的癌前期病变,病变常发生于阴茎头,生长较慢,呈淡红色圆形斑状,可单发或多发,边界清楚,斑块中常呈乳头状,有鳞屑,也可发生溃疡。可发展为鳞状细胞癌,需手术治疗。

### (4) 尖锐湿疣

可发生于阴茎头、冠状沟及包皮内板,病变突起呈菜花状、乳头状、颗粒或结节状,呈紫红色,大小和数目不定,可有蒂,表面可糜烂。

### (5) 阴茎结核

结核可发生在阴茎头、阴茎系带处。最初为红色脓疱,脓疱破溃后呈浅性溃疡;其周围较硬,基底为肉芽组织。如溃疡继续扩大,可累及阴茎海绵体,严重的可破坏阴茎头,有的可产生尿道瘘。通过溃疡的分泌物可找到结核分枝杆菌,但应区别是包皮垢分枝杆菌还是结核分枝杆菌。如诊断有困难,应做活组织检查。

### (6) 阴茎角

此病较少见,一般在阴茎头某部表面突起生长,呈灰黄或褐色,边界清楚,质坚硬;有的呈柱状或棍状,可长达5~9cm,表面干燥。如仅将其突出部分切除,可继续生长,亦有癌变可能。

### (7) 阴茎性病

由性病引起的硬下疳与软下疳等也应与阴茎癌相鉴别,阴茎性病有逐年增多的趋势。

## 65.7 治疗

阴茎癌的治疗仍以手术为主,放疗、化疗也有一定的疗效。

### 65.7.1 手术

阴茎癌确诊后若不治疗,绝大多数于2年内死亡,术后5年生存率约为60%。根据肿瘤的大小、部位、侵犯深度以及有无腹股沟淋巴结转移等分级、分期的情况,结合患者年龄和身体状况以及治疗意愿,可分别采用包皮环切术、阴茎部分切断术、阴茎全切除术及髂腹股沟淋巴结清扫术。

(1) **包皮环切术**

包皮环切术一方面有利于明确诊断,另一方面也是治疗早期阴茎癌的一种方法。

1) 适应证 早期阴茎癌,病变局限于包皮内板,体积较小且较浅者;包皮环切术后,肿瘤可进行单纯放疗者。

2) 禁忌证 肿瘤范围较大,侵犯较深,单纯包皮环切不足以保证病灶完全切除。

3) 步骤 麻醉后,远离肿瘤部位纵行切开包皮,翻转包皮显露阴茎头,明确病变部位后环形切除包皮(包括肿瘤)。

(2) **阴茎部分切除术**

阴茎部分切除术是治疗早期阴茎癌的一种手术方法。

1) 适应证 早期阴茎癌,肿瘤局限于阴茎头部或冠状沟者。

2) 禁忌证 肿瘤侵犯较广,其近端正常阴茎<3cm者。

3) 步骤 麻醉后,远端及肿瘤部用消毒纱布包裹并结扎,以免污染手术野。橡皮止血带或橡皮筋环扎阴茎根部,阻断血流以减少出血。距肿瘤近端边缘2.0~2.5cm做环形切口(图65-3),切开皮肤、阴茎浅筋膜,分离、切断、结扎阴茎背浅静脉、背深静脉、背动脉和切断背神经。沿切口横断阴茎海绵体。结扎其内的阴茎背深动脉,注意保留与尿道相邻的阴茎海绵体的膜。向阴茎海绵体断端远侧分离1.0~1.5cm,横断尿道。缝合阴茎海绵体,松解止血带,止血后,缝合阴茎筋膜及皮肤。将尿道残端剪成两瓣,外翻缝合重建尿道外口,术后短期保留导尿管(图65-4)。

(3) **阴茎全切除术**

阴茎全切除术是治疗比较晚期阴茎癌的一种手术方法。

1) 适应证 较晚期的阴茎癌,阴茎海绵体已有浸润,或肿瘤浸润已达阴茎一半以上,残留<3cm者;晚期阴茎癌无法根治,为消除症状。

2) 禁忌证 髂腹股沟淋巴结转移,压迫血管而发生下肢水肿,或已有血行转移者。

3) 步骤 包裹肿瘤,环绕阴茎根部做梭形切口,上端正中向下腹延长1.0~1.5cm,下端正中同

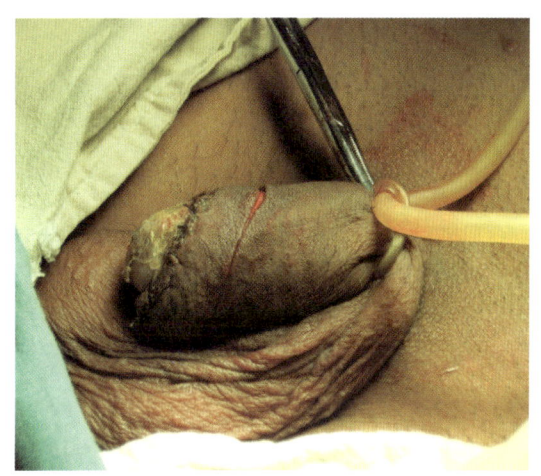

**图65-3 阴茎部分切除术(切缘)**

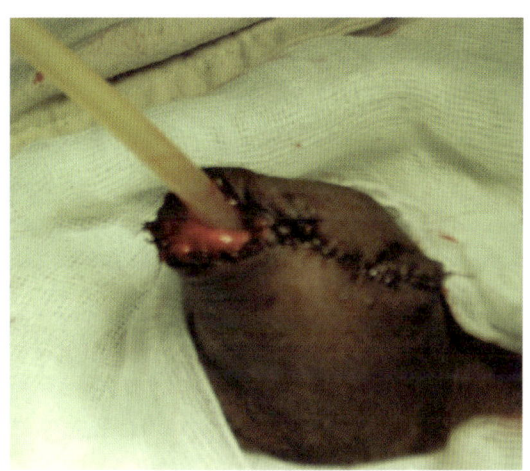

**图65-4 阴茎部分切除术后缝合口及留管**

样延长。切开皮肤、筋膜,切断阴茎悬韧带,清除下腹肌肉表面及两侧精索间淋巴组织。分离、切断、结扎阴茎背动脉、静脉,切断背神经。于阴茎腹侧距肿瘤2.5cm处横断尿道海绵体,沿白膜表面分离直达球部尿道。耻骨支处切断阴茎海绵体,缝合残端。会阴正中皮肤做2cm直切口,拉出尿道残端,剪成两瓣,外翻缝合重建尿道外口。固定导尿管,缝合切口。

(4) **髂腹股沟淋巴结清扫术**

淋巴结清扫术是中晚期阴茎癌根治术的一个部分。但也有学者主张在早期阴茎癌患者中对原发病变切除后,常规进行双侧腹股沟淋巴结清扫术。

1) 适应证 腹股沟淋巴结肿大,活检阳性,则根据患者全身情况,一期或分期进行双侧腹股沟淋巴结清扫术;腹股沟淋巴结肿大,质硬,固定,伴有肿

瘤转移至其他部位征象者,即使活检阴性,也需行淋巴结清扫术。

2）禁忌证　腹股沟淋巴结转移压迫血管发生下肢水肿,或已有血行播散,全身情况较差,不能耐受手术者。

3）步骤　腹股沟弧形切口,或直切口,或下腹部弧形切口,切开皮肤及浅筋膜,紧贴皮下将皮肤与皮下缘平面,外达缝匠肌内侧,内抵内收肌,清扫皮下脂肪、筋膜、淋巴及血管。

若盆腔淋巴结有转移,则髂前上棘内侧 2 cm 处切开腹外斜肌、腹内斜肌、腹横肌,切断、结扎腹壁下血管,显露盆腔内腹膜后间隙,沿髂总血管分叉处向下剥离脂肪、淋巴组织直至耻骨梳韧带、闭孔内肌及髂内血管表面。

（5）Mohs 显微外科手术

Mohs 显微外科手术是在显微镜调控下,一层层切除阴茎病变,并立即对切除的阴茎病变做冷冻切片病理检查,来保障肿瘤切除的彻底性[11]。该方法提供了在尽可能保留器官情况下对阴性切缘准确度的控制,但对较高分期或较大肿瘤的效果不佳。

### 65.7.2　放疗

较小的病灶,单纯放疗可治愈,且不影响阴茎的排尿功能和性功能,早期阴茎癌放疗后 5 年生存率可达 100%。若照射面积较大、治疗剂量较大者,晚期常发生纤维化,使阴茎变形影响功能。术后复发者,需照射残端和双侧腹股沟区。

（1）根治性放疗

患者一般情况良好或中等,局部病灶直径最大在 2 cm 左右,浅表外生型,无浸润或轻度浸润,无淋巴结或远处转移者,可选用根治性放疗。

患者年轻,病灶 > 2 cm 而 < 5 cm,有轻度浸润;有单侧腹股沟淋巴结肿大,但是活动的,直径 ≤ 2 cm,亦可采用阴茎根治性放疗。观察腹股沟淋巴结变化,必要时做肿大淋巴结穿刺,若有转移,则同时做腹股沟淋巴结转移区术前放疗。放疗后,待原发灶控制,做腹股沟淋巴结清扫手术。

（2）姑息性放疗

原发灶直径 > 5 cm,已近阴茎根部。有深层浸润及邻近组织受累,双侧腹股沟淋巴结转移已固定或皮肤红肿,有卫星结节,但尚未溃烂者可做姑息性放疗。

患者已属晚期,但一般情况良好,为减轻患者痛苦,减轻压迫所引起的阴囊或下肢水肿,可试行给予适当剂量的放疗,有望达到姑息作用。

### 65.7.3　化疗

阴茎癌多属鳞癌,对多数化疗药物不敏感,仍宜手术为主。常用的化疗药物有博来霉素（BLM）、环磷酰胺（CTX）、顺铂（DDP）、氟尿嘧啶（5-Fu）、多柔比星（ADM）、丝裂霉素（MMC）、甲氨蝶呤（MTX）等。根据给药途径,可分为全身化疗及局部化疗。

术前、术后或晚期患者可辅以全身化疗。可选的方案有 CBP（CTX + BLM + DDP）或 FAMP（5-Fu + ADM + MMC + DDP）。肿瘤表浅的年轻患者,为保留阴茎完整性及功能良好,可考虑局部化疗,常用 5-Fu 局部涂。必要时仍可改为手术治疗。

### 65.7.4　其他治疗

冷冻治疗、激光治疗等基本保留阴茎外形,不影响排尿功能及性功能,也有较好的疗效,可作为一种手术替代疗法。其他如中医中药、免疫因子及基因治疗等,尚待进一步研究。

## 65.8　预后

阴茎癌是一种发病率较低、恶性程度也较低、早期疗效较好的恶性肿瘤。从病因学上手,多数阴茎癌是可以预防的。以手术为主的综合治疗,5 年生存率可达 60% 左右,早期的甚至可达 100%。早期诊断与彻底治疗是提高疗效的关键,腹股沟淋巴结清扫术对预后也有较大的影响。

（张　立）

### 主要参考文献

[1] Ornellas AA, Seixas AL, Marota A, et al. Surgical treatment of invasive squamous cell carcinoma of the penis: retrospective analysis of 350 cases. J Urol, 1994, 151: 1244-1249.
[2] 吴阶平主编. 吴阶平泌尿外科学. 济南: 山东科学技术出版社, 2004: 1011-1020.
[3] 钟华, 顾方六. 阴茎癌研究的近展. 中华外科杂志, 1995, 33: 382-384.
[4] Soria JC, Fizazi K, Piron D, et al. Squamous cell carcinoma of the penis: multivariate analysis of prognostic factors and natural history in monocentric study with a conservative policy. Ann Oncol, 1997, 8: 1089-1098.
[5] 刘耀庭, 李秀霞, 程伟. 泌尿外科肿瘤发病情况的变化. 临床泌尿外科杂志, 1997, 12: 47-48
[6] Yamada Y, Gohji K, Hara I, et al. Long-term follow-up study of penile cancer. Int J Urol, 1998, 5: 247-251.
[7] 章仁安, 熊汝成, 缪廷杰, 等. 阴茎肿瘤 165 例临床分析. 中华外科杂志, 1980, 18: 507-509.
[8] 刘守业, 王圣忠, 郑兆尧, 等. 133 例阴茎癌临床分析. 肿瘤, 1987, 7:

111-112.
[9] 张思孝,丁晓东,张卫东,等.阴茎癌319例临床分析及远期随访.中华泌尿外科杂志,1989,10:173-174
[10] 黄直凡,杨名添,张亚奇,等.阴茎癌200例临床分析.中华外科杂志,1985,23:46-48.
[11] Alan JW, Louis RK, Andrew CN, et al. Campbell-Walsh Urology. 9th ed. Philadelphia: Saunders, 2006: 959-992.
[12] Maden C, Sherman KJ, Beckmann AM, et al. History of circumcision, medical condition and sexual activity and risk of penile cancer. J Nat Cancer Inst, 1993, 85:19-24.
[13] 李西启,邹积才,董家宝,等.应用原位PCR技术检测阴茎癌组织中人乳头瘤病毒DNA.临床与实验病理学杂志,1998,14:155-157.
[14] Iwasawa A, Kumamoto Y, Fujinaga K. Detection of human papillomavirus deoxyribonucleic acid in penile carcinoma by polymerase chain reaction and in situ hybridization. J Urol, 1993, 149:59-63.
[15] Leis PF, Stevens KR, Baer SC, et al. A c-rasHa mutation in the metastasis of a human papillomavirus (HPV)-18 positive penile squamous cell carcinoma suggests a cooperative effect between HPV-18 and c-rasHa activation in malignant progression. Cancer, 1998, 83:122-129.

# 66 子宫内膜癌

66.1 概述
66.2 发病率和流行病学
66.3 病因学
 66.3.1 正常的解剖和生理发生变化
 66.3.2 相关疾病
 66.3.3 外部致癌因素
 66.3.4 生活方式因素和遗传
66.4 发病机制
 66.4.1 Ⅰ、Ⅱ型内膜癌的临床病理特征
 66.4.2 Ⅰ、Ⅱ型内膜癌的分子特征
66.5 子宫内膜增生过长
66.6 病理学
 66.6.1 大体病理特征
 66.6.2 病理类型
66.7 子宫内膜癌的转移

66.7.1 直接蔓延扩散
66.7.2 淋巴转移
66.7.3 血行播散
66.8 临床表现
66.9 诊断
66.10 分期法的变迁和分期的相关因素
66.11 治疗
 66.11.1 手术
 66.11.2 术后辅助性治疗
 66.11.3 术前放疗
 66.11.4 根治性放疗
 66.11.5 激素治疗
 66.11.6 化疗进展
 66.11.7 子宫浆液性乳头状癌的治疗
66.12 小结

## 66.1 概述

子宫内膜癌与其他实体瘤一样,起源于子宫内膜故命名为子宫内膜癌(图66-1),临床上也称为子宫体癌,旨在与子宫颈癌相对应。近年来,子宫内膜癌的发病率有逐年上升的趋势,妇科肿瘤学者对子宫内膜癌投入了很大的关注和研究。据2008年上海市疾病预防控制中心公布的数据,子宫内膜癌的新发病例数已经明显超过宫颈癌,成为35~60岁女性最常见的生殖道恶性肿瘤,而且由于肥胖几乎已经成为一种流行病,导致与肥胖密切相关的子宫内膜癌的发病率在未来10年或数十年还将持续上升。特别是随着对子宫内膜癌不同病理类型的深入认识,手术—病理分期的实行,分子生物学研究进展等,有关子宫内膜癌的许多观念已经发生了很大的转变,如手术分期的实施、手术方式的转变、术后辅助治疗等,详述如下。

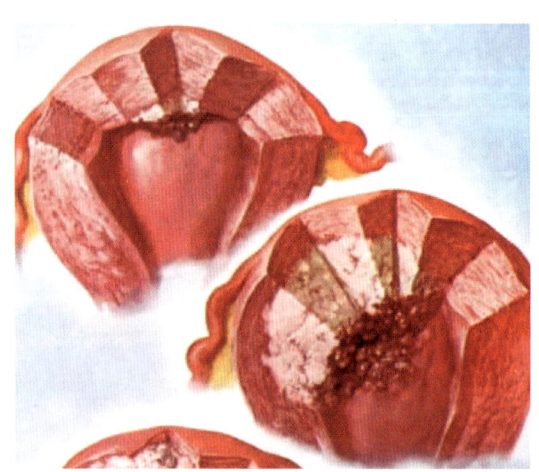

图66-1 子宫内膜癌的大体表现

## 66.2 发病率和流行病学

子宫内膜癌是女性生殖道常见的恶性肿瘤之一,

据国外资料,发病率有逐年上升的趋势。如在美国,每年的新增病例分别为:1995年32 800例,1999年37 400例,2003年40 100例,2005年40 880例,2006年41 200例,故子宫内膜癌已成为美国女性第4位的常见肿瘤,前3位依次为乳腺癌、肺癌和大肠癌;并且每年多于7 350例死于该病,死亡率仅次于卵巢癌,在引起妇女癌症死亡的最常见原因中位居第8位[1]。我国虽然还缺乏大规模调查和癌症登记分析,但从医院对子宫内膜癌与子宫颈癌收治比率的变化可以反映出内膜癌发病率在逐年上升。据报道,子宫内膜癌和子宫颈癌的发病率比值已从20世纪60年代的1:10变为现今的1:1;杨丹等回顾性分析了35年收治的子宫内膜癌病例,发现其正以每10年近似几何对数的速度增长,进入21世纪后每年的平均病例数是30年前的40倍之多[2]。此外,据上海市肿瘤研究所张薇、项永兵等"1973~1999年上海市区老年人恶性肿瘤发病趋势分析"一文报道可以看出,上海市妇女的子宫内膜癌发病率出现大幅上升,期间总增加比例为166.30%,年增长率为4.41%[3]。另据上海市疾病预防控制中心专业报道,上海市区新发子宫内膜癌病例正在逐年增加,如2002年为545例,2004年为620例,较前明显增加[4]。此外,从复旦大学附属肿瘤医院1996~2006年11年收治的病例数,也可看出明显的增加趋势。复旦大学附属肿瘤医院1996~2006年共收治子宫内膜癌564例,从图66-2中可以看出,每年收治的子宫内膜癌患者呈直线上升,2006年收治的患者数是10年前的6倍[5]。这也可能与我国妇女平均寿命延长,进入更年期或老年期妇女增多,以及就医条件改善和诊断技术提高等有关。

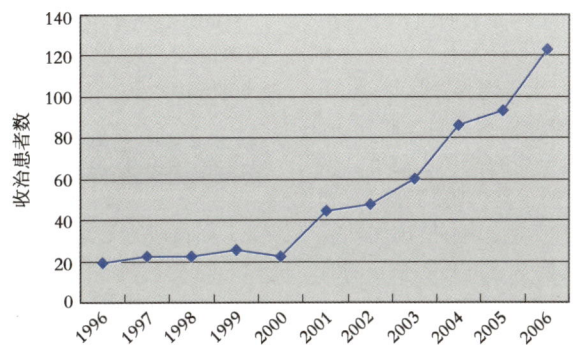

**图66-2　复旦大学附属肿瘤医院1996~2006年收治子宫内膜癌病例数**

子宫内膜癌的发病有其年龄特征,好发于老年妇女,主要是绝经后妇女或围绝经期妇女,占全部子宫内膜癌病例的75%以上。绝经前妇女患子宫内膜癌的比例<25%,而<40岁患者则更少,仅占1%~8%。据国外资料报道,其中位发病年龄为60~65岁。复旦大学附属肿瘤医院妇科在1996~2004年收治子宫内膜癌病例345例,包括绝经前妇女127例,绝经后妇女218例;年龄最大者81岁,最小26岁,中位年龄55岁,其中3%的病例为<40岁的生育年龄妇女。

## 66.3　病因学

子宫内膜癌的发病相关因素大致可分为四大类:分别是:①正常的解剖和生理发生变化,如肥胖、不孕、晚绝经;②相关疾病所致,如糖尿病、高血压等;③外部致癌因素的暴露,如长期的无孕酮拮抗的雌激素刺激;④生活方式因素和遗传。

### 66.3.1　正常的解剖和生理发生变化

**(1) 肥胖**

早在半个世纪前人们已认识到肥胖是子宫内膜癌发病的危险因素,并试图阐明肥胖致病的生物学原因。虽然体重明显增加是子宫内膜癌发病的高危因素,但由于每个患者体形和身高各异,单用体重来衡量肥胖尚不够客观,故目前均以体质指数(body mass index,BMI)来表示肥胖程度。在瑞典的一个大型研究中,Winepress等发现BMI与子宫内膜癌的发生有剂量—效应关系,即BMI每增加1个单位[BMI=体重(kg)/身高(m)$^2$],子宫内膜癌的相对危险增加9%。与BMI<22.5的女性相比,BMI在30~40的女性发生子宫内膜癌的风险大约增加3倍,而BMI>34的女性大约增加5倍。在同一研究中作者还发现>18岁的女性,其体重增加的意义与BMI相同,即青春期后体重每增加1kg,子宫内膜癌的相对危险度将增加大约3%[6]。而且,肥胖引起子宫内膜癌的机制也已从内分泌学研究得到证实,即脂肪中的芳香化酶能将雄烯二酮转化为雌酮所致。

### (2) 月经和生殖因素

无排卵、不育、晚绝经、应用避孕药等也与子宫内膜癌的发生相关,尤其是已婚妇女的不育和晚绝经,两者都有体内雌激素水平的升高,因此都符合无拮抗雌激素理论的假设。如不孕症患者一般都存在无排卵周期而导致子宫内膜长期暴露于雌激素的刺激下。一篇关于生殖门诊就诊女性癌症危险因素的分析发现,因不排卵导致不育的女性中患子宫内膜癌的人数极多。从复旦大学附属肿瘤医院收治的患者中也观察到相似的结果,345例子宫内膜癌患者中31例有不孕史。此外,晚绝经可能由绝经过渡期无排卵周期所致,晚绝经的女性常有较长的绝经过渡期,也可能是长期暴露于无排卵周期而无孕激素"营救"使内膜周期性蜕落。故不孕不育能增加子宫内膜癌的风险,而与之相反,每增加一次怀孕,即可一定程度降低子宫内膜癌的发病风险。此外,末次怀孕年龄越高,患子宫内膜癌的概率也越低。据研究者推测,伴随胎盘娩出的子宫内膜"剥落"有利于清除异常前体细胞。除怀孕的影响外,因为哺乳期体内雌激素水平较低,故妇女母乳喂养孩子的时间延长似乎也有保护子宫内膜的作用。

现已有明确证据表明,使用口服避孕药可降低子宫内膜癌发病的危险度,且有剂量依赖关系,也即服用期限较长,患子宫内膜癌的危险性将越低。研究表明,长期暴露于含孕激素的复合制剂对子宫内膜有长远保护作用。同时,研究者也观察到甲羟孕酮对子宫内膜有保护作用。至于其他相关的避孕措施:如输卵管结扎术和宫内节育器(ICD)是否也有同样的作用,目前尚未发现相关的研究结果。

## 66.3.2 相关疾病

关于子宫内膜癌与糖尿病之间的关系以及是否也与糖尿病类型有关,相关文献报道的结论并不完全一致。Winepress及其同事发现子宫内膜癌与1型和2型两种糖尿病都有关,而Parazzini等发现糖尿病与子宫内膜癌无任何相关性。关于体重和糖尿病之间的相互作用,两个研究均未发现患糖尿病而体重正常的妇女会增加患子宫内膜癌的风险,但同时有糖尿病和肥胖症的患者则明显增加了患子宫内膜癌的风险。从复旦大学附属肿瘤医院收治的345例子宫内膜癌病例分析中,发现伴有高血压者占28.3%,伴有糖尿病者占44%[6]。目前对肥胖症和糖尿病之间协同效应的解释是:除了雌激素可导致子宫内膜癌的发生外,胰岛素或胰岛素样生长因子也可能在子宫内膜癌的发生、发展中发挥着重要的补充作用。

与上述两个增加子宫内膜癌发生的疾病相反,骨折患者的子宫内膜癌发病风险较无骨折患者明显降低,这可能是骨折患者易有骨质疏松,而骨质疏松者常与体内的低雌激素水平相关。

此外,一些其他疾病也可能与内膜癌的发生有关,但只是个案报道。虽然这些报道尚不能正式用于估计危险度,但却为子宫内膜癌发病的"无拮抗雌激素"理论提供了更多的支持。首先是子宫内膜癌与肝硬化有关的病例报道,其原因在于肝硬化患者的雌激素清除能力降低;其次常见功能性的卵巢肿瘤(如卵巢颗粒细胞瘤和卵泡膜瘤)与子宫内膜癌有关的病例报道,这是由于功能性卵巢肿瘤可分泌过量的雌激素。

## 66.3.3 外部致癌因素

如长期的无黄体酮拮抗的雌激素刺激。

### (1) 雌激素替代疗法

子宫内膜癌的流行发生在20世纪70年代的美国,这可能与当时绝经期妇女使用无拮抗雌激素替代疗法有关,从病例对照研究和队列研究得出的众多数据都支持这一点。根据Grady等的Meta分析,1970~1994年发表的37个关于激素替代疗法(hormonal replacement therapy,HRT)与子宫内膜癌的流行病学研究,认为"曾经使用"激素替代治疗的大致相对危险度(RR)和95%可信限为2.3(2.1~2.5)。发病危险度与剂量—效应明显相关,使用未满1年的相对危险度为1.4(1.0~1.8),使用9~10年的相对危险度则为9.5(7.4~12.3)[7]。也有学者认为激素替代疗法与子宫内膜癌的关系可能是由于存在"监测"偏倚,即临床医师更多地对服用激素后出现阴道不规则出血的妇女进行内膜活检,而比较容易忽略未用激素替代疗法的患者。但是毫无疑问,无拮抗雌激素替代疗法与子宫内膜癌的发生之间肯定存在着因果关联。

此外,服用"弱"雌激素,如雌三醇和低剂量绝经期激素也可能存在风险。目前另有一些观察也已引起人们关注,如以中草药形式服用的植物雌激素的妇女也可能面临子宫内膜癌风险的增加。故临床医师在询问病史时也应问患者在绝经前后是否服用过这类药物,从而及时确定是否需要进行子宫内膜筛检。

**(2) 他莫昔芬**

他莫昔芬(tamoxifen)又称三苯氧胺,是一种选择性雌激素受体调节剂(selective estrogen receptor modulator, SERM),它在乳腺中有雌激素拮抗剂效应,但在子宫中却有雌激素激动剂效应。自从1988年Killackey首次报道了3例接受他莫昔芬抗雌激素治疗的乳腺癌伴第二原发子宫内膜癌患者以来,已有许多关于他莫昔芬相关子宫内膜癌的报道,并充分阐明了他莫昔芬治疗乳腺癌和诱发子宫内膜癌的关系。最有说服力的是1989年Fornander等回顾性分析了1846例早期乳腺癌应用他莫昔芬治疗随机分组的临床试验,他莫昔芬治疗组931例,对照组915例,他莫昔芬治疗组患子宫内膜癌的相对危险增加了6.4倍,并且与他莫昔芬的剂量和应用时间有关,而危险最大的是使用他莫昔芬40 mg/d>5年的一组。1994年Fish等报道,将2 483例淋巴结阴性,雌激素受体(ER)阳性浸润性乳腺癌患者随机分成他莫昔芬治疗组20 mg/d和对照组,结果发现治疗组中15例发生子宫内膜癌,其中76%年龄>60岁,平均用药时间为35个月,约36%的患者是在应用他莫昔芬2年内发生,而6例在用药9个月内发生,表明部分子宫内膜癌的发生可能与他莫昔芬并无直接关系,而且他莫昔芬的应用明显减少了乳腺癌的复发和对侧乳腺癌的发生。在Fish的报道中,应用他莫昔芬组复发率从227.8‰下降到123.5‰,对侧乳腺癌的发生率从40.5‰下降到23.5‰,故认为他莫昔芬治疗乳腺癌的益处明显大于诱发子宫内膜癌的可能。至今已有较多病例对照研究和队列研究的综述论述他莫昔芬与内膜癌的关联性,国际癌症研究机构也认为使用他莫昔芬可增加患子宫内膜癌的危险性。在近期的一个关于乳腺癌化学预防的临床试验研究发现,使用他莫昔芬5年患子宫内膜癌的危险大大增加,是对照组的2~3倍。雷洛昔芬,是另一种选择性雌激素受体调节剂,在乳腺和子宫均作为一种雌激素拮抗剂,认为其没有增加子宫内膜癌的风险。另外有一个报道提示,使用精神药物可导致患子宫内膜癌的危险性小幅增加,这一结果正好处于统计学意义的临界点上[8]。

## 66.3.4 生活方式因素和遗传

目前已知有些生活方式因素与子宫内膜癌的发病有关,包括饮食习惯、运动、饮酒、吸烟等。鉴于肥胖与子宫内膜癌的强相关度,可以推测并且已经发现单纯热量过剩就是子宫内膜癌的一个危险因素。有两项研究也显示食用蔬菜,尤其是含高胡萝卜素,可降低子宫内膜癌发病的危险性。许多研究也发现,增加体力活动可降低子宫内膜癌发生的风险,这个观察与"雌激素假说"相符合,因为体力活动可以降低内源性雌激素水平。

已经调查的与子宫内膜癌有关的其他生活方式,包括酗酒和吸烟。从乙醇可能增加雌激素水平以及乙醇与乳腺癌之间的关系可以推测,酗酒会增加子宫内膜癌的风险。然而,也有多项研究调查发现饮酒与子宫内膜癌无关。相反,有证据表明吸烟可能会降低雌激素水平,这可能与阻断了芳香酶的作用相关。

子宫内膜癌的发生与遗传相关,表现为子宫内膜癌可能是作为遗传性非息肉性结直肠癌(HNPCC)的一部分发生的;也可能存在着这种现象,即有子宫内膜癌家族史的其他家庭成员中子宫内膜癌的发生危险增加。总而言之,有一级亲属患子宫内膜癌的家族史会小幅增加其子宫内膜癌的风险,大约为对照组的1.5倍。对于家族中有20~54岁发生子宫内膜癌的女性,其患子宫内膜癌危险度会更高,大约为3倍。复旦大学附属肿瘤医院的345例子宫内膜癌病例资料中,75%有肿瘤家族史,46%还有其他部位的第2个肿瘤的病史。

综上所述,患子宫内膜癌的女性往往有体重超重、晚绝经、不育,可能很少使用口服避孕药,并且可能有服用无孕激素拮抗雌激素治疗史或使用他莫昔芬治疗史等特征。大多数子宫内膜癌的危险因素似乎都与雌激素过剩相关,如无排卵、不育、肥胖、晚绝经、多囊卵巢综合征、卵巢颗粒细胞肿瘤和卵泡膜肿瘤、激素替代疗法、遗传等都是子宫内膜癌的发病高危因素,而且上述所有因素在子宫内膜癌的流行病学上似乎最终都被解释为无拮抗的雌激素过剩所致。流行病学调查还发现饮食与营养与子宫内膜癌发病有关,东西方发病率差异(西方高发病率和东方低发病率)的明显对照表明营养在发病中的地位,尤其是高脂肪的摄入,大量高脂肪摄入可通过雄酮水平升高和芳香化加速两种途径代谢导致内源性雌激素水平增高,此外还包括糖尿病、子宫内膜增生过长、子宫内膜癌家族史和外源性雌激素的应用等,研究表明长期的无黄体酮拮抗的雌激素刺激是子宫内膜癌的主要发病因素。美国的癌症预防策略中已有建议明确表示女性应维持健康饮食和理想体重,在应用激素替代疗法时应同时使用雌激素/黄体酮,并且建议激素替代疗法应用者应定期进行子宫内膜监测。

然而,由于子宫内膜癌的病理类型较多,如较常见的就有子宫内膜样腺癌、黏液腺癌、浆液性乳头状腺癌、透明细胞癌、未分化癌等,但其中以子宫内膜腺癌最多,占绝大多数,约占85%,故本文讨论的上述流行病学特征主要与这种最常见病理类型(子宫内膜样腺癌)相关。此外,子宫内膜样腺癌的发生常与子宫内膜增生过长有关,尤其是不典型增生,故子宫内膜癌的流行病学特征同样也是子宫内膜增生症的相关因素。至于这些流行病学特征是否也与非子宫内膜样癌(如黏液腺癌、浆液性乳头状腺癌、透明细胞癌、未分化癌等)相关,目前尚不清楚。

## 66.4 发病机制

如上所述,虽然无拮抗雌激素的应用与子宫内膜癌关系密切,但并不是全部子宫内膜癌都能用雌激素理论来解释,故可能还有其他的致癌机制尚未阐明。目前将子宫内膜癌分为Ⅰ型和Ⅱ型,两型内膜癌具有不同的发病机制,两者的临床演变和分子特征有很大差异(图66-3)。

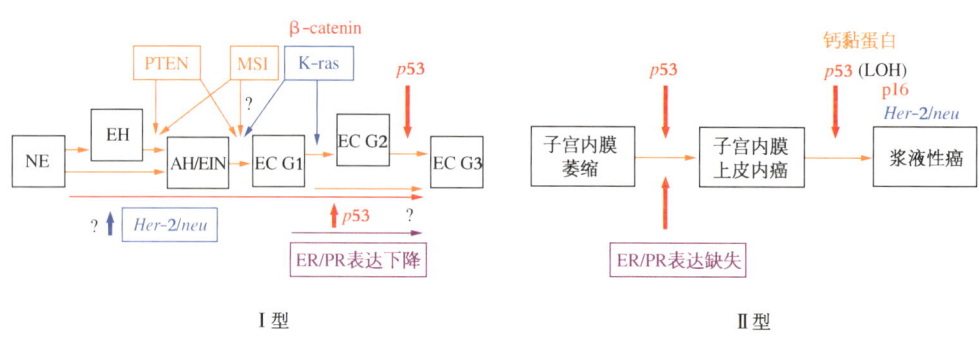

图66-3　Ⅰ、Ⅱ型内膜癌的发病机制

### 66.4.1　Ⅰ、Ⅱ型内膜癌的临床病理特征

子宫内膜癌可分为Ⅰ型和Ⅱ型。Ⅰ型为雌激素相关型,主要指在子宫内膜增生的基础上发展而致的子宫内膜腺癌,占大多数,发病年龄相对较轻(大部分为绝经前或围绝经期),高分化,子宫肌层浸润较浅,有比较稳定的临床过程和较好的预后(诊断时大部分为临床Ⅰ、Ⅱ期),5年生存率为80%。Ⅱ型为非雌激素相关型,占小部分,主要指子宫内膜浆液性乳头状腺癌,还包括透明细胞癌、腺鳞癌和未分化癌等,发病年龄相对较大(大部分为绝经后),癌周内膜为萎缩性子宫内膜,癌组织低分化,子宫肌层浸润较深,有进展性的临床过程,预后差,5年生存率<30%[9]。

### 66.4.2　Ⅰ、Ⅱ型内膜癌的分子特征

两型子宫内膜癌除了病理类型、临床特征不同外,两者的分子基础也明显不同。Ⅰ型的发病与雌激素有密切关系,该类患者常有子宫内膜增生过长然后进展、癌变的病史。其作用机制为"两步机制",即雌激素与相应的ER结合后引起细胞核内染色质改变和DNA转录变化,相关的癌基因为 K-ras, C-erb B2, c-myc, bcl-2 的激活,抑癌基因 PTEN 失活, DNA错配修复基因突变。据报道 K-ras 突变率为13%~26%,DNA错配修复基因突变发生率为10%~20%,两者在癌的发展过程中发生较早;p53 基因突变率较低,为5%~10%,且发生较晚;而ER和孕激素受体(PR)阳性率高,为70%~80%。Ⅱ型的发病与雌激素无关,但与不典型转化有关,部分甚至发生于萎缩的子宫内膜基础上。其分子基础主要与抑癌基因 p53 突变失活相关,发生率为80%~90%,且发生较早,C-erb B2 扩增与过度表达率也比Ⅰ型高,但ER、PR阳性率明显低于Ⅰ型患者[9](表66-1,图66-3)。由此可见,两种不同类型子宫内膜癌临床病理特征的差异是由生物学特性决定的,两种类型可能存在着不同的致癌途径。

表66-1 子宫内膜样腺癌（Ⅰ型）和子宫非内膜样腺癌（Ⅱ型）的基因变化比较

| 项 目 | 功能改变 | 功能改变比例（%） | |
|---|---|---|---|
| | | 子宫内膜样腺癌 | 子宫非内膜样腺癌 |
| p53 | 突变 | 5～10 | 80～90 |
| PTEN | 失活 | 55～83 | 11 |
| K-ras | 突变激活 | 13～26 | 0～10 |
| MLH1 | 微卫星灶不稳定 | 17 | 5 |
| 周期蛋白 D1 | 过表达 | 41～56 | 19 |
| p16 | 失活 | 20～34 | 10 |
| Rb | 失活 | 3～4 | 10 |
| bcl-2 | 失活 | 65 | 67 |
| bax | 失活 | 48 | 43 |
| ER、PR | 阳性 | 70～73 | 19～24 |

此外，除表66-1中列出的子宫内膜样腺癌（Ⅰ型）和子宫非内膜样腺癌（Ⅱ型）外，目前认为应该还有第3类子宫内膜癌存在，那就是以癌症遗传综合征的形式出现者，如林奇综合征（Lynch syndrome）等。虽然临床上遇到这类遗传型癌的机会并不多，但由于其为家族性集聚出现，为仔细分析其基因变化提供了独特的机会，故已引起许多研究者的关注。尽管如此，与遗传相关的子宫内膜癌中特定的基因改变在散发的子宫内膜癌中也会出现，如PTEN基因失活与HNPCC的错配修复基因缺陷在散发的子宫内膜癌组织中也常有表达。

## 66.5 子宫内膜增生过长

女性激素周期性变化导致子宫内膜周期性再生、分泌和剥脱。而对于无排卵或排卵不规则的妇女，因持续的雌激素刺激可引起子宫内膜持续增生，病理检查时可诊断为子宫内膜增生过长。多见于内源性、外源性雌激素水平持续较高的患者，如无排卵引起不孕的妇女、更年期卵巢功能衰退的、无排卵功能者和长期服用无拮抗雌激素和过度肥胖的妇女。

国际妇科病理协会（ISGYP）于1981年建议按Norris提出的标准，按子宫内膜腺上皮细胞有无异型性进行分类。无细胞不典型子宫内膜增生包括单纯增生和复杂性增生，有细胞不典型者称为不典型子宫内膜增生过长，按程度又分为轻度、中度、重度不典型增生。其诊断标准如表66-2所示。

表66-2 常用的子宫内膜增生的分类和定义

| 分类 | 定 义 |
|---|---|
| 单纯增生 | 腺体增多，管腔扩张，基质减少，无腺体拥挤现象 |
| 复杂性增生 | 腺体增多，轮廓不规则，结构复杂，有腺体拥挤现象但没有异型性 |
| 单纯不典型性增生 | 上述的单纯增生伴细胞异型性 |
| 复杂性不典型性增生 | 上述的复杂性增生伴细胞异型性 |

Kurman等对170例不同程度子宫内膜增生过长病例随访并定期做诊断性刮宫和组织学检查，平均随访时间13.4年，无细胞不典型组仅1.6%（2/122）发展为内膜癌，而不典型增生组癌变发生率达23%（11/48），两组间有显著性差异（$P<0.001$）。故认为细胞不典型是判断有无恶变倾向的最重要的病理诊断依据[10]。Kurman还发现不典型增生组发展为内膜癌的平均时间为4年，而单纯增生组发展成内膜癌的平均时间为10年左右。Xie等回顾性研究了150例通过诊断性刮宫诊断为子宫内膜增生的患者，这些患者随后都接受了子宫全切术，术后病理发现内膜诊断性刮宫和手术病理的符合率为77%～

92%,发现部分增生病例中有隐匿性癌存在,以复杂性不典型增生最常见,表明复杂性不典型增生与子宫内膜癌的关系最密切。虽然并不是全部的内膜增生病例都会进展为癌,但确有相当比例最终发展为内膜癌,而且随着细胞异型性的增加而增加。即便如此,明确究竟哪些患者有肿瘤进展、癌变的风险仍是一个没有解决的问题。

子宫内膜增生症最常见的症状是不规则阴道出血,确诊的唯一方法是内膜活检或诊断性刮宫取内膜组织送病理检验。

子宫内膜增生过长的治疗必须对病变程度、有无细胞不典型性、患者年龄以及对生育要求进行综合考虑。首先是去除病因,如病因为外源性激素所致,应停用雌激素或加用孕激素;若是无排卵导致的单纯或复杂性增生过长,则可选用孕激素治疗;对≤40岁的年轻增生过长患者行诊断性刮宫后可不需进一步治疗。对部分年龄≤40岁的子宫内膜重度不典型增生,而患者又有生育要求,亦可考虑保守治疗,即孕激素治疗,约30%的患者可经药物治疗治愈并正常分娩,若对孕激素治疗无效者则需行全子宫切除[11]。此外,还有一点值得注意的是,复杂性不典型性子宫内膜增生经常与高分化子宫内膜癌可能同时存在,如Kurman和Norris的回顾性研究中,29%术前诊断为复杂性不典型子宫内膜增生的患者其子宫切除标本实际上已经是Ⅰ级分化子宫内膜样腺癌。因此,临床医师在用孕激素治疗任何年轻女性的复杂性不典型子宫内膜增生的时候,可能实际上是在治疗未诊断出的分化Ⅰ级的子宫内膜样腺癌。也正因为如此,只要患者没有强烈的保留生育功能的愿望,医师应该对所有的复杂性不典型子宫内膜增生患者建议行子宫切除手术作为标准治疗。

对绝经后患者,由于其潜在恶变率较高,且重度不典型增生和高分化腺癌既较难明确区别又可能同时存在,故治疗更需积极,多建议行全子宫、双附件切除术。

## 66.6 病理学

肿瘤的临床和病理密不可分,而在子宫内膜癌中病理学诊断显得更为重要,从国际妇产科联盟(FIGO)1988年修订的手术—病理分期系统即可见一端倪。无论是子宫内膜癌的诊断,还是众多与预后相关的因素,如肿瘤分级、病理类型、肌层浸润深度、宫颈管是否累及、血管或淋巴管有否癌浸润、癌周子宫内膜呈增生状态抑或萎缩状态、淋巴结转移和腹腔细胞学检查等都需依靠病理学诊断来确定。所有这些病理因素,不仅与患者的预后密切相关,而且还决定着术后治疗方案的制订和治疗效果。

1994年ISGYP根据肿瘤细胞类型而确定的子宫内膜癌分类方法可将子宫内膜癌分为8类:①子宫内膜样腺癌;②浆液性乳头状腺癌;③透明细胞癌;④黏液性腺癌;⑤鳞状细胞癌;⑥移行细胞癌;⑦未分化癌;⑧混合细胞癌。新的分类法认为有两种或两种以上细胞类型的肿瘤存在应归类为混合型,如子宫内膜样腺癌和浆液性乳头状腺癌混合存在,即使第2种细胞类型浆液性乳头状腺癌的成分很少,仅占10%,但只要有预后意义(如浆液性),就应当在病理报告上反映出来。

### 66.6.1 大体病理特征

虽然子宫内膜癌有上述8类病理亚型,但其大体特征基本相同。对于绝大部分病例而言,与其他空腔脏器的癌症一样,大体上可分为以下两种。

(1) 局限型腺癌

大多数子宫内膜癌,肿瘤开始为宫底或宫角部的无蒂或有蒂的肿物,其质软、脆,表面可能发生出血、坏死、溃疡或感染,而且容易有深肌层侵犯和子宫外转移(图66-4)。

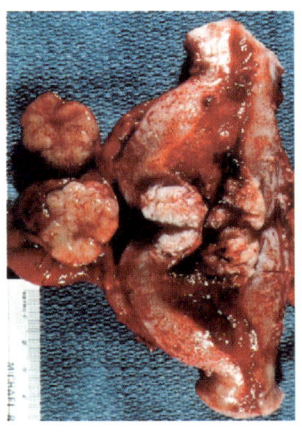

图66-4 子宫底部近宫角处的病灶伴附件转移

(2) 弥漫型腺癌

肿瘤沿内膜层蔓延,可侵犯内膜大部分或全部,常呈不规则息肉状,浸润肌层较晚,子宫较大并且出现症状较早。病变可沿子宫腔向下蔓延侵及子宫颈管(图66-5)。

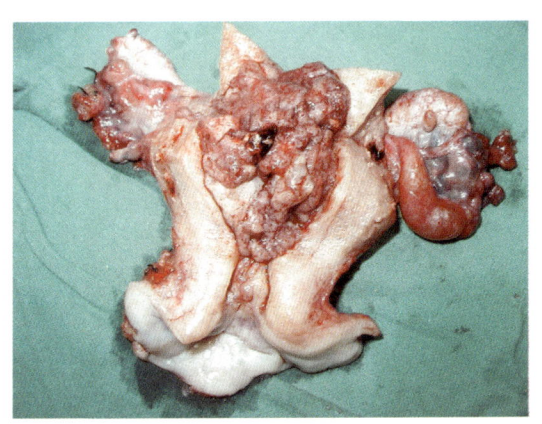

图66-5 子宫腔内弥漫型腺癌并已累及颈管

笔者曾统计分析了复旦大学附属肿瘤医院1996~2004年子宫内膜癌的术后大体标本,发现局限型腺癌者占62%,弥漫型病灶者占21%,其他类型占17%。

然而也有部分内膜癌病例并不如上面描述的那么典型。如病变可表现为不规则粗糙颗粒状组织,也有部分病例可有明显的息肉样肿块伸入宫腔甚至有时长满宫腔;肿瘤组织质软、为淡褐色到白色,但有时也会质硬如沙砾,可能会有明显的出血或坏死点。此外,大体标本检查时常可肉眼判断有无肌层浸润或肌层浸润的深度,但不是很可靠,特别是当病理分化级别为高级别时,肉眼判断更容易失误;更有甚者,肉眼观察标本可能根本无法区别肿瘤组织与正常组织;最后,应当注意的是,有时肉眼观察时容易将正常分泌期子宫内膜误认为是内膜肿瘤。

此外,在大体检查时还需要注意,对于子宫和邻近器官包括附件有广泛肿瘤病灶的病例,需注意邻近器官(附件)的病灶是子宫内膜癌的转移灶还是附件的第二原发灶(如原发卵巢癌等)。一般说来,如果子宫的病灶与卵巢病灶的病理类型不同,则很容易就能诊断为两个都是原发癌,比较容易混淆的是卵巢癌和子宫癌的病理类型均为内膜样腺癌,则可能一个是原发灶,而另一个为转移灶;但也有可能两者都是原发癌(即原发的子宫内膜样腺癌和原发的卵巢内膜样癌)。这时候正确取材和原发部位的记录对于确定是原发肿瘤还是转移性肿瘤就非常重要。一般说来,两个原发癌的病例常具有下列特征,如:卵巢肿瘤和子宫肿瘤常有不同的病理类型;内膜癌没有或仅有浅表肌层浸润;内膜癌灶常无脉管侵犯;内膜癌灶伴有不典型子宫内膜增生;内膜癌无其他子宫外播散证据;卵巢肿瘤为单侧(占80%~90%病例);卵巢病灶位于实质区;卵巢肿瘤组织内未见脉管侵犯,病灶主要位于卵巢门;未见卵巢癌播散的其他证据;同时可见卵巢的子宫内膜异位或肌腺瘤。第2种比较容易混淆的是,卵巢和子宫部位的肿瘤其病理类型都是内膜样腺癌,但卵巢癌是原发灶而子宫病灶是转移灶的病例常具有另一些特征,如:肿瘤组织学相似;较大的卵巢肿瘤病灶,而内膜癌病灶小;卵巢内有子宫内膜异位或腺瘤存在;癌灶位于卵巢实质;卵巢直接蔓延主要至子宫体外壁;以卵巢癌典型方式播散到别处;单侧卵巢肿瘤(80%~90%病例)。然而,如果子宫内膜癌是高级别的肿瘤组织(如分化Ⅲ级内膜癌),尤其是浆液性癌等非内膜腺癌的病理类型,则更有可能是从子宫转移到卵巢的。

### 66.6.2 病理类型

子宫内膜上皮起源于苗勒管,故具有向苗勒管各种上皮分化的潜能,因此内膜癌的发生常出现有多向分化的组织成分,从而造成子宫内膜癌组织表型的多样性和分类的复杂性。国际妇科病理协会提出的子宫内膜癌的分类如下。

**(1) 子宫内膜样腺癌**

子宫内膜样腺癌(endometrial carcinoma)是子宫内膜癌中最常见的组织学类型,约占全部子宫内膜癌的80%。典型的子宫内膜样腺癌是中等大小但也可能包括从小到囊状膨大的管状腺体样结构。这些腺体由具有纤毛的复层或假复层的柱状上皮细胞排列而成。大约有1/4的子宫内膜癌包含局限到广泛分布不等的鳞状细胞成分,这种鳞状细胞成分从有轻微核特征(既往称腺棘癌)的不成熟鳞状上皮细胞在管腔内的圆形聚集物(桑葚样)到单独看会考虑为鳞状细胞癌(既往称腺鳞癌)的聚集物不等。子宫内膜样腺癌根据细胞核异型性程度可分为3级:Ⅰ级细胞核呈卵圆形,染色质分布均匀;Ⅲ级细胞核明显增大,多形,染色质呈不规则粗颗粒状,核仁显著,嗜酸性;Ⅱ级者介于Ⅰ级与Ⅲ级之间。

子宫内膜样腺癌组织的结构表现与分化程度关系密切。分化好的腺癌有明显腺体形成,并且在癌组织中占优势;分化差的腺癌以非鳞状或非桑葚样实性团块占优势,而腺体缺乏。故又采用结构分级法,按非鳞状或非桑葚样实性团块所占比例的不同将子宫内膜样腺癌分为3级(FIGO,1988年):

G1:非鳞状或非桑葚样生长类型≤5%。
G2:非鳞状或非桑葚样生长类型6%~50%。
G3:非鳞状或非桑葚样生长类型>50%。

对于有明显核异型，与结构分级不相符合时分级应相应升高一级；应该指出的是，结构分级法主要适用于子宫内膜样腺癌，而其他病理类型则采用核分级法。

最近，Lax及其同事也提出了一个子宫内膜样腺癌的二元性结构的分级体系，他们发现此体系比FIGO体系的重复性好，可以提示预后[12]。在此体系中，如果符合下列3个标准中的两项即列为分级高的肿瘤：①>50%实性增长（没有鳞状和非鳞状上皮的区别）；②弥漫浸润性而非膨胀性生长模式；③肿瘤细胞坏死。对于仅局限于子宫内膜的肿瘤，Lax及其同事根据这个体系将患者分成3个层次以判断预后：①ⅠA或ⅠB期肿瘤分级低的患者5年生存率为100%；②分期较晚（ⅠC和Ⅱ～Ⅳ期）而分级低的患者和分级虽高但病灶仅局限于子宫肌层（ⅠB和ⅠC期）的患者5年生存率为67%～76%；③晚期、肿瘤分级高的患者5年生存率为26%[13]。

### (2) 浆液性乳头状腺癌

浆液性乳头状腺癌（uterine papillary serous carcinoma, UPSC）是子宫内膜癌的特殊亚型，其形态特征与输卵管癌和卵巢浆液性癌十分相似，恶性程度高，易有深肌层浸润，宫外扩散及淋巴转移率高，预后差。以往对其认识不足。浆液性乳头状腺癌的病因不明，流行病学调查发现这类患者与雌激素的关系不如内膜样腺癌密切；但偶尔有盆腔放射史；也偶有患者BRCA1基因种系突变，提示浆液性乳头状腺癌是家族性乳腺—卵巢癌综合征的一部分。据文献报道，其发生率占全部子宫内膜癌的1%～10%。巨检时可发现其肿瘤体积一般比子宫内膜样腺癌小，这主要是因为浆液性乳头状腺癌蔓延迅速和早期播散，导致局部病灶较小，但已出现临床播散；事实上，确有部分患者原发灶可能很小，但已有卵巢、大网膜、腹膜、肝等多处转移，并且淋巴转移率也高。巨检时可见癌灶呈不规则质脆颗粒，并伴不同程度的出血（图66-6）。临床表现方面最常出现绝经后阴道出血，部分为浆液性或血性阴道分泌物。还有部分患者是在巴氏涂片检查中发现的，部分患者表现为卵巢或腹腔浆液性癌，出现类似卵巢癌的症状如腹胀、腹腔积液。如果有单侧或双侧卵巢病变及腹腔广泛种植时，需与原发卵巢浆液性癌转移至子宫的肿瘤进行鉴别。一般说来，如果子宫内膜癌灶广泛且明显，并有显著肌层血管侵犯和子宫肌壁侵犯，而卵巢的病灶均为浅表浸润，则原发灶多来自子宫内膜浆液性乳头状腺癌。此外，患者的年龄也有助于鉴别诊断，如浆液性乳头状腺癌的发病年龄相对较高，多见于老年妇女。手术前临床分期常不准，术后分期常升级，容易出现早期扩散，宫外转移可高达62.5%[14]。浆液性乳头状腺癌的ER、PR阳性率低。CA125可升高，但均值一般在100～200 U/ml，较少出现如卵巢癌的>500 U/ml。

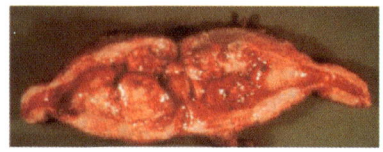

**图66-6　UPSC多发生于萎缩的子宫，肿瘤病灶呈不规则质脆颗粒，并伴不同程度的出血**

### (3) 透明细胞癌

透明细胞癌（clear cell carcinoma）约占子宫内膜癌的4%，多发生于绝经后妇女，但常分期较晚。其临床特征和大体形态与子宫内膜样腺癌无异，镜下见靴钉样细胞是其特征。显微镜检查时可见癌细胞胞质透亮、透明，细胞靴钉样、多角形伴胞质丰富，嗜酸性，这是由于糖原积聚所致。扁平细胞和非特异性立方细胞也可能见到，核分级常较高，通常为分化2级或3级，故预后差。一些研究结果显示，透明细胞腺癌发病率很高，但据笔者的经验，它约占内膜癌的1%。流行病学研究发现大约16%的透明细胞癌患者有盆腔照射史，也有研究发现其发生与他莫昔芬或合成孕激素的使用有关。

### (4) 黏液腺癌

黏液腺癌（mucinous adenocarcinoma）较少见，报道中发病率最高的占子宫内膜癌的9%。据笔者经验，黏液腺癌多以与子宫内膜样腺癌混合存在的形式出现，单纯或几乎单纯黏液腺癌极为罕见，占全部内膜癌病例的比例<1%。黏液腺癌在镜检时可见宫颈柱状细胞伴丰富白色黏液性胞质，免疫组化染色可证实黏液的性质。肿瘤分化常常较好，几乎都是1级分化，偶尔也为2级分化。黏液性腺癌有一个罕见的肠型表现：含杯状细胞，偶尔也有潘氏细胞和（或）神经内分泌细胞。预后与癌细胞的分化程度和肌层浸润深度相关，一般与低度恶性腺癌相似。

### (5) 鳞状细胞癌

鳞状细胞癌（squamous cell carcinoma）占子宫内膜癌的0.25%～0.5%，其发生与宫颈狭窄、宫腔积脓、子宫脱垂、盆腔放射史等有关。巨检见肿瘤组织呈均匀白色有助于诊断；第2个特征是癌周子宫内膜有广泛鳞化（俗称"鱼鳞子宫"）。肿瘤组织常为高分化，但在部分病例中，在同一肿瘤中可存在明显的多样性表现，部分区域为高分化，部分则为低分化。子宫内膜鳞癌的诊断必须除外宫颈鳞癌向内宫腔蔓延，进行仔细的临床评价通常容易区分原发性子宫内膜鳞癌与子宫颈癌的内膜播散。

(6) 移行细胞癌

移行细胞癌（transitional cell carcinoma）报道较少，多与子宫内膜样腺癌混合出现，单纯原发移行细胞癌十分罕见。镜下特征多为巢样或乳头状形态，细胞巢和乳头由移行形态的伸长细胞组成，其移行形态包括高分化肿瘤中可见纵向核沟。

(7) 未分化癌

未分化癌（undifferentiated carcinoma）这个名称多用于由于分化太低而不能归为上述病理类型的肿瘤，约占所有子宫内膜癌的1.5%。巨检时无特征性表现，但常见肿瘤灶广泛出血和坏死等；镜下多见高分级的核异型细胞，也可见到多形巨细胞，但数量很少，有的肿瘤包含梭形上皮细胞（肉瘤样癌）；少数肿瘤可能会被视为未分化大细胞癌伴胞质嗜酸性，与肝细胞癌很相似，表述为"肝样癌"。此外，还有一类是小细胞未分化癌，这类肿瘤更多见于子宫颈癌患者中，并且患者发病的中位年龄较宫颈癌患者大，为60岁。大约2/3的患者为Ⅱ期或更晚期病变，预后较差。

(8) 混合癌

混合癌（carcinoma of mixed cell type）由两种以上成分组成，其中任一成分均需 >10%。一般认为，ISGYP-WHO分类中子宫内膜癌与伴鳞状成分的癌不属于混合癌。笔者认为最常见的混合瘤是子宫内膜样腺癌和黏液腺癌并存的肿瘤，内膜样腺癌常占主导地位；第2常见的混合类型是子宫内膜样腺癌与浆液性癌共存，两者均能占主导地位，而且已有文献报道，如果浆液性成分占混合性肿瘤 >25% 时，该患者的临床行为即可表现为纯浆液性癌的行为；此外，尚可看到任何其他的混合瘤组合，故必须根据其各自的特征进行评价。

在子宫内膜癌的各种亚型中，以子宫内膜样腺癌最常见。笔者统计分析了复旦大学附属肿瘤医院妇科于1996~2004年收治的子宫内膜癌病例，发现子宫内膜样腺癌为81.7%、腺鳞癌为4.3%、透明细胞癌为1%、浆液性乳头状癌为8.4%、未分化癌为0.3%、鳞状细胞癌为0.6%、混合癌为0.3%等。

除组织学类型外，在病理报告中还有许多因素值得关注，包括肿瘤分级、肌层浸润深度、肿瘤的浸润性特征、有无脉管侵犯、子宫颈累及、癌周内膜呈增生状态或增生过长，以及浆膜面、宫旁组织、附件及其他附属组织（如淋巴结）的情况等等，这些都是进行手术分期和术后治疗的依据，也是判断预后的重要因素。

## 66.7　子宫内膜癌的转移

一般认为子宫内膜癌发展缓慢，扩散和转移较晚，但这主要指的是Ⅰ型子宫内膜癌（即占绝大部分的子宫内膜样腺癌）；对Ⅱ型内膜癌而言，扩散和转移概率较高，尤其是浆液性乳头状癌，临床早期即可出现子宫外播散和淋巴结转移。其转移途径主要有直接蔓延扩散、淋巴转移和血路播散（图66-7）。

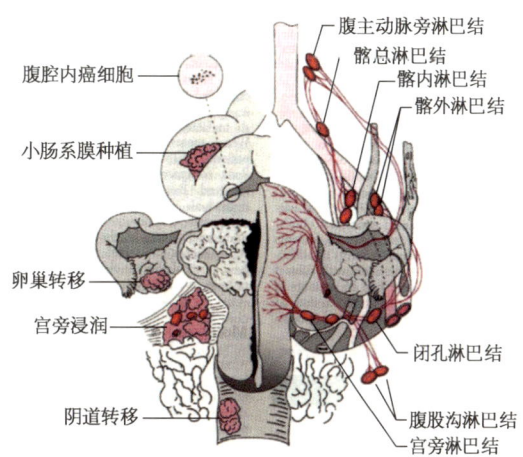

**图66-7　子宫内膜癌的转移途径**

左侧为直接蔓延扩散，包括阴道转移、附件转移和宫旁转移等；右侧为淋巴转移，包括宫旁、髂内、闭孔、髂总、腹股沟和腹主动脉旁淋巴结

### 66.7.1　直接蔓延扩散

多见于下列3种情况，向子宫肌层浸润和向子宫下段或子宫颈蔓延及附件转移。①肌层浸润深度：是手术病理分期的依据。以肿瘤浸润深度为子宫肌层厚度的50%为界，<50%为浅肌层浸润（ⅠB期），>50%为深肌层浸润（ⅠC期）。肌层浸润深度与分化程度密切相关，高分化癌（G1）大多无肌层浸润或仅浅肌层浸润，而低分化癌（G3）易出现深肌层浸润。②子宫颈受累：属于Ⅱ期子宫内膜癌，仅侵犯子宫颈腺体为ⅡA期，侵犯间质为ⅡB期。③附件转移：约10%子宫内膜癌有附件转移，部分病例即使外观正常，但也可能存在镜下转移，须引起注意。

## 66.7.2 淋巴转移

子宫和阴道的淋巴回流有3条主要途径：①子宫底部和输卵管的淋巴经卵巢门到腰淋巴结；②子宫前壁与输卵管角部的淋巴经圆韧带到达腹股沟浅淋巴结；③子宫体和子宫颈的淋巴向两侧至子宫旁淋巴结，再流至髂内、髂外、髂总淋巴结和腹主动脉旁淋巴结。Creasman等报道621例Ⅰ期子宫内膜样腺癌，34例有腹主动脉旁淋巴结转移，认为淋巴转移是一个值得重视的问题。若肿瘤累及宫颈则其淋巴转移与子宫颈癌相似，故Ⅱ期内膜癌患者手术时需同时行盆腔淋巴结和腹主动脉旁淋巴结清扫术。子宫内膜样癌的淋巴转移率与肿瘤的病理类型、病理分级、肌层浸润深度、脉管癌栓等密切相关。对Ⅰ期子宫内膜样腺癌，既往的处理是根据术中冷冻切片病理检查明确病理分级、肌层浸润深度、脉管癌栓，再决定是否行淋巴结清扫术。若病理类型为子宫内膜样腺癌，病理分级为Ⅰ和Ⅱ级，无肌层浸润或仅有浅肌层浸润，且无淋巴血管侵犯者，可不行淋巴结切除。但最新的资料表明，由于术中冷冻切片检查的结果（如分化程度和肌层浸润深度）与术后子宫标本的石蜡病理结果相比，前者常有升级现象，故现已不再采用既往的这种处理方式，2007年美国国立综合癌症网络（NCCN）推荐Ⅰ期子宫内膜癌均行后腹膜淋巴结切除术。

## 66.7.3 血行播散

子宫内膜癌晚期可通过血行转移至肺、肝、骨及脑部。研究发现，大约12%的患者就诊时已有上述远处转移。

# 66.8 临床表现

子宫内膜癌最常见症状是异常子宫出血，其发生率约为88.96%。由于防癌知识的不断普及，大多数患者都已认识这可能是癌症的预兆，因而及时就医。但尽管如此，仍有不少患者未及时就医。但这对患者的预后影响似乎不大，因为对大多数分级低的内膜癌而言，延迟就医并不会导致生存率降低；而对于分级高或分化差的病例而言，一旦出现症状，如阴道出血，往往诊断时已经是晚期病例。

子宫出血在不同的年龄段表现有所不同，最多见围绝经期或绝经后出血，表现为血性分泌物或不规则阴道出血。围绝经期子宫出血，在尚未取得病理前，常将其归咎于所谓的"功能性子宫出血"，所以对围绝经期出血的患者，不能简单地诊断为"功能性子宫出血"，而应常规行诊断性刮宫以排除子宫内膜癌。绝经后患者多表现为持续或间断性阴道出血。绝经前妇女出现异常子宫出血常表现为月经过多或在月经间期出现子宫出血，对这类患者都必须及时行内膜活检。

少数患者以阴道排液为首发症状，初期可能仅有少量血性白带，后期发生感染、坏死，则有大量恶臭的脓血样液体排出。有时排液可夹杂癌组织的小碎片。倘若宫腔积脓，可引起发热、腹痛，同时一般情况也出现恶化。

子宫内膜癌患者较少见腹块、腹腔积液症状，但对病理类型为子宫浆液性乳头状腺癌的患者，盆腹肿块、腹腔积液却是常见症状。浆液性乳头状腺癌是子宫内膜癌中的一种较特殊的亚型，它既可出现子宫内膜癌的症状，如阴道流血；也可有卵巢癌的腹块、腹腔积液症状。少数浆液性乳头状腺癌患者甚至根本没有阴道流血，仅以盆腹腔肿块伴腹腔积液就诊，极易误诊为卵巢癌。如马萨诸塞医院妇瘤科报道的1 100余例内膜癌患者中，47例Ⅳ期和86例Ⅲ期（51例为ⅢA/ⅢB期，35例为ⅢC期）浆液性乳头状腺癌患者的主要症状即为盆腔肿块和腹腔积液。一般说来，盆腔肿块和腹腔积液常预示着病理类型为非内膜样腺癌，而且多数为晚期病例[8]；术前CT检查对腹部播散病灶及肺、肝、骨转移灶有诊断价值。晚期患者可出现下腹痛、腰痛、贫血及恶病质。笔者统计分析了复旦大学附属肿瘤医院妇科于1996～2004年收治的子宫内膜癌病例，首发症状为阴道不规则出血者占90.3%、阴道排液增多者为5%，另外大约2.9%的患者有腹痛、盆腹腔肿块和腹腔积液的症状，1.5%的患者在就诊时就已有远处转移症状，如腰骶部痛和咳嗽等。

早期子宫内膜癌盆腔检查常无明显异常，约40%的患者子宫体大小和性状往往正常，而子宫体增大与肿瘤扩散和伴有肌瘤或宫腔积脓有关。

# 66.9 诊断

子宫内膜癌的诊断不难，有许多检查手段有助于明确诊断，包括子宫内膜活检、扩张宫颈和刮宫术、B超和经阴道超声、子宫造影、宫腔镜检查等；至于其先后顺序,目前仍有争议。

(1) 扩张宫颈和刮宫术

扩张宫颈和刮宫术(dilatation and curettage, D&C)是最主要的组织病理学检查。其具体步骤是先刮取宫颈管内膜,而后探测子宫腔位置和深度,扩张宫颈口,再在子宫底部和角部诊断刮宫,最后刮下段子宫。先刮取颈管内膜再探宫腔的目的在于避免将子宫腔内的癌组织带至子宫颈而影响分期。值得注意的是,由于病变子宫壁变软、变薄,容易穿孔,故操作要轻柔;若在诊断性刮宫过程中肉眼已见到刮出癌组织,即可停止,诊断性刮宫时应按顺序全面刮取,谨防漏刮。虽然宫颈扩张及子宫内膜刮除已是确诊子宫内膜癌的必要步骤,但也存在漏诊的可能。Epstein 等报道 105 例绝经后出血伴子宫内膜厚度 > 10 mm 的患者先行宫腔镜检查后进行常规扩张宫颈和刮宫术,然后再重复宫腔镜以评价扩张宫颈和刮宫术的效果,其中 24 例行子宫切除术[8]。结果发现,扩张宫颈和刮宫术能成功识别子宫的弥漫性病灶;对局限性病灶遗漏较多,局灶性病变的患者在第 2 次宫腔镜复查时约 87% 的病灶在刮除后全部或部分依然存在。有报道子宫内膜息肉患者 43 例遗漏 25 例,内膜增生患者 10 例遗漏 5 例,复杂性不典型增生 5 例遗漏 3 例,以及内膜癌 19 例遗漏 2 例(占 11%)。除了扩张宫颈和刮宫术的阳性符合率外,诊断性刮宫病理和术后病理的符合率也是研究者关注点,奥地利的 Obermair 等回顾性调查了扩张宫颈和刮宫术和子宫切除术"分级正确性"的对比,研究对象为 137 例诊断性刮宫病理为 1 级分化的子宫内膜腺癌患者,发现诊断性刮宫病理和术后病理的符合率为 78%,而 20.4% 术后升级为 2 级。研究还发现,术后分化 2 级的患者其深肌层浸润的比例明显升高。同样,Gimpelson 的研究也得出相似的结果[14]。

(2) 子宫内膜活检

子宫内膜活检可采用 Novak 刮匙,也可用一次性仪器如 Pipelle 抽吸器等。已有研究显示 Pipelle 抽吸器对检测内膜癌及其前驱病变缺乏灵敏度,发现 3 例病灶面积 <5% 的患者 Pipelle 抽吸器全部漏检,12 例病变面积占 5%~25% 者漏检 4 例。研究发现,只有当病变面积 >50% 时,这种一次性仪器才能达到 100% 准确(30 例全部检出)。Ferry 及其同事对 37 例 Pipelle 抽吸器内膜活检结果为"阴性"的病例与子宫切除术后病理结果进行比较,发现有 68% 的患者术前和术后病理符合(37 例中 25 例),即确实未发现子宫内膜病变,但发现 12 例术前 Pipelle 抽吸器内膜活检结果与术后不同,术后病理分别发现 4 例不典型内膜增生、2 例内膜增生、3 例坏死透明样组织、3 例描述为"非特异性"。此外,另有一项研究发现 Pipelle 抽吸器活检对内膜癌的检出率为 100%(56/56);但用于病理分型和分级符合率较差,56 例中有 6 例患者的病理类型与术后病理不一致(10.7%),在病理分级上 41 例中 3 例不一致[8]。所以得出的结论是:Pipelle 抽吸器活检的阳性结果有助于诊断,但对于局限性内膜病变尚不可靠。

(3) 超声检查

目前比较强调绝经后出血患者进行超声检查作为初步检查。已有许多超声研究显示,子宫内膜厚度 <5 mm 者,患子宫内膜癌的危险性 <1%。那么子宫内膜厚度 >5 mm 的患者或有子宫出血的患者究竟应用超声检查还是扩张宫颈和刮宫术更有价值,Epstein 和 Valentin 为此开展了一项研究,他们将 97 例绝经后出血并且内膜厚度 <5 mm 的患者随机分组,48 例为超声初评组,49 例为扩张宫颈和刮宫术评价组,经过 1 年的随访,发现 48 例初始用超声评价的患者中 16 例再次出现子宫出血,而扩张宫颈和刮宫术组只有 10 例症状复发。Tabor 及其同事发现,内膜癌患者中位内膜厚度是非内膜癌中位内膜厚度的 3.7 倍,范围为 2.1~5.9 cm[8]。这个 Meta 分析证实了内膜厚度 <5 mm 作为临界值,虽然内膜厚度 <5 mm 的妇女中子宫内膜癌的发生率很低,仅 4%,但这个假阴性率是无法接受的,因为这将导致这些患者的误诊。所以他们的结论及建议是:所有绝经后阴道流血的患者都应进行内膜刮除术。

(4) 宫腔镜在诊断与治疗中的作用

除内膜活检外,诊断性宫腔镜的使用已成为进一步评估方式。笔者认为内膜活检是诊断绝经后出血患者的主要手段,随后附加宫腔镜检查而非超声将提高诊断的准确性。Marchetti 等发现宫腔镜下行内膜活检,其敏感度为 93.10%,特异度为 99.96%,阳性预测值为 98.18%,阴性预测值为 99.85%。当子宫内膜活检 + 宫腔镜检查时,敏感度增加至 96.55% 和特异度升至 100%。宫腔镜可在门诊手术室中进行,最小口径(4 mm 外径)的宫腔镜可为绝经后出血患者提供快速诊断。宫腔镜除了用于内膜癌的诊断,还包括下列功能:①诊断各类子宫内膜病变;②确定病变的来源为宫颈或子宫内膜;③确定内膜病变是否已蔓延到宫颈,反之亦然。此外,宫腔镜能辨别隐匿性 II 期子宫内膜癌,尤其是宫颈内口上区,故有助于内膜癌分期。

### （5）脱落细胞学检查

脱落细胞学检查临床上较少使用,子宫内膜癌患者偶尔可发现不典型增生巴氏涂片或者可疑癌涂片。Eddy 及其同事报道 112 例子宫内膜癌或癌肉瘤患者,年龄为 35～89 岁,这些患者在确诊前都做了脱落细胞学检查,其中 17 例患者找到恶性细胞,33 例找到了意义不明确的不典型腺细胞（atypical glandular cells of uncertain significance,AGUS）。分析还发现脱落细胞的阳性率与子宫内膜癌的分化程度和病理类型相关,在 1 级分化的患者中,大多为意义不明确的不典型腺细胞,而分级高的病变则常具有明显的恶性细胞学特征;同样,浆液性乳头状癌与恶性中胚叶混合瘤找到恶性细胞的阳性率高。

### （6）其他

其他的诊断方法还有子宫造影术等,临床上较少使用。MRI 增强造影能较好地显示肿瘤的体积及侵犯肌层深度,有报道 MRI 对分期的准确率达 83%～92%。

CA125 在晚期和有转移性病灶的子宫内膜癌中均有不同程度的升高,提示 CA125 升高者多有子宫外转移。1984 年 Niloff 首次观察到 Ⅲ 期和复发患者 18 例中 14 例 CA125 增高,而 11 例 Ⅰ 期子宫内膜癌患者仅 1 例 CA125 升高。1988 年 Patsner 等报道 81 例子宫内膜癌,在术中探查时发现 23 例 CA125 升高者中有 20 例（87%）发现有子宫外隐匿病灶[8]。相反,58 例 CA125 正常者中仅 1 例有子宫外转移。Pose 等分析诸多高危因素（如疾病晚期、分化差或特殊病理类型等）,发现以 CA125 升高最能预示复发,16 例复发患者中 15 例术前 CA125 均升高。此外,CA125 还可作为术后随访观察的指标。

## 66.10　分期法的变迁和分期的相关因素

子宫内膜癌的分期法随着人们对此病认识的深入而改变。1988 年以前 FIGO 采用的是临床分期法（表 66-3）。临床分期体系认为子宫大小与预后相关,故将宫腔深度作为 Ⅰ A 与 Ⅰ B 期的分期标准。但最近研究表明,子宫内膜癌的病理组织类型、分化程度和肌层浸润深度比子宫大小更有意义。虽然子宫内膜癌的病理组织类型和分化程度可通过术前分段诊断性刮宫得到明确,但与术后病理检查结果相比较,其分级不符率高达 31%,G3 的不符率更高,可达 50%。此外,美国 GOG 分别于 1984 年和 1987 年完成了两个大规模前瞻性研究[15,16],发现除年龄、种族和雌激素水平与预后相关外,子宫内膜癌的预后还与下列因素相关,见表 66-4。但由于表中所列的许多预后因素,如肌层浸润深度、淋巴结转移、腹腔冲洗液细胞学检查、有无子宫外转移病灶等均需手术后病理检查才能明确,故 FIGO 于 1988 年推荐使用子宫内膜癌手术——病理分期法（表 66-5）。至今已被广泛接受并应用,只有部分有手术禁忌证的患者或保守治疗的患者才采用临床分期法。

表 66-3　子宫内膜癌的临床分期法
（FIGO,1970 年修订）

| 期别 | 肿瘤范围 |
| --- | --- |
| 0 期 | 原位癌 |
| Ⅰ 期 | 癌灶局限于宫体 |
| Ⅰ A | 宫腔深度 ≤8 cm |
| Ⅰ B | 宫腔深度 >8 cm |
| Ⅱ 期 | 病灶累及宫颈但未超出宫体 |
| Ⅲ 期 | 病灶侵犯至子宫体外,但未超出骨盆 |
| Ⅳ 期 | 病灶超出骨盆有盆腔外转移,或累及膀胱和直肠黏膜 |

表 66-4　子宫内膜癌的预后相关因素

| 子宫内的预后相关因素 | 子宫外的预后相关因素 |
| --- | --- |
| 组织类型 | 附件转移 |
| 分化程度 | 腹膜播散 |
| 肌层浸润深度 | 细胞学阳性 |
| 子宫峡部和宫颈受累 | 盆腔淋巴结转移 |
| 脉管癌栓 | 主动脉旁淋巴结转移 |

表 66-5　子宫内膜癌的手术—病理分期
（FIGO,1988 年修订）

| 期　别 | 肿瘤范围 |
| --- | --- |
| Ⅰ 期 | |
| Ⅰ A（G1～3） | 癌瘤局限于子宫内膜 |
| Ⅰ B（G1～3） | 癌瘤浸润深度 <1/2 肌层 |
| Ⅰ C（G1～3） | 癌瘤浸润深度 >1/2 肌层 |
| Ⅱ 期 | |
| Ⅱ A（G1～3） | 宫颈内膜腺体受累 |
| Ⅱ B（G1～3） | 宫颈间质受累 |

续表

| 期　别 | 肿瘤范围 |
|---|---|
| Ⅲ期 | |
| ⅢA(G1~3) | 癌瘤累及浆膜和(或)附件和(或)腹腔细胞学阳性 |
| ⅢB(G1~3) | 阴道转移 |
| ⅢC(G1~3) | 盆腔淋巴结和(或)腹主动脉旁淋巴结转移 |
| Ⅳ期 | |
| ⅣA(G1~3) | 癌瘤侵及膀胱或直肠黏膜 |
| ⅣB(G1~3) | 远处转移,包括腹腔内和(或)腹股沟淋巴结转移 |

注：G为组织病理学分级。G1,非鳞状或桑葚状实性生长类型为≤5%；G2,非鳞状或非桑葚状实性生长类型6%~50%；G3,非鳞状或非桑葚状实性生长类型>50%。

手术—病理分期能全面准确地反映子宫内膜癌的转移浸润状况，并由此制订正确的术后治疗方案。统一的分期法还便于不同的肿瘤治疗中心进行疗效的比较。然而，子宫内膜癌的分期仍有其特殊性，至今为止，还不是全部的子宫内膜癌患者都适合行目前推荐的手术—病理分期法，如：①部分年轻的希望保留生育功能，而且是高分化的子宫内膜样腺癌，病灶局限于内膜的患者；②阴式子宫和附件切除术也无法提供盆腔淋巴结评价的机会；③有严重的内科疾患且有手术禁忌证的患者；④单纯放疗或因宫颈肿瘤累及而需要术前放疗患者。因此，目前临床上手术—病理分期仅用于首选手术的患者，对有手术禁忌证或采用非手术治疗的患者，仍然采用临床分期法。然而临床分期与手术—病理分期之间有较大的误差，据报道临床分期为Ⅰ期的患者，术后的手术分期为Ⅱ期或Ⅲ期者约占20%，而临床Ⅱ期的患者在术后分期变化则更大，分化差者则期别更高。

## 66.11 治疗

子宫内膜癌的治疗，尤其是Ⅰ期内膜癌(病灶局限于宫体)，在近30年中发生了很大的变化。治疗模式已由20世纪50~60年代的"术前腔内镭疗+外照射，间隔6周后行全子宫双附件切除"转变为80~90年代的"术前放疗(腔内后装)+次广泛子宫双附件切除+术后盆腔外照射"，再至21世纪的"次广泛子宫附件切除+手术分期+有高危因素者术后辅助治疗"。由此可见，随着对内膜癌病理类型、分化程度、肌层浸润深度、淋巴结转移、腹腔细胞学等预后因素的识别和手术—病理分期的应用，根据手术探查和术后病理结果，作出全面评估并识别高危因素，分为低危、中危、高危组，然后制订出合理的术后治疗方案，已成为目前治疗内膜癌的规范。

### 66.11.1 手术

*(1) 术前评估*

手术是子宫内膜癌首选的治疗手段，手术既可切除癌变子宫及可能转移病灶，又能进行全面的手术分期，并明确病变转移和浸润范围以决定术后治疗方案。子宫内膜癌诊断一旦确立，须行全面仔细检查。

1) 妇科检查　可以明确有否盆腔肿块和宫颈累及。如果窥器检查宫颈外口正常，并没有肉眼可见的肿瘤病灶，则双合诊时应明确宫颈有否增粗或子宫峡部有否球状轮廓等，同时注意是否有宫旁组织和子宫骶韧带变硬或缩短及浸润，子宫体的大小是否与患者年龄、绝经状况及有子宫肌瘤相符合。

2) 全面体检　明确是否有可疑浅表淋巴结，如锁骨上淋巴结和腹股沟淋巴结转移，同时注意患者的心肺功能。

3) X线胸片　可以发现肺转移灶，同时也能了解患者的心肺功能状况。

4) 伴发疾病检查　如糖尿病、高血压等，可以明确有否手术禁忌证，便于治疗方法的选择。

5) B超、MRI检查　有助于了解子宫肌层浸润、淋巴结转移，约有75.9%的准确率。术前超声检查的价值不仅可确定附件肿块，还可评估内膜癌肌层浸润和宫颈间质浸润。

6) CA125　CA125值与阴超检查结果具有相关性，深肌层浸润组的CA125值较高为30 IU/ml，而浅肌层浸润则为16.9 IU/ml。术前CA125升高与其他高危因素相比，更能预示复发可能。而且CA125是术后随访观察的有效指标，如术前CA125升高者，术后可根据其下降判断疗效。此外，晚期和转移性子宫内膜癌CA125均不同程度升高。

*(2) 3种不同的手术方式*

子宫内膜癌根据病灶局限于宫体、肿瘤累及宫颈及已有子宫外转移3种不同程度的病变采用3种不同的手术方式。

1) 病灶局限于宫体(临床分期Ⅰ期)　基本术式为次广泛子宫切除+双附件切除 + 腹腔细胞学

检查＋盆腔和腹主动脉旁淋巴结切除,即子宫内膜癌的分期手术。规范的子宫内膜癌手术分期程序应是:腹部正中直切口,打开腹腔后立即取盆、腹腔冲洗液(生理盐水 200 ml 冲洗,以子宫直肠陷凹为主);然后仔细探查整个腹盆腔内脏器,网膜、肝脏、腹腔陷凹、附件表面均需检查和触摸,以寻找任何可能存在的转移病灶,仔细触摸主动脉旁和盆腔内可疑或增大的淋巴结。开始手术前先行扎输卵管远端,以防止在处理子宫及附件时有肿瘤组织溢出。标准的手术方式应是次广泛子宫切除＋双附件切除术,宫旁和阴道切除2cm左右,否则阴道顶端复发率高,附件即使外观正常也可能有微小转移灶,都应常规切除。如病理类型为浆液性乳头状腺癌、透明细胞癌、未分化癌或癌肉瘤的患者,还需行大网膜切除和包括膈面腹膜在内的多点腹膜活检。

关于对临床分期Ⅰ期(病灶局限于宫体)的患者是否需要行盆腔淋巴结和腹主动脉旁淋巴结切除,已有较多争论。主要有两派观点,一派观点认为后腹膜淋巴结切除有利于切尽肿瘤和淋巴结内的微转移灶,并因此提高生存率;而另一种观点则认为后腹膜淋巴结切除的手术范围大,故手术可不必常规切除淋巴结,而只对高危患者选择性进行。所以,既往的操作常规是:术中立即剖视子宫标本,观察肌层浸润深度和宫颈管,如剖视发现子宫深肌层侵犯或宫颈管有肿瘤累及者均需要做腹膜后淋巴结切除术。而对于子宫内膜样腺癌没有肌层侵犯或仅有浅肌层侵犯者,且病理分化为Ⅰ、Ⅱ级者认为淋巴转移的可能性很小,故可以不做后腹膜淋巴结切除术。然而,就是这部分在术前评估时认为是低危组的患者(分期ⅠA,G1,G2 和ⅠB,G1)在手术后常常出现分级升级和分期升级。研究发现,术前的诊断性刮宫病理与术后子宫标本病理比较,15%～20%的病例有病理分级升级;其次,对于术中肌层浸润深度的判断,如术中大体标本的肉眼判断与术后子宫标本病理切片的比较同样存在升级问题。研究显示,两者的符合率在不同分化程度的组织中分别为,Ⅰ级(G1)87.3%,Ⅱ级(G2)64.9%,Ⅲ级(G3)30.8%。而且,已有明确的证据显示,完全手术分期的病例(行后腹膜淋巴结切除者)与未做淋巴结切除或仅行淋巴结取样者相比,生存率有统计学差异。故2007 年 NCCN 的子宫内膜癌诊疗指南已明确推荐所有的临床分期Ⅰ期(病灶局限于宫体)患者都应常规完成分期手术的各项步骤,为此复旦大学附属肿瘤医院已制订了子宫内膜癌的诊疗指南。已完成完全的分期性手术 303 例,术后病理发现 37 例盆腔淋巴结转移,占 12.23%;7 例腹主动脉旁淋巴结转移,占 2.3%[17]。笔者认为从子宫内膜癌的淋巴转移规律出发,同时行盆腔淋巴结切除和腹主动脉旁淋巴结切除是必要的,而且是完全可行的。盆腔淋巴结切除和腹主动脉旁淋巴结切除可以达到最大限度的减瘤或消灭淋巴结内的亚临床转移灶[17]。

2)肿瘤累及宫颈 从临床分期的角度出发,所有已有宫颈累及的患者均为Ⅱ期内膜癌,子宫内膜癌侵犯宫颈者与宫颈癌一样,会有宫旁转移和阴道累及,故手术方式,尤其是处理子宫的方式与宫颈癌一样,需做广泛性子宫切除,又称根治性子宫切除。Ⅱ期内膜癌有两种类型:①临床检查发现宫颈病灶很明显,妇检时可见宫颈肿瘤形态,手术方式中的子宫处理需采用子宫根治术(即广泛性子宫切除术)。若宫颈肿瘤大,手术有困难者亦可先行腔内放疗,待肿瘤缩小后再行根治性手术。②隐匿性浸润,指的是妇检时宫颈外观正常,但诊断性刮宫标本组织学检查发现有颈管累及,目前临床上将这部分患者称为"临床隐匿性Ⅱ期内膜癌"。对这类患者的回顾性研究显示,子宫根治术与筋膜外子宫切除术＋术后盆腔放疗疗效相同。值得注意的是,"临床隐匿性Ⅱ期内膜癌"的治疗有别于临床可辨别的有明显宫颈浸润的子宫内膜癌,所以应该将它们区别对待。现有资料显示,临床有明显宫颈病灶的患者经过根治性子宫切除后已提高了生存率。如 Sartori 等的大型临床研究发现,手术方式为简单子宫切除术者,其局部复发率为35%;而将术式改为子宫根治术后,阴道局部复发率明显下降。Boente 等也证实了这些观察结果,同时发现 84 例内膜癌患者中 27 例(32%)有严重宫颈受累,这组患者行子宫根治术后生存率得到了改善。其 5 年生存率:子宫根治术组为75%,全子宫切除＋术前放疗组为48%,全子宫切除＋术后放疗组仅33%。研究显示对于宫颈病灶＞3cm 的患者,差异更为显著;子宫根治术伴或不伴术后放疗患者的 5 年生存率为74%,但术前放疗联合子宫全切术的患者其 5 年生存率仅18%[8]。此外,研究发现约有 10%的Ⅱ期患者有宫旁浸润,故为施行子宫根治术进一步提供了理论依据。所有的上述研究报道都表明,有宫颈侵犯的Ⅱ期子宫内膜癌必须行根治性子宫切除术和双附件切除术＋腹腔积液细胞学检查和腹膜后淋巴结切除等。然而,目前的研究结果显示,子宫根治术的优势仅局限于临床发现宫颈病灶大的患者,并且这些结果都是回顾性研究,尚待前瞻性随机对照研究证实。因此,对Ⅱ期内膜癌者,除了行根治性子宫切除术和双附件切除术外,规范的手术程序还包括腹腔积液细胞学检查和腹膜后淋巴结切除（包括盆腔淋巴结和腹主动脉旁淋巴结）。如病理类型为浆液性乳头状腺癌、透明细胞癌、未分化癌或癌肉瘤的患者，还需行大网膜切除和包括膈面腹膜在内的多点腹膜活检。

3）已有子宫外转移病灶　子宫外转移可通过术前评估得到明确。一般认为，术前妇科检查、病理切片检查、B 超、CT 和 CA125 检查有助于发现子宫外转移灶。

常见的与子宫外转移相关的因素如表 66-6 所示。首先是 CA125，人们早已认识到 CA125 升高可预示有隐匿性子宫外转移。最近的研究正在关注 CA125 的临界值，但各家报道有所不同。Sood 等报道 <20 U/ml 为低危组，可适用阴式子宫切除术；CA125 >35 U/ml 者与肌层浸润、腹腔细胞学阳性和淋巴结转移明显相关；CA125 >65 U/ml 组的转移率是 CA125 <65 U/ml 组的 6.5 倍。而 Dotters 确定的 CA125 临界值为 20 U/ml，认为组织分化为 3 级，同时 CA125 >20 U/ml 者，其预测子宫外转移的准确率可达 87%（与手术分期比较）。而在分化 1 级或 2 级的患者中，CA125 同样可预示子宫外转移，发现 12 例 CA125 值 >20 U/ml 的患者中有 9 例出现淋巴结转移；但如果将临界值定义为 >35 U/ml，则 12 例中仅发现 6 例转移，阳性预测值明显下降。这个观察正好与 Koper 的观察相似，Koper 等发现选择临界值 >15 U/ml 时，60 例中有 32 例发现淋巴结转移；而当临界值为 >35 U/ml 时，60 例仅发现 10 例淋巴结转移。此外，若再同时考虑组织分化程度即分化 3 级，而将 CA125 临界值定为 >20 U/ml，60 例患者检出 39 例淋巴结转移；临界值为 >35 U/ml 时，则阳性率下降，60 例仅检出 22 例。

**表 66-6　已知与子宫外转移发生相关的术前因素**

| |
| --- |
| CA125 升高 |
| 宫颈涂片找到癌细胞或宫颈见肿瘤存在 |
| 术前内膜活检的病理类型为非内膜样腺癌 |
| 有附件肿块 |

其次是宫颈涂片，虽然内膜癌患者找到不典型细胞或可疑癌细胞或恶性细胞的概率并不高，但一旦找到，则常与隐匿的或严重的宫颈蔓延和子宫外转移相关。一般认为，异常宫颈细胞学常预示内膜癌的病理类型为非内膜样腺癌，如浆液性癌或透明细胞癌等，或者虽然病理类型为内膜样腺癌，但分化差。这种现象与这两类病理类型的肿瘤黏附力低而导致脱落细胞增加相关。Eddy 等报道了 112 例子宫内膜癌或癌肉瘤患者确诊前的宫颈细胞学检查结果，其中 17 例找到了恶性细胞，33 例找到意义不明确的不典型腺细胞。结果发现内膜癌组织分化 1 级的患者，其涂片常与不典型腺细胞相关，而分级高也即分化差的内膜癌其细胞学常具有明显的恶性特征；如病理类型为浆液性乳头状癌或恶性混合性中胚叶瘤时，宫颈涂片中找到恶性细胞的概率会更高。同样的理由，这类恶性程度高的患者，通过输卵管腔转移至腹腔的概率也明显升高。

第三是 B 超或 CT 等影像学检查发现盆腔肿块或腹腔积液等，常见于子宫内膜癌有卵巢转移或子宫浆液性乳头状癌腹腔内播散造成，可能是子宫内膜癌伴有良性卵巢囊肿或第二原发的卵巢恶性肿瘤。一般说来，Ⅲ、Ⅳ期内膜癌患者术前多有腹腔积液水和盆腔肿块症状，且病理类型多为非内膜样癌或分化差的内膜样癌。虽术前的病理诊断和 CT 有助于子宫外转移的诊断，尤其是有多处转移灶者诊断并不困难，但对于那些仅有卵巢累及的病例，需区别是子宫内膜癌卵巢转移还是子宫和卵巢都是原发肿瘤，这在临床鉴别有一定的困难，最后往往需要病理检查才能明确。两个都是原发肿瘤的患者往往预后较好，其生存率远远超过Ⅱ期卵巢癌或Ⅲ期子宫内膜癌。复旦大学附属肿瘤医院报道的 52 例有附件肿块的患者，术后手术分期 48 例为Ⅲ期子宫内膜癌，另外 4 例卵巢和子宫内膜肿瘤均为原发肿瘤，但均存活超过 10 年[18]。此外，浆液性乳头状癌容易引起腹腔内播散，而子宫原发病灶很小且比较隐匿，故很容易将其误诊为原发性腹膜癌。对这类患者，刮宫或术后的病理检查将有助于诊断。

所以，对于子宫内膜癌患者疑有子宫外转移，尤其是伴有附件肿块的患者，在实施手术治疗时必须注意下列几点：首先，术前需行适当肠道准备以备必要时行肠切除术，同时也有利于进行完整的全部肿瘤切除手术。其次，剖腹探查时，先完成细胞学检查，同时仔细探查盆腹腔。如果仅发现卵巢肿块，必须先行卵巢肿块冷冻切片检查，若冷冻切片检查发现为良性肿瘤，则手术方式与Ⅰ期内膜癌相同；若冷冻切片检查怀疑为卵巢第二原发肿瘤，同时伴 CA125 升高，则行经腹次广泛子宫双附件切除 + 大网膜切除 + 盆腔和腹主动脉旁淋巴结切除术 + 腹腔冲洗液脱落细胞学检查；若探查时已发现盆腹腔内广泛转移，只要技术允许并且患者能够耐受，则需行彻底的肿瘤细胞减瘤术，这是因为子宫内膜癌对化疗不够敏感，故应该尽可能切除病灶，达到镜下减瘤的目的,有助于提高生存率。笔者曾经研究分析了1996年1月~2005年12月10年间复旦大学附属肿瘤医院行首次手术治疗的晚期子宫内膜癌(Ⅲ~Ⅳ期)103例,根据FIGO于1988年提出的子宫内膜癌手术—病理分期标准,其中ⅢA期30例,ⅢB期4例,ⅢC期31例,Ⅳ期38例(均为ⅣB期)。13例行次广泛子宫切除+双侧附件切除术;61例行次广泛或广泛子宫切除+双侧附件切除+盆腔淋巴结切除术,其中13例加大网膜切除或肿瘤细胞减灭术,10例加腹主动脉旁淋巴结切除术;29例行全子宫切除+双侧附件切除+肿瘤细胞减灭术。结果发现,行后腹膜淋巴结清扫术(盆腔淋巴+/-腹主动脉旁淋巴结切除)的患者预后明显优于未行者,差别有显著性意义($P=0.0001$)(图66-8)。术后残留肿瘤大小与预后明显相关,残留肿瘤≤1 cm的患者预后明显优于残留肿瘤直径>1 cm者,差别有显著性意义($P=0.0071$)(图66-9)[18]。

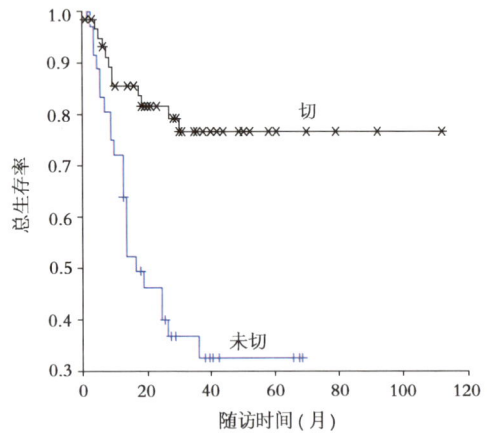

图66-8 行后腹膜淋巴结清扫术患者的生存率明显提高

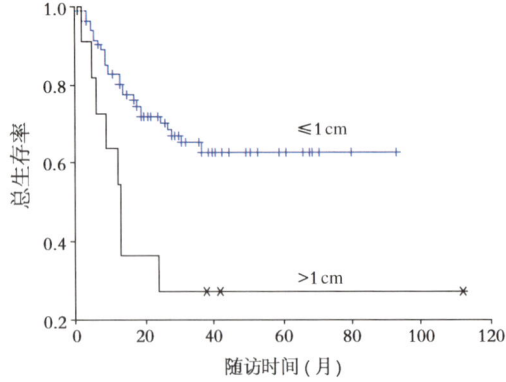

图66-9 术后残留肿瘤直径≤1 cm和>1 cm的患者生存率曲线

上述介绍的是目前国内外对子宫内膜癌的标准手术治疗方法,但是近年来国际上也有采用除上述标准治疗外的改良手术方式,如临床Ⅰ期的患者行阴式全子宫切除+腹腔镜手术分期。腹腔镜辅助阴式全子宫切除,虽然手术时间较长,但总的并发症率、住院时间和费用则明显下降。由于腹腔镜手术开展时间还较短,对这部分患者长期生存率的影响尚有待研究,是否能成为标准治疗手段尚有待大规模前瞻性对照研究。

手术完成后,术后进行认真仔细的病理检查对于正确手术分期尤为重要。病理科医师必须关注以下诸多因素,如病理类型和分级、肌层浸润深度、脉管癌栓、宫颈或峡部有否受累、淋巴转移、网膜转移、卵巢肿块是转移或原发等等。

## 66.11.2 术后辅助性治疗

子宫内膜癌辅助治疗的手段很多,如放疗、辅助化疗、内分泌治疗等等,但以放疗效果最好。术后放疗应针对有复发高危因素的患者,即高危组患者,如有腹膜后淋巴结转移、附件转移等子宫外转移病灶者,目的是为了降低复发率,同时提高生存率。基于这个目的,术后高危因素的判别就相当重要,如何来识别这些高危因素呢?

(1) 复发高危因素的识别

表66-7有助于认识并识别子宫内膜癌的术后高危因素,摘自Morrow CP的报道[19]。

表66-7 子宫内膜癌复发率与高危因素的关系分析

| 复发高危因素 | 复发率(%) |
| --- | --- |
| 单因素分析 | |
| 腹主动脉淋巴结转移 | 40.0 |
| 盆腔淋巴结转移 | 27.7 |
| 淋巴管浸润 | 26.5 |
| 阳性腹腔细胞学 | 18.8 |
| 峡部/宫颈浸润 | 16.0 |
| 附件转移 | 14.3 |
| 多因素分析 | |
| 单个高危因素 | 20.1 |
| 两个高危因素并存 | 43.1 |
| 3或4个因素高危因素 | 63.3 |

从表中可以看到,腹主动脉淋巴结转移、盆腔淋巴结转移、淋巴管浸润、阳性腹腔细胞学、峡部/宫颈浸润和附件转移都是子宫内膜癌复发的高危因素,其中以腹主动脉淋巴结转移组的复发率最高,为40.0%;多因素分析还发现,高危因素越多,则复发率越高,如一个患者同时具有3或4个上述的高危因素时,复发率可达63.3%。与此相似的是,子宫内膜癌患者的5年生存率也与上述因素相关,如GOG的一项研究发现,5年无瘤生存率与淋巴结转移密切相关,如盆腔淋巴结阴性的患者,其5年无瘤生存率为85%,而盆腔淋巴结阳性伴腹主动脉旁淋巴结阴性的患者为70%,腹主动脉淋巴结累及的患者5年无瘤生存率仅36%。其次,是否有脉管浸润(lymph-vascular invasion,LVI)与生存率明显相关,子宫内膜癌脉管浸润的阳性率为16%~20%。Creasman报道,当有脉管浸润时盆腔和腹主动脉淋巴结转移的发生率分别为27%和19%,无脉管浸润时分别为7%和3%。GOG报道,临床Ⅰ、Ⅱ期患者的5年生存率,有脉管浸润组为61%,而无脉管浸润组为86%。其他,子宫下段累及的患者更易出现淋巴结转移,并且预后较差。此外,肿瘤体积的大小与淋巴结转移有关,Schinck及其同事报道,Ⅰ期患者肿瘤<2 cm,淋巴结转移率仅6%,肿瘤>2 cm时为21%,当肿瘤累及整个宫腔时高达35%。值得注意的还有腹膜细胞学检查,大约15%的子宫内膜癌患者可出现腹腔细胞学阳性,一般来说,腹腔细胞学阳性常与其他高危因素同时出现,如腹腔细胞学阳性者伴淋巴结转移,或附件转移等。腹腔细胞学阳性患者只有不足5%无子宫外转移的证据[8]。如Creasman报道13例中6例(46%)仅有腹腔细胞学阳性的患者死于腹腔播散,分析发现这些患者多为子宫浆液性癌。而单独的1项阳性细胞学能否成为子宫内膜癌独立的预后因素目前尚无定论。当然,与其他实体瘤一样,子宫内膜癌的分期与病理类型和生存率相关,病理类型中以内膜样癌预后最好,子宫浆液性癌预后最差。复旦大学附属肿瘤医院于1996年1月~2005年12月10年间收治的晚期子宫内膜癌(Ⅲ~Ⅳ期)103例,根据FIGO于1988年提出的子宫内膜癌手术—病理分期标准,其中ⅢA期30例,ⅢB期4例,ⅢC期31例,Ⅳ期38例(均为ⅣB期),研究分析发现手术—病理分期(Ⅲ期和Ⅳ期)、病理类型(子宫内膜样腺癌和子宫非内膜样腺癌)、淋巴受累(未做、有和无)、肌层浸润深度(≥1/2和≤1/2)、病理分级(1级、2级和3级)和脉管浸润(有、无和未报)经单因素分析,$P$值分别为0.000、0.010 5、0.000 3、0.000 6、0.012和0.887 3,其中手术—病理分期、病理类型、淋巴受累、肌层浸润深度、病理分级 $P$ 值 < 0.01,有统计学意义,与预后相关[18]。多因素分析进入变量包括手术—病理分期(Ⅲ期和Ⅳ期)、病理类型(子宫内膜样腺癌和子宫非内膜样腺癌)、淋巴受累(有和无)、肌层浸润深度(>1/2和<1/2)和病理分级(1级、2级和3级),采用COX回归分析,变量筛选采用Backward法,结果显示,手术—病理分期和肌层浸润深度的 $P < 0.05$,有统计学意义,与预后相关。此外,其他高危因素还有非整倍体、AR、Her-2/neu癌基因过度表达和p53的突变等。基于上述特征,可将子宫内膜癌分为低、中、高危3组,分组的主要依据是手术分期、病理类型、分化程度、淋巴结转移、腹腔细胞学检查、肌层浸润深度等,虽然病理类型和分化程度术前即可明确,但肌层浸润深度和子宫外转移等只有在术后病理检查时才能明确。此外还需强调的是,术中必须行腹腔细胞学检查。只有经过全面手术探查及明确肿瘤浸润范围后,才能制订出合理的术后放疗计划,真正做到个体化治疗。一般来说,对早期中危组患者辅助治疗的目标是巩固疗效并同时尽量减少并发症;对于病期较晚的患者,术后辅助放疗可降低局部复发率并提高生存率,但由于这类患者同时有全身转移可能,故有关全身辅助化疗的研究调查正在进行中,部分结果已证实了辅助化疗的疗效。从2008年NCCN指南中也可以看出辅助化疗的地位已明显提高。

**(2)根据高危因素分组**

子宫内膜癌根据复发高危因素可分为低危组、中危组和高危组,如表66-8所示。

如表66-8所示,ⅠA期患者,且为分化1级或2级的内膜样腺癌经手术治疗即可治愈,其复发风险很低,一般<10%,故不常规进行辅助放疗。现已有许多回顾性研究资料表明对这组患者放疗并未提高生存率,反而出现许多与放疗相关的毒性反应导致其总生存率低于对照组。所以,对低危组患者术后不需要进一步治疗,定期随访即可。

表 66-8　子宫内膜癌低危、中危、高危分组

| 低危组 | 中危组 | | 高危组 |
| --- | --- | --- | --- |
| | 无高危因素 | 有高危因素 | |
| ⅠA 期,分化 1 或 2 级(G1 或 G2);ⅠB 期,分化 1 级(G1) | ⅠB 期,分化 2 级(G2);ⅠA 期,分化 3 级(G3) | ⅠB 期,分化 3 级(G3);ⅠC 期,分化 1 或 2 级(G1 或 G2);ⅡA 期(隐匿型) | ⅠC 期,分化 3 级(G3);ⅡB 或 Ⅲ、Ⅳ 期 |

### (3) 中危组和高危组的辅助治疗

手术分期为ⅠB、ⅠC 和ⅡA 期的患者为中危组,对这组患者术后是否给予辅助放疗目前还有争论,但已有越来越多的资料表明中危组患者伴不良预后因素,如深肌层浸润、组织分化差给予术后盆腔外照射可减少复发,并提高生存率[20]。GOG-99 研究针对这组患者是否需要辅助治疗进行了前瞻性随机对照研究。患者随机分组,研究组接受手术治疗+术后盆腔外照射,对照组仅接受手术治疗,手术方式相同,均为经腹子宫全切术+双侧输卵管卵巢切除术(TAH/BSO)+盆腔和腹主动脉旁淋巴结切除和腹腔细胞学检查。结果发现,术后行辅助放疗组的无复发存活率为96%,显著高于单独手术组的88%,$P = 0.001$。手术+放疗组的总生存率为94%,单独手术组89%,$P = 0.09$。但接受术后放疗的患者并发症发生率较高为15%,单独手术组仅6%,$P = 0.007$,前者严重(3、4 级)并发症的发生率也随之增加。但进一步分层分析发现,对于 >70 岁伴 1 个危险因素、>50 岁伴 2 个危险因素或者任何年龄组伴 3 个危险因素的患者,给予术后辅助放疗其无瘤生存率明显提高,为87%,与对照组相比,$P < 0.01$[21-23]。根据复旦大学附属肿瘤医院的经验,对于中危组中有高危因素者建议给予术后辅助放疗。

高危组患者包括手术分期为ⅡB、Ⅲ、Ⅳ 期的患者,这类患者仅靠手术治疗无法治愈,手术后复发风险极高。故术后应给予全盆腔外照射,40~50 Gy/4~6 周,对有腹主动脉旁淋巴结转移或可疑转移者,术后加照主动脉淋巴区,剂量 30~40 Gy/3~4 周。阴道切缘有癌,则补充阴道腔内放疗。术后放疗可明显提高高危组患者的生存率,故术后放疗(即盆腔外照射+/-腹主动脉野照射)是现阶段高危组患者的标准治疗手段。尽管如此,近年来 3 个随机对照研究证实了辅助化疗的疗效与放疗相当,故术后辅助化疗的地位已经大大提高。3 个研究的结果分别报道如下。首先是 GOG-122 研究,纳入标准是Ⅲ、Ⅳ期内膜癌患者,术后最大残留灶<2 cm。共入组 386 例(其中Ⅲ期 281 例和Ⅳ期 105 例),随机分为两组,分别为全腹照射组(30 Gy 全腹+15 Gy 盆腔和腹主动脉)和化疗组(多柔比星 60 mg/m$^2$+顺铂 50 mg/m$^2$,每 3 周 1 次,共 7 个疗程,另外再加单药顺铂 1 个疗程)。结果显示,化疗组的 5 年顺铂(PFS)和 5 年总生存期(OS)分别为 50% 和 55%,放疗组的 5 年 PFS 和 5 年 OS 分别为 38% 和 42% ($P < 0.01$)。接着意大利的研究报道也发现了相似的结果,意大利 Maggi 等入组研究了 340 例高危子宫内膜癌病例,随机分为化疗组和放疗组。化疗组采用化疗方案为多柔比星+顺铂+环磷酰胺,放疗组应用盆腔外照射+/-腹主动脉野照射。结果显示,化疗组的 5 年 PFS 和 5 年 OS 分别为 63% 和 66%,放疗组的 5 年 PFS 和 5 年 OS 分别为 63% 和 60%,结论是两组疗效相当。第 3 个报道是日本 GOG 的研究,Susumu 等研究了 385 例局部晚期及晚期子宫内膜癌病例,其中ⅠC 期 235 例、Ⅱ期 54 例、ⅢA 期 96 例,手术方式为全子宫+双附件切除术,术后随机分为化疗组和放疗组。化疗组采用化疗方案为多柔比星+顺铂+环磷酰胺,放疗组应用盆腔外照射+/-腹主动脉野照射。结果显示,化疗组的 5 年 PFS 和 5 年 OS 分别为 82% 和 85%,放疗组的 5 年 PFS 和 5 年 OS 分别为 84% 和 87%,结论是化疗组的疗效与放疗组无差异[24-26]。因此可以说,上述 3 个研究为局部晚期和晚期内膜癌术后的辅助化疗提供了循证医学的依据。因此,2008 年 NCCN 子宫内膜癌诊疗指南中已将辅助化疗作为晚期内膜癌的标准治疗手段之一。

子宫内膜癌术后辅助放疗和辅助化疗虽然都取得了较好的疗效,但从既往研究,如 GOG-122 的研究结果发现其仍有较高的复发率,如化疗组的盆腔复发率为18%,放疗组为13%,就控制盆腔复发而言,似乎是放疗优于化疗;然而盆腔外复发率是化疗组(32%)低于放疗组(38%),表明化疗可降低远处复发率。因此,对有高危因素的子宫内膜癌患者,是

否采用放化疗联合以进一步提高疗效并减少复发或者提高安全性等是目前值得研究的课题。现有的Ⅰ/Ⅱ期小样本的研究发现,放化疗联合治疗子宫内膜癌是安全可行的。Frigerio等的Ⅰ期临床试验发现,盆腔外照射+同期紫杉醇治疗,之后给予紫杉醇的全身静脉化疗,患者的耐受性良好。Duska等报道了盆腔外照射后给予紫杉醇+多柔比星+卡铂3个疗程的化疗,共治疗20例患者,该方案的可行性较好。晚期的放疗反应仅有2例出现肠梗阻,1例出现3度便秘[27]。Bruzzone等报道采用盆腔外照射+CAP方案(顺铂+表柔比星+环磷酰胺)治疗45例Ⅲ、Ⅳ期子宫内膜癌,9年PFS为30%,OS为53%,毒性在可接受范围内[28]。最近RTOG-9708 Ⅱ期临床试验的研究结果公布,该研究采用对术后存在高危因素的子宫内膜癌患者,术后给予盆腔外照射+同期顺铂2个疗程,之后加紫杉醇+顺铂×4个疗程。入组患者46例,结果显示,4年的盆腔、局部和远处复发率分别为2%、2%和19%,OS和无病生存率分别为85%和81%,Ⅲ期患者的4年生存率和无病生存率分别为77%和72%。IC、ⅡA和ⅡB期患者的复发率为零,初步表明采用放化疗联合治疗术后高危子宫内膜癌是安全可行的[29]。比较大型的GOG-184研究已于2008年初完成入组,该研究就是应用放化疗联合治疗作为高危子宫内膜癌的术后辅助治疗,具体方案是术后先给予盆腔外照射+/-腹主动脉野照射,然后分为两组采用不同的化疗方案,一组给予多柔比星+顺铂,另一组给予多柔比星+顺铂+紫杉醇,同时给予重组人粒细胞集落刺激因子(G-CSF)支持,这个研究的结果不仅将回答是否放化疗联合可进一步提高疗效,而且也能确定不同化疗方案的疗效。

## 66.11.3 术前放疗

子宫内膜癌首选手术治疗,并进行正确的手术—病理分期,根据病变范围和高危因素再辅以术后放疗,这已经成为国内外统一的治疗模式。如果肿瘤累及宫颈和宫旁组织造成手术困难者,也可先行术前放疗。对这部分患者采用的分期方式为临床分期法。

术前放疗的方式大体有两种。第1种是全量照射后行全子宫、双附件切除术,主张先行术前全盆腔照射,照射野15cm×15cm,肿瘤照射剂量为40Gy/4周;接着给予腔内治疗,阴道表面剂量40Gy,4~6周后行全子宫、双附件切除术。第2种术前放疗的方式是先行腔内放疗,A点剂量为50Gy,放疗后2周行广泛性子宫、双附件切除和后腹膜淋巴结清扫术+腹腔细胞学检查。虽然术前放疗可使肿瘤活性减低,避免术中播散,但由于术前放疗会影响手术—病理分期,不能正确地反映肿瘤浸润范围,故仅用于因宫旁浸润引起手术有困难者,而不作为常规治疗手段。

## 66.11.4 根治性放疗

子宫内膜癌首选手术治疗,但对部分有严重内科并发症而不能耐受手术者,即有手术禁忌证的患者,或极度肥胖者,可选择根治性放疗作为主要的治疗手段。

子宫内膜癌的根治性放疗是以体外照射和腔内放疗联合应用,以腔内放疗为主。传统的腔内放疗是Heyman提出的子宫填充法,用含镭的不锈钢小囊容器填充子宫腔等方案。但近年来,镭管多已被废弃不用,主要使用$^{60}$Co、$^{192}$Ir等放射性核素放射源,放置在较小的容器内,通过遥控后装技术进行腔内后装治疗。体外照射的方法与子宫颈癌相似,体外照射野上界达第5腰椎上缘,侧缘要包括盆腔淋巴结,下界达阴道上1/2段,照射剂量为肿瘤量达60Gy。根据肌层浸润深度,患者可单用腔内放疗或联合外照射。临床Ⅰ期患者,可用MRI或超声和肿瘤病理分级评估肿瘤浸润深度和盆腔淋巴结转移风险来决定是单用腔内放疗还是联合盆腔外照射。Grigsby及其同事报道,临床Ⅰ期患者如果接受外照射联合腔内近距离放疗,其5年PFS根据病理学分级,1、2、3级分别为94%、92%、78%。对不能耐受手术的临床Ⅱ期子宫内膜癌患者,通常给予全盆腔照射联合腔内近距离放疗,这些患者5年生存率在50%~60%,低于术前放疗联合手术治疗方案。临床Ⅲ期子宫内膜癌不常见,只占所有患者的5%~10%,并且大部分累及阴道或附件,这些患者不同于淋巴结活检时发现淋巴结累及的手术分期Ⅲ期的患者,因为手术分期Ⅲ期的患者绝大部分为ⅢC期。目前文献报道,外照射和腔内放疗的5年生存率16%~42%。Ⅳ期子宫内膜癌很少,在所有患者中的比例<5%,对病变局限于盆腔,累及膀胱或直肠的患者,可单用放疗,但长期生存者很少。Goff及其同事报道,行减瘤术患者的中位生存期为18个月,而未行减瘤术患者为8个月。对于盆腔有症状的局部晚期无法行手术治疗的患者,放疗是一种有效的姑息性治疗手段。Spanos等关于肿瘤放疗组(RTOG)的研

究评价了一个为减轻内膜癌晚期或复发患者盆腔症状的简便加速超分割放疗方案。同时,放疗也可以为有临床症状的腹膜后淋巴结、肺或骨转移患者提供有效的姑息性治疗[30,31]。

## 66.11.5 激素治疗

如前所述,孕激素能使异常增生的子宫内膜转变为分泌期或萎缩性子宫内膜,从而导致子宫内膜增生病灶萎缩、逆转。据报道,约1/3晚期或复发子宫内膜癌患者对孕激素制剂有效。目前认为,孕激素治疗疗效与肿瘤组织中的 ER 与 PR 密切相关,ER阳性、PR 阳性者孕激素治疗效果好,可达80%,而ER 阴性、PR 阴性者孕激素治疗效果差,这些患者宜选用化疗。此外,孕激素治疗疗效与肿瘤组织病理类型和分化程度亦相关,子宫内膜样腺癌、高分化者治疗效果好,反之疗效差;对子宫非内膜样腺癌或分化差的子宫内膜样腺癌,孕激素治疗效果差。故在治疗前了解患者的病理类型、分化程度及 ER、PR 情况,可有助于选择治疗方案。

### (1) 激素治疗的指征

孕激素治疗的主要指征是晚期患者和复发病例,应用药物主要有醋酸甲地孕酮(商品名为美可治)160 mg/d;或乙酸孕酮250～500 mg 肌内注射,每周2次。这两类药物治疗一般需持续12周才能判断疗效,如治疗有效者可持续应用。

关于孕激素作为早期子宫内膜癌术后的辅助治疗,目前的观点已与以往不同。由于孕激素治疗不良反应轻,曾经被广泛用于各期子宫内膜癌术后辅助治疗,但多个多中心随机对照研究发现,早期子宫内膜癌术后用孕激素治疗与术后安慰剂对照两组生存率无明显差异。如 Mac Donald 等将429例已完成手术+/-放疗的患者随机分组,治疗组给予醋酸甲羟孕酮,对照组给予安慰剂,发现两组的 OS 均为76%。随后,挪威的 Vergote 等研究观察了1 084例Ⅰ、Ⅱ期子宫内膜癌患者,均完成经腹子宫全切术+双侧输卵管卵巢切除术(TAH/BSO),然后随机分成孕激素治疗组和对照组,孕激素治疗组组给予己酸孕酮1g,肌内注射,每周2次,共1年;对照组术后观察随访,中位随访期为72个月。结果发现,两组的OS 和复发率无差异。然而对照组患者癌症相关死亡率较高,其中位生存期为22个月,而孕激素组患者中位生存期为30个月,$P = 0.03$。为何 OS 没有差异呢?这是因为孕激素治疗组中的非癌症相关性死亡率明显较高($P = 0.04$)。随后的随机研究也同样复制出了这些结果。如 Krafft 等随机抽取196例(93例术后,103例放疗)给予醋酸炔诺酮(NEA)50 mg/d,6个月为1个周期交替非间断辅助性治疗5年。结果手术组的5年生存率为92%,而手术后应用孕激素组的5年生存率为82%。与对照组相比,醋酸炔诺酮组有不良反应者增加2倍(47.9%)。由此可见,孕激素作为Ⅰ、Ⅱ期子宫内膜癌标准治疗后的辅助治疗,目前尚无明确证据证明这种干预可提高 OS 或无瘤生存率。并且,子宫内膜癌患者多有高血压、糖尿病、肥胖等并发症,而孕激素治疗会加重此类并发症,故目前已不主张将孕激素用于早期子宫内膜癌患者手术后的辅助治疗。

### (2) 保留生育功能的治疗

近年来肿瘤治疗的观念发生了极大的变化,主张在提高治疗疗效的同时应极力关注患者的生活质量,对妇瘤患者需特别注意患者治愈后的生活质量和生育功能。因此,保留生育功能的治疗在妇瘤领域正在深入研究,如ⅠA期卵巢癌的单侧附件切除术,ⅠA期宫颈癌的宫颈根治术等。对子宫内膜癌而言,孕激素已用于ⅠA期高分化子宫内膜样腺癌患者保留生育功能的治疗,且取得初步结果。

子宫内膜癌大多发生于绝经后或围绝经期妇女,但绝经前妇女也占20%～25%,且其中1%～8%的病例<40岁的生育年龄妇女。子宫内膜癌的标准治疗方式为全子宫+双侧附件切除术及分期手术,术后有高危因素者予以辅助放疗。然而,年轻患者,特别是尚未生育又希望保留生育功能的患者常不愿意接受这种标准治疗方式;此外,<40岁子宫内膜样腺癌常有分化好、分期早和预后好的特征,且孕激素治疗疗效好。国外已有较多的孕激素治疗早期子宫内膜样腺癌且成功分娩的报道。笔者回顾性分析了1999～2004年在复旦大学附属肿瘤医院初治且有完整临床病理资料的子宫内膜癌患者218例,其中年龄<40岁者18例,占8.2%。此18例中,6例患者为高分化早期子宫内膜样腺癌,以孕激素治疗作为初次治疗手段以期保留生育功能。6例患者的临床症状多为月经失调和不规则阴道出血,其中3例有肥胖史,4例伴有多囊卵巢综合征(PCOS)。6例患者均伴不孕症史,无高血压和糖尿病史,血清 CA125 水平在正常范围内,B 超检查未发现有肌层浸润。6例均应用甲地孕酮160mg/d 治疗3个月,治疗有效病例4例(指的是治疗后病灶完全消失,2次清宫均未发现肿瘤残留)、无效2例。4例治疗有效的病例在后来的随访过程中有2例发现复发。故共有4例接受了子宫切除手术(分别为2例

治疗无效病例和2例复发病例),这6例患者不管是已接受手术还是保留子宫者,随访至研究结束时均未见肿瘤复发[11]。虽然这是一个小样本的研究,但从初步结果可以看出早期患者保留生育功能是有可能的。此外,笔者介绍1例子宫内膜癌经保守治疗治愈并成功分娩的病例:周××,女性,31岁,已婚未育,阴道不规则流血伴左下腹隐痛半年,外院就诊B超提示子宫内膜增厚伴息肉,予消炎、止血治疗,未见好转。2006年1月3日在宫腔镜下行息肉摘除及诊断性刮宫术,术后病理提示子宫内膜呈复杂性不典型增生过长,局部癌变。于2006年1月13日来我院就诊,患者年轻且未生育,强烈要求保留生育功能。MRI检查提示子宫内膜增厚,未见明显肌层浸润,CA125:9.44 U/ml,遂予保留生育功能的治疗,其间密切随访肝肾功能、B超。治疗后病理提示分泌期样子宫内膜,间质见较好的蜕膜样反应,部分腺体囊状扩张,未见残留癌组织。经巩固治疗后建议患者妊娠。现患者已自然受孕,并顺产分娩一个体重3.2 kg的健康女婴,且无任何肿瘤复发的征象。

笔者同时查阅国外文献报道的56例用孕激素治疗保留生育功能的患者,46例(82%)对孕激素治疗有效;46例治疗有效的病例中,35例未见肿瘤复发。而11例复发患者中7例再次采用孕激素治疗,其中5例再次获得完全缓解,2例治疗失败;另4例复发患者接受了手术治疗,仅1例出现术后盆腔复发,余病例均无瘤生存。46例孕激素治疗有效的患者经连续2次刮宫,组织病理检查未见肿瘤组织,予以辅助生殖技术治疗,成功分娩婴儿40名。由此可见,孕激素治疗年轻子宫内膜癌患者并保留生育功能是可行的。然而,虽然早期年轻子宫内膜腺癌患者的孕激素治疗疗效较好,即使复发后也可采用手术治疗以治愈肿瘤,但1例术后复发的患者提醒我们,孕激素治疗过程中也可能出现疾病进展,从而失去了治愈机会,当然这一病例也不排除其在孕激素治疗前就有卵巢镜下转移可能。Morice等报道2例分别为35岁和36岁的年轻子宫内膜腺癌患者,病例1为高分化子宫内膜腺癌,宫腔镜发现很小的病灶局限于子宫左侧壁,B超未发现有肌层浸润;病例2为宫腔息肉摘除术后,病理为中分化子宫内膜腺癌,宫腔镜和MRI检查均未见肿瘤残留。这2例患者在开始孕激素治疗前行腹腔镜检查时却发现,病例1的左侧卵巢有直径<1 cm的转移灶存在,病例2虽然未发现子宫外转移病灶,但腹腔冲洗液中找到了肿瘤细胞。从这2例病例可以看出,部分临床上非常早期的子宫内膜癌也可能有子宫外转移等

高危因素存在。因此提出,孕激素治疗前的评估极为重要,如MRI可明确有否肌层浸润,血清CA125有助于排除子宫外转移,认真仔细的检查更有助于提高这种保留生育功能治疗手段的安全性。此外需严格掌握指征,必须选择病理类型为子宫内膜样腺癌,且为高分化病例,治疗前需行MRI等影像学检查明确无肌层浸润,且血清CA125水平在正常范围内,必要时行腹腔镜检查有助于排除高危患者。除了安全性外,孕激素治疗子宫内膜腺癌尚有许多问题存在,如孕激素应用剂量、持续时间、最佳评价疗效的时间等,目前尚未有明确答案。临床医师之间在很多方面都未达成共识,如:①应用哪种孕激素?②怎么用?③用多大的剂量?④治疗多久?⑤间隔多久进行再次内膜活检?多数医师认为,患者在内膜活检阴性时尚需要巩固治疗1~3个月以确保疗效。另一种情形是肿瘤持续存在,针对这种患者,不同的医师会有不同的处理,有些医师会建议患者行子宫切除术,而另一些医师会建议患者继续用更高剂量的孕激素。在选用药物方面,大多数妇科医师都会首先选用甲地孕酮,但也有不少选用醋酸甲羟孕酮(注:GOG研究就是用这种孕激素)。在孕激素的用法方面也有不同,一种是周期性给予孕激素以获得每月1次的撤退性出血;另一种为连续性用药。孰优孰劣尚无定论。孕激素的剂量也是各家报道不同,醋酸甲羟孕酮40 mg每日1次或40 mg每日4次,甚至更高的有200 mg每日1次。

笔者最后要强调的是,虽然孕激素治疗高分化子宫内膜癌疗效确切,但对没有保留生育功能要求的患者,还是应该首选标准治疗(即手术为主的综合治疗);对于无生育要求的老年女性,即使无法承受手术治疗,也应该选择激素治疗与放疗联合应用。

### 66.11.6 化疗进展

如前所述,子宫内膜癌首选手术治疗。Ⅰ期低危子宫内膜癌仅手术即可治愈,治愈率达90%以上,对术后有高危因素者则选用放疗作为标准辅助治疗手段,可减少复发,提高生存率。如前所述,几个随机试验都已证实术后辅助盆腔外照射可降低病灶局限于子宫的内膜癌患者的盆腔复发率,但对OS没有影响。虽然术后辅助放疗可以降低盆腔局部复发率,但并未提高这组患者的OS,远处转移仍为这部分患者的主要死亡原因之一。因此认为,对于这部分高危患者,除放疗外,可考虑再进行化疗即两者的联合治疗。此外,约有12%的晚期患者因诊断时已

有远处转移,故仅依靠手术和放疗还达不到控制肿瘤的目的,只有应用化疗才能进一步提高生存率。虽然既往的观点认为化疗并不是子宫内膜癌术后辅助治疗的常规治疗手段,但已有许多研究结果显示单药和联合化疗对复发和晚期手术无法切除的子宫内膜癌有一定的疗效。最近公布了 GOG-122 的研究结果,该研究方案中Ⅲ、Ⅳ期子宫内膜癌患者被随机分为化疗组(顺铂 + 多柔比星)或全腹照射组。患者包括了病理类型为浆液性乳头状癌,以及肿瘤有盆腔外转移和手术无法切除者。两组的 2 年 PFS 分别为 58%(化疗组)和 46%(放疗组),$P < 0.01$[26];盆腔的复发率分别为 18%(化疗组)和 13%(放疗组);盆腔外复发率分别为 32%(化疗组)和 38%(放疗组)。这表明全身静脉化疗可降低远处复发率。因此,对有高危因素的子宫内膜癌患者,术后采用放化疗的联合是很有必要的。第 3 类化疗适应证是手术和放疗后复发的患者,化疗将是其主要的再次治疗手段。

最常用的而且疗效明确的化疗药物是顺铂和多柔比星,两者的单药有效率分别为 24% ~ 28% 和 21% ~ 25%;而两者的同类药物如卡铂和表柔比星也有较高的单药有效率,两者分别是 17% ~ 33% 和 26%;此外,其他药物如环磷酰胺、异环磷酰胺(IFO)、拓扑替康、紫杉醇、多西他赛等的单药有效率均在 20% 左右。总的说来,子宫内膜癌的单药化疗不仅有效率较低,而且有效持续时间也有限,在上述所有药物中只有紫杉醇的有效作用时间持续较长。与其他实体瘤的化疗相似,联合化疗明显较单药化疗的疗效好。多项研究结果发现,晚期和复发子宫内膜癌中多柔比星 + 环磷酰胺的有效率为 34%,高于多柔比星单药的 22%。同样多柔比星 + 顺铂联合的疗效也明显高于多柔比星单药,一项 GOG 的随机对照研究将 299 例患者随机分为多柔比星 60 mg/m² + 顺铂 50 mg/m² 联合组和多柔比星 60 mg/m² 单药组,结果发现两组的有效率分别为 42% 和 25%($P = 0.004$);PFS 分别为 5.7 个月和 3.8 个月($P = 0.014$)。此外,欧洲癌症研究组织(EORTC)的一项 177 例的研究也得出了相似结果,多柔比星 60 mg/m² + 顺铂 50 mg/m² 联合组的 OR 为 43%,中位生存期为 9 个月;而多柔比星 60 mg/m² 单药组的 OR 为 17%,中位生存期为 7 个月。有学者将上述三药联合应用(多柔比星 + 顺铂 + 环磷酰胺)进行了研究,发现其有效率在 31% ~ 60%,中位有效持续时间为 4 ~ 10 个月,中位生存时间为 7 ~ 15 个月。研究分析发现,环磷酰胺对于子宫内膜癌而言是一个相对不敏感的药物,可以从三药联合方案中删除。所以,多柔比星 + 顺铂是目前晚期和复发子宫内膜癌最常用和标准一线化疗方案。

将紫杉醇加入顺铂 + 多柔比星的标准方案中,即顺铂 + 多柔比星 + 紫杉醇方案,与标准方案相比,已取得了更好的疗效,GOG 研究纳入 273 例晚期和复发的子宫内膜癌病例,随机分为两组,分别为标准治疗组(多柔比星 60 mg/m² + 顺铂 50 mg/m²)和研究组(多柔比星 45 mg/m² + 顺铂 50 mg/m² + 紫杉醇 160 mg/m²,同时给 G-CSF 支持),结果显示两组的 OS 分别为 34% 和 57%($P < 0.01$),PFS 分别为 5.3 个月和 8.3 个月($P = 0.01$),OS 分别为 12.3 个月和 15.3 个月($P = 0.037$)[32,33]。然而,研究组的Ⅱ度和Ⅲ度外周神经毒性明显高于标准治疗组,分别占研究组的 12% 与 27% 和标准治疗组的 1% 与 4%。此外,目前也有将顺铂 + 紫杉醇作为晚期子宫内膜癌的一线治疗方案。如 RTOG-9708 Ⅱ期临床试验的研究针对高危的子宫内膜癌患者,给予盆腔外照射 + 同期顺铂 × 2 个疗程,之后加紫杉醇 + 顺铂 × 4 个疗程,入组患者 46 例。结果显示,4 年盆腔、局部和远处复发率分别为 2%、2% 和 19%。OS 和无病生存率分别为 85% 和 81%,Ⅲ期患者的 4 年生存率和无病生存率分别为 77% 和 72%。

由于卡铂 + 紫杉醇与顺铂 + 紫杉醇的疗效相当而毒副作用明显减轻,故也有将卡铂 + 紫杉醇作为晚期和复发子宫内膜癌标准化疗方案的趋势。SWOG 的研究采用紫杉醇 175 mg/m² + 卡铂(AUC = 6)方案,4 周后重复,结果显示 OR 为 40%,中位 PFS 为 7 个月,中位 OS 为 14 个月,而且毒性较低。鉴于此,GOG-209 正在开展一项比较多柔比星 + 顺铂 + 紫杉醇方案与卡铂 + 紫杉醇方案的Ⅲ期临床研究,2008 年已完成入组,结果还在随访中[34]。

## 66.11.7 子宫浆液性乳头状癌的治疗

子宫浆液性乳头状癌(UPSC)是子宫内膜癌中较为特殊的病理类型。其发生与雌激素无关,属Ⅱ型内膜癌。好发于老年妇女,病程进展快,常有子宫外转移,少数病例子宫内病灶很小,但已有腹腔内播散,预后差。临床症状除了可有内膜癌的症状如绝经后阴道出血,还出现类似卵巢癌症状,如腹胀、腹腔积液,这是子宫外转移所致。腹腔积液量多为中等,常有 CA125 升高。这类患者的治疗比较棘手,目前国外报道较多的治疗方法是手术、放疗、化疗并用的多种手段,认为只有较为积极的治疗才能取得较好的疗效。手术仍然是浆液性乳头状癌的首选治疗手段,手术明确病变的范围后再决定进一步的治疗方案。如术中发现病灶局限于盆腔,术后即予盆腔外照射40～50 Gy,如术中发现病灶已超出盆腔,则术后需行全腹照射;如有腹主动脉旁淋巴结转移,可加照腹主动脉淋巴区。由于转移性浆液性乳头状癌较为特殊,其生物学行为和肿瘤转移特征似乎更像卵巢癌,具有腹腔内播散的特征,同时也有大网膜转移和腹膜后淋巴结转移。化疗方案的选择也与卵巢癌一样,以紫杉醇+卡铂常用。据报道,紫杉醇+卡铂治疗24例转移或复发的浆液性乳头状癌,有效率达68%[35-38]。很明显,紫杉醇+卡铂联合化疗方案是快速进展型子宫内膜癌的有效治疗手段。

复旦大学附属肿瘤于1996～2005年收治的753例子宫内膜癌病例有浆液性乳头状癌33例,其平均发病年龄为63岁(45～81岁),其中绝经后患者29例,占88%。其主要症状中最常见的症状为不规则阴道流血,占85%(28/33);其次为下腹包块、下腹疼痛、腹腔积液,占12%(4/33);阴道排液增加1例,占3%(1/33)。其手术—病理分期根据FIGO 1988年的分期标准,33例浆液性乳头状癌中Ⅰ期11例(ⅠA期1例,ⅠB期6例,ⅠC期4例);Ⅱ期2例;Ⅲ期7例(ⅢA期2例,ⅢB期1例,ⅢC期4例);Ⅳ期13例(ⅣB期13例)。早期病例(Ⅰ期和Ⅱ期)13例,占39%;晚期病例(Ⅲ期和Ⅳ期)20例,占61%。术后病理检查发现,病理分级为G3有27例,占82%(27/33);G2 6例,占18%(6/33)。11例有脉管浸润存在,占33%(11/33)。肌层浸润深度≥1/2肌层者为22例,占67%(22/33),其中12例浸润达全层,占36%(12/33)。10例浸润浅肌层(<1/2肌层),占30%(10/33)。仅1例未浸及肌层,占3%(1/33)。73%(24/33)患者检测到有$p53$基因过度表达。治疗采用手术联合术后辅助治疗。手术方式为:9例行次广泛子宫切除+双侧附件切除术,8例行次广泛或广泛性子宫切除+双侧附件切除+盆腔淋巴结切除术,16例行全子宫切除+双侧附件切除+大网膜切除+肿瘤细胞减灭术。术后治疗包括:3例行术后辅助性放疗,即盆腔外照射(4 000～5 000 cGy)+全身静脉化疗2～5个疗程。4例行术后辅助性放疗,其中1例行术后盆腔外照射(5 000 cGy);2例行盆腔外照射(4 000～5 000 cGy)+腹主动脉旁照射(3 000～4 000 cGy);1例行右股骨转移灶局部照射(7 000 cGy)。13例行术后辅助性化疗,其中7例行全身静脉化疗,疗程2～5个;4例行静脉+腹腔化疗,疗程4～18个;2例行静脉+介入化疗,疗程4～6个;方案包括CAP(环磷酰胺+多柔比星+顺铂)、AP(多柔比星+顺铂)及顺铂+氟尿嘧啶+表柔比星或丝裂霉素(MMC)等。随访结果:自手术当日为随访起始,随访截止时间为2006年5月,平均随访时间25个月(3～96个月)。14例患者死亡,其中12例死于浆液性乳头状癌,2例死于心血管病等老年疾病。2例患者带瘤生存,14例无瘤生存,3例失访。随访率91%(30/33)。手术—病理分期、淋巴受累、肌层浸润深度、病理分级和脉管浸润与预后的关系经单因素分析,$P$分别为0.008、0.168、0.025、0.371和0.081。其中手术—病理分期和肌层浸润深度的$P<0.05$,有统计学意义,与预后相关。多因素分析显示,手术—病理分期和细胞分化的$P<0.05$,有统计学意义,与预后相关[13]。统计分析还发现,术后辅助性治疗(包括放疗和化疗)可提高浆液性乳头状癌的治疗效果,但无统计学意义($P>0.05$)。进一步分析发现,术后辅助化疗可明显改善患者的生存期。无论是早期病例(Ⅰ期和Ⅱ期)还是晚期病例(Ⅲ期和Ⅳ期),术后辅助化疗组的生存期均较未行化疗组明显延长,差异有显著性($P<0.05$)。其中Ⅲ期和Ⅳ期患者使用术后化疗者平均生存期为30个月,而未行化疗者仅为6个月,差异有显著性。术后是否行放疗对患者的预后无影响,差异无显著性($P>0.05$)。

## 66.12 小结

子宫内膜癌因其解剖特点(起源于内膜,被较厚的子宫肌层包裹),早期常有明显症状——阴道出血,诊断方法简单——诊断性刮宫即可明确,故75%的病例确诊时为Ⅰ期。据FIGO(2006年)报道,所有分级和组织学亚型的5年生存率:Ⅰ期为87%,Ⅱ期为72%,Ⅲ期为51%,Ⅳ期为9%。影响预后的因素有分期、病理类型、组织分化程度、肌层浸润深度、淋巴结转移、子宫外转移、腹腔冲洗细胞学、年龄等。近年来,随着对浆液性乳头状癌等亚型的认识,病理类型与预后关系密切,各病理类型之间5年生存率差别较大,如同Ⅰ期,低危型子宫内膜腺癌的5年生存率可达90%,而浆液性乳头状癌的5年生存率仅30%。故必须加强对特殊病理类型子宫内膜癌的治疗和开展更有效治疗方案的临床研究。此外,子宫内膜癌的发病率在全球范围内有上升趋势,而且每年因子宫内膜癌死亡病例数增长更快,虽然其主要原因在于老年患者增多,但可以肯定的是子宫内膜癌正在成为危害妇女生命的常见恶性肿瘤。此外,与子宫内膜癌密切相关的肥胖几乎已成为一种流行病,故子宫内膜癌的发病率在未来10年或数十年还将继续升高。因此,如何发现子宫内膜癌高危发病人群和相应高危因素,并进行有效预防,将是我们努力的方向。

(王华英)

## 主要参考文献

[1] Jemal A, Siegel R, Ward E, et al. Cancer statistics, 2006. CA Cancer J Clin, 2006, 56:106-130.
[2] 杨丹,韩立敏.1969-2003年子宫内膜癌发病率及发病因素分析.复旦学报(医学版), 2005, 32:479-480.
[3] 张薇,项永兵,刘振伟,等.上海市区老年人泌尿系统常见恶性肿瘤发病趋势分析(1973～1999年).癌症, 2004, 23:555-558.
[4] 2006年上海市恶性肿瘤报告.上海市疾病预防控制中心专业报告,肿瘤, 2009, 29(9):918.
[5] 孙织,王华英,陈云,等.559例子宫内膜癌临床综合治疗疗效分析.中国癌症杂志, 2008, 18:454-458.
[6] Parazzini F, La Vecchia C, Negri E, et al. Diabetes and endometrial cancer: an Italian case-control study. Int J Cancer, 1999, 81:539-542.
[7] Grady D, Gebretsadik T, Kerlikowske K, et al. Hormone replacement therapy and endometrial cancer risk: a meta-analysis. Obstet Gynecol, 1995, 85:304-313.
[8] Fuler AF, Seiden MV, Young RH. Uterine Cancer. American Cancer Society Atlas of Clinical Oncology. Hamilton, London: BC Decker Inc., 2004.
[9] Bokhman JV. Two pathogenetic types of endometrial carcinoma. Gynecol Oncol, 1983, 15:10-17.
[10] Kurman R, Kaminiski PF, Norris HJ. The behavior of endometrial hyperplasia. A long-term study of "untreated" hyperplasia in 170 patients. Cancer, 1985, 56:403-412.
[11] 王华英,沈磊,孙织.40岁以下子宫内膜腺癌患者的孕激素治疗.中华妇产科杂志, 2006, 41:237-241.
[12] Lax SF, Kurman RJ, Pizer ES, et al. A binary architectural grading systerm for uterine endometrial carcinoma has superior reproducibility compared with FIGO grading and identifies subsets of advance-stage tumors with favorable and unfavorable prognosis. Am J Surg Pathol, 2000, 24:1201-1208.
[13] Gimpelson RJ, Rappold HO. A comparative study between panoramic hysterectomy with directed biopsies and dilatation and curettage: a review of 276 cases. Am J Obstet Gynecol, 1998, 158:489-492.
[14] 任玉兰,王华英,沈磊等.子宫内膜浆液性乳头状癌33例临床分析.中华妇产科杂志, 2006, 41:817-821.
[15] Boronow RC, Morrow CP, Creasman WT, et al. Surgical staging in endometrial cancer: Clinical-pathologic findings of a prospective study. Obstet Gynecol, 1984, 63:825-832.
[16] Creasman WT, Morrow CP, Bundy BN, et al. Surgical pathologic spread patterns of endometrial cancer: a Gynecologic Oncology Group study. Cancer, 1987, 60:2035-2041.
[17] 单波儿,孙织,王华英.系统的淋巴结清扫术在子宫内膜癌治疗决策中的价值及可行性分析.中国癌症杂志, 2009, 19(12):915-919.
[18] 任玉兰,王华英,施达仁,等.晚期子宫内膜癌的治疗及预后分析.中华妇产科杂志, 2008, 43:523-527.
[19] Morrow CP, Bundy BN, Kurman RJ, et al. Relationship between surgical-pathological risk factors and outcome in clinical stage Ⅰ and Ⅱ carcinoma of the endometrium: a Gynecologic Oncology Group study. Gynecol Oncol, 1991, 40:55-65.
[20] Mundt A, McBride R, Rotmensch J, et al. Significant pelvic recurrence in high-risk pathologic stage Ⅰ-Ⅳ endometrial carcinoma patients after adjuvant chemotherapy alone: implications for adjuvant radiation therapy. Int J Radiat Oncol Biol Phys, 2001, 50:1145-1153.
[21] Keys HM, Roberts JA, Brunetto VL, et al. A phase Ⅲ trial of surgery with or without adjunctive external pelvic radiation therapy in intermediate risk endometrial adenocarcinoma: a Gynecologic Oncology Group study. Gynecol Oncol, 2004, 92:744-751. (Erratum in: Gynecol. Oncol, 2004, 94:241-242).
[22] Creutzberg CL, van Putten WL, Koper PC, et al. Surgery and postoperative radiotherapy versus surgery alone for patients with stage-1 endometrial carcinoma: multicentre randomised trial. Post Operative Radiation Therapy in Endometrial Carcinoma. Lancet, 2000, 22, 355:1404-1411.
[23] Creutzberg CL, van Putten WL, Warlam-Rodenhius CC, et al. Postoperative radiation therapy in endometrial carcinoma trial. Outcome of highrisk stage ⅠC, grade 3, compared with stage Ⅰ endometrial carcinoma patients: the Postoperative Radiation Therapy in Endometrial Carcinoma trial. J Clin Oncol, 2004, 1, 22:1234-1241.
[24] Randall ME, Filiaci VL, Muss H, et al. Randomized phase Ⅲ trial of whole-abdominal irradiation versus doxorubicin and cisplatin chemotherapy in advanced endometrial carcinoma: a Gynecologic Oncology Group study. J Clin Oncol, 2006, 24:36-44.
[25] Maggi R, Lissoni A, Spina F, et al. Adjuvant chemotherapy vs radiotherapy in high-risk endometrial carcinoma: results of a randomised trial. Br J Cancer, 2006, 95:266-271.
[26] Susumu N, Sagae S, Udagawa Y, et al. Randomized phase Ⅲ trial of pelvic radiotherapy versus cisplatin-based combined chemotherapy in patients with intermediate- and high-risk endometrial cancer: a Japanese Gynecologic Oncology Group study. Gynecol Oncol, 2008, 108:226-233.
[27] Frigerio L, Mangili G, Aletti G, et al. Concomitant radiotherapy and paclitaxel for high-risk endometrial cancer: first feasibility study. Gynecol Oncol, 2001, 81:53-57.
[28] Bruzzone M, Miglietta L, Franzone P, et al. Combined treatment with chemotherapy and radiotherapy in high-risk FIGO stage Ⅲ-Ⅳ endometrial cancer patients. Gynecol Oncol, 2004, 93:345-352.
[29] Greven K, Winter K, Underhill K, et al. Final analysis of RTOG 9708: adjuvant postoperative irradiation combined with cisplatin/paclitaxel chemotherapy following surgery for patients with high-risk endometrial cancer. Gynecol Oncol, 2006, 103:155-159.
[30] Koh WJ, Tran AB, Douglas JG, et al. Radiation therapy in endometrial cancer. Best Pract Res Clin Obstet Gynaecol, 2001, 15:417-432.
[31] Fishman DA, Roberts KB, Chambers JT, et al. Radiation therapy as exclusive treatment for medically inoperable patients with stage Ⅰ and Ⅱ endometrioid carcinoma of the endometrium. Gynecol Oncol, 1996, 61:189-196.
[32] Fleming GF, Brunetto VL, Cella D, et al. Phase Ⅲ trial of doxorubicin plus cisplatin with or without paclitaxel plus filgrastim in advanced endometrial carcinoma: a Gynecologic Oncology Group study. J Clin Oncol, 2004, 1, 22:2159-2166.
[33] Tanase Y, Kawaguchi R, Haruta S, et al. Adjuvant chemotherapy of paclitaxel plus carboplatin in uterine corpus cancer — comparison with cisplatin, adriamycin plus cyclophosphamide. Gan To Kagaku Ryoho, 2006, 33:945-950.
[34] Duska LR, Berkowitz R, Matulonis U, et al. A pilot trial of TAC (paclitaxel, doxorubicin, and carboplatin) chemotherapy with filgrastim (γ-metHu G-CSF) support followed by radiotherapy in patients with "high risk" endometrial cancer. Gynecol Oncol, 2005, 96:198-203.
[35] Reddy SP, Kudelka AP, Gonzalez de Leon C, et al. Tumors of the uterine corpus. In: Pazdur R. ed. Medical Oncology: A Comprehensive Review. Huntington, New York: PRR Inc. 1996:407-416.
[36] Goff BA, Kato D, Schmidt RA, et al. Uterine papillary serous carcinoma: patterns of metastatic spread. Gynecol Oncol, 1994, 53:264-268.
[37] Hendrickson MR, Longacre TA, Kempson RL. Uterine papillary serous carcinoma revisited. Gynecol Oncol, 1994, 54:261-263.
[38] Grice J, Ek M, Greer BE, et al. Uterine papillary serous carcinoma (UPSC): evaluation of long-term survival in 36 surgically staged patients. Gynecol Oncol, 1998, 69:69-73.

# 67 卵巢癌

67.1 上皮性卵巢癌
　　67.1.1　流行病学和病因学
　　67.1.2　预防和筛查
　　67.1.3　病理
　　67.1.4　临床表现
　　67.1.5　诊断
　　67.1.6　转移方式
　　67.1.7　手术分期
　　67.1.8　治疗概述
　　67.1.9　早期卵巢癌手术治疗
　　67.1.10　低度恶性卵巢肿瘤手术治疗
　　67.1.11　晚期卵巢癌肿瘤细胞减灭术
　　67.1.12　Ⅳ期卵巢癌手术治疗
　　67.1.13　腹膜后淋巴结清扫和二次剖腹探查
　　67.1.14　腹腔镜技术的应用
　　67.1.15　化疗
　　67.1.16　放疗
　　67.1.17　生物治疗
　　67.1.18　复发性卵巢癌
　　67.1.19　卵巢癌的挽救化疗
　　67.1.20　预后
67.2 非上皮性肿瘤
　　67.2.1　生殖细胞肿瘤
　　67.2.2　性索—间质细胞肿瘤
　　67.2.3　复发性非上皮卵巢肿瘤的治疗
67.3 腹膜肿瘤
　　67.3.1　原发性腹膜癌
　　67.3.2　腹膜假黏液瘤

　　卵巢癌是严重威胁妇女健康的恶性肿瘤之一，死亡率居妇科恶性肿瘤的首位，城市女性中卵巢癌发病率排在妇科肿瘤第1位。早期卵巢癌治愈率在90%左右，约80%的晚期卵巢癌首次治疗可以获得满意的效果。但人们对卵巢癌生物学行为的认识还非常有限，20%的晚期卵巢癌虽然经过积极的手术和化疗，肿瘤仍迅速发展。目前还没有有效的巩固治疗手段，约80%的晚期卵巢癌首次治疗后在不同时间段内出现肿瘤复发，致使其死亡率居高不下。

## 67.1　上皮性卵巢癌

　　通常意义上的卵巢癌主要是指上皮性卵巢癌（epithelial ovarian cancer，EOC）。非上皮性卵巢恶性肿瘤占10%～15%，来自生殖细胞、性索—间质细胞、肉瘤、输卵管癌等。欧美国家生殖细胞肿瘤只占2%～3%。上皮性卵巢癌是研究卵巢癌发生、发展、诊断和治疗的主要载体，因此，其诊断和治疗是本章探讨的重点。

　　上皮性卵巢癌多见于老年妇女，高发年龄段为55～60岁；低度恶性肿瘤多见于中年妇女，发病年龄在40～45岁，值得注意的是近年来年轻女性该病发生率并不少见，两者发病年龄国内比欧美国家约年轻5岁[1-3]。

### 67.1.1　流行病学和病因学

**(1) 流行病学**

　　从预计发病人数看，美国2006年预测结果显示，卵巢癌预计发病和死亡人数分别为20 180人和15 310人，与子宫内膜癌比较令人触目惊心，两种肿瘤分别位居女性恶性肿瘤发病的第7和第4位，但死亡率却相反（分别居第5和第8位）。内膜癌的发病人数和死亡人数分别为41 200人和7 350人，卵巢癌的发病人数不到内膜癌的1/2，而死亡数却超过内膜癌的2倍，比子宫颈癌（3 700人）和内膜癌总和多4 260人[4]。

　　从实际发病率来看，2002年全球女性恶性肿瘤的标化发病率为161.5/10万，年龄调整后的卵巢癌发病率6.6/10万，中国为3.2/10万，约为全球水平的1/2[5]。欧美发达国家发病率均在10.0/10万以上，其中北欧最高为12.66/10万，中国最低。事实上，卵巢癌对中国女性健康的危害远远比这一数字严重。上海市疾病预防控制中心公布的数据表明,2002年上海市年龄调整后的恶性肿瘤发病率为186.1/10万,高于全球总体水平。上海市肿瘤研究所和上海市疾病预防控制中心调查结果显示,近几年上海市卵巢癌的发病率为6.9/10万~9.9/10万,与日本相近[6],居妇科恶性肿瘤的首位,明显高于中国平均水平,预测在今后几十年内中国城市女性卵巢癌数量将继续缓慢上升。

**(2) 病因学**

卵巢癌的发生仍然不清楚。不孕不育增加患卵巢癌的风险;而输卵管结扎和长期使用避孕药降低患卵巢癌的风险。同样,月经初潮早或绝经晚增加卵巢癌的危险性。>90%卵巢癌系散发,仅5%~10%有家族遗传史。吸烟、嗜酒、城市工业化程度和使用排卵药物因素等与卵巢癌关系并不明确。

通常认为,晚期肿瘤皆由早期肿瘤逐步发展而来,或者所有肿瘤均由癌前期病变发展而来。于是,美国Brewer提出,卵巢癌与其他肿瘤一样存在癌前期病变。她通过微创方法,对卵巢癌高危人群进行监测,并对卵巢上皮进行组织病理、生物光学等分析;同时对高危人群进行化学预防,在连续口服预防药物一段时间后监测卵巢上皮的变化[7]。虽然理论上有一定的科学性,但由于取材等因素的限制,该工作的深入研究受到很大限制。事实上,卵巢癌是不是由癌前期病变演变而来仍然存有很大的疑问。美国John Hopkins大学病理医生Kurman等[8]首先提出,按照浆液性囊腺瘤恶性程度,卵巢癌分为Ⅰ型和Ⅱ型肿瘤。Ⅰ型卵巢癌,也称为低危型,约占25%,组织学特点是可以见正常乳头形态、核分裂象较少、有丝分裂少;前体可以是浆液性囊腺瘤、交界性浆液性囊腺瘤,通常生长速度较慢;5年生存率约55%;对化疗药物不敏感。Ⅱ型卵巢癌,也称为高危型,约占75%,组织学特点为乳头形态消失、肿瘤呈块状、核分裂象多、有丝分裂多;前体未知,直接来自卵巢表面上皮或内衬上皮(de novo,重新开始),发展迅速;5年生存率约30%;虽然容易复发,但对化疗比较敏感。基因水平分析结果显示,Ⅰ型卵巢癌主要是*K-ras/B-raf*基因突变;Ⅱ型卵巢癌则是*p53*基因突变。但这仅仅是蛋白水平的初步检测结果,缺乏深入的研究佐证,还没有得到广泛的认同。

早在20世纪80年代,有学者对卵巢癌的单克隆起源问题提出挑战,虽然没有引起广泛关注,但可解释临床中遇到的一些比较困惑的问题。研究发现,在低度恶性(low malignant potential,LMP)卵巢肿瘤盆腹腔广泛种植病灶中,卵巢病灶和腹膜病灶来自不同的细胞克隆,即说明腹膜与卵巢同时出现了病变。这也间接解释了同样是低度恶性卵巢肿瘤,为什么转移病灶呈浸润性生长,而卵巢原发病灶无浸润?低度恶性卵巢肿瘤是研究卵巢癌发生的一个非常好的载体,近年来有研究者进一步从胚胎发生过程中基因的变化来探讨Ⅰ型卵巢癌的发生。而对占卵巢癌多数的Ⅱ型卵巢癌生物学行为的认识仍然很少,其重要性在于:①真正危害女性健康的是Ⅱ型卵巢癌,死亡率高。②Ⅰ型卵巢癌发展慢,易早期诊断;Ⅱ型卵巢癌发展迅速,不易早期诊断。

## 67.1.2 预防和筛查

20世纪80年代人们开始关注卵巢癌的预防。①口服避孕药。口服避孕药降低卵巢癌的发生率。使用5年或更长时间口服避孕药卵巢癌的危险性为0.5。文献报道认为,口服避孕药可能通过减少排卵,降低卵巢癌的发生。②妊娠次数。生育次数与卵巢癌发生呈负相关。未孕的妇女与生育过的妇女相比,卵巢癌危险性增加1.3~1.6倍。相反,生育次数增加1次,卵巢癌的危险减少10%~15%。生育两个加上口服5年以上避孕药,患卵巢癌的危险性为0.3。③输卵管结扎。输卵管结扎后卵巢癌发生的风险比为0.37。至于为什么输卵管结扎能够降低卵巢癌的发生,原因还不清楚。④预防性卵巢切除。腹膜癌和卵巢癌有同源性,因此一般认为预防性切除卵巢能够预防乳腺癌和卵巢癌,但不能减少腹膜癌的发生。综合上述因素,口服避孕药是迄今为止效果最为肯定、易于大样本人群推广卵巢癌化学预防的主要措施[9]。

卵巢癌的预防主要针对高危人群。5%~10%患者具有遗传背景。大多数遗传性卵巢癌与位于17号染色体的*BRCA*1基因突变有关,少数与位于13号染色体的*BRCA*2基因突变有关。与非遗传性肿瘤相比,遗传性卵巢癌患者要年轻10岁;*BRCA*1和*BRCA*2突变卵巢癌患者的生存期较无突变者长,与散发性卵巢癌相比,中位生存时间分别为53.4个月和37.8个月[9]。笔者在临床工作中也有相同的体会,但还缺乏数据说明。卵巢癌高危人群的预防措施:①卵巢癌或乳腺癌高危妇女进行*BRCA*1和*BRCA*2基因筛查,建立谱系分析。国内经济条件的限制,只能在一些大的肿瘤中心开展。②无生育要求者,建议预防性切除双侧附件。但仍然有患腹膜癌的危险。③年轻未婚女性建议口服避孕药。④希望保留生育功能者,每6个月进行阴道超声检查。

但该方法的有效性未得到证实。另外,遗传性非息肉性结肠癌(HNPCC)妇女需要定期检查乳腺、结肠和子宫内膜的活检[10,11]。

卵巢癌缺少有效的筛查方法,每年1次的盆腔检查还不足以早期诊断卵巢癌。经阴道的超声检查结合彩色多普勒血流分析卵巢血流分布,提高了恶性肿瘤的诊断水平,但用于筛查的作用还不肯定。新的一种蛋白芯片技术 SELDI-TOF,在小样本量的检测中显示了其优越性。一方面该技术仍然处于实验阶段,另一方面其性价比受到了很大的质疑。现有的条件下,提高卵巢癌早期诊断率的主要方法:①妇科盆腔检查;②经阴道超声检查;③血清CA125检测;④自我防癌意识增强。不少学者提出了早期卵巢癌和晚期卵巢非同源的观点,即早期卵巢癌或分化良好的卵巢癌本身发展缓慢,与生长迅速的卵巢癌没有必然的关联。前者可以通过普查发现,或出现症状时就诊不延误治疗时机;后者发展迅速,漏诊率高,患者本身防范意识不强。有研究显示,卵巢癌患者如果在其最初出现不明原因消化不良、腹部不适即去妇科肿瘤医师那里就诊,可以提早4个月被诊断。>70%的卵巢癌发现时是晚期,而晚期卵巢癌患者能够提早4个月被诊断,将意味着争取到最佳的治疗时机。解决问题的关键是妇科肿瘤医师有责任进行相关的科普宣传,提高人群的防范意识,首先让患者愿意去看医师,而且第1次就应该到妇科医师那里去就诊。

## 67.1.3 病理

2003年世界卫生组织(WHO)推出了新版女性生殖系统肿瘤病理及遗传学分类,以下简称WHO(2003版)[12],简化了以往卵巢肿瘤繁杂而重复的分类,增加近年发现的肿瘤新类型及遗传学研究的新成果,更加紧密贴近临床,使分类能指导治疗方案的选择及评估预后。另外,对传统观念进行了更新,重点肿瘤均有从定义、流行病学、病因学、临床特征到病理学、遗传学和预后等全面系统的阐述。

### (1) 卵巢浆液性腺癌

浆液性腺癌有高、中、低3种分化程度,镜下特征不尽相同。高分化和中分化者常形成囊样、乳头状和腺样结构。腺腔呈裂隙样或不规则。乳头常有不规则分支。分化差者可以实性区域为主。肿瘤中可出现多少不等的沙砾体。

### (2) 卵巢黏液性腺癌

卵巢黏液性腺癌与交界性黏液性囊性肿瘤的最大差别在于存在间质浸润。在缺乏明显的间质浸润情况下,WHO(2003)提出如果有复杂的分支乳头或背靠背的腺体,其间间质很少或缺乏间质,腺体衬覆细胞呈显著恶性,若上述形态≥10 mm²或直径≥3 mm时也可诊断恶性[12]。若出现显著的浸润性腺体、腺管、条索或细胞巢时,也可诊断为恶性。在许多黏液性腺癌中同时可见良性或交界性黏液性肿瘤成分。

### (3) 卵巢内膜腺癌

卵巢内膜腺癌占卵巢癌的10%~20%,主要见于50~60岁女性,形态上与发生于子宫的内膜样癌十分相似。分化好的肿瘤中可见管状腺体,衬覆复层非黏液性上皮,有时可见筛状或绒毛腺型结构。在30%~50%的病例中可出现鳞化,部分病例可出现灶性的梭形肿瘤细胞。卵巢内膜样腺癌还有一些变型,如分泌型、富于黏液型、嗜酸细胞型、伴有性索分化型等等。

### (4) 卵巢恶性移行细胞肿瘤

卵巢恶性移行细胞肿瘤包括移行细胞癌和恶性Brenner瘤。

1) 移行细胞癌  这种肿瘤组织学上由类似恶性尿路上皮的肿瘤细胞组成,但在肿瘤中缺乏良性或交界性的Brenner瘤成分,以此与恶性Brenner瘤相鉴别。Young等总结了100例卵巢移行细胞癌[13],患者年龄33~94岁,平均56岁。临床症状主要为腹痛和腹部肿块等。肿瘤以复层移行上皮形成的乳头状结构为主,也可出现巢状、实性等生长方式。肿瘤中可出现腺样和(或)鳞状分化。

2) 恶性Brenner瘤  这种肿瘤含有浸润性移行细胞癌的成分,并同时存在良性或交界性Brenner瘤。患者平均年龄约60岁,主要表现为腹痛和腹部增大,约20%的患者有异常阴道流血。Roth等(1985)对卵巢恶性Brenner瘤的诊断提出如下标准[14]:①必须是原发性浸润性高级别移行细胞癌、鳞癌或未分化癌;②必须伴有良性或交界性Brenner瘤的成分;③必须排除卵巢外原发性肿瘤的转移。

### (5) 卵巢透明细胞癌

卵巢上皮性肿瘤中,透明细胞癌与子宫内膜异位的关系最为密切。肿瘤平均直径15cm,呈乳头状、腺囊状、实体状等生长方式。实体型中肿瘤细胞巢被纤细的纤维血管或玻璃样变间质所分隔。腺囊型中可见大小不等的腺腔或囊腔,衬覆柱状或扁平上皮。乳头型中的纤维血管轴心上发生显著的玻璃样变。透明细胞癌中最常见的细胞类型为透明细胞和鞋钉样细胞。透明细胞圆形或多边形,细胞核居中,核仁明显,丰富的透明胞质中含有大量糖原,也可含有少量脂质或黏液。鞋钉样细胞染色质深染,胞质稀少,常呈鞋钉样突入腺腔或囊腔。除了这两种细胞外,透明细胞癌中还可出现嗜酸性、印戒样、扁平或柱状细胞。

(6) 混合性上皮性肿瘤

肿瘤由2种或2种以上类型的癌组成,第2种或第3种成分各占肿瘤>10%,或两种成分之和>10%。较常见的有浆液性癌和内膜样癌的混合,浆液性癌和移行细胞癌的混合,内膜样癌与透明细胞癌的混合等。

(7) 卵巢未分化癌

WHO(2003)指出恶性上皮性肿瘤因无分化或仅极少数区域显示分化,以致无法放入上述任何一类上皮性肿瘤时,称为未分化癌。镜下肿瘤细胞呈实性,核分裂象多见,细胞异型性显著。有的肿瘤呈肉瘤样。在有些肿瘤中,即使出现极少数微灶性分化(如腺样、沙砾体、黏液细胞等),也不能排除未分化癌的诊断。免疫组化染色显示未分化癌细胞的细胞角蛋白(CK)、胚胎膜抗原(EMA)阳性。该肿瘤预后极差,5年存活率仅6%。

(8) 鳞状细胞癌

卵巢中大多数鳞状细胞癌起源于生殖细胞(畸胎瘤),这里所指的是少数非生殖细胞来源的、属表面上皮—间质细胞肿瘤范畴的鳞状细胞癌。可呈乳头状、息肉状、囊性、岛状、弥漫浸润、疣状或肉瘤样等多种结构。鳞状细胞癌需与子宫内膜样腺癌伴有广泛鳞化相鉴别,并需除外宫颈等其他部位的鳞状细胞癌转移至卵巢。

## 67.1.4　临床表现

多数卵巢癌没有明确的症状。不容易引起警觉,往往在妇科检查时偶然被发现。卵巢癌主要因盆腔肿块、腹腔积液或胸腔积液产生一些不典型的症状:①下腹部不适或盆腔下坠感,纳差、恶心,胃部不适等症状。②腹部膨胀感。肿瘤性腹腔积液引起腹胀,或肿瘤生长超出盆腔在腹部可以摸到肿块。③压迫症状。由于增大的肿瘤或腹腔积液,可使横膈抬高,导致呼吸困难,不能平卧,心悸;并由于腹腔内压力增加,影响下肢静脉回流,可引起腹壁或下肢水肿,如压迫膀胱、直肠,可有排尿困难、肛门坠胀或便秘;压迫输尿管引起输尿管梗阻,产生腰痛等;压迫髂血管,引起下肢水肿或疼痛。④疼痛。卵巢癌很少引起疼痛,少数患者因肿瘤破裂、出血、坏死或感染,可产生腹痛、腰痛等。⑤月经紊乱及内分泌失调症状。能产生激素的卵巢肿瘤可导致月经紊乱或持续阴道流血,还常伴有子宫内膜病变,如子宫内膜增生过长或子宫内膜癌。⑥因转移产生的相应症状。如胸膜转移产生胸腔积液,引起呼吸困难;肺转移产生干咳、咳血;肠道转移可以产生便秘或肠梗阻症状,甚至出现恶病质表现;骨转移产生转移局部剧烈疼痛,局部有明显的压痛点。

体征主要包括盆腔肿块和腹腔积液,或两者兼有。实质不规则的盆腔肿块需要高度怀疑卵巢癌,子宫直肠凹或阴道直肠膈质地较硬的肿块应考虑转移癌可能。但仍有少数患者没有任何体征。

以转移病灶为首发症状的卵巢癌治疗,详见"67.1.12"。

## 67.1.5　诊断

(1) 术前临床诊断

卵巢癌诊断主要分为肿块型和腹腔积液型。

1) 肿块型见于　①早期或低度恶性卵巢癌;②部分分化差的进展型卵巢癌;③少数晚期卵巢癌。

2) 腹腔积液型见于　①多数晚期卵巢癌;②少数早期卵巢癌。前者主要表现于直径>8cm的盆腔肿块,而大网膜转移病灶不一定很大。后者由于腹腔积液随着呼气运动或因体位关系,并随时间迁延,大量运送癌细胞至上腹部,以大网膜肿块明显,呈饼块状。

消瘦并不是卵巢癌的主要表现和诊断的主要依据,相反绝大多数卵巢癌患者不会出现消瘦。消瘦加上盆腔实质性肿块,特别是子宫直肠凹或阴道直肠膈结节,需要考虑消化道肿瘤盆腔转移。消瘦加上重度贫血,需考虑胃癌可能。

三合诊检查肿块呈囊性,边界清楚,直径不超过5cm,通常可以2个月后随诊,肿块增大者,手术治疗。绝经后的妇女,任何附件肿块应注意进一步检查,直径<5cm肿块中约3%为恶性。肿块直径>5cm,Berek认为肿块直径>8cm,需要手术治疗。

(2) 术前辅助诊断

阴道超声检查是卵巢癌诊断的基本措施。彩色多普勒通过血流成像,判断瘤内血供分布,诊断恶性肿瘤有特异性。肿块为混合性或实质性,无论大小,应注意检查子宫直肠凹有无结节感,做胃肠道钡餐检查,排除胃肠道肿瘤后,超声检查发现肿块内回声不均、边界不清、多个分隔,恶性肿瘤可能性大。上述情况应注意排除内膜囊肿和盆腔炎性包块。因此,未绝经妇女有怀疑病灶,如肿块较大、实质、较固定或不规则,以及绝经后任何大小的混合性肿块应剖腹探查。有明确包块者CT、MRI检查并没有价值。CA125诊断上皮性卵巢癌的阳性率>80%。其敏感性较高,但特异性不强。CA125的正常值<35 U/ml。癌胚抗原(CEA)对卵巢黏液性囊腺癌的阳性率为87.5%。甲胎蛋白(AFP)是否升高取决于肿瘤组织中是否有内胚窦成分,对内胚窦瘤有特异性鉴别诊断价值。

(3) 术中诊断

术前诊断存在非常大的困难,而有高度怀疑恶性肿瘤者,需要剖腹探查或腹腔镜检查手术。探查术前,摄胸片、胃肠道检查、盆腹腔CT或MRI检查、血CA125检测,以判断有无其他脏器转移病灶存在。

## 67.1.6 转移方式

(1) 盆腹腔直接种植

肿瘤细胞脱落,随着腹腔体液循环、呼吸运动和体位改变等,直接种植于腹膜面,这是卵巢癌最常见的转移方式。膈面、两侧结肠旁沟、盆底腹膜、大网膜、肝包膜和肠系膜是多见的转移部位。

(2) 淋巴结转移

解剖学证明,卵巢本身淋巴组织十分丰富,毛细淋巴网形成淋巴干伴随卵巢血管回流至腹主动脉旁淋巴结,通过横膈淋巴管和腹膜后淋巴结转移至锁骨上淋巴结,还有潜行的淋巴干经阔韧带至盆腔淋巴结。当卵巢发生肿瘤时,上行回流受阻,导致肿瘤细胞向盆腔淋巴结转移。还可能通过圆韧带向腹股沟淋巴结转移。临床Ⅰ期腹膜后淋巴结转移率18%,Ⅱ期20%,Ⅲ期42%,Ⅳ期67%。另有研究者报道Ⅰ、Ⅱ期卵巢癌淋巴结转移率22%。虽然随机临床试验结果否定了系统性腹膜后淋巴结清扫提高晚期卵巢癌生存期的作用,但Ⅲ、Ⅳ期卵巢癌淋巴结转移率竟高达70%(n=216),显著高于发现肿大淋巴结再做清扫者的42%(n=211)。

(3) 血行转移

通过血行途径向肝肺实质,甚至脑转移。肺实质、肝实质转移在初诊和治疗后的患者中均不多见,仅见于2%~3%晚期或复发性卵巢癌患者。肺实质转移患者的中位生存期为9个月。皮下转移是血行转移的一种,中位生存期12个月。而骨、脑转移非常少见,生存期≤6个月。

## 67.1.7 手术分期

卵巢癌分期是按照1987年国际妇产科联盟(FIGO)分期系统,属于手术—病理分期,见表67-1。手术分期的对象:临床初步考虑Ⅰ~ⅢB期卵巢癌。分期信息来自临床检查、手术探查、腹腔积液或胸腔积液细胞学和组织学检查结果,必须进行盆腔以外怀疑部位的活检。手术分期的意义:①正确评价预后。没有仔细分期的Ⅰ期卵巢上皮癌,5年生存率60%[15]。正确分期的IA或IB期卵巢癌5年生存率90%~100%[16,17]。②解除患者的精神压力,给患者正确的指导。晚期卵巢癌患者通常在治疗中和治疗后有充分的思想准备,心理压力相对较轻。早期卵巢癌患者,往往是因良性肿瘤手术,"意外"发现是恶性肿瘤,身处良性肿瘤患者群中,得知真实病情后,思想负担较重,此时需要医师非常明确的指导。正确分期的信息是医师指导患者的科学依据。③选择恰当后续治疗方法。经过全面分期后的IA期卵巢癌,可以保留生育功能。分期升级后应根据相应期别卵巢癌选择适当的化疗疗程。④选择恰当的随访方法并预防复发。升级后的卵巢癌,复发危险增加,随访监测亦不同于早期患者。

过去将Ⅰ、Ⅱ期卵巢癌划分为早期,而将Ⅲ、Ⅳ期划分为晚期,理由是:①Ⅰ、Ⅱ期复发率低,Ⅲ、Ⅳ期复发率达到80%左右;而且前组的复发情形接近,约为30%,以局部复发为主;后者一旦复发,往往盆腹腔病灶比较广泛。②临床Ⅰ、Ⅱ期卵巢癌需要进一步手术—病理分期,而临床Ⅲ、Ⅳ期不需要;③前组与后组可能存在肿瘤发生上的本质区别,前者可能存在肿瘤前体,后者本身则是一种高度恶性行为。

1990年后一些临床试验发现,将Ⅰ、Ⅱ期卵巢癌放在一起研究存在一些问题:①Ⅰ期与Ⅱ期患者的生存率有显著的差异。经过分期的Ⅰ期卵巢癌5年生存率为93%;而Ⅱ期患者为70%。②Ⅰ期与Ⅱ期患者治疗上存在较大差别。Ⅰ期中不存在高危因素的患者不需要化疗。Ⅰ、Ⅱ期推荐的化疗疗程不一样,放在同一个临床试验中很难评价治疗效果。综合上述因素,最新美国妇科肿瘤协作组(GOG)卵巢癌治疗指导大纲中,早期卵巢癌是指Ⅰ期病例。

经过分期手术,30%临床Ⅰ、Ⅱ期病例发现隐匿性的上腹部转移灶或腹膜后淋巴结转移[17]。

表 67-1  卵巢癌 FIGO 分期*

| 期别 | 描述 |
|---|---|
| Ⅰ期 | 病灶局限于卵巢 |
| ⅠA期 | 病灶局限于一侧卵巢,腹腔积液没有恶性细胞,卵巢外表面无肿瘤,包膜完整 |
| ⅠB期 | 病灶局限于双侧卵巢,腹腔积液没有恶性细胞,卵巢外表面无肿瘤,包膜完整 |
| ⅠC期** | ⅠA期或ⅠB期肿瘤,肿瘤位于一侧或双侧卵巢表面;或包膜破裂;或腹腔积液中找到恶性细胞或腹腔洗液阳性 |
| Ⅱ期 | 肿瘤位于一侧或双侧卵巢,有盆腔转移 |
| ⅡA期 | 转移到子宫或输卵管 |
| ⅡB期 | 转移到其他盆腔组织 |
| ⅡC期** | ⅡA或ⅡB期肿瘤,但一侧或双侧卵巢表面有肿瘤;或包膜破裂;或腹腔积液中找到恶性细胞或腹腔洗液阳性 |
| Ⅲ期 | 肿瘤位于一侧或双侧卵巢,伴盆腔外腹膜种植或腹膜后或腹股沟淋巴结转移。肝表面转移属于Ⅲ期。肿瘤局限于真骨盆,但有组织学证实的小肠或网膜转移 |
| ⅢA期 | 肿瘤局限于真骨盆,但有组织学证实的镜下腹部腹膜种植 |
| ⅢB期 | 肿瘤位于一侧或双侧卵巢,伴有组织学证实的盆腔外腹膜种植,但直径≤2 cm。淋巴结阴性 |
| ⅢC期 | 腹膜种植病灶>2 cm 或腹膜后或腹股沟淋巴结转移 |
| Ⅳ期 | 一侧或双侧卵巢癌伴远处转移。胸腔积液细胞学阳性或肝实质转移 |

*:FIGO,国际妇产科联盟。**:需要了解包膜是自发或术中破裂,检出细胞来自腹腔积液或是腹腔洗液。

分期手术的要求:①切口。正中或旁正中,以充分暴露腹腔。如果是低位横切口,可以将腹直肌分开或从耻骨联合处离断。如果不够,切口可以在一侧延长成"J"形切口,或改为"T"形切口。②卵巢肿瘤尽可能完整切除,并送冷冻切片检查。恶性肿瘤确立后,有游离液体送细胞学检查;没有游离液体者,腹腔洗液送细胞学检查。③全面检查。腹腔表面和内脏依次检查,可按顺时针方向从阑尾、回盲部沿结肠旁沟升结肠右肾、肝胆、右侧横膈、大网膜、网膜囊、胃及大小弯、横结肠、胰腺、左结肠旁沟、脾脏、左肾、降结肠乙状结肠直肠、小肠、腹主动脉和盆腔淋巴结。④如果没有病灶,应做腹膜多点活检。子宫直肠凹腹膜、两侧结肠旁沟、膀胱表面腹膜、肠系膜。横膈可以借助腹腔镜器械活检。⑤横结肠下大网膜切除。沿横结肠根部切断大网膜。⑥打开腹膜后间隙,条状可疑淋巴结活检。范围上自左肾静脉,下至髂外和闭孔。

卵巢癌初次手术原则(2011 年更新)。

**(1)充足的腹部纵切口**

手术分期:临床ⅢB期以前者(含ⅢB期)。进腹后吸取腹腔积液或腹腔洗液细胞学检查。ⅢB只需要做第⑧项。取标本部位,尽量选取癌灶:①盆腔腹膜。②左右结肠旁沟腹膜。③左右膈面腹膜。④包膜完整者,尽可能完整取出肿瘤。⑤注意粘连处,并记录。⑥所有其他腹膜面均需评估,怀疑处活检。⑦横结肠根部大网膜切除。⑧条状腹膜后淋巴结活检,主动脉和腔静脉至少到达肠系膜下动脉水平,盆腔淋巴结活检。原则上有肿大淋巴结取肿大淋巴结;如果正常大小,则随机摘取。⑨希望保留生育功能者,选择性行单侧附件切除(USO),性索—间质或低度恶性卵巢肿瘤适合做 USO。

**(2)肿瘤细胞减灭术**

每例患者,最大限度达到细胞减灭效果,最大残留病灶直径≤1 cm。肿瘤无肉眼残留将明显提高生存期。①饼块状大网膜,尽可能沿网膜左右血管切除,必要时切断其中1根或双侧血管。暴露小网膜囊,减灭其中存在的肿瘤结节。根据肿瘤范围,减灭结肠肝曲或脾曲肿瘤。②膈面腹肌"卷地毯",或膈肌部分切除修补;必要时膈面胸膜活检。③部分肝叶切除,或脾切除,切除肿瘤累及的肝圆韧带。④全子宫及双侧附件切除(TAH+BSO)。⑤腹膜外盆腔肿块切除。⑥子宫直肠凹肿块完整切除。⑦肠段切除,小肠肠段或直肠切除吻合。⑧选择性系统腹膜后淋巴结清扫。

**(3) 需要注意的特殊情况**

① Ⅰ 期病例的微创手术一直存在争议,不作为治疗常规,可以在选择性病例中进行,但需要经过训练的妇科肿瘤医师做。② 黏液性肿瘤:原发性卵巢黏液性肿瘤少见,需要仔细检查上、下消化道,并切除阑尾。③ 需要时放置腹腔化疗管。

## 67.1.8 治疗概述

迄今为止,人们对卵巢癌生物学行为的认识还非常有限,目前的治疗手段虽然证实有效,但仍然有很大的发展空间,因为卵巢癌的治疗效果并没有实质性突破,现有的治疗手段对一部分卵巢癌患者还显得非常苍白。卵巢癌的治疗手段和治疗效果再次受到人们的质疑。

作为肿瘤治疗领域独有的概念,肿瘤细胞减灭术(cytoreductive surgery)成功引入卵巢癌的手术治疗,从细胞学角度定位手术的目标,达到满意的细胞减灭术(optimal cytoreductive surgery),即单个残留病灶最大直径≤1 cm。手术是卵巢癌诊断和治疗的基础和关键,其临床意义:①建立卵巢癌的诊断和确定分期。仅仅依据 CA125 升高、盆腔肿块或腹腔积液,卵巢癌术前明确诊断非常困难,需要依据术中冷冻切片或术后常规石蜡切片病理。临床 Ⅰ~Ⅱ 期卵巢癌需要术中分期。②首次肿瘤细胞减灭术(primary surgical cytoreduction)。80% 晚期卵巢癌对化疗敏感,但成功的化疗是建立在满意细胞减灭术基础之上、以最少的化疗疗程达到最大的治疗效果,同时避免化疗耐药和化疗期间带瘤生存时肿瘤对机体免疫功能的抑制。③评价一线治疗的疗效和治疗后的肿瘤状态。④二次肿瘤细胞减灭术(secondary cytoreductive surgery, SCR)。⑤姑息性治疗以延长生存期,改善生存质量。所以,晚期卵巢癌治疗的理想步骤包括:首次手术探查分期并行肿瘤细胞减灭术(诱导缓解)化疗,二次剖腹探查(SLL,简称二探),根据探查或肿瘤复发情况,进行必要的巩固(consolidation)或挽救(salvage)治疗。事实上部分患者在 1 年左右死亡,得不到上述序贯治疗。另外,国外二探手术开展得比较广泛,国内接受程度还不够,所以二探在一线治疗和二线治疗中的这种承上启下的作用还很有限[17]。

大量的化疗新药用于卵巢癌的治疗,依据循证医学发展模式,从 20 世纪 90 年代开始以紫杉醇为主的化疗替代了以铂类为基础的联合化疗。具有标志性的 GOG111 Ⅲ 期随机临床试验采用紫杉醇 135 mg/m$^2$ + 顺铂 75 mg/m$^2$(PT)与顺铂+环磷酰胺方案(PC)比较,治疗近 400 例残癌 >1 cm 的 Ⅲ 期和 Ⅳ 期卵巢癌。同期加拿大(OV10)做了类似的临床试验并得出了相似的结果,所不同的是 OV-10 紫杉醇采用 3 h 静脉滴注,而不是 24 h。结果:①PT 方案治疗晚期卵巢癌总有效率分别为 73% 和 77%,优于 PC 方案的 60% 和 66%。临床完全缓解率达到约 50%。②无瘤生存时间(或称无进展生存时间)为 1 年半左右,提高了半年不到。③中位生存时间也从 2 年提高到 3 年左右(表 67-2)[18,19]。紫杉醇静脉滴注时间缩短,随后的 GOG158 进行以卡铂+紫杉醇方案与 PT 方案的比较,对象是满意减瘤手术的 Ⅲ 期卵巢癌,恶性、呕吐反应和肾脏毒性较顺铂低,卡铂联合方案的疗效不比顺铂差(表 67-3)[20]。德国 AGO 临床试验进一步证实卡铂+紫杉醇方案患者生活质量优于 PT 方案。GOG158 随访结果显示,卡铂替代顺铂治疗失败的风险比 0.86,即顺铂治疗后肿瘤进展的发生率比卡铂高 14%。但有两点仍然有疑问:①卡铂组紫杉醇的剂量为 175 mg/m$^2$,顺铂组紫杉醇的剂量为 135 mg/m$^2$,剂量差别有无影响?②选择的患者为残癌 1 cm 的,不满意减瘤手术的病例是否达到同样效果?

**表 67-2 卵巢上皮癌 PT 方案和 PC 方案临床对照试验比较**

| 结果 | GOG 111 | | OV10 | |
| --- | --- | --- | --- | --- |
| | PT | PC | PT | PC |
| 有效率(%) | 73 | 60 | 77 | 66 |
| 临床完全缓解 | 51 | 31 | 50 | 38 |
| 无进展生存时间(月) | 18 | 13 | 16 | 12 |
| 中位生存时间(月) | 38 | 24 | 35 | 25 |

表 67-3 手术加铂类联合紫杉醇类治疗晚期卵巢上皮癌的疗效

| 期别 | 有效率(%) | 临床完全缓解(%) | 无进展生存时间(月) | 中位生存时间(月) | 10年生存率(%)* |
|---|---|---|---|---|---|
| 满意减瘤手术的Ⅲ期 | / | 95 | 22 | 48 | 无准确数据(30~35) |
| 不满意减瘤手术的Ⅲ期和Ⅳ期 | 75 | 50 | 18 | 38 | ~15 |

*：手术加化疗后75%病例达到临床完全缓解的晚期卵巢癌,但大多数患者会出现肿瘤复发,10年生存率25%~30%。

## 67.1.9 早期卵巢癌手术治疗

### (1) 手术原则

早期卵巢癌的治疗必须建立在严格分期手术的基础上。早期卵巢癌手术主要针对Ⅰ～ⅡB患者,但目前严格意义上的早期仅指Ⅰ期卵巢癌。手术范围包括全子宫及双附件切除(TAH+BSO),大网膜切除。黏液性癌均须做阑尾切除。

Ⅰ期卵巢上皮癌的危险因素:①细胞低分化;②透明细胞癌;③包膜有赘生物;④腹腔积液中有恶性细胞;⑤术前肿瘤破裂;⑥肿块与盆底粘连。

### (2) 保留生育功能手术

保存子宫和对侧附件的卵巢癌手术在卵巢上皮癌中,大约15%"正常表现"的对侧卵巢藏有镜下腺癌,因此,务必活检对侧卵巢。

早期卵巢癌保留生育功能的指征:①正确分期手术后IA、IC期病例。②有生育要求和保留生育功能希望者。③术后有条件随访。④黏液性囊腺癌须除外继发可能。美国一项多中心研究报道,ⅠA和ⅠC期卵巢癌,保留生育功能患者的5年和10年生存率分别是98%和93%。

## 67.1.10 低度恶性卵巢肿瘤手术治疗

### (1) 交界性卵巢肿瘤病理与诊断

低度恶性卵巢肿瘤治疗原则是手术切除原发肿瘤。早在1929年Taylor首先报道一种特殊的卵巢肿瘤介于良性和恶性之间,预后非常好,描述为semimalignant。1971年FIGO将这种肿瘤称为低度恶性瘤,1973年WHO将其命名为交界性(borderline)肿瘤,从此该瘤作为一个独立的分类肿瘤。

交界性卵巢肿瘤占卵巢上皮肿瘤的10%~15%,较常发生在生育期妇女,病期通常较早,但也可以有晚期病例。组织类型中浆液性和黏液性比较多见,黏液性体积较大。交界性内膜样少见约占7%。近年来,有关浆液性交界性肿瘤的病理学诊断与研究有较多进展,在WHO(2003版)分类及2003年卵巢交界性肿瘤工作会议[21]中提出了一些新观点,这些新观念与日常病理诊断和临床处理密切相关。

1) 卵巢浆液性交界性肿瘤(serous borderline tumor, SBT) 又称具有低度恶性潜能的浆液性肿瘤,其形态学特征介于浆液性囊腺瘤和浆液性癌之间。30%~50%为双侧性,肿瘤大部分为囊性,囊壁有息肉状突起或细乳头。乳头也可生长在卵巢表面,即表面交界性浆液性肿瘤。WHO(2003版)已明确将SBT分为两种类型,即经典型和微乳头型。经典型SBT占90%。上皮细胞层次可以增多,细胞核轻—中度不典型,核分裂象多少不等。SBT的突出特点为上皮形成乳头或假乳头,上皮细胞出芽状簇集,并从乳头脱落至腔内。SBT与浸润性浆液性癌的根本鉴别点在于SBT缺乏毁损性浸润。微乳头型SBT占5%~10%,其诊断需满足以下几个标准:①肿瘤由丝状微乳头构成,这种微乳头小而细长,没有分支,生长在水肿、纤维化或黏液变性的纤维结缔组织中心的四周,也可直接长于囊壁上,纤维血管束间质很少或没有,乳头的长度为宽度的5倍以上。除了微乳头结构外,筛状结构也被包括在此型中。②微乳头生长方式的连续最大径>5 mm。浆液性交界性肿瘤伴有微浸润的概念是指毁损性浸润的总面积≤10 mm$^2$且其中每一灶浸润的最大径≤3 mm。之所以提出这一概念是因为经过长期随访,伴有微浸润对SBT的预后没有影响。此外,SBT可以伴有腹膜种植,其形态可以分为浸润性种植和非浸润性种植两大类。SBT还可以伴有淋巴结累及。但即使有种植或淋巴结累及,也不能诊断为浸润性癌。关于微乳头型SBT的预后,文献报道不一。Kurman等报道具有微乳头结构的 SBT 更易伴有浸润性腹膜种植,且总生存率较经典型 SBT 差[22]。但此后的部分研究发现微乳头型 SBT 更易为双侧性,更易在卵巢表面生长且临床分期较晚,但未发现其与浸润性腹膜种植相关,其预后与经典型 SBT 也无明显差别。Prat 等对 137 例 SBT 的长期随访研究显示,微乳头型 SBT、伴有微浸润的 SBT 预后更接近于经典型 SBT,而与浆液性癌的预后明显不同。微乳头结构本身并无预后意义,但若出现微乳头结构,同时又伴有浸润性腹膜种植,则预后不佳[23]。

2) 交界性黏液性肿瘤 分为肠型和颈管黏膜型。肠型占交界性黏液性肿瘤的 85%～90%,肿瘤通常较大,多房或单房囊性,囊内含有黏液样液体,仅 5% 为双侧性。镜下,黏液上皮层次增多(一般不超过 3 层),细胞有轻—中度异型性,核分裂象增多。肿瘤中除杯状细胞外,还可见少量潘氏细胞和神经内分泌细胞。颈管黏膜型交界性黏液性肿瘤中的黏液上皮与宫颈黏膜相似,占卵巢交界性黏液性肿瘤的 10%～15%,其组成乳头相对较宽大,可有较为广泛的上皮细胞出芽状簇集。其腔内黏液、乳头间质和衬覆的上皮细胞常有中性粒细胞浸润,有时与 SBT 较难区分。有些肠型黏液性肿瘤中衬覆上皮达 4 层以上,细胞学上呈恶性,排列为实性乳头或筛状结构,对这样的肿瘤究竟应分类为非浸润性癌还是交界性肿瘤一直有争议。WHO(2003版)将其归类为交界性肿瘤伴上皮内癌。黏液性肿瘤的诊断中有一个概念非常值得重视,即所谓的膨胀性浸润(expansile invasion)。这种浸润不同于我们通常所理解的毁损性浸润,肿瘤细胞均局限于腺体内,但这些腺体非常拥挤,呈显著的背靠背形态,腺体之间缺乏间质,当此区域达到 10 mm² 或浸润灶的两线直径均达 3 mm 时,也可视为是一种浸润性生长方式。

对于交界性内膜样肿瘤、交界性透明细胞肿瘤和交界性 Brenner 瘤的诊断尚缺乏详尽的标准,需在日后的工作中加以进一步解决。

**(2) 交界性卵巢肿瘤的治疗**

手术范围差别较大,从单纯囊肿切除到细胞减灭术,主要根据转移病灶的恶性程度和患者对生育的要求,而期别不是保留子宫和对侧卵巢的依据。对侧卵巢活检阴性,转移病灶为非浸润性,患者要求保留生育功能者,可行保守性手术。低度恶性癌和已经行卵巢肿瘤切除的患者,病理确认后,没有必要行分期性手术。但黏液性肿瘤须切除阑尾和大网膜,并探查肠道、胰腺和胃。

Trimble 等[24] 总结了 8 篇 148 例低度恶性瘤保守性手术患者,肿瘤复发率为 6.8%。Kurman 等[25] 总结了 22 篇 95 例浆液性低度恶性瘤肿瘤,Ⅰ期 5 年生存率为 99%,Ⅱ期和Ⅲ期 5 年生存率为 92%,据此认为,这类病例可以行保守性手术,以保存生育功能,降低手术并发症。

多数研究认为,化疗和放疗对低度恶性瘤患者不能提高生存率。

**(3) 腹膜假黏液瘤**

详见"67.3"。

## 67.1.11　晚期卵巢癌肿瘤细胞减灭术

肿瘤细胞减灭术对象是 ⅡC 期以上的卵巢癌,要求尽可能最大限度地切除原发和转移肿瘤,使最大的残留病灶 ≤ 1 cm,甚至达到无肉眼残留病灶。手术过程要求手术医师有信心、细致和耐心。尽管单纯手术治愈的病例只占少数,但手术仍然是晚期卵巢上皮癌最重要的治疗手段,辅助化疗只有在满意的细胞减灭术基础上才能最大限度发挥其治疗作用。细胞减灭术理论基础是,人类实体瘤增长符合 Gompeertzian 模型,由于血供和养料的相对缺乏,肿瘤增长速度随着体积增大而减缓;较大体积肿瘤包含较高比例的非增殖周期或休止期细胞,细胞毒性药物很难发挥作用。Griffiths 总结了卵巢癌细胞减灭术意义:①降低肿瘤的倍增时间,加速瘤细胞的再增殖。大块肿瘤含有大量未分裂或处于休止期即 G0 期细胞。肿瘤细胞减灭术后使更多的肿瘤细胞进入增殖周期,利于药物的高效杀伤。②清除乏氧细胞,改善血供利于化学药物到达肿瘤内,更好地发挥化疗的功效。③自发性耐药性来自肿瘤细胞对化疗药物耐药自发性突变,因为肿瘤体积和细胞数目增加,则细胞突变和耐药的机会增加。瘤细胞增殖到一定程度,自发产生大量的耐药克隆,使化疗不能发挥作用。继发性耐药来自化疗药物长期使用,药物敏感细胞克隆被清除,耐药细胞克隆凸显;或原先敏感的细胞克隆基因突变后,产生耐药性。满意的细胞减灭术后,需要化疗药物治疗周期缩短,减少了产生耐药的机会。④细胞减灭术后,解除了肿瘤对机体免疫功能的抑制。大块肿瘤产生大量的肿瘤抗原,阻碍、消耗体内细胞毒淋巴细胞,自身免疫系统对肿瘤细胞无法识别,也阻碍了细胞毒药物的进入。

⑤清除大部分肿瘤,缓解了胃肠道的压迫或梗阻,减少了肿瘤负代谢,营养代谢失衡得到纠正,能够耐受化疗,创造对抗肿瘤的主客观条件。

晚期卵巢癌手术治疗经历了几个重要历史阶段和观念转变:①姑息性手术时期(20世纪30年代)。认为晚期卵巢癌无法治疗。②减负荷手术时期(40年代)。转变为晚期肿瘤也可以治疗。③肿瘤细胞减灭术时期(70年代)。不仅可以治疗,还需要精确治疗。肿瘤细胞减灭术也经历了两个时期,1975年Griffiths首次提出了肿瘤细胞减灭术这一概念,其定义是最大的残留病灶≤2 cm。④1990年代循证医学时期。GOG进一步界定满意的细胞减灭为残癌≤1 cm。医学发展跨越了经验医学的束缚。卵巢癌手术治疗史上起深远影响的有van der Burg等前瞻性随机研究解决了以往研究中所未能解决的问题,即分组的随机化,他们通过另一途径,对首次手术未切净的患者,行3个疗程左右的PC方案化疗后,随机分为手术和化疗组,结果发现再手术(ICR)后残留灶大小与生存期的密切相关[26]。但妇科肿瘤医师还是发现,一些即使达到了最大限度的肿瘤细胞减灭术,但术后肿瘤迅速发展,生存期往往≤1年。Bristow等一项Meta分析,总结81组报道,认为晚期肿瘤细胞减灭术的程度与晚期卵巢癌预后有直接关系,每增加10%,中位生存时间增加5.5%。细胞减灭术75%以上和不超过25%者的中位生存时间分别为33.9个月和22.7个月($P < 0.001$)[27]。⑤21世纪初,有学者再次提出同样的卵巢癌存在不同的生物学行为。这在认识卵巢癌铂类药物敏感与耐药表面现象基础上又深入一步,更好地指引卵巢癌的基础研究、早期诊断和肿瘤预防。

下面讨论细胞减灭术的外科技术及其进展。

### (1) 腹膜外盆块切除术

晚期卵巢癌常伴有广泛的种植和转移,手术常涉及肠道和泌尿道,手术难度大。一般主要肿瘤位于盆腔,按常规腹膜腔内操作欲切除盆腔内已被广泛转移的肿瘤常较困难,不能达到肿瘤减灭的目的。于是,许多妇科肿瘤专家设法采用新的手术途径,以解决容易导致损伤输尿管和髂血管等重要腹膜后脏器而腹膜腔内手术难以切除的肿瘤问题。1973年Hudson采用逆行子宫切除,此手术方式有利于子宫直肠凹的肿瘤组织与直肠分离。Rutledge提出经腹膜外手术的方法,这样能充分暴露髂血管和输尿管,能整块切除盆腔广泛而不规则的癌瘤。笔者深有同感,每在手术治疗晚期卵巢癌盆腔转移已形成团块时,如果从腹膜腔内进行操作往往无入门之路,唯有从左或右结肠旁沟进入腹膜后腔进行操作充分暴露输尿管和髂血管,才能争取完整切除盆块。

事物总有其对立面。腹膜外途径破坏了腹膜的完整性,也为肿瘤种植提供了良好的土壤。肿瘤复发后的二次手术难度增加,缺少正常的解剖间隙;而且因肿瘤缺少腹膜屏障,即使肉眼完整切除复发病灶,但肿瘤细胞残留隐患仍然存在。因此,笔者建议初次手术应根据肿瘤范围,采用合适的腹膜外途径,避免产生不必要的腹膜破坏创面。

### (2) 盆腔腹膜切除术("卷地毯"手术)

卵巢癌生物学特点之一是地图样播散,最为常见的如Ⅱ~Ⅲ期病例的播散,以盆腹腔浆膜为主,尤为多见的如膀胱或直肠子宫腹膜的反折,可为散在性粟粒状,或形成片状或结节状的转移,对上述腹膜面的转移灶,理想的治疗方法是采用盆腔腹膜切除术,即所谓"卷地毯"手术。盆腔腹膜切除的范围,以病灶所侵范围而定。手术先打开两侧侧腹膜,暴露输尿管并予游离,然后沿输尿管内侧分离切除直肠子宫反折,达直肠并分离直肠前腹膜,包括直肠陷凹的腹膜。膀胱子宫腹膜反折同样视所侵范围切除。个别可自腹部下部的腹膜切口开始,分离整片受侵腹膜,直达宫颈前缘。

盆腔腹膜切除术的指征同上之所述腹膜受癌灶侵蚀。主要系粟粒状的手术操作极易,但若已形成片状,甚至达1 cm厚度者,笔者也做此术式;如果已侵犯膀胱或直肠肌层,则须慎重行之。如果仅局限于肌层或深肌层者,亦可考虑在做腹膜切除术的同时行部分膀胱或(和)直肠切除术。据笔者的经验,此术进程中,由于癌灶的侵蚀,组织水肿充血,与膀胱或直肠分离时层次分明,出血少,操作基本没有困难。

### (3) 大网膜切除术

网膜是卵巢癌极易扩散的器官,转移率达37%~71%,早期转移灶小而分散,临床不易发现,晚期转移灶多呈团块状,故无论肉眼有无转移均应切除。部分网膜切除较为简单,但全部网膜切除则困难得多。大网膜切除的范围一般在横结肠下缘,但当结肠肝、脾曲部网膜有转移性团块,或整个网膜浸润成饼状时,网膜的切除范围应向上延伸,尽量切除转移灶,包括切除胃网膜血管。值得注意的是:①手术切口必须为腹部正中一切口,自耻骨联合至脐上4 cm以上,才能充分切除大网膜,相应麻醉平面应较高;②结肠脾曲、肝曲大网膜是肿瘤易转移而难切净的地方,应在充分暴露下切除,必要时连同部分肠管切除;③沿胃大弯切除小网膜,应保留网膜左右血管,但如果该部位有肿瘤侵犯时,可断其一支;④手术后胃部常常扩张,导致胃血管结扎处脱落出血,血管离断患者术后应留置胃管。

### (4) 肠管切除术

确诊为卵巢癌须行手术的病例,术前均须做肠道准备,因为卵巢癌的肠道转移比较多见,某些病例肠管虽已被侵犯1/3或1/2周径,但临床可毫无症兆出现。因此,妇科肿瘤医师应掌握肠管手术技巧,重视切除肠道相关的转移灶。对于多数肠管病灶属表浅转移,尽量切除后予以肠壁修补;对于侵及浆肌层的转移灶,要考虑一段小肠或结肠的切除及吻合术;对于回盲部或结肠肝曲较广泛转移可行右半结肠切除。

### (5) 肿瘤细胞减灭技术进展

从掌握一门手术技术来讲,腹主动脉旁淋巴结清扫肯定比较重要,然而晚期卵巢癌细胞减灭手术同时是否需要做淋巴结清扫,有大样本随机临床试验表明没有任何意义;单纯做盆腔淋巴结清扫更是缺乏理论依据。在完成理想细胞减灭手术基础上,活检提示淋巴结转移,做系统腹膜后淋巴结清扫有积极的治疗价值。

Chi等[28]提出晚期卵巢癌根治性手术(radical surgical procedure)概念,有没有必要专门提出这样一个新词汇这里不作讨论。他们提出的根治性手术主要针对手术有难度的腹部广泛转移病灶的切除(extensive upper abdominal procedure),包括肠段切除、膈肌切除、脾切除、胰体尾切除、肝叶切除、肝门肿块切除和胆囊切除等。结果显示ⅢC和Ⅳ期卵巢癌的手术切除率从50%提高到76%。但手术时间和失血量明显增加。经过训练,妇科肿瘤医师完全可以做这些上腹部手术,由于认识上的差异,过度依赖普外科医师,并不能给患者带来多少益处。事实上,不少普外科医师技术还不能胜任如此广泛的手术。

肝表面转移灶切除:晚期卵巢癌肝表面转移比较常见,因二维成像关系,CT等影像学检查发现的所谓肝转移病灶,绝大多数是表面转移,只要手术切口充分,肿瘤病灶大多能够理想切除。

膈肌转移灶的切除:膈肌病灶切除过去重视不够,近年来国外文献认为,切除方式主要有两种:一是肿瘤表浅者,可以完整保存膈肌,片状表面切除;二是肿瘤较广泛者,膈肌部分切除补片修补,并发症较少。术中仔细检查有无膈肌较小的缺损,较小缺损可以直接缝合。

脾脏和脾曲转移灶的处理:近年来大家对脾膈面和脾曲转移病灶切除比较关注。笔者在二次手术时发现,脾曲大网膜经常有复发病灶,主要是因为第1次手术时切除不够彻底,脾门血供丰富,第1次手术时一旦有肿瘤细胞残留,该处成为肿瘤培养基。有研究者提出,脾曲有较大的病灶,估计保守手术难以达到理想的细胞减灭效果,或脾门、脾实质转移,可以做脾脏切除。解剖脾脏周围关系时,注意胰腺解剖结构,胰体尾损伤或病灶切除后,应仔细修补缝合,放置引流,避免术后胰瘘。

## 67.1.12　Ⅳ期卵巢癌手术治疗

过去,普通妇科医师和普外科医师对Ⅳ期卵巢癌手术意义认识不足。Ⅳ期卵巢癌主要转移途径:①可以通过横膈淋巴管和腹膜后淋巴结转移至锁骨上淋巴结。初诊时出现锁骨上淋巴结转移并不少见。②胸膜转移。有研究者将胸膜转移原因归为血行转移,而实际上胸膜转移是腹腔广泛种植的进一步延伸。③血行转移。肺实质、肝实质转移在初诊和治疗后的患者中均不多见。肺实质转移患者的中位生存期为9个月。皮下转移是血行转移的一种,中位生存期为12个月。而骨、脑转移非常少见,生存期≤6个月。

近年来,国外有学者认为肿瘤细胞减灭术同样能提高Ⅳ期卵巢癌患者的生存期[26],笔者在此基础上进一步分析,认为锁骨上淋巴结转移和胸膜转移患者比其他类型的Ⅳ期患者中位生存期长,并且细胞减灭术将盆腹腔内病灶满意切除后,生存期明显延长[30,31](图67-1～67-3)。

Ⅳ期卵巢癌存在一些特殊的情况,以转移灶为首发表现,即转移灶先于原发病灶被发现,其中以锁骨上淋巴结转移多见,常常因为肿瘤细胞分化差,原发病灶很小,难以发现。笔者资料中有1例患者,锁骨上淋巴结出现1年后,在化疗过程中CT发现卵巢上1cm病灶,并经手术证实。以转移灶为首发症状者不应放弃积极的手术治疗和化疗,CA125的检测在这类病例中具有意想不到的鉴别诊断价值[31](图67-2)。

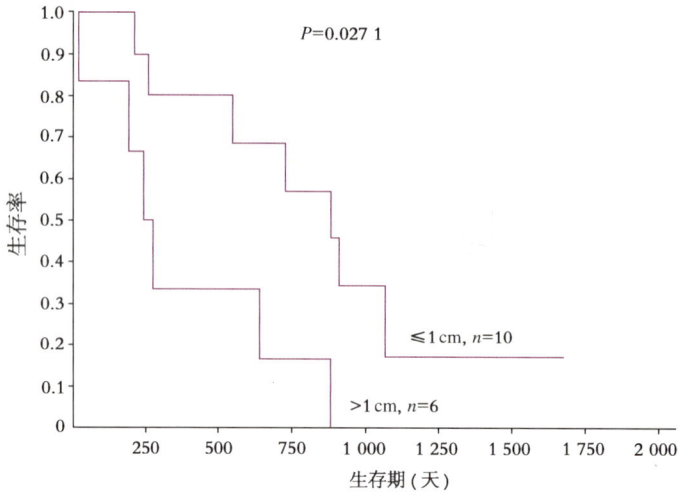

图 67-1　Ⅳ期卵巢癌锁骨上淋巴结转移患者,肿瘤细胞减灭术与生存期的关系

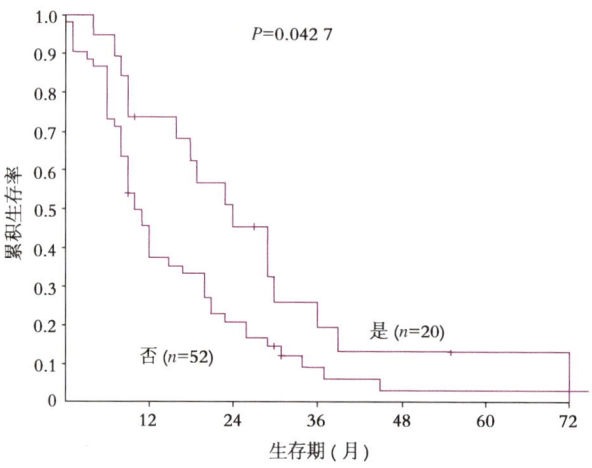

图 67-2　以转移灶为首发表现的Ⅳ期卵巢癌与通常Ⅳ期卵巢癌生存期的比较

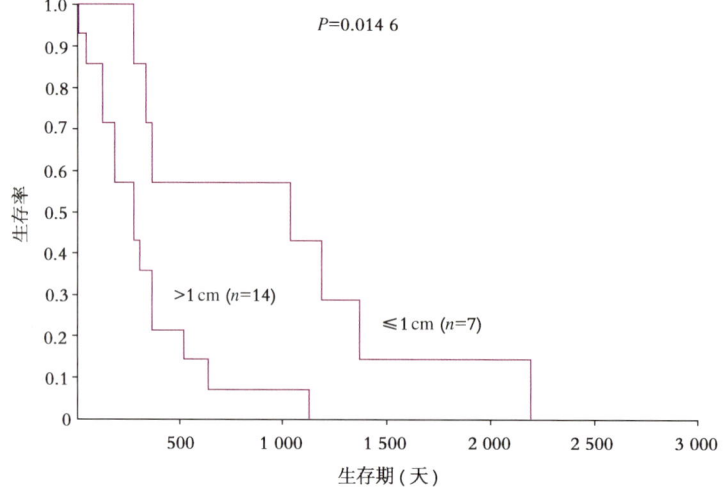

图 67-3　Ⅳ期卵巢癌胸膜转移患者,肿瘤细胞减灭术与生存期的关系

## 67.1.13 腹膜后淋巴结清扫和二次剖腹探查

### (1) 腹膜后淋巴结清扫

淋巴结转移是卵巢癌主要的播散途径之一。当肿瘤局限于盆腔（Ⅰ～Ⅱ期）时，有10%～20%的患者发生淋巴结转移；当超出盆腔范围（Ⅲ～Ⅳ期）时，淋巴结转移率可达50%～70%，出现淋巴结转移提示预后差。故1986年FIGO将淋巴结转移作为Ⅲ期分期标准。淋巴结清扫可准确证实腹膜后淋巴结状态，能为早期患者提供预后资料。已经有随机临床试验结果显示，晚期卵巢癌腹膜后淋巴结清扫不能提高生存率。有意义的是近年来文献报道，首次治疗后存在孤立的腹膜后淋巴转移，淋巴结清扫能够提高生存率。另外，文献中虽未见手术致死的报道，但研究者都认为腹膜后淋巴结清扫存在一定风险和术后病率。最近Santin从肿瘤免疫学角度又提出无转移的区域性淋巴结不应作为常规切除。目前临床上面临的问题是：①早期卵巢癌淋巴结转移仅10%，是否都要行腹膜后淋巴结清扫。90%患者不能从该手术获益，为什么要承受手术的痛苦？②无残留灶的晚期患者，该不该行腹膜后淋巴结清扫？③首次手术时存在腹膜后淋巴结转移，淋巴清扫范围应多大？

卵巢癌腹膜后淋巴结转移率较高，因而手术时尤其晚期卵巢癌的手术要求最大限度地争取做细胞减灭术，如果Ⅲ期以上卵巢癌患者的病灶广泛播散至盆腔，完全切除这些癌灶一般都有难度，手术创面大、时间长、失血多。而腹膜后淋巴结清扫更是一个非常细致艰难的手术操作，须分离下腔静脉、腹主动脉和盆腔髂血管，手术创面涉及整个后腹膜腔，目的要尽量切除肿瘤，又要同时清除腹膜后淋巴结，这在一般晚期病例不能忍受如此大的手术创伤。晚期卵巢癌腹膜后淋巴结转移率≥50%，然而还有半数的患者腹膜后可能没有淋巴结转移，这些患者如果同时清除腹膜后淋巴结，治疗价值不确切。复旦大学附属肿瘤医院总结50例卵巢癌二次探查术中行腹膜后淋巴结清扫，术后病理证实：Ⅰ期无淋巴结转移，Ⅱ期淋巴结转移20%，Ⅲ期淋巴结转移54%，Ⅳ期1例有腹主动脉旁淋巴结转移。5年生存率，Ⅰ期100%，Ⅱ期60%，Ⅲ期42.9%[32]。

早期卵巢癌是否做腹膜后淋巴结清扫，或者何时做此手术为宜？国内外学者报道，早期卵巢癌腹主动脉旁淋巴结转移率为20%左右，但以低分化癌为主。因而早期卵巢低分化癌，可考虑做腹膜后淋巴结清扫。所有早期病例，无论肿瘤细胞分化如何，出于分期需要，必须做淋巴活检，原则是如果存在增大的淋巴结，取包括增大淋巴结在内整条淋巴结；无增大淋巴结则随机分离、条状切取淋巴结。笔者50例Ⅰ期卵巢癌二次探查术中行腹膜后淋巴结清扫，术后病理均无腹膜后淋巴结转移，但其中无低分化病例（图67-4）。

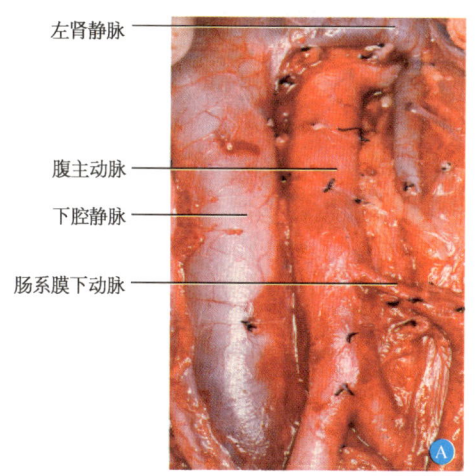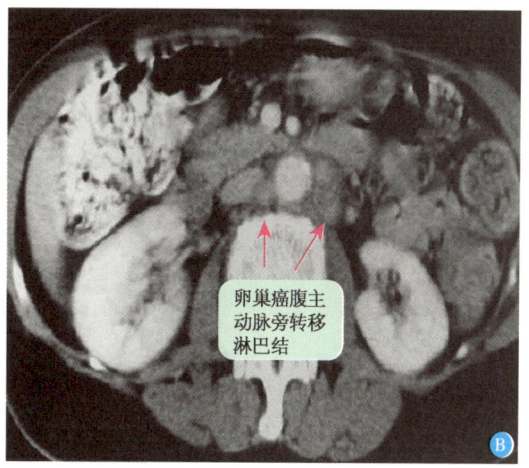

**图 67-4 女性腹膜后血管解剖与卵巢癌淋巴转移**

A. 腹膜后血管解剖，显示肠系膜下动脉、腹主动脉、下腔静脉与左肾静脉的解剖关系；B. 卵巢癌腹膜后淋巴结转移的CT表现

笔者自20世纪80年代初即开展了卵巢癌腹膜后淋巴结清扫，Ⅰ、Ⅱ和Ⅲ（Ⅳ）期病例淋巴结转移率分别为10.5%、20.7%和70%，向腹主动脉旁淋巴结引流区及盆腔淋巴引流区转移的机会相仿，与淋巴结转移相关的危险因素是首次术后残留灶大小、临床分期和组织分化程度。因此，笔者认为在早期患者中选择具有淋巴结转移危险因素者较合理，如分化差（G3）或未分化腺癌，或术中探查腹膜后淋巴结异常者。鉴于患者的耐受力和术者的体力、精力，在首次细胞减灭术中同时行淋巴结清扫有些不切实际，故笔者对于晚期患者的淋巴结清扫除残癌直径<1cm外，均选择在二次探查术或再次细胞减灭术中行淋巴结清扫。淋巴结清扫的范围应包括左肾静脉下缘的乳糜池及腹主动脉旁和盆腔各组淋巴结。笔者曾在30例患者中行腹主动脉旁淋巴结切除术时切除肾门淋巴结，但均未发现有淋巴结转移，故在行淋巴结切除术时不必切除肾门淋巴结[29]。

### （2）二次剖腹探查术

二次剖腹探查术主要用于晚期卵巢癌患者经过了第1次肿瘤切除术，完成了既定化疗计划后，临床上无肿瘤存在症状和体征，CT等影像学和CA125等血清学检查未发现肿瘤存在依据，为了全面探查盆腹腔有无残留病灶，确定化疗效果而进行第2次剖腹探查手术。

在过去的30年中，二次剖腹探查术在评价卵巢癌的疗效方面起着重要作用。因为晚期卵巢癌经手术、化疗后，现有的无损伤手段如CT、MRI和超声等检查不能测出腹腔内直径<1~2cm的病灶，尤其是腹膜、肠系膜及网膜上的肿块更易遗漏。故二次剖腹探查术应用具有重要的价值：①确切地评价残留肿瘤；②再次细胞减灭术；③对残留肿瘤选择挽救化疗；④是临床试验效果评价最客观的方法。

手术通过腹部正中切口，依次探查盆腔、腹腔及腹膜后间隙有无肿瘤残存。如无肿瘤发现，则在第1次手术时发现肿瘤部位或肿瘤易于扩散部位多处活检；如在首次细胞减灭术中子宫或盆腔、腹主动脉旁淋巴结未切除，则在二次剖腹探查术中将其切除。

## 67.1.14 腹腔镜技术的应用

### （1）腹腔镜探查术

随着内腔镜技术的迅速发展，腹腔镜应用于附件肿块的实践已有报道，但尚无前瞻性资料支持腹腔镜探查术代替剖腹探查术在卵巢癌中应用。有报道指出，腹腔镜探查术存在许多缺陷：①增加肿瘤破裂的机会；②不能扪及胃肠道；③遗漏微小病灶而不能准确诊断、准确分期。故目前认为，腹腔镜探查术仅用于那些单纯附件囊肿（无实质成分、无内生或外生结节、无分隔），不明原因CA125水平升高，不明原因腹股沟或左侧锁骨上淋巴结转移性腺癌。

### （2）腹腔镜二次剖腹探查术

用创伤极小的腹腔镜代替剖腹术进行二次剖腹探查术近来引起人们的重视，腹腔镜二次剖腹探查术具有痛苦小、住院时间短和恢复快等优点。1981年Ozols等报道55%的腹腔镜阴性患者在随后的剖腹二次剖腹探查术中能发现肿瘤。但近来Abu-Rustumd等用现有的腹腔镜器械操作行二次剖腹探查术，结果在22个月内腹腔镜二次剖腹探查术与剖腹二次剖腹探查术的复发率相同（14.3%对14.8%）。另外，多数患者存在盆腹腔的粘连，所以腹腔镜二次剖腹探查术不宜轻易操作。在晚期患者中还易造成肠管的损伤。

## 67.1.15 化疗

### （1）早期卵巢癌的化疗

1）早期低危卵巢癌　美国GOG研究显示，ⅠA、ⅠB期分化1级和2级，5年生存率分别为96%、94%，无须辅助治疗。

2）早期高危卵巢癌　GOG95对ⅠB、ⅠC期患者采用3个疗程的顺铂+环磷酰胺静脉化疗和腹腔$^{32}$P治疗效果比较，化疗组的无疾病生存期较对照组高31%。顺铂组的复发率为36%，低于放射胶体治疗组。欧洲国际卵巢肿瘤协作组（International Collaborative Ovarian Neoplasm Trial，ICON1）和卵巢肿瘤辅助化疗试验组（Adjuvant Chemotherapy in Ovarian Neoplasm Trial，ACTION）对Ⅰ、ⅡA期卵巢上皮性癌患者的Ⅲ期临床试验结果显示，ICON1化疗组和观察组的5年生存率为73%和62%（$P=0.01$），但其中大部分患者没有能够进行满意的分期手术。ACTION结果认为辅助化疗仅仅对没有能够满意分期的卵巢癌有作用。

采用紫杉醇和卡铂4~6个疗程，不能耐受者选择单药。

### （2）晚期卵巢癌诱导缓解化疗

静脉化疗是晚期卵巢癌的标准治疗，经历了烷化剂、铂类和紫杉醇为主要药物的3个历史时期。

1970年后期顺铂为主的联合化疗成为常用的联合化疗方案。1990年后期紫杉醇联合顺铂或卡铂成为标准方案。

1996年GOG 111首先在有残留肿瘤患者中比较紫杉醇($135\ mg/m^2$)和顺铂($75\ mg/m^2$)与环磷酰胺($600\ mg/m^2$)和顺铂($75\ mg/m^2$)。结果发现紫杉醇组降低了36%的死亡率;随后,NCIC的OV10与EORTC/NOCOVA联合临床试验证实紫杉醇对满意和不满意细胞减灭术后卵巢癌均有明显优势,中位生存时间从25个月提高到35个月。2003年GOG158对满意细胞减灭术患者进行紫杉醇($175\ mg/m^2$)和卡铂(AUC 7.5)与紫杉醇($135\ mg/m^2$)和顺铂($75\ mg/m^2$)的比较。两组的有效率和生存率相似,但卡铂组胃肠道反应和肾毒性小,血液毒性增加。

有意思的是,国际卵巢癌协作组的ICON3比较了紫杉醇+卡铂,与单药卡铂、PAC3种方案之间的差别,研究对象是Ⅰ~Ⅳ期卵巢癌,发现3种方案疗效相似,但研究设计存在严重缺陷。

GOG182/SWOG182/ICON5/ANZGOG比较了5种方案,结果发现没有发现新的、更有效的方案,原因之一是研究设计本身没有任何创意(表67-4)。

### (3) 晚期卵巢癌腹腔化疗

静脉化疗的缺点是全身毒性强,局部药物浓度低,腹腔化疗正好弥补了静脉化疗的缺点。化疗药物进入腹腔后,绝大部分由门静脉进入肝脏,其次由血液系统或淋巴系统吸收。腹腔液体灌注量达到2 000 ml时,药物可以均匀分布,渗透4~5层肿瘤细胞,外层细胞杀灭后可以继续杀灭内层细胞。而药物在腹腔中吸收进入血液的速度,取决于分子量、脂溶性程度、灌注液体的量及成分。目前腹腔内常用的药物有顺铂、5-Fu、VP-16、丝裂霉素等,5-Fu在腹腔平均最高浓度是血液浓度的298倍。但腹腔化疗也有缺点,能够腹腔内使用的药物只占少数,腹腔多次给药后,产生化学性腹膜炎,后续的腹腔化疗难以进行。为提高化疗药物的效能,腹腔加热化疗通过给注入液体加热,使肿瘤细胞对化疗药物更加敏感,但仍然没有解决腹腔化疗的缺点。表67-5综合了3个主要的临床试验及对其结果的争议。

笔者资料显示,残癌直径>1 cm,有无腹腔化疗的中位生存时间分别为21.6个月和18.8个月(死亡风险为0.69,$P=0.02$);残癌直径≤1 cm,中位生存时间分别为46.8个月和37.6个月(死亡风险为0.73,$P=0.09$)[33]。

**表67-4 晚期卵巢癌推荐化疗方案**

| 药　　物 | 使用方法 | |
|---|---|---|
| 紫杉醇 | $175\ mg/m^2$ | 每3周重复,6~9个疗程 |
| 卡铂 | AUC 5~6 | |
| 紫杉醇 | $135\ mg/m^2$ | 每3周重复,6~9个疗程 |
| 顺铂 | $75\ mg/m^2$ | |
| 替代药物(或与铂类联合) | | |
| 吉西他滨 | 800~1 000 $mg/m^2$ | 每3周重复 |
| 脂质体多柔比星 | 40~50 $mg/m^2$ | 每4周重复 |
| 卡铂 | AUC 5~6 | 每3周重复 |

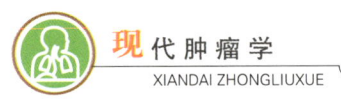

表 67-5 腹腔化疗方案及评价*

| 临床试验方案 | 方案和剂量（mg/m²） | 中位生存期(月) ip** | 中位生存期(月) iv** | 死亡风险 | P | 争议[37,38] |
| --- | --- | --- | --- | --- | --- | --- |
| GOG104[34]（1996,作者 Alberts） | ip DDP/iv CTX 与 iv DDP/CTX | 49 | 41 | 76% | 0.02 | ①25%患者腹腔化疗<4次；②最大问题73%患者残癌直径≤0.5cm者没有从腹腔化疗获益 |
| GOG114[35]（2001,作者 Markman） | iv 卡铂 AUC 9/ip DDP 100/iv 紫杉醇 135 与 ivDDP 75/iv 紫杉醇 135 | 63 | 52 | 81% | 0.05 | ①研究设计腹腔化疗前2个疗程卡铂静脉化疗存在缺陷；②18%患者腹腔化疗≤2次；③正如 McGuire 评述挽救治疗对生存期的影响没有控制 |
| GOG172[36]（2006,作者 Armstrong） | ip DDP 100,d2/ip 紫杉醇 60,d8/紫杉醇 135,d1 与 iv DDP 75,d2/紫杉醇 135,d1 | 50 | 66 | 72% | 0.03 | Gore 提出反对理由：①失访病例数研究组11例多于对照组,生存绝对数相差较少；②无疾病进展生存时间无差异,说明腹腔化疗改变了卵巢癌的生物学行为或腹腔化疗组二线化疗更有效,文献中没有报道复发后的治疗；③绝对生存时间有差距,静脉化疗组生存时间49.7个月,显著低于同期56.5～59.5个月；④毒性问题仍然没有解决。仅42%患者完成6次腹腔化疗,8%没有接受任何腹腔化疗,34%仅1～2次化疗 |

*：细胞减灭术后；**：ip,腹腔化疗；iv,静脉化疗。

**（4）晚期卵巢癌巩固和维持化疗**

晚期卵巢癌初次治疗后立即选用某些药物进行巩固或维持治疗,目的是降低晚期卵巢癌复发率,延长生存期,改善生活质量。延长化疗疗程、加大化疗剂量或是在标准化疗基础上加用第3个无交叉耐药性的化疗药物,是目前巩固或维持化疗的主要策略。

2003 年 Markman 等[39]报道了 SWOG9701/GOG178 一项Ⅲ期随机对照临床试验,晚期卵巢癌患者接受标准紫杉醇/铂类化疗并达到临床完全缓解后,随机分成实验组和对照组中,分别接受12个疗程或3个疗程单剂量紫杉醇维持化疗（175 mg/m²,每28天重复）。研究中期评价结果显示,实验组患者的无进展生存期明显延长（28个月对21个月,$P=0.0023$）,COX 模型分析得到 $HR=2.31$（99%可信限,1.08～4.94）。分析显示实验组在获得无进展生存期延长的同时也出现了更多的化疗毒性反应,实验组中出现2～3级外周神经毒性的患者明显多于对照组（23%对7.5%）。未进行生存质量评估也是该研究设计缺陷之一。因此,该试验过早地被安全监督委员会终止,仅平均随访了8.5个月。研究未得到总生存期统计学差异的数据。此外,研究者在完成生存分析后,又按患者入组时的血清 CA125 值、以 10 U/ml 为界分为两组进行分析（≤10 U/ml 对 11～35 U/ml）。结果显示,在 CA125≤10 U/ml 的175例患者中,实验组的总生存期显著延长（67个月对45个月,$P=0.03$）；而在 CA125>10 U/ml 的患者中延长使用紫杉醇,生存期无明显差异。或许能对将来巩固疗法的进一步研究提供试验设计方面的指导。

2006 年,Pfisterer 等[40]报道了另一项由德国 AGO/法国 GINECO 协作完成的将拓扑替康用于巩固化疗的Ⅲ期试验。1308例 FIGO 分期 ⅡB～Ⅳ期晚期卵巢癌接受初次细胞减灭术后,随机分成两组：实验组,给予6～10个疗程的紫杉醇/卡铂,随后4个疗程的拓扑替康（1.25 mg/m², d1～5, q3w）；对照组,仅接受6～10个疗程紫杉醇/卡铂,后随访。结果显示,两组无进展生存期（18.5个月对18.2个月,$P=0.668$）和总生存期（44.5个月对43.1个月,$P=0.885$）均无差异,3年生存率几乎没有差别（55.7%对58.5%）。在统计分析时,根据患者术后残癌大小和 FIGO 分期,作者又将其分成两个阶层:①FIGO 分期 ⅡB~Ⅲ期且残癌直径≤1 cm;②FIGO 分期 ⅡB~Ⅲ期且残癌直径>1 cm 或 FIGO 分期 Ⅳ 期。在这两阶层中,实验组的患者亦未显示生存获益。该研究还分析了具有可测量病灶的患者(27.5%)对治疗的总反应率,结果显示实验组($n = 145$)和对照组($n = 147$)的总反应率分别为 76.2%和 69.0%,统计学差异无显著性($P = 0.166$),但实验组出现更多的毒副作用。研究结果不支持 4 个疗程拓扑替康的巩固化疗。

蒽环类抗生素脂质体多柔比星(pegylated liposomal doxorubicin, PLD,商品名 Doxil 或 Caelyx)作为晚期上皮性卵巢癌一线或二线化疗药物,其抗肿瘤活性及其安全性已被证实。主要毒性反应为手足综合征或肢体红斑,接受 $50 mg/m^2$,4 周重复方案中,约 20% 出现毒性反应。2006 年,Rocconi 等[41]报道了一项 Ⅱ 期临床试验评估 PLD 作为巩固治疗的可行性。ⅢC/Ⅳ期不满意减灭术患者,接受一线紫杉醇/铂类药物化疗并达到临床完全缓解后,再接受 4 个疗程 PLD($40 mg/m^2$,q4w)。30 例患者入组,29 例完整资料可评价。其中 23 例(79%)接受 4 个疗程 PLD 治疗。在中位随访时间 35 个月时,6 例患者无临床复发。中位无进展生存期为 31 个月。4 年生存率为 47%。提示 PLD 巩固化疗可行。新近 DiSilvestro 等[42]报道了另一项 PLD 巩固化疗。12 例患者入组,其中 10 例接受完整 4 个疗程化疗,另 2 例因出现手足综合征只接受 3 个疗程化疗。中位无进展生存期 10 个月,中位总生存期尚未知。其中 4 例患者无病生存,2 例出现复发,6 例因疾病进展死亡。结果还不肯定。

到目前为止,国际上关于晚期卵巢癌巩固化疗仍存在诸多争议,大部分报道均未肯定巩固化疗能改善患者的预后。

**(5)非上皮性卵巢癌的化疗**

20 世纪 70 年代 VAC 是治疗生殖细胞肿瘤的标准治疗方案,对 Ⅰ 期持续缓解效果好,但晚期卵巢癌内胚窦瘤的有效率≤50%。20 世纪 70 年代晚期随着顺铂成功治疗睾丸癌后,80 年代中期含铂化疗方案取代了过去的 VAC 方案。PVB 治疗有效率达到 68%,而目前最受欢迎的是 BEP 方案,出现肿瘤转移的晚期患者有效率达到 75%,而且毒副作用比 PVB 方案轻。无性细胞瘤需要保存生育功能者,化疗替代了过去的放疗,不存在转移病灶者化疗 3~4 个疗程;存在转移病灶者或未进行分期手术者疗程 4~6 个;复发癌如果已经使用过 BEP 方案,可以选择 POMB-ACE 方案。未成熟畸胎瘤 IA 分化 1 级不需要化疗。Ⅰ 期和完全切除的内胚窦瘤化疗 3~4 个疗程,有残留肿瘤者化疗应达到 6 个疗程。性索—间质细胞肿瘤目前没有标准的化疗方案,铂类化疗有效,有肿瘤残留者 BEP 方案有效率 58%~83%。表 67-6 列出了卵巢生殖细胞肿瘤常用的化疗方案,根据目前临床使用中的实际情况对部分药物和剂量作了调整。

**表 67-6 卵巢生殖细胞肿瘤化疗方案**[\*]

| 方 案 | 使用方法 |
|---|---|
| **BEP** | 每 3 周重复 |
| 博来霉素 | 10~15 mg,连续 3 天 |
| VP-16 | $100 mg/m^2$,连续 3 天 |
| 顺铂 | $100 mg/m^2$,d1 |
| **PVB** | 每 3 周重复 |
| 长春新碱 | $1~1.5 mg/m^2$,d1 |
| 博来霉素 | 10~15 mg,连续 3 天 |
| 顺铂 | $100 mg/m^2$,d1 |
| **VAC** | 每 4 周重复 |
| 长春新碱 | $1~1.5 mg/m^2$,d1 |
| 放线菌素 D | 0.5 mg,连续 5 天 |
| 环磷酰胺 | $150 mg/m^2$,连续 5 天 |

\*:根据文献调整。

## 67.1.16 放疗

小部分微小病灶,全腹放疗是一种有潜力、有效的二线治疗方法。但它往往并发症高,主要出现急性和慢性肠道并发症。大约 30% 患者出现肠梗阻,其中 7%~10% 需要手术治疗。美国该方法目前只在少数有治疗经验的医院进行。发展历史漫长,但循证医学的证据还不充分。

盆腔放疗降低了盆腔肿瘤的复发率,但没有减低卵巢癌总的复发率,原因是肿瘤复发可以在整个腹膜腔。用以巩固治疗和挽救治疗的全腹放疗报道结果不一,放疗效果影响因素有患者选择标准、手术后残留病灶大小、先前化疗方案、放疗技术等。

## 67.1.17 生物治疗

卵巢癌化疗耐药是初次治疗和复发癌突出问题

和难点,国外不少Ⅰ期或Ⅱ期临床试验证实单一生物或与化疗药物联合治疗的有效性,有希望成为卵巢癌治疗的新模式。目前还没有Ⅲ期临床试验结果,而且价格昂贵。α-干扰素最早用于二次剖腹探查术中发现有肿瘤生长的病例。经腹腔注射α-干扰素可以增强NK细胞毒性,反应不一,杀伤肿瘤细胞的主要机制是其对肿瘤细胞的直接作用,而不是通过增强抗肿瘤免疫应答。微小病灶二线治疗的有效率30%~50%。抗CA125单抗奥戈伏单抗(OvaRex)被Berek等[43]用于一线治疗后的巩固治疗,与安慰剂相比没有提高生存时间。但将其中治疗效果好的患者单独列出分析,无病生存时间24个月,而对照组10.8个月($P = 0.029$)。90%晚期卵巢癌CA125抗原过度表达,治疗前景看好,但有待进一步随访和Ⅲ期临床试验证实是否有效。因为有充分的理论依据(图67-5),近年来发展较快的血管形成因子抑制剂临床和基础研究比较活跃,如GOG-170D和GOG218分别进行贝伐珠单抗(Avastin™)单药和联合用药的临床试验。生长因子受体相关的生物制剂,表皮生长因子受体(EGFR)抑制剂吉非替尼(ZD1839)和厄洛替尼(OSI-774),抗Her-2单抗曲妥珠单抗(赫赛汀)等辅助治疗卵巢癌的临床试验比较活跃,但结果不肯定。

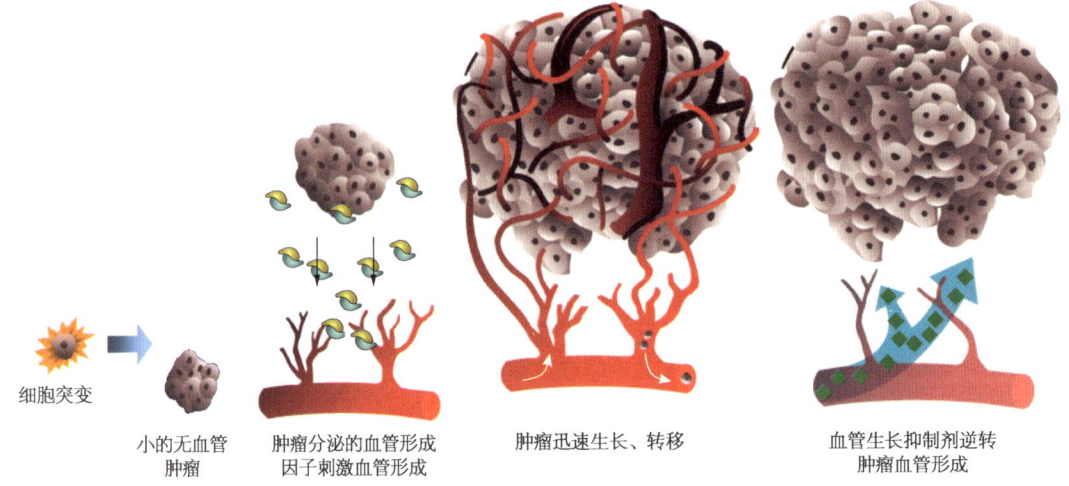

图67-5 肿瘤的血管形成与逆转

(资料来源:Carmeliet and Jain. Nature,2000,407:249)

## 67.1.18 复发性卵巢癌

初次细胞减灭术和诱导缓解化疗被认为是晚期卵巢癌标准的治疗方法,手术仅仅是局部治疗手段,细胞减灭基础上的全身化疗杀灭一定几何级数的残存肿瘤细胞和亚临床转移病灶,达到诱导缓解目的。80%晚期卵巢癌,因化疗耐药或其他原因,最终出现肿瘤复发。另外,10%早期卵巢癌会在不同的时期复发。

虽然复发性卵巢癌对铂类化疗敏感,但效果大不如前,化疗药物大量累积,患者对化疗承受能力也大大降低,对自身免疫力抑制更突出。手术是一种可以选择应用的治疗手段,但不适合所有复发患者,因此,复发性卵巢癌的及时诊断、医师对选择治疗手段的认识和知识的更新,对把握合适治疗时机非常关键。

(1) 复发性卵巢癌的诊断

与初次治疗一样,卵巢癌的复发病灶可以出现在盆腔或腹腔的任何部位,诊断存在一定困难。与初次治疗不同的是,肿瘤复发有一定的规律可循。①体检特别是妇科盆腔检查、B超检查和肿瘤标记CA125是诊断卵巢癌复发最有效的三大手段。其中妇科盆腔检查检出率高,必不可少,因为盆腔是卵巢癌复发的最常见部位,较小的病灶不会出现CA125升高,也可能B超检查不能发现。除了实质脏器和腹膜后淋巴结转移,CT或MRI对复发性卵巢癌的诊断价值有限,PET/CT价格较贵,不经济实用。CA125虽然特异性不强,但在复发性卵巢癌诊断上非常有价值,判断标准不是根据其绝对数值,而是要看是否出现成倍增长。②有指向性者选其他影像学检查方法。B超检查是基本的辅助检查方法,如果复发灶呈弥漫性盆腹腔广泛种植,CT或MRI诊断价值不大(图67-6)。但在复发治疗前的评估中,对于

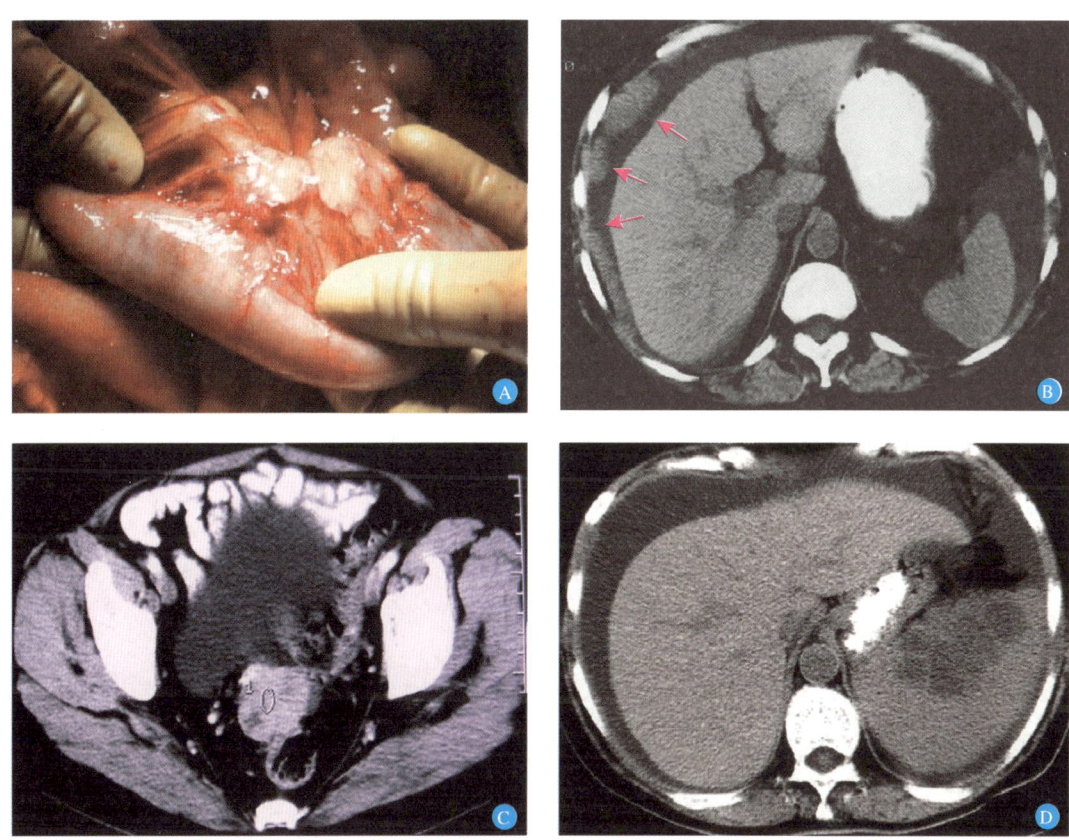

**图 67-6　卵巢癌不同部位的复发肿块术中 CT 表现**
A. 小肠系膜复发性肿瘤结节；B. 膈肌复发灶；C. 阴道直肠间隙复发性肿块；D. 脾脏转移

排除实质脏器例如脾脏或肝脏转移有一定的价值。

**(2) 复发性卵巢癌的手术治疗**

1) 二次手术理论基础　二次肿瘤细胞减灭手术 (secondary cytoreductive surgery, SCR) 是恶性肿瘤治疗领域一个特殊问题，也是目前晚期卵巢癌复发后挽救治疗 (salvage therapy) 的重要组成部分，并且认为是能够延长生存时间、提高复发后生活质量的一种治疗手段。卵巢癌二次手术情形比较复杂，许多同行对此非常困惑。实际上，SCR 主要针对存在肿瘤复发病灶、铂类化疗敏感的卵巢癌。复发后挽救治疗，行之有效的方法非常有限，SCR 是可以选择的手段之一，其理论依据：①除了手术化疗中继续发展的病例，多数患者在首次化疗停药一段时间后，肿瘤复发，可以通过手术，切除耐药细胞克隆和乏氧的肿瘤细胞，剩下直径 <1 cm 的镜下残留肿瘤细胞可以通过挽救化疗，再次被杀灭。相比之下，单纯靠化疗完全消灭直径 >1 cm 肿瘤要困难得多；或者为了达到一定时间的连续缓解，将需要更多的化疗疗程。另外，挽救化疗在肿瘤结节缩小到一定程度后，剩余的部分容易产生耐药。②SCR 切除荷瘤，可以给剩下的肿瘤细胞再充氧，药物容易进入残存肿瘤部位和肿瘤结节内部。③肿瘤细胞数量急剧减少后，残留的肿瘤细胞进入增殖周期，更高比例的卵巢癌细胞对化疗敏感，利于提高抗癌药的杀伤效应，减少化疗疗程数。④避免无休止的化疗，利于肌体自身免疫功能的恢复。虽然肿瘤对化疗敏感，但杀灭直径 ≤1 cm 肿瘤细胞和杀灭大块肿瘤细胞需要化疗药物的疗程数完全不同，后者可能需要终身化疗，免疫功能抑制有加剧肿瘤发展的危险。

2) SCR 的病例选择与治疗效果　复发性卵巢癌的再治疗是目前卵巢癌治疗中最为棘手的难题之一。尽管不断有新的化疗药物问世，但二线治疗仍未取得突破性进展。不少学者对 SCR 做了有益的探索，较早见于 Berek 等[44] 的一份报道，他们对 32

例中位缓解期12个月的患者进行了SCR,成功率38%。残癌直径≤1.5 cm组与直径>1.5 cm组的中位生存期分别是20个月和5个月($P<0.01$)。表67-7列出了国际上该研究领域的主要文献。

表67-7 复发性卵巢癌二次肿瘤细胞减灭术历史文献资料*

| 作者(年份) | 病例数 | 理想减瘤术定义(cm) | 理想减瘤术的比例(%) | 无肉眼残留者的比例(%) | 满意减瘤患者中位生存期(月) | 不满意减瘤患者中位生存期(月) |
|---|---|---|---|---|---|---|
| Morris (1989) | 30 | <2 | 60 | 13 | 18 | 13.3 |
| Janick (1992) | 30 | <2 | 87 | 47 | 9 | 均在8个月内死亡 |
| Vaccarello (1995) | 38 | <0.5 | 39 | | 未算出 | 23 |
| Eisenkop (2000) | 106 | <0.5 | 85 | 82 | — | 19.3** |
| Gadduci (2000) | 30 | — | 83 | 57 | — | 19** |
| Zang (2000)[45] | 60 | <1 | 38 | | 19 | 8 |
| Munkarah (2001) | 25 | <2 | 72 | 48 | 56.9 | 25.1 |
| Scarabelli (2001) | 149 | <1 | 70 | 36 | — | — |
| Tay (2002) | 46 | <1 | 72 | 41 | 14.5*** | 11 |
| Zang (2004) | 117 | <1 | 62 | 9 | 26*** | 20 |

*:Munkarah AR, Coleman RL. Gynecol Oncol,2004,95(2):273-280; **:有肉眼残留患者生存期; ***:残癌直径≤1 cm患者生存期无。

2007年NCCN将病灶局限的复发性卵巢癌选择手术治疗写入新版卵巢癌治疗指南。至此对SCR的认识逐渐成熟,进一步明确手术的目的是理想切除肿瘤。首选对象:孤立或局限性病灶。Salani等[45]对影像学检查≤5个复发病灶的患者行SCR,手术完全切除率74.5%,发现1~2个病灶患者SCR的中位生存期50个月,而3~5个病灶患者只有12个月($P<0.03$)。复旦大学附属肿瘤医院结果显示,单个复发灶SCR术后,5年生存率达到49.8%,术后如果没有肉眼残留病灶,生存率可以达到61%[46]。孤立的腹膜后淋巴结转移也是合适的选择对象,Santillan等报道切除孤立的腹膜后淋巴结中位生存期37个月,手术切除率100%[47]。Uzan报道术后5年生存率71%,只是病例数较少(12例)[48]。次选对象:首次治疗停药6个月以上复发者。多数学者持有的观点是,首次化疗停药12个月以上复发患者。但是,笔者首次提出3个月以上患者也可以进行SCR。此外,肿瘤复发出现肠梗阻或肠瘘者,需要手术解除症状,SCR术后短期生活质量可以获得明显改善。复发存在腹腔积液者,预示腹腔广泛肿瘤病灶的存在,不宜接受SCR,手术切除肿瘤机会很少[49,50]。肿块大小是否是选择标准没有统一意见,但需要注意盆腔大肿块旁的卫星病灶存在。化疗后持续存在的盆腔大肿块,选择手术应考虑肿瘤继发耐药问题。

在回顾性研究基础上,复旦大学附属肿瘤医院前瞻性研究结果显示,孤立复发病灶手术切除后,患者的5年生存率达到49.8%(图67-7)。SCR术后残留灶大小是预后的重要指标,如肉眼残留者的5年生存率61.4%(图67-8)。复旦大学附属肿瘤医院首次提出,只要合理选择患者,SCR的手术适应证可以放宽到无进展生存期3个月以上,突破了过去6个月的界定。经过分析发现,除复发病灶数目影响SCR结果外,肠切除可以达到理想的SCR效果[47]。

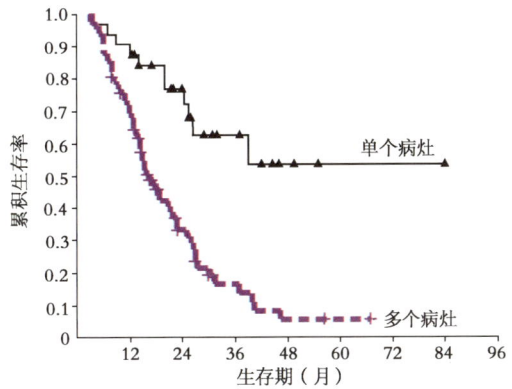

图 67-7　复发病灶数与生存期的关系

($\chi^2 = 17.72$, $P < 0.0001$)

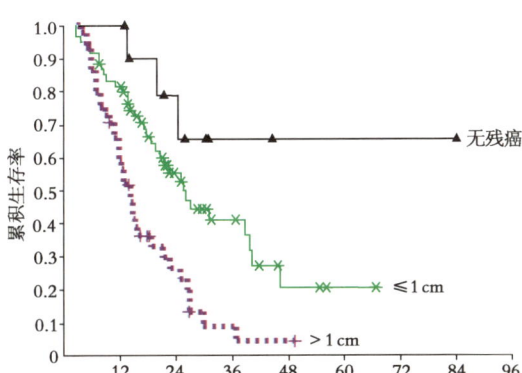

图 67-8　复发上皮性卵巢癌残留病灶大小与生存期的关系

(0 对 ≤1cm, $\chi^2 = 2.4$, $P = 0.1211$; ≤1cm 对 >1cm, $\chi^2 = 13.55$, $P = 0.0002$; 0 对 >1cm, $\chi^2 = 10.59$, $P = 0.0011$)

**（3）二次手术的技术及并发症**

有关复发性卵巢癌二次手术文献报道较少的一个重要原因是，二次手术的难度和手术风险远较第1次手术要大。肠粘连、正常解剖结构的破坏以及肿瘤与盆腹腔重要脏器的密切关系无疑增加了手术难度。因此，术者除了对卵巢上皮癌的生物学行为要有充分认识外，术中要耐心细致，尽可能切除病灶。如果术者具有丰富的临床经验和手术技能，将有助于增加手术的成功率，最大限度地减少并发症。CT/MRI 包括 PET 对肠表面或系膜病灶诊断作用非常有限，因此选择 SCR，术中对肿瘤病灶再次评估与术前评估同样重要，术中如果发现腹腔内广泛病灶，特别是小肠系膜根部固定者应放弃继续手术。手术原则见表 67-8。

表 67-8　卵巢癌二次肿瘤细胞减灭术手术原则

| 步骤 | 内容描述 |
| --- | --- |
| 切口 | 足够长的腹部直切口或其他相应切口* |
| 病灶范围评估 | 解除肠段粘连，暴露腹盆腔视野，全面评估复发病灶范围 |
| | 探查（同第1次手术）。特别注意肝、脾、肠等重要脏器转移情况，及时判断、确定适当的手术范围 |

续表

| 步 骤 | 内 容 描 述 |
|---|---|
| 切除病灶 | 残存内生殖器和残存大网膜切除,包括漏斗韧带高位切除<br>上腹部转移灶切除<br>盆腔病灶包括阴道残端肿瘤切除,必要时游离输尿管、解剖盆腔血管和周边脏器,整块切除病灶;或腹膜外盆腔肿块切除<br>腹膜后淋巴结清扫<br>肠道转移灶的处理:肠段切除吻合、造瘘或旁路手术 |
| 评估残留病灶 | 客观评估残留病灶部位、大小或范围,并记录和图示 |

\*:术前 CT 或 MRI 评估上腹部病灶情况,选择合适的切口。

在手术技术比较成熟的前提下,SCR 的并发症并不是妨碍二次手术的因素。国外报道 SCR 手术死亡率 1%~2%,肠瘘发生率约占肠道手术者的 4%,手术并发症达到 20% 左右。主要并发症:肠粘连、肠梗阻或肠瘘(11%),切口感染(2%),输尿管损伤、尿路感染(4%),肺部感染(6%)等。笔者资料无手术死亡率,手术并发症为 5.7%,其中肠梗阻 2.8%、切口感染 0.9%、肠瘘 0.9%、淋巴囊肿 0.9%。

**(4) 卵巢癌肠梗阻的处理**

卵巢癌经常出现肠梗阻,肠梗阻的原因可以是机械性或肿瘤性梗阻。因多数患者以盆腹腔广泛表面种植病灶为主,所以初次治疗时肠梗阻非常少见。复发后肠梗阻占据主要部分,治疗上有一定的难度,切除肿瘤和解除梗阻的肠段需同时进行。初次治疗卵巢癌伴有肠梗阻,在肿瘤细胞减灭术同时切除梗阻肠段;体检发现有明显盆腔或腹腔肿块性肠梗阻可以采用手术治疗,其中单一复发肿块引起,而没有其他复杂因素存在的肠梗阻最适合手术治疗,效果最好。由于现有影像学检查手段不能够判断肿瘤与肠梗阻的关系,一些多病灶引起的肠梗阻,特别是出现恶病质表现的患者手术治疗需要慎重选择,一般采用保守治疗。再次手术本身可以引起肠梗阻,盆腔放疗后,盆腔血供明显减少,盆腔广泛性手术容易诱发肠梗阻,这种类型肠梗阻患者通常恢复比较慢,需要结合肠内肠外营养。

急性肠梗阻 90% 系小肠梗阻,大肠梗阻多表现为慢性。小肠梗阻多见于回肠或回肠末端,肿瘤不能切除者,可以行回肠升结肠侧侧吻合。

## 67.1.19 卵巢癌的挽救化疗

约 10% 的早期和 80% 的 Ⅲ、Ⅳ 期卵巢癌经过系统的首次治疗后出现肿瘤复发或未控。卵巢癌复发和未控是目前卵巢癌治疗中最为棘手的问题之一,铂类一线化疗总的有效率达到 80% 左右;而没有任何缓解间期的铂类难治者,二线挽救化疗有效率 ≤ 10%;首次化疗后曾经达到临床完全缓解,但化疗结束不到半年复发的铂类耐药者,需要选择非交叉耐药的化疗,目前现有药物的有效率为 17%~30%。铂类敏感指含铂类一线治疗后 6 个月或更长时间复发者,挽救化疗的有效率为 20%~40%;铂类不敏感挽救化疗有效率下降至 10%~25%。美国两大肿瘤治疗权威机构国立癌症研究所(National Cancer Institute,NCI)和美国国立综合癌症网络(National Comprehensive Cancer Network,NCCN)推荐卵巢癌挽救治疗的药物和手段基本相似,但该方案中有些治疗药物例如美法仑(马法兰)早已淘汰,而放疗已经证实无效,笔者对此进行了修改,见表 67-9。

**表 67-9 复旦大学附属肿瘤医院推荐的复发卵巢癌挽救化疗**

| 主要药物\* | |
|---|---|
| 铂类敏感者\*\* | |
| 卡铂 | 多西他赛 |
| 顺铂 | 紫杉醇 |
| 铂类或紫杉醇耐药 | |
| 吉西他滨 | 伊立替康 |
| 异环磷酰胺 | 来曲唑 |
| 脂质体多柔比星 | 口服依托泊苷 |
| 环磷酰胺 | 拓扑替康 |
| 六甲密胺(HMM) | 奥沙利铂 |
| 长春瑞滨 | 他莫昔芬 |

\*:连续上述两种单药耐药,可能对其他的药物也无效,应考虑支持治疗、临床试验或其他手段。

\*\*:可以选择铂类联合化疗。

虽然化疗药物不能清除较大的复发癌灶,但SCR后残存较小的残癌,术后肿瘤细胞迅速进入增殖周期,肿瘤细胞倍增时间缩短,肿瘤迅速增长,利于药物的进入和杀灭。因此,SCR需要有效挽救化疗的密切配合。目前常用的挽救药物有以下几种。

1) 紫杉醇(paclitaxel,泰素) 它通过促进微管装配并使其稳定,从而抑制有丝分裂起到控制肿瘤作用。铂类耐药或难治者,紫杉醇单药应是首选的二线化疗药物。先前治疗过的患者总体有效率为36%,超过了顺铂。Trimble报道铂类耐药者其有效率22%(完全缓解4%,部分缓解18%),剂量135 mg/m$^2$,每3周重复[51]。文献报道采用紫杉醇175 mg/m$^2$,3 h滴注方案治疗铂类耐药者有效率51.3%,紫杉醇175 mg/m$^2$,3 h滴注方案治疗晚期和复发性卵巢癌,目前应用得较为普遍。复旦大学附属肿瘤医院以紫杉醇治疗46例铂类耐药者,剂量为135~175 mg/m$^2$,静滴3 h,每3周重复。治疗结果完全缓解5例,部分缓解13例,有效率为39.1%(18/46),其中浆液性囊腺癌及输卵管腺癌疗效最好,其次为卵巢腺癌,黏液性囊腺癌、内膜样腺癌和透明细胞癌疗效较差[52]。

多西他赛(docetaxel,泰素帝),是紫杉醇类的新一代产品,近年来用于顺铂治疗失败的卵巢癌,有效率24%~35%,与紫杉醇接近,神经毒性、关节肌肉痛发生率低,但与卡铂联合骨髓抑制较为严重。

2) 吉西他滨(健择,gemcitabine) 是核苷类似物。推荐剂量1 000 mg/m$^2$(d1、d8)。单一药物有效率24%,合并顺铂有效率53%~71%;铂类耐药者15%~30%。也可以与卡铂、紫杉醇联合应用,主要剂量限制的毒性是血液系统和胃肠道[53]。

3) 依托泊苷(VP-16) 研究41例铂类耐药患者口服VP-16(50 mg/m$^2$,连续21天,4周重复),总有效率27%。主要不良反应表现在骨髓抑制和胃肠道[54]。

4) 脂质体多柔比星(liposomal doxorubicin) 主要不良反应为手足综合征或肢体红斑。接受50 mg/m$^2$,每4周1次的患者中20%出现毒性反应。但神经毒性和脱发发生率较低。有报道治疗89例铂类难治病例,有效率为17%[55]。

5) 六甲嘧胺(hexamethylmelamine,HMM) 六甲嘧胺是人工合成的抗癌药,作用机制与烷化剂类似,但与烷化剂无交叉耐药。Moore等[56]报道未控或复发卵巢癌92例,用HMM作为二线化疗药物,有效率20%(完全缓解6例、部分缓解3例)。剂量为100~300 mg/d,连续服用14天,休息14天后再重复。

6) 异环磷酰胺(ifosfamide) 该药为环磷酰胺的同种异构体,与环磷酰胺无完全交叉耐药,Ⅱ期临床试验已证明对铂类治疗过的患者有效率达20%。剂量1.0~1.2 g/m$^2$连用3天,也可采用5 g/m$^2$静脉滴注24 h。异环磷酰胺可产生尿路毒性,目检血尿,主要系代谢产生丙烯醛与肾排出作用于膀胱所致。美司钠与异环磷酰胺联合应用可使膀胱毒性减少。美司钠的用量为异环磷酰胺的1/5,在异环磷酰胺用药的同时及间隔2~4 h使用,共3~4天。Markman等[57]用异环磷酰胺作二线化疗,对铂类敏感者和铂类耐药者有效率分别为19%和12%。

7) 拓扑替康(topotecan) 是喜树碱半合成衍生物,其作用是抑制细胞核内拓扑异构酶-1、DNA双链裂解及复制,最终导致肿瘤细胞死亡。1.5 mg/m$^2$连用5天,对铂类敏感和耐药者的有效率分别为33%和13%。最突出的毒性反应是骨髓抑制,70%~80%出现严重的白细胞数下降和25%出现4度血小板数下降。

## 67.1.20 预后

卵巢癌预后的主要因素为年龄、细胞分化、肿瘤分期、首次手术后残存肿瘤大小、身体一般状况。

Ⅰ期卵巢癌生存率76%~93%,Ⅱ期60%~74%,ⅢA期41%,ⅢB期25%,ⅢC期23%,Ⅳ期11%。Ⅲ期满意细胞减灭术者5年生存率30%~40%,未满意切除者5%[58](图67-9)。

医师专科技能背景与治疗结果有关。最新随访跟踪调查发现,肿瘤专科医师与普通妇科医师相比,卵巢癌患者生存率风险比为0.79,但该组晚期患者的5年生存率<21%,总体效果并不理想[60]。妇科肿瘤医师在Ⅰ期和Ⅱ期卵巢癌淋巴结清扫、晚期卵巢癌细胞减灭手术和术后化疗方面比普通妇科医师和普外科医师做得规范,因此,专科医师治疗卵巢癌的效果比普外科医师好[61]。美国具有非常健全的住院医师后的专科医师培养体制,制度上保证了医师的素质和质量,他们的数据表明,对年龄≥65岁卵巢癌患者,医院及妇科肿瘤医师的规模与其5年生存率无关[62]。

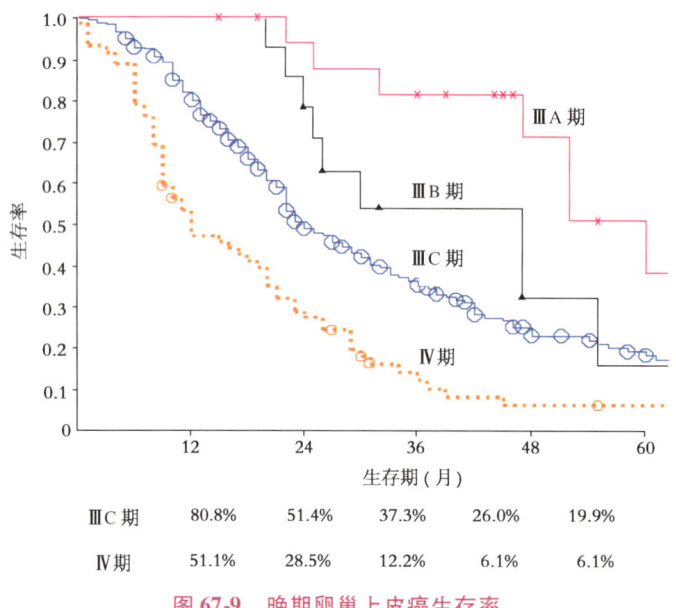

图 67-9 晚期卵巢上皮癌生存率

ⅢB 期对ⅢA 期,$P = 0.317$;ⅢC 期对ⅢA 期,$P = 0.008$;Ⅳ期对ⅢA 期,$P < 0.001$(Log-Rank 检验)[1,59]

## 67.2 非上皮性肿瘤

欧美国家,恶性生殖细胞肿瘤占卵巢癌 2% ~ 3%,而亚洲和非洲国家达到 10% ~ 15%,是儿童和青春期妇女中最常见的卵巢肿瘤。共同特点为发病年龄较轻,这些女性年龄 <20 岁面临的危险最大。年龄 <21 岁女性发生的卵巢肿瘤中,60% 为生殖细胞来源,其中 1/3 为恶性。原始生殖细胞呈无性细胞瘤和胚胎性癌两种。前者瘤细胞不分泌标记物。后者可以向胚外分化,其中如果是滋养细胞,则分泌人绒毛膜促性腺激素(hCG);如果是卵黄囊成分,则分泌甲胎蛋白(AFP)。胚胎性癌向胚胎分化,表现为未成熟畸胎瘤,不分泌标记物。不少情况下,胚胎性癌可以出现多种成分,例如同时有滋养细胞和其他胚胎成分,呈混合性绒癌,预后较差。

### 67.2.1 生殖细胞肿瘤

(1) 无性细胞瘤

无性细胞瘤为最常见的恶性生殖细胞肿瘤,占 30% ~ 50%。75% 发生于 10 ~ 30 岁。诊断时 65% 是Ⅰ期,90% 局限在单侧卵巢、实质性,平均直径 15 cm。肿瘤切面实质性,呈灰白、灰褐色,分叶状。肿瘤中可伴有出血、囊性变或坏死。若大体上出现较多的钙化区,则需警惕性腺母细胞瘤的可能性。镜下肿瘤细胞大小一致,含有丰富的淡染胞质,核仁明显。肿瘤细胞排列呈岛状或小梁状。肿瘤内常可见慢性炎细胞(主要为 T 细胞)浸润,约 25% 的病例伴上皮样肉芽肿,约 5% 的病例出现合体滋养层细胞。免疫组化提示肿瘤细胞胎盘溶酶体碱性磷酸酶(PLAP)、CD117 阳性表达。初诊时,25% 肿瘤出现腹膜后淋巴结转移。分期手术内容除卵巢上皮癌内容外,应行单侧淋巴结清扫。希望保留生育功能者,可行单侧附件切除。对无性细胞瘤敏感放疗,剂量 25 ~ 35 Gy。无性细胞瘤对化疗敏感,是需要保留生育功能者首选术后治疗方法。未手术分期或ⅠB 期保留一侧卵巢者,术后 BEP 化疗 3 ~ 4 个疗程;存在转移病灶者化疗 6 个疗程。ⅠA 期 5 年无瘤生存率为 95%。

(2) 未成熟畸胎瘤

未成熟畸胎瘤占所有卵巢恶性肿瘤的 1%、恶性生殖细胞肿瘤的 20%。单侧多见,约 5% 为双侧。主要发生于 10 ~ 29 岁年龄段的女性,平均年龄 18 岁。肿瘤往往呈单侧性,体积较大,实性,鱼肉状,可有出血囊性变。镜下未成熟畸胎瘤中含有多少不等的未成熟胚胎性组织,最常见的有神经外胚叶组织、神经管以及未成熟的间叶组织等。未成熟的间叶组织往往呈疏松黏液样,并可形成未成熟的软骨、脂肪、骨或横纹肌组织。未成熟的内胚层组织包括肝脏组织、胚胎性的肾脏组织等。有关未成熟性畸胎瘤的分级方法有2级法和3级法。3级法应用较广泛,主要是依据未成熟的神经上皮成分的量进行分级。任一切片中未成熟神经上皮组织<一个低倍视野(40×)为1级;1~3个低倍视野(40×)为2级;>3个低倍视野(40×)为3级。WHO(2003版)强调对肿瘤及其种植灶需每隔1~2cm取材才具有分级的代表性。成熟畸胎瘤恶变非常少见,恶变成分鳞状细胞癌最常见,通常发生在绝经后妇女。ⅠA期分化1级的未成熟畸胎瘤,术后不需要辅助化疗。ⅠA期分化2~3级和Ⅱ~Ⅳ期未成熟畸胎瘤,以BEP方案化疗。有腹腔积液者,不考虑肿瘤级别,均需化疗。5年生存率约80%,手术分期者达到95%。手术完全切除和有残留者的5年生存率差别大,分别为94%和50%。另外,细胞分化是重要的预后指标,分化1、2和3级患者的5年生存率分别为82%、62%和30%。成熟或低级别的神经组织可以分布于盆腹腔腹膜,这类患者能够长期生存,但成熟的神经组织也可以呈现恶性生长,需要手术切除。

单胚层畸胎瘤及伴发皮样囊肿的体细胞型肿瘤在1999年版WHO中称为单胚层性和高度特异性肿瘤,WHO(2003)版中增加癌组、黑色素细胞组、肉瘤组、垂体型肿瘤组、视网膜始基肿瘤组。将类癌组扩大,凡涉及类癌成分肿瘤均归入其中。癌组包括鳞状细胞癌、腺癌。黑色素细胞组包括恶性黑色素瘤及黑色素痣。神经外胚层肿瘤组包括室管膜瘤、原始神经外胚层肿瘤、髓上皮瘤、多形性髓母细胞瘤及其他。原皮脂腺肿瘤明确包括腺瘤及腺癌两种类型。

### (3) 内胚窦瘤

内胚窦瘤也称为卵黄囊瘤。大体平均直径约15cm,切面呈灰黄色,质软,常伴有多量出血、坏死和液化区。在肿瘤的周边可出现囊腔或形成蜂窝样结构。镜下肿瘤形态多样,最常出现多囊网状结构和内胚窦结构。多囊网状结构中可见大小、形状不一的囊,呈蜂窝状,囊内衬立方上皮,细胞核大而深染。所谓的内胚窦结构是由上皮和血管组成的血管套样结构,中心为毛细血管,血管周围有一层立方或低柱状胚胎上皮样细胞,血管与上皮层之间为一狭窄的结缔组织带。在上述结构周围又有一空隙,内衬单层立方或扁平上皮。除此之外,卵黄囊瘤中常出现的亚型还包括多囊泡型、肝样型及腺型。AFP是重要的诊断标记。平均发病年龄18岁。约占生殖细胞肿瘤的20%。71%患者是Ⅰ期,但所有期别的内胚窦瘤都需要化疗。该肿瘤自身瘤内出血,常常导致破裂、腹腔内积血,需要急症手术,即便如此,单侧附件切除足够,因仅仅5%患者存在双侧肿瘤病灶。

### (4) 胚胎癌

少见,形态多种多样,瘤细胞可呈腺样、管状、乳头状和实体状。瘤细胞大立方形或多边形,细胞质多呈空泡状,细胞核大而异型性明显。有1个以上核仁,核分裂象多见。可见灶性合体滋养叶细胞。多胚瘤是一种很罕见的生殖细胞肿瘤,镜下见胚胎样小体,在胚盘的下方为内衬立方上皮的卵黄囊,上方为内衬高柱状上皮的羊膜囊,胚胎样小体的周围有黏液样组织或原始的中胚层围绕。

### (5) 非妊娠性绒毛膜癌

卵巢的绒毛膜癌可分为妊娠性和非妊娠性两大类。非妊娠性绒毛膜癌(non-gestational choriocarcinoma)起源于原始生殖细胞,形态与妊娠相关性绒毛膜癌一致。纯粹由非妊娠性绒毛膜癌组成的生殖细胞肿瘤罕见,该肿瘤常与其他生殖细胞肿瘤同时存在,形成混合性生殖细胞肿瘤。肿瘤中可见细胞滋养叶细胞和合体滋养叶细胞。该肿瘤是一种高度恶性的肿瘤,预后较妊娠相关性绒毛膜癌差,非常少见,年龄一般年龄<20岁,分为单一性绒癌和混合性绒癌,预后差,选择BEP化疗或按妊娠性绒癌化疗。

### (6) 混合性生殖细胞肿瘤

混合性生殖细胞肿瘤包括2种或2种以上上述肿瘤成分,其中至少1种是原始生殖细胞成分。最常见的是无性细胞瘤合并卵黄囊瘤。胚胎性癌、多胚瘤和非妊娠性绒毛膜癌也常合并其他生殖细胞肿瘤成分。混合病灶可以分泌AFP或hCG,或两者兼有,或两者均无,主要依据其肿瘤成分。

## 67.2.2 性索—间质细胞肿瘤

性索—间质细胞瘤包括粒层细胞瘤、卵泡膜细胞瘤和纤维瘤。前者属于低度恶性,后两者为良性。粒层细胞瘤主要表现为远期复发,到目前为止,还没有充分的循证医学结果显示化疗对粒层细胞瘤的作用,但Ⅲ~Ⅳ期患者选择PEB化疗4~6个疗程。Ⅰ期的5年、10年、20年生存率分别为94%、82%、62%。Ⅱ~Ⅳ期粒层细胞瘤5年和10年生存率分别为55%和34%[63]。

### (1) 粒层细胞肿瘤

粒层细胞肿瘤占所有卵巢肿瘤的1.5%,肿瘤全部或至少 10% 以上由粒层细胞组成。分为成人型粒层细胞瘤和幼年型粒层细胞瘤两种类型。

1）成人型粒层细胞瘤　占粒层细胞肿瘤的 95% 以上，主要发生于中年及绝经后妇女。镜下肿瘤由粒层细胞组成，胞质少，细胞核圆或卵圆形，可见纵行核沟，核分裂象一般 ≤1～2/10 HPF。肿瘤细胞可呈微滤泡、巨滤泡、岛状、小梁状、肉瘤样等多种生长方式。免疫组化示肿瘤细胞 CD99、α-抑制素、钙网膜蛋白（calretinin）阳性。

2）幼年型粒层细胞瘤　占粒层细胞肿瘤的 5%，主要发生于年龄 <30 岁女性。镜下肿瘤呈结节状或弥漫型生长，可见大小、形状不一的巨滤泡，滤泡腔内含有嗜酸性或嗜碱性液体。肿瘤细胞圆形，含有丰富的嗜酸性或空泡样胞质，核沟不明显，核分裂象可以很多。肿瘤间质常呈纤维卵泡膜样，可伴有显著的黄素化或水肿。幼年型粒层细胞瘤预后较好，仅 5% 的患者生物学行为呈侵袭性。

(2) 卵泡膜瘤—纤维瘤

肿瘤由成纤维细胞或卵泡膜细胞组成，包括卵泡膜瘤、纤维瘤和纤维肉瘤、硬化性间质瘤和印戒细胞瘤等。

1）卵泡膜瘤　主要由含有脂质的卵泡膜细胞组成，大部分患者为绝经后妇女，仅 10% 发生于年龄 <30 岁妇女。组织学上肿瘤细胞核呈卵圆形或梭形，胞质丰富，淡染空泡状，富含脂质，核分裂象罕见。网状染色显示网状纤维包绕每个肿瘤细胞。

2）纤维瘤和纤维肉瘤　纤维瘤组成细胞呈梭形，胞质少，瘤细胞排列呈束状或席纹状，核分裂象罕见。当肿瘤细胞丰富，但细胞仅轻度异型，核分裂象 ≤3/10 HPF 时，称为富于细胞的纤维瘤（cellular fibroma）。当肿瘤富于细胞，细胞核出现中—重度异型，核分裂象 >4/10 HPF，可见病理性核分裂象及出血坏死时，则称为纤维肉瘤。

3）硬化性间质瘤　发生于年轻女性的良性肿瘤，80% 的患者为 20～30 岁。肿瘤呈明显的假小叶结构，由富于细胞区域和少细胞区域交替组成，少细胞区为大量胶原或水肿组织。肿瘤中含有显著的薄壁血管。肿瘤细胞梭形或圆形，后者胞质丰富，空泡化[64]。

4）印戒细胞瘤　是一种罕见的良性肿瘤，肿瘤细胞梭形或圆形，后者细胞核偏位，胞质空泡状，与印戒细胞相似。肿瘤中一般缺乏细胞核的异型性和核分裂象。特殊染色显示瘤细胞内不含黏液，需与 Krubenberg 瘤相鉴别。

(3) 支持—间质细胞肿瘤

1）支持—间质细胞肿瘤　由支持细胞、间质细胞按不同比例组成。1/3 患者出现男性化症状，如闭经、多毛、声音变粗、乳房萎缩等。也有部分病例出现雌激素增高的症状。根据支持细胞形成管状结构的程度、原始性腺间质成分的多少、间质细胞的多少，可将支持—间质细胞肿瘤分为分化好、分化中等和分化差 3 级。分化好的肿瘤中，支持细胞形成中空或实性小管，核分裂象少，细胞缺乏异型性。间质细胞呈小簇状。中分化肿瘤中，支持细胞呈条索状或模糊小管状，并见呈小叶状分布的梭形细胞性腺间质。细胞有一定异型性，核分裂象平均 5/10 HPF。分化差肿瘤的间质类似原始性腺间质，呈肉瘤样，瘤细胞显著异型，核分裂象 >20/10 HPF。在中分化和差分化肿瘤中可出现黏液、软骨或横纹肌母细胞等异源性成分。支持—间质细胞肿瘤的生物学行为与组织学分级密切相关。Young 等报道 11% 的中分化肿瘤和 59% 的差分化肿瘤临床生物学行为呈恶性[65]。

2）支持细胞瘤　又称 Pick 管状腺瘤。肿瘤由支持细胞排列呈中空或实性小管，管状结构可简单或复杂。简单的小管周围有一层基膜物质，管腔中央含有玻璃样变物质。复杂的管状结构有多个管腔，其中含有玻璃样变物质，管周含有基膜物质。肿瘤细胞核大小一致，呈卵圆形或葵花子样，大部分肿瘤中核分裂象少，但年轻妇女中可较多（>9/10HPF）。肿瘤中间质细胞罕见，也缺乏不成熟的原始性腺间质，大部分生物学行为呈良性[66]。

(4) 性腺母细胞瘤

性腺母细胞瘤由分化好的支持细胞和颗粒细胞以不同比例混合组成，每种成分都必须达到肿瘤的 10% 以上。大多数患者较年轻，为 I 期患者。支持细胞瘤成分常形成分化良好的中空小管，而颗粒细胞瘤成分多表现为微滤泡型。少数病例可出现幼年性颗粒细胞瘤或分化中等或分化差的支持—间质细胞肿瘤。

(5) 类固醇细胞肿瘤

>90% 的肿瘤细胞类似类固醇激素分泌细胞，包括间质黄体瘤、类固醇细胞肿瘤非特殊类型、间质细胞瘤。

1）间质黄体瘤　好发于绝经后妇女的良性肿瘤，多伴有雌激素增多的症状。肿瘤多为单侧性，体积小，境界清。镜下肿瘤由黄素化的间质细胞组成，呈弥漫型或巢状、条索状结构。瘤细胞内缺乏林格结晶（crystal of Reinke）。大部分病例伴有同侧或对侧卵巢的间质卵泡膜细胞增生。

2）间质细胞瘤　包括门细胞瘤和非门细胞瘤

性间质细胞瘤。门细胞瘤位于卵巢门部,镜下肿瘤细胞胞质丰富,嗜酸性或透亮。57%的病例中可见林格结晶。细胞核较温和,但也可出现局灶异型,核分裂象罕见。非门细胞瘤性间质细胞瘤位于卵巢髓质,形态与门细胞瘤相似,肿瘤细胞内也可见林格结晶。

3) 类固醇细胞肿瘤非特殊类型　当类固醇细胞肿瘤无法放入上述几种亚型时,则称为类固醇细胞肿瘤非特殊类型。肿瘤常较大,界限清。镜下肿瘤细胞排列呈巢状或小梁状,富于血窦。瘤细胞多边形,胞质嗜酸性颗粒状,也可呈空泡样。肿瘤细胞核较温和,但也有部分病例细胞核有显著异型,核分裂象较多。类固醇细胞肿瘤非特殊类型中有1/3呈恶性的生物学行为,可伴有广泛的腹腔内播散。这些肿瘤一般>7 cm,伴有出血坏死,细胞核有中—重度异型,核分裂象≥2/10 HPF。

### 67.2.3　复发性非上皮卵巢肿瘤的治疗

复发癌没有标准的治疗方法,复发常见部位在盆腔,但上腹部也会出现复发病灶。如果肿瘤局限,手术是有效的治疗方法,腹腔有转移将难以治疗。粒层细胞瘤远期复发不少见,放疗对复发的预防没有作用,复发后局限病灶可以手术切除。

无性细胞瘤复发,先前没有化疗者首选 BEP 化疗。先前已经化疗者,持续肿瘤指标升高,TIP(紫杉醇、异环磷酰胺、顺铂)或高剂量化疗;放疗也是可以选择的治疗手段,缺点是不能保留生育能力。

## 67.3　腹膜肿瘤

腹膜肿瘤包含原发腹膜肿瘤和来源于卵巢上皮的肿瘤。临床上为区别卵巢上皮肿瘤以外的腹腔腹膜原发肿瘤,将腹膜肿瘤另外列出专门讨论。腹膜是间皮肿瘤的好发部位,恶性间皮瘤、多囊性间皮瘤、腺瘤样瘤等均可发生。苗勒系统来源的肿瘤也可原发于腹膜,包括交界性和恶性。此外,腹膜假黏液瘤的发病机制近年来有显著进展,以下将重点叙述原发性腹膜癌和腹膜假黏液瘤。

### 67.3.1　原发性腹膜癌

原发性腹膜癌一般发生于绝经后妇女,平均年龄62岁,其组织学及免疫组化特征与卵巢原发的表面上皮肿瘤相一致。诊断原发性腹膜癌必须符合下列由美国妇科肿瘤学组(GOG)提出的标准[67]:①双侧卵巢正常大小或因其他良性病变而增大。②卵巢外病变大于卵巢表面被侵及的病灶。③显微镜检查具有下列情况之一:卵巢无肿瘤;或肿瘤局限于卵巢表面上皮而无间质浸润;或肿瘤累及卵巢表面上皮及其下的间质,但病灶范围<5 mm×5 mm;或无论卵巢表面有无侵袭,其实质内病灶<5 mm×5 mm。目前关于其组织来源有两种学说:一是胚胎残留学说,即来源于腹膜上残留的胚胎性苗勒细胞。二是第二苗勒系统学说。Lauchlan 于1972年第1次将女性腹膜描述为第二苗勒系统[68]。女性腹膜和苗勒管均由胚胎时期体腔上皮及上皮下的间充质衍生而来,成年女性腹膜间皮及下方间质与卵巢上皮同样具有向苗勒管上皮分化的潜能。当腹膜受到某种因素刺激引起病变时,通过化生重演并发育成苗勒管上皮成分。这些肿瘤不仅组织学特征与女性苗勒管上皮发生的肿瘤一致,而且通过免疫组化方法可检测出一些相同的抗原。大体观察肿瘤为多发性,腹膜广泛受累,呈结节状或实性团块,与周围广泛粘连,大网膜多挛缩成饼块状,卵巢通常正常,也可浅表受累。原发性腹膜癌中最常见的组织学类型是浆液性腺癌,也有极少数透明细胞癌、黏液腺癌、移行细胞癌、鳞状细胞癌、沙砾体癌的报道。

### 67.3.2　腹膜假黏液瘤

腹膜假黏液瘤(pseudomyxoma peritonei,PMP)是指盆腹腔内有大量的黏液或胶冻样物质积聚。严格来说,腹膜假黏液瘤不是一个特定的组织病理学概念,而是一个临床的描述性术语。最早的文献来自1884年 Werth 的报道,认为腹膜假黏液瘤来自卵巢,常常充满盆腔或腹腔,如果不治疗会致命。患者中位生存时间接近6年,5年生存率50%~70%,10年生存率10%~32%[69]。患者的通常症状是进行性腹胀,少数患者出现急性阑尾炎。过去对该病认识不足,因卵巢上有肿块以及盆腔广泛种植,误认为是卵巢黏液性囊腺癌。特别是在阑尾没有同时切除情况下,病理医师的诊断非常困难。初诊误诊率达到70%,主要原因是原发病灶较为隐匿,临床医师对该病认识不足。直到1994年国外还有文献报道认为34%病例来自卵巢[69]。笔者有1例 PMP 初诊时因腹胀发现脾脏占位,外院予以脾脏切除,术后病理诊断为脾脏黏液性囊腺瘤。术后6年,因小腹胀发现盆腔占位，笔者所在医院术中发现盆腹腔充满大量淡黄色黏液，按卵巢恶性肿瘤手术治疗，术后病理镜下发现阑尾黏液性囊腺瘤，诊断为腹膜假黏液瘤。腹膜假黏液瘤黏液样物质内可没有肿瘤细胞，也可含有黏液上皮细胞。某些学者将腹膜假黏液瘤分为两种类型。若上皮细胞的形态呈良性或交界性，则称为播散性腹膜腺黏液病（disseminated peritoneal adenomucinosis，DPAM），患者的预后相对较好，临床上多以缓慢进展为特点，如果定期去除腹腔积液和黏液，预后较好。若黏液中的上皮细胞形态上呈恶性，则称为腹膜黏液性癌病（peritoneal mucinous carcinomatosis，PMCA），往往来源于阑尾或结肠癌，预后差，>90%的患者在3年内死亡[70]。

腹膜假黏液瘤常同时伴有卵巢黏液性肿瘤存在。越来越多的形态学、免疫组化和分子遗传学研究表明，实际上绝大多数腹膜假黏液瘤都起源于胃肠道，尤其是阑尾黏液性肿瘤，而与腹膜假黏液瘤同时存在的卵巢肿瘤是继发性的。但意见也有分歧，仍有少数学者认为卵巢黏液性肿瘤破裂导致腹膜假黏液瘤，或卵巢和阑尾双原发的可能性也是有的。WHO（2003版）指出，当卵巢存在黏液性肿瘤伴腹膜假黏液瘤时，应对阑尾进行仔细检查。若发现阑尾具有黏液性肿瘤，则应将阑尾视作原发性肿瘤，卵巢为转移性肿瘤。若阑尾未行组织学检查，而卵巢黏液性肿瘤为双侧或单侧，不伴有皮样囊肿，则阑尾肿瘤也应视为原发性。若经仔细组织学检查未发现阑尾黏液性肿瘤，或患者以往未发现腹膜假黏液瘤而因其他原因行阑尾切除术，或卵巢黏液性肿瘤同时伴有皮样囊肿而镜下或巨检缺乏阑尾病损时，则可将腹膜假黏液瘤视为卵巢肿瘤来源。对模棱两可的病例，细胞角蛋白7（CK7）免疫组化染色阴性强烈提示卵巢肿瘤为转移性。

腹膜假黏液瘤需要行肿瘤细胞减灭术，Sugarbaker建议术后丝裂霉素腹腔加热化疗和5-Fu静脉化疗。腹膜假黏液瘤系良性肿瘤但表现为恶性行为，76%左右的病例出现肿瘤复发，50%复发出现在术后2年内[71]。

（臧荣余　杨文涛）

## 主要参考文献

[1] 臧荣余, 张志毅, 李子庭, 等. 晚期上皮性卵巢癌的预后影响因素. 复旦学报. 医学科学版. 2001, 28: 47-50.

[2] Zang RY, Yang WT, Shi DR, et al. Recurrent ovarian carcinoma of low malignant potential: the role of secondary surgical cytoreduction and the prognosis in Chinese patients. J Surg Oncol, 2005, 91: 67-72.

[3] Heintz AP, Odicino F, Maisonneuve P, et al. Carcinoma of the ovary. Int J Gynaecol Obstet, 2003, 83(Suppl 1): 135-166.

[4] Jemal A, Siegel R, Ward E, et al. Cancer statistics, 2006. CA Cancer J Clin, 2006, 56: 106-130.

[5] Parkin DM, Bray F, Ferlay J, et al. Global cancer statistics, 2002. CA Cancer J Clin, 2005, 55: 74-108.

[6] 上海市疾病预防控制中心. 2003年上海市市区恶性肿瘤发病率. 肿瘤, 2006, 26: 694.

[7] Brewer MA, Johnson K, Follen M, et al. Prevention of ovarian cancer: intraepithelial neoplasia. Clin Cancer Res, 2003, 9: 20-30.

[8] Shihe IM, Kurman RJ. Ovarian tumorigenesis: a proposed model based on morphological and molecular genetic analysis. Am J Pathol, 2004, 164: 1511-1518.

[9] Barnes MN, Grizzle WE, Grubbs CJ, et al. Paradigms for primary prevention of ovarian carcinoma. CA Cancer J Clin, 2002, 52: 216-225.

[10] Ben David Y, Chetrit A, Hirsh-Yechezkel G, et al. Effect of BRCA mutations on the length of survival in epithelial ovarian tumors. J Clin Oncol, 2002, 20: 463-466.

[11] King MC, Marks JH, Mandell JB. Breast and ovarian cancer risks due to inherited mutation in BRCA1 and BRCA2. Science, 2003, 302: 643-646.

[12] Tavassoli FA, Devilee P. World Health Organization Classification of Tumours: Pathology and Genetics of Tumours of the Breast and Female Genital Organs. Lyon: IARC Press, 2003. 114-202.

[13] Eichhorn JH, Young RH. Transitional cell carcinoma of the ovary: a morphologic study of 100 cases with emphasis on differential diagnosis. Am J Surg Pathol, 2004, 28: 453-463.

[14] Roth LM, Czernobilsky B. Ovarian Brenner tumors. Ⅱ. Malignant. Cancer, 1985, 56: 592-601.

[15] Yong RC, Decker DG, Wharton JT, et al. Staging laparotomy in early ovarian cancer. JAMA, 1983, 250: 3072-3076.

[16] Pive MS, Barlow JJ, Lele SB. Incidence of subclinical metatasis in stage Ⅰ and Ⅱ ovarian carcinoma. Obstet Gynecol, 1978, 52: 100-104.

[17] Randall TC, Rubin SC. Surgical management of ovarian cancer. Semin Surg Oncol, 1999, 17: 173-180.

[18] McGuire WP, Hoskins WJ, Brady MR, et al. Cyclophosphamide and cisplatin compared with paclitaxel and cisplatin in patients with stage Ⅲ and stage Ⅳ ovarian cancer. N Engl J Med, 1996, 334: 1-6.

[19] Piccart MJ, Bertelsen K, James K, et al. Randomized intergroup trial of cisplatin-paclitaxel versus cisplatin-cyclophosphamide in women with advanced epithelial ovarian cancer: three-year results. J Natl Cancer Inst, 2000, 92: 699-708.

[20] Ozols RF, Bundy BN, Greer BE, et al. Phase Ⅲ trial of carboplatin and paclitaxel compared with cisplatin and paclitaxel in patients with optimally resected stage Ⅲ ovarian cancer: a Gynecologic Oncology Group study. J Clin Oncol, 2003, 21: 3194-3200.

[21] Silverberg SG, Bell DA, Kurman RJ, et al. Borderline ovarian tumors: key points and workshop summary. Hum Pathol, 2004, 35: 910-917.

[22] Burks RT, Sherman ME, Kurman RJ. Micropapillary serous carcinoma of the ovary. A distinctive low-grade carcinoma related to serous borderline tumors. Am J Surg Pathol, 1996, 20: 1319-1330.

[23] Prat J, De Nictolis M. Serous borderline tumors of the ovary: a long-term follow-up study of 137 cases, including 18 with a micropapillary pattern and 20 with microinvasion. Am J Surg Pathol, 2002, 26: 1111-1128.

[24] Trimble CL, Trimble EL. Management of epithelial tumors of low malignant potential. Gynecol Oncol, 1994, 55: S52-S61.

[25] Kurman RJ, Trimble CL. The behavior of serous tumors of low malignant potential: are they ever malignant? Int J Gynecol Pathol, 1993, 12: 120-127.

[26] van den Burg MEL, van Lent M, Buyse M, et al. The effect of debulking surgery after induction chemotherapy on the prognosis in advanced epithelial ovarian cancer. N Engl J Med, 1995, 332: 629-634.

[27] Bristow RE. Survival effect of maximal cytoreductive surgery for advanced ovarian carcinoma during platinum era: a meta analysis. J Clin Oncol, 2002, 20: 1248-1259.

[28] Chi DS, Franklin CC, Levine DA, et al. Improved optimal cytoreduction rates for stages ⅢC and Ⅳ epithelial ovarian, fallopian tube, and primary peritoneal cancer: a change in surgical approach. Gynecol Oncol, 2004, 94: 650-654.

[29] Curtin JP, Malik R, Venkatraman ES, et al. Stage Ⅳ ovarian cancer: Impact of surgical debulking. Gynecol Oncol, 1997, 64: 9-612.

[30] Zang RY, Zhang ZY, Cai SM, et al. Cytoreductive surgery for stage Ⅳ epithelial ovarian cancer. J Exp Clin Cancer Res, 1999, 18: 449-454.

[31] Zang RY, Zhang ZY, Cai SM, et al. Epithelial ovarian cancer presenting initially with extra-abdominal or intra-hepatic metastases. Am J Clin Oncol, 2000, 23: 416-419.

[32] 张志毅, 臧荣余, 唐美琴, 等. 卵巢恶性肿瘤二次剖腹探查术中行腹膜后淋巴结清除术的研究. 中华妇产科杂志, 2003, 38: 69-71.

[33] Zang RY, Li ZT, Tang J, et al. Weekly induction intraperitoneal chemotherapy after primary surgical cytoreduction in patients with advanced epithelial ovarian cancer. World J Surg Oncol, 2006, 4: 4.

[34] Alberts DS, Liu PY, Hannigan EV, et al. Intraperitoneal cisplatin plus intravenous cyclophosphamide versus intravenous cisplatin plus intravenous cyclo-

[34] phosphamide for stage Ⅲ ovarian cancer. N Engl J Med, 1996, 335:1950-1955.
[35] Markman M, Bundy BN, Alberts DS, et al. Phase Ⅲ trial of standard-dose intravenous cisplatin plus paclitaxel versus moderately high-dose carboplatin followed by intravenous paclitaxel and intraperitoneal cisplatin in small-volume stage Ⅲ ovarian carcinoma: An intergroup study of the Gynecologic Oncology Group, Southwestern Oncology Group, and Eastern Cooperative Oncology Group. J Clin Oncol, 2001,19:1001-1007.
[36] Armstrong DK, Bundy B, Wenzel L, et al. Intraperitoneal cisplatin and paclitaxel in ovarian cancer. N Engl J Med, 2006,354:34-43.
[37] McGuire WP. Intraperitoneal therapy for ovarian cancer: a sacrifice bunt. J Clin Oncol, 2001,19:921-923.
[38] Gore M, du Bois A, Vergote. Intraperitoneal chemotherapy in ovarian cancer: Remains experimental. J Clin Oncol, 2006, 24: 4528-4530.
[39] Markman M, Liu PY, Wilczynski S, et al. Phase Ⅲ randomized trial of 12 versus 3 months of maintenance paclitaxel in patients with advanced ovarian cancer after complete response to platinum and paclitaxel-based chemotherapy: a Southwest Oncology Group and Gynecologic Oncology Group Trial. J Clin Oncol, 2003, 21: 2460-2465.
[40] Pfisterer J, WeberB, Reuss A, et al. Randomized phase Ⅲ trial of topotecan following carboplatin and paclitaxel in first-line treatment of advanced ovarian cancer: a Gynecologic Cancer Intergroup trial of the AGO-OVAR and GINECO. J Natl Cancer Inst, 2006,98:1036-1045.
[41] Rocconi RP, Straughn JM Jr, Leath CA 3rd, et al. Pegylated liposomal doxorubicin consolidation therapy after platinum/paclitaxel-based chemotherapy for suboptimally debulked, advanced-stage epithelial ovarian cancer patients. Oncologist, 2006,11:336-341.
[42] DiSilvestro PA, Fisher M, Pearl ML, et al. Pilot phase 2 trial of 4 months of maintenance pegylated liposomal doxorubicin in patients with advanced ovarian cancer after complete response to platinum and paclitaxel-based chemotherapy. Gynecol Obstet Invest, 2007,63:1-6.
[43] Berek JS, Taylor PT, Gordon A, et al. Randomized, placebo-controlled study of oregovomab for consolidation of clinical remission in patients with advanced ovarian cancer. J Clin Oncol, 2004,22:3507-3516.
[44] Berek JS, Hacker NF, LaGasse LD, et al. Survival of patients following secondary cytoreductive surgery in ovarian cancer. Obstet Gynecol, 1983,61:189-193.
[45] Salani R, Santillan A, Zahurak ML, et al. Secondary cytoreductive surgery for localized, recurrent epithelial ovarian cancer: analysis of prognostic factors and survival outcome. Cancer, 2007,109:685-691.
[46] Zang RY, Li ZT, Tang J, et al. Secondary cytoreductive surgery for patients with relapsed epithelial ovarian carcinoma: who benefits? Cancer, 2004,100:1152-1161.
[47] Santillan A, Karam AK, Li AJ, et al. Secondary cytoreductive surgery for isolated nodal recurrence in patients with epithelial ovarian cancer. Gynecol Oncol, 2007,104: 686-690.
[48] Uzan C, Morice P, Rey A, et al. Outcomes after combined therapy including surgical resection in patients with epithelial ovarian cancer recurrence(s) exclusively in lymph nodes. Ann Surg Oncol, 2004, 11:658-664.
[49] Zang RY, Zhang ZY, Li ZT, et al. Effect of cytoreductive surgery on survival of patients with recurrent epithelial ovarian cancer. J Surg Oncol, 2000, 75:24-30.
[50] Zang RY, Zhang ZY, Li ZT, et al. Impact of secondary cytoreductive surgery on survival of patients with advanced epithelial ovarian cancer. Eur J Surg Oncol, 2000, 26:798-804.
[51] Trimble BL, Adams JD, Vena D, et al. Paclitaxel for platinum-refractory ovarian cancer results from the first 1000 patients registered to National Cancer Institute Treatment Referral Center 9103. J Clin Oncol, 1993, 11:2405-2410.
[52] 蔡树模,汤洁,范建玄,等. 紫杉醇治疗难治性卵巢癌和输卵管癌的临床疗效(附30例分析). 中华肿瘤杂志,1995, 17:135-138.
[53] McGuire WP, Brady MF, Ozols RF. The Gynecologic Oncology Group experience in ovarian cancer. Ann Oncol,1999,10(Suppl):29-34.
[54] Hoskins PJ, Swenerton KD. Oral etoposide is active against platinum-resistant epithelial ovarian cancer. J Clin Oncol,1994,12:60-63.
[55] Gordon AN, Granai CO, Rose PG, et al. Phase Ⅱ study of liposomal doxorubicin in platinum- and paclitaxel-refractory epithelial ovarian cancer. J Clin Oncol,2000,18:3093-3100.
[56] Moore DH, Jr. Fowler WC, Jones CP, et al. Hexamethlmelamide chemotherapy for persistent or recurrent epithelial ovarian cancer. Am J Obstet Gynecol, 1991,165:573-576.
[57] Markman M, Hakes T, Reichman B, et al. Ifosfamide and mesna in previously treated advanced epithelial ovarian cancer: activity in platinum-resistant disease. J Clin Oncol, 1992,10:243-248.
[58] Heintz APM, Odicino F, Maisonneuve P, et al. Carcinoma of the ovary. 25th annal report on the results of treatment of gynecological cancer. Int J Gynecol Obstet, 2003,83:135-166.
[59] 臧荣余, 张志毅, 蔡树模,等. Ⅲ期卵巢上皮癌的首次肿瘤细胞减灭术及其预后意义. 中华肿瘤杂志,2001,23:80.
[60] Engelen MJA, Kos HE, Willemse PHB, et al. Surgery by consultant gynecologic oncologists improves survival in patients with ovarian carcinoma. Cancer, 2006,106:589-598.
[61] Earle CC, Schrag D, Neville BA, et al. Effect of surgeon specialty on processes of care and outcomes for ovarian cancer patients. J Natl Cancer Inst, 2006, 98:172-180.
[62] Schrag D, Earle C, Xu F, et al. Associations between hospital and surgeon procedure volumes and patients outcomes after ovarian cancer resection. J Natl Cancer Inst, 2006, 98:163-171.
[63] Gershenson DM. Chemotherapy of ovarian germ cell tumors and sex cord stromal tumors. Semin Surg Oncol,1994,10:290-298.
[64] Zukerberg LR, Young RH, Scully RE. Sclerosing Sertoli cell tumor of the testis. A report of 10 cases. Am J Surg Pathol,1991,15:829-834.
[65] Young RH, Scully RE. Ovarian Sertoli-Leydig cell tumors. A clinicopathological analysis of 207 cases. Am J Surg Pathol, 1985,9:543-569.
[66] Oliva E, Alvarez T, Young RH. Sertoli cell tumors of the ovary: a clinicopathologic and immunohistochemical study of 54 cases. Am J Surg Pathol, 2005, 29:143-156.
[67] Bloss JD, Brady MF, Liao SY, et al. Extraovarian peritoneal serous papillary carcinoma: a phase Ⅱ trial of cisplatin and cyclophosphamide with comparison to a cohort with papillary serous ovarian carcinoma — a Gynecologic Oncology Group Study. Gynecol Oncol, 2003,89:148-154.
[68] Lauchlan SC. The secondary Müllerian system. Obstet Gynecol Surv, 1972,27:133-146.
[69] Gough DB, Donohue JH, Schutt AJ, et al. Pseudomyxoma peritonei. Long-term patient survival with an aggressive regional approach. Ann Surg, 1994, 219:112-119.
[70] Pai PK, Longacre TA. Appendiceal mucinous tumors and pseudomyxoma peritonei: histologic features, diagnostic problems, and proposed classification. Adv Anat Pathol, 2005, 12:291-311.
[71] Sugarbaker PH. New standard of care for appendiceal epithelial neoplasms and pseudomyxoma peritonei syndrome? Lancet Oncol, 2006,7:69-76.

# 68 恶性滋养细胞肿瘤

68.1 概述
68.2 流行病学与病因
68.3 病理与生物学特性
    68.3.1 病理特点
    68.3.2 转移特点
68.4 临床表现与分期
    68.4.1 临床表现
    68.4.2 临床分期
68.5 诊断
    68.5.1 诊断性检查

    68.5.2 诊断与鉴别诊断
68.6 治疗
    68.6.1 治疗原则
    68.6.2 化疗
    68.6.3 手术
    68.6.4 放疗
    68.6.5 转移灶的治疗
    68.6.6 耐药和复发性滋养细胞肿瘤的治疗
68.7 胎盘部位滋养细胞肿瘤
68.8 预后与展望

## 68.1 概述

妊娠滋养叶细胞疾病(gestational trophoblastic disease, GTD)是异体滋养细胞增殖的一种疾病，组织学上分为部分性葡萄胎、完全性葡萄胎、侵蚀性和转移性葡萄胎、绒癌和胎盘部位滋养细胞肿瘤(placental site trophoblastic tumor, PSTT)。葡萄胎属良性病变，多数患者在清宫后随访血清人绒毛膜促性腺激素(human chorionic gonadotropin, hCG)逐渐下降至正常水平，但有10%~20%的患者hCG持续高水平或不断升高，这些患者如不予处理，则可能发展为具有侵袭性的绒毛膜癌，而化疗可以阻止疾病的进展。对这种疾病的命名很多，如"滋养细胞肿瘤"、"持续性GTD"、"残余GTD"、"恶性GTD"等[1]。2000年国际妇产科联盟(International Federation of Gynecology and Obstetrics, FIGO)会议推荐使用术语妊娠滋养细胞肿瘤(gestational trophoblastic neoplasia, GTN)取代所有的其他术语[2]。GTN包括一组相关的肿瘤——葡萄胎、侵蚀性葡萄胎、绒癌和胎盘部位滋养细胞肿瘤。除葡萄胎为良性肿瘤外，其余均属恶性滋养细胞肿瘤范畴，具有不同的局部浸润或远处转移的能力。FIGO 2000年建议将侵蚀性葡萄胎和绒癌合称为妊娠滋养细胞肿瘤；由于胎盘部位滋养细胞肿瘤临床表现、处理原则及预后均不同于前两者而另列一类。

侵蚀性葡萄胎和绒癌恶性程度高，在化疗应用以前死亡率极高。自1956年Li和Hertz首先报道应用甲氨蝶呤(methotrexate, MTX)治疗转移性绒癌并取得完全缓解，从而开创了应用化疗治愈恶性肿瘤的新时代。以后陆续发现长春碱(vinblastine, VLB)、放线菌素D(actinomycin, ACTD)、6-巯嘌呤(6-mercaptopurine, 6-MP)、氟尿嘧啶(5-fluorouracil, 5-Fu)等有效药物，5-Fu和ACTD联合化疗疗效更好。20世纪70年代以后对晚期病例采用多药联合方案化疗，提高了疗效，如Hammond方案[MTX、ACTD、苯丁酸氮芥(chlorambucil, CB1348)]及Goldstein方案[MTX、ACTD、环磷酰胺(cyclophosphamide, CTX)]。20世纪90年代以后又有顺铂(cisplatin, DDP)、依托泊苷(etoposide, VP-16)等药物应用于临床，进一步提高了晚期及耐药绒癌的疗效。目前，早期绒癌及侵蚀性葡萄胎95%以上能得到根治，但化疗对晚期及耐药绒癌的疗效仍不能令人满意。国外文献报道，耐药患者的完全缓解率仅为30%~50%，耐药已成为滋养细胞肿瘤治疗失败的主要原因。进入21世纪以来，国内外学者对滋养细胞肿瘤耐药的诊治问题进行了大量的临床探索及基础研究，取得了重要进展。复旦大学附属肿瘤医院应用四联化疗为主配合分段放疗或手术的方案治疗晚期绒癌，取得了较好的疗效；晚期绒癌的5年生存率达80%左右，对耐药绒癌的疗效亦有显著提高。

## 68.2 流行病学与病因

据流行病学调查，葡萄胎在欧美国家比较少见，大约在2 000次妊娠中发生1次，而在东南亚国家多见，我国发生率高于欧美国家。北京协和医院宋鸿钊教授1983年报道全国23省市202万妇女普查和（或）专题调查结果，葡萄胎发生率为1:1 290次妊娠（0.78‰）[3]。20年后石一复教授调查了江苏、浙江、福建、安徽、江西、山西和河南7省118所医院1991～2000年10年滋养细胞疾病的发病率为1:258次妊娠（3.87‰），葡萄胎发生率为1:400次妊娠（2.5‰），侵袭性葡萄胎为1:1 056次妊娠（0.9‰），绒癌为1:2 416次妊娠（0.4‰）[4]。在我国葡萄胎发病率以长江以南及沿海各地较高。目前由于生育观念的转变和计划生育工作的开展，该病的发病率有所下降。

恶性滋养细胞肿瘤患者发病之前约有50%患过葡萄胎。这类滋养细胞肿瘤的病因目前仍不清楚，大致可归纳为以下几方面。

(1) 营养不良

本病较多发生在生活水平低的人群中，因此认为与营养不良有关，特别是缺乏高质量的动物蛋白饮食者。动物实验证实孕卵的病变、胚胎死亡和吸收与缺乏叶酸有关，从而设想缺乏叶酸可能与滋养细胞肿瘤的发生有关。从地理分布特点来看，滋养细胞肿瘤高发的国家都以大米和蔬菜为主食，且习惯将食品烹煮过久，容易造成蛋白质、维生素和叶酸的破坏和丢失。近来研究证明，胡萝卜素缺乏也与葡萄胎发生有关。

(2) 病毒学说

许多恶性肿瘤的病因已证实与病毒有关。有学者认为恶性滋养细胞肿瘤的发生与"亲绒毛病毒"、人乳头瘤病毒（HPV-18型）等有关，但仍有争议。

(3) 卵巢功能失调及卵子异常

研究发现年龄<20岁和年龄>40岁妇女发生滋养细胞肿瘤的概率高。此期卵巢功能尚未稳定或开始逐渐衰退，内分泌易发生紊乱，卵子在发育上易致缺陷。这种缺陷的孕卵、胚胎发育不全（也可能与精子不健全有关）致使滋养细胞过度生长而发展为葡萄胎。

(4) 染色体异常

遗传学研究发现，完全性葡萄胎为两倍体核型（46XX或46XY），由于空的卵细胞被单个精子受精所致，所以完全性葡萄胎仅为父源性来源；而不完全性葡萄胎则三倍体核型（69XXX，69XXY或69XYY），是正常卵细胞被两个精子受精所致。完全性葡萄胎的两组染色体均来自父方而没有母方成分，说明葡萄胎的发生与染色体变异有关。从整倍体到异倍体的染色体变化趋势可以观察到葡萄胎、侵蚀性葡萄胎和绒癌癌变的程度，异倍体常见于绒癌中。葡萄胎恶变主要为完全性葡萄胎，所以完全性葡萄胎是绒毛膜癌最常见的癌前期病变，而部分性葡萄胎一般不发展为绒毛膜癌，但亦有少数可发生恶变。

(5) 其他

人种、地理、气候环境、饮食、水源、动物媒介、免疫异常等可能与这类疾病的发生也有关系。近来分子生物学研究发现，癌基因的激活和（或）抑癌基因的失活也会导致滋养细胞增生。如 $C\text{-}erbB2$ 和细胞周期蛋白（cyclin）D1过表达，$p53$突变，$p16$和$nm23H1$表达低下等均与葡萄胎恶变有关。

## 68.3 病理与生物学特性

恶性滋养细胞肿瘤的特点：①来源于精卵结合而成的胚胎，部分成分来自异体，不同于其他肿瘤由自体细胞恶变而来，具有更多的抗原性。②好发于育龄妇女，远比其他肿瘤发病年龄为低。③绝大多数发生在妊娠数周或数月内，潜伏期短。④病理形态与生物学行为不完全平行。⑤肿瘤分泌绒毛膜促性腺激素，能应用生物学、免疫学、免疫组化、分子生物学等方法进行测定，可作为诊断、鉴别诊断、疗效评定、随访及预后判断的标记，并具较高特异性。⑥可有转移灶自行消失等现象。转移常见早且广泛，以血行为主，少数也有淋巴道转移，因此生物学特性较为复杂。⑦对许多化疗药物非常敏感，容易根治，并能保留子宫及生育功能。⑧容易通过临床表现、hCG测定、影像学检查等及早作出诊断。

### 68.3.1 病理特点

侵蚀性葡萄胎的病理特点为水肿绒毛侵入子宫肌层和血管，罕见情况下可发生转移。镜检可见增生滋养细胞和肿大的绒毛，伴有组织出血和坏死。根据侵蚀性葡萄胎的大体形态，可分为3种类型：①肉眼可见大量水泡，形态完全似良性葡萄胎，但侵入肌层或血窦，附近组织有少量出血坏死。②肉眼可见中等量或少见水泡,瘤组织有出血、坏死。滋养细胞增生,部分有分化不良。③肿瘤几乎全为血块或坏死组织。肉眼仔细检查可找到几个或十几个小水泡,个别病例仅在显微镜下才能找到残存肿大的绒毛。滋养细胞高度增生,分化不良,形态上极像绒癌。只有当绒毛直接接触子宫肌层时才能诊断为侵蚀性葡萄胎,因此在内膜诊断性刮宫标本中一般无法作出侵蚀性葡萄胎的诊断,除非从破碎组织中发现子宫肌层的浸润。20%~40%的病例可发生子宫外播散,主要见于肺、阴道和外阴。

绒癌的病理特点为细胞滋养细胞和合体滋养细胞双相增生,肿瘤内不存在绒毛结构,肿瘤内存在出血和广泛坏死,常伴有远处转移。肺转移最常见(90%),脑、肝转移也较多见,30%患者有阴道转移。肉眼观察可见子宫不规则增大、柔软,表面可见紫蓝色结节。单发或多发,位于子宫肌层内,或向表面浆膜层、宫腔内或宫旁浸润。剖面呈暗红色,常伴有出血、坏死及感染。由于肿瘤没有间质而有坏死组织和凝血块组织,故质软而脆。在子宫旁血管常可见到瘤栓。镜检示典型的病变为增生与分化不良的滋养细胞,排列成片状,侵入子宫内膜和肌层,并伴有大量出血和坏死。一般癌组织常排列紊乱,见不到绒毛结构。增生的滋养细胞较正常绒毛滋养细胞增大2~3倍,并具有明显的核仁,有时还形成多核的巨细胞;胞质较疏松,核染色质分布均匀且呈网状。合体滋养细胞胞质均匀,常有空泡,核染色质丰富且粗。肿瘤和肌层交界处常见大量瘤细胞团与肌层内开放的静脉有直接联系。绒癌周围肌层内有淋巴细胞浸润带。浸润度有轻有重,细胞浸润程度与存活率有关,以细胞滋养细胞为主者预后差[5]。潜伏期及病程长的病例以细胞滋养细胞为主者多。

胎盘部位滋养细胞肿瘤最为少见。该肿瘤浸润子宫肌层,仅由一种滋养细胞,即中间型滋养细胞组成。肿瘤重现了植入部位非肿瘤性滋养细胞的肌层浸润,可表现为子宫弥漫性增大或境界清楚的肿块。当有子宫壁透壁浸润时,可导致穿孔。免疫组化人胎盘泌乳素(HPL)表达强阳性,hCG表达弱阳性。

## 68.3.2 转移特点

恶性滋养细胞肿瘤侵蚀力强,主要通过血道在全身各处形成转移灶,也有个别通过淋巴道转移。肿瘤转移扩散的部位见表68-1[6]。北京协和医院资料显示,60%的侵蚀性葡萄胎入院时已有各种转移,肺转移最多见,其次为阴道、脑转移。临床资料统计有关绒癌各部位转移的发生率,肝、脾、肾等处转移率偏低,可能是由于病变小、症状少而不易被发现。结合尸检材料分析发现,几乎全身各器官、各组织均可受绒癌细胞的侵袭;肺转移的发生率占首位,其次是阴道转移;临床上有广泛外阴、阴道转移者较少发生肺转移,反之亦然;两处转移同时存在的不到1/3的病例;凡有脑、肝、脾、肾、肠等处转移的,全部有肺转移或有过肺转移,且这些转移都是继发于肺转移的;尸检中肾转移者约占1/3,但临床上明确诊断的甚或怀疑的只占一半病例,可能与采用的检查方法有关;淋巴结转移极为少见。总之绒癌的转移以肺、阴道、脑转移最为多见,其次为肝、肾、脾、肠道等。

**表68-1 常见转移部位的发生率**

| 部位 | 发生率(%) |
| --- | --- |
| 肺 | 80 |
| 阴道 | 30 |
| 盆腔 | 20 |
| 脑 | 10 |
| 肝 | 10 |
| 肠,肾,脾 | <5 |
| 其他 | <5 |
| 不详* | <5 |

*:子宫切除后hCG滴定度持续阳性

(1) 肺转移

肺转移病灶多数呈圆形,位于肺表面的常向胸腔突出。小的病灶融合成巨大瘤块时,切片中可见出血及坏死,边缘可清楚或模糊,周围可有大片出血,其余肺组织水肿。肺内的病灶形式多样,有弥漫、多发散在、单个孤立病灶等,此与病变进程有关。肺转移灶的镜下所见为以病灶为中心的一团凝血块及坏死组织,边缘可见少量活跃的滋养细胞;周围肺组织因受压而塌陷,并有出血、水肿和炎性细胞浸润,有的转移瘤周围有较厚的纤维带。

(2) 阴道转移

阴道转移多见于阴道前壁、尿道口下方或稍侧方,病灶因血供丰富而呈紫蓝色或红色。常由子宫内癌细胞侵入子宫静脉受阻逆行而至阴道静脉,在静脉内形成癌栓,而后形成阴道转移结节。癌浸润子宫深肌层及病灶直径>2 cm者,阴道及宫旁的转移灶明显增多[7]。

(3) 脑转移

脑转移以额叶为最多,其次为枕叶、顶叶及颞叶,小脑发生的机会较少。脑转移可引起颅内压增高导致脑疝。自发性出血也常见,颅内大出血绝大多数发生在大脑皮质。

## 68.4 临床表现与分期

### 68.4.1 临床表现

常见有阴道流血、子宫增大、血或尿 hCG 定量升高,各种转移灶的出现及相应症状。

侵蚀性葡萄胎常在葡萄胎排出后有持续或间断的阴道流血。也有的病例可先有几次正常月经,然后出现闭经,再发生阴道流血。绒癌则常见为在葡萄胎、流产或足月产之后,有阴道持续性的不规则流血。长期出血可引起不同程度的贫血。

子宫增大的程度及形状由子宫内病灶的大小、数目和部位而定。病灶大,数目多,又近浆膜层,则子宫大而不规则。子宫较柔软,宫旁常可触及血管搏动。当病灶穿破子宫肌层和浆膜层时,可造成子宫穿孔或穿入腹腔或阔韧带内,形成内出血或血肿,出现急腹痛、内出血及休克症状。侵蚀性葡萄胎合并卵巢黄素囊肿较多,囊肿有时发生扭转或破裂。

由于转移灶的部位不同,可发生不同的症状:阴道转移结节溃破可发生阴道大出血或分泌物增多;肺转移患者可有胸痛、咳嗽、咯血、呼吸困难,或胸片上有病灶而患者没有症状。呼吸道症状可以急性发作,或延迟数月后出现;脑转移可出现头痛、呕吐、抽搐、偏瘫与昏迷;肝、脾转移可出现肝、脾大,肝转移灶延伸到肝纤维囊可产生上腹部或右上腹疼痛。肝转移灶质脆易出血,可发生破裂,引起腹腔内出血;消化道转移可有呕血、便血;肾转移有血尿等。

### 68.4.2 临床分期

肿瘤的分类系统是制订治疗计划、比较治疗效果的重要依据。数十年来对 GTN 的分期和分类多种多样,这给评价治疗及对比疗效带来一定困难。国内普遍应用北京协和医院的分期法。国外应用的有美国国立癌症研究所(NCI)、FIGO、世界卫生组织(WHO)分类系统。1982 年 FIGO 分期系统是以解剖为基础的,1992 年修改时增加了 2 个预后因素。1983 年的 WHO 预后评分系统至今仍广为使用。除了这两种分期系统外,不同的国家还在采用不同的系统。中国采用了与 1982 年 FIGO 系统十分相似的解剖分类(表 68-2),但在分期中考虑了肺转移灶的大小。荷兰根据危险因素临床上分为低危组和高危组。美国采用的 Hammond 临床分类,分为转移和非转移、低危和高危。2000 年国际滋养细胞疾病学会(International Society for the Study of Trophoblastic Disease,ISSTD)、国际妇科肿瘤学会(International Gynecologic Cancer Society,IGCS)和 FIGO 共同修订了 GTN 分期系统,于 2002 年 7 月公开发表,现国内外均推荐使用该分期系统[1]。

(1) 北京协和医院分期法

北京协和医院分期法是国内普遍采用的分期法(表 68-2)。补充说明:①单纯肺转移则按肺广泛程度定为ⅢA 或ⅢB,合并阴道、宫旁、附件者,则在ⅢA 或ⅢB 添上"+宫旁"、"+附件"或"+阴道";②在Ⅳ期中有脑、肝、肾转移者,亦需在分期中注明,如Ⅳ期(脑、肝);③盆腔团块转移,其预后较差,作为临床Ⅳ期。

表 68-2　北京协和医院分期法

| 分期 | 描述 |
|---|---|
| Ⅰ期 | 病变局限于子宫(无转移) |
| Ⅱ期 | 病变转移至宫旁组织、阴道及附件(近处转移) |
| ⅡA 期 | 转移至宫旁组织或附件 |
| ⅡB 期 | 转移至阴道 |
| Ⅲ期 | 病变转移至肺(远处转移) |
| ⅢA 期 | 单个转移灶直径 <3cm 或病灶面积不超过一侧肺的一半者 |
| ⅢB 期 | 超出上述范围者 |
| Ⅳ期 | 病变转移至脑、肝、肾等器官(全身转移) |

(2) 全国妇科肿瘤学组分期法

在北京协和医院分期法的基础上,1998 年全国妇科肿瘤学组推荐使用国内分期(表 68-3)时结合 WHO 预后评分。

(3) FIGO(2000 年)分期评分系统

FIGO(2000 年)分期评分系统由两部分组成:Ⅰ~Ⅳ期的解剖学分期和修改自 WHO 的评分系统

表68-3 国内分期法

| Ⅰ期 | 病变局限于子宫 |
|---|---|
| Ⅱ期 | 病变转移至盆腔或阴道及附件（统计时需说明为Ⅱ期宫旁组织、附件或Ⅱ期阴道转移） |
| Ⅲ期 | 病变转移至肺 |
| ⅢA期 | 单个转移灶直径<3 cm或片状阴影不超过一侧肺的1/2 |
| ⅢB期 | 肺部转移超过ⅢA范围 |
| Ⅳ期 | 病变转移至脑、肝、肠、肾等处全身转移 |

（表68-4）[1]。与以往不同，该系统的高危因素的分值包括1、2、4分，取消血型在评分系统中的使用，肝转移为4分。报告的格式为患者的诊断先用罗马数字Ⅰ、Ⅱ、Ⅲ和Ⅳ分期，然后以冒号分隔，再用阿拉伯数字表示确切的各危险因子评分之和，如Ⅱ：4，Ⅳ：9。如此对每个患者进行分期和评分。推荐以6分为界将患者分为低危组（评分0～6分）和高危组（评分≥7分）。取消中危的分组。由于根据危险因素分组可能采用不同的化疗方案，统一评分分界值不仅有助于将来对资料和结果进行比较，也有助于进行随机临床试验。

表68-4 FIGO（2000年）的GTN分类

| Ⅰ期 | 病变局限于子宫 |
|---|---|
| Ⅱ期 | GTN超出子宫，但局限于生殖器官（附件、阴道、阔韧带） |
| Ⅲ期 | GTN转移至肺，伴或不伴有生殖器官转移 |
| Ⅳ期 | 所有其他部位的转移 |

高危因素评分

| 评分 | 0 | 1 | 2 | 4 |
|---|---|---|---|---|
| 年龄（岁） | <40 | ≥40 | — | — |
| 前次妊娠 | 葡萄胎 | 流产 | 足月产 | — |
| 妊娠终止至化疗开始的间隔（月） | <4 | 4～<7 | 7～<13 | ≥13 |
| 治疗前血清hCG（IU/L） | $<10^3$ | $10^3$～$<10^4$ | $10^4$～$<10^5$ | $≥10^5$ |
| 肿瘤最大直径（cm）（包括子宫） | <3 | 3～<5 | ≥5 | — |
| 转移部位 | 肺 | 脾、肾 | 胃肠道 | 肝、脑 |
| 转移数目 | — | 1～4 | 5～8 | >8 |
| 以前失败的化疗 | — | — | 单药 | 两种药或多药 |

注：GTN，妊娠滋养叶细胞肿瘤；hCG，人绒毛膜促性腺激素。

## 68.5 诊断

### 68.5.1 诊断性检查

（1）肿瘤标记

1) hCG　hCG是由合体滋养细胞分泌的一种糖蛋白激素，由两条不同的非共价键连接的多肽链组成（α和β亚单位）。hCG的α亚单位和卵泡刺激素（follicle-stimulating hormone, FSH）、黄体生成素（luteinizing hormone, LH）、甲状腺刺激素（thyroid-stimulating hormone, TSH）的α亚单位高度同源，氨基酸序列几乎完全相同，可以产生交叉免疫反应，而β亚单位则为hCG所特有，决定了整个hCG分子具有生物活性和免疫反应特异性。由于hCG分子在产生、分泌、代谢等过程中会发生断裂、离解等多种变化，因而在血、尿中以多种分子形式存在，如规则hCG、高糖基化hCG（HhCG）、游离β-hCG、游离α-hCG，以及各种hCG碎片。

hCG测定的方法很多，主要为免疫测定，包括检测β亚单位的放射免疫分析，多克隆抗体测定含β亚单位的各种相关分子。随着技术的进步，二位相免疫分析逐渐代替了传统的放射免疫分析，应用单抗免疫标记各种相关分子的分光光度测定法更使得检测的灵敏度和特异性都大大提高。血hCG放射免疫测定的正常值<12 μg/L，β-hCG为<3.1 μg/L。绒癌脑转移患者脑脊液中hCG含量明显增高，血清

与脑脊液中 hCG 的比值常 <60∶1,也可作为诊断绒癌合并脑转移的一个依据。hCG 的测定,对恶性滋养细胞肿瘤的诊断、监测治疗变化、评估疗效、随访等均为极重要的指标。

近来研究发现,β 亚单位包括非缺刻 β 亚单位(游离 β,F-β-hCG)和缺刻 β-hCG(hCGβn)。正常妊娠时血中 F-β-hCG 水平很低,占 hCG 浓度的 0.5%~0.9%,滋养细胞疾病时由于非缺刻 hCG 降解增强导致 F-β-hCG 的比例异常高,其水平可增加 4~100 倍,血中高浓度的 F-β-hCG 水平高度提示滋养细胞疾病[8]。F-β-hCG/总 hCG 比值与滋养细胞疾病的类型有强相关性,主要与滋养细胞分化有关,比值在葡萄胎最低(约 5%),在绒癌最高(可 >10%)[9]。因此认为 F-β-hCG 可以作为妊娠后判断是正常妊娠还是葡萄胎的一项辅助指标;F-β-hCG/hCG 的比值有助于判断滋养细胞疾病的恶性程度,可为葡萄胎恶变的预测、早期诊断以及高危患者的判断提供依据[10]。此外研究发现高糖基化 hCG 在滋养细胞肿瘤患者中含量极高,它是绒癌细胞分泌的主要 hCG 相关分子,又称为侵蚀性滋养细胞抗原(invasive trophoblast antigen, ITA),而正常妊娠时其血清浓度很低,故 ITA 可作为鉴别正常和异常妊娠的重要指标,尤其对滋养细胞肿瘤的诊断有独特的参考价值[11],对于 GTN 术后低水平 hCG 患者的病情监测,检测高糖基化 hCG 比总 hCG 更有价值。

2) HPL 胎盘部位滋养细胞肿瘤中因合体滋养细胞缺乏,hCG 染色弱,阳性细胞 <10%,血清 hCG 水平低,23% 的患者处于正常范围,31% 中度升高,因而血清 hCG 水平不能准确估计肿瘤负荷,不能反映疾病的严重程度。而免疫组化方法可见 HPL 表达,阳性细胞达 59%~100%[12],胎盘部位滋养细胞肿瘤中 HPL 测定值高于正常,但是血清中很少能检测到 HPL。

**(2) 影像学诊断**

1) 肺转移的 X 线检查 典型的肺转移在 X 线片上的表现,大致分为不规则云片状和球形阴影。球形转移灶按大小分为结节状(直径 <3 cm)、棉球状(直径 3~5 cm)、团块状(直径 >5cm)3 种。但是早期肺转移病变可表现为肺纹理增粗,交织成网状,或沿增粗的肺纹理有串珠状改变;粟粒样变,在一侧或双侧肺野有散在的斑点样阴影。转移灶可引起血胸、气胸,由肺动脉闭塞引起的肺栓塞等少见。

绒癌和侵蚀性葡萄胎的肺转移,一般以右侧多于左侧,且以肺中下部为多见。胸片上绒癌和侵蚀性葡萄胎的转移灶很相似,难以鉴别。一般认为绒癌的转移灶较侵蚀性葡萄胎为大。侵蚀性葡萄胎肺转移的典型表现为圆形、边缘清楚、半透明、浅淡的小结节,其直径在 1cm 左右,常分布在肺野外侧带。据临床分析,恶性滋养细胞肿瘤肺转移经化疗后,一般很快消退,但对于晚期绒癌或化疗前转移灶大的病例,治疗后残影直径 >1 cm 者,宜作进一步处理为妥,以减少复发。对于化疗后肺部残存阴影(胸片主要病灶已吸收,仅存极淡的小片状或索状阴影)的意义还有待研究,有学者观察到部分患者在停止化疗后 3 个月内吸收,也有持续 4~5 年者,可结合 CT、PET 等新技术进一步检查评定。

2) 超声显像 B 超或彩色多普勒超声用于子宫病灶及转移灶的诊断。侵蚀性葡萄胎在肌壁间存有水泡状胎块时,除子宫增大、不规则向外呈结节状突起外,还可见类葡萄胎样的密集不均匀的光点。绒癌则在宫体病灶部位出现不规则光点、光团和索条结构。当癌出血、坏死时,在子宫内构成散在性暗区。对恶性滋养细胞肿瘤合并卵巢黄素囊肿、子宫穿孔内出血以及癌侵及子宫周围组织形成肿块等,均有诊断价值。

近年来阴道超声、彩色多普勒血流显像(color Doppler flow imaging, CDFI)和脉冲多普勒(pulsed wave, PW)的应用,对于早期确定滋养细胞疾病的性质、化疗效果评判以及估计预后均有重要价值。利用滋养细胞肿瘤的亲血管性有利于发现子宫肌层内肿瘤血管浸润及低阻式高速血流频谱。CDFI 及 PW 检测发现子宫壁有局灶性或杂乱无序血流,动脉血流抵抗指数(RI) <0.4 或伴有动静脉瘘血流频谱,结合病史和 β-hCG 测定,可早期诊断恶性滋养细胞肿瘤,避免以往仅以 β-hCG 恢复正常的时间来区分病变性质的不足,可使一部分子宫肌层有微小病灶的患者得到早期诊断、早期化疗的机会。在化疗中随访观察,如病灶逐渐缩小,子宫肌壁及病灶异常丰富的血流信号逐渐消失,RI 逐渐上升,β-hCG 下降至正常,提示化疗有效[13]。从血流变化还可鉴别化疗后残存的病灶与化疗后的纤维化瘢痕。

3) CT 和 MRI 检查 CT 可辅助诊断各处转移灶,如肺、脑、肝、肾、盆腔等。对治疗前确定病灶范围以及治疗中观察病灶消退情况都十分重要。对胸片难以诊断的肺部转移灶,胸部 CT 检查有一定帮助。对脑转移病例的诊断和治疗,脑 CT 检查尤为重要,可见大小不等的高密度软化灶,转移灶周围有水肿带。头颅 CT 或 MRI 检查有助于早期诊断无症状的脑转移,尤其对有肺转移的患者有必要进行头颅 CT 或 MRI 检查。MRI 检查对某些恶性滋养细胞肿瘤的病灶,如子宫内病灶,结合 CT 检查,可提高确诊率,了解有无肌层侵犯。

(3) 流式细胞术检查

用流式细胞术(flow cytometry, FCM)测定恶性滋养细胞肿瘤的 DNA 含量及倍体,可提示葡萄胎恶变及恶性滋养细胞肿瘤的预后。二倍体绒癌的疗效较异倍体绒癌的好。

(4) 正电子发射断层扫描

正电子发射断层扫描(positron emission tomography scan, PET)检查利用肿瘤细胞糖代谢增强的特点,可用于一些疑难病例的诊断,如判断化疗后残存病灶有无肿瘤活性,是纤维化瘢痕还是残存肿瘤,抑或肿瘤复发。但该项检查费用昂贵,检查结果亦供临床参考。

## 68.5.2 诊断与鉴别诊断

绒癌和侵蚀性葡萄胎临床表现相似,通过病史、体检、血或尿 hCG 测定、超声检查等对典型病例不难作出诊断。

如葡萄胎排出后,阴道有持续或不规则出血;葡萄胎排出 2 个月以上,血 hCG 测定仍持续阳性或阴性后又转为阳性,再经排除葡萄胎残留或有较大的黄素囊肿存在时,可临床诊断为侵蚀性葡萄胎。临床应用中,葡萄胎后滋养细胞肿瘤的诊断标准差异较大,如以清宫后血 hCG 连续 3 周持续不变为诊断标准,也有以连续 4 周不变或清宫后 4 周血 hCG > 20 000 IU/L、清宫后 6 个月血 hCG 仍然升高或存在阴道或肺以外的转移灶为诊断标准[14]。2000 年的 FIGO 会议统一了 GTN 的诊断标准,有利于比较疗效[2]。

① 连续 3 周或 3 周以上(即在第 1、7、14、21 天)测定 hCG 共 4 次,其值处于平台,可以诊断为 GTN。

② 连续 3 周或 3 周以上测定 hCG,其中≥2 周(即在第 1、7、14 天)hCG 升高,可以诊断为 GTN。

③ 当 hCG 水平在 6 个月或 6 个月后持续升高则诊断为 GTN。

④ 如果组织学诊断为绒毛膜癌则诊断为 GTN。

凡产后或流产后,以及葡萄胎后若有持续阴道出血、子宫复旧不佳、较大而软、hCG 持续不正常,并有逐渐增高趋势,以及全身有消瘦、衰竭、恶病质等症状出现,应考虑绒癌的存在。绒癌约 50% 发生于葡萄胎之后,发生于流产、足月分娩后各约 25%,少数继发于异位妊娠后,近来也有发生于辅助生育技术后绒癌的报道。

绒癌和侵蚀性葡萄胎的区分,如有病理标本,则以病理切片为准,在外院治疗病例应复查外院病理切片。如确无病理切片而须区分绒癌或侵蚀性葡萄胎,则根据末次妊娠性质及时间作出诊断。凡葡萄胎后 1 年内恶变者诊断为侵蚀性葡萄胎;1 年以上恶变者则诊断为绒癌;半年以内恶性者基本为侵蚀性葡萄胎,半年至 1 年者,绒癌和侵蚀性葡萄胎均有可能,时间间隔越长,绒癌可能性越大。若继发于流产或足月产后均诊断为绒癌。

恶性滋养细胞肿瘤需与葡萄胎、胎盘残留、流产、前置胎盘等相鉴别。

## 68.6 治疗

### 68.6.1 治疗原则

自发现一系列有效药物之后,恶性滋养细胞肿瘤的治愈率可达 80% ~ 90%,使其成为人类最早得以治愈的实体瘤之一。经过 50 多年的实践和努力,取得惊人的效果,这是因为:①恶性滋养细胞肿瘤对化疗药物敏感,继 MTX 之后又相继发现多种有效药物如 VLB、ACTD、6-MP、5-Fu、DDP、多柔比星(adriamycin, ADM)、VP-16、氮芥(nitrogen mustard, HN$_2$)、消卡芥(consumer card mustard, AT1258)、CTX 等。②恶性滋养细胞肿瘤分泌 hCG 可作为一个特异的肿瘤标记用于诊断、评定疗效、随访等。③对此病的整个发展规律有了进一步认识,尤其是一些高危因素及预后评分方法的统一,有助于设计个体化的治疗计划。④综合治疗措施的加强与完善,化疗、手术、放疗、免疫治疗等的有机结合。

治疗原则:以全身化疗为主,适当配合手术、放疗、免疫等综合治疗。早期病例,单纯化疗可以得到根治。晚期和耐药病例,则应以全身化疗为主,局部治疗为辅。如对肝、脑转移,以及直径 > 5 cm 的病灶,化疗消退不满意者,应及早配合放疗或手术。单个转移灶可手术或放疗,多个病灶则宜放疗。

### 68.6.2 化疗

由于恶性滋养细胞肿瘤的增殖周期短,生长比率大,因此适宜采用强力化疗,即连续应用 1 ~ 2 个肿瘤细胞增殖周期时间为 1 个疗程。疗程间隔 3 ~ 4 周。如此反复应用 4 ~ 6 个疗程,一般可得到根治。

(1) 药物选择

恶性滋养细胞肿瘤的化疗,以抗代谢药物配合

ACTD 为主。5-Fu + ACTD 或 MTX + ACTD 两组治疗方法,疗效好,不良反应轻,在一般情况下可作首选方案。对晚期及耐药病例或病情紧急需快速见效者,则宜合并应用烷化剂及生物碱等。5-Fu 对盆腔生殖道转移灶疗效较好,MTX 可作鞘内注射,常用以治疗脑转移。其他如 DDP、AT1258、博来霉素(bleomycin,BLM)、ADM、VP-16 等作为二线药物。

治疗晚期病例,为力争首次治疗的成功,适宜采用联合化疗,以增强抗癌效果,减少耐药产生。选择单独应用有效、作用机制不同、不良反应不尽相同以及给药途径不同的药物联合应用。

(2) 常用药物及治疗方案

1) 有效药物 ①抗代谢类:MTX、5-Fu、6-MP。②抗生素类:ACTD、BLM、ADM。③烷化剂:$HN_2$、CTX、AT1258、CB1348。④生物碱:VLB、VCR、VP-16。⑤其他:DDP、卡铂(carboplatin)、紫杉醇(taxol)等。

2) 国外常用的治疗方案——FIGO(2003 年)诊疗指南[15]。

低危 GTN:无转移,低危仅有肺转移,病程 < 4 个月,hCG < 40 000 U/L,WHO 评分 ≤ 6 分,FIGO Ⅰ、Ⅱ、Ⅲ期者,采用单药化疗:①MTX 0.4 mg/kg 肌内注射,每日 2 次,连用 5 天,疗程间隔 2 周。此为 GTN 最早化疗方案之一,至今仍被耶鲁研究中心和芝加哥 Brewer 滋养细胞疾病中心采用。其首次化疗失败率为 10%。②MTX + 亚叶酸钙(calcium leucovorin,CF)解救方案:MTX 1.0 mg/kg,d1、d3、d5、d7 肌内注射,CF 0.1 mg/kg,d2、d4、d6、d8 肌内注射(用 MTX 后 24 h 给予)。适用于早期病例。此方案在英国和美国应用较广,其特点是化疗反应轻,疗程少(80% 病例 1 个疗程即得缓解),住院时间短,费用少,但出现耐药较一般疗法为多,首次化疗失败率为 20%~25%[16]。③MTX 冲击疗法:MTX 50 $mg/m^2$ 肌内注射,每周 1 次,首次化疗失败率为 30%。失败后可改用 MTX 0.4 mg/kg 肌内注射,每日 1 次,连用 5 天,或 ACTD 12 μg/kg 静脉滴注,每日 1 次,连用 5 天。④ACTD 1.25 $mg/m^2$ 静脉滴注,每 2 周给药 1 次,首次失败率为 20%。当冲击性治疗失败时可改用此方案。⑤ACTD 12 μg/kg 静脉滴注,每日 1 次,连用 5 天,疗程间隔 2 周。MTX 5 天化疗方案失败后可改用此方案,且可在肝功能不全患者中使用。由于作用于细胞 S 期的药物剂量不足,冲击疗法的首次治疗失败率显著高于单药连用方案。如 ACTD 连用 5 天方案的首次失败率为 8%,而 1.25 $mg/m^2$ 冲击方案为 20%。⑥MTX 250 mg 在 12 h 内滴完,类似于 EMA-CO 方案中 MTX 的用法。完全缓解率达 64.6%,且 87.1% 患者在第 1 个疗程即获完全缓解[17]。

高危 GTN:WHO 评分 ≥ 7 分的 FIGO Ⅰ、Ⅱ、Ⅲ 期以及 Ⅳ 期 GTN 患者,首选 EMA-CO 联合化疗方案(表 68-5)。1984 年 Bagshawe 首先将 EMA-CO 方案用于治疗高危 GTN 患者[18],缓解率达 83%,该方案现已广泛用于临床。EMA-CO 方案较 MAC 方案(MTX、ACTD、CTX)毒性小,疗效高,患者容易接受,对绒癌中枢神经系统转移亦有较好疗效[19]。Bolis 采用 EMA-CO 方案治疗高危绒癌一线诱导化疗的完全缓解率达 76%[20]。Bower 等报道的疗效相同,完全缓解率为 86.1%(130/151)[21]。Newlands 等报道 35 例脑转移患者采用 EMA-CO 结合鞘内 MTX 治疗,

表 68-5 EMA-CO(EMA-EP)方案

| | | |
|---|---|---|
| 第 1 天 | KSM | 500 μg + 5% 葡萄糖 200 ml, ivgtt, 1 h |
| | VP-16 | 100 $mg/m^2$ + 0.9% NaCl 300 ml, ivgtt, 1 h |
| | MTX | 100 $mg/m^2$ + 0.9% NaCl 30 ml, iv |
| | MTX | 200 $mg/m^2$ + 0.9% NaCl 1 000 ml, ivgtt, 12 h |
| 第 2 天 | KSM | 500 μg + 5% 葡萄糖 200 ml, ivgtt, 1 h |
| | VP-16 | 100 $mg/m^2$ + 0.9% NaCl 300 ml, ivgtt, 1 h |
| | CF | 15 mg + 0.9% NaCl 4 ml, im, q12h, 连用 4 次(自静脉注射 MTX 开始计算,24h 后应用) |
| CO 方案(EP) | | |
| 第 8 天 | VCR | 1 $mg/m^2$ + 0.9% NaCl 30 ml, iv |
| | CTX | 600 $mg/m^2$ + 0.9% NaCl 50 ml, iv |
| 或 | | |
| | VP-16 | 150 $mg/m^2$ + 0.9% NaCl 300 ml, ivgtt |
| | DDP | 75 $mg/m^2$ + 0.9% NaCl 300 ml, ivgtt(水化) |
| 第 15 天开始下一周期 | | |

注:iv,静脉注射;ivgtt,静脉滴注。

有 30 例(86%)获得缓解[22]。此方案最常见不良反应是骨髓抑制,其次为肝、肾毒性,加用细胞因子骨髓支持可保证化疗计划强度的实施[23]。EMA-CO 连续使用超过 6 个疗程后可引起白血病,所以少数研究中心重新使用 MAC 方案。随着 EMA-CO 方案的广泛应用,在原方案基础上进行了改良,如对一些不甚高危的 GTN 患者(WHO 评分 8~11 分)可选择 EMA 方案,化疗间隔 14 天,而对一些十分高危患者可选择 EMA-EP 方案。

3)国内常用方案——全国妇科肿瘤学组推荐化疗方案[24]

Ⅰ期:①ACTD(或 KSM)每日 10 μg/kg,8~10 天为 1 个疗程,疗程间隔 1 周;②5-Fu 每日 28~30 mg/kg,静脉滴注,6~8 h,8~10 天为 1 个疗程;③MTX 每日 1.0~1.5 mg/kg,肌内注射,CF 1/10 量肌内注射,24 h 解救。

Ⅱ~Ⅲ期:①ACM 三联序贯。ACTD 400 μg,静脉滴注,d1、d4、d7、d10、d13;CTX 400 mg,静脉注射,d2、d5、d8、d11、d14;MTX 20 mg,静脉滴注,d3、d6、d9、d12、d15。②5-Fu + KSM。5-Fu 每日 26~28 mg/kg,静脉滴注,6~8 天;KSM 每日 6 μg/kg(或 AT-1258 每日 30 mg)静脉滴注,6~8 天。

Ⅳ期:①EMA-CO。②5-Fu + KSM + AT1258 + VCR。VCR 2 mg,静脉注射,d1,3 h 后用下列药物;AT1258 每日 0.4~0.55 mg/kg,静脉注射,d1~5;KSM 每日 4.0~5.5 μg/kg,静脉滴注,d1~5;5-Fu 每日 24~25.5 mg/kg,静脉滴注,d1~5。疗程间隔 18~21 天。北京协和医院报道该方案治疗缓解率 > 70%[25]。③ PE。依托泊苷(VP-16-213)100 mg/m²,静脉滴注,d1~5;DDP 20 mg/m²,静脉注射,d1~5。疗程间隔 3~4 天。

Ⅳ期尚需考虑不同转移部位的不同治疗方法,脑转移者常采用全身化疗加鞘内注射,必要时采用放疗,原则上不主张手术治疗。

4)复旦大学附属肿瘤医院对绒癌和侵蚀性葡萄胎结合临床分期及 FIGO 评分,采用个体化分层次治疗。

Ⅰ期病例可选用以下化疗方案:①MTX 每日 14~16 mg/m² 静脉滴注,共 5 天,疗程间隔 2 周。②KSM 每日 0.3~0.4 mg/m² 静脉滴注,共 5 天,疗程间隔 2 周。③MTX-CF 方案,MTX 1 mg/kg 肌内注射,d1、d3、d5、d7;CF 0.1 mg/kg 肌内注射,d2、d4、d6、d8 疗程间隔 2 周。

Ⅱ~Ⅲ期和 FIGO 评分 <7 分的病例采用以下方案:①MTX + KSM 方案。MTX 每日 0.3~0.4 mg/kg 静脉滴注,共 5 天;KSM 每日 8 μg/kg 静脉滴注,共 5 天。②5-Fu + KSM 方案。5-Fu 每日 25~28 mg/kg 静脉滴注,共 5 天;KSM 每日 8 μg/kg 静脉滴注,共 5 天。每 3 周为 1 个疗程。

Ⅳ期和 FIGO 评分 ≥7 分的病例应用以下方案:①5-Fu + ACTD 为主,配合多种药物、多途径化疗。②EMA-CO(EP)方案。③ MOMK(MOFK)方案。MTX 每日 10~20 mg 静脉滴注,共 5 天,或 5-Fu 每日 1 000~1 250 mg 静脉滴注,共 5 天;ACTD 每日 400 μg 静脉滴注,共 5 天;VCR 静脉注射 2 mg,d1;HN₂ 注射 5 mg,d1、d3、d5。每 3 周为 1 个疗程。

(3)给药途径

不同用药途径的作用不尽相同。静脉给药后,药物即通过右心而进入肺部,肺部受药量最大,因此肺转移患者化疗最好采用静脉给药。口服给药,通过肠道吸收,经门静脉而首先进入肝脏,从肝静脉经下腔静脉回至右心,再进入肺及全身其他脏器,所以口服给药适用于上消化道或肝转移灶的化疗。动脉插管给药,药物可立即进入动脉所灌注的脏器,如肝动脉插管适用于肝转移化疗,颈内动脉插管适用于脑转移化疗,股动脉或髂内动脉插管适用于盆腔肿瘤化疗。鞘内给药适用于脑和脊髓转移的化疗。

(4)疗效观察

主要依据血 hCG 测定及肺转移 X 线胸片上的变化。由于用药后血 hCG 明显下降需在用完 1 个疗程药 10 天后才出现,肺转移阴影吸收亦需停药 2 周后方有明显变化,所以为观察疗效而进行复查不宜过早,否则易造成错觉,以为无效。每次血 hCG 测定均要求有具体数值,以便动态观察比较。确定肺转移是否有明显吸收,最好在化疗前 1~2 天摄胸片,再与化疗后的胸片比较,且摄片条件要求相同,才能正确判定病灶的变化。

(5)治愈标准、停药和换药指征

多数学者认为滋养细胞肿瘤临床治愈标准应包括:①血清 hCG 连续 3 周测定值正常(hCG < 20 mIU/ml,β-hCG < 5 mIU/ml)。②临床症状消失。③体征消失(包括体检及影像学检查)。

由于目前尚无法测定体内有无残存滋养细胞,为达到根治、减少复发,必须巩固化疗。建议早期病例在达到治愈标准后继续巩固化疗 1~2 个疗程,晚期病例则需巩固 2~3 个疗程,以减少复发。

化疗敏感者一般用药 1 个疗程后即可出现明显疗效,hCG 下降至化疗前数值的 10% 以下,但有些病例在第 2 个疗程后疗效才明显。正确判断某种或某组药物的疗效,极为重要。无效者应及早换药或改用联合化疗。化疗开始有效,以后出现耐药,亦应尽早换药。

#### (6) 随访

鉴于复发绝大多数在治疗后 1 年内,故建议治疗后 1 年内每 1～2 个月复查 1 次,以便及早发现复发病例,再次治疗仍有根治希望;治疗后 1～3 年每 3 个月复查 1 次,3～5 年每 6 个月复查 1 次,5 年以上每年复查 1 次。如观察 3 年未复发者,一般不再复发。据此为界线,建议患者至少随访 3 年,最好 5 年,如无复发称为治愈。保留子宫者,宜避孕 1 年后再生育。据北京协和医院报道,恶性滋养细胞肿瘤患者治疗后再次妊娠,其流产、早产或胎儿畸形的发生率均未见增加,新生儿发育和生长亦均正常[26,27]。

### 68.6.3 手术

#### (1) 手术指征

由于绝大多数病例单纯化疗已能得到根治,因此近年来很少病例需进行手术治疗。手术适用于以下情况:①子宫明显增大;②病灶大出血;③子宫穿孔;④各种脏器有单个大的转移灶;⑤耐药病灶;⑥脑转移颅内高压危及生命者,需开颅减压或行病灶清除;⑦胎盘部位滋养细胞肿瘤,化疗不敏感,早期诊断和手术切除病例的治愈率高。但对非转移性病例行子宫切除要非常慎重,严格把握手术适应证,根据患者年龄、疾病类型、高危评分等选择手术方式。

但在以下情况应先考虑化疗:①年轻妇女、未育、子宫不大、无大出血等并发症者,应考虑保留生育功能,如化疗后仅子宫内残存病灶,可考虑做病灶挖出术,如不得已切除子宫,卵巢仍可予以保留;②盆腔病灶广泛,已累及重要脏器,手术不能切除者;③癌转移至脑、肝等重要脏器,而局部病灶无急症情况者。

#### (2) 手术方式

1) 子宫切除 适用于子宫穿孔大出血患者、耐药者、胎盘部位滋养细胞肿瘤或不需要生育的患者。根据患者具体情况可酌情考虑病灶切除加子宫重建术、次全子宫切除、全子宫切除、次广泛子宫切除等。年轻患者卵巢可予以保留。术中应注意:①进腹后可先从卵巢静脉注射 5-Fu,使其回流到肺循环,以预防手术操作引起的肺转移;②如切除卵巢者,需高位结扎卵巢动静脉,一般需达髂总动脉水平;③游离输尿管至膀胱水平,切净宫旁静脉丛;④阴道断端和全子宫切除一样,不必过多切除;⑤不必清除盆腔淋巴结。

2) 阴道转移灶切除 阴道转移瘤经 5-Fu 治疗后,一般均能自行消退,但个别情况下,化疗后消失不满意或仍不能止血,如转移灶位于阴道下段可考虑手术切除或缝合。为避免术中出血多、视野不清以及患者发生休克无法继续手术时,可先从腹膜外结扎双侧髂内动脉,或术中腹部加压以暂时阻断腹主动脉血供,减少出血。当病灶位于阴道下段或外阴多个结节时应注意鉴别诊断,与其他恶性肿瘤转移灶完全不同,恶性滋养叶细胞肿瘤转移灶的特点是边界清、坚实、无波动感。

3) 肺转移灶切除 对于化疗后仍有活性的肺转移灶,在排除其他部位残留后可行开胸术以切除耐药病灶。即使在获得 hCG 完全缓解后,胸片上可能始终存有肺部纤维化结节,术后还需化疗,以消除可能存在的隐匿性微转移。对 GTN 肺转移行肺叶切除和化疗后血 β-hCG 降至正常后肺内带瘤随访的患者资料分析发现,侵蚀性葡萄胎 6 例行肺叶切除者病理检查均为坏死结节(病理阴性),35 例带瘤随访者随访中无 1 例血 β-hCG 水平升高或肺部阴影增大,病情稳定;绒癌行肺叶切除的 29 例患者中 12 例病灶内仍有活性肿瘤细胞残留(病理阳性),25 例带瘤随访者中有 5 例病情进展。结果提示侵蚀性葡萄胎肺转移可经化疗治愈,化疗后未完全消失的肺部阴影可随诊观察。绒癌化疗中血 β-hCG 从 10 IU/L 到 2 IU/L 下降缓慢("拖尾"现象)者以及多疗程化疗后病情进展者建议行肺叶切除。有肺叶切除指征者最佳手术时机为血 hCG 水平控制正常或接近正常时[28]。

4) 脑转移手术 主要用于颅内有急性出血或颅内高压经脱水治疗仍不见明显下降者,可开颅减压。根据临床表现及增强 CT 或 MRI 定出转移部位,单个病灶可行转移瘤切除或 γ 刀治疗,多个病灶可行去骨瓣减压或 γ 刀治疗。

5) 肝转移灶破裂治疗 危及患者生命,亦需急诊手术,如能切除出血灶最好,否则可予缝合止血,使患者有机会继续化疗。

#### (3) 手术时机

手术时机的选择十分重要,一般先进行 2～3 个疗程化疗后手术,可控制疾病,缩小病灶,减少术中肿瘤播散可能。患者术后还需进行化疗。

### 68.6.4 放疗

自化疗应用以来,多数绒癌病灶已能被药物所控制,因此除脑、肝转移外,一般很少应用放疗。由于绒癌对放射线敏感,实践证明对单纯化疗难以治愈的病灶,局部放疗是有意义的。适应证:①外阴、阴道、宫颈等转移灶的急性出血,可局部放疗止血;②脑、肝等重要脏器转移而急需解除症状,或盆腔病灶广泛不能切除者,可在病灶区域放疗;③化疗后的残余病灶或耐药病灶;④团块病灶的综合治疗;⑤局部病灶的姑息性放疗。侵蚀性葡萄胎的适宜剂量为 20~30 Gy/2~3 周,绒癌则为 30~40 Gy/3~4 周。

### 68.6.5 转移灶的治疗

(1) 肺团块转移的治疗

一般先用化疗。肿瘤敏感者可单用化疗,肿瘤体积过大(直径 >5 cm)或治疗后不再继续缩小者,则在化疗基础上对单个大病灶可用手术切除,多个者则宜加用放疗。复旦大学附属肿瘤医院设计四联化疗(MOMK 或 MOFK 方案)合并分段放疗肺团块转移灶,取得了满意效果[29]。方法为:①四联化疗 3~4 个疗程后,肿瘤缩小,血、尿 hCG 含量降至正常范围;②第 1 段放疗,肿瘤量 20 Gy/12 天;③四联化疗 1~2 个疗程;④第 2 段放疗,肿瘤量 20 Gy/12 天,两阶段肿瘤量共 40 Gy;⑤巩固治疗:四联化疗 3~4 个疗程。此种治疗方案,也可用于盆腔团块及脑转移的治疗。

(2) 盆腔团块转移的治疗

先行全身化疗,若肿瘤不能消除也无法切除,可考虑:①动脉插管化疗,通过股深动脉或腹壁下动脉插入,直达髂总动脉;或通过股动脉穿刺介入化疗,将药物注入髂内动脉化疗。②肿块内注射药物,注意注射位置要准确,并要求药物均匀分布于肿瘤内,防止感染。注射途径可经阴道或腹壁。③局部放疗 30~40 Gy/3~4 周。

(3) 脑转移的治疗

对脑转移的患者治疗越早预后越好,最好是在瘤栓期就开始治疗,效果一般均较满意,若至脑瘤期则疗效较差。一般应采用应急、局部、全身三者相结合的治疗方法。

1) 应急治疗 是治疗中极为重要的一步。治疗措施有:①持续降颅压,减轻症状,防止脑疝,一般可用甘露醇;颅压急速升高者,可考虑开颅减压。②镇静、止痛。③给止血剂。④控制液体摄入量,每日输液量限制在 2 000~2 500 ml。⑤防治各种并发症。⑥要有专人护理。

2) 局部治疗 ①鞘内给药:主要用 MTX,每次 10~15 mg,溶于 4~6 ml 双蒸水中,每隔 1~3 天注射 1 次,4 次为 1 个疗程,总量为 50 mg,一般用 3~4 个疗程,疗程间隔 3~4 周。②颈内动脉插管化疗:由甲状腺上动脉插管入颈内动脉或由颞浅动脉逆行插入颈总动脉,但以颈内动脉插管较为理想。③脑部放疗,肿瘤量 35~40 Gy/5 周(分段放疗)。④手术切除局部病灶或开颅减压。

3) 全身治疗 主要是针对脑转移以外的病灶,宜采用联合化疗。但全身化疗必须与局部治疗密切结合。

复旦大学附属肿瘤医院对 18 例绒癌脑转移病例采用四联化疗合并脑部分段放疗。第 1 段放疗 20~25 Gy/12 天,间隔 2 周;第 2 段放疗 15~20 Gy/7~12 天(全脑或小野照射)。根据病灶位置,适当调整两侧野剂量。照射时用铅块保护两眼。两阶段间穿插化疗。治疗结果:剧烈头痛、喷射呕吐、抽筋等症状在照射后 5~7 天基本消失,但肿瘤及体征需 2 个月左右逐渐消退。18 例均随访 5 年以上,14 例生存、2 例死亡、2 例失访。生存者中 13 例能做轻便工作,正常生活,无主诉,且智力受影响不明显;另 1 例仍有轻瘫。14 例均已存活 5 年以上。放疗脑转移的特点为收效迅速,疗效高于一般治疗,不良反应轻。

### 68.6.6 耐药和复发性滋养细胞肿瘤的治疗

(1) 定义

有关耐药性滋养细胞肿瘤的定义意见尚未统一,有以下几种:①规范化疗 1 个疗程,血清 hCG 下降 <20% 或呈平坦,甚至反而上升。②病灶不缩小或出现新病灶。③化疗 2~3 个疗程 hCG 不降或下降 1%~10%。目前,多数学者认为经规范化疗 2~3 个疗程后,出现以下情况之一者视为耐药:①hCG 不下降(或下降 <50%)或反而上升;②影像学显示病灶不缩小,甚至出现新病灶;③化疗 1~2 个疗程,改用无交叉耐药的药物仍无效者。

在达到临床治愈标准后 3 个月以上出现 hCG 升高(除外妊娠),体检或影像学检查发现新病灶,称为复发。

(2) 耐药的影响因素

耐药病例中先天性耐药罕见,仅为 1/10 万,而获得性耐药常见,与临床不规范治疗密切相关:①化疗不规范,化疗疗程和剂量不足,导致肿瘤细胞未能彻底消灭而暂时潜伏下来,形成日后耐药及复发的根源;或因化疗不良反应较重,未能及时有效处理,使患者不能按时接受下一疗程的化疗,疗程间隔太长,导致发生耐药。②化疗方案选择不当,如药物种类、单药或联合用药不能有效抑制肿瘤细胞而导致耐药的产生。③未能个别对待,如依照统一的模式处理高危病例的不同类型。④对巩固化疗的意义认识不足,巩固化疗不充分,如 hCG 一旦正常即停用化疗。试验证明,10 万个滋养细胞才能产生 1 IU hCG,因此达到目前国际制定的正常标准 hCG < 20 U/L,体内还存在 < 200 万个癌细胞。此外 hCG 绝大多数由合体滋养细胞分泌,细胞滋养细胞产生的量很小,若肿瘤的成分主要为细胞滋养细胞,则出现临床上有病灶而血清 hCG 不高,因而需要巩固化疗,巩固的疗程数应按期别、预后评分、治疗经过、脏器功能等决定。⑤全身广泛转移的患者,尤其是发生肝、脑转移者往往治疗效果较差,容易出现耐药。⑥患者依从性较差,治疗不配合等。

20 世纪以来有关恶性滋养细胞肿瘤耐药机制的基础研究取得了较大进展。在构建绒癌耐药细胞系的基础上[30],研究发现绒癌耐药性的产生与耐药基因 GST-p、LRP、MRP、DHFR 的表达关系不密切,而与多药耐药基因 MDR1 的表达有关。耐药细胞系转导白细胞介素-2(IL-2)和肿瘤坏死因子-2(TNF-2)基因后,其耐药基因 MDR1 的表达完全或部分被逆转,对化疗药物的敏感性明显增加,耐药肿瘤细胞的凋亡也增加[31,32],为临床上治疗耐药性 GTN 提供了一种有效途径的理论基础。此外,应用 MDR1 mRNA 提高人造血细胞对化疗药物耐药性的体外试验,结果表明,通过脂质体介导,无血清环境下,将野生型人类 MDR1 基因全长 mRNA 转导入脐血单个核血细胞,增加了细胞内 MDR1 mRNA 的含量,增加了 MDR1 基因编码的 P-gp 蛋白的表达,提高了细胞的耐药性。对基因转导后脐血输注,缓解和治疗恶性肿瘤化疗带来的骨髓抑制,也开始应用于临床前的基础研究。

(3) 耐药的预防

要减少耐药的产生,初次治疗是关键,应注意以下几个方面:①规范化疗,合理用药,疗程间隔适当。②了解患者脏器功能,查清体内病灶,确定临床期别,作出预后评分,制订个体化的治疗方案。③晚期病例采用多药联合化疗(FIGO 评分≥7 分)。④大病灶(单纯化疗不能清除者)、单个病灶可联合应用手术或放疗,多个病灶则用放疗。⑤密切观察病情动态变化(病灶大小及 hCG 定量),出现耐药及早换药。⑥保留子宫者,适当增加化疗疗程。⑦加强晚期绒癌的巩固治疗。⑧应用免疫促进剂,提高机体免疫功能。

(4) 耐药及复发性滋养细胞肿瘤的治疗

1) VCR + KSM + VP-16 + 5-Fu 方案(北京协和医院)

VCR    2 mg,iv,d1
KSM    400 μg,ivgtt,d1 ~ 5
VP-16  100 mg,ivgtt,d1 ~ 5
5-Fu   1 250 mg,ivgtt,d1 ~ 5

脑转移用 10% 葡萄糖鞘内注射 MTX 10 ~ 15 mg/次,总量 50 mg 为 1 个疗程。临床完全缓解率 >80%。

氟尿苷(floxuridine, FUDR)是 5-Fu 的脱氧核糖核苷衍生物,在等量条件下比 5-Fu 有更好的抗肿瘤活性,且毒性较轻;其在肿瘤组织中的活性和含量明显高于肿瘤周围的正常组织的血清。将 FUDR 单药或 FUDR 联合方案治疗 GTN,结果表明 FUDR 与 5-Fu 疗效相当,与 5-Fu 无明显交叉耐药性;不良反应方面,包含 FUDR 的方案骨髓抑制要重于包含 5-Fu 的方案,而胃肠道不良反应则较轻[33]。近来北京协和医院用含 FUDR 的 FAEV 方案治疗高危耐药性 GTN 患者[34],具体用法为:FUDR 800 mg/m² + 5% 葡萄糖 500 ml 匀速静脉滴注,d1 ~ 5;ACTD 200 μg/m² + 5% 葡萄糖 200 ml 静脉滴注,d1 ~ 5;VP-16 100 mg/m² + 0.9% NaCl 300 ml 静脉滴注,d1 ~ 5;VCR 2 mg + 0.9% NaCl 30 ml 静脉推注,d1。疗程间隔 21 天。11 例 FIGO 预后评分为 7 ~ 13 分(中位数 9 分)的高危耐药患者中,7 例治愈(64%,7/11),FAEV 方案主要不良反应为骨髓抑制,98% 疗程需要重组人粒细胞集落刺激因子支持。

2) EMA-CO (EP)方案  Newlands 等分析 10 年 148 例高危及耐药 GTN 患者 EMA-CO 方案化疗的疗效,完全缓解率为 80%,完全缓解后复发率为 5.4%[35]。北京协和医院报道 15 例耐药 GTN 患者采用 EMA-EP 方案化疗,平均疗程数 6.2 次,化疗后 11 例完全缓解(73%),3 例部分缓解(20%),1 例无效(7%),其中 3 例转移性胎盘部位滋养细胞肿瘤化疗后均完全缓解[36]。虽然该方案是治疗高危、耐药 GTN 患者的首选化疗方案,也可作为转移性胎盘部位滋养细胞肿瘤的首选化疗方案。Kim 等分析了 EMA-CO 方案治疗 165 例高危 GTN 的疗效,发现影响疗效的因素有病程 >12 个月、转移器官 >2 个、不适当的治疗(包括无计划的手术治疗和先前不规范的化疗)[37]。对 EMA-CO 方案耐药病例的进一步治疗是当前的难题,可选用新的化疗药物和方案;或采用化疗、手术、放疗等综合治疗。2000 年 Newlands 首先报道 34 例 EMA-CO 方案耐药或治疗后复发者,再采用 EMA-EP 方案化疗,或联合手术治疗后仍可获得 70% 的缓解率[38,39]。但是如果患者对 EMA-CO 和 EMA-EP 方案均出现耐药,再采用铂类为主的其他方案治疗,仍可能有 20% 患者获得持续缓解[39]。

3) PEB 方案

VP-16 100 mg/m$^2$ + 0.9% NaCl 300 ml, ivgtt, d1 ~ 3

BLM 15 mg + 0.9% NaCl 500 ml, ivgtt, d1 ~ 3

DDP 30 mg/m$^2$ + 0.9% NaCl 300 ml, ivgtt, d1 ~ 3(水化)

间隔 3 周重复。

该方案治疗 38 例恶性 GTN,总完全缓解率 89.47%。初次治疗侵蚀性葡萄胎治愈率为 100%,耐药绒癌的完全缓解率为 92.31%,复发性 GTN 患者完全缓解率达 100%。不良反应不大,主要为 1 ~ 2 级恶心、呕吐和骨髓抑制[40]。

4) PEBA 方案(复旦大学附属肿瘤医院)

DDP 20 mg/m$^2$ + 0.9% NaCl 250 ml, ivgtt, d1 ~ 4

VP-16 100 mg + 0.9% NaCl 250 ml, ivgtt, d1 ~ 4

BLM 15 mg + 0.9% NaCl 500 ml, ivgtt, d1 ~ 4

E-ADM 40 mg + 0.9% NaCl 250 ml, ivgtt, d1

间隔 3 周重复。

复旦大学附属肿瘤医院设计并应用 PEBA 方案收到了较好的效果:治疗 26 例耐药绒癌,25 例获完全缓解,其中 19 例(73.1%)随访 1 年以上无复发,且不良反应不大[41]。

5) MBE 方案(香港大学玛丽医院)

MTX 1 g/m$^2$ d1, BLM 10 mg d3, VP-16 100 mg/m$^2$, d1 ~ 5

香港大学玛丽医院报道总有效率达 85%。8 例耐药患者用 MBE 方案二线化疗,7 例有效,6 例无瘤存活 5 年以上;治疗 8 例复发患者,7 例有效,4 例无瘤存活 5 年以上。该方案骨髓抑制较明显[42]。

(5) 介入化疗

随着放射介入技术的发展,超选择动脉插管局部灌注化疗及(或)栓塞治疗对耐药病灶及肿瘤大出血的危重患者都有显著效果。多发且较大的阴道转移灶容易发生大出血,选择性动脉栓塞术对控制转移瘤破溃大出血有重要价值[43]。北京协和医院近 10 年来对 300 余例绒癌耐药患者进行了超选择性动脉插管灌注化疗,近期治愈率 >80%,从而为耐药患者的治疗提供了新的手段。

(6) 手术

耐药和复发病灶在化疗控制的基础上做病灶切除,可以提高疗效。手术时机应选在血清 β-hCG 正常或接近正常时进行。从手术后病理分析发现,绒癌病例比侵蚀性葡萄胎更易产生耐药;即使血清 β-hCG 达到正常,病理仍然可能见到存活的滋养细胞[28],说明血清 β-hCG 是 GTN 敏感而特异的病情监测指标,但并不绝对,这些残余的滋养细胞恰好是最为耐药的细胞,适时采用手术切除是治疗高危耐药患者的重要环节[34]。

(7) 放疗

放疗适应证:脑转移,特别是多个转移病灶;耐药病灶(手术不能切除者);化疗后的残瘤病灶。

脑转移灶的放疗:恶性滋养细胞肿瘤脑转移的治疗,在脑转移初期疗效较为满意,后期则疗效较差。一般应采用应急、局部、全身三者相结合的治疗方法。由于血—脑屏障关系,脑部药物浓度低,因而局部治疗尤为重要。动脉及鞘内药物注射作用缓慢,用于症状不明显或小病灶者疗效较好,而对于病灶较大、症状明显者则以脑放疗为佳。脑部病灶出血者可先开颅止血或清除病灶后再放疗。脑部放疗的特点是收效迅速、疗效高。

复旦大学附属肿瘤医院关于脑部放疗的成功经验是根据 MRI 或 CT 定位,再决定放疗方案。由于脑部可见的转移灶外常有多个亚临床病灶存在,一般先用全脑照射 20 Gy 左右迅速控制病情,接着给予 1 个疗程化疗以控制脑外病灶,待化疗反应消退后,再继续病灶部位集中放射。可用立体适形放疗做补充放疗,根据病灶大小,再给 20 Gy 左右,以减少病灶周围脑组织损伤。放疗总疗程为 20 Gy/2 周(间隔 2 周)20 Gy/2 周。在脑部放疗中同时采用脱水、止血及全身支持治疗的辅助治疗十分重要,以利放疗顺利进行。待脑部转移灶控制后,及时进行全身化疗根治肿瘤。临床应用于绒癌脑转移患者,脑转移灶放疗后,剧烈头痛、喷射呕吐、抽筋等症状在照射后 5 ~ 7 天基本消失,但肿瘤及体征需 2 个月左右逐渐消退。远期观察活 5 年以上病例都能轻度劳动、正常生活、无主诉、智力无影响。Kohyama 报道 1 例绒癌脑内松果体转移,给予立体定向放疗(SRT)40 Gy/2 周,共 10 次,随后在脑脊髓常规照射 32.4 Gy,治疗后 4 年无复发[44]。

化疗后的耐药病灶:首先分析清楚耐药病灶是在化疗控制下还是肿瘤在发展中。若为化疗控制下的残留病灶,不宜手术者可用放疗。若病情在发展中,必先寻找有效的二线化疗控制病情(缩小肿瘤、血清 β-hCG 降至正常范围)后,及时加用放疗,才能奏效,否则对提高生存率毫无意义,只能达到缩小肿瘤、缓解症状的效果。

由于此类患者已接受多次一线或二线化疗,尚有耐药病灶,此时全身情况往往不允许多次化疗来消除病灶,局部加用放疗是有意义的,但必须与有效二线化疗相配合。放疗野不宜过大,剂量要求恰当,可采用适形放疗。

## 68.7 胎盘部位滋养细胞肿瘤

胎盘部位滋养细胞肿瘤(PSTT)是一种罕见的滋养细胞肿瘤,临床上属良性经过,但有 15% ~25% 病例可发生远处转移。PSTT 的肿瘤细胞以中间滋养细胞为主,具有独特的形态学特征。免疫组化以 HPL 阳性细胞为主,hCG 阳性细胞仅局部或散在分布。PSTT 的诊断与绒癌不同之处在于,只要见到大片典型的中间型滋养细胞,依据刮宫标本即可诊断 PSTT。

由于 PSTT 主要来源于中间型滋养细胞,对化疗不敏感,局限于子宫的患者以手术切除为主要治疗手段,一旦发生转移则预后不佳。经过多年的临床实践和经验总结,EMA-CO 对 PSTT 有效,总有效率可达 71%,完全缓解率为 28% ~38%[45]。随后 Newlands 等报道采用 EMA-EP 方案治疗 8 例转移性 PSTT,发病潜伏期<2 年的 3 例均获完全缓解,潜伏期>2 年的 5 例中仅 1 例完全缓解[38]。Hoekstra 研究发现,晚期病例、前次妊娠至诊断 PSTT 的间隔时间较长、核分裂象>2/10HP 者预后差,PSTT 的治疗宜先行手术治疗,如需化疗则首选 EMA-EP 方案[46]。最近 Baergen 总结了 55 例 PSTT 患者的预后并结合文献分析,提出 PSTT 预后不良的因素有病期晚、潜伏期长(>2 年)、高核分裂象以及高 hCG 水平[47]。目前有关 PSTT 化疗的研究结果支持 EMA-EP 作为转移性 PSTT 的首选化疗方案。

## 68.8 预后与展望

恶性滋养细胞肿瘤的预后取决于以下因素:组织学类型(侵蚀性葡萄胎或绒毛膜癌)、疾病播散的范围、hCG 的水平、妊娠终止至治疗开始的间隔时间、转移的部位和数目、前次妊娠的性质以及以往的

治疗情况。按照 FIGO(2000 年)分期评分系统的高危因素对患者进行评分,评分越高则预后越差。今后的研究重点主要在:①继续提高晚期绒癌的疗效,加强对高危患者的巩固治疗,以减少耐药的产生和降低肿瘤复发。正确采用以化疗为主的综合治疗,避免不恰当的治疗,力争首次治疗取得成功。②深入肿瘤细胞耐药机制的研究,寻找治疗耐药肿瘤的有效方法,以及癌基因、抗癌基因的表达与预后、治疗的关系。③寻找新型抗癌药物及靶向治疗。④研究免疫促进剂,提高机体免疫功能。恶性滋养细胞肿瘤对多种抗癌药物敏感,有肿瘤标记 hCG,具有更多的抗原性等特点,这些都是研究和提高疗效的有利条件。随着基础研究的深入及其与临床治疗的有机结合,将会推动晚期和耐药绒癌疗效的提高。

(汤 洁)

## 主要参考文献

[1] Ngan HY. The practicability of FIGO 2000 staging for gestational trophoblastic neoplasia. Int J Gynecol Cancer, 2004, 14:202-205.

[2] FIGO Oncology Committee Report. FIGO staging for gestational tropjoblastic neoplasia 2000. Int J Gynaecol Obstet, 2002, 77:285-287.

[3] 宋鸿钊,吴葆桢,唐敏一,等. 滋养细胞肿瘤的诊断和治疗. 北京:人民卫生出版社,1983:12-24.

[4] 石一复,李娟清,郑伟,等. 360 余万次妊娠中妊娠滋养细胞疾病发病情况调查. 中华妇产科杂志,2005,40:76-78.

[5] 陈世灼,苗润生. 绒癌的两种滋养细胞——附 80 例绒癌的临床病理分析. 中华肿瘤杂志,1987,9:382-384.

[6] Berkowitz RS, Goldstein DP. Pathogenesis of gestational trophoblastic neoplasms. Pathobiol Annu, 1981, 11:391-411.

[7] 王荣业,蔡树模. 子宫切除在恶性滋养细胞肿瘤治疗中的地位——附 324 例分析. 上海医学,1990,13:21-24.

[8] Cole LA. hCG, its free subunits and its metabolites. Roles in pregnancy and trophoblastic disease. J Repord Med, 1998, 43:3-10.

[9] Kitajima T, Mochizuki M, Nishimura R. Moelcular heterogeneity of hCG in urine of the patient with trophoblastic disease. Nippon Sanka Fujinka Gakkai Zasshi, 1991, 443:297-303.

[10] 王小平,向阳,张德永,等. 化学发光法测定绒毛膜促性腺激素游离亚单位对滋养细胞疾病的诊断价值. 中国实用妇科与产科杂志, 2001,17:660-662.

[11] Pandian R, Lu J. Clinical application of automated invasive trophoblast antigen (ITA) assay. Proceeding of the XIth meeting of the international society for the study of trophoblastic disease. Santa Fe, Mew Mesico, 2001.

[12] Rhoton-Vlasak A, Wagner JM, Rutger JL, et al. Placental site trophoblastic tumor: human placental lactogen and pregnancy-associated major basic protein as immunohistologic markers. Hum Pathol, 1998, 29:280-288.

[13] 隋秀芳,李美光,赵志宏,等. 彩色多普勒血流显像对恶性滋养细胞肿瘤的应用价值. 中国超声诊断杂志, 2006, 7:446-448.

[14] Kohorn EI. Evaluation of the criteria used to make the diagnosis of nonmetastatic gestational trophoblastic neoplasia. Gynecol Oncol, 1993, 48:139-147.

[15] 石一复,周怀君,李娟清,等. FIFO、IGCS 妇癌分期和临床实践指南(之七)——滋养细胞疾病的诊断和治疗. 中国实用妇科与产科杂志,2004, 20:574-576.

[16] Smith EB, Weed JC Jr, Tyrey L, et al. Treatment of nonmetastatic gestational trophoblastic disease: results of methotrexate alone versus methotrexate — folinic acid. Am J Obstet Gynecol, 1982, 144:88-92.

[17] Garrett AP, Garner EO, Goldstein DP, et al. Methotrexate infusion and folinic acid as primary therapy for nonmetastatic and low-risk metastatic gestational trophoblastic tumors. 15 years of experience. J Reprod Med, 2002, 47:355-362.

[18] Bagshawe KD. Treatment of high-risk choriocarcinoma. J Reprod Med, 1984, 29:813-820.

[19] Rustin GJ, Newlands ES, Beqeont RH, et al. Weekly alternating etoposide,

methotrexate and actinomycin vincristine and cyclophosphamide chemotherapy for the treatment of CNS metastases of choriocarcinoma. J Clin Oncol, 1989, 7:900-903.

[20] Bolis G, Bonazzi C, Landoni F, et al. EMA/CO regimen in high-risk gestational trophoblastic tumor (GTT). Gynecol Oncol, 1988, 31:439-444.

[21] Bower M, Newlands ES, Holden L, et al. EMA/CO for high-risk gestational trophoblastic tumors: results from a cohort of 272 patients. J Clin Oncol, 1997, 15:2636-2643.

[22] Newlands ES, Holden L, Seckl MJ, et al. Management of brain metastases in patients with high-risk gestational trophoblastic tumors. J Reprod Med, 2002, 47:465-471.

[23] Hartenbach EM, Saltzman AK, Carter JR, et al. A novel strategy using G-CSF to support EMA-CO for high risk gestational trophoblastic disease. Gynecol Oncol, 1995, 56:105-108.

[24] 石一复. 妊娠滋养细胞疾病诊治规范草案. 见:曹泽毅主编. 妇科恶性肿瘤诊断与治疗规范. 北京:人民卫生出版社, 2000:61-76.

[25] 杨秀玉, 向阳, 宋鸿钊, 等. 耐药及危重绒癌病例治疗的研究. 中国医学科学院中国协和医大学年鉴, 2000, 78:78-80.

[26] Song HZ, Wu PC, Wang YE, et al. Pregnancy outcomes after successful chemotherapy for choriocarcinoma and invasive mole long-term follow-up. Am J Obstet Gynecol, 1988, 158:538-545.

[27] 连利娟主编. 林巧稚妇科肿瘤学. 北京:人民卫生出版社, 1994:718.

[28] 张颖, 向阳, 任彤, 等. 恶性滋养细胞肿瘤肺转移患者肺叶切除术指征的探讨. 中华妇产科杂志, 2005, 40:83-86.

[29] 蔡树模, 王荣业, 丁业琴. 晚期绒毛膜癌的综合治疗. 中华肿瘤杂志, 1986, 8:470-473.

[30] 陈亚侠, 谢幸, 陈怀增, 等. 人绒毛膜癌甲氨蝶呤耐药细胞株的建立及其特性的研究. 浙江大学学报医学版, 2004, 33:138-142,165.

[31] 崔竹梅, 向阳, 等. 绒毛膜癌耐药细胞系的建立及人白细胞介素2基因转染后对其多药耐药性的逆转作用. 中华妇产科杂志, 2001, 36:549-553.

[32] 冯凤芝, 向阳, 崔竹梅, 等. 转导人肿瘤坏死因子α基因对耐药性绒毛膜癌裸鼠移植瘤耐药性的逆转作用. 中华妇产科杂志, 2003, 38:294-297.

[33] 万希润, 杨秀玉, 向阳, 等. 氟尿嘧啶脱氧核苷单药、联合方案治疗妊娠滋养细胞肿瘤患者的疗效. 中国医学科学院学报, 2003, 25:410-413.

[34] 万希润, 向阳, 杨秀玉, 等. FAEV化疗方案治疗高危型耐药性妊娠滋养细胞肿瘤的疗效分析. 中华妇产科杂志, 2006, 41:88-90.

[35] Newlands ES, Bagshawe KD, Begent RH, et al. Results with the EMA/CO (etoposide, methotrexate, actionmycin D, cyclophosphamide, vincristine) regimen in high risk gestational trophoblastic tumors, 1979 to 1989. Br J Obstet Gynaecol, 1991, 98:550-557.

[36] 向阳, 万希润, 孙雪晶, 等. EMA-EP方案治疗耐药性滋养细胞肿瘤疗效的初步分析. 中华妇产科杂志, 2005, 40:79-82.

[37] Kim SJ, Bae SN, Kim JH, et al. Effects of multiagent chemotherapy and independent risk factors in the treatment of high-risk GTT-25 years experiences of KRI-TRD. Int J Gynaecol Obstet, 1998, 60 (Suppl 1) S85-S96.

[38] Newlands ES, Mulholland PJ, Holden L, et al. Etoposide, and cisplatin/etoposide, methotrexate, and actinomycin D (EMA) chemotherapy for patients with high-risk gestational trophobalstic tumors refractory to EMA/cyclophosphamide and vincristine chemotherapy and patients presenting with metastatic placental site trophoblastic tumors. J Clin Oncol, 2000, 18:854-859.

[39] Lurain JR. Advances in management of high-risk gestational trophoblastic tumors. J Reprod Med, 2002, 47:451-459.

[40] 宋水勤, 张国楠. BEP方案治疗恶性滋养细胞肿瘤38例临床分析. 中国妇产科临床杂志, 2006, 7:248-250.

[41] Chen LP, Cai SM, Fan JX, et al. PEBA regimen (cisplatin, etoposide, bleomycin and adriamycin) in the treatment of drug resistant choriocarcinoma. Gynecol Oncol, 1995, 56:231-234.

[42] Ngan HY, Tam KF, Lam KW, et al. Methotrexate, bleomycin, and etoposide in the treatment of gestational trophoblastic neoplasia. Obstet Gynecol, 2006, 107:1012-1017.

[43] 宋英娜, 向阳, 杨秀玉, 等. 妊娠性滋养细胞肿瘤阴道转移的临床特点和处理. 实用医学进修杂志, 2001, 29:210-213.

[44] Kohyama S, Uematsu M, Ishihara S, et al. An experience of stereotactic radiation therapy for primary intracranial choriocarcinoma. Tumori, 2001, 87:162-165.

[45] Swisher E, Drescher CW. Metastatic placental site trophoblastic tumor: longterm remission in a patients treated with EMA/CO chemotherapy. Gynecol Oncol, 1998, 68:62-65.

[46] Hoekstra AV, Keh P, Lurain JR. Placental site trophoblastic tumor: a review of 7 cases and their implications for prognosis and treatment. J Reprod Med, 2004, 49:447-452.

[47] Baergen RN, Rutgers JL, Young RH, et al. Placental site trophoblastic tumor: A study of 55 cases and review of the literature emphasizing factors of prognostic significance. Gynecol Oncol, 2006, 100:511-520.

# 69 外阴癌与原发性阴道癌

69.1 外阴癌
  69.1.1 病因、病理和分期
  69.1.2 手术治疗概述
  69.1.3 手术治疗原则及围手术期的处理
  69.1.4 放疗和化疗
  69.1.5 外阴恶性黑色素瘤
  69.1.6 外阴癌复发
69.1.7 预后与展望
69.2 原发性阴道癌
  69.2.1 临床表现和诊断
  69.2.2 分期
  69.2.3 治疗
  69.2.4 预后
  69.2.5 女性尿道癌

## 69.1 外阴癌

外阴癌是少见的恶性肿瘤,占女性生殖器恶性肿瘤的4.8%,占女性恶性肿瘤的0.5%。2006年美国预计外阴癌新发病为3 740例,死亡880例。外阴癌源于外阴部皮肤、黏膜及其附属器官和前庭大腺等,多见于老年妇女,国外发病平均年龄为65~70岁,国内平均发病年龄为50岁左右。以鳞状细胞癌多见,占85%~90%[1-3]。

早期外阴癌治愈率非常高,淋巴结转移约占手术患者的30%,其中腹股沟淋巴结是最常见的转移部位,其次是盆腔淋巴结。阴蒂和会阴部位肿瘤双侧腹股沟淋巴结转移比较多见,前半部位小阴唇外阴癌也常常发生双侧腹股沟淋巴结转移,而其余部位外阴癌通常发生单侧腹股沟淋巴结转移。无淋巴结转移外阴癌的5年生存率达90%,而有淋巴结转移者下降至35%~60%。局部直接蔓延也是外阴癌主要的转移方式,累及邻近结构如阴道、尿道或肛门。血行播散比较少见[2,4-8]。

外阴癌治疗是以手术治疗为主的一种肿瘤,经历了3个历史阶段:最初阶段对外阴解剖、特别是对不同区域外阴癌淋巴回流关系认识不足,手术范围小,复发率高,生存率低;第2阶段腹股沟淋巴清扫和充分外阴根治观念引入外阴癌的治疗,这个时期手术范围广,复发率大大降低,生存率明显提高,但手术创面大、恢复慢、创面感染等问题也非常突出;第3阶段随着各种肿瘤早期分期的精细化和人们对生活质量要求的提高,20世纪90年代外阴癌手术治疗渐趋个体化,手术范围合理缩小,在保证生存率前提下,保证了患者术后的生活质量。然而,到目前为止有关手术范围的争论仍然没有停止[3,4,5,8-11]。

### 69.1.1 病因、病理和分期

传统意义上的外阴癌多见于老年妇女,与外阴营养不良有关。外阴上皮内瘤变(vulvar intraepithelial neoplasia,VIN)分为轻度营养不良(过去称为不典型增生)、中度营养不良、重度营养不良和原位癌。但近年来欧美国家数据显示,年轻妇女与老年妇女相比,发病率并不低,可能与人乳头瘤病毒(HPV)感染和吸烟有关,外阴原位癌发病率和所占比例显著上升,不同年龄段呈现非常大的差异,原位癌在40~49岁急剧上升,然后下降,而浸润性外阴癌高峰年龄>50岁。我国并无数据表明有这样的趋势。最新一项SEER结果显示[12],13 176例外阴癌患者中57%为原位癌,43%为浸润癌,1973~2000年的28年间,外阴原位癌迅速增长,增加了411%,而浸润癌只增加了20%。子宫颈、阴道和外阴癌共存说明三者存在共同致病原,20%~60%的外阴浸润癌找到HPV DNA。来自Johns Hopkins的研究发现,VIN 3与HPV-16高度相关(91%),多数VIN 1与低危HPV有关(67%),仅少数VIN 1与高危HPV有关(42%),说明HPV-16直接导致VIN 3的发生[13]。

除了鳞癌外,外阴癌组织类型包括:外阴Pagets病、基底细胞癌、疣状癌、肉瘤、组织细胞增多症和恶性黑色素瘤[3,14,15]。

*1587*

外阴癌的分期经历了1969年国际妇产科联盟（FIGO）临床分期到1988年FIGO手术分期，1994年FIGO肿瘤委员会对Ⅰ期外阴癌进一步细化。其演变过程是：①淋巴结转移的诊断从临床诊断到病理诊断，在此基础上提高了镜下淋巴结转移患者的期别。25%～30%的病例淋巴结转移情况临床检查不准确；淋巴结增大可能是反应性增生或炎症；淋巴结不大也可以发生镜下转移[16,17]（表69-1、69-2）。②根据肿瘤浸润深度，Ⅰ期分成ⅠA和ⅠB。分期变化的意义：为治疗方案制订提供科学依据，早期病例缩小手术范围，提高生活质量。

表69-1　外阴癌临床分期（1969）*

| FIGO | UICC | 肿 瘤 范 围 |
|---|---|---|
| 0期 |  | 原位癌，表皮内癌 |
| Ⅰ期 | T1 N0 M0<br>T1 N1 M0 | 肿瘤局限于外阴，病变直径≤2cm；无可疑腹股沟淋巴结 |
| Ⅱ期 | T2 N0 M0<br>T2 N1 M0 | 肿瘤局限于外阴，直径>2cm；无可疑腹股沟淋巴结 |
| Ⅲ期 | T3 N0 M0<br>T3 N1 M0<br>T3 N2 M0<br>T1 N2 M0<br>T2 N2 M0 | 任何大小的肿瘤，并累及附近的尿道或阴道，会阴或肛门，临床检查发现任何一侧可疑转移淋巴结 |
| Ⅳ期 | TX N3 M0<br>T4 N0 M0<br>T4 N1 M0<br>T4 N2 M0<br>TX NX M1a<br>TX NX M1b | 任何大小肿瘤累及尿道上段，膀胱黏膜或直肠黏膜；或固定于盆骨；或其他远处转移 |

UICC分期

T——原发肿瘤
- TX　原发肿瘤不能估计
- T1　肿瘤局限在外阴，最大直径≤2cm
- T2　肿瘤局限在外阴，最大直径>2cm
- T3　肿瘤侵犯尿道或阴道或会阴或肛门
- T4　肿瘤侵犯膀胱黏膜或直肠黏膜或上尿道黏膜或固定于盆骨

N——区域淋巴结
- N0　未扪及区域淋巴结
- N1　扪及任何一侧淋巴结，但不增大，活动（无临床怀疑淋巴结转移）
- N2　扪及任何一侧淋巴结，增大，固定但活动（临床怀疑淋巴结转移）
- N3　固定或溃疡淋巴结

M——远处转移
- M0　无远处转移
- M1a　可扪及深部盆腔淋巴结
- M1b　其他远处转移

注：*，FIGO，国际妇产科联盟；UICC，国际抗癌联盟；X，任何T或N范围。

表 69-2  外阴癌手术分期(1994)

| FIGO | UICC | 肿瘤范围 |
|---|---|---|
| 0 期 | Tis | 原位癌,表皮内癌 |
| Ⅰ期 | T1 N0 M0 | 病变直径≤2cm,局限于外阴或会阴;无淋巴结转移 |
| ⅠA期 | T1a N0 M0 | 病变直径≤2cm,局限于外阴或会阴和间质浸润≤1.0mm*;无淋巴结转移 |
| ⅠB期 | T1b N0 M0 | 病变直径≤2cm,局限于外阴或会阴和间质浸润>1.0mm;无淋巴结转移 |
| Ⅱ期 | T2 N0 M0 | 肿瘤局限于外阴或会阴;直径>2cm;无淋巴结转移 |
| Ⅲ期 | T3 N0 M0<br>T1 N1 M0<br>T2 N1 M0<br>T3 N0 M0 | 任何大小的肿瘤并累及附近的尿道下段或阴道,或肛门,或单侧淋巴结转移 |
| ⅣA期 | T1 N2 M0<br>T2 N2 M0<br>T3 N2 M0<br>T4,任何 N,M0 | 肿瘤侵犯到下列任何器官:尿道上段,膀胱黏膜,直肠黏膜,或盆骨,和(或)双侧淋巴结转移 |
| ⅣB期 | 任何 T 任何 N M1 | 任何远处转移,包括盆腔淋巴结转移 |

UICC 分期

T——原发肿瘤
  TX  原发肿瘤不能估计
  T0  无原发肿瘤依据
  Tis  原位癌(浸润前癌)
  T1  肿瘤局限在外阴/会阴,最大直径≤2cm
    T1a  肿瘤局限在外阴/会阴,最大直径≤2cm,间质浸润≤1.0mm
    T1b  肿瘤局限在外阴/会阴,最大直径≤2cm,间质浸润>1.0mm
  T2  肿瘤局限在外阴/会阴,最大直径>2cm
  T3  肿瘤侵犯下列部位之一:下尿道、阴道、肛门
  T4  肿瘤侵犯下列部位之一:膀胱黏膜、直肠黏膜、上尿道黏膜或固定于盆壁

N——区域淋巴结
  NX  区域淋巴结不能估计
  N0  区域淋巴结无转移
  N1  单侧区域淋巴结转移
  N2  双侧区域淋巴结转移

M——远处转移
  MX  远处转移不能估计
  M0  无远处转移
  M1  有远处转移(包括盆腔淋巴结转移)

注:*,浸润深度测量从最浅的表皮间质处的真皮乳头到浸润的最深处。

现在分期的大多数内容仍然依据1969年FIGO临床分期,美国不少学者认为1969年分期仍然重要,因为目前的分期还有许多需要完善的地方。例如Ⅲ期包含了预后不同的病例,从淋巴结阴性累及远端尿道或阴道,从预后较好的病例到多个淋巴结转移、预后较差的病例[6-8]。

复旦大学附属肿瘤医院张志毅根据其多年的临床经验,认为肿瘤仅仅累及尿道外口,预后较好,不应分在Ⅲ期,而放在Ⅱ期比较适合。尽管有淋巴结转移的外阴癌预后较差,但将其都归为Ⅲ期,不符合临床实际(表69-3)[3]。

表 69-3　张志毅的外阴癌分期

| 期别 | 肿瘤范围 |
|---|---|
| 0 期 | 原位癌,瘤灶局限于表皮内<br>微小浸润癌:浸润深度不超过基膜下 5 mm |
| Ⅰ 期 | 肿瘤直径≤2 cm,病灶局限外阴 |
| Ⅰ A 期 | 无淋巴结转移 |
| Ⅰ B 期 | 有淋巴结转移 |
| Ⅱ 期 | 肿瘤直径>2 cm,但直径≤5 cm,病灶局限于外阴。或肿瘤直径≤5 cm,但已侵犯尿道口者 |
| Ⅱ A 期 | 无淋巴结转移 |
| Ⅱ B 期 | 有淋巴结转移 |
| Ⅲ 期 | 肿瘤直径>5 cm;或肿瘤不论大小,侵犯肛管而未累及黏膜层;或有尿道侵犯;或侵犯阴道≤1/2 长度 |
| Ⅲ A 期 | 无淋巴结转移 |
| Ⅲ B 期 | 有淋巴结转移 |
| Ⅳ 期 | 肿瘤不论大小,侵犯肛管包括黏膜层;或侵犯直肠;或侵犯阴道直肠隔;或侵犯膀胱;或侵犯阴道>1/2 长度;或有转移淋巴结固定;或已有远处转移 |

## 69.1.2　手术治疗概述

外阴癌以手术治疗为主。虽然 20 世纪初,法国 Basset 已经在尸体上进行外阴广泛切除和腹股沟淋巴结清扫手术,但并没有引起临床医师的高度关注,总体上 20 世纪 40 年代以前,主观上人们对外阴癌的认识不足,加上晚期病例比例高、技术欠发达等客观因素,手术范围比较保守,5 年生存率仅 10%~20%。Taussig(1940,美国)和 Way(1948,英国)首先提出外阴癌手术应包括外阴广泛切除和区域淋巴结切除。Taussig[9]总结 155 例外阴癌手术治疗者,其中 66 例采用 Basset 手术,5 年生存率达 58.5%。随后不少学者重复了他的手术方法,进行外阴癌的根治手术。Way[10]总结当时过去 20 年中外阴癌手术治疗的病例,手术范围仅做外阴切除或肿瘤局部切除术者,除了<1/4 的病例治愈外,大部分死于局部复发,其原因,一是外阴广泛切除范围不够,二是清除淋巴结不足。

我国 20 世纪 80 年代以前的情形与欧美 20 世纪早期非常类似,晚期病例比例高,但已有国外治疗成功经验可以借鉴。张志毅在总结过去失败经验的基础上,提出外阴癌根治性手术范围应包括广泛外阴切除和双侧腹股沟淋巴结清扫,如果外阴癌累及邻近脏器,应作出相应手术范围的调整。浸润尿道>3 cm 病例均需同时做腹腔探查,如无远处转移和腹主动脉旁淋巴结转移,再做膀胱切开,探查膀胱三角区有否受癌浸润,以此决定手术范围,同时需切除盆腔淋巴结。如果外阴癌已浸润肛门、直肠或阴道直肠隔,需做外阴广泛切除联合 Lockhart-Mummery 手术[2,3]。复旦大学附属肿瘤医院 1981 年报道 79 例外阴癌,手术后复发率为 10%。通过总结局部复发的失败教训,1988 年报道 24 例外阴癌,经过手术范围改进后的复发率降为 4%,103 例外阴癌的 5 年生存率达 85.4%[2]。

20 世纪 90 年代以来,欧美国家外阴癌的手术范围趋于保守和个体化。呈现以下几种变化:①肿瘤直径≤2 cm,间质浸润深度≤1 mm 者,不做腹股沟淋巴结清扫;②采用术前放疗,避免脏器切除;③术后放疗,减少多个腹股沟淋巴结转移患者术后腹股沟区域的复发。④腹股沟与外阴采用分开切口,提高早期创面愈合率。尚存下述争议:①一侧肿瘤,并且该侧腹股沟淋巴结阴性者,不做对侧淋巴结清扫。②单个肿瘤病灶,保留外阴的完整性。

## 69.1.3　手术治疗原则及围手术期的处理

外阴恶性肿瘤以手术治疗为主,外阴癌根治术的原则须根据外阴癌的期别、病灶浸润范围和程度而异。淋巴结切除术的指征须根据外阴癌局部病灶的大小、位置、病理分化以及腹股沟淋巴结肿大等情况而异,因为部分外阴癌由于病灶所处的解剖位置可以腹股沟淋巴结阴性而直接转移到盆腔淋巴结。因此,通常情况下外阴癌根治术包括腹股沟和(或)盆腔淋巴结的清除,但是必须准确和适当掌握手术范围,以达到既不盲目扩大手术范围,又根治的目的。

部分局部晚期外阴癌需要综合治疗,例如外阴癌局部病灶比较大伴有溃疡、感染以及周围皮肤水肿、卫星结节等发展迅速的病例,如果急于手术,包括切除较多的周围组织,可能达不到满意的效果,相反手术操作可加速肿瘤播散。针对这些病例,除需病灶清洁,同时应综合局部放疗或化疗。

### (1) 手术治疗原则

1) 外阴广泛切除加双侧腹股沟淋巴清扫(图 69-1) 适合Ⅱ期以上病例。IB 期外阴癌根据肿瘤情况清扫单侧或双侧腹股沟淋巴结;在前哨淋巴结活检前提下,部分IB 和Ⅱ期外阴癌可以不做腹股沟淋巴结清扫。IA 期外阴癌行外阴广泛切除。

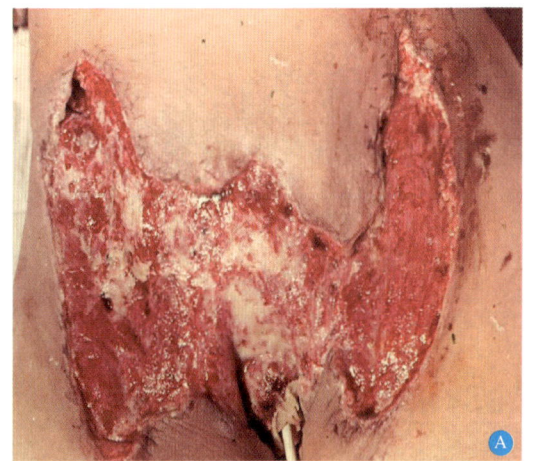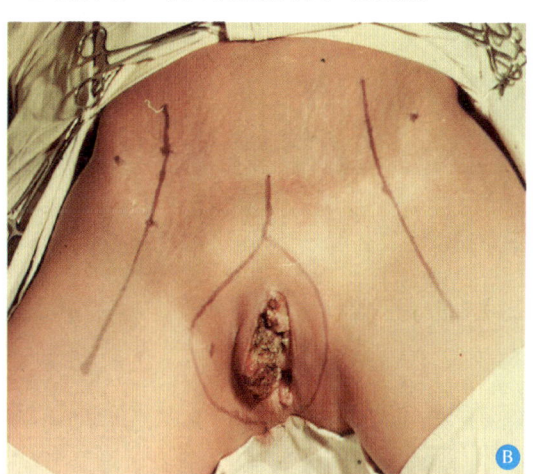

**图 69-1　外阴癌手术切口**
A. 蝶形切口;B. 腹股沟、外阴三切口

2) 外阴癌侵犯尿道　外阴癌已邻近或累及尿道的病例,应在做外阴广泛切除术的同时切除尿道 1~2 cm。外阴癌已经浸润尿道≤3 cm,宜做全尿道切除术及膀胱肌瓣尿道成形术(图 69-2)。外阴癌已浸润尿道>3 cm,但膀胱三角区尚未受浸润者,宜做全尿道切除和(或)部分膀胱切除术,膀胱肌瓣腹壁代尿道术。外阴癌已浸润膀胱三角区,应做全膀胱切除术,回肠代膀胱术。

3) 外阴癌侵犯肛门、直肠或阴道直肠隔　外阴癌浸润肛门、直肠或阴道直肠隔者,宜扩大手术范围,做外阴广泛切除联合 Lockhart-Mummery 手术。

### (2) 手术前准备

外阴癌根治联合腹股沟淋巴结清扫手术创面大、术后皮肤容易出现坏死,而且某些晚期外阴癌根治术涉及泌尿系、肠道手术,因此决定做某类外阴癌根治手术后,必须认真做好手术前各项准备工作。

1) 体检和实验室检查　患者入院后的体征,包括局部病灶的检查极为重要。入院后需详细检查局部病灶,如外阴肿瘤的位置、范围、基底活动与周围组织关系等,以考虑手术切除深部组织和周围器官的范围。如检查肿瘤浸润尿道的深度,以考虑切除尿道的范围;检查肿瘤与外阴后联合、肛门、阴道直肠隔之间的关系,以考虑是否切除直肠等问题;检查肿瘤所处外阴的位置、肿瘤大小与腹股沟淋巴结的关系,以考虑清除腹股沟和(或)盆腔淋巴结的问题。外阴癌多数为年迈妇女,因此必须详细询问病史和检查心、肺、肾、肝等脏器的功能,以及过去肠道或腹腔手术史,以利术前有所了解和准备,使患者安全地接受手术治疗。

由于外阴癌的手术创面大,术后渗出液较多,因此必须于术前了解患者的凝血功能和血浆蛋白等情况,发现问题应及时纠正,减少术时出血过多和术后并发症的发生。此外,需对肾功能充分了解,如尿常规、肾功能检查以及肾盂造影等,个别考虑做全膀胱和尿道改道手术者,需慎重施行和术后严密观察,加强预防性措施,以减少术后并发症的发生。

2) 饮食与肠道准备　外阴癌根治术前必须告诫患者,在手术前 1 周内不宜照平日那样进食,尤

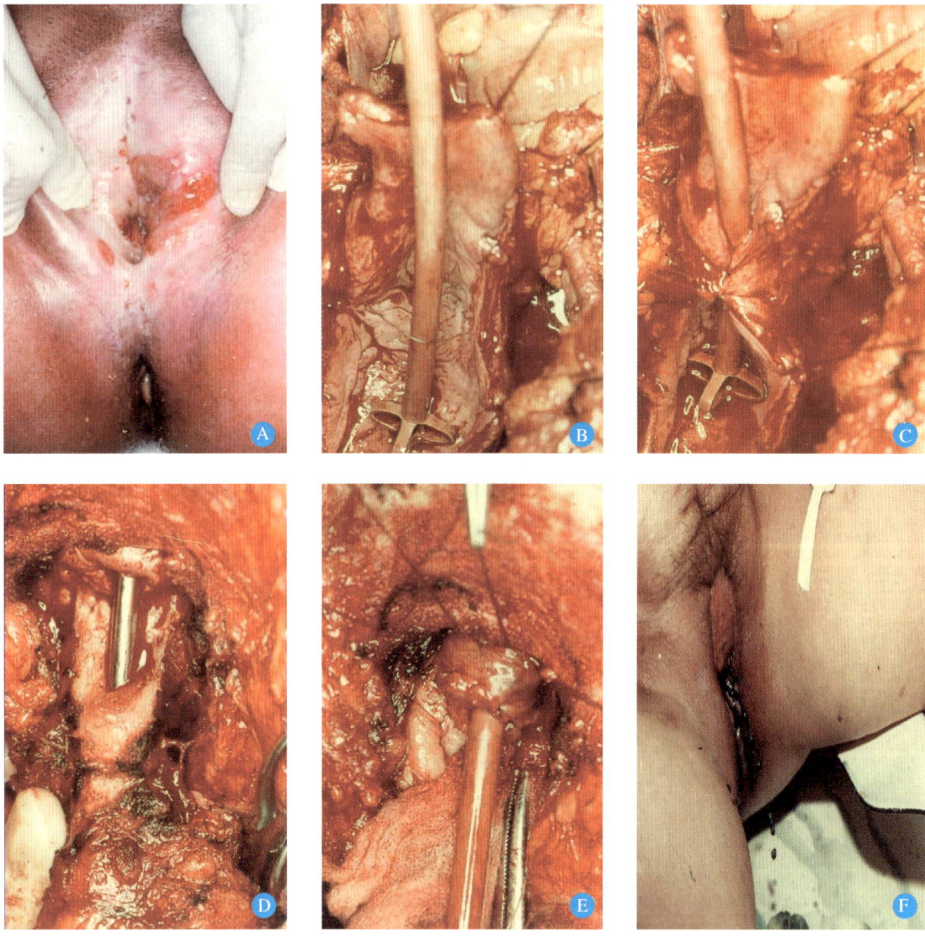

**图69-2　外阴癌全尿道切除,膀胱肌瓣尿道成形术**
A. 外阴癌病灶;B. 采取膀胱肌瓣;C. 缝合膀胱肌瓣;D. 膀胱肌瓣尿道成形;E. 固定肌瓣外口于耻骨联合;F. 成形尿道排尿(照片由张志毅教授提供)

其不应进食多纤维素的饮食。因为外阴癌术后,希望其1周内不解大便,以尽量减少接近肛门口的外阴创面污染。手术前2天进食流质,以减少肠道积粪。所以术前患者如需增加营养,应劝说多进高蛋白、低脂、低渣的食物。

如果晚期外阴癌需做 Lockhart-Mummery 联合手术或全膀胱切除、回肠代膀胱的病例,除做以上肠道准备外,术前2天口服甲硝唑0.4g,每日3次,做肠道灭菌准备。

3)局部准备　外阴癌术前局部准备极为重要,因为多数外阴癌的病灶都有破溃,伴有不同程度继发感染。局部脓性分泌物和污秽较多,部分病例且伴有亚急性或急性感染,常伴有腹股沟淋巴结肿大、全身发热等症状。

患者入院后,应予1‰高锰酸钾液每日坐浴2~3次,外阴剃毛、清洁;局部有脓性分泌物者,应每日2次给予清创换药,同时全身应用抗生素。患者如有急性感染,除加强局部清创外,应使用大量抗生素。

个别病例局部病灶巨大或有感染者,除用抗生素外,应同时予局部放疗,一般予30Gy,因为只有使肿瘤有所控制,感染才能消退,同时亦可减少和避免术时的医源性播散。

4)手术时患者体位和切口选择　根据外阴癌的病期和病灶位置的不同,决定手术时患者的不同体位。比较晚期的病例,目前一般都做外阴和淋巴Ⅰ期手术,因为这些病例如果按常规做Ⅱ期手术,由于创面过广,延期愈合,常致转移淋巴结的继续发展而失去Ⅱ期手术的机会。

外阴癌根治术体位：仰、平卧位，两腿平伸外展45°，患者臀部类同膀胱截石位。这种体位有利于对两侧腹股沟淋巴结同时进行手术，以及腹膜外盆腔淋巴结清扫时易于暴露。该体位可用于尿道全切或膀胱切除术。

早期外阴癌手术采用蝶形切口，缺点是皮肤缺损大，需要常规植皮，目前选用外阴和腹股沟"三切口"方法（图69-1）。前者的优点是减少皮桥之间的复发，对于局部晚期肿瘤比较适合；对多数外阴癌，"三切口"方法比较安全，不增加皮桥间的肿瘤复发率。

Lockhart-Mummery Ⅰ期手术体位：仰、平卧位，类似一般妇科手术体位。因为手术范围仅做盆腹腔探查、盆腔淋巴结切除术和乙状结肠造瘘术。

外阴癌根治术联合 Lockhart-Mummery 手术Ⅱ期手术体位：先予仰、平卧位，两腿平伸外展45°，有利于外阴广泛切除和两侧腹股沟淋巴结清扫。后予仰、平卧，膀胱截石位，以利外阴广泛切除和 Lockhart-Mummery 手术。

（3）手术治疗原则与实施

外阴癌根治术的治疗原则根据外阴癌的期别、病灶浸润范围和程度而异。外阴癌手术疗效与局部切除范围密切相关。因此，为了达到根治目的，必须严格掌握手术指征和切除足够的外阴及其周围组织，如外阴广泛切除，包括部分尿道、全尿道和全膀胱的切除，又如癌灶浸润直肠或肛门时还得切除直肠等组织。

淋巴结切除术的指征需根据外阴癌局部病灶的大小、位置、病理分化以及腹股沟淋巴结肿大等情况而异，因为部分外阴癌由于病灶所处的解剖位置可以腹股沟淋巴结阴性而直接转移到盆腔淋巴结。同样腹股沟未扪及肿大淋巴结者也有12.5%手术后病理证实有转移，因此病灶直径＞2cm 的外阴癌根治术包括腹股沟淋巴结的清除是极为重要的，但是必须准确和适当掌握手术范围，以达到既不盲目扩大手术范围，又根治的目的。

（4）手术后的处理

1）术后一般处理　外阴癌根治手术后的处理极为重要，因为外阴癌根治术经常涉及周围脏器，如尿道、膀胱和直肠。同时外阴癌根治术范围广、创面大，更需手术后周密护理、观察、检查和及时处理，以求获得手术成功。

补充血浆和电解质：虽然外阴癌根治术使用电刀，手术时的失血不多，但由于外阴广泛切除和两侧腹股沟、盆腔淋巴结清扫后的创面较大，其渗出液较多，尤其是血浆和淋巴液的渗出。因此，术后必须重视和及时补充血浆蛋白和液体。

两侧腹股沟创面持续负压吸引：腹股沟淋巴结清扫包括股部皮下脂肪层的剥离和股部大片肌肉的暴露。为了减少局部渗液和使股部皮片能紧贴肌层，增加皮片的存活和减少皮片的坏死，腹股沟创面的持续负压吸引极为重要。如果创面经常保持负压，使皮片紧贴肌肉，既减少渗液又可改善皮片的存活条件。一般术后4~6天内保持负压吸引。

负压吸引时需注意：在吸引时必须同时用干纱布在两侧腹股沟创面来回挤压，以使渗液加速流出，但同时必须注意有无创面缝合口漏气。一旦发生漏气，应立即予以补充缝合或用凡士林纱布加压堵漏。因血凝块很易堵塞管腔，如果在4天内发现负压吸引管阻塞，应拔除被塞一侧的引流管，同时打开部分创面，以引流残存的积液，防止积液感染。多数患者术后4天左右，已极少能吸出渗液，可以根据吸出液的情况考虑拔除两侧负压吸引管。

外阴和两侧腹股沟创面术后处理：外阴癌根治术后，两侧腹股沟创面常规应用负压吸引。外阴广泛切除创面以橡皮片引流。术后76h内渗液较多，且外阴部渗液一般均流至臀部，所以很难被发现，宜术后当晚调换外阴部敷料，以后每日至少更换外阴敷料2次，以保持外阴和会阴部创面敷料干燥，预防局部感染。

由于术时剥离外阴和两侧腹股沟皮片较薄，更因皮片血供等因素，常有部分皮片坏死。一般术后72h 坏死皮片的界限开始明显，应及时修剪坏死皮片。外阴癌根治术后创面、坏死组织和周围皮片修剪，是每位主管医师日常换药时的基本操作之一，根据创面有无感染，将采用抗炎敷料与刺激肉芽组织生长的敷料交替使用。如果应用得当，创面将较快愈合。个别病例创面过大，需辅以植皮术。植皮创面要求肉芽组织比较坚实、新鲜，创面与皮肤基本齐平，且无感染。复旦大学附属肿瘤医院经常采用点状植皮术，因为外阴部创面易于感染，点状植皮易存活。所用植皮片一般采用患者股内侧或臂内侧皮肤。

减少大便污染创面：一般手术后要求1周内患者没有大便，因为外阴部创面邻近肛门，大便后容易污染外阴和腹股部创面。因此，除术前少吃富有纤维素食物和做好清洁灌肠外，术后应服用阿片酊或其他止泻药，以控制术后1周内不解大便。

预防术后下肢皮肤急性淋巴管炎：外阴癌根治术后，常因两侧腹股沟和盆腔淋巴结切除后引起两下肢淋巴潴留,发生不同程度肿胀,亦可致链球菌感染。

2) 尿道切除者的处理

尿道部分切除术后处理:尿道部分切除术后,每日需做外阴前庭区清洁擦洗,并用金霉素眼膏敷在尿道残端,以润滑和减少局部感染。需注意将导尿管保持在尿道残端的中央部位,如果偏向一侧,需及时纠正。因为偏向一侧时间延长,会导致导尿管压迫尿道残端,引起局部坏死。

全尿道切除、膀胱肌瓣尿道成形术后处理:尿道全切膀胱肌瓣尿道成形术后,局部清洁均同尿道部分切除术,但术后代尿道狭窄为常见并发症之一。预防尿道狭窄需正确掌握拔管时间,一般为术后9~10天拔管。拔管前8天,先将膀胱造瘘管钳夹,停止尿液引流,使尿液从新尿道排出,待排尿通畅2~3天后拔除膀胱造瘘管。

此外,需定期做尿道扩张。代尿道末端一般都有少许坏死,如拔管后不扩张,1~2个月后将出现尿道外口粘连狭窄,数月后甚至出现膜状闭锁。因此,拔管后1~2周、5~10周和3~4个月须各扩张尿道1次。拔管后常出现尿频、尿急、尿痛等症状,这是拔管后代尿道发生暂时的刺激症状,可予抗感染治疗和外阴冲洗。坐浴和多喝饮料等有助于症状好转。一般术后1个月左右小便日趋正常。

全尿道切除、腹壁代尿道术后处理:腹壁代尿道术后,医师需每日亲自予腹壁人工尿道清洁换药1~2次。一般人工尿道残端经常有少许坏死组织,宜及时剪除,以防感染扩展至尿道,引起坏死。创面敷以凡士林纱布,保护尿道黏膜。

术后1周拆除人工尿道与皮肤间的缝线,同时除去围在人工尿道周围的碘仿小纱布。术后7~10天拔除导尿管,嘱患者自解小便,一般患者都有迫尿功能。同时嘱患者自己用手加压腹部,但不能自己控制小便。

腹壁代尿道术,因人工尿道穿透腹壁全层,极易因腹壁瘢痕挛缩而发生尿道狭窄。预防狭窄需定期扩张尿道,一般拔管后1个月、2个月、4个月、6个月时各扩张尿道1次。

3) Lockhart-Mummery 联合外阴根治术后处理

此联合术后会阴部创面缺损大、渗液多,加之阴道分泌液又易污染创面,故术后当晚需更换会阴部敷料,以保持会阴部敷料干燥。术后48 h去除阴道碘仿纱布球,随后每日清洁换药1~2次。

术后2~3天,除去外阴、会阴两侧皮片引流。会阴部创面一般需4~6周愈合。对下腹人工肛门,除常规处理外,亦需嘱咐患者出院后定期扩张,以防人工肛门狭窄。

## 69.1.4　放疗和化疗

由于外阴解剖部位特殊,放疗引起的术后并发症高,一般不主张术前放疗,术后放疗效果不肯定。外阴癌的放疗目前仅限于:①不能手术的晚期或复发病例。②腹股沟淋巴结转移者,术后腹股沟部位放疗。③外阴黑色素瘤术前放射,降低肿瘤活性,消灭卫星灶。

20世纪90年代化疗开始应用于浸润性外阴癌,效果尚不明确。主要用于:①不能手术的晚期和复发病例。②肉瘤和黑色素瘤。③肿瘤较大,分化差,估计有亚临床播散的病例。④淋巴结包膜外浸润。目前常用的化疗药有丝裂霉素(MMC)、氟尿嘧啶(5-Fu)、顺铂(DDP),肉瘤可选用DDP、多柔比星(ADM)、长春新碱(VCR)等。

## 69.1.5　外阴恶性黑色素瘤

外阴恶性黑色素瘤是发病率次于鳞癌居第2位的外阴恶性肿瘤,但总体比较少见,占外阴恶性肿瘤的2%~10%。美国白种人妇女常见发病部位是小阴唇和阴蒂,而中国妇女常见部位依次为大阴唇、小阴唇和阴蒂。临床主要表现为外阴肿物,发病时间长短不等,一般就诊前1~2个月迅速生长,部分患者有肿瘤破溃(图69-3)。

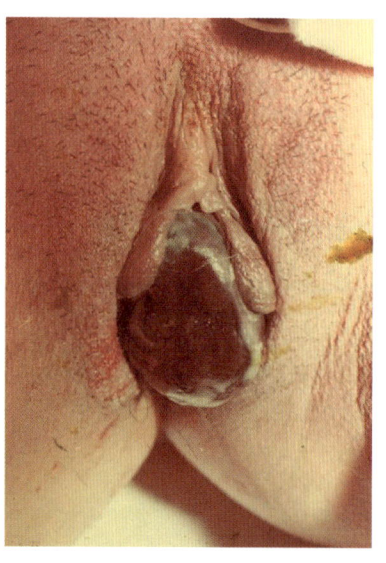

图69-3　外阴黑色素瘤,肿瘤表面有破溃

外阴鳞癌的分期不适于黑色素瘤,同时由于晚期居多,皮肤恶性黑色素瘤的一些分期标准如Clark、Chung、Breslow等[11-13]也不适合,笔者采用美国癌症联合会(AJCC)标准(详见"75")。

外阴恶性黑色素瘤恶性程度高,发病率低,国内外并没有成熟的治疗经验。手术的基本原则:保持3 cm侧切缘和1~2 cm的基底切缘非常关键,因肿瘤常常位于小阴唇,应注意切除充分的尿道皮肤,做部分尿道切除不影响患者的生活质量。复旦大学附属肿瘤医院报道5年生存率26.7%,肿瘤局部广泛切除是治疗该肿瘤的最佳方法,扩大手术范围并不能提高生存率。15例中手术治疗11例,3例分别存活7、8、9年,均系术后结合放疗和化疗者;4例接受放疗和(或)化疗者中有1例生存时间长达11年。远处转移时血道播散最常见,肺、骨和胸壁多见[14,15]。

## 69.1.6 外阴癌复发

### (1) 外阴癌复发问题的反思

外阴癌手术范围趋于缩小,肿瘤复发也成为近10多年来大家关注的问题,有关复发癌诊断、治疗和预防的文献报道明显增多。来自美国Mayo临床中心的报道[16,17]总结了330例外阴鳞癌病例,治疗淋巴结转移率为34.2%。总的治疗失败率26.7%。治疗失败者多数发生在2年内。但5年或5年以后的复发率达到35%,应注意长期随访。淋巴结部位复发治疗非常棘手,多数患者在复发后2年内死亡,因此该中心认为初次治疗时完全(不只是切除浅表淋巴结)的单侧或双侧淋巴清扫非常必要,也非常重要。有鉴于此,笔者认为对外阴癌复发的危险因素应从多方面做认真的反思,以不断总结、提高。

1) 前哨淋巴结切除(sentinel lymph node dissection, SLND)的意义　理论上ⅠA期患者淋巴结转移率<1%,但Thangavelu等[18]报道2例ⅠA期外阴癌外阴局部广泛切除后3个月和3年分别出现了腹股沟淋巴结转移。类似报道不少[19]。前哨淋巴结是原发肿瘤发生淋巴转移的第1站,1977年由Cabanas在阴茎癌研究中最早提出。目的是在临床早期患者中发现亚临床或微转移的淋巴结,以决定下一步是否进行淋巴清扫。近年来国外学者相继在皮肤恶性黑色素瘤、乳腺癌、甲状腺癌、阴茎癌、外阴癌、大肠癌和子宫颈癌中开展了前哨淋巴结活检,并取得了重大进展,对早期肿瘤合理缩小手术范围提供了科学依据。外阴肿瘤是研究肿瘤前哨淋巴结转移很好的载体。因此,SLND在ⅠA期外阴癌中选择合理的患者做腹股沟淋巴结清扫,对避免不必要的手术和不遗漏亚微转移病灶有非常重要的临床意义,但现阶段重要的是如何提高SNLD技术。外阴癌患者平均前哨淋巴结在2.2个左右,SLND不增加复发的危险,但目前最需要进行这方面研究的是仅仅T1期特别是ⅠA期肿瘤,而多数研究选择的是T1和T2期的患者,T1期累计病例较少,研究结果缺乏说服力[20-22]。

2) 复发的危险因素　外阴癌T1期肿瘤有10%会出现镜下淋巴结转移;而浅表淋巴结切除代替腹股沟淋巴结清扫有5%的复发风险[11,23]。Woolderink等报道外阴癌复发率达到23%,腹股沟的复发率9%,复发的危险因素包括年龄(>74岁,$HR=2.38$)和Ⅲ/Ⅳ期($HR=3.03$)。一旦复发,经过治疗第2次复发率达到72%[23]。比较有趣的是,最新英国的一项研究发现,淋巴结常规镜检阴性而免疫组化提示微转移者,肿瘤的复发概率大大增加,与免疫组化阴性者相比,复发危险达到19.6倍。该报道还有几点值得注意:4例ⅠA期患者均无微转移;而T1肿瘤微转移达到20%(6/31),ⅠB肿瘤为30%(10/31)[24]。多因素分析结果显示,切缘状态和浸润深度是局部复发的危险因素[25]。

3) 淋巴结切除范围与肿瘤复发　欧洲的报道结果发现,手术范围缩小后,4年肿瘤复发率从19.9%上升到33.3%,并且有更多患者出现了致命的皮桥和腹股沟淋巴结区域复发[26]。综合文献,淋巴结部位一旦出现肿瘤复发,意味着死亡来临。因此,初次手术时淋巴清扫范围是:彻底的淋巴清扫而不是仅仅切除腹股沟浅表淋巴结至关重要[23,26,27]。

### (2) 复发癌的治疗

外阴局部复发首选手术治疗,术后可辅助放疗;而腹股沟复发,化疗要比单纯手术或单纯放疗效果好。广泛手术基础上的整形重建更有利于切除肿瘤、伤口愈合和生存率的提高[27]。

复发病灶的部位与再次治疗效果也有很大关系。虽然不同学者在复发病灶描述上有差异,但多数文献认为以原手术切缘或皮桥复发和腹股沟淋巴结转移预后最差[25,27]。距离较远部位复发者预后好,3年生存率达到66.7%;原部位复发,3年生存率仅为15.4%。外阴癌复发与腹股沟淋巴结转移数目密切相关,淋巴结转移数目<3个,复发率低;而淋巴结转移数目≥3个时,局部、区域复发和全身转移率明显升高。

Hopkins等[28]报道,手术治疗34例复发性外阴癌,其中2年复发19例,9例获无瘤生存;2~10年复发10例,7例无瘤生存;10年后复发5例,3例获无瘤生存。他们用根治性手术切除外阴局部复发性癌,以提高外阴癌的生存率。预后因素中没有发现缓解期与复发后的生存期有关,但腹股沟淋巴结转移者无1例存活。Hoffman等[29]报道,应用组织间质放疗获得较好的效果,有10例晚期或复发外阴癌局部得到控制,平均随访28个月,9例存活。但在放疗后8.5个月中位随访期中,6例出现严重的放射性坏死,其中1例死于并发症。

复发性外阴癌预后与复发肿瘤部位、首次治疗缓解期、肿瘤分化等有关。由于外阴癌发病率低,目前还没有高级别循证医学资料对如何预防复发作出很好的阐释。以下4个问题值得深思:①与欧美国家VIN和T1期肿瘤占有一定比例不同,我国外阴癌妇女中晚期比例仍然比较高;②外阴癌分期的争议持续存在,现有分期在方便选择手术方式、准确指引预后和预测复发等方面尚欠满意;③外阴癌一旦复发,即使手术仍然有效,但再治疗失败的概率非常大。④腹股沟淋巴结区域肿瘤复发治疗棘手,预后差。

## 69.1.7 预后与展望

### (1) 治疗效果

外阴癌是治愈率较高的一种肿瘤,20世纪90年代以前的资料中,复旦大学附属肿瘤医院报道103例外阴癌的5年生存率达85.4%,10%年生存率为60.6%,其中淋巴结阴性患者的5年生存率96.0%,有淋巴结转移时下降至70.8%[2];国外同期资料的5年生存率为69.4%,有无淋巴结转移差别非常显著,分别为91.3%和47.6%。表69-4比较了不同期别外阴癌的5年生存率。Rutledge等(1970年)[4]总结了手术治疗151例外阴癌的5年生存率为55.7%,他们分析发现外阴癌局部病灶大小与淋巴结转移比较密切,病灶直径≤1 cm者极少有淋巴结转移(转移率6%),病灶直径≥8 cm者转移率达50%。因此,当外阴病灶直径>2 cm,淋巴结转移机会较多。笔者亦有同样经验。外阴癌累及肛门、尿道或阴道的病例,淋巴结转移率从24%增至43%。外阴癌邻近于阴道黏膜的术后局部复发也比较多见。因此,Rutledge等强调术中阴道切缘做冷冻切片检查,以切除足够的阴道,减少术后局部复发。另外,当外阴广泛切除术时,其切缘必须距肿瘤3 cm,同时做皮下潜行切除,包括皮下脂肪和淋巴组织,外侧基底达内收肌筋膜。腹股沟淋巴结切除时,其内侧皮片厚度以稍带脂肪为宜,外侧皮片的皮下脂肪厚度<0.5 cm。因为外阴部外切口与腹股沟之间为外阴皮下淋巴网回流的主要通道,如果该部皮下淋巴、脂肪组织清除不足,可导致该处的复发。

Cavanagh[30]认为没有腹股沟淋巴结阴性的病例出现盆腔淋巴结转移,而且盆腔淋巴结转移的外阴癌5年生存率只有20%,因此不主张做盆腔淋巴结清扫。然而多年来他们仍坚持将广泛外阴切除和双腹股沟淋巴结清扫作为浸润性外阴癌的治疗常规[4,5]。多因素分析显示,外阴癌预后与肿瘤大小、淋巴结转移和淋巴结包膜外浸润(extra-capsular spread)有关。尽管有学者认为术后放疗对有淋巴结转移外阴癌的预后有影响,但来自两个权威机构GOG和AJCC会的报道则认为术后放疗不能改善预后。

### (2) 手术范围与手术规范

1992年Stehman首先提出早期外阴癌的小手术问题,他通过前瞻性研究得出,早期非中央型病灶可以只做单侧腹股沟淋巴结清除[3]。以后也有许多学者主张Ⅰ期外阴癌可行缩小手术。外阴癌有12.5%镜下淋巴结转移。笔者的体会是,外阴皮下具有广泛的淋巴网,不同部位的肿瘤淋巴回流途径不同,如阴蒂或阴蒂周围的肿瘤可直接转移到盆腔淋巴结,目前检测亚临床转移淋巴结的手段还不成熟,淋巴造影在外阴癌的应用尚在实验阶段,病例少,经验不足。从国内资料来看0、Ⅰ期的病例数远远少于中晚期。结合国内外实际情况,笔者强调:①T2以上的病例,广泛外阴切除和双侧腹股沟淋巴结清扫仍作为治疗外阴癌的常规方案。②不同部位的肿瘤淋巴回流途径不同,不少病例侵犯尿道或肛门等重要脏器,因此外阴癌应制订个体化治疗方案,注意手术切缘≥3 cm这一肿瘤治疗的基本原则。

表 69-4　外阴癌期别与 5 年生存率[4,7,31-35]

| 分期 | 复旦大学附属肿瘤医院 | | | 综合资料 | | |
|---|---|---|---|---|---|---|
| | 治疗例数 | 5 年生存例数 | 5 年生存率（%） | 例数 | 5 年生存例数 | 5 年生存率（%） |
| 0 期 | 1 | 1 | 100 | | | |
| Ⅰ 期 | 8 | 8 | 100 | 376 | 340 | 90.4 |
| Ⅱ 期 | 57 | 48 | 84.2 | 310 | 239 | 77.1 |
| Ⅲ 期 | 37 | 31 | 83.8 | 238 | 122 | 51.3 |
| Ⅳ 期 | | | | 111 | 20 | 18.0 |
| 合计 | 103 | 88 | 85.4 | 1035 | 314 | 69.7 |

## 69.2　原发性阴道癌

原发性阴道恶性肿瘤较少见，占妇科恶性肿瘤的 1%～2%，主要见于老年妇女。由于该病少见，阴道肿瘤累及子宫颈阴道部或子宫颈外口者视为宫颈癌，阴道肿瘤累及外阴者视为外阴癌。因此，原发性阴道癌的诊断必须进行子宫颈活检，以排除子宫颈癌。患者年龄 35～70 岁，国内阴道癌患者平均年龄 55 岁，原位癌病例约早 10 年。鳞状细胞癌最常见，约占 85%。起初阴道壁表浅浸润，然后侵犯阴道旁组织。远处转移主要见于肺和肝，其次是腺癌，占 15%。与鳞癌不同的是，其高峰年龄是 17～21 岁；肺转移、锁骨上淋巴结转移和盆腔淋巴结转移概率增加。透明细胞癌、肉瘤、黑色素瘤等比较少见。到目前为止，虽然很多治疗方法用于阴道癌的治疗，但最佳手段的选择仍然存在很大争议，可根据不同期别选择不同的治疗方法，手术是早期阴道癌有效的治疗方法，特别是阴道腺癌。放疗可用于各个期别，特别是晚期阴道癌。没有证据表明化疗对晚期阴道癌有治疗价值，而且没有标准化的治疗药物。原发性阴道癌总的 5 年生存率在 50% 左右，Ⅰ、Ⅱ、Ⅲ、Ⅳ期分别为 78%、54%、33%、4%。阴道癌的预后主要与期别有关，但年龄 >60 岁妇女、诊断时有症状、肿瘤位于阴道中下 1/3 和细胞分化差等因素使原发性阴道癌患者的生存率降低。另外，鳞癌累及阴道的长度与分期和生存率有关。

女性尿道癌非常少见，是一般教科书的盲点，但诊断和治疗上与阴道癌有一定关系，本节专门叙述。

### 69.2.1　临床表现和诊断

原发性阴道癌约 60% 的患者主诉无痛性阴道流血，表现为点滴状阴道流血，有时也可有多量流血。20% 的患者主诉阴道排液，伴或不伴有阴道流血。5% 患者因病变超出阴道而出现疼痛。5%～10% 患者在初次检查时无症状，在常规盆腔检查和阴道涂片检查时发现阴道癌。70% 的患者出现症状在 6 个月之内。主诉疼痛、排尿困难或尿频、尿痛者已属晚期。

病变常发生于阴道后壁上 1/3 处。肉眼所见可表现：① 外生性（息肉样，乳头状）。② 内生性（硬结，浸润）。③ 扁平病灶。最常见的是外生性，扁平病灶是最少见的，发展最快的是浸润性病灶，预后也最差。上皮内癌几无症状，多由常规阴道涂片检查时发现，再由活检证实。肿瘤的发展，可环绕阴道周径或随其后向后壁纵向延伸。膀胱、尿道及直肠均与阴道壁相邻，最易受癌组织的侵犯。淋巴结转移的发生率与肿瘤的大小有关，转移途径常决定于肿瘤发生的部位。肿瘤起自阴道下 1/3 者，其转移同外阴癌，腹股沟淋巴结常受累；肿瘤位于阴道上部者，其转移同宫颈癌。血行播散在恶性黑色素瘤中比较常见。

诊断时应注意阴道癌多数系继发，有报道继发阴道癌占 84%，其中 32% 来自子宫颈、18% 来自子宫内膜、9% 来自大肠、6% 来自卵巢、6% 来自外阴。另外，起源于膀胱和尿道者也容易漏诊。

阴道肿瘤在初次检查时常容易漏诊。其原因是：①检查欠仔细，没有检查全部阴道黏膜。视野角度关系,阴道前壁中段黏膜下病灶漏诊率高。②窥阴器的叶片遮住了微小的病灶。黏膜下浸润和邻近器官的浸润早期即可发生,而溃疡的形成则较晚。早期肿瘤常向腔内生长,随后向阴道外扩展,最后有破坏浸润性生长。老年患者或阴道有明显狭窄者,麻醉辅助下的检查和阴道活检比较满意。

阴道癌的诊断需具备以下条件:①原发病灶在阴道;②宫颈是完整的,而且宫颈活检未发现恶性肿瘤;③其他部位未发现肿瘤。

### 69.2.2 分期

阴道癌 FIGO 分期按手术病理病变范围而定,是决定治疗方案和推测生存期的重要依据(表 69-5)。

**表 69-5 原发性阴道癌的 FIGO 分期(1994 年)**

| 0 期 | 原位癌,上皮内瘤变Ⅲ级 |
|---|---|
| Ⅰ 期 | 肿瘤局限阴道壁 |
| Ⅱ 期 | 肿瘤浸润阴道壁下组织或阴道旁组织,但未及盆壁* |
| Ⅲ 期 | 肿瘤浸润阴道旁组织,并达盆壁;或有腹股沟或盆腔淋巴结转移 |
| Ⅳ 期 | 肿瘤扩散超过真骨盆或浸润膀胱或直肠(泡状水肿不包括)黏膜 |
| ⅣA 期 | 侵犯邻近器官(膀胱、直肠黏膜) |
| ⅣB 期 | 远处转移 |

*:盆壁指肌肉、脉管、神经、筋膜和盆骨的骨骼结构。

目前的 FIGO 分期仍然存在一些问题,例如中央型的Ⅱ期和Ⅳ期的区别,肿瘤浸润至阴道直肠隔或直肠肌层按上述分期属于Ⅱ期,但这部分患者预后差。准确判断阴道旁组织受累情况比较困难,手术分期没有宫颈癌那样普遍。

### 69.2.3 治疗

原发性阴道癌的治疗应根据患者年龄、全身情况,尤其是肿瘤大小、发生部位及临床期别。解剖因素和心理承受力使治疗计划实施受到很大限制,由于阴道位于膀胱和直肠中间,壁很薄,很容易转移至邻近的淋巴和支持组织,加上应用放疗技术的困难性,使阴道癌成为难以治疗的恶性肿瘤之一。常易犯的错误是治疗不彻底或偏保守。

20 世纪 40 年代以前,阴道癌被认为是无法治愈的。1927~1948 年,因广泛性手术被认为危险性大,几乎所有阴道癌均采用保守性放疗。1948 年以后广泛性手术又渐被采用,从此治疗方法的个别化已有可能。随着现代放疗技术的进步,即使晚期病例也可获得与同等子宫颈癌相当的治疗效果。

**(1) 手术治疗**

1) 适应证 ①阴道上皮内瘤变(vaginal intraepithelial neoplasia, VaIN)或称为原位癌;②Ⅰ~Ⅱ期;③中央型Ⅳ期,无远处转移;④部分Ⅲ期配合放疗。

2) 手术治疗原则 原发性阴道癌手术治疗的基本原则是获得满意的手术切缘。①VaIN 通常多中心性,阴道穹窿多见,根据病灶范围采用阴道肿瘤局部广泛切除、部分或全阴道切除,加皮肤移植。②Ⅰ、Ⅱ期位于阴道上段,若子宫仍存在,广泛子宫切除,部分阴道切除以及盆腔淋巴结清扫,注意切缘距肿瘤边缘保持在 3 cm。如果患者以前已行子宫切除术,则可行根治性上部阴道切除和盆腔淋巴结切除术。肿瘤位于中下段者行全阴道切除并行腹股沟淋巴结清扫。Ⅰ期腺癌,因为腺癌通常通过皮下转移,因此,与鳞癌所不同的是,所有病例应行全阴道切除。部分选择性病例,可以选择肿瘤局部广泛切除、淋巴结活检加术后放疗。③中央型Ⅳ期,视肿瘤范围,行前、后或全盆腔脏器清扫术(pelvic exenteration)术前检查,必要时术中探查活检除外远处转移。并依据肿瘤位置,清扫盆腔或盆腔淋巴结。如果Ⅱ期肿瘤与尿道、肛门毗连,根据术前 MRI 检查和术中探查情况,可选用盆腔脏器清扫术。④对一些年轻的需行放疗的患者,治疗前可给予剖腹探查,目的在于:卵巢移位、手术分期、切除肿大的淋巴结。⑤阴道恶性黑色素瘤,术前须仔细判断肿瘤浸润的深度和肿瘤范围,选择合适的手术,避免肿瘤残留。⑥阴道肉瘤宜根据恶性程度选择合适的手术方式,低度恶性者选择局部广泛切除,而高度恶性者需要结合放疗。

3) 手术方式 全阴道切除手术分为阴式和腹式两种。经腹全阴道切除手术是目前常用的手术方式,在切除子宫离断主骶韧带的基础上,继续向下游离阴道,继而切除全部阴道,具有可以同时清扫盆腔淋巴结、正确了解盆腹腔肿瘤转移情况、出血少等优点,缺点是会产生经腹手术的并发症。阴式手术优点不会产生盆腹腔并发症,缺点是无法准确判断盆腹腔肿瘤播散情况、不适合肿瘤上缘距阴道穹窿3 cm以内者。但阴式手术比较有代表性,手术技术可供腹式手术借鉴。

4) 全阴道切除手术步骤 ①术前准备、麻醉、手术野:术前2天流质,并做全肠道灌洗。采用硬膜外麻醉或硬膜外联合全身麻醉。患者取膀胱截石位。②沿阴道外口做一圆形切口,切缘用4把爱力斯钳钳起。解剖先从阴道后壁开始,既方便又如遇出血也不影响前壁手术进行。③解剖阴道前、后壁:阴道后缘切开后,术者左手持爱力斯钳拉起后壁,示、中两指将其抵住,以便剪刀分解附着于后壁的结缔组织及浅层肌纤维,进入直肠阴道间隙直至后穹窿。④解剖阴道前壁、暴露阴道膀胱间隙:术者继续用剪刀向两侧分离,扩大间隙,并同法解剖阴道前壁下组织,打开膀胱阴道间隙,达子宫膀胱韧带,将其切断、缝扎。⑤间断缝合阴道袖套:助手继续用"S"形拉钩暴露阴道残端,用纱布填塞阴道,阴道残端用可吸收线间断缝合。⑥阴道侧壁下部是尿生殖膈后方,组织菲薄,可切断缝扎;阴道中部1/3处的侧方与耻骨直肠肌的内侧缘为邻,应将其附着于阴道筋膜的肌纤维切断。阴道上1/3侧方及后侧方分别附着主韧带底部及子宫骶骨韧带阴道部分,亦均需切断、缝扎。⑦切除阴道前壁时,若证实无癌灶存在,尿道下及膀胱颈部的部分阴道壁应保留,以减少因膀胱颈部的牵拉、变形而引起术后尿失禁。

5) 手术注意点 阴道剥离面应仔细检查,凡见有活动性出血者,均需缝扎。纱布填塞阴道,控制创面渗血后行植皮或皮瓣移植术,可等待3~4天后阴道壁已有新肉芽组织生长时再行植皮,效果较好。年龄较大且无性生活要求者,可不植皮,任肉芽组织生长修复伤口,但需时较长。

解剖阴道前、后壁时,应时刻注意有损伤膀胱或直肠壁的可能,特别是局部有肿瘤存在时,更应谨慎,避免发生瘘管。由于手术创面大,易有出血,可用热生理盐水纱布压迫出血处,既可减少渗血,且易发现出血点而及时止血。

6) 手术并发症及其防治 手术剥离面大,易致局部感染或出血,影响伤口愈合,或使植皮失败。术后控制感染、补足失血量及增加营养均甚重要。膀胱功能恢复可能需较长时间,留置导尿管者应预防发生泌尿道感染。

(2) 放疗

适合所有期别的阴道癌,由远距离和腔内/间质放疗组成。0~Ⅱ期可采用腔内放疗,腔内黏膜放疗剂量60~70 Gy,需行全阴道照射。病灶较大者,先给予50 Gy的外放疗缩小病灶和盆腔淋巴引流区后,再给予腔内放疗。照射肿瘤剂量至少70 Gy。如果病灶累及阴道上段,需要进行子宫腔内放疗;如果阴道下1/3有肿瘤累及,需照射腹股沟区域或切除腹股沟淋巴结45~50 Gy。

(3) 其他治疗

VaIN可以选择非手术治疗方法:5-Fu霜局部使用,1.5 g静脉滴注,每周1次共10周也非常有效;或激光治疗。根治性手术是阴道恶性黑色素瘤的主要治疗手段;近年来肿瘤局部广泛切除加放疗也是治疗该肿瘤的有效手段。由于多数阴道黑色素瘤就诊时病灶较深,总体预后差,术后短时间内出现局部扩散和血道播散比较常见。化疗效果差,而术后干扰素治疗被认为有效。

(4) 治疗并发症

手术或放疗阴道癌,约30%出现各种并发症,其中10%~15%出现严重并发症。除放射性膀胱炎和直肠炎外,出现直肠或膀胱阴道瘘、直肠狭窄、阴道放射性坏死等,与手术有关的并发症还有尿道阴道瘘、尿失禁等。

## 69.2.4 预后

阴道癌总的5年生存率在45%左右(表69-6),比子宫颈癌和外阴癌低15%,主要原因:①晚期比例高;②治疗困难。也有少数报道生存率较高,例如Frank等[36]报道MD Anderson肿瘤中心放疗治疗193例阴道鳞癌,肿瘤直径≤4 cm和直径>4 cm患者的5年生存率分别达到82%和60%。但总体上,原发性阴道癌的生存率不高,即使Ⅰ期患者,也仅仅在70%左右。与生存率有关的因素有病灶部位(阴道上段较好,阴道后壁较差)、肿瘤大小和FIGO分期。

复发性阴道癌没有有效的治疗手段,5年生存率<12%。由于阴道癌发病率较低,建议患者去有治疗经验的医院治疗。

表 69-6　原发性阴道癌 5 年生存率比较[38-45]

| 分期 | 复旦大学附属肿瘤医院[37] | | | 综合资料 | | |
|---|---|---|---|---|---|---|
| | 例数 | 5 年生存例数 | 5 年生存率（%） | 例数 | 5 年生存例数 | 5 年生存率（%） |
| Ⅰ期 | 7 | 5 | 71.4 | 222 | 156 | 70.3 |
| Ⅱ期 | 49 | 29 | 59.2 | 313 | 159 | 50.8 |
| Ⅲ期 | 33 | 16 | 48.5 | 260 | 86 | 33.0 |
| Ⅳ期 | 4 | 1 | 25.0 | 139 | 24 | 17.3 |
| 合计 | 93 | 51 | 54.8 | 934 | 425 | 45.5 |

## 69.2.5　女性尿道癌

女性尿道癌属于罕见的恶性肿瘤，约占女性恶性肿瘤的 0.02%，文献报道很少。75% 见于年龄 > 50 岁妇女。1993 年 MD Anderson 肿瘤中心报道了迄今为止最大的一宗报道，97 例尿道癌中位发病年龄 63(36～89) 岁[46]。

尿道癌病因不甚清楚，可能与尿道慢性炎症刺激、尿道息肉或乳头状瘤有关。尿道白斑被认为是尿道癌的癌前期病变。

常见症状包括尿道出血、血尿、排尿困难、尿路梗阻以及尿道口肿块等。尿道癌不易观察，常常漏诊，但检查时不难发现尿道内肿块。根据解剖部位，分为远段、近段和全尿道癌。尿道癌的扩散常为直接蔓延，近侧侵犯膀胱颈，远侧侵犯前庭、阴唇及阴道，最终形成尿道阴道瘘。全尿道癌向深部组织浸润较快。晚期远段尿道癌在外观上难以与外阴癌相鉴别，近段尿道癌侵犯阴道者容易与原发性阴道癌混淆，腺癌或移行细胞癌也需与膀胱癌相鉴别。尿道癌主要经淋巴转移，远段尿道癌至腹股沟淋巴结，一些淋巴管可上行至耻骨联合上方，在锥状肌间进入盆腔而至髂外淋巴结。近段尿道癌至闭孔及髂外、内淋巴结。初诊患者中 1/3 有腹股沟淋巴结肿大。20% 患者出现盆腔淋巴结转移，但盆腔外转移非常少见。全尿道癌的淋巴转移率较远段尿道癌为高。发现远处转移者多数已有区域淋巴转移。常见的远处转移部位为肺、肝、骨和脑。

主要的组织类型包括：鳞癌占 60%，移形细胞癌占 20%，腺癌占 10%，肉瘤和未分类的肿瘤占 5%，恶性黑色素瘤占 2%。FIGO 没有对尿道癌进行分期。表 69-7 介绍的是国际抗癌联盟（VICC）的分期方法。近段尿道肿瘤容易累及膀胱颈，术前诊断中应注意：①最好在麻醉下检查肿瘤边界；②MRI 检查判断膀胱黏膜和肌层受累情况；③膀胱镜检查并活检[47]。

表 69-7　女性尿道癌分期（UICC 2002，第 6 版）

| 0a | 无浸润的乳头状、息肉状或疣状肿瘤 |
|---|---|
| 0is | 原位癌 |
| Ⅰ期 | 肿瘤局限尿道黏膜下结缔组织 |
| Ⅱ期 | 肿瘤累及尿道旁肌肉 |
| Ⅲ期 | 肿瘤累及阴道或膀胱颈；或单个淋巴结转移直径 < 2 cm |
| Ⅳ期 | 肿瘤累及其他邻近器官；或单个淋巴结转移直径 > 2 cm，或多个淋巴结转移；或远处转移 |

治疗原则：远端尿道癌多采用手术治疗，肿瘤局部广泛切除，因这部分肿瘤比较局限，很少累及邻近脏器，小的远段病灶切除 1/2 尿道完全可行，不会出现尿失禁。多数尿道癌有邻近脏器的侵犯或淋巴结转移，特别是近段尿道癌，应根据肿瘤范围，手术需切除全部尿道、前盆腔脏器清除加盆腔淋巴结清扫。术后肿瘤复发是女性尿道癌治疗中存在的主要问题。近段尿道癌需要综合术前或术后放疗，但这方面的治疗经验非常有限。女性尿道癌放疗效果与手术相当，小的病灶近距离放疗（间质放疗或尿道后装放疗）可以控制肿瘤，治疗肿瘤剂量为 60～65 Gy。单纯放疗可以控制 1/3 晚期病例。近端或全尿道以及膀胱颈累及者，根据肿瘤部位，远距离放射可包括盆腔或（和）腹股沟引流区。淋巴引流区肿瘤量应达到 45～50 Gy，总的肿瘤治疗剂量 < 75 Gy，增加剂量不能提高生存率。

女性尿道癌放疗应注意周围晚反应组织的耐受剂量，如直肠、乙状结肠、膀胱和阴道等分别为 55 Gy、

45 Gy、60 Gy 和 90 Gy。放疗反应包括肠梗阻、膀胱阴道瘘、肠瘘、放射性膀胱炎、放射性直肠炎、排尿困难、尿失禁等。其中 14%～20% 出现严重的放疗反应。

女性尿道癌治疗失败的原因是肿瘤局部复发，文献报道复发率 35%。与复发有关的因素：单纯采用体外放疗、肿瘤部位和肿瘤大小[48]。早期尿道癌的 5 年生存率为 70%～80%，放疗的 5 年生存率为 75%；肿瘤直径 >4 cm 者 5 年生存率下降至 10%～20%。MD Anderson 肿瘤中心报道女性尿道癌 5 年、10 年和 15 年生存率分别为 41%、31% 和 22%，肿瘤累及邻近脏器、全部尿道和肿瘤固定者预后差。Grigsby 等[49]报道女性尿道腺癌无 1 例存活超过 5 年。

DiMacro 等[50]报道 11 例女性尿道恶性黑色素瘤，均发生在远段尿道，3 年生存率 38%，64%（7/11）患者 1 年内肿瘤复发，其中 5 例系尿道部分切除。分析原因认为手术范围不够。

（臧荣余）

## 主要参考文献

[1] Jemal A, Siegel R, Ward E, et al. Cancer statistics, 2006. CA Cancer J Clin, 2006, 56:106-130.
[2] 张志毅,张国玲. 外阴癌的手术治疗. 中华妇产科杂志, 1988, 23:290-292.
[3] 张志毅,臧荣余. 外阴癌与阴道癌. 见：汤钊猷主编,现代肿瘤学. 第 2 版. 上海：上海医科大学出版社 2000:1279-1289.
[4] Rutledge F, Smith JP, Franklin EW. Carcinoma of the vulva. Am J Obstet Gynecol, 1970, 106:1117-1130.
[5] Way S. Carcinoma of the vulva. Am J Obstet Gynecol, 1960, 79:692-697.
[6] Curry SL, Wharton JT, Rutledge F. Positive lymph nodes in vulvar squamous carcinoma. Gynecol Oncol, 1980, 9:63-67.
[7] Hacker NF, Berek JS, Lagasse LD, et al. Management of regional lymph nodes and their prognostic influence in vulvar cancer. Obstet Gynecol, 1983, 61:408-412.
[8] Homesley HD, Bundy BN, Sedlis A, et al. Assessment of current International Federation of gynecology and obstetrics staging of vulvar carcinoma relative to prognostic factors for survival (a Gynecologic Oncology Group study). Am J Obstet Gynecol, 1991, 164:997-1004.
[9] Taussig FJ. Cancer of the vulva: an analysis of 155 cases. Am J Obstet Gynecol, 1940, 40:764-778.
[10] Way S. The anatomy of the lymphatic drainage of the vulva and its influence on the radical operation for carcinoma. Ann R Coll Surg Engl, 1948, 3:187-209.
[11] Gonzalez Bosquet J, Magrina JF, Gaffey TA, et al. Long-term survival and disease recurrence in patients with primary squamous cell carcinoma of the vulva. Gynecol Oncol, 2005, 97:828-833.
[12] Judson PL, Habermann EB, Baxter NN, et al. Trends in the incidence of invasive and in situ vulvar carcinoma. Obstet Gynecol, 2006, 107:1018-1022.
[13] Srodon M, Stoler MH, Baber GB, et al. The distribution of low and high-risk HPV types in vulvar and vaginal intraepithelial neoplasia (VIN and VaIN). Am J Surg Pathol, 2006, 30:1513-1518.
[14] 臧荣余,张志毅,张仁元. 外阴肉瘤 12 例临床病理分析. 现代妇产科进展, 1998, 7:49-52.
[15] 臧荣余,张志毅,唐美琴. 外阴恶性黑色素瘤治疗 15 例. 中华妇产科杂志, 2000, 35:368.
[16] Creasman WT. New gynecologic cancer staging. Gynecol Oncol, 1995, 58:157-158.
[17] Monaghan JM, Hammond IG. Pelvic node dissection in the treatment of vulvar carcinoma: is it necessary? Br J Obstet Gynecol, 1984, 91:270-274.
[18] Thangavelu A, Andrew A, Buxton EJ. Groin recurrence following stage 1A squamous cell carcinoma of the vulva. Gynecol Oncol, 2006, 101:172-174.
[19] Sidor J, Diallo-Danebrock R, Eltze E, et al. Challenging the concept of microinvasive carcinoma of the vulva: report of a case with regional lymph node recurrence and review of the literature. BMC Cancer, 2006, 6:157.
[20] Hakim AA, Terada KY. Sentinel node dissection in vulvar cancer. Curr Treat Options Oncol, 2006, 85:91.
[21] Martinez-Palones JM, Perez-Benavente MA, Gil-Moreno A, et al. Comparison of recurrence after vulvectomy and lymphadenectomy with and without sentinel node biopsy in early stage vulvar cancer. Gynecol Oncol, 2006, 103:865-870.
[22] 程玺,李子庭,臧荣余. 外阴癌前哨淋巴结活检研究进展. 国外医学. 肿瘤学分册, 2001, 28:154-156.
[23] Woolderink JM, de Bock GH, de Hullu JA, et al. Patterns and frequency of recurrences of squamous cell carcinoma of the vulva. Gynecol Oncol, 2006, 103:293-299.
[24] Narayansingh GV, Miller ID, Sharma M, et al. The prognostic significance of micrometastases in node-negative squamous carcinoma of the vulva. Br J Cancer, 2005, 92:222-224.
[25] Rouzier R, Haddad B, Plantier F, et al. Local relapse in patients treated for squamous cell vulvar carcinoma: incidence and prognostic value. Obstet Gynecol, 2002, 100:1159-1167.
[26] De Hullu JA, Hollema H, Lolkema S, et al. Vulvar carcinoma. The price of less radical surgery. Cancer, 2002, 95:2331-2338.
[27] Weikel W, Schmidt M, Steiner E, et al. Surgical therapy of recurrent vulvar cancer. Am J Obstet Gynecol, 2006, 195:1293-1302.
[28] Hopkins MP, Reid GC, Morley GW. The surgical management of recurrent squamous cell carcinoma of the vulva. Obstet Gynecol, 1990, 75:1001-1005.
[29] Hoffman M, Greenberg S, Greenberg H, et al. Interstitial radiotherapy for the treatment of advanced or recurrent vulvar and distal vaginal malignancy. Am J Obstet Gynecol, 1990, 162:1278-1282.
[30] Cavanagh D. Vulvar cancer-continuing evolution in management. Gynecol Oncol, 1997, 66:362-367.
[31] Boutselis JG. Radical vulvectomy for invasive squamous cell carcinoma of the vulva. Obstet Gynecol, 1972, 39:827-836.
[32] Morley GW. Infiltrative carcinoma of the vulva: results of surgical treatment. Am J Obstet Gynecol, 1976, 124:874-888.
[33] Japeze H, Garcia-Bunuel R, Woodruff JD. Primary vulvar neoplasia: a review of in situ and invasive carcinoma, 1935-1972. Obstet Gynecol, 1977, 49:404-411.
[34] Benedet JL, Turko M, Fairey RN, et al. Squamous carcinoma of the vulva: results of treatment, 1938 to 1976. Am J Obstet Gynecol, 1979, 134:201-207.
[35] Cavanagh D, Roberts WS, Bryson SC, et al. Changing trends in the surgical treatment of invasive carcinoma of the vulva. Surg Gynecol Obstet, 1986, 162:164-168.
[36] Frank SJ, Jhingran A, Levenback C, et al. Definitive radiation therapy for squamous cell carcinoma of the vagina. Int J Radiat Oncol Biol Phys, 2005, 62:138-147.
[37] 刘淑香. 原发性阴道癌 93 例临床分析. 上海医学, 1980, 3:1-3.
[38] Pride GL, Schultz AE, Chuprevich TW, et al. Primary invasive carcinoma of the vagina. Obstet Gynecol, 1979, 53:218-225.
[39] Houghton CR, Iversen T. Squamous carcinoma of the vagina: a clinical study of the location of the tumor. Gynecol Oncol, 1982, 13:365-372.
[40] Benedet JL, Murphy KJ, Fairey RN, et al. Primary invasive carcinoma of the vagina. Obstet Gynecol, 1983, 62:715-719.
[41] Rubin SC, Young J, Mikuta JJ. Squamous carcinoma of the vagina: treatment, complications, and long-term follow-up. Gynecol Oncol, 1985, 20:346-353.
[42] Kucera H, Langer M, Smekal G, et al. Radiotherapy of primary carcinoma of the vagina: management and results of different therapy schemes. Gynecol Oncol, 1985, 21:87-93.
[43] Eddy GL, Marks RD Jr, Miller MC 3rd, et al. Primary invasive vaginal carcinoma. Am J Obstet Gynecol, 1991, 165:292-298.
[44] Kirkbridge P, Fyles A, Rawlings GA, et al. Carcinoma of the vagina: experience at the Princess Margaret Hospital (1974-1989). Gynecol Oncol, 1995, 56:435-443.
[45] Tewari KS, Cappuccini F, Puthawala AA, et al. Primary invasive carcinoma of the vagina: treatment with interstitial brachytherapy. Cancer, 2001, 91:758-770.
[46] Garden AS, Zagars GK, Delclos L. Primary carcinoma of the female urethra. Results of radiation therapy. Cancer, 1993, 71:3102-3108.
[47] 臧荣余,蔡树模. 女性尿道癌的放射治疗进展. 国外医学·肿瘤学分册, 2002, 29(增刊):184-185.
[48] Milosevic MF, Warde PR, Banerjee D, et al. Urethral carcinoma in women: results of treatment with primary radiotherapy. Radiother Oncol, 2000, 56:29-35.
[49] Grigsby PW. Carcinoma of the urethra in women. Int J Radiat Oncol Biol Phys, 1998, 41:535-541.
[50] DiMarco DS, DiMarco CS, Zincke H, et al. Outcome of surgical treatment for primary malignant melanoma of the female urethra. J Urol, 2004, 171:765-767.

# 70 恶性淋巴瘤

70.1 流行病学
70.2 病因学
70.3 病理学
    70.3.1 分类
    70.3.2 诊断
    70.3.3 常见类型恶性淋巴瘤的病理学
70.4 临床表现
70.5 诊断
    70.5.1 实验室检查
    70.5.2 影像学检查
    70.5.3 其他检查
    70.5.4 恶性淋巴瘤必要的诊断程序
70.6 临床分期
    70.6.1 Ann Arbor 分期
    70.6.2 Costwolds 分期
    70.6.3 慢性淋巴细胞性白血病的 Rai 分期
70.7 霍奇金淋巴瘤的治疗
    70.7.1 预后因素
    70.7.2 治疗原则
    70.7.3 放疗
    70.7.4 化疗
70.8 非霍奇金淋巴瘤的治疗
    70.8.1 放疗
    70.8.2 化疗
    70.8.3 常见和特殊亚型 NHL 的治疗

恶性淋巴瘤是起源于淋巴造血系统的恶性肿瘤。按照病理可以分成霍奇金淋巴瘤(Hodgkin lymphoma,HL)和非霍奇金淋巴瘤(non-Hodgkin lymphoma, NHL)。恶性淋巴瘤是高度异质性疾病,不同细胞来源或同一细胞来源的各个亚型的肿瘤生物学行为、临床表现、对治疗的反应以及预后都有很大差别。近年来,由于基础研究的发展,尤其是近十多年来免疫学、细胞和分子遗传学的深入研究,对恶性淋巴瘤的发病机制从分子水平上有了进一步认识。随之恶性淋巴瘤的病理分类和临床治疗都有了很大的进展。

恶性淋巴瘤病理分类十分复杂,2008 年世界卫生组织(WHO)新分类将恶性淋巴瘤分为 60 多种亚型。它在以往基础上更全面、科学和系统地将每一个亚型作为单一疾病从病理生理学、肿瘤细胞形态学、免疫组化、分子生物学、细胞遗传学、临床特征、实验室检查、治疗及预后进行了研究,使各个亚型的治疗更趋客观。

恶性淋巴瘤对化疗、放疗都很敏感。分子靶向治疗药物的诞生又为恶性淋巴瘤的治疗开辟了新天地。当前有效的治疗手段使 HL 的新发病例治愈率很高。有数据显示,HL 患者的 5 年生存率大幅度提高,是近 40 年来其他肿瘤所不能比拟的。有些亚型 NHL 的预后也有长足进步。通过选择不同的适当的治疗策略,提高了治愈率,延长生存的同时能有较好的生存质量。

化疗用于恶性淋巴瘤治疗已有 60 余年历史。第二次世界大战时期芥子气被发现对骨髓和淋巴细胞有抑制作用。1943 年耶鲁大学首先在临床上试用氮芥治疗 HL,所观察到的疗效和毒副作用奠定了现代化疗的基础。此后联合化疗方案的组成和应用、分子靶向药物治疗、化疗与放疗综合治疗等在恶性淋巴瘤中所取得的重大进展推动了肿瘤内科的重大进步,使药物治疗在其他恶性肿瘤的治疗中也起到越来越重要的作用,药物治疗的作用从姑息性治疗发展到根治性治疗。

放疗曾经在淋巴瘤的治疗中占有非常重要的地位。早在 1931 年就用分割放疗的方法治疗 HL 受累淋巴结相邻的淋巴结区域,在 20 世纪 50 年代,接受千伏 X 线放疗的 HL I 期患者 5 年和 10 年生存率达 88% 和 79%,率先确立了 HL 是可治愈的疾病。60 年代美国斯坦福大学推动了直线加速器在恶性淋巴瘤放疗中的应用,确立了大面积照射技术,并开展了随机对照临床试验。到 60 年代末,放疗仍是早期恶性淋巴瘤的唯一治疗方法,可以治愈部分患者。随着有效且毒性较低的化疗药物不断出现,加之对大面积照射和较高剂量放疗带来的心脏损伤和继发性恶性肿瘤发生增加的认识,全淋巴及次全淋巴照射等放疗技术逐步退出了恶性淋巴瘤的治疗。目前,诱导化疗后巩固放疗是绝大多数Ⅰ~Ⅱ期恶性淋巴瘤的标准治疗模式,而单纯放疗仍可作为早期滤泡性淋巴瘤、黏膜相关淋巴样组织淋巴瘤和结节性淋巴细胞为主型HL的治疗选择;同样,在Ⅲ~Ⅳ期恶性淋巴瘤和首程化疗失败的挽救治疗中,放疗仍然有相当的地位。

回顾恶性淋巴瘤的研究,我国的基础与临床科研人员经过几代人的努力已经取得了很大的进步,但与世界先进水平还存在较大的差距,还应该针对我国较多发的外周T细胞淋巴瘤、鼻NK/T细胞淋巴瘤等进行研究,逐渐形成我国恶性淋巴瘤诊治特色。在开展恶性淋巴瘤某些表型和分子特征与预后相关性分析,揭示高危恶性淋巴瘤原发耐药的分子机制,指导个体化治疗;研发恶性淋巴瘤预防和治疗性疫苗;恶性淋巴瘤基因治疗;探寻T细胞、NK细胞淋巴瘤的治疗新方法;设计针对特异位点的新的分子药物进行靶向治疗等方面还有很多工作要做。

# 70.1　流行病学

HL在欧美国家较常见,美国的年发病率为2.9/10万,占所有恶性肿瘤的1%,约占恶性淋巴瘤的30%。在我国HL较少见,年发病率为0.6/10万,年新发病例约8000例。根据对我国9828例恶性淋巴瘤的分析,HL占恶性淋巴瘤的4.3%。2004年上海市男女性HL的标化发病率分别是0.16/10万和0.11/10万[1]。HL的年龄分布有一定的特点,欧美国家的HL发病有两个明显的年龄高峰,第一个高峰年龄在20岁左右,第二个高峰年龄>50岁。发展中国家的第一高峰不很明显。儿童的HL以男孩多见,约占85%。

NHL是发病人数增加最快的恶性肿瘤。据WHO统计,目前全球每年约有35万例新发NHL,死亡超过20万例。美国2006年NHL年新发病例58870例,18840例该年死于该病。NHL是美国男性第8位肿瘤死亡原因和女性第7位肿瘤死亡原因。我国NHL的发病率为0.02‰,每年新增患者约2.5万例,死亡约2万例,在恶性肿瘤的发病率中居男性第9位、女性第10位。据上海市2004年肿瘤发病率的调查,NHL男性标化发病率为5.882/10万,女性标化发病率为4.08/10万[1]。NHL多见于男性,男女比例为1.5∶1。死于恶性淋巴瘤的平均年龄为49.9岁,低于其他恶性肿瘤平均病死年龄(58.2岁)。

恶性淋巴瘤是全球性疾病,但是存在明显的人种和地理分布差别。发病率高低相差5倍。以美国、欧洲和澳大利亚最高,亚洲最低。白种人发病率高于黄种人和黑种人;发达国家高于发展中国家。某些特殊类型的恶性淋巴瘤好发于特定的地理区域。例如,伯基特淋巴瘤(Burkitt lymphoma,BL)好发于赤道非洲,成人T细胞白血病/淋巴瘤常见于日本西南部和加勒比海盆地,滤泡性淋巴瘤在拉丁美洲罕见,胃淋巴瘤在意大利北方高发。

在全球范围内,不同国家和地区的NHL病理亚型有显著特点,在几种主要的NHL病理亚型中,主要存在着滤泡性淋巴瘤和T细胞淋巴瘤的地区性分布特点。例如,滤泡性淋巴瘤在欧美地区更加多见,高达30%以上。外周T细胞淋巴瘤则在亚洲地区,包括我国比较常见。NK/T细胞淋巴瘤在欧美罕见,在我国和南美洲发病率高,我国NK/T细胞淋巴瘤占NHL的4%~8%。弥漫性大B细胞淋巴瘤(DLBCL),无论在欧美、中东和亚洲地区都是发病率最高的类型,占NHL的1/3至近1/2。

# 70.2　病因学

恶性淋巴瘤的发病原因至今仍然不很明确。流行病学的研究发现恶性淋巴瘤的发病与多种因素有关,包括免疫功能失调、感染、家族易感性、化学因素、物理因素、生活方式等。大多数是多种因素共同作用的结果。

免疫功能失调与NHL发病密切相关,器官移植后长期服用免疫抑制剂,发生NHL的风险增加2~15倍。患有免疫缺陷疾病如干燥综合征、类风湿关节炎、桥本甲状腺炎、毛细血管扩张性共济失调、系统性红斑狼疮等的患者恶性淋巴瘤发病率高于普通人群。

已有很多研究证实,感染是恶性淋巴瘤的病因之一,包括病毒感染和细菌感染。EB病毒(EBV)与HL、伯基特淋巴瘤、NK/T细胞淋巴瘤以及某些血管免疫母细胞淋巴瘤和肠道T细胞淋巴瘤的发病有关。Ⅰ型人类T细胞淋巴瘤病毒(HTLV-Ⅰ)与成人T细胞白血病/淋巴瘤有关,多见于蕈样肉芽肿和Sezary综合征。在有人类免疫缺陷病毒(HIV)感染史的人群中,有1%~5%发生成人T细胞白血病/淋巴瘤,潜伏期较长,提示有外部因素存在和共同起作用。HIV 感染与高度侵袭性 B 细胞淋巴瘤发病有一定相关性。近 30 年来美国 NHL 发病率的变化证明了这一点。从 20 世纪 70 年代到 90 年代初,美国 NHL 发病率增加了 80%,发病率的明显增加与人类 HIV 感染增加呈正相关。90 年代初起 HIV 感染治疗有效,从 1996 年到 21 世纪初,NHL 发病率也下降。其中 HIV 感染者的原发性中枢神经系统淋巴瘤发生率的危险较正常人群高 3 600 倍。随着 HIV 感染的有效治疗,原发中枢 NHL 的发病率明显下降。慢性幽门螺杆菌(Hp)感染是导致胃黏膜相关淋巴样组织(MALT)淋巴瘤的原因之一。部分早期胃 MALT 淋巴瘤单纯抗 Hp 治疗能达到临床治愈就是明证。眼及眼附件淋巴瘤(OAL)的发生与感染鸟类鹦鹉热衣原体相关,抗生素治疗衣原体后,眼及眼附件淋巴瘤可获缓解。

对遗传因素与恶性淋巴瘤的病因关系有许多报道,有时可见明显的家族聚集性。一些研究发现,有恶性淋巴瘤家族史的人群患恶性淋巴瘤的概率高。瑞典 Cheng 等进行了大规模病例一对照调查,通过对 1 506 例 HL 和 NHL 患者与 1 229 例正常人对照,发现同胞兄弟姐妹患恶性淋巴瘤的人群发病率比一般人群高 2 倍多,父亲或母亲有恶性淋巴瘤病史的人群发病率比一般人群高 1.6 倍。此外他们还发现,一级亲属有恶性淋巴瘤的人群发生恶性血液病的概率比一般人群高 1.8 倍;多发性骨髓瘤家族史与滤泡性淋巴瘤的发病有一定的相关性。Mack 等追踪随访了 432 例为双生子的恶性淋巴瘤患者的同胞,发现同卵双生的淋巴瘤发病危险明显增加。179 对同卵双生中有 10 例以后发生淋巴瘤,而 187 对异卵双生子无 1 例发生。提示遗传在 NHL 中起了一定作用。

可能与恶性淋巴瘤相关的化学物质有有机溶剂、杀虫剂、除草剂、燃料等。苯spring英钠、麻黄碱以及有些抗癌药也可能与 NHL 有关。日本广岛和长崎在遭遇原子弹爆炸后的数年后 NHL 的发病率明显增加。有研究报道,过度暴露于紫外线下也增加患恶性淋巴瘤的机会。

耶鲁大学流行病研究所进行了一系列的生活方式与恶性淋巴瘤关系的研究,其中染发与淋巴瘤的病例一对照试验引起广泛的关注。共 601 例女性恶性淋巴瘤、717 例正常女性对照,研究发现,1980 年以前开始染发的女性恶性淋巴瘤发病率增加,相对危险度 1.3,其中染发时间 >25 年和 >200 次的差别更加明显。主要增加的病理类型是滤泡性淋巴瘤及其他 B 细胞来源的低度恶性淋巴瘤。1980 年以后开始染发的患者与正常人之间无统计学差异,是染发水的配方改变还是染发水诱发恶性淋巴瘤需要更长的潜伏期,值得进一步研究。国际淋巴瘤流行病学研究组综合分析了美国、欧洲和澳大利亚 6 594 例恶性淋巴瘤和 8 892 例正常对照吸烟与恶性淋巴瘤的相关性,发现吸烟轻度增加恶性淋巴瘤的危险性,相对危险度 1.07。研究时依然重度吸烟者(≥720 支/年)比从不吸烟者发生滤泡性淋巴瘤可能的相对危险度增加 45%。重度吸烟者比曾经吸烟者,相对危险度 1.45。

## 70.3 病理学

恶性淋巴瘤是淋巴细胞恶性增生所形成的肿瘤。病理学上,恶性淋巴瘤分为 NHL 和 HL 两大类。

### 70.3.1 分类

过去,恶性淋巴瘤分类主要按形态学进行组织学分型。例如,20 世纪 80 年代,美国国立癌症研究所(NCI)制定的 NHL 工作程式(WF)就是依据常规 HE 染色切片的病理形态特征和临床治疗结果提出的,将 NHL 按恶性程度低、中、高分成三大类 10 个类型。我国于 1985 年在成都会议上提出并修改的 NHL 分类,基本上是参照了 NHL 工作程式而制定的。

1992 年,NHL 的 Kiel 分类依据恶性淋巴瘤相似起源的正常细胞形态学和免疫表型资料进行分类。该分类对每种类型恶性淋巴瘤的临床特点、组织病理学、免疫表型、治疗和预后等方面作了精确的描述。1994 年,国际淋巴瘤研究小组(ILSG)提出了淋巴瘤欧美修改(REAL)分类。分类提出者认识到任何一个现代分类系统必须从起源细胞,即 B 细胞或 T 细胞开始;还需重视细胞分化的各个阶段。分类依据形态学特点、免疫表型和(或)分化阶段、基因型、病因学、流行病学和临床行为来描述恶性淋巴瘤的各个独立病种(disease entity)。2001 年 WHO 造血和淋巴组织肿瘤病理学和遗传学分类就是依据上述原则制定的(表 70-1)。

### 表70-1 恶性淋巴瘤WHO分类

| B细胞肿瘤 | NK/T细胞肿瘤 |
|---|---|
| 前体B细胞肿瘤 | 前体T细胞肿瘤 |
| 前体B淋巴母细胞性白血病/淋巴瘤 | 前体T淋巴母细胞性白血病/淋巴瘤 |
| 成熟B细胞肿瘤 | 母细胞性NK细胞淋巴瘤 |
| 慢性淋巴细胞性白血病/小淋巴细胞淋巴瘤 | 成熟NK/T细胞肿瘤 |
| B细胞幼淋巴细胞性白血病 | T细胞幼淋巴细胞性白血病 |
| 淋巴浆细胞性淋巴瘤 | T细胞大颗粒淋巴细胞性白血病 |
| 脾边缘区淋巴瘤 | 侵袭性NK细胞白血病 |
| 毛细胞白血病 | 成人T细胞白血病/淋巴瘤 |
| 浆细胞骨髓瘤 | 结外NK/T细胞淋巴瘤,鼻型 |
| 骨的孤立性浆细胞瘤 | 肠病型T细胞淋巴瘤 |
| 骨外浆细胞瘤 | 脾肝T细胞淋巴瘤 |
| 黏膜相关淋巴组织结外边缘区B细胞淋巴瘤(MALT淋巴瘤) | 皮下脂膜炎样T细胞淋巴瘤 |
| 淋巴结边缘区B细胞淋巴瘤 | 蕈样肉芽肿 |
| 滤泡性淋巴瘤 | Sezary综合征 |
| 套细胞淋巴瘤 | 皮肤原发性间变性大细胞淋巴瘤 |
| 弥漫性大B细胞淋巴瘤 | 周围T细胞淋巴瘤,非特指性 |
| 纵隔(胸腺)大B细胞淋巴瘤 | 血管免疫母细胞性T细胞淋巴瘤 |
| 血管内大B细胞淋巴瘤 | 间变性大细胞淋巴瘤 |
| 原发性渗出性淋巴瘤 | 恶性潜能未定的T细胞增生 |
| 伯基特淋巴瘤/白血病 | 淋巴瘤样丘疹病 |
| 恶性潜能未定的B细胞增生 | HL |
| 淋巴瘤样肉芽肿病 | 结节性淋巴细胞为主型HL |
| 移植后淋巴组织增生性疾病,多形性 | 经典型HL |
|  | 结节硬化经典型HL |
|  | 富含淋巴细胞经典型HL |
|  | 混合细胞经典型HL |
|  | 淋巴细胞消减经典型HL |

WHO分类将每一种类型淋巴瘤视为一个真正的独立病种,定义每一个独立病种要结合形态学、免疫表型、遗传学和临床特点来确定,能被病理医师和临床医师识别,且与临床相关联。分类将恶性淋巴瘤分为B细胞肿瘤、NK/T细胞肿瘤以及HL三大类。对B细胞和NK/T细胞两大类恶性淋巴瘤依其分化阶段分为前体细胞肿瘤和成熟细胞肿瘤,并按主要临床表现分为播散性为主淋巴瘤/白血病、原发性结外淋巴瘤和淋巴结为主淋巴瘤。由于许多肿瘤类型可同时存在淋巴瘤和淋巴细胞性白血病,因此分类不再严格区分成淋巴瘤和白血病。

最近,WHO分类已作修订,上述分类的原则未变,仅对原有的类型作必要的修正和补充,并增加一些新发现的类型[2]。

### 70.3.2 诊断

恶性淋巴瘤的诊断涉及多学科的综合诊断。临床医师通过病史和体检得出初步印象,然后根据病情的需要进行各种必要的检查,包括实验室检查、影像学检查和病理学检查等,通过对各种检查的结果进行综合分析,最后得出准确诊断。其中最重要和最关键的诊断手段是病理学检查,通过形态学观察、免疫表型和遗传学分析,可作出恶性淋巴瘤的组织学和遗传学分型。

(1) 组织形态学

恶性淋巴瘤的诊断和分类必须依据淋巴结或病变处的活组织检查。恶性淋巴瘤初次诊断不宜用细针穿刺或针芯穿刺淋巴结或肿块。最近研究表明,穿刺检查难以作出准确诊断和分型,常可误导治疗,应避免使用,但可用于复发病例或某些特殊情况。目前,活组织检查仍是恶性淋巴瘤组织学分型最好的方法。

(2) 免疫组化

正常淋巴细胞的各个细胞系和同一细胞系不同发育阶段表达不同的细胞相关抗原,其相应肿瘤通常仍能保持正常细胞的抗原特性。应用免疫组化技术将各种淋巴细胞不同抗原的特异性抗体标记肿瘤,就能确定恶性淋巴瘤细胞起源(分化阶段)和分型。表70-2列出用于诊断恶性淋巴瘤的常用抗体。

**表70-2 诊断淋巴造血组织肿瘤的常用抗体**

| 细 胞 | 抗 体 |
|---|---|
| 全白血细胞 | CD45RB/LCA |
| B细胞 | IgH($\gamma$,$\alpha$,$\mu$,$\delta$,$\varepsilon$)和IgL($\kappa$,$\lambda$),CD19,CD20,CD22,CD79$\alpha$,PAX-5 |
| T细胞/NK细胞 | CD3,CD4,CD5,CD7,CD8,CD43,CD45RO,CD56,CD57 |
| 组织细胞、树突细胞、髓细胞 | CD68、溶酶体(lysozyme)、CD163,S-100…MPO |
| 其他 | Ki-67,TdT,CD99,Bcl-2,CD10,Bcl-6,MUM-1,CD138,cyclinD1,CD30,ALK,Langerin,TIA-1,粒酶(granzyme B),穿孔蛋白(perforin) |

(3) 流式细胞术

流式细胞术(flow cytometry,FCM)是通过流式细胞仪检测淋巴瘤细胞的表面标记来诊断和分型恶性淋巴瘤。FCM可用于检测免疫球蛋白轻链(IgL)的$\kappa$和$\lambda$的比例来确定IgL是否存在限制性表达,当$\kappa$为$\lambda$的3倍以上或$\lambda$为$\kappa$的2倍以上时,可判断为存在IgL限制性表达,提示是B细胞肿瘤性增生。FCM还能用于检测是否存在与正常细胞不同抗原表达的细胞群或是否存在大大超出正常组织内的细胞群。例如,当CD20阳性的B细胞群还表达CD5和CD23时,提示是B慢性淋巴细胞性白血病/小淋巴细胞性淋巴瘤。

(4) 细胞遗传学技术

业已证实,许多类型恶性淋巴瘤存在特异性细胞遗传学异常,通过细胞遗传学分析可以提供恶性淋巴瘤的准确诊断和分型。恶性淋巴瘤,尤其某些类型B细胞淋巴瘤存在非随机、频发性染色体异常,包括易位、缺失和三体等,应用染色体分带技术或荧光原位杂交(FISH)技术可检测出这些染色体异常。例如,约80%滤泡性淋巴瘤t(14;18)(q32;q21),70%~75%套细胞淋巴瘤t(11;14)(q13;q32),95%伯基特淋巴瘤t(8;14)(q24;q32),75%间变性大细胞淋巴瘤t(2;5)(p23;q35)。细胞遗传学技术还可以提供治疗和预后判断的信息。例如,B慢性淋巴细胞性白血病/小淋巴细胞性淋巴瘤常存在del(13q)、+12、t(11q;v)和del(17p),其中del(13q)单个细胞遗传学异常是预后良好的指标,+12与预后无关,而如出现t(11q;v)或del(17p),提示预后不良。

(5) 分子生物学技术

淋巴细胞的抗原受体基因重排、体细胞突变和染色体易位是恶性淋巴瘤发生的遗传学基础,检测不同类型淋巴瘤中特殊分子标记可用于恶性淋巴瘤的诊断和分型,也可用于预后判断和治疗后的疗效监测。

抗原受体基因重排检测广泛应用于确定淋巴细胞不同细胞系的遗传学标记和证实恶性淋巴瘤的克隆性,常用方法有DNA印迹法(Southern blotting)、聚合酶联反应(PCR)和DNA测序。其中应用最广泛的是PCR,能扩增重排V-(D)-J片段的功能性序列,几乎所有类型的病理标本均可用此法检测淋巴瘤细胞中Ig或T细胞受体(TCR)基因是否存在克隆性重排。抗原受体基因检测也已证实98%以上的HL中HRS细胞存在Ig基因克隆性重排,进一步研究证实HRS细胞中重排Ig基因的重链基因可变区存在高负荷的体细胞突变,且存在Ig转录失活。上述研究表明,HL是起源于Ig转录失活的生发中心细胞。

近年来,应用 DNA 芯片研究恶性淋巴瘤的基因表达谱(GEP)能对各种类型淋巴瘤进行基因分型。例如,用基因表达谱研究和分析弥漫性大 B 细胞淋巴瘤,发现至少存在生发中心 B 细胞和活化 B 细胞两组不同基因表达谱印记的弥漫性大 B 细胞淋巴瘤,进一步研究发现这两组弥漫性大 B 细胞淋巴瘤在应用 CHOP 方案治疗的预后有显著性差异,生发中心 B 细胞样弥漫性大 B 细胞淋巴瘤的预后比活化 B 细胞样弥漫性大 B 细胞淋巴瘤明显好,5 年生存率分别为 70% 和 12%[3]。

原位杂交(ISH)技术在恶性淋巴瘤诊断中主要用于 EBV 的检测,通常应用淋巴细胞核内 EBV 编码的核仁 RNA(EBER1)互补寡核苷酸链探针检测某些类型淋巴瘤(伯基特淋巴瘤、淋巴瘤样肉芽肿病、NK/T 细胞淋巴瘤、HL)是否存在 EBV,也可用于证实 EBV 相关淋巴结炎。

## 70.3.3 常见类型恶性淋巴瘤的病理学

### (1) 前体 B 细胞和 T 细胞肿瘤

1) 前体 B 细胞淋巴母细胞性白血病/淋巴母细胞性淋巴瘤(precursor B-lymphoblastic leukemia/lymphoblastic lymphoma,B-LBL/L) 起源于骨髓前体 B 细胞,约 80% 病例表现为急性淋巴母细胞性白血病(B-ALL),20% 病例表现为淋巴母细胞性淋巴瘤(B-LBL)。本病好发于儿童,男性多见。大多数患者表现为骨髓和周围血累及,少数患者表现为实体瘤,主要累及皮肤、淋巴结、骨和软组织。通常,骨髓中淋巴母细胞数 >25%,诊断为急性淋巴母细胞性白血病。

肿瘤性淋巴母细胞稍大于小淋巴细胞,呈弥漫分布,核分裂象多,吞噬核碎片的巨噬细胞散布在肿瘤内呈"星空"样。骨髓累及弥漫而广泛,常只有少量残留的造血细胞。免疫表型:瘤细胞 $CD20^{-/+}$、$CD79\alpha^+$、$CD10^{+/-}$、$TdT^+$、$CD34^{+/-}$、$SIg^-$ 和 $cIg\ mu^{-/+}$。遗传学特征:IgH 基因常重排、IgL 基因可重排。染色体分析发现,高二倍体 >50 和 t(12;21)(q34;q11)患者预后好,低二倍体、t(9;22)(q34;q11)、t(1;19)(q23;p13)和 t(4;11)(p21;q23)患者预后差。

2) 前体 T 淋巴母细胞性白血病/淋巴母细胞性淋巴瘤(precursor T-lymphoblastic leukemia/lymphoblastic lymphoma,T-LBL/L) 起源于前体 T 细胞,包括前胸腺细胞、早胸腺细胞和胸腺细胞。本病约占儿童恶性淋巴瘤的 40%,急性淋巴母细胞性白血病的 15%。肿瘤好发于青少年,男性居多。临床上表现为纵隔(胸腺)迅速增大的肿块和(或)周围淋巴结肿大。当骨髓中淋巴母细胞数 >25%,无论有无肿块,都应诊断为 T 细胞急性淋巴母细胞性白血病。患者可有气急、胸痛、呼吸困难,约半数以上颈部和腋下淋巴结肿大。表现为淋巴瘤的患者如不治疗,大多会进展为白血病,且中枢神经系统常受累,死亡率高。

前体 T 淋巴母细胞性白血病/淋巴母细胞性淋巴瘤的形态学与前体 B 淋巴母细胞性白血病/淋巴母细胞性淋巴瘤十分相似,需依据临床表现和免疫表型来鉴别。免疫表型:$CD3^+$、$CD7^+$、$CD5^{+/-}$、$CD10^{-/+}$、$TdT^+$、$CD1\alpha^{+/-}$,大多数前体 T 淋巴母细胞性白血病表达 SCL/TAL-1。遗传学特征:*TCR* 基因重排,常见染色体异常有 14q11、7q35、7p14~15、1p32、11p15 和 8q24 等(图 70-1)。

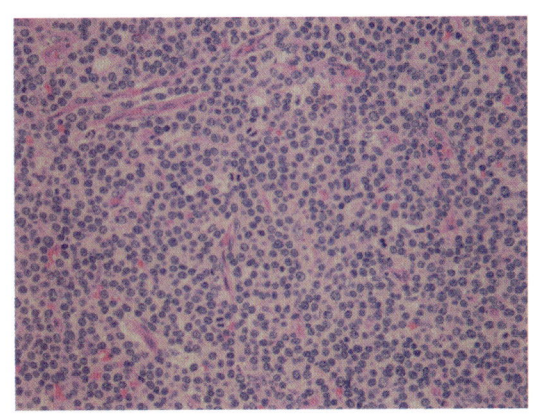

**图 70-1 T 淋巴母细胞性淋巴瘤**

### (2) 成熟 B 细胞肿瘤

1) 慢性淋巴细胞性白血病/小淋巴细胞性淋巴瘤(chronic lymphocytic leukemia/small lymphocytic lymphoma,CLL/SLL) 起源于循环中 $CD5^+CD23^+$ B 细胞。慢性淋巴细胞性白血病与小淋巴细胞性淋巴瘤是同一种疾病的不同阶段,好发于年龄 >50 岁老年人,男女性之比为 2:1。大多数患者表现为骨髓和周围血累及,常伴有淋巴结、脾和肝浸润。慢性淋巴细胞性白血病诊断标准为周围血淋巴细胞绝对数 $>10 \times 10^9/L$,至少维持 4 周,骨髓中淋巴细胞占所有细胞 30% 以上。偶尔,患者仅表现为淋巴结肿大,组织学上无骨髓和周围血累及,称为小淋巴细胞性淋巴瘤。临床上,患者常有全身症状、乏力、易感染,偶出现自体免疫溶血性贫血,约 5% 患者在疾病经过中发生大 B 细胞淋巴瘤转化,称为 Richter 综合征。

小淋巴细胞性淋巴瘤表现为肿瘤性小淋巴细胞弥漫浸润,其间散在分布一些由幼淋巴细胞和副免疫母细胞组成的界限不清区域,称为假滤泡(或称为增殖中心)。免疫表型:CD20$^+$(阳性反常较弱)、CD79α$^+$、CD5$^+$、CD23$^+$、CD43$^+$、CD10$^-$ 和 cyclinD1$^-$。瘤细胞表达 ZAP70 和 CD38 提示预后不良。遗传学特征:*IgH* 和 *IgL* 基因重排,最常见染色体异常是 del(13q)、+12、t(11qV) 和 del(17p),其中 del(13q) 单独异常提示预后良好,而 t(11qV) 和 del(17p) 提示预后不良。$IgV_H$ 突变 >2% 预后良好,而 $IgV_H$ 突变 ≤2% 预后不良。前者常为 ZAP70$^-$/CD38$^-$,后者常为 ZAP70$^+$/CD38$^+$[4](图 70-2)。

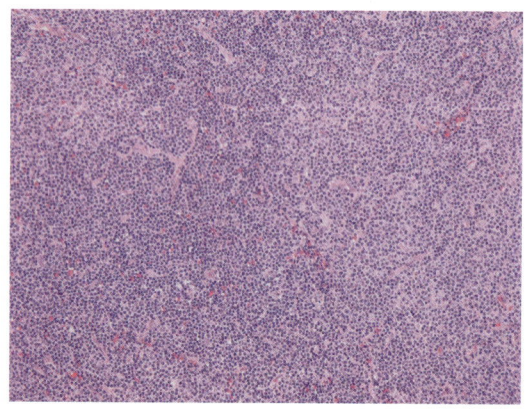

**图 70-2　小淋巴细胞性淋巴瘤**

2)滤泡性淋巴瘤(follicular lymphoma, FL) 起源于滤泡中心 B 细胞(中心细胞和中心母细胞)。肿瘤好发于中老年,女性稍多。临床上大多数表现为淋巴结无痛性逐渐增大,最常累及颈淋巴结,以下为腹股沟和腋下淋巴结,也可累及脾脏、骨髓、周围血和口咽环。偶尔,滤泡性淋巴瘤可累及胃肠道和皮肤等结外部位,由于这些部位的肿瘤具有特殊的临床和病理特点,2008 年 WHO 分类分别列出胃肠道滤泡性淋巴瘤和原发性皮肤滤泡中心淋巴瘤。儿童滤泡性淋巴瘤也有特殊的临床和病理特征,常有大滤泡或滤泡溶解,不表达 *Bcl-2*,治疗反应好,肿瘤通常不播散,预后好,故在 2008 年 WHO 分类中也单独列出。

大多数滤泡性淋巴瘤有明显的滤泡结构,肿瘤性滤泡的境界不太清楚,缺乏极向和"星空"现象,套区不明显或无。这些滤泡排列较密集,占据整个淋巴结,有时可侵犯到淋巴结包膜外脂肪组织。肿瘤内可有弥漫区域,常伴有硬化。依据肿瘤性滤泡的多少可分为滤泡为主、滤泡弥漫混合和弥漫为主3 型。滤泡间可观察到与滤泡内相同的肿瘤细胞浸润。依据滤泡性淋巴瘤中肿瘤细胞的中心细胞(CC)和中心母细胞(CB)的多少可对滤泡性淋巴瘤分级:1 级,0~5 CB/HP;2 级,6~15 CB/HP;3 级 >15 CB/HP。3 级再分为 3a( >15 CB/HP,但仍存在 CC)和 3b(CB 形成实性片状,无残留 CC)。随着疾病进展,滤泡性淋巴瘤中可出现弥漫性大细胞区域,表明转化为高度恶性淋巴瘤。免疫表型:CD20$^+$、CD79α$^+$、CD10$^{+/-}$、bcl-6$^+$、bcl-2$^+$、CD5$^-$、CD23$^{-/+}$ 和 cyclinD1。遗传学特征:*IgH* 和 *IgL* 基因重排,70%~95% 病例存在 t(14;18)(q32;q21),涉及 *bcl-2* 基因重排。

滤泡性淋巴瘤病理报告中必须描述肿瘤性滤泡的多少、分级和是否存在弥漫性大细胞区域。只有 1 和 2 级滤泡性淋巴瘤而无弥漫性大细胞区域的病例才按生物学行为惰性的滤泡性淋巴瘤治疗,而 3 级滤泡性淋巴瘤或任何一级出现弥漫性大细胞区域的滤泡性淋巴瘤,均应按弥漫性大 B 细胞淋巴瘤治疗[5]。2008 年 WHO 对滤泡性淋巴瘤分级作了修正,即将原来的 1 和 2 级归在一起为滤泡性淋巴瘤 1~2 级,CB 数量少("低级别");滤泡性淋巴瘤 3A 为 CB 数量多(>15/HP),仍存在 CC;滤泡性淋巴瘤 3B 为 CB 成片状生长,无 CC。如果符合滤泡性淋巴瘤 3 级而有弥漫性大细胞区域不再用"滤泡性淋巴瘤 3 级伴有弥漫区域",直接诊断为弥漫性大 B 细胞淋巴瘤(图 70-3)。

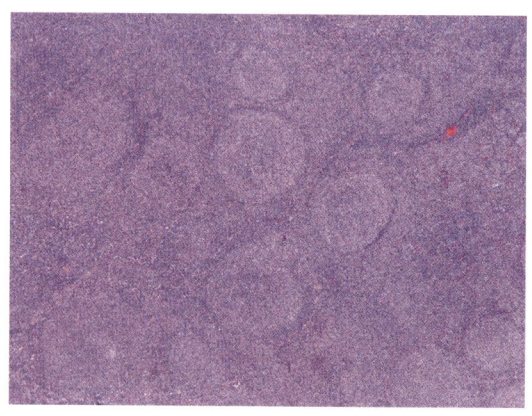

**图 70-3　滤泡性淋巴瘤**

3)套细胞淋巴瘤(mantle cell lymphoma, MCL) 起源于抗原刺激前滤泡套内层 CD5$^+$ CD23$^-$ 周围 B 细胞。套细胞淋巴瘤好发于老年男性,男女性之比为(2~3):1。最常累及部位是淋巴结,脾脏和骨髓也常累及,结外最常累及胃肠道(淋巴瘤样息肉病)和口咽环。

肿瘤呈弥漫性生长或不明显结节状,偶尔肿瘤细胞围绕反应性滤泡呈套区生长。肿瘤细胞单一、小到中等。少数肿瘤细胞稍大,类似淋巴母细胞,称为母细胞样变型(blastoid variant),此型套细胞淋巴瘤的预后比典型病例更差。肿瘤内无转化大细胞,瘤细胞之间常散在一些无明显吞噬活性的上皮样组织细胞,小血管周围可见玻璃样物沉积。免疫表型:$CD20^+$、$CD79\alpha^+$、$CD5^+$、$CD43^+$、$cyclinD1^+$、$CD23^-$和$CD10^-$。遗传学特征:$IgH$ 和 $IgL$ 基因重排,70%~75%病例存在 t(11;14)(q13;q32),可导致 $cyclinD1$ mRNA 及其蛋白过度表达(图70-4)。

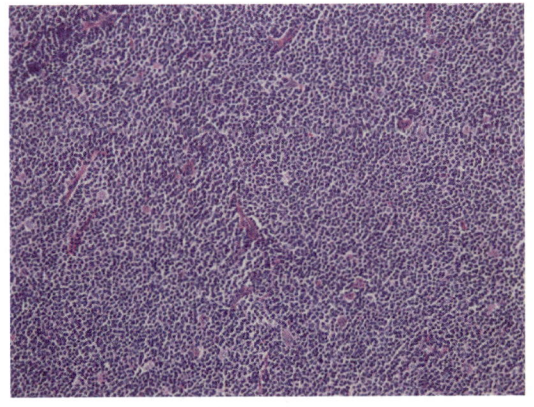

**图70-4 套细胞淋巴瘤**

4)黏膜相关淋巴组织结外边缘区 B 细胞淋巴瘤(extranodal marginal zone B-cell lymphoma of mucosa-associated lymphoid tissue,MALT 淋巴瘤) 起源于生发中心后的边缘区 B 细胞,是一种淋巴结外最常见的低度恶性 B 细胞淋巴瘤。MALT 淋巴瘤好发于中老年,女性稍多。许多患者有慢性炎症病史,常为导致结外淋巴组织聚集的自体免疫性疾病,如幽门螺杆菌(Hp)相关慢性胃炎、Sjögren 综合征或 Hashimoto 甲状腺炎。肿瘤最常位于胃肠道(50%),其中以胃最常见,其他部位包括肺、涎腺、甲状腺、眼眶、皮肤和乳腺等。临床上,MALT 淋巴瘤大多为 Ⅰ 或 Ⅱ 期。约 90% 胃 MALT 淋巴瘤有 Hp 感染证实,早期无遗传学改变的病例用抗生素治疗可获得持久缓解。

肿瘤由边缘区 B 细胞(中心细胞样细胞)、单核细胞样细胞、小淋巴细胞、浆细胞和一些转化大细胞组成。瘤细胞常侵入腺体和隐窝上皮,形成"淋巴上皮病变";如侵入反应性滤泡,部分或完全代替滤泡,称为滤泡植入。当肿瘤内出现成片大细胞时,应诊断为弥漫性大 B 细胞淋巴瘤伴有 MALT 淋巴瘤,不宜用"高度恶性 MALT 淋巴瘤"。免疫表型:$CD20^+$、$CD79\alpha^+$、$CD5^-$、$CD10^-$、$CD23^-$、$CD43^{-/+}$、$cyclinD1^-$、$Bcl-10^{+/-}$(核),$SIgM^+$ 和 $SIgD^-$。遗传学特征:$IgH$ 和 $IgL$ 基因重排,约 1/3 病例 t(11;18)(q21;q21),此外还可有 t(14;18)(q32;q21)、t(1;14)(p22;q32)和 t(3;14)(p14.1;q32)。

5)弥漫性大 B 细胞淋巴瘤(diffuse large B-cell lymphoma,DLBCL) 起源于生发中心或生发中心后周围 B 细胞,是最常见的 NHL,占成人 NHL 的 30%~40%。肿瘤可以原发性,也可以继发于其他低度恶性 B 细胞淋巴瘤(如小淋巴细胞性淋巴瘤、滤泡性淋巴瘤或 MALT 淋巴瘤)。肿瘤发病年龄范围广,但大多数为中老年,平均年龄 50~60 岁,男性稍多。临床上大多表现为淋巴结较迅速增大,约 40% 病例可位于结外,包括胃肠道、皮肤、中枢神经系统、胃、软组织、睾丸、涎腺、女性生殖道、肺、肾、肝、口咽环和脾。

肿瘤由弥漫增生的大细胞组成,主要为 CB,其他可为免疫母细胞(IB)、浆细胞、多叶核细胞和多形性细胞。免疫表型:$CD20^+$、$CD79\alpha^+$、$Bcl-2^{+/-}$、$Bcl-6^{+/-}$、$CD10^{+/-}$、$MUM-1^{-/+}$ 和 $CD138^{-/+}$。间变性弥漫性大 B 细胞淋巴瘤 $CD30^+$、表达(ALK)的弥漫性大 B 细胞淋巴瘤则 $ALK-1^+$(胞质)。遗传学特征:$IgH$ 和 $IgL$ 基因重排,最常见的遗传学异常是 t(3;14)(q27;q32),较少见的有 t(14;18)(q32;q21)、t(8;14)(q24;q32) 和 $REL$ 基因扩增。DNA 芯片研究弥漫性大 B 细胞淋巴瘤的基因表达谱,已证实存在 3 种基因型:①生发中心 B 细胞(GCB)样型(~50%),表达生发中心 B 细胞的印记,$CD10^+$/$Bcl-6^{+/-}$/MUM-1;②活化 B 细胞(ABC)样型(~30%),表达体外周血活化 B 细胞的印记,$CD10^-$/$Bcl^{-/+}$/$MUM-1^+$;③第 3 型,不表达上述两型的基因印记。上述 3 型弥漫性大 B 细胞淋巴瘤显示不同的预后,5 年生存率分别为 60%、35% 和 39%。

2008 年 WHO 分类将弥漫性大 B 细胞淋巴瘤分为非特指性(NOS)和特殊性两大类,其中非特指性弥漫性大 B 细胞淋巴瘤占绝大多数,并再进一步分为:①弥漫性大 B 细胞淋巴瘤 GCB/ABC,形态学变型;②富于 T 细胞/组织细胞大 B 细胞淋巴瘤;③原发性中枢神经系统弥漫性大 B 细胞淋巴瘤;④原发性皮肤弥漫性大 B 细胞淋巴瘤("腿型");⑤老年人 EBV + 弥漫性大 B 细胞淋巴瘤。

特殊性弥漫性大 B 细胞淋巴瘤包括:①伴有慢性炎症的弥漫性大 B 细胞淋巴瘤;②淋巴瘤样肉芽肿病;③原发性纵隔(胸腺)大 B 细胞淋巴瘤;④血管内大 B 细胞淋巴瘤;⑤$ALK^+$ 弥漫性大 B 细胞淋巴

瘤；⑥浆母细胞性淋巴瘤；⑦原发性渗出淋巴瘤；⑧起自 HHV8 相关多中心性 Castleman 病的大 B 细胞淋巴瘤(图 70-5)。

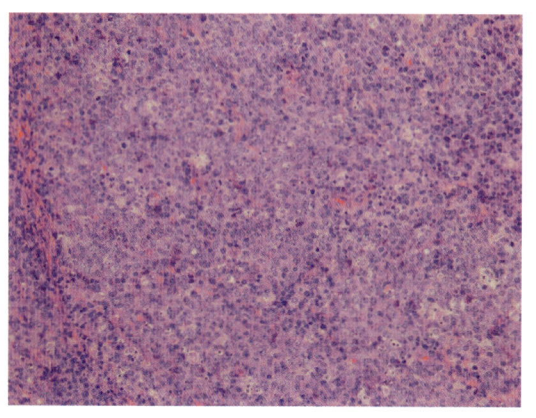

图 70-5　弥漫性大 B 细胞淋巴瘤

6) 伯基特淋巴瘤　起源于 GCB。按临床表现、形态学和生物学分成 3 个临床变型：地方性、散发性和免疫缺陷相关伯基特淋巴瘤。地方性伯基特淋巴瘤主要发生在非洲地区的儿童，高峰年龄 4~7 岁，男女性之比为 2∶1，肿瘤主要累及结外，尤其是颌骨和眼眶，其他部位包括回盲部、卵巢、肾脏和乳腺等。散发性伯基特淋巴瘤好发于儿童和青年，男女性之比(2~3)∶1，主要表现为腹部肿块。免疫缺陷相关伯基特淋巴瘤则主要发生于青年或成人，最常累及淋巴结和骨髓。

伯基特淋巴瘤的肿瘤细胞中等大小，形状一致，弥漫成片紧密排列，其间散布许多巨噬细胞，形成典型的"星空"现象。免疫表型：$CD20^+$、$CD79\alpha^+$、$CD10^+$、$Bcl-6^+$、$Bcl-2^-$、$SIgM^+$、$TdT^-$ 和 $Ki67^+$(~100%)。遗传学特征：*IgH* 和 *IgL* 基因重排，几乎所有典型伯基特淋巴瘤都有 *c-myc* 基因重排、t(8;14)(q24;q32)、t(2;8)(p12;q24) 或 t(8;22)(q24;q11)。

最近，基因表达谱分析证实存在特殊的伯基特淋巴瘤基因印记，高水平表达 *c-myc* 基因，表达 GCB 细胞基因的一个亚群，低表达 *MHC-1* 基因和 *NF-κB* 基因，与 *c-myc* 基因配对的基因为 *IgG* 基因，无 *bcl-2* 或 *bcl-6* 基因重排，且染色体异常较少[6]。

2008 年 WHO 分类将肿瘤细胞中等到大，介于弥漫性大 B 细胞淋巴瘤和伯基特淋巴瘤之间，免疫表型 $CD10^+$、$Bcl-6^+$，但 $Bcl-2^+$、Ki67 高或中等增高，遗传学上 *c-myc* 和 *bcl-2* 都有重排的肿瘤命名为 B 细胞淋巴瘤，不能分类，具有弥漫性大 B 细胞淋巴瘤和伯基特淋巴瘤中间性特点(B-cell lymphoma, unclassifiable, with features intermediate between diffuse large B-cell lymphoma and Burkitt lymphoma)，这种灰区淋巴瘤的侵袭性强，生存期短。

(3) 成熟 T 细胞和 NK 细胞淋巴瘤

1) 非特指性周围 T 细胞淋巴瘤(peripheral T-cell lymphoma, unspecified, PTCL-U)　起源于各种转化阶段的周围 T 细胞。WHO 分类将目前不能归入已能辨认明确类型 T 细胞淋巴瘤的一大组周围 T 细胞淋巴瘤命名为非特指性周围 T 细胞淋巴瘤。因此，这是一组明显异质性的肿瘤。肿瘤可发生于任何年龄，但高峰年龄为 50~70 岁，男性稍多或无性别差异。临床上大多表现为全身淋巴结肿大，结外也可累及，包括皮肤、肝、脾和骨髓。患者可有皮肤瘙痒、轻度贫血和血小板减少，偶伴有嗜血细胞综合征。临床分期大多为 Ⅲ 或 Ⅳ 期，预后差。

肿瘤呈弥漫性浸润或限于副皮质区。瘤细胞以小细胞、中细胞或大细胞为主，也可混合存在。肿瘤内常混有各种反应性成分，包括嗜酸性粒细胞、浆细胞和组织细胞，小血管增生显著。当肿瘤主要浸润副皮质而淋巴滤泡未明显受累时，称为 T 区淋巴瘤；而当肿瘤内存在许多小簇上皮样组织细胞而无肉芽肿形成时，称为 Lennert(淋巴上皮样)淋巴瘤。免疫表型：$CD2^+$、$CD3^+$、$CD5^+$、$CD7^+$ 和 $CD45RO^+$。表达细胞毒性颗粒(TIA-1, GrB)的肿瘤预后比不表达者差。遗传学特征：*TCRβ* 或 *TCRγ* 基因重排。基因表达谱分析显示至少有 3 种基因型：U1 印记，包括预后差相关的 *CCND2* 基因；U2 印记，与 T 细胞活化和凋亡相关的 *NF-κB1* 和 *bcl-2* 基因；U3 印记，主要涉及 IFN/JAK/STAT 通路基因的过度表达(图 70-6)[7]。

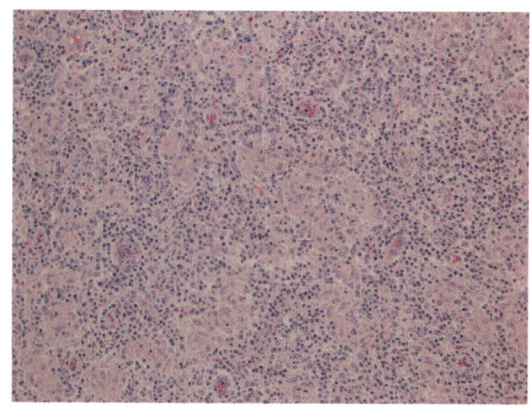

图 70-6　非特指性周围 T 细胞淋巴瘤

2) 血管免疫母细胞性 T 细胞淋巴瘤(angioimmunoblastic T-cell lymphoma, AITCL)　起源于生发

中心的辅助T细胞[8]。肿瘤好发于老年人,男性稍多。临床上表现为全身淋巴结肿大、肝脾大、发热和皮疹,常有克隆性高γ球蛋白血症和自体免疫溶血性贫血。

淋巴结结构被高度富于血管和异常淋巴细胞所湮没。上皮样高内皮小静脉明显增多,分支状,管壁增厚,PAS染色阳性,滤泡内CC和CB减少或消失,滤泡树突细胞(FDC)不规则增生。肿瘤细胞大多小和中等,胞质透明,其间散布一些B免疫母细胞、浆细胞、浆母细胞、嗜酸性粒细胞和上皮样组织细胞。免疫表型:$CD2^+$、$CD3^+$、$CD5^+$、$CD7^-$、$CD10^+$、$CXCL13^+$和$PD1^+$。滤泡树突细胞显示$CD21^+$,B免疫母细胞常$LMP-1^+$。遗传学特征:TCR基因重排(约90%),少数同时有IgH基因重排(20%~30%),可有染色体异常(+3,+5,+X)。此外,常可检出克隆性EBV基因组,并有LMP-1缺失或点突变。

3) 间变性大细胞淋巴瘤(anaplastic large cell lymphoma,ALCL) 起源于滤泡外细胞毒性活化T细胞。原发性系统性间变性大细胞淋巴瘤不包括原发性皮肤间变性大细胞淋巴瘤和具有间变性特点和(或)$CD30^+$的其他类型T或B细胞淋巴瘤。2008年WHO分类将间变性大细胞淋巴瘤分为$ALK^+$和$ALK^-$两类:$ALK^+$间变性大细胞淋巴瘤是一种明确的独立病种,好发于儿童和青少年,男性远多于女性,累及淋巴结或结外,临床上具有侵袭行为,但能治愈,预后好,遗传学上存在t(2;5)或变型;$ALK^-$间变性大细胞淋巴瘤则具有明显异质性,好发于老年人,无明显性别差异,预后不良,现认为不是一种独立疾病[9]。间变性大细胞淋巴瘤主要累及淋巴结,约40%累及结外,包括皮肤、骨、软组织和胃肠道。肿瘤可部分或完全累及淋巴结,肿瘤细胞大,异型明显,相互黏附,常沿淋巴窦生长。形态学上有小细胞变型和淋巴组织细胞变型。免疫表型:$CD3^{-/+}$、$CD45RO^{-/+}$、$CD43^{-/+}$、$CD30^+$、$LAT^+$、$EMA^{+/-}$,50%~80%病例$ALK^+$[核和(或)胞质]。遗传学特征:TCR基因重排(~90%),t(2;5)(p23;q35)。

4) 结外NK/T细胞淋巴瘤 鼻型(extranodal NK/T-cell lymphoma, nasal type, NKTCL) 起源于活化NK细胞或更少见的细胞毒性T淋巴细胞。肿瘤好发于成人,男性多见,约2/3病例位于面部中线结构(鼻或腭部),另1/3病例位于鼻外,包括皮肤、胃肠道、睾丸和软组织。临床表现为溃疡性、破坏性病变。位于鼻部者临床上常为Ⅰ或Ⅱ期,而位于鼻外者大多为Ⅲ或Ⅳ期,预后不良[10]。

结外NK/T细胞淋巴瘤鼻型以血管侵犯和血管破坏性浸润为特征,瘤细胞小、中等或大,有异型,核分裂象较易找见。肿瘤内混有数量不等浆细胞、嗜酸性粒细胞、免疫母细胞和组织细胞。非典型淋巴细胞侵犯血管壁,引起管壁纤维素样坏死,血管阻塞或血栓形成,引起缺血性坏死。免疫表型:$CD2^+$、$sCD3^-$、$cCD3\varepsilon^+$、$CD5^-$、$CD56^+$、$CD45RO^+$、$TIA-1^+$、$GrB^+$和穿孔素$^+$,$LMP-1^{-/+}$。遗传学特征:TCR和Ig基因均无重排。瘤细胞中可检出克隆EBV基因组,原位杂交$EBER^+$(>90%)(图70-7)。

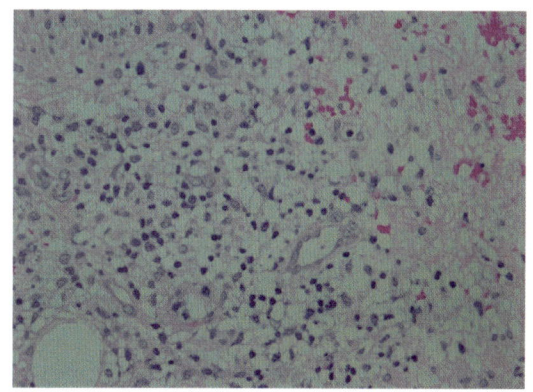

图70-7 结外NK/T细胞淋巴瘤

**(4) 霍奇金淋巴瘤**

霍奇金淋巴瘤(Hodgkin lymphoma, HL)又称为霍奇金病(Hodgkin disease, HD)。现已知HL的肿瘤细胞RS细胞及其变型起源于淋巴细胞,绝大多数为B细胞,故用HL代替HD。

HL有两个发病高峰年龄,青少年(10~30岁)和老年(50~60岁),除结节硬化经典型HL大多见于年轻女性,其余各种类型均多见于男性。HL主要原发于淋巴结和胸腺,很少原发于其他部位。起病时常表现为单个或一组淋巴结尤其是颈部淋巴结无痛性逐渐增大,以后累及邻近淋巴结群。随着病情进展,肿瘤可累及结外,尤其是脾脏,并出现发热、盗汗和体重减轻的全身症状("B"症状)。

WHO分类依据形态学和免疫表型将HL分为结节性淋巴细胞为主型和经典型两大类,后者再分为富含淋巴细胞性、混合细胞性、结节硬化性和淋巴细胞削减性4型。

1) 结节性淋巴细胞为主型HL(nodular lymphocyte predominance Hodgkin lymphoma, NLPHL) 少见,仅占所有HL的5%。发病高峰年龄30~40岁,男性多见。临床上最常表现为颈部或腋下淋巴结肿大,很少累及纵隔或其他结外部位。约5%病例可伴有或进展为弥漫性大 B 细胞淋巴瘤。肿瘤由多个境界不清的结节组成,结节内有 3 种细胞成分:非典型细胞(即 L/H 细胞或"爆米花"细胞)、小淋巴细胞和上皮样组织细胞。L/H 细胞大多位于结节内,也可散见于结节之间,诊断性 RS 细胞很难找到或缺乏。背景中小淋巴细胞大多为 B 细胞,少数为 $CD57^+$ T 细胞,常围绕在 L/H 细胞周围。免疫表型:L/H 细胞 $LCA^+$、$CD20^+$、$CD79\alpha^+$、$PAX5^+$、$Bcl\text{-}6^+$、$EMA^{+/-}$、$CD15^-$ 和 $CD30^{+/-}$[23]。遗传学特征:DNA 印迹法不能检出 Ig 和 TCR 基因重排,但 PCR 技术可证实克隆性 Ig 基因重排。

2)经典型 HL　大多数表现为淋巴结肿大,以延续性方式播散。如不治疗,5 年生存率 <5%;积极治疗,5 年生存率 >80%。不同亚型经典型 HL 具有相同或相似的肿瘤细胞、免疫表型和遗传学改变。肿瘤细胞为诊断性 RS 细胞及其变型,后者包括单核 RS 细胞(Hodgkin 细胞或 H 细胞)、腔隙细胞、多形性 RS 细胞和干尸细胞。免疫表型:$LCA^-$、$CD20^-$、$CD79\alpha^-$、$PAX5^+$、$Bcl\text{-}6^-$、$EMA^-$、$CD15^+$(~75%)、$CD30^+$(100%)和 $LMP\text{-}1^+$(~50%)。遗传学特征:PCR 技术检测可证实 23%~25% 病例克隆性 Ig 基因重排。基因表达谱分析证实 RS 细胞中几乎所有 B 细胞特异性基因的 mRNA 水平降低。瘤细胞中常可检出克隆性 EBV 基因组。

结节硬化经典型 HL(nodular sclerosis classical Hodgkin lymphoma,NSCHL):是经典型 HL 中最常见类型,肿瘤好发于年轻女性,最常累及纵隔和锁骨上淋巴结,约 60% 患者为临床 Ⅰ~Ⅱ期,5 年生存率约 80%。镜下见胶原纤维束将肿瘤分隔或结节,结节内瘤细胞以腔隙细胞为主,依据瘤细胞的多少分为 1 级和 2 级(图 70-8)。偶尔,可见到介于纵隔大 B 细胞淋巴瘤(MBCL)和结节硬化经典型 HL 之间的灰区淋巴瘤(gray zone lymphoma,GZL),2008 年 WHO 分类命名为 B 细胞淋巴瘤,不能分类,具有弥漫性大 B 细胞淋巴瘤和经典型 HL 中间性特点,这种灰区淋巴瘤的瘤细胞大,成片状,有些细胞似腔隙细胞或 RS 样,纤维束和炎症性背景通常不明显,瘤细胞 $LCA^+$、$CD30^+$、$CD20^{+/-}$、$CD79\alpha^{+/-}$、$PAX5^+$、$CD15^{-/+}$(弱、散在)、$CD10^-$ 和 $Bcl\text{-}6^{-/+}$。临床上肿瘤好发于 20~40 岁男性,位于纵隔,具有侵袭行为,常可致死。目前认为这种介于弥漫性大 B 细胞淋巴瘤(纵隔大 B 细胞淋巴瘤)和经典型 HL(结节硬化经典型 HL)之间的灰区淋巴瘤是一种具有特殊临床病理特征的独立疾病。

混合细胞经典型 HL(mixed cellularity classical

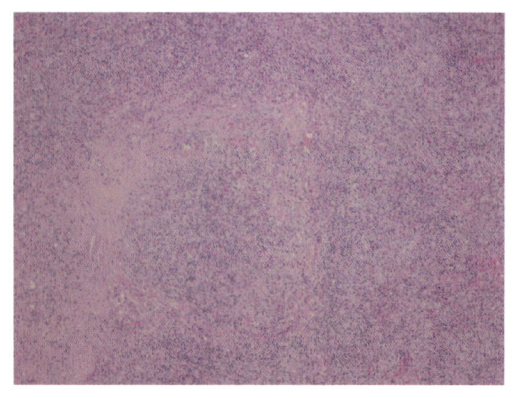

图 70-8　结节硬化经典型霍奇金淋巴瘤

Hodgkin lymphoma,MCCHL):约占 HL 的 25%,肿瘤好发于中青年,男女性之比约 2:1。最常累及颈部和锁骨上淋巴结,腹部淋巴结和脾脏也常受累。约半数患者为临床 Ⅰ~Ⅱ期,5 年生存率 >70%。肿瘤部分或弥漫累及淋巴结,瘤细胞主要为诊断性和单核 RS 细胞,形态学上有肉芽肿变型 HL 和滤泡间 HL 两个变型(图 70-9,70-10)。

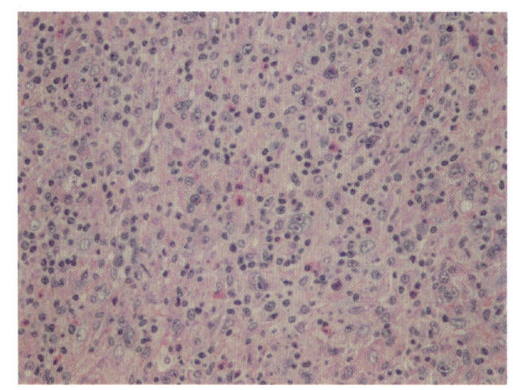

图 70-9　混合细胞经典型霍奇金淋巴瘤

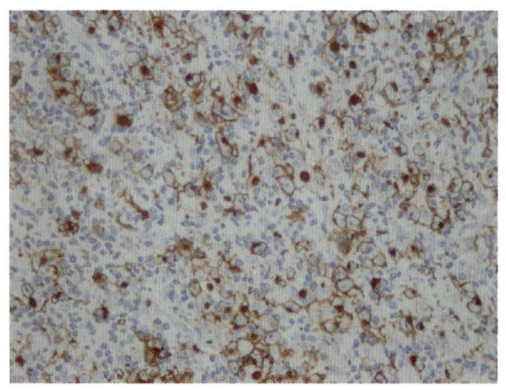

图 70-10　混合细胞经典型霍奇金淋巴瘤(CD15 染色)

富于淋巴细胞经典型 HL（lymphocyte-rich classical Hodgkin lymphoma，LRCHL）：很少见，仅占所有 HL 的 4%。肿瘤好发于中年男性，最常累及颈部、腋下和腹股沟淋巴结。3/4 病例为临床Ⅰ～Ⅱ期，5 年生存率约 80%。肿瘤细胞主要为诊断性和单核 RS 细胞散布在富于小淋巴细胞和其他炎症细胞背景中，呈结节性和（或）弥漫性生长。

淋巴细胞削减经典型 HL（lymphocyte-depleted classical-Hodgkin lymphoma，LDCHL）：非常少见，仅占所有 HL 的 1%～2%。肿瘤好发于老年男性，最常累及深部淋巴结，尤其是腹腔淋巴结，并可累及脾、肝和骨髓。诊断时大多为晚期，仅 20% 为临床Ⅰ～Ⅱ期，5 年生存率 <20%。肿瘤弥漫侵犯淋巴结，肿瘤细胞主要为诊断性和多形性 RS 细胞。当瘤细胞相互融合成片，称为网状细胞型；如病变内广泛纤维化而瘤细胞稀少时，称为弥漫纤维化型。

## 70.4　临床表现

恶性淋巴瘤一般以淋巴结肿大为首发症状，以浅表淋巴结肿大为首发症状的约占 70%。特点是无痛性、表面光滑、活动，扪之质韧、饱满、均匀。早期可活动，孤立或散在于颈部、腋下、腹股沟等处；晚期则相互融合，与皮肤粘连、固定或形成溃疡。

HL 淋巴结 >90% 为连续侵犯，起病为单发部位然后沿淋巴道至邻近淋巴结区域。例如先为颈部淋巴结肿大，依次为腋下或纵隔淋巴结受侵。而 NHL 受侵的淋巴结为跳跃式的，无一定规律。

发生在腹膜后和肠系膜的肿大淋巴结可融合成团块伴疼痛，体检时可扪及腹部包块。腹膜后淋巴结受侵，易有全身发热的症状，甚至很小的淋巴结也可出现高热。因此，恶性淋巴瘤患者有不明原因的发热、抗炎治疗无效，应考虑有腹膜后淋巴结肿大的可能。

发生于胃肠道的恶性淋巴瘤早期可无任何症状，以后可有上腹不适等消化不良症状，病程进展可有呕血、黑便，晚期可扪及上腹包块、贫血、消瘦等；X 线检查早期胃黏膜完整，仅粗大或呈息肉状。此时胃镜检查，取活检一定要深取，否则因取材表浅，往往为阴性结果而延误诊治。

肝受侵多继发于脾侵犯，在晚期病例常见肝大、黄疸及其他部位受累，临床除有相应症状外，还通常有发热、贫血、体重减轻、食欲不振等表现。肝功能异常与肝受累的关系不密切，另外肝侵犯多表现为弥漫性微小病灶，所以影像学检查如 CT、MRI、B 超等对诊断肝侵犯的意义不大。

恶性淋巴瘤还可以原发于泌尿生殖系统、骨、乳腺、甲状腺、口腔内器官、中枢神经系统等，出现相应的症状和体征。一些特殊亚型的淋巴瘤有其特殊的症状和体征。如蕈样肉芽肿的皮肤表现，有红皮病、湿疹、红斑、丘疹和结节等。

恶性淋巴瘤可有全身症状，如发热、盗汗、体重下降。

## 70.5　诊断

### 70.5.1　实验室检查

通过对血常规、肝肾功能、乙肝二对半、血清蛋白、乳酸脱氢酶（LDH）、$\beta_2$-微球蛋白的检测可以了解预后和判断治疗有无禁忌。外周血细胞计数可以反映造血功能和有无骨髓侵犯。当淋巴细胞和中性粒细胞比例倒置常提示有骨髓侵犯。但仅 1/3～1/4 骨髓受累的患者存在血细胞计数异常，而仅 1/2 血象异常的淋巴瘤患者存在骨髓受累。治疗过程中血小板、白细胞减少或血红蛋白同时下降时，除外治疗相关的原因，应高度警惕骨髓受累的可能性。

骨髓穿刺和活检可以了解骨髓功能和有无骨髓侵犯。同时进行骨髓穿刺和活检或多次多处骨髓穿刺可以增加阳性率。各种亚型骨髓侵犯率不同，小淋巴细胞淋巴瘤最易有骨髓侵犯，约 70% 阳性，其次是套细胞淋巴瘤（64%），淋巴母细胞淋巴瘤的骨髓侵犯率为 50%，滤泡性淋巴瘤、外周 T 细胞淋巴瘤、伯基特淋巴瘤的侵犯率为 30%～40%，MALT 淋巴瘤、弥漫性大 B 细胞淋巴瘤和间变性 T 细胞淋巴瘤较少侵犯骨髓（约 15%）。有骨髓侵犯的小淋巴细胞性淋巴瘤和滤泡性淋巴瘤仍可有较长的生存期。

血液生化检查可以提供额外的定位及预后信息。血肌酐升高要警惕腹膜后占位引起的梗阻性肾功能不全，酶酶、胆红素及碱性磷酸酶（ALP）的升高可能是肝脏和骨骼组织受累的征象，LDH 和 $\beta_2$-微球蛋白水平是对肿瘤负荷的间接反映。血清 LDH 水平是一个独立的预后指标。中国人乙型肝炎病毒（HBV）感染率高，应常规检测二对半，大三阳时要测 HBV-DNA。对 HBV-DNA 有复制时应长期抗病毒治疗，特别是考虑应用利妥昔单抗（美罗华）时，以免乙型肝炎复发。

## 70.5.2 影像学检查

**(1) 超声波检查**

超声波检查能发现直径 >2 cm 的淋巴结,但不能鉴别增大的淋巴结是恶性淋巴瘤、反应性增生或慢性炎症。超声波检查能发现肝、脾大及肝、脾中明显的肿瘤结节,但当肝、脾大小正常而有弥漫性浸润时,无法证实肝、脾侵犯。Brascho 报道 56 例恶性淋巴瘤,先做超声波检查后再做剖腹探查术,24 例超声波检查与剖腹探查术结果相一致,均无腹腔病变;32 例超声波检查示主动脉旁淋巴结增大,其中 25 例病理证实为淋巴瘤侵犯,5 例肿大的淋巴结未证实有肿瘤,超声波检查的准确率为 87.5% (49/56)。

**(2) CT 检查**

1975 年后 CT 开始应用于躯体扫描。一般以 1.5 cm 作为淋巴结增大与否的界限,如有许多较小的淋巴结密集也应考虑为异常。NHL 的淋巴结常融合成大的团块。肝、脾病变呈大小不等的密度减低区。肾、膀胱病变为大小不等的肿块,使肾盂、肾盏、膀胱变形或移位。CT 扫描能发现下肢淋巴造影所不能发现的淋巴结组,如肠系膜、膈角后、胰周、肝门、腹腔动脉等处的淋巴结,而 NHL 肠系膜淋巴结侵犯发生率高达 51%。CT 还能发现脏器病变,特别是肾实质病变,更易发现直接的结外侵犯。但 CT 扫描也有局限性,它以淋巴结的大小来判断有无病变,不能观察内部结构,因此常将一部分反应性增生也误诊为阳性。CT 对脾脏诊断的假阴性率高。至于胸部 CT,有时对膈角、纵隔病变以及气管旁、肺门及主动脉窗旁等淋巴结的诊断也有裨益。

**(3) MRI 检查**

MRI 检查在 NHL 分期中的作用有待于进一步研究。目前 MRI 对评价脑脊髓的病变及隐匿的骨髓侵犯最有价值。当怀疑有骨髓侵犯,但骨髓活检阴性,MRI 可以证实骨髓侵犯的局灶病变,此时再做骨髓活检可证实有骨髓侵犯。

**(4) PET 检查**

PET 检查对恶性淋巴瘤的分期、疗效评估、治疗后残留病灶活性的判断以及鉴别惰性淋巴瘤和侵袭性淋巴瘤有重要意义。PET 可精确 NHL 的分期,经 CT 分期后有 8% 升期。治疗后影像学怀疑有残留的病灶,PET 敏感性强。

HL 在治疗前通过 PET 了解病变范围,检出隐匿病灶。与 CT 相比,PET 的假阳性率和假阴性率低。颈部的病变和肺部两者精确性相仿,其他部位例如肝脾用 PET 检出率更高。用 $^{18}$F-FDG 作为肿瘤显像剂还可通过计算肿瘤标化摄取率对肿瘤葡萄糖代谢进行定量分析反映肿瘤的恶性程度。在 Thill 研究中 HL 的标准摄取 (SUV) 低于高度恶性 NHL 而高于低度恶性 NHL。PET 在 HL 的随访中也有重要价值。HL 治疗后肿瘤周围组织水肿、纤维化、坏死。X 线片、CT 往往显示有残留阴影。肿瘤是否有活性、是否需要继续治疗,PET 有助于鉴别。对 HL 治疗结束后进行 PET 检查的几个研究结果发现,PET 阳性检出率 25%~100%,阴性检出率 84%~100%。阴性结果较阳性结果更有临床价值,因为 PET 在 HL 中假阴性较少见。假阳性见于结节病、感染性疾病如结核、曲霉病或胸腺增生。Jerusalem 等发现,31% HL 患者治疗后有生理性胸腺摄取 $^{18}$F 葡萄糖,包括成年人[11]。可能与化疗后造血组织再生有关。成人纵隔部位 SUV 值高时应与有活性的纵隔残留病变相鉴别。此外,化疗后 1 个月之内骨髓对 FDG 摄取增加,可表现出明显的弥漫性骨髓 SUV 增高。在 HL 化疗 2~3 个疗程后作疗效评价,PET 阴性者的复发率显著低,绝大多数能长期生存。而 PET 阳性者有高度复发危险性。

由于 PET 存在假阳性,在怀疑有复发、需要积极治疗时应该再次做活检来证实。此外,PET 鉴别惰性淋巴瘤和侵袭性淋巴瘤时,当 SUV 截点 >13 有高度特异性。

## 70.5.3 其他检查

**(1) 分期性剖腹探查**

20 世纪 60 年代末到 70 年代,分期性剖腹探查最多用于 HL 的分期,同时也用于 NHL。滤泡性淋巴瘤经剖腹后较多比例升期,而弥漫性大 B 细胞淋巴瘤不多。由于剖腹有一定的并发症和手术死亡率,且随着当前医学影像学的发展,此种方法不再适合作为最初的分期手段。

**(2) 下肢淋巴造影**

可了解腹腔、盆腔淋巴结情况,是唯一能显示淋巴结内部结构的影像学检查方法。对腹主动脉旁、髂淋巴结区病变,准确率 75%~90%,假阴性率低。在 X 线片上有病变的淋巴结表现为充盈缺损、泡沫状、粗颗粒状、花边状、网状。有病变的引流淋巴管走向改变、中断。下肢淋巴造影的缺点是只能显示盆腔、腹膜后、乳糜池以下淋巴结,不能显示肠系膜和腹腔的淋巴结。下肢淋巴造影系创伤性手术,有肺、肾、脑的碘栓塞,感染等并发症,特别在老年人,原先肺功能差者发生率高。由于 CT、MRI、PET 检查的普及,目前下肢淋巴造影已很少应用。

**(3) 微小残留病灶的检出**

PCR 可检出 $1/10^5$ 异常细胞,常用于研究血和骨髓,但也能应用于其他部位,研究集中在 t(14;18) 易位和 *bcl*-2 基因,PCR 检出缓解期恶性淋巴瘤患者血或骨髓中 *bcl*-2 基因重排阳性者复发可能性大大高于阴性者。

### 70.5.4 恶性淋巴瘤必要的诊断程序

1) 所有切片由有经验的病理学家作出诊断。
2) 详细询问病史 有无症状,即发热、盗汗及体重减轻。
3) 仔细体检 一般状况;浅表淋巴结,包括颌下、颏下、枕后、耳前、颈、锁骨上下、腋下、滑车上、髂窝、腹股沟、腘窝;韦氏环;肝、脾大小;有无肿块;皮肤结节。
4) 实验室检查 血常规、肝肾功能血液生化、骨髓穿刺或活检;LDH,乙肝二对半,$\beta_2$-微球蛋白。
5) 影像学检查 肺正侧位片,颈、胸、腹、盆腔 CT。
6) 若条件允许可行 PET 检查。
7) 容易有中枢神经系统侵犯的亚型 例如:淋巴母细胞性淋巴瘤、套细胞淋巴瘤、原发睾丸的淋巴瘤、双侧乳腺的淋巴瘤和怀疑有中枢神经系统侵犯,行腰穿及脑脊液检查。

## 70.6 临床分期

恶性淋巴瘤的准确分期与治疗方案的拟订及预后密切相关。除了慢性淋巴细胞性白血病应用 Rai 分期外,其他亚型应用 Ann Arbor 分期或 Costwolds 分期。

### 70.6.1 Ann Arbor 分期

目前国内外公认的恶性淋巴瘤分期标准系由 1970 年举行的 Ann Arbor 会议所建议。最初用于 HL 的分期(表 70-3)。

表 70-3 恶性淋巴瘤的 Ann Arbor 分期

| 分期 | 病变范围 |
| --- | --- |
| Ⅰ期 | 病变仅累及单一的区域淋巴结 |
| Ⅰ$_E$ 期 | 病变仅侵犯淋巴结以外的单一器官 |
| Ⅱ期 | 病变累及膈同侧 2 个以上的区域淋巴结 |
| Ⅱ$_E$ 期 | 病变局限侵犯淋巴结以外器官及膈同侧 1 个以上的区域淋巴结 |
| Ⅲ期 | 膈两侧淋巴结受侵犯 |
| Ⅲ$_E$ 期 | 病变累及淋巴结以外某一器官,加以膈两侧淋巴结受累 |
| Ⅳ期 | 病变已侵犯多处淋巴结及淋巴结以外的部位,如肺、肝及骨髓 |

注:分期还可按症状分为 A、B 两类,即 A:无症状;B:发热、盗汗、体重减轻(半年内超过 10%)。

### 70.6.2 Costwolds 分期

1989 年公布的 Costwolds 分期是在 Ann Arbor 分期的基础上进行修改和补充产生的。该分期可反映病变的大小和累及淋巴结区域的多少,并参考了 X 线、CT 和 MRI 的检查结果。巨大病变以"X"表示。巨大肿块的标准是单个淋巴结和数个融合淋巴结最大直径≥10 cm。腹部巨大肿块的定义是单个淋巴结或数个融合的淋巴结在 CT、MRI、淋巴造影、B 超显像上最大直径≥10 cm。纵隔巨大肿块的定义是在后前位 X 线片上,纵隔肿块的最大直径≥在胸椎 5~6 水平胸腔内径的 1/3。由有病变的淋巴结直接而有限地播散至横膈同侧邻近的淋巴外组织,称为结外播散。局限性结外病变以"E"表示,广泛性结外病变作为Ⅳ期(表 70-4)。

表 70-4 恶性淋巴瘤的 Costwolds 分期

| 分期 | 病变范围 |
| --- | --- |
| Ⅰ期 | 病变仅累及单一的区域淋巴结 |
| Ⅱ期 | 病变累及膈同侧多个区域淋巴结 |
| Ⅲ期 | 膈两侧淋巴结受侵犯 |
| Ⅳ期 | 多处淋巴结外的部位或淋巴结加上结外病变 |
| X | 大肿块≥10 cm |
| E | 结外病变 |

注:分期还可按症状分为 A、B 两类,即 A:无症状;B:发热、盗汗、体重减轻(半年内超过 10%)。

## 70.6.3 慢性淋巴细胞性白血病的 Rai 分期

慢性淋巴细胞性白血病应用 Rai 分期（表 70-5）。

**表 70-5 慢性淋巴细胞性白血病的 Rai 分期**

| 分期 | 诊断标准 |
| --- | --- |
| 0 期 | 淋巴细胞增多（外周血 $>15\times10^9/L$，骨髓 $>40\%$） |
| Ⅰ 期 | 淋巴细胞增多伴淋巴结大 |
| Ⅱ 期 | 0、Ⅰ 期表现伴脾或肝大 |
| Ⅲ 期 | 0～Ⅱ 期表现伴贫血（血红蛋白 $<110\,g/L$ 或血细胞比容 $<33\%$） |
| Ⅳ 期 | 0～Ⅲ 期表现伴血小板减少（$<100\times10^9/L$） |

# 70.7 霍奇金淋巴瘤的治疗

HL 对放疗和化疗都高度敏感。当前的治疗水平可以使 Ⅰ、Ⅱ 期患者经过放化疗后 5 年生存率达 85%～90%；Ⅲ$_B$、Ⅳ 期患者化疗后完全缓解率达 80%～95%，联合疗可治愈 55%～65% 的晚期患者；复发后如选用合适的联合化疗，还有 10%～15% 的长期生存率。

## 70.7.1 预后因素

国际上各个肿瘤协作组所公布的 HL 预后因素不尽相同。常用的早期 HL 预后因素是 NCI 的标准和欧洲癌症研究和治疗组（EORTC）的标准。含有任何一项因素的患者,定义为预后不良。

1）NCI 的早期 HL 不良预后因素　①红细胞沉降率 $>50\,mm/h$；②年龄 $>50$ 岁；③病理分类为混合细胞型或淋巴细胞削减型；④有"B"症状；⑤侵犯部位 $>3$ 个；⑥巨大肿块。

2）欧洲 EORTC 的早期 HL 不良预后因素　①年龄 $\geq 50$ 岁；②纵隔巨大淋巴结累及；③ $\geq 4$ 个淋巴结部位累及；④红细胞沉降率 $>30\,mm/h$ 合并有"B"症状；红细胞沉降率 $>50\,mm/h$ 无"B"症状

在目前广泛采用 CT 分期的背景下,大多数肿瘤学家采用瘤径 $\geq 10\,cm$ 作为纵隔巨大肿块的临界标准。

3）国际预后因素组织（International Prognostic Factor Project）制定的晚期 HL 预后因素　共有 7 项不良因素[12]。①男性；②年龄 $\geq 45$ 岁；③ Ⅳ 期；④血清白蛋白 $<40\,g/L$；⑤血红蛋白 $<105\,g/L$；⑥白细胞 $\geq 15\times 10^9/L$；⑦淋巴细胞 $<0.6\times 10^9/L$，或 $<0.08$ 的白细胞计数。

4）预后因素与生存率的关系　在 5 141 例晚期 HL 中,预后因素与生存率特别是无进展生存率有明显的相关性（表 70-6）。

**表 70-6 预后因素与生存率的关系**

| 累计不利预后因素 | 5 年无进展生存率(%) | 5 年总生存率(%) |
| --- | --- | --- |
| 0 | 84 | 89 |
| 1 | 77 | 90 |
| 2 | 67 | 81 |
| 3 | 60 | 78 |
| 4 | 51 | 61 |
| $\geq 5$ | 42 | 56 |

## 70.7.2 治疗原则

**(1) Ⅰ、Ⅱ 期**

1）无不良预后因素的患者,推荐 4 个疗程 ABVD（多柔比星、博来霉素、长春碱、达卡巴嗪）方案联合累及野放疗 30～36 Gy。对有化疗禁忌证的患者,推荐次全淋巴结照射。有放疗禁忌证的患者,推荐单纯化疗。

2）有不良预后因素的患者,推荐 4～6 个疗程 ABVD 方案联合累及野放疗（疗程数取决于何时达到完全缓解,一般是在达到完全缓解后巩固 2 个疗程）。累及野放疗剂量 30～36 Gy。

3）对于含有巨大肿块的患者,推荐 6 个疗程 ABVD 方案联合累及野放疗。累及野放疗 30 Gy 后,局部病灶加量 10 Gy。

**(2) Ⅲ、Ⅳ 期**

化疗是其主要的治疗方法。对于化疗前的大病灶或化疗后孤立的残留病灶或残留病灶影响生活质量,放疗可作为姑息性治疗的手段。

1）化疗方案推荐至少 6 个疗程 ABVD 方案,达到完全缓解后应巩固 2 个疗程。

2) 巩固放疗一般适用于化疗后部分缓解和具有纵隔巨大肿块（瘤径≥5 cm）的患者，特别是组织学亚型为结节硬化型。放疗剂量一般为 20～36 Gy，具体根据放疗范围、原发肿块大小和化疗后的疗效而决定。

3) 有不良预后因素的年轻患者，一般情况好，初次治疗也可选强烈的化疗方案，例如 BEACOPP（博来霉素、依托泊苷、多柔比星、环磷酰胺、长春新碱、丙卡巴肼、泼尼松），Stanford V 方案（氮芥、多柔比星、长春碱、长春新碱、博来霉素、依托泊苷、泼尼松）。

## 70.7.3 放疗

### (1) 早期 HL 的放疗

早期 HL 的放疗原则是在保证肿瘤控制的前提下尽可能减少正常组织的损伤。在早期 HL 的治疗中，放疗加化疗的综合治疗是标准的治疗模式。

结节性淋巴细胞为主型 HL 的治疗策略与经典型 HL 不同。单纯累及野放疗（involved-field radiotherapy，IFRT）或扩大野放疗（extended-field radiotherapy，EFRT）是ⅠA、ⅡA 期的标准治疗，但也有报道认为Ⅰ期在累及淋巴结切除后可随访观察[13,14]。

在美国国家综合癌症网络（National Comprehensive Cancer Network，NCCN）的临床指南中，ⅡA 期患者除累及野的放疗，还需联合 ABVD 或 Stanford V 方案 4 程化疗。对累及野和扩大野的回顾性研究发现，累及野的照射已经很充分。推荐的放疗剂量 30～36 Gy，分次剂量 1.8～2 Gy/次，如偶有大病灶，局部加量至 40 Gy。

1) 经典型 HL 从 20 世纪 60 年代开始首先开展了一系列早期 HL 的临床研究，入组对象包括各类病理类型的Ⅰ～Ⅱ期 HL，即同时包括了预后好和预后不良型的患者。这些早期研究可以归纳为两大类：一类比较大面积不规则野和局限野照射对肿瘤控制和总生存率的影响；另一类比较放化疗综合治疗与单纯放疗对肿瘤控制和生存率的影响。该两大类研究分别有 8 项和 13 项前瞻性随机研究，分别发表了相应的 Meta 分析。前者的大面积照射一般指次全淋巴结照射（斗篷野＋上腹部）或全淋巴结照射，局限野一般指累及野，少数研究指斗篷野。10 年复发率在大面积照射和局限野照射患者中分别为 43.4% 和 31.3%，（$P<0.0001$）。10 年生存率在两组相同，都是 77%。大面积照射野降低复发率并没有带来生存率的获益，说明一方面单纯放疗失败后化疗的挽救治疗十分有效，足以降低因肿瘤复发带来的可能的生存率降低；另一方面因局限野照射导致肿瘤复发增加而带来的肿瘤死亡数可能被大面积照射组患者非肿瘤性死亡数目的增加而抵消，导致两组患者的总生存率相同。

另外 13 项前瞻性随机研究比较了多药联合化疗配合放疗的综合治疗与单纯放疗的结果。综合治疗组的放射范围均较单纯放疗组缩小。大多数综合治疗组采用累及野，少数为斗篷野；单纯放疗组大多数为次全淋巴结照射，少数为全淋巴结照射。但不管综合治疗组和单纯放疗组的照射野范围如何，结果一致显示综合治疗组较单纯放疗组显著提高了无病生存率。10 年复发率在综合治疗组和单纯放疗组分别为 15.8% 和 32.7%。与放射范围比较的临床研究结果相似，10 年总生存率在综合治疗组和单纯放疗组分别为 79.4% 和 76.5%，差异没有统计学意义。其解释亦与前文相似，即一方面单纯放疗失败的患者可以通过挽救化疗得到良好的肿瘤控制从而降低了肿瘤复发死亡率；另一方面综合治疗组非肿瘤性死亡数目的增加在一定程度上抵消了因肿瘤控制率提高带来的潜在的生存获益。

该两大类研究的结论有一个共同点：更积极的治疗确实提高了早期 HL 的肿瘤控制率，但没有提高长期生存率。回顾早期 HL 的长期疗效可以发现，死亡原因主要包括三大类：HL 复发、第二原发肿瘤、心血管疾病。因此，在此后开展的临床研究中更着眼于优化综合治疗的模式，根据预后因素制订相应的治疗策略，力争在提高肿瘤控制的前提下降低长期毒性。这些研究的内容包括评价放疗的剂量和范围，以更有效、低毒的化疗方案取代原有毒性过大的方案，在早期预后良好的患者组中探讨合理降低化疗的总疗程和放疗剂量等。在放射剂量方面，德国的研究显示 30 Gy 对于亚临床灶的控制是足够的。在放射范围方面，由于在没有剖腹探查的情况下临床Ⅰ～Ⅱ期膈上型患者单纯斗篷野照射后膈下复发率达 20%～30%，所以单纯斗篷野照射指征局限于经剖腹探查的早期患者。欧洲癌症研究组织（EORTC）H7[15]、H8 和德国霍奇金研究组（German Hodgkin Study Group，GHSG）HD10 研究结果显示，在早期、预后好的患者中，放疗范围包括累及野是足够的，同时可以适当降低化疗的总疗程。在放射范围和剂量方面，新的研究资料提示，在预后不良的早期患者中，4 个疗程的化疗加上累及野的照射长期随访结果是满意的[16]。同时，在预后不良的早期患者中，化疗后达到完全缓解后，照射 20、30 和 40 Gy 的局部控制率是没有差别的[17]。因此,放疗仍是Ⅰ~Ⅱ期经典型 HL 的主要治疗手段之一(图 70-11)。

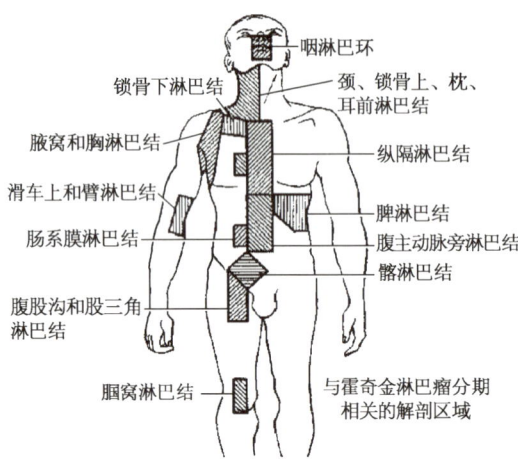

图 70-11　全身淋巴结分布图

2) 预后良好的Ⅰ~Ⅱ期经典型 HL　在 EORTC H7、H8 的研究中预后良好的Ⅰ~Ⅱ期经典型 HL 被定义为无纵隔大肿块、年龄≤50 岁、有"B"症状而红细胞沉降率<30 mm/h 或无"B"症状而红细胞沉降率<50 mm/h、累及病灶≤3 个。如前文所述,基于自 20 世纪 60 年代以来的大量临床研究,认识到 ABVD 的毒性小于 MOPP(氮芥、长春新碱、丙卡巴肼、泼尼松),综合治疗的模式优于单纯放疗,而放疗不再给予大面积不规则野的照射,放疗剂量也进一步降低。在 EORTC H8F 试验中,入组 542 例预后良好的Ⅰ~Ⅱ期患者,比较单纯次全淋巴照射(subtotal nodal radiotherapy)与 MOPP-ABV[氮芥、长春新碱、丙卡巴肼、泼尼松、多柔比星、博来霉素、氢化可的松(博来霉素前)、长春碱]方案化疗 3 个疗程联合累及野放疗,随访 92 个月,单纯放疗组和放化疗联合组的 5 年无不良事件生存率分别为 74% 和 98%($P$<0.001),10 年总生存率分别为 92% 和 97%($P$=0.001)。

目前推荐的治疗策略是综合治疗,给予 ABVD 方案 4 个疗程的化疗,再予累及野放疗。如化疗后疗效评价为完全缓解,一般予 30 Gy 照射;如未达到完全缓解,则在照射 30 Gy 后,局部残留病灶可加量至 36~40 Gy,推荐的常规分割剂量 1.8~2 Gy/次。如存在化疗的禁忌证,对膈上病变则可以行斗篷野的放疗,膈下病变则行腹主动脉旁淋巴引流区加脾区(以往称为"锄形野")或髂血管旁淋巴引流区或称倒"Y"野的放疗,剂量 30~36 Gy。如有放疗禁忌证,单纯化疗也是治疗的选择之一。

3) 有不良预后因素的Ⅰ~Ⅱ期经典型 HL　指除上述预后良好以外的 HL。虽然尚无前瞻性的随机研究表明放化疗综合治疗的总生存率优于单纯放疗,但是由于大面积放疗(次全淋巴结照射、全淋巴结照射)引起长期的毒性反应以及综合治疗较优的无复发生存率,目前综合治疗成为大多数此类 HL 的标准治疗。

在大样本的德国霍奇金研究组 HD8 的研究中,1 204 例患者随机接受 2 个疗程的 COPP/ABVD 化疗加 30 Gy 累及野或扩大野放疗,大肿块则加量 10 Gy。5 年随访发现,累及野和扩大野放疗组的无进展生存率分别为 84% 和 86%,总生存率分别为 92% 和 91%。另一项意大利的研究中[18],入组了 140 例Ⅰ~ⅡA 期患者,比较 4 个疗程 ABVD 联合累及野或次全淋巴结照射。两组 12 年无进展生存率和总生存率均无统计学差异。

在放疗剂量的研究中,德国霍奇金研究组 HD10 和 HD11 作为比较 20 Gy 和 30 Gy 累及野放疗的随机临床试验,这些研究的结论尚有待长期随访的结果。

(2) Ⅲ、Ⅳ期 HL 的放疗

化疗是其主要的治疗方法。对于化疗前的大病灶或化疗后孤立的残留病灶或残留病灶影响生活质量,放疗可作为姑息性治疗的手段,但预后良好的ⅢA 期患者一般不在此列,往往参照预后不良的早期 HL 治疗原则。

### 70.7.4　化疗

(1) Ⅰ、Ⅱ期 HL 的化疗

HL 在初次诊断时,超过半数的患者为Ⅰ、Ⅱ期。近年来,对该人群的治疗取得了很大的进展,大多数患者能长期生存,因此治疗重点已从单纯追求治愈率转变为在不降低疗效的基础上尽量减轻后期的毒副作用以及减少第二原发肿瘤发生率。

以往对Ⅰ、Ⅱ期 HL 的治疗,主要是通过剖腹探查精确分期后行单一放疗。目前,针对不同危险因素人群采用个体化治疗的模式得到了广泛的公认,化疗的作用在逐渐加强。在预后不良Ⅰ、Ⅱ期 HL 的治疗中,联合放化疗很早以来就被确立为标准治疗,而针对预后良好的人群,研究重点在于合理减少化疗疗程数和剂量,以减少远期的毒副作用。

1) 化疗方案　MOPP 是治疗 HL 的经典方案。最早由 DeVita 报道治疗 HL,肿瘤完全缓解率达 81%。以后多项前瞻性临床试验证实其有效性。

ABVD 是与 MOPP 无交叉耐药的经典方案。在一个小样本的 ABVD 和 MOPP 的对照研究中，两组的完全缓解率和有效持续时间相仿，但 ABVD 的毒副作用较小。美国癌症和白血病 B 组（CALGB）报道的大样本Ⅲ期临床试验，随机分 3 组比较 MOPP、ABVD、MOPP-ABVD 方案，确立了 ABVD 在 HL 治疗中的地位。完全缓解在 3 组中分别为 67%、82% 和 83%，5 年无病生存率分别为 50%、61% 和 65%，总生存率分别为 45%、55% 和 55%，显示 ABVD 治疗 HL 的有效性。ABVD 和 MOPP-ABVD 交替方案在疗效和生存上优于 MOPP。同时对消化道反应（恶心、呕吐）、骨髓抑制、粒细胞缺乏发热感染、脱发、神经系统毒性都较轻。在其他的 MOPP 对 MOPP/ABVD，MOPP-ABV 对 MOPP 与 ABVD 序贯，MOPP-ABV 对 MOPP/ABVD，MOPP-ABV 对 ABVD 等试验均显示 ABVD 的有效性。并且含 MOPP 的方案导致不孕不育及第二肿瘤发生率较高。ABVD 已逐渐取代 MOPP，成为 HL 的标准治疗方案。

Dienl[19] 报道对预后良好的早期病例，综合治疗可取代次淋巴结放疗，联合化疗加累及野放疗，5 年生存率为 98%，而次全淋巴结放疗的 5 年生存率为 95%；目前正在进一步探索缩小放射野和减少放射量以及减少化疗疗程的可能性。意大利米兰肿瘤研究所报道Ⅰ、Ⅱ期伴巨块和（或）结外病变，4 个疗程 ABVD 后给予次全淋巴结放疗，4 年无复发生存率为 94%；4 个疗程 ABVD 后累及野放疗，4 年无复发生存率为 95%。两组无统计学差异，而累及野组的后期不良反应小。

在德国霍奇金研究组开展的 HD7 试验中，643 例预后良好的Ⅰ、Ⅱ期患者随机接受了 2 个疗程 ABVD 方案联合次全淋巴结和脾区放疗或者单一放疗。5 年的随访结果显示，联合治疗组显著延长了无进展生存率（91% 比 75%），但总生存率两组没有差别（均为 94%）。

此外在 EORTC H8F 试验中，采用 4 个疗程 MOPP/ABV 方案联合累及野放疗，在降低复发方面也优于次全淋巴结放疗。虽然该方案的 4 年无进展生存率达到惊人的 99%，但是由于其对生殖功能的严重影响和较高的第二肿瘤（白血病）发生率，近年来已很少使用。

由于 ABVD 方案中多柔比星有较明显的心脏毒性和氮烯咪胺疗效的相对不确切性，EORTC 尝试采用一种毒性较小的改良方案 EBVP（表柔比星、博来霉素、长春碱、泼尼松）来治疗预后良好的患者。在该研究组织的 H7F 试验中，采用次全淋巴结放疗作为对照组（165 例），其余 168 例患者接受了 6 个疗程 EBVP 方案联合累及野放疗。结果显示，与单一放疗相比，联合治疗组延长了 6 年无进展生存率（90% 比 81%，$P = 0.002$）和总生存率（98% 比 96%），但后者的 $P$ 值未达到统计学显著性差异。虽然该研究的结果令人满意，但尚缺乏与标准 ABVD 方案进行对照的临床试验。况且针对预后不良的患者，EBVP 已被证实不如 MOPP/ABV 方案，因此并不能替代 ABVD 的标准治疗方案地位。

虽然 ABVD 方案联合放疗取得了令人瞩目的治疗效果，但是仍然有 5% 的早期治疗疾病进展率和 15% 的 5 年复发率。由于在治疗进展期患者方面，BEACOPP 方案取得了不俗的效果，因此 EORTC H9U 试验采用 4 个疗程 BEACOPP 与 4 个或 6 个疗程 ABVD 方案进行对照，初步的结果显示在复发方面 3 组没有区别。与此同时德国霍奇金研究组 HD11 试验采用 2×2 设计，比较了 4 个疗程 ABVD 与 BEACOPP 方案联合 20 Gy 或 30 Gy 累及野放疗，2 年的随访显示 4 组没有差别。

然而在上述两项试验结果成熟之前，ABVD 方案仍然是目前最理想的选择；况且 BEACOPP 由于包含依托泊苷和环磷酰胺，其造成的远期血液系统恶性疾病不容忽视。

2）化疗疗程　目前，ABVD 联合累及野放疗已成为Ⅰ、Ⅱ期 HL 的标准治疗模式。针对预后良好的人群，研究重点在于优化放疗和化疗的组合，即在不降低疗效基础上，合理减少化疗疗程数和剂量，减少远期的毒副作用。

近期，在德国霍奇金研究组 HD10 临床试验[20]中，共随机治疗了 1 370 例预后好的患者。该研究采用 2×2 设计，使用 2 个或 4 个疗程 ABVD 方案，然后行 20 Gy 或 30 Gy 累及野放疗的治疗模式。初期结果显示，4 年无进展生存率和总生存率分别达到 94% 和 97%，两项指标在 4 组之间均无差别。

目前的证据表明，对于预后好的患者，4 个疗程的 ABVD 方案联合 30 Gy 的累及野放疗是十分稳妥的治疗方法。至于能否进一步降低治疗强度，还有待于其他试验以及 HD10 研究的长期随访结果。

对于预后不良患者化疗的最佳疗程数仍无定论，但已有的证据表明可以安全地将 6 个疗程降为 4 个。在 EORTC H8U 试验中，3 组均采用 MOPP/ABV 方案，比较 4 个疗程后联合累及野放疗、4 个疗程后联合次全淋巴结放疗和 6 个疗程后联合累及野放疗的治疗效果。初步 4 年的随访显示，无论是无进展生存率，还是总生存率，3 组之间均无差别。

虽然 EORTC H8U、H9U 试验结果尚未成熟，但是 4 个疗程的 ABVD 方案是可以接受的；对于含有巨大肿块的患者，仍然推荐 6 个疗程 ABVD。

3）巨大肿块的治疗 在 Cotswolds 分期中，巨大肿块的定义为在后前位胸片上，纵隔淋巴结横径≥1/3 的胸腔内径或者单个肿块的直径≥10cm。这一定义标准目前多针对早期 HL，而对于进展期疾病，常采用 5 cm 这一临界水平。

迄今为止，没有一项单独针对含有巨大肿块人群的临床试验，治疗指南多建立在长期的治疗经验基础上。一些临床试验已证明，少于 6 个疗程的化疗联合放疗是安全的，但是这些试验中大多未包含巨大肿块的患者，因此仍然推荐 6 个疗程的 ABVD 方案。

（2）Ⅲ、Ⅳ期 HL 的化疗

Ⅲ、Ⅳ期 HL 的治疗以化疗为主。但是单纯脾脏累及的ⅢA 期患者可以采用类似针对早期患者的化疗联合累及野放疗的治疗模式，这一人群有相对较好的预后。

化疗方案推荐至少 6 个疗程 ABVD 方案，达到完全缓解后应巩固 2 个疗程。巩固放疗一般适用于化疗后部分缓解和具有纵隔巨大肿块（瘤径≥5 cm）的患者，特别是结节硬化型。放疗剂量一般为 20~36 Gy，具体应根据放疗范围、原发肿块大小和化疗后的疗效而定。

在美国癌症和白血病 B 组的一项临床试验中[12]，361 例进展期或复发的 HL 患者随机接受了 6 个疗程 MOPP、6 个疗程 ABVD 或 12 个疗程 MOPP 和 ABVD 交替方案。5 年的随访发现，与 MOPP 方案相比，ABVD 方案具有较轻的毒副作用、更高的肿瘤完全缓解率（82% 对 67%，$P=0.006$）和无进展生存率（61% 对 50%），但是总生存率的差别没有显著性差异（73% 对 66%，$P=0.28$）；而 MOPP 和 ABVD 交替方案并未增加 ABVD 的疗效，相反有更多的毒副作用发生。此外，对 ABVD 方案治疗失败的患者，MOPP 仍有 61% 的肿瘤缓解率；而先用 MOPP 方案后复发的患者，ABVD 仅有 35% 的缓解率。在美国，ABVD 已成为进展期 HL 的标准方案。

其后，为了增加疗效和减少耐药，许多肿瘤学家采用了 MOPP 和 ABVD 的杂交方案——MOPP/ABV 方案。该方案首先与 MOPP 和 ABVD 交替方案进行了比较，希望在增效同时减轻毒副作用。在一项美国东部肿瘤协作组（ECOG）的随机对照试验中，737 例Ⅲ、Ⅳ期 HL 患者随机接受了 6 个疗程 MOPP/ABV 或 12 个疗程 MOPP 和 ABVD 方案的治疗。经过 8 年的随访，虽然 MOPP/ABV 方案的急性毒性有所增加，但是完全缓解率（85%）、无进展生存率（64%）和总生存率（79%）都显著高于交替治疗组（75%、54% 和 71%）。之后意大利和加拿大的临床试验未能得到类似的结果。

为了进一步明确 MOPP/ABV 的治疗优势，美国开展了一项 INT 的临床研究[21]。该试验随机治疗了 856 例初次治疗的Ⅲ、Ⅳ期和复发的 HL 患者，对照方案为标准的 ABVD 方案。5 年的随访结果显示，与 ABVD 相比，MOPP/ABV 方案无论在缓解率还是生存方面均无优势；相反，由于有较高的治疗相关死亡和第二原发肿瘤发生率，试验被提前中止。

BEACOPP 方案：经过一系列Ⅰ、Ⅱ期临床研究后，德国霍奇金研究组开展了大样本的 HD9 随机对照试验。共有 1 195 例Ⅲ、Ⅳ期和具有不良预后因素的ⅡB 期 HL 患者入组，年龄为 15~65 岁；化疗方案为 8 个疗程 COPP/ABVD、标准 BEACOPP 和高剂量 BEACOPP 方案，其中 2/3 的患者由于初诊时或残留肿块直径>5 cm 还接受了放疗。结果发现，在高剂量 BEACOPP 组中仅有 2% 患者在治疗过程中或结束 3 个月之内发生肿瘤进展，这一比例显著低于 COPP/ABVD 组（10%）和标准 BEACOPP 组（8%）。随访 5 年 COPP/ABVD 组的无进展生存率（69%）明显低于标准 BEACOPP 组（76%，$P=0.04$）和高剂量 BEACOPP 组（85%）；同时在总生存率方面，与 COPP/ABVD 组相比，高剂量 BEACOPP 组也具有优势（91% 对 83%，$P=0.002$），但与标准 BEACOPP 组没有统计学差异（88%）。亚组分析显示，BEACOPP 方案在不同的预后因素组别中都有优越性，但对于 64 例 60~65 岁的患者没有益处。值得注意的是，高剂量 BEACOPP 方案虽然有重组人粒细胞集落刺激因子（G-CSF）支持，但仍有 90% 和 47% 的 4 度白细胞和血小板下降，并且 22% 发生 3~4 度感染。远期毒性有 2.5% 的急性白血病发生率，显著高于其他两组（COPP/ABVD 为 0.4%，标准 BEACOPP 为 0.6%，$P=0.03$）。必须指出，BEACOPP 方案毒性强烈，即便是标准剂量对于老年人也不适合。在另一项德国霍奇金研究组的试验中，42 例 66~75 岁的患者接受了标准 BEACOPP 方案的治疗，结果 9 例（21%）死于治疗相关的急性毒性。迄今为止，BEACOPP 方案尚未与标准的 ABVD 方案进行Ⅲ期随机对照研究，另外由于其明显的急性和慢性毒副作用，目前还不能广泛推荐用于临床治疗。

Stanford Ⅴ方案：近年来 Stanford Ⅴ的短程强效化疗方案显示出很好的治疗效果。它是在 MOPP 和 ABVD 交替方案基础上改良的方案。在一项Ⅱ期临床试验中,Horning 等用 Stanford V 方案联合 36 Gy 累及野放疗 142 例 Ⅲ、Ⅳ 期和巨大纵隔肿块的 Ⅰ、Ⅱ 期 HL 患者。5 年随访结果显示,无进展生存率和总生存率分别为 89% 和 96%。此外,该方案耐受性良好,无治疗相关性死亡,对生殖功能的影响不大,没有第二原发恶性血液系统疾病发生。在随后的 7 年随访[22]中,即便 Ⅲ、Ⅳ 期的患者,无复发生存率和总存活率也分别达到 86% 和 95%。值得注意的是,Stanford V 方案并不是一个单一的化疗方案,对于初诊时具有巨大肿块(直径≥5 cm)的患者,累及野放疗是必不可少的组成部分。在一项针对 ⅡB～Ⅳ 期患者的意大利试验中发现,虽然 Stanford V 和 ABVD 方案组的 5 年总生存率没有差别,但是 Stanford V 组无进展生存期显著低于 ABVD 组(67% 对 83%)。由于在 Stanford V 组中仅有 66% 的患者接受了放疗,这一比例远远低于上述试验的 85%,因此该试验结果受到广泛质疑。根据现有证据,针对具有巨大肿块的患者,Stanford V 联合放疗是一个较理想的治疗方案。目前,其与 ABVD 方案的大规模 Ⅲ 期随机对照试验正由美国 INT 展开。

## 70.8 非霍奇金淋巴瘤的治疗

### 70.8.1 放疗

NHL 对放疗高度敏感。与 HL 一样,放疗很早就被应用到其治疗中。NHL 的放疗剂量和照射野范围的研究缺乏之前瞻性 Ⅲ 期临床试验的结果,较多为回顾性和 Ⅱ 期的临床研究。大多数研究来自 NHL 中发病率高的弥漫性大 B 细胞淋巴瘤和滤泡型淋巴瘤,也有相当数量的对于 MALT 淋巴瘤的研究。对于其他类型的淋巴瘤,特别是新的 REAL/WHO 分类中出现的亚型,由于发病率低,缺乏较大样本和多中心的研究资料。

**(1) 恶性淋巴瘤放疗的设野原则和技术**

如前所述,在大多数早期 HL 和 NHL 的治疗中,化疗联合累及野放疗已成为最主要的治疗策略。而以往的斗篷野、锄形野和倒"Y"野等的大面积放射野是在 HL 进行单纯放疗时发展起来的,现在已很少采用,全淋巴照射和次全淋巴照射的治疗模式因其长期的毒副作用基本已被摒弃。在恶性淋巴瘤放疗发展中,除上述照射野外,还先后提出过扩大野(extended field, EF)、区域野(regional field, RF)的概念。扩大野是指包括多个病变累及或未累及的淋巴结部位。而区域野是指包括病变所累及的淋巴结部位加上 1 个或以上的相邻累及的淋巴结部位的照射野;目前,累及野照射是恶性淋巴瘤放疗中最多采用的照射范围。

1) 累及野的定义 累及野是指放射野包括病变累及的淋巴结所在的部位;如病变仅累及结外器官而无相邻或远处淋巴结的浸润,则照射野即包括所累及器官。

2) 累及野的设野原则 虽然有累及野的概念,但在临床实践中,如何准确地描述累及野的具体范围,尚无完全统一的认识。这里,笔者根据美国放疗和肿瘤学会(ASRTO)2004 年会上提出的累及野设计的具体原则和目前临床较多采用的设野方法作一简述。更精确的设野技术可能要等待长期的研究结果来实现。

累及野的设野原则:①累及野放疗(IFRT)是指治疗一个部位的淋巴结而非单个淋巴结。②常见病变累及的淋巴结部位是颈部(往往是单侧)、纵隔(包括双侧肺门)、腋下(包括同侧的锁骨上下区域)、脾区、腹主动脉旁以及腹股沟区(包括髂窝)。③累及野应包括化疗前的病变部位和范围。但当病变在纵隔和腹主动脉旁时,考虑到对周围正常组织的保护,建议累及野的横径应为化疗后的范围。化疗前后病变淋巴结的部位和大小对设野非常重要,应根据影像学的检查结果(如 CT、PET/CT 等)仔细判断,且应在进行放疗计划前完成。④在常规模拟定位、二维设野的情况下,放射野的边界尽量用骨性标志以易于描绘。在累及纵隔及腹主动脉旁淋巴结时,尽可能用 CT 模拟定位三维设野。⑤一侧颈部单个或多个淋巴结累及,靶区范围为患侧整个颈淋巴结区至锁骨上区。对侧颈部不做预防性照射。⑥锁骨上淋巴结应作为颈淋巴结的区域,无论是病变单独累及还是合并颈淋巴结浸润,应照射患侧的整个颈淋巴结区至锁骨下区。如锁骨上淋巴结是由于纵隔淋巴结向上延伸的结果,而同时其他颈淋巴结没有累及(须根据 CT、镓扫描或 PET/CT 等的检查结果),则上颈部可不包括在放射野内,以保护腮腺。⑦纵隔病变在诱导化疗后,累及野照射至 30Gy 后缩野加量时,对于达到完全缓解的患者,其照射范围应为化疗前的纵隔病变所在的范围,但横径仅为纵隔的淋巴引流区,尽可能避开心脏,并降低肺门和肺部的剂量。而对于化疗后达肿瘤部分缓解的纵隔病变,则缩野至残留病灶加量。对于化疗后肿瘤无变化或增大,一般放疗的疗效也欠佳,可以在可见病灶的肿瘤靶区(GTV)基础上,外放一定的边界照射。

剂量到达 30 Gy 后,视病灶退缩情况、病变部位及范围,以及病变与心脏、肺组织等的关系决定是否加量及缩野照射范围。⑧全腹腔放疗或全盆腔放疗或两者同时照射会引起较大的急性毒性作用甚至长期毒性,因此应谨慎采用,严格掌握指征。一般病变局限于膈下,且累及胃肠道多个部位和(或)多处肠系膜淋巴结和(或)腹盆腔大肿块者,可以考虑全腹腔放疗或全盆腔放疗。但应结合患者一般情况、血象、肝肾功能等综合考虑。全腹腔范围上界在 T10 下缘横膈上方,下界在 L4 下缘,两侧界到腹壁。一般前后野照射,前后挡铅保护肝脏,后野挡铅保护肾脏。并视剂量分布情况增加其他照射野。全盆腔照射野上界在 L4 下缘,下界在闭孔下缘,侧界为骨盆外侧壁。双侧股骨头挡铅保护。全腹腔或盆腔的放疗一般采用较小的分割剂量,可以采用的分割剂量如 1.5Gy/Fx,总量≤25.5 Gy/17 Fx。对腹盆腔的大肿块或化疗后有残留病灶的,一般在全腹腔放疗或全盆腔放疗后,局部加量 10 Gy,分割剂量建议≤1.8 Gy/Fx。⑨腹股沟淋巴结累及野范围除了腹股沟区,其下界应到股骨小转子下 5 cm,因淋巴结可沿股管向下进展。⑩淋巴瘤累及结外部位时,应考虑该部位的淋巴引流情况而设计照射野。如淋巴瘤单纯累及鼻咽时,应照射整个韦氏环,而颈部则不做预防性放疗。如单纯累及一侧腮腺的 MALT 淋巴瘤,则仅做患侧腮腺的放疗。

**(2) 放疗新技术的应用**

在恶性淋巴瘤的放疗技术中,以往采用的斗篷野、锄形野和倒"Y"野等前后照射的方式,不仅照射范围大,照射野内的正常组织如心、肺、肾等难以很好地保护;而且由于不规则照射野内包括了不同的部位,从体表至肿瘤的深度差异有时较大,使得肿瘤靶区内的剂量分布均匀性较差。

放射诊断学科的不断发展,使得我们有了更好的手段和方法了解淋巴瘤累及的范围,而可以不采取以往如剖腹探查等创伤性的诊断方法;并且更准确地判别治疗后的疗效情况。而随着放射肿瘤学的发展,以利用三维适形放疗(three dimensional conformal therapy,3DCRT)和调强放疗(intensity modulated radiotherapy,IMRT)等技术,在包括 PET/CT 等新的诊断手段帮助下,放疗比以往更精确、更合理,并且尽可能地保护好正常组织。3DCRT 已广泛应用到淋巴瘤的放疗中,而 IMRT 技术在某些特殊结外病变,如眼球周围淋巴瘤的放疗中,或在纵隔、腹部病变的放疗中,可以很好地保护耐受剂量低的正常组织,如晶状体、肾、脊髓等,而使肿瘤得到较好的剂量分布。

由于照射体积与晚期毒性的发生有一定的相关性,近年来欧洲开展了缩小放射野的研究,提出了累及淋巴结放疗(involved-nodal radiotherapy,INRT)的概念,试图尽可能降低长期的毒副作用。EORTCH10 试验即是就早期 HL 展开的累及淋巴结放疗随机临床试验,其中就累及淋巴结放疗的概念和具体的靶区勾画制定了指南。累及淋巴结放疗是指照射治疗前累及的淋巴结,而非以前累及野概念中的淋巴结所在的区域。患者在化疗前后进行 CT 和 PET 扫描,以帮助明确累及淋巴结的范围。临床靶区体积(CTV)即为治疗前累及的淋巴结,但在纵隔中,其临床靶区体积横径为化疗达完全缓解后正常纵隔的横径或部分缓解后残留淋巴结的横径。放疗均采用了 IMRT 技术。但目前的研究仅在膈上部位。该研究的初步结果显示,24 例患者在 3～6 个疗程的 ABVD 化疗后接受 32～40 Gy 的 IMRT,其 2 年无事件生存率和总生存率均为 100%。

**(3) 放疗的毒副作用**

在 20 世纪 50 年代到 70 年代,放疗作为 HL 唯一的治疗手段有很高的治愈率。但随着有效联合化疗的出现,以及人们对放疗毒副作用的发现,使得放化疗综合治疗的模式已取代了单纯放疗。对放疗后长期生存的患者中可能致命的心血管系统毒性和第二原发肿瘤发生增加的逐渐认识,发现治疗相关的死亡部分抵消了治疗所带来的生存获益。这些资料主要来源于 HL 长期随访的分析,NHL 综合治疗或单纯放疗的长期毒性报道则非常少见。

放疗对于恶性淋巴瘤患者的毒副作用因照射部位、照射剂量而异,同时也受化疗药物的影响。患者的年龄、一般情况、并发症等也会影响治疗毒性的发生和程度。

1) 急性毒副作用 指放疗中以及治疗结束后 3 个月以内所产生的毒性作用,主要是放射性皮炎,表现为表皮红斑、色素沉着、干性脱皮,因恶性淋巴瘤放射剂量相对较低,通常罕见湿性脱皮;可伴有轻到中度骨髓抑制。放疗部位在韦氏环时有轻到中度的黏膜干燥、口干、味觉改变等,腹盆腔放疗时可出现厌食、恶心呕吐、腹泻等胃肠道反应。纵隔放疗时应注意避免出现放射性肺炎和心包炎。在纵隔有大肿块的情况下,化疗后病灶缩小,应根据缩小的病灶设计照射野;如病灶完全消退,则应照射纵隔部位,不应按治疗前的病灶大小设野。进行 TPS 优化剂量分布时,应将肺的 V20 尽可能控制在 30% 以下。

2) 长期毒副作用

第二原发肿瘤:在放疗后5~6年以后,甚至10年以上第二原发肿瘤的危险增加。与化疗不同,淋巴瘤放疗的第二原发肿瘤主要有肺癌、乳腺癌等实体肿瘤,而淋巴造血系统的第二原发肿瘤如白血病、NHL则多见于化疗后的患者。HL年轻女性患者接受放疗后,如长期生存,其乳腺癌的发病率会明显高于正常人群,其相对危险度因患者接受放疗年龄的不同而相异。研究发现,年龄≤20岁的女性患者,患HL接受放疗后其乳腺癌相对危险度高达16.9,而在21~30岁、31~39岁接受放疗的患者,其乳腺癌的相对危险度分别为5.6和2.4。在其他肿瘤中,同样发现其发生率与接受放疗时的年龄呈反比的规律。在Travis等的研究中还发现放疗剂量也与乳腺癌的发生有关,来自7个国家13个医疗中心超过3 800例的病例—对照研究发现,诊断时年龄≤30岁的女性患者,放疗剂量≥4Gy时,其乳腺癌相对危险度为3.2,并且随着剂量的增加逐步上升至最高到8。因此,在年轻女性恶性淋巴瘤患者中,如果必须照射斗篷野或纵隔累及野或扩大野时,应特别注意乳腺受照射的剂量。肺癌发生率的增加见于化疗和(或)放疗后的淋巴瘤患者,尤其是吸烟的患者。故应建议患者戒烟。

心血管疾病:在恶性淋巴瘤治疗后的长期毒性中,心血管疾病的发生率仅次于第二原发肿瘤,并且是死亡率增加的第2原因。荷兰的一项研究随访了1 261例年龄<40岁HL为第一原发肿瘤的患者,发现心血管疾病的危险性增加,其相对危险度为6.5,且相对危险度值在各年龄亚组中,与治疗时的年龄呈反比,年龄<20岁的患者其相对危险度最高。心血管疾病的死亡率也呈相同的规律。

不孕不育:在非老年患者的盆腔野放疗中,如未将卵巢移至照射野以外,或睾丸亦在照射野之中,将造成不孕不育。如无法避免卵巢或睾丸所在区域的放疗,可在治疗前将之移出放疗范围,以保护其功能。

生长发育迟滞:对儿童和青少年恶性淋巴瘤患者中,应考虑到放疗对其生长发育的影响和正常组织耐受性与成年人不同的情况。儿童恶性淋巴瘤的治疗以化疗为主,如需放疗,应遵循以下原则:全颅照射剂量按年龄递增,宜超过20 Gy;椎体的照射应包括整个椎体,不应只照射部分椎体而引起发育畸形;骨骼软组织的放疗应避免照射关节,软组织照射时需留有部分正常组织以供淋巴回流。

甲状腺功能减退:在头颈部、上纵隔甚至全脑全脊髓的放疗中,甲状腺往往无法避免受到照射。在随访中应注意检测甲状腺功能,如发现有功能减退,应根据情况补充甲状腺素。值得强调的是,以上提及的放疗或综合治疗的长期毒副作用是在以往放疗模式上发生的,即较大照射体积或全淋巴/次全淋巴照射和较高的放疗剂量。随着放疗技术的发展,累及野照射甚而累及淋巴结照射,以及3DCRT和IMRT在恶性淋巴瘤照射的应用,使得放疗的毒性尽可能降低。

## 70.8.2 化疗

NHL是全身性疾病并且是化疗疗效最好的恶性肿瘤之一。有些亚型通过化疗能达到痊愈。因此化疗是大多数NHL的主要治疗方法。20世纪90年代以前以CHOP(环磷酰胺、长春新碱、多柔比星、泼尼松)方案为主的细胞毒药物的联合化疗是其唯一治疗选择。过去10年中出现的大剂量化疗和外周血干细胞移植逐渐成为进展型淋巴瘤治疗的一部分。靶向治疗药物利妥昔单抗单药或与化疗的联合应用到CD20$^+$B细胞NHL的治疗。

(1) 化疗方式

主要是通过静脉全身化疗的给药方式控制肿瘤。对原发中枢神经系统或者累及中枢神经系统或者容易有中枢神经系统侵犯的NHL通过鞘内注射提高局部药物浓度。近年来对原发中枢神经系统的NHL有通过脑室持续给药的报道。

(2) 化疗禁忌证

NHL的化疗禁忌证与实体瘤的化疗禁忌证相同,主要有以下几方面:①全身衰竭或恶病质,Karnofsky功能状态评分<50。②重要脏器功能不全:严重骨髓抑制、肝肾功能异常、心脏功能失代偿、严重肺气肿、肺功能差。③感染、发热、出血。水、电解质紊乱,酸碱平衡失调。④胃肠道梗阻。

(3) HL化疗的毒副作用及防治

当前临床上治疗NHL的大多数化疗药物属细胞毒药物,这些药物选择性差,在杀伤癌细胞的同时,对正常细胞特别是增殖旺盛的细胞有杀伤作用。有些药物还有免疫抑制和致畸变、致癌的作用。在治疗NHL过程中要考虑到各种药物的毒副作用,降低化疗药物对正常组织的损伤,避免和防治各种毒副作用。

1) 局部反应  有刺激性的药物如果外漏往往引起局部疼痛、肿胀,甚至坏死、化脓、经久不愈而致肢体功能受限。发生外漏时应立刻停止用药,在外溢处周围注射生理盐水,并以普鲁卡因局封。建议使用深静脉置管可避免药物外漏。

2) 全身反应

骨髓抑制:除博来霉素、长春新碱、顺铂等骨髓抑制较轻微外,其余化疗药物对造血功能均有不程度的抑制。粒细胞明显减少可导致各种继发感染。严重感染和因血小板减少所致的出血往往是患者的直接死因。粒细胞减少可应用G-CSF、粒细胞、巨噬细胞集落刺激因子(GM-CSF)。血小板减少可用白细胞介素-11(IL-11)、血小板生成素(TPO)或输注血小板。

胃肠道反应:食欲不振、恶心呕吐是最常见的不良反应,可给予止吐药物。选用5-羟色胺3受体拮抗剂、甲氧氯普胺(灭吐灵)、镇静剂、肾上腺皮质激素,或几种药物联合应用。黏膜溃疡是化疗药物最严重的表现之一,常常发生于给药后4~6天。加强口腔护理,给予口腔涂剂。调整饮食,进食高营养的流质。加强支持治疗,补充维生素,注意水、电解质平衡。有腹泻时应查大便常规,除外感染。无感染时可用复方地芬诺酯(苯乙哌啶)、洛哌丁胺(易蒙停)或阿片酊等。一天腹泻超过5次或有血性便时应停化疗。腹泻合并粒细胞减少时应及时应用抗生素、升白药。此外要加强支持治疗,注意水、电解质平衡。

肝功能损害:主要表现为肝功能不全,化学性肝炎;静脉闭塞性疾病;慢性肝纤维化。有肝功能不全时要注意与肝转移、病毒性肝炎以及其他合并用药所致的肝功能损害相鉴别。有肝功能不全时应停用化疗药物,给予保肝药物,曾有严重肝功能损害者,肝功能恢复正常以后的化疗应换药或进行剂量调整。

心脏功能损害:由于蒽环类抗生素的问世,化疗药物对心脏的影响日益受到重视。多柔比星的慢性心肌毒性与总剂量密切有关。总量达550 mg/m$^2$时,发生率26.8%~30%。以前用过蒽醌类药物、大剂量环磷酰胺、有心脏病史、幼儿和年老患者以及放疗可能包括心脏范围者,其总剂量应限制在400 mg/m$^2$。

肺毒性:用博来霉素后3%~5%的患者可出现与总剂量有关的肺毒性(主要为肺间质炎和纤维化),多在用药数月后或停药后发生。甲氨蝶呤引起明显肺毒性的,多在用药2个月至5年内发生,可能与所用剂量有关。博来霉素和甲氨蝶呤与放疗有相互作用,可加重肺损伤。

泌尿系统毒性:主要表现为肾损害和出血性膀胱炎。应检测肾功能、水化、避免使用氨基糖苷类抗生素。出血性膀胱炎与异环磷酰胺和大剂量环磷酰胺有关。必须同用美司钠,减少血尿的发生。

脱发和皮肤反应:多数化疗药物都能引起脱发,未影响毛囊故多能恢复。有些化疗药物可引起皮肤色素沉着角化增生。如博来霉素可引起皮肤色素沉着和角化增生,指(趾)甲坏死脱落。

神经系统反应:长春新碱易引起指(趾)端麻木或感觉异常,尤以老年患者为甚。少数可有头痛、面神经瘫痪、肠梗阻或抽搐等。自主神经系统功能紊乱可导致顽固性便秘。异环磷酰胺有中枢性神经毒性。

生殖功能障碍:环磷酰胺、阿糖胞苷和多柔比星等都明显影响精子的形成或直接损伤精子,氮芥类药物易引起不育。联合化疗特别是长期应用后发生率较高。闭经在化疗患者中虽多见,但化疗对卵巢功能的影响了解尚少。

过敏反应:门冬酰胺酶是蛋白质制剂,易过敏,首剂应小剂量做皮试。

发热:博来霉素可引起发热,偶尔出现高热、呼吸困难、血压下降,甚至死亡。应先肌内注射1 mg做试验。

免疫抑制:大多数化疗药物是免疫抑制剂,其中以环磷酰胺、硫嘌呤、6-硫鸟嘌呤、门冬酰胺酶和肾上腺皮质激素免疫抑制作用最明显。

3) 远期反应 化疗引起的主要远期不良反应为发育不良、不孕不育、第二原发肿瘤。对性腺有明显影响的有白消安、苯丁酸氮芥、环磷酰胺、丙卡巴肼。长春碱常引起闭经。苯丁酸氮芥、环磷酰胺可致精子缺乏。化疗后长期生存患者的第二原发肿瘤比正常人预期发病率高20~30倍。通常发生在治疗后1~20年,发病高峰为3~9年。HL常发生急性非淋巴细胞性白血病和NHL。NHL常发生实体瘤和急性淋巴细胞性白血病。

## 70.8.3 常见和特殊亚型NHL的治疗

NHL是高度异质性疾病,病理分类复杂,各种亚型与治疗计划及预后密切有关。由于分子生物学和免疫生物学的进展,对NHL的认识不断深入,出现了新的组织病理学分类。2008年的WHO分类包括淋巴细胞来源的白血病、恶性淋巴瘤和浆细胞恶性肿瘤。每一种亚型都是一种独立的疾病,其病理分类、生物学行为、临床表现、治疗反应和预后都不同,选择的治疗也因病而异。

根据细胞来源，NHL 可分为 B 细胞淋巴瘤和 T 细胞淋巴瘤。

B 细胞来源的 NHL 包括了多种预后迥异的亚型。以自然病程可将 B 细胞淋巴瘤分为惰性淋巴瘤、侵袭性淋巴瘤和高度侵袭性淋巴瘤 3 组。惰性淋巴瘤中位生存时间较长，但有一个缓慢继续下降的生存曲线；侵袭性淋巴瘤和高度侵袭性淋巴瘤的生存曲线开始呈指数式下降，接着趋于平坦。3 组的中位生存期分别为 7 年、2.5 年和 1 年。①惰性淋巴瘤包括小淋巴细胞性淋巴瘤、淋巴浆细胞淋巴瘤、脾边缘区 B 细胞淋巴瘤、滤泡性淋巴瘤（Ⅰ、Ⅱ级）、MALT 淋巴瘤。②侵袭性淋巴瘤包括滤泡性淋巴瘤（Ⅲ级）、套细胞淋巴瘤、弥漫性大 B 细胞性淋巴瘤、原发纵隔 B 细胞淋巴瘤、血管内大 B 细胞淋巴瘤。③高度侵袭性淋巴瘤包括前体 B 细胞淋巴母细胞性淋巴瘤和伯基特淋巴瘤。

T 细胞来源的 NHL 除了蕈样肉芽肿和皮肤原发性间变性大细胞淋巴瘤外，其他亚型都属侵袭性或高度侵袭性病变。

常见的 NHL 有前体 B 细胞淋巴母细胞性淋巴瘤、前体 T 细胞淋巴母细胞性淋巴瘤、成熟 B 细胞来源的慢性淋巴细胞性白血病/小淋巴细胞性淋巴瘤、滤泡性淋巴瘤、套细胞淋巴瘤、MALT 淋巴瘤、弥漫性大 B 细胞淋巴瘤、伯基特淋巴瘤。成熟 T 细胞来源的有外周 T 细胞淋巴瘤、血管免疫母细胞淋巴瘤、间变大细胞淋巴瘤、结外 NK/T 细胞淋巴瘤、蕈样肉芽肿。这些亚型涵盖了 95% 以上的患者。

**（1）前体 B 淋巴母细胞性淋巴瘤和前体 T 淋巴母细胞性淋巴瘤**

前体淋巴母细胞性淋巴瘤在成人 NHL 中占 2%～4%，在儿童 NHL 中占 40% 左右。为高度侵袭性淋巴瘤，病理分类中将淋巴母细胞性淋巴瘤和急性淋巴细胞性白血病归为同一类亚型中。前体淋巴母细胞性淋巴瘤病理分为 T 细胞和 B 细胞两种。其中 T 细胞来源的淋巴母细胞性淋巴瘤多见，约占前体淋巴母细胞性淋巴瘤总数的 80%。

临床特征上，前体 T 淋巴母细胞性淋巴瘤与前体 B 淋巴母细胞性淋巴瘤有一定的区别。前体 T 淋巴母细胞性淋巴瘤男性多见，男女比例为（2.5～5）：1；中位发病年龄 24.5 岁；大多数为原发淋巴结，少数结外；50%～80% 前纵隔肿块，常累及胸腺；常有骨髓和中枢神经系统的侵犯；50% 最终转为白血病；前体 B 淋巴母细胞性淋巴瘤发生率低，占所有淋巴母细胞性淋巴瘤 <20%；青少年多见；老年人有第 2 个发病高峰；常累及淋巴结、头颈部皮肤和骨骼；骨骼病变表现为孤立性的肿块；一般无纵隔肿块；总的预后较前体 T 淋巴母细胞性淋巴瘤好；青少年有多倍体或 t(12;21) 者 85%～90% 可长期生存；但婴儿和老年人预后差。

血清 LDH 及分期对前体淋巴母细胞性淋巴瘤有明显的预后意义。低危险组为 Ⅰ～Ⅲ 期，LDH < 正常值的 1.5 倍，5 年无病生存率为 90%；高危险组为有骨髓侵犯或中枢神经系统侵犯或其他结外病变及 LDH 升高，5 年无病生存率仅 20%。Slater 报道年龄 >30 岁、骨髓淋巴瘤细胞数 >5.0×10$^7$/L，难以达到完全缓解。

前体淋巴母细胞性淋巴瘤治疗方案与急性淋巴细胞白血病相同。就诊时为局限期病变者亦应给予强烈化疗。采用治疗急性白血病类似的 LSA2-L2 方案（环磷酰胺、长春新碱、多柔比星、泼尼松、门冬酰胺酶、甲氨蝶呤、巯嘌呤），包括积极的诱导缓解、巩固治疗、早期中枢神经系统病变预防、鞘内注射以及长期维持治疗。可有 80% 的完全缓解率，但 30% 复发。达完全缓解者中长期生存率 40%～50%。

Coleman 应用此方案治疗 44 例成人淋巴母细胞性淋巴瘤，42 例（95%）完全缓解，2 例（4.5%）部分缓解，中位随访 26 个月，3 年生存率 58%。高危组（有骨髓侵犯，或中枢神经系统侵犯，或血清 LDH > 300 IU/L）的 5 年无复发率（19%）明显低于低危组（94%）。

前体淋巴母细胞性淋巴瘤也可采用 Hyper-CVAD/MTX-Ara-C（环磷酰胺、长春新碱、多柔比星、地塞米松与大剂量甲氨蝶呤联合阿糖胞苷交替）方案治疗。Thomas 等报道了一组应用 8 个周期 Hyper-CVAD/MTX-Ara-C 方案联合鞘内注射和 2 年维持治疗 33 例淋巴母细胞性淋巴瘤患者，30 例（91%）完全缓解，3 例（9%）部分缓解，10 例（30%）复发或进展，3 年无病生存率 66%，总生存率 70%。主要毒性作用为明显的骨髓抑制。

前体 B 淋巴母细胞性淋巴瘤部分表达 CD20，尽管利妥昔单抗在前体 B 淋巴母细胞性淋巴瘤治疗中的资料尚少，但在急性淋巴细胞白血病中的疗效已确认。由于急性淋巴细胞白血病与淋巴母细胞性淋巴瘤在起源上相同，因此也有研究认为利妥昔单抗可以用于前体 B 淋巴母细胞性淋巴瘤的治疗。Hoelzer 等治疗 82 例 B 细胞淋巴瘤，其中包括 5 例前体 B 淋巴母细胞性淋巴瘤，19 例急性 B 淋巴细胞白血病，在包含大剂量甲氨蝶呤或大剂量阿糖胞苷的化疗基础上，加用利妥昔单抗治疗，急性 B 淋巴细胞白血病有 91% 达到完全缓解。研究显示，在短疗程强烈化疗基础上加用利妥昔单抗治疗高度侵袭性B淋巴细胞淋巴瘤,与历史对照相比,取得了更高的疗效,没有增加毒性。

由于成人淋巴母细胞性淋巴瘤预后较差,对大剂量化疗加造血干细胞移植进行了研究。欧洲骨髓移植组报道,对淋巴母细胞性淋巴瘤外周血中无母细胞的患者,首先采用不同的诱导方案,包括标准的CHOP方案、第3代方案或LSA2-L2方案。214例做骨髓移植,105例在首次完全缓解后移植,其中67%有LDH升高、34%有骨髓侵犯。314例接受全身放疗,中位随访45个月,6年生存率64%,6年无进展生存率63%。其他研究也显示了病变广泛者行异基因移植加大剂量化疗可提高生存率。播散性病变用异基因移植加大剂量化疗可增加5年生存率30%(60%对30%)。

总之,淋巴母细胞性淋巴瘤的治疗强调强烈化疗,包括积极的诱导缓解、巩固治疗、早期中枢神经系统病变预防、鞘内注射以及长期维持治疗。放疗可作为呼吸窘迫或纵隔肿块残留时的姑息性治疗。

### (2)慢性淋巴细胞白血病/小淋巴细胞性淋巴瘤

慢性淋巴细胞白血病/小淋巴细胞性淋巴瘤是低度恶性肿瘤,特点是成熟小淋巴细胞在外周血、骨髓、淋巴结、脾脏中累积。慢性淋巴细胞白血病/小淋巴细胞性淋巴瘤都来源于"记忆"B细胞。由于它们的细胞形态、免疫表型、细胞遗传学相似,诊断和治疗相仿,2001年恶性淋巴瘤分类中将它们归为同一疾病,认为是一种疾病的不同发展阶段。慢性淋巴细胞白血病是欧美国家最常见的白血病类型,已有广泛的研究,小淋巴细胞性淋巴瘤的治疗主要是参照慢性淋巴细胞白血病。本文重点讨论小淋巴细胞性淋巴瘤。

小淋巴细胞性淋巴瘤主要见于中老年人,中位发病年龄65岁。男性多见,男女性之比为2∶1。诊断时局限性病变<5%,70%~80%为Ⅲ、Ⅵ期病变,其中90%有骨髓侵犯。临床表现为乏力、全身淋巴结大、肝脾大,可以有结外病变。5年无病生存率约25%,5年生存率60%。3%~15%在病程中转化为弥漫性大B细胞。

慢性淋巴细胞白血病/小淋巴细胞性淋巴瘤采用Rai分期和Binet分期。小淋巴细胞性淋巴瘤也有采用Ann Arbor分期。各期病变与预后密切相关。Rai分期0、Ⅰ、Ⅱ、Ⅲ、Ⅳ期的中位生存分别为>10年、>8年、6年、2年、2年。采用Binet分期,各期的生存也有显著差异。A、B、C期的中位生存分别为15年、5年和3年。慢性淋巴细胞白血病/小淋巴细胞性淋巴瘤有基因突变者预后好,$IgV_H$突变、$CD38^-$、$ZAP70^-$者预后好。

慢性淋巴细胞白血病/小淋巴细胞性淋巴瘤的治疗取决于临床分期、预后因素、症状、疾病状况。对肿瘤完全切除后Ann Arbor分期为Ⅰ期的小淋巴细胞性淋巴瘤,可密切观察或局部放疗。对发展很慢,甚至有骨髓侵犯的Ⅳ期小淋巴细胞性淋巴瘤,也可以不治疗,随访观察。治疗的指征是:可以参加临床试验;自身免疫性血细胞减少症;反复感染;有症状;终末器官功能损害;血细胞减少;巨块;病变持续进展;患者要求治疗以及病理组织学转化。符合以上任何一项可以予以治疗。

1)化疗药物 传统的方案包括苯丁酸氮芥+/-泼尼松,或环磷酰胺+/-泼尼松。有效率40%~60%,其中完全缓解率3%~10%。苯丁酸氮芥有延迟性骨髓毒性。苯丁酸氮芥单药目前适用于不能耐受氟达拉滨或联合化疗方案的年龄≥65岁的老年人或有严重内科疾病患者。

COP(环磷酰胺、长春新碱、泼尼松)和CHOP曾广泛用于小淋巴细胞性淋巴瘤的治疗,Meta分析表明,这些方案与苯丁酸氮芥单药相比有效率较高,但是未改善总的生存率,而不良反应较大。

嘌呤同类物在慢性淋巴细胞白血病治疗中取得成功。目前常用的有3种药物即氟达拉滨(fludarabine)、克拉屈滨(cladribine,2-cdA)和喷妥司汀(2'-deoxycoformycin,DCF)。其中氟达拉滨研究最多。氟达拉滨治疗复发或烷化剂耐药的慢性淋巴细胞白血病有效率32%,中位生存期12.6个月。

癌症和白血病B组9011试验中,将509例患者随机分为单药氟达拉滨、单药苯丁酸氮芥以及氟达拉滨加苯丁酸氮芥3组。联合化疗组因不良反应大,中途停止。有效率是氟达拉滨优于苯丁酸氮芥,完全缓解率分别是20%和4%,部分缓解率是43%和33%。中位缓解率和中位无进展生存都是氟达拉滨有优势。但总的生存在两组中无显著性差异。Leporrier等报道的欧洲的随机临床试验中[23],将938例初治的晚期慢性淋巴细胞白血病分成氟达拉滨单药、CAP(环磷酰胺、多柔比星、泼尼松)和CHOP 3组,氟达拉滨和CHOP有效率都是71%,优于CAP的58%。氟达拉滨的耐受性比CHOP更好。在氟达拉滨单药与氟达拉滨加环磷酰胺的前瞻性试验中,联合化疗组优于单药组,完全缓解率分别是24%和7%,有效率分别是94%和83%,中位无进展时间分别是48个月和20个月,但总生存率无差别。联合化疗组Ⅲ、Ⅳ期骨髓抑制较多。氟达拉滨的不良反应主要是骨髓毒性和免疫抑制,增加感染的发生率,特别是肺部真菌感染、病毒感染。此外,增加自身免疫性溶血性贫血发生和神经毒性也有报道。

克拉屈宾治疗慢性淋巴细胞白血病的有效率各家报道相差很大。在初治患者中总有效率>90%,其中完全缓解率10%~47%。在复治患者中总有效率31%~89%,其中完全缓解率4%~51%,可能存在病例选择的差异。克拉屈宾与环磷酰胺联合疗效与氟达拉滨加环磷酰胺相仿。

喷妥司汀治疗初治慢性淋巴细胞白血病的有效率为15%~35%。与环磷酰胺联合治疗复治耐药的慢性淋巴细胞白血病,有效率74%,其中完全缓解率17%。主要不良反应是中性粒细胞和血小板减少。

利妥昔单抗单药治疗慢性淋巴细胞白血病的疗效不及其他B细胞NHL。总有效率35%~40%,初治者有效率50%,复治者有效率25%。但很少完全缓解。在以后的研究中发现利妥昔单抗治疗慢性淋巴细胞白血病有量—效关系,高剂量组疗效好,但不良反应大,完全缓解率仍不高。在与化疗药物联合的免疫化疗中,利妥昔单抗增加有效率。癌症和白血病B组9712例临床试验的设计是一组氟达拉滨加利妥昔单抗,另一组序贯氟达拉滨和利妥昔单抗治疗初治的慢性淋巴细胞白血病,序贯组有效率90%,同时治疗组77%。但前组3~4度毒性发生率高。利妥昔单抗加氟达拉滨延长了无进展生存和总生存。MD Anderson肿瘤中心评价FCR方案(氟达拉滨、环磷酰胺和利妥昔单抗)治疗224例初治慢性淋巴细胞白血病,总有效率95%,其中完全缓解率70%。对复治的晚期慢性淋巴细胞白血病中,也有高的总生存和完全缓解率。对喷妥司汀加环磷酰胺+/-利妥昔单抗治疗复治的、复发难治的慢性淋巴细胞白血病也进行了评价。加利妥昔单抗显示了生存优势,中位有效时间分别为25个月对7个月,中位生存时间44个月对16个月。喷妥司汀、环磷酰胺、利妥昔单抗3药方案治疗初治的慢性淋巴细胞白血病,有效率90%,其中41%达到完全缓解。因此,在2008年NCCN指南中,加上利妥昔单抗的免疫化疗也是推荐使用的标准方案。

阿仑单抗(alemtuzumab)是CD52的单抗。对氟达拉滨耐药17P-、p53突变的慢性淋巴细胞白血病有效。单药治疗初治慢性淋巴细胞白血病的有效率高于苯丁酸氮芥,分别为83%和55%,复发难治的有效率25%~50%。在一个国际多中心临床试验中,阿仑单抗治疗氟达拉滨失败的慢性淋巴细胞白血病,中位进展时间4.7个月,中位生存时间16个月,其中有效者生存期长,中位生存时间32个月。阿仑单抗对外周血和骨髓中的瘤细胞抑制作用强,对巨块疗效差。阿仑单抗有免疫抑制作用,使肺部真菌病、巨细胞病毒激活发生率增加。建议在高危人群中每2~3周查巨细胞病毒,抗巨细胞病毒药物更昔洛韦(ganciclovir)可用于预防和治疗巨细胞病毒激活。

2)大剂量化疗加造血干细胞移植  慢性淋巴细胞白血病/小淋巴细胞性淋巴瘤经过自体造血干细胞移植后4年和8年的复发率是50%和80%,不能治愈慢性淋巴细胞白血病/小淋巴细胞性淋巴瘤。而对复发难治的慢性淋巴细胞白血病/小淋巴细胞性淋巴瘤,大剂量化疗加异基因造血干细胞移植有可能通过移植物抗病的作用,控制病情并达到痊愈。移植后4~5年的无病生存率和总生存率40%~60%。

综上所述,对局部病变的小淋巴细胞性淋巴瘤,Ann Arbor分期为Ⅰ期的患者,可局部放疗或观察。对放疗后复发和Ⅱ~Ⅳ期病变,应该根据治疗指征选择治疗。无指征者密切观察。有治疗指征者予以化疗(单药或联合化疗)±利妥昔单抗。化疗药物首选嘌呤类似物。老年患者和伴有严重内科疾病患者可选苯丁酸氮芥。诱导治疗达到完全缓解或部分缓解时可不予治疗而密切观察。也可参加临床试验。对预后极差的17P$^-$、p53突变的患者可用大剂量化疗加异基因造血干细胞移植。复发进展时,根据缓解时间的长短、以往的治疗方案,选择二线治疗。任何一线的方案可作为二线治疗,建议加利妥昔单抗或阿仑单抗。阿仑单抗单药可作为复发耐药的二线治疗。复治达到再次缓解后的年轻患者可予异基因造血干细胞移植。发生病理转化为弥漫性大B细胞淋巴瘤时,按照弥漫性大B细胞淋巴瘤治疗。

### (3)滤泡性淋巴瘤

滤泡性淋巴瘤是最常见的惰性淋巴瘤。发病率仅次于弥漫性大B细胞淋巴瘤,在欧美国家滤泡性淋巴瘤占22%~35%,亚洲国家略低。

根据细胞大小和CB的比例可将滤泡性淋巴瘤分为3级,其中Ⅲ级具有较为恶性的生物学行为和不良预后,应参照弥漫性大B细胞淋巴瘤的方案来治疗。以下介绍Ⅰ、Ⅱ级滤泡性淋巴瘤的治疗。

滤泡性淋巴瘤的国际预后指数(Follicular Lymphoma International Prognostic Index,FLIPI),是分析了4 167例滤泡性淋巴瘤后取得的。不良预后指标包括年龄>60岁,Ⅲ、Ⅳ期,血红蛋白<120 g/L,累及淋巴结区域>4个以及LDH高于正常水平。这5项指标所组成的3个危险因素组别与总生存率有明显的相关性。危险因素0~1、2、≥3的5年生存率分别为91%、78%和53%,10年生存率分别为71%、51%和36%。

15%~20%的滤泡性淋巴瘤初诊时为Ⅰ、Ⅱ期,其中一部分有治愈的可能。治疗首选局部放疗,或化疗后放疗或扩大野放疗。若受累野放疗的毒性大于疗效,也可选择等待观察的治疗策略。但等待观察可能使一部分患者失去治愈的机会。

早期无不良预后因素的滤泡性淋巴瘤,目前主要的治疗选择是单纯放疗。斯坦福大学治疗177例Ⅰ~Ⅱ级滤泡性淋巴瘤。绝大多数患者接受了累及野或扩大野的放疗,仅少数接受了全淋巴照射。中位生存期为14年,5年、10年、15年和20年的总生存率分别为82%、64%、44%和35%,无复发生存率分别为55%、44%、40%和37%。在年龄<60岁和横膈两侧放疗的亚组中,无复发生存率明显优于其他亚组,但总生存率无差异。复发后10年的总生存率仍达32%。这些结果与MD Anderson肿瘤中心的研究[24]一致,说明有一部分早期的滤泡性淋巴瘤患者是可以单纯放疗而治愈的。MD Anderson肿瘤中心的另一项研究[25]发现对于有不良预后因素的早期患者,加入COBP(环磷酰胺、长春新碱、博来霉素、泼尼松)化疗,10年无复发生存和总生存均有提高。

放疗的最优剂量目前尚无前瞻性循证医学的证据。在绝大部分的临床试验中,采用了30~40Gy的放射剂量,罕见野内的复发。MD Anderson肿瘤中心的研究中,直径<3 cm的病灶照射30 Gy,15年局部控制率为100%。

放疗的范围在各个研究中也不尽相同。在斯坦福大学的研究中,扩大野、次全淋巴和全淋巴照射的10年无复发率生存为67%,而放疗范围更小的只接受一侧横膈照射的患者,其10年无复发生存率仅为36%,但两者的总生存率相似,说明大面积放疗带来的毒性降低生存率,从而抵消了肿瘤控制增加带来的生存获益。

目前对于病理分级为1~2级的早期滤泡性淋巴瘤推荐的放疗剂量为累及部位30~36 Gy,1.8~2 Gy/次。如有大肿块,则加量至40 Gy。

绝大多数的初治患者为进展期(Ⅲ、Ⅳ期),当前的治疗不可治愈。由于滤泡性淋巴瘤恶性程度较低,发展相对缓慢,中位生存期可长达8~10年[24],治疗目的是缓解症状。治疗指征:①疾病所致的局部症状如肿块压迫;②正常的器官功能受到损害;③大肿块;④进展快;⑤骨髓浸润、自身免疫性溶血性贫血和脾功能亢进所导致的造血功能下降;⑥患者的选择。若无上述情况可选择等待观察。

常用的化疗方案包括烷化剂为主的化疗方案以及氟达拉滨为主的治疗方案。

单药苯丁酸氮芥或CVP(环磷酰胺、长春新碱、泼尼松),缓解率50%~60%,缓解期1.5~2年。CHOP、ProMACE/CytaBOM(泼尼松、多柔比星、环磷酰胺、依托泊苷、阿糖胞苷、博来霉素、长春新碱、甲氨蝶呤、甲酰四氢叶酸、复方磺胺甲唑)等更积极的多药联合方案虽然可能提高缓解率和无进展生存率,但未提高总生存率,毒副作用更大。在一项早期的美国西南肿瘤协作组(SWOG)试验中,在CVP联合博来霉素方案的基础上加入多柔比星,没有在生存率上取得优势。多柔比星的心脏毒性也限制了该药的使用。

近年来,新型的嘌呤类药物氟达拉滨在多种惰性NHL的治疗上取得了一定效果。最初氟达拉滨用于治疗复发的滤泡性淋巴瘤,特别是不适合进行造血干细胞移植的患者。在一项小样本的随机对照试验中,91例复发的惰性淋巴瘤(78%为滤泡性)接受了氟达拉滨单药或CVP方案的治疗。结果显示,两组在缓解率和中位生存期上无差别,但氟达拉滨提高了近2个月的无进展生存期(11个月对9.1个月,$P=0.03$)。氟达拉滨组的粒细胞下降比例明显较多,并且有3例治疗相关性死亡。

欧洲一项多中心研究评价了氟达拉滨在一线治疗中的作用。381例初治的惰性淋巴瘤(61%为滤泡性)随机接受了最多8个疗程氟达拉滨单药或CVP方案的治疗。中位随访79个月,氟达拉滨组的完全缓解率和总缓解率(39%和70%)均优于CVP组(15%和52%,$P<0.001$),但5年无进展生存率和总生存率2组均无差别。

体外实验中观察到氟达拉滨和烷化剂及蒽环类药物有协同作用,多种联合化疗方案如FND(氟达拉滨、米托蒽醌、地塞米松)和FCM(氟达拉滨、环磷酰胺、米托蒽醌)应运而生。联合方案的总缓解率可提高至90%左右,但中位生存期并没有改善。值得注意的是,这些联合方案的骨髓抑制较强,可能导致严重的感染,特别是机会性感染如真菌性肺炎和带状疱疹,需要预防性口服复方磺胺甲唑。

氟达拉滨治疗滤泡性淋巴瘤有一定的效果,但有累积性的骨髓毒性,可能影响造血干细胞动员,因此适用于不进行移植的复发患者。

利妥昔单抗最先用于复发的滤泡性淋巴瘤,在一项Ⅱ期临床试验中,57例(95%为滤泡性)复发的淋巴瘤患者接受了利妥昔单抗的治疗($375 mg/m^2$,每周1次,连用4次)。总的缓解率为40%,其中完全缓解率11%;无进展生存期18个月,高于历史对照水平;治疗的毒副作用轻微,并且没有人抗鼠抗体产生。

在一线治疗中,Colombat等采用上述方案治疗50例Ⅱ~Ⅳ期的滤泡性淋巴瘤,排除了巨肿块、"B"症状、器官压迫、胸腹腔积液以及LDH和$β_2$-微球蛋白升高的患者。获总有效率73%,完全缓解率20%,仅有2例3度毒性。在另一项57例Ⅲ、Ⅳ期的Ⅰ级滤泡性淋巴瘤患者试验中,采用同样方案,总有效率和完全缓解率分别为72%和36%,无复发生存期2.2年。在亚组分析中,LDH升高的患者,总有效率和无复发生存期仅为33%和6个月,因此作者认为这部分患者不适合利妥昔单抗的单药治疗。

综上所述,利妥昔单抗单药可以适用于肿瘤相关症状轻微或者不能耐受化疗的患者。

在一项国际多中心临床试验中,321例初治的Ⅲ、Ⅳ期滤泡性淋巴瘤患者随机接受了8个疗程CVP或者R-CVP(利妥昔单抗、环磷酰胺、长春新碱、泼尼松)方案的治疗。结果显示,在CVP基础上加入利妥昔单抗提高了有效率(81%对57%,$P < 0.0001$),改善了无进展生存期(27对7个月,$P < 0.0001$),但是总生存期没有差异。

替伊莫单抗(ibritumomab)是一种与$^{90}Y$结合的放射性核素药物。托西莫单抗(tositumomab)是与$^{131}I$结合的放射性核素药物。这两种放射免疫药物治疗滤泡性淋巴瘤有相当高的缓解率,但是骨髓抑制严重。对于伴有骨髓浸润或以往骨髓放疗范围超过25%的患者,不应使用放射免疫治疗。此外,远期毒性如第二原发血液系统恶性疾病还有待于长期随访的结果才能够准确评价。

综上所述,对没有疾病相关症状的患者推荐采用等待观察的方法,对有症状的患者开始抗肿瘤治疗。早期患者推荐使用单纯放疗。初治的进展期推荐R-CVP化疗方案;年轻、肿瘤发展较快、含有较多不良预后因素的患者,考虑R-CHOP方案。高龄或不适合化疗的初治患者,推荐利妥昔单抗治疗。复发的患者,如年轻、缓解时间短、含有较多不良预后因素,推荐自身干细胞移植;对于不适合移植的患者考虑氟达拉滨、抗CD20单抗(利妥昔单抗)或放射免疫药物(替伊莫单抗或托西莫单抗)。

### (4) 套细胞淋巴瘤

套细胞淋巴瘤是一种具有独特临床和病理表现的B细胞淋巴瘤亚型。约占成人NHL的6%。具有侵袭性临床过程,常常容易侵犯骨髓和胃肠道等内脏器官。中位无进展生存<2年。经过治疗后,总生存3~5年。套细胞淋巴瘤存在t(11;14)易位,过度表达染色体易位的产物周期蛋白D1(cyclin D1)。

目前套细胞淋巴瘤尚无标准治疗方案。现有的治疗手段仍无法治愈套细胞淋巴瘤。根据现有的循证医学证据,推荐Ⅰ、Ⅱ期病变予以化疗±放疗。达完全缓解后造血干细胞移植作为巩固治疗。晚期病变建议参加临床试验或者化疗。

根据治疗其他类型NHL有效的联合化疗的经验,CHOP样的方案当前仍是美国等国家套细胞淋巴瘤诱导治疗的标准方案。加用利妥昔单抗能否改善生存? Howard等在Dana-Farber肿瘤研究所进行的Ⅱ期试验,对初治的套细胞淋巴瘤予以R-CHOP(利妥昔单抗加CHOP)治疗。入组40例,完全缓解率48%,部分缓解率48%。但无进展生存仅16.6个月,与历史对照单用CHOP无显著性差异。但其他一些研究得出相反结论。Lenz等的研究结果表明,6个疗程R-CHOP优于单纯CHOP方案。122例初治的晚期套细胞淋巴瘤随机分组接受治疗。R-CHOP组有效率高于CHOP方案,分别为94%和75%($P = 0.0054$),完全缓解率分别为34%和7%($P = 0.00024$),中位到治疗失败的时间长(21个月对14个月)。Forstpointner等比较R-FCM(利妥昔单抗、氟达拉滨、环磷酰胺、米托蒽醌)和FCM(氟达拉滨、环磷酰胺、米托蒽醌)方案。50例套细胞淋巴瘤,两组的有效率分别为58%和46%($P = 0.28$),但R-FCM的完全缓解率明显高于FCM组(29%对0%)。同样,Herold等观察了R-MCP(利妥昔单抗、米托蒽醌、环磷酰胺、泼尼松)和MCP(米托蒽醌、环磷酰胺、泼尼松)对套细胞淋巴瘤的作用,有效率两组相仿(71%对65%),但加利妥昔单抗组增加了完全缓解率(32%对15%)。根据以上这些随机试验的结果,含利妥昔单抗的方案成为套细胞淋巴瘤标准诱导治疗方案。

为了长期控制疾病,也对采用强烈的化疗方案例如类似急性淋巴母细胞性白血病的方案±造血干细胞移植进行了研究。欧洲套细胞淋巴瘤协作组(MCL Network)比较了早期用清髓性放化疗(全身放疗加环磷酰胺预处理),然后随机分成造血干细胞移植和传统的干扰素维持治疗。122例经CHOP样方案治疗第1次达到缓解的套细胞淋巴瘤入组,无进展生存在造血干细胞移植患者中较长,中位生存39个月(干扰素组17个月),2年时的无进展生存率分别为73%和43%。在意向性入组分析中,造血干细胞移植组总生存期长。3年生存率两组分别为83%和77%。5年生存率分别为70%和50%。

MD Anderson 肿瘤中心曾用 HyperCVAD/MTX-Ara-C(环磷酰胺、长春新碱、多柔比星、地塞米松与大剂量甲氨蝶呤联合阿糖胞苷交替)方案治疗套细胞淋巴瘤,有效率94%,其中完全缓解率38%。近年 Romaguera 等报道了用利妥昔单抗加 HyperCVAD 代替造血干细胞移植作为巩固治疗。97例初治的套细胞淋巴瘤进入研究。6个疗程后87%达完全缓解。中位随访40个月,3年无病生存率67%,3年生存率81%。但毒副作用较大,有8例死亡,4例发生治疗相关的骨髓增生异常综合征/急性髓性白血病。

在套细胞淋巴瘤治疗中还对利妥昔单抗的维持作用进行了研究。Kahl 等报道 II 期试验,在用改良的 R-HyperCVAD(利妥昔单抗加 HyperCVAD)作为诱导治疗后,利妥昔单抗维持作为一线治疗,22例的2年无病生存率59%,2年生存率77%。Forstpointner 等在 R-FCM(利妥昔单抗、氟达拉滨、环磷酰胺、米托蒽醌)耐药或复发的患者中随机对照利妥昔单抗作为维持治疗的作用。疗效持续时间是用利妥昔单抗维持更长(14个月对12个月,$P = .049$)。Dreyling 等比较 R-FCM(利妥昔单抗、氟达拉滨、环磷酰胺、米托蒽醌)和 FCM(氟达拉滨、环磷酰胺、米托蒽醌)治疗复发的惰性淋巴瘤,先随机分2组,接受 R-FCM 或 FCM,有效的患者(达到完全缓解和部分缓解)再随机分为观察组和利妥昔单抗维持组。196例中176例可评价。文章发表时对照组无病生存期是17个月,治疗组还未达到。其中47例套细胞淋巴瘤可见到无病生存期增加。总生存情况在用利妥昔单抗维持组中好,3年生存率分别为85%和55%,加用利妥昔单抗维持未增加毒副作用。

由于套细胞淋巴瘤治疗效果欠佳并且目前尚无标准治疗方案,近年来有很多临床试验评价对套细胞淋巴瘤有效的新药。

1)放免治疗 美国纽约纪念医院(MSKCC)对初治的套细胞淋巴瘤用替伊莫单抗序贯 CHOP 方案治疗,见到较高的缓解率。用替伊莫单抗后有24例可评价,有效率83%(20/24),其中完全缓解率加未确定的完全缓解率占46%。在完成 CHOP 后可评价22例,有效率82%,其中完全缓解率加未确定的完全缓解率占64%。PCR 测定发现放免治疗后序贯 CHOP 未增加分子学的完全缓解率。美国 ECOG1499 对50例初治的 II~IV 期套细胞淋巴瘤用 R-CHOP 序贯替伊莫单抗治疗,4个疗程 R-CHOP 后用替伊莫单抗(ibritumomab)维持,44例可评价。R-CHOP 的有效率72%,其中14%完全缓解,58%部分缓解;在用替伊莫单抗后,29例原本达到部分缓解者12例达完全缓解,3例疾病稳定者2例达部分缓解,1例达完全缓解。在用替伊莫单抗后总有效率84%,其中完全缓解率45%。未发生粒细胞缺乏性发热。Gopal 报道对复发或耐药的16例套细胞淋巴瘤用大剂量放免治疗。这些患者以往都经过积极治疗,中位治疗方案为3个。其中7例对化疗抗拒。剂量是抗体 1.7 mg/kg,$^{131}$I 20~25 Gy。10天后予依托泊苷、环磷酰胺、造血干细胞支持,有效率100%,其中完全缓解91%,无治疗相关的死亡。移植后6~57个月12例无病生存。移植后3年总生存率93%,无进展生存率61%。综合临床试验的结果,放免药物具有与传统的细胞毒化疗药物和未标记单抗不同的优点:例如它既有单抗的补体依赖的细胞毒作用,也有放射性核素诱导的自由基介导的凋亡作用;对传统的化疗药物耐药的 NHL 对放免治疗仍敏感,适合用于复发和耐药的 NHL;放免治疗的药物结合 NHL 细胞后,除了针对该细胞外,对周围的 NHL 细胞还能诱导凋亡。因此,有效率高,但有些试验中存在较严重的骨髓抑制,特别以往多方案、多疗程复治的患者。

2)生物靶向治疗 硼替佐米(bortezomib, Valcade, 万珂)是新型的蛋白酶体抑制剂,对套细胞淋巴瘤过度表达的 NF-κB 有抑制作用。O'Connor 等评价了硼替佐米治疗复发或耐药的惰性淋巴瘤,这些患者以往中位治疗方案 >3个。单药 $1.5 \text{ mg/m}^2$,第1、4、8、11天,每3周重复,最多6个疗程。10例套细胞淋巴瘤,50%有效,其中1例未确定的完全缓解,4例部分缓解,缓解期大于半年。Goy 等用同样方案评价29例套细胞淋巴瘤,6例完全缓解,6例部分缓解,有效率41%。以上2个临床试验的毒副作用与治疗多发性骨髓瘤相似,可耐受。加拿大国立癌症研究所用低剂量硼替佐米 $1.3 \text{ mg/m}^2$,治疗套细胞淋巴瘤,总有效率39%。美国的 II 期临床试用同样低剂量,有效率42%,中位有效期6.2个月,毒副作用可耐受。硼替佐米与其他化疗药或生物靶向治疗药物联合应用也在进行中。在 Leonard 用硼替佐米加 R-CHOP 治疗20例套细胞淋巴瘤的 II 期临床试验中,有效率 >95%,其中完全缓解 >80%,5%有3度神经毒性。Mounier 采用相仿的方案得到相同的结果。

夫拉平度（flavopiridol）是周期蛋白依赖激酶（CDK）的抑制剂。Ⅱ期临床试验结果表明对初治或者复发的套细胞淋巴瘤有效。3例（11%）部分缓解，20例（71%）疾病稳定，中位有效时间3.3个月（2.8～13.2个月）。

坦罗莫司（CCI-779，temsirolimus）是人源激酶的抑制剂。通过与FKBP（FK506结合蛋白）$_{12}$结合形成复合体，阻断哺乳动物雷帕霉素靶（mammalian target of rapamycin, mTOR，一种丝氨酸/苏氨酸蛋白激酶）的活性，来抑制信号转导通路，使细胞阻断在G1期从而抑制细胞增殖。Witzig等评价CCI-779治疗34例套细胞淋巴瘤的作用，有效率38%，1例（3%）完全缓解，12例（35%）部分缓解，中位到进展时间6.8个月。3～4度毒性占91%，最常见的毒性是3～4度血小板减少，是减量的主要原因。另有37%神经毒性。

对新生血管抑制剂在套细胞淋巴瘤中的作用进行研究。沙利度胺是直接抑制新生血管生成的药物。Kaufmann报道沙利度胺与利妥昔单抗联合治疗复发的套细胞淋巴瘤，有效率80%，其中30%完全缓解，中位无进展生存21个月，耐受性好，主要毒性作用是皮肤反应。

Lenalidomide在套细胞淋巴瘤中的有效率30%～50%。与利妥昔单抗联合治疗的研究还在进行中。

综上所述，套细胞淋巴瘤是一种侵袭性疾病，虽然近年来的治疗有进展，但仍不能治愈，对合适的患者应积极推荐参加设计良好的临床试验。

**（5）MALT淋巴瘤**

MALT淋巴瘤是一种低度恶性的B细胞淋巴瘤。占NHL的5%。它在形态学、免疫表型和临床上都有明显特征。CD20$^+$，CD19$^+$，CD79a$^+$，CD5$^-$，CD10$^-$，CD23$^-$，cyclinD$_1$$^-$。约一半MALT淋巴瘤有t(11;18)(q21;q21)染色体易位。MALT淋巴瘤就诊时大多数病变局限，Ⅰ、Ⅱ期多见。MALT淋巴瘤发展缓慢，可向弥漫性大B细胞淋巴瘤转化。胃是最常见的侵犯部位。发生在胃肠道的MALT淋巴瘤占所有MALT淋巴瘤总数的50%左右。其他好发部位有唾液腺、眼眶及眼附属结构、甲状腺、肺、前列腺、卵巢等。

胃MALT淋巴瘤的治疗方式有手术、放疗和药物治疗。

1）手术和放疗治疗胃MALT淋巴瘤　胃切除曾经是原发胃MALT淋巴瘤的标准治疗。5年生存率>90%。在一个包括80个试验3 500例胃淋巴瘤Meta分析中，5年生存率60%，高于放化疗。但长期随访发现手术相关的并发症多，生活质量差。治疗失败的原因是淋巴结的病变。在几个德国多中心试验中发现早期胃淋巴瘤手术和非手术治疗无差别，5年生存率分别为82%和84%。以后Aviles等的随机试验结果也提示胃淋巴瘤可用非手术治疗，对有严重出血或穿孔等并发症或治疗后局部残留的病灶可选择手术治疗。

NHL对放射线敏感，放疗胃淋巴瘤已证实有效、安全，并发症较手术明显减少。对于抗Hp治疗失败或复发的患者，以及初诊是Hp表达阴性和Ⅰ$_E$期浸润范围超过黏膜下层的患者，单一放疗应作为首选治疗，其长期的无病生存率>90%。常用剂量为30.6 Gy/17Fx，照射范围包括全胃，胃周淋巴结区域照射与否视肿瘤累及深度而定。一般在口服造影剂胃部较好显影后拍摄定位片，勾画出全胃轮廓，外放1～2 cm边界，前后野照射，注意保护肝脏及肾脏。有条件的肿瘤中心应行CT模拟定位，勾画靶区和关键器官，进行3DCRT治疗，使靶区得到尽可能好的剂量分布，关键器官得以保护。

美国纽约纪念医院报道了该中心治疗胃MALT淋巴瘤的研究结果。采用单一放疗的24例Ⅰ$_E$～Ⅱ$_E$期患者，全部获得了完全缓解。经过中位63个月的随访期，仅有1例患者复发。

放疗的毒副作用是胃肠道的急性反应和轻度的骨髓抑制，但由于相对较低的放疗剂量，绝大多数患者均可以很好耐受，且很少有长期毒副作用，生存质量较好。

2）抗Hp治疗　原发胃的MALT淋巴瘤中90%有Hp感染。越来越多的证据表明清除Hp在治疗该病中的重要性。对病变浅、Hp阳性的胃MALT淋巴瘤首选抗Hp治疗。经抗生素、止酸药、胃黏膜保护剂治疗后，90%Hp可转阴。病变限于黏膜的60%可达完全缓解。但在完成Hp治疗后会复发，所以应该长期随访，至少密切观察18个月以上。未达到完全缓解和复发的患者可选择放疗或者利妥昔单抗或者化疗。有出血、穿孔并发症的晚期病变可选择手术。

Fischbach等评价了Hp治疗后的长期结果：88例胃MALT淋巴瘤经抗Hp治疗后，中位随访44.6个月（12～89个月），56例（62%）达完全缓解，17例（18%）有微小残留病灶，11例（12%）达部分缓解，4例（4%）稳定，仅2例（2%）进展。长期随访中发现达完全缓解者中有4例复发，其中1例Hp重新变阳性。病期晚（Ⅱ期）复发率高于病期早（Ⅰ$_E$）。结论

为:不是全部合并 Hp 感染的 MALT 淋巴瘤经过抗 Hp 治疗,Hp 转阴而肿瘤能达根治。在达完全缓解后仍有复发可能。

3) 利妥昔单抗治疗胃 MALT 淋巴瘤  $I_E$、II 期 Hp 阴性的胃 MALT 淋巴瘤,可予以利妥昔单抗单药治疗。III、IV 期有治疗指征的(临床试验、有症状、消化道出血、脏器功能损害、大肿块、病情急剧进展、患者要求治疗)给予利妥昔单抗加化疗(单药或联合化疗方案)。方案参照滤泡性淋巴瘤。无治疗指征的可以随访密切观察。

利妥昔单抗治疗胃 MALT 淋巴瘤疗效的评价最早见于 2003 年的 Conconi 等报道。35 例初治或复发的 MALT 淋巴瘤,其中 15 例原发于胃。2 例 Hp 阴性,其他患者接受过抗 Hp 治疗、化疗或放化疗。利妥昔单抗 375 mg/m$^2$,每周 1 次,共 4 周。64% 有效,其中完全缓解 29%,毒副作用可耐受。但停药后很快复发。该研究证明利妥昔单抗对胃 MALT 淋巴瘤有效,但缓解期不长,需要较长时间治疗。

利妥昔单抗的作用还在抗 Hp 无效或不适合 Hp 治疗的胃 MALT 淋巴瘤中进行了评价。Martinelli 等报道利妥昔单抗治疗 26 例胃 MALT 淋巴瘤,20 例(77%)有效,12 例(46%)病理和临床达完全缓解,8 例(31%)部分缓解,中位随访 33 个月,有 2 例复发。Martinelli 等还评价了预后因素。在 t(11;18)(q21;q21)染色体易位与疗效和复发之间未发现有相关性。

4) 其他新药  由于氟达拉滨被证实在非胃 MALT 淋巴瘤和其他一些 NHL 亚型中有效。对氟达拉滨的同类物克拉屈宾在 MALT 淋巴瘤中的作用进行验证。Jager 在一个 II 期临床试验中评价了克拉屈宾治疗胃或非胃的 MALT 淋巴瘤作用。其中 19 例胃 MALT 淋巴瘤,未经过化疗,对清除 Hp 治疗无效。克拉屈宾静脉滴注 2 h,d1~5,每 4 周重复,最多 6 个疗程。胃 MALT 淋巴瘤同时予以抗 Hp 治疗,80% 达完全缓解。对胃 MALT 淋巴瘤的疗效比对非胃 MALT 淋巴瘤更好。38% 有 3~4 度白细胞减少。3 例分别在 13 个月,18 个月和 22 个月时复发,经放疗后得到缓解。

奥沙利铂(L-OHP)是顺铂、卡铂的同类物。肾毒性和血液系统毒性较低。在多种实体瘤中已证实有抗瘤作用。Raderer 等在一个 II 期临床试验中评价了单药奥沙利铂对 16 例 MALT 淋巴瘤的作用。其中 3 例是胃 MALT 淋巴瘤。4 个疗程后有效率 94%,其中 9 例(56%)达完全缓解。耐受性好,未见 3~4 度毒副作用。16 例测定了 t(11;18),11 例(69%)阳性,但染色体易位与治疗的结果未见到相关性。

肺淋巴瘤中 >80% 是惰性淋巴瘤,近 80% 是 MALT 淋巴瘤。发病年龄 40~70 岁,中位年龄 55 岁,7% 为孤立性肺结节,30% 呈双侧弥漫性病变,10% 有胸腔积液,20% 有肺门淋巴结肿大。肺 MALT 淋巴瘤的预后好,5 年生存率 >90%。局限的病变可手术治疗,但较多复发。也可给予局部放疗。局部晚期的病变可参照滤泡性淋巴瘤方案。

唾腺 MALT 淋巴瘤常合并有干燥综合征病史,放疗可加重唾腺分泌减少。建议累及野放疗,尽量保护对侧唾腺功能。

### (6) 弥漫性大 B 细胞淋巴瘤

弥漫性大 B 细胞淋巴瘤是最常见的 NHL 亚型,占全部 NHL 的 30%~40%。中位发病年龄 50~60 岁。结外器官受累占 40%。初诊时早期患者仅占 20% 左右。I、II 期常采用放化疗综合治疗。III、IV 期最主要的治疗方法是化疗,放疗仅在部分患者中起姑息性治疗的作用。

弥漫性大 B 细胞淋巴瘤采用国际预后指数(international prognostic index,IPI)判断预后和指导治疗。危险因素:年龄 >60 岁,LDH 升高,ECOG 2~4,III~IV 期,结外病变 >1 处。危险因素数目与预后密切相关。0~1、2、3 和 4~5 的 5 年生存率分别是 73%、51%、43% 和 26%。年龄 <60 岁的患者采用年龄校正的国际预后指数(aa-IPI),危险因素减少为 3 项,即 LDH 升高,ECOG 2~4,III、IV 期。危险因素数 0、1、2 和 3 的 5 年生存率分别是 83%、69%、46% 和 32%。

1) I、II 期弥漫性大 B 细胞淋巴瘤的治疗  单纯放疗以往曾用于无大肿块的 I、II 期早期患者,虽有一定的治愈率,但有约 60% 的患者在 5 年内复发。随着对弥漫性大 B 细胞淋巴瘤生物学行为的理解,化疗已作为不可或缺的组成部分。化疗加局部放疗是早期弥漫性大 B 细胞淋巴瘤的标准治疗,而单纯化疗是否能取代联合放化疗的研究仍在持续。

美国西南肿瘤协作组 8 736 例的随机对照研究比较了化疗与综合治疗的结果。在该研究中,401 例 I、II 期进展型淋巴瘤(75% 为弥漫性大 B 细胞淋巴瘤)随机接受 8 个疗程 CHOP 方案或 3 个疗程 CHOP 联合累及野 40~55Gy 放疗。5 年无进展生存率和总生存率,综合治疗组均优于单纯化疗组,有统计学差异。而且综合治疗组心脏毒性的发生率也低于单纯化疗组。虽然此后联合放化疗已作为早期弥漫性大 B 细胞淋巴瘤的标准治疗,但该项研究并未包括有大肿块的Ⅱ期患者。

ECOG 1 484例的研究中比较8个疗程CHOP方案后达完全缓解后联合30Gy的累及野放疗。入组352例Ⅰ、Ⅱ期侵袭性淋巴瘤(80%为弥漫性大B细胞淋巴瘤),但排除了Ⅰ期大肿块的样本。综合治疗组和单纯化疗组的6年无病生存率分别为69%和53%($P=0.05$),但总生存率并无统计学差异(79%对67%,$P=0.23$)。

上述两项研究结果说明,在弥漫性大B细胞淋巴瘤中存在预后不同的人群,大肿块是其中的一个重要影响因素。

欧洲GELA的LNH 93-1试验结果与上述两项研究相反。该项随机临床试验比较3个疗程ACVBP(多柔比星、环磷酰胺、长春碱、博来霉素、泼尼松),联合甲氨蝶呤、异环磷酰胺、依托泊苷、阿糖胞苷的强化方案化疗和3个疗程CHOP化疗联合40Gy累及野放疗。入组647例年龄<60岁的Ⅰ、Ⅱ期侵袭性淋巴瘤,无不良预后因素,其中约10%有大肿块,约80%为弥漫性大B细胞淋巴瘤,共随访7.7年。不论是5年无事件生存率还是5年总生存率,单纯化疗组均优于综合治疗组($P=0.004$和$P=0.001$)。在多因素分析中,治疗模式的选择是一个独立的预后指标,对于不同分期或是否含有大肿块均适用。在年龄>60岁患者的LNH 93-4研究中比较了4个疗程CHOP化疗联合累及野放疗40Gy和单纯CHOP化疗4个疗程的结果,发现在老年患者中两组的无事件生存率和总生存率均无统计学差异($P=0.7$和$P=0.6$)。

上述4项研究正好得出相反的结论,前两项研究提示放化疗的综合治疗提高了长期的无病生存和总生存,而后两项研究则未发现加入累及野放疗的好处,单纯化疗体现了其优势。目前在NCCN的指南中,放化疗综合治疗仍是目前标准的治疗策略。

放疗剂量的随机临床试验开展相对较少。Vancouver的研究中CHOP方案化疗3个疗程后采用30 Gy/10Fx共2周的照射剂量;在前述的西南肿瘤协作组8 736例的随机对照研究和GELA的临床试验中化疗3个疗程后均照射40 Gy;ECOG的研究中,8个疗程CHOP后给予30Gy的剂量。目前开展的研究中,一般放疗剂量≤40 Gy。

由于利妥昔单抗使B细胞淋巴瘤的疗效明显提高,R-CHOP取代以往标准的CHOP方案成为一种趋势。NCCN的临床实践指南已将R-CHOP联合累及野放疗作为标准治疗。西南肿瘤协作组0014试验是3个疗程R-CHOP联合累及野放疗,其2年的无进展生存率95%,高于西南肿瘤协作组8 736例的85%,前者2年复发病例数和死亡病例数也少于后者。

2)晚期弥漫性大B细胞淋巴瘤的治疗 化疗是Ⅲ、Ⅳ期最主要的治疗方法,放疗作为姑息性治疗。CHOP是弥漫性大B细胞淋巴瘤的标准化疗方案,但是在此基础上的方案改良从未中止过。但多项以CHOP作为对照组的随机试验均未取得阳性结果,相反那些第3代的化疗方案增加了毒副作用。最著名的西南肿瘤协作组4种化疗方案的随机对照研究中,899例初治的侵袭性淋巴瘤患者(85%为弥漫性大B细胞淋巴瘤或大细胞滤泡性淋巴瘤)随机接受了CHOP、m-BACOD(甲氨蝶呤、甲酰四氢叶酸、博来霉素、多柔比星、环磷酰胺、长春新碱、地塞米松)、ProMACE-CytaBOM(泼尼松、多柔比星、环磷酰胺、依托泊苷、阿糖胞苷、博来霉素、长春新碱、甲氨蝶呤、甲酰四氢叶酸、复方磺胺甲唑)或MACOP-B(甲氨蝶呤、甲酰四氢叶酸、多柔比星、环磷酰胺、长春新碱、博来霉素)方案的治疗。3年的随访结果显示,无论是肿瘤完全缓解率、无病生存率,还是总生存率,各组之间均无差别;而对于严重不良反应,CHOP的发生率最低。

NHL-B-1临床试验选择年轻低危患者,入组710例,随机分成CHOP-21、CHOEP-21(环磷酰胺、多柔比星、长春新碱、依托泊苷、泼尼松)、CHOP-14、CHOEP-14组,有大肿块的局部予36Gy放疗。结果显示,CHOEP-21在到治疗失败时间(TTF)上优于CHOP-21。

近年来,利妥昔单抗的出现显著提高了化疗的疗效。在法国GELA组织的一项研究中,399例弥漫性大B细胞淋巴瘤患者随机接受了8个疗程CHOP或R-CHOP方案(利妥昔单抗加CHOP)的治疗。5年的随访显示,在标准CHOP方案基础上加入利妥昔单抗显著提高了完全缓解率(76%对63%,$P=0.005$);无进展生存率(54%对30%,$P<0.000\,01$);无病生存率(66%对35%,$P=0.000\,31$)和总生存率(58%对45%,$P=0.007\,3$)。毒副作用两组并无显著性区别。

随后,美国开展的一项$2\times2$因子设计的试验,进一步验证了上述研究的结果。632例弥漫性大B细胞淋巴瘤患者随机接受6~8个疗程CHOP或R-CHOP方案。对于415例获得肿瘤缓解的患者,再随机接受利妥昔单抗维持治疗($375mg/m^2$,每周1次,连用4周,每6个月为1个疗程,直至2年)或者定期随访。在初期的报道中,与单纯CHOP方案相比,

R-CHOP方案组提高了3年无进展生存率(53%对46%,$P=0.04$),而对有效率和总生存率没有帮助。另外,利妥昔单抗维持治疗也显著延长了无进展生存($P=0.009$),但仅体现在接受CHOP方案的患者中。将接受维持治疗的患者剔除后分析发现,R-CHOP方案组提高了3年总生存率(67%对58%,$P=0.05$)。同样在Min T[26]的试验中,824例18~60岁、Ⅰ期大肿块和Ⅱ~Ⅳ期、IPI 0~1的患者随机分入6个疗程CHOP样化疗联合30~40 Gy累及野放疗和该方案加利妥昔单抗两组,3年的无事件生存率分别为79%和59%($P<0.0001$),3年总生存率为93%和84%($P=0.0001$),加利妥昔单抗组优于单纯化放疗组。此外该试验还发现,加上利妥昔单抗后,R-CHOP和R-CHOEP两组之间的到治疗失败时间无统计学差异。CHOEP比CHOP好的优势消失。

3) 复发或难治弥漫性大B细胞淋巴瘤的挽救治疗 对于一线化疗失败或复发的患者,二线常规化疗的成功率低,即便产生肿瘤缓解也并不持久,因此进行了大剂量化疗加自体造血干细胞移植的研究。

在进行自体造血干细胞移植之前,需要给予诱导化疗,一来可以降低肿瘤负荷,提高移植的成功率;二来可以检测肿瘤对化疗的敏感程度,以减少不必要的过度治疗。虽然已有几项诱导化疗方案产生,但没有对照试验表明哪一个为最佳方案。常用的二线方案有DHAP(地塞米松、阿糖胞苷、顺铂)、ICE(异环磷酰胺、依托泊苷、卡铂、美司钠)、R-ICE(利妥昔单抗加ICE)、ESHAP(顺铂、依托泊苷、甲强龙、阿糖胞苷)、MINE(米托蒽醌、异环磷酰胺、依托泊苷、美司钠)、DICE(地塞米松、异环磷酰胺、顺铂、依托泊苷、美司钠)等。近年来有用紫杉醇(泰素)、拓扑替康联合利妥昔单抗的方案,吉西他宾、奥沙利铂联合利妥昔单抗的方案,作为自体造血干细胞移植之前的挽救方案,有一定疗效并且毒副作用可耐受。

ICE方案由于其突出的减瘤效果和无累积性的骨髓毒性,受到了越来越多肿瘤学家的青睐。在一项Ⅱ期临床试验中,ICE方案获得了66%的有效率,没有治疗相关性死亡,89%的缓解患者成功接受了自体外周血造血干细胞移植。经过40个月的随访发现,获得完全缓解的患者总生存率显著高于部分缓解的患者(65%对30%,$P=0.003$)。

由于诱导化疗的缓解率与生存具有相关性,有试验采用化疗联合利妥昔单抗,观察能否提高完全缓解率。在一项Ⅱ期临床试验中,36例复发的弥漫性大B细胞淋巴瘤接受了R-ICE方案3个疗程,有效率为78%,完全缓解率53%。粒细胞减少性发热7.5%,诱导化疗没有影响随后的自体外周血造血干细胞移植。在接受移植的患者中,2年的无进展生存率和总生存率分别为54%和67%。

另一项著名的Ⅲ期临床随机对照研究是欧洲的PARMA试验。在该试验中,215例60岁、无骨髓和中枢神经系统累及的复发的侵袭性淋巴瘤入组。先接受2个疗程DHAP方案的治疗,109例获得完全缓解的患者随机接受追加4个疗程DHAP或者大剂量化疗加自体骨髓移植。与常规化疗相比,移植组显著提高了5年无事件生存率(46%对12%,$P=0.001$)和总生存率(53%对32%,$P=0.038$)。结果显示移植有50%的治愈可能,而常规化疗的疗效差。

除了自体造血干细胞移植以外,异基因移植的研究也在开展之中。近年来发展了非清髓(non-myeloablative)技术,但仍有较高的治疗相关死亡率。目前对自体造血干细胞移植失败的患者采用异基因非清髓移植。

综上所述,弥漫性大B细胞淋巴瘤推荐的治疗方案:早期无不良预后因素的患者,推荐3~4个疗程CHOP或R-CHOP方案联合累及野放疗。早期有巨大肿块或其他不良预后因素的患者,推荐6~8个疗程CHOP或R-CHOP方案(完全缓解后巩固2个疗程),加局部累及野的放疗。如无大肿块且化疗后达完全缓解,累及野放疗30~36Gy;如有大肿块或未达完全缓解,则累及野放疗40~44 Gy。

对于Ⅲ、Ⅳ期患者,推荐6~8个疗程R-CHOP方案(完全缓解后巩固2个疗程)。预后不良的侵袭性弥漫性大B细胞淋巴瘤可以给予大剂量化疗加造血干细胞移植作为一线治疗。

难治或复发患者,如果仍然对化疗敏感,推荐自身干细胞移植;诱导化疗方案可以考虑ICE或者R-ICE方案。对于化疗不敏感或无法接受移植的患者,可以考虑二线解救方案或参加临床试验。

**(7) 伯基特淋巴瘤**

伯基特淋巴瘤是一种高度侵袭性NHL,特点是增殖快速。最初曾认为是未分化淋巴瘤,曾命名为弥漫性小无裂细胞淋巴瘤。伯基特淋巴瘤与淋巴母细胞性淋巴瘤不同,肿瘤细胞表达膜IgM、单一轻链、B细胞相关抗原,不表达$Bcl$-2。100%发生$myc$易位t(8;14)(q24;q32)。

伯基特淋巴瘤在儿童和年轻人中多见,发病占儿童NHL的40%~50%,而仅占成人NHL的1%~

2%。就诊时大多数是晚期病变,累及多个结外部位,特别是腹腔病变或表现为白血病。

根据临床表现特点,可将伯基特淋巴瘤分为低危组和高危组。低危组为Ⅰ期病变,肿块直径<10 cm、LDH 正常、孤立的或可切除的腹腔内病变。超过该范围的为高危组,高危组常有骨髓侵犯、脑膜病变,预后很差。

伯基特淋巴瘤是化疗高度敏感的疾病。在高发区典型的儿童伯基特淋巴瘤经大剂量环磷酰胺治疗可长期生存。CHOP 方案对儿童伯基特淋巴瘤有良效,而成人约 50% 有效。早期病变用大剂量环磷酰胺、抗代谢药,和对中枢神经系统预防,50% ~ 60% 可治愈。但伯基特淋巴瘤常常有较短时间内复发的倾向。中枢神经系统侵犯后疾病进展快。仅 20% 骨髓侵犯或中枢神经系统累及者可有一段时间缓解。

为了提高疗效,改善预后,各国进行了多种方案的探索。

1)CODOX-M/IVAC 治疗伯基特淋巴瘤 美国 NIH 用强烈的 89-C-41 方案:CODOX-M/IVAC(环磷酰胺、长春新碱、多柔比星、大剂量甲氨蝶呤、阿糖胞苷、甲氨蝶呤鞘内注射、异环磷酰胺、依托泊苷)治疗伯基特淋巴瘤,含烷化剂、大剂量抗代谢药、拓扑异构酶抑制剂和非交叉耐药方案治疗,鞘内注射,大剂量甲氨蝶呤和阿糖胞苷预防颅脑侵犯。低危组仅用环磷酰胺、长春新碱、多柔比星和大剂量甲氨蝶呤(CODOX-M)、阿糖胞苷和甲氨蝶呤鞘内注射。该研究中大部分为高危组,用 CODOX-M 4 个疗程,然后交替到 IVAC(异环磷酰胺、依托泊苷、阿糖胞苷)。共治疗 HIV 阴性的 21 例儿童、20 例成人。2 年无事件生存率 92%,其中Ⅱ、Ⅲ期为 97%,就诊时就有骨髓侵犯和中枢系统累及的Ⅳ期病变也有 80% 的无事件生存率。CODOX-M/IVAC 的毒性大,几乎 100% 患者有 4 度白细胞下降、感染、黏膜炎。

该研究结果很好,但样本量小,且是单中心试验。随后英国进行了全球多中心的 LY06 试验,72 例 HIV 阴性、16 ~ 60 岁患者入组,其中伯基特淋巴瘤 52 例。根据危险因素分层,52 例中 12 例低危、40 例高危。使用 NIH 强烈的 89-C-41 方案。得到了 2 年无事件生存率 65%,2 年生存率 74%。低危组比高危组更有益处。Ly06 的结果虽然不及 NIH,但证实了 CODOX-M/INVAC 的有效性。毒副作用主要是 4 度白细胞减少、感染、黏膜炎。

2)HyperCAVD/MTX-Ara-C 治疗伯基特淋巴瘤 MD Anderson 肿瘤中心用 HyperCAVD/MTX-Ara-C(环磷酰胺、长春新碱、多柔比星、地塞米松与大剂量甲氨蝶呤联合阿糖胞苷交替)治疗急性淋巴母细胞性白血病取得成功。试用同样的方案治疗 26 例新诊断的伯基特淋巴瘤样急性淋巴母细胞性白血病,先用 CHOP 样方案诱导,交替大剂量甲氨蝶呤和阿糖胞苷共 8 个疗程,同时鞘内注射中枢神经系统预防。8 个疗程后评价,完全缓解率 81%,中位到完全缓解时间 22 天(15 ~ 89 天)。70% 在 4 周内达到完全缓解。中位随访 3 年,57% 仍无病生存。按年龄对患者分组,分析生存情况,发现 3 年生存率在年龄 ≤60 岁的患者中为 77%,年龄 >60 岁的仅 17%。由于真菌感染,治疗相关死亡在年龄 >60 岁患者中高,提示 HyperCVAD/MTX-Ara-C 对老年人毒性大。此外,一般情况差、贫血、血小板减少、LDH 增高、外周血见幼稚细胞都是预后差的因素。

Lacasce 等改良了 HyperCAVD/MTX-Ara-C 和 CODOX-M/IVAC 方案,调整剂量,并且使治疗简单化。14 例成人入组,3 例低危、11 例高危,中位年龄 47 岁(18 ~ 65 岁)。结果与 NIH 相似,86% 达完全缓解,中位随访 29 个月,64% 无病生存。

3)LMB 治疗伯基特淋巴瘤 Divine 等报道了他们对儿童伯基特淋巴瘤和 L3 急性淋巴母细胞性白血病治疗的经验,用强烈的 LMB 方案治疗了 72 例成人伯基特淋巴瘤。根据病期将患者分 3 组,A 组为Ⅰ期或腹腔病变Ⅱ期,接受 3 个疗程 CHOP。C 组有中枢神经系统侵犯和(或)骨髓累及,但母细胞 <30%,接受 8 个疗程化疗,包括大剂量甲氨蝶呤、大剂量阿糖胞苷和依托泊苷及 3 次甲氨蝶呤鞘内注射。除外 A 组和 C 组的为 B 组,予以 5 个疗程化疗,包括大剂量甲氨蝶呤、阿糖胞苷滴注和甲氨蝶呤鞘内注射。72 例中,2 年无事件生存率 65%,2 年生存率 70%。年龄 ≥33 岁和 LDH 增高的患者生存期短。在 B 组中以往对 CHOP 无效的预后较差。这个试验也证实了晚期伯基特淋巴瘤,甚至有骨髓累及和中枢神经系统侵犯的患者,也能通过短程的强烈化疗而达到治愈。

4)利妥昔单抗治疗伯基特淋巴瘤 标准化疗方案加上利妥昔单抗,在滤泡性淋巴瘤、弥漫性大 B 细胞淋巴瘤中已证实有确切的增效作用。MD Anderson 肿瘤中心 Thomas 等用利妥昔单抗加改良的 HyperCVAD/Ara-C/M 方案治疗 HIV 阴性、CD20 高表达的肿瘤,也证实利妥昔单抗能增加疗效。在这组 23 例 B 细胞 NHL 中包括伯基特淋巴瘤,其中 21 例(91%)达完全缓解。各亚型中疗效无区别。老年患者亦有很好的缓解,年龄 ≥60 岁患者 100% 达完全缓解。无治疗相关的死亡。中位随访 18 个月,有

2例复发。本方案与48例作历史对照,明显增加了有效率(89%对58%),特别是在年龄≥60岁组中明显(89%对19%)。

Dunleavy采用DA-EPOCH(减量的依托泊苷、长春新碱、多柔比星、环磷酰胺、泼尼松)加利妥昔单抗治疗初治的17例伯基特淋巴瘤,进一步证实利妥昔单抗可增效。这组患者5年生存率100%,5年无事件生存率92%。

5)短疗程强烈化疗治疗伯基特淋巴瘤 Di Nicola等试用短程强烈化疗治疗伯基特淋巴瘤。根据治疗儿童伯基特淋巴瘤的成功经验,对22例成人伯基特淋巴瘤用每周长春新碱、环磷酰胺、多柔比星、大剂量甲氨蝶呤加甲酰四氢叶酸解救,以及鞘内注射甲氨蝶呤或阿糖胞苷中枢神经系统预防,共5周诱导。然后用大剂量阿糖胞苷和顺铂巩固治疗。中位治疗62天(43~94天)。诱导后未达完全缓解者用大剂量环磷酰胺加利妥昔单抗,然后干细胞采集,共2次。每次采集都用PCR方法检查克隆基因重排。最后予以大剂量美法仑和美法仑/米托蒽醌。22例中17例(77%)达完全缓解。4例大剂量加造血干细胞移植后达完全缓解,1例进展,1例达完全缓解时死于感染,1例30个月后复发死于感染。中位随访28.7个月,无进展生存率86%。

伯基特淋巴瘤对化疗敏感,强烈的短程化疗方案有效,中枢神经系统预防增加总生存期,即使有骨髓侵犯、中枢神经系统累及仍有治愈可能。利妥昔单抗可提高有效率和生存率。

### (8) 周围T细胞淋巴瘤

周围T细胞淋巴瘤(peripheral T-cell lymphoma,PTCL)是一组具有明显异质性的淋巴瘤。欧美国家较少见,约占NHL总数的6%;我国较多见,占NHL 20%。

周围T细胞淋巴瘤在REAL-WHO分类中分为T细胞淋巴细胞性白血病、淋巴结周围T细胞淋巴瘤和结外周围T细胞淋巴瘤。对主要发生在淋巴结的周围T细胞淋巴瘤还进一步分为3种亚型,即周围T细胞淋巴瘤非特指性、血管免疫母细胞性T细胞淋巴瘤和间变性大细胞淋巴瘤。

1)周围T细胞淋巴瘤的亚型

周围T细胞淋巴瘤非特指性:是一组明显异质性的亚型,病理分类中除外了特殊类别的T细胞淋巴瘤后都归为周围T细胞淋巴瘤非特指性中。老年人多见,中位发病年龄50~70岁。就诊时晚期病变占65%,多数伴有"B"症状。病变主要累及全身淋巴结,也可见于结外部位,如皮肤、肝脾、胃肠道和骨髓。周围T细胞淋巴瘤非特指性预后差,病情进展快,有较高的复发率,无病生存时间短。5年生存率30%~35%。

血管免疫母细胞性T细胞淋巴瘤:占T细胞淋巴瘤的15%~20%。老年人多见,中位发病年龄65岁。男性稍多于女性。主要表现为全身淋巴结肿大、肝脾大、皮疹、发热、高γ球蛋白血症、嗜伊红细胞增多症。血管免疫母细胞性T细胞淋巴瘤预后不佳,5年无进展生存率13%~23%,5年生存率30%~35%。

间变性大细胞淋巴瘤:分为原发系统性间变性大细胞淋巴瘤和皮肤原发性间变性大细胞淋巴瘤。后者预后好,发病年龄大,病变发展缓慢,先有皮肤侵犯,后期累及淋巴结,属惰性淋巴瘤。局部治疗后5年生存率>90%。以下讨论的间变性大细胞淋巴瘤是指原发系统性间变性大细胞淋巴瘤。

根据ALK的表达,将间变性大细胞淋巴瘤分为$ALK^+$和$ALK^-$两类。$ALK^+$占50%~60%,多见于儿童和青少年,男性多见,有"B"症状,病变累及淋巴结或皮肤。就诊时58%为Ⅲ、Ⅳ期。而$ALK^-$间变性大细胞淋巴瘤以老年人多见,中位发病年龄61岁,男女比例相仿。就诊时64%为晚期病变。总的来看,间变性大细胞淋巴瘤预后较周围T细胞淋巴瘤非特指性好,经过含蒽环类联合化疗后$ALK^+$间变性大细胞淋巴瘤和$ALK^-$间变性大细胞淋巴瘤的5年生存率分别为79%和46%。通过分层分析,早期间变性大细胞淋巴瘤的无病生存和总生存在$ALK^+$和$ALK^-$中相仿。

2)周围T细胞淋巴瘤的预后和国际预后指数

采用弥漫性大B细胞淋巴瘤的国际预后指数或年龄校正的国际预后指数,GELA研究中具有2个或3个不良因素的周围T细胞淋巴瘤的5年生存率分别为36%和23%。Gallamini等通过对385例周围T细胞淋巴瘤非特指性的回顾性分析,得出周围T细胞淋巴瘤非特指性的预后指数。预后差的因素是:年龄>60岁、LDH异常升高、ECOG一般状况评分2~4,以及骨髓侵犯。5年生存率随危险因素数目的增加而下降。0、1、2、≥3分别是62.3%、52.9%、32.9%和18.3%。

周围T细胞淋巴瘤总的预后较侵袭性B细胞淋巴瘤差。GELA研究中,周围T细胞淋巴瘤完全缓解率54%,而侵袭性B细胞淋巴瘤为63%,5年生存率和5年无事件生存率两组分别是41%和53%、32%和45%。另外,根据174例周围T细胞淋巴瘤的分析,不同亚型预后也有很大差异。间变性大细胞淋巴瘤和周围T细胞淋巴瘤的完全缓解率分别为69%和45%,中位生存期分别为65个月和20个月。

3)周围T细胞淋巴瘤的治疗 周围T细胞淋巴瘤较少见,并且存在异质性,其治疗很少有大规模前瞻性研究结果。所以对各种亚型、不同分期、不同预后因素的患者应积极推荐参加临床试验。目前治疗采用的方案与侵袭性淋巴瘤相同。CHOP是最常用的一线化疗方案。除了低危患者外,在一些回顾性研究中,含蒽环类的化疗并没有生存益处。在一个加拿大的回顾性研究中,CHOP或CHOP样方案治疗周围T细胞淋巴瘤,低危组的5年生存率64%,而高危组仅22%。ALK$^+$间变性大细胞淋巴瘤患者的5年生存率58%,优于ALK$^-$间变性大细胞淋巴瘤患者的34%。

对一些强烈的联合化疗,例如Hyper-CVAD/MTX-Ara-C(环磷酰胺、长春新碱、多柔比星、地塞米松与大剂量甲氨蝶呤联合阿糖胞苷交替)、ACVBP(多柔比星、环磷酰胺、长春新碱、博来霉素、泼尼松)、EPOCH(依托泊苷、长春新碱、多柔比星、环磷酰胺、泼尼松)等方案也进行了临床试验,有边缘性的优势。但治疗相关的毒性较明显,3度和4度骨髓抑制比例高。

一些新药试用于周围T细胞淋巴瘤。吉西他滨在实体瘤中有效,毒副作用可耐受,在周围T细胞淋巴瘤中单药有效率可高达60%。

地尼白细胞介素(denileukin diftitox,Ontak DD)是IL-2受体融合蛋白,包含白喉毒素片段A和B,作用于CD25靶点。Olsen等报道一个多中心随机双盲的试验,使用地尼白细胞介素治疗71例复发耐药的皮肤T细胞淋巴瘤取得了成功。继而MD Anderson肿瘤中心的Dang等用地尼白细胞介素治疗17例复发或耐药的周围T细胞淋巴瘤,2例完全缓解,7例部分缓解,总有效率53%,值得注意的是,这组患者的肿瘤都有IL-2受体高表达[27]。

SGN-30是嵌合的单抗,识别CD30抗原。CD30抗原在HL和间变性大细胞淋巴瘤的肿瘤细胞和活化的T细胞和B细胞中表达。Forero等报道进行中的SGN-30 II期临床试验结果,SGN-30 6 mg/kg,qw×6。6例间变性大细胞淋巴瘤可评价,1例完全缓解,1例部分缓解,1例稳定,3例进展。

阿仑单抗是针对CD52抗原的人源单抗,10 mg,每周3次,共4周。共10例,20%完全缓解,40%部分缓解,4例无效,其中1例发生巨细胞病毒激活。Weidmann等进行了剂量递增的阿仑单抗加环磷酰胺、多柔比星、氟达拉滨一线治疗侵袭性周围T细胞淋巴瘤[28],21例可评价,总有效率62%(13例)。初治者有效率更高,为73%。有效持续时间2~18个月。主要不良反应是骨髓抑制(3度、4度为50%)、贫血(3度、4度为18%)、血小板减少(39%)、感染(18%)。10例有巨细胞病毒激活,但未发生巨细胞病毒相关病。1例疑诊巨细胞病毒相关肺炎。

大剂量化疗加造血干细胞移植是治疗周围T细胞淋巴瘤的另一种有效手段,特别是异基因造血干细胞移植还有潜在的益处。例如大剂量化疗可杀灭耐药的细胞,免疫重建,以及可能发生移植物抗肿瘤作用。Jantunen等报道自体造血干细胞移植治疗37例T细胞淋巴瘤,其中周围T细胞淋巴瘤非特指性14例,间变性大细胞淋巴瘤14例。中位年龄46岁(16~68岁)。在移植时处于第1次达到完全缓解和(或)部分缓解的18例,复发后第2次达完全缓解和(或)部分缓解的14例,移植相关的死亡率11%。43%在治疗后2年内复发。2年生存率间变性大细胞淋巴瘤比其他亚型好(85%对35%)。GEL-TAMO研究组治疗115例周围T细胞淋巴瘤,32%为首次治疗达完全缓解,62%化疗敏感,5%原发耐药。经自体造血干细胞移植治疗后86%达到完全缓解,5%达到部分缓解。5年生存率56%。以上结果提示,经过高度选择的晚期周围T细胞淋巴瘤在达到完全缓解后行自体造血干细胞移植提高了有效率,延长生存,但复发率高。

Corradini等[29]的研究证明异基因造血干细胞在治疗周围T细胞淋巴瘤中有效。在这个17例的小样本中,采用非清髓性的方案。17例中2例原发耐药,15例复发,8例自体造血干细胞移植后复发。3年生存率81%,3年无进展生存率64%。随访28个月,2例死于疾病进展,1例死于败血症合并性急性移植物抗宿主病(GVHD)。

根据有限的研究结果,当前周围T细胞淋巴瘤的治疗策略是:①血管免疫母细胞性T细胞淋巴瘤在确诊后可先给予皮质素治疗7~10天,若无反应则采用与周围T细胞淋巴瘤非特指性和间变性大细胞淋巴瘤同样的治疗。②早期(I、II期)周围T细胞淋巴瘤,非特指性、间变性大细胞淋巴瘤年龄校正的国际预后指数中属低危、低中危的患者首先推荐临床试验。此外可给予联合化疗6~8个疗程,局部累及野放疗30~40 Gy。③I、II期中年龄校正的国际预后指数属中高危、高危,晚期(III、IV期),首先推荐参加临床试验,否则可给予联合化疗6~8个疗程。其中间变性大细胞淋巴瘤ALK$^+$者可观察,其他患者若达完全缓解,只要能耐受应推荐大剂量化疗加造血干细胞移植。④一线治疗方案可选CHOP、EPOCH(依托泊苷、长春新碱、多柔比星、环磷酰胺、泼尼松)、Hyper-CVAD 和大剂量 MTX-Ara-C 交替方案。二线治疗如果准备进行造血干细胞移植的，推荐 DHAP(顺铂、阿糖胞苷、地塞米松)、ESHAP(顺铂、依托泊苷、甲强龙、阿糖胞苷)、GDP(吉西他滨、顺铂、泼尼松)、ICE(异环磷酰胺、依托泊苷、卡铂、美司钠)，或 MINE(米托蒽醌、异环磷酰胺、依托泊苷、美司钠)。姑息性治疗可选阿仑单抗、硼替佐米、地尼白细胞介素、吉西他滨等。

**(9) 皮肤 T 细胞淋巴瘤**

原发皮肤淋巴瘤是仅次于胃肠道的第 2 常见结外 NHL，包含多种病理亚型，在最新的 WHO-EORTC 分类中，主要分为 T 细胞和 B 细胞两大类。

皮肤 T 细胞淋巴瘤(cutaneous T cell lymphoma, CTCL)约占所有皮肤淋巴瘤的 80%，大多数病理亚型属于惰性淋巴瘤，预后好，只有少数如外周 T 细胞、NK/T 细胞等预后较差。在所有皮肤 T 细胞淋巴瘤中，蕈样肉芽肿(mycosis fungoides, MF)占 >50%，目前皮肤 T 细胞淋巴瘤的治疗没有标准方案。以下是近年来报道的治疗方法。

1) 电子线治疗　其治疗皮肤 T 细胞淋巴瘤的优势在于低能量，作用浅表和毒性局限。电子线治疗(electron beam therapy, EBT)主要针对Ⅰ、Ⅱ期皮肤 T 细胞淋巴瘤的治疗，Ⅲ期由于病变弥漫所造成的皮肤瘙痒和刺激会加重放疗局部反应如脱皮等，通常不作为首选治疗。

2) 光疗(phototherapy)　对皮肤 T 细胞淋巴瘤有很好的疗效，常用的紫外线光源包括波长范围为 289~320nm 的紫外线 B(ultraviolet B, UVB)、波长范围为 311nm 的窄带紫外线 B(narrowband ultraviolet B, NUVB)和补骨脂素加紫外线 A(psolaren + ultraviolet A, PUVA)的照射方法。UVB 最早用于皮肤 T 细胞淋巴瘤的治疗，对早期患者具有明显而持久的疗效。新型的光源 NUVB 通过其窄频的特点可以部分克服 UVB 照射深度不足的弱点。PUVA 用于治疗皮肤 T 细胞淋巴瘤也有很长的历史，其优势在于通过服用光敏感药物——补骨脂素，加强对于皮下的照射，因此可以适用于斑块期的患者。

3) 局部氮芥治疗　对ⅠA 期ⅠB、ⅡA 期患者，如果病灶较浅，推荐光疗；如果病灶较深，推荐全身电子线治疗。ⅡB 期推荐全身电子线治疗，同时考虑联合局部氮芥、光疗、维 A 酸或者干扰素治疗。Ⅲ期推荐 PUVA 或者体外光分离置换术，可以考虑联合维 A 酸或者干扰素治疗。Ⅳ期推荐干扰素单独或者联合维 A 酸治疗。由于化疗有相对较多见的毒副作用以及对全身免疫功能的损害，即便对于Ⅳ期患者，除非病情进展很快，一般也不作为首选治疗。如果无效或者复发，推荐单药化疗。

4) 吉西他滨　在一项Ⅱ期临床试验[30]中用于治疗 32 例晚期皮肤 T 细胞淋巴瘤，结果显示，总有效率和完全缓解率分别为 75% 和 22%，中位缓解期达 10 个月，并且治疗的耐受性很好。

5) 脂质体多柔比星(liposome doxorubicin)　其优势在于减少了正常组织对药物的摄取，从而降低了毒副作用。在一项多中心的回顾性研究中，34 例皮肤 T 细胞淋巴瘤接受了多种剂量的脂质体多柔比星单药治疗。随访发现，总有效率达 88%，无病生存期和总生存期分别为 13.3 个月和 17.8 个月，而毒副作用轻。

6) 其他　其他新型的嘌呤类抗代谢药，如替莫唑胺(temozolomide)等药物也正在试验之中。此外，常规化疗治疗后进展的患者 CD52 或造血干细胞移植也有所应用，但目前证据仅限于病例报道或小样本试验，尚难进行准确评价。

皮肤 T 细胞淋巴瘤预后较好，生存时间长，但不能治愈。对晚期的患者建议参加临床试验。

**(10) NK/T 细胞淋巴瘤鼻型**

NK/T 细胞淋巴瘤鼻型的定义为：鼻区及鼻区以外的结外 NK/T 细胞淋巴瘤。鼻区是指鼻腔及其周围组织包括鼻旁窦、鼻咽、口咽、硬腭等上呼吸道部位。鼻区以外部位则好发于皮肤、胃肠道、性腺、肺、肝、脾等部位，同时也是鼻区 NK/T 细胞淋巴瘤远处播散易累及的结外部位，淋巴结浸润则继发于结外病变。

NK/T 细胞淋巴瘤鼻型发病具有明显的地区和性别差异。高发于亚洲和南美洲，黄种人发病率明显较高，白种人患病少见，显示该病的种族易感性。确切的发病率不清。亚洲地区原发鼻部或鼻咽部淋巴瘤占恶性淋巴瘤的 3%~10.7%，而北美、欧洲等国仅为 0.17%~1.5%。男性明显多于女性，男女比例 >2∶1，中位发病年龄为 44 岁。几乎所有鼻区 NK/T 细胞淋巴瘤的患者均感染 EBV(90%~100%)，而仅有 15%~40% 鼻区以外的 NK/T 细胞淋巴瘤 EBV RNA 原位杂交阳性。

鼻区 NK/T 细胞淋巴瘤有比较明显和特殊的临床表现。多数患者就诊时，病变较为局限，Ⅰ~Ⅱ期多达 80%~90%，骨髓侵犯比例小。主要症状包括鼻塞、鼻出血和面部肿胀等，有时伴恶臭和面部中线结构的坏死性改变，因此以往称为"中线坏死性肉芽肿"。10%~40%的患者出现不明原因发热、盗汗、消瘦等症状。NK/T细胞淋巴瘤对化疗不敏感,Ⅲ~Ⅳ期患者大多由于肿瘤系统性播散而死亡。少部分患者会发生淋巴瘤相关的嗜血细胞综合征(lymphoma associated hemophagocytic syndrome, LAHS)。患者一旦出现嗜血细胞综合征,病情迅速进展,生存期短。主要表现为高热、全血细胞减少、肝脾大、LDH超过正常上限2倍以上、肝功能异常等。如行骨穿,可能在骨髓中找到嗜血细胞而明确诊断。

鼻型NK/T细胞淋巴瘤的治疗主要是放疗和化疗,但疗效差异较大,长期生存率33%~86%。目前尚缺乏很好的循证医学证据来建立其规范性的临床治疗指南,应该鼓励患者参加设计良好的临床试验。

当前采用的治疗原则是:局限于鼻腔内的ⅠE期局限组治疗首选放疗。放疗后可加用化疗及生物治疗。对于ⅠE超腔组和ⅡE患者,可采用放化疗联合治疗的模式。经化疗不能控制病情和"B"症状的患者,可在化疗同时进行局部放疗。ⅢE、ⅣE期患者治疗以化疗为主,待全身病灶得到控制后给予放疗加强局部和区域性控制。

在鼻腔NK/T细胞淋巴瘤的治疗中,放疗占有不可或缺的地位。中国医学科学院肿瘤医院在2006年发表的研究中,105例Ⅰ~Ⅱ期患者中接受单纯放疗的31例,放化疗综合治疗的71例,前者的5年生存率和无进展生存率分别为66%和61%,后者的5年生存率和无进展生存率分别是77%和74%,两组无统计学差异。台湾台北荣总医院2004年报道的研究中放疗患者5年总生存率和无治疗失败生存率分别为49.7%和48.7%,而无放疗患者仅有23%和23%。从各项研究来看,放疗对鼻腔NK/T细胞淋巴瘤有很好的即期疗效。首程放疗的患者放疗后其病变完全缓解率66%~100%,而一些研究也发现初次治疗是否达到完全和(或)部分缓解也是影响预后的因素之一。Ⅰ期的鼻腔NK/T细胞淋巴瘤,照射靶区应为累及野,即病变累及部位所在的淋巴引流区域。如单纯累及鼻腔,建议靶区包括患侧鼻腔、对侧鼻腔、同侧上颌窦、筛窦、鼻咽。采用面罩固定,照射野一般为鼻前野和两侧野,保护晶状体、眼球、腮腺、脊髓等关键器官;如靶区包括筛窦,可用电子线野补足筛窦的剂量。如累及其他部位,靶区应包括病变所在解剖部位及相邻的解剖部位。

在以往的回顾性研究中,放疗剂量的均一性较差,剂量范围26~75Gy,但绝大多数研究的中位剂量在45~55Gy。在鼻腔NK/T细胞淋巴瘤治疗失败的患者中,有超过一半的患者存在局部复发。两项来自日本和香港的研究发现,>50Gy剂量能够显著提高局部控制率。而来自我国和韩国的研究则发现,>45Gy和<45Gy的放疗剂量对局部控制率和生存率均有显著差异。因此,笔者推荐局部放疗的剂量为50Gy,每日每次1.8~2Gy。如诱导化疗后局部病变达到完全缓解,建议靶区范围同前,放疗剂量不宜<45Gy。如50Gy照射后局部病变仍有残留,可加量至56~60Gy。ⅠE期颈部不做预防性照射。ⅡE期除原发部位的照射,淋巴结累及的一侧颈部也应给予根治量的照射,50Gy/5~5.6周。无淋巴结累及的一侧颈部不行预防性照射。

晚期或放疗后复发的NK/T细胞淋巴瘤鼻型可给予化疗,目前可选用的化疗方案有CHOP、DICE(地塞米松、异环磷酰胺、美司钠、顺铂)、EP、NP、ProMACE-CytaBOM等,目前大多报道仍以CHOP为首选,但是系统播散的NK/T细胞淋巴瘤以多柔比星为主的联合化疗方案有效率极低。

有报道,加用亚硝脲类可提高疗效控制高热。难治者可采用门冬酰胺酶为主的挽救方案。有学者对CHOP方案2个疗程无效的难治患者采用门冬酰胺酶为主的挽救方案ADV(门冬酰胺酶、地塞米松、长春新碱),治疗的完全缓解率为50%,明显优于采用非ADV方案治疗的完全缓解率0%($P<0.05$)。目前寻找有效治疗的方案包括替莫唑胺、脂质体多柔比星、吉西他滨和单抗的临床试验正在进行中。

### (11) 原发中枢神经系统淋巴瘤

原发中枢神经系统的淋巴瘤(primary central nervous system lymphoma, PCNSL)是结外病变。指原发在中枢神经系统的恶性淋巴瘤,包括脑、脑膜、脊髓、眼的恶性淋巴瘤。

原发中枢神经系统的淋巴瘤以往少见,但1973~1984年增加了3倍。据1995~1999年发病统计,原发中枢神经系统的淋巴瘤占所有脑肿瘤的2.7%。近年来其发病率趋于平稳或略有下降。其发病率明显增加与人类HIV感染增加呈正相关。有研究表明,HIV感染者的原发中枢神经系统淋巴瘤发生率的危险较正常人群高3 600倍。随着HIV感染的有效治疗,其发病率已明显下降。而HIV阴性的原发中枢神经系统淋巴瘤患者的增加,可能存在其他因素,例如年龄>65岁老年人在人群中比例的增加等。

原发中枢神经系统淋巴瘤的主要病理亚型是弥漫性大B细胞淋巴瘤,约占90%,其他亚型有低度恶性淋巴瘤、伯基特淋巴瘤以及T细胞淋巴瘤。原发中枢神经系统淋巴瘤的弥漫性大B细胞淋巴瘤常由免疫母细胞或 CB 组成,典型表现是肿瘤细胞集聚在脑血管的周围。

原发中枢神经系统的恶性淋巴瘤表现为异质性,有不同病理类型、不同累及部位、不同临床表现,预后也不同。B 细胞来源的原发中枢神经系统淋巴瘤的 CD20 和 CD79a 阳性,有单株免疫球蛋白(IgM)升高。而 HIV 阳性和器官移植后发生的原发中枢神经系统淋巴瘤是 EBV 膜蛋白或 EBV 核抗原阳性。*Bcl-6* 过度表达的患者预后较 *Bcl-6* 阴性好,中位生存分别为 101.0 个月和 14.7 个月。

Bataille 等分析 248 例非 AIDS 相关的原发中枢神经系统淋巴瘤的临床表现:神经系统缺失 70%,神经精神症状 43%,颅压增高 33%,癫痫 14%,眼部症状 4%。诊断时 41% 有脑膜病变的患者,大部分无症状。诊断时有眼部病变者,大多数双眼病变,有飞蚊症、视力模糊、视力急剧下降、红眼、疼痛等。

根据国际结外淋巴瘤研究组(International Extranodal Lymphoma Study Group,IELSG)的标准,原发中枢神经系统淋巴瘤不良预后的因素:年龄 > 60 岁、ECOG > 1、LDH 升高、脑脊液中蛋白增高、肿瘤位于脑深部。不良预后因素越多,预后越差,有 0~1、2~3、4~5 个因素的原发中枢神经系统淋巴瘤 2 年生存率分别为 80%、48%、15%。

治疗方法如下。

1)手术　疑原发中枢神经系统淋巴瘤的患者应做活检,但手术范围不宜大。由于常常是多发病灶,病灶深,彻底手术切除较困难,往往损伤眼、脑膜、脑实质。单纯手术活检后的生存 1~4 个月。

2)放疗　全颅放疗是原发中枢神经系统淋巴瘤的治疗手段之一。在一个研究中发现单纯放疗有效率 90%,但中位生存期仅 12.2 个月。61% 的复发发生在放射野中,有放射相关的延迟性神经系统损伤。RTOG 的一项研究中 Ⅱ 期 41 例患者单纯全颅放疗 40 Gy,瘤床加量 20 Gy,中位生存期与无局部加量的回顾性及小样本 Ⅱ 期临床试验相比(12.2 个月对 11~24 个月),局部加量未提高局部控制率,也未改善生存。因此,目前推荐的放疗剂量是全颅照射 40~45 Gy。而放疗引起的神经系统毒性也不容忽视,尤其对年龄 > 60 岁患者,建议降低全颅照射剂量。相关研究正在进行中。

3)化疗　常用的药物有甲氨蝶呤、阿糖胞苷、异环磷酰胺、环磷酰胺、泼尼松、长春碱类等,最有效的药物是大剂量甲氨蝶呤。单药甲氨蝶呤 8 g/m²,有效率 30%~100%,完全缓解率 52%,无进展生存 12.8 个月,中位生存 55.4 个月,毒性能耐受。与其他药物联合,有效率 70%~94%。在一个 Ⅱ 期临床试验中,65 例未经放疗的原发中枢神经系统淋巴瘤用大剂量甲氨蝶呤,联合阿糖胞苷、环磷酰胺、泼尼松、长春新碱,有效率 71%,其中完全缓解率 61%,中位到疾病进展时间 21 个月,中位生存 50 个月,但有 9% 治疗相关死亡。不良反应发生率在联合化疗中比单药甲氨蝶呤高。

4)多学科综合治疗　原发中枢神经系统淋巴瘤的综合治疗主要是放疗加化疗。目的是提高有效率,减少不良反应,延长生存。早期研究采用的化疗方案虽然对其他类型 NHL 有效,但原发性中枢神经系统淋巴瘤(PCNSL)未见同样结果,主要是脑中浓度不高。含甲氨蝶呤的方案加全颅放疗有效率 > 50%,2 年生存率 43%~73%。国外最常用的综合治疗方案:①甲氨蝶呤、长春新碱、丙卡巴肼静脉注射,甲氨蝶呤脑室内注射,然后全颅照射 45 Gy,照射后大剂量阿糖胞苷。治疗 98 例,总有效率 94%,其中完全缓解 58%,中位无进展生存 24 个月,中位生存 36.9 个月,15% 神经毒性,8 例死亡。②MBVP 方案(甲氨蝶呤、替尼泊苷、卡莫司汀、甲强龙静脉注射,甲氨蝶呤和阿糖胞苷鞘内注射)加全颅照射 40 Gy。总有效率 81%,中位生存 46 个月,治疗相关死亡 10%。

目前较为统一的治疗推荐,是以全身大剂量甲氨蝶呤为主的单药或联合化疗加或不加鞘内注射甲氨蝶呤,再联合全颅放疗。鞘内注射甲氨蝶呤通常是在脑脊液中发现肿瘤细胞时应用。糖皮质激素能使淋巴瘤细胞凋亡,因此原发中枢神经系统淋巴瘤对激素治疗敏感性很高,但缓解期一般较短,不宜作为常规治疗。

大剂量化疗加造血干细胞移植,在一线治疗中未见益处。

5)挽救治疗　目前无标准的挽救治疗方案。对一线耐药的原发中枢神经系统淋巴瘤,对挽救治疗大多疗效差。有一组 22 例以往用甲氨蝶呤达完全缓解的原发中枢神经系统淋巴瘤,再用甲氨蝶呤总有效率 91%,复发后中位生存 61.9 个月。以往单用化疗的 27 例复发原发中枢神经系统淋巴瘤,全颅放疗 36 Gy,总有效率 74%,其中完全缓解率 37%,中位生存 10.9 个月。大剂量化疗加造血干细胞移植作为挽救治疗,10 例患者全部有效,复发后中位生存 24 个月,治疗相关的不良反应较大。其他一些含利妥昔单抗、亚硝脲加丙卡巴肼加长春新碱、拓扑替康等药物的挽救方案都是小样本的报道,病例数 7~27 例,有效率 25%~92%,中位生存 3.5~91 个月。总之,目前挽救治疗病例数不多,各家报道结果差距很大,还需要进一步前瞻性研究。

(洪小南 朱雄增 马学军 王碧芸)

## 主要参考文献

[1] 2004 年上海市市区恶性肿瘤发病率. 肿瘤,2007,27(7):594.
[2] Harris NL. The World Health Organization (WHO) Classification of lymphoid neoplasms: what's new? Switzerland: 10-ICML Lugano, 2008: 4-7.
[3] Shipp MA, Ross KN, Tamayo P, et al. Diffuse large B-cell lymphoma outcome prediction by gene expression profiling and supervised machine learning. Nat Med, 2002, 8: 68-74.
[4] Del Principe MI, Del Poeta G, Buccisano F, et al. Clinical significance of ZAP-70 protein expression in B-cell chronic lymphocytic leukemia. Blood, 2006, 108: 853-861.
[5] LaCasce AS, Kho ME, Friedberg JW, et al. Comparison of referring and final pathology for patients with non-Hodgkin's lymphoma in the National Comprehensive Cancer Network. J Clin Oncol, 2008, 26:5107-5112.
[6] Dave SS, Fu K, Wright GW, et al. Molecular diagnosis of Burkitt's lymphoma. N Engl J Med, 2006, 354: 2431-2442.
[7] Ballester B, Ramus O, Gisselbrecht C, et al. Gene expression profiling identifies molecular subgroups among nodal peripheral T-cell lymphomas. Oncogene, 2006, 25: 1560-1570.
[8] Krenacs L, Schaerli P, Kis G, et al. E. Phenotype of neoplastic cells in angioimmunoblastic T-cell lymphoma is consistent with activated follicular B helper T cells. Blood, 2006, 108: 1110-1111.
[9] ten Berge RL, de Bruin PC, Oudejans JJ, et al. ALK-negative anaplastic large cell lymphoma demonstrates similar poor prognosis to peripheral T-cell lymphoma, unspecified. Histopathology, 2003,43: 462-469.
[10] Takahashi N, Miura I, Chubachi A, et al. A clinicopathological study of 20 patients with T/natural killer (NK)-cell lymphoma-associated hemophagocytic syndrome with special reference to nasal and nasal-type NK/T cell lymphoma. Int J Hematol, 2001, 74: 303-308.
[11] Jerusalem G, Beguin Y, Fassotte MF, et al. Early detection of relapse by whole-body positron emission tomography in the follow-up of patients with Hodgkin's disease. Ann Oncol, 2003,14: 123-130.
[12] Hasenclever D, Diehl V. A prognostic score for advanced Hodgkin's disease. International Prognostic Factors Project on Advanced Hodgkin's Disease. N Engl J Med, 1998, 339: 1506-1514.
[13] Wirth A, Yuen K, Barton M. Long-term outcome after radiotherapy alone for lymphocyte-predominance Hodgkin lymphoma: a retrospective multicenter study of the Austrlasian Radiation Oncology Lymphoma Group. Cancer, 2005,104: 1221-1229.
[14] Nogova L, Reineke T, Eich HT. Extended field radiotherapy, combined modality treatment or involved field radiotherapy for patients with stage IA lymphocyte-predominance Hodgkin's lymphoma: a retrospectibe analysis from the German Hodgkin Study Group (GHSG). Ann Oncol, 2005,16:1683-1687.
[15] Noordijk EM, Carde P, Dupony N, et al. Combined-modality therapy for clonical stage Ⅰ or Ⅱ Hodgkin's lymphoma: long-term results of the European Orgnisation for Research and Treatment of Cancer H7 randomised controlled trials. J Clin Oncol, 2006, 24:3128-3135.
[16] Ferme C, Eghbali H, Meerwaldt JH, et al. Chemotherapy plus involved-field radiation in early-stage Hodgkin's disease. N Engl J Med, 2007, 357: 1916-1927.
[17] Duhmke E, Franklin J, Pfreundschuh M, et al. Low-dose radiation is sufficient for the noninvolved extended-field treatment in favorable early-stage Hodgkin's disease: long-term results of a randomized trial of radiotherapy alone. J Clin Oncol, 2001,19:2905.
[18] Bonadonna G, Bonfante V, Viviani S, et al. ABVD plus subtotal nodal versus involved field radiotherapy in early-stage Hodgkin's disease:long-term results. J Clin Oncol, 2004, 22:2835-2841.
[19] Sieber M, Franklin J, Tesch H, et al. Two cycles ABVD plus extended field radiotherapy is superior to radiotherapy alone in early stage Hodgkin's disease: results of the German Hodgkin's Lymphoma Study Group trial HD7 (abstract). Blood, 2002, 100: 341a.
[20] Diehl V, Brillant C, Engert A, et al. HD10: Investigating reduction of combined modality treatment intensity in early stage Hodgkin's lymphoma. Interim analysis of a randomized trial of the German Hodgkin Study Group (GHSG) (abstract). Proc Am Soc Clin Oncol, 2005, 23: 561a.
[21] Duggan DB, Petroni GR, Johnson JL, et al. Randomized comparison of ABVD and MOPP/ABV hybrid for the treatment of advanced Hodgkin's disease: report of an intergroup trial. J Clin Oncol, 2003, 21: 607-614.
[22] Horning SJ, Hoppe RT, Advani R, et al. Efficacy and late effects of Stanford V chemotherapy and radiotherapy in untreated Hodgkin's disease: Mature data in early and advanced stage patients (abstract). Blood, 2004, 104: 92a.
[23] Leporrier M, Chevret S, Cazin B, et al. Randomized comparison of fludarabine, CAP, and CHOP in 938 previously untreated stage B and C chronic lymphocytic leukemia patients. Blood, 2001, 98:2319-2325.
[24] Wilder RB, Jones D, Tucker SL, et al. Long-term results with radiotherapy for stage Ⅰ-Ⅱ follicular lymphomas. Int J Radiat Oncol Biol Phys, 2001,51: 1219-1227.
[25] Seymour JF, Pro B, Fuller LM, et al. Long-term follow-up of a prospective study of combined modality therapy for stage Ⅰ-Ⅱ indolent non-Hodgkin's lymphoma. J Clin Oncol, 2003, 21:2115-2122.
[26] Habermann TM, Weller E, Morrison VA, et al. Rituximab-CHOP versus CHOP with or without maintenance rituximab in patients 60 years of age or older with diffuse large B-cell lymphoma (DLBCL): An update (abstract). Blood, 2004, 104: 40a.
[27] Dang NH, Pro B, Hegemeister FB, et al. Interim analysis of a phase Ⅱ study of denileukin diftitox(Ontak) for relapsed/refractory T-cell non-Hodgkin's lymphoma abstract. Br J Haematol, 2007, 136(3): 439-447.
[28] Weidmann E, Hess G, Krauss SW, et al. Combination chemoimmunotherapy using alemtuzumab, fludarabine, cyclophosphamide, and doxorubicin (Campath-FCD) is an effective first-line regimen in peripheral T-cell lymphomas. Blood, Leuk Lymphoma, 2010, 51(3): 447-455.
[29] Corradini P, Dodero A, Zallio F, et al. Graft-versus-lymphoma effect in relapsed peripheral T-cell non- Hodgkin's lymphoma after redused-intensity conditioning followed by allogeneic transplantation of hematopoietic cells. J Clin Oncol, 2004,22:2172-2176.
[30] Marchi E, Alinari L, Tani M, et al. Gemcitabine as frontline treatment for cutaneous T-cell lymphoma: phase Ⅱ study of 32 patients. Cancer, 2005, 104: 2437-2441.

# 71 多发性骨髓瘤

- 71.1 病因和发病机制
- 71.2 流行病学
- 71.3 临床表现
- 71.4 实验室及影像学检查
  - 71.4.1 实验室检查
  - 71.4.2 影像学检查
- 71.5 免疫学分型与临床分期
  - 71.5.1 免疫学分型
  - 71.5.2 临床分期
- 71.6 诊断与鉴别诊断
  - 71.6.1 诊断
  - 71.6.2 鉴别诊断
- 71.7 治疗
  - 71.7.1 治疗指征
- 71.7.2 疗效判定标准
- 71.7.3 化疗
- 71.7.4 靶向治疗
- 71.7.5 造血干细胞移植
- 71.7.6 放疗
- 71.7.7 免疫治疗
- 71.7.8 对症治疗
- 71.8 预后
- 71.9 多发性骨髓瘤的变异型
  - 71.9.1 冒烟性骨髓瘤
  - 71.9.2 骨孤立性浆细胞瘤
  - 71.9.3 髓外浆细胞瘤
  - 71.9.4 浆细胞白血病

多发性骨髓瘤(multiple myeloma, MM)是单克隆浆细胞恶性增殖性疾病,又称浆细胞骨髓瘤(plasma cell myeloma),是浆细胞肿瘤中最常见疾病。骨髓瘤细胞在骨髓内恶性增殖、浸润骨骼及软组织,并分泌大量单克隆蛋白(monoclonal protein, M 蛋白)或其多肽链亚单位,正常免疫球蛋白减少,从而引起多发性骨骼破坏、病理性骨折、骨痛、贫血、出血、高钙血症、肾功能损害、感染及高黏滞血症等临床表现。

## 71.1 病因和发病机制

MM 病因尚不明确,电离辐射、慢性抗原刺激、遗传因素和病毒感染可能与本病发病有关。一次大剂量或长期小剂量放射线暴露可能引起 MM。长期接触农业杀虫剂、苯、石油、石棉、塑料及橡胶的农民、工人发病率增加。类风湿关节炎及慢性胆管疾病患者 MM 发病率比一般人群高,提示慢性抗原刺激加速克隆发展与转化,可能是 MM 发生的促发因素。本病在某些种族发病明显增加,并有家族聚集倾向,表明与遗传因素有关。有报道认为 EB 病毒(EBV)和人疱疹病毒 8 型(HHV-8)感染可能与某些 MM 发病相关。

正常浆细胞 $CD19^+$、$CD56^-$,而骨髓瘤细胞常为 $CD19^+$、$CD56^-$,此外骨髓瘤细胞高表达 CD38、CD138 及其他一些长寿命浆细胞的表面标记,并有免疫球蛋白(Ig)重链基因重排。因此,多数学者认为 MM 恶性克隆起源于淋巴结滤泡中心后 B 细胞。>75% MM 患者有染色体结构与数量异常,核型改变十分复杂。在结构异常中以 14q32 易位和 13q 缺失最为常见,数量异常表现为超二倍体,染色体的数量增多而结构异常少见;另一类表现为假二倍体和亚二倍体,多伴有结构改变。核型不稳的浆细胞在发育的生发中心阶段,类别转换或高频突变过程的错误导致原发 Ig 易位,使某个癌基因异常表达,浆细胞永生化。但有相当一部分肿瘤不具备 Ig 易位,其发病机制可能是由于 DNA 修饰过程影响了某些非 Ig 定位区域,导致癌基因的激活或抑癌基因的失活,在人类 MM 中存在 *c-myc* 的重排和过度表达。MM 与 *ras* 基因突变及过度表达也有关系,其中 *Ki* 和 *N-ras* 基因点突变是 MM 最常见的突变类型。此外大约有 30% MM 患者伴有 *bcl-2* 原癌基因高表达,抑制了 MM 细胞的程序化死亡。*fas* 基因与其配体结合可诱导细胞凋亡,部分 MM 患者 fas 点突变,突变体失去了正常 Fas 功能,使 Fas 诱导的凋亡失活。约 10% 进展期 MM 患者 p53 抑癌基因点突变而致失活,在 MM 病情发展中可能起一定作用。总之,目前认为由于多种原癌基因和抑癌基因的突变与重排、染色体的易位、缺失、病毒感染、电离辐射及环境异常等激活癌基因,其蛋白质产物可导致一株浆细胞或 B 细胞异常增殖,并伴有分化成熟障碍,最终导致 MM 的产生。

骨髓瘤细胞和骨髓微环境相互作用,产生一系列细胞因子,支持骨髓瘤细胞在骨髓中增殖、生长并对抗凋亡,是 MM 发病机制中的核心部分[1]。骨髓瘤细胞在淋巴结内获得黏附分子后移行归巢到骨髓,与骨髓基质细胞(BMSC)通过黏附分子互相作用,诱导骨髓瘤细胞分泌白细胞介素-1β(IL-1β)、IL-6、肿瘤坏死因子-α(TNF-α)和血管内皮生长因子(VEGF),进而刺激 BMSC 中 IL-6 表达增加和几种重要细胞因子产生,包括 VEGF、IL-1β、IL-10、TNF-α、转化生长因子-β(TGF-β)、成纤维细胞生长因子(FGF)、胰岛素样生长因子(IGF)和肝细胞生长因子(HGF)等。其中通过自分泌和旁分泌的 IL-6 在 MM 发病中占有十分重要的地位,包括通过 RAS-MAPK 途径促进骨髓瘤细胞增殖;通过 JAK-STAT 途径增强骨髓瘤细胞的存活力;阻断单核细胞向树突细胞分化破坏宿主免疫力;并且诱导 VEGF 分泌促进血管新生。此外 IL-6 通过抑制 Fas、Bcl-2 和 Bcl-2 同源蛋白、JNK 等途径抑制骨髓瘤细胞凋亡。对其他细胞因子作用了解较 IL-6 少,但它们均通过不同途径促进骨髓瘤细胞增殖,对抗凋亡,如 TNF-α 能上调 BMSC 分泌 IL-6,上调黏附分子及其受体的表达,诱导转录因子-κB(NF-κB)的激活。IGF 能诱导骨髓瘤细胞黏附与迁移,刺激骨髓瘤细胞分泌 VEGF。IL-1β、HGF、TNF-α、IL-6、IGF、VEGF 等与破骨细胞活性有关,称为破骨细胞激活因子(osteoclast activating factor,OAF),与骨损害密切相关。VEGF、FGF 介导骨髓内血管生成,是骨髓瘤细胞在骨髓内增殖、生长的重要因素[2,3]。骨髓瘤细胞、BMSC 与细胞因子在 MM 发病中的作用见图 71-1。

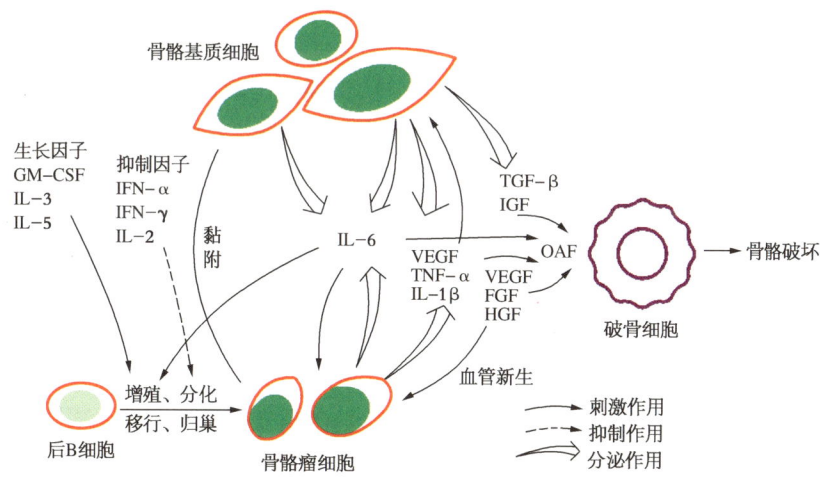

**图 71-1** 骨髓瘤细胞、基质细胞、细胞因子与 MM

## 71.2 流行病学

MM 在美国的发病率占所有恶性肿瘤的 1%,占血液肿瘤略 >10%,已成为仅次于非霍奇金淋巴瘤的第二大血液系统恶性肿瘤。本病世界各地均有报道,其发病率有显著的地域和种族差异。根据世界卫生组织(WHO)2000 年发表的资料,1993~1995 年年龄标化(0~74 岁)后的 MM 年发病率(以每 10 万男性人口群计,下同),最高的北美为 3.5~4.5,其次是西欧、北欧和南太平洋地区为 2.5~3.5,亚洲国家最低为 0.5~2.0。按人种分析,北美黑种人最高达 7.1~7.5,其次北美白种人为 4.0~5.5,欧洲和其他地区白种人略低,亚洲人种最低,美国主要亚裔的发病率则高于其根源国,这可能与生活环境及生活方式有关。我国尚无 MM 发病率的确切流行病学调查资料,一般估计与周边的东南亚、日本相近,约为 1/10 万[4]。本病常见于中老年人,西方国家发病中位年龄为 68 岁(高峰 65~75 岁),男性多于女性。我国目前报道 MM 发病年龄明显低于欧美,据国内 325 例 MM 患病资料表明,平均发病年龄为 53.7 岁,高峰

45~55岁。男女性之比为1.3~3.0:1[5-7]。20世纪中后期国内外文献报道 MM 发病率呈上升趋势，纽约州1950~1971年发病呈明显线性上升。我国也存在类似情况，复旦大学附属中山医院1960~1969年共收治11例，1970~1979年为34例，1980~1989年为80例，1990~1997年收治103例。另据北京协和医院资料，1950~1960年收治4例，1961~1970年为21例，1971~1980年为51例，1981~1990年为48例[5,6]。这可能与免疫检测技术不断提高、骨髓检查普遍应用有关，也与生活水平提高、人均寿命延长、就诊人数增加以及医务人员对本病的认识提高有关。但也不能排除 MM 发病率确有所增长的可能性。

## 71.3 临床表现

MM 的各种临床表现均与浆细胞在骨髓内异常增殖和血中 M 蛋白增多有关。

**(1) 骨痛和病理性骨折**

骨髓瘤细胞与 BMSC 分泌的 OAF 能激活破骨细胞，导致骨质疏松和溶骨性破坏。溶骨损害最常发生于颅骨、锁骨、肋骨、骨盆及肱骨和股骨的上段，常引起病理性骨折。由于是单纯性溶骨损害，呈典型的凿孔状边缘，脊柱骨质疏松导致椎体塌陷。下段胸椎和上段腰椎多个椎体压缩性骨折常使患者身高缩短数厘米。溶骨性损害、骨质疏松和病理性骨折是引起骨痛的主要原因。骨痛是骨髓瘤患者早期最常见症状，约见于70%患者。疼痛多位于腰骶部和胸背部，特点是活动后疼痛加剧，夜间减轻或消失，此可区别于肿瘤骨转移性骨痛。当骨髓瘤细胞浸润到骨皮质及骨膜下时，可引起局部大小不一的肿块，多见于肋骨、锁骨、胸骨和颅骨等处。

**(2) 高钙血症**

约见于25%患者。骨质吸收增加是引起高钙血症的主要原因。肾衰竭、脱水以及由于骨痛致患者活动减少，也是高钙血症常见病因。表现为食欲不振、恶心、呕吐、便秘、乏力、意识模糊和昏睡等。

**(3) 神经症状**

由于脊椎破坏压缩，或浆细胞瘤压迫脊髓和神经根，引起截瘫和根性神经痛约见于10%患者。颅底浆细胞瘤的压迫可引起脑神经麻痹，淀粉样物质沉积引起多发性周围神经病变，但较少见。

**(4) 贫血与出血倾向**

在诊断时大约2/3患者有贫血，并随病情进展而加重，后期见于所有患者。贫血主要是由于骨髓瘤细胞对骨髓浸润使红细胞生成减少。此外，肾衰竭、血浆容量增加、红细胞寿命缩短以及随后的化疗等使贫血加重。出血与血小板减少（生成减少、寿命缩短）、M 蛋白引起血小板功能缺陷、M 蛋白影响Ⅰ、Ⅱ、Ⅴ、Ⅶ、Ⅷ凝血因子活性以及高球蛋白及淀粉样物质对血管壁的损害等因素有关，表现为皮肤黏膜瘀点、渗血，晚期可有内脏出血。

**(5) 肾功能损害**

诊断时约30%患者有肾损害，病程中约50%患者有肾功能不全，表现为蛋白尿、管型尿及血肌酐、尿素氮升高。肾衰竭是 MM 患者主要死亡原因之一。引起肾功能损害的主要原因是游离轻链沉积在肾小管，导致肾小管阻塞和扩张，终至肾单位萎缩，又称骨髓瘤肾。其次是高钙血症，钙在肾内沉积引起多尿终致少尿。其他包括高尿酸血症、高黏滞综合征、肾淀粉样变、反复肾盂肾炎发作等。脱水、静脉肾盂造影等可诱发急性肾衰竭。

**(6) 感染**

感染是引起患者死亡的另一主要原因。最常见致病菌是肺炎链球菌、流感嗜血杆菌、葡萄球菌和革兰阴性杆菌，表现为肺炎、尿路感染，甚至败血症。病毒感染以带状疱疹多见。易感原因包括正常免疫球蛋白减少、中性粒细胞减少，以及皮质激素治疗对机体免疫功能的抑制。

**(7) 高黏滞综合征**

当 IgM > 30 g/L 或 IgG、IgA > 40~50 g/L 时，可引起全血黏度增加，影响脑、眼、肾和指（趾）的有效血循环，引起口、鼻出血，视物模糊及意识障碍等。血容量增加和外周循环障碍可引起心力衰竭。

**(8) 其他**

国外文献报道，大约10% MM 患者伴发淀粉样变，尤多见于 IgD 型骨髓瘤，国内少见。MM 伴发淀粉样变使免疫球蛋白轻链沉积在舌、心脏、胃肠道、皮肤及外周神经等引起器官衰竭。如果免疫球蛋白为冷球蛋白则表现为冷性荨麻疹、手足发绀和雷诺（Raynaud）现象。

## 71.4 实验室及影像学检查

### 71.4.1 实验室检查

**(1) 血液**

大多呈中度贫血，属正常细胞、正常色素性。白细胞和血小板计数正常或偏低，晚期呈全血细胞减少,红细胞沉降率大多增快。血涂片上红细胞呈缗钱样排列(图71-2),1/3 患者血涂片中见少量幼粒、幼红细胞及浆细胞。

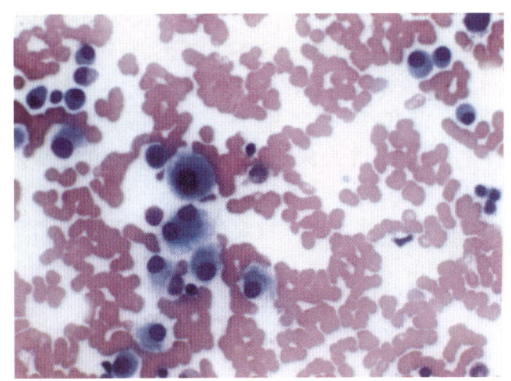

**图71-2 骨髓瘤患者骨髓象(一)**

高倍镜观察(10×20)。图中见多个骨髓瘤细胞,核仁清晰可见,其中一个瘤细胞为双核。红细胞呈缗钱样排列

(2) 骨髓

所有患者骨髓涂片均可发现骨髓瘤细胞,比例通常>10%,范围5%~100%。分化好的骨髓瘤细胞形态与成熟浆细胞相似。典型骨髓瘤细胞大小不一,圆形或卵圆形,直径15~30 μm(图71-3),核染色质稍疏松,核周淡染区消失,偶见胞体较大,骨髓瘤细胞含双核或三核,核仁1~4个(图71-4)。有时可见胞质内包涵体(Russell 小体)、核内包涵体以及嗜酸性和过碘酸雪夫染色(PAS)阳性颗粒。在 IgA 型骨髓瘤中可见到火焰细胞,偶可见浆细胞吞噬血细胞现象。核质发育不同步,电镜下见高度发达的粗面内质网和高尔基复合体,借以区别骨髓瘤细胞与正常浆细胞及反应性增多的浆细胞。

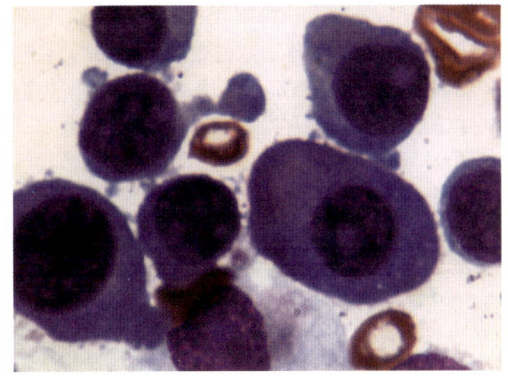

**图71-3 骨髓瘤患者骨髓象(二)**

油镜观察(10×100)。图中见6个骨髓瘤细胞,胞体圆形或卵圆形,大小不一,核仁或隐或现

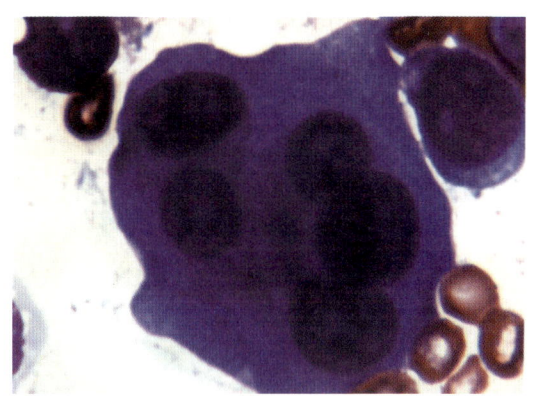

**图71-4 骨髓瘤患者骨髓象(三)**

油镜观察(10×100)。图中见1个巨大骨髓瘤细胞,大小是其邻近另一骨髓瘤细胞的6~7倍,有5个核仁。另一个骨髓瘤细胞有4个核仁

(3) 异常蛋白检查

血清蛋白电泳,80%患者可见 M 蛋白;尿蛋白电泳,大约75%患者有 M 蛋白。98%患者血清或尿中有 M 蛋白,少数非分泌型骨髓瘤血与尿中均无 M 蛋白。免疫固定电泳技术对血清或尿中少量 M 蛋白分析具有较高的特异度和敏感度,为国际上诊断和评价 MM 疗效公认的标准之一[8]。此外免疫固定电泳还可对骨髓瘤蛋白包括重链及其亚单位和轻链蛋白进行免疫分型。正常 κ/λ 比值为 2∶1,在 MM 患者,由于是单克隆增殖,某一种轻链型 B 细胞和免疫球蛋白明显增高,而另一种则相对减少,这样 κ/λ 及 κ-Ig/λ-Ig 比值就出现明显的变化。正常免疫球蛋白减少。55%~80%患者尿中有本—周氏蛋白,本—周氏蛋白是免疫球蛋白的轻链,其特点是在酸性条件下,加热到60℃即见蛋白沉淀,再加热到100℃又呈现透明,故称凝溶蛋白。由于其分子量小,可从肾小球滤出,因此血清中不能发现。

(4) 血液生化

血浆白蛋白降低,球蛋白升高。部分患者由于 B 细胞内在缺陷或因细胞因子异常和免疫调节缺陷引起 B 细胞功能改变,导致球蛋白降低。25%~30%患者血钙升高,此时应用血清校正钙浓度[(40-白蛋白浓度)×0.02+血清钙]。晚期由于肾功能损害可见血磷升高。30%~50%患者血尿素氮、肌酐及血尿酸升高,后者还与化疗初期大量肿瘤细胞破坏有关。血清碱性磷酸酶(ALP)一般正常,但在病理性骨折愈合期或有肝淀粉样变时可轻度升高。

### (5) 其他

>90%患者有蛋白尿,部分患者有镜下血尿,并发泌尿系感染时尿中白细胞增多。血清 $\beta_2$-微球蛋白($\beta_2$-MG)及血清乳酸脱氢酶(LDH)活力高于正常。$\beta_2$-MG 由浆细胞分泌,与全身瘤细胞总数有显著相关性。LDH 也可反映肿瘤负荷。血清 IL-6 和 C 反应蛋白(CRP)升高,两者呈正相关。血清 IL-6 和血清可溶性 IL-6 受体(sIL-6R)反映疾病的严重程度。本病血浆黏度增加,部分患者血中尚可检出冷球蛋白。浆细胞标记指数(PCLI)反映 DNA 合成期瘤细胞增殖状况,比值 >1 表示肿瘤增殖不稳定期,是 MM 另一个不良预后因素[9,10]。

## 71.4.2 影像学检查

X 线检查约79%患者有骨骼改变,典型为溶骨性病变,呈多发性圆形或卵圆形穿凿样缺损,最多见于颅骨、肋骨、锁骨,也可表现为弥漫性骨质疏松。病理性骨折多见于肋骨、锁骨及肱骨,胸腰椎多表现为压缩性骨折。近年来用 $^{99m}$Tc 核素显像可发现早期骨损害,较 X 线提前 3~6 个月。孙建荣等报道,核素显像对肋骨病灶显示较 X 线敏感,而颅骨病变 X 线检查阳性率更高,两者可互为补充[11]。CT 检查发现微小溶骨性病变较 X 线敏感,适用于 X 线发现可疑性溶骨病灶,或有症状的骨骼部位 X 线检查阴性患者。MRI 用于有脊髓神经压迫症状患者及有明显骨孤立性浆细胞瘤患者,不论损害部位如何都应进行全脊柱 MRI 检查,此外 MRI 还可用来了解软组织病变性质和范围。PET 扫描可以发现骨髓瘤和骨孤立性浆细胞瘤的隐蔽病变,并可发现治疗后的残余骨髓瘤。

## 71.5 免疫学分型与临床分期

### 71.5.1 免疫学分型

通过血清和尿免疫固定电泳检查,根据 M 蛋白性质将 MM 分为以下各型。

(1) IgG 型

占 MM 的 55%~60%。

(2) IgA 型

占 20%~25%,IgA 与 IgG 型占 MM 的 80%,具有上述典型临床及实验室表现。

(3) IgD 型

国外文献报道占 MM 的 1%~2%,国内大多数文献报道占 7%~10%[5,6]。IgD 型 MM 的 M 蛋白含量较低,区带蛋白电泳通常不能发现,常需做免疫固定电泳检查。此型有以下特点:①发年龄较 IgG、IgA 型约轻 10 岁;②肝、脾、淋巴结大及髓外肿块多见;③本-周氏蛋白尿几乎见于所有患者,以 λ 轻链为主;④贫血、肾衰竭及高钙血症是突出特点;⑤伴发淀粉样变及浆细胞性白血病多见。预后差,平均生存期从诊断起约为 14 个月。

(4) 轻链病

占 MM 的 17%~25%。骨髓瘤细胞仅合成和分泌单克隆轻链,在血清和尿蛋白免疫固定电泳时除见单克隆轻链外无其他 M 蛋白。此类瘤细胞生长迅速,溶骨病变、高钙血症、肾衰竭和淀粉样变多见,病程进展快,预后差。据报道 λ 轻链病中位生存期为 10 个月,κ 型为 30 个月。

(5) 非分泌型

占 MM 不到 1%。血清和尿中无 M 蛋白或其亚单位。用荧光抗体法将此型分为不合成型(浆细胞内无 M 蛋白合成)和不分泌型(由于细胞内转运分泌功能失调,不能将其分泌出来)。血清中 Ig 含量正常或偏低,骨髓中可有大量瘤细胞,溶骨损害明显。蛋白尿、贫血及肾损害相对较轻。

(6) 其他

0.5%~2.5%患者血清中有 2 种或多种单克隆蛋白称为双克隆或多克隆 γ 蛋白病。IgM 型及 IgE 型极为罕见。

### 71.5.2 临床分期

Durie 和 Salmon 于 1975 年根据血红蛋白、血钙、M 蛋白、骨骼 X 线及肾功能检查建议的 MM 分期系统(表71-1),目前仍被广泛采用,它反映体内肿瘤负荷与预后密切相关,但与治疗反应无明显关系。

2003 年美国血液病学会基于 17 个中心 11 000 例 MM 的分析,提出新的国际分期系统(ISS),该系统以血清 $\beta_2$-MG 和白蛋白为基础,将患者分为 3 期(表71-2)。多因素分析显示 ISS 对生存期具有更好的预测价值。由于其分期简便,与 Durie-Salmon 分期系统具有良好的相关性,目前已越来越多被临床医师所采用。

表71-1 多发性骨髓瘤分期标准

| 分期 | 标准 | 肿瘤细胞($\times 10^{12}$) | 生存期(月) |
|---|---|---|---|
| Ⅰ期 | 符合以下各项标准：①血红蛋白>100 g/L；②血清钙正常(<2.75 mmol/L)；③X线上无骨损害或孤立性骨浆细胞瘤；④M蛋白产率：IgG<50 g/L，IgA<30 g/L，尿轻链蛋白<4 g/24 h | <0.6(低) | 46 |
| Ⅱ期 | 介于Ⅰ和Ⅲ期之间 | 0.6～1.2(中) | 32 |
| Ⅲ期 | 具备下列1项或1项以上：①血红蛋白<85 g/L；②血清钙>3 mmol/L；③进展性溶骨损害；④M蛋白产率：IgG>70 g/L，IgA>50 g/L，尿轻链蛋白>12 g/24h | >1.2(高) | 23 |
| 亚型 | A. 血肌酐<177 μmol/L 或血尿素氮<10.7 mmol/L<br>B. 血肌酐≥177 μmol/L 或血尿素氮≥10.7 mmol/L | | |

表71-2 多发性骨髓瘤的国际分期系统(ISS)

| 分期 | 标准 | 平均生存期(月) |
|---|---|---|
| Ⅰ期 | 血清 $\beta_2$-微球蛋白<3.5 mg/L，血清白蛋白≥35 g/L | 62 |
| Ⅱ期 | 血清 $\beta_2$-微球蛋白<3.5 mg/L，血清白蛋白<35 g/L，或血清 $\beta_2$-微球蛋白3.5～5.5 mg/L | 44 |
| Ⅲ期 | 血清 $\beta_2$-微球蛋白>5.5 mg/L | 29 |

## 71.6 诊断与鉴别诊断

典型病例诊断不难，但由于本病表现多种多样，首发症状表现不一，对早期和不典型病例常易造成误诊或漏诊，误诊率>50%。常易误诊为腰肌劳损、老年性骨质疏松、慢性肾炎、骨肿瘤或骨转移癌、冠心病、心肌病、风湿病、肝硬化、再生障碍性贫血等。因此，对骨痛、贫血、蛋白尿、高球蛋白血症的中老年患者应疑及本病而做进一步检查。

### 71.6.1 诊断

国内提出 MM 的诊断标准：①骨髓中浆细胞>15%，并有形态异常，或组织活检证实为浆细胞瘤；②血中 M 蛋白 IgG>35 g/L，IgA>20 g/L，IgM>15 g/L，IgD>2 g/L，或尿中轻链>1.0 g/24 h；③溶骨性损害或广泛骨质疏松。以上3项至少2项阳性，结合临床可作出诊断。IgM 型 MM 一定要具备3项，仅有①和③项者为不分泌型 MM[12]。

WHO 制定的诊断标准亦被推荐使用，见表71-3。

表71-3 WHO 制定的多发性骨髓瘤诊断标准

| 标准 | 主 要 内 容 |
|---|---|
| 主要指标 | ①骨髓中浆细胞明显增多>30%；②活组织检查证实为浆细胞瘤；③M 蛋白的出现：IgG>35 g/L，IgA>20 g/L，尿轻链>1.0 g/24 h |
| 次要指标 | ①骨髓中浆细胞增多10%～30%；②血清中 M 蛋白出现但未达上述标准；③出现溶骨性损害；④正常免疫球蛋白降低：IgG<6 g/L，IgA<1.0 g/L，IgM<0.5 g/L |
| 确诊条件 | ①至少1个主要指标+1个次要指标；②3个次要指标。如，1+2+3 或 1+2+4 |

## 71.6.2 鉴别诊断

**(1) 意义未定的单克隆γ球蛋白病(MGUS)**

意义未定的单克隆γ球蛋白病也称为良性单克隆γ球蛋白血症。此类患者血清中M蛋白<30 g/L,骨髓中浆细胞<5%,尿中无或仅有少量M蛋白,临床上无溶骨、贫血、高钙血症和肾功能损害,长期随访中M蛋白稳定,不需治疗。国外一组241例分析,随访19年有53例发展为骨髓瘤、巨球蛋白血症、淀粉样变和恶性淋巴增殖性疾病。M蛋白亦可见于正常人,并随年龄而增加,年龄≥50岁者发生率为1.7%,年龄>70岁者为3%,年龄>80岁者为4%。

**(2) 反应性浆细胞增多症**

骨髓中浆细胞增多一般≤10%,为成熟型浆细胞。Ig正常,如增多一般≤20 g/L,且为多克隆,可发现原发病如系统性红斑狼疮、自身免疫性溶血性贫血、肝炎、肝硬化、恶性淋巴瘤、转移性癌以及再生障碍性贫血等。反应性浆细胞的免疫表型为$CD38^+$、$CD56^-$,而与骨髓瘤细胞$CD38^+$、$CD56^+$不同。

**(3) 原发性巨球蛋白血症**

原发性巨球蛋白血症也称为Waldenstrom巨球蛋白血症。临床上有贫血、出血、感染及雷诺现象。本病特点为骨髓内可见大量淋巴样浆细胞增生,血清中M蛋白属IgM,易并发高黏综合征。肝、脾、淋巴结大常见,溶骨病变及肾衰竭少见。

**(4) 重链病**

重链病包括γ重链病、α重链病、μ重链病、δ重链病,是一类少见的恶性浆细胞病。临床上罕有骨骼破坏。血清蛋白电泳在不同区带可见M蛋白,确诊依赖于免疫固定电泳证实M蛋白与抗γ重链、抗α重链或抗μ重链血清起免疫沉淀反应。

**(5) 淀粉样变**

淀粉样变分原发性与继发性两类。前者无伴发病,后者可伴发于炎症、感染及肿瘤等。临床表现视受累器官或系统而定,常表现为舌、心、肝、脾、肾等受累器官肿大和功能不全。诊断依靠组织病理检查和刚果红染色,在可极化显微镜下观察到淀粉样变性的绿色双折射特征。常用的活检部位有牙龈、腹部皮下脂肪、直肠黏膜、皮肤、肝、肾等。直肠镜活检的阳性率可达90%。

**(6) POEMS综合征**

POEMS综合征包括多发性神经病变(ploynenropathy)、器官肿大(organomegaly)、内分泌紊乱(endocrinopathy)、M蛋白(Mprotein)、皮肤改变(skin change)。骨损害多表现为骨硬化或骨硬化与溶骨病变相混合,因此曾被视为骨硬化型骨髓瘤。当此综合征表现不全时易误诊为MM。但性腺、肾上腺、甲状腺功能减退,男性乳房发育、阳痿,皮肤色素沉着、多毛症、硬皮症及视神经盘水肿等特征性病变有助于鉴别。POEMS综合征常伴发多种浆细胞病,应注意鉴别。最近报道,大剂量美法仑加或不加放疗后行自身干细胞移植对病情的改善与控制有显效[13]。

## 71.7 治疗

本病如未经治疗,从诊断起中位生存期<6个月。1960年以后,美法仑、环磷酰胺、泼尼松相继用于MM的治疗。常规化疗有效率40%~60%,完全缓解率<5%,中位生存期延长到3年以上。1990年以后,随着靶向治疗药物的研发及造血细胞移植术的普遍开展,MM的治疗反应率提高到>80%,完全缓解率上升到>22%,5年生存率达52%,中位生存期提高到6~7年[14,15]。

### 71.7.1 治疗指征

并非所有MM患者都需要立即治疗。对于病情稳定、进展缓慢的MM,冒烟型MM以及Durie-Salmon Ⅰ期无症状患者不需要立即化疗,可以延缓耐药性产生,减少继发性骨髓增生异常、急性白血病及第二肿瘤的发生。对于进展期及Durie-Salmon Ⅱ期及以上MM患者,必须立即进行化疗。由于骨髓瘤细胞对化疗药较为敏感,多种药物联合化疗仍是目前MM最基本的治疗方法。

### 71.7.2 疗效判定标准

1997年《中华血液学杂志》修正的疗效判定标准包括直接指标和间接指标。直接指标:①血清或尿中 M 蛋白比治疗前降低 >50%；②浆细胞瘤 2 个最大直径乘积缩小 >50%；③溶骨性损害再钙化。间接指标：①骨髓中浆细胞减少 >80%，或降至 <5%；②血红蛋白上升 20 g/L；③血钙降至正常；④血尿素氮降至正常；⑤生活自理状况改善。

## 71.7.3 化疗

(1) 初发患者的治疗

1) MP（美法仑 + 泼尼松）方案  1960 年由 Alexanian 等首先报道 MP 方案治疗 MM，平均有效率为 50% ~ 60%，中位生存期 24 ~ 36 个月。对于 70 岁的老年患者，或不适合做大剂量化疗者，MP 仍为金标准方案。美法仑治疗过程中注意血常规。欧美等国家常以此为标准方案作为与其他新方案疗效对照。

2) MD（美法仑 + 地塞米松）方案  有效率可达 70%。完全缓解率为 3%，疗效优于 MP 方案，但两组无事件生存期和总生存期无差异。由于大剂量地塞米松的应用，使感染、糖尿病、消化道不良反应增加。

3) VAD（长春新碱 + 多柔比星 + 地塞米松）方案  一组治疗初发患者，总反应率 50%，完全缓解率 5%[16]。另一组治疗初发患者，总反应率为 84%，完全缓解率为 27%。中位生存期为 36 个月。如果以脂质体多柔比星组成 DVD 方案，心脏毒性减少，6 个疗程后总反应率为 88%，完全缓解率为 12%[17]。由于地塞米松用量大，应注意并发症的发生。

4) MPT（美法仑 + 泼尼松 + 沙利度胺）方案  一组对年龄 60 ~ 85 岁的 255 例 MM 患者进行随机对照试验，MPT 组总反应率为 76%，而 MP 组为 47%，2 年无事件生存期明显改善（54% 对 27%），但总生存期无明显提高[18]，另一组前瞻性研究比较 MPT 与 MP 方案，200 例初治患者平均随访 15 个月，总反应率分别为 79% 和 48%，完全缓解率分别为 31% 和 4%，治疗相关死亡率分别为 5% 和 2%，深静脉血栓、感染、神经毒性等不良反应在 MPT 组多见[19]。

5) TD（沙利度胺 + 地塞米松）方案  Rajkumar 等最近报道 III 期临床试验 TD 与单用地塞米松比较，总反应率分别是 63% 和 41%[20]。另一个回顾研究 TD 作为初始患者诱导治疗，总反应率为 76%，超过传统 VAD 方案，但其深静脉血栓、神经病变发生率增加。由于 TD 不引起骨髓抑制，可用于不能耐受细胞毒化疗的老年患者的初始治疗。

6) 强烈多药联合化疗  ①M2 即 VBMCP 方案，由长春新碱、卡莫司汀、美法仑、环磷酰胺及泼尼松组成，1977 年由 Case 设计，并治疗 46 例初始 MM 患者，总反应率为 87%，中位生存期 48 个月，国内韩氏用 M2 方案治疗 11 例初发 MM 患者，总反应率为 91%，从治疗之日起中位生存期 44 个月[21]。但大多报道此方案总反应率为 70% ~ 75%，中位生存期与 MP 相比无明显延长。②其他方案包括 VMCP/VBAP、VMCP/VCAP、ABCM、BCMP 等，其中 A 为多柔比星，但其疗效一般不超过 M2 方案。

以上化疗方案至少重复 4 ~ 6 个疗程，部分患者需要 6 ~ 12 个疗程甚至更多才能达到平台期，需时 1 ~ 2 年，此时大部分化疗敏感细胞已被杀死，残存的瘤细胞大多处于不活跃或静止期，对化疗不敏感，因此对平台期以后患者不宜再继续化疗。MM 常用联合化疗方案、剂量、用法及疗效见表 71-4。

MP 与 M2 方案对不分期 MM 随机分组研究，两组的疗效与生存期无显著差异。但对 III 期 MM 随机分组研究比较中，MP 组有效率为 30% ~ 58%，中位生存期为 12 ~ 19 个月；而多药联合化疗组有效率 58% ~ 78%。中位生存期为 24 ~ 38 个月。提示对进展期的晚期病例，M2 的多药联合化疗疗效优于 MP 组[22]。

对将来考虑做自身造血干细胞移植患者的初始化疗避免使用烷化剂，因其可造成长久干细胞损伤，影响以后造血干细胞采集，可选择 VAD 或 TD 方案，或在应用烷化剂前先采集造血干细胞备用。对年龄 <50 岁患者应先以 VAD 诱导，继以大剂量化疗（HDT）和随后的干细胞移植是最佳选择。对年龄在 50 ~ 70 岁根据具体情况争取 HDT 加自身干细胞支持，对年龄 >70 岁或无造血干细胞移植可能者，诱导化疗首选 MP 或 MPT 方案。对年龄较轻的进展 III 期患者，无造血干细胞移植可能，可首选 M2 方案（表 71-4）。

表 71-4　多发性骨髓瘤常用联合化疗方案

| 方案 | 组成 | 剂量与用法 | 总有效率（%） | 完全缓解率（%） |
|---|---|---|---|---|
| MP | MEL | 0.25 mg/(kg·d)，分3次口服，d1～4，间隔4～6周重复给药 | 50～60 | 3 |
|  | PRED | 2 mg/(kg·d)，分3次口服，d1～4 |  |  |
| 或 | MEL | 0.15 mg/(kg·d)，分3次口服，d1～7，间隔6周重复给药 |  |  |
|  | PRED | 1.0 mg/(kg·d)，分3次口服，d1～7 |  |  |
| MD | MEL | 9.0 mg/(m²·d)，分3次口服，d1～4，间隔4周重复给药 | 70 | 3 |
|  | DEX | 20 mg/(m²·d)，分3次口服，d1～4 |  |  |
| VAD | VCR | 0.4 mg/d，持续静脉滴注，d1～4，间隔4周重复给药 | 50～84 | 5～27 |
|  | ADM | 0.9 mg/d，持续静脉滴注，d1～4 |  |  |
|  | DEX | 40 mg/d，d1～4、d9～12、d17～20 |  | 31 |
| MPT | MEL | 同 MP 方案 | 76～93 |  |
|  | PRED |  |  |  |
|  | THA | 200 mg/d，分2次服用，连续服用 |  |  |
| TD | THA | 200 mg/d，分2次服用，连续服用，间隔4周重复给药 | 64～80 |  |
|  | DEX | 40 mg/d，d1～4、d9～12、d17～20 |  |  |
| M2 | CTX | 10 mg/kg，静脉注射，d1，间隔5周重复给药 | 54～87 |  |
|  | BCNU | 0.5～1.0 mg/kg，静脉注射，d1 |  |  |
|  | MEL | 0.1 mg/(kg·d)，分3次口服，d1～7 |  |  |
|  | PRED | 1 mg/(kg·d)，分3次口服，d1～7 |  |  |
|  |  | 0.5 mg/(kg·d)，分3次口服，d8～14 |  |  |
|  | VCR | 0.3 mg/kg，静脉注射，d21 |  | 24 |
| BD | BORT | 1.3 mg/m²，静脉注射，d1、4、8、11，间隔4周重复给药 | 85（初治） |  |
|  | DEX | 40 mg/d，d1～4、d9～12、d17～20 | 50（复发，难治） | CR + nCR |
| LD | LENA | 25 mg/d，口服，d1～21，间隔4周重复给药 | 91（初治） | 38 |
|  | DEX | 40 mg/d，口服，d1～4、d9～12、d17～20 | 61（复发，难治） |  |
| HDM | MEL | 140～200 mg/m²，1次静脉滴注，随后自身造血干细胞移植。通常 |  |  |
|  | ASCT | 1次，可行第2次 |  |  |

注：MEL，美法仑；PRED，泼尼松；DEX，地塞米松；VCR，长春新碱；ADM，多柔比星；THA，沙利度胺（反应停）；CTX，环磷酰胺；BCNU，卡莫司汀；BORT，硼替佐米（万珂）；LENA，雷利度胺；HDM，大剂量美法仑；nCR，接近完全缓解；ASCT，自身造血干细胞移植。

**(2) 维持治疗**

MM 仍是一个不可治愈的疾病，达完全缓解患者最终不可避免疾病进展与复发。通过分子学方法认识到，传统形态学的完全缓解患者体内约残留 $10^{10}$ 个肿瘤细胞，即微小残留病变（MRD），被认为是日后复发的根源。这就是提出维持治疗的理论与实践依据，但疗效仍有不同争议。

1) α-干扰素（IFN-α）　IFN-α 具有抗肿瘤、抗病毒及免疫调节作用，尤其是在肿瘤细胞负荷小时效果最佳。因此 IFN-α 已作为化疗后或移植后的维持治疗。David 单用 IFN-α $3 \times 10^6$ IU/m²，每周3次作为移植后的维持治疗，无进展生存期为46个月，对照组为27个月[23]。Bjorkstrand 等对892例患者在自身干细胞移植后用或不用 IFN-α 维持治疗，维持组无进展生存期和总生存期分别为29个月和78个月，而对照组分别为20个月和67个月，均有显著差异。但在77个月以后两组无进展生存期无差异，说明其远期疗效不佳[24]。来自 EBMT 登记处的资料显示，在大剂量化疗后接受 IFN 维持治疗，患者无进展生存期和总生存期均明显延长。目前认为一般在移植后3～6个月开始 IFN 维持治疗直到复发。

2) 类固醇激素　Berenson 等对125例 VAD 治疗有效的 MM 患者，给予泼尼松 50 mg，每周3次作为维持治疗，对照组 10 mg（生理剂量）每周3次，其无进展生存期（14个月对5个月）和总生存期（37个月对26个月）均有改善[25]。有学者比较 IFN-α 联合泼尼松与 IFN-α 单独维持治疗的疗效，无进展生存期分别为19个月与9个月。

3) 沙利度胺等新药　Santos 等在自身干细胞移

植后43天开始给予沙利度胺100 mg/d维持治疗,以后每月增加100 mg直到400 mg/d,认为是安全有效的[26]。Nicolaus等报道在异基因干细胞移植后给予沙利度胺100 mg/d,14天后输注供者淋巴细胞维持治疗。6周内沙利度胺增至300 mg/d,2年内总生存率和无进展生存率分别为100%和84%[27],有学者认为,沙利度胺用于大剂量化疗后自身外周血前体细胞移植的维持治疗能减少微小残留病变,改善无事件生存期,但对总生存期无明显影响。沙利度胺用于维持治疗的开始时间、最佳剂量及维持时间目前仍无参考标准。硼替佐米、维A酸、三氧化二砷亦试用于移植后的维持治疗。

#### (3) 复发难治性MM的治疗

1) 原方案再次治疗 如初始MP方案治疗有效,平台期>6个月后复发,可再次使用MP治疗,约50%患者可再次有效,但有效期缩短。如初始用VAD方案与大剂量化疗加自身干细胞移植获得疗效,在1年后复发仍可选择VAD再诱导及随后的大剂量美法仑加第2次自身干细胞移植。

2) VAD方案 用于烷化剂为主方案治疗后复发及难治患者,总有效率61%,完全缓解率为3%,中位生存期为10个月。

3) 大剂量美法仑 80~120 mg/m$^2$,一次静脉滴入,总反应率69%,无进展生存为2~21个月,少数患者获完全缓解。大剂量美法仑可引起骨髓严重抑制,必要时加用重组人粒细胞集落刺激因子(G-CSF)或粒细胞—巨噬细胞集落刺激因子(GM-CSF),有条件者可加外周血干细胞支持。

4) 沙利度胺 单用时总反应率约30%,中位反应期6~12个月,中位生存期14个月[28,29]。与地塞米松合用总有效率26%~50%,中位缓解期1~2个月,中位生存期38个月[30,31]。与化疗药物合用如MDT(美法仑、地塞米松、沙利度胺)、CTD(环磷酰胺、沙利度胺、地塞米松)治疗复发难治MM患者,总生存率82%~90%[32,33]。其他方案有TVAD、DTPACE(地塞米松、沙利度胺、顺铂、多柔比星、环磷酰胺、依托泊苷)均有较好疗效。目前沙利度胺联合其他化疗药物已作为复发难治性MM患者的标准治疗。

5) 硼替佐米 单用治疗复发和进展期MM患者,总有效率35%~37%,其中完全缓解率10%,中位无进展生存期9~13个月[34,35]。与地塞米松联用时总反应率50%[35],提示两药有协同作用。袁振刚等应用硼替佐米加地塞米松治疗16例复发难治患者,总反应率达87.5%,其中44%接近完全缓解[36]。与雷利度胺合用,总有效率达59%[17]。硼替佐米与化疗药物美法仑联合治疗复发患者也取得很好疗效[38]。

### 71.7.4 靶向治疗

随着对MM分子生物学及发病机制的深入研究,已逐渐形成新的治疗思路。MM的治疗不再局限于细胞毒药物降低肿瘤负荷,而更侧重于针对骨髓瘤细胞内信号通路、骨髓微环境及两者间交互作用的生物靶向治疗,为MM的治愈带来新希望。目前已用于临床的靶向药物有沙利度胺及其类似物,蛋白酶体抑制体和三氧化二砷等。它们作用于不同环节,通过不同途径,最终达到抑制骨髓瘤细胞增殖、生长,促进其凋亡。靶向药物作用靶点见图71-5。

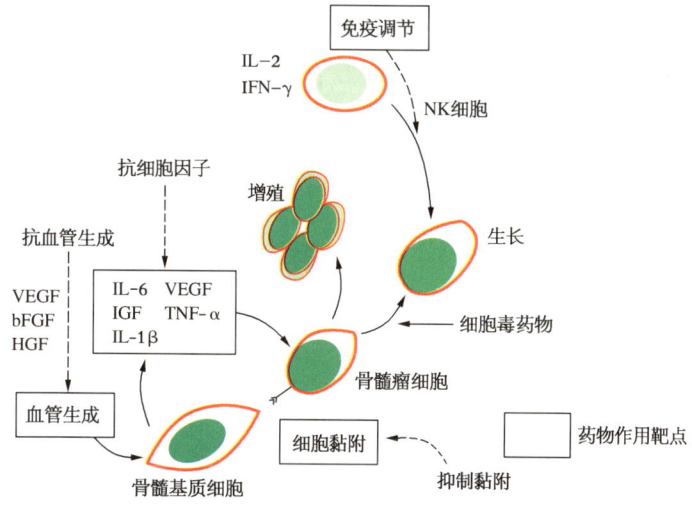

图71-5 靶向治疗药物作用靶点

## (1) 沙利度胺

1) 作用机制 ①抗血管生成,血管生成与 VEGF 和碱性成纤维细胞生长因子(bFGF)及其受体过度表达有关,沙利度胺(thalidomide)直接抑制 VEGF 和 bFGF 的活性,抑制血管生成;②下调细胞黏附分子表达,从而影响骨髓瘤细胞与 BMSC 相互黏附介导的细胞因子分泌和细胞黏附介导的耐药;③直接诱导骨髓瘤细胞凋亡或将肿瘤细胞阻滞在 G1 期;④通过加速降解 TNF-αmRNA,从而抑制 TNF-α 的合成与分泌;⑤免疫调节作用,促进 IL-2、IFN-γ 的产生,增加 Th1、NK 细胞的抗肿瘤活性。

2) 临床应用 自 1999 年 Singhal 等首次报道沙利度胺对复发难治的 MM 患者有效[39],此后很多学者相继报道沙利度胺单用或与地塞米松联合或与地塞米松及化疗药物联合,广泛用于 MM 患者的初始治疗、维持治疗及复发难治性的治疗,均取得显著疗效。推荐剂量 100~200 mg/d,每周增加 50~100 mg,最高剂量 400 mg/d,分 2 次服用,1 个月后见效,2~3 个月或更长时间达最大疗效,此后可减量维持。沙利度胺单药用于初发 MM 患者治疗有效率为 36%,中位有效期>1 年,与地塞米松联合用于 MM 的初始治疗,总反应率可达 64%~77%[40-42]。

3) 毒副作用 沙利度胺(反应停)有致畸作用,引起胎儿短肢畸形,育龄期患者禁用。单用沙利度胺深静脉血栓形成不增加(3%),当与地塞米松合用深静脉血栓形成上升到 10%~15%,与化疗药物尤其是蒽环类合用时发生率为 25%,预防性使用低分子量肝素,深静脉血栓形成由 20% 降至 3%,亦有用低剂量阿司匹林或华法林预防[1]。周围神经病变表现为末端感觉异常、烧灼感或刺痛,与剂量积累有关,更多见于用药>12 个月患者,停药后可减轻或消失。其他不良反应有嗜睡、便秘、口干、水肿和皮疹。白细胞减少和甲状腺功能减退偶可发生。

## (2) 雷利度胺

雷利度胺(lenalidomide)是沙利度胺衍生物,作用机制与后者相似但更强,尤其是免疫调节作用,促进 T 细胞增殖,刺激 IL-2、IFN-γ 的分泌及提高 NK 细胞的活力是沙利度胺的 2 000 倍,对 TNF-α 的抑制作用更强[1]。推荐剂量 25 mg/d,连服 21 天,休息 7 天为 1 个疗程。雷利度胺联合脉冲式大剂量地塞米松治疗新诊断 MM 患者,总有效率达 91%,其中完全缓解率加近完全缓解率为 38%[43]。治疗复发难治 MM 患者,总有效率为 61%,完全缓解率 27%,无进展生存期为 15 个月,而单用地塞米松组分别为 23%、4% 和 5.1 个月[44]。雷利度胺与硼替佐米、化学药物联合治疗 MM 的临床研究正在进行。不良反应较沙利度胺轻,当与类固醇激素或蒽环类联合应用,深静脉血栓形成发生率分别为 17% 和 9%,可预防性使用抗凝剂。较少有嗜睡及周围神经病变。但中性粒细胞及血小板减少较常见,其他不良反应有发热、皮疹、鼻咽炎、外周水肿、咳嗽、头痛等。

## (3) 硼替佐米

1) 作用机制 硼替佐米(bortezomib, PS-341)通过特异性抑制蛋白酶体 26S 亚基,减少 IκB 降解,抑制 NF-κB 活性,减少 IL-6 分泌,下调黏附分子表达,抑制血管生成,最终达到抑制骨髓瘤细胞增殖并促其凋亡。

2) 临床应用 推荐剂量 $1.3\ mg/m^2$,于 d1、d4、d8、d11 静脉注射,休息 10 天重复使用,通常 2 个疗程后起效。Jagannath 等报道,单用硼替佐米或加脉冲大剂量地塞米松治疗 50 例初治患者,6 个疗程后总反应率达 85%[45]。Orkervee 等联合多柔比星、地塞米松治疗 21 例初治患者,4 个疗程后总反应率达 95%,其中 24% 为完全缓解[46]。但更多推荐硼替佐米与地塞米松联合用于复发难治患者的治疗。

3) 不良反应 主要为血细胞减少,其次是胃肠道反应如恶心、呕吐、腹泻、便秘及转氨酶升高,神经系统症状包括头痛、嗜睡、失眠,少见不良反应有关节炎、皮疹、电解质紊乱。

## (4) 三氧化二砷

三氧化二砷(ATO)通过活化 caspase-9 诱导细胞凋亡,减少骨髓瘤细胞与 BMSC 的黏附,抑制该黏附介导的 IL-6 和 VEGF 的释放,从而抑制血管新生,阻断瘤细胞增殖。此外三氧化二砷还能增强 LAK 细胞介导的杀伤作用。推荐剂量:0.15~0.25 mg/(kg·d),持续静脉滴注,总反应率为 30%~40%[47]。联合维生素 C 或维生素 E、地塞米松可增加疗效[48,49]。目前已作为 MM 的挽救治疗药物之一在临床试用,其疗效及其联合用药治疗复发难治性 MM 的 II 期临床研究仍在进行中。主要不良反应有肝功能损害、嗜睡、粒细胞减少及神经毒性。

## 71.7.5 造血干细胞移植

### (1) 自身造血干细胞移植

1) 病例选择 初始治疗有效或达平台期患者,补救化疗有效或达平台期患者,法国骨髓瘤协作组(IFM)要求年龄<65 岁,目前一些报道认为年龄>65 岁患者也能耐受大剂量美法仑和自身造血干细胞移植(ASCT),因此推荐年龄<70 岁。亦有报道

认为 ASCT 可作为复发难治 MM 患者的有效补救治疗。

2）移植前的诱导治疗　在大剂量美法仑前通常进行 2～4 个疗程的诱导治疗,以减少肿瘤负荷,诱导方案不宜包含烷化剂。通常选择 VAD、TD 方案,后者避免静脉入口和长春新碱的周围神经病变,有望代替 VAD。LD、BD 可作为诱导治疗的第二线、第三线选择。

3）自身造血干细胞采集　传统造血干细胞来源于骨髓,近来由于 G-CSF 的应用,外周血干细胞(PBSC)较易获得,因此 PBSC 已取代骨髓成为造血干细胞来源,研究认为 PBSCT 优于骨髓移植(BMT)[50]。采集方法包括大剂量环磷酰胺(1.5～4.0 g/m$^2$)加 G-CSF 和单用 G-CSF 两种,前者虽可减少移植前肿瘤细胞负荷,但化疗所致死亡率增加,两者总生存期无明显差异。

4）预处理方案　单用大剂量美法仑 200 mg/m$^2$ 与美法仑 140 mg/m$^2$ + 全身照射(TBI,8 Gy)相比,两组总反应率及无事件生存期相同,而后者毒性增加,死亡率上升。因此,目前推荐前者作为处理方案。年龄 > 65 岁及有肾功能不全者,美法仑减量至 140 mg/m$^2$ 为宜[51]。

5）二次移植　Attal 等随机比较单次移植与二次移植的疗效,7 年无事件生存率从 10% 上升到 20%,总生存率从 21% 上升到 42%,完全缓解率从 10% 上升到 20%,提示二次移植组无事件生存和总生存显著延长[52]。研究表明第 1 次移植未达到完全缓解或近完全缓解者尤适宜进行二次移植[52,53]。

6）移植后的维持治疗　由于 ASCT 后存在 MRD 是日后复发根源,因此 ASCT 后维持治疗是必要的。Cunningham 随机比较 ASCT 后给予 IFN-α(3 × 10$^6$ IU/m$^2$,每周 3 次)与未作维持组的差异,中位随访 77 个月,IFN-α 组中位无事件生存期延长(42 个月对 27 个月),提示 IFN-α 能延缓移植后的复发,但不能阻止复发[54]。而有的研究组认为 IFN-α 维持治疗对无事件生存期和总生存期无影响。有学者报道沙利度胺维持治疗组无进展生存有显著延长[55]。

7）疗效评估　IFM 研究证实大剂量美法仑组完全缓解 + 近完全缓解达 38%,而常规化疗组为 14%,随访 7 年前组无事件生存率为 16%,总生存率为 43%,而后组分别为 8% 和 25%,表明大剂量美法仑能显著提高无事件生存率和总生存率。EBMT 大系列病例研究表明,ASCT 能提高 MM 的疗效,他们对 8 362 例 MM 患者 ASCT 后随访 12 年,移植后 10 年无进展生存率、总生存率分别为 16% 及 30%,移植 14 年后仍有少数患者无病存活,即已治愈。二次移植疗效优于单次移植。

### (2) 异基因造血干细胞移植

1）病例选择　初始治疗有效,复发后补救治疗有效,ASCT 后复发患者,年龄 < 50 岁并有人类白细胞抗原(HLA)匹配的同胞供者或无关供者。由于年龄限制及较高的移植相关死亡率(TRM),实际上大约只有 10% 患者适合异基因造血干细胞移植(Allo-HSCT)。

2）优点　在初始治疗有反应患者中行 Allo-HSCT 可使 60% 患者完全缓解,其中 1/3 患者获长期分子生物学缓解。由于移植物抗骨髓瘤(GVM)作用,以及移植后复发患者用供者淋巴细胞输注(DLI)可使 50%～70% 患者再次完全缓解[56,57],因此认为 Allo-HSCT 是可以治愈 MM 的方法。

3）存在问题　常规预处理进行 Allo-HSCT 引起移植物抗宿主病(GVHD)发生率高,加上感染使移植相关死亡率高达 30%～40%,EBMT 资料显示 Allo-HSCT 与 ASCT 相比无明显优越性[58]。使用体内或体外 T 细胞去除后的 Allo-HSCT 可以减少 GVHD 的发生率与强度,但也减少了移植物抗骨髓瘤效应,因此这种方法并不理想。低强度预处理(RIC)的 Allo-HSCT 即非清髓移植目的是既减少移植相关死亡率又保留移植物抗骨髓瘤作用,RIC 产生强烈的免疫抑制及较弱的杀伤细胞作用,对正常组织的毒性及损伤最小,理论上一旦移植物植入即产生移植物抗骨髓瘤作用,同时又避免高的移植相关死亡率,但 RIC 治疗复发难治患者的复发率高,为提高 RIC 疗效需进一步减少体内的肿瘤负荷,因此目前认为 RIC 应作为 ASCT 后的巩固治疗,即 ASCT 加非清髓 Allo-HSCT 可能是 MM 很有希望的治疗方法。Maloney 对 54 例患者做 ASCT 及随后的 RIC,完全缓解率达 50%,无事件生存和总生存均有提高,但晚期效果仍需评估[59]。

## 71.7.6　放疗

放疗是骨孤立性浆细胞瘤和髓外浆细胞瘤的首选治疗,可达治愈目的。也是 MM 局部剧烈疼痛的减症治疗方法,一般以 20～25 Gy 照射可使疼痛消失。对难治性 MM 的交替半身照射再配合化疗可提高疗效,偶可延长生命。由于严重的骨髓抑制及放射性肺炎等严重毒性作用,一般不单独使用。全身照射则用于造血干细胞移植前的预处理。

## 71.7.7 免疫治疗

### (1) IFN-α

1979年首先用于MM的治疗,20多年来其疗效一直存在争议。据报道,单用IFN-α可使15%初治MM患者、10%~20%复发难治患者产生反应[60]。与化疗药物联合可提高疗效,一般不主张单独使用。

1) 诱导治疗 IFN-α $3 \times 10^6$ IU/m², 皮下或肌内注射,每周3次。与化疗联用至少2~3个月,才能判断疗效。Ludwing等复习17个系列2 333例MM患者,IFN-α与化疗联用,反应率比对照组提高6.6%,无进展生存与总生存则分别延长4.8和3.1个月($P<0.005$)。作者建议IFN-α应在所有MM患者中应用[61]。

2) 维持治疗 Ludwing等总结13个系列1 615例患者联合化疗后的维持治疗,无进展生存和总生存比对照组分别延长4.4和7.9个月($P<0.01$)[61]。Bjorkstand等比较ASCT后的IFN-α维持组无进展生存与总生存为29和78个月,而对照组则分别为20和47个月($P<0.005$)。在美国51%造血干细胞移植后平台期的MM患者使用IFN-α维持治疗。然而IFN-α治疗MM的最适合剂量、最佳方案和使用期限仍在探索中。

### (2) 其他

抗CD52单抗、抗IL-6单抗、IL-2、雷利度胺等免疫抑制剂正在临床研究与试用中。

## 71.7.8 对症治疗

### (1) 骨骼疼痛

除给予镇痛药止痛外,脊椎受累、骨骼破坏可应用矫正支架,不仅能减轻疼痛,还能防止病理性骨折;长骨骨折应予固定;因骨髓瘤转移引起,可给予局部单次放疗(8 Gy)。对脊柱不稳定、神经系统损伤时,需紧急矫正外科或神经外科处理。双膦酸盐(bisphosphonate,BPS)应用十分重要。BPS与骨质中羟磷灰石结合,减少骨质溶解与重吸收,并抑制破骨细胞活性,干扰破骨细胞激活因子(OAF)对破骨细胞的激活,减少骨质破坏。动物实验证实BPS具有抗血管增生活性,并直接诱导MM细胞凋亡。因此BPS不仅可以缓解骨痛,减少病理性骨折,同时还能降低血钙浓度及对骨髓瘤细胞的靶向治疗作用。英联邦骨髓瘤论坛指南工作组建议所有需要化疗的MM患者至少接受2年的BPS治疗。常用有氯膦酸盐3~5 mg/(kg·d)静脉滴入,3~5天后改为2 400 mg/d,分次口服;或帕米膦酸盐90 mg,静脉滴入,每4周1次;或唑来膦酸盐4 mg,15 min内静脉滴入,每月1次。当肾功能损害时BPS应减量使用。

### (2) 贫血

近年用红细胞生成素(EPO)治疗MM的贫血(其中大部分肾功能正常),85%患者出现治疗反应,血红蛋白水平比治疗前至少增加>20 g/L,常用剂量为100~150 U/kg,肌内或皮下注射,每周3次。治疗2个月无反应可认为无效,治疗有效者应适当补充铁剂。对治疗前有肾功能损害或血清EPO<100 U/L者疗效尤佳。一般无不良反应,少数由于血容量增加可引起血压升高。

雄性激素对少数贫血可有效,必要时输注红细胞或输全血。M-蛋白明显增高的患者输注红细胞应谨慎,因有加重高黏滞血症危险。

### (3) 肾功能不全

化疗中要注意补充水分以防高钙血症,已发生高钙血症的必须纠正。抗感染措施必须强有力。如有高尿酸血症应给予别嘌醇治疗。静脉肾盂造影可诱发急性肾衰竭,应视为禁忌。血浆置换可有效去除血浆中的M蛋白,降低血浆黏度,改善肾功能。严重骨髓瘤蛋白管型可形成不可逆的肾功能损害,肾衰竭者可予血液透析治疗。

### (4) 高钙血症

除联合化疗外,可静脉补充生理氯化钠溶液,每日2 000~3 000 ml,同时给予呋塞米等利尿剂以促进钙的排泄。泼尼松40~50 mg/d,分次口服能抑制OAF的生成,使骨破坏减轻,从而降低血钙。降钙素通过抑制OAF活性而降低血钙,在治疗急性高钙血症时剂量宜大,通常用250~500 U加入生理盐水中静脉滴注。BPS类制剂可有效降低血钙。血液透析可迅速降低血钙。鼓励患者尽可能活动,减少骨质脱钙,预防和减轻高钙血症。

### (5) 感染

患者一旦发热,应立即做血、尿、痰及其他可能感染部位的分泌物或体液培养,并给予足量广谱抗生素治疗。由于本病常有肾损害,应避免选用肾毒类抗生素。近年应用GM-CSF,收到了较好的防治感染效果,常用剂量为75 μg/d皮下注射,每日1次。2~3天后白细胞开始上升,5~7天接近正常。无反应者剂量可增加至150 μg/d,并适当延长给药时间。主要不良反应是发热、肌肉骨骼疼痛、低血压等。静脉输注丙种球蛋白,肺炎球菌和流感杆菌疫苗免疫接种的效果不肯定。

(6) 神经系统并发症

一旦怀疑脊髓压迫应立即做 MRI 检查,以明确诊断。如 MRI 不能得到或有禁忌应做紧急 CT 扫描。硬膜外浆细胞瘤应立即开始地塞米松治疗加局部放疗,若是椎骨破坏引起应立即进行椎板切开减压术。

(7) 高黏滞综合征

高黏滞综合征多见于 IgA 和 IgG3 型 MM,有症状的患者应迅速进行血浆置换,如果不能立即使用血浆置换,可进行等容性放血或交换性输液,化疗应该立即开始。

## 71.8　预后

下列因素与不良预后有关[5,62-64]。

1) 肿瘤负荷　骨髓瘤分期、浆细胞百分比、血清 $\beta_2$-MG 及 LDH 含量与肿瘤细胞负荷有关。Durie-Salmon Ⅲ 期患者骨髓瘤细胞 $>1.2\times10^{12}$、骨髓内浆细胞 $>20\%$、血清 $\beta_2$-MG $>4$ mg/L、血清 LDH 升高均为不良预后因素。

2) IL-6 及其相关因素　IL-6 是促进骨髓瘤细胞增殖和生长的重要细胞因子,浆细胞增殖率可通过 PCLI 来估计,PCLI 与 IL-6 呈正相关。CRP 受 IL-6 诱导由肝脏产生,其水平直接反映 IL-6 活性。PCLI $>1$、CRP $\geq 8$ mg/L、IL-6 或其 sIL-6R 水平增高提示预后不良。

3) 细胞遗传学异常　MM 患者存在大量染色体异常,染色体结构异常如 13 单体和 13q 单体缺失、t14q32 等强烈提示预后不良。

4) 年龄　年龄是一个独立预后因素。年龄 $>65$ 岁为不良预后因素,年龄轻预后好,可能与其脏器功能较好,比较能耐受化疗引起的骨髓抑制以及心、肝、肾毒性有关。

5) 其他　肾功能损害、浆细胞形态、外周血红蛋白及血小板计数、免疫分型、血清白蛋白水平等均与预后相关。复旦大学附属中山医院资料显示,血肌酐 $>177$ μmol/L 者,平均生存期 7.4 个月,而 $\leq 177$ μmol/L 者为 38.4 个月。IgG 型与 IgA 型平均生存期 3 年左右,而 IgD 型及轻链型平均生存期仅 1 年。以原浆细胞为主型中位生存期 10 个月,其余类型是 35 个月左右。此外,血清白蛋白 $<35$ g/L、血红蛋白 $<100$ g/L、血小板 $<100\times10^9$/L 预后差。其中高 $\beta_2$-MG、高 CRP、低白蛋白血症为独立的不良预后因素。

## 71.9　多发性骨髓瘤的变异型

### 71.9.1　冒烟性骨髓瘤

冒烟性骨髓瘤又叫无症状骨髓瘤,指血清中 M 蛋白 $>30$ g/L 和骨髓中浆细胞 $>10\%$,尿中可有少量 M 蛋白,正常 Ig 降低,符合 MM 诊断标准的一组病例,包括 Durie-Salmon 分期中 Ⅰ 期患者[64]。这些患者没有相关的器官或组织损害,即无贫血、肾功能不全、高钙血症及骨骼病变,PCLI 低,病情保持稳定常达数年。一般不需治疗,但必须密切随访,因患者最终都发展为有症状 MM,因此属于一类特殊骨髓瘤的早期阶段。

### 71.9.2　骨孤立性浆细胞瘤

病变仅累及骨骼的某个局部(图 71-6),最多累及脊椎骨尤其是胸椎骨,最常见症状是局部疼痛,部分有脊髓压迫症状。X 线检查为局部骨骼破坏,而无其他部位骨骼损害。患者常被误诊为原发性骨肿瘤而施行手术治疗,术后组织学证实为浆细胞瘤。患者无贫血、肾损害及高钙血症,正常 Ig 不受抑制,骨髓中浆细胞不增多,大部分患者血或尿中无 M 蛋白。局部肿瘤切除加放疗(40~50Gy)可收到良好效果,50% 患者生存期超过 10 年。25%~40% 患者可无病生存 10 年。长期随访少数局部复发或远处转移,大多数发展为 MM。

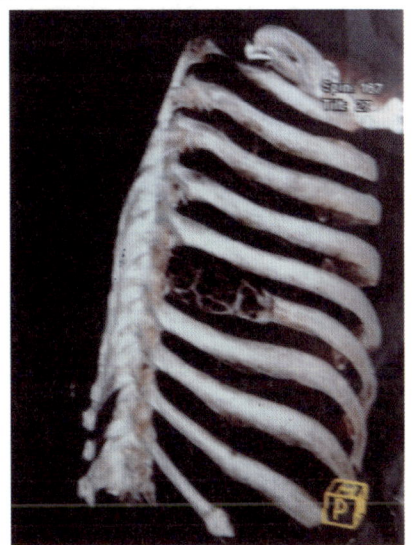

图 71-6　第 8 肋近胸椎处的骨孤立性浆细胞瘤

### 71.9.3 髓外浆细胞瘤

髓外浆细胞瘤为发生在骨髓外的浆细胞肿瘤（图71-7），大多发生于上呼吸道（鼻腔、鼻旁窦、鼻咽和喉部），也可发生在胃肠道、中枢神经系统、膀胱、甲状腺、乳房及淋巴结等处，产生相应器官、组织症状，而无MM的实验室及其他辅助检查异常。诊断依靠病变组织活检。

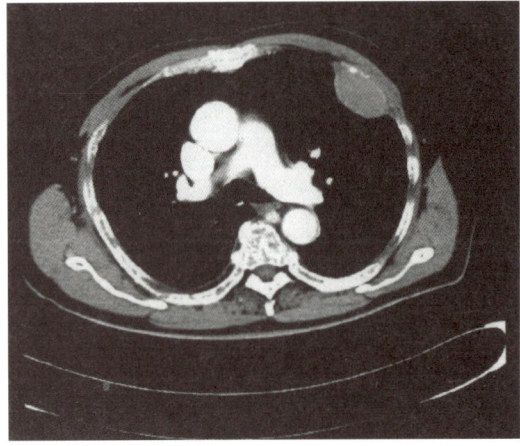

**图71-7　CT扫描显示左前胸壁的髓外浆细胞瘤**

治疗主要为病灶切除或放疗，大多数患者可获得良好的局部控制和长期生存[65]。长期随访少数病例局部复发，少数转移到其他部位，只有15%患者发展成典型MM。本病预后良好，中位生存期约为16年。

### 71.9.4 浆细胞白血病

浆细胞白血病是指外周血中浆细胞比例 >0.20，绝对计数 >$2.0 \times 10^9$/L者。本病分原发性和继发性两种。前者约占60%，可能代表一种特殊类型白血病，起病急，发病年龄较轻，肝、脾、淋巴结大，贫血及胸骨压痛多见。骨髓中浆细胞多，而骨损害少见。后者多为MM的终末期表现，少数继发于巨球蛋白血症、恶性淋巴瘤等。本病治疗以美法仑和泼尼松为主，或与烷化剂、多柔比星组成联合化疗，但治疗反应差，中位生存期仅2～3个月。近年采用沙利度胺或联合VAD等治疗浆细胞白血病，收到较好效果[66]。

（蔡则骥）

## 主要参考文献

[1] Kenealy M, Primce HM. Current status of new drugs for the treatment of patients with multiple myeloma. Int Med J, 2006, 36：781-789.
[2] Pratt G. Molecular aspects of multiple mylepma. Br Med J, 2002, 55：273-283.
[3] 吴丽娟. 多发性骨髓瘤的发病机制. 国外医学·临床生物化学与检验学分册, 2001, 22：153-154.
[4] 邱录贵. 多发性骨髓瘤的发病与国人特点. 中国实用内科杂志, 2006, 26：886-888.
[5] 蔡则骥, 张国桢, 刘文仪. 多发性骨髓瘤62例临床分析. 中华血液学杂志, 1987, 8：580-583.
[6] 武永吉, 李惠鹏, 张之南. 125例多发性骨髓瘤临床分析. 中华血液学杂志, 1992, 13：349-351.
[7] 朱嘉芷, 郭德田, 王洪日. 多发性骨髓瘤138例与未定性单克隆丙种球蛋白病31例分析. 中华内科杂志, 1989, 28：463-465.
[8] 侯健. M蛋白的鉴定与结果分析. 中华血液学杂志, 2002, 23：559-560.
[9] Bataille R, Boccadoro M, Klein B, et al. C reaction protein and beta-2 microglobulin produce a simple and powerful myeloma stating system. Blood, 1992, 80：733-739.
[10] Turesson I, Abildgaard N, Ahlgren T, et al. Prognostic evaluation in multiple myeloma：an analysis of the impact of new prognostic factors. Br J Haematol, 1999, 106：1005-1012.
[11] 孙建荣, 张晓红, 王涛, 等. 核素骨显像对骨髓瘤骨病诊断的临床应用价值研究. 国际输血及血液学杂志, 2006, 29：97-100.
[12] 武永吉. 多发性骨髓瘤. 见：张之南, 沈悌主编. 血液病诊断与疗效标准. 第3版. 北京：科学出版社, 2007：232-245.
[13] 成志. POEMS综合征的研究进展. 国外医学·输血及血液学分册, 2003, 26：393-395.
[14] Adnan AE, David HD. Multiple myeloma：an old disease with new hope for the future. Cancer J Clin, 2001, 51：273-285.
[15] Leonard T, Heffnen JR, Sagar L. Breakthroughs in the management of multiple myeloma. Drugs, 2003, 63：1621-1636.
[16] Cavo M, Zamagni E, Tosi P, et al. Superiority of thalidomide and dexamethasone over vincristione-doxorubicin-dexamethasone (VAD) as primary therapy in preparation for autologous transplantation for multiple myeloma. Blood, 2005, 106：35-39.
[17] 姚尔固. 多发性骨髓瘤诊断与治疗进展. 中华血液学杂志, 1994, 11：607-608.
[18] Palumbo A, Bringhen S, Caravita T, et al. Oral melphalan and prednisone chemotherapy plus thalidomide compared with melphalan and prednisone alone in elderly patients with multiple myeloma：randomized controlled trial. Lancet, 2006, 267：825-831.
[19] Palumb A, Bertola A, Musto P, et al. A prospective randomized trial of oral melphalan, prednisone, thalidomide (MPT) vs oral melphalan, prednisone (MP)：an interim analysis (abstract). Blood, 2004, 104：63a.
[20] Rajkumar S, Blood E, Vesole D, et al. Phase III clinical trial of thalidomide plus dexamethasone compared with dexamethasone alone in newly diagnosed multiple myeloma：a clinical trial coordinated by Eastern Cooperative Oncology Group. J Clin Oncol, 2006, 24：431-436.
[21] 韩树桐, 曲锦辉, 袁玉贤, 等. 多发性骨髓瘤化学治疗的临床探讨. 中华血液学杂志, 1986, 7：653-656.
[22] Reizenstein P. Management of multiple myeloma. Leuk Res, 1989, 3：199-201.
[23] David C, Ray P, James M, et al. A randomized trial of maintenance interferon following high-dose chemotherapy in multiple myeloma long-term follow-up results. Br J Haematol, 1998, 102：495-502.
[24] Bjorkstrand B, Srensson H, Goldschmidt H, et al. Alpha-interferon maintenance treatment is associated with improved survival after high-dose treatment and autologous stem cell transplantation in patients with multiple myeloma：a retrospective registry study from the European Group for Blood and Marrow Transplantation (EBMT). Bone Marrow Transplant, 2001, 27：511-515.
[25] Berenson JR, Crowley JJ, Grogan TM, et al. Maintenance therapy with alterate-day prednisone improves survival in multiple myelona patients. Blood, 2002, 99：3163-3168.
[26] Santos ES, Goodman M, Bymes JJ, et al. Thalidomide effects in the post-transplantation setting in patients with multiple myeloma. Hematology, 2004, 9：35-40.
[27] Nicolaus K, Avichai S, Maria Z, et al. Low dose thalidomide and doner lymphocyte infusion as adoptive immunotherapy after allogenic stem cell transplantation in patients with multiple myeloma. Blood, 2004, 104：3361-3363.
[28] Mileshkin L, Biagi J, Mitchell P, et al. A multi-centre phase II trial of thalidomide in relapsed/refractory multiple myeloma reveals an adverse prognostic impact of advanced age. Blood, 2003, 102：69-77.
[29] Glasmacher A, Hahn C, Hoffmann F. A systematic review of phase-II trial of thalidomide monotherapy in patients with relapsed or refractory multiple myeloma. Br J Haematol, 2006, 132：584-593.

[30] Dimopoulos M, Zervas K, Kouvatseas G, et al. Thalidomide and dexamethasone combination for refractory multipe myeloma. Ann Oncol, 2001, 12: 991-995.
[31] Anagnostopoulos A, Weber D, Rankin K, et al. Thalidomide and dexamethasone for resistant multiple myeloma. Br J Haematol, 2003, 121:768-771.
[32] 高文,安娜,陈世伦. CTD 方案治疗难治或复发多发性骨髓瘤. 中华内科杂志,2006, 45: 221-222.
[33] Kropff MH, Lang N, Bisping G, et al. Hyperfractioned cyclophosphamide in combination with pulsed dexamethasone and thalidomide (hyper CDT) in primary refractory or relapsed multiple myeloma. Br J Haematol, 2003, 122: 607-616.
[34] Richardson PG, Barlogie B, Bereson J, et al. A phase II study of two doses of bortezomib in relapsed or refractory myeloma. N Engl J Med, 2003, 348: 2609-2617.
[35] Jagannath S, Barlogie B, Bereson J, et al. A phase II study of two doses of bortezomib in relapsed or refractory myeloma. Br J Haematol, 2004, 127:165-172.
[36] 袁振刚,侯健,周帆,等. 硼替佐米联合地塞米松治疗 16 例复发难治多发性骨髓瘤. 中华血液学杂志,2006, 27(10): 653-655.
[37] Richardson P, Schlossman R, Munshi N, et al. A phase I trial of lenalidomide with bortezomib in relapsed and refractory multiple myeloma (abstract). Blood, 2005, 106(11P1):365a.
[38] Berenson J, Yang H, Sadler K, et al. Phase I/II trial assessing bortezomib and melphalan combination therapy for the treatment of patients with relapsed or refractory multiple myeloma. J Clin Oncol, 2006, 24: 937-944.
[39] Singhal S, Mehta J, Desikan R, et al. Antitumor activity of thalidomide in refractory multiple myeloma. N Engl J Med, 1999, 341: 1565-1571.
[40] 徐泽峰. 反应停治疗多发性骨髓瘤的现况与展望. 国外医学·输血及血液学分册, 2003, 26: 5-13.
[41] 于珊珊,肖健,杜晓煜. 沙利度胺在血液系统疾病的应用. 国外医学·输血及血液学分册, 2002, 25: 145-147.
[42] 郭陀,侯健. 多发性骨髓瘤治疗现状与进展. 中国实用内科杂志,2006, 26: 892-894.
[43] Rajkumar S, Hayman S, Laey M, et al. Combination therapy with lenalidomide plus dexamethasone for newly diagnosed myeloma. Blood, 2005, 106: 4050-4053.
[44] 聂玲. 雷利度胺在恶性血液病治疗中的应用现况. 国际输血及血液学杂志, 2006, 29:451-454.
[45] Jagannath S, Durie B, Wolf J, et al. Bortezomib therapy alone and in combination with dexamethasone for previously untreated symptomatic multiple myeloma. Br J Haematol, 2005, 129:776-783.
[46] Orkervee HE, Popart R, Curry N, et al. PAD combination therapy (PS-341/bortezomib, doxorubicin and dexamethasone) for previously untreated patients with multiple myeloma. Br J Haematol, 2005, 129:755-762.
[47] 陶中飞,侯健. 多发性骨髓瘤的靶向治疗药物. 世界临床药物, 2006, 26: 473-476.
[48] 陈蕾,徐建民. 亚砷酸联合抗坏血酸诱导多发性骨髓瘤细胞株凋亡机制的研究. 国际输血及血液学杂志,2006, 29:196-199.
[49] 漆佩静. 多发性骨髓瘤的新药临床研究进展. 国际输血及血液学杂志, 2006, 29:447-450.
[50] 魏永强. 外周血干细胞移植与骨髓移植差异性研究. 国外医学. 输血及血液学分册, 2003, 26: 11-13.
[51] Morean P, Facon T, Attal M, et al. Combination of 200 mg/m$^2$ melphalan and 8 Gy total body irradiation plus 140 mg/m$^2$ melphalan as conditioning regimens for peripheral blood stem cell transplantation in patients with newly diagnosed myeloma: final analysis of Intergroupe Francophone du Myelome 9502 randomized trial. Blood, 2002, 99;731-735.
[52] Attal M, Harousseau JL, Facon T, et al. Single versus double autologous stem cell transplantation for multiple myeloma. N Engl J Med, 2003, 349: 2495-2502.
[53] Barlogie B, Shaughnessy J, Tricot G, et al. Treatment of multiple myeloma. Blood, 2004,103:20-32.
[54] Cunningham D, Powles R, Malpas J, et al. A randomized trial of maintenance interferon following high-dose chemotherapy in multiple myeloma: long-term follow-up results. Br J Haematol, 1998, 102;495-502.
[55] Stewart AK, Chen CI, Howson-Jan K, et al. Results of a multicenter randomized phase II trial of thalidomide and prednisone maintenance therapy for multiple myeloma after autologous stem cell transplant. Clin Cancer Res, 2004, 10;8170-8176.
[56] Lockhost HM, Wu K, Verdonch LF, et al. The graft versus host disease — the major predictive factor for response to donor lymphocyte infusion in multiple myeloma. Blood, 2004, 103: 4362-4364.
[57] 吴垠,陈世伦,陈文明. 多发性骨髓瘤移植治疗现状. 中华内科杂志,2006, 45:425-426.
[58] 翟卫华. 自体造血干细胞移植治疗多发性骨髓瘤. 国外医学·输血及血液学分册, 2003, 26:396-399.
[59] Maloney DG, Molina AJ, Sahebi F, et al. Allografting with non myeloablative condition following cytoreductive autografting for the treatment of patients with multiple myeloma. Blood, 2003, 102: 3447-3454.
[60] 陈德福,钱林生. α-干扰素在多发性骨髓瘤治疗中的应用价值. 天津医药, 2003, 31: 126-128.
[61] Ludwing H, Fritz E. Interferon in multiple myeloma: Summary of treatment results and clinical implication. Acta Oncol, 2000,39: 815-821.
[62] 陶中飞,傅卫军,陈玉宝,等. 206 例多发性骨髓瘤预后因素分析及分期评价. 癌症,2006, 25: 461-464.
[63] 高晓杰,卢振霞,孙步,等. 187 例多发性骨髓瘤患者预后多因素分析. 中华血液学杂志,2006, 27: 269-270.
[64] 侯健,郭陀. 国际上新修订的骨髓瘤分类、疗效和预后判断标准介绍. 中华血液学杂志,2004, 25: 251-253.
[65] 王维虎,李素艳,高黎,等. 髓外浆细胞瘤临床分析. 中华放射肿瘤学杂志, 2004,13: 211-214.
[66] 姜雯. 反应停抗肿瘤机制及治疗多发性骨髓瘤现状. 中国临床医学,2003, 10: 796-798.

# 72 软组织肿瘤

72.1 概述
72.2 流行病学
72.3 病因
72.4 预防
72.5 病理学
　72.5.1 世界卫生组织分类
　72.5.2 生物学分类
　72.5.3 免疫组化
72.6 分子生物学
72.7 临床表现
72.8 肿瘤标记
72.9 活检

72.9.1 活检方法
72.9.2 活检注意事项
72.10 临床诊断与影像学检查
72.11 鉴别诊断
72.12 分期
72.13 治疗总论
72.14 手术
72.15 放疗
72.16 化疗
72.17 并发症与对症治疗
72.18 预后

## 72.1 概述

软组织肿瘤起源于间叶组织,包括黏液、纤维、脂肪、平滑肌、滑膜、横纹肌、血管淋巴管等。软组织良性肿瘤临床常见,如皮下纤维瘤、脂肪瘤等。软组织肿瘤可发生于任何部位,其病理分类繁多。软组织良性肿瘤包括各类组织起源,其中包括纤维瘤、纤维组织肿瘤、各类血管瘤、血管球瘤、脂肪瘤、平滑肌瘤、横纹肌瘤、腱鞘巨细胞瘤、纤维性间皮瘤,神经鞘瘤、间叶瘤等。

软组织良性肿瘤病程较长,肿瘤生长缓慢,有时肿瘤数十年不生长。表浅肿瘤极易发现,而深在良性肿瘤有时也难以发现。不同肿瘤有其好发部位:血管瘤多见面部、上肢及躯干皮肤,淋巴管瘤多见颈部及腋窝处,血管球瘤多位于指(趾)甲下,脂肪瘤多见皮下脂肪组织,纤维瘤可位于皮下浅筋膜处,良性神经鞘瘤多发于头颈部、舌、咽部以及口腔。有些良性肿瘤为多发性,如神经纤维瘤、脂肪瘤等。

恶性软组织肿瘤称为肉瘤,美国每年发生7 800例新患者。国内资料统计,其发病率为(1.28～2.30)/10万。

肉瘤的描述早于16世纪,但真正近代肉瘤分类是20世纪40年代,自此肉瘤的诊治跨入新水平。近代治疗多采用外科、放疗、化疗等综合治疗手段。

软组织肉瘤的病因至今仍未明了,但近年来分子生物学研究已表明间叶干细胞的基因突变与肉瘤的发生有关,$p53$基因在多种类型肉瘤中具有调节细胞分化的功能。目前认为软组织肉瘤在一个肿瘤中可以存在不同组织起源,提示肿瘤的异质性及不同分化途径。因此,肉瘤被认为是起源于一群多潜能、未分化的原始细胞。软组织肉瘤广泛的形态范围,提示起源于间叶组织肿瘤的复杂性,认识以上特点对于诊断及治疗均有裨益。

由于软组织肉瘤病理分型困难,近年来多通过免疫组化标记以确定其组织类型起源。应用流式细胞仪检测细胞核DNA含量,有助于判别分级及预后。

肉瘤具有独特生物学特性。易发生远处血道转移。局部肿瘤呈膨胀性生长,其假包膜又是手术残留后导致复发的根源,所以肉瘤的诊治均具有特殊性。

肉瘤的分期多采用Enneking外科分期,分为高分级及低分级两大类。

肉瘤的临床治疗以外科手术为主,但综合治疗仍是保证降低复发,提高生存率的重要因素。

## 72.2 流行病学

软组织良性肿瘤是一种常见肿瘤,年发病率约为300/10万。由于很多良性肿瘤(如脂肪瘤)患者不求医或不进一步治疗,故真正发病率比统计数还要高。软组织良性肿瘤中,约33%为脂肪瘤,33%为纤维组织细胞性和纤维性肿瘤,10%为血管肿瘤,5%为周围神经肿瘤。>99%的良性肿瘤位于浅表,>95%的良性肿瘤直径≤5 cm。

相比之下,软组织肉瘤是一种少见肿瘤,在所有恶性肿瘤中的比例<1%。软组织肉瘤的年发病率平均为(4.53～11.15)/10万[1],但在世界各地存在较大的差异:欧洲为4/10万,美国为3.3/10万,我国上海市为2.4/10万,印度孟买为1.4/10万,日本大阪市为0.8/10万。根据2005年上海市恶性肿瘤报道,发生于结缔组织和其他软组织肉瘤病变共191例,其中男性100例,女性91例。软组织肉瘤中,75%位于肢体,特别是大腿,10%位于躯干和腹膜后。除一些特殊类型的肿瘤(如平滑肌肉瘤)外,软组织肉瘤多发生于男性。软组织肉瘤多发生于中老年人,中位年龄为65岁。发生于成年人的软组织肉瘤主要是多形性肉瘤(恶性纤维组织细胞瘤)、脂肪肉瘤、平滑肌肉瘤、滑膜肉瘤和恶性周围神经鞘膜瘤。在儿童患者中,软组织肉瘤的发病率在所有的恶性肿瘤中居第4位,仅次于白血病、脑肿瘤和恶性淋巴瘤。儿童的软组织肉瘤主要为神经母细胞瘤和横纹肌肉瘤。

## 72.3 病因

与其他类型的恶性肿瘤相比,软组织肿瘤的病因不明,除有限的几种肿瘤可能与遗传因素、环境因素、放射辐射、病毒感染和免疫缺陷等相关外[2],大多数的软组织肿瘤为新(发)生(arise de novo),并无明确的诱因。另有一些软组织肉瘤与一些综合征相关。

(1) 环境因素

1) 外伤 外伤与软组织肿瘤之间并无明显的因果关系,但外伤常促使患者注意到外伤时已存在的肿瘤而就医。仅有少数报道证实在手术、烫伤或化学灼伤形成的瘢痕组织附近组织中发生软组织肿瘤。有些肿瘤可能与外伤有一定的关系,如韧带样瘤与妊娠引起的腹部肌肉拉伤,弹力纤维瘤与重体力劳动,缺血性筋膜炎与局部循环障碍等。

2) 化学致瘤物质 石棉是最主要的一种致瘤剂,矿工和接触绝缘材料的工人长期吸入石棉粉尘后,可引起肺纤维化、肺癌和胸膜间皮瘤。氯乙烯、无机砷、胶质二氧化钍和雄性代谢激素可引发肝的血管肉瘤。瑞典学者的研究显示,苯氧乙酸、氯苯酚和二噁英这些在农业和森林工作中经常使用的除莠剂可诱发软组织肉瘤。战争产生的榴散弹片、医疗用金属植入体或塑料植入体也可诱发软组织肉瘤,特别是血管肉瘤和未分化多形性肉瘤。

3) 放疗辐射 癌和恶性淋巴瘤等患者在接受放疗5～10年后,可发生软组织肉瘤,多为纤维肉瘤、未分化多形性肉瘤和骨肉瘤,少数情况下可为脉管肉瘤和恶性周围神经鞘膜瘤。例如,少数乳腺癌患者在接受放疗若干年后,其胸壁和上肢可发生脉管肉瘤。

(2) 致瘤病毒

大多数的卡波西肉瘤中含有人类疱疹病毒8型(human herpesvirus 8,HHV8)序列,EB病毒(Epstein-Barr virus,EBV)相关性平滑肌肉瘤中可检测到EBV,提示HHV8在卡波西肉瘤、EBV在部分平滑肌肉瘤的发生中起了重要的作用,这两种肉瘤多发生于有免疫缺陷或免疫抑制的患者中。

(3) 免疫因素

正常情况下,机体的免疫系统具有识别和清除抗原性改变的突变细胞的监视功能。当宿主免疫功能低下或受抑制时,突变细胞逃逸免疫监视,在体内不断增殖,产生肿瘤。肾移植患者长期应用免疫制剂如环孢素等可诱发软组织肿瘤。局部免疫监视功能缺陷或丧失也可导致肿瘤的发生,例如乳腺癌根治术后可患慢性淋巴水肿,在水肿的肢体上可发生血管肉瘤或淋巴管肉瘤。

(4) 遗传因素

一些软组织肿瘤具有家族性或遗传性,如多发性脂肪瘤、盆腔和肠系膜纤维瘤病、玻璃样变纤维瘤病、结节性黄色瘤和腱鞘黄色瘤、家族性胃肠道间质瘤、遗传性出血性血管扩张症、Ⅰ型和Ⅱ型神经纤维瘤病和肿瘤性钙盐沉着等。如Ⅰ型神经纤维瘤病,也称冯瑞克林豪森斯病(von Reckling-hausen disease),是一种常染色体显性遗传性疾病,由 $NF1$ 基因的功能丢失突变和缺失所致,发生率为1/3 000,约半数患者具有家族史。Ⅱ型神经纤维瘤病相对Ⅰ型来说比较少见,发生率为1/40 000,也属于一种常染色体显性遗传性疾病,50%的病例显示22q12位点突变($NF2$ 基因)。

(5) 综合征

一些软组织肿瘤还与某些综合征相关(表72-1)。

表 72-1　软组织肿瘤与综合征

| 综合征 | 遗传方式 | 染色体位点 | 涉及的基因 | 软组织肿瘤类型 |
| --- | --- | --- | --- | --- |
| Banayan-Riley-Ruvalcaba | 常染色体显性 | 10q23 | PTEN | 脂肪瘤,血管瘤 |
| Beckwith-Wiedemann | 散发、常染色体显性 | 11p15 | 复杂,包括 CDKN1C 和 IGF2 | 胚胎性横纹肌肉瘤,黏液瘤,纤维瘤,错构瘤 |
| Carney complex | 常染色体显性 | 17q23~24 2q16 | PRKAR1AK — | 心脏和其他黏液瘤 色素性神经鞘瘤 |
| Costello | 散发 | — | — | 横纹肌肉瘤 |
| Cowden | 常染色体显性 | 10q23 | PTEN | 脂肪瘤,血管瘤 |
| Gardner | 常染色体显性 | 5q21 | APC | 韧带样瘤 |
| Li-Faumeni | 常染色体显性 | 17q13 | TP53 | 横纹肌肉瘤和其他肉瘤 |
| 脂肪瘤,家族多发性 | 常染色体显性 | — | — | 脂肪瘤 |
| 脂肪瘤病,对称性 | 散发 | — | — | 脂肪瘤,头颈部脂肪瘤病 |
| Mafucci | 散发 | — | — | 梭形细胞脂肪瘤,血管瘤 血管肉瘤 |
| Mazabraud | 散发 | 20q13 | GNAS1 | 肌肉内黏液瘤 |
| 肌纤维瘤病 | 常染色体隐性 | — | — | 肌纤维瘤 |
| Ⅰ型神经纤维瘤病 | 常染色体显性 | 17q11 | NF1 | 神经纤维瘤 |
| Ⅱ型神经纤维瘤病 | 常染色体显性 | 22q12 | NF2 | 听神经鞘瘤 |
| Proteus 瘤 | 散发 | — | — | 脑回样增生,血管瘤 |
| 视网膜母细胞瘤 | 常染色体显性 | 13q14 | RB1 | 软组织肉瘤 |
| Rhabdoid predisposition | 常染色体显性 | 22q11 | SMARCB1 | 恶性横纹肌样瘤 |
| Rubinstein-Taybi | 常染色体显性 | 16p13 | CREBBP | 肌源性肉瘤 |
| 伴有球细胞的静脉畸形 | 常染色体显性 | 1p21~22 | — | 血管球瘤 |
| Werner | 常染色体隐性 | 8p11~12 | WRN | 多种软组织肉瘤 |

## 72.4　预防

软组织肉瘤常需针对致病因素预防。例如外伤后可引起肉瘤发生,所以应避免外伤。严重皮肤烫伤后,可在此基础上发生纤维肉瘤。避免接触石棉预防间皮瘤。对于体内遗留异物如子弹头、金属片等要及时取出,以免作为异物长期刺激发生肉瘤。韧带样瘤的发生与妊娠、分娩带来腹壁撕拉伤有关,多见剖宫产后 1~3 年,在腹壁扪及质硬肿块,发生在腹壁瘢痕处的带状瘤可达 30% 以上。另外,韧带样瘤的发生与女性激素有关,临床发现某些韧带样瘤女性患者妊娠后,肿瘤有增大现象,因此对内分泌紊乱要及时调节。避免接触化学及物理刺激也是预防肉瘤发生的重要方面。流行病学调查表明,长期接触氯乙烯的工人,可发生肝血管肉瘤。经放疗的患者,有时会在一段时间后发生肉瘤。美国 Moyer 纪念医院报道 21 年间收治的 1 169 例肉瘤中,有 20 例在以往放射区域发生肉瘤。临床上也见到某些鼻咽癌患者在照射颈淋巴结区域内 10 年后发生颈纤维肉瘤。复旦大学附属肿瘤医院妇科曾放疗宫颈癌 16 910 例,其中 48 例继发盆腔内其他恶性肿瘤,潜伏期平均为 16.2 年(9~34 年)。

某些遗传肿瘤,结肠家族性息肉病(FAP)的病例,往往在行全结肠切除术后 1 年左右发生腹腔纤维瘤病,即 Gardner 综合征,所以对全结肠切除术后患者要加强随访,预防及提高发现类似病例给予及时治疗。

## 72.5 病理学

### 72.5.1 世界卫生组织分类

软组织肿瘤的以世界卫生组织(WHO)分类最有权威性。第 1 版的 WHO 软组织肿瘤组织学分类发表于 1969 年[3],由 Enzinger、Lattes 和 Torloni 主编,主要依据光学显微镜下肿瘤的细胞学和组织学形态对软组织肿瘤进行分类,采用了"组织发生"(histogenesis)这一概念,强调肿瘤的组织起源。在随后的 25 年中,随着电镜检测、免疫组化标记和细胞定量分析等新的技术手段在软组织肿瘤中的广泛应用,加上陆续发现了一些新的肿瘤,以及认识到存在一组生物学行为介于良性和恶性之间的中间性肿瘤,1994 年 WHO 对软组织肿瘤组织学分类进行了重新修订。1994 年版的 WHO 软组织肿瘤组织学分类由 Enzinger 和 Weiss 主编[4],仍然主要依据肿瘤的细胞学和组织学形态,但同时参考了免疫组化、分子生物学以及其他有助于诊断的辅助技术(如特殊染色和电镜检测)。对肿瘤的命名不再采用组织发生这一难以判定的概念,而是根据瘤细胞最相似相应的正常细胞而定,即强调瘤细胞的分化方向(cell line of differentiation)。良性肿瘤在很大程度上类似于其相应的正常组织,如脂肪瘤中的瘤细胞相似于正常的脂肪细胞,有时甚至难以区别;平滑肌瘤中的瘤细胞与正常的平滑肌细胞极为相似。恶性肿瘤根据其瘤细胞分化程度的不同,与其相对应正常组织的相似程度各异,如脂瘤样脂肪肉瘤中的瘤细胞类似于正常的脂肪细胞,而多形性脂肪肉瘤中的绝大多数瘤细胞在形态上与正常的脂肪细胞相差甚远。

根据瘤细胞的分化方向,软组织肿瘤可分为脂肪细胞肿瘤、成纤维细胞和肌纤维母细胞性肿瘤、纤维组织细胞性肿瘤、平滑肌肿瘤、血管周细胞肿瘤、骨骼肌肿瘤、脉管肿瘤和软骨—骨肿瘤。

瘤细胞分化方向尚不确定的肿瘤则根据其生物学行为分别归入良性、中间性和恶性杂类肿瘤中,其中的一些肿瘤仍沿用习惯名称,如滑膜肉瘤和腺泡状软组织肉瘤等。另一些肿瘤根据其临床病理学特征采用描述性的诊断名称,如软组织骨化性纤维黏液样肿瘤、软组织多形性玻璃样变血管扩张性肿瘤、促结缔组织增生性小圆细胞瘤和恶性横纹肌样瘤等。这些肿瘤在人体中均无相对应的正常细胞。

除根据瘤细胞的分化方向或临床病理学特征来命名外,一小部分软组织肿瘤仍以人名来命名,如加德纳(Gardner)纤维瘤、卡波西(Kaposi)肉瘤、尤文(Ewing)肉瘤、阿斯金(Askin)瘤(发生于儿童胸肺区的恶性小圆细胞肿瘤)、Dabska 瘤(淋巴管内乳头状血管内皮瘤)和贝德纳(Bednar)瘤(色素性隆突性皮纤维肉瘤)等,在实际工作中,可直接采用英文人名来诊断。

2002 年出版的 WHO 肿瘤新分类对所有肿瘤均采用了病理学和遗传学分类来代替原来的组织学分类,并将软组织肿瘤和骨肿瘤合并为一册[5]。2002 年版由 Fletcher、Unni 和 Mertens 共同主编,来自 28 个国家的 147 位学者参加了编写。在 2002 年版的分类中,所有肿瘤及其变型均严格地按疾病来描述诊断标准、病理学特点和相关的遗传学改变,包括了新的国际肿瘤学疾病分类(International Classification of Diseases for Oncology,ICD-O)编码、发病率、年龄和性别分布、部位、临床症状和体征、病理学、遗传学和预后因素(表 72-2)。与 1994 年版的 14 类肿瘤相比,2002 年版有了一些较大的变化,主要有以下几个方面:①新分类中减少了 5 类肿瘤,即滑膜肿瘤、间皮肿瘤、神经肿瘤、副神经节瘤和多能性间叶肿瘤。原先放在滑膜肿瘤中的腱鞘巨细胞瘤,因肿瘤不是真正起自于滑膜,又无滑膜分化的特征,但在组织学和免疫学表型上与纤维组织细胞瘤相似,故新分类将其列入所谓的纤维组织细胞性肿瘤当中,而滑膜肉瘤则列入不能确定具体分化方向的恶性杂类肿瘤中。②原来的纤维组织肿瘤更名为成纤维细胞/肌纤维母细胞性肿瘤,这是由于这一大组病变由具有成纤维细胞/肌纤维母细胞分化特征的梭形细胞组成,这两种细胞的比例在不同病例中,甚至是在同一病例中也存在差异。③新分类对一些中间性的肿瘤根据其生物学行为再具体分为中间性(局部侵袭型)亚型。④对以往的恶性纤维组织细胞瘤和血管外皮瘤重新认识,针对前者提出了未分化多形性肉瘤的概念,并将其中的黏液性亚型归入黏液纤维肉瘤中;针对后者,认为以往所诊断的血管外皮瘤与孤立性纤维性肿瘤具有密切的关系,或代表了同一类肿瘤的不同瘤谱。⑤因瘤细胞的分化方向不明确,将血管瘤样纤维组织细胞瘤和骨外黏液性软骨肉瘤归入不能确定细胞分化方向的恶性肿瘤当中。⑥将发生在特殊部位和器官的一些软组织肿瘤分别列入其他肿瘤分册中介绍,如将幼年性黄色肉芽肿、网状组织细胞瘤、皮肤纤维组织细胞瘤、黄色瘤、非典型性纤维黄色瘤、隆突性皮纤维肉瘤、皮肤平滑肌肿瘤和皮肤血管肿瘤等病变归入皮肤肿瘤分册中介绍,将血管平滑肌脂肪瘤和髓性脂肪瘤归入泌尿系统肿瘤分册中介绍,将发生于外生殖道和子宫的平滑肌瘤以及腹膜播散性平滑肌瘤病归入乳腺和女性生殖系统肿瘤分册中介绍。⑦增加了1994年以来所报道的一些新病种,如缺血性筋膜炎、胶原性纤维瘤、Gardner纤维瘤、富于细胞性血管纤维瘤、脂肪纤维瘤病、低度恶性纤维黏液样肉瘤、炎性黏液性成纤维细胞性肉瘤和低度恶性肌纤维母细胞性肉瘤等[6,7]。⑧除免疫组化型之外,新分类还引入了肿瘤的细胞和分子遗传学特征,某些特异性的染色体异常及其所产生的融合性基因,可作为软组织肿瘤的分子遗传学诊断指标,如 > 90% 的滑膜肉瘤含有 t(X;18)(p11;q11),产生 *SYT-SSX1/2* 融合性基因, > 90% 的黏液性/圆细胞脂肪肉瘤含有 t(12;16)(a13;p11),产生 *CHOP-FUS* 融合性基因等,可通过 FISH 或 RT-PCR 检测。这些新技术的应用及其所发现的分子生物学标记将会在软组织肿瘤的分类和预后分析中起着越来越重要的作用[8]。

**表 72-2 2002 年 WHO 软组织肿瘤分类**

| 名 称 | ICD-O 编码 |
|---|---|
| 脂肪细胞肿瘤 | |
| 良性 | |
| 　脂肪瘤 | 8850/0 |
| 　脂肪瘤病 | 8850/0 |
| 　神经脂肪瘤病 | 8850/0 |
| 　脂肪母细胞瘤/脂肪母细胞瘤病 | 8881/0 |

续表

| 名 称 | ICD-O 编码 |
|---|---|
| 　血管脂肪瘤 | 8861/0 |
| 　肌脂肪瘤 | 8890/0 |
| 　软骨样脂肪瘤 | 8862/0 |
| 　肾外血管平滑肌脂肪瘤 | 8860/0 |
| 　肾上腺外髓性脂肪瘤 | 8870/0 |
| 　梭形细胞 | 8857/0 |
| 　多形性脂肪瘤 | 8854/0 |
| 　冬眠瘤 | 8880/0 |
| 中间性(局部侵袭型) | |
| 　非典型性脂肪性肿瘤/分化良好的脂肪肉瘤 | 8851/3 |
| 恶性 | |
| 　去分化脂肪肉瘤 | 8858/3 |
| 　黏液性脂肪肉瘤 | 8852/3 |
| 　圆细胞性脂肪肉瘤 | 8853/3 |
| 　多形性脂肪肉瘤 | 8854/3 |
| 　混合性脂肪肉瘤 | 8855/3 |
| 　脂肪肉瘤不能特殊分类者 | 8850/3 |
| 成纤维细胞性/肌纤维母细胞性肿瘤 | |
| 良性 | |
| 　结节性筋膜炎 | |
| 　增生性筋膜炎 | |
| 　增生型肌炎 | |
| 　骨化性肌炎 | |
| 　　指趾纤维骨性假瘤 | |
| 　缺血性筋膜炎 | |
| 　弹力纤维瘤 | 8820/0 |
| 　婴儿纤维性错构瘤 | |
| 　肌纤维瘤/肌纤维瘤病 | 8824/0 |
| 　颈纤维瘤病 | |
| 　幼年型玻璃样变纤维瘤病 | |
| 　包涵体性纤维瘤病 | |
| 　腱鞘纤维瘤 | 8810/0 |

| 名 称 | ICD-O 编码 |
| --- | --- |
| 促结缔组织增生性纤维母细胞瘤 | 8810/0 |
| 乳腺型肌纤维母细胞瘤 | 8825/0 |
| 钙化性腱膜纤维瘤 | 8810/0 |
| 血管肌纤维母细胞瘤 | 8826/0 |
| 富于细胞性血管纤维瘤 | 9160/0 |
| 项型纤维瘤 | 8810/0 |
| Gardner 纤维瘤 | 8810/0 |
| 钙化性纤维性肿瘤 | |
| 巨细胞血管纤维瘤 | 9160/0 |
| 中间性(局部侵袭型) | |
| 浅表纤维瘤病(掌/跖纤维瘤病) | 8821/1 |
| 韧带样瘤型纤维瘤病 | |
| 脂肪纤维瘤病 | |
| 中间性(偶有转移型) | |
| 孤立性纤维性肿瘤 | 8815/1 |
| 血管外皮瘤(包括脂肪瘤型血管外皮瘤) | 9150/1 |
| 炎性肌纤维母细胞瘤 | 8825/1 |
| 低度恶性肌纤维母细胞性肉瘤 | 8825/3 |
| 黏液炎性成纤维细胞性肉瘤 | 8811/3 |
| 先天性/婴幼儿型纤维肉瘤 | 8814/3 |
| 恶性 | |
| 成年型纤维肉瘤 | 8810/3 |
| 黏液纤维肉瘤 | 8811/3 |
| 低度恶性纤维黏液样肉瘤/伴有巨菊形团的玻璃样变梭形细胞肿瘤 | 8811/3 |
| 硬化性上皮样纤维肉瘤 | 8810/3 |
| 所谓的纤维组织细胞性肿瘤 | |
| 良性 | |
| 腱鞘巨细胞瘤 | 9252/0 |
| 弥漫型腱鞘巨细胞肿瘤 | 9251/0 |
| 深部纤维组织细胞瘤 | 8830/0 |
| 中间性(罕见转移型) | |

| 名 称 | ICD-O 编码 |
| --- | --- |
| 丛状纤维组织细胞瘤 | 8835/1 |
| 软组织巨细胞瘤 | 9251/1 |
| 恶性 | |
| 多形性"恶纤组"/未分化多形性肉瘤 | 8830/3 |
| 巨细胞型"恶纤组"/未分化多形性肉瘤伴巨细胞 | 8830/3 |
| 炎症型"恶纤组"/未分化多形性肉瘤伴明显炎症反应 | 8830/3 |
| 平滑肌肿瘤 | |
| 血管平滑肌瘤 | 8894/0 |
| 深部平滑肌瘤 | 8890/0 |
| 生殖道平滑肌瘤 | 8890/0 |
| 平滑肌肉瘤 | 8890/3 |
| 血管周细胞肿瘤 | |
| 血管球瘤(和其亚型) | 8711/0 |
| 恶性血管球瘤 | 8711/3 |
| 肌周皮细胞瘤 | 8713/1 |
| 骨骼肌肿瘤 | |
| 良性 | |
| 横纹肌瘤 | 8900/0 |
| 成年型 | 8904/0 |
| 胎儿型 | 8903/0 |
| 生殖道型 | 8905/0 |
| 恶性 | |
| 胚胎性横纹肌肉瘤 | 8910/3 |
| 梭形细胞横纹肌肉瘤 | 8912/3 |
| 葡萄簇样和间变性横纹肌肉瘤 | 8910/3 |
| 腺泡状横纹肌肉瘤(包括实体型和间变性) | 8920/3 |
| 多形性横纹肌肉瘤 | 8901/3 |
| 脉管肿瘤 | |
| 良性 | |
| 血管瘤 | |

| 名　称 | ICD-O 编码 |
|---|---|
| 　　皮下/深部软组织 | 9120/0 |
| 　　毛细血管型 | 9131/0 |
| 　　海绵状型 | 9121/0 |
| 　　动静脉型 | 9123/0 |
| 　　静脉型 | 9122/0 |
| 　　肌内型 | 9132/0 |
| 　　滑膜 | 9120/0 |
| 　上皮样血管瘤 | 9125/0 |
| 　血管瘤病 | |
| 　淋巴管瘤 | 9170/0 |
| 中间性（局部侵袭型） | |
| 　卡波西型血管内皮瘤 | 9130/1 |
| 中间性（罕见转移型） | |
| 　网状血管内皮瘤 | 9135/1 |
| 　淋巴管内乳头状血管内皮瘤 | 9135/1 |
| 　复合型血管内皮瘤 | 9130/1 |
| 　卡波西肉瘤 | 9140/3 |
| 恶性 | |
| 　上皮样血管内皮瘤 | 9133/3 |
| 　软组织血管肉瘤 | 9120/3 |
| 软骨—骨肿瘤 | |
| 　软组织软骨瘤 | 9220/0 |
| 　间叶性软骨肉瘤 | 9240/3 |
| 　骨外骨肉瘤 | 9180/3 |
| 分化尚不确定的肿瘤 | |
| 　良性 | |
| 　　肌内黏液瘤（包括富于细胞性黏液瘤） | 8840/0 |
| 　　关节旁黏液瘤 | 8840/0 |
| 　　深部（"侵袭性"）血管黏液瘤 | 8841/0 |
| 　　多形性玻璃样变血管扩张性肿瘤 | |
| 　　异位错构瘤性胸腺瘤 | 8587/0 |
| 　中间性（罕见转移型） | |
| 　　血管瘤样纤维组织细胞瘤 | 8836/1 |

| 名　称 | ICD-O 编码 |
|---|---|
| 　　骨化性纤维黏液样肿瘤（包括非典型性和恶性型） | 8842/0 |
| 　　混合瘤 | 8940/1 |
| 　　肌上皮瘤 | 8982/1 |
| 　　副脊索瘤 | 9373/1 |
| 　恶性 | |
| 　　滑膜肉瘤 | 9040/3 |
| 　　上皮样肉瘤 | 8804/3 |
| 　　腺泡状软组织肉瘤 | 9581/3 |
| 　　软组织透明细胞肉瘤 | 9044/3 |
| 　　骨外黏液性软骨肉瘤（"脊索样"型） | 9231/3 |
| 　　骨外 Ewing 肉瘤/外周原始神经外胚层瘤 | |
| 　　　pPNET | 9364/3 |
| 　　　E-EWS | 9260/3 |
| 　　促结缔组织增生性小圆细胞肿瘤 | 8806/3 |
| 　　肾外横纹肌样瘤 | 8963/3 |
| 　　恶性间叶瘤 | 8990/3 |
| 　　具血管周上皮样细胞分化的肿瘤（PEComa） | |
| 　　（动脉）内膜肉瘤 | 8800/3 |

另有一些新近报道的软组织肿瘤或亚型尚未被 2002 年版的 WHO 分类收录，例如好发于青春期前女童外阴的纤维瘤、宫颈阴道浅表性肌纤维母细胞瘤、上皮样黏液纤维肉瘤、多态性血管内皮瘤、上皮样肉瘤样血管内皮瘤和硬化性横纹肌肉瘤等。随着经验的不断积累和各种新技术的开展，在今后的若干年内，或许还会陆续有新的病种或亚型被认识和报道。

## 72.5.2　生物学分类

根据生物学行为的不同，软组织肿瘤可分为良性、中间性（也称交界性）和恶性肿瘤（也称肉瘤）三大类，其中中间性肿瘤又包括局部侵袭型（intermediate, locally aggressive）和偶有转移型（intermediate, rarely metastasizing）两种亚型。

良性病变包括良性肿瘤和瘤样病变，局部切除后一般不会发生局部复发。少数良性肿瘤或瘤样病变所发生的局部复发多因切除不净或病变的再生所致，对局部不会造成破坏性，经完整切除后仍可获治愈。极少数形态上看似良性的肿瘤可发生远处转移，且无可靠的组织学指标来预测转移，如发生于皮肤的富于细胞性纤维组织细胞瘤和发生于子宫的平滑肌瘤，另一可发生肺转移的非软组织性良性肿瘤为发生于涎腺的混合瘤。

中间性局部侵袭型是指肿瘤可在局部形成侵袭性和破坏性生长，易发生局部复发，但不具备发生转移的潜能，临床上常需做局部扩大切除以控制局部复发。这一类肿瘤以韧带瘤样纤维瘤病和隆突性皮纤维肉瘤为代表。

中间性偶有转移型是指肿瘤除在局部呈侵袭性生长外，还具备发生远处转移的能力，多转移至淋巴结和肺，但转移率 <2%，并无可靠的组织学指标可供预测转移。这一类肿瘤以丛状纤维组织细胞瘤、血管瘤样纤维组织细胞瘤和炎性肌纤维母细胞瘤为代表。

恶性是指肿瘤除可在局部形成侵袭性和破坏性生长并易发生局部复发外，还可发生远处转移。根据组织学类型和分级，远处转移率从 20%～100% 不等。一些低度恶性肿瘤的远处转移率尽管比较低（2%～10%），但当这些肿瘤发生复发时，可向高度恶性的肉瘤转化，远处转移率也随之提高。如黏液纤维肉瘤可向高度恶性的多形性未分化肉瘤/多形性恶性纤维组织细胞瘤转化。

### 72.5.3 免疫组化

免疫组化在软组织肿瘤的诊断和鉴别诊断中起着非常重要的作用，但要强调的是，它只是一种辅助性手段，并不能代替传统的组织学检查，后者才是诊断的基础。病理医师在开展软组织肿瘤的免疫组化标记时必须注意以下几个问题：①全面了解常用抗体的反应谱和适用条件，选择抗体时应有针对性；②对标记的结果要注意辩证分析，因有相当一部分抗体在一些不同类型的肿瘤之间存在交叉反应，如高达38%的滑膜肉瘤也可表达 S-100 蛋白，不能因 S-100 蛋白阳性而草率地将一个梭形细胞肉瘤诊断为恶性周围神经鞘膜瘤；③软组织肿瘤中存在一些异常表达的情况，如标记上皮细胞的角蛋白，也可在一些非上皮性或不具上皮分化的软组织肿瘤中表达，如骨外 Ewing 肉瘤/外周原始神经外胚层瘤和炎性肌纤维母细胞瘤等；④随着免疫组化的广泛开展，发现一些原认为比较特异或敏感度比较高的抗体并不特异或敏感，如 CD34、CD99 和 CD117 等抗体，但这并不意味这些抗体失去了应用价值，在某些情况下，仍然是非常有价值的标记；⑤一些软组织肉瘤因缺乏明确的细胞分化方向，尽管采用了很广泛的抗体标记，仍未能得出肯定性的结论，在这种情况下，有必要结合其他类型的检查，如特殊染色、电镜观察、细胞和分子遗传学检测等，有时候还需要结合临床表现或影像学资料等综合诊断。临床医师熟悉免疫组化方面的内容，对理解软组织肿瘤的各种类型及其免疫表型也有极大的帮助。

## 72.6 分子生物学

肿瘤的本质是一种遗传性疾病，其核心是细胞遗传学的改变。检测肿瘤的遗传学异常不仅在肿瘤的分类和诊断上，而且在肿瘤的早期发现、肿瘤的治疗和预测不同肿瘤的临床生物学行为中都有重要价值。新近的研究表明，大多数的软组织肿瘤也存在克隆性的细胞和分子遗传学异常，表现为染色体的数目和结构异常以及相应基因的突变、扩增或因染色体异位及产生融合性基因，详见表72-3[9]。

**表 72-3 软组织和骨肿瘤染色体易位和其他重排**

| 肿瘤类型 | 染色体异常 | 涉及的基因 | 发生率 |
|---|---|---|---|
| 侵袭性血管黏液瘤 | t(8;12)(p12;q15) | HMGIC | |
| Ewing 肉瘤/外周原始神经外胚层瘤 | t(11;22)(q24;q13) | EWS-FLI1 | 95% |
| | t(21;22)(q22;q12) | EWS-ERG | 5% |
| | t(7;22)(p22;q12) | EWS-ETV1 | <1% |
| | t(17;22)(p22;q12) | EWS-ETV4 | <1% |
| | t(2;22)(q33;q12) | EWS-FEV | <1% |

续表

| 肿瘤类型 | 染色体异常 | 涉及的基因 | 发生率 |
| --- | --- | --- | --- |
| | 22q12 重排 | EWS-ZSG | <1% |
| 滑膜肉瘤 | t(X;18)(p11;q11) | SYT-SSX1 | 65% |
| | | SYT-SSX2 | 35% |
| | | SYT-SSX4 | <1% |
| 腺泡状横纹肌肉瘤 | t(2;13)(q35;q14) | PAX3-FKHR | 72% |
| | t(1;13)(p36;q14) | PAX7-FKHR | 9% |
| 黏液性/圆细胞脂肪肉瘤 | t(12;16)(q13;p11) | TLS-CHOP | >95% |
| | t(12;22)(q13;q12) | EWS-CHOP | <5% |
| 腺泡状软组织肉瘤 | t(X;17)(p11;q25) | ASPL-TFE3 | >99% |
| 骨外黏液性软骨肉瘤 | t(9;22)(q22;q12) | EWS-CHN | 75% |
| | t(9;17)(q22;q11) | TAF2N-CHN | 25% |
| 透明细胞肉瘤 | t(12;22)(q13;q12) | EWS-ATF1 | >90% |
| 促结缔组织增生性小圆细胞瘤 | t(11;22)(p13;q12) | EWS-WT1 | >99% |
| 隆突性皮纤维肉瘤 | t(17;22)(q21;q13) | COL1A1-PDGFB | >99% |
| 巨细胞纤维母细胞瘤 | r(17;22)(q21;q13) | | |
| 先天性纤维肉瘤 | t(12;15)(p13;q25) | ETV6-NTRK3 | >99% |
| 炎性肌纤维母细胞瘤 | 2p23 重排 | TPM3-ALK | |
| | | TPM4-ALK | |
| | | CLTC-ALK | |
| 血管瘤样纤维组织细胞瘤 | t(12;16)(q13;p11) | FUS-ATF1 | |
| 低度恶性纤维黏液样肉瘤 | t(7;16)(q34;p11) | FUS-CREB3L2(BBF2H7) | >99% |
| 肌周皮细胞瘤 | t(7;12)(p21-22;q13~15) | ACTB-GLI | |
| 子宫平滑肌瘤 | t(12;14)(q15;q24) | RAD51B-HMGIC | |
| 脂肪瘤 | t(3;12)(q27;q14~q15) | HMGIC-LPP | |
| | t(12;13)(q13~q15;q12~q14) | HMGIC-LHPF | |
| | 6p23~21 重排 | HMGIY | |
| | 12q14~15 重排 | HMGIC | |
| 脂肪母细胞瘤 | 8q12 重排 | PLAG1 | |
| | | HAS2-PLAG1 | |
| | | COL1A2-PLAG1 | |

**(1) EWS 基因和相关基因**

软组织肿瘤中第 1 个确定具有特征性染色体异位并产生融合性基因的肿瘤是 Ewing 肉瘤。在 Ewing 肉瘤中存在 t(11;22)(q24;q12),产生 EWS-FLI1 融合基因。随后,在外周原始神经外胚层瘤和发生于儿童胸肺部的 Askin 瘤中也存在相同的遗传学异常,提示这 3 种病变在遗传学上具有相同的基础性异常,现已将这 3 种肿瘤已统并为 EWS/pPNET 家族。研究显示 90%~95% 的 EWS/pPNET 病例存在 t(11;22)(q24;q12),导致位于 11q24 上 FLI1 基因与位于 22q12 上的 EWS 基因融合,产生 EWS(5'端,7 号外显子)-FLI1(3'端,6 号外显子Ⅰ型或 5 号外显子Ⅱ型)融合性基因。EWS 是一种广泛表达的功能性 RNA 结合蛋白,与 TLS、TATA 结合蛋白相关的因子和 TAF2N 组成一个新的蛋白家族。*EWS* 基因的功能尚有待阐明。*FLI1* 基因是 *ETS* 原癌基因家族的一员,含有 DNA 结合域。正常情况下,*FLI1* 在造血细胞中表达。在器官模型中,*FLI1* 参与早期造血、血管和神经外胚层的发育。EWS-FLI1 使 EWS 的 N 末端反式激活域(transactivation domain)与 FLI1 的 C 末端 DNA 结合域(DNA binding domain)融合,融合蛋白起着转录促进子的作用,或者抑制靶基因,如 EWS-FLI1 负调节 TGF-Ⅱ型受体(TGFBR2),后者为一潜在的肿瘤抑制基因。TGFBR2 受到抑制,可使瘤细胞能够逃逸程序性死亡。此外,编码 CDKN2A 的 *INK4a* 位点失活,可稳定 EWS-FLI1 蛋白活性,*CDKN2A* 突变还可能与肿瘤的预后差相关。除 t(11;22)(q24;q12)外,5% 的 EWS/pPNET 病例还存在 t(21;22)(q22;q12),并分别产生 *EWS-ERG* 融合性基因,<1% 的病例存在 t(7;22)(p22;q12)、t(17;22)(q21;q12)、t(2;22)(q33;q12) 和 22q 倒置,并产生 *EWS-ETV1*、*EWS-E1AF*、*EWS-FEV* 和 *EWS-ZSG* 融合性基因。

除 EWS/pPNET 家族外,其他类型的软组织肉瘤如透明细胞肉瘤、黏液性软骨肉瘤、促结缔组织小圆细胞瘤和黏液性/圆细胞性脂肪肉瘤中也存在因染色体异位使位于 22q12 上的 *EWS* 基因与位于其他染色体上的其他类型的基因融合的现象,详见表 72-4。

**表 72-4　*EWS* 基因与软组织肉瘤**

| | |
|---|---|
| *EWS* (22q12) | |
| *FLI1* (11q24) | |
| *ERG* (21q22) | |
| *ETV1* (7q22) | EWS/pPNET |
| *E1AF* (17q21) | |
| *FEV* (2q33) | |
| *ZSG* (22q22) | |
| *WT1* (11p13) | 促结缔组织增生性小圆细胞肿瘤 |
| *ATF1* (12q13) | 透明细胞肉瘤 |
| *TEC(CHN)* (9q22-23) | 骨外黏液性软骨肉瘤 |
| *CHOP* (2q13) | 黏液性/圆细胞性脂肪肉瘤 |

(2) *SYT* 基因和 *SSX* 基因

1986 年,Turc-Carel 等运用细胞遗传学方法,发现滑膜肉瘤中存在特异性的染色体易位,即 t(X;18)(p11;q11)。随后的研究显示,>90% 的滑膜肉瘤均含有 t(X;18)(p11;q11)。Clark 等对 t(X;18)(p11;q11)的断裂点进行克隆分析,发现 t(X;18)(p11;q11)导致位于 18 号染色体上的 *SYT*(又称 *SS18* 或 *SSXT*)基因与位于 X 染色体的 *SSX* 基因融合。*SYT* 基因在胚胎和成人组织中均有表达,而 *SSX* 基因表达主要限于睾丸和甲状腺。*SYT* 基因编码 55 000(含 418 个氨基酸)的蛋白质,在 Xp11 的断裂点含有 5 种 *SSX* 基因,即 *SSX1*、*SSX2*、*SSX3*、*SSX4* 和 *SSX5*,它们属于一个高度相关的基因家族,其核苷酸序列同源性为 88% ~ 95%,氨基酸序列同源性为 77% ~ 91%。序列分析显示,*SSX2* 编码区由 6 个外显子组成,编码 188 个氨基酸的蛋白质。与 *SYT* 基因融合的主要是 *SSX1*(Xp11.23)和 *SSX2*(Xp11.21),*SSX4* 较少见。

分析 *SYT* 与 *SSX1* 和 *SSX2* 的序列发现,*SYT* 编码的蛋白质含有一个富于谷氨酰胺、脯氨酸、甘氨酸和酪氨酸的区域(QPGY 域),提示其有转录激活功能。*SSX1* 和 *SSX2* 基因的 5'部分编码的区域与 Kruppel 相关盒(Kruppel-associated box, KRAB)的氨基酸序列 40% 相同,而 KRAB 是见于锌指转录因子的转录抑制区,可抑制转录活动。*SYT* 与 *SSX1/2* 的融合,是由失去 3'端的 *SYT* 替代 *SSX1/2* 的 5'端部分,其编码的融合蛋白的氨基端为 *SYT* 编码的 396 个氨基酸,羧基端为残存的 *SSX1/2* 编码的 78 个氨基酸。因此,融合基因编码的产物是由 *SYT* 的转录激活区替代了 *SSX1* 或 *SSX2* 的转录抑制区,起到转录激活因子的作用,参与转录,导致靶基因的转录和表达失控。

RT-PCR 检测 *SYT-SSX* 可作为滑膜肉瘤的分子遗传学诊断手段,在滑膜肉瘤的梭形细胞成分和上皮成分中均能检测出。RT-PCR 为 *SYT-SSX1* 型者,瘤细胞具有很高的增殖活性,预后相对较差,而 *SYT-SSX2* 型多见于单相纤维型,且预后相对较好。

(3) *PAX* 和 *FKHR* 基因

大约 80% 的腺泡状横纹肌肉瘤具有 t(2;13)(q35;q14)或 t(1;13)(p36;q14),导致位于 2q35 上的 *PAX3* 或位于 1p36 上的 *PAX7* 基因与位于 13q14 上的 *FKHR*(forkhead related)基因融合。*PAX3* 和 *PAX7* 是 *PAX*(paired box, PB)转录因子家族的成员,在结构上和序列上有着很高的相似性。PAX3 蛋白含有一个 N 末端 DNA 结合域和 C 末端反式激活域,N 末端由 PAX 和同源框(homeobox, HD)两个保守的结构单元组成。*PAX3* 基因的断裂点位于 C 末端的反式激活域,使 DNA 结合域与反式激活域分离。*FKHR*,也称 *FOX10A* 或 *ALV* 基因,是 *FOX* 基因的亚群之一,是编码转录因子的成员之一,含有一个高度保守的 DNA 结合区,与"叉头"(forkhead)基因相关。FKHR 基因在调节细胞凋亡的胰岛素信号通路中发挥作用。PAX3-FKHR 或 PAX7-FKHR 使 PAX3/7 的 N 末端 DNA 结合域与 FKHR 的 C 末端反式激活域发生融合,所编码的 PAX3-FKHR 或 PAX7-FKHR 融合蛋白激活下游转录靶,改变细胞增殖、抑制细胞凋亡和骨骼肌分化,与横纹肌肉瘤的形成有关。

**(4) 蛋白酪氨酸激酶**

蛋白酪氨酸激酶(protein tyrosine kinase,PTK)在细胞的信号转导中起着重要的调节作用。PTK 的结构或功能改变可导致隐性的癌基因激活,引起细胞恶变。

定位于 4q11-q12 的 kit 原癌基因编码干细胞的 PTK 受体。kit 蛋白是一种跨膜蛋白,分子量 145 000,属于Ⅲ亚群,后者包括 PDGFRA/BFLT3 和 GM-CSF,均含有细胞外和细胞内两个分离的酪氨酸激酶区域。kit 细胞外区域含有 5 个免疫球蛋白环(由 1~9 号外显子编码)1 个跨膜区域(JM,由 10 号外显子编码),细胞内两个分离的酪氨酸激酶区域由 13~21 号外显子编码,酪氨酸激酶区域由 TK1 和 TK2 组成。

胃肠道间质瘤(GIST)具有 kit 原癌基因的功能获得性突变(gain-of-function mutation),后者编码和转录激活的 Kit 蛋白激酶,少数 GIST 具有 PDGFRA 基因突变,导致产生激活的血小板衍生长因子。c-kit 基因位于 4q11-21,PDGFRA 位于 4q11-12。

c-kit 基因突变涉及 4 个外显子,依次为 11 号、9 号、13 号和 17 号,其中以 11 号外显子为最常见,约占 80%,主要位于膜旁结构域(juxtamembrane domain,JMD),JMD 位于细胞膜内,是 kit 的一个螺旋结构域,是调节 kit 激活的抑制性区域。60%~70% 的 11 号外显子突变为框内缺失 1 至数个密码子,位于密码子 $Gln^{550}$ 和 $Glu^{561}$ 之间。据推测,$Trp^{557}$ 和 $Lys^{558}$ 缺失者预后较差。20%~30% 为错义点突变(missense point mutation),涉及 11 外显子近端部分的 3 个密码子 $Trp^{557}$、$Val^{559}$ 和 $Val^{560}$ 以及远端部分的密码子 $Leu^{576}$。胃间质瘤发生错义性点突变者比缺失者预后好,但在小肠间质瘤中无明显的差异。11 号外显子的另一种突变为膜旁结构域的 3′端有 1~20 个密码子的内部前后重复(internal tandem duplication),此种情形较为少见,主要发生于胃间质瘤,并提示预后较好。

9 号外显子编码细胞外结构域的末端,几乎所有的突变均为编码 $Ala^{502}$-$Tyr^{503}$ 的 6 个核苷酸重复,突变率为 5%~13%,主要发生于小肠间质瘤。最近,也有编码 $Phe^{506}$-$Ala^{507}$-$Phe^{508}$ 的 9 个核苷酸重复的报道。

GIST 中 PDGFRA 的突变率有 3 种,分别涉及 8 号、12 号和 14 号外显子,这些区域对应于 kit 的特点突变 17 号、11 号和 13 号。PDGFRA 的突变多见于胃上皮样 GIST 中,但也可发生于十二指肠。GIST 中 PDGFRA 突变占到 c-kit 突变阴性 GIST 的 30%~40%。PDGFRA 突变主要涉及 18 号外显子(>80%),为错义突变,导致 Val 替代 $Asp^{842}$,这种突变对 STI-571 产生耐药。14 号外显子的错义突变导致 Lys 或 Tyr 替换 $Asn^{659}$,如为胃上皮样 GIST,提示预后较好。12 号外显子的错义突变则导致 Asp 替换 $Val^{561}$。

GIST 在伴发Ⅰ型神经纤维瘤病、儿童患者和 Carney 三联征中常无 GIST 特异性的突变,可能存在不同的发病机制。在家族性 GIST 中,多数为 kit 错义性突变,导致 Val 和 $Ala^{559}$ 替代。微小 GIST(GIST tumorlet)也常显示有 kit 突变。

隆突性皮纤维肉瘤和巨细胞纤维母细胞瘤中的 r(17;22)(q22;q13) 和 t(17;22)(q22;q13) 导致位于 17q22 上的 COL1A1 基因(Ⅰ型胶原基因,type Ⅰ gene)与位于 22q13 上的 PDGFB 基因融合,引起后者扩增,产生大量的 COL1A1-PDGFB 融合蛋白,而瘤细胞表面本身即含有 PDGFR,故自身产生的 PDGFB 反过来作用于自身,也称为自分泌性生长刺激(autocrine growth stimulation),导致瘤细胞的持续性增殖和转化。新近的研究显示,STI571 能通过诱导细胞凋亡而抑制培养 DFSP 瘤细胞和鼠 DFSP 的生长,其机制可能是作用于 PDGFR。

**(5) ASPL 基因和 TFE3 基因**

腺泡状软组织肉瘤中存在 t(X;17)(p11.2;q25),导致位于 Xp11.2 上的 TFE3 基因与位于 17q25 上的 ASPL 基因融合。ASPL 基因,又称 ASPSCR1(alveolar soft part sarcoma chromosome region,candidate 1)基因。ASPL 基因编码蛋白的功能不详。TEE3 基因是转录因子螺旋—环—螺旋家族(helix-loop-helix)中的一员。在乳头状肾瘤中存在 t(X;1)(p11;q21)、t(X;1)(p11.2;p34) 和 t(X;17)(p11;q25),位于 p11 上的 TFE3 基因分别与 PRCC、SFPQ 和 RCC17 基因融合。随后的研究显示,RCC17 基因即为 ASPL 基因。腺泡状软组织肉瘤中的 ASPL-TFE3 融合蛋白可以起异常转录因子的作用。ASPL-TFE3 融合蛋白对腺泡状软组织肉瘤有较高的特异性和敏感性,但儿童和年轻人的肾腺癌中也可有此融合蛋白出现,提示这两种肿瘤基因相同的遗传学改变。

### (6) 间变性淋巴瘤激酶和神经营养性酪氨酸激酶受体3

间变性淋巴瘤激酶(anaplastic lymphoma kinase, ALK)和神经营养性酪氨酸激酶受体3(neurotrophic tyrosine kinase receptor 3, NTRK3)是人类已知58种跨膜PTK受体中的两种。ALK基因起初是在间变性大细胞性淋巴瘤中发现的。发生于软组织的炎性肌纤维母细胞瘤在遗传学上与间变性大细胞性淋巴瘤相似,但仅涉及2p23中ALK受体酪氨酸激酶活化。新近研究发现,在炎性肌纤维母细胞瘤中,ALK分别与TPM3、TPM4、CLTC、RANBP2和CARS基因融合。

先天性纤维肉瘤的遗传学表现为t(12;15)(p13;q25),导致位于12p13的ETV6基因与位于15q25上的NTRK3(或TRKC)融合。除先天性纤维肉瘤外,先天性中胚肾瘤(congenital mesoblastic nephroma)也具有相同的遗传学改变。1例急性髓性白血病也具有t(12,15)(p13,q25)及其产生的ETV6-NTRK3融合基因。

### (7) ras基因家族

ras基因家族(ras gene family)是一组GTP结合蛋白类,主要有Hi-ras、K-ras和N-ras 3种,分别来自Harvey、Kirsten肉瘤病毒和人神经母细胞瘤细胞株。在软组织肿瘤中,功能获得性ras突变见于胚胎性横纹肌肉瘤、所谓的恶性纤维组织细胞瘤、脂肪肉瘤、平滑肌肉瘤和GIST,以及部分肝血管肉瘤。

### (8) myc基因

在正常人体细胞中起着缩短细胞周期、促进细胞增殖、抑制细胞分化和凋亡的作用。25%~30%的神经母细胞瘤显示N-myc基因扩增,特别是在具有一致性染色区和双微染色体的病例中。N-myc基因扩增多见于临床高分期患儿,提示预后不佳。

### (9) 12q13~15区域及其基因

12q13~15区域含有HMGIC(high mobility group protein isoform I-C)、CHOP、ATF1、GLI、MDM2、CDK4、SAS、RAP1B、LRP1和IFNG等基因。12q13~15的改变存在于各种良性和恶性软组织肿瘤中,其中12q13~15区域的重排见于一些良性软组织肿瘤中,如脂肪瘤、子宫平滑肌瘤和肺软骨瘤样错构瘤,以及一些低度恶性的肿瘤,如分化良好型脂肪肉瘤和侵袭性血管黏液瘤,以及腮腺的多形性腺瘤和乳腺的腺纤维瘤。12q13~15区域的扩增见于黏液性脂肪肉瘤、透明细胞肉瘤和腺泡状横纹肌肉瘤等软组织肉瘤。

### (10) Ⅰ型神经纤维瘤病基因

Ⅰ型神经纤维瘤病是一种常染色体显性异常性疾病,由NF1基因(neurofibromatosis type Ⅰ gene)异常引起。NF1基因位于17q12,含有60个外显子,跨距至少335kb。NF1编码神经纤维瘤蛋白(neurofibromin)。该蛋白的功能尚不清楚,但与GTP酶激活蛋白具有很高的同源性,参与ras基因的通路,起着负调节ras基因产物P21的作用。在Ⅰ型神经纤维瘤病及与之相关的恶性肿瘤中发现有NF1基因失活性突变或杂合性丢失。

### (11) Ⅱ型神经纤维瘤病基因

Ⅱ型神经纤维瘤病是一种常染色体显性异常性疾病,由NF2基因(neurofibromatosis type Ⅱ gene)异常引起。NF2基因位于22q12.2,由17个外显子组成,跨距110kb。NF2编码一种称为merlin或Schwannomin的细胞角蛋白相关的蛋白质,参与细胞增殖的调节,在整合多个细胞信号通路上起着一定的作用。

NF2基因的失活性突变见于34%~66%的Ⅱ型神经纤维瘤病患者。

### (12) 其他

包括p53、MDM2、p16、RB1、CHK2、CDKN2A、WT1、SMARCB1、APC、-catenin和TGF-1等。

## 72.7 临床表现

### (1) 良性肿瘤

软组织良性肿瘤与恶性肿瘤之比超过100∶1。大多数的良性肿瘤位于身体的浅表部位,表现为局部缓慢性生长的无痛性肿块,但也有例外,如结节性筋膜炎可表现为近期生长迅速的肿块。最常见的良性肿瘤为脂肪瘤,其次为血管瘤和纤维组织细胞瘤。如为女性患者,最常见的良性肿瘤为子宫平滑肌瘤。少数良性肿瘤可伴有疼痛和触痛,如血管球瘤、血管脂肪瘤和血管平滑肌瘤。发生于深部的良性肿瘤,尤其是位于重要器官附近,如位于纵隔、气管旁、食管旁和血管旁,可压迫周围组织或使正常结构移位而产生胸痛、咳嗽、呼吸困难和吞咽困难等症状,严重者可引起上腔静脉综合征。功能性的副神经节瘤可因去甲肾上腺素的作用产生高血压症状。肿瘤发生于周围神经时,可产生疼痛和神经麻痹症状,如环层小体神经瘤、神经肌肉性错构瘤和神经鞘囊肿等。大多数的良性肿瘤经局部完整切除后可获得治愈;少数肿瘤可发生局部复发,多系切除不净或再生引起,对局部不具破坏性;仅有极少数形态学上呈良性的肿瘤可发生远处转移,如深部或富于细胞性纤维组织细胞瘤和子宫平滑肌瘤。

**(2) 中间性肿瘤**

局部侵袭型,在局部形成侵袭性和破坏性生长,易发生局部复发,但不具备发生转移的潜能,临床上常需作局部扩大切除以控制局部复发,这一类肿瘤以韧带样纤维瘤病和隆突性皮纤维肉瘤为代表;偶有转移型除在局部呈侵袭性生长外,还具备发生远处转移的能力,多转移至淋巴结和肺,但转移率多<2%,并无可靠的组织学指标可供预测转移,这一类肿瘤以丛状纤维组织细胞瘤和血管瘤样纤维组织细胞瘤为代表。

**(3) 恶性肿瘤**

与其他类型的恶性肿瘤相似,通常表现为生长迅速的无痛性或痛性肿块,体积多较大,在局部常形成浸润性和破坏性生长,可伴有出血、坏死和继发感染,容易复发和发生远处转移,严重者可表现为恶病质,威胁人类生命健康。不同类型的软组织肉瘤在恶性程度上存在明显的差异,同一类型的软组织肉瘤其恶性程度也有一定的差异。某些恶性肿瘤可以转移灶为首发症状,如神经母细胞瘤和腺泡状软组织肉瘤。值得注意的是,部分软组织肉瘤起病隐匿,术前病史可长达数年之久,如滑膜肉瘤和硬化性上皮样纤维肉瘤,可误诊为良性肿瘤。一些位于浅表部位的肉瘤,体积可以很小,如皮肤平滑肌肉瘤,也容易误诊为良性肿瘤。

## 72.8 肿瘤标记

软组织肿瘤常用的标记详见表72-5。

表72-5 软组织肿瘤的常用标记

| 标记种类 | 所标记的软组织肿瘤 |
| --- | --- |
| 肌细胞标记结蛋白(desmin)(D33) | 横纹肌瘤和横纹肌肉瘤、含有横纹肌母细胞分化的肿瘤、平滑肌瘤(100%)和平滑肌肉瘤(50%~70%)、含有肌纤维母细胞成分的病变(如纤维瘤病、血管肌纤维母细胞瘤、乳腺型肌纤维母细胞瘤、炎性肌纤维母细胞瘤、侵袭性血管黏液瘤、低度恶性肌纤维母细胞性肉瘤等)、血管球瘤、血管周皮细胞瘤、部分血管外皮瘤、部分腺泡状软组织肉瘤、血管瘤样纤维组织细胞瘤、软组织骨化性纤维黏液样肿瘤和促结缔组织增生性小圆细胞肿瘤(核旁点状染色)、腱鞘巨细胞瘤、外周原始神经外胚层瘤和肌上皮瘤、反应性间皮细胞 |
| MyoD1(myf-3) | 胚胎性、腺泡状和硬化性横纹肌肉瘤,腺泡状软组织肉瘤(胞质阳性)和多形性脂肪肉瘤假阳性表达 |
| 肌细胞生成素(myogenin)(myf-4) | 横纹肌肉瘤和含有横纹肌成分的肿瘤 |
| MSA(HHF35) | 平滑肌瘤、平滑肌肉瘤、血管球瘤、肌上皮瘤、横纹肌肉瘤[需结合结构蛋白(desmin)和肌细胞生成素(myogenin)]、含有肌纤维母细胞的病变、少数腺泡状软组织肉瘤 |
| -SMA(1A4) | 平滑肌肉瘤、血管球瘤、含有肌纤维母细胞的病变、肌上皮瘤和肌上皮癌、部分胃肠道间质瘤(灶性或弱阳性)、肿瘤(如促结缔组织增生性小圆细胞肿瘤)的增生性间质 |
| h-钙调蛋白(caldesmon)(h-CALD) | 平滑肌瘤、平滑肌肉瘤、血管球瘤、部分胃肠道间质瘤 |
| 肌钙调样蛋白(calponin) | 平滑肌瘤和平滑肌肉瘤、含有肌纤维母细胞的病变、滑膜肉瘤、血管瘤样纤维组织细胞瘤(85%)、神经鞘黏液瘤(80%)、孤立性纤维性肿瘤(70%)、恶性周围神经鞘膜瘤(40%)、隆突性皮纤维肉瘤(40%)内皮细胞标记 |
| CD31(JC/70A) | 良性血管瘤、中间性血管内皮瘤、>90%的血管肉瘤、卡波西肉瘤 |
| CD34(QBend10) | >90%的血管肿瘤、100%的卡波西肉瘤、隆突性皮纤维肉瘤、巨细胞纤维母细胞瘤、孤立性纤维性肿瘤/血管外皮瘤、胃肠道间质瘤(70%)、梭形细胞/多形性脂肪瘤、树突状纤维黏液脂肪瘤、肌周皮细胞瘤、上皮样肉瘤(50%~60%)、异位错构瘤性胸腺瘤 |
| von Willebrand fgactor(F8) | 良性血管瘤、中间性血管内皮瘤和分化较好的血管肉瘤 |
| UEA-1 | 良性血管瘤、中间性血管内皮瘤和分化较好的血管肉瘤 |

续表

| 标记种类 | 所标记的软组织肿瘤 |
| --- | --- |
| VEGFR-3 | 淋巴管瘤、卡波西型血管内皮瘤、Dabska瘤、网状内皮血管瘤、卡波西肉瘤(100%)、血管肉瘤(80%) |
| D240(podoplanin) | 淋巴管瘤、卡波西型血管内皮瘤、Dabska瘤、网状内皮血管瘤、卡波济肉瘤(100%)、血管肉瘤(80%) |
| S-100蛋白 | 周围神经和神经内分泌标记雪旺瘤、颗粒细胞瘤和恶性颗粒细胞瘤、恶性周围神经鞘瘤(40%~80%)、神经纤维瘤、部分神经鞘黏液瘤、软组织透明细胞肉瘤、副节瘤中的支持细胞 |
| 脂肪细胞标记 | 冬眠瘤、软骨样脂肪瘤、黏液性或圆细胞性脂肪肉瘤 |
| 软骨细胞标记 | 间叶性软骨肉瘤(软骨岛) |
| 其他 | 软组织骨化性纤维黏液样肿瘤(50%~70%)、骨外黏液性软骨肉瘤(30%)、胃肠道间质瘤(10%~15%)、脊索瘤、副脊索瘤、外周原始神经外胚层瘤、滑膜肉瘤(20%~38%),平滑肌肉瘤和横纹肌肉瘤中也有不同程度的表达,交指树突细胞肉瘤,Rosai-Dorfman病 |
| 内分泌标记 | |
|   CgA | 副节瘤、骨外尤文肉瘤/pPNET |
|   Syp | 副节瘤、黏液性软骨肉瘤、节细胞神经瘤、嗅神经母细胞瘤 |
|   NSE | 副节瘤、神经母细胞瘤 |
| 上皮性标记 | |
|   EMA | 神经束膜瘤、恶性神经束膜瘤和异位脑膜瘤、具上皮样分化的肿瘤(如滑膜肉瘤和上皮样肉瘤等)、间皮瘤(胞膜) |
|   CK | 具上皮样分化的肿瘤(如滑膜肉瘤和上皮样肉瘤等)、促结缔组织增生性小圆细胞瘤、间皮瘤、肾外横纹肌样瘤、少数骨外尤文肉瘤/外周原始神经外胚层瘤、炎性肌纤维母细胞瘤、膀胱假肉瘤样肌纤维母细胞增生、血管肉瘤、平滑肌肿瘤、横纹肌肉瘤、恶性纤维组织细胞瘤、恶性周围神经鞘膜瘤等 |
| 间皮标记 | |
|   阳性标记 | 钙网膜蛋白(calretinin)、CK5/6、WT1和D240 |
|   阴性标记 | CEA、MOC-31、B72.3、BG-8和Ber-EP4 |
| 色素细胞和血管周上皮样细胞标记 | |
|   S-100蛋白 | 软组织透明细胞肉瘤 |
|   HMB45 | 肺和肺外的"糖瘤" |
|   Melan-A | 肝镰状韧带/圆韧带透明细胞肌黑色素性细胞肿瘤 |
|   PNL2 | 肾及肾外血管平滑肌脂肪瘤、淋巴管平滑肌瘤/淋巴管平滑肌瘤病 |
| 组织细胞和树突细胞标记 | |

续表

| 标记种类 | 所标记的软组织肿瘤 |
| --- | --- |
| CD68 | 幼年性黄色肉芽肿、黄色瘤、纤维黄色瘤、软组织颗粒细胞瘤 |
| 溶菌酶(lysozyme) | 幼年性黄色肉芽肿、多中心性网状组织细胞瘤、纤维组织细胞瘤和所谓的恶性纤维组织细胞瘤中的组织细胞、杜顿巨细胞或破骨样多核巨细胞 |
| 1-AT 和 1-ACT | 肝胚胎性肉瘤 |
| Factor XIIIa | 纤维组织细胞瘤 |
| CD21、CD23、CD35 | 滤泡树突细胞肉瘤 |
| 其他标记 | |
| CD117 | 胃肠道间质瘤 |
| (A4502,C-19) | 韧带样纤维瘤病 |
| | 血管肉瘤(50%)、少数骨外 Ewing 肉瘤/外周原始神经外胚层瘤、恶性周围神经鞘膜瘤、滑膜肉瘤、平滑肌肉瘤、黏液性软骨肉瘤和血管平滑肌脂肪瘤 |
| CD99 | 骨外尤文肉瘤/外周原始神经外胚层瘤(包括 Askin 瘤)、75% 的差分化滑膜肉瘤、50% 的间叶性软骨肉瘤、25% 的横纹肌肉瘤、部分小细胞性骨肉瘤、促结缔组织增生性小圆细胞瘤和间皮瘤等 |
| βcl-2 | 卡波西肉瘤、胃肠道间质瘤、孤立性纤维性肿瘤、梭形细胞脂肪瘤、树突状纤维黏液脂肪瘤、滑膜肉瘤、分化较好的恶性周围神经鞘膜瘤 |
| ER、PR | 子宫的平滑肌瘤/肉瘤、腹膜后的深部平滑瘤、血管肌纤维母细胞瘤、富于细胞性血管纤维瘤、侵袭性血管黏液瘤等 |
| Fli-1 蛋白 | 骨外 Ewing 肉瘤/pPNET、胚胎性横纹肌肉瘤、黏液性脂肪肉瘤、间叶性软骨肉瘤、血管肉瘤 |

## 72.9 活检

### 72.9.1 活检方法

(1) 针吸活检

通过针吸活检获得细胞学诊断比较简单、快速。但有些临床医师认为针吸活检有促使肿瘤播散之虞,故不主张针吸活检。随着细针吸取细胞学检查日益增多,只要掌握其适应证及基本原则,临床仍可采用。但对于表浅易切除的肿瘤,宜采用手术切除活检,而不需针吸细胞学检查。体积较大、位置较深的肿瘤,如盆腔、纵隔、椎旁肿瘤,甚至腹壁可触摸到的腹内肿瘤,均可在超声引导下完成针吸过程,免去外科手术探查活检。另外,对已破溃的软组织肿瘤及远处转移灶或复发病例可考虑应用针吸细胞学诊断。针吸后,原则上尽早应用各种治疗措施,以防血行播散或医源性播散。

(2) 钳取活检

如果软组织肉瘤已破溃,细胞学涂片又不能确诊时,可用锐利活检钳咬取肿瘤边缘组织及部分正常组织,送病理检查。取材组织不宜过小,更需避免在肿瘤中央部坏死区取材。

(3) 切取活检

常在手术中采取此方法。较大的肢体肿瘤,位置较深部位,腹膜后肉瘤以及体积较大肿瘤均可切取活检,以获取病理诊断,选择下一步治疗方案。无法手术切除的肉瘤更需切取活检,待确诊后采用放疗或化疗。肿瘤切取的范围一般为 1 cm×1 cm×0.5 cm。切取肿瘤时,周围正常组织应予保护,避免肿瘤脱落种植。同时建议用锐性切割肿瘤,形成整块标本。肢体肉瘤活检时,如需施行截肢术,应在做根治术准备下,尽可能暂时阻断局部血运再进行,标本应立即送冷冻切片检查确诊。活检切口还需考虑与根治术手术切口方向一致。肢体活检忌用横切口,应采用和肢体平行的纵切口。

**(4) 切除活检**

切除活检的概念是切除整个完整肿瘤送检,常用于小肿瘤及表浅肿瘤,可达到诊断及治疗的双重目的。活检时止血须彻底,避免术后出血。切除肿瘤时尽可能带些正常组织一并切除。如为良性肿瘤则结束手术,如恶性肉瘤则根据不同病理类型决定是否需扩大手术切除范围。如冷冻病理切片不能明确恶性诊断时,原则应等待石蜡切片确诊,避免不必要的误诊。

### 72.9.2 活检注意事项

1) 要求患者全身状况尚好,血小板计数、凝血酶原时间在正常范围内。告知患者活检的必要性及重要性。

2) 征得家属的理解及同意,必要时要完成手术前谈话签字。并告知活检的局限性,不成功的可能,或仍无法作出正确诊断,以及活检可发生的出血、肿瘤播散、切口不易愈合等问题。

3) 医师不应将活检看成是小手术,活检者原则上也是日后给患者行根治性手术的医师。活检前要详细了解病情,并有各种影像学检查结果供参考。

4) 无论选择何种活检方法,均以不导致肿瘤播散为原则,除手术中予以保护措施外,活检后如考虑肉瘤可能,应及时应用化疗药物预防。

5) 获得理想的活检组织标本后,应及时送至病理科检查,或予固定液固定,防止标本缺失。

## 72.10 临床诊断与影像学检查

**(1) X 线摄片**

肉瘤易发生远处转移,且 80% 发生于肺、纵隔,因此常规摄片很重要。

局部 X 线摄片可了解病变与周围脂肪、肌肉、骨骼之间的关系,有无骨侵犯,判断外压性改变还是直接浸润,对判断究竟是软组织肉瘤侵犯骨皮质,还是骨肿瘤累及软组织有帮助。

**(2) B 超检查**

B 超检查发现肿块为实质不均性,常为恶性肿瘤。并可了解肿瘤大小、边界,以及与血管的关系。边缘不规则,回声不均匀以及肿瘤邻近结构变形为恶性超声诊断标准。近年应用多普勒彩色超声检查,鉴别血供存在的肿瘤活性区及坏死区,有助于选择肿瘤穿刺活检的部位。

**(3) CT 检查**

能清晰显示肿块全貌,以及与邻近骨、血管的关系。不同类型肉瘤,密度可呈现各自特点。多数软组织肉瘤的密度略低于正常肌肉,近年来多应用螺旋 CT,可采取重叠图像,进行三维重建,同时 CT 可发现肿大淋巴结,并可用于穿刺定位等。

**(4) MRI 检查**

与 CT 比较,更能从多角度描述肿瘤与邻近组织的异同。尤其适合软组织肿瘤的诊断及术前检查。MRI 在显示肿瘤复发方面优于 CT 检查。在显示肿瘤范围及与血管、神经联系时,应作横轴位成像,在相同层面进行 T1WI 和 T2WI 对比分析,增强扫描要沿长轴面成像(图 72-1,72-2)。

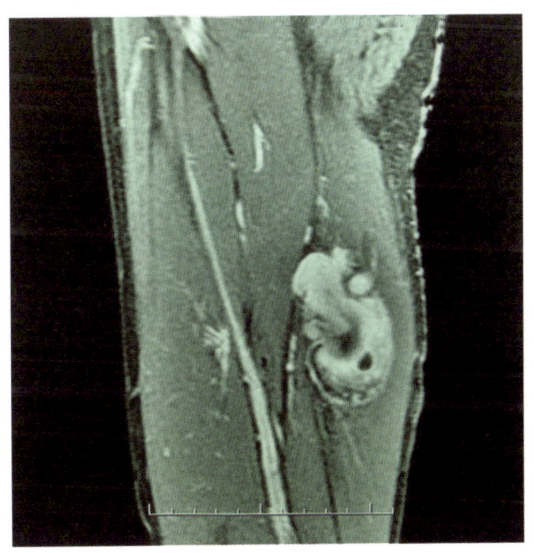

**图 72-1 滑膜肉瘤的 MRI 像(一)**
在半膜、半腱肌间有椭圆形肿物 7 cm×4 cm,T1W1 为等信号,T2W1 为稍高信号

**(5) 动脉造影检查**

应用动脉造影,可以了解肿瘤内血管分布。近年数字减影血管造影术(DSA)代替常规血管造影。随着 CT、MRI 血管成像技术的进展完善,目前较少应用血管造影,但对于保肢及疑难病例的手术方案制订,或血管栓塞的准备仍是必要的。

**(6) PET/CT 检查**

目前 PET/CT 检查也开始应用于软组织肿瘤的诊断,以及寻找原发灶及转移灶,同时经全身化疗后疗效的评估。高度恶性肉瘤对 FDG 吸收明显,并可指导病理活栓,可探测出恶性肿瘤程度最高的部位。

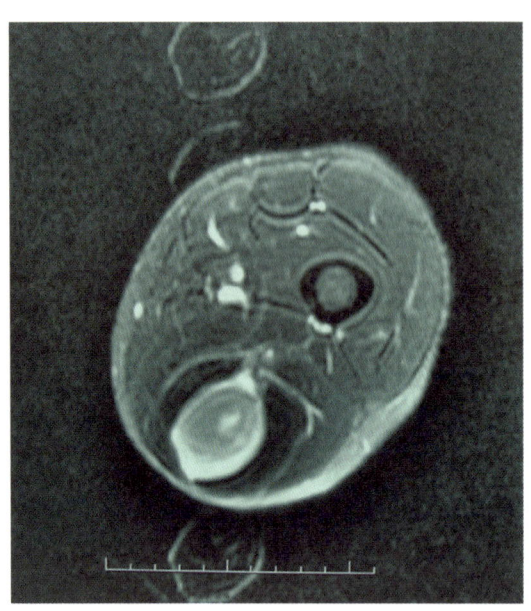

**图 72-2　滑膜肉瘤的 MRI 像（二）**
肿瘤周边见不完整的环状水肿

#### （7）病理检查

是诊断软组织肿瘤的最重要手段。制定治疗计划前，常需明确病理诊断。但病理诊断及分类复杂，有时需用免疫组化及遗传学等技术确诊，同时病理诊断要与临床密切结合。

近年来，国外病理学家将软组织肿瘤的研究转移到分子遗传学改变上，许多软组织肿瘤存在的非随机性、克隆性细胞遗传学异常并具有独特性，而不出现在其他肿瘤中，据此可作出细胞遗传学诊断。

## 72.11　鉴别诊断

软组织肉瘤的诊断常与以下疾病混淆，因此需注意鉴别诊断。

#### （1）结节性筋膜炎

结节性筋膜炎病例临床也时常遇到，初起为小结节状，常位于四肢，躯干部分少见。结节迅速转为肿块状，但界限不清，质地不像肿瘤那样硬，长到一定程度后可维持一段时间肿块不再增大，也无明显不适。B超检查可发现内有条索状改变，不似肿瘤为实质性，包膜也可没有。手术切除后，预后较好，常无复发。结节性筋膜炎有时与纤维肉瘤在病理切片镜下鉴别困难，需加用其他诊断方法。

#### （2）皮肤草样肉芽肿

此病属于皮肤淋巴瘤的一种，可出现于四肢及躯干，肿块大小不一，常累及皮肤。皮肤中心表现为一种潮红样的炎症改变，肿块增长迅速，有时可达10cm大小，界限不太清，但肿块边缘皮肤不发红。由于此病属皮肤淋巴瘤，所以全身可同时或异时出现多发肿块。体检时要仔细检查全身皮肤，有无红肿及肿物。此类疾患原则上以化疗及放疗为主，避免截肢。如果诊断不明，可行穿刺或活检以确诊或排除此病。

#### （3）结核性脓肿

结核性脓肿有时难以与软组织肉瘤相鉴别，尤其是发生于髂腰肌或髋关节部位，由于肿块壁厚，脓液少，常误诊为软组织肿瘤。但结节性脓肿有其好发部位，肿块短时间内增大较快，起居受影响，追问病史，以往有肺结核病史，或有其他部位脓肿长期不愈合史。B超及CT影像学检查常有助于诊断，可发现肿块呈脓肿样改变，有时也需要穿刺细胞学检查。

#### （4）猫抓病

常发生于上肢手臂部位，起病较急，几天内即出现肿块，可有皮肤红肿或无红肿，有时有触痛，肿块长到一定程度不再长大，常伴有滑车淋巴结及腋淋巴结大，也可有触痛。追问病史，家中有养宠物，并有猫、狗等抓伤史，但有时并不能问出此病史。B超检查与一般炎性肿块无特殊鉴别，但如果有抓伤史及肿块伴淋巴结大，诊断并不困难，必要时可通过细胞学穿刺诊断。猫抓病服用抗菌消肿药物后，短期内肿块会缩小或疼痛减轻。

#### （5）外伤血肿

常有外伤史，局部触痛明显，穿刺液为血性。血肿机化后，短期内体积变化不大，待一段时间后，可有缩小趋势。

#### （6）结核

多发生于胸壁、肋骨、腰、臀等部位，有结核病史，肿块触诊较软，细胞学穿刺可发现结核细胞学改变。

#### （7）炎性肿块

常发病较快，局部温度高，有触痛，皮肤可有红肿，细胞学穿刺为炎性细胞。

#### （8）肿瘤

纤维肉瘤质地较硬，生长缓慢。滑膜肉瘤多发生于大关节附近，生长较快，可有区域淋巴结转移。神经源性肿瘤多位于腹、盆腔。脂肪肉瘤体积较大，质软或中等。横纹肌肉瘤常沿纵行肌肉内生长。恶性纤维组织细胞瘤好发于臀部和大腿。

## 72.12 分期

软组织肿瘤分期较为复杂,涉及外科、病理的不同侧重点,但原则是临床及病理均能接受。

Enneking 系统是根据肿瘤所在的解剖部位(间室)、组织学分级(G1 和 G2)以及分期制定的,因其简单、易记忆,受到临床的认可,见表 72-6,72-7。

**表 72-6 肌肉骨骼肿瘤协会分期中的解剖部位**

| 间室内(T1) | 间室外(T2) |
|---|---|
| 关节内 | 向关节周围软组织扩展 |
| 浅筋膜与深筋膜之间 | 向深筋膜扩展 |
| 骨旁 | 向骨内或筋膜外扩展 |
| 筋膜内 | 向筋膜外扩展 |

**表 72-7 肌肉骨骼肿瘤协会分期**

| 分期 | 分级 | 部位 | 转移 |
|---|---|---|---|
| ⅠA 期 | G1 | T1 | M0 |
| ⅠB 期 | G1 | T2 | M0 |
| ⅡA 期 | G2 | T1 | M0 |
| ⅡB 期 | G2 | T2 | M0 |
| Ⅲ 期 | G1 或 G2 | T1 或 T2 | M1 |

国际抗癌联盟(UICC)建立了一套国际上能普遍接受的分期标准,即 TNM 分期。

美国癌症联合会(American Joint Committee on Cancer,AJCC)与 UICC 在软组织肿瘤的分期上意见基本一致。

分期系统必须对所有不同部位的肿瘤都适用,且在手术后获得病理报告予以补充。为此,设立了两种分期方法:临床分期(治疗前临床分期),又称 TNM 分期;病理分期(手术后病理分期),又称 pTNM 分期。pTNM 分期是在治疗前获得的证据再加上手术和病理学检查获得新的证据予以补充和更正而成的分期。pT 能更准确地确定原发性肿瘤的范围、浸润深度和局部播散情况;pN 能更准确地确定切除的淋巴结有无转移以及淋巴结转移的数目和范围;pM 可在显微镜下确定有无远处转移。

软组织肉瘤的 pTNM 分期见表 72-8,分期的分组见表 72-9。

**表 72-8 软组织肉瘤的 pTNM 分期**

T——原发肿瘤
  TX  原发性肿瘤不能评估
  T0  无原发性肿瘤证据
  T1  肿瘤直径 ≤5 cm
    T1a  浅表性肿瘤
    T1b  深部肿瘤
  T2  肿瘤直径 >5 cm
    T2a  浅表性肿瘤
    T2b  深部肿瘤

N——区域淋巴结
  NX  区域淋巴结不能评估
  N0  区域淋巴结无肿瘤转移
  N1  区域淋巴结有肿瘤转移

M——远处转移
  MX  远处转移灶不能评估
  M0  无远处转移
  M1  有远处转移*

G——组织病理学分级**
  GX  分化程度不能确定
  G1  分化好
  G2  中等分化
  G3  低分化
  G4  未分化

\*:根据转移部位可用下列字母表示:pul = 肺,oss = 骨,hep = 肝,bra = 脑,lym = 淋巴结,pleu = 胸膜,per = 腹膜,ski = 皮肤,oth = 其他。

\*\*:组织病理学分级是术后的病理分级。

**表 72-9 软组织肉瘤的 AJCC 临床分期**

| Ⅰ 期 | T1a、1b、2a、2b | N0 | M0 |
|---|---|---|---|
| Ⅱ 期 | T1a、1b、2a | N0 | M0 |
| Ⅲ 期 | T2b | N0 | M0 |
| Ⅳ 期 | 任何肿瘤大小 | N1 | M0 |
|  | 任何肿瘤大小 | N1 | M1 |

## 72.13 治疗总论

软组织肉瘤由于其特殊的生物学特性,单纯外科手术的知识已不能适应临床需求。近代治疗观点对治疗肉瘤提出更高要求,应通过各科专家会诊、讨论,发挥各自及整体优势,为患者提供系统、全面合理的治疗方案,尽量减少治疗上的失误。

软组织肉瘤在治疗前应明确高、低分级。低度恶性肉瘤要扩大手术切除范围,手术操作应在肿瘤周围的正常组织内进行,这样才能减少局部复发。而高度恶性的肉瘤除采取合适手术方式外,更应采用综合治疗方案,包括手术与辅助性放疗及化疗结合,以期获取较好疗效。

Coindre 分析 546 例肉瘤疗效发现,软组织肉瘤的预后与肿瘤大小、部位、深度、分级有关。目前更强调重视某些肉瘤的组织学亚型。如有些脂肪肉瘤、横纹肌肉瘤、滑膜肉瘤、恶性神经鞘膜瘤常位于组织深部,多属于高分级肿瘤,类似的组织学亚型肿瘤致死率及转移率常较高。

临床实践中更应注意术前对肉瘤的评估,而这种评估则基于病史、体征、影像学检查及临床经验。Heslin 提出高危患者的概念,这在手术前极有价值,即:①高分级肉瘤;②肿瘤直径 > 5 cm;③肿瘤侵及筋膜深处。凡属以上几点者,均应采取综合治疗。

目前已将软组织肉瘤生物学特性作为监测选择治疗的依据。应用流式细胞仪检测软组织肉瘤细胞核 DNA 倍体,因此建议对低分级及二倍体肿瘤的治疗以手术为主,而高分级异倍体肿瘤应行综合治疗。

软组织肉瘤手术前需判断肿瘤能否切除,病理类型,生长部位,浸润周围组织的范围,是否累及周围血管、神经、骨骼、邻近脏器,以便确定手术切除的范围及深度。肢体肉瘤需明确是否一定要截肢,如采用截肢是否过度;不截肢者局部复发及转移的危险性如何,有无更合理的治疗方法等。

20 世纪 70 年代后,肢体肉瘤保肢手术已渐为推崇及接受。合理完善的综合治疗,已使截肢率明显下降,生存率逐年上升。20 世纪 70 年代前,复旦大学附属肿瘤医院肢体肉瘤的截肢率为 47%,目前截肢率下降至 < 10%。因此,对于肉瘤的综合治疗应于术前即开始考虑应用。如手术前化疗、肢体动脉插管化疗、局部介入化疗、动脉热灌注药物、术前放疗等,均应根据不同治疗模式予以考虑制订[10,11]。新辅助化疗的应用,可使肿瘤缩小,反应区范围变小,有助于手术实施。经过动脉热灌注化疗药,使肿瘤坏死率 > 90% 的病例屡见不鲜[12,13]。此类治疗在保肢手术中占有重要地位。外科医师在治疗肉瘤前要充分评估各种治疗措施的利弊,合理综合应用,达到最佳疗效。

软组织肉瘤可发生于全身各部位,需和相关外科医师共同合作完成。除考虑病变的解剖部位外,还应结合影像学检查,根据肿瘤分期及分级来确定手术范围及切缘。

## 72.14 手术

### (1) 局限性切除术

该手术方式常用于良性肿瘤,如脂肪瘤。纤维瘤的切除,也可用于表浅部位肉瘤的切除活检。在某些特殊部位如腹股沟区、腘窝、腋窝、头颈区域,由于紧邻重要血管、神经,常使切除范围受限,仅能行此局限性手术。此类手术可能遗留了肉瘤或肿瘤的包膜,是造成日后复发的重要原因。手术时肉眼观察肿瘤已全部切除,但显微镜下可观察到切缘紧邻肿瘤。外科经验提示,很多情况下此种手术会遗留肉眼观察不到的肿瘤细胞。

此种手术还可用于已经明确的治愈性手术后,且在放疗、化疗区又出现新的肿物,即可考虑局部切除。

在某些位置深在的肿瘤,如盆腔肿瘤,常因条件所限,仅能行瘤内剜除术,虽大体切除了肿瘤,但将瘤壁残留形成"肉瘤壳"(shell of sarcoma)。由于肿瘤破碎污染手术区,再手术根治已无可能。因此,要尽量避免此种手术操作,除非系姑息性手术或作为综合治疗的一个环节时采用。如果肿瘤在术中破溃,应清除创面脱落的组织,并于术毕用氮芥 5 mg 加入 200 ml 生理盐水创面浸泡 4 min。也可用氮胺顺铂 20 mg 加入 500 ml 生理盐水中浸泡创面,此系术中补救措施,往往可以延缓肿瘤复发。如系肉瘤应用此类手术,文献报道复发率高达 90% 以上。

### (2) 广泛切除术

近 80% 的肢体肉瘤需接受此类手术,此类手术被视为肉瘤的最基本及最标准的手术之一。适应证包括位于头颈、躯干、四肢及腹膜后的肉瘤。其基本原则是,手术时应在"正常组织内"进行,包括手术前曾取活检区域以及皮下出血部位,肿瘤、假包膜及周围一定范围的正常组织一并切除。肿瘤外科手术的原则应保证手术野不能使肿瘤暴露,假如外科手术见到肿瘤暴露,则增加了手术后局部复发的危险性。标准手术切缘应距离肿瘤 3~5 cm 的切缘切除。肿瘤巨大或界限不明,更应超越 5 cm 切除界限。文献报道,即使这样的手术仍有可能发生局部复发及转移。

根据临床研究发现,多数广泛切除病例的复发并不是长、宽切缘的不足,而是肿瘤基底切除不充分所致。因此,除强调肉瘤广泛切除的平面 3~5 cm 范围外,更应注意肿瘤基底部的切除范围,即应达到三维广泛切除的要求,只有这样才是减少局部复发的重要保证。

外科手术结束时,还要考虑到患者术后复发的可能性大小,是否需进一步治疗。如术后应用放疗需即刻置银夹标记 4 枚,以提示放疗的范围。

广泛切除时并不需切除相应淋巴引流区,除非临床怀疑及证实有淋巴结转移时。

头颈、腹膜后及躯干的广泛切除与前述类同,但常不易实施,主要是解剖位置所限,切缘不能充分保证。此时应放置银夹标记,以备日后放疗及化疗。

肿瘤广泛切除的实施模式举例如下:大腿前内侧脂肪肉瘤,首先确定皮肤切口,包括原活检切口,再明确分离皮瓣的范围。在分离两侧足够皮瓣后,就可以触及肿瘤轮廓及与周围的关系,对肿瘤外正常组织区要有足够认识,不要过分剥离显露至肿瘤外膜,应在确定肿瘤包膜界线外 3~5 cm 的内收肌群中行切除。这样可以将子瘤也一并切除。假如在假包膜内手术,则可造成种植播散至切口处,也会导致较多量的出血。为保证手术时始终在"正常组织"中进行,手术过程中要不断探及肿瘤与正常组织的切缘。如有条件,肿瘤标本切除后立即送至病理科,行冷冻切片检查了解肿瘤切缘是否足够。外科医师常需表明有可能残留肿瘤的切缘部位,以便有的放矢进行病理检查。

(3) 根治性间室切除术

肢体肉瘤的根治性手术即肌肉间室切除术。此手术的关键是切除肿瘤所在间室的全部肌肉,从肌肉的起止点,连同肿瘤行整块切除。同时应保证重要血管、神经予以保留。如果位于筋膜外或肌肉间隙平面内,则必须切除累及的肌肉与筋膜的整块切除。此切除范围在理论上认为不再残留微小肉瘤。除非肿瘤侵犯相邻的间室,如出现此种情况则需考虑多肌群的切除。手术切除方式也应采用自外向内进行。腹壁肉瘤切除包括近 1/4 区域的腹壁。骶骨、耻骨、肋骨处的肿瘤,要暴露出足够的正常组织,以便切除。腹膜后肉瘤需切除肿瘤及腹后壁肌肉邻近受累的脏器。如能实施正确的根治性间室切除,肢体肉瘤的疗效并不低于截肢。

根治性间室切除适用于横纹肌肉瘤,因为此瘤可沿肌肉束纵向扩展 >10 cm,因此需采用根治性起止点肌肉的间室切除。另外还可适用于高分级、浸润性肉瘤。虽然国外推崇间室切除,但累及多束肌群的肉瘤,如均行起止点肌切除,势必造成日后肢体功能障碍。因此,复旦大学附属肿瘤医院近年来对标准间室切除仅用于横纹肌肉瘤,而对其他类型肉瘤多采用缩小的间室切除,即将一束肌肉起止点保留,而行围绕肿瘤外周的广泛切除及肌肉间室长径大部分切除,短径全部切除(图 72-3~72-5)。这样即保留了功能又达到了三维切除的目的。对累及多束肌群者,采用三维及周边肌群的广泛切除,术后应用放化疗,疗效并不低于根治性间室切除。因此,三维广泛切除系保证肉瘤疗效的重要术式之一。

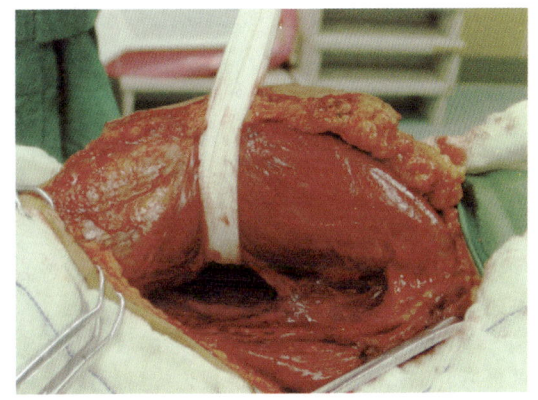

图 72-3 将滑膜肉瘤所累及的肌肉基底游离后提起

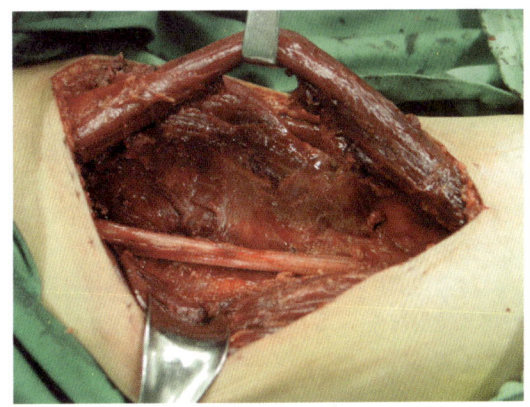

图 72-4 滑膜肉瘤肌肉间室切除后创面显示坐骨神经

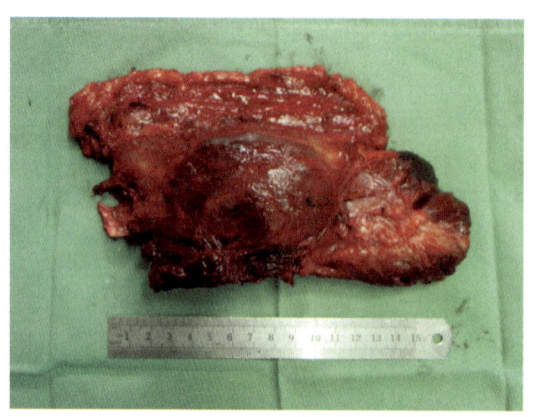

**图 72-5** 滑膜肉瘤肌肉间室切除及三维切除术后（侧后面观）

**(4) 修复重建术**

由于广泛切除及根治术的应用，局部创面修复也渐被重视。如植皮术、带血管蒂肌皮瓣修复术、游离肌皮瓣血管吻合术，可在许多部位应用。血管吻合术、人造血管替代吻合术、神经吻合术、人工假肢等，均在保存肢体及功能修复中起到重要作用。肿瘤侵犯骨骼的病例，可应用异体骨移植术、金属假体植入术等。但应用修复术时，要保证创面局部无肿瘤残留，避免为修复而造成局部肿瘤切除不够彻底。原则是在无瘤基础上再行修复重建，避免将两者关系颠倒。

随着保存肢体工作的开展，肉瘤术后修复重建的报道也日渐增多。间室切除理论提出后，由于切除的范围相对广泛，常需修复重建。但在修复重建中，要根据临床实践情况决定。例如，大动、静脉随同肿瘤切除的机会较多，而实际需重建的机会并不太多。Stotter 曾报道 180 例软组织肉瘤切除术，修复重建 27 例，其中 5 例大动、静脉被切除，行动脉重建 1 例。可能与某些侧支循环已建立有关。近年来综合治疗的广泛应用，使累及血管的肉瘤得以控制治疗。因此，在行人造血管置换时，也要考虑是否有其他治疗措施能同样达到治疗目的。虽然血管外科与肿瘤外科在此问题上意见并不一致，但综合治疗的观点仍稍占上风。

神经切除往往与大血管切除同时存在，但神经重建却较少应用。其主要原因是神经切除的同时，切除了大量被支配的肌肉，即使重建了神经的联系，也无效应作用。

肌肉切除造成的功能障碍是软组织肉瘤治疗中最常见情况。肌腱转位是重要重建方法，效果良好。皮肤修复中应遵循由简到繁，以最小的代价获得最大的收益原则。

软组织肉瘤侵犯骨组织时，多属中、晚期。此类患者保肢困难，常选择截肢。范围较小的骨受累区可以考虑部分或骨段切除，即瘤骨保留的灭活类和瘤骨切除的替代类。

修复重建的适应证包括：间室切除或广泛切除后造成重要的循环、支撑和动力性功能障碍，自体能力无法替代的。另外，肿瘤切除术后创面无法直接缝合的，特别是局部深部重要组织裸露的，需要特殊覆盖手段。还有各种放射性损害致溃疡不愈、组织坏死及重要组织外露者也需修复。总之，实践中应严格掌握适应证，避免盲目扩大切除范围，增加手术难度。

**(5) 肢体功能性切除及新技术的应用**

软组织肉瘤常累及血管、神经及骨骼。以往此类病例均系截肢适应证。近 20 年国内外开始应用各种手段治疗类似病例，保肢成功的病例不断增加，促使医师对保肢手术与治疗充满信心。加之许多新技术的应用，成为保肢的重要手段。尤其是高剂量率 $^{192}$Ir 后装近距离内照射（brachytherapy）在国内外许多单位应用。其优点在于术中外科及放射科医师共同合作，设计治疗计划。术后早期应用，针对肿瘤床残存肿瘤区，照射剂量呈圆周型递减，避免正常皮肤无法耐受高剂量，也避免手术后瘢痕形成导致放射不敏感的不足。

功能性肢体肿瘤切除主要是指最大限度切除肿瘤，同时保留肢体功能。手术中保存必要的功能性肌肉、血管、神经及骨。手术的操作要求较高，因术中稍有不慎，将损伤重要血管、神经，导致手术失败。特别是在解剖剥离血管时要掌握有关技巧。

累及血管、神经的肉瘤通常体积较大，其基底紧邻血管、骨、神经。有时肉瘤完全包绕血管或神经生长，无法确定其切除边缘，更严重者整段神经因肿瘤侵犯而形成肉瘤样改变。类似如此严重的局面，手术时确定保肢，则必须将重要血管、神经解剖出或从肿瘤内找出。因此，手术与常规的广泛切除有所区别。其主要区别在于此时已无法保证肿瘤切缘 3~5 cm，有时甚至要在瘤内操作，这在以往肿瘤手术原则中是不允许的。但国内外近年来资料显示，术前后合理应用放疗、化疗、生物治疗，此种瘤内操作手术的局部复发率也可降到 5%，也未明确显示远处转移增加的倾向。因此，保留功能切除的手术仍是可行的。

在解剖剥离血管神经时，首先要明确此段累及病变的范围、长度。并要了解远端肢体血液供应情况，如下肢股动脉受累时，要解剖出股动脉的近端，予以暂时阻断，再触摸足背动脉是否跳动。如确定搏动消失,则必须保存此血管,即紧沿肿瘤解剖血管,解剖过程要胆大心细,动作轻柔,因肉瘤组织可呈现易碎或质韧双重特点。因肿瘤与血管常无明确边界,此时切除肉瘤完全靠感觉及触摸动脉搏动来进行,既要尽最大限度切除肿瘤,又要保留血管壁。有时质韧、脆的肉瘤组织很难从血管壁剥离出,此时参照近端血管的直径,分别行锐、钝性手法予以分离,直至将整段血管剥离出,可能会有少许肉瘤组织或细胞残存于瘤床及血管壁。要求残留肿瘤越少越好。如果手术解剖肿瘤时不慎将血管切开或破溃,不应慌张,应用血管缝线予以修补缝合。由于肢体血供可阻断较长时间,如遇较大血管创口,可以从容修补。如血管完全切断无法修复时,可考虑采用人工血管替代术,或应用大隐静脉替代。但此种意外情况临床并不多见。多数情况下解剖血管常成功实施。肿瘤累及神经较剥离血管容易处理,因手术操作过程中有神经支配区的跳动提示,再者即使肉瘤完全替代了神经干,只要维持原神经粗细形态即可,不必过多切除或切断。

肢体及躯干的肉瘤切除后,由于血管、神经周围可能会残留肿瘤,因此内照射置管术需此时完成。首先确定置管的范围,包括上、下及外围。按照巴黎系统布源法在肿瘤床置施源管,用特制套管穿刺针,经皮肤穿刺,经由瘤床血管、神经表面,再从对侧皮肤穿出。将专用施源管从套管经此途径引出,即贯通整个瘤床横径面。管距 1~1.5 cm,置管要求平直,间距一致,辅之皮肤外固定。肢体应采用横行或斜行置管,防止管腔移动。以达到治疗最佳效果。术后 5 天给予照射。总剂量 20~25 Gy,每日 2 次,8~10 次完成照射后拔除施源管,完成功能性保肢手术及内照射的全过程。

#### (6) 截肢术

20 世纪 70 年代以前,许多肢体深在、巨大的肉瘤常需截肢治疗,并且制订了截肢适应证:包括累及骨、关节、重要血管、神经的病例;某些肉瘤主要肌群切除后,局部再复发的病例;肿瘤侵犯范围较广,导致多处污染及无法根治的病例。近年来,许多肿瘤可以早期发现,早期手术加上先进的放射治疗设备,使肉瘤得到有效控制。许多过去认为需截肢的病例,现已被各种保肢综合治疗措施所替代。国外报道截肢率已降至 5% 左右。但是虽有保肢手段,临床上仍可遇到某些肉瘤已经侵犯破坏了肢体四周大部分肌群,并累及较广的血管与神经。还有经保守手术后再复发的病例,此时再进一步行局部手术及放疗均已不易。为控制肉瘤,缓解疼痛,在无远处转移的情况下只能实施截肢术。因此,近代截肢指征只有在各种综合措施无法实行的情况下才考虑截肢。

由于截肢将给患者造成永久性不可弥补的残废,因此医师行截肢术必须采取慎重态度,严格掌握手术适应证,要有明确的病理诊断,选择安全可靠的切除肿瘤的截肢平面,同时也应考虑术后假肢的制作与安装问题。

确定肉瘤截肢平面很重要,过长过短均不合适。外科医师要牢记肉瘤可以沿肌肉束纵行扩展,并可沿筋膜、腱膜腔隙蔓延。这样的蔓延方式临床上常难以发现。因此,当肿瘤巨大,复发性病例必须考虑到此现象。肌肉血管神经束通常延至关节水平,完全性根治性截肢通常要在肿瘤最近关节的以上水平完成。例如,位于小腿中段的肿瘤,截肢需在股骨进行。如果肿瘤位于股骨或大腿中段,则需至少在髋关节以上部位截肢。近年来由于考虑术后安装假肢的需要,截肢水平要求尽量保留残肢长度,但从肿瘤切除原则考虑,仍以根除肿瘤为主要目的,避免不必要的残肢复发。

另外,截肢手术时尽量使截肢残端成为圆柱形,使肌肉筋膜包绕骨端。对于神经干的处理,可先行结扎而后在其远端切断,达到止血、限制神经纤维生长、减少神经瘤的发生。残端皮肤要求血供好、感觉好、切口瘢痕尽量不在负重区为佳。

#### (7) 复发性肉瘤的再治疗

软组织肉瘤局部治疗失败的原因常因不正确的外科及放疗所致,目前仍是影响局部控制率及整体生存率的重要方面。据观察,再复发肿瘤的细胞分裂数要较原发肿瘤高 30%~43%。肿瘤发生部位不同,其复发的倾向也不同。肢体肉瘤复发危险率为 31%,躯干为 40%,腹膜后为 47%。局部切除及广泛切除的失败率分别高达 95% 及 60%。复旦大学附属肿瘤医院报道 96 例复发性肉瘤,其中 65 例 (67.7%) 在首次手术时仅行局部摘除术。再次手术后,局部再次复发者 23 例 (23.9%),中位复发时间为 11 个月 (1~51 个月)。

首次手术时切缘不恰当,常需再行补充广泛切除。Eilber 发现此类病例中,约有一半病例发现肉眼肿瘤残留。复旦大学附属肿瘤医院补充手术治疗 22 例隆突性皮肤纤维肉瘤中,切缘阳性及肿瘤残留 17 例 (78%)。如此高的切缘阳性率提示外科医师并未认识到切缘的重要性,更未重视肉瘤的首次治疗。而肉瘤的首次治疗直接影响日后复发、转移及生存。在此方面有许多惨痛的教训。应当指出,肉瘤术后

3个月左右的"复发"多系首次手术有残留所致,与真正的术后复发概念应有所区别。

局部复发但无转移的病例,经合适的外科手术治疗后,长期保肢仍可达46%～70%,所以不应轻易放弃复发病例的治疗。复发性肉瘤如需再次手术治疗,需参考原肿瘤的病理类型、分级、手术范围、目前病灶大小、数目、生物学特性等综合因素制订合适的手术计划。手术仍采用广泛切除为主,但与常规手术有所不同,其规范性降低,只能根据具体部位、个体情况处理。体现出一种改良性切除的概念。术前要有影像学检查,术中根据原切口及肿瘤大小设计不同的切口,由于解剖位置的改变,增加手术的难度,有时肿瘤与正常组织间无明确界限,或有多个子瘤出现。手术时均予以考虑,并针对不同情况尽量做到切除彻底,避免日后再次复发。复发性肉瘤术后需补充放疗及化疗,以提高疗效。已放疗的复发病例仍可考虑再手术及术中内照射。

为避免肉瘤的术后复发,某些肉瘤被误认为良性肿瘤切除后,需在近期内再行补充广泛切除。其手术范围包括原手术区的皮肤切口、瘢痕区、反应区及引流管区域。无论从广度及深度均应超越原手术区的切缘。应强调任何切除的肿瘤均应行病理检查,避免外科医师肉眼主观臆断。一般原则补充广泛切除在术后3个月内完成。超过3个月后则给予补充放化疗或观察日后是否复发。

## 72.15 放疗

### (1) 术前放疗

术前放疗主要适用于软组织肉瘤体积较大、深在、生长较快、恶性程度较高者;直接手术有困难或需要截肢者。其目的:①使肿瘤体积缩小,降低肿瘤细胞活性,杀灭瘤体假包膜外亚临床病灶,缩小手术切除范围,减少术中种植,最大限度提高手术切除率和局部控制率,降低截肢率;②术前肿瘤边界清楚,放疗定位准确;③可推开前肿瘤周围正常组织,降低正常组织受照剂量,尤其是腹、盆腔软组织肉瘤;④术前放疗,肿瘤血供丰富,未受手术破坏,乏氧细胞少,肿瘤细胞放射敏感性相对较高;⑤提供全身治疗机会(同期放化疗),以消灭潜在的微转移灶。软组织肉瘤患者就诊时,约50%有潜伏的微转移灶。目前认为微转移灶的早期治疗可提高局部控制率,甚至提高生存率[14]。一些生长迅速、放射敏感的肉瘤,术前放疗可使瘤缩小30%～90%。Suit报道181例局部晚期病例,术前放疗后手术,其局部失控率仅为10%[15]。通过广泛切除术代替截肢术,保留肢体及功能,使截肢率由单纯手术的20%～40%降为5%。

因这部分软组织肉瘤患者肿瘤体积较大、恶性程度较高、微转移发生率高、故术前放疗强调同期放化疗。同期放化疗的理论最早由美国洛杉矶加利福尼亚大学Eilber提出,很快被很多肿瘤研究中心采纳。77例高危软组织肉瘤患者,接受了术前同期放化疗:动脉灌注多柔比星(ADM)20～30mg/d,连用3天,外放射35 Gy/10次。随访8年,仅4例(5%)局部复发。但因单次分割剂量高而不良反应较大,Temple[16]将放疗剂量改为30Gy/10次,得到相似疗效,但不良反应减少。

多数报道等同期化疗所用的多柔比星作为放射增敏剂,其他增敏剂还有IdUrd(每日1 000～1 600 mg/m²,连用5天,静脉注射)、雷佐生(razoxane每日150 mg/m²口服,放疗前5天开始至放疗结束)和异环磷酰胺(IFO,10.2 g/m²,1～3个周期)。目前临床软组织肉瘤术前放射剂量:肿瘤量50～55 Gy/5～6周,休息2～4周后手术。

### (2) 单纯放疗

软组织肉瘤单纯放疗适用于:①肿瘤较小、有手术禁忌证或患者拒绝手术者;②多次手术后复发,不宜再手术者;③姑息性治疗、肿瘤巨大有压迫症状或出血者。姑息性放疗可使肿瘤缩小,减轻症状,提高患者生存质量。放疗范围包括临床体检和影像学检查可见肿瘤,不行预防性照射。在周围正常组织耐受范围内,尽量使肿瘤量提高到60～70 Gy/30～35次,6～7周或快速照射36～39 Gy/12～13次,2.5周。

### (3) 术中放疗

软组织肉瘤术中放疗是指手术切除大体肿瘤后,将瘤床周围正常组织推开,直视下将限光筒对准瘤床及肿瘤残留区,用加速器产生的电子线(6～12 MeV)一次性照射15～20 Gy。主要用于腹膜后、盆腔软组织肉瘤。因解剖位置关系,其术后大部分镜下残留,复发率达70%～90%。术中放疗(IORT)结合术后外放疗(45～50 Gy),可减少胃、肠、肝、肾和脊髓等放射敏感组织的损伤,提高肿瘤区剂量,增加局部控制率。开展术中放疗需要外科、放疗及手术室的密切配合。

### (4) 放疗技术

目前放疗多采用直线加速器产生的高能X线(6～15 MV)及电子线(6～12 MeV)。为保证放疗的精确性和重复性,需要采用真空气垫或面罩固定体位。

1)常规二维放疗　根据手术记录、体检、X线片,手术前后CT/MRI、PET/CT检查结果等,在常规模拟机下确定治疗范围。此方法靶区精度较差,周围正常组织损伤较大。若手术中在瘤床周围置银夹标记,模拟定位时精度可提高。

2)三维适形放疗(3D conformal radiotherapy,3DCRT)　肿瘤未切除、复发或残留(术中最好置银夹标记),最好采用3DCRT。体位固定后,作定位CT/MRI。将图像传输到治疗计划系统(TPS),逐层勾画出肿瘤体积(GTV)及周围需要保护的重要器官/组织(OIR:脊髓、肺、肝、肾、脑或眼球等)。将MRI/CT图像融合能更精确地勾画出软组织肉瘤GTV。GTV外放1～1.5 cm定义为CTV(临床肿瘤体积,包括GTV周围可能受侵的亚临床病灶和淋巴引流区)。考虑体内器官移动、治疗摆位误差等因素,CTV外放1.0 cm定义为PTV(计划治疗体积)。注意,以上外放范围根据软组织肉瘤生物学行为、生长部位、外科介入情况不同需调整。然后,医师确定95%或99%体积的GTV、PTV放疗剂量及周围重要器官的耐受剂量。物理师通过TPS设计出治疗计划:包括射线能量、入射角度、剂量权重等参数。医师根据TPS计算出的等剂量曲线和剂量—体积直方图(DVH)进行评价、优选治疗方案。

3)调强放疗(IMRT)　IMRT是在3DRT基础上的进一步优化。通过逆向治疗计划,使高剂量区与不规则的治疗靶区一致,且剂量分布均匀;同时更好地保护周围正常组织,使得肿瘤剂量进一步增加,提高肿瘤局部控制率,减少正常组织的放射损伤。

4)近距离放疗　近距离放疗包括术中置管、组织间插植和粒子植入术。主要适用于恶性程度较高的软组织肉瘤瘤床区追加剂量、切缘阳性或放疗后复发病例。术中置管技术是指手术切除可见肿瘤,在瘤床周围置银夹标记,以便在TPS上确定治疗区,优化治疗计划。将多根施源管间距1 cm平行置于瘤床,包括瘤床外2～5 cm区域。术后6～7天开始放疗,以利于伤口愈合,减少并发症。一般用$^{192}$Ir作为放射源。

Pisters分析164例肢体软组织肉瘤,随机分为术后加或不加近距离放疗,42～45 Gy/4～6天。结果显示,恶性程度高者,近距离放疗明显提高5年局部控制率(89%对66%,$P = 0.0025$),但远处转移率无差异;恶性程度低者,局部控制率和远处转移率均无差异。术后切缘阳性者,外照射45～50 Gy加近距离放疗15～20 Gy,其局部控制率较单用近距离放疗组高[17]。

低剂量率(LDR)近距离放疗:单用剂量为45～50 Gy,0.5 Gy/h,参考点为放射源外0.5 cm;结合外照射(45～50 Gy),近距离放疗量15～20 Gy。目前多用高剂量率(HDR)治疗。单用剂量为36 Gy/10次,参考点为源外0.8 cm,每日2次,间隔>6 h;作为追加剂量,用16～18 Gy/5次,共3天。放疗结束拔管。

粒子植入术是将放射性核素,如$^{125}$I粒子,在大体肿瘤切除后,术中用专用枪将粒子均匀植入瘤床区。控制其剂量分布的TPS正在完善中,其长期疗效及不良反应有待观察。

5)热疗加放疗　晚期软组织肉瘤瘤体多较大,含乏氧细胞较多,放射敏感性差。射频或微波加热治疗可提高肿瘤乏氧细胞放射敏感性,使细胞周期阻滞在G2+M期,与外放疗结合,可增加肿瘤细胞杀灭。对一些瘤体较大、生长较快的软组织肉瘤可试用。

6)特殊软组织肿瘤的放疗

胚胎性横纹肌肉瘤、分化差生长快的滑膜肉瘤、脂肪肉瘤、纤维肉瘤等:因其侵袭强,照射野范围应适当扩大,如有可能最好包括被侵犯肌肉的整个长度(肌肉的起止点)。当肿瘤接近淋巴区(两者相距<10 cm),照射范围应包括邻近的淋巴区。

腹膜后软组织肉瘤:腹膜后软组织肉瘤疗效较差,肉眼全切的病例局部复发率高达77%。其原因:①早期不易发现,确诊时多侵犯较广;②血管、神经较多,手术不易切除干净;③腹膜后肿瘤周围正常组织(如小肠、肾等)放射耐受量低,外放射剂量无法提高。术中放疗可在肿瘤切除后,推开周围正常组织,直视下准确照射肿瘤区,适用于大体肿瘤切除后有残留、肿瘤累及大血管等患者。与外放射和化疗结合,术中放疗20～25 Gy,休息4～6周,然后行外放射(40～50 Gy),可提高腹膜后软组织肉瘤局部控制率。质子调强(IMRT)也是腹膜后肿瘤较好的放疗选择,通过逆向治疗计划,使瘤区得到高剂量且剂量均匀,同时周围正常组织不超过其耐受量。重粒子治疗是一种新的放疗手段,理论上是腹膜后软组织肉瘤最佳选择,美国MGH开展的IMPT和Greinor报道π介子治疗腹膜后肉瘤的经验已显示其优越性。对于脊椎旁的软组织肉瘤也有采取质子治疗的报道[18]。

头颈部软组织肉瘤:由于解剖位置关系,限制了手术切除范围,头颈部软组织肉瘤手术切缘多较近、阳性或肿瘤残留,故多需要行术后放疗。美国UCLA资料显示,手术加放疗局部控制率为90%,而单纯手术为52%。血管肉瘤预后较差,局部控制率为24%～40%。

纤维瘤病:又名侵袭性纤维瘤病、韧带样瘤。该肿瘤好发于青壮年,女性多见。病理起源于纤维组织,细胞少,有核分裂象。临床很少出现远处转移,但生物学行为呈侵袭性生长,手术后复发率极高。常因多个解剖部位累及或腹盆腔巨大肿块而无法手术。治疗建议:肿瘤切除患者,包括瘤床及瘤床外3～5 cm 边界,预防性照射 50 Gy/5 周(1.8～2.0 Gy/次);无法切除者,可包括肿瘤区缩野加量至 55～60 Gy/6 周。因本肿瘤放疗后退缩缓慢(有 5 年才退缩者),对于腹盆腔巨大肿瘤,周围正常组织耐受性差,可采用分段放疗:先照射 40 Gy/4 周,休息 3 个月。这期间肿瘤多会退缩,正常组织也得以修复。然后针对残留肿瘤加量 20～25 Gy。复旦大学附属肿瘤医院资料显示,16 例纤维瘤病(5 例切缘阳性)术后放疗,局部复发率为 0%;29 例无法切除者,单纯放疗,16 例在 1～4 年内肿瘤完全消失,其余 13 例随访时间短,但均有不同程度的退缩。

7) 放疗反应及处理　放疗期间的急性反应、对症处理、放疗结束可恢复。放疗的后期损伤一旦出现,处理很困难,关键在于预防。①皮肤:放射野内皮肤纤维化、毛细血管扩张。尤其在血供较差、易摩擦受损部位,如胫前区,易发生后期溃疡,范围较小,可行保守治疗或行全层植皮术。若对症治疗失败,伤口长期不愈合,则需考虑截肢术。放疗中避免整个肢体照射,纵向保留部分皮肤不受照射,保持正常血供。②肌肉:肌肉纤维化,影响肢体的运动功能。③骨关节:外伤等诱因下可发生病理性骨折。关节周围纤维化影响关节的运动。放疗中应尽量减少骨关节区照射,控制受量。④腹盆腔:放疗中易出现恶心、呕吐、腹痛、腹泻或消化道出血等,需对症用药,控制放疗总量及单次剂量。后期可出现肠粘连、肠梗阻,尤其在术后患者。新的成像技术有助于减少某些临床并发症[19]。

# 72.16　化疗

软组织肉瘤治疗失败的主要原因是复发及转移,目前半数以上的恶性肿瘤患者在整个病程中需要接受化疗。随着新型肿瘤药物相继出现和化疗方法学的不断改进,化疗已经从原先的姑息性治疗进入根治性治疗,从而使其在恶性肿瘤综合治疗中的地位越来越重要。

20 世纪 70 年代以前化疗较少在软组织肉瘤中应用,随着新型抗肿瘤药物的不断出现,以及高效、低毒类药物的产生,对化疗的重视度不断增加。

因有相当数量患者在确诊时已是晚期,同时又有一部分患者以往不规范治疗后导致复发及转移,对此类患者可采用化疗补救[20]。另外,对某些恶性程度高、分化差的软组织肉瘤也可较早出现血行播散,更应采取包括化疗药物的综合治疗才能奏效,不同类型的软组织肉瘤对化疗敏感性不同,其中滑膜肉瘤、恶性纤维组织细胞瘤、横纹肌肉瘤对化疗有一定的敏感性。

对软组织肉瘤的多药联合化疗已经进行了较广泛的临床研究。多药联合化疗可取得较单药化疗更好的疗效,部分可达到完全缓解,中位缓解、无病生存及总生存都得到改善。对于初治局部晚期患者,序贯给予 4 个疗程 VCD 方案和 IE 方案,然后接受局部治疗(手术或放疗)。

对于伴有远处转移患者,序贯给予 4 个疗程 VCD 方案和 IE 方案;必要时可以给予转移部位放疗。

常用化疗方案如下。

(1) ADM + DTIC 联合方案

方法:多柔比星 60 mg/m$^2$,静脉推注,d1

达卡巴嗪每日 200～400 mg/m$^2$,静脉滴注,d1～3

每 3 周重复

(2) ADM + IFO + DTIC + MESNA 方案

方法:多柔比星 60 mg/m$^2$,72 h 静脉持续滴注

异环磷酰胺 6 000 mg/m$^2$,72 h 静脉持续滴注

美司钠 10 000 mg/m$^2$,96 h 静脉持续滴注

达卡巴嗪 600～900 mg/m$^2$,72 h 静脉持续滴注

每 3～4 周重复

(3) VCD 方案

方法:长春新碱 2 mg,静脉推注,d1

环磷酰胺 1 200 mg/m$^2$,静脉推注,d1

美司钠每次 240 mg/m$^2$,静脉慢推(用环磷酰胺时 0 h,用环磷酰胺后 4 h 和 8 h 各 1 次),d1

多柔比星 60～75 mg/m$^2$,静脉慢推,d1

重组人粒细胞集落刺激因子 300 μg/d,皮下注射,第 5 天起(直至中性粒细胞 >$10 \times 10^9$/L)

每 3～4 周重复

(4) IE 方案

方法:异环磷酰胺:每日 1 800 mg/m$^2$,静脉滴注,d1～5

美司钠每次 360 mg/m$^2$,静脉慢推(用异环磷酰胺时 0 h,用异环磷酰胺后 4 h 和 8 h 各 1 次),d1～5

依托泊苷每日 100 mg/m$^2$,静脉滴注,d1～5

重组人粒细胞集落刺激因子 300 μg/d,皮下注

射,第 6 天起(直至中性粒细胞 $>10\times10^9/L$)每 3~4 周重复。

## 72.17 并发症与对症治疗

软组织肿瘤由于分布广泛,在各部位均可出现其相应并发症,因此在处理各种不同部位肿瘤时要考虑到有可能发生的并发症。

肢体神经源性肿瘤常沿主要神经生长,组织学多为良性神经鞘瘤,手术时除要切除肿瘤还要保留其神经,例如上肢正中神经处神经鞘瘤,则不需将神经切断,而应在神经处肿瘤包膜内,类似"剥鲜葱皮"方式将肿瘤完整剥出,保留神经束即可,这样可以保存上肢的神经功能。位于下肢腓总神经旁的神经鞘瘤更需格外细心,因在切除肿瘤过程中可造成腓神经损伤而致行走功能障碍。

恶性肉瘤常位于四肢深面肌肉内,行间室广泛切除术后,最常见并发症为出血,出血量依创面大小及渗血情况而异。为防止术后出血,术中要严格止血,尤其肌肉断端,建议钳缝夹、结扎为主。电刀电凝后,术后痂脱落,很容易造成广泛渗血。在股动脉及肱动脉的小分支,更推荐结扎,以免术后线头脱落。为防止术后渗血,肉瘤手术原则上在放置引流管处还需应用弹力绷带,在敷料外加压包扎,术中止血彻底,放置引流管弹力绷带包扎的创面很少再发生因大量出血再手术止血情况。

## 72.18 预后

肢体软组织肉瘤的治疗要求首次切除彻底,无肿瘤残留。根据以往的经验,反复多次手术可致疾病的恶性程度增加,造成复发期越来越短,尤其是腹膜后脂肪肉瘤更是如此。但对于肢体再手术治疗的预后如何,Fiore 等近来总结意大利 597 例肢体软组织肉瘤,318 例为未正规手术者,而 279 例为原发肿瘤在该中心手术者,未正规手术者平均在第 1 次手术后 66 天(50~92 天)再行广泛切除。再手术组局部复发为 47 例(14.8%),而对照组为 73 例(18.3%);远处转移率再手术组为 38 例(11.9%),对照组为 73 例(26.2%);再切除组死亡 40 例(12.6%),对照组死亡 77 例(27.6%)[21]。从以上大样本资料看,肢体肉瘤虽然经不规范手术,再切除后切缘阴性仍能有较低的复发率及转好的生存率,提示再次手术的规范彻底是很重要的问题,如果再次手术后仍有肿瘤残留,预后则明显不良。

隆突性皮肤纤维肉瘤的手术易造成术后残留,复旦大学附属肿瘤医院报道 163 例中,再次手术后残留 69 例(46.0%),但经再次手术后复发率下降[22]。

软组织肉瘤手术仍强调规范性,尽管近年来有关复发后再切除疗效较佳的报道不断增多,在预后的评估因素中仍要考虑病理分级,肿瘤大小、深度以及是否应用放化疗等综合因素判断。

软组织肉瘤预后与多种因素有关,首次治疗的正确性是其关键。同时与肿瘤性质、部位、分级、是否应用放化疗有关。肢体肉瘤经合理综合治疗后,5 年生存率已达 60%~75%,截肢率下降至 <10%,局部复发率 <15%。据复旦大学附属肿瘤医院统计,1986~1990 年 251 例肉瘤,3、5 年生存率分别为 67.75% 和 60.79%[23]。今后肉瘤治疗重点仍是控制局部复发,降低远处转移率,减少截肢率,提高患者生存质量。

(师英强　王　坚　张仁元
　　　张小健　罗志国)

## 主要参考文献

[1] Raut CP. Epidemiology of sarcoma. In: Pollock C, Ross P. eds. Advanced Therapy in Surgical Oncology. Houston: BC Decker Inc Hamilton, 2008:636-639.

[2] Olsson H. A review of the epidemiology of soft tissue sarcoma. Acta Orthop Scand, 1999,70(Suppl 285): 8-19.

[3] Enzinger FM, Lattes R, Torloni R. Hisotlogical Tying of Soft Tissue Tumors, No. 3. Geneva: World Heath Organization, 1969.

[4] Weiss SW. Histological Typing of Soft Tissue Tumors. 2nd ed. New York, NY: Spinger-Verlag, 1994:1-30

[5] Fletcher CDM, Unni KK, Mertens F. World Health Organization Classification of Tumours. Patholoy and Genetics of Tumours of Soft Tissue and Bone. Lyon: IARCP Press, 2002:5-272.

[6] 朱雄增,王坚. 软组织肿瘤 WHO 分类中新类型(一). 临床与实验病理学杂志,2003,19:197-199.

[7] 朱雄增,王坚. 软组织肿瘤 WHO 分类中新类型(二). 临床与实验病理学杂志,2003,19:316-318.

[8] Dei Tos AP, Dal Cin P. The role of cytogenetics in the classification of soft tissue tumours. Virchows Arch, 1997,431:83-94.

[9] 王坚. 对我国软组织肿瘤病理发展的探讨. 中华病理学杂志, 2005,34:129-132.

[10] O'Sullivan B, Davis A, Turcotte R, et al. Five-year result of a randomized phase III trial of pre-operative vs post-operative radiotherapy in extremity soft tissue sarcoma. J Clin Oncol (Meeting Abstracts),2004, 22(Suppl 14):9007.

[11] Davis AM, O'sullivan B, Bell RS,et al. Function and health status outcomes in a randomized trial comparing preoperative and postoperative radiotherapy in extremity soft tissue sarcoma. J Clin Oncol, 2002, 20:4472-4477.

[12] Thijssens KM,van Ginkel R J,Pras E,et al. Isolated limb perfusion with tumor necrosis factor α and melphalan for locally advanced soft tissue sarcoma: the value of adjuvant radiotherapy. Ann Surg Oncol, 2006,13:518-524.

[13] 宗祥云,师英强. 青少年下肢高分级软组织肉瘤的介入与手术治疗. 中华外科杂志,2004, 42:1247-1249.

[14] Pister PW,Ballo MT, Patel SR. Preoperative chemoradiation treatment strategies for localized sarcoma. Ann Surg Oncol, 2002,9:535-542.

[15] Suit HD, Rosenberg AE, Harmon DC, et al. Soft tissue sarcomas. In: Halnan K, Sikora. eds. Treatment of Cancer, 2nd ed. London: Chapman and Hall, 1990: 657-677.

[16] Temple WJ, Temple CLF, Abbruzzese JL, et al. Prospetive cohort study of neoadjuvant treatment in conservative surgery of soft tissue sarcoma. Ann Surg Oncol, 1997, 4:586-590.

[17] Alektiar KM, Velasco J, Zelefsky MJ, et al. Adjuvant radiotherapy for margin-positive high-grade soft tissue sarcoma of the extremity. Int J Radiat Oncol Biol Phys, 2000, 48:1051-1058.

[18] Weber DC, Trofimov AV, DeLaney TF, ed al. A treatment planning comparison of intensity modulated photon and proton therapy for paraspinal sarcomas. Int J Radiat Oncol Biol Phys, 2004, 58:1596-1606.

[19] 张景峰,王仁法,张菁,等. CT灌注成像在兔VX2软组织肿瘤中应用的实验研究. 中国临床医学影像杂志,2004,15:584-586.

[20] Tierney JF, Mosseri V, Stewart LA, et al. Adjuvant chemotherapy for soft-tissue sarcoma: review and meta-analysis of the published results of randomised clinical trials. Br J Cancer, 1995, 72: 469-475.

[21] Fiore M, Casali PG, Miceli R, et al. Prognostic effect of re-excision in adult soft tissue sarcoma of the extremity. Ann Surg Oncol, 2006, 13:110-117.

[22] 蔡宏,师英强,王亚农,等. 隆突性皮肤纤维肉瘤的临床诊治. 中华外科杂志,2004,42:678-682.

[23] 师英强,宗祥云,王坚,等. 251例软组织肉瘤的临床分析. 中华外科杂志,2003,41:116-118.

# 73 骨肿瘤

- 73.1 概述
  - 73.1.1 病因与发病情况
  - 73.1.2 分类
  - 73.1.3 诊断和治疗概要
- 73.2 骨母细胞瘤
  - 73.2.1 病理表现
  - 73.2.2 临床表现
  - 73.2.3 影像学表现
  - 73.2.4 诊断和治疗
- 73.3 骨肉瘤
  - 73.3.1 典型骨肉瘤
  - 73.3.2 血管扩张性骨肉瘤
  - 73.3.3 小细胞性骨肉瘤
  - 73.3.4 低恶性中央性骨肉瘤
  - 73.3.5 继发性骨肉瘤
  - 73.3.6 皮质旁骨肉瘤
  - 73.3.7 骨膜骨肉瘤
  - 73.3.8 表面高恶性骨肉瘤
- 73.4 滑膜肉瘤
  - 73.4.1 病理表现
  - 73.4.2 临床表现
  - 73.4.3 影像学表现
  - 73.4.4 诊断和治疗
  - 73.4.5 预后
- 73.5 软骨母细胞瘤
  - 73.5.1 病理表现
  - 73.5.2 临床表现
- 73.5.3 影像学表现
- 73.5.4 诊断和治疗
- 73.6 骨巨细胞瘤
  - 73.6.1 自然病程和病理表现
  - 73.6.2 临床表现
  - 73.6.3 影像学表现
  - 73.6.4 诊断和鉴别诊断
  - 73.6.5 治疗
  - 73.6.6 预后
- 73.7 脊索瘤
  - 73.7.1 病理表现
  - 73.7.2 临床表现
  - 73.7.3 影像学表现
  - 73.7.4 诊断和鉴别诊断
  - 73.7.5 治疗
  - 73.7.6 预后
- 73.8 Maffucci 综合征
  - 73.8.1 病因和病理
  - 73.8.2 临床表现
  - 73.8.3 影像学表现
  - 73.8.4 诊断和治疗
  - 73.8.5 预后
- 73.9 骨转移癌
  - 73.9.1 原发癌与骨转移癌的关系
  - 73.9.2 检查和诊断
  - 73.9.3 治疗和预后

## 73.1 概述

### 73.1.1 病因与发病情况

骨肿瘤的确切病因至今未明。以往认为损伤特别是慢性轻微损伤、慢性感染均可引起骨肿瘤,但有些学者通过实验研究,如 Fujinaga 曾用 Harvey 和 Moloney 的肉瘤病毒制成大鼠骨肉瘤模型,Finkel 曾用不同类型的放射性核素和病毒制成骨肉瘤动物模型,亦有学者用放射性物质如镭、锶等制成骨肉瘤动物模型,这些致病因素已被许多学者确认。骨肿瘤发病年龄男性为 15~24 岁,女性为 5~14 岁,可能与不同性别骨的生长、内分泌发育的早晚和时间长短有关。

复旦大学附属华山医院骨科 1981~2006 年 26 年间,住院手术并经过病理证实的骨肿瘤和肿瘤样病变共1 179例,其中良性796例,恶性383例(原发性320例、继发性63例),良性和恶性之比为2.08∶1(表73-1)。在796例良性骨肿瘤和肿瘤样病变中,骨软骨瘤191例,占首位;软骨瘤176例,占第2位;骨巨细胞瘤90例,占第3位;骨纤维结构不良75例,占第4位(表73-2)。以往的观点认为,骨巨细胞瘤病理学分级Ⅰ级属于良性,Ⅱ级属于良性和恶性之间,Ⅲ级属于恶性。因其对临床治疗和预后没有实际指导意义,目前该病理分级已摒弃不用。根据世界卫生组织(WHO)2002版骨肿瘤分类,将其归类于良性骨肿瘤,而骨巨细胞瘤中的恶性肿瘤可能为原发性或继发性,归类于恶性骨肿瘤。

**表73-1　1 179例骨肿瘤和肿瘤样病变的性质**

| 类别 | | 例数 | 比例(%) |
|---|---|---|---|
| 良性 | | 796 | 67.51 |
| 恶性 | 原发性 | 320 | 27.14 |
| | 继发性 | 63 | 5.35 |
| 总数 | | 1 179 | 100.0 |

**表73-2　796例良性骨肿瘤和肿瘤样病变病例分配**

| 病　名 | 例数 |
|---|---|
| 软骨瘤 | 176 |
| 骨软骨瘤 | 191 |
| 骨巨细胞瘤 | 90 |
| 骨纤维结构不良 | 75 |
| 骨瘤 | 46 |
| 动脉瘤样骨囊肿 | 39 |
| 骨囊肿 | 35 |
| 骨化性纤维瘤 | 31 |
| 骨样骨瘤 | 22 |
| 良性纤维组织细胞瘤 | 14 |
| 软骨黏液性纤维瘤 | 14 |
| 骨嗜酸性肉芽肿 | 13 |
| 骨母细胞瘤 | 13 |
| 软骨母细胞瘤 | 12 |
| 非骨化性纤维瘤 | 11 |
| 骨血管瘤 | 10 |
| 骨化性肌炎 | 4 |
| 合　计 | 796 |

在383例恶性骨肿瘤中,骨肉瘤96例,占第1位;转移性骨肿瘤93例,占第2位;软骨肉瘤50例,占第3位;以下依次为脊索瘤和恶性骨巨细胞瘤(表73-3)。

**表73-3　383例恶性骨肿瘤病例分配**

| 病　名 | 例数 |
|---|---|
| 骨肉瘤 | 96 |
| 转移性骨肿瘤 | 93 |
| 软骨肉瘤 | 50 |
| 脊索瘤 | 40 |
| 恶性骨巨细胞瘤 | 29 |
| 恶性纤维组织细胞瘤 | 25 |
| 滑膜肉瘤 | 19 |
| Ewing肉瘤 | 9 |
| 骨纤维肉瘤 | 6 |
| 骨髓瘤 | 6 |
| 皮质旁肉瘤 | 5 |
| 横纹肌肉瘤 | 2 |
| 血管肉瘤 | 2 |
| 骨网织细胞肉瘤 | 1 |
| 合　计 | 383 |

上述发病概况虽然涉及的时间段跨度较长(达26年),而且只是复旦大学附属华山医院骨科一家的资料,有很大局限性,不能代表各种良性和恶性骨肿瘤整体的发病概况,但可供其他学者作骨肿瘤流行病学统计时参考。

## 73.1.2　分类

骨肿瘤组织学分类方法主要是根据肿瘤分化类型及其产生的细胞间质类型而划定,有的参考细胞超微结构和免疫组化特征。理想的分类方法可供骨肿瘤研究者统一诊断规范,对选择治疗方式和疗效评判也有指导作用。1920年Codman开始对骨肿瘤进行登记和分类,1972年WHO公布第1版骨肿瘤组织学分类,1983年我国提出了国内骨肿瘤的分类方案,1993年WHO公布了第2版骨肿瘤组织学分类,2002年WHO公布了第3版骨肿瘤组织学分类,见表73-4。

表73-4　WHO 1993版和2002版骨肿瘤组织学分类比较

| 1993(第2版) | 2002(第3版) |
|---|---|
| 骨形成肿瘤 | 骨形成肿瘤 |
| 　良性 | |
| 　　骨瘤 | 骨样骨瘤 |
| 　　骨样骨瘤和骨母细胞瘤 | 骨母细胞瘤 |
| 　中间型 | |
| 　　侵袭性(恶性)骨母细胞瘤 | |
| 　恶性 | |
| | 骨肉瘤 |
| 　　典型中心性骨肉瘤 | 　普通型骨肉瘤 |
| | 　软骨母细胞型骨肉瘤 |
| | 　成纤维细胞型骨肉瘤 |
| | 　骨母细胞型骨肉瘤 |
| 　　毛细血管扩张性骨肉瘤 | 　血管扩张性骨肉瘤 |
| 　　小细胞性骨肉瘤 | 　小细胞性骨肉瘤 |
| 　　低恶性中央性骨肉瘤 | 　低恶性中央性骨肉瘤 |
| | 　继发性骨肉瘤 |
| 　　骨旁(皮质旁)骨肉瘤 | 　皮质旁骨肉瘤 |
| 　　骨膜骨肉瘤 | 　骨膜骨肉瘤 |
| 　　表面高恶性骨肉瘤 | 　表面高恶性骨肉瘤 |
| 软骨形成肿瘤 | 软骨形成肿瘤 |
| 　良性 | |
| 　　内生软骨瘤 | 软骨瘤 |
| | 　内生性软骨瘤 |
| 　　骨旁(皮质旁)软骨瘤 | 　骨膜软骨瘤 |
| 　　孤立性骨软骨瘤 | 骨软骨瘤 |
| 　　多发性遗传性骨软骨瘤 | 多发性软骨瘤病 |
| 　　软骨母细胞瘤(骨骺软骨母细胞瘤) | 软骨母细胞瘤 |
| 　　软骨黏液样纤维瘤 | 软骨黏液样纤维瘤 |
| 　恶性 | |
| 　　软骨肉瘤 | 软骨肉瘤 |
| | 　中央性、原发性和继发性软骨肉瘤 |
| 　　骨旁(皮质旁)软骨肉瘤 | 　外周性软骨肉瘤 |
| 　　间充质软骨肉瘤 | 　间叶性软骨肉瘤 |
| 　　去分化软骨肉瘤 | 　去分化软骨肉瘤 |

续表

| 1993(第2版) | 2002(第3版) |
|---|---|
| 透明细胞软骨肉瘤 | 透明细胞软骨肉瘤 |
| 恶性软骨母细胞瘤 | |
| 巨细胞瘤(破骨细胞瘤) | 巨细胞瘤 |
| | 恶性巨细胞瘤 |
| 骨髓肿瘤(圆细胞肿瘤) | Ewing肉瘤/原始神经外胚层瘤(ES/PNET) |
|   Ewing肉瘤 |   Ewing肉瘤 |
|   骨原始神经外胚叶瘤 | |
| | 造血组织肿瘤 |
|   恶性淋巴瘤 |   恶性淋巴瘤 |
|   骨髓瘤 |   浆细胞骨髓瘤 |
| 血管肿瘤 | 血管源性肿瘤 |
|   良性 | |
|     血管瘤 |   血管瘤 |
|     淋巴管瘤 | |
|     血管球瘤 | |
|   中间型或未确定 | |
|     血管内皮细胞瘤 | |
|     血管外皮细胞瘤 | |
|   恶性 | |
|     血管肉瘤 |   血管肉瘤 |
|     恶性血管外皮瘤 | |
| 其他结缔组织肿瘤 | |
|   良性 | |
| | 纤维组织细胞性肿瘤 |
|     良性纤维组织细胞瘤 |   良性纤维组织细胞瘤 |
| |   恶性纤维组织细胞瘤 |
| | 脂肪源性肿瘤 |
|     脂肪瘤 |   脂肪瘤 |
| |   脂肪肉瘤 |
|   中间型 | |
|     韧带样纤维瘤 | |
| | 纤维源性肿瘤 |
|   恶性 |   纤维组织增生性纤维瘤 |

续表

| 1993(第2版) | 2002(第3版) |
|---|---|
| 纤维肉瘤 | 纤维肉瘤 |
| 恶性纤维组织细胞瘤 | |
| 脂肪肉瘤 | |
| 恶性间充质瘤 | |
| | 平滑肌源性肿瘤 |
| | 平滑肌瘤 |
| 平滑肌肉瘤 | 平滑肌肉瘤 |
| 未分化肉瘤 | |
| 其他肿瘤 | 脊索源性肿瘤 |
| 脊索瘤 | 脊索瘤 |
| | 其他肿瘤 |
| 长骨造釉细胞瘤 | 造釉细胞瘤 |
| | 转移性恶性肿瘤 |
| | 神经源性肿瘤 |
| 神经鞘瘤 | 神经鞘瘤 |
| 神经纤维瘤 | |
| 未分型肿瘤 | |
| 瘤样病损 | 其他病损 |
| 孤立性骨囊肿(单发或单腔) | 单纯性骨囊肿 |
| 动脉瘤样骨囊肿 | 动脉瘤样骨囊肿 |
| 邻关节骨囊肿(骨内腱鞘囊肿) | |
| 干骺端纤维缺损(非骨化纤维瘤) | |
| 嗜酸性肉芽肿(组织细胞增生症 X) | |
| 纤维结构不良 | 纤维结构不良 |
| 骨纤维发育异常 | 骨纤维结构不良 |
| 骨化性肌炎(异位骨化) | |
| 甲状旁腺功能亢进性棕色瘤 | |
| 骨内表皮样囊肿 | |
| 巨细胞修复性肉芽肿 | |
| | 朗格罕斯组织细胞增生症 |
| | Erdheim-Chester 病 |
| | 胸壁错构瘤 |
| | 关节病变 |
| | 滑膜软骨瘤病 |

1689

如表73-4所示,WHO的2002版骨肿瘤分类与前2版分类相比具有如下特点[1,2]。

### (1) 骨肿瘤分类原则统一

第3版WHO肿瘤分类与前2版最大的区别是将所有肿瘤均视为独立病种,而不只是形态学描述的组织学分型,所有骨肿瘤及其变型均严格按疾病来描述诊断标准、病理学特点和相关的遗传学改变,包括新的ICD-10编码、发病率、年龄、性别分布、病变部位、临床症状和体征、病理学、遗传学及预后因素。第2版中将骨髓肿瘤(圆细胞肿瘤)分成Ewing肉瘤、骨原始神经外胚层瘤(PNET)、骨恶性淋巴瘤和骨髓瘤4种。新分类取消了骨髓肿瘤,将Ewing肉瘤和PNET归为一类,骨髓瘤和恶性淋巴瘤则归类为造血组织肿瘤。

### (2) 肿瘤类型略有增删

与第2版相比,肿瘤的类别稍有变化,类型略有增删。肿瘤类别方面除将"骨髓肿瘤"分成Ewing肉瘤/PENT和造血组织肿瘤外,"其他结缔组织肿瘤"按纤维源性、纤维组织细胞性、平滑肌、脂肪源性和神经源性分成各类肿瘤。

1) 软骨形成肿瘤 真正的"恶性"软骨母细胞瘤是否存在尚有争议,多数学者认为这种肿瘤实际上是照射后肉瘤或纯粹是误诊,故新分类中予以删除。

2) 骨形成肿瘤 现认为骨瘤不是肿瘤而将其删除。侵袭性(恶性)骨母细胞瘤在临床上具有局部侵袭行为,但形态学和遗传学与典型骨母细胞瘤无本质上的区别,故将其归入骨母细胞瘤中叙述。继发性骨肉瘤常继发于Paget病、照射后等。患者年龄较大,约1/3病例位于扁骨。比较基因组杂交(CGH)研究显示,照射后骨肉瘤的DNA拷贝数丢失多而散发性骨肉瘤拷贝数获得多,前者常显示3p丢失。此外,照射后骨肉瘤的TP53突变率明显高于散发性骨肉瘤,故将继发性骨肉瘤单独列出。

3) 巨细胞瘤 几乎所有骨病变都可含有巨细胞,有时可存在大量巨细胞,分类中特别强调临床和病理特点在巨细胞瘤诊断中的重要性。巨细胞瘤发生于骨骼发育成熟后,女性稍多;典型部位为长骨骨端和椎体;镜下,肿瘤必须具备圆或卵圆形单核间质细胞和分布一致的巨细胞,两种成分结合在一起,且巨细胞核与单核间质细胞核极相似。偶尔,巨细胞瘤可发生恶性变,新分类命名为恶性巨细胞瘤(malignancy in giant cell tumour),予以单独列出,这是一种源自巨细胞瘤的高度恶性肉瘤(原发性)或源自以前诊断为巨细胞瘤的部位(继发性)。

### (3) 突出遗传学分型

新分类中最显著的特点是将肿瘤组织学分型和遗传学分型放在同等重要的位置,骨肿瘤有些病种(类型)具有频发性、非随机性的遗传学改变,这些特征性遗传学改变对肿瘤的发生、诊断和分类以及预后判断都有非常重要的意义。目前对骨肿瘤的遗传学改变了解尚不够深入,需进一步研究。

### (4) 新增与骨和软组织肿瘤相关的先天性和遗传性综合征

近年来,人们对遗传基因异常如何影响肿瘤发生的了解已取得迅速进展,以下以Ollier病和Maffucci综合征的临床、组织病理和遗传学特点作简要介绍。

Ollier病是一种以累及骨,尤其是四肢短和长管状骨的多发性软骨性肿块为特征的发育异常。当同时存在皮肤、软组织和内脏血管瘤时,称为Maffucci综合征。这两种病变目前尚未证实存在特殊的遗传或生化标记,然而在家族中多个成员受累提示可能为外显率减少的常染色体显性遗传性疾病。Ollier病好发于幼儿,无性别差异,常表现为指(趾)肿胀。内生性软骨瘤往往以一侧肢体为重,有时可累及骨盆和肋骨,15%~30%患者可发生恶性变,绝大多数为软骨肉瘤。Maffucci综合征好发于婴幼儿,骨病变与Ollier病无法区别,但恶变率更高,为20%~30%。此外,真皮和皮下组织以及内脏伴有血管瘤,大多数为海绵状血管瘤,有时为梭形细胞血管瘤,血管成分可恶变为血管肉瘤。

## 73.1.3 诊断和治疗概要

### (1) 骨肿瘤的诊断

根据临床表现、放射学检查,结合病理学检查的各项资料进行综合分析,是当前诊断肿瘤的规范和普遍应用方法。临床、影像和病理三结合的诊断方法是唯一正确的诊断方法,任何一个学科的医师在缺乏另外两个科室相关资料的情况下都有可能给出错误的判断。

1) 病史和临床表现

年龄:年龄常是诊断肿瘤的依据之一。例如,巨细胞瘤罕见于青春期之前,儿童几乎不发生软骨肉瘤,Ewing肉瘤在5岁以前少见,浆细胞瘤和脊索瘤几乎都发生在成年期。

肿瘤生长速度:肿瘤生长速度有一定诊断意义。例如,在典型骨肉瘤和骨旁骨肉瘤鉴别有疑问时,如能追溯其发生症状的病史长达数年者,提示骨旁骨肉瘤的可能性较大。在骨肉瘤病例中,如果生长迅速且局部早期出现复发者提示预后不良。

肿瘤发生的部位:对诊断也非常重要。例如,巨细胞瘤大多出现在骨骺或骨突旁,而且常出现在生长软骨消失后;脊索瘤则在颅底、骶骨较多见;软骨母细胞瘤好发于骨骺部位;骨肉瘤好发于干骺端。虽然发病部位并非是恒定的,但了解不同骨肿瘤的最好发部位对提示何种肿瘤的可能性较大参考意义。各种骨肿瘤在骨的好发部位见图73-1。

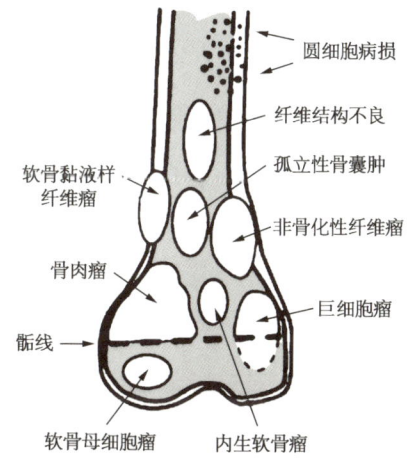

**图73-1 各种骨肿瘤的好发部位**

症状:疼痛是肿瘤发生的主要症状,开始较轻微,呈间歇性,以后逐渐加重,呈持续性疼痛,夜间痛是骨肿瘤的重要特征,应特别重视。损伤和肿瘤没有直接因果关系,但可引起对肿瘤的警觉,而病理性骨折常常成为骨肿瘤最早的诊断依据。肿胀也是骨肿瘤的主要表现之一,在浅表部位肿胀可出现较早,如果部位深在,则肿胀不明显。良性肿块如果迅速增大,应注意有无恶变可能,骨内肿瘤可无肿块或肿胀。功能障碍可以继发于疼痛和肿胀,靠近关节的肿瘤或瘤样病损可限制关节活动。

既往史:对肿瘤诊断和鉴别具有一定意义。慢性骨髓炎和骨关节结核可能误诊为转移性骨肿瘤,若患者有其他系统肿瘤病史,应警惕肿瘤骨转移,有时可能先诊断出骨转移病灶然后才查出原发肿瘤,甚至找不到原发肿瘤。

体检:详细的体检是任何其他辅助检查和影像学检查无法替代的。骨肿瘤患者早期全身情况一般较好,晚期可出现消瘦、衰竭、苍白、消化道或肾功能障碍。局部检查的意义重要,可了解肿块发生的部位、大小、活动度、表面光滑程度以及肿块和周围组织的关系、有无搏动等。皮肤表面是否有静脉怒张、皮温是否升高可初步判断肿瘤性质。结合病史和体检结果,一般可作出初步诊断。

2)实验室检查 若疑为骨肿瘤,除常规检查如血尿常规、肝肾功能、红细胞沉降率等之外,还应进行血的酸性磷酸酶、碱性磷酸酶(ALP)、乳酸脱氢酶(LDH)以及钙、磷、蛋白电泳、免疫球蛋白等测定。例如,骨肉瘤患者的血清ALP常显著升高,前列腺癌骨转移患者的酸性磷酸酶常升高,本—周氏蛋白有助于骨髓瘤的诊断。对于化疗前后的患者,应反复进行血、尿常规,肝肾功能等必要的检查,以判断患者能否继续进行化疗。ALP、LDH对骨肿瘤患者的预后判断相当重要。

3)影像学检查

X线检查:传统X线检查是诊断骨肿瘤最主要的方法,凡怀疑骨肿瘤病变时均应进行X线检查。骨肿瘤在X线的变化是骨溶解和(或)反应性骨生成。拍摄X线平片时应注意观察:病损部位、破坏和反应程度、基质矿化的变化;此外,X线胸片应纳入检查常规。对于不肯定或无典型表现者应隔1个月左右复查进行随访对比,及时重复摄片可以观察肿瘤是否正在进展或已停止。X线检查除传统的正侧位片外,有时需要加摄断层摄片、切线位片、双侧对比片等。

不同肿瘤有其好发部位,X线片上可见到病损的不同部位,其意义如上所述。

骨破坏与肿瘤生长程度有关,可借以推测肿瘤的生长活力。骨皮质膨胀和变薄是良性骨肿瘤的一个特征,反映肿瘤生长速度较慢。恶性骨肿瘤的阴影多不规则,密度不均,边界不齐,没有明显轮廓,骨皮质破坏不规则,无"膨胀"现象,多有骨膜反应和软组织阴影,有时溶骨反应相当广泛,但是骨小梁阴影呈疏松状态,呈虫蛀蚀或筛孔状阴影。在成骨性肿瘤,瘤骨阴影密度不均,边界不清,形状不一,如棉絮状;有的很致密如象牙状,但边界不清晰,密度不均匀。软组织阴影也是恶性骨肿瘤的一个重要征象。可以表现为不规则、较附近正常软组织略致密的阴影;也可表现为不规则的瘤骨阴影或钙化阴影。

骨膜反应是恶性骨肿瘤的一个特征,主要有3种表现。①Codman三角:是肿瘤两端的皮层外出现类似三角形的致密骨阴影,是肿瘤向皮层外扩展时将骨膜顶起,在边缘形成一个翘角,该处空隙的血肿机化成骨导致。②放射状阴影(日射征):是肿瘤向皮层外扩展时形成垂直于骨干平行排列的针状成骨阴影,是瘤骨从骨膜下穿破皮层的表现。③葱皮样阴影:位于骨膜下,与骨干平行,呈多层的成骨阴影,类似洋葱皮,是骨膜反应成骨层和肿瘤浸润层交替排列所致。

CT 检查：是诊断骨肿瘤的重要方法，可以清楚显示骨皮质的破坏程度；显示基质的矿化；查出隐匿的病理性骨折，以弥补 X 线在准确性方面的不足。CT 检查有助于判断放化疗的效果，在随访肿瘤术后是否复发是必不可少的，并且可以广泛使用于诊断是否存在肺部转移。缺点是整体感和空间分辨率不及 X 线检查，有时也会提供假阳性结果。

MRI 检查：MRI 在诊断骨关节疾病的价值优于 CT。优势表现在患者无须改变体位就能进行多断面成像，利于了解肿瘤全貌、肿瘤范围以及与邻近结构的关系；识别肿瘤对骨髓的侵袭程度，无伪影；识别软组织受累的范围；可用于评估肿瘤的分期、对治疗的反应和效果。

ECT 检查：主要利用 $^{99}$Te，$^{99}$Te 早期在骨内血供丰富的部位固定，然后在钙盐结晶形成区域中的骨生成区固定，任何有活跃的骨生成区在骨扫描中均显示为热区。骨扫描可作为了解和决定肿瘤活动或静止的一项指标；探查骨的全貌，适用于骨转移、浆细胞瘤、Ewing 肉瘤、淋巴瘤等的检查；能够显示在 X 线片上难以显示和确定骨肿瘤的所在部位如骨样骨瘤、微小转移灶。

数字减影血管造影（DSA）检查：20 世纪 80 年代 DSA 检查开始用于良性和恶性肿瘤的鉴别，能清楚显示肿瘤的范围、软组织播散情况，了解肿瘤的血液供应，便于选择恰当的部位活检，并能选择性地对肿瘤滋养动脉进行栓塞以减少手术中出血量。

4）病理学检查 病理组织学检查是诊断肿瘤的重要部分，在临床、影像、病理三结合的基本原则中，病理诊断是其中最重要的部分，是临床和影像学诊断不能替代的。病理学检查的途径是活组织检查，包括闭合活检（细针、套针）和切开活检（切开、切除）[3]。

### （2）骨肿瘤的治疗

手术切除是治疗骨肿瘤最有效和最常采用的方法。对于良性肿瘤，手术切除一般可达到治愈的目的；对于恶性肿瘤，目前普遍主张采取以手术为主要治疗手段，配合多种辅助治疗的综合疗法。术前正确的外科分期对于制订合适的治疗方案和确定手术切除范围具有重要的指导作用。

1）骨肿瘤的外科分期 1977 年 Enneking 提出肌肉骨骼的外科分期系统评价骨肿瘤的治疗，认为骨肿瘤的手术治疗应该考虑到肿瘤的解剖部位，解剖学间室是微小肿瘤的天然屏障。该分期系统将外科病理分级（G）、外科区域即肿瘤和间室的关系（T）和区域或远处转移（M）结合起来，设计出 G-T-M 外科分级系统，并以此制订手术方案。该系统目前在临床广泛使用，为术前制订治疗措施和术后疗效评判提供了客观标准。外科病理分级 G 是指肿瘤的良性和恶性程度（表 73-5），G0 良性，G1 低度恶性，G2 高度恶性；外科区域是指肿瘤侵袭范围，以肿瘤囊和间室为界，用 T 表示，T0 为囊内，T1 为囊外间室内，T2 为囊外间室外。肿瘤远期转移，M0 表示无转移，M1 表示有转移。

表 73-5 骨肿瘤的外科病理分级

| 良性（G0） | 低度恶性（G1） | 高度恶性（G2） |
| --- | --- | --- |
| 骨样骨瘤 | 骨旁骨肉瘤 | 典型骨肉瘤 |
| 骨母细胞瘤 | 骨内骨肉瘤 | 放射后骨肉瘤 |
| 骨软骨瘤 | 继发性软骨肉瘤 | 原发性骨肉瘤 |
| 内生软骨瘤 |  | 去分化软骨肉瘤 |
| 软骨母细胞瘤 |  | 间充质软骨肉瘤 |
| 骨膜性软骨瘤 |  |  |
| 纤维瘤 | 纤维肉瘤，分化良好 | 未分化纤维肉瘤 |
| 纤维瘤病 | 恶性纤维组织细胞瘤，分化良好 | 恶性纤维组织细胞瘤 |
| 骨巨细胞瘤 | 恶性骨巨细胞瘤 | 未分化梭形细胞瘤 |
| 腱鞘巨细胞瘤 | 腱鞘巨细胞瘤 | 滑膜肉瘤 |
| 神经纤维瘤 | 上皮样肉瘤 | 神经肉瘤 |

续表

| 良性(G0) | 低度恶性(G1) | 高度恶性(G2) |
|---|---|---|
| 神经鞘瘤 | 脊索瘤 | 小细胞肉瘤 |
| 脂肪瘤 | 黏液样脂肪瘤 | 多形性脂肪肉瘤 |
| 血管脂肪瘤 | 血管内皮细胞瘤 | 血管肉瘤 |
| 血管瘤 | 血管外皮瘤 | |
| | 成釉细胞瘤 | Ewing 肉瘤 |
| | 平滑肌肉瘤 | 横纹肌肉瘤 |

分期根据恶性肿瘤的分级和转移,再根据间室部位组成。良性肿瘤用数字 1、2、3 表示,分别代表潜隐性、活跃性和侵袭性。恶性肿瘤用罗马数字 Ⅰ、Ⅱ、Ⅲ表示,Ⅰ为低度恶性,Ⅱ为高度恶性,Ⅲ表示存在区域或远处转移。肿瘤侵袭范围以 A 和 B 表示,A 为间室内,B 为间室外。Enneking 骨肿瘤的外科分期见表 73-6。

**表 73-6　Enneking 骨肿瘤外科分期**

| 类别 | 分期 | 分级 | 部位 | 转移 | 代号 | 性质 |
|---|---|---|---|---|---|---|
| 良性 | 1 | G0 | T0 | M0 | G0T0M0 | 迟发性 |
| | 2 | G0 | T0 | M0 | G0T0M0 | 活跃性 |
| | 3 | G0 | T1～2 | M0～1 | G0T1～2M0～1 | 侵袭性 |
| 恶性 | ⅠA | G1 | T1 | M0 | G1T1M0 | 低度恶性,间室内,无转移 |
| | ⅠB | G1 | T2 | M0 | G1T2M0 | 低度恶性,间室外,无转移 |
| | ⅡA | G2 | T1 | M0 | G2T1M0 | 高度恶性,间室内,无转移 |
| | ⅡB | G2 | T2 | M0 | G2T2M0 | 高度恶性,间室外,无转移 |
| | ⅢA | G1～2 | T1 | M1 | G1～2T1M1 | 低、高度恶性,间室内,有转移 |
| | ⅢB | G1～2 | T2 | M1 | G1～2T2M1 | 低、高度恶性,间室外,有转移 |

2)治疗方法　手术为主的综合治疗是目前公认的治疗骨肿瘤的方法。手术是治疗骨肿瘤最重要的措施,但并不意味着可以忽视其他治疗方法如化疗、放疗、免疫和分子疗法以及中医药治疗等,尤其是大剂量联合化疗和新辅助化疗,是提高骨肿瘤治疗保肢率以及生存率的重要前提和保证[3,4]。

手术:骨肿瘤手术治疗的原则是"先生命(完整切除肿瘤),后肢体(尽量保肢),再功能"。在保证根治肿瘤的前提下尽可能选用保肢手术,Enneking 外科分期对选择恰当的手术方案具有重要指导意义(表 73-7,73-8)。在选择可控的手术方案之前,必须对骨肿瘤手术的界限有明确了解。骨肿瘤的手术界限包括囊内切除、界限性切除、广泛性手术和根治性切除术[5](表 73-9,图 73-2)。骨肿瘤手术方法的选择大致包括:肿瘤刮除植骨或骨水泥填充术、骨肿瘤骨切除术、骨肿瘤瘤段切除术、截肢术和保肢功能重建术。

**表 73-7　良性骨肿瘤手术方案**

| 分期 | 分级 | 部位 | 转移 | 治疗要求 |
|---|---|---|---|---|
| 1 | G0 | T0 | M0 | 囊内手术 |
| 2 | G0 | T0 | M0 | 边缘或囊内手术 + 有效辅助治疗 |
| 3 | G0 | T0～1 | M0～1 | 广泛或边缘手术 + 有效辅助治疗 |

表 73-8　恶性骨肿瘤手术方案

| 分期 | 分级 | 部位 | 转移 | 可选择的手术 |
| --- | --- | --- | --- | --- |
| ⅠA 期 | G1 | T1 | M0 | 广泛性切除 |
| ⅠB 期 | G1 | T2 | M0 | 广泛性切除 |
| ⅡA 期 | G2 | T1 | M0 | 根治性切除或广泛切除＋有效辅助治疗 |
| ⅡB 期 | G2 | T2 | M0 | 根治性切除 |
| ⅢA 期 | G1～2 | T1 | M1 | 根治性切除原发灶,手术处理转移灶或姑息 |
| ⅢB 期 | G1～2 | T2 | M1 | 根治性切除原发灶,手术处理转移灶或姑息 |

表 73-9　骨肿瘤的手术界限

| 种类 | 切除平面 | 组织学所见 | 特点 |
| --- | --- | --- | --- |
| 囊内切除 | 肿瘤内手术 | 边界有肿瘤组织 | 诊断性活检,姑息性 |
| 边缘切除 | 囊外反应区内 | 反应组织可有卫星灶 | 切除活检,剥壳术(shell out),姑息性 |
| 广泛性切除 | 超越反应区＞2cm | 正常组织可有 G2 病变跳跃灶 | 不切除整块骨或肌肉 |
| 根治性切除 | 切除整个病变间室 | 正常组织 | 纵向超上下关节<br>横向超过骨膜或筋膜室 |

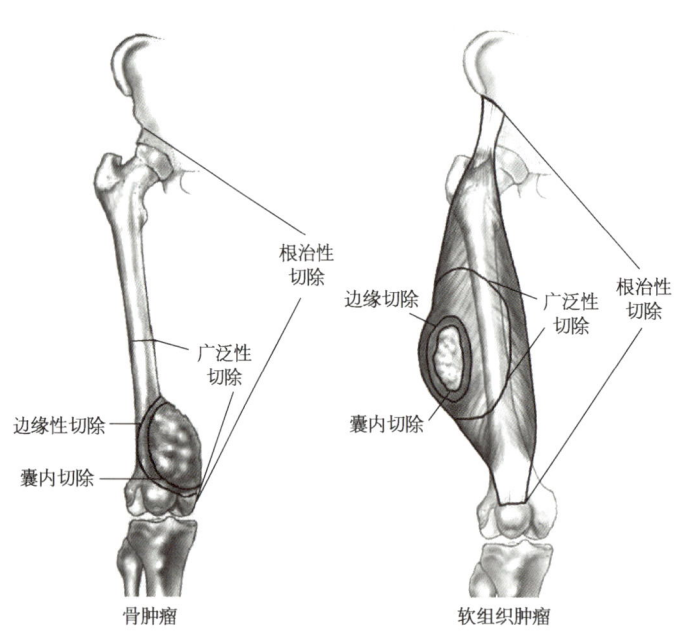

图 73-2　骨和软组织肿瘤的手术切除界限

化疗:近年来化疗技术和疗效的提高使得骨肉瘤的 5 年生存率由以往的 20% 提高到现在的 70%～80%,如果说手术是骨肉瘤治疗的核心,那么化疗就是骨肉瘤综合治疗的基石。Rosen 于 1982 年提出新辅助化疗的概念,术前动静脉途径的化疗已成为骨肉瘤综合治疗的重要组成部分。化疗的主要药物包括以下几类:烷化剂如环磷酰胺(CTX)和异环磷酰胺(IFO),抗代谢类如甲氨蝶呤(MTX),抗生素类如多柔比星(ADM)或表柔比星,生物碱类如长春新碱(VCR),以及激素和杂类顺铂(DDP)。近年来国际上对恶性骨肿瘤提出的化疗新理念是:多药联合化疗以控制处于细胞周期中的各期瘤细胞和消灭局部或远处微小瘤灶;最大剂量强度;新辅助化疗;缓解化疗药物毒副作用以及耐药肿瘤的处理。

放疗:适用于骨肿瘤的放疗情况有对放疗敏感的肿瘤如 Ewing 肉瘤;恶性骨肿瘤行广泛性切除后局部的辅助性放疗;术前放疗使肿瘤缩小,为保肢创造条件;肿瘤失去手术时机,采取姑息性治疗;转移性骨肿瘤。近年来,定向放疗(stereotactic radiotherapy, SRT)和三维适形放疗(3D conformal radiotherapy, 3DCRT)在临床上的普及率提高,使得放疗的治疗地位和作用有了极大提高。恶性骨肿瘤对放疗的敏感性差异较大,但随着高能直线加速器的发展,尤其是三维计划定向适形放疗的开展,放疗已经成为骨和软组织肿瘤综合治疗的重要组成部分。

免疫治疗和基因治疗:随着肿瘤免疫学研究的进展,近年来涌现了多种免疫治疗肿瘤的方法和途径,其中不少已经进入不同阶段的临床试验。①肿瘤的免疫治疗大致包括非特异性免疫治疗、主动性免疫疗法、过继性免疫疗法和单抗及其耦联物的特异性导向疗法。②基因治疗是20世纪90年代肿瘤治疗的重大进展,主要包括细胞因子基因疗法、造血干细胞介导的基因疗法、"自杀基因"疗法、抑癌基因疗法。基因治疗目前存在的问题是基因转移效率较低、表达水平不高、靶细胞特异性较差,随着研究的深入和各方面技术的发展和完善,基因治疗将展现出广阔的应用前景。

## 73.2 骨母细胞瘤

骨母细胞瘤(osteoblastoma)也称成骨细胞瘤。1932年 Jaffe 等首先报道了1例掌骨的骨样组织形成的骨母细胞性肿瘤,1956年 Jaffe 等提出了"良性骨母细胞瘤"的名称,现已统一命名为骨母细胞瘤,是一种趋向于分化为成骨细胞的良性肿瘤。该肿瘤由骨母细胞和间质组织、富含血管的纤维组织、骨样组织和非板层性骨组织组成,大多数需要经临床、影像、解剖特征和进程与骨样骨瘤相鉴别。在骨样骨瘤和骨母细胞瘤之间存在着过渡和临界型的病例。

### 73.2.1 病理表现

骨母细胞瘤主要由成骨母细胞组成,其组织发生学类似于骨瘤、骨样骨瘤和纤维异常增生症,但是其临床和解剖学特征以及生物学行为与前述肿瘤明显不同。与纤维异常增生症相比,骨母细胞瘤没有任何错构瘤特征;与骨样骨瘤相比,具有很高的生长潜力,同时肿瘤宿主骨的硬化反应较少。

大体病理上,骨母细胞瘤为致密组织,呈淡红色或淡红棕色,质地软或呈肉芽状,有时含有确定的骨组织。最主要的特征是明显充血,当发生在脊柱、颅骨、骨盆等松质骨时充血尤为明显。在手术切开肿瘤时可发生猛烈出血,有时为搏动性出血,但很少会见到动脉瘤样骨囊肿似的大血肿样空腔。

组织病理学上,骨母细胞瘤有很多变异,典型表现为三大特征:丰富的血管性结缔组织、大量的骨母细胞和不同程度的钙化骨小梁。病变与正常组织有明显界限,骨母细胞瘤的基质有丰富的血运,可见到不同程度的继发动脉瘤样骨囊肿变性。普通的骨母细胞瘤中骨母细胞较大并具有多形性,核大并有明显的核仁。因其组织学特征多变并且与骨肉瘤具有重叠的特征,因此要求有良好的活检标本和有经验的病理医师诊断。

骨母细胞瘤存在着变异。1984年 Dorfman 和 Meiss 试图将成骨性肿瘤分成4组:①骨肉瘤,组织学上近似骨母细胞瘤;②假恶性骨母细胞瘤;③最有争议的,即恶变为骨肉瘤的骨母细胞瘤;④侵袭性骨母细胞瘤,其特征介于骨母细胞瘤和低恶性骨肉瘤之间,临床上无转移,但术后可有局部复发。该组肿瘤命名曾有分歧,曾有恶性骨母细胞瘤、骨母细胞型骨肉瘤等,1993年起 WHO 骨肿瘤分类命名为"侵袭性骨母细胞瘤",而在2002版 WHO 骨肿瘤分类命名中,认为侵袭性(恶性)骨母细胞瘤在临床上具有局部侵袭行为,但形态学和遗传学与典型骨母细胞瘤无本质上的区别,故又将其归入骨母细胞瘤中叙述。而骨母细胞型骨肉瘤则归入普通型骨肉瘤的亚型中叙述。

### 73.2.2 临床表现

骨母细胞瘤的发病率约占原发骨肿瘤的1%,约为骨样骨瘤的20%,比骨肉瘤少20倍。好发于男性,男女发病率比为(2~3):1,多为10~20岁的青少年,近90%的患者是在30岁以前被诊断本病的。骨母细胞瘤可在很多部位发生,但最常侵犯脊柱尤其是骶骨,占病变的1/3,常见于椎体后部和附件,病变范围较大并可侵及邻近结构。骨母细胞瘤也可发生在颅骨和下颌骨[6-8]。

骨母细胞瘤症状与任何生长缓慢的良性骨肿瘤相似,虽然没有骨样骨瘤一样的刺痛和典型临床症状,但是也有不同程度和较长病程的疼痛和肿胀症状,有时患骨有膨胀并可发生病理性骨折。病变在脊柱者可出现脊髓和(或)神经根压迫症状。通常从症状出现到进行治疗的时间间隔可为1～2年甚至更长。在儿童,常表现为脊柱侧弯,仅次于肌肉痉挛。如果肿瘤压迫脊髓或神经根,可产生麻木刺痛、放射痛、步态异常甚至瘫痪等相应症状。

### 73.2.3　影像学表现

标准X线片最常用,CT可更好地确定病变范围,特别是脊柱。放射性核素扫描没有特异性,但可以用于一些X线片显示不明确的病例。

X线片的图像变异较大,取决于肿瘤的部位和进程。突出的表现通常为圆形或椭圆形骨溶解,与长骨的长轴方向一致,直径2～10cm不等,边界不十分明确,可有中等量反应骨包绕,但不如骨样骨瘤显著。大多数病损在骨皮质内,少数位于骨表面,发生在干骺端者较骨干者稍多。多数为中心性生长,少数为偏心性生长,无论是中心性还是偏心性生长,均使骨皮质膨胀和变薄,有时类似动脉瘤样骨囊肿表现。但是骨母细胞瘤中心区的骨密度不一样,可有较高密度区,可以是毛玻璃样到正常骨小梁,随着肿瘤的进展其高密度区更为明显,是新生骨数量和成熟度的反应。肿瘤组织不透放射线是检查诊断骨母细胞瘤的重要放射学特征,典型的骨母细胞瘤在放疗后不透光区程度会增加。如果X线片表现不明显,CT可以明确显示,CT扫描利于发现小的病灶以及边缘是否硬化,内部的钙化和骨化情况,尤其在结构复杂和重叠较多的部位有一定优势,如脊柱、骨骺和下颌骨等部位。在脊柱,骨母细胞瘤发生于椎弓,可侵及邻近椎骨,这一点与骨肉瘤或骨巨细胞瘤正好相反,后两者多起源于椎体,向椎弓方向扩散。

血管造影可显示肿瘤的血管丰富,在某些肿瘤周围炎症反应和疼痛剧烈的病例可发生局部骨质疏松。

### 73.2.4　诊断和治疗

#### (1) 诊断

临床上患者多以局部肿块和疼痛就诊,X线、CT和MRI检查可以提供有效的辅助诊断信息,关键是通过仔细活检、足量标本作出准确的病理诊断。在诊断骨母细胞瘤时必须与骨巨细胞瘤、骨样骨瘤、软骨母细胞瘤、骨纤维结构不良等疾病相鉴别。

#### (2) 治疗和预后

骨母细胞瘤的治疗很大程度上取决于病损的部位和组织学诊断,对于脊柱和骨端以外的病变应采用边缘切除(超过病损的反应带),切除到正常组织,残端可烧灼处理,必要时使用内固定和骨移植;脊柱和骨端的病损采用病灶刮除术,术中注意保护脊柱的稳定性和儿童的生长受限产生肢体不等长等问题,但必须以控制局部复发为前提。对于侵袭性骨母细胞瘤应行边缘切除或广泛整块切除。此外,还可应用化学烧灼、冷冻治疗等辅助治疗。侵袭性脊柱病损不能广泛切除者必须行大范围的刮除、内固定和放疗。术前DSA栓塞动脉可减少出血。

骨母细胞瘤的预后较好,但是存在一定的复发率,为10%～20%,复发次数越多则恶变的可能越大。目前认为复发主要原因是保守治疗时间过长或初次手术切除病灶不彻底,而不是肿瘤本身的生物学行为所致,因此强调彻底手术切除非常重要。

## 73.3　骨肉瘤

骨肉瘤(osteosarcoma)是高度转移倾向的恶性肿瘤,起源于未分化的骨纤维组织,以能产生骨样组织的梭形基质细胞为特征。虽然肿瘤中可以见到纤维或软骨组织,但只要见到肉瘤基质细胞直接产生的骨样组织就可以确定肿瘤的性质为骨肉瘤。

骨肉瘤是原发恶性骨肿瘤中最常见的肿瘤,占原发性骨肿瘤的16.79%,占原发恶性骨肿瘤的40.51%,年发病率为1/100万～3/100万。

关于骨肉瘤的分类有多种观点,2002年WHO骨肿瘤分类中骨肉瘤分类见表73-1。其中,典型骨肉瘤约占所有骨肉瘤的70%,软骨母细胞型骨肉瘤和成纤维细胞型骨肉瘤各约占10%,少见的类型包括血管扩张型、富含巨细胞型和小细胞型等共占20%。

### 73.3.1　典型骨肉瘤

典型骨肉瘤常起源于骨内,由产生骨质的间质细胞生成,常产生较多的肿瘤骨,在X线和直视检查中即可发现。75%的患者在10～30岁发病,是严重影响青壮年身心健康的恶性肿瘤。相对好发于男性,男女性发病之比为(1.5~2):1。肿瘤的好发部位是股骨远端和胫骨近端;其次是肱骨近端,约3/4的骨肉瘤发生在膝部和肩部;再次是股骨近端、股骨干和骨盆;其他部位如腓骨近端、胫骨骨干和远端、脊柱、锁骨、肱骨远端等也可有发生,但是前臂和跖骨不常见。在四肢长骨的好发部位是干骺端和骨干旁,生长软骨的长期存在可起到推迟肿瘤入侵骨骺的作用,成人骨肉瘤易累及骺部。

### (1) 病因和发病机制研究[9]

对骨肉瘤病因的理解可能为治疗策略提供线索。不幸的是,大多数骨肉瘤病例是随机的,很少有已知的环境暴露或基因相关性。已知有少数几个疾病可增加骨肉瘤的危险性。视网膜母细胞瘤的患者 Rb 抑癌基因发生变异,导致发生骨肉瘤的危险因素显著增高。Li-Fraumeni 综合征的 p53 抑癌基因突变。上述患者发生多种恶性疾病的危险性增加,包括骨肉瘤。Rb 和 p53 基因参与细胞周期的调节,骨肉瘤中的 p53 突变是持续存在的。其他骨肉瘤相关的综合征包括先天性血管萎缩性皮肤异色病(Rothmund-Thomson 综合征)和胎儿期发育不全毛细血管扩张(Bloom 综合征)。几乎很少有已知的导致骨肉瘤的环境暴露因素。唯一已知的化学暴露因素是氧化铍,在动物模型中显示可以导致骨肉瘤发生。FBJ 病毒显示能诱导小鼠发生骨肉瘤,但没有已知的感染性因素可以导致人类发生骨肉瘤。约 50% 的骨肉瘤患者可以找到 SV40 病毒的 DNA,但是这一发现的意义并不清楚。放疗可导致继发性骨肉瘤的发生,对此所需的放射剂量尚不清楚,但比常规诊断所用的剂量显著要高。随着放射剂量的增加和患者接受放射暴露的年龄越小,放射诱导性骨肉瘤的危险性越高。另一个导致继发性骨肉瘤发生的原因是原发性骨畸形,最常见的就是 Paget 病,约 1% 的 Paget 病患者可发生骨肉瘤。

骨肉瘤的染色体异常很常见,约 70% 的骨肉瘤可显示染色体异常,包括获得和丢失。持续的畸形包括染色体 1 的获得;染色体 9、13、17 的丢失;染色体 6q 的部分丢失;染色体 11、19 和 20 的重排。这些畸形的一部分持续伴随着骨肉瘤相关的综合征,例如视网膜母细胞瘤 Rb 基因在染色体 13q,Li-Fraumeni 综合征 p53 基因在染色体 17p。

DAN 微序列分析是一门允许同步完成多基因表达分析的技术。微序列分析已经应用于尝试辨认那些对化疗反应不敏感的患者和对有转移可能肿瘤特征的鉴别,同样也能用于比较人类骨肉瘤细胞和正常人类成骨细胞。

一些生长因子家族与正常发育和癌症形成有关系,其中一个家族是 WNT 蛋白家族,调节细胞扩增和胚胎形成。WNT 通路对骨骼发育和一些人类癌症有作用。多个 WNT 及其受体家族成员在人类骨肉瘤细胞株中已得到鉴定。在 50% 骨肉瘤标本中可以鉴定到 LRP5,其表达和是否发生转移具有显著的相关性。Her-2/neu 是一种表皮生长因子受体(EGFR),也称为 ErbB2,这是一种酪氨酸激酶原癌基因,Her-2/neu 的过度表达与乳房、卵巢、肺癌等肿瘤的预后不良相关。其表达与肿瘤生长、侵袭、转移有关。骨肉瘤中 Her-2/neu 的出现是具有争议的,在骨肉瘤患者的血清中找不到 Her-2/neu,但有些研究显示 42%~63% 的骨肉瘤中表达 Her-2/neu。除了生长因子,细胞骨架蛋白也与肿瘤的发展有关。埃兹蛋白(ezrin)是一种促进细胞膜之间连接的蛋白,也通过 AKT 和有丝分裂激活蛋白激酶(MAPK)途径参与信号转导。在埃兹蛋白骨肉瘤转移的小鼠模型中发现,该蛋白在人类骨肉瘤标本和狗的自发性骨肉瘤中也能找到。

化学增活素家族是一组小的分泌蛋白,通过与细胞受体间相互作用促进白细胞的运输,已确认有 18 种不同的受体。化学增活素受体(CCR)与多种类型的转移性肿瘤有关联,包括乳腺癌、膀胱癌、黑色素瘤、结肠癌和肺癌。其出现提示预后不良、侵袭性和发生转移。CCR4 在 63% 的高分级骨肉瘤标本中可以检测到,其表达和无转移与总体生存率呈负相关。其他确认的受体包括 CCR10 和 CCR7,但是它们和转移与生存率的关系并不很大。

细胞凋亡 Fas(CD95 或 APO1)是 FasL 诱导细胞凋亡的跨膜受体,FasL 的结合导致受体的三聚合,引起死亡诱导信号复合体(DISC)的形成,DISC 导致胱冬蛋白酶(caspases)激活并执行细胞凋亡。通过减少 Fas、FasL 或胱门蛋白酶的表达,或增加 Bcl-2 和胱冬蛋白酶抑制剂——Fas 相关死亡区域样 IL-1b 转换酶(Fas associated death domainlike IL-1b converting enzyme,FLICE)的表达,可以躲避 Fas 诱导的细胞凋亡。对于无调控生长和转移到肺的骨肉瘤,必须逃避 Fas/FasL 诱导的细胞凋亡。有研究选择有转移能力的人类骨肉瘤细胞种植于小鼠模型,结果显示其 Fas 的表达明显降低。

已证实一些转录因子对成骨细胞的成熟具有特异性。包括 osterix、runx2 和 Dlx-5。osterix 是锌—指纹转录因子,属于 SP 家族,在鼠和人骨肉瘤细胞株中 osterix 表达显著低于成骨细胞。转染 osterix 的细胞株具有显著降低转移和溶骨性原发肿瘤形成的能力。成骨细胞分化需要的第 2 个转录因子是 runx2，是 runt 家族的一个成员，runx2 和 Rb 基因相互作用，控制细胞周期和成骨细胞基因的转录水平。人类骨肉瘤细胞株中 runx2 的表达与成纤维细胞株中的表达相比是降低的。即使 runx2 出现，在骨肉瘤细胞株中刺激成骨细胞基因转录的能力也是降低的。

虽然化疗显著提高骨肉瘤患者的生存期，但是对于化疗抵抗的骨肉瘤患者，其预后仍较差。一些机制与化疗抵抗有关。P 糖蛋白是 MDR1 基因的产物，可产生对多柔比星与依托泊苷的抵抗。有研究发现，30%～40% 的原发性骨肉瘤患者存在 P 糖蛋白。19 个原发性肿瘤和肺转移肿瘤的患者中，在 32% 的原发性肿瘤患者和 68% 的转移患者中找到 P 糖蛋白的表达。但是 P 糖蛋白的表达与肿瘤的坏死没有相关性。目前 P 糖蛋白在骨肉瘤化疗抵抗中的作用尚不明确，但其表达可能是肿瘤具有侵袭性的标记。另一个抵抗化疗的机制是使化疗药物失活。细胞色素 P450 氧化酶是一个大的酶家族，能使许多抗癌药失活，包括依托泊苷、异环磷酰胺和多柔比星。

**(2) 病理表现**

1) 大体病理  不同的骨肉瘤病例中病理表现可有很大差异。一般致密的肿瘤组织倾向于白色或玫瑰色，由于新生骨样组织的出现而使肿瘤质地较为坚硬，在硬化区以骨质象牙化为特征，肉眼直视下常可见到起源于肿瘤骨的小梁骨结构呈现带状、束状和厚密的网状，肿瘤常可穿透皮质，有时肿瘤组织可被骨膜包容，或者骨膜被侵犯，同时肿瘤可浸润肌肉，肿瘤的最外层质地较软。肿块内常可见到出血、干酪坏死区和囊腔。有时可见到肿瘤在髓腔内扩展，上方似为放射影像的边界，这种扩展范围很少>2cm，跳跃性转移灶并不常见。肿瘤一般不穿破生长软骨，在较大的侵袭性和进展型肿瘤中，可出现软骨破坏和肿瘤侵犯骨骺的现象。

2) 组织病理  肿瘤由产生类骨质和骨质的肉瘤组织细胞组成。肿瘤细胞呈多样化，越接近肿瘤的周围区骨化越少，而中心区域内骨化则较多。周边区域细胞特征非常明显，呈高度恶性，大细胞，其中大的巨型细胞可见多形性、不典型、过度着色和核畸形等，有丝分裂常见。在中心区肉瘤组织中可见骨样组织或骨质沉积，这些物质的形态结构相当反常，可与正常骨组织区别。成骨显著的区域肿瘤细胞散在，数量显著下降，核变小，伴有浓密的染色质，有丝分裂可消失，并可出现细胞坏死。新生骨结构紊乱，瘤骨在髓腔内扩散，宿主骨的小梁骨或存留组织均被变异的骨组织包藏。肿瘤内成骨越多的区域血管越少，相反成骨稀疏或中等量区的血管非常丰富，这些血管呈窦样肿胀或成为无壁层而连续的腔隙，在有些区域则直接以肉瘤细胞为血管壁。肉瘤组织中常可以见到单个或多个形状奇特的巨型细胞。

3) 组化和生物力学研究  显示骨肉瘤细胞含有大量 ALP，电镜显示肿瘤细胞可产生胶原纤维和类骨组织。病理诊断的关键有赖于肿瘤细胞产生的嗜酸性透明骨样组织的存在。

**(3) 临床表现**

起病初期常无典型症状，仅有围绕关节的疼痛，中等程度并间歇性发作，活动后加剧。由于患者多为青少年且经常参加体育活动，因此疼痛常被归为创伤或风湿类疾病治疗，而忽视影像学检查。起病数周后疼痛可加剧，触痛明显，局部可出现肿胀，并持续发作。由于肿瘤血供丰富，局部可有皮温增高，当病变累及骨骺时可有关节腔渗液和相邻关节功能障碍，出现软组织红、肿以及浅表静脉怒张现象。少数患者的疼痛部位可出现骨溶解，进展迅速者可出现病理性骨折、局部淋巴结增大，少数情况下可发生淋巴结炎，主要因炎性物质吸收所致而不常是肿瘤转移所致。通常在就诊时一般情况尚良好，如果出现体重下降和贫血等现象，常提示肿瘤转移或是肺转移。

从首发症状到治疗的时间，一般少于 6 个月，少数患者可达 1 年以上。

**(4) 影像学表现**

影像学是早期诊断骨肉瘤的重要手段，是其他诊断方法的基础。一部分病例结合发病年龄、部位，通过 X 线检查可以作出诊断。

1) X 线检查  是诊断骨肉瘤最方便、实用和廉价的影像学方法。X 线特征源自于肿瘤的扩散和迅速破坏松质骨及皮质骨，骨膜隆起，然后穿破骨皮质，产生数量不等的新生骨样组织和骨改变。影像学上可因患者的年龄、肿瘤部位、生长速度、发展方式和产生新生骨的情况而异。病变早期可能只有轻度的骨膜反应，容易漏诊。病变发展，干骺端出现斑点状溶骨或边缘不清的高密度影像（成骨），或两者结合。典型的骨肉瘤为溶骨性和（或）成骨性改变，边界不清，呈虫蚀状，骨皮质破坏（图 73-3）。肿瘤突入软组织,出现骨外生长的软组织阴影,基质多伴有钙化和明显的骨膜反应,但常有多样和不典型的X线表现。骨肉瘤可有多种骨膜反应,包括Codman三角,为肿瘤生长边缘三角形的骨膜反应,由骨膜下方的新生骨所致,平片上显示为三角形;"日射征"(sun-ray),很少发生在其他恶性肿瘤的一种骨膜反应,表现为与骨长轴垂直的针梳状影像,为与骨长轴垂直的新生骨形成;葱皮样变(onion peel),为与骨纵轴平行的分层状骨膜反应,其特异性次于"日光照射征",常见于Ewing肉瘤或骨髓炎;骨膜增厚,非特异性,但不可忽视,很可能是骨肉瘤的早期所见,应密切随诊。

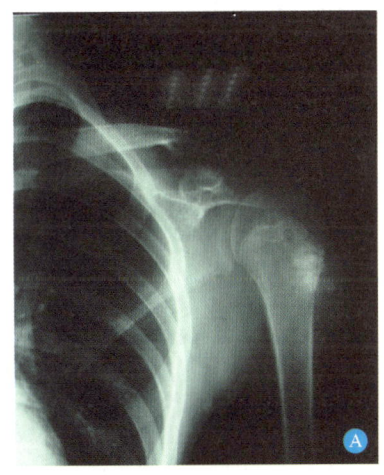 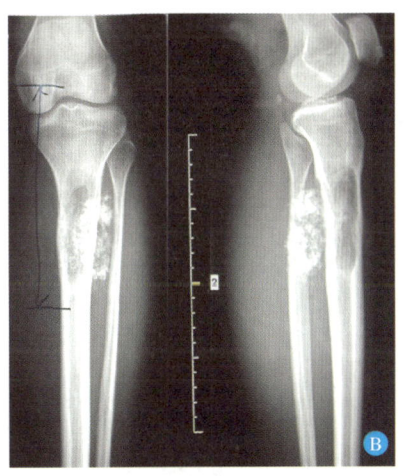

**图 73-3　左肱骨近端骨肉瘤**

A. 左肱骨近端骨肉瘤患者X线片,左肱骨干骺端骨质破坏伴成骨反应,可见Codman三角;B. 左胫骨近端骨肉瘤X线片,可见骨质溶解,日射征,软组织内钙化影

2) CT检查　可以更清晰地显示肿瘤骨病变的范围、软组织受侵袭情况,以及肿瘤与主要血管的关系,是定位外科手术界限的重要依据。CT二维重建对界定上述范围具有更好的参考价值(图73-4)。

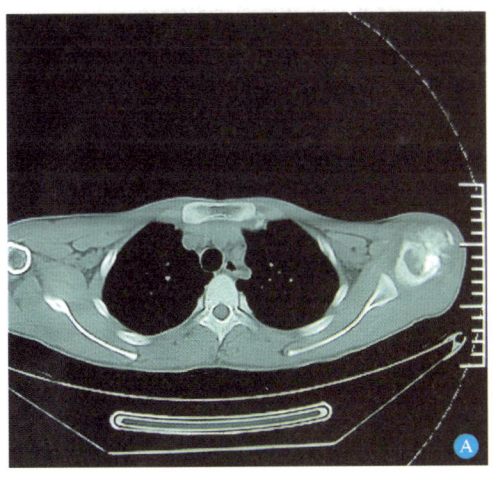 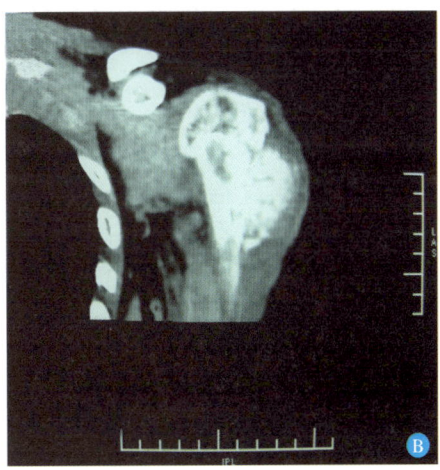

**图 73-4　骨肉瘤CT图像**

A. 显示左肱骨近端骨肉瘤的横断面;B. CT二维重建,显示病变范围和软组织受累情况

3) MRI检查　是观察软组织侵袭范围的最佳方法,更是显示肿瘤髓腔内浸润范围的最好方法(图73-5)。在保肢手术中,对瘤骨扩大切除长度的定位具有关键指导作用。

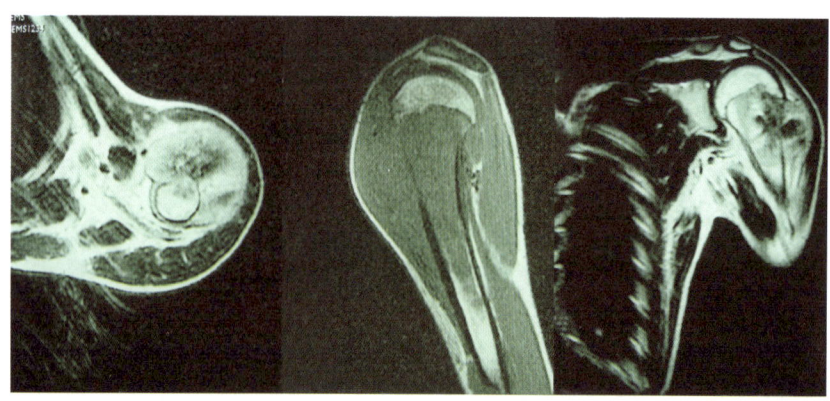
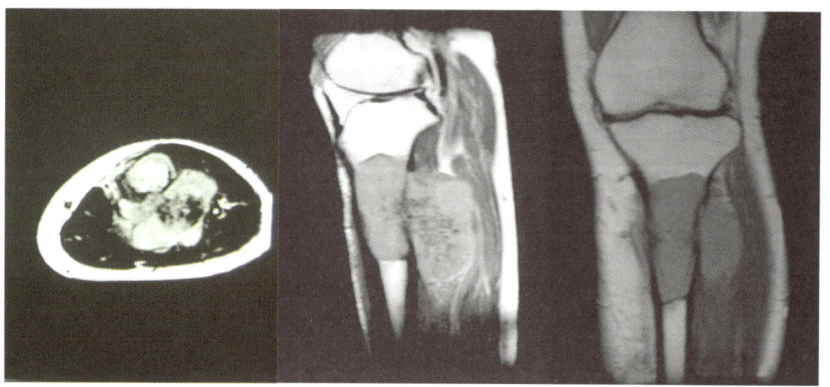

**图 73-5　骨肉瘤 MRI 图像**

横断面、矢状面和冠状面显示肿瘤在髓腔内的浸润范围和软组织内的侵袭范围,上方为肱骨近端骨肉瘤,下方为胫骨近端骨肉瘤

4）放射性核素骨扫描　骨肉瘤表现为放射性浓集,在肿瘤定性、定位方面仅能起到一定参考作用,但是对于有无其他骨转移、是否为多发病变以及有无跳跃灶的判断很有意义。

5）血管造影检查　可了解肿瘤的血供情况和软组织浸润范围,判断肿瘤血管的来源,显示肿瘤栓塞的静脉骨阻情况,了解切除肿瘤时是否需要切除和修复重建血管,化疗前后的血管造影对比可了解肿瘤的坏死程度。

骨肉瘤的肺转移灶常呈圆形多发性,X 线片表现为不透射线的致密组织,但一般无钙化;CT 检查可显示 X 线片阴性的肺转移灶。目前肺 CT 是了解骨肉瘤肺转移的常规检查。

（5）生化检查

血清 ALP 与骨肉瘤的发展过程密切相关。在儿童和青少年要具体分析,由于骨骼生长发育,他们的 ALP 较正常水平可以高出 1 倍以上。临床上,约 70% 的骨肉瘤患者 ALP 升高,且手术和化疗后可明显下降,复发或转移时再次升高。所以 ALP 可作为观察病情转归的参考指标。

（6）诊断和鉴别诊断

根据患者的发病年龄、部位、临床和影像学表现可以初步诊断骨肉瘤,确诊有待结合病理的证实。然而,并非所有的骨肉瘤放射学影像都是典型的,尤其是肿瘤局限于骨干时,影像学可能更像是 Ewing 肉瘤;另外,淋巴瘤和个别转移癌患者(尤其是成骨型)影像学表现可能类似于骨肉瘤。

在一些少见的情况下,骨肉瘤的诊断很难确定,即使在组织病理检查以后。例如恶性程度高、分化差且无肿瘤性骨样组织的病例,很难从骨肉瘤、分化差的纤维肉瘤和恶性纤维组织细胞瘤三者之间鉴别和确诊。对于恶性程度在Ⅲ～Ⅳ级的扩展型成软骨细胞组织和尚不清楚少量骨样组织是间充质细胞直接产生还是从软骨骨化而成的病例,很难在骨肉瘤和Ⅲ级恶性软骨肉瘤之间进行鉴别诊断(也可见于骨膜骨肉瘤)。对肉瘤已侵犯髓腔的骨旁骨肉瘤或扩展到皮质以外的中央性骨肉瘤以及组织学表现介于两者之间时,影像学诊断可产生疑问和困难。如果所取标本限于骨肉瘤象牙化骨,那么病理诊断很可能被误认为是骨母细胞瘤或骨样骨瘤。相反的严重错误是将一些良性肿瘤如骨母细胞瘤、骨膜和肌肉骨化等误诊为骨肉瘤,必须避免并引以为戒。

骨肉瘤的病程短、进展快,肿瘤甚至可在数日内明显增大,仅少数病例生长隐匿而缓慢,多为硬化型患者。可经血行转移到肺,继发型和终末期者可发生骨转移,而骨转移发生时往往已经发生肺部转移,局部区域淋巴结转移者非常罕见。约90%的患者在就诊时肿瘤已经破坏骨皮质并侵犯软组织,属于ⅡB期;一部分已经发生肺部转移属于Ⅲ期;仅少部分患者尚处于ⅡA期。根据临床、影像学和病理学检查诊断和分期,对确定治疗方案具有重要意义。

### (7) 治疗

1970年以前由于治疗手段受限,骨肉瘤治疗的疗效非常差,5年生存率仅10%~20%,主要原因是肿瘤的肺转移,原发肿瘤切除后的肺转移发生率可达80%~90%,因此即使在早期施行截肢术仍是不可靠的。1970年以后,随着化疗等辅助治疗的发展和应用,尤其是新辅助化疗概念的引入,骨肉瘤的5年生存率和保肢率均显著提高。近20年来治疗方法不断发展完善,5年生存率已达60%~70%,保肢手术应用率>80%。目前广为接受和应用的是以手术为主的综合治疗方法,包括手术(截肢或保肢)、化疗(新辅助化疗)、放疗,以及免疫治疗和其他辅助治疗。

1) 手术  总的来讲,可分为保肢术和截肢术,具体手术方案应该根据术前化疗的效果和外科分期而定,此外还要参考患者年龄、心理状态,肿瘤的部位、大小,软组织和血管神经束的受累情况,可预见的术后功能,以及经济承受能力等。

截肢术:20世纪70年代以来,尤其是Rosen和Jaffe提出新辅助化疗至今,保肢手术已成为可能,但尽管如此,截肢术(根治性切除)仍是骨肉瘤治疗的重要手段,包括高位截肢或关节离断术。对于ⅡB期尤其是化疗不敏感的以及Ⅲ期不伴有肺外转移的骨肉瘤,可以首选截肢术。优点在于最大限度切除原发病灶,手术操作简单,术后可尽快施行化疗和其他辅助治疗,控制与杀灭原发灶以外病灶。缺点是患者丧失肢体,心理打击大,如果截肢平面过高无法安装假肢,患侧肢体将丧失功能。

保肢术:随着以新辅助化疗为代表的辅助治疗迅速发展,近年来保肢术逐渐成为骨肉瘤治疗的主流[6,10]。但如上所述,选择保肢手术必须掌握严格的适应证,具体如下:①骨骼发育基本成熟,最好年龄>15岁。②Enneking外科分期ⅡA为理想,ⅡB期患者如果化疗反应良好也可适当考虑,但应从严掌握。③无主要血管神经累及、无病理性骨折和局部感染、无弥漫性皮肤浸润;能在肿瘤外完整切除肿瘤;保肢重建后的功能预计优于安装假肢;保肢术后的局部复发率和生存率估计不高于截肢;患者和家属有强烈保肢愿望,心理和经济上均有承担能力。④骨肉瘤的好发部位是股骨远端、胫骨近端和肱骨近端,故最常施行的是上述3个部位的瘤段切除术。手术切除的范围要求至少达到广泛性切除,具体外科界可参照表73-9和图73-2。瘤段切除术后需要施行重建术,可选用人工假体置换、同种异体骨移植、瘤骨灭活再植、吻合血管游离骨移植和复合假体置换(同种异体骨+人工假体)等重建骨缺损[10]。年龄<12岁患儿施行瘤段切除术后如下肢长度严重短缺可行关节固定术,在化疗结束后再施行胫骨或股骨的延长手术,或施行Salz旋转截骨术。

转移灶的手术治疗:骨肉瘤常可发生肺转移,对于出现肺部转移的病例,如原发灶已经根治,可考虑手术切除肺转移病灶。

2) 化疗  骨肉瘤是最具代表性的原发恶性骨肿瘤,也是获得化疗经验最多的疾病,采用手术结合化疗后,骨肉瘤的治愈率已有显著的提高。在辅助化疗常规应用之前,经彻底截肢术的患者80%在术后6~12个月发生肺转移,说明骨肉瘤患者就诊时术前已有远处微小转移灶。促使骨肿瘤学家尝试应用辅助化疗来根除肺的微小转移灶。

经典的化疗药物是大剂量MTX+甲酰四氢叶酸(CF)解救,结合ADM、DDP、CTX和博来霉素等,无瘤生存率可达76%左右。Jaffe、Rosen等采用ADM和大剂量MTX的方案,为骨肉瘤治疗带来了生机。随着对骨肉瘤生长机制和化疗药物治疗骨肉瘤机制的认识不断深入,许多高水平的多药联合方案相继报道,使得骨和软组织恶性肿瘤的化疗更上一层新台阶。

传统的化疗方法是术后静脉用药,1982年Rosen提出了新辅助化疗的概念:术前静脉、动脉或双途径化疗,再手术切除原发病灶(截肢或保肢),术后静脉内化疗。术前化疗结束后应通过临床、影像学以及切除瘤段标本的肿瘤坏死率进行化疗敏感性的评估,肿瘤坏死率>90%的可认为对化疗敏感,术后可继续沿用原化疗方案;肿瘤坏死率<90%的为对化疗不敏感,手术时根据具体情况尽量采用根治(截肢)术,术后必须调整化疗药物和方案。自1990年以来,新辅助化疗已成为骨肉瘤的标准治疗方法。

目前骨肉瘤化疗的新理念是:多药联合化疗以控制处于细胞周期中各期的瘤细胞和消灭局部或远处微小瘤灶;最大剂量强度;新辅助化疗;缓解化疗药物毒副作用以及耐药肿瘤的处理。

3)常用化疗方案

Bacci方案:是意大利Rizzoli骨科研究所化疗科的Bacci自1972年起逐渐摸索改进的化疗方案,主要探讨辅助化疗的意义和保肢的安全性,MTX大剂量和中等剂量的疗效对比和新辅助化疗动静脉双途径给药方案的疗效。目前该采用双途径的新辅助化疗治疗骨肉瘤,随访1~3年的持续无瘤存活率高达87%,局部复发率仅为8%,保肢率达92%。1997~1999年的IOS/OS7为术前应用MTX、CDP/ADM、IFO/CDP、IFO/ADM,至第10周手术,术后不论反应好坏继续应用ADM、MTX、DDP和IFO共30周,该方案剂量强度较大。

①术前化疗:MTX,12 g/m²,静脉滴注6 h,监测6 h的血药浓度,如果上个疗程<1 mmol/L,MTX的剂量增加2 g/m²,最高为24 g;DDP/ADM,CDP 120 mg/m²经动脉或静脉连续72 h滴注,滴注48 h后ADM 60 mg/m²,静脉滴注8 h,与CDP同时给药;IFO/DDP,IFO 3 g/(m²·d),静脉滴注1 h,共2天,然后CDP 120 mg/m²经动脉或静脉72 h连续滴注;IFO/ADM,IFO 3 g/(m²·d),静脉滴注1 h,共2天,然后ADM 30 mg/(m²·d)静脉滴注4 h,共2天。②术后化疗:ADM 45 mg/(m²·d),静脉滴注4 h,共2天;MTX,同术前;DDP,同术前,静脉滴注;IFO,2 g/(m²·d),静脉滴注1 h,共4天。如果病理报告显示完全坏死,最后3次化疗可不做(图73-6)。

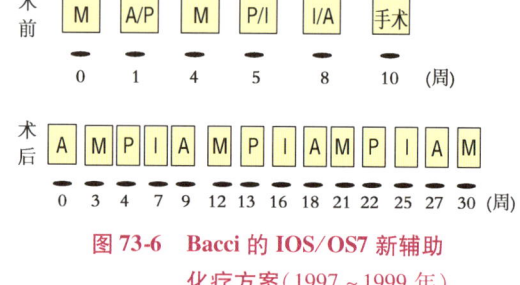

**图73-6  Bacci的IOS/OS7新辅助化疗方案**(1997~1999年)

Rosen方案:是美国洛杉矶Cedars-Sinai综合癌症中心的Rosen从20世纪70年代开始采用的一系列联合化疗方案,包括T4~12,以T7和T12最为常用。T12方案的特点是对术前化疗效果好的患者,术后只给1次BCD(博来霉素、环磷酰胺、放线菌D)、2次HD-MTX的化疗,减少术后用药量。T12方案的随访结果显示,5年生存率为80%左右。1991年Rosen在T12方案的基础上将目前公认为对骨肉瘤有效的IFO加入方案,形成T19方案,提高了术前化疗的效果(表73-10)。

**表73-10  Rosen的T19方案**

| | |
|---|---|
| A. 甲氨蝶呤(MTX) | 12 000 mg/m² 静脉滴注,第1、2周 |
| B. 异环磷酰胺(IFO) | 2 000 mg/m² 静脉滴注,d1~6 |
| C. 甲氨蝶呤(MTX) | 12 000 mg/m² 静脉滴注,自第2周后连续2周 |
| D. 异环磷酰胺(IFO) | 2 000 mg/m²·d 静脉滴注,d1~6,自第3周后 |
| E. 甲氨蝶呤(MTX)<br>或顺铂(DDP)<br>多柔比星(ADM) | 12 000 mg/m² 静脉滴注,连续2周,自第2周后<br>120 mg/m² 静脉滴注,d1,自第2周后<br>60 mg/m² 静脉滴注,d1,自第2周后 |
| F. 手术切除 | |

注:如果术前评估及标本坏死率达到完全缓解(CR)+部分缓解(PR),术后2周开始沿用术前疗方案。如果未达到CR+PR,术后化疗将术前方案中E改为顺铂+多柔比星。

国内推荐方案:1998年9月在北京召开了全国骨肉瘤化疗座谈会,推荐了2套化疗方案,见表73-11,73-12。

对转移病例的化疗问题目前仍有争议,有学者认为,初次手术1年内发生肺转移的病例,说明化疗效果不良,应该改用其他药物和化疗方案,对于术后1年以上发生的肺转移可沿用原化疗方案和药物。

表 73-11　国内推荐骨肉瘤化疗方案 1

术前(周)

| 1 | 3 | 4 | 7 | 9 | 10 | 12 |
|---|---|---|---|---|---|---|
| ADM DDP | MTX | ADM DDP | ADM DDP | MTX | ADM DDP | 手术 |

术后(周,从术前化疗第 1 周算起)

| 14 | 16 | 17 | 20 | 22 | 23 | 26 | 28 | 29 |
|---|---|---|---|---|---|---|---|---|
| ADM DDP | MTX | ADM DDP | ADM DDP | MTX | ADM DDP | ADM DDP | MTX | ADM DDP |

注:ADM,多柔比星 30 mg/($m^2$·d),静脉滴注,共 2 天;DDP,顺铂 100~200 mg/$m^2$ 48 h 连续静脉滴注,多柔比星后第 1 天给药;MTX,甲氨蝶呤 8~12 g/$m^2$ 静脉滴注 4~6 h,6 h 后甲酰四氢叶酸(CF)解救。

表 73-12　国内推荐骨肉瘤化疗方案 2

术前(周)

| 0 | 1 | 2 | 5 | 6 | 7 | 10 |
|---|---|---|---|---|---|---|
| MTX1 | MTX1 | ADM DDP | MTX1 | MTX1 | ADM DDP | 手术 |

肿瘤坏死率≥90%,术后(周,从术前化疗第 1 周算起)

| 12 | 13 | 14 | 17 | 18 | 19 | 20 |
|---|---|---|---|---|---|---|
| MTX1 | MTX1 | DDP ADM | MTX1 | MTX1 | DDP ADM | |

肿瘤坏死率<90%,术后(周,从术前化疗第 1 周算起)

| 12 | 14 | 15 | 18 | 20 | 21 | 24 | 26 | 27 |
|---|---|---|---|---|---|---|---|---|
| IFO | MTX1 | DDP ADM | IFO | MTX2 | DDP ADM | IFO | MTX2 | DDP ADM |

注:MTX1,甲氨蝶呤 8~12 g/$m^2$,静脉滴注 6 h,12 h 后 CF 解救。监测 6 h 的血药浓度,如果上个疗程<1 mmol/L,甲氨蝶呤的剂量增加 2 g/$m^2$,最高为 24 g。MTX2,甲氨蝶呤 15 g/$m^2$,用于不敏感的骨肉瘤术后化疗;DDP,顺铂 120 mg/$m^2$,48 h 连续动脉滴注,术前第 1 次对局部,以后对肺;ADM,多柔比星 60 mg/$m^2$,术前第 1 次连续静脉滴注 24 h,以后为肺动脉导管化疗,持续 24 h;IFO,异环磷酰胺 3 g/($m^2$·d),静脉滴注 90 min,共 5 天,辅加美司钠。

4)放疗　对骨肉瘤的放疗研究远不如化疗深入,因此目前争议颇多,不作为骨肉瘤的常规治疗。

5)免疫和基因治疗　虽然近年来骨肉瘤的免疫和基因治疗在实验领域获得了系列成果,但在临床上尚处在起步阶段,没有很有效的方法。

总而言之,典型骨肉瘤的规范治疗是:影像学和外科分期,活检明确诊断,新辅助化疗,根据化疗的临床反应和影像学改变评估化疗敏感程度,制订手术计划,包括截肢或保肢重建,术后对切除标本进行肿瘤坏死率评估,明确化疗效果,术后选用术前化疗有效的药物和方案,以及给药方法、剂量和持续时间。如术前化疗不敏感应调整化疗药物和方案。

(8)预后

骨肉瘤的预后指标包括转移病灶、肿瘤的部位和大小、对新辅助化疗的反应以及外科手术的切除边界。组织坏死率用来衡量化疗的反应,坏死率>90%属于反应良好。成纤维细胞型化疗反应最好,软骨母细胞型对化疗反应最差。对于没有转移的患者,约 70%可以长期生存。其余患者易复发,复发平均时间 1.6 年,约 95%患者在第 1 个 5 年内复发。远处播散最常见的形式是肺转移(80%患者),其次的播散方式是骨转移(15%患者),复发后的平均生存期<1年。那些二次手术的患者,70%~80%在1年内会再次复发。如果确认化疗反应差,可使用强化治疗,通常是更改化疗方案或增加剂量,同时使用一些拯救干细胞的方法。外科切除复发或转移的患者,采用手术切除可以提高生存率。

### 73.3.2 血管扩张性骨肉瘤

血管扩张性骨肉瘤(telangiectatic osteosarcoma, TOS)又称为出血性骨肉瘤,属高度恶性骨肿瘤,约占骨肉瘤的5%。临床上,与典型骨肉瘤在发病性别、年龄方面并无差别,病灶常起源于骨干,侵犯干骺端。发病部位多在股骨远端、胫骨、肱骨、腓骨、肩胛骨和骨盆。本病进展迅速,病理骨折较典型骨肉瘤多见。影像学方面,其表现几乎均为骨质溶解,骨膜和成骨反应少见,并有显著的侵袭征象,发展迅速。CT和MRI检查可显示肿瘤内部的液—液平面,提示病灶内有出血(图73-7)。大体病理上,直视下可见肿瘤由充满血液和血凝块的大空腔和海绵状组织形成,肿瘤柔软易出血。肿瘤组织由间隔和壁层组成,骨皮质和骨膜广泛破坏,并侵犯软组织。组织学上,肿瘤组织轻度肿大、消失或与动脉瘤样骨囊肿相似,大的出血腔由间隔壁隔开肿瘤组织,空腔无腔壁而由肉瘤组织形成。有时混入的肉瘤细胞和破骨细胞共同导致出血反应。诊断上本病以溶骨为主,呈浸润表现。临床上应与Ewing肉瘤、纤维肉瘤和恶性纤维组织细胞瘤相鉴别;组织病理学上应与动脉瘤样骨囊肿、骨巨细胞瘤、骨囊肿等相鉴别。治疗和预后方面,与典型骨肉瘤相同。

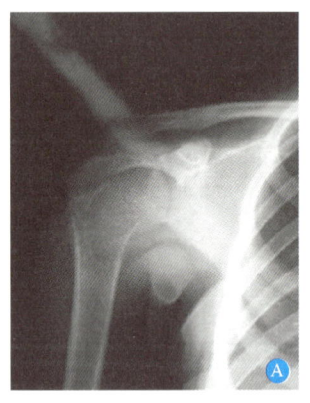
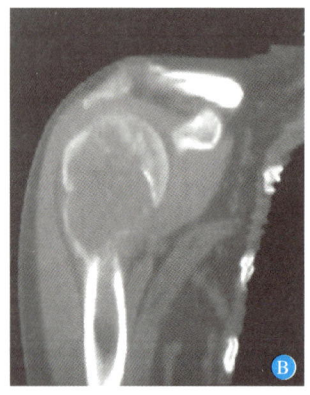
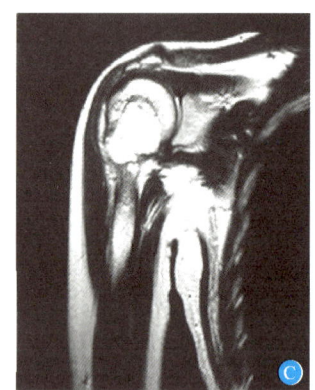
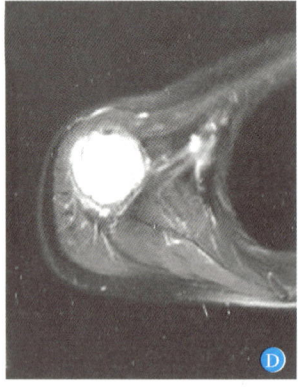
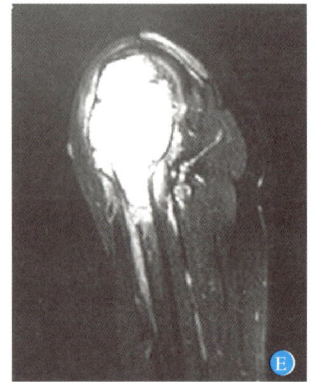

图73-7 右肱骨近端血管扩张性骨肉瘤

A. X线片;B. CT冠状面二维重建;C. MRI冠状面;D. MRI矢状面;E. MRI横断面

## 73.3.3 小细胞性骨肉瘤

小细胞性骨肉瘤是少见的高度恶性骨肉瘤的一种变异。临床上与典型骨肉瘤相似,但发病年龄跨度较大;影像学上与典型骨肉瘤较难区别,其重要特征是有明显的新骨形成,可有软组织肿块和病理性骨折,少数表现为完全溶骨;病理上以小圆细胞为特征,显示胞质多而着色深,细胞核富含染色质、多形、核仁更明显,无细胞质糖原,其他视野中表现为典型的骨肉瘤成骨;诊断方面,在组织病理学上非常容易与 Ewing 肉瘤混淆,尤其是快速冷冻切片检查时,常需要免疫组化和电镜诊断鉴别;治疗方面与典型骨肉瘤无差别,但本病对化疗的敏感性不一致;预后较典型骨肉瘤更差。

## 73.3.4 低恶性中央性骨肉瘤

低度恶性中央性骨肉瘤较少见,常误诊为良性肿瘤,因此常有多次手术和复发史。临床上,年龄分布与典型骨肉瘤相似,最常见部位是股骨远端、胫骨近端和远端的干骺端;影像学上,X线片显示为界限不清的慢性病损,常侵犯至软骨下,骨皮质膨胀或受侵蚀,需与骨纤维结构不良、骨巨细胞瘤、侵袭性纤维瘤病和低度恶性纤维瘤相鉴别;组织学上,细胞呈小或稀疏不典型的纺锤状,间有骨样骨小梁存在,往往仅在某些区域内有明显恶变,常与骨纤维结构不良、皮质旁骨肉瘤、硬纤维瘤等混淆;治疗上,如果在病灶内或边缘切除很容易复发,反复复发后可恶变为典型骨肉瘤,因此主张行广泛切除术,对膨胀扩展和复发型病例更应考虑行截肢手术;预后相对较好,但也有远处转移可能。

## 73.3.5 继发性骨肉瘤

继发性骨肉瘤多发生在成人尤其是老年人,可继发于 Paget 病和其他良性病损,如骨纤维结构不良、良性软骨肉瘤、骨梗死、慢性化脓性骨髓炎以及放疗后的肉瘤变。恶性程度依其来源不同而有所差异。治疗方法除了由于患者年龄而不能全部或部分进行化疗外,原则上与典型骨肉瘤相同。继发性骨肉瘤的总体预后更差。

## 73.3.6 皮质旁骨肉瘤

皮质旁骨肉瘤源于骨表面外层的骨肉瘤,有3个亚型:皮质旁骨肉瘤(parosteal osteosarcoma)、骨膜骨肉瘤和表面高恶性骨肉瘤。其中皮质旁骨肉瘤是源自于骨旁的骨肉瘤,趋向于象牙质样致密改变,一般情况下病程缓慢,属于低度恶性骨肉瘤,约占所有骨肉瘤的5%,是骨表面骨肉瘤中最常见的。

临床上,多数患者(70%)年龄<30岁。最常见的部位是股骨远端干骺端后方(占65%),其他包括肱骨、胫骨、股骨上端。主要症状是生长缓慢的肿块,病程较长,疼痛出现较晚,不甚剧烈,呈中等程度。多数患者的首发症状是无痛的肿块,肿瘤邻近关节时可有关节功能受限。

影像学方面,X线检查可见典型图像,骨旁可见骨化肿块,分叶状或圆形或椭圆形,皮质基底宽,肿块可沿着骨表面环绕生长,介于骨皮质和肿瘤之间的骨膜和纤维组织可构成X线透亮区,1至数毫米宽,CT上显示较清晰。骨膜透亮区具有诊断意义,但并非所有的骨旁骨肉瘤都有。肿瘤不侵犯骨骼时一般无骨膜反应,肿瘤侵犯软组织可见到软组织内大小不等的瘤骨(图73-8)。CT和MRI检查有助于确定诊断和了解肿瘤对宿主骨髓腔以及关节囊的侵犯。

病理学方面,大体病理可见肿瘤呈球形或圆顶形,表面被假囊层包绕,层次分明。切面上,肿瘤结构坚硬,病灶内有大量骨组织,不成熟的骨化区颜色较红,充血,表面粗糙或在小梁骨方面有模糊的刻痕,成熟骨化区和象牙化骨部呈现为白色,类似正常的致密骨。非骨化区为白色胶冻状纤维或软骨。肿块与皮质骨间有纤维层分开,有时为腱膜分隔。组织病理上,细胞表现低度恶性,有成纤维细胞的基质,其中包含较多不同成熟程度的骨小梁,如编织骨和板层骨。骨小梁排列整齐,通常由丰富的骨母细胞围绕。

诊断本病并不困难,但仍需与骨化性肌炎、外生性骨疣、周围型软骨肉瘤、骨膜骨肉瘤等相鉴别。皮质旁骨肉瘤限于骨膜和肌肉间的骨旁间隙内属于ⅠA期肿瘤,如果延伸到间室外属ⅠB期肿瘤,如果突破间室转变为高恶性肿瘤则属于ⅡB期。

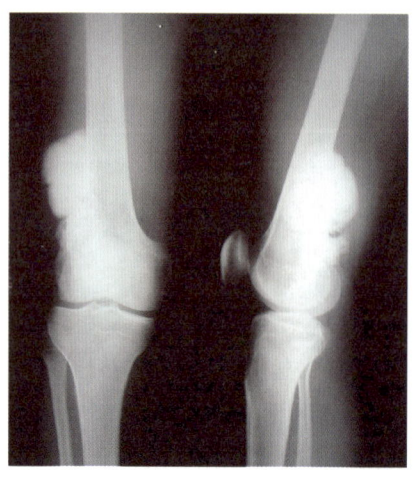

X线片可见围绕骨皮质生长的宽基骨旁肿块

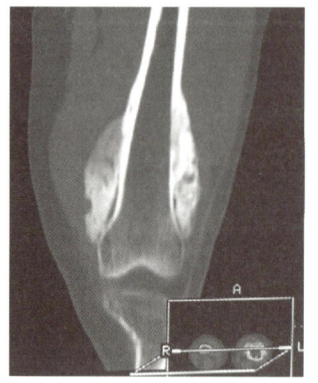 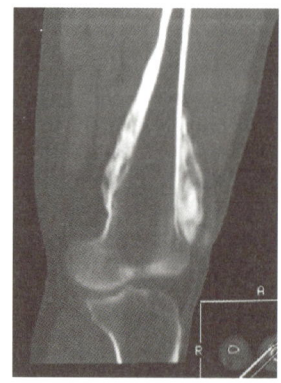 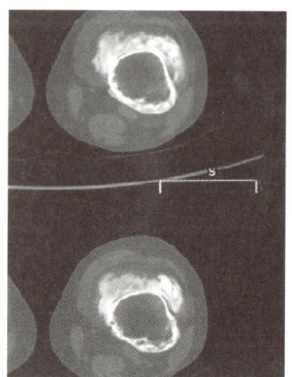

CT显示骨皮质和肿块间透亮影为骨膜组织

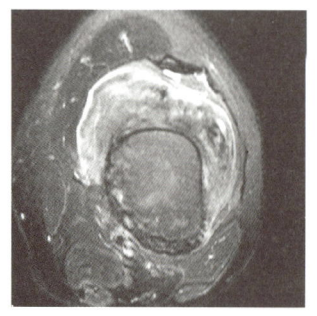 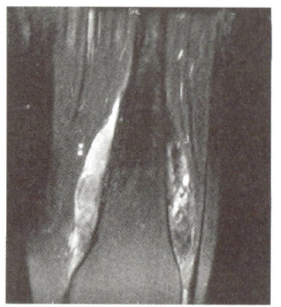 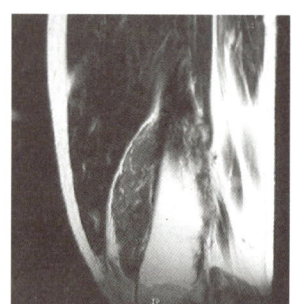

MRI显示肿瘤的边界和软组织侵袭范围

**图73-8　股骨下端皮质旁骨肉瘤**

治疗上，由于皮质旁骨肉瘤可能在任何时间内加速进展，因此必须及时迅速进行适当的治疗。常规应用广泛切除术，对肿瘤较大、侵犯髓腔或软组织的恶性程度较高患者，应该施行瘤段切除术。除非肿瘤和肢体主要血管粘连，肿瘤非常大，且广泛局部复发和侵袭宿主骨，或者组织学表现恶性程度高，考虑行截肢术，一般情况下都不考虑截肢。术后无须化疗，只有在Ⅲ级病例中，肿瘤侵袭髓腔者可考虑化疗。本病对放疗不敏感。

本病病程缓慢，可达5~10年甚至15年。还有些病例可反复切除反复复发,但始终无转移。个别病例可去分化为高恶性,恶性程度与典型高恶性骨肉瘤相似。

### 73.3.7 骨膜骨肉瘤

骨膜骨肉瘤属于中度恶性骨肉瘤,约占骨肉瘤的2%。临床方面,发病年龄10~30岁,好发于长管状骨的骨干,年轻人和幼儿好发于胫骨和股骨,局部可触及肿块,可伴有疼痛和压痛。影像学检查X线平片呈现骨膜增厚及由外向骨皮质侵蚀的现象。骨皮质表面可见肿块,内含钙化和硬化现象,并可有垂直于骨干的骨针形成("日射征"),CT和MRI检查有助于识别软组织侵犯和骨髓腔侵犯。病理学方面,骨膜骨肉瘤常局限于骨膜和骨皮质,一般不侵犯髓腔,但高恶性和复发者可侵犯髓腔,病灶内常有大量软骨细胞,在软骨中常伴有新生骨的成骨现象,并有大的间充质纺锤形-放线状细胞混合结构,软骨分化和新生的骨样组织不成熟,成软骨较成骨占优势。肿瘤和边缘常由丰富的反应骨组织组成,肿瘤常部分浸润于骨小梁间隙。诊断上常需与典型骨肉瘤、软骨肉瘤和Ewing肉瘤相鉴别。治疗选用瘤段切除术,一般不用化疗,如病变侵犯骨髓腔可行化疗。预后比典型骨肉瘤好,转移发生率较低。

### 73.3.8 表面高恶性骨肉瘤

表面高恶性骨肉瘤是骨肉瘤少见的变型,发病年龄多在20~30岁,好发于股骨,其表现同皮质旁骨肉瘤,但组织学上呈高恶性。低恶性皮质旁骨肉瘤由骨组成,而表面高恶性骨肉瘤常有软组织包块,由产生骨样组织的恶性梭形细胞组成。治疗上同典型骨肉瘤。

上述3种骨表面肿瘤显示不同的影像和组织学差异,代表起源于骨表层的瘤谱,其侵袭性和恶性潜能范围可从低恶性到高恶性。

## 73.4 滑膜肉瘤

滑膜肉瘤(synovial sarcoma)过去称为恶性滑膜瘤,是由两类相似的滑膜细胞(A型和B型)形成的肉瘤,由于其由两类滑膜细胞构成,故称作双相性肿瘤。当双相改变,肉瘤由A型细胞(上皮样细胞)或B型细胞(成纤维细胞)构成单相时,诊断则比较困难[11-13]。

### 73.4.1 病理表现

大体病理显示肿块直径多>5 cm,呈球形、结节状,肿瘤界限清楚,有时形成假包膜,切面呈灰红色或灰白色,鱼肉状,可有新旧出血区和钙化灶。组织细胞学特征,由假成纤维细胞性梭形细胞和假上皮样细胞组成,为双相结构。由于两种成分比例、分化程度不同以及存在细胞过渡等情况,故肿瘤的形态变化呈多样性,但大多可分为梭形细胞为主型、上皮样细胞为主型和混合型。另外,再根据细胞分化程度分为分化较低型和分化较高型。免疫组化标记肿瘤细胞,细胞角蛋白常出现于上皮型肿瘤,而纤维连接蛋白多出现于纤维型滑膜肉瘤。

### 73.4.2 临床表现

滑膜肉瘤发生率相对较高,占软组织肉瘤的第2位。好发于青壮年,15~35岁为发病高峰,中青年病例约占滑膜肉瘤的80%,很少在<10岁和>50岁发病。男性多于女性。

发病部位多发生在肢体,以下肢多见,多在大关节周围生长,最常见于膝部和大腿远端,其次为足和踝部,再次可发生在上肢、头颈、躯干和腹壁。

起病隐蔽,病程长短不一,平均病程为2年。早期即可出现疼痛性肿块,并常先出现疼痛,后发现肿块。无痛性肿块约占1/3。肿瘤的特点是局限性生长,发生在膝关节周围尤其是腘窝肿胀时常被怀疑为滑膜炎、滑囊炎或滑膜囊肿而忽略了滑膜肉瘤的可能性。肿瘤的恶性程度与病程有关,病程越短则恶性程度越高。大腿、膝关节、臀部和肩胛带部出现的肿瘤生长常较快,表浅小的肿瘤可发生在手足部,生长较缓慢。滑膜肉瘤易发生淋巴和血行转移,且由于好发部位的解剖限制均不易彻底切除。故不论组织形态如何,滑膜肉瘤均被列为高恶性肿瘤。

### 73.4.3 影像学表现

约半数患者X线平片可见矩形不透放射线影,为云雾状或模糊阴影。肿瘤可侵犯骨骼,与骨骼间常无正常界限,骨破坏常为溶骨性改变。B超、动脉造影、CT和MRI检查可排除黏液囊肿和滑囊炎,显示为实质性肿瘤,并可明确肿块与周围组织关系,有助于制订手术范围和方案。放射性核素扫描可较早发现骨转移。胸部 X 线片列为常规检查，以及早发现肺部转移。

### 73.4.4 诊断和治疗

滑膜肉瘤的临床诊断常常较迟，疼痛和关节周围的局部肿胀（有时是无明显肿胀的疼痛）可能是唯一的线索，由于缺乏典型的症状体征以及影像学改变，常使临床诊断困难。应与滑膜囊肿、黏液囊肿、色素结节性滑膜炎以及滑囊炎等肿块相鉴别。双相性和分化良好的滑膜肉瘤组织学诊断容易，而单相型和分化不良者，组织学诊断困难。在分期方面，滑膜肉瘤属于高度恶性肿瘤，四肢病损多属于ⅡB期病损。

治疗方面[12]，宜选用广泛切除术和根治性手术。由于通常在关节囊周围生长，故手术切除范围应至关节囊外膜处。位于腹股沟区和腘窝区的肿瘤，由于常累及大血管和神经，常造成手术困难，应强调首次治疗尽可能切除肿瘤足够深度，避免残留，并常规做区域淋巴结清扫，特别是此区淋巴结增多和肿大时必将在短期内复发。如果肿瘤和重要血管神经粘连而使肿瘤剥离困难，可以考虑截肢。

滑膜肉瘤对化疗相对敏感，术前介入化疗常能使肿瘤及周围反应区缩小，利于手术切除。术后原则上坚持全程化疗。术后辅助放疗可减低肿瘤局部复发率。

滑膜肉瘤转移趋势很明显，转移时间可早可晚，肺、淋巴结和骨骼是常发生转移的部位。区域淋巴结转移可行清扫并辅助放疗。肺转移可施行肺段切除术。

### 73.4.5 预后

不论组织形态如何，滑膜肉瘤均为高恶性肿瘤，预后不良，术后复发率38% ~ 45%，10年生存率为15% ~ 30%。肿瘤体积大、分化差、有丝分裂数量多等是预后不利的因素；如果肿瘤内有钙化和骨化，是预后有利的征象。

## 73.5 软骨母细胞瘤

软骨母细胞瘤（chondroblastoma），又称良性软骨母细胞瘤、成软骨母细胞瘤，是软骨母细胞形成的良性肿瘤，发生在骨骺或骨突处，常在儿童后期和青春期发病。1927年 Koldny 认为这种肿瘤是含软骨巨细胞瘤，1928年 Ewing 命名为钙化巨细胞瘤，Jaffe 和 Lichtenstein 于 1942 年提出"软骨母细胞瘤起源于软骨母细胞"的假说，正式命名这种肿瘤为良性软骨母细胞瘤，得到广泛认可和接受。

### 73.5.1 病理表现[14]

大体病理可见软骨母细胞瘤质地致密、柔软，与周围松质骨分界清楚，在钙化区可见到类似粗糙的锯屑末改变，颜色呈蓝灰到灰白色，有棕色伴黄白色的钙化灶。病变中有较多的囊性变和出血区。当病变扩展到干骺端时，可清楚看到软骨本身的破坏和肿瘤内的一些残余软骨。骨骺内的肿瘤可侵犯关节软骨，少数情况下可穿破软骨侵犯关节。

组织学检查可见肿瘤细胞呈中等大小的圆形、卵圆形或多边形细胞，胞质边缘清楚，为嗜酸性染色，细胞核呈圆形、卵圆形、肾形，常有1~2个核仁。偶可见到核染色深的大细胞，但没有明显的核异型，也无病理核分裂。多核巨细胞可分散存在于软骨母细胞中或集中出现在出血坏死区域，这些巨细胞较巨细胞瘤中见到的要小、量也少。在一些病例中，软骨母细胞和多核巨细胞可衬在出血病灶和囊性出血间隙中，类似于动脉瘤样骨囊肿的镜下所见。软骨母细胞瘤的细胞间可见到很少有的纤维网，也可随处见到小的钙化区，钙盐常以很细的粉末形态包围细胞间质和细胞，并形成精细的细胞周围网。钙化区是软骨母细胞瘤的病理学特征，但并不是恒定的，为了辨别这种有诊断价值的特征，应避免采用脱钙的方法将软的肿瘤从周围骨组织中分离出来。

### 73.5.2 临床表现

软骨母细胞瘤发病率较低，占原发良性骨肿瘤的1%。好发于10~20岁的青少年，常在骨骺闭合前发病，由于肿瘤生长缓慢，其始发症状可能持续数年不变，少数情况下有 <10 岁和 >25 岁发病者。本病相对好发于男性，男女比为（2~3）:1。好发部位：软骨母细胞瘤的典型部位是长管状骨的骨骺或骨突处，膨胀性生长时肿瘤可破坏生长软骨扩展到干骺端，原发于干骺端和骨干者极为罕见；最好发的部位是股骨、肱骨和胫骨，肱骨和胫骨好发于近侧端骨骺或骨突，而股骨的远、近端发病机会相似，多数病例局限在膝、肩、髋部，总体看下肢发病多于上肢。其他部位如尺骨、桡骨和腓骨等较少发病，在手足骨上发病可占10%，常见于距骨和跟骨。

软骨母细胞瘤出现症状较晚，早期症状较轻，主要症状是局部疼痛、肿胀和压痛。典型部位在近关节的骨骺上，依次为膝、肩、髋关节。症状可持续数月至数年。病变邻近关节，可出现关节肿胀、疼痛、积液和僵硬等类似滑膜炎的表现，出现关节积液的可占30%，伴有关节功能受限。

### 73.5.3 影像学表现

软骨母细胞瘤的X线表现比较典型，其特点是在长骨的骺端或骨突处有一位于中心或偏心的溶骨性病变，大小常在2~4 cm，界限清楚呈圆形或卵圆形，病变周围有一很细的硬化边缘将其与正常组织分开。肿瘤可有超越生长软骨向干骺端扩展的趋势，后期更具侵袭性，骨破坏明显并可进入软组织，邻近软骨变薄或被侵蚀，肿瘤可扩展到软骨下骨，但很少进入关节间隙。30%~50%的病例在病灶中有不同程度的钙化，往往需要CT检查才能明确。在肿瘤膨胀的干骺端皮质处可稍有或无骨膜反应。软组织包块和病理性骨折者少见。应用CT和MRI检查可进一步了解软骨母细胞瘤内的钙化情况，并了解肿瘤向干骺端及关节腔侵袭的情况。

### 73.5.4 诊断和治疗

1）诊断　典型的软骨母细胞瘤可通过临床和影像学表现作出初步判断，局部活组织检查可进一步确诊。

2）鉴别　由于本病是含有巨细胞的软骨肿瘤，因此应注意与巨细胞瘤鉴别，两者的区别在于：①软骨母细胞瘤常有清楚的边缘，而巨细胞瘤边缘较模糊；②软骨母细胞瘤常有钙化膜，并且基底细胞界限清楚，类似镶嵌的图案。透明细胞软骨肉瘤在影像学上可能与软骨母细胞瘤很相似，但后者好发于成人，且组织学上易鉴别。另一个需要鉴别的是感染腔，包括特异性和非特异性感染，影像学上感染腔中可有大小不等的不透X线的死骨片，腔的形状不规则，且周边有较宽而致密的硬化环，可以鉴别。

3）治疗　虽然软骨母细胞瘤是良性肿瘤，但需要行手术根治[12]。手术以彻底刮除病灶并自体植骨为好。为减少术后复发，在彻底清除病灶后可用乙醇等药物处理或氩气刀烧灼，并用骨水泥填充空腔。病变位于软骨下或邻近关节时应注意保护骺板，如果必须切除关节面，应行骨和软骨移植，争取最大限度保留关节功能。对于病变范围广或趋向于局部转移者，应考虑恶变的可能，可施行广泛切除并重建术。对出现肺部转移的病例应积极切除转移病灶。放疗的效果不肯定，仍有争议。本病的预后较好，如果刮除彻底可获痊愈，但如果刮除不彻底，可有复发，复发率约为10%。个别病例可出现肺转移，还存在原发恶性软骨母细胞瘤的可能，个别复发病例放疗后有可能恶变为软骨肉瘤。

## 73.6 骨巨细胞瘤[15]

骨巨细胞瘤（giant cell tumor of bone, GCT）是一种较少见的良性肿瘤，常见于30~40岁的成人，女性略多于男性，约占成人原发性骨肿瘤的5%。病理上以含多核巨细胞、散在分布于圆形、椭圆形或纺锤形的单核基质细胞中为特征。多数学者认为本病起源于骨髓中未分化的间充质细胞。Astley Cooper于1818年首次从大体标本上描述这种病变；Lebert于1845年识别多核巨细胞，从而将骨巨细胞瘤与其他骨实质性肿瘤区分开来；Jaffe（1940）对骨巨细胞瘤作了更为详细的描述，认为骨巨细胞瘤是临床、X线和病理表现上与其他骨肿瘤完全不同的独立病变。自20世纪60年代以来，随着对其生物学特性了解的深入，骨巨细胞瘤被认为半恶性或潜在恶性的肿瘤。文献显示，在中国骨肿瘤中骨巨细胞瘤占13%~15%，高于日本和欧美国家。骨巨细胞瘤可以恶变为肉瘤（纤维肉瘤、骨肉瘤或恶性纤维组织细胞瘤），其恶变率<5%。

### 73.6.1 自然病程和病理表现

**(1) 自然病程**

骨巨细胞瘤的自然病程是可变的，从静止的无痛肿瘤到局部的侵袭性病变伴随显著的骨破坏和软组织扩散。一小部分看似良性的骨巨细胞瘤可发生血源性转移，通常转移到肺。Campanacci等观察到280例良性骨巨细胞瘤患者中，3例发生肺转移（1%）。更少部分患者可能发生多中心骨巨细胞瘤；相当少部分患者可能在新形成的部位或既往治疗骨巨细胞瘤的部位发生肉瘤。原发的恶性巨细胞瘤（primary malignant giant cell tumor, PMGCT）是指毗邻良性骨巨细胞瘤发生的高分级肉瘤，而继发性恶性巨细胞瘤（SMGCT）是指良性骨巨细胞瘤治疗后发生的肉瘤,最常见的组织学是骨肉瘤。相当多的SMGCT患者在治疗良性骨巨细胞瘤时接受过放疗。接受过放疗的患者发生SMGCT的潜伏期较未接受放疗者显著要短。

(2) 病理表现

1) 大体病理学　肿瘤位于长骨的骨端和干骺端部位,经常破坏关节的软骨下骨,但很少侵犯关节软骨。肿瘤通常由反应骨和纤维组织形成的包壳所包绕,与周围组织有较清楚的界限。但是侵袭性强的肿瘤组织可直接侵入肌肉、脂肪组织。肿瘤的外观呈质地致密的浅棕色或红棕色,为均一的实质性组织,质地较软,表面平滑;无明显可见的骨化或钙化现象。有时可见苍白的静脉属支穿过肿瘤组织,或者间有黄褐色区域而呈杂色。有时充血—出血交替存在并扩散,使得肿瘤像充满血的海绵,可有坏死区,呈灰黄干燥或液化样。肿瘤可累及滑膜、关节囊、韧带和肌腱等软组织,甚至形成多个结节,其周围可有一层假囊覆盖。

2) 组织病理学　肿瘤富含细胞,由圆形、椭圆形或纺锤形的单核基质细胞和弥散分布其间的多核巨细胞组成。单核基质细胞核大,核膜清晰,胞质较少,可见到核分裂象。基质细胞的数量、大小和形态在不同肿瘤以及同一肿瘤的不同部位可有所不同。该细胞被认为是骨巨细胞瘤的新生物,产生物质包括骨保护素配体(osteoprotegerin ligand,OPGL),后者可刺激多核破骨样细胞形成,良性的多核巨细胞骨巨细胞瘤的新生基质成分刺激促进骨溶解。多核巨细胞(multinuleated giant cell,MGC)分布在基质细胞(stromal cell,STC)之间,直径 30~50 μm 不等,巨细胞为球形、椭圆形或梭形,核为圆形或椭圆形,染色清晰,边界清楚,细胞核中可见 1 个或多个大小不同的核仁,为多形性,常见核分裂象。间质血管丰富,有时血管壁或管腔内可见肿瘤细胞。多核巨细胞是骨巨细胞瘤的特征性成分,但是许多骨病变中都有多核巨细胞,如孤立性骨囊肿、动脉瘤样骨囊肿、非骨化性纤维瘤、骨纤维异常增殖症、软骨母细胞瘤、软骨黏液样纤维瘤和骨母细胞瘤等。因此,诊断骨巨细胞瘤必须综合临床、X线和病理三方面的资料,排除其他含巨细胞的病变。基质细胞可能会变为梭形并产生胶原,如果肿瘤内有大片致密胶原纤维形成,应考虑恶变的可能。

过去曾根据 Jaffe 和 Lichtenstein 的建议将骨巨细胞瘤进行组织学分级(3 个等级),由于这些等级划分与临床的实际情况不相适应,没有实际应用价值,因此早已废弃不用。

### 73.6.2　临床表现

(1) 发病性别和年龄

好发于青壮年,多见于 20~40 岁,罕见于骨骺未闭合之前,年龄 >50 岁也很少发病,在性别上无明显差异,有报道女性略高(约占 55%),且发病年龄相对较轻,可能与女性骨骺闭合相对较早有关。Campanacci 等报道 1913~1983 年意大利 Rizzoli 骨科医院治疗的 280 例骨巨细胞瘤患者,51.5% 是女性,多数患者在 20~45 岁。好发部位:90% 的骨巨细胞瘤发生在长骨的骨端,几乎都发生在干骺端的骨骺段并可侵及骨骺。肿瘤最常累及的两个部位是股骨远端和胫骨近端,约 60% 的病变发生在膝关节周围,依次是桡骨远端、胫骨远端、股骨近端和腓骨近端,极少病例发生在长骨骨干。在扁骨中,骨巨细胞瘤好发部位依次是骶骨、椎体和骨盆。少数为多中心起源。Campanacci 等报道 280 例骨巨细胞瘤患者的原发部位如下:股骨远端 100 例(36%),胫骨近端 93 例(33%),桡骨远端 30 例(11%),其他 57 例(20%)。

(2) 临床症状和体征

主要症状是疼痛,一般不很剧烈。发生于肢体者常感关节疼痛,可引起关节功能受限和关节内渗液;发生于脊柱者肿瘤可压迫神经或脊髓,产生相应的神经放射痛甚至截瘫。少数病例可发生病理性骨折而就诊。局部膨胀和肿块,一般肿胀较轻,是由于骨壳膨胀性生长和反应性水肿所致,如果病变穿透骨皮质,形成软组织肿物,则肿胀很明显,有时会迅速增大,多为肿瘤内出血所致。关节功能障碍,长骨骨端肿瘤的局部浸润反应可造成关节功能障碍,肿瘤很少会穿破关节软骨,但可以造成关节面薄弱和塌陷。有时肿瘤体积很大,范围超过关节,但是 X 线平片可见关节软骨面尚存,这也是该肿瘤的特点之一。体征方面,可有局部皮温的升高,静脉显露,表示病变局部充血反应,特别在骨皮质破坏形成软组织肿块时,皮温可明显增高。在骨壳较完整时可触及硬韧的肿块,骨壳变薄时可有弹性感,骨壳破坏或无骨壳者呈囊性肿块,有时可有搏动,提示肿瘤充血明显。发生于脊柱的巨细胞瘤可引起椎体压缩骨折、脊髓损伤和截瘫。位于骶骨者可发生骶骨区疼痛、鞍区麻木和大小便障碍,肛门指检可扪及骶前肿物。

### 73.6.3 影像学表现[16]

1) X线检查 病变多位于长骨骨端（骨骺部位），显示为中央或偏心性溶骨性破坏，并侵及干骺端，向关节方向延伸可完全破坏软骨下骨。一般情况下病变边界比较清楚，呈膨胀性生长，病灶周围一般有反应性薄层骨壳存在，骨壳内壁可有骨嵴突出，形成X线片所见"分叶状"或"皂泡样"改变，也有部分病例没有膨胀性改变，肿瘤可破坏或突破骨皮质，进入周围软组织，常预示肿瘤生长迅速具有侵蚀性（图73-9）。骨膜反应一般不存在，但病理性骨折时可出现。骨巨细胞瘤没有钙化肿瘤基质，常可发生病理性骨折。位于骶骨的骨巨细胞瘤往往是偏心性的，且常累及一侧的骶髂关节（脊索瘤往往位于骶骨中央）。位于脊柱的病变常累及椎体和椎弓根，可发生椎体病理性骨折塌陷而继发脊柱后突畸形。累及脊椎的前部结构是骨巨细胞瘤的特点，而动脉瘤样骨囊肿和骨母细胞瘤等常破坏脊椎的后部结构。

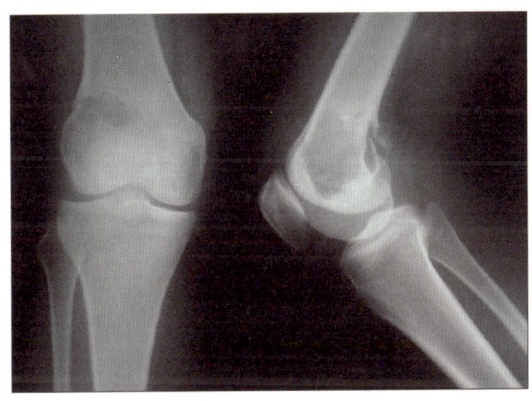

图73-9 股骨远端骨巨细胞瘤的X线片，可见偏心性、溶骨性膨胀性生长病灶

2) CT检查 可显示肿瘤在骨内和软组织内的确切部位，了解骨皮质破坏情况，骨内外的扩散以及病理性骨折等。肿瘤呈实体性改变，CT值与肌肉相近，反应骨壳与正常骨皮质不同，较少有钙化（图73-10）。

3) MRI检查 MRI是骨巨细胞瘤最好的成像

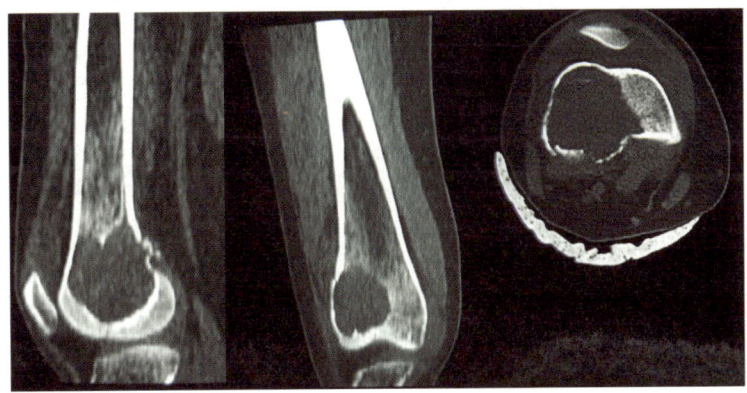

图73-10 股骨远端骨巨细胞瘤的CT二维重建，可见外侧髁后缘皮质破坏，Companacci分级3级

方法，肿瘤在T1加权像呈低强度信号，在T2加权像为高强度信号，因此在观察骨髓内病变时最好用T1加权像，观察皮质外病变时用T2加权像。MRI显示病灶为膨胀性溶骨性破坏，病变内可有大小不等的囊状分隔影，更能清楚显示肿瘤在软组织内的确切部位，以及骨皮质破坏情况，骨内外扩散等变化（图73-11）。相比之下，MRI对反应骨外侵犯和关节受累程度上更有优势，而CT在观察骨皮质破坏和反应骨壳时有优势。MRI和CT检查对早期发现肿瘤复发非常敏感。

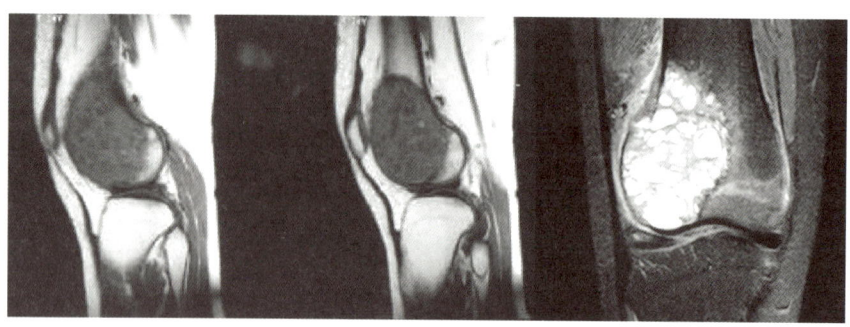

图 73-11　股骨远端骨巨细胞瘤的 MRI，T1 加权像显示肿瘤为低信号，脂肪抑制序列可见肿瘤呈高信号，关节软骨下骨破坏，软骨面未累及

4) 血管造影　可显示肿瘤血管丰富，密度高于周围组织，晚期可看到血湖现象。恶性时肿瘤边缘血管丛生，有动静脉瘘和动脉中断现象。目前应用双螺旋 CT + 静脉注射造影剂的方法可替代动脉造影。

5) 骨扫描　可显示病损及其边缘有异常的放射性浓集，范围超出 X 线平片显示范围。超过边缘的广泛性放射性浓集提示肿瘤有较高侵袭性。骨扫描对于确定多处病变的患者有帮助，但不能用于确定肿瘤的确切范围。

Companacci 根据骨巨细胞瘤的 X 线改变，将其分成 3 级，与良性肿瘤的 Enneking 分级相对应。

骨巨细胞瘤的 Companacci 分级如下。

1 级：静止性，表现为骨皮质完整，或稍变薄而未扩展，骨质溶解区边界完整，肿瘤周围轻度骨肥厚。肿瘤一般不很大也不扩展到关节软骨。此级与良性肿瘤 I 期病变相符。

2 级：活动性，是最常见的形式，骨皮质非常薄，有时几乎全部侵蚀，但肿瘤和骨膜间的边界仍清晰。骨的外形保持连续性，骨溶解区的边界不够清晰，病损非常接近或已经累及关节软骨。此级符合良性肿瘤 II 期病变。

3 级：侵袭性，显示皮质骨侵蚀，瘤骨穿入软组织，肿块未被骨膜包容。常累及大部分或全部骨骺并可达到关节软骨，这种病损初期很少见到，在复发病例中也不多见。与良性肿瘤的 III 期表现相符合。

骨巨细胞瘤的 Enneking 分级：Enneking 结合临床、X 线表现和病理学 3 方面进行的临床分级有一定的实用价值。

Ⅰ级：无临床症状，X 线表现有病灶，病理变化呈良性。

Ⅱ级：有临床症状，X 线表现明显，病灶呈膨胀性，但骨皮质未破坏，病理变化呈良性。

Ⅲ级：有临床症状，X 线表现明显，病灶呈侵袭性，伴骨皮质缺损，具有软组织肿块，病灶可伸展至软骨下骨，甚至侵犯关节。病理变化良性或恶性。

## 73.6.4　诊断和鉴别诊断

骨巨细胞瘤具有明显的特征，一般根据临床和影像学特征即可获得诊断，患者的年龄和肿瘤发生部位对诊断具有重要参考意义。确诊有待结合组织病理学检查。对于骨骺尚未闭合的干骺端肿瘤不能轻易诊断为骨巨细胞瘤；对于骨骺闭合后累及干骺端的溶骨性肿瘤需与其他许多溶骨性病变相鉴别，包括软骨母细胞瘤、慢性骨脓肿、甲状旁腺亢进棕色瘤、软骨肉瘤、纤维肉瘤、溶骨性骨肉瘤、上皮转移癌和孤立性浆细胞瘤等。在组织学诊断时应与甲状旁腺亢进棕色瘤、动脉瘤样骨囊肿、骨转移癌等相鉴别。

软骨母细胞瘤的影像学表现可见骨溶解区内呈现一薄层很细的骨硬化边缘，与正常组织界限较清晰，有时肿瘤内有钙化或骨化的图像。

慢性骨脓肿的病变靠近中央，形状不规则，有一层不透 X 线的光环，病灶内还可能含有不透射线的小死骨片影像，同时骨皮质没有损害变薄，而是有增厚的可能。

甲状旁腺功能亢进棕色瘤的病变，组织学上可能与巨细胞瘤比较相似，当其单发并累及骨骺时影像学图像也可能与巨细胞瘤相似，但是肿瘤周围的骨骼往往表现为典型的腔隙性骨质疏松。另外，肿瘤通常是多部位发生的，伴有血钙升高。

中心性软骨肉瘤，影像学表现可见骨皮质中断或增厚，肿瘤内有不透放射线的骨影，骨膜成骨反应明显，在骨骺部可能出现轮状软骨肉瘤的透明细胞变种或呈现与巨细胞瘤相似的影像。

溶骨性骨肉瘤，如血管扩张性骨肉瘤没有成骨特性，初期的放射学图像与骨巨细胞瘤很难鉴别。

骨转移癌（如甲状腺、肾脏、肺）在影像学上可能与骨巨细胞瘤相似，边缘较模糊，早期就可出现骨皮质中断。在组织学上也可能与巨细胞瘤相似。但是骨转移癌一般发生在成人尤其是老年人，通过胸片、B超、骨扫描等进一步检查有可能发现原发灶。

动脉瘤样骨囊肿，即使临床、影像学和病理组织学结合诊断，骨巨细胞瘤仍有可能与动脉瘤样骨囊肿混淆，特别是瘤内有出血、坏死和囊性变时。动脉瘤样骨囊肿经常发生在未成年人的干骺端，手术中可见病损组织不像巨细胞瘤那样脆，且较易从骨壁上剥离；而骨巨细胞瘤组织较脆、软，不易从骨壁上剥离干净。在脊柱，骨巨细胞瘤通常以累及椎体为主，而动脉瘤样骨囊肿易累及脊椎的后部结构。

在分期方面，多数的骨巨细胞瘤属于良性活跃的Ⅱ期病损，生长较缓慢；少数属于侵袭性Ⅲ期病损，有迅速扩张的血管块，临床和影像显示为侵袭性。

## 73.6.5 治疗

**（1）手术**

是目前治疗骨巨细胞瘤最有效的方法，理想的手术是在彻底清除肿瘤的同时能保存正常的骨结构和关节功能。可根据肿瘤的不同情况选择相应的手术方式。

1）病灶刮除术　适用于所有Ⅰ级、多数Ⅱ级的病灶，残存骨能够承受机械应力，并且瘤段切除不适合或引起功能损害很大的情况下（如脊椎骨巨细胞瘤）。根据肿瘤的解剖部位和累及范围选择切口，显露范围应允许开窗并蝶形切除病变，在直视下完全刮除病灶直至到达正常骨组织为止，然后可反复用氩气刀烧灼并生理盐水冲洗（也可用苯酚、无水乙醇或用50%氯化锌反复浸泡），在达到空腔内壁炭化的情况下灌注骨水泥，利用骨水泥聚合产生的热量进一步杀灭残存瘤细胞。

2）瘤段切除术和重建术　适用于初发的Ⅱ级和多数Ⅲ级病例，肿瘤广泛破坏病变骨，有病理性骨折发生，以及病变部位有非常重要的组织。瘤段切除应广泛，包括反应性骨壳周围组织。手术应沿着正常组织进入，显露并找到肿瘤反应带的连接部分，在正常组织的边缘进行切除，然后进行广泛的冲洗。由于切除的骨段经常是重要的部分（包括关节面、重要韧带的附着点），因此切除术后通常需要进行复杂的重建手术。重建方法包括人工关节重建以及生物学重建。由于患者多数是年轻人，所以人工关节置换受到一定的限制。

3）截肢术　应用指征为恶性骨巨细胞瘤，或明显的恶变，广泛侵及软组织者（PMGCT、SMGCT）。

**（2）化疗**

一般认为骨巨细胞瘤对化疗不敏感，临床少用。有报道显示MTX等化疗药物在体外条件下对骨巨细胞瘤有较强杀伤力，可用作手术中的局部化疗，降低复发率，目前国内已有临床局部试用。

**（3）放疗**

小部分不能完整切除的骨巨细胞瘤或不适合手术的患者，尤其是那些具有局部侵袭性和（或）手术后复发的患者，可应用中等剂量的放疗，有65%～80%的局部控制可能。合适的剂量和分段计划为总量45～50.4 Gy，每日剂量为1.8 Gy，在4～5周内完成。但是很多报道显示，放疗后骨巨细胞瘤可能继发肉瘤，因此除非手术不能彻底切除肿瘤或者不能手术，或具有改进的放疗设备者可以试用放疗，必须密切随访是否发生肿瘤恶变。比较新的方法是应用超高电压进行局部放疗，以及粒子放疗。在脊柱肿瘤，骶骨骨巨细胞瘤如果不能手术切除，可使用血管栓塞造成肿瘤坏死；而椎体的骨巨细胞瘤可以使用瘤内切除加前路生物学重建，接着使用中等剂量放疗，以杀灭残存微小病灶，使病灶得到长期的控制。

## 73.6.6 预后

骨巨细胞瘤是一种多变而不典型的肿瘤，可以多年保持良性，也可能数周内即形成侵袭性很强的肿瘤。在行病灶刮除术的患者，复发率可达40%～60%。1%～6%的病例发生肺转移，多数肺转移病例的组织病理学显示为非常典型的骨巨细胞瘤，且多为Ⅲ级（Campanacci分级）。骨巨细胞瘤一般不发生区域淋巴结转移。

偶尔，巨细胞瘤可发生恶性变，2002年WHO新分类命名为"恶性巨细胞瘤"，予以单独列出。这种病变可以是巨细胞瘤自发恶变的高度恶性肉瘤（即PMGCT）；也可源自以前诊断为巨细胞瘤的部位，经过或未经过手术和放疗（SMGCT）。PMGCT和SMGCT的患者预后较差，尤其是那些接受过放疗的SMGCT患者。

## 73.7 脊索瘤[17]

脊索瘤（chordoma）是一种起源于胚胎残留脊索

组织的罕见的恶性骨肿瘤,发生在中轴骨中线。排除浆细胞瘤后,脊索瘤是脊柱最常见的原发性肿瘤,主要发生在老年人。脊索瘤可发生在原始脊索管的任何部位,但是通常发生在头端和尾端(枕骨基底和骶尾部)。1857 年,Virchow 第 1 个认识到脊索瘤是一个病理疾病并概括"产生气泡样"空泡细胞是该肿瘤的典型细胞。后来他证实了该病变来自于胚胎残余脊索组织,并概括其特征性部位在脊柱和颅底。在骨骼发育过程中,脊索退化并作为椎间盘的髓核成分残留。推测脊索残余部分的不完全退化可能变为新生物。有趣的是,肿瘤看似发生于椎体,而不是直接来自于髓核,在半数病例中超过 1 个椎体累及。1894 年 Ribbert 命名该肿瘤为脊索瘤。

### 73.7.1　病理表现

大体病理上,肿瘤在骨内呈膨胀性生长,呈分叶状或结节状,界限较清楚,灰色或蓝白色,半透明有光泽。肿瘤的剖面质软、易碎,呈胶冻状或黏液样,常伴有出血、坏死或囊腔。半透明区域的外观可能像软骨肉瘤或黏液癌。受累骨的骨膜可能被掀起,常可见到大的软组织肿块。

光镜下,脊索瘤组织类似于胎儿脊索,被纤维分隔分成小叶状,并有不同的细胞类型。嗜碱性细胞外基质含有黏蛋白和糖原染色阳性,偶尔可见到骨岛和软骨。免疫组化染色显示不同细胞类型的细胞角蛋白染色阳性,可以排除软骨肉瘤的诊断。用套针穿刺活检获得的小块标本就可获得正确的诊断。脊索瘤的上皮细胞膜抗原也是阳性的,支持其上皮来源,可以用 S-100 蛋白作标记。最经典的细胞类型是空泡状细胞,具有圆形细胞核和多空泡状的细胞质,赋予其空泡状的外观。空泡可能将细胞核挤到细胞外周。第 2 种经典细胞类型是印戒细胞,具有单个大的空泡,赋予其外观特征。在一些脊索瘤,存在广泛的多形核与有丝分裂现象。肿瘤含丰富的血管,瘤细胞围绕血管呈同心圆排列。有两种脊索瘤组织学变异的描述。第 1 个是软骨样脊索瘤,几乎只在蝶枕区域发生,应其与软骨肉瘤的相似性而命名。最初的研究认为变异性脊索瘤预后好、生存期长,但未被证实。近期研究显示与传统脊索瘤的结果相似。第 2 种变异是去分化脊索瘤,主要由间充质细胞组成,几乎只在骶尾区发生,很可能来源于原始细胞的分化失败,所以新生的细胞可以分化为上皮样或是间充质表型。通常不发生在首次发病的患者,更多见于骶尾区脊索瘤多次复发后,报道其可

能发生在应用和不应用放疗的传统脊索瘤患者。组织学上鉴别包括脂肪肉瘤、转移癌、脊柱黏液样软骨瘤,基于肿瘤的组织学特征(空泡状细胞、印戒细胞、免疫组化染色和标记)。

电镜下可见多数瘤细胞内有大小不等的囊泡。吞饮空泡常沿包膜下排列成串珠状,也可见有互相融合成较大的空泡。胞质内常见到较大的囊泡,数目较多,往往分散在胞质一侧,这些囊泡内含有软骨素类型的黏多糖细微颗粒状物质。一些囊泡含有以前认为仅存于骨肉瘤、脂肪肉瘤、恶性纤维组织细胞瘤内的胶原纤维。

### 73.7.2　临床表现

脊索瘤发病率较低,占原发恶性骨肿瘤的1%~4%,但是在骶骨,超过半数的原发性骨肿瘤是脊索瘤。可发生于任何年龄,多见于40~50岁的中老年人,偶见于儿童和青年。起源于蝶枕区的病变比起源于骶尾区病变者要年轻 10 岁,可能是因为在引起症状前的生长空间较小。颅骨脊索瘤男女发病比例基本相等,而在骶尾部男女比例接近 2:1。

脊索瘤好发部位是脊柱的两端,即颅底和骶椎,常位于骶骨(50%),其次是斜坡(35%)。约 1/6 的脊索瘤来自于颈椎、胸椎和腰椎,后者累及 33%的病例。如果累及颈椎,优先考虑上颈椎部位。一般可分为颅型、脊椎型、骶尾型。

临床症状主要取决于肿瘤发生的部位,疼痛往往是最早出现的主诉,主要因为局部骨坏死所致。但由于生长缓慢往往不被重视,在多数情况下,从发生症状到诊断的平均时间为 15 个月(2 周~8 年)。根据 Boriani 等报道,82%的骶骨脊索瘤患者主诉为缓慢的逐渐加重的疼痛,随着肿瘤发展,疼痛可放射到髋或膝,在后期疼痛可能变得剧烈和顽固。当肿瘤产生脊髓、马尾神经或神经根刺激症状时有可能被当作椎间盘突出或坐骨神经痛处理,因此临床对于腰腿痛的患者必须考虑到本病存在的可能并予以检查排除。骶骨脊索瘤的典型症状是腰腿痛,持续性夜间加重,病史可达半年以上才被检查发现,肿瘤常为膨胀性生长,生长缓慢的肿瘤可向前方压迫直肠或膀胱引起相应刺激或者梗阻症状,往往是肿瘤向后生长破入臀肌、骶棘肌甚至皮下时才被发现。肿瘤进展可出现神经症状如鞍区麻木、神经根性痛、下肢肌力减弱和括约肌功能障碍、尿频、大小便变细等。查体可发现骶后压痛、叩痛、肿块隆起,骶神经分布区域感觉肌力减退、括约肌松弛等,直肠指检可

发现骶前肿块。对于怀疑骶骨肿瘤者,直肠指检应列为常规检查。发生在颅底的脊索瘤原发症状是视觉障碍(75%)、头面部疼痛(38%)、头痛(25%)、吞咽困难(12%)和神经系统功能障碍如短暂的对侧缺血(颅中窝和斜坡肿瘤)。复视和面痛是颅内病变的初期表现;颈痛,伴或不伴有臂痛,可能是骨破坏、神经受压或颈椎节段活动度增加的原因。后方肿瘤生长可导致放射性疼痛或压迫性脊髓病伴有下肢轻瘫。报道前方生长的患者约为12%,导致局部压迫症状如吞咽困难、呼吸困难和颈前可触及软组织肿块,颈活动受限,肢体麻木甚至瘫痪。

于骶骨下部或全骶骨,正位片上肿瘤往往在骶骨中央,一般很少会偏心性生长,侧位片上在骶骨偏前方。几个椎体的破坏可连成一体,向前膨胀者可推移盆腔脏器;向两侧扩展者可延伸累及骶髂关节,一般不会向上侵犯腰椎。病灶边缘不规则,失去正常骨形态,肿瘤组织呈磨砂玻璃样阴影,其中可有大小不等的透亮区,向臀部和盆腔发展者可形成边缘清晰的软组织阴影。在椎体,脊索瘤是溶骨性的并位于中央,可能发生椎体的塌陷,邻近椎体和椎间隙可能被累及。

CT 扫描可清晰地显示骶骨的破坏,对于评价骨性累及和软组织播散具有特殊的重要性,并可以发现平片上不明显的钙化区。静脉注射对照剂以后,病变可以表现为斑点状(图 73-12)。CT 脊髓造影可以帮助评估硬膜外播散和神经压迫程度,发现蛛网膜下隙的转移,并有助于计划椎体病变的外科切除。

## 73.7.3 影像学表现

在 X 线平片上,脊索瘤表现为溶骨性破坏,好发

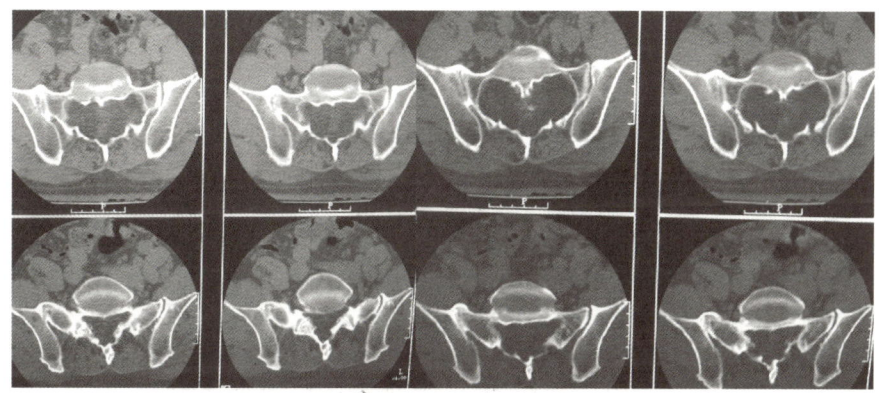

图 73-12　骶骨脊索瘤的 CT 横断面图像,可见明显的溶骨性破坏,病灶位于骶骨中央

MRI 是检查肿瘤播散和脊髓压迫的最好方法,并可以发现局部复发和外科手术切除瘢痕内的肿瘤灶。在 T1 加权像,肿瘤呈等信号或轻度低信号。在 T2 加权像瘤体呈高信号,死骨和钙化无信号,还可见马尾神经受累(图 73-13)。

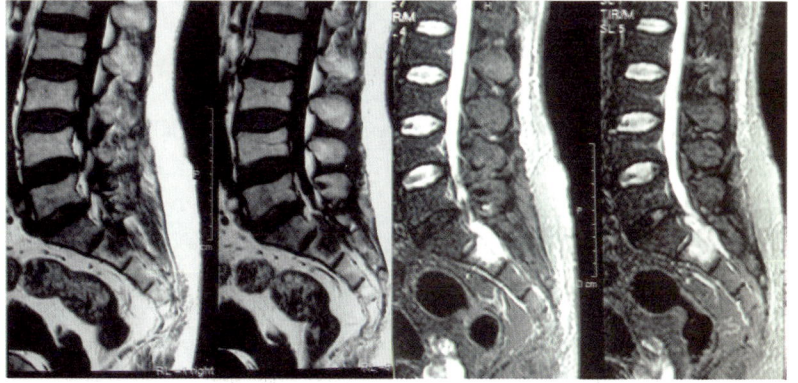

图 73-13　骶骨脊索瘤的 MRI 矢状面,左为 T1 加权像,可见骶2低信号病灶;右为 T2 加权像,可见骶2高信号病灶

骨扫描对脊索瘤的评估作用是有疑问的,放射性核素在膀胱的堆积可以使得骶区病变模糊。血管造影很少应用,可以用来辨认颈椎脊索瘤近端与相邻动脉的关系。

影像学鉴别诊断包括转移性疾病,其他原发或继发的脊柱肿瘤,如多发性骨髓瘤、巨细胞瘤、软骨肉瘤、神经源性肿瘤和肿瘤样病变如脊柱 Paget 病。

### 73.7.4 诊断和鉴别诊断

骶骨脊索瘤诊断并不困难,40~60 岁男性患者,慢性腰腿痛,持续性夜间痛并逐渐加重,病史可长达 6 个月以上,肛门指检常可在骶骨前方触及肿块,X 线平片可见到位于骶骨中央或前部的溶骨性破坏。鉴别诊断方面,需与骨巨细胞瘤、神经纤维瘤等骶骨常见肿瘤相鉴别。这几种肿瘤有相似的临床症状,X 线片都显示为溶骨性破坏,较容易混淆。但骨巨细胞瘤和神经纤维瘤多发生于 20~40 岁的青壮年,骨巨细胞瘤病变部位常有明显的偏心性;神经纤维瘤的破坏围绕神经孔,影像学上可见神经孔变大甚至消失,病变周围有硬化骨。其他少见的良性肿瘤由于症状轻微,X 线片有各自的影响特征,比较容易鉴别。少见的骶骨高恶性肿瘤具有病史短、疼痛剧烈、影响睡眠、卧起不起等强迫体位,患者很快出现精神不振、体重下降、贫血发热等恶病质表现,X 线平片肿瘤破坏快,呈溶骨性或成骨性或混合性,一般没有膨胀。参照 X 线片、CT,选择合适的部位进行病理穿刺活检可以明确诊断。通常穿刺点在后正中骨质破坏最严重的部位,阳性率可高达 90%,因此术前可获得病理组织学诊断。

### 73.7.5 治疗

任何脊柱和骶骨破坏性病变的患者,在完成影像学诊断后都应进行活检。后路 CT 引导穿刺活检或切开活检,等到最终的病理结果出来后开始明确治疗。

#### (1) 手术治疗

完整的经组织学证实为无瘤边界的外科"整块"切除术是脊索瘤治疗的最佳选择,这是目前的共识。脊索瘤容易局部复发,复发率与切除不完全有关。对于复发肿瘤,手术也是其治疗的最好选择。在骶尾区,广泛的肿瘤切除相对上位脊柱而言比较容易。但是,病变通常很大并与周围肌肉组织粘连,倾向于与肠粘连,所以边缘切除经常是可以做到的最好方法。低位的骶尾病变可从后路进入,对于骶 2、3 以下的脊索瘤可做骶 2 以下骶骨大部切除术而不伤及骶丛神经;位于骶 1、2 者宜行骶骨次全切除或骶骨全切除术;位置过高者不得不做刮除或部分切除术,但是术后容易复发。Enneking 指出,如术中仅保留骶 1、2 神经,术后可有 50% 左右的患者出现大小便失禁;骶 4、5 神经丧失会引起会阴部暂时性的性功能障碍;一侧有骶 1~3 神经损害者,术后 2~4 个月内可能存在大小便功能障碍。手术入路方面,靠近头侧的病变常需要前后联合入路手术。必要时可牺牲骶神经根以获得广泛的边缘,当然如上所述保护骶 2 神经根对保留患者的直肠膀胱控制非常重要。经腹入路允许在直肠与骶骨之间形成一个界面,将直肠与骶骨分开,然后经后入路进行骶骨切除,这样可以保护直肠壁不受破坏。另外,经腹结扎髂内动脉可以减少出血。对于较高的骶骨病变,应该行完整的腰骶切除术,并包括预计到结肠造口术的计划。

在脊柱的活动节段,肿瘤广泛性切除后(椎体切除或全脊椎切除)应使用器械来维持或重建脊柱的稳定性。脊柱重建可通过使用异体植骨或自体植骨(肋骨和髂骨),与前或后路内固定器械固定。椎体肿瘤切除术后经前路骨水泥重建和后路节段性固定在脊柱肿瘤中的作用已经证实。胸椎病变需要经开胸入路进入,虽然椎体的前后部分都被累及,但还是要首先考虑行全脊椎切除术,包括前入路切除肿瘤和脊柱重建,然后经后入路完成切除,行融合和固定。同样的方法也可在腰椎应用。

在颈椎,广泛的"整块"切除很少可行,更多情况下必须施行病灶内切除术,切除肿瘤,仔细保护周围组织,防止肿瘤播散。硬膜常常被侵犯,为达到广泛边缘必须将其与肿瘤一起切除,注意保护脊柱稳定性。鉴于肿瘤的自然特点和病程,全切除应该是手术的目标,肿瘤可通过外侧斜角肌间隙,双侧前外侧入路进入,或通过左前外侧入路进入切除肿瘤,再通过植骨和脊柱内固定获得融合。也有学者提倡使用 Halo 架,作为脊柱融合术的选择性替代。颅底部的脊索瘤,虽然很小,但常常很难切除,因为入路困难,并且接近重要的结构。

#### (2) 辅助治疗

1) 放疗 脊索瘤对放疗不敏感,但是对于手术不能切除或手术切除不彻底,以及术后复发广泛播散的患者还是可以进行放疗的。文献对于脊索瘤的合适照射剂量没有共识,多数系列中,照射剂量是 4 000~7 000 cGy,平均剂量为 5 500 cGy。照射剂量由于颅颈部脊髓的敏感性,盆腔器官的敏感性以及尾端区域皮肤的敏感性而受到限制。放疗后伤口愈合问题高发,有报道显示脊索瘤患者在放疗后发生恶性肿瘤。文献对于辅助性放疗的实施时间也没有共识,治疗师通常面临这样的选择:是原发性肿瘤初次治疗后就使用放疗(初始放疗),还是等到局部发生复发后再使用。目前的结果显示,当手术切缘为阳性时,早期使用放疗可以伴有较好的预后和较长的无瘤间期。总的来说,使用超高电压放疗,理想的质子束放疗可使得局部照射集中并不产生结构性破坏。

2)冷冻治疗  可应用于一些脊索瘤的患者。短期效果是好的,但是治疗的结果可能发生严重的并发症,包括局部冷冻骨的感染和术后的膀胱功能障碍。化疗目前在脊索瘤治疗中没有作用。

## 73.7.6　预后

骶骨脊索瘤,行完整切除联合辅助性放疗可以获得较好的结果。在多数系列中,报道无瘤生存期>5年。在Minnesota大学癌症中心的一项研究中,23例脊索瘤患者的5年总体生存(从诊断到死亡)为$(86±15)\%$,10年总体生存率降低到$(49±27)\%$。同一研究中,5年持续无瘤生存率为$(58±24)\%$,10年无瘤生存率降低到$(22±25)\%$;5年局部无复发生存率为$(60±25)\%$,10年局部无复发生存率降低到$(43±27)\%$。首次诊断后1~16年中转移发生率3%~60%。转移发生在区域淋巴结、皮肤、肺、肝和骨。转移不影响存活预后[16]。

统计学上影响无瘤生存期的有意义的预后因素包括肿瘤的组织学表现、肿瘤的大小和部位、病变的近端累及程度、患者的年龄,尤其是应用无瘤手术边界手术切除的类型。

# 73.8　Maffucci 综合征[18,19]

Maffucci 综合征(Maffucci syndrome)是一种以多发的内生软骨瘤合并软组织血管瘤为特点的少见的先天性、非遗传性中胚层发育不良的疾病。1881年Maffucci首先描述了这种疾病,后来Carleton将这种疾病命名为Maffucci综合征。1900年,Ollier描述了一种相似的不伴有血管瘤的先天性内生软骨瘤病,后来被命名为Ollier病。Maffucci综合征是一种先天性非遗传性疾病,通常在青春期开始前出现。患儿出生的时候都是正常的,不伴有精神发育迟缓和智力障碍。

## 73.8.1　病因和病理

到目前为止,Maffucci综合征的确切病因并不明确。一些学者相信是定位于1号染色体的染色体异常。其他则相信是先天性中胚层发育异常,因为血管瘤和软骨发育异常都是中胚层来源的。Maffucci综合征的细胞遗传学研究很少,有报道显示为一些染色体的异常。Matsumoto等报道发现Maffucci综合征的患者1号染色体的p11和q21倒置,Nakayama等证实在软骨瘤伴随Maffucci综合征的患者中同一染色体的q带中异位软骨素过剩。根据Sanderberg和Bridge总结,Maffucci综合征患者中软骨肉瘤的发生率高于Ollier病。分子遗传学分析显示,起自Ollier病的软骨肉瘤的 *RB1* 和 *CDKN2A* 肿瘤抑制基因染色体条带上存在杂合性缺失以及 *TP53* 过度表达。最近还证实,Ollier病中存在编码甲状旁腺激素和甲状旁腺激素释放蛋白(PTH/PTHrP) *PTHR1* 基因的突变。

Maffucci综合征具有恶变的危险。Maffucci的原始文献指出,这些患者发生恶性肿瘤与内生软骨瘤病存有关系。现在的观点认为,病变越靠近肢体近端,则转变为恶性的可能越大。Lewis和Ketcham研究了105个病例,发现内生软骨瘤转变为肉瘤的概率为15%,总体的恶性肿瘤发生率在这组病例中是23%。Mellon指出Maffucci综合征的多发血管瘤可能很细微或是亚临床的,接着进一步指出Maffucci综合征和Ollier病是连续性的而不是两个独立的疾病。近来有学者建议对所有的Ollier病患者进行全身MRI检查以发现血管瘤和其他相关的恶性肿瘤,这样可以正确诊断Maffucci综合征。

组织病理学上,显微镜下可见结构紊乱的软骨组织,细胞丰富,细胞核大于正常,可能为双核,呈软骨增殖现象。此外,软组织内可见海绵状血管和栓塞的静脉。本病有恶变倾向,如软骨瘤有恶变,则瘤体迅速增大,骨质破坏增多,骨皮质常被穿破,形成放射状骨膜反应或巨大骨外肿块。

## 73.8.2　临床表现

Maffucci综合征男、女发病率相同,发病年龄及部位分布特点与Olier病(多发内生软骨瘤病)相同。常见于年龄<10岁的儿童,近90%的病例发生在年龄<30岁,年龄>50岁很少见。好发部位依次是手部、足的管状骨、股骨、胫骨、肱骨、尺桡骨和骨盆。该病出现临床症状较早，在手部，病变呈球形或结节样肿胀，这是典型的症状。病变严重时可见手指短缩、偏离轴心；有时手部严重畸形，轻微肿胀，无疼痛（除非有病理性骨折）。在肢体的干骺端有轻微膨胀，随着骨骼发育，出现短缩畸形。在典型病例，肢体短缩畸形仅仅好发于一个肢体或身体半侧。在上肢，桡骨外侧皮质病变致前臂畸形，手尺偏，有时桡骨小头脱位为其特征。这些畸形的原因是尺骨短缩，因为尺骨病变较桡骨严重。在下肢，膝外翻畸形也可能相当严重，肢体短缩甚至在婴儿期即可较对侧肢体短几厘米，至成年期可>10 cm。有时可见干骺端显著膨大。本病常发生于身体的半侧，有时仅局限在1个或几个手指。有时病变侵犯单手或双手的骨骼或一侧足的近端，病变也可发生在两个肢体或者脊柱，呈偏心性。总的结果是肢体的短缩和粗大畸形，这是最常见到的体征。当生长停止时，骨性畸形也会停止发展。除了上述临床特征外，Maffucci综合征还具有软组织多发血管瘤的体征，该综合征伴随的血管畸形可能是毛细血管型血管瘤或海绵状血管瘤，最常见的是来自于皮肤的皮下组织的深蓝色斑块或结节，但是皮下深层的血管瘤、口咽部、腹内和胃肠道血管瘤也不少见。

Maffucci综合征恶变为软骨肉瘤通常在青春期后出现。Liu等报道诊断时的平均年龄为40.5岁，Schaison等报道平均年龄为36岁。Ollier病或Maffucci综合征伴随的软骨肉瘤在女性较男性更多见。软骨肉瘤主要发生在骨盆或肢体骨，发生在颅底的很少见。

### 73.8.3　影像学表现

Maffucci综合征的X线典型表现是：位于干骺端的中心或偏心的放射性透光区，其中有不等量的钙化灶，以及在软组织中可见静脉石。Maffucci综合征所致的骨发育不良在X线片上可见两侧肢体不等长、不对称，尺骨短缩，下尺桡关节半脱位等。

年龄>40岁患者或是病变广泛者，X线发现有骨皮质侵蚀和破坏，或在软骨瘤内钙化影消失，病理性骨折，以及出现软组织包块增大等应考虑为Maffucci综合征可能有恶性变。其恶变率明显高于Ollier病。有报道恶变率高达80%。需行临床及影像学密切随诊观察。全身MRI检查可以帮助发现细微或亚临床的血管瘤。

### 73.8.4　诊断和治疗

（1）诊断

诊断Maffucci综合征要考虑：典型的影像学特征及组织学表现；患肢短缩畸形；软组织多发血管瘤表现；易恶变为软骨肉瘤。鉴别时需与纤维异样增殖症和干骺续连症相鉴别，骨纤维异样增殖症病变内无钙化斑块，而且病变多位于骨干；干骺续连症干骺部柱状增宽，且常有较大的外生性骨疣存在，增宽的干骺部内骨纹理清晰，无囊性改变或钙化斑块。鉴于Maffucci综合征的软组织血管瘤可能非常细微，可能会被忽略而将患者诊断为Ollier病。因此必要时可以进行全身MRI检查以明确是否存在血管瘤。有学者将Ollier病假设为疾病的初期表现并可以进展为Maffucci综合征。

（2）治疗

治疗原则主要是针对多发内生软骨瘤的恶变倾向，症状明显者和疑有恶变者均需手术治疗。对严重畸形者，可行矫形手术，应严格掌握手术适应证。手术后放疗包括质子放疗，可以治疗残余的软骨肉瘤。质子放疗可以遮挡重要器官并减少总放射剂量，是一种较好的治疗方法，尤其对减少儿童的放射相关并发症以及放射诱导性癌症很有用。

### 73.8.5　预后

Maffucci综合征的内生软骨瘤恶变可能性较单发内生软骨瘤显著增高，而且同一患者可有多处恶变。血管瘤也可恶变，如果瘤体扩大，而且在没有外伤史的情况下出现疼痛，就应及时进行活检。对于畸形严重者可行矫形术，畸形严重影响功能者或疑有恶变时应行截肢术。大多数患者的预后较好，仅有少数患者可能继发肉瘤而死亡。极少数患者可能发生继发性贫血。

## 73.9　骨转移癌

骨转移癌（metastatic tumors of bone）是指原发于某器官或组织的恶性肿瘤，大部分为癌，少数为肉瘤，通过血液循环（极少数通过淋巴系统）转移到骨骼所产生的继发性肿瘤。理论上，每一种恶性肿瘤都可以转移到骨骼。骨转移癌多产生严重的疼痛、功能障碍（如病理性骨折、截瘫）和其他并发症，最终可导致死亡。随着医学的进步,目前多数医学工作者改变了对骨转移癌的消极悲观态度,虽然对于骨转移癌目前尚无有效的根治方法,但是积极进行诊治和预防性处理可以最大限度地消除和缓解疼痛,改善功能,提高患者在有限余生内的生活质量[21]。

## 73.9.1 原发癌与骨转移癌的关系

许多原发性肿瘤可能在临床上没有任何表现,最初表现可能是骨病损,有时往往将这种转移性病损当作原发性肿瘤,或是虽然明确了骨病损为转移性,但是始终不能发现原发病灶。活检有时可获得原发病损的来源和性质,但在很多情况下只能认出是转移,无法明确原发灶所在。

常见的骨转移癌有乳腺癌、肺癌、前列腺癌、甲状腺癌、肾癌,也可来自胃肠道肿瘤如胃癌、肝癌等。儿童的骨转移较少见,可来自神经母细胞瘤。女性生殖系统如宫颈癌、卵巢癌等也可发生骨转移,但较少见。骨转移一般以溶骨性为主,也可混杂成骨性病变,如前列腺癌就是以成骨为主的转移癌。有时骨转移会与原发性病损和瘤样病损混杂,如多发性骨髓瘤等。个别多灶性骨肉瘤也会与骨转移癌相混淆。原发性恶性骨肿瘤有时也会出现骨转移,这些都应该在诊断骨转移时予以注意。

骨转移癌的发生部位往往与原发癌有关,如乳腺癌常转移到胸骨和肱骨近端,甲状腺癌常转移到颈椎或颅骨,宫颈癌和前列腺癌常转移到骨盆、腰椎,肺癌则常转移到肋骨等。有时骨转移可能是癌的唯一临床表现,例如椎体、骨盆或股骨近端的骨病损使得患者求医,而不是原发癌或肿瘤本身出现症状。尸体检查发现相当多的病例只有骨骼存在病损,而内脏可能完全没有转移痕迹。Batson 的研究显示,癌细胞可以通过脊椎静脉系统进行直接转移(Batson,1940,1956),该静脉系统位于硬脊膜和脊椎周围,本身无静脉瓣,既与上下腔静脉系直接关系,又能独立成为系统,当胸腔压力增加时就会出现血流缓慢、停滞甚至逆流,为癌细胞制造停留和增殖的机会。肺癌的癌细胞可以进入肺静脉,而后经动脉系统播散到骨骼;经腔静脉进入肺部的癌细胞也可通过动脉循环进入骨结构。研究显示在上述途径中,以经椎静脉系统发生骨转移的机会最多。

## 73.9.2 检查和诊断

### (1) 临床表现

骨转移癌好发于中老年,以 40~60 岁者居多,原发灶常在骨转移癌诊断以后才被查出,或者原有肿瘤手术史。临床上将近 1/3 的患者即使用先进的现代仪器也查不到原发肿瘤。好发部位是脊柱、骨盆和长骨的干骺端,躯干骨多于四肢骨、下肢转移多于上肢。最早出现的症状是疼痛,可在 X 线出现破坏表现之前数日或数周前发生,疼痛可以是钝性痛或间歇痛,夜间痛显著。到后期疼痛可以转为严重持续性疼痛,休息和制动不能缓解。如果疼痛显著而局部没有明显压痛,应怀疑转移癌的可能。若引起病理性骨折或有疼痛史,应注意到转移性恶变的可能而不是良性病损。据 Staley(1956)统计,骨转移癌患者的病理骨折自然发生率接近 5%。癌转移晚期患者可以出现精神不振、消瘦、乏力、纳差、贫血和低热等恶病质表现。

### (2) 骨转移癌的检查和诊断

转移性骨肿瘤的 X 线表现可以有较大的差异,可为溶骨性、成骨性和混合性。以溶骨性最多见,显示为虫蚀样、穿凿状骨缺损,边界不清晰、边缘不规则,周围无硬化,溶骨区内可见到残留骨小梁和骨皮质,无骨膜反应。溶骨性破坏灶可为 1 处或多处。在前列腺癌、膀胱癌和部分乳腺癌患者可出现成骨性骨转移,转移癌可形成内在骨和反应骨,显示成骨母细胞的特点;X 线片呈斑点状、片状的密度增高影,甚至骨质象牙化,骨小梁紊乱、增厚、粗糙,受累骨的体积可增大。混合性骨转移可兼有溶骨和成骨的两种表现。ECT 骨扫描对转移性骨肿瘤的诊断非常重要,可以早期发现病灶以及病损的数目和范围,指导治疗方案和手术切除范围,但是存在约 10% 的假阳性热点,需排除。血管造影可显示病损的血供情况,甲状腺癌和肾癌的骨转移性病损是血供最丰富的;另外,血管造影对显示软组织的受累范围也是很好的方法。CT 和 MRI 检查可清楚地显示病灶大小和累及范围,以及病灶与周围组织的关系。

多发性骨转移的患者可能出现高钙血症,是骨转移癌的致死原因之一。恶性高钙血症可以有腹痛、顽固性呕吐、极度衰弱、脱水、肾衰竭、昏迷和死亡的可能。一些原发癌的阳性实验室检查也可以帮助诊断原发癌。

病理活检对诊断非常重要,可以帮助发现原发肿瘤并指导治疗。但是有时活检并不能对原发癌的诊断作出结论。

### 73.9.3 治疗和预后

**(1) 治疗**

骨转移癌的治疗取决于原发肿瘤的恶性程度,也取决于放化疗等辅助治疗的有效性。多数情况下是姑息性治疗,目的主要是缓解疼痛、改善功能和提高患者的生存质量。在选择治疗方案时应和原发癌及其他并发症的治疗综合考虑,选择合适的治疗方法[20]。

骨转移癌的治疗以化疗为主,可选择对原发肿瘤有效的化疗药物,原发肿瘤不明者可选用常规化疗药物。雌激素和睾酮分别治疗前列腺癌和卵巢癌的骨转移效果较好,既能达到止痛目的,又可抑制肿瘤的发展。化疗的同时还应进行各种对症治疗以改善全身情况。应用降钙素(如密盖息)和帕米膦酸二钠可以缓解转移性骨痛。放疗对于单发的骨转移也能收到较好的止痛效果,放射性核素内放疗对骨转移癌的疼痛症状控制也可有较好的效果。

在个别情况下,骨转移癌需要行手术治疗。根据不同的病情和部位,可采取相应的手术措施。对于肢体骨转移癌,有主张连同查出的原发病灶一起切除,也有主张仅对转移癌切除,或是人工关节置换,或以骨水泥填充,或瘤段切除灭活回植,肢体远端转移性肿瘤可行截肢加区域淋巴结清扫。对于病理性骨折的防治,在严格掌握适应证的前提下可以应用内固定治疗。对于骨盆骨转移,可应用骶髂关节内固定、髋臼病损的切除与重建(骨水泥、髋臼假体、半骨盆假体、内固定等)。对脊柱的骨转移癌采用病灶切除、前路或后路减压内固定或前后路联合内固定、人工椎体置换、骨水泥填充等。需要明确的是,多数手术措施是为了防止病理性骨折发生、解除脊髓和神经的压迫并维持脊柱的稳定性,而非针对肿瘤的本身,确定手术方案时应分清主次,根据X线表现、肿瘤类型、解剖部位、手术技能以及患者的期望值和配合程度等来确定[21]。

**(2) 对治疗的反应和预后**

骨转移癌的长期存活率很低,个别孤立性骨骼转移的患者经原发病灶的根治后可以存活较久。例如孤立性肾癌可在肾切除后对骨转移癌再做包囊内切除。手术应从原发肿瘤考虑,包囊内刮除一般是无效的(除非对辅助治疗有良好的反应)。骨转移癌的预后与肿瘤的性质、大小、发生部位、恶性程度以及患者的全身情况等有密切关系。肾癌、甲状腺癌及其骨转移发展较缓慢,积极治疗后病理性骨折能自愈。而肝癌、肺癌及其骨转移发展较快。分化较好的肿瘤预后较好,分化差的肿瘤预后亦差。

(蒋知节　张志玉　黄煌渊　顾湘杰　俞永林
　姜建元　周建伟　夏　军　陈飞雁　鲍根喜)

## 主要参考文献

[1] 朱雄增. 介绍 WHO(2002) 骨肿瘤分类. 诊断病理学杂志,2003,4:210-204.

[2] 张贤良. 对 WHO 骨肿瘤新分类的几点讨论. 中国骨肿瘤骨病,2005,5:257-260.

[3] Jelinek JS, Murphey MD, Welker JA, et al. Diagnosis of primary bone tumors with image-guided percutaneous biopsy: experience with 110 tumors. Radiology, 2002;223:731-737.

[4] Hogendoorn PC, Collin F, Daugaard S, et al. Changing concepts in the pathological basis of soft tissue and bone sarcoma treatment. Eur J Cancer, 2004, 40: 1644-1654.

[5] Mario Campanacci.张湘生,张庆译.骨与软组织肿瘤. 长沙:湖南科技出版社,1999:9.

[6] Hayden JB, Hoang BH. Osteosarcoma: basic science and clinical implications. Orthop Clin North Am, 2006, 37: 1-7.

[7] Meyer JS, Mackenzie W. Malignant bone tumors and limb-salvage surgery in children. Pediatr Radiol, 2004, 34: 606-613.

[8] Bilkay U, Erdem O, Ozek C, et al. A rare location of benign osteoblastoma: review of the literature and report of a case. J Craniofac Surg, 2004, 15:222-225.

[9] Terek RM. Recent advances in the basic science of chondrosarcoma. Orthop Clin North Am, 2006, 37: 9-14.

[10] Wafa H, Grimer RJ. Surgical options and outcomes in bone sarcoma. Expert Rev Anticancer Ther, 2006, 6: 239-248.

[11] Cheng EY. Surgical management of sarcomas. Hematol Oncol Clin North Am, 2005,19: 451-470.

[12] Schaser KD, Ball HJ, Haas NP, et al. Treatment concepts of benign bone tumors and tumor like bone lesions. Chirurg, 2002, 73:1181-1190.

[13] Albritton KH, Randall RL. Prospects for targeted therapy of synovial sarcoma. J Pediatr Hematol Oncol, 2005,27;219-222.

[14] Delling G, Jobke B, Burisch S, et al. Cartilage tumors, classification conditions for biopsy and histologic characteristics. Orthopedics, 2005, 34:1267-1282.

[15] Mendenhall WM, Zlotecki RA, Scarborough MT, et al. Giant cell tumor of bone. Am J Clin Oncol, 2006, 29: 96-99.

[16] James SL, Davies AM. Giant-cell tumours of bone of the hand and wrist: a review of imaging findings and differential diagnoses. Eur Radiol, 2005, 15:1855-1866.

[17] Papagelopoulos PJ, Mavrogenis AF, Galanis EC, et al. Chordoma of the spine: clinicopathological features, diagnosis, and treatment. Orthopedics, 2004, 27: 1256-1263.

[18] McDermott AL, Dutt SN, Chavda SV, et al. Maffucci's syndrome: clinical and radiological features of a rare condition. J Laryngol Otol, 2001,115: 845-847.

[19] Noel Georges, Feuvret L, Calugaru V, et al. Chondrosarcomas of the base of the skull in Ollier's disease or Maffucci's syndrome — three case reports and review of the literature. Acta Oncol, 2004, 43: 705-710.

[20] Steinert DM, Patel SR. Recent studies in novel therapy for metastatic sarcomas. Hematol Oncol Clin North Am, 2005, 19: 573-590.

[21] 过邦辅,凌励立主编.骨关节肿瘤. 第2版.上海:上海科技出版社,1998:10.

# 74 皮肤及附件肿瘤

74.1 皮肤癌
    74.1.1 流行病学
    74.1.2 发病因素
    74.1.3 病理类型与分期
    74.1.4 临床表现
    74.1.5 诊断与鉴别诊断
    74.1.6 治疗及预后
74.2 皮肤蕈样真菌病
    74.2.1 病理形态
    74.2.2 临床表现
    74.2.3 诊断与治疗

74.3 汗腺癌
    74.3.1 发病情况
    74.3.2 病理类型
    74.3.3 临床表现
    74.3.4 诊断与治疗
74.4 Merkel 细胞癌
74.5 皮脂腺癌
74.6 毛囊癌
74.7 组织细胞增多病 X
74.8 转移性皮肤癌

## 74.1 皮肤癌

### 74.1.1 流行病学

非色素性皮肤癌（nonmelanoma skin cancer，NMSC），主要包括基底细胞癌（basal cell carcinoma，BCC）与鳞状细胞癌（squamous cell carcinoma，SCC），这两种病约占皮肤恶性肿瘤的 90% 以上，男女发病比例为 3:1，全球皮肤癌发病率各大洲差异甚大。澳大利亚年龄标化率为 555/10 万，0~70 岁累计发病率为 67%。德克萨斯州发病率为美国最高，占全部肿瘤的 35%。据报道，2005 年美国基底细胞癌发病率为 200/10 万，而鳞状细胞癌的发病约占基底细胞癌的 1/5[1]。白种人发病率相当高，如美国白种人中皮肤癌发病率高达 165/10 万，而澳大利亚南部昆士兰地区高达 650/10 万。我国皮肤恶性肿瘤发病以往较低。据报道，1999 年上海市区皮肤恶性肿瘤发病率男性与女性分别为 2.1/10 万与 2.3/10 万。但随着人们寿命的延长，有些地区皮肤基底细胞癌和鳞状细胞癌的发病率在 1985~1990 年分别增加了 11% 和 51%。近年来，皮肤癌发病率在我国出现逐年上升迹象，而且呈年轻化趋势。上海疾病预防控制中心的资料显示，2001 年上海市区人口中，男性皮肤癌发病率为 2.71/10 万，女性为 2.87/10 万。2008 年资料统计，上海市市区 2005 年男女性皮肤及附件肿瘤的发病率已分别上升至 4.02/10 万与 3.69/10 万，增长迅速[2]。这与环境污染等因素造成臭氧层破坏，使到达地球的紫外线增强有明显关系，也与近年来参加户外运动和旅游活动的人越来越多，特别是年轻人接受阳光照射的机会提高有关。

### 74.1.2 发病因素

皮肤癌发病一般认为与以下因素有关[2-4]。

(1) 紫外线照射

Findlay 曾用水银灯紫外线照射老鼠皮肤后诱发皮肤癌。野外作业的渔民、农民等多发，且部位多在头部、手背等易受阳光照射的部位，提示皮肤癌发病与紫外线有关。在相同时间内接受相同剂量的紫外线，间歇性暴露有更高的危险性。大气环境中臭氧量减少，皮肤癌发病率上升。白种人较黑种人易患皮肤病，因为黑种人皮肤中黑色素细胞可保护皮肤免(少)受紫外线的损伤，故黑种人皮肤癌发病率低。紫外线致癌的机制，通常认为蓝光光化作用引起细胞 DNA 突变，同时破坏了淋巴细胞表面活性抗原结构，降低了机体的更新功能，在其他因素协同作用下导致皮肤癌发病。近年来分子生物学研究表明，p53基因突变后丧失抑癌活性参与皮肤癌发病。

**（2）化学致癌物质**

100年前有学者报道英国扫烟囱工人好发阴囊癌。之后发现经常接触砷化物、焦油和沥青的工人易患皮肤病。另外，实验条件下多种化学物质如柏油、沥青、松节油、苯并芘及二甲醛苯甲蒽等均可诱发动物皮肤癌。电离辐射如X线照射亦可导致皮肤癌。长期从事放射工作者或接受过放疗的肿瘤患者若干年后常可发生皮肤癌。通常以皮肤鳞状细胞癌多见。

**（3）慢性致癌物质**

体表皮肤慢性炎症或刺激区域可发生皮肤癌，如性病肉芽肿、梅毒、麻风、系统性红斑狼疮（SLE）、慢性溃疡、骨髓炎后窦道形成、陈旧性烧伤瘢痕等亦可引起皮肤癌。人类乳头状病毒（HPV）在疣状瘤、退行性丘疹、疣状表皮发育不良和原位癌中均有发现，提示HPV感染与其他致癌因子有协同作用。

**（4）免疫抑制和免疫缺陷状态**

器官移植免疫抑制剂应用易患皮肤癌。某些遗传性综合征可增加皮肤癌的易感性，如色素性皮肤病、家族性痣发育不良综合征及痣性息肉细胞癌等。某些癌前病变如角化、皮瘤、光滑性角化病、放射性皮炎、增殖性红斑等亦与皮肤癌发病有一定关系。

### 74.1.3 病理类型与分期[3,5,6]

**（1）皮肤癌的组织病理学分类**

1）基底细胞癌　肿瘤由增生的基底细胞组成，细胞小、细胞质少、边界不清、细胞核大、卵圆形、嗜碱性。癌细胞一般不发生转移，常有不同程度的浸润。可分为单向分化型及多向分化型基底细胞癌。前者又可分为实质型、色素型、硬化型和浅表型，后者则可分为囊性型、腺样型和角化型。

2）鳞状细胞癌　皮肤鳞状细胞癌的癌细胞呈乳头状、指状、条状或腺样结构，有时浸润至真皮深层及中下组织。按组织细胞癌分化程度可分为4级。Ⅰ级为分化成熟状细胞，可见细胞间桥与癌珠。癌珠是鳞状细胞癌的特征结构，由同心性排列的角化癌细胞组成。Ⅱ级以棘细胞为主要成分，伴明显的异型性。Ⅲ级细胞分化差，核分裂象多见，无癌珠。Ⅳ级为未分化癌，无棘细胞、细胞间桥与癌珠。偶伴坏死与假腺样结构。

3）原位癌　癌化局限于表皮层内，可见含有巨核的上皮细胞称为巨瘤细胞或巨核细胞。

4）乳腺外Paget病　表皮内可见细胞体积较大呈圆或椭圆形，胞质丰厚而透亮，核大染色深的特殊细胞称为Paget细胞。

**（2）皮肤癌的分期**

据美国癌症联合会（AJCC）和美国癌症协会（American Cancer Society）资料，皮肤肿瘤在北美和南美的发病率有很大差别，其发病率分别为143/10万和25/10万。澳大利亚和新西兰是全球皮肤肿瘤发病最高的国家。通常，基底细胞癌的发病率较鳞状细胞癌高2~3倍，日光的刺激系皮肤癌发病的主要因素之一。

AJCC和美国癌症协会皮肤癌的临床和病理分期是相同的。临床分期一般根据皮肤癌体检时原发灶和区域淋巴结节的状态来制定。而病理分期则基于原发灶的彻底切除和受侵淋巴结的切片检查来完成。此外，病理分期尚需参照组织病理学的其他一些指标，如肿瘤细胞的分化程度、细胞体积的变化、细胞核是否规则、分裂程度、细胞间桥是否完整以及肿瘤侵犯深度等综合分析，最后得出合理、科学的分期。

皮肤癌的TNM分期（不包括眼睑、外阴和阴茎）如下。

T——原发肿瘤

TX　原发肿瘤无法确定

T0　无原发肿瘤的证据

Tis　原位癌

T1　肿瘤最大直径≤2 cm

T2　肿瘤最大直径>2 cm，但≤5 cm

T3　肿瘤最大直径>5 cm

T4　肿瘤侵犯至深层结构如软骨、骨髓肌或骨组织

N——区域淋巴结

NX　区域性淋巴结无法确定

N0　无区域性淋巴结转移

N1　有区域性淋巴结转移

M——远处转移

MX　远处转移无法确定

M0　无远处转移

M1　有远处转移

分期

0期　Tis　N0　M0

Ⅰ期　T1　N0　M0

Ⅱ期　T2　N0　M0；T3　N0　M0

Ⅲ期　T4　N0　M0；任何T　N1　M0

Ⅳ期　任何 T　任何 N　M1

## 74.1.4　临床表现[4,7,8]

**(1) 基底细胞癌**

以 50~60 岁多发,近年来有年轻化趋势,男多于女,白种人多发。以表皮较厚富含皮脂腺及经常暴露于阳光的部位常见,如鼻翼、额、颈等处,躯干者仅 10% 左右。早期为淡黄色和粉红色突出皮肤的结,表面光滑毛细血管扩张,质硬无痛或压痛。临床可分为结节溃疡型、结节型、色素沉着型、硬斑型、浅表型、束型、多中心型、角化过度型和光泽苔藓纤维上皮瘤等。基底细胞癌发展甚慢,临床在几毫米至 1~2 cm 者即可诊断,大且有溃疡形成的病灶少见。生长方式以局部浸润为主细胞浸润破坏鼻翼、耳郭的软骨,头部的可侵蚀颅骨板障。一般不发生淋巴结转移,一旦侵及骨和血管可发生转移。转移率 ≤0.1%,2/3 为淋巴结转移。发生转移者中位生存期为 10~14 个月。

**(2) 鳞状细胞癌**

鳞状细胞癌占皮肤癌的 20%~25%,多见于有色人种,以面、颈、背、前臂和手背多见。一般表现为红斑伴皮损,伴不同程度鳞形脱屑和痂形成,亦表现为红色、坚硬及高出皮面的结节。以后可形成糜烂面,伴渗液、渗血、结痂,又可发生结痂脱落,糜烂形成溃疡灶。肿瘤质脆,若继发感染后可出现恶臭的分泌物。有些病灶可呈典型的菜花状。上肢及下肢鳞状细胞癌淋巴结转移率分别为 20% 及 33%。

**(3) 原位皮肤癌与乳腺外 Paget 病**

原位皮肤癌系 Bowen 于 1912 年首先描述,又称为 Bowen 病,年龄 >60 岁多见,男女发病率之比为 (0.8~1.2):1,多见于头颈部皮肤,占 44%~54%,还可见于手、躯干、肛门及生殖器、口腔及甲床等处。暴露部位发生者占 72%,多为单发,也可为 2~3 个病灶,表现为浅红色或暗红色隆起的皮损,可脱屑及痂皮。病程发展较慢,可持续数年及数十年,很少形成溃疡,有 20%~30% 可发展成癌,仅 2% 患者发生淋巴结转移。1985 年,Paget 首先指出了一种湿疹样癌,好发部为肛周、会阴、外生殖器及腋窝等大汗腺发达的部位。该病灶大多单发,边界清,直径 0.5~1 cm,呈褐色或淡棕色,中央潮红、糜烂、覆以痂皮及鳞屑。本病发展缓慢,可持续数年,但可发展为浸润性腺癌血转移到远隔部位。切除术后复发率高达 61%。

## 74.1.5　诊断与鉴别诊断[5,9,10]

早期皮肤癌一般以红斑或略高出皮肤的丘疹及皮损为主,表面有脱屑及痂皮。当发展到一定阶段后可出现某些特征性征象,常有助于诊断。结节状基底细胞表现为发亮半透明的丘疹样小结节,表面有渗血及毛细血管扩张。不同的皮肤癌,其临床表现亦不尽相同。一般而言,对较小的病灶怀疑皮肤癌时,除头面部外,可长期切除结节以明确诊断;而对较大病灶,一期无法切除或需行植皮或缺损修复者,特别是已有溃疡形成者,宜先切取结节,病理诊断明确后,再作进一步处理。皮肤癌应与某些癌前病变如日光性角化病、角化棘皮瘤等相鉴别。

## 74.1.6　治疗及预后[6,11,12]

**(1) 手术**

手术是最主要的治疗方法之一,对大多数患者而言就是首选的治疗方法。切除范围应取决于肿瘤大小、浸润深度。对病灶较小、浅表面边界清楚的基底细胞癌,切缘距病灶通常 0.5~1 cm 即可达治愈目的。然而对于病变范围大、浸润深而广,应行边距 3~5 cm 广泛切除(图 74-1、74-2)。手术中应行冷冻切片检查,直至切缘阴性。某些切缘阴性的基底细胞癌,可行广泛切除以降低局部复发率。肿瘤基底切除范围酌情而定,如头皮浅表的基底细胞癌,可行广泛切除后植皮;累及骨膜者应将骨膜一并切除行皮瓣移植或植皮术。颅骨破坏者应切除病变颅骨细胞及脑膜,以有机材料修复植皮后再切除。病变范围广泛、侵犯严重的及皮肤癌广泛切除困难者应考虑截肢术。

**(2) 放疗**

皮肤癌对放疗十分敏感,单纯放疗常可达到治愈的目的。对鼻,眼、唇、眼睑各内、外眦区的皮肤手术广泛切除有困难者进行放疗。据报道,放疗的治愈率基底细胞癌为 96.4%,鳞状细胞癌为 91.9%。病灶增大,肿瘤向四周及深部浸润亦随之扩大,特别是对边界不太清楚的病例,照射野应扩大至肿瘤边缘 2~3 cm 或更大。放疗常用千伏 X 线或电子线。其射线能量取决于肿瘤的浸润深度。用常规分割放疗,即每次 2.6 Gy,每周 5 次,总剂量视肿瘤大小在 60~70 Gy。皮肤癌好发于头面部,手术切除后虽然整复外科常能解决术后的整复问题,但放疗不会形成瘢痕疙瘩、挛缩或眼睑外翻,具有保持原来容貌的突出优点。

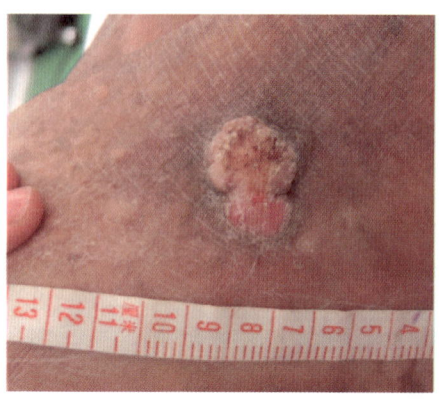
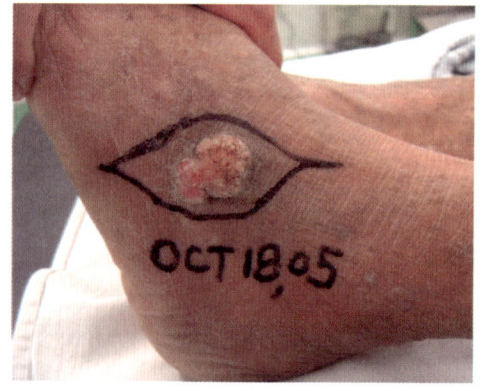

图 74-1　左踝部基底细胞癌，广泛切除加游离皮瓣一期修复缺损

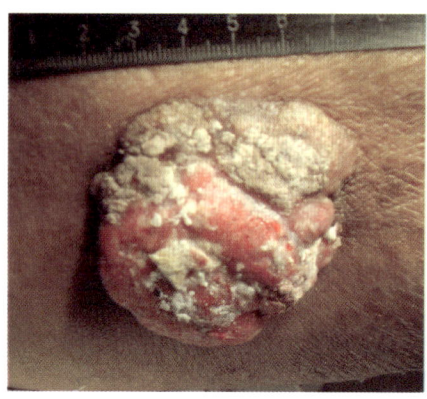
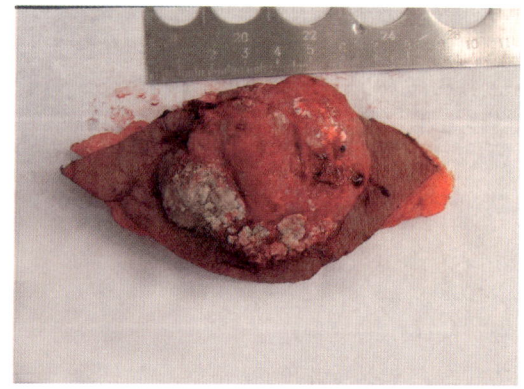

图 74-2　右股外侧皮肤鳞状细胞癌($5\,cm \times 4\,cm \times 4\,cm$)，行局部广泛切除加腹股沟淋巴结清扫

### （3）药物治疗

对小而表浅的基底细胞癌、原位鳞状细胞癌和癌前期疾病，可采用局部涂敷抗癌药物治疗，如用 1%～5% 氟尿嘧啶(5-Fu)软膏涂敷日光性角化病，早晚各 1 次，持续 2～3 周，一般在 1 周以后病灶处出现发红或糜烂，可用皮质醇减轻炎症反应，而不影响 5-Fu 的疗效。对有数个病灶的浅表基底细胞癌，同样可用此法治疗，但对较大的病灶或多发性基底细胞癌及原位鳞状细胞癌，局部敷药至少持续 6 周。一般认为此法对皮肤癌治疗不如手术、放疗可靠。皮肤癌一般不采用全身化疗，但 Khadsur 等认为，在原有瘢痕基础上发生的鳞状细胞癌、皮肤与黏膜交界处的鳞癌，以及发生区域淋巴结及远处转移者需用全身化疗。通过化疗可使肿瘤缩小，为手术或手术加放疗创造条件。另外，先化疗使肿瘤缩小后再手术使肿瘤切除范围减少，有利于保持美观。

### （4）冷冻治疗

冷冻治疗曾广泛应用于皮肤癌患者，适于做刮除术的皮肤癌亦适于做冷冻治疗，特别是一些富含纤维十分不利于刮除术的病例。经刮除术及放疗后复发的病例更适于冷冻治疗，亦适于位于眼睑、鼻、耳、胸背或鼻尖的直径 <2 cm 的病灶。硬斑型基底细胞癌、冷冻耐受性差者或肿瘤位于眼睑缘、口唇、鼻翼、耳周区、头皮及病灶 >3 cm 的患者应慎用。但病变必须限于皮肤，侵及其他组织器官就不适于冷冻治疗。冷冻治疗前必须做活检证实为皮肤癌，因为冷冻治疗后没有标本可供病理检查。术者将肿瘤边界加以标记后，将病灶及其周围 2～5 cm 的正常组织作为治疗区域。用液氮喷射器将液氮喷射于肿瘤中央，冷冻可传导至肿瘤边缘，将维持 30 min 左右。-20℃ 是保证肿瘤致死的最佳温度。临床上估计冷冻是否足够的方法是计算停止使用液氮后到解冻所需的时间，对面部和颈部的小病灶一般至少 1.5 min，对背部病灶可延长到 2 min 或更长时间。冷冻治疗的优点是比刮除术有更美观的伤口，治愈率可达 95%～97%。并发症主要有水肿、渗出、糜烂、出血和继发性感染，但多为中度。冷冻疗法对美容的影响较轻微，主要是术后色素的改变。

### （5）刮除治疗

刮除治疗适用于浅表且小的基底细胞癌、浅表的鳞状细胞癌前病变和良性病变。术前应行病灶活检,在局部麻醉下用3~4 mm大小的刮匙将癌灶挖出后,用直径1~2 mm、边缘比较锐利的小刮匙搔刮肿瘤床的四周及基底,以刮除周围基底正常组织的残留癌。正常组织坚韧不易被刮落,搔刮后用电灼器烧灼肿瘤床的四周及基底,然后用刮匙去除烧焦的组织,伤口涂以抗生素油膏。此法治疗基底细胞癌的治愈率>95%。最适用于低复发区的浅表型强节型基底细胞癌。硬斑型基底细胞癌、复发的基底细胞癌和鳞状细胞癌的疗效较差。其优点是可获得一个光滑而仅有少量色素沉着的美观伤口。缺点是没有切缘的病理检查结果,无法了解切缘有无癌残留,因此对此法应慎用。

## 74.2 皮肤蕈样真菌病

皮肤蕈样真菌病又称皮肤蕈样肉芽肿[7,13,14],是原发于皮肤淋巴网状组织的恶性肿瘤,一般病程发展缓慢,但后期可侵及骨髓及内脏,发展为全身性淋巴瘤。好发于中老年,亦见于青少年,男性略多于女性,男女性发病之比为(1.6~2.3):1。

### 74.2.1 病理形态

皮肤蕈样真菌病的病理形态发展分为3个阶段。

(1) 非特异性期

表现为真皮乳头层内毛细血管扩张,上皮细胞肿胀,血管周围有非特异性炎性细胞浸润,一旦发现在炎性细胞中有少量异型的网状细胞,表皮层有组织细胞浸润的微脓疡存在,应考虑本病的可能性。

(2) 浸润期

镜下可见真皮浅层、血管、汗腺、毛囊附近有多形性瘤细胞浸润,包括异型的网状细胞、组织细胞、淋巴细胞等,同时伴有嗜酸性粒细胞及中性粒细胞浸润。

(3) 肿瘤期

瘤细胞成团、成片浸润真皮层,甚或累及皮下、肌肉。后期的瘤细胞更趋单一方向发展,或呈网状细胞肉瘤或呈淋巴肉瘤。

### 74.2.2 临床表现

皮肤蕈样真菌病的临床表现分为3个病期。

(1) 非特异性期

此期有发热、关节疼痛、皮肤瘙痒,继而出现皮疹。皮疹可遍及全身皮肤,但以下肢、腰背、颈部为多见。皮损的形态多种多样,可为红斑、丘疹、风团、紫癜或呈水疱、苔藓样改变,此期可持续数月至十年。

(2) 浸润期

由非特异期发展而来,亦可一开始即为在原先皮损处或外表正常的皮肤出现不规则浸润性斑块,也可溃破愈合后仅有色素沉着,可持续10多年不变,但一般于数月后转入肿瘤期。

(3) 肿瘤期

在浸润性斑块的边缘或外表正常的皮肤逐渐或突然出现皮下结节,呈半球形、分叶状或不规则形,直径大小为2~6 cm不等,呈灰白或棕红,很少溃破。全身症状有消瘦、乏力、食欲减退、全身肌肉关节酸痛、发热等。

### 74.2.3 诊断与治疗

非特异性的蕈样肉芽肿主要表现为红斑、丘疹、风团、紫癜、苔藓样皮损,表面伴有鳞屑。此病具有的发热、关节疼痛等前驱症状,慢性皮肤病则罕见。待病发展至肿瘤期,全身皮下出现大小不等的半球形或不规则形棕红色块物,患者常伴有不规则发热、全身皮肤瘙痒、消瘦、乏力、食欲减退等其他皮肤原发性恶性肿瘤罕见的症状。诊断常不难确立,应及时经病理或活检证实。异型网状细胞及表皮层内的微脓疡为病理学诊断的主要依据。

对浸润期患者一般可采取对症处理,保持病情稳定;对肿瘤期患者则采取全身化疗,常用全身性淋巴瘤的COPP方案化疗,即环磷酰胺(CTX)、长春新碱(VCR)、丙卡巴肼(PCB)、泼尼松的联合化疗方法。病灶局限者可行放疗,亦有报道用电子束行全身皮肤照射。

## 74.3 汗腺癌[8,15,16]

### 74.3.1 发病情况

汗腺癌是比较少见的皮肤附件恶性肿瘤,占皮肤恶性肿瘤的2.2%~8.4%。汗腺肿瘤大多为良性肿瘤。据Tulenko(1965)报道109例汗腺瘤中,汗腺瘤占88%,汗腺癌仅占12%,复旦大学附属肿瘤医院病理科收集的771例皮肤原发性恶性肿瘤中,汗腺癌共64例,占皮肤恶性肿瘤的8.3%。汗腺癌好发年龄为40~60岁,女性较男性为多见。

### 74.3.2 病理类型

汗腺癌多为实质性肿块,无包膜,与周围组织分界不清;切面呈黄白色成灰红色,可伴有出血及点状坏死,少数伴有透明样变和小囊肿形成。

根据汗腺癌的生物学特点和组织形态,复旦大学附属肿瘤医院病理科将汗腺癌分为以下5型。

**(1) 未分化型**

癌组织由胞质透亮或红染的小多边形或卵圆形细胞和胞质深染小梭形细胞组成,细胞排列成条索状或片块状,有形成腺腔的倾向。细胞异型性明显,核分裂象多见,网状纤维呈巢状分布,梭形细胞周围网状纤维增多。癌组织中无 PAS 阳性物质。

**(2) 结节型(分化型)**

癌组织由胞质透亮或红染的大多边形或立方形细胞和胞质深染的梭形细胞组成,细胞相互交织成结节状排列,有形成腺腔或囊腔的倾向;网状纤维呈巢状分布;部分癌细胞中含有 PAS 弱阳性物质。此型有时与富含细胞的汗腺瘤难以区别。但结节状癌巢呈条状浸润性生长,癌细胞异型性显著,有助于与汗腺瘤相鉴别。

**(3) 腺型**

癌细胞呈立方形或柱状,排列成腺腔状;腺上皮及腔内均可见 PAS 阳性物质;核分裂象多见,有时可见多量黏液分泌。

**(4) 黏液表皮样型**

癌组织由间变的鳞状细胞巢及含有透明黏液的或富含颗粒的粒状细胞组成,两种细胞间有移行;癌组织与周围组织无明显分界。

**(5) Peget 病型**

Peget 病型为汗腺癌累及表皮的结果,表现为表皮基底层内出现胞质透亮或淡染的大卵圆形细胞,即 Peget 细胞,表皮下可见癌变的汗腺导管或癌巢。

### 74.3.3 临床表现[9,15,16]

汗腺癌多为单发性皮下结节或肿块,质地坚实,直径多 >2 cm,大者可 >20 cm,与皮肤常有粘连。肿块表面皮肤的色泽正常或略带淡红色,有时伴有毛细血管扩张,偶有浆液性或血性溢液;如癌块巨大,常可破溃呈菜花样块物,并伴有继发性感染。

汗腺癌好发于头、颈、胸、腋、会阴及下肢等部位。病程发展多甚缓慢,但少数患者发病较急骤,病程在1年以内者占30%,亦有长期表现为生长缓慢的皮下结节,有时外伤可促使肿瘤迅速增大。汗腺癌主要经淋巴道转移,血道播散以肺转移为最多见。

大汗腺癌是罕见的肿瘤,通常见于腋窝和会阴区,也可见于有耵聍腺存在的外耳道,可局部浸润或区域淋巴结转移。肿瘤可分泌多种酶,例如酸性磷酸酶、β-葡萄糖酸酶和吲哚酚酶,但不分泌磷酸化酶和琥珀酸脱氢酶。

小汗腺癌包括汗管样小汗腺癌、黏液样汗腺癌、透明细胞癌、小囊性小汗腺癌、腺样囊腺癌、进展性指样乳头状腺癌。

某些肿瘤可起源于良性病变,如管腺癌、腺癌、汗孔癌、恶性软骨样汗腺癌、汗管癌及汗腺癌。在良性病变中(如汗孔瘤、汗管瘤、圆柱瘤)癌胚抗原(CEA)为阴性,而在相应的恶性病变中 CEA 为阳性。当其病灶迅速增大、颜色改变、疼痛和溃疡发生时,临床上应考虑发生恶变。

### 74.3.4 诊断与治疗[10,12,15,17]

由于汗腺位于真皮层内,故早期汗腺癌多表现为表面皮肤完好的皮下结节,这与早期皮肤癌所表现的红斑或丘疹(其表面常有鳞屑和痂皮等征象)不难做鉴别。但与皮下的某些良性肿瘤如纤维瘤、神经纤维瘤等甚难区分,故于会阴、腋窝、头面等汗腺癌好发部位发现皮下结节时,应及时做活检以明确诊断。生长迅速的巨大汗腺癌有时与软组织肉瘤难以鉴别,汗腺癌发生区域淋巴结转移者比软组织肉瘤更为多见。当病灶范围广而疑有其他组织器官受累时,X 线片、B 超、放射性核素扫描或 CT 等影像学检查,可明确肿瘤的范围及邻近组织的受累程度,以利于制订合理的治疗计划。

**(1) 手术**

手术是汗腺癌的主要治疗方法,切除范围根据肿瘤的大小而异。对病灶较小、边界清楚的汗腺癌,切缘距肿瘤边缘3 cm 即可。对巨大肿瘤,特别是边界不清者,距肿瘤边缘5 cm 切开皮肤后再潜行分离皮片2~3 cm 后做广泛切除,基底的切除范围需根据肿瘤浸润深度而定,累及邻近脏器时,常需将受累器官一并切除。

由于汗腺癌主要呈局部浸润性生长,向深部浸润后使其基部固定而不易推动,常被误认为无法手术切除,对此不应轻率剥夺患者的治疗机会。位于腹股沟部位的汗腺癌，累及股血管、神经时，做半骨盆切除术仍有获得治愈的希望。

**（2）放疗**

汗腺癌对放疗不敏感，但对病灶较晚无法手术切除者，可试姑息性放疗，有时亦可获得较好的疗效。

**（3）化疗**

汗腺癌对化疗药物多不敏感，但采用联合化疗有时可暂时缓解症状。常用药物有 CTX、5-Fu、VCR、博来霉素（BLM）、甲氨蝶呤（MTX）、放线菌素D 等。

## 74.4 Merkel 细胞癌

Merkel 细胞癌（Merkel cell carcinoma）是原发于皮肤触觉小体的小细胞癌[11,18,19]，以往常与淋巴瘤、燕麦细胞癌、汗腺癌、黑色素瘤、神经母细胞瘤以及 Ewing 瘤等相混淆，更易被误诊为皮肤转移性癌。自 1972 年 Toker 首次描述此病，据超微结构研究可显示其神经内分泌细胞存在，故属于神经内分泌细胞瘤（APDD 瘤）。

此病多见于白种人，好发于头、面、颈等暴露部位，亦可发生于肢体、腋窝、胸壁等处。瘤体呈红紫色皮下结节，直径大小多在 0.5~5.0 cm。临床特点为侵袭性强，病程发展迅速，很快发生转移，术后又容易发生局部复发。Hitchcock 总结文献报道的 400 多例患者，经治疗后到局部复发的平均时间为 10.1 个月。Kayashima 等报道手术治疗后的局部复发率为 27%~60%，淋巴转移率为 35%~91%，死亡率为 14%~52%。其淋巴结转移率仍高达 83%。

Merkel 细胞癌的诊断除神经内分泌细胞作为主要诊断依据外，血中烯醇（enolase）常增高（正常值 < 12.5 μg/L），乳酸脱氢酶亦常增高。

治疗需行广泛切除及区域淋巴结清除术。对局部复发或转移的患者，化疗及放疗有很好的姑息性治疗作用。Wynne 等报道了 6 例转移性 Merkel 细胞癌，应用 CTX、VCR 及多柔比星（ADM），个别加用局部放疗后，5 例完全缓解，1 例部分缓解，3 例长期生存。常用的化疗药物有 CTX、VCR、ADM、5-Fu、顺铂（DDP）、链佐星等。其中以 CTX 最常用。但化疗可引起肿瘤溶解综合征，此为化疗后肿瘤快速分解、坏死、释放大量尿酸而导致的致命性代谢紊乱。Porve 等报道了 1 例右腿直径 5 cm 的 Merkel 细胞癌，行手术切除后发生腹股沟及盆腔内巨大转移灶，经 ADM 治疗后发生高尿酸血症，于化疗第 3 天死于急性肾衰竭。肿瘤溶解综合征一般很少发生于实体癌。此外，Merkel 细胞癌可发生自行消退的现象。Kayashima 等曾报道 1 例 90 岁女性患者，因右面颊部结节于 2 个月内直径迅速增大至 3 cm，在距其边缘 0.5 cm 做活检切除后，病理证实为 Merkel 细胞癌，术后 8 个月于局部瘢痕处、面颊部及颈部出现无数带色素的结节，可是再过 3 个月后结节却完全自行消退。据文献报道的 3 例自行消退的 Merkel 细胞癌均发生于女性。另外，Hitchcock 报道男性的 2 年及 3 年生存率分别为 58% 及 35.6%，而女性分别为 79.4% 及 67.6%。故认为 Merkel 细胞癌的预后与性别有关，女性生存率明显高于男性。

## 74.5 皮脂腺癌

皮脂腺癌是罕见的皮肤附件恶性肿瘤，仅占原发性皮肤恶性肿瘤的 0.7%~1.3%[12,19,20]。亚洲地区发病率较高。其临床表现多样，故临床诊断较困难。例如位于眼睑的病灶可表现为睑板腺囊肿或睑结膜炎。也易与基底细胞癌或鳞状细胞癌相混淆。多见于老年人，男女发病率相仿，好发于眼睑、面部、头皮等处，其他部位较少见。

临床上多表现为孤立的透明黄色结节状块物，质地坚实，直径多≤2 cm；肿瘤中央有凹陷性溃疡，溃疡周围隆起的皮肤常完好。皮脂腺癌一般发展缓慢，病程自数月至数年不等，有长达 30 多年者。少数肿瘤生长迅速，可破溃呈菜花样块物，常伴有继发性感染及区域淋巴结转移；少数患者发生血道播散，肺为常见转移部位。

诊断主要借病理检查才能确诊。镜下见无数小叶，小叶彼此排列紧密；小叶内为皮脂腺细胞和未分化的癌细胞，两者的胞质内均可见脂质小点。癌细胞异型性大，胞质嗜酸性，细胞核染色淡，核分裂象多见。

治疗以手术切除为主。一般应做广泛切除及区域淋巴结清扫术。术后易局部复发，但也有学者应用化学外科法。但发生于面部的皮脂腺癌，常受解剖条件限制而使切缘距肿瘤边缘较近，对此可补充术后放疗。单纯放疗效果不佳，仅起姑息作用。对无法手术的晚期患者可使用联合化疗，所用药物同汗腺癌，但效果亦不满意。

预后较差的因素包括多中心起源（睑板腺和睑缘腺）、直径 >1 cm 的病灶、上下眼睑累及、浸润性、低分化或出现变形性骨炎样播散症状。死亡率为30%~83%,因而早期诊断极为重要。

## 74.6 毛囊癌

毛囊癌[13,18,21]是非常罕见的皮肤附件恶性肿瘤,起源于外毛根鞘,常称为恶性毛根鞘瘤(malignant tricholemnoma)和毛衣形癌(trichocholamydocarcinoma)。好发于头皮,常不对称,类似寻常疣,多见于老年妇女,表现为头皮结节,常于病理检查后才能确诊,易发生淋巴结转移。手术切除为主要的治疗方法,有淋巴结转移者应做区域淋巴结清扫术,若发生于女性的多发性病变应考虑Cowden综合征。

## 74.7 组织细胞增多病X

组织细胞增多病X,包括Letterer-Siwe病(非类脂组织细胞增多病)、Hand-Schuller-Christian病(慢性特发性黄瘤病)、嗜曙红细胞肉芽肿,它们是位于棘层上部的朗格汉斯细胞(Langerhans)过度增殖引起的一组疾病。

### (1) Letterer-Siwe病

Letterer-Siwe病多见于2岁以前的婴幼儿,主要临床表现是发热、淋巴结肿大、肝脾大、肺病、血小板减少、皮疹。起病急,呈暴发性,进展迅速,预后极差。

### (2) Hand-Schuller-Christian病

Hand-Schuller-Christian病多见于2~6岁的儿童,具有突眼、隐匿性糖尿病和颅骨病变的三联征,进展较Letterer-Siwe病缓慢。

### (3) 嗜酸性细胞肉芽肿

嗜酸性细胞肉芽肿多见于儿童和青年,多为孤立性骨病或累及其他器官。

## 74.8 转移性皮肤癌

转移性皮肤癌罕见,0.2%~9.0%肿瘤患者尸检可发现有皮肤转移。其发病率与原发灶的类型、患者性别有关,且多伴有其他部位的转移,一旦出现皮肤转移,则预后较差,但有时也可为首发症状。

在女性中其常见原发灶依次为乳腺癌、大肠癌、恶性黑色素瘤、肺癌、卵巢癌,在男性则为肺癌、大肠癌、恶性黑色素瘤、口腔鳞癌、肾癌、胃癌。

某些皮肤转移灶有其特征性形态或临床表现,因而较易与其他疾病相鉴别。如神经性细胞瘤呈多发性活动的蓝色皮下结节;乳腺癌的转移灶多表现为炎性肿瘤或其他类型;肾上腺瘤临床上类似于Kaposi肉瘤和脓性肉芽肿。

(傅 红)

## 主要参考文献

[1] Chakrabarty A, Geisse JK. Medical therapies for non-melanoma skin cancer. Clin Dermatol, 2004,22:183-188.

[2] 上海市疾病预防控制中心. 2005年上海市市区恶性肿瘤发病率. 肿瘤, 2008,28:571.

[3] Kricker A, Armstrong BK, English DR, et al. Does intermittent sun esposure cause basal cell carcinoma? A case-controll study in Western Australia. Int J Cancer, 1995,60:489-494.

[4] Shea CR, McNutt NS, Volkenandt M, et al. Overexpression of p53 protein in basal cell carcinomas of human skin. Am J Pathol, 1992, 141:25-29.

[5] McGregor JK, Yu CC, Dublin EA, et al. Aberrant expression of p53 tumoursuppressor protein in non-melanoma skin cancer. Br J Dermatol, 1992, 127:463-469.

[6] Greene FL, Page DL, Fleming ID, et al. AJCC Cancer Staging Manual. 6th ed. New York, Berlin, Heidelberg: AJCC Springer-Verlag, 2002:203-204.

[7] Johnson TM, Tschen J, Ho C, et al. Unusual basal cell carcinomas. Cutis, 1994, 54:85-92.

[8] Tai PT, Yu E, Winquist E, et al. Chemotherapy in neuroendocrine/Merkel cell carcinoma of the skin: case series and review of 204 cases. J Clin Oncol, 2000, 18:2493-2499.

[9] Poulsen M, Rischin D, Walpole E, et al. High-risk Merkel cell carcinoma of the skin treated with synchronous carboplatin/etoposide and radiation: A Trans-Tasman Radiation Oncology Group Study — TROG 96:07. J Clin Oncol, 2003, 21:4371-4376.

[10] Smeets NW, Krekels GA, Ostertag JU, et al. Surgical excision vs Mohs' micrographic surgery for basal-cell carcinoma of the face: randomised controlled trial. Lancet, 2004, 364:1766-1772.

[11] Agelli M, Clegg LX. Epidemiology of primary Merkel cell carcinoma in the United States. J Am Acad Dermatol, 2003, 49:832-841.

[12] Gupta AK, Cherman AM, Tyring SK. Viral and nonviral uses of imiquimod: a review. J Cutan Med Surg, 2005, 8:338-352.

[13] Harwood CA, Leedham-Green M, Leigh IM, et al. Low-dose retinoids in the prevention of cutaneous squamous cell carcinomas in organ transplant recipients: a 16-year retrospective study. Arch Dermatol, 2005,141:456-464.

[14] Burrows NP, Jones DH, Hudson PM, et al. Treatment of extramammary Paget's disease by radiotherapy. Br J Dermatol,1995,132:970-972.

[15] Allen PJ, Bowne WB, Jaques DP, et al. Merkel cell carcinoma: Prognosis and treatment of patients from a single institution. J Clin Oncol, 2005, 23:2300-2309.

[16] Coldiron BM, Godsmith BA, Robinson JK. Surgical treatment of extramammary Paget's disease. Cancer, 1991, 67:933-938.

[17] Khansur T, Kennedy A. Cisplatin and 5-fluorouracil for advanced locoregional and metastatic squamous cell carcinoma of the skin. Cancer, 1991, 67:2030-2032.

[18] Allen PJ, Zhang ZF, Coit DG. Surgical management of Merkel cell carcinoma. Ann Surg, 1999,229:97-105.

[19] Poulsen MG, Rischin D, Porter I, et al. Does chemotherapy improve survival in high-risk stage I and II Merkel cell carcinoma of the skin? Int J Radiat Oncol Biol Phys, 2006, 64:114-119.

[20] Kondapalli L, Soltani K, Lacouture ME. The promise of molecular targeted therapies: Protein kinase inhibitors in the treatment of cutaneous malignancies. J Am Acad Dermatol, 2005,53:291-302.

[21] Medina-Franco H, Urist MM, Fiveash J, et al. Multimodality treatment of Merkel cell carcinoma: case series and literature review of 1024 cases. Ann Surg Oncol, 2001,8:204-208.

# 75 恶性黑色素瘤

75.1 流行病学特征
75.2 发病相关因素
   75.2.1 家族特征
   75.2.2 紫外线辐射
   75.2.3 发育不良痣恶黑综合征
   75.2.4 外伤
   75.2.5 内分泌紊乱
   75.2.6 皮肤类型
   75.2.7 性别与年龄
   75.2.8 免疫功能紊乱及其他因素
75.3 病理学特征与生物学行为
   75.3.1 病理分型
   75.3.2 美国NCCN2007年分型
   75.3.3 Clark分级
   75.3.4 Breslow分度
   75.3.5 生长方式
   75.3.6 转移特征
75.4 临床表现
75.5 临床和病理分期
75.6 诊断和鉴别诊断
75.7 治疗
   75.7.1 外科治疗
   75.7.2 放疗
   75.7.3 化疗
   75.7.4 生物治疗
   75.7.5 影响预后的因素
75.8 随访
75.9 复发
75.10 治疗新进展
   75.10.1 外科治疗
   75.10.2 淋巴结清扫
   75.10.3 转移性黑色素瘤的治疗
   75.10.4 辅助治疗和新辅助治疗
   75.10.5 手术改善肝转移者生存
   75.10.6 靶向治疗
   75.10.7 辅助治疗

恶性黑色素瘤(malignant melanoma)简称恶黑，是一种来源于黑色素细胞的恶性肿瘤。绝大部分可以产生黑色素，仅少数表现为无色素性恶黑。黑色素细胞起源于神经嵴，分布于皮肤、眼睛、黏膜表面和神经系统。恶黑可发生于多种组织器官，其中90%发生于皮肤，另外10%发生于眼球的虹膜、睫状体、脉络膜，口腔、消化道、泌尿生殖系统的黏膜，以及脑膜的脉络膜等处。白种人高发。1787年John Hunter首次报道该病。澳大利亚昆士兰是全球恶黑高发区。美国恶黑发病率逐年增长，1996年报道38 300新发病例，2006年68 780新发病例，其中10 710例死于该病[1]。

我国恶黑发病率不高。以往认识不足，就诊时已为时较晚，疗效不甚满意。近年来发病率有所上升。恶黑的发病与遗传因素、紫外线照射、躯干及四肢的黑色素病变（如结构不良痣）、化学致癌物质、内分泌、外伤和免疫缺陷等多种因素有关。病理分类、分型与临床表现和预后有关。掌握病理学特点，有助于临床医师了解各类恶黑的生物学行为。在诸多影响预后的因素中，肿瘤病理分期与治疗策略是影响疗效的主要因素。病灶直径≤0.75 mm的恶黑，如果及时正确治疗，5年生存率可达90%；当浸润>4 mm时，即使广泛切除加淋巴结清扫，5年生存率也仅30%。

2007年美国国家癌症网(NCCN)的诊断和治疗指南指出：仅有局部病变的恶黑，主要预后因素包括Breslow厚度、溃疡状况和Clark分期。伴有区域淋巴结肿大者，其预后因素包括：①肿瘤负荷（淋巴结阳性数目）；②病理阳性的微转移或体检和病理均阳性的大体转移；③结外软组织受累情况；④原发肿瘤溃疡状况。若发生远处脏器转移，预后很大程度上取决于其部位和数目[2]。

## 75.1 流行病学特征

皮肤恶黑是一种高度恶性肿瘤,约占皮肤恶性肿瘤的 5%,而死亡构成比则为 75%。该病早期易发生淋巴和血道转移,预后差。发病率及死亡率在全球呈上升趋势。全球每年新发皮肤恶黑 160 000 例,主要高发于生活于热带气候中的白种人,包括澳大利亚、新西兰、北美洲及北欧。而较少见于生活在亚热带及温带气候的黄种人,东亚的中国、日本,东南亚、东欧及中南美洲均为低发区。而同样生活于热带气候中的黑种人,由于皮肤中大量黑色素的保护作用而发病率较低。恶黑发病率随地区、种族不同而异。澳大利亚是世界上发病率最高的国家[3,4]。美国在过去的 60 年内,恶黑是发病率增长速度最快的恶性肿瘤。但在有色人种中恶黑的发病率却很低,如美国白种人 1988 年发病率为 10/10 万,而黑种人仅为 1/10 万[1,2-3]。

我国恶黑发病率较低,近年来明显增加。根据上海市疾病预防控制中心的资料,1994 年上海市区发病率为 0.25/10 万;2001 年上海市区男性恶黑的发病率为 0.32/10 万,女性为 0.42/10 万;2008 年最新资料统计,2005 年上海男性恶黑发病率为 0.96/10 万,女性则为 0.78/10 万,发病率增长十分明显[5]。复旦大学附属肿瘤医院腹部外科近 5~10 年间,每年收治的恶黑均在 30~40 例以上,且仍在增加[4,5]。

在流行趋势上,皮肤恶黑发病率及死亡率在全球白种人中均呈增高趋势。全球白种人在过去的 30 年中呈每年 3%~7% 的高速增长趋势,每 10~20 年发病率增加 1 倍。在男性是所有恶性肿瘤中增长最快的肿瘤,在女性是除肺癌以外增长最快的肿瘤。恶黑虽然在常见恶性肿瘤中排名第 5~6 位,但其威胁仅次于白血病排名第 2。其发病中位年龄 45~50 岁。发病危险因素包括家族史、结构不良痣和易被日光灼伤的白种人;也可发病于任何有色人种和暴晒较少的人群。

本病好发于 30~60 岁。Spitz 报道了罕见的幼年性恶黑 13 例,年龄为 1.5~12.0 岁。年龄小者一般恶性程度较低,手术切除后预后较好。在发病性别上几无差异,唯病灶部位与性别有关,发生在躯干者以男性居多,发生在四肢者女性多于男性,尤以面部雀斑型黑色素瘤多见于老年妇女[3,5]。

## 75.2 发病相关因素

### 75.2.1 家族特征

澳大利亚的研究表明[3,5],有家族史的人群发病率比无家族史者高 1.7 倍。有家族史者占整个恶黑的 11% 左右,其性别分布与散发病例无差别,但其发病年龄比散发者提早 10 年左右,这可能与遗传因素的预警促使患者及早就医而获较早确诊有关。早在 1820 年 Norris 已经提出皮肤恶黑存在遗传倾向,但最近 20~30 年才引起重视。Greene 等报道在 490 例恶黑患者中确定了 165 例有各种亲缘关系的遗传倾向,据统计恶黑有家族史者占 12%。有遗传倾向的患者,多原发恶黑的发生率比散发病例高,在 406 例有家族史的患者中,50 例为多原发恶黑,占 12%,平均每例有 2.8 个病灶。Gupta 报道的 1 495 例恶黑中,多原发者 26 例。据统计,有家族史的多原发恶黑发生率可高达 14%,无家族史为 5%。某些遗传性皮肤疾患如着色性干皮病患者的恶黑发病率较高,但神经纤维瘤病及 Werner 综合征(成人早老,头发变灰白、脱落,白内障,角化过度及下肢皮肤呈硬皮病样改变,继而发生溃疡)是否会增加恶黑的发生率,目前尚无定论。

近年来随着分子生物学技术的进展,对具有黑色素瘤家族史的人群进行外周血淋巴细胞基因分析发现,位于 9 号染色体上的 p16 基因容易受导致突变的因素(如紫外线照射等)作用,而 pl6 基因蛋白的产物具有抑制调节细胞周期的 CDK4 酶(cycin-dependent kinase 4),使细胞增殖停留在 G0/S 期,一旦 p16 基因突变导致其蛋白产物的丢失或缺陷则促使细胞无节制分裂形成黑色素瘤[3,5,6]。

### 75.2.2 紫外线辐射

有学者认为紫外线照射是恶黑的主要危险因素。Lancaster 在 1956 年首次发现日光辐射与恶黑的关系:靠近赤道的白种人比其他地区白种人发病率高。日光辐射与恶黑发生的关系主要与紫外线有关,越靠近赤道,日光照射越强、紫外线强度越高;反之,越远离赤道,日光照射越弱、紫外线强度越弱。反复照射 290~320 nm 波长的紫外线不仅可导致黑色素细胞数量增加,且可引起质的变化。紫外线主要通过 DNA 突变而增加患黑色素瘤的危险性。欧洲情况相反，靠近北极的北欧国家是该病高发区，而地中海沿岸国家为低发区。可能的原因是北欧国家人皮肤较地中海沿岸国家的人白皙，更容易受到日光中紫外线照射的损害。在生活习惯上，北欧国家相对富裕，有条件去日光照射强烈的南欧国家度假从而较多地暴露于紫外线照射之中也是其中发病原因[4-6]。

美国国立癌症研究所（NIC）统计表明，近年来美国恶黑的发病率增加了 50%，发病率增高与长时间日光浴有关。白种人恶黑发病率明显高于黑种人，原因是白种人的黑色素细胞受紫外线作用而易致恶变，而黑种人的黑色皮肤保护了黑色素细胞免遭紫外线照射而减少其发病。但反对者认为，单纯的紫外线照射不能诱发实验动物恶黑的发生，只有在某些化学致癌物质与紫外线共同作用下才能诱发恶黑；同时临床实践亦表明，室内工作的男性恶黑的死亡率高于经常受紫外线照射的农民，而且恶黑不像其他皮肤癌那样好发于易受阳光照射的暴露部位，因此紫外线诱发恶黑仍有争论。

### 75.2.3　发育不良痣恶黑综合征

临床常见的不典型痣（atypical mole），又称为发育不良痣（displastic nevi, DN），系躯干与四肢最常见的表皮病变，易发生恶变。恶黑可由表皮基底层内的黑色素细胞发生而来，亦可由黑痣恶变而来。该痣主要特征为色杂，粉红色基础上伴有红色、棕褐色或黑色，直径常 >6 mm，边界不光整。发育不良痣 DN 属常染色体显性遗传。凡患者该痣的数目 ≥100 个，一个痣的直径 >8 mm，一个痣组织学形态有异型者，称为结构不良痣综合征（displastic nevi syndrome or melanoma syndrome, DNS），是恶黑的较典型的癌前病变，患者常有遗传性黑色素瘤的家族史，与恶黑的发生关系密切；对此类人群，应严格观察，对其家组成员也要密切检查。但无遗传性黑色素瘤家族史的 DNS 患者，仍可发生散发性恶黑。一种出生时就有的先天性巨大痣，直径 >2 mm 者，据估计一生中发生恶黑的概率在 5%～20%。而发生于体表易受摩擦部位的结构不良痣，更容易恶变[7,8]。

### 75.2.4　外伤

本病常发生于容易摩擦的部位，不少年轻女患者常有多年前"点痣"史。有学者报道 50% 患者有外伤史，包括压伤、刺伤、钝器伤、拔甲、烧伤等。非洲斑图族人足底恶黑的发病率特别高。斑图族人有赤脚的习俗，认为外伤是导致恶黑的一个因素。但持反对意见者认为，都市化生活后的斑图族人及美国黑种人，足底恶黑的发病率仍较高，因此外伤作为恶黑的病因尚有争论。但某些黑痣，当外伤或不良刺激后发生恶变的实例毋庸置疑，例如用化学腐蚀剂烧灼黑痣，常导致恶黑的发生。另外，位于会阴、足底等经常受摩擦部位的黑痣容易发生恶变的事实，提示外伤与恶黑的发生有一定的关系[3,5,7]。

### 75.2.5　内分泌紊乱

众所周知，孕妇在妊娠期面部出现色素沉着，乳晕扩大颜色加深，表明体内色素细胞代谢增加。研究表明恶黑细胞内有雌激素受体；在病期相似条件下，女性患者的预后比男性好，但绝经期后的妇女即丧失这种优势，说明女性激素对恶黑有一定的影响。但也有报道应用雌激素治疗某些疾病，或长期口服避孕药者并未增加发生恶黑的危险性，所以雌激素究竟对恶黑有何影响尚不清楚。有学者报道在妊娠期发生恶黑的妇女，当中止妊娠后，肿瘤可自行消退。内分泌因素对恶黑的发生、发展具有一定的影响，约有 12% 的恶黑患者雌激素受体阳性，但仍无完整理论解释其间错综复杂的临床现象。

### 75.2.6　皮肤类型

有白种人背景的人群恶黑发病率，比非洲裔美国人至少高 10 倍，有红色头发、浅色皮肤和蓝色眼睛的白种人，特别具有恶黑发病的风险[1,9]。而同样生活于靠近赤道地区的黑种人及黄种人，发病率很低。这要归因于人种差异。

人种是指人类在一定的区域内，历史上所形成的、在体质上具有某些共同遗传性状（包括肤色、眼色、发色和发型、身高、面型、头型、鼻型、血型、遗传性疾病等）的人群。通常把全世界的人划分为 4 个人种：黄种人、白种人、黑种人及棕色人种，也有将棕色人种划归到黑种人[6]。人种的差异在皮肤方面主要是黑色素细胞合成黑色素的能力，以及黑色素颗粒在皮肤中的分布而导致的肤色及对日光反应性的差异。黑种人皮肤中黑色素细胞合成黑色素能力强，黑色素颗粒大且分布于表皮全层，抵抗日光中紫外线的能力强；白种人皮肤中黑色素细胞合成黑色素能力弱，黑色素颗粒小仅分布于表皮的基底层，抵抗日光中紫外线的能力弱；黄种人介于两者之间。

Fitzpatrick[6,7]等根据皮肤对日光反应性差异将皮肤类型分为6种：Ⅰ、Ⅱ、Ⅲ、Ⅳ、Ⅴ、Ⅵ型。白种人属于Ⅰ~Ⅳ型，大部分为Ⅲ型；黄种人为Ⅲ型与Ⅳ型；而黑种人为Ⅴ型与Ⅵ型。

### 75.2.7 性别与年龄

研究表明，恶黑的发病率随年龄逐年增长，男女患者年龄≤50岁发病率无明显差别，但年龄>50岁则男性发病率明显高于女性。一般而言，男性恶黑的发病率高于女性，男性在其一生中患恶黑风险是女性的1.7倍。

### 75.2.8 免疫功能紊乱及其他因素

随年龄的增长，免疫功能逐渐衰退。恶黑多见于中老年人，故认为免疫缺陷或免疫功能减退可能与恶黑有关。获得性免疫缺陷综合征（AIDS）与恶黑的关系已有研究。Merkle报道1例背部棕色痣Ⅱ型人类免疫缺陷病毒（HIV）感染者，手术后病理为表浅蔓延型恶黑，病灶厚度为3.3 mm，术后干扰素治疗8个月广泛转移伴腹腔积液而死亡，免疫指标测定均低于正常[10]。认为病情迅速恶化死亡可能与免疫功能低下有关。但有HIV感染的人群，其恶黑的发病率是否更高、病情发展是否更快，尚在继续研究中。McGovern报道有15%的恶黑细胞呈变性、消失，伴淋巴细胞浸润，尚有病例出现肿瘤自行消退的现象，说明人体免疫功能变化与恶黑的发

密切相关。Parson等在6株人恶黑细胞中发现RNA肿瘤病毒样特征微粒，认为恶黑的发生与肿瘤病毒有关。Bahn等认为多氯双苯基化合物与恶黑发生有关，左旋多巴（levodopa）能促进恶黑的发生。但Sober等在1 099例经常接触左旋多巴的人员中仅发现1例恶黑。有学者提出砷化物、乙醇、不饱和脂肪等与恶黑的发生有关。但均有待于进一步探讨。

美国MD Anderson肿瘤中心新近报道，年龄>30岁经常使用鞣革皮制褐色床（tanning bed）的人每年患恶黑的危险较不使用该床的人高10倍以上，而经常使用鞣革皮制褐色小隔间（tanning booth）的年轻人患恶黑的风险比其他人高7倍。

## 75.3 病理学特征与生物学行为

### 75.3.1 病理分型

根据恶黑不同形态、部位及生物学行为，Clark等将其分为11个类型[11]：①雀斑型（lentig malignant melanoma，LMM）；②表浅蔓延型（superficial spreading melanoma，SSM）；③结节型（nodular melanoma，NM）；④肢端色斑型（acral lentiginous melanoma，ALM）；⑤辐射生长的未分型恶黑；⑥巨大毛痣恶变的恶黑；⑦口腔、阴道、肛门黏膜来源的恶黑；⑧原发部位不明的恶黑；⑨起源于蓝痣的恶黑；⑩内脏恶黑。⑪起源于皮内痣的儿童期恶黑。其中以前4型多见，其组织学特征见表75-1。

表75-1 常见恶性黑色素瘤组织病理学特征

| 类　型 | 辐射生长 | 辐射生长持续时间 | 病变退行性变 | 上皮内有Paget样细胞 | 垂直生长期有纤维组织形成 |
|---|---|---|---|---|---|
| 雀斑型 | 雀斑样 | >10年 | 有 | 无 | 常见 |
| 表浅蔓延型 | 上皮样 | 1~10年 | 有 | 有 | 少见 |
| 结节型 | 无 | 无 | 无 | 无 | 少见 |
| 肢端色斑型 | 常呈雀斑样 | 数月至数年 | 有 | 少见 | 多见 |

### 75.3.2 美国NCCN 2007年分型

美国NCCN 2007年诊治规范将恶黑分为以下12种病理类型[2,7]。

1）原位黑色素瘤。
2）未分型恶黑。
3）表浅扩展型。
4）结节型。
5）恶性雀斑样痣型。
6）肢端雀斑样痣型。
7）促结缔组织增生型。
8）上皮样细胞型。

9）梭型细胞型。
10）气球样细胞型。
11）恶性蓝痣。
12）巨大色素痣。

### 75.3.3　Clark 分级

Clark 分级：指黑色素瘤的浸润深度，最早由 Clark[1,3,5,7,12] 等于 1969 年提出，至今仍为国际上普遍采用。分级如下。

Ⅰ级：肿瘤局限于表皮的基底层内（原位黑色素瘤）。

Ⅱ级：肿瘤已穿透基底层，但仅浸润真皮乳头层内。

Ⅲ级：肿瘤沿真皮乳头层及网状层之间积聚，但未穿入网状层。

Ⅳ级：肿瘤已浸润真皮网状层。

Ⅴ级：肿瘤浸润至皮下组织。

但此分级系统带有一定的主观性，缺乏客观的衡量标准。

### 75.3.4　Breslow 分度

由于 Clark 的 5 级检测方法常有一定的主观性，如真皮乳头层与网状层之间缺乏明确的分界线，因此在判断Ⅲ、Ⅳ度时就缺乏客观的衡量标准。目前世界上一些著名的诊治中心均推崇 Breslow 于 1970 年提出的用目镜测微器直接测量肿瘤的厚度来估计预后，将肿瘤厚度分为 ≤0.75 mm、0.76～1.50 mm、1.51～4.00 mm、>4.00 mm 几档，亦有其他分档，观察肿瘤厚度与预后的关系，如表 75-2 中 Antonio 等 1997 年报道的 4 568 例各种厚度的恶黑与预后的关系。2002 年最新分期将厚度调整为：≤1.0 mm、1.01～2.00 mm、2.01～4.00 mm、>4.00 mm。国内文献报道的恶黑资料中，关于 Clark 分型与 Breslow 分度的研究报道较少。

表 75-2　4 568 例恶性黑色素瘤的肿瘤厚度与预后关系的分析

| 肿瘤厚度（mm） | 病例数 | 5 年生存率（%） | 10 年生存率（%） |
| --- | --- | --- | --- |
| ≤0.75 | 1 456 | 96.0 | 92.9 |
| 0.76～1.50 | 1 369 | 89.1 | 82.8 |
| 1.51～4.00 | 1 359 | 72.5 | 62.0 |
| >4.00 | 384 | 56.3 | 44.0 |
| ≤1.0 | 2 113 | 94.9 | 91.2 |
| 1.1～1.2 | 1 199 | 83.6 | 74.5 |
| 2.1～4.0 | 872 | 68.0 | 57.2 |
| >4.0 | 384 | 56.3 | 44.0 |
| ≤1.0 | 2 113 | 94.9 | 91.2 |
| 1.1～1.5 | 712 | 86.0 | 77.8 |
| 1.6～4.5 | 1 442 | 72.5 | 62.1 |
| >4.5 | 301 | 52.1 | 38.2 |
| AJCC（1992） | | | |
| pT1 | 870 | 97.3 | 94.8 |
| pT2 | 1 091 | 91.0 | 84.9 |
| pT3 | 2 156 | 79.8 | 71.5 |
| pT4 | 451 | 57.4 | 43.9 |

2007 年美国 NCCN 恶黑诊治规范建议[2,3,5,7,12]，任何可疑色素沉着病变就诊者均应进行活检。目的在于不影响根治性局部治疗的情况下提供确切的原发肿瘤病理分期。设计切口并将病灶周围 1～3mm 皮肤全层切除。特定部位如脸部、掌面、足底、耳部、指（趾）端、指（趾）甲下的病变或面积较大的病变不宜做切除活检，可在病变最厚处做全层皮肤切取或钳取活检而非刮取活检。

NCCN 尚建议首次活检失败者重复活检。病理报告需包括 Breslow 厚度（mm）、溃疡状况、Clark 分级、周围和深部切缘状态。溃疡是预测预后的一个独立因素。卫星病灶若有发现也应该报告。美国皮肤病学会建议病理报告应包括病变部位、肿瘤消退、有丝分裂指数、淋巴结转移数、垂直生长期、脉管侵犯、亲神经性和组织学亚型。

## 75.3.5 生长方式

恶黑可发生于皮肤、口腔、消化道、生殖系统的黏膜，眼球的睫状体、虹膜、脉络膜，以及脑膜的脉络膜等处。恶黑来源于神经嵴的黑色素细胞。原发性肾上腺恶黑十分罕见，起源于神经嵴衍化的细胞，1946 年 Kniseley 首次报道，Dao 等复习文献到 1990 年符合原发性肾上腺的恶黑仅 6 例[3]，认为起源于肾上腺髓质的嗜铬细胞，又称为恶性黑色素嗜铬细胞瘤（melanotic malignant pheochromocytoma），此瘤生物学行为非常恶性，手术切除后 2 年内死亡率达 100%。其他非常少见的有在卵巢皮样囊肿基础上发生的恶黑，文献至今仅见 12 例报道[3]。

各种组织器官的恶黑以皮肤最为多见。复旦大学附属肿瘤医院 2000～2006 年收治的 133 例恶黑中，男性 73 例，女性 60 例，男女性之比为 1.22∶1。头颈部 24 例，占 18%；躯干 14 例，占 10.5%；上肢（上臂与前臂）3 例，占 2.3%；下肢（小腿与大腿）8 例，占 6.0%；手 9 例，占 6.9%；足 70 例，占 52.6%；原发部位不明 5 例，占 3.8%。最常见部位为足部，其次为头颈部、躯干部[4]。

恶黑既可以发生原发部位的放射状生长，也可呈垂直性浸润性生长。肿瘤细胞多形性，有圆形、多边形和梭形，胞质丰富，含细小黑色素颗粒，不含色素者称无色素性黑色素瘤；胞核呈椭圆或梭形，染色深，核分裂象多见，瘤细胞呈巢状、索状或腺样排列。Clark 的研究表明，按瘤细胞生长、扩展的方式，分为辐射生长期和垂直生长期。瘤细胞沿表皮基底层和真皮乳头层之间，离心性地向四周蔓延生长称为辐射生长，此期的恶黑称为原位恶黑，常见于雀斑型、表浅蔓延型和肢端恶黑的早期阶段，可持续数年；此期病灶淋巴道转移极少，简单的切除术即可获得较好的疗效。当肿瘤向真皮层、皮下组织深部浸润时称为垂直生长期，此期的恶黑称为侵袭性恶黑。结节型恶黑可不经辐射生长期而直接进入垂直生长期，此期易发生淋巴结转移。Clark 根据恶黑浸润深度首次提出恶黑组织分类法，按皮肤 5 层受浸润深度描述了垂直生长的模式，比较符合恶黑的临床与生物学特征。

## 75.3.6 转移特征

较多临床研究资料表明，50% 恶黑死于远处转移。接受根治手术的患者，仍有 10% 发生全身转移。恶黑主要通过淋巴道播散。血道播散亦为恶黑常见的转移方式，而且可转移至全身各部位及各种组织、器官，最多见者有肺、骨、肝、肾上腺、脑、骨髓、胃肠道和软组织等。笔者近 10 年来收治的 100 多例躯干与四肢恶黑，有 3 例发生脑转移，5 例足部恶黑术后 1～4 年发生下肢皮下广泛转移，原发灶周围的卫星结节由皮下淋巴管播散而来。有时在原发灶区域淋巴结的淋巴引流途径上出现无数个转移结节，如足底恶黑常在大隐静脉行经的皮肤上出现数个转移结节（图 75-1）。

一般而言，根据原发灶的不同部位常转移至颈、腋窝、腹股沟淋巴结，特别是发生在下肢的恶黑，容易转移至腹股沟淋巴结，然后通过股管淋巴结侵犯髂血管旁、闭孔及腹主动脉旁淋巴结。因此，腹股沟淋巴结清扫术时，需将股管淋巴结做冷冻切片检查，如证实有转移，则应该在原发灶切除的同时，需相隔 2 周或一期行相应区域的淋巴结清扫术，如行髂血管旁、闭孔淋巴结甚至腹膜后淋巴结清扫除术。而未发生淋巴结转移者，所谓预防性淋巴结清扫，并不提倡。笔者门诊所遇的数例患者，在足部恶黑切除的同时，尚未明确腹股沟淋巴结的状况下，即做了不规则清扫，术后 3～6 个月后，由于淋巴结切除造成近端的淋巴管道回流障碍，恶黑病灶无路回纳与引流，则沿下肢淋巴管网结节跳跃式生长，皮下布满黑色病灶，临床处理颇为棘手。

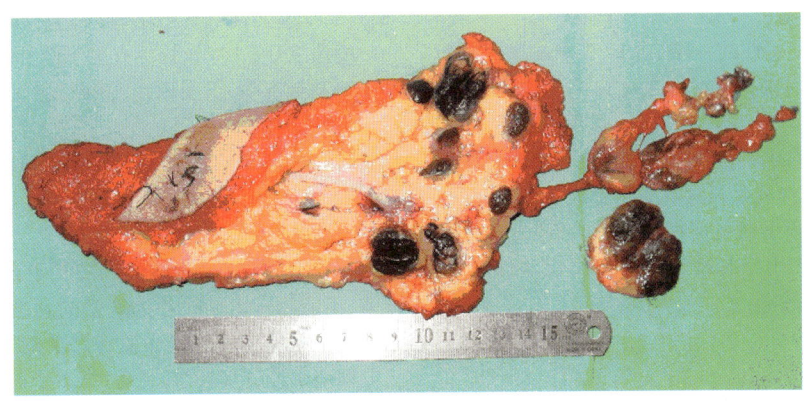

**图 75-1　典型的足底恶黑广泛切除与髂腹股沟转移灶广泛切除标本**
显示大隐静脉行径皮下的数个黑色转移结节,右上方为清扫的髂腹股沟淋巴结

NCCN 与美国癌症联合委员会(AJCC)等目前颁布恶黑诊治规范中,并无十分明确淋巴结清扫的原则,因为四肢恶黑淋巴结转移的规律较难探索,个体差异较大,尽管近些年前哨淋巴结放射性核素显像与染色技术的研究报道较多,但真正具有临床实际使用价值的方法并不成熟。

## 75.4　临床表现

当体表色素性病灶有以下改变时,提示有早期恶黑的可能。①色泽:杂色为恶性病变的先兆,雀斑型及表面蔓延型恶黑常在棕色或黑色中出现红色、白色或蓝色,常常提示恶性可能,白色常提示肿瘤有自行性退变。结节型恶黑大多为黑或棕色。②边缘:参差不齐呈锯齿状改变,为肿瘤向四周蔓延扩展或自行性退变所致。③表面:不光滑,粗糙而伴有鳞形或片状脱屑,伴有渗液或渗血,病灶可高出皮面。④病灶周围皮肤:出现水肿,丧失光泽或变白色、灰色。⑤感觉异常:局部发痒、灼痛或压痛。当病变继续发展,呈结节状或息肉样块物,亦可为溃疡性病变,伴渗液、出血、刺痛或灼痛更加明显;原发灶周围可出现卫星结节,伴有淋巴结肿大。这些均提示病变进展迅速,比较晚期的表现。不同类型恶黑的临床表现如下。

### (1) 表浅蔓延型

表浅蔓延型约占全部皮肤恶黑的 70%,最为常见。好发于 50 岁左右。无性别差异,但女性多发生于肢体,男性好发于躯干。其恶性程度介于雀斑型和结节型之间,辐射生长的癌细胞浸润在表皮及直皮乳头层内,同时伴有机体反应性炎性细胞浸润、纤维组织增生和新生血管形成。由于上皮增生使病灶比雀斑型有更明显的隆起,但 1/3 左右的病变发生于背部,故常不易被察觉。辐射生长期持续 1~12 年,此期发生淋巴结转移者 <5%。早期表浅蔓延型恶黑的临床表现为棕黄色、棕色、蓝色或黑色,大多数可呈玫瑰红或桃红色;其边缘呈锯齿状,并使皮肤纹理消失。进展快的表浅蔓延型恶黑辐射生长期持续时间可不到 1 年,发展迅速者可于数周或数月转为垂直生长期。垂直生长期的特征为局部结节形成,呈红色、白色或蓝色,白色提示癌细胞的自行退变,此期的淋巴结转移率为 35%~85%。

### (2) 雀斑型

雀斑型占 10%~15%,为 4 型中恶性程度最低的一种。好发于头、颈、手背等暴露部位,多见于 60~70 岁,女性居多。此型的辐射生长期可持续 10 年左右,增生的黑色素细胞仅沿乳头层呈离心性生长,临床上表现为较大的、平的或略高出皮面的棕黄色或棕色病灶。有学者甚至将仅有辐射生长的病损称为"有害的雀斑"(lentigo maligna),而不称其为恶黑。当辐射生长伴有垂直生长时,局部呈灶性隆起,颜色仍为棕黄色,但较周围辐射生长灶的颜色较暗或发亮(退变)。伴有垂直生长的雀斑型恶黑的淋巴结转移率为 25% 左右。

### (3) 肢端色斑样黑色素瘤

肢端色斑样黑色素瘤主要发生于手掌、脚底及甲下的恶黑,亦有辐射生长期和垂直生长期两个过程。辐射生长期的病灶镶嵌着棕黄、棕褐或黑色,并不高出皮面,如在甲下可见不规则的棕或棕褐色条纹由甲床内近端扩展。辐射生长期持续 1 年左右,如不及时处理,病灶呈结节状隆起,提示已进入垂直生长期,淋巴结转移率亦随之增加,预后亦差。

### (4) 结节型

结节型为最恶性的一型，占12%左右。平均发病年龄在50岁左右，男女性之比为2∶1，好发于背部，垂直生长为其唯一生长方式。病程进展迅速，一般持续数月至1年。临床表现为灰色带有桃红色彩的结节，当病灶继续生长时其颜色变成蓝黑色，呈紫黑果浆样的圆顶形或息肉样块物，并较早发生溃疡和淋巴结转移。由于其缺乏辐射生长期，较难作出早期诊断，预后较差。

## 75.5 临床和病理分期[13]

恶黑的临床和病理分期有3种。

### (1) 临床分期

临床上以原发灶的范围、淋巴结转移情况以及实验室和影像学检查有无远处转移等结果来估计病期。

Ⅰ期：无区域淋巴结转移，包括4种情况：①单一的原发灶；②原发灶伴有卫星结节，但卫星结节位于原发灶5 cm范围以内；③原发灶已切除，但在其5 cm范围内出现局部复发灶；④距原发灶5 cm以外的转移，但尚属于区域淋巴结引流范围内。

Ⅱ期：伴有区域淋巴结转移。

Ⅲ期：伴有远处转移。

临床分期方法简单明了，便于记忆，但比较粗略，不能相应地反映各类病变的预后差别。如下肢恶黑出现股内侧淋巴引流径路上的转移灶时，按其分期属Ⅰ期，但对此类患者，纵然予以髋关节解脱术及区域淋巴结清扫术，术后血道播散仍难幸免，故将其归属于Ⅰ期患者似不能真实反映病期对预后的影响，现临床应用已较少。

### (2) TNM分期与定义

2002年AJCC修订了TNM临床病理分期法。此法能更精确地反映各类病变对预后的影响（表75-3）。

表75-3 恶性黑色素瘤AJCC的TNM分期[5]

| 原发肿瘤（T） | 浸润厚度 | 溃疡状况 |
| --- | --- | --- |
| T0 无原发肿瘤证据 | | |
| Tis 原位黑色素瘤 | | |
| T1 | ≤1.00 mm | a：无溃疡且Clark Ⅱ/Ⅲ期<br>b：有溃疡或Clark Ⅳ/Ⅴ期 |
| T2 | 1.01~2.00 mm | a：无溃疡<br>b：有溃疡 |
| T3 | 2.01~4.00 mm | a：无溃疡<br>b：有溃疡 |
| T4 | >4.00 mm | a：无溃疡<br>b：有溃疡 |
| 区域淋巴结（N） | 转移淋巴结数目 | 转移淋巴结大小 |
| N0 无区域淋巴结转移 | | |
| N1 | 1 | a：微转移*<br>b：大体转移** |
| N2 | 2~3个或淋巴引流区域转移而无转移淋巴结 | a：微转移<br>b：大体转移<br>c：卫星病灶、中途转移灶且无转移淋巴结 |

续表

| 远处转移(M) | 部位 | 血清乳酸脱氢酶 |
|---|---|---|
| N3 | ≥4个或融合转移淋巴结,或中途转移灶,卫星病灶伴转移淋巴结 | |
| M0 | 无远处转移 | |
| M1a | 远处的皮肤、皮下组织或超越区域淋巴结范围的淋巴结转移 | 正常 |
| M1b | 肺转移 | 正常 |
| M1c | 其他内脏转移或任何远处部位转移 | 异常升高 |

注:*表示仅病理检查阳性;**表示临床体检和病理检查均阳性,略去了无法估计的TX、NX和MX。

临床分期包括原发色素瘤的镜下分期和转移的临床或影像学评估。按惯例它适用于经过完整切除原发肿瘤,临床评估了区域和远处转移之后;病理学分期包括原发肿瘤的镜下分期和部分或完全区域淋巴结切除的病理结果。0期或ⅠA期例外,因为不需要评估区域淋巴结的病理状态。

T——原发肿瘤

  TX  无原发肿瘤的证据,包括原发灶不明或原发灶已切除而未做病理检查者

  T0  黑色素细胞不典型增生(Clark分级Ⅰ),尚无恶性证据

  T1  癌细胞浸润至真皮乳头层(Clark分级Ⅱ),或肿瘤厚度≤0.75 mm

  T2  癌细胞浸润至乳头层和网状层交界处(Clark分级Ⅲ),或肿瘤厚度0.76~1.50 mm

  T3  癌细胞浸润至皮下组织(Clark分级Ⅳ),或肿瘤厚度1.51~4.00 mm

  T4  癌细胞浸润至皮下组织(Clark分级Ⅴ),或肿瘤厚度≥4.01 mm

N——区域淋巴结

  NX  无法估计区域淋巴转移

  N0  无区域淋巴结转移

  N1  有区域淋巴结转移,但转移淋巴结可活动,直径≤5 cm或距原发灶>2 cm,淋巴引流径路上<5个转移病灶

  N2  有任何下列情况之一者:①转移至1个以上淋巴引流区者;②1个区域淋巴结转移,但淋巴结固定或直径>5 cm者;③距原发灶>2 cm,淋巴引流径路上有>5个转移灶者,或虽≤5个转移灶但同时伴有区域淋巴结转移者

M——远处转移

  MX  无法估计有无远处转移

  M0  没有发现远处转移

  M1  原发病灶以外的皮肤或皮下组织转移,或区域淋巴结以外的远处淋巴结转移

  M2  内脏或其他器官的转移

根据TNM各类情况将其归纳为5种情况:

  0期  T1 N0 M0(Clark分级Ⅱ,肿瘤厚度≤0.75 mm)

  ⅠB期  T2 N0 M0(Clark分级Ⅲ,肿瘤厚度0.76~1.50 mm)

  ⅡA期  T3 N0 M0(Clark分级Ⅳ,肿瘤厚度1.51~4.00 mm)

  ⅡB期  T4 N0 M0(Clark分级Ⅴ,肿瘤厚度≥4.01 mm)

  Ⅲ期  T1~4 N1 M0

  Ⅳ期  T1~4 N2 M0 或 T1~4 N0 M1~2

(3) TNSM分期

TNSM分期是根据Balch[3,14]的调查结果,他们搜集了10个国家14个诊疗中心15 798例恶黑的进行分析,伴有溃疡者占2%~60%,指出溃疡是影响预后的重要因素。Antonio等进一步分析了4 568例病灶厚度及溃疡对预后的影响(表75-4)。

从表75-4中看出有无溃疡存在对预后具有显著性差异,因此他们建议制定一个新的分期法,将T项均分为"无溃疡"和"有溃疡"两项,同时他们发现区域内皮肤或皮下组织浸润、卫星结节预后均相似,均属Ⅲ期,故TNM改为TNSM新分期法,"S"是代表皮肤或皮下组织受累。TNSM新分期法如下。

表 75-4  4 568 例恶性黑色素瘤厚度及溃疡与预后关系

| 肿瘤厚度 | 病例数 | | 5 年生存率(%) | | 10 年生存率(%) | | P |
|---|---|---|---|---|---|---|---|
| | 无溃疡 | 有溃疡 | 无溃疡 | 有溃疡 | 无溃疡 | 有溃疡 | |
| 0.01～1.00 | 2 017 | 96 | 95.7 | 79.1 | 92.0 | 69.1 | <0.001 |
| 1.01～2.00 | 944 | 255 | 86.8 | 72.0 | 77.7 | 62.9 | <0.001 |
| 2.01～4.00 | 500 | 372 | 71.0 | 63.6 | 59.5 | 53.2 | 0.006 |
| >4.00 | 146 | 238 | 69.3 | 47.9 | 54.5 | 35.5 | 0.006 |

T——原发肿瘤
  TX  有无原发肿瘤不能确定
  T0  无原发肿瘤证据
  Tis  原位黑色素瘤(黑色素细胞具有重度不典型增生)但无浸润性病灶
  T1  肿瘤厚度≤1 mm
    T1a  无溃疡
    T1b  有溃疡
  T2  肿瘤厚度 1.01～2.00 mm
    T2a  无溃疡
    T2b  有溃疡
  T3  肿瘤厚度 2.01～4.00 mm
    T3a  无溃疡
    T3b  有溃疡
  T4  肿瘤厚度>4.00 mm
    T4a  无溃疡
    T4b  有溃疡
N——区域淋巴结
  $cN^+$  临床认为区域淋巴结有转移
  $pN^+$  病理证实区域淋巴结有转移
  NX  区域淋巴结转移有无转移不能肯定
  N0  无区域淋巴结转移(临床和病理)
  N1  仅 1 个区域淋巴结转移
  N2  2～4 个淋巴结转移
  N3  4 个以上淋巴结转移,或不管血管淋巴结转移有多少只要淋巴结外组织受累,或超越原发灶淋巴结引流规律伴有双侧区域淋巴结转移
S——区域皮肤或皮下组织浸润
  SX  有无区域皮肤受侵不能肯定
  S0  无区域皮肤或皮下组织浸润
  $cS^+$  临床检查发现皮肤或皮下组织受累
  $pS^+$  病理证实皮肤及皮下组织转移(包括小卫星结节)
M——远处转移
  MX  是否有远处转移不能肯定
  M0  无远处转移
  M1  有远处转移
  M1a  皮肤或皮下组织转移或超越区域淋巴结范围内的淋巴结转移
  M1b  血道播散
分期
  ⅠA   T1a c N0 M0,T1a p N0 M0
  ⅠB   T1b 或 T2a  cN0 M0,T1b pN0 M0
  ⅡA   T2b 或 T3a  cN0 M0,T2b 或 T3a pN0 M0
  ⅡB   T3b 或 T4a  cN0 M0,T3b 或任何 T4 pN0 M0
  ⅢA   T4b cN0 M0,任何 T pN1 pS0 M0,任何 T pN0 pS M0
  ⅢB   任何 T $cN^+$,任何 S M0,任何 T pN2～3 M0,任何 SM0,任何 T,任何 cN S M0,任何 T $pN^+$ $pS^+$ M0
  ⅣA   任何 T,任何 cS M1a,任何 T,任何 N,任何 S M1a
  ⅣB   任何 T,任何 cS M1b,任何 T,任何 N,任何 S M1b

注:头颈、躯干黑色素瘤有淋巴引流途径上的转移或卫星结节(任何 T pN0 $pS^+$ M0)都应归属于ⅢB。

## 75.6 诊断和鉴别诊断

除了典型的恶黑与无色素性恶黑外,临床医师仅凭肉眼来区分哪些是良性色斑或黑痣,哪些是结构不良痣或已有辐射生长的早期黑色素瘤是比较困难的,但熟知某些具有恶黑临床征象,对诊断与治疗颇有帮助,不要轻易放过一个可疑的病例。如对作为癌前期病变的结构不良痣,特别是其有恶黑家族史的结构不良痣患者,据报道[15]在其一生中将会 100% 发生恶黑,因此应密切随访,一旦发现有可疑征象时,应立即做活检以明确诊断。故掌握结构不良痣的特点,将有利于早期诊断。结构不良痣与普

通痣(良性痣)的鉴别见表75-5。

**表75-5　结构不良痣普通痣和的临床鉴别要点**

| 鉴别点 | 普通痣 | 结构不良痣 |
| --- | --- | --- |
| 颜色 | 棕黄或棕色 | 杂色,常在粉红底色上掺杂棕黄色、红色、棕褐色或黑色 |
| 形状 | 平的或突出皮面的圆形或卵圆形丘疹状隆起,与周围皮肤分界清楚 | 不规则形,部分区域因褪色而使边界参差不齐,呈锯齿状,与周围皮肤分界不清 |
| 表面 | 光滑 | 粗糙,可有鳞形脱屑或卵石状纹理 |
| 直径 | <5 mm | 常5～10 mm或更大 |
| 数目 | 一般成人10～40个 | 常>100个 |
| 部位 | 常于腰部以上的暴露部位,很少位于头皮、乳房、臀部等隐蔽部位 | 可发生于任何部位,多发于背部,亦可发生于腰部以下或头皮、乳房、臀部等处 |
| 发生发展 | 发生于青年期,但35岁以后很少继续增多 | 发生于青春期,35岁后往往继续增多 |

普通痣与恶黑的鉴别方法,美国NIC提出的ABCD早期诊断恶黑的方法,是一种简单明了、便于记忆的好方法。所谓ABCD是代表4种征象,利用这4种征象来区分普通痣和恶黑的不同点。这4种征象为"不对称性"、"边缘"、"颜色"和"直径",其英文分别为"asymmetry"、"border"、"color"和"diameter",取其第1个字母大写,构成ABCD鉴别法。①不对称性:普通痣常呈圆形或卵圆形,将其一分为二时,两半对称,而恶黑常为不规则形,因此将其一分为二时,两半不对称;②边缘:普通痣边缘规则光滑完整,与周围皮肤分界清楚,而恶黑边缘常参差不齐,呈锯齿样改变。③颜色:普通痣常为棕黄色、棕色或黑色,恶黑常在棕黄色或棕褐色的基础上掺杂红色、白色、蓝黑色等多种色彩。④直径:普通痣一般都<5 mm,恶黑常>5 mm。掌握这4种特征,再结合其表面有无粗糙不平、鳞片状脱屑、渗液、渗血等改变,普通痣与恶黑鉴别常不难掌握。但对结构不良痣与早期恶黑的区分,仅凭肉眼观察殊难进行,对怀疑病灶应及时做活检以获得病理确诊。

恶黑与其他含有色素的皮肤病损如老年性色素性疣、硬化性血管瘤、甲下血肿以及色素性基底细胞瘤等的鉴别,主要参考病史、病程进展等加以鉴别。恶黑进展快,常伴有区域淋巴结的肿大。无色素性恶黑表现为无色沉着的结节样或菜花样块物,有时表现为周围呈虫蚀样的溃疡,常与皮肤癌或软组织肉瘤相混淆,需经病理检查或免疫组化等手段协助诊断。

某些抗原性标记已被用作黑色素瘤的鉴别诊断,如S-100蛋白、HMB-45、角蛋白、白细胞共同抗原(leukocyte common antigen)等,其中S-100蛋白和HMB-45已广泛应用于组织病理学诊断[12,16,17]。S-100蛋白几乎在所有黑色素瘤上表达,但也可在肉瘤、神经鞘瘤和某些癌上表达。HMB-45在黑色素瘤细胞上表达有一定特异性,但在某些转移性黑色素瘤中呈阴性。两者合用能彼此取长补短,提高诊断水平。

## 75.7　治疗

### 75.7.1　外科治疗

**(1)活检**

以往的观点认为,对疑为恶黑者,应将病灶连同周围0.5～1.0 cm的正常皮肤及皮下脂肪整块切除后做病理检查,如证实为恶黑,则根据其浸润深度,再决定是否需行补充广泛切除。但近些年的国内外文献报道与笔者多年的临床研究表明,对于躯干四肢的大部分病灶,除非较大区域如头面部、手足指趾部位等,应诊断与治疗一起完成,以减少可能发生的医源性扩散的概率,同时可减少医疗费用,比较符合我国国情,一般不主张对每一个患者做切取或钳取活检,除非病灶已有溃疡形成者,或因病灶过大,一次切除要引起毁容或致残而必须先经病理证实者,但切取活检必须与根治性手术衔接得越近越好,这与美国NCCN提出的临床疑患恶黑的病灶均应活检的诊疗常规有较大的出入，临床实践中应灵活掌握。

**(2) 原发病灶广泛切除（wide local resection，WLR）**[18]

一般行局部切除术后的恶黑，其局部复发率高达 30% 以上，而不正规的处理如电灼术、冷冻等，其局部复发率可高达 58%。Wilson 报道了 49 例仅做活检切除的局部复发率为 57%，而 73 例做广泛切除者局部复发率仅 3%。有局部复发者的 5 年生存率为 15%~45%。基于上述原因，目前对恶黑，除非特殊的部位，一般均主张切缘 3~5cm 的广泛切除术，以进一步降低局部复发率。

1991 年世界卫生组织（WHO）将厚度 <2 mm 的 612 例恶黑随机分成两组，分别距肿瘤边缘 1cm 及 3cm 做广泛切除，平均随访 8 年，结果两组的健在率及生存率相似。但肿瘤厚度 <1mm 者并无局部复发，1~2mm 者切缘距肿瘤 1cm 的 6% 局部复发，而距肿瘤 3cm 者仅 1% 局部复发，因而认为肿瘤厚度 <1mm 者距肿瘤 1cm 做切除是安全的。另一组前瞻性随机分析发现，局部复发率随肿瘤厚度的增加而增高，1~2mm 为 1.1%，2~3mm 为 3.7%，3~4mm 为 6.5%，伴有溃疡者为 6.67%。有学者将肿瘤厚度 1~4mm 者称为中间厚度，其切缘距肿瘤 2cm。而肿瘤 >4mm 者，其局部复发率 10%~20%。综合以上各家观点，肿瘤的切缘随肿瘤厚度而异，<1mm 者距肿瘤边缘 1cm，1~4mm 者距肿瘤 2cm，>4mm 者距肿瘤 3~5cm 做广泛切除术。位于肢端的恶黑，因切除后缺损修复十分困难，常需行截指（趾）术[19,20]。

**(3) 创面的修复**

对于较小的病灶以及肢体较大病灶切除后，通过游离四周皮瓣与皮下组织，切口创面大都可以一期缝合，伤口内酌情放置潘式引流管。而对缺损较大缝合困难的病灶，可采用游离植皮、滑行皮瓣、转移皮瓣等不同的方法，灵活使用。对于足底足跟的缺损，广泛切除后，一般缝合均十分困难，游离植皮因受皮区较深，组织较多脂肪胶原结构，缺乏血供，存活率较低。

美国纽约大学报道病灶广泛切除后[20,21]，可采用凡士林纱布包敷，6~8 周后局部低注的缺损，已被肉芽生长大部分充填，再行局部点状游离植皮，也是一种较好的创面修复方法。笔者新近手术治疗的 20 例患者，采用该法的改良，病灶一期广泛切除，止血后创面术后 3 天敞开，用 40W 光白炽灯离创面 20cm 照烤热疗，保持创面干燥，不用抗生素，2 周后出院，继续此法护理，1~2 个月后创面由基底部肉芽逐渐塑型修复，表皮层慢慢收口，达到完美愈合与修复，避免了在足底大多数病灶部位切除后，凸凹不平的创面上植皮不易存活的弊病，以及其他部位皮肤较难在足底负重的问题。另外，根据病灶部位与范围，合理选用带血管的足底内外侧皮瓣、足背皮瓣、足趾侧方皮瓣等，对于该处相应部位的缺损，都有较好的修复作用，但要保证皮瓣完全存活，临床操作有时较难，专业性较强。笔者一般对于足跟部的恶黑，在广泛切除肿瘤之后，酌情采用足底内外侧带蒂皮瓣，一期修复较大缺损，常可获得较好的疗效（图 75-2）。而对于腹股沟股三角区淋巴结扫后留下的较大缺损，约 70% 患者可将两侧皮瓣行一期缝合，但一部分患者因股前区皮下与脂肪组织较薄，股三角区的血管与神经仅留于皮下，一旦皮瓣坏死感染，股血管受损的危险较高，有时股静脉会发生烂穿破损的严重后遗症，出血十分凶猛，危及生命。笔者采用同侧带蒂缝匠肌一期游离修复该区缺损，严防此类后患出现，取得了较好的效果。

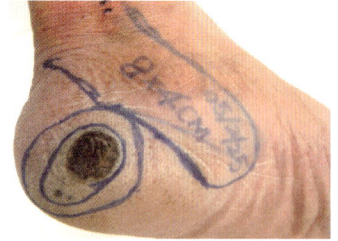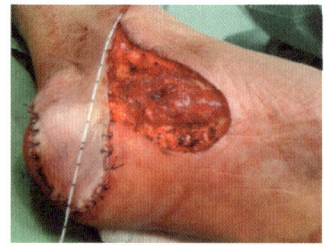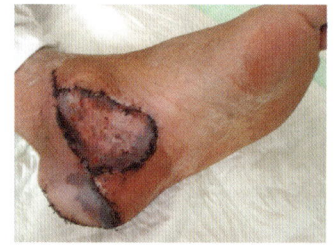

**图 75-2 左足底浅表蔓延结节型恶黑**

恶黑病灶局部广泛切除加足底内侧带蒂皮瓣一期修复，原缺损区游离植皮，皮瓣全部存活，术后 3 年健在

**(4) 区域淋巴结清扫术**

1) 范围的确定 淋巴结清扫的范围常随原发灶部位的不同而有所侧重，如头颈部恶黑做颈淋巴结清扫术时，原发灶位于面部者应着重清除腮腺区、

颏下及颌下三角的淋巴结;如病灶位于枕部,重点清扫颈后三角的淋巴结。发生于上肢的恶黑行腋窝淋巴结清扫。发生在下肢者应做腹股沟或髂股沟淋巴结清扫术。发生于胸腹部的恶黑则分别做同侧腋窝或腹股沟淋巴结清扫术。但位于腰部的病灶既可向腋窝亦可向腹股沟发生转移,Fortner 等将第 8 肋骨作为上下引流方向的分界线,亦有将脐上 2 cm 至第 2、3 腰椎间水平的连线作为上下淋巴引流的分界线(Sappey 线),但是肿瘤决不会按人为的分界规定转移。凡遇此等情况时,宜密切观察,发现可能转移时即进行淋巴结清扫术。Norman 等应用放射性核素 $^{99m}$Tc 对 13 例躯干及肩部恶黑进行闪烁扫描,结果在临床检查未疑及淋巴结转移而扫描提示异常者占 54%,且经病理证实确有转移;在 3 例头颈部恶黑中,2 例临床仅认为有颈前淋巴结转移而扫描提示颈前、颈后淋巴结均有转移,病理检查结果与核素检测结果相符。因此笔者认为,放射性核素 $^{99m}$Tc 闪烁扫描可显示躯干、肩、上肢及头颈部恶黑的异常淋巴引流情况,对临床可疑病例选择手术时有参考价值[22]。

2)适应证 在 504 例不同浸润深度的恶黑中,病灶厚度 <1 mm 者淋巴结转移率为 2%,厚度 1.1~2.0 mm 者为 16%,厚度 2.1~3.0 mm 者和 3.1~4.0 mm 者均为 22%,厚度 >4.0 mm 者为 45%。在另一组 839 例的分析中,Clark 分级 Ⅱ 淋巴转移率为 4%,Clark 分级 Ⅲ 为 16%,Clark 分级 Ⅳ 为 35%,Clark 分级 Ⅴ 为 49%,由于病灶厚度 <1 mm 或 Clark 分级 Ⅱ 很少发生淋巴结转移,一般不必做预防性淋巴结清扫术。在临床 Ⅰ 期的 2 975 例患者中,1 615 例行广泛切除术,另外 1 360 例做广泛切除及预防性淋巴结清扫术,随访 5 年生存率并无统计学差别。van Egmond 等对 46 例恶黑做预防性区域淋巴结清扫术后经病理检查无转移者进行随访观察,另一组临床 Ⅰ 期的 55 例未做区域淋巴结清扫。随访 10 年,结果淋巴结清扫组共死亡 4 人,未清除组共死亡 3 人,两者无统计学差别[3,7,9]。WHO 综合 12 个国家、17 个癌症研究所的资料,对两组性别、部位、先前活检、病灶直径、浸润深度、病理类型等条件相当的患者作随机分析,一组 267 例做广泛切除预防性区域淋巴结清扫术,另一组 286 例做广泛切除,在随访中发现有淋巴结转移可疑时再做延迟性区域淋巴结清扫术。随访 7~14 年,结果两组的 5 年及 10 年生存率相同,分别为 73% 和 60%;在预防组中有淋巴结转移者 54 例占 20.2%,延迟组 64 例有转移者占 22.3%;在有淋巴结转移的病例中,预防组的 5 年生存率为 50%,延迟组为 45%,两者并无统计学差别。这提示对临床 Ⅰ 期患者,可仅做病灶广泛切除后密切随访,如发现可疑转移时再做区域淋巴结清扫术对预后并无不良影响,并可使 80% 左右的临床 Ⅰ 期患者免遭区域淋巴结清扫术的痛苦。

尽管很多资料表明预防性淋巴结清扫对临床 Ⅰ 期患者的预后并无统计学差异,但仍有学者认为临床 Ⅰ 期患者的隐蔽转移病灶局限于淋巴结内,预防性淋巴结清扫术可及时清除隐患,改善预后。Morton 报道几组长期的回顾性分析表明,临床 Ⅰ 期患者做预防性区域淋巴结清扫术后,病理证实有隐蔽转移者,比临床发现有转移后再做延迟性区域淋巴结清扫者的 5 年生存率提高 15%~25%[14]。对于病灶厚度 >1.5 mm 者,都积极主张做区域淋巴结清扫术。Balch 总结了美国及澳大利亚大量病灶厚度 1.50~3.99 mm 者,行预防性区域淋巴结清扫术者的 5 年生存率明显优于做延迟性淋巴结清扫术者。Coit 等报道了 129 例病灶厚度 >4.00 mm 行广泛切除及区域淋巴结清扫术后的 5 年及 10 年生存率分别高达 47% 及 36%[15]。因此,凡病灶厚度 >1.5 mm、Clark 分级 Ⅲ 者都应做区域淋巴结清扫术[22, 10]。

**(5)姑息性切除术**

当病灶范围大而伴有远处转移等不适于根治性手术者,为了解除溃疡出血或疼痛,只要解剖条件许可,可考虑行减积手术或姑息性切除。有时因内脏转移而引起疼痛、梗阻症状时,姑息性切除不仅可减少痛苦,对个别孤立性的远处转移灶行姑息性切除后,有时可获意想不到的疗效。如 Mathisen 收集了 71 例肺转移性恶黑,经手术切除后 15 例(21%)存活 5 年以上。

**(6)手术合并其他治疗方法的综合治疗**

手术合并化疗和(或)免疫治疗,旨在提高疗效,延长生存期,但 WHO 随访了 761 例 Ⅰ、Ⅱ 期恶黑,经手术或手术合并其他治疗后的 3 年生存率:单纯手术组为 30.4%,手术合并达卡巴嗪(DTIC)治疗者为 37.2%,手术合并卡介苗治疗者为 34.8%,手术合并 DTIC 和卡介苗治疗者为 33.6%,三者无明显的统计学差异。

## 75.7.2 放疗[23]

放疗除了对某些极早期的雀斑型恶黑有疗效外,对其他的原发灶一般疗效不佳,因此对原发灶一般不采用放疗。然而放疗已很早应用于治疗转移性病灶。

Hiaris 等报道,总量 20~40 Gy 对皮肤转移灶的有效率为 48%,对脑转移的有效率为 67%,对其他部位转移灶的有效率为 57%。

Habermalz 发现提高分次照射量可提高疗效,他们用每次 600 cGy 或更高的剂量照射 31 例皮肤转移灶,结果 28 例有效,对 11 个皮肤转移灶用 ≤500 cGy 剂量均无效。Hornnsey 等用 400~800 cGy 照射淋巴结转移灶,有效率达 80%;用 ≤3 Gy 照射仅 35% 患者有效;用 4~7 Gy 照射 70% 患者有效;增至 ≥8 Gy 照射时则 100% 患者有效。

美国费城肿瘤医院报道对胸腔和腹腔的内脏转移灶,分次剂量 >5cGy 时 82% 有效,<5 Gy 时仅 40% 有效;但对骨转移的分次剂量仅需 4Gy,加大剂量并不能提高疗效;总量 >30 Gy 时 88% 有效,但 <30 Gy 时仅 72% 有效。

为何软组织和骨转移灶对放射线有此不同反应尚不清楚。据报道,放疗对恶黑及脊髓转移的有效率为 37%~100%,平均为 68%,缓解期为 2.0~4.9 个月,平均为 3.5 个月。

Herbert 等报道了 26 例恶黑转移引起脊髓或马尾压迫的 28 个病灶,行姑息性放疗,每日 2~8 Gy,总量 5~40 Gy,平均为 28.5 Gy,1 个月后 28 个病灶中 11 个病灶引起的压迫症状完全缓解,14 个病灶呈部分缓解,21 例症状缓解一直持续到死亡[16]。作者认为治疗剂量 >30 Gy 比 <30 Gy 疗效更明显(62% 对 20%)。目前常用放射剂量:对浅表淋巴结、软组织及胸腔、腹腔、盆腔内的转移灶,每次照射量 ≥5 Gy,每周 2 次,总量 20~40 Gy;对骨转移灶每次 2~4 Gy,总量 ≥30 Gy。

### 75.7.3 化疗

恶黑对化疗药物多不敏感。常用药物有 DTIC、卡莫司(BCNU)、洛莫司汀(CCNU)、羟基脲(HU)、美法仑(沙可来新,溶肉瘤素)等。最常用者有 DTIC100~200 mg 加于 5% 葡萄糖溶液 500 ml 中静脉滴注,每日 1 次,10 次为 1 个疗程,有效率为 20%~50%;BCNU 每次 2.5 mg/kg 加于 5% 葡萄糖溶液 200 ml 中静脉滴注,每周 1 次,3 次为 1 个疗程;CCNU 120 mg 口服,每 3 周 l 次。Marren 等报道用大剂量顺铂(DDP)及 DTIC 联合治疗晚期患者,DDP 50 mg/m² 静脉滴注,每日 1 次,连用 3 天。据报道,单独使用 DTIC 的有效率为 20% 左右,用 DDP 仅 15%,但两者合用时有效率为 32%,完全缓解者占 14%,部分缓解者占 18%,其中位缓解期为 6 个月[24]。

为减轻全身化疗的不良反应及增加局部的药物浓度,1957 年 Ryan 首先用体外循环机将大剂量氮芥($HN_2$)做区域性连续灌注,据报道 I 期恶黑经局部切除后合并区域灌注治疗的 5 年生存率为 75%~90%。Muchmore 等报道了 48 例临床 I 期黑种人肢体恶黑,应用区域灌注美法仑(LPAN)或 DTIC,加广泛切除,对可疑淋巴结转移者做活检,证实为转移者再做区域淋巴结清扫。结果 21 例 I 期患者的 5 年及 10 年生存率分别为 83% 及 71%,21 例 III 期患者则分别为 15% 及 12.5%[18]。多数学者认为应用区域化疗的疗效与单纯手术者相仿。

Stehlin 等报道了 30 例加热灌注后的患者 5 年生存率为 74%,未加热灌注的 27 例仅 22%,但有学者认为其对病例的选择存在问题。据报道,湿热美法仑做区域灌注的有效率高达 80%。但区域灌注具有很大危险性。Stelhin 报道的 165 例中死亡 2 例,Kremenz 报道的 699 例中死亡 10 例,McBride 报道的 213 例中死亡 1 例;其他并发症有水肿、栓塞性静脉炎、感染、出血以及组织坏死,严重者甚至需行截肢。

DTIC 的口服制剂替莫唑胺(temozlomide),口服后能 100% 地吸收并转化为 DTIC 的活性代谢产物米托唑胺(mitozolomide),并能通过血—脑屏障而渗入脑脊液中。在早期 II 期临床试验中其抗黑色素瘤的疗效与 DTIC 相似,并有抗脑质瘤的作用,故有望对黑色素瘤的脑转移有效,现在进行大规模的 III 期临床试验。

亚硝脲类的新药福莫司汀(fotemustine,TCNU)亦能穿透血—脑屏障。法国有报道用 TCNU 治疗 36 例脑转移者,9 例患者获得部分缓解,其确切疗效尚待进一步探讨。

笔者治疗的 1 组恶黑患者,1 例右足踇趾恶黑伴髂腹股沟淋巴结转移,截趾加淋巴结清扫后 4 年半,发生患肢大腿与小腿全程皮下 >10 个 1.5~2.5 cm 的转移灶,采用 DTIC + DDP + ME-CCNU 方案化疗,白细胞介素-2(IL-2)免疫治疗,4 个疗程后病灶 80% 消退,6 个疗程完全缓解;另 1 例足背恶黑外院数次局切、转皮瓣修复 1.5 年,患肢、腹股沟、胸背部皮下广泛转移,采用以上方案治疗 2 个疗程,病灶退缩 >60%。

曾认为紫杉醇(taxol)对黑色素瘤的疗效显著,但在 II 期临床试验中,尽管剂量高达 200~250 mg/m²,有效率仅 12%~18%。新型抗癌药 detrubicin、piritexin(二氢叶酸还原酶抑制剂)在 II 期临床试验中表明有一定疗效,尚有待于进一步验证。

随着自身骨髓移植技术的发展、血细胞生长因子的应用以及 WR2721（硫醇衍生物，可保护正常组织防止放射损伤）与大剂量化疗药物联合应用，其疗效可达 50%～60%，但剂量化疗对髓外器官如肝、肺具有致死性毒性反应，且有学者认为无论应用大剂量 DDP（200mg/m²）单药或联合化疗，与常规剂量相比，其有效率并无明显改善[25]。美国 Duke 大学对有淋巴结转移的黑色素瘤患者进行随机对比，应用环磷酰胺（CTX）5 625mg/m²、DDP 165 mg/m²、BCNU 600 mg/m² 组的中位生存期较对照组延长 6 个月，在统计学上并无显著性差别，大剂量化疗有冒致死性毒剂的风险，故应慎用。

## 75.7.4 生物治疗

生物治疗是通过调动机体的抗癌能力，杀灭机体内残存肿瘤细胞。主要分为细胞因子、继承性细胞免疫、单抗及其耦联物、肿瘤疫苗 4 类[20,26]。

**(1) 细胞因子**

常用的为干扰素（IFN）和白细胞介素。最早应用于肿瘤患者的 IFN-α，其应用剂量低、疗程短、样本量小，且疗效不确切。目前已可用重组技术生产出高纯度的 IFN-α，但由于价格昂贵，一般应用于病灶直径>4 mm、有淋巴结转移者或复发高危患者。美国西部肿瘤协作组将ⅡB或Ⅲ期患者随机分成两组，IFN-α 组用 $20 \times 10^6$ IU/m²，每周连用 5 天，4 周后改为维持量 $10 \times 10^6$ IU/m²，隔 1 日 1 次，每周 3 次，连用 48 周，结果 IFN 组的中位无复发期为 1.7 年，对照组为 0.98 年，总生存期分别为 3.5 年和 2.8 年，5 年生存率分别为 47% 和 36%，5 年治愈率分别为 37% 和 26%。Cox 多因素分析表明，IFN 是除分期外的另一重要的预后因素。IFN 的不良反应有流感样症状、肌痛、头痛、寒战、发热、厌食、精神抑郁、血细胞下降、血清转氨酶及胆红素上升等。因反应严重，该治疗组在疗程中 1/3 患者需减量，74% 患者能完成全疗程。目前认为 IFN-α 的最佳免疫调节剂量为 0.2 mg 隔日皮下注射，持续 1 年。其抗癌机制主要是抑制肿瘤细胞增殖，增强机体免疫系统中的效应细胞——T 细胞、B 细胞的细胞毒作用，以及树突细胞抗原表达、抗血管生成因子和肿瘤限制性抗原表达。有关其作用正在进行多中心协作的进一步研究中。

IL-2 经静脉注入人体后半衰期仅 5～7 min，24 h 后完全消失。持续静脉滴注后血浓度达 100 pmol/L 时，才能与高亲和力的 IL-2 结合，以发挥生物学效应而达到治疗目的；如果采用皮下注射则其血浓度升高较慢，下降亦较慢，在血中维持时间较长，因此皮下注射是比较有效的给药途径。单用 IL-2 的有效率为 15%～20%，完全缓解率为 2%～5%，对所有转移灶，包括肝、肺、骨、淋巴结和皮下组织均有效。但现多应用于继承性细胞免疫或（和）IFN 化疗联合应用。Keiholz 报道每日应用 IFN-α $10 \times 10^6$ IU/m² 和大剂量 IL-2 治疗 63 例患者，缓解率为 31%，中位完全缓解期为 7 个月，中位无瘤生存期为 17 个月。近年来欧洲癌症研究治疗组（EORTC）对生物化学治疗进行前瞻性研究，应用以 DDP 为基础药物加用 γIFN-α 及 IL-2 为生物化学组，以 γIFN-α + γIL-2 为对照组，结果前者有效率为 35%，后者仅为 15%。Khayat 应用 DDP + γIFN-a + γIL-2 治疗 39 例患者，有效率为 54%，完全缓解率达 13%。

**(2) 继承性细胞免疫**

应用较多的为 IL-2/LAK 疗法。LAK 细胞来源于宿主的 NK 细胞，于体外经 IL-2 作用后，可激活、扩增为细胞毒性极强的淋巴因子激活的杀伤细胞。Rosenberg 对 54 例患者进行前瞻性随机对比，研究组用 IL-2 720 000 IU/kg，每 8 h 1 次，加用 LAK，对照组单用 LAK 细胞，结果两组的有效率分别为 18% 和 4%。

**(3) 单抗及其耦联物**

1) 单抗单独应用　激发宿主免疫系统增强其免疫功能及调节作用，应用较多的是抗 $GO_3$，特别是耦 $R_{24}$，通过激活补体，与外周血单核细胞共同作用杀死黑色素瘤细胞[27]。大剂量应用在某些患者中出现急性高血压。由于抗黑色素瘤单抗是鼠源性，可诱导产生抗鼠免疫球蛋白 IgG，因而限制其实际应用。

2) 单抗及其耦联物的应用　单抗及其耦联物（放射性核素、药物、毒蛋白）进行免疫导向治疗，现已有用抗糖蛋白的 $P_{97}$ 抗原单抗片段和放射性核素耦联，其放射性核素强度达 500 mCi。亦有用单抗与蛋白质合成抑制剂植物毒素蓖麻毒蛋白耦联，后者有 A、B 两条链经二硫化物交联，A 链可抑制蛋白合成，B 链介导毒素和靶点结合。对 46 例患者进行Ⅱ期临床试验，1 例完全缓解，3 例部分缓解。由于报道较少，有关其临床疗效有待进一步探索。

**(4) 肿瘤疫苗**

1) 肿瘤分子疫苗　近年来应用可被宿主识别的纯化抗原和抗原决定簇制备成疫苗，以基因修饰黑色素瘤细胞重组疫苗和抗独特型抗体，已进入临床试验。目前已建立了一株可表达 $P_{97}$ 恶黑抗原的

1743

疫苗,能激发特异性细胞疫苗,证明免疫接种可诱导机体对恶黑产生免疫反应。

2)恶黑特异性主动免疫　通过单独应用未经修饰的经放射处理的同种异体或自身恶黑细胞或联合应用 BCG 和其他的非特异性免疫调节剂来激发免疫反应,也有通过神经氨酸酶除去细胞表面的唾液酸提高肿瘤细胞的免疫原性,亦可通过牛痘病毒、水疱性口炎病毒感染肿瘤细胞,诱导产生细胞溶解产物以提高其免疫原性,也可在自身肿瘤细胞上连接半抗原以增强其免疫反应。免疫佐剂可提高特异性抗原激发的免疫反应水平和持续时间,BCG 对含有 $GM_2$ 神经节苷脂的疫苗是有效的佐剂,对去毒性的内毒素、脂质体、皂角苷等亦为有效的佐剂。在 25 例转移性黑色素瘤中应用同种异体恶黑细胞溶解产物和含有去毒性内毒素佐剂,4 例获得缓解[28]。

### 75.7.5　影响预后的因素

（1）肿瘤浸润深度

根据 WHO 对 1 152 例恶黑的随访结果,肿瘤厚度与预后密切相关(表 75-6)。Balch 等报道的 1 442 例恶黑疗效分析,结果与此相仿,其中 357 例原发灶厚度≤0.75 mm 者的 5 年生存率为 89%,厚度≥4 mm 者仅为 25%。

表 75-6　恶性黑色素瘤的厚度与预后的关系

| 原发灶厚度(mm) | 病例数 | 10 年生存率(%) |
|---|---|---|
| ≤0.75 | 107 | >90 |
| 0.76～1.50 | 185 | 75 |
| 1.51～3.00 | 362 | 60 |
| 3.01～4.50 | 210 | >45 |
| ≥4.51 | 288 | 30 |

（2）淋巴结转移情况

综合 McNeer 与 Godsmith 等 6 组报道的 1 913 例恶黑资料,其中 943 例无淋巴结转移者的 5 年生存率为 77%,而 970 例有淋巴结转移者仅为 31%。Ralch 进一步分析发现淋巴结转移的多少亦直接影响预后,仅有 1 个淋巴结转移者的 5 年生存率为 58%,2～4 个转移者为 28%,>4 个转移者仅为 8%。综合文献报道,1～3 个淋巴结有转移者的 5 年生存率为 41%～58%,>4 个转移者为 8%～26%。

虽然病灶厚度和淋巴结转移均为影响预后的重要因素,但淋巴结转移与否似乎对预后的影响更大。Coit 等报道的 129 例病灶厚度 >4.00 mm 的 5 年及 10 年生存率分别为 47% 及 36%,但无淋巴结转移者的 5 年生存率仍可达 71%,而有淋巴结转移者仅为 28%[1,3,5,7,9]。

（3）病灶部位

根据临床分析,恶黑发生的部位不同,其疗效亦不同。一般认为发生于躯干的预后最差,位于头颈部者次之,位于肢体者较好。综合 10 组大量恶黑病例的资料,分析其 5 年生存率,801 例位于下肢者为 41%,470 例位于头颈部者为 53%,1 024 例位于下肢者为 57%,475 例位于上肢者为 60%。位于口腔、阴道、直肠黏膜的恶黑以及发生于内脏的恶黑预后更差。笔者收治的足底恶黑患者,术后生存最长的患者已 13 年。

（4）年龄与性别

罕见的幼年性恶黑预后较好,有报道年龄 <45 岁的恶黑患者预后较年老患者好,但有笔者认为年龄因素对预后的影响不大。在性别上,女性患者的预后明显优于男性。有报道综合了 266 例男性恶黑的 5 年生存率为 4.1%,而 3 301 例女性患者的 5 年生存率为 65%,有明显的统计学差别。

（5）手术方式

根据 Mortonr 提出的广泛切除范围的标准,凡病灶厚度≤0.75 mm 者切除范围距肿瘤边缘 2～3 cm,厚度 >0.75 mm 且≤4.00 mm 者距肿瘤边缘 3～4 cm,厚度 >4.00 mm 者距肿瘤边缘 5 cm 做广泛切除,这样可减低局部复发率,其中对≤0.75 mm 者是否一定需距肿瘤 2～3 cm 做切除尚有分歧,但对 >1.00 mm 厚度者的切除范围基本上一致。不恰当的局部切除,使局部复发率高达 27%～57%,一旦发生局部复发,再做非常彻底的广泛切除亦常难奏效,对区域淋巴结的处理亦然。一个不符规格的区域淋巴结清扫术,常会促进肿瘤向全身播散。根据对 140 例有肝、肺、骨、脑及肠道等脏器转移的恶黑患者的预后分析,其平均生存期为 9.7 个月,中位生存期仅 5 个月,可见首次手术的正确与否直接影响患者的预后。

（6）病灶溃疡

Balch 将 4 568 例不同厚度的恶黑均分为有溃疡及无溃疡两组,发现任何厚度的无溃疡组的 5 年及 10 年生存率均明显优于有溃疡组(见表 75-4),因此溃疡是影响预后的重要因素。

## 75.8　随访

一般根治性切除后第 1 年,患者应每个月随访 1

次,随访时除注意原发部位、区域淋巴结以及其他脏器有无复发转移外,还应检查有无第 2 个原发灶发生,特别是有恶黑家族史的患者,其多个原发的发生率达 0.4%~14.0%,而无家族史者亦有 1%~5% 的发生率。对随访对象应根据病情区别对待。凡原发灶厚度 <0.76 mm 者为低危组,病灶厚度 ≥3.00 mm 者为高危组,介于两者之间者为中危组。对低危组每 6 个月随访 1 次;血液及生化检查、影像学检查可每年检查 1 次。中危及高危组 2 年内每 3 个月随访 1 次;第 3 年每 4 个月随访 1 次;第 4 年每 6 个月随访 1 次,每次除做体检外均需做血液生化、影像学检查;5 年以后至少每年随访 1 次。Crowley 等报道 7 104 例存活 10 年或 10 年以上的各期恶黑,发生局部复发或远处转移者共 168 例,远期复发率为 2.4%。据报道,最长的病例在原发灶治疗后 47 年再发生复发,故对长期生存者仍需继续定期随访[29]。

## 75.9 复发

### (1) 局部切口瘢痕复发

局部切口瘢痕复发多见于不完全手术切除后,表明术后局部很可能仍有病灶残留,而局部复发见于广泛切除术后,提示靠近切口瘢痕处可能有皮下淋巴转移。这两种不同情况需要区分。前者补充切除复发灶预后较好,而后者预后与区域复发类似。

不完全手术切除后局部瘢痕复发、诊断性检查与原发灶的处理类似(如取决于浸润厚度)。建议补充广泛切除术±淋巴结定位、前哨淋巴结活检(SLNB)明确合适的镜下分期。

足够切缘广泛切除术后局部复发,诊断性检查可参考中途转移。由于无病变区域外受累,对局部复发和局限性中途转移复发,建议完整外科切除同时保证切缘阴性,根据浸润厚度或个体情况考虑淋巴结定位和 SLNB。术后辅助治疗包括参加临床试验、大剂量的 IFN-α-2b(2b 级)或仅观察随访。

### (2) 中途转移复发

中途转移复发诊断性检查与前述中途转移类似。可切除的中途转移复发灶应补充切除,保证切缘阴性,同时应考虑 SLNB。不能手术切除者治疗方案包括:①病变内局部注射 BCG 或 IFN-α(2b 级);②$CO_2$ 激光消融(2b 级);③美法仑区域肢体热灌注化疗(2b 级);④放疗(2b 级);⑤参加临床试验;⑥综合治疗。在少数情况下,放疗对区域转移的控制有效(2b 级)。积极上述治疗后,辅助治疗还包括参加临床试验,大剂量 IFN-α-2b(2b 级)或仅观察随访。

### (3) 淋巴结转移

淋巴结转移者建议针吸细胞学活检或淋巴结活检,胸片和(或)胸部 CT,乳酸脱氢酶(LDH)测定,盆腔 CT(若腹股沟淋巴结肿大),腹部 CT 和头颅 MRI,若有临床指征可行 PET 检查。

之前未做淋巴结清扫者,可行根治性淋巴结清扫。而已做部分淋巴结清扫者,可完整清扫残余淋巴结。已做完全性淋巴结清扫的患者,建议切除复发灶,保证切缘阴性。术后放疗可以减低远期区域淋巴结复发的可能。那些有高复发风险,如多个淋巴结受累或存在结外病变特别是在头颈部区域者,完全切除淋巴结复发灶后可考虑术后放疗。那些不能完全手术切除的或不能切除的淋巴结复发患者可行根治性放疗、姑息性综合治疗、参加临床试验或仅观察。

### (4) 全身性复发

全身性复发的诊断性检查和治疗与 IV 期远处转移类似。完善检查后单一部位复发能够手术者,应评估手术可行性。复发灶完整切除后,后续治疗还包括参加临床试验,大剂量的 IFN-2α-2b(2b 级)或仅观察随访。

单一部位、无症状的脏器复发(如肺部复发),在手术前可先观察 3 个月±全身治疗,多次随访影像检查排除其他部位转移可能。若复发灶能切除,辅助治疗与原发切除者类似。有症状的脏器复发者(如胃肠道转移引起肠梗阻),应行适当姑息性治疗(如切除或旁路手术)。不能切除的单一脏器复发或多脏器复发无脑转移者,建议一线治疗。

脑转移者需根据症状、转移灶的数目和部位考虑是否手术或放疗(具体见 NCCN 中枢神经系统肿瘤诊疗指南)。其他治疗方案包括参加临床试验(建议),替莫唑胺辅助化疗,若患者一般情况较好可根据临床指征选用其他全身治疗或更好的支持治疗(参考 NCCN 姑息性治疗指南)。若存在脑转移的症状,还应积极行适当的外科切除或放疗来减轻患者的痛苦。

复发灶能够完整切除的任何恶黑,都可考虑术后辅助治疗。参加临床试验、大剂量 IFN-α-2b(2b 级)都可用于先前未曾接受过相同治疗或仅观察随访的患者。

经过一线治疗复发灶仍不能够切除,根据临床指征和患者一般情况,可以继续进行二线治疗。包括:①临床试验(建议);②单药 DTIC 化疗,口服替莫唑胺化疗或大剂量 IL-2 免疫治疗（2b 级）；③以 DTIC 或替莫唑胺为基础的联合化疗/生物化学治疗（包括 DDP 和长春新碱 ± IL-2, IFN-α）（2b 级）；④支持疗法。

## 75.10 治疗新进展[30]

2008 年美国临床肿瘤学会（ASCO）年会上，恶黑外科治疗的报道似无重大进展，但内科方面报道了多项恶黑的最新研究结果，探讨了靶向治疗和以化疗为基础的联合治疗，其中抗细胞毒性 T 淋巴细胞相关抗原-4（CTLA-4）单抗和血管生成抑制剂的研究尤其引人注目，新增的特殊类型恶黑的研究也是一个方面。

### 75.10.1 外科治疗

初始外科治疗时，原位恶黑可围绕肉眼病灶行半径为 0.5 cm 的广泛切除（2a 级），确保周围切缘组织病理学阴性。侵袭性恶黑广泛切除的合适切缘取决于肿瘤的浸润厚度。ⅠA 期推荐切缘为 1.0 cm（1 级）。浸润厚度在 1.01~2.0 cm，推荐切缘为 1~2 cm（1 级）；浸润厚度＞2.0 cm，推荐切缘为 2.0 cm（浸润厚度≤4 mm 共识级别为 1 级，厚度＞4 mm 时共识级别为 2a 级）。解剖困难的部位无法保证 2.0 cm 的切缘时，可考虑 1.0~2.0 cm 的切缘。

### 75.10.2 淋巴结清扫

临床检查淋巴结阴性但存在区域淋巴结复发风险时，根据 3 项前瞻性随机试验的结果，不建议常规选择性淋巴结清扫。SLNB 应作为一种标准的治疗步骤。浸润厚度＞1.0 cm 不论是否溃疡[4]都应考虑淋巴结定位和 SLNB。而浸润厚度 0.75~1.0 mm 伴有溃疡或者 Clark 分级Ⅳ或Ⅴ，需个体化决定[5]。浸润厚度＜0.75 mm 时 SLNB 的临床收益和重要性并不明确。经连续切片和免疫组化评估后，若 SLNB 阴性则不需行区域淋巴结清扫。若前哨淋巴结已有微灶转移，建议受累淋巴区域完整淋巴结清扫。目前缺乏足够临床试验数据提示 SLNB 能改善生存率，如果无条件，仅原发灶广泛切除不失为权宜之策[3,6,7,26]。

区域淋巴结转移时（Ⅲ期），建议原发病灶的广泛切除及受累淋巴区域的治疗性淋巴结清扫。清扫范围通常取决于肿大淋巴结的部位，应尽可能彻底。一般来说区域淋巴结清扫和病理学评估的准确性取决于清扫淋巴结的数目。腹股沟区淋巴结清扫至少需包括 10 个淋巴结；腋窝至少包括 15 个淋巴结（根据临床指征分为Ⅰ~Ⅲ度）；颈部也要包括 15 个淋巴结（根据临床指征分为Ⅰ~Ⅴ度）。腹股沟清扫时，若盆腔 CT 提示髂窝或闭孔肌淋巴结肿大或术中发现 Cloquet 淋巴结肿大，建议一并清扫。若体检发现腹股沟区淋巴结肿大或＞3 个以上浅表淋巴结病理阳性，也应该考虑髂窝或闭孔肌淋巴结清扫。

### 75.10.3 转移性黑色素瘤的治疗

Ⅲ期中途转移者，若病灶小且数目有限，建议完整外科切除确保切缘组织学阴性（2b 级）。由于隐性淋巴结转移率很高，若中途转移灶孤立在治愈性手术前，有条件可考虑先行 SLNB。若中途转移灶数目有限，特别是皮肤的病变不能完整外科切除，可在病变内局部注射 BCG 或 IFN-α（2b 级）；$CO_2$ 激光消融也可以运用于一部分患者（2b 级）。对不能切除的中途转移，另一种标准方案是单药美法仑区域肢体热灌注化疗（2b 级）。放疗也包括在治疗方案中（2b 级），但对区域性病灶的控制相对无效。其他治疗方案如综合治疗，特别适用于区域和（或）局部治疗失败后或者临床试验中。

对Ⅳ期远处转移者，治疗方案取决于病灶局限还是播散。若可行，对孤立转移灶仍建议外科切除。若无法切除或检查发现其他部位也存在转移，除脑转移外一线治疗包括：①参加临床试验；②单药全身治疗：DTIC，大剂量 IL-2（2b 级）或替莫唑胺（2b 级）；③以 DTIC 或替莫唑胺为基础的联合化疗或生物化疗（包括 DDP 和长春新碱 ± IL-2, IFN-α）（2b 级）；④最好的支持治疗。

### 75.10.4 辅助治疗和新辅助治疗

辅助治疗方面的报道并未有新的令人振奋的结果，比较了大剂量 IFNα-2b 治疗与大规模术后辅助治疗的研究结果。2010 年新增了化疗作为新辅助治疗的报道引人注目。

大型Ⅲ期随机对照临床研究——EORTC 18961 研究旨在评价 GM2-KLH21 疫苗对于Ⅱ期术后黑色素瘤辅助治疗，入组 1 314 例患者分为观察组和疫苗组，后者每周接受 1 次疫苗注射，共 4 周，中位随访 1.8 年。结果显示，辅助性疫苗治疗组的无复发生存（RFS）、无远处转移生存（DMFS）和总生存（OS）均无优势，且增加毒性。

2007年ASCO年会报道了大剂量IFNα-2b作为新辅助治疗的研究，并报道了替莫唑胺单药或联合长效的聚乙二醇（PGI）IFNα-2b治疗Ⅲ期或Ⅳ期（M1a）无法手术黑色素瘤的Ⅱ期临床研究。拟入组124例患者，分为替莫唑胺组[每日150 mg/m$^2$，共7天]和替莫唑胺联合聚乙二醇IFNα-2b组[每周0.5 μg/kg]，8周为1个周期，之后手术，病理完全缓解（pCR）、病理部分缓解（pPR）或病理疾病稳定（pSD）者术后再接受3个周期治疗。共16例患者完成新辅助治疗，4例接近pCR，3例为pPR，2例pSD，余疾病进展。结论好于既往的大剂量IFNα-2b治疗组，但生存是否获益仍需等待后续结果。

## 75.10.5 手术改善肝转移者生存

2007年年会上的一项黑色素瘤肝转移术后患者的预后报道，再次证实了肝转移完全手术切除者能获得生存优势。这是继SWOG 9430后的一项较大规模的预后报道。该研究回顾性分析了从1991年至今的900例黑色素瘤肝转移患者。手术组（54例）和未手术组患者的中位OS期分别为26个月和7个月，5年OS率分别为33%和5%（$P<0.001$）。分层分析显示，手术优于射频消融，中位OS期分别为31个月和17个月（$P=0.40$）。12例同时切除肝和肝外转移灶患者和32例仅切除肝转移灶患者的中位OS期分别为22个月和33个月（$P=0.59$）。原发于眼的肝转移患者的术后无病间隔期（DFI）达95个月，长于原发于皮肤者（53个月），但无显著性差异（$P=0.36$），可能是由于样本量较小的原因。

## 75.10.6 靶向治疗

恶黑的靶向治疗，除了索拉非尼、舒尼替尼和贝伐珠单抗与化疗的联合外，还有较多围绕抗CTLA-4单抗和血管生成抑制剂的报道。抗CTLA-4单抗的短期疗效未能显示阳性结果。目前在研究的人源化抗CTLA-4单抗有伊匹米单抗（MDX-010, ipilimumab）和CP675206（tremelimumab）两种。伊匹米单抗尚未开展Ⅲ期临床研究，tremelimumab由于之前的Ⅱ期临床研究结果良好，于是进行了其单药与DTIC一线治疗效果比较的Ⅲ期临床研究，但由于中期结果未能显示生存优势，目前已停止试验。

一项比较伊匹米单抗3 mg/kg联合DTIC与DTIC单药一线疗效的试验共入组72例晚期恶黑患者。DTIC单药组的疾病控制率为21.6%，联合组为31.4%，两组的中位OS期分别为351天和386天。初步显示联合组稍有优势。下一步将重点研究伊匹米单抗10 mg/kg联合DTIC的作用。

另一项比较tremelimumab与单药化疗（替莫唑胺或DTIC）一线疗效的Ⅲ期开放随机对照研究，共入组655例初治的无法切除的Ⅲ期或Ⅳ期恶黑患者（无脑转移，乳酸脱氢酶低于2倍正常高限值）。常见不良反应为腹泻（43%，其中14%为3～4级）、瘙痒（25%）和皮疹（23%）。3%发生垂体、肾上腺毒性，4%发生甲状腺毒性，单抗组有3例治疗相关死亡。单抗组和化疗组的中位OS期分别为11.8个月和10.7个月，无显著性差异。

阿昔替尼（axitinib）为口服的血管内皮生长因子受体（VEGFR）1、2、3的小分子抑制剂，其Ⅱ期临床研究入组了32例复治转移性恶黑患者。常见不良反应发生率为乏力（62.5%）、高血压（43.8%）、声嘶（34.4%）、腹泻（31.0%）。总有效率为15.6%，有效持续时间从2.3个月到>10.2个月不等，中位无进展生存（PFS）期为2.3个月，中位OS期为6.8个月。分层分析显示，舒张压≥90 mmHg者的OS期延长（13.0个月对6.2个月），结果显示可进行下一步扩大临床研究。

## 75.10.7 辅助治疗

大多原位或早期恶黑仅将原发灶切除即可治愈。淋巴结阴性、原发肿瘤厚度在1～4 mm或≤1 mm伴有溃疡的均不建议辅助治疗。而淋巴结阴性、原发肿瘤厚度≤4.0 mm且存在着复发风险（如溃疡，Clark分期Ⅳ或Ⅴ）的侵袭性恶黑，辅助治疗包括参加临床试验或观察随访。局部浸润厚度>4 mm且有很高复发风险或淋巴结阳性（微转移或大体转移）也可考虑用大剂量的IFNα-2b（2b级）。

Ⅲ期多发淋巴结转移或结外软组织的浸润灶特别是头颈部区域的处理，应该考虑术后淋巴结床的辅助超分割放疗（2b级）；但这是建立在回顾性、非随机的研究基础上而非前瞻性、随机研究的数据。

中途转移或者治疗后未提示复发的Ⅳ期恶黑患者辅助治疗包括参加临床试验、大剂量IFNα-2b（2b级）或仅观察随访。

（傅　红）

## 主要参考文献

[1] Jemal A, Siegel R, Ward E, et al. Cancer statistics 2006. Cancer J Clin, 2006, 56: 106-130.
[2] 黄恺, 傅红. 美国 NCCN 2006 年恶性黑色素瘤诊治规范. 国际肿瘤学杂志, 2007, 34: 541-544.
[3] 汤钊猷主编. 现代肿瘤学. 上海: 上海科技出版社, 2000: 1394-1408.
[4] Parkin DM, Bray F, Ferlay J, et al. Global cancer statistics 2002. Cancer J Clin, 2005, 55: 74-108.
[5] 上海市疾病预防控制中心. 2005 年上海市市区恶性肿瘤发病率. 肿瘤, 2008, 28: 571
[6] Halpern AC, Guerry D th, Elder DE, et al. Dysplastic nevi as risk marks or sporadic (nonfamilal) melanoma. Arch Dermatol, 1991, 127: 995-999.
[7] 孙国防, 傅红. 肢体恶性黑色素瘤综合治疗进展. 国际肿瘤学杂志, 2007, 34: 538-540.
[8] Herbert SH, Solin LJ, Rate WR, et al. The effect of palliative radiation therapy on epidural compression due to metastatic malignant melanoma. Cancer, 1991, 67: 2472-2476.
[9] Murren JR, DeRosa W, Durivage HJ, et al. High-dose cisplatin plus dacarbazine in the treatment of metastatic melanoma. Cancer, 1991, 67: 1514-1517.
[10] Khayat D, Rixe O, Martin G, et al. Surgical margins in cutaneous melanoma (2 cm versus 5 cm for lesions measuring less than 2.1 mm thick). Cancer, 2003, 97: 1941-1946.
[11] Balch CM, Soong SJ, Smith T, et al. Long-term results of a prospective surgical trial comparing 2 cm versus 4 cm excision margins for 740 patients with 1-4 mm melanomas. Ann Surg Oncol, 2001, 8: 101-108.
[12] Heaton KM, Sussman JJ, Gershnwald JE, et al. Surgical margins and prognostic factors in patients with thick (>4 mm) primary melanoma. Ann Surg Oncol, 1998, 5: 322-328.
[13] 张群, 王岩, 梁雨田, 等. 足跟部恶性黑色素瘤的切除与修复重建. 中国修复与重建外科杂志, 2005, 19: 536-538.
[14] Allen PJ, Coit DG. The surgical management of metastatic melanoma. Ann Surg Oncol, 2002, 9: 762-770.
[15] Lens MB, Dawes M, Goodacre T, et al JA. Elective lymph node dissection in patients with melanoma: systematic review and meta-analysis of randomized controlled trials. Arch Surg, 2002, 137: 458-461.
[16] Morton DL, Cochran AJ, Thompson JF, et al. Sentinel node biopsy for early-stage melanoma accuracy and morbidity in MSLT-1, an international multicenter trial. Ann Surg, 2005, 242: 302-313.
[17] Hillner BE, Kirkwood JM, Atkins MB, et al. Economic analysis of adjuvant interferon alfa-2b in high-risk melanoma based on projections from ECOG 1684. J Clin Oncol, 1997, 15: 2351-2358.
[18] Hancock BW, Wheatley K, Harris S, et al. Adjuvant interferon in high-risk melanoma: the AIM HIGH Study — United Kingdom Coordinating Committee on Cancer Research randomized study of adjuvant low-dose extended-duration interferon alfa-2a in high-risk resected malignant melanoma. J Clin Oncol, 2004, 22: 53-61.
[19] Eggermont AM, Suciu S, MacKie R, et al. Post-surgery adjuvant therapy with intermediate doses of interferon alfa 2b versus observation in patients with stage IIb/III melanoma (EORTC 18952): randomised controlled trial. Lancet, 2005, 366: 1189-1196.
[20] Chapman PB, Einhorn LH, Meyers ML, et al. Phase III multicenter randomized trial of the Dartmouth regimen versus dacarbazine in patients with metastatic melanoma. J Clin Oncol, 1999, 17: 2745-2751.
[21] Ballo MT, Ang KK. Radiotherapy for cutaneous malignant melanoma: rationale and indications. Oncology (Williston Park), 2004, 18: 99-107
[22] Lens MB, Reiman T, Husain T. Use of tamoxifen in the treatment of malignant melanoma — systematic review and meta analysis of randomized controlled trials. Cancer, 2003, 98: 1355-1361.
[23] Cohn-Cedermark G, Rutqvist L, Andersson R, et al. Long term results of a randomized study by the Swedish Melanoma Study Group on 2-cm versus 5-cm resection margins for patients with cutaneous melanoma with a tumor thickness of 0.8-2.0 mm. Cancer, 2001, 89: 1495-1501.
[24] Karakousis CP, Balch CM, Urist MM, et al. Local recurrence in malignant melanoma: long-term results of the multiinstitutional randomized surgical trial. Ann Surg Oncol, 1996, 3: 446-452
[25] Thomas JM, Newton-Bishop J, A'Hern R, et al. Excision margins in high-risk malignant melanoma. N Engl J Med, 2004, 350: 757-766.
[26] Wang TS, Johnson TM, Cascade PN, et al. Evaluation of staging chest radiographs and serum lactate dehydrogenase for localized melanoma. J Am Acad Dermatol, 2004, 51: 399-405.
[27] 欧阳涛. 皮肤恶性黑色素瘤. 张天泽, 徐光炜主编. 肿瘤学. 第2版. 天津: 天津科学技术出版社, 2005: 2224-2231.
[28] Kang JC, Wanek LA, Essner R, et al. Sentinel lymphadenectomy does not increase the incidence of in-transit metastases in primary melanoma. J Clin Oncol, 2005, 23: 4764-4770.
[29] Wong SL, Brady MS, Busam KJ, et al. Results of sentinel lymph node biopsy in patients with thin melanoma. Ann Surg Oncol, 2006, 13: 302-309.
[30] Cowles RA, Johnson TM, Chang AE. Useful techniques for the resection of foot melanomas. J Surg Oncol, 1999, 70: 255-259.

# 76 神经系统肿瘤

76.1 颅内肿瘤概论
　76.1.1　颅内肿瘤分类
　76.1.2　病因
　76.1.3　病理生理
　76.1.4　免疫生物学及生物化学
　76.1.5　脑肿瘤的分子生物学特性
　76.1.6　肿瘤干细胞
　76.1.7　临床表现
　76.1.8　诊断
　76.1.9　鉴别诊断
　76.1.10　治疗
76.2 神经胶质瘤
　76.2.1　概述
　76.2.2　星形细胞肿瘤
　76.2.3　室管膜细胞肿瘤
　76.2.4　少枝胶质细胞肿瘤与混合性胶质瘤
　76.2.5　脉络丛肿瘤
　76.2.6　神经元肿瘤与神经元—神经胶质肿瘤
　76.2.7　胚胎性神经上皮肿瘤
　76.2.8　其他神经上皮肿瘤
76.3 脑膜瘤
　76.3.1　概述
　76.3.2　诊断方法
　76.3.3　临床表现
　76.3.4　治疗
76.4 听神经瘤
　76.4.1　病理
　76.4.2　临床表现
　76.4.3　诊断
　76.4.4　治疗
76.5 垂体肿瘤
　76.5.1　垂体腺瘤
　76.5.2　垂体细胞瘤（WHO Ⅰ级）
　76.5.3　腺垂体梭形细胞嗜酸细胞瘤（WHO Ⅰ级）
76.6 颅咽管瘤
　76.6.1　病理
　76.6.2　临床表现
　76.6.3　检查方法
　76.6.4　诊断与鉴别诊断
　76.6.5　治疗

76.7 血管源性肿瘤
　76.7.1　血管母细胞瘤
　76.7.2　血管外皮细胞瘤
　76.7.3　上皮样血管内皮瘤
76.8 丘脑和脑干肿瘤
　76.8.1　丘脑肿瘤特征
　76.8.2　脑干肿瘤特征
　76.8.3　诊断与鉴别诊断
　76.8.4　治疗
76.9 颅内转移瘤
　76.9.1　肿瘤来源及病理
　76.9.2　临床表现
　76.9.3　实验室及辅助检查
　76.9.4　诊断及鉴别诊断
　76.9.5　治疗与预后
76.10 颅内其他肿瘤
　76.10.1　颅内生殖细胞肿瘤
　76.10.2　上皮样囊肿与皮样囊肿
　76.10.3　脊索瘤
　76.10.4　胶样囊肿
76.11 颅内疾病的放射外科治疗
　76.11.1　γ刀的原理及其临床应用
　76.11.2　立体定向加速器
　76.11.3　粒子束刀
　76.11.4　随访疗效评估与并发症的防治
76.12 脊髓肿瘤
　76.12.1　分类
　76.12.2　临床表现
　76.12.3　辅助检查
　76.12.4　诊断
　76.12.5　鉴别诊断
　76.12.6　治疗
　76.12.7　预后
76.13 中枢神经系统肿瘤的放疗
　76.13.1　现代放疗在中枢神经系统肿瘤治疗中的价值
　76.13.2　放疗的实施
　76.13.3　放疗和手术的联合应用
　76.13.4　放疗和化疗的联合应用
　76.13.5　脑肿瘤放疗的不良反应和处理方法

## 76.1 颅内肿瘤概论

### 76.1.1 颅内肿瘤分类

颅内肿瘤包括原发性肿瘤,以及由身体他处转移到神经系统的继发性肿瘤。Virshow 首先开创了中枢神经系统肿瘤的近代分类概念,提出中枢神经系统包括神经元与神经胶质两部分,神经胶质是神经系统的支持组织,并提出胶质瘤的概念。随后,Cohnheim 与 Ribbert 提出某些中枢神经系统肿瘤与胚胎残留有关。1926 年,Bailey 与 Cushing 较为系统地对中枢神经系统肿瘤进行了分类。以后,Kernohan 又对神经外胚叶肿瘤按其恶性程度进行了分级。1978 年,世界卫生组织(WHO)曾根据 Russell、Rubinstein 与 Zülch 的建议,经多国专家协商、审定,对中枢神经系统肿瘤进行了分类。但随着研究的深入,发现对其中某些肿瘤的分类存有误解。1993 年,WHO 对中枢神经系统肿瘤进行了一次新的分类。在新分类中,对神经上皮源性肿瘤根据肿瘤细胞的分化程度,分成偏良性、间变性(恶性)及高度恶性 3 级。2007 年,WHO 对 2000 年的分类又一次进行了修订并确定了从良性到恶性 Ⅰ~Ⅳ 级的分级[1]。表 76-1 为 2007 年 WHO 对中枢神经系统肿瘤的详细分类。

表 76-1　WHO 中枢神经系统肿瘤分类(2007)

| 名　称 | ICD-O 编码 | WHO 分级 |
|---|---|---|
| **神经上皮组织肿瘤 tumours of neuroepithelial tissue** | | |
| **星形细胞肿瘤 astrocytic tumours** | | |
| 毛细胞型星形细胞瘤 pilocytic astrocytoma | 9421/1 | Ⅰ |
| 　毛细胞黏液样型星形细胞瘤 pilomyxoid astrocytoma | 9425/3 | Ⅱ |
| 室管膜下巨细胞型星形细胞瘤 subependymal giant cell astrocytoma | 9384/1 | Ⅰ |
| 多形性黄色性星形细胞瘤 pleomorphic xanthoastrocytoma | 9424/3 | Ⅱ |
| 弥漫性星形细胞瘤 diffuse astrocytoma | 9400/3 | Ⅱ |
| 　纤维型星形细胞瘤 fibrillary astrocytoma | 9420/3 | |
| 　肥胖细胞型星形细胞瘤 gemistocytic astrocytoma | 9411/3 | |
| 　原浆型星形细胞瘤 protoplasmic astrocytoma | 9410/3 | |
| 间变性星形细胞瘤 anaplastic astrocytoma | 9401/3 | Ⅲ |
| 胶质母细胞瘤 glioblastoma | 9440/3 | Ⅳ |
| 　巨细胞胶质母细胞瘤 giant cell glioblastoma | 9441/3 | Ⅳ |
| 　胶质肉瘤 gliosarcoma | 9442/3 | Ⅳ |
| 脑胶质瘤病 gliomatosis cerebri | 9381/3 | |
| **少枝胶质肿瘤 oligodendroglial tumours** | | |
| 少枝胶质瘤 oligodendroglioma | 9450/3 | Ⅲ |
| 间变少枝胶质瘤 anaplastic oligodendroglioma | 9451/3 | Ⅲ |
| **少枝星形细胞肿瘤 oligoastrocytic tumours** | | |
| 少枝星形细胞瘤 oligoastrocytoma | 9382/3 | Ⅱ |
| 间变性少枝星形细胞瘤 anaplastic oligoastrocytoma | 9382/3 | Ⅲ |
| **室管膜肿瘤 ependymal tumours** | | |
| 室管膜下室管膜瘤 subependymoma | 9381/1 | Ⅰ |

续表

| 名　称 | ICD-O 编码 | WHO 分级 |
|---|---|---|
| 黏液乳突型室管膜瘤 myxopapillary ependymoma | 9394/1 | Ⅰ |
| 室管膜瘤 ependymoma | 9391/3 | Ⅱ |
| 　细胞型 cellular | 9391/3 | Ⅱ |
| 　乳突型 papillary | 9393/3 | Ⅱ |
| 　透明细胞型 clear cell | 9391/3 | Ⅱ |
| 　伸展细胞型 tanycytic | 9391/3 | Ⅱ |
| 间变性室管膜瘤 anaplastic ependymoma | 9392/3 | Ⅲ |
| **脉络丛肿瘤 choroid plexus tumours** | | |
| 脉络丛乳突瘤 choroid plexus papilloma | 9390/0 | Ⅰ |
| 不典型脉络丛乳突瘤 atypical choroid plexus papilloma | 9390/1 | Ⅱ |
| 脉络丛癌 choroid plexus carcinoma | 9390/3 | Ⅲ |
| **其他神经上皮肿瘤 other neuroepithelial tumours** | | |
| 星形母细胞瘤 astroblastoma | 9430/3 | |
| 第三脑室的胶样胶质瘤 chordoid glioma of the third ventricle | 9444/1 | Ⅱ |
| 血管中心性胶质瘤 angiocentric glioma | 9431/1 | Ⅰ |
| **神经元和混合性神经元胶质肿瘤 neuronal and mixed neuronal-glial tumours** | | |
| 小脑发育不良性神经节细胞瘤（Lhermitte-Duclos）dysplastic gangliocytoma of cerebellum（Lhermitte-Duclos） | 9493/0 | |
| 婴儿多纤维型星形细胞瘤/节细胞胶质瘤 desmoplastic infantile astrocytoma/ganglioglioma | 9412/1 | Ⅰ |
| 胚胎发育不良性神经上皮瘤 dysembryoplastic neuroepithelial tumour | 9413/0 | Ⅰ |
| 神经节细胞瘤 gangliocytoma | 9492/0 | Ⅰ |
| 节细胞胶质瘤 ganglioglioma | 9505/1 | Ⅰ |
| 间变性节细胞胶质瘤 anaplastic ganglioglioma | 9505/3 | Ⅲ |
| 中枢神经细胞瘤 central neurocytoma | 9506/1 | Ⅱ |
| 脑室外神经细胞瘤 extraventricular neurocytoma | 9506/1 | Ⅱ |
| 小脑脂肪神经细胞瘤 cerebellar liponeurocytoma | 9506/1 | Ⅰ |
| 乳头状胶质神经元肿瘤 papillary glioneuronal tumour | 9509/1 | Ⅰ |
| 第四脑室形成菊形团的胶质神经元肿瘤 rosette-forming glioneuronal tumour of the fourth ventricle | 9509/1 | Ⅰ |
| 副神经瘤 paraganglioma | 8680/1 | Ⅰ |
| **松果体区肿瘤 tumours of the pineal region** | | |
| 松果体细胞肿瘤 pineocytoma | 9361/1 | Ⅰ |

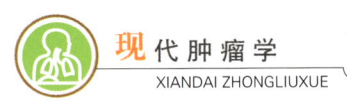

续表

| 名称 | ICD-O 编码 | WHO 分级 |
|---|---|---|
| 中间分化的松果体实质肿瘤 pineal parenchymal tumour of intermediate differentiation | 9362/3 | Ⅱ,Ⅲ |
| 松果体母细胞瘤 pineoblastoma | 9395/3 | Ⅳ |
| 松果体区乳头状肿瘤 papillary tumour of the pineal region | 9395/3 | Ⅱ,Ⅲ |
| **胚胎性肿瘤 embryonal tumours** | | |
| 髓母细胞瘤 medulloblastoma | 9470/3 | Ⅳ |
| 　促纤维增生性髓母细胞瘤 desmoplastic/nodular medulloblastoma | 9471/3 | |
| 　伴广泛结节形成的髓母细胞瘤 medulloblastoma with extensive nodularity | 9471/3 | |
| 　间变性髓母细胞瘤 anaplastic medulloblastoma | 9474/3 | |
| 　大细胞性髓母细胞瘤 large cell medulloblastoma | 9474/3 | |
| 中枢神经系统原始神经外胚层瘤 CNS primitive neuroectodermal tumour | 9473/3 | Ⅳ |
| 　中枢神经系统神经母细胞瘤 CNS neuroblastoma | 9500/3 | Ⅳ |
| 　中枢神经系统节细胞神经母细胞瘤 CNS ganglioneuroblastoma | 9490/3 | Ⅳ |
| 　髓上皮瘤 medulloepithelioma | 9501/3 | Ⅳ |
| 　室管膜母细胞瘤 ependymoblastoma | 9392/3 | Ⅳ |
| 不典型畸胎样/横纹肌样瘤 atypical teratoid/rhabdoid tumour | 9508/3 | Ⅳ |
| **颅神经和脊神经肿瘤 tumours of cranial and paraspinal nerves** | | |
| 雪旺瘤（神经鞘膜瘤,神经膜瘤）Schwannoma (neurilemoma, neurinoma) | 9560/0 | Ⅰ |
| 　细胞型 cellular | 9560/0 | Ⅰ |
| 　丛状型 plexiform | 9560/0 | Ⅰ |
| 　黑色素型 melanotic | 9560/0 | Ⅰ |
| 神经纤维瘤 neurofibroma | 9540/0 | Ⅰ |
| 　丛状型 plexiform | 9550/0 | Ⅰ |
| 神经束膜瘤 perineurioma | | |
| 　神经束膜瘤 perineurioma, NOS | 9571/0 | Ⅰ,Ⅱ,Ⅲ |
| 　恶性神经束膜瘤 malignant perineurioma | 9571/3 | Ⅲ |
| 恶性周围神经鞘膜瘤 malignant peripheral nerve sheath tumour (MPNST) | | |
| 　上皮样型 epithelioid MPNST | 9540/3 | |
| 　伴有间叶分化型 MPNST with mesenchymal differentiation | 9540/3 | |
| 　黑色素型 melanotic MPNST | 9540/3 | |
| 　伴腺性分化的 MPNST MPNST with glandular differentiation | 9540/3 | |
| **脑膜肿瘤 tumours of the meninges** | | |
| 　脑膜上皮细胞的肿瘤 tumours of meningothelial cells | | |
| 　脑膜瘤 meningioma | 9530/0 | Ⅰ |
| 　　脑膜上皮型 meningothelial | 9531/0 | |

续表

| 名　称 | ICD-O 编码 | WHO 分级 |
| --- | --- | --- |
| 纤维(纤维母细胞)型 fibrous (fibroblastic) | 9532/0 | |
| 过度(混合)型 transitional (mixed) | 9537/0 | |
| 沙砾型 psammomatous | 9533/0 | |
| 血管瘤型 angiomatous | 9534/0 | |
| 微囊型 microcystic | 9530/0 | |
| 分泌型 secretory | 9530/0 | |
| 淋巴浆细胞丰富型 lymphoplasmacyte-rich | 9530/0 | |
| 化生型 metaplastic | 9530/0 | |
| 脊索样型 chordoid | 9538/1 | Ⅱ |
| 透明细胞型 clear cell | 9538/1 | Ⅱ |
| 不典型型 atypical | 9539/1 | Ⅱ |
| 乳突型 papillary | 9538/3 | Ⅲ |
| 横纹肌样型 rhabdoid | 9538/3 | Ⅲ |
| 间变型(恶性) anaplastic (malignant) | 9530/3 | Ⅲ |
| **间叶性肿瘤 mesenchymal tumours** | | |
| 脂肪瘤 lipoma | 8850/0 | Ⅰ |
| 血管脂肪瘤 angiolipoma | 8861/0 | Ⅰ |
| 冬眠瘤 hibernoma | 8880/0 | Ⅰ |
| 脂肪肉瘤 liposarcoma | 8850/3 | Ⅳ |
| 孤立性纤维性肿瘤 solitary fibrous tumour | 8815/0 | Ⅰ |
| 纤维肉瘤 fibrosarcoma | 8810/3 | Ⅳ |
| 恶性纤维组织细胞瘤 malignant fibrous histiocytoma | 8830/3 | Ⅳ |
| 平滑肌瘤 leiomyoma | 8890/0 | Ⅰ |
| 平滑肌肉瘤 leiomyosarcoma | 8890/3 | Ⅳ |
| 横纹肌瘤 rhabdomyoma | 8900/0 | Ⅰ |
| 横纹肌肉瘤 rhabdomyosarcoma | 8900/3 | Ⅳ |
| 软骨瘤 chondroma | 9220/0 | Ⅰ |
| 软骨肉瘤 chondrosarcoma | 9220/3 | Ⅳ |
| 骨瘤 osteoma | 9180/0 | Ⅰ |
| 骨肉瘤 osteosarcoma | 9180/3 | Ⅳ |
| 骨软骨瘤 osteochondroma | 9210/0 | Ⅰ |
| 血管瘤 haemangioma | 9120/0 | Ⅰ |
| 上皮样血管内皮瘤 epithelioid haemangioendothelioma | 9133/1 | Ⅱ |
| 血管外皮瘤 haemangiopericytoma | 9150/1 | Ⅱ |

| 名　称 | ICD-O 编码 | WHO 分级 |
|---|---|---|
| 间变性血管外皮瘤 anaplastic haemangiopericytoma | 9150/3 | Ⅲ |
| 血管肉瘤 angiosarcoma | 9120/3 | Ⅳ |
| Kaposi 肉瘤 Kaposi sarcoma | 9140/3 | Ⅳ |
| Ewing 肉瘤 Ewing sarcoma — PNET | 9164/3 | Ⅳ |
| 原发性黑色素细胞性病变 primary melanocytic lesions | | |
| 弥漫性黑色素细胞增生 diffuse melanocytosis | 8728/0 | Ⅰ |
| 黑色素细胞瘤 melanocytoma | 8728/1 | |
| 恶性黑色素瘤 malignant melanoma | 8720/3 | |
| 脑膜黑色素瘤病 meningeal melanomatosis | 8728/3 | |
| 其他脑膜肿瘤 other neoplasms related to the meninges | | |
| 血管母细胞瘤 haemangioblastoma | 9161/1 | Ⅰ |
| 淋巴和造血组织肿瘤 lymphomas and haematopoietic neoplasms | | |
| 恶性淋巴瘤 malignant lymphoma | 9590/3 | |
| 浆细胞瘤 plasmacytoma | 9731/3 | |
| 粒细胞肉瘤 granulocytic sarcoma | 9930/3 | |
| 胚生殖细胞肿瘤 germ cell tumours | | |
| 生殖细胞瘤 germinoma | 9064/3 | |
| 胚胎性癌 embryonal carcinoma | 9070/3 | |
| 卵黄囊瘤 yolk sac tumour | 9071/3 | |
| 绒癌 choriocarcinoma | 9100/3 | |
| 畸胎瘤 teratoma | 9080/1 | |
| 　成熟型 mature | 9080/0 | |
| 　未成熟型 immature | 9080/3 | |
| 　伴有恶变的畸胎瘤 teratoma with malignant transformation | 9080/3 | |
| 混合性生殖细胞肿瘤 mixed germ cell tumours | 9085/3 | |
| 鞍区肿瘤 tumours of the sellar region | | |
| 颅咽管瘤 craniopharyngioma | 9350/1 | Ⅰ |
| 　造釉细胞瘤型 adamantinomatous | 9351/1 | Ⅰ |
| 　乳突型 papillary | 9352/1 | Ⅰ |
| 颗粒细胞瘤 granular cell tumour | 9582/0 | Ⅰ |
| 神经垂体细胞瘤 pituicytoma | 9432/1 | Ⅰ |
| 腺垂体梭形细胞嗜酸细胞瘤 spindle cell oncocytoma of the adenohypophysis | 8291/0 | Ⅰ |
| 转移性肿瘤 metastatic tumours | | |

## 76.1.2 病因

中枢神经系统肿瘤的病因至今未完全明确。有下列几种可能病因。

**(1) 遗传因素**

绝大多数脑肿瘤发病以散发为主。然而大量调查结果显示,1%~5%的脑肿瘤中,某些遗传性综合征成为其高危因子。某些脑肿瘤可合并有多种遗传性因素并具有家族性,如斑痣性错构瘤(phakomatosis)。因此,遗传因素可能为脑肿瘤发病因素之一。

1) 神经纤维瘤病 神经纤维瘤病为常染色体显性遗传性肿瘤,常见的有两型:Ⅰ型为多发性神经纤维瘤病,又称 von Recklinghausen 病(VRNF);Ⅱ型为具有双侧听神经瘤和(或)其他神经系肿瘤的神经纤维瘤病。两型均可有先天畸形(如大头畸形、脊柱侧弯畸形、蝶骨小翼和眶板缺失等),或中枢神经系统其他肿瘤,如脑膜瘤、毛细胞型星形细胞瘤等。

2) 胶质瘤 胶质瘤是中枢神经系统最常见的肿瘤,多数没有遗传性。但是有些胶质瘤是某些遗传性疾病的一部分,如神经纤维瘤病Ⅱ型、结节性硬化、Gardner 综合征、Turcot 综合征以及 Li-Fraumeni 综合征。除此之外,有些胶质瘤患者确有家族遗传倾向。

3) 血管母细胞瘤 血管母细胞瘤常伴有全身其他脏器的血管性肿瘤,如视网膜血管母细胞瘤、肾脏或胰腺的血管瘤等。此类血管母细胞瘤又称为 von Hippel-Lindau 病(VHL)。临床与流行病学调查研究发现,VHL 患者大多具有家族史。患者分子生物学研究表明,患者细胞内出现 VHL 基因的表达。

**(2) 生物学因素——病毒**

实验发现,引起中枢神经系统肿瘤的 DNA 病毒主要为腺病毒与乳多泡病毒(papovavirus)两大类,主要引起动物颅内肿瘤。目前尚未获得病毒引起人脑肿瘤的直接证据。然而,流行病学研究资料提示,猴空泡病毒(SV40)病与儿童颅内肿瘤密切有关。接种了 SV40 污染疫苗的儿童,其髓母细胞瘤的发病率要高出很多。DNA 杂交技术,可在某些髓母细胞瘤细胞中检测到 SV40 的基因序列。虽然如此,仍不能肯定病毒与脑肿瘤之间的因果关系,病毒诱导脑肿瘤的研究尚需进一步深入。

**(3) 物理因素**

1) 放射线 很多实验均证实放射线可导致不同部位的肿瘤生长,且有的实验还证实肿瘤的发生时间与个体所受的放射剂量有关。1974 年 Modan 等做了最令人信服的研究,他随访了 11 000 例接受放疗的儿童,发现其脑膜瘤的发病率较自然情况下增加了 4 倍,且多数伴有放疗后头皮改变及脱发。此后有学者指出放疗后脑膜瘤的发生时间与放射剂量相关,放射剂量越高,发生时间越短。放疗引起胶质瘤生长的文献报道不多,共发现 37 例非胶质瘤患者于放疗后 1~26 年出现胶质瘤的生长。

目前,对放射线引起的颅内肿瘤基本确立了诊断标准。首先,肿瘤发生于放射范围之内;其次,需要有一定的与放射剂量有关的放射后反应期;第三,肿瘤诊断明确;第四,所发肿瘤在自然情况下发病率极低,如成人小脑星形细胞瘤、双侧颞叶的胶母细胞瘤、纤维肉瘤等;最后,需排除有肿瘤生长倾向的因素,如神经纤维瘤病或多发性内分泌肿瘤综合征等。

2) 外伤 文献报道在头颅外伤的局部骨折或瘢痕处出现脑膜瘤生长,甚至有研究者在脑膜瘤中找出铁丝。曾经认为局部异物或瘢痕对正常脑膜或脑组织长期刺激可导致肿瘤的生长。Mareovici 认为,损伤可促使原已存在的肿瘤生长、促使原来存在的内脏肿瘤脑转移,使脑部胚胎残留组织发生间变,或引起脑膜脑瘢痕瘤变。然而,流行病学调查表明,在头颅外伤患者中,其中枢神经系统肿瘤的发生率并未有明显提高。因此,目前认为除少数脑膜瘤外,损伤对中枢神经系统的致瘤性有待进一步明确。

**(4) 化学因素**

动物实验表明,多种化学物品可诱发脑肿瘤的产生,如用甲基胆蒽、多环烃类(PCH)与烷化剂等。氯代乙烯是目前认为最可能引起人脑肿瘤的化学制剂。从 8 个流行病学研究调查来看,从事氯代乙烯生产的工人脑瘤发病率要稍高。然而,氯代乙烯引起人脑肿瘤的机制仍未明确。

**(5) 先天因素**

在胚胎发育过程中,有些细胞或组织可停止生长而遗留于神经系统内。这些残留的组织尚有分化的潜能,并可发展成为肿瘤。常见的先天性肿瘤有颅咽管瘤、脊索瘤、上皮样及皮样囊肿、畸胎瘤等,约占神经系统肿瘤的 5%。此类肿瘤虽为胚胎遗留产物,但其增殖、分化仍可受到生物、物理、化学等因素的影响。

## 76.1.3 病理生理

颅内肿瘤生长于脑实质内、颅底处、脑室内或在蛛网膜下隙。肿瘤本身及瘤周水肿、肿瘤卒中等常破坏脑组织的结构与功能。因此，肿瘤所产生的临床症状取决于肿瘤的部位、生长方式及生长速度。由于脑组织、脑血管及脑脊液在一定时间内可通过代偿机制维持稳定的颅内压，因此相同体积的肿瘤生长迅速的较生长缓慢的更易出现颅内高压症状。

神经系统肿瘤可对脑组织产生压迫、浸润或破坏，从而使脑组织缺血、缺氧。同时，肿瘤细胞可与正常脑组织争夺营养物质，改变代谢递质与电解质的细胞内浓度。而且，细胞因子与自由基的扩散改变神经细胞的微环境，均可破坏神经元与神经胶质的功能，以致出现神经功能缺损现象，或异常兴奋现象而引起癫痫发作。

随着瘤体的不断增大，肿瘤对脑组织压迫不断加重，肿瘤周围脑组织水肿，及（或）脑脊液循环受阻，使脑组织顺应性下降，Monroe-Kellie 代偿机制破坏，使颅内压增高。其次，肿瘤对脑组织的浸润、包绕及压迫又可使肿瘤阻塞脑血管，引起静脉淤血扩张，产生脑组织代谢性障碍，脑血管自动调节功能破坏，使颅内压进一步升高。

此外，当肿瘤长入脑室内，或自外部压迫脑室，或肿瘤异常分泌大量脑脊液，如脉络丛乳头状瘤，亦可影响脑脊液的产生与吸收平衡。肿瘤可阻断脑脊液通路，肿瘤出血或坏死碎片可妨碍蛛网膜颗粒对脑脊液的吸收，导致脑室系统扩大、脑积水，加重颅内高压。

## 76.1.4 免疫生物学及生物化学

### (1) 免疫生物学

由于脑组织缺乏淋巴系统并且存在血—脑屏障，因此过去曾一度认为脑组织是一免疫特免器官，没有或仅有极少的免疫反应。但随研究深入，发现脑亦有免疫功能，至少有部分免疫功能。在近交系小鼠脑内移植肿瘤前给予肿瘤疫苗或免疫佐剂，可抑制肿瘤的生长。在临床上，肾移植患者中脑瘤的发病率明显增加，此与患者全身免疫功能抑制有关。同样，在脑肿瘤患者中，其免疫功能受到多环节的破坏。

有研究证实，脑肿瘤患者血—脑屏障有破坏，瘤周与瘤内均有炎性细胞的浸润现象。在脑瘤中，$CD8^+$ T 细胞浸润现象十分明显，30%～60%患者中有单核细胞的浸润，>40% 有 NK 细胞浸润。但 Mirioka 等提出，尽管有炎性细胞的浸润，脑肿瘤细胞并未有明显的杀伤现象。Weber 认为中枢神经系统的免疫缺陷主要是脑内缺乏细胞毒性免疫反应。目前认为，产生有效的 T 细胞介导的免疫反应是一多步骤的进程。首先需要抗原呈递细胞如树突细胞、巨噬细胞等来呈递抗原，抗原呈递细胞上的 II 型主要组织相容性复合物(MHC-II)与 T 细胞上的 T 细胞受体相互作用，再由细胞表面分子如 BT、CD28 及可溶性细胞因子如白细胞介素-1(IL-1)共同激活 CD4 T 辅助细胞，然后由 T 辅助细胞激活细胞毒性 T 细胞，通过释放 IL-2、γ-干扰素(IFN-γ)、肿瘤坏死因子-α(TNF-α)等细胞因子来识别肿瘤抗原的表达，最后细胞毒性免疫效应细胞通过穿孔素(perforin)诱导的细胞溶解作用或 Fas/APO-1 受体介导的细胞凋亡作用破坏肿瘤细胞，达到杀死肿瘤的目的。在脑肿瘤中，这种抗肿瘤免疫过程在肿瘤生长过程中完全或部分破坏。对胶质瘤的研究发现，肿瘤表面存在神经节苷酯 GM2 与 GM3，对人 NK 细胞的活性有较强的抑制作用。又有研究表明，胶质瘤细胞培养的上清液可阻止 T 细胞的增殖，认为这是一类胶质瘤细胞本身分泌的免疫抑制肽。细胞因子是控制正常神经细胞与胶质瘤细胞生长、分化的调节蛋白。尽管研究发现在胶质瘤中巨噬细胞浸润区 TNF-α 及 IL-6 有较显著的分布，但是胶质瘤细胞分泌一种与转移生长因子-β(TGF-β)非常相似的胶质母细胞源性 T 细胞抑制因子(G-TsF)，又称为 TGF-β2。TGF-β2 可抑制 T 细胞有丝分裂及对抗原刺激的反应。Black 等提出淋巴细胞的浸润可刺激肿瘤细胞增加免疫抑制因子的表达，从而抑制对肿瘤的免疫杀伤作用。另有实验发现，胶质瘤患者淋巴细胞分泌 IL-2 的能力下降，并且不能表达高亲合性的 IL-2 受体。体外实验发现星形细胞瘤或胶母细胞瘤株在 TNF-α 或 IL-1 的刺激下可分泌粒细胞—巨噬细胞集落刺激因子(GM-CSF)，但这种反应在 TGF-β 或前列腺素(PGE)存在时消失。且在脑肿瘤中外周血单核细胞刺激后，IFN-γ 的量亦显著下降。有学者认为，胶质瘤患者的免疫缺陷与细胞因子的分泌异常亦有密切关系。此外，中枢神经系统组织不表达 MHC-II 型抗原，无法激活 T 辅助细胞，从而缺乏细胞毒性免疫功能。

同时，胶质瘤患者的体液免疫亦不健全。众多研究表明，在脑组织中有 S-100 蛋白、神经元特异烯醇化酶(NSE，又称 14-3-2 蛋白)、胶质纤维酸性蛋白(GFAP)、α2-糖蛋白及髓磷脂碱性蛋白等抗原的表达。在胶质瘤中同样有这些抗原的表达，但随着肿瘤间变程度的改变,细胞分化差,这些抗原的表达量逐步减少。胶质瘤特异性抗原至今未能找到。Young 曾发现在胶母细胞瘤患者的血清中存在一种抑制瘤生长的因子,Brook 及其他学者认为这种因子是 IgG 免疫复合物。Garson 等证实,正是 IgG 抗原复合物与细胞结合,阻碍了肿瘤细胞与 IgM 结合,从而抑制了更有效的 IgM-补体介导的急性细胞毒性反应。

大量研究表明,机体对脑肿瘤并非无免疫反应,而是免疫反应异常或受到破坏。在胶质瘤中细胞介导的免疫反应低下,且肿瘤分泌非特异性抑制性体液因子。尽管具有肿瘤相关抗原性,但有免疫阻止因子的存在,肿瘤相关体液免疫与启动补体介导的细胞毒反应的能力差。这些均为脑肿瘤的免疫治疗提供了理论基础。

**(2) 生物化学**

与其他实质性肿瘤或淋巴系统肿瘤相同,脑肿瘤细胞群之间存在差异性(hetergeneous),包括核型差异,生长速度的差异及代谢、免疫等方面的差异。这种差异性不但存在于不同恶性程度的肿瘤中,且在同级别的肿瘤中,甚至在同一肿瘤内都有差异。尽管如此,不同肿瘤之间仍具有反映其生长与分化情况的生化特性。研究发现,脑肿瘤细胞内糖酵解增加,糖原与黏多糖含量增多,磷脂与甘油酯减少,蛋白酶、肽酶与溶酶体活性增强,以及核酸代谢增加。

脑肿瘤细胞糖酵解能力强,尽管在有氧状态下仍产生大量乳酸,有学者称其为有氧酵解。分化好、生长慢的肿瘤细胞内糖酵解速度慢,反之亦然。在胶质瘤细胞中有氧酵解速度快,且与胶质瘤的恶性程度明显相关。在正常脑组织中,神经细胞的呼吸商($RQ$)约为 1.0,而在胶质瘤中,平均 $RQ$ 仅为 70%~80%。研究发现,在胶质瘤细胞中调节糖酵解代谢的限速酶于糖激酶与磷酸果糖激酶有异常活性。此外,在酵解过程中其他的酶类如磷酸己糖异构酶、醛缩酶、甘油醛-3-磷酸脱氢酶、乳酸脱氢酶(LDH)等也有活性的增强。并且,在分化差的肿瘤中发现催化糖有氧氧化的葡萄糖-6-磷酸酶完全缺失。Eigenbrodt 与 Glossmann 发现脑瘤细胞内在糖酵解终末阶段的丙酮酸激酶亦有变异,此激酶可被磷酸化而活化,进一步阻止糖有氧氧化。

在脑肿瘤细胞中,葡萄糖不仅作为其能量来源,而且可通过磷酸戊糖途径转化为核糖。脑肿瘤细胞中可发现高浓度的磷酸戊糖途径中间产物 5-磷酸核糖-1-焦磷酸(PRPP),而 PRPP 在正常脑组织中并不存在。此外,糖酵解的中间产物甘油醛-3-磷酸(GA3P)与磷酸二羟丙酮(DHAP)亦可进入磷酸戊糖途径合成核糖,以满足肿瘤细胞大量合成核苷酸的需要。

### 76.1.5 脑肿瘤的分子生物学特性

近 20 年来,对于肿瘤的分子生物学研究不断开展,肿瘤的发生与癌基因的过量表达及抑癌基因的突变或丢失的相关性越来越受到重视。当前已发现的原癌基因种类繁多,分为生长因子类、受体类、跨膜分子及转录因子类等,达数十种之多。抑癌基因 $Rb$、$p53$、$p16$ 等也发现在多种瘤中有突变或丢失现象。在中枢神经系统肿瘤中,亦已证实了存在癌基因的扩增与抑癌基因的丢失。

对星形细胞胶质瘤的分子生物学研究较多亦较深入。有较多证据表明,胶母细胞瘤的发生与 10 号染色体上基因片段的变异有密切关系。最近在 10p14-15 及 10q23-26 上发现新的胶质瘤相关抑癌基因:有位于 10q23 的 $MMAC1/PTEN$ 基因,位于 10q25-26 上的 $DMBT1$ 基因,位于 10q25.1 的 $h$-$neu$ 基因及位于 10q24-25 的 $MXI1$ 基因。其中 10q25-26 基因杂合子的丢失在高级别与低级别的星形细胞胶质瘤中均有发现,提示其与星形胶质瘤的形成有关。而 $h$-$neu$ 基因存在于正常脑组织与间变性胶质瘤中,在胶母细胞瘤中未能检测到,推测其与胶质瘤向胶母细胞瘤的恶性转化有关。另有实验表明,将 10p14-15 片段转移入胶母细胞瘤细胞株中,可抑制肿瘤集落形成的能力。

近来,Holland 提出几乎所有的胶质瘤都有控制细胞 G1 期生长停滞的 3 个基因群之一的表达改变:p16(INK4a)-p19(ARF)的表达丧失,$CDK4$ 的过量表达或 $Rb$ 的表达异常。Burns 等认为在胶质瘤中存在 p16-CDK4-Rb 细胞周期调节链。笔者认为在胶质瘤中存在 $Rb$ 基因的突变或丢失,从而导致 Rb 蛋白表达异常或不表达。

目前,对原发性(de novo)与继发性的多形性胶母细胞瘤在分子水平改变的区别已取得了较为一致的看法。原发性多形性胶母细胞瘤分子生物学改变以表皮生长因子受体(EGFR)的扩增与过量表达为主,而继发性胶母细胞瘤则以 $p53$ 的突变为主要表现。原发性胶母细胞瘤中 $p16$ 的突变发生率是继发性的 2 倍。在较少见的巨细胞胶母细胞瘤中 >75%

有 p53 的突变,而 EGFR、CDK4 的扩增及 p16 的丢失或突变极少发生,因此有学者认为此类胶质瘤在发生上与继发性胶母细胞瘤相似。

随着分子生物学新技术的应用,不断在胶质瘤中发现新的异常基因[2,3]。如在间变性星形细胞瘤和多形性胶母细胞瘤中有位于 1q32.1 上的 GAC1 基因的扩增,在胶母细胞瘤细胞株中发现位于 7q31 上的 GAS7-1 与 GAS7-2 基因的扩增,在各级别胶质瘤中均有位于 12q13-15 上 GAS4-1 的扩增。但是这些基因的生物学特性及其功能都有待进一步研究。

除了星形细胞胶质瘤之外,在其他中枢神经系统肿瘤中亦有基因异常改变的发现。研究发现在少枝胶质瘤中有 1p 和 19q 等位基因的丢失,而在儿童室管膜瘤中有位于 6q 上的基因片段的丢失。以往研究表明,在约 50% 的髓母细胞瘤中存在 17p13 的丢失。然而最近认为,p53 并非髓母细胞瘤的特异性基因改变,目前已更为精确的定位于 17p13.2～13.3,这一区域并不包括 p53 基因,而在这一区域中的 HIC1 与 OVCA1 基因的丢失可能与髓母细胞瘤的发生有着密切的关系。

### 76.1.6 肿瘤干细胞

近来发现在胶母和髓母细胞瘤中,存在很少量具有自我更新和分化能力的细胞,它们有神经干细胞一样的标记,对目前各种治疗方法如放疗、化疗、免疫治疗均不敏感或具有抵抗或逃逸能力[4,5]。这种细胞的发现无疑为脑瘤的发生发展、脑瘤的治疗和复发防治提供了新方向。

### 76.1.7 临床表现

颅内肿瘤的临床表现可归纳为颅内压增高症状与局灶症状两大类,两者可先后或同时出现,或仅有其一。

#### (1) 颅内压增高症状

颅内压增高主要表现为头痛、呕吐与视盘水肿"三主征"。

1) 头痛 开始以阵发性头痛渐进性加重,后期为持续性头痛阵发性加重。头痛主要以夜间及清晨为多见,部位多位于额部、枕后及双颞。后颅窝肿瘤常引起枕颈部痛,并放射至眼眶部。咳嗽、用力、低头、屏气等活动时均可使头痛加剧。小儿因颅缝未闭,颅高压时颅缝分开,故可没有头痛,只有头晕。

2) 呕吐 常呈喷射性,多在头痛剧烈时出现。严重者不能进食,食后即吐。患者常可因持续呕吐而出现失水。幕下肿瘤出现呕吐要比幕上肿瘤早且频繁。这是由于延髓呕吐中枢、前庭、迷走等神经受到刺激的结果。儿童患者呕吐较成人患者常见。

3) 视盘水肿 是颅内高压的重要客观体征。幕下及中线肿瘤出现视盘水肿较早。视盘水肿早期没有视觉障碍,视野检查仅可见生理盲点扩大。当视盘水肿持续存在数周或数月以上,视盘逐渐变得苍白,视力开始减退,视野向心性缩小。这是视神经继发萎缩的表现。这时即使手术解除了颅内高压,视力仍可能进行性减退,甚至发展到失明。

颅内压增高除以上"三主征"外,尚可引起复视、智力减退、情绪淡漠、大小便失禁、意识障碍及 Cushing 反应。

#### (2) 局灶症状

脑肿瘤所引起的神经系统局部症状因部位而异。

1) 额叶肿瘤 额叶损害的症状主要为随意运动、语言表达及精神活动 3 方面障碍。中央前回为运动区,此区破坏性病变产生对侧肢体瘫痪。下肢代表区在顶部,膝关节以下位于半球内侧面,躯肢的排列呈身体的倒影。上肢代表区在中间部,头颈部代表区底部。面肌瘫痪呈中枢性,仅累及下面部肌肉的随意动作,下面部肌肉的情感性动作可能正常。刺激性病变产生局灶性运动性癫痫,有时发展成为局灶性开始的全身性发作,临床上有定位意义。运动前区病变引起精神性运动障碍,运动性失用,少动症,运动性持续症,阵挛性强直与强握、摸索、吸吮反射。主侧额下回后部岛盖区病变产生运动性失语。额眼区病变产生双眼凝视障碍,破坏性病灶产生双眼凝视病灶侧,刺激性病灶则出现双眼同向偏至对侧或其他方向。额中回病变破坏额—桥—小脑束,出现对侧肢体的共济失调,但无眼球震颤;双侧病变可出现假性延髓麻痹。位于前额的肿瘤主要影响智能、注意力与判断力等。患者丧失分析问题、解决问题的能力,并对周围环境反应淡漠,无意志力,且有时喜怒无常。在两侧病变时尤为明显。额叶内侧面后部为旁中央小叶,此处病变患者产生大小便失禁,感觉障碍及对侧下肢瘫痪,以足部为重。额叶底部肿瘤可引起病侧嗅觉丧失、视神经萎缩和对侧视盘水肿(Foster-Kennedy 综合征)。额前区有"静区"之称,此处肿瘤症状常不明显。

2) 顶叶肿瘤 主要引起中枢性感觉障碍。中央后回受刺激引起对侧感觉性癫痫。破坏性病灶出现皮质性感觉障碍,表现为皮肤定位觉、皮肤书写觉、尖圆辨别觉、重量觉、实体觉和两点辨别觉障碍。深感觉障碍可引起感觉性共济失调。主侧半球受累出现Gerstmann综合征,即手指失认、失算、失写及左右分辨不能。主侧角回病变可产生失读症。非主侧顶叶病变可出现躯体和空间辨别障碍,如不承认瘫痪肢体属于自己或认为失去某肢体,不能左右定向等。

3)颞叶肿瘤 颞叶病变所产生的症状较多样。可产生颞叶癫痫、视幻觉、视野缺损,主侧半球者出现感觉性失语。颞叶癫痫为病变累及颞叶前端海马沟回时引起,主要表现为精神运动性发作,又称海马沟回发作。多以幻嗅、幻味为先兆,继而出现梦境状态,对陌生环境有熟悉感(似曾相识症),或对熟悉环境有陌生感(似不相识症)等。可出现幻视、幻听、强制思维或恐惧感。部分患者出现精神自动症,如反复不自主的咀嚼、吞咽、舔舌、外出游逛等,醒后对发作情况自己毫无所知。主侧颞上回受累引起感觉性失语、听觉失认与失乐歌症。颞叶深部视放射受影响可出现对侧同向偏盲、象限盲等。位于颞叶腹外侧肿瘤,因此处亦属"静区",可无定位症状。

4)枕叶肿瘤 主要表现为视觉障碍。刺激性病灶引起发作性视野中出现闪光、白点、颜色等视幻觉,或突然发黑后转而失明。枕叶视幻觉主要为精神性视觉障碍,出现视物变形,空间失认,视物增多或重复出现以及视觉性体向障碍,此可与颞叶病变产生的视幻觉相鉴别。单侧破坏性病变产生对侧同向偏盲,象限性偏盲;双侧病变可产生全盲,或水平性上方或下方视野缺损,但光反应存在。皮质性偏盲不累及中央黄斑区,称为黄斑回避。

5)岛叶肿瘤 岛叶位于外侧裂的深部,被额、顶、颞叶岛盖所覆盖。此处病变主要表现为内脏方面的神经系统症状。临床资料提示为自主神经功能的代表区。

6)基底节肿瘤 主要表现为运动减少、表情僵硬、眼睑退缩、肢体强直与震颤、共济失调、前冲步态及眼球震颤。20%可出现以失神发作为主的癫痫。25%有痴呆、记忆力减退等。肿瘤如侵及邻近内囊时可有对侧的偏瘫及偏感觉障碍。

7)间脑肿瘤 间脑位于中脑和大脑半球之间,是大脑皮质与各低级部位连接的重要结构,主要包括丘脑、底丘脑、下丘脑和三脑室周围结构。丘脑肿瘤局灶症状少,可出现记忆减退、反应迟钝、痴呆和嗜睡。随损害部位、范围的不同可出现各种感觉症状,出现感觉减退或感觉异常。部分患者出现丘脑痛,表现为病灶对侧弥漫性疼痛,可因各种刺激而阵发性加剧(Déjerine-Roussy综合征)。肿瘤累及内囊可引起"三偏"综合征。下丘脑病变可出现自主神经与内分泌功能障碍,如尿崩症、发热、性功能障碍及睡眠—觉醒异常。

8)胼胝体肿瘤 胼胝体前部肿瘤有进行性痴呆、失用症、人格改变,可能与肿瘤侵入额叶有关。胼胝体中部的肿瘤有双侧运动及感觉障碍,下肢重于上肢,与肿瘤向两旁侵犯运动、感觉皮质有关。胼胝体后部肿瘤可压迫四叠体引起松果体区肿瘤的症状。由于脑导水管容易被堵,脑积水及颅内高压症状可较早出现。

9)松果体区肿瘤 此处肿瘤的神经系统症状包括:①四叠体上丘综合征(Parinaud综合征),即由于肿瘤压迫了管理眼球同向上视动作的神经纤维——皮质顶盖束,此束终止于四叠体上丘的前半部纤维受损,出现双眼上视不能。若终止于上丘后半部的纤维受损,则可伴有双眼下视不能。②动眼神经核麻痹。③瞳孔反射的改变,是由于四叠体前区,动眼神经小神经元核的前半部损坏,出现阿—罗瞳孔。④其他,如下丘脑后半部或中脑前半部受损出现嗜睡,四叠体下丘脑受压出现听觉障碍,中脑大脑脚内的皮质脊髓束和底丘脑受损出现轻偏瘫和锥体外系症状,肿瘤侵入小脑上脚出现小脑症状等。此外,尚可有内分泌症状与脑积水导致的颅内高压症。

10)脑干肿瘤 包括中、桥、延脑。一侧脑干受损的共同特点为交叉性麻痹,即病侧的脑神经麻痹和对侧的肢体偏瘫。中脑肿瘤位于底部者出现Weber综合征;位于四叠体者出现Parinaud综合征;中脑顶盖部肿瘤引起粗大震颤、舞蹈症及Magnus位置性反射,即将头转向一侧,该侧的上肢屈曲、下肢伸直。桥脑肿瘤多见Milard-Gubler综合征,自发性水平或垂直性眼球震颤,肿瘤涉及三叉中脑束则可有病侧面部感觉减退,角膜反射迟钝或消失,咀嚼无力等。延脑肿瘤以呕吐与呃逆为突出表现,后组脑神经麻痹症状明显。

11)小脑肿瘤 小脑半球肿瘤主要表现为患侧肢体协调动作障碍,出现辨距不良、肌反跳、动作不稳、指鼻试验及跟膝胫试验不稳等,并可有吟诗样言语、眼球震颤、肌张力降低等。小脑蚓部肿瘤表现为躯干性共济失调,宽基步态,逐渐发展为行

1759

走不能。此处肿瘤易阻塞第四脑室,早期出现脑积水。

12) 桥小脑角肿瘤 主要表现为眩晕,患侧耳鸣,进行性听力减退,患侧三叉神经、面神经部分麻痹,眼球震颤及患侧小脑体征。晚期可有后组脑神经麻痹、对侧轻偏瘫与颅内高压症状。

13) 鞍区肿瘤 典型表现为内分泌失调伴视力视野改变。女性以月经紊乱、泌乳、不育、肥胖为主。男性以性功能减退、毛发脱落、皮下脂肪增多为主。肿瘤位于视交叉前方者,常有双颞侧视野缺损,而视交叉为前置者,视野可无改变而只有视力减退。

14) 鞍旁(海绵窦)肿瘤 主要影响第Ⅲ、Ⅳ、Ⅴ、Ⅵ对脑神经功能,出现眼球运动障碍、睑下垂、面部麻木及咀嚼肌萎缩。部分可出现眼球突出、眼结合膜充血水肿。

15) 斜坡肿瘤 早期症状为单侧脑神经麻痹,尤以第Ⅵ及Ⅴ对脑神经受损为多见,表现为复视、患侧眼球内转及面部感觉减退。少数可出现颅内高压症状及锥体束征。

16) 颈静脉孔区肿瘤 主要影响后组脑神经,出现后组脑神经麻痹表现。患者表现为声音嘶哑、饮水呛咳、吞咽困难。神经系统检查可有软腭塌陷、咽反射消失、咽部感觉减退或消失、舌后1/3味觉消失,部分患者可有患侧舌肌萎缩、斜方肌胸锁乳突肌萎缩。

17) 三脑室肿瘤 症状常不明显,主要表现为间歇性的颅内压增高症状。头部处于某一位置时可以引起症状的突然发作。表现为剧烈头痛、大量呕吐、意识迟钝甚至昏迷,并常伴有脸潮红、出汗等自主神经症状,有时可导致呼吸停止而猝死。常有双下肢突然失去肌张力而跌倒,但意识清醒。改变体位可使症状自动缓解。肿瘤侵及第三脑室底部者可有嗜睡、尿崩、肥胖、生殖功能减退等,个别患者可有性早熟现象。第三脑室后部肿瘤可有松果体区肿瘤症状。

18) 侧脑室肿瘤 常无特殊症状,以颅内压增高表现为主。患者就诊时肿瘤常已生长巨大。视盘水肿多见。视觉症状特别是同向偏盲常见,有的患者可有精神症状。

19) 第四脑室肿瘤 肿瘤小时症状可不明显,呕吐可为唯一出现的较早症状。当肿瘤引起第四脑室出口堵塞时,出现脑积水表现。个别患者可有强迫头位、Bruns征。

## 76.1.8 诊断

中枢神经系统肿瘤的诊断应包括定位与定性两部分。患者的临床症状与体征是定位与定性诊断的主要依据。根据病史、病程特点,可初步明确病变是否为肿瘤,以及好发的肿瘤类型。然后,根据特殊检查的结果,来肯定或排除神经系统肿瘤的性质及所在部位。常用的神经系统特殊检查有以下几项。

### (1) CT 检查

头颅 CT 检查是目前应用最广的神经系统肿瘤的诊断手段,已基本作为神经系统首选检查方法,对神经系统肿瘤的定位诊断有重大价值。通过不同的层面、不同的窗位可明确肿瘤与周围结构的关系。在 CT 平扫中可见:①肿瘤的质地,如囊性变、出血、坏死、钙化等;②周围脑组织水肿的情况;③中线结构移位情况;④冠状位 CT 对鞍区肿瘤、矢旁及鞍旁肿瘤有价值;⑤骨窗位 CT 可见骨质改变情况,如垂体瘤鞍底骨质破坏的情况,听神经瘤内听道扩大的情况等。通过增强 CT 检查,不仅可了解肿瘤的血供情况,而且可对脑肿瘤的定性有较大价值,如脑转移瘤呈典型的环形增强影,囊性血管母细胞瘤可见有增强的壁结节等。

CT 血管显影(CTA)检查是利用计算机对血管在快速 CT 上的影像进行三维重建,从而可获得颅内血管与周围神经结构及肿瘤组织的相对关系。此外,通过 CTA 可鉴别鞍区动脉瘤与脑膜瘤或垂体瘤、动静脉畸形与某些血管性肿瘤如海绵状血管瘤等。

### (2) MRI 检查

MRI 检查对脑及脊髓的检查最为理想,能提供清晰的解剖图像,并能获取较多的组织切面,如冠状、矢状、轴位等。在应用顺磁性造影剂 Gd-DTPA 后,对提高其分辨力及诊断率有帮助。表 76-2 对中枢神经系统肿瘤的 MRI 影像特点作一简要概括。近年来,除了在 MRI 上获取 T1 加权、质子加权、T2 加权及增强 MRI 图像外,尚有动态 MRI、水抑制 MRI 成像(FLAIR)、弥散(diffusion)MRI 成像、功能 MRI (fMRI)、MRI 血管显影(MRA 与 MRV)以及质子磁共振光谱(PMRS)等新技术[6,7]。这样,通过 MRI 各种成像技术,结合 CT 表现,不仅可对中枢神经系统肿瘤作出较为明确的诊断与鉴别诊断,而且对指导手术有较大的帮助。

表 76-2  中枢神经系统肿瘤 MRI 特点

| Gd-DTPA 增强 | 强化 | 不强化 |
|---|---|---|
| T1W 低信号，T2W 低信号 | 部分黑色素瘤，大多数脉络丛肿瘤（某些为 T2W 高信号），血管流空影 | 钙化；急性血肿 |
| T1W 低（等）信号，T2W 高信号 | 大多数高级别的神经上皮源性的肿瘤，毛细胞型星形细胞瘤，多形性黄色星形细胞瘤，脑膜瘤，神经瘤，淋巴瘤，慢性血肿的周围，脓肿，肉芽肿组织 | 多数低级别的神经上皮源性的肿瘤，高级别的神经上皮源性的肿瘤周围浸润脑组织的部分，水肿，坏死，慢性血肿，脑脊液含蛋白成分的囊肿，胆固醇肉芽肿，"黑色"上皮样囊肿，急性梗死，错构瘤 |
| T1W 高（等）信号，T2W 低信号 | 骨髓组织，错构瘤性脂肪瘤，黑色素瘤，黑色素型脑膜瘤 | 脂肪瘤，黏液囊肿，含铁血黄素 |
| T1W 高信号，T2W 高信号 | 亚急性血肿的周边，脑膜瘤，胶样囊肿（信号可有多样），血管母细胞瘤，错构瘤样脂肪瘤 | 亚急性血肿，"白色"上皮样囊肿 |

**（3）放射性核素脑扫描检查**

脑放射性核素扫描目前主要有单光子发射断层扫描（SPECT）与正电子发射断层扫描（PET）两项技术。对脑内血供较丰富的肿瘤如脑膜瘤、恶性胶质瘤等有诊断价值。脑核素扫描主要为一种功能性检查，在解剖定位上精确度不及 CT 与 MRI。

SPECT 是用影像重建的基本原理，利用放射性示踪剂的生物过程，根据示踪剂按脑血流和脑代谢的分布情况，达到了解脑血流和脑代谢的目的。脑肿瘤检查中常用的放射性示踪剂为 $^{201}$Tl。近来研究发现 $^{201}$Tl-SPECT 检查与胶质瘤的分级、高级别胶质瘤的残留及胶质瘤的复发有较好的相关性。

PET 是一种能对脑组织生化及生理变化进行定性与定量分析的现代成像技术。PET 通过对脑组织中糖代谢、多巴胺代谢、氧代谢、氨基酸代谢、蛋白质合成或脑血流及血—脑屏障通透性的测定，以了解脑组织内异常代谢区的部位。常用的放射线核素标记为 $^{18}$F、$^{13}$N、$^{15}$O、$^{11}$C 与 $^{68}$Ga。在脑肿瘤 PET 成像系统中，应用最多的是通过测定以 $^{18}$F 标记的氟-2-脱氧葡萄糖（fluoro-2-deoxyglucose，FDG）的分布来发现正常脑组织与异常肿瘤组织间糖代谢的不同，并可通过测定 FDG 在异常组织中浓集的速度来判断脑肿瘤的生长速度。目前，PET 对脑组织成像的分辨率达到近 4 mm。FDG-PET 可判断脑肿瘤的恶性程度，区分低级别与高级别的胶质瘤。研究证实，高代谢率肿瘤 FDG 摄入量多、恶性程度高、预后差。PET 尚可显示同一肿瘤内不同的恶性程度，因此在肿瘤活检中有定位意义，肿瘤内高代谢部位更能反映肿瘤的性质。脑原发性淋巴瘤是一高代谢性肿瘤，用 PET 可对于 CT、MRI 检查均无法鉴别的弓形体病（toxoplasmosis）进行区分。此外，FDG-PET 对区别术后肿瘤残留与肿瘤复发、神经组织的放射性坏死，以及评估脑肿瘤的治疗效果有较高意义。由于 PET 反映脑血流、血—脑屏障的通透性及肿瘤组织的代谢特性，可进一步了解肿瘤的病理生理，在不远的将来必将成为制订治疗方案的重要依据。

**（4）其他检查**

脑脊液检查，可用于一些肿瘤的诊断与鉴别诊断，如脱落细胞检查（脑膜脑转移瘤）、促绒毛膜性激素或甲胎蛋白（AFP）检查（生殖细胞肿瘤）。脑电图和脑地形图检查以及近来出现的脑磁图，可用于有癫痫的脑肿瘤的癫痫灶定位。脑磁图还可以与 MRI 融合用于脑功能区定位。

### 76.1.9 鉴别诊断

以下几种疾病易与颅内肿瘤相混淆。

**（1）特发性癫痫**

癫痫为脑肿瘤的常见症状之一，但原发性癫痫起病早，无明显局灶性体征，也没有颅内压增高症状，病程长而保持稳定等都足以与脑瘤相鉴别。脑电图中特发性癫痫可见有癫痫波发放，而脑瘤中多见局灶性慢波灶有所不同。对于可疑或不典型的癫痫患者，应行 CT、MRI 等特殊检查来明确诊断。

**（2）脑血管病**

脑血管意外在临床上常有偏瘫、失语等神经系统症状。但其发病常很急，无明显前驱症状。部分患者有高血压、糖尿病等病史。老年脑肿瘤患者因颅内空间大，症状呈波动性，有的类似短暂性脑缺血发作（TIA），常需行神经影像学检查。

### (3) 慢性硬膜下血肿

有颅内压增高症状，可引起偏瘫及意识障碍。多见于老年患者，发病前数周常有头部外伤史。在CT影像上病灶呈等密度或低密度，伴有中线结构的移位。部分患者为双侧病变，无中线移位，可见双侧脑室受压，有时易漏诊。

### (4) 神经系统炎症

1）脑脓肿 同样有占位性质。常起病急，伴有发热，并有明显的脑膜刺激征。发病前患者常有感染病灶，如中耳炎、肺炎、身体其他部位的脓肿、败血症等。儿童患者常有先天性心脏病史。外周血象有白细胞增多，脑脊液内有炎性细胞，增强CT或MRI呈环形强化影。

2）脑蛛网膜炎 常有颅内高压症状、局灶性症状与视力减退，易与脑肿瘤混淆。一般脑蛛网膜炎病程长，进展慢，可多年保持不变。有感染或中毒病史者可帮助诊断。诊断困难者应行神经系统影像学检查。

3）球后视神经炎 易与由鞍区肿瘤引起的视力视野改变相混淆。但球后视神经炎无其他神经系统症状，如头痛、呕吐、嗅觉障碍、眼球运动障碍等，亦不伴有内分泌改变现象，视野改变也不典型。病程常固定不变或间有好转。头颅摄片无骨质及蝶鞍的改变。

4）视神经乳头炎 常误认为视神经乳头水肿而作为颅内高压的证据。视神经乳头炎的充血要比视神经乳头水肿明显，乳头隆起在2个屈光度以内，早期有视力减退。而视乳头水肿一般隆起较多，早期视力无影响。

### (5) 脑寄生虫病

脑寄生虫病可见于多种寄生虫病。患者有颅内高压症状与癫痫发作。一般均有与感染源接触史。影像学上有时可见病灶为多发。血清及脑脊液的特殊补体结合试验、皮肤反应试验在囊虫及肺吸虫病中可为阳性。若有皮下结节可做活检亦可明确诊断。

### (6) 良性颅内压增高

良性颅内压增高又称假脑瘤，患者只有颅内压增高而无其他局灶症状。脑脊液检查正常。病程发展缓慢，放脑脊液后常明显好转。可在半年至1年后自愈，但可复发。本病可见于静脉窦血栓形成，炎症或外伤后蛛网膜粘连，药物反应及某些内源或外源性毒素影响。有时需行CT或MRI检查来加以确诊。

## 76.1.10 治疗

绝大多数中枢神经系统肿瘤的治疗以手术为主，曾经认为手术是唯一的治疗方法。随着肿瘤综合性研究取得了重大的进展，放疗、化疗、免疫等疗法不断取得成效。目前，对大部分中枢神经系统肿瘤，综合治疗是较为合适的治疗方案[8]。

### (1) 手术

手术是中枢神经系统肿瘤最基本的治疗方法之一。手术治疗的目的是切除肿瘤、降低颅内压并明确诊断。凡生长于可以通过手术摘除部位的肿瘤，均应首先考虑手术治疗。对出现意识障碍、脑疝症状的病例，手术应作为紧急措施。手术应尽可能做到肿瘤的全切除。肿瘤全切除者预后明显优于部分或次全切除肿瘤者。但肿瘤的切除不应引起严重的病残，或增加术后并发症及死亡率。对部位深在或侵及重要神经结构的肿瘤，可采用肿瘤部分切除加减压术，如颅减压术、脑脊液引流术或分流术，以达到缓解颅内压，并为放疗、化疗等其他治疗措施创造条件的目的。脑肿瘤的活检术也是手术治疗的重要组成部分，对于颅内多发病灶、位于下丘脑的怀疑为生殖细胞肿瘤者尤其适合。活检可明确诊断，避免盲目手术而引起的严重后果，并可为患者制订正确的非手术治疗方案。

### (2) 放疗

放疗对脑瘤的治疗是重要的补充，目前包括常规放疗、立体定向放射外科治疗及放射性核素内放疗。常规放疗常用直线加速器及$^{60}Co$治疗机，对放射性敏感的肿瘤均适用。立体定向放射外科治疗目前主要以γ刀为代表，适用于直径<3 cm的肿瘤，效果较肯定。X刀是另一种立体定向放疗，可适用于较大直径的肿瘤，但整体效果不如γ刀。放射性核素内放疗适用于囊性颅咽管瘤、侵袭性垂体瘤等颅内肿瘤，常用的放射性核素为$^{32}P$、$^{198}Au$和$^{90}Y$等。在所有神经系统肿瘤中，生殖细胞瘤对射线最为敏感，均应行放疗。此外，髓母细胞瘤、少枝胶质肿瘤、高级别的星形细胞瘤、间变型室管膜瘤、室管膜母细胞瘤、转移性肿瘤、淋巴瘤、恶性脑膜瘤、颅咽管瘤、脊索瘤及脉络丛癌等中枢神经系统肿瘤，术后放疗较单独手术治疗可明显延长患者生存期。对于易在蛛网膜下隙播散的肿瘤，如髓母细胞瘤、室管膜母细胞瘤、生殖细胞瘤、脉络丛癌等，需行全脑—脊髓照射。低级别星形细胞瘤术后放疗尚存争议，目前认

为术后 CT 或 MRI 证实肿瘤全切除者可暂不行放疗。但对证实有术后残留者则应行放疗。术后放疗对提高低级别星形细胞瘤患者的生存率有帮助。术后残留未行放疗者 5 年生存率仅为 19%，而放疗者可达到 46%。对术后残留直径＜2 cm 的脑膜瘤、垂体瘤、神经鞘瘤等，γ 刀治疗可获得良好的效果。中枢神经系统肿瘤放射剂量宜足够大，一般需达到 55～60 Gy。个别肿瘤如脊索瘤，其最适杀伤剂量为 80Gy。但放疗易出现中枢神经系统放射性损伤。2 岁的患儿由于中枢神经系统发育尚未完全，应延迟放疗到 3～5 岁以后进行。放疗引起的放射性损伤与放射剂量呈正相关，且多数为不可逆病变。因此，对其须强调预防：①不超量放射；②避免重复照射；③足够的睡眠休息与充足营养；④应用激素及多种维生素。常见的放射性损伤有迟发性放射性坏死、垂体功能低下、视神经损伤而失明、脑干放射性损伤而出现核性脑神经麻痹、脊髓损伤、放射诱发的肿瘤及晚期智能减退等。因此，在设计放疗方案时，宜权衡利弊，对重要结构做到适当保护。

### （3）化疗

脑肿瘤的化疗必须建立在对脑肿瘤手术切除的基础上。术后残余肿瘤越少，化疗效果越显著，因此化疗是恶性脑肿瘤手术治疗的必要补充。近来，发现一些基因标记可预测或判断肿瘤细胞对化疗的耐药或敏感，有助于指导临床工作，如少枝胶质瘤染色体 1p 和 19q 缺失，胶质瘤染色体 9p 和 10q 缺失，以及胶母或间变型星形细胞瘤六氧甲基鸟嘌呤 DNA 甲基转移酶（MGMT）表达阴性者，对化疗敏感。

常用的化疗药物有以下几种。

1）亚硝脲类　是一类分子量小、高度脂溶性的细胞周期非敏感性（CCNS）类如烷化剂，较易通过血—脑屏障，包括卡莫司汀（BCNU）、洛莫司汀（CCNU）、司莫司汀（MeCCNU）、尼莫司汀（ACNU）、PCNU、链佐星（streptozotocin）、氯脲菌素（chlorozotocin）等，对许多中枢神经系统肿瘤均有杀伤作用[9]。亚硝脲类药物在水溶液中裂解为氯乙烯二氮羟化物（chloroethyldiazohydroxide）与一个异氰酸基团。氯乙烯二氮羟化物使 DNA 烷化而使 DNA 链断裂，细胞死亡。BCNU 为静脉用药，剂量为 200 mg/m$^2$，每 6～8 周 1 次。CCNU 与 MeCCNU 为口服制剂，用量为 120～140 mg/m$^2$ 顿服，每 6 周 1 次。MeCCNU 毒性较 CCNU 低，剂量可适当增加。各类亚硝脲类药物有交叉耐药，并可在体内有累积现象，主要的毒副作用为骨髓抑制，长期应用尚可出现肺纤维化。

2）替莫唑胺（temozolomide）　是一种治疗脑胶质瘤的化疗新药，其抗肿瘤机制属于烷化类药物。替莫唑胺是口服的咪唑四嗪衍生物，在鼠的肿瘤模型上，显示广谱的抗肿瘤活性。它是一种细胞毒的烷化剂，其主要的活性代谢物为甲基三嗪、单甲基三氮烯唑碳酰胺（MITC）。一般认为 MITC 的细胞毒为发生在鸟嘌呤的 O6 位的烷化作用，个别的烷化作用也发生在 N7 和 N3 位，替莫唑胺不需要代谢激活，在生理 pH 调节下它能自发化学降解为 MTIC。

替莫唑胺 1998 年首先在欧盟上市。国际上对替莫唑胺进行了大样本多中心研究。研究热点问题：①进行单药与周期特异性药物联合应用；②在分子病理指导下，即甲基鸟嘌呤甲基转移酶在胶质瘤中的表达情况，替莫唑胺用药适应证选择；③与放疗联合应用，在血—脑屏障开放最佳时期超早期应用。从国际研究现状看，替莫唑胺已作为一线抗胶质瘤药物[10,11]。

3）丙卡巴嗪（PCB）　呈水溶性，为单胺氧化酶抑制剂，但其抗肿瘤作用为其代谢后具有烷基化活性的终末产物。经消化道吸收后在血浆中清除较迅速，并易进入血—脑屏障。脑脊液中药物浓度可在静脉注射后几分钟内达到血浆水平。口服剂量为每日 150 mg/m$^2$，连续服用 2 周。主要的不良反应有恶心、厌食与轻至中度的骨髓抑制。

4）顺铂（DDP），卡铂（carboplatin）　为水溶性细胞周期非特异性类（CCNS 类）重金属抗肿瘤药物。其作用于肿瘤 DNA 链。静脉注入后与蛋白结合而失活，未与蛋白结合的药物从肾脏排泄。此类药物不易进入中枢神经系统，在脑脊液中的浓度只为血浆浓度的 1/25。DDP 为静脉给药，50～100 mg/m$^2$，每 4 周 1 次。卡铂剂量为 400 mg/m$^2$，同样每 4 周 1 次。主要毒副作用为肾毒性，其次尚可有耳毒性、周围神经毒性及轻度骨髓抑制。

5）羟基脲（HU）　为水溶性小分子细胞周期特异性类（CCS 类）药物，通过抑制二磷酸核糖核苷还原酶影响 DNA 的合成。二磷酸核糖核苷还原酶催化核糖核苷转化为脱氧核糖核苷。其易通过血—脑屏障，且动物实验发现具有增强放疗的效果。常用剂量为每日 25～50 mg/kg 口服，每周 2 次。骨髓抑制为其主要的毒副作用。

6）长春新碱（VCR）　为水溶性细胞周期特异性类药物，作用于细胞的有丝分裂期。在正常情况下较难通过血—脑屏障。VCR 在肝脏代谢，由胆管经消化道排泄。静脉用药剂量为每周 40～

80 μg/kg,主要毒副作用为感觉神经与自主神经的毒性作用。

7）依托泊苷（VP-16） 为拓扑异构酶Ⅱ（topoisomeraseⅡ,TOPOⅡ）抑制剂,属细胞周期依赖性和特异性抗肿瘤药物。在低浓度时具有细胞周期特异性作用,可使细胞在有丝分裂前就被抑制并蓄积在 G2 期而导致死亡；在高浓度时,也有细胞周期非特异性作用,通过抑制核苷酸的转移抑制 DNA、RNA 及蛋白质的合成。近来发现拓扑异构酶抑制剂能诱导肿瘤细胞凋亡。目前有较多的证据表明,TOPOⅡ抑制剂与 TOPOⅡ及 DNA 形成稳定的"切割复合物",此复合物与 DNA 复制叉"碰撞"（collision）,引起 DNA 断裂及随后的异常重组,导致细胞程序化死亡（凋亡）。其次,TOPOⅡ抑制剂尚可促使 DNA 与 TOPO 形成共价化合物,改变染色质中超螺旋 DNA 构型,使核酸内切酶和（或）细胞凋亡（PCD）诱导剂易于进入核小体间连接位点,启动 DNA 断裂过程。此外,TOPOⅡ抑制剂诱导 DNA 断裂,可导致多聚 ADP-核糖化酶（poly ADP-ribose polymerase, PARP）大量活化,消耗大量烟酰胺腺嘌呤二核苷酸,干扰 ATP 的生成,使所有能量依赖的生命过程抑制,引起细胞凋亡。静脉用药为每周 290 mg/m$^2$,口服剂量为每日 50 mg/m$^2$,持续用药 2 周。主要的毒副作用有骨髓抑制、血小板及粒细胞减少、腹泻、脱发、肝肾功能损害等。

8）其他 用于脑恶性肿瘤的化疗药物尚有博来霉素、替尼泊苷（VM-26）、环磷酰胺（CTX）、甲氨蝶呤（MTX）、氟尿嘧啶（5-Fu）等。治疗方案可根据肿瘤的药敏试验来选择药物,联合用药,交替用药。

**（4）免疫治疗**

胶质瘤的免疫治疗主要包括主动性免疫治疗、过继性免疫治疗、被动免疫及针对免疫状态抑制的免疫恢复治疗[12,13]。主动免疫治疗分特异性与非特异性两种。非特异性主动免疫最常用的是卡介苗,但使用以来无肯定疗效,并有发热及颅内压增高等并发症。特异性主动免疫是基于用胶质瘤细胞或细胞产物,或是具有交叉反应的病毒或细菌抗原制成疫苗来免疫宿主,以增强肿瘤细胞的免疫原性[14]。树突细胞（DC）作为一种专职的抗原呈递细胞,能激活和刺激初始 T 细胞抗击肿瘤,是近来主动免疫治疗研究的热点。虽然 DC 疫苗治疗恶性脑胶质瘤Ⅰ、Ⅱ期临床试验效果有限,但展现脑瘤免疫治疗的方向。神经氨酶（neuraminidase）可去除胶质瘤细胞表面的唾液酸,使瘤细胞表面的糖蛋白——寡糖复合物暴露,从而可被 NK 细胞识别。Lisianyi 等在体外实验中发现用神经氨酶处理胶质瘤细胞后,NK 细胞对Ⅰ～Ⅲ级的胶质瘤杀伤性增强,但对Ⅳ级胶质瘤无作用。过继性免疫治疗是通过淋巴细胞或亚细胞成分来转移免疫能力的治疗方法。常见的有用淋巴因子激活的杀伤细胞（LAK）与肿瘤浸润淋巴细胞（TIL）。尽管在体外或体内实验中证实了 LAK 与 TIL 对胶质瘤有杀伤作用,但临床应用表明,此种免疫治疗方案并未延长患者的生存期。由于胶质瘤患者细胞免疫功能低下,因此有学者提出可应用细胞因子对胶质瘤进行过继性免疫治疗和综合免疫治疗。已有多种细胞因子进行胶质瘤的实验与临床的研究,如干扰素（IFN）、TNF-α、IL-2 等,其中某些细胞因子在一定程度上被证实有临床治疗效果。胶质瘤的被动免疫受到抗体的短效性、抗体的交叉反应及抗体被血—脑屏障阻挡的限制。在实验研究中应用最多的为抗 EGFR 单抗 mAb425,对胶质瘤生长有一定的抑制作用。

**（5）光动力治疗**

目前在脑肿瘤光动力治疗中研究较为深入的光敏感剂为血嘌呤衍生物（HpD）。所用光的波长、强度、光照形式,以及脑组织与肿瘤组织对光的穿透性均影响对肿瘤细胞的杀伤性。自 1980 年美国、意大利、澳大利亚等国开展脑肿瘤 HpD 光动力治疗的临床研究以来,已基本肯定其对脑恶性肿瘤细胞杀伤的有效性。静脉应用 5mg/kg HpD 后 4～24 h,以波长为 630nm、强度为 150～200 J 的红光通过置于瘤腔内的光导纤维进行照射,对恶性胶质瘤,甚至侵袭性垂体瘤、脑膜瘤、颅咽管瘤等可起到一定的治疗作用。由于光照可产热,热能除影响 HpD 光化学反应外尚可引起脑水肿等不良反应,光照治疗时需监测温度。治疗过程中及治疗后患者需避光 4 周,以防光照对皮肤的损伤。然而脑肿瘤 HpD 光动力治疗仍存有局限性。首先 HpD 不能通过完好的血—脑屏障。其次正常脑组织中有 HpD 的积聚,尽管量少,仍可产生严重的并发症。若能解决上述问题,HpD 光动力治疗可成为恶性脑肿瘤综合治疗的手段之一。

碱性蕊香红（rhodamine 123）是另一类光敏物质。易被瘤细胞摄取。由于其嗜脂性,易通过血浆中的疏水屏障及线粒体膜。实验证实其在胶质瘤细胞内可存在 >24 h,而正常细胞内保留 ≤4 h,因此注射后 4～12 h 用氩激光照射可取得较特异的光化疗作用。

#### (6) 热能治疗

热能对胶质瘤有杀伤作用,可增强胶质瘤对放射线的敏感性,并使得有抗射线能力的 S 期细胞对放射线敏感。同样,热能可增强化疗药物对胶质瘤的杀伤作用。在热能的作用下,化疗药物杀伤肿瘤细胞的剂量最大可降低到 50%。Popovic 发现当肿瘤与周围正常组织间存在一定时间的热梯度后,肿瘤可出现明显退缩现象。热能治疗的方法有局部加温与系统加温。采用微波、超声波、热传导或射频电流等新加温技术,肿瘤局部温度加至 45～50℃,而周围脑组织温度较低,达到杀伤肿瘤的目的。系统加温的方法有融蜡浸泡、电热毯、电炉、热水浴或采用充热气的宇航服等,将体温有效控制在 42℃。由于胶质瘤细胞内无氧代谢增加,瘤内乳酸积聚较多,pH 低,从而导致胶质瘤细胞与正常脑组织对热能的敏感性不同。由于热能治疗后可产生较严重的脑水肿,因此热能治疗前必须行充分的瘤区减压,热能治疗时建议行颅内压监护。目前,越来越多的学者相信热能治疗作为一种重要的辅助手段,与放疗、化疗及免疫治疗合用,可达到增强治疗效果的作用,但热能治疗在中枢神经系统肿瘤中的应用有待于进一步探索。

#### (7) 基因治疗

近 10 余年来,随着对胶质瘤分子机制研究的不断深入和对基因治疗失败的总结,人们认识到由于脑胶质瘤的发生、发展是多基因、多步骤演变的结果,单基因单靶点治疗难以抑制或杀灭肿瘤,寻找多基因多靶点的联合治疗可能是出路[15]。目前研究中常用的胶质瘤分子外科治疗策略有:①转入药物敏感基因,又称自杀基因治疗,如 *HSV-tk* 基因、CD 基因等;②增强肿瘤免疫源性,如引入 B7 分子;③增强免疫细胞的抗癌活性,如插入细胞因子 IL-2、IL-4、INF-γ 的基因等;④阻止癌基因的表达,如反义寡核苷酸技术的运用;⑤导入野生型抑癌基因,如转染野生型 *p53* 基因;⑥保护骨髓干细胞免受化疗毒性,如将骨髓干细胞导入耐药基因(*MDR-1*);⑦肿瘤分子靶向治疗。分子靶向治疗是建立在对基因、受体认识的基础上发展起来的新的治疗方法。针对肿瘤的特异性分子靶点设计肿瘤治疗方案,具有治疗性强、疗效显著、基本不损伤正常组织的优点[16,17]。

#### (8) 对症治疗

颅内肿瘤的对症治疗包括在对肿瘤综合治疗前后的降低颅内压、控制癫痫发作等。目前常用的脱水剂有 20% 甘露醇、20% 甘油果糖、呋塞米、20%(或 25%)的人血清白蛋白等。对肿瘤患者,在 20% 甘露醇或甘油果糖中加入激素(如地塞米松)可使降压作用加强。一般每 8 h 脱水 1 次,对严重高颅内压及脑水肿患者,每日脱水次数可增加到 5～6 次。选用甘露醇或甘油果糖与呋塞米和白蛋白交替使用。甘露醇和甘油果糖应快速静脉给药,因此常需建立通畅的静脉通道,如深静脉留置管。甘露醇有肾毒性,老年患者不宜应用时间过长。此外,各种利尿药如噻嗪类、地高辛、乙酰唑胺等亦可适当选用。在应用脱水剂时应注意体液内水、电解质的改变,及时调整。对于有癫痫发作的患者应采用抗痫药物,定期做抗痫药物的血浓度测定,并留意其不良反应。对鞍区肿瘤有激素水平低下的患者应采用激素替代疗法,可选用泼尼松、甲泼尼龙、地塞米松、氢化可的松、醋酸可的松等治疗。术后怀疑可能有血管痉挛的患者,宜及早使用扩血管药物,如尼莫地平。

## 76.2　神经胶质瘤

### 76.2.1　概述

神经胶质瘤指神经上皮组织来源的肿瘤,主要是指神经胶质细胞和神经元细胞在不同分化期中所发生的肿瘤。绝大多数为恶性肿瘤,因此预后较差。自从 Virshow 应用胶质瘤一词来描述脑内原发性肿瘤,这些肿瘤在神经外科临床和神经影像学统称为胶质瘤,即广义上所称的胶质瘤。组织病理学则狭义地指来源于各型胶质细胞的肿瘤。

### 76.2.2　星形细胞肿瘤

星形细胞肿瘤是指以星形胶质细胞所组成的肿瘤,约占神经上皮源性肿瘤的 75%。按肿瘤的生物学特性,星形细胞肿瘤可分两大类。一类边界清楚,较少向周围脑组织浸润,包括毛细胞型星形细胞瘤、室管膜下巨细胞型星形细胞瘤与多形性黄色星形细胞瘤。其临床表现与病情发展均有各自典型特征,预后较好。另一类星形细胞肿瘤则无明显边界,向周围脑组织广泛浸润,肿瘤细胞呈间变特性,包括星形细胞瘤、间变性星形细胞瘤及多形性胶母细胞瘤等。此类肿瘤病程为进展性,手术为主的综合治疗效果均较差(表 76-3)。

表 76-3 常用星形细胞肿瘤分级的对比

| WHO 命名 | WHO 分级 | Kernohan 分级 | St Anne-Mayo 分级 |
|---|---|---|---|
| 毛细胞型星形细胞瘤 | I | I | 无 |
| 星形细胞瘤 | II | I，II | 1，2 |
| 间变性星形细胞瘤 | III | II，III | 3 |
| 多形性胶质母细胞瘤 | IV | III，IV | 4 |

#### 76.2.2.1 星形细胞瘤

星形细胞瘤为浸润性生长肿瘤,多数肿瘤切除后有复发可能,且复发后肿瘤可演变成间变性星形细胞瘤或多形性胶母细胞瘤。

(1) 发病率

占脑肿瘤的 10%～15%,多见于 25～45 岁的成人,平均年龄约 37.5 岁。无明显性别差异。肿瘤主要位于大脑半球,以额叶多见(46%),其次为颞叶(31%)、顶叶(15%),位于间脑与枕叶者较少见。

(2) 病理

星形细胞瘤有下列 4 种病理形态。

1) 原浆型星形细胞瘤 少见。主要见于大脑,多位于颞叶。部位表浅,主要侵犯大脑皮质,使受累脑回增宽、柔软、变平为其特点。肿瘤呈灰红色,切面呈半透明均匀胶胨样。深部侵入白质,边界不清,常有囊变。光镜下肿瘤细胞具有原浆型星形细胞特征,形态和分布一致。间质嗜伊红染色,状如蛛网,无胶质纤维。

2) 纤维型星形细胞瘤 常见,见于中枢神经的任何部位。成人多见于大脑半球;儿童和青少年中较多见于小脑、脑干与丘脑。肿瘤质地坚韧,有时如橡皮。切面呈白色,与四周脑组织不易区别。肿瘤中心可有囊肿形成,大小数目不定。局灶型肿瘤边界光整,主要见于小脑,常有巨大囊肿形成,使肿瘤偏于一侧。光镜下纤维型星形细胞瘤突出的特点为肿瘤内富含神经胶质纤维。肿瘤细胞类似白质内的纤维型星形细胞,细胞小,数量丰富,呈卵圆形。肿瘤细胞分化好,核质比接近正常,无核分裂与异型。瘤内出血罕见。

3) 肥胖细胞型星形细胞瘤 好发于成人大脑半球。这类肿瘤生长较快,呈灰红色,质地软,结节状。光镜下见典型的肥胖细胞,体积肥大,呈球状或多角形,胞质均匀透明,突起短而粗。瘤细胞核小,偏于一侧。瘤细胞分布致密,有时排列于血管周围形成假菊花样。神经胶质纤维局限于细胞体周围。

4) 混合型星形细胞瘤 此型亦较常见,为上述多种类型瘤细胞的混合体。

(3) 临床表现

多数患者呈缓慢进行性发展,病程常长达数年,平均 3.5 年。癫痫常为首发症状,50% 患者以癫痫起病。75% 患者有头痛,50% 有精神运动性肌无力,出现呕吐与明显意识障碍分别为 33% 与 20%。神经系统检查多数患者有视盘水肿与脑神经障碍,均占 60%。近半数患者出现肢体肌无力,而出现言语困难、感觉障碍、视野改变者分别为 20%。

(4) 影像学表现

CT 上表现为一低密度的脑内病灶,较均匀一致,占位效应不明显,瘤内无出血或坏死灶,瘤周无水肿影。部分肿瘤 CT 上呈等密度,使诊断困难,此时 MRI 可明确显示肿瘤影,T1W 呈低信号,T2W 呈高信号。MRI 可清楚显示肿瘤浸润脑组织的程度。增强后星形细胞瘤一般不强化,少数肿瘤有周边斑点状轻度强化影。另有少数星形细胞瘤可表现为囊性或瘤内出血。星形细胞瘤与脑梗死急性期和脱髓鞘性疾病的急性期难以鉴别,必要时可行 MRS 或加强随访才能进行区别[18]。

(5) 治疗

由于肿瘤生长缓慢,在患者出现症状前后的影像学上可长期无明显改变。因此对星形细胞瘤治疗的目的是以改善患者神经系统症状为主,对长期无症状的患者可对其进行间隔期为 3 个月的影像学检查随访。

当患者出现明显的神经系统症状或影像学检查发现肿瘤明显增大,应积极治疗。治疗以手术为主,在保留神经功能的前提下争取做到肿瘤全切或次全切除。肿瘤范围切除越广,对放疗效果越佳,且可减少易引起恶变的肿瘤细胞。星形细胞瘤的术后放疗仍有争论,至今为止尚无设计合理的完整研究提示术后放疗对患者预后的有效性。放疗可产生放射性不良反应。肿瘤免疫组化染色 BudR 或 Ki-67 阳性，或 PET 检查发现肿瘤内有高代谢区者，提示应行放疗。笔者同意这样的观点：在尚未对放疗有研究结论之前，对手术未能全切肿瘤的患者，术后应进行放疗。瘤床放射剂量应达到 54 Gy。部分患者在行肿瘤活检后行放疗也可有较满意的治疗效果。化疗对于星形细胞瘤有争论，但目前倾向于应用。

(6) 预后

星形细胞瘤经综合治疗后，预后尚佳。病程长、年龄轻、肿瘤位于小脑、以癫痫为主要表现、无头痛及性格改变、肿瘤全切除者，一般预后较佳。肿瘤全切者 5 年生存率可达 80%，而部分切除肿瘤或行肿瘤活检者 5 年生存率仅为 45%~50%。对年龄 >40 岁肿瘤次全切除的患者，放疗可获得满意效果。肥大细胞型星形细胞瘤患者预后较差。

肿瘤复发预后不佳，约半数肿瘤复发后恶变为胶母细胞瘤。复发后肿瘤的快速生长常为死亡原因。

### 76.2.2.2　间变性星形细胞瘤

肿瘤细胞间变程度在星形细胞瘤与多形性胶母细胞瘤之间。

(1) 发病率

好发于中年，以 35~60 岁多见，男女性之比为 1.22∶1。病灶多发生于大脑半球，额叶居多（占 40%），其次为颞叶（占 35%）、顶叶（占 17%），少数可见于间脑、视神经、脑干、小脑及脊髓。

(2) 病理

间变性星形细胞瘤质地较软，与周围脑组织似有一定的边界。光镜下间变性星形细胞瘤与星形细胞瘤不同，肿瘤细胞丰富，形态多样，核呈多形性，核分裂象较多见，核质比增大。肿瘤细胞可向皮质浸润生长，形成围绕神经元周围的卫星现象。神经胶质纤维较星形细胞瘤少见，9% 肿瘤内可见少量钙化。有时瘤内可见增生明显的纤维结缔组织，形成所谓的间变性胶质纤维瘤（anaplastic gliofibroma）。肿瘤无坏死或血管增生现象，此可与多形性胶母细胞瘤相鉴别。间变性星形细胞瘤组织学诊断有时需对整个肿瘤标本进行观察，仅对部分肿瘤，尤其是活检组织进行观察时，诊断可能有误差。

(3) 临床表现

病程较星形细胞瘤短，平均 6~24 个月。大脑半球病灶主要临床症状为头痛（71%）、精神症状（51%）、肢体无力（40%）、呕吐（29%）、言语困难（26%）、视力改变（23%）及嗜睡（22%），癫痫发作少见。神经系统检查可发现偏瘫（59%）、视盘水肿（47%）、脑神经损害表现（46%）、偏盲（32%）、偏身感觉缺失（32%）。发病呈进行性加重，部分可出现突然恶化。间脑肿瘤早期即可有颅内压增高表现、偏瘫、神经性无力、记忆力减退、意识混乱，以及癫痫与内分泌紊乱症状。前视路肿瘤病情发展迅速，自单侧视力下降到双侧失明多不超过 2 个月。常伴有头痛、发热与尿崩。晚期可见眼底视盘肿胀及动静脉阻塞表现。

(4) 影像学表现

CT 上呈低密度或不均一低密度与高密度混杂病灶。90% 肿瘤占位效应明显，伴有瘤周水肿，20% 有囊变，10% 可见钙化。在 MRI 上，肿瘤 T1W 低信号，T2W 高信号，较多形性胶母细胞瘤影像稍均匀，无坏死或出血灶。增强后，80%~90% 肿瘤有强化。肿瘤强化表现不一，可为环形、结节形、不规则形等，另有部分肿瘤强化均匀一致。

(5) 治疗

以手术、放疗和化疗的综合治疗是本病的主要治疗方法。手术应尽可能多地切除肿瘤。大脑半球肿瘤放疗剂量应达到 60 Gy。化疗药物包括替莫唑胺和亚硝脲类。

(6) 预后

预后较差。手术加放疗后患者的 5 年生存率基本 <50%。肿瘤位于间脑或前视路者预后更差，生存期 ≤2 年。年轻患者、肿瘤组织学检查间变程度较轻者，预后相对稍好。手术切除肿瘤的程度直接影响患者生存情况。部分切除者即使放疗后 5 年生存率仅 16%~25%。放疗对术后患者重要。单行手术治疗者生存期仅 2.2 年，5 年生存率仅 21%。73% 患者手术加放疗后神经系统症状有好转。经完整的放疗后，40% 患者 3 年内可控制肿瘤复发。

肿瘤复发常为患者的死亡原因。复发后肿瘤生长迅速，常恶变。其中 50% 演化为多形性胶母细胞瘤。

### 76.2.2.3　胶质母细胞瘤

胶质母细胞瘤又称多形性胶母细胞瘤（GBM），是星形细胞肿瘤中恶性程度最高的胶质瘤，属 WHO Ⅳ级。GBM 可原发于脑实质内（de novo），亦可呈继发性。继发性 GBM 多数由间变性星形细胞瘤进一步恶变而来，少部分可由混合性胶质瘤、少枝胶质瘤或室管膜瘤演变而成。研究发现原发性与继发性

GBM 的分子发生机制不同。前者的分子改变以 *EGFR* 的扩增与过量表达为主,而后者则以 *p53* 的突变为主要表现。

### (1) 发病率

发病率占神经外胚叶来源肿瘤的 50%~55%,占成人颅内肿瘤的 25%。以 45~65 岁最为多发。男女性发病之比为 3∶2。GBM 可发生于中枢神经系统任何部位,但以额颞部多见,后颅窝少见,小脑仅占 0.24%。

### (2) 病理

GBM 外观呈半球形分叶状,肿瘤实质部分细胞丰富呈现肉红色。瘤内常有囊变、坏死及出血,钙化少见。囊变区可为一内含黄色液体的大囊,或是散在于肿瘤实质区内的多个小囊。半数肿瘤内有乳黄色坏死区和(或)暗红色的凝血块。肿瘤生长既呈浸润性,又呈膨胀性。皮质表面的 GBM 可浸润软脑膜,而深部 GBM 可突破室管膜侵入脑室内。由于肿瘤生长速度快,有时肿瘤可表现为具有清楚的边界,但实际上瘤周脑组织仍受肿瘤浸润。肿瘤多沿神经纤维传导束生长,可沿胼胝体侵犯对侧脑组织,形成蝶形生长。同样通过沿丘脑间黏合生长,可出现双侧丘脑 GBM。

光镜下典型的 GBM 肿瘤细胞表现为高度增殖,瘤细胞多形性,核多形性并有较多分裂象。瘤内有凝固性坏死表现为"假栅栏"样及毛细血管内皮增生,为与间变性星形细胞瘤的主要鉴别点。GBM 中增殖的肿瘤细胞常以小而深染的圆细胞为主,伴以间变的未分化的纤维型、原浆型与肥胖型星形细胞,另有大而奇怪的来源不明的瘤细胞。在肿瘤细胞增殖旺盛的区域内,可出现血管内皮细胞异常增殖,形成围绕的血管球,与肾小球相似,构成 GBM 镜下的另一个特征。增生血管内皮细胞肥大且有较多核分裂象。内皮细胞间隙扩大,从而容易破裂引起肿瘤出血。

10%~20% GBM 患者脑脊液中可发现肿瘤细胞。有软脑膜种植者约 10%,尸检中达 30%。开颅行肿瘤切除术后的患者极少数可发生肿瘤颅外转移。

### (3) 临床表现

GBM 生长速度快,病程短,约半数患者病程在 3~6 个月,超过 1 年者仅 10%。患者主要表现为颅内高压症状与局灶性神经症状,有头痛(73%)、精神改变(57%)、肢体无力(51%)、呕吐(39%)、意识障碍(33%)与言语障碍(32%)。神经系统检查可发现偏瘫(70%)、脑神经损害(68%)、视盘水肿(60%)、偏身感觉障碍(44%)与偏盲(39%)。

### (4) 影像学表现

在 CT 上,GBM 表现为低、等混合密度影,可有高密度的出血区,周围脑组织呈大片低密度水肿,肿瘤与脑组织无明显边界。增强后 95% 的肿瘤呈不均匀强化,常表现为中央低密度的坏死或囊变区,周边增生血管区不规则的环形、岛形或螺旋形强化影。MRI 上,GBM 在 T1W 像上呈低信号,T2W 像为高信号的边界不清的肿瘤影。但在肿瘤细胞增殖旺盛处,T1W 为高信号,T2W 为低信号。增强后强化表现同 CT(图 76-1)。放射性核素显像可示肿瘤细胞增殖处有放射性核素浓集。脑血管造影可显示肿瘤染色与肿瘤供血动脉,并有正常脑血管的移位。

### (5) 治疗

GBM 以手术、放疗、化疗及其他综合治疗为主。手术应做到在不加重神经功能障碍的前提下尽可能多地切除肿瘤,扩大肿瘤切除范围既可以有效颅内减压,又能减轻术后脑水肿,减低神经系统并发症的发生率。据目前统计,GBM 的手术死亡率 <1%,术后神经系统并发症的发生率 <10%[19]。每个患者均应行术后常规放疗。瘤区放射剂量至少 >60 Gy。化疗及其他辅助治疗手段效果均有限。目前,有学者建议术后放疗同时即开始联合应用替莫唑胺进行化疗,放疗结束后再继续替莫唑胺化疗,这样可使部分甲基鸟嘌呤转甲基移酶阴性患者有效延长生存期[20]。

### (6) 预后

GBM 患者预后差,95% 未经治疗的患者生存期 ≤3 个月。患者的预后与多因素有关。患者年龄 <45 岁、术前症状 >6 个月、症状以癫痫为主而非精神障碍、肿瘤位于额叶及术前状况较好者生存期稍长。肿瘤切除程度影响患者生存期,部分切除或行肿瘤活检者术后 6 个月及 2 年的生存率为肉眼肿瘤全切患者的一半。肉眼肿瘤全切除对改善患者神经系统症状有帮助。放疗可延长患者的生存期 4~9 个月,术后放疗可使部分患者生存期达 18 个月。然而,对 GBM 的综合治疗可暂时缓解病情进展,但不能治愈肿瘤,GBM 患者经肿瘤肉眼全切、放疗、化疗等综合治疗后 2 年生存率近 30%,仅 <5% 的患者可长期生存[21]。

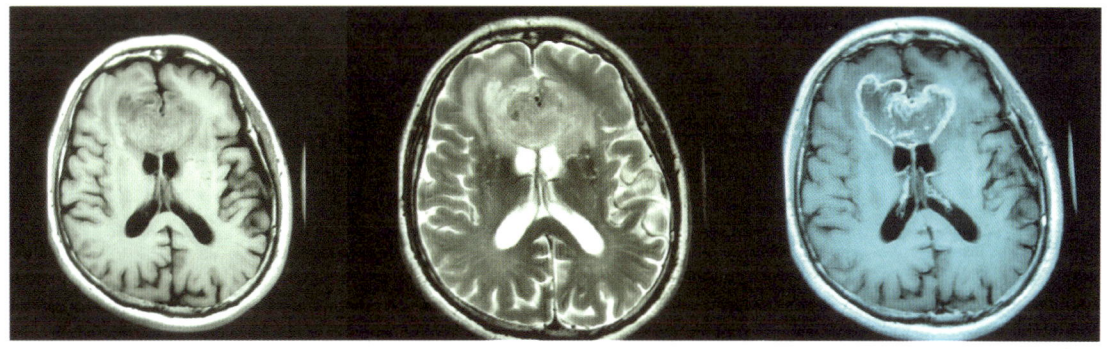

**图 76-1　胼胝体胶质瘤**

T1W 呈低、等信号,T2W 呈高、等混合信号;增强后肿瘤呈不均匀强化,中央低信号,周边环形强化影

### 76.2.2.4　巨细胞胶质母细胞瘤

巨细胞胶质母细胞瘤既往又称为怪细胞星形细胞瘤、怪细胞肉瘤,为多形性胶母细胞瘤的一变异型,较罕见。肿瘤细胞以形态怪异的多核巨细胞为主,胞质内含有胶质纤维丝。光镜下的其他表现、肿瘤大体特征及临床表现与多形性胶母细胞瘤相似,但其患者生存期较多形性胶母细胞瘤患者稍长。治疗同"多形性胶母细胞瘤"。

### 76.2.2.5　胶质肉瘤

胶质肉瘤除具有多形性胶母细胞瘤的特征外,尚具肉瘤的特征。

(1) 发病率

发病率占胶母细胞瘤的 8%,好发于中年患者,男性稍多见。肿瘤多位于颞叶,胶母细胞瘤无此特点。

(2) 病理

胶质肉瘤较其他胶质母细胞瘤质地硬,中央可有坏死,边界稍清晰,常生长于脑表面,较易侵犯硬膜、颅骨及软组织,甚至发生颅外转移。在颅外转移灶中可见含有胶质瘤成分和(或)肉瘤成分的肿瘤组织。光镜下可见肿瘤内胶质瘤细胞成分与间质瘤细胞成分大部分相对独立,相互交织,其内均可见大量细胞不典型及核分裂象。在胶质肉瘤中肉瘤细胞呈梭形,内含网硬蛋白。免疫组化染色可区分胶质瘤成分与胶质肉瘤成分。胶质瘤成分中 GFAP 阳性。肉瘤成分中富含网硬蛋白及胶原,但 GFAP 为阴性。

(3) 临床表现

与多形性胶母细胞瘤和间变性星形细胞瘤的病程经过及临床症状均相似。但部分患者有肝、肺等远处转移灶。肿瘤破坏性大且生长速度快,多数病程较短,部分胶质肉瘤见于多形性胶母细胞瘤术后复发演变而来。

(4) 影像学表现

CT 与 MRI 表现为增强明显的实质性占位影,水肿明显。由于肿瘤多位于脑表面,且血供丰富,常有丰富的颈外动脉供血,血管造影常见较深肿瘤染色,与脑膜瘤类似而不易区分。

(5) 治疗

以手术、放疗、化疗等综合治疗为主,但效果均较差。

(6) 预后

胶质肉瘤预后差,术后平均生存期仅 4~8 个月。

### 76.2.2.6　毛细胞型星形细胞瘤

过去认为此型肿瘤组织学属良性,近来发现少数肿瘤可恶性变(称毛细胞黏液样型星形细胞瘤),WHO(2007)分类将其归在Ⅱ级内。分子生物学研究发现,毛细胞型星形细胞瘤 17 号染色体长臂(17q)上有等位基因杂合子的丢失,其中包括神经纤维瘤病 1 型基因的丢失。流行病学调查表明,神经纤维瘤病 1 型患者有伴发毛细胞型星形细胞瘤的倾向。

(1) 发病率

发病率占脑神经外胚叶来源肿瘤的 2%,分前视路型、下丘脑型、小脑型、脑干型与大脑型。以位于第三脑室附近的前视路型与下丘脑型为最多见。前视路型肿瘤累及视神经和(或)视交叉,90% 发生于年龄 <20 岁青少年。30%~40% 的神经纤维瘤病 1 型患者伴发前视路型肿瘤。小脑型肿瘤约占小脑胶质瘤的 80%,儿童多见。而大脑型肿瘤仅占大脑

半球星形细胞瘤的3%,占毛细胞型星形细胞瘤的10%左右。大脑型肿瘤好发于中青年,平均年龄22~26岁,以颞顶叶多见。

**(2) 病理**

多呈实质性,血供丰富。而小脑型与大脑型肿瘤边界清,90%有囊性变,囊壁常有一硬实的灰红色结节。与囊性星形细胞瘤不同,其远离结节的囊壁上无肿瘤细胞。少数毛细胞型星形细胞瘤可沿神经轴播散。

镜下毛细胞型星形细胞瘤由平行紧密排列的分化良好的纤毛样细胞与含有微囊及颗粒体的黏液构成。瘤细胞有毛发样极性突起,无核分裂象,内含成束的神经纤维与粗而长的Rosenthal纤维。黏液中散在少量的星形细胞与少枝胶质细胞。前视路型肿瘤与星形细胞增生相似,为膨胀性生长,破坏视神经内部结构,使视神经发生脱髓鞘变,轴突丢失。肿瘤内含有较多的黏多糖酸。下丘脑型肿瘤细胞无严格的平行排列与典型的向两极伸长的特点,微囊亦较少,并易发生恶变。

**(3) 临床表现**

一般病程较长。前视路型肿瘤位于眶内者主要表现为视力受损伴有无痛性突眼,可有不同类型的偏盲、斜视及视神经萎缩。肿瘤位于视交叉者则多有双侧视力受影响、视盘水肿、斜视、视神经萎缩及头痛。下丘脑型肿瘤多有内分泌紊乱、间脑综合征、Frölich综合征与早熟。直径 >2 cm的肿瘤可引起脑积水。脑干型肿瘤以肿瘤平面交叉性瘫痪为主要表现。大脑型肿瘤可出现癫痫、颅内压增高症状及局灶症状。而小脑型肿瘤为步态不稳等共济失调表现。

**(4) 影像学表现**

肿瘤在CT上呈等密度,部分肿瘤增强不明显,但部分可显著强化。MRI可清楚显示增粗的视神经与增大的视交叉。下丘脑型由于肿瘤信号均匀,可增强明显,常不易与实质性颅咽管瘤及鞍上生殖细胞瘤等相鉴别。大脑型与小脑型肿瘤常边界清楚,多呈囊性,肿瘤壁结节有时强化。

**(5) 治疗**

治疗以手术为主。对于静止期肿瘤可长期随访而不需做任何治疗。若患者短期内出现进行性视力下降或影像学发现肿瘤增大,则应考虑手术活检或切除。对双侧视神经受累而肿瘤未能切除者,应同时行视神经管减压。对复发肿瘤行再次手术者,术后应行放疗。下丘脑型肿瘤仅可行部分切除或活检,术后加放疗。小脑型或大脑型肿瘤应行肿瘤全切除,包括切除肿瘤囊壁结节并放出囊液。对未含瘤细胞的囊壁不应一并切除,以免影响神经功能。肿瘤全切后可不行放疗。

**(6) 预后**

大脑型与小脑型毛细胞型星形细胞瘤手术全切后预后均佳,可获得长期生存,并可改善症状。约60%患者癫痫可控制。但次全切除肿瘤者复发率高达67%。前视路型仅累及单侧视神经的肿瘤切除后预后良好,80%~90%患者可治愈,5%可见肿瘤于视交叉处复发。下丘脑型与视交叉肿瘤部分切除肿瘤达减压目的后加放疗仍可有较好的治疗效果。

### 76.2.2.7 室管膜下巨细胞型星形细胞瘤

室管膜下巨细胞型星形细胞瘤为良性肿瘤。可伴发结节性硬化症。

**(1) 发病率**

结节性硬化患者约15%患室管膜下巨细胞型星形细胞瘤,常在成年前发病,约20%出现于成年患者。文献报道在结节性硬化患者的兄弟姐妹中,虽无结节性硬化,但仍可患室管膜下巨细胞型星形细胞瘤,提示本病可能有家族遗传性。

**(2) 病理**

肿瘤边界清,表面覆盖一层完整的室管膜。肿瘤血管丰富,瘤内常有小片出血,局部有钙化。镜下可见大量巨大的星形细胞。此为大型锥形细胞,有时可见其排列于血管周围。细胞形态如变大的肥大型星形细胞。细胞突起短小,胞质丰富均匀,嗜伊红,内含较多胶质纤维丝。空泡性核内有较大的核仁。核分裂象及间变少见。

**(3) 临床表现**

表现为由梗阻性脑积水引起的颅内高压症状。在结节性硬化患者中,患者有智能发育落后及较为频繁的癫痫发作。

**(4) 影像学表现**

肿瘤在CT上呈等高密度影,内有不规则钙化影,从终沟处突向脑室。室管膜下巨细胞型星形细胞瘤自脑室底长出,首先将脑室内脑脊液移位,而室管膜瘤常占据整个脑室,借此可对两者进行鉴别。在MRI上,肿瘤表现为一斑状的占位影,T1W呈等、低或高信号,T2W均为高信号,肿瘤内有低信号的钙化影。增强后肿瘤影强化明显。血管造影可发现在动脉晚期有肿瘤染色。

**(5) 治疗**

手术是治疗的关键措施,但对复发肿瘤不能再次手术者,或肿瘤有恶性变者,可行放疗,瘤区放射剂量为 54 Gy。

**(6) 预后**

预后良好。全切肿瘤可治愈,次全切肿瘤亦可获得较长时间的无症状生存。

### 76.2.2.8 多形性黄色性星形细胞瘤

多形性黄色性星形细胞瘤(PXA)既往曾将 PXA 归类于巨细胞胶母细胞瘤,或是纤维黄色瘤、黄色肉瘤及怪细胞肉瘤等。新分类中将 PXA 列为星形细胞肿瘤的一种。

**(1) 发病率**

PXA 少见,综合文献报道总共 192 例,不到星形细胞肿瘤的 1%。15~25 岁的年轻患者多见,平均约 22 岁,男女性之比为 1.1∶1。98% PXA 位于幕上,颞叶最多见,占 50% 左右,其次为顶叶、额叶、枕叶。

**(2) 病理**

PXA 多位于大脑半球浅表部,部分侵入软脑膜。肿瘤不同程度地浸润周围脑实质,并有向血管周围间隙生长的倾向。55% PXA 有囊变,部分肿瘤内有坏死。镜下可见肿瘤细胞核与细胞质形状多样,为其特征性征象。肿瘤内具有多核巨细胞、梭形细胞、小细胞与空泡(黄色)细胞等多形性细胞,嗜伊红的颗粒体,Rosenthal 纤维,网状结缔组织,钙化,以及少量的淋巴细胞与浆细胞。免疫组化染色可发现肿瘤细胞胞质内 GFAP 阳性。部分瘤细胞有较多核分裂象。

**(3) 临床表现**

PXA 病程较长,平均 6.2~7.6 年。主要临床症状为癫痫,约占 70%,其次可有大脑半球局灶症状与颅内高压症状。

**(4) 影像学表现**

头颅 CT 与 MRI 均可见位于大脑半球浅表的不规则占位影,瘤周水肿明显。肿瘤在 CT 与 MRI 上密度或信号都不均一,有时可呈囊性变。增强后可见肿瘤实质部分强化。

**(5) 治疗**

手术切除为主要治疗手段。部分未能全切肿瘤的患者可行放疗、化疗等辅助治疗。

**(6) 预后**

PXA 患者预后尚佳。

### 76.2.2.9 脑胶质瘤病

脑胶质瘤病(GC)又称为弥漫性脑胶质瘤病,病变以涉及全脑范围的间变性星形细胞弥漫性增殖为特征,约为浸润性星形细胞瘤的 1%。据复旦大学附属华山医院统计,脑胶质瘤病占同期神经上皮组织来源的肿瘤的 0.66%。本病可见于所有年龄段,但好发于青年与中年,男女性发病率基本相同。病变常累及两个以上的脑叶。目前脑胶质瘤病的病理学诊断标准为广泛播散于中枢神经系统内的胶质瘤,与周围正常脑组织边界不清,但肿瘤间保存有相对正常的组织结构。

病程短者数周,长者少数可达 10~20 年。在临床上无特异性,首发症状以头痛和癫痫为常见。此外,行为异常、人格改变等可以是本病的早期表现。以后颅内高压症状与多部位的局灶症状常进行性发展。MRI 和 MRS 是本病主要诊断依据。治疗一般采取手术活检确诊后行全脑放疗。但对于部位浅、较孤立的大范围病灶可先行肿瘤切除,以达到减压目的,然后行放疗。脑胶质瘤病预后差,平均生存期 <1 年。

## 76.2.3 室管膜细胞肿瘤

### 76.2.3.1 室管膜瘤

研究发现 >50% 室管膜瘤有 22 号染色体片段丢失,SV40 可在感染细胞内表达 T 抗原(Tag)。Tag 可通过与人 DNA 聚合酶 α 作用,刺激病毒 DNA 复制,并可抑制 P53 蛋白的功能。Bergsagel 等在对 11 例室管膜瘤的研究中发现,其中 10 例瘤细胞内含 SV40 基因相关序列,且证实有 Tag 的表达。

**(1) 发病率**

年发病率为 0.2/10 万~0.8/10 万,约占室管膜细胞肿瘤的 75%,占颅内肿瘤的 1.2%~7.8%。室管膜瘤多见于儿童,发病高峰年龄为 5~15 岁[22]。男女性之比(1.2~1.5)∶1。室管膜瘤以幕下好发,幕上室管膜瘤以成人多见[23]。

**(2) 病理**

室管膜瘤多位于脑室内,少部分可位于脑实质内及桥小脑角。肿瘤呈红色,分叶状,质地脆,血供一般较为丰富,边界清。幕上脑室内肿瘤基底较宽呈灰红色,有时有囊变。光镜下室管膜瘤细胞中度增殖,核大,圆或椭圆形,核分裂象少见,可有钙化或坏死。肿瘤切面如"豹皮"样,为室管膜瘤诊断性标志之一。高倍镜下室管膜瘤有两种结构特征。其一为由肿瘤细胞按突起的方向向肿瘤血管壁排列所形成的"栅栏样"结构,称为"假玫瑰花"结节。另一为室管膜瘤所特有的所谓"真室管膜玫瑰花"结节,由少量形态一致的多角肿瘤细胞放射状排列所形成,中央形成一管腔。免疫组化染色可见 GFAP、波形蛋白(vimentin)及纤连蛋白(fibronectin)等呈阳性。

(3) 临床表现

病程较长,平均 10~14 个月。主要表现为颅内压增高症状和局灶症状,如小脑或大脑半球有关的表现。

(4) 影像学表现

头颅 CT 与 MRI 检查对室管膜瘤有诊断价值。

(5) 治疗

手术全切肿瘤是室管膜瘤的首选治疗方案。对于未能行肿瘤全切除的患者,术后应行放疗。由于绝大多数为瘤床原位复发,因此对室管膜瘤不必行脑脊髓预防性照射。成人患者术后化疗无显著效果,但对复发或幼儿不宜行放疗的患者,化疗仍不失为一重要的辅助治疗手段。

(6) 预后

室管膜瘤患者预后与肿瘤切除的程度、术后放疗剂量、肿瘤生长部位及患者发病年龄有关。50%~60%的肿瘤全切除患者 5 年内未见肿瘤复发,而次全切除者仅 21%。>45 Gy 的术后放射剂量可有效控制肿瘤生长。幕上肿瘤与幕下肿瘤的 5 年生存率分别为 35% 与 59%。幕下室管膜瘤患者年龄大者预后稍佳。复发后肿瘤可出现恶性变,预后较差。

### 76.2.3.2 间变性室管膜瘤

间变性室管膜瘤占幕上与幕下室管膜细胞肿瘤的 45%~47% 与 15%~17%,又称恶性室管膜瘤。镜下可见肿瘤细胞增殖明显,形态多样,细胞核不典型,核内染色质丰富,分裂象多见。肿瘤丧失室管膜上皮细胞的排列结构,肿瘤内间质排列紊乱,血管增殖明显,可出现坏死。间变性室管膜瘤易出现肿瘤细胞脑脊液播散并种植,发生率为 8.4%,幕下肿瘤更高达 13%~15.7%。

由于肿瘤生长较为迅速,患者病程较短,颅内高压症状明显。在 CT 与 MRI 上强化明显,肿瘤 MRI 表现为 T1W 低信号,T2W 与质子加权像上为高信号,肿瘤内信号不均一,可有坏死囊变。手术仍是治疗的主要措施,术后放疗是必须的,放疗宜早,剂量应较大,为 55~60 Gy。另需加预防性脑脊髓放疗。化疗是辅助治疗的手段之一,短期内控制肿瘤生长。间变性室管膜瘤预后较差,复发率高,约为 68%,并易沿脑脊液播散。5 年生存率较室管膜瘤低,为 25%~40%。

### 76.2.3.3 室管膜下室管膜瘤

室管膜下室管膜瘤为少见的生长缓慢的良性肿瘤。可有家族史。对室管膜下室管膜瘤超微结构观察表明瘤细胞可能来源于具有向室管膜细胞或星形细胞双重分化能力的室管膜下细胞。

(1) 发病率

占颅内肿瘤发病率的 0.2%~0.7%,尸检中为 0.4%。40 岁左右发病,以男性较多见。约 33% 肿瘤位于幕上,2% 位于颈胸段脊髓,其余近 65% 位于幕下。

(2) 病理

室管膜下室管膜瘤多位于脑室系统内,边界清楚,除位于脑室内者,尚可生长于透明隔、导水管及脊髓中央管内。肿瘤常有一血管蒂与脑干或脑室壁相连。光镜下表现为肿瘤细胞水肿,内含致密的纤维基质与胶质纤维。瘤细胞核为椭圆形,染色质点状分布,核分裂象极少。部分瘤内可有钙化或囊变。室管膜下室管膜瘤内未见有星形细胞存在,可与室管膜下巨细胞型星形胶质瘤相鉴别。

(3) 临床表现

约 40% 室管膜下室管膜瘤患者出现症状。肿瘤位于透明隔、Monro 孔、导水管、第四脑室及脊髓者常引起症状。患者主要表现为头痛、视物模糊、步态不稳、记忆力减退、脑神经症状、眼球震颤、眩晕及恶心呕吐。88% 的患者有脑积水。

(4) 影像学表现

室管膜下室管膜瘤在 CT 上表现为位于脑室内的等或低密度边界清楚的肿瘤影。在 MRI 上肿瘤表现为 T1W 低信号,T2W 与质子加权高信号影。约半数肿瘤信号不均一,由钙化或囊变引起。注射增强剂后部分肿瘤可有不均匀强化。

(5) 治疗

手术是根治肿瘤的主要措施。随着显微神经外科技术的应用,手术死亡率已几乎为零。由于室管膜下室管膜瘤呈膨胀性生长,边界清晰,多数可做到肿瘤全切除。对于肿瘤生长部位深在、难以做到肿瘤全切者,次全切除亦可获得良好的治疗效果。放疗一般不常规应用。但对于肿瘤细胞核呈多形性改变的,或为混合性室管膜瘤—室管膜下室管膜瘤的患者,建议放疗。

(6) 预后

术后患者一般预后良好,极少见复发或脑脊液播散。

## 76.2.4 少枝胶质细胞肿瘤与混合性胶质瘤

少枝胶质肿瘤为肿瘤细胞形态以少枝胶质细胞为主的浸润性胶质瘤。分为少枝胶质瘤与间变性少枝胶质瘤两类。分子生物学研究表明,少枝胶质肿瘤的发生与19号染色体长臂(19q)的杂合子丢失有关。与星形细胞肿瘤相比,少枝胶质肿瘤患者的预后稍佳。

### 76.2.4.1 少枝胶质瘤

(1) 发病率

少枝胶质瘤占颅内胶质瘤发病率的4%,成人多见,男性稍多。>80%的少枝胶质瘤位于大脑半球白质内,以额叶最多见,侧脑室及后颅窝内少见。

(2) 病理

少枝胶质瘤呈淡红至灰色,质地中等,可有钙化团或囊性变,有向深部中线结构浸润性生长的倾向。肿瘤亦可向皮质生长,形成"蘑菇样"瘤体。光镜下肿瘤膨胀性生长,边界清晰。瘤细胞形态单一,外形小而圆,很少有突起。瘤细胞核深染、圆、染色质细、分布散在,核分裂象少见。肿瘤细胞呈"煎蛋样"。成片的肿瘤细胞呈"蜂窝状"。免疫组化染色发现,GFAP染色为阴性,其间可有少量GFAP阳性的反应性星形细胞。

(3) 临床表现

病程较长,平均4年。癫痫为首发症状见于50%患者,尚有头痛(80%)、精神障碍(50%)、肢体无力(45%)等表现。主要的神经系统体征为偏瘫(50%)与视盘水肿(50%)。病程多为渐进性发展,可有突然加重。

(4) 影像学表现

在CT上,90%的肿瘤内有高密度钙化区,时常在肿瘤周边部为其特征。非钙化部分表现为等、低密度影,增强后有时有强化。头颅MRI可示肿瘤区T1W为低信号,T2W为高信号,钙化区有信号缺失现象,瘤周脑组织水肿不明显。

(5) 治疗

行肿瘤全切是治疗的首选方案。近年研究认为少枝胶质瘤中染色体1p、19q丢失者对化疗敏感。

(6) 预后

预后较星形细胞瘤患者佳。5年生存率可达85%,10年生存率为55%。复发肿瘤可发生恶性变。

### 76.2.4.2 间变性少枝胶质瘤

间变性少枝胶质瘤又称多形性少枝胶质瘤,恶性程度高者肿瘤组织学形态与胶质母细胞瘤相似。其在少枝胶质肿瘤中所占的比例在不同病理中心的统计中差异较大。复旦大学附属华山医院1976~1990年共144例少枝胶质肿瘤中,间变性少枝胶质瘤占16.2%。间变性少枝胶质瘤同样有明显的钙化,与少枝胶质瘤的根本区别为肿瘤细胞极丰富,形态多样,核质比例增大,核分裂象多见。肿瘤血管内皮增生明显,并有肿瘤坏死现象存在。极个别可发生颅外转移,以骨、淋巴结、肺为主。多数患者病程较短,颅内高压症状及神经系统局灶症状明显。在影像学上,间变性少枝胶质瘤除钙化外,瘤周水肿明显,部分恶性程度高者CT与MRI表现可与胶母细胞瘤相似。治疗仍以手术全切肿瘤为主,术后放疗是必须的。化疗对间变性少枝胶质瘤有效,常用PCV联合治疗。间变性少枝胶质瘤预后欠佳,5年生存率为43%,平均生存期3.75~4.5年,肿瘤位于额叶者生存期较长。恶性程度高者平均生存期仅1.4年。

### 76.2.4.3 混合性胶质瘤

混合性胶质瘤以少枝星形细胞瘤为主,病理、临床及影像学表现与预后均位于少枝胶质瘤与星形细胞瘤之间。少数在少枝星形细胞瘤内可发现室管膜与毛细胞等成分[24]。

## 76.2.5 脉络丛肿瘤

脉络丛肿瘤是一种较少见的生长于脑室内脉络丛上的中枢神经系统肿瘤,分为良性和非典型的脉络丛乳头状瘤与恶性的脉络丛癌。主要表现为脑积水而产生的颅内高压症状。全切肿瘤是治愈脉络丛乳头状瘤的唯一疗法。全切者预后良好。

## 76.2.6 神经元肿瘤与神经元—神经胶质肿瘤

### 76.2.6.1 神经节胶质瘤

起源于未分化细胞,最终分化为成熟的神经元细胞与胶质细胞。因肿瘤生长缓慢,以前曾一度将其归类为错构瘤。目前,绝大多数学者认为这是一种有神经胶质瘤细胞与神经元瘤细胞的良性混合性肿瘤。好发于儿童和年轻患者。可见于脑内各部位。一般病程较长,平均 1.5～4.8 年,以癫痫多见。手术切除为主要治疗方法,预后良好。

### 76.2.6.2 间变性神经节胶质瘤

间变性神经节胶质瘤为神经节胶质瘤中神经胶质细胞成分出现间变现象,神经元仍保持较为成熟的良好分化状态。肿瘤的恶性程度取决于瘤内胶质细胞间变的程度。临床症状也较明显,预后亦较差。肿瘤在影像学上呈边界模糊影,瘤周有水肿带。肿瘤手术切除后应行放疗、化疗等辅助治疗。

### 76.2.6.3 神经节细胞瘤

神经节细胞瘤是中枢神经系统中分化最成熟的细胞所形成的肿瘤。瘤内只含有神经元成分,可伴有少量正常的或是反应性的星形细胞,但并非瘤细胞。神经节细胞瘤生长非常缓慢,有时与错构瘤难以鉴别。手术切除后无须放疗与化疗,预后佳。

### 76.2.6.4 小脑发育不良性神经节细胞瘤

小脑发育不良性神经节细胞瘤又称 Lhermitte-Duclos 病(LDD),病因尚未完全明确。近来发现部分 LDD 患者有家族史,不少患者合并有 Cowden 综合征(全身黏膜、皮肤多发性错构瘤与肿瘤,包括肠息肉病、甲状腺肿、乳腺纤维囊性病、乳腺癌及甲状腺癌等)。为此已有学者提出本病实际上为斑痣性错构瘤病(phakomatosis)的一种类型。

LDD 极少见,在复旦大学附属华山医院近 25 年的数万例中枢神经系统肿瘤手术标本中病理证实的 LDD 只有 3 例。手术全切,预后良好。

### 76.2.6.5 中枢神经细胞瘤

中枢神经细胞瘤是生长于侧脑室和第三脑室的小细胞神经元肿瘤,属 WHO Ⅱ 级。约占中枢神经系统原发性肿瘤的 0.1%。各个年龄层均可发病,但好发于青壮年,男女性之比为 1.13:1。临床上主要表现为梗阻性脑积水引起的颅内高压症状。部分有反应迟钝、摸索动作和癫痫发作。大多数患者无定位体征,最常见的体征为视盘水肿,此外可有轻偏瘫、偏身感觉障碍。手术切除为最佳治疗方法,对肿瘤部分切除患者或复发患者宜行放疗。多数预后良好,5 年生存率为 81%,全切者 5 年生存率可达 90%。放疗对次全切者有效,可延长生存期。

### 76.2.6.6 婴儿多纤维型星形细胞/节细胞胶质瘤

婴儿多纤维型星形细胞/节细胞胶质瘤是极少数良性的婴儿颅内肿瘤。绝大多数肿瘤于 1 岁以内发病,成人患者仅见 2 例。病灶以额叶和(或)顶叶多见,有时病灶可位于颞叶或枕叶。常见的症状为快速的头围增大,前囟饱满,双眼呈"落日"现象。部分患儿有癫痫发作与局灶性运动障碍。治疗以手术切除为主,预后良好。

### 76.2.6.7 胚胎期发育不良性神经上皮瘤

胚胎期发育不良性神经上皮瘤属良性肿瘤,多见于儿童,但也见于青年患者,男女性无明显差异。好发于幕上,手术是有效的治疗措施。手术目的是切除病灶、控制癫痫发作,可做病灶全切除,或是对发育不良的皮质及部分病灶切除,预后良好。

### 76.2.6.8 小脑脂肪神经细胞瘤

小脑脂肪神经细胞瘤很少见,至今有报道明确诊断的仅 15 例,均为成人患者。光镜下肿瘤表现为肿瘤细胞丰富,形态一致,但细胞分裂象少见。肿瘤细胞核呈圆形或卵圆形,细胞质少。肿瘤内含神经元,局部呈脂肪瘤样分化。免疫组化染色 NSE、MAP-2、突触泡蛋白(synaptophysin)及 GFAP 常为阳性。临床上患者表现为后颅窝占位症状。在 MRI 上表现较为特殊,在 T1W 像上呈高信号。手术切除为主要治疗手段,全切除肿瘤预后较佳,生存期多≥5 年。

### 76.2.6.9 脑室外神经细胞瘤

脑室外神经细胞瘤具有与中央神经细胞瘤一样组织特点的小细胞神经元肿瘤,但发生于脑室系统外的脑实质中。近半数肿瘤 GFAP 表达阳性。

### 76.2.6.10 乳头状胶质神经元肿瘤

乳头状胶质神经元肿瘤(WHO Ⅰ级)少见,发病于 4～75 岁,以颞叶和额叶多见。常见临床表现为头痛和癫痫。头部 MRI 见肿瘤邻近皮质或脑室生长,边界清楚,可见囊壁结节形式。T1W 呈低或等信号,T2W 为等或高信号,均可增强。

### 76.2.6.11 第四脑室形成菊形团的胶质神经元肿瘤

第四脑室形成菊形团的胶质神经元肿瘤(WHO

Ⅰ级)从小脑胚胎发育不良性神经上皮肿瘤分出来。生长缓慢,年轻人为主。脑积水和共济失调为常见临床表现。肿瘤位于第四脑室和(或)中脑导水管,可向小脑延伸生长。组织形态具有类似毛细胞型星形细胞瘤特点。

## 76.2.7 胚胎性神经上皮肿瘤

胚胎源性神经上皮肿瘤指一类瘤细胞与原始、未分化的神经上皮细胞相似的肿瘤,以及倾向于向神经元、星形细胞或室管膜分化的肿瘤。此类肿瘤在病理学上都具有原始的组织学形态,并相对恶性程度高。为了区分于神经系统外胚源性肿瘤。WHO(2007)年版特冠前缀"中枢神经系统(CNS)"。此类肿瘤好发儿童和青少年。

### 76.2.7.1 中枢神经系统原始神经外胚叶肿瘤

中枢神经系统原始神经外胚叶肿瘤包括神经母细胞瘤、神经节神经母细胞瘤、髓上皮瘤和室管膜母细胞瘤。幕下的髓母细胞瘤在组织学上与原始神经外胚叶肿瘤相同。由于两者在起源及临床上不同,均有各自特点,因此将髓母细胞瘤专指幕下的原始神经外胚叶肿瘤。好发于儿童,无明显性别差异。肿瘤位于大脑半球多见,生长于松果体者又称为松果体母细胞瘤。肿瘤在大体上与胶母细胞瘤、神经母细胞瘤等不易鉴别,在组织学上与髓母细胞瘤基本相同。患儿临床病程较短,以头痛、恶心、呕吐为主要表现,部分有癫痫、视物模糊及局灶症状。肿瘤在 CT 与 MRI 等影像学上的表现与髓母细胞瘤相似,但瘤周水肿多见。头颅 MRI 较易发现肿瘤沿脑脊液播散,近半数患者可出现转移灶。大脑原始神经外胚叶肿瘤的治疗应包括手术、放疗及化疗。手术应争取全切肿瘤,术后应尽早进行脑脊髓放疗。预后较髓母细胞瘤患者差,平均生存期仅 1.5 年,正规治疗后 5 年生存率为 46.9%。

### 76.2.7.2 髓母细胞瘤

(1) 发病率

发病率占颅内肿瘤的 1.5%,儿童多见,为儿童颅内肿瘤的 20%~35%。成人患者(>15 岁)中以 26~30 岁多见,男女性之比(1.5~2):1。

(2) 病理

髓母细胞瘤多为实质性,呈灰紫色,质地较脆软,多数有假包膜。光镜下肿瘤细胞丰富,细胞间有神经纤维。瘤细胞呈圆形或卵圆形,边界不明显,胞质稀少。核圆或卵圆,染色质丰富,部分可见核分裂象。肿瘤内不同程度地形成 Homer Wright 假玫瑰花结节。形成假玫瑰花结节的瘤细胞呈长形,结节中无血管或真正的管腔,周围为环行嗜伊红的纤维突触,为神经母细胞分化的标志。肿瘤血管基质由管壁很薄的血管组成,有时可有内皮细胞的增生。

(3) 临床表现

病程多较短,近半患者病程在 1 个月内,少数可达数年,平均约 8 个月。由于髓母细胞瘤生长隐蔽,早期症状缺乏特征,首发症状为头痛(68.75%)、呕吐(53.75%)、步态不稳(36.25%)。以后可出现复视、共济失调、视力减退。查体多有视盘水肿、眼球震颤、闭目难立、外展麻痹等。

(4) 影像学表现

MRI 和 CT 检查是主要诊断方法。

(5) 治疗

手术切除是治疗本病的主要方法。术后常规放疗和化疗。

(6) 预后

患者的发病年龄、肿瘤的临床分期与治疗措施与患者的预后有关。Collins 定律指患者的生存年限在患儿的年龄加上 9 个月,经大量(2 233 例)病例随访,90%符合此定律,可作为患者复发或死亡的危险期,若生存期超过此危险期,则可获得长期生存,但仍需长期随访[25]。

### 76.2.7.3 不典型性畸胎样/横纹肌样瘤

不典型性畸胎样/横纹肌样瘤是中枢神经系统一类少见的神经上皮来源的恶性肿瘤。由于肿瘤组织学特征类似于婴儿肾脏的恶性横纹肌样肿瘤,又命名为"横纹肌样肿瘤"。最近研究发现,90%的中枢神经系统 AT/RT 出现 22 号染色体丢失,进一步研究发现肿瘤的发生与 22q11.2 位点上的 INI1 基因突变有关。多见于儿童与婴儿,男女性之比为 1.4:1。52%肿瘤位于幕下(特别是桥小脑角),39%位于鞍上或大脑半球,5%位于松果体区。成人患者肿瘤均在大脑。肿瘤大体上与髓母细胞瘤相似,光镜下肿瘤具有独特表现,含有横纹肌样(杆状)细胞、原始神经上皮、间叶组织及上皮细胞。

病程短,临床表现多样,取决于患者的年龄与肿瘤的部位。影像学表现与髓母细胞瘤相似,以手术治疗为主,术后辅以放疗。预后差,绝大多数在 1 年内死亡。

### 76.2.7.4 神经母细胞瘤

神经母细胞瘤主要为嗅神经母细胞瘤,肿瘤细胞分化可从不成熟圆形细胞到成熟神经节细胞。

(1) 发病率

较少见,约占鼻腔肿瘤发病率的3%。男性稍占多数。肿瘤见于几乎各个年龄段。

(2) 病理

嗅神经母细胞瘤呈侵袭性生长,生长速度较快,常破坏筛板。肿瘤质地较软,血供较丰富。光镜下肿瘤组织呈叶状结构,肿瘤细胞呈片样堆积,瘤细胞间充满神经纤维丝。瘤细胞胞质边界不清,细胞核圆形或卵圆形。有时瘤细胞形成假玫瑰花结构。在电镜下,肿瘤细胞胞质内具有神经分泌颗粒,且瘤细胞具有神经突起,突起内含有微管与神经微丝。免疫组化染色可见神经元特异性染色。

(3) 临床表现

病程最短者为1个月,而最长者可达7年之久,平均病程约为5个月。首发症状常为鼻塞、反复鼻出血、疼痛及嗅觉丧失。当肿瘤侵犯颅内时可出现神经系统表现。肿瘤晚期约18%出现颈部转移,部分患者可有远处转移。目前采用改良Kadish分期法将嗅神经母细胞瘤在临床上分为4期。第1期为肿瘤局限于鼻腔内;第2期为肿瘤自鼻腔向鼻旁窦生长;第3期为肿瘤在第2期的基础上侵犯筛板、颅底及颅腔;第4期肿瘤出现颈部淋巴结或远处转移。

(4) 影像学表现

头颅CT和MRI检查是主要诊断手段。

(5) 治疗

采取包括手术、放疗及化疗在内综合治疗。

(6) 预后

预后较差,总的5年生存率为69%。约47%患者5年内出现肿瘤复发或转移。

### 76.2.8 其他神经上皮肿瘤

#### 76.2.8.1 星形母细胞瘤

肿瘤细胞与一类可向星形细胞及室管膜细胞分化的胶质细胞前身相似。该类细胞在正常胚胎发育过程中曾短暂出现,因此星形母细胞瘤可能由胚胎残留细胞演变而成。星形母细胞瘤具有独特的病理特征,其恶性程度介于间变性星形细胞瘤与多形性胶母细胞瘤之间。

星形母细胞瘤生长速度较快,平均病程在1~20个月,主要症状为颅内压增高与局灶性神经功能障碍。以手术为主的综合治疗是主要治疗手段。分化良好的星形母细胞瘤治疗后平均生存期可达3~20年,而间变程度高者生存期多在2.5年内。

#### 76.2.8.2 第三脑室脊索样胶质瘤

第三脑室脊索样胶质瘤为一类位于第三脑室罕见的生长缓慢的胶质瘤。见于成人,女性多见。在组织学上有典型的表现,镜下可见成簇的与成索的上皮性肿瘤细胞,肿瘤基质为黏蛋白,内有淋巴浆细胞浸润,并常见有Russell体[26]。肿瘤细胞呈椭圆形或多角形,可见粗大的纤维突起,胶质分化明显,但并不多见。肿瘤细胞核呈中等大小,基本形态一致,核分裂象少见。免疫组化染色主要表现为GFAP强阳性。临床上患者主要表现为头痛、呕吐与共济失调等阻塞性脑积水症状。此外尚可有视力障碍、下丘脑症状及精神与记忆障碍。在MRI上肿瘤表现为增强明显且均匀一致、边界清楚的第三脑室内占位。由于肿瘤与下丘脑等重要结构粘连,全切肿瘤困难。肿瘤对放疗等辅助治疗不敏感,部分患者切除肿瘤后易复发而导致死亡。

#### 76.2.8.3 血管中心性胶质瘤

血管中心性胶质瘤主要发生于青少年,平均年龄17岁,属WHO Ⅰ级。见于额、颞、顶叶皮质和下丘脑。临床表现为顽固性癫痫。头MRI的FLAIR成像检查显示边界清楚高信号皮质病灶,呈带状向邻近脑室延伸,不被强化。组织学特点为同态的双极细胞,以血管为中心生长。上皮膜抗原(EMA)、GFAP、S-100蛋白和波形蛋白的表达均阳性,但神经元抗原呈阴性。

## 76.3 脑膜瘤

脑膜瘤有颅内脑膜瘤和异位脑膜瘤之分,前者由颅内蛛网膜细胞形成;后者指无脑膜覆盖的组织器官发生的脑膜瘤,主要由胚胎期残留的蛛网膜组织演变而成,好发部位有头皮、颅骨、眼眶、鼻旁窦、中耳、鼻腔、腮腺、颈部、三叉神经半月节、硬脑膜外层等。颅内脑膜瘤的发生率仅次于胶质瘤,为颅内良性肿瘤中最常见者,占颅内肿瘤的15%~24%(平均为17%)。可见于任何年龄,但好发于中年人,儿童发生率较低,占儿童脑瘤的3%~4%。女性多于男性(3:2)[27,28]。可见颅内任何部位,但幕上较幕下多见(8:1),好发部位有大脑凸面、矢状窦旁和大脑镰旁、颅底(包括蝶骨嵴、嗅沟、桥小脑角等)等。

## 76.3.1 概述

### (1) 病因与病理

脑膜瘤的病因迄今不清楚。实验性各种致癌因素只能造成脑膜恶性肿瘤。临床发现,颅脑外伤和放射性照射虽然未必是引起脑膜瘤的主要致病原因,但可能是形成脑膜瘤的因素之一。胚胎发生时形成3层脑膜:软脑膜、蛛网膜和硬脑膜。蛛网膜细胞能合成几种赖蛋白和粘连因子,因此能对脑膜的损伤作出直接的纤维修复反应。现在较一致意见认为脑膜瘤来源于蛛网膜细胞,证据为:①蛛网膜细胞是一种网状内皮系统的细胞,能演变为多种其他细胞,如受刺激,它能演变成具阿米巴运动的吞噬细胞;在组织修复过程中它又可演变为成纤维细胞。此特征与脑膜瘤的多种细胞形态类型相似。②蛛网膜向硬脑膜里伸进许多突起,称为蛛网膜绒毛,后者扩张增大而形成蛛网膜颗粒,主要分布于大静脉窦的壁(如上矢状窦、窦汇、横窦)和静脉窦的静脉分支附近,以及颅底的嗅沟、鞍区(鞍结节、鞍隔、鞍旁)、斜坡上部、第Ⅲ～Ⅻ对脑神经出颅腔的骨孔附近(特别是卵圆孔、内听道和颈静脉孔)。而脑膜瘤也好发于上述部位。蛛网膜绒毛细胞巢在显微镜下呈旋涡状排列,有钙化的砂粒小体,这些改变与脑膜瘤的结构相似。少数脑膜瘤发生于不附着脑膜的部位,如脑实质内、脑室内、松果体区等,可能这些脑膜瘤起源于异位蛛网膜细胞或脉络膜丛组织[29]。

由于蛛网膜细胞的分裂率很低,因此脑膜瘤的发生必须有外因如病毒感染、放射照射、外伤、遗传因素或者内源性因素如激素、生长因子等。

1) 外伤 早在1884年Keen就报道脑膜瘤的发生与外伤有关。Cushing在313例脑膜瘤中发现33%有外伤史,其中24例在肿瘤部位的脑组织有瘢痕、凹陷骨折等外伤性痕迹。Reinharat报道1例脑膜肉瘤中有1枚异物,患者20年前有头部外伤史。Walshe尸检发现1例脑膜瘤正好位于16年前颅骨金属片穿透的部位。Barnett报道1例75岁男性患颞顶脑膜瘤(瘤直径5 cm),肿瘤与67年前头部外伤所致的骨折线下硬膜粘连,镜检除具典型的黄色瘤样脑膜瘤内皮型细胞外,还有丰富的多核异物巨细胞环绕大胆固醇裂隙,特别在有慢性炎症的透明变性区内,提示有慢性炎症和异物反应。但也有反对意见,Annegrs等报道长期随访2 953例头外伤者,亦未见有比一般人群更高的脑膜瘤发生率。Ewing提出外伤后发生脑膜瘤的诊断标准:①可靠的头外伤史。②外伤部位必须完全确定。③肿瘤起源必须在外伤的部位。④伤后相当长一段时间后才发生肿瘤。⑤肿瘤性质必须明确[30]。

2) 病毒感染 病毒感染在脑膜瘤发生中的作用已研究20余年,大多集中在DNA病毒、乳多泡病毒家族(如SV40、BK和其他SV40样病毒等)。虽然在人类脑膜瘤中常发现大量乳多泡病毒的T抗原,但是这些病毒不能在实验动物身上产生脑膜瘤(Rachlin,1991)。研究发现用原位杂交技术和不同的病毒DNA探针,在3/7例脑膜瘤中找到SV40有关的核酸系列,将人类脑膜瘤中分离出SV40进行克隆,与自然发生的SV40在调节和增强活动方面颇不同。因此,尽管上述研究提示这些DNA病毒可能在脑膜瘤发生中起一些作用,但确切因果关系仍有待阐明。因肿瘤发生是多步骤的过程,病毒感染正常的蛛网膜细胞可能起一定作用[31]。

3) 放射线 放疗可治疗某些不能手术切除的肿瘤,但放疗应用不当却又会促发脑膜瘤等发生。放射线可通过直接或间接机制损伤DNA,导致肿瘤发生。Modan报道1 100例儿童曾用深度X线治疗头癣,长期随访发现19例发生颅内脑膜瘤,为正常儿童的4倍,这些脑膜瘤附近的头皮、颅骨和脑组织均有放疗的痕迹。Ghin报道15例儿童在高剂量放疗后发生脑膜瘤,大多为良性,仅1例为多发。综合文献显示放疗剂量越大、患者越年轻,发生肿瘤的潜伏期越短[32-36](表76-4)。

表76-4 放疗诱发脑膜瘤的年龄和潜伏期

| 放疗剂量(Gy) | 诊断时平均年龄(岁) | 放疗至发现脑膜瘤平均时间(年) |
| --- | --- | --- |
| 低剂量(<10)* | 44.5 | 35.2 |
| 中剂量(10~20) | 32.3 | 26.1 |
| 高剂量(>20) | 34.2 | 19.5 |

脑膜瘤可小如针头,为尸检偶然发现;也可大如苹果,重达 1 890 g。肿瘤形状依其所在部位而异,一般有 3 种形态:①球状,最常见,多位于脑表面或脑室内,前者与硬脑膜紧密粘连,并嵌入邻近脑组织中,后者与脉络膜丛相连;②扁平状(毡状),位于脑底,其厚薄不一,一般≤1 cm,与颅底硬脑膜广泛粘连;③马鞍状(哑铃状),位于颅底的骨嵴上硬脑膜游离缘,如蝶骨嵴、大脑镰、天幕、视神经包膜的脑膜瘤。脑膜瘤多有一层由结缔组织形成的包膜,厚薄不一。瘤表面光滑或呈结节状,常有血管盘曲。瘤质地常坚韧,有时有钙化、骨化,少数有囊变。肿瘤多为灰白色,剖面有漩涡纹,少数由于出血或坏死,瘤质变软,色暗红,可呈鱼肉状。脑膜瘤与脑组织之间的界面可光滑、分叶状、指状突起和呈浸润生长,后两种情况肿瘤常无包膜。脑膜瘤可侵入静脉窦、颅骨、颞肌和头皮。颅骨可因破坏或反应性骨增生而形成外生或内生骨疣。肿瘤血供大多来自于肿瘤粘连的硬脑膜(颈外动脉系统供血),少数来自皮质动脉(颈内或椎基动脉)。静脉回流多经硬脑膜附着处。肿瘤与脑之间有时有黄色液体囊腔,邻近脑组织可有程度不等的水肿,水肿范围与肿瘤大小不成比例,有时脑水肿剧烈,似恶性胶质瘤或转移瘤。有时水肿发生在远离肿瘤处,而使诊断和手术定位发生错误。产生脑水肿的原因复杂,与肿瘤所在部位、组织学特性、瘤细胞分泌功能、脑皮质的完整性、脑组织静脉回流和水肿液回流到脑室的通道有关。

(2) 组织学分型

脑膜瘤组织学分型经 WHO 1976、1977、2000 和 2007 年的反复修订,反映了人们对脑膜瘤组织分型的深入。

1) 脑膜内皮型脑膜瘤　脑膜瘤常见亚型。细胞呈多角形,边界不清,排列成巢状;胞质丰富,胞核较大,圆形,位于细胞中央;核染色质纤细成网,1~2 个小核仁。间质中嗜银纤维少。漩涡状分布和砂粒小体均不常见,如出现,也不如其他亚型典型。本型细胞可发生退行性变,呈所谓黄色瘤样,也可呈鳞形上皮样改变。后者细胞排列呈团块,很像转移瘤,特别在冷冻切片诊断中应注意鉴别。

2) 纤维型脑膜瘤　也为脑膜瘤常见亚型。细胞及其核均呈长梭形,胶质纤维较多。胞核有时排列成网状,类似神经纤维瘤。细胞排列成疏松的同心圆漩涡。但类似脑膜内皮型的细胞分布和细胞核特征也常出现,有助于与神经纤维瘤进行鉴别。该型发生退行性变时可出现星形细胞瘤改变,但磷钨酸苏木精染色为阴性,可以鉴别。

3) 过渡型脑膜瘤　常见脑膜瘤亚型。细胞特征在脑膜内皮型和纤维型之间。细胞排列成漩涡形,常有一个血管在漩涡中央。细胞呈梭形,胞质内有细胞原纤维。在漩涡中央有时是砂粒小体,后者由同心层的钙盐沉积组成,估计是变性细胞钙化的结果。

4) 砂粒型脑膜瘤　似过渡型脑膜瘤,在排列成漩涡状的细胞中央有很多砂粒小体,在偏振光照射下砂粒小体呈双折射,似不完全的"十"字。常见于嗅沟处或椎管内,如胸椎,多见于中年女性。

5) 血管瘤型脑膜瘤　细胞丰富,间有许多成熟的微血管,血管壁薄,也可较厚并呈透明样变。血管内皮常增生,管壁内和间质中网织纤维丰富。需与毛细血管型血管母细胞瘤和血管畸形相鉴别。此型无临床侵袭性表现,不同于以往的血管母细胞型。

6) 微囊型脑膜瘤　又称湿型。囊可大可小,多由细胞外液积贮而成,瘤细胞为脑膜内皮细胞,有伸长的突起,但漩涡排列不明显。此型多见男性患者,有别于脑膜瘤好发于女性。

7) 分泌型脑膜瘤　细胞排列成腺样,腺腔内含有 PAS 阳性分泌物,免疫组化测定示角化素阳性,癌胚抗原(CEA)阳性。在"假砂粒"四周的细胞有上皮分化征象。镜下见胞质内腔隙有微绒毛和无形分泌物。其临床特点与内皮型或过渡型相同,但有明显瘤周水肿。

8) 淋巴浆细胞丰富型脑膜瘤　瘤内有生发中心和含有 Russell 体的浆细胞,常伴高 γ-球蛋白血症。瘤切除后此症消失,复发时又重新出现。

9) 化生型脑膜瘤　上述典型脑膜瘤中含有软骨、骨、脂肪、黏液样或黄色瘤的变化。

10) 非典型脑膜瘤　细胞富有丝分裂,细胞丰富,高核质比例(即细胞核明显变大),成片生长和存在坏死带等特征,缺少明显退行性变。肿瘤术后易复发。Maier(1992)认为细胞成分增多,10 个高倍镜中有≥5 个有丝分裂者,诊断可以成立。其中乳头型长期被认为属恶性,具高度浸润脑和颅骨结构,易复发和转移的特性。多数形态同一般脑膜瘤,但有乳头状排列。多见于儿童。文献报道约75%发生局部浸润或侵犯脑组织,约55%病灶复发。

11) 透明细胞型脑膜瘤　少见,肿瘤有较强的侵袭性。细胞内有丰富的糖原,间质和血管周围间隙有胶原沉积,表示肿瘤的长期性。细胞呈不清楚漩涡排列,少内皮型特征。本型易复发或接种,好发于桥小脑角和马尾。

12）脊索样型脑膜瘤　肿瘤内局部组织学上与脊索瘤相似，并与脑膜瘤区域交错。瘤间质内产生黏性物质，可有明显慢性炎症细胞浸润。不限于生长在颅底中线结构上。没有上皮细胞膜抗原，细胞角化素的强烈反应，仅半数 S-100 蛋白染色阳性。属于 WHO Ⅱ 级，次全切除后复发率较高。部分患者同时出现血液系统病变，如 Castleman 病。

13）横纹肌样脑膜瘤　少见。成片横纹肌样细胞，呈圆形，胞核偏心，有明显核仁，胞质嗜伊红，有漩涡样中间丝。本型可仅见于复发脑膜瘤，具有增生指数高等恶性肿瘤特性。

14）乳头状型脑膜瘤　少见。在血管周边呈假乳头状排列。好发于儿童。75% 浸润局部脑组织，55% 复发，20% 转移。

15）恶性脑膜瘤　可从一般或非典型脑膜瘤演变来，也可一开始即为恶性脑膜瘤。丧失脑膜内皮型正常形态，细胞明显增多，伴局灶坏死，10 个高倍镜中有 >20 个有丝分裂。本型肿瘤浸润脑实质，可转移颅外结构，如肺、肝、淋巴结、骨骼、肾等。

恶性脑膜瘤占脑膜瘤总数的 2%～12%。与非典型脑膜瘤一样，多见于男性（异于良性脑膜瘤），好发 50 岁以后和小脑幕上。常见症状有头痛、癫痫、轻偏瘫、个性改变、头皮和颅骨上无痛肿块。病程多 <1 年。好发矢旁或大脑凸面。影像学表现：①CT 上呈高密度伴中央坏死呈低密度，表面不规则可呈"蘑菇状"生长，周围有脑水肿，无钙化，半数呈不均匀增强。②MRI：T2 加权为高信号，与脑组织之间无边界，伴广泛脑水肿、骨质破坏和经骨孔向外生长。本型脑膜瘤软而富血管，术时易用吸引器吸除，但是瘤与脑组织间边界不清楚。因此，手术疗效欠佳，5 年内复发率为 33%～78%。平均术后生存率为 2～5 年[37-40]。

16）多发性脑膜瘤　指颅内有多个互不相连的脑膜瘤，且不伴神经纤维瘤病。如伴神经纤维瘤病，则称脑膜瘤病。发生率：尸检为 8.2%～16%，临床大组病例为 0.9%～8.9%（Parent，1991；Russell，1989）。随着 CT 和 MRI 的广泛应用，相信发生率将增高。多发性脑膜瘤可同时也可间隔数年出现，最长达 20 年。瘤数从数个至数十个，可局限 1 处或分散于颅内不同区域或伴椎管内脊膜瘤。分子生物学研究发现，多发脑膜瘤的 NF2 基因突变率较一般脑膜瘤高，可达 83%。发生多发脑膜瘤的途径可能为：①肿瘤沿蛛网膜下隙播散；②多中心或不同肿瘤来源。有家族史，后天因素如放射照射也可引起。在病理组织学上与单发者无显著差异，但多发脑膜瘤

多为砂粒型，脑膜瘤病则多为纤维型。多发脑膜瘤大多见于女性，平均年龄 50 岁，以小脑幕上大脑凸面和矢旁多见[41,42]。

17）囊性脑膜瘤　少见。多发生在小脑幕上、大脑凸面。根据囊肿与周围脑组织的关系，可分下列 4 种类型。①瘤内型：囊肿完全位于肿瘤内；②瘤边型：囊肿位于肿瘤的边缘，但仍完全在瘤内；③瘤周型：囊肿位于肿瘤周围，但实际位于邻近的脑组织内；④瘤旁型：囊肿位于肿瘤与脑组织的分界面中间，既不在肿瘤内，也不在脑组织内。囊肿可大可小，囊液黄色，含高浓度蛋白质（可达 3.5 g/L）。囊壁和壁上瘤结节可找到脑膜瘤细胞。囊肿形成原因：有多种假设，如瘤细胞分泌或肿瘤内坏死、出血和变性（见于瘤内型），瘤周脑组织水肿、缺血、脱髓鞘或积液（见于瘤周或瘤旁型）。临床上应注意与胶质瘤相鉴别：①位于矢旁囊变肿瘤应想到脑膜瘤；②术中活检；③脑血管造影见肿瘤有颈外动脉供血者多为脑膜瘤[43]。

18）复发脑膜瘤　有两种含义。一是指肉眼全切除肿瘤后，在原手术部位又出现肿瘤；另一是指切除肿瘤不全，经一段时期临床改善后，症状复出。后一种实为肿瘤继续生长。在组织学上脑膜瘤大多属良性，但是常有恶性肿瘤的生物学特性，如局部浸润、复发、近处或远处转移等。因此，脑膜瘤有时不易彻底切除。Simpson（1957）分级 Ⅰ 和 Ⅱ 级切除者（详见后文），复发率为 9%～32%。不全切除者复发率更高，为 18.4%～50%。另外，良性脑膜瘤术后复发率为 3%～38%，恶性（指非典型和间变型脑膜瘤）为 6%～78%。因此，如果能预测脑膜瘤复发或其恶性生物学特性，在术前、术中和术后采取相应措施，减少或防止或延长其复发，从而可提高治疗效果[38,44]。

## 76.3.2　诊断方法

### （1）脑 CT 检查

MRI 检查在诊断脑膜瘤方面有取代 CT 检查之势，但 CT 检查仍是诊断本病的主要方法，特别可显示脑膜瘤与邻近骨性结构的关系、钙化等。脑膜瘤在 CT 的典型表现有：①瘤呈圆形或分叶状或扁平状，边界清晰。②密度均匀呈等或偏高密度，少数可不均匀并呈低密度，为瘤内囊变或坏死，约见于 15% 的病例中。也可见点状钙化，特别是颅底病变。CT 在观察钙化情况时比 MRI 优越。③增强后密度均匀增高（图 76-2）。④瘤内钙化多均匀，但可不规

则。⑤局部颅骨可增生或破坏。⑥半数患者在肿瘤附近有不增强的低密度带,提示水肿、囊变。脑膜瘤瘤周水肿有2种形式:①局灶水肿。多因肿瘤机械性压迫引起脑缺血损伤所致,因此本质上不是真正水肿。②广泛水肿。瘤周低密度边缘不清楚,常有指状突起。瘤周脑组织含水量增多,且伴相应症状。产生瘤周水肿的原因:肿瘤体积、部位、组织类型、血供类型、静脉回流和脑膜瘤与邻近脑组织分界面破坏。除分泌型脑膜瘤外,上述原因多非单一起作用,而为多种因素的综合作用。一般单纯颈外动脉供血,不产生脑水肿;颈内动脉供血者常伴脑水肿。但目前也有研究认为,年龄、性别、肿瘤大小、部位、侵袭性、血供、浸润性、血管受压与水肿程度在统计学上无明确相关性,同时肿瘤增殖活性、激素存在与否也与水肿无明确关系。而认为水肿可能是脑内血-脑屏障破坏的结果或者来自肿瘤的自身分泌。

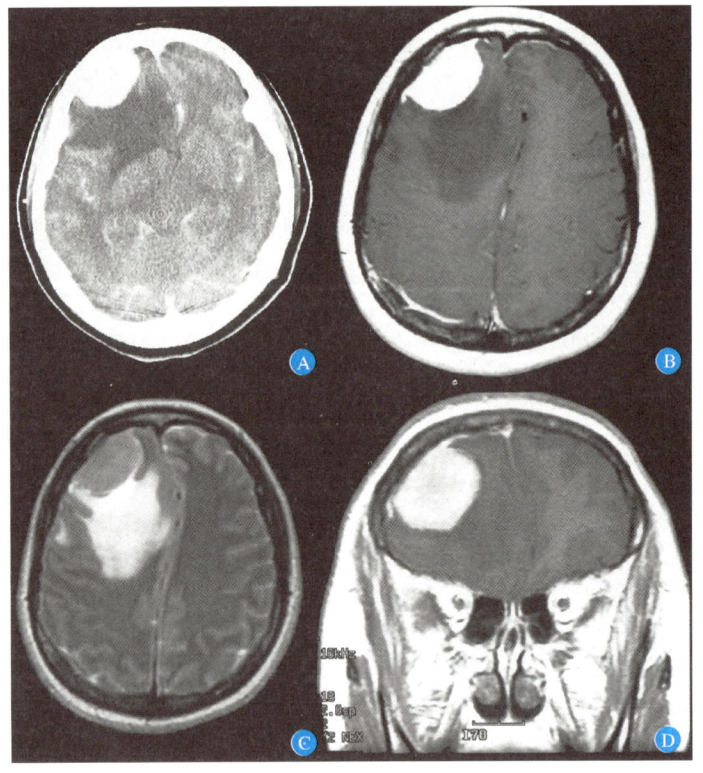

图76-2 右额脑膜瘤

A. CT增强显示肿瘤呈圆形,边界清晰,密度均匀强化,瘤周有水肿带;B、C、D. MRI T2和T1增强显示明显的硬膜尾征和瘤周水肿区,并可见肿瘤与脑组织之间低信号蛛网膜界面

尽管CT在判断颅骨侵犯或骨质增生程度时有着自身的优越性,特别是在岩斜部肿瘤手术中判断肿瘤与骨性标志间关系,但CT图像在决定肿瘤的位置、瘤实体的质地等方面,不如MRI清楚,特别是海绵窦、眶部和后颅伪影,影像质量影响临床判断。但近年来逐步得到运用的螺旋CT下的图像三维重建,对于肿瘤部位与周围血管、骨质的关系显示清楚,有利于手术入路的设计[37,41,43]。

(2)脑MRI

MRI为本病的主要诊断方法之一,可三维成像,多种成像系列,不受骨伪迹影响等是其优点。特别有利于显示颅底、后颅窝和眶内的肿瘤。T1加权增强配合脂肪抑制技术,能准确显示肿瘤生长的范围,及与大动脉和静脉窦的关系。脑膜瘤MRI的特点(见图76-2):①以硬脑膜为其基底,此处也是肿瘤最大直径。②在T1加权上约60%脑膜瘤为高信号,30%为低信号。在T2加权上,肿瘤呈低至高信号,且与脑病理类型有关,如纤维型多为低信号,内皮型为高信号。③在T1和T2加权上常可见肿瘤与脑组织之间一低信号界面,代表受压的蛛网膜或静脉丛。低信号也可能是瘤内钙化(砂粒型)。如此低信号界面消失,特别在T2加权上可见邻近脑内高信号,常提示蛛网膜界面被破坏。④T2加权可清晰显示瘤周水肿,瘤周水肿常见于额叶脑膜瘤、蝶骨嵴脑膜瘤,以及脑膜内皮型、过渡型、接受软脑膜动脉供血的脑膜瘤。⑤脑膜尾征:肿瘤附着的硬膜和邻近硬膜可增强(在CT也可有),反映该处硬脑膜的通透性增大,并不是肿瘤浸润[37,41,45,46]。

### (3) 磁共振血管造影(MRA和MRV)检查

可提供无创的方法,显示主要脑动脉、静脉窦与肿瘤的关系。对术前需做供血动脉栓塞者,才行有创的脑血管造影[47,48]。

## 76.3.3 临床表现

除脑瘤的共同表现外,脑膜瘤还具下列特点:①通常生长缓慢,病程长,一般为2~4年;少数生长迅速,病程短;术后易复发和间变。②肿瘤长得相当大,症状却很轻微,如眼底视神经盘水肿,但头痛却不剧烈。当神经系统失代偿,才出现病情迅速恶化。这与胶质瘤相反,后者生长迅速,很快出现昏迷或脑疝,而眼底却可正常。③多先有刺激症状,继以麻痹症状。提示肿瘤脑外生长。④可见于颅内任何部位,但有好发部位及相应综合征。

### (1) 大脑凸面脑膜瘤

大脑凸面脑膜瘤多与大脑凸面硬脑膜粘连,大脑前半部的发生率较后半部高。少数肿瘤不与硬脑膜粘连,完全陷入脑组织中,但仍靠近脑皮质,可能这些脑膜瘤源于脑沟深处的蛛网膜细胞。因此,大脑凸面脑膜瘤除依其在不同部位具有相应临床表现外,还具下列特点:①高颅内压征先于和多于局灶症状;②局灶症状取决于肿瘤部位,刺激征(癫痫)比破坏征(如运动或感觉麻痹)多见。

### (2) 矢状窦旁和大脑镰旁脑膜瘤

矢状窦旁和大脑镰旁脑膜瘤,前者与上矢状窦侧壁粘连,后者与大脑镰粘连;当肿瘤巨大时,两者难以区分。按肿瘤与矢状窦和大脑镰粘连的部位,可分前1/3、中1/3、后1/3 3种。①前1/3的肿瘤可不引起局灶症状,而仅有高颅内压症状。33%患者有额叶精神症状(如记忆力减退、个性改变、智力减退)、尿失禁,25%患者有非局灶性癫痫。②中1/3者以运动或感觉性局灶癫痫为首发症状,以后出现瘫痪或感觉丧失。③后1/3者可有感觉性或视觉性癫痫、同向偏盲和皮质感觉障碍。由于同向偏盲常不为患者所察觉,因此上述局灶症状常不如高颅内压症状多见。

### (3) 蝶骨嵴脑膜瘤

蝶骨嵴脑膜瘤按病理形态,可分为球形和扁平状两种;按肿瘤生长的部位,可分成蝶骨嵴内侧和外侧两种。①蝶骨嵴内侧脑膜瘤:易引起视神经、眶上裂、海绵窦、颞叶内侧部和大脑脚等受累,因此相对而言高颅内压症状发生率低且在病晚期出现。早期多为单侧视力减退、原发性视神经萎缩、中央暗点扩大或鼻侧偏盲(视神经外侧纤维受压)或颞侧偏盲(视神经内侧纤维因移位受压于视神经管)。若对侧眼也有颞侧视野缺损,提示视交叉受压,此时病侧眼常全盲。晚期因颅内压增高,对侧视神经盘水肿,而呈现Foster-Kennedy综合征。如侵及眶上裂或海绵窦,可引起眼球运动麻痹、角膜反射障碍和突眼等。压迫嗅神经时可引起同侧失嗅。侵及垂体时,可有垂体功能降低。累及大脑脚时则出现对侧偏瘫。长入颞叶内侧者可引起幻嗅、幻味或沟回发作。②蝶骨嵴外侧脑膜瘤:缺少典型局灶症状,病情发展常隐蔽,故瘤常长得相当大,高颅内压症状发生率高。肿瘤向内影响视束,引起对侧同向偏盲;向后累及颞叶内侧部,出现幻嗅和嗅觉减退;压迫额叶后下部,产生对侧核上性面瘫、轻偏瘫和失语(主侧半球);额颞叶功能障碍还可以表现为智能减退、健忘、计算能力和定向力差等。③扁平状蝶骨嵴脑膜瘤:女性好发,表现为缓慢进行性一侧性突眼、眼睑肿胀和增厚,无搏动和血管杂音,也不被压缩。早期视力和眼球活动多正常,随突眼发展和眶上裂及海绵窦受累,视力和眼球活动才出现障碍。局部颞骨增厚、隆起。常有癫痫发作。

### (4) 嗅沟和前颅底脑膜瘤

嗅沟和前颅底脑膜瘤前者自筛板及其后方硬脑膜长出,后者则自筛板外侧的眶顶部硬脑膜长出。两者的临床表现无明显差别,主要有:①失嗅,可单或双侧,以单侧失嗅具诊断意义;②视力障碍,可出现Foster-Kennedy综合征;③额叶精神症状;④高颅压症状晚期出现。

### (5) 鞍结节和鞍隔脑膜瘤

鞍结节和鞍隔脑膜瘤前者起源于鞍结节硬脑膜,后者则与鞍隔粘连,两者构成鞍上脑膜瘤。临床表现为:①视神经和视交叉压迫症状,视野障碍不像垂体瘤那样典型,且先于内分泌功能障碍;②垂体功能不足,早期常轻微,晚期则明显;③肿瘤巨大时可出现肢体不全偏瘫、沟回发作、嗜睡和眼肌麻痹。

### (6) 颅中窝脑膜瘤和鞍旁脑膜瘤

鞍旁脑膜瘤的临床表现与蝶骨嵴内侧脑膜瘤相

似;颅中窝脑膜瘤缺少局灶症状,就诊时多有高颅内压表现。

**(7) 岩尖(三叉神经半月节包膜)脑膜瘤**

岩尖(三叉神经半月节包膜)脑膜瘤临床表现:①三叉神经分布区感觉异常、减退或疼痛;②三叉神经运动功能障碍在感觉障碍以后发生;③肿瘤压迫耳咽管,出现耳鸣、听力障碍、耳内胀满感;④肿瘤向后侵入颅后窝,引起桥小脑角征;向前生长压迫海绵窦,出现突眼、睑下垂和眼肌麻痹。

**(8) 小脑幕脑膜瘤**

小脑幕脑膜瘤起源于小脑幕,向幕上生长(幕下可有较小瘤结节),或向幕下生长(幕上有较小瘤结节),或同时向幕上、下生长。好发于小脑幕侧翼,次之为窦汇、横窦、乙状窦和岩窦附近。少数从小脑幕裂孔游离缘长出。以纤维型居多。临床表现:①高颅内压症状,少数患者有常压性脑积水"三联征"(痴呆、移步困难和尿失禁);②局灶症状少且因主瘤所在部位而异,可有肢体运动障碍、癫痫、对侧同向偏盲、小脑征和患侧第V~IX对脑神经损害等。

**(9) 侧脑室内脑膜瘤**

侧脑室内脑膜瘤以左侧脑室较右侧多见,三角区和额角好发。肿瘤从脉络膜丛间质长出,故脉络膜丛可增粗如香肠。临床表现:①高颅内压症状为主,患者体位(或头位)改变可使头痛发作;②局灶症状少且出现晚,可有肢体运动或感觉障碍、失语(主半球)、同向偏盲等。

**(10) 第三脑室内和后部脑膜瘤**

第三脑室内和后部脑膜瘤少见,以高颅内压症状为主。少数患者有精神症状(痴呆、个性改变等)。第三脑室后部脑膜瘤尚可引起 Parinaud 综合征。

**(11) 第四脑室内脑膜瘤**

第四脑室内脑膜瘤很少见,肿瘤从脉络膜丛间质长出。主要表现为高颅内压症状和小脑征。

**(12) 桥小脑角脑膜瘤**

桥小脑角脑膜瘤从岩骨后表面硬脑膜长出,即从岩骨尖到乙状窦前缘,特别是脑神经经骨孔道附近的硬脑膜(如内听道后壁上方至岩上窦、横窦和乙状窦汇合处,颈静脉孔等)。少数肿瘤穿过枕骨鳞部长到枕颈部肌肉中。临床表现:①第V~XII对脑神经功能障碍常为主要和首发症状,其中听力障碍最常见,次之为三叉神经分布区感觉减退、面瘫、后组神经麻痹等。②小脑征和高颅内压少见且在病程晚期出现。③锥体束征轻微且少见。④个别患者有蛛网膜下腔出血和精神症状[49]。

**(13) 斜坡脑膜瘤**

斜坡脑膜瘤是指从岩斜缝及其内侧硬脑膜长出的脑膜瘤。肿瘤可向上长到幕上、鞍旁,向下长到枕大孔,向外达桥小脑角,也可越过中线。肿瘤大多呈球状,少数为扁平状。脑干向背侧和对侧推移,脑神经、椎基动脉及其分支被推移、牵张或包裹于瘤内。临床表现:①脑神经功能障碍为首发和主要症状,其中以三叉神经和听神经最常受累,动眼神经、展神经、面神经和后组脑神经也可受累;②高颅内压症状见于2/3患者,且在晚期出现;③小脑征见于2/3患者;④锥体束征不多见,见于1/10~1/5的患者,且症状轻微[50]。

**(14) 枕大孔脑膜瘤**

枕大孔脑膜瘤好发于枕大孔前缘(延髓腹侧),可向后颅窝或颈椎管或同时向两者生长。临床表现:①枕颈痛;②上颈髓压迫征,如同侧上肢痉挛性无力、麻木等常为第2症状,以后影响同侧下肢至对侧下肢,再影响到对侧上肢;③后组脑神经麻痹;④小脑征;⑤高颅内压症状;⑥可出现上肢肌肉萎缩、感觉分离(脊前动脉影响),易误诊为脊髓空洞症。

**(15) 小脑凸面脑膜瘤**

小脑凸面脑膜瘤多以高颅内压和小脑征为主。

**(16) 视神经管内脑膜瘤**

视神经管内脑膜瘤少见。临床表现:①进行性视力(单或双侧)减退;②视野不规则缺损和原发性视神经萎缩;③突眼和眼球活动受限。青少年患脑膜瘤者少见。肿瘤好发部位、临床表现同一般脑膜瘤。性别上青少年组中男女性相等或男性多于女性,而成人组中以女性多见。这可能与成人女性患者中存有女性激素受体蛋白有关。在组织学上,青少年脑膜瘤易恶变,以肉瘤和乳头型多见,常多伴神经纤维瘤病或多发。因此,术后复发率较高,疗效也较差。老年患脑膜瘤,其临床表现多不典型,高颅内压症状少见。起病急者,易误诊为脑血管病;起病缓慢者,可被长期忽视。痴呆常为主要症状,多呈迅速进展,异于老年性痴呆或精神病。因此,对可疑病例,及早做脑影像学检查,是发现本病的主要方法。

## 76.3.4 治疗

**(1) 手术**

脑膜瘤的治疗以外科手术为主,并结合下列因素考虑[51]:①肿瘤不在颅底,应争取早期手术和全切除肿瘤;②肿瘤在颅底,位于鞍结节、嗅沟、蝶骨平板、桥小脑角等者应早期手术,对于蝶骨嵴扁平脑膜瘤、斜坡脑膜扁平瘤,如无高颅内压症状,可暂缓手术。

1) 脑膜瘤手术切除分级　为便于判断手术的疗效和预后,Simpson(1957)提出下列的手术分级标准,现为大家采用。Ⅰ级:肿瘤肉眼全切除,包括切除与肿瘤粘连的硬脑膜和颅骨以及受累的静脉窦;Ⅱ级:肿瘤肉眼全切除,与瘤粘连的硬脑膜仅电凝烧灼;Ⅲ级:肿瘤肉眼全切除,与瘤粘连的硬脑膜未切除或电凝,受累的静脉窦和颅骨也未处理;Ⅳ级:肿瘤部分切除;Ⅴ级:仅开颅减压,对肿瘤或活检或未做活检。

2) 脑膜瘤术后复发　大多数脑膜瘤能够手术全切除而获得根治,即使不能全切除者也可获得较长时期的缓解。但是,有一些脑膜瘤很容易复发,即使达到Ⅰ或Ⅱ级手术切除者,其复发率亦可达9%~32%。下列一些因素与脑膜瘤复发有关[52,53]。①肿瘤血管丰富;②有含铁血黄素沉着;③瘤细胞呈片状生长;④细胞核多形或胞核明显;⑤丝状分裂;⑥瘤内有坏死灶;⑦手术切除的分级。近来,一些研究认为流式细胞仪(FCM)能预测脑膜瘤恶性变或复发,如增殖指数≥20%的脑膜瘤极易发生恶性变或复发。

(2) 立体定向放射外科治疗

包括γ刀、X刀、射波刀和粒子刀。适用于术后肿瘤残留或复发、颅底和海绵窦内肿瘤。以肿瘤最大直径≤3 cm为宜。γ刀治疗后4年肿瘤控制率为89%。本法安全、无手术风险是其优点,但是长期疗效还有待观察[54]。

(3) 辅助治疗

1) 放疗　可作为血供丰富脑膜瘤术前的辅助治疗,适用于:①肿瘤的供血动脉分支不呈放射状,而是在瘤内有许多小螺旋状或粗糙的不规则的分支形成;②肿瘤以脑实质动脉供血为主;③肿瘤局部骨质破坏而无骨质增生。术前放射剂量一般40 Gy为1个疗程,在照射1~6个月内,放射线对头皮的影响消退后即可施行根治手术;④恶性脑膜瘤和非典型脑膜瘤术后的辅助治疗,可延缓复发[55-58]。

2) 栓塞疗法　包括物理性栓子和化学性栓塞两种。前者本身阻塞肿瘤供血动脉和促使血栓形成,后者则作用于血管壁内皮细胞,诱发血栓形成,从而达到减少脑膜瘤血供的目的。两法均作为术前的辅助疗法,且仅限于颈外动脉供血为主的脑膜瘤。物理栓子包括各种不同材料制作的栓子以硅橡胶钡阴小球(直径1 mm)最理想。化学性栓塞有应用雌激素(如马雌激素),按每日1.5~2.0 mg/kg给药,连续6~12天。根治性手术一般在栓塞1周后进行[59,60]。

3) 药物治疗　用于复发、不能手术的脑膜瘤。文献报道的药物有溴隐亭、枸橼酸他莫昔芬(tamoxifen citrate)、米非司酮(mifepristone)、曲匹地尔(trapidil)、羟基脲和IFN-α-2b等[61-63]。

溴隐亭可抑制体外培养的脑膜瘤细胞生长。他莫昔芬是雌激素拮抗剂,20 mg/d,分1~2次服用。注意事项:①定期检查肝功能、外周血象(白细胞、血小板、红细胞)。如发现异常,即应减量或停药。②出现消化道反应如恶心,对症治疗无效者可停药。③生殖系统毒性反应如子宫内膜异常增生、白带增多,应在用药前和用药期间定期妇科检查。④心血管毒性反应如血栓或栓塞,长期服用者应定期检查凝血功能。

米非司酮为黄体酮拮抗剂,25~50 mg,每日2~4。注意事项:可有消化道反应和催经止孕。曲匹地尔有抑制血栓素A2形成、抑制血小板衍生生长因子(PDGF)的致有丝分裂作用,促进前列环素生成,又有升高血中高密度脂蛋白,降低低密度脂蛋白和扩张血管等作用。口服,每次1~2片,每日3次。注意事项:①定期检查肝功能、血白细胞计数,如发现异常,应停药。②过敏者禁用。③孕妇不宜用。④偶有消化道反应。

羟基脲可抑制核苷还原酶,选择性阻止DNA合成。口服每日20 mg/kg,连服3个月,复查CT或MRI,如瘤增大,停服;否则继续服用。注意事项:①骨髓抑制,应定期复查血白细胞、红细胞和血小板。②胃肠道反应。干扰素α-2b有抗血管生成、抑制细胞胸腺嘧啶核苷合成的作用。皮下注射,每日4 MU/m²,共5天,休息2天,如此持续6~14个月。注意事项:①定期查血白细胞计数。②出现感冒样症状和注射局部疼痛,减药即可。

# 76.4　听神经瘤

听神经瘤主要起源于前庭神经的鞘膜,约占颅内神经鞘瘤90%,占颅内肿瘤的8%~11%,占桥小脑角肿瘤的75%~95%。成年人多见,平均发病年龄为37.2岁,女性略多于男性。听神经瘤大多位于一侧,少数为双侧。绝大多数听神经瘤发生于听神经的前庭神经支,故近来也称为前庭神经鞘瘤(vestibular Schwannoma),<10%发生于耳蜗神经支的神经瘤则命名为耳蜗神经瘤(cochlear Schwannoma)。

### 76.4.1 病理

听神经瘤是一具有完整包膜的良性肿瘤,表面光滑,有时可呈结节状。肿瘤大多从内听道内开始生长,逐渐突入颅腔,将脑桥池的蛛网膜推向内侧,故肿瘤表面均覆盖有一层增厚的蛛网膜,并包含有脑脊液,外观像一个蛛网膜囊肿;肿瘤小者局限在内听道内,直径仅数毫米,可仅有内听道扩大,随着肿瘤的不断增大,大者可占据整个一侧后颅窝,可向上经小脑幕长入幕上,下方可达枕骨大孔,内侧可越过桥脑的腹侧达对侧。相邻的脑神经、小脑和脑干等结构可遭受不同程度的推移,面神经、三叉神经可被压向前方或前上方,向下延伸至颈静脉孔可累及舌咽神经、迷走神经及副神经,向内可压迫脑干、小脑和第四脑室。肿瘤的实质部分外观色灰黄至灰红色,质地大多较脆,有时也可因瘤组织的退行性变或脂肪性变而偏软、偏韧,呈淡黄色;瘤内常有大小不等、多房性的囊变,内含淡黄色囊液,部分肿瘤可几乎全部囊变。肿瘤一般与脑干、小脑有明显的蛛网膜界线,但肿瘤较大时与小脑半球相邻面粘连较紧,一般不侵犯小脑实质,脑干面多光滑。面神经位置多在肿瘤的前下方,紧贴在肿瘤的包膜外伴同进入内听道内,粘连较紧,肿瘤的血供主要来自小脑前下动脉。脑桥动脉、小脑上动脉、小脑后下动脉等也可有分支供应肿瘤,肿瘤血供可从中等至丰富。其静脉回流主要通过岩静脉汇入岩上窦。

组织学形态在镜下可分4种:①Antoni A 型细胞为主;②Antoni B 型细胞为主;③上述两种细胞混合的肿瘤;④神经纤维瘤型。肿瘤多有脂肪变性和玻璃样变等退行性变,可有坏死出血,但未见恶性变的报道;虽然在神经纤维瘤病中,周围神经的神经纤维瘤可以恶变,但在中枢神经系统的神经纤维瘤基本保持良性。而双侧听神经瘤则属神经纤维瘤,为神经纤维瘤病Ⅱ型,是一种常染色体显性遗传的系统性疾病。

### 76.4.2 临床表现

听神经瘤的病程进展缓慢,其首发症状主要是前庭、耳蜗神经的刺激症状,如头昏、眩晕、单侧耳鸣和耳聋等,占70%以上,发作如同梅尼埃综合征,以后因前庭神经完全破坏而消失。耳鸣多为连续性高调音,类似蝉鸣或汽笛声,可伴听力减退,大多并不严重,一般不影响患者的生活及工作,故易被患者及经治医师忽视。其他症状取决于肿瘤的生长方向和速度以及是否囊变、出血等。肿瘤向头端生长,影响三叉神经,可引起患侧面部麻木、角膜反射迟钝或消失,少数为面肌痉挛或疼痛,肿瘤向内侧扩张推移或压迫脑干,出现同侧或对侧肢体的轻瘫和锥体束征,小脑受压可引起同侧的小脑性共济失调。少数肿瘤长得很大向下可压迫舌咽神经、迷走神经及副神经而产生吞咽困难、进食呛咳、呃逆、声音嘶哑等。肿瘤压迫第四脑室或中脑导水管可导致慢性脑积水,长期慢性的颅内压增高可使视盘继发性萎缩而引起视力减退甚至失明[64]。

### 76.4.3 诊断

典型的听神经瘤具有下列特征:先出现听神经症状,继而出现三叉神经症状,以后再出现小脑或脑干或高颅内压症状,再结合听力、前庭神经功能试验及影像学检查,听神经瘤的诊断并不困难。但此时肿瘤多已偏大,手术危险性也较大,神经功能的保留较困难。近年来国内外多致力于听神经瘤的早期诊断,即肿瘤仅在第Ⅰ、Ⅱ期时就能明确诊断并进行治疗。凡单侧耳鸣伴听力进行性下降者,详细的听力检查证明为神经性耳聋且无复聪现象,伴前庭功能减退或消失,则听觉诱发电位(BAEP)、内听道摄片及 MRI 均具有早期诊断价值,随着 CT、MRI 检查等的普及,只要临床医师有高度的警惕性和责任感,对成年人不明原因的耳鸣、进行性的听力下降及时进行各种检查,尤其是 CT 及 MRI 等检查,听神经瘤的早期诊断应成为现实(图76-3),且 MRI 可明确病灶大小、部位及与邻近结构的关系,更有利于治疗方法的选择,必将极大提高本病的治疗效果。

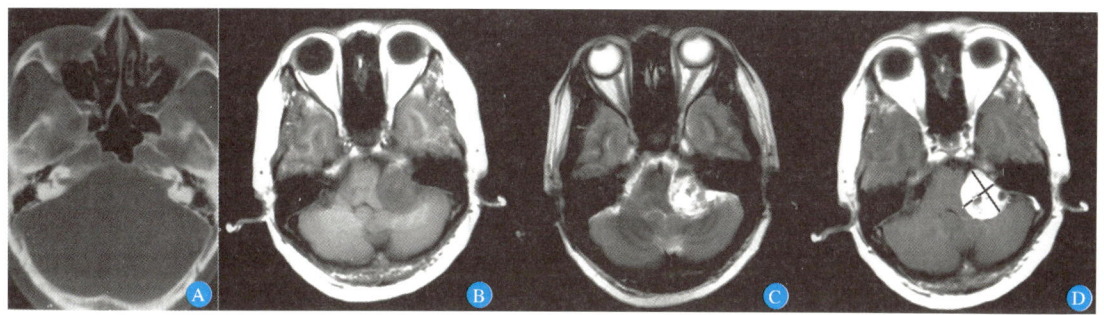

**图 76-3　左听神经瘤**

A. CT 骨窗位可见左侧内听道扩大；B. T1 加权显示肿瘤呈低信号；C. T2 加权显示肿瘤以高信号为主,夹杂低信号；D. T1 加权显著增强

## 76.4.4　治疗

听神经瘤是良性肿瘤,治疗原则首先是手术治疗,尽可能安全、彻底地切除肿瘤,避免周围组织的损伤。多数学者认为在达到肿瘤全切除后,可获得根治。其次随着 γ 刀临床应用的普及,部分小型听神经瘤(直径<2.5 cm)和大型听神经瘤术后残留者均使用 γ 刀治疗,在肿瘤控制和神经功能保留等方面获得满意疗效。因此,在患者高龄、有系统性严重疾患或肿瘤巨大、与脑干粘连紧密等情况下,不应强求肿瘤的全切除而可做次全切除或囊内切除,残余肿瘤用 γ 刀照射。随着显微解剖和显微外科手术技术和方法的不断发展,包括面神经术中监护及术中脑干诱发电位监测等技术的使用,听神经瘤的手术全切除率和面、听神经的保留率均显著提高。因此,在手术切除和 γ 刀治疗、肿瘤全切和神经保留等问题上可以综合考虑,谨慎选择,但从最佳治疗角度来看,仍应争取肿瘤的全切除,避免肿瘤残留造成复发[65-67]。

## 76.5　垂体肿瘤

垂体肿瘤大多数是良性的颅内具有内分泌功能的粒细胞肿瘤,少数为无分泌功能的垂体细胞瘤和腺垂体梭形细胞嗜酸细胞瘤。其发病率仅次于脑胶质瘤和脑膜瘤,占颅内肿瘤的 10%[68]。

### 76.5.1　垂体腺瘤

垂体腺瘤的发病机制至今仍有争议。主要有以下几种不同的观点:①下丘脑功能的失调。②垂体本身的缺陷。目前,有越来越多的研究证据表明,垂体瘤的发生源于垂体细胞本身的基因异常,同时有多种因素在各个阶段参与了垂体瘤的形成。包括:早期染色体损伤后引起垂体原始多潜能祖细胞从生长抑制状态中释放;癌基因的激活导致细胞内信号转导;抑癌基因的杂合性丢失。已转化的垂体细胞经单克隆扩增后在一些因素(如下丘脑激素受体信号、垂体内生长因子、细胞周期调节失控)的持续刺激生长下转变为肿瘤,这一系列级联反应导致垂体前叶激素的自主分泌和细胞增殖[69]。

#### 76.5.1.1　分类

近 20 年来,由于诊断性电镜、免疫组化以及垂体内分泌激素检测技术的发展,现将垂体腺瘤分成功能性分泌腺瘤和无功能性腺瘤。

(1) 有分泌功能的腺瘤

有分泌功能的腺瘤占垂体瘤的 65%~80%,又分为单激素分泌腺瘤及多激素分泌腺瘤两型。①单激素分泌腺瘤:如泌乳素(PRL)腺瘤、生长激素(GH)腺瘤、促肾上腺皮质激素(ACTH)腺瘤、促甲状腺激素(TSH)腺瘤等。②多激素分泌腺瘤肿瘤:含上述两种或两种以上激素分泌腺瘤细胞,如 GH-PRL 腺瘤、GH-TSH 腺瘤、GH-ACTH 腺瘤、GH-PRL-TSH 腺瘤、GH-ACTH-TSH 腺瘤、ACTH-PRL 腺瘤等。

(2) 无分泌功能的腺瘤

无分泌功能的腺瘤占垂体瘤的 20%~35%。瘤细胞无分泌过多激素功能。

#### 76.5.1.2　临床表现

根据垂体腺瘤的不同类型、大小及生长方向而产生不同症状,但主要有内分泌症状及神经功能障碍两种。

### (1) 内分泌症状

有因分泌性腺瘤细胞分泌过多激素所引起的内分泌亢进症状，及无分泌功能腺瘤压迫或破坏前叶引起的垂体功能及相应靶腺功能减退症状。少数分泌性腺瘤晚期亦可产生垂体功能减退。

1) PRL 腺瘤　多见于女性病例（男性约占 15%），以 20~30 岁多见。因 PRL 增高而抑制下丘脑分泌促性腺激素释放激素（GnRH），或抑制性腺对垂体促性腺激素的反应性，导致雌激素分泌减少，黄体生成激素（LH）、促卵泡激素（FSH）分泌正常或减少。临床典型症状为闭经、溢乳、不孕"三联征"（Forbis-Albright 征），但少数病例并不完全具备此 3 种症状。一般 PRL 增高≤60μg/L 时，可出现月经量少，经期延长，或有月经但不排卵，黄体酮不足，黄体期不显著等。PRL>60μg/L 时即可闭经。有闭经症状者多伴有溢乳，但溢乳不显著者患者多不知不觉，故约半数病例在就诊检查时发现。其他有性欲减退、流产、肥胖、面部阵发潮红等。青春期前发病者，发育期延迟，原发闭经。少数病例发生于产后。男性病例 PRL 增高后可引起血睾酮生成及代谢障碍而使血睾酮降低，或为抑制下丘脑促性腺激素释放激素所致；精子生成障碍，数量减少，活力降低，形态异常；临床表现阳痿、性功能减退、不育、睾丸缩小，少数有毛发稀少、肥胖、乳房发育及溢乳。男性病例确诊时，肿瘤多较大且向鞍上生长，常伴有视觉障碍。

2) GH 腺瘤　在青春期前骨骺尚未闭合，表现为巨人症，成年后则为肢端肥大症。GH 增高可引起代谢紊乱，软组织、骨骼及内脏进行性增大。本症病程缓慢，早期可有垂体功能亢进症状，如精力旺盛、性欲亢进、毛发增多。晚期则有全身乏力、记忆力减退、注意力不集中、头痛及全身疼痛等。少数患者可同时伴有肢端肥大及巨人症。部分女性有月经紊乱、闭经，40%~50% 女性有 PRL 增高，可能为下丘脑控制失调或为 GH-PRL 混合性腺瘤。本症少数病例可产生多汗、突眼性甲状腺肿，约 35% 病例可并发糖尿病。部分有血清无机磷、血钙及磷酸酶增高。少数病例可因脊椎进行性增生产生椎管狭窄而引起脊髓压迫症状。本症如不治疗可因代谢并发症、心血管疾病、呼吸系统疾病及糖尿病死亡。

3) ACTH 腺瘤（Cushing 病）　肿瘤细胞分泌过多的 ACTH 导致肾上腺皮质增生，分泌过多的糖皮质激素引起多种物质代谢紊乱，形成皮质醇增多症。因脂肪代谢紊乱可产生向心性肥胖，头、面、颈及躯干处脂肪增多，脸呈圆形（满月脸），脊柱后突使背颈交界处有肥厚的脂肪层（水牛背），四肢则相对瘦小。因蛋白质代谢紊乱可导致皮肤、真皮处成胶原纤维断裂，皮下血管暴露，在下腹、股、臀及肾等处产生紫纹及多血面容；骨质疏松导致腰背酸痛、佝偻病、病理性骨折，儿童可影响骨生长；血管脆性增加可导致皮肤瘀斑、伤口不易愈合等。因糖代谢紊乱可产生类固醇性糖尿病（占 20%~25%）。因电解质代谢紊乱后少数患者晚期可产生血钾、血氯降低，血钠增高而导致低钾、低氯性碱中毒。因垂体促性腺激素的分泌受抑制，有 70%~80% 女性患者出现闭经、不孕及不同程度男性化（乳房萎缩、毛发增多、痤疮、喉结增大、声音低沉等），男性有性欲减退、阳痿、睾丸萎缩等，儿童则生长发育障碍。约 85% 患者有中度高血压，晚期可导致左心室肥大、心力衰竭、心律失常、脑卒中及肾衰竭。因患者抗体免疫功能降低，使溶酶体膜保持稳定而不利于消灭抗原，导致抗感染能力降低，如患细菌性或真菌性感染可经久不愈[70]。

4) Nelson 征　患 Cushing 综合征行双侧肾上腺切除后，有 10%~30% 患者经 1~16 年可发生垂体瘤，其原因多认为由 ACTH 微腺瘤所致，因肿瘤微小检查未能发现，或忽略做进一步检查；双侧肾上腺切除后，因缺少皮质醇对下丘脑所释放的促肾上腺皮质激素释放激素（CRH）负反馈作用，CRH 得以长期刺激垂体产生肿瘤或使原有微腺增大而产生症状。年轻妇女及术后妊娠者易发生。临床有全身皮肤、黏膜等处色素沉着，有 10%~25% 肿瘤呈侵蚀性，可长入海绵窦、脑其他部位及颅外转移。

5) TSH 腺瘤　患者 TSH、T3、T4 均增高，患者甲状腺增大，局部可扪及震颤，闻及血管杂音，有时有突眼、性情急躁、易激动、双手颤抖、多汗、心动过速、胃纳亢进、消瘦等。TSH 腺瘤也可继发于原发性甲状腺功能减退，用甲状腺激素治疗，TSH 可恢复正常水平，肿瘤缩小。

6) 促性腺激素腺瘤　多见于成年男性，FSH 增高、睾酮降低，早期可无性功能改变，晚期可有性欲减退、阳痿、睾丸缩小、不育等。女性有月经紊乱或闭经。又分为 FSH 分泌腺瘤、LH 分泌腺瘤及 FSH-LH 分泌腺瘤。

7) 混合性腺瘤　随各种分泌过多的激素产生相应的内分泌亢进症状。

8) 嗜酸干细胞腺瘤　PRL 可中度升高，GH 正常或增高。临床有高泌乳素血症症状，月经紊乱、闭经、溢乳、不孕等，少数有轻度肢端肥大改变，男性患者有性欲减低。

9）泌乳生成素细胞腺瘤 有 GH 增高、肢端肥大表现，PRL 可轻度增高，部分患者有高泌乳素血症症状。

10）无分泌功能腺瘤 多见于 30～50 岁成年人，男性略多于女性，生长缓慢，确诊时肿瘤已较大，压迫及破坏垂体较显著，产生垂体功能低下症状。一般促性腺激素分泌最先受影响，男性表现性欲减退、阳痿、外生殖器缩小、睾丸及前列腺萎缩、精子量少或缺如、第二性征不显著、皮肤细腻、阴毛呈女性分布；女性有月经紊乱或闭经，乳房、子宫及其附件萎缩，阴毛及腋毛稀少，肥胖等；儿童患者则有发育障碍、身材矮小、智力减退。次为 TSH 不足，表现为畏寒、少汗、疲劳、乏力、精神委靡、食欲减退、嗜睡等。最后 ACTH，使其分泌不足，主要为氢化可的松分泌减少，易产生低血糖、低钠血症，患者有虚弱无力、厌食、恶心、抵抗力差、血压降低、体重减轻、心音弱、心率快等表现。儿童可因 GH 分泌减少产生骨骼发育障碍，体格矮小，形成垂体性侏儒症。少数肿瘤压迫神经垂体或下丘脑，产生尿崩症。

**(2) 神经症状**

多见于无分泌功能腺瘤，少数有分泌功能腺瘤长大后亦可产生神经症状。临床表现依肿瘤大小及其生长方向而异。肿瘤向鞍上生长者 67% 有头痛；70%～80% 因肿瘤压迫视神经交叉而产生视力减退及视野障碍，以双颞侧偏盲最常见。肿瘤压迫或侵入下丘脑产生嗜睡、精神异常、尿崩症及高热等。肿瘤向前生长压迫额叶产生精神症状、癫痫、嗅觉障碍等；向侧方生长侵入海绵窦产生第Ⅲ、Ⅳ、Ⅵ对脑神经及三叉神经第 1 支麻痹；向中颅窝生长影响 Meckel 腔可产生三叉神经痛，影响颞叶或压迫颈内动脉产生颞叶癫痫、精神症状、偏瘫、失语等，少数可长入后颅窝、基底节及内囊等处，产生脑干受压、脑积水、偏瘫等。肿瘤向下生长可突入蝶窦、咽顶及鼻腔，产生鼻出血、脑脊液鼻漏及颅内感染。

### 76.5.1.3 诊断

垂体腺瘤的确诊，除依据临床症状外，尚应进行影像学和内分泌学检查后综合考虑。

**(1) 影像学检查**

目前主要依靠 CT 或 MRI 扫描定性及观察肿瘤大小及生长方向（图 76-4）。有时需做颈内动脉造影以除外动脉瘤。

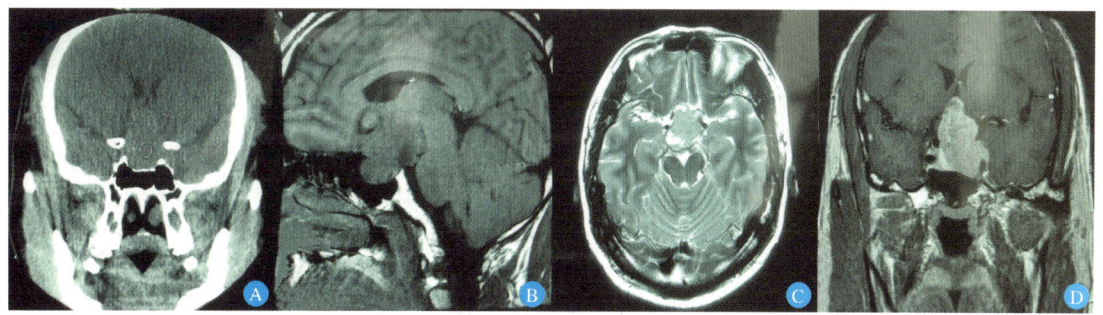

**图 76-4 垂体瘤**

A. CT 可见鞍内肿瘤突向鞍上，鞍底骨质变薄；B. T1 加权相显示鞍区肿瘤略低均匀信号；C. T2 加权相显示鞍区肿瘤为等信号；D. T1 相增强显示鞍区肿瘤均匀强化

**(2) 内分泌检查**

一般认为 PRL 腺瘤患者 PRL 值 >200μg/L 者常为 PRL 腺瘤，PRL >100μg/L 者约 60% 为 PRL 腺瘤，在 PRL 值为 50μg/L 中约 25% 为 PRL 腺瘤。GH 值 >20μg/L 者常可确诊为 GH 腺瘤。亦有用放射免疫受体分析法（RRA）测定生物活性 GH 值，或测定胰岛素样生长因子-1（IGF-1）来诊断 GH 腺瘤。ACTH 值正常或中度增高（40～200ng/L）伴血浆皮质醇及 24h 尿游离皮质醇（UFC）升高有利于诊断 ACTH 腺瘤；有用取双侧岩下窦血测 ACTH 值与周围静脉血 ACTH 值比较，前者较后者高 2～10 倍，有助于 ACTH 腺瘤的定性、定侧及与异位性 ACTH 腺瘤相鉴别。做垂体功能动态试验，可从不同途径和水平观察下丘脑—垂体的调节功能及分泌状态。此方法甚多，如 PRL 腺瘤可有促甲状腺激素释放激素（TRH）、氯丙嗪、甲氧氯普胺（灭吐灵）、L-色氨酸、精氨酸、舒必利、胰岛素诱发低血糖及高渗氯化钠溶液等兴奋试验，以及多巴胺、L-多巴、水负荷、低渗氯化钠溶液、溴隐亭、氯苯甲异喹等抑制试验。GH 腺瘤有低糖、L-多巴、TRH、胰高血糖素、L-精氨酸等兴奋试验以及高糖抑制试验等。ACTH 腺瘤有 ACTH、促肾上腺皮质激素释放因子（CRF）、血管加压素

(LVD)、低血糖、甲吡酮等兴奋试验以及地塞米松抑制试验等。TSH 腺瘤有 TRH 兴奋试验。促性腺激素腺瘤有 LRH 及氯苯酚胺兴奋试验等。

#### 76.5.1.4 治疗

**(1) 手术**

手术是目前治疗垂体腺瘤的主要方法。绝大部分肿瘤都能通过手术途径获得有效治疗。手术目的在于解除肿瘤对视路和周边其他重要结构的压迫，保护正常垂体，恢复垂体轴的正常内分泌功能。手术入路主要分为经颅和经蝶入路手术两类。

**(2) 放疗**

1) 适应证 ①手术后有残瘤；②术中证实或病理证实有脑膜、骨质侵蚀或肿瘤有恶变者；③肿瘤复发不宜再手术者；④手术有禁忌或不愿手术者。

2) 禁忌证 ①视力视野受损；②年轻要求生育者，不应首先放疗；③垂体瘤卒中或囊变者。

3) 常用的放疗技术 ①普通放疗(一般用 $^{60}Co$ 或直线加速器)；②立体定向放疗(stereotactic radiotherapy，SRT)；包括粒子刀、γ刀和 X 刀。由于照射精度高，周围结构所接受的照射量很小，放疗后带来的并发症少，近年来垂体瘤应用于这一技术治疗的，已远远超过普通放疗。

**(3) 药物治疗**

目前药物治疗垂体瘤主要还是起辅助作用。适应证：①不适手术或不愿手术者；②术后和(或)放疗后垂体激素值仍增高者；③大型 PRL 腺瘤可在术前短期(3 个月以内)服用溴隐亭，待肿瘤体积缩小到鞍内时再予手术治疗，为争取手术彻底切除创造条件。用于治疗 PRL 腺瘤药物有溴隐亭(bromocriptine)、喹高利特(quinagolide)、卡麦角林(cabergoline)；治疗 GH 腺瘤药物主要包括生长抑素类似物、多巴胺激动剂、GH 受体拮抗剂三大类；治疗 ACTH 腺瘤药物有甲吡酮、赛庚啶、甲麦角林等；治疗 TSH 腺瘤药物有生长抑素、巴氯芬等。

### 76.5.2 垂体细胞瘤(WHO Ⅰ 级)

垂体细胞瘤(WHO Ⅰ 级)较少见。见于成年人腺垂体或漏斗边界清楚的实质性胶质瘤。临床表现：瘤小无症状；瘤大引起头痛、视野缺损和垂体功能低下等。组织学表现：由伸长的梭形细胞交织排列成束或席纹状，有丝分裂无或少有。波形蛋白、S-100 蛋白和 GFAP 呈不同程度表达阳性。

### 76.5.3 腺垂体梭形细胞嗜酸细胞瘤(WHO Ⅰ 级)

腺垂体梭形细胞嗜酸细胞瘤(WHO Ⅰ 级)好发于成年人，为腺垂体嗜酸细胞的非分泌性肿瘤。肉眼看难以与非功能性垂体瘤区分。瘤细胞中含大量线粒体。抗线粒体抗体 113-1 以及 S-100 蛋白和上皮膜抗原表达阳性。垂体激素检测阴性。

## 76.6 颅咽管瘤

颅咽管瘤是最常见的先天性颅内肿瘤。它起源于胚胎期的颅咽管(Rathke 囊)的残余上皮细胞。根据肿瘤的组织学特征及其部位，曾有过不同的名称。1930 年 McLean 提出命名为颅咽管瘤，渐沿用至今。颅咽管瘤占颅内肿瘤的 5.1%～6.5%，占颅内先天性肿瘤的 60%，约占鞍区肿瘤的 30%。它可见于任何年龄，但多见于儿童及青年，占儿童幕上肿瘤的 40%。男女性之比为(1.4～2)∶1。

### 76.6.1 病理

颅咽管瘤分为鞍内型和鞍上型。前者起源于鞍隔下的上皮细胞巢，随着肿瘤的生长，压迫垂体而逐渐出现内分泌障碍症状；肿瘤向上发展，突破鞍隔压迫视神经、视交叉；肿瘤继续生长，可从视交叉前突向第三脑室前方，或向视交叉后突入第三脑室内；也可向侧方生长侵入鞍旁海绵窦或侵入颞叶。鞍上型起源于鞍隔上的上皮细胞巢，肿瘤可位于视交叉下方、前方或后方，向上进入第三脑室，对垂体的压迫较轻。随着肿瘤的生长，导致室间孔阻塞，引起脑积水，同时压迫丘脑下部。多数肿瘤实质部分较小，大部分呈囊变。颅咽管瘤囊性变占 68%～85%，多为单囊性，少数为多囊性。囊壁光滑，并布满大小不等的白色钙化斑点，囊壁与周围组织粘连较轻。囊内容物为退变液化的上皮细胞碎屑，囊液多为淡黄色到黑褐色机油样物，内含胆固醇晶体，大多为 10～30 ml，也有多达 >100 ml 者。囊液可较清，也可混浊，放置不易凝固。囊液流入蛛网膜下隙，易引起化学性脑膜炎。实质部分呈灰白色，内有钙化灶，瘤体往往与邻近神经血管等重要结构有粘连，特别是下丘脑。根据显微镜下组织学特点，颅咽管瘤一般分为 2 种类型：①鳞状上皮细胞型，主要由鳞状细胞和釉质上皮所组成;②牙釉质细胞型,主要由类似于发育为牙齿釉质的细胞所组成,此型最为常见,几乎见于所有儿童患者和2/3的成年患者。肿瘤与周围脑组织间有胶质增生,有时呈乳头状突入丘脑下部,两者紧密相连。

## 76.6.2 临床表现

颅咽管瘤系良性肿瘤,症状发展大多缓慢,偶有迅速发展或突然发病,此大多系肿瘤囊性变所致。主要表现有内分泌功能障碍、视觉障碍及颅内压增高症状。

### (1) 内分泌功能障碍

主要表现为垂体和下丘脑受损害症状。该瘤多在儿童期发病,患儿主要表现为发育迟缓或停顿、肥胖、性器官不发育、易疲劳等。青春期后发病者,多有性欲减退,阴毛、腋毛脱落;男性患者胡须减少,皮肤细腻;女性患者表现为闭经、溢乳。由于肿瘤影响下丘脑及神经垂体,25%的患者有尿崩症表现,一般每日饮水3 000~4 000 ml。随着肿瘤的发展,影响下丘脑可引起乏力、嗜睡,或同时出现精神症状。

### (2) 视觉障碍

当肿瘤直接压迫视神经或视交叉时,出现视力减退和视野缺损。早期出现眼睛发花,逐渐出现进行性视力减退,常以一侧为重。视野缺损变化很大,约半数患者表现为不规则双颞侧偏盲,其他表现为生理盲点扩大、象限性缺损、同向偏盲等。很少有典型垂体瘤所出现的双颞侧偏盲。若发现双颞侧下象限性视野缺损,则表示压迫由上而下。鞍内型颅咽管瘤向鞍上发展时,其视野改变与垂体瘤向鞍上发展相似。儿童患者可表现为视力逐渐下降,从上课时的后排逐渐向前排靠,直至失明。视盘可表现为原发性萎缩。当有颅内压增高时,也可有视盘水肿。

### (3) 颅内压增高

颅内压增高以儿童多见,表现为头痛、呕吐、视盘水肿和展神经轻度麻痹。出现上述症状表示肿瘤阻塞室间孔或脚间池,出现脑积水。视盘水肿逐渐发展至继发性视神经萎缩,视力逐渐减退,直至失明。严重颅内高压者可有意识不清。婴幼儿还可有头围增大,颅缝分离,叩击呈"破罐声"。

### (4) 其他

当肿瘤长向鞍旁时,可引起第Ⅲ、Ⅳ、Ⅵ对脑神经受压及功能障碍;向中颅窝生长,可引起颞叶癫痫、幻嗅和幻味等症状;向额叶生长可表现为记忆力障碍、定向力差、大小便不能自控等症状。

## 76.6.3 检查方法

### (1) 内分泌功能检查

各内分泌激素水平可发生低下,如T3、T4、皮质醇、TSH、FSH、LH、GH、ACTH等。唯PRL可有增高,但一般≤100 μg/L。

### (2) 头颅X线平片

约80%的患者可见鞍上有钙化灶,儿童患者的钙化比例更高。钙化可呈不规则斑块状、较分散的点状,少数钙化囊壁可衬托出肿瘤轮廓,使钙化呈蛋壳状。颅咽管瘤的实际钙化率甚至更高,头颅X线片即使未见到钙化,手术中有时也能见到钙化。无钙化的颅咽管瘤甚为少见。约35%的患者蝶鞍可有改变,常表现为后床突变尖、脱钙或消失,蝶鞍呈盆形扩大。这些表现容易与垂体瘤蝶鞍改变相鉴别。少数鞍内型颅咽管瘤可表现为蝶鞍球形扩大。随着肿瘤增大,或肿瘤引起脑积水造成慢性颅内压增高,可在颅X线平片上见到脑回压迹等颅内压增高征象。

### (3) CT扫描

CT检查价值更大。平扫可有3种表现:①显示均匀的低密度区,CT值一般介于脑脊液和脑实质之间,主要系胆固醇增多所致。若为多房性,则可看到在低密度区内有软组织密度的间隔,边界清,呈类圆形或分叶状。钙化呈弧线状,实质内的钙化为点、片状。②实质性肿瘤,显示均匀的等密度或略低密度病灶(图76-5)。肿瘤于鞍上生长者,可使鞍上池消失,第三脑室受压。③肿瘤由实质性、囊性及钙化灶组成,临床最为常见,表现为混合密度病灶,呈现高、等和低密度相间的病灶。在冠状面上,可见到肿瘤和垂体有一间隙。当有脑积水时,可表现为第三脑室受压,双侧侧脑室扩大。增强CT可见,肿瘤囊壁呈薄的环状强化或多环状强化,而病灶中心无变化。实质性肿瘤则表现为均匀强化。混合密度病灶,除钙化和囊变区外,实质部分呈均匀性增强。

### (4) MRI检查

典型颅咽管瘤因肿瘤有囊性部及实质部,瘤内成分不同,成像可呈多种信号影(图76-5),钙化部分常不能显示,在T1加权图像上可表现为高、等或较低信号,T2加权表现为高信号,信号强度均匀或不均匀。MRI三维空间成像能更清楚显示肿瘤向各方生长的范围,及与周围神经血管的关系等,有利于选择手术入路。

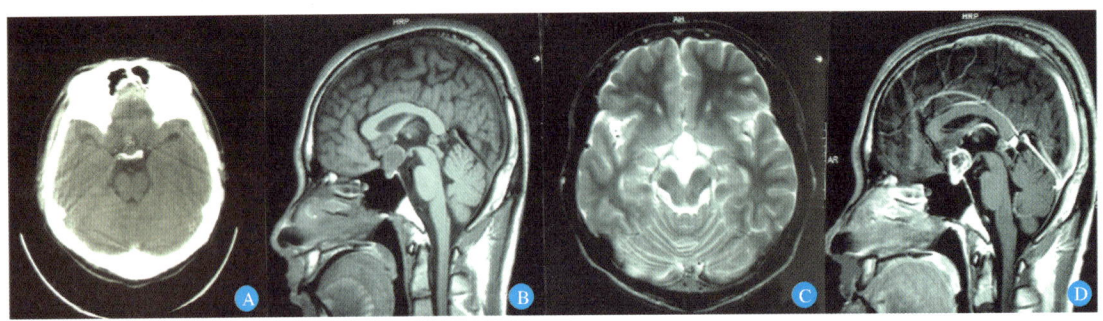

图76-5 颅咽管瘤

A. CT显示鞍区等高混合密度占位；B. T1加权显示鞍区等信号肿瘤；C. T2加权显示鞍区高信号占位；D. T1增强显示鞍区肿瘤强化，瘤内为低信号

## 76.6.4 诊断与鉴别诊断

根据好发年龄、典型的临床表现及特殊的影像学表现，本病诊断一般不难。儿童可根据发育迟缓或停顿，或同时伴有视力减退、视野缺损、多饮多尿、头痛，结合颅X线片看到鞍上有钙化，就可诊断此病。成人有性功能减退、精神委靡、倦怠、脸色苍白，有视力、视野改变，或伴有头痛。成人患者颅X线片有近50%可见到钙化，如果行CT或MRI检查，诊断一般也不难。

本病需与垂体腺瘤、鞍区胆脂瘤、鞍上生殖细胞瘤及第三脑室前部胶质瘤等相鉴别。

### (1) 垂体腺瘤

大多见于20岁以后，根据复旦大学附属华山医院的数据统计，儿童及青春期垂体瘤仅占同期所有垂体瘤的1.3%。主要表现为内分泌功能障碍，男性为性欲减退、毛发脱落，女性为闭经、溢乳、体重增加；随着肿瘤的生长，可以出现视力减退和典型的双颞侧偏盲。患者很少有尿崩症及颅内高压表现。如果为PRL腺瘤，PRL值一般>100 μg/L。颅X线片可见到蝶鞍球形扩大，鞍底倾斜，钙化极为少见。CT和MRI可以有典型的垂体瘤表现。

### (2) 鞍区胆脂瘤

主要表现为缓慢进展的视力减退、视野缺损，一般无明显的内分泌功能障碍及尿崩症。颅X线片无钙化灶；CT可见鞍上区低密度病灶，病灶区CT值低于脑脊液，增强后病灶无变化。MRI显示病灶（T1W）为低信号、不增强，T2W为高信号。

### (3) 鞍上生殖细胞瘤

小儿多见，肿瘤多呈实质性。主要表现为视觉障碍、尿崩症及性早熟。而颅咽管瘤往往表现为发育缓慢、停止发育。生殖细胞瘤的蝶鞍多正常，且无钙化及囊变。促绒毛膜性腺激素、甲胎蛋白、胎盘碱性磷酸酶增高有助于该病的诊断。

### (4) 第三脑室前部胶质瘤

多见于青少年，病史一般较短，主要表现为视觉障碍及颅内压增高症状，少数可有精神症状。一般无钙化，为实质性。CT和MRI检查对确定该病有重要意义。

## 76.6.5 治疗

### (1) 手术

手术为该病的主要和首选治疗方法，但因为该肿瘤位置较深，且与周围重要结构紧密相连，为手术切除带来了困难，同时也大大降低了做肿瘤全切除的可能性。手术最常见并发症为下丘脑损害。因鞍上型肿瘤的基底依附于下丘脑，或与该处粘连，对该部位的过度操作，都会导致损伤，是手术后死亡和病残的主要原因，尤其是勉强行全切除者。手术切除的目的是解除肿瘤对视神经、视交叉的压迫以及解除颅高压症状，有条件者应争取行肿瘤全切除。当肿瘤位于鞍内，或从鞍内向鞍上生长者；或肿瘤体积不很大，但对视神经及视交叉压迫明显者；或无明显下丘脑损害及颅高压者，应争取做肿瘤全切除。当肿瘤由鞍上生长者，且已突入第三脑室，或者已有下丘脑损害症状，同时伴有脑积水者，主要是缓解脑积水及解除肿瘤对视神经及视交叉的压迫，宜行肿瘤大部或部分切除。当有明显颅内压增高，且双目已完全失明，这类患者即使解除视神经受压对恢复视力也已无望，主要做缓解脑积水的手术，如VP分流术。对有明显下视丘损害，或患者情况较差及发病较急者，可先行囊肿穿刺，待病情好转后再酌情手术。近年来，随着显微手术的逐步推广和提高，肿瘤全切除的报道逐渐增多，但多数报道并发症及死亡率仍偏高。Yasargil（1990 年）回顾分析显微手术切除颅咽管瘤 144 例，肿瘤全切除为 90%，效果良好为 67.4%，致残率 16%，手术死亡率 16.7%，随访 1～22 年有 7% 肿瘤复发。其他报道肿瘤全切除率可在 46%～90%，手术死亡率 2%～10%，肿瘤全切率低则死亡率低，致残率和并发症低。一般认为，儿童患者应争取做肿瘤全切除，对于手术困难者应积极做肿瘤大部切除加放疗。但也有认为，儿童病例多为钙化的牙釉质型肿瘤，与周围垂体柄、第三脑室底部及神经血管粘连紧，常难以全切；而鳞形乳头型肿瘤多无钙化，则容易全切除[71]。

根据肿瘤生长部位、大小、形状、钙化程度、囊性部分的位置，以及与周围组织的关系和是否接近脑脊液通路等因素，手术需选择不同的入路或方式。额下入路适用于鞍内向鞍上生长的肿瘤或鞍上视交叉前上生长的肿瘤。翼点入路适用于鞍内向鞍上一侧生长或鞍上视交叉下及视交叉后脚间池的脑室外型肿瘤。终板入路可通过额下入路、翼点入路和双额纵裂入路到达视交叉后打开终板，适用于视交叉前置、鞍上视交叉后生长的脑室内外型肿瘤。经胼胝体透明隔穹窿间入路或经侧脑室入路（有脑积水者）适用于肿瘤长入第三脑室者。经蝶入路适用于鞍内或鞍上轻度生长或向蝶窦生长的肿瘤。也有为全切除巨大肿瘤而采取联合入路或分期手术。手术应采用显微外科技术，术中注意区分和保护蛛网膜的层次和界面，这样有利于安全全切除肿瘤。暴露肿瘤后通常先行肿瘤穿刺抽取囊液，创造手术分离肿瘤的空间，并使包膜与蛛网膜分离，再行肿瘤包膜内切除，待瘤体缩小后依次电凝和分离肿瘤供应血管。术中注意保护供应视交叉及视束的位于正中隆起周围的吻合血管。钙化往往位于肿瘤底部，特别常在视交叉及视神经下方，需先行粉碎后再行切除。有时这部分肿瘤钙化与神经、血管、垂体柄等粘连紧密，不宜勉强切除。长向第三脑室底部的肿瘤常使局部形成一胶质反应层，分离囊壁应在此层内进行，若第三脑室已变薄而呈一层胶质层（含神经核团的较厚部分已向上方推移），该层可以打开。术野内可见的肿瘤包膜均应尽可能分块切除，但粘连较紧者，不强求切除，以免损伤下丘脑等重要神经组织和血管。手术要求打通脑脊液循环，难以畅通者应行分流术。近来文献认为，过去强调的一次性全切除肿瘤来替代再次手术和放疗，除手术死亡率较高外，还可导致患者严重神经功能障碍，如永久性尿崩、视力减退、病态性肥胖、精神行为异常、记忆障碍、智商改变及工作学习能力下降。长期随访资料显示，即使全切除后，肿瘤复发仍有 10%～17%，甚至更高。故目前主张争取最大限度切除肿瘤而不遗留严重并发症，称为积极手术，以更恰当表达手术的目的和要求[71]。

术后常见并发症及其处理如下。

1）尿崩症　最为常见，系垂体柄损伤所致，大多持续数天至 2～3 周。当程度不重时，可给予氢氯噻嗪（双氢克尿噻）、卡马西平，严重时可用垂体后叶素或醋酸去氨加压素。同时：①记录 24 h 出入液量，每日测定尿比重；②每日测定电解质及酸碱度；③补充水分，使出入液量保持平衡；④补充电解质，若有缺失，按正常量补充。当尿崩症后引起钠潴留，应限制摄入过多。

2）体温失调　多为高热，少数为体温不升。患者大多呈下视丘损害表现，如谵妄、意识不清、四肢摸索、无汗等。可应用退热剂、乙醇擦洗。预后大多较差。

3）胃肠道出血　患者可有呕血、黑粪，应早期应用质子泵抑制剂，应用止血剂及输血等。严重者需手术治疗。

4）无菌性脑膜炎　系肿瘤囊内容物术中溢出刺激脑膜所致。为此，术中应尽可能避免和减少囊液对术野的污染，用生理盐水反复冲洗囊腔。术后可行腰穿排放脑脊液，激素的应用对缓解发热等症状亦有帮助。

5）视力障碍　术中损伤视路及其供应血管可致视力障碍，尤其是视交叉前置型的肿瘤发生率较高，应予注意。

6）垂体功能低下　尤其是术前有垂体功能减退者（儿童病例 >70% 有 GH 缺失，成人病例 70%～80% 有性激素水平低下），一般较难恢复。处理以激素替代为主。

7）癫痫　与皮质损伤及电解质紊乱等因素有关，应术前及术后给予抗癫痫药预防剂和纠正电解质紊乱。

**（2）其他治疗**

1）激素治疗　颅咽管瘤患者可出现下丘脑损害及垂体靶腺激素分泌不足。据统计，肾上腺、甲状腺、性腺功能低下分别占 32%、25% 和 77%，而术后激素水平低下更可达 55%、39% 和 80%。因此，手术前后应使用激素（主要是氢化可的松或地塞米松及甲泼尼龙），尤其是对下丘脑有明显损害者。激素可减少下丘脑反应及脑水肿，帮助患者度过手术危险期。但应用激素时应注意对其不良反应的防治。

2）放疗　外放疗对颅咽管瘤的疗效以前曾有

不同意见。近年来,随着放疗设备的改进、放疗定位的精确,认为放疗有一定的疗效,可以延缓肿瘤生长,适用于肿瘤部分切除者。用直线加速器治疗者5年生存率可达92%。但放疗剂量应控制在一定范围内,成人55~60Gy/7周,儿童50Gy/6周。以期减少放疗的并发症,如放射性脑坏死、内分泌功能低下、智力损害等。近年有采用放射外科(γ刀、X刀)治疗肿瘤次全切除后的实体性残留和复发的病例,取得一定疗效。内放疗适应于囊内含大量液体的颅咽管瘤,有学者做 CT 定向下的囊腔穿刺加储液置入术,经储液囊注入放射性核素 $^{32}P$、$^{90}Y$、$^{198}Au$ 等,同时可抽穿囊液。

3) 药物治疗 报道较少,目前尚无特殊有效药物。Takahashi 曾应用博来霉素注入肿瘤囊内,有使囊液分泌减少、肿瘤细胞退化的作用,2005年又报道11例儿童复发囊性颅咽管瘤,经治疗后7例随访3~16年无肿瘤复发,采用药物经储液囊每日或隔日注入5mg,直至总量30mg[72]。应注意该药漏出囊外可能对周围正常组织产生损伤。

最近 Cavalheiro 报道9例儿童囊性颅咽管瘤,经开颅瘤腔内置管应用 TFN-α 1~3个疗程治疗(每次瘤内注入3 MU,总量36 MU 为1个疗程)。随访1~3.5年,肿瘤消失3例,其余均有70%~90%的缩小率。主要不良反应为短暂发热、眼睑红斑、乏力、关节痛。认为药物的抗肿瘤机制是抑制肿瘤血管生成使瘤细胞处于休眠状态和细胞周期调节的作用[73]。

## 76.7 血管源性肿瘤

### 76.7.1 血管母细胞瘤

血管母细胞瘤又称为毛细血管性血管母细胞瘤(capillary hemangioblastoma)、毛细血管性血管内皮瘤(capillary hemangioendothelioma)、血管网状细胞瘤(angioreticuloma,ARM)等。按有无家族史,分为散发性和家族遗传性两种,后者表现为 von Hippel-Lindau 病(VHL 病);按病灶类型,可分为囊性和实质性。虽然随着神经影像技术以及显微外科技术的发展,散发性囊性血管母细胞瘤手术死亡率和病残率明显下降,但散发性实质性血管母细胞瘤以及家族性血管母细胞瘤的手术死亡率和病残率居高不下,是神经外科的难题之一。

(1) 病理学

病理巨检,肿瘤有实质性和囊性两种,囊肿的体积可大大超过肿瘤本身,囊液呈黄色或清亮状,巨大的囊肿可将血管瘤本身推向囊肿的一侧,此时称其为附壁瘤结节。肿瘤结节呈鲜红或紫红色,质地柔韧、血供丰富,肿瘤周围可见粗大的供血动脉和扩张的引流静脉。在光镜下肿瘤由丰富的毛细血管网及基质细胞(stromal cell)两种结构组成;血管管壁由单层扁平的内皮细胞围成,细胞质淡染,核呈短梭形;基质细胞位于血管之间,体积较大,核不规则,染色质粗而深染,细胞质富含类脂质,呈空泡状或泡沫样。大多血管母细胞瘤无异型性,个别病例偶见单个核瘤巨细胞和核异型细胞,未见核分裂,提示为良性肿瘤。电镜观察可见血管母细胞瘤的血管内皮细胞呈扁平形,较幼稚,细胞核较大,染色淡,胞质内可见到 Weibel-Palade 小体。周细胞位于内皮细胞外侧,靠近血管腔,细胞体积较内皮细胞小,核呈卵圆形,细胞质较少,胞体周围有一层完整的基膜包绕。基质细胞呈椭圆形,表面不规则,细胞核大,染色浅,细胞质中有丰富的脂滴,未见到 Weibel-Palade 小体。

从1926年 lindau 首先描述小脑血管母细胞瘤至今,尽管经过许多努力,但血管母细胞瘤的组织学起源仍有争议。2000年 WHO 将其归类为来源未定肿瘤,2007年又归类为有关脑膜来源。目前仍不清楚血管母细胞瘤是如何形成的,究竟哪一种成分是它的实质。早期学者认为,血管母细胞瘤来自网状内皮系统,血管母细胞瘤基质细胞是一种变形的巨噬细胞,所以又称其为血管网状细胞瘤[74]。后来又有学者认为血管母细胞瘤是由于中胚叶和上皮组织成分之间整合期间发生障碍所致。20世纪90年代以后 Bleistein 等根据免疫组化研究认为血管母细胞瘤的基质细胞与幼稚的脉络丛上皮组织非常相似,认为血管母细胞瘤可能起源于胚胎上皮组织[75]。Lach 等通过免疫电镜研究发现,基质细胞有一些内皮细胞、周细胞和平滑肌细胞的形态学特征,参与形成早期血管,进而形成肿瘤的血管网络,因此认为血管母细胞瘤应归类为中枢神经系统血管性肿瘤。国内有认为血管母细胞瘤是一种神经内分泌肿瘤,也有认为血管母细胞瘤中的内、外皮细胞和基质细胞在本质上有共性,即它们都是肿瘤细胞,并共同来自原始成血管间充质细胞。有通过电镜观察认为肿瘤组织内的周细胞可能是干细胞,而在血管内皮细胞和基质细胞可能由周细胞转化而来。

笔者通过细胞培养,发现基质细胞是一个异质性群体,有的为三角形略小细胞,有的为椭圆形较大细胞,所以认为血管母细胞瘤组织学起源的争论很大程度上是因为血管母细胞瘤中的基质细胞是一个异质性群体,由不同分化程度的间充质细胞组成,它的抗原特性显著不均质,导致许多免疫组化研究经常得出相反的结论。笔者对 40 例血管母细胞瘤作免疫组化染色,3 例行电镜观察,10 例行细胞培养,对结果综合判断后认为血管母细胞瘤可能来源于间叶组织。

(2) 发病机制

在基因水平上,目前国际上研究较多的是 VHL 基因。人类 VHL 基因定位于 3p25~26 区,含 3 个外显子和 2 个内含子,由 854 个脱氧核苷酸组成短的开放性阅读框架。该基因具有典型的肿瘤抑制基因特点,其编码的野生型 VHL 蛋白(wt-pVHL)能阻断 Elogin C 与 Elogin B、Cullin2 结合形成复合物,这个复合物有泛素连接酶活性,可以增加缺氧诱导因子-1α(HIF-1α)在正常氧浓度下的稳定性。一旦瘤变细胞中 VHL 双等位基因失活而使 wt-pVHL 的表达缺失,必将使 EloginC-EloginB-Cullin2 复合物增多,从而使 HIF-1α 的稳定性增加,使下游靶基因如促红细胞生成素(EPO)、VEGF、c-myc、c-fos 等在正常氧浓度下过度表达,进而导致瘤细胞增殖。

根据 Knudson 等的二次突变假说,有学者提出 VHL 基因由于各种先天性和(或)后天性的原因而失活,是家族性和散发性血管母细胞瘤共同的始动因素,瘤变细胞中 VHL 双等位基因的失活导致与细胞生长密切相关的基因 VEGF、EPO、c-myc、c-fos 等表达失控,进而导致瘤细胞增殖,瘤变组织高度血管化及囊性变等,最终导致血管母细胞瘤的病理形成[5]。但另一方面,Crossey 等分析来自 VHL 患者的 24 对血/肿瘤组织 DNA 样本,发现存在 3p 等位基因缺失者 9 例,另有 4 例存在 5p21、13q、17q 的缺失,说明除 VHL 基因外,其他基因的改变可能也与血管母细胞瘤的发生有关。Sebsebe 等用比较基因组杂交的方法研究了 22 例血管母细胞瘤肿瘤标本,发现只有 2 例存在 3 号染色体的缺失,而有 5 例存在染色体 6q 的缺失,提示染色体 6q 可能也有肿瘤抑制基因参与肿瘤的发病。笔者利用基因芯片技术对血管母细胞瘤和正常小脑组织的 16 000 个基因进行了差异表达分析,结果发现两者之间表达差异在 3 倍以上者有 61 条基因,其中表达上调基因 10 条,下调基因 51 条[76]。

在分子水平上,人们发现约 20% 的血管母细胞瘤患者有红细胞增高症,肿瘤切除或放疗后红细胞计数可恢复正常,肿瘤复发又出现红细胞增多,所以推测 EPO 可能与血管母细胞瘤发病有关。Krieg 等用 RNA 印迹法技术研究了 11 例血管母细胞瘤标本,并以 4 例胶质母细胞瘤、1 例正常小脑组织、1 例正常大脑组织标本作为对照组,结果发现在所有的血管母细胞瘤标本中 EPO mRNA 水平明显上调,而在对照组中不表达;用原位杂交技术发现 EPO mRNA 和 VEGF mRNA 在血管母细胞瘤的基质细胞中共表达,但与 VEGF 不同,EPO 在胶质母细胞瘤及正常脑组织中不表达,提示 EPO 对于血管母细胞瘤有一定的特异性。Vortmeyer 等用显微切割、蛋白印迹法、RT-PCR 以及免疫组化方法检测 6 例血管母细胞瘤标本,也发现在肿瘤新生血管周围有很明显的 EPO 和 EPO-R 表达[77]。

在细胞水平上,近年来的研究提示位于血管网之间的基质细胞似乎才是血管母细胞瘤唯一的肿瘤实质部分,而在血管网可能是由基质细胞分泌产生的细胞因子诱导产生的。Vortmeyer 等运用显微分离技术,将血管母细胞瘤的基质细胞与血管成分分开进行检测,发现 VHL 基因突变只发生在基质细胞中,而在血管成分中未发现 VHL 基因的异常。Wizigmann 等研究证实,血管母细胞瘤的基质细胞内含有大量的 VEGF121 mRNA、VEGF165 mRNA 及少量的 VEGF189 mRNA;而在血管内皮细胞中则不能探测到相应的 VEGF mRNA 的存在,但却有丰富的 VEGF 受体(VEGFER)flt-1 和 KDR/flk-1 的表达。

(3) 临床特征

1) 年龄 伴 VHL 病者的发病年龄明显低于单发者,前者为 20~39 岁,后者为 45 岁左右[78]。

2) VHL 基因携带者中 50% 可患中枢神经系统血管母细胞瘤,且病灶为多中心[79,80]。

3) 大多数(60%~70%)的小脑血管母细胞瘤为囊性伴附壁瘤结节[81]。由于肿瘤发展缓慢,常引起阻塞性脑积水。因此,最常见的症状是头痛。

4) 脊髓受累者常有感觉综合征,如疼痛伴或不伴后索功能缺失。

5) 红细胞增多症仅见于 25% 的病例。单发实质性肿瘤产生的红细胞生成素是引起红细胞增多的原因。肿瘤切除或放疗后红细胞计数可恢复正常;肿瘤复发,则又出现红细胞增多症。

(4) 诊断

MRI 和 CT 检查是本病的主要诊断方法(图 76-6)。

(5) 治疗

显微手术是血管母细胞瘤的主要治疗方式。囊性血管母细胞瘤手术相对简单,囊壁无或轻微增强者,提示囊壁大多为神经胶质纤维构成,手术切除附壁结节即可;囊壁明显增强者,提示肿瘤原为实质性,囊腔为坏死、囊变所致,手术必须全切除。

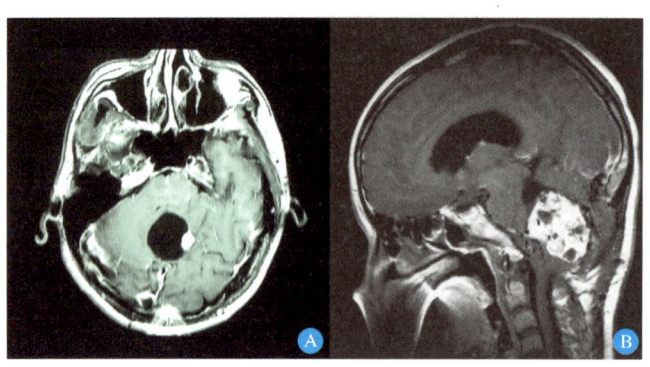

**图 76-6 血管母细胞瘤**

A. 小脑囊性血管母细胞瘤,MRI T1 加权增强显示光滑囊壁上显著强化的肿瘤结节;B. 脑干实质性血管母细胞瘤,呈圆形、类圆形,边界锐利,轮廓光滑,增强时强化明显,肿瘤周围可见蚓状流空的肿瘤供血动脉,瘤周无水肿带

实质性血管母细胞瘤血运极为丰富,位置重要,手术难度较大,必须遵循脑 AVM 手术原则先处理供应动脉,再游离肿瘤,最后处理引流静脉,整块切除肿瘤。

对于一次手术不能全部切除的颅内多发血管母细胞瘤,肿瘤直径 <3 cm,或者患者体质较弱不能耐受手术者,可用 γ 刀治疗控制肿瘤进展[82]。

**(6) 预后**

随着神经影像以及显微外科技术的发展,血管母细胞瘤诊断、治疗水平不断提高。总体来说手术治疗可靠有效,肿瘤全部切除可治愈本病。笔者统计复旦大学附属华山神经外科集团医院 1974 年 5 月至 2003 年 12 月收治的 312 例中枢神经系统血管母细胞瘤患者的临床资料,结果发现血管母细胞瘤全切率达 87.6%,术后症状改善率达 83.9%,手术死亡率 6.2%,长期随访 KPS > 80 分者占 85.9%。但分组统计发现,散发性、囊性血管母细胞瘤的手术疗效比较满意,而实质性、家族性、多发性血管母细胞瘤特别是位于脑干、脊髓时治疗仍较困难。家族性血管母细胞瘤,即 VHL 病,因累及脏器多,易复发,愈后较散发性差[81]。

## 76.7.2 血管外皮细胞瘤

血管外皮细胞瘤(hemangiopericytoma,HPC)可见于身体各部位软组织,是一种少见的中枢神经系统肿瘤,通常发生于大脑凸面、天幕、硬膜窦及颅底,在颅内肿瘤中所占比例 <1%。过去归类为血管母细胞脑膜瘤。其恶性变倾向者称为间变血管外皮细胞瘤。

**(1) 病理**

血管外皮细胞瘤附于或邻近于硬膜,巨体上类似于脑膜瘤。肿瘤有明显边界,常有薄包膜或假包膜。与脑膜瘤不同,肿瘤起源于毛细血管上的 Zimmerman 细胞而非蛛网膜细胞,缺乏脑膜瘤的组织学特征(螺旋状或沙砾体)。

免疫组化方面,HPC 的间叶组织标记波形蛋白(vimentin)阳性,血管标记(CD34)阳性,上皮膜抗原阴性。脑膜瘤对波形蛋白和 EMA 双相表达,而对 CD34 阴性。这些差异有助于 HPC 与脑膜瘤的鉴别诊断。

分子生物学方面,有报道中枢性 HPC 和周围性 HPC 的 2 型多发性神经纤维瘤基因(neurofibromatosis 2,NF2)均无突变,与脑膜瘤不同;而 HPC 与脑膜瘤的 DNA 二倍体周期与细胞周期也存在明显差异[77]。

**(2) 临床特点**

颅内 HPC 占脑膜肿瘤的 2%~4%,占颅内肿瘤 <1%。平均发病年龄 40~45 岁。多见于中年男性。复旦大学附属华山医院报道 1993~2004 年 63 例 HPC,其中男女性之比为 1.42:1,与文献报道相仿,也有报道无明显性别差异,但至少与脑膜瘤多发于女性不同。绝大多数病灶位于幕上,少见于脊髓或幕下。

Guthrie 等和 Pitkethly 等报道发病至确诊前病程约是血管母细胞瘤的一半(8~12 个月)。症状和体征无特异性,取决于病灶的体积和部位,与组织学分型无关。表现为头痛、局部无力、癫痫等[78]。

**(3) 影像学检查**

HPC 的 CT 和 MRI 表现与脑膜瘤相仿。PET 检查发现 HPC 的蛋氨酸摄取明显上升,葡萄糖利用下降,与脑膜瘤不同。

**(4) 诊断**

HPC 的术前诊断较困难,虽然对中年男性术前怀疑脑膜瘤者,如病程较短(数月),CT/MRI 显示病灶血供丰富,或 DSA 发现硬膜动脉供血等不寻常表现,应想到 HPC 的可能。HPC 的确诊主要根据病理:典型者表现为细胞密集、胞核均一或不规则、鹿角状血窦、裂隙样血管腔隙以及细胞内网状染色,尤其是免疫组化检查有助于 HPC 与脑膜瘤相鉴别。

**(5) 治疗**

由于本肿瘤术后易复发,手术应尽可能全切或扩大切除病灶。术前栓塞有利于减少手术失血[79]。除了明胶海绵及丝线,对于基于硬膜的肿瘤常用聚乙烯乙醇作为栓塞材料。

无论病灶是否全切均应术后放疗,可延迟复发,延长生存期。

**(6) 预后**

影响预后的因素:①单一治疗还是综合治疗;②肿瘤切除程度;③常规放疗剂量,推荐剂量 54~57 Gy(Ebersold,1996);④组织病理学特性:有争论,但大组报道预后与病理性质有关,高级别和间变性肿瘤(伴有坏死、每一高倍镜视野>5 个分裂象,以及伴有下列 2 个或以上者:出血、中到重度不典型细胞、中到重度细胞构成)预后差;⑤复发和(或)残留。

### 76.7.3 上皮样血管内皮瘤

从组织病理学表现和生物学行为来看,上皮样血管内皮瘤界于良性血管瘤与恶性血管肉瘤之间,其有 3 个不同的亚组:①上皮样血管内皮瘤;②梭形细胞型;③恶性血管内乳头状血管内皮瘤,又称 Dabska 瘤。其中,上皮样亚组最多见于中枢神经系统,于 1982 年由 Weiss 和 Enzinger 首次报道。有脑膜或颅骨覆盖。少数这种肿瘤从软组织原发部位转移而来,并对预后有帮助。常见于成人,表现为占位性症状。由于肿瘤基本上不附于硬膜,所以不须术前造影及栓塞。MRI 用于诊断,由于肿瘤可能钙化,故也需 CT。

**(1) 病理**

大体标本上,不同的亚型可从白色到红褐色,像形成血栓的静脉或痔样占位。光镜下,血管结构保留,管腔内可为瘤细胞及碎片堵塞。这在恶性血管内乳头状血管内皮瘤更为显著,并被误认为 Masson 血管内血管内皮瘤。后者良性,包括增生的内皮细胞伴血栓形成和纤维蛋白沉积。

上皮样血管内皮瘤主要由沿黏液基质排列的上皮样或梭形细胞组成。一些细胞成束状或短股,并有火焰样嗜酸细胞浸润,胞质有明显空泡形成。超微结构具有吞饮小泡和内皮细胞基底及特征性的 Weibel-Palade 小体。多见坏死凝固,少见有丝分裂。上皮样血管内皮瘤来源于内皮细胞,免疫组化具有内皮细胞标记 CD31、CD34、FⅧ、UEA-1 阳性表达。

**(2) 治疗**

手术治疗,包括受浸润的硬膜。血管内皮瘤应与间变性血管内皮瘤病相鉴别,后者见于病毒感染免疫缺陷或其他免疫抑制患者。如果手术切除可解除占位症状,除非多处复发否则无须进一步治疗。在这种情况下,局部可放疗。首次治疗不用化疗或放疗。

## 76.8 丘脑和脑干肿瘤

### 76.8.1 丘脑肿瘤特征

丘脑肿瘤占颅内肿瘤的 1%~5%。以星形细胞瘤最多见,少见的有生殖细胞瘤、肉瘤、结核瘤等。可发生于任何年龄组,青、少年患者较多,男性略多于女性。

丘脑位置深在,结构及功能均异常复杂。一般认为丘脑是除嗅觉以外身体一切感觉传至大脑相应皮质的中继站。丘脑不仅与觉醒维持有关,而且还与许多感觉经验相关的情绪感觉有关。丘脑的某些部位还是某些运动的整合中枢,这是从它与小脑、纹状体的纤维联系,以及某些生理学证据而得出的结论。此外,丘脑枕可能参与本体感觉、视觉和听觉的高级整合过程。

丘脑肿瘤的主要临床征象是丘脑综合征,包括:①病变对侧半身感觉障碍,尤以深感觉障碍较显著;②病变对侧肢体轻瘫;③病变对侧半身自发性疼痛;④病侧肢体运动共济失调;⑤病侧肢体有舞蹈样或指划运动。这一综合征是由于丘脑膝状动脉闭塞后影响丘脑外侧核的后下部、内囊后肢、外侧膝状体内侧和内侧膝状体外侧的功能所致。在真正丘脑肿瘤的患者,典型综合征是很少见的。丘脑肿瘤通常起病隐匿,平均病程半年~1 年。首发症状常为头痛,其后随着颅内压增高,患者意识淡漠、嗜睡、记忆衰退,甚至可有痴呆。由于肿瘤早期对周围组织只起分离或压迫作用,故局灶性体征可以在相当时间内不出现。以后由于肿瘤体积增大,侵犯周围组织并沿脑室壁向下侵犯脑干,或经中间块波及对侧丘脑,从而产生各种不同的症状或体征。

(1) 颅内压增高征

由于肿瘤在颅内的占位效应和(或)对室间孔、中脑导水管的压迫,造成脑脊液通路受阻所致。

(2) 局灶性损害表现

1) 肿瘤向丘脑前内侧发展时,精神症状较为明显,如情绪多变、精神呆滞、欣快、嗜睡、语无伦次,甚至表现偏执、抑郁等。

2) 肿瘤向丘脑下部发展时,可出现尿崩症、低血糖及对胰岛素过敏或糖尿病、肥胖性生殖无能性营养不良、体温调节障碍、持续性嗜睡或发作性睡病、猝倒症、性功能及性欲减退、女性月经失调和男性精子形成障碍、瞳孔改变、心血管功能紊乱及间脑癫痫等。

3) 感觉障碍　病变对侧肢体的浅感觉略减,上、下肢远端触觉和痛觉减退;深感觉障碍多表现为共济失调和皮质感觉缺损,如失语症。

4) 肿瘤向外侧发展影响内囊时可有"两偏"(偏瘫、偏身感觉障碍)或"三偏"(偏瘫、偏身感觉障碍、同向性偏盲)。

5) 肿瘤向丘脑枕发展,除出现病变对侧同向性偏盲外,可影响四叠体,表现瞳孔不等大、双眼上视不能、耳鸣、听力障碍等。

6) 其他　患者哭笑时,病变对侧颜面下半部不动,呈面具状,而随着运动面肌能自然收缩——精神运动反射消失;影响小脑—红核—丘脑通路时出现共济失调。综上所述,对颅内压增高患者,如出现"两偏"或"三偏"、精神障碍、基底节症状等,应考虑丘脑肿瘤可能。

## 76.8.2　脑干肿瘤特征

脑干肿瘤占颅内肿瘤的 1%～4%,主要为神经胶质瘤,其中以星形细胞瘤较为多见,其次是少枝胶质细胞瘤、室管膜瘤、髓母细胞瘤,此外还可见到血管瘤(包括海绵状血管瘤和血管网织细胞瘤)、囊肿、畸胎瘤、结核瘤、转移性肿瘤等。儿童及青少年好发,特别是 5～9 岁儿童发病率最高。儿童患者常以分化较差的星形细胞瘤、髓母细胞瘤和室管膜瘤为多,成年患者则以星形细胞瘤为多。儿童患者病程短、进展快,常在较短时间(数周至数月)内即引起严重的脑干症状;成年患者病程长、进展慢,可以历经数月甚至 1 年以上才开始出现严重的脑干症状。各种肿瘤在脑干中分布的部位略有不同,星形细胞瘤可分布于脑干的各部位,髓母细胞瘤和室管膜瘤则分布于导水管的被盖部和第四脑室底。

脑干肿瘤的症状可分为一般症状和局灶性症状两类。一般症状以后枕部头痛为常见。儿童患者常有性格改变,不少患者伴有排尿困难。颅内压增高常不是脑干肿瘤的首发症状。因此,对于进行性交叉性麻痹或多发性脑神经麻痹合并锥体束损害,无论有无颅内压增高均应首先考虑脑干肿瘤的可能。脑干肿瘤的局灶性症状随肿瘤的部位而异,由于肿瘤的浸润性生长,明确划分具体部位如中脑或脑桥实际上是困难的。为叙述方便及治疗上的目的,仍按某一部位损害为主,分述临床定位症状如下。

(1) 中脑肿瘤

由于肿瘤极易阻塞导水管,故早期可出现颅内压增高症状。也有首发症状为精神和智力改变,这可能与网状结构受累有关。根据肿瘤侵袭部位不同,常表现有:①动眼神经交叉性偏瘫综合征——Weber 综合征。病变位于大脑脚,出现病侧动眼神经麻痹,对侧上、下肢体和面、舌肌中枢性瘫痪。②四叠体综合征——Parinaud 综合征,表现为眼睑下垂、上视麻痹、瞳孔固定、对光反应消失、会聚不能等。③Benedikt 综合征,表现为耳聋、病侧动眼神经麻痹、对侧肢体肌张力增强、震颤等。

(2) 脑桥肿瘤

脑桥肿瘤占全部脑干肿瘤半数以上,多见于儿童。儿童早期常以复视、易跌跤为首发症状;成年人则常以头晕、共济失调为首发症状。>90% 患者有脑神经麻痹症状,约 40% 患者以展神经麻痹为首发症状,随着肿瘤发展出现面神经、三叉神经等脑神经损害和肢体的运动感觉障碍。常表现有 Millard Gubler 综合征——脑桥半侧损害,引起同侧展神经麻痹,同侧周围性面瘫和对侧肢体偏瘫。

(3) 延髓肿瘤

首发症状常为呕吐,易误诊为神经性呕吐或神经官能症,特别是成年患者。患者可有不同程度头晕、头痛,然后较早出现后组脑神经麻痹的症状,如吞咽困难、进食呛咳、讲话鼻音、伸舌不能等。肿瘤累及双侧时则出现真性延髓麻痹症群,同时伴有双侧肢体运动、感觉障碍及程度不等的痉挛性截瘫,病程早期可有呼吸不规则,晚期可出现呼吸困难或衰竭。临床上常表现的延髓半侧损害有:①舌下神经交叉瘫(Jackson 综合征);②吞咽、迷走交叉瘫

（Avellis 综合征）；③Schmidt 综合征——病侧第Ⅸ～Ⅶ对脑神经麻痹及对侧半身偏瘫；④延髓背外侧综合征（Wallenberg 综合征）等。

## 76.8.3 诊断与鉴别诊断

综上所述，对于有进行性"两偏"或"三偏"、精神障碍、基底节症状患者，无论是否伴有颅内压增高病史的患者，都应该考虑丘脑肿瘤可能。而对进行性一侧脑神经麻痹和对侧肢体的传导束运动功能障碍和感觉损害，伴或不伴头痛，并逐步发展至两侧的脑神经损害和双侧的肢体功能障碍者，均应考虑脑干肿瘤的可能；儿童患者更应首先考虑。结合病史、体征，典型病例的临床诊断并不困难。为进一步确立病变的位置及性质，以便提供适宜的治疗方案，头颅 MRI 检查应作为优选的手段，必要时行 CT 或 DSA 检查对病变进一步定性也是必不可少的。丘脑生殖细胞瘤具有以下特征性的影像学表现：MRI 和 CT 检查显示囊性肿瘤，可有陈旧性出血或钙化。T1W 常为等或稍低信号，T2W 为稍高信号，增强后明显强化。同侧或双侧大脑和（或）脑干萎缩（因传入或传出纤维被破坏）。

就脑干肿瘤而言，首发的脑神经症状有助于确定肿瘤的部位。脑神经症状和颅内压增高症状出现的相对时间有助于确定病变位于脑外还是脑内。

需要重点鉴别的疾病如下。

1）脑干脑炎  特点是以青壮年多见，发病前 1~4 周常有感冒、发热等上呼吸道感染或其他病毒感染史。起病急骤，常在较短期内出现双侧的脑神经麻痹，伴有一侧或两侧的肢体运动、感觉障碍，但长束症状较少见。部分患者可同时伴有脑或脊髓损害，病程常有局限性，经 7~8 周治疗后多数逐渐好转。必要时，行 MRS 检查有助于鉴别。

2）岩骨尖炎症和鼻咽癌颅底转移  可引起单侧展神经麻痹，有关病史及 CT 和（或）MRI 检查可以鉴别。

3）脑干血管性病变  也可出现交叉性瘫痪症状。中脑上丘部的血管梗阻或出血可出现中脑半侧综合征，桥、延脑部的小脑后下动脉的梗阻可出现延髓外侧综合征等。起病急骤，在数分钟至数小时内发生并发展至最严重的程度，随着时间的延长，病情稳定或逐步好转，脑脊液检查正常或有红细胞，以及 CT 和（或）MRI 检查可资鉴别。

## 76.8.4 治疗

直至 20 世纪 70 年代后期，丘脑及脑干一直被神经外科医师视为禁区，对该区肿瘤大多采取传统的姑息性保守治疗。对丘脑胶质瘤伴颅内压增高者，则酌情行病灶侧去骨瓣减压或脑室脑池分流，术后施行放疗，继之再辅以化疗。

自 20 世纪 70 年代后期，立体定向手术与 CT 配合应用于临床，1980 年 Shelden 和 Kelly 分别将 CT 定向技术与显微激光技术相结合应用于切除脑深部肿瘤以来，丘脑和脑干肿瘤的外科治疗取得了突破性进展，许多 CT 立体定向手术中心开展了丘脑、脑干肿瘤的活检，以及丘脑肿瘤的开颅 CT 定向显微激光手术，并取得了可喜的疗效。1987 年国内蒋大介首先开展 CT 定向显微激光手术，治疗丘脑肿瘤获得成功。

伴随着神经影像、神经解剖、神经手术设备的发展以及手术技术的提高，目前对丘脑肿瘤的治疗逐步定位于在获取病理结果的同时，尽可能全切肿瘤，特别对良性肿瘤和低级别的胶质瘤病例。对于恶性肿瘤也主张尽可能争取全切除，最大限度地减少肿瘤残留量，在彻底解除肿块压迫的同时，为后续治疗手段的应用（放疗和化疗）打下基础。但如果术中预计重要结构可能损伤时应采用次全切除或部分切除，以降低术后死亡率和致残率。丘脑生殖细胞瘤对放化疗敏感，手术明确诊断后，放化疗是主要治疗手段。

脑干肿瘤按其生长方式可分为局灶型、弥漫型、外生型和延脊髓型等类型。除弥漫型脑干肿瘤不适合手术治疗外，其他类型均可以进行手术治疗。

脑干胶质瘤主要治疗方法为手术、放疗和化疗。20 世纪 80 年代中期以来，这 3 种治疗的适应证和技术方法发生了很大变化。不同类型的脑干胶质瘤可以寻求不同的治疗方法。对于无强化表现的中脑肿瘤常无须立即治疗，只需每年体检和 MRI 检查，如肿瘤有增大迹象应接受治疗。肿瘤治疗主要采用放疗，放疗前活检并非必须。如确实需行活检，则建议采用立体定向活检代替开颅活检以尽量减低手术风险。外生型或局灶性增强的中脑肿瘤可手术切除或活检以除外高度恶性者，然后根据病理结果进行放疗和（或）化疗[83]。

对于外生型或局灶性生长的延髓肿瘤可手术切除，但由于邻近呼吸和心血管中枢，加之肿瘤缺乏明显边界，术时要尽量避免造成或加重延髓功能障碍。

术后辅以放疗、化疗或γ刀治疗。

外生型和局灶性均匀增强的脑桥肿瘤可开颅手术切除或行立体定向活检手术,同时辅以传统放疗或γ刀治疗可获得良好的疗效[84]。

丘脑和脑干胶质瘤通常采用传统外放疗,总剂量为55～60 Gy,有认为较大放射剂量与预后改善有关。照射范围包括肿瘤及其周边1～2 cm。此外放射性核素($^{125}$I 和$^{192}$I)进行瘤腔内灌注治疗目前逐渐被用于放疗后部分肿瘤出现囊变并引起临床症状,以及复发病例。

目前较常用于丘脑和脑干胶质瘤的化疗药物有洛莫司汀、长春新碱、5-Fu、羟基脲、VM26和卡铂等。IFN-γ可以作为辅助药物与洛莫司汀联用治疗脑干胶质瘤,其平均生存时间稍长于接受传统放疗者。

从现状看,丘脑和脑干肿瘤尤其是胶质瘤的综合疗效仍不尽如人意,但随着化疗药物及方法的创新改进、免疫疗法的发展,相信丘脑、脑干胶质瘤综合治疗的远期疗效,必将得到进一步提高。

## 76.9 颅内转移瘤

颅内转移瘤(intracranial metastasis)是指身体其他部位的恶性肿瘤转移到颅内者。虽然在发生率上肿瘤的颅内转移不如肝和肺转移多见,但是颅内转移瘤的临床表现却更加严重,不治者多迅速致死。颅内转移瘤的发生率在20世纪50年代以前为3.5%～4.2%,随着诊断方法改进和人类寿命的延长,癌症患者的生存率增加,颅内转移瘤的发生率也相应增加,现在一般估计颅内转移瘤的发生率为24%～45%。与全身癌一样,颅内转移瘤好发于40～60岁。男性多见于女性,性别之比为2.1:1。

### 76.9.1 肿瘤来源及病理

颅内转移瘤的原发灶在男性以肺癌、胃癌、肝癌、结肠癌和食管癌多见,女性则以乳腺癌、肺癌、结肠癌和肝癌多见。儿童的颅内转移瘤异于成人,其实体性肿瘤的颅内转移率仅为成人的1/4～1/2,好发颅内转移的原发肿瘤依次为白血病、淋巴瘤、骨源性肿瘤、横纹肌或平滑肌肉瘤、类癌瘤、肾肉瘤、卵巢癌等。

大多数情况下,肿瘤细胞向脑内转移是通过血液途径,其中最多是通过动脉系统,少数肿瘤可通过椎静脉系统(Batson's plexus)向颅内转移,常见经血液转移的原发肿瘤为肺癌(12.66%)、乳腺癌(16.96%)、绒毛膜上皮癌(8%)、黑色素瘤(7.98%)、消化道癌(7.68%)、肾癌(7.66%)、其他(12%)和不明者(12.06%)。在淋巴造血系统肿瘤中,以白血病较多见,其颅内转移率与肺癌相近。头颅外围和邻近器官处的癌,如鼻咽癌、视网膜母细胞瘤、颈静脉球瘤,可直接浸润破坏颅骨、硬脑膜,或经颅底的孔隙达颅外表面的实质。少数恶性肿瘤也可借颅腔周围的淋巴间隙进入脑脊液或椎静脉丛,进一步发生颅内转移。

按转移瘤部位分为如下。①颅骨和硬脑膜:原发肿瘤多为前列腺癌、乳腺癌、淋巴瘤、黑色素瘤、神经母细胞瘤、骨肉瘤等。从外科角度,这些转移不如脑实质转移重要,可是若上矢状窦、横窦受压或脑神经受累,将引起明显症状。②软脑膜和蛛网膜:又称脑膜转移或癌性脑膜炎,多见于急性白血病、非霍奇金淋巴瘤、乳腺癌、肺癌和黑色素瘤。以血源播散为主要途径,也可由脑转移瘤(常见乳腺癌)再引发脑膜播散,故基底池、侧裂池前部为好发部位。表现为蛛网膜增厚,呈灰白色不透明,播散有瘤结节和点状出血,软脑膜纤维变性,癌细胞和炎症细胞浸润。脉络膜丛和脑室壁上可有肿瘤沉着。③脑实质:为最常见的颅内转移部位,发生率为16%～18%。转移灶可分布于脑的任何部位,由于主要通过动脉播散,癌栓易在动脉(特别是大脑中动脉)末梢滞留,因此幕上(5/6)的脑转移瘤较幕下(1/6)的多见。幕上以额、顶和颞叶多见,占70%以上,幕下以小脑半球多见。

大部分脑转移瘤是多发的,单个转移灶较少见,弥漫性更少见。近年来由于使用了高分辨率CT、MRI等先进检查手段,70%～80%脑转移瘤病例被发现为多发的。

转移瘤大体表现如下。①皮质结节型:最常见,呈圆形、结节状,有时呈楔形,尖端指向脑室,底与脑平面平行,大小不一,但边界多清楚。瘤质地可坚实或坏死、出血、囊变,切面呈灰白色或灰红色。肿瘤附近脑水肿或肿胀严重,水肿程度与肿瘤大小不成比例为其特点。②脑膜皮质型:又称假脑膜瘤型,肿瘤位于脑表面,与脑膜粘连,可是肿瘤与脑皮质和脑膜易分离,颅骨多不受累,这有别于颅骨转移伴硬脑膜粘连。肿瘤表面凹凸不平,切面呈猪油状或坏死,少数呈扁平状,位于大脑凸面。③脑粟粒病型:常伴脑膜转移,特别见于黑色素瘤脑转移,脑膜黑染,颇具特征。④脑神经转移型:很少见,但多伴脑膜转移。

多数脑转移瘤的组织学形态同原发癌,但有时转移瘤较原发癌分化更好或更差,而且约有1/3病例的肿瘤组织学形态不能归类。

## 76.9.2 临床表现

### (1) 起病方式和病程

急性进展型约占46.6%,常在1~2天内迅速昏迷和偏瘫,病情进展恶化,病程一般≤2周;中间缓解型约占21.4%,即急性起病后经过一段时间的缓解期,颅内占位症状复出并进行性加重;进行性加重型约占32%,急性或慢性起病,呈进行性加重,历时3~4个月。

### (2) 症状和体征

脑转移瘤的症状往往迟于原发肿瘤,但有的患者在发现原发肿瘤的同时即可出现脑转移瘤的症状,也有部分患者只见到脑转移瘤的局灶症状而原发瘤的症状缺如或不明显。

1) 颅内压升高症状 头痛为最常见的症状,也是多数患者的早期症状,开始为局限性头痛,多位于病变侧,以后发展为弥漫性头痛。由于脑转移瘤引起的颅内压增高发展迅速,头痛和伴随的智力改变、脑膜刺激征明显,而视盘水肿、颅骨的颅高压变化不明显。

2) 常见神经系统体征 根据脑转移瘤所在的部位和病灶的多少,可出现不同的体征。体征与症状的出现并不同步,前者往往晚于后者,定位体征多数在头痛等颅高压症状出现后的数天至数周始出现。

3) 精神症状 见于1/5~2/3患者,特别多见于额叶和脑膜弥漫转移者,可为首发症状。

4) 脑膜刺激征 多见于弥漫性脑转移瘤的患者,尤其是脑膜转移和室管膜转移者。有时因转移灶出血或合并炎症反应也可出现脑膜刺激征。

5) 癫痫 各种发作形式均可出现,以全面性强直阵挛发作和局灶性癫痫多见,见于约40%的患者,多发脑转移瘤易于发作。早期出现的局灶性癫痫具有定位意义。局灶性癫痫可连续发作,随病情发展,部分患者可表现全面性强直阵挛发作。

6) 其他 全身虚弱及癌性发热为晚期表现,见于1/4患者,并很快伴随意识障碍。

## 76.9.3 实验室及辅助检查

### (1) MRI检查

MRI检查为首选。常规MRI检查应包括T1加权成像(T1W)、T2加权成像(T2W)和水抑制成像(FLAIR),脑转移瘤在T1W像为低或等信号,T2W像和水抑制成像为高信号。由于转移瘤周围脑水肿明显,因此小转移灶在T1W像难以显示,但在T2W像和水抑制成像则显示清晰。静脉注射顺磁性造影剂(Gd-DTPA)后可提高本病发现率。若基底池、侧裂池、皮质沟回和小脑幕上有强化结节,常提示脑膜转移瘤。双倍或三倍增强结合延迟扫描能发现直径1~2 mm微瘤,从而使脑转移瘤的早期诊断成为可能。对脑脊液找到癌细胞的脑膜转移瘤,MRI检查约38%的患者可见脊髓或脊神经根播散。特殊的MRI检查主要用于脑转移瘤的鉴别诊断[如灌注MRI(pMRI)、磁波谱图(MRS)以及指导外科手术[如功能MRI(fMRI)、弥散张量成像(DTI)]。弥散加权成像(DWI)可鉴别术后急性脑梗死引起的细胞毒性脑水肿与肿瘤引起的血管性脑水肿。

### (2) CT检查

目前常在无MRI设备或患者禁忌行MRI检查(体内有心脏起搏器或其他带磁植入物)以及急诊患者时,才考虑做CT检查。癌症患者伴有慢性硬膜下血肿应排除硬膜膜转移。全身CT检查可发现原发肿瘤和颅外其他转移灶。

### (3) X线检查

对怀疑脑转移瘤的患者应常规做胸部X线检查,但胸部X线检查阴性者仍不能排除本病。同样,对有些患者应选择性进行胃肠道、泌尿道和骨骼系统的X线检查。

### (4) 脑脊液检查

脑脊液检查是诊断脑膜转移瘤的一种主要方法,对有颅内压升高的患者应在静脉给予脱水剂后小心操作。其应用价值为:①寻找肿瘤细胞是诊断脑膜转移瘤的金标准,但假阴性率高达25%,故需反复多次检查,以提高阳性率(一般阳性率为80%);②脑脊液常规、生化和酶学检查多无特异性变化,以下指标可增高,如:β-葡萄糖醛酸酶、CEA、组织多肽抗原、碱性磷酸酶、绒毛膜促性腺激素等。最近,有学者报道联合使用基质辅助激光解吸电离飞行时间(MALDI-TOF)、基质辅助红外激光解吸离子化/傅里叶变换离子回旋共振(MALDI-FTICR)和钠升级液相色谱/傅里叶变换离子回旋共振质谱(nanoLC-FTICR MS)的方法来检测癌症患者脑脊液中的脑膜转移瘤相关蛋白[85]。

### (5) 立体定向穿刺活检

对经以上各种检查仍不能明确诊断者,可行立体定向活检术。对怀疑脑膜转移者,可经枕下小切口暴露枕大孔,取枕大池蛛网膜检查。

**(6) 放射性核素检查**

放射性核素检查在转移瘤部位可见放射性核素浓集区,但鉴别诊断的意义不大。放射性核素骨扫描可发现有无颅骨转移。PET 有助于鉴别高度和低度恶性肿瘤,也可区分瘤复发与放射坏死或术后反应,以及发现脑外转移灶或原发灶。功能 PET 应用 FDG 扫描成像,再与 MRI 融合,可显示脑皮质功能区。

## 76.9.4 诊断及鉴别诊断

**(1) 诊断依据**

脑转移瘤的临床表现很像脑原发肿瘤,但如有以下情况应怀疑脑转移瘤:①年龄>40岁,有嗜烟史;②病程中有缓解期;③有系统肿瘤史;④症状性癫痫伴消瘦或出现发展迅速的肢体无力。对怀疑为脑转移瘤,尤其对有明确系统肿瘤史的患者,应首选头颅 MRI 增强扫描,结合病史和针对性的辅助检查,诊断不难。

**(2) 鉴别诊断**

1) 原发性脑肿瘤 根据病史,特别是晚期全身癌症患者出现颅内占位时,一般不难鉴别。良性原发性脑瘤有其自身特点,易于鉴别。恶性胶质细胞瘤,有时易与本病混淆,可借助 MRS 鉴别[86]。脑转移瘤的胆碱、乳酸和脂质升高,N-乙酰天冬氨酸(NAA)、肌酐、胆碱/肌酐和胆碱/胆碱(正常脑组织)以及 NAA/肌酐降低。特别在瘤周水肿区,胆碱降低见于转移瘤,胆碱增高见于胶质瘤。仍难以鉴别时,可活检或手术切除病灶进行病理检验。表浅的脑膜转移瘤与脑膜瘤在常规 MRI 很相似,T1W 均为低信号、均匀增强、有脑膜尾征等,但 pMRI 测定瘤内局部脑血容量(rCBV)显示:脑膜瘤增高(平均8.97),转移瘤则轻度增高(平均1.76)。有颅骨破坏者,尚须与脑膜瘤或颅外病变引起的颅骨改变相鉴别。

2) 脑脓肿 根据病史和必要的辅助检查不难与脑转移瘤相鉴别,可是少见情况下癌症患者可发生脑脓肿,在诊断时要注意。

3) 脑梗死或脑出血 尸检发现 15% 系统癌患者伴有脑血管病,出血和缺血各半,出血原因多为凝血功能障碍或血小板减少。单纯从临床和 CT 表现来区别转移瘤和脑卒中,有时很困难,特别是转移瘤内出血,此时可行 MRI 平扫加增强检查或手术清除血肿,后者不仅可以挽救患者的生命,而且能明确诊断。

4) 脑囊虫病 需与多发性脑转移瘤相鉴别。脑囊虫病患者多有疫水接触史,典型 CT 和 MRI 表现脑实质内多发性散在圆形或椭圆形、局灶性囊肿,大小不等,囊内有小结节。小结节的密度或信号可增强,如不增强则为钙化灶。病灶周围轻度或无脑水肿,一般不难鉴别。由于血清学检查不可靠,对可疑患者可行 MRS 检查或予试验性囊虫药物治疗,并以 CT 和 MRI 随访,可提高检出率。

**(3) 脑转移瘤**

单发还是多发性脑转移瘤对治疗方法的选择很重要。出现以下情况多提示多发脑转移瘤。①起病快,病程短;②全身情况差,有恶病质;③临床表现广泛而复杂,不能用单一病灶解释;④头痛与颅内高压的其他表现不一致;⑤精神症状明显,且出现早。一般来讲,多发性脑转移瘤的诊断并不困难,若系统癌患者发现脑多发病灶,则脑转移瘤诊断多能成立。而对单发性脑转移瘤的诊断必须仔细,尚要进行必要的鉴别诊断和辅助检查。

**(4) 诊断注意点**

在诊断脑转移瘤时还应注意转移灶的分布部位、神经功能状况、脑外其他部位的转移情况等,有助于选择治疗和判断预后。

**(5) 寻找原发癌**

由于大多数转移灶是经血液转移至脑的,因此肺是一个产生脑转移灶的重要器官,肺内病灶可原发于肺部或从肺外转移至肺部,其中男性患者以肺癌为主,女性患者以乳腺癌为主。研究发现,约60%脑转移瘤患者行胸部影像学检查可发现病灶,因此仔细行胸部体检和胸片或胸部 CT 检查(优于 MRI 检查)对发现原发肿瘤十分重要。对肺部检查阴性的患者,应积极寻找肺外的原发灶,可行腹部 CT、B超和全身 PET/CT 等检查,一般可发现原发灶。但仍有一部分患者经反复系统检查,仍不能发现原发灶。女性患者需注意对乳腺的检查。

## 76.9.5 治疗与预后

包括类固醇激素、手术、放疗、立体定向放射外科、肿瘤内治疗和化疗等。目前,手术结合术后放疗的观点已被众人接受,联合治疗已展示了可喜的治疗前景[87-90]。

**(1) 手术**

具有以下条件的脑转移瘤患者可考虑手术:①单发脑转移瘤位于可手术部位;②位于可手术部

位的多发脑转移瘤,尤其当它们对放疗或化疗不敏感(如黑色素瘤、肾癌),或病灶太大不适于行立体定向放射外科治疗(直径>3.5 cm);③对放疗敏感的多发脑转移瘤中,有危及生命的较大肿瘤,可先切除较大肿瘤,再做放疗;④与颅内其他病变(如脑膜瘤、脓肿、血肿等)鉴别诊断困难;⑤伴有危及生命的颅内出血;⑥有恶痛症状需放置Ommaya储液囊,做鞘内或脑室内注射化疗药物或阿片制剂;⑦伴脑积水需做分流手术。

(2) 放疗

常规放疗或适形调强放疗适应于多数患者,是仅次于外科治疗的另一种常用手段。一般主张行分次放疗,总剂量≤50 Gy,每日<2 Gy,于1个月内完成。近年来,应用立体定向放射外科治疗脑转移瘤有增加趋势,对小的单发脑转移瘤,甚至有取代外科手术的可能。资料显示 γ 刀治疗脑转移瘤的局部控制率为80%~90%,平均生存时间为8~11个月。对单个脑转移瘤,其治疗效果与手术+全脑放疗相似。与手术一样,γ 刀并不能预防颅内出现新的转移灶,因此有学者主张于 γ 刀术后辅以20~30 Gy的全脑放疗。

(3) 类固醇激素

类固醇激素主要作用为减轻肿瘤引起的脑白质水肿,减少脑血管通透性,少数病灶可缩小。对晚期患者或其他姑息性疗法无效时,类固醇激素不仅可使患者对这些疗法(如放疗)变得敏感,而且可使头痛减轻,从而延长患者的生命和减轻其痛苦。可单独使用,也可与其他疗法合用,一般提倡早期使用。

(4) 化疗

生殖细胞瘤、小细胞肺癌、某些乳腺癌、淋巴瘤和恶性黑色素瘤等脑转移瘤适于化疗,常用的药物有VM26、BCNU、DDP、多柔比星等,但多与手术或放疗联合应用。最近,有报道应用新型的二代烷化剂——咪唑四嗪类衍生物替莫唑胺(temozolomide,商品名为蒂清)治疗脑转移瘤,该药口服后迅速吸收,具有近100%的生物利用度及广谱的抗肿瘤活性,但临床疗效有待进一步验证[91]。

(5) 组织间近距离治疗

在病灶无法切除或已接受最大剂量的放疗后可考虑使用组织间近距离治疗。通过立体定向的方法或术中直接将放射性物质、化学药物如BCNU缓释剂(wafer)等植入转移灶内,使肿瘤内部得到较高的治疗浓度,而瘤周的正常组织很少受到影响。

(6) 预后

脑转移瘤预后较差。有资料显示不治者平均生存期为4周,患者多死于颅高压引起的脑疝和脑干受压。影响脑转移瘤患者生存的因素较多,主要有:①全身状况;②有否颅外其他部位转移;③脑转移的潜伏期;④病灶全切较部分切除或活检者好;⑤联合治疗较单一治疗好;⑥原发肿瘤的治疗情况;⑦肿瘤的病理性质,非肺癌(乳腺癌、甲状腺癌、卵巢癌、肾癌、黑色素瘤)脑转移的生存期较肺癌脑转移者长,肺癌中又以未分化癌和腺癌较鳞癌差。Agboola等根据患者的年龄、KPS评分、系统癌的控制情况以及有否其他部位转移,对125例脑转移瘤患者进行研究,发现患者年龄<60岁、KPS≥70、原发瘤已控制、无颅外其他部位转移以及颅内转移灶完全切除者预后最好。

## 76.10 颅内其他肿瘤

### 76.10.1 颅内生殖细胞肿瘤

颅内生殖细胞肿瘤(germ cell tumor)为一组原发于颅内胚胎细胞的肿瘤,可分为生殖细胞瘤(germinoma)与非生殖细胞瘤。前者占多数,后者有畸胎瘤(成熟与不成熟畸胎瘤)、胚胎癌和绒毛膜细胞癌等。不包括颅外生殖细胞肿瘤如绒毛膜细胞癌颅内转移。生殖细胞肿瘤好发于松果体区,占松果体区肿瘤的30%~70%;其次在蝶鞍部、丘脑下部、脚间池、桥小脑角、小脑蚓部、丘脑,甚至大脑各叶亦可见到。生殖细胞肿瘤发病率为颅内肿瘤的0.5%~2.0%。日本发病率最高,占2.1%~4.5%;我国为1.3%。发病年龄为5~50岁,平均约21岁,80%发生于年龄<25岁的年轻人和儿童,男性高发。

(1) 病理特征

1) 生殖细胞瘤　在组织学上表现如睾丸的精原细胞瘤。肿瘤一般较局限,亦可向周围脑组织浸润。镜检肿瘤组织可见大的肿瘤细胞和小的淋巴样细胞,肿瘤细胞为圆形或多角形,胞质丰满呈淡红色,核大而圆或椭圆,染色体小,核仁清楚较大;淋巴样细胞则夹杂于肿瘤细胞间,免疫组化见肿瘤细胞胎盘样碱性磷酸酶(PLAP)阳性。

2) 畸胎瘤　病理上表现为表面光滑,球形或结节状肿瘤,常囊变。含3个胚层组织,如神经、上皮组织、毛发、软骨和腺体等。根据各胚层内组织的分化成熟程度,可分为成熟畸胎瘤和非成熟畸胎瘤。因肿瘤中可有钙化,在X线平片或CT上有显影。

3) 其他类型肿瘤　包括内胚窦瘤(卵黄囊癌)、

胚胎癌及绒毛膜癌等。很罕见,病理为未分化肿瘤组织,可有钙化。

(2) 临床表现

生殖细胞肿瘤患者的病程长短不一,可 10 天至数年。其他类型肿瘤患者病程多较短,临床表现取决于肿瘤所在部位。

1) 颅高压症状　肿瘤多位于松果体区或第三脑室后部,阻塞中脑导水管,导致阻塞性脑积水。患者有头痛、恶心、呕吐及视力障碍,95% 以上有视盘水肿或继发性视神经萎缩。部分病例可出现单侧或双侧展神经不全麻痹,小儿患者可有头围增大,叩诊出现破壶音。

2) 局灶症状　①压迫中脑四叠体的上丘和顶盖前区产生核上性垂直运动麻痹综合征(parinaud syndrome),患者上视障碍,瞳孔对光反射及调节反射障碍;②压迫小脑上蚓部或损害中脑的皮质脑桥束,可引起步态不稳、肌张力减退和水平性眼震等小脑体征;③压迫中脑四叠体下丘和内侧膝状体时出现耳鸣、耳聋等症状;④影响松果体或下丘脑—垂体系统引起内分泌紊乱症状,如性早熟(约 10% 男性孩童出现发育提早,骨龄超前,生殖器官巨大)、垂体功能不足(部分患者出现肥胖、发育迟缓、性征发育不良,女性患者有月经不调或停经)、尿崩症(患者有多饮、多尿,尿比重降低)、影响丘脑和基底节(肢体无力,行走不稳定)。

(3) 影像学及其他辅助检查

1) 颅骨 X 线平片　50% 生殖细胞瘤患者可有颅缝分离、蝶鞍吸收、指压纹等高颅内压所致的改变。有时可见到松果体钙化。正常情况下钙化多见于年龄≤10 岁儿童。如果年龄＞10 岁儿童有松果体钙化且直径＞5 mm 者应考虑松果体肿瘤可能。

2) 头颅 CT 平扫　CT 可见到侧脑室及第三脑室扩大及松果体区的钙化影,增强 CT 则可以显示肿瘤全貌。

3) MRI 检查　可以较清楚显示肿瘤及其与邻近神经血管的关系,对诊断和鉴别诊断以及选择手术入路有参考价值。

4) 脑血管造影　主要用于鉴别诊断,排除或发现伴发的脑血管畸形。

5) 脑脊液细胞学检查。

6) 血清和(或)脑脊液生化检查　PLAP 阳性(生殖细胞瘤)、AFP 阳性(胚胎性癌、未成熟畸胎瘤)、绒毛膜促性腺激素阳性(绒毛膜细胞瘤、未成熟畸胎瘤)。

(4) 诊断与鉴别诊断

儿童有颅内高压症状、性早熟或尿崩症及肥胖,检查有上视障碍者应怀疑有松果体区生殖细胞瘤,结合头颅 CT 或 MRI 检查发现第三脑室后部肿瘤者可作出初步诊断。鉴别松果体区脑膜瘤、上皮样囊肿、室管膜瘤、胶质瘤时除通过 CT、MRI 等,常需在手术后进行病理学检查确诊。

(5) 治疗

1) 手术　①肿瘤切除:对大多数生殖细胞肿瘤,特别是非生殖性生殖细胞瘤,手术切除是主要治疗手段,不仅可确诊,而且利于必要的辅助治疗。虽然早在 1913 年,就有开颅手术切除松果体区肿瘤;但因技术上及医疗器械发展的限制,手术死亡率很高,故多采取放疗,直到 1965 年 Suzuki 使用手术显微镜,经胼胝体入路手术成功切除肿瘤,以及 1971 年 Stein 重新提出经小脑幕下入路显微外科切除松果体区肿瘤,手术治疗才有较大发展。目前采用显微外科技术经不同手术入路切除肿瘤。②立体定向活检:可以判明肿瘤的性质,确定放疗或化疗的效果。③解除颅高压:合并脑积水可采用第三脑室造瘘、脑室腹腔分流术或脑室心房分流术,再配合放疗,适用于年老或全身情况较差不能耐受手术者。

2) 放疗　生殖细胞瘤对放疗敏感,放疗和化疗是其主要治疗手段。非生殖细胞瘤对放疗不敏感,但术后残留者辅以放疗有一定疗效。对不适合或不愿意手术而高度怀疑生殖细胞肿瘤的患者可预放疗,以帮助诊断并提高总体预后。必须注意放疗时肿瘤和部分脑组织坏死可加剧脑水肿,使颅内压进一步增高,患者出现危象甚至突然死亡。因此,对有脑积水者应先做分流术缓解颅高压。生殖细胞瘤易脱落进入脑脊液,转移至脊髓,应加用脊髓放疗。

3) 化疗　适用于生殖细胞瘤术后或放疗后。常用的药物有 CCNU、VM26、BCNU、VCR、博来霉素(BLM)等。由于部分化疗药物对放疗有增敏效果,对不适合大剂量放疗的儿童可加用化疗来减低放疗剂量。

(6) 预后

近年来,由于手术入路的改进和显微外科技术的应用,松果体区肿瘤的手术死亡率从 26.8%(1978 年)下降到目前的不到 4%[92]。术后放化疗的应用,进一步提高了疗效和长期生存率。生殖细胞瘤 15 年生存率为 88%,成熟畸胎瘤 10 年生存率为 93%,其他非生殖细胞肿瘤则较低,还有待提高。

1) 鞍区生殖细胞瘤　约占颅内生殖细胞瘤的 20%,肿瘤主要侵犯鞍区产生鞍区肿瘤的一系列症状,而原发松果体区可未见肿瘤生长,故又称异位松果体瘤。发病年龄为 7～45 岁,平均 18 岁。性别差异不大,但也有学者报道女性居多。

临床表现:①多数患者以尿崩症为首发症状,尿量每日 3 000~6 000 ml,为肿瘤侵犯下丘脑、漏斗,损害丘脑下部垂体后叶神经体液调节机制所致;②肿瘤压迫视交叉及视神经,出现双颞侧偏盲及双侧视力减退,发生率可达 80%~90%;③肿瘤压迫脑垂体导致垂体功能不足,产生发育障碍、性功能低下等症状;④部分病例可因生殖细胞瘤的分泌功能,产生性早熟现象;⑤其他症状:少数蝶鞍部生殖细胞瘤可并发脑积水,出现头痛、呕吐。如有合并松果体区生殖细胞瘤,可有 Parinaud 征。

影像学检查:头颅 CT 检查可显示蝶鞍部生殖细胞瘤,一般为等密度;注射造影剂后肿瘤影有增强。头颅 MRI 检查可见到肿瘤与第三脑室、脚间池、蝶鞍之间的解剖关系。

诊断:年轻病例有尿崩症及性早熟现象,头颅 CT 或 MRI 检查发现蝶鞍部占位灶,甚至有松果体区增大者,可以初步诊断蝶鞍部生殖细胞瘤。大部分病例的确诊需待手术后病理检查。

鉴别诊断:蝶鞍部生殖细胞瘤常需与颅咽管瘤、垂体瘤、鞍区脑膜瘤等相鉴别。颅咽管瘤症状与蝶鞍部生殖细胞瘤极相似,但常有肿瘤钙化及囊变,引起发育不良、侏儒症较多见。垂体瘤患者常以女性多见,月经不调、性功能障碍为首发症状,垂体功能(如 PRL、GH 等)有明显障碍。鞍区脑膜瘤患者常以视力障碍为首发症状,肿瘤与颅底有较密切关系,有时可见到骨质改变;CT 或 MRI 检查有助于鉴别。

治疗:采用手术与术后放疗结合,效果更好。手术前后加用足量的肾上腺皮质激素可以减少手术死亡率。

2) 基底节和丘脑生殖细胞瘤

发生率:占颅内生殖细胞瘤的 5%~14%。病程进展缓慢,平均 1.5 年。临床表现取决于肿瘤的部位。影像学提示:病变早期 CT 或 MRI 见等信号或密度异常灶,无占位或水肿表现,易漏诊。后期 CT 或 MRI 见囊肿、钙化、陈旧出血灶,MRI 表现 T1W 增强,T2W 高信号,有占位征。同侧或双侧大脑和(或)脑干萎缩(因传入或传出纤维破坏),为其特征表现。

治疗和预后:同其他部位生殖细胞瘤。

## 76.10.2 上皮样囊肿与皮样囊肿

(1) 上皮样囊肿

上皮样囊肿(epidermoid tumor)又称表皮样囊肿、胆脂瘤、珍珠瘤,占颅内肿瘤的 1.2%~2.6%。可见于任何年龄,以 20~50 岁多见,复旦大学附属华山医院 1994 年的资料显示此年龄组占 81%,高峰年龄在 30~40 岁。好发于桥小脑角、颅中窝、小脑及脑室系统。属先天性肿瘤,由外胚层细胞发展而来。

1) 病理特征 肉眼观为白色的肿块,囊壁薄而透明,其中为不均匀带油腻的豆渣样物,时有胆固醇晶状小圆粒状如珍珠嵌于其内。显微镜下见囊壁由复层鳞状上皮细胞构成,附着于一薄层纤维结缔组织。囊内容物由脱屑细胞、胆固醇晶体及胆脂酸组成,后者具刺激性,逸出到蛛网膜下隙可引起炎性反应。

2) 临床表现 病程可长达数年至数十年,肿瘤范围较大,有时可累及前中颅窝或中后颅窝,但神经压迫及颅高压症状相对较轻。按其主要生长部位,分述如下。

桥小脑角上皮样囊肿:症状以三叉神经痛为多见,常累及三叉神经第 2、3 支。部分病例出现患侧面肌抽搐、耳鸣、耳聋等症状。检查可发现患侧面部感觉减退、患侧听力下降,少数患者有小脑征或颅高压表现。头颅 CT 可见于桥小脑角低密度、边界清晰的阴影,注入造影剂后囊壁和囊内容物一般不增强。头颅 MRI 见到桥小脑角肿瘤影,T1 加权表现为低信号,T2 加权表现为高信号,如瘤内含高浓度蛋白质时 T1W 和 T2W 均可高信号。临床上可依据症状、体征,结合 CT、MRI 检查作出初步诊断。桥小脑角上皮样囊肿需与听神经瘤、脑膜瘤及脊索瘤相鉴别[93],通过病史和影像学检查,一般不难鉴别。

鞍区和鞍旁上皮样囊肿:临床症状以视力障碍为主,因肿瘤损害视神经、视交叉所致,可有视物模糊、双颞侧偏盲或同向偏盲。垂体功能检查一般无异常;头颅 CT 及 MRI 均可见到鞍区上皮样囊肿的影像,边界较光整。诊断时需与垂体瘤、颅咽管瘤等相鉴别。垂体瘤患者常有月经不调、性功能障碍表现,或有肢端肥大、尿崩症;垂体功能检查常有异常,而头颅 CT 检查可见到平扫呈等密度和增强后高密度阴影,以蝶鞍为中心向上、向外生长,MRI 检查则可见到垂体瘤鞍内和向鞍外发展的肿瘤 T1 和 T2 加权呈等密度或略高密度影。颅咽管瘤临床上常有尿崩症、发育不良及颅高压表现,X 线平片有时可见到肿瘤钙化,CT 片亦可见到肿瘤的囊变和钙化。

中颅窝型上皮样囊肿:临床上以三叉神经及面神经受累症状为主,患侧嚼肌萎缩乏力,面部感觉减退,角膜反射迟钝或消失,张口时口角歪斜,有时有部分性眼运动神经麻痹。头颅 CT 显示中颅窝底的低密度影,增强不明显,MRI 则可见到边界清晰的上皮样囊肿影。诊断时需与脑膜瘤及中颅窝神经纤维瘤相鉴别。脑膜瘤常在 CT 片上呈高密度影,增强明显;神经纤维瘤常有相应神经痛症状,颅底 X 线平片示圆形或卵圆孔破坏,CT 片上示平扫呈等密度,注入造影剂后有增强等特点,可资鉴别。确诊仍需病理学检查。

3) 治疗　主要为手术治疗。用吸引器或超声外科吸引器(CUSA)吸尽囊内容物,原则上对囊肿壁应争取完全切除,以防肿瘤复发,但是当囊壁与血管神经紧密粘连时可不勉强分离,以免造成损伤。不全切除也可获得长期缓解。有术后达 10 余年不复发的病例报道。手术死亡率≤3%,常见并发症有脑神经功能障碍(大多是暂时性)、无菌性脑膜炎等。

### (2) 皮样囊肿

皮样囊肿(dermoid cyst)很少见,占颅内肿瘤的 0.1%~0.2%,为上皮样囊肿发病率的 10%。

1) 病理特征　与上皮样囊肿的主要区别在于囊壁较厚,除有复层鳞状上皮外,皮样囊肿尚有真皮层;内容皮肤附件如汗腺、皮脂腺、毛囊等结构。好发后颅凹中线病灶相应的头皮上,有时可见到皮肤窦道。

2) 临床表现与影像学检查　与上皮样囊肿相似,因囊肿好发于中线结构处,阻塞脑脊液通路,常以颅内压增高为主要代表症状。另外,部分患者有反复发作的脑膜炎史,故症状及神经功能障碍加重较上皮样囊肿为快,诊断时如发现有相应皮肤窦道者很有意义。当皮肤窦道有阻塞时可导致炎症发生,并通过颅骨上小孔引起颅内感染,甚至脑脓肿。

3) 治疗　同上皮样囊肿,尽可能手术切除囊内容物及囊壁。有皮肤窦道者亦应做一并切除,手术效果良好[94]。

## 76.10.3 脊索瘤

脊索瘤是起源于胚胎脊索结构残余组织的先天性良性肿瘤,发病率低,占颅内肿瘤的 0.15%~0.5%,可发生于任何年龄,但发病年龄高峰为 30~40 岁,男性比女性多见[95]。

### (1) 病理

肿瘤为不规则结节状,与脑组织分界较清楚,但向颅骨呈浸润性生长,边界不清。色泽灰白或灰红,可有不完整包膜,部分肿瘤组织似胶胨样,可有出血、囊变或钙化。含黏液较多的肿瘤质地较软,倾向于良性;含黏液少,甚至有钙化的肿瘤质地较硬,倾向于恶性[96]。显微镜下肿瘤细胞由上皮样细胞构成,此细胞体积较大,呈多角形或梭形,瘤细胞胞质内含有大量空泡,细胞核圆形或椭圆形,核仁明显,核分裂象少见,细胞间有较多黏液积聚。

### (2) 影像学表现

1) X 线和 CT 表现　以斜坡或岩骨尖为中心的圆形或不规则的略高密度块影,其间散在点、片状高密度钙化灶,病灶边界较清楚,伴有明显的骨质破坏。CT 增强后肿瘤呈均匀或不均匀强化[97]。肿瘤较大时,可见相应的脑组织、脑池和脑室系统受压的表现。

2) MRI 表现　在 T1 加权像肿瘤信号不均,常低于脑组织的信号强度。T2 加权像肿瘤表现为高信号。肿瘤内钙化和血管常表现为不规则的低信号区[98]。

### (3) 临床表现

颅内脊索瘤多起自斜坡中线部位,位于硬膜外,缓慢浸润性生长。位于蝶枕部占 35%,脊柱部占 15%,骶尾部最多占 50%。位于骶尾部者,一般在 40~70 岁发病;位于蝶枕部者,大多数在 30~60 发病。病程长,平均≥3 年,头痛为最常见症状,头痛性质是持续性钝痛,常为全头痛,也可向枕部或颈部扩展,因肿瘤部位、肿瘤的发展方向不同其临床表现各有所不同。

1) 鞍区脊索瘤　主要表现为垂体功能低下,即阳痿、闭经、身体发胖等;若视神经受压则产生原发性视神经萎缩、视力减退以及双颞侧偏盲等。

2) 鞍旁脊索瘤　主要表现为动眼、滑车、展神经麻痹,以外展神经麻痹为常见。

3) 斜坡部脊索瘤　主要表现为脑干受压症状,即步行障碍,锥体束征,展、面神经功能损害。由于肿瘤发生于颅底,可引起交通性脑积水;如肿瘤向桥小脑角发展,出现听觉障碍、耳鸣、眩晕;若起源于鼻咽壁远处,常突到鼻咽引鼻不通气、疼痛,可见脓性或血性分泌物。

4) 骶尾椎脊索瘤　位于骶尾部脊索瘤可形成骶前肿块,压迫直肠、膀胱或浸润骶神经根而产生大小便障碍,也可压迫坐骨神经而出现下肢痛。

### (4) 诊断与鉴别诊断

病程较长,有多组脑神经受累,X 线平片及头颅 CT 显示骨质破坏,或有肿瘤钙化时,应考虑本病诊断。头颅 CT 及 MRI 检查可显示肿瘤侵犯范围,伴有鼻咽部肿块者,可以做鼻咽部活检以明确。本病需与颅底脑膜瘤、垂体瘤、颅咽管瘤、上皮样囊肿等相鉴别。脑膜瘤破坏颅骨较轻,CT 及 MRI 边界较清楚,增强时明显,血管造影可有肿瘤染色或较粗大供血动脉。垂体瘤常有月经不调或性功能障碍、蝶鞍扩大等改变。颅咽管瘤以多饮、多尿症状多见,CT显示肿瘤囊变,常伴发脑积水。上皮样囊肿有CT低密度影、增强不明显、骨质破坏边界清楚等特点。有时需根据活检或手术后的病理检查明确诊断。

(5) 治疗

手术全切除效果较佳。但肿瘤侵犯范围常常较大,可广泛累及颅底,故肿瘤全切除较为困难[99]。好在肿瘤生长缓慢,且对放疗敏感,做大部分切除后加用放疗或γ刀,效果也不错[100]。

## 76.10.4 胶样囊肿

胶样囊肿(colloid cyst)又称为室管膜囊肿、脉络膜囊肿、室间孔囊肿或旁突体囊肿,是一种罕见的颅内病变,占颅内肿瘤的0.14%~2%。一般在第三脑室前部,个别长于侧脑室、鞍区、透明隔。

(1) 病理

胶样囊肿呈球形或卵圆形,光滑、囊壁薄而完整,内含黄绿色胶冻状物质,是囊壁室管膜柱状细胞分泌的黏稠液体,部分可有钙化与出血。囊肿内的凝胶样物质为PAS阳性并沉积有无组织结构的物质,有时可见坏死的白细胞或胆固醇结晶或两者都有。超微结构可见纤毛细胞和带微绒毛的非纤毛细胞,带有分泌腺的杯状细胞,以及基底细胞、缺乏细胞器官的不定型细胞。

(2) 临床表现

绝大多数胶样囊肿发生在30~50岁,极少数发生在婴儿及儿童,男女性发病率相当。胶样囊肿的临床表现与部位有关,典型的胶样囊肿位于第三脑室孟氏孔附近,能够引起脑脊液间歇性梗阻,头痛发生率为68%~100%,头痛的特点是短暂性头痛,持续数秒,初时剧烈疼痛,改变头颅位置后缓解。另外一些症状包括进行性痴呆、癫痫发作、短暂性有意识的拼音缺失。儿童大多数症状为头痛、恶心、呕吐、视盘水肿和复视。尽管胶样囊肿病理上为良性,但如果不及时诊断和治疗,可能阻塞孟氏孔导致急性脑积水而突然死亡。

(3) 辅助检查

CT平扫囊肿呈圆形或卵圆形,边缘锐利,位于第三脑室前部孟氏孔附近,病灶呈均质高密度(45~75 Hu)周围脑实质包绕,极少数囊肿中心呈低密度。CT扫描呈高密度可能是由于囊肿壁屑状分泌物、含铁血黄素及CT上看不到的微小钙化。在MRI上,胶样囊肿信号表现变化很大,最常见的表现是T1WI高信号、T2WI低信号,囊肿内可见无信号钙化斑。胶样囊肿实质应该无强化,边缘强化可能与囊壁内含有血管有关。不同的MRI信号与囊肿内容物液体密度无相关关系。尽管胶样囊肿在CT上通常均质,但多数在MRI上不均质。此外典型的胶样囊肿位于第三脑室孟氏孔附近,常阻塞双侧孟氏孔导致侧脑室病理性脑积水,而第三、四脑室不受影响。

(4) 诊断与鉴别诊断

第三脑室胶样囊肿发病部位特殊,CT及MRI检查较容易诊断,但需与其他长入第三脑室的脑内肿瘤相鉴别,如中央神经细胞瘤、第三脑室室管膜瘤、垂体腺瘤、脊索瘤、Willis环附近动脉瘤等相鉴别。中央神经细胞瘤来源于透明隔,与透明隔以宽基底相连,CT平扫显稍高密度肿块,可不均匀,形态不规则,增强后可显著强化。室管膜瘤CT表现特点为形态不规则,密度不均匀,伴有肿瘤内囊变和钙化,增强呈不同程度强化。垂体腺瘤自蝶鞍内向上生长。脊索瘤发生于鞍区斜坡处,密度不均匀,有明显颅底骨质破坏。Willis环附近动脉瘤CT呈等或高密度,增强后与血管强化一致,MRI可见流空效应。

(5) 治疗

胶样囊肿一旦明确诊断,即应尽早手术治疗。传统上一般经右侧脑室前角室间孔入路,进入脑室向前可见室间孔,在显微镜下经扩大的室间孔先穿刺抽取囊液,然后逐步切除囊壁。若暴露不足,可切开室间孔后缘或经穹窿间入路。在分离囊肿壁时应谨慎。若囊肿壁与脉络丛、豆纹静脉或大脑内静脉等结构粘连明显时,应在显微镜下仔细分离,努力做到全切除,并保护好深静脉及下丘脑。术中应尽量切开透明隔使两侧脑室沟通,这样只要第三脑室与一侧的室间孔相通即可解除梗阻性脑积水。术后应彻底冲洗脑室系统,必要时可在脑室内放一细硅胶管做脑室外引流。近年来,由于脑室内镜技术的迅速发展,锁孔微创手术已成为首选,一般在中线右侧3cm、冠状缝前1cm处颅骨钻孔1枚,经皮质造瘘置入内镜工作鞘,在脑室内镜指引下切开囊肿壁抽取囊液,然后逐步切除囊壁,术后一般在脑室内放一细硅胶管做脑室外引流。

## 76.11 颅内疾病的放射外科治疗

立体定向放射外科不同于普通外科手术,它没有切口、出血,也没有感染等手术常见的并发症,而是通过高能射线定向照射,达到外科手术损毁或去除病灶组织的目的。放射外科也不同于普通放疗,前者是通过聚焦的方式,一次性、大剂量照射靶区组织;后者则是依靠病变组织与正常脑组织对射线的不同敏感度,通过多次小剂量较大范围的照射来达到治疗目的。放射外科所采用的设备目前主要有三大类,即γ刀、X刀和粒子束射线。以下简要对这3种设备的基本原理及临床应用作一介绍。

## 76.11.1 γ刀的原理及其临床应用

自1951年Leksell首次提出立体定向放射外科的概念以后,20世纪60年代,他一直致力于研制一种利用定向高能射线聚焦的方法破坏颅内某些核团,从而达到治疗目的的设备,减少传统开颅手术可能出现的并发症。最初选用X线、质子射线和加速器作放射源,均因能量不足或结构复杂而被废弃。直至1967年,第1台γ刀问世。其放射源选用$^{60}$Co,将其分为179个放射源,呈半球状排列。所有射线在球心集中形成焦点,使组织经一次性极量照射后产生盘形坏死灶,而周围组织因放射剂量的锐减可免受损害。由于该设备机械精度高,放射性损毁灶边界清晰,犹如刀割样,加之$^{60}$Co释放γ射线,故称为γ刀。早期主要用于破坏脑内神经核团以治疗恶痛、帕金森病及精神病等。1974年改进后的第2代γ刀采用201个$^{60}$Co放射源,照射后可产生类球形的损毁灶,且可选用多个等中心照射点,并通过更换准直器的型号以治疗不同大小及不同形状的病变,适应证扩大到脑血管疾病和颅内肿瘤。1980年后,随着CT、MRI、DSA的发展,第3代γ刀又应运而生,机械误差缩小到±0.1mm,靶点定位多数采用CT、MRI等无创伤或高分辨率血管造影技术。与之相配套的计算机控制系统、剂量计划系统日臻完善。1998年和2006年,Elekta公司又相继推出了Leksell C型和Perfexsion γ刀。这两种全新的γ刀自动化程度有了极大提高。根据剂量计划结果,γ刀可自动完成准直器的更换,各等中心照射点坐标的调节以及验证工作。使整个γ刀治疗工作进入常规程序化、自动化临床应用阶段。

(1) γ刀照射后的放射生物学改变

一次性大剂量接受γ刀照射后,受照组织中仅有部分细胞的DNA双螺旋链被高能射线所打断,这些细胞因不能正常代谢而迅速死亡和破裂。同时,受照组织中的毛细血管壁细胞也因射线作用而产生肿胀、变性、坏死、血管腔变窄、血液流动缓慢、血栓形成,最终造成血管闭塞,进一步使受照组织缺血、缺氧,组织变性坏死,从而达到控制肿瘤生长的目的。根据病理改变的特点可分为3期。

1) 坏死期  一次性接受200Gy极量照射后3~4周即可观察到受照组织内出现坏死和急性退行性炎性反应改变。

2) 吸收期  这一期以细胞活动为其特点。吞噬细胞自病变中心开始清除坏死碎片,同时胶质瘢痕开始形成。坏死区周围有胶质细胞增生,偶尔还可见到巨核细胞。病灶边缘可有慢性炎性反应、新生毛细血管形成和血管内充血。此期持续1年以上。

3) 晚期  此期的特点是永久性瘢痕形成,病灶处于稳定状态,炎性反应消退。

需要指出,上述典型的γ刀照射后的放射生物学改变,是通过照射动物的正常脑组织以及癌痛患者接受止痛治疗后尸检资料所获得的。对于不同类型的肿瘤来说,由于对放射线的敏感性不同,各期的病理变化时相也就不同。如转移瘤在治疗后1个月,影像学即可表现肿瘤体积明显缩小;3个月后,部分肿瘤可完全消失,影像学可恢复正常。而脑膜瘤治疗后,影像学的改变并不明显。

(2) γ刀手术过程

γ刀手术治疗过程包括定位头架安装、定位扫描、剂量计划和治疗4个部分。

1) 定位头架安装  患者术前无需剃头,仅行头发、头皮清洗消毒,除年幼或不合作患者外,绝大多数在局部麻醉下通过特制金属螺钉,将Leksell定位头架固定于颅骨上。

2) 定位扫描  根据病变性质,可分别选用CT、MRI和血管造影等方法进行定位扫描。一般采用1~4mm层厚无间隔连续扫描。从所得的层面中精确定出病灶的大小和形态,计算出靶点的三维坐标。

3) 剂量计划  分别将头型测量数据、矩阵中心位置、剂量矩阵范围、γ射线照射角度、等剂量曲线选择、等剂量中心坐标值及其剂量平衡、准直器型号和中心剂量等参数输入计算机,通过Leksell Gamma Plan剂量计划系统反复调整计算后,绘制出三维等剂量曲线,并与颅内病灶边缘形态相重合。剂量计划完成后,计算机将根据上述参数算出每一等中心点的照射时间。

4) 治疗  依据剂量计划结果,选择相应的准直器头盔,分别调整各等中心照射点的坐标,将患者头部固定于准直器头盔内,设定所需照射时间,启动治疗开关,整个治疗过程即可自动完成。

(3) γ刀的临床应用

截止2005年12月底,全世界已有346 762例患者接受了γ刀治疗。其中肿瘤性病变占77%、血管性病变占14%、功能性疾病占8%、眼部疾病占1%。一般来说,位于深部或重要功能区、难以手术切除,或创伤较大,或术后残留和早期复发的颅内中小直径的肿瘤和AVM,若影像学显示边界清楚者,可以考虑选用γ刀治疗,部分选择性的功能性疾病患者也可考虑γ刀治疗。下面简要介绍几种适合γ刀治疗的颅内外肿瘤以及血管性疾病的治疗结果。

1) 听神经瘤 绝大多数听神经瘤呈良性缓慢生长过程,普通放疗效果不明显,因此过去主要依靠开颅手术切除。但由于其所处的特定解剖位置关系,即使在显微外科技术日臻完善的今天,手术并发症仍较高。根据1 471例听神经瘤术后随访,平均面神经损伤达19.9%,其他并发症,如脑脊液漏、颅内感染、三叉神经损伤、后组脑神经损伤等达13.9%,术后仅有20%患者保存术前听力水平,平均手术死亡率为2.1%。

γ刀治疗听神经瘤最早开始于1968年。经过30多年的探索,最长随访病例>25年。结果表明,γ刀对于听神经瘤确有良好的局部控制作用。据近年来多组随访时间>2~5年的病例统计,γ刀治疗后肿瘤体积缩小或不变平均为94.4%;面瘫及三叉神经瘫痪的发生率可见于6.9%的患者,但绝大多数均为暂时性,永久性面瘫仅见于3%~5%的患者;大约51%患者术后仍保存原有的听力水平,没有与治疗有关的手术死亡或其他并发症。复旦大学附属华山医院1993年10月至1995年3月,应用γ刀治疗听神经瘤113例。治疗后随访12~29个月(平均18.8个月)。临床及影像学结果表明,肿瘤缩小或不变占90.3%,面神经和三叉神经受损率为11%,有效听力保存占46%;有3例患者出现交通性脑积水而行脑室腹腔分流手术,无手术死亡。因此,近年来不少学者认为,对于中小型听神经瘤,若无明显的脑干及小脑受压症状,无颅内压增高表现,γ刀完全可作为首选的治疗方法,且有逐渐替代开颅手术的趋势。

2) 脑膜瘤 对于绝大多数脑膜瘤患者来说,手术切除肿瘤仍是首选的治疗方法。但是由于脑膜瘤好发于颅底,常常侵及深部和重要结构(如斜坡、蝶骨嵴内侧、岩骨尖部等),或长入静脉窦内(如海绵窦等),故根治性切除手术较为困难,根据3 698例脑膜瘤术后随访结果,肿瘤全切除率平均为68.1%,平均复发率为15.1%,>15年长期随访肿瘤的复发率高达32%。术后并发症可见于24.7%的患者。术后平均死亡率为8.8%,对于高龄患者,手术的危险性仍然较大,手术死亡率高达23%。此外,大多数脑膜瘤具有良性肿瘤的生物学特性,对于普通放疗缺乏良好的敏感性。传统放疗对抑制肿瘤生长或预防肿瘤复发尚无满意的效果。对于手术后残留、复发或因全身情况不能耐受开颅手术的中小型脑膜瘤患者,γ刀不失为一种有效的治疗方法。综合637例脑膜瘤γ刀治疗后随访结果,影像学检查肿瘤缩小或不变为89%~100%,平均为93%。肿瘤复发占0%~11%,平均为6.0%。神经系统功能障碍加重占0%~8%,平均为3.7%,没有与治疗有关的死亡。复旦大学附属华山医院至1994年底治疗脑膜瘤124例,经对其中47例进行为期13~27个月的随访,肿瘤缩小或不变者占93%,肿瘤增大者占7%,暂时性神经功能症状加重占10.6%,没有与治疗有关的死亡。由此可见,γ刀对于术后残留、复发或因年龄大、全身情况差不能耐受开颅手术的脑膜瘤患者,是一种相对安全和有效的治疗方法。

3) 转移瘤 恶性肿瘤发生脑转移的比例较高,尸检发现占癌死亡病例的40%~50%。未经治疗的脑转移瘤患者,平均生存期仅1个月左右。对于转移瘤的治疗,从根本上来说目前仍属于姑息性治疗。首要目的是延长生存期、提高生存质量。常规放疗对于控制肿瘤生长有明显效果,可使生存期延长至平均6个月左右。外科手术治疗主要适合于单发性转移瘤患者,但对多发性病灶的处理仍有相当的限制,且肿瘤在术后一段时间内又在原位复发,尚有一定比例患者虽然肿瘤得以切除,但遗留严重的并发症,生存质量并不高。由于大多数脑转移瘤组织学上来源于外胚层,对放疗有良好的反应,且转移瘤在颅内常呈膨胀性生长,影像学上有清楚的边界,因此也是γ刀治疗的良好适应证。

综合显微外科手术或手术加全脑放疗共1 719例转移瘤的治疗结果,其肿瘤的局部控制率平均为75%,17.5%术后肿瘤复发或肿瘤继续增大,9.9%的患者术后出现并发症,术后30天内的死亡率平均为8.42%,平均生存期为8.1个月。与之相比,总结946例脑转移瘤γ刀治疗结果,肿瘤平均控制率达91.6%,平均复发率仅为6%,没有与治疗有关的死亡,并发症的出现仅见于3.6%的病例,随访平均生存期为8.9个月。笔者及同事曾对206例转移瘤患者进行γ刀治疗,随访24~39个月,影像显示肿瘤的局部控制率93%,原位复发率仅1%,复发病例重复治疗后仍然有效。总的平均生存期为8.5个月。由于γ刀或显微手术均不能预防原发病灶进一步向颅内转移,且目前的影像技术对已转移的亚临床灶的显示也有一定困难。因此,近年来不少学者主张在γ刀或手术切除转移瘤后,再辅以20~30Gy的全脑放疗,以期进一步提高平均生存期。

4)垂体腺瘤 垂体腺瘤为良性肿瘤,根据其是否具有内分泌功能而分为两大类。一类是无分泌功能垂体腺瘤,临床症状主要是由于肿瘤局部占位引起。这类肿瘤因生长缓慢,常以头痛、视力与视野改变、垂体功能减退和颅内压增高等症状为主,检出时肿瘤多数已较大,且压迫或侵及邻近正常结构。对于这类肿瘤的首选治疗方法,目前仍主要采用显微外科手术。而对于术后或加普通放疗后仍有肿瘤残留或肿瘤早期复发的病例,γ刀不失为一种良好的补充治疗方法。γ刀对于这类肿瘤的治疗目的主要是控制肿瘤生长,所需的最小边缘剂量一般需>12Gy,随访肿瘤局部控制率可达89%左右。

另一类垂体腺瘤具有内分泌功能,常见的类型有Cushing病、肢端肥大症、Nelson综合征和PRL腺瘤等。这类患者因早期出现内分泌紊乱的临床表现,经CT或MRI检查常能发现颅内较小的垂体腺瘤。对于这些较小的或微腺瘤,γ刀是否可作为首选的治疗方法,目前尚无定论。不过,近期资料表明,对于部分选择性病例,γ刀治疗成功率与外科手术结果基本一致,但避免了手术可能出现的并发症,没有死亡病例。随访肿瘤复发率仅占0.83%,远低于12%的手术后平均复发率。γ刀治疗这类肿瘤成功的标准是:肿瘤体积和(或)激素水平降低,或肿瘤体积不变而激素水平正常。达到此标准所需的最小边缘剂量比仅仅为了控制肿瘤生长所需的剂量可能要大2~3倍。因此,肿瘤与视路结构之间的距离最好>2mm,以避免可能造成的视路损伤。综合文献报道,γ刀对常见几种分泌型垂体腺瘤的治疗成功率为:Cushing病69.44%、Nelson综合征66%、肢端肥大症77.62%、PRL腺瘤76%。相信随着近几年MRI定位的广泛使用,这一类垂体腺瘤的治疗成功率还将有较大提高。

5)其他颅内外肿瘤 颅内常见的其他肿瘤,如颅咽管瘤、松果体区肿瘤、颈静脉球瘤、软骨瘤、血管母细胞瘤、脉络膜乳头状瘤、神经膜细胞瘤、部分胶质细胞瘤等,若肿瘤边界清楚,直径在一定范围内,γ刀也可以作为主要的或综合治疗中的一种有益治疗方法。颅外肿瘤,如复发或局限生长的鼻咽癌、鼻咽纤维血管瘤、视网膜母细胞瘤、视网膜黑色素瘤、球后肿瘤、鼻旁窦肿瘤等,γ刀也可作为主要的辅助治疗方法。

6)颅内动静脉畸形(AVM) 颅内AVM是先天性疾病,病变主要是由位于脑动脉与引流静脉之间的异常畸形血管所组成。由于畸形团的存在以及通过畸形血管的高血流量的影响,导致患者进行性神经功能障碍,并有出血、脑卒中(中风)和癫痫发作等危险。据统计,约2/3的患者在病程发展过程中将出现相应的临床症状,至少半数以上的患者将出现出血等严重并发症。新近的研究发现,AVM患者每年发生脑出血的比例为1%~5%,并随年龄的增长有逐渐增高的趋势。连续观察25年时间,发现AVM患者中有40%至少有1次出血,且年死亡的危险率为1%。因此,目前对于已确诊的AVM患者,较为统一的主张是采取积极的治疗。

显微外科手术切除畸形血管团是近几十年间治疗AVM的主要手段。根据2722例AVM显微外科手术治疗结果统计,全切除率可达82%~100%,平均为94.7%。并发症的发生率为1.4%~44%,平均11.7%。有0%~13%的患者术后死亡,平均死亡率为4.4%。近年来,随着显微外科技术的不断发展,手术死亡率虽有不断下降的趋势,但对于深部或重要功能区的AVM,显微外科手术仍有一定困难。

γ刀治疗AVM最早开始于1971年。到2005年底,全世界已有44185例AVM患者接受了γ刀治疗,总的疗效令人满意。γ刀对于AVM的治疗作用,来源于放射线引起的血管内皮增生、进行性血管腔狭窄以及随之出现的血流速度缓慢,最终导致血栓形成和AVM闭塞。根据1628例AVM γ刀治疗统计,其中治疗后2年经血管造影随访的883例患者中,AVM的完全闭塞率可达71%~91%,平均为78.7%。与治疗有关的并发症发生率为1.5%~3.8%,平均为3.1%。完全闭塞后的AVM不再引起颅内出血,癫痫症状的缓解率也>50%。γ刀尤其适合治疗位于脑深部、中线及重要功能区的AVM。但对较大的AVM,需配合其他治疗方法。此外,与未经治疗的AVM一样,治疗后未完全闭塞的AVM仍然每年有1%~4%的自然出血率。因此,在完全闭塞前,仍需对这类患者严密随访观察。

## 76.11.2 立体定向加速器

立体定向加速器最早由Betti和Colombo于1982年分别在法国和意大利改良成功并进入临床

使用。商业化专用的立体定向加速器于1992年开始批量生产并在临床推广应用。由于直线加速器主要释放X线,功能上又能达到立体定向放射外科的治疗要求,故习惯上称为X刀。X刀主要由改良的直线加速器、可调式治疗床、立体定向仪、剂量计划系统以及计算机控制系统等组成。改良的直线加速器支架可沿其支撑轴旋转。准直器垂直安装于支架头端,可根据需要选择不同大小的口径。可调式治疗床除了可按定位要求将病灶固定于治疗位置外,还能进行水平旋转。剂量计划系统计算机可根据病灶位置与形态,完成三维立体剂量计算,输出剂量的可靠性以及运行的安全保证则由控制系统完成。按照设计要求,当治疗半径固定后,从准直器发出的X线总是与加速器支架的支撑轴以及病灶位置(靶点)重合于一点上,这一焦点称为等中心点。于是,治疗时无论支架及治疗床怎样旋转,射线轨迹怎样变化,射线总是交汇于靶点区域。使该部位在短时间内接受大剂量聚焦照射,而周围组织可因放射剂量的锐减而免遭损害。近年来,X刀已用于治疗中、小直径的脑AVM及颅内良性和恶性肿瘤。综合文献报道,X刀治疗AVM 2年后平均闭塞率为65%左右,对脑膜瘤的局部控制率达92%,对脑转移瘤的控制率达83.5%。X刀通常作为恶性胶质瘤全脑放疗后或复发肿瘤有效的局部治疗手段,可明显延长这类患者的中位生存期。除了完成定向放射外科治疗外,其直线加速器也可用于普通放疗,目前也有将X刀用于全身肿瘤的治疗。

## 76.11.3 粒子束刀

粒子束刀早在1954年即开始用于垂体去势以治疗乳腺癌转移的患者。经过50多年的改进,这种治疗方法无论从设备或技术上均有了较大的发展。但由于设备本身造价昂贵,限制了其推广使用。至今,在全世界范围内,也仅有数家实验室及医院开展这项技术。

### (1) 基本原理

粒子束刀是利用同步加速器或回旋加速器所产生的带电重粒子射线束(如氢离子、氦核、氖核等)对颅内病灶进行立体定向放射外科治疗。其治疗原理主要基于重粒子射线的两种基本特性。

1) Bragg峰效应　带电重粒子射线在穿过组织时,很少释放能量。但当其穿透一定深度并逐渐停止运动时,会突然释放几乎全部能量,使该部位组织一次性接受大剂量照射,而周围组织因放射剂量锐减而免受损伤。这种现象用坐标图表示即为一突然上升并迅速下降的峰波,由Bragg于1904年首先发现,因而称为Bragg峰效应。目前大多数带电重粒子放射外科技术均利用这一原理。

2) 平坦粒子束照射　与其他射线一样,粒子束射线能穿透受照组织。如果改变入射角度,并使每一束射线在病灶部位形成交叉,则此焦点上可积聚较高的放射剂量,而其通路上的组织因剂量极低而影响甚少。这一原理与γ刀、X刀的原理基本一致。与γ刀、X刀相比,粒子束刀的治疗过程要复杂得多。除了确保大型加速器的安全运行外,每次治疗前尚需对输出剂量率等重要参数进行测试和调整。对于形态不规则或容积较大的病灶,同样采用多中心照射,但需特制专用粒子束塑形裂隙,以使剂量分布形态与病灶相同。为了控制带电粒子束的穿透深度和Bragg峰的宽度,需要使用一定厚度的区域模拟吸收装置、组织相同性补偿装置以及峰宽推进器等结构。治疗计划完成后,还首先要进行模拟测试,确定无误后才能进行治疗。因此,对于较为复杂的病例,粒子束刀治疗需要数日才能完成。

### (2) 临床应用

由于粒子束射线特有的Bragg峰值效应,对周围结构影响甚小,因此,粒子束射线常用于垂体腺瘤、垂体去势手术以及AVM的治疗。至今为止,有2 000多例AVM(含AOVM)患者、近2 500例各种类型的垂体腺瘤、1 500例需垂体去势患者接受了带电粒子束放射外科治疗。从随访结果看,小型AVM 3年后完全闭塞率为90%~95%、中型为80%~85%、大型为60%~70%。肢端肥大症患者治疗后1年,约70%患者血中GH明显下降,3年后绝大多数患者GH水平降至正常范围并能长期稳定。Cushing病患者治疗后,约有90%患者激素水平可降至正常或接近正常水平。Nelson综合征患者治疗后,约96%肿瘤局部生长得到控制,激素水平均有不同程度降低,但恢复至正常水平者并不多。PRL腺瘤可采用Bragg峰效应以及平坦粒子束聚焦两种方法进行治疗。约有65%患者1年后激素水平可降至正常,另有20%~30%患者激素水平明显下降,总有效率可达85%~95%。

## 76.11.4 随访疗效评估与并发症的防治

放射外科治疗后的随访与疗效评估与开放性手术不同。后者主要以手术切除肿瘤的程度以及术后临床表现来实现的。而放射外科治疗后，一般来说，近期临床表现没有明显的变化，疗效的出现是一个延迟逐渐产生的过程。评价疗效的方法主要是以影像学检查肿瘤是否继续生长（增大），AVM 是否缩小直至消失和临床症状的改善为主要依据。同时，由于放射外科治疗所引起的并发症大多也发生在治疗后 1～18 个月，因此，临床及影像学的随访就显得更为重要。

(1) 影像学改变与疗效评价

头部肿瘤接受放射外科治疗后，影像学改变主要有以下几种类型：①肿瘤迅速坏死、吸收，1 个月后复查即可见肿瘤体积明显缩小，占位效应减轻。多见于头部恶性肿瘤，如脑转移瘤、生殖细胞瘤、松果体区肿瘤、部分胶质瘤、鼻咽癌、视网膜母细胞瘤等。②早期肿瘤体积无明显变化，但出现肿瘤中心强化减弱，瘤周仍可有不规则环状强化。随着时间延长，部分肿瘤开始皱缩，体积缓慢缩小。常见于颅内外良性肿瘤，如听神经瘤、脑膜瘤、三叉神经鞘瘤、垂体腺瘤等。③治疗后短期内肿瘤仍有增大趋势，但进展缓慢。1～2 年内肿瘤生长停滞，体积稳定不变。可见于颅内部分良性肿瘤，如听神经瘤、脑膜瘤、垂体腺瘤等。④治疗后短期内肿瘤体积缩小或不变，经较长时间随访，肿瘤在原位或邻近部位复发，体积增大。常见于胶质瘤和部分脑转移瘤。⑤治疗后肿瘤仍继续生长，体积增大。常见于部分恶性脑膜瘤、恶性胶质瘤等。

一般认为，前 3 种影像学改变属放射外科治疗有效，而后两种则认为无效。影响放射外科治疗有效率的主要因素有适应证掌握是否严格、病灶的大小、剂量计划的设计技巧以及适当的治疗剂量等。

AVM 治疗 3～6 个月后，即可见畸形血管巢开始缩小。但畸形血管团明显缩小或消失多发生于治疗后 1～2 年，约占 80%。CT 或 MRI 可显示畸形血管巢体积缩小，供血动脉和引流静脉逐渐变细，直至恢复正常。由于畸形血管周围脑组织受放射线的影响，可出现暂时性血管源性脑水肿。经对症治疗后，大多数可恢复至术前水平。AVM 治愈的标准应达到在脑血管造影时显示正常的血液循环时间，病理性血管完全消失，引流静脉消失或恢复正常。

(2) 并发症的防治

放射外科治疗后并发症的出现主要与病灶周围正常脑组织接受一定剂量的散射有关。这些组织内血—脑屏障暂时性破坏，引起局部血管源性脑水肿。同时，部分神经纤维髓鞘脱落，严重时神经元变性坏死。如果这些病理改变比较局限或位于非功能区，临床上可以没有明显症状，仅仅在随访影像学上可以发现。但若水肿严重，形成明显占位效应，或位于功能区，则可出现相应区域的神经功能缺失症状。并发症出现的时间通常在治疗后 1～18 个月之内，尤以 3～9 个月为高峰。随着时间的延长，放射反应大多可逐渐自行消退，仅有 <11% 的患者遗留永久性的功能障碍。并发症的出现除了与治疗剂量有关外，更主要的是与病灶的容积有关。尤其是良性肿瘤，由于治疗后短期内体积不会有明显的缩小，若肿瘤容积过大，势必引起散射范围的增大，致使较多的正常脑组织一次性接受较大剂量的辐射。预防并发症的发生，首先要选择好适应证。对于体积过大的肿瘤，仍应以手术切除为主，术后若有肿瘤残留，再考虑放射外科治疗。其次，精心设计剂量计划，最大限度地避免周围正常结构的损伤。第三，对于颅内某些对放射线特别敏感的结构（如视通路、脑干等）或特殊部位的某些病灶（如凸面或纵裂脑膜瘤），由于易出现较明显的放射反应，照射剂量的选择应特别慎重。第四，定期影像学随访，及早发现和预测可能出现的并发症，并积极进行预防性治疗。

放射外科治疗后并发症的出现大多由放射性脑损伤所致，药物治疗主要依靠皮质激素、脱水剂、神经营养药物以及对症治疗。多数病例经上述药物治疗后可以恢复到术前水平。少数因水肿严重，引起颅内压增高。药物治疗无效者，可考虑手术切除病灶或坏死脑组织。

# 76.12 脊髓肿瘤

脊髓肿瘤年发生率为 0.9/10 万～2.5/10 万，包括发生于椎管内的各种组织如神经根、硬脊膜、血管、脊髓及脂肪组织的原发性和继发性肿瘤。肿瘤部位以胸段及颈段较多，男女性之比为 1.6∶1。

## 76.12.1 分类

(1) 按肿瘤起源分类

1) 原发性　起源于椎管内本身的组织，如神经鞘瘤、脊膜瘤和胶质瘤等，占椎管内肿瘤总数的 75%～95%。

2) 继发性　由椎管外肿瘤侵入椎管内所致，占椎管内肿瘤总数的5%~25%。

(2) 按解剖部位分类

1) 颈段肿瘤　占13%~26%。

2) 胸段肿瘤　占42%~67%。

3) 腰骶段肿瘤　占12%~28%。

神经纤维瘤、脊膜瘤、星形细胞瘤、少枝胶质细胞瘤和血管瘤,大致按各段脊柱长度成比例分布;室管膜瘤好发于颈段和圆锥终丝部;血管母细胞瘤好发于颈段;软脊膜下脂肪瘤常见于颈胸段和胸段;上皮样囊肿和皮样囊肿多见于腰骶段;脊索瘤和畸胎瘤常累及骶尾部。

(3) 按解剖层次分类

1) 髓内肿瘤　占椎管内肿瘤的20%左右,以室管膜瘤和血管母细胞瘤最为多见。

2) 髓外肿瘤　共占椎管内肿瘤的80%左右。①硬脊膜内肿瘤:主要为神经鞘瘤和脊膜瘤。②硬脊膜外肿瘤:多数为恶性肿瘤,如肉瘤、转移瘤和脊索瘤;若为良性肿瘤,则以脂肪血管瘤最常见。

(4) 按肿瘤病理分类

1) 神经鞘瘤　占椎管内肿瘤的23%~43%,居首位。好发于20~40岁,绝大多数位于髓外硬脊膜内。一般病程缓慢,可出现典型的脊髓半切综合征。

2) 脊膜瘤　占椎管内肿瘤的9%~22%,居第2位。好发于20~50岁,多数位于髓外硬脊膜下。临床症状酷似神经鞘瘤,但病程可波动。

3) 神经胶质瘤　占椎管内肿瘤的20%左右,居第3位。好发于20~50岁,绝大多数位于髓内,包括室管膜瘤、星形细胞瘤、少枝胶质细胞瘤和多形性胶质母细胞瘤等。

4) 胚胎残余肿瘤　占椎管内肿瘤的6%~10%,包括上皮样囊肿、皮样囊肿、畸胎瘤和脊索瘤等。

5) 血管性肿瘤　占椎管内肿瘤的6%~8%,包括静脉性血管瘤、海绵状血管瘤和血管母细胞瘤。

6) 转移瘤　占椎管内肿瘤的6%~7%。好发于中年以上,绝大多数位于硬脊膜外。病情进展快,常出现弛缓性瘫痪,括约肌障碍严重,可有椎骨破坏。

7) 肉瘤　约占椎管内肿瘤的5%,包括神经纤维肉瘤、网织细胞肉瘤和淋巴肉瘤等。绝大多数位于硬脊膜外。

8) 脂肪瘤　约占椎管内肿瘤的1%。好发于20~30岁,绝大多数位于软脊膜下,病程缓慢。

9) 其他肿瘤　如神经母细胞瘤和骨髓瘤等,约占椎管内肿瘤的6%。

## 76.12.2　临床表现[101,102]

(1) 症状与体征

1) 感觉障碍　①疼痛:大多数髓外肿瘤出现沿神经根分布区域扩散的根痛;髓内肿瘤刺激脊髓内后角细胞或感觉传导束时,表现为酸痛或烧灼痛。②感觉异常:如麻木感、蚁走感、束带感、寒冷感、奇痒感和感觉错乱等。③感觉缺失:指痛觉、温觉、触觉和本体觉的丧失。

2) 运动障碍　表现为肢体僵硬、无力、活动不便、肌肉萎缩和肌束颤动等。肿瘤发生部位,表现为下运动神经元(弛缓性)瘫痪;肿瘤平面以下出现上运动神经元(痉挛性)瘫痪。

3) 反射异常　肿瘤所在节段反射减弱或消失。在此节段以下,浅反射消失,深反射亢进,并出现病理反射。

4) 自主神经功能障碍　包括膀胱、直肠功能障碍,阴茎异常勃起或勃起不能,汗腺分泌异常和皮肤营养障碍等。

5) 其他症状　可出现棘突压痛,三叉神经和后组脑神经损害症状,呼吸、循环及体温调节功能障碍,蛛网膜下隙出血症状,颅内压增高症状,肿瘤所在部位的椎旁肿块,以及皮下肿瘤、皮肤咖啡色素斑、血管瘤和多毛等各种皮肤异常。

(2) 疾病分期

随着疾病进展,可将症状演变分为3期。

1) 早期　主要表现为相应结构的刺激症状,如神经根痛(髓外肿瘤)、酸痛、烧灼痛等各种感觉异常(髓内肿瘤累及感觉传导束);脊髓腹侧肿瘤累及运动神经根时,则表现为有关肌群的无力、易疲乏。

2) 部分受压期　随着疾病的进展,出现脊髓传导束症状。如脊髓半切综合征(Brown-Sequard syndrome),患者出现病灶同侧病变节段以下的上运动神经元麻痹和深感觉缺失,病灶对侧下1~2节段以下的痛、温觉缺失(常见于髓外肿瘤);节段性感觉、运动障碍均在同一侧更为严重或呈对称性分布(常见于髓内肿瘤)。

3) 脊髓完全受压期　疾病晚期,出现脊髓横贯性损害,表现为病变平面以下的感觉、运动丧失和自主神经功能障碍。

## 76.12.3 辅助检查

**(1) 脊髓MRI检查**

脊髓MRI检查是脊髓肿瘤的主要诊断方法,可以清晰区分髓内或髓外肿瘤,特别是增强T1W。髓内肿瘤受累脊髓段增粗可合并脊髓空洞;髓外硬脊膜内肿瘤时,瘤体似枣状、边缘圆滑、清楚,脊髓受压移位、变形,瘤体上下蛛网膜下隙扩张或充盈缺损。

**(2) 脊髓CT扫描**

脊髓CT扫描诊断价值不如MRI,主要用于了解椎体及其附件是否受累,如椎间孔扩大(常见于神经鞘瘤)、椎体骨质破坏(转移瘤等)[103]。

**(3) 脊髓血管造影**

脊髓血管造影用于诊断血供丰富的肿瘤(如血管母细胞瘤)或鉴别诊断(如脊髓或脊膜血管性疾病)。

**(4) 脊柱X平片检查、脑脊液生化和细胞学检查以及脑脊液动力学试验**

脊柱X平片检查、脑脊液生化和细胞学检查以及脑脊液动力学试验目前已较少应用,主要用于鉴别诊断。

## 76.12.4 诊断

**(1) 肿瘤所在平面的定位**

1) 高颈段(C1~C4)  有肩、颈或枕部疼痛,颈部转动受限,面部麻木,胸锁乳突肌和斜方肌萎缩,膈神经麻痹和四肢痉挛性瘫痪。如肿瘤涉及后颅,可出现延髓症状、小脑症状、后组脑神经症状和颅内压增高症状。

2) 颈膨大(C5~T1)  神经根痛分布区在上肢,上肢为弛缓性瘫痪,下肢为痉挛性瘫痪,手和臂的肌肉萎缩,肱二头肌反射和肱三头肌反射消失,可能出现Horner综合征。

3) 胸段(T2~T11)  2/3患者有神经根痛,表现为肋间神经痛或胸背部束带感。少数患者因疼痛向腹部放射而易被误为急腹症。上肢肌力正常,下肢为痉挛性瘫痪,常早期出现截瘫。

4) 腰膨大(T12~L4)  神经根痛分布在下肢和会阴部,双下肢呈弛缓性瘫痪,膝腱和跟腱反射消失,括约肌障碍明显。

5) 圆锥、马尾肿瘤有时很难区分,它们的临床表现和鉴别要点见表76-5。

**表76-5  圆锥肿瘤与马尾肿瘤的鉴别要点**

| 临床表现 | 圆锥肿瘤 | 马尾肿瘤 |
| --- | --- | --- |
| 自发性疼痛 | 少见,不剧烈 | 常见,剧烈 |
| 感觉障碍 | 两侧对称性分布 | 对称分布 |
|  | 单侧或不对称分布 | 单侧或不对称分布 |
|  | 有时有感觉分离障碍 | 各种感觉均有障碍 |
| 运动障碍 | 不显著,可有肌束颤动 | 肌肉萎缩明显,常累及一侧下肢,无肌束颤动 |
| 反射异常 | 膝腱反射存在,跟腱反射消失 | 膝腱反射和跟腱反射均消失 |
| 自主神经功能障碍 | 括约肌障碍发生早且明显,有性功能障碍,常有压疮 | 括约肌障碍发生晚且不明显,少有性功能障碍和皮肤营养障碍 |

**(2) 肿瘤所在解剖层次的定位**

1) 硬脊膜外肿瘤  一般起病急骤,病程较短,早期有根痛,迅速发展至截瘫;感觉障碍出现较晚,病变节段棘突可有明显压痛,蛛网膜下隙梗阻发生晚且不完全,CT或X线片上多有骨质破坏,有时可见椎旁软组织影。

2) 髓外硬脊膜内肿瘤  病程缓慢,早期也常有根痛,可表现为脊髓半切综合征。感觉、运动障碍自下而上发展,蛛网膜下隙阻塞较重,脑脊液中蛋白质含量较高。

3) 髓内肿瘤  根痛少见,早期即有肌肉萎缩和束性肌肉震颤,可呈分离性感觉障碍,感觉、运动障碍自上而下发展,躯体两侧出汗不对称,蛛网膜下隙梗阻较轻。其与髓外肿瘤的鉴别见表76-6。

表 76-6 髓内肿瘤与髓外肿瘤的鉴别要点

| 鉴别要点 | 髓内肿瘤 | 髓外肿瘤 |
| --- | --- | --- |
| 自发性疼痛 | 多为烧灼性,定位不明确 | 为根性疼痛,定位明确 |
| 感觉障碍 | 自上而下发展 | 自下而上发展 |
| 运动障碍 | 下运动神经元症状广泛且明显,肌束颤动常见 | 下运动神经元症状只限于肿瘤所在节段 |
| 脊髓半切综合征 | 少见或不典型 | 多见且典型 |
| 营养性改变 | 明显,多见 | 不显著,少见 |
| 椎管梗阻 | 不明显或出现较晚 | 明显且出现早 |
| 腰穿后反应 | 影响较小 | 常使症状加重 |
| 脑脊液中蛋白质含量 | 增高不明显 | 明显增高 |
| 脊柱骨质改变 | 少见 | 多见 |
| 脊髓造影 | 脊髓增粗,无移位,阻塞端呈梭形 | 脊髓受压、移位、变细、阻塞端呈杯口状或梳齿状 |
| 脊髓 MRI 检查 | 脊髓增粗,无移位常伴脊髓空洞 | 脊髓受压、移位、变形,多不伴脊髓空洞 |

(3) 肿瘤的定性诊断

根据肿瘤部位、所在解剖层次、各类病理类型的发生频度、临床特点和神经影像学(图 76-7)所见等综合考虑。

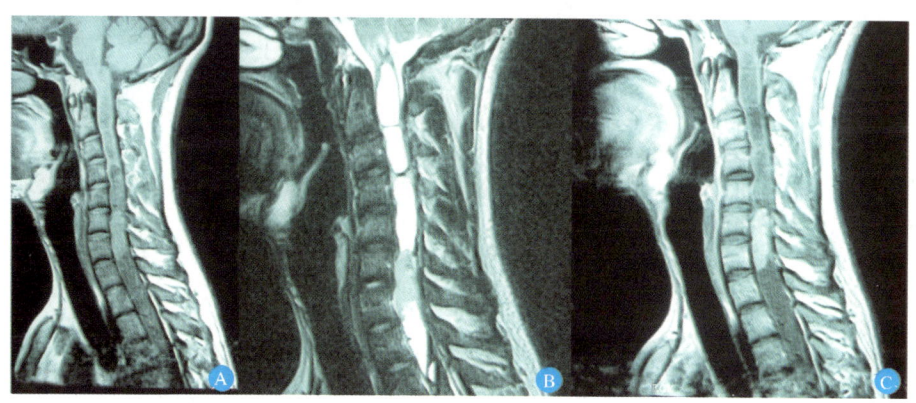

**图 76-7 颈髓室管膜瘤**

A. T1 加权显示 C1~T3 脊髓等、低混杂信号;B. T2 加权显示 C1~T3 脊髓囊变等、高混杂信号;C. T1 增强显示脊髓肿瘤 C6~C7 节段强化明显

## 76.12.5 鉴别诊断

(1) 椎间盘突出

颈椎间盘突出常易与颈段脊髓肿瘤发生混淆,腰椎间盘突出则易与马尾肿瘤混淆。椎间盘突出的发病常与损伤有密切联系,脊柱平片可见病变椎间隙狭窄,正常脊柱曲度消失而呈直样,CT、MRI 可证实椎间盘突出症的诊断。

(2) 脊髓空洞症

病程缓慢,有感觉分离现象,并有下运动神经元瘫痪,腰穿时蛛网膜下隙大多通畅,脑脊液检查正常,MRI 可证实脊髓空洞症的诊断。

(3) 脊髓蛛网膜炎

病程长,范围广,感觉障碍不明显,可有缓解期。腰穿时蛛网膜下隙大多阻塞。脑脊液检查蛋白升高,白细胞增多。脊髓碘油造影显示脊髓腔不定形狭窄。

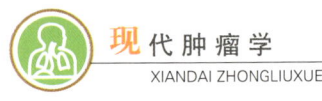

### (4) 运动神经元疾病

特点为肌萎缩及受侵肌肉的麻痹,并有舌肌萎缩,可见肌束颤动,病理反射阳性,脑脊液流动无阻,细胞检查及生化正常。影像学检查无占位病变存在。

## 76.12.6 治疗

### (1) 手术[104-106]

1) 髓内肿瘤  由于MRI的应用和显微手术的飞速发展,使脊髓髓内肿瘤的定位、定性诊断更准确,手术疗效明显提高。目前多数学者认为,对脊髓髓内肿瘤宜采取积极手术治疗。笔者曾统计100例颈髓髓内肿瘤的手术治疗结果,肿瘤全切除率达84%,术后好转率达76%。提示对于脊髓髓内肿瘤,即使是颈髓髓内肿瘤,宜行积极的手术治疗。手术宜在患者神经系统功能中度障碍时施行。对于低度恶性胶质瘤,以及血管母细胞瘤和神经鞘瘤等良性髓内肿瘤,应力争做全肿瘤切除;对于脂肪瘤,宜做次全或大部分切除;对于高度恶性胶质瘤,手术目的以减轻脊髓受压和改善脊髓功能为主,手术严格限于瘤内切除。

2) 髓外肿瘤  应尽量争取肿瘤全切除,大多疗效较好。

### (2) 放疗[107]

对于高恶性肿瘤或不全切除的低恶性肿瘤,术后可行1个疗程放疗,时间为4~5周,放射总剂量在40~50 Gy。少数患者可在放疗后数月至数年发生放射性脊髓炎,这与疗程太短有关,而与放射总剂量的关系较小。

### (3) 放射外科

如赛博刀(cyber knife)、立体定向放疗,适用于不能耐受手术者、肿瘤复发、残留良性和恶性肿瘤。

### (4) 化疗[108]

化疗适用于髓内胶质瘤,详见脑胶质瘤化疗有关内容。

## 76.12.7 预后[109,110]

椎管内肿瘤的预后取决于:①肿瘤的性质与部位;②术前神经系统的功能状态;③患者的一般状况;④治疗方法的选择;⑤术后护理和康复措施等。

# 76.13 中枢神经系统肿瘤的放疗

## 76.13.1 现代放疗在中枢神经系统肿瘤治疗中的价值

颅内肿瘤具有下列生长特点。①扩张型:肿瘤生长活跃,聚集形成团块或呈现灌注状生长。②浸润型:肿瘤与正常组织混杂在一起,没有边界,并沿神经纤维束浸润蔓延。③弥散或多灶型:肿瘤同时呈多发病灶生长或弥散大范围的病变如胶质瘤病。手术的基本原则是在保存神经功能的前提下尽可能地切除肿瘤。对于位于大脑功能区或脑深部的肿瘤仅做部分切除或减压术,放疗作为非直接损伤的局部治疗方法对弥补手术的不足,特别是术后残留瘤的继续治疗是必不可少的。放疗在多种脑肿瘤的治疗中起到重要的作用,适用于胶质瘤、垂体瘤、室管膜瘤、松果体瘤、脑膜瘤、髓母细胞瘤、颅咽管瘤、脊索瘤、脑转移瘤等。

其次,脑干和丘脑等生命中枢某些肿瘤手术治疗风险很大,这时尽可能非手术的局部治疗显得更为重要,从降低风险、控制肿瘤的发展、延长患者生命来说,放疗是首选和安全有效的治疗手段。

研究表明,脑肿瘤的治疗效果与局部控制率有很大的关系。近年来已经实现了通过物理技术提高肿瘤放射剂量同时减少周围正常脑组织受照射量,更好地保护正常组织,以达到提高脑肿瘤的治疗疗效,表现在立体定向放射外科(stereotaxic radiosurgery,SRS)、三维适形放疗(3-dimensional conformal radiation therapy,3DCRT)和调强放疗(intensity modulated radiation therapy,IMRT)技术的应用。

3DCRT是用非共面上的5~9条射线束,从不同角度对准靶区进行治疗。射线聚焦于靶区,使靶区能得到较高的肿瘤剂量,而周围正常组织受量比传统常规放疗方法减少30%~50%的剂量。Michigan大学报道,适形放疗相对常规平行对穿野的治疗计划。脑正常组织受量明显减少,3DCRT治疗计划中95%等剂量线包括的体积比常规治疗减少>50%。较小的靶区接受>70 Gy的剂量,并未明显增加并发症。IMRT:是3DCRT治疗的先进形式,用三维靶体积,病灶不仅在治疗靶区内得到高剂量,而且靶区内剂量均匀,周围正常组织得到最小剂量的照射。恶性胶质瘤用常规放疗剂量很难超过60 Gy,因为受到正常脑组织耐受剂量所限。Lee 等用 3DCRT 的试验,剂量提高到 90Gy,78% 的失败发生在 95% 的等剂量区内。进一步的试验证明,恶性胶质瘤为晚反应组织,有较低的 α/β 比,对低分割、分次大剂量非常敏感。用 IMRT 治疗脑肿瘤,分次方案可以接受,使肿瘤得到充分的治疗剂量。Suzuki 等认为,肿瘤靶体积(GTV)的剂量为 70Gy/28 次,每日 GTV 剂量 2.5 Gy;或临床靶体积(CTV)56Gy/28 次,每日 2.0 Gy,再用 IMRT 同时补量,治疗恶性胶质瘤有较好疗效。但脑坏死发病率增加,必要时需手术处理。有脑坏死的患者可能生存时间延长。作者提出一个假设,坏死可能是恶性胶质瘤长期控制的指征。在美国放射肿瘤学会(ASTRO)第 47 届年会上有关中枢神经系统肿瘤放疗的研究报道里,有多位作者从不同的角度阐述了 IMRT 的临床应用,Ting 在全脑放疗中,采用 IMRT 替代常规两野对穿照射技术,10 例患者接受治疗后均可保留头发,这是以前普通全脑放疗不可想象的,并且可提高患者的生活质量。Swanson 在全中枢照射研究中,用 IMRT 与 3DCRT 比较,靶区有更好的适形,而且心、肺、胃、食管、肝、肾的受照剂量均明显降低。可见采用 IMRT 在达到治疗目的的前提下,可明显减少急性和慢性放疗并发症。美国盐湖城 Rogers 指出,对于成人的一些良性肿瘤,如脑室内神经细胞瘤、松果体实质细胞瘤、室管膜瘤、脑膜瘤等,一旦不能行肿瘤全切,则术后辅助放疗主要是 3DCRT 与 IMRT,能取得较好疗效。

## 76.13.2　放疗的实施

放疗可为原发治疗或术后放疗,术后放疗一般在术后 2~4 周内开始,或在伤口痊愈后开始(恶性度高的肿瘤)。有下列治疗方式。

**(1) 全脑照射**

一般适用颅内恶性肿瘤,如 WHO 分级较高的胶质瘤、脑转移瘤、生殖细胞和小脑髓母细胞瘤等。全脑照射总剂量一般 35~40 Gy/15~20 次。常规分割治疗方案是:每周 5 次,每日 1 次,1.8~2.0 Gy。生殖细胞和小脑髓母细胞瘤恶性程度高,肿瘤细胞脱落随脑脊液循环引发颅内和椎管内的种植转移,应进行全脑全脊髓照射。剂量 30~40 Gy/15~20 次,然后复查 MRI 或 CT,根据残留病灶的大小缩小照射范围。

**(2) 局部照射**

对于分化较好的颅内肿瘤和全脑照射后缩小照射范围的治疗,局部照射剂量 15~20 Gy/8~10 次。常用放疗总剂量为 50~60 Gy/25~30 次,5~6 周。给予较高总剂量,或用较大的分次剂量(每次 >2 Gy)时,可能会引起晚期中枢神经系统并发症[111]。

**(3) IMRT**

IMRT 的适应范围是:①各种恶性脑肿瘤常规放疗剂量局部控制差,可在全脑或局部照射后进行 IMRT 的局部加量,通过提高肿瘤量达到提高局部控制率。②颅内肿瘤位于复杂的解剖部位,无法手术,或手术残留的部位外照射后,或直接 IMRT 局部追加剂量照射。③极不规则形状的肿瘤,靶区内剂量的均匀性直接影响局部控制率,IMRT 可以尽可能提高靶区的均匀性。④肿瘤周围有放疗敏感的正常组织结构,如眼睛、视神经交叉、脑干等,IMRT 剂量的优化,减少敏感组织结构的放射剂量。如一些分化好的胶质瘤、脑膜瘤、垂体瘤、室管膜瘤、颅咽管瘤等常常因为手术切除不彻底或无法手术,可以在外照射后行 IMRT 局部加量照射。⑤脑肿瘤体积小,无法手术切除,但需要高剂量的照射,如脑干小胶质瘤等,IMRT 更具优势。

当脑肿瘤存在下述情况时,IMRT 的优点不突出:①灶较小(通常直径 <3 cm),形状规则,位于颅内相对中心位置的孤立病灶,IMRT 治疗的优越性则不如立体定向放射外科或 γ 刀。②对于病变范围较广泛,靶区范围难以限定如脑胶质瘤病,普通外照射更为合适。③常规放疗敏感而易于沿脑脊液播散的肿瘤,不宜首先使用 IMRT,应以全脑、全脊髓照射为首选。

脑肿瘤 IMRT 放疗前的准备和模拟定位(体位固定)。①有创固定:如 γ 刀的三维头架,通过前后 4 个钛合金钉,固定在颅骨上。NOMOS 公司的 TALON 是通过在颅顶的骨板内植入两个特制的螺钉,定位和治疗床上有适配器与之相配固定。这种固定方式重复性好,定位精确,对于脑肿瘤 IMRT 放疗的分次(多次)治疗,这种固定方式显然有一定的困难。②无创伤固定:如热塑模面罩固定,或(和)头架固定相结合,此头架的优点是可以根据治疗的需要和患者所能接受的体位调整头颈的角度,以保证固定的稳定性和患者舒适的治疗体位。热塑模面罩固定的摆位误差范围在 2~3 mm,这个误差范围在脑肿瘤 IMRT 放疗中是可以接受的。

## 76.13.3　放疗和手术的联合应用

神经外科手术是整个治疗计划中的重要环节,

首先通过手术可以获取组织标本以明确病理诊断，其次可以减少肿瘤负荷，减轻占位效应，有利于缓解症状。对于颅内良性肿瘤如脑膜瘤等，呈非浸润性生长而且边界清晰可以完全切除，术后不需要放疗。但对于一些病理为良性而由于部位特殊的肿瘤如海绵窦内肿瘤，手术全切非常困难时，做部分切除术后，通过放疗可抑制残留肿瘤的生长。神经系统肿瘤大多为恶性如胶质瘤，呈侵袭或浸润性生长，完全切除的概率很少，术后放疗通常是必不可少的。

## 76.13.4　放疗和化疗的联合应用

在颅内恶性肿瘤的综合治疗中，化疗是一个重要的治疗手段，脑瘤常用的化疗药物有亚硝基脲类、抗代谢类、抗生素类、植物类等，近年来新的化疗药物在恶性脑肿瘤治疗取得了一定的疗效，如替莫唑胺在治疗恶性脑肿瘤和转移瘤取得了较好的疗效，美国、欧洲和我国等正在进行大样本的临床试验，探讨替莫唑胺在手术前后的应用及在放疗中化疗的应用，治疗脑恶性胶质瘤[112]。

## 76.13.5　脑肿瘤放疗的不良反应和处理方法

颅内肿瘤放疗的毒副作用有急性、亚急性和晚期毒副作用。近期反应主要表现为神经组织急性炎症反应和神经组织水肿，患者有头痛、恶心、乏力等颅内压升高症状，这与微小血管结构及微循环损伤和管壁通透性的改变有关。脑肿瘤治疗过程中放射性脑水肿大多发生在治疗后的1～2周左右，放射性脑水肿引起颅内压升高症状的轻重与脑组织受照射体积和照射剂量有关，常规脑肿瘤照射过程中应严格掌握所需照射的范围，并以小剂量照射开始，范围较大时可以配合使用脱水剂。后程IMRT加量治疗时提高了每次的分割剂量，同时提高了总剂量，不管是固定多野的IMRT还是动态IMRT，照射路径中的正常组织增多，通过严格控制靶区范围，并在计划设计时尽最大可能地将等剂量曲线下降梯度加大，减少50%等剂量曲线以外的正常脑组织以降低脑水肿的发生和加重。复旦大学附属华山医院使用PEACOCK®系统进行动态IMRT治疗脑肿瘤400多例，治疗过程中极少出现严重的水肿反应而中断治疗。亚急性毒副作用一般发生在放疗后6～12周，常常有神经系统症状恶化的表现，增强MRI显示原IMRT治疗区域部分强化，常误认为肿瘤复发，应用皮质激素后症状和影像学表现好转。晚期毒副作用主要表现为放射性脑坏死和脑神经损伤，一般出现在放疗后6～24个月，出现的症状与病变的部位及受照体积、剂量有关，表现多为精神症状和相关部位的功能障碍，IMRT治疗恶性脑肿瘤通过提高分割剂量和总剂量，提高局部控制率，延长患者的生命。笔者治疗的1例恶性脑干胶质瘤患者已生存3年，当时病灶较小，整个治疗用IMRT照射，分割剂量2.3～2.5Gy/次，总剂量72Gy。随着时间的延长，肿瘤控制较好，但脑干放射性损伤症状逐渐加重，PET/CT和MRS均证实肿瘤无复发，以坏死为主。

近来，用新的影像学手段与技术进行早期与亚急性期损伤的诊断。美国密歇根大学对20例大脑接受3DCRT患者从治疗前至治疗结束后6个月的连续MRI检查中，虽然常规扫描技术条件下没有发现异常改变，但在用定量弥散张量成像、用水弥散平均弥散度($D$)和各向异性分数($FA$)对大脑胼胝体的膝状体区水分子弥散性进行测量，判断脑白质结构完整性以达到早期发现脱髓鞘性病变的研究中，发现在放疗后1个月起，膝状体区就出现$D$值上升与$FA$下降，表明水弥散性明显下降，这种变化有照射剂量的依赖性。他们还用MRS技术对另14例接受3DCRT的胶质瘤患者进行了24～90个月的连续检测，在常规MRI图像中没有发现异常改变时，测量NAA、肌酸、胆碱等多种代谢物的变化，NAA下降、肌酐升高、大脑受高剂量照射区从放疗后1个月起就明显出现NAA/肌酐比例的下降，其变化程度与剂量相关，这些指标可以预测晚期脑损伤的发生。

放疗不良反应的处理：对于早期放射性脑水肿给予脱水和皮质激素降颅内压治疗可以缓解或减轻脑水肿反应。远期放射性脑坏死可以应用皮质激素缓解症状，另外应用脑血管扩张药物、促神经修复药和大剂量神经血管营养剂有助于脑损伤的修复。

（周良辅　张　荣　毛　颖　钟　平
　李士其　鲍伟明　杜固宏　黄峰平
　刘正言　赵　曜　潘　力　车晓明
　　　　　盛晓芳）

## 主要参考文献

[1] Louis DN, Ohgaki H, Wiestlero D, et al. The 2007 WHO classification of tumor of the central nevous system. Acta Neuropathol, 2007, 114:97-109.

[2] Mittelbronn M, Capper D, Bunz B, et al. De novo erythropoietin receptor (EPO-R) expression in human neoplastic glial cells decreases with grade of malignancy but is favourably associated with patient survival. Neuropathol Appl Neurobiol, 2007, 33:299-307.

[3] McClung HM, Thomas SL, Osenkowski P, et al. SPARC upregulates MT1-

MMP expression, MMP-2 activation, and the secretion and cleavage of galectin-3 in U87MG glioma cells. Neurosci Lett, 2007, 419:172-177.
[4] Salaroli R, Russo A, Ceccarelli C, et al. Intracellular distribution of beta-catenin in human medulloblastoma cell lines with different degree of neuronal differentiation. Ultrastruct Pathol, 2007, 31:33-44.
[5] Panagiotakos G, Tabar V. Brain tumor stem cells. Curr Neurol Neurosci Rep, 2007, 7:215-220.
[6] McKnight TR, Lamborn KR, Love TD, et al. Correlation of magnetic resonance spectroscopic and growth characteristics within Grades Ⅱ and Ⅲ gliomas. J Neurosurg, 2007, 106:660-666.
[7] Chenevert TL, Meyer CR, Moffat BA, et al. Diffusion MRI: a new strategy for assessment of cancer therapeutic efficacy. Mol Imaging, 2002, 1:336-343.
[8] Sathornsumetee S, Rich JN. New treatment strategies for malignant gliomas. Expert Rev Anticancer Ther, 2006, 6:1087-1104.
[9] Yang SH, Hong YK, Yoon SC, et al. Radiotherapy plus concurrent and adjuvant procarbazine, lomustine, and vincristine chemotherapy for patients with malignant glioma. Oncol Rep, 2007, 17:1359-1364.
[10] Stupp R, Mason WP, van den Bent MJ, et al. Radiotherapy plus concomitant and adjuvant temozolomide for glioblastoma. New Engl J Med, 2005, 352:987-995.
[11] Stupp R, Hegi ME. Methylguanine methyltransferase testing in glioblastoma: when and how? J Clin Oncol, 2007, 25:1459-1460.
[12] Yamanaka R, Itoh K. Peptide-based immunotherapeutic approaches to glioma: a review. Expert Opin Biol Ther, 2007, 7:645-649.
[13] Roth P, Mittelbronn M, Wick W, et al. Malignant glioma cells counteract antitumor immune responses through expression of lectin-like transcript-1. Cancer Res, 2007, 15(67):3540-3544.
[14] Reardon DA, Zalutsky MR, Bigner DD. Antitenascin-C monoclonal antibody radioimmunotherapy for malignant glioma patients. Expert Rev Anticancer Ther, 2007, 7:675-687.
[15] Polkinghorn WR, Tarbell NJ. Medulloblastoma: tumorigenesis, current clinical paradigm, and efforts to improve risk stratification. Nat Clin Pract Oncol, 2007, 4:295-304.
[16] Ferguson S, Lesniak MS. Convection enhanced drug delivery of novel therapeutic agents to malignant brain tumors. Curr Drug Deliv, 2007, 4:169-180.
[17] Nakada M, Nakada S, Demuth T, et al. Molecular targets of glioma invasion. Cell Mol Life Sci, 2007, 64:458-478.
[18] McConville P, Hambardzumyan D, Moody JB, et al. Magnetic resonance imaging determination of tumor grade and early response to temozolomide in a genetically engineered mouse model of glioma. Clin Cancer Res, 2007, 13:2897-2904.
[19] Essig M, Giesel F, Stieltjes B, et al. Functional imaging for brain tumors (perfusion, DTI and MR spectroscopy). Radiologe, 2007, 47:513-519.
[20] Stupp R, Dietrich PY, Ostermann Kraljevic S, et al. Promising survival for patients with newly diagnosed glioblastoma multiforme treated with concomitant radiation plus temozolomide followed by adjuvant temozolomide. J Clin Oncol, 2002, 20:1375-1382.
[21] Riva M, Imbesi F, Beghi E, et al. Temozolomide and thalidomide in the treatment of glioblastoma multiforme. Anticancer Res, 2007, 27:1067-1071.
[22] Bagley CA, Kothbauer KF, Wilson S, et al. Resection of myxopapillary ependymomas in children. J Neurosurg, 2007, 106:261-267.
[23] Schwartz TH, Kim S, Glick RS, et al. Supratentorial ependymomas in adult patients. Neurosurgery, 1999, 44:721-731.
[24] Shaw EG, Scheithauer BW, O'Fallon JR, et al. Mixed oligoastrocytomas: a survival and prognostic factor analysis. Neurosurgery, 1994, 34:577-582.
[25] Zhang R, Zhou LF. Medulloblastoma. Chin Med J, 1999,112:297-298
[26] Ortega-Marti Nez M, Cabezudo JM, Bernal-Garci ALM, et al. Chordoid glioma of the Ⅲ ventricle. Case report and revision of the literature. Neurocirugia (Astur), 2007, 18:115-122.
[27] 史玉泉主编. 实用神经病学. 第3版. 上海:上海科学技术出版社,2004:275-278.
[28] 周良辅主编. 现代神经外科学. 上海:复旦大学出版社,2001:327-330.
[29] Tao Y, Wei Q, Xu Z, et al. Holistic and network analysis of meningioma pathogenesis and malignancy. Biofactors, 2006,28:203-219.
[30] Caroli E, Salvati M, Rocchi G, et al. Post-traumatic intracranial meningiomas. Tumori, 2003, 89:6-8.
[31] Inskip PD, Tarone RE, Hatch EE, et al. Sociodemographic indicators and risk of brain tumours. Int J Epidemiol, 2003, 32:225-233.
[32] Flint-Richter P, Sadetzki S. Genetic predisposition for the development of radiation-associated meningioma: an epidemiological study. Lancet Oncol, 2007, 8:403-410.
[33] Simon M, Bostrom JP, Hartmann C. Molecular genetics of meningiomas: from basic research to potential clinical applications. Neurosurgery, 2007, 60:787-798.
[34] George B, Kumar R, Johns P, et al. Contiguous synchronous occurrence of primary cerebral lymphoma and meningioma. Br J Neurosurg, 2007, 21:35-38.
[35] Bauchet L, Rigau V, Mathieu D, et al. French brain tumor data bank: Methodology and first results on 10,000 cases. J Neurooncol, 2007, 13:58-61.
[36] Wahab M, Al-Azzawi F. Meningioma and hormonal influences. Climacteric, 2003, 6:285-292.
[37] Chen TY, Lai PH, Ho JT, et al. Aging and Magnetic resonance im diffusion-weighted images of cystic meningioma: correlating with histopathology. Clin Imaging, 2004, 28:10-19.
[38] Yamasaki F, Yoshioka H, Hama S, et al. Recurrence of meningiomas. Cancer, 2000, 89:1102-1110.
[39] Rinaldi A, Gazzeri G, Callovini GM, et al. Acoustic intrameatal meningiomas. J Neurosurg Sci, 2000, 44:25-32.
[40] Lohmann CM, Brat DJ. A conceptual shift in the grading of meningiomas. Adv Anat Pathol, 2000, 7:153-157.
[41] Assefa G, Ashenafi S, Munie T. Meningiomas: clinical correlates, skull x-ray, CT and patological evaluations. Ethiop Med J, 2006, 44:263-267.
[42] Zhang J, Chi LY, Meng B, et al. Meningioma without dural attachment: case report, classification, and review of the literature. Surg Neurol, 2007, 67:535-539.
[43] Ahmed SN, Scozzafava J. Images in clinical medicine. Meningioma. N Engl J Med, 2007, 19, 356:E14.
[44] Malone JP, Levin RJ. Second malignant tumors after treatment of nasopharyngeal carcinoma: four case reports and literature review. Skull Base, 2002, 12:87-91.
[45] Yeon JY, Lee JI, Kim JH, et al. Chordoid meningioma: a case report. J Korean Med Sci, 2003, 18:768-771.
[46] Amaral L, Chiurciu M, Almeida JR, et al. MR imaging for evaluation of lesions of the cranial vault: a pictorial essay. Arq Neuropsiquiatr, 2003, 61:521-532.
[47] Tsuchiya K, Katase S, Yoshino A, et al. MR digital subtraction angiography in the diagnosis of meningiomas. Eur J Radiol, 2003, 46:130-138.
[48] Smirniotopoulos JG, Murphy FM, Rushing EJ, et al. Patterns of contrast enhancement in the brain and meninges. Radiographics, 2007, 27:525-551.
[49] Van Nieuwenhuizen D, Klein M, Stalpers IJ, et al. Differential effect of surgery and radiotherapy on neurocognitive functioning and health-related quality of life in WHO grade I meningioma patients. J Neurooncol, 2007, 13:1255-1258.
[50] 毛颖,周良辅,张荣, 等. 岩斜部脑膜瘤的微侵袭治疗. 中华显微外科杂志,2005,28:99-102.
[51] Kozler P, Benes V, Netuka D,et al. Intracranial meningioma surgery outcome — the impact of preoperative neuroimaging. Prague Med Rep, 2006, 107:327-334.
[52] 车晓明,徐启武,李泽福, 等. 枕大孔腹侧脑膜瘤的手术治疗. 中华医学杂志,2005,85:1855–1858.
[53] Arai H, Sato K, Okuda, et al. Transcranial transsphenoidal approach for tuberculum sellae meningiomas. Acta Neurochir (Wien), 2000, 142:751-756.
[54] Nicolato A, Foroni R, Pellegrino M,et al. Gamma knife radiosurgery in meningiomas of the posterior fossa. Experience with 62 treated lesions. Minim Invasive Neurosurg, 2001, 44:211-217.
[55] Lee JY, Kondziolka D, Flickinger JC, et al. Radiosurgery for intracranial meningiomas. Prog Neurol Surg, 2007, 20:142-149.
[56] Snyder WE, Shah MV, Weisberger EC, et al. Presentation and patterns of late recurrence of olfactory groove meningiomas. Skull Base Surg, 2000, 10:131-139.
[57] Kano H, Takahashi JA, Katsuki T, et al. Stereotactic radiosurgery for atypical and anaplastic meningiomas. J Neurooncol, 2007, 15:215-217.
[58] Milker-Zabel S, Zabel-du Bois A, Huber P, et al. Intensity-modulated radiotherapy for complex-shaped meningioma of the skull base: long-term experience of a single institution. Int J Radiat Oncol Biol Phys, 2007, 20:1011-1015.
[59] Kai Y, Hamada J, Morioka M, et al. Appropriate interval between embolization and surgery in patients with meningioma. Am J Neuroradiol, 2002, 23:139-144.
[60] Lama G, Mottolese C. Middle meningeal artery aneurysm associated with meningioma. J Neurosurg Sci, 2000, 44:39-41.
[61] Mohit A, Grant G, Stevenson K, et al. A large planum sphenoidale meningioma with sinonasal extension in a child. Case report and review of the literature. Pediatr Neurosurg, 2003, 39:270-274.
[62] Gupta V, Su YS, Samuelson CG, et al. Irinotecan: a potential new chemotherapeutic agent for atypical or malignant meningiomas. J Neurosurg, 2007, 106:455-462.
[63] D'Ambrosio AL, Bruce JN. Treatment of meningioma: an update. Curr Neurol Neurosci Rep, 2003, 3:206-214.
[64] Strauss C, Prell J, Rampp S, et al. Split facial nerve course in Vestibular Schwannoma. J Neurosurg, 2006, 105:698-705.
[65] Gharabaghi A, Samii A, Koerbe A, et al. Preservation of function in vestibular Schwannoma surgery. Neurosurgery, 2007, 60:124-128.
[66] Pollock BE, Driscoll CL, Foote RL, et al. Patient outcomes after vestibular Schwannoma management: a prospective comparison of microsurgical resection and stereotactic radiosurgery. Neurosurgery, 2006; 59:77-85.
[67] Pollock, Bruce E. Management of vestibular schwannomas that enlarge after

stereotactic radiosurgery: treatment recommendations based on a 15 year experience. Neurosurgery,2006,58:241-248.
[68] Ezzat S, Asa SL, Couldwell WT, et al. The prevalence of pituitary adenomas: a systematic review. Cancer, 2004,101:613-619.
[69] Hussaini IM, Trotter C, Zhao Y, et al. Matrix metalloproteinase-9 is differentially expressed in nonfunctioning invasive and noninvasive pituitary adenomas and increases invasion in human pituitary adenoma cell line. Am J Pathol, 2007,170:356-365.
[70] Rix M, Hertel NT, Nielsen FC, et al. Cushing's disease in childhood as the first manifestation of multiple endocrine neoplasia syndrome type 1. Eur J Endocrinol, 2004,151:709-715.
[71] Duff JM, Meyer FB, Ilstrup DM, et al. Long-term outcomes for surgically resected craniopharyngiomas. Neurosurgery,2000,46: 295-305.
[72] Takehashi H, Yamaguchi F, Teramoto A. Long-term outcome and reconsideration of intracystic chemotherapy with bleomycin for craniopharyngioma in children. Childs Nerv Syst,2005,21: 701-704.
[73] Cavalheiro S, Dastoli PA, Silva NS, et al. Use of interferon alpha in intratumoral chemotherapy for cystic craniopharyngioma. Childs Nerv Syst,2005,2: 719-724.
[74] Castaigne P, David M, Pertuised B. D'ultrastructure of hem-angioblastomas of the central nervous systen. Rev Neurol (Paris), 1968, 118: 5-26.
[75] Bleistein M, Geiger K, Franz K. Transthyretin and transferrin in hemangioblastoma stromal cells. Pathol Res Pract, 2000, 196: 675-681.
[76] 丁兴华,周良辅,毛颖,等. 应用cDNA微阵列技术初步分析中枢神经系统血管母细胞瘤的基因表达谱. 中华实验外科杂志,2006,23:251-253.
[77] Vortmeyer A, Stephan F, Jeong SY,et al. Developmental arrest of angioblastic lineage initiates tumorigenesis in von Hippel-Lindau disease. Cancer Res, 2003, 63:7051-7055.
[78] Conway JE, Chou D, Clatterbuck RE,et al. Hemangioblastomas of the central nervous system in von Hippel-Lindau syndrome and sporadic disease. Neurosurgery, 2001,48:55-62.
[79] Sora S, Ueki K, Saito N, et al. Incidence of von Hippel-Lindau disease in hemangioblastoma patients: the University of Tokyo Hospital experience from 1954～1998. Acta Neurochir(Wien), 2001, 143:893-896.
[80] Wanebo JE, Lonser RR, Glenn GM, et al. The natural history of hemangioblastomas of the central nervous system in patients with von Hippel-Lindau disease. J Neurosurg, 2003, 98:82-94.
[81] 丁兴华,周良辅,杜固宏,等. 中枢神经系统血管母细胞瘤312例临床分析及长期随访. 中华神经外科杂志,2005,21:83-87.
[82] Wang EM, Pan L, Wang BJ,et al. The long-term results of gamma knife radiosurgery for hemangioblastomas of the brain. J Neurosurg,2005,102: 225-229.
[83] Yen CP, Sheehan J, Steiner M, et al. Gamma knife surgery for focal brainstem gliomas. J Neurosurg,2006,106:8-17.
[84] Samadani U, Stein S, Moonis G, et al. Stereotactic biopsy of brain stem masses: Decision analysis and literature review. Surg Neurol, 2006,66:484-490.
[85] Rompp A, Dekker L, Taban I, et al. Identification of leptomeningeal metastasis-related proteins in cerebrospinal fluid of patients with breast cancer by a combination of MALDI-TOF, MALDI-FTICR and nanoLC-FTICR MS. Proteomics, 2007, 7: 474-481.
[86] Brem S, Panattil JG. An era of rapid advancement: diagnosis and treatment of metastatic brain cancer. Neurosurgery, 2005, 57: S5-9.
[87] Chang SD, Adler JR Jr. Current treatment of patients with multiple brain metastases. Neurosurg Focus, 2000, 9: E5.
[88] Ranasinghe MR, Sheehan JM. Surgical management of brain metastases. Neurosurg Focus, 2007, 22: E2.
[89] Nieder C, Grosu AL, Astner S, et al. Integration of chemotherapy into current treatment strategies for brain metastases from solid tumors. Radiat Oncol, 2006, 1:19.
[90] Patel RR, Mehta MP. Targeted therapy for brain metastases: improving the therapeutic ratio. Clin Cancer Res, 2007, 13:1675-1683.
[91] Hofmann M, Kiecker F, Wurm R, et al. Temozolomide with or without radiotherapy in melanoma with unresectable brain metastases. J Neurooncol, 2006, 76:59-64.
[92] Little KM, Friedman AH, Fukushima T. Surgical approaches to pineal region tumors. J Neurooncol, 2001, 54:287-299.
[93] Akhavan-Sigari R, Bellinzona M, Becker H, et al. Epidermoid cysts of the cerebellopontine angle with extension into the middle and anterior cranial fossae: surgical strategy and review of the literature. Acta Neurochir (Wien), 2007, 149:429-432.
[94] Sanchez-Mejia RO, Limbo M, Tihan T, et al. Intracranial dermoid cyst mimicking hemorrhage. Case report and review of the literature. J Neurosurg, 2006, 105:311-314.
[95] Mendenhall WM, Mendenhall CM, Lewis SB, et al. Skull base chordoma. Head Neck, 2005,27:159-165.
[96] Chan AC,Tsang WY, Chan GP, et al. Dedifferentiated chordoma with rhabdomyoblastic differentiation. Pathology, 2007,39:277-280.
[97] Erdem E, Angtuaco EC, Van Hemert R, et al. Comprehensive review of intracranial chordoma. Radiographics, 2003, 23:995-1009.
[98] Maclean FM, Soo MY, Ng T. Chordoma: radiological-pathological correlation. Australas Radiol, 2005, 49:261-268.
[99] Roberti F, Sekhar LN,Jones RV, et al. Intradural cranial chordoma: a rare presentation of an uncommon tumor. Surgical experience and review of the literature. J Neurosurg, 2007, 106:270-274.
[100] Hristov B, Shokek O, Frassica DA. The role of radiation treatment in the contemporary management of bone tumors. J Natl Compr Canc Netw, 2007,5: 456-466.
[101] Raco A, Esposito V, Lenzi J, et al. Long-term follow-up of intramedullary spinal cord tumors: a series of 202 cases. Neurosurgery, 2005, 56:972-981.
[102] Celli P, Trillo G, Ferrante L. Spinal extradural Schwannoma. J Neurosurg Spine,2005,2: 447-456.
[103] Gasser T, Sandalcioglu IE, El Hamalawi B, et al. Surgical treatment of intramedullary spinal cord metastases of systemic cancer: functional outcome and prognosis. J Neurooncol, 2005,73:163-168.
[104] Maira G, Amante P, Denaro L, et al. Surgical treatment of cervical intramedullary spinal cord tumors. Neurol Res, 2001, 23:835-842.
[105] Roonpraput C, Houten JK. Spinal cord astrocytomas: presentation, management, and outcome. Neurosurg Clin North Am, 2006, 17:29-36.
[106] Haegelen C, Morandi X, Riffaud L, et al. Results of spinal meningioma surgery in patients with severe preoperative neurological deficits. Eur Spine J, 2005,14: 440-444.
[107] Zorlu F, Ozyigit G, Gurkaynak M, et al. Postoperative radiotherapy results in primary spinal cord astrocytomas. Radiother Oncol, 2005, 74:45-48.
[108] Balmaceda C. Chemotherapy for intramedullary spinal cord tumors. J Neurooncol, 2000, 47:293-307.
[109] Nakamura M, Chiba K, Ishii K, et al. Surgical outcomes of spinal cord astrocytomas. Spinal Cord, 2006, 44:740-745.
[110] Jinnai T, Koyama T. Clinical characteristics of spinal nerve sheath tumors: analysis of 149 cases. Neurosurgery, 2005,56: 510-515.
[111] Gertrud Berg. A systematic overview of radiation therapy effects in brain tumours. Acta Oncol, 2003, 42:582-588.
[112] Stwart LA. Chemotherapy in adult high-grade glioma: a systematic review and meta-analysis of individual patient data from 12 randomised trails. Lancet, 2002,359:1011-1018.

# 77 小儿肿瘤

77.1 小儿肿瘤的特点
  77.1.1 性质与来源
  77.1.2 发病概况
  77.1.3 临床特点
  77.1.4 分期及其意义
  77.1.5 肿瘤标记
  77.1.6 综合治疗
  77.1.7 预后
77.2 血管瘤
  77.2.1 血管病变的分类
  77.2.2 病因学
  77.2.3 病理学与临床表现
  77.2.4 治疗
77.3 神经母细胞瘤
  77.3.1 病因学
  77.3.2 病理学与分子生物学特征
  77.3.3 临床表现
  77.3.4 诊断
  77.3.5 分期
  77.3.6 治疗
  77.3.7 预后
  77.3.8 问题与展望
77.4 肾母细胞瘤
  77.4.1 病因学
  77.4.2 病理学与分子生物学特征
  77.4.3 临床表现
  77.4.4 诊断与鉴别诊断
  77.4.5 治疗
  77.4.6 预后
  77.4.7 问题与展望
77.5 横纹肌肉瘤
  77.5.1 病因学
  77.5.2 病理学与分子生物学特征
  77.5.3 临床表现与诊断
  77.5.4 分期
  77.5.5 治疗原则
  77.5.6 横纹肌肉瘤协作组Ⅴ的治疗方案
  77.5.7 特殊部位的横纹肌肉瘤
  77.5.8 预后与展望
77.6 肝脏肿瘤
  77.6.1 肝脏良性肿瘤
  77.6.2 肝脏恶性肿瘤
77.7 非霍奇金淋巴瘤
  77.7.1 病因学
  77.7.2 病理与分子生物学特征
  77.7.3 临床表现
  77.7.4 诊断
  77.7.5 分期
  77.7.6 治疗
  77.7.7 预后
77.8 畸胎瘤
  77.8.1 病理学
  77.8.2 肿瘤标记
  77.8.3 骶尾部畸胎瘤
  77.8.4 腹膜后畸胎瘤
  77.8.5 纵隔畸胎瘤
  77.8.6 卵巢畸胎瘤
  77.8.7 睾丸畸胎瘤
77.9 小儿少见的恶性肿瘤
  77.9.1 胃肠道恶性肿瘤
  77.9.2 其他少见的恶性肿瘤

肿瘤在小儿亦是常见病,以良性肿瘤多见。小儿恶性肿瘤仅占所有恶性肿瘤的 2%,但随着感染性疾病的病死率下降和先天性畸形治愈率的提高,恶性肿瘤已成为年龄 >1 岁儿童的主要死亡原因,仅次于意外伤亡,居第 2 位。因此,小儿肿瘤的防治研究工作日益受到重视,逐渐形成"小儿肿瘤学"及"小儿肿瘤外科学"这些新的医学专业。近年来有关肿瘤发病机制的研究日益深入,基因研究、肿瘤细胞特征与侵袭性、转移行为等已成为小儿肿瘤基础研究的热点课题。在诊断、治疗和预后评估等临床

## 77.1 小儿肿瘤的特点

### 77.1.1 性质与来源

小儿处于生长发育时期,病因存在先天因素和个体成长的代谢因素,因而小儿肿瘤的种类与成人有显著的差异。小儿的良性肿瘤远较恶性肿瘤为多,其中多数是错构瘤而非真性肿瘤,是由发生部位的1种或数种组织过度增生和结构紊乱所形成的肿物,为肿瘤样畸形,如血管瘤、淋巴管瘤和多发性脂肪瘤等。许多肿瘤还具有肿瘤与畸形的双重特性,如畸胎瘤、血管瘤等。在组织形态方面,小儿良性肿瘤的细胞成分较多,核染色深,核分裂活跃;因其组织一般处于未成熟状态,所以增殖较快。如中胚层肾瘤和肾上腺皮质腺瘤均可见细胞分裂等增殖现象,但都属良性肿瘤。

小儿恶性肿瘤好发于造血系统、中枢和交感神经系统、软组织、骨和肾,均属非上皮性起源,大多来源于胚胎残留组织和中胚层的未成熟细胞,故以胚胎性肿瘤和肉瘤为主,如肾母细胞瘤、神经母细胞瘤、视网膜母细胞瘤、淋巴瘤、恶性畸胎瘤、横纹肌肉瘤等。这些肿瘤多发生于软组织、骶尾部、腹膜后间隙等处,结构与胚胎器官初形成时相似,细胞分化不完全,增殖迅速;其特点为恶性程度高,生长快,转移早,预后差。而成人的恶性肿瘤多数由已经成熟的细胞转变而成,以腺癌最多见,如乳腺癌、胃癌、胰腺癌、直肠癌等,多发生于各种内脏和器官,如肺、胃、子宫、胰腺、乳房等处。各类腺癌虽在小儿亦可发生,但非常少见。成人最常见的癌在小儿中仅占7%~12%。

小儿恶性肿瘤的发病机制,多数学者支持Knudson的两次体细胞突变学说[3]:第1次突变发生于生殖细胞,形成的个体中所有细胞都携带突变基因,在某些因素作用下,于胚胎或出生后发生第2次突变,即发生单个或多发肿瘤。随着细胞生物学和分子生物学发展,已观察到小儿恶性肿瘤常有染色体数目异常或结构畸变。染色体可有相对固定位点的异常,表现为染色体的缺失、易位、倒位、极端重排列、单体断裂等。应用分子生物技术的染色体检测可表现为杂合子缺失(LOH)、均匀染色区(HSR)、双微体(DM)等畸变。原癌基因与抑癌基因的调控失衡亦被证实。某些癌基因的点突变、DNA重排、基因扩增、转录或反式调控异常和抑癌基因的失活与缺失常容易导致细胞的分裂增加,未分化的终极细胞增多而发生胚胎性恶性肿瘤。迄今,小儿恶性肿瘤相关的基因日益明确(表77-1),已有应用基因转导、修饰等手段进行小儿恶性肿瘤基因治疗的体外实验研究。

表77-1 小儿恶性肿瘤的原癌基因与抑癌基因

| 癌基因家族 | 原癌基因 | 染色体定位 | 肿瘤 |
|---|---|---|---|
| 生长因子及其受体 | Erb-B2 | 17q21 | 成胶质细胞瘤 |
|  | Trk | 9q22 | 神经母细胞瘤 |
| 蛋白激酶 | Src | 7p11 | 横纹肌肉瘤、骨肉瘤、Ewing 肉瘤 |
| 信号转导因子 | H-ras | 11p15.1 | 神经母细胞瘤 |
| 转录因子 | C-myc | 18q24 | Burkitt 淋巴瘤 |
|  | N-myc | 2p24 | 神经母细胞瘤 |
| 综合征 | 抑癌基因 | 染色体定位 | 肿瘤 |
| 家族性结肠息肉病 | APC | 5q21 | 肠息肉病、结直肠癌 |
| 家族性视网膜母细胞瘤 | Rb | 13q24 | 视网膜母细胞瘤、骨肉瘤 |
| WAGR 综合征 | WT1 | 11p13 | 肾母细胞瘤 |
| Denys-Drash 综合征 | WT1 | 11p13 | 肾母细胞瘤 |
| Beckwith-Wiedemann 综合征 | WT2 | 11p15 | 肾母细胞瘤、肝母细胞瘤、肾上腺瘤 |

续表

| 综合征 | 抑癌基因 | 染色体定位 | 肿瘤 |
|---|---|---|---|
| Li-Fraumeni 综合征 | p53 | 17q13 | 多发性肿瘤 |
| 神经纤维瘤病 1 型 | NF1 | 17q11.2 | 肉瘤、乳腺癌 |
| 神经纤维瘤病 2 型 | NF2 | 22q12 | 神经纤维瘤、神经纤维肉瘤、脑瘤 |
| von Hippel-Lindau 综合征 | VHL | 3p25-26 | 肾细胞癌、嗜铬细胞瘤、视网膜血管瘤、血管母细胞瘤 |

注:WAGR 综合征,肾母细胞瘤、无虹膜、泌尿生殖器畸形、智力低下;Denys-Drash 综合征,肾母细胞瘤、假两性畸形、肾小球硬化、肾衰竭;Beckwith-Wiedemann 综合征,多发性肿瘤、偏身肥大、巨舌、高胰岛素血症。

## 77.1.2 发病概况

由于世界各国的环境、种族、医疗水平、疾病登记管理质量差距甚大,所报道的小儿恶性肿瘤发病率的差异也很大。据世界银行 1993 年的统计及估计,发展中国家小儿恶性肿瘤的发病率在近几十年来有明显的提高,预计今后还会有明显上升,而欧盟等发达国家则在 20 世纪 50 年代已有较高的发病率,估计今后的上升幅度不会太大[4]。该统计显示,我国年龄<14 岁小儿肿瘤的发病率(1/100 万)20 世纪 50 年代为 184,80 年代为 250,90 年代达 305,21 世纪第 1 个 10 年内升至 356。美国的资料显示,<15 岁儿童中有 130 例/100 万新发现的恶性肿瘤,全国每年新发现的患儿达 9 000 例之多,其中白血病占 30%、脑肿瘤占 22%、淋巴瘤占 15%、神经母细胞瘤占 8%、肉瘤占 8%、肾母细胞瘤占 6%、胚芽细胞肿瘤占 5%、骨肉瘤占 4%、视网膜母细胞瘤占 2%、肝脏肿瘤占 1%[2]。复旦大学附属儿科医院外科曾报道恶性实体肿瘤的统计资料,1959~1996 年(38 年)共收治年龄<13 岁病理诊断的恶性肿瘤 919 例(表 77-2),其中 911 例为手术标本,8 例为尸检资料,占外科同期住院病例的 1.64%,为同期 1 620 例实体肿瘤的 56.7%。按 5 年为一时段,病例数逐年递增明显。男性多于女性,男女性之比为 1.6∶1,其中淋巴瘤、胚胎瘤、肝细胞癌、胃肠道腺癌有明显的性别倾向,男性多见。年龄分布呈递降趋势,46.4%在年龄<3 岁发病,其中肾母细胞瘤、神经母细胞瘤、胚胎瘤、肝母细胞瘤和恶性畸胎瘤等胚胎性恶性肿瘤的发病高峰多在 1~3 岁,以后随年龄增大发病数逐渐下降,而肝细胞癌、骨肉瘤、甲状腺癌和胃肠道腺癌的发病高峰多在学龄期,尤以青春前期多见。该情况符合"青年型"恶性肿瘤多见于青春前期的特点。病理分类以胚胎型恶性肿瘤为多,占 65.4%,上皮细胞癌占 5.5%。除神经系统肿瘤外,肾母细胞瘤、神经母细胞瘤、淋巴瘤和横纹肌肉瘤亦居收治例数的前列[5]。

表 77-2　919 例小儿恶性实体肿瘤病理类型、性别与年龄分布

| 病理类型 | 性别 | | 年龄(岁) | | | | 总数 | 百分比(%) |
|---|---|---|---|---|---|---|---|---|
| | 男 | 女 | 0~3 | 4~6 | 7~9 | 10~13 | | |
| 肾母细胞瘤 | 114 | 78 | 121 | 45 | 20 | 6 | 192 | 20.9 |
| 神经母细胞瘤 | 91 | 58 | 65 | 51 | 25 | 8 | 149 | 16.2 |
| 淋巴瘤 | 74 | 38 | 37 | 31 | 26 | 18 | 112 | 12.2 |
| 横纹肌肉瘤 | 57 | 42 | 41 | 33 | 13 | 12 | 99 | 10.8 |
| 胚胎癌 | 63 | 12 | 54 | 14 | 5 | 2 | 75 | 8.2 |
| 肝母细胞瘤 | 24 | 18 | 28 | 4 | 9 | 1 | 42 | 4.6 |
| 肝细胞瘤 | 16 | 4 | 6 | 2 | 5 | 7 | 20 | 2.1 |
| 软组织肉瘤 | 38 | 17 | 18 | 11 | 10 | 16 | 55 | 6.0 |

续表

| 病理类型 | 性别 | | 年龄(岁) | | | | 总数 | 百分比(%) |
|---|---|---|---|---|---|---|---|---|
| | 男 | 女 | 0~3 | 4~6 | 7~9 | 10~13 | | |
| 骨肉瘤 | 29 | 25 | 6 | 7 | 14 | 27 | 54 | 5.9 |
| 恶性畸胎瘤 | 20 | 24 | 30 | 8 | 4 | 2 | 44 | 4.8 |
| 甲状腺癌 | 6 | 12 | 4 | 2 | 5 | 7 | 18 | 1.9 |
| 胃肠道腺癌 | 9 | 0 | 0 | 0 | 2 | 7 | 9 | 1.0 |
| 其他 | 24 | 26 | 16 | 9 | 9 | 16 | 50 | 5.4 |
| 总计 | 565 | 354 | 426 | 217 | 147 | 129 | 919 | 100.0 |

### 77.1.3 临床特点

发病年龄主要集中在年龄<5岁的幼儿。由于小儿正在生长发育阶段,可能发生肿瘤的胚胎组织本身同时也具有发育的特性,故小儿肿瘤生长迅速。如婴幼儿较常见的各种错构瘤,可如恶性样向周围组织快速浸润增长,但从不发生转移。有的可能自然消退,血管瘤就具有这种特性。大部分恶性实体肿瘤多在短时期内迅速长大但无疼痛,前期症状多不明显,临床上几乎很少有明显的贫血和消瘦,直至肿块巨大而引起注意,较晚时期才突然出现恶病质。

很多恶性肿瘤在早期即侵袭或转移至邻近组织或淋巴结,或经血运转移至肺、骨骼或脑。但神经母细胞瘤有2%~5%的病例可能转化成熟,转变为良性的神经节细胞瘤。而畸胎瘤虽大多属于良性,但15%~30%可为恶性。有些肿瘤常伴发其他畸形,如肾母细胞伴无虹膜症、偏身肥大,骶尾部畸胎瘤合并腭裂、脊柱畸形等。

对小儿任何实体性肿块,必须作为恶性处理,避免过多扪诊。经适当检查和准备后,应及早将其切除,最后经组织学检查确诊,再给予必要的处理。年龄<1岁患儿的恶性肿瘤,治疗效果较佳。恶性肿瘤的复发,大多在术后半年时发生,但加用化疗后可延长复发的时间,≥3年不复发者有希望治愈。

### 77.1.4 分期及其意义

根据原发恶性肿瘤的生长范围和扩散程度对肿瘤发展程度进行分期,对制订治疗方案、分析疗效和估计预后,都有重要的指导意义。国际上现有不同系统各自的分期方法。

国际抗癌协会(UICC)的TNM分类法是根据术前的临床和影像学检查进行分类,附注术中的发现和组织学检查以及区域淋巴结的累及,将各种情况进行组合,分为4期,此法亦适用于小儿。但很多恶性肿瘤各具临床特征,为了便于临床治疗研究,许多研究团体针对各种肿瘤提出更加简明实用的临床分期系统,如美国肾母细胞瘤研究组(NWTS)的临床分期和国际神经母细胞瘤分期(INSS)的等。

肿瘤的分期需按规定项目进行检查、确定,在分期后制订规范的治疗方案,有利于疗效的分析和提高,分期还可不断地进行改进。

### 77.1.5 肿瘤标记

肿瘤标记的检测对肿瘤的诊断和疗效判断起重要作用。小儿因其生理和病理特点,肿瘤重量与体重之比大于成人,一些肿瘤标记的诊断阳性率明显高于成人,因此更具临床意义。

近年来肿瘤标记的研究进展较快。香草扁桃酸(VMA)和高香草酸(HVA)已成为诊断神经母细胞瘤的常用检查项目,神经元特异性烯醇化酶(NSE)免疫组化检测亦已用于临床。甲胎蛋白(AFP)作为肝母细胞瘤和卵黄囊瘤的敏感标记已得到公认,进行AFP异质体的测定,可用于判断肿瘤的来源。乳酸脱氢酶(LDH)在多种肿瘤中均可升高,LDH同工酶分析则见生殖细胞肿瘤和卵黄囊瘤的LDH 1升高,而肝癌LDH 5升高,可作鉴别。此外,酸性铁蛋白(SF)、β-绒毛膜促性腺激素(β-hCG)、血管活性肠肽(VIP)、癌胚抗原(CEA)等对肿瘤的诊断和随访也有一定价值。随着单抗技术的发展,肿瘤标记的开展和利用将更为广阔[6]。

随着研究的深入,发现许多肿瘤具有多种敏感的标记,对早期诊断和鉴别诊断有所帮助。如神经母细胞瘤可供选择的有VMA、HVA、NSE和VIP等,卵黄囊瘤有 LDH 1 和 AFP-N-C 型等,但肾母细胞瘤和横纹肌肉瘤至今尚无满意的特异标记,有待继续探索。

小儿恶性肿瘤的治疗多因复发、转移而失败,连续监测血清标记,可早期发现复发和转移。目前常用于临床疗效监测的标记有 AFP、NSE、LDH、CEA 等。临床上一旦发现这些标记水平上升,即需进一步检查,以便及时处理。

### 77.1.6 综合治疗

对小儿恶性肿瘤的治疗和研究,近 20 年来进展显著。在实体性肿瘤中,如肾母细胞瘤等恶性程度很高的肿瘤,早期病例的存活率可 ≥90%,已从根本上改变了过去仅以延长生命为唯一目的的治疗状况,恶性肿瘤获得根治的希望已成为现实。

目前,尚难以找到避免发生小儿恶性肿瘤的有效途径,但早期诊断和治疗是获得良好预后的基本措施。众所周知,小儿肿瘤的预后与年龄因素和病期密切相关,婴儿期发现的肿瘤与幼儿期的比较,前者预后明显良好。年龄 <1 岁发现的畸胎瘤多属良性,但随着小儿年龄的增长,恶性率逐渐增高。早期发现的重要性可见一斑。世界上许多肿瘤中心收治的患儿存活率大幅度提高,就是这个缘故。实际上早期发现肿瘤并不困难,如能定期地对小儿进行健康体检,早期发现率可以大大提高。当肿瘤小而局限时,是控制病变的最好机会,治愈的可能性也最大。

当前对恶性肿瘤的治疗,仍依靠所谓的四大疗法,即手术、化疗、放疗和免疫疗法。恶性实体瘤早期仅局限于特定的组织和器官,尚未发生转移,在此时进行外科手术和放疗才能奏效。但许多恶性肿瘤在临床上能察觉前往往已有转移,在临床确诊时已超越外科和放疗的能力。若在该情况下错误判断病灶仍属局限而贸然手术,必然导致治疗上的失误。

为了提高实体瘤者的治愈率,有必要进行各种抗癌疗法的综合设计,合理选用,制订适合于各期肿瘤的综合治疗方案。一般原则是,病变局限者以手术为主,已超过局部范围则手术与化疗或放疗并用。瘤体巨大者可先行化疗,待瘤体缩小后再手术切除,即所谓延期一期手术(delayed primary operation);或者在第 1 次手术时切除部分瘤体或活检,化疗一段时期后再行二期探查手术(second look operation)等方式切除肿瘤。晚期病例亦寄希望于切除原发灶并利用其他疗法的效果,以求提高疗效。

手术治疗仍是实体瘤的主要疗法,当前肿瘤手术治疗的进步体现兼顾安全性、保存功能和根治性三大原则。根据儿童的特点、肿瘤的性质和对化疗或放疗的敏感性,正确地选择手术时机和范围已成为小儿肿瘤外科的重要进步。小儿恶性肿瘤的治疗方案特别要考虑到既要挽救生命,又要保护正常的生长和发育能力。近年,儿童肿瘤存活者的健康评估也日益引起重视,其内容不仅包括肿瘤治疗对患儿带来的生长滞后、性功能受损、放射或药物性心肺功能损害等生理健康状况,还包括患儿的自身感觉、心理效应、对复发的担忧、重新返回社会的困难和学业的忧虑等心理健康状况。资料表明,儿童肿瘤患者多有社会孤立感,除了部分是由于手术、化疗造成生长滞后、身体形象破坏的原因外,更多是由于长期治疗造成的学业荒废或运动减少,以及对自身健康担忧等的心理、情感等社会问题。因此,要求小儿肿瘤医师必须在选择治疗方法时要考虑到远期的生理健康,在治疗中注意儿童患者的心理和教育问题,减少远期心理危害。

### 77.1.7 预后

小儿恶性实体肿瘤的预后与病理类型、病变部位、临床分期、发病年龄等因素密切相关,也与治疗方法的选择有直接关系。复旦大学附属儿科医院上述 919 例中 1993 年以前的 416 例随访结果显示,2 年和 5 年生存率以肾母细胞瘤预后最佳,分别达 91.6% 和 66.3%,横纹肌肉瘤为 69% 和 31%,神经母细胞瘤为 30.9% 和 23.7%。甲状腺癌、阴道横纹肌肉瘤、睾丸胚胎癌等恶性肿瘤因易被切除、转移较迟和屏障作用等原因,预后较好,但肝脏和骨组织的恶性肿瘤预后较差。本组预后提示,随着恶性肿瘤诊治技术和观念的不断更新,小儿恶性实体肿瘤的生存率逐年上升,2 年生存率已从 20 世纪 80 年代的 52.6% 上升到 81.6%。近 10 年来,术前化疗、多次根治术和综合治疗方案不断完善,小儿恶性肿瘤的生存率又有了明显提高。

## 77.2 血管瘤

血管瘤是小儿最常见的一种良性肿瘤,由中胚叶组织发展而来。在胚胎早期,脉管内皮细胞索或细胞岛出现,继而发展成毛细血管,再相互贯通而形成各种脉管。若胚胎发育过程中,某些部位的原始细胞离散、残存,在局部过度增生而发展成血管瘤,实际上是一种肿瘤样畸形。

### 77.2.1 血管病变的分类

在以往的书籍和文献中,血管瘤的分类和命名极为混乱,严重影响了准确的诊断和处理。传统分类法将其统称为血管瘤,并根据临床表现分为毛细血管瘤、海绵状血管瘤、混合型血管瘤和蔓状血管瘤4类。然而,同属毛细血管瘤的草莓状血管瘤常可自然消退,而橙黄色斑、葡萄酒色斑则从不消退;部分海绵状血管瘤有自然消退倾向,病理表现与草莓状血管瘤相同,而其他则不能消退,病理上另具特征。总之,如此分类在形态、行为和预后方面存在很大的不一致。

1982年Mulliken提出新的分类法,应用组织病理、自动射线照相、免疫荧光测定、超微结构观察等技术,依据血管内皮特征将先天性血管病变分为两大类,即血管瘤(hemangioma)和血管畸形(vascular malformation)[7]。这一新的分类简化了自19世纪后期以来对血管异常病变的命名,而且阐述了这两类病变在起源、生物学特性和转归方面的不同。血管性肿瘤表现为血管内皮细胞的增殖,以血管瘤为典型代表;血管畸形是血管结构发育和形成的异常,具有正常的血管内皮细胞。血管畸形还根据何种脉管(毛细血管、小动脉、静脉、淋巴管或复合型)占优势以及通过病变的血流速度,作进一步的区分。这一分类系统在1996年被国际血管异常研究协会(international society for the study of vascular anomalies,ISSVA)正式采纳。

目前临床所称的血管瘤一般是指儿童最常见的,以血管内皮细胞异常增殖为特点的先天性良性肿瘤,常具有明显的增生和退化的表现。而广义的血管瘤还包括Kasabach-Merritt综合征等血管瘤病,以及血管内皮瘤、血管内皮肉瘤、卡波西(Kaposi)肉瘤等恶性肿瘤。根据Mulliken的新分类法,除毛细血管瘤和部分海绵状血管瘤为真性血管瘤外,其他的都应归类于血管畸形,不属于肿瘤的范畴。

### 77.2.2 病因学

血管瘤的发生原因仍不清楚,近年来有较多研究提出了不同的观点,主要有3种学说:①胚胎残留学说;②病毒学说;③基因和遗传[8]。胚胎形成后期,血管生长处于活跃阶段。血管生长主要有两种方式:一为胚胎内的造血干细胞分化,形成血管内皮祖细胞,其增殖和迁移活跃,扩增形成细胞团块,细胞团块中央分化为早期血液细胞,而其外层细胞逐渐分化形成血管腔,进一步形成血管网,即所谓血管形成(vasculogenesis),故血管内皮祖细胞又称为成血管细胞(angioblast);另一为血管壁血管内皮细胞在血管生长刺激因子的作用下,形成新的血管"芽孢",向外延伸,即血管新生或血管生成(angiogenesis)。胚胎生长和病理条件下的血管生长同时存在上述两种方式,而成人体内生理性的血管生长只有血管新生方式,无血管形成方式。胚胎残留学说认为,在妊娠晚期某些幼稚的血管内皮细胞发生变异,分化不全,残留了活跃的增殖能力;在胎儿出生后,残留下来的幼稚血管内皮细胞保持了胚胎干细胞的部分生长特点,在细胞生长因子的参与下,内皮细胞的增殖变为无节制性,最终形成血管瘤。近年来,国外学者成功利用多瘤病毒的基因片段为载体,建立起裸鼠的血管瘤动物模型,并且已形成特定的血管瘤内皮细胞系,故有学者认为人血管瘤亦可能跟病毒感染有关,但这一学说缺乏进一步的可靠依据。许多调查发现,婴幼儿血管瘤在不同人种、性别之间的患病率具有明显差异,提示与遗传和基因变异等因素有一定的关系,但深入的研究并未发现令人信服的证据。目前认为,绝大多数血管瘤不属遗传性疾病。

亦有研究提示,血管瘤的生长与雌激素关系密切。Sasaki曾报道血管瘤患儿血清的雌二醇水平高于正常同龄儿童,瘤组织中雌激素受体显著高于正常皮肤,提出了血管瘤病因的雌激素学说[9]。最近,复旦大学附属儿科医院肖现民等建立血管瘤血管内皮细胞体外模型,发现雌二醇可促进内皮细胞的体外增殖,并与血管内皮细胞生长因子(VEGF)和碱性纤维生长因子(bFGF)一起施行协同促增殖作用,而雌激素受体拮抗剂他莫昔芬可抑制血管瘤的生长。这些实验为雌激素学说提供了直接证据[10,11]。

### 77.2.3 病理学与临床表现

血管瘤的发病率在新生儿为1.1%~2.6%,体重≤1 000 g的早产儿血管瘤发病率可达30%。女性多于男性,比例约为3:1。血管瘤在头、面、颈区最多见,占60%,25%发生于躯干,15%位于四肢。80%为单发,20%为多发病变。受累脏器多为肝、消化道、肺和脑等。

临床和病理学观察到血管瘤的转归可分增殖

期、静止期和消退期3个阶段。体表病变通常在出生后1周显现,位于皮下或脏器的血管瘤因部位较深可在婴儿期被发现。体表病变最初为一个淡红色、界限清楚、不高出皮面的先驱斑,色泽逐渐加深并增厚。2~3个月后进入快速生长的增生期,瘤体迅速增大,体表病变多为鲜红色的隆起斑块,皮肤深部者则表现为青紫色隆起。组织学观察显示,增生期血管瘤的血管内皮细胞分裂旺盛,有过度增生和异常分化表现,基膜常呈多层且增厚,肥大细胞比正常高出40余倍。组化染色示胎盘内皮细胞标记FcγRII、分区蛋白(merosin)等阳性,VEGF等促增殖生长因子高表达,基质金属蛋白酶及其抑制物的比例失调。血管瘤一般在8个月至1岁左右停止生长,进入静止期,深部病变可能继续生长至2岁。接着是退化期,病变缓慢消退,持续至1~5岁。消退期血管瘤的表面鲜红色转暗,出现灰白斑,病变开始缩小、萎瘪。此时血管瘤的内皮细胞进入凋亡,呈扁平状,血栓机化栓塞管腔,病变最终被胶原纤维及脂肪组织替代。50%的病变在5岁时、70%在7岁时完全退化。退化结束时几乎一半患儿的皮肤接近正常。其余的患儿则遗留皮肤变薄、褪色、瘢痕或表面血管扩张等改变。复旦大学附属儿科医院曾经对162例血管瘤患儿进行2年以上全程随访,发现75.6%的病变在2~3岁完全消退,与国外文献的报道相符[12]。

血管瘤的相关症状与并发症多见于处于增生期的大型病变。生长在特殊部位的血管瘤可因压迫而引起各种症状:如发现口周和下颌有血管瘤的患儿有呼吸困难,应考虑到血管瘤已累及气道;生长于眶周的血管瘤有可能损害视力,此时视神经受压可导致弱视,肿瘤对眼球的直接压迫则会引起散光;位于外耳道的病变可导致传导性听力丧失,使语言发育受阻。

溃疡是血管瘤的常见并发症,发生于增生迅速、易受摩擦和压迫的部位。溃疡可引起出血,但多半不很严重。溃疡时患儿可感疼痛,有时需服用镇痛剂。血管瘤还可并发感染发生蜂窝织炎,但很少引起脓毒症。多发的皮肤血管瘤提示有内脏累及的可能,肝脏是内脏血管瘤的最常见部位。肝脏的小型血管瘤无症状,大者多属血管内皮瘤,可导致肝大、贫血、凝血功能障碍、高输出性心力衰竭等。胃肠道血管瘤可引起程度不等的消化道出血。

Kasabach-Merritt综合征(血管瘤伴血小板减少综合征)见于小婴儿快速增大的大型病变。该病变不同于典型的血管瘤,多属Kaposi样血管内皮瘤或丛状血管瘤。为单一病变而非多发,呈紫红色的肿胀硬结,生长迅速,直径常>5 cm,周边有瘀斑和红肿(图77-1)。Kasabach-Merritt综合征的病变多位于体表,偶见于腹膜后。随着病程进展,患儿表现为溶血性贫血、消耗性血小板减少,导致凝血功能障碍,出现出血倾向。

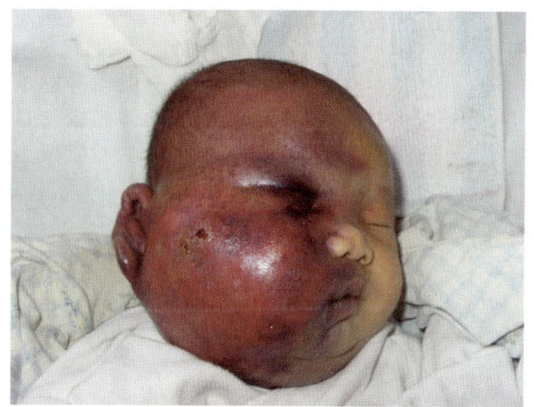

**图77-1** 小儿面部的血管瘤伴 Kasabach-Merritt 综合征(血管瘤伴血小板减少综合征)
呈紫红色的肿胀硬结,周边有瘀斑和红肿

## 77.2.4 治疗

由于血管瘤为良性病变,有明显的自然消退趋势,绝大多数病例的处理相对简单,仅需定期观察和耐心等待。小儿血管瘤的主要损害不是来自病变本身,而往往来自过于积极的治疗。以往采用手术切除、冷冻、激光、放射、硬化剂注射等方法的病例,经远期随访,证实其后遗损害和美容效果均不理想。所谓积极治疗的并发症可达50%,并有30%的复发率,因此应尽量避免。需强调的是,治疗的目的不仅为了消除病变,还必须维持健康的组织和正常外观。应向家长详细解释,消除顾虑,并经常给予指导。

唯有在以下情况时给予类固醇激素、加压包扎、激光或手术等治疗:①累及颜面、口、咽、颈、生殖器等重要组织,威胁生命安全或有毁容可能;②Kasabach-Merritt综合征伴明显凝血功能障碍;③广泛血管瘤病或内脏血管瘤伴心力衰竭;④瘤体活动性出血;⑤经5年随访无消退迹象。

血管瘤的小而浅表溃疡可用抗生素膏剂外涂,大的溃疡有时需口服类固醇激素、激光或手术切除,瘤体周有软组织感染时需应用静脉抗生素。出血者可直接压迫止血,较严重时用纤维蛋白胶等外用止血材料或药物。瘤体内注射确炎舒松(每次最大剂量3～5 mg/kg)或倍他米松(每次最大剂量6 mg/kg)等类固醇激素对小的皮肤血管瘤有明显疗效。需多次注射,但在眼周禁忌采用,有皮肤萎缩、坏死和视网膜中央动脉栓塞的危险。亦有报道称,以类固醇激素外用剂型涂抹皮肤血管瘤也有一定效果。局限的胃肠道血管瘤可经内镜套扎或注射激素来处理。

危及生命的巨大血管瘤、影响气道或眼的血管瘤、Kasabach-Merritt综合征可首先用全身激素治疗,部分病例单用激素即可奏效。一般先静脉给药,氢化可的松每日4～5 mg/kg或地塞米松每日1～2 mg/kg,持续应用7～14天。如病情稳定改为口服泼尼松每日2～3 mg/kg,持续1～2个月。以后逐渐减量,疗程数周至数月不等。如肿瘤局限,经激素及支持疗法后症状好转,有条件者可采取手术切除肿瘤。如激素效果不佳,可用干扰素α-2a(IFNα-2a)或环磷酰胺(CTX)或长春新碱(VCR)。干扰素的不良作用主要有血流动力学改变、感冒症状、白细胞减少、贫血、抑郁、脱发等。最近发现干扰素还可引起可逆性视网膜病和痉挛性双瘫,因此对于激素治疗无效的病例,国外有学者主张首选长春新碱。少数Kasabach-Merritt综合征病例经上述方法仍无法控制症状,则可谨慎应用小剂量深度X线做局部照射。当肿瘤开始变硬、缩小或血小板上升时,即应停止照射。照射量应控制在最小限度内,以免产生后遗症。

## 77.3 神经母细胞瘤

神经母细胞瘤(neuroblastoma)来源于神经嵴的胚胎性肿瘤细胞,可发生在交感神经系统的任何部位,包括脑和颈部(3%)、纵隔(20%)、主动脉旁交感神经节(24%)、盆腔(3%)、肾上腺髓质(50%)。发病率每年大约为1/10万,仅低于白血病和中枢神经系统肿瘤,是最常见的儿童颅外恶性实体瘤,占儿童恶性肿瘤的8%～10%。由于肿瘤发生部位隐匿,难以早期诊断,加之恶性程度高,所以生存率极低。

### 77.3.1 病因学

环境因素与神经母细胞瘤的发病关系并不明确,包括母亲的避孕药服用史和饮酒、电磁场的暴露史等。复旦大学附属儿科医院曾发现环境内分泌干扰物双酚A、邻苯二甲酸二(2-乙基己基)酯(DEHP)、玉米赤霉烯酮可促进人神经母细胞瘤细胞株SK-N-SH细胞的体外增殖,双酚A还促进该瘤株的裸鼠移植瘤生长,促进作用与雌激素相似。提示环境污染与儿童肿瘤的发生、发展可能有一定关系,应引起重视[13-15]。家族性的神经母细胞瘤亦偶有报道。由于大多数患儿年龄≤12个月,诊断时平均年龄为22个月,可以推测遗传因素可能是婴儿期患者最重要的肿瘤形成因素,而随机的基因突变则可能是儿童期肿瘤发生的重要因素。神经母细胞瘤的发生还与神经嵴细胞异常发育有关,可伴发先天性巨结肠和中枢性肺换气不足综合征等神经嵴细胞的其他疾病,还与神经纤维瘤病、先天性心脏病、Beckwith-Wiedemann综合征、DiGeorge综合征、Soto综合征和Simpson-Golabi-Behmel综合征等相关。

### 77.3.2 病理学与分子生物学特征

据尸检资料,新生儿期肾上腺神经母细胞瘤的发现频率是临床诊断的40倍,表明仅极少数病例继续发展,并在临床上表现出来。神经母细胞瘤还有自然消退的倾向,或转化为良性神经节细胞瘤,加之出血、坏死、纤维化和钙化,可使部分肿瘤溶解,甚至无细胞痕迹。这些现象在文献中屡见报道,以年龄<6个月的病例多见,约占神经母细胞瘤总数的2%。

显微镜下,典型的神经母细胞瘤为小圆细胞,胞质少,核染色质丰富,核仁不清。不到半数的肿瘤可见神经母细胞围绕着嗜酸性神经纤维网,形成Homer-Wright假性玫瑰花结,具有诊断意义。神经母细胞瘤组织分化好的类型包括神经节细胞瘤和神经节母细胞瘤,组织学类型从一个侧面反映了交感神经系统的正常分化过程。通过免疫组化和电镜技术,神经母细胞瘤可与儿童的其他"小圆、蓝细胞"肿瘤相鉴别,包括Ewing瘤、非霍奇金淋巴瘤、原始神经外胚叶瘤(PNET)和分化性软组织肉瘤(例如,横纹肌肉瘤)。有价值的免疫组化指标有波纹蛋白(VIM)、白细胞共同抗原(LCA)、NSE和S-100。电镜的典型所见为浓密的核、膜结合性神经分泌性颗粒以及神经纤维网内的微丝和平行排列的微管。Shimada组织学分型包括施万基质的有无、分化程度、有丝分裂-核破裂指数(MKI),该分级系统与年龄结合能较好地预测预后(表77-3)。

表77-3 神经母细胞瘤的 Shimada 病理分型

| | 良好型 | 不良型 |
|---|---|---|
| 基质丰富 | 分化良好（节神经细胞瘤）<br>节细胞神经母细胞瘤，混合性 | 节细胞神经母细胞瘤，结节性 |
| 基质少（即神经母细胞瘤） | | |
| 年龄<18个月 | MKI≤4% | MKI>4% 或未分化 |
| 年龄18~60个月 | MKI≤2% 和分化 | MKI>2% 或未分化/分化不良 |
| 年龄>5岁 | 无 | 所有 |

注：MKI，有丝分裂—核破裂指数。

研究发现，2号染色体短臂远端含有 MYCN 原癌基因，MYCN 扩增可激活肿瘤血管形成、肿瘤播散和 PGY1 启动子，并可能与凋亡相关。该基因的蛋白质产物在神经母细胞瘤中可能控制某种未知基因，如果不加以调控则可能导致肿瘤的形成。未经治疗的原发性神经母细胞瘤中30%存在 MYCN 扩增，该扩增与肿瘤进展、瘤体快速生长和差的预后明显相关。近来还发现 MYCN 扩增与多药耐药蛋白基因（MRP）的高表达有关，而后者对生存率更具预测价值。

神经母细胞瘤存在染色体异常，最常见的是1号染色体杂合性缺失，包括其短臂的缺失或易位。尽管染色体 1p 的缺失片段长短不一，但通常都有 1p36 的缺失，由于这一区域可能存在肿瘤抑制基因，因此与 MYCN 原癌基因扩增有一定关系。在染色体 17q、14q 和 11[p 和（或）q] 还发现有其他肿瘤相关基因。神经母细胞瘤株和临床手术标本几乎都有 p53 基因的异常表达，但神经上皮瘤株、分化性节细胞神经母细胞瘤和节细胞神经瘤均无该表达。

神经母细胞瘤的 DNA 指数（DI）测定还显示，该指标可反映化疗效果并提示预后：DI>1（高倍体表型）常为早期病变，有良好预后；而 DI=1（二倍体）常与进展期病变和差的预后相关。

诸多生长因子、细胞因子与神经母细胞瘤的预后关系密切。神经生长因子（NGF）及其高亲和力受体 TRK-A 与神经元细胞分化及神经母细胞瘤的消退相关，神经母细胞瘤患者如有 TRK-A 高表达常提示预后良好。生长抑素受体的表达也是预后良好的因子。预后相关的其他因子包括增殖细胞核抗原（PCNA）、嗜铬颗粒蛋白A和神经肽Y，近来证明血清神经肽Y水平是诊断神经母细胞瘤的敏感指标之一。细胞表面或血循环中神经节苷脂（GD2）可能有助于评估肿瘤的生长和对治疗的反应，用抗GD2单抗治疗神经母细胞瘤的Ⅰ期试验已显示出一定疗效。CD44是一种细胞表面糖蛋白，一般与较高的肿瘤侵袭性有关。与之相反，神经母细胞瘤的CD44表达却提示肿瘤侵袭性不高。肾上腺组织或良性神经肿瘤测不到端粒酶活性，而大多数神经母细胞瘤都有表达，其意义尚不清楚。最近，有学者采用蛋白质组学技术对 SK-N-AS、SK-N-DZ、SK-N-FI 3种神经母细胞瘤细胞株进行研究[16]，发现差异表达蛋白有 SET（一种普遍存在的核蛋白）、stathmin（一种细胞质信号转导蛋白）和 grp94（一种热休克蛋白），认为可以作为神经母细胞瘤新的生物标记。

### 77.3.3 临床表现

神经母细胞瘤呈高度恶性，发展迅速，早期转移。常于短期内突破被膜，扩散至周围组织和器官。其临床表现与肿瘤的部位、转移和侵袭、血管活性肠肽（VIP）等活性物质释放有关。

神经母细胞瘤多见于1~3岁的小儿，常有不明原因的发热、苍白、食欲不振和乏力。腹部是最常见的原发部位，约75%的肿瘤来源于肾上腺或身体中线的交感链。腹部肿块为常见表现，由家人偶然发现或在健康体检时查出。发现时肿块可巨大，腹部膨隆，在肋下可触及质硬肿块。如肿瘤来自肾上腺，肾被推下移；如来自交感链，则将肾推向外侧。肿瘤还可侵袭入肾脏。当肿瘤破裂时则沿腹膜后大血管迅速生长，超越中线，并包绕下腔静脉及腹主动脉等重要血管。如肿瘤压迫精索静脉，精索静脉曲张可为首发症状。小婴儿的腹部肿块可为肝转移、肝大所致。后纵隔是神经母细胞瘤的第2好发部位。呼吸症状常为主要症状，包括喘息、咳嗽和呼吸急促。如果出现胸腔积液，常需胸腔穿刺以缓解症状。肿瘤侵及肋骨和椎体则引起胸痛或轻度脊柱侧弯。原发于盆腔的神经母细胞瘤可表现为便秘或泌尿系统症状，包括排尿困难、感染、腰痛或尿潴留。肿瘤巨大时可压迫和侵犯腰骶神经丛,引起神经症状和体征,肿块可在腹部或经直肠指检摸到。颈部原发性神经母细胞瘤除表现为肿块外还可伴有Horner综合征,肿瘤可转移至颈二腹肌淋巴结。颈部和盆腔的神经母细胞瘤都可累及局部区域的淋巴结,但较少有远处转移,属良好的生物学类型,预后较好。

神经母细胞瘤有沿神经根生长的倾向,可通过椎间孔侵入椎管,形成哑铃状肿块。由于脊髓延伸至$T_{12} \sim L_1$水平,高于该水平的肿瘤可压迫脊髓,导致瘫痪、麻木、膀胱和肠道功能障碍,也可见典型的巴氏征阳性和深部腱反射消失。颈部脊髓较少累及。神经母细胞瘤偶可分泌VIP,患者首先表现为水样腹泻,可出现低钾血症和脱水。由于抗神经母细胞瘤抗体可与小脑蒲肯野细胞发生交叉反应,可引起斜视眼阵挛—肌阵挛综合征等副肿瘤性表现,约70%的患者在肿瘤切除获得痊愈后仍遗留永久性神经损坏。

骨皮质和骨髓转移可导致疼痛和纳减,出现跛行或背部、肢体疼痛。慢性疼痛和肿瘤引起的代谢障碍可导致体重减轻,肿瘤侵犯骨髓可抑制造血干细胞,导致贫血、血小板减少,患儿表现出面色苍白和病容。颅骨眼眶发生转移时,局部出现瘀斑和隆起,出现"熊猫眼"和眼球突出。左侧腹膜后肿瘤常有左锁骨上区淋巴结转移瘤,肿瘤尚可转移至肺、颅内硬膜外间隙等处。有时转移瘤很大,而原发瘤很小,甚至难以发现。新生儿及小婴儿神经母细胞瘤常见肝及皮下转移,新生儿肝转移者多达65%,与胎儿血循环易将瘤栓随血流迁至肝脏有关。

## 77.3.4 诊断

### (1) 血和尿检查

疑有恶性肿瘤的患儿都应该做常规检查,包括血细胞计数、肝肾功能、电解质,以及其他预后相关评估,如LDH、NSE和铁蛋白等。铁蛋白是上述3个评估预后指标中最重要的,如在输血前测出明显升高则提示预后不良。铁蛋白的正常值上限因不同实验室而异,通常为142 ng/ml。血清LDH水平与肿瘤活动有关,如在治疗前>1 000 μg/ml提示预后较差。血清NSE水平>30 ng/ml也提示预后不良。

约95%的患儿有尿儿茶酚胺代谢产物的异常,包括VMA和HVA,在原发和复发病例中均有诊断意义,且有助于治疗效果的评估。近来用高效液相色谱检测这两个指标,结果更加可靠。少数神经母细胞瘤的分化极差,尿儿茶酚胺代谢产物可无升高。

### (2) 影像学检查

X线平片、放射性核素闪烁成像(骨扫描)、超声、CT和MRI检查可显示原发和转移病灶。头颅、四肢和骨盆摄片可显示有无骨骼转移,表现为溶骨性变化,呈虫蚀样破坏,有时见骨膜增生和病理性骨折。胸片可见肺的转移灶,腹部平片在肿瘤部位常显示细砂状钙化。尿儿茶酚胺产物筛查出神经母细胞瘤后,超声可对95%的原发肿瘤进行定位,对早期肿瘤大小的估计较为准确。CT检查的意义最大,同时用口服和静脉造影剂,在5 min内完成自颈部达盆腔的扫描范围,并包括肺窗,可提供最详尽的信息。除显示原发灶的部位、与周围血管的关系、有无局部淋巴结大,还可显示肝脏和明显的骨转移。神经母细胞瘤的肺播散较少见,如发生则提示肿瘤侵犯腔静脉及其大分支。在显示血管受累及肝转移方面,MRI检查较有优势,但因身体制动困难,在小婴儿的应用受到一定限制。约85%的神经母细胞瘤摄取间碘苄胍(MIBG),$^{123}$I标记的MIBG扫描对原发和转移灶均是非常特异和敏感的检查方法,可显示骨和骨髓的转移。如扫描阳性,提示预后不佳。不摄取MIBG者提示生物学侵袭性较低,其中的一些病例可用放射性核素标记的奥曲肽显影。最近,正电子发射体层技术(PET)已试用于临床,由于大多数神经母细胞瘤都有浓聚$^{18}$F-脱氧葡萄糖($^{18}$F-FDG)的现象,因此可经PET扫描显示,对复发和复杂病例有一定帮助。此外,用$^{99m}$Tc双磷酸盐可评估骨骼病变,术中或术后还可用放射性核素标记奥曲肽来探查有无肿瘤残留。

### (3) 穿刺活检

细针穿刺活检、骨髓的穿刺及活检对神经母细胞瘤的诊断和分期相当准确,可替代开放性活检。但穿刺活检取得的标本量太少,难以进行一系列预后指标的检测,主要用于复发灶的评估。

## 77.3.5 分期

神经母细胞瘤有4个主要的分期系统,即Evans分期、St. Jude分期、肿瘤国际分期(TNM分期)和国际神经母细胞瘤分期系统INSS(表77-4)。传统上还依据对肿瘤患儿死亡的预期将肿瘤分为低度危险、中度危险和高度危险3组,近来进一步按照患者的年龄、临床分期、肿瘤MYCN基因扩增、Shimada组织学和DI等生物学特性来进行分组(表77-5)。这些分期系统可用来规范和修订治疗方案,也是评估疗效和预后的依据[17]。

表77-4 国际神经母细胞瘤分期系统(INSS)

| 分期 | 依据 |
|---|---|
| Ⅰ期 | 肿瘤局限于原发器官,肉眼完全切除肿瘤,淋巴结镜检阴性 |
| ⅡA期 | 肿瘤肉眼切除不完全,同侧淋巴结阴性 |
| ⅡB期 | 肿瘤肉眼切除完全或不完全,同侧淋巴结阳性 |
| Ⅲ期 | 肿瘤超越中线,同侧淋巴结镜检阴性或阳性;肿瘤未超越中线,对侧淋巴结镜检阳性;中线部位肿瘤,双侧淋巴结镜检阳性 |
| Ⅳ期 | 远处淋巴结、骨、骨髓、肝或其他脏器转移 |
| Ⅳs期 | 原发肿瘤Ⅰ、Ⅱ期,仅有肝、皮肤或骨髓转移,年龄<1岁 |

表77-5 神经母细胞瘤的风险分组

| INSS分期 | 年龄 | N-myc状态 | Shimada组织学 | DNA倍数 | 风险组 |
|---|---|---|---|---|---|
| Ⅰ期 | 0~21岁 | 任何 | 任何 | 任何 | 低 |
| ⅡA/ⅡB期 | <365天 | 任何 | 任何 | 任何 | 低 |
|  | 365天~21岁 | 不扩增 | 任何 | — | 低 |
|  | 365天~21岁 | 扩增 | 良好 | — | 低 |
|  | 365天~21岁 | 扩增 | 不良 | — | 高 |
| Ⅲ期 | <365天 | 不扩增 | 任何 | 任何 | 中 |
|  | <365天 | 扩增 | 任何 | 任何 | 高 |
|  | 365天~21岁 | 不扩增 | 良好 | — | 中 |
|  | 365天~21岁 | 不扩增 | 不良 | — | 高 |
|  | 365天~21岁 | 扩增 | 任何 | — | 高 |
| Ⅳ期 | <365天 | 不扩增 | 任何 | 任何 | 中 |
|  | <365天 | 扩增 | 任何 | 任何 | 高 |
|  | 365天~21岁 | 任何 | 任何 | — | 高 |
| Ⅳs期 | <365天 | 不扩增 | 良好 | >1 | 低 |
|  | <365天 | 不扩增 | 任何 | =1 | 中 |
|  | <365天 | 不扩增 | 不良 | 任何 | 中 |
|  | <365天 | 扩增 | 任何 | 任何 | 高 |

## 77.3.6 治疗

### (1) 治疗原则

Ⅰ期:切除原发肿瘤,切除完全者不需术后放化疗。近年来认为年龄<1岁的Ⅰ期神经母细胞瘤多可自然消退,主张密切随访,暂不手术。

Ⅱ期:对组织结构良好、无淋巴结转移、NSE和铁蛋白正常、N-myc基因拷贝数<10、DNA近三倍体的低危病例,完全切除原发肿瘤后可不给予其他治疗;而对组织结构不良、淋巴结阳性、肿瘤标记(NSE、铁蛋白)数值升高、DNA二倍体、N-myc拷贝数>10,手术切除后应常规化疗12个月,必要时还需局部放疗。

Ⅲ期:肿瘤完全切除者,根据组织结构、淋巴结浸润、肿瘤标记、N-myc基因扩增、DNA倍体检测结果,决定放疗剂量(15～30Gy)和术后化疗时间(12～18 个月)。有条件者均应给予骨髓或外周血干细胞移植辅助强化疗。而肿瘤未完全切除,术后化疗 3～6 个月后仍有肿瘤残留或肿瘤标记(VMA、HVA、NSE、铁蛋白)高于正常或淋巴结增大,应给予二次手术或二次探查,行区域淋巴结清扫、肿瘤床剥除,术后化疗 18 个月。肿瘤巨大判断不能切除者,应术前化疗后再施行延期手术。

Ⅳ期:确诊后先给予化疗 3～6 个月,待原发肿瘤缩小、转移病灶消失后再延期手术,术后化疗 18 个月。在术后或化疗后证实骨髓和外周血象有肿瘤浸润者,应给予骨髓或外周干细胞移植辅助强化疗。术后常规放疗 15～30 Gy。

Ⅳs期:可行原发肿瘤切除,术后根据转移病灶变化、肿瘤组织结构和肿瘤标记变化,决定是否给予化疗,放疗应慎用。最近有学者主张Ⅳs期(骨髓的累及＜10% 有核细胞)行观察和支持疗法,以期待肿瘤的自然凋亡;如Ⅳs期病例存在 *MYCN* 扩增、Shimada 组织学不良型和二倍体性等预后不良因素,可给予化疗。

### (2) 化疗和放疗

早期病例仅通过手术切除即可治愈,但对进展期的病例,化疗是必须的治疗手段。化疗药物可单一使用也可联合应用,药物有长春新碱、环磷酰胺、异环磷酰胺、多柔比星、顺铂、卡铂、异丙铂、依托泊苷、替尼泊苷和达卡巴嗪等。近年来的治疗进展主要体现在肿瘤化疗耐药性、维 A 酸诱导细胞分化以及造血干细胞移植前骨髓的纯化方法。随着骨髓移植技术在白血病治疗方面的广泛应用,造血干细胞移植术亦逐渐用于神经母细胞瘤。治疗后的长期随访资料显示,生存率在 30%～40%,优于单用大剂量化疗的方案。放疗仅适于高度危险病例。有报道显示,在肿瘤全切或次全切后对瘤床进行局部放疗,可降低复发率。术中放疗技术可保护更多的正常组织,且可使用较大剂量,亦适用于儿童患者。

### (3) 初期的外科处理

初期的外科处理需依靠影像学和临床检验结果进行综合评估。有转移的患儿如在诊断时或化疗前即行手术切除,既增加了并发症,也不能提高生存率。在这种情况下试图一举切除肿瘤,可使肾血管遭受严重损害,因肾缺血坏死导致肾切除的机会大增。这些并发症还使化疗延期。因此,如果确认肿瘤已发生转移,初期的处理应是做足够量的肿瘤活检。仅在瘤体较小、局限、易切除时行原发瘤切除术。在大多数情况下需行切开活检,可通过微创技术或小切口(≤5～6 cm)活检。大切口则使伤口的愈合期延长从而使化疗延期,应尽量避免。切开活检时先打开肿瘤假被膜,在肿瘤表面做一个环形小切口,切口的直径≤1～2 cm,表面血管用双极电凝处理。活检处用可吸收止血材料(如明胶海绵)填塞,利用保留的肿瘤假膜做包裹缝合,通常可有效止血。取得足够的符合病理检查质量的瘤组织对诊断和预后评估至关重要。一般而言,肿瘤活组织需 ≥1 cm³。初期外科处理还包括化疗用管道的植入。

### (4) 决定性外科治疗

神经母细胞瘤常与椎骨、大血管粘连,可包裹主动脉、腔静脉以及它们的重要分支。切除肿瘤时需分离这些重要的结构,根治术所要求的切缘镜下无瘤实际上难度很大。因此,完全切除的概念应为切除肉眼可见、可触及的所有肿瘤组织,称为肉眼下完全切除(gross total resection)。而部分切除(如切除 50%～90%)均属不完全切除,对提高生存率并无帮助。神经母细胞瘤的肉眼下完全切除有助于肿瘤局部控制,有报道称可在一定程度上提高Ⅲ和Ⅳ期病例的整体生存率。对于中、高度危险的病例,术前化疗是重要的治疗措施,也为决定性手术创造了尽可能好的条件。临床分析显示,神经母细胞瘤化疗后体积的缩小呈下降的曲线,一般在第 3 个疗程后达到平台期。此时的肿瘤组织学表现为大量基质,其间散在分布着岛状的恶性神经母细胞及神经节细胞(节神经母细胞瘤),这对手术时机的选择具有指导意义。

手术的目标应是切除所有可见和可触及的恶性组织。需大的暴露切口,宜在肿瘤边缘处将包裹大血管的瘤体逐步剖开并逐块切除,从而便于血管的进一步暴露和分离。以腹膜后神经母细胞瘤为例,原发于肾上腺及脊柱旁交感神经链,经腹腔手术暴露较好。进入腹腔后探查患侧肾脏和肿瘤附近的淋巴结,注意肿瘤与附近血管的粘连。术者应根据探查结果决定是否切除肿瘤及其操作范围。如肿瘤包绕主动脉或下腔静脉,两者间虽有紧密粘连,但一般仍存在一定的间隙,相比之下分离开动脉更容易些(图 77-2)。Ⅰ期手术尤其是未行术前化疗者,肿瘤血管丰富、脆弱,易出血,更应细心操作,避免发生意外。

中、高度危险病例伴有硬膜外肿瘤侵犯、出现脊髓压迫症状时,一般用化疗。虽然化疗、放疗和椎板切除术这 3 种方法都能有效地去除对脊髓的压迫,但后两者有导致脊柱侧凸等并发症的缺点,宜避免选用。

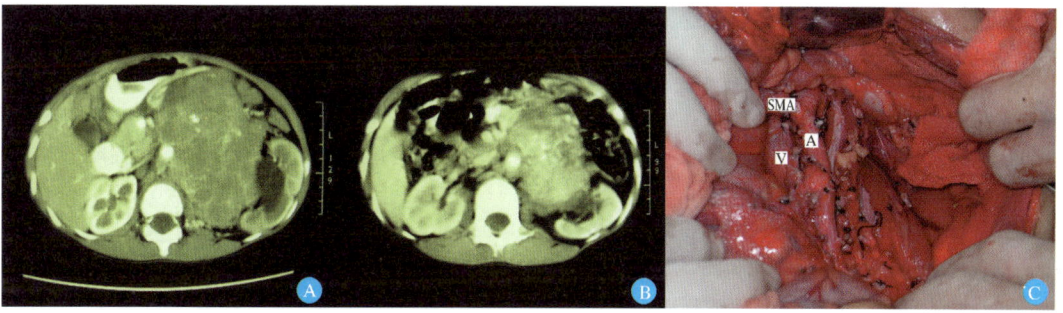

图 77-2　神经母细胞瘤经化疗缩小后的完全切除

A. 化疗前 CT 影像,腹膜后左肾内侧巨大肿块；B. 化疗后肿块明显缩小；C. 腹膜后神经母细胞瘤已切除,可见腹主动脉、下腔静脉、肠系膜上动脉

## 77.3.7　预后

预后不良因素包括:①年龄>1 岁；②疾病分期为Ⅲ期、Ⅳ期；③组织学不良分型；④1 号染色体短臂异常；⑤瘤细胞 DNA 含量为二倍体、近二倍体或四倍体⑥N-myc 拷贝数>10；⑦血清铁蛋白(SF)≥150 mg/L；⑧血清 LDH≥1 500 IU/L；⑨NSE≥100 ng/ml。综合这些因素将肿瘤分为低度、中度和高度危险 3 组可较好地预示疾病的转归(见表 77-5)。目前,低危病例的生存率>90%,中危病例为 70%~75%,高危病例仅为 25%~30%,而 3 年的总生存率为 50%。复旦大学附属儿科医院外科近年通过规范化和个体化的综合治疗,改进解剖腹膜后大血管的手术技术,使疗效有了明显提高。2000 年后收治的 106 例资料显示,肿瘤的肉眼下完全切除率从 2000 年前的 18.9% 提高到 53.0%,其中Ⅵ期病例为 44.6%；总体 5 年生存率从 39.6% 提高到 52.3%,其中Ⅵ期病例也从 11.1% 提高到 29.8%。

## 77.3.8　问题与展望

日本和加拿大曾通过尿儿茶酚胺代谢产物对 6 个月婴儿进行神经母细胞瘤筛查,虽然提高了肿瘤的诊断率并及时手术干预,但并没有使进展期病例的例数和死亡率下降。筛查出的大多为局限、生物学良好型肿瘤。这些证据表明,这些肿瘤一般不会发展成为威胁生命的进展期肿瘤,其中大部分在观察期间自然完全消退,仅做期待观察具有合理性,而外科手术和化疗并非是必要的治疗措施[18]。故有学者建议将筛查年龄推迟至 12~18 个月,此时的死亡率与 6 个月时相似,但较少出现过度诊断和治疗的弊端。目前仍需进行大样本长时期研究以确认这些结果。

随着分子生物学技术的发展,新的生物学因子不断发现,将使患者的危险程度分组更为精确,可更好地预测预后。进展期神经母细胞瘤的手术时机和价值仍需进一步阐明,亟待发展低毒性的化疗药物和骨髓移植方法。对新的癌基因尤其是与化疗耐药相关基因的研究,将有助于寻找更合适的治疗方案,为常规化疗无效的病例提供更有效的药物。染色体缺失或等位基因丢失的研究可能最终催生转基因技术的应用。肿瘤分化和消退因子的进一步阐明,可能使药物诱导分化治愈神经母细胞瘤成为现实。免疫治疗虽已研究多时,但目前仍无定论,但单抗药物已在儿童恶性实体肿瘤治疗中发挥作用,初显令人鼓舞的应用前景。

## 77.4　肾母细胞瘤

肾母细胞瘤(nephroblastoma)从胚胎的后肾胚基发展而来,由极其类似肾母细胞的成分所组成,并由德国医师 Wilms 首先报道,亦称 Wilms 瘤。肾母细胞瘤是儿童时期最常见的腹部恶性肿瘤,约占所有儿童恶性肿瘤的 6%。近 30 年来,肾母细胞瘤的治疗发生了较大演变,生存率已有明显的提高。该进步应归功于国际协作,美国 Wilms 瘤研究小组(NWTS)和欧洲小儿实体瘤国际协会(SIOP)等学术组织长期、大量的临床试验和不断更新的治疗方案。

### 77.4.1　病因学

肾母细胞瘤的病因尚不清楚。有学者观察到肾母细胞瘤常伴先天畸形,如先天性虹膜缺如、偏身肥大、Beckwith-Wiedemann 综合征和泌尿生殖器畸形等,据报道伴发率占13%～26%,提示肿瘤的发生与这些综合征有相似的遗传物质异常。但流行病学调查发现,肾母细胞瘤的家族易感性较为少见,仅1%的病例存在家族史。

近来认为,后肾胚基分化迟滞或延迟可能与该肿瘤的发生有关。有研究发现,在肾母细胞瘤旁的肾组织中可见到由未分化的胚基细胞和上皮细胞组成的局灶性结构,认为是成熟的肾组织中残留的未成熟肾源性结构,称为肾源性剩余(nephrogenic rest, NR),并认为肾源性剩余可能是肾母细胞瘤的前期病变。推测在某些因素的作用下,肾源性剩余的分化停止或迟滞,导致肾源性剩余残留,最终形成肾母细胞瘤。

动物实验显示,用1,2-二甲基肼(1,2-dimethylhydrazine, DMH)注射于Wistar幼鼠皮下,1年后50%的大鼠发生肾母细胞瘤。该动物模型具有重复性好、致瘤率高的特点,提示化学物质是该肿瘤的诱发因素。维生素A参与生物胚胎发育和脏器的形成,对细胞的诱导分化起重要作用。复旦大学附属儿科医院通过1,2-二甲基肼诱发的大鼠肾母细胞瘤模型,同时喂饲缺乏维生素A的饮食,发现成瘤率提高,肾源性剩余的数目增多,该结果表明维生素的缺乏状态可能也是该肿瘤发生的原因之一[19,20]。

## 77.4.2 病理学与分子生物学特征

肾母细胞瘤大部分是散发的,但对遗传相关病例的研究可使我们对该肿瘤的分子生物学基础有更好的了解。一般认为,恶变过程兼有单一基因的改变和多基因的共同作用。家族性显性遗传的肾母细胞瘤少见,仅占儿童肾母细胞瘤的1.5%,相关的基因异常也已经明确。

(1) *WT1* 基因

*WT1* 基因属抑癌基因,定位于11号染色体短臂13(11p13)[21]。*WT1* 编码转录因子,对肾脏和性腺的发育非常重要,氨基酸顺序与胚胎早期反应蛋白广泛同源,因而抑制胚胎早期反应蛋白对细胞增殖的作用而使细胞分化成熟。当该基因丢失或突变,后肾输尿管芽上方聚集的间质细胞由于缺乏 WT1 蛋白的诱导而只能向间质细胞分化,导致细胞增殖失控和分化异常。已知WAGR综合征是一种在儿童中易于辨认的基因异常表型,病变包括肾母细胞瘤、无虹膜症、泌尿生殖器畸形和智力发育障碍。研究表明,有该综合征的患儿中均存在11p13的结构性缺失,突变的WT1蛋白表现出显性的阴性功能,但散发型肾母细胞瘤只有6%～18%患者有该基因突变。研究还提示,WAGR综合征患者中的虹膜缺如是*PAX6*基因拷贝丢失的结果,而*PAX6*就在11号染色体与*WT1*基因邻近的部位。Denys-Drash综合征包括肾母细胞瘤发病率高、假两性畸形和肾小球硬化,这些病变也与*WT1*基因DNA结合位点的突变有关。

(2) *WT2* 基因

有关染色体异常的研究发现,部分肾母细胞瘤患者在*WT1*基因的染色体远端即11号染色体的端粒端(11p15)有遗传物质的丢失,提示是肾母细胞瘤的另一易感基因,命名为*WT2*。Beckwith-Wiedemann综合征是一种先天性过度生长综合征,有多种生长异常同时易患肾母细胞瘤等多种恶性肿瘤,该综合征中也有该位点的基因杂合性缺失,因而可以解释该综合征的肾母细胞瘤易发倾向。在11p15位点内尚有其他一些候选基因,如胰岛素样生长因子-2(*IGF-2*)、*H19*和*p57kip2*。这3个基因表达都局限于一个等位基因(分别为父系、母系和母系),称为基因印迹。在Beckwith-Wiedemann综合征和肾母细胞瘤中,11p15的母系等位基因丢失,留下有活性的父系*IGF-2*印迹基因,使细胞生长周期中的母系印迹基因拷贝失衡,*H19*和*p57kip2*的表达亦受抑制,从而导致各种异常。

(3) 其他基因

约20%的肾母细胞瘤中有16号染色体长臂的丢失,常导致预后变差,并且是独立于肿瘤分期或病理类型的因素,这一缺失可能与预后有关而与肿瘤的发生关系不大。1号染色体短臂丢失亦见于10%的肾母细胞瘤,可能与肿瘤预后相关,但该异常独立存在的意义尚不清楚。p53基因突变在儿童肿瘤中并不多见,但在间变型肾母细胞瘤中却有非常高的检出率,可能是该型肿瘤对标准治疗方案效果不佳的原因。细胞分裂过程中端粒酶有保持染色体长度的作用,端粒酶活性增高常预示预后不佳,肾母细胞瘤甚至是组织学良好型亦有该活性增高的现象,提示肿瘤复发的风险增大。除此之外,还发现4、14、17、18号染色体与肾母细胞瘤的发生发展有一定关系。

(4) 组织学分型与临床病理分期

由于肿瘤起源于未分化的后肾胚基,可形成肾的各种成分,是胚基、间叶和上皮组成的恶性混合瘤。瘤体大小不一,覆有薄层假被膜,切面均匀呈鱼肉状、灰白色,有坏死、出血或囊性变。镜下可见未分化的上皮性和间质性的混合组织。有间质性组织演变而来的横纹肌、平滑肌、结缔组织、黏液组织、神经纤维、脂肪和软骨等成分,上皮性组织则分化为不规则的腺样结构或形似肾小球的团块。肿瘤增长极快,可直接穿破被膜侵及邻近的器官和组织,或转移至局部淋巴结、肺、肝或骨等部位。

依据瘤体细胞的分化程度和预后相关性,将其分为两种类型:①组织结构良好型(favorable histology,FH),即无间变的肾母细胞瘤,89%的肾母细胞瘤病例属FH;②组织结构不良型(unfavorable histology,UH),进一步分为间变型(anaplastic,占4.4%)、透明细胞肉瘤(clear cell sarcoma of kidney,CCSK,占4%)和恶性横纹样瘤(malignant rhabodoid of kidney,占2.3%)。间变型肿瘤细胞的细胞核型多样、染色加深,细胞核体积增大,核分裂增多并有多极核分裂象,超二倍体细胞数量增多。根据间变成分的多少,还可将间变型肿瘤分为局灶性和弥漫性两类,其中间变结构≤10%的称为局灶性间变,>10%者为弥漫性间变。间变型肾母细胞瘤在年龄≤2岁的儿童中少见。透明细胞肉瘤由多角形细胞或星形细胞形成网状结构,细胞质淡染,细胞核较小,核仁不明显。患者男性居多,易发生扁骨转移,颅骨尤为多见。恶性横纹样瘤的细胞形态单一,细胞质嗜酸性,内有互不交错的丝样结构。该类型在年龄≤2岁儿童较多见,常有双侧肾受累,也可发生在肾外。该肿瘤浸润性强,早期即有淋巴和血行转移,是所有肾母细胞瘤中预后最差者[22]。

需与肾母细胞瘤鉴别的肾脏肿瘤有肾母细胞瘤(nephroblastoma)。该病变表现为弥漫或多灶性肾源性剩余结构,一般认为是良性病变,但有潜在的恶性可能。先天性中胚层肾瘤(congenital mesoblastic nephroma)多发生于年龄≤3个月的婴儿,组织学特点为大小一致的梭形细胞,交错排列,可有不成熟的肾小球和小管。一般呈良性过程,完全切除后罕见复发或转移。然而细胞性或非典型性先天性中胚层肾瘤为特殊类型,可见肿瘤细胞的有丝分裂象,在年龄>3个月的患儿中较为常见,且有复发和转移的报道,应作为潜在恶性肿瘤对待。由于这些肿瘤的病理学特性和临床转归都与肾母细胞瘤有很大区别,现已不属肾母细胞瘤的范畴。

临床病理分期与病情、治疗方案及影响预后的因素有密切关系,诸如肿瘤是否浸润被膜、扩展至肾静脉及下腔静脉,有无肾外局部扩散、术中破溃或全腹膜播散,能否将肉眼所见肿瘤全部切除等。当前最主要的预后因素是肿瘤的组织结构、原发肿瘤的完整切除、转移病灶和双侧肿瘤。因此,NWTS-5提出的临床病理分期方法(表77-6),更符合客观实际,可更合理地制订治疗方案。

表77-6 肾母细胞瘤的临床病理分期

| 期别 | 依据 |
|---|---|
| Ⅰ期 | 肿瘤局限于肾内,完全切除。肾被膜未受侵犯,肿瘤切除前无破溃或未做活检(细针穿刺除外),肾窦血管未受侵犯,切缘未见肿瘤残留 |
| Ⅱ期 | 肿瘤已扩展到肾外,但完全切除。肿瘤有局部扩散,如穿透肾被膜达周围软组织或肾窦受广泛侵犯,肾外(包括肾窦)的血管内有肿瘤,曾做过活检(细针穿刺除外),或术前、术中有肿瘤溢出但仅限于胁腹部,切缘未见肿瘤残留 |
| Ⅲ期 | 腹部有非血源性肿瘤残留。可有以下任何情况之一:①活检发现肾门、主动脉旁或盆腔淋巴结有肿瘤累及;②腹腔内有弥漫性肿瘤污染,即术前或术中肿瘤溢出胁腹部以外;③腹膜表面有肿瘤种植;④肉眼或镜检可见切缘有肿瘤残留;⑤肿瘤浸润局部重要结构,未能完全切除;⑥肿瘤浸润穿透腹膜 |
| Ⅳ期 | 血源性肿瘤转移,如肺、肝、骨、脑转移等,腹部和盆腔以外的淋巴结有转移 |
| Ⅴ期 | 在诊断时已有双肾累及。还应按上述标准对每一侧进行分期 |

## 77.4.3 临床表现

90%的患者以腹部肿块和腹围增加为首诊原因。肿块一般位于一侧上腹季肋部,表面光滑、实质性、中等硬度、无压痛,较固定。肿瘤巨大者可超越中线引起一系列压迫症状如下肢水肿、腹壁静脉怒张等。约1/3的患者可因肿瘤浸润或压迫邻近组织器官、出血坏死而引起腹痛,偶因肿瘤破溃出血以急腹症就诊。发热是常见的症状,多为低热,系肿瘤释放致热源所致的肿瘤性发热,提示肿瘤进展较快。肿瘤坏死、出血吸收也可引起发热,但不常见。

10%～15%的病例有肉眼血尿,提示肿瘤已侵犯集合系统。据报道30%～60%的患者有高血压,但常被忽视。高血压一般是由于肿瘤压迫造成肾组织缺血,导致肾素分泌增加,也可能是肿瘤分泌肾素的直接结果。贫血多由于肿瘤内出血、肿瘤消耗所致,红细胞增多症则往往是肿瘤自身分泌促红细胞生成素的结果。肿瘤压迫引起的精索静脉曲张罕见,肿瘤转移的相关症状如咳嗽也不多见,其他更为罕见的表现还有睾丸肿大、充血性心力衰竭、急性肾衰竭、低血糖、Cushing综合征以及肿瘤脑转移引起的脑积水。

肾母细胞瘤可伴发各种先天性畸形,如虹膜缺如、偏身肥大、Beckwith-Wiedemann综合征及泌尿生殖器畸形等。一般而言,肾母细胞瘤患者全身情况较好,这与神经母细胞瘤不同,晚期病例则有消瘦和恶病质表现。

## 77.4.4 诊断与鉴别诊断

当发现小儿上腹部肿块,初诊为肾肿瘤时B超检查为首选的检查方法。超声检查有助于鉴别肾积水等囊性病变,明确有无肾静脉和下腔静脉侵犯。X线平片可见肿瘤部位偶有散在或线状钙化影。肺部是最好发的转移部位,胸部正位和侧位片可以发现转移灶。对于胸片阴性的患儿一般不需再做CT检查,因为此时CT发现的肺内细小结节往往不是肿瘤性病变。CT扫描可显示肿瘤位于肾内,与正常肾实质和集合系统的关系,辨别肾周和腔静脉、主动脉周围有无淋巴结肿大,同时可评估对侧肾的情况(图77-3)。肾动脉造影对肾母细胞瘤的术前评估帮助不大,绝大多数患者没有必要做此项检查。对于临床怀疑存在大血管瘤栓、双侧肾病变或B超无法与神经母细胞瘤鉴别者,MRI检查有一定帮助。

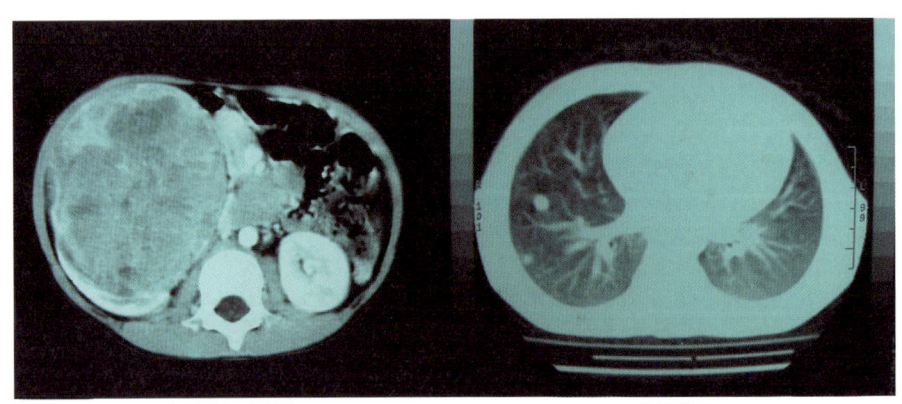

右肾内巨大肿块　　　肺转移灶

**图77-3　肾母细胞瘤CT影像**

肾母细胞瘤至今尚无诊断性肿瘤标记。与神经母细胞瘤等肿瘤相鉴别时,可进行尿VMA和HVA,以及血LDH、AFP、NSE等定量检查。

### 77.4.5 治疗

一般采用先手术然后配以化疗和放疗的综合疗法。

(1) 术前评估

术前诊断必须了解3个主要问题:①对侧肾脏是否正常?因为肾母细胞瘤的治疗是一侧肾切除;②肿瘤是否转移?由于肾母细胞瘤生长迅速,首次发现时已有相当大的体积,虽然初步检查似乎是局限的,但临床上往往有15%的病例已发生转移;③肿瘤能否切除?肿瘤位于肾被膜内,虽可压迫、推移周围脏器,但很少侵入邻近组织。术前还必须了解瘤栓是否侵入肾静脉、下腔静脉乃至右心房,以便制订适当的治疗方案。

(2) 术前化疗

在如何掌握肾母细胞瘤的术前化疗适应证方面,NWTS和SIOP各执己见。NWTS提倡直接切除原发肿瘤而不需要术前辅助化疗或放疗,而SIOP则在肾切除前应用术前化疗。但这两个组织在下列情况处理意见相同,均用术前化疗:双侧肾母细胞瘤、孤立肾的肾母细胞瘤、肿瘤侵犯到肝静脉以上的下腔静脉、探查术中发现肿瘤无法切除。术前化疗宜在活检证实病理性质和分型后进行[22]。

**(3) 术前准备**

一般情况下肾母细胞瘤患者不需要特殊的术前准备。但肿瘤巨大特别是肿瘤包绕下腔静脉者,术中可能发生大出血,因此术前必须行中心静脉插管,以便监测中心静脉压和必要时快速补充血容量。此外,可予桡动脉插管准确监测血压和随时做血气分析,留置导尿监测尿量。

**(4) 手术要点**

外科手术对肾母细胞瘤的治疗过程举足轻重,完善的手术有助于精确的分期和决定下一步的治疗。外科手术的首要任务是完整切除原发肿瘤,尽量减少肿瘤的破溃和溢出,精确地评估肿瘤的范围[23]。

根治性手术切除应采用经腹切口以求有效地暴露和全面地探查。任何怀疑为转移灶的病变必须进行活检。在切除原发肿瘤前,应触摸和观察对侧肾脏以排除双侧性病变。经验提示,如能切开对侧肾周筋膜,仔细观察和触摸肾脏的前面和后面,有时会发现影像学未能显示的小病灶。NWTS 的有关资料也支持这一操作的必要性,由此发现的对侧小病灶往往属组织结构不良型。在切除原发肿瘤前尽可能先处理肾蒂血管。由于首先结扎肾静脉会导致血液回流受阻,肿瘤淤血肿胀,脆性增加,容易发生肿瘤破裂和静脉破裂,因此在技术上可实行首先分离结扎肾动脉,使瘤体缩小、脆性降低,便于分离切除瘤。但在实际操作过程中,往往因肿瘤较大而难以做到,甚至有可能会损伤肠系膜动脉、腹腔干和主动脉,尤其处理左侧巨大肿瘤时常见,因此当肿瘤巨大、显露肾蒂困难时不必强求。在这种情况下,如果先切除肿瘤,再结扎肾动、静脉,风险就会降低。所幸的是,临床经验提示结扎肾蒂的时机并不影响预后。此外,处理肾静脉前应仔细而轻柔地触摸肾静脉和下腔静脉中有无瘤栓,确保在瘤栓的近心端结扎肾静脉,同时慎防瘤栓脱落。

在肿瘤切除之前最好不要进行肿块活检,尽可能仔细地进行分离,可以避免肿瘤包膜破溃和组织溢出。泄漏一旦发生,要正确地处理污染区域。应尽量将溢出物局限于肿瘤床,使分期限于Ⅱ期而不是弥漫性腹腔污染的Ⅲ期,因为Ⅲ期的患儿将接受全腹腔的照射并要在化疗方案中加入对心脏有毒性作用的多柔比星。肾母细胞瘤一般很少侵犯周围的组织结构,但可与邻近的组织粘连。如果很难分离,可以连同周围的组织一并切除,此时的肿瘤仍属Ⅱ期,从而降低了化疗的强度。如肝脏受到侵犯,可以施行连同肿瘤在内的肝组织楔形切除,尽可能避免肿瘤组织溢出和肝床的肿瘤残留。临床上有时会遇到肿瘤术前破溃的情况,血腹或血肿即提示已有大量的肿瘤细胞溢出于腹腔之内,应划分为Ⅲ期。如果肾上腺与肿瘤不相贴,应保留肾上腺;如果肿瘤长在肾脏上极,与肾上腺关系密切,则应切除同侧肾上腺。术中尽可能低地结扎输尿管。

清扫任何有怀疑的淋巴结或进行淋巴结活检,特别是沿着主动脉和下腔静脉两侧的淋巴结活检尤为重要,因为肉眼判断为阴性的淋巴结可能在病理上为阳性从而影响分期。由于钛夹不会干扰 CT 扫描,切除淋巴结的部位宜使用钛夹标记,钛夹也可放置在肿瘤床或任何怀疑有肿瘤转移的部位。

静脉和动脉腔内瘤栓约占肾母细胞瘤患儿的4%,但这并不影响患儿的生存率。如有可能,应在术前通过超声、MRI 进行瘤栓的定位。对于肝下的瘤栓可经腹用球囊导管取出。清除自由飘浮的瘤栓较容易,因此该类病例可判定为Ⅱ期;如果瘤栓侵犯血管壁或与血管壁紧密粘连,则应定为Ⅲ期。如果瘤栓延伸至肝静脉或至右心房,可通过胸腹联合切口或切开膈肌膜部暴露下腔静脉和右心房,并在体外循环下取栓。

**(5) 术后并发症**

NWTS-3 的资料显示,1 910 例Ⅰ期肾切除的患儿共有 495 项并发症(19.8%)。最常见的并发症是小肠梗阻(6.9%),其次是术中大量出血(5.9%)、伤口感染(3.0%)、血管损伤(1.4%)和其他脏器损伤(1%)。9 例患儿因上述并发症死亡,8 例患儿死于腹膜炎和肠梗阻所引起的脓毒症。导致并发症增加的因素有肿瘤的分期、肿瘤侵犯血管的程度、其他脏器受累的程度以及胸腹联合切口的应用。小肠梗阻的原因,104 例为粘连性肠梗阻,17 例为肠套叠,2 例为内疝,8 例原因不明。71 例的肠梗阻发生于肾切除后的 100 天内,17 例肠套叠中 16 例发生于术后 3 周内。7.6% 的肠梗阻需要再次手术。小肠梗阻发生的概率并没有因为放疗而增加。

**(6) 术后化疗和放疗**

自 1969 年 NWTS 成立以来,肾母细胞瘤的术后治疗不断进步。NWTS 的基本原则是在提高治愈率的同时减少治疗强度和缩短治疗周期,强调依据不同个体的分期和病理学分型实施不同的治疗方案。

NWTS-4 比较了传统的化疗方案和脉冲强化疗方案,认为后者具有更大的优越性。唯一的例外是Ⅱ~Ⅳ期间变型肾母细胞瘤仍沿袭 NWTS-3 的 3 药或 4 药治疗方案。目前 NWTS-4 的综合治疗方案已获广泛采用。

1）组织学良好型　此类肿瘤细胞预后较好，化疗和放疗强度不必过高，以免造成不必要的不良反应。

Ⅰ期：切除患侧肾，术后按 EE-4A 方案化疗，不用放疗。

Ⅱ期：切除患侧肾，术后按 K-4A 方案化疗，不用放疗。

Ⅲ期：尽量切除肿瘤，无法切除者给予化疗 6～12 周，待肿瘤缩小后延期手术切除；术后瘤床照射，剂量为 20 Gy，并按 DD-4A 化疗。

Ⅳ期：术前化疗，延期手术；术后瘤床照射，剂量为 20 Gy，并按 DD-4A 方案化疗。

2）组织学不良类型　此类肿瘤细胞预后差，应加强化疗和放疗，以求提高治愈率。

Ⅰ期：切除患侧肾，术后按 EE-4A 方案化疗，不用放疗。

Ⅱ期：切除患侧肾，术后瘤床照射，剂量为 20 Gy，并按 J 方案化疗。

Ⅲ期：尽量切除肿瘤，无法切除者给予化疗 6～12 周，待肿瘤缩小后延期手术切除；术后瘤床照射，剂量为 20 Gy，并按 J 方案化疗。

Ⅳ期：术前化疗，延期手术；术后瘤床照射，剂量增加可达 40 Gy，并按 J 方案化疗。

3）透明细胞肉瘤　各期均应争取切除原发肿瘤，术后放疗（年龄 <6 个月者除外），并按 DD-4A 方案化疗。

4）恶性横纹样瘤　尚无满意的治疗方案，各期均应争取切除原发肿瘤，术后放疗，化疗可采用 J 方案。

5）Ⅴ期肿瘤　即双侧肾母细胞瘤病例，以往主张瘤体大的一侧做肾切除，另一侧做部分肾切除，如此术后肾衰竭的发生率很高。最近提倡"节约肾单位"手术。具体方案是在现代影像技术的指导下，行双侧肾肿瘤和淋巴结活检，明确病理后化疗，应用 DD-4A 方案，6 周后肿瘤缩小后行部分肾切除术或肿瘤剜除术，以求最大限度保留健康的残余肾功能。双侧病变伴弥漫间变应视作"节约肾单位"手术的禁忌证。该方案亦适用独肾的肾母细胞瘤病例[24]。

6）肺转移性肿瘤　肺转移的患儿通常可以通过联合化疗和放疗得到控制，很少需要切除肺组织。经验表明，三联化疗药物结合全肺野照射的疗效与单纯用手术切除所有转移病灶相同，化疗和放疗后肺部肿瘤复发的概率很低（7%），而放疗相关性肺部疾病并不多见，发生弥漫性间质性肺炎的概率约为 13%。只有在治疗后肺部病变持续存在时才考虑手术切除。

尽管肾母细胞瘤患儿总体预后较好，仍有很多与治疗相关的不良反应。据统计，10 年后二次恶性肿瘤的发生率为 1%，许多二次肿瘤发生在放疗部位。多柔比星相关的心血管问题相对较少。尽管放疗技术有了很大的改革和完善，但放疗所致肌肉骨骼并发症仍是未放疗患儿的 7 倍。

### 77.4.6　预后

30 余年来，肾母细胞瘤患儿的生存率已有明显提高。NWTS 系列研究指出，肾母细胞瘤的预后因素与诊断时年龄、临床病理分期、组织类型以及首先治疗的方法有关。据 NWTS-4 统计，组织学良好型的 4 年生存率Ⅰ期为 97.3%、Ⅱ期为 95.1%、Ⅲ期为 95.2%、Ⅳ期为 81.8%；组织学不良型的 4 年生存率为 73.0%。透明细胞肉瘤Ⅰ～Ⅳ期的 4 年生存率也有 95.8%，但横纹样瘤的疗效差，≤30%。双侧病变的"节约肾单位"手术尚存在肿瘤残余和局部复发的问题。据报道，该术的切缘阳性率为 16%，局部复发率在部分肾切除术为 8.2%，剜除术达 14%，而完全肾切除的复发率仅为 3.2%。病例分析还发现，复发患者中有一些病例预后仍较好，复发后的 3 年生存率可 >40%。这些患者有以下 5 个特点：①肿瘤复发仅限于肺部，为组织学良好类型；②在腹部局部复发，以往未接受过放疗；③原发肿瘤为Ⅰ期；④复发前仅用过两种药物治疗；⑤肿瘤复发距切除术的时间 >12 个月。对于这些患者仍可用脉冲强化疗进行补救治疗。复旦大学附属儿科医院外科近年的疗效也有明显提高。2000 年后收治的 63 例资料显示，肿瘤的完整切除率为 88.9%，总体 5 年生存率从 2000 年前的 68.5% 提高到 77.8%。

### 77.4.7　问题与展望

肾母细胞瘤的治疗将更加个体化，从而降低治疗相关死亡率而不影响无瘤生存率。NWTS 指出，Ⅰ期的亚组患儿，即年龄 <2 岁、瘤重 <550 g 者有很好的预后。如果将这些信息与病理分期结合作进一步的细化分组，或可明确不需术后辅助化疗的病例。依据细胞遗传学研究的进展，16q 杂合性缺失的Ⅱ期和Ⅲ期病例可能需要更强的化疗；而Ⅲ期不伴淋巴结转移或无 16q 杂合性缺失的病例，则可免用放疗或多柔比星。细胞遗传学和细胞形态学技术也可

用来预测肿瘤对治疗的反应。如果研究能揭示局灶性间变型病例具有良好的预后,则可对Ⅱ~Ⅳ期组织结构不良型的治疗方案进行修改。不断发现新的肿瘤生物学标记,将有助于肾母细胞瘤的诊断和复发监测,具有应用前景的标记包括血清血管紧张肽原酶和透明质酸钠等。此外,继续开展流行病学研究,查明发病的环境因素和遗传学病因以达到肿瘤的一级预防,仍然是我们的不懈追求。

## 77.5 横纹肌肉瘤

横纹肌肉瘤(rhabdomyosarcoma)是小儿软组织恶性肿瘤中最多见的一种,恶性程度极高,有早期侵犯局部结构的倾向,晚期通过血源性和淋巴管发生远处转移。该肿瘤好发于成人的四肢和躯干,但在儿童可起源于任何部位,包括正常情况下不含有横纹肌的输尿管等组织。横纹肌肉瘤在儿童软组织肿瘤中占10%~15%,占儿童所有肿瘤的6%。男孩多见,男女性之比为1.5:1。

### 77.5.1 病因学

许多遗传综合征可与横纹肌肉瘤伴发,如Beckwith-Wiedemann综合征伴11p15位点的杂合性缺失、神经纤维瘤病伴17q11位点NF-1基因异常、Li-Fraumeni综合征(罹患乳腺癌、成胶质细胞瘤、骨肉瘤、白血病和横纹肌肉瘤等家族性肿瘤)位于17p3的p53基因突变。横纹肌肉瘤的其他危险因素包括母亲服用大麻或可待因、胎儿乙醇综合征、放射线接触史、患儿出生时有窒息史等,也见于基底细胞痣综合征的家族。

### 77.5.2 病理学与分子生物学特征

横纹肌肉瘤属"小圆、蓝细胞"肿瘤家族,需与该家族的神经母细胞瘤、淋巴瘤、原始神经外胚层肿瘤相鉴别。横纹肌肉瘤的组织学类型分为胚胎型、腺泡型、多形型和未分化型,儿童主要为胚胎型和腺泡型两种类型。胚胎型横纹肌肉瘤是最常见的组织类型,约占60%,预后较好。葡萄簇状横纹肌肉瘤和梭形细胞性横纹肌肉瘤是胚胎型横纹肌肉瘤的两个亚型。葡萄簇状横纹肌肉瘤发生于黏膜下,梭形细胞性横纹肌肉瘤常见于睾丸旁。这两种亚型的预后较好。腺泡型在儿童横纹肌肉瘤病例中占20%,细胞呈索状生长、成簇,有丰富嗜伊红胞质。腺泡型最常见的部位是四肢、躯干和会阴部,该型的区域淋巴结和骨髓转移发生率高,复发率亦高,预后最差。多形型横纹肌肉瘤在婴儿和儿童相对少见。有些肿瘤含有混合的不同细胞类型成分。

美国横纹肌肉瘤研究组(Intergroup Rhabdomyosarcoma Study Group,IRS)的病理学中心将儿童横纹肌肉瘤分为预后良好、预后中等和预后不良3种组织类型:预后良好类型有葡萄簇状和梭形细胞性胚胎型横纹肌肉瘤,预后中等类型包括一般的胚胎型和多形型,而腺泡型和未分化型属预后不良类型。尽管如此,仍有10%~15%病例的组织类型确定十分困难。

横纹肌肉瘤没有特异的肿瘤标记,但电镜检查、流式细胞仪测定、免疫组化和肿瘤特异性基因检查对明确细胞来源和区别各种组织类型有一定帮助,肿瘤的染色体检测也有助于与其他"小圆、蓝细胞"肿瘤相鉴别。目前的分子生物学特征检测在疾病风险分级和制订治疗方案方面更具实用价值。研究表明,胚胎型横纹肌肉瘤表现为11p的杂合性缺失和1p11~1q11的点突变。典型的胚胎性横纹肌肉瘤呈DNA超二倍体性,伴有染色体2、12、13、18的易位变长。腺泡性横纹肌肉瘤有染色体13的FKHR基因和染色体2的PAX3或染色体1的PAX7的易位,DNA为近四倍体,具特征性。近来还发现许多具有预后和治疗价值的基因,包括p53、mdm-2、COX-2、MMP-2、MYCN和IGFR-1等[25]。

### 77.5.3 临床表现与诊断

据IRS-Ⅲ资料,诊断时患儿年龄<1岁者占6%,1~4岁占35%,5~9岁占25%,10~14岁占21%,年龄>15岁占13%,少数为新生儿期发病的先天性横纹肌肉瘤。儿童横纹肌肉瘤有两个发病高峰,第1个发病高峰年龄为2~5岁,70%的病例确诊时年龄<10岁;第2个高峰在12~18岁。横纹肌肉瘤可发生在儿童的任何部位,因不同部位而引起不同的症状和体征。胚胎葡萄簇状型横纹肌肉瘤,多发于黏膜下层,进而侵犯肌层,突入膀胱、阴道、子宫、鼻咽部、胆管和腹膜腔内,外观常呈息肉状或葡萄串状肿块。胚胎梭形细胞横纹肌肉瘤常表现为睾丸旁肿块。腺泡型肿瘤好发于四肢、躯干和会阴,易发生局部淋巴结和骨髓浸润,肿瘤复发率高。多形细胞型在婴儿和儿童较少见。少部分婴儿患先天性横纹肌肉瘤,表现为新生儿期腺泡型肿瘤,皮肤、大

脑有转移,死亡率极高。

诊断依据各种医学系检查,但最终需组织学来确诊。诊断时进行治疗前分期和临床分组极为重要,与治疗预后密切相关。除原发肿瘤的术前影像学评估外,还需摄胸片、骨髓穿刺、放射性核素扫描,必要时行区域淋巴结活检。

### 77.5.4 分期

国际上沿用的横纹肌肉瘤分期方法主要有两种。一种是国际儿科肿瘤研究协会的治疗前分期法(TNM 分期系统),依据肿瘤的原发部位、大小、区域淋巴结有无受侵以及有无远处转移而定。另一种是美国横纹肌肉瘤研究组的手术后临床分组法(IRS 分组法),根据初期手术后肿瘤是否完全切除、有无残留、原发肿瘤所在区域的淋巴结和远处淋巴结的受侵情况等而定。目前主张应用这两种分期法综合判断,有助于危险程度的评估和治疗方案的选择[25]。

**(1) 治疗前分期(TNM 分期)**

应用术前物理检查和影像学检查,根据原发病灶的部位、大小(直径≤5 cm 或 >5 cm)、有无区域淋巴结受侵和远处转移等分为 1~4 期(表 77-7)。淋巴结评估在治疗前分期中十分重要,任何临床扪及或影像学提示的肿大淋巴结都需做组织学检查,淋巴结解剖可采用开放手术或腹腔镜技术。应行积极的淋巴结切除性活检而非根治性淋巴结清扫,因为这不是治疗措施而是诊断手段。前哨淋巴结分布图有助于分期的判断,表 77-8 为区域淋巴结的解剖学定义[26]。应认识到区域淋巴结阳性与转移之间的区别。如果区域淋巴结阳性,则应检查其远处的淋巴结;如果远处淋巴结也呈阳性,则称为转移性病变。发生转移性病变的患儿危险程度增加,治疗方案亦有所不同。例如上肢横纹肌肉瘤的远处淋巴结是指锁骨上淋巴结或斜角肌淋巴结,下肢的远处淋巴结是指髂窝淋巴结或主动脉旁淋巴结,睾丸旁横纹肌肉瘤的远处淋巴结则指肾静脉水平以上的同侧腹主动脉旁淋巴结。

**表 77-7 横纹肌肉瘤的治疗前分期(TNM 分期)**

| 期别 | 部 位 | 肿瘤状况 | 大小(a 或 b) | 淋巴结累及 | 转移 |
|---|---|---|---|---|---|
| 1 | 预后较好部位 | T1 或 T2 | ≤或 >5 cm (a 或 b) | N0 或 N1 或 NX | 无(M0) |
| 2 | 预后不良部位 | T1 或 T2 | ≤5 cm (a) | N0 或 NX | 无(M0) |
| 3 | 预后不良部位 | T1 或 T2 | >5 cm (b) | N1 | 无(M0) |
|   | 预后不良部位 | T1 或 T2 | ≤或 >5 cm (a 或 b) | N0 或 N1 或 NX | 无(M0) |
| 4 | 不限 | T1 或 T2 | ≤或 >5 cm (a 或 b) | N0 或 N1 | 有(M1) |

注:1. 预后较好部位:眼眶、头颈部(不包括脑膜旁)、泌尿生殖系统(不包括膀胱和前列腺)。
2. 预后不良部位:脑膜旁、膀胱和前列腺、四肢、躯干、腹膜后、胃肠道、胆管、胸腔、会阴、肛门旁。
3. T1:肿瘤局限于原发病灶的解剖范围内;T2:肿瘤超出原发灶解剖范围和(或)肿瘤与周围组织固着;a:肿瘤直径≤5 cm;b:肿瘤直径 >5 cm;N0:区域淋巴结阴性;N1:区域淋巴结受累;NX:淋巴结情况不明或肿瘤位于不能评价淋巴结的部位;M0:无远处转移;M1:有远处转移。
4. 区域淋巴结肿大:根据触诊或 CT 评估;远处转移:根据影像学诊断,除骨髓穿刺外,不必有组织学依据。

**表 77-8 各肿瘤部位所属的区域淋巴结**

| 肢体肿瘤 | | 宫颈和子宫 | 盆腔、肾动脉平面或以下的腹膜后淋巴结 |
|---|---|---|---|
| 下肢 | 腹股沟、大腿、腘淋巴结 | | |
| 上肢 | 腋窝、上臂、肱骨内上髁、锁骨下淋巴结 | 睾丸旁 | 盆腔、肾动脉平面或以下的腹膜后淋巴结 |
| 泌尿生殖系统肿瘤 | | 阴道 | 髂总动脉部或以下的盆腔腹膜后淋巴结、腹股沟淋巴结 |
| 膀胱/前列腺 | 盆腔、肾动脉平面或以下的腹膜后淋巴结 | 外阴部 | 腹股沟淋巴结 |

续表

| 头、颈部肿瘤 | | 躯干部肿瘤 | |
|---|---|---|---|
| 头/颈 | 同侧的颈淋巴结、耳前、枕、锁骨上淋巴结，中央部位的肿瘤可能双侧淋巴结肿大 | 腹壁 | 腹股沟、股淋巴结 |
| 眼眶/眼睑 | 同侧颈、耳前淋巴结 | 胸壁 | 腋窝、乳内、锁骨下淋巴结 |
| 胸腔内肿瘤 | | 其他部位肿瘤 | |
| 胸腔内 | 乳内、纵隔淋巴结 | 胆管 | 肝门淋巴结 |
| 腹膜后/盆腔肿瘤 | | 肛门旁/会阴部 | 腹股沟、盆腔淋巴结，可能为双侧肿大 |
| 腹膜后/盆腔 | 盆腔、腹膜后淋巴结 | | |

注：上述淋巴结受肿瘤侵犯称为区域淋巴结受侵（N1），不算远处转移。除上述淋巴结以外的其他部位淋巴结受侵均称为远处转移（M1,4期），如会阴部原发肿瘤伴盆腔以上的淋巴结转移、大腿原发肿瘤伴髂或腹主动脉旁淋巴结受侵、胸腔内原发肿瘤伴膈肌下淋巴结受侵、睾丸旁原发肿瘤伴腹股沟淋巴结受侵（无论是否经阴囊活检或阴囊受侵）均属于远处转移。

(2) 手术后临床分组

美国横纹肌肉瘤研究组的IRS术后临床分组是一种手术与病理结合的分组系统，要点是根据初期手术所见的肿瘤范围、手术切除情况和有无残留，将肿瘤分为Ⅰ~Ⅳ组（表77-9）。

表77-9 横纹肌肉瘤的手术后临床分组（IRS）

| 组别 | 临床特征 | 组别 | 临床特征 |
|---|---|---|---|
| Ⅰ | 肿瘤局限，完全切除，区域淋巴结未累及 | ⅡB | 区域淋巴结阳性和（或）肿瘤侵犯邻近脏器，肿瘤完全切除、无镜下残留 |
| ⅠA | 肿瘤局限于原发肌肉或脏器 | ⅡC | 区域淋巴结阳性，肉眼下肿瘤完全切除、有镜下残留 |
| ⅠB | 肿瘤浸润至原发灶外的脏器或肌肉 | Ⅲ | 不完全切除或仅行活检，有肉眼可见的残留 |
| Ⅱ | 肿瘤有区域性扩散，肉眼下完全切除 | Ⅳ | 有远处转移 |
| ⅡA | 区域淋巴结阴性，肉眼下肿瘤完全切除、有镜下残留 | | |

## 77.5.5 治疗原则

(1) 手术

横纹肌肉瘤手术的原则是要求完整切除肿瘤，包括至少0.5 cm的正常组织边缘，以免肉眼或镜下残留。但不要求将受侵肌肉包括起、止点的整体切除，如切除某些重要结构会导致明显功能障碍或毁容，亦应避免。有些病例在明确诊断前已行初期手术，仅是切取活检或局部切除，常有肉眼下残留、镜下残留或边界不能确定。在这种情况下，建议行再切除术。再切除术是在以前手术的部位行广泛切除，包括部分正常组织的边缘，但应避免切除后发生明显的功能障碍和毁容，该情况尤其适用于肢体和躯干的肿瘤。而就诊时发现的或在治疗中出现的转移病灶一般不需切除。任何部位的病灶，只要能完全切除、镜下无残留，生存率就可提高。因此，外科手术在横纹肌肉瘤的治疗中起十分重要的作用。

(2) 放疗

在IRS的早期研究中，曾建议对大多数儿童横纹肌肉瘤行60 Gy剂量的放疗，局部肿瘤控制率可达85%～90%，但该剂量的远期不良反应发生率很高。应用低剂量放疗（40～55 Gy）的结果也不理想，局部和区域性肿瘤复发率增高，Ⅱ、Ⅲ组病例的复发率>30%，Ⅳ组复发率达40%。以后的研究发现，婴儿和儿童的Ⅰ组患者完整切除后用两药化疗（长春新碱和放线菌素D）而不用放疗可获得相当高的生存率，并可避免放疗的不良反应。但对大多数进展期患儿（Ⅱ～Ⅳ组）而言，为了减少局部复发，放疗仍是重要的辅助治疗，尤其是不能做广泛的局部切除的原发肿瘤。在IRS-Ⅲ和Ⅳ研究中，3期患儿采用超分割放射（hyperfractional radiation）技术，理论上放疗剂量达58 Gy，可增加对肿瘤的杀灭作用同时保留正常组织。特殊部位的放疗剂量应减少，如肺部用18 Gy、腹部用13 Gy。但资料分析显示，超分割放射与传统的放疗相比并未见优点，且并发症增多。其后，近距离放疗（brachytherapy）亦试用于各期软组织肉瘤，在膀胱、阴道和骨骼肌等部位的间隙内插置珠状或杆状放射源，在局限性病变的治疗中取得了很高的生存率。最近的研究方向是，评估在加强化疗的同时减少放疗剂量是否能维持对局部肿瘤的有效控制，并减少放疗并发症。

放疗仍是目前横纹肌肉瘤治疗中的重要部分。Ⅰ组胚胎性横纹肌肉瘤可不行放疗，但Ⅰ组腺泡型必须放疗。Ⅱ组应行30～40 Gy、Ⅲ组行50.4 Gy剂量的放疗。照射范围应在手术切除前确定，并包括2cm的边缘。放疗一般在化疗8～12周后开始，治疗强度平均为每日1.8 Gy，共28天。

**（3）化疗**

化疗适用于所有的横纹肌肉瘤病例。术后化疗可消灭手术后显微镜下可见的残留肿瘤，术前化疗（新辅助化疗）则可使原来不能切除的肿瘤缩小并在延期手术中切除。长春新碱、放线菌素D和环磷酰胺是IRS应用的主要药物。在IRS-Ⅱ研究中，应用冲击式VAC方案和冲击式VAdrC-VAC方案，后者加用多柔比星。

化疗的应用使5年生存率从IRS-Ⅰ的55%提高到IRS-Ⅱ的63%。对Ⅰ组睾丸旁横纹肌肉瘤，应用长春新碱、放线菌素D、环磷酰胺（VAC方案）与仅用长春新碱和放线菌素D的预后未见明显差异，后者也能达到95%的生存率。IRS-Ⅲ加用了顺铂和依托泊苷（VP-16）。3期泌尿生殖系统横纹肌肉瘤用顺铂后生存率从IRS-Ⅱ的71%提高至81%。IRS-Ⅳ对预后较好的部位（阴道、外阴和眼眶）、组织类型预后良好的1期横纹肌肉瘤用VAC或长春新碱、放线菌素D、异环磷酰胺（VAI方案），持续1年而不行放疗。对睾丸旁1期横纹肌肉瘤仅用长春新碱+放线菌素D。对2期肿瘤加用三药联合化疗，用VAC或VAI或长春新碱+异环磷酰胺+依托泊苷（VIE方案），并常规放疗。对3期患者用与上述相似的化疗，然后随机选用超分割放疗或常规放疗。IRS-Ⅳ的胚胎型横纹肌肉瘤治疗前1～3期或术后Ⅱ、Ⅲ组3年无瘤生存率为83%。有转移的患儿用依托泊苷与异环磷酰胺疗效较好，但用沙可来新（美法伦）加长春新碱并未能提高疗效，而且继发第二恶性肿瘤的发生率较高（5年时为7.2%），且有较大毒性。拓扑异构酶抑制剂拓扑替康（topotecan）已用于4期腺泡型或未分化型横纹肌肉瘤，然后用VAC方案化疗、手术切除（如有可能）和放疗，完全和部分缓解率可达45%。

### 77.5.6 横纹肌肉瘤协作组Ⅴ的治疗方案

当前IRS-Ⅴ的治疗方案是根据以往IRS-Ⅰ至IRS-Ⅳ的研究成果进行改进，以求提高生存率，同时减少远期不良反应。治疗方案根据初期肿瘤部位、组织类型、治疗前TNM分期和术后临床分组而定。手术治疗的原则是：如有可能则初期切除肿瘤，对术后有镜下残留者可行早期再切除；对于曾行范围较小手术试图切除者，如有可能可考虑再次行广泛的局部切除；对部分已行手术的Ⅲ组病例，可经放疗后再次手术（在第1次手术后6个月）。IRS-Ⅴ在IRS-Ⅳ的基础上，进一步根据肿瘤的部位、组织学类型、肿瘤大小、治疗前TNM分期、术后临床分组和发病年龄综合判断危险程度，分为低度危险组、中度危险组和高度危险组（表77-10），并采用不同的方案进行治疗。

### 表77-10 IRS-V横纹肌肉瘤危险程度分组

**低度危险组**

A亚组（局限于良好部位的胚胎型或葡萄簇状亚型肿瘤）

1) 眼眶,非脑膜旁的头颈部,非膀胱前列腺的泌尿生殖道（阴道、外阴、睾丸旁）,任何大小(a或b)肿瘤,完整切除或有镜下残留（淋巴结阴性）,属1期、临床Ⅰ和Ⅱ组、N0、M0

2) 良好部位,任何大小(a或b)肿瘤,仅为眼眶部位的肉眼下残留（淋巴结阴性）,属1期、临床Ⅲ组、N0仅为眼眶部位

3) 不良部位（上述所有部位除外）,肿瘤<5.0cm(a),完整切除（淋巴结N0或NX）,属2期、临床Ⅰ组、N0、NX

B亚组

1) 良好部位,肿瘤大小(a或b),镜下残留（淋巴结阳性）,属1期、临床Ⅲ组、N1,年龄>10岁睾丸旁肿瘤需行双侧腹膜后淋巴结分期

2) 良好部位,肿瘤大小(a或b),肉眼下肿瘤残留（淋巴结阳性）仅限眼眶(1期、临床Ⅲ组、N1)

3) 良好部位（眼眶除外）,任何大小(a或b),肉眼下肿瘤残留（淋巴结阴性,淋巴结阳性,或NX）,属1期、临床Ⅲ组、N0,N1或NX

4) 不良部位,小肿瘤(a),镜下残留,属2期、临床Ⅱ组、N0、NX

5) 不良部位,小肿瘤(a)伴淋巴结阳性,或任何淋巴结情况的大肿瘤(b),完整切除或镜下残留,属3期、临床Ⅰ或Ⅱ组、N0、NX或N1

**中度危险组**

| 分期/分组 | 部位 | 组织类型 | 大小 | 淋巴结 | 转移 | 年龄（岁） |
|---|---|---|---|---|---|---|
| 2/Ⅲ | 不良 | 胚胎型 | a | N0或NX | M0 | |
| 3/Ⅲ | 不良 | 胚胎型 | a | N1 | M0 | |
| | 不良 | 胚胎型 | a | N0或N1或NX | M0 | 所有<21 |
| 1~3/Ⅰ~Ⅲ | 良好或不良 | 腺泡型 | a或b | N0或N1或NX | M0 | |
| 4/Ⅰ~Ⅳ | 良好或不良 | 胚胎型 | a或b | N0或N1 | M1 | <10 |

**高度危险组**

| 分期/分组 | 部位 | 组织类型 | 大小 | 淋巴结 | 转移 | 年龄（岁） |
|---|---|---|---|---|---|---|
| 4/Ⅳ | 良好或不良 | 胚胎型 | a或b | N0或N1 | M1 | >10 |
| | 良好或不良 | 腺泡型或未分化型 | a或b | N0或N1 | M1 | <21 |

(1) 低度危险组

低度危险组又分A和B两个亚组。A组应用长春新碱和放线菌素D,对术后临床Ⅰ组不用放疗,显微镜下有残留者用长春新碱和放线菌素D加放疗。B组化疗用VAC,对有镜下残留、淋巴结阴性者放疗剂量减至36Gy,仅在眼眶部有肉眼残留和临床Ⅲ组经二次手术完全切除肿瘤者用45Gy放疗。如果最后一次组织学检查示从胚胎型改变为腺泡型或未分化型,则改用中度危险组治疗方案。

(2) 中度危险组

新诊断的儿童横纹肌肉瘤病例中有55%属于中度危险组。IRS-V研究建议这些患儿用增强剂量的环磷酰胺,治疗方案为4个疗程增强剂量的环磷酰胺加VAC。

(3) 高度危险组

伊立替康(irinotecan)是一种拓扑异构酶抑制剂,可启动凋亡和杀灭细胞周期中S期有DNA扩增的细胞。初步研究表明,该药可使45%的有转移病

例达到肿瘤完全缓解或部分缓解，但是单用伊立替康的肿瘤缓解率仅26%。IRS-V的高度危险组治疗方案采用伊立替康加长春新碱作为一线方案取代VAC治疗年龄＞10岁新诊断有转移的胚胎型患儿（4期、Ⅳ组）和年龄＜21岁的腺泡型或未分化型横纹肌肉瘤。

## 77.5.7　特殊部位的横纹肌肉瘤

### （1）阴道、外阴和子宫横纹肌肉瘤

在IRS的研究中有151例女孩为非膀胱来源的泌尿生殖系统横纹肌肉瘤，原发部位为：82例（54%）位于阴道，26例（17%）位于子宫，23例（15%）位于宫颈，20例（13%）位于外阴。其中24例（16%）为Ⅰ组，14例为Ⅱ组，97例（64%）为Ⅲ组，16例（11%）为Ⅳ组（就诊时已有转移）。在阴道和子宫肿瘤中89%为Ⅲ组。这些患儿平均年龄为5.2岁，阴道横纹肌肉瘤的年龄通常＜10岁，子宫、宫颈和外阴部肿瘤的患儿年龄常＞10岁。从肿瘤的类型来分析，52%为葡萄簇状，35%为胚胎型，3%为腺泡型或未分化型横纹肌肉瘤。外阴部肿瘤的病例中，45%为腺泡型或未分化型，而在阴道肿瘤中这两型仅占5%。

阴道横纹肌肉瘤来源于阴道前壁邻近膀胱阴道隔的黏膜下层，易引起膀胱后壁和尿道受侵。由于肿瘤常沿着与直肠阴道隔平行的方向扩散，而非侵入直肠，直肠受累并不多见。临床常有阴道出血或息肉状肿物从阴道口脱出。进展期病例可因尿道受压有泌尿道症状和便秘。诊断依靠阴道镜检和活检。直肠指检和双合诊检查、CT检查、阴道超声检查、膀胱镜检查等可明确肿瘤的范围，需检查腹股沟有无肿大淋巴结。胸部平片、骨髓穿刺和放射性核素骨扫描检查可了解有无肿瘤播散。

阴道横纹肌肉瘤大多为胚胎型横纹肌肉瘤，对化疗特别敏感。尽管如此，化疗后常有肿瘤的镜下残留，需进一步治疗。治疗的方法为活检或局部切除后进行化疗。局部复发者可用较大范围的切除和放疗来补救。在再次手术探查或再次活检时70%病例仍可发现有肿瘤，延期切除术包括单纯阴道切除或阴道与子宫一并切除，但很少需要做经腹盆腔脏器切除术。在IRS-Ⅲ和IRS-Ⅳ研究中，由于对晚期病例采用了较强的化疗和放疗，子宫切除率已从48%降至22%，阴道全切除从66%降至41%。62%的病例需做范围大于活检的切除手术。原发肿瘤越靠近宫颈，需切除子宫的可能性就越大，此时应尽可能保留至少一侧卵巢。原发于宫颈的横纹肌肉瘤很少有淋巴结受侵，阴道横纹肌肉瘤90%病例膀胱未受侵，＞70%病例可保留子宫，死亡病例多为就诊时已有转移者。应用放射性氡植入的近距离放疗在法国已有效地用于治疗阴道横纹肌肉瘤。阴道切除后生存的病例以后可行结肠代阴道术。

外阴部横纹肌肉瘤在非膀胱来源的女孩泌尿生殖系统横纹肌肉瘤中占13%，在IRS-Ⅰ和IRS-Ⅱ研究中共有9例，4例为腺泡型或未分化型；5例行局部切除加化疗，其中3例行一侧外阴切除；在3例行腹股沟淋巴结清扫的病例中有1例为阳性。该9例中至今无瘤生存7例。

子宫横纹肌肉瘤常发生在青春前期和10岁以后。有两种主要类型。一是单纯息肉型，从宫颈脱出并可充盈阴道；另一种是壁内浸润型，常侵入腹腔。息肉型可通过阴道取活检明确诊断，壁内浸润型则需行宫颈扩张后刮宫取活检。CT增强扫描可显示肿瘤的范围，并可显示盆腔病变、腹主动脉旁淋巴结和输尿管受压梗阻。胸片、骨髓穿刺和放射性核素骨扫描有助于发现远处转移。子宫横纹肌肉瘤的组织类型80%为胚胎型，其直径多＜5 cm，但侵袭性强。在中危患者中27%有区域淋巴结受累，20%病例有转移。息肉型预后较好，壁内浸润型在IRS-Ⅱ研究中无1例生存，但均未行放疗。总的5年生存率为52%，低于阴道或外阴横纹肌肉瘤的生存率（92%）。较强的治疗方案应包括放疗，尤其是对壁内浸润型。IRS-V建议对有镜下残留的低危病例用36 Gy剂量的放疗，对有肉眼下残留的中危患者用50.4 Gy剂量的放疗。

所有非膀胱来源的泌尿生殖系统横纹肌肉瘤的有效生存率为69%，总生存率为82%。Ⅰ～Ⅲ组的5年有效生存率为72%，总生存率87%。Ⅳ组病例有效生存率和总生存率均为43%。首次治疗失败较多见，IRS-Ⅰ和IRS-Ⅱ的38例中失败者有9例，IRS-Ⅲ 97例中有25例，IRS-Ⅳ 16例中有9例。但该部位复发病例的补救率高于其他部位的横纹肌肉瘤。年龄是重要的预后影响因素：1～9岁的Ⅰ～Ⅲ组患儿总生存率为94%，而年龄＜1岁和年龄＞10岁者总生存率为76%。肿瘤的状况对预后也有较大的影响：T1病例的肿瘤局限于原发器官，生存率为98%；而T2病例的肿瘤扩展至原发部位以外或侵犯周围结构，生存率降至71%。

### （2）膀胱和前列腺横纹肌肉瘤

膀胱横纹肌肉瘤患者常有尿频、尿痛、排尿困难、血尿、尿滴沥、急性尿潴留和腹部肿块等临床表

现,可因输尿管梗阻而引起肾积水和肾功能不全。早期的前列腺横纹肌肉瘤可经肛门指检触及。诊断方法有经直肠的腔内超声、CT 扫描、排尿性膀胱尿道造影、膀胱镜检和肿瘤活检。膀胱镜检可判断膀胱受侵的范围并行组织活检。膀胱横纹肌肉瘤大多发生于膀胱三角区后方,原发肿瘤也可侵犯膀胱顶部。组织类型大多为胚胎型(71%)或葡萄簇状(20%),少数为腺泡型。24% 的膀胱肿瘤和 41% 的前列腺肿瘤有淋巴结累及。CT 检查可显示盆腔和腹膜后的肿大淋巴结,也可显示肝转移。胸部 X 线可示肺转移,骨髓穿刺和放射性核素骨扫描有助发现骨髓和骨转移。肿瘤巨大时常不能确定原发部位是否为膀胱或前列腺。如果盆腔肿瘤原发于膀胱或前列腺以外的部位,则称为非泌尿生殖系统的盆腔横纹肌肉瘤,预后比膀胱或前列腺者差。

在 IRS-Ⅰ研究中,膀胱和前列腺横纹肌肉瘤行膀胱切除加经腹盆腔脏器去除术后生存率可达 91%,但患者的生活质量很差。最近膀胱、前列腺肿瘤的治疗方案力图避免膀胱切除和脏器切除术。虽然术前化疗和局限性切除对女孩的阴道和外阴肿瘤有一定效果,但男孩的膀胱、前列腺横纹肌肉瘤的生存率和膀胱保存率尚不理想。据 IRS-Ⅱ早期的资料,生存率为 71%,膀胱保存率为 38%,但保存器官病例的远期疗效并不满意,3 年的无瘤生存率仅 46%。38% 的病例膀胱肿瘤复发,23% 有局部区域复发,最终只有 25% 病例保留了膀胱。英国也报道了类似的结果,其总生存率为 55%,仅 20% 保留了膀胱。IRS-Ⅲ建议将顺铂加入 VAdrC-VAC 化疗方案,并用放疗,生存率提高到 87%,膀胱保存率提高到 59%。位于膀胱顶部和侧壁距离三角区较远的肿瘤可行膀胱部分切除术(图 77-4),33 例中有 26 例切除 15% ~ 80% 的膀胱壁,效果良好;6 例复发,均死亡;14 例行盆腔淋巴结清扫,4 例行腹膜后淋巴结清扫,腹膜后淋巴结清扫仅发现 1 例淋巴结阳性。剖腹术中见 20% 病例的大网膜粘连于肿瘤,15% 有腹膜种植。以上观察表明,如术中判断膀胱顶部肿瘤可以完全切除,膀胱部分切除术是合理的选择。有些病例需做输尿管再植和膀胱扩大术。

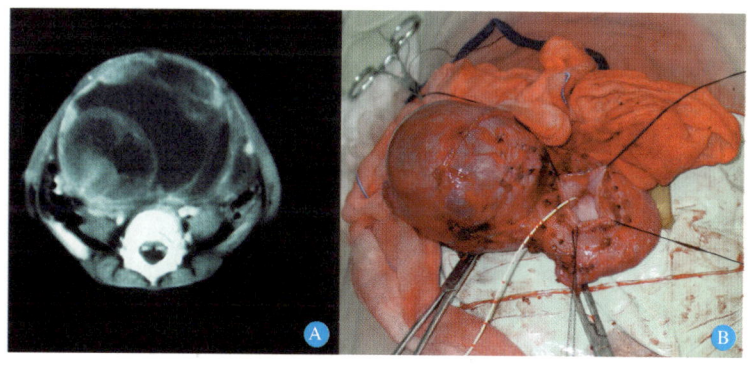

**图 77-4 膀胱横纹肌肉瘤**

A. 术前 CT 影像提示肿瘤位于膀胱侧壁;B. 手术可完全切除肿瘤

化疗和放疗是必要的辅助治疗。膀胱、前列腺横纹肌肉瘤的治疗经验表明,经过积极的术前化疗、局部肿瘤的广泛切除、术后放疗和术后化疗,其生存率可明显改善。为了提高生存率的和保存膀胱,早期评估肿瘤对术前化疗和放疗的反应十分重要。如患儿需行膀胱切除,则采用结肠行尿流改道术。

(3) 睾丸旁横纹肌肉瘤

睾丸旁横纹肌肉瘤占所有横纹肌肉瘤的 7%。表现为单侧睾丸坚实、稍可移动的肿块,通常无痛。有些病例伴鞘膜积液,可掩盖肿瘤,延误诊断。女孩在圆韧带周围也可发生类似的病变。这些肿瘤可通过淋巴途径扩散至腹主动脉旁淋巴结,或沿精索进入腹膜后间隙。如果阴囊的肉膜肌肉或皮肤受累,可向腹股沟淋巴结转移。睾丸旁横纹肌肉瘤患者预后较好,大多为临床Ⅰ组,病理以胚胎型(常为梭形细胞亚型)为主,有些为混合型,其余为未分化型,腺泡型少见。手术时经腹股沟切口在内环水平高位结扎精索,游离肿瘤与睾丸,然后行根治性睾丸切除。如曾经阴囊活检或阴囊皮肤和肉膜肌肉已受累,应切除同侧阴囊。对于女孩圆韧带的原发性横纹肌肉瘤,建议在内环口处切除肿瘤。对于年龄 >10 岁的男孩,必须注意有无腹膜后淋巴结转移,CT 对腹膜后淋巴结受侵的判断有时并不准确。IRS-Ⅲ仅根据 CT 判断腹膜后淋巴结,虽然总生存率达 91%,年龄 ≤10 岁的男孩生存率达 97%,但年龄 >10 岁男孩的有效生存率仅 63.5%,总生存率为 84%。生存率存在差别的原因是 CT 未能及时发现腹膜后淋巴结受侵,导致分期判断过低、治疗不足。因此,年龄 >10 岁的男孩应常规行同侧腹膜后淋巴结清扫术,以此作为分期的依据。如果发现淋巴结阳性,应行加强化疗(VAC 用 1 年)和淋巴结区放疗。目前推荐保留神经的单侧淋巴结清扫术,该技术损伤交感神经、影响射精功能的可能性较小。腹膜后淋巴结清扫时还需探查对侧淋巴结,有怀疑者应行活检。如果需要放疗(2、3 期),则应将对侧睾丸暂时移至大腿部以避免放射线损伤。1 期患儿仅用长春新碱和放线菌素 D 化疗,不需放疗。腹膜后淋巴结清扫术示淋巴结阴性者,腹膜后区域可不行放疗。

**(4)肢体横纹肌肉瘤**

肢体横纹肌肉瘤在所有病例中占 19%。表现为局部无痛性肿块,发病年龄多 <10 岁或在青春期。据统计,32% 病例为 I 组,26% 为 II 组,19% 为 III 组,23% 为 IV 组。下肢病变多于上肢。局部淋巴结受侵者占 12%。腺泡型组织学类型占半数。肿瘤局限的患儿中,淋巴结阴性者生存率为 80%,而淋巴结阳性者生存率仅 46%。完全切除肿瘤十分重要且有较好的预后,即使组织学检查示切缘阳性也应再次做扩大切除,同样有望获得较好预后。

所有肢体横纹肌肉瘤患儿都应化疗,未能完全切除肿瘤的病例(II、III组)还需放疗。截肢术目前已很少采用,如能仔细采用肌腔隙技术,近 96% 的病例可保存肢体,并具有良好的功能。腺泡型患儿需用更强的治疗。I~III 组患儿的 5 年生存率为 74%,局部复发率 16%。复发者预后不佳,仅 10%~15% 存活。原发肿瘤直径 >5 cm、淋巴结阳性、局部复发、诊断时年龄 >10 岁、远处转移等为影响预后的不良因素。

**(5)头颈部横纹肌肉瘤**

头颈部是儿童横纹肌肉瘤的常见部位,占所有病例的 35%,常误诊为炎症并给予抗生素治疗,导致诊断延误。横纹肌肉瘤在儿童颈部最常见的恶性肿瘤列第 3 位,仅次于霍奇金病和非霍奇金淋巴瘤。头颈部横纹肌肉瘤可分为 3 类:眼眶部肿瘤(占 10%)、非脑膜旁肿瘤(面颊、颈、颞、头皮、腮腺、口咽、喉部等,占 10%)、脑膜旁肿瘤(鼻咽、中耳、鼻腔、鼻旁窦、乳突区、翼突腭部、颞窝下等,占 15%)。眼眶部横纹肌肉瘤预后较好,生存率为 90%,非脑膜旁和脑膜旁横纹肌肉瘤的生存率分别为 55% 和 47%。在 IRS-III 研究中,脑膜旁横纹肌肉瘤因解剖部位的限制难以达到广泛切除,70% 为 III 组。IRS-IV 根据治疗前的 TNM 分类法,眼眶部肿瘤作为 1 期,非脑膜旁肿瘤为 2 期或 3 期,脑膜旁肿瘤为 3 期。

临床表现与肿瘤的原发部位有关。鼻咽部肿瘤者常有局部疼痛、气道阻塞、鼻窦炎、鼻出血等,可有吞咽困难,有时见鼻充血或脑神经麻痹。中耳肿瘤患儿常见耳道内息肉样肿物伴疼痛,有中耳炎反复发作史,表现为耳痛、耳分泌物或面神经受损引起的麻痹。眼眶部肿瘤可有眼睑肿胀、上睑下垂、头痛、视力减退,有时可发生眼外肌紊乱和其他视觉障碍。面部肿瘤常表现为疼痛性肿胀伴牙关紧闭,肿块表面可有蜂窝织炎。如遇小儿颊部或颈部疼痛性肿块同时伴牙关紧闭,良性疾病所致者少见,应考虑到横纹肌肉瘤的可能。喉部肿瘤可因声带或喉返神经受侵而引起百日咳样咳嗽和嘶哑。脑膜旁肿瘤可侵犯中枢神经系统,引起脑神经麻痹和脑膜刺激征,脑干受累可引起呼吸麻痹。头颈部横纹肌肉瘤常迅速增大,侵犯周围组织如颅骨、下颌骨、颈椎、肺等,因而使治疗十分困难。头颈部肿瘤的临床检查应包括胸部和头颅 X 线,鼻镜和喉镜(可全面检查鼻窦、中耳、口咽和鼻咽部),还有头颈部 CT、MRI、放射性核素骨扫描、脑神经检查和腰穿脑脊液细胞学分析等。不同类型头颈部横纹肌肉瘤的治疗情况如下。

1)眼眶横纹肌肉瘤 眼眶部的横纹肌肉瘤预后较好,为预后良好部位。在 IRS-IV 研究中,I 组眼眶横纹肌肉瘤仅用长春新碱和放线菌素 D,生存率达 100%。II 组用长春新碱和放线菌素 D 加放疗。IRS-V 将胚胎型的放疗剂量减为 36 Gy,其他组织类型用 45 Gy,以减少较大剂量放疗所引发的远期并发症(如白内障、视力障碍、骨发育不良等)。III 组患儿用 VAC 化疗加放疗。

2)非脑膜旁横纹肌肉瘤 对于该类肿瘤,应尽可能行原发肿瘤的完整切除。但是只有少数表浅的肿瘤具有清楚的边界,大多数病例需先行活检,然后用 VAC 化疗,在肿瘤明显缩小后再次手术。此时完整切除肿瘤的机会增加,可减小对外观的影响,局部控制良好。由于颈部淋巴结受累率低,大多数病例不需行颈淋巴结清扫术。如果有肿大的可疑淋巴结,应先行活检。IRS-V 认为非脑膜旁横纹肌肉瘤属中度危险的肿瘤,需 VAC 化疗和放疗,局部或区域性病变的总生存率为 80%。

3)脑膜旁横纹肌肉瘤 原发于脑膜旁的横纹肌肉瘤很少能完全切除。在 IRS 的早期研究中,35% 的病例肿瘤侵犯脑膜,单用化疗无法预防该侵犯。这类肿瘤属中度危险,需较强的治疗。如果脑脊液细胞学检查发现有肿瘤细胞,可行鞘内化疗,有一定效果。针对原发肿瘤和全脑的放疗仅适用颅内受侵者。如果无颅内和颅底受侵,没有骨质破坏或脑神经异常等证据,则仅对原发灶进行放疗。有些肿瘤经过初期化疗和放疗后可施行经颅骨的手术切除。在IRS-V研究中,这类病例需给予大剂量环磷酰胺的VAC化疗,手术当日放疗。

#### (6) 躯干横纹肌肉瘤

躯干横纹肌肉瘤发生于胸壁、腹壁和脊柱旁,组织学多为腺泡型,常迅速浸润周围组织,淋巴结转移的发生率低,但复发率高。临床表现有胸痛、肿块、胸腔积液,有时可发生呼吸急促。由于这类肿瘤浸润性强,CT扫描也难以判断其实际范围。肿瘤可侵犯横膈,扩展至腹腔内。如就诊时肿瘤已侵犯横膈,应视为"在诊断时不可切除"。躯干横纹肌肉瘤的治疗首选广泛的局部切除,可能需切除胸壁的一些节段、横膈以及一部分全层腹壁。如果在诊断时估计无法切除,可在活检后行术前化疗,局部病变控制后多可完整切除。总生存率约为50%,脊柱旁的肿瘤复发率较高,总生存率为50%。目前的新治疗方案加强了化疗和辅助放疗。

#### (7) 腹膜后横纹肌肉瘤

腹膜后横纹肌肉瘤在儿童横纹肌肉瘤中占8%,在诊断时常已为晚期。临床表现有腹痛、腹部肿块,可因输尿管梗阻而致肾积水,肿瘤还可侵犯骨质。虽经手术切除、化疗和放疗,局部复发率仍高,并可有肝、肺、骨等远处转移。在IRS-Ⅰ和IRS-Ⅱ研究中,生存率为28%。最近通过手术切除联合强化疗和放疗,生存率已提高至46%。

#### (8) 肛门旁和会阴部横纹肌肉瘤

横纹肌肉瘤可发生在会阴部或肛门周围,侵犯肛门外括约肌和盆底肌,在儿童横纹肌肉瘤中占2%。临床表现为皮下肿块或疣状肿物,常误诊为肛门周围脓肿,疣状肿物外观上可与病毒性湿疣相混淆。患儿也可有便秘和排尿困难。在IRS-Ⅰ和IRS-Ⅱ研究中,最常见的组织类型为腺泡型(56%)和胚胎型(30%)。平均发病年龄为6岁(1~19岁),性别分布均等。该类病例中Ⅰ组15例,Ⅱ组4例,Ⅲ组15例,Ⅳ组6例。区域淋巴结(盆腔和腹股沟淋巴结)受累6例。Ⅰ组病例仅用化疗,Ⅱ~Ⅳ组病例用化疗加放疗。3年总的无瘤生存率为42%,Ⅰ组预后好,生存率达100%,Ⅱ组生存率为64%。治疗方法包括经腹会阴切除术、结肠造口、化疗和放疗。当放射剂量>45 Gy时可引起放射性直肠炎和盆腔骨骼发育不良。该类病例应行腹股沟淋巴结活检,以免遗漏区域淋巴结的扩散,造成分期过低和治疗不足。患儿预后较差,应尽可能切除局限性原发病变,然后给予强化疗,但可减少放疗剂量。

#### (9) 胆管横纹肌肉瘤

该肿瘤来源于胆总管、总肝管或肝胰壶腹部,常为息肉状,易引起胆管阻塞。表现为腹痛、发热和黄疸,偶因肿瘤部分脱落并排入肠腔而表现为一过性黄疸,可并发胆管炎和肝脓肿。腹部超声检查有助诊断,可显示胆管内实质性肿块,近端胆管扩张。磁共振胆管成像检查也有助诊断。内镜下胰胆管逆行造影(ERCP)可取活检标本并行胆管造影。如果无法做ERCP检查,可经肝穿刺胆管造影。CT扫描时应注意排除肝转移和肝门部有无可疑的淋巴结。许多患儿在初诊时已有远处转移,胸片、放射性核素骨扫描和骨髓穿刺可发现远处转移灶。组织类型大多为胚胎型,并常为葡萄簇状亚型。对于病变局限者,有医师建议行较大范围的手术切除,施行胰十二指肠切除、Roux-en-Y肝管空肠吻合术,并加术后化疗和局部放疗,一些患儿仍可存活。最近的资料显示,半数以上的病例,尤其是组织学良好类型者,经强化的新辅助化疗后病情缓解、黄疸消退。但该类肿瘤的预后不良,多数病例在术后复发死亡。

#### (10) 其他部位的横纹肌肉瘤

横纹肌肉瘤还可发生于小肠平滑肌、乳房和支气管,舌和气管的病变可伴有气道阻塞。肺的横纹肌肉瘤见于原先存在的先天性囊性腺瘤样畸形或其他肺囊肿,也可发生于肺叶外隔离肺中,该情况表明对先天性肺囊肿采用保守治疗并不恰当。亦见横纹肌肉瘤发生于胰腺囊肿的报道。

### 77.5.8 预后与展望

#### (1) 横纹肌肉瘤的复发

如局限性肿瘤在治疗后发生原区域的复发,提示预后不良。复发后的生存率与原发肿瘤的组织学类型、分期和分组有关,与复发的类型也有一定关系。在IRS-Ⅲ和IRS-Ⅳ的研究中,复发后的总生存率为20%(Ⅰ组34%、Ⅱ组12%、Ⅲ组11%、Ⅳ组8%)。葡萄簇状肿瘤复发后生存率仍有64%,但腺泡状型和未分化型复发后的生存率分别为26%和5%。腺泡状型和未分化型Ⅰ组患者复发率为40%,而其他类型者复发率仅3%。在胚胎型术前1期、术后Ⅰ组的复发病例中,72%为局部复发,50%有区域淋巴结复发,远处复发者占26%。胚胎型术前1期、术后Ⅰ组的生存率为52%,术前3期、术后Ⅱ~Ⅲ组为20%,术前4期、术后Ⅳ组为12%。在IRS-Ⅲ和

IRS-Ⅳ研究中,腺泡型和未分化型术后ⅡC组尽管用了加强治疗,复发率仍高。

**(2) 横纹肌肉瘤的转移**

诊断时已有转移者预后不良。术前4期、术后Ⅳ组的5年生存率在IRS-Ⅰ研究中为21%,在IRS-Ⅱ和IRS-Ⅲ中分别为27%和30%。IRS-Ⅳ虽强化了治疗,3年生存率仍在27%。在早期IRS研究中,10年生存率仅为10%。转移可通过血行或淋巴道,转移的部位有淋巴结(33%)、肺(50%)、骨(35%)、骨髓、肝(22%)、脑(20%)、乳腺(5%)等。IRS-Ⅲ和IRS-Ⅳ发现,年龄和组织学类型对有转移患者的生存率有重要影响。年龄≤10岁的胚胎型患者5年生存率可达50%,而年龄>10岁的胚胎型、年龄<20岁的腺泡型和未分化型患者的生存率只有25%。

在化疗和放疗后切除持续存在的孤立肺转移灶,偶可使患者长期存活。骨髓和肺转移者经化疗控制后,可选择病例再次手术以切除局部肿瘤,该方法适用于所有的表浅原发肿瘤,包括躯干、会阴、肢体和某些头颈部肿瘤。针对肿瘤复发、难以控制和远处转移导致的极差预后,IRS开展了提高治疗强度的研究,包括大剂量多药联合化疗、造血干细胞移植等方法,但疗效未见提高。如何有效地治疗转移病例是目前亟待解决的难题,正在研究的新方法有抗血管生成药物、IGF-1融合转录、靶向免疫放疗、病毒载体抗肿瘤治疗、白细胞介素-2(IL-2)免疫调节和肿瘤疫苗等。

国内儿童横纹肌肉瘤的总体诊治水平还有待提高。复旦大学附属儿科医院外科近年通过优化治疗方案,改进手术技术,横纹肌肉瘤的疗效有了一定提高。2000年后收治的34例随访资料显示,总体3年生存率已从2000年前的30.8%提高到目前的50.2%。

## 77.6 肝脏肿瘤

肝脏恶性肿瘤仅约占小儿肿瘤的1%,尽管相对较少,仍是治疗的主要难题。儿童肝脏肿瘤中2/3为恶性,但该数字仅包括住院或活检的病例,并未考虑偶然发现的无症状的小型良性病变。此外,肝脏也是儿童肿瘤转移的常见脏器,包括神经母细胞瘤、肾母细胞瘤和白血病等。随着肝段解剖的阐明、手术技巧的提高以及化疗效果的增强,儿童肝脏肿瘤的疗效已显著提高[27]。

### 77.6.1 肝脏良性肿瘤

良性肿瘤包括血管性异常、间叶细胞样错构瘤、局灶性结节样增生、肝腺瘤和畸胎瘤。血管性异常是儿童肝脏最常见的良性肿瘤,好发于婴儿。错构瘤也较常见。局灶性结节样增生和腺瘤多见于大龄儿童。血管性异常的命名比较混乱,发生在肝脏者亦是如此。Mulliken提出分类,将血管异常分为血管肿瘤和血管畸形两大类型,虽已广为接受[7],但并非所有的肝病专家都认同。

**(1) 血管内皮瘤**

血管内皮瘤是婴儿期最常见的肝脏良性血管瘤,属血管瘤的范畴。发病平均年龄在40余天(1天~1岁),>80%的肿瘤在生后3个月内确诊。症状有肝大引起的腹胀、充血性心力衰竭、呕吐、贫血、血小板减少等。许多病例系偶然发现,病灶小而局限,无临床表现。然而,婴儿期肝脏血管内皮瘤可快速生长,导致威胁生命的并发症,如严重的动静脉短路可造成难以处理的心力衰竭、Kasabach-Merritt综合征、腹腔内出血、肺充血和肝大所致呼吸困难。

该肿瘤可由临床症状、超声和CT的影像学表现作出诊断,有时因患儿出现严重的血流动力学障碍或症状隐匿,导致诊断的延迟。有报道称12个婴儿病例中,5例存在误诊的现象,3例因心跳呼吸骤停死亡。对于这些病例,CT的动态扫描可显示肝脏血管内皮瘤的放射影像学特点,有助于明确诊断。血管内皮瘤在非增强CT扫描时表现为低密度区域,注入造影剂后病变区域出现由外向内的增强过程,经短暂的延迟后病变区和肝脏组织呈等密度。放射性核素扫描对诊断并无特别的帮助。当患儿出现难以控制的症状需行肝动脉结扎或栓塞时,应做血管造影检查。

由于肝脏血管内皮瘤的许多病例可出现自然消退的现象,该肿瘤的初期治疗主要采用非侵入性方式,通常采用皮质类固醇治疗,还可结合放疗。但临床观察显示,激素的治疗作用并不明确。放疗的疗效有限,长期随访还见肿瘤附近的正常肝组织存在损伤,现已不推荐。皮质类固醇的推荐剂量为泼尼松每日2~5 mg/kg,连续用2~4周,然后在3~5周内逐渐减量停药。如对激素敏感,肿瘤在用药1周内就会有所缩小。一般而言,大剂量激素治疗后约30%肿瘤的消退可加速;40%肿瘤的反应不明确,但充血性心功能不全和凝血功能异常等病情可趋于稳定;其余30%的肿瘤根本没有反应。大剂量的激素治疗有自身的不良反应，约有一半病例出现高血压，长时间的激素治疗对患儿的生长发育也有不利影响。充血性心力衰竭的治疗以洋地黄和利尿为主，贫血和凝血功能障碍则用血制品替代疗法来纠正。见诸报道的药物还有戊氨基己酸、对氨基酸、低分子肝素、干扰素、长春新碱和环磷酰胺。干扰素具有一定的血管形成抑制作用，是目前治疗各种皮肤和内脏血管瘤较为有效的药物，也有成功用于肝血管瘤的个案报道。最近报道干扰素有引起可逆性视网膜病及痉挛性双瘫的不良反应，因此国外一些学者提倡用长春新碱来治疗激素无效的病例。动物实验已证实，烟曲霉素拟似剂TNP-470能明显抑制鼠的血管内皮瘤生长，延长动物的生存期，提示血管形成抑制剂也是潜在的治疗药物。

有学者依据内皮细胞的增殖和血管腔的大小将肝血管内皮瘤分为两个基本组织学类型：Ⅰ型肿瘤较为稳定，常有钙化，少有分裂象；Ⅱ型肿瘤血管形成细胞增生丰富，并不完全形成管道结构，偶可播散。但这种组织学分类并不能揭示肿瘤的生物学行为差异，这两型的大部分病例均可自然消退，对皮质激素治疗的反应良好。

临床经验表明，发病的年龄越小，肝脏血管内皮瘤对血流动力学的影响越大。当婴儿因肝大导致横膈抬高压迫而出现呼吸系统不稳定，或出现充血性心力衰竭和消耗性凝血障碍时，推荐先行非创伤性的治疗。对于有切除机会的孤立性肿块，完整切除是最好的选择，但绝大多数病例的肿块巨大、范围广，切除十分困难。肝动脉结扎和栓塞虽有风险，但可显著减少动静脉分流，有时可挽救生命。如技术条件许可，可考虑应用肝动脉栓塞微创技术；如血管造影显示肿瘤有多根而非单一供血血管时，则不适合应用该技术。此外，栓塞治疗前还需排除大型的肝内动静脉瘘，以防栓塞物进入体循环静脉系统。肝脏有足够的静脉血供，动脉栓塞后仍可通过门静脉血流维持肝脏的灌注和供氧，肝细胞耐受良好。相反，如不能维持胆管的侧支循环，则可能出现胆管坏死、狭窄和化脓性胆管炎。尽管有这一潜在的危险，80%有大型动静脉瘘的小婴儿在肝动脉结扎或栓塞后可获得良好的效果。

最近已有报道用原位肝移植来治疗肝脏血管内皮瘤。指征：①肿块巨大且不能切除；②药物治疗无效；③不能或无法用栓塞的治疗方法。还有些治疗小组认为，如果有条件切除肿瘤，手术切除则比动脉结扎或栓塞更为可取。有回顾性分析提示，行手术切除的患儿，加或不加原位肝移植，术后5个月内的死亡率和2年生存率都优于肝动脉结扎或栓塞的患儿。早期并发症和死亡率常为原发病损害的结果，而晚期并发症和死亡率则与不同治疗方式有关。

值得注意的是，少数肝脏血管内皮瘤可恶变为血管肉瘤。这些病例常在诊断为良性婴儿血管内皮瘤2~3年后发生恶变，此时的肿瘤生物学特性发生显著变化，从原先静止的状态变成侵袭性巨块，但病理活检仍可能提示"良"血管内皮瘤，影像学检查亦无法区分良性还是恶性。对这些病例，放疗和化疗都没有效果，宜在肿瘤增大至无法切除之前及时手术。肿瘤恶变后行肝移植的病例，大多因复发和转移而死亡。

**（2）间叶性错构瘤**

肝脏间叶性错构瘤实际上是肝脏的发育畸形而非真正意义的肿瘤，文献中曾称为假囊肿性间叶性肿瘤、肝脏巨细胞淋巴管瘤、囊性错构瘤、胆管细胞纤维腺瘤、错构瘤和海绵状淋巴管瘤样肿瘤等。由于这些肿瘤具有相似的病变，现统称为间叶性错构瘤。该肿瘤好发于年龄<2岁的小儿，腹部膨隆为首发症状。在各种现代化影像学检查问世以前，这些肿瘤常在非常巨大时才发现，表现为腔静脉受压、喂养困难、横膈抬高引起的呼吸困难等。超声和CT检查广泛应用后，常在仅可触及包块而患儿无症状时作出诊断。间叶性错构瘤最多见于肝右叶，典型症状是右上腹肿块，通常无痛、边界光滑，偶见腹壁静脉显露。血清甲胎蛋白（AFP）无升高，在与肝母细胞瘤的鉴别诊断中有重要意义。超声可见局部多房囊性回声，有厚的分隔，囊内无强回声。如果囊比较小，则整个肿瘤表现为同一回声。肝放射性核素扫描提示低描记肿块。典型的CT扫描表现为一完整的多房肿块，囊肿呈低密度，有基质分隔。基质间隔中存在血管，在增强CT中密度增高，可与血管内皮瘤类似。组织学检查见肿瘤的囊肿区域含胆管结构、肝细胞、间叶组织和一些门静脉分支。囊肿较小时，整个间叶性错构瘤可表现为实性肿瘤，需行活检排除恶性肿瘤。该肿瘤通常在出后数月内明显增大，以后稳定不变，也可能进行性增大，亦有自然消退的现象。

该肿瘤需手术完整切除，手术方法可用不规则切除法，需切到正常肝组织边缘，或采用规则的肝叶切除法。如果肿瘤切除困难，则可行剜除术或造袋术。随着自然消退的案例增多，亦有学者建议对无症状患儿仅作观察，但该处理策略的可行性还有待于更多的临床验证。现有报道指出，该肿瘤完整切除后效果良好，无复发病例；不全切除常有原位复发,造袋术的引流量可每日多达4~5L,最终需肝移植。

### (3) 局灶性结节样增生

局灶性结节样增生为良性上皮性肿块,已有多种名称包括良性肝细胞瘤、实性增生结节、局灶性硬化、胆管肝细胞瘤和混合性腺瘤等。该肿块呈分叶状,典型的肉眼下结构为胆管和中央性星状瘢痕,瘢痕中包含向增生组织供血的血管。肿块通常没有真正意义上的包膜,但膜状纤维组织常将病灶切割成大小不等的结节,从数毫米到20 cm以上不等,可单一也可是多发病灶。镜下见肿块的增生细胞与周围的正常肝细胞完全相同。

该肿块在新生儿到成人的各年龄段都可发生,年龄>10岁的女孩多见。如同其他良性肝脏肿瘤,小病灶通常无症状,可偶然发现。大的病灶最终则表现为腹痛等症状。超声检查可见边界清晰、强回声、均质性病灶,可提示诊断。CT平扫显示肿块的密度均匀、略低或接近周围正常组织,中央瘢痕组织呈低密度。增强扫描早期肿块呈均匀密度,可强化;而中心瘢痕无强化,表现为低密度区,并在动态扫描延迟期增强。尽管放射影像学有较好的鉴别诊断价值,但对确定诊断而言肿块活检或切除仍起决定性的作用。迄今为止,尚未见结节样增生发生恶变的报道,但有个别报道称肝细胞性肝癌患者可伴发局灶性结节样增生。

对于无症状、活检确诊的病例,并不一定行外科切除术。由于还没有发现肝局灶性结节样增生有自然消退的现象,对有症状的患者仍需手术切除或介入治疗包括结扎或栓塞供血的肝动脉。曾有31例长期随访结果显示,18例为完整切除,其中3例因术后并发症死亡,15例无症状长期存活,死亡病例都发生在20世纪60和70年代;9例仅做活检,8例无症状存活,1例术后死亡;4例接受肝动脉结扎和栓塞,效果良好。由于这些长期随访的病例数较少,还无法确定局灶性结节样增生的自然病程与转归。

## 77.6.2 肝脏恶性肿瘤

### (1) 肝母细胞瘤

肝母细胞瘤一般为较大的单发性肿瘤,大多数发生在肝脏右叶,使肝叶变形和移位。肿瘤大致呈圆形,半数有包膜,扩展时呈多个结节伸延至周围肝间质中。切面上颜色多样,依胆汁和脂肪的数量而定,多数呈白色,有出血和坏死区域。分化较好的肿瘤则呈绿色或黄色,质地均匀,有许多扩大的窦状隙血管。肝母细胞瘤分上皮型(包括分化较好的胎儿型和不成熟、分化差的胚胎型)、上皮间叶混合型和间变型。按细胞分化的程度可估计预后,胎儿型预后最佳,胚胎型、间变型预后差。

肝母细胞瘤患儿常<3岁,男孩多于女孩,发病之比为1.5:1。有Beckwith-Wiedemann综合征(11号染色体缺失)、偏身肥大症或有家族性腺瘤息肉病的患儿为高危人群。肾异常、膈疝或脐疝、梅克尔憩室和其他畸形也见于肝母细胞瘤患儿,出生体重<1 500 g的未成熟儿肝母细胞瘤发生率近年来有所增加。患儿表现为无症状的腹部肿块,部分患儿有腹痛、发热、纳差、消瘦。贫血、血小板和白细胞减少也可出现,约70%的患儿血清AFP水平升高。腹部超声可识别病灶是单个或多个、累及肝脏一叶还是多叶,彩色多普勒超声还可了解肝静脉和门静脉受累和压迫情况。CT和MRI检查可明确有无肺转移,配合超声检查可作为手术切除的评估手段,有时必须经过剖腹探查才能明确巨大肝母细胞瘤能否切除。

国际儿童肿瘤协会肝上皮性肿瘤组(SIOPEL)根据影像学中肿瘤侵犯的肝叶,即左外叶(Ⅱ和Ⅲ段)、左内叶(Ⅳ段)、右前叶(Ⅴ和Ⅷ段)和右后叶(Ⅵ和Ⅶ段),将治疗前的肿瘤进行分期(SIOPEL-PRETEXT分期系统),另外肝外肿瘤侵犯定为"e",门静脉受累为"p",肝静脉受累为"h"。按照SIOPEL-PRETEXT分期系统,单个肿瘤局限于左外或右后1叶为Ⅰ期;单个肿瘤占据左内、外,或者右前、后2叶为Ⅱ期;两个肿瘤分别局限于左外和右后叶为ⅡA期;单个肿瘤占据右前、后和左内,或者左内、外和右前3叶者为Ⅲ期。Ⅲ期还分亚组,即肝脏有两个肿瘤分别占据右前、后和左外者为"A",分别占据右后和左内、外者为"B",分别位于右后和左内者为"C";单个肿瘤占据右前和左内2叶为"D";两个肿瘤分别占据右前和左外者为"E"。Ⅳ期的单个或两个肿瘤累及所有4叶。该分期系统的特点是不受治疗策略或医师个人判断的影响。最近的实践证明,该系统不但对肝细胞瘤,而且对肝母细胞瘤也有重要的预后意义。

完整切除肝母细胞瘤对患儿的长期生存具有决定性意义。Ⅰ期、Ⅱ期和部分Ⅲ期病例经手术切除和术后化疗可获治愈,然而就诊时仅50%的肿瘤可以切除。对于不能切除的病例可先行化疗,化疗后约70%的病例仍有手术切除的机会,有一些儿童肿瘤治疗中心则对所有肝母细胞瘤病例都行术前化疗(图77-5)。最近有临床研究将顺铂、长春新碱和

5-Fu 的化疗方案与顺铂和多柔比星连续滴注方案进行比较，发现疗效相同，但用多柔比星的方案毒性较大。经验还表明，无论术前化疗与否，手术完整切除后的 2 年生存率可维持在 85%～90%。另有报道称，动脉插管栓塞化疗在一些肝母细胞瘤患儿的治疗中也获成功，可使肿瘤明显缩小。对于手术后镜下有肿瘤残留的患儿，有学者建议行外周血造血干细胞移植。AFP 是观察疗效和监控复发的重要标记。德国儿童肝脏肿瘤协作组（GPOH）的研究提示，发病之初的血清 AFP 水平与生存率直接相关；另有研究发现，发病时的 AFP 水平与治疗结束时下降的水平可预测生存率的高低。与预后有关的因素还有肿瘤的生长模式，血管受累、多个肿瘤结节和弥漫性肿瘤通常预后不良，而肿瘤的体积、病灶的浸润则与预后无明显相关。肝母细胞瘤的复发可在原位，也可伴有转移灶。对于无瘤生存 6 个月以上的病例，如能在 AFP 刚开始升高就切除肺转移灶，可明显延长生存期。对于化疗无法使肿瘤缩小而无手术机会的患儿，可选择原位肝移植，生存率 50%～80%。肝外累及、已有转移者预后较差，即使施行移植和术后化疗，仍有 30% 的病例在移植肝中出现复发。目前国内治疗肝母细胞瘤的效果已有显著提高，以复旦大学附属儿科医院为例，将 1999 年前 5 年和后 5 年的肿瘤切除病例作比较，2 年生存率由 38.3% 提高至 74.5%，5 年生存率由 14.7% 提高至 61.2%，已接近国际先进水平。

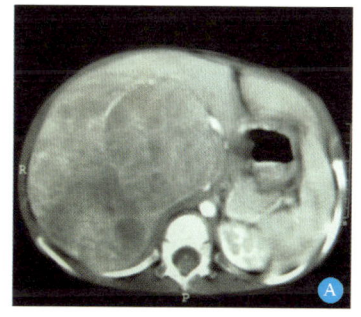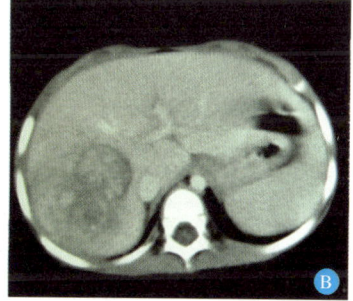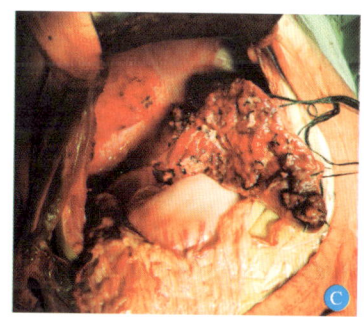

图 77-5 肝母细胞瘤

A. 术前 CT 检查提示肿瘤位于肝脏右叶；B. 化疗后肿瘤明显缩小；C. 肝脏右叶切除

（2）肝细胞癌

肝细胞癌好发于 5～10 岁患儿，男孩比女孩多，常有肝病史。在代谢性肝病、病毒性肝炎、肝外胆管闭锁和长期全静脉营养、继发性肝纤维化和腹腔积液的患儿中，肝癌的发病率较高。肝细胞癌患儿常表现为腹部增大、肿块、消瘦、发热和纳差。仅半数患儿的血清 AFP 升高，血清转氨酶也可能升高。肝右叶是肝癌的好发部位，转移通常发生在肺和淋巴结。肝癌对现有的化疗方案都不敏感，手术切除是首选的治疗措施。最近的资料显示，由顺铂、多柔比星、长春新碱和 5-Fu 组成的化疗方案疗效并不优于以往的方案。肝癌的 5 年无瘤生存率仅为 19%，I 期患儿的预后较好，5 年生存率估计在 88% 左右。

（3）少见的肝脏恶性肿瘤

肝恶性间叶瘤的组织学表现符合胚胎性肉瘤，占儿童原发性肝脏肿瘤的 6%，发病的平均年龄在 7 岁左右，表现为腹块并伴有腹痛。完整手术切除是治疗的主要手段，完整切除后 2 年生存率接近 50%。化疗可考虑长春新碱、放线菌素 D、环磷酰胺和多柔比星组成的方案。肝脏血管肉瘤迄今仅见 30 余例报道，大部分为女孩，年龄为 3～5 岁，表现为腹部巨大肿块，部分患儿曾有肝血管内皮瘤的治疗史，手术完整切除是唯一有效的措施。横纹样瘤以往见于肾脏，现发现也可发生在包括肝脏在内的其他器官。该肿瘤好发于婴儿，易误诊为肝母细胞瘤，血清 AFP 在正常水平。活检可见典型的组织细胞学形态，免疫组化常见波纹蛋白和上皮系列标记表达。横纹样瘤对化疗不敏感，预后不良。其他少见的肝脏恶性肿瘤有纤维肉瘤、平滑肌肉瘤和恶性纤维组织细胞瘤等。化疗对这些肿瘤一般均无作用，常在就诊时肿块已不能切除。胆管闭锁、Caroli 病、纤维囊性病和硬化性胆管炎病例中，亦见累及肝内胆管的胆管癌，仅在肿瘤局限于近端胆管者才有切除的可能。良性和恶性生殖细胞瘤也可发生于肝脏，多数可经手术切除。

## 77.7　非霍奇金淋巴瘤

非霍奇金淋巴瘤（NHL）在儿童恶性肿瘤中占 7%～10%，是第 3 位儿童最常见的恶性肿瘤，仅次于白血病和脑肿瘤。患者以男性为主，男女性之比为3∶1。成人非霍奇金淋巴瘤有>15种的类型,而儿童非霍奇金淋巴瘤中90%属于3种组织学亚型。这些类型的肿瘤增长迅速,侵袭性强,有全身广泛播散的倾向[28]。

### 77.7.1 病因学

虽然该肿瘤的病因未明,但病毒感染和免疫缺陷等因素与之相关。在非洲新几内亚已发现地方性Burkitt淋巴瘤,在该地区占儿童肿瘤的50%。95%的非洲Burkitt淋巴瘤细胞中发现Epstein-Barr病毒(EBV)的DNA和核抗原。散在Burkitt淋巴瘤发生在欧洲、北美和南美洲,虽然这些肿瘤在组织学上与非洲Burkitt淋巴瘤相似,但EBV的DNA阳性者仅10%~20%。各种先天性和获得性免疫缺陷综合征(AIDS)的患者中常见有EBV相关性非霍奇金淋巴瘤的发生,这些疾病包括人类免疫缺陷病毒(HIV)感染、Wiskott-Aldrich综合征、Bloom综合征、共济失调性毛细血管扩张症、严重的联合免疫缺陷病、X连锁淋巴组织增生综合征等,也见于长期应用免疫抑制剂的器官移植受体患者。

### 77.7.2 病理与分子生物学特征

非霍奇金淋巴瘤细胞保留着来源细胞株的功能和表面特征,即B细胞或T细胞的表面特征,可根据形态、免疫表型、组化染色、细胞遗传标记和分子学分析进行分型,大多数儿童非霍奇金淋巴瘤可分为3种主要的组织学类型:淋巴母细胞型(占28.1%)、小无裂细胞型(Burkitt淋巴瘤和非Burkitt淋巴瘤,占38.8%)和大细胞组织细胞型(占26.3%)。大部分淋巴母细胞型淋巴瘤表达T细胞表面抗原,小无裂细胞型具有成熟的B细胞表面抗原(主要为IgM),大细胞组织细胞型可分为两个病理学亚型,即免疫母细胞的B细胞肿瘤和T细胞来源大细胞未分化肿瘤。研究表明,大多数地方性和散发性Burkitt淋巴瘤存在含MYCC原癌基因的8号染色体长臂至14号染色体长臂的节段性移位(8q-;14q+)。MYCC原癌基因可引起其基因产物的异常表达,导致细胞无节制增殖和肿瘤形成。

### 77.7.3 临床表现

儿童非霍奇金淋巴瘤常表现为全身性的淋巴系统和淋巴结外的受累。疾病往往起病突然,生长迅速,广泛扩散。所有淋巴结包括肠管集合淋巴结、纵隔和胸腺、咽淋巴环、扁桃体环、盆腔脏器、肝和脾均可受侵,淋巴外组织的受侵见于皮肤、睾丸、骨、骨髓和中枢神经系统,临床表现与肿瘤的组织学亚型有关。

淋巴母细胞型常发生于横膈以上,50%~70%病例有前纵隔肿块,也可有横膈上淋巴结病变。大的纵隔肿块可伴胸腔积液,并常因压迫气管而出现呼吸系统症状(喘息、咳嗽和呼吸窘迫),有时因食管受压出现吞咽困难。上腔静脉受阻和心脏受压也可发生,表现为颈静脉扩张,颈、上肢和面部水肿,颈部和面部有多血表现,也可因低氧血症引起精神错乱。对有全身性淋巴结病变或肝、脾大的患者,应考虑到骨髓受侵和中枢神经系统受累的可能。如果淋巴母细胞在骨髓中占25%,则可能为T细胞性淋巴母细胞性白血病。

小无裂细胞型淋巴瘤是一种B细胞肿瘤,通常发生于腹部。该肿瘤增长迅速,有些病例在24 h内瘤体即可增长1倍。虽然地方性和散发性患者有相似的组织学改变,但在临床表现上仍有不同。地方性小无裂细胞型非霍奇金淋巴瘤大多发生于热带环境,为非洲本地居民,发病高峰年龄在4~9岁;散发性Burkitt淋巴瘤具有广泛的地理分布范围,95%的病例非黑色人种,年龄分布较广。地方性Burkitt淋巴瘤的男女性之比为3∶1,而散发性病例男女性比例无明显差别。

腹部淋巴瘤中>60%的病例有小肠受侵,尤其是回肠,可能发生于集合淋巴结。还可发生于结肠、阑尾、梅克尔憩室、卵巢、肾、肝、肠系膜淋巴结和腹膜后间隙。临床表现为腹痛、厌食和腹肌紧张,可与阑尾炎相混淆。如遇年龄>5岁的患儿发生肠套叠,应高度怀疑有病理性肠套叠;而年龄>10岁的青春期前儿童如有慢性非绞窄性肠套叠,大多为淋巴瘤所致。有广泛腹部受侵和巨大肿块伴腹腔积液的患儿,发生肿瘤溶解综合征的危险性增大。对不伴有急性症状或肠梗阻的患者,骨髓穿刺和骨髓活检可使20%患者避免剖腹探查手术。如果L-3淋巴母细胞占骨髓的6%~25%,可诊断为Burkitt淋巴瘤或B细胞淋巴瘤。如果骨髓中有>25%的L-3淋巴母细胞,则为B细胞淋巴瘤。如果有急腹症表现或肠套叠,应行剖腹手术。肿瘤局限、有可能切除时则予切除,但是对广泛病变者不应试图切除,此时不但无法完全去除病灶,还易误伤重要器官,并延误化疗时间。

大细胞组织细胞型淋巴瘤常发生于淋巴结以外

的部位,并广泛播散。原发部位可为皮肤、睾丸、眼、扁桃体、软组织,偶尔在纵隔,在腹部者罕见。该型大多为B细胞来源,少数为T细胞和Null细胞(非T细胞、非B细胞)来源,常发生于10~15岁的大龄儿童。

## 77.7.4 诊断

由于非霍奇金淋巴瘤有不同的类型,各型的治疗方法亦不同,诊断性活检十分重要,可通过组织学、免疫表型和细胞遗传学检查,明确诊断和分型。可触及的颈部和锁骨上淋巴结是容易取材的部位。对于纵隔巨大肿块引起呼吸窘迫的患儿,全身麻醉的危险性大,可在坐位局部麻醉下行颈淋巴结活检。短期的小剂量胸部放疗有时可迅速减轻呼吸窘迫症状,但如果未将部分肿块进行屏蔽以备活检,放疗后可造成诊断困难。全身应用皮质激素治疗后也有类似的问题。约20%病例在诊断时已有骨髓受侵,双侧骨髓活检比单侧活检的准确性高。如果有胸腔积液或腹腔积液,穿刺液的细胞学和免疫表型检查常可明确诊断,不必再行组织活检。治疗前的检查还有血细胞计数和分类,肝和肾功能,血清尿酸、钙、磷、LDH和电解质测定。还需行胸部X线检查、胸部或腹部CT扫描、放射性核素骨扫描和脑脊液细胞学检查。与霍奇金病不同的是,儿童非霍奇金淋巴瘤不需要行淋巴管造影和剖腹手术分期。

## 77.7.5 分期

虽然用于霍奇金病的Ann Arbor分期系统已试用于非霍奇金淋巴瘤,但对预后的判断能力差。目前最常用的是建立在Murphy分期标准基础上的分期系统,该系统分为局部病变(Ⅰ、Ⅱ期)预后较好者、原发肿瘤位于不良部位者(纵隔、胸腺、硬脑膜、脊柱旁或中枢神经系统)和进展型病变(疾病位于横膈两侧的Ⅲ期病变和播散性Ⅳ期病变)。用于地方性Burkitt淋巴瘤的分期系统则根据肿瘤的部位和肿瘤负荷分为5期。

## 77.7.6 治疗

治疗主要依据肿瘤组织学分期和免疫表型。目前采用的多药方案比以前的方案强而间歇期较短,大多数病例需对中枢神经系统进行预防性治疗,包括鞘内应用甲氨蝶呤或阿糖胞苷。这些药物已经代替了颅和脊柱的放疗,可避免生长和智力障碍等放疗不良反应。B细胞淋巴瘤,包括小无裂细胞淋巴瘤和大细胞免疫母细胞的B细胞淋巴瘤,用持续时间短而强度大的方案,比低强度而持续时间长的治疗更为有效。当前的方案包括大剂量甲氨蝶呤和阿糖胞苷,联合异环磷酰胺或依托泊苷等其他药物。T细胞性淋巴母细胞淋巴瘤的治疗试用改良的急性淋巴细胞性白血病(ALL)治疗方案,以期进一步提高生存率。结果表明,增加数个疗程的大剂量甲氨蝶呤可明显提高生存率。另一改良法是在原治疗方案中加用大剂量的左旋天冬酰胺酶,也能提高生存率。但对大细胞间变型淋巴瘤尚无确定的理想方案,有报道应用改良的B细胞淋巴瘤治疗方案获得一定的效果。

对于顽固性或复发性非霍奇金淋巴瘤可用大剂量化疗,然后进行自体或异体骨髓移植。由于非霍奇金淋巴瘤的细胞生长活跃,对多种药物敏感,除了诱导治疗后局部仍有残留者外,很少应用放疗。

## 77.7.7 预后

通过多药方案的治疗,小无裂细胞型和大细胞免疫母细胞型肿瘤的生存率可达90%,淋巴母细胞型和大细胞间变型亦为80%~90%。首次复发病例经骨髓移植后2年生存率可达50%,但顽固性肿瘤病例的骨髓移植效果并不理想,2年生存率仅为5%~20%,肿瘤复发是骨髓移植失败的主要原因。

# 77.8 畸胎瘤

畸胎瘤起源于全能干细胞,至少包含2个胚层,但更多由3个胚层来源的组织构成。发生部位与胎生学体腔的中线前轴或中线旁区紧密相连,故多见于躯体中线及其两旁。畸胎瘤能发生在几乎所有器官,从头部大脑到尾部都可以见到。尾骨部位是全能干细胞集中的区域,因此骶尾部为畸胎瘤的好发部位。畸胎瘤还见于颈部、口咽部、前纵隔、腹膜后和性腺等部位。肿瘤可表现为实性或囊性,有的呈混合性。根据成熟程度肿瘤分为良性和恶性,约80%为良性,20%为恶性,恶性率随年龄呈上升趋势。婴幼儿的畸胎瘤多见于性腺外,而青少年的畸胎瘤多见于卵巢和睾丸。新生儿年龄组中畸胎瘤更为多见,以骶尾部最为常见(图77-6)。该肿瘤有明显的性别差异,除睾丸肿瘤外,75%~80%病例发生于女孩。

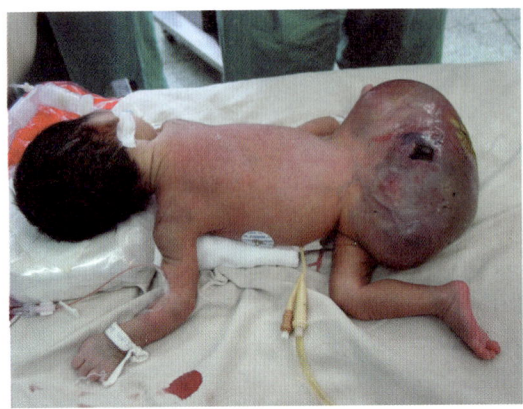

图77-6　新生儿骶尾部的巨大畸胎瘤

## 77.8.1　病理学

畸胎瘤属于胚芽细胞肿瘤中的一种,分为成熟、未成熟和恶性3类。组织学上畸胎瘤通常由内、中、外3个胚层的各种组织构成,含有成熟至未成熟的皮肤、牙齿、骨、软骨、神经、肌肉、脂肪、上皮等组织,少数含有胃黏膜、胰、肝、肾、肺、甲状腺及胸腺等器官。畸胎瘤中含有未成熟成分较为常见,未成熟的程度分为Ⅰ~Ⅳ级,未成熟程度高的畸胎瘤(Ⅲ和Ⅳ级)侵袭性高,复发和恶变的风险也高。如畸胎瘤含有恶性的内胚窦瘤(卵黄囊瘤)、胚胎癌和绒毛膜癌成分时,则属恶性畸胎瘤。

WHO的胚芽细胞肿瘤的分类如下。

(1) 单一组织型

1) 无性细胞瘤/精原细胞瘤(dysperminoma/germinoma/seminoma)。

2) 胚胎性癌(embryonal carcinoma)。

3) 卵黄囊瘤(yolk sac tumor)。

4) 绒毛膜癌(choriocarcinoma)。

5) 多胚(组织)瘤(polyembryoma)。

6) 畸胎瘤(teratoma)　①成熟畸胎瘤(mature teratoma);②未成熟畸胎瘤(immature teratoma)。

(2) 复合组织型(两种以上成分构成)

1) 胚胎性癌+畸胎瘤(畸胎癌)。

2) 胚胎性癌+卵黄囊瘤。

3) 其他。

## 77.8.2　肿瘤标记

AFP是胎儿重要的血浆蛋白之一,属α-球蛋白,主要来源于胎儿肝。正常新生儿AFP水平常升高,在9个月时降至成人水平,95%的患儿可根据AFP半衰期的变化曲线区分正常和患病婴儿。将产生AFP的肿瘤完全切除后4~5天,血清AFP可恢复到接近单纯由肝合成的正常水平。胎盘是产生人绒毛膜促性腺激素(hCG)的正常部位,hCG糖蛋白激素由α和β亚单位组成,β亚单位更具特异性,一般通过检测β亚单位来评估hCG的水平。hCG大多由睾丸肿瘤和妊娠滋养层病变分泌,β-hCG产物来源于绒毛膜合胞体滋养层和睾丸原始胚芽细胞。其他分泌β-hCG的肿瘤还有肝细胞瘤、肝母细胞瘤和松果体腺的生殖细胞瘤。

如畸胎瘤含有恶性的内胚窦瘤(卵黄囊瘤)、胚胎癌和绒毛膜癌成分,这些恶性肿瘤的AFP和hCG升高,因此可作为恶性畸胎瘤的标记,对诊断、疗效观察和预后判断都有重要价值。

## 77.8.3　骶尾部畸胎瘤

骶尾部畸胎瘤是最常见的新生儿肿瘤,发生部位也是畸胎瘤中最常见者。畸胎瘤的所有病例中50%~70%发生在骶尾部,其中女婴占80%,10%的病例有双胞胎家族史。新生儿期骶尾部畸胎瘤约90%为良性,恶性率随年龄增长而上升。据复旦大学附属儿科医院的98例骶尾部畸胎瘤手术病例统计,肿瘤恶性率1个月内时为4.3%,1岁以内升至7.6%,1~2岁时高达63.2%[29]。良性畸胎瘤恶变的原因,有学者认为是由于一部分肿瘤组织能多年保留胚胎性肿瘤的生物学特性,后期进展为恶性。另外认为肿瘤发生时即存在微小灶恶性成分,最终发展成肿瘤的主要组织类型。还有学者提出是由于肿瘤内上皮成分恶变所致。

(1) 临床表现

多数病例于出生后第1个月内发现,其余病例通常在4岁前就医。根据肿瘤所处的部位可进行如下临床分型:Ⅰ型即显型,约占45.8%,肿瘤的主体部分外露,肿瘤与尾骨相连,可有一小部分瘤体位于骶前;Ⅱ型,占34%,肿瘤有部分外露,瘤体亦向骶前和盆腔伸展;Ⅲ型,占8.6%,肿瘤仅小部分外露,主要部分在盆腔并进入腹腔,Ⅱ型和Ⅲ型亦称混合型;

Ⅳ型即隐型,占9.6%,肿瘤外部看不见,完全位于骶前。

显型肿瘤位于尾骨尖端,表现为骶尾部肿块,大的肿瘤呈圆形或椭圆形,可偏向臀部一侧,使尾骨向对侧推移,肛门及生殖器官向前下方移位。肿瘤质地软硬不均或呈囊性。表面皮肤大多正常,瘤体过大时顶部皮肤菲薄,可发生小区域缺血性坏死或溃疡。有的皮肤上出现青紫色或红色的色素斑。个别肿瘤呈梨状,有蒂状基部。小的肿瘤仅为局部隆起呈结节状,易被漏诊。隐型肿瘤位于骶前,向盆腔内发展但不向臀部生长。主要表现为直肠和骶神经受压症状,引起骶尾部不适或疼痛,出现排便困难、大便变形,同时有排尿困难等症状,常因肠梗阻或尿潴留就诊。混合型兼有显型和隐型的临床表现。约有20%的患儿有其他畸形,以骶前肿瘤病例中多见。如伴发肛门直肠发育异常(肛门直肠闭锁或狭窄)和脊柱畸形(骶尾骨缺失或半椎体畸形、骶前脊膜膨出),即为Currarino三联征。

当肿瘤增长迅速,失去原有弹性,浅表静脉怒张或充血,或出现神经功能障碍时,提示肿瘤有恶变可能。恶变率以隐型最高,为71.4%,混合型的为46.7%,显型的为9.4%。转移部位依次为肺(多为双侧)、腹股沟淋巴结、椎骨、腹膜后淋巴结、肝等,转移率高达48%。

(2) 诊断

诊断通常通过体检完成。直肠指检非常重要,旨在查明肿瘤位置,了解直肠有无移位和肠腔狭窄,决定临床分型,并作为选择术式的依据。X线平片可以显示肿瘤内的钙化灶、骨质或牙齿,还可以显示直肠因肿瘤压迫向前移位、骶骨异常(如半椎体或骶骨中部缺损)、尾骨移位等征象。胸部X线检查可排除肿瘤的肺转移。钡剂灌肠可观察直肠受压移位情况,并估计病变位置和范围。CT扫描可清晰显示肿瘤的轮廓与质地,证实尿道推移或梗阻,观察动脉周围增大的淋巴结,并显示肝转移。MRI对于骶椎异常或椎管内累及亦是重要的检查。血浆AFP和β-hCG有助于鉴别恶性畸胎瘤。

骶尾部肿瘤的鉴别诊断包括脊膜膨出、脂肪瘤、脊索瘤、直肠重复畸形、表皮样囊肿,神经母细胞瘤也可发生在骶前区域。

近来,产前超声检查提高了先天性缺陷的发现率,其中也包括骶尾部畸胎瘤。巨大肿瘤患儿在出生时可能会引起难产、肿瘤溃破,甚至肿瘤撕裂和出血。如在孕30周之前发现巨大肿瘤,提示发生死胎的概率较大。巨大胎盘和胎儿水肿是重要的预后不良指标,常提示为胎儿存在高输出量型心力衰竭。如何进行及时的干预已成为小儿外科的热点之一。

(3) 治疗

新生儿骶尾部畸胎瘤的治疗首选是手术完整切除。手术进路因肿瘤累及范围而异,Ⅰ型和Ⅱ型肿瘤选择骶后进路;Ⅲ型和Ⅳ型肿瘤需采用经腹骶联合进路。除极少数因肿瘤破裂出血或瘤内动静脉短路影响到血流动力学需急诊手术外,大多数肿瘤在出生后1周内择期切除。如在产前发现存在巨大畸胎瘤后,孕妇应转至高危产科中心,以便能在产后立即获得及时的监护与治疗。经验表明,对选择性病例(包括瘤体直径>5cm)进行干预,在妊娠32周后实施有计划的剖宫产,可有效挽救这些高危患儿。

显型肿瘤采取骶尾部进路。取俯卧位,头偏向一侧,肩部垫高并托起骨盆,以保证胸部自由呼吸。肛门内插入肛管或Hegar扩张器深约10cm留置,有助于术中操作时确认直肠的位置。切口呈倒"V"形,顶端超过尾骨,达肿瘤上缘,视肿瘤大小切口可向两侧延伸。由于该切口远离肛门,可防止污染。分离肿瘤时应沿肿瘤包膜表面进行,防止破溃瘤组织种植手术野引起复发。两侧的臀部肌肉应尽量保留。将尾骨显露清楚,在骶尾关节水平以电刀切断尾骨。找到尾骨前面的骶中动、静脉后,缝合结扎,可减少出血。如在处理骶中血管时不慎发生血管破裂出血,可将示指置入直肠腔内并向骶骨方向压迫,可起暂时的止血作用。切除尾骨是防止术后复发的重要步骤。如尾骨已被肿瘤包裹,可于第4、5骶椎处切断,但不得切断第3骶椎,以免损伤神经引起肛门和膀胱括约肌功能不全。分离至肿瘤前面时,应依据直肠内留置的导管辨认直肠的位置,仔细操作,避免损伤直肠。在接近排便相关的肌群时,应使用电刺激仪协助识别,最大限度地保留髂骨尾骨肌、耻骨尾骨肌等肌肉组织,将其与肿瘤分离开。如肿瘤与直肠紧密粘连剥离困难时,可由助手将示指置入直肠内作指引,有利于分离。一旦发生直肠破裂,应立即修补。肿瘤切除后可清晰显露直肠和肌群等正常组织,将肛提肌和臀部肌肉复位,恢复盆腔组织解剖关系,如见盆腔腹膜损伤应予修补缝合。如有直肠延长而松弛的情况,可将直肠后壁横行折叠缝合数针,并固定于骶前筋膜,以免术后发生直肠脱垂。在直肠后创腔内放置引流物,从伤口一侧穿刺引出。术后患儿保持俯卧位数天,以保持伤口的清洁。

Ⅲ、Ⅳ型骶尾部畸胎瘤需经腹会阴联合进路手术。先做下腹横行探查切口进腹,游离肿瘤的腹腔部分,并控制肿瘤的营养血管。然后关闭腹部切口,翻转患者,如前所述进行骶部手术。

骶尾部畸胎瘤切除中最常见的并发症是术中出血和伤口感染,失血性休克是主要死亡原因。多数婴儿术后排便功能正常,但在切除明显向盆腔和腹腔内生长的肿瘤时,术后可出现一过性或永久性尿潴留和肛门失禁。

由于新生儿骶尾部畸胎瘤多数为良性(占97%),在完整肿瘤切除后无须其他治疗。术后应做定期随访,行血清 AFP 和胸部 X 线检查。尤其要重视直肠检查,可早期发现骶前肿瘤复发。复发的肿瘤多为良性,应及时再次切除以减少恶变的风险。个别良性肿瘤切除后可出现恶性肿瘤的复发。

恶性肿瘤需做辅助化疗,最有效的抗肿瘤药物为顺铂、博来霉素、长春新碱、依托泊苷(VP-16),也可使用多柔比星,最近常用 JEB 化疗方案。诸多报道表明,采用强化疗后生存率有了明显提高。原发恶性肿瘤不能一期切除时,可在活检证实为恶性肿瘤后给予联合化疗。如观察到明显疗效,可尝试做二期切除,常可完全切除肿瘤。需注意的是,化疗后肿瘤的恶性成分坏死,可使肿瘤的组织学呈良性表现,从而引起混淆。化疗对肺和肝的转移病灶也有效果。对于化疗敏感的病例,如经化疗后存在残留的转移灶,亦可考虑手术切除。目前,放疗已很少用于恶性畸胎瘤的治疗。

根据北美合作组 74 例恶性骶尾部畸胎瘤(59% 有转移灶)的综合治疗经验,应用顺铂、博来霉素和依托泊苷化疗后效果满意,总的 4 年生存率高达 90%,无瘤生存率也为 84%。

## 77.8.4　腹膜后畸胎瘤

腹膜后来源的畸胎瘤相对少见,仅占所有畸胎瘤病例的 4%。腹膜后畸胎瘤可发生于儿童期的各个年龄段,但在婴幼儿期最为多见,约 50% 的病例发生在年龄<1 岁,年龄<5 岁的病例占 75%,女孩较多见,男女性之比为 1:2。腹膜后畸胎瘤发生位置较高,邻近胰腺和肾脏,多限于一侧,且左侧多于右侧,但可越过脊柱向对侧发展。患儿常因腹部出现巨大肿块就诊,肿瘤多呈分叶状或不规则肿物,界限清楚,质地软硬不均。腹部平片常显示肠道被挤压移位,肿瘤内存在钙化灶,亦可见骨样结构。腹部 B 超检查显示肿瘤为囊实性,腹部 CT 检查还可排除肿瘤来自于肾和肾上腺,可与神经母细胞瘤或肾母细胞瘤相鉴别。鉴别诊断还包括腹膜后淋巴管瘤、大网膜或肠系膜囊肿和寄生胎畸形。寄生胎来源于终止发育的孪生胎,推测在妊娠早期,孪生胎之一(寄生胎)进入另一个体腹腔内并附着于腹膜后,形成宿主的胎儿。寄生胎的血供来源于宿主的肠系膜上动脉,内见成形的器官和按轴向排列的骨骼,可与畸胎瘤相鉴别。

腹膜后畸胎瘤需行剖腹手术,将肿瘤完整切除。因为肿瘤大多数为良性,手术效果满意,大血管尤其是肠系膜上动脉损伤是最重要的并发症。约 20% 的病例为恶性畸胎瘤,另有 12%~42% 的病例瘤内可见未成熟组织。在含有未成熟成分的畸胎瘤病例中,已有复发为恶性肿瘤的报道。

## 77.8.5　纵隔畸胎瘤

纵隔畸胎瘤约占所有儿童纵隔肿瘤的 20%,可发生在从新生儿到青少年的任何年龄。大多数发生在前纵隔,男女性比例相当。临床症状可表现为急性呼吸窘迫、慢性咳嗽、胸痛或喘鸣。偶尔因肿瘤破裂进入支气管可导致咯血或咳出毛发。因肿瘤分泌 β-hCG,男孩可出现性早熟。在胸部侧位片可见一前纵隔肿块影,约 35% 的肿瘤内有钙化,具诊断意义。B 超检查显示为囊实性肿块,CT 能明确肿瘤的范围以及与周围组织的关系。

鉴别诊断包括胸腺瘤、淋巴瘤、胸腺囊瘤、非霍奇金淋巴瘤、食管重复畸形和支气管源性囊肿。纵隔畸胎瘤中 15%~20% 为恶性,血清 AFP 和 β-hCG 测定有助于诊断。文献显示,女孩的恶性纵隔肿瘤绝大多数是卵黄囊瘤,在男孩则为卵黄囊瘤、生殖细胞瘤、绒毛膜癌或以一种成分为主的混合性恶性肿瘤。

治疗首选切除手术,可采用右侧经胸或正中胸骨切开进路。恶性肿瘤侵袭重要结构、无法一期完全切除时,可行术前化疗,然后做肿瘤的延期切除。恶性肿瘤的生存率取决于原发肿瘤的完全切除和术后化疗的应用,单纯切除肿瘤并不能达到治愈的目的。肿瘤的组织学检查提示,约 20% 的病例有未成熟细胞成分,对年幼患儿并不会增加恶性风险,但与青少年患者的死亡率增高有关。各协作组治疗恶性病例的资料显示,依托泊苷、博来霉素和顺铂的联合化疗虽然稍逊于骶尾部者,效果亦较满意。总的 4 年生存率为 71%,无瘤生存率 69%。

原发性心包畸胎瘤罕见,主要发生在<1 岁婴儿,25% 为新生儿,男女性区别不明显。临床表现为充血性心力衰竭和心包填塞。超声心动图检查显示

块压迫心脏房室并影响心脏排出量,可确定诊断。治疗首选肿瘤切除,由于肿瘤常来自升主动脉根部并压迫主动脉,分离过程中有主动脉破裂的可能,手术风险较大。

极少有畸胎瘤来自心脏,女孩多见,临床表现为充血性心力衰竭。心脏畸胎瘤多位于右侧心脏,25%为恶性,常常同时伴有先天性心脏病(房间隔缺损、室间隔缺损)。胸部X线片见心脏扩大,B超检查表现为多囊性心内肿块。因肿瘤侵犯传导系统,心电图可显示心室内传导阻滞,也可出现心律失常。宜在发生流出道完全性梗阻或致命性心律失常之前尽早切除肿瘤,恶性畸胎瘤应做化疗。如良性心脏畸胎瘤无法切除,可考虑心脏移植。

### 77.8.6 卵巢畸胎瘤

畸胎瘤是儿童最常见的卵巢肿瘤,约占所有卵巢肿瘤的50%,多发生于6~15岁的患儿。卵巢畸胎瘤通常较大,直径平均达10~15 cm,肿瘤发生在左右卵巢的概率相同,双侧者占5%~10%。腹痛为最常见的临床症状,见于50%~90%的患儿,近25%病例的急性腹痛由肿瘤扭转引起。50%病例的腹部平片见钙化影,并可有类似牙齿的钙化灶。腹部B超检查表现为包含囊、实性成分的肿块。

一经诊断应及早手术切除,以免发生扭转、破裂和恶变。如良性畸胎瘤包膜完整、组织学示成熟的组织成分,宜选择卵巢切除术。手术中应收集腹腔积液,找寻有无肿瘤细胞。如无腹腔积液,则应行腹腔冲洗,收集冲洗液做细胞学分析。虽然儿童卵巢肿瘤累及腹膜的机会明显小于成人的上皮性肿瘤,仍需仔细检查包括膈面在内的腹膜表面,观察有无肿瘤种植,如有怀疑应做活检。肉眼可见肿瘤累及大网膜时,需做大网膜切除术。

含有未成熟组织的肿瘤以及卵巢外腹膜有神经胶质种植的治疗尚存争议。许多临床经验表明,单纯的手术切除治疗未成熟畸胎瘤是安全的,但病理学家复习切片时发现,有相当比例(约1/3)的肿瘤中存在卵黄囊瘤或原始神经外胚层肿瘤。大多数卵巢良性畸胎瘤患儿的血清AFP正常,AFP水平升高则提示这些未成熟畸胎瘤具有恶性倾向。有学者用以顺铂为基础的联合化疗治疗局限性恶性胚芽细胞肿瘤,Ⅰ期和Ⅱ期病例的生存率达95%~100%,Ⅲ期和Ⅳ期为94%~96%,明显优于非性腺胚芽细胞肿瘤的治疗结果。大多数有神经胶质种植的病例呈良性过程,恶性变者少见。神经胶质种植的分级有助于治疗方案的选择,Ⅱ级和Ⅲ级病例宜行化疗。目前,儿童卵巢畸胎瘤总的3年无瘤生存率为97.8%。

### 77.8.7 睾丸畸胎瘤

儿童睾丸的胚芽细胞肿瘤包括卵黄囊瘤、精原细胞瘤、胚胎癌和畸胎瘤等,其中畸胎瘤是儿童睾丸的最常见肿瘤。睾丸畸胎瘤在年龄<2岁的婴幼儿和青少年两个年龄组内多发,临床表现除患侧睾丸肿大外,往往无其他特殊症状。肿大的睾丸坚实沉重,不透光,15%的病例可伴鞘膜积液,需与单纯的鞘膜积液、睾丸炎症、血肿等相鉴别。术前应检测血清AFP和β-hCG,X线片、CT检查可观察阴囊肿块的钙化灶、形态,以及腹膜后淋巴结、肝和肺部转移。

睾丸畸胎瘤选择手术治疗,手术时取腹股沟切口,切开腹外斜肌,打开睾提肌,在内环口处确认精索并用止血带或血管夹阻断,以减少肿瘤经血管和淋巴管播散的风险。提出睾丸进行检查,如为实质性病灶,施行包括内环口水平精索在内的睾丸根治性切除。如病理学证实肿瘤为良性畸胎瘤,无须其他治疗。对于恶性肿瘤,年龄<1岁的Ⅰ期病例(占80%)仅做睾丸根治性切除术,生存率可达78%。婴儿的睾丸恶性肿瘤多为内胚窦瘤,该肿瘤很少转移到腹膜后淋巴结。因此,如果术前腹部CT检查正常,对年龄<2岁的Ⅰ期患儿无须做腹膜后淋巴结清扫术。如肿瘤标记AFP和β-hCG在术后恢复正常,也进一步证实病程属Ⅰ期。如肿瘤标记在术后仍维持高水平,则提示为Ⅱ期或Ⅲ期(占病例的20%),此时需做腹膜后淋巴结活检分期,并按相应方案进行化疗。对于Ⅲ期病例,需针对CT扫描显示的增大淋巴结进行腹膜后淋巴结清扫,并行化疗。最近的资料显示,Ⅰ期患儿仅做根治性睾丸切除术可获得满意的生存率(92%),与睾丸切除加腹膜后淋巴结清扫的效果(85%)相当,甚至更优。经验还表明,腹膜后淋巴结累及(Ⅱ期)时,腹膜后淋巴结清扫和化疗确能提高生存率;单侧腹膜后淋巴结清扫与双侧清扫的效果相当。对于已有转移的睾丸畸胎瘤患儿,化疗依然有积极的作用,一般采用顺铂和依托泊苷的联合化疗方案,可避免博来霉素引发的肺部并发症。

## 77.9 小儿少见的恶性肿瘤

胃肠道肿瘤在小儿并不多见,发生率远较成人为低,但几乎胃肠道的各类组织均可发生,构成比亦与成人有所不同。成人以恶性肿瘤多见,而小儿却以良性肿瘤居多。除胃肠癌、类癌和腺瘤以外,其他各种良性和恶性肿瘤均非胃肠道所特有[30]。据报道,小儿的胃肠道恶性肿瘤占总数的3%左右。复旦大学附属儿科医院1959～1996年(38年间)收治38例胃肠道肿瘤,占同期恶性肿瘤的4.1%。其中男21例,女17例,最小年龄5岁,分别位于胃(5例)、十二指肠(3例)、回肠和回盲部(22例)、结肠(5例)和直肠(3例)。一般认为小儿胃肠道恶性肿瘤的发生,除遗传和环境因素外,胃肠道腺瘤、息肉,尤其家族性胃肠道多发性息肉症可能为癌前病变,婴幼儿期发病的慢性溃疡性结肠炎,也可在10年后发生癌变。

再如各种软组织肉瘤和肾癌、乳腺癌等肿瘤,在成人较为常见,而小儿较为少见。在复旦大学附属儿科医院的919例恶性肿瘤中,此类肿瘤共59例,占6.4%。其中纤维肉瘤18例,滑膜肉瘤12例,神经纤维肉瘤10例,脂肪肉瘤4例,恶性纤维组织细胞瘤4例,血管外皮肉瘤4例,肾癌4例,血管内皮肉瘤2例和淋巴管肉瘤1例。这些肿瘤尽管生物学特性与成人相似,但治疗效果和预后较成人为好。

## 77.9.1 胃肠道恶性肿瘤

小儿胃肠道肿瘤的临床表现与其他消化道疾患类似,少有特异症状。以腹痛、消化道出血、肠梗阻和腹块最多见,也可发生恶心、呕吐、便秘和腹泻,偶有胃肠穿孔者。症状因肿瘤的部位、组织类型、大小、恶性程度以及局部是否有溃疡形成等情况而有不同,各病例的临床表现又有所侧重,因此临床表现对诊断的帮助不大。胃肠道肿瘤最基本的,也是最有效的诊断手段是胃肠X线钡剂造影和纤维内镜检查,通过这两项检查,胃肠肿瘤的部位、范围多可确定,但对小肠肿瘤的诊断阳性率不高。手术切除为胃肠道肿瘤治疗的主要方法。

(1) 胃癌

小儿胃癌发生率极低,有一组报道510例年龄<30岁胃恶性肿瘤中,仅有2例发生于年龄<10岁。病理多为平滑肌肉瘤、横纹肌肉瘤、恶性畸胎瘤和未分化癌,临床上常表现为腹痛、呕吐、便血和腹部肿块。由于十分罕见常被延误诊断。复旦大学附属儿科医院曾有2例胃小弯和幽门部未分化癌,均有腹痛和便血。1例为病程长达2年的晚期病例,最后发生胃穿孔才明确诊断。因此诸多学者强调,当儿童有上述症状时,应与成人一样进行检查,以排除胃恶性肿瘤的可能,不能仅以儿童的年龄为理由而忽视必要的检查。除X线钡剂造影和胃镜检查外,胃脱落细胞检查和胃癌的各种相关抗原的检测均应进行。治疗上仍以手术切除为主。近年强调术后即使无淋巴结转移,也应常规化疗。在小儿治疗效果差,生存者少。

(2) 胃肠平滑肌肉瘤

平滑肌肉瘤在小儿胃肠道的发生率依次为胃、小肠和大肠。可为原发恶性,也可由良性平滑肌瘤转化而来。与平滑肌瘤一样,生长也分腔内、腔外和壁间3种方式,黏膜易发生溃疡而引起出血。消化道出血为平滑肌肉瘤较为突出的症状,有时可扪及腹块。X线钡剂造影的典型征象是边缘整齐的充盈缺损,中央存在着"脐样"溃疡龛影。纤维内镜检查时,活检应在溃疡部位,并尽可能向黏膜深部夹取。手术切除为疗效最好的方法,并用化疗的综合治疗。手术切除病例5年生存率为20%～50%,易复发。

(3) 类癌及类癌综合征

类癌为激素分泌细胞肿瘤的一种,多数生长缓慢,但仍属恶性范畴,可以发生转移。部分类癌具有内分泌功能,可产生一系列特殊的临床表现,即所谓类癌综合征。约80%以上类癌分布在胃肠道内,小儿以阑尾最多见,占半数以上,其次为回肠和直肠。肉眼外观为灰黄色、边缘清楚的黏膜下小硬结。该肿瘤起源于胃肠腺体深部的嗜铬细胞,具有嗜铬亲银的特性。不同部位的类癌的组织学和组织化学表现有所不同,分泌多种不同的多肽类及活性胺类激素,如血清素、缓激肽和组胺类等,这些激素作用于心血管、呼吸道和消化道,表现为类癌综合征。

患者早期多无症状,可终生不被发现。部分阑尾类癌有急性阑尾炎样表现,小肠类癌往往有腹块和肠梗阻的表现。由于肠道类癌产生的激素多被肝脏灭活,一般不引起全身症状,往往在发生肝转移后才出现类癌综合征的表现。检查24 h尿内5-羟吲哚乙酸升高可作出诊断。

对于阑尾类癌,大部分病例经单纯阑尾切除可获根治;对直径>2 cm或者有局部转移者,应做右半结肠切除术。其他部位的类癌,诊断时往往已较大,应按胃肠癌的切除范围处理。未发生转移的类癌,手术切除后预后良好,发生类癌综合征者多难治愈。

(4) 大肠癌

小儿大肠癌的发生率较胃癌高,仍属罕见病。大肠癌的0.08%～0.60%发生于年龄<15岁的儿童,以男性为多,多见于11～15岁,年龄<10岁者极

少。复旦大学附属儿科医院收治的 8 例均为男孩，年龄 9～12 岁，其中结肠癌 5 例位于升结肠和横结肠近肝曲侧，直肠癌 3 例位于距齿状线 3～8 cm 处。按 WHO 组织学分类，属于黏液腺癌 6 例，管状腺癌和乳头状腺瘤癌变各 1 例，Duke 分期在 C、D 期者占 66.7%。

小儿大肠癌分布于各部位，无明显集中趋势。在病理类型上 45%～86% 为分化差的黏液腺癌，大多数可见"印戒样细胞"，属细胞内型。此类腺癌具高度浸润性，易早期转移，生长迅速，预后差。临床上以腹痛、便血和排便习惯改变为主要症状。仔细的腹部检查、直肠指检、钡剂灌肠、纤维结肠镜检查可确诊。但由于儿童大肠癌少见以及医师和家长们的忽视，常延误诊断，往往在出现肠梗阻、巨大腹块等晚期症状时才发现，为时已晚，因此早期诊断和完全切除是改善预后的关键。腹腔淋巴结、大网膜和腹膜种植是最常见的转移部位。近年来提倡 Duke C 期以下的局限性大肠癌，应在完全切除原发病变的基础上，常规做大网膜和腹腔淋巴结清扫术，术后辅以联合化疗。晚期病例亦应化疗和放疗 6～12 周后再行手术，可望提高生存率。目前 5 年生存率仅为 2.5%。

## 77.9.2 其他少见的恶性肿瘤

### （1）纤维肉瘤

纤维肉瘤在小儿软组织恶性肿瘤中仅次于横纹肌肉瘤，居第 2 位，好发于肢体远端。发病年龄有 2 个高峰，即年龄 <5 岁和 >10 岁。发生在婴幼儿期的称为儿童先天性纤维肉瘤，此类纤维肉瘤尽管有浸润和复发，并不发生转移，预后较好。据一组 52 例儿童先天性纤维肉瘤的报道，37 例位于肢体，15 例位于躯干。位于肢体者 92% 为原位肿瘤，无转移，生存率达 95%，术后复发率为 27%；而位于躯干者进展较快，20% 有远处转移，生存率仅 74%。

纤维肉瘤的治疗原则仍是根治性的手术切除，化疗和放疗仅应用于手术切除困难或有肉眼残留者。儿童先天性纤维肉瘤无转移者在完整切除后无需化疗，已有转移者应用化疗，药物较成人的纤维肉瘤敏感，可达到转移病灶消失的良好疗效。

### （2）神经纤维肉瘤

神经纤维肉瘤为神经鞘来源的恶性肿瘤，常为全身性显性遗传疾病或由神经纤维疾病发展而成。该肿瘤病理有明显的神经膜细胞分化特征，梭形细胞束交错排列或漩涡状或编织状，典型的栅状排列消失或偶见，基质内有胶原纤维或黏液。该肿瘤好发于肢体（42%）、腹膜后（25%）和躯干（21%）。

治疗以手术切除为主。因神经纤维肉瘤有沿神经周围淋巴间隙延伸、播散的特征，手术切除的神经干远端应做冷冻切片检查，如切缘有肿瘤细胞残留应做术后放疗。对于肿瘤的部分残留，化疗常有效果，复发性和恶性程度高的神经纤维肉瘤也应用化疗，缓解率可达 50%。

### （3）恶性纤维组织细胞瘤

恶性纤维组织细胞瘤占成人肢体软组织肉瘤的 1/4，但在儿童较为少见。该肿瘤病理形态上与纤维肉瘤相似，但细胞更具多形性，有各类细胞的核分裂象，有些分裂呈明显的恶性表现，尤以含胶质的细胞恶性表现更甚。如见肿瘤细胞的排布呈放射状小簇，癌细胞相互垂直编织，具有确诊意义。

治疗上已逐渐摒弃截肢等过度广泛的切除，而采用局限性根治、保留肢体加用放疗。亦可用化疗，但疗效并不肯定。

### （4）滑膜肉瘤

儿童滑膜肉瘤仅占非横纹肌软组织肉瘤的 30%，多见于下肢，常发生在股、膝等部位，其次是上肢，仅 20% 发生在头颈和躯干部。病理形态上由梭形细胞和腺泡上皮细胞成分混杂而成，梭形细胞呈短肥状，上皮样细胞为圆形或扁平，形成不完整腺腔，基质未分化程度低，恶性程度高。

肿瘤体积、原发部位、发病年龄、病理形态是儿童滑膜肉瘤的主要预后因素。一般认为，瘤体直径 <5 cm、原发于手足等肢体远端、发病年龄 <10 岁、病理形态以上皮成分为主者预后较好。据一组 18 例儿童滑膜肉瘤的报道，长期生存的 8 例均为原发于肢体的低龄儿童。治疗方案强调保护骨、软组织及肢体功能，采用局部根治手术加术后辅助放疗。化疗的应用也较广泛，效果尚待评定。

### （5）脂肪肉瘤

脂肪肉瘤在儿童较为少见，多发生于年龄 >10 岁的青少年。好发于脂肪较多的部位，如股部、臀部、臂部和躯干。腹腔内多发生在肠系膜，腹膜后多见于肾脏周围。儿童脂肪肉瘤常呈高分化状态，含有大量星形、小梭形、泡沫状或印戒状幼稚脂肪细胞，间质内有丰富的黏液样物质和丰富的毛细血管网，分裂象较少见。

对于儿童脂肪肉瘤，局限性肿瘤强调广泛根治，局部复发是导致恶变程度升高、浸润周围器官、发生远处转移的主要原因。显而易见，肿瘤体积越小越容易治愈。化疗的作用尚不肯定，有肉眼或镜下肿瘤残留者可予放疗控制。

### (6) 肾癌

肾癌仅占年龄 <12 岁儿童的 1%，与成人不同，多见于女性。病理类型分为透明细胞型和颗粒细胞型。常有典型的腹痛和血尿，也可触及腹部肿块。

一般认为小儿肾癌的临床分期是影响预后的最主要因素，Ⅰ期患儿生存率为 100%，Ⅱ期者为 66%，Ⅲ期者为 43%，Ⅳ期者为 12%。局限的肾癌强调完整切除，切除范围应包括肾、肾上腺、肾周脂肪和筋膜、局部淋巴结。化疗和放疗效果均不肯定。近年有报道，应用 IL-2、LAK 细胞等免疫治疗，对肾癌转移病例有一定效果。

（肖现民）

## 主要参考文献

[1] 董岿然,肖现民,李凯,等. 肿瘤. 见:肖现民主编. 临床小儿外科学——新进展、新理论、新技术. 上海:复旦大学出版社,2007:153-228.
[2] Krasin MJ, Davidoff AM. Principles of pediatric oncology, genetics of cancer, and radiation therapy. In: Grosfeld JL, O'Neill JA, Fonkalsrud EW, et al. eds. Pediatric Surgery. 6th ed. Philadelphia: Mosby, 2006: 411-436.
[3] Knudson AG Jr. Mutation and cancer: Statistical study of retinoblastoma. Proc Natl Acad Sci USA, 1971, 68: 820-823.
[4] 应大明. 儿童肿瘤的流行病学. 见:高解春,王耀平主编. 现代小儿肿瘤学. 上海:复旦大学出版社,2003:11-34.
[5] 金百祥,高解春. 770 例小儿恶性实体肿瘤的发病与预后. 临床儿科杂志,1991,9:115-117.
[6] 王耀平. 儿童实体肿瘤的生物学标记. 见:高解春,王耀平主编. 现代小儿肿瘤学. 上海:复旦大学出版社,2003:162-172.
[7] Mulliken JB, Glowacki J. Hemangiomas and vascular malformation in infants and children: a classification based on endothelial characteristics. Plast Reconst Surg, 1982, 69: 412-422.
[8] 彭弱,刘文英. 血管瘤. 见:肖现民主编. 临床小儿外科学——新进展、新理论、新技术. 上海:复旦大学出版社,2007:442-449.
[9] Sasaki GH, Pang CY, Wittliff JL. Pathogenesis and treatment of infant skin strawberry hemangiomas: Clinical and in vitro studies of hormonal effect. Plast Reconstr Surg, 1984, 73: 359-370.
[10] Xiao X, Hong L, Sheng M. Promoting effect of estrogen on the proliferation of hemangioma vascular endothelial cell in vitro. J Pediatr Surg, 1999, 34: 1603-1605.
[11] Xiao X, Liu J, Sheng M. Synergistic effect of estrogen and VEGF on the proliferation of hemangioma vascular endothelial cells. J Pediatr Surg, 2004, 39: 1107-1110.
[12] 高解春,陆慧君,金百祥. 婴幼儿血管瘤自然消退的临床过程. 中华小儿外科杂志,1992,13:139-141.
[13] 郑继翠,肖现民,刘江斌,等. 双酚 A 对人神经母细胞瘤 SK-N-SH 细胞增殖的影响. 中华小儿外科杂志,2006,27:90-92.
[14] 郑继翠,肖现民,刘江斌,等. 双酚 A 对人神经母细胞瘤 SK-N-SH 细胞株移植瘤生长的影响. 中华小儿外科杂志,2007,28:64-68.
[15] Zheng JC, Xiao XM, Liu JB, et al. Growth-promoting effect of environmental endocrine disruptors on human neuroblastoma SK-N-SH cells. Environ Toxicol Phar, 2007, 24: 189-193.
[16] Escobar MA, Hoelz DJ, Sandoval JA, et al. Profiling of nuclear extract proteins from human neuroblastoma cell lines: the search for fingerprints. J Pediatr Surg, 2005, 40: 349-358.
[17] Laberge JM. Neuroblastoma. In: O'Neill JA, Grosfeld JL, Fonkalsrud EW, et al. eds. Principles of Pediatric Surgery. 2nd ed. St. Louis: Mosby, 2003: 211-219.
[18] Woods WG, Gao RN, Shuster JJ, et al. Screening of infants and mortality due to neuroblastoma. N Engl J Med, 2002, 346: 1041-1046.
[19] 李凯,高解春,陈莲,等. 维生素 A 对大鼠肾母细胞瘤发生影响的试验研究. 中华小儿外科杂志,2002,23:458-460.
[20] Kai Li, Jiechun Gao, Xianmin Xiao, et al. The enhancing role of vitamin A deficiency on chemically induced nephroblastoma in rats. J Pediatr Surg, 2002, 40: 1951-1956.
[21] Bonetta L, Kuehn SE, Huang A, et al. Wilms tumor locus on 11p13 defined by multiple CpG island — associated transcripts. Science, 1990, 250: 994-997.
[22] 李凯,肖现民. 肾母细胞瘤诊断和治疗的特点及争议. 见:肖现民主编. 临床小儿外科学——新进展、新理论、新技术. 上海:复旦大学出版社,2007:170-184.
[23] Shamberger RC. Renal tumors. In: O'Neill JA, Grosfeld JL, Fonkalsrud EW, et al. eds. Principles of Pediatric Surgery. 2nd ed. St. Louis: Mosby, 2003: 221-228.
[24] Cozzi DA, Zani A. Nephron-sparing surgery in children with primary renal tumor: Indications and results. Semin Pediatr Surg, 2006, 15: 3-9.
[25] Grosfeld JL. Rhabdomyosarcoma. In: O'Neill JA, Grosfeld JL, Fonkalsrud EW, et al. eds. Principles of Pediatric Surgery. 2nd ed. St. Louis: Mosby, 2003: 229-238.
[26] Rodeberg D, Paidas C. Childhood rhabdomyosarcoma. Semin Pediatr Surg, 2006, 15: 57-62.
[27] von Schweinitz D. Management of liver tumors in childhood. Semin Pediatr Surg, 2006, 15: 17-24.
[28] Shamberger RC. Lymphomas. In: O'Neill JA, Grosfeld JL, Fonkalsrud EW, et al. eds. Principles of Pediatric Surgery. 2nd ed. St. Louis: Mosby, 2003: 249-257.
[29] 张乐鸣,金百祥. 骶尾部畸胎瘤预后因素探讨. 中华小儿外科杂志,1989,10:329-331.
[30] Bethel CA, Bhattacharyya N, Hutchinson C, et al. Alimentary tract malignancies in children. J Pediatr Surg, 1997, 32: 1004-1008.

# 附录　常用化疗药物剂量表

| 药　名 | 作用机制 | 药代动力学 | 不良反应 | 适应证 | 用法与剂量 |
|---|---|---|---|---|---|
| 盐酸氮芥（$HN_2$） | 与DNA交联 | 静脉注射后30 s，90%从血中消失，代谢物自尿排出 | 恶心、呕吐、骨髓抑制、脱发和栓塞性静脉炎等 | 霍奇金病 | 静脉注射,成人0.1~0.2 mg/kg,1~2次/周,1个疗程总量30~60 mg |
| 环磷酰胺（CTX） | 在肝脏经P450酶转化成醛磷酰胺，在肿瘤细胞内转化成磷酰胺氮芥，产生疗效 | 静脉注射后血浆$T1/2$为4~6.5h；48h内50%~70%自尿排泄 | 骨髓抑制、胃肠道反应、出血性膀胱炎 | 恶性淋巴瘤、淋巴细胞白血病、多发性骨髓瘤、部分实体瘤（乳腺癌、卵巢癌、各种肉瘤及肺癌等） | 静脉注射,成人每次500~1 000 mg/m$^2$（方案不同,按体表面积算）；儿童每次10~15 mg/kg,每周1次 |
| 异环磷酰胺（IFO） | 与环磷酰胺类似，结合肿瘤细胞DNA | 静脉注射后血浆$T1/2$为15.2h，50%经尿排泄；连续3天静脉给药则$T1/2$为7h，73%自尿排泄 | 骨髓抑制、胃肠道反应、出血性膀胱炎、脱发 | 软组织肉瘤、睾丸肿瘤、肺癌、恶性淋巴瘤 | 静脉注射,联合用药。成人1.2~2.0 g/m$^2$,连续5天；注射的0、4、8 h须给予美司钠 |
| 美法仑（左旋苯丙氨酸芥，L-PAM） | 通过亮氨酸类的转运系统进入细胞,起烷化作用 | 口服后吸收、排泄和生物利用度个体差异大,大部分药物以代谢物形式自尿排泄 | 骨髓抑制、胃肠道反应 | 多发性骨髓瘤、卵巢癌 | 口服,成人每日0.05~0.25 mg/kg,连续4~7天,4~6周重复 |
| 氮甲（甲酰溶肉瘤素，N-甲） | 烷化作用 | 口服吸收迅速,1h后血浆浓度达高峰,分布于各脏器,肾含量最高,肝、脾、肺其次 | 骨髓抑制、胃肠道反应 | 睾丸精原细胞瘤、多发性骨髓瘤 | 口服,成人每日3~4 mg/kg,加碳酸氢钠1 g口服,总剂量5~7 g；儿童每日3~4 mg/kg |
| 苯丁酸氮芥（瘤可宁，CB1348） | 烷化和交联DNA，并使RNA聚合和增加核蛋白的磷酸化 | 口服吸收快且完全,1h后血浆浓度达高峰,$T1/2$约2h | 骨髓抑制、消化道反应 | 慢性淋巴细胞白血病,恶性淋巴瘤、卵巢癌 | 口服,成人及儿童每天0.1~0.2 mg/kg,连续3~6周 |

续表

| 药　名 | 作用机制 | 药代动力学 | 不良反应 | 适应证 | 用法与剂量 |
|---|---|---|---|---|---|
| 白消安（马利兰,BUS） | 烷化作用 | 连续服用药物在血浆中累积,$T1/2$长短不一 | 骨髓抑制、皮肤色素沉着、无力、类似肾上腺皮质功能减退的症状；长期服用可引起闭经、睾丸萎缩、肺纤维化 | 慢性粒细胞白血病 | 口服,成人每日6~8 mg,维持量每日1~3 mg；儿童诱导剂量1.8~4.6 mg |
| 羟基脲(HU) | 与铁离子螯合,抑制核苷二磷酸还原酶抑制DNA合成；还直接损伤DNA | 口服吸收好,2h达血浆高峰；80%在尿中以脲或羟基脲排出；可通过血—脑屏障 | 骨髓抑制、胃肠道反应、皮疹、肾小管损伤 | 慢性粒细胞白血病 | 每日40~60 mg/kg,口服每日2次,6周为1个疗程 |
| 洛莫司汀（环己亚硝脲,CCNU） | 代谢物氯乙氨基与DNA结合,烷化作用 | 口服易吸收,完整药物在血中仅维持10~20 min,$T1/2$仅15 min很快变成分解产物；血浆中15%~30%可透过血—脑屏障 | 胃肠道反应、肝功能损害、骨髓抑制（累积性） | 脑部原发及继发肿瘤、胃癌直肠癌、肺癌、霍奇金淋巴瘤 | 口服,100~130 mg/m²,间隔6~8周 |
| 司莫司汀（甲环亚硝脲,MeCCNU） | 同"CCNU" | $T1/2$为29 min,24 h尿排泄50% | 同"CCNU",但程度为CCNU的1/4~1/2 | 同"CCNU" | 口服,125~200 mg/m²,每6周1次 |
| 卡莫司汀（氯乙亚硝脲,BCNU） | 同"CCNU" | 静脉注射$T1/2\alpha$为1.4 min,$T1/2\beta$为17.8 min；静脉注射后1h脑脊液内浓度与血浆浓度达平衡 | 同"CCNU" | 同"CCNU" | 静脉注射,成人75~100 mg/m²,连用2天,6~8周重复 |
| 甲氨蝶呤(MTX) | 阻碍DNA生物合成,嘌呤核苷酸、RNA及某些蛋白质合成也受阻 | 肌内或静脉注射后,$T1/2\alpha$为45 min,$T1/2\beta$为2~3.5 h；静脉注射后24 h内50%~90%以原形随尿排泄 | 骨髓抑制、胃肠道反应、口腔炎、肝功能损害,长期给药可引起肺纤维化,原有肾功能损害加重 | 急性白血病、绒癌、乳腺癌、恶性淋巴瘤、头颈部癌、肺癌、骨肿瘤 | 肌内或静脉注射,成人一次15~50 mg,每周1~2次；儿童20~30 mg/m²,每周1次。大剂量疗法:1~5 g/m²,须碳酸氢钠碱化尿液及亚叶酸钙解毒。鞘内注射:每次6 mg/m²,成人每次5~12 mg |

续表

| 药　名 | 作用机制 | 药代动力学 | 不良反应 | 适应证 | 用法与剂量 |
|---|---|---|---|---|---|
| 阿糖胞苷（Ara-C） | 与正常核苷酸竞争DNA聚合酶，抑制DNA合成或以伪代谢物形式掺入DNA | 静脉注射后15 min血中即测不出，24 h内90%以阿糖尿嘧啶形式自尿中排泄；脑脊液浓度是血浓度40% | 骨髓抑制、胃肠道反应，偶可引起肝功能损害 | 急性白血病、恶性淋巴瘤 | 静脉注射，成人及儿童每日2 mg/kg，连用10~14天 |
| 氟尿嘧啶（5-Fu） | 抑制胸腺嘧啶核苷酸合成酶，阻止脱氧尿嘧啶核苷酸转变成脱氧胸腺嘧啶核苷酸，抑制DNA生物合成；并能掺入RNA，阻止尿嘧啶掺入RNA从而抑制RNA合成 | $T1/2\alpha$ 为 10~20 min，$T1/2\beta$ 为 20 h | 骨髓抑制、胃肠道反应（严重者有血性腹泻）、局部刺激等 | 食管癌、贲门癌、胃癌、肝癌、胰腺癌、结直肠癌、绒毛膜上皮癌、葡萄胎、卵巢癌、宫颈癌、皮肤癌、乳腺癌、肺癌、膀胱癌、头颈部鳞癌等恶性肿瘤 | 静脉注射：成人每次剂量为300~500 mg/m²，每日1次，连续使用5天，也可用输液泵连续给药；或500~600 mg/m²，每周1次；局部外用：将5%~10%的细软膏或霜剂涂于患处，每日1~2次。小儿用法：静脉注射剂量为每日5~15 mg/kg，连续使用3~5天 |
| 卡培他滨（希罗达，xeloda） | 转化为5-Fu起作用 | 卡培他滨与血清蛋白结合率较低（64%），通过置换能与蛋白紧密结合的药物发生相互作用的可能性尚无法预测 | 不良反应较少。剂量限制性毒性包括腹泻、腹痛、恶心、口炎及手足综合征 | 乳腺癌、结直肠癌、胃癌 | 每日2 500 mg/m²，连用2周，休息1周，每日总剂量分早晚两次于饭后半小时用水吞服 |
| 复方喃氟啶（UFT、优福定） | 同"5-Fu" | 服用复方替加氟胶囊2 h后，替加氟的血药浓度达到峰值，24 h后血药浓度为峰值的1/4。5-Fu及尿嘧啶的血药浓度在给药后30 min达峰值，以后逐渐降低 | 骨髓抑制、胃肠道反应 | 同"5-Fu" | 剂量按所含呋喃氟尿嘧啶计算，每日300~600 mg，分3~4次服。总量20~30 g |

续表

| 药　名 | 作用机制 | 药代动力学 | 不良反应 | 适应证 | 用法与剂量 |
|---|---|---|---|---|---|
| 氟尿苷（氟苷、氟尿嘧啶核苷、5-氟尿嘧啶脱氧核糖苷、5-FuDR） | 同"5-Fu" | 口服 800 mg 吸收迅速,原形药的血清浓度 1~2 h 达峰值 $C_{max}$（1 mg/ml）,5-Fu 的浓度也在 1~2 h 达峰值,其浓度为原形药的 1/10;肿瘤组织中 5-Fu 浓度较高,所有代谢物均由尿排出 | 同"氟尿嘧啶"相似;通过颈动脉插管给药可出现口腔炎;肝动脉插管给药,可致碱性磷酸酶和胆红素升高及化学性肝炎 | 肝癌、肺癌、乳腺癌、直肠癌、结肠癌、胃癌、食道癌以及头颈部癌的持续动脉灌注的化疗 | 静脉滴注给药:每日 500 mg 连续使用 10 天,或每日 15 mg/kg 连用 5 天;肝动脉插管给药:每次 250~500 mg;动脉灌注,每日 100~400 mg,10 天为 1 个疗程 |
| 氟尿苷（氟铁龙、furtulon、5-脱氧-5-氟尿嘧啶核苷、5′-DFUR、去氧氟尿苷、艾丰） | 同"5-Fu" | 口服吸收迅速 | 同"氟尿嘧啶"相似;以肝动脉内给药治疗肝癌时,口腔炎较轻,偶可见谷丙转氨酶、胆红素、碱性磷酸酶上升及化学性肝炎 | 胃癌、直肠癌、结肠癌、宫颈癌、膀胱癌、鼻咽癌、乳腺癌 | 口服:成人每日剂量为 800~1 200 mg,分 3~4 次服 |
| 培美曲塞二钠（pemetrexed） | 通过破坏细胞内叶酸依赖性的正常代谢过程,抑制细胞复制,从而抑制肿瘤的生长 | 主要以原药形式从尿路排泄,在给药后的 24 h 内,70%~90% 的培美曲塞还原成原药的形式从尿中排出。培美曲塞总体清除率为 91.8 ml/min（肌酐消除率是 90 ml/min）,对于肾功能正常的患者,体内半衰期为 3.5 h;随着肾功能降低,清除率会降低 | 骨髓抑制、胃肠道反应、皮疹 | 恶性胸膜间皮瘤和非小细胞肺癌 | 500 mg/m$^2$,静脉输注 10 min,每 3 周 1 次为 1 个疗程 |
| 巯嘌呤（巯基嘌呤、乐疾宁、purinethol、6-MP、MP） | 竞争性地抑制次黄嘌呤的转变过程 | 口服胃肠道吸收不完全,约 50% 广泛分布于体液内。血浆蛋白结合率约为 20%;静脉注射后的半衰期约为 90 min,约半量经代谢后在 24 h 即迅速从肾脏排泄 | 骨髓抑制、胃肠道反应 | 绒毛膜上皮癌、急性白血病、慢性粒细胞白血病和恶性葡萄胎 | 白血病:口服剂量为每日 2.5~3 mg/kg,分 2~3 次服用。绒毛膜上皮癌:给药剂量为每日 6 mg/kg,分早、晚 2 次服用,连用 10 天为 1 个疗程,间歇 3~4 周 |

续表

| 药 名 | 作用机制 | 药代动力学 | 不良反应 | 适应证 | 用法与剂量 |
|---|---|---|---|---|---|
| 吉西他滨（双氟去氧胞苷、健择、gemzar、GCB、dFdC） | 主要是影响细胞DNA的聚合，但因其不易脱氨失活，在体内作用时间较长，且能增加活化，有自身加强作用 | 在体内代谢成无活性代谢物（dFdU），并自血浆中迅速清除。静脉注射后，<10%以原药形式排泄。血浆中仅存在吉西他滨及dFdU两种形式，并占药物尿排泄的99% | 一般较轻，其剂量限制性毒性为流感样症状和骨髓抑制 | 主要对非小细胞肺癌和胰腺癌疗效显著，也可用于肝癌、胆囊癌、膀胱癌、乳腺癌、小细胞肺癌、卵巢癌、肾癌、头颈部癌及其他实体肿瘤等 | 静脉滴注：给药剂量为800～1 200 mg/m²，静脉注射30 min，每周1次，连用3周，休息1周 |
| 磷酸氟达拉滨（磷酸氟阿糖腺苷、α-氟阿糖腺苷酸、2-Fara-AMP、FAraMP、fludara） | 能抑制几种酶的活性，包括DNA聚合酶、核糖核酸还原酶、腺苷甲硫氨酸转移酶 | 口服给药1.1～1.2 h可达血药峰浓度，曲线下面积为1 760～3 016（ng·h）/ml；静脉给药曲线下面积为3 060（ng·h）/ml；皮下给药曲线下面积为4.56（ng·h）/ml | 骨髓抑制，还可有严重的剂量依赖性中枢神经系统毒性 | B细胞慢性淋巴细胞性白血病 | 静脉滴注：18～25 mg/m²，连续给药5天，3～4周重复 |
| 柔红霉素（柔毛霉素、红比霉素、正定霉素、rubidomycin、dauno-blastin、rubomycin、cerubidine、DNR、DRB） | 嵌入DNA双螺旋中与DNA结合，使其模板发生改变，抑制DNA和RNA聚合酶，阻止DNA和RNA的合成 | 在24 h的总排泄率为（11.8±5.1）%，其分布半衰期（T1/2a）为0.07 h；消除半衰期（T1/2γ）为97.3 h | 剂量限制性毒性主要是白细胞减少；恶心呕吐较轻，药物渗漏可引起严重的局部刺激 | 急性非淋巴细胞性白血病和急性淋巴细胞性白血病 | 静脉滴注：30～60 mg/m²，用生理盐水250 ml溶解，1 h内滴完，每周1次；或每日1次连用3天。总剂量≤200 mg/m²，联合化疗，1次用量应减至常规用量的2/3 |
| 多柔比星（盐酸多柔比星、14-羟基柔红霉素、14-羟基红比霉素、adriamycin、hydrochloride、doxorubicin adria、ADM、DXR、adri-blastin） | 与肿瘤细胞DNA交叉联结，抑制DNA复制，并阻断RNA聚合酶作用，抑制RNA合成 | 静脉注射后迅速自血浆中消失，很少与血浆蛋白结合，主要在肝中代谢，经胆汁排出 | 骨髓抑制、胃肠道反应、急性和慢性心脏毒性 | 造血系统肿瘤（包括淋巴瘤）、骨和软组织肉瘤、卵巢癌、横纹肌肉瘤、Ewing肉瘤、前列腺癌、头颈部鳞癌、膀胱癌、甲状腺癌、睾丸癌、胃癌、肝癌等 | 静脉注射，单一用药，每3周1次，60～75 mg/m²给药，联合化疗时，本品剂量为30～40 mg/m²；总剂量<550 mg/m²。腔内注射，每次30～40 mg/m² |

续表

| 药名 | 作用机制 | 药代动力学 | 不良反应 | 适应证 | 用法与剂量 |
|---|---|---|---|---|---|
| 表柔比星（表柔霉素、表柔比星、4′-epiadriamycin、pharmorubicin、farmorubicin、EPI、EADM） | 同"ADM" | 比ADM亲脂性强，故进出细胞均快 | 与多柔比星相类似，但一般较轻，尤其是心脏毒性 | 同"ADM" | $50\sim70$ mg/m$^2$，静脉注射，每$3\sim4$周1次。联合化疗时一般可用单剂量的2/3，总量不超过700 mg/m$^2$ |
| 吡柔比星（吡喃阿霉素、4′-氧-四氢吡喃阿霉素、4′-O-tetrahydropyranyl adriamycin、THP-ADR、pinorubin、THP） | 同"ADM" | 血浆$T1/2\alpha$为0.78 min，5 min内药物在血浆中迅速被清除，远较ADM快 | 骨髓抑制；脱发和心脏毒性比多柔比星轻 | 白血病、头颈部癌、恶性淋巴瘤、胃癌、宫颈癌、卵巢癌、尿路上皮癌（膀胱癌、肾盂及输尿管肿瘤）、乳腺癌 | 本品每支先用5%的葡萄糖注射液或注射用水10 ml溶解，再使用。静脉注射：$25\sim40$ mg/m$^2$，$3\sim4$周重复用药 |
| 柔红霉素脂质体（楷莱，daunorubicin liposomel） | 活性药物通过蒽环物作用于拓扑异构酶Ⅱ介导DNA链断裂；与DNA相互作用；抑制DNA多聚酶 | 药代动力学曲线呈线性，给药后呈二相分布，第1相时间较短（约5 h），第2相时间较长（约55 h），占曲线下面积（AUC）大部分 | 骨髓抑制、胃肠道反应、手足综合征 | 进展期卡波西肉瘤、人类免疫缺陷性病毒（HIV）相关的病变、卵巢癌 | 20 mg/m$^2$，静脉注射，持续60 min以上，每$2\sim3$周重复 |
| 放线菌素D（更生霉素、actinomycin D、Act-D） | 嵌入DNA双螺旋，抑制DNA为模板的DNA多聚酶和RNA多聚酶，阻断蛋白质合成 | 静脉注射后，$T1/2$为36 h | 骨髓抑制、胃肠道反应 | 神经母细胞瘤、肾母细胞瘤、睾丸肿瘤、绒毛膜上皮癌、霍奇金病、恶性葡萄胎等 | 静脉注射，成人每次$0.2\sim0.4$ mg，儿童每次0.45 mg/m$^2$，总量$4\sim6$ mg |
| 丝裂霉素（自力霉素、丝裂霉素C、ametycine、mutamycin、MIT-C、MMC） | 烷化作用；大剂量时也可部分与RNA及蛋白质结合 | 药代情况不完全清楚，$T1/2\beta$为$23\sim78$ min | 可导致延迟性骨髓抑制；恶心、呕吐；偶见肝肾功能障碍，严重可出现不可逆的肾衰竭；罕见间质性肺炎 | 胃癌、乳腺癌、肝癌，也可用于肺癌、子宫癌、膀胱癌及肠癌、皮肤癌、恶性淋巴瘤、癌性腔内积液 | 静脉注射，成人每次$6\sim8$ mg，每周1次；也可每次$10\sim20$ mg，每$6\sim8$周重复 |
| 博来霉素（平阳霉素、pingyangmycin、争光霉素A5、平阳星、pinyancin） | 产生自由基，使DNA断裂 | 静脉注射或肌内注射后0.5 h血浓度达高峰，但下降迅速；$T1/2\alpha$为$10\sim20$ min，$T1/2\beta$为2.5 h | 发热、过敏性休克、胃肠道反应、皮肤色素沉着、口腔溃疡、急性间质性肺炎、肺纤维化 | 皮肤癌、头颈部恶性肿瘤、食管癌、宫颈癌、阴茎癌、外阴癌、恶性淋巴瘤和坏死性肿瘤等 | 肌内注射，成人$15\sim30$ mg，每周2次，总剂量$300\sim450$ mg |

续表

| 药 名 | 作用机制 | 药代动力学 | 不良反应 | 适应证 | 用法与剂量 |
|---|---|---|---|---|---|
| 米托蒽醌(MX) | 作用机制不清楚 | 广泛分布于各器官,主要靠肝脏代谢 | 骨髓抑制、胃肠道反应、可逆的心肌损害 | 恶性淋巴瘤、急性白血病、乳腺癌 | 静脉滴注,成人常用剂量 12~14 mg/m$^2$,3~4周1次 |
| 门冬酰胺酶(L-ASP) | 抑制蛋白质合成,继而 DNA 和 RNA 受抑制 | 静脉注射后,血浆中 $T1/2$ 为 8~48 h | 胃肠道反应 | 急性淋巴细胞白血病 | 静脉注射,每日剂量 500~1 000 U/m$^2$,最高可达 2 000 U/m$^2$,以 10~20 天为 1 个疗程 |
| 长春碱(长春花碱、硫酸长春碱、硫酸长春花碱、vincaleuke blastin、velben、velban、VLB) | 与肿瘤细胞微管蛋白结合,抑制有丝分裂 | 静脉注射后,$T1/2\alpha$ 为 3.9min,$T1/2\beta$ 为 53min,$T1/2\gamma$ 为 20h,80%与血浆蛋白结合在肝内代谢 | 骨髓抑制 | 急性白血病、绒毛膜上皮癌及霍奇金病、乳腺癌、睾丸癌 | 静脉注射,成人 6 mg/m$^2$,儿童 10 mg/m$^2$ 每周 1 次,1 个疗程总量 60~80 mg |
| 长春新碱(新长春碱、醛基长春碱、硫酸长春新碱、硫酸醛基长春新碱、VCR、NSC-67574) | 同"VLB" | 静脉注射后,$T1/2\alpha$ 为 0.85 min,$T1/2\beta$ 为 7.4 min,$T1/2\gamma$ 为 164 min,75%与血浆蛋白结合在肝内代谢 | 周围神经毒性 | 急性白血病、恶性淋巴瘤 | 静脉注射,成人每次 1.4 mg/m$^2$,每周 1 次,总量<20 mg |
| 长春碱酰胺(癌的散、长春地辛、西艾克、艾得新、去乙酰长春花碱酰胺、desacetyl vinblastine amide、VDS、eldisine) | 同"VLB" | 静脉注射后,$T1/2\alpha$ 为 3min,$T1/2\beta$ 为 100min,$T1/2\gamma$ 为>20h | 周围神经毒性较 VCR 低,骨髓毒性较 VLB 低 | 急性白血病、恶性淋巴瘤、乳腺癌 | 静脉注射,成人 3 mg/m$^2$,每周 1 次,4~6 周为 1 个疗程 |
| 失碳长春碱(诺维本、长春烯碱、去甲长春花碱、异长春花碱、长春瑞宾重酒石酸盐、vinorelbine、bitartrate、NVB) | 阻止微管蛋白聚合成微管 | $T1/2\beta$ 约 39.5h,大部分由胆汁及粪排出 | 骨髓抑制、外周神经毒性 | 非小细胞肺癌、乳腺癌、晚期卵巢癌、恶性淋巴瘤、软组织及内脏转移癌等 | 单药治疗剂量为每周 25~30 mg/m$^2$,每周 1 次,静脉注射 |
| 高三尖杉酯碱(HHRT) | 抑制肿瘤细胞 DNA、蛋白质合成 | 静脉注射后 $T1/2$ 为 3~50 min,主要在肝内代谢 | 胃肠道反应、骨髓抑制,部分有心肌毒性 | 急性早幼粒细胞白血病、急性粒细胞白血病、急性单核细胞白血病 | 每次 1~4 mg,以 5%~10%葡萄糖液 250~500 ml 稀释后静脉滴注 3 h。一般 5~10 天为 1 个疗程 |

续表

| 药　名 | 作用机制 | 药代动力学 | 不良反应 | 适应证 | 用法与剂量 |
|---|---|---|---|---|---|
| 羟喜树碱<br>(10-羟基喜树碱、OPT、安瓿) | 抑制肿瘤细胞DNA、蛋白质合成 | 主要经肝脏代谢 | 消化道反应、骨髓抑制、泌尿道刺激 | 胃癌、头颈部肿瘤 | 静脉给药：每日 4～6 mg/m²，用 10～20 ml 等渗盐水稀释，每日或隔日 1 次，1 个疗程 60～120 mg |
| 伊立替康<br>(喜树碱 11、依连洛特肯、开普拓、campto、CPT-11) | 抑制细胞生长的拓扑异构酶 I，代谢物 SN-38 作用于提纯的拓扑异构酶 I 的活性比伊立替康更强 | 血浆代谢既是二室的又是三室的。三室模型中第 1 阶段的平均血浆半衰期为 12 min，第 2 阶段为 2.5 h，最终阶段为 14.2 h | 骨髓抑制、胆碱能综合征、迟发性腹泻 | 结肠癌、直肠癌及肺癌 | 单周给药剂量为 125 mg/m²，每周 1 次，连用 4 周，休息 2 周。双周方案，剂量为 180 mg/m² |
| 拓扑特肯<br>(拓扑替康、和美新、hycamtin、CPT9、TPT) | 与拓扑异构酶 I 形成复合物并导致 DNA 不能正常复制，DNA 双链损伤。从而抑制细胞增殖 | 进入人体后药物代谢成二室模型，分布较快，与血浆蛋白结合率为 6.6%～21.3%，大部（26%～80%）经肾脏排出 | 骨髓抑制、胃肠道反应、偶见肝酶升高 | 晚期卵巢癌效果较好，对小细胞肺癌、食管癌、结肠癌及直肠癌、胰腺癌有效 | 推荐剂量为每日 1.2～1.5 mg/m²，连用 5 天，每 3 周重复 |
| 紫杉醇<br>(泰素、安素泰特素、紫素特素、taxol、anzatax、PTX) | 使微管蛋白过分聚合，不能形成纺锤丝 | 静脉注射后，T1/2 个体差异大，88%～98% 与蛋白结合，由肝脏代谢经粪排出 | 骨髓抑制、恶心、呕吐、过敏反应、心脏毒性、周围神经毒性 | 卵巢癌、乳腺癌、肺癌 | 静脉注射，给药前 6 h 和 12 h 分别口服地塞米松 20 mg，在滴注本品 30 min 前肌内注射或口服苯海拉明 50 mg，并同时静脉注射西咪替丁 300 mg 或雷尼替丁 50 mg。单药剂量 135～200 mg/m²，静脉恒速滴注 3～5 h，3～4 周为 1 个疗程 |
| 多西他赛<br>(泰素帝、多西紫杉醇、taxotere) | 加强微管蛋白聚合作用和抑制微管解聚作用，导致形成稳定的非功能性微管束，因而破坏肿瘤细胞的有丝分裂 | 按剂量 100 mg/m² 静脉滴注本品 1～2 h，T1/2α 为 4min，T1/2β 为 36min，T1/2γ 约为 11.2h，具有高蛋白结合率和低肾排泄率，经肝代谢，经胆管从粪便排出 | 骨髓抑制、过敏反应、体液潴留 | 晚期乳腺癌、非小细胞肺癌和卵巢癌 | 推荐剂量为每 3 周 75 mg/m² 滴注 1 h。为减轻体液潴留，除有禁忌证外，所有患者在接受多西他赛治疗前均必须预服地塞米松，在多西他赛滴注 1 天前服用，每日 16 mg（例如每日 2 次，每次 8 mg），持续 3 天 |

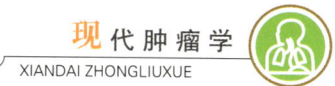

续表

| 药　名 | 作用机制 | 药代动力学 | 不良反应 | 适应证 | 用法与剂量 |
|---|---|---|---|---|---|
| 依托泊苷（足叶乙苷、鬼白乙叉苷、表鬼白毒吡喃葡萄糖苷、鬼白酯素、拉司太得、lastate、vepeside、VP-16) | 与拓扑异构酶Ⅱ（TOPⅡ）或TOPⅡ-DNA键结合而影响DNA复制 | 67%以原形由肾脏排泄,粪便排泄仅占16% | 快速静脉滴注有低血压、喉痉挛等过敏反应,骨髓抑制,胃肠道反应,脱发 | 肺癌、睾丸癌、消化道肿瘤、恶性淋巴瘤 | 口服:每日50~100 mg,连服21天（联合化疗时连服14天);静脉给药:注射或滴注,每日60~100 mg/m$^2$,连用3~5天 |
| 替尼泊苷（鬼白毒噻吩苷、表鬼噻吩苷、威猛、vumon、足叶噻吩苷、噻吩足叶糖苷、EPT、PGT、PTG、VM-26) | 同"VP-16" | 静脉注射后$T1/2\alpha$为45min,$T1/2\beta$为4h,$T1/2\gamma$约为20h;77%~89%与血浆蛋白结合 | 同"VP-16" | 恶性脑胶质瘤、急性白血病、恶性淋巴瘤、小细胞肺癌、卵巢癌、睾丸癌、膀胱癌、小儿神经母细胞瘤等 | 静脉注射或静脉滴注。每日50~100 mg,缓慢静脉滴注0.5~1 h,每日1次,连用3~5天,隔3~4周后重复 |
| 他莫昔芬（三苯氧胺、三苯甲胺、抑乳癌、nolvadex、tamofen、notam、zitazomium、TX、TAM) | 阻断雌激素受体 | 口服后$T1/2\alpha$为7~14h,$T1/2\beta$大于7天 | 面部潮红等绝经期综合征表现 | 乳腺癌 | 口服,成人每日20 mg |
| 托瑞米芬（法乐通、fareston) | 阻断雌激素受体 | 口服后被迅速吸收。3 h(介于2~5 h)内血清达峰浓度。进食对吸收无影响但会使峰浓度延迟1.5~2 h出现 | 与"TAM"类似,高钙血症 | 乳腺癌 | 口服,60 mg,每日1次 |
| 氨鲁米特（氨基导眠能、氨苯哌酮、氨苯乙哌酮、氨苯哌啶酮、氨格鲁米特、orimeten、cytadren、elipten、GL、AG) | 阻断脂肪、肌肉、肝等组织中的芳香化酶作用,使雄烯二酮不能形成雌二醇 | 口服后1.5 h达血药高峰,$T1/2$为13 h,长期服用$T1/2$可缩短为7 h | 嗜睡、胃肠道反应、皮疹 | 绝经后转移性乳腺癌,尤其伴骨转移者 | 口服,成人每次250 mg,每日4次,同时服用氢化可的松25 mg/d |

续表

| 药 名 | 作用机制 | 药代动力学 | 不良反应 | 适应证 | 用法与剂量 |
|---|---|---|---|---|---|
| 福美坦（兰他隆、lentaron、4-羟基雄甾烯二酮、4-OHA） | 抑制芳香化酶从而减少雄激素转化为雌激素，降低雌激素水平，消除雌激素对肿瘤的刺激作用 | 深部肌内注射后吸收，$T1/2$ 为 5～10 天 | 可见瘙痒、无痛性或痛性小块，注射部位肉芽肿；偶见皮疹、恶心、头晕、胸痛、心动过速、疲乏等过敏症状 | ER 和（或）PR 阳性绝经后的晚期乳腺癌 | 肌内注射，本品 250mg 溶于 2ml 生理盐水中，于臀部肌内上外 1/4 处深部注射，每 2 周 1 次，每次 250mg，用药后 1～2h 不能静卧 |
| 阿那曲唑（anastrozole、瑞宁得、arimidex） | 抑制芳香化酶从而减少雄激素转化为雌激素，降低雌激素水平，消除雌激素对肿瘤的刺激作用 | 口服后吸收完全，$T1/2$ 约为 50h | 胃肠道紊乱症状，如恶心、呕吐、腹泻等，还可能发生呼吸困难、外周组织水肿、阴道出血、出汗、抑郁、高血压和体重增加等 | ER 和（或）PR 阳性绝经后转移性乳腺癌；ER 和（或）PR 阳性绝经后乳腺癌的辅助治疗 | 每日 1 次，每次 1mg，口服 |
| 来曲唑（letrozole、芙瑞、弗隆） | 抑制芳香化酶从而减少雄激素转化为雌激素，降低雌激素水平，消除雌激素对肿瘤的刺激作用 | 口服后药物很快在胃肠道完全吸收，1h 达最高血清浓度，并很快分布到组织间，生物利用度为 99.9%。与血清蛋白结合率低，仅 60%，$T1/2$ 约为 48h | 主要为恶心、头痛、疲惫、外周水肿、潮红、皮疹、骨骼疼痛、呕吐、便秘 | 同"阿那曲唑" | 口服，2.5mg 1 次，每日 1 次 |
| 依西美坦（exemestane、阿诺新） | 抑制芳香化酶，从而阻止雌激素生成 | 口服以后快速而广泛地吸收。餐后单次给予 25mg 剂量，血浆平均峰浓度可在给药后 2h 之内达到 18ng/ml，$T1/2$ 约为 40h | 面部潮红和恶心，其他常见的不良反应是疲劳、出汗增加和头晕 | 同"阿那曲唑" | 口服，每次 25mg，每日 1 次，餐后服用 |
| 氟他胺（氟他米特、缓退瘤、福至尔、氟硝丁酰胺、cebratrol、drogenil、euflex、eulexin、flucinom、FTA、fuger-el、NF-BA、sebatrol） | 非类固醇类雄激素拮抗剂 | 口服迅速全部吸收。血浆蛋白结合率均 >85% | 男性乳腺发育及（或）乳房触痛，有时伴有溢乳，减量或停药后可自行消退；其他不良反应有恶心、呕吐、食欲增强、失眠和疲劳，暂时性肝功能改变和肝炎 | 前列腺癌 | 口服，每次 250mg，每日 3 次，间隔 8h，餐后服用。联合用药时，可两者同时服用或在使用 LHRH 激动剂前 24h 使用本品 |

续表

| 药名 | 作用机制 | 药代动力学 | 不良反应 | 适应证 | 用法与剂量 |
|---|---|---|---|---|---|
| 甲羟孕酮（安宫黄体酮、法禄达、普维拉、得普乐150、depoprovera 150、deporone、gestapuran、hysron、metipregnone、provera、farlutal、MPA） | 作用同"黄体酮"，抗癌作用可能与抗雌激素作用有关 | 肝内降解，部分由尿排出 | 乳房痛、乳溢、不规则阴道出血、经血异常、异常闭经、子宫颈糜烂或宫颈分泌改变；还可产生类似肾上腺皮质激素的效果，如库欣综合征及体重改变等 | 对激素敏感的肿瘤的姑息性治疗，如乳腺癌、子宫内膜癌、前列腺癌和肾细胞癌；改善晚期肿瘤患者的食欲 | 口服，每次1 000~1 500 mg，每日1次，连用10天后改为每日250~500 mg维持，子宫内膜癌及肾癌，每日0.2~0.4 g；恶病质及疼痛姑息治疗，每日0.5~1 g |
| 甲地孕酮（美可治、去氢甲孕酮、megace、megestat、minigest、niagestin、ovarid、voplan、dvaban） | 作用同"黄体酮" | 可口服，血浓度高于安宫黄体酮 | 与"MPA"相似 | 晚期乳腺癌、子宫内膜癌 | 口服，常规剂量为每日160 mg，1次或分次服，子宫内膜癌40~320 mg/d |
| 戈舍瑞林（果丝瑞宁、性瑞林、诺雷德、zoladex、ICI-118630） | 是促黄体生成素释放激素的一种类似物，长期使用抑制脑垂体促黄体生成素的合成，从而引起男性血清睾酮和女性血清雌二醇的下降 | 与血浆蛋白的结合能力较弱，在肾功能正常情况下血浆清除半衰期为2~4 h，对肾功能不全的患者其半衰期将会增加 | 发热及肝功能异常；心电图异常，心、胸比例增大等 | 内分泌疗法的晚期前列腺癌和乳腺癌；缓解子宫内膜异位症症状 | 于腹部皮下注入药物每次3.6 mg，每隔28天1次 |
| 顺铂（顺氯铂、顺氨氯铂、顺铂、氨氯铂、氯氨铂、顺-双氯双氨络铂、cis-diaminodichloroplatin platinol、PDD、DDP） | 进入肿瘤细胞水解后与DNA交叉连接抑制其复制 | 进入血浆后，80%~90%与血浆蛋白结合 | 胃肠道反应、严重耳毒性、神经毒性、肾损害、骨髓抑制 | 卵巢癌、睾丸癌、头颈部癌、小细胞型肺癌、移行细胞型膀胱癌、食管癌、胃癌、胰腺癌、前列腺癌、宫颈癌、乳腺癌、鼻咽癌、甲状腺癌、骨和软组织肉瘤、恶性黑色素瘤、恶性淋巴瘤、间皮细胞瘤 | 静脉给药，一般常用剂量为20 mg/m²，每日1次，连用5天；或30 mg/m²，连用3天；大剂量为75~100 mg/m²，1次使用注意充分水化。动脉给药，参考全身静脉使用剂量而定。腔内注射，一般每次50~70 mg，每周1次 |

续表

| 药 名 | 作用机制 | 药代动力学 | 不良反应 | 适应证 | 用法与剂量 |
|---|---|---|---|---|---|
| 卡铂（碳铂、卡波铂、伯尔定、顺二氨环丁烷铂、顺二氨环丁烷羧酸铂、paraplatin、CBDCA、JM） | 主要引起 DNA 链间交叉连接而影响其合成，以抑制癌细胞 | 结构较顺铂稳定，全碳铂排泄比顺铂快 15 倍 | 骨髓抑制明显，肾损害、耳毒性、神经毒性比顺铂轻 | 同"顺铂" | 静脉注射，成人 200～400 mg/m$^2$，每 3 周 1 次；也可根据 Calvert 公式计算：总量（mg）= AUC ×（GFR + 25），一般 AUC 取 5，每 3 周 1 次 |
| 草酸铂（L-OHP、奥沙利铂、艾恒、乐沙定、奥铂） | L-OHP 上铂原子嵌合于 DNA 内部两个相邻的鸟嘌呤或鸟嘌呤与腺嘌呤之间，并使其断裂，从而阻断其复制和转录 | 二室模型描述，分布相迅速，排除相很慢，半衰期为 24 h | 神经炎；草酸铂的毒性一般较轻，与顺铂相比无肾脏及听力的毒性 | 卵巢癌、淋巴瘤、大肠癌、非小细胞肺癌、头颈部癌 | 静脉注射：130 mg/m$^2$ 静脉滴注 2 h，每 3 周重复 1 次不可用生理盐水配制或 85 mg/m$^2$ 静脉滴注 2 h，每 2 周重复 1 次 |
| 达卡巴嗪[甲嗪咪唑胺、三嗪咪唑胺、氮烯咪胺、甲氮咪胺、5-(3,3-二甲基-1-三氮烯基)咪唑-4-甲酰胺、DTIC-Dome、DTIC、DIC、detilene] | 经肝微粒体药物代谢系统代谢为具烷化剂活性的产物，阻断核酸合成，抑制 RNA 和蛋白质合成 | 静脉注射后 30 min 血浆浓度到达高峰，少量药物可透过血—脑屏障，脑脊液中的浓度为血药浓度的 14%。本品具有双相血浆衰减，6 h 内血浆中药物基本消失 | 剧烈呕吐为最主要毒性；常用剂量下骨髓抑制较轻，剂量越大症状越严重；局部刺激，血栓性静脉炎 | 软组织肉瘤、恶性黑色素瘤、霍奇金病以及 APUD 细胞肿瘤（包括胰岛细胞瘤、类癌和甲状腺髓样癌等） | 每日 150～250 mg/m$^2$，连用 5 天。也可用一次大剂量即 800～1 000 mg/m$^2$，每 3～4 周为 1 个疗程 |
| 丙卡巴肼（甲基苄肼、异丙酰胺苄肼、普罗卡巴兴、普鲁苄肼、ibenzmethyzin、natulan、matulane、MIH、PCZ、NSC-77213） | 烷化作用，抑制 DNA、RNA 及蛋白质合成 | 口服吸收完全，并能透过血—脑屏障，30～60 min 达血药浓度峰值 | 骨髓抑制、胃肠道反应、中枢神经系统毒性、肝功能损害、皮肤色素沉着 | 非霍奇金淋巴瘤和霍奇金病、淋巴母细胞淋巴瘤、某些颅内恶性肿瘤 | 口服，成人每日 100 mg/m$^2$，每个疗程总剂量为 7～10 g |

续表

| 药 名 | 作用机制 | 药代动力学 | 不良反应 | 适应证 | 用法与剂量 |
|---|---|---|---|---|---|
| 甲磺酸伊马替尼（格列卫、glivec） | 在体外、细胞内和体内均能强效抑制bcr-abl酪氨酸激酶；选择性抑制bcr-abl阳性细胞株的增生并且诱导其凋亡；抑制血小板衍化生长因子(PDGF)受体、干细胞因子(SCF)，C-kit受体的酪氨酸激酶，从而抑制由PDGF和干细胞因子介导的细胞行为 | 平均绝对生物利用度为98%；约95%与血浆蛋白结合；半衰期为18 h，7天内约可排泄所给药物剂量的81%，其中从大便中排泄68%，尿中排泄13% | 一般较轻，常见不良反应包括恶心、呕吐、腹泻、水肿、肌痛和肌肉痉挛等 | 慢性粒细胞白血病危象、加速期和α-干扰素治疗失败的慢性期患者；也可用于胃肠道间质瘤和急性淋巴细胞性白血病 | 用于慢性病期患者的推荐初始剂量为400 mg/d，用于加速病期或危象病期患者的推荐剂量为600 mg/d |
| 利妥昔单抗（美罗华、CD20单抗、mabthera） | 抗体与纵贯细胞膜的CD20抗原特异性结合并引发B细胞溶解的免疫反应(CDC和ADCC) | 在给予375 mg/m²的患者中，在第1次滴注后，利妥昔单抗的平均血清半衰期为68.1 h，最大浓度为238.7 ug/mL，平均血浆清除率为0.045 9 L/h。在第4次滴注后，平均血清半衰期、最大浓度和血浆清除率分别是189.9 h、480.7 μg/ml和0.014 5 L/h | 美罗华常见的不良反应与输注有关，包括发热、寒战、恶心、乏力和头痛 | 主要适用于CD20阳性的B细胞性淋巴瘤 | 375 mg/m²，每周1次，共4次。推荐首次滴入剂量速度为50 mg/h，随后可每30 min增加50 mg/h，最大可达400 mg/h |
| 曲妥珠单抗（赫赛汀、trastuzumab、herceptin） | 选择性地作用于人表皮生长因子受体-2(Her-2)的细胞外部位，介导ADCC作用 | 曲妥珠单抗4 mg/kg的首次负荷量和2 mg/kg每周维持量，观察到其平均半衰期为5.8天（1~32天），在16~32周 | 主要不良反应是心脏毒性和输注反应 | Her-2阳性的乳腺癌 | 首次剂量为4 mg/kg，以后每周2 mg/kg，或首次剂量8 mg/kg，以后每3周6 mg/kg |

续表

| 药名 | 作用机制 | 药代动力学 | 不良反应 | 适应证 | 用法与剂量 |
|---|---|---|---|---|---|
| 西妥昔单抗(erbitux, cetuximab, 爱必妥) | 和EGFR结合可阻断与受体相关激酶的磷酸化和活化,导致细胞增殖抑制,诱导细胞凋亡 | 非线性的药代动力学,其分布体积(d)与剂量之间似乎是相互独立的,平均半衰期为114 h(75~188 h) | 输液反应、皮疹、偶见间质性肺炎 | 与伊立替康联合使用,适用于治疗k-ras基因野生型的转移性结直肠癌 | 400 mg/m$^2$作为初次负荷剂量(第1次输液,通过静脉输液,输液时间≥120 min,输液最大速率为5 ml/min)。每周推荐的维持给药剂量为250 mg/m$^2$(所有其他的输液)(输液时间≥60 min,最大输液速率为5 ml/min) |
| 吉非替尼(易瑞沙, gefitinib, iressa, ZD1839) | 通过抑制EGFR酪氨酸激酶活性,可妨碍肿瘤的生长、转移和血管生成,并增加肿瘤细胞的凋亡 | 口服给药后,吸收较慢,平均终末半衰期为41 h;每日给药1次,出现2~8倍蓄积,经7~10天给药后达到稳态 | 腹泻、皮疹、瘙痒、皮肤干燥和痤疮 | 既往接受过化学治疗或不适于化疗的局部晚期或转移性非小细胞肺癌 | 250 mg(1片)每日1次,空腹或与食物同服,连续服用 |
| 盐酸厄洛替尼(特罗凯, tarceva) | EGFR酪氨酸激酶胞内磷酸化 | 口服后60%吸收,半衰期约36 h,主要由CYP3A4代谢清除 | 最常见的不良反应是皮疹和腹泻,肺毒性 | 两个或两个以上化疗方案失败的局部晚期或转移的非小细胞肺癌的三线治疗 | 150 mg/d,至少在进食前1 h或进食后2 h服用 |
| 贝伐珠单抗(avastin, bevacizumab) | 是一种重组的人类IgG1单抗,通过抑制人类血管内皮生长因子(VEGF)的生物学活性而起作用 | 静脉给药后,平均清除半衰期为20天(11~50天),预测达到稳态的时间为100天 | 无力、疼痛、高血压、腹泻、胃肠穿孔、出血为罕见但严重的不良反应 | 联合以5-Fu为基础的化疗方案,一线治疗转移性结直肠癌 | 推荐剂量为5 mg/kg,每2周静脉注射1次直至疾病进展 |
| 索拉非尼(多吉美, sorafenib, nexavar) | 通过抑制RAF/MEK/ERK信号转导通路,直接抑制肿瘤生长;通过抑制VEGFR和PDGFR阻断肿瘤新生血管的形成,间接抑制肿瘤细胞的生长 | 相对生物利用度为38%~49%;高脂饮食可使生物利用度降低29%;达峰时间约3 h,平均消除半衰期为25~48 h,血浆蛋白结合率为99.5% | 皮疹、腹泻、血压升高,以及手掌或足底部发红、疼痛、肿胀或出现水疱 | 肾癌 | 400 mg,每日2次,不可与食物同服(宜在进食1 h前或进食2 h后服药) |

(具体用药剂量、适应证和方法以药典和药物说明书为准)

(李 进 郭海宜)

图书在版编目(CIP)数据

现代肿瘤学/汤钊猷主编. —3 版. —上海:复旦大学出版社,2011.7(2020.11 重印)
ISBN 978-7-309-08096-4

Ⅰ. 现… Ⅱ. 汤… Ⅲ. 肿瘤学 Ⅳ. R73

中国版本图书馆 CIP 数据核字(2011)第 074404 号

现代肿瘤学(第三版)
汤钊猷　主编
责任编辑/宫建平　贺　琦

复旦大学出版社有限公司出版发行
上海市国权路 579 号　邮编:200433
网址:fupnet@ fudanpress.com　http://www.fudanpress.com
门市零售:86-21-65102580　　团体订购:86-21-65104505
外埠邮购:86-21-65642846　　出版部电话:86-21-65642845
上海锦佳印刷有限公司

开本 787×1092　1/16　印张 118　字数 3713 千
2020 年 11 月第 3 版第 5 次印刷

ISBN 978-7-309-08096-4/R·1202
定价:668.00 元

如有印装质量问题,请向复旦大学出版社有限公司出版部调换。
版权所有　侵权必究